中国营养科学全书

ENCYCLOPEDIA OF NUTRITION SCIENCE

第2版

总主编　杨月欣　葛可佑

[上　册]

人民卫生出版社

图书在版编目（CIP）数据

中国营养科学全书：全 2 册/杨月欣，葛可佑主编
. —2 版. —北京：人民卫生出版社，2019
　ISBN 978-7-117-28734-0

　Ⅰ.①中…　Ⅱ.①杨…②葛…　Ⅲ.①营养学　Ⅳ.
①R151

　中国版本图书馆 CIP 数据核字(2019)第 156724 号

人卫智网	www.ipmph.com	医学教育、学术、考试、健康，
		购书智慧智能综合服务平台
人卫官网	www.pmph.com	人卫官方资讯发布平台

中国营养科学全书
第 2 版
（上、下册）

总　主　编： 杨月欣　葛可佑
出版发行： 人民卫生出版社(中继线 010-59780011)
地　　　址： 北京市朝阳区潘家园南里 19 号
邮　　　编： 100021
E - mail: pmph @ pmph.com
购书热线： 010-59787592　010-59787584　010-65264830
印　　　刷： 人卫印务（北京）有限公司
经　　　销： 新华书店
开　　　本： 889×1194　1/16　　**总印张：** 124　　**总插页：** 20
总 字 数： 5059 千字
版　　　次： 2004 年 10 月第 1 版　　2019 年 9 月第 2 版
　　　　　　　　2025 年 1 月第 2 版第 11 次印刷(总第 17 次印刷)
标准书号： ISBN 978-7-117-28734-0
定价(上、下册)： 680.00 元

第2版编辑委员会(2019年)

总主编　杨月欣　葛可佑

卷主编

第一卷	基础营养	程义勇　郭俊生　马爱国
第二卷	食物营养	杨月欣　朱蓓薇　张立实
第三卷	营养学研究方法	杨晓光　孙长颢
第四卷	人群营养	苏宜香　郭长江　肖　荣
第五卷	公共营养	丁钢强　翟凤英　张　兵
第六卷	临床营养	蔡　威　曹伟新　薛长勇
第七卷	膳食、身体活动与健康	马冠生　常翠青　凌文华

编委会成员（按姓氏拼音排序）

蔡　威　常翠青　程义勇　丁钢强　葛可佑　郭俊生　郭长江
凌文华　马爱国　马冠生　苏宜香　孙建琴　孙长颢　肖　荣
薛长勇　杨晓光　杨月欣　翟凤英　张　兵　张立实　朱蓓薇

卷编著委员会（见各卷首页）

编委会秘书组

杜松明　王瑛瑶　姚滢秋　向雪松

第1版编辑委员会（2004年）

总主编　葛可佑

卷主编

  第一卷　赵法伋　柳启沛

  第二卷　杨月欣　王光亚

  第三卷　程义勇　夏弈明

  第四卷　何志谦　荫士安　苏宜香

  第五卷　翟凤英　葛可佑　张　丁

  第六卷　李珏声　史奎雄

编委会成员（按姓氏拼音排序）

  陈孝曙　常翠青　程义勇　葛可佑　顾景范　何志谦

  李珏声　柳启沛　马风楼　史奎雄　苏宜香　王光亚

  夏弈明　杨晓光　杨月欣　荫士安　翟凤英　张　丁

  赵法伋　周韫珍

编委会秘书组

  贾建斌（组长）　张金凤　刘　虹　常朝晖　潘丽莉

前　言

中国营养学会编写的《中国营养科学全书》在 2004 年首次出版,十余年来,在教学、研究和实践领域,发挥了重要作用,成为我国最权威、系统、完整的营养科学参考书。2017 年,中国营养学会第九届一次理事会决定,再次集权威专家的智慧和力量,修订出版这套巨著。

该书是营养科学教学、研究和实践的综合性参考书籍,适合于医学院校、农业和轻工院校以及临床、疾病预防控制、妇幼保健部门的相关专业研究人员、教学人员、研究生以及大专院校的学生学习参考。本次修订各卷均有较大更新,反映了近十余年来营养科学技术突飞猛进的发展和变化,尤其是知识和技术相关的术语、定义以及科学进展;更新和扩展了膳食营养素参考摄入量、相关食品营养标准及我国营养调查数据等。内容编排上把原第六卷《营养和疾病》改为《临床营养》,增加了第七卷《膳食、身体活动与健康》,增加了图表,更新了附录内容和表格。

全书共计 500 余万字,分为上下两册,共七卷。绪论介绍了营养科学的任务、知识框架和技术体系,总结了经典理论,介绍了中国和世界营养学的发展史以及未来展望,为后续各卷内容做好铺垫。第一卷《基础营养》介绍能量和各种营养素的基本理论,还纳入了营养与组学、认知以及营养感应等新研究领域内容。第二卷《食物营养》描述各种食物的营养成分、营养作用,营养评价和安全评价技术,除了传统的动、植物性食物外,还包含了新资源食品、保健食品、特膳、特医食品等。第三卷《营养学研究方法》包括了营养学研究领域使用的各种实验方法,强调选择经过实际工作验证,准确而且可操作性强的方法。第四卷《人群营养》描述生命全周期的人生历程各个阶段的营养需要、营养状况、营养评价及对不同人群的膳食指导原则等,同时还包括了一些特殊作业人群和特殊环境条件下的人们的营养需要。第五卷《公共营养》论述营养与公众健康相关的政策法规、膳食指南和营养改善理论与实践,营养教育、健康促进以及食品安全保障也在其中。第六卷《临床营养》介绍医院膳食、有关慢性病的营养管理,重点描述了各种疾病的营养代谢紊乱、营养性治疗进展等。第七卷《膳食、身体活动与健康》讲述膳食模式、行为改变理论、运动理论和重点疾病预防,各种营养缺乏病预防、诊断和治疗等。

自 2017 年开始,经 100 多名同道近三年的不懈努力,第二版《中国营养科学全书》终于和大家见面了。尽管编著者都尽力想为读者提供一套科学性、实用性、先进性和完整性俱佳的参考书,但近年来营养科学研究进展迅速,资料非常丰富,限于编著者的水平,难免有不足之处,衷心希望得到广大同道及读者批评指正。请将您的意见、建议发至 cns@ cnsoc. org,以便再版时修正。

本书的编撰和出版得到第一版编委会许多老专家的热情指导,秘书组为此辛勤劳作,在此对他们一并表示衷心的感谢。

杨月欣　葛可佑
中国营养学会
修订专家委员会
2019 年 3 月

总 目 录

上 册

第 一 卷 基 础 营 养

第二卷 食物营养

第三卷　营养学研究方法

下　册

第四卷　人　群　营　养

第五卷　公 共 营 养

第六卷　临床营养

第七卷　膳食、身体活动与健康

绪　　论

自从有了人类，便与食物结下了不解之缘。为了生存、繁衍和劳动，人类必须每日从外界摄取食物和水，所以便有了人类对饮食营养的探索、对生命本源和健康之真的追求。营养科学在人类生存中应运而生、发展应用，极大地促进了健康、长寿和社会生产力的发展，成为人类进步和文明的标志。

在浩瀚的自然科学中，营养科学（或营养学）与生理学、生物化学、生物学和食品科学有着广泛的联系与交叉。在漫长的科学和生活实践中，人类对营养的认识逐渐由模糊变得清晰、由感性上升到理性。19世纪是科学大发展的时期，科学史上的三大发现能量守恒定律、生物进化论、定量分析生命体组成（生物化学）为营养学的正式启动和发展打下良好基础，终于在20世纪初成为一门独立的学科。今天，营养学作为生命科学门类中的一个分支学科，在人类生活和科学技术的方方面面正起着越来越大的作用。

一、营养科学及其研究范畴

健康长寿一直是人类的追求和希望，因此，对饮食营养的研究和探讨从很早就开始。营养从中文字义上讲，"营"的含义是谋求，"养"的含义是养生，营养就是谋求养生。百年发展，营养科学已经从食物化学分析、细胞、动物等研究，扩展到临床营养、流行病学调查、行为改变等。营养科学属于自然科学范畴，也带有社会学的特征，具有较强的实践性。

（一）营养学概念和发展

简单地说，营养科学（nutrition science）是研究食物、膳食与人体健康关系的科学。营养（nutrition）是人体从外界环境摄取食物，经过消化、吸收和代谢，利用其有益物质，供给能量，构成和更新身体组织，以及调节生理功能的全过程。正是如此，营养学把食物成分区分为营养素和其他成分，营养素是指为维持机体繁殖、生长发育和生存等一切生命活动和过程，需要从外界环境中摄取的物质。营养科学的目的是为给予当代和后代更好发挥人类潜能、以最好的健康状态发展繁衍，维持和享受生活和物质上日益多样化以及保持人类可持续发展做出贡献。

据词源字典（Etymology Dictionary）记载，早期营养一词出自15世纪，法国文献记载，营养是从拉丁语"滋补"而来，用来描述食物营养物质的滋补作用"from nūtrīre to nourish"。在经典的英国大不列颠词典、美国传统科学大辞典中，营养指生物体获取食物并将其用于生长、新陈代谢和修复的过程。这一过程包括摄食、消化、吸收、运输、同化和排泄几个阶段。早期的营养学研究，包括食物以及各种营养物质在维持健康方面的作用。

基于近代营养科学与文化、膳食行为、环境等的紧密联系的认识，2005年，IUNS（International Union of Nutritional Sciences）专家组发表了吉森宣言（Giessen Declaration），强调新时代营养科学的定义和范围，应该充分考虑食物体系

（food system）和营养政策，重新定义新营养科学为：**营养科学是研究食物供应体系、食品和饮料、食物营养素和其他成分，以及它们在人体、其他生物体、社会和环境系统之间的相互作用的科学**。这个定义，大大扩大了以前仅在自然科学层面的认识。2013年，McGuire and Beerman强调：营养科学包括与饮食行为有关研究，因为即使人们被告知所选择的食物不利于健康，人们也还会选择那些食物。因此，膳食行为、营养教育等研究也是营养学的内容。后来，教育和科学界部分接受了这些观点，例如2017年美国宾夕法尼亚大学（University of Pennsylvania）Willett W等 Nutrition Science 教科书中，纳入饮食习惯、行为改变的研究，这些与心理学，人类学，社会学和经济学等社会科学相互交叉。Franklin Jackson在2018年新版教科书 Nutrition Science 中也重申：营养科学是研究营养素与其他食物物质的相互作用，及对生物的生长、维持、发育、繁殖、健康和疾病控制关系的研究。它还包括生物合成、排泄、吸收、分解代谢、合成等的研究。其中的疾病控制，包含了广域的公共卫生内容。

在我国大百科词典中，营养科学是研究食物以及其中的营养素和化学成分，以及这些成分如何在体内作用和相互作用，以影响健康和疾病。在我国医学辞典中，营养学"研究食物及其在饮食和治疗上的应用"；葛可佑等主编的《营养科学词典》中的阐释营养科学是"研究人体健康和食物之间关系的科学"。在孙长颢等主编的第8版《营养与食品卫生学》中则表述为"营养学是研究机体营养规律及其改善措施的科学"。在我国现代的营养教科书中，一些大学多依据或使用上述的概念。

从表1和上述梳理可以看出，营养科学的概念发展带有基础学科的影响和社会需求发展的痕迹。现代营养学是将生物化学、生理学、化学和社会学的有机整合，一方面提供了具有学术挑战性的基础研究，理解食物、膳食、营养的作用和代谢机制，认识人类如何利用食物在正常和疾病状态下进行生长和新陈代谢。另一方面，研究人体营养和健康规律以及疾病改善和康复措施，扩大了膳食管理和营养技能，最大程度为人类全生命周期（图1）的健康、繁衍和美好生活提供全新解决方案。

（二）营养科学的特征和任务

营养科学的目的和任务，是为给予和发展当代和后代人类的营养健康潜能，并使得个体和群体处于最好的营养状态和健康寿命做出贡献。

营养学科研究以还原论（reductionism）、生物效应（nutri-systems biology）和比较研究（comparative analysis）等思维方法为主，经由设立假说、实验研究，并利用演绎归纳、仪器测量和临床试验等方法，呈现和揭示食物与人体健康关系的自然现象及其规律。传统营养学对营养素与健康关系情有独钟，在现代经济发达、食物丰富、触手可得的情况下，在实践洞察中，人们发现了营养教育、饮食文化、行为改变、

表 1　国外营养科学的基础和代表性定义

参考文献	定义	学科背景
Franklin Jacksonz,2018	营养科学是研究营养素与其他食物物质的相互作用,及对生物的生长、维持、发育、繁殖、健康和疾病控制关系的研究。它还包括生物合成,吸收,分解代谢,合成,排泄等的研究	生物化学 生理学
Cambridge dictionary,2019	营养学是研究食物的摄入和体内的利用以及对健康的影响的科学	
The Giessen Declaration,2005	营养科学是研究食物供应体系、食品和饮料、食物营养素和其他成分,以及它们在人体、其他生物体、社会和环境系统之间的相互作用的科学	生物化学 生理学 食品化学 社会学 经济学
Geissler and Powers,2009	"营养"一词包含营养素供应、利用与对健康影响的概念。因此,营养学涉及范围非常广泛,这包括食物供应的政策和经济因素、人群和个体的食物供应、营养素代谢的生化过程及其相互作用、基因对营养素在体内的影响以及营养素摄入水平对健康的影响	
McGuire M and Beerman,2013	营养科学包括与饮食行为有关研究,因为即使人们被告知所选择的食物不利于健康,人们也还会选择那些食物。因此,膳食行为、营养教育等研究也是营养学的内容	
Ministry of Agriculture, Fisheries and Food（UK）,1955	营养学指生物体所有依靠食物并将其用于生长、新陈代谢和修复的过程的研究	生物学 食品化学 生理学

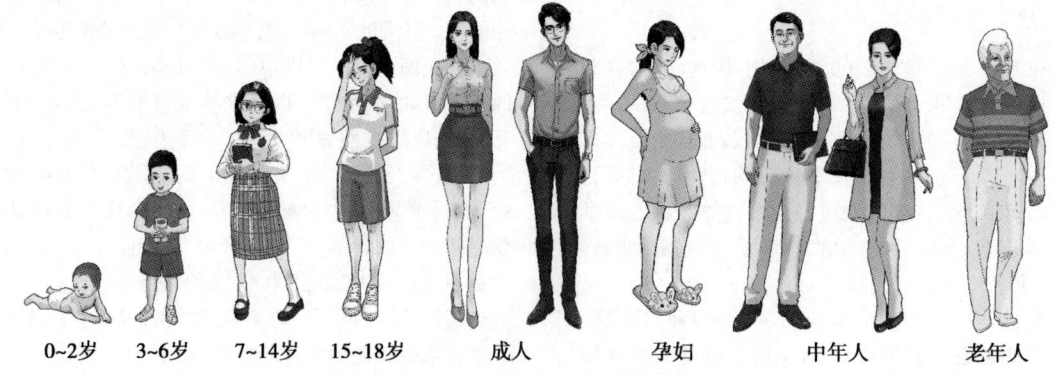

| 0~2岁 | 3~6岁 | 7~14岁 | 15~18岁 | 成人 | 孕妇 | 中年人 | 老年人 |

图 1　营养科学覆盖全生命周期各年龄阶段

国家政策等对人类行为改变的价值,从而推动了营养科学研究范围的全方位发展。

从根本上讲,营养科学是研究生命的科学,以人的营养健康为出发点,无论对个体、群体,都以其营养状况、健康和长寿为根本目标。因此,营养科学应该具有科学性和社会属性,营养科学发展对国家的农业、食物生产加工、国民体质提升、社会经济和环境可持续发展等有着重要作用。表2仅从几个方面描述营养学与人类健康和社会需求服务的联系,以便于读者理解营养科学的特征、任务和意义,并感悟充实和具体化。

表 2　营养学科的常见社会价值

社会需求	专业领域	社会价值和贡献
个体营养和保健	妇幼营养、老年营养、临床营养学、运动营养、医学	营养素补充剂、功能食品、婴幼儿配方食品、医疗膳食、肠内肠外制剂、运动营养品、体重控制产品、保健和健康管理行业
公共健康	公共营养、社区营养、营养流行病、公共卫生、政策与经济	营养监测、评估、干预技术、膳食指南、营养素需要量、食品标准、营养政策、营养强化食品
科学普及	营养教育、信息技术	营养教育传播、全民营养周、食品安全周、学生营养日、碘缺乏日
职业发展	临床营养、妇幼营养、运动营养、餐饮管理	营养师、营养技师、儿保、妇保等专业工作者,育婴、膳食管理、体重控制、运动营养师等岗位
相关产业	食品、烹饪 膳食和食物营养品	农业、畜牧业、渔业、食品生产企业、餐饮业、检测、营养素、食物新资源、营养物质提取、功能食品、营养品等

（三）营养科学的研究范围

营养科学研究的核心是食物/营养素和人体健康之间的关系。从理论和应用发展的角度，营养学的研究概括为四个方面，一是研究食物、营养素以及功能，包括食物组成、膳食结构和功能的研究，探讨在人类生命孕育、生长发育和老年等不同阶段，对健康生命和身体素质基础维持、保健和保障。二是研究营养缺乏和疾病预防，包括发现疾病病因，找寻营养干预、治疗和促进健康的措施和内容。三是营养相关性疾病预防和营养支持、治疗，如食物或营养素与慢性病的关系，营养评估和诊断，膳食调理、营养支持或治疗措施，康复和功能改善等临床应用新技术和新方法。四是相关公共营养和健康生活方式改善，包括营养教育、行为改善、食品标准、政策研究和健康促进等。这些包括了自然科学和社会科学两个层面。

常见营养学的研究范畴和专业方向（图2）包括基础营养、食物营养、人群营养、临床营养，公共营养等领域；近年来，更细的一些分支还包括妇幼营养、老年营养、特殊人群营养、运动营养、营养与功能食品、社区营养、营养流行病、膳食管理、营养教育以及营养方法学等，它们都是独立分支，但彼此间有相互依存关系。营养专家、营养师这些人类生命保护者，将运用理论和技术之手，为全人类创造健康未来。

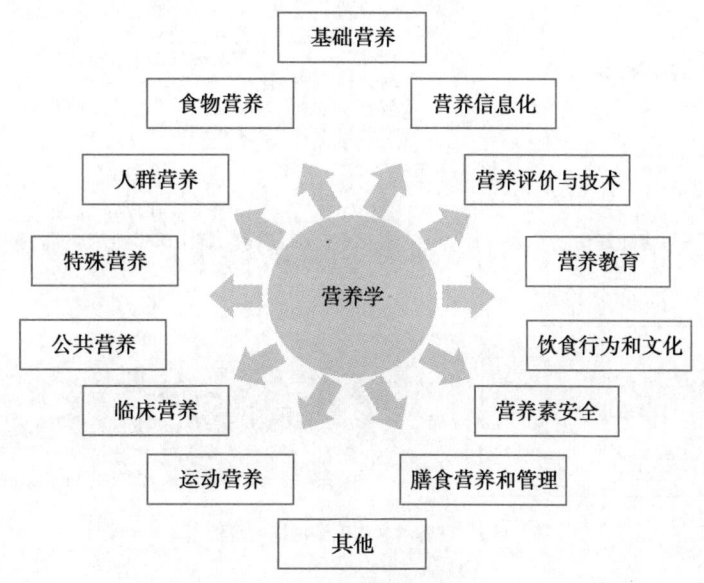

图2 营养学的主要研究领域

健康长寿是人类有史以来一直为之奋斗的目标，而营养学一直是这一目标的核心科学。"健康是身体上、精神上和社会适应上的完好状态，而不仅是没有疾病和虚弱。"这是WHO对健康的最新定义。现代营养学与生命科学的各个学科的携手和互相渗透，已经在生命、健康和长寿以及人体素质改善方面取得非常显著的成绩。

近年来，在美国、欧洲等地，应用营养学得到较好发展。Dietetic and Nutrition（膳食营养学）学院或专业建设，大大扩展了营养科学在职业发展能力及就业率，例如Dietitian（营养师或膳食治疗师）。美国营养师协会（Academy of Nutrition and Dietetics）1917年成立，国际膳食营养协会［International Confederation of Dietetic Associations（ICDA）］在1952年成立，目前已经有50余个国家的营养师协会加入。根据ICDA标准（2014年），营养师（dietitian）是应用食品和营养科学促进健康、预防和治疗疾病，以优化个人、群体、社区和公众健康的专业人士。膳食营养学（dietetics）整合了食品、营养、社会、商业和基础科学衍生出的理论和技术，通过在各种环境的应用、传播和发展，提供和有效管理的食品和人类营养服务，来实现和保持个人的最佳营养状态。与此相同，一些教科书和单位名称（例如在美国和加拿大很多学院），常把两个词Nutrition & Dietetics放在一起，以示其内涵的理论性和实践性。在一些教科书中，膳食营养学（dietetic）与营养学（nutrition）的目录和目标有着很大的类同。营养师致力于医疗保健机构、养老护理机构，公共卫生机构，餐饮和食品行业等职位，致力于基于膳食治疗和营养管理的非药物的疾病康复。无论如何，Nutrition & Dietetics如同医学和临床医学、音乐学和音乐表演一样，都是理论与应用的关系。其中一个更注重完整的学科理论和创新发展，而另一个更注重膳食实践技能和问题解决。

自从2004年，我国劳动和社会保障部也开始培养"公共营养师"。2016年，中国营养学会开始注册营养师培养计划，参加教学基地的学校已经有45所。

二、营养学知识体系和理论框架

从理论上讲，营养学与食品化学、生物化学、生理学、病理学等学科都有密切联系。从应用方面来看，与临床、膳食、健康教育等相互交叉与渗透；它是人类生命孕育、机体素质优化、健康长寿的奠基理论；也是个体和群体生长发育、营养保健、公共健康和疾病防治等医疗卫生技术服务和产业发展的基础和核心。

（一）学科知识体系

在以往我国教育部的学科划分中，营养学（330.11）是预防医学与卫生学的二级学科。在2015年的新的专业分类标准中,又改为食品卫生与营养学(100402)。大学承载着人才培养、科学研究、社会服务的功能,二级学科划分也一直在学科体系与社会职业需求的交叉点上徘徊。原则上,专业是以行业职业体系划分的,学科是以知识结构体系划分的,是大学为了满足社会分工的需要而进行的活动。这在一定程度上揭示了专业和学科的本质内涵和功能。

每一个学科都有一套系统的、支持其活动的知识体系。一般而言,构成一门独立学科的基本要素主要有:独特的研究对象,严密的逻辑化学科知识技术体系(理论和方法

论)。随着膳食对生命活动、功能影响的系统研究的不断深入,营养学学科也形成了独特的学科理论或知识体系、研究方法和应用技术体系。近年来,营养学科专业理论以及应用技术和理论发展迅速,营养学的综合性、实践性以及对生命营养的全方位覆盖,使其各个分支既互相独立,又密切联系。目前认识到的营养学在基础理论、专业理论以及应用技术方面框架见图3。理论框架图很好地支撑了食物和生命活动关系,以及展示了基础和应用之间关系。近年来,营养学与生物技术、信息技术、分子生物技术等有机结合,开拓了营养学的理论和技术体系的新领域。

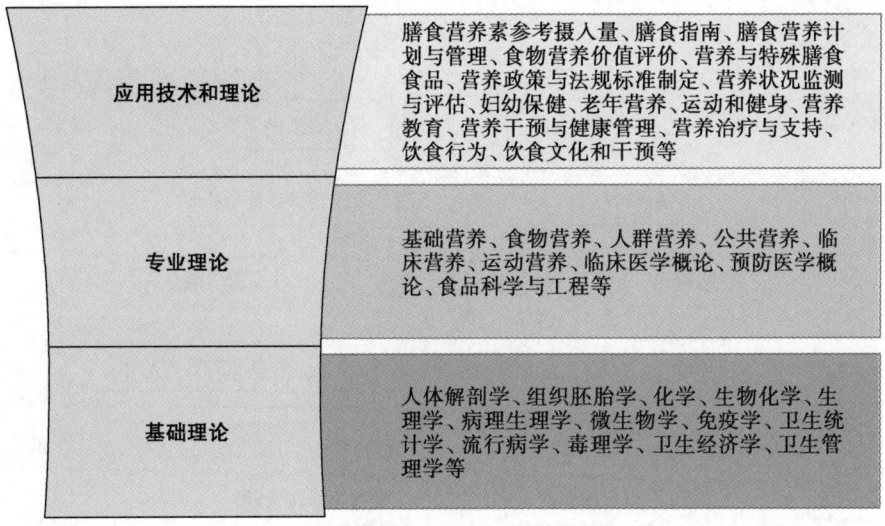

图3　营养科学知识结构框架浅析

(二)营养学经典理论和代表性学说

一般而言,学科理论体系是由基本概念、基本原理和具体科学规律三个基本知识要素组成。营养学百年发展,通过观察和描述了食物、营养素、机体健康的内涵和特征,解释了食物和营养素在人体生长发育、衰老转化、疾病发生等关键环节的自然现象和生命本质,不断形成和完善的理论体系,丰富了人类对遗传、体质和美好生活的深入理解。

营养学理论和学说(theory and doctrine)是由多个概念(concept)形成的信息体系。主要理论和代表性学说,是指以此为出发点或前提,产生或组织了更多营养学相关定理、基本关系,并预言事物发展和结果。目前认识到的营养学概念、理论和学说有多种。例如食物的物质组成、氨基酸互补、能量平衡学说、营养素的必需性、膳食平衡、物质代谢和转化、胚胎起源学说等,反映了对食物和人体健康系统知识和规律的理解、对事物本质属性的认识。

1. 营养素必需性理论　食物维生素发现和必需营养素的确立,是营养学最伟大的发现之一。必需营养素理论(essential nutrients)是最为重要的阐明食物与人体健康关系的经典理论(classical theory)。在过去的两百多年中,从食物是生命必需的首要条件(food is the essence and the first condition of life)开始,到坏血病、糙皮病、佝偻病之谜的探索,激发了人们对食物中特别物质和膳食优化的想象。后来确立了含氮营养素和蛋白质对组织生长和维持的重要

性;已发现了某些类型脂肪酸和碳水化合物分类对健康影响的不同;已明确了多种矿物质、维生素的人体生理功能,认识了预防缺乏病所必需的维生素。早在1920年,从氨基酸被认识到为人体必需,到1973年WHO必需营养素被定义至今有42余种(详细见第一卷)。必需营养素的概念发展、推理、归纳和演绎了食物成分/营养素的分类(图4),确定了三大营养素的能量系数;以此概念出发,发现了营养素生理功能,认识了营养缺乏病病因(蛋白质-能量缺乏、抗坏血病、脚气病、佝偻病等),找到了治疗方法;进而发展了营养缺乏病诊断、人体营养状况评价方法和技术、不同人群营养素需要和肠内肠外营养技术等。这些知识和信息的组合,不但量化了生命不同阶段的生理需求和发展了膳食营养素参考摄入量(DRIs)(图5),而且极尽终结了人类营养缺乏疾病。在产业方面,开发了对食品的价值评价技术方法、营养素的生物合成、提取技术以及营养保健产业;还包括食物强化、营养设计和营养干预等管理和政策,例如食物强化面粉、碘盐、营养素补充剂及婴幼儿配方粉等。

应该说明,食物中含有数以千计的成分,其中的绝大多数物质以前被认为属于"非必需营养成分"。但是,随着营养学研究的深入,人们近年认识到一些植物化合物对于人体健康状况具有一定的改善作用。这一领域仍充满机会,等待解释和论证。

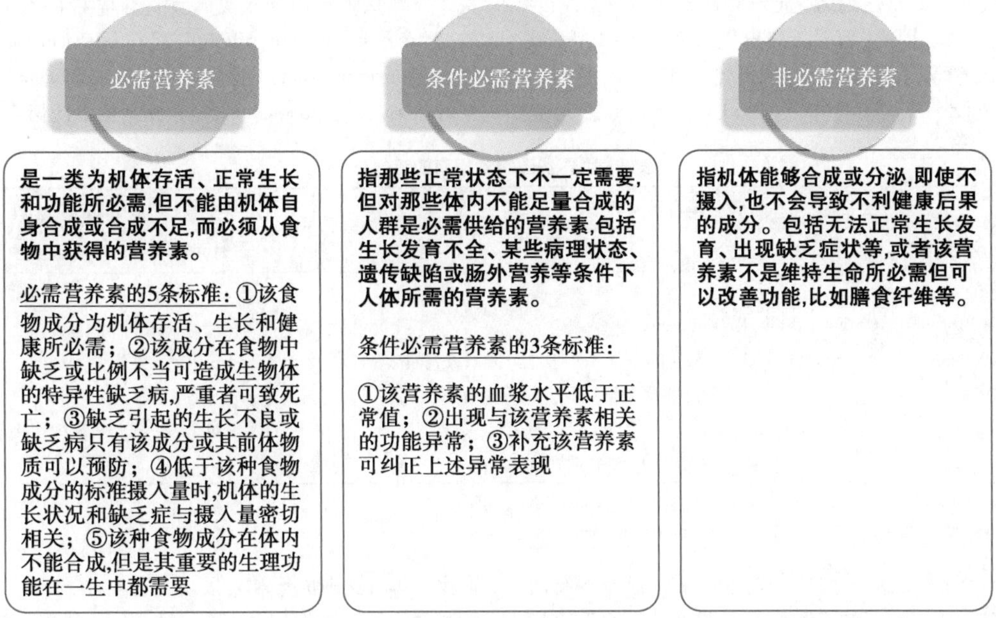

必需营养素
条件必需营养素
非必需营养素
是一类为机体存活、正常生长和功能所必需,但不能由机体自身合成或合成不足,而必须从食物中获得的营养素。
必需营养素的5条标准:①该食物成分为机体存活、生长和健康所必需;②该成分在食物中缺乏或比例不当可造成生物体的特异性缺乏病,严重者可致死亡;③缺乏引起的生长不良或缺乏病只有该成分或其前体物质可以预防;④低于该种食物成分的标准摄入量时,机体的生长状况和缺乏症与摄入量密切相关;⑤该种食物成分在体内不能合成,但是其重要的生理功能在一生中都需要
指那些正常状态下不一定需要,但对那些体内不能足量合成的人群是必需供给的营养素,包括生长发育不全、某些病理状态、遗传缺陷或肠外营养等条件下人体所需的营养素。
条件必需营养素的3条标准:
①该营养素的血浆水平低于正常值;②出现与该营养素相关的功能异常;③补充该营养素可纠正上述异常表现
指机体能够合成或分泌,即使不摄入,也不会导致不利健康后果的成分。包括无法正常生长发育、出现缺乏症状等,或者该营养素不是维持生命所必需但可以改善功能,比如膳食纤维等。

图4　营养素的分类

膳食营养素参考摄入量(DRIs)
大多数营养素
能量和宏量营养素
平均需要量(EAR)
适宜摄入量(AI)
推荐摄入量(RNI)
可耐受最高摄入量(UL)
能量需要量(EER)
可接受的宏量营养素范围(AMDR)

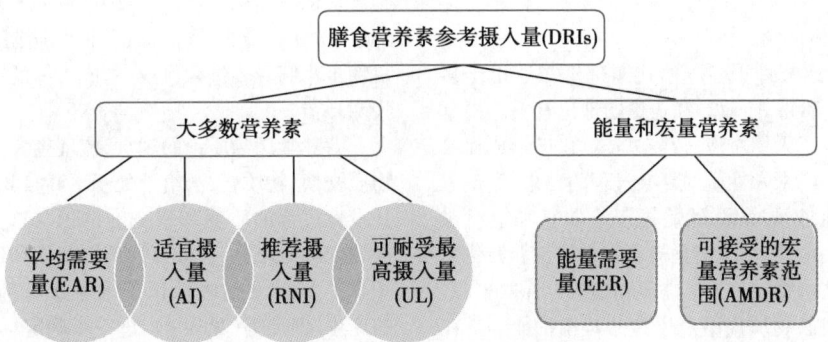

图5　膳食营养素参考摄入量框架

2. 营养平衡学说　营养平衡学说(nutrition balance)是营养学解释食物摄入和人体健康关键的经典理论(classical theory)。这个经典理论的一个基本假设,即人体营养素的摄入、身体需要和消耗必须平衡,才能保障身体正常生理功能和健康。

盖伦(Claudius Galen,16世纪,希腊医学家)(图6)首次提出平衡(balance)学说,认为人的所有疾病都是由于体液的不平衡造成的。18世纪,法国和德国化学家,提出了质量守恒定律(law of conservation of mass),IM Sechenov(1829—1905,俄罗斯生理学家)在他关于19世纪生物科学发展著作中描绘:营养经典理论是基于与生物系统有关的物质能量守恒的基本定律。平衡的方法归结为一个事实,即进入身体的食物物质必须补偿与基础代谢、外部活动以及年轻机体生长所需相关的损失和需求。换句话说,均衡营养理论是基于这样一个假设,身体必须接受一组或一套物质,用于补偿构建身体结构、活动和功能所需。

Galen.

图6　克劳迪斯·盖伦(130—216)

营养学认识生命如同生理学和生物化学的观点一样,平衡营养并不是从饥饿状态到饱腹状态的转变,而是由各种重要的营养物质调节,从肠道进入人体内部环境并发挥作用的过程和结果。包括胃肠道的众多内分泌细胞产生的激素、酶类、以及食物分解衍生物质、细菌群等,是基于一系列复杂而精致的正负反馈关系和动态的平衡系统,以便能最有效地将食物能转化成人体可利用的化学能,进而发生若干循环反应(水的裂解、电子的循环传递等)、碳的固定(卡尔文循环)和呼吸(三羧酸循环)等。这些循环之间的连接与反馈调控,也就是人体消化、吸收、生化反应的秩序化平衡化过程。

营养平衡理论不仅因为逻辑性、实验有效性、清晰和一

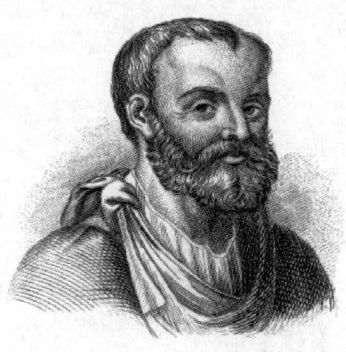

致性而引人注目,而且还因为它能够预测未知的现象,或者发现规律性模式。因此,用平衡的思想研究食物和人体健康关系贯彻于营养学的始终,包括机体代谢平衡"必需物质"指标的假设。各国膳食指南(Food Guidline)(表3)是基于这些认识给出的人类膳食优化学说的最好证明。另外,营养不足(undernutrition)、营养不良(malnutrition)、营养过剩(overnutrition)、能量平衡(energy balance)、蛋白质互补(protein complementary)等概念均由此衍生。

表3　世界各国膳食指南的首发史

世界各国发展		中国发展	
时间	内容	时间	内容
—	—	公元1300年	饮膳正要
1916—1930s	US Food Guide For children	—	—
1940—1950s	A Guide to Good Eating (Basic Seven)美国,加拿大,英国等国家	—	—
1960—1970s	美国 Daily Food Guide;加拿大、英国等30余个国家	—	—
1980s—	60余个国家建立	1989年	我国居民膳食指南
1990s—至今	80%以上国家建立(包括印度等亚洲和非洲国家)		

部分参考:https://www.choosemyplate.gov/brief-history-usda-food-guides
http://www.fao.org/nutrition/education/food-dietary-guidelines

合理营养(adequate nutrition)是近年来由营养平衡演化出来的概念,用来解释涉及不同复杂程度的生物系统另类"平衡",例如纠正与疾病相关的不良营养状态,需要正确判断,将纠正措施限制在"合理"体系的范围内,才能使疾病的营养治疗成为可能。

3. 物质代谢和调节理论　物质代谢理论与亚里士多德(Aristotle 公元前384~前322)和盖伦的理论有关。根据这一理论,食物制造了人体血液,营养物连续供应形成血液中物质交换,这是一个未知性质的复杂过程的结果,类似于发酵。在肝脏中,血液被净化,然后用于给器官和组织供血。因此,使用现代术语,初步消化被认为是将营养转化为其他物质的过程,这些物质是人体能源和建筑部件的来源。生命是一个化学过程,物质代谢是生命的基本特征。早在19世纪(1800年1月至1899年12月),工业革命的技术与经济上的进步,促进了各种自然科学学科,如物理、化学、生物化学等皆逐渐成形和发展。营养科学的诞生,重塑了人类对食物和人体关系的认识,食物摄入、消化吸收和代谢排泄,是人体不断地进行物质交换的过程,这种物质交换称为物质代谢或新陈代谢。如淀粉被分解成单糖,蛋白质被分解成氨基酸,脂肪被分解成甘油和脂肪酸。这些小分子有机物被小肠吸收进入血液,构成人体的一部分,并参与各种代谢环节。

营养学用物质论的观点,梳理生命过程中的新陈代谢、物质交换、物质合成,给予处于不断自我更新、自我复制、生长发育过程的质变和量变的认识。这不但重新定义了糖类、脂类、蛋白质、核酸等物质的组成和代谢规律,而且在分子水平上,也更清晰认识了维生素B族的辅酶作用、能量的产生、消耗等(见表4),进一步确定了食物营养素和其他成分在代谢过程中的功能作用、代谢途径以及基因调控等作用关系,逐步接近食物和生命现象的本质。

表4　维生素B族的辅酶作用

维生素名称	别称或化学名	代谢调节作用
维生素 B_1	硫胺素	组成辅酶TPP(焦磷酸硫胺素),参与糖和能量代谢
维生素 B_2	核黄素	构成还原性辅酶FAD(黄素腺嘌呤二核苷酸)、FMN(黄素单核苷酸);是氧化还原的电子受体
维生素 B_3	烟酸、维生素PP、尼克酸	构成辅酶Ⅰ(烟酰胺腺嘌呤二核苷酸或二磷酸烟苷,NAD+)和辅酶Ⅱ(尼克酰胺腺嘌呤二核苷酸磷酸,NADP+)。参与上千种氧化还原反应
维生素 B_4	胆碱	以磷脂酰胆碱(PC)和卵磷脂的形式存在
维生素 B_5	泛酸、烟碱酸	构成辅酶A(CoA),辅酶A是转酰基的酶
维生素 B_6	吡哆醛、吡哆醇类	氨基酸转氨酶和脱羧酶的辅酶
维生素 B_7	生物素、维生素H	多种羧化酶的辅酶, CO_2 载体作用
维生素 B_9	叶酸、蝶酰谷氨酸	生成四氢叶酸(FF4),一碳基团转移酶的辅酶
维生素 B_{12}	钴胺素、氰钴胺	转位酶
维生素 C	抗坏血酸	细胞氧化还原反应催化剂

必需营养素、营养平衡、物质代谢和调节学说,是营养科学的三大经典理论学说。在此基础上,在营养科技发展的历史的长河中,新思想、新理论、新技术不断涌现,营养科学为人类健康,提供了数不清的理论基础和物质保证。在科技蓬勃发展的新时代,随着知识融合进步,新知识、新技术将陆续发展,营养科学必将在改善人民生活,提高人类的健康水平方面做出更大贡献。

(三)学科技术体系

营养科学技术体系结构同其他学科一样,分为科学、技术和生产三个层次(图7)。实验技术是指研究层面的技术方法,如细胞实验、动物实验、化学分析、组学等实验研究的常用共性技术和手段,为验证或比较某一可能而设计的技术方法等。这些实验技术通常是科学门类共有共享的。专业技术指本专业的独有技术和解决实际问题的方案,如营养调查、功能试验、营养教育、公共营养、临床营养等。而生产技术则是行业产业发展中用于大规模制造营养食品、保健用品相关技术或工程。

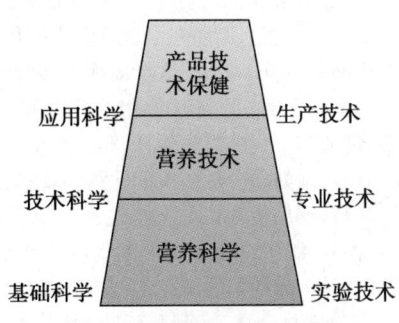

图7　营养科学技术体系结构图

三、世界营养科学的发展历史

关于营养方面的最早的英文记载,是在公元前400多年前。当时的西方居民经常将食物用作美容品或药品。在《圣经》中就曾描述有人将肝汁挤到眼睛中治疗一种疾患。古希腊的名医,世称医学之父的希波克拉底(Hippocrates,公元前460—公元前377),首先认识到食物营养对于健康的重要性。他确信,健康只有通过适宜的饮食和卫生才能得到保障。"饮食"这一词即来自于希腊单词"diaita",其含义是选择合适的食物保持身体健康。希波克拉底曾对学生说"食物即药"。这同中国传统医学提出的"药食同源"的说法具有相似之处。在那时他已经开始用海藻来治疗甲状腺肿和用动物肝脏来治疗夜盲症。同时希波克拉底还注意到人们将烧红的宝剑淬火用过的含铁水来治疗贫血的事情。但无论如何,古代对营养的认识,都只能是根据感性经验得出的假说,只有在自然科学得到全面发展以后才有可能上升为理论,营养学也才有可能成为一门独立的科学。在19世纪,随着西欧与北美工业革命的技术与经济上的进步,各种自然科学学科,如物理、化学、生物学等皆逐渐成形和发展,并促进营养学雏形。在不同的历史阶段中,营养学的主要发现、理论和学说的建立,和科学时代发展不谋而合。

回顾营养科学发展脉络和历史,是我们理解和发展现代营养科学的智慧源泉。按照中国史划分的时段,下述是对1840年之前(古代),1840—1949年(近代),以及1949年之后(现代)世界营养学发展重大事件的梳理。希望读者在营养科学简史中领略根源、感受启迪和发展。

(一)萌芽时期——食物和生命关系的探索(1840年之前)

自从有了人类,就有了对食物的认识和创造。寻找可食用资源、用火烧煮食物、药食同源的认识,都是启蒙时期的营养学的探索。在1840年之前,从事医学、生物化学、化学的前辈对食物组成、生理化学等的探索,是营养学发展的

萌芽时期。

1. 柑橘和坏血病　1746年,英国医生詹姆斯·林德(James Lind)对船员的牙龈及皮肤出血(坏血病)发生和死亡,开始了开拓性的对照实验研究。他得到的结论是含有"酸"的柑橘类水果,可以预防和治疗坏血病。但事实上并不是有酸的东西都可以。1753年,詹姆斯·林德发表了他的《坏血病论》,在很多年后,人们终于发现是维生素C具有抗坏血病的作用,而不是纯柑橘酸。这之后的100多年间,人们又先后发现了绿色蔬菜等也有抗坏血病效果。柑橘可以治疗坏血病,这一发现,对食物组成、食物和疾病关系的认识有着重要启迪作用。之后几十年中,如夜盲症和甲状腺肿大这样的疾病,人们也会尝试用各种食物去解决。那个时代恰是微生物与传染病学的兴盛时期,这些兴旺发展的学科,限制了人们对食物营养新兴学科的思维和想象,因而有文章称营养科学延迟与此有关。

2. 氧气和食物利用　燃素论(the phlogiston theory)是以物质(火物质 fire matter)解释燃烧现象,是化学物质论基础的开端,有百年之久的统治地位。法国化学革命最大的成绩即是开启定量化学(现代化学)的新时代,发现氧气并推翻"燃素论"。1768年,法国化学家、被称为营养学之父的安托尼·拉瓦锡(Antoine Lavoisier,1743—1794)(图8)和他的助手,一起测出了人类呼吸的产物——碳酸(二氧化碳),并发现运动增加会使碳酸产量增加,还证明了呼吸和燃烧都是氧化作用,燃烧的本质是物体与氧的化合。

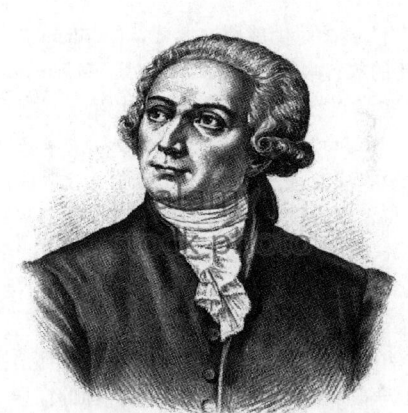

图8　安托尼·拉瓦锡(1743—1794)

后来,他发表论著"燃烧概论",创立了氧化学说(oxygen)。氧化学说也在生理化学上统一说明了大多数化学现象,打破了之前人们认为呼吸只是为了给心脏降温的理解,成为了史上生命新陈代谢过程的重大发现。拉瓦锡还研究了豚鼠体内器官对有机物的消化/呼气,也是一种缓慢燃烧,并产生热量,为食物产能和物质代谢打下基础。对于营养学来说,拉瓦锡的研究发现,把大量的食物消化事实统一在一个概念之下,解释了食物被利用的过程,特别是物质转化过程和物质不灭定律,这些观点奠定了营养学近代、现代的思维基础。后人称其为营养学之父。

3. 氮和物质代谢　法国化学革命的成果,是利用"天平"设备,把定性变成定量研究,也把大量化学事实联系在一起,开启食物代谢研究的新篇章。1785年克劳德·贝托

莱（Claude Berthollet）发现动物腐败后会产生难闻气体，研究发现其组成是17%的氢和82%的氮（这与现代测算只差了0.75%），这一报告获得了法国科学奖。后来的研究者们发现了很多动物含"特别物质"（蛋白质），且这一物质都含有约16%的氮。1816年，弗朗索瓦·马让迪（Francois Magendie）文章指出，一种含氮的"动物化物质"，可能是生长或替换身体器官的需要的关键，因此动物能够利用植物性食物活命。马让迪最著名的实验还包括"单一食物喂养试验"。他仅用一种食物（橄榄油、糖）喂养一条狗，结果均在30天内死亡，他认为这些食物都不含氮，不能满足狗的全部需求。他的结论与现今推崇的食物多样性不谋而合。

1839年前，荷兰的研究者格利特·穆德（Gerrit Mulder）提出：动物性物质都是由同一个基团与不同比例的磷、硫组合而成的，应该被统一命名为"protein"（当时的定义与我们现在的定义"蛋白质"不同）。这个英文单词来源于希腊语，意思是组成动物界的主要材料。他还提议用"Pr"代表这个通用基。远在德国的农业化学家贾斯特斯·李比希（Justus Liebig,）验证了碳和氮4∶1的比例，提出植物能够合成这种"protein基"。1842年李比希建立了碳、氢、氮定量测定方法，并由此确立了食物组成与物质代谢的概念，提出了营养就是机体对食物蛋白质、脂肪、碳水化合物的氧化过程。李比希定量分析生命体组成的贡献，被视为营养和生物化学理论的奠基人。德国如今仍有以他名字命名的大学。

1822年，美国医生威廉·博蒙特（William Beaumont），通过10年的放置瘘管的病人（Alexis St. Martin）试验，观察到由进食刺激可分泌消化液，而消化液含有盐酸。克劳德·贝尔纳（Claude Bernard）发现小肠和大肠在胰腺配合下的消化吸收功能，更好地解释了食物消化吸收的过程就是机体获得营养的过程。同期，膳食与疾病的实践也在进行当中，第一个治疗性饮食的证据来自于1837年，英国牛津拉德克利夫医院，当时护士和医生注意到"痛苦和虚弱"的病人，需要术后饮食的特别安排。

在1840年之前，几乎所有的营养学研究都是在西欧进行的，而且多是关于氮、蛋白质或能量方面的探索。同期科学史上的几个大发现包括能量守恒定律、生物进化论和细胞学说（显微镜技术），这些理论和学科发展，是后期的营养素的发现和营养理论形成的基础，也奠定了营养科学的真正开始。

（二）独立形态产生——营养学科黄金阶段（1840—1949）

营养学成为独立学科的标志性事件，是首个专业学术团体的成立。19世纪中叶，美国军队护士弗洛伦斯·南丁格尔（Florence Nightingale）观察到饮食营养对战后军人康复的重要性。1917年，世界上第一个膳食营养协会（American Dietetics Association）在美国成立，随着美国第一批营养师的出现，更多世界各地的科学家进行了更广泛多面的营养学研究，增加了我们对食物和营养需求的了解。1928年美国营养研究所、美国营养学会（American Institute of Nutrition）成立，同年美国的营养杂志（*J. Nutrition*）出版发

行。1936年英国营养师协会（BDA）成立，1941年英国营养学会（The Nutrition Society）成立，1945年中国营养学会成立。这些营养专业团体的成立以及相关学术期刊的创建，也标志着营养学科的成熟，真正赋予成为一门独立现代科学。

1. 能量和能量系数确定　1880年前后，在美国农业部研究所的美国科学家威尔伯·阿特沃特（Wilbur Atwater）研究蛋白质，之后对食物能量测定产生了浓厚兴趣。他的团队得到的蛋白质、淀粉、脂肪在混合饮食中的代谢产热分别是4kcal/g、4kcal/g、9kcal/g。这组被称为"阿特沃特能量系数"让我们沿用至今。阿特沃特用5年时间，不惜代价的反复实验，创造第一代呼吸热量计，第二代食物能量测定仪，同时他们还发现如果少量多次的饮酒，酒精也能为人体提供能量。阿特沃特的学术成就被大家广泛应用。威尔伯·阿特沃特还组织了全美各地区的食物消费调查，编写了第一部营养指南，为后期的研究工作打下了坚实基础。

2. 维生素发现与命名　最早认为食物是由碳、氢、氧和氮组成的。在1909年到1940年期间，是食物成分和维生素的发现和提取、合成最鼎盛时期。起初，人们认识到色氨酸是维持动物生命的基本营养素，还发现一些植物蛋白不能支持小鼠的生长，除非补充其他的氨基酸。1886年前后，东南亚各国流行脚气病，大部分人认为是细菌引起的，克里斯蒂安·艾克曼（Christiaan Eijkman，荷兰），作为助手在印尼参加了这项工作。在那里，他发现如果鸡只吃白米，就会产生严重的脚气病症状，可是如果让鸡吃混有糠的粮食，就能缓解脚气病症状。于是，否定了脚气病是由细菌引起的推论。1911年卡西米尔·冯克（Casimir Funk）决心提取谷糠中抗脚气病物质，发现了第一种维生素——硫胺素，他这样描述："由于这是从糙米中提取出的可沉淀的物质，那么它一定是一个有机物，因此它一定由氨基组成。"他进而提出假设，认为糙皮病、坏血病和佝偻症都是由于食物中缺乏某种未被发现的物质引起的。尽管这个假设并不是他第一个提出的，但他的贡献在于他把这类物质和抗脚气病物质归为一类，认为它们都具有相似的性质和化学结构，即至关重要的胺类（vital amines）。Funk将它们命名为"Vitamines"，掀开了维生素的新篇章，艾克曼等也因此获得诺贝尔奖。同时，英国生物化学家Frederick Gowland Hopkins的动物研究发现了促进生长的必需微量物质——氨基酸。

1913年，美国科学家Elmer McCollum和Marguerite Davis在鱼肝油里发现了一种物质可以使狗不会得佝偻病。后来这种物质被他们命名为维生素D。1928年维生素C被提取，1939年维生素A被分离提取，到1945年共发现了14种脂溶性和水溶性维生素，营养学相关研究获得诺贝尔奖见表5。在此期间，膳食营养素可致坏血病、脚气病、佝偻病、癞皮病、干眼病等致残、致死性疾病的观点得到普遍认可，而且在检测、提取、合成等化学物质的结构等方面也成为研究热点。更重要的是营养学已经不是经验科学，而是具有科学规律的、初具规模、条理井然的理论体系，而且在人类生命养护、疾病预防和健康管理中社会价值突显。

表5　营养相关诺贝尔奖(1900—1949年)

年度	奖项	获奖者	成　就
1902年	化学奖	Hermann Emil Fischer(德国)	对糖和嘌呤的合成方面的研究、糖结构认知
1904年	生理学或医学奖	Ivan Petrovich Pavlov(俄国)	通过对狗的"假饲"实验,探明了消化腺的生理机制
1910年	生理学或医学奖	Albrecht Kossel(德国)	发现了核酸构成成分,作为嘌呤体的腺嘌呤和鸟嘌呤,以及作为嘧啶体的硫胺酸(维生素 B_1)
1915年	化学奖	Richard Martin Willstätter(德国)	对植物色素的研究,特别是对叶绿素的研究获诺贝尔化学奖
1923年	生理学或医学奖	Frederick Grant Banting(加拿大) John James Richard Macleod(加拿大)	发现了胰岛素
1927年	化学奖	Heinrich Otto Wieland(德国)	对胆汁酸及相关物质的结构研究
1928年	化学奖	Adolf Otto Reinhold Windaus(德国)	研究类固醇和它们与维生素的关系,并发现维生素D
1929年	化学奖	Arthur Harden(英国) Hans Karl August Simon von Euler-Chelpin(德国)	研究了光对于二氧化碳和氯混合物的作用,并把该方法用于如细菌的化学反应和酒精的分解等生物学现象的研究。对葡萄糖的分解物,酵母菌细胞膜等物质,也作了深入的研究。同时还发表了许多抗坏血病和抗神经炎方面的论文
1929年	生理学或医学奖	Christiaan Eijkman(荷兰)	发现抗神经炎维生素,发现脚气病的病因不是由细菌传染,而是因为缺少维生素 B_1
		Frederick Gowland Hopkins(英国1861—1947)	发现促进生长的氨基酸以及维生素
1930年	化学奖	Franz Fischer(德国)	对血红素和叶绿素结构的研究,以及血红素的合成
1934年	生理学或医学奖	George Hoyt Whipple(美国) George Richards Minot(美国) William Parry Murphy(美国)	提出治疗贫血的肝脏疗法,并确定有效成分就是维生素 B_{12}
1937年	化学奖	Sir Walter Norman Haworth(英国)	发现碳水化合物的分子可呈环状结构,并测定了二糖/淀粉和纤维素的化学结构。研制维生素C的结构式并合成了维生素C
		Paul Karrer(瑞士)	对类胡萝卜素、黄素、维生素A和维生素 B_2 的研究
1937年	生理学或医学奖	Albert Szent-Györgyi von Nagyrapolt(匈牙利)	与生物燃烧过程有关的发现,特别是关于维生素C和延胡索酸的催化作用
1938年	化学奖	Richard Kuhn(德国)	合成了核黄素(维生素 B_2)、确定了抗皮炎素(维生素 B_6)的结构
1943年	生理学或医学奖	Henrik Carl Peter Dam(丹麦)	发现了与凝血有关的维生素,即维生素K
		Edward Adelbert Doisy(美国)	合成了维生素K,并确定了它的结构和性质
1945年	化学奖	Artturi Ilmari Virtanen(德国)	对农业和营养化学方面的研究,特别是改进高蛋白质青贮饲料生产和贮存
1947年	生理学或医学奖	Carl Ferdinand Cori(美国) Gerty Theresa Cori(美国)	发现糖代谢中的酶促反应
		Bernardo Alberto Houssay(阿根廷)	发现脑下垂体前叶激素在糖代谢中的部分作用
1947年	化学奖	Robert Robinson(英国)	对具有重要生物学意义的植物代谢产物,特别是生物碱的研究

3. 必需营养素概念的提出　继18世纪中叶,欧洲的文艺复兴、化学革命,人们的思想空前活跃,激发了人们对食物组成和营养物质的想象,以及对坏血病、糙皮病、佝偻病等疾病之谜的探索。1842年,伦敦国王学院的医学教授乔治·巴德(George Budd)提出"营养物缺乏导致的紊乱"新概念,当时他的文章是轰动性的,他指出食物中存在着人体需要的物质,在穷人、在监狱、舰船等食物不足和封闭的环境中,出现的机体功能紊乱和疾病与此有关。这个阶段,许多学者发表了他们对身体如何运化食物的不同见解。成为推动营养科学启动和"必需性理论"发展的奠基之作。

门德尔(Lafayette Benedict Mendel, 1872—1935)是美国耶鲁大学生物化学教授,研究蛋白质为主。早在1910年,

他称人体和动物体内不能合成的氨基酸为必需(indispensable)氨基酸;而体内可以合成、食物中缺少也无关紧要的氨基酸称为非必需(non-essential)氨基酸。1920年前后,随着维生素和矿物质的不断发现,出于科学性和应用性的要求,门德尔将维生素分为水溶和脂溶性两类。他还提出了判定必需营养素的几个条件,以确定这些发现的营养素的真实性,当时有35个被列为必需营养素。1973年,WHO组织的专家委员会确认的人体必需营养素共42种。这42种中的任何一种都不能缺乏,否则将会出现相关的营养缺乏病(见第一卷)。

基于在胎儿宫内发育后期,许多氨基酸代谢酶才能形成,所以早产儿需要半胱氨酸和酪氨酸保证氮贮留及维持

血浆水平,因而认为他们是早产儿的必需氨基酸。Rudman 及其同事 Feller 随后提出了"条件必需营养素"这一概念,特指那些正常人体中不需要,但对那些体内不能合成适当量的人群是必需供给的营养素。最初将这一概念用于完全胃肠外营养的病人,现在这一概念还包括生长发育不全、病理状态、遗传缺陷等条件下所需的营养素。

到 20 世纪 50 年代,40 多种营养素被识别及定性,并对其功能进行系统的探讨,到 60~70 年代,由于化学分析技术的灵敏度和精密度的提高,陆续发现一些微量元素对人体健康的重要意义,营养素的消化、吸收、代谢、生理功能、需要量等理论问题也逐步清晰。同时,人们也研究并认识到某些矿物质对饮食的重要性。例如锌对角化病的预防是在 50 年代和 60 年代发现的,硒的重要性是在 70 年代发现的,而铬,虽然被认为是必需的,但因为它是一种酶的一部分,今天仍然有争议。1973 年,WHO 组织的专家委员会根据动物研究的成果,将当时发现的 14 种微量元素确定为动物必需的微量元素,并提出了它们的日摄入量范围。1996 年 FAO/IAEA/WHO 联合委员会确定 8 种元素是人体必需的微量元素,对防治贫血、地方性甲状腺肿及克山病等疾病起了重要作用。

4. 营养素需要量 1943 年,美国学者首次提出推荐营养素供给量(RDA)的概念和一系列的数值建议。随后欧洲和亚洲许多国家也提出了自己国家的营养素供给量建议。经过几十年的研究,有关膳食营养素合理摄入量的理论和实践得到了显著进展。在宏观研究方面,一方面对营养素缺乏及其过量造成的身体和智力损害有了更深入的了解,另一方面对膳食成分和营养素摄入量在预防慢性疾病、提高机体适应能力以及延缓衰老方面的意义有诸多发现。在微观研究方面,对营养素生理作用的认识已由器官组织水平推进到亚细胞结构及分子水平。例如叶酸、维生素 B_{12}、维生素 B_6 与出生缺陷及心血管疾病相关联的研究;维生素 E、维生素 C、胡萝卜素及硒、锌等在体内的抗氧化作用及细胞机制和分子机制的研究等。"量化"营养对今后发展起到重要作用。

(三)多元化发展——营养学转化和扩展

经济、卫生的改善及传染病的控制,使人们的健康得到明显改善。到 1950 年,在发达国家中营养缺乏病已基本消除,预期寿命延长,慢性病和退行性疾病成为主要死因,这些疾病的易感性与膳食的关系引起了人们的广泛兴趣。

1. 其他膳食成分 随后的脂肪酸、膳食纤维、类胡萝卜素、植物中的各种非营养成分摄入量与心脏病、癌症发病率关系的研究给出启示,除了必需营养素,这些有益膳食成分也可影响疾病的发展。20 世纪 70 年代以来,人们开始研究膳食纤维及其他植物化学物(phytochemicals)的生理功能。例如,茶叶中的茶多酚、茶色素,大豆中的异黄酮,大蒜中的蒜素和蒜胺,蔬菜水果中的番茄红素以及人参皂苷、灵芝多糖、枸杞多糖等。这些成分大多具有抗氧化作用和免疫调节作用。已有不少动物实验和少数流行病学调查证明这些成分有预防心血管疾病、某些癌症及延缓衰老的作用。利用天然食物成分来预防疾病,正在成为国内外营养学研究的热点领域之一。目前营养学已经重视和深入研究

膳食中各种化学成分与某些慢性病预防的新时期(表6)。一些植物化合物的分类、功能研究深入开展。

表 6 膳食营养和人类疾病的关系

疾病类型	关系	举例
与营养作用相关的疾病	可能有关	骨质疏松、骨性关节炎,部分癌症
营养代谢性的疾病	密切相关	2 型糖尿病、高血脂、心脏病、高血压、肥胖
营养缺乏性疾病或过量引起中毒	因果关系	癞皮病、抗坏血酸病、佝偻病、缺铁性贫血、脚气病、甲状腺疾病等

2. 膳食模式与疾病预防 营养学研究在微观领域深入发展的同时,宏观营养研究也取得很大的进展,出现了针对群体的公共营养政策包括全国性营养调查监测、营养强化、膳食指南等。1975 年,美国第一部《膳食指南》发布,以指导民众合理地选择食物。在各国政府改善国民健康的决策中,营养科学的宏观研究起着不可或缺的作用。目前世界范围内 80 多个国家都有了膳食指南,WHO/FAO 还发布了膳食指南制定的指南,过多脂肪、糖、钠与慢性疾病关系被提到前所未有的高度。

3. 疾病胎儿起源学说 20 世纪 80 年代英国 David Barker 教授对 1944—1945 年荷兰饥荒时期的 2414 名孕妇的营养状况研究首次发现,孕期营养缺乏对后代心血管疾病、糖代谢异常、高血压病、中心性肥胖和血脂异常等一系列代谢性疾病的发生存在重要影响。美国一项 22 000 人的调查研究表明,发育早期不利因素,特别是宫内营养失衡(包括营养不良及营养过剩)均能影响胎儿发育编程(early life programming and imprinting),导致机体生理和代谢发生永久改变,引发子代肥胖、2 型糖尿病、高血压、冠心病等成年慢性疾病的发生发展。这一过程发生在胎儿发育的窗口期,即健康和疾病的发育起源(developmental origins of health and disease,DOHaD),在经济快速转型的发展中国家更是意义深远。近年来疾病的发展起源学说(DOHaD)广受关注。2007 年国际健康与疾病发育起源学会(International society for Developmental Origins of health and Disease)在英国成立。

4. 应用营养学的发展 自从营养强化维生素 D,对消灭佝偻病取得显著成绩,20 世纪 70 年代后,是临床营养学、食物营养产业大发展的时期。

世界上第一个婴幼儿配方粉、第一个营养素补充剂、第一个功能食品、第一个特医食品,均在此阶段产生和发展。临床营养也从最初的膳食设计和管理发展到营养支持、营养治疗,注册营养师职业的发展,对于营养科学发展独立是至关重要的一步,不但促进了公共营养学、临床营养学、妇幼保健、老年营养学的分化和发展,而且为营养诊断评估技术和营养产业发展打下基础,大大提高营养学学科成熟度。

20 世纪 90 年代之后,营养学科发展更加向多元化发展,包括营养转化医学、营养基因组、营养代谢组学、营养蛋白质组学、营养信息学等。同时,膳食行为、营养教育、营养流行病、社区营养等开始渗透到各个领域。营养科学已经

从营养缺乏病预防和治疗,发展到以慢性病为核心的研究实验科学和行为改变、营养教育等社会科学。

多学科融合发展是新时代的特征,正如 2017 年诺贝尔奖主持人所说"物理学家解决了生物化学难题"。英国科学家理查德·亨德森等三人不断改进的技术,得以高分辨率测定溶液中的生物分子结构,而又不破坏其形态,这一突破对生物化学产生了革命性影响,将跨学科发展推进到高水平。营养学也在这个过程中取得了一个又一个的新成果(表7)。

表7 营养相关诺贝尔奖(1953—2017 年)

年度	奖项	获奖者	成就
1953 年	生理学或医学奖	Hans Adolf Krebs(英国)	发现能量代谢的柠檬酸循环
		Fritz Albert Lipmann(英国)	发现辅酶 A 及其作为中间体在代谢中的重要作用
1955 年	生理学或医学奖	Axel Hugo Theodor Theorell(瑞典)	关于氧化酶性质及其作用机制的研究
1958 年	化学奖	Frederick Sanger(英国)	对蛋白质结构组成的研究,特别是对胰岛素的研究
1964 年	生理学或医学奖	Konrad Bloch(美国)	发现胆固醇和脂肪酸的代谢调控机制
		Feodor Lynen(德国)	
1964 年	化学奖	Dorothy Crowfoot Hodgkin(英国)	确定了维生素 B_{12} 的化学结构
1965 年	化学奖	Robert Burns Woodward(美国)	合成了胆甾醇、皮质酮、马钱子碱、利血平、叶绿素等多种复杂有机化合物
1967 年	生理学或医学奖	Ragnar Granit(瑞典)	发现维生素 A 是视网膜感光色素的主要成分
		Haldan Keffer Hartline(美国)	
		George Wald(美国)	
1970 年	化学奖	Luis Federico Leloir(阿根廷)	研究糖核苷酸及其在碳水化合物合成中的作用(复杂的糖类分解为简单碳水化合物的过程)
1982 年	生理学或医学奖	Sune K. Bergström(瑞典)	发现前列腺素及相关的生物活性物质
		Bengt I. Samuelsson(瑞典)	
		John R. Vane(英国)	
1985 年	生理学或医学奖	Michael S. Brown(美国)	关于胆固醇代谢调控的研究
		Joseph L. Goldstein(美国)	
1997 年	化学奖	John E. Walker(英国)	阐明了三磷酸腺苷(ATP)合成中的酶催化机制
		Jens Christian Skou(丹麦)	
2004 年	化学奖	Avram Hershko(以色列)	发现泛素调节的蛋白质降解
		Irwin Rose(美国)	
		Yves Chauvin(法国)	
2006 年	生理学或医学奖	Andrew Z. Fire(美国)	发现核糖核酸干扰机制
		Craig C. Mello(美国)	
2009 年	化学奖	Venkatraman Ramakrishnan(英国)	核糖体结构和功能研究
		Thomas A. Steitz(美国)	
		Ada E. Yonath(以色列)	
2016 年	生理学或医学奖	Yoshinori Ohsumi(日本)	发现细胞自噬机制
2017 年	化学奖	Jacques Dubochet(瑞士)	发展了冷冻电子显微镜技术,高分辨率测定了溶液中的生物分子结构
		Joachim Frank(美国)	
		Richard Henderson(英国)	
2017 年	生理学或医学奖	Jeffrey C. Hall(美国)	发现了控制昼夜节律分子机制
		Michael Rosbash(美国)	
		Michael W. Young(美国)	

四、中国营养学发展史

中国作为一个文明古国,其营养学的发展与其他自然科学一样,历史悠久,源远流长。有研究文献记载,早在 1920 年前后,就有食物营养研究的文章发表。1924 年,叶恭绍,中央卫生研究院营养试验所主编的《病人食谱》(图9)出版,1928 年,吴宪教授《营养概论》出版,1937 年《我国民众营养素之最低需要》和《食物营养价值》的出版,成为我国历史上现代营养学研究启航的标志。

(一)古代食医和食疗

中国古人对于从食物获得营养以维持正常生命活动早有认识。在约公元前 1100 年—公元前 771 年的西周时期,官方医政制度将医学分为四大类:食医、疾医、疡医和兽医。其中的食医排在诸医之首,"掌和王之六食、六饮、百馐、百酱、八珍之奇"(《周礼·天官》),是专事饮食营养的医生,也可以说是世界上最早的营养师。

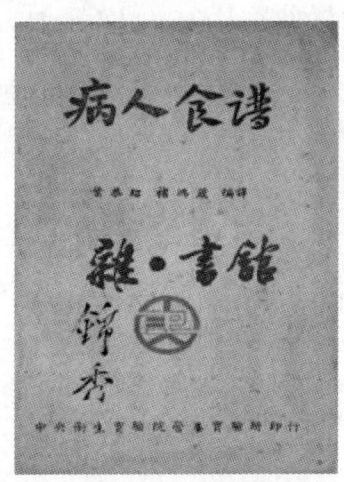

图9　病人食谱（叶恭绍等，1924年）

在战国至西汉时代编写的中医经典著作《黄帝内经》中，已经对膳食平衡的概念进行了精辟的论述，强调"五谷为养，五果为助，五畜为益，五菜为充，气味合而服之，以补精益气"的原则，可以认为这是世界上最早的"膳食指南"。

在饮食养生方面，强调"饮食有节，起居有常，劳作有序"，与现代平衡膳食的观点非常接近。元代宫廷已经有膳食太医，专门管理"调养护理之术"。公元1330年，我国第一部描述饮食营养的书《饮膳正要》出版，共三卷，第一卷描述和记载妇人妊娠、哺乳、孩童喂养和部分疾病的饮食要点和忌讳；第二卷记录了各种预防和治疗膳食、汤煎和食疗方法；第三卷记录了各种有作用的食物本草，用现在的话可能是药食同源食品。作者是皇帝膳食太医忽思慧，当时上呈朝廷阅后批示"刻梓而广传之"，此书一刻再刻，说明当时重视和欢迎程度。

唐代名医孙思邈的杰出思想是主张"治未病"。在饮食养生方面，他强调顺应自然，特别要避免"太过"和"不足"的危害。孙思邈还明确提出了"食疗"概念。他认为食用和药用同样重要，就食物功能而言，"用之充饥则谓之食，以其疗病则谓之药。"在《神农本草经》和《本草纲目》等中医学经典中记载有数百种食物的性质和对人体的影响。此外，历史上还有《食经》《千金治》等书籍，都反映了我国古代在膳食营养学方面的成就。

（二）近代和现代营养学发展

中国的现代营养学是在20世纪初创立的，这个时期，也是国际研究史上食物营养素发现大爆炸的阶段。在1920年前后，以吴宪（1893—1959）（图10）、罗登义（1903—2000）、郑集（1900—2010）、万昕（1896—1994）、沈同（1911—1992）等为代表的生物化学、农业化学家开始了在中国营养学领域的耕耘。例如1914年，郑贞文（1891—1969）出版首本《营养化学》著作，由上海商务印书馆出版。1943年，沈同在美国《科学》杂志发表的《中国士兵和大学生的饮食》，陈德明在英国《自然》杂志发表的《一种中国南部高含量维生素C野果——余甘的研究》，以及罗登义教授170多种水果蔬菜的营养成分分析等。如果说多数专家是以营养学研究为主的贡献，而吴宪教授则在营养学科建设和国际交往中立下不朽功勋，可以称为中国营养学之父。

1920年吴宪从美国哈佛大学化学系毕业，回国到北京协和医学院生理化学系任教，开始了他在蛋白质化学、氨基酸等营养学方向的研究。1928年吴宪教授《营养学概论》（图11）问世，《营养学概论》吸收了食物化学、生物化学、医学等学科的重要成果，在能量守恒定律和生物进化论的指导下，总结了营养素必需性、物质代谢理论，以及膳食医疗成就和治疗经验，确定了营养学的理论和原则，系统地阐述了食物营养成分组成、营养缺乏病诊疗、预防等问题，成为中国营养学科发展的里程碑事件。1936—1938年，他组织并担任中华医学会营养学委员会主席，1938年吴宪教授第二版《营养学概论》，第一版《中国食物的营养价值》和《中国民众最低限度营养需要》发表。1937年顾学箕《食物营养化学》（图12）、1943年沈同《营养新论》（图13），罗登义《营养论集》等著作发表，成为我国营养理论奠基之作。此后，1941年中央卫生实验院召开了全国第一次营养学会议，他开始与万昕、郑集等一起，组建中国营养学会、创办中国营养学杂志（营养学报），1945年，这两个对学科发展具有重要意义的组织和刊物成立，为营养学在中国的发展开辟了道路，给后世营养学的壮大带来了深远的影响。1946年吴宪先生任中央卫生实验院北平分院院长兼营养研究所所长，也成为我国首届中央研究院的院士，担任联合国粮食农业组织（FAO）营养顾问委员会常务委员（1948—1949年）和热能需要量委员会委员。

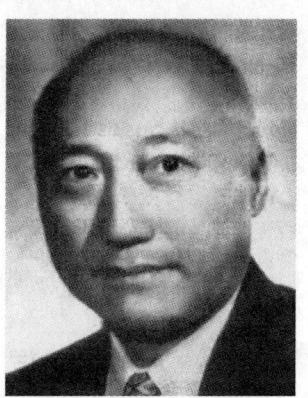

图10　吴宪（1893—1959）

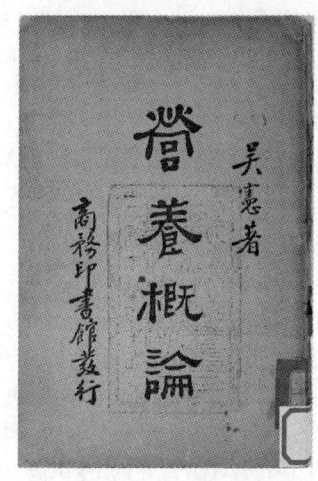

图11　营养概论（吴宪，1928年）

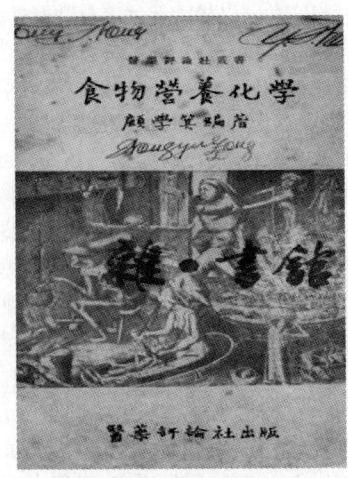

图 12　食物营养化学(顾学箕,1937 年)

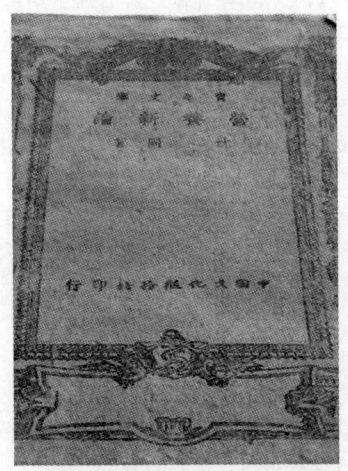

图 13　营养新论(沈同,1943 年)

1949 年新中国成立后,营养工作得到快速发展,以中央卫生研究院营养系(现在的中国疾病预防控制中心营养与健康所)为首的国家院所,逐渐形成一支专业的营养工作者队伍,先后进行了"粮食适宜碾磨度""军粮标准化""5410 豆制代乳粉"等研究,1952 年,在众多实验室工作的基础上,新一版《食物成分表》出版。所有这些营养研究,对解决当时儿童生长发育迟缓、成人营养不良以及提高部队作战能力等做出贡献。

1959 年,我国首次开展了 26 省市的 50 万人四季膳食调查,此后每隔 10 年,进行一次全国性营养调查,为了解我国居民营养状况和存在问题提供帮助;1962 年,在生理学会营养专业组的组织下,提出了新中国成立后第一个中国居民营养素供给量建议,在此期间,我国的营养工作者进行了一些重要营养缺乏病的防治研究,包括癞皮病、脚气病、碘缺乏病及佝偻病等,解决了新疆、西藏、江西、湖南等地区营养缺乏病问题。20 世纪 70 年代,结合对克山病及硒中毒病的防治研究,经过现场和实验室的多个研究,杨光圻等人确定了不同人群硒的需要量,修正了以往建立的人体硒需要量数值,此项成果在 20 世纪 80 年代获得施瓦茨奖,并被世界各国营养学界应用。

20 世纪 80 年代,中国营养学会复会,1988 年中国营养学会第二届理事会,修订了我国《每人每日膳食营养素供给量》,在 2000 年、2013 年又公布了我国《中国居民膳食营养参考摄入量(DRIs)》,标志着我国营养学在理论研究和实践运用结合方面的成熟。研究中国居民的必需营养素摄入量范围以及相关方法学等,例如不同人群硒、碘、蛋白质、膳食纤维、维生素等需要量研究,为我国居民膳食营养素参考摄入量的制定提供了原始研究数据,标志着我国在营养素摄入量的研究方面进入了一个新的发展阶段(表 8)。

表 8　中国居民膳食营养素需要量研究历史

发布年份	营养需要量	主要学者	编著和发布者
1938	最低营养素之需要量	吴宪等	中华医学会特刊第 10 号公告 中华医学会公共卫生委员会营养委员会
1952	膳食营养素供给量表	吴宪等	食物成分表-附录
1956	每日膳食中营养素供给量(RDAs)	不详	食物成分表-附录
1962	每日膳食中营养素供给量(RDAs)	侯祥川、王成发、沈治平、金大勋、俞锡璇、陈学存	食物成分表-附录
1981	每日膳食中营养素供给量(RDAs)	不详	中国营养学会、营养学报
1990	推荐的每日膳食中营养素供给量(RDAs)	沈治平、金大勋、顾景范、彭恕生、李珏声等	中国营养学会、营养学报
2000	中国居民膳食营养素参考摄入量 DRIs	葛可佑、顾景范、赵发汲、何志谦、李珏声	中国营养学会、中国轻工业出版社
2013	中国居民膳食营养素参考摄入量 DRIs	程义勇、杨月欣、杨晓光、翟凤英、郭俊生、苏宜香	中国营养学会、科学出版社

膳食与几种疾病的关系研究取得了许多成果,公共营养政策成为营养学的一项重要工作内容。我国首个膳食指南由中国营养学会在 1989 年提出,首个膳食指南仅有重点条目 8 条,高度浓缩了当代营养学的重点结论,成为营养教育的核心指引。此后,中国营养学会在 1997 年、2007 年、2016 年发布第二、第三、第四版《中国居民膳食指南》(详见第四卷),同时提出《中国居民平衡膳食宝塔》,把我国食物分类的概念、每人每日各类食物合理摄入范围以宝塔图形直观地展现出来。这对普及营养知识,指导居民合理饮食、预防慢性疾病具有重要的意义。

1993 年，国务院发布了《九十年代食物结构改革与发展纲要》，此后在 2001 年、2014 年国务院相继发布《中国食物与营养发展纲要（2001—2010 年）》《中国食物与营养发展纲要（2013—2020 年）》等。1994 年由国务院总理签发了《食盐加碘消除碘缺乏危害管理条例》。1997 年由国务院办公厅发布了《中国营养改善行动计划》。2016 年国务院相继发布《"健康中国 2030"规划纲要》《国民营养计划（2017—2030 年）》，提出了关于千天营养、老年营养、临床营养等六大任务和七大政策保障措施，《关于印发中国防治慢性病中长期规划（2017—2025 年）的通知》提出到 2025 年，慢性病危险因素得到有效控制，实现全人群全生命周期健康管理，逐步提高居民健康期望寿命，有效控制慢性病疾病负担。

今后 20 年，将是我国居民食物结构迅速变化和营养水平不断提高的重要时期。结合我国居民的膳食营养状况进行深入系统的科学研究，为人民提供更为丰富的食物资源，提高营养水平，改善国民素质，是我国社会主义现代化建设对营养学的迫切要求。

五、营养科学的发展和展望

经过百年发展，营养科学已经形成了一个系统的、包含多个研究领域的独立学科。长期以来，营养科学以物质论（还原论）和病因学的观念为指导思想，以化学、生理、生化为核心手段，以食物、膳食为主要措施，形成了独特理论和技术体系；基本明确了食物、营养素、疾病间的关系，解决了许多其他学科不能解决的问题。但是，面对人类健康需求和慢性病的挑战，未来营养科学的发展仍有众多科学高峰需要努力攀登。

（一）需求和未来发展重点

我国人口目前已经超过 13 亿，老龄人口超过 12%，慢性病的发病率尚没有放缓的趋势。同时，我国居民生活水平不断提高，预期寿命不断增长，对食物多样化、优质化的需求明显增加。在国务院发布的《健康中国行动 2019—2030》和《国民营养计划 2017—2030》中，已经提出了多个任务和节点，满足人民健康需求、完成国家明确相关任务，将是未来营养科学发展的重点。

1. 慢性病预防和营养管理 营养学研究的早期目标是以预防和治疗营养缺乏病为主，其概念、定律、机制和技术均围绕消灭营养不良、营养缺乏病改善而进行。20 世纪 80 年代以来，转化为对慢性病的发生、发展中膳食营养作用和营养干预、治疗膳食技术为中心；在理论方面，三大营养素与慢性病关系尚需深入研究。另外，基于营养学从生物化学起始，更重视食物消化吸收和功能作用理论和机制研究，而对于饮食行为、饮食文化等研究仍需重视。

2. 现代营养技术体系的创新发展 最近几年，营养科学受到了很多批评。一个突出问题可能由于一些结论太过依赖于观察研究，这些研究容易混淆和错误地自我报告，导致可疑关联和推论。例如膳食调查、横断面调查研究，例如脂肪、钙等与一些疾病的关系等。为了解决这些问题，大力发展现代营养科学的实验技术、专业技术和研究手段，提高精确性、特异性和可靠性是非常重要的。多学科合作，创造

新技术、新仪器和方法，以扩大评估工具和营养生物标志物等的新发现。

理论体系完善、专业技术先进、产业多元发展，是一个学科成熟的标志。整体营养科学正在逐步走向成熟，正由描述性科学向实用性（控制性）科学发展。其思维方式正在由物质论走向系统化时代。营养专家不但可运用营养的观点来观察和思考问题，也应该能用营养知识和技术来分析和解决社会问题。这一任务对推动健康中国建设有着重要的战略意义。

3. 其他食物成分的营养必需性 传统营养学思维是物质论，因此营养素必需性成为重要指导思想。食物中不属于营养素的重要植物化合物（phytochemicals）或称非营养素的成分如植物多酚、类胡萝卜素、生物类黄酮、植物甾醇类、姜黄素等。对这些物质的研究，多集中在抗氧化、抗炎、抗癌等广泛性功能方面，目前对其"必需性"尚无明确的结论。一些国家和学术组织已经开展了对部分植物化合物的功能和毒性评价及建议推荐值。将对膳食成分与疾病防治关系提供新的理论认识和应用前景。

4. 精准营养 由于人类生命体的多样性，而且单个营养素对机体表型的影响又相对微小，因此多组学研究手段更加显示出它的重要性。近年国际营养学界特别强调精准营养（precision nutrition）的重要意义，并将其作为优先研究领域之一。精准营养从表观遗传和种族、疾病状态等因素入手，主要探讨个体对食物代谢的反应多样性及形成的原因，并为制定个体化营养干预和包括膳食营养素参考摄入量等相关政策提供更好的科学依据。

5. 营养学科的分化和整合 进一步思考营养学与其他学科的结合方面，应该有更大进步。一段时间里，学科分化曾是学科发展的主流。如在自然科学领域里，化学经过数百年的发展，有我们熟悉的经典分支如有机化学、无机化学、物理化学等众多庞大领域为一体的学科体系，还有如化学生物学（chemical Biology）、化学遗传学（chemicalgenetics）、化学基因组学（chemical genomics）等新兴分支。在社会科学领域，心理学也由于学科分化最终衍生出了教育心理学、发展心理学、认知心理学、社会心理学、实验心理学等分支。学科分化成为衡量学科发展的重要依据。学科分化和整合的显著标志，是交叉学科时代的到来。目前，多数营养代谢病的生理、生化和病理特征及机制已经基本清晰，但缺乏在分子、细胞、组织系列水平上营养调控和治疗措施。营养学需要结合其他学科知识和技术，丰富人体细胞体系、酶体系、激素体系和免疫体系的调控认识，完善人体营养生物化学（biochemistry of human nutrition）、营养生态学（nutrition ecology）、应用膳食营养学（applied dietetics）、营养基因组（nutrigenomics）、食物生理评价（physiological evaluation of food）以及营养咨询和行为改变（nutrition counselling and consumer behaviour）等发展，在营养领域里发现更多未知世界。

（二）营养学在国民经济和人类社会发展中作用及展望

《联合国营养问题行动十年（2016—2025）》的 70/259 号决议（2016 年），其中要求国际和区域组织、平台以及加

强营养等运动协商;重申致力于消除全球范围内的饥饿问题并避免一切形式的营养不良,尤其是5岁以下儿童食物不足、发育迟缓、消瘦、体重不足和超重现象、妇女和儿童贫血症及其他微量营养素缺乏症;遏制超重和肥胖症的上升趋势,减少所有年龄组中膳食相关非传染性疾病的负担。营养科学应在保障不同地区和人群的食物供给,改善人类食物营养、营养保健进步方面有着不可替代的作用。

2019年国务院发布《健康中国行动(2019—2030年)》,统筹推进合理膳食、健康教育、重大疾病预防、治疗、康复、健康促进。营养学界应积极研究实施健康中国战略的重大问题,提出研究计划和解决策略,形成合力,共同为健康中国建设、健康中国人保障贡献力量。

增进身体健康素质,延长人类寿命将是营养界、医学界乃至整个科学界的重要任务,希望在未来20年能够在这方面获得更辉煌的进步。

(杨月欣)

参 考 文 献

1. Online Etymology Dictionary. Retrieved June 24, 2019, from https://www.etymonline.com/word/nutrition#etymonline_v_9892.
2. The American Heritage® Science Dictionary. Retrieved August 08, 2012, from Dictionary. com website.
3. 葛可佑等. 营养科学词典. 北京:中国轻工业出版社,2013.
4. 孙长颢等. 营养与食品卫生学. 北京:人民卫生出版社,2017.
5. The Giessen declaration public health nutrition 8(6A),783-786.
6. Beauman C, Cannon G, Elmadfa I, Glasauer P, Hoffmann I, Keller M et al. Pub Health Nut,2005,8:695-698.
7. McGuire M and Beerman KA. Nutritional Sciences: from fundamentals to food. 3rd edn. Belmont:Wadsworth,2013.
8. Willett W. Essentials of human nutrition. In: Mann J and Truswell S,editors. New York:Oxford University Press;2017:3-10.
9. Garrow J,James WPT,Ralph A,eds. Human Nutrition and Dietetics,10th ed. Edinburgh:Churchill Livingstone,2001.
10. Bowman B, Russell R. Present Knowledge in Nutrition, 8th ed. Washington,DC:ILSI Press,2001.
11. Dariush Mozaffarian,Ricardo Uauy. History of modern nutrition science—implications for current research,dietary guidelines,and food policy. BMJ,2018,13:361.
12. Lafayette Benedict Mendel. Some Features of Nutrition during Growth. Jour. Home Econ,1911,3:262.
13. William C. Rose. The Role of Carbohydrates in Creatine-Creatinine Metabolism. Jour. Biol. Chem,1911,10:213.
14. Thomas B. Osborne,Lafayette Benedict Mendel. The Role of Different Proteins in Nutrition and Growth. Science,1911,34(882):722-732.
15. Thomas B. Osborne,Lafayette Benedict Mendel. Milk as a Source of Water-Soluble Vitamine. I. Jour. Biol. Chem,1918,34(3):537-551.
16. Thomas B. Osborne,Lafayette Benedict Mendel. The Role of Some Inorganic Elements in Nutrition. Jour. Biol. Chem,33,iii. March,1918.
17. 谢平. 进化理论之审读与重塑. 北京:科学出版社,2016.
18. WHO definition of Health. In:International Health Conference. New York:World Health Organization. 1946.
19. Science Museum. Brought to Life:Exploring the History of Medicine. (n. d.). Retrieved October 20,2015.
20. Semba,R. The Discovery of the Vitamins. International Journal for Vitamin and Nutrition Research,2012,82(5),310-315.
21. Carpenter,K. (2004,June 22). The Nobel Prize and the Discovery of Vitamins. Retrieved November 12,2015,from http://www.nobelprize.org/nobel_prizes/themes/medicine/carpenter/index.html.
22. McDowell,L. Vitamins in animal and human nutrition. 2nd ed. Ames:Iowa state university press. 2000.
23. Krehl WA. The role of nutrition in maintaining health and preventing disease. Health values,1983,7(2):9-13.
24. Boylan M. Galen:on blood,the pulse,and the arteries. Journal of the history of biology,2007,40(2):207-230.
25. Guggenheim K. Nutrition and nutritional diseases. The evolution of concepts. Lexington,Mass:D. C. Heath & Co,1981.
26. Chen JD and Xu H. Historical development of Chinese dietary patterns and nutrition from the ancient to the modern society. World review of nutrition and dietetics,1996,79:133-153.
27. 吴宪. 营养概论. 北京:商务印书馆,1928.
28. 叶恭绍等. 病人食谱. 北京:中央卫生实验院营养实验所印行,1924.
29. Kleisiaris CF, Sfakianakis C and Papathanasiou IV. Health care practices in ancient Greece:The Hippocratic ideal. Journal of medical ethics and history of medicine,2014,7:6.
30. Rosenfeld L. Vitamine-vitamin. The early years of discovery. Clinical Chemistry,1997,43(4):680-685.
31. Semba RD. The Historical Evolution of Thought Regarding Multiple Micronutrient Nutrition. Journal of Nutrition,2012,142(1):143S-156S.
32. Norheim F, Gjelstad IM, Hjorth M, Vinknes KJ, et al. Molecular nutrition research:the modern way of performing nutritional science. Nutrients,2012,4(12):1898-1944.
33. Afman L and Muller M. Nutrigenomics:from molecular nutrition to prevention of disease. J. Am Diet Assoc,2006,106(4):569-576.
34. Muller M and Kersten S. Nutrigenomics:goals and strategies. Nature reviews Genetics,2003,4(4):315-322.
35. Ana M Valdes,Jens Water,Eran Segal,Tim D Spector. Role of the gut microbiota in nutrition and health. BMJ,2018;361.

中国营养科学全书

第2版

第一卷 基础营养

FUNDAMENTAL NUTRITION

卷主编

程义勇 郭俊生 马爱国

卷编委（以姓氏笔画为序）

马爱国 青岛大学

向雪松 中国疾病预防控制中心

李 铎 青岛大学

李 敏 中国疾病预防控制中心

沈 慧 第二军医大学

陈 雁 中科院上海生命科学研究院

卓 勤 中国疾病预防控制中心

赵 艳 哈尔滨医科大学

钟才云 南京医科大学

郭红卫 复旦大学

郭俊生 第二军医大学

梁 惠 青岛大学

蒋与刚 军事医学科学院

程义勇 军事医学科学院

谢良民 同济大学附属东方医院

卷秘书

向雪松 中国疾病预防控制中心

蔡 静 青岛大学

前　言

基础营养学（basic nutrition）研究的基本对象是营养素，其主要内容涉及各种营养素的性质，生理功能，在人体内的消化、吸收、代谢，人体营养状况评价，人体需要量，膳食参考摄入量以及食物来源，等等。

营养科学的诞生和发展是从认识营养素的必需性开始的。1898 年以前，营养作为一个学科术语还很少出现在文献中。在一百多年的时间里，国内外一大批生理学和生物化学专家，先后在蛋白质、氨基酸、碳水化合物、脂类、维生素、矿物元素等领域进行了开创性的研究，发现了人体必需的数十种营养素。其中有多位科学家由于发现营养素或对营养素的性质、功能进行深入研究而荣获诺贝尔奖。营养学的各个分支学科，如食物营养、人群营养、公共营养、临床营养等，都是在有关营养素知识的基础之上延伸的结果。各个分支学科的共同目标是将营养学基本理论运用于不同人群，合理调配膳食，满足人体营养需要。

本卷作为《中国营养科学全书》的开篇之作，系统地阐述了各种营养素和能量的性质、代谢、需要量、营养评价、食物来源及其对人体生理功能的影响等知识。《中国营养科学全书》第一版发布至今已经历时 15 年，这次修订在基础营养卷里补充和更新了较多的内容。例如，在本卷的 16 章中，第一章"人体构成与食物的消化吸收"是新增的内容，主要向读者介绍人体构成和食物的消化吸收等基础知识，以便阅读后续的几章营养素时有所参考；第二章"必需营养素与膳食营养素参考摄入量"也是这次修订的新作，目的是在分述营养素之前对它们的生理必需性和参考摄入量做一总体介绍。从第三章开始至第十章，分别系统地介绍了能量、蛋白质、脂类以及矿物元素和维生素等各种人体必需的营养素；由于水和其他一些膳食成分在维护人体健康中的作用日益受到更多关注，因此第十一章、第十二章专门描述了与此有关领域的研究进展。本卷最后的 6 章，主要介绍与营养状况密切相关的一些人体功能，例如认知、免疫、抗氧化、化学感应，以及组学、肠道菌群等不同领域的基本知识，重点说明它们随着营养素摄入量的不同而发生的改变及相关疾病，以便读者能够了解营养学前沿领域的一些研究进展。

在这次修订过程中，各章节的编者都是熟悉有关内容的专家，其中大部分是 2013 版《中国居民膳食营养素参考摄入量》的作者。他们尽可能检索汇集了近十余年国内外营养学研究的最新成果，并根据营养科学的发展特点，增加了相关内容，力求为读者呈现一部新颖、系统、准确的基础营养学。但是，由于营养学研究处在不断发展的进程中，国内外经常报道新的发现和成果；另外，也由于编者的学识和水平有限，虽然尽心努力，仍然难以完全满足这次修订和编写的要求。祈望在新版的《中国营养科学全书》发行以后，能够及时听到广大读者的反馈建议，为本卷今后的修改和完善提供宝贵的借鉴。

程义勇　郭俊生　马爱国
2019 年 3 月

目　　录

第一章

人体构成与食物的消化吸收

人体维持生存和正常的生命活动,离不开食物中各种营养成分的作用。人体利用自身的器官和组织,通过摄食、消化、吸收、代谢等各种活动,将食物的营养成分转化为人体需要的能量和构成人体所必需的物质。如果组成人体的器官或组织结构和(或)功能出现异常,就会影响营养素的消化、吸收或代谢过程,进而影响人体的健康或生存。例如,如果儿童消化系统受损,可影响能量和蛋白质等各种营养素的摄入和吸收,使其正常的生长发育受阻;如果人体的肝脏受损,可引起多种营养素代谢异常,如肝硬化引起蛋白质和氨基酸代谢紊乱,出现肝性脑病;又如胰腺受损引起糖代谢障碍导致糖尿病的发生等。另一方面,人体营养状况的改变也会影响组织器官的结构和功能。如膳食缺碘导致的甲状腺肿大和脑功能下降,缺铁性贫血引起的免疫功能降低,以及能量摄入过多诱发的肥胖和心血管疾病等,都属于营养不良影响器官健康的情况。因此,在人体构成、食物的消化吸收与人体营养状况三者之间存在着密切的关系。

《中国营养科学全书》的基本内容是人类营养学。本章主要介绍有关人体的化学构成、主要的组织器官以及食物的消化吸收,以便为读者进一步阅读后面的相关内容时提供一些有关人体的基础知识。

第一节 人体体成分

人体约由60多种化学元素组成,构成人体的这些化学物质被称为体成分(body composition)。体成分是反映人体内在结构比例特征的重要指标,保持体成分的均衡是维持机体健康状态的最基本条件。体成分研究作为人体生物学的一个重要分支,主要研究人体内各组成成分的含量和分布规律、测量方法以及在外界因素影响下各组分的变化规律。通过对体成分的测定,可较准确地反映人体内肌肉、脂肪以及骨骼等的含量,进而判定人体或群体的身体组成是否合理,防止因营养不良引发各种疾病。了解体成分有助于做出医学/临床诊断,包括骨质减少或骨质疏松、肌肉萎缩、脂肪代谢障碍、水化状态改变、营养不良等。此外,代谢结局(如胰岛素抵抗)也与身体脂肪含量的高低密切相关。

一、组分模型

采用模型评估体成分可间接评价身体的组成。在应用有关模型进行评估时,常常假设机体的组分(如脂肪)是均匀的,如果模型越简单,则错误的可能性越大。每一个模型中各种成分的总和与体重相当。这些模型对整体进行评价,不对局部或特异的组织器官进行评价。

体成分常用两类模型进行分析:最早出现的是两组分模型,是1942年由Behnke AR等提出的比较简便的模型;随后在此基础上发展形成了多组分模型。

(一)两组分模型

两组分(two-compartment,2C)模型是最基础的模型,即体成分由脂肪重量(fat mass,FM)和去脂体重(fat-free mass,FFM)构成,两者之和等于体重。FFM是非均匀组分,由全身的骨骼、肌肉、内脏器官和神经、血管等组织和器官组成。当FFM组分中包括特定组织时,2C模型就不够用了。

(二)三组分模型

三组分模型(three-compartment,3C)包括脂肪、去脂肪固体和体内总水(total body water,TBW)。FFM的水含量约为70%~76%。FFM的去脂肪固体组分指矿物质和蛋白质。3C模型需要测定身体的密度和体内总水,假设FFM的水化和固体部分不变。由于骨矿物质含量随年龄的增加而减少,因此,3C模型用于测定老年人个体或群体时所得结果不准确。

(三)四组分模型

四组分(four-compartment,4C)模型需要首先测定身体的密度,以确定脂肪的含量、体内总水、骨矿物质含量和残留物的量[残留物=体重-(脂肪+水+骨)]。该模型可评估与2C模型相当的几种假设。在儿童和成人中,4C模型常用作比较新体成分方法的标准方法。

更复杂的4C模型包括采用中子活化法测定体内总氮和总钙含量,体内总脂肪含量=体重-[体内总蛋白质含量(根据体内总氮含量计算)+体内总水(稀释体积)+体内总灰分(根据体内总钙含量计算)]。

(四)五组分模型

五组分(five-compartment,5C)模型包括脂肪、体内总水、蛋白质、骨矿物质和软组织矿物质。软组织矿物质大部分为软组织细胞外和细胞内的可溶性矿物质和电解质,主要包括体内总钾、氮、氯、钙。虽然成人软组织矿物质的含量较低(约400g),但其对身体密度的作用却不容忽视,因为正常体温时总的软组织矿物质密度($3.317g/cm^3$)高于脂肪($0.900g/cm^3$)、水($0.994g/cm^3$)、蛋白质($1.34g/cm^3$)和骨矿物质($2.982g/cm^3$)等其他组分的密度。

(五)六组分模型

六组分(six-compartment,6C)模型在五组分模型的基础上加入糖原,进一步减少误差,其计算公式为:脂肪含量=体重-[体内总蛋白质+体内总水+骨矿物质+软组织矿物质+糖原]。但中子活化法的仪器设备受限,因此,该模型不易获得。

对于儿童、老年人、患者和体弱者,两组分模型并不有效;多组分模型有助于减少两组分模型假设带来的误差,从而尽量避免对体内脂肪含量的高估。测定更多的成分以减少假设情况,可增加有效性和准确性,但成本会更高、更繁琐。如果每个成分不能准确测定,则准确性可能会被更大的测量误差所抵消。

二、五水平模型

根据组织结构,身体成分可分为五个水平(five-level model),即原子、分子、细胞、组织-器官-系统和整体水平。在任一水平下,体重都是各种成分的总和。

(一)原子水平

原子或元素是构成人体的最基本材料,大约有60多种元素分布在人体的各种组织器官中,其中氧、碳、氢和氮这四种元素占人体总重量的96%以上(表1-1-1)。其他元素虽然在人体内所占的比例很小,但在体内也具有重要的生理功能,如铁是血红蛋白的重要组成成分。某些元素与其他组分之间存在特征性的数量联系。例如,氮与蛋白质之间、钾与去脂肪细胞质量之间、碳与脂肪之间、钙与骨矿物质之间,都存在着某种特征性的数量关系,通过测量全身元素含量,可以换算得到相关组分的含量。

(二)分子水平

体内的元素组成10万余种化合物,主要包括水、脂类、蛋白质、碳水化合物、骨和软组织中的矿物质,其中水

表 1-1-1　人体体成分在原子水平的构成
(70kg Reference Man)

元素	含量/kg	占体重的百分比/%
氧	43	61
碳	16	23
氢	7	10
氮	1.8	2.6
钙	1.0	1.4
磷	0.58	0.83
硫	0.14	0.20
钾	0.14	0.20
钠	0.1	0.14
氯	0.095	0.14
镁	0.019	0.027
合计	69.874	99.537

分约为占体重的60%~70%;蛋白质约占15%~18%,大部分蛋白质在身体内作为基本构成成分,损失超过体内蛋白质总量的18%就会引起严重的生理功能异常;脂类约占10%~20%,其中约10%为生命活动所必需的脂类,其余大部分为能量储备,可以根据人体的活动状况而改变;碳水化合物在体内主要以葡萄糖的形式存在于血液,还有少部分以肝糖原和肌糖原形式存在。两组分模型包括脂肪(fat mass,FM)和去脂肪体重(FFM),所有非脂成分与FM结合在一起;多组分模型将FFM分成在体内能定量的几个组分(图1-1-1)。

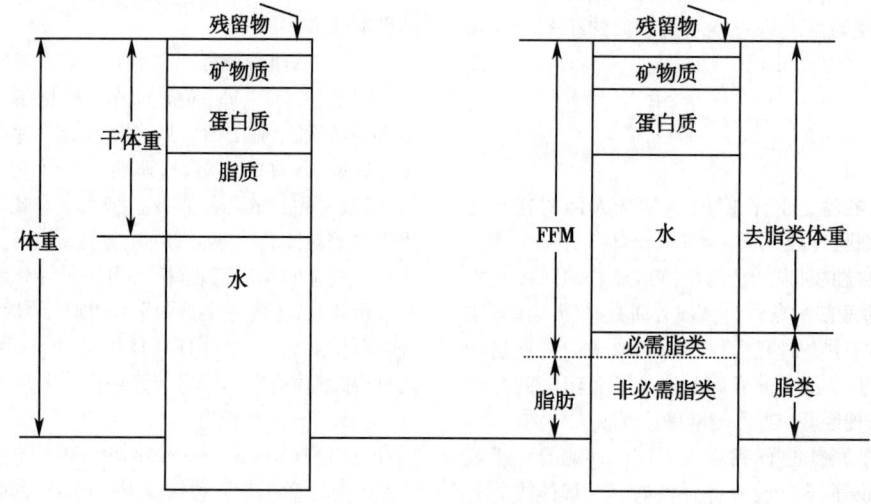

图 1-1-1　分子水平体成分组成模型

除脂肪外,成人体内水、蛋白质等体成分的含量基本稳定,不同组织器官的构成成分具有较大的差异(表1-1-2)。在不同的生理和病理条件下,体成分的含量会有一定的变化。

(三)细胞水平

人体内有200余种细胞,根据不同的细胞类型,细胞水平(cellular level)可分为多个模型。最常见的模型包括三个成分:细胞外固体、细胞外液体和细胞。细胞重量可进

一步分为两种成分——脂肪和其他人体细胞重量(body cell mass,BCM)。BCM是细胞水平活性代谢成分。

(四)组织-器官水平

组织-器官水平涉及到复杂、多层面的构成(表1-1-3)。许多形态相似和功能相近的细胞借细胞间质结合在一起构成组织,包括上皮组织、结缔组织、肌肉组织和神经组织。几种不同的组织构成具有一定形态和功能的结构,称为器官,如心、肝、肾、肺、胃等。由若干个功能相关的器官组合

表 1-1-2 成人部分组织器官中水、蛋白质和钾的含量

组织/器官	水/(g·kg⁻¹)	蛋白质/(g·kg⁻¹)	其他成分/(g·kg⁻¹)	钾/(mmol·kg⁻¹)	钾/氮
皮肤	694	300	6	23.7	0.45
心	827	143	30	66.5	2.90
肝	711	176	113	75.0	2.66
肾	810	153	37	57.0	2.33
脑	774	107	119	84.6	4.96
肌肉	792	192	16	91.2	2.99

引自：Geissler C，Powers H. Human Nutrition. 13th ed. New York：Oxford University Press，2017.

表 1-1-3 人体主要组织和器官的构成（70kg Reference Man）

组织或器官	含量/kg	占体重的百分比/%
骨骼肌	28	40
脂肪组织		
皮下	7.5	11
内脏	5	7.1
间隙	1	1.4
黄骨髓	1.5	2.1
骨骼	5	7.1
血液	5.5	7.9
皮肤	2.6	3.7
肝	1.8	2.6
中枢神经系统	1.4	2
胃肠道	1.2	1.7
肺	1	1.4

引自：Wang ZM，Pierson RN Jr，Heymsfield SB. The five-level model：a new approach to organizing body-composition research. Am J ClinNutr. 1992；56（1）：19-28.

起来，完成某一方面的功能，构成系统。组织-器官水平的某些成分为单个实体器官，如脑、心、肝和脾；其他成分如骨骼肌和脂肪组织分布在全身各处。虽然脂肪主要存在于脂肪组织中，但肝、骨骼肌和其他器官是细胞内甘油三酯池，特别是肝脂肪变性和各种形式的脂质沉积。循环中也有少量的细胞外甘油三酯池，主要以脂蛋白形式存在。脂肪组织包括脂肪细胞、细胞外液体、神经和血管。脂肪组织分布于整个机体，其代谢性质因部位而异。内脏脂肪组织与代谢异常和心血管疾病的相关性可能研究得最多，虽然脂肪在肌肉内和血管周围异位沉积也与发病风险相关。

（五）整体水平

各组织器官在神经和体液的调节下，彼此联系，相互协调，共同构建成一个完整的有机体。人体测量部位通常包括头部、躯干和四肢等，常用指标有围度、长度、宽度和皮褶厚度等。其他全身指标包括体重、体积、密度和电阻抗。很长时间以来，研究人员用人体测量指标反映体成分的变化以及某些疾病的发生发展。例如，腰围用于预测肥胖相关疾病的发病率和死亡率。上臂围，特别是用于校正皮下脂肪组织时，是反映营养状况的常用指标。在其他水平上体成分的评估（如 FM 和 FFM）也常用作整体水平的指标。

性别和年龄相同的人体在原子、分子、细胞和组织器官水平上的体成分构成比例相似，但每个人的体格存在大小、形态和外表的差异。体成分在原子、分子、细胞和组织器官水平上的改变最终反映在整体水平上。反之，当体成分在

整体水平发生变化时，必将影响其他 4 个水平。

第二节 构成人体的系统

人体是一个结构和功能极其复杂的统一整体，按照功能可以分为消化系统、运动系统、呼吸系统、泌尿系统、生殖系统、脉管系统、神经系统、内分泌系统、感觉器九大系统。各系统互相联系，密切配合，构成了机体的整个生命活动。如人体的每个细胞都要进行新陈代谢，这就需要从外界获取营养物质，机体借助于消化系统对摄取的食物进行消化吸收，以补充细胞新陈代谢所需要的能量和原料。同时，消化系统与其他系统互相配合，并在神经-体液的调节下，使机体协调地进行各种生命活动。

一、消化系统

消化系统（alimentary system）由消化道和消化腺两部分组成（图 1-1-2）。消化系统的功能是摄取和消化食物，吸收营养物质，并将食物残渣排出体外。

（一）消化道

消化道（alimentary canal）是指从口腔到肛门的管道，包括口腔、咽、食管、胃、小肠（十二指肠、空肠和回肠）和大肠（盲肠、阑尾、结肠、直肠和肛管），临床上，通常把从口腔到十二指肠的管道称为上消化道，空肠以下的部分称为下消化道。

1. 口腔（oral cavity） 是消化道的起始部，其前端与外界相通，向后与咽相通。口腔内有牙和舌，周围有唾液腺，能向口腔内分泌唾液。

牙是人体内最坚硬的器官，具有咀嚼食物和辅助发音等作用。人一生有乳牙（共 20 个）和恒牙（28～32 个）。乳牙一般在出生后 6 个月开始萌出，到 3 岁左右出齐。乳牙萌出时间个体差异较大，与遗传、内分泌、食物性状等有关。6 岁左右乳牙逐渐脱落，长出恒牙，按形态可分为切牙、尖牙和磨牙。切牙和尖牙的功能是咬切和撕扯食物，磨牙则能研磨和粉碎食物。牙由牙质、牙釉质、牙骨质和牙髓组织构成。体内 99% 的钙集中在骨骼和牙齿中。

舌由纵、横和垂直三种不同方向的骨骼肌交织而成，表面被覆黏膜，有协助咀嚼、吞咽、感受味觉和发音等功能。舌分舌体和舌根两部分，舌体背面黏膜呈淡红色，其表面可见许多突起的舌乳头，黏膜上皮中含有味蕾，为味觉感受器，具有感受酸、甜、苦、咸等味觉功能。

2. 咽（pharynx） 是前后略扁呈漏斗形的肌性管道，位于颈椎前方，上起颅底，下至第 6 颈椎体下缘与食管相续，长约 12cm。咽的前壁不完整，分别与鼻腔、口腔、喉腔相

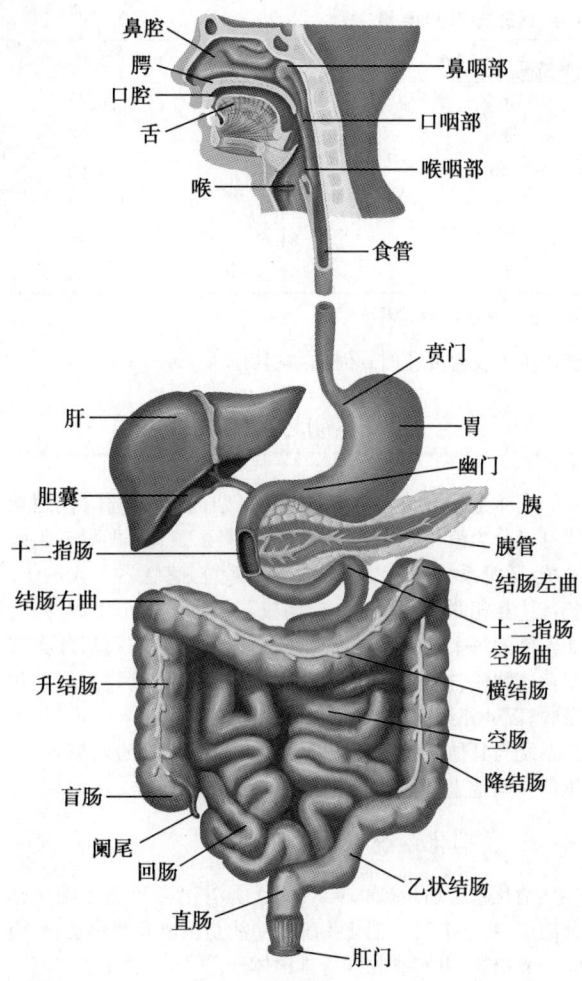

图 1-1-2　**人体的消化系统**
引自:丁文龙,刘学政.系统解剖学.第 9 版.北京:人民卫生出版社,2018.

通。咽是消化道和呼吸道的共同通道,以软腭下缘和会厌上缘为界,分为鼻咽、口咽和喉咽 3 部分。

3. 食管(esophagus)　上端与咽相接,沿脊柱的前方下行,经胸廓上口入胸腔,穿过膈的食管裂孔入腹腔,下端与胃的贲门相续,全长约 25cm。食管有 3 处狭窄:①食管起始处,平第 6 颈椎体下缘,称颈狭窄,约距中切牙 15cm;②与左主支气管交叉处,平第 4 胸椎体下缘,称支气管主动脉狭窄,约距中切牙 25cm;③穿膈的食管裂孔处,平第 10 胸椎,称膈狭窄,约距中切牙 40cm。这些狭窄是异物易滞留的部位,也是炎症和肿瘤的好发部位,进行食管插管时应注意这些狭窄。

4. 胃(stomach)　是消化道中最膨大的部分,可容纳和消化食物。

(1) 胃的形态:胃是一个囊状器官,有两口、两壁和两缘。入口称贲门(cardia),与食管相接。出口称幽门(pylorus),与十二指肠相接,此处表面常有环形浅沟,是胃和十二指肠分界的标志。幽门处胃壁环形平滑肌增厚形成幽门括约肌,有调节胃内容物排空的作用。该肌表面覆以游离缘朝向小肠方向的双层黏膜皱襞称幽门瓣,有防止肠内容物逆流的作用。胃的上缘凹而短,朝向右上方,称胃小弯,

其最低处称角切迹,是胃体和幽门部在胃小弯侧的分界。下缘凸而长,朝向左下方,称胃大弯。胃大弯起始处与食管左缘构成的锐角称贲门切迹。

(2) 胃的位置:胃在中等充盈时,大部分位于左季肋区,小部分位于腹上区。贲门在第 11 胸椎左侧,幽门在第 1 腰椎右侧。胃空虚时位置较高,充盈时胃大弯可达脐平面。

5. 小肠(small intestine)　上接幽门,下续盲肠,是最长的消化管,也是食物消化、吸收的主要部位。正常成年人的小肠长 4~5m。小肠黏膜具有许多环状皱襞,皱襞上有大量绒毛,绒毛长 0.5~1.5mm,外面还有许多微绒毛,使得小肠的吸收面积比同样长短的简单圆筒的面积增加约 600 倍,可达 200~250m²。

小肠分为十二指肠、空肠和回肠 3 部分。十二指肠(duodenum)长约 25cm,呈"C"形。空肠(jejunum)和回肠(ileum)借肠系膜连于腹后壁,又称系膜小肠。空肠起自十二指肠空肠曲,回肠末端在右髂窝,与大肠相连。

6. 大肠(large intestine)　长约 1.5m,可分为盲肠、阑尾、结肠、直肠和肛管 5 部分。结肠和盲肠有 3 个共同的形态特征:结肠带是肠壁纵行平滑肌增厚形成的带状结构,共 3 条,沿肠的纵轴排列;结肠袋是肠管向外膨出的袋状突起;肠脂垂是附着于结肠带边缘大小不等的脂肪突起。

(1) 盲肠(caecum):下端为盲端的带形,长约 6~8cm,位于右髂窝,以回盲口平面与升结肠分界。临床上常将回盲末端、盲肠、阑尾合称回盲部。

(2) 阑尾(appendix):一般长约 5~7cm,近端连于盲肠后内侧壁,远端游离。阑尾根部比较固定,三条结肠带汇集于阑尾根部。阑尾根部的体表投影点,常以麦氏点为标志,即脐与右髂前上棘连线的中外 1/3 交点。

(3) 结肠(colon):是介于盲肠和直肠之间的一段大肠,分为升、横、降、乙状结肠 4 部分,呈"M"形将小肠围在其中(图 1-1-3)。

(4) 直肠(rectum):起自第 3 骶椎平面,向下沿骶、尾骨前下方,穿盆膈移行为肛管。

(5) 肛管(anal canal):上端自盆膈平面与直肠相接,

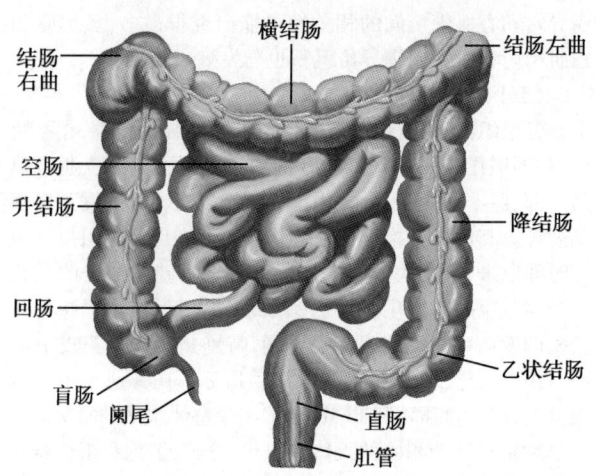

图 1-1-3　**小肠和大肠**
引自:丁文龙,刘学政.系统解剖学.第 9 版.北京:人民卫生出版社,2018.

下端终于肛门。

（二）消化腺

消化腺（alimentary gland）包括位于消化管壁内的小消化腺和消化管壁外独立存在的大消化腺两种。前者如食管腺、胃腺和肠腺等，后者如口腔腺、肝和胰。消化腺分泌消化液，经导管排入消化管，分解和消化食物。

1. 肝（liver）　是人体最大的腺体，成人肝的重量占体重的 1/50~1/40。肝的血液供应十分丰富，质地柔软而脆弱，易受外力冲击而破裂，发生腹腔内大出血。肝是机体新陈代谢最活跃的器官，具有分泌胆汁，参与糖、脂肪、蛋白质和维生素的合成、转化和分解以及吞噬、防御、解毒的功能，胚胎期还有造血功能。

（1）肝的位置：肝大部分位于右季肋区和腹上区，小部分位于左季肋区。其大部分被左右肋弓掩盖，仅在左右肋弓之间露于剑突下方与腹前壁相贴。

（2）肝外胆道：指肝细胞分泌的胆汁出肝后流经的各个管道，包括胆囊和输胆管道。胆囊（gallbladder）呈长梨形，位于胆囊窝内，借结缔组织与肝相连，下面覆以腹膜，并与十二指肠、结肠右曲相邻。具有储存和浓缩胆汁的功能，并有调节胆道压力的作用。输胆管道包括左右肝管、肝总管、胆总管和肝胰壶腹。

（3）肝的血管：肠系膜血管收集消化道的营养物质，动脉携带富含氧的血液，从心到小肠。血管汇合成肝门静脉，将吸收的营养物质引入肝。肝动脉携带来自于肺含氧的新鲜血液，为肝细胞提供氧。大毛细血管在肝内纵横交错形成一个网络，使营养物质和氧分布于所有细胞，利于细胞从消化道进入血液；肝静脉收集肝内的血液回流至心（图 1-1-4）。

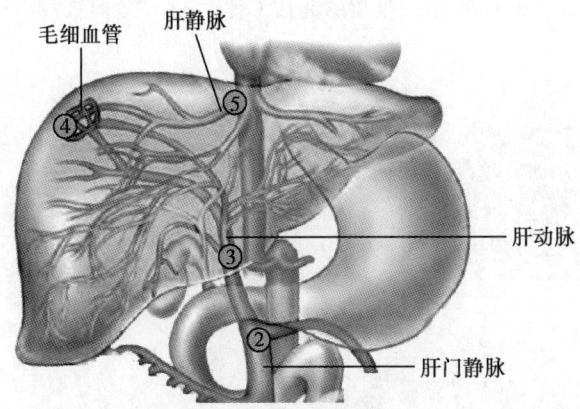

图 1-1-4　肝的血管

引自：Whitney E，Rolfes SR. Understanding Nutrition. 13th ed. Belmont：Wadsworth Cengage Learning，2012.

2. 胰（pancreas）　是人体第二大消化腺，由外分泌部和内分泌部组成，外分泌部（腺细胞）分泌的胰液含多种消化酶，参与糖、脂肪和蛋白质的分解。胰腺内散在的内分泌细胞团块称胰岛，产生胰岛素。胰位于胃的后方，在第 1、2 腰椎平面横卧于腹后壁。胰呈三棱柱形，分头、体、尾 3 部。胰管自胰尾走向胰头，沿途收集许多小叶间导管的胰液，最后与胆总管汇合形成肝胰壶腹，将胰液和胆汁输入十二指肠。

二、运动系统

运动系统（motor system）由骨、骨连结和骨骼肌组成，占成人体重的 60%~70%。骨和骨连结构成人体的支架，称为骨骼，具有支持人体、保护体内脏器和运动等功能。骨骼肌附着于骨的表面，收缩时牵拉骨引起关节运动。在运动过程，骨起杠杆作用，骨连结是运动的枢纽，骨骼肌是运动的动力部分。

（一）骨

1. 骨的形态　成人有 206 块骨（bone），按形态可分为长骨、短骨、扁骨和不规则骨四类，按部位可分为颅骨、躯干骨和四肢骨三部分（图 1-1-5）。颅骨包括 8 块脑颅骨、15 块面颅骨、鼻窦、翼点和颅窝。躯干骨包括 26 块脊柱骨、1 块胸骨和 12 对肋骨，分别参与脊柱、骨性胸廓和骨盆的构成。四肢骨包括上肢骨和下肢骨，其数量和排列方式基本相同，上肢骨每侧 32 块，共 64 块，下肢骨每侧 31 块，共 62 块。由于人体直立，上肢从支持功能中解放出来，可以灵活运动，下肢起着支持和移位的作用。

2. 骨的构造　骨由骨质、骨膜和骨髓构成。

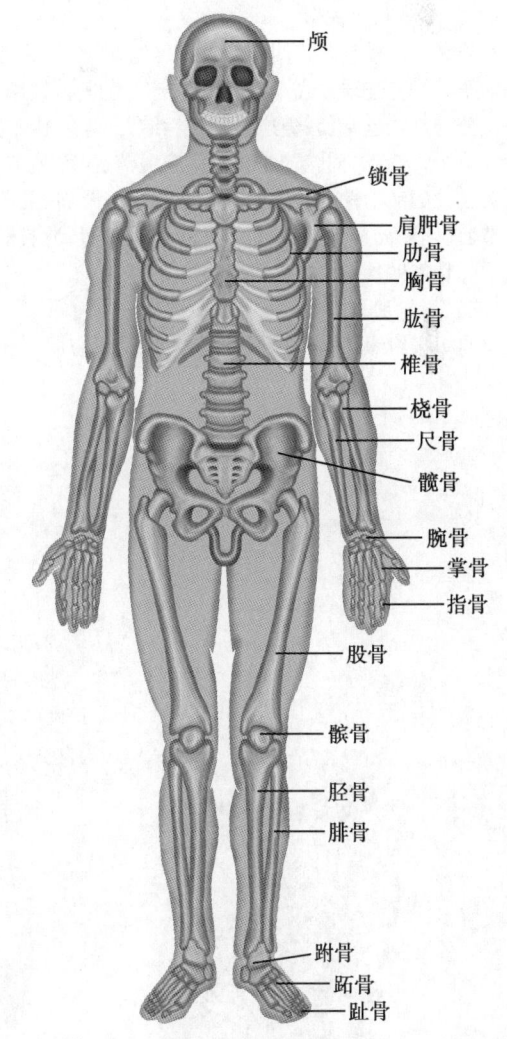

图 1-1-5　人体的骨骼

引自：丁文龙，刘学政. 系统解剖学. 第 9 版. 北京：人民卫生出版社，2018.

（1）骨质：由骨组织构成，按结构可分为密质和松质。骨密质质地致密，抗压抗扭曲性强，分布于骨的表面；骨松质呈海绵状，由相互交织的骨小梁排列而成，分布于骨的内部。短骨和长骨的骨骺外周是薄层的骨密质，内部为大量的骨松质。骨小梁的排列方向与骨所承受的压力和张力的方向平行，因而骨能承受较大的重量。

（2）骨膜：主要由纤维结缔组织构成，被覆于新鲜骨的表面，含有丰富的神经、血管和淋巴管，对骨的营养、再生和感觉有重要作用。骨膜的内层和骨内膜有分化成骨细胞和破骨细胞的能力，具有产生新骨质、破坏原骨质和重塑骨的功能。幼年时骨膜功能非常活跃，能够促进骨的生长；成年时相对静止，维持骨的生理状态。骨一旦发生损伤（如骨折），骨膜成骨功能又重新活跃，以促进骨折的修复愈合；如骨膜剥离太多或损伤过大，则骨折愈合困难。

（3）骨髓：存在于骨髓腔和骨松质的网眼内，可分为红骨髓及黄骨髓。在胎儿和幼儿时期，骨髓全部为红骨髓，具有造血功能。5~6岁以后，长骨骨髓腔内的红骨髓逐渐被脂肪组织代替，呈黄色，称为黄骨髓，失去了造血功能。在失血或贫血时，黄骨髓可以转化为红骨髓，恢复造血功能。

（二）骨连结与关节

骨连结是指骨与骨之间借纤维结缔组织、软骨相连形成的连结。按骨连结方式，可分为直接连结和间接连结，直接连接分为纤维连结、软骨连结和骨性结合，连接较牢固，不活动或少许活动；间接连结又称滑膜关节，简称关节，一般具有较大的活动性。关节的基本结构为关节面、关节囊和关节腔，辅助结构包括韧带、关节盘和关节唇、滑膜襞和滑膜囊。骨借助骨连结构成坚韧的骨支架。

（三）骨骼肌

肌肉根据组织结构和功能可分为骨骼肌、心肌和平滑肌。骨骼肌（skeletal muscle）多数借肌腱附着于骨骼，主要存在于躯干和四肢，可随人的意志收缩，又称随意肌。后两种肌肉是心脏、胃肠道等内脏器官的主要组成部分。

1. 骨骼肌的结构和功能　每块骨骼肌包括肌腹和肌腱两部分。肌纤维呈细长圆柱状，有多个至数百个细胞核，位于纤维的周缘部。骨骼肌的周围有筋膜、滑膜囊、腱鞘和籽骨等辅助装置，具有保持肌肉位置、保护和协助肌肉活动的作用。骨骼肌的主要功能是在躯体神经支配下收缩或舒张，进行随意运动。肌肉内还有感受本身体位和状态的感受器，不断将冲动传向中枢，反射性地保持肌肉的紧张度，以维持体姿和保障运动时的协调。另外，肌肉还具有一定的弹性，可减缓外力对人体的冲击。

2. 骨骼肌的收缩作用　骨骼肌首先将神经兴奋的信息传导至肌肉。神经和肌肉的结合部位是神经末梢，可释放神经递质乙酰胆碱。当肌肉收缩的信息通过肌细胞膜传递到肌细胞内时，钙离子的作用占主导地位。在肌细胞的肌质网内有大量的钙离子，这些钙离子释放到胞质，并作用于肌细胞内的肌原纤维，使肌原纤维收缩变短，从而使整个肌细胞变短，即为肌肉的收缩作用。相反，胞质内的钙离子进入肌质网时，肌原纤维失去钙离子的作用而舒张变长，整个肌细胞变长，即为肌肉的舒张作用。

三、呼吸系统

呼吸系统（respiratory system）由呼吸道和肺组成，是机体与外界进行气体交换的装置，兼有感受嗅觉和发音的作用。呼吸道包括鼻、咽、喉、气管和各级支气管；肺由肺泡和肺内各级支气管以及肺间质构成。临床上常将鼻、咽、喉称为上呼吸道；将支气管和各级支气管称为下呼吸道（图1-1-6）。

（一）鼻

鼻（nose）是呼吸道的起始部位，又是嗅觉器官，由外

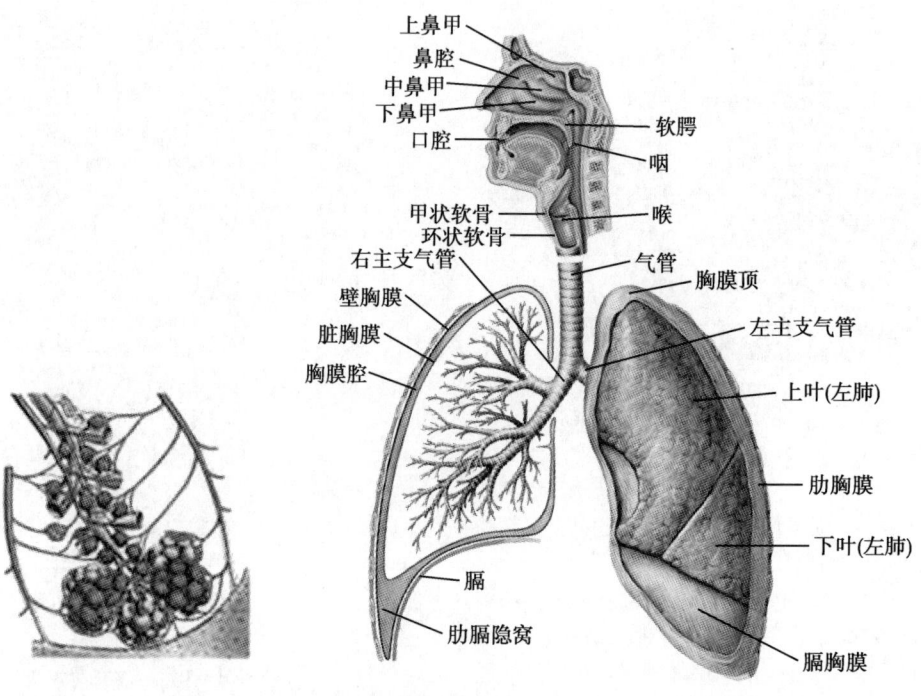

图 1-1-6　人体的呼吸系统
引自：丁文龙，刘学政. 系统解剖学. 第9版. 北京：人民卫生出版社，2018.

鼻、鼻腔和鼻窦 3 部分组成。鼻窦是位于鼻腔周围的骨性腔隙，均开口于鼻腔，又称为副鼻窦，对发音起共鸣的作用，也有温暖和湿润空气的作用。

（二）喉

喉（larynx）位于颈前中部，成人约与第 4～6 颈椎同高，由喉软骨、喉连结和喉腔组成。喉既是呼吸道，又是发音器官。喉壁由软骨作支架，由关节、韧带和肌肉连结，内表衬以黏膜。

（三）气管

气管（trachea）上端在第 6 颈椎体下缘平面接环状软骨，向下于胸骨角平分为左、右主支气管，经肺门入肺。气管由 12～19 个"C"形的气管软骨环构成支架，相邻软骨环之间借气管环韧带相连。气管后壁无软骨，由纤维结缔组织和少量平滑肌构成的膜壁封闭，以利于吞咽时食管的扩张。

（四）肺

肺（lungs）位于胸腔内，纵隔的两侧。肺大致呈圆锥形，右肺较宽短，被斜裂和水平裂分为上、中、下三叶。左肺较狭长，被斜裂分为上、下两叶。肺有两套血管，一为功能性血管，是肺完成气体交换的血管，每侧有一条肺动脉和两条肺静脉，在肺内连于肺泡壁周围的毛细血管网，并在此进行气体交换；另一为营养性血管，供给肺营养物质和氧气，每侧肺有 1～2 支较细小的支气管动脉和支气管静脉，也与支气管的各级分支伴行出入肺。

四、泌尿系统

泌尿系统（urinary system）包括肾、输尿管、膀胱和尿道四部分（图 1-1-7），其主要功能是产生和排出尿液，同时将人体代谢生成的尿酸、尿素等废物排出体外。另外，泌尿系统还具有调节血液酸碱度的作用。

（一）肾

肾（kidney）是机体最重要的排泄器官，通过尿的生成和排出，肾排出机体代谢终产物和体内过剩的物质，调节水、电解质和酸碱平衡，调节动脉血压，从而维持机体内环境的稳态。肾也能合成和释放多种生物活性物质，如肾素、促红细胞生成素、激肽等。

1. **肾的位置与结构**　肾位于腹膜后脊柱两旁，左、右各一，呈红褐色，每个肾重 120～150g。肾上端与肾上腺相接，内侧缘的肾门是肾血管、肾盂、淋巴管和神经出入之处。肾窦内有肾小盏、肾大盏、肾盂、肾动脉的分支、肾静脉的属支及神经、淋巴管和脂肪组织。肾实质可以分为浅层的肾皮质和深层的肾髓质。肾皮质血管丰富，色暗红，由肾小体和肾小管组成，是肾的泌尿部。肾髓质约占肾实质厚度的 2/3，由集合管和乳头管组成，色较浅，是肾的排泄部。

2. **肾单位**　肾单位（nephron）是肾的基本功能单位，与集合管共同完成尿的生成过程。人体每个肾含有 80 万～100 万个肾单位，每个肾单位包括肾小体和肾小管两部分，都有单独生成尿液的功能（图 1-1-8）。

（1）肾小体：由肾小球和肾小囊组成。肾小球是一团毛细血管网，其两端分别和出球小动脉、入球小动脉相连，外侧被肾小囊包裹。从肾小球滤过的液体流入肾小囊中。

（2）肾小管：是细长迂回的上皮性管道，包括近曲小管、髓袢和远曲小管。

（二）输尿管

输尿管（ureter）为细长的肌性管道。依其走向，输尿管可分为腹段、盆段和壁内段。输尿管有三个生理狭窄，在走行中形成三个弯曲。输尿管结石常嵌顿在输尿管的狭窄和弯曲处，引起输尿管绞痛，甚至肾盂积水。

（三）膀胱

膀胱（urinary bladder）是储存尿液的肌性囊状器官，伸

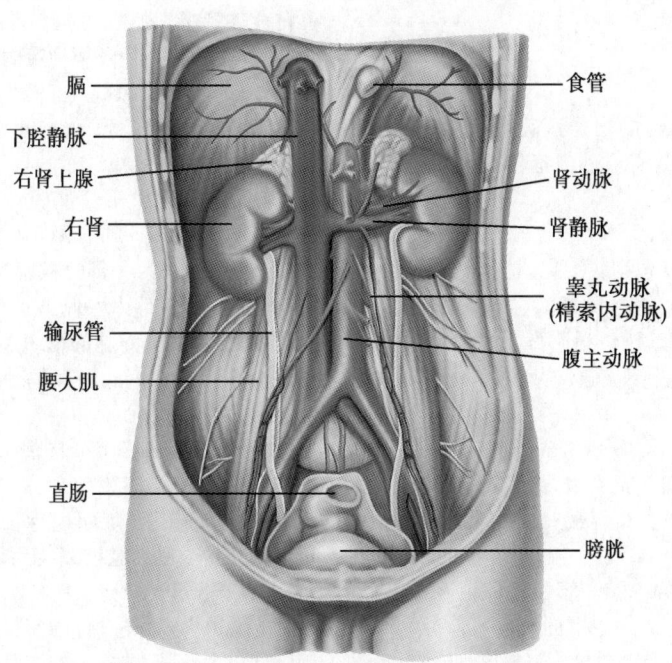

图 1-1-7　人体的泌尿系统
引自：丁文龙，刘学政.系统解剖学.第 9 版.北京：人民卫生出版社，2018.

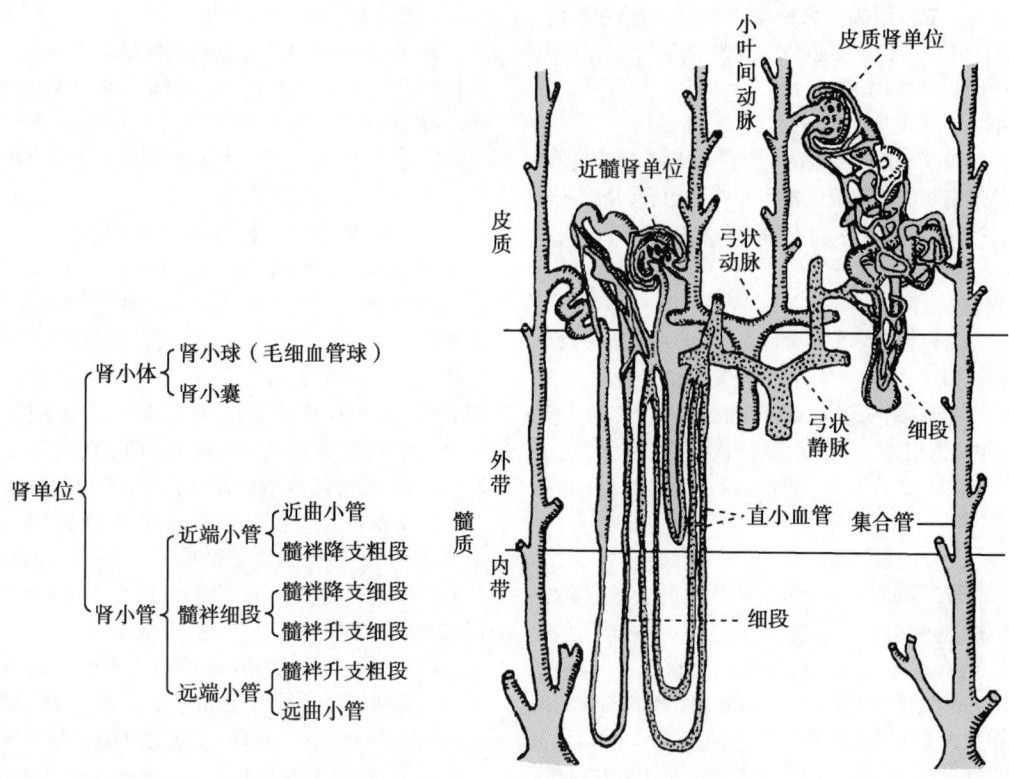

图 1-1-8 肾单位示意图
引自：王庭槐. 生理学. 第 9 版. 北京：人民卫生出版社，2018.

缩性很大，成人容量为 350～500ml，最大可达 800ml，女性膀胱容量较男性的略小。

（四）尿道

尿道是排尿的管道，在男性兼有排精的功能。女性尿道起于膀胱的尿道内口，止于阴道前庭的尿道外口，易于扩张。由于女性尿道短而直，且开口于阴道前庭，距阴道口和肛门较近，故尿路逆行感染多见。

五、生殖系统

生殖系统（genital system）的功能是繁殖后代、延续种族。男性和女性生殖系统虽然不同，但都包括内生殖器和外生殖器两部分。

（一）男性生殖系统

男性生殖系统内生殖器包括：①睾丸（testis）：为男性生殖腺，产生精子和分泌雄激素（如睾酮、脱氢表雄酮、雄烯二酮、雄酮等）；②输精管道：包括附睾、输精管和射精管、男性尿道；③附属腺：包括精囊腺、前列腺和尿道球腺。外生殖器包括阴囊和阴茎。

（二）女性生殖系统

女性生殖系统内生殖器包括：①卵巢（ovary）：是女性生殖腺，产生卵子、分泌雌激素和孕激素及少量的雄激素。②输卵管（uterine tube）：是一对弯曲的输送卵子的肌性管道，由内侧向外侧分为子宫部、输卵管峡、输卵管壶腹和输卵管漏斗。③子宫（uterus）：为一中空的肌性器官，是孕育胎儿的场所。成人子宫呈前后稍扁的倒置梨形，可分为底、体、颈三部分，还有子宫阔韧带、子宫圆韧带、子宫主韧带和骶子宫韧带维持子宫的正常位置。女性外生殖器包括阴阜、大阴唇、小阴唇、阴道前庭、阴蒂、前庭球和前庭大腺。

六、脉管系统

脉管系统是封闭的管道系统，包括由心和血管组成的心血管系统及由淋巴管道、淋巴组织与淋巴器官组成的淋巴系统。脉管系统的功能是转运营养物质、氧和二氧化碳、新陈代谢产物、激素和淋巴细胞等，心脏还具有内分泌功能，可产生维持体内环境稳定的活性物质。

（一）心血管系统

人体的心血管系统（cardiovascular system）包括心、动脉、毛细血管和静脉。

1. 心（heart） 位于胸腔中纵隔内，约 2/3 在身体正中矢状面的左侧，1/3 在右侧。心的前方隔心包对向胸骨体和第 2～6 肋软骨，大部分被肺和胸膜遮盖，只有一小部分与胸骨体下部左半及左侧第 4～6 肋软骨接触。

心是连接动、静脉的枢纽和心血管系统的"动力泵"，主要由心肌构成。心内部被心间隔分为互不相通的左右两半，每半又各分为心房和心室，所以，心有左心房、左心室、右心房、右心室四个腔。同侧心房和心室借房室口相通。心房接受静脉，心室发出动脉。在房室口和动脉口均有瓣膜，可顺流开启、逆流关闭，保证血液定向流动。心传导系统由特殊的心肌细胞组成，主要包括窦房结、房室结、房室束，具有产生和传导兴奋的功能。

为心脏自身供应血液的动脉被称为冠状动脉。左冠状动脉起自主动脉左窦，由左心耳与肺动脉干之间进入冠状沟；右冠状动脉起自主动脉右窦，由右心耳和肺动脉干之间进入冠状沟。心的静脉血约有 90% 由冠状窦注入右心房。

注入冠状窦的主要静脉有心大静脉、心中静脉、心小静脉。

2. 动脉（artery）　是运送血液离开心脏的管道。动脉管壁较厚，可分为三层：内膜菲薄，腔面为一层内皮细胞，能减少血流阻力；中膜较厚，含平滑肌、弹性纤维和胶原纤维，大动脉以弹性纤维为主，中、小动脉以平滑肌为主；外膜由疏松结缔组织构成，含胶原纤维和弹性纤维，可防止血管过度扩张。

根据动脉的位置及其功能可将其分为两个部分：

（1）肺循环的动脉：肺动脉干短而粗，起自右心室肺动脉口，经升主动脉前方向左后上方斜行，至主动脉弓的下方分为左右肺动脉。

（2）体循环的动脉

1）主动脉：是体循环中最大的动脉主干，起自左心室，依据其走行和形态分为升主动脉、主动脉弓和降主动脉三部分，从主动脉弓发出的分支由右向左分别为头臂干、左颈总动脉和左锁骨下动脉；降主动脉又以主动脉裂孔为界，分为胸主动脉和腹主动脉。

胸主动脉位于胸腔的后纵隔内，在第4胸椎的左侧接主动脉弓，沿脊柱下行。腹主动脉在隔的主动脉裂孔处接续胸主动脉，沿腰椎下降，至第4腰椎下缘处分为左、右髂总动脉。

2）颈总动脉：是头颈部的动脉主干，上段位置表浅，可摸到其搏动。左颈总动脉起自主动脉弓，右颈总动脉起自头臂干，至甲状软骨上缘处分为颈内动脉和颈外动脉。颈外动脉主要分支有甲状腺上动脉、舌动脉、面动脉、颞浅动脉、上颌动脉；颈内动脉在颈部无分支，自颈总动脉发出后上行至颅底，经颈动脉管入颅腔，分布于脑和视器。

3）锁骨下动脉：左锁骨下动脉起自主动脉弓，右锁骨下动脉起自头臂干，两者经胸锁关节的后方斜向外穿行，至第1肋外缘为腋动脉，其分支主要分布于肩部和胸壁；肱动脉续于腋动脉，位置表浅，在肱二头肌内侧沟处可摸到肱动脉的搏动，是临床上测量血压时听诊的部位；桡动脉在前臂远侧、桡侧腕屈肌腱外侧，下段位置表浅，是临床触摸脉搏的常用部位。

3. 毛细血管（capillary）　是连接动静脉末梢间的管道，管壁主要由一层内皮细胞和基膜构成。毛细血管彼此吻合成网，几乎遍布全身。毛细血管数量多，管壁薄，通透性大，管内血流缓慢，是血液与组织液进行物质交换的场所。

4. 静脉（vein）　是运送血液向心脏回流的血管。小静脉由毛细血管汇合而成，在向心回流过程中不断接受属支，逐渐汇合成中静脉、大静脉，最后注入心房。静脉管壁也可分为内膜、中膜和外膜三层，但其界限常不明显。与相应的动脉比较，静脉管壁薄，管腔大，弹性小，容血量较大。

（1）肺循环的静脉：在胸腔两侧的肺组织里各有两条静脉，分别为左上、左下肺静脉和右上、右下肺静脉。肺静脉起自肺门，向内侧穿过纤维心包，注入左心房后部。肺静脉将含氧量高的血液输送到左心房。

（2）体循环的静脉：包括上腔静脉、下腔静脉和心静脉系。下腔静脉系中收集腹腔内不成对器官（肝除外）静脉血液的血管组成肝门静脉系。在正常情况下，肝门静脉

系与上、下腔静脉系之间的交通支细小，血流量少。

5. 血液循环　在神经体液调节下，血液沿心血管系统循环不息。血液由左心室泵出，经主动脉及其分支到达全身毛细血管，血液在此与周围的组织、细胞进行物质和气体交换，再通过各级静脉，最后经上、下腔静脉及心冠状窦返回右心房，这一循环途径称为体循环（大循环）。血液由右心室搏出，经肺动脉干及其各级分支到达肺泡毛细血管进行气体交换，再经肺静脉进入左心房，这一循环途径称为肺循环（小循环）（图1-1-9）。体循环和肺循环同时进行，体循环的路程长，流经范围广，以动脉血滋养全身各部，并将全身各部的代谢产物和 CO_2 运回心；肺循环路程较短，只通过肺，主要使静脉血转变成氧饱和的动脉血。

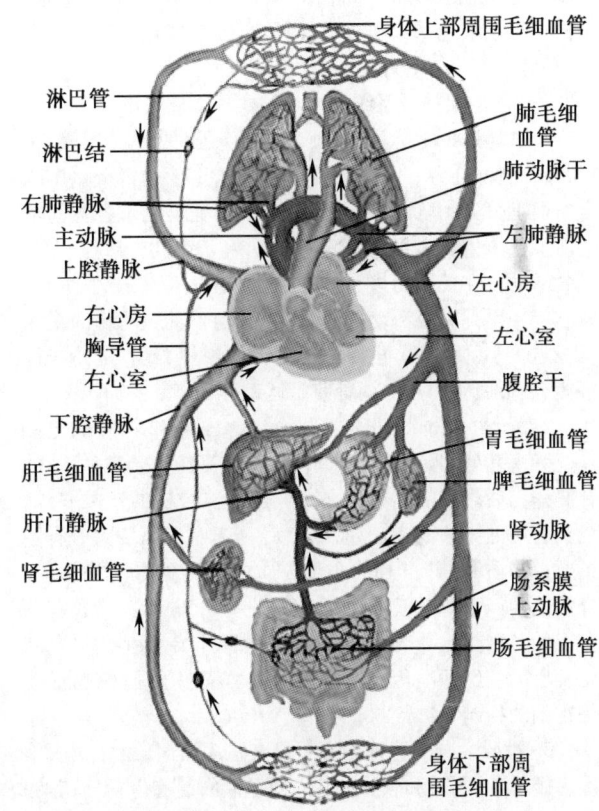

图1-1-9　人体的血液循环示意图
引自：丁文龙，刘学政. 系统解剖学. 第9版. 北京：人民卫生出版社，2018.

（二）淋巴系统

淋巴系统（lymphatic system）由淋巴管道、淋巴组织和淋巴器官组成，淋巴组织分为弥散淋巴组织和淋巴小结两类，淋巴管道和淋巴结的淋巴窦内含有淋巴液，淋巴器官包括淋巴结、胸腺、脾和扁桃体。淋巴系统是心血管系统的辅助系统，协助静脉引流组织液。淋巴器官和淋巴组织具有产生淋巴细胞、过滤淋巴液和进行免疫应答的功能。

1. 淋巴管道　包括毛细淋巴管、淋巴管、淋巴干、淋巴导管。胸导管是全身最大的淋巴管，收纳全身约3/4部位的淋巴。

2. 脾　是人体最大的淋巴器官，位于左季肋区，胃底与膈之间，呈椭圆形，可分为膈脏两面、前后两端和上下两

缘。脾具有造血、储血、清除衰老红细胞和进行免疫应答的功能。

七、神经系统

神经系统（nervous system）是人体结构和功能最复杂的系统，含有数以亿计相互联系的神经元和神经胶质细胞。它控制和调节其他系统的活动，使机体成为一个有机的整体，以适应不断变化的环境。神经系统的基本活动方式是反射，其结构是反射弧，如果反射弧中的任何一个环节损伤，都会出现反射障碍。因此，临床上常用检查反射活动来诊断神经系统疾病。

神经系统由中枢神经系统（central nervous system）和周围神经系统（peripheral nervous system）两大部分组成。中枢神经系统包括脑和脊髓，周围神经系统包括脑神经和脊神经。

（一）中枢神经系统

1. 脑（brain）　位于颅腔内，人脑的平均重量为1400g。脑可分为端脑、间脑、小脑和脑干四个部分。脑干自下而上分为中脑、脑桥和延髓。大脑能够调节各器官的功能及整体生理过程，使之适应体外环境变化，维持正常的生命活动。在长期的进化过程中，大脑发展出记忆、情感、思维等一系列高级活动，成为人类区别于其他动物的最重要标志。小脑是一个重要的运动调节中枢，具有维持身体平衡、调节肌张力和协调骨骼肌运动等功能。

2. 脊髓（spinal cord）　位于椎管内，长42～45cm，上端在枕骨大孔处与延髓相连，下端在成人平第1腰椎体下缘。脊髓呈前后略扁的圆柱形，外包被膜，与脊柱的弯曲一致。全长有两处膨大部，上部称颈膨大，下部称腰骶膨大。脊髓主要由灰质和白质构成，在灰白质的交界处有网状结构。脊髓是神经系统的低级中枢，通过上行纤维束，将周围神经分布区的各种感觉冲动传至脑；通过下行纤维束和脊神经，将脑发出的神经冲动传到效应器。正常状态下，脊髓的活动是在脑的控制下进行的。

3. 被膜　脑和脊髓的表面包有三层被膜，由外向内依次为硬膜、蛛网膜和软膜。它们对脑和脊髓有保护、营养和支持作用。

4. 脑脊液　是一种无色透明的液体，流动于脑室及蛛网膜下腔内，处于不断产生和回流的相对平衡状态，成人脑脊液总量平均150ml。脑脊液有运输营养物质、带走代谢产物、减缓外力对脑的冲击、调节颅内压等作用。如脑脊液的循环通路受阻，可引起颅内压增高和脑积水。

5. 脑屏障　中枢神经系统内对物质在毛细血管或脑脊液与脑组织之间的物质转运过程进行一定限制或选择的结构为脑屏障。脑屏障包括位于血液与脑、脊髓神经细胞之间的血脑屏障，位于脑室脉络丛的血液与脑脊液之间的血-脑脊液屏障，以及位于脑室和蛛网膜下隙的脑脊液与脑、脊髓神经细胞之间的脑脊液-脑屏障。脑屏障对于保持神经元的正常活动，维持稳定的微环境，使微环境中的氧、有机物及离子浓度平衡和稳定，具有重要作用。

6. 传导通路　周围感受器接受内外环境的各种刺激，并将其转化为神经冲动，经传入神经传递到中枢神经系统，最后至大脑皮层，通过大脑皮质的分析和综合，产生感觉。另一方面，大脑皮质发出适当的冲动，经脑干和脊髓的运动神经元到达躯体和内脏效应器，引起相应的反应。因此，在神经系统内存在着上行和下行的两大类传导路：即感觉传导通路和运动传导通路。

（二）周围神经系统

周围神经系统是除中枢神经系统以外、分布于全身各处的神经结构和神经组织。根据与中枢神经连接部位的特点，周围神经系统可分为脊神经和脑神经；根据周围神经终末分布部位的特点，又可分为躯体神经和内脏神经。从功能上，周围神经系统可分为感觉神经和运动神经，感觉神经将神经冲动由外周感受器向中枢内传导，运动神经将神经冲动由中枢神经系统传出至外周效应器。

1. 脊神经　共31对，每对脊神经连于一个脊髓节段，借运动性前根与感觉性后根与脊髓相连，两者在椎间孔处汇合而成脊神经，主要分布于躯干和四肢。每对脊神经都是混合性神经，它既含感觉纤维又含运动纤维，脊神经所含的纤维成分为4种：躯体感觉纤维、内脏感觉纤维、躯体运动纤维、内脏运动纤维。

2. 周围神经　脑神经与脑相连的周围神经，共12对，主要分布于头部。每对脑神经内所含神经纤维成分多者4种，少者1种，12对脑神经可分为三类：①感觉性神经：包括嗅神经、视神经和前庭蜗神经；②运动性神经：包括动眼神经、滑车神经、展神经、副神经和舌下神经；③混合性神经：包括三叉神经、面神经、舌咽神经和迷走神经。

3. 内脏神经　主要分布于内脏、心血管和腺体。与躯体神经一样，按照纤维的性质可分为运动和感觉纤维成分。

（1）内脏运动神经：主要调节内脏、心血管的活动和腺体的分泌，通常不受人体的意志控制，又称为自主神经系统或植物性神经系统。根据形态、功能特点，内脏运动神经分为交感神经和副交感神经，两者对同一器官的作用既互相拮抗又互相统一。

1）交感神经：起自脊髓胸、腰段灰质的侧角，神经节位于椎旁节和椎前节中，离效应器官较远。交感神经支配全身内脏器官，兴奋时产生的效应较广泛。交感神经元除含有经典神经递质去甲肾上腺素外，也含有神经肽Y等神经肽类物质，其轴突末梢可释放多巴胺，可抑制胆碱能突触传递。

2）副交感神经：起自脑干的脑神经核和脊髓骶段灰质相当于侧角的部位，通常位于效应器官壁内。副交感神经不支配皮肤和肌肉的血管、一般的汗腺、竖毛肌、肾上腺髓质，因此，兴奋时的效应相对局限。副交感神经元属于胆碱能神经元，多数含有血管活性肠肽和降钙素基因相关肽等神经肽类物质。

（2）内脏感觉神经：初级神经元位于脑神经节和脊经节内，周围突分布于内脏和心血管等处的内感受器。

八、内分泌系统

内分泌系统（endocrine system）是机体的调节系统，其分泌物称为激素。与胃、胰腺等外分泌腺相比，内分泌腺具有体积小，无导管，血运丰富，分泌物量少但作用大而持久等特点。激素的作用多与人的生长、发育及种族的繁衍有关。受激素作用的组织或器官称靶器官或靶细胞。内分泌系统和神经系统关系密切，两者共同完成对人体代谢、生长、发育、生殖、行为、情绪、记忆和睡眠等活动的调节，所以又称之为神经体液调节。

内分泌系统包括垂体、松果体、甲状腺、甲状旁腺、肾上腺、胰腺内的胰岛和生殖腺内的内分泌组织（图1-1-10）。另外，在消化道也存在大量的内分泌细胞，其分泌的胃肠激素在体内具有重要功能，因此，消化道也属于内分泌器官之一。与此有关内容在第三节（食物的消化）中介绍。

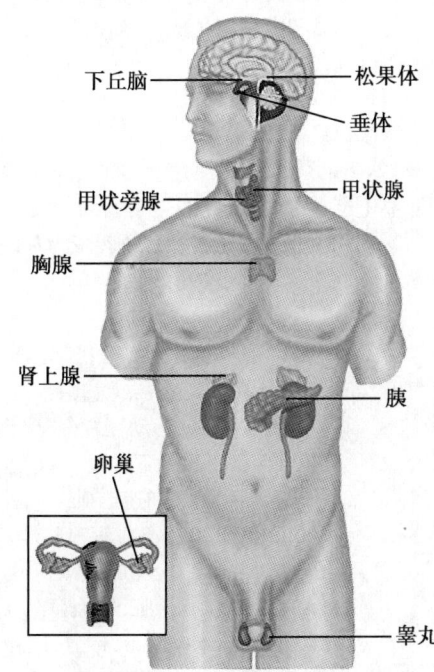

图1-1-10 人体的内分泌系统
引自：丁文龙，刘学政. 系统解剖学. 第9版. 北京：人民卫生出版社，2018.

（一）垂体

垂体（hypophysis）位于颅底蝶鞍部的垂体窝内，淡红色，借漏斗与下丘脑相连。垂体可分为腺垂体和神经垂体两大部分。

腺垂体由腺上皮细胞构成，分泌的激素目前已经确定的有7种，包括生长激素（GH）、催乳激素（PRL）、促黑激素（MSH）、促甲状腺激素（TSH）、促肾上腺皮质激素（ACTH）、促黄体激素（LH）、促卵泡激素（FSH）。生长激素可促进蛋白质合成和骨的生长，幼年分泌不足可致侏儒，若分泌过剩则导致巨人症；成人分泌过多出现肢端肥大症。促激素的作用可促进相关器官、腺体的分泌和发育。

神经部的结构由神经纤维和胶质细胞构成，本身没有分泌功能。由下丘脑视上核和室旁核分泌的抗利尿激素和催产素，经下丘脑-垂体纤维束传送到神经垂体释放，以发挥调节作用。

（二）松果体

松果体（pineal body）又名脑上腺，位于丘脑后上方，中脑顶盖上方的松子样小体。在儿童时期发育较好，7岁以

后逐渐萎缩，至成人后钙化。

松果体分泌褪黑色素，可抑制促性腺激素的释放而抑制性成熟。如果儿童时损伤松果体，则出现性早熟和第二性征的异常发育、生殖器官巨大症等。

（三）甲状腺

甲状腺（thyroid gland）如"H"形，棕红色，位于颈前部喉和气管上部的前方及两侧。重约20~40g。两个侧叶位于甲状软骨中部至第六气管软骨环间，并由第2~4气管软骨环间的峡部相连。甲状腺外有两层被膜，两者之间为囊鞘间隙，内有甲状腺的血管神经以及甲状旁腺等。甲状腺鞘背面与环状软骨间有增厚的甲状腺悬韧带，将甲状腺固定于喉与气管壁上，故吞咽时，甲状腺可随喉上下移动，为判断甲状腺肿物的依据之一。

甲状腺激素几乎作用于机体的所有组织，其主要作用是调节新陈代谢、生长发育等基本生理过程。甲亢时，基础代谢增高，患者可有心跳加快、失眠烦躁、体重减轻、眼球突出等表现。功能低下时，可出现黏液性水肿，影响儿童发育称呆小症。某些地区缺碘可引起地方性甲状腺肿。

（四）甲状旁腺

甲状旁腺（parathyroid gland）为椭圆形粒状小腺体，左、右各一对，位于甲状腺侧叶后缘。由于甲状旁腺经常藏在甲状腺囊鞘间隙内，偶有埋于甲状腺组织内，因此，在甲状腺手术时应予以注意，以免将其切除。

甲状旁腺分泌甲状旁腺激素，其靶器官主要是肾和骨，可调节体内钙磷代谢。在甲状旁腺素和降钙素的共同调节下，维持机体血钙平衡。

（五）肾上腺

肾上腺（suprarenal gland）位于腹后壁，肾脏的上端，左侧呈半月形，右侧为三角形。肾上腺与肾共同包于肾筋膜内但其纤维囊和脂肪囊单独包裹，因此，不会随肾下降而移位。肾上腺的血流丰富，有上、中、下三条动脉供应。肾上腺可分为外层的皮质和内层的髓质两部分。

1. 肾上腺皮质 较厚，位于表层，约占肾上腺的80%，从外向里可分为球状带、束状带和网状带三部分。肾上腺皮质分泌的皮质激素属于类固醇（甾体）激素，分为盐皮质激素、糖皮质激素和性激素三类。各类皮质激素由肾上腺皮质不同层上皮细胞分泌，其作用广泛，是维持生命活动所必需的激素。

（1）盐皮质激素：由肾上腺皮质外层球状带细胞分泌的醛固酮（aldosterone）是典型代表，其主要作用是促进肾小管和上皮细胞重吸收Na^+和分泌K^+，并增加水的重吸收。醛固酮还能增强血管平滑肌对缩血管物质的敏感性。肾素-血管紧张素系统可促进醛固酮的合成和分泌。

（2）糖皮质激素：由束状带细胞分泌，主要是皮质醇（cortisol）。体内大多数组织存在糖皮质激素受体，因此其作用广泛且复杂，主要体现在：①对物质代谢的影响：通过减少组织对糖的利用和加速肝糖异生使血糖升高；促进脂肪分解，增强脂肪酸在肝内的氧化，从而利于肝糖异生；抑制肝外组织细胞内的蛋白质合成，加速其分解，减少氨基酸转运至肝外组织，为肝糖异生提供原料；相反，促进肝外组织产生的氨基酸转运入肝，增加肝内蛋白质的合成。②影

17

响血细胞、心血管系统、胃肠道等组织器官的活动,调节水盐代谢等。③参与应激反应。

(3)性激素:网状带细胞主要分泌性激素,如脱氢雄酮(dehydroepiandrosterone)和雌二醇(estradiol),这些激素在青春期可加速生长发育和促使第二性征出现。

2. 肾上腺髓质 位于肾上腺的中央部,周围有皮质包围,还有少量交感神经节细胞。肾上腺髓质分泌肾上腺素和去甲肾上腺素。肾上腺素(adrenaline,epinephrine,AD)是肾上腺髓质的主要激素,其化学本质为儿茶酚胺,主要功能是作用于心肌,使心肌收缩力加强、兴奋性增高,传导加速,心输出量增多。此外,肾上腺素对皮肤、黏膜和内脏(如肾脏)的血管呈现收缩作用;对冠状动脉和骨骼肌血管呈现扩张作用等;可松弛支气管平滑肌及解除支气管平滑肌痉挛。去甲肾上腺素(norepinephrine)是从副肾髓质和肾上腺素一起被提取出来的激素,其主要作用是使小动脉平滑肌收缩,从而使血压升高。

(六)胰岛

胰岛(pancreatic islets)是胰的内分泌部分,为许多大小不等、形状不一的细胞团,散在于胰实质内,以胰尾居多。

1. 胰岛细胞 人类的胰岛细胞按其染色和形态学特点,主要分为 α 细胞、β 细胞、δ 细胞及 PP 细胞。α 细胞约占胰岛细胞的20%,分泌胰高血糖素;β 细胞占胰岛细胞的60%~70%,分泌胰岛素;δ 细胞占胰岛细胞的10%,分泌生长抑素;PP 细胞数量很少,分泌胰多肽。细胞之间有丰富的毛细血管分布,有利于胰岛细胞分泌的激素进入血液循环。

2. 胰岛素(insulin) 人胰岛素是含51个氨基酸残基的小分子蛋白质,由21肽的A链和30肽的B链组成。正常成年人胰岛素的分泌量为40~50U/d。胰岛素在血液中有游离和与血浆蛋白结合两种形式,两者之间保持动态平衡,只有游离的胰岛素具有生物活性。胰岛素是促进物质合成代谢,维持血糖稳态的关键激素,对于机体能源物质的储存及生长发育具有重要意义。胰岛素的生物学作用主要有:①对糖代谢的作用:具有降低血糖的作用,促进肝、肌肉摄取、储存和利用葡萄糖,分别以肝糖原和肌糖原的形式储存;②对脂肪代谢的作用:可促进脂肪的合成与储存,抑制脂肪的分解和利用,降低血中脂肪酸浓度;③对蛋白质代谢的作用:能促进蛋白质合成和储存,抑制蛋白质的分解;④对电解质代谢的作用:促进 K^+、Mg^{2+}、磷酸盐等进入细胞,参与细胞物质代谢活动;⑤对生长的作用:与生长激素协同作用,促进机体生长。

3. 胰高血糖素(glucagon) 含29个氨基酸残基的直链多肽,其 N 末端第1~6位氨基酸残基为其生物活性所必需,其主要靶器官是肝。与胰岛素的生物学作用相反,胰高血糖素是一种促进物质分解代谢的激素,动员体内能源物质分解供能,因而加速组织内的糖原分解,使血糖升高。

九、感觉器

感觉器(sensory organ)是机体感受环境刺激的装置,是感受器(receptor)及其附属结构的总称。感受器主要指感受内、外环境刺激而产生兴奋的结构,广泛分布于人体各

部,其功能是接受相应刺激后转变为神经冲动,由神经系统传导通路传到大脑,产生相应的感觉;再由高级中枢发出神经冲动传至效应器,对刺激作出反应。

感受器种类繁多,根据其所在部位和接受刺激的来源分为三类:①外感受器:分布在皮肤、黏膜、视器和听器等处,感受来自外界环境的痛、温、触、压、光、声等刺激;②内感受器:分布在脏器和心血管等处,接受体内环境的物理和化学刺激,如渗透压、压力、温度、离子和化合物浓度变化等;③本体感受器:分布在肌肉、肌腱、关节、韧带和内耳的位觉器等处,接受机体运动和平衡变化时产生的刺激。

感觉器的结构比感受器复杂,还具有复杂的附属结构,如视器由感受器眼球和眼副器构成,听器由声音感受器和耳的传音结构组成。

(一)视器

视器由眼球和眼副器组成。

1. 眼球(eyeball) 是视器的主要部分,位于眼眶内,借筋膜与眶壁相连,后部借视神经连于间脑的视交叉(图1-1-11)。眼球的功能是接受光波刺激并转变为神经冲动,经视觉传导通路传至大脑视觉中枢,产生视觉。

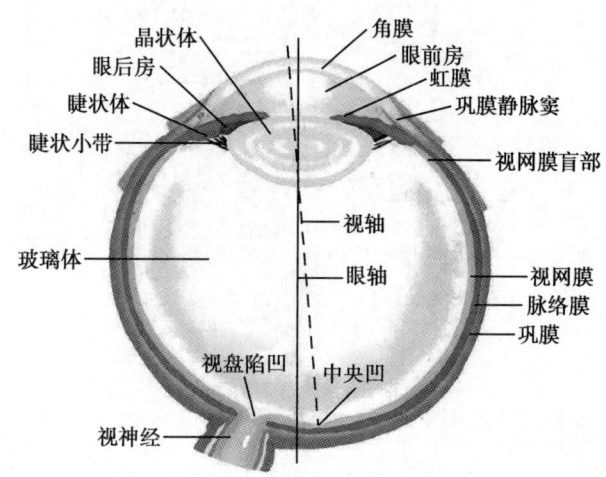

图 1-1-11 眼球的水平切面
引自:丁文龙,刘学政.系统解剖学.第9版.北京:人民卫生出版社,2018.

(1)眼球壁:从外向内依次分为眼球纤维膜、血管膜和视网膜三层。

1)眼球纤维膜:由坚韧的纤维结缔组织构成,有支持和保护作用,由前向后可分为:①角膜(cornea):占眼球纤维膜的前1/6,无色透明,富有弹性,无血管,但含有丰富的感觉神经末梢。角膜的曲度较大,外凸内凹,具有屈光作用。角膜的营养来自周围的毛细血管、泪液和房水。②巩膜(sclera):占眼球纤维膜的后5/6,乳白色不透明,厚而坚韧,有保护眼球内容物和维持眼球形态的作用。巩膜前部正常呈乳白色,出现黄色常是黄疸的重要体征;老年人的巩膜因脂肪沉积略呈黄色。

2)眼球血管膜:富含血管和色素细胞,呈棕黑色,具有营养眼球内组织及遮光的作用。由前到后分为虹膜、睫状体和脉络膜三部分。虹膜中央有圆形的瞳孔,在弱光下或看远处时,瞳孔开大;在强光下或看近处时,瞳孔缩小以

调节光的进入量。

3）视网膜（retina）：位于眼球血管膜的内面，自前向后分为视网膜虹膜部、睫状体部和脉络膜部，前两部分薄且无感光作用，称为视网膜盲部；脉络膜部范围最大，有感光作用，又称为视网膜视部。在视部视神经的起始处有视神经盘，其中央凹陷，有视网膜中央动脉和静脉穿过，无感光细胞，故称生理性盲点。视神经盘颞侧有一黄斑区，直径约2mm，其中央凹无血管，为感光最敏锐处。

视网膜视部分为两层：外层为色素上皮细胞，内层为神经层。神经层主要由三层神经细胞组成：外层为视锥和视杆细胞，它们是感光细胞，紧邻色素上皮层。视锥细胞主要分布在视网膜的中央部，能感受强光和颜色的刺激，在白天或明亮处视物时起主要作用；视杆细胞主要分布于视网膜的周边部，只能感受弱光刺激，在夜间或暗处视物时起主要作用。中层为双极细胞，将来自于感光细胞的神经冲动传导至内层的节细胞，节细胞的轴突在脉络膜和巩膜后构成视神经。

（2）眼球内容物：包括房水、晶状体和玻璃体，这些结构透明，无血管，具有屈光作用。它们与角膜合称眼的屈光装置，使所视物体在视网膜上清晰成像。

1）房水：由睫状体产生，为无色透明的液体，充填于眼房内。房水可为角膜和晶状体提供营养并维持正常的眼内压。

2）晶状体：位于虹膜和玻璃体之间，借睫状小带与睫状体相连；呈双凸透镜状，前面曲度较小，后面曲度较大，无色透明，富有弹性，无血管和神经。晶状体是眼屈光系统的主要装置，曲度随所视物体的远近不同而改变。

3）玻璃体：是无色透明的胶状物质，表面被覆玻璃体膜。它填充于晶状体与视网膜之间，对视网膜起支撑作用，使视网膜与色素上皮紧贴。

2. 眼副器　包括眼睑、结膜、泪器、眼球外肌、眶脂体和眶筋膜等结构，是支持、保护眼球并帮助其运动的装置。

（二）耳

耳又称前庭蜗器（vestibulocochlear organ），包括外耳、中耳和内耳，外耳包括耳廓、外耳道和鼓膜三部分；中耳由鼓室、咽鼓管、乳突窦和乳突小房组成，为一含气的不规则腔道；内耳又称迷路，位于鼓室和内耳道底之间，由骨迷路（包括耳蜗、前庭和骨半规管）和膜迷路（包括椭圆囊和球囊、膜半规管和蜗管）组成，其形状不规则，构造复杂。外耳和中耳是声波的收集和传导装置；内耳接受声波和位觉的刺激，含有听觉感受器和位觉感受器。

（三）其他感受器

1. 嗅器　位于鼻腔上部，黏膜呈淡黄色，血管比呼吸部少。黏膜内含嗅细胞，周围突有纤毛，中枢突汇集成嗅丝，穿筛骨的筛板进入嗅球。嗅觉感受器的适宜刺激是空气中的化学物质，通过呼吸，这些分子被嗅上皮的黏液吸收并扩散至嗅细胞的纤毛，与纤毛表面膜上的特异受体结合，引起感受器细胞去极化，产生动作电位，传至嗅觉中枢，引起嗅觉。

2. 味器　即味蕾，人类的味蕾主要分布在舌的菌状乳头、轮廓乳头和叶状乳头的上皮内，以轮廓乳头上的味蕾最多，在软腭、会厌等处的上皮内也有味蕾分布。味蕾呈卵圆形，有味觉神经分布。每个味蕾上都有味细胞，味细胞顶端的纤毛是味觉感受的关键部位。味细胞的更新率很高，平均每10天更新一次。

引起味觉刺激的因素主要有酸、甜、苦、咸。一个味器并不只对一种味觉刺激起反应，而是对酸、甜、苦、咸均有反应，只是反应程度有所不同。舌表面的不同部位对不同味觉刺激的敏感度不同，一般舌尖部对甜味比较敏感，舌两侧对酸味比较敏感，舌两侧的前部对咸味比较敏感，而软腭和舌根部对苦味比较敏感。味觉的敏感度常受食物或刺激物本身温度的影响，在20~30℃之间，味觉的敏感度最高。味觉敏感度随年龄的增加而下降。60岁以上的人对食盐、蔗糖和硫酸奎宁的检知阈比20~40岁的人高1.5~2.2倍。

第三节　食物的消化

人体摄入的食物必须被分解成小分子物质后才能被人体吸收和利用，这个分解的过程称为消化（digestion）。食物的消化有两种方式：一种是机械性消化，通过消化道肌肉的收缩和舒张将食物磨碎，并使之与消化液充分混合，同时把食物不断向消化道的远端推送；另一种是化学性消化，通过消化腺分泌消化液，由消化液中的酶将大分子物质分解为可被吸收的小分子物质。这两种消化方式相互配合，共同作用，为机体的新陈代谢提供养料和能量。

一、概述

（一）消化道平滑肌

在整个消化道中，除口、咽和食管上端的肌肉组织以及肛门外括约肌为骨骼肌外，其余部分的肌肉组织均属于平滑肌。消化道通过这些肌肉的舒缩活动完成对食物的机械性消化，并将食物推向前进；消化道的运动对食物的化学性消化和吸收也有促进作用。

（二）消化腺的分泌功能

人每天由各种消化腺分泌的消化液总量可达6~8L。消化液主要由多种消化酶、黏液、抗体、离子和水组成，其主要功能为：①稀释食物，使胃肠内容物与血浆渗透压接近，以利于各种物质的吸收；②提供适宜的pH环境，以适应消化酶活性的需要；③分泌由多种消化酶水解食物中的大分子营养物质，使之易于吸收；④黏液、抗体和大量液体能保护消化道黏膜，以防物理性和化学性损伤。消化腺分泌消化液是腺细胞主动活动的过程，包括从血液内摄取原料、在细胞内合成分泌物，以酶原颗粒和囊泡等形式存储以及将分泌物由细胞排出等一系列复杂的过程。

（三）消化系统的内分泌功能

消化道从胃到大肠的黏膜层内存在40多种内分泌细胞，这些细胞都具有摄取胺的前体、进行脱羧产生肽类或活性胺的能力。消化道黏膜中内分泌细胞的总数远超过体内其他内分泌细胞的总和，因此，消化道被认为是体内最大也是最复杂的内分泌器官。由于这些内分泌细胞合成和释放的多种激素主要在消化道内发挥作用，因此被称为胃肠激素（gastrointestinal hormone）。胃肠激素的生理功能极其广

泛,但主要是调节消化器官的功能(表1-1-4),主要包括三个方面:

1. 调节消化腺分泌和消化道运动　这是胃肠激素的主要作用,如促胃液素促进胃液分泌和胃肠运动,而促胰液素和抑胃肽的作用则相反。

2. 调节其他激素的释放　如在血流浓度升高时,抑胃肽可刺激胰岛素的释放,对防止餐后血糖升高具有重要意义。此外,生长抑素、胰多肽、促胃液素释放肽、血管活性肠肽等对生长激素、胰岛素、促胃液素的释放也有调节作用。

3. 促进组织生长作用　有些胃肠激素可促进消化系统组织的生长,如促胃液素和缩胆囊素分别可促进胃黏膜上皮和胰腺外分泌部组织的生长。

表 1-1-4 消化道主要内分泌细胞的种类、分泌物质及主要生理功能

细胞名称	分泌物质	细胞所在部位	主要生理功能	引起释放的刺激物
α细胞	胰高血糖素	胰岛		
β细胞	胰岛素	胰岛		
δ细胞	生长抑素	胰岛、胃、小肠、大肠	抑制胃酸分泌和胃的运动	盐酸
G细胞	促胃液素	胃窦、十二指肠	促进胃酸和胃蛋白酶分泌,使胃窦和幽门括约肌收缩,延缓胃排空,促进胃肠运动和胃上皮生长	蛋白质消化产物、迷走神经递质、扩张胃
I细胞	缩胆囊素	小肠上部	刺激胰液分泌和胆囊收缩,增强小肠和大肠运动,抑制胃排空,增强幽门括约肌收缩,松弛壶腹括约肌,促进胰腺外分泌部的生长	蛋白质消化产物、脂肪酸
K细胞	抑胃肽	小肠上部	刺激胰岛素分泌,抑制胃酸和胃蛋白酶分泌,抑制胃排空	葡萄糖、脂肪酸、氨基酸
Mo细胞	胃动素	小肠	在消化间期刺激胃和小肠的运动	迷走神经、盐酸、脂肪
N细胞	神经降压素	回肠		
PP细胞	胰多肽	胰岛、胰腺外分泌部、胃、小肠、大肠		
S细胞	促胰液素	小肠上部	刺激胰液及胆汁中的 HCO_3^- 分泌,抑制胃酸分泌和胃肠运动,收缩幽门括约肌,抑制胃排空,促进胰腺外分泌部生长	盐酸、脂肪酸

二、口腔内消化

食物的消化是从口腔开始的,通过咀嚼和唾液中酶的作用,食物得到初步消化,被唾液浸润和混合的食团经吞咽动作通过食管进入胃内。

人的口腔内有腮腺、颌下腺和舌下腺三对大唾液腺和无数散在分布的小唾液腺,这些唾液腺分泌的混合液为唾液(saliva)。唾液是无色、无味近于中性的低渗液体,水分约占99%,有机物主要为黏蛋白,还有唾液淀粉酶、溶菌酶等,无机物主要有钠、钾、钙、硫、氯等。

唾液的生理作用:①湿润和溶解食物,使之便于吞咽,并有助于引起味觉;②清洁和保护口腔,当有害物质进入口腔后,唾液可起冲洗、稀释及中和作用,其中的溶菌酶可杀灭进入口腔内的微生物;③唾液中的淀粉酶可对淀粉进行简单的分解,但这一作用很弱,且唾液淀粉酶仅在口腔中起作用,当进入胃后,pH下降,此酶迅速失活。

食物在口腔内的消化过程是经咀嚼后与唾液混合成食团,在舌的帮助下送到咽后壁,经咽与食管进入胃。食物在口腔内主要进行的是机械性消化,伴随少量的化学性消化,且能反射性地引起胃、肠、胰、肝、胆囊等器官的活动,为下一步消化做准备。

三、胃内消化

成年人胃的容量为1~2L,具有储存和初步消化食物的功能。食物进入胃后,经过胃的机械性和化学性消化,食团逐渐被胃液水解和胃运动研磨,形成食糜(chyme)。胃的运动还使食糜逐次、少量地通过幽门,进入十二指肠。

（一）胃液的分泌

胃对食物的化学性消化是通过胃黏膜分泌的胃液来实现的。胃黏膜中有贲门腺、泌酸腺和幽门腺三种外分泌腺以及多种内分泌细胞,通过分泌胃肠激素来调节消化道和消化腺的活动。

1. 胃液(gastric juice)　胃液为透明的酸性液体,pH为0.9~1.5,其主要成分为胃酸、胃蛋白酶原、黏液和内因子,其余为水、HCO_3^-、钠、钾等无机物。

（1）胃酸(gastric acid):即胃液中的盐酸(HCl),由胃黏膜的壁细胞分泌。胃酸的主要功能:①激活胃蛋白酶原,使之转变为有活性的胃蛋白酶;②维持胃内的酸性环境,为胃内的消化酶提供最适宜的pH,并使钙、铁等矿物质处于游离状态,利于吸收;③杀灭随同食物进入胃内的微生物,对维持胃及小肠内的无菌状态具有重要意义;④使食物中的蛋白质变性,使其更容易被消化酶所分解;⑤胃酸随食糜进入小肠后,可促进促胰液素和缩胆囊素的释放,进而引起胰液、胆汁和小肠液的分泌。盐酸属于强酸,如果胃酸分泌过多,对胃和十二指肠黏膜有侵蚀作用,使黏膜层受损,可诱发或加重溃疡性疾病;如果胃酸分泌过少,可引起腹胀、腹泻等消化不良的症状。

（2）胃蛋白酶原(pepsinogen):主要由胃黏膜的主细

胞合成和分泌,以无活性的胃蛋白酶原形式储存于细胞内。胃蛋白酶原在胃酸的作用下转变为具有活性的胃蛋白酶。胃蛋白酶可对食物中的蛋白质进行简单分解,形成胨和少量游离氨基酸。胃蛋白酶只在酸性环境发挥作用,当食糜被送入小肠后,随 pH 升高,此酶迅速失活。

(3) 黏液和碳酸氢盐:胃液中含有大量的黏液,其主要成分为糖蛋白。细胞黏液覆盖在胃黏膜表面,形成一个厚约 $500\mu m$ 的凝胶保护层,它具有润滑作用,使食物易于通过,并减少食物中粗糙成分对胃黏膜的机械损伤。胃黏膜内的非泌酸细胞能分泌 HCO^-,组织液中少量的 HCO^- 也能渗入胃内。HCO^- 与胃黏膜表面的黏液形成一个黏液-碳酸氢盐屏障,可降低 HCl 酸度,减弱胃蛋白酶活性,从而保护胃黏膜免受胃酸和胃蛋白酶的损伤。

(4) 内因子:是壁细胞分泌的一种糖蛋白,有两个活性部位,一个部位与进入胃内的维生素 B_{12} 结合形成复合物,保护维生素 B_{12} 不被肠内水解酶破坏;另一部位与回肠黏膜上的受体结合,促进维生素 B_{12} 的吸收。

2. 消化期的胃液分泌　空腹时,胃液的分泌量很少,进食可刺激胃液大量分泌,即为消化期的胃液分泌。根据消化道感受食物刺激的部位,将消化期的胃液分泌分为头期、胃期和肠期三个时相。

(1) 头期胃液分泌:进食时,食物的颜色、形状、气味、声音以及咀嚼、吞咽动作,可刺激眼、耳、鼻、口腔、咽等处的感受器,通过传入冲动反射性地引起胃液分泌,称为头期胃液分泌。其机制包括条件反射和非条件反射,条件反射是指食物的颜色、形状、气味、声音等对视、听、嗅觉器官的刺激引起的反射;非条件反射是指当咀嚼和吞咽时,食物刺激口腔、舌和咽等处的机械和化学感受器,这些感受器的冲动传入到位于延髓、下丘脑、边缘叶和大脑皮层的反射中枢后,再由迷走神经传出引起胃液分泌。迷走神经是条件反射和非条件反射的共同传出神经,其末梢主要支配胃腺和胃窦部的 G 细胞,可促进胃液分泌。头期胃液分泌的特点是持续时间长(2~4 小时),分泌量多(约占消化期总分泌量的 30%),酸度及胃蛋白酶原的含量均很高;但其受食物影响十分明显,可口的食物引起的胃液分泌远高于不可口的食物,情绪抑郁或惊恐可明显抑制头期胃液分泌。

(2) 胃期胃液分泌:将食糜、肉的提取液、蛋白胨液等通过瘘管直接注入胃内,可直接刺激胃壁上的机械感受器和化学感受器,促进胃液大量分泌,其主要作用途径包括:食物直接扩张胃,刺激胃底、胃体的感受器,冲动沿迷走神经的传入纤维传至中枢,再通过迷走神经的传出纤维引起胃液分泌;食物扩张胃也能引起壁内神经丛短反射,直接或通过促胃液素间接引起胃腺分泌;扩张刺激幽门感受器,作用于 G 细胞,引起促胃液素释放;食物的化学成分主要是蛋白质的消化产物肽和氨基酸,可直接作用于 G 细胞,引起促胃液素分泌。不同的氨基酸对胃酸分泌的刺激作用不同。对于人类,苯丙氨酸和色氨酸的作用最强,而碳水化合物和脂肪本身并不直接刺激促胃液素分泌,咖啡、可口可乐、茶、牛奶、乙醇等物质也可引起胃液大量分泌。胃期分泌的胃液量约占进食后总分泌量的 60%,酸度和胃蛋白酶原的含量也很高。

(3) 肠期胃液分泌:将食糜、肉的提取液、蛋白胨液等通过瘘管直接注入十二指肠也可引起胃液分泌轻度增加,表明食物离开胃后还有继续刺激胃液分泌的作用。机械扩张游离的空肠袢也能增加胃液的分泌。当食物进入小肠后,通过对小肠黏膜的机械性和化学性刺激,可使之分泌一种或几种胃肠激素,通过血液循环再作用于胃。肠期分泌的胃液量少,约占总分泌量的 10%,酸度不高,消化力也不强,可能与酸、脂肪、高张溶液进入小肠后抑制胃液分泌有关。

3. 调节胃液分泌的神经和体液因素

(1) 促进胃液分泌的主要因素:进食是胃液分泌的自然刺激,迷走神经释放的乙酰胆碱、促胃液素、组胺等内源性物质可促进胃液分泌,Ca^{2+}、低血糖、咖啡因和乙醇等也可刺激胃酸分泌。

(2) 抑制胃液分泌的主要因素:当胃酸分泌过多时,可直接抑制胃窦黏膜 G 细胞,使促胃液素释放减少;也可刺激胃黏膜 δ 细胞分泌生长抑素,或刺激小肠黏膜释放促胰液素和球抑胃素,从而抑制胃酸分泌。食物中的脂肪可刺激小肠黏膜分泌肠抑胃素,抑制胃液分泌和胃运动。消化期当食糜进入十二指肠后,可使肠腔出现高张溶液,抑制胃液分泌。

(3) 其他影响因素:缩胆囊素、生长抑素、表皮生长因子和抑胃肽抑制胃酸分泌,促胃液素释放肽促进胃液大量分泌,血管活性肠肽既可刺激也可抑制胃酸分泌。

(二) 胃的运动

根据胃壁肌层的结构和功能特点,可将胃分为头区和尾区两部分,头区包括胃底和胃体的上 1/3,运动较弱,主要功能是储存食物;尾区包括胃体的下 2/3 和胃窦,运动较强,主要功能是磨碎食物,使之与胃液充分混合,形成食糜,并将食糜逐步排入十二指肠。

1. 运动形式

(1) 紧张性收缩:胃壁平滑肌经常处于一定程度的缓慢持续收缩状态即为紧张性收缩。紧张性收缩在空腹时已经存在,充盈后逐渐加强。这种运动能使胃保持一定的形状和位置,防止胃下垂;也可使胃内保持一定的压力,以利于胃液渗入食团中;同时也是其他运动形式的基础。进食后,头区的紧张性收缩加强,可协助胃内容物向幽门方向移动。

(2) 容受性舒张:进食时食物刺激口腔、咽、食管等处的感受器,可反射性引起胃底和胃体舒张,称为容受性舒张。正常人空腹时,胃的容量仅约 50ml,进餐后达 1.5L,容受性舒张能使胃容量大大增加,以接纳大量食物入胃,而胃内压未明显升高。

(3) 蠕动:胃的蠕动以尾区为主,食物入胃后约 5 分钟开始蠕动。胃的蠕动始于胃中部,并向幽门方向推进(图 1-1-12A)。大约 1 分钟到达幽门,每分钟 3 次。蠕动波开始时较弱,在传播途中逐渐加强,速度也明显加快,一直传到幽门。当幽门括约肌舒张时,在蠕动波产生的压力下,胃窦内少量食糜被排入十二指肠(图 1-1-12B);当幽门括约肌收缩时,食糜被反向推回(图 1-1-12C)。食糜的这种

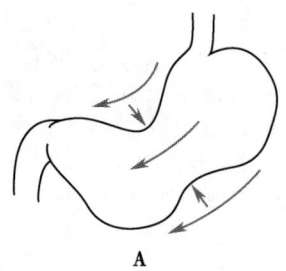 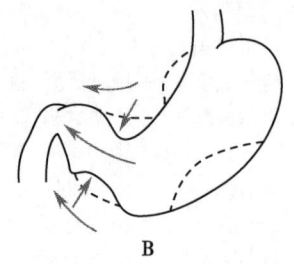 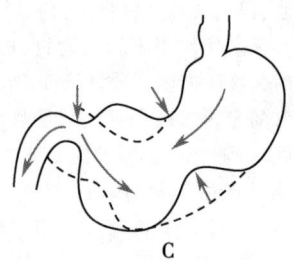

图 1-1-12　胃蠕动示意图
引自:王庭槐.生理学.第 9 版.北京:人民卫生出版社,2018.

后退有利于食物和消化液的混合,也对块状食物起碾磨粉碎作用。

2. 胃排空(gastric emptying)　食物由胃排入十二指肠的过程称为胃排空。食物入胃后 5 分钟左右就开始胃排空,其速度与食物的物理性状及化学组成有关。液体食物比固体食物排空快,小颗粒食物比大块食物排空快,等渗液体比非等渗液体排空快;三大营养素排空速度排序为碳水化合物>蛋白质>脂肪。混合食物需要 4~6 小时完全排空。胃排空的直接动力是胃和十二指肠内的压力差,原动力是胃平滑肌的收缩。当胃运动加强使胃内压大于十二指肠内压时,发生一次胃排空;在食糜进入十二指肠后,受十二指肠内因素的抑制,胃运动减弱而使胃排空暂停;随着胃酸被中和,食物的消化产物逐渐被吸收,对胃运动的抑制消除,胃的运动又逐渐增强,胃排空再次发生。如此反复,直至食糜全部由胃排入十二指肠为止。因此,胃排空是间断进行的。胃内因素促进胃排空,而十二指肠内因素抑制胃排空,两个因素互相消长,自动控制着胃排空,使胃内容物的排空能较好地适应十二指肠内消化和吸收的速度。

四、小肠内消化

食糜由胃进入十二指肠后便开始小肠内的消化,这是整个消化过程中最重要的阶段。在小肠内,食糜受到胰液、胆汁和小肠液的化学性消化和小肠运动的机械性消化,许多营养物质也都被吸收,因而食物在经过小肠后消化过程基本完成,未被消化的食物残渣从小肠进入大肠。食物在小肠内停留的时间随食物的性质而有所不同,混合性食物一般在小肠内停留 3~8 小时。

（一）消化液的分泌

1. 胰液　胰液(pancreatic juice)由胰腺的外分泌腺分泌后进入胰管,与胆管合并成总胆管,经位于十二指肠处的肝胰壶腹开口进入小肠。胰液为无色、无臭的弱碱性液体,pH 为 7.8~8.4(图 1-1-13),含水量类似于唾液。胰液含有碳酸氢盐,其作用是中和进入十二指肠的胃酸,使肠黏膜免受强酸的侵蚀,同时也提供小肠内多种消化酶活性的最适 pH 环境。胰液内还有由多种消化酶组成的蛋白质,包括:①胰淀粉酶:为 α-淀粉酶,对生和熟淀粉水解效率都很高,消化产物为糊精、麦芽糖。②胰脂肪酶类:胰液中消化脂类的酶有胰脂肪酶、磷脂酶 A2、胆固醇酯酶和辅脂酶。③胰蛋白酶类:胰液中的蛋白酶基本上分为两类,胰蛋白酶、糜蛋白酶和弹性蛋白酶属于内肽酶,羧基肽酶 A 和羧基肽酶 B 属于外肽酶。胰腺细胞最初分泌的各种蛋白酶都以无活性的酶原形式存在,进入十二指肠后被激活。胰蛋白酶和糜蛋白酶的作用极为相似,都能分解蛋白质为际和胨,当两者一同作用于蛋白质时,可将蛋白质消化为小分子多肽和游离氨基酸,糜蛋白酶还有较强的凝乳作用。此外,胰液中还含有核糖核酸酶和脱氧核糖核酸酶等水解酶。

胰液由于含有水解碳水化合物、脂肪和蛋白质的消化酶,因而是最重要的消化液。当胰液分泌障碍时,即使其他消化液分泌正常,食物中的脂肪和蛋白质仍不能完全消化和吸收,可引起脂肪泻,但碳水化合物的消化和吸收一般不受影响。

2. 胆汁　胆汁(bile)是由肝细胞合成的,储存于胆囊。

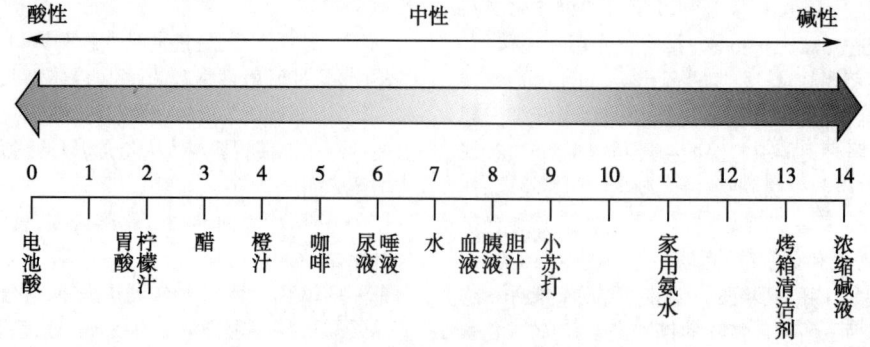

图 1-1-13　常见底物的 pH
引自:Whitney E,Rolfes SR. Understanding Nutrition. 13th Edition. Belmont：Wadsworth Cengage Learning,2012.

进食后,食物及消化液可刺激胆囊收缩,将胆囊内的胆汁排出至十二指肠,其中高蛋白食物刺激胆汁分泌的作用最强,高脂肪和混合食物次之,碳水化合物类食物作用最弱。胆汁是一种有苦味的浓稠液体,肝细胞分泌的胆汁呈金黄色、透明,呈弱碱性(pH 7.4);胆囊储存的胆汁被浓缩,颜色为深棕色,因碳酸氢盐在胆囊中被吸收而呈弱酸性(pH 6.8)。胆汁中还含有胆盐、胆色素、脂肪酸、磷脂、胆固醇和细胞蛋白等有机成分。胆盐是由肝脏利用胆固醇合成的胆汁酸与甘氨酸或牛磺酸结合形成的钠盐或钾盐,是胆汁参与消化与吸收的主要成分。

胆汁的主要作用是促进脂肪的消化和吸收,包括:①胆盐可激活胰脂肪酶,加速胰脂肪酶分解脂肪。②胆汁中的胆盐、胆固醇和卵磷脂等都可作为乳化剂,使脂肪乳化成细小的微粒,增加了胰脂肪酶的作用面积,促进脂肪的分解和消化。③胆盐与脂肪的分解产物如游离脂肪酸、甘油一酯等结合成水溶性复合物,促进了脂肪的吸收。④通过促进脂肪的吸收,间接帮助了脂溶性维生素的吸收。此外,胆汁还是体内胆固醇排出体外的主要途径。

3. 小肠液 小肠液是由小肠腺细胞分泌的一种弱碱性液体,pH 约为 7.6,渗透压与血浆相等。小肠液的分泌量变化范围很大,成人每日分泌量为 1~3L。大量的小肠液可稀释消化产物,使其渗透压下降,有利于吸收。小肠液分泌后又很快被绒毛上皮重新吸收,这种液体的交流为小肠内营养物质的吸收提供一个大容量媒介。小肠液中的消化酶包括氨基肽酶、α-糊精酶、麦芽糖酶、乳糖酶、蔗糖酶、磷酸酶等;主要的无机物为碳酸氢盐;小肠液中还含有肠致活酶,可激活胰蛋白酶原。小肠液还常混有脱落的肠上皮细胞、白细胞和肠上皮细胞分泌的免疫球蛋白。

(二)小肠的运动形式

1. 紧张性收缩 这是小肠进行其他运动的基础,并使小肠保持一定的形状和位置。当小肠紧张性降低时,肠腔扩张,肠内容物的混合和转运减慢;相反,当小肠紧张性增高时,食糜在小肠内的混合和转运过程就加快。

2. 分节运动 是一种以环行肌为主的收缩和舒张交替进行的节律性运动,表现为食糜所在肠道的环行肌以一定的间隔交替收缩,把食糜分割成许多节段;随后,原收缩处舒张,原舒张处收缩,使原来节段的食糜分成两半,邻近的两半合在一起,形成新的节段。如此反复,食糜不断分开,又不断混合(图1-1-14)。空腹时分节运动几乎不存在,食糜进入小肠后逐步增强,其意义在于:①使食糜与消化液充分混合,有利于化学性消化;②增加食糜与小肠黏膜的接触,并不断挤压肠壁以促进血液和淋巴回流,有助于吸收;③分节运动本身对食糜的推进作用很小,但其由上而下的频率梯度对食糜有一定推进作用。

3. 蠕动 小肠的蠕动可发生在小肠的任何部位,推进速度为 0.5~2.0cm/s,行数厘米后消失。蠕动可将食糜向小肠远端推进一段后,在新的肠段进行分节运动。此外,小肠还可进行传播很快(2~25cm/s)很远蠕动冲,可一次把食糜从小肠开始段推送至末端,甚至可至大肠。蠕动冲由进食时的吞咽动作或食糜进入十二指肠引起。有时在回肠末

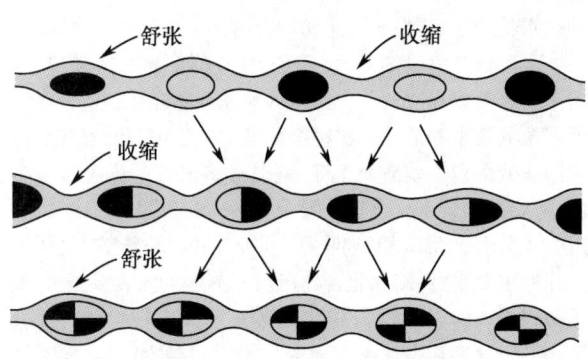

图 1-1-14 小肠分节运动示意图
引自:王庭槐.生理学.第 9 版.北京:人民卫生出版社,2018.

段可出现与一般蠕动方向相反的逆蠕动,其作用是防止食糜过早通过回盲瓣进入大肠,增加食糜在小肠内的停留时间,以便于对食糜进行更充分的消化和吸收。

五、大肠内消化

人类大肠的主要功能在于吸收水分和矿物质,同时,还为消化吸收后的食物残渣提供暂时储存场所,并将食物残渣转变为粪便。肠道菌群在大肠消化中发挥着重要作用。

(一)大肠液的分泌

大肠液由在肠黏膜表面的柱状上皮细胞及杯状细胞分泌,富含黏液和碳酸氢盐,pH 为 8.3~8.4。大肠液中的黏液蛋白发挥主要作用,可保护肠黏膜和润滑粪便。大肠液的分泌主要由食物残渣对肠壁的机械性刺激引起。

(二)大肠的运动

大肠的运动少而慢,对刺激的反应也较迟缓,这些有利于粪便的暂时储存。

1. 运动形式

(1)袋状往返运动:是空腹和安静时最常见的一种运动形式,由环行肌无规律地收缩引起,可使结肠袋中的内容物向前后两个方向作短距离位移,但并不向前推进。这种运动有助于促进水的吸收。

(2)分节或多袋推进运动:环行肌有规律地收缩,将一个或多个结肠袋内容物向下一段结肠推动。进食后或副交感神经兴奋时可见这种运动。

(3)蠕动:由一些稳定向前的收缩波组成,收缩波前方的肌肉舒张,往往充有气体;后方的肌肉收缩,使这段肠管闭合并排空。

2. 排便 食物残渣在结肠内停留的时间较长,一般在 10 余个小时以上。在这一过程中,食物残渣中的一部分水分被结肠黏膜吸收,剩余部分经结肠内细菌的发酵和腐败作用后形成粪便。粪便中除食物残渣外,还包括脱落的肠上皮细胞和大量的细菌。此外,机体的某些代谢产物,包括由肝脏排出的胆色素衍生物,以及由血液通过肠壁排至肠腔中的某些金属,也随粪便排出体外。

(三)大肠内的细菌活动

大肠中物质的分解多是细菌作用的结果,肠道细菌可以利用肠内较为简单的物质合成 B 族维生素和维生素 K,被人体吸收利用。但更多的是细菌对食物残渣中未被消化

的碳水化合物、蛋白质与脂肪的分解。

大肠内有大量细菌,大多是大肠杆菌、葡萄球菌等,主要来自于食物和空气。大肠内的酸碱度和温度较适合于一般细菌的繁殖和活动。这些细菌通常不致病。细菌依靠体内的酶分解食物残渣而生存,同时分解未被消化吸收的蛋白质、脂肪和碳水化合物。蛋白质被分解为胨、氨基酸、氨,进一步分解产生苯酚、吲哚、甲基吲哚和硫化氢等,是粪便臭味的主要来源;碳水化合物可被分解产生乳酸、乙酸等低级酸以及 CO_2、甲烷等;脂肪则被分解产生脂肪酸、甘油、醛、酮等,这些成分大部分对人体有害,有的可引起人类结肠癌。

有关肠道细菌生长及其作用的内容详见本卷第十六章"营养与肠道菌群"。

第四节　营养素的吸收和废物排泄

食物经消化后形成的小分子物质通过消化道进入血液或淋巴,被机体细胞所利用的过程,称为吸收(absorption),未被吸收的食物残渣以粪便的形式被排出体外。机体摄取食物进行消化分解,吸收各种营养素及其他有益的食物成分,在体内进行代谢。在此过程中为各个组织器官提供必需的营养素和能量,满足机体生长、发育、繁殖、修复、运动等各种生命活动的需要。同时,产生 CO_2、水以及各种代谢废物,通过呼吸、排尿等不同途径排出体外。

一、营养素的吸收

消化道不同部位的吸收能力和吸收速度不同,主要取决于各部分消化道的组织结构,以及食物在各部位被消化的程度和停留的时间。食物在口腔和食管内一般不被吸收,胃仅能吸收乙醇和少量水。小肠是吸收的主要部位,蛋白质、脂肪和碳水化合物的消化产物大部分在十二指肠和空肠被吸收,回肠可主动吸收胆盐和维生素 B_{12}。食物中大部分营养物质在到达回肠时已被吸收,因此回肠是吸收功能的储备部分。小肠内容物在进入大肠后可被吸收的物质已非常少。大肠可吸收其内容物中 80% 的水分、90% 的 Na^+ 和 Cl^- 以及其他矿物质。

(一) 小肠的吸收

食物在小肠内停留的时间较长(3~8 小时),且已被消

化为适于吸收的小分子物质,这些都是小肠在吸收中发挥作用的有利条件。

1. 吸收途径　营养物质和水可通过两条途径进入血液或淋巴:一是跨细胞途径,通过绒毛柱状上皮细胞的腔面膜进入细胞,再通过细胞基底侧膜进入血液或淋巴;二是细胞旁途径,通过相邻上皮细胞之间的紧密连接进入细胞间隙,然后转入血液或淋巴。

在小肠中被吸收的物质不仅包括经口摄入的食物成分和水,还包括各种消化腺分泌入消化道内的水、矿物质和某些有机成分。正常情况下,小肠每日可吸收数百克小分子碳水化合物、100g 以上脂肪酸、50~100g 氨基酸和 50~100g 离子等。实际上,小肠吸收的能力远超这些,因而具有巨大的储备能力。

2. 吸收形式　小肠细胞膜的吸收作用主要依靠被动转运与主动转运来完成(图 1-1-15)。

(1) 被动转运过程:主要包括被动扩散、易化扩散、滤过、渗透等作用。

1) 被动扩散:不借助载体,不消耗能量,物质从浓度高的一侧向浓度低的一侧透过称被动扩散。由于细胞膜的基质是类脂双分子层,脂溶性物质更易进入细胞。物质进入细胞的速度决定于它在脂质中的溶解度和分子大小,溶解度越大,透过越快;如果在脂质中的溶解度相等,则较小的分子透过较快。

2) 易化扩散:指非脂溶性物质或亲水物质如 Na^+、K^+、葡萄糖和氨基酸等,不能透过细胞膜的脂质双分子层,需在细胞膜蛋白质的帮助下,由膜的高浓度一侧向低浓度一侧扩散或转运的过程。与易化扩散有关的膜内转运系统和转运的物质之间,具有高度的结构特异性,即每一种蛋白质只能转运具有某种特定化学结构的物质。易化扩散的另一个特点是所谓的饱和现象,即扩散通量一般与浓度梯度的大小成正比,当浓度梯度增加到一定限度时,扩散通量就不再增加。

3) 滤过作用:胃肠细胞膜的上皮细胞可以看做是滤过器,如果胃肠腔内的压力超过毛细血管时,水分和其他物质就可以滤入血液。

4) 渗透:可看做是特殊情况下的扩散。当膜两侧产生不相等的渗透压时,渗透压较高的一侧将从另一侧吸引一部分水过来,以求达到渗透压的平衡。

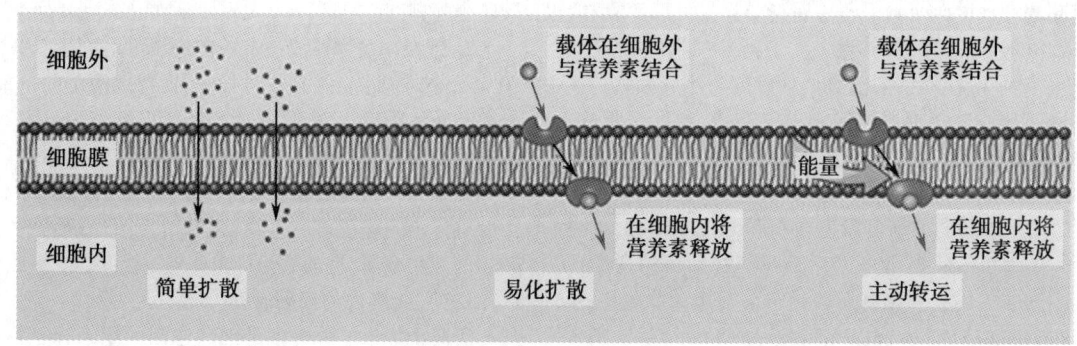

细胞外		
	载体在细胞外与营养素结合	载体在细胞外与营养素结合
细胞膜		能量
细胞内	在细胞内将营养素释放	在细胞内将营养素释放
简单扩散	易化扩散	主动转运

图 1-1-15　营养素的吸收形式
引自:Whitney E,Rolfes SR. Understanding Nutrition. 13th Edition. Belmont:Wadsworth Cengage Learning,2012.

（2）主动转运：在许多情况下，某种营养成分必须要逆浓度梯度的方向穿过细胞膜，这个过程称主动转运。营养物质的主动转运需要有细胞上载体的协助。所谓载体，是一种运输营养物质进出细胞膜的脂蛋白。营养物质转运时，先在细胞膜同载体结合成复合物，复合物通过细胞膜转运入上皮细胞时，营养物质与载体分离而释放入细胞中，而载体又转回到细胞膜的外表面。主动转运的特点是：①载体在转运营养物质时，需有酶的催化和提供能量，能量来自三磷酸腺苷的分解；②转运系统可以饱和，且最大转运量可被抑制；③载体系统有特异性，即细胞膜上存在着几种不同的载体系统，每一系统只运载某些特定的营养物质。

（二）肾的重吸收

肾小球过滤液进入肾小管后部分成分被重吸收，然后转运返回血液。约99%的水被肾小管和集合管重吸收，葡萄糖和氨基酸全部被吸收，Na^+、Ca^{2+}和尿素等不同程度地被重吸收，而肌酐、H^+等可被分泌到肾小管过滤液中排出体外（图1-1-16）。

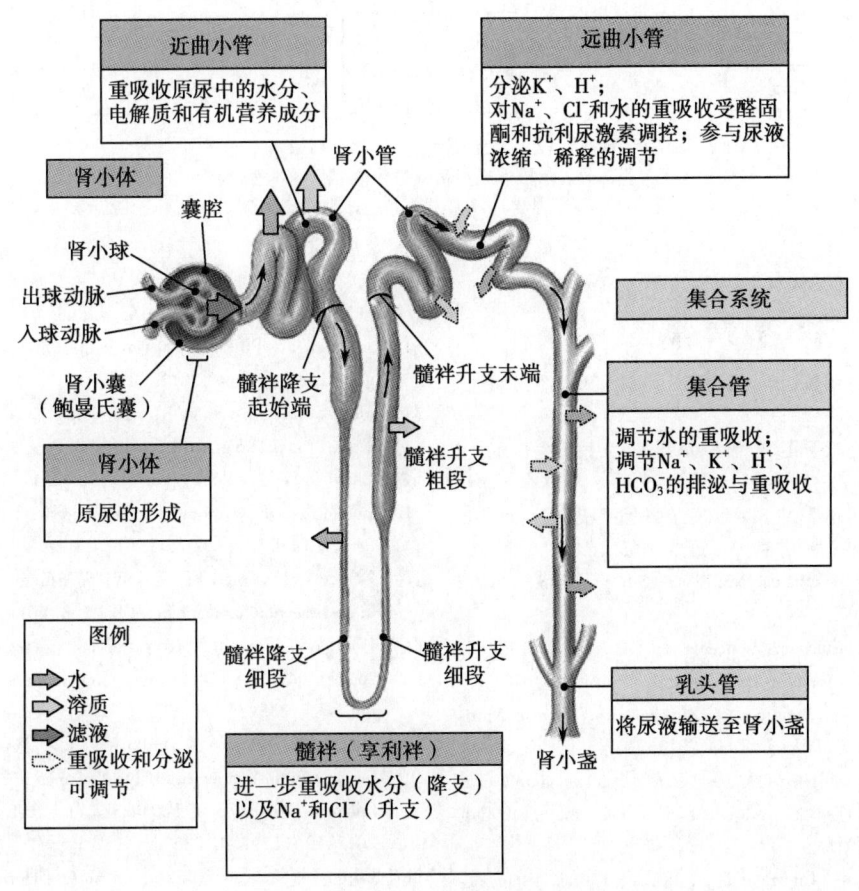

图 1-1-16　肾的重吸收

（三）大肠的吸收

每日从小肠进入大肠的内容物有1~1.5L，大肠黏膜对水和电解质有很强的吸收能力，因而大肠中的水和电解质大部分被吸收，仅约150ml的水和少量Na^+、Cl^-随粪便排出。如粪便在大肠内停留时间过长，大肠内的水被进一步吸收，可使粪便变得干硬而引起便秘。当进入大肠的液体过多或大肠的吸收能力下降时，则可能引起腹泻。大肠能吸收肠内细菌合成的B族维生素和维生素K，也能吸收由细菌分解食物残渣而产生的短链脂肪酸（如乙酸、丙酸和丁酸等）。

二、代谢产物的排泄

排泄（excretion）是机体清理新陈代谢过程中产生的废物，由某些器官排出体外的生理过程。人体摄入的食物首先被分解成小分子物质再被机体吸收利用；未被吸收利用的物质或一些代谢产物经大肠、肝、肾及肺等器官代谢，以粪便、胆汁、尿及呼气等形式被排出体外。

碳水化合物和脂肪在代谢过程中完全氧化成CO_2和水；氨基酸在代谢过程中脱去氨基后剩余碳链也氧化成CO_2和水，氨基可转化为氨、尿素或尿酸。CO_2和部分水通过呼吸器官（肺）排出体外。皮肤以出汗的方式排出水及部分无机盐。大肠可排出没有被肠道吸收的废物。多余的水和含氮化合物通过血液循环到达肾，经肾的滤过、重吸收和分泌而形成尿液，再由输尿管送入膀胱储存，排尿时即通过尿道排出体外。机体通过肾调节体液容量的主要途径见图1-1-17。

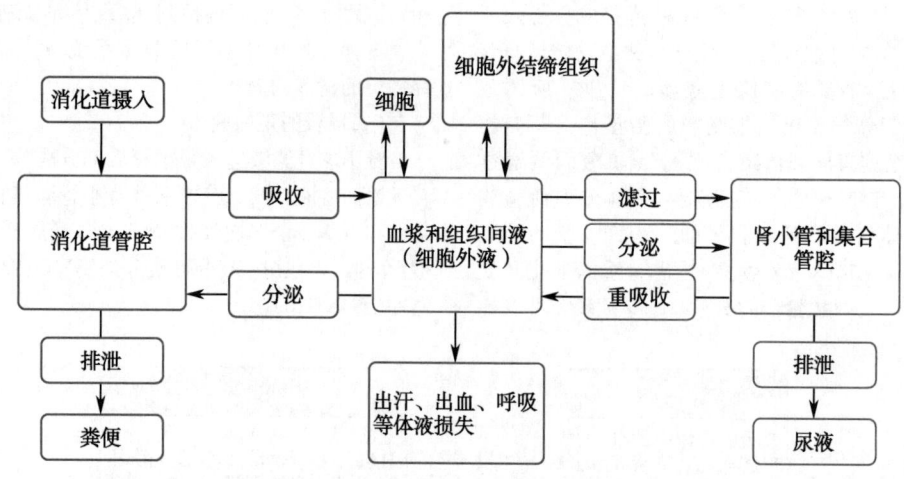

图 1-1-17　人体内体液分布和交换示意图
（着色部分表示机体通过肾调节体液容量的主要途径）
引自：王庭槐. 生理学. 第 9 版. 北京：人民卫生出版社，2018.

（赵艳）

参 考 文 献

1. 柏树令，应大君. 系统解剖学. 第 8 版. 北京：人民卫生出版社，2013.
2. 丁文龙，刘学政. 系统解剖学. 第 9 版. 北京：人民卫生出版社，2018.
3. 朱大年，王庭槐. 生理学. 第 8 版. 北京：人民卫生出版社，2013.
4. 王庭槐. 生理学. 第 9 版. 北京：人民卫生出版社，2018.
5. Geissler C，Powers H. Human Nutrition. 13th ed. Oxford：Oxford University Press，2017.
6. Sizer F，Whitney E. Nutrition：Concepts and Controversies. 13th ed. Belmont：Wadsworth Cengage Learning，2013.
7. Caballero B，Allen LH，Prentice A. Encyclopedia of Human Nutrition. 3rded. Oxford：Academic Press，2013.
8. RossAC，Caballero B，Cousins RJ，Tucker KL，et al. Modern Nutrition in Health and Disease. 11th ed. Philadelphia：Lippincott Williams & Wilkins，2012.
9. Whitney E，Rolfes SR. Understanding Nutrition. 13th ed. Belmont：Wadsworth Cengage Learning，2012.
10. Boron WF，Boulpaep EL. Medical Physiology. 3rd ed. Philadelphia：Elsevier Saunders，2016.
11. Johnson LR. Physiology of Gastrointestinal Tract. 5thed. San Diego：Academic Press，2012.
12. Monteiro MP，Batterham RL. The Importance of the Gastrointestinal Tract inControlling Food Intake and Regulating Energy Balance. Gastroenterology，2017，152（7）：1707-1717.
13. Cummings DE，Overduin J. Gastrointestinal regulation of food intake. J ClinInvest，2007，117（1）：13-23.
14. Geraedts MC，Troost FJ，Saris WH. Gastrointestinal targets to modulate satietyand food intake. Obes Rev，2011，12（6）：470-477.
15. Holliday A，Blannin A. Appetite，food intake and gut hormone responses tointense aerobic exercise of different duration. J Endocrinol，2017，235（3）：193-205.
16. Hameed S，Patterson M，Dhillo WS，et al. Thyroid Hormone Receptor Beta in theVentromedial Hypothalamus Is Essential for the Physiological Regulation of FoodIntake and Body Weight. Cell Rep，2017，19（11）：2202-2209.
17. Elliott JA，Jackson S，King S，et al. Gut Hormone Suppression Increases Food Intake After Esophagectomy With Gastric Conduit Reconstruction. Ann Surg，2015，262（5）：824-829.

第二章

必需营养素与膳食营养素参考摄入量

关于营养,科学界目前公认的定义是"人体从外界环境摄取食物,经过消化吸收和代谢,用以供给能量,构成和修补身体组织,以及调节生理功能的整个过程"。虽然在这个定义中自始至终没有出现营养素这个术语,但是从摄取食物开始一直到调节生理功能,这个定义描述的整个过程都是围绕着营养素进行的。食物中含有多种营养素,人体通过消化吸收获得其中的营养素,营养素在人体中进行代谢,供给能量,构成和修补组织,调节生理过程。在这一系列过程中,始终位于核心地位的就是营养素。对营养素的研究形成了营养学的基础。

有史以来关于疾病的资料记载了许多与食物有关的疾病,如夜盲症、佝偻病、瘿病、萎黄病、消渴症等。人们在长期的饮食实践中发现,通过改变食物的摄取可以预防甚至治疗这类疾病,所以,在中国、印度以及中东的一些文明古国里都有"食疗"的传统。但是,由于科学技术条件的限制,古人在使用食疗方法的过程中存在着许多偶然性,甚至产生了一些认知误区。正是因为现代化学、物理学以及医学的进步,使人们对于食物的认识由整体深入到了食物成分,相关的研究也由饮食与某些疾病的关系延伸到通过合理摄取营养素以保障人体健康的更为深入的层次。

食物中存在哪些人体必需的营养素? 人体应该摄取多少营养素才能满足健康的需要? 近两百年来,营养科学界一直围绕这两个基本问题进行着不懈的探索。研究初期通过防治营养缺乏病而认识营养素的必需性,研究确定了几十种必需营养素的需要量;继而为了防止营养素摄入过量而开始营养毒理学研究,测定各种营养素的摄入量上限值;近年又面对非传染性慢性病的挑战,将营养学研究扩展到预防慢性病的领域。随着这三个阶段研究的逐渐深入与发展,新的成果得到不断积累,营养科学也逐渐走向全面和系统化。本章的主要内容即是沿着营养学的发展历程,介绍必需营养素的研究发现以及有关营养素合理摄入量——膳食营养素参考摄入量的研究成果。

第一节 必需营养素

根据历史学家的考证,从原始时代到中世纪,很多人都是由于营养不良或食物中毒而死亡的。人类在与疾病作长期斗争的过程中,逐渐认识了食物的颜色、形状、味道等感官性状及其对某些疾病(主要是营养缺乏病)的预防和治疗的作用。在近一百多年的科学研究中,人们逐渐了解了食物中含有的多种成分。这些成分具有特定生理作用,能维持机体生长、发育、活动、生殖以及正常代谢,包括蛋白

质、脂类、碳水化合物、矿物质及维生素等,被统称为营养素(nutrient)。

一、营养素必需性

必需营养素(essential nutrient)是一类为机体存活、正常生长和功能所必需,但不能由机体自身合成或合成不足,而必须从食物中获得的营养素。与其他食物成分相比,它们都具有一个重要的生物学特性,即缺乏该营养素可造成特异性功能异常或营养缺乏病,甚至死亡。人们对必需营养素的认识,正是在预防和治疗营养缺乏病的过程中逐渐获得的。

(一)营养素必需性的发现

国内外有许多历史资料记载古人通过食物对某些疾病进行"治疗"的作用,按照现代医学的观点,其中很大比例的疾病属于营养缺乏病。例如,中国古代医学将缺碘性甲状腺肿称为"瘿",远在公元前4世纪的《庄子》中就有关于瘿病的记载。800年后晋朝的化学家葛洪首先用海藻制取药酒以治疗瘿病;公元7世纪的隋巢元方提出了瘿病与水、土有关的学说;唐朝孙思邈等人又扩大了用昆布来治疗瘿病。此外,古希腊人也在2400年前就进行过一些不同形式的"食疗"。1670年,英国医生Sydenham发现饮用含铁屑的葡萄酒可使萎黄病(贫血)患者的症状得到明显改善。但是,由于技术手段的局限,古人只能观察到整体食物的作用,而对食物的化学本质并不认识,这种情况一直持续到18世纪。

从18世纪末叶到20世纪的一百余年间,是现代营养学研究取得决定性发展的关键时期。在此期间,建立了多种物理和化学实验方法,并开始了对某些物质成分进行分离提取;此外,人们也开始用动物做试验来确定不同物质对机体健康的影响。例如,著名化学家、生物学家拉瓦锡(Lavoisier, A. L.)及其同事注意到动物血液在氧气中呈现红色而在二氧化碳中变黑的现象,接着对呼吸的本质进行了20余年的研究。他们通过豚鼠和人体试验发现,组织中含碳化合物的氧化是生物体各种生理功能的能量来源,这是食物的特定功能首次在化学界得到证实。他们在研究中使化学实验从定性转为定量,开辟了认识食物化学本质的新途径。

在这种发展背景下,科学界对于食物的研究不再停留在整体食物对于人类疾病的防治作用方面,开始探究是哪种食物成分具有这些作用。于是,营养素必需性的研究随之拉开了序幕。

1. 产能营养素的必需性　我们现在认识到蛋白质、脂

肪和碳水化合物的营养作用非常复杂，涉及生长发育、组织器官的构成和更新、渗透压、免疫功能、脑功能、心血管健康等诸多方面。但是，人们早期意识到这几种营养素必需性只是因为饥饿引起的蛋白质-能量缺乏。

由于儿童对蛋白质与能量的需要量相对高于成人，所以蛋白质-能量营养不良（PEM）多见于儿童。当膳食中蛋白质严重缺乏而能量的供给尚可勉强维持最低水平时，患者表现为水肿型营养不良（kwashiorkor）；如果由食物摄入的能量和蛋白质均长期严重缺乏，则患儿的出现消瘦、衰弱乃至"皮包骨"等症状，被称为干瘦型营养不良（marasmus），与成人长期饥饿后发生的情况类似。在贫困人民的实际生活中，这两种营养不良经常以轻度的混合形式出现，而且常常伴随着其他多种微量营养素的缺乏。

人类对食物蛋白质的发现和认定，是从植物性食物开始的。Beccari 通过水洗的方法从面粉中得到谷蛋白。他认为人体的构成得益于面包中的这种物质，所以称之为"动物样"物质。后来的科学家又从大豆、动物组织中得到了这种"动物样"物质，并检测了这种物质的碳、氢、氧、氮等元素成分，发现其中的氮含量很高。1816 年 Magendie, F. 用纯的碳水化合物或脂肪饲喂狗，结果导致实验狗死亡，而后加入蛋白质则使其存活，从而证实了蛋白质的营养必需性。

随着营养素研究的进展，伦敦的一位内科医生 Prout, W 在 1827 年提出，高等动物的营养需求包括三种主要食物成分，即蛋白质、碳水化合物、脂肪。这种认识得到社会的广泛认可，但是必需营养素的研究仍未终结，而是随着营养问题的不断出现继续向着纵深发展。

2. 矿物元素的营养必需性　在确定了产能营养素必需性以后的二十余年中，人们又陆续发现几种矿物质也是动物必需的营养成分。1842 年，法国人 Chossat 用鸽子进行实验，观察到低钙饲料喂养的鸽子骨骼发育不良，而矿物质碳酸钙可以预防这种异常状况，证明了钙的营养作用。到 1850 年，至少有钙、磷、钠、钾、氯和铁等 6 种元素在动物实验中被证明了它们的营养必需性。

鉴于上述一系列的研究成果，Liebig, J. von 提出，由产能物质（碳水化合物和脂肪），加上蛋白质以及一些矿物质，即可构成营养完全的膳食。然而在 1870 年普法战争的特殊情况下，人们发现了新的营养问题。当时，法国巴黎被普鲁士军队围困，人们用上述这些已知的各种营养素配制奶品喂养儿童，结果未能阻止他们的健康恶化。人们由此推测，食物中一定还含有某种别的生命必需物质，并开始寻找另外一类必需营养素——维生素。

3. 维生素的营养必需性　大多数维生素及其必需性的发现都经历了类似的三个阶段，即首先发现人群中流行的营养缺乏病；然后找到防治缺乏病的特定食物；最后确定相应的食物成分，即人体必需的维生素。1910 年，英国生物化学家 Hopkins 的论文"在正常膳食中附加因子重要性的饲养实验"指出：即使含有碳水化合物、脂肪、蛋白质和矿物质的人工合成饲料也不能使动物正常生长，只要加入少量鲜牛奶就能使动物生长良好。论文中提出了"附加因子"的概念，肯定了今天称之为维生素的存在。Hopkins 和

Willcode 因发现维生素是机体不可缺少的物质，成为 1929 年诺贝尔生理学和医学奖的获奖者，他们的实验方法也为以后的营养必需性研究树立了典范。

维生素 B_1 是人们发现最早的一种维生素。在维生素尚未被人们认识的年代，脚气病流传甚广。例如 1880 年，日本海军发现在长期航海过程中大约有 30% 的海员患上脚气病。1890 年荷兰军医 Eijkman 注意到食用糙米有利于预防这种疾病，1911 年英国的 Funk C 从米糠中提取到这种治疗脚气病的物质，并提出"维生胺"（vitamine）的概念，至此，人们防治脚气病的探索终于开始走向正确的方向。

维生素 C 的发现与人类坏血病的防治不可分割。16 世纪英国海军派出 1900 余名海员作环球航行，4 年后返航时竟有数百人死于坏血病。虽然人们早已发现柠檬等多种水果和蔬菜对于坏血病有预防和治疗作用，但直到 1932 年科学家从柠檬汁中分离出一种晶状物质，并证明其具有防治坏血病的效果，人类防治坏血病的研究才算进入了认识一种维生素必需性的新阶段。到 1915 年，6 个矿物质、4 种氨基酸和 3 种维生素，即维生素 A、维生素 B_1 和抗坏血症因子被证实为必需营养素。

（二）必需营养素概念的确立

人们对必需营养素的认识，经历了相当长的研究历程。在陆续发现营养素的一系列研究成果公布之后，食物中存在多种与人类存活、生长、健康相关物质的认识被广泛接受，到 1918 年，为促进公众健康，英国、美国开始强调食物品种多样化的重要性。营养学家们随后又发现并证实了多种营养素对于维护人类健康的意义。

在 20 世纪 30 年代，科学家们对维生素 D、β-胡萝卜素、维生素 B_2（核黄素）、泛酸、生物素、维生素 E、维生素 K、维生素 B_6、叶酸、维生素 B_{12}、钾以及几种氨基酸进行了研究。在对食物和饲料中新的营养成分进行研究的过程中，如何确定它们是否属于人体或动物机体必需的营养素，成为一个务必解决的关键问题。出于研究的科学性和规范性要求，有必要明确必需营养素的概念，并制定一个标准，以便理性判别研究结果的真实性。

按照营养素的必需性进行分类，是从氨基酸开始的。早在 1920 年，Mendel 将体内不能合成的氨基酸称之为必需氨基酸；而体内可以合成，食物中缺少也无关紧要的氨基酸称为非必需氨基酸。在氨基酸分类中使用的这种必需和非必需的概念，在更多营养成分的研究领域逐渐得到认可。

随着研究资料的积累，人们对于一种食物成分是否属于必需营养素有了公认的标准：①该食物成分为机体存活、生长和健康所必需；②该成分在食物中缺乏或比例不当可造成生物体的特异性缺乏病，严重者可致死亡；③缺乏引起的生长不良或缺乏病只有该成分或其前体物质可以预防；④低于该种食物成分的标准摄入量时，机体的生长状况和缺乏症与摄入量密切相关；⑤该种食物成分在体内不能合成，但是其重要的生理功能在一生中都需要。

就像门捷列夫建立元素周期表以后，各国科学家又相继发现了许多新的元素一样，上述必需营养素标准的提出促进了更多的维生素、微量元素的发现。

经过营养学家们一百余年的工作，如今已确认的人体

必需营养素有42种。这些营养素根据人体的需要量或体内含量多少又可分为宏量营养素（包括蛋白质、脂类和碳水化合物）和微量营养素（包括矿物质和维生素），其中矿物质又分为常量元素和微量元素。

食物中含有的有机和无机化学成分数以千计，但是其中绝大多数对人体没有可以检测到的生理学作用；有些成分虽然对健康有益，例如多种脂肪酸和氨基酸，但是人体自身能够合成，或由其他营养素转化，没有必要从食物中摄取，被称之为非必需营养素（non-essencial nutrients）；只有符合上述5个条件的42种营养素才被称为必需营养素。

必需营养素包括蛋白质中的9种氨基酸，脂类中的2种多不饱和脂肪酸，1种碳水化合物，7种常量元素，8种微量元素，14种维生素，加上水，共42种。人体对这42种营养素中的任何一种都不能缺乏（表1-2-1），［表中＊表示：按照1992年WHO/FAO/IHEA组织专家委员会提出的分类标准，人体从食物中摄入的微量元素除了本表列出的8种确定必需的微量元素以外，还有人体可能必需的元素（5种），以及具有潜在毒性，但在摄入量很低时可能对人体具有必需功能的元素（8种）］，否则将会影响相关的生理功能或出现营养缺乏病。

表 1-2-1　人体的必需营养素

氨基酸	脂肪酸	碳水化合物	常量元素	微量元素*	维生素	水
异亮氨酸	亚油酸		钾	碘	维生素 A	
亮氨酸	α-亚麻酸		钠	硒	维生素 D	
赖氨酸			钙	铜	维生素 E	
蛋氨酸			镁	钼	维生素 K	
苯丙氨酸			硫	铬	维生素 B_1（硫胺素）	
苏氨酸			磷	钴	维生素 B_2（核黄素）	
色氨酸			氯	铁	烟酸（维生素 B_3）	
缬氨酸				锌	泛酸（维生素 B_5）	
组氨酸					维生素 B_6	
					生物素（维生素 B_7）	
					叶酸（维生素 B_9）	
					维生素 B_{12}	
					胆碱	
					维生素 C	

应当说明，在营养学教科书和有关的科学辞典中并没有在营养素和必需营养素之间划定一条明确的界限，而是经常用"营养素"这个术语代替"必需营养素"。例如，在葛可佑等学者主编的《营养科学辞典》中，对营养素不足的解释是"膳食或食物中有一种或数种营养素含量较低或缺少。如长期摄入该种膳食或食物，有引起相关营养素缺乏病的可能"。在这段文字中，营养素的概念与前述的必需营养素基本相同。另外，在国际营养学界应用了半个世纪之久，迄今已经修订发行第9版的 *Bender' Dictionary of Nutrition and Food Technology* 中，将营养素的定义描述为"必需的膳食因子，例如维生素、矿物质、氨基酸和脂肪酸"，也强调了"必需"，与前述的必需营养素概念基本一致。此外，在许多国家制定的"膳食营养素参考摄入量"里，虽然题目上没有强调"必需"二字，但是各国营养学家都约定俗成的只将必需营养素纳入其中。

二、营养素必需性概念的扩展

如上所述，在营养素与必需营养素两个术语之间没有一个明确的分界线，这种表面上有违逻辑规律的描述，反映了食物成分与机体健康之间的复杂关系。因为，人体由食物中摄取的化学成分数以千计，这些成分对人体功能和健康的影响错综复杂，很难在食物成分的必需和非必需之间找到一条严格的界限。实际上，在必需与非必需之间有一个很宽的边缘区域，这个区域的存在，为营养素必需性的研究提供了广阔的发展空间。

（一）条件必需营养素

必需营养素概念的提出及其标准的制定，在对公众进行饮食指导、防治营养缺乏病以及制定食物营养政策等方面都起到了积极的推动作用。但是，随着营养科学的深入发展，人们发现某些营养素在正常情况下并非人体必需，但在某些特殊条件下，人体对这些营养素的合成能力受到损害，它们就转化成为必需营养素如早产儿所需要的酪氨酸、高分解代谢患者需要的谷氨酰胺以及由遗传缺陷引起肌病的患者所需要的肉碱等，由人体自身代谢难以获得足量供应，而必需通过食物获得。

Rudman及其同事根据一系列研究的结果，提出了条件必需营养素的概念，特指那些正常状态下不一定需要，但对那些体内不能足量合成的人群是必需供给的营养素。一般认为，可以根据下述三条标准判断某种营养素是否属于条件必需营养素：①该营养素的血浆水平低于正常值；②出现与该营养素相关的功能异常；③补充该营养素可纠正上述异常表现。

条件必需营养素这一概念最初只是用于全胃肠外营养（total parenteral nutrition，TPN）的患者，现在这一概念还包括生长发育不全、某些病理状态以及遗传缺陷等条件下人体所需的营养素。

1. 生长发育不全 Snyderman 发现，许多氨基酸代谢酶在胎儿发育后期才能形成，所以早产儿需要半胱氨酸和酪氨酸保证氮贮留及维持血浆水平，因此，这两种氨基酸就成为早产儿的必需氨基酸。

牛磺酸对于机体的营养作用在动物实验中得到证实，用缺乏牛磺酸的饲料喂养实验猴，结果引起猴的视锥体损伤和体重下降，补充牛磺酸后可以预防此类异常的发生。接受全胃肠外营养的早产儿如果缺少牛磺酸，不仅导致血浆牛磺酸水平下降，而且其视网膜电流图的 B 波减弱。Gall 认为，对用 TPN 的儿童，牛磺酸是一种条件必需营养素。

虽然新生儿血浆和组织中的肉碱浓度比成年人低，但仍然是维护正常生理功能不可缺少的营养素。如果新生儿的 TPN 中不补充肉碱，则会影响其正常代谢和氮潴留，合理补充肉碱则能纠正这一缺陷，所以肉碱对于接受 TPN 的新生儿是条件必需营养素。

2. 病理状态 对于肝硬化的患者来说，维持氮平衡和血浆氨基酸水平有助于减缓病情进展，补充半胱氨酸和酪氨酸是维持平衡的有效措施。此类患者的血浆牛磺酸的水平也随血浆半胱氨酸水平下降，这些营养素的合成不足归因于病变肝脏合成旁路的损伤。由于患者机体的病理状态和特殊代谢过程，上述几种氨基酸营养素就成为肝脏疾病条件下的必需营养素。

外伤或感染患者、危重患者的肌肉和血浆谷氨酰胺浓度下降，而且其下降程度与病情、伤情成正比。动物试验表明，谷氨酰胺浓度的降低还与组织蛋白质合成降低、蛋白质降解增加引起的负氮平衡相关。在临床试验中给外科手术患者补充谷氨酰胺可明显促进患者康复。这些研究说明，患者处于高分解代谢条件下，谷氨酰胺的利用超过其合成，需要额外补充。因此，谷氨酰胺是一种条件必需营养素。

3. 遗传缺陷 遗传缺陷也可使某些膳食成分变成条件必需营养素。如遗传缺陷引起的肉碱合成不足而引起的肌病，补充肉碱后可以得到一定程度纠正。苯丙酮尿症（phenylketonuria，PKU）是一种常染色体隐性遗传性疾病。遗传缺陷可使患者体内的四氢生物蝶呤（芳香族氨基酸羟化酶）合成减少，一方面苯丙氨酸不能合成酪氨酸，引起体内苯丙氨酸浓度增高，出现高苯丙氨酸血症以及苯丙酮酸尿症。另一方面，某些需要芳香族氨基酸作为合成前体的神经递质合成受损，导致神经与精神症状。在这种情况下四氢生物蝶呤就成为条件必需营养素。

（二）其他可能必需的食物成分

人类日常摄入的食物种数以千计，目前人们认识的这些食物中含有的各种化学成分也超过数百种，上述几十种必需营养素与条件必需营养素只是食物成分中的很小一部分。以前营养学界将必需营养素之外的其他食物成分归类为"非营养成分"（non-nutrient components）。但是，随着生活方式的变迁以及营养缺乏病得到预防，特别是由于食物成分与慢性病预防的研究资料日益增多，这种"非营养"的看法正在发生改变。

1. 问题的提出 古代的人类由于技术方法的限制，对食物的认识只能停留在表面了解，不可能深入研究食物中

的各种成分。18 世纪末叶开始的营养学研究，使人们得以认知具有重要生理功能、为人体必需的各种营养素，从而能够对长期危害人类健康的营养缺乏病进行预防和治疗。近几十年来，由于采取了多种营养改善措施，营养缺乏病在发达国家中已基本消除，在大多数发展中国家原来流行的主要营养缺乏病也得到有效防治。随着营养与卫生状况的改善以及传染病的控制，世界上大多数人的健康水平得到明显提高，预期寿命延长。

另一方面，由于西方发达国家、中国和许多发展中国家经济建设的快速发展，人们的饮食和身体活动等生活方式也发生了巨大变化。每天摄入的食物从饥饿到温饱，再到过剩，结果导致超重和肥胖越来越多，高血压、冠心病、卒中、糖尿病、癌症等多种慢性病呈现高发流行态势。预防营养不良的主要目标已经从营养素的摄入不足转向摄入能量过多。

在与营养不良作斗争的历程中，非传染性慢性病（non-communicable chronic diseases，NCD）的易感性与膳食营养的关系成为营养学界关注的一类重要问题。各种食物摄入量与心血管疾病、糖尿病以及癌症等 NCD 发病率关系的研究显示，富含膳食纤维、类胡萝卜素、多酚类等植物性食物中的多种"非营养成分"，对于一些慢性病的发生发展有着重要的影响。国内外营养学界将这些食物成分称之为植物化学物（phytochemicals）。对食物中这些化学物质的生物学功能的探讨，在近年营养学研究领域占据了很大的比例。如何界定它们在人类营养中的位置，成为营养学界必须思考的问题。

2. 可能必需的微量元素 近年报道的大量研究资料使营养学原有的认识面临一个重大的挑战，即某些具有生理活性的食物成分是否为人体所"必需"？一方面，沿用已久的必需营养素和条件必需营养素的含义很清楚，如果纳入这些新的食物成分，则原有标准的确定性就会大大降低。另一方面，一些食物成分对于保持人体正常功能、预防 NCD 的作用得到越来越多的证据支持，似乎不能否认它们在维护人体健康方面可能具有的"必需性"。

其实，国际组织的一些专家早在研究微量元素分类时就使用了"可能必需"的称谓。从 20 世纪 70 年代开始，营养学界公认的看法是人和动物必需的微量元素共有 14 种。经过十余年的研究发展，1990 年 WHO/FAO/IAEA 组织专家委员会综合考虑微量元素的营养必需性，提出了新的分类标准。该标准将有关的元素分为 3 类：第一类为人体必需的微量元素，即表 1-2-1 列出的 8 种；第二类为人体可能必需的微量元素，有锰、硅、镍、硼、钒等 5 种；第三类具有潜在毒性，但在低剂量时对人体可能具有必需功能的微量元素，包括氟、铅、镉、汞、砷、铝、锂、锡等 8 种。

以元素氟为例，按照原来的分类氟属于人和动物必需的一种微量元素。但是学术界对此种分类的质疑声一直很多。反对的学者认为氟与营养素必需性的标准不符合，不一定为牙齿和骨骼生长所必需，因而很难将它归于必需营养素之列。但另一方面的资料显示，氟可以被人体牙釉质中的羟磷灰石吸附，在牙齿表面形成一层坚硬的保护层。使牙釉质增强抗酸作用，并能抑制细菌以及某些酶对牙齿

的损害,从而减轻发生龋齿的危险性。而骨盐中含氟较多时,有利于钙和磷的利用及其在骨骼中沉积,可使骨质坚硬。从饮食中摄入少量的氟有助于维护牙齿和骨骼健康,所以不可否认氟对于人体有明显的有益作用。权衡氟元素介于必需与不必需之间的利弊,三个国际组织的专家将其列入"低剂量时对人体可能具有必需功能"的范围。

三大国际组织对微量元素的重新分类,不仅使营养有关的微量元素数量从 14 种增加到 21 种,而且根据不同元素与人体健康的关系对其作出了更为明确的界定。这种分类方法也为营养学界认识营养素的必需性提供了一个新的视角。

3. 植物化学物可能具有的营养作用　除了上述微量元素中包含了一些人体可能必需的元素以外,食物中含有的多种其他食物成分也可能存在类似的情况,在营养学研究领域备受关注的植物化学物就是如此。越来越多的研究证据表明,植物性食物中的多种成分在维护人类生理功能以及预防某些疾病方面具有不可或缺的作用。

植物的颜色、味道都是它们含有的化学成分的表现形式。人们对多种植物化学物的认识从植物成分的含量分析开始,再到它们的分子结构、理化性质,进而了解不同成分对人和动物生理功能的影响,及其对某些疾病的预防,经历了一个逐渐明晰的过程。

例如膳食纤维,是几乎在所有植物性食物中都含有的一种化学成分,特别是在水果、蔬菜以及全谷物等食物中含量更为丰富。自从 Hipsley1953 年首先提出"膳食纤维"这个词汇以后,对于这种食物成分的概念、分类、测定方法、食物含量以及生物学作用进行了大量研究。人们从最初的研究就认识到膳食纤维在人类的胃肠道中不能被消化吸收,摄入人体之后只能随着粪便排出体外,因此被划分为非营养成分。但是,1975 年的《柳叶刀》杂志首次发表了 Jenkins 等学者的论文,肯定了果胶、胶体和麦类纤维等成分对血清胆固醇的调节作用,引起科学界的广泛关注。后来的研究者又发现某些形式的膳食纤维,可在肠道内转化成为可以氧化供能的物质,因而在更大程度上接近了营养素的定义。更重要的是有关膳食纤维与 NCD 之间的关系研究,提供的证据表明这种食物成分有助于维护胃肠道功能,预防便秘、减轻肠憩室症状,并减少糖尿病、血脂异常乃至结肠癌的发病危险。

国内外营养学界对植物性食物中的其他成分也进行了与膳食纤维类似的大量研究。由于越来越多的科学证据支持植物化学物可能减少人类 NCD 的发生和发展,所以对这类有益于健康,但又不符合必需营养素标准的植物成分,学者们采用了多种术语以反映它们的生物学功能,例如"生理调节物(physiological modulators)""生物活性成分(bioactive components)""有益健康成分(components beneficial for health)",有些文献则直接称之为"植物营养素(phytonutrients)"。无论如何,人们对于这类植物成分的生理调节功能和预防疾病作用已得到越来越多的认知。

中国营养学会在组织修订《中国居民膳食营养素参考摄入量》的过程中,认识到国内外营养学界近来数十年间对植物化学物的重视以及取得的科学成果,对有关论文进行了系统检索,并按照循证营养学的原则,对这些成果进行了分析比较。在此基础上,专家委员会提出了专用于植物化学物摄入量的特定建议值(specific proposed levels,SPL)的概念,并为成人提出了膳食纤维的适宜摄入量,以及植物甾醇、番茄红素、叶黄素、花色苷、大豆异黄酮等植物化学物的特定建议值。将植物化学物的建议摄入量(SPL)纳入《中国居民膳食营养素参考摄入量》中,是将原来认为属于"非营养素"的植物成分列入可能必需营养素的重要一步。此举不仅在营养学的发展中具有重要科学意义,而且这些数值可以用于指导 NCD 危险性较高的某些成人在日常膳食中摄入合理水平的植物化学物,同时,也为研发和评价膳食补充剂等工作提供科学依据。当然,植物化学物与健康关系的研究正处于不断发展阶段,在发现更多科学证据的基础上,对其他种类的植物化学物也可能提出新的 SPL。此外,随着科学证据的积累,对已有的建议摄入量也可能随之修订。

综上所述,人类对营养素的研究经历了一个漫长的历程。根据目前得到的营养素必需性的研究结果,我们对食物中的营养素可以得到这样一个多层次的基本认识:

营养素:A 必需营养素(42 种);B 条件必需营养素(某些氨基酸等);C 其他可能必需的食物成分(某些微量元素和植物化学物等);D 非必需营养素(多种对人体有益的食物成分)。

由此可以看到,必需营养素并不是一个确定不变的概念,而是随着研究的深入,其范围由小到大,其含义由模糊到清晰。这种认知过程的进步反映了人体与食物之间的复杂关系,也表现出营养科学发展的渐进性。

第二节　膳食营养素参考摄入量

人们摄入的食物千差万别,而且不同地区、不同种族居民的饮食习惯差异很大,因此,食物摄入种类和数量都随着个体情况而变化,很难为每一种食物确定一个合理摄入量。自从人们发现了食物中的营养素是保障人体健康的决定性因素以后,探讨合理的营养素摄入量就成为营养学研究的主要目标。

人体的健康状况与营养素摄入量密切相关。对于两者之间关系的研究,经历了三个阶段,即①研究营养素需要量以预防营养缺乏病;②研究营养素的毒副作用以防止健康危害;③研究营养素摄入量与非传染性慢性病发生发展的关系以降低慢性病的发生危险。人体对于营养素的合理摄入量也随着这三个阶段研究的不断进展而被充实新的内容。这些研究所得成果经过众多营养学专家的评述、论证、汇总,最终以膳食营养素参考摄入量(dietary reference intakes,DRIs)的形式公布,并被转化为国家政策、相关标准、膳食指南等文件,为指导各国居民合理摄入营养素提供科学依据。

一、膳食营养素参考摄入量的概念及其发展

(一)营养素与能量的需要量

营养缺乏病是由于严重缺乏某种营养素引起的疾病,

如维生素A缺乏引起夜盲症,维生素B₁缺乏引起脚气病,维生素C缺乏引起坏血病。在大部分情况下,发生营养缺乏病的原因主要是膳食中的营养素供给不足。由于营养缺乏病曾经对成千上万人造成健康危害乃至引起大量死亡,因此,通过膳食途径摄取足量的营养素以预防和治疗营养缺乏病就成为营养学领域最早期的研究任务。这一时期的研究成果就是确定营养素和能量的生理需要量,并由此推算出适宜指导大众的膳食营养素摄入量。

1. 不同水平的营养素需要量　营养素需要量是指人体达到应有发育水平,维持正常生理功能,实施各种生活和劳动行为所需要的各种营养素的最低量。如果机体获得的营养素长期低于此量将会影响健康状况,严重者出现营养缺乏病。

由于对健康状态有不同水平的认定标准,所以,为维持健康对某种营养素的需要量也可有不同的水平。联合国粮农组织(FAO)和世界卫生组织(WHO)联合专家委员会提出三个不同水平的营养素需要量(Jennifer JO,et al,2006;中国营养学会,2014)。

(1) 基本需要量(basal requirement):又称营养素最低需要量(minimum daily requirement),是指维持身体正常生理功能所需要的营养素的最低量。达到这个目标水平的营养素量,可以保证机体正常生长和繁育,但该种营养素在组织内储备很少或没有,故短期内膳食供给不足即可造成缺乏。

(2) 储备需要量(normative requirement):维持组织中储存一定水平的某种营养素的需要量,这种储备可在必要时用来满足机体在特殊情况下的需要,从而避免造成临床上可察知的功能损害。但究竟个体应储备多少量还是尚未解决的问题。

(3) 预防出现临床缺乏症的需要量:除上述两种水平的需要量外,出于实用目的对某些营养素还可以使用这个概念,即预防临床能够察知的功能损害,不出现临床缺乏病的显著症状。这种需要量比基本需要量的水平更低。

2. 平均需要量　平均需要量(estimated average requirement,EAR)是指某一特定性别、年龄及生理状况群体中个体对某营养素需要量的平均值。我们通常表述的营养素需要量都是指群体营养素需要量,是通过测定群体中个体需要量而获得的。由于生物学方面的差异,即使在年龄、性别、膳食构成、劳动状况等多种因素相似个体所构成的群体内,每个个体对营养素的需要量也是存在着差异的。所以,群体的需要量是个体需要量分布状态的表达,不可能提出一个适用于群体中所有个体的需要量,只能用群体中个体需要量分布状态的概率曲线来表达。按照EAR水平摄入营养素,根据某些指标判断可以满足某一特定性别、年龄及生理状况群体中50%个体需要量的摄入水平,不能满足另外50%个体对该营养素的需要。

EAR是制定膳食营养素摄入量的基础,常用于判断个体某营养素摄入量不足的可能性。由于某些营养素的研究尚缺乏足够的个体需要量资料,因此,并非所有营养素都能制定出其EAR。

3. 能量需要量(estimated energy requirement,EER)　根据1985年FAO/WHO/UNU能量和蛋白质联合专家委员会的定义,能量需要量是指能使个体长期保持良好的健康状态,具有良好的体型、机体构成和活动水平,达到能量平衡并能胜任必要的经济和社会活动所需要的能量摄入量。

机体所需的能量是由产能营养素在体内代谢产生的,但其需要量和膳食推荐量却与其他营养素差别很大。某个群体的能量推荐摄入量直接等同于该群体的能量EAR,而不是像蛋白质等其他营养素那样需要增加安全量,加上2个标准差或乘上1.2倍的变异系数。所以能量的推荐摄入量不用RNI表示,而使用另一个术语"能量需要量(EER)"来描述。1996年国际膳食能量顾问组(international dietary energy consulative group,IDECG)分析了大量有关人体能量需要量的研究资料,并系统分析不同水平的膳食能量摄入对人体健康和社会福利的影响,仍然认同采用群体平均能量需要量作为能量推荐摄入量的观点。许多国家都将这种认识作为理论基础,制定本国居民的能量推荐摄入量。

如果某一特定群体的膳食摄入能量平均值达到推荐的EER水平,可以认为这一群体中50%个体的能量需要得到了满足。这时,随机个体摄入不足或过量的概率各占50%。

如图1-2-1能量摄入的概率曲线所示,当能量摄入量极低时,随机个体能量摄入不足的概率为1.0,能量摄入过量的概率为0。随着能量摄入水平的不断升高,随机个体能量摄入不足的概率逐渐下降,而摄入过量的概率逐渐增加。在能量不足概率曲线与能量过量概率曲线的交叉点,

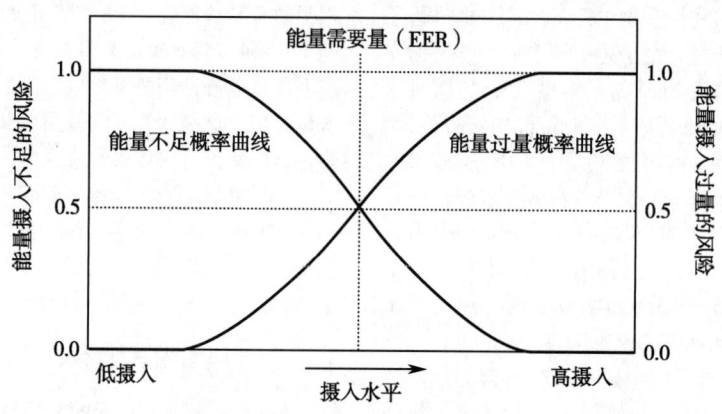

图 1-2-1　能量摄入水平与随机个体摄入量不足或过多的概率

随机个体摄入不足或过量的概率各占50%,摄入水平即为EER。比较而言,蛋白质及其他营养素推荐摄入量是满足个体第97.5百分位的需要,或群体中97%~98%的个体需要水平。

和营养素的需要量一样,EER的制定也需要考虑性别、年龄、体重、身高和体力活动的不同。在儿童、孕妇和乳母,能量需要量除了像成人一样要维持能量平衡以外,还应包括满足正常生长发育和分泌乳汁的能量储备所需要摄入的膳食能量。

4. 需要量的影响因素　由于营养素和能量的需要量涉及人体和食物两个方面的多种因素,因此,在需要量研究中必需考虑有关的影响因素。

(1) 不同个体的差异:适宜的营养状况是指维持机体处于良好的健康状态。个体的营养素需要量随年龄、性别、生理特点、劳动状况等多种因素的变化而不同。即使在主要特征一致的群体内,由于生理功能的个体差异,需要量也各不相同。

(2) 不同营养素的吸收率:机体获得的营养素量可能是指由食物中摄入的营养素量,也可能是指机体实际吸收的营养素量。有些营养素吸收率很高,膳食中供给营养素的量与机体的吸收量相当接近,在实际工作中没有必要关注膳食供给量和机体的吸收量。有的营养素吸收率很低,就必须把需要量和摄入量分别进行讨论。所以,不同营养素的"需要量"含义可以不同,这在具体营养素的研究中应当充分考虑。

(3) 营养素前体物质的摄入量:食物中含有多种生理需要而不属于营养必需的物质,在体内可以合成必需营养素,这些物质即是合成某些必需营养素的前体物质。如果摄取的食物中这些前体物质含量充足,在体内可以节约由这些前体物质合成的必需营养素,减少其需要量。如成人食物中含有充足酪氨酸和半胱氨酸,它们能在体内合成必需氨基酸苯丙氨酸和蛋氨酸。此外,色氨酸是烟酸的前体物质,β-胡萝卜素及少量类胡萝卜素是维生素A的前体,这类前体物质的充分供应可在一定程度上减少人体对膳食中相应必需营养素的摄入量。

(4) 营养素之间的交互影响:食物中某些营养素含量过高,可影响其他营养素的需要量。例如,食物中钼和硫的增加使铜需要量增加,使铜摄入量正常的动物出现铜缺乏症。富含维生素C的食物可以增加铁的吸收,有利于预防缺铁性贫血。膳食中某些微量营养素的需要量可受宏量营养素比例的影响。如膳食中维生素E的需要量随膳食中富含多不饱和脂肪酸的脂肪增加而增加。维生素B_1主要功能是作为α-酮酸羟化酶的辅助因子发挥作用,而α-酮酸来源于碳水化合物及支链氨基酸的代谢。因此,维生素B_1的需要量取决于膳食中脂肪、碳水化合物、蛋白质的相对比例。脂肪一直被认为具有节约维生素B_1作用。

(5) 遗传缺陷:在某些遗传缺陷个体,由于维生素不能转变成辅酶形式发挥作用,而表现为严重的维生素缺乏病。目前已知的有生物素、钴胺素、叶酸、烟酸、吡哆醇、维生素B_1等维生素。其中有些疾病可以通过服用大剂量相应维生素得以减轻,但剂量反应随着疾病类型,甚至同一疾病的不同个体而有所不同。减轻或纠正这类患者症状的需要量远高于正常的推荐摄入量。此外,遗传性肠病性肢皮炎属于微量元素锌吸收障碍性疾病,患者对锌的需要量是正常人的3~4倍。

(6) 疾病和药物的影响:人群的营养素需要量应该按照其患病种类及其严重程度确定,如高血压患者的钠和钾需要量,血脂异常人群的脂肪酸需要量,以及癌症患者的氨基酸需要量等。许多情况下,药物与营养素的相互作用可使营养素需要量增加。如作为维生素拮抗剂或损害矿物质吸收的药物,均可导致营养素吸收不良,凡是药物和营养素的相互作用或损害代谢功能的药物都会影响营养素的需要量。

(二) 营养素与能量的膳食摄入量

在研究确定了某一群体对营养素的平均需要量之后,还需要将其转换为能够满足这一群体大部分个体需求的膳食营养素摄入量,而不是仅能满足于50%的个体需求。推荐摄入量和适宜摄入量就是指导人们通过膳食摄取营养素满足人体需要的摄入量。

1. 推荐摄入量(recommended nutrient intake,RNI)　一般是在研究确定的群体EAR基础上再加2个标准差计算所得,是可以满足某一特定性别、年龄及生理状况群体中绝大多数个体(97%~98%)需要量的营养素摄入水平。长期摄入RNI水平,可以维持组织中有适当的营养素储备和机体健康。RNI的主要用途是作为个体每日摄入该营养素的目标值。

RNI是根据某一特定人群中体重在正常范围内的个体需要量而设定的。对个别身高、体重超过此参考范围较多的个体,可能需要按每公斤体重的需要量调整其RNI。

在2000年《中国居民膳食营养素参考摄入量》发布以前,中国营养学界一直使用"推荐的膳食营养素供给量"(recommended dietary allowance,RDA)指导民众的营养素摄入水平,迄今仍有一些国家仍然使用这一术语。RDA的含义与RNI基本相同。

如前所述,能量的膳食推荐摄入量直接等同于能量的需要量(EER)。

2. 适宜摄入量(adequate intake,AI)　当某种营养素的个体需要量研究资料不足而不能得到EAR,从而无法推算RNI时,可以通过研究提出适宜摄入量作为个体膳食营养素的目标摄入量。AI是通过观察或实验获得的健康群体某种营养素的摄入量。例如纯母乳喂养的足月产健康婴儿,从出生到4~6个月,他们的营养素全部来自母乳,故摄入的母乳中的营养素数量就是婴儿所需各种营养素的AI。又如维生素E是已经确定的人类必需营养素,但是这种维生素在自然界中分布广泛,一般情况下人体不会因为摄入不足而导致缺乏。而且,人体对于维生素E缺乏的耐受性较强,所以很难积累足够的研究资料来确定人体维生素的平均需要量。在这种情况下,就需要依据有代表性的健康人群膳食调查资料,计算出维生素E的AI,用以代替RNI作为居民的膳食摄入量目标。

AI和RNI的相似之处是两者都可以作为目标群体中个体营养素摄入量的目标,可以满足该群体中几乎所有个体的需要。但值得注意的是,AI 的准确性远不如 RNI,且可能高于 RNI,因此,将 AI 作为膳食摄入目标时应当比使用 RNI 更加谨慎。

3. 可耐受最高摄入量(tolerable upper intake level,UL) 随着生活水平的提高,营养缺乏病在大多数国家,特别是发达国家,得到有效控制。但是另一个方面的问题开始凸显,即过量摄入营养素导致机体损害的毒副作用。例如,为了预防维生素 A、维生素 D 缺乏,在多种食品中进行营养强化,这时就必须关注脂溶性维生素在体内的蓄积毒性问题。又如碘、硒、氟等都属于一价元素,机体对这些元素的需要量很低。但是这些元素的毒性较强,很容易因为地质因素或个体补充过量的原因而引起中毒。即使毒性作用不太明显的镁、铁、锌等二价金属元素,摄入过量危害健康的问题也时有报道。20 世纪 90 年代前后,一些营养学者编写出版了几本《营养毒理学》专著,系统论述了营养素有益功能的另一面——对机体的毒副作用。这是一个营养学与毒理学交叉的学科领域,反映了营养学发展的新趋势。

在毒理学实验中,常用最大耐受剂量(maximal tolerable dose,MTD)表示某种化学物质不引起实验动物死亡的最大剂量。必需营养虽然属于人和动物的生理需要而且每天都要摄入的化学物质,但是过量摄入也会对机体产生毒副作用。营养毒理学借用了 MTD 的概念,提出了适用于营养素的一个新指标——可耐受最高摄入量。

Upper 的含义是"靠近顶部的",tolerable 是指这一摄入水平在生物学上一般是可以耐受的。UL 则是指平均每日摄入营养素的最高限量,在制定个体和群体膳食时,应使营养素摄入量低于 UL,以避免营养素摄入过量可能造成的危害。因为当摄入量超过 UL 并进一步增加时,损害健康的危险性随之增大。

对一般群体来说,UL 并不是一个建议的摄入水平。摄入量达到 UL 水平对几乎所有个体均不致损害健康,但并不表示达到此摄入水平对健康有益。而且,对大多数营养素而言,健康个体的摄入量超过 RNI 或 AI 水平并不会产生更多益处。但 UL 不能用来评估群体中营养素摄入过多而产生毒副作用的危险性,因为摄入量即使达到 UL 水平对健康人群中的几乎所有个体,包括最易感的个体也不至于造成危害。

有些营养素目前还没有制定 UL,是因为尚未获得足够的资料。所以,没有设定 UL 的营养素,并不意味着过多摄入这些营养素不存在潜在的危险。

(三) 膳食营养素参考摄入量的建立

20 世纪 90 年代初期,随着 UL 概念的提出及其内容逐渐完善,营养科学跨上了一个新的台阶。一些国家的营养学专家开始将已经研究确认的营养素 UL 值与原有的需要量数值结合起来,以期预防摄入营养素可能发生的双重危险性——缺乏与过量。此前已经获得的丰富研究资料促进了新思路的发展,为提出膳食营养素参考摄入量奠定了科学基础。

健康人每天都需要从膳食中获得一定量的各种必需营养成分。如果人体摄入某种营养素长期不足就可能发生该营养素缺乏的危险;当通过膳食或其他途径长期过量摄入某种营养素时就可能发生一定的危害作用。将风险评估理论应用于营养学领域,就是研究营养素安全摄入范围(safe range of intake),其目的是避免营养素摄入不足和摄入过量的双重风险。因此,营养素的摄入量应该维持在推荐摄入量(RNI)和可耐受最高摄入量(UL)之间的水平,以保证人体在一定时间内摄入的营养素是充足而安全的。保持在这个摄入范围内的个体,包括敏感个体,几乎没有营养素摄入不足或营养素摄入过多的风险。

图 1-2-2 可以更清楚地说明个体的营养素摄入水平及其摄入不足或过多的概率。

当日常摄入量极低时,随机个体摄入不足的概率为 1.0,就是说如果某一个体在一定时间内没有摄入某种营养素就必然会发生该营养素的缺乏病;如果一群个体长期不摄入某种营养素,该群体将全部发生该营养素的缺乏病。随着摄入量的增加,发生缺乏的危险性逐渐减少。当一个随机个体摄入量达到 EAR 水平时,缺乏该营养素的概率为 50%;一个群体的平均摄入量达到 EAR 水平时,人群中有半数个体的需要量可以得到满足,另外半数个体的需要量得不到满足。摄入量继续增加,达到 RNI 水平时,随机个体摄入不足的概率变得很小,发生缺乏的机会在 3% 以下;群体中绝大多数的个体都没有发生缺乏的危险,只有 2%~3% 的个体有营养素缺乏的可能。处于 RNI 和 UL 之间的区域是一个"安全摄入范围",在此范围内发生缺乏和中毒的危险性都很小。摄入量超过安全摄入范围继续增加则产

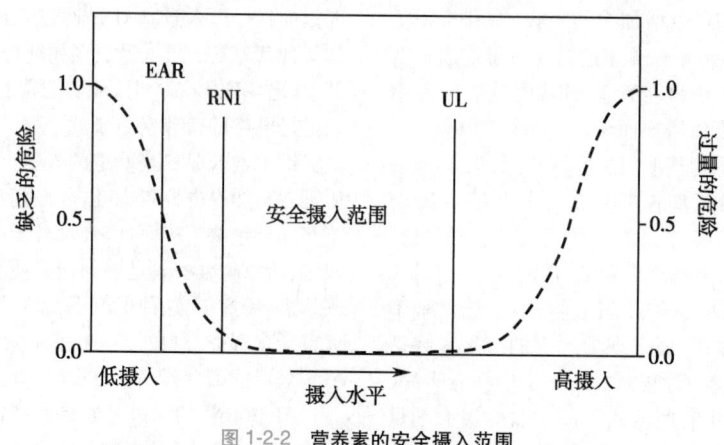

图 1-2-2 **营养素的安全摄入范围**

生危害作用的概率随之增加。理论上可以达到某一水平，机体出现危害反应的概率等于1.0，即个体一定会或群体全部都会发生中毒。虽然在自然膳食条件下发生这种"极端"的情况非常罕见，但为了避免摄入不足和摄入过多的风险，仍然应当把营养素的摄入量控制在安全摄入范围之内。以上所述是营养素安全摄入范围理论上的概念，在实践应用中还应当认识到个体之间或群体之间都可能存在的生理差异。

长期以来，国内外的营养专家都使用推荐的膳食营养素供给量（recommended dietary allowance, RDA）来指导人们的合理膳食摄入。在上述安全摄入范围概念的基础上，自20世纪90年代各国营养学术团体开始建立适用于本国居民的膳食营养素参考摄入量（DRIs）。这是由RDA延续发展起来的一套综合指标体系，初期的DRIs包括四个参数，即平均需要量、推荐摄入量、适宜摄入量、可耐受最高摄入量。随着人们饮食方式的改变、疾病谱的变化，以及营养学研究的深入发展，DRIs主要内容逐渐增加了一些预防慢性疾病的内容。

（四）膳食营养素参考摄入量的发展

由于社会经济发展和生活方式的变化，非传染性慢性病（NCD）对人类健康的危害和总死亡率的影响引起预防医学界的日益重视。NCD是以超重和肥胖、高血压、血脂异常、冠心病、中风、糖尿病、恶性肿瘤等为代表，潜伏期长，流行甚广，而且很难治愈的一类疾病。在发达国家或发展中国家的社会经济转型时期，许多居民不健康的生活方式使这些疾病的发生率呈现显著增加的趋势。除了遗传背景以外，这些疾病的共同危险因素是饮食不合理、体力活动不足和吸烟等不健康的生活方式，其中不合理的膳食模式与患病危险有着密切联系。因此，与膳食营养因素密切相关的NCD又称为营养相关慢性病。

根据国内外发表的膳食营养与NCD关系的大量研究资料，某些营养素摄入量过少或过多有可能导致NCD发生的风险增加，而调节某些营养素的摄入量则可能减少NCD的发生。例如，充分的科学证据表明，能量摄入水平与超重肥胖密切相关，而钠和钾的摄入量对高血压发生率则具有显著影响。

面对NCD的挑战，许多国家将DRIs扩展到了预防营养相关疾病的新领域。中国营养学会在修订《中国居民膳食营养素参考摄入量》的过程中，立足于本国居民的饮食实践和研究成果，同时参考国内外大量的循证营养学资料，在三个方面进行了扩展。

1. 宏量营养素　蛋白质、脂肪和碳水化合物都属于产能营养素。一方面它们都是人体必需的营养素，膳食摄入量过低将对人体营养状况和健康水平造成不利影响；另一方面，三种产能营养素的过量摄入将使体内能量积累过多，引起血脂升高、血糖升高、胰岛素抵抗，进一步发展则导致肥胖、心脑血管疾病、糖尿病、恶性肿瘤等NCD的发生率增高。因此，制定DRIs时需为它们设定一个合理、安全的摄入范围，即可接受的宏量营养素分布范围（acceptable macronutrient distribution ranges, AMDR）。

AMDR是指蛋白质、脂肪和碳水化合物等三种营养素的摄入范围及三者之间的适宜比例，常以某种营养素摄入量占摄入总能量的比例来表示，其显著的特点之一是具有上限和下限。AMDR设立上限的目的与UL不同，不是为了避免短期摄入过量引起的毒副作用，而是为了预防长期摄入过量而引起慢性病的风险。该范围有利于降低慢性疾病发生的危险，同时又可提供必需的营养素。如果一个个体的膳食构成高于或低于推荐的范围，会增加发生慢性疾病的发生风险或必需营养素摄入不足的危险（IOM, 2005; Otten et al, 2006; Paik, 2008）。

2. 微量营养素　有些微量营养素的摄入量与NCD的发生存在密切相关关系，因此根据大样本定量研究的证据可以提出一个数值，即预防非传染性慢性病的建议摄入量，简称建议摄入量（proposed intakes for preventing non-communicable chronic diseases, PI-NCD）

PI-NCD是以非传染性慢性病的一级预防为目标，提出的微量营养素的每日建议摄入量。从实际应用的角度，某种营养素的PI是一个摄入量的高限水平，例如钠的每日摄入量应该低于PI，以利于预防高血压病；而对于另一些营养素，其PI是一个低限水平，即适当高于RNI或AI，达到PI的摄入量则有利于预防慢性病，例如钾和维生素C。

3. 植物化学物　近几十年中营养学领域的很多研究是观察食物中必需营养素以外某些食物成分的健康效应。其中的一些营养流行病学资料以及群体干预研究，证明了食物中的某些植物化合物具有调节人体生理功能、预防慢性疾病的生物学作用，这些食物成分的摄入量多少在NCD的发生、发展和转归中起着重要作用。

有史以来中国人在使用天然植物防治病的过程中就有独特的优势，《黄帝内经》《本草纲目》等许多传统医学专著对此有着很详细的描述。近年中国学者在中医药学、营养学、植物化学等领域进行了大量研究，取得的研究成就为世界同业所瞩目。基于国内外在这一领域的丰硕研究成果，2013版《中国居民膳食营养素参考摄入量》提出了预防NCD的特定建议值（specific proposed levels, SPL）。

SPL是专用于食物中植物化学物摄入量的一个建议水平，一个人每日膳食中这些食物成分的摄入量达到这个水平时，有可能降低NCD的发生风险。在系统检索复习有关资料，并根据循证营养学原理进行筛选的基础上，2013版《中国居民膳食营养素参考摄入量》对科学证据比较充分的植物甾醇、番茄红素、叶黄素、大豆异黄酮、花色苷等几种植物性食物成分提出了SPL。同时，也根据研究证据确定了几种植物化合物的UL，以防止过量摄入这些物质引起健康损害。

应该指出，不健康的饮食习惯只是引起慢性病的部分原因，仅仅依赖于几种营养素或植物化学物的推荐摄入量来实现某种慢性病的一级预防是不够的。需要充分考虑与此慢性病相关联的其他危险因素，并制定综合的预防措施。例如，高血压的危险因素之一是钠（食盐）摄入过量，DRIs主要从这一角度提出钠（食盐）的PI值。但是，与高血压有关的生活习惯还有家族遗传、缺乏运动、心理紧张以及超重肥胖等多种因素，而且在膳食方面还有过量饮酒和钾摄入量不足的问题。因此，需要在充分考虑这些因素，并充分理解目标群体和个体的特性后,再提出全面而合理的预防措施。

《中国居民膳食营养素参考摄入量》2013 修订版中包含的主要指标及其内容见表 1-2-2。

表 1-2-2　《中国居民膳食营养素参考摄入量》2013 版指标归类

DRIs 指标	能量与宏量营养素	维生素	矿物质	水和其他膳食成分
EAR/RNI	蛋白质、能量(EER)	维生素 A、维生素 D、维生素 B_1、维生素 B_2、维生素 B_6、维生素 B_{12}、维生素 C、叶酸、烟酸(9 种)	钙、磷、镁、铁、碘、锌、硒、铜、钼(9 种)	
AI	脂肪(婴儿)、单不饱和脂肪酸 DHA+EPA(婴幼儿孕妇等)	维生素 E、维生素 K、泛酸、生物素、胆碱(5 种)	钾、钠、氯、氟、锰、铬(6 种)	水
UL	反式脂肪酸	维生素 A、维生素 D、维生素 E、维生素 B_6、叶酸、烟酸、胆碱、维生素 C(8 种)	钙、磷、铁、碘、锌、硒、铜、氟、锰、铬、钼(11 种)	大豆异黄酮、叶黄素、番茄红素、植物甾醇(酯)、姜黄素、原花青素(6 种)
AMDR	蛋白质、碳水化合物、脂肪、饱和脂肪酸、n-6 PUFA、n-3 PUFA			
PI-NCD		维生素 C(1 种)	钾、钠(2 种)	
SPL				大豆异黄酮、叶黄素、番茄红素、植物甾醇(酯)、花色苷、氨基葡萄糖、膳食纤维(7 种)

注:婴儿的大部分营养素提出的是 AI 值,只在 0.5~岁组提出了铁和锌的 EAR/RNI 值

二、不同国家的膳食营养素参考摄入量

WHO 等一些国际组织召集相关领域的专家,提出了制定营养指导性文件的原则和程序,并制定了 DRIs,为各国营养专业界提供科学参考。目前,全球几十个国家都制定了本国的 DRIs,以指导本国居民合理摄入膳食营养素。

(一)中国

在 20 世纪 30 年代,中国生物化学与营养学已经有了较大发展,研究工作涉及某些食物中的营养素含量分析,以及对学生、士兵和工人进行战时国民营养状况调查等课题。1936 年,由中华医学会公共卫生委员会黄子方、吴宪、侯祥川等专家组成“营养委员会”,提出《中国民众最低限度之营养需要》。于 1938 年作为中华医学会特刊第 10 号及国联健康组季报,以中英文发表。这是我国制定的第一个营养需要量文件,其中包括能量、蛋白质、钙、磷、铁、碘和维生素 A、B、C、D 等营养素,对于抗日战争时期中国军队和民众的基本营养保障发挥了指导作用。

1952 年,中央卫生研究院营养学系编著出版了《食物成分表》,其中附录有我国发表的“膳食营养素需要量表”,此后几十年间对一些营养素的膳食推荐量进行过几次修订,直到 2000 年中国营养学会制定发布《中国居民膳食营养素参考摄入量(Chinese DRIs)》,将中国营养需要量的研究推上了一个新的台阶。

目前最新的《中国居民膳食营养素参考摄入量》是 2013 修订版,其修订结果应用循证营养学和风险评估的原则和方法,纳入了国内外有关营养素在功能、评价、需要量、安全性以及慢性病预防等领域的研究成果,更多采用以中国居民为对象的营养研究结果,提出预防 NCD 的某些营养素和其他食物成分的建议摄入量等,反映了营养科学近十余年的最新研究进展。

(二)美国

在第二次世界大战期间,美国政府为了保障士兵不患营养缺乏病、保障战斗力,于 1941 年要求美国国家研究院(National Academy of Sciences,NAS)提出食物供应标准。NAS 成立了食物与营养委员会(Food and Nutrition Board,FNB),并制定了美国第一个推荐的膳食营养素供给量(RDAs)。在之后的几十年中,FNB 根据新的科学研究结果和社会应用的需要,每 5~10 年对 RDAs 进行修订和再版。

1993 年 FNB 组织了专题讨论会,就 RDAs 的用途及其可能的发展方向进行了深入探讨,最后形成了一篇关于 DRIs 的概念性文章。1996 年 FNB 与加拿大卫生和福利部合作,组织两国的专家组成了 DRIs 科学评价常设委员会,对相关主题进行了系统研究,并于 1997 年发表了第一份 DRIs 出版物《膳食营养素参考摄入量钙、磷、镁、维生素 D 和氟》。随后的几年里又陆续发表了关于 DRIs 的其他 12 份出版物,涉及的营养素逐渐增加,包括能量以及维生素 B_1、维生素 B_2、烟酸、维生素 B_6、叶酸、维生素 B_{12}、泛酸、生物素和胆碱等几乎所有的必需营养素。而且,随着科学研究的发展对钙和维生素 D 等营养素的 DRIs 进行了修订。

(三)英国

1979 年英国卫生署提出了本国的膳食营养素供给量,即 RDAs。1991 年,卫生署食物和营养政策医学委员会(the Committee on Medical Aspects of Food and Nutrition Policy,COMA)决定采用膳食参考值(dietary reference values,DRVs)取代 RDAs。他们使用了三个新的术语来表达不同

水平的参考值:平均需要量(estimated average requirement,EAR)表示一个人群平均的需要量;营养素参考摄入量(reference nutrient intake,RNI)表示摄入量在此水平几乎可以肯定是适宜的;低营养素参考摄入量(low reference nutrient intake,LRNI)表示摄入量低于此水平几乎可以肯定对大多数个体是不适宜的。安全摄入量(safe intake,SI)是当没有足够的证据确定 EAR、RNI 和 LRNI 时设定的安全摄入量,为几乎每个人都足够的数量,低于此水平至一定程度,可能有不良影响。这种表述方式在欧洲引起广泛响应,荷兰及北欧各国,以及欧共体随后均采用了相似的方式,这些建议也影响了美国 DRIs 的制定和修订。

(四)德国、奥地利和瑞士

2000 年这三个国家的营养学会开始共同研讨营养素摄入量参考值,并于 2002 年发布英文第一版《D-A-CH Reference Values》,其中的 D-A-CH 分别代表德国、奥地利和瑞士。他们设定这些营养素参考值包括建议值、估计值和指导值,目的是维持和促进健康和生活质量,有助于防止营养缺乏特定疾病(如佝偻病、坏血病、糙皮病),而且也避免能量、脂肪或者酒精过量。

(五)北欧国家

丹麦、芬兰、冰岛、挪威和瑞典在制定膳食结构指南和营养摄入量建议方面已有几十年的合作。他们于 1980 年发布了第 1 版"北欧营养建议"(nordicnutrition recommendations,NNR),此后每过数年修订一次。2010 年 8 月北欧开始第 5 版 NNR 修订工作,并于 2013 年 10 月正式发布。这次修订主要集中在有新的科学研究证据的领域,包括能量平衡、脂肪和碳水化合物的质量、蛋白质、酒精、维生素 D、钙、叶酸、铁、碘,以及膳食指南和饮食习惯等整体饮食质量。

(六)日本

于 1970 年首次发布了 RDAs,此后每 5 年修订一次。在第 6 版 RDAs(1999)中首次引入了 DRIs 的概念。在日本卫生部、劳动部和福利部于 2005 年联合发布的 DRIs-J 中,特别强调了预防生活方式相关疾病及能量和营养素摄入过量所致的疾病。2010 年日本发布的 DRIs 提出了目标摄入量(DG)的概念。

除了国家级的学术团体研究制定本国居民的膳食营养素参考摄入量以外,联合国粮农组织(FAO)于 1950 年和 1957 年分别发布能量和蛋白质参考值的报告。1973 年,FAO 和 WHO 联合发布人体蛋白质和能量需要量建议报告。1985 年,FAO、WHO 和联合国大学(UNU)组成的一个联合专家小组对"人体蛋白质和能量需要量建议"进行了再次修订。2000 年后,FAO/WHO/UNU 专家磋商会决定再次修订人类营养需要量建议,此后分别于 2001 年、2002 年和 2007 年发布了微量营养素、能量和蛋白质需要量报告。

欧共体食物科学委员会(Scientific Committee for Food,SCF)1993 年发布了欧共体能量和营养素的膳食参考值(DRVs)。该报告提出了能量、常量和微量营养素的膳食参考摄入量。2009 年 9 月,EFSA 组织欧盟各成员国对该修订意见稿进行讨论,并将征求的公众意见及各成员国的意见发布于网站上以促进其修订和完善。在 2010 年之后的

几年里,EFSA 先后发表了能量、碳水化合物、膳食纤维、脂肪以及其他营养素的 DRVs,并提出了水的 AI。

三、膳食营养素参考摄入量的应用

制定膳食营养素参考摄入量的根本目标是改善本国居民的膳食营养状况。为了达到这个目标,营养专业人员、政府部门、健康教育工作者、食品企业乃至广大民众自身,可以以人体对营养素的需要(DRIs)作为基本依据,通过多种形式开展工作。例如,营养专业人员对个体或群体的膳食进行评价和计划;国家有关部门制定食物与营养发展规划及营养相关标准;营养学术团体制定以食物为基础的膳食指南,营养专业人员编写通俗实用的各种营养健康宣传资料;食品企业研发营养强化食品和营养补充剂等。随着我国社会经济发展和居民饮食健康水平的提高,近年对各类人群进行的营养调查、膳食指导、营养干预,营养健康管理等逐渐达到常态化,使 DRIs 得到日益广泛的应用,在指导居民合理饮食和食品生产、改善全民营养状况等方面起到了重要作用。

DRIs 的应用不仅涉及非常专业的营养知识,而且需要应对各种不同的情况,因此应该参阅 DRIs 专著的详细资料。一般而言,应用 DRIs 需要注意下述几个问题:

(1)适用对象:主要是健康的个体或以健康人为主组成的群体,包括不同性别、不同年龄以及从事不同劳动的健康人;另外也包括那些患有肥胖、高血压、血脂异常等轻度慢性疾病,但仍能正常生活的人群。

(2)食物范围:包括经口摄入的膳食中所有含有能量和营养素的食物和饮料。除了正常饮食外,还含有那些不以治疗疾病为目的,而以增进健康为目的的摄入的食品,例如营养强化食品以及营养补充剂等。

(3)营养素的摄入期间:膳食营养素参考摄入量是以"每天"为单位计算的,但是这种计算方式并不表示它是 1 天时间的膳食标准。因为,营养素摄入量每天都发生很大变化,而且营养不良的发生都是由于一段时间内摄入能量以及营养素量的异常而引起的。所以,对 DRIs 规定的数值,应该看作是健康人在一段时间内需要达到的膳食营养素摄入量目标。

(4)个体间差异:研究表明,即使在几乎没有测量误差的条件下,真正的能量和营养素需要量也存在个体间差异。对于能量,可以简单地测量个体体重及其体质指数(BMI),即可评价能量收支是否平衡,就没有必要依赖于从膳食调查得到的能量摄入量。

对于营养素,如果能采用简单实用的方法检测需要量的个体差异情况,例如测定血中血红蛋白以了解铁的营养状况,则应充分利用此类手段,使营养改善措施更为有效。

(5)关于慢性病的一级预防:与饮食有关的因膳食营养素摄入量问题而导致的 NCD 主要有肥胖和瘦弱,循环系统疾病(高血压、血脂异常、脑卒中、心肌梗死),内分泌疾病(糖尿病)以及某些癌症(乳腺癌、胃癌、大肠癌等)。在以 NCD 的一级预防为目标,应用膳食营养素参考摄入量时,应该明确两点:①饮食改善不是几天或几个月的问题,而应将它当做是几年或更长时间的工作;②需要充分考虑

与 NCD 相关的其他危险因素,并从综合角度制订预防措施,不能仅仅以某些营养素的干预实现 NCD 预防。

（一）制定营养政策和相关标准

国家营养政策和相关标准的制定目的都是为了保证本国居民的营养需求,使他们尽可能达到营养素参考摄入量并有足够的储存量,保持人体健康状态。因此,在制定这类文件时都会直接或间接地应用 DRIs,作为营养发展方向或预期达到的目标。

1. 营养政策　中国国家食物与营养咨询委员会受国务院委托,先后制定了《九十年代中国食物结构改革与发展纲要》和后续的几个《中国食物与营养发展纲要》,对中国农业生产、食品加工和消费起到了重要的引领作用。这些纲要的起草都是根据中国居民 DRIs 中有关营养素的推荐量,并考虑我国目前食物消费的模式,推算出我国粮食、肉类、乳品、蔬菜等各种食物在未来十年的需求量,以便指导食物生产的合理发展。

2. 营养相关标准　在制修订国家食品标准的过程中,如果标准内容涉及人体摄入的营养素,例如营养强化剂的标准、有关营养配方食品,以及营养素补充剂等标准,都需要以 DRIs 作为基本依据。

根据《食品安全法》的要求,我国卫生行政部门修改并发布了 GB 14880—2012《食品营养强化剂使用标准》,并于 2013 年 1 月 1 日起正式实施。作为一项强制性基础标准,该标准基于《中国居民膳食营养素参考摄入量》,对以往批准强化的各种营养素的使用量进行了风险评估,调整了部分营养素的强化量限值,这对于保障人民健康、保证标准的科学合理有着重要的指导意义。

婴幼儿食品标准的制定和修订也是 DRIs 实际应用的典型样例。婴幼儿是生理功能最脆弱的人群之一,特别是对于不能得到母乳喂养的小婴儿来讲,配方食品是其最主要的营养来源。因此,婴幼儿配方食品的质量、营养和安全关系着婴幼儿的健康。

目前,我国已经制定并发布了一系列的婴幼儿食品安全国家标准,包括 GB 10765—2010《婴儿配方食品》、GB 10767—2010《较大婴儿和幼儿配方食品》、GB 10769—2010《婴幼儿谷类辅助食品》、GB 10770—2010《婴幼儿罐装辅助食品》等。上述标准都是依据我国居民的膳食参考摄入量,结合食品生产实际情况制定的。按照国标要求,这些食品中的营养素含量既要满足婴幼儿生长发育的需要,又不能超过可耐受最高摄入量（UL）,为婴幼儿提供全面而均衡的营养。

（二）制定膳食指南和营养标签

"膳食指南"的用途是指导居民如何合理摄取食物,以满足自身的营养需要,因此,在制修订膳食指南时就要将 DRIs 推荐的营养素摄入量换算成食物摄入量。多个国家的膳食指南将食物的合理摄入比例用图形表示出来,如美国的金字塔和餐盘、日本的陀螺等,起到了通俗易懂的宣传作用。自 2007 版开始,《中国居民膳食指南》使用了具有中国特色的"平衡膳食宝塔"图标,其中,将 5 类食物分别置于 5 层内,而且为每类食物列出了推荐的摄入量。此外,《中国居民膳食指南》还依据"中国居民 DRIs",指出了中

国居民容易缺乏的部分营养素,并对如何提高其摄入量给予了明确指导。例如,我国居民的钙摄入量不足 400mg,约为膳食参考摄入量的一半。膳食指南建议每人每天饮奶 300g 左右,或食用其他相当量的奶制品,可增加摄入约 300mg 钙;另外再从黄豆（或其制品）以及其他食物中得到大约 100mg 的钙,这样再加上膳食中的钙就基本达到了 DRIs 提出的标准。因此,可以说 DRIs 是制定膳食指南的依据和目标,而膳食指南则是指导居民通过合理膳食达到营养素参考摄入量的工具或方法,两者互不可缺,共同指导我国居民营养状况的改善。

食品营养标签是向消费者提供食品营养信息和特性的说明,也是消费者直观了解食品营养组分、特征的有效方式。其特点之一就是要求在标签上标示任何营养成分含量值时,都必须同时标示该含量值占营养素参考值（NRV）的百分比。NRV 则是依据膳食营养素推荐摄入量（RNI）和适宜摄入量（AI）推算出来的数值。我国在参考国际食品法典委员会和国内外管理经验的基础上,组织制定并发布了《预包装食品营养标签通则》（GB 28050—2011）,并于 2013 年 1 月 1 日起正式实施。

（三）评价居民的膳食营养状况并制订改善计划

对群体或个体居民的膳食营养状况做出准确评价,并在此基础上为他们制订合理的膳食营养计划,是营养专业人员、特别是职业营养师的重要工作。在开展这项工作的过程中,DRIs 成为这类人员的必备工具。

为了评价膳食摄入状况,首先需要获得研究对象的日常膳食摄入量信息,然后根据研究对象的情况,从 DRIs 中选择恰当的评价指标。例如,使用 EAR 评价个体的摄入水平是否不足;使用 AI 作为个体营养素摄入量的目标值,用来判断是否可以排除摄入不足的问题。使用 UL 以判断个体是否存在过量摄入的风险等。

为个体计划膳食的目的是使其营养素摄入量接近其 RNI 或者是 AI,包括设定适宜的营养素摄入目标和制订食物消费计划等工作。而为群体计划膳食,目的是确定一个营养素日常摄入量的分布,在这一分布状态下摄入不足或过量的概率都很低。由于群体的情况比较复杂,所以,需要根据人群的分布特征选择使用不同的膳食计划方法。

关于个体和群体膳食营养状况的计划和评价方法,详见本书第三卷《营养学研究方法》。

（四）在临床营养中的应用

如上所述,DRIs 的主要适用对象是健康人,但是也可以用于那些能够正常生活但患有轻度疾病的患者,如高血压、冠心病以及某些癌症患者等。而且,DRIs 中的某些指标,如 AMDR、PI 和 SPL,对于某些疾病危险人群的膳食指导尤为重要。

有些患者的疾病治疗需要实施特定的膳食指导或膳食疗法,可以在参照膳食营养素参考摄入量的基础上,根据其病情对能量和营养素摄入量的特殊要求进行调整,以满足患者良好营养状况和疾病康复的需要。

将 DRIs 用于患者时,可以根据下述 3 种情况决定使用方法:①病情对能量和营养素的摄入量有特殊要求,应当以该种疾病相关的治疗方针为前提制订膳食营养方案,而不

宜单纯使用 DRIs 作为此类患者的营养治疗依据；②虽然以治疗为目的，但是病情不需要考虑特殊的能量和营养素摄入量，应当以 DRIs 为基础制订其膳食营养方案；③为了预防疾病而不以治疗为目的，应以 DRIs 为基础设计膳食营养方案。随着临床患者需求的增加，仅由医院提供临床配餐无论是从技术上还是数量上，都已远远不能满足患者的需要，而需要发展工业化方式生产的针对临床患者的特殊食品。我国已经制定并发布了针对 1 岁以下婴儿食用的《特殊医学用途婴儿配方食品通则》（GB 25596—2010），包含了早产儿、低体重儿、乳糖不耐受、氨基酸代谢障碍等疾病或代谢障碍类别。另外，"为了满足进食受限、消化吸收障碍、代谢紊乱或特定疾病状态人群对营养素或膳食的特殊需要"，又为 1 岁以上婴儿和成人制定并发布了《特殊医学用途配方食品通则》（GB 29922—2013）。在这些文件中各营养素的基本含量要求均是以中国居民 DRIs 为基础，同时结合特定疾病的情况进行调整，以满足临床患者的特殊需求。

（五）用于研发和评价营养食品

随着经济发展和生活水平的提高，人民的饮食需求已经从食品的数量向营养与质量转变。为满足各类人群的营养需要，研究生产营养强化食品、膳食补充剂等不同的营养食品已经成为食品企业的重要任务，DRIs 也成为其产品研发的重要指南。

例如，在中国保健食品的审评工作中，国家食品药品监督管理局（FDA）在参考我国居民营养素参考摄入量的基础上，对营养补充剂中营养素的每日摄入量提出了明确要求，用以指导此类产品的科学评价。对于食品营养强化剂使用的评审也是一项重要工作。随着食品工业的发展，越来越多的营养素和生物活性物质加入到食品中。目前，要求新添加的物质以及扩大使用范围使用量的营养素均需提供工艺必要性（即满足 RNI/AI 的程度）和安全性的资料（添加量与 UL 的关系）等，也体现了 DRIs 在产品研发中的应用得到进一步拓宽。

（程义勇　葛可佑　赵法伋）

参 考 文 献

1. 中国营养学会. 中国居民膳食营养素参考摄入量. 2013 版. 北京：中国科学出版社，2014.
2. 中国营养学会. 中国居民膳食营养素参考摄入量. 2000 版. 北京：中国轻工业出版社，2000.
3. 中国营养学会. 中国居民膳食指南. 第 3 版. 北京：人民卫生出版社，2016.
4. 葛可佑. 中国营养科学全书. 北京：人民卫生出版社，2006.
5. 杨月欣. 食物与健康. 北京：人民卫生出版社，2016.
6. 孙长颢. 营养与食品卫生学. 第 7 版. 北京：人民卫生出版社，2012.
7. David A. Bender. Bender' Dictionary of Nutrition and Food Technology. 8th ed. New York：CRC Press，2009.
8. 程义勇，陈伟强，顾景范. 循证营养学：从理论到实践. 营养学报，2010，32（1）：1-5.
9. IOM（Institute of Medicine）. The development of DRIs 1994-2004：Lessons learned and new challenges—workshop summary. Washington，DC：The National Academies Press. 2008.
10. Sasaki S. Dietary reference intakes（DRIs）in Japan. Asia Pac J Clin Nutr，2008，17（S2）：420-444.
11. EFSA Panel on Dietetic Products，Nutrition，and Allergies. Scientific opinion on principles for deriving and applying dietary reference values. EFSA Journal，2010，8（3）：1458-1466.

第三章

蛋 白 质

蛋白质是化学结构复杂的一类有机化合物,是人体的必需营养素。蛋白质一词最先来源于德国,德语是 eiweiss stofe,eiweiss 是卵白或蛋清的意思,stofe 是物质,合在一起是蛋清一类物质。蛋白质英文是 protein,源于希腊文的 proteios,是"头等质量"意思,表明蛋白质是生命活动中最重要的物质。

人们对蛋白质重要性的认识经历了一个漫长的历程。1742 年,意大利科学家 Beccari 将面粉团不断用水洗去淀粉,分离出谷蛋白。1806 年,Vauquelin 发现大豆也有这种物质且含量丰富。1811 年,Gag-Lussac 建立碳、氢和氧的定量分析法,并发现动物组织中氮含量较高。1841 年,Liebig 认为根据含氮量能确定不同食物蛋白质的营养价值。1883 年,Kjeldahl 发明了测定氮推算蛋白质含量的分析法,沿用至今。19 世纪末,Fischer 证明蛋白质由氨基酸组成,并将氨基酸合成了多种短肽。1945 年,Frederick Sanger 进行多肽链中氨基酸序列的测定,并经过十年的努力,测出了牛胰岛素中全部氨基酸序列,并因此获得了诺贝尔奖。1951 年,Pauling 采用 X 线晶体衍射发现了蛋白质的二级结构。1962 年,Kendrew 和 Perutz 确定了血红蛋白的四级结构,据此进行蛋白质结构与功能的研究。20 世纪 90 年代后,融合了生物信息学、基因组学和蛋白质组学为一体的基因、蛋白质研究达到新的顶峰。

蛋白质是组成人体的重要成分之一,人体的所有细胞组织都含有蛋白质。现已证明,生命的产生、存在和消亡都与蛋白质有关,蛋白质是生命的物质基础,没有蛋白质就没有生命。

第一节 蛋白质的组成、分类及理化性质

蛋白质(protein)是由氨基酸以肽键连接在一起,并形成一定空间结构的高分子有机化合物。由于不同蛋白质中氨基酸的种类、数量、排列顺序及空间结构不一样,形成蛋白质的种类也千变万化。人体含蛋白质种类有 10 万种以上,但从构成元素上来说,主要含碳、氢、氧、氮四种元素。蛋白质的化学结构非常复杂,大多数蛋白质的化学结构尚未阐明,因此无法根据蛋白质的化学结构进行分类。目前依照蛋白质三方面性质:即化学组成、溶解度和形状进行分类。在营养学上也常按营养价值对食物中的蛋白质进行分类。

一、蛋白质的组成

蛋白质是生物体的重要组成成分和生命活动的基本物质基础,也是生物体内含量最丰富的生物大分子,约占人体固体成分的 45%,在细胞中可达细胞干重的 70% 以上。蛋白质分布广泛,几乎所有的器官和组织都含有蛋白质。尽管蛋白质种类繁多,结构各异,但是其组成元素基本相似,从各种动、植物组织中提取出的蛋白质,经元素分析,其主要元素组成为:碳(50%~55%)、氢(6%~7%)、氧(19%~24%)、氮(13%~19%)和硫(0%~4%);有些蛋白质还含有少量的磷、铁、碘、锰、铜、钴、钼及锌等其他元素。

不同蛋白质的含氮量是有差别的,折算系数也不尽相同。我国使用的蛋白质折算系数按照食品安全国家标准《食品中蛋白质的测定》(GB 5009.5—2016),根据该标准,部分食品的蛋白质折算系数见表 1-3-1。蛋白质的平均含氮量约为 16%。因此在一般生物样品中,1g 氮相当于 6.25g 蛋白质,其折算系数为 6.25。只要测定生物样品中的含氮量,就可以估算出其中蛋白质的大致含量,氮的含量一般采用凯氏定氮法测定。

样品中蛋白质的百分含量(%)=
每克样品中含氮量(g)×6.25×100

表 1-3-1　蛋白质折算系数表

食　品	折算系数
全小麦粉	5.83
麦糠麸皮	6.31
麦胚芽	5.80
麦胚粉、黑麦、普通小麦、面粉	5.70
燕麦、大麦、黑麦粉	5.83
小米、裸麦	5.83
玉米、黑小麦、饲料小麦、高粱	6.25
芝麻、棉籽、葵花子、蓖麻、红花籽	5.30
菜籽	5.53
花生	5.46
杏仁	5.18
核桃、榛子、椰果等	5.30
大米及米粉	5.95
鸡蛋(全)	6.25
鸡蛋黄	6.12
鸡蛋白	6.32
肉与肉制品	6.25
动物明胶	5.55
纯乳与纯乳制品	6.38
酪蛋白	6.40
胶原蛋白	5.79
大豆及其粗加工制品	5.71
大豆蛋白粉	6.25
其他食品	6.25

二、蛋白质的分类

（一）按化学组成分类

根据蛋白质化学组成的复杂程度，将蛋白质分为单纯蛋白质与结合蛋白质两大类；然后再按其形状和溶解度分成各类蛋白质。单纯蛋白质只由氨基酸组成，其水解的最终产物只是氨基酸；结合蛋白质是由单纯蛋白质与非蛋白质结合而成，此种非蛋白质称为结合蛋白质的辅基。因此，结合蛋白质在彻底水解后，除产生氨基酸外，尚有所含的辅基。

1. 单纯蛋白质 单纯蛋白质又可按其溶解度、受热凝固性及盐析等物理性质的不同分为清蛋白、球蛋白、谷蛋白、醇溶谷蛋白、鱼精蛋白、组蛋白和硬蛋白等7类。

（1）清蛋白与球蛋白：这两类蛋白质广泛存在于动植物组织及体液中，乳、蛋清、血浆所含蛋白质的主要部分都是清蛋白和球蛋白。例如，蛋清清蛋白与蛋球蛋白、乳清蛋白与乳球蛋白、血清清蛋白与血清球蛋白等。这两类蛋白质的溶解度差别很大，可用盐析法使之分离。

（2）谷蛋白与醇溶谷蛋白：这两种蛋白质共存于谷类种子中，是重要的植物蛋白质，是面筋（面粉漂去淀粉剩下的黏物）的主要成分。重要的谷蛋白有大米中的米精蛋白、小麦中的麦谷蛋白、玉米中的玉米谷蛋白。醇溶谷蛋白含有大量的谷氨酰胺（40%），水解时生成谷氨酸，所以食品工业上曾以面筋和豆饼为原料制造味精（含谷氨酸钠95%左右）。重要的醇溶谷蛋白有大麦胶蛋白、麦胶蛋白和玉米胶蛋白。谷蛋白除含有丰富的谷氨酸外，还含有丰富的精氨酸和脯氨酸。醇溶谷蛋白也含有大量的脯氨酸，但人体必需的赖氨酸含量很低。

（3）鱼精蛋白和组蛋白：这两类蛋白质都具有碱性、分子量小、结构比较简单等特点。分子中含有大量的碱性氨基酸精氨酸和组氨酸。主要与核酸结合成为核蛋白存于动物体内，是构成细胞核成分的主要蛋白质。鱼精蛋白是分子量最小的一类蛋白质，大量存在于鱼的精子（如鲱精蛋白、鲑精蛋白）、鱼卵及动物的脾、胸腺等组织中。组蛋白的分子量比鱼精蛋白稍大，但仍小于其他蛋白质，大量存在于胸腺及红细胞中。组蛋白中不含色氨酸，蛋氨酸与胱氨酸也较少。鱼精蛋白中不含硫元素。

（4）硬蛋白：硬蛋白是溶解度小、性质稳定、不易被消化液所消化的蛋白。在动物体内具有支持和保护作用的纤维状蛋白质都是由硬蛋白组成的。胶原是结缔组织、皮肤、骨中的一种硬蛋白。当骨骼用盐酸浸泡一日后，骨中的矿物质被溶解，剩下的物质即为纯粹的胶原，胶原用水煮沸即成为白明胶。胶原含有大量的羟脯氨酸和羟赖氨酸。弹性蛋白是弹性组织如韧带、血管、肌腱中的蛋白质，水煮不能变成白明胶。角蛋白是角、指甲、毛、发、皮肤角质层的一种硬蛋白，含有大量的胱氨酸。丝蛋白是某些昆虫（蚕、蜘蛛）的丝囊所分泌的一种硬蛋白质，是丝蛋白纤维的主要成分。

2. 结合蛋白质 结合蛋白质按辅基不同分为：核蛋白、糖蛋白、脂蛋白、磷蛋白和色蛋白等5类。

（1）核蛋白：由单纯蛋白质与核酸结合成的一种蛋白质。普遍存在于动植物细胞核中。细菌、病毒、噬菌体也都含有核蛋白，某些噬菌体和结晶的病毒（如烟草斑纹病毒）则为纯粹的核蛋白。核蛋白在生命活动过程中具有极为重要的作用，在遗传及蛋白质生物合成过程中起决定性作用。

（2）糖蛋白：以糖的衍生物为辅基的结合蛋白质，广泛分布于自然界。在人及高等动物体内许多组织及体液均含有糖蛋白。例如皮肤、软骨、肌腱、血液、唾液及许多黏液腺和黏膜所分泌的黏液都含有糖蛋白，具有润滑及保护组织的功能。如唾液中的黏蛋白及骨中的骨黏蛋白等都是糖蛋白。

（3）脂蛋白：由单纯蛋白质与脂类（如卵磷脂、胆固醇等）结合而成的物质。例如血浆中的蛋白质可与胆固醇或磷脂结合而成为脂蛋白。脂蛋白与脂不同，可溶于水中。

（4）磷蛋白：由单纯蛋白质与含磷酸辅基结合而成的物质。磷酸是以酯键与含羟基的氨基酸结合。例如乳中的酪蛋白（含许多磷酸丝氨酸）、卵黄中的卵黄磷蛋白等，脑中也含有磷蛋白，是脑组织的重要成分。

（5）色蛋白：由单纯蛋白质与色素结合而成的物质，种类很多。有些色蛋白的辅基是含金属元素的色素，其中以含铁者为最多，例如血红蛋白就是一种色蛋白，其辅基为亚铁血红素。此外，如肌红蛋白、细胞色素、细胞色素氧化酶、过氧化氢酶等都是含铁的色蛋白。无脊椎动物的血液中含有一种色蛋白称为血蓝蛋白，其辅基含铜。促进绿色植物进行光合作用的叶绿蛋白，其辅基含镁。在生物氧化过程中起重要作用的黄素蛋白类，其辅基为核黄素。

（二）按蛋白质形状分类

蛋白质按形状分为纤维状蛋白质和球状蛋白质。

1. 纤维状蛋白质 多为结构蛋白，是组织结构不可缺少的蛋白质，由长的氨基酸肽链连接成为纤维状或蜷曲成盘状结构，成为各种组织的支柱，如皮肤、肌腱、软骨及骨组织中的胶原蛋白。

2. 球状蛋白质 其形状近似于球形或椭圆形，多数可溶于水或盐溶液中，许多具有生理活性的蛋白质，如酶、转运蛋白、蛋白类激素与免疫球蛋白、补体等均属于球蛋白。

（三）按蛋白质的营养价值分类

食物蛋白质的营养价值取决于所含氨基酸的种类和数量，所以在营养上尚可根据食物蛋白质的氨基酸组成，分为完全蛋白质、半完全蛋白质和不完全蛋白质三类。

1. 完全蛋白质 所含必需氨基酸种类齐全、数量充足、比例适当，不但能维持成人的健康，并能促进儿童生长发育，如乳类中的酪蛋白、乳白蛋白，蛋类中的卵白蛋白、卵磷蛋白，肉类中的白蛋白、肌蛋白，大豆中的大豆蛋白，小麦中的麦谷蛋白，玉米中的谷蛋白等。

2. 半完全蛋白质 所含必需氨基酸种类齐全，但有的数量不足，比例不适当，可以维持生命，但不能促进生长发育，如小麦中的麦胶蛋白等。

3. 不完全蛋白质 所含必需氨基酸种类不全，既不能维持生命，也不能促进生长发育，如玉米中的玉米胶蛋白，动物结缔组织和肉皮中的胶原蛋白，豌豆中的豆球蛋白等。

三、蛋白质的理化性质

（一）两性电离性质

蛋白质分子在一定的溶液 pH 条件下可解离成带正或负电荷的基团。当蛋白质溶液处于某一 pH 时，蛋白质解离成正负离子的趋势相等，即成为兼性离子，净电荷为零，此时溶液的 pH 称为蛋白质的等电点。溶液的 pH 大于某一蛋白质的等电点时，该蛋白质颗粒带负电荷，反之则带正电荷。

体内各种蛋白质的等电点不同，但大多数接近于 pH 5.0。所以在人体体液 pH 7.4 的环境下大多数蛋白质解离成阴离子。少数蛋白质含碱性氨基酸较多，其等电点偏于碱性，被称为碱性蛋白质，如鱼精蛋白、组蛋白等。也有少量蛋白质含酸性氨基酸较多，其等电点偏于酸性，被称为酸性蛋白质，如胃蛋白酶和丝蛋白等。

（二）胶体性质

蛋白质的分子量在 1 万 ~ 100 万，其分子的直径可达 1~100nm，为胶粒范围之内。其颗粒表面大多为亲水基团，可吸引水分子，使颗粒表面形成一层水化膜，从而阻断蛋白质颗粒的相互聚集，防止溶液中蛋白质的沉淀析出。除水化膜是维持蛋白质胶体稳定的重要因素外，蛋白质胶粒表面可带有电荷，也可起稳定的作用。若去除蛋白质胶体颗粒表面电荷和水化膜两个稳定因素，蛋白质极易从溶液中析出。

（三）变性

在某些物理或化学因素作用下，天然蛋白质特定的空间结构可被破坏，导致理化性质改变和生物学活性丧失，称为蛋白质变性。一般认为蛋白质的变性主要发生二硫键和非共价键的破坏，不涉及一级结构中氨基酸序列的改变。蛋白质变性后，其理化性质及生物学性质发生改变，如溶解度降低、黏度增加、结晶能力消失、生物学活性丧失、易被蛋白酶水解等。

（四）呈色反应

蛋白质经水解后产生氨基酸，可与水化茚三酮作用产生蓝色反应。此外，蛋白质在碱性溶液中与硫酸铜作用呈现紫红色，称双缩脲反应。蛋白质的呈色反应可用于溶液蛋白质的测定。

（五）在紫外光谱区有特征性吸收峰

由于蛋白质分子中含有共轭双键的酪氨酸和色氨酸，因此在 280nm 波长处有特征性吸收峰，可用于蛋白质的定量测定。

第二节　氨　基　酸

氨基酸（amino acid）是组成蛋白质的基本单位，是分子中具有氨基和羧基的一类含有复合官能团的化合物，具有共同的基本结构。氨基酸是羧酸分子的 α 碳原子上的氢被一个氨基取代的化合物，故又称为 α-氨基酸。例如，最简单的丙氨酸是一个氨基取代丙酸 α 碳原子上的一个氢而形成。这种结构的特点是既有酸性基团（—COOH），又有碱性基团（—NH₂）。此外，除了最简单的甘氨酸外，其他

α-氨基酸的碳原子都是不对称的碳原子，因而氨基酸存在着 D 型和 L 型两种异构体，但人体蛋白质均为 L-α-氨基酸，共有 20 余种。

一、氨基酸的分类和命名

绝大多数的蛋白质只由 20 种 L-α-氨基酸组成。这 20 种氨基酸根据其侧链的结构和理化性质可分为五类：非极性脂肪族氨基酸、极性中性氨基酸、酸性氨基酸、碱性氨基酸和芳香族氨基酸。非极性脂肪族氨基酸在水溶液中的溶解度小于极性中性氨基酸；芳香族氨基酸中苯基的疏水性较强，酚基和吲哚基在一定条件下可解离；酸性氨基酸的侧链都含有羧基；而碱性氨基酸的侧链分别含有氨基、胍基或咪唑基。20 种氨基酸的化学结构见图 1-3-1。

早在 1890—1910 年间，德国化学家 E. Fischer 就已充分证明蛋白质中的氨基酸相互结合成肽。例如，二分子甘氨酸脱去一分子水后形成甘氨酰甘氨酸。将二分子甘氨酸连接起来的键，称为肽键。肽键（—CO—NH—）是由氨基酸的 α-羧基与相邻氨基酸的 α-氨基脱水缩合而成。甘氨酰甘氨酸是最简单的肽，即二肽。二肽还可以通过肽键与另一分子氨基酸缩合生成三肽，此反应继续进行，依次生成四肽、五肽……一般而言 10 个以内氨基酸相连形成的肽称为寡肽，10 个及以上氨基酸相连形成多肽。蛋白质就是氨基酸以肽键连接在一起，并形成一定空间结构的大分子。

二、必需氨基酸和条件必需氨基酸

（一）必需氨基酸

体内不能合成或合成速度不能满足机体需要，必须由食物供给的氨基酸称为必需氨基酸（essential amino acid, EAA）。人体 EAA 有 9 种：异亮氨酸、亮氨酸、赖氨酸、蛋氨酸、苯丙氨酸、苏氨酸、色氨酸、缬氨酸和组氨酸。关于组氨酸，已经确认是婴儿的 EAA，但由于人体组氨酸在肌肉和血红蛋白中储存较大，而人体对其需求量又相对较少，且很难直接证实成人体内有无合成组氨酸的能力，故尚难确定组氨酸是否为成人的 EAA。FAO/WHO 曾在 1985 年首次提出了成人组氨酸需要量为 $8 \sim 12 \text{mg}/(\text{kg} \cdot \text{d})$。

人体能自身合成，不需通过食物供给的氨基酸称为非必需氨基酸（nonessential amino acid），这部分氨基酸在营养和代谢上的重要性与 EAA 相同，并非机体不需要，只是可由碳水化合物的代谢物或由 EAA 合成碳链，进一步由氨基转移反应引入氨基生成。

（二）条件必需氨基酸

人体在创伤、感染及某些消耗性疾病状态下，一些本可自身合成的但不能满足机体需要，必须从食物中获得的氨基酸称为条件必需氨基酸（conditionally essential amino acid）。条件必需氨基酸有两个特点：①在合成氨基酸中用其他氨基酸作为碳的前体，并且只限于某些特定器官，这是与非必需氨基酸在代谢上的重要区别。有些条件必需氨基酸（如酪氨酸）的前体是一种 EAA（苯丙氨酸）；而其他条件必需氨基酸（如精氨酸、脯氨酸和甘氨酸）的前体则是一种非必需氨基酸；还有一些其他条件必需氨基酸（如半胱氨

1. 非极性脂肪族氨基酸：

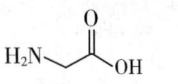

甘氨酸(Glycine,Gly)　　丙氨酸(Alanine,Ala)　　缬氨酸(Valine,Val)

亮氨酸(Leucine,Leu)　　异亮氨酸(Isoleucine,Ile)　　脯氨酸(Proline,Pro)

2. 极性中性氨基酸：

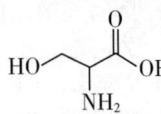　　　　　　　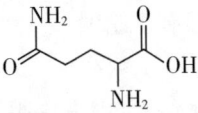

丝氨酸(Serine,Ser)　　天冬酰胺(Asparagine,Asn)　　谷氨酰胺(Glutamine,Gln)

苏氨酸(Threonine,Thr)　　半胱氨酸(Cysteine,Cys)　　蛋氨酸(Methionine,Met)

3. 含芳香环的氨基酸：

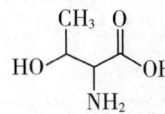　　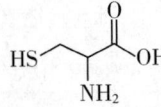　　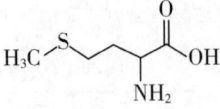

苯丙氨酸(Phenylalanine,Phe)　　酪氨酸(Tyrosine,Tyr)　　色氨酸(Tryptophan,Trp)

4. 酸性氨基酸：

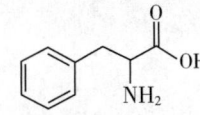　　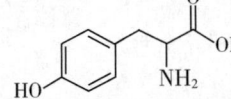

天冬氨酸(Aspartic acid,Asp)　　谷氨酸(Glutamic acid,Glu)

5. 碱性氨基酸：

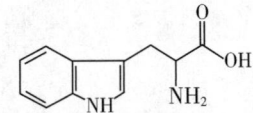

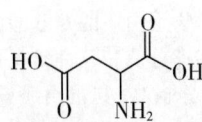

精氨酸(Arginine,Arg)　　赖氨酸(Lysine,Lys)　　组氨酸(Histidine,His)

图 1-3-1　主要氨基酸的化学结构

酸)需要 EAA(蛋氨酸作为硫的前体)和非必需氨基酸(丝氨酸)两者作为前体。在代谢水平上，机体合成条件 EAA 的能力受适宜氨基酸前体的可利用性所限制。②条件必需氨基酸合成最高速度可能是有限的，并可能受发育和病理生理因素所限制。出生体重非常低的婴儿不能合成半胱氨酸和脯氨酸，并可能缺乏合成足量甘氨酸的能力。后者是一种很重要的氨基酸，人乳蛋白质的甘氨酸含量很低。

半胱氨酸和酪氨酸在体内可分别由蛋氨酸和苯丙氨酸转变而成，如果膳食中能直接提供这两种氨基酸，则人体对蛋氨酸和苯丙氨酸的需要量可分别减少 30% 和 50%。所以半胱氨酸和酪氨酸称为条件必需氨基酸或半必需氨基酸(semiessential amino acid)。在计算食物必需氨基酸组成时，常将蛋氨酸和半胱氨酸、苯丙氨酸和酪氨酸合并计算。

人类营养上已经明确的必需、非必需氨基酸以及条件必需氨基酸见表 1-3-2。

表 1-3-2 人体内的氨基酸

必需氨基酸		非必需氨基酸		条件必需氨基酸	
异亮氨酸	Isoleucine(Ile)	天门冬氨酸	Aspartic acid(Asp)	半胱氨酸	Cysteine(cys)
亮氨酸	Leucine(Leu)	天门冬酰胺	Asparagine(Asn)	酪氨酸	Tyrosine(Tyr)
赖氨酸	Lysine(Lys)	谷氨酸	Glutamic acid(Glu)		
蛋氨酸	Methionine(Met)	谷氨酰胺	Glutamine(Gln)		
苯丙氨酸	Phenylalanine(Phe)	甘氨酸	Glycine(Gly)		
苏氨酸	Threonine(Thr)	脯氨酸	Proline(Pro)		
色氨酸	Tryptophan(Trp)	丝氨酸	Serine(Ser)		
缬氨酸	Valine(Val)				
组氨酸	Histidine(His)				

三、氨基酸模式和限制氨基酸

(一) 氨基酸模式

人体蛋白质以及食物蛋白质在必需氨基酸的种类和含量上存在着差异,在营养学上用氨基酸模式(amino acid patten)来反映这种差异。所谓氨基酸模式,是指某种蛋白质中各种必需氨基酸的构成比例。即根据蛋白质中必需氨基酸含量,以含量最少的色氨酸为 1 计算出的其他氨基酸的相应比值。根据 2007 年 WHO/FAO/UNU 召开的"人类营养中蛋白质和氨基酸需要量"专家咨询报告中提到的人体氨基酸模式以及中国食物成分表,几种食物蛋白质和人体蛋白质氨基酸模式见表 1-3-3。

表 1-3-3 人体和几种常见食物蛋白质氨基酸模式

氨基酸	人体	全鸡蛋	牛奶	牛肉	大豆	面粉	大米
异亮氨酸	5.0	3.2	3.4	4.4	4.3	3.8	4.0
亮氨酸	9.8	5.1	6.8	6.8	5.7	6.4	6.3
赖氨酸	7.5	4.1	5.6	7.2	4.9	1.8	2.3
蛋氨酸+半胱氨酸	3.7	3.4	2.4	3.2	1.2	2.8	2.8
苯丙氨酸+酪氨酸	6.3	5.5	7.3	6.2	3.2	7.2	7.2
苏氨酸	3.8	2.8	3.1	3.6	2.8	2.5	2.5
缬氨酸	6.5	3.9	4.6	4.6	3.2	3.8	3.8
色氨酸	1.0	1.0	1.0	1.0	1.0	1.0	1.0

引自:杨月欣.中国食物成分表 2004.北京:北京大学医学出版社.2005.

(二) 限制氨基酸

人体所需蛋白质来源于多种食物,凡蛋白质氨基酸模式与人体蛋白质氨基酸模式接近的食物,其必需氨基酸在体内的利用率就高,反之则低。例如,动物蛋白质中的蛋、奶、肉、鱼等以及大豆蛋白质的氨基酸模式与人体蛋白质氨基酸模式较接近,从而所含的必需氨基酸在体内的利用率就较高。其中鸡蛋蛋白质的氨基酸模式与人体蛋白质氨基酸模式最为接近,在比较食物蛋白质营养价值时常作为参考蛋白质(reference protein)。食物蛋白质中一种或几种必需氨基酸含量相对较低,导致其他必需氨基酸在体内不能被充分利用而使蛋白质营养价值降低,这些含量相对较低的氨基酸称为限制氨基酸(limiting amino acid)。由于这些氨基酸的不足,限制了其他氨基酸的利用。其中,含量最低的称第一限制氨基酸,其余依次称为第二、第三、……限制氨基酸。

判断食物中蛋白质的氨基酸是否为限制氨基酸,可以采用氨基酸评分(amino acid score, AAS)。氨基酸评分也称为氨基酸化学评分(chemical score),是反映被测食物蛋白质氨基酸构成和利用率的指标。通常是将被测食物蛋白质的某种必需氨基酸含量与推荐的参考蛋白质该必需氨基酸含量进行比较,一般常用赖氨酸、含硫氨基酸、苏氨酸和色氨酸。一种食物蛋白质的氨基酸的评分即为该食物中最低的必需氨基酸评分值。几种常见食物的氨基酸评分见表 1-3-4,氨基酸评分越高,其蛋白质营养价值越高。AAS 是目前广为应用的一种食物蛋白质营养价值评价方法,但这种方法的缺点是没有考虑食物蛋白质的消化率。FAO/WHO 专家委员会 1985 年将食物蛋白质消化率纳入氨基酸评分,建立了一种新方法,称经消化率校正氨基酸评分法(protein digestibility corrected amino acid score method, PDCAAS)。2013 年 FAO 膳食蛋白质质量评估的专家咨询会认为蛋白质消化率和氨基酸消化率存在较大的差别,建议采用可消化必需氨基酸评分(digestible indispensable amino acid score, DIAAS)代替 PDCAAS 来评价蛋白质质量。必需氨基酸消化率应来自人体回肠必需氨基酸真消化率,在人体资料不易获取的情况下,可采用以生长期的猪为研究对象获得的回肠必需氨基酸消化率,其次采用生长期的大鼠为研究对象。2013 年 FAO"人类营养中膳食蛋白质质量评估"专家咨询报告中针对不同人群提出的 DIAAS 的氨基酸评分模式见表 1-3-5,表中的 DIAAS 评分值为人体所需食物中最低的必需氨基酸评分值。DIAAS 和 PDCAAS 的区别在于前者是采用消化后的必需氨基酸进行计算,后者则采用粗蛋白的消化率。

$$AAS\% = \frac{每克待测蛋白质中必需氨基酸含量（mg）}{每克参考蛋白质中必需氨基酸含量（mg）} \times 100$$

$$PDCAAS\% = 氨基酸评分 \times 真消化率$$

$$DIAAS\% =$$
$$\frac{每克待测蛋白质中可消化的必需氨基酸含量（mg）}{每克参考蛋白质中相同的可消化的必需氨基酸含量（mg）} \times 100$$

表 1-3-4　几种常见食物的氨基酸评分

食物	AAS	食物	AAS
蛋清	1.19	小麦麦麸	0.26
牛肉	0.94	花生粉	0.55
豌豆粉	0.79	全麦	0.44
黑豆	0.74	燕麦片	0.63

表 1-3-5　不同人群 DIAAS 的评分模式/（mg·g 蛋白$^{-1}$）

必需氨基酸	婴儿		儿童	其他人群
	出生~6个月		6个月~3岁	
组氨酸	21		20	16
异亮氨酸	55		32	30
亮氨酸	96		66	61
赖氨酸	69		57	48
蛋氨酸+胱氨酸	33		27	23
苯丙氨酸+酪氨酸	94		52	41
苏氨酸	44		31	25
色氨酸	17		8.5	6.6
缬氨酸	55		43	40

植物蛋白质中赖氨酸、蛋氨酸、苏氨酸和色氨酸含量相对较低，所以营养价值也相对较低。如大米、面粉蛋白质赖氨酸含量最低，为第一限制氨基酸。为了提高植物蛋白质的营养价值，常将两种或两种以上的食物混合食用，通过蛋白质中氨基酸的相互补充，提高蛋白质的营养价值。这种通过食物蛋白质所含氨基酸种类之间取长补短、相互补充的作用，称为蛋白质互补作用（protein complementary action），如将大豆或其制品与米、面同时食用，大豆蛋白质中的赖氨酸可以补充米、面蛋白质赖氨酸的不足；而米、面蛋白质中的蛋氨酸在一定程度上也可以补充大豆蛋白质中蛋氨酸的不足。

为充分发挥食物的蛋白质互补作用，在调配膳食时，应遵循三个原则：①食物的生物学种属越远越好，如动物性和植物性食物之间的混合比单纯植物性食物之间的混合好；②搭配的种类越多越好；③食用时间越近越好，同时食用最好，因为单个氨基酸在血液中的停留时间约 4 小时，然后到达组织器官，再合成组织器官的蛋白质，而合成组织器官蛋白质的氨基酸必须同时到达才能发挥互补作用，合成组织器官蛋白质。

第三节　蛋白质的消化吸收和代谢

蛋白质未经消化不易吸收，有时某些抗原、毒素蛋白可少量通过黏膜细胞进入体内，会产生过敏、毒性反应。一般情况下，食物蛋白质水解成氨基酸及短肽后方能被吸收。由于唾液中不含水解蛋白质的酶，所以食物蛋白质的消化从胃开始，但主要在小肠。蛋白质消化后形成的氨基酸或 2~3 个氨基酸构成的短肽在小肠内吸收，吸收入血的氨基酸主要与体内组织蛋白质分解产生的氨基酸共同参与体内蛋白质的合成和分解的代谢；此外，部分氨基酸还可合成体内其他含氮物质，如激素、神经递质等；摄入蛋白质过量时，多余的氨基酸可用来合成葡萄糖和脂肪。

一、蛋白质的消化

（一）胃内消化

胃内消化蛋白质的酶是胃蛋白酶（pepsin）。胃蛋白酶是由胃黏膜主细胞合成并分泌的胃蛋白酶原（pepsinogen）经胃酸激活而生成的；胃蛋白酶也能激活胃蛋白酶原生成胃蛋白酶。胃蛋白酶分解蛋白质成际和胨以及少量多肽和氨基酸。胃蛋白酶在对蛋白或多肽进行剪切时，具有一定的氨基酸序列特异性。例如，它倾向于剪切氨基端或羧基端为芳香族氨基酸（如苯丙氨酸、色氨酸和酪氨酸）或亮氨酸的肽键；如果某一肽键氨基端第三个氨基酸为碱性氨基酸（如赖氨酸、精氨酸和组氨酸）或者该肽键的氨基端为精氨酸时，则不能有效剪切此肽键。这种剪切特异性在 pH 为 1.3 时表现得更为明显，只倾向于剪切氨基端为苯丙氨酸或亮氨酸的肽键。胃蛋白酶发挥作用的最适宜 pH 为 1.8~3.5。胃蛋白酶对乳中的酪蛋白有凝乳作用，这对婴儿较为重要，因为乳液凝成乳块后在胃中停留时间延长，有利于充分消化。

（二）小肠内消化

小肠消化的蛋白质包括食物的外源性蛋白质和来自消化道本身的内源性蛋白质两类。内源性蛋白质主要是来自消化道每日脱落的上皮细胞中蛋白质以及每日渗透进入肠腔的一部分血浆蛋白。

小肠内蛋白质的消化主要由胰腺分泌的蛋白酶所完成。胰腺细胞最初分泌出来的各种蛋白酶和肽酶是无活性的蛋白酶原，分泌到十二指肠后迅速被肠激酶激活成有活性的蛋白酶，如胰蛋白酶原激活成胰蛋白酶。胰蛋白酶的自身激活作用较弱，但它能迅速将胰液中其他酶原激活。胰蛋白酶的消化作用很强，在整个消化吸收过程中，此酶在空肠和回肠中均保持很高的浓度。在进食后的很短时间内，十二指肠中就含有 200~800pg 胰蛋白酶，这些酶在 10 分钟内就足以把十二指肠内容物中 50% 的蛋白质转化为三氯醋酸可溶的物质。胰腺分泌的蛋白酶可分为两类：

1. 内肽酶　内肽酶可以水解蛋白质分子内部的肽键，包括胰蛋白酶、糜蛋白酶和弹性蛋白酶。其中，胰蛋白酶仅水解碱性支链氨基酸残基的羧基肽键，产生碱性氨基酸作为羧基末端的肽；糜蛋白酶主要水解芳香族氨基酸的羧基肽键，产生具有以芳香族氨基酸作为羧基末端的肽，有时也可作用于亮氨酸、谷氨酸、谷氨酰胺及蛋氨酸等残基的羧基肽键；弹性蛋白酶主要水解脂肪族氨基酸组成的肽键，如缬氨酸、亮氨酸、丙氨酸等，作用的特异性较差。

2. 外肽酶　外肽酶可将肽链末端的氨基酸逐个水解，包括羧肽酶 A、B 和亮氨羧肽酶。羧肽酶 A 分解多肽链 C

末端的脂肪族或芳香族氨基酸残基,羧肽酶 B 则从 C 端切下精氨酸和赖氨酸的残基。

此外,胰液中还有其他酶如胶原酶、氨基肽酶、血管舒缓素等,胶原酶-和弹性蛋白酶主要参与消化结缔组织中的相应的纤维蛋白;血管舒缓素主要作用将血液中的激肽原分解为具有活性的激肽,激肽能扩张血管,增加血管的通透性,降低血压。

经过胃液和胰液中酶的消化后,蛋白质水解为游离氨基酸和较小的肽,肽类可被存在于肠黏膜纹状缘膜上的肽酶或胞质中的肽酶水解,但两者在水解肽类时因所含氨基酸残基不同而异,如含有脯氨酸、甘氨酸、谷氨酸和天门冬氨酸残基的肽类可完全被胞质内的肽酶所水解;含有精氨酸、赖氨酸、蛋氨酸、亮氨酸残基的肽类则在纹状缘处被水解。

二、蛋白质的吸收

(一) 氨基酸和寡肽的吸收

1. 氨基酸的转运体 氨基酸转运体根据对 Na^+ 的依赖性可分为 Na^+ 依赖和 Na^+ 不依赖的转运体。Na^+ 依赖的转运体利用质膜上以 Na^+ 电化学梯度形式储存的自由能逆浓度梯度从胞外转运氨基酸底物入胞内。Na^+ 依赖的氨基酸

转运体包括 A 型、ASC 型、B^0 型、X_{AG}^- 型、B^{0+} 型和 β 型等;Na^+ 不依赖的氨基酸转运体包括转运中性氨基酸的 L 型、转运小型中性氨基酸的 asc 型、选择性转运芳香族氨基酸的 T 型、选择性转运碱性氨基酸的 y^+ 型、转运碱性和中性氨基酸的 b^{0+} 和 y^{+L} 型以及转运胱氨酸和谷氨酸的 X_c^- 型等。

(1) 纹状缘的氨基酸转运系统:成年人微绒毛肠上皮细胞转运氨基酸的机制有主动转运、易化扩散以及单纯扩散,其中主动转运和易化扩散需要转运体介导。小肠黏膜上皮细胞膜上存在能转运中性氨基酸、碱性氨基酸、酸性氨基酸和亚氨基酸及甘氨酸的转运体。目前已知 4 种转运中性氨基酸经过细胞顶端膜的主动转运机制:对很多中性氨基酸有广泛特异性的 NBB 系统、介导苯丙氨酸和甲硫氨酸吸收的 PHE 系统、介导亚氨酸吸收的 IMINO 系统以及介导 β-氨基酸吸收的系统。由于氨基酸的结构有较大差异,理化特性也不相同,因此它们通过细胞膜的转运需要更复杂的转运系统。表 1-3-6 列出了纹状缘与氨基酸转运有关的转运体。氨基酸的吸收是一种继发性主动转运过程,必须依赖钠泵并以 ATP 作为能量来源来维持细胞膜两侧的离子浓度差和电位差。

表 1-3-6 小肠黏膜纹状缘膜转运氨基酸的载体/转运体系统

载体/转运体系统	底物特异性	Na^+ 浓度梯度依赖	转运的驱动力 *	涉及的其他离子
载体/转运体 B	中性氨基酸	+	ΔpNa^+、$\Delta\psi$	无
载体/转运体 B^{0+}	中性氨基酸、碱性氨基酸、胱氨酸	+	ΔpNa^+、$\Delta\psi$	无
载体/转运体 b^{0+}	中性氨基酸、碱性氨基酸、胱氨酸	−	$\Delta\psi$	无
载体/转运体 y^+	碱性氨基酸	−	$\Delta\psi$	无
IMINO	亚氨基酸	+	ΔpNa^+、$\Delta\psi$、ΔpCl^-	Cl^-
载体/转运体 β	β-氨基酸	+	ΔpNa^+、$\Delta\psi$、ΔpCl^-	Cl^-
载体/转运体 X_{AG}^-	酸性氨基酸	+	ΔpNa^+、$\Delta\psi$、ΔpK^+	K^+

* :ΔpNa^+、ΔpK^+、ΔpCl^- 分别代表跨黏膜细胞纹状缘两侧的 Na^+、K^+ 和 Cl^- 浓度梯度,$\Delta\psi$ 代表跨黏膜细胞纹状缘两侧的膜电位差
引自:姚泰,赵志奇,朱大年,等.人体生理学(下册).第 4 版.北京:人民卫生出版社,2015.

(2) 细胞基底侧膜氨基酸载体/转运体系统:目前已知细胞基底侧膜上有五种氨基酸载体/转运体系统,可分成 Na^+ 依赖和 Na^+ 不依赖的两类(表 1-3-7)。前者可能与两餐之间黏膜细胞由血液摄取氨基酸有关,后者与氨基酸由细胞内向血液转运有关。

表 1-3-7 小肠黏膜细胞基底侧膜氨基酸转运的
载体/转运体系统

载体/转运体系统	特异性转运的底物	Na^+ 浓度的依赖性
载体/转运体 asc	3 和 4 个碳的中性氨基酸	−
载体/转运体 L	大多数氨基酸	−
载体/转运体 y^+	碱性氨基酸	−
载体/转运体 A	中性 α-氨基酸、亚氨基酸	+
载体/转运体 ASC	3 和 4 个碳的中性氨基酸	+

引自:姚泰,赵志奇,朱大年,等.人体生理学(下册).第 4 版.北京:人民卫生出版社,2015.

2. 寡肽载体/转运体及转运过程

(1) 寡肽载体/转运体:以二肽和三肽为主的寡肽可

被小肠上皮细胞摄取,其载体/转运体主要有肽转运体 1 型(PepT-1)和肽转运体 2 型(PepT-2)。这两种肽转运体在组织中的分布不同,PepT-1 主要是肠肽转运体,PepT-2 主要是肾脏肽转运体。寡肽转运体识别和结合底物分子的亲和力以及底物通过膜被转运的容量和速度是寡肽转运体的重要生理特性。一般情况下,对底物有较低亲和力的转运系统有较大的转运容量,有较高亲和力的转运系统则有较低的转运容量。PepT-1 是低亲和力、高容量的肽转运体,PepT-2 则为高亲和力、低容量的肽转运体;PepT-1 能转运 2~5 肽,其中转运二肽的速度最快;不管寡肽分子结构、大小、电荷和极性,它们都能被 PepT-1 和 PepT-2 转运。因此大约有 400 种二肽和 8000 种三肽为转运体底物。

(2) 寡肽转运的过程:寡肽进入肠上皮细胞的过程主要是与其他正离子,特别是 H^+ 的同向跨膜转运相耦联的。肠上皮细胞纹状缘膜表面比大多数肠道液酸性强,人体或实验动物微环境 pH 在 5.4~6.2 之间,而细胞内为 7.0~7.2。当外部 pH 在 3~10 之间变化时,微环境 pH 能够保持稳定,这与纹状缘膜中的 Na^+-H^+ 交换体的作用有关。Na^+-

H^+ 交换体使 Na^+ 从肠腔进入细胞,并且使 H^+ 从细胞进入肠腔,同时肽采取易化扩散方式经由肽转运体与 H^+ 耦联转运入细胞。Na^+-H^+ 交换体产生并维持向内的质子浓度梯度,基底侧膜上的 Na^+,K^+-ATP 酶则维持细胞内低钠水平。

3. 氨基酸吸收的部位 经过消化后蛋白质被水解为可以吸收的氨基酸和 2~3 个氨基酸的短肽,主要在小肠吸收,但小肠不同部位的吸收能力有差别,近端小肠对氨基酸吸收能力较远端小肠弱,但对寡肽的吸收能力则较强,这与黏膜纹状缘寡肽酶在回肠内的活性比在空肠内高的特点相适应。结肠上皮细胞也拥有吸收氨基酸的能力,可能在新生儿和回肠切除患者的蛋白质吸收中起重要作用。

（二）完整蛋白的吸收

在低等动物,吞噬是摄入大分子物质的基本方式。而在高等动物,只有在胚胎动物和新生动物仍保持这种原始机制。例如,母乳中的抗体可通过肠黏膜细胞的吞噬作用传递给婴儿。在牛进行的实验也发现,给新生小牛十二指肠灌注入初乳 60~120 分钟后在胸导管中可出现初乳蛋白。这种直接摄取蛋白的功能在出生后持续时间的长短因动物种属而异,一般为 1~18 天。

关于成年人或成年动物肠道对完整蛋白质的吸收已进行了许多研究。有人将胰岛素和胰蛋白酶抑制剂同时注入大鼠的隔离肠袢,发现可引起血糖降低,提示有一定量的完整胰岛素被吸收。用酶标法研究辣根过氧化物酶的吸收,也获得相同的结果。此外,人的血液中存在食物蛋白质抗体,提示食物蛋白质可进入血液而起抗原的作用。但一般认为,大分子蛋白质的吸收是极其微量的,无任何营养学意义,而肠内细菌的毒素、食物抗原等可能会进入血液而成为致病因子。

三、蛋白质的代谢

（一）蛋白质的分解与合成

1. 蛋白质的分解 体内蛋白质处于不断合成和分解的动态平衡中。成人体内的蛋白质每天有 1%~2% 分解,其中主要是肌肉蛋白。蛋白质分解产生的氨基酸中大约 70%~80% 又被重新利用合成新的蛋白质。不同蛋白质分解的速率不同,如人体血浆蛋白质半衰期约为 10 天,肝中大部分蛋白质半衰期为 1~8 天,而结缔组织中一些蛋白质半衰期可达 180 天以上。

2. 蛋白质的合成 在蛋白质分解的同时也不断在体内合成,以补偿分解。体内蛋白质的分解与合成同时进行,在相对稳定状态时,总转换中的分解与合成约各占一半。蛋白质的生物合成是一个多种分子参与的复杂过程,其中包括以下几种重要的分子:

（1）mRNA:mRNA（messenger RNA,信使 RNA）是蛋白质合成的直接模板。遗传信息虽然存在于 DNA 分子中,但 DNA 并不直接指导蛋白质的生物合成。DNA 通过转录生成 mRNA 后,mRNA 就含有与 DNA 分子中某些功能片段相对应的碱基序列,以 mRNA 为模板合成蛋白质的多肽链时,这些碱基序列信息就转化为多肽链中氨基酸的排列顺序。

（2）核糖体:核糖体是由 rRNA（ribosomal RNA,核糖体 RNA）和蛋白质组成的复合体,参与蛋白质生物合成的各种成分最终都要在核糖体上将氨基酸合成多肽链,因此核糖体是蛋白质生物合成的场所。

（3）tRNA:tRNA（transfer RNA,转运 RNA）是氨基酸的运载工具及蛋白质合成的适配器,它有两个关键部位,一个是氨基酸结合部位,另一个是 mRNA 结合部位。分散存在于胞液中的氨基酸需要由 tRNA 搬运至核糖体上组装成多肽链,同时 mRNA 序列中密码子的排列顺序通过 tRNA 分子的反密码环配对,保证了从核酸到蛋白质信息传递的准确性。

（4）蛋白质合成需要的酶类和蛋白质因子:参与蛋白质合成的重要酶有氨基酰-tRNA 合成酶、转肽酶和转位酶。主要的蛋白质因子有起始因子、延长因子、终止因子。此外,蛋白质生物合成的能源物质 ATP 和 GTP,以及无机离子 Mg^{2+} 和 K^+ 等都是蛋白质合成所必需的。

总之,各种蛋白质合成的具体过程是相当复杂的,需要有数以百计的物质和细胞成分参与,但大体上可以分为三个阶段:①氨基酸的活化过程,即各种氨基酸分别加载到各自的 tRNA 分子上,形成氨基酰-tRNA;②肽链的生物合成过程,即将 mRNA 的碱基排列顺序转换成肽链中氨基酸的排列顺序,并通过肽键将氨基酸连接起来;③肽链形成后的加工过程,即肽链合成后通过折叠形成天然蛋白质的三维构象,并对一级结构和空间结构进行修饰等,才成为有生物学功能的天然蛋白质。在这三个阶段中都会受到多种因素的调节,其中至少在两个水平上受到调节,一是转录水平的调节,控制合成 mRNA 的种类和数量;二是翻译水平的调节,控制合成蛋白质的种类和数量。转录和翻译过程都很复杂,特别是翻译过程,参与因子很多,不仅 mRNA 寿命会影响翻译,核糖体的结构与功能,tRNA 含量及其能否及时转运必要的氨基酸,乃至氨基酸供应等均会影响翻译,从而影响蛋白质的生物合成。

（二）氨基酸的分解代谢

1. 氨基酸的一般代谢 食物蛋白质经消化而被吸收的氨基酸（外源性氨基酸）与体内组织蛋白质分解产生的氨基酸（内源性氨基酸）混在一起,分布于体内,参与代谢,称为氨基酸代谢库。氨基酸代谢库通常以游离氨基酸总量计算。由于氨基酸不能自由通过细胞膜,所以在体内的分布也是不均匀的。例如,肌肉中的氨基酸占总代谢库的 50% 以上,肝脏约占 10%,肾脏约占 4%,血浆约占 1%~6%。由于肝、肾的体积较小,实际上所含游离氨基酸的浓度很高,氨基酸的代谢很旺盛。消化吸收的大多数氨基酸,例如,丙氨酸、芳香族氨基酸（苯丙氨酸、酪氨酸、色氨酸）等主要在肝脏分解,但支链氨基酸（亮氨酸、异亮氨酸、缬氨酸）的分解代谢主要在骨骼肌中进行。血浆氨基酸是体内各组织之间氨基酸转运的主要形式。

体内氨基酸的主要功能是合成蛋白质和多肽。此外,也可以转变成某些生理活性物质,如嘌呤、嘧啶、肾上腺素等。正常人尿中排出的氨基酸极少。各种氨基酸在结构上具有共同特点,所以存在一些共同的代谢途径;但不同的氨基酸由于结构的差异,也各有其特殊的代谢方式。

氨基酸的分解代谢主要是脱氨基作用及由此而产生的

α-酮酸及氨的代谢,其中最主要的反应是脱氨基作用。脱氨基方式有:氧化脱氨基、转氨基、联合脱氨基和非氧化脱氨基等,其中以联合脱氨基最为重要。氨基酸脱氨基后生成的α-酮酸进一步代谢:①经氨基化生成非必需氨基酸;②转变成碳水化合物及脂类;③氧化供给能量。

氨基酸经脱氨基作用产生的氨是体内氨的主要来源,其他来源还有肠道吸收的氨以及肾小管上皮细胞分泌的氨等。氨是有毒物质,在正常情况下体内产生的氨主要在肝脏合成尿素而解毒;只有少部分氨在肾脏以铵盐的形式由尿排出。正常成人尿素占尿排氮总量的80%~90%,可见肝脏在氨解毒中的重要作用。体内氨的来源和去路保持动态平衡,使血氨相对稳定,平均水平在47~65μmol/L。

2. 个别氨基酸代谢　氨基酸代谢除共有的代谢途径外,因其侧链不同,有些氨基酸还有其特殊的代谢途径,并具有重要的生理意义。

(1) 氨基酸的脱羧基作用:除了脱氨基作用,动物体内部分氨基酸也可以进行脱羧基作用生成相应的胺。生成的胺类含量虽然不高,但具有重要生理意义。例如,谷氨酸脱羧基生成的γ-氨基丁酸在脑组织中含量较多,是抑制性神经递质,对中枢神经有抑制作用;组氨酸脱羧基生成的组胺在体内分布广泛,在乳腺、肺、肝、肌肉及胃黏膜中含量较高,组胺是一种强烈的血管舒张剂,并能增加毛细血管的通透性;色氨酸脱羧基生成的5-羟色胺广泛分布体内各组织,除神经组织外,还存在于胃肠道、血小板及乳腺细胞中,脑中的5-羟色胺作为神经递质,具有抑制作用,在外周组织中的5-羟色胺有收缩血管的作用等。

(2) 一碳单位的代谢:某些氨基酸在分解代谢过程中可以产生含有一碳原子的基团,称一碳单位。体内重要的一碳单位有:甲基(—CH₃)、甲烯基(—CH₂)、甲炔基(CH=)、甲酰基(—CHO)、亚甲基(—CH=NH)等。一碳单位不能游离存在,常与四氢叶酸结合而转运和参加代谢。一碳单位主要来源于丝氨酸、甘氨酸、组氨酸及色氨酸的代谢。一碳单位的主要生理功能是作为合成嘌呤及嘧啶的原料,故在核酸的生物合成中占有重要地位。

(3) 含硫氨基酸的代谢:体内的含硫氨基酸有蛋氨酸、半胱氨酸及胱氨酸。这三种氨基酸的代谢是相互联系

的,蛋氨酸可以转变为半胱氨酸和胱氨酸,半胱氨酸和胱氨酸也可以相互转换,但半胱氨酸及胱氨酸不能转变为蛋氨酸。蛋氨酸分子中含有S-甲基,通过各种转甲基作用可以生成多种含甲基的重要生理活性物质,如肾上腺素、肌酸、肉碱等。半胱氨酸含有巯基(—SH),胱氨酸含有二硫键(—S—S—),二者可以相互转换。蛋白质中两个半胱氨酸残基之间形成的二硫键对维持蛋白质空间结构的稳定具有重要作用。体内许多重要的酶,例如琥珀酸脱氢酶、乳酸脱氢酶等的活性均与其分子中半胱氨酸残基上的巯基存在直接关系。

(4) 芳香氨基酸的代谢:芳香氨基酸包括苯丙氨酸、酪氨酸和色氨酸。苯丙氨酸和酪氨酸在结构上相似,在正常情况下苯丙氨酸的主要代谢途径是经苯丙氨酸羟化酶的作用生成酪氨酸;当苯丙氨酸羟化酶先天性缺乏时,苯丙氨酸不能正常转变成酪氨酸,体内的苯丙氨酸蓄积,并可经转氨基作用生成苯丙酮酸,后者进一步转变成苯乙酸等衍生物,尿中出现大量苯丙酮酸等代谢产物,称为苯丙酮尿症(phenyl ketonuria,PKU)。苯丙酮酸的堆积对中枢神经系统有毒性,故患儿的智力发育障碍。对此种患儿的治疗原则是早期发现,并适当控制膳食苯丙氨酸含量。

酪氨酸经酪氨酸羟化酶的作用,生成多巴(3,4-二羟苯丙氨酸);再经多巴脱羧酶的作用生成多巴胺。多巴胺是脑中的一种神经递质,帕金森病(Parkinson's disease)患者,多巴胺生成减少。多巴胺在肾上腺髓质中可再被羟化,生成去甲肾上腺素,再经甲基化转变成肾上腺素。多巴胺、去甲肾上腺素、肾上腺素统称为儿茶酚胺。酪氨酸的另一条代谢途径是经酪氨酸酶合成黑色素,当人体缺乏酪氨酸酶时,黑色素合成障碍,皮肤、毛发等发白,称白化病(albinism)。酪氨酸还可经酪氨酸转移酶的作用生成对羟苯丙酮酸,再经尿黑酸等中间产物进一步变成延胡索酸和乙酰乙酸,二者分别参加糖和脂肪酸代谢。当体内尿黑酸酶先天性缺陷时,尿黑酸分解受阻,可出现尿黑酸尿症。

色氨酸除经代谢转变成5-羟色胺外,还可代谢生成一碳单位和多种酸性中间代谢产物。分解可产生丙氨酸与乙酰辅酶A。此外,色氨酸分解还可以产生烟酸,但是合成量很少。

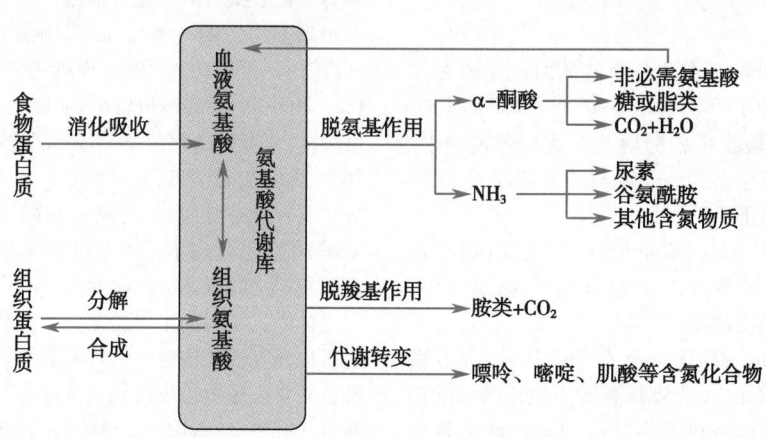

图 1-3-2　体内氨基酸的代谢概况

引自:查锡良,周春燕. 生物化学. 第7版. 北京:人民卫生出版社,2010.

（5）支链氨基酸的代谢：支链氨基酸包括亮氨酸、异亮氨酸和缬氨酸，它们都是必需氨基酸，在体内的分解有相似的代谢过程，大致分为三个阶段：通过转氨基作用生成各自相应的 α-酮酸；通过氧化脱羧生成相应的脂酰 CoA；通过脂酸 β-氧化过程，生成不同的中间产物参与三羧酸循环。支链氨基酸的分解代谢主要在骨骼肌中进行，而其他氨基酸多在肝脏代谢，这对外科手术、创伤应激等状态下肌肉蛋白质的合成与分解具有特殊重要作用。支链氨基酸可以作为合成肌肉蛋白质的原料；可被肌肉用作能源物质氧化供能；亮氨酸还可以刺激蛋白质合成，并抑制分解，在临床营养中具有重要意义。

综上所述，氨基酸除了作为蛋白质合成的基本原料外，还可以转变成其他多种含氮的生理活性物质，如嘌呤碱、嘧啶碱、甲状腺素、5-羟色氨等。

体内氨基酸代谢概况见图 1-3-2。

第四节　蛋白质的生理功能

蛋白质是细胞组分中含量最为丰富、功能最多的高分子物质，在生命活动过程中起着各种功能执行者的作用，从最简单到最复杂的生命，几乎没有一种生命活动能离开蛋白质。机体中的每一个细胞和所有重要组成部分都有蛋白质参与，蛋白质占人体重量的 16%～20%，即一个 60kg 重的成年人其体内约有蛋白质 9.6～12kg。人体内蛋白质的种类很多，性质、功能各异，但都是由 20 多种氨基酸按不同比例组合而成，并在体内不断进行代谢与更新。食物中的蛋白质在胃肠道被消化为氨基酸吸收入血，随血液循环运送到全身，参与体内各种重要的生理生化反应，对维持生命和健康发挥重要的生理功能。

一、构成和修复组织器官

蛋白质是构成机体组织、器官的重要成分，人体各组织、器官无一不含蛋白质。在人体的瘦组织中，如肌肉组织和心、肝、肾等器官均含有大量蛋白质；骨骼、牙齿乃至指、趾都含有大量蛋白质；细胞中除水分外，蛋白质约占细胞内物质的 80%。因此，构成机体组织、器官的成分是蛋白质最重要的生理功能。身体的生长发育可视为蛋白质的不断积累过程。这对生长发育期的儿童尤为重要。皮肤和其他器官受伤，伤口愈合也需要蛋白质。

人体内各种组织细胞的蛋白质始终在不断更新。例如，人血浆蛋白质的半衰期约为 10 天，肝中大部分蛋白质的半衰期为 1～8 天，某些蛋白质的半衰期则很短，只有数秒钟。只有摄入足够的蛋白质才能维持组织的更新。

二、构成体内生理活性物质

机体生命活动之所以能够有条不紊地进行，有赖于多种生理活性物质的调节。而蛋白质在体内是构成多种具有重要生理活性物质的成分，对维持机体健康，调节生理功能发挥重要的作用。

（一）酶

酶是具有生物催化功能的高分子物质，其中大多数酶是具有特异性生物活性的蛋白质，在机体合成代谢和分解代谢以及体内各种生物化学反应中发挥重要的催化作用，如消化酶包括蛋白酶、淀粉酶、脂肪酶、纤维素酶等，将食物水解为人体能够吸收的小分子物质；抗氧化酶包括超氧化物歧化酶、硫氧还蛋白过氧化物酶、谷胱甘肽过氧化物酶和过氧化氢酶等，调节催化体内很多氧化还原反应，使体内毒性物质失活、调节细胞氧浓度、参与脂肪酸和含氮物质的代谢等；乙酰胆碱酯酶参与细胞的发育和成熟，促进神经元发育和神经再生。

（二）抗体

抗体是一类能与抗原特异性结合的免疫球蛋白，能有效地清除侵入机体的微生物及其他有害物质，发挥机体免疫调节的作用。

（三）激素

由蛋白质或蛋白质衍生物构成的某些激素，如垂体激素、甲状腺素、胰岛素及肾上腺素等都是机体的重要调节物质，调节各种生理过程并维持内环境的稳定。

（四）载体

构成体内代谢物和营养素的载体，如血液中的脂蛋白、运铁蛋白、视黄醇结合蛋白具有运送营养素的作用；血红蛋白具有携带、运送氧的功能。

（五）维持体液的渗透压和酸碱平衡

机体内环境由血液和组织间液组成，维持机体内环境的稳定就是要保持血液和组织间液的渗透压和酸碱度的稳定。蛋白质分子中含有羧基和氨基，属于两性物质，能分别与人体内产生的酸性物质或碱性物质发生化学反应，从而起到缓冲作用，维持体液的渗透压和酸碱平衡。当蛋白质丢失过多可引起水肿。

此外，机体内还有很多蛋白发挥调节生理功能的重要作用，如核蛋白构成细胞核并影响细胞功能收缩蛋白，肌球蛋白具有调节肌肉收缩的功能。

三、供给能量

供给能量是蛋白质的次要功能。蛋白质在体内降解成氨基酸后，经脱氨基作用生成的 α-酮酸，可以直接或间接经三羧酸循环氧化分解，同时释放能量，是人体能量来源之一。但是，蛋白质的这种功能可以由碳水化合物、脂肪所代替，只有当机体能量供应严重不足，特别是碳水化合物严重不足时，蛋白质才被代谢分解，释放能量，1g 蛋白质在体内产生约 4kcal（16.7kJ）的能量。当蛋白质摄入过多，机体不能储存，多余的蛋白质会发生氧化分解产生能量。

四、肽类的特殊生理功能

近年来研究发现了一些直接从肠道吸收入血的活性肽具有特殊的生理功能。

（一）参与机体的免疫调节

免疫调节肽主要从牛的 K 酪蛋白、α 蛋酪蛋白及 β 蛋酪蛋白中得到，对免疫系统既有抑制又有增强的作用。

（二）促进矿物质吸收

如酪蛋白磷酸肽是近年发现的促进钙、铁吸收的物质。它是以乳中的酪蛋白为原料，利用酶技术分离而取得的特定肽片段,可从很多酪蛋白水解产物中得到,具有促进钙、铁溶解的特性。体外实验已经证明它能在碱性条件下防止钙与磷酸发生沉淀,促进矿物质的吸收,因此可以作为以钙、镁、铁等矿物质为原料的营养素补充剂的配料,预防诸如骨质疏松、龋齿、高血压和贫血等疾病,还可用于调整牛奶中的钙磷比例等。

(三)降血压

降压肽是通过抑制血管紧张素转换酶的活性来体现降压功能的。降压肽大致有三种来源:来自乳酪蛋白的肽类,来自鱼贝类的肽类和来自植物的肽类。

(四)清除自由基

作为自由基清除剂,可保护细胞膜,使之免遭氧化性破坏,防止红细胞溶血及促进高铁血红蛋白的还原。例如谷胱甘肽是由谷氨酸、半胱氨酸和甘氨酸通过肽键缩合而成的三肽化合物,分子中含有一个活泼的巯基,这一特异结构与谷胱甘肽易被氧化脱氢有密切的关系。

第五节 蛋白质缺乏和过量的危害

蛋白质是人体必需的宏量营养素,长期蛋白质摄入不足会使机体处于负氮平衡状态,持续处于蛋白质分解大于合成的阶段,对于生长发育期的儿童青少年来说会严重影响身体的正常发育,当人体蛋白质丢失超过20%时,生命活动就会被迫停止。但是,蛋白质的摄入并非越多越好,尽管目前蛋白质没有可耐受最高摄入量,但是人们每日摄入的蛋白质以不超过推荐供给量的两倍为宜。

一、蛋白质缺乏的危害

人们通过食物摄取蛋白质,蛋白质的缺乏往往会伴随能量的缺乏,导致蛋白质-能量营养不良(protein-energy malnutrition,PEM)。PEM是一种因蛋白质和能量长期摄入不足所致的营养缺乏病。因食物缺乏引起的为原发性PEM;因某些疾病造成食物摄入、消化或利用困难引起的为继发性PEM。单纯的蛋白质缺乏或能量缺乏极为少见,多为二者同时缺乏,表现为混合型蛋白质-能量营养不良。根据临床特征可分为干瘦型(marasmus)、浮肿型(kwashiorkor)和混合型。

由于儿童处于生长发育的阶段,对蛋白质、能量的不足更为敏感,因此比成年人更容易发生蛋白质-能量营养不良症。随着人们生活水平的提高,目前我国居民已很少发生PEM,但是在一些贫困和落后的国家和地区,仍有很多儿童患有PEM,主要分布在非洲、中东、南美洲、东南亚地区。2000年FAO报道,PEM导致了600万儿童死亡。在发达国家,PEM在医院很常见,并且与疾病相关。蛋白质缺乏对所有的器官都有不利影响,特别要注意的是在婴儿和儿童中PEM可能对大脑功能产生长期不利的影响。发生PEM的原因主要是由于贫穷和饥饿导致膳食蛋白质摄入不足;此外,一些疾病也可导致PEM,如胃肠道疾病等造成的消化与吸收不良;肾病、慢性出血性疾病以及艾滋病等感染性疾病造成的蛋白质损耗增加;肝脏疾病等造成的蛋白质合成障碍;神经性厌食症患者以及减肥不当的成人也易发生PEM。

轻中度PEM主要临床表现为体重丢失、皮下脂肪组织减少较为明显。慢性PEM可导致儿童身材矮小、发育不良。非特异性的表现有表情淡漠、易腹泻、易感染其他疾病等。成人则表现为身体组成的改变,男女体脂分别降低12%与20%。

重度PEM的临床表现典型者可分为干瘦型和浮肿型,也可二者兼有。一般来说,混合型较常见。干瘦型由于能量严重不足所致,消瘦是其主要特征,儿童明显矮小、消瘦,严重者表现为"皮包骨",皮下脂肪消失,皮肤干燥松弛,多皱纹,失去弹性和光泽;头发纤细稀松,干燥易脱落;双颊凹陷呈"猴腮"状,体弱无力;脉缓、血压和体温低等。浮肿型是由于严重蛋白质缺乏引起,周身水肿是其主要特征。由于能量并不缺乏,因此无消瘦症状。儿童身高可正常,体脂未减少,肌肉松弛,两腮似满月。成年人摄入的蛋白质主要用于维持机体的新陈代谢,发生蛋白质缺乏较儿童症状轻,主要表现为疲倦、体重减轻、贫血、免疫和应激能力下降、记忆力减退等;成人严重的蛋白质营养缺乏也可出现干瘦型和浮肿型的表现。

二、蛋白质过量的影响

蛋白质摄入过量对机体健康的影响一直存在较大的争议,这也是目前各国尚未制定蛋白质可耐受最高摄入量的原因。目前国内外学者针对膳食蛋白质和一些慢性病的关系进行了研究。

(一)骨骼与肌肉健康

蛋白质对骨骼健康的影响存在不同的研究结果。蛋白质可能对骨基质有直接合成代谢的作用。有充分的证据表明含有高蛋白的饮食会导致尿钙排泄增加,蛋白质摄入量增加一倍时,尿钙排出增加50%。骨矿物质平衡对酸碱平衡非常敏感,钙可以从骨质中流出以缓冲含硫氨基酸、蛋氨酸和半胱氨酸氧化产生的酸负荷。因此,作为代偿蛋白摄入增加时骨吸收也会增加。Heaney等学者认为这是不可能的,因为低蛋白质的摄入本身就会导致骨质流失,而高蛋白质的摄入通常会导致更高的钙摄入量。虽然目前对提高蛋白摄入引起尿钙的增加能达成共识,但是高蛋白膳食对整个机体钙平衡的认识还不是很清楚,因此高蛋白质摄入引起钙消耗效应,仍然是争论的焦点。以上相关研究中高蛋白膳食蛋白质平均含量为133g/d,对照组膳食蛋白质平均为55g/d。

研究表明蛋白质的摄入量与不同骨骼部位的骨量密切相关,但蛋白质摄入量和骨密度之间没有关系。2010年一项纳入540名绝经前妇女的研究表明,没有发现蛋白质增加(蛋白质占能量的比从5%~25%)对骨密度的有害作用。一些高蛋白质饮食对骨健康的不利报道主要是基于来自不同国家的绝经妇女髋部骨折发病率的回顾性分析,这些妇女主要来自西方发达国家,往往摄入较高的动物蛋白。高蛋白摄入与髋部骨折发病率的报道并不一致,相反,一些前瞻性研究发现老年人中蛋白质摄入量与髋部骨折发病率成负相关。在干预性研究中认为老年人发生髋部骨折后补充蛋白质能显著改善临床结局。蛋白质对骨健康的促进作用主要是因为增加蛋白质摄入可以增加血清胰岛素样生长因子(IGF-1)水平。IGF-1是骨代谢的主要调节因子，可以作为成骨细胞功能的系统性和局部调节因子，并且通过激活骨吸收和骨形成促进骨重建，这对预防骨质疏松具有重要作用。此外，老年人易患少肌症，少肌症是指随着年龄的增长，出现进行性的全身骨骼肌的质量和力量的丢失，代谢能力下降以及脂肪增多等，伴随体能状态和生活质量的下降，易跌倒，患高血压、糖尿病、高血脂等疾病风险升高。研究发现老年人适当增加蛋白质的摄入有助于肌肉蛋白质的合成，提高肌肉质量、数量和功能，这对预防和改善老年少肌症具有一定的意义。西方大多数国家老年人蛋白质的推荐量是0.8g/(kg·d)，因此很多研究指出对于老年人来说，理想的蛋白质摄入应该高于0.8g/(kg·d)，例如老年人摄入两倍推荐量水平1.5g/(kg·d)时，肌肉蛋白的合成高于0.8g/(kg·d)的摄入水平。

（二）肾功能和肾结石

患有肾病的患者高蛋白质的摄入会导致肾功能的恶化，但是Meta分析发现通过限制膳食蛋白质的摄入对减缓肾功能下降的作用却非常有限。尽管高蛋白膳食(一般超过推荐摄入量2倍)与人类慢性肾病的关系并不是很清楚，但是对于患有肾功能疾病以及患有糖尿病、高血压等容易发展为肾衰竭的人群适当限制蛋白质的摄入是合理的。

研究发现提高膳食动物性蛋白的摄入可以增加尿中钙和草酸盐含量，使肾结石(主要为草酸钙)的发病风险增加。但是，2004年发表的两篇纳入人数较多的前瞻性研究表明动物蛋白质和结石形成的关系还不清楚。有研究认为高蛋白膳食不会显著增加健康个体尿中草酸盐含量，但是对于敏感人群例如轻度代谢性高草酸尿症患者，高蛋白膳食会增加尿中草酸盐含量，而草酸盐是肾结石形成的促进剂，因此动物蛋白膳食摄入量高可能有助于敏感人群肾结石的形成。有学者曾经比较动物蛋白和植物蛋白来源的膳食对肾结石形成的影响，发现Tiselius指数没有差异，Tiselius指数常用来监测草酸钙结石形成的风险。

总之，虽然一些研究表明摄入高动物蛋白可能增加肾结石的风险，尤其对于敏感人群，但至今尚无明确结论。此外，目前也尚不清楚不同蛋白质来源之间对肾结石的形成是否存在差异。

（三）心血管疾病

蛋白质摄入和心血管疾病的关系很复杂。啮齿类动物实验表明动物性蛋白质相比植物性蛋白含更多胆固醇，容易导致粥样硬化。然而这种作用并未在其他种属中发现如猪和人类，并且并未发现令人信服的致病机制。美国Nurses Health Study研究对80 082名34~59岁的妇女进行了14年的追踪，蛋白质摄入和缺血性心脏之间呈现中度负相关。虽然目前蛋白质摄入和心血管疾病的关系还不清楚，但是蛋白质对升高的血压有保护作用。血压升高是冠心病和中风的主要危险因素，来自不同国家的横断面调查以及Meta分析发现蛋白质摄入和血压成负相关，而队列研究却发现蛋白质摄入和血压升高或者高血压的关系并不确定。

Elliott等认为不能过度解读上述研究的结果，上述研究设计初衷并非研究膳食和血压的关系，因此研究方案和分析存在显著差异。此外，缺乏能量摄入的控制是一个重要的偏倚来源。高血压跟超重有关，因此对超重人群往往低估了能量的摄入，就可能得到蛋白和血压负相关的错误结论。

虽然横断面研究显示增加蛋白摄入对血压的有益作用，但是Elliott等提出的质疑也是合理的，因为和高血压高度相关的一些营养素干扰并没有得到校正。2010年一篇研究蛋白质与血压的系统综述表明，蛋白质对血压的有益作用较小。2012年蛋白质与血压随机对照实验的Meta分析表明，与碳水化合物相比，增加膳食蛋白质摄入能降低血压，且动物蛋白和植物蛋白之间没有差异，该研究纳入的蛋白质补充的随机对照实验中，蛋白质补充量在20~60g/d之间；同时Meta结果表明，膳食中部分碳水化合物被蛋白质替代时，有益于预防和控制高血压，纳入的研究中干预组蛋白质供能比平均为27%。

总之，增加蛋白质摄入似乎对血压并无不利。目前并无蛋白质过量对心血管疾病的确凿证据。蛋白质和血压的关系还需要更多随机对照实验的数据，并区分不同来源蛋白对血压的影响。

鉴于目前蛋白质摄入过量与机体健康的研究结论不一致，对于健康成人来说，WHO认为两倍推荐摄入量是一个比较安全的上限，尽管一些人群在摄入3~4倍蛋白质推荐摄入量时并没有出现有害的症状，但是不建议人们长期过高的摄入蛋白质。

第六节　人体蛋白质的营养状况评价

目前评价人体蛋白质营养状况的主要指标包括膳食蛋白质摄入量、体格测量以及生化检验。其中膳食蛋白质摄入量是评价机体蛋白质营养状况的基础，需要结合体格检查和生化检验进行评估。生化指标包括多项血液指标和尿液指标，虽比较灵敏，但是缺乏特异性。由于人体蛋白质营养不良常常伴随其他微量营养素的缺乏，因此蛋白质营养状况的评价需要从多个层次、多个角度进行综合评价。

一、膳食蛋白质摄入量

以蛋白质平均需要量(estimated average requirement, EAR)和推荐摄入量(recommended nutrient intake, RNI)作为标准。当群体的蛋白质摄入量低于EAR，说明人群中约有50%的人可能存在蛋白质摄入不足的风险。个体蛋白质摄入量远低于EAR，则表明个体摄入量很可能不足，需要进行改善；个体蛋白质摄入量远高于EAR，则表明个体摄入量可能是充足的。蛋白质RNI是作为个体每日蛋白质摄入的目标值，达到RNI水平时，个体蛋白质摄入不足的概率很低。

二、体格检查

机体蛋白质营养状况的好坏，可反映到机体体格构成上，测量体格的指标包括Z评分法、体成分、皮褶厚度等。

（一）Z评分法

$$Z评分 = \frac{体格指标实际测定值 - 体格指标参考值中位数}{体格指标参考值标准差}$$

年龄别体重 Z 分（weight for age Z scores，WAZ），以 <-2 界定低体重，表示近期营养不良；年龄别身高 Z 分（height for age Z scores，HAZ），以 <-2 界定生长迟缓，反映较长期的营养不良；身高别体重 Z 分（weight for height Z scores，WHZ）是将体重和身高结合起来评价体格和营养状况的指标，以 <-2 界定为消瘦，>2 界定为超重。在用 Z 分评价体格发育状况时，多采用 WHO 推荐，美国国家卫生统计中心（NCNS/WHO）的参考值。

（二）体成分

采用一些仪器设备可以测定机体组成，包括蛋白质成分的变化。机体可简单地分为脂肪组织和瘦组织两部分，瘦组织部分又可进一步分为体细胞部分与细胞外液部分。蛋白质能量营养不良时脂肪组织和瘦组织均减少。

（三）皮褶厚度

可用皮褶厚度计测量腹部、背部的皮褶厚度。WHO 推荐选用肱三头肌、肩胛骨下和脐旁三个测量点。三者之和低于 10mm（男性）或 20mm（女性），则可诊断为消瘦。

三、生化检验

（一）血液指标

血浆（清）蛋白是评价蛋白质营养状况常用的生化指标，血浆蛋白对蛋白质营养状况变化的灵敏性受其代谢周期、代谢库大小的影响。半衰期短，代谢库小者，则比较灵敏。

1. 总蛋白　血清总蛋白具有维持血液正常胶体渗透压和 pH、运输多种代谢物、免疫以及营养等多种功能。总蛋白本身代谢库较大，而且受球蛋白变化影响，不够灵敏。参考值为 60~80g/L，<60g/L 为缺乏。

2. 白蛋白　白蛋白是维持血浆胶体渗透压、缓冲酸碱平衡、并起重要营养作用的蛋白质。由于白蛋白代谢库较大且半衰期长（14~20 天），因此血清蛋白不能灵敏地反映机体蛋白质营养状况的短期变化。参考值为 35~55g/L，30~35g/L 为轻度缺乏，25~30g/L 为中度缺乏，≤25g/L 为重度缺乏。当白蛋白低于 28g/L 时，会出现水肿。

3. 血浆前白蛋白　半衰期短，对蛋白摄入量的改变敏感，当蛋白质营养不良时，前白蛋白浓度迅速下降。因此，可作为蛋白质营养状况的指征。参考值为 250~500mg/L，150~250mg/L 为轻度缺乏，100~150mg/L 为中度缺乏，≤100mg/L 为重度缺乏。

4. 转铁蛋白　转铁蛋白是一种 β 球蛋白，主要在肝脏合成。转铁蛋白半衰期较短，约为 8~10 天，但在体内的代谢库非常小，因此血清中转铁蛋白能快速反应机体蛋白质的营养状况。但是转铁蛋白和白蛋白一样，容易受到一些因素的影响。参考值为 2~4g/L，1.5~2g/L 为轻度缺乏，1~1.5g/L 为中度缺乏，≤1g/L 为重度缺乏。

5. 血浆视黄醇结合蛋白　半衰期约为 12 小时，是运输维生素 A 的特殊蛋白。是评价蛋白质营养不良急性变化的敏感指标。参考值为 40~70μg/L，由于此指标高度敏感，即使在很小应激情况下，也会发生变化，因而临床很少使用。

6. 血浆纤维结合蛋白　纤维结合蛋白在蛋白质缺乏时并不能迅速反应，而在恢复时则变化较快，可能对于蛋白质营养状况的康复有灵敏的预测意义。血清纤维结合蛋白参考值为 200~280mg/L。

7. 甲状腺素视黄质运载蛋白　亦称甲状腺素蛋白、甲状腺素结合前清蛋白。存在于血浆中的一类运载蛋白，可以同时结合甲状腺素和视黄质。半衰期约为 2 天，机体代谢库为 0.01g/kg 体重。参考值为 0.16~0.4g/L，0.11~0.16g/L 为中度缺乏，<0.11g/L 为重度缺乏。

8. 血清氨基酸比值（serum amino acid ratios，SAAR）蛋白质营养不良的儿童，血清游离氨基酸的模式发生变化，空腹血亮氨酸、异亮氨酸等必需氨基酸减少，而其他非必需氨基酸正常或增高。这一改变主要在浮肿型（kwashiorkor）蛋白质-能量营养不良的儿童中常见，消瘦型（marasmus）蛋白质-能量营养不良的儿童 SAAR 变化不明显。SAAR<2 为正常，>3 为蛋白质营养不良。

$$SAAR=\frac{甘氨酸+丝氨酸+谷氨酸+牛磺酸}{异亮氨酸+亮氨酸+缬氨酸+蛋氨酸}$$

（二）尿液指标

1. 尿肌酸酐（肌酐）　尿中肌酐是肌肉肌酸的代谢产物，尿肌酐的数量反映肌肉的数量和活动，间接反映体内肌肉中蛋白质含量。参考值为男性 20~26mg/（24h·kgbw）（7~18mmol/24h），女性 14~22mg/（24h·kgbw）（5.3~16mmol/24h）。当蛋白质缺乏时，尿肌酐含量降低。尿肌酐超过正常范围时，反映食物蛋白质摄入过量或肾功能不全。

2. 尿肌酸酐/身高指数（urinary ceratinine/height index，CHI）　CHI 是 24 小时尿肌酸酐和同性别、同身高的成年人 24 小时预期尿肌酸酐的比值。3 月龄~17 岁的参考值为>0.9；0.5~0.9 为不足；<0.5 为缺乏。

3. 3-甲基组氨酸　尿中 3-甲基组氨酸反映肌肉中肌纤蛋白数量及代谢状况，参考值为男性 5.2μmol/（kg·d）±1.2μmol/（kg·d），女性 4μmol/（kg·d）±1.3μmol/（kg·d）。

4. 羟脯氨酸　羟脯氨酸是存在于胶原蛋白的特异氨基酸。对儿童来说，尿羟脯氨基酸反映体内胶原蛋白的合成及代谢情况。尿羟脯氨酸结合体重和尿肌酐可以计算尿羟脯氨酸指数，用于评价儿童蛋白质营养状况的生化指标。3 个月到 10 岁儿童，尿羟脯氨酸指数>2.0 为正常，<1.0 为严重缺乏，1.0~2.0 为轻度缺乏。

$$尿羟脯氨酸指数=\frac{尿羟脯氨酸（μmol/L）×体重（kg）}{尿肌酐（μmol/L）}$$

除了以上主要的评价指标外，肌肉功能的测试包括通过电刺激评价骨骼肌功能、握力测试，以及免疫功能指标如总淋巴细胞总数、T 淋巴细胞、细胞因子、皮肤迟发性超敏反应等也可用于蛋白质营养状况的综合评价。

第七节　膳食蛋白质参考摄入量

最初蛋白质需要量的确定主要依据人体氮平衡试验结果，近十几年来随着蛋白质需要量研究方法的进展，2014 年中国营养学会出版的《中国居民膳食营养素参考摄入量》中成人蛋白质需要量根据稳定性同位素的技术研究人体蛋白质需要量的试验结果进行了修订。新修订的膳食蛋白质参考摄入量包括 EAR、RNI 和 AI。由于缺乏蛋白质摄入过量导致健康损害的直接资料，目前暂无蛋白质的可耐受最高摄入量。氨基酸需要量主要来源于 2007 年 WHO/FAO/UNU 发布的人类蛋白质和氨基酸需要量的技术报告。

一、蛋白质和氨基酸需要量的研究方法

研究人体蛋白质和氨基酸需要量的方法主要包括氮平衡法、要因加算法、稳定性同位素技术法。

（一）要因加算法

机体在完全不摄入蛋白质的情况下，体内蛋白质仍然在分解和合成。如一个 60 公斤体重的成年男子，在膳食中完全不含蛋白质时，每日仍然会从尿、粪、皮肤及分泌物等途径排出约 3.2g 氮，相当于 20g 蛋白质。这种在完全不摄入蛋白质时，机体不可避免的消耗氮量，称为"必要的氮损失"（obligatory nitrogen losses，ONL）。要因加算法基本原理是以补偿"必要的氮损失"为基础，即在实验条件下，志愿者每日摄入不含任何蛋白质的食物但提供足够的能量、矿物质及微量营养素。此时，体内蛋白质的合成与分解仍在持续，分解蛋白质的一部分氨基酸可被再利用，而另一部分加上从黏膜、上皮衰老的脱落细胞，及体内从分泌腺排出的分泌物中的蛋白质，都可以测知为必要氮损失。在这个需要的基础上考虑个体差异，及食物蛋白质实际转变为机体蛋白质的效率，包括消化率与吸收利用率等。机体处于特定生理条件时还需要加上额外的蛋白质需要量。例如，对幼儿来说，应当在补偿必要氮损失的基础上再加上生长发育所需要的氮。

（二）氮平衡法

氮平衡（nitrogen balance）是研究蛋白质需要量最常用的方法，通常以健康人为实验对象，给予不同水平蛋白质膳食，测定在特定时间内的排出氮；根据摄入氮与排出氮数据，求出直线回归方程式；该回归方程式的斜率与氮平衡为零时的交点（截距）即为蛋白质需要量。过去相当多的蛋白质需要量研究采用氮平衡法，但氮平衡法仍然存在某些不足。如：①氮平衡只反映了蛋白质进与出的关系，未能直接反映机体蛋白质代谢和功能状况。②同其他方法一样，氮平衡实验难以准确测定各种途径损失的氮；同时，某一途径损失较多的氮，另一途径排出就会相对减少，如从汗中排出过多，由尿中排出就会相对减少，除非各种途径排出的氮同时测定才可能有较高的准确性；另外，如用表观氮平衡，即在不考虑内源氮的情况下，就会有较明显的误差。③当膳食蛋白质含量很高时，也会影响氮平衡结果，过去某些研究就曾出现过这种现象。④蛋白质以外一些因素，如能量、膳食组成以及实验前受试对象的营养状况等都会对氮平衡实验产生影响。由于一些实验室所控制的条件不同，所得结果差别也大。此外，氮平衡与蛋白质平衡还是有一定区别的，因为一部分非蛋白氮参与了氮代谢，在婴儿的蛋白质需要量中有相当一部分（20%~30%）是非蛋白氮。而在丢失的蛋白质中，包括氨基酸氧化性丢失，而氨基酸氧化性丢失并不意味着废弃，如转变成胰岛素等激素。故可分为必要的丢失和调节性丢失两部分。

（三）稳定性同位素技术法

随着科学技术的不断进步，具有时代意义的稳定性同位素示踪技术逐渐取代或限制了传统方法的使用。根据其标记氨基酸是否为待测氨基酸又可分为碳平衡法（carbon balance）和指示剂氨基酸法（indicator amino acid method）。碳平衡法选用待测氨基酸作为示踪剂，包括测定其在不同摄入水平下的氧化率，即直接氨基酸氧化法（direct amino acid oxidation，DAAO）和直接氨基酸平衡法（direct amino acid balance，DAAB）。

指示剂氨基酸法又称为指示剂氨基酸氧化法（indicator amino acid oxidation，IAAO），其稳定性同位素标记的氨基酸不是待测氨基酸，而常采用 L-1-^{13}C-苯丙氨酸。其原理是当一种待测必需氨基酸缺乏时，其他必需氨基酸不能用于合成蛋白质，于是标记的必需氨基酸（L-1-^{13}C-苯丙氨酸）过多而氧化。如增加待测必需氨基酸的摄入量，标记氨基酸的氧化率即降低。当待测必需氨基酸的摄入量达到机体需要量时，标记氨基酸的氧化率降至最低，再继续增加待测必需氨基酸的摄入量，标记氨基酸的氧化率不再增加，这样即可建立待测必需氨基酸摄入量和标记氨基酸氧化率的反应曲线，利用非线性混合效应模型分析曲线拐点，拐点对应的待测必需氨基酸的摄入量即为该必需氨基酸的需要量。

IAAO 方法的优点包括：可以在同一受试者体内进行多水平的短期示踪剂研究；由于呼出气中 ^{13}C 标记物的变化水平与指示剂实际氧化率的变化是一致的，因此可以根据呼出气中 ^{13}C 标记物变化水平对摄入量的氧化应答曲线进行拐点分析；该方法安全可靠，可以用于不同人群，尤其是孕妇、儿童等特殊人群蛋白质和氨基酸需要量的研究。关于 IAAO 方法的不足之处主要是针对膳食适应期的争论，IAAO 法一般在维持膳食 2 天后进行 8 小时的氨基酸氧化代谢实验，尽管有研究认为在测量氨基酸氧化水平前不需要 6~7 天对待测氨基酸水平的适应期，即 IAAO 方法不受适应期的影响。但是仍有学者认为在一个稳定的摄食期中，氨基酸氧化率因摄入氨基酸的量发生复杂的变化，没有适应期可能会低估或高估最低需要量。为避免短期 IAAO 技术的不足，出现了 24 小时 IAAO 和 24 小时 IAAB 方法，但是由于研究过程的复杂性和对实验对象的苛刻要求也限制了该方法的广泛应用。IAAO 最早用于氨基酸需要量的研究，近年来也用于人体蛋白质需要量的研究。

对于特殊人群如婴儿，一般不采用上述方法来测定蛋白质的需要量，而是根据其摄入母乳的量及母乳中蛋白质含量计算获得婴儿的蛋白质适宜摄入量。

二、膳食蛋白质参考摄入量

（一）成人

虽然氮平衡研究存在一些不足，研究结果可能会严重低估蛋白质需要量，但是目前大多数国家制定的蛋白质需要量仍然是以人体氮平衡的研究结果作为制定的主要依据。2000 年中国营养学会制定的成人蛋白质推荐量主要是依据我国学者 1984 年报道的 16 名成年人氮平衡实验的结果，即成人蛋白质 EAR 为 0.92g/（kg·d），RNI 为 1.16g/（kg·d）。根据体重代表值最终确定中国成年人蛋

白质 RNI 男女分别为 75g/d 和 65g/d。随着循证医学的发展，人们采用 Meta 分析来评估蛋白质需要量。2003 年美国 Rand 等通过 Meta 分析，纳入 19 项氮平衡试验的研究结果，提出蛋白质的 EAR 和 RNI 分别为 0.65g/（kg·d）和 0.83g/（kg·d）。美国 2005 年修订蛋白质 EAR 和 RNI 时即采用了该项研究结果。

2010 年中国营养学会启动了中国居民膳食营养素参考摄入量的修订工作，根据国内几项稳定性同位素示踪技术研究人体蛋白质需要量的结果最后制定了我国成人蛋白质的 EAR 为 0.9g/（kg·d），RNI 为 1g/（kg·d）；根据体重代表值最终确定中国成年男、女蛋白质 RNI 分别为 65g/d 和 55g/d。修订值比 2000 版 DRIs 中蛋白质的推荐量每天降低了 10g。

老年人与中年人的蛋白质需要量是否相同一直存在较大的争议，故 2013 版《中国居民膳食营养素参考摄入量》中未提出老年人蛋白质需要量新的推荐值。近年来的研究发现，老年人易发肌肉衰减综合征，而老年人适当增加蛋白质的摄入有助于肌肉蛋白质的合成，提高肌肉质量、数量和功能，这对预防和改善老年人肌肉衰减综合征具有一定的意义。

（二）儿童青少年

1 岁以后儿童仍维持旺盛生长发育，需要充足的蛋白

质和能量供给。该阶段人群的 EAR 可从蛋白质的维持量和生长发育所需蛋白质储存量估算。2013 版《中国居民膳食营养素参考摄入量》中根据 2007 年 WHO/FAO/UNU 给出的儿童和青少年蛋白质的安全摄入量（表 1-3-8）和 2002 年中国居民营养状况调查中 PDCAAS 以及代谢体重法，同时考虑蛋白质占能量的比重，最后修订了儿童青少年蛋白质的 EAR 和 RNI（表 1-3-9）。

（三）孕妇和乳母

孕妇蛋白质的补充量包括两部分，一部分是蛋白质的储存量，另一部分是根据孕期体重增加计算得到的蛋白质维持量。蛋白质储存量根据 2007 年 WHO/FAO/UNU 报告中营养状况良好的孕妇中、晚期每天增加的蛋白质储存量以及 2003 年 Rand 等发表的氮平衡 Meta 分析得到的成人维持机体蛋白质的利用率进行计算。蛋白质维持量根据成人蛋白质的 EAR 计算，结合蛋白质维持量和蛋白质的储存量得到应增加的平均需要量，最终得到应增加的蛋白质推荐摄入量，即孕早、中、晚期每天分别增加 0.9g、10.3g、31.8g（表 1-3-10）。因考虑孕早期实际并不需要过多的补充蛋白质，且目前大多数国家制定的孕妇的推荐量中没有早期的推荐量，故只推荐孕中、晚期蛋白质的推荐摄入量分别增加 15g、30g。

表 1-3-8　2007 年 WHO/FAO/UNU 儿童青少年蛋白质的安全摄入量/g·（kg·d）$^{-1}$

年龄/岁	维持量	生长发育需要量	平均需要量	安全摄入量
1~	0.66	0.29	0.95	1.14
1.5~	0.66	0.19	0.85	1.03
2~	0.66	0.13	0.79	0.97
3~	0.66	0.07	0.73	0.90
4~	0.66	0.03	0.69	0.86
5~	0.66	0.06	0.72	0.85
6~	0.66	0.04	0.70	0.89
7~	0.66	0.08	0.74	0.91
8~	0.66	0.09	0.75	0.92
9~	0.66	0.09	0.75	0.92
10~	0.66	0.09	0.75	0.91
女孩				
11~	0.66	0.07	0.73	0.90
12~	0.66	0.06	0.72	0.89
13~	0.66	0.05	0.71	0.88
14~	0.66	0.04	0.70	0.87
15~	0.66	0.03	0.69	0.85
16~	0.66	0.02	0.68	0.84
17~	0.66	0.01	0.67	0.83
男孩				
11~	0.66	0.09	0.75	0.91
12~	0.66	0.08	0.74	0.90
13~	0.66	0.07	0.73	0.90
14~	0.66	0.06	0.72	0.89
15~	0.66	0.06	0.72	0.88
16~	0.66	0.05	0.71	0.87
17~	0.66	0.04	0.70	0.86

表 1-3-9 我国儿童青少年蛋白质的参考摄入量/(g·d⁻¹)

| 年龄/岁 | PDCAAS 法 | | | | 代谢体重法 | | | | 修订值 | | | |
| | 男 | | 女 | | 男 | | 女 | | 男 | | 女 | |
	EAR	RNI	EAR	RNI	EAR	RNI	EAR	RNI	EAR	RNI	EAR	RNI
1~	15	20	15	20	20	25	20	25	20	25	20	25
2~	15	25*	15	25*	25	30	20	25	20	25	20	25
3~	15	25*	15	25*	25	30	25	30	25	30	25	30
4~	15	30*	15	30*	25	30	25	30	25	30	25	30
5~	20	30*	20	30*	25	35	25	30	25	30	25	30
6~	20	35*	20	35*	30	35	25	35	25	35	25	35
7~	25	35	25	35*	35	40	30	40	30	40	30	40
8~	30	40*	30	40*	35	45	30	40	30	40	30	40
9~	35	45*	35	45*	40	50	35	45	40	45	35	45
10~	40	50*	35	50*	40	50	40	50	40	50	40	50
11~	40	50	40	50	45	55	40	50	45	55	40	50
12~	45	55	45	55	50	60	45	55	50	60	45	55
13~	50	65	45	60	55	65	50	60	55	65	50	60
14~	55	70	50	60	60	70	45	55	60	70	50	60
15~	60	75	50	60	60	70	45	55	60	75	50	60
16~	60	75	50	60	60	75	45	55	60	75	50	60
17~	60	75	50	60	65	80	45	60	60	75	50	60

注:* RNI 值根据蛋白质占能量的比值进行了调整,使其蛋白质占能量的比重至少达到 8%

表 1-3-10 妊娠期间增加的蛋白质推荐摄入量

孕期	体重增加/kg[a]	蛋白质维持量/(g·d⁻¹)[b]	蛋白质储存量/(g·d⁻¹)	调整后的蛋白质储存量/(g·d⁻¹)[c]	增加的蛋白质平均需要量/(g·d⁻¹)[d]	增加的蛋白质推荐摄入量/(g·d⁻¹)[e]
早期	0.8	0.7	0.0	0	0.7	0.9
中期	4.8	4.2	1.9	4.0	8.2	10.3
晚期	11.0	9.7	7.4	15.7	25.4	31.8

注:a:孕早、中、晚期各期中间时体重的增加值
b:蛋白质维持量=体重增加值×成人蛋白质平均需要量[0.88g/(kg·d)]
c:调整后的蛋白质储存量=蛋白质储存量/孕期蛋白质利用率(0.47)
d:增加蛋白质平均需要量=蛋白质维持量+调整后的蛋白质储存量
e:增加蛋白质推荐摄入量=增加蛋白质平均需要量×1.25
引自:中国营养学会. 中国居民膳食营养素参考摄入量. 北京:科学出版社,2014.

乳母蛋白质的增加部分实际上是满足每日泌乳的需要。在前 6 个月纯母乳喂养阶段,根据平均每日母乳摄入量(780g)、母乳中平均蛋白质浓度(1.16g/100g)以及 1985 年 FAO/WHO/UNU 报告中膳食蛋白质转化为母乳蛋白质的效率(70%),获得哺乳期妇女蛋白质的平均需要量每天增加 15g,推荐摄入量每天增加 20g。最后考虑到我国膳食蛋白质质量,乳母蛋白质的平均需要量每天增加 20g,推荐摄入量每天增加 25g。

(四)婴儿

0~6 月龄婴儿应纯母乳喂养,根据母乳蛋白质浓度以及母乳摄入量可以得到 0~6 月龄婴儿蛋白质的 AI 值为 9g/d,按 6 月龄内婴儿体重代表值 6kg,可以推算 0~6 月龄婴儿蛋白质的 AI 值为 1.5g/(kg·d)。

7~12 月龄婴儿蛋白质的 AI 根据母乳蛋白质摄入量(600ml/d 计)加辅食蛋白质摄入量来制定,由于缺乏该年龄段中国婴儿辅食中蛋白质摄入量的数据,因此根据成人蛋白质的 EAR 和 RNI,用代谢体重法得到 7~12 月龄婴儿蛋白质的 EAR 和 RNI 分别为 15g/d 和 20g/d。

中国居民各年龄段人群膳食蛋白质的 RNI 或 AI 值见表 1-3-11。

三、膳食氨基酸参考摄入量

关于成人必需氨基酸需求及其模式,1985 年后有过许多补充意见,1996 年有一次大范围的讨论,认为 1985 年 FAO/WHO/UNU 报告中 Rose 的氨基酸需要量实验设计存在提供给受试者能量过高[0.2MJ/(kg·d)]的问题,而能量过高或过低都可以影响 1.5~2mg/(kg·d)的氮需要,故认为 Rose 的结果偏低。报告还提出氮平衡试验中,如摄入蛋白质的量越接近必需的机体蛋白质丢失水平,蛋白质的效价就会越高,故试验时提供的蛋白质数量有较大

的影响。另外报告也论及氮平衡与蛋白质平衡之间不能完全看作是一致的过程,非必需的含氮化合物,包括非必需氨基酸、尿素氮也会影响实验结果。2007 年,WHO/ FAO/UNU 考虑了不同方法包括氮平衡及稳定性同位素技术研究必需氨基酸需要量的结果,提出了成人必需氨基酸的 EAR(表 1-3-12)。

表 1-3-11   中国居民膳食蛋白质参考摄入量

人群/岁	男性		女性	
	EAR/ ($g \cdot d^{-1}$)	RNI/ ($g \cdot d^{-1}$)	EAR/ ($g \cdot d^{-1}$)	RNI/ ($g \cdot d^{-1}$)
0~	—	9(AI)	—	9(AI)
0.5~	15	20	15	20
1~	20	25	20	25
2~	20	25	20	25
3~	25	30	25	30
4~	25	30	25	30
5~	25	30	25	30
6~	25	35	25	35
7~	30	40	30	40
8~	30	40	30	40
9~	40	45	40	45
10~	40	50	40	50
11~	50	60	45	55
14~	60	75	50	60
18~	60	65	50	55
孕妇(中)	—	—	+10	+15
孕妇(晚)	—	—	+25	+30
乳母	—	—	+20	+25

引自:中国营养学会.中国居民膳食营养素参考摄入量.北京:科学出版社,2014.

表 1-3-12   2013 年 FAO 各人群必需氨基酸的平均需要量/mg · (kg · d)$^{-1}$

年龄/岁	组氨酸	异亮氨酸	亮氨酸	赖氨酸	含硫 氨基酸	芳香族 氨基酸	苏氨酸	色氨酸	缬氨酸
0.5~	22	36	73	63	31	59	35	9.5	48
1~	15	27	54	44	22	40	24	6.0	36
3~	12	22	44	35	17	30	18	4.8	29
11~	12	22	44	35	17	30	18	4.8	29
15~	11	21	42	33	16	28	17	4.4	28
>18	10	20	39	30	15	25	15	4.0	26

婴儿、儿童和青少年必需氨基酸的需要量除了维持体重所需的氨基酸量外,还加上了伴随生长所需氨基酸的量。因此,每种必需氨基酸的平均需要量都比成人高,对于这些数值的研究较少,主要根据要因加算法计算这些数值。2007 年 WHO/FAO/UNU 提出了婴儿、儿童青少年必需氨基酸的 EAR (表 1-3-12)。

由于缺乏个体氨基酸需要量变异的资料,WHO/FAO/ UNU 提出氨基酸的变异系数可以参考蛋白质的变异系数,即各必需氨基酸的安全摄入量等于 EAR 乘以 1.25。中国各年龄段人群因缺乏国内研究资料,目前无法制定必需氨基酸的推荐摄入量,WHO/FAO/UNU 的必需氨基酸的平均需要量资料可供参考。

第八节   蛋白质的主要食物来源

蛋白质的食物来源可分为植物性食物和动物性食物来源两大类,分别称为植物性蛋白质和动物性蛋白质。

一、植物性蛋白质

植物蛋白质中,谷类含蛋白质8%左右,蛋白质含量不算高,但由于谷类食物是人们的主食,所以仍然是膳食蛋白质的主要来源。日常食用的小麦约含蛋白质12%,主要是谷蛋白和麦醇溶蛋白,赖氨酸含量较低;燕麦是谷类食物中蛋白质含量较高的一种,蛋白质含量为15%~22%,氨基酸组成比较平衡;大米含蛋白质一般为7%~10%,主要是谷蛋白,赖氨酸为限制氨基酸,鲜玉米含蛋白质4%左右,以玉米醇溶蛋白为主,不仅赖氨酸含量较低,色氨酸含量也低。

豆类含丰富的蛋白质,特别是大豆含量高达35%~40%,氨基酸组成也比较合理,在体内的利用率较高,是植物蛋白质中的优质来源。

二、动物性蛋白质

蛋类含蛋白质11%~14%,是优质蛋白质的重要来源。卵黄部分的蛋白质组成:低密度蛋白4%、卵黄蛋白30%、卵黄高磷蛋白12%、卵黄脂磷蛋白36%、核黄素结合蛋白0.4%。卵白部分主要是卵清蛋白64%,还有卵黏蛋白17%、卵运铁蛋白12%。卵白中还含有溶菌酶、卵黄素蛋白0.8%及抗生物素蛋白0.5%等,故未煮熟的鸡蛋可影响生物素的利用。上述蛋白质的氨基酸组成不尽相同,但总体上氨基酸组成比较平衡,是优质蛋白质之一,常作为参考蛋白质。

奶类(牛奶)一般含蛋白质3%~3.5%,是幼年动物蛋白质的最佳来源。但对婴儿来说,因蛋白质构成不同,其营养价值不如母乳。每升牛乳含蛋白质28.5~34.8g,其中酪蛋白21.9~28.0g、乳清蛋白6~10g、乳白蛋白1.4~3.3g、乳球蛋白1.3~3.8g。氨基酸组成均比较平衡,是人体优质蛋白质的重要来源,也常作为参考蛋白质。

肉类包括禽、畜和鱼的肌肉。新鲜肌肉含蛋白质15%~22%,主要有三类蛋白质:①肌浆蛋白,占肌蛋白总量的30%~35%;②肌纤蛋白52%~56%;③肌质蛋白10%~15%。肌肉蛋白质营养价值优于植物蛋白质,是人体蛋白质的重要来源。

为改善膳食蛋白质质量,在膳食中应保证有一定数量的优质蛋白质。一般要求动物性蛋白质和大豆蛋白质应占膳食蛋白质总量的30%~50%。此外,应充分发挥蛋白质互补作用,以及必要的氨基酸强化来改善膳食蛋白质质量。

食物蛋白质含量是评价食物蛋白质营养价值的一个重要方面,除此之外,还有氨基酸评分法、蛋白质和氨基酸消化率、蛋白质利用率评价等方法可用于食物蛋白质营养价值的评价,详见本书第二卷《食物营养》。

(李敏 赵法伋 杨晓光)

参 考 文 献

1. 姚泰,赵志奇,朱大年,等. 人体生理学(下册). 第4版.北京:人民卫生出版社,2015.
2. 中国营养学会.中国居民膳食营养素参考摄入量. 北京:科学出版社,2014.
3. 杨月欣,王光亚,潘兴昌. 中国食物成分表(第一册). 第2版.北京:北京大学医学出版社,2009.
4. 孙长颢. 营养与食品卫生学. 第8版.北京:人民卫生出版社,2017.
5. 顾景范,杜寿玢,郭长江. 现代临床营养学. 第2版.北京:科学出版社,2012.
6. 查锡良,周春燕. 生物化学. 第7版.北京:人民卫生出版社,2010.
7. 焦广宇,李增宁,陈伟. 临床营养学. 北京:人民卫生出版社,2017.
8. 杨月欣. 中国食物成分表2004. 北京:北京大学医学出版社,2005.
9. 中华人民共和国国家卫生和计划生育委员会.食品中蛋白质的测定.中华人民共和国国家标准 GB 5009.5—2016.
10. Barbara A,Bowman,Robert M,et al. 现代营养学. 第9版.荫士安,汪之顼,等译.北京:人民卫生出版社,2008.
11. Rosalind S. Gibson. Principles of nutritional assessment. 2rd,ed. New York: Oxford University Press,2005.
12. Beasley J.M,Ichikawa L.E,Ange B.A,et al. Is protein intake associated with bone mineral density in young women? Am J Clin Nutr,2010,91(5):1311-1316.
13. Altorf-van der Kuil W,Engberink MF,Brink EJ,et al. Dietary protein and blood pressure:a systematic review. PLoS One,2010,5(8):e12102.
14. Calvez J,Poupin N,Chesneau C,et al. Protein intake,calcium balance and health consequences. Eur J Clin Nutr,2012,66(3):281-295.
15. Elango R,Ball R.O,Pencharz P.B. Recent advances in determining protein and amino acid requirements in humans. Br J Nutr,2012,108(suppl2):S22-S30.
16. Rand W.M,Pellett P.L,Young V.R. Meta-analysis of nitrogen balance studies for estimating protein requirements in healthy adults. Am J Clin Nutr,2003,77(1):109-127.
17. Rebholz C.M,Friedman E.E,Powers L.J,et al. Dietary protein intake and blood pressure:a Meta-analysis of randomized controlled trials. Am J Epidemiol,2012,176(Suppl 7):S27-S43.
18. FAO. Dietary protein quality evaluation in human nutrition:Report of an FAO expert consultation. Auckland:Food and Agriculture Organization of the United State Nations Room,2013.

第四章

脂　类

脂类(lipids)是脂肪和类脂的统称,包括甘油酯、磷脂和固醇类。对大多数脂类而言,其化学本质是脂肪酸和醇所形成的酯类及其衍生物。参与脂质组成的脂肪酸多是4碳以上的长链一元羧酸,醇成分包括甘油(丙三醇)、鞘氨醇、高级一元醇和固醇。脂类的元素组成主要是碳、氢、氧,有些还含有氮、磷及硫。食物中的脂类,95%是甘油三酯,5%是其他脂类。人类膳食脂肪的来源随着年代的不同而有所变化,狩猎时代以野生动物为主要脂肪来源,进入农业时期又以植物脂肪为主,工业时代由于食品加工发达,反式脂肪增多,且随着物资的丰富,脂肪的摄入量亦随之加大。进入20世纪后,由于对脂肪与人体健康认识的加深,各国都制定了合理食用脂肪的膳食指南,为保障人体健康和预防慢性疾病起到了积极的作用。

1918年,Aron首先提出脂肪对动物的正常生长发育是必需的;1927年,Evans和Burr进一步说明缺乏脂肪会严重影响实验动物的生长和繁殖;1929年,Burr发现断奶大鼠不吃脂肪则影响生长,出现鳞状皮肤、尾部坏死和死亡率增加等现象,给予亚油酸后,这些表现可逆转,于是确定亚油酸($C_{18:2n-6}$)和α-亚麻酸($C_{18:3n-3}$)为必需脂肪酸(essential fatty acids,EFA)。1928年,又确定花生四烯酸(arachidonic acid,ARA,$C_{20:4n-6}$)为必需脂肪酸[现在确认它与二十碳五烯酸(eicosapentaenoic acid,EPA,$C_{20:5n-3}$)和二十二碳六烯酸(docosahexaenoic acid,DHA,$C_{22:6n-3}$)为生理或条件必需脂肪酸]。1958年,首先发现人类必需脂肪缺乏症,婴儿喂以缺乏EFA的配方奶出现严重的皮肤症状,添加亚油酸后症状减轻。1982年,Halman等报道了第一例α-亚麻酸缺乏病例,靠富含亚油酸的葵花子油乳液维持生活5个月的6岁女孩,出现神经症状和血清α-亚麻酸含量低下,改换为富含n-3脂肪酸的豆油乳液后,症状改善。1984年,Neuringes等指出缺乏α-亚麻酸的恒河猴的子代视力缺损。

由上述事实可见,脂肪和脂肪酸对人体健康确有重要意义,特别是随着经济的发展、膳食结构的变迁以及人类"疾病谱"的改变,对脂类营养的研究日益引起人们的关注,并不断取得新的进展,今后,脂类营养研究仍将是营养科学研究的重点之一。

第一节　脂类的分类和化学结构

脂类(lipids)是指脂肪和类脂的统称,不溶于水但可以被乙醚、氯仿、苯等非极性有机溶剂抽提出,大多数脂类的化学本质是脂肪酸和醇所形成的酯类及其衍生物。1815年,Henry Braconnot将脂类分为固态油脂和液态油脂。

1920年,Bloor将脂类(lipids)分为简单脂类(油脂和蜡)、复合脂类(磷脂和糖脂)以及派生脂类(脂肪酸、醇类及固醇类)。目前使用的lipid(脂类)一词最早在1923年由Gabriel Bertrand提出,该词源于希腊语"lipos",根据结构不同,可将其分为脂肪和类脂,类脂又可分为磷脂、糖脂以及固醇类等。脂类在人体中发挥重要功能,如储存和提供能量、信号传导、保温及润滑、构成生物细胞膜、提供必需脂肪酸等。

一、脂肪

脂肪(fat)又称甘油酯(acylglycerol),由1分子甘油和1~3分子脂肪酸所形成的酯。包括甘油一酯、甘油二酯、甘油三酯。膳食脂肪主要为甘油三酯。组成天然脂肪的脂肪酸种类很多,所以由不同脂肪酸组成的脂肪对人体的作用也有所不同。通常4~12碳的脂肪酸都是饱和脂肪酸,碳链更长时可出现1个甚至多个双键,成为不饱和脂肪酸。甘油三酯的结构式如下:

$$
\begin{array}{c}
\qquad\qquad\qquad\overset{\displaystyle O}{\|} \\
\qquad\ \ H_2C-O-C-R_1 \\
\overset{\displaystyle O}{\|}\qquad\quad | \\
R_2-C-O-CH \\
\qquad\quad | \qquad\quad O \\
\qquad\ \ H_2C-O-C-R_3 \\
\qquad\qquad\qquad\ \|
\end{array}
$$

甘油三酯通式

当甘油三酯中的三个脂酰基相同时,称为简单甘油三酯,如棕榈酸甘油酯、油酸甘油酯、硬脂酸甘油酯。当三个脂酰基中任何两个不同或三个各不相同时称为混合甘油三酯。大多数天然油脂都是简单甘油三酯和混合甘油三酯的复杂混合物。

不饱和脂肪酸中由于双键的存在可出现顺式及反式的立体异构体。天然的不饱和脂肪酸几乎都是以不稳定的顺式异构体形式存在。脂肪酸中顺反构型对熔点有一定的影响,如顺式油酸熔点为14℃,而反式则为44℃。脂肪酸的不饱合度也对熔点有一定的影响,不饱和脂肪酸的双键越多,熔点越低。植物油中通常含有较多的不饱和脂肪酸,因此,大多数植物油在室温下为液体,而动物脂肪通常含有较少的不饱和脂肪酸,在室温下呈固体。纯净的脂肪大多是无色无味,但天然产品或食用商品脂肪却大多具有色泽和气味,这是由于其含有色素和香气成分所致。例如,植物油所带有的棕黄、黄绿、黄褐等颜色,是由于植物油中含的不同色素,如维生素E、胡萝卜素、叶绿素等而致,而芝麻油具有的特殊香味,是由于其所含有的芝麻酚素产生的。

人体组织中的脂肪皆以软脂酸（棕榈酸 $C_{16:0}$）和油酸（$C_{18:1}$）为其主要组成成分，其他动物也类似，但牛、羊脂中则硬脂酸（$C_{18:0}$）含量高，而油酸和亚油酸含量少。

二、类脂

类脂（lipoid）指类似脂肪或油的有机化合物的总称。包括磷脂（phospholipid）、固醇（sterol）及其酯（sterol ester）。

（一）磷脂

磷脂（phospholipid）指含有磷酸基团的类脂，包括甘油磷脂和鞘磷脂两类。磷脂分子中既含有脂酰基等疏水基团，又含有磷酸、含氮碱基或羟基等亲水基团，在非极性溶剂及水中都有很大的溶解度，是构成生物膜的重要成分和结构基础。

甘油磷脂又称为磷酸甘油酯，是第一大类膜脂，其基本结构如下：

磷酸甘油酯通式

X 为含氮碱基或醇类物

R_1 R_2：脂酰基的烃基，R_1 多为饱和烃基；常属不饱和烃基

磷酸甘油酯一般多按 X 不同而分类，重要的有：

X＝—OH 　　　　　　　磷脂酸（phosphatidic acid）

X＝—OCH$_2$CH$_2$N$^+$(CH$_3$)$_3$ 磷脂酰胆碱（卵磷脂，phosphatidylcholine，lecithin）

X＝—OCH$_2$CH$_2$NH$_3$ 　磷脂酰乙醇胺（脑磷脂，phosphatidylethanolamine，cepalin）

X＝—OCH$_2$CHCOO$^-$(NH$_3$) 磷脂酰丝氨酸（phosphatidyline serine）

X＝肌醇 　　　　　　　磷脂酰肌醇（phosphatidyl inositol）

磷脂酸是甘油磷酸酯生物合成的重要中间物，少量存在于大多数生物体内。磷脂酸的磷酸基进一步被一个极性醇酯化，形成各种常见的甘油磷脂。纯的甘油磷脂为白色蜡状固体，甘油磷脂溶于大多数非极性溶剂，但难溶于无水丙酮，用氯仿-甲醇混合液可将其从细胞和组织中提取出来。常见的甘油磷脂有磷脂酰胆碱（又称为卵磷脂）和磷脂酰乙醇胺（又称为脑磷脂）、磷脂酰丝氨酸、磷脂酰肌醇、磷脂酰甘油以及双磷脂酰甘油（又称为心磷脂）。血小板膜中带负电荷的酸性磷脂主要是磷脂酰丝氨酸，为血小板第三因子。当血小板因组织受损而被激活时，膜中的这些磷脂转向外侧，作为表面催化剂与其他凝血因子一起致使凝血酶原活化。在哺乳动物的细胞膜中，磷脂酸的磷酸基与肌醇 C1 位羟基以酯键相连接。真核细胞质膜中常含有磷脂酰肌醇-4-单磷酸（PIP）和-4,5-双磷酸（PIP$_2$），后者是两个细胞内信使肌醇-1,4,5-三磷酸（IP$_3$）和 1,2-甘油二酯（DAG）的前体，这些信使可参与细胞信号的放大。

鞘磷脂是指含有鞘氨醇或二氢鞘氨醇的磷脂。其一分子脂肪酸以酰胺键与鞘氨醇的氨基相连，磷酸与鞘氨醇末端羟基相连。其在高等动物的脑脊鞘和红细胞中特别丰富，也存在于许多植物种子中。人体含量最多的鞘磷脂为神经鞘磷脂（sphingomyelin），其分子结构中不含甘油，但含有脂肪酰基、磷酰胆碱（少数为磷酰乙醇胺）和鞘氨醇。鞘氨醇的氨基与脂肪酸通过酰胺键相连接时形成神经酰胺。神经酰胺 1-位羟基被磷酰胆碱或磷酰乙醇胺酯化形成鞘磷脂，其中与鞘磷脂氨基相连的脂肪酸最常见的为 16C、18C 和 24C 的脂肪酸。植物鞘磷脂中与磷酸基相连的不是胆碱或乙醇胺，而是一个通过肌醇相连的三糖或四糖。

（二）固醇类

固醇类（steroids）亦称甾醇类，是含羟基的环戊烷多氢菲衍生物。固醇类为一些类固醇激素的前体，如 7-脱氢胆固醇即为维生素 D$_3$ 的前体。固醇包括动物体内的胆固醇（cholesterol）和植物体内的植物固醇（plantsterol，或 phytosterol），后者又称为植物甾醇。固醇可因其分子中 C$_3$ 羟基和 C$_{17}$ 连接的侧链碳原子数及取代基团的不同而形成不同种类的固醇。胆固醇与植物固醇的区别在于侧链的不同，相比于胆固醇，植物甾醇在 C-24 位增加了侧链，例如，谷甾醇（sitosterol）的侧链为乙基，菜油甾醇（campesterol）的侧链为甲基。

胆固醇（cholesterol）为白蜡状结晶片，不溶于水而溶于脂肪溶剂，可与磷脂酰胆碱或胆盐形成乳状物，是人体中主要的固醇类化合物，在脑、肝、肾和蛋黄中的含量很高，为最常见的一种动物固醇，其基本结构如下：

胆固醇

人体内的胆固醇有游离型和胆固醇酯两种。动物性食物所含的胆固醇，部分也是以胆固醇酯的形式存在的，所以，膳食是含胆固醇和胆固醇酯的混合物。胆固醇主要存在于动物细胞，参与膜的组成。胆固醇也是血液中脂蛋白复合体的成分，并与动脉粥样硬化有关。胆汁中有许多胆固醇，由于胆盐的乳化作用可形成乳状液。胆汁中胆固醇过多或胆盐过少可导致其在胆道中沉淀形成结石。若胆固醇沉淀于血管壁则容易造成动脉粥样硬化。胆固醇也是类固醇激素和胆汁酸的前体。动物中存在胆固醇衍生来的类固醇包括雄激素、雌激素、孕酮、糖皮质激素、盐皮质激素、维生素 D 和胆汁酸。

胆固醇酯中的脂肪酸通常含有 16～20 个碳原子，且多属单烯酸或多烯酸。人体组织内最常见的胆固醇酯为胆固醇的油酸和亚油酸酯。这些酯类富含在血浆脂蛋白、肾上腺皮质和肝等组织中。低密度脂蛋白（LDL）中约有 80% 的总胆固醇是以胆固醇酯的形式存在；高密度脂蛋白（HDL）中则含 90%。在动脉粥样硬化病灶中，堆积在动脉壁的脂类以胆固醇酯最多。胆固醇酯作为体内固醇类物质的一种

贮存形式,也是人体组织中非极性最大的脂类。胆固醇酯在细胞膜和血浆脂蛋白之间,或在各种血浆脂蛋白之间,都不容易进行交换,与游离的胆固醇不同。

植物中不含胆固醇,所含有的其他固醇类物质统称为植物固醇,其固醇的环状结构和胆固醇完全一样,仅侧链有所不同。植物固醇主要有 β-谷固醇、豆固醇,存在于谷类和豆类。麦角固醇存在于酵母和真菌类植物中,在紫外线照射下可合成维生素 D_2。

第二节 脂类的消化吸收和代谢

膳食中的脂类主要为脂肪(甘油三酯),少量磷脂、胆固醇及胆固醇酯。脂类需经消化吸收才能被机体利用,消化吸收主要在小肠进行。经过消化,甘油三酯水解为甘油单酯和游离脂肪酸后被机体吸收,磷脂水解为溶血磷脂和游离脂肪酸,胆固醇酯水解为游离胆固醇,然后被小肠吸收,吸收后的游离脂肪酸、溶血磷脂、游离胆固醇重新合成为甘油三酯、胆固醇酯及磷脂。由于脂类的疏水性,脂类在循环系统中的运输需与蛋白质结合形成脂蛋白才可完成。

一、脂类的消化吸收

消化脂类的酶主要来自胰液,如胰脂酶、胆固醇酯酶、磷脂酶 A_2 和辅脂酶,以及肠液中的肠脂肪酶。脂类的主

要消化部位在小肠上段,口腔中没有消化脂类的酶,胃液酸性强,含脂肪酶甚少,故脂肪在胃内几乎不能被消化。肝脏分泌的胆汁经胆道进入肠腔,其中的胆汁酸盐可将脂类乳化分散,有利于其消化吸收。胰脂酶可特异性催化甘油三酯 1、3 位酯键水解,生成 2-甘油单酯和 2 分子游离脂肪酸,其必需辅助因子为辅脂酶,约 70% 的甘油三酯通过此方式被小肠吸收;其余约 20% 的甘油三酯被小肠黏膜细胞分泌的肠脂肪酶继续水解为脂肪酸及甘油,未被消化的少量脂肪则随胆汁酸盐由粪便排出。膳食中的胆固醇主要来自动物内脏、蛋黄、奶油及肉类,多为游离胆固醇,10%~15% 为胆固醇酯。游离的胆固醇可直接被肠黏膜吸收,胆固醇酯需要经胰腺分泌的胰胆固醇酯酶水解生成游离胆固醇方可被吸收。磷脂在胆汁酸盐和钙离子存在的条件下,经磷脂酶 A_2 的催化可水解成游离脂肪酸和溶血磷脂。脂类消化的产物甘油单酯、脂肪酸、胆固醇以及溶血磷脂等主要在十二指肠下段和空肠上段吸收。小于 12 碳的短链及中链脂肪酸被吸收后直接通过门静脉入肝;而长链脂肪酸被吸收后,则要在肠黏膜细胞的内质网上经酰基 CoA 转移酶的催化再合成甘油三酯;吸收入肠黏膜的游离胆固醇及溶血磷脂再酯化转变成胆固醇酯、磷脂。新生成的甘油三酯、胆固醇、胆固醇酯、磷脂与载脂蛋白组成乳糜微粒经淋巴进入血液循环。脂肪的消化吸收过程如图 1-4-1 所示。

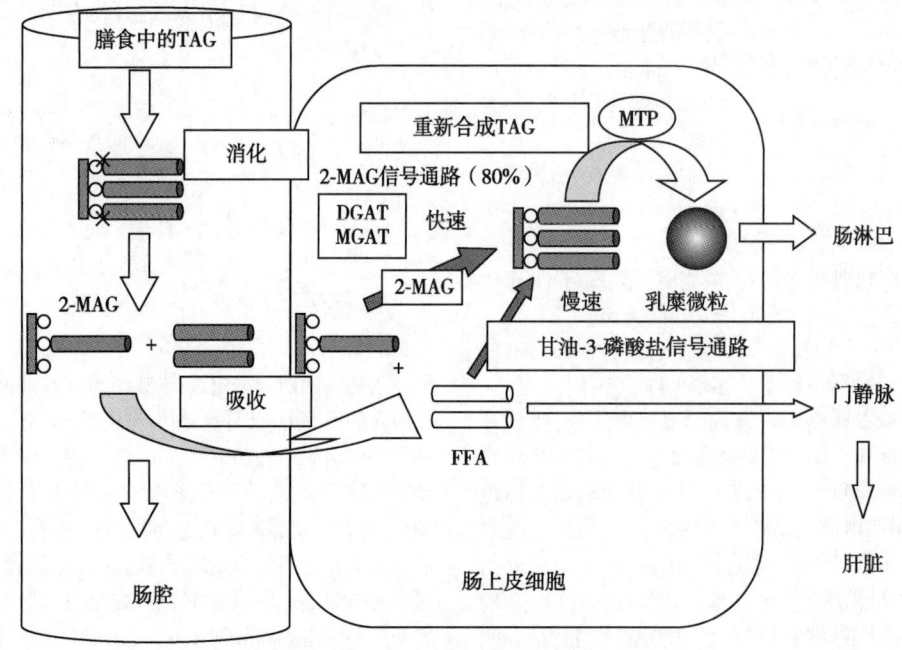

图 1-4-1 脂肪的消化吸收过程
注:DGAT,甘油二酯酰基转移酶;FFA,游离脂肪酸;2-MAG,2-单酰甘油;MGAT,甘油单酯酰基转移酶;MTP,微粒体甘油三酯转移蛋白;TAG,甘油三酯
引自:Yanai H,Tomono Y,Ito K,et al. Diacylglycerol oil for the metabolic syndrome. Nutr J,2007,6:43.

二、脂类的合成代谢

通常食物中的油脂皆为由长链脂肪酸组成的甘油三酯,主要为含 16C 和 18C 的脂肪酸。16C 和 18C 以及其他长链脂肪酸代谢时必须在小肠黏膜细胞内重新合成甘油三

酯,然后以乳糜微粒的形式,少量以极低密度脂蛋白的形式经淋巴从胸导管进入血液循环。而中链脂肪酸(8C~12C)组成的甘油三酯则可不经消化,不需胆盐即可完整地被吸收到小肠黏膜细胞的绒毛上或进入细胞内,催化其分解的是细胞内的脂酶,而不是分泌到肠腔的胰脂酶。最后,产生

的中链脂肪酸不重新酯化,亦不以乳糜微粒形式分泌入淋巴,而是以脂肪酸形式直接扩散入门静脉,与血浆清蛋白呈物理性结合,并以脂肪酸形式由门脉循环直接输送到肝脏。由于中链脂肪代谢有上述特点,因此,由于各种长链脂肪消化、吸收及黏膜代谢失常而引起的脂肪泻皆可利用中链脂肪作为体内的供能形式。

由于脂类不溶或微溶于水,因此,无论是外源性或内源性脂类必须形成溶解度较大的脂蛋白复合体,才能在血液循环中运转。

脂类从一种组织运输到另一种组织必需通过血浆,整个过程称为脂类运输。食物甘油三酯必须从肠道运输到机体其他组织,在肝脏生成的甘油三酯必须被分泌出去,随后在脂肪组织贮存。当一些组织需要补充能量时,脂肪组织贮存的甘油三酯中的脂肪酸必需运送到处于代谢状态的组织,始能供给能量。

循环系统的介质血浆为水溶液,脂类难以溶解。为了克服这个困难,脂类和蛋白质结合形成血浆脂蛋白。脂蛋白有微团结构,非极性的脂类含在疏水的核心内,亲水脂类和蛋白质包绕着这个疏水的核心,亲水的蛋白质和脂类成分携带着非极性的脂类溶解于水中。

脂蛋白复合体是由蛋白质、磷脂、胆固醇酯、胆固醇和甘油三酯组成。复合体中含甘油三酯多者密度低,少者密度高。按密度的大小可将血浆脂蛋白分为四类,即乳糜微粒、极低密度脂蛋白、低密度脂蛋白和高密度脂蛋白。

第三节 脂类的生理功能

脂类是人体必需营养素之一,它与蛋白质、碳水化合物是人体的三大产能营养素,在供给人体能量方面起着重要作用;脂类也是构成人体细胞的重要成分,如细胞膜、神经髓鞘都必须有脂类参与构成;此外,能刺激平滑肌收缩并在细胞内起调节作用的前列腺素也是脂类的衍生物。

一、脂肪的生理功能

(一)构成人体成分,提供和储存能量

脂肪约占正常人体重的 10%~20%,是构成人体成分的重要物质。脂肪是人体重要的能量来源,合理膳食能量中的 20%~30% 由脂肪供给。每克脂肪体内氧化可产生 9kcal 的能量,是食物中能量密度最高的营养素。当人体摄入能量过多而不能及时被利用时,就转变为脂肪贮存于体内。机体需要时,可把脂肪组织所贮存的脂肪动员出来,用于能量供应。如人体饥饿时,动用体脂产生能量以避免体内蛋白质的消耗。

(二)促进脂溶性维生素的吸收

脂肪是脂溶性维生素的良好载体,食物中脂溶性维生素常与脂肪并存,如动物肝脏脂肪含丰富的维生素 A,麦胚油富含维生素 E。脂可刺激胆汁分泌,协助脂溶性维生素吸收和利用。膳食缺乏脂肪或脂肪吸收障碍时,会引起体内脂溶性维生素不足或缺乏。

(三)维持体温、保护脏器

脂肪是热的不良导体,可阻止体热的散发,维持体温的

恒定。脂肪作为填充衬垫,防止和缓冲因震动而造成的对脏器、组织、关节的损害,发挥对器官的保护作用。

(四)提供必需脂肪酸

必需脂肪酸亚油酸(n-6)和 α-亚麻酸(n-3)必须靠膳食脂肪提供,必需脂肪酸的衍生物具有多种生理功能,如 DHA(n-3)、ARA(n-6)是脑、神经组织及视网膜中含量最高脂肪酸,故对脑及视觉功能发育有重要的作用。此外,源于 ARA(n-6)所产生前列腺素 I_2(PGI_2)、血栓素 A_2(TXA_2)及白三烯 B_4(LTB_4)和源于 EPA(n-3)所产生的前列腺素 I_3(PGI_3)、血栓素 A_3(TXA_3)及白三烯 B_5(LTB_5)共同参与体内免疫、炎症、心率、血凝以及血管舒缩的调节,但不同来源的产物功能上差异很大,如 TXA_2 收缩血管,TXA_3 则不具备这一功能。

二、类脂的生理功能

(一)维持生物膜的结构与功能

磷脂具有亲水端和疏水端,在水溶液中形成脂质双层结构,构成生物膜如细胞膜、内质网膜、线粒体膜、核膜、神经髓鞘膜的基本骨架。按质量计,生物膜含蛋白质约 20%,含磷脂约 50%~70%,含胆固醇约 20%~30%。磷脂上的多不饱和脂肪酸赋予膜流动性,如卵磷脂是细胞膜的主要结构脂,也是体内胆碱的储存形式。鞘磷脂和鞘糖脂不仅是生物膜的重要组分,还参与细胞识别和信息传递。人类红细胞膜 20%~30% 为神经鞘磷脂。膜结构和功能的改变,可导致线粒体肿胀、细胞膜通透性改变,引起湿疹、鳞屑样皮炎,膜的脆性增加而致红细胞破裂和溶血。

(二)参与脑和神经组织的构成

磷脂是脑和神经组织的结构脂,约占脑组织干重的 25%,神经髓鞘干重的 97% 也是脂类,其中 11% 为卵磷脂,5% 为神经鞘磷脂。胆固醇作为神经纤维的重要绝缘体富含于神经髓鞘中,其生物学作用是防止神经冲动从一条神经纤维向其他神经纤维扩散,故是神经冲动定向传导的结构基础。

(三)运输脂肪

磷脂与蛋白质结合形成的脂蛋白,通过血液运输脂类至身体各组织器官利用。胆固醇与 EFA 或其衍生物结合形成胆固醇酯,在体内运输代谢。如脂类及衍生物在体内运输发生障碍,则沉积于血管壁导致动脉粥样硬化。

(四)合成维生素和激素的前体

胆固醇是体内合成维生素 D_3 及胆汁酸的前体,维生素 D_3 调节钙磷代谢,胆汁酸能乳化脂类使之与消化酶混合,是脂类和脂溶性维生素消化与吸收的必需条件。胆固醇在体内还可以转变成多种激素,包括影响蛋白质、糖和脂类代谢的皮质醇,与水和电解质体内代谢有关的醛固酮,以及性激素睾酮和雌二醇。

第四节 脂 肪 酸

脂肪酸是脂类的重要结构组分,根据不饱和度的不同,通常可分为饱和脂肪酸、单不饱和脂肪酸、多不饱和脂肪酸。不饱和脂肪酸根据不饱和键的位置又可分为 n-7、n-9、n-6、n-3 四类脂肪酸。根据碳链长短又可分为短链、中链及

长链脂肪酸。脂肪酸可通过膳食摄入,部分脂肪酸也可由机体自身合成。机体自身无法合成的脂肪酸被称为必需脂肪酸,包括α-亚麻酸和亚油酸。脂肪酸在人体内可氧化供能,可代谢生成一系列类花生酸,也可参与调控一系列信号通路,影响机体生理功能。

一、脂肪酸的分类与命名

脂肪酸的化学式为R-COOH,式中的R为由碳原子所组成的烷基链。脂肪酸的分类方法之一是按其链的长短,即按链上所含碳原子数量来分类。碳原子数2~6的为短链脂肪酸;8~12的为中链脂肪酸;14~26的为长链脂肪酸。人体血液和组织中的脂肪酸大多数是各种长链脂肪酸。根据体内脂肪酸的来源又可分为必需脂肪酸(essential fatty acids,EFA)(自身无法合成,必须从食物中摄取,如亚油酸、α-亚麻酸)和非必需脂肪酸。人体各组织中脂肪酸的含量见图1-4-2。

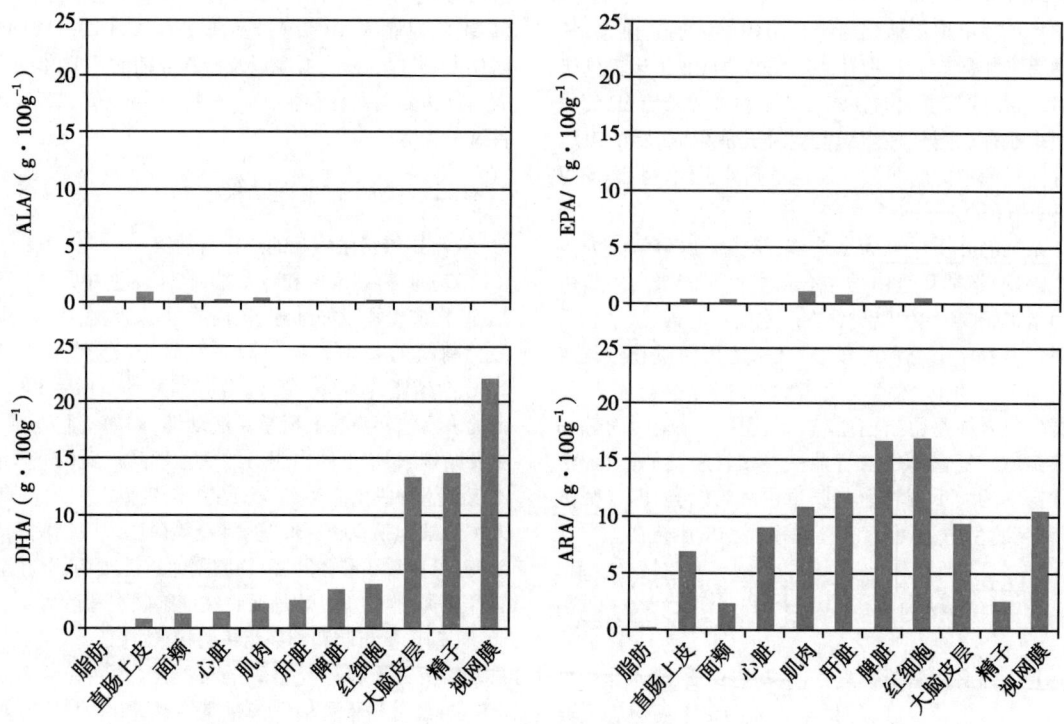

图1-4-2 人体组织中脂肪酸组成

引自:Arterburn LM,Hall EB,Oken H. Distribution,interconversion,and dose response of n-3 fatty acids in humans. Am J Clin Nutr, 2006,83(6 Suppl):1467s-1476s.

自然界中的脂肪酸几乎都是含双数碳原子的脂肪酸。脂肪酸从结构形式上可分为饱和脂肪酸(saturated fatty acid, SFA)和不饱和脂肪酸(unsaturated fatty acid,USFA),不饱和脂肪酸又分为单不饱和脂肪酸(monounsaturated fatty acid, MUFA)和多不饱和脂肪酸(polyunsaturated fatty acid, PUFA)。SFA不含双键,即每个碳原子价数是满的,USFA含有一个或多个双键,含有一个不饱和键的称为MUFA,具有两个或多个不饱和键的称为PUFA。PUFA的双键为每相隔三个碳原子一个双键,这使其对自动氧化作用或过氧化作用有较大的防护能力。一般植物和鱼类的脂肪含PUFA比畜、禽类脂肪含量高,而细菌所含的USFA全部为MUFA。

脂肪酸命名规则:脂肪酸分子上的碳原子用阿拉伯数字编号定位通常有两种系统。△编号系统从羧基碳原子算起;n或ω编号系统则从离羧基最远的碳原子算起。

示例:
$$CH_3—CH_2—CH_2—CH_2—CH_2—CH_2—CH_2—CH_2—CH_2—COOH$$

△编号系统	10	9	8	7	6	5	4	3	2	1
n或ω编号系统	1	2	3	4	5	6	7	8	9	10

不饱和脂肪酸按n或ω编号系统分为四类(表1-4-1)。

表1-4-1 不饱和脂肪酸类别

母体脂肪酸	类别
棕榈油	n-7(ω-7)
油酸	n-9(ω-9)
亚油酸	n-6(ω-6)
α-亚麻酸	n-3(ω-3)

每一类都是由一系列脂肪酸组成。该系列的各个脂肪酸均能在生物体内从母体脂肪酸合成,例如ARA由n-6类母体亚油酸合成。然而,生物体不能把某一类脂肪酸转变为另一类脂肪酸。也就是说,油酸类(n-9)的脂肪酸没有一个能够转变为亚油酸或n-6类任何一种脂肪酸(图1-4-3)。

一般来说,人体细胞中USFA的含量至少是SFA的二倍,但各种组织中两者的组成有很大差异,在一定程度上与膳食中脂肪的种类有关。

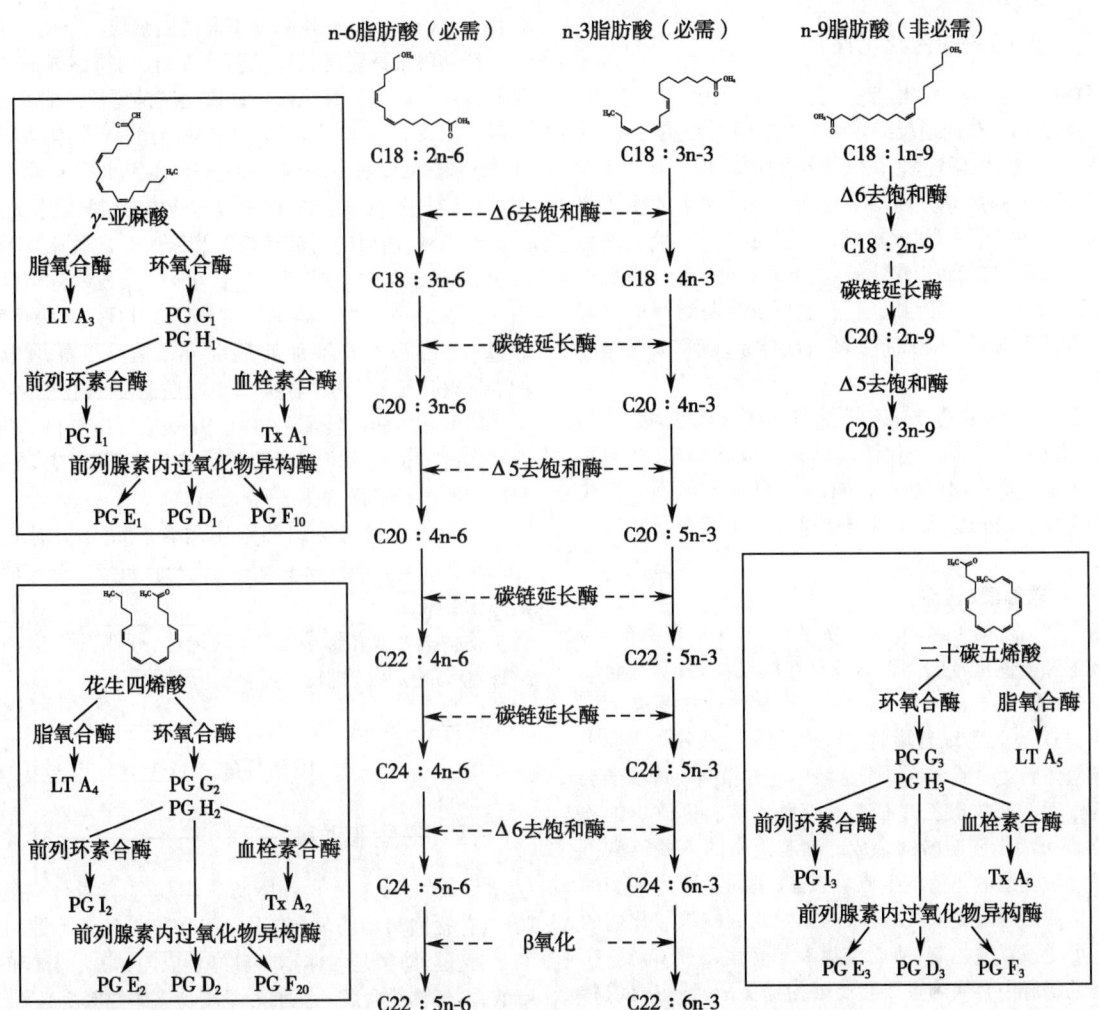

图 1-4-3　多不饱和脂肪酸(PUFA)与类花生酸代谢

引自：Rosero DS，Boyd RD，Odle J et al. Optimizing dietary lipid use to improve essential fatty acid status and reproductive performance of the modern lactating sow：a review. J Anim Sci Biotechnol，2016，7：34.

二、脂肪酸的分解代谢

在机体需要时，脂类可水解生成自由脂肪酸，作为重要的能源物质之一。在供氧充足的情况下，脂肪酸可在体内完全分解成 CO_2 和水，并产生大量的能量。除脑组织和成熟红细胞外，大多数组织都可氧化分解脂肪酸，其中以肝脏及肌肉组织最为活跃。线粒体是脂肪酸氧化的主要细胞器。

游离的脂肪酸可通过自由扩散进入细胞内，扩散速率取决于细胞外游离脂肪酸的浓度。此外，游离脂肪酸还可通过载体介导的饱和机制进入细胞内，脂肪酸结合蛋白(fatty acid binding protein，FABP)为主要载体。进入细胞的游离脂肪酸必须先激活生成脂酰辅酶 A(CoA)才能被细胞利用，催化该过程的酶为脂酰 CoA 合成酶，需要 ATP、Mg^{2+} 和 HSCoA 参与。短、中链脂肪酸可以通过线粒体膜，然后在基质内激活。长链脂肪酸在线粒体外膜激活。但长链脂酰 CoA 无法直接通过线粒体内膜，必须通过肉碱的转运才能进入线粒体基质。脂酰 CoA 进入线粒体基质后，在脂肪酸 β-氧化酶系的有序催化下进行氧化分解，该过程发生在

脂酰基羧基端的 β-碳原子上，因此称为 β-氧化。脂酰 CoA 每经过一次 β-氧化可生成一分子乙酰 CoA 以及少两个碳原子的脂酰 CoA。生成的乙酰 CoA 可进入三羧酸循环彻底氧化生成 CO_2 和水。β-氧化是脂肪酸分解的主要途径。以 18C 的硬脂酸为例，1 分子硬脂酸经 8 次 β-氧化可生成 8 分子 $FADH_2$、8 分子 $NADH+H^+$ 以及 9 分子乙酰 CoA，共可生成 122 分子 ATP。3 分子葡萄糖彻底氧化分解可生成 96 分子 ATP，表明在相同碳原子数的情况下，脂肪酸氧化与葡萄糖相比能提供更多的能量。脂肪酸氧化释放的能量一部分可被机体用于合成其他化合物，一部分以热能的形式释放用于维持体温。脂肪酸 β-氧化生成的乙酰 CoA 还可在肝脏线粒体中生成酮体，包括乙酰乙酸、β-羟丁酸以及丙酮。肝脏生成的酮体可迅速转运至肝外组织进行氧化。由于酮体分子量小，可溶于水，易于转运，肝脏产生的酮体可迅速通过血脑屏障和肌肉的毛细血管壁，从而有效地为肝外组织供能。酮体的生成与糖代谢密切相关，在饱食及糖利用充分的情况下，酮体生成减少；相反，在饥饿及糖供能不足的情况下，酮体生成增加，可减少葡萄糖和蛋白质的消耗。

三、脂肪酸的合成代谢

机体内脂肪酸除来自膳食，主要是从乙酰 CoA 合成，但这并不是 β-氧化的逆反应。两者在组织与细胞定位、转移载体、酰基载体、限速酶、供氢体与受氢体、底物与产物以及激活剂与抑制剂等方面均不相同。在代谢中产生乙酰 CoA 的物质均是合成脂肪酸的原料。肝脏是人体脂肪酸合成的主要部位，与脂肪组织比较，人体肝脏合成脂肪酸的能力为其 8~9 倍。肝、肾、肺、脑、乳腺以及脂肪组织的胞液内均含有从乙酰 CoA 合成脂肪酸的酶体系，统称为脂肪酸合成酶。

进食后，过多的糖类进入肝脏，超过了合成糖原储存的能力，可有相当量的糖经代谢后迅速合成脂肪酸，乃至脂肪。许多哺乳类动物肝脏中，约有 1/3 的脂肪酸系由糖代谢产物合成。以此推算，人体肝脏平均每天可合成脂肪酸约 70g。

（一）软脂酸的合成

脂肪酸以乙酰 CoA 作为主要原料，主要来自葡萄糖，在胞液中经酶催化合成。乙酰 CoA 在线粒体内产生，合成的乙酰 CoA 无法自由通过线粒体内膜，需通过柠檬酸-丙酮酸循环，与草酰乙酸缩合形成柠檬酸，再通过线粒体内膜上的特异载体转运至胞质内。细胞液中的柠檬酸在柠檬酸裂解酶的作用下释放出乙酰 CoA 和草酰乙酸。释放出的乙酰 CoA 即可用于脂肪酸的合成。细胞液中的草酰乙酸可在苹果酸脱氢酶的作用下生成苹果酸，进而在苹果酸酶的作用下生成丙酮酸进入线粒体，丙酮酸在丙酮酸羧化酶的作用下可生成草酰乙酸，从而继续参与转运乙酰 CoA。在哺乳类动物肝中合成的主要脂肪酸为棕榈酸，约占合成脂肪酸总量的 80%，其次为硬脂酸。在合成过程中参与反应的有乙酰 CoA 羧化酶，通过此酶产生的丙二酰 CoA 在细胞内进一步代谢生成脂肪酸。此酶为脂肪酸合成的限速酶，主要存在于胞质中，需生物素参与 CO_2 固定作用，Mn^{2+} 为激活剂，同时还需 ATP 以及 HCO_3^-。

反应如下：

$$乙酰\ CoA + HCO_3^- + ATP \longrightarrow 丙二酰\ CoA + ADP + Pi$$

该酶可受磷酸化、去磷酸化调节。胰高血糖素可通过激活蛋白激酶抑制乙酰 CoA 羧化酶的活性，而胰岛素则可通过磷蛋白磷酸酶使磷酸化的乙酰 CoA 羧化酶去磷酸化而恢复活性。因此，高糖饮食可通过升高乙酰 CoA 的活性促进脂肪酸的合成。脂肪酸合成过程中另一重要的酶为脂肪酸合成酶（fatty acid synthetase，FAS）。此酶是一复合酶系，其中心成分为脂肪酰载体蛋白（acyl carrier protein，ACP），带有辅基 4'-磷酸泛酰氨基乙硫醇，连接在一丝氨酸残基上。ACP 中的巯基可与脂酰基结合，转运脂酰基，巯基是合成体系中的中心。脂肪酸合成酶催化合成的脂肪酸为软脂酸，合成反应如下：

$$乙酰\ CoA + 7\ 丙二酸单酰\ CoA + 14NADPH + 14H^+ \longrightarrow$$
$$CH_3(CH_2)_{14}COOH + 8CoASH + 14NADP^+ + 7CO_2 + 6H_2O$$

（二）软脂酸合成后的加工

机体可以软脂酸为母体，通过碳链延长反应、去饱和等作用，生成长度不同、饱和度不同的脂肪酸。

脂肪酸的碳链延长包括两个系统：内质网碳链延长系统和线粒体碳链延长系统。内质网碳链延长系统以丙二酸单酰 CoA 为二碳单位供体，HSCoA 为酰基载体，$NADPH + H^+$ 为供氢体，经过脱羧缩合-加氢还原-脱水成烯-再加氢等步骤使脂肪酸碳链延长，该过程与胞质中脂肪酸合成类似。除脑组织外，内质网碳链延长系统以 18C 的硬脂酸为主要产物，脑组织可将碳链最多延长至 24C。线粒体碳链延长系统以乙酰 CoA 为二碳单位供体、$NADPH + H^+$ 为供氢体，经过与乙酰 CoA 缩合-加氢-脱水-再加氢等步骤，使软脂酸的碳链逐步延长，其过程类似于脂肪酸 β-氧化的逆反应，但烯脂酸还原酶的辅酶为 $NADPH + H^+$ 与 β-氧化不同。线粒体碳链延长系统可将脂肪酸碳链延长至 24 或 26 碳，但仍以 18C 的硬脂酸为主。

人体肝及脂肪组织的细胞内含有混合功能氧化酶（mixed function oxygenase），能使饱和脂肪酸去饱和成为不饱和脂肪酸。

软脂酸去饱和形成 $\Delta^9$16 碳烯酸，硬脂酸去饱和成为 $\Delta^9$18 碳烯酸。以软脂酸为例，反应式如下：

$$软脂酰 \sim SCoA + NADPH + H^+ + O_2 \longrightarrow$$
$$\Delta^9 16\ 碳烯酸 \sim SCoA + NADP^+ + 2H_2O$$

四、必需脂肪酸

人体除了从食物得到脂肪酸外，还能自身合成多种脂肪酸，包括饱和脂肪酸、单不饱和脂肪酸和多不饱和脂肪酸。有些脂肪酸是人体不能自身合成的，如亚油酸和 α-亚麻酸，而植物能合成。亚油酸是维持人体健康所必需，它的衍生物是某些前列腺素的前体，而且，只要能供给足够量的亚油酸，人体就能合成所需要的其他 n-6 类脂肪酸，例如花生四烯酸，但亚油酸必需通过食物供给人体，因此，称为"必需脂肪酸"；α-亚麻酸（n-3）也属必需脂肪酸，其可衍生为 EPA 和 DHA。

动物长期摄取不含必需脂肪酸的膳食，就会发生必需脂肪酸缺乏症。在人体尚未发生过缺乏症的全部症候群，但婴儿缺乏亚油酸可出现湿疹，长期摄入不含脂肪膳食的人会发生皮炎和伤口难于愈合，通过口服或静脉滴注多不饱和脂肪酸，可使症状消失。某些由亚油酸衍生物合成的前列腺素由于缺乏亚油酸而会出现有关的临床表现。亚油酸缺乏对维持膜的正常功能和氧化磷酸化的正常耦联均会受到一定影响。

DHA 是视网膜光受体中最丰富的 PUFA，它由食物中的 α-亚麻酸衍生而来。DHA 是维持视紫红质正常功能所必需，大鼠饲料缺乏 α-亚麻酸（n-3）时，可引起大鼠杆状细胞外段盘破坏，光激发盘散射减弱以及光线诱导的光感受器细胞死亡，所以 α-亚麻酸对增强视力有良好作用。此外，长期缺乏 α-亚麻酸（n-3）时对调节注意力和认知过程有不良影响，这可能与大脑皮质额叶中的多巴胺能和 5-羟色胺能发生改变有关。

ARA 是合成前列腺素的前体。前列腺素 D_2 是花生四烯酸在脑中的主要代谢产物，它在脑内涉及有关睡眠、热调节和疼痛反应等功能。二十二碳六烯酸和花生四烯酸是大脑中最丰富的两种长链多不饱和脂肪酸，从出生前至出生后两岁在婴儿前脑中持续增加，从妊娠第 26 周开始在胎儿大脑中积累，到妊娠末期 3 个月中持续增加，但早产儿由于缩短了积累时间，故胎龄小于 28 周的早产儿脑组织中的二十二碳六烯酸和花生四烯酸的总量和累积量都远远低于足月儿；同时，由于早产儿体内 Δ-4 去饱和酶活力较低，自身由 α-亚麻酸和亚油酸合成二十二碳六烯酸和花生四烯酸的能力下降，又因早产儿生长发育快使必需脂肪酸多数氧化用于供能；所以，早产儿应及时补充二十二碳六烯酸和花生四烯酸。一般母乳中花生四烯酸的含量为 0.5%~0.7%，二十二碳六烯酸为 0.3%。

必需脂肪酸的供给量通过研究得出，膳食亚油酸占膳食能量的 3%~5%，α-亚麻酸(n-3) 占 0.5%~1% 时，可使组织中二十二碳六烯酸达最高水平和避免产生明显的缺乏症。至于两者比例不当时，是否可产生不良影响，尚待研究。

五、多不饱和脂肪酸

n-3、n-6 和 n-9 系统都有 PUFA，但有重要生物学意义的是 n-3 和 n-6 PUFA。其中的亚油酸和 α-亚麻酸是人类必需脂肪酸，它们分别是其他 n-6 和 n-3 多不饱和脂肪酸的前体。20 世纪 30 年代以来对亚油酸降血脂等生物学功能研究甚多，直至 20 世纪 80 年代始对 n-3 PUFA 引起重视，研究进展飞速。20 世纪 90 年代对 PUFA 在体内平衡的重要生理意义研究进展很快并用于实践，加拿大是第一个提出 n-3 和 n-6 PUFA 推荐膳食供给量(RDA)的国家。

(一) PUFA 与机体生长发育

PUFA 在机体生长发育方面发挥着重要作用。n-6 PUFA 能促进生长发育，除花生四烯酸能增加与生长有关的早期反应基因 C-fos 和 Egr-1 的表达从而诱导细胞生长外，还有花生四烯酸衍生的 PG_2 系列调节下丘脑功能的作用。例如，刺激垂体释放生长激素、调节垂体促肾上腺皮质激素的释放、提高甲状腺组织对促甲状腺激素的反应和刺激促性腺激素的释放等。n-3 PUFA 虽然促生长作用很弱，但对脑和视网膜、皮肤和肾功能的健全十分重要。ARA 以及 DHA 是神经系统的重要结构组分。最新的研究表明，PUFA 缺乏也与出生缺陷的发生密切相关。

(二) PUFA 与类花生酸代谢

PUFA 的另一个重要生理作用是参与类花生酸(eicosanoids)合成，该反应由环氧化酶和脂氧合酶催化完成。其中 ARA 及 EPA 是类花生酸合成的两种最重要前体，两者可竞争性地与环氧化酶和脂氧合酶结合，从而调控类花生酸的合成(图 1-4-3)。ARA 在环氧化酶的催化下可生成 2-系列前列腺素和血栓素，在脂氧合酶催化下可生成 4-系列白三烯；EPA 在环氧化酶的催化下可生成 3-系列前列腺素和血栓素，在脂氧合酶催化下可生成 5-系列白三烯。类花生酸在炎症反应的调控中发挥着重要功能，由于二十碳五烯酸所生成的类花生酸的促炎作用远远低于花生四烯酸所生成的类花生酸，因此，n-3 PUFA 可通过抑制来源于花生四烯酸的类花生酸合成发挥良好的抗炎功效。

(三) PUFA 与慢性病的防控

PUFA 除可参与调控类花生酸代谢及炎症反应外，还可参与调控同型半胱氨酸(homocysteine, Hcy)代谢、血糖代谢、氧化应激等相关信号通路，因而其代谢紊乱与许多慢性疾病的发生密切相关。对亚洲人群糖尿病的预防及营养治疗具有重要意义。临床干预实验及动物实验表明，n-3 PUFA 可通过调控 Hcy 代谢通路中关键酶的表达和活性，如甲硫氨酸腺苷基转移酶(MAT)、胱硫醚-γ-裂解酶(CSE)，降低 Hcy 的水平。Hcy 是心血管疾病的独立风险因子。补充 n-3 PUFA 可有效降低舒张压及脑卒中的发病风险。补充 n-3 PUFA 可显著降低超重及肥胖患者的腰围及甘油三酯水平。n-3 PUFA 可显著减少非酒精性脂肪肝患者的肝脏脂肪并改善肝脏功能。n-3 PUFA 与代谢综合征的发病风险成显著负相关。n-3 PUFA 可与炎症、脂肪酸代谢等相关基因的多态位点产生交互作用影响糖尿病的发病风险。膳食 n-3 PUFA 的摄入与亚洲人 2 型糖尿病的发病风险显著负相关，增补 n-3 PUFA 能够显著降低 2 型糖尿病患者糖化血红蛋白(HbA1c)的水平。PUFA 还与癌症的发生发展密切相关：n-3 PUFA 可显著降低乳腺癌、胰腺癌等癌症的发病风险。

USFA 对人体健康虽然有很多益处，但不可忽视的是易产生脂质过氧化反应，因而产生自由基和活性氧等物质，对细胞和组织可造成一定的损伤；此外，n-3 PUFA 还有抑制免疫功能的作用。因此，在考虑膳食脂肪参考量时，必须同时考虑饱和脂肪酸、多不饱和脂肪酸和单不饱和脂肪三者间的合适比例。

六、单不饱和脂肪酸

Keys 等在七国心血管病的流行病学调查中发现，在地中海地区的一些国家，其冠心病发病率和血胆固醇水平皆远低于欧美国家，但其每日摄入的脂肪量很高，供能比达 40%。究其原因，主要是该地区居民以橄榄油为主要食用油脂，而橄榄油富含单不饱和脂肪酸(MUFA)，由此使人们对 MUFA 引起了重视。食用油脂中所含单不饱和脂肪酸主要为油酸，茶油和橄榄油油酸含量达 80% 以上，棕榈油中含量也较高，约 40% 以上。

据多数研究报道，单不饱和脂肪酸降低血胆固醇、甘油三酯和低密度脂蛋白胆固醇(LDL-C)的作用与多不饱和脂肪酸相近，但大量摄入亚油酸在降低 LDL-C 的同时，高密度脂蛋白胆固醇(HDL-C)也降低，而大量摄入油酸则无此种情况。同时，单不饱和脂肪酸不具有多不饱和脂肪酸潜在的不良作用，如促进机体脂质过氧化、促进化学致癌作用和抑制机体的免疫功能等。所以，在膳食中降低 SFA 的前提下，以 MUFA 取代部分 SFA 有重要意义。

MUFA 降低 LDL-C 的机制，一般认为 MUFA 取代饱和脂肪酸可增加 LDL 受体的活性，SFA 有抑制 LDL 受体活性的作用。LDL 受体活性增加，从而使循环中 LDL 的清除加快。同时，也因受体活性增强，极低密度脂蛋白(VLDL)残粒经受体清除增加，减少了 VLDL 残粒向 LDL 的转化，使得 LDL 的额外生成减少，因而使血清 LDL-C 降低。MUFA 除了被动激活 LDL 受体外也有拮抗膳食中胆固醇对 LDL

受体抑制的作用。以地鼠进行试验,饲料中同时加胆固醇和橄榄油,其肝脏 LDL 受体的活性远高于饲料中只加胆固醇而不加橄榄油的地鼠,说明 MUFA 对胆固醇有拮抗作用。

七、反式脂肪酸

USFA 含有的双键具有顺、反两种构型。天然植物和植物油中的 USFA 双键均为顺式构型。植物油在精炼和反复煎炸过程中会产生一定量的反式脂肪酸(TFA)。动物脂肪大多为顺式异构体,也含有一定比例的反式异构体。美国食品药品监督管理局(food and drug administration,FDA)规定,自 2006 年 1 月 1 日起,所有的传统食品及营养补充剂的标签必须注明 TFA 的含量。世界卫生组织(WHO)推荐成人及儿童反式脂肪酸的摄入量应低于总能量摄入的 1%。

(一)反式脂肪酸对心血管疾病的影响

TFA 似乎较其他任何宏量营养素更易增加冠心病的风险,即使摄入量仅为总能量的 1%~3%。在一个包括 4 个前瞻性队列研究的 Meta 分析中,TFA 的供能比每增加 2%,冠心病的发病率将增加 23%。TFA 在脂肪组织水平是反式脂肪酸膳食摄入的生物标记物,与非致命性心肌梗死的风险成显著正相关。也有研究数据表明,TFA 可能会增加心脏猝死的风险。

(二)反式脂肪酸对血脂的影响

2006 年发表在《新英格兰医学杂志》上的一篇关于"TFA 与心血管系统疾病"的综述中,作者对 12 个随机对照试验进行了 Meta 分析,结果表明用 TFA 替代饮食中等能量的 SFA 和顺式 USFA,其 LDL-C、血清脂蛋白(a)的水平以及总胆固醇(TC)与 HDL-C 的比值显著升高,HDL-C 显著降低,减小 LDL-C 颗粒,这些影响会提高冠心病的风险。

(三)反式脂肪酸与炎症

最近的研究证据显示,TFA 可促进炎症反应。对于女性,摄入较多的反式脂肪酸将增加系统肿瘤坏死因子(TNF)的活性;体质指数较大的女性人群中,摄入较多的 TFA 还可增高白介素 6(IL-6)及 C-反应蛋白的水平。在心力衰竭患者中,红细胞膜反式脂肪酸的水平与激活相关的周身炎症反应独立地相关,包括显著地增加 IL-6、TNF-a、肿瘤坏死因子受体以及单核细胞趋化蛋白 1 等。在一个随机对照试验中,高胆固醇血症患者食用大豆人造黄油饮食(6.7% 的能量来自 TFA)1 个月后,其单核细胞产生的 IL-6 和 TNF-a 显著高于大豆油饮食(0.6% 的能量来自 TFA)。由于炎症是动脉粥样硬化、心脏猝死以及糖尿病的一个独立风险因子,因此,TFA 的致炎作用可以部分地解释其对心血管健康的影响。

(四)反式脂肪酸对内皮细胞功能的影响

一些研究表明,TFA 可导致内皮细胞功能障碍。在调整其他风险因素后,反式脂肪酸可提高一些与血管内皮细胞功能障碍相关的指标水平,其中包括可溶性细胞间黏附分子-1(slCAM)、可溶性血管细胞黏附分子-1(sVCAM)以及 E-选择素(E-selectin)。TFA 取代等能量的油酸或碳水化合物的随机对照试验,导致 E-选择素水平显著升高。与 SFA 比较,TFA 引起的肱动脉血流介导的舒张功能降低 29%,说明 TFA 可导致血管内皮细胞功能损伤。

(五)反式脂肪酸对糖尿病的影响

TFA 对糖尿病发病率的影响目前尚未完全确定。美国的一项对 84 941 位女护士随访 16 年的前瞻性研究显示,TFA 的摄入与糖尿病的发病率成显著正相关。而另外 2 个在男性健康工作者和艾奥瓦女性中的前瞻性研究表明,TFA 的摄入与糖尿病的发病风险无显著相关性。

八、食物中的脂肪酸

天然食物中含有各种脂肪酸,多以甘油三酯形式存在。一般地说,动物性脂肪如牛油、奶油和猪油比植物性脂肪含饱和脂肪酸多。但也不是绝对的,如椰子油主要由含 12 碳和 14 碳的饱和脂肪酸组成,仅含有 5% 的单不饱和脂肪酸和 1%~2% 的多不饱和脂肪酸,但这种情况较少。动物脂肪一般约含 40%~60% 的饱和脂肪酸,30%~50% 的单不饱和脂肪酸,PUFA 含量极少。相反,植物油约含 10%~20% 的饱和脂肪酸和 80%~90% 的不饱和脂肪酸,而多数含多不饱和脂肪酸较多,也有少数含单不饱和脂肪酸较多,如茶油和橄榄油中油酸含量达 79%~83%。红花油含亚油酸 75%,葵花子油、豆油、玉米油中的含量也达 50% 以上。但一般食用油中 α-亚麻酸的含量很少。常用食用油脂中主要脂肪酸组成见表 1-4-2。

表 1-4-2　常用食用油脂中主要脂肪酸的组成

食用油	脂肪酸质量分数/%							
	棕榈酸	硬脂酸	油酸	11-十八碳烯酸	亚油酸	亚麻酸	花生四烯酸	芥酸
菜籽油 1	4.07	1.58	38.2	2.04	15.8	6.14	7.21	22.4
菜籽油 2	3.97	1.59	37.1	2.01	15.7	6.1	5.63	24
菜籽油 3	4.7	2.32	43.9	2.11	5.07	0.53	8.79	28.4
菜籽油 4	2.78	1.02	17.62	1.08	13.36	8.71	7.73	42.6
菜籽油 5	3.79	0.07	48.3	2	16.6	6.03	4.98	15.1
调和油 1	7.76	2.64	33.5	1.66	32.4	5.22	2.77	10.9
调和油 2	8.87	3.44	36.2	1.79	16.5	1.43	4.63	21.9
调和油 3	7.32	—	47.1	1.99	34.1	5.9	0.68	—
调和油 4	9.55	—	36	1.29	41.7	3.72	1.56	3.62

续表

食用油	脂肪酸质量分数/%							
	棕榈酸	硬脂酸	油酸	11-十八碳烯酸	亚油酸	亚麻酸	花生四烯酸	芥酸
大豆油	17.1	3.48	27.8	1.12	45.3	3.53	0.16	—
芝麻油	7.86	5.25	39.1	0.81	45.5	0.26	0.12	—
橄榄油1	12.6	2.4	70.9	2.25	9.82	0.52	0.23	—
橄榄油2	10.4	2.64	76.7	2.35	6.08	0.49	0.19	—
花生油	12.2	3.74	42.7	0.53	34.9	0.06	1.55	2.42
玉米油	13.6	1.82	31.2	0.73	60	0.84	0.16	—
葵花油	6.07	5.33	25.5	0.58	60.3	0.09	0.09	—
猪油	28.7	19.8	34.6	2.38	9.43	0.3	0.5	1.35
牛油	23.7	40.9	16.5	5.65	2.48	0.3	—	3.12
羊油	20.9	38.7	17.7	6.67	1.57	0.92	—	2.12
鸡油	27.4	6.43	41.4	1.82	15	0.53	0.25	0.49

引自:魏永生,郑敏燕,耿薇,等.常用动、植物食用油中脂肪酸组成的分析.食品科学.2012,33(16):188-193.

C20 和 C22 n-3 PUFA 由寒冷地区的水生植物合成,以这些食物为生的鱼类组织中含有大量的 n-3 系 PUFA,如鲱鱼油和鲑鱼油富含 EPA 和 DHA。n-3 PUFA 具有降低血脂和预防血栓形成的作用。

TFA:人们常说的 TFA 是植物油部分氢化产生的,当然反刍动物也含有 TFA,通常食用西餐的人其组织中 TFA 显著高于其他人群。人体摄入含 TFA 的部分氢化油(人工黄油)食物后,其中的 TFA 或被氧化掉,或掺和到结构脂类中去。典型西餐可含 TFA 15g/d,美国膳食含 8g/d,约占总能量的 3%。

第五节　磷　脂

磷脂是指含有磷酸基团的类脂。按其组成结构可以分为两类:一类是甘油磷脂,另一类是鞘磷脂。前者以甘油为基础,后者以神经鞘氨醇为基础。磷脂分子中既含有脂酰基等疏水基团,又含有磷酸、含氮碱或羟基等亲水基团,在非极性溶剂及水中都有很大的溶解度,是构成生物膜的重要成分和结构基础。磷脂不仅是生物膜的重要组成成分,而且对脂肪的吸收和运转以及储存脂肪酸,特别是不饱和脂肪酸起着重要作用。磷脂主要含于蛋黄、瘦肉、脑、肝和肾中,机体自身也能合成所需要的磷脂。

一、磷酸甘油酯的代谢

红细胞膜的脂类约 40%,线粒体膜的脂类约 95% 为磷脂。线粒体内膜中的磷脂约 20% 为心磷脂。磷脂也是血浆脂蛋白的重要成分,是生物膜酶体系的调节剂。

(一) 磷酸甘油酯的分解代谢

磷酸甘油酯完全水解的产物是甘油、脂肪酸、磷酸、胆碱和乙醇胺等,这些产物可分别进行相关的合成和分解代谢。体内能够水解磷脂的酶称为磷脂酶。磷脂酶具有特异性,水解部位有所不同。磷脂酶 A_1 水解 C-1 酰酯键;磷脂酶 A_2 水解 C-2 不饱和酰酯键;磷脂酶 B_1 和 B_2 分别作用于溶血磷脂的 1 和 2 位酯键,因此磷脂酶 B 又名溶血卵磷脂酯酶;磷脂酶 C 水解 C-3 磷酸酯键;磷脂酶 D 水解磷酸胆碱酯键,仅植物有此酶。

以卵磷脂为例,其甘油基 C_2 上的不饱和脂肪酰基被磷脂 A_2 水解成溶血卵磷脂,然后再被磷脂酶 B 水解生成甘油磷酸胆碱,后者能进一步被甘油磷酸胆碱水解酶分解为甘油磷酸胆碱。胆碱即可与乙酰 CoA 经胆碱乙酰化酶作用生成乙酰胆碱,或者被利用合成神经磷脂。

溶血磷脂可溶解细胞膜而破坏细胞。磷脂 A_2 原如果在胰腺大量被激活则可发生急性胰腺炎。肠黏膜细胞有溶血磷脂酶,可使溶血磷脂水解,释出脂肪酸而失去溶解细胞膜的作用,可起到保护组织细胞的作用。

(二) 磷酸甘油酯的合成代谢

人体各组织细胞的内质网中均有合成磷脂的酶系,均能合成甘油磷脂。但以肝、肠、肾等组织中磷脂合成最活跃。磷酸甘油酯合成的基本原料包括甘油、脂肪酸、磷酸盐及胆碱、乙醇胺、丝氨酸、肌醇等。此外,还需 ATP 和 CTP 的参与。甘油、脂肪酸主要由葡萄糖提供,多不饱和脂肪酸主要由植物油提供,胆碱可由食物提供或以丝胺酸和甲硫氨酸为原料在体内合成。乙醇胺在酶的催化下,由 S-腺苷甲硫氨酸提供 3 个甲基即可生成胆碱。CTP 在甘油磷酸合成中不但供能,而且为合成 CDP-乙醇胺、CDP-胆碱等重要的活性中间产物所必需。

磷酸甘油酯的合成有两条途径:一为全程合成(de novo synthesis)途径,是从葡萄糖起始经磷脂酸合成磷脂的整个途径。卵磷脂和脑磷脂主要经全程途径合成。胆碱和乙醇胺先经 ATP 磷酸化,生成磷酸胆碱和磷酸乙醇胺,然后他们再与 CTP 反应,分别生成有活性的胞苷二磷酸胆碱(CDP-胆碱)和胞苷二磷酸乙醇胺(CDP-乙醇胺)。生成的 CDP-乙醇胺和 CDP-胆碱再与甘油二酯作用,生成磷脂酰乙醇胺(脑磷脂)和磷脂酰胆碱(卵磷脂),磷脂酰乙醇胺也可甲基化生成磷脂酰胆碱。在这个途径中,又能经过酰基转移酶的作用合成甘油三酯。这是一个葡萄糖、磷脂和甘油三酯在体内代谢中相互沟通的途径。饮食后葡萄糖供应充足时,磷脂合成增加,因而有利于细胞膜和其他生物膜以及血浆脂蛋白的合成。另一个合成磷脂的途径称为磷脂酸途径或半程途径,这一途径是从糖代谢的中间产物磷脂酸开始的。磷脂酸途径主要是生成心磷脂(双磷脂酰甘油)、磷脂酰肌醇、磷脂酰丝氨酸。此途径中甘油二酯先活化成CDP-甘油二酯,作为合成这类磷脂的活性前体,然后在相应合成酶的催化下,与肌醇、丝氨酸或磷脂酰甘油缩合,生成磷脂酰肌醇、磷脂酰丝氨酸和双磷脂酰甘油。磷脂酰丝氨酸也可继续转变成磷脂酰乙醇胺和磷脂酰胆碱。

机体本身不能合成足够的胆碱及肌醇,但可以从膳食中获得。除此之外,肠道细菌也能合成胆碱及肌醇以供机体合成磷脂之需。

必需脂肪酸是合成磷脂的必要组分,缺乏时会引起肝细胞脂肪浸润。在胆固醇大量进食的情况下,由于胆固醇竞争性地与必需脂肪酸结合成胆固醇酯,从而影响了磷脂的合成,是诱发脂肪肝的原因之一。食物中缺乏卵磷脂、胆碱,或是甲基供体如蛋氨酸等,皆可引起脂肪肝。这是由于胆碱缺乏影响了肝细胞对卵磷脂的合成,而增加了甘油三酯的合成,因此促进了肝细胞的脂肪浸润。

二、神经鞘磷脂的代谢

神经鞘磷脂的分子结构中含有脂肪酰基、磷酸胆碱和神经鞘氨醇,但不含甘油。神经鞘氨醇是由软脂酰CoA和丝氨酸合成。在神经鞘氨醇的合成中,需要磷酸吡哆醛、NADPH等辅因子参加。软脂酰CoA与L-丝氨酸在内质网3-酮二氢鞘氨酸醇合成酶及磷酸吡哆醛的作用下,缩合并脱羧生成3-酮二氢鞘氨酸,后者由NADPH供氢,在还原酶的催化下,加氢生成二氢鞘氨醇。全身各细胞均可合成,以脑组织最为活跃。内质网含有合成鞘氨醇的酶系,合成主要在此进行。二氢鞘氨醇在酰基转移酶的催化下,其氨基与酰基CoA进行酰胺缩合,生成N-酰基-二氢鞘氨醇,然后在脱氢酶的催化下生成神经酰胺,脱下的氢由FAD接受。后者由CDP-胆碱供给磷酸胆碱,即生成神经鞘磷脂。磷酸吡哆醛是B族维生素的衍生物。神经鞘氨醇能直接与胞苷二磷酸(CDP)胆碱结合,经脂肪鞘转移酶作用而生成神经鞘磷脂。神经鞘氨醇亦能先经脂肪酰移换作用生成神经酰胺,然后与CDP胆碱结合生成神经鞘磷脂。神经鞘磷脂是膜结构的重要磷脂,它与卵磷脂并存于细胞膜外侧。神经髓鞘含脂磷脂约为干重的97%,其中11%为卵磷脂,5%为神经鞘磷脂。人红细胞膜的磷脂中约20%~30%为神经鞘磷脂。

分解神经鞘磷脂的鞘磷脂酶存在于脑、肝、脾、肾等细胞的溶酶体中,属磷脂酶C类,能使神经磷酸脂键水解,产物是磷酸胆碱和N-脂酰鞘氨醇。先天性缺乏此酶时,神经鞘磷脂不能降解而在细胞内积存,引起肝、脾肿大及精神障碍,甚至危及生命,称为神经鞘磷脂沉积病,也称Nieman-Pick病。如发生在婴儿期则可致死亡。

三、食物中的磷脂

人体除自身能合成磷脂外,每天从食物中也可以得到一定量的磷脂,含磷脂丰富的食物有蛋黄、瘦肉、脑、肝、肾等动物内脏,尤其蛋黄含卵磷脂最多,达9.4%。除动物性食物外,植物性食物以大豆含量最丰富,磷脂含量可达1.5%~3%,其他植物种子如向日葵子、亚麻籽、芝麻籽等也

含有一定量。大豆磷脂在保护细胞膜、延缓衰老、降血脂、防治脂肪肝等方面具有良好效果。

第六节 固 醇 类

胆固醇是机体内主要的固醇物质。胆固醇(cholesterol)是具有环戊烷多氢菲烃核,及一个羟基的固醇类化合物,广泛存在于全身各组织中,因最早在动物胆石中分离出,故称为胆固醇。固醇类为一些类固醇激素的前体,如7-脱氢胆固醇,即为维生素D_3的前体,同时也是细胞膜的结构组分。体内胆固醇可来自于食物的消化吸收(称为外源性胆固醇)或体内合成(称为内源性胆固醇)。胆固醇及其衍生物在性质上类似甘油三酯,不溶于水而溶于有机溶剂,以游离胆固醇及胆固醇酯两种形式存在。

一、人体胆固醇的分布及生理功能

胆固醇广泛存在于全身各组织中,其中约1/4分布在脑及神经组织中,占脑组织总重量的2%左右。在细胞内除线粒体膜及内质网膜中含量较少外,它是许多生物膜的重要组成成分。人体内胆固醇的来源有两种,即食物的消化吸收(称为外源性)和体内合成(称为内源性)。食物胆固醇来自动物性食物,如动物内脏、蛋黄、奶油及肉类等,正常成人每天食入胆固醇约0.3~0.5g,多数为游离胆固醇,少数为胆固醇酯,但人体内胆固醇主要由体内合成。

机体内的胆固醇具有多种重要生理功能,主要表现在以下四个方面:①构成细胞膜:胆固醇是构成细胞膜的重要组成成分,由于存在膜上的游离胆固醇为两性分子,其3位羟基极性端指向膜的亲水界面,疏水的母核及侧链具有一定刚性,深入膜脂双层,对维持生物膜的流动性和正常功能具有重要作用;②转变成胆汁酸盐:胆固醇可以在肝中转变成胆汁酸盐,帮助脂类物质的乳化、消化与吸收;③合成类固醇激素:胆固醇是合成皮质醇、醛固酮、睾丸酮、雌二醇以及维生素D_3等类固醇激素的前体物质,这些激素在调节机体内各种物质代谢,维持人体正常生理功能方面具有重要的作用;④调节脂蛋白代谢:胆固醇还参与脂蛋白组成,引起血浆脂蛋白关键酶活性的改变,调节血浆脂蛋白代谢。当胆固醇代谢发生障碍,可引起血浆胆固醇增高,脑血管、冠状动脉及周围血管病变,导致动脉粥样硬化的产生。因此,探索和研究胆固醇代谢与这些疾病之间的关系,已成为当今医学研究瞩目的重要问题。

二、胆固醇的消化吸收

胆固醇是机体内主要的固醇物质。它既是细胞膜的重要组分,又是类固醇激素、维生素D及胆汁酸的前体。人体每公斤体重含胆固醇2g,体重70kg者总含量约140g。人们从每天膳食中可摄入约300~500mg的外源性胆固醇,主要来自肉类、肝、内脏、脑、蛋黄和奶油等。此外,人体每天还合成内源性胆固醇约1g左右,其总量远大于食物胆固醇。膳食中多为游离胆固醇,少量为胆固醇酯(10%~15%)。食物中胆固醇酯不溶于水,不易与胆汁酸形成微胶

粒，不利于吸收，必须经胰液分泌的胆固醇酯酶将其水解为游离胆固醇后，方能吸收。吸收的游离胆固醇中，约80%~90%在肠黏膜细胞内与长链脂肪酸结合为胆固醇酯，后者大部分掺入乳糜微粒，少量参与组成极低密度脂蛋白，而后经淋巴系统入血液循环。未被吸收的胆固醇在小肠下段被细菌转化为粪固醇，由粪便排出。

影响胆固醇吸收的因素：①胆汁酸是促进胆固醇吸收的重要因素，胆汁酸缺乏时，明显降低胆固醇的吸收。②胆固醇在肠道中的吸收率随食物胆固醇含量增加而下降。③膳食中含饱和脂肪酸过高，可使血浆胆固醇升高，用PUFA，如亚油酸取代饱和脂肪酸，血浆胆固醇即降低，这是由于，不饱和脂肪酸能促进卵磷脂的合成和提高卵磷脂胆固醇脂肪酰转移酶（LCAT）活性，生成较多胆固醇酯，由高密度脂蛋白转运至肝，再经肠道排出体外。④植物食物中的谷固醇和膳食纤维可减少胆固醇的吸收，从而可降低血胆固醇。⑤年龄、性别的影响：随着年龄的增长，血浆胆固醇有所增加。50岁以前，男女之间差别不太明显，60岁后，女性显著升高，超过男性，在65岁左右达到高峰，此与妇女绝经有关。血浆胆固醇的变化主要取决于LDL，而脂蛋白代谢受性激素的影响。在男性和缺乏激素的女性中，给予雌激素则血中HDL和VLDL水平增高，而LDL浓度下降，女性绝经后雌性激素水平下降，致使血胆固醇升高。

除胆固醇外，尚有植物固醇（phytosterol），最常见的为β-谷固醇（β-sitosterol），这类固醇很难被人体吸收，而且还可以干扰人体对胆固醇的吸收，所以可以降低血浆胆固醇水平。另一类为麦角固醇（ergosterol），主要见于酵母和真菌类植物，经紫外线照射后可转变为维生素D_2，即麦角钙化醇（ergocalciferol）。

三、胆固醇的合成

（一）胆固醇的合成过程

胆固醇除来自食物外，还可由人体组织合成。成人机体每天合成胆固醇约1.0~1.5g。除成年动物脑组织及成熟红细胞外，几乎全身各组织细胞均可合成胆固醇。肝合成胆固醇的能力最强，约占70%~80%，同时还有使胆固醇转化为胆汁酸的特殊作用；小肠的合成能力次之，合成量占10%。肝合成的胆固醇除在肝内被利用及代谢外，还可参与组成脂蛋白，进入血液被输送到肝外各组织，胆固醇合成主要在胞质及内质网中进行。此外，产生类固醇激素的内分泌腺体，如肾上腺皮质、睾丸和卵巢，也能合成胆固醇。胆固醇合成的全部反应都在胞质内进行，而所需的酶大多数是定位于内质网。胆固醇合成的原料主要是乙酰CoA，此外还需要NADPH供氢，ATP供能。实验证明，每合成1分子胆固醇需18分子乙酰CoA、36分子ATP及16分子的NADPH，乙酰CoA和ATP大多来自线粒体中糖的有氧氧化，NADPH则主要来自胞质中戊糖磷酸途径。

肝脏合成胆固醇是一个非常复杂的过程，经过许多步骤而且涉及多种酶类，且有些过程至今未完全阐明。归纳起来胆固醇的生物合成途径可分为三个阶段进行：

第一阶段是乙酰CoA转变为含六个碳原子的硫脂中间产物——3羟基-甲基戊二酰辅酶A（3-hydroxy-3-methyl-

glutaryl CoA，HMGCoA）。肝细胞内的乙酰CoA主要是糖、脂肪酸或氨基酸（如丙氨酸）等分解过程中在线粒体内生成的，与脂肪酸合成相似，也必须通过柠檬酸-丙酮酸循环，以柠檬酸等形式转运到线粒体外，再释出乙酰CoA。

第二阶段HMGCoA转变为鲨烯（含30个碳原子的非环化烃链）。这一阶段的重要中间产物，是五个碳原子的异戊二烯单位。在反应途径中，异戊二烯以两种焦磷酸化的异构体出现，即Δ_3-异戊烯基焦磷酸和3,3-二甲基丙烯基焦磷酸。

第三阶段是鲨烯的环化及转变为27个碳原子的固醇，即为胆固醇。从鲨烯到胆固醇的一系列反应是在内质网中进行的，这一阶段中有几种中间产物，都是和一种胞质蛋白，即固醇载体蛋白，以物理方式结合的。

综合上述三个阶段，简单示意见图1-4-4。

（二）胆固醇合成的调节

1. 反馈抑制　膳食中的胆固醇本身并不抑制肠道内的胆固醇合成，但它对肝的胆固醇合成却有强烈的反馈抑制效应，是以调节HMGCoA还原酶的活性而起作用。HMGCoA还原酶是胆固醇合成途径中的限速酶，该酶缺少则使胆固醇合成减慢。从鼠肝测出HMGCoA还原酶的半寿期约为4小时，如果酶的生成减少或中断，肝细胞内的酶含量可以在几小时后便明显下降。至于胆固醇本身是否有负变构的效应，其可能性尚不能排除。用组织培养细胞和带有氧原子的固醇类化合物所做的研究指出：胆固醇的某些含氧衍生物如7-α羟胆固醇、7-β羟胆固醇、7-酮基胆固醇和25-羟胆固醇对HMGCoA还原酶的抑制作用都比胆固醇强很多，由此可推断，是否胆固醇先转变为某些含氧的代谢产物，才表现出其对HMGCoA还原酶的生成所起的负反馈调节。

2. 脂蛋白受体　某些细胞的质膜含有脂蛋白受体。已经鉴定的有两种类型的受体：即LDL受体和乳糜微粒残留物受体。在很多组织中都有LDL受体，其中包括成纤维细胞和肝细胞，而乳糜微粒残留物受体只在肝中。LDL必须进入细胞内才能抑制胆固醇的合成。第一步是低密度脂蛋白与细胞膜LDL受体结合，受体与LDL结合后，形成的复合物所在的膜区域向胞质内陷入，LDL脱出并通过胞质移动，与溶酶体融合，LDL在溶酶体降解，其所含的胆固醇酯被溶酶体的胆固醇酯酶水解。降解释放的胆固醇酯都有抑制HMGCoA还原酶的生成作用。胆固醇酯是在细胞内重合成的。因此，在数小时内细胞内合成的胆固醇就会下降。在一般情况下，正常细胞的胆固醇都处于抑制状态下，因LDL浓度较低，而LDL受体达到饱和。

肝脏是清除血浆中乳糜微粒残留物的场所，这类脂蛋白残留物含有丰富的从食物而来的胆固醇酯，这一过程是与肝细胞内的胆固醇和反馈调节相协调的。肝细胞膜含有辨认载脂蛋白E的脂蛋白受体，含有载脂蛋白E的乳糜微粒残留物与受体结合，然后被肝细胞摄入并在胞内降解而清除。进入肝细胞的胆固醇，并协调胆固醇合成的反馈抑制调节作用。

3. 昼夜的调节　根据动物实验研究，胆固醇合成在一天之内不同时间有所不同。这种效应称为昼夜节律性效

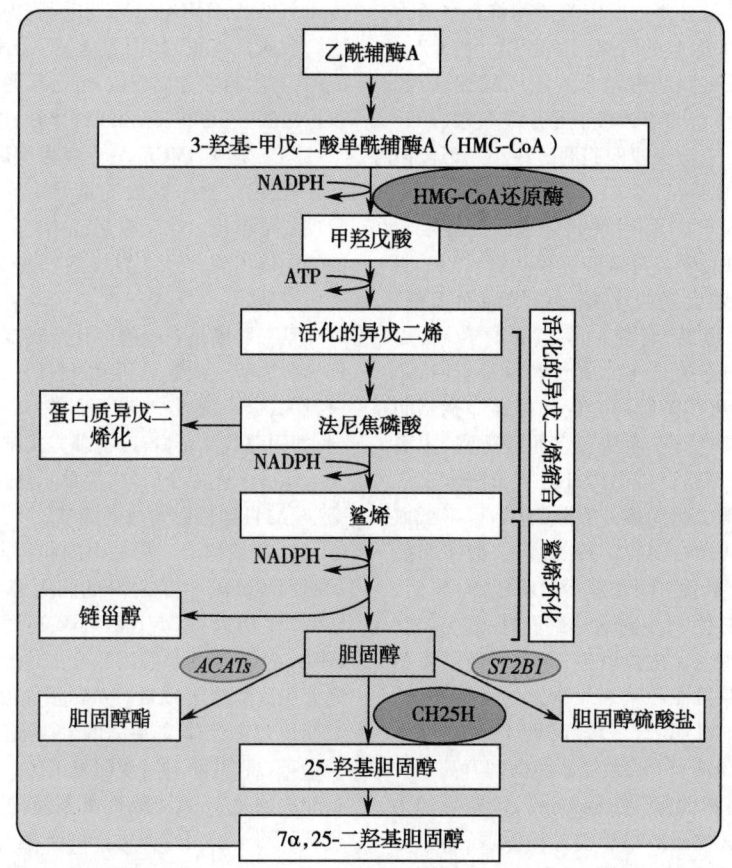

图 1-4-4 胆固醇合成通路图

注:CH25H,胆固醇 25 羟化酶

引自:Puleston DJ,Villa M,Pearce EL. Ancillary Activity:Beyond Core Metabolism in Immune Cells. Cell Metab,2017,26(1):131-141.

应,此种效应在肝表现最为明显。此种节律变化与进食有关,例如大白鼠夜间进食,其胆固醇合成在夜间六小时最高,而 HMGCoA 还原酶的活性也最高,所以,昼夜的调节还是与 HMGCoA 的活性有关,如将动物结果引申到人,还要考虑高胆固醇膳食通过反馈抑制作用,可能减弱食物导致的胆固醇合成升高,使合成峰值变低。

4. 激素的调节 除膳食因素外,有些激素对肝合成胆固醇也有调节作用,而且也可能是通过影响 HMGCoA 还原酶活性而起作用,其机制可能是通过控制酶的生成量或是通过磷酸化及去磷酸化的共价修饰,通过磷酸化可使 HMGCoA 还原酶失活。胰岛素或三碘甲腺原氨酸可使 HMGCoA 还原酶活性增高,而胰高血糖素和皮质醇则降低该酶活性。

四、胆固醇的酯化

胆固醇酯化是胆固醇吸收转运的重要步骤,在细胞内和血浆中的游离胆固醇都可以被酯化成胆固醇酯,但不同部位,催化胆固醇酯化的酶及其反应过程不同。

(一)细胞内胆固醇的酯化

在组织细胞内,游离胆固醇可在酰基 CoA 胆固醇基转移酶(acyl-CoA cholesterolacyltransferase,ACAT)的催化下,接受脂酰 CoA 的脂酰基形成胆固醇酯。

(二)血浆内胆固醇的酯化

血浆中,在磷脂酰胆碱胆固醇脂酰转移酶(lecithin cholesterol acyltransferase,LCAT)的催化下,磷脂酰胆碱第 2 位碳原子上的脂酰基(一般多为不饱和脂酰基)转移至胆固醇 3 位羟基上,生成胆固醇酯及溶血磷脂酰胆碱。LCAT 由肝实质细胞合成后分泌入血,在血浆中发挥催化作用。肝实质细胞有病变或损伤时,可使 LCAT 活性降低,引起血浆胆固醇酯活性下降。正常人血浆总胆固醇中,胆固醇酯约占 3/4。

五、胆固醇的转化代谢

(一)胆固醇转化成胆汁酸

胆固醇在肝中转化成胆汁酸,是胆固醇在体内代谢的主要去路。人体合成的胆固醇约 2/5(0.4~0.6g)在肝中转变成胆汁酸,随胆汁排入肠道。

(二)胆固醇转化为类固醇激素

胆固醇是肾上腺皮质、睾丸、卵巢等内分泌腺合成类固醇激素的原料。合成类固醇激素是胆固醇在体内代谢的重要途径。胆固醇在肾上腺上皮细胞线粒体内膜上的羟化、裂解等酶的催化下,首先合成皮质激素的重要中间产物孕酮,然后,肾上腺皮质三个区带细胞内所含的不同羟化酶将孕酮转变为皮质醇、醛固酮和脱氢异雄酮等不同的类固醇激素。睾酮和雌二醇主要由胆固醇在性腺中转变生成。

（三）合成维生素 D₃

皮肤中的胆固醇被氧化成7-脱氢胆固醇，再经紫外线照射可以生成维生素 D_3。

六、人体内胆固醇水平的调节

衡量人体胆固醇水平多以血浆胆固醇浓度为依据。正常人空腹血浆胆固醇浓度范围是 3.1～5.7mmol/L（1200～2200mg/L），健康的年轻成人血浆胆固醇平均值是在 4.4～4.7mmol/L 之间。正常人空腹的血浆胆固醇约有 65% 是胆固醇酯。正常空腹血浆中主要的脂蛋白是 LDL 和 HDL 两种，其中约有 70% 的胆固醇存在于 LDL 中。

人体即使进食了大量的胆固醇，仍约有 60% 的血浆胆固醇来自体内的生物合成，有的患者在相当长的时间内不摄入胆固醇，但血浆胆固醇浓度也只能下降 10%～25%，这就说明肝脏虽有反馈抑制作用，但不能完全补偿膳食因素的影响，因此，有人认为，不受反馈调节作用的小肠细胞可能是人类胆固醇合成的主要部位。另一方面也可以说明使血浆胆固醇浓度下降，不能只用限制膳食胆固醇的办法，必须抑制胆固醇的合成。但为了防止动脉粥样硬化，对膳食胆固醇的摄入还是应有一定限制，尤其对高胆固醇血症病情较轻的人（血浆胆固醇在 5.7～7.2mmol/L 之间），限制胆固醇摄入有较大的意义。此外，还应限制饱和脂肪酸的摄入量，人类摄入富含饱和脂肪酸的膳食，血浆胆固醇值则升高，除饱和脂肪酸本身会影响胆固醇的代谢外，富含饱和脂肪酸的食物，多数含胆固醇也高，也是影响血浆胆固醇升高的因素之一。植物甾醇的摄入也可降低胆固醇的水平，如 TC、LDL-C。

第七节 脂类缺乏和过量的危害

脂类摄入缺乏与过量，与许多疾病的发生密切相关。脂类长期摄入缺乏，可导致必需脂肪酸的缺乏，影响大脑的正常发育，导致发育不良、生殖功能丧失等。脂类摄入过量，可导致肥胖、心血管疾病等。一些功能性脂类，如多不饱和脂肪酸（PUFA），参与调控机体类花生酸代谢及血脂代谢等，对心血管疾病、癌症等慢性病的防控具有重要意义。鉴于脂类与慢性病的密切关系，如冠心病、糖尿病以及某些癌症等，故各国在制订脂肪参考摄入量（DRIs）时，皆以降低慢性病风险为主要依据。

一、脂类缺乏的危害

人体脂肪若长期供给不足，会影响大脑的发育，发生营养不良、生长迟缓和各种脂溶性维生素缺乏症，特别是危及皮肤健康的维生素 A 缺乏症。同时脂肪长期摄入不足会导致必需脂肪酸缺乏，从而导致生长发育停滞、中枢神经系统功能异常、生殖功能丧失、眼及视网膜病变、肾衰竭和血小板功能异常。

n-3 PUFA 在调控类花生酸代谢、血脂代谢、炎症反应等方面发挥着重要功能，其缺乏与许多慢性病的发生密切相关。n-3 PUFA 与 LDL-C、甘油三酯水平成负相关。同时，n-3 PUFA 可与 n-6 PUFA 竞争性地同类花生酸代谢关键酶环氧化酶和脂氧合酶结合，抑制促炎类花生酸的合成。因此，n-3 PUFA 缺乏可引起血脂水平异常，以及慢性炎症反应，两者均与许多慢性疾病的发生密切相关。研究表明，n-3 PUFA 与心血管疾病、糖尿病、癌症等的发病风险成负相关关系，表明 n-3 PUFA 的缺乏，可升高这些疾病的发病风险。

二、脂类过量的危害

肥胖是甘油三酯在脂肪组织内积累过多所致。引起肥胖的原因很多，最根本的原因是摄入的能量超过了消耗所需的能量，多余的能量即转化为脂肪储存体内。虽然，摄入能量过高不仅是由脂肪摄入量高引起，糖类食品摄入过量，也会在体内转变为脂肪，但脂肪是高能营养素，其在肥胖中所起的作用不可忽视。肥胖是导致一些慢性病的重要危险因素。BMI 均值每相差 1 个单位，冠心病发病率相差 14/10 万，卒中发病率可相差 40.5/10 万；肥胖者糖尿病患病率比体重正常者高 3～5 倍。肥胖者糖耐量显著低于体重正常者，约达到 15.9%。所以，控制体重，减少肥胖，是预防慢性疾病的重要环节。

脂肪摄入量过高，尤其饱和脂肪酸摄入量高，是导致血胆固醇、甘油三酯和 LDL-C 升高的主要原因。动脉粥样硬化的形成，主要是由于血浆中胆固醇过多，沉积在大、中动脉内膜上所致。如同时伴有动脉壁损伤，或胆固醇运转障碍，则易在动脉内膜生成脂斑层，继续发展，即可使动脉管腔狭窄，形成动脉粥样硬化，增加了患冠心病的风险。膳食胆固醇可影响血清胆固醇的浓度，但其影响比饱和脂肪酸（C12～C16）要弱得多。所以，尽管膳食营养素参考摄入量和膳食指南取消了膳食胆固醇小于 300mg/d 的推荐，并不是说膳食胆固醇谁都可以随便吃，高胆固醇血症和脂代谢异常人群，应限制高胆固醇食物。此外，胆固醇含量高的食物通常饱和脂肪酸含量也高，这也就是为什么高胆固醇食物可对血清胆固醇产生影响的最主要原因。由于血清胆固醇、甘油三酯、脂蛋白等关系着动脉粥样硬化、冠心病和高血压的发生发展，所以脂肪摄入是否合理，也关系着心血管疾病的发生发展。

饱和脂肪酸中以豆蔻酸（$C_{14:0}$）和月桂酸（$C_{12:0}$）提高血清胆固醇的作用最强，而硬脂酸（$C_{18:0}$）不提高血清胆固醇，也不使 LDL 氧化，它主要在磷脂中，很快经肝脏代谢为油酸。

通过流行病学调查和动物试验，得出脂肪的摄入量与某些癌症的生成有关，膳食脂肪总量增加，某些癌症的发生也增加，尤其是乳腺癌和结肠直肠癌。动物试验表明 n-6PUFA 可增加患癌的风险。摄入高脂膳食所以产生乳腺癌与高能量有关，脂肪是高能食物，可增加能量。能量主要以脂肪的形式储存于脂肪组织，因为提供了一个大的空间，这就使乳腺的上皮组织有伸展余地，刺激了癌组织的增长。相反，限制能量的摄入，使能量负平衡即可得到相反效果。关于脂肪可促进肠癌的机制，认为是膳食脂肪增加，提高了直肠胆汁酸的浓度而促进了癌的发生。乳腺癌的发生多为年轻妇女，尤其是青春期，此时上皮细胞对致癌原的刺激最敏感;而肠黏膜细胞的分裂贯穿一生,没有一个特殊阶段,当摄入高脂肪膳食,直肠癌的发展远远高于乳腺癌。至于高脂肪促进乳腺癌和肠癌发生的问题,也不是任何脂肪都有这种作用,例如,橄榄油致乳腺癌的危险性就较小,还有棕榈油也不促进乳腺癌发生,因其含有丰富的维生素 E。

由上述所知,脂肪的摄入量和脂肪类型结构不仅关系着身体健康,而且与很多慢性病有着密切关系,所以,在制定 DRIs 时,必须对利害两方面的问题都要考虑,能使脂肪的供给量达到合理要求。

第八节 人体脂类营养状况评价

人体营养状况评价的主要目的,是了解膳食营养摄取与其参考摄入量标准的符合程度,了解与营养状况有关的居民体质与健康状况,发现营养不平衡的人群,进而为进行营养监测、实施营养政策、制定营养素参考摄入量标准、制定食物生产计划和食品经济政策等提供科学依据。人体脂类营养状况可采用体格测量、血脂的测定、红细胞膜磷脂脂肪酸的构成,以及膳食脂肪及主要脂肪酸摄入量计算与评价等方法进行评价。本节将介绍以上四种脂类营养评价方法的标准。

一、体格测量

(一)体质指数

体质指数(body mass index,BMI)是由体重结合身高派生出来的,评价人体体格的常用指标,BMI = 体重(kg)/[身高(m)]^2。其判定标准如下:

1. WHO 对成人 BMI 的切点 <18.5kg/m^2 为低体重(营养不足);18.5~24.9kg/m^2 为正常范围;≥25.0kg/m^2 为超重;25.0~29.9kg/m^2 为肥胖前状态;30.0~34.9kg/m^2 为一级肥胖;35.0~39.9kg/m^2 为二级肥胖;≥40.0kg/m^2 为三级肥胖。这一标准为世界各国广泛采用。

2. 中国肥胖问题工作组建议 BMI<18.5 kg/m^2 为低体重;18.5~23.9kg/m^2 为正常;24.0~27.9kg/m^2 为超重;≥28kg/m^2 为肥胖。

(二)腰臀比

正常成人腰臀比(waist hip ratio,WHR)男性<0.9,女性<0.85,超过此值被认为中心性(又称腹内型、内脏型)肥胖。

(三)体脂含量

体脂含量百分比(body fat percentage,BF%)能直接了解体内脂肪的储存,是评价体脂直观的指标。传统上,体脂含量用密度法(水下称重法)测量,近年来,双能 X 线设备和技术的应用,能更灵敏地测量体内脂肪的含量。按体脂占体重百分数(%)判定肥胖的标准:

Ⅰ轻度肥胖体脂百分比男性>20%~25%,女性>25%~30%;

Ⅱ中度肥胖体脂百分比男性>25%~30%,女性>30%~35%;

Ⅲ重度肥胖体脂百分比男性>30%,女性>35%。

二、血脂的测定

通常包括血清 TC、TG、HDL-C 和 LDL-C 四项。血清 TC 水平受年龄、家族、性别、遗传、饮食、精神等多种因素影响,且男性高于女性,体力劳动者低于脑力劳动者。因此,很难制定统一的参考值。TC:合适水平(<5.2mmol/L)、边缘升高(5.2~6.2mmol/L)、升高(≥6.22mmol/L)。血清 TG 受生活习惯、饮食和年龄等的影响,在个体内及个体间的波动较大。TG:合适水平(<1.70mmol/L)、边缘升高(1.7~2.3mmol/L)、升高(≥2.3mmol/L)。血清 HDL-C<1.0mmol/L 为 HDL-C 降低。LDL-C:合适水平(<3.4mmol/L),边缘升高(3.4~4.1mmol/L)为,升高(≥4.1mmol/L)。

三、血中必需脂肪酸水平

通过测定血中二十碳三烯酸和 ARA,以两者比值来判断 EFA 是否缺乏。由于亚油酸($_{C18:2n-6}$)和油酸($C_{18:1n-9}$)在去饱和代谢中,竞争 Δ-6 去饱和酶,其结果是由亚油酸经去饱和酶作用生成的 ARA 减少,而由油酸经去饱和酶作用后,产生的二十碳三烯酸增多,后者没有必需脂肪酸活性。因此,可以通过检测血液中二十碳三烯酸与 ARA 的比值,作为人体 EFA 营养状况的评价指标。当比值>0.2 时,可认为 EFA 不足,比值>0.4 时为必需脂肪酸缺乏,并可能出现临床症状。血中脂肪酸的测定方法,可采用气相色谱分析法检测。

四、红细胞膜磷脂脂肪酸的构成

随着对长链 PUFA 认识的深入,红细胞膜磷脂脂肪酸的构成,被认为是评价体内 n-6 和 n-3 PUFA 营养状况的生物标记物,可用气相法测定红细胞膜磷脂脂肪酸。

五、膳食脂肪及主要脂肪酸摄入量的计算与评价

通过膳食调查,获得一定时间内消耗食物的种类和数量,通过食物日平均摄入量,计算膳食总脂肪和主要脂肪酸摄入量或构成百分比,与推荐的参考摄入量进行比较,初步判断每日膳食脂肪及主要脂肪酸摄入量是否合理。

第九节 膳食脂肪及脂肪酸的参考摄入量

考虑到膳食脂类作为膳食能量来源和预防缺乏的必须性,以及作为宏量营养素对能量的贡献及其与慢性非传染性疾病的关联。中国营养学会修订的 2013 版《中国居民膳食营养素参考摄入量》对膳食脂肪及脂肪酸的参考摄入量,采用了"宏量营养素可接受范围"(acceptable macronutrient distribution range,AMDR)。其下限(L-AMDR)用于满足对能量的需求,以及预防缺乏,其上限(U-AMDR)用于预防慢性非传染性疾病。对那些能在体内合成,过量摄入影响健康的脂肪和脂肪酸的推荐摄入量,不设立下限,仅提出预防慢性非传染性疾病的 U-AMDR。而对人体必需、缺乏会影响健康的必需脂肪酸,以及对膳食脂肪高度依赖的婴幼儿,通常依据健康人群摄入量的中位数或参照国际组织

数据,来制定其适宜摄入量(AI)。AI 和 AMDR 多采用脂肪供能占总能量百分比(%E)来表示。而对一些膳食中含量低、人体需要量也少的脂肪酸,如 ARA、EPA 和 DHA,采用质量(mg/d)来表示。

一、膳食脂肪适宜摄入量

(一)成人

2005 年,美国 DRI 专家委员会根据成人干预试验以及流行病学调查的结果,指出高脂肪膳食会导致能量摄入的增加,继而增加肥胖及 CHD 的风险。因此,建议成人膳食脂肪的 AMDR 为 20%E~35%E(IOM,2005)。2010 年,FAO 专家委员会提出,脂肪摄入过少会影响必需脂肪酸的摄入和脂溶性维生素的吸收,脂肪摄入过高,势必增加饱和脂肪酸、胆固醇及能量的摄入。专家建议,适度身体活动的人群脂肪摄入量可达到 30%E。高身体活动人群脂肪摄入量可达到 35%E,推荐膳食总脂肪的 AMDR 为 20%E~35%E。欧盟食品安全局(european food safety authority,EFSA)也推荐,成人膳食脂肪的参考摄入量(reference intake,RI)为 20%E~35%E。

2002 年,中国居民营养与健康状况调查结果显示,我国居民总能量的摄入量呈下降趋势,但膳食脂肪的摄入量却在上升,导致我国居民膳食脂肪供能比增加。城市居民脂肪供能比高达 35.0%。全国约有 45%的居民膳食脂肪供能比超过 30%,而在城市,这一比例高达 65.3%。进一步分析发现在控制年龄、地区和总能量等混杂因素后,随着膳食脂肪供能比的增加,人群超重/肥胖率、2 型糖尿病患病率及血胆固醇水平随之增加,研究结果并不支持将膳食总脂肪的最大供能比提高到 35%。另有两项研究发现,脂肪供能比控制在 30%以下,有利于维持血脂在正常水平。综合上述资料,中国营养学会于 2013 版《中国居民膳食营养素参考摄入量》推荐成年人膳食脂肪 AMDR 为 20%E~30%E。

老年人新陈代谢减缓,体脂肪成分增加。但由于进食能力降低,消化吸收减缓,老年人营养不良的风险也在增加。鉴于目前没有研究或调查证据显示老年人膳食脂肪摄入量要低于成人,现推荐老年人膳食脂肪的 AMDR 与成人相同,为 20%E~30%E。

(二)婴儿

婴儿期是人一生中生长发育最快的时期。充足的能量、特别是高能量密度脂肪的供给,为婴儿生长发育所必需,也是适应婴儿胃肠道功能及渗透压的最佳选择。营养良好乳母的乳汁,能满足 0~6 月龄婴儿的营养需要,因此,根据母乳中脂肪的含量及泌乳量,可以推算出该时期脂肪的 AI 值。我国研究资料显示,乳汁中,总脂肪含量为 3.65g/100g±1.23g/100g,按 0~6 月龄婴儿每日摄入母乳 750ml 计,每升母乳 680kcal 能量,脂肪含量以 36.5g/L 计,脂肪供能比为 48.3%,因此推荐 0~6 月龄婴儿脂肪的 AI 为 48%E,在 FAO 推荐的 40%E~60%E 范围内。

6 月龄后婴儿,因缺乏婴儿添加辅助食品中脂肪数据,因此,参照 EFSA 推荐,修订 7~12 月龄婴儿膳食脂肪的 AI 为 40%E。

(三)儿童和青少年

1~3 岁幼儿膳食,由高脂含量的母乳或奶制品向成人混合膳食过渡。FAO 及 EFSA 报告指出,1~3 岁膳食脂肪供能,应由 40%E 逐渐降低至 35%E。由于缺乏我国该年龄段幼儿膳食脂肪摄入量数据,参考 FAO 及 EFSA 的推荐,修订我国 1~3 岁幼儿膳食脂肪 AI 为 35%E。

4 岁以后,超重、肥胖发生率开始上升,过多脂肪的摄入可增加超重和肥胖风险。因此,FAO 专家委员会推荐儿童青少年膳食脂肪的 AMDR 与成人相同,为 25%E~35%E。EFSA(2010)推荐的值也较婴儿期低,为 20%E~35%E。参考 FAO 和 EFSA 的建议,推荐我国 4~17 岁儿童青少年,膳食脂肪的 AMDR 与成人相同,为 20%E~30%E。

(四)孕妇和乳母

与普通妇女比较,孕期、哺乳期妇女,膳食脂肪摄入量因能量摄入的增加而相应增加,但脂肪供能比不会因此改变。我国孕期及哺乳期妇女,膳食脂肪 AMDR 应与成人相同,为 20%E~30%E。

二、膳食脂肪酸适宜摄入量

(一)饱和脂肪酸

SFA 能在人体合成,目前未见国际组织和国家推荐其 AI 值,也未设定 AMDR 的下限。但控制膳食中 SFA 摄入量,对改善高 LDL 和高胆固醇血症,预防 AS 的发生有重要的意义,因此提出其 U-AMDR。FAO 2010 年,推荐成人膳食 SFA 摄入量上限(U-AMDR)为 10%E,2~17 岁人群摄入量上限(U-AMDR)为 8%E,认为 SFA 可在体内合成,而没有设定下限。日本居民膳食 SFA 摄入量中位数为 7%E,故日本 2010 年 DRI 推荐成年人膳食 SFA 摄入量的上限为 7%E。

以中国居民营养与健康状况调查数据为基础,计算得到我国城市和农村居民膳食饱和脂肪酸供能比中位数,分别为 8.6%和 6.2%。另有追踪研究显示,饱和脂肪酸供能比<10%,有利于改善血脂异常患者的血脂水平。参考国内外资料,中国营养学会修订中国成人、老年人、孕妇及乳母 SFA 的 U-AMDR 为<10%E,4~17 岁人群 SFA 的 U-AMDR 为<8%E,对 4 岁婴幼儿未提出 SFA 的 AMDR。

(二)单不饱和脂肪酸

FAO(2010)没有设定针对成人和 2~17 岁儿童青少年 MUFA 的 AI 值,而提出了 MUFA 供能比计算公式:

MUFA 的 AMDR(%E)= 膳食脂肪供能比(%E)-SFA(%E)-PUFA(%E)-TFA(%E),其摄入量估计>15%E。中国居民营养与健康状况调查数据显示,我国城市和农村居民膳食 MUFA 供能比分别为 11.4%和 9.0%,2~17 岁人群 MUFA 摄入量缺乏相关数据。借鉴国际组织意见,不设定我国成人、老年人及 2~17 岁儿童青少年 MUFA 的 AMDR,仅提出原则,即在控制总脂肪供能<30%,SFA 在<10%E 或<8%E,在满足 n-6PUFA、n-3PUFA 适宜摄入量前提下,其余膳食脂肪供能由 MUFA 提供。

(三)n-6 多不饱和脂肪酸

n-6PUFA 包括亚油酸、γ-亚麻酸和 ARA。亚油酸是膳食中最主要的 n-6PUFA,也是 EFA,有广泛的食物来源,很少发生因亚油酸缺乏而导致皮炎等的报道。有关人体亚油酸研究显示,当亚油酸摄入量>2.5%E,ARA可以通过亚油酸转化而满足机体需要,不出现ARA缺乏的相关问题。考虑到亚油酸作为必需脂肪酸的重要作用,以及过量亚油酸摄入,可能存在过氧化以及对免疫产生影响的风险,参考多个国际组织和其他国家的数据,有必要设定我国居民n-6 PUFA的AI及AMDR。

1. 成人 EFSA 2010年根据欧洲不同国家不同人群亚油酸平均最低摄入量,推荐儿童、成人、孕妇和乳母的AI为4%E。FAO 2010年提出,亚油酸的AMDR为2.5%E~9%E。中国居民营养与健康调查数据显示,城市和农村居民膳食亚油酸供能比中位数,分别达到8.5%E和4.3%E,其中,城市居民摄入量接近FAO推荐值的上限。有研究显示,长期n-6PUFA摄入超过10%E,体内含n-6PUFA丰富的脂蛋白及细胞膜易处于亲氧化状态。根据我国居民膳食亚油酸摄入现状,参照EFSA和FAO数据,推荐我国成年人和老年人n-6PUFA的AI为4%E,AMDR为2.5%E~9%E。

2. 婴儿

(1) 0~6月龄婴儿:综合国内1995—2013年有关母乳ARA含量的报道,ARA含量的中位数为总脂肪酸的0.61%,以母乳日平均分泌量750ml,母乳脂肪含量为36.5g/L,脂肪酸约为总脂肪的96%计,0~6月龄婴儿每日从母乳中摄入的ARA为160mg/d,在FAO 2010年AI推荐值(115~173mg/d)范围内。参考国内外数据,修订0~6月婴儿ARA的AI为150mg/d。

我国研究资料显示,成熟乳亚油酸平均含量为0.56g/100ml,日均摄入的亚油酸为4.2g/d,与美国2005年推荐的4.4g/d和日本2010年推荐的4g/d较为接近。由此修订0~6月龄婴儿亚油酸的AI为4.2g/d,约为总能量的7.3%E。

(2) 7~12月龄婴儿:因缺乏7~12月龄婴儿添加辅食的资料,参考美国数据,修订7~12月龄婴儿膳食亚油酸的AI为4.6g/d,约为总能的6.0%。

3. 儿童和青少年

(1) 1~3岁:幼儿经历从母乳到奶类等食物的过渡,膳食构成比较复杂,目前尚无数据计算。FAO(2010年)对该年龄段亚油酸AI的推荐为总能量的3.0%~4.5%E,并认为此量足够满足婴幼儿对ARA合成的需要,而对ARA不做特别推荐。EFSA推荐儿童亚油酸的AI为4%E。参考国外资料修订该年龄段亚油酸的AI为4%E,对ARA不做特别推荐。

(2) 4~6岁:此期儿童仍处于奶类食物到成人食物的过渡期。膳食构成比较复杂,目前缺乏我国4~6岁儿童膳食亚油酸摄入量的数据,FAO也因其数据不足未做推荐。参照EFSA的数据,推荐4~6岁亚油酸的AI为4%E。

(3) 7~17岁:一项对6~15岁儿童的横断面研究显示,与较低亚油酸摄入量(5.7g/d)比较,较高亚油酸摄入量(14.5g/d)患哮喘的危险增加20%。提示过量亚油酸摄入影响到6~15岁儿童的免疫功能,显示限制该年龄段儿童亚油酸摄入很有必要。因此,推荐7~17岁儿童青少年的AI和AMDR分别为4.0%E和2.5%E~9%E。

4. 孕妇和乳母 孕妇和乳母的膳食亚油酸需要与非孕妇和非乳母尚未见明显差异,因此AI和AMDR与其他成年人相同,分别为4.0%E和2.5%E~9%E。

(四) n-3多不饱和脂肪酸

n-3 PUFA包括α-亚麻酸、EPA和DHA。其中α-亚麻酸是膳食最主要的n-3PUFA,也是EFA,与亚油酸不同,其食物来源有限,膳食摄入量较低,为预防α-亚麻酸缺乏,应制定其AI值。尽管EPA和DHA可由α-亚麻酸在体内代谢衍生,也可直接由食物提供,但其食物来源极为有限。一些特殊人群,如胎婴儿脑发育有较高的需要,制定其AI很有必要。此外,近年来,较多的研究证据显示,EPA和DHA对CHD具有有益的作用,因此,也有必要推荐其AMDR。

1. n-3 多不饱和脂肪酸和α-亚麻酸

(1) 成人:FAO(2010)报告指出,n-3 PUFA的供能比在0.5%E~2%E,其中α-亚麻酸的供能比>0.5%E时,可以预防成人的缺乏症。我国缺乏有关资料,参考FAO推荐,修订我国成人n-3 PUFA的AMDR为0.5%E~2%E。

EFSA(2010)推荐成人膳食α-亚麻酸的AI均为0.5%E,推荐的依据是欧洲不同国家不同人群的平均最低摄入量。目前缺乏我国居民膳食α-亚麻酸摄入量有代表性的数据,有调查显示,广州居民α-亚麻酸摄入量中位数为0.58%E,与欧洲不同国家不同人群α-亚麻酸的平均最低摄入量0.5%E接近,考虑到α-亚麻酸的健康效应,修订我国成年人和老年人膳食AI为0.60%E,稍高于EFSA 2010年推荐的0.5%E,与美国2005年推荐的值接近。

(2) 婴儿:中国地域辽阔,不同地区人群使用的烹调油存在很大差异,从而影响到母乳中α-亚麻酸的含量。收集1995—2013年有关母乳中α-亚麻酸含量的报道(14项,798例),其α-亚麻酸摄入量中位数为总脂肪酸的1.89%,推算出0~6月龄婴儿α-亚麻酸的实际摄入量为497mg/d,与美国2005年推荐的500mg/d极为接近,因此修订0~6月龄婴儿α-亚麻酸的AI为500mg/d,供能为总能量的0.87%。

7~12月龄婴儿母乳平均摄入量从750ml/d减少到600ml/d,另添加辅食,参考美国数据,从辅食摄入的脂肪约5.7g,其中α-亚麻酸为0.11g/d,合计约为510mg/d,修订7~12月龄婴儿α-亚麻酸的AI为510mg/d,为总能量的0.66%。

(3) 儿童和青少年:由于缺乏我国1~17岁幼儿膳食α-亚麻酸摄入量的调查数据,参照我国成人α-亚麻酸的AI,修订1~17岁儿童α-亚麻酸的AI为0.60%E,与美国2005年推荐的AI值(0.7g/d,约为总能量的0.58%)接近。

(4) 孕妇和乳母:由于缺乏我国孕妇和乳母膳食n-3 PUFA摄入量的数据,无法推导其AI值。参照成人膳食α-亚麻酸的AI,推荐孕妇和乳母α-亚麻酸的AI为0.6%E。

2. EPA和DHA 鉴于α-亚麻酸在人体内转化为DHA的效率有限,加上我国居民居住地域多数远离海岸,膳食EPA和DHA来源较少,因此,对那些处于脑发育关键期并对DHA有特别需要的人群,如胎儿(孕妇)、婴儿(乳母)及幼儿应考虑设定DHA的AI值。而为了避免因EPA+DHA缺乏导致的各种慢性病风险的增加,应考虑设定EPA+DHA的AMDR。

（1）0~6月龄婴儿：国外研究资料显示，母乳中DHA均值为总脂肪酸0.32%（84mg/d），我国资料为总脂肪酸的0.42%（110mg/d）。FAO 2010推荐值DHA范围0.1%~0.18%E（约58~104mg/d），参考国内外资料，修订我国0~6月龄婴儿DHA的AI为100mg/d，与EFSA（2010）推荐的相同。

（2）7~36月龄婴幼儿：由于DHA对视功能及脑发育的关键作用，FAO将其AI定为10~12mg/kg体重。EFSA（2010）推荐7~24月龄DHA的AI为100mg/d。有研究资料显示，每日摄入50~100mg DHA对婴儿视觉功能发育有效。参考上述资料，修订7~36月龄婴幼儿DHA的AI为100mg/d。

（3）4~17岁儿童：FAO 2010年报告指出，该年龄段儿童可与成人一样从富脂肪鱼类和海产品中摄入EPA+DHA，推荐摄入量从4岁时的100mg/d到10岁时的250mg/d逐渐增加至成人水平。我国缺乏4~17岁儿童青少年资料，本次修订无法给出EPA+DHA的AI。EFSA也因证据不足，未推荐该年龄段DHA的AI。

（4）孕妇和乳母：生命早期胎婴儿体内DHA聚集以及脑和视功能发育的研究显示，孕妇和乳母需要更多的DHA。国内有研究资料显示，孕妇和乳母DHA摄入量>160mg/d与摄入量<160mg/d相比，能显著提高其婴儿早期运动和视功能发育水平。国外资料提出，孕妇和乳母DHA摄入量应达到200mg/d的平均水平。2010年，EFSA将孕妇和乳母EPA+DHA的AI定为250mg，其中DHA 200mg，100mg用于胎儿和婴儿体内DHA的积累，其余部分用于补充母体内DHA氧化的损失。鉴于国内外研究资料，修订孕妇和乳母EPA+DHA的AI为250mg/d，其中200mg为DHA。

（5）成年人和老年人：有Meta分析资料显示，每日摄入EPA+DHA大于250mg可降低心脏病死亡率及致死性CVD的风险，表明成年人和老年人预防慢性非传染性疾病对EPA+DHA的需要。为此，FAO将EPA+DHA的AMDR定为0.25~2g/d。借鉴FAO及EFSA的推荐，修订成年人和老年人EPA+DHA的AMDR定为0.25~2g/d。

（五）反式脂肪酸

FAO专家委员会认为有确切的证据显示，来自氢化植物油的TFA，增加CHD的危险因素和CHD事件的发生。FAO 2010报告将TFA的UL定为1%E。2000年版《中国居民膳食营养素参考摄入量》中简述了TFA的危害，但并未给出限量值。随着油脂工业及加工食品的发展，反式脂肪酸在膳食中暴露的风险会逐渐加大，中国营养学会在2013修订中国居民膳食营养素参考摄入量中，提出我国2岁以上儿童及成人膳食中，来源于食品工业加工产生的TFA的UL为<1%E。

（六）胆固醇

系统综述的结果显示，即使胆固醇摄入量达到768mg/d，也未发现胆固醇摄入与CHD发病和死亡有关。目前仍缺乏胆固醇增加慢性病危险的阈值摄入量，而无法确定膳食胆固醇的UL。2000年版《中国居民膳食营养素参考摄入量》中对膳食胆固醇摄入量的推荐值是<300mg/d。2002年中国居民营养与健康调查数据显示，18~64岁健康人群胆固醇平均摄入量，男女分别为242.3mg/d和218.6mg/d，65岁以上健康人群胆固醇平均摄入量，男女分别为247.7mg/d和215.5mg/d。结果显示，我国居民膳食胆固醇摄入仍处于一较低水平。尽管一些研究发现，我国居民膳食胆固醇摄入量与血LDL和TC有关，但要确定中国居民膳食胆固醇引起血脂代谢异常和CVD死亡风险的阈值摄入量，目前尚缺乏研究证据。暂不设定膳食胆固醇AMDR上限。各年龄组的膳食脂肪和脂肪酸的参考摄入量归纳为表1-4-3。

表1-4-3　中国居民膳食脂肪和脂肪酸的参考摄入量

人群/岁	总脂肪 AMDR/%E	SFA U-AMDR/%E	n-6 PUFA LA AI/%E	n-6 PUFA AMDR/%E	n-3 PUFA ALA AI/%E	n-3 PUFA AMDR/%E	n-3 PUFA EPA+DHA AI/mg	n-3 PUFA EPA+DHA AMDR/%E
0~	48（AI）	—	7.3（ARA 150mg）	—	0.87	—	100（DHA）	—
0.5~	40（AI）	—	6.0	—	0.66	—	100（DHA）	—
1~	35（AI）	—	4.0	—	0.60	—	100（DHA）	—
4~	20~30	<8	4.0	—	0.60	—	—	—
7~	20~30	<8	4.0	—	0.60	—	—	—
18~	20~30	<10	4.0	2.5~9	0.60	0.5~2.0	—	0.25~2.0（g）
≥60	20~30	<10	4.0	2.5~9	0.60	0.5~2.0	—	0.25~2.0（g）
孕妇	20~30	<10	4.0	2.5~9	0.60	0.5~2.0	250（DHA200）	—
乳母	20~30	<10	4.0	2.5~9	0.60	0.5~2.0	250（DHA200）	—

引自：中国营养学会. 中国居民膳食营养素参考摄入量. 北京：科学出版社，2013.

第十节　膳食脂肪和脂肪酸主要食物来源

人类膳食脂肪，主要来源于动物的脂肪组织和肉类，以及坚果和植物的种子。天然食物中含有多种脂肪酸，多以TG形式存在。动物性脂肪如牛油、奶油、猪油所含SFA的比例，高于植物性脂肪。大多数动物脂肪含约40%~60%的SFA，30%~50%的MUFA及少量的PUFA；而植物油则约含10%~20%的SFA，80%~90%的UFA。但亦有例外，如椰子油中月桂酸（$C_{12:0}$）和豆蔻酸（$C_{14:0}$）的比例超过90%，而MUFA、PUFA的比例分别为5%和1%~2%。多数植物油中含有较高的PUFA，如红花油含75%的亚油酸，葵花子油、豆油、玉米油中亚油酸含量在 50% 以上,γ-亚麻酸仅存在于母乳和特殊植物油中(如月见草油),ARA 仅少量存在于瘦肉、蛋、鱼等食物中。一般植物油中 n-3 PUFA(α-亚麻酸)含量较低,只有少数植物油中含量较高,如亚麻籽油中约含 50%,紫苏油中约含 60%,核桃油中含量超过 12%。EPA 和 DHA 主要在冷水域的水生物种,特别是单细胞藻类中合成,三文鱼、鲱鱼、凤尾鱼等以单细胞藻类为食的深海鱼,在其脂肪中含有较多的 EPA 和 DHA。食物中的脂肪含量详见本书第二卷食物营养。

(李铎　周韫珍　李克磊)

参 考 文 献

1. 王玉明.医学生物化学与分子生物学.北京:清华大学出版社,2011.

2. 席会平,慕永利.食品营养与卫生.北京:中国农业大学出版社,2014.

3. 李铎.食品营养学.北京:化学工业出版社,2011.

4. 中国营养学会.中国居民膳食营养素参考摄入量.北京:科学出版社,2013.

5. 李铎.反式脂肪酸对人体健康的影响.中国食品学报,2010,10(4):27-32.

6. Ferguson JJA,Stojanovski E,MacDonald-Wicks L,et al. Fat type in phytosterol products influence their cholesterol-lowering potential:A systematic review and meta-analysis of RCTs. Prog Lipid Res,2016,64:16-29.

7. Food and Agriculture Organization of United Nation. Fat and fatty acids in human nutrition. Report of an expert consultation. FAO. Rome,2010.

8. Gachumi G,El-Aneed A. Mass Spectrometric Approaches for the Analysis of Phytosterols in Biological Samples. J Agric Food Chem,2017,65(47):10141-10156.

9. Huang T,Li K,Asimi S,et al. Effect of vitamin B-12 and n-3 polyunsaturated fatty acids on plasma homocysteine,ferritin,C-reaction protein,and other cardiovascular risk factors:a randomized controlled trial. Asia Pac J Clin Nutr,2015,24(3):403-411.

10. Huang T,Wahlqvist ML,Li D. Docosahexaenoic acid decreases plasma homocysteine via regulating enzyme activity and mRNA expression involved in methionine metabolism. Nutrition,2010,26(1):112-119.

11. Li D. Omega-3 polyunsaturated fatty acids and non-communicable diseases:meta-analysis based systematic review. Asia Pac J Clin Nutr,2015,24:10-15.

12. Miller PE,Van Elswyk M,Alexander DD. Long-chain omega-3 fatty acids eicosapentaenoic acid and docosahexaenoic acid and blood pressure:a meta-analysis of randomized controlled trials. Am J Hypertens,2014,27(7):885-896.

13. Parker HM,Johnson NA,Burdon CA,et al. O'Connor HT,George J. Omega-3 supplementation and non-alcoholic fatty liver disease:a systematic review and meta-analysis. J Hepatol,2012,56(4):944-951.

14. Rocha VZ,Ras RT,Gagliardi AC,et al. Effects of phytosterols on markers of inflammation:A systematic review and meta-analysis. Atherosclerosis,2016,248:76-83.

15. Zhang YY,Liu W,Zhao TY,et al. Efficacy of Omega-3 Polyunsaturated Fatty Acids Supplementation in Managing Overweight and Obesity:A Meta-Analysis of Randomized Clinical Trials. J Nutr Health Aging,2017,21(2):187-192.

16. Zheng JS,Lin M,Fang L et al. Effects of n-3 fatty acid supplements on glycemic traits in Chinese type 2 diabetic patients:A double-blind randomized controlled trial. Mol Nutr Food Res,2016,60(10):2176-2184.

17. Yanai H,Tomono Y,Ito K,et al. Diacylglycerol oil for the metabolic syndrome. Nutr J,2007,6:43.

18. Rosero DS,Boyd RD,Odle J,et al. Optimizing dietary lipid use to improve essential fatty acid status and reproductive performance of the modern lactating sow:a review. J Anim Sci Biotechnol,2016,7:34.

19. Arterburn LM,Hall EB,Oken H. Distribution,interconversion,and dose response of n-3 fatty acids in humans. Am J Clin Nutr,2006,83(6 Suppl):1467s-1476s.

20. Puleston DJ,Villa M,Pearce EL. Ancillary Activity:Beyond Core Metabolism in Immune Cells. Cell Metab,2017,26(1):131-141.

第五章

碳水化合物

碳水化合物（carbohydrate，CHO）是由碳、氢和氧三种元素组成的有机化合物，因为分子式中氢和氧的比例恰好与水相同（2:1），如同碳和水的化合物，因而得名。碳水化合物是人体必需的宏量营养素之一，是人类膳食能量的主要来源。

在人们知道碳水化合物的化学性质及其组成以前，碳水化合物已得到很好的利用，比如以含碳水化合物丰富的植物作为食物，或利用其制成发酵饮料。一直到18世纪德国化学家马格拉夫（Andreas Marggraf）从甜菜中分离出纯糖和从葡萄中分离出葡萄糖后，碳水化合物研究才得到迅速发展。1812年，俄罗斯化学家报道，植物中碳水化合物存在的形式主要是淀粉，在稀酸中加热可水解为葡萄糖。1884年，另一科学家指出，碳水化合物含有一定比例的C、H、O三种元素，其中H和O的比例恰好与水相同为2:1。1891—1894年间，德国化学家费歇尔（E. Fisher）确定了葡萄糖的链状结构及其立体异构体，从此奠定了碳水化合物结构和功能研究的化学基础，鉴于其在立体化学的巨大成就，获得1902年诺贝尔化学奖。

目前发现，碳水化合物是含有多羟基醛类或酮类的一大类有机化合物。有些碳水化合物的分子式可用 $C_x(H_2O)_y$ 来表示，如葡萄糖为 $C_6(H_2O)_6$，蔗糖为 $C_{12}(H_2O)_{11}$，淀粉、糖原均为 $[C_6(H_2O)_5]_n$，其中H和O的比例为2:1。但是，有些碳水化合物的分子式却不能用 $C_x(H_2O)_y$ 代表，例如 D-2 脱氧核糖的分子式为 $C_5H_{10}O_4$，L-鼠李糖的分子式为 $C_6H_{12}O_5$。相反，某些非糖物质的分子式却可用 $C_x(H_2O)_y$ 来表示，例如甲醛为 $C_1(H_2O)_1$、乙酸为 $C_2(H_2O)_2$、乳酸为 $C_3(H_2O)_3$ 等。除此之外，有些碳水化合物中除C、H、O三种元素外，还含氮或硫。例如，氨基葡萄糖、硫酸软骨素等。

近年来，随着营养科学的发展，人们对碳水化合物生理功能的认识已从"提供能量"扩展到对慢性病的预防，如调节血糖和血脂、改善肠道菌群等，与慢性病的关系的研究也有许多新的研究成果，这些成果丰富了人类对碳水化合物营养作用的认识和理解。

第一节 分类和结构

碳水化合物是一个大家族，有多种分类方法，有的是按照功能分类，如结构多糖、储存多糖、抗原多糖；有的是按人体能否消化吸收分类，分为可利用的碳水化合物，即可以被人体消化吸收利用的各种糖类，另一类是不为人体利用的碳水化合物，例如纤维素；但更多的是按照聚合度（degree

of polymerization，DP）分类。2007年，FAO/WHO专家委员会维持了按照聚合度分类的方法，并强调该分类是食品标签等计算的基础。碳水化合物是具有广谱化学结构的有机化合物，其化学本质为多羟醛或多羟酮及其一些衍生物，本节重点介绍常见碳水化合物的化学结构。

一、分类

根据碳水化合物的聚合度，膳食中主要碳水化合物可分为糖、寡糖和多糖三类，分类详见表1-5-1。

表1-5-1 主要膳食碳水化合物分类

分类（DP）	亚组	组成
糖（1~2）	单糖	葡萄糖，半乳糖，果糖
	双糖	蔗糖，乳糖，麦芽糖，海藻糖
	糖醇	山梨醇，甘露糖醇
寡糖（3~9）	麦芽低聚糖	麦芽糊精
	其他寡糖	棉籽糖，水苏糖，低聚果糖
多糖（≥10）	淀粉	直链淀粉，支链淀粉，变性淀粉
	非淀粉多糖	糖原，纤维素，半纤维素，果胶，亲水胶质物

二、结构

自然界的碳水化合物通常都由一种简单的单糖所构成，通式为 $(CH_2O)_n$，$(n \geq 3)$。一个典型的单糖具有 $H\text{-}(CHOH)_x\text{-}(C=O)\text{-}(CHOH)_y\text{-}H$ 结构，也就是多羟基醛或多羟基酮。如葡萄糖、果糖、甘油醛等。

（一）糖

包括单糖、双糖和糖醇。

1. 单糖（monosaccharide）是最简单的糖，通常条件下不能再被直接水解为分子更小的糖。单糖是构成各种寡糖和多糖的基本组成单位，每分子含3~9个碳原子。按碳链碳原子的多少，可分为丙糖、丁糖、戊糖、己糖、庚糖、辛糖及壬糖。己糖和戊糖在自然界中分布最广，含量最多；丙糖、丁糖和庚糖多以中间代谢物的形式存在；辛糖和壬糖则比较少见。单糖具有醛基或酮基。有醛基者称为醛糖，有酮基者称为酮糖。重要的己醛糖有D-葡萄糖、D-半乳糖、D-甘露糖。重要的己酮糖有D-果糖。在自然界中只有葡萄糖和果糖以大量的游离状态存在，其他一些单糖主要存在于双糖或多糖中。

（1）葡萄糖（glucose）：又名右旋糖（D-葡萄糖），分子式为 $C_6(H_2O)_6$，是最常见的糖，也是自然界最丰富的有机物。在血液、脑脊液、淋巴液、水果、蜂蜜以及多种植物液中都以游离形式存在,是构成多种寡糖和多糖的基本单位。葡萄糖在体内是一种极其重要的活跃代谢物,例如琼脂、阿拉伯树胶、牧豆树树胶、落叶松树胶以及其他多种植物的树胶,可作为多种活性物质生物合成的原料或前体,如嘌呤、嘧啶、某些氨基酸、卟啉类、胆固醇及其衍生物、糖胺、糖蛋白、糖脂、脂肪中的甘油及脂肪酸、乳汁中的乳糖、某些动物体内的维生素 C 等。

D-葡萄糖

(2) 半乳糖(galactose,D-半乳糖):又名脑糖,几乎全部以结合形式存在。它是乳糖、蜜二糖(melibiose)、水苏糖(stachyose)、棉籽糖(raffinose)等的组成成分。某些植物多糖及黏浆液水解后都可得到半乳糖。半乳糖在动物界的分布及含量都不多。它和葡萄糖结合成的乳糖仅存在于哺乳动物的乳汁中。脑及神经组织中的脑苷脂及神经节苷脂主要是半乳糖苷。半乳糖也是某些糖蛋白的组成成分。

D-半乳糖

(3) 果糖(fructose,D-果糖):又称左旋糖(levulose)。果糖通常与蔗糖共存于水果汁及蜂蜜中,苹果及番茄中含量亦较多。菊科植物一般都含由果糖聚合成的一种多糖,即菊粉,例如蒲公英、牛蒡草、中国蓟、北美黄花、菊苣以及大丽花芋的根、球茎中都含有以菊粉形式存在的多糖。果糖是天然碳水化合物中甜味最高的糖。如以蔗糖甜度为100,果糖的相对甜度可达 120。游离的果糖在动物体内含量甚微,但其磷酸酯却是体内糖代谢中极其活跃的重要中间产物;它参与糖的无氧酵解、有氧氧化、磷酸糖途径、糖的异生等各种代谢过程。此外,它还参与甘油及脂肪酸的合成代谢过程。

D-果糖

2. 双糖(disaccharide)是由两个相同或不相同的单糖分子上的羟基脱水生成的糖苷。自然界最常见的双糖是蔗糖及乳糖。此外,还有麦芽糖、海藻糖、异麦芽糖、纤维二糖、壳二糖等。

(1) 蔗糖(sucrose):俗称白糖、砂糖或红糖。它是由一分子 D-葡萄糖的半缩醛羟基与一分子 D-果糖的半缩醛羟基彼此缩合脱水而成。蔗糖几乎普遍存在于植物界的叶、花、根、茎、种子及果实中。在甘蔗、甜菜及槭树汁中含量尤为丰富。

蔗糖

(2) 乳糖(lactose):由一分子 D-葡萄糖与一分子 D-半乳糖以 β-1,4-糖苷键相连而成。乳糖只存在于各种哺乳动物的乳汁中,其浓度约为 5%。人体消化液中乳糖酶可将乳糖水解为其相应的单糖。

乳糖

(3) 麦芽糖(maltose):由二分子葡萄糖借 α-1,4-糖苷键相连而成,大量存在于发芽的谷粒,特别是麦芽中。麦芽糖是淀粉和糖原的结构成分。

麦芽糖

(4) 海藻糖(trehalose):又名蘑菇糖、蕈糖,由 2 分子葡萄糖通过半缩醛羟基缩合而成,1858 年从海藻中分离获得故名。海藻糖除了存在海藻外,还广泛存在于蘑菇、酵母、真菌、细菌等中。海藻糖的甜度为蔗糖的 45%,为还原性双糖,化学性质稳定,是一种非特异性保护剂,可保护生物膜及敏感细胞壁免受干旱、冷冻、渗透压的变化等造成的损害。同时,还可作为保鲜剂用于食品、蔬菜、果品、生物品的保护。

海藻糖

3. 糖醇(sugar alcohol)是单糖或双糖的重要衍生物，常见有山梨醇、甘露醇、木糖醇、麦芽糖醇等。

（1）山梨醇和甘露醇(sorbitol and mannitol)：两者互为同分异构体。山梨醇存在于许多植物的果实中，甘露醇在海藻、蘑菇中含量丰富。山梨醇可通过氢化葡萄糖制得，由于它含有多个醇羟基，亲水性强，所以临床上常用20%或25%的山梨醇溶液作脱水剂，使周围组织及脑实质脱水，从而降低颅内压，消除水肿。甘露醇可从一些海草中抽提，也可通过氢化甘露糖获得。甘露醇的作用与山梨醇相似，亦为渗透性利尿剂，还可作食品的改进剂。

山梨醇

甘露醇

（2）木糖醇(xylitol)：存在于多种水果、蔬菜中的五碳醇。工业上可通过氢化木糖制得，其甜度与蔗糖相等。其代谢不受胰岛素调节，因而常作为甜味剂用于糖尿病患者的专用食品及许多药品中。

（3）麦芽糖醇(maltitol)：由麦芽糖氢化制得，可作为功能性甜味剂用于心血管病、糖尿病等患者的保健食品中。不能被口腔中的微生物利用，有防龋齿作用。

麦芽糖醇

（二）寡糖

寡糖(oligose)又称低聚糖，由3~9个单糖分子通过糖苷键构成的聚合物，根据糖苷键的不同而有不同名称。以前对寡糖的定义颇有争议，主要是针对双糖的归类问题，有人认为寡糖应是包括2~9个单糖的碳水化合物，故双糖应为寡糖，但多数营养学家认为，双糖已被包括在"糖"中，寡糖定为2个单糖分子没有道理。故此，FAO根据专家建议，定义糖单位≥3和<10聚合度为寡糖和糖的分界点。目前已知的几种重要寡糖有异麦芽低聚寡糖、棉籽糖、水苏糖、低聚果糖、大豆低聚糖等，其甜度通常只有蔗糖的30%~60%。

1. 异麦芽低聚寡糖(isomalto-oligosaccharide)又称异麦芽低聚糖、分支低聚糖(branching oligosaccharide)，是葡萄糖之间至少有一个以α-1,6-糖苷键结合而成的一类低聚糖，主要包括异麦芽糖、潘糖、异麦芽三糖和异麦芽四糖等。在自然界中，它主要作为支链淀粉或多糖的组成部分。在某些发酵食品如酱油，黄酒中有少量存在。由于其可促使人体内的双歧杆菌显著增殖，具有水溶性膳食纤维的功能和防龋齿等作用，因而在医疗保健、功能性食品以及食品添加剂等行业得到广泛的应用。

2. 棉籽糖(raffinose)又称蜜三糖，是一种三糖。几乎和蔗糖一样广泛分布于多种植物的种子、果实、花及根茎中。甘蔗和棉籽中含量尤多。棉籽糖由D-半乳糖、D-葡萄糖、D-果糖各1分子而组成，前两者以α-1,6-糖苷键相连，后两者借1,2-半缩醛缩合的糖苷键相连。棉籽糖是一种无还原性的糖。

棉籽糖

3. 水苏糖(stachyose)是一种四糖，通常多与蔗糖及棉籽糖共存。水苏糖由2分子D-半乳糖、1分子D-葡萄糖及1分子D-果糖组成。

水苏糖

4. 低聚果糖(fructooligosaccharide)又称寡果糖或蔗果三糖族低聚糖，是由蔗糖分子的果糖残基上结合1~3个果糖而组成。低聚果糖主要存在于日常食用的水果、蔬菜中，如洋葱、大蒜、香蕉等。天然的和微生物酶法得到的低聚果糖大多是直链状，在蔗糖分子上以β-1,2-糖苷键与1~3个果糖分子结合而成，有蔗果三糖、蔗果四糖和蔗果五糖。低聚果糖的甜度约为蔗糖的30%~60%，难以被人体消化吸收，被认为是一种水溶性膳食纤维，但易被大肠双歧杆菌利用，是双歧杆菌的增殖因子。此外，低聚果糖不能被突变链球菌作为发酵底物生成不溶性葡聚糖，不提供口腔微生物沉淀、产酸、腐蚀的场所，故可作为防龋齿甜味剂。

5. 大豆低聚糖(soybean oligosaccharide)是存在于大豆中的可溶性糖的总称,主要成分是水苏糖、棉籽糖和蔗糖。除大豆外,在豇豆、扁豆、豌豆、绿豆和花生等中均有存在。其甜味特性接近于蔗糖,甜度为蔗糖的70%,但能量仅为蔗糖的50%左右。大豆低聚糖也是肠道双歧杆菌的增殖因子,可作为功能性食品的基料,能部分代替蔗糖应用于清凉饮料、酸奶、乳酸菌饮料、冰淇淋、面包、糕点、糖果和巧克力等食品中。

(三) 多糖

多糖(polysaccharide)是由≥10个单糖分子脱水缩合并借糖苷键彼此连接而成的高分子聚合物。多糖在性质上与单糖和低聚糖不同,一般不溶于水,无甜味,不形成结晶,无还原性。在酶或酸的作用下,水解成单糖残基不等的片段,最后成为单糖。根据营养学上新的分类方法,多糖可分为淀粉和非淀粉多糖。

1. 淀粉(starch)由葡萄糖聚合而成,因聚合方式不同分为直链淀粉和支链淀粉。为了增加淀粉的用途,淀粉经改性处理后获得了各种各样的变性淀粉。

(1) 直链淀粉(amylose):又称糖淀粉,由几十个至几百个葡萄糖分子残基以α-1,4-糖苷键相连而成的一条直链,并卷曲成螺旋状二级结构(图1-5-1),分子量为1万~10万。直链淀粉在热水中可以溶解,与碘产生蓝色反应,一般不显还原性。天然食品中,直链淀粉含量较少,一般仅占淀粉成分的19%~35%。

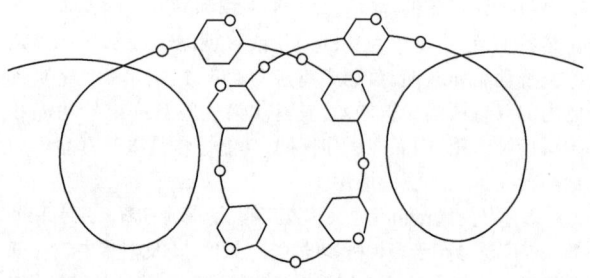

直链淀粉的一级结构

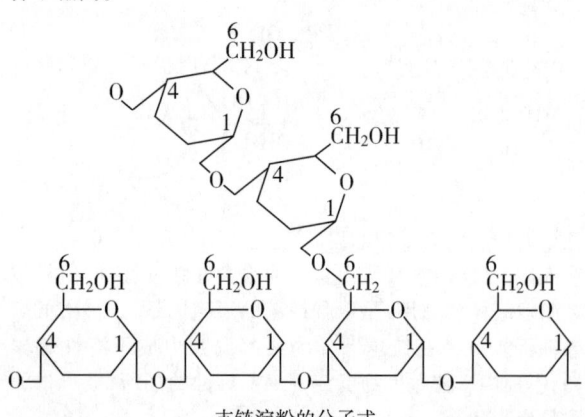

图1-5-1　直链淀粉的二级结构

(2) 支链淀粉(amylopectin):又称胶淀粉,分子相对较大,一般由几千个葡萄糖残基组成,其中每25~30个葡萄糖残基以α-1,4-糖苷键相连而形成许多个短链,每两个短链之间又以α-1,6-糖苷键连接,如此则使整个支链淀粉分子形成许多分支再分支的树冠样的复杂结构。支链淀粉难溶于水,其分子中有许多个非还原性末端,但却只有一个还原性末端,故不显现还原性。支链淀粉遇碘产生棕色反应。在食物淀粉中,支链淀粉含量较高,一般占65%~81%。支链淀粉含量与食物的品质有很大关系,含支链淀粉越多,糯性越大。不同品种的大米,所含的支链和直链淀粉的比例各不相同。

支链淀粉的分子式

(3) 抗性淀粉(resistant,RS):这一术语最早是由英国科学家Englyst提出,当时指α-淀粉酶作用于淀粉后剩余的未被降解的部分,而后概念扩展到包括不被肠道酶降解消化的部分。1991年欧洲的工作会议将RS定义为健康人小肠内不被消化吸收的淀粉及其水解物的总称,1998年,这一概念得到FAO/WHO碳水化合物专家组的认可。近年来,Englyst的研究使得淀粉的分类在生理意义又有了一个全新的认识。Englyst的方法是根据α-淀粉酶水解时间长短来分类不同的淀粉,在模拟胃肠道内环境的前提下,将20分钟时已水解的淀粉称为快消化淀粉(rapidly digestible starch,RDS);20~120分钟水解的淀粉称为慢消化淀粉(slowly digestible starch,SDS),120分钟后仍没有水解的淀粉称为抗性淀粉(RS)。RS也并非是一类完全相同的物质,因其天然来源或加工方法不同,其抗消化性会有很大的差别,一般可将其分为3种(表1-5-2),其消化吸收上的差别主要是由于直链和支链淀粉的比例不同而形成的。也有人将经过化学修饰的RS称为抗性淀粉RS4。

2. 非淀粉多糖(non-starch polysaccharides,NSP)是指淀粉以外的多糖,80%~90%由植物细胞壁成分组成,包括纤维素、半纤维素、果胶等,即以前概念中的膳食纤维。其他是非细胞壁物质如植物胶质、海藻胶类和菊粉等。按照水溶性的不同,非淀粉多糖可分为可溶性非淀粉多糖(SNSP)和不可溶性非淀粉多糖(INSP)。一些非淀粉多糖以氢键松散地与纤维素、木质素、蛋白质结合,故溶于水,存在于谷物细胞壁中。

(1) 纤维素(cellulose):一般由1000个至10 000个葡萄糖残基借β-1,4-糖苷键相连,形成一条线状长链。分子量约为20万~200万,不溶于水及一般溶剂,无还原性,遇碘不起任何颜色反应。纤维素在植物界无处不在,是各种植物细胞壁的主要成分,也是许多木质植物的结构成分和骨架。人体和动物组织不含纤维素,但它与人类生活有极其密切的关系,人类日常膳食中必须有足够的纤维素。人

表 1-5-2 食物中淀粉的类型和消化吸收

类型	结构	食物形式	小肠中消化
快消化淀粉 RDS	分散性淀粉	新鲜煮熟的食物	迅速完全吸收
慢消化淀粉 SDS	结晶体淀粉,带有 X-射线的 A 图谱	多数为生的谷类或高温糊化干燥淀粉	缓慢但完全吸收
抗性淀粉 RS1	生理上不接受的淀粉形式	整的或部分研磨的谷类和豆类	部分消化
抗性淀粉 RS2	带有 X-射线的 B 或 C 图谱	未煮的土豆和青香蕉	部分消化
抗性淀粉 RS3	带有变性的支链淀粉分子或回生的直链淀粉	放冷的熟土豆、谷类和食物	部分消化

体消化液及消化道中缺乏能水解纤维素的 β-1,4-糖苷键的酶,故纤维素不能被人体消化吸收,但它可刺激和促进胃肠道的蠕动,有利于其他食物的消化吸收及粪便的排泄。

(2)半纤维素(hemicellulose):绝大多数的半纤维素都是由 2~4 种不同的单糖或衍生单糖构成的杂多糖,这些杂多糖以多种形式存在,主要有 L-阿拉伯糖-D-木聚糖、L-阿拉伯糖-D-葡萄糖醛酸-D-木聚糖、4-O-甲基-D-葡萄糖醛酸-D-木聚糖、D-葡萄糖-D-甘露聚糖、D-半乳糖-D-葡萄糖-D-甘露聚糖以及 L-阿拉伯糖-D-甘露聚糖等。分子中的各种多聚糖部分均为半纤维素分子的主体,都是由相应的单糖借 β-1,4-糖苷键相连而成的线性长链,而其他的单糖或衍生单糖则是 α-或 β-1,2、1,3、1,6-糖苷键相连而形成的分支结构。半纤维素的分子量相对较小,一般由 50 ~ 200 个单糖或衍生单糖分子聚合而成。

半纤维素也是组成植物细胞壁的主要成分,一般与纤维素共存。半纤维素既不是纤维素的前体或衍生物,也不是其生物合成的中间产物。

(3)果胶类(pectins):亦称果胶物质(pectinc substance),一般指以 D-半乳糖醛酸为主要成分的复合多糖的总称,其分子中的 D-半乳糖醛酸残基一般都是借 α-1,4-糖苷键相连而形成一条长链,个别残基也以 α-1,2-糖苷键相连接。果胶物质主要有 D-半乳糖醛酸聚糖(D-galacturonan)、D-半乳聚糖(D-galactan)及 L-阿拉伯聚糖(L-arabnan)。

果胶类普遍存在于陆地植物的原始细胞壁和细胞间质层。在一些植物的软组织中含量特别丰富,例如在柑橘类水果的皮中约含 30%,甜菜中约含 25%,苹果中约含 15%。

果胶物质均溶于水,与糖、酸在适当的条件下能形成凝冻,一般用作果酱、果冻及果胶糖果等的凝冻剂,也可用作果汁、饮料、冰淇淋等食品的稳定剂。

3. 糖原(glycogen)是多聚 D-葡萄糖,几乎全部存在于动物组织,故又称动物淀粉。糖原结构与支链淀粉相似,分子中各葡萄糖残基间通过 α-1,4-糖苷键相连,链与链之间以 α-1,6-糖苷键连接。糖原的分支多,支链比较短。每个支链平均长度相当于 12 ~ 18 个葡萄糖分子。糖原的分子很大,一般由几千个至几万个葡萄糖残基组成。

第二节 理化性质

碳水化合物的化学结构不同,其理化性质也有所不同,因此,不同的糖有不同的风味、甜度和特殊反应,为食品加工提供色泽、口感和质构。了解其理化特性,可为指导人体营养和食品加工等方面中合理利用碳水化合物提供理论基础。

一、物理性质

(一)水溶性和水合性

单糖、双糖、低聚糖、糊精、果胶都溶于水。淀粉一般不溶于水,但与水加热后可吸水膨胀,变成糊状。淀粉经酸处理生成可溶淀粉。糖原能分散在水中得乳白色胶态"溶液"。糖脂的一端亲水,脂质的一端疏水。糖蛋白和蛋白多糖的糖也都亲水。一般而言,碳水化合物的溶解性能与温度、pH 和等电点有关。

大多数不溶于水的糖类都具有与水结合的能力,如膳食纤维、非淀粉多糖、部分寡糖和淀粉,但有些在热水中能溶解或者溶胀,醇类能增加这种溶胀性。琼脂、果胶、海藻酸和黏多糖等都能结合大量的水。如膳食纤维可吸水膨胀,吸水量依据其来源、周围液体的 pH 和离子浓度等而不同,吸水后膳食纤维呈海绵状,细菌和一些分子能穿插进去。麦麸可吸收 5 倍于本身重量的水。利用此性质在食品工业中可以作为增稠剂、凝结剂和湿润剂。水溶性和水合性是碳水化合物的重要参数,此性质在食品工业中的应用比在营养学中的应用更为重要。

(二)甜度

许多种碳水化合物都有些甜味,特别是单糖和双糖,味道较甜。不同的糖,其甜味也不相同。国际上常把甜味剂分成 3 类:食糖,如蔗糖、淀粉糖等;食糖的代用品,如糖醇类;高倍甜味剂,如糖精、甜蜜素、阿斯巴甜等。食物中的碳水化合物的甜味与能量大小有一定的关系,但与食糖代用品则无关。如把蔗糖的甜度定为 1.0,主要天然和合成的糖类相对甜度和能量价值见表 1-5-3。

(三)构象和旋光性

常见的单糖是葡萄糖和果糖,他们的分子式相同,都是 $C_6H_{12}O_6$,但其构型不同。以甘油醛为标准,糖分子的构型分为 D-型和 L-型。L-糖是 D-糖的镜像异构体,在自然界中很少存在。一般情况下,两者之间的物理性质(如沸点、熔点、可溶性、黏度、颜色和外观)几乎完全一样,但在生化性质方面却截然不同。人体内的酶系统对 D-型糖发挥作用而对 L-型糖无效,同时,L-糖也不能被大部分微生物利用和被降解。

单糖有旋光性。在旋光计中,能使偏振光的平面右旋的为右旋糖,一般用(+)表示;使平面左旋的为左旋糖,用(−)表示。不是所有的 D 系糖都是右旋的。一般提到的葡萄糖,除特别指出的以外,都是 α,D(+)葡萄糖。果糖是 D

系的 β 异构体,为左旋,表示为 β,D(-)果糖。

表 1-5-3　各种糖和甜味剂的相对甜度

种类	糖或甜味剂	相对甜度
食用糖(具有一定能量)	蔗糖	1.0
	果糖	1.2
	葡萄糖	0.7
	乳糖	0.4
	转化糖	0.8
	焦糖	0.9
	高果糖玉米糖浆	1.0
食糖替代品(低能量)	山梨醇	0.6
	甘露醇	0.5
	乳糖醇	0.5
	麦芽糖醇	0.8
	木糖醇	0.8~1.0
合成甜味剂(不含能量)	糖精(低毒)	300
	安赛蜜(乙酰磺胺酸钾)	200
	Alitame(二肽蛋白糖)	2000~3000
	甜味素(天门冬氨酰苯丙氨酸甲酯)	200
	三氯蔗糖(蔗糖素)	600
	甘素	250
天然甜味剂(不含能量)	甘草甜味料	50
	叶甜素	400
	甜菊苷	100~300
	莫内林	1500
	非洲奇果蛋白	1000

二、化学性质

碳水化合物的化学性质复杂,为方便了解其共性,以单糖为例阐述。单糖的化学反应有的以环式结构进行,有的以开链结构进行。

(一)氧化还原性

单糖无论是醛糖或酮糖都可与弱的氧化剂叶伦试剂、费林试剂和本尼迪特试剂作用,生成金属或金属的低价氧化物,表明其具有还原性,所以,单糖也叫作还原糖。

单糖在酸性条件下氧化时,由于氧化剂强弱不同,氧化产物也不同。例如,葡萄糖被溴水氧化时,生成葡萄糖酸;而用强氧化剂硝酸氧化时,则生成葡萄糖二酸。溴水氧化能力较弱,它把醛糖的醛基氧化为羧基。当醛糖中加入溴水,稍加热后,溴水的棕色即可褪去,而酮糖则不被氧化,因此可用溴水来区别醛糖和酮糖。

(二)成苷作用

单糖环状半缩醛结构中的半缩醛羟基与另一分子醇或羟基作用时,脱去一分子水而生成缩醛。糖的这种缩醛称为糖苷。例如 α-和 β-D-吡喃葡萄糖的混合物,在氯化氢催化下同甲醇反应,脱水生成 α-和 β-D-甲基吡喃葡萄糖苷的混合物。苷由糖和非糖部分组成。非糖部分称为糖苷配基或苷元。糖和糖苷配基脱水后通过"氧桥"连接,这种键称为苷键。由于单糖的环式结构有 α-和 β-两种构型,所以,可生成 α-和 β-两种构型的苷。天然苷多为 β-构型。苷的名称是按其组成成分而命名,并指出苷键和糖的构型。天然苷常按其来源而用俗名。

糖苷在中性或碱性环境中较稳定,但在酸性溶液中或在酶的作用下,则水解生成糖和非糖部分。糖苷也是植物的有效成分之一,多为无色、无臭、有苦涩味的固体,但黄酮苷和蒽醌苷为黄色。苷中含有糖部分,所以在水中有一定的溶解性。苷类都有旋光性,天然苷多为左旋体。

(三)成酯作用

单糖分子中含有多个羟基,这些羟基能与酸作用生成酯。人体内的葡萄糖在酶作用下生成葡萄糖磷酸酯,如 1-磷酸吡喃葡萄糖和 6-磷酸吡喃葡萄糖等。单糖的磷酸酯在生命过程中具有重要意义,它们是人体内许多代谢的中间产物。

(四)成脎反应

单糖分子与三分子苯肼作用,生成的产物叫作糖脎。例如葡萄糖与苯肼作用,生成葡萄糖脎。无论是醛糖还是酮糖都能生成糖脎,成脎反应可以看作是 α-羟基醛或 α-羟基酮的特有反应。糖脎是难溶于水的黄色晶体。不同的脎具有特征的结晶形状和一定的熔点。常利用糖脎的这些性质可鉴别不同的糖。

(五)褐变反应(browning reaction)

该反应指糖和氨基化合物(氨基酸、肽和蛋白质的氨基)相遇,经过一系列反应生成褐色聚合物的现象。褐变反应分为非酶促如焦糖化反应、美拉德反应;酶促反应如氧和酚类化合物在酚类氧化酶作用下的反应。褐变反应是食品储藏和加工中最常见的一类反应,反应速度和过程复杂,对食品的色泽、风味、品质均有重要影响,详见第二卷食物营养卷。

第三节　消化、吸收和代谢

人类食物中含量最多的碳水化合物是淀粉,此外还有少量纤维素、果胶、蔗糖、乳糖、麦芽糖、葡萄糖及一些戊糖等。淀粉不易溶于水,不能被人体直接吸收利用。蔗糖、乳糖及麦芽糖虽然易溶于水,但也不能被直接吸收进入体内,都必须在消化道内在消化腺分泌的水解酶作用下,转变为葡萄糖和相应的其他单糖才能被吸收。非淀粉多糖,如纤维素、果胶等,因为人体消化液缺乏消化他们的水解酶,不能使之变成单糖而被吸收利用,但肠道中存在多种微生物,他们含有水解纤维素和果胶的各种酶,可将其分解被人体间接吸收。

一、消化

(一)口腔内消化

碳水化合物的消化自口腔开始。口腔分泌的唾液中含有 α-淀粉酶(α-amylase),又称唾液淀粉酶(ptyalin),唾液中还含此酶的激动剂氯离子,而且还具有此酶最合适 pH 6~7 的环境。α-淀粉酶能催化直链淀粉、支链淀粉及糖原分子中 α-1,4-糖苷键的水解,但不能水解这些分子中分支点上的 α-1,6-糖苷键及紧邻的两个 α-1,4-糖苷键。水解后的产物可有葡萄糖、麦芽糖、异麦芽糖、麦芽寡糖以及糊精等的混合物,因此,长时间咀嚼馒头、米饭等淀粉食品时,有越来越甜的感觉。

(二)胃内消化

由于食物在口腔停留时间短暂,以致唾液淀粉酶的消化作用不大。当口腔内的碳水化合物食物被唾液所含的黏蛋白粘合成团,并被吞咽而进入胃后,其中所包藏的唾液淀粉酶仍可使淀粉短时继续水解,但当胃酸及胃蛋白酶渗入食团或食团散开后,pH 下降至 1~2 时,不再适合唾液淀粉酶的作用,同时,该淀粉酶本身亦被胃蛋白酶水解破坏而完全失去活性。胃液不含任何能水解碳水化合物的酶,其所含的胃酸虽然很强,但对碳水化合物也只可能有微小或极局限的水解,故碳水化合物在胃中几乎完全没有什么消化。

(三)肠内消化

碳水化合物的消化主要是在小肠中进行。小肠内消化分肠腔消化和小肠黏膜上皮细胞表面上的消化。极少部分非淀粉多糖可在结肠内通过发酵消化。

1. 肠腔内消化　肠腔中的主要水解酶是来自胰液的 α-淀粉酶,称胰淀粉酶(amylopsin),其作用和性质与唾液淀粉酶一样,最适 pH 为 6.3~7.2,也需要氯离子作激动剂。胰淀粉酶对末端 α-1,4-糖苷键和邻近 α-1,6-糖苷键的 α-1,4-糖苷键不起作用,但可随意水解淀粉分子内部的其他 α-1,4-糖苷键。消化结果可使淀粉变成麦芽糖、麦芽三糖(约占 65%)、异麦芽糖、α-临界糊精及少量葡萄糖等。α-临界糊精是由 4~9 个葡萄糖基构成。

2. 小肠黏膜上皮细胞表面上的消化　淀粉在口腔及肠腔中消化后的上述各种中间产物,可以在小肠黏膜上皮细胞表面进一步彻底消化。小肠黏膜上皮细胞刷状缘上含有丰富的 α-糊精酶(α-dextrinase)、糖淀粉酶(glycoamy-lase)、麦芽糖酶(maltase)、异麦芽糖酶(isomaltase)、蔗糖酶(sucrase)及乳糖酶(lactase),他们彼此分工协作,最后把食物中可消化的多糖及寡糖完全消化成大量的葡萄糖及少量的果糖和半乳糖。生成的这些单糖分子均可被小肠黏膜上皮细胞吸收。

3. 结肠内消化　小肠内不被消化的碳水化合物到达结肠后,部分可被结肠菌群分解,产生氢气、甲烷气、二氧化碳和短链脂肪酸等,这一系列过程称为发酵。发酵也是消化的一种方式。所产生的气体由体循环转运经呼气和直肠排出体外,其他产物如短链脂肪酸被肠壁吸收并被机体代谢。碳水化合物在结肠发酵时,促进了肠道一些特定菌群的生长繁殖,如双歧杆菌、乳酸杆菌等,由于这些菌群对健康有益,故称之为"益生菌"。

二、吸收

碳水化合物经过消化变成单糖后才能被细胞吸收。糖吸收的主要部位是在小肠的空肠。单糖首先进入肠黏膜上皮细胞,再进入小肠壁的门静脉毛细血管,并汇合于门静脉而进入肝脏,最后进入大循环,运送到全身各个器官。在吸收过程中也可能有少量单糖经淋巴系统而进入大循环。

单糖的吸收过程不单是被动扩散吸收。戊糖可以靠被动扩散吸收,但己糖尤其是葡萄糖是一个依赖 Na⁺ 耗能的

主动吸收。在肠黏膜上皮细胞刷状缘上存在着与细胞膜结合的 Na⁺-依赖型葡萄糖转运体(Na⁺-dependent glucose transporter,SGLT),当 Na⁺ 经转运体顺浓度梯度进入小肠上皮细胞时,葡萄糖由 Na⁺ 的浓度梯度(化学势能)提供的能量,随 Na⁺ 一起逆浓度梯度被移入细胞内。当小肠细胞内的葡萄糖增高到一定程度时,葡萄糖经由小肠上皮细胞基底面单向葡萄糖转运体(unidirectional glucose transport-er)顺浓度梯度被动扩散到血液中。小肠细胞内增多的 Na⁺ 促使依赖 ATP 的钠钾泵(Na⁺-K⁺-ATP 酶)的启动,使 ATP 分解,释出的能量则将 Na⁺ 驱出细胞,以恢复上皮细胞内 Na⁺ 的浓度,从而使葡萄糖和 Na⁺ 的吸收得以不断进行(图 1-5-2)。

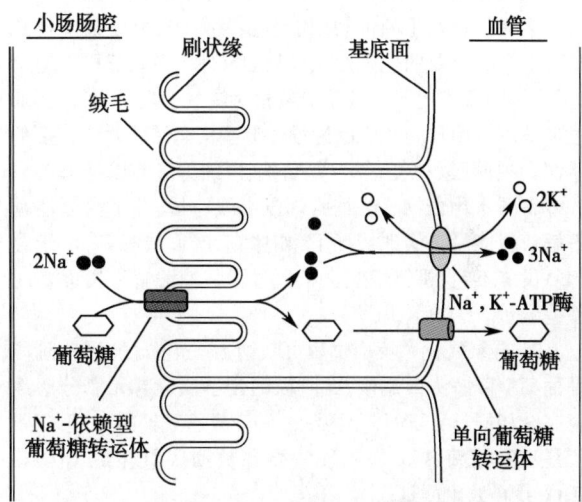

图 1-5-2　葡萄糖在小肠上皮细胞的转运

不同的 Na⁺-葡萄糖联合转运体对各种单糖的结合能力不同,有的单糖甚至完全不能与之结合,故各种单糖的相对吸收速率也就各异。根据大鼠吸收实验,如果葡萄糖的吸收速度为 100,半乳糖则为 110,果糖为 43,甘露糖为 19,木糖为 15,阿拉伯糖为 9。

三、代谢

葡萄糖吸收入血后,进入细胞代谢。葡萄糖进入细胞依赖葡萄糖转运体(glucose transporter,GLUT)。现已发现有 5 种 GLUT,分别在不同组织细胞中起作用。葡萄糖在不同类型细胞中的代谢途径有所不同。分解代谢方式在很多程度上受氧供应状况影响。在供氧充足时,葡萄糖进行有氧氧化,彻底氧化成 CO₂ 和 H₂O;在缺氧时,则进行糖酵解生成乳酸。此外,葡萄糖也可进入磷酸戊糖途径等进行代谢,以发挥不同的生理作用。葡萄糖也可合成糖原,储存在肝和肌肉组织。有些非糖物质如乳酸、丙酸等还可经糖异生途径转变为葡萄糖或糖原。

(一)分解代谢

碳水化合物在体内分解过程中,首先经糖酵解途径降解为丙酮酸,在无氧情况下,丙酮酸在胞质内还原为乳酸,这一过程称为碳水化合物的无氧氧化(anaerobic oxida-tion)。由于缺氧时葡萄糖降解为乳酸的情况与酵母菌内

葡萄糖"发酵"生成乙酸的过程相似,因而碳水化合物的无氧氧化也称为糖酵解(glycolysis)。在有氧的情况下,丙酮酸进入线粒体,氧化脱羧后进入三羧酸循环,最终被彻底氧化成二氧化碳及水,这个过程称为碳水化合物的有氧氧化(aerobic oxidation)。

1. 无氧氧化　由于葡萄糖降解到丙酮酸阶段的反应过程对于有氧氧化和糖酵解是共同的,因此把葡萄糖降解成丙酮酸阶段的具体反应过程单独地称为糖酵解途径。整个过程可分为两个阶段。第一阶段由1分子葡萄糖转变为2分子磷酸丙糖,第二阶段由磷酸丙糖生成丙酮酸。氧供应不足时,从无氧分解生成的丙酮酸在乳酸脱氢酶作用下被还原成乳酸。乳酸是葡萄糖无氧酵解的最终产物,分子小,易通过细胞膜和血管壁迅速弥散到血液内。

无氧氧化产生的可利用能量虽然有限,但在某些特殊情况下具有重要的生理意义。例如重体力劳动或剧烈运动时,肌肉因氧供应不足处于严重相对缺氧状态,这时需要通过糖酵解作用补充急需的能量。有些代谢活跃耗能较多的组织如视网膜、神经组织、肾髓质、白细胞等常以糖酵解方式降解碳水化合物。红细胞内没有线粒体,几乎完全靠糖酵解获得能量。病理情况下,如休克、严重缺氧等,由于组织氧供应不足,机体组织也可通过增强糖酵解作用而暂时获得能量。

2. 有氧氧化　反应过程可归纳为三个阶段:第一阶段是葡萄糖降解为丙酮酸,此阶段的化学反应与无氧分解途径完全相同;第二阶段是丙酮酸转变成乙酰辅酶A;第三阶段是乙酰辅酶A进入三羧酸循环被彻底氧化成CO_2和H_2O,并释放出能量。

有氧氧化是机体获取能量的主要方式。1分子葡萄糖彻底氧化可净生成36～38个ATP,是无氧酵解生成量的18～19倍。有氧氧化释放的能量不但效率高,而且可将逐步释放的能量储存于ATP分子中,因此,能量的利用率也很高。

糖的氧化过程中生成的CO_2并非都是代谢废物,有相当部分被固定于体内某些物质上,进行许多重要物质的合成代谢。例如在丙酮酸羧化酶及其辅酶生物素的催化下,丙酮酸分子可以固定CO_2生成草酰乙酸。其他一些重要物质,如嘌呤、嘧啶、脂肪酸、尿素等化合物的合成,均需以CO_2作为必不可少的原料之一。

有氧氧化过程中的多种中间产物可以使糖、脂类、蛋白质及其他许多物质发生广泛的代谢联系和互变。例如有氧氧化第一阶段生成的磷酸丙糖可转变成α-磷酸甘油;第二阶段生成的乙酰CoA可以合成脂肪酸,两者可进一步合成脂肪。有氧氧化反应过程中生成的丙酮酸、脂酰CoA、α-酮戊二酸、草酰乙酸,通过氨基酸的转氨基作用或联合脱氨基的逆行,可分别生成丙氨酸、谷氨酸及天冬氨酸,这些氨基酸又可转变成为其他多种非必需氨基酸,合成各种蛋白质。

(二) 糖原的合成和分解

消化吸收的葡萄糖或体内其他物质转变而来的葡萄糖进入肝脏和肌肉后,可分别合成肝糖原和肌糖原,此种过程称为糖原的合成作用。肝糖原可在肝脏分解为葡萄糖,此种过程称为糖原的分解作用。肌肉中因缺乏葡萄糖-6-磷

酸酶,故肌糖原不能直接分解为葡萄糖,但可通过糖酵解作用分解为乳酸,后者随血流入肝脏后,可通过糖异生作用而间接转变为葡萄糖。糖原的合成作用在体内多种组织中存在,但主要是在肝脏和肌肉中进行。饥饿12～18小时,肝糖原几乎全部分解而消耗。肌糖原只有在长时间剧烈运动后才趋于耗尽。肝糖原的分解可大量释放出葡萄糖,以维持血糖浓度和供应其他组织消耗利用;而肌糖原的分解仅限于本身提供糖酵解所需要的原料。

糖原的合成和分解作用在维持血糖相对恒定方面具有重要作用。例如,当机体处于暂时饥饿时,血糖趋于低下,这时肝糖原分解加速,及时使血糖升高恢复正常;反之,当机体饱餐后,消化吸收的葡萄糖大量进入血液循环,血糖趋于升高,这时可通过糖原合成酶的活化及磷酸化酶的活性降低,使血糖水平下降而恢复正常。

(三) 糖异生

由非碳水化合物转变为葡萄糖或糖原的过程称为糖异生(gluconeogenesis)。非碳水化合物主要是乳酸、丙酮酸、甘油、丙酸盐及生糖氨基酸。糖异生的主要场所是肝脏。肾皮质也能进行糖异生,但其量甚微,总量不到肝异生而来的1/10,只是在严重饥饿情况下,其功能才明显增强。糖异生具有重要的生理意义。

1. 保持饥饿时血糖相对稳定　饥饿时,血糖趋于下降,此时除了肝糖原大量分解外,糖异生作用开始加强。当肝糖原耗尽时,机体组织蛋白质分解而来的大量氨基酸以及由体脂分解而来的甘油等非糖物质加速转变成葡萄糖使血糖保持相对稳定,这对于主要依赖葡萄糖供能的组织维持其生理功能十分重要。如人体大脑、肾髓质、血细胞、视网膜等。

2. 促进肌乳酸的充分利用　当人体剧烈运动时,肌肉经糖酵解作用生成大量的乳酸,通过骨骼肌细胞扩散至血液,并被运送到肝脏。通过肝中强大的糖异生能力,乳酸转变为葡萄糖,又返回肌肉供肌肉糖酵解产生能量。如果糖异生途径障碍,则乳酸利用受限,可使得人体运动能力明显下降。

3. 有利于肾脏排H^+保Na^+　在长期禁食或糖尿病晚期可出现代谢性酸中毒,使血液pH降低,促使肾小管细胞中磷酸烯醇式丙酮酸羧激酶的合成加速,从而促进了糖异生作用,由此可引起谷氨酰胺脱氨。脱下的氨由肾小管细胞分泌进入管腔的肾小球滤液中,与H^+结合形成NH_4^+,随尿排出,从而降低了肾小球滤液中H^+浓度,同时替回了Na^+,如此则有助于缓解酸中毒。

(四) 其他代谢途径

1. 磷酸戊糖途径　又称戊糖旁路、一磷酸己糖途径、磷酸葡萄糖旁路或磷酸葡萄糖酸氧化途径等,也是碳水化合物的一种分解代谢途径。此种代谢途径与无氧分解和有氧氧化作用有所不同。后两者所含的脱氢反应皆以NDA^+或FAD为受氢体,生成$NADH+H^+$或$FADH_2$,再通过呼吸链氧化磷酸化作用,生成H_2O及ATP;而磷酸戊糖途径则以$NADP^+$为受氢体,所携带的氢一般不通过呼吸链氧化成水,因此不生成ATP。磷酸戊糖途径中的各种酶均存在于细胞液中,因此,与糖酵解一样,此途径也是在细胞液

中进行。

磷酸戊糖途径的生理意义主要在于提供 NADP 及核糖。体内许多还原性生物合成都需要氢离子，这些氢离子则由 NADPH+H⁺提供，因此，NADPH+H⁺参与体内许多代谢反应，例如脂肪酸、非必需氨基酸、类固醇激素等的合成。NADPH+H⁺还可以使氧化型谷胱甘肽还原成还原性谷胱甘肽，使含-SH 基的酶处于活性状态。肝脏处理药物、一些代谢物、毒物的加单氧酶体系需要 NADPH+H⁺。红细胞内血红蛋白二价铁的维持也需要 NADPH+H⁺。

D-核糖及 D-核糖衍生而来的 D-2-脱氧核糖，是机体所有组织细胞合成核苷酸及核酸必不可少的原料，但外源性来源少，必须自行更新，自体合成。磷酸戊糖途径正是体内产生和提供 D-核糖的唯一途径。

2. 糖醛酸途径　是葡萄糖醛酸途径的简称，是一条能使葡萄糖转变成葡萄糖醛酸、抗坏血酸及戊糖的代谢途径。此途径也是一条葡萄糖分解氧化的通路，与磷酸戊糖途径一样也不生成 ATP，不能提供能量，但是生成的葡萄糖醛酸及磷酸戊糖却有重要的生理功能。葡萄糖醛酸不但是体内许多黏多糖的组成成分，如透明质酸、硫酸软骨素、肝素等；也是一种重要的结合解毒剂，在肝脏中能与许多种物质结合，生成葡萄糖醛酸苷，以消除或减轻这些物质的毒性或生物活性，或改变这些物质的溶解度以易于排出体外。在代谢途径中生成的 5-磷酸木酮糖，即可进入磷酸戊糖途径，生成 5-磷酸核糖，成为合成核苷酸及核酸的重要原料。除人类、灵长类动物及豚鼠以外，其他动物可通过此代谢途径生成抗坏血酸。

3. 多元醇途径　此途径是近年来研究糖尿病患者并发白内障和神经系统障碍的机制时提出来的，是指醛糖在醛糖还原酶作用下，将醛糖还原为相应的多元醇的过程。例如，葡萄糖转变为山梨醇，半乳糖还原为半乳糖醇等。醛糖还原酶存在于许多组织内，如脂肪组织、肾上腺、肝、脑、胰、晶体等，可被含-SH 基的化合物激活。虽然醛糖还原酶对许多醛糖都有作用，但是对葡萄糖和半乳糖的亲和力较低。正常情况下生成的多元醇不多。在糖尿病患者，由于血糖水平升高，进入细胞的葡萄糖增加，在一些不受胰岛素影响的组织如脑、神经、肝、晶体等细胞，葡萄糖透入细胞内更多，因此，转变成的多元醇相应增加。晶体内增加的多元醇虽然无毒，但其通过细胞膜的速度很慢，致使局部的渗透压升高而导致白内障。如果多元醇堆积在神经组织，可使神经肿胀以致传导速度降低而出现周围神经障碍。

四、血糖及其调节

血糖(blood sugar)主要指血中葡萄糖。正常情况下，血糖含量总是保持在一定的恒定范围内，空腹全血浓度为 3.9~6.1mmol/L。当血糖浓度低于 8.88mmol/L 时，肾小管细胞几乎可以把滤入原尿中的葡萄糖全部重吸收，所以，一般检验尿糖的方法从尿中查不出糖。但是如果血糖浓度高于 8.9~10.0mmol/L 时，可出现糖尿，因此，通常将 8.9~10.0mmol/L 的浓度称为肾糖阈。血糖浓度保持相对恒定，是细胞进行正常代谢、维持器官正常功能的重要条件之一。特别是脑组织，因为糖原含量少，又主要靠糖氧化供能，因此，保持正常的血糖浓度更显得重要。

(一)血糖的来源与去路

血糖的来源主要为肠道吸收、肝糖原的分解和糖异生作用；去路主要为有氧和无氧分解、合成糖原、转变为非糖物质及随尿排出。血糖的来源与去路可概括见图 1-5-3。

(二)血糖水平的调节

血糖浓度的高低，取决于血糖的来源和去路的相对速度，其速度的调控靠体内神经系统、激素以及某些组织器官等的共同作用。

1. 激素调节

(1)胰岛素：胰岛素是由胰岛 β-细胞合成并分泌的一种活性蛋白，是体内唯一降低血糖的激素，也是重要的促进糖原、脂肪和蛋白质合成的激素。它的作用涉及肝脏、脂肪组织和肌肉三个主要代谢器官。胰岛素的分泌受血糖控制，血糖升高时立即引起胰岛素分泌，血糖降低时，胰岛素分泌即减少。胰岛素降低血糖的机制主要是：①加速肌肉和脂肪等组织细胞膜载运速度，促进血中葡萄糖进入细胞内；②通过增强磷酸二酯酶活性，降低 cAMP 水平，使糖原合成酶增强而磷酸化酶活性降低，从而加速糖原合成，抑制糖原分解；③激活丙酮酸脱氢酶活性，加速丙酮酸氧化为乙酰 CoA，从而加快糖的有氧氧化；④抑制肝肾中糖异生；⑤增强肝及脂肪细胞中磷酸戊糖途径；⑥促进糖在肝及脂肪细胞中转变成脂肪。所有这些作用都可使血中葡萄糖减少。

(2)胰高血糖素：此激素是由胰岛 α-细胞分泌的一种活性 29 肽。血糖降低或血内氨基酸水平升高可刺激胰高血糖素的分泌。胰高血糖素通过 3 种途径升高血糖：①通过激活磷酸化酶和抑制糖原合成酶活性加速肝糖原分解。实验显示，这个作用非常迅速，注射胰高血糖素 10 分钟，即

来源：　　　　　　　　　　　　　　　　　　去路：

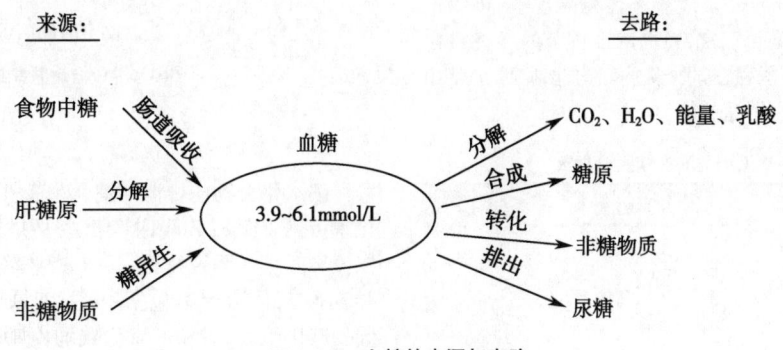

图 1-5-3　血糖的来源与去路

可使血糖升高。②促进糖原异生,不断补充葡萄糖。③激活脂肪组织内脂肪酶,促进甘油三酯的分解,使血中脂肪酸水平升高,并促进酮体生成,这两者都可抑制周围组织摄取葡萄糖,间接使血糖升高。

（3）糖皮质激素:此激素升高血糖的机制有两个方面。其一是抑制肝外组织摄取利用葡萄糖,抑制点是丙酮酸的氧化脱羧,从而使血糖去路减少;其二是促进肌肉蛋白质分解,分解产生的氨基酸转移到肝脏进行糖异生,以增加血糖的来源。

（4）肾上腺素:注射肾上腺素可使血糖迅速升高,并持续较长时间,表明此激素也能升高血糖。其作用机制是通过加速糖原分解,增加血糖来源。

2. 组织器官调节　组织细胞膜上的葡萄糖转运体（GLUT）和血糖浓度有密切关系。在正常血糖浓度情况下,各组织细胞通过细胞膜上的 GLUT1 和 GLUT3 摄取葡萄糖作为能量来源;当血糖浓度过高时,肝细胞膜上的 GLUT2 起作用,快速摄取过多的葡萄糖进入肝细胞,通过肝糖原合成来降低血糖浓度;同时通过刺激胰岛素分泌,导致肌肉和脂肪组织细胞膜上 GLUT4 的量迅速增加,加快对血液中葡萄糖的吸收,合成肌糖原或转变成脂肪储存起来。当血糖浓度偏低时,肝脏通过糖原分解和糖异生来升高血糖浓度。

3. 食物调节　不同类型的碳水化合物,可产生不同的血糖反应。淀粉食物中的快消化的成分如游离葡萄糖、蔗糖中的葡萄糖等可以很快在小肠吸收并升高血糖水平;而一些抗性淀粉、寡糖或其他形式的膳食纤维,在小肠内不吸收,可以进入结肠经细菌发酵后再吸收,对血糖的应答缓慢而平稳。为此,加拿大多 D. J. A. 勒克斯（David J. A. Jenkins）博士提出了食物血糖生成指数（glycemic index,GI）的概念,即指进食含 50g 可利用碳水化合物的食物后,一段时间内（≥2 小时）血糖应答曲线下面积相比空腹时的增幅除以进食含等量可利用碳水化合物的参考食物（葡萄糖）后相应的增幅,以百分数表示。血糖生成指数高的食物或膳食,表示进入胃肠后消化快、吸收完全,葡萄糖迅速进入血液;反之则表示在胃肠内停留时间长,释放缓慢,葡萄糖进入血液后峰值低,下降速度慢。常见糖和食物的血糖生成指数见表 1-5-4 和表 1-5-5。

（三）糖耐现象

在正常情况下,人体一次摄入大量糖时,其血糖浓度仅暂时升高,而且很快恢复正常值,这种现象称为糖耐现象或称糖耐量（glucose tolerance）。观察人体糖耐现象,可以推知机体内糖代谢过程是否正常,血糖浓度调节的各种机构是否健全,机体是否可能存在某种疾病。为此,临床上常用糖耐量试验鉴定机体利用糖的能力。

表 1-5-4　常见糖类的血糖生成指数

食物	GI	食物	GI
葡萄糖	100	麦芽糖	105
蔗糖	65	绵白糖	84
果糖	23	蜂蜜	73
乳糖	46	巧克力	49

表 1-5-5　常见食物的血糖生成指数

食物名称	GI	食物名称	GI
馒头（富强粉）	88	香蕉	52
甘薯（红,煮）	77	猕猴桃	52
土豆（煮）	66	山药	51
面条（挂面,富强粉）	55	酸奶（加糖）	48
大米（粳米）	82	牛奶	28
烙饼	80	柑（橘子）	43
苕粉	35	葡萄	43
南瓜	75	柚子	25
油条	75	梨	36
荞麦面条	59	苹果	36
西瓜	72	藕粉	33
小米（煮）	71	鲜桃	28
胡萝卜	71	扁豆	38
玉米面（煮）	68	绿豆	27
玉米片	79	四季豆	27
大麦粉	66	面包	70
菠萝	66	可乐	40
闲趣饼干	47	大豆	18
荞麦	54	花生	14
甘薯（生）	54		

糖耐量试验的方法为:成年人被试者在清晨抽血测定空腹血糖浓度,然后一次服用 75g（儿童按每公斤体重 1.75g 计算,总量不超过 75g）无水葡萄糖,隔 0.5 小时、1 小时、2 小时各测定血糖一次。以时间为横坐标,血糖浓度为纵坐标,绘成曲线如图 1-5-4,此曲线一般称糖耐量曲线。正常人在食入大量糖后,血糖在 0.5 或 1 小时左右至高峰,以后逐渐下降,一般在 2 小时后可恢复至正常。糖尿病患者除空腹血糖高于正常外,在摄入葡萄糖后,血糖浓度急剧上升,在 2 小时后仍高于正常。这是由于糖尿病患者的胰岛素分泌不足或作用减弱,因此,对葡萄糖的耐量降低。

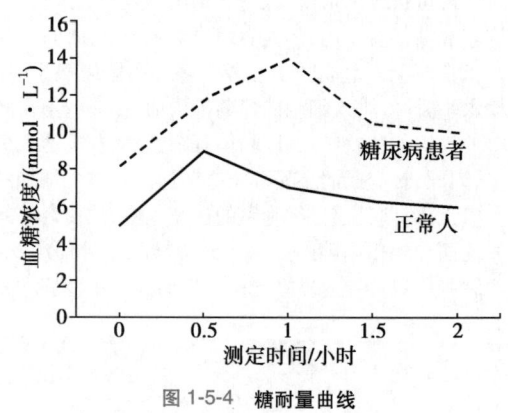

图 1-5-4　糖耐量曲线

五、排泄

碳水化合物的排泄与消化率有关。其中糖、淀粉的消化率可达 100%;其代谢产物主要是二氧化碳和水,可经尿液和呼气或肠道排出。一般膳食纤维的消化率为 0 到 80% 不等,代谢产物包括甲烷、氢,短链脂肪酸和二氧化碳。其中甲烷、氢和二氧化碳均由呼气和直肠排出,短链脂肪酸可在结肠重吸收或部分随粪便排出。所以抗消化的碳水化合物（膳食纤维）在体内能量贡献值较低，平均为8kJ（2kcal/g）。

第四节　生 理 功 能

碳水化合物是生命细胞结构的主要成分及主要供能物质，并且有调节细胞活动的重要功能。机体中碳水化合物的存在形式主要有三种，即葡萄糖、糖原和含糖的复合物。碳水化合物的生理功能与其摄入食物的碳水化合物种类和在机体内存在的形式有关。

一、提供和储存能量

膳食碳水化合物是人类获取能量的最经济和最主要的来源。每克葡萄糖在体内氧化可以产生16.7kJ（4kcal）的能量。在我国维持人体健康所需要的能量中，55%~65%由碳水化合物提供。糖原是肌肉和肝脏碳水化合物的储存形式，肝脏约储存机体内1/3的糖原。一旦机体需要，肝脏中的糖原即将分解为葡萄糖以提供能量。碳水化合物在体内释放能量较快，供能也快，是神经系统和心肌的主要能源，也是肌肉活动时的主要燃料，对维持神经系统和心脏的正常供能、增强耐力、提高工作效率都有重要意义。成年人组织中糖和糖原的含量见表1-5-6。

表1-5-6　成年人组织中糖和糖原的含量

组织	/%	/g
肌肉糖原	0.07	245
肝糖原	6.00	108
血液和细胞外液中的糖	0.08	17
总机体碳水化合物	-	370

二、构成组织及重要生理功能的物质

碳水化合物是构成机体组织的重要物质，并参与细胞的组成和多种活动。每个细胞都有碳水化合物，其含量约为2%~10%，主要以糖脂、糖蛋白和蛋白多糖的形式存在，分布在细胞膜、细胞器膜、细胞质以及细胞间基质中。糖和脂形成的糖脂是细胞与神经组织的结构成分之一。除了每个细胞都有碳水化合物外，糖结合物还广泛存在于各组织中。脑和神经组织中含大量糖脂，主要分布在髓鞘上。肾上腺、胃、脾、肝、肺、胸腺、视网膜、红细胞、白细胞等都含糖脂；糖与蛋白质结合生成的糖蛋白如黏蛋白与类黏蛋白，是构成软骨、骨骼、眼球的角膜、玻璃体的组成分；消化道、呼吸道分泌的黏液中有糖蛋白。骨和腱中的类黏蛋白，血浆中的前白蛋白、α1-、α2-、β-、γ-球蛋白、凝血酶原、纤维蛋白原、运铁蛋白，激素中的甲状腺素、促甲状腺激素、促红细胞生成素，酶中的蛋白酶、核酸酶、糖苷酶、水解酶等都是糖蛋白。蛋白多糖则存在于骨、软骨、肌腱、韧带、角膜、皮肤、血管、脐带、关节液、玻璃液中。结缔组织的细胞间基质，主要是由胶原和蛋白多糖所组成。核糖核酸和脱氧核糖核酸二种重要生命物质均含有D-核糖，即5碳醛糖；一些具有重要生理功能的物质，如抗体、酶和激素的组成成分，也需碳水化合物参与。

三、节约蛋白质作用

机体需要的能量，主要由碳水化合物提供，当膳食中碳水化合物供应不足时，机体为了满足自身对葡萄糖的需要，则通过糖异生作用产生葡萄糖，供给能量；而当摄入足够量的碳水化合物时则能预防体内或膳食蛋白质消耗，不需要动用蛋白质来供能，故称碳水化合物的节约蛋白质作用（sparing protein action）。碳水化合物供应充足，体内有足够的ATP产生，也有利于氨基酸的主动转运。

四、抗生酮作用

脂肪在体内分解代谢，需要葡萄糖的协同作用。脂肪酸被分解所产生的乙酰基需要与草酰乙酸结合进入三羧酸循环，而最终被彻底氧化和分解产生能量。当膳食中碳水化合物供应不足时，草酰乙酸供应相应减少；而体内脂肪或食物脂肪被动员并加速分解为脂肪酸供应能量。这一代谢过程中，由于草酰乙酸不足，脂肪酸不能彻底氧化而产生过多的酮体，酮体不能及时被氧化而在体内蓄积，以致产生酮血症和酮尿症。膳食中充足的碳水化合物可以防止上述现象的发生，因此称为碳水化合物的抗生酮作用（antiketogenesis）。

五、解毒作用

经糖醛酸途径生成的葡萄糖醛酸，是体内一种重要的结合解毒剂，在肝脏中能与许多有害物质如细菌毒素、酒精、砷等结合，以消除或减轻这些物质的毒性或生物活性，从而起到解毒作用。

最近的研究证实，不消化的碳水化合物在肠道菌的作用下发酵所产生的短链脂肪酸（short chain fatty acid，SCFA）有着广泛的解毒或者保健作用。非离子化酸性SCFA的生成可促进Na^+-H^+交换，刺激Na^+的吸收；丁酸还通过产能提供ATP增加细胞内CO_2，经碳酸酐酶作用产生H^+而促进Na^+-H^+交换；Na^+的吸收又刺激了SCFA的吸收。结肠黏膜上皮细胞对Na^+吸收增加，继之增加水的吸收，这正是由饮食性纤维生成的SCFA具有抗腹泻作用这一假设的理论依据。

与对正常结肠上皮细胞的增殖刺激作用相反，SCFA（尤其是丁酸）在体外抑制结、直肠肿瘤细胞的生长。丁酸还抑制由1,2-二甲肼（DMH）致癌物诱导的大鼠结肠肿瘤的生长，明显降低结肠癌的发生。对于蛋白质和脂肪的分解产物如各种胺、氨和胆酸等有抑制作用。

六、增强肠道功能

非淀粉多糖类如纤维素和果胶、抗性淀粉、功能性低聚糖等抗消化的碳水化合物，虽不能在小肠消化吸收，但刺激肠道蠕动，增加了结肠的发酵，发酵产生的短链脂肪酸有助于正常消化和增加排便量。

许多研究已证实，某些不消化的碳水化合物在结肠发酵，可有选择性的刺激肠道菌的生长，特别是某些有益菌群的增殖，如乳酸杆菌、双歧杆菌。益生菌不仅可增强了人体消化系统功能，还有抑制有害菌的生长、清除有害菌产生的毒素等，以减少肠道可能出现的健康风险，维持肠道健康。

这些不消化的碳水化合物常被称为"益生元"（prebiotics）。

第五节　缺乏与过量

碳水化合物缺乏或过量摄入均会干扰人体正常的营养素代谢，进而对人体健康产生不良影响。例如，碳水化合物缺乏时，可使体内糖异生反应增强，导致酮症酸中毒；反之，碳水化合物摄入过多，可对血脂浓度产生明显影响，使心血管疾患发生的危险性增加。

一、缺乏

人体碳水化合物缺乏，大都发生在饥饿、禁食或某些病理状态下。当细胞中的碳水化合物储备（如糖原）耗竭时，为了维持血糖浓度的稳定和满足脑部的供能，体内的糖异生反应得到激活，脂肪动员加强，大量的脂肪酸经过 β-氧化提供能量的同时产生酮体，导致酮症酸中毒。治疗儿童癫痫的生酮饮食具有非常低的碳水化合物含量（4%E～10%E），长期进食这种饮食，会引起严重酸中毒、便秘和其他营养素缺乏。酮体的积累也被证实是血管和组织损伤的潜在因素。

动物研究表明，缺乏碳水化合物的饮食可引起后代高死亡率和低出生体重，甚至死胎。在正常人群中完全缺乏碳水化合物的膳食或缺乏碳水化合物症状是不存在的。偶尔的低血糖也可以很容易得到纠正；日常利用低碳膳食减肥人群，可以观察到呕吐、便秘和口臭等症状。

二、过量

碳水化合物的摄入量对血脂、低密度脂蛋白胆固醇浓度有明显影响。过量的碳水化合物摄入可引起机体碳水化合物氧化率增加。长期摄入高碳水化合物可对糖尿病发生和发展产生不利影响。有干预实验的数据表明，增加碳水化合物的摄入量（30%E～70%E）代替代脂肪（50%E～18%E，但饱和脂肪保持<10%）时，能引起血浆高密度脂蛋白胆固醇下降和血浆甘油三酯水平升高。2009 年 Kodama 等的 19 个干预研究 Meta 分析，也证明高碳水化合物（55%E～73%E）和低脂（10%E～22%E）膳食，可提高血脂含量 13%，增加心血管疾患发生的危险。

第六节　膳食碳水化合物参考摄入量

碳水化合物的膳食参考摄入量有两种表示方法，一是用摄入膳食碳水化合物所提供的能量占总能量的百分比（供能比，%E）表示；另一种以质量单位表示。碳水化合物、蛋白质和脂肪是人体必需的三种产能营养素，其三者摄入比例不仅影响微量营养素的摄入状况，而且会增加非传染性慢性病的发生风险，因此，对碳水化合物的供能比提出了摄入的下限和上限，即宏量营养素可接受范围（AMDR）。碳水化合物的供能比是在考虑充分摄入蛋白质和适量摄入脂类后，由总能量减去蛋白质和脂质提供的能量差计算出来的。碳水化合物的推荐摄入量（RNI）则是在确定碳水化合物的平均需要量（EAR）的基础上，加上个体差异所需要的量制定的。

碳水化合物的适宜摄入范围仍有待深入研究，各国际组织推荐摄入量也不一致。WHO 在 2003 年提出碳水化合物（包含膳食纤维）的摄入目标为总能量的 55%E～75%E。2007 年，FAO/WHO 专家组修订为 50%E～75%E。考虑到添加糖对体重的影响，WHO 建议添加糖的摄入量应小于总能量的 10%。2012 年，北欧五国（挪威、芬兰、爱尔兰、丹麦、瑞典）重新评估了膳食纤维和碳水化合物的需要，将碳水化合物的膳食摄入从 2004 年的 50%E～60%E 调整为 40%E～60%E。日本在 2015 年新修订膳食营养素参考摄入量时，将 1 岁以上人群碳水化合物的推荐量修订为 50%E～65%E。美国根据碳水化合物对肥胖、冠心病、血脂及糖耐量的影响，进行风险评估，将总碳水化合物的 AMDR 定为 45%E～65%E。考虑到添加糖增加了摄入能量、影响了食物中微量营养素的摄取，建议添加糖的摄入量应小于总能量的 25%E。

除了 AMDR 外，也有国家还制定了膳食碳水化合物的适宜摄入量（AI）或 RNI。美国依据大脑葡萄糖利用情况，将 1 岁以上儿童及成年人的碳水化合物 EAR 定为 100g/d，变异系数设定为 15%，将 RDA 制定为 130g/d。婴儿依据摄入的乳汁量和添加的食品量确定 AI 值。0～6 月龄婴儿为 60g/d，7～12 月龄婴儿为 95g/d。孕妇的 RDA 在未孕的基础上增加 45g/d（175g/d），乳母增加 75g/d（210g/d）。

根据我国研究资料并参考国外研究结果，中国营养学会在 2013 年也对中国居民膳食碳水化合物参考摄入量进行了修订。

一、婴儿

母乳是 6 个月内婴儿的最佳食物来源，能够满足其全部的营养需要。母乳中碳水化合物含量基本稳定，与乳母膳食摄入量关系变化不大。母乳中的碳水化合物主要以乳糖为主，因此，可根据母乳中乳糖含量和婴儿摄入量计算出碳水化合物的 AI 值。我国调查资料显示，整个泌乳期乳糖含量为 7.5～8.0g/100g（平均值大约 7.8g/100g），6 个月内的婴儿平均每天摄取 780g 的母乳，由此计算得出含有大约 60g（7.8×780÷100）的碳水化合物，故制定 0～6 个月婴儿的碳水化合物的适宜摄入量（AI）为 60g/d，此值与美国制定的值一致。

6 个月后，婴儿除了母乳外，有了辅食添加，因此，碳水化合物量的 AI 值应由母乳和添加辅食中的碳水化合物的量来确定。由于我国缺乏辅食中碳水化合物的数据，因此，根据小婴儿 AI 值 60g 为基础，采用代谢体重法推算，得到 7～12 月龄的婴儿 AI 为 82g/d，修约为 85g/d。此值略低于美国和加拿大提出的值（95g/d）。

二、儿童和成年人

（一）RNI

人体对碳水化合物需要量与葡萄糖的氧化分解率、满足神经系统组织的需要、糖异生及不可逆的蛋白质和氮损失量、避免酮症酸中毒以及相关疾病风险以及人体内源性的产生和能量消耗等诸多因素有关，其中以满足神经系统组织需要量的因素最为重要。目前，碳水化合物膳食参考摄入量的制定主要以脑组织的需要量作为主要依据。国外研究结果显示,不同年龄人群的脑组织对葡萄糖的消耗是不同的(表 1-5-7)。

表 1-5-7　估计的脑中葡萄糖的消耗

	体重/kg	脑重/g	葡萄糖的消耗	
			/g·(kg·d)⁻¹	/g·d⁻¹
新生儿	3.2	399	11.5	37
1 岁	10	997	10.1	101
5 岁	19	1266	6.8	129
青少年	50	1360	2.7	135
成年人	70	1400	1.4	98

参考国外研究资料,以满足体内糖原消耗和脑组织需要为目标,中国营养学会将 1 岁以上人群(11~18 岁青少年除外)碳水化合物的 EAR 确定为 100g,变异系数 10%,建议 RNI 制定为 120g;其中 11~18 岁青少年 EAR 为 125g,变异系数 10%,建议 RNI 为 150g。孕妇和乳母的研究资料较少,通常以满足胎儿脑发育的需要和哺乳期间每日分泌乳中乳糖量分别加上孕妇和乳母自身的需要推算获得,制定孕妇为 130g,乳母为 160g。上述结果与美国制定的 RDA 类似。

膳食纤维研究资料不足以制定 RNI,参考国内外资料,制定 AI 为 25~30 g/d,详见膳食纤维章。

（二）AMDR

参考近年国外碳水化合物参考摄入量修订情况和碳水化合物与疾病的关系,在确定蛋白质和脂肪的摄入量的基础上,由总能量减去蛋白质和脂类提供的能量差后,并考虑到目前我国居民实际碳水化合物的量,修订 1 岁以上人群膳食碳水化合物的 AMDR 为 50%E~65%E。与旧版 DRIs 比较,下限降低了 5%E,上限未变。

添加糖采用了 WHO 的建议,制定 1 岁以上人群(包括孕妇和乳母)添加糖的 AMDR≤10%E(≤50g/d)。

（三）UL

由于制定了碳水化合物 AMDR,因此未制定 UL。
中国居民膳食碳水化合物参考摄入量见表 1-5-8。

表 1-5-8　膳食碳水化合物参考摄入量

人群	总碳水化合物		添加糖	
	RNI/ (g·d⁻¹)	AMDR/ %E	AMDR/ %E	AMDR/ (g·d⁻¹)
0 岁~	60g(AI)	—	—	—
0.5 岁~	85g(AI)	—	—	—
1 岁~	120	50~65	≤10	≤50
4 岁~	120	50~65	≤10	≤50
7 岁~	120	50~65	≤10	≤50
11 岁~	150	50~65	≤10	≤50
14 岁~	150	50~65	≤10	≤50
18 岁~	120	50~65	≤10	≤50
孕妇	130	50~65	≤10	≤50
乳母	160	50~65	≤10	≤50

第七节　主要食物来源

碳水化合物主要来自粮谷类和薯类。谷类一般含碳水化合物 60%~80%,薯类含量为 15%~29%,豆类为 40%~60%。单糖和双糖的来源主要是蔗糖、糖果、甜食、糕点、甜味水果、含糖饮料和蜂蜜等。碳水化合物主要食物来源详见第二卷食物营养。

乳糖是哺乳动物乳腺分泌的一种特有的碳水化合物,一般仅存在于乳制品中。乳糖在不同动物的乳中含量略有不同,常见的几种动物乳中的乳糖浓度:人乳为 7.0%;牛乳为 4.7%;马乳为 2.6%;绵羊乳为 4.4%;山羊乳为 4.6%。

（郭俊生　杨月欣）

参 考 文 献

1. 中国营养学会. 中国居民膳食指南(2016). 北京:人民卫生出版社,2016.
2. 杨月欣. 食物血糖生成指数. 北京:北京大学出版社,2014.
3. 中国营养学会. 中国居民膳食营养素参考摄入量(2013 版). 北京:科学出版社,2014.
4. 中国营养学会. 营养科学词典. 北京:中国轻工业出版社,2013.
5. 杨月欣,王光亚,潘兴昌. 中国食物成分表. 第 2 版. 北京:北京大学出版社,2009.
6. 陈诗书. 医用生物化学. 北京:科学出版社,2005.
7. 查锡良. 生物化学. 第 7 版. 北京:人民卫生出版社,2010.
8. 葛可佑. 中国科学全书. 北京:人民卫生出版社,2004.
9. 江蕙芸,陈红慧,王艳华,等. 南宁市乳母乳汁中营养素含量分析. 广西医科大学学报,2005,22(5):690-692.
10. 王文广,殷太安,陈学存,等. 北京市城乡乳母的营养状况、乳成分、乳量及婴儿生长发育关系的研究. 营养学报,1987,9(4):338-343.
11. Barclay AW,Petocz P,McMillan-Price J,et al. Glycemic index, glycemic load, and chronic disease risk, a meta-analysis ofobservational studies. Am J Clin Nutr,2008,87(3):627-637.
12. Kodama S,Saito K,Tanaka S,et al. Cardiorespiratory fitness as a quantitative predictor of all-cause mortality and cardiovascular events in healthy men and women:a meta-analysis. JAMA,2009, 301(19):2024-2035.
13. Livesey G,Elia M. Short chain fatty acids as an energy source in the colon:metabolism and clinical implication. In Physiological and Clinical Aspects of Short chain fatty acids Cambridge. Cambridge University,1995:472-482.
14. Mente A,de Koning L,Shannon HS,et al. A systematic review of the evidence supporting a causal link between dietary factors and coronary heart disease. Archives of Internal Medicine, 2009, 169 (7):659-669.
15. Kalhan SC,Kiliç I. Carbohydrate as nutrient in the infant and child: range of acceptable intake. Eur J Clin Nutr,1999,53,Suppl 1:S94-S100.

第六章

能　量

能量(energy)是维持生命活动的必要条件。人体在生命活动过程中不断从外界环境中摄取食物,获得必需的营养物质,其中包括碳水化合物、脂肪和蛋白质这三大营养素。三大营养素经消化转变成可吸收的小分子营养物质,它们在细胞内经过合成代谢构成机体组成成分或更新衰老的组织;同时,经过分解代谢成小分子产物,并释放出所蕴藏的化学能。这些化学能经过转化便成为生命活动过程中各种能量的来源,以维持机体代谢、神经传导、呼吸、循环及肌肉收缩等功能,产能过程中释放的热量用以维持体温。机体在物质代谢过程中所伴随的能量释放、转移和利用构成了整个能量代谢过程,是生命活动的基本特征之一。

能量代谢的研究最早开始于17~18世纪德国化学家Becher和普鲁士王的御医Stahl的"燃素说",提出可燃的物体中含有燃素,通过燃烧作用放出燃素,动物借此保持体温。此后,18~19世纪,拉瓦锡建立了燃烧的氧化理论,否定了燃素说,证明了呼吸过程中要消耗氧并产生二氧化碳,从此对呼吸生理和能量代谢的机制有了正确的认识。1842年,德国化学家Liebig首次提出碳水化合物、脂肪和蛋白质同样可以被机体氧化,纠正了Lavoisier认为只有碳和氢可以被氧化的错误观点。19世纪后期,德国生理学家Voit精确测量了哺乳动物(包括人)机体总的新陈代谢,促进了关于代谢的生理学研究,并为现代营养科学打下基础。Voit还与德国化学家Pettenkofer建成一个可供人体实验的"呼吸室",可准确地测量食物的摄入和排泄、氧气的消耗、二氧化碳和热的产生等,精确测定了人体的能量需要,证明了能量守恒定律亦适用于活动机体。1892年美国农业化学家阿特沃特(Atwater)和物理学教授Rose制成了一台Atwater-Rose热量计,使测量不同食物的热值成为可能。20世纪初,测定呼吸时消耗的O_2和排出的CO_2的气体分析仪诞生,使气体代谢的研究方法取得飞速进展。在20世纪80年代"双标记水"技术的应用,开创了人体自由活动能量消耗测定新技术。

第一节　能量来源

一切生命活动都需要能量,如物质代谢的合成反应、肌肉收缩、腺体分泌等。而这些能量主要来源于食物。已知,生物的能量来源于太阳的辐射能。其中,植物借助叶绿素的功能吸收利用太阳辐射能,通过光合作用将二氧化碳和水合成碳水化合物;同时,植物还可以吸收利用太阳辐射能合成脂肪、蛋白质。而动物在食用植物时,实际上是从植物间接吸收利用太阳辐射能,人类则是通过摄取动、植物性食

物获得所需的能量。动、植物性食物中所含的营养素可分为五大类:碳水化合物、脂肪、蛋白质、矿物质和维生素。其中,碳水化合物、脂肪和蛋白质经体内氧化可释放能量。这些在体内代谢过程中能够产生能量的营养素称为"产能营养素(energy source nutrient)"或能源物质。

一、能量单位

"能"在自然界的存在形式有太阳能、化学能、机械能和电能。为了计量上的方便,对各种不同存在形式的"能"需要制定一个统一的单位,国际上通用的能量单位(energy unit)是焦耳(joule,J)、千焦耳(kilo joule,kJ)和兆焦耳(mega joule,MJ)。营养学以前习惯使用的能量单位是卡(calorie,cal)和千卡(kilocalorie,kcal)。1J指1牛顿力把1kg物体移动1m所需要的能量。1kcal指1000g纯水的温度由15℃上升到16℃所需要的能量。两种能量单位的换算如下:

$1J = 0.239cal$ 　　$1kJ = 1000J = 0.23kcal$
$1cal = 4.184J$ 　　$1kcal = 4.184kJ$
$1MJ = 1000kJ = 239kcal$
$1000kcal = 4.184MJ$

二、产能营养素

人体所需要的能量主要来源于动物性和植物性食物中的碳水化合物、脂肪和蛋白质三种产能营养素。这些能源物质中蕴藏的化学能,经过生物氧化,生成三磷酸腺苷(adenosine triphosphate,ATP),供给机体能量。

(一)碳水化合物

碳水化合物是机体的重要能量来源。我国居民所摄取的食物中,碳水化合物的比重最大。目前建议机体所需能量的50%~65%由食物中的碳水化合物提供。食物中的碳水化合物,经过消化生成葡萄糖、果糖等单糖,吸收并贮存体内,在需要时进行分解,给机体供能。

葡萄糖是机体最主要的能源物质,根据氧供应的情况,机体内葡萄糖的分解供能途径会有不同。在氧供应不足时,葡萄糖在细胞质中进行无氧酵解,又称糖酵解。通过糖酵解,1分子葡萄糖分解生成2分子的乳酸,并生成2分子的ATP。在氧供应充足时,葡萄糖进行有氧氧化,先在细胞质分解为丙酮酸,再进入线粒体转变为乙酰辅酶A,经过三羧酸循环继续分解并释放能量,经过有氧氧化,1分子葡萄糖生成6分子的二氧化碳和6分子的水,并产生30~32个ATP。三羧酸循环是糖、脂肪和蛋白质氧化供能的最终共同通路。在一般生理情况下,绝大多数组织、细胞有足够的

氧供应,能够通过碳水化合物的有氧氧化获得能量。碳水化合物的无氧酵解尽管所释放的能量很少,但在人体处于缺氧状况下则极为重要,因为这是人体的营养物质唯一不需氧的供能途径。例如,在剧烈运动时,骨骼肌的耗氧量大幅度增加,此时骨骼肌处于相对缺氧状态,这就需要依靠碳水化合物的无氧酵解来供给能量。

(二)脂肪

在机体代谢需要(如饥饿)时,体内贮存的脂肪迅速分解为甘油和脂肪酸,经血液输送到各组织、细胞以供利用。甘油经过体内生物转化为磷酸二羟丙酮,可通过糖酵解或有氧氧化供能,也可在肝脏经过糖异生转变为糖或糖原。脂肪酸在细胞液中转变为脂酰辅酶 A,然后进入线粒体反复进行 β 氧化,生成乙酰辅酶 A 进入三羧酸循环彻底氧化供能。脂肪氧化可释放大量的能量,1 分子软脂酸氧化释放的能量可净生成 129 个 ATP,每克脂肪氧化分解释放的能量,约为每克糖氧化释放能量的 2 倍。

(三)蛋白质

人体在一般情况下,主要利用碳水化合物和脂肪氧化供能。但在某些特殊情况下,机体所需能源物质供给不足,如长期不能进食或消耗量过大时,体内的糖原和贮存脂肪已大量消耗之后,才依靠组织蛋白质分解产生氨基酸来获得能量。体内的氨基酸在肝脏转化为 α-酮酸、胺类及二氧化碳。α-酮酸可经过三羧酸循环氧化,生成水和二氧化碳,释放能量,也可以转变为糖、脂类等,一些未代谢的成分以尿素或尿酸的形式排出体外,所以,蛋白质在体内氧化时释放的能量低于体外燃烧释放的能量。

三、食物的能量系数

每克产能营养素在体内氧化所产生的能量值,称为"食物的能量系数"(food energy conversion factor),以前也称"食物的热价"(thermal equivalent of food)或"生理卡价"(physiological energy value of food),食物的能量系数,是经体外燃烧实验推算而得。

物质在体外燃烧时所释放出的能量,称为燃烧热,又称燃烧能量。食物可在体外燃烧,也可在体内氧化。体外燃烧和体内氧化的化学本质是一致的,食物在体内氧化亦可放出燃烧热。每克产能营养素在体外燃烧时,所产生的能量值称为"物理卡价(physical energy value of food)"。

物质的燃烧与其分子组成有密切关系。例如,碳燃烧变成 CO_2 时,每克产生能量 33.8kJ(8.08kcal);氢燃烧变为 H_2O 时,每克产生能量 144.3kJ(34.5kcal)。

碳氢化合物是由碳和氢两种元素组成;其燃烧能量,与碳和氢分别燃烧放出的能量相等。所以,碳氢化合物的燃烧能可根据碳和氢的含量计算。

碳水化合物和脂肪除含碳和氢外还含有氧。换言之,在碳水化合物及脂肪所含的碳和氢中,已被所含的氧所氧化(即燃烧)。所以计算碳水化合物及脂肪燃烧能量时,不能单独根据碳和氢的含量,还必须同时考虑氧的含量。例如,100g 葡萄糖含 C 40g、H 6.7g、O 53.3g;若根据碳和氢的含量计算,则 100g 葡萄糖的燃烧能量为:

40×33.8kJ(8.08kcal) + 6.7×144.3kJ(34.5kcal) = 2319.6kJ(554.4kcal)

但根据实验,100g 葡萄糖燃烧时仅能释放 1569kJ(375 kcal)能量。两者不同,就是因为葡萄糖所含的碳和氢,已有一部分被其所含的氧氧化的缘故。蛋白质除含碳、氢、氧外,还含氮及硫、磷等。在体外燃烧时碳变为 CO_2;氢变为 H_2O;氮变为 NH_3、N_2、NO_2 等;硫变为 SO_3。氮燃烧时需氧不多,放出能量较少;硫含量较少,燃烧时放出能量不多;故这两种元素的燃烧能量可以忽略不算。

食物的燃烧能量通常采用"量热仪"测定。1892 年,美国农业化学家阿特沃特(Atwater, W. O. 1844—1907)和物理学教授罗沙(Rose, E. B.)研制出了第一台 Atwater-Rose 量热仪,使测量不同食物的热量值成为可能。Atwater 在 1896 年编制的食物热值表至今仍在全世界广为应用。目前,食物燃烧能量可用自动弹式量热仪测定,其原理是将定量的食物或产能营养素样品放于耐热耐腐蚀的坩埚上,将坩埚置于密封的不锈钢的氧弹中,然后紧闭氧弹,充入氧气至一定压力;置氧弹于量热仪中,点燃测试样品,其完全燃烧后的燃烧能量由弹筒壁传导给内筒水,根据水温的上升和量热系统的热容量,计算出样品的产热量(燃烧能量)。

四、食物在体内的产能

产能营养素在体内的燃烧(生物氧化)过程和在体外的燃烧过程不尽相同,体外燃烧是在氧作用下完成的,化学反应激烈,伴随着光和热;体内氧化是在酶的作用下缓慢进行的,比较温和;特别是最终产物不完全相同,所以产生的能量也不完全相同。据用"量热仪"测定,1g 碳水化合物在体外燃烧时平均产生能量 17.15kJ(4.1kcal);1g 脂肪平均产能 39.54kJ(9.45kcal);1g 蛋白质平均产能 23.64kJ(5.65kcal)。在体内氧化时,碳水化合物和脂肪,与体外燃烧时的最终产物都为二氧化碳和水,所产生的能量相同。蛋白质在体内氧化时的最终产物为二氧化碳、水、尿素、肌酐及其他含氮有机物;而在体外燃烧时的最终产物则为二氧化碳、水、氨和氮等,体内氧化不如体外燃烧完全。若将 1g 蛋白质在体内氧化的最终产物收集起来,继续在体外燃烧,还可产生能量 5.44kJ(1.3kcal)。如果用"量热仪"体外燃烧试验推算体内氧化产生的能量值应为:1g 碳水化合物为 17.15kJ(4.1kcal),1g 脂肪为 39.54kJ(9.45kcal),1g 蛋白质则为 23.64-5.44=18.2kJ(4.35kcal)。

食物中的营养素在人体不能 100% 消化和吸收,会有一些能量通过粪便排出体外。这与食物本身的情况(如营养素的含量、食物的基质等)、食物的加工及人体的生理状态(如疾病等)都有关。此外,蛋白中的一些能量以尿素、肌酐等形式通过尿液排出体外。一般混合膳食中碳水化合物、脂肪和蛋白质的吸收率分别按 98%、95% 和 92% 计算。所以,三种产能营养素在体内氧化,可被人体实际利用的能量为:

1g 碳水化合物:17.15kJ×98% = 16.81kJ(4.0kcal)

1g 脂肪:39.54kJ×95% = 37.56kJ(9.0kcal)

1g 蛋白质:18.2kJ×92% = 16.74kJ(4.0kcal)

因此,WHO/FAO 推荐使用的此三种产能营养素的能量系数分别为:碳水化合物(可利用的)17kJ/g(4kcal/g),

脂肪 37kJ/g（9kcal/g），蛋白质 17kJ/g（4kcal/g）。此外，WHO/FAO 还为其他的产能物质确定了能量系数，即乙醇 29kJ/g（7kcal/g），有机酸 17kJ/g（3kcal/g），糖醇 10kJ/g（2.4kcal/g）。关于膳食纤维（不可利用的碳水化合物），一般推荐使用 8kJ/g（2kcal/g），而针对一些添加进食品的膳食纤维，则根据具体的问题具体分析，如玉米麸皮纤维的能量系数为 1.3kJ/g（0.3kcal/g），低聚果糖为 11kJ/g（2.6kcal/g）。

能量系数主要用于计算"食品标签"和"食物成分表"中的能量值及估算食物或膳食能量是否符合推荐的能量需要。因此，有很重要的作用。

Atwater 能量系数用于估算食品中的能量，迄今已超过一百年了，有学者提出，不同食物原料中的各产能营养素的燃烧能量及消化率，会有一定的变化范围。例如，由于蛋白质的氨基酸组成不同，因而，不同蛋白质的燃烧能量是不同的，土豆中的蛋白质燃烧能量比大米中的蛋白质低将近20%；谷物研磨的粒度不同，会影响其消化率，等量的全麦粉（100%出粉率）和富强粉（70%出粉率）相比其可利用的能量是不同的。这些差异应该在能量系数上加以体现，据此提出了食物特异性能量系数（specific Atwater factor）。美国的食物成分表采用了这套系统，不同食物来源的蛋白质、脂肪和碳水化合物的能量系数均有差别。以蛋白质为例，蛋类蛋白为 18.2kJ/g（4.36kcal/g），水果蛋白为 14.1kJ/g（3.36kcal/g），块茎类蔬菜蛋白为 11.6kJ/g（2.78kcal/g），其他蔬菜蛋白为 10.2kJ/g（2.44kcal/g），最低的是高粱蛋白，3.8kJ/g（0.9kcal/g）。但是，这套系统计算起来十分复杂，而且与传统的 Atwater 能量系数相比，计算混合膳食的总能量值差别并不大，因此，并未广泛应用。

传统的 Atwater 能量系数及食物特异性能量系数，都是基于可代谢能（metabolizable energy，ME）的理论，即摄入的食物总能量（ingested energy，IE），经过胃肠道的作用，未消化或经过发酵后，会有一些能量以粪能（faecal energy，FE）和发酵气体能（gaseous energy，GaE）的形式丢失，经过这个过程后剩下的能量为可消化能（digestible energy，DE），未完全利用的蛋白质的能量以尿氮的形式丢失，还有一些能量通过体表丢失，余下的能量就是人体的可代谢能（ME）。

20 世纪 90 年代，Livesey 等对食物的能量系数的求导给出了不同的认识，并提出了净代谢能（net metabolic energy，NME）的概念。NME 是最大限度转化为 ATP 的那部分食物能量，也就是人体真正可以有效利用的食物能量。他们认为，估算与人体能量的需要相平衡的食物能量时，应除去食物的各种必然生能量作用，如葡萄糖转化 ATP 时的损失，还有肠道菌发酵产生的能量等。食物能量体内流转示意图见图 1-6-1。

NME 系统的蛋白质、碳水化合物及膳食纤维的能量系数，与 ME 系统的系数相比要低一些，分别为蛋白质 13.3kJ/g，碳水化合物 15.7kJ/g（可利用）和膳食纤维 6.2kJ/g（不可利用），脂肪的能量系数基本相同。

2002 年，FAO 专门对食物的能量系数召开了专题研讨会，并就是否将 NME 系数替换 ME 系数进行了讨论，与会专家一致同意继续采用 ME 系数，暂不采用 NME 系数，其

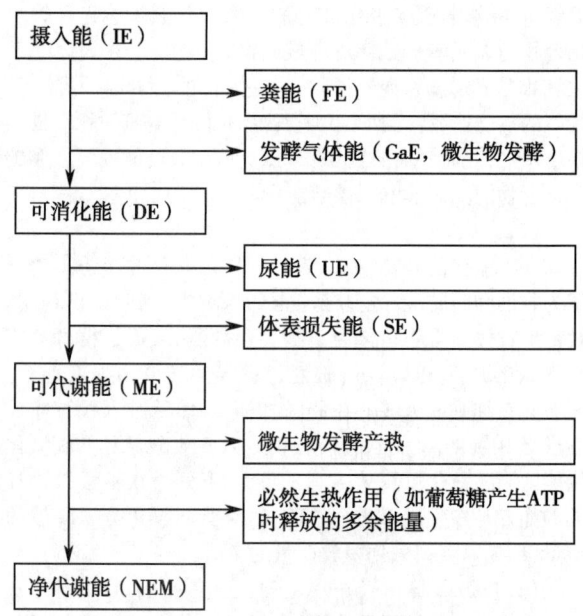

图 1-6-1 食物能量的体内流转图

主要原因是 ME 系数与目前的能量推荐量数据具有一致性。目前，所有人群的能量推荐量都是在测定机体的能量消耗的基础上制定的，测定能量消耗的技术，包括双标水法、气体代谢法等，都是基于氧气的消耗量和二氧化碳的生成量计算，涵盖了机体的产热量，而非空腹的能量消耗量测定，包括了结肠的微生物发酵产生的能量及食物的必然生热作用产生的能量，如果采用 NME 系数来计算食物能量值，不但要从食物中去掉必然生热作用的能量，而且还要从机体能量推荐的需要量值中减掉这部分能量。因此，按 ME 系数计算的能量摄入值与推荐的膳食能量需要量，具有更好的一致性和可比性。

我国使用的食物能量系数按照食品安全国家标准《预包装食品营养标签通则》（GB 28050—2011），具体见表 1-6-1，与 FAO 推荐的基本一致。

表 1-6-1 食物中产能物质的能量系数/（kJ · g⁻¹）或（kcal · g⁻¹）

成分	能量系数	成分	能量系数
碳水化合物	17（4）	乙醇	29（7）
蛋白质	17（4）	有机酸	17（4）
脂肪	37（9）	膳食纤维*	8（2）

* 包括膳食纤维的单体，如不消化的低聚糖、不消化淀粉、抗性糊精等

此外，糖醇，赤藓糖醇为 0，其余为 10kJ/g（2.4kcal/g）。

第二节 能量的转化及贮存

按照能量守恒定律，能量既不能创造也不能消失，但可以从一种形式转变为另一种形式。人体的能量来源于食物中的碳水化合物、脂肪和蛋白质，这些物质氧化分解释放出其分子结构中蕴含的化学能供人体利用。由于进食是周期性的，而能量消耗则是连续不断的，因此，体内必须贮存一

定量的能源物质,供机体的利用。当机体处于饥饿状态时,碳水化合物的贮备迅速减少,而脂肪和蛋白质则作为长期能量消耗时的能源。

一、能量的转化

能量在自然界存在形式有太阳能、化学能、机械能、电能等。植物利用太阳能合成碳水化合物、脂类及蛋白质。动物不能直接利用太阳能,而是在食用植物时间接利用了太阳能;人体唯一能够利用的能量,是食物中的能源物质(碳水化合物、脂肪和蛋白质)所蕴藏的化学能。这些能源物质经过生物氧化生成 CO_2 和水,同时释放出其分子结构中所蕴藏的化学能,其中 50% 以上的能量转化为热能,其余不足 50% 的能量是机体可以利用做功的"自由能",又称工作能(work energy)。这部分自由能的载体就是 ATP,是机体组织细胞可直接利用的能量形式。机体细胞利用 ATP 所荷载的自由能,合成各种组织细胞成分及生物活性物质,即细胞内的"化学功";机体细胞膜和细胞内细胞器膜上,存在着各种离子泵,可利用 ATP 所荷载的自由能,来进行各种离子及其他一些物质的主动运输,维持膜两侧离子浓度差所形成的势能,即完成生物膜两侧的"转运功";机体内各种内脏器官及血管平滑肌、各部分的骨骼肌和心肌,可利用 ATP 所荷载的自由能进行收缩和舒张活动,即完成多种"机械功"。以上,除骨骼肌运动时所完成的机械功以外,其余在体内完成的化学功、转运功和机械功,均转变为热能。在人体内热能不再转化为其他形式的能,因而也不能用来做功。热能除了用于维持体温外,其余则通过各种散热途径散发到外界环境中。

产能营养物质在氧化时释放能量,二磷酸腺苷(adenosine diphosphate,ADP)与无机磷酸吸收这种能量合成 ATP。当然,除这种氧化磷酸化能形成高能磷酸键外,营养物质分解的任何环节,都能引起分子内部结构改变(例如在糖的酵解中),也可以生成 ATP。机体内还存在磷酸肌酸(creatine phosphate,CP)等其他高能化合物。当机体生物氧化产生能量过剩时,在磷酸肌酶催化下,ATP 可将高能磷酸键转移给肌酸,生成 CP,将能量贮存在 CP 中。但 CP 贮存的能量不能直接被机体利用,必须先转移给 ADP 生成 ATP 后才可以被利用。因此,CP 是体内 ATP 的贮存库,ATP 是机体能量贮存、转换和利用的关键环节,ATP 因而又被称为"能量货币"。(图 1-6-2)

二、能量的贮存

机体摄入的碳水化合物、脂肪和蛋白质被消化、吸收后在体内贮存,成为机体活动的能量来源。

碳水化合物被吸收后,大部分以糖原形式贮存在肝脏和肌肉中。肌肉中的糖原在禁食时为 1%~4%;在长期过量摄入碳水化合物食物时可增加 3%。如体重 70kg 的个体,其肌肉占体重按 50% 计,则肌肉重量为 35kg,禁食时肌肉中糖原约为 350~1400g;进食后,糖原量相应增加。人体肝中糖原量变异更大,成年人肝脏按 1700g 重量计算,禁食时糖原量最高为 85g,最低为 17g。如果总糖原按 1000g 计算,也仅能供给两天消耗;如果饥饿超过 48 小时,体内不再

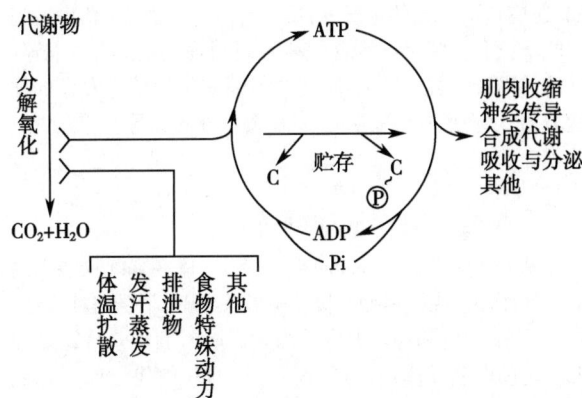

图 1-6-2　体内能量的转化、贮存及消耗

有贮存的糖原,此时,糖原要通过糖原异生作用生成。因此,一般情况下,机体以糖原的形式贮存的能量,只占体内贮存能量的 1%~3%。

机体蛋白质的功能主要是构成自身组织细胞的成分及其更新,以及合成酶和激素等生物活性成分。作为能源物质,为机体代谢提供所需能量是蛋白质的次要功能。一般生理情况下,蛋白质用于氧化分解供能的数量很少,因此,作为供能物质而言,体内的蛋白质几乎没有贮存。机体摄入过多的蛋白质食物,除了经分解代谢排出体外,也可转变为脂肪等其他物质。只有当长期饥饿体内糖原和脂肪几乎完全耗竭时,蛋白才会大量分解产生氨基酸用于供能,维持机体的基本生理活动。

机体贮存的脂肪主要来自食物中的脂肪和碳水化合物,也有少量的贮存脂肪来自蛋白质的转化。人体贮存的脂肪量随胖瘦程度而不同,因性别亦不同,一般约为体重的 15%~30%。其中约有一半分布在皮下组织,约有 10%~15% 分布在肾脏周围,约有 10%~15% 分布在肠系膜、胃网膜及腹膜下,约 5% 分布在肌间,其余分布在身体其他各部位。但机体需要的能量究竟有多少来自脂肪,这在短期内是不易测出的,需要一个较长时间的实验过程才能测出其变化。如机体长期处于饥饿状态时,比较碳水化合物、脂肪、蛋白质贮存量的变化,可以看出脂肪贮备量消耗最多。

机体能量贮备涉及一系列生物化学过程,如糖原、脂肪和蛋白质的合成和贮存,这些生物化学过程还受到很多激素的影响。例如,蛋白质合成受到胰岛素、生长素、甲状腺素和性激素的调节;而碳水化合物的贮存则受到胰岛素、胰高糖素、生长素、糖皮质激素和肾上腺素的调节;这些激素也作用于脂肪组织,影响脂肪合成和贮存。一般认为,正常人的能量贮备有以下特点:①从幼年到成年,主要是蛋白质的合成增加;②成年期间,体重和身体组织相对稳定;③成年以后,随着年龄的增加,脂肪贮存量增多。机体脂肪组织是能量的巨大贮备库。

第三节　能量消耗

机体在新陈代谢过程中,摄入体内的能量不断被消耗利用,完成机体的各种生理功能活动。成年人的能量消耗主要用于维持基础代谢、身体活动和食物热效应;对于孕

妇,还应包括胎儿的生长发育及母体子宫、胎盘、乳房等组织的增长和体脂储备等能量需要,乳母还应包括合成、分泌乳汁的需要,婴幼儿、儿童、青少年还应包括生长发育的能量需要,创伤患者康复期间,也需要额外的能量。

一、基础代谢

(一) 基础代谢与基础代谢率

基础代谢(basal metabolism)是指人体在基础状态下的能量代谢。即在清晨而又极端安静状态下,不受精神紧张、肌肉活动、食物和环境温度等因素影响时的能量代谢。而单位时间内公斤体重(或体表面积)的基础代谢称为基础代谢率(basal metabolic rate,BMR)以 $kJ/(kg \cdot h)$ 或 $kJ/(m^2 \cdot h)$ 为单位表示。基础代谢是维持人体最基本生命活动所必需的能量消耗,是人体能量消耗的主要部分,约占人体总能量消耗的 60%~70%。

(二) 影响基础代谢的因素

1. 体型和机体构成 体表面积越大,散发的热量越多。人体瘦体组织是代谢的活性组织,包括肌肉、心脏、脑、肝、肾等,其消耗的能量占基础代谢的 70%~80%。而脂肪组织是相对惰性的组织,消耗的能量明显低于瘦体组织。因此,瘦高的人基础代谢高于矮胖的人,主要是前者体表面积大,瘦体质量或瘦体重(lean body mass,LBM)高的原因。对于群体,平均体重对基础代谢的贡献远大于身高。

2. 年龄 在人的一生中,婴幼儿阶段是代谢最活跃的阶段,以后到青春期又出现一个较高代谢的阶段。成年以后,随着年龄的增加代谢缓慢地降低,其中也有一定的个体差异。在基础代谢率改变的同时,老年人的身高会变矮,体内的去脂组织或代谢活性组织也会减少,相反,脂肪组织随之相对地增加,血液的总容量与身体活动则减少,这些都是构成基础代谢或能量消耗减少的因素。30 岁以后,每 10 年 BMR 降低约 2%,50 岁以后下降更多。此外,内分泌的改变和更年期等的影响,能量消耗有下降的趋势。

3. 性别 在同一年龄、同一体表面积的情况下,女性 BMR 低于男性;尽管年龄和体表面积相同,女性体内的脂肪组织的比例高于男性,而去脂组织则相反;此外,对于生育年龄的妇女,在两次月经之间的排卵前期和后期,其基础体温有波动,对 BMR 也有微小的影响。妇女在孕期和哺乳期因需要合成新组织,BMR 增加。

4. 内分泌 许多激素对细胞代谢起调节作用。例如,甲状腺素对细胞的氧化过程具有十分重要的作用,它可以使细胞氧化过程加快;在异常情况下,如甲状腺功能亢进可使 BMR 明显升高;相反,患黏液水肿时,基础代谢率低于正常。肾上腺素和去甲肾上腺素对 BMR 也有影响,但其作用低于甲状腺素。垂体激素能调节其他腺体的活动,其中包括对甲状腺的影响,因而也间接影响 BMR。

5. 应激状态 一切应激状态,如发热、创伤、心理应激等均可使 BMR 升高。

此外,气候、睡眠、情绪等因素都可能影响基础代谢。

(三) 静息代谢

静息代谢(resting metabolism)是一种与基础代谢很接近的代谢状态,在测定中仅省略摄入食物这个条件,测定的代谢状态与基础代谢相同,但不是空腹而是在进食的 2~4 小时后测量。此时机体仍在进行着若干正常的消化活动,这种状态比较接近于人们正常生活中处于休息的状态,在这种条件下测出的代谢率,称为静息代谢率(resting metabolic rate,RMR)。RMR 与 BMR 相差小于 10%,在实际工作中有人直接用 RMR 替代 BMR。RMR 一般占总能量消耗的大部分(60%~75%)。

二、身体活动

除了基础代谢外,身体活动是影响人体能量消耗的主要因素。因为生理情况相近的人,基础代谢消耗的能量是相近的,而身体活动情况却相差很大。机体任何轻微活动都可提高代谢率,人在运动或劳动时耗氧量显著增加。这是因为运动或劳动等身体活动时肌肉需要消耗能量,这就必然导致机体耗氧量增加。机体耗氧量的增加与肌肉活动的强度成正比关系。耗氧量最多可达到安静时的 10~20 倍。通常各种身体活动所消耗的能量约占人体总能量消耗的 15%~30%。

人们每天的工作和生活包括多种活动,这些活动都需要肌肉做功来完成。在人体的整个能量消耗中,肌肉活动或身体活动占较大比例。因为一切活动都需要能量。例如,一名 60kg 体重的人散步,实际上是将一件重 60kg 的物体缓慢地移动;如果是上楼,也可以说是将 60kg 的一件物体提高几米的做功。当然,在身体活动过程中的能量消耗包括了基础代谢的消耗,但它比基础代谢或静息代谢的能量消耗要大。

影响身体活动能量消耗的因素:①肌肉越发达者,活动能量消耗越多;②体重越重者,能量消耗越多;③劳动强度越大、持续时间越长,能量消耗越多;其中劳动强度是主要影响因素,而劳动强度主要涉及劳动时牵动的肌肉多少和负荷的大小。

身体活动一般分为职业活动、交通活动、家务活动和休闲活动等。应当指出的是,人们在职业活动(上班时间)中所消耗的能量,虽然是生活中能量消耗的重要部分,但下班后的业余活动,也不可忽视。下班后的活动量不同,每人的能量消耗可有较大差别。如在业余时间的健身活动、家务劳动或娱乐活动,能量消耗可有很大不同。所以实际上同一工种的工人,因为业余活动不同,能量消耗可能有很大差异。

目前,国际上通常使用代谢当量(metabolic equivalent,MET)值来判定身体活动强度的大小,其定义是相对于安静休息时身体活动的能量代谢水平。1MET 相当于每分钟每公斤体重消耗 3.5ml 的氧气,而消耗 1L 氧气约需 5kcal 能量,因此,1MET 又相当于每小时每公斤体重消耗 1.05 kcal 能量。Ainsworth 等 1993 年发表了"身体活动概要",对多项身体活动进行了赋值,并于 2000 年和 2011 年进行了两次更新。研究者可以查阅"身体活动概要",获得不同身体活动的 MET 值,研究不同个体的身体活动强度。

三、食物热效应

(一) 食物热效应的概念

食物热效应(thermic effect of food,TEF)也称食物特殊

动力作用(specific dynamic action,SDA),为人体摄食过程中引起的额外能量消耗,是人体在摄食后对营养素的一系列消化、吸收、合成、代谢转化过程中所引起的能量额外消耗现象。

碳水化合物、脂肪和蛋白质的食物热效应,分别为其本身产生能量的5%～10%、0～5%和20%～30%。例如,某人的基础代谢是1600kcal;若使其进食含能量1600kcal的碳水化合物类食物,则其能量代谢增高至1696kcal,比原来的基础代谢增高6%;若使其进食含能量1600kcal的脂肪,则其能量代谢增高至1664kcal,比原来的基础代谢增高4%;若使其进食含能量1600kcal的蛋白质,则其能量代谢增高至2080kcal,比原来的基础代谢增高30%;若使其进食含能量1600kcal的混合膳食,则其能量代谢比原来的基础代谢增约10%。膳食组成不同,食物的热效应也有差异。食物热效应在进食不久即可出现,进食2小时后达最高点,在进食3～4小时恢复正常。

食物热效应只能增加体热的外散,而不能增加可利用的能量;换言之,食物热效应对于人体是一种损耗而不是一种利益。当只够维持基础代谢的食物摄入后,代谢的能多于摄入的能,外散的热多于食物摄入的热,而此项额外的能量却不是无中生有的,是来源于体内的营养贮备。因此,为了保存体内的营养贮备,进食时必须考虑食物热效应额外消耗的能量,使摄入的能量与消耗的能量保持平衡。

(二)食物热效应产生的原因

关于食物热效应的机制迄今尚未完全阐明。Hegsted认为,按目前所知的ATP代谢途径,脂肪和碳水化合物能量的最高转化率为38%～40%,而蛋白质为32%～34%。若葡萄糖摄入后先转化为脂肪,然后再转化为糖,即异化,则比葡萄糖直接在代谢中生成H_2O和CO_2多损失10.6%。又如丙酮酸再循环为葡萄糖,或者水解甘油三酯后,再酯化甘油或脂肪,或者为了维持蛋白质合成与分解的动力,都会额外损失部分能量,尤其在蛋白质合成方面。这些摄入食物所产生的额外的能将以热的形式排出体外,不能转变为生物学的能。

消化食物本身也是需要能量的,这是摄入食物后能量消耗额外增加的一个重要的部分,其中包括消化液的分泌、胃肠道肌肉的张力和吸收等过程的能量消耗。而另一主要的部分是在中间代谢过程所需要的能量,包括低能的化合物合成为较高能的物质,例如葡萄糖转变为糖原、脂肪酸合成为脂肪;此外,还包括氨基酸的脱氨基作用,以及蛋白质用于氧化过程而形成ATP等。

四、特殊生理条件

(一)生长发育

婴幼儿、儿童和青少年的生长发育需要能量,主要包括两方面,一是合成新组织所需的能量;二是储存在这些新组织中的能量。生长发育所需的能量,在出生后前3个月约占总能量需要量的35%,在12个月时迅速降到总能量需要量的5%,出生后第二年约为总能量需要量的3%,到青少年期约为总能量需要量的1%～2%。

(二)怀孕

怀孕期间,胎儿、胎盘的增长和母体组织(如子宫、乳房、脂肪储存等)的增加需要额外的能量,此外也需要额外的能量维持这些增加组织的代谢。

(三)哺乳

哺乳期的能量附加量由两部分组成,一是乳汁中含有的能量,二是产生乳汁所需要的能量。营养良好的乳母哺乳期所需要的附加能量可部分来源于孕期脂肪的储存。

五、影响能量消耗的因素

除前述影响基础代谢的几种因素对机体能量消耗有影响之外,对于机体的总能量消耗还有一些不容忽略的因素。

(一)情绪和精神状态

脑的重量只占体重的2%,但在安静状态下,却有5%左右的循环血量进入脑循环系统。这说明脑组织的代谢水平是很高的。据测定,100g脑组织在安静状态下的耗氧量为3.5ml/min,此值接近安静状态下肌肉组织耗氧量的20倍。但据测定,在睡眠中和在活跃的精神活动情况下,脑中葡萄糖的代谢率却几乎没有差别。可见,在精神活动中,中枢神经系统本身代谢率即使有些增强,其程度也是比较小的。

人在平静地思考问题时,能量代谢受到的影响也不大,能量消耗增加一般不超过4%。但在精神处于紧张状态时,能量代谢可以显著增高。一方面,由于精神紧张时,骨骼肌紧张性也加强,这时尽管没有明显的肌肉活动,但能量消耗已经提高很多;另一方面,由于精神紧张,特别是情绪激动,将引起肾上腺素、肾上腺皮质激素、甲状腺素等激素分泌增加。由于这些激素的作用,机体代谢加速,能量消耗也就明显增加。例如,成年人在较高的应激状态下,BMR可以提高25%,婴儿的哭啼和挣扎甚至可提高100%。而人进入睡眠状态后,耗氧量逐渐下降,至第5～6小时可降至最低点,此时的能量消耗约相当于BMR的90%。但多梦和间断睡眠的人,其能量消耗比正常人高;同时,正常人在入睡后全身肌肉可处于松弛状态,那些精神紧张而不能熟睡的人,仍有较高的肌紧张度,以至于能量消耗比正常多。

一般实验表明,人处于超脱一切冥想状态时,其生理状态可发生改变,代谢率可低于静息代谢(RMR)的水平。有人观察到这一状态下氧的消耗量比正常低16%,伴以血压下降和呼吸减慢,这种改变很可能与神经系统的活动减慢有关。相反,精神紧张地工作,可使大脑的活动加剧。研究者测定,在进行复杂数学运算的人,能量代谢约增加3%～4%,当然,与体力劳动比较,脑力劳动的消耗仍然相对较少。

(二)环境的气象条件与机体的热调节

机体维持体温在37℃,在正常的条件下,仅有极小的变动,机体自身的调节可使其处于正常,而不致影响基础代谢及能量的消耗。

在外界温度较低的情况下,若人们有合适的居室和衣服等保护措施,机体的代谢过程与活动所产生的能量可以满足体温的维持。而在外界温度高的情况下,机体需要将多余的热扩散出去,其中约有80%的这类多余的热从体表皮肤扩散及从肺部呼出。散热过程取决于外界温度的高低,在低温的环境下,热量的损失以辐射及传导为主,而在高温环境则以汗的蒸发为主。空气中湿度高时不利于蒸发,而低湿度环境则相反。如果人体没有适当的衣物保温,例如,在低温时着衣不足,则机体需要额外地氧化营养素来补充热量,此时的生理现象为寒战及基础代谢升高。在极热的环境中,机体需要消耗能量以便用于蒸发散热及通过辐射、传导等形式使体表冷却,以便增加心血管的做功和汗的分泌。

在寒冷的地方,人体需要增加 2%~5% 的额外能量以负担衣物所引起的负载,而衣物不足,负担表面上减轻,但实际由于身体受冷致寒战而增加能量的需求。

在高温条件下(30~40℃),能量的需要增加,这是因为基础代谢升高,工作效率下降,以及排汗活动的加大。故在这种条件下,每增加 1℃ 约需要增加 0.5% 以上的能量需要,但如果工作减慢或减少以适应热的不平衡,则实际热的补偿没有这么多。实际观察,热带居民的基础代谢比寒带低 10%。

当机体发热时,体内的代谢过程加快,基础代谢升高,估计从 37℃ 升高体温至 39℃ 时,机体的基础代谢消耗增加 28%,亦即一个中等体重的人一天约多消耗 400kcal 的能量。

第四节　能 量 平 衡

能量从一种形式转化为另一种形式过程中,能量既不增加也不减少。机体在新陈代谢过程中消耗能量,同时又从摄入体内食物中蕴含的碳水化合物、脂肪和蛋白质中获得新的能量。大部分成年人机体处于能量平衡(energy balance)状态,即机体的摄入食物能量与消耗能量之间是平衡的,仅存在 2% 的累积差异。体重是判断能量平衡与否的一个常用指标,如果在一段时间内,体重不变,说明该段时间内机体的能量摄入和能量消耗基本相等,处于平衡状态,一般体重的增加在每年 ±1~2kg 的范围内即为能量平衡;如果在一段时间内,体重减轻,说明该段时间,机体内能量摄入低于能量的消耗,机体动用储存于体内的能源物质供能,使机体处于能量负平衡状态;相反,如果一段时间内体重增加,说明该段时间内机体能量摄入高于能量消耗,多余的能量转变为脂肪在贮存于体内,此时机体处于能量正平衡状态。

一、能量的动态平衡

机体的能量平衡并非是静态的,而是动态的平衡。处于一种能量平衡状态的人如果每天多摄入少量的能量,经过短时间的能量正平衡状态后,机体的能量储存(脂体重和瘦体重)增加,导致体重的增加,在新的体重基础上,其能量消耗也会增加,因为体重增加,相应的基础代谢及身体活动能量代谢等也会增加。最终,机体会再次达到一个新的能量平衡状态,但此时的能量摄入和能量消耗虽然相等,但均因能量储存的增加而高于上一个能量平衡状态。因此,体重增加是最初小幅度的能量正平衡,以及最终能量平衡的恢复机制共同作用的动态过程,而并非是静态的平衡。

如果按静态的平衡理论,比如一天多摄入 420kJ(100kcal)的能量,40 年后,体重将增加 189kg(按每多摄入 32MJ 能量体重增加 1kg 算),但这种情况是不可能发生的,因此,必须考虑体重增加基础代谢和身体活动能量代谢也随之增加。

二、脂肪平衡

有人提出能量平衡其实是脂肪平衡。因为机体有严格碳水化合物和蛋白质平衡的调节机制,当碳水化合物和蛋白质摄入超过需要时,机体会通过加强氧化作用,严格控制碳水化合物和蛋白质的平衡,摄入的高碳水化合物和高蛋白,很少会转化为脂肪堆积在体内。有研究显示,一次性摄入 8600kJ 的单糖,仅会有几克的脂肪合成,即使是极大量连续几天,每天摄入 20 000kJ 的碳水化合物,使糖原合成达到饱和状态,也仅会有约 150g/d 的脂肪合成,而这种情况在正常生理状态基本不会发生。蛋白质的摄入是比较稳定的,摄入的蛋白质仅用于结构蛋白及酶的新陈代谢,剩下的氧化后用于代谢所需,基本不会转变为脂肪储存。如果碳水化合物和蛋白质摄入正平衡后,机体有负反馈机制,通过减少能量的摄入而达到碳水化合物和蛋白的平衡。但脂肪却没有这方面的机制。如果脂肪摄入出现正平衡,机体脂肪氧化并不会加强,过多的脂肪很容易储存在体内导致肥胖。有研究者提出,由于脂肪的能量密度高于碳水化合物和蛋白质,一般用脂肪替代碳水化合物的膳食即高脂膳食,与低脂膳食即以碳水化合物替代脂肪的膳食相比,相同的重量,高脂膳食的能量要高。而人体进食时,习惯吃等重量而不是等能量的食物,因此,在自由进食的情况下,吃高脂膳食的人要比吃低脂膳食的人摄入的能量高,长期如此,会由于能量正平衡导致体重增高。此外,高脂膳食由于碳水化合物含量低,导致糖原储存的减少,也会引起机体碳水化合物的负平衡,为了达到糖原的平衡,机体会摄入更多的食物,进一步导致能量摄入的增加。但也有研究显示,对于肥胖者进行减重干预,减少能量的摄入对减重的效果是等同的,无论膳食宏量营养素的结构如何,即不管摄入的是高脂膳食或是低脂膳食,只要减少能量的摄入,都可以减轻体重。因此,能量平衡对体重的作用应该高于脂肪平衡。

三、能量平衡的调节

机体本身具有严格调节能量平衡的机制,能量平衡由能量摄入和能量消耗两个因素组成,其中能量摄入主要通过摄食完成,因此,能量平衡的调节与摄食调节密切相关。

摄食行为是机体维持生存的基本活动,属于本能行为,主要受下丘脑和边缘系统的调节,也受后天的环境因素影响。在下丘脑外侧区存在摄食中枢(feeding center),下丘脑腹内侧核存在饱中枢(satiety center),摄食中枢和饱中枢存在交互抑制。摄食中枢兴奋时,食欲大增,摄入食量显著增多,可导致体重增加,造成能量正平衡。饱中枢兴奋时,食欲下降,摄入食物量减少,导致体重减轻,造成能量负平衡。杏仁核基底外侧核群、隔区能易化下丘脑饱中枢,并且抑制摄食中枢的活动。正常情况下,摄食中枢和饱中枢的功能活动受血糖水平的影响,使机体摄入食物量维持在正常范围,维持机体的能量平衡。

机体通过释放一些信号因子,调节进食和能量消耗,从而维持能量稳态并控制体重相对稳定。如果这些调节因子失衡,会影响机体的能量平衡,导致肥胖等疾病的发生。

瘦素(leptin)是一种由 167 个氨基酸组成,由白色脂肪细胞分泌的蛋白激素,通过与下丘脑的瘦素受体结合,达到抑制食欲,促进脂肪氧化,增加能量消耗而减轻体重的作用。此外,瘦素还可作用于中枢神经系统,增加交感神经活性,导致外周去甲肾上腺素的释放,激活脂肪细胞膜上的 β_3 肾上腺素能受体,使贮存在脂肪中的能量转变成热能释放,达到增加能量消耗、降低体脂的作用。但肥胖人群饱腹感机制发生损伤,他们血中瘦素浓度很高,依然食物摄入增加,导致脂肪的积累。

神经肽 Y(neuropeptide Y,NPY),是由下丘脑漏斗核投射到室旁核和背内侧核的神经元合成,由 36 个氨基酸残基构成的多肽,广泛分布于种属和外周组织。NPY 具有刺激摄食,抑制交感神经活动,使褐色脂肪组织产热减少,减少能量消耗,调节能量代谢的作用。NPY 与瘦素存在相互作用,NPY 能减少瘦素分泌,瘦素也能抑制 NPY 的合成。

饥饿素或称生长激素释放素(ghrelin),是一种在胃、肠、垂体、下丘脑等调节能量平衡的重要器官中广泛表达的胃肠激素,具有刺激食欲,提高食物摄入量,促进脂肪合成并增加体重的作用。研究显示,肥胖人群的空腹饥饿素浓度降低,但进食及摄入能量增加,可能是由于机体对饥饿素的反馈损伤,对饥饿的抑制作用降低。

解耦联蛋白(uncoupling proteins,UCPs)是线粒体内膜上一种具有调节质子跨膜转运作用的转运蛋白,它可以消除 H^+ 在线粒体内膜两侧的电化学梯度,使呼吸链氧化磷酸化和 ATP 的合成解耦联,使 H^+ 氧化过程中释放的能量转化为热能,而不生成 ATP。研究显示,UCP 表达量升高,使能量消耗增加,体重减轻,血糖水平降低,改善葡萄糖耐量和胰岛素敏感性。

此外,胰岛素、脂联素、增食因子(orexin)等调节因子在能量平衡中都起重要的作用。

也有学者提出,规律的身体活动也会影响机体的能量平衡调节。首先,身体活动可以增加能量的消耗,有助于能量负平衡及减少体脂,其次,身体活动可以改善食欲调节系统,虽然高身体活动增加了总能量的摄入,但高身体活动可以增加饱足感,抑制摄食过量,从而维持积极的能量平衡状态。

总之,影响能量平衡的因素很多,但具体的机制有待进一步阐明。

第五节 能量需要量及膳食参考摄入量

人体能量代谢的最佳状态,是达到能量消耗与能量摄入的平衡。这种能量平衡能使机体保持健康,并能胜任必要的社会经济生活。能量代谢失衡,即能量缺乏或过剩,都对身体健康不利。若人体每日摄入的能量不足,机体会运用自身储备的能量,甚至消耗自身的组织,以满足生命活动的能量需要。人长期处于饥饿状态,在一定时期内,机体会出现基础代谢降低、身体活动减少和体重下降,以减少能量的消耗,使机体产生对于能量摄入的适应状态,此时,能量代谢由负平衡达到新的低水平上的平衡。其结果引起儿童生长发育停滞,成年人消瘦和工作能力下降。相反,能量摄入过剩,则会在体内贮存起来。人体内能量的贮存形式是脂肪,脂肪在体内的异常堆积,会导致肥胖和机体不必要的负担,并可成为心血管疾病、某些癌症、糖尿病等退行性疾病的危险因素。因此,能量摄入不足或过多都会影响机体健康,准确估算人群的能量需要量非常重要。

评价成年人能量营养状况,常用的指标是体质指数(body mass index,BMI)。BMI 的公式为:

$$BMI = 体重(kg)/身高^2(m^2)$$

WHO 建议 BMI < 18.5 为营养不良,18.5 ≤ BMI < 25.0 为正常,BMI ≥ 25.0 为超重或肥胖,我国的标准是 BMI < 18.5 为营养不良,18.5 ≤ BMI < 24.0 为正常,BMI ≥ 24.0 为超重或肥胖。

一、能量需要量

能量需要量(energy requirement,ER)是指能长期保持良好的健康状态、维持良好的体型、机体构成以及理想活动水平的人或人群,达到能量平衡时所需要的膳食能量摄入量。这一概念也包括维持儿童的适宜生长发育水平、孕期母体和胎儿的组织生长及乳母分泌乳汁所需的能量附加量。

FAO/WHO 在 1986 年成立了国际膳食能量顾问组(international dietary energy consultative group,IDECG),专门研究不同水平的膳食能量摄入对人体健康和社会福利的影响。三十多年来,已积累了有关人体能量需要量的资料,尤其是双标水(doubly labeled water,DLW)方法的建立及在人体能量消耗量测定中的应用,为膳食能量需要量的研究提供了重要的基础资料。

能量的推荐摄入量与其他营养素不同,是以平均需要量为基础,不需要增加安全量,也没有可耐受最高摄入量,因为只要能量摄入高于需要量,就可能会在体内储存或出现体重超重。为了与其他营养素区别,美国/加拿大引入了估计能量需要量(estimated energy requirement,EER)的概念,即针对特定年龄、性别、体重、身高并具有良好健康状况的个体或人群,保持能量平衡的平均膳食能量摄入量。

二、能量需要量的确定

目前测定总能量消耗量的最好方法是 DLW 法,但由于试剂昂贵,对仪器的要求很高,因此,目前积累的 DLW 法测定能量消耗量的资料比较有限,只有美国和加拿大在修订能量 DRI 时,以 407 个体重在正常范围(BMI 在 18.5~25.0kg/m² 之间)的成年人 DLW 法实测的总能量消耗量(total energy expenditure,TEE)数据为基础,推算出的成年人能量需要量(EER)的公式。而 FAO/WHO/UNU、欧盟、澳大利亚、荷兰、日本及东南亚等组织或国家修订的能量 DRI 仍采用公式计算法,即以基础代谢能量消耗(basal energy expenditure,BEE)为基础,乘以身体活动水平(physical activity level,PAL)计算总的 TEE,即:TEE(kcal/d) = BEE(kcal/d)×PAL。当然,修订的 DRI 数据大多都经过 DLW

的实测数据加以验证。

（一）成年人基础代谢能量消耗的计算

目前，有许多根据实测的数据推算的 BEE 公式，其中广泛被使用的是 Schofield 公式。1985 年，FAO/WHO/UNU 的报告采纳了 Schofield 公式推算 BEE，虽然受到诸多争议，如该公式的人群主要来自西欧和北美的研究，一半数据为 20 世纪 30~40 年代的意大利士兵，但 FAO/WHO/UNU 在 2004 年的报告中仍然采用了该公式，并提出要深入分析现有资料，以期推出有广泛地域和人种代表性的公式。

2000 年以后，共有 8 个中国人群 BEE 的实测数据，根据各实验数据的平均公斤体重 BEE，以例数为权重，计算出平均公斤体重 BEE，女子为 21.2 kcal/kg，男子为 22.3 kcal/kg。

（二）成年人的身体活动水平

身体活动水平是每日 TEE 与 BEE 的比值，它涵盖了职业和工作强度及工作以外的身体活动强度，如家务活动、社会活动及身体锻炼等信息。

FAO/WHO/UNU 2004 年修订的能量需要量的报告中，将 PAL 分为三级，美国将 PAL 分为四级，欧盟认为 PAL 只分为轻、中、重三级比较粗，建议以 0.2 为间隔从 1.4~2.4 逐步递增。

已发表的中国成年人的 DLW 数据比较有限，将现有的这些 DLW 检测 TEE 并有 BEE 实测值的研究合并，共计男 42 例，女 47 例，PAL 均值为 1.73±0.31，取整后均值为 1.75，与日本得出 PAL 分级的均值基本相同，因此参考日本的 PAL 分级并沿用 2013 年中国居民膳食参考摄入量成年人能量的三个 PAL 分级水平，将中国人群成年人的 PAL 划分为轻身体活动水平（PAL:1.50）、中身体活动水平（PAL:1.75）及重身体活动水平（PAL:2.00）三个等级。

此外，为便于个体估计 PAL 的具体值，表 1-6-2 给出了根据 DLW 结果得出的各种生活方式或不同职业的 PAL 数值。

表 1-6-2　根据 DLW 测定结果估测的生活方式或职业的 PAL 值

生活方式	从事的职业或人群	PAL
1. 休息，主要是坐位或卧位	不能自理的老年人或残疾人	1.2
2. 静态生活方式/坐位工作，很少或没有重体力的休闲活动	办公室职员或精密仪器机械师	1.4~1.5
3. 静态生活方式/坐位工作，有时需走动或站立，但很少有重体力的休闲活动	实验室助理、司机、学生、装配线工人	1.6~1.7
4. 主要是站着或走着工作	家庭主妇、销售人员、侍应生、机械师、交易员	1.8~1.9
5. 重体力职业工作或重体力休闲活动方式	建筑工人、农民、林业工人、矿工、运动员	2.0~2.4
6. 有明显的体育运动量或重体力休闲活动（每周 4~5 次，每次 30~60 分钟）		+0.3（增加量）

三、中国居民膳食能量推荐摄入量

根据上述 BEE 和 PAL 的计算方法，并按 BEE×PAL＝能量推荐摄入量计算公式，推算中国居民成年人膳食能量需要量，见表 1-6-3。

婴儿、儿童和青少年、孕妇和乳母各自的生理特点不同，能量需要也不尽相同。中国营养学会 2013 年的中国居民膳食能量参考摄入量（EER），见表 1-6-4。

表 1-6-3　18 岁以上成年人 EER

年龄/岁	体重/kg	BEE /(kcal·d⁻¹)	BEE /(kcal·kg⁻¹)	身体活动水平（轻）/(MJ·d⁻¹)	身体活动水平（轻）/(kcal·d⁻¹)	身体活动水平（中）/(MJ·d⁻¹)	身体活动水平（中）/(kcal·d⁻¹)	身体活动水平（重）/(MJ·d⁻¹)	身体活动水平（重）/(kcal·d⁻¹)
男性									
18~	66	1500	22.7	9.41	2250	10.88	2600	12.55	3000
50~	65	1400	21.5	8.79	2100	10.25	2450	11.72	2800
65~	63	1350	21.4	8.58	2050	9.83	2350	—	—
80~	60	1300	21.5	7.95	1900	9.2	2200	—	—
女性									
18~	56	1200	21.4	7.53	1800	8.79	2100	10.04	2400
50~	58	1170	20.1	7.32	1750	8.58	2050	9.83	2350
65~	55.5	1120	20.1	7.11	1700	8.16	1950	—	—
80~	51	1030	20.1	6.28	1500	7.32	1750	—	—

注：50 岁以上成年人各 PALs 组的 BEE 较 18~50 岁组下调 5%，80 岁以上组老年人的各身体活动 PAL 值再较 18~50 岁成年人下调 0.05

婴儿的能量需要量主要由两部分组成，一是每日总能量消耗量（TEE），二是组织生长的能量储存量。TEE 采用 2004 年 WHO/FAO/UNU 报告的 0~24 个月母乳喂养及混合喂养的婴儿 TEE 计算公式。根据卫生部妇幼司 2009 年公布的 7 岁以下儿童生长标准的数据，计算不同月龄婴儿的每日体重增长值及 WHO/FAO/UNU 公布的不同月龄增加的每克体重的能量储存值,推算组织生长的能量储存量。

儿童青少年的膳食能量需要量的制定,采用要因加算法,即 EER=BEE×PAL+能量储存量公式计算。按 Henry 公式计算 BEE(MJ/d):

0~3 岁:0.255×体重(kg)-0.141(男);0.246×体重(kg)-0.0965(女);

3~10 岁:0.0937×体重(kg)+2.15(男);0.0842×体重(kg)+2.12(女);

10~18 岁:0.0769×体重(kg)+2.43(男);0.0465×体重(kg)+3.18(女)

采用日本儿童青少年推荐的各年龄的不同身体活动的PAL 值,再根据 1~17 岁中国儿童根据参考体重,计算日体重平均增加值,及每增加 1g 体重存储在新生组织中的能量,计算能量储存量。

孕妇主要计算孕早期、孕中期和孕晚期额外需要的能量值,也包括两部分,一是体重增加导致的总能量消耗的增加,二是组织储存所需要的能量。以孕期增重为 12kg 及 18~50 岁女性轻身体活动的 EER 为基础计算。

乳母的额外能量需要量值,主要由分泌母乳的能量及体重的变化决定。一般产后前 6 个月母乳的平均分泌量为 780g/d,乳汁的能量密度为 2.8kJ/g,转化效率为 0.8,体重平均每月下降 0.8kg。

表 1-6-4　中国居民膳食估计能量需要量(EER)

人群	能量/(kcal·d⁻¹)或(MJ·d⁻¹)					
	身体活动水平(轻)		身体活动水平(中)		身体活动水平(重)	
	男性	女性	男性	女性	男性	女性
0 岁~			90(0.38)/(kg·d)			
0.5 岁~			80(0.33)/(kg·d)			
1 岁~			900(3.77)	800(3.35)		
2 岁~			1100(4.60)	1000(4.18)		
3 岁~			1250(5.23)	1200(5.02)		
4 岁~			1300(5.44)	1250(5.23)		
5 岁~			1400(5.86)	1300(5.44)		
6 岁~	1400(5.86)	1250(5.23)	1600(6.69)	1450(6.07)	1800(7.53)	1650(6.90)
7 岁~	1500(6.28)	1350(5.65)	1700(7.11)	1550(6.49)	1900(7.95)	1750(7.32)
8 岁~	1650(6.90)	1450(6.07)	1850(7.74)	1700(7.11)	2100(8.79)	1900(7.95)
9 岁~	1750(7.32)	1550(6.49)	2000(8.37)	1800(7.53)	2250(9.41)	2000(8.37)
10 岁~	1800(7.53)	1650(6.90)	2050(8.58)	1900(7.95)	2300(9.62)	2150(9.00)
11 岁~	2050(8.58)	1800(7.53)	2350(9.83)	2050(8.58)	2600(10.88)	2300(9.62)
14 岁~	2500(10.46)	2000(8.37)	2850(11.92)	2300(9.62)	3200(13.39)	2550(10.67)
18 岁~	2250(9.41)	1800(7.53)	2600(10.88)	2100(8.79)	3000(12.55)	2400(10.04)
50 岁~	2100(8.79)	1750(7.32)	2450(10.25)	2050(8.58)	2800(11.72)	2350(9.83)
65 岁~	2050(8.58)	1700(7.11)	2350(9.83)	1950(8.16)		
80 岁~	1900(7.95)	1500(6.28)	2200(9.20)	1750(7.32)		
孕妇(早)		+0		+0		+0
孕妇(中)		+300(1.25)		+300(1.25)		+300(1.25)
孕妇(晚)		+450(1.90)		+450(1.90)		+450(1.90)
乳母		+500(2.10)		+500(2.10)		+500(2.10)

注:"—"表示未制定,"+"表示额外增加,0~5 岁不分身体活动水平

第六节　主要食物来源

人体的能量来源是食物中的碳水化合物、脂类和蛋白质。这三类营养素普遍存在于各种食物中。根据中国居民膳食平衡宝塔,最高层的油脂类属于能量密度最高的食品,第三层的肉类次之;第一层的谷薯及杂豆类能量密度适中;第三层鱼虾类、奶类能量密度更低些,第二层的蔬菜水果类属于能量密度较低的食品。2010—2012 年全国营养调查资料,我国居民的能量来源仍以谷类为主,总体为 53.1%,但与 2002 年相比下降了 4.8%,城市居民来自谷类的能量为 47.1%;农村居民为 58.8%。

三类产能营养素在体内都有其特殊的生理功能且又相互影响,如碳水化合物与脂肪的相互转化及它们对蛋白质有节约作用。因此,三者在总能量供给中应有一个恰当的比例。根据我国的饮食习惯及近期的变化,中国营养学会推荐,成年人碳水化合物占总能量供给量的 50%~65%,脂肪占 20%~30%,蛋白质占 10%~15% 为宜。年龄越小,蛋白质及脂肪供能占的比例适当增加。成年人脂肪摄入量一般不宜超过总能量的 30%。

随着经济的发展,人民生活水平的提高,我国居民的膳食结构正在发生明显的变化,特别是在城市,这种变化更为明显。变化特点是粮食消费量逐年下降,动物性食物显著增长;导致碳水化合物摄入量逐年下降,脂肪摄入量逐年上

升。1992 年,来源于碳水化合物的能量为 66.2%,2002 年降至 58.6%,2012 年降至 55%;来源于脂肪的能量 1992 年为 22.0%,2002 年为 29.2%,2010—2012 年增至 32.9%,已经超过 30%,城市居民更是高达 36.1%,膳食结构的变化既对改善膳食质量有好的作用;但也可能增加了患某些慢性病的风险,需进一步开展膳食结构对健康影响的研究。

(卓勤 赵法伋)

参 考 文 献

1. 中国营养学会. 中国居民膳食营养素参考摄入量(2013 版). 北京:科学出版社,2014.

2. 姚泰,赵志奇,朱大年,等. 人体生理学. 第 4 版. 北京:人民卫生出版社,2015.

3. 常继乐,王宇. 中国居民营养与健康状况监测 2010—2013 年综合报告. 北京:北京大学医学出版社,2016.

4. 何志谦. 人类营养学. 第 2 版. 北京:人民卫生出版社,2000.

5. Barbara A,Bowman and Robert M,Russell. 现代营养学. 第 2 版. 荫士安,汪之顼,王茵,等译. 北京:人民卫生出版社,2013.

6. FAO/WHO/UNU. Human Energy Requirements. Rome:Report of a Joint FAO/WHO/UNU Expert Consultation,2004.

7. FAO. Food energy-methods of analysis and conversion factors. Rome:Report of a Technical Workshop,2003.

8. 郭军,何梅,杨月欣. 不同食物能量换算系统差异的统计学评价. 食品科学,2005,26(8):42-51.

9. Henry CJK. Basal metabolic rate studies in humans:measurement and development of new equations. Public Health Nutr,2005,8(7A):1133-1152.

10. Sasaki S. Dietary Reference Intakes (DRIs) in Japan. Asia Pac J Clin Nutr,2008,17 (Suppl 2):420-444.

11. Pereira-Lancha LO,Coelho DF,de Campos-Ferraz P L,et al. Body fat regulation:is it a result of a simple energy balance or a high fat intake? Journal of the American College of Nutrition,2010,29(4):343-351.

12. Janet A Novotny,Sarah K Gebauer,David J Baer. Discrepancy between the Atwater factor predicted and empirically measured energy values of almonds in human diets. Am J ClinNutr,2012,96:296-301.

13. Beaulieu K,Hopkins M,Blundell J,et al. Impact of physical activity level and dietary fat content on passive overconsumption of energy in non-obese adults. Int J Behav Nutr Phys Act,2017,14(1):14.

14. Ainsworth BE,Haskell WL,HerrmannSD,et al. Compendium of Physical Activities:a second update of codes and MET values. Med Sci Sports Exerc,2011,43(8):1575-1581.

15. King NA,Caudwell PP,Hopkins M,et al. Dual-process action of exercise on appetite control:increase in orexigenic drive but improvement in meal-induced satiety,2009,90(4):921-927.

第七章

常 量 元 素

人类与其所存在的环境关系密切。在人类进化与生命过程中,不断与周围环境进行着以化学元素为基础的物质交换,因此,人体的元素组成除人体原生质的主要成分碳、氢、氧、氮以及地壳的主要成分硅以外,其他元素在人体与地壳分布的趋向是一致的,即两者的丰度曲线颇为吻合。人体含有的元素中,已知有20多种元素为维持机体正常生物功能所必需的元素,除碳、氢、氧、氮主要构成蛋白质、脂类、碳水化合物等有机化合物及水外,其余元素统称为矿物质。其中体内含量大于体重0.01%的元素称为常量元素,有钙、镁、钾、钠、磷、硫、氯7种。

最早被人类发现的常量元素为磷元素,1669年,德国一位叫布朗特(Brand H.)的商人在干馏尿的残渣中发现一种发出蓝绿色火光的物质,并命名为“磷”。1755年,英国科学家约瑟夫·布莱克(Joseph Black)在石灰中发现氧化镁。1792年,安东布·雷普希特(Anton Rupprecht)通过加热苦土和木炭的混合物首次制得不纯净的镁金属。1808年,英国化学家汉弗莱·戴维(Humphry Davy)采用电解苦土(含镁)的方法分离出元素镁。1774年瑞典化学家卡尔·威尔海姆·舍勒(Carl Wilhelm Scheele)发现氯,并在1810年由Humphry Davy确定并定名。1807年,Humphry Davy分别分离并命名了钾和钠,并在1808年电解石灰石与氧化汞的混合物,蒸去汞后获得金属钙。

常量元素占人体总成分的60%~80%。钙、钾、钠、镁属于金属,磷、硫、氯则为原子序数较小的非金属轻元素。

常量元素是人体组成和体现生命的必需元素,几乎遍及身体各个部位,发挥着多种多样的作用:①构成人体的重要组分,如蛋白质中的硫、磷等,骨骼和牙齿中的钙、磷、镁等;②存在于细胞内液或细胞外液,对调节细胞内、外液的渗透压,控制水分流动,维持体液的稳定性起着重要作用;磷、氯等酸性离子与钠、钾、镁等碱性离子的配合,以及重碳酸盐和蛋白质的缓冲作用,共同维持着机体的酸碱平衡;钾、钠、钙、镁等离子保持一定比例,是维持神经和肌肉的兴奋性、细胞膜的通透性以及细胞正常功能的必要条件;③作为酶系统中的组成成分、辅基或激活剂参与物质代谢,如含磷的三磷酸腺苷(ATP)参与能量代谢和核酸代谢,如氯离子激活唾液淀粉酶,镁离子激活磷酸转移酶等;④参与血液凝固过程,如钙离子。

第一节 钙

钙(calcium),化学符号Ca,原子序数20,相对原子质量为40。1808年,英国化学家Humphry Davy爵士电解石灰石与氧化汞的混合物,蒸去汞获得金属钙。钙是生物圈内分布最广泛的元素之一,约占地壳的3%。一般以化合物状态存在,常见的如石灰石与大理石($CaCO_3$)、石膏($CaSO_4 \cdot 2H_2O$)等。因钙盐呈现为中等度的溶解性,故钙可兼存于固相(岩石)和液态中,水环境尤其海水中含钙量可达10mmol/L。在大多数土壤胶体中,钙作为一种可交换的阳离子存在,可被植物吸收,植物体内一般含量约为0.1%~8%。在陆地生活的哺乳类,体内含钙量为总体重的2%~4%;在人类则占成年人体重的1.5%~2.0%。钙是构成人体的重要组分,次于水、碳、氧、氢和氮,排第六位;若按元素排列,则为第五位,是人体含量最多的无机元素。

一、理化性质

钙有金属的共有特性,即不透明、有金属光泽、能导电、导热、富有延展性。由于钙的氧化物性质介于“碱性”与“土性”(既难溶解,又难熔融)之间,故称为碱土金属(alkali earth metals)。元素钙呈银白色,硬度1.5,熔点842℃,沸点1484℃,密度1.55g/cm³,属轻金属。

钙能与卤素、氧、氮、氢、硫等多种非金属反应生成相应的离子化合物,显示活泼的金属性。在其与一价离子形成的卤化物和硝酸盐是易溶解的,与二价阴离子组成的盐,很多是难溶解的,如硫酸盐、磷酸盐、硝酸盐和草酸盐等。

钙离子直径为0.99Å,可与12个以上氧原子形成共价键,这使得钙几乎成为唯一有能力适于与肽键结合的阳离子,亦为钙在体内能结合与活化细胞蛋白质的基础。

二、吸收和代谢

钙在体内代谢的过程,就是维持体内钙内环境稳定性的过程,由钙的摄入、吸收和排泄三者之间的关系所决定(图1-7-1)。

(一)吸收

1. 吸收的途径与机制　在膳食的消化过程中,钙通常从复合物中游离出来,被释放成为一种可溶性的离子化状态,以便于吸收,但是低分子量的复合物可通过细胞旁路或胞饮作用被直接吸收,如草酸钙和碳酸钙。钙主要在小肠吸收,吸收率一般介于20%~60%。

(1)主动吸收:当机体对钙的需要量高,或摄入量较低时,肠道对钙的主动吸收机制最活跃。主动吸收主要在十二指肠和小肠上段,这是一个逆浓度梯度的转运过程,需要耗能。钙主动吸收过程依赖于1,25-$(OH)_2D_3$和肠道维生素D受体的作用,具有饱和性,受钙摄入量和身体的需求量的调节。

主动吸收在十二指肠上段效率较高,这个部位pH较

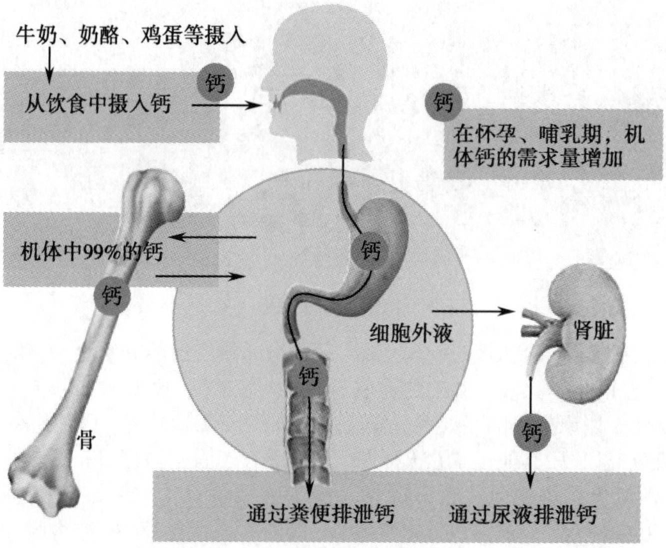

图 1-7-1　钙的吸收与排泄
摘自：https://slideplayer.com/slide/4861772/

低（pH＝6.0），并且结合蛋白也存在。但是，在回肠吸收较多，因在此部位停留时间最长。由结肠吸收的比重在正常人约为总吸收量的 5%。

（2）被动吸收：当钙摄入量较高时，则大部分由被动的离子扩散方式吸收。主要取决于肠腔与浆膜间钙浓度的梯度。

2. 影响钙吸收的因素　影响钙吸收的因素主要包括机体与膳食两个方面的因素。

（1）机体因素：机体因素包括生理需要量，维生素 D、钙和磷的营养状况，胃酸分泌、胃肠黏膜接触面积和体力活动等。因钙的吸收与机体的需要程度密切相关，故而生命周期的各个阶段钙的吸收情况不同。婴儿时期因需要量大，吸收率可高达 60%，儿童约为 40%，青少年在 25% 上下，成年人仅为 20% 左右。钙吸收率随年龄增长而渐减，平均每增长 10 岁，钙吸收率减少 5%～10%。妊娠期主动和被动钙吸收均增加，孕前期、孕早期、孕中期和孕晚期的钙吸收率分别为 36%、40%、56% 和 60%。泌乳期虽然对钙需要量增加，但吸收率并未相应增加。女性因绝经原因，吸收率每年下降 2.2%，增龄与绝经的联合作用导致女性从 40 岁到 60 岁的钙吸收率下降 20%～25%。机体维生素 D 缺乏会降低 1,25-(OH)$_2$D$_3$ 的水平，从而降低主动吸收率。磷缺乏可增加 1,25(OH)$_2$D$_3$ 水平而提高钙吸收。钙在肠道的通过时间和黏膜接触面积大小也可影响钙吸收。胃酸水平降低会使不易溶性钙盐的溶解度下降而降低钙吸收。影响钙吸收的相关机体因素归纳为表 1-7-1。此外，种族因素也会影响钙的吸收，体力活动可促进钙吸收。

表 1-7-1　影响钙吸收的机体因素

增加吸收	降低吸收
维生素 D 状况适宜	维生素 D 缺乏
增加黏膜接触面积	降低黏膜接触面积
钙缺乏	绝经
磷缺乏	老年
妊娠	胃酸降低
黏膜渗透性大	通过肠道时间快

（2）膳食因素：膳食中钙的摄入量是影响钙吸收率和吸收总量最重要的因素。摄入量高，吸收量相应也高，但吸收量与摄入量并不成正比，摄入量增加时，吸收率相对降低。等量的钙，以少量多次的方式摄入则可增加钙吸收率和吸收总量。膳食中维生素 D 的存在与量多少，对钙的吸收有明显影响。乳糖经肠道菌发酵产酸，降低肠内 pH，与钙形成乳酸钙复合物可增强钙的吸收。适量的蛋白质和一些氨基酸，如赖氨酸、精氨酸、色氨酸等可与钙结合成可溶性络合物，有利于钙吸收，但当蛋白质超过推荐摄入量时，则未见进一步的有利影响。高脂膳食可延长肠道停留和钙与黏膜接触时间，可使钙吸收有所增加，但脂肪酸与钙结合形成脂肪酸钙，则影响钙吸收。低磷膳食可提高钙的吸收率。食物中碱性磷酸盐、草酸和谷类中的植酸可与钙形成不溶解的磷酸钙、草酸钙、植酸钙而影响钙吸收。膳食纤维中的糖醛酸残基与钙螯合而可干扰钙吸收。一些药物如青霉素和新霉素能增加钙吸收，而一些碱性药物如抗酸药、四环素、肝素等可干扰钙吸收。影响钙吸收的主要膳食因素归纳为表 1-7-2。

表 1-7-2　影响钙吸收的主要膳食因素

增加吸收	降低吸收
维生素 D	植酸
乳糖	草酸
酸性氨基酸	膳食纤维
低磷	脂肪酸

（二）排泄

钙的排泄主要通过肠道和泌尿系统，经汗液也有少量排出。人体每日摄入钙的 10%～20% 从肾脏排出，80%～90% 经肠道排出，后者包括食物中未被吸收的钙和上皮细胞脱落释出及消化液中未被吸收的钙。粪钙和尿钙排出量随食物含钙量及吸收状况的不同而有较大的波动。此外，由汗液排出的钙约为 16～24mg，由皮肤、头发和指甲等每日约排出钙 60mg，乳母乳汁分泌也有 150～230mg 钙排出。

1. 尿钙排泄及其影响因素　肾脏是钙排泄的主要途

径。每日从肾小球滤过的钙总量可达 10g。每日在肾小管各段钙的重吸收率达 99%，其中约 60% 在近曲小管重吸收，20% 在髓袢升支重吸收，远曲小管约为 10%，集合管则为 5% 左右。肾对钙的滤过量和重吸收量均取决于血钙浓度，当血钙低于 1.88mmol/L（75mg/L）时，钙重吸收率几乎达到 100%，则尿中无钙排出。若骨钙溶出增多，而使血钙升高时，则尿钙排出增加。正常人每日从尿中平均排出钙 160～220mg，最多能达 500mg 以上。

婴儿尿钙水平很低，随年龄增长而尿钙增加，青春期时最大。女性孕期因钙吸收率增加导致尿钙排泄增加，而哺乳期尿钙排泄出现保护性降低。绝经期尿钙排泄增加，反映骨钙动员加快。膳食钙增加，尿钙排出增加，但尿钙排出量与膳食钙的吸收量而非摄入量呈平行关系。钠和蛋白质的摄入量对钙排泄的影响明显。钠与钙在肾小管内的重吸收过程发生竞争，钠摄入量高时，会相应减少钙的重吸收，而增加尿钙排泄；由肾排出的钠增 2.3g，可带走 24～40mg 的钙。膳食蛋白质会增加尿钙的排泄，但对钙潴留的影响则有争议。在平衡试验中，采用配方膳食，其中磷含量稳定，每克动、植物来源的膳食蛋白质可增加尿钙 1～1.5mg，也有报道达 1.75mg 者，膳食中纯蛋白质或氨基酸加倍，可增加尿钙约 50%。含硫氨基酸对增加尿钙起着主要作用，这可能由于蛋白质本身的酸性成分可减少肾小管内钙的重吸收。蛋白质代谢产生的酸根离子降低血液 pH，增加骨钙的溶出，使血钙增高导致尿钙的排出增加，而碱性阳离子（钾、镁）的作用与其正好相反。

2. 粪钙排泄 粪钙来源包括两部分，一部分是由膳食中未被吸收的钙，其多寡与影响吸收因素有关；另一部分是已吸收进入血液循环的钙经消化液或脱落细胞被排入消化道，部分随食物钙一起重吸收进入血液循环，未吸收的部分则随粪便排出体外，这部分钙称为内源性粪钙（endogenous fecal calcium，EFC），其比较稳定，每日约为 100～150mg，随年龄变化的差异不明显。

（三）维持钙在体内稳定性的调节系统

人体内有一个灵敏的维持钙内环境稳定性的生物控制系统。整个系统涉及两种多肽激素，即甲状旁腺激素（parathyroid hormone，PTH）和降钙素（calcitonin，CT），与 1,25-$(OH)_2D_3$ 的相互作用，形成一个复杂的钙调控网络，通过调节吸收、排泄、骨钙动员和储存过程将循环系统离子钙浓度维持在相当稳定的生理水平（2.2～2.6mmol/L 或 8.5～10.5mg/dl），并通过多种反馈机制，维持血钙浓度的稳定。

它们的主要调节作用简述如下：

1. PTH 对钙的调节作用 PTH 降低肾脏排泄钙的量，以升高细胞外液钙浓度；促进骨的溶解作用，从而将钙释放入细胞外液；通过促进活性维生素 D 的形成，加强肠对钙的有效吸收。

2. CT 对钙的调节作用 CT 作用的靶组织主要是骨骼，可抑制破骨细胞的生成，并促进成骨细胞的增加，从而抑制骨基质的分解和骨盐溶解而促进骨盐沉积。其作用效应是拮抗 PTH 对骨骼的溶解作用，使血钙下降。

3. 1,25-$(OH)_2D_3$ 对钙的调节作用 1,25-$(OH)_2D_3$ 主要是促进肠黏膜对钙的吸收，还促进溶骨过程，使血钙升高；同时可促进肾小管对钙的重吸收。

这些调节因子相互影响、相互制约、相互协调，使机体与外环境之间、各组织与体液之间、骨钙与混溶钙池之间保持相对稳定的动态平衡。有关控制系统和反馈机制见图 1-7-2 和图 1-7-3。

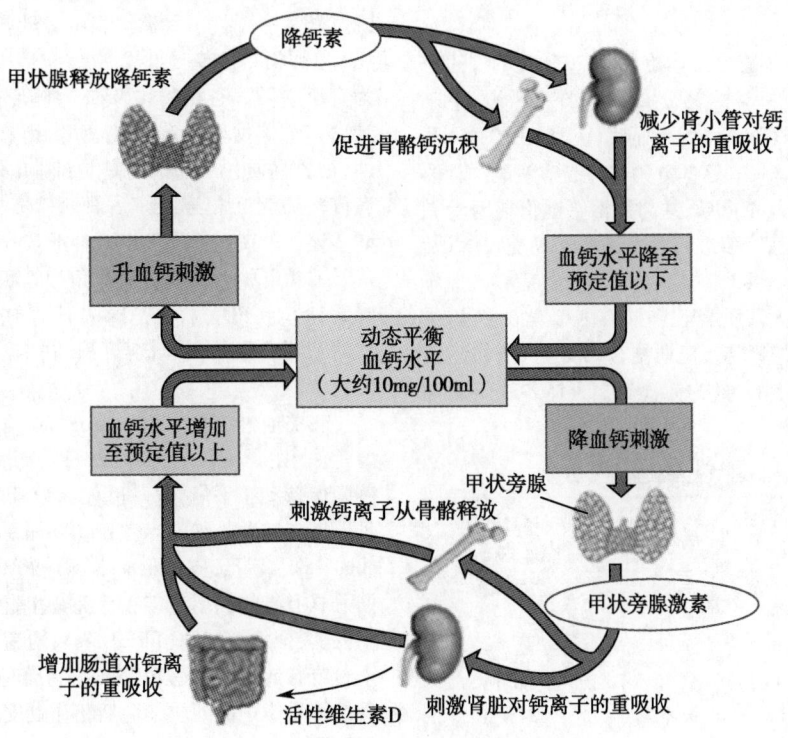

图 1-7-2 体内钙的调节
摘自：https://healthiack.com/encyclopedia/pictures-of-calcium-metabolism

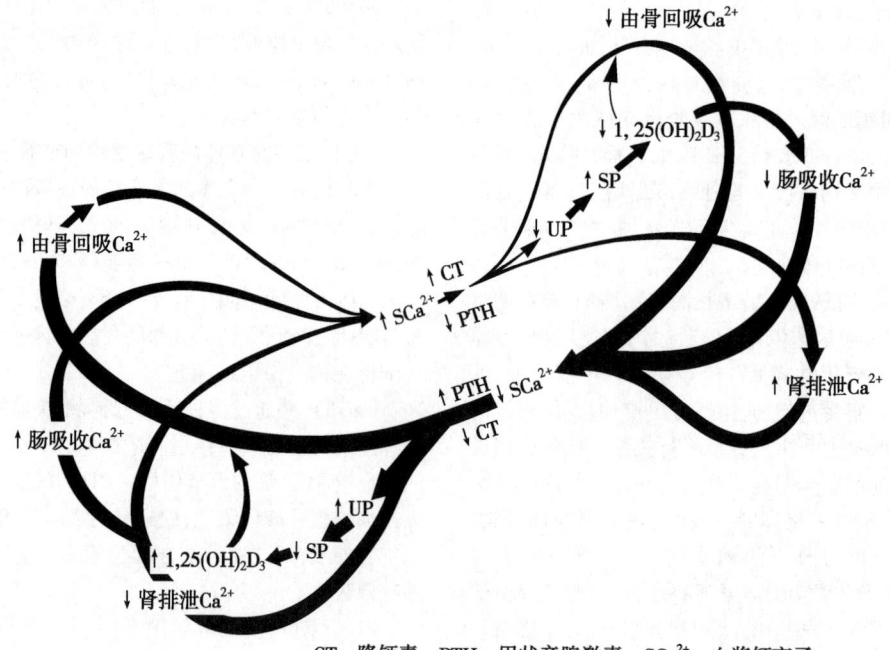

CT：降钙素；PTH：甲状旁腺激素；SCa^{2+}：血浆钙离子

图 1-7-3　血钙的内稳态调节

例如，当血钙下降时，PTH 分泌增加，而 CT 分泌减少，进而骨吸收增加和肾钙排泄减少，以及通过 PTH 刺激 1,25(OH)$_2$D$_3$ 合成增加，进而使肠吸收钙增加（图 1-7-3 左侧）。而血钙浓度增加到高于生理学水平时，则抑制 PTH 分泌和刺激 CT 分泌，这些变化则使骨吸收减少，肾钙排泄增加，以及肠钙吸收减少（图 1-7-3 右侧），而使血钙浓度上降到稍低于生理学水平。如此不断重复，以维持血钙浓度在极小的生理浓度范围内波动。

（四）分布

成年人体内含钙总量约占体重的 1.5%~2.0%，约为 1000~1200g。其中约 99% 的钙分布于骨骼和牙齿；小于 1% 的钙分布在软组织（7g，0.6%），血浆（0.35g，0.03%）和细胞外液（0.7g，0.06%）中，这部分钙称为混溶钙池。骨骼中的钙占骨矿物质总重的 40%，并与混溶钙池保持着动态平衡。通过骨骼与细胞外液进行自由的离子钙交换，以随时调节血钙浓度或者提供维持体内钙稳定性的需要。成年人在钙平衡时，每日从骨质吸收和储存入骨骼的钙约为 400mg。血液中，46% 的钙与蛋白质结合，6.5% 与有机酸或无机酸结合成复合钙，47.5% 为游离钙。人体各软组织细胞的含钙量见表 1-7-3。

表 1-7-3　人体各软组织细胞的含钙量

组织	湿组织含钙量/（mg·kg^{-1}）	组织	湿组织含钙量/（mg·kg^{-1}）
肝	64.13	Hela 细胞	200.40
心	76.15	血小板	200.40~601.20
肺	248.50	脾	84.17
肾	140.30	脑	80.16
平滑肌	332.66	神经	248.50
骨骼肌	52.10	皮肤	172.34
胎盘	248.50	软骨	260.52~400.80

三、生理功能

（一）构成机体的骨骼和牙齿

钙是构成骨骼的重要组分，骨骼中的钙占瘦体重的 25% 和总灰分的 40%，钙对保证骨骼的正常生长发育和维持骨健康起着至关重要的作用。

骨的结构包括两种类型，外部的皮质骨和内部的松质骨。皮质骨为板层结构，特性坚韧；松质骨为网状结构，既坚硬又有弹性。骨骼组织由骨细胞（约占 2%~3% 的体积）和钙化的骨基质组成。骨基质中 65% 为矿物质，35% 为有机物质。有机物中 95% 为胶原蛋白，其余为非胶原蛋白。骨矿物质决定骨的硬度，而有机基质决定骨的韧性，被骨基质包围起来的是骨细胞（osteocytes），细胞之间有许多突起互相连接。占骨重 2/3 的矿物质，其中钙占 39.9%。钙在矿物质中以两种形式存在，一为晶状的羟磷灰石 Ca(PO$_4$)$_6$(OH)$_2$，呈六角形管状，另一种为无定形的磷酸钙 Ca$_3$(PO$_4$)$_2$，也是磷灰石的前体。在成熟骨中，晶状磷灰石含量较多，而新沉积的骨矿物质中，则无定形磷酸钙含量较多。

骨骼通过成骨作用（osteogenesis）即新骨不断生成，和溶骨作用（osteolysis），即旧骨不断吸收，使其各种组分与血液间保持动态平衡，这一过程称为骨的重建（remodeling）。骨骼中有四种骨细胞：线细胞（lining cells）、成骨细胞（osteoblastes）、破骨细胞（osteoclastes）和骨细胞（osteocytes）。它们兼具有维持钙内稳定和骨机械性能的作用。线细胞是扁平的，类似纤维细胞（fibrocytes），覆盖于骨的表层，它可能来自或与成骨细胞密切相关；成骨细胞被认为是一群源于骨结缔组织中的间质细胞所衍生的可分裂细胞，成骨细胞积极参与骨质成分的合成，并逐渐埋入骨基质内，变为骨细胞，在经破骨细胞吸收的骨表面形成新骨；破骨细胞是一种多核巨细胞,参与骨的吸收,这些细胞含有各种可溶解骨基质成分的酶,使基质释出钙,并将其运送到细胞外液,进入血液,如此不断地进行着骨矿物质的转换与重建。

这种骨钙的更新速率,因年龄而变化。妊娠早期,胎儿仅有少量钙沉积,以后钙浓度很快升高至胎儿体重的0.5%。妊娠后期,胎儿从母体约取得20g的钙,足月新生儿钙相当于其体重的1%。1岁以前婴儿每年转换100%,以后稍渐降低,每年可转换50%,即每2年骨钙可更新一次。儿童阶段每年转换10%,由于儿童时期生长发育旺盛,对钙需要量多,如长期摄钙不足,并常伴随蛋白质和维生素D缺乏,可引起生长迟缓,新骨结构异常,骨钙化不多,骨骼变形,发生佝偻病(rickets)。健康年轻成年人骨吸收与形成维持平衡,每年转变5%。40岁以后骨形成明显减弱,转换速率为每年0.7%,绝经后妇女和老年男女其吸收更占优势。人在20岁以前,主要为骨的生长阶段,其后的10余年骨质继续增加,约在35~40岁左右,单位体积内的骨质达到顶峰,称为峰值骨度。此后骨质逐渐丢失。妇女绝经以后,骨质丢失速度加快,骨度(质)降低到一定程度时,就不能保持骨骼结构的完整,甚至压缩变形,以致在很小外力下即可发生骨折,即为骨质疏松症(osteoporosis)。骨骼成熟时所达到的骨骼峰值,是防止骨质疏松危险性的主要因素。

成骨细胞与破骨细胞的活性受多种系统和局部激素的影响调节。表1-7-4列出了系列影响因素,但这是一快速发展的领域,还有待于研究。成骨细胞在这一过程中占有中心位置,不只是对骨形成,而且对骨重建机制具有系统信号。虽然PTH对骨吸收的刺激负责,但破骨细胞无PTH受体,而成骨细胞具有PTH受体,破骨细胞则对CT有受体,PTH促进骨吸收,而CT抑制骨吸收。PTH与CT共同维护恒定的细胞外液钙浓度,$1,25-(OH)_2D_3$可影响PTH和CT。

表1-7-4　影响骨细胞的体液因素

成骨细胞	破骨细胞
甲状旁腺激素(PTH)	降钙素(CT)
$1,25(OH)_2D_3$	磷酸氢盐药物
糖皮质激素	白细胞介素-1
胰岛素样生长因子(IGFs)	集落刺激因子(CSF)
转化生长因子-β(TGF-β)	TGF-α
白细胞介素-6	TGF-β
PTH相关肽(PTHrP)	硝酸镓

这种骨更新作用既可维持钙的动态平衡,更新老化的骨质,还可适应生理需要而改变骨的结构,所以,骨骼既有明显的支柱作用又是钙的储存库。

牙齿的牙本质是牙的主体,化学组成类似骨,但组织结构和骨差别很大,牙本质没有细胞、血管和神经,因此,牙齿中的矿物质无此更新转换过程。

(二)维持多种正常生理功能

分布在体液和其他组织中的钙,虽然还不到体内总钙量的1%,但在体内多方面的生理活动和生物化学过程中起着重要的调节作用。血液中的钙可分为扩散性和非扩散

性钙两部分。非扩散性钙是指与血浆蛋白(主要是白蛋白)结合的钙,它们不易透过毛细血管壁,不具有生理活性。在扩散性钙中,一部分是与有机酸或无机酸结合的复合钙;另一部分则是游离状态的钙离子,具有生理作用。正常人血液中三种类型钙的含量见表1-7-5。

表1-7-5　正常人血钙的存在形式与含量

存在形式	(mmol·L^{-1})	(mg·L^{-1})	占总量的百分比/%
蛋白结合钙	1.14	45.6	46.0
磷酸氢钙	0.04	1.7	1.6
柠檬酸钙	0.04	1.6	1.7
未定形钙	0.08	3.2	3.2
游离钙	1.18	47.2	47.5

离子钙的生理功能涉及诸多方面:①参与调节神经、肌肉兴奋性,并介导和调节肌肉以及细胞内微丝、微管等的收缩;②影响毛细血管通透性,并参与调节生物膜的完整性和质膜的通透性及其转换过程;③参与调节多种激素和神经递质的释放,Ca^{2+}的重要作用之一是作为细胞内第二信使,介导激素的调节作用,Ca^{2+}能直接参与脂肪酶、ATP酶等的活性调节,还能激活多种酶(腺苷酸环化酶、鸟苷酸环化酶及钙调蛋白等)调节代谢过程及一系列细胞内生命活动;④与细胞的吞噬、分泌、分裂等活动密切相关;⑤是血液凝固过程所必需的凝血因子,可使可溶性纤维蛋白原转变成纤维蛋白。

Ca^{2+}发挥作用的机制和它与特殊蛋白质结合有关。而钙离子的结构特性,是其能结合与活化细胞蛋白质的基础。钙结合蛋白为一些特异性、具高亲和力或高亲和量、能可逆地与钙相结合的蛋白质,它们存在于细胞内外,以其与钙的亲和力的不同来感受或调控钙离子浓度,从而参与各种催化、启动、运输、分泌等过程。与钙结合或钙活化的细胞蛋白质举例见表1-7-6。

表1-7-6　与钙结合或钙活化的细胞蛋白

蛋白质	功能
钙调蛋白(calmodulin)	某些蛋白激酶的调节剂
肌钙蛋白(troponin)	肌肉收缩调节剂
钙视网膜蛋白(calretinin,retinin)	quanyl cyclase的活化剂
钙神经碱(calneurin B)	磷酸酶
蛋白激酶C	广泛分布的蛋白激酶
磷脂酶A_2	花生四烯酸的合成
钙调素、结合蛋白(caldesmon)	肌肉收缩调节剂
钙结合蛋白(calbindin)	钙储存
隐钙素(calsequestrin)	钙储存

这些结合蛋白的功能包括由参与细胞运动和肌肉收缩到神经传递、腺体分泌以至细胞分裂。其中钙大多作为一个由细胞外到细胞内的信息传递者和参与相关功能蛋白的活化剂。当一个细胞被激活时(例如一个肌肉纤维接受了一个收缩的神经刺激),首先是将膜的钙通道打开,接纳一些钙离子进入胞质,继之胞质钙浓度很快升高,导致收缩复合物的激活。在诸多钙结合蛋白中研究较早、了解较详细

的是骨骼肌细胞胞质中钙离子浓度增加后，即与肌钙蛋白（troponin）的亚基（troponin C）相结合，这种结合引起肌肉蛋白质的相应构象改变，而启动一系列导致肌肉收缩的步骤。另外，值得注意的是，钙离子参与调节细胞活动须先和广泛分布于真核细胞内的特异受体钙调蛋白（calmodnlin）结合，这种结合可活化破坏肝糖原以释放，提供收缩能量的酶。故而钙离子既是收缩的激活剂，又是此过程的燃料。

Ca^{2+}是细胞间最常见的信息传递元素。因其与蛋白质的结合能力是可逆的，对一个调节性变化的反应，如一个内在或外来的刺激（物理的、电的或化学的）造成细胞内一个特殊部位钙离子浓度的变化，可造成钙离子由内部向外释放或由外部进入细胞内。如果一个细胞的所有功能蛋白在同一时间内完全被钙活化，这个细胞将很快自我破坏。由于这种原因，细胞必须保持胞质内钙离子浓度在非常低的水平，一般为$0.1\mu mol/ml$。这低于细胞外细胞间液Ca^{2+}浓度的10 000倍。细胞由一种联合机制来保持这种浓度：①细胞膜具有有限的钙渗透性；②离子泵可很快将钙移出胞质或胞外，或使其进入细胞内的贮存小囊；③贮存小囊内一系列特异性蛋白质没有催化功能，但能与大量钙结合。这样胞质低浓度的钙离子可保证各种功能蛋白质的持续充裕。

四、缺乏与过量

（一）缺乏

营养调查表明，我国居民钙摄入量普遍偏低。因此，钙缺乏症是较常见的营养性疾病。

1. 骨骼钙化不良　儿童时期生长发育旺盛，对钙需要量较多，如长期摄入钙不足，并常伴随蛋白质和维生素D缺乏，可引起生长迟缓，新骨结构异常，骨钙化不良，骨骼变形，发生佝偻病（rickets）。常多见于两岁以下婴幼儿，特别是早产儿和孪生儿，故应注意对孕妇、乳母以及婴幼儿补充足量的钙与维生素D。

2. 骨质疏松　人体达到峰值骨密度后骨质逐渐丢失，骨密度降低到一定程度时，就不能保持骨骼结构的完整，甚至压缩变形，以及在很小外力下即可发生骨折，即为骨质疏松症（osteoporosis）。骨质疏松症的特征是：骨质减少，表现为骨质含量（bone mineral content，BMC）和骨质密度（bone mineral density，BMD）降低；骨脆性（fragility）和骨折危险性增加。按照世界卫生组织定义，女性个体BMD低于年轻成年女性平均值的2.5SD以上者，即视为骨质疏松。老年人骨密度的高低主要由两个因素决定，一是骨成熟期所能达到的峰值骨密度，二是达到峰值后骨质丢失的速度。调查研究表明，平时膳食钙摄入量高的妇女，其峰值骨密度较高。妇女绝经以后，由于雌激素分泌减少，骨质丢失速度加快，对绝经后妇女，进行补钙外加雌激素治疗，可减少骨质丢失，阻止桡骨、脊椎及指骨的矿物质丢失。单纯补钙亦可减少绝经老年妇女的骨质丢失，对日常钙摄入量低的妇女更为有益。需要强调的是，持续的骨丢失，必然发展为骨质疏松症，补救措施也只限于减缓骨丢失，而不能达到骨质的复原。因此，根本的问题是预防，特别要注意对青春发育期到40岁前后的妇女，即形成骨密度高峰期的妇女，摄入足够的钙。

摄入充裕的钙不仅可提高骨健康水平，还可能有利于减少一些慢性病的发生。成年人钙水平与一些疾病关系的调查提示，血钙与血压有相关关系，血钙并不反映钙摄入水平，但补钙试验可使血压降低；摄入充裕的钙可减少结肠癌的危险性；低钙可影响男性不育和精子质量；补钙有利于改善糖尿病性骨量下降和有关症状。但这些目前还不足以作为估算需要量的依据。

（二）过量

随着钙的强化食品越来越普遍，钙补充剂越来越多，钙过量的不利影响也逐渐增加，需要注意与重视安全摄入量的问题。在诸多摄入过量钙可能产生的不良作用中，有三个基本方面的危害。

1. 增加肾结石（nephrolithiasis）的发生风险　肾结石与各种原因导致高尿钙有关，大约80%的肾结石中含有钙。现代研究认为结石主要是由钙代谢失衡造成的。Duboeuf F.等在补充钙加维生素D与骨折危险研究中发现，与对照组相比，同时补充维生素D（400~800IU/d）和钙（1000mg/d）后，并不能预防骨折，甚至肾结石的发生率增加到17%。目前并没有证据表明，超过1200~1500mg/d的摄入量可能增加发生肾结石、心血管疾病和中风的风险。但有研究提示钙摄入量达到2100mg/d时可增加肾结石的风险。高钙尿是肾结石的一个重要危险因素。草酸、蛋白质和植物纤维摄入量高，是易于与钙结合成结石的相关因子。此外，钠、磷、镁对结石形成也有影响。所以过量钙摄入只是肾结石病发病的一个重要因素。但是，对此还存在争议，有人认为钙在肾结石发病中只起很小作用，而且低钙也是发生肾结石的一个潜在预兆。有关研究发现，中等膳食钙摄入（850mg/d）与肾结石形成的危险性降低有关；美国护士健康研究也发现食物来源的钙摄入量为1357mg/d者较525mg/d者患肾结石的风险降低27%。钙在肠道中与草酸盐结合可减少肾结石的形成，服用钙时是否伴随食物，会使结果不一致，故而存在很多混杂因素的影响，还需要进一步的深入研究。

2. 奶碱综合征（milk-alkali syndrome，MAS）　最早发现于采用Sippy膳食（主要是大量给予碳酸氢钠、磷酸钙和奶）治疗消化性溃疡之后而出现的临床副作用。首次报道于1915年。奶碱综合征的典型综合征包括高钙血症（hypercalcemia）、碱中毒（alkalosis）和肾功能障碍（renal dysfunction）。但症状表现有很大差异。其严重程度决定于钙和碱摄入量多少和持续时间。在对本病的认识过程中，曾描述有以下三种形式：

（1）急性发作类型：1920—1940年人们开始认识MAS急性综合征，此类型呈现为高血钙和碱中毒的毒血症，在钙和碱摄入后很快发生（2~30天之内），临床特征是易兴奋、头疼、眩晕、恶心和呕吐、虚弱、肌痛和冷漠，如再继续摄入钙和碱，则神经症状加重（记忆丧失、嗜睡和昏迷），血液生化指标变化明显（CO_2达52~60mg/L）pH 7.42~7.60，血钙、碱性磷酸酶升高，逐渐出现肾功能障碍。如及早停止钙和碱的大量摄入，则预后良好。

（2）Cope类型：特征为慢性高血钙症、碱中毒和可逆性肾功能障碍。临床症状不明显,随着钙和碱摄入停止,症状可明显改善。

(3) Burnett 类型:是较长历史摄入钙和碱的慢性结果。1949 年由 Burnett 描述。最严重的类型其临床症状包括不可逆的肾衰竭、软组织转移性钙化,昏睡甚至昏迷。此类病例如停止钙和碱的摄入,症状可有某些恢复和改善。

对 MAS 的发病,20 世纪 50 年代继续有报道,60 年代初期,对该病的认识较前有发展,直至 70 年代,由于对消化性疾病治疗方法的改变,此类病例报道已很少。1980—1997 年有关 MAS 的 26 篇报道中,揭示了摄入量由 1.5~16.5g/d,摄取时间 2 天~23 年。IOM 于 2010 年综述了既往 14 例 MAS 的病例报道,钙摄入量由 1.0~44.0g/d,摄入时间数月~数年,血钙介于 2.64~5.70mmol/L。MAS 虽然发病率极低,但后果严重,仍应重视。

此外,有研究发现,老年女性补钙可能增加心血管疾病的发病率。钙摄入能影响铁、锌、镁和磷等矿物元素的生物利用率。

五、营养状况评价

(一)评价钙营养状况的生化指标

1. 血钙 钙的生化指标不是反映机体营养状况的合适指标。因为血钙浓度受严格调控而相对稳定,一般血钙浓度变化往往小于测定误差。目前,没有任何资料表明膳食钙的变异可显著影响健康人群血钙浓度,只有在严重营养不良或甲状旁腺功能亢进时,血离子钙浓度才会低于或高于正常范围。故一般不以血钙浓度来评定钙的营养状况。有些正常值范围可供参考。

(1)血清总钙浓度:正常值为 2.25~2.75mmol/L,低于下限为缺乏。

(2)血清离子钙浓度:正常值为 1.10~1.37mmol/L(45~55mg/L),低于下限为缺乏。

(3)血清[Ca]×[P]:[Ca]×[P]>30,低于此限为缺乏。

(4)血清碱性磷酸酶:成年人 1.5~4.0 苦氏单位。儿童 5~15 苦氏单位。增高为缺乏。

2. 尿钙 钙由粪、尿和汗液排泄,尿钙反映体内钙平衡最有意义,但尿钙排泄量除因年龄而有不同外,尿钙随膳食钙、蛋白质、钠和磷的摄入量,尿量及钙的需要量不同而变化,变异大,故尿钙亦不宜用以评价钙营养状况;如用肌酐值校正可减少变异,反映近期钙摄入量。

由于羟脯氨酸是骨胶原合成和分解代谢的中间产物,部分随尿排出,已证明 24 小时尿羟脯氨酸/肌酐比值与膳食钙摄入量有关,故可以此作为评价钙营养状况的指标之一。反映中短期的骨代谢情况的指标包括反映骨形成的指标,有骨特异性碱性磷酸酶和骨钙素等;反映骨吸收的有尿脱氧吡啶啉(DPD)和 I 型胶原交联 N-端肽(NTX)等。

(二)钙平衡测定

钙平衡是用于评价人体钙营养需要量的主要方法,并据此制订人体膳食钙参考摄入量。钙的摄入量与排出量(粪钙+尿钙+汗液钙)的差值为 0 时,则呈现刚好平衡;为负值则为负平衡;为正值则为正平衡。满足机体正平衡所

需要后多余的钙,即为身体潴留的钙。钙在体内潴留达到一定程度时,因骨骼大小和密度均有上限,钙潴留不能无限增长,达到上限后即使再增加钙摄入量,其潴留也不再增加,此时,多余的钙便排出体外。在实验曲线上呈现平台(plateaus)摄入,这便达到了最大钙潴留(maximum calcium retention)。最大钙潴留被认为是一种功能性指标,因其反映骨骼钙含量(亦即骨强度),也影响骨折危险性的大小。

采用平衡法评定人的钙营养状况时,主要是观察该对象的通常钙摄入量能否达到正平衡,而给予鉴定;在制订钙需要量时,则主要以得到最大钙潴留时的摄入量为目标。因机体对钙的摄入量有一定的适应能力,在摄入量较低时,可以达到平衡,在摄入量较高时也可以达到平衡,故短期平衡试验一般所得达到正平衡时的钙摄入量数值偏低,不能反映机体对钙的实际需要。而不同种族、年龄人群的代谢均存在较大差异,因此,理想的钙平衡试验要有完善的实验设计,以保证结果资料的可靠性,要求原则:①规范各人群组划分;②各组要有相当大的对象样本;③要有一个较广泛的摄入量范围;要有足够长的试验期限。

(三)骨质的测量

由于钙在体内有一个巨大的骨骼储备库,在体内代谢受灵敏的平衡机制的调节,因此,钙成为可由骨强度来直接判定钙储备状况。骨质测量一般采用骨矿物质含量(bone mineral content,BMC)和骨密度(bone mineral density,BMD)。BMC 指在一特定骨骼部位中矿物质的含量,例如股骨颈、腰椎或全身,单位为每单位长度骨矿物质的含量(g/cm)。BMD 是 BMC 除以扫描部位的骨面积,单位应为 g/cm³。两种测量均能定量地反映骨的健康状况,在正处于生长发育期的儿童,BMC 的多少是反映钙潴留的有用指标,而 BMD 则不如 BMC 适用。在成年人因骨骼已具有稳定的大小,则 BMC 和 BMD 同样适用。BMC 和 BMD 的测量结果,因为都能反映骨质疏松程度,故最近研究指出,两者均可作为骨折危险性强有力的预测指标。在成年人股骨颈 BMD 降低一个标准差(SD)(表示约降低 15%),则髋骨骨折危险性增加 2.5 倍;腰椎 BMD 降低 1 个 SD,椎体骨折危险性增加 2 倍。鉴于 BMD 与骨折危险性密切相关,世界卫生组织提出定义:女性个体 BMD 低于年轻成年女性平均值的 2.5SD 以上者(T<-2.5),即视为骨质疏松。未达到骨峰值的生长期人群,不宜采用 T 值来评价,可用 Z 评分来评价其骨质的健康状态。故而采用这种测量结果对评价骨的健康状况是有意义的。

BMC 和 BMD 测量技术包括单光子吸收法(single photon absorptiometry,SPA)和双光子吸收法(dual photon absorptiometry,DPA),单能 X-线吸收法(single energy X line absorption method,SEXA)和双能 X-线吸收法(dual energy X line absorption method,DEXA),以及定量计算机层面扫描法(quantitative computer scanning method,QCT)等。在诸多测量方法中,SPA 法比较简便、经济,通常应用于皮质骨含量较稳定的前臂骨。但此种方法所测为全骨的骨密度,不能区分皮质骨和小梁骨,是其局限之点。DEXA 法可准确地测量脊椎骨、股骨及任意骨的骨矿物质含量。侧位脊柱的

DEXA测定,是衡量骨质疏松、预测骨折危险性的较好方法。在纵向的干预试验中,用以测量BMC的变化,可进行观察补充或不补充钙对全身骨骼的长期影响。QCT法可直接定量地测量单位体积内骨矿物质含量,主要应用于腰椎椎体小梁骨的测量。由于松质骨比皮质骨的转换率高,故观察松质骨可相对早的发现骨丢失。但QCT法因为费用高,放射剂量高,在应用上也受到限制。

由于骨矿物质含量的个体差异较大,有关影响因素也很多,因此,在解释检测结果时需要慎重。一般认为,钙摄入量影响骨骼营养状态,并与骨质成正相关。但须指出,当前一短暂时间的钙摄入量与当前骨质不一定成直接关系,因为骨质状况是反映较长时期钙摄入情况。

六、膳食钙参考摄入量

我国2013年版《中国居民膳食参考摄入量》在修订膳食钙需要量(EAR)研究的基础上,参考国外资料,除婴儿提出AI推荐值外,对其他年龄段和妊娠期及哺乳期妇女均提出了我国居民膳食钙的推荐摄入量(RNI)。

(一) AI与RNI

1. 婴儿　我国0~6月龄婴儿膳食钙参考摄入量依据母乳摄入量平均为750ml/d,乳汁含钙242mg/L计算,则钙摄入量为182mg/d,取整数处理,修订0~6月龄婴儿AI为200mg/d。

7~12月龄段婴儿缺乏母乳及辅食摄入量数据,依据以小婴儿和成年人膳食参考摄入量为基础,采用代谢体重比推算,取其平均值后经取整数处理,修订AI为250mg/d。

2. 儿童与青少年　1~17岁儿童与青少年的膳食钙参考摄入量采用要因加算法并结合平衡试验、平台试验、干预试验等国内外研究资料确定膳食钙EAR,然后设定CV为10%,计算后修正,确定RNI。要因加算法的因素主要包括骨钙潴留量、尿钙量、内源性粪钙量、皮肤流失钙量和钙吸收率等因素,推算结果见表1-7-7。取上限并经修正处理,确定的膳食钙EAR为:1~3岁500mg/d,4~6岁650mg/d,7~10岁800mg/d,11~13岁1000mg/d,14~17岁800mg/d;确定的RNI为:1~3岁600mg/d,4~6岁800mg/d,7~10岁1000mg/d,11~13岁1200mg/d,14~17岁1000mg/d。

表1-7-7　要因加算法推算膳食钙需要量结果

年龄/岁	钙潴留/ (mg·d⁻¹)	尿钙/ (mg·d⁻¹)	内源性粪钙/ mg·(kg·d)⁻¹	皮肤流失钙/ (mg·d⁻¹)	钙吸收率/%	膳食需要量/ (mg·d⁻¹)
1~	100~120	20~40	19	20	40	398~498
4~	140	30~60	27	30	40	568~642
7~	160	40~80	41	40	40	702~802
11~	208	80~100	61	50	40	997~1047
14~17	220	80~120	60~70	50	40	1025~1150

引自:中国营养学会.中国居民膳食营养素参考摄入量(2013版).北京:科学出版社,2014.

3. 成年人　美国研究资料发现,19~75岁成年人达到钙平衡时的平均钙摄入量为745mg/d。由于缺乏国内研究数据,中国营养学会2013年对成年人钙的DRIs的制定,基本是参照国外钙平衡试验报告,考虑人群体格的差异,修订成年人EAR为650mg/d,设定CV为10%,将RNI定为800mg/d。

4. 老年人(65岁以上)　中国营养学会2013年对老年人钙的DRIs修订,主要是根据日本和国内老年人平衡试验资料确定。日本老年女性平衡试验结果,建议推荐摄入量为847mg/d,中国广州中老年妇女钙平衡研究结果钙摄入量达到735mg/d时可实现钙平衡。骨密度研究结果显示当钙摄入量达到800~1000mg/d时,再额外补充800~1200mg/d对骨密度和骨折的健康改善效应很小。因此,我国则将老年人的EAR修订为800mg/d,设定CV为10%,计算修正后,确定RNI为1000mg/d。

5. 孕妇　新生儿体内约含有25~30g的钙,大部分都是在孕晚期由母体转移到胎儿体内,胎儿每日潴留240~300mg的钙。为保证胎儿对钙的需要,孕妇随着娠妊期延长,肠道钙吸收效率增加,自身对照研究结果,孕前期、孕早期、孕中期、孕晚期的钙吸收率分别为36%、40%、56%和62%,呈逐渐增长趋势,孕中期更为明显。孕前尿钙排出约173mg/d,孕早、中、晚期尿钙排出量分别增加27mg/d、55mg/d和75mg/d。钙吸收增加量减去经尿钙和内源性粪

钙流失的增加值后,孕早、中和晚期钙潴留量比孕前增加10mg/d、69mg/d和83mg/d,孕期按280天计,早、中和晚期钙潴留量将分别增加0.93g、6.42g、7.72g。因此,孕中、晚期的钙潴留量还需要额外增加16.75g,平均增加约90mg/d,根据钙吸收率,需要增加钙摄入153mg/d。

骨健康研究和非骨健康研究显示孕妇达到非孕时的推荐摄入量后再增加钙摄入量并不能更有效改善母体和婴儿骨质,也不能提高母乳钙含量。

中国营养学会2013年对孕妇钙DRIs的制定,即基于要因加算、骨健康研究和非骨健康研究,从保护母体健康和有利于胎儿骨发育的考虑出发,将孕中、晚期的钙RNI定为1000mg/d。

6. 乳母　哺乳期妇女人乳含钙量约9mmol/L(360mg/L),乳母每天泌乳850ml,相当于300mg的钙。我国调查母乳含钙量4.38~8.25mmol(175~330mg/L),每日泌乳以750ml计,最高相当于250mg的钙,在乳母尿钙为2.5mmol/d(100mg/d),皮肤丢失1mmol/d(10mg/d)计,哺乳期钙吸收率约为35%,达到钙平衡额外增加摄入钙166mg/d。

哺乳期通过增加钙动员来满足泌乳的额外需求。有研究显示该时期骨动员不受膳食钙水平影响,这种骨流失是可恢复性的生理性变化。而有关乳母钙代谢的研究显示,多数未见血中1,25-(OH)₂D₃水平升高,亦未见肠道钙吸收率增加,发现母乳中钙首要来源是母体在哺乳期内骨吸

收的增加,而且与钙摄入量无关。钙代谢动力学研究指出,骨钙流入细胞外液的约为 2.72mg/(kg·d),其次是减少肾钙排出量而保留的钙约为 0.68mg/(kg·d),两项总计为 3.4mg/(kg·d)。由乳汁泌出的钙则约为 3.08mg/(kg·d),故认为勿需额外提高钙摄入量。但充裕的钙摄入,对母体骨健康有一定保护作用。

中国营养学会 2013 年关于乳母 DRIs 的制定,即根据上述资料的综合考虑,将乳母的钙 RNI 定为 1000mg/d。

(二)UL

鉴于钙摄入过量可能造成一定的危害,而且目前滥补钙的情况比较普遍,故提出摄入量的安全上限量很有必要。

因为高钙尿能使肾结石形成的危险性增加。Burtis 等 1994 年的报道,建立了回归方程式来预测膳食钙的危险性,得出与高钙尿有关的膳食钙摄入量的估计值,男性为 1685mg/d,女性为 866mg/d,提示达到此值时可导致易感人体发生高钙尿而患结石的危险性。最近研究结果显示通过膳食摄入钙达到 1350mg/d 是安全的,但总钙摄入量超过 2000mg/d 有增加肾结石和心血管疾病的风险。

美国根据调查资料提出,成年人 LOAEL 范围为 4~5g/d,摄入量中位数为 4.8g,以 5g 计,鉴于上述可发生高钙尿而引起肾结石危险性的警告摄入量水平,推荐非确定因子(uncertain factor,UF)为 2,则 NOAEL = 5g÷2 = 2.5g,因此,将成年人的 UL 值订为 2.5g/d。考虑我国传统钙摄入量偏低,体格一般较小,目前滥补钙情况比较普遍,为安全计,建议我国成年人钙 UL,推荐值为 2000mg/d,此值适用于 4 岁以上各年龄人群。

根据婴儿或幼儿高剂量补钙实验,钙摄入量达到 1560~1740mg/d,补钙半年均未观察到对婴儿尿钙排出、血钙水平和铁的营养状况的影响。因此,修订 0~6 月龄婴儿 UL 为 1000mg/d,7~12 月龄和 1~3 岁幼儿为 1500mg/d。

中国居民膳食钙参考摄入量见表 1-7-8。

表 1-7-8　中国居民膳食钙参考摄入量/(mg·d^{-1})

人群	EAR	RNI	UL
0 岁~	—	200(AI)	1000
0.5 岁~	—	250(AI)	1500
1 岁~	500	600	1500
4 岁~	650	800	2000
7 岁~	800	1000	2000
11 岁~	1000	1200	2000
14 岁~	800	1000	2000
18 岁~	650	800	2000
50 岁~	800	1000	2000
孕妇(早)	+0	+0	2000
孕妇(中)	+160	+200	2000
孕妇(晚)	+160	+200	2000
乳母	+160	+200	2000

引自:中国营养学会. 中国居民膳食营养素参考摄入量(2013 版). 北京:科学出版社,2014.

七、主要食物来源

膳食钙来源主要是食物和水。

(一)食物中的钙

奶中含钙量丰富吸收率也高,所以是钙的最良好来源。牛奶中钙含量一般约为 100mg/100g,因此,每天喝 1 瓶奶即可获得约 250mg 的钙。

大豆及其制品也是钙的很好来源,如豆腐含钙量为 110~140mg/100g,但因吸收率较低(约 15%),要从中吸收近 100mg 的钙,约需摄入 350g 的大豆。一些深绿色蔬菜类中钙含量也较丰富,含量在 50~130mg/100g。但在选用蔬菜时,应注意其中草酸含量。可采用适当措施去除妨碍钙吸收和利用的因素,如先焯后炒(使部分草酸溶于水),洗大米时加以浸泡以使植酸酶活跃;面粉经过发酵,可减少植酸含量。此外,还应采用合理烹调处理方法,避免食物中钙的损失。常见蔬菜中钙和草酸含量见表 1-7-9。

表 1-7-9　常见蔬菜中钙和草酸含量/mg·100g^{-1}

食物名称	含钙量	含草酸量	理论上计算可利用的钙量
冬苋菜	230	161	160
芫荽	252	231	150
红萝卜缨	163	75	130
圆白菜(未卷心)	123	22	114
乌鸡白	137	76	104
小白菜	159	133	100
马铃薯	149	99	99
青菜	149	109	86
芹菜	191	231	79
红油菜	116	94	74
茼蒿	108	106	61
绿豆芽	53	19	45
芋头	73	63	45
葱	95	115	44
蒜	65	42	44
球茎甘蓝	85	99	41
豌豆(连荚)	102	142	39
大白菜	67	60	38
蒜苗	105	151	38
小白萝卜	49	27	37
韭菜	105	162	34
大蘸菜	224	691	−83
厚皮菜	64	471	145
圆叶菠菜	102	606	−165

注:(1)理论上可利用钙量(mg/100g)=
$$\left(\frac{钙含量}{钙原子量} - \frac{草酸含量}{草酸分子量}\right) \times 40$$
(2)含草酸量高的蔬菜还有冬笋、茭白、洋葱头、根刀菜等。
(3)因样品与测量方法原因,蔬菜中含钙量与食物成分表可能有出入。
引自:中国生理科学会营养学会. 营养学基础与临床实践. 北京:北京科学技术出版社,1986.

(二)饮水中的钙

硬水中含有相当量的钙,也不失为一种钙的来源。西方国家每日所摄入的钙量,有 1/3 来自于水。各类型水的钙含量见表 1-7-10。

表 1-7-10　各种类型水的钙含量

水的种类	钙含量/(mg · L^{-1}) 或 (mmol · L^{-1})
不含气的高矿化水	580(14.5)
海水	400(10)
含小苏打的水(碳酸氢盐)	250(6.25)
含硫酸钙的水	200(5)
很硬的自来水	>140(3.5)
硬自来水	60~140(1.5~3.5)
软自来水	<60(1.5)
含低矿物质的淡水	10(0.25)

第二节　磷

磷(phosphorus),化学符号 P,原子序数 20,相对原子质量为 30.97。1669 年德国布兰特(Brand H.)在干馏尿的残渣时意外地获得一种像白蜡一样的物质,该物质发出蓝绿色的火光,他发现这种绿火光不发热,不引燃其他物质,是一种冷光。于是,他就以"冷光"的意思命名这种新发现的物质为"磷"(拉丁文名称 Phosphorum)。19 世纪初,Liebig、Lawes 等人发现磷化物是植物所必需的原料。1811 年,Vanquelin 从生物体的脂肪中提取得到一种含磷的物质,到 1850 年被 Gobley 证实为磷脂。1868 年,Miescher 从细胞核中提取到含磷的有机物,取名为"核素",后被称为核酸。以后陆续发现磷化合物在人体内的作用,它不但构成人体成分,参与生命活动中非常重要的代谢过程,也是人体细胞 DNA 和 RNA 的重要组成元素,在遗传过程中起重要作用。磷在地壳含量列十二位,广泛存在于动、植物组织中,也是人体含量较多的元素之一。自然界中磷以磷酸盐的形式存在,主要含磷天然化合物是磷灰石(apatite)和磷钙土(phosphorite)。

一、理化性质

磷为非金属,无金属光泽,不易导电和导热,无延展性。常见的磷同素异形体为白磷和红磷,它们均由磷元素组成,是由不同分子组成的两种单质磷。白磷是由 P_4 分子组成的分子晶体,质地软,蜡状固体,遇光表面逐渐变为黄色,也称黄磷;白磷不溶于水,但溶于二硫化碳,有剧毒,化学性质活泼,在空气中很易氧化,可见其发光,熔点 44.1℃,沸点 280℃,密度 1.82g/cm³。因易自燃,故一般需保存在水中。红磷是紫磷的无定性体,其不溶于水,也不溶于二硫化碳,不发光,没有毒,熔点 240℃,密度 2.34g/cm³。

二、吸收和代谢

(一)吸收

磷的吸收部位在小肠,其中以十二指肠及空肠部位吸收最快,回肠较差。磷的吸收分为主动吸收和扩散被动吸收。食物磷的存在形式与含量影响磷在肠道的吸收率。大多数食物中的含磷化合物为有机磷酸酯和磷酯,需要在消化道经酶促水解形成酸性无机磷酸盐后才易被吸收,而乳类食品中则含较多无机磷酸盐,其中的酸性无机磷酸盐溶解度最高,故易于吸收。普通膳食中含磷量约 1.0~1.5g,磷吸收率约为 70%,但在低磷膳食时,吸收率可增至 90%。由于人体肠黏膜缺乏植酸酶,故含有植酸、六磷酸肌醇的谷胚所形成的植酸磷酸盐不能为人体吸收。

处于生长发育阶段的儿童青少年,对磷的运转效率高于成年期。以母乳喂养的婴儿,磷吸收率为 85%~90%,学龄儿童或成年人吸收率为 50%~70%。妊娠妇女磷吸收率较非孕妇女高。此外,肠道酸度增加,有利于磷的吸收;肠道中活性维生素 D 可增加肠黏膜对钙转运而促进磷吸收。肠道中存在一些金属阳离子时,如钙、镁、铁、铝等,可与磷酸根形成不溶性磷酸盐,而不利于磷的吸收;当血钙升高时肠内钙浓度增加,从而妨碍磷的吸收。磷的消化吸收与转运过程见图 1-7-4。

(二)分布

正常成年人体内含磷量约占体重 1%,每 1kg 无脂肪组织约含磷 12g 左右。体内磷的 85% 集中于骨和牙齿组织,主要存在形式为无机磷酸盐;14% 分布于软组织中,其余 1% 在细胞外液。

血浆中含有多种形式的含磷化合物,除细胞含磷酸酯和磷酯外,血浆含磷化合物中 2/3 为有机磷化合物,另外 1/3 为无机磷。血磷通常系指血浆无机磷酸盐中所含的磷。血浆无机磷酸盐中,有 80%~85% 以 HPO_4^{2-} 形式存在,15%~20% 以 $H_2PO_4^-$ 形式存在,另有微量的 PO_4^{3-}。正常人血磷含量约在 0.97~1.62mmol/L(30~50mg/L)。血磷浓度不及血钙稳定,可随年龄而变化,新生儿血磷浓度较高,约为 1.97mmol/L(61mg/L),1~10 岁儿童 1.48mmol/L(46mg/L),15 岁以上可达成年人水平 1.13mmol/L(35mg/L)。

血磷浓度常与进食种类及量有关,如食入碳水化合物时,血中无机磷浓度下降,可能与磷进入细胞参与糖代谢有关;血磷浓度还有昼夜周期性,早晨较低而傍晚则升高。

(三)排泄

未经肠道吸收的磷从粪便排出,这部分量约占机体每日摄磷量的 30%,其余 70% 经由肾以可溶性磷酸盐形式排出,少量也可由汗液排出。故机体控制和排、留磷的主要脏器是肾脏。血液流经肾小球时,约有 90% 的血浆无机磷由基底膜滤过,滤过的磷酸盐 85%~90% 可被肾小管重吸收。肾小管各部位重吸收的磷量和机制不尽相同,近曲小管磷的重吸收率为 60%~70%,远曲小管为 10%~20%,未被重吸收的磷由尿排出,每天排出无机磷 16~42mmol(500~1300mg)。

近曲小管对磷的重吸收是一个主动运输过程,与小管中钠浓度有关。研究表明,肾小管细胞重吸收磷与 H^+ 浓度梯度有关,磷主要是以 HPO_4^{2-} 形式被吸收。肾小管细胞内无机磷酸的含量对磷的重吸收有明显影响,磷酸盐浓度高时,重吸收减少,摄入的磷量多而肠道吸收量高时,可增加尿磷排泄。反之,体内缺磷时,肾小管对磷的重吸收增加而

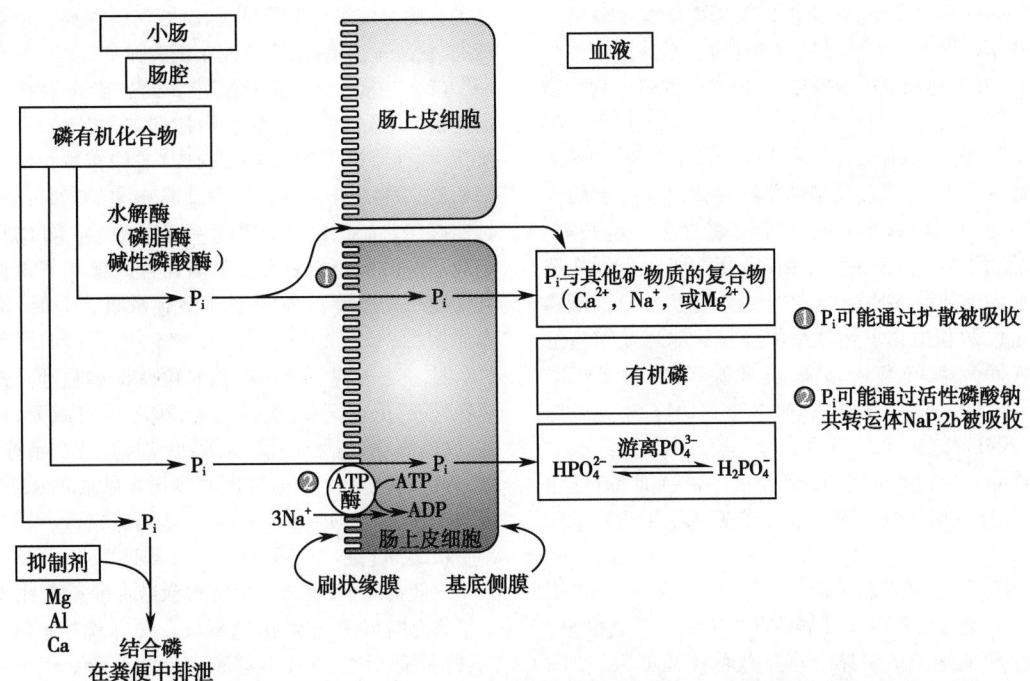

图 1-7-4　磷的消化吸收与转运
摘自：Gropper SA. Advanced nutrition and human metabolism. USA：Cengage Learning，2017.

使尿磷减少。由于血磷水平有昼夜节律，所以，尿磷排出也相应表现出昼夜变化。

肾对磷的排泄受以下因素调节，活性维生素 D 减少尿磷排泄，甲状旁腺激素（PTH）、降钙素（CT）则促进尿磷排泄，此外，血液浓度、血液酸度也影响肾脏对磷的重吸收。磷的分布和排泄过程见图 1-7-5。

三、生理功能

磷的生理功能除构成骨及牙的重要成分外，也参与大分子的组成（如核酸和蛋白质）和体内的重要代谢过程。

（一）骨骼和牙齿的重要构成成分

人体中 85% 以上的磷存在于骨骼和牙齿中，主要为钙结合的羟磷灰石 $[Ca_{10}(PO_4)_6(OH)_2]$，少量为无定形的磷酸钙 $[Ca_3(PO_4)_2]$。其构成机体支架和承担负重作用，并作为磷的储存库，其重要性与骨、牙齿中钙盐作用相同。

（二）参与能量代谢和糖脂代谢

磷参与能量的储存和释放。产能营养素在体内氧化时所释放出的能量以高能磷酸键的形式储于三磷酸腺苷（ATP）和磷酸肌酸等能量载体中，当机体需要能量时，高能磷酸键释放出能量并游离出磷酸根。高能磷酸化合物在细

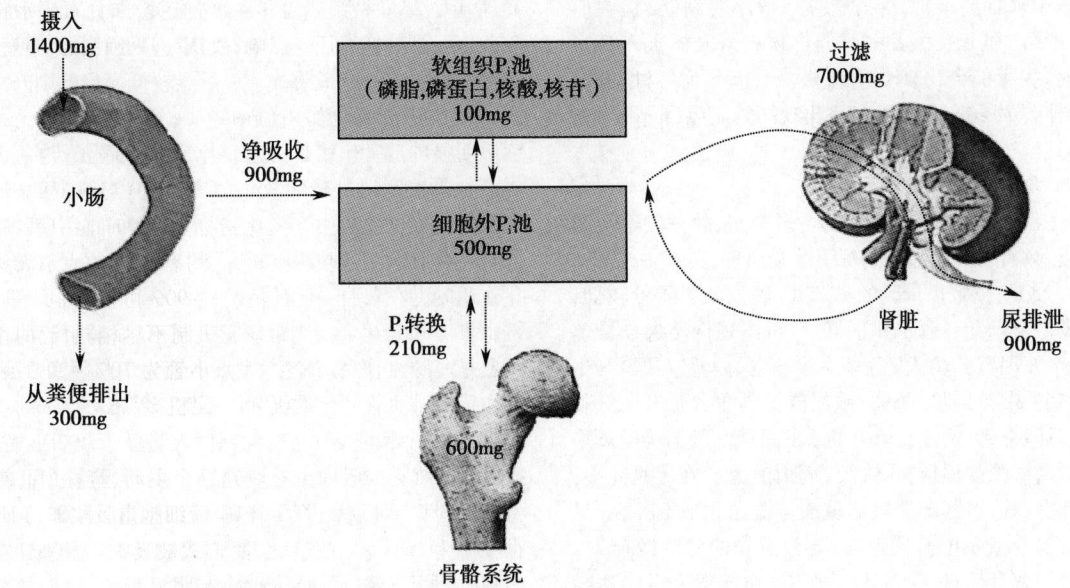

图 1-7-5　磷的分布与排泄
摘自：Collins JF. Molecular，genetic，and nutritional aspects of major and trace minerals. Elsevier：Academic Press，2017.

胞内能量的转换和代谢中,以及作为能源物质在生命活动中起重要作用。细胞内多种有机磷酸化合物是许多酶促合成、基团转移和分解反应的底物或产物,并与许多种化合物形成一些重要的代谢中间产物直接参与各种代谢过程。碳水化合物必须经过磷酸化过程,才能进入代谢途径,如糖原在无机磷酸存在下,经磷酸酶催化释放葡萄糖-1-磷酸和葡萄糖磷酸化为葡萄糖-6-磷酸,前者是糖原分解所必需,后者是糖的利用所必需;脂肪的中间代谢与吸收也须先经过磷酸化成为葡萄糖-6-磷酸等,才能继续进行反应。磷参与多种能量代谢和生物氧化体系中酶系的辅酶或辅基组成,如硫胺素焦磷酸酯(TPP)、黄素腺嘌呤二核苷酸(FAD)、烟酰胺腺嘌呤二核苷酸(NAD^+,NADH)、烟酰胺腺嘌呤二核苷酸磷酸($NADP^+$,NADPH)。

高能磷酸化合物的合成和分解是机体利用和储存能量的主要方式,体内所有能量的产生,储存都取决于适宜量磷的供给。

(三) 细胞膜的重要构成成分

磷脂是一类含有磷酸的脂类,是细胞膜的组成成分,具有亲水端和疏水端的磷脂分子形成的脂质双层,使细胞和各细胞器具有一个相对稳定的内环境,与周围环境进行物质运输、能量交换、信息传递等基本代谢活动。存在于血小板膜上的磷脂可以结合凝血因子,促进凝血过程。此外,磷脂还参与脂蛋白组成。质膜内多磷酸肌醇磷脂及其分解产物三磷酸肌醇,为钙动员受体信号系统的组成部分。

(四) 构成遗传物质和某些功能因子的重要成分

核酸磷酸基团是脱氧核苷酸(DNA)和核苷酸(RNA)的重要原料。细胞内重要第二信使环腺苷酸(cAMP)、环鸟苷酸(cGMP)和IP_3等也是含有磷基的化合物。磷酸盐缓冲体系由磷酸二氢钠和磷酸氢二钠组成。

四、缺乏与过量

食物中磷含量丰富,因此机体一般不会缺乏,但在有些人群如早产婴儿及患者中可能出现。当人体摄入过量磷元素时,很可能会出现骨质疏松、易碎,牙齿蛀蚀,明显缺钙,精神萎靡不振的现象,甚者出现高磷血症(hyperphosphatemia)。

(一) 缺乏

1. 缺乏原因　由于许多食物含磷丰富,故一般不会引起磷缺乏,只有在以下特殊情况下才会出现。

(1) 婴儿:仅喂以母乳的早产儿,因人乳含磷量较低,不足以满足早产儿骨磷沉积的需要,可出现佝偻病样骨骼异常;早产儿因胃肠功能低下摄入磷少,又因普遍缺乏维生素D致肠道磷吸收功能障碍,致尿磷排出增多而出现低磷血症;长时间补钙、输注高营养物质的早产儿因葡萄糖可增加细胞对磷酸盐的摄取,导致低磷酸盐血症。在足月儿中,由单纯饮食原因引起的严重低磷酸盐血症几乎不存在,只有在不恰当补液及电解质疗法(导致过量的肾脏磷损失)或在长时间禁食后过急使用肠外营养(由于摄入过多葡萄糖致体内磷酸盐不足)情况下才有可能发生。

(2) 妇女:患有甲亢、做过甲状腺切除术的妇女,尤其是患有此类疾病且生产早产儿的母亲,因磷从骨骼中移出增加、肾脏排磷增加,容易发生低磷血症。

(3) 患者:长期静脉高营养的患者以及抗维生素D佝偻病(家族性低磷血症性佝偻病)的患者容易发生低磷血症,如住院患者(2.2%~3.1%)或住在特护病房的患者(28.8%~34.0%)、创伤和败血症患者(65%~80%)以及长期服用氢氧化铝、氢氧化镁或碳酸铝一类结合剂和服用利尿剂的患者均易发生低磷血症。婴儿严重营养不良且伴随严重腹泻出现的低钾血症及肌无力时,常伴低磷血症。

2. 缺乏表现　缺乏严重时可致低磷血症。初始可无症状,随后出现厌食、全身乏力,重者可有肌无力、骨骼疼痛、佝偻病、病理性骨折、易激动、感觉异常、精神错乱、抽搐、昏迷,甚至死亡。这些严重症状常在血清无机磷水平降至0.32mmol/L(10.0mg/L)以下才会出现。

(二) 过量

一般情况下,不易发生由膳食摄入过量磷的问题,但在以下情况时可能发生:①过量摄入多种磷酸盐的食品添加剂:曾有报道因过量摄入多种磷酸盐的食品添加剂而引起磷过量;②临床上过多使用含磷制剂:医用口服、灌肠或静脉注射大量磷酸盐后,如超过肾脏的排泄能力时,可引起高磷血症;③肾功能减低:当肾小球滤过率下降到大约20~50ml/min时,磷滤过量明显减少,血浆甲状旁腺素浓度明显增高,血磷升高,当肾小球滤过率下降到10ml/min以下时,血磷显著升高,可导致高磷血症。另外,钙、磷及维生素D代谢障碍或继发甲状旁腺功能亢进时也可导致高磷血症。过量磷可引起以下危害:

1. 影响调节钙的激素　高磷摄入可引起血磷升高,尤其在食后吸收期。高血磷可减少尿钙丢失,肾脏合成$1,25(OH)_2D_3$降低,从而降低血中钙离子,导致甲状旁腺激素(PTH)释放增加,形成继发性PTH的升高,由之可促使骨的重吸收,对骨骼产生不良作用。但有不少研究表明,高磷膳食2g/d持续8周和4个月后均未见对钙平衡或钙吸收以及骨转换有任何影响,故认为只要钙摄入量适宜,高磷摄入并不是一个威胁。

2. 转移性钙化作用(metastatic calcification)　高磷血症最明显的危害作用是引起非骨组织的钙化。当细胞外液中钙和磷浓度超过磷酸氢钙($CaHPO_4$)溶解度的极限时,这种情况便可能发生。量化指标为100ml血中钙、磷浓度以毫克数表示时其乘积[Ca]×[P]>70时,提示有转移性钙化作用的潜在威胁。此种情况主要发生在肾脏疾病晚期或维生素D中毒患者。新近研究表明,高血磷引起的血管钙化也是心脑血管疾病发生、发展的独立危险因素。目前,高磷血症促进血管钙化的机制尚不完全明确。

3. 干扰钙的吸收　膳食钙摄入量低于400mg时,高磷摄入会干扰钙的吸收。有研究结果表明,膳食中的钙磷比例≤0.50时,可致血PTH升高,尿钙排出量增加,同时抑制肾脏对$25(OH)D_3$的活化,使$1,25(OH)_2D_3$生成减少,钙的吸收利用下降,从而影响骨骼代谢。

此外,研究发现磷具有肝脏毒性,主要损害网状组织,可引起肝组织坏死和脂肪肝。

五、营养状况评价

（一）血清无机磷水平

磷的营养状况可用血清无机磷水平进行评价。如果血清无机磷浓度在该年龄正常低限以上，即可认为其磷摄入量对满足健康个体的细胞与骨构成需要量是适宜的。

正常成年人血清磷浓度范围为 0.80~1.45mmol/L（25~45mg/L），儿童 1.29~1.94mmol/L（40~60mg/L）。如果血清磷水平在该年龄人群的正常值范围内，则可认为其磷摄入量适宜，当血清无机磷浓度小于 0.8mmol/L（25mg/L），称为低磷血症。当血清无机磷浓度成年人高于 1.61mmol/L，儿童高于 1.94mmol/L 时，可发生高磷血症。

血清中钙、磷浓度之间存在一定关系，正常成年人两者的乘积 [Ca]×[P] 为 30~40，这里 [Ca] 及 [P] 浓度单位为 mg/dl。如钙磷乘积过高，磷酸钙晶体沉积在软组织中的危险性则大大增加；钙磷乘积过低，如小于 30 时，则可以促进骨吸收，导致佝偻病和软骨病。

（二）摄入量

由于磷摄入量直接影响血清无机磷水平，因此，通过膳食调查可了解膳食磷的摄入量，也可评价磷的营养状况。

六、膳食磷参考摄入量

（一）AI 与 RNI

1. 成年人　国外对膳食磷的参考摄入量的确定方法不尽相同。日本通过全国营养调查获得膳食磷摄入量的中位数制定 AI 值；美国采用血清磷水平与膳食摄入量的关系推算膳食 EAR，在此基础上计算 RNI。中国营养学会修订

的我国成年人膳食磷参考摄入量，采用了血清磷水平与膳食摄入量的关系推算。

血清磷水平与磷的吸收和摄入量的关系参照美国医学研究所发表的膳食参考摄入量，见图 1-7-6。图中实线能用下述方程式经验性估算：Pi = 0.00765×AbsP + 0.8194×[1 - e^(-0.2635×AbsP)]，式中 Pi 为血清磷含量（mmol/L），AbsP 为磷吸收量（mmol/d）。图中两条虚线表示血清磷低限、高限值与相应吸收量之间相互关系平均值上下 15% 的范围，实线则为其平均值。成年人混合膳食磷吸收按 60% 外推，则可得到膳食磷摄入量。表 1-7-11 是根据该公式从正常成年人血清磷水平估算出来的膳食磷摄入量。

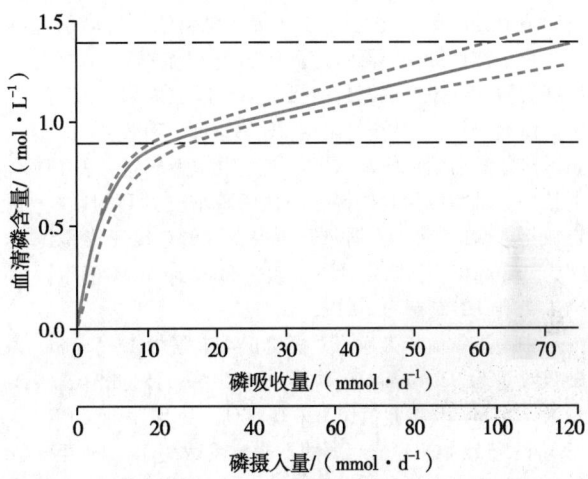

图 1-7-6　成年人血清磷与磷吸收量和摄入量之间的关系

表 1-7-11　正常成年人磷摄入量与血清无机磷值之间对应关系

血清磷/ (mmol·L⁻¹)	磷吸收量/ (mmol·d⁻¹)	磷摄入量*/ (mg·d⁻¹)	血清磷/ (mmol·L⁻¹)	磷吸收量/ (mmol·d⁻¹)	磷摄入量/ (mg·d⁻¹)
0.20	1.0	52	1.00	24.0	1240
0.40	2.4	124	1.20	50.0	2583
0.60	4.4	227	1.40	76.0	3927
0.80	8.6	444	1.45	82.4	4257
0.87	11.6	599	1.60	102.0	5270

注：*磷摄入量（mg/d）为磷吸收量（mmol/d）除以吸收率 60%，再乘以 31 即得。

引自：中国营养学会. 中国居民膳食营养素参考摄入量（2013 版）. 北京：科学出版社，2014.

如果血清磷水平在该年龄正常值的低限以上，则可认为其磷摄入量是适宜的，即可满足健康机体细胞和骨骼形成的需要，因此，维持血清磷水平下限的膳食磷摄入量可作为磷的 EAR 值。我国正常成年人血清磷含量低限为 0.87mmol/L，根据上述公式计算，得到磷 EAR 为 599mg/d，变异系数按 10% 计算，RNI 则为 719mg/d，取整数处理，将 18~49 岁成年人 RNI 修订为 720mg/d。50 岁以后根据体重外推法计算。

2. 婴儿　0~6 月龄婴儿 AI 的确定，与国外确定的方法一致，以乳汁摄入量和乳汁中的含量计算，根据我国资料，小婴儿平均每日乳汁摄入量 750ml，乳汁磷含量 130mg/L，由此计算磷摄入量为 97.5mg/d，取整数处理后，修订 0~6 月龄婴儿磷的 AI 值为 100mg/d。

7~12 月龄婴儿磷的 AI 值，美国和日本等国采用乳汁中的磷摄入量和辅食中的磷摄入量确定，由于我国缺乏婴儿辅食的资料，因此，由小婴儿和成年人为基础，采用代谢体重比推算，经取整数处理后，确定该月龄婴儿 AI 为 180mg/d。

3. 儿童和青少年　由于儿童和青少年的血清磷与磷摄入量的关系尚不明确，磷平衡以及组织磷含量的资料有限，故 1 岁以上儿童和青少年磷的 EAR 值在成年人磷 EAR 值的基础上，采用代谢体重比法推算，然后按变异系数 10% 计算并取整数处理，确定各年龄段 RNI。

4. 孕妇和乳母　妊娠时磷吸收率为 70%，非妊娠妇女磷吸收率为 60%，维持正常血清磷下限的磷摄入量分别应为 514mg/d 和 599mg/d，即不考虑胎儿磷需要量时，孕妇和

非孕妇 EAR 是不同的。研究结果显示,足月产婴儿出生时体内磷量为 17.1g,胎儿平均每日磷储存量约为 61mg,按妊娠时磷吸收率 70% 推算,孕妇磷摄入量应增加 87mg/d,即孕妇的 EAR 应为 601mg/d。此值与非妊娠妇女的 EAR 十分接近,故孕妇没有必要另外增加磷的摄入量。

哺乳妇女虽然有乳磷丢失,但血清磷浓度仍维持较高水平,并且有研究观察到哺乳妇女磷的骨吸收量增加,尿磷排出量减少,故哺乳妇女没有必要额外补充磷。

(二) UL

肾功能正常者,暂时高磷摄入时,可通过甲状旁腺素分泌使尿磷排泄增加,血磷浓度维持在正常范围;当长期高磷摄入时,血磷浓度可能超出正常范围。高磷摄入不仅会抑制肠道对钙的摄取,也会由于血清无机磷浓度增高引起血清钙离子浓度减少,导致血清甲状旁腺素浓度增高。因此,甲状旁腺素水平升高时的磷摄入量可以作为制定 UL 的参考。然而,目前将其作为制定 UL 的指标仍有困难,故仍以正常成年人血清无机磷水平范围上限作为成年人 UL 估算的依据。日本以膳食磷摄入对血清磷浓度升高的影响,制定成年人磷的 UL。依据研究所得血清磷浓度正常范围上限为 4.3mg/dl 时,膳食磷摄入量为 3686mg/d,不确定因素为 1.2,则 UL 制定为 3000mg/d。

中国正常成年人血清无机磷正常上限为 1.45mmol/L,磷吸收量为 82.4mmol/d,磷吸收率以 60% 计,此时磷摄入量为 4257mg/d,将此值作为未观察到有害作用剂量(NOAEL),设定 18~64 岁成年人的不确定系数为 1.2,并经整数处理,则 UL 为 3500mg/d;65 岁及以上人群,不确定系数设定为 1.4,取整后 UL 为 3000mg/d。孕妇、乳母与同龄成年人相同,其他年龄段因研究资料不多,暂未制定其 UL。

中国居民各年龄组的膳食磷的参考摄入量归纳为表 1-7-12。

表 1-7-12　中国居民膳食磷参考摄入量/(mg·d^{-1})

人群	EAR	RNI	UL
0 岁~	—	100(AI)	—
0.5 岁~	—	180(AI)	—
1 岁~	250	300	
4 岁~	290	350	
7 岁~	400	470	
11 岁~	540	640	
14 岁~	590	710	
18 岁~	600	720	3500
65 岁~	590	700	3000
80 岁~	560	670	3000
孕妇	+0	+0	3500
乳母	+0	+0	3500

引自:中国营养学会. 中国居民膳食营养素参考摄入量(2013 版). 北京:科学出版社,2014.

七、主要食物来源

磷在食物中分布很广,无论动物性食物或植物性食物都含有丰富的磷,由于磷与蛋白质并存,瘦肉、蛋、奶、动物的肝、肾中磷含量都很高;海带、紫菜、芝麻酱、花生、干豆类、坚果、粗粮含磷也较丰富。但粮谷中的磷为植酸磷,吸收利用率低。关于食物中磷含量的内容详见本书第二卷食物营养。

第三节　镁

镁(magnesium)的化学符号 Mg,原子序数为 12,相对原子质量为 24.3。早在 1755 年,英国科学家 Joseph Black 发现石灰中的苦土(氧化镁,MgO);1792 年 Anton Rupprecht 制取非纯净的镁金属;1808 年,英国化学家 Humphry Davy 通过电解苦土,首次分离出了元素镁。有关镁与人体健康的关系,很早以前,古罗马人就认为镁能治疗多种疾病。科学实验研究源于 20 世纪 30 年代初,MoCollum,E. V. 等首次用鼠和狗作为实验动物,系统地观察了镁缺乏的反应。1934 年首次发表了少数人在不同疾病的基础上发生镁缺乏的临床报道,证实镁是人体不可缺少的矿物质之一。镁在地壳中含量约为 2.5%,为地壳中最常见的元素之一。

一、理化性质

镁的相对密度 1.738g/cm³,熔点 649℃,沸点 1090℃。镁能与卤素、氧、氮、氢、硫等多种非金属反应生成相应的离子化合物,显示活泼的金属性。镁与一价阴离子形成的碳酸盐和卤化物是易溶解的,而与二价阴离子形成的硫酸盐、硝酸盐、磷酸盐和草酸盐等则不易溶解。镁可与卟啉形成络合物。镁的最重要络合物是叶绿素,叶绿素是一种能够制造碳水化合物的植物色素,普遍存在于绿叶蔬菜中,因此,绿叶蔬菜是镁的一个重要来源。

二、代谢

(一) 消化吸收

膳食镁在整个肠道均可吸收,以空肠末端和回肠吸收为主。吸收方式为被动扩散和主动吸收两种,吸收率约 30%~50%。影响镁吸收的因素很多,首先是受镁摄入量的影响,摄入少时吸收率增加,摄入多时吸收率降低。膳食成分对镁吸收也有很大影响,既有促进吸收的成分,又有抑制镁吸收的成分。膳食中促进镁吸收的成分主要有氨基酸、乳糖等,氨基酸可增加难溶性镁盐的溶解度,所以蛋白质可促进镁的吸收;由于镁与钙的吸收途径相同,两者在肠道竞争吸收,因此,也有相互干扰的问题。正常情况下膳食钙对镁的吸收无影响,但当每天钙摄入量超过 2600mg 时,可以降低镁吸收。过多的磷、草酸、植酸和膳食纤维等抑制镁吸收,镁与植酸的磷酸基结合可减少肠镁吸收。另外,镁的吸收还与饮水量有关,饮水多时对镁离子的吸收有明显的促进作用。

(二) 体内分布

成年人体内镁含量约为 20~38g,其中骨骼占 60%~65%,肌肉占 27%,肝、心、胰等占 6%~7%,镁主要分布在细胞内,细胞外液的镁不超过 1%。红细胞镁含量为 2.2~3.1mmol/L,血清镁含量为 0.75~0.95mmol/L(18~23mg/L)。其中约 1/3 镁主要与白蛋白非特异性结合,2/3 是可扩散镁。可扩散镁80%为离子型镁（Mg²⁺），其余与柠檬酸、磷酸根结合成不解离的镁。体内镁以细胞外液部分转换最快，其次为细胞内镁。骨组织的镁转换较慢，但骨组织的镁都在羟磷灰石结晶表面，可与周围交换，成为较大的镁库，具有维持镁水平的作用。人体血清镁较为恒定，即使机体缺镁，血清镁亦不降低，因此，血清镁并不能反映体内镁的充足与否。

（三）排泄

人体每天从尿中排出体外的镁约50~120mg，约占摄入量的1/3~1/2。肾脏是镁的主要排泄器官，也是调节镁平衡的重要器官。肾小球滤过的镁约65%在髓袢重吸收，20%~30%在近曲小管重吸收。血清镁水平高时，肾小管重吸收减少；血清镁水平低时，肾小管重吸收增加。甲状旁腺激素（PTH）参与调节此过程，当摄入镁过少，血镁低于正常水平时，刺激PTH分泌，增加肾小管对镁的重吸收，降低尿镁排出；当镁摄入过多，血镁水平过高时，肾小球滤过的镁增加，肾小管重吸收减少，尿镁增加。肾上腺皮质分泌的醛固酮，可调节肾脏排泄镁的速率。健康成年人从食物中摄入的镁大量从胆汁、胰液和肠液分泌到肠道，但正常情况下60%~70%重吸收，故粪便只排出少量内源性镁。汗液也可排出少量镁。

镁的消化吸收和排泄见图1-7-7。

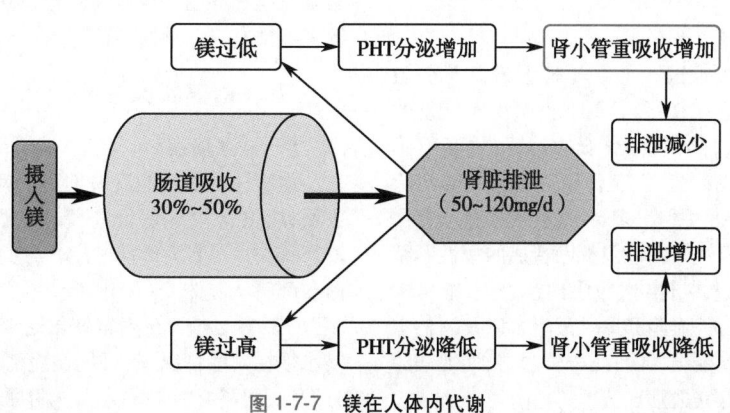

图 1-7-7 镁在人体内代谢

三、生理功能

（一）激活多种酶的活性

镁作为酶的激活剂或者与细胞内许多重要成分如三磷酸腺苷等形成复合物而激活酶系，参与人体300余种酶促反应。

1. 激活磷酸转移酶及水解肽酶系的活性 镁是磷酸转移酶及水解肽酶的激活剂，对葡萄糖酵解、脂肪、蛋白质、核酸的生物合成等起重要调节作用。镁离子作为氧化磷酸化的重要辅助因子，影响线粒体的功能，与能量代谢关系十分密切。

2. 激活Na⁺-K⁺-ATP酶的活性 钠和钾在细胞内外的不同分布是由细胞膜上Na⁺-K⁺-ATP酶的作用维持的，而Na⁺-K⁺-ATP酶是一种镁依赖性酶。细胞内游离镁浓度与此酶的活性密切相关。细胞内游离镁浓度低可降低Na⁺-K⁺-ATP酶活性，从而导致心肌细胞内的钾向细胞外迁移，造成细胞内钾浓度降低。跨膜的钾浓度梯度降低可导致心肌细胞膜静息电位负值变小，使心肌兴奋性增高，甚至可产生动作电位。膜静息电位的降低和镁对动作电位内流抑制作用的减弱，可导致心肌自律性增高和传导速度减慢（Q-T间期延长）。心肌兴奋性和自律性增高及传导性降低可引起心律失常，这与镁维持细胞内钾的作用有关。研究发现，镁能对抗洋地黄对Na⁺-K⁺-ATP酶的抑制作用，阻止细胞内钾逸出，从而阻断洋地黄引起的早搏及其他心律失常。镁还可激活钙泵，钙泵是镁依赖性Ca²⁺-ATP酶，能将钙从细胞内泵出至细胞外。

3. cAMP的激活剂 许多激素和神经递质及其他细胞因子需通过细胞信号传导第二信使环一磷酸腺苷（cAMP）的调节发挥作用。而cAMP的激活需要镁的存在，镁作为cAMP的激活剂，可促进细胞内cAMP的产生。

（二）对钾、钙离子通道的抑制作用

镁可封闭钾通道的外向性电流，阻止钾的外流。当镁缺乏时，该作用受到阻滞。镁作为钙的阻断剂，具有抑制钙通道的作用。镁通过对钙通道的直接作用及刺激蛋白磷酸酯酶，抑制钙通过膜通道内流。当镁浓度降低，抑制作用则减弱，进入细胞的钙增多，可导致细胞钙超载。研究表明，胞质游离镁具有调节心肌细胞的重要功能，包括膜钾离子和钙离子通道活性及肌浆网中钙的释放等。

（三）对激素的调节作用

血浆镁的变化直接影响甲状旁腺素（PTH）的分泌，但其作用仅为钙的30%~40%。在正常情况下，当血浆镁增加时可抑制PTH分泌，血浆镁水平下降时则可兴奋甲状旁腺，促使镁自骨骼、肾脏、肠道转移至血中，其量甚微。但镁水平极端低下时，反可促使甲状旁腺功能低下，引起低血钙，经补充后即可恢复。

甲状腺素过多可引起血清镁降低，尿镁增加，镁呈负平衡。甲状腺素又可提高镁的需要量，从而引起相对缺镁，因此对甲亢患者必须补给镁盐。

（四）促进骨骼生长

镁在骨骼中的含量仅次于钙、磷，是维持骨细胞结构与功能的必需元素，具有维持和促进骨骼、牙齿生长的作用。在极度低镁时，甲状旁腺功能低下，引起低血钙，可刺激PTH分泌，促进骨吸收。Carpenter采用双盲试验，对120名8~14岁镁摄入量低于220mg/d的高加索女孩，进行为期一年的镁补充干预试验(镁300mg/d),结果表明,镁补充组的骨矿物质含量较安慰剂组显著增加。镁对骨矿物质代谢的调节作用与钙调蛋白(calmodulin)有关,镁缺乏可改变钙的代谢及钙调激素,补充镁则可改善骨矿物质密度。

（五）调节胃肠道功能

硫酸镁溶液经十二指肠时,可使 Oddi 括约肌松弛,短期胆汁流出,促使胆囊排空,具有利胆作用。碱性镁盐可中和胃酸。镁离子在肠道中吸收缓慢,促使水分滞留,具有导泻作用。低浓度镁可减少肠壁张力和蠕动,有解痉作用,并有对抗毒扁豆碱的作用。

四、缺乏与过量

（一）缺乏

1. 引起镁缺乏的主要原因 ①摄入不足:最常见的摄入不足是饥饿。饥饿不但使镁摄入减少,而且由于继发的代谢性酸中毒可使肾脏排镁增多;②吸收障碍:胃肠道感染、炎症性肠道疾患、口炎性腹泻、胆汁缺乏、肠瘘、肠切除等均可导致镁吸收障碍;③丢失过多:一些疾病如肾小管疾病、某些内分泌疾病、肾毒性药物以及酗酒造成的慢性酒精中毒等均可造成镁丢失过多,呕吐、腹泻使镁丢失,继发性醛固酮增多症、酮症酸中毒、血浆和尿乳酸增多以及酒精本身的作用可使肾保镁功能受损;④胃肠外营养:长期缺镁的胃肠外营养可迅速引起低镁血症。

2. 镁缺乏对机体产生的影响

（1）对钙代谢和骨骼的影响:镁缺乏可导致低钙血症。其原因主要是甲状旁腺功能受损,PTH 分泌减少,破骨细胞对 PTH 反应性低下,骨再吸收降低,导致骨矿化表面钙镁交换受损所致。

镁对骨矿物质的内稳态有重要作用,并能直接影响骨细胞功能,以及羟磷灰石晶体的形成与增大。镁缺乏可能是经绝后骨质疏松症的一种危险因素。有报道指出,在与年龄配对的对照研究中发现,经绝期后骨质疏松症妇女体内的血清镁与 BMC 显著减少。美国有长达 4 年的临床观察中,没有发现经绝期前、后骨质疏松症妇女镁的摄入量与 BMC 有关。在补充镁对骨质疏松症妇女的影响的研究中,头 6 个月补充750mg/d 镁,接着从第 7 个月至第 24 个月补充250mg/d,12 个月后桡骨的 BMD 明显增加,但是,到第二年末,桡骨的 BMD 则未见进一步增加。

（2）对神经肌肉兴奋性的影响:镁缺乏可影响神经肌肉的兴奋性,其早期表现为神经肌肉兴奋性亢进。常见临床表现为肌肉震颤、手足抽搐、反射亢进、共济失调,有时出现幻觉,严重出现谵妄、精神错乱等症状。

（二）过量

1. 发生镁中毒的原因 正常情况下肠、肾及甲状旁腺等能调节镁代谢,一般不易发生镁中毒,只有以下几种情况有可能发生镁中毒:①肾功能不全者,尤其是尿少者,接受镁剂治疗时,容易发生镁中毒;②糖尿病酮症的早期,由于脱水,镁从细胞内溢出到细胞外,血清镁升高;③肾上腺皮质功能不全、黏液水肿、骨髓瘤、草酸中毒、肺部疾患及关节炎等血镁升高;④偶尔大量注射或口服镁盐也可引起高镁血症,尤其在脱水或伴有肾功能不全者更为多见。

2. 临床表现

（1）消化系统:过量的镁可引起腹泻,腹泻可作为评价镁中毒的敏感指标。血清镁在 1.5～2.5mmol/L 时,常伴有恶心、胃肠痉挛等胃肠道反应。

（2）神经肌肉系统:当血清镁增高到 2.5～3.5mmol/L 时则出现嗜睡、肌无力、膝腱反射弱、肌麻痹;当血清镁增至 5mmol/L 时,深腱反射消失;当血清镁浓度超过 5mmol/L 时可发生随意肌或呼吸肌麻痹。

（3）心血管系统:心血管功能的变化和高镁血症的程度有关。当血清镁浓度为 1.5～2.5mmol/L 或更高时常发生低血压。当血清镁浓度为 7.5mmol/L 或更高时可发生心脏完全传导阻滞或心搏停止,心电图 P-R 间期延长、QRS 综合波增宽、Q-T 间期延长。

五、营养状况评价

（一）血清镁

血清镁虽然不能反映细胞内镁的水平,但由于其测试方便,故仍常用于评价镁营养状况。临床上血清镁低于 0.7mmol/L 诊断为低镁血症。与蛋白质结合的镁易受白蛋白和酸碱状况改变(酸中毒使结合减少,碱中毒使结合增多)的影响,因此,在判定镁缺乏时,离子化的或可超滤的镁水平在某些情况下,可能比血清总镁水平更有意义。研究发现,用离心后再微分离并用原子吸收分光光度法测得的血清或血浆中可超滤的镁,与用离子选择电极法分析的结果间有密切的相关性($r=0.94$)。

（二）尿中镁浓度

人体尿镁排泄量正常范围为 3.0～4.5mmol/L。在给镁缺乏患者静脉注射镁后,贮留量的增加表明镁相当快地进入体内的一个或多个代谢池中。通过注射一定量镁盐后测定尿镁的半定量负荷试验可用于估计这种贮留量。

（三）细胞内的游离 Mg^{2+}

镁分布于多种组织细胞,包括红细胞、骨骼肌细胞以及外周淋巴细胞等。由于镁在细胞内酶反应中起重要作用,所以检测细胞内镁的浓度能更好地反映机体有关酶的状况。故认为细胞内镁浓度比血清镁能更好地反映机体镁的营养状况。

六、膳食镁参考摄入量

镁的膳食参考摄入量制定依据膳食平衡试验结果获得镁 EAR,以变异系数(CV)10%,推算 RNI 值。我国尚缺乏镁平衡的实验资料,主要参考国外研究结果,根据中国成年人体重代表值推算,确定成年人镁的 EAR 值,再推算成年人镁的 RNI 值。儿童与青少年以成年人 EAR 为基础,采用代谢体重比推算。小龄婴儿按每日母乳摄入量和母乳中镁含量制定其镁的 AI 值;大龄婴儿以小婴儿 AI 值和成年人 RNI 值为基础,采用代谢体重比推算。

（一）AI 与 RNI

1. 成年人 中国营养学会修订膳食镁 EAR 时,参照了日本成年人平衡实验 4.5mg/d 的结果。根据中国 18 岁以上成年人体重代表值,推算 EAR 为 275mg/d,修正为 280mg/d;设 CV 为 10%计算 RNI,经取整数后,修订 18～49

岁成年人 RNI 为 330mg/d。50 岁以后各年龄段也以 EAR 275mg/d 为基础,根据体重变化推算,设 CV 为 10%,修订 50~64 岁、65~79 岁、80 岁以上各年龄段镁的 RNI 分别为 330mg/d、320mg/d、310mg/d。

2. 婴儿 0~6 月龄婴儿按每日母乳摄入量 750ml,母乳镁含量 26mg/L 计算,结果为 19.5mg/d,取整数后,修订 AI 值为 20mg/d。

7~12 月龄婴儿以小婴儿 AI 值和成年人 RNI 值为基础,采用代谢体重比推算,分别为 28.0mg/d 和 99.4mg/d,取其平均值,为 63.7mg/d,取整数,修订 AI 为 65mg/d。

3. 儿童与青少年 以成年人 EAR 为基础,采用代谢体重比推算并修正,获得 1~3 岁、4~6 岁、7~10 岁 11~13 岁和 14~17 岁各年龄段 EAR 分别为 110mg/d、130mg/d、180mg/d、250mg/d、270mg/d。设 CV 为 10% 计算 RNI,经取整数后,得到各年龄段的 RNI:1~3 岁、4~6 岁、7~10 岁、11~13 岁、14~17 岁分别为 140mg/d、160mg/d、220mg/d、300mg/d、320mg/d。

4. 孕妇和乳母 孕妇镁需要量的研究资料显示,在整个怀孕期间瘦体重增加 7.5kg,按每 kg 瘦体重含镁 470mg 计算,怀孕期间每日需要额外增加约 13mg,按生物利用率 40% 计算,额外增加的 EAR 约为 30mg/d,RNI 额外增加 40mg/d。

哺乳期和非哺乳期妇女的尿中镁浓度相同,判断没有必要给哺乳妇女额外增加镁的量,因此,建议乳母镁的 RNI 不额外增加。

(二) UL

一般从食物和水中摄入的镁不会引起毒性反应,从食物以外摄入过量镁的不良反应主要是腹泻。美国和韩国提出镁的 UL 均不包括食物和水来源的镁,即指从食物以外摄入的量,制定的 UL 值为 360mg/d。日本考虑到其国民主要从食物中摄入镁,故未制定 UL。我国目前研究资料尚缺乏,暂不制定镁的 UL。

中国居民膳食镁参考摄入量见表 1-7-13。

表 1-7-13 中国居民膳食镁参考摄入量/(mg·d⁻¹)

人群	EAR	RNI
0 岁~	-	20(AI)
0.5 岁~	-	65(AI)
1 岁~	110	140
4 岁~	130	160
7 岁~	180	220
11 岁~	250	300
14 岁~	270	320
18 岁~	280	330
65 岁~	270	320
80 岁~	260	310
孕妇	+30	+40
乳母	+0	+0

引自:中国营养学会. 中国居民膳食营养素参考摄入量(2013 版). 北京:科学出版社,2014.

七、主要食物来源

镁虽然普遍存在于食物,但食物中的镁含量差别较大。由于叶绿素是镁卟啉的螯合物,所以以绿叶蔬菜中含丰富的镁,其次是粗粮、坚果。肉类、淀粉类食物及牛奶中的镁含量较低。据 1989 年美国食品与药物管理局研究分析表明,约 45% 的膳食镁来自蔬菜、水果、谷物和坚果,而约有 29% 的膳食镁来自奶、肉、蛋。精制食品的镁含量一般很低。除了食物之外,从饮水中也可以获得少量镁。但因地区或饮水种类不同,镁的含量差异较大。硬度较高水中,镁含量较高,而软水中含量相对较低。关于食物中镁含量的内容详见本书第二卷食物营养。

第四节 钾

钾(potassium),化学符号 K,原子序数 19,人体必需常量元素之一。钾于 1807 年由英国化学家戴维(H. Davy)分离并命名。1938 年,麦考鲁姆(McCollum)等证明钾是一种必需营养素。1928 年,艾迪生(W. L. T. Addison)临床试验发现钾可降低血压。1997 年,美国高血压联合委员会第 6 次报告提出预防高血压的钾的膳食摄入量。2012 年,世界卫生组织(WHO)提出了成年人和儿童钾摄入的指南。钾在自然界中只以化合物形式存在,地壳中的含量为 2.59%,占第七位;在海水中的含量排在氯、钠、镁、硫、钙之后,占第六位。动植物体内含有钾,主要以离子状态存在。

一、理化性质

钾是一种银白色的金属,相对原子质量为 39.0983,熔点 63.25℃,沸点 760℃,密度 0.856g/cm³。单质具有良好的延展性,硬度低,能够溶于汞和液态氨。钾的同位素有 28 种,在自然界中存在的只有 ^{39}K、^{40}K 和 ^{41}K。^{40}K 有放射性,是岩石和土壤中天然放射性本底的重要来源之一。

钾的化学性质活泼,在空气中加热会燃烧。钾在有限量氧气中加热,生成氧化钾;在过量氧气中加热,生成过氧化钾。钾溶于液氨,可生成深蓝色液体,可导电;钾的液氨溶液与氧气作用,生成超氧化钾。钾与水反应可生成氢氧化钾和氢气,反应时放出的热量能使金属钾熔化。钾与氢气发生反应,可生成氢化钾;与臭氧作用,生成臭氧化钾;钾与氮气共热可生成不稳定的叠氮化钾;与氨共热,生成氨基钾,并放出氢气;与氟、氯、溴、碘也能发生反应,生成相应的卤化物。钾与汞形成钾汞剂,是还原剂。钾的氧化态为 +1 价,只形成 +1 价的化合物。

二、代谢

(一)消化吸收

人体的钾主要来自食物,成年人每日从膳食中摄入的钾为 45~100mmol(1759~3910mg),儿童为 0.5~3.0mmol/kg(19.5~117.3mg/kg)体重,摄入的钾大部分由小肠吸收,吸收率约为 85% 左右。

吸收的钾通过钠泵(Na^+-K^+-ATP 酶)将钾转入细胞内,使细胞内保持较高浓度的钾。在此过程中,钠泵使 ATP

水解所获得的能量可将细胞内的 3 个 Na$^+$ 转到细胞外,同时,2 个 K$^+$ 交换到细胞内。钠泵受胰岛素和儿茶酚胺等影响。胰岛素可通过改变细胞内钠离子的浓度,刺激 Na$^+$-K$^+$-ATP 酶的活性和合成而促进钾离子转移到横纹肌、脂肪组织、肝脏以及其他组织细胞。β$_2$ 肾上腺素可通过刺激 Na$^+$-K$^+$-ATP 酶,促进细胞外液 K$^+$ 转入细胞内,也可通过刺激葡萄糖酵解,使血糖上升,进而刺激胰岛素分泌,再促进 K$^+$ 进入细胞内。此外,醛固醇、酸碱平衡障碍等也影响钾离子向细胞内转移。

(二) 体内分布

正常成年人体内钾总量约为 50mmol(1955mg)/(kg·bw),儿童约为 40mmol(1564mg)/(kg·bw)。成年男性略高于女性,为 45~55mmol(1759~2150mg)/(kg·bw),女性为 42mmol(1642mg)/(kg·bw)。体内可交换钾为总钾含量的 85%~92%。

体内钾主要存在于细胞内,约占总量的 98%,其他存在于细胞外液。钾在体内的分布与器官大小及其细胞的数量和质量有关,其中 70% 储存于肌肉,10% 在皮肤,红细胞内占 6%~7%,骨内占 6%,脑内占 4.5%,肝内占 4.0%。正常人血清浓度为 3.5~5.5mmol/L(136.8~215.0mg/L),约为细胞内钾浓度的 1/25。各种体液内都含有钾。

(三) 排泄

摄入人体的钾主要由肾、肠道和皮肤排出体外,摄入的钾 80%~90% 经由肾脏排出;由粪便排出的钾约为 12%,但当肾衰竭时,自肠道排出的钾可达摄入量的 35%;由汗液排出钾的比例很少,约 3% 左右,但是在高温环境从事体力活动大量出汗时,每日从汗液排出的钾比例明显增加,有时可达 150mmol(5865mg)。钾的排泄量与膳食钾、膳食纤维和钠的摄入量密切相关。膳食钾摄入量增加时,尿钾排出量随之增高,因此,尿钾含量变化可反映膳食钾的摄入状况。膳食纤维摄入增加时,粪排出明显增多。膳食中钠摄入量在 6.9g/d(300mmol/d)以下时,对尿钾排出影响不明显,当摄入量超过此量时,尿钾排出量可超过钾的摄入水平。

由于体内钾主要由肾排出,因此,肾是维持钾平衡的主要调节器官。肾脏每日滤过的钾约有 600~700mmol(23549~27369mg),但绝大部分会在近端肾小管以及髓袢被重新吸收。每日排出的钾由远端肾小管排泄,特别是远端的连接小管和皮质及髓质的集合小管。影响肾小管细胞对 K$^+$ 排泄的因素有醛固酮、血 pH 和血容量。醛固酮可促使 K$^+$ 的排泄,其作用机制是:①促使管腔侧膜对 Na$^+$ 的通透性,使 Na$^+$ 的重吸收增加,造成管腔负电荷增加而增强 K$^+$ 进入管腔;②增加底端侧膜钠泵活性,使细胞内 K$^+$ 浓度增高,通过离子梯度差的增加,使 K$^+$ 排出增加;③使管腔对 K$^+$ 通透性增加,增加 K$^+$ 排泄。血 pH 增高时,如酸中毒,可抑制底端侧 K$^+$ 的泵入以及管腔侧膜对 K$^+$ 的通透性,使 K$^+$ 排出减少,反之则排出增加。血容量可通过影响肾小球滤过液在远端肾小管及集合管流量而影响 K$^+$ 的排泄。流量增高时,排出增加,流量减少时,排出减少。血容量还可影响醛固酮的分泌,进一步影响 K$^+$ 的排泄。

三、生理功能

(一) 参与糖和蛋白质代谢

葡萄糖和氨基酸经过细胞膜进入细胞合成糖原和蛋白质的过程,必须有适量的钾离子参与。估计 1g 糖原的合成约需 0.15mmol 钾,合成蛋白质时,每 1g 需要 0.45mmol 钾。三磷酸腺苷的生成过程中也需要一定量的钾,如果钾缺乏,糖和蛋白质的代谢将受到影响。

(二) 维持细胞渗透压和酸碱平衡

钾主要存在于细胞内,维持细胞内渗透压。钾离子能通过细胞膜与细胞外的 H$^+$-Na$^+$ 交换,起到调节酸碱平衡的作用。当细胞失钾时,细胞外液中钠与氢离子可进入细胞内,引起细胞内酸中毒和细胞外碱中毒,反之,细胞外钾离子内移,氢离子外移,可引起细胞内碱中毒与细胞外酸中毒。

(三) 维持神经肌肉的应激性和正常功能

细胞内的钾离子和细胞外的钠离子联合作用,可激活 Na$^+$-K$^+$-ATP 酶而产生能量,维持细胞内外钾钠离子浓度差梯度,产生膜电位,当膜去极化时在轴突产生动作电位,激活肌肉纤维收缩并引起突触释放神经递质。当血钾降低时,膜电位上升,细胞膜极化过度,应激性降低,发生松弛性瘫痪。当血钾过高时,可使膜电位降低,致细胞不能复极而应激性丧失,其结果也可发生肌肉麻痹。

(四) 维持心肌的正常功能

心肌细胞内外的钾浓度对心肌的自律性、传导性和兴奋性有密切关系。钾缺乏时,心肌兴奋性增高;钾过高时又使心肌自律性、传导性和兴奋受抑制;两者均可引起心律失常。在心肌收缩期,肌动蛋白与肌球蛋白和 ATP 结合前,钾从细胞内逸出,舒张期又内移,若缺钾或钾过多,均可引起钾的迁移,从而使心脏功能严重失常。

(五) 降低血压的作用

许多研究证实,补钾对高血压及正常血压者的血压有降低作用,对高血压患者的作用较正常人强,对氯化钠敏感者的作用尤为明显。钾降低血压的作用可能与钾直接促进尿钠排出,抑制肾素血管紧张素系统和交感神经系统,改善压力感受器的功能,以及直接影响周围血管阻力等因素有关。

四、缺乏与过量

(一) 缺乏

钾摄入不足或排出增加,可引起人体内钾缺乏。钾摄入不足常见于长期禁食、少食、偏食或厌食等。由于肾脏的保钾功能较差,当钾摄入减少时可引起体内钾缺。钾排出增加原因较多,常见原因包括呕吐、胃肠引流、腹泻、肠瘘、长期用泻剂等引起的消化道排出增加,肾脏疾病、应用利尿剂、肾上腺皮质功能亢进等引起的肾脏排出钾过多,高温作业或重体力劳动引起大量出汗使钾大量排出,大量注射葡萄糖、碱中毒、钡中毒等情况,也可使钾离子由细胞外转移到细胞内,引起低钾血症(hypokalemia)。

人体内钾总量减少可引起神经肌肉、消化、心血管、泌尿、中枢神经等系统发生功能性或病理性改变。轻度钾缺乏无明显症状。当体钾缺乏达 10% 以上时,表现为肌肉无力及瘫痪、心律失常、横纹肌肉裂解症及肾功能障碍等。肌肉无力一般从下肢开始,表现为站立不稳,无力或登楼困难,随着钾缺乏的加重,可影响到躯干和上肢肌力,甚至影响呼吸肌,导致呼吸衰竭。肌无力同时伴有肢体麻木、肌肉压痛,胃肠道肌肉也可受到影响,表现为厌食、恶心、呕吐、气胀,严重者可发展为肠麻痹和肠梗阻,胃酸分泌减少。钾缺乏导致的心律失常包括房性或室性早搏,窦性心动过缓,阵发性心房性、交界性心动过速,房室阻滞,严重时可见室性心动过速,心室扑动或颤动。横纹肌肉裂解症常见于严重缺钾。在肌肉收缩时,肌肉组织相对缺血,可出现横纹肌裂解,肌球蛋白大量从肾排出,有时可诱发急性肾衰竭。

长期缺钾,可出现肾功能障碍,表现为多尿、夜尿、口渴、多饮等,尿量多而比重低。由于失钾,可发生低钾低氯性碱中毒。如果肾小管上皮细胞内缺钾,钠离子吸收时与氢交换相对增多,可引起反常性酸性尿。病理检查可见肾小管上皮细胞空泡变性,间质淋巴细胞浸润,严重时有纤维性变等。

(二)过量

体内钾过多可引起血钾浓度升高,血钾浓度高于 5.5mmol/L 时,可出现毒性反应,称高钾血症(hyperkalemia)。体内钾和血钾浓度增高的原因主要是摄入过多及排出困难。一般摄入富含钾的食物不会导致钾过多,但对于肾功能不全者则可发生钾过多的危害。排泄困难一般多见于严重功能衰竭、各种原因引起肾上腺皮质功能减退或醛固酮分泌减少的患者。此外,酸中毒、缺氧、大量溶血、严重组织创伤、中毒反应等也可使细胞内钾外移引起高钾血症。

钾过多可使细胞外 K^+ 上升,静息电位下降,心肌自律性、传导性和兴奋性受抑制以及细胞内碱中毒和细胞外酸中毒等。神经肌肉方面表现为极度疲乏、软弱和四肢无力,下肢为重。最早表现为行走困难、肌肉张力减低、腱反射消失等,以后可上升至躯干肌群及上肢,呈上升性松弛软瘫,出现吞咽、呼吸及发音困难,严重时可因呼吸肌麻痹而猝死。心血管系统可见心率缓慢、心音减轻、心律失常等,严重时心室纤颤,心脏停搏于舒张期。

五、营养状况评价

测定血清钾和尿钾的水平也是了解机体是否存在钾缺乏或过量的重要方法。尽管血清钾不能准确反映体钾的水平,但目前仍是了解体内钾状况的一个重要指标。正常血清钾浓度为 3.5~5.5mmol/L,如果低于 3.5mmol/L,表明体钾缺乏;3.0~3.5mmol/L 为轻度缺钾,缺乏症状较少;2.5~3.0mmol/L 为中度缺钾,多有缺乏症状;<2.5mmol/L,为重度缺钾,可出现严重缺乏症状。当血清钾超过 5.5mmol/L 时,可出现高钾血症;升到 7.0~8.0mmol/L 时,可出现明显钾中毒症状,出现心肌内传导受抑制,心电图明显改变。尿钾排出量也可反映体内钾平衡状态。正常情况下,24 小时尿钾排出量约为 50mmol;如果排出量<25mmol/24h,可能缺乏;<10mmol/24h,为缺乏。

六、膳食钾参考摄入量

人体对钾平均需要量(EAR)的研究资料尚不充分,因此还不能制定推荐摄入量(RNI)。目前世界各国仍以膳食摄入量资料为主要依据,结合维持钾平衡的摄入量或以钾在预防高血压等慢性病中的作用,提出膳食钾的适宜摄入量(AI)和预防非传染性慢性病的摄入量(PI-NCD)或目标摄入量(DG)。

(一)AI

1. 成年人　美国流行病学和临床研究显示,当钾摄入量为 4700mg/d 时,可使美国非高血压个体和高血压患者的血压显著下降,预防大多数因钠敏感引起的高血压,减少脑卒中的发生率和减轻患肾结石的风险,因此,美国 2004 年提出成年人(包括老年人)膳食钾的 AI,不分男女均为 4700mg/d。日本修订成年人膳食钾的 AI 主要依据营养调查结果并参考维持钾平衡摄入量确定。研究显示,每日膳食钾摄入量达 1600mg/d,即可维持钾平衡。根据 2010 年和 2011 年日本营养调查结果显示,成年人钾摄入量中位数,男性为 2309mg/d,女性为 2238mg/d,这一数值足以维持钾平衡,考虑到目前 50 岁以上成年男性摄入量已达到 2500mg/d,并考虑到能量摄入量差异的影响,因此 2015 年把男性 AI 修订为 2500mg/d,女性 AI 修订为 2000mg/d。

中国营养学会在制定 AI 时,参考了我国历年全国居民营养调查结果并考虑钾对血压的影响。全国营养调查结果显示,1992 年成年人钾的摄入量为 1700~2000mg/d,2002 年 18 岁以上成年人钾的摄入量为 1578~1718mg/d,2012 标准人钾的摄入量为 1627mg/d,虽然膳食钾摄入量有下降趋势,但考虑到钾摄入过低不利于预防高血压等慢性病,因此,将 18 岁以上成年人(包括老年人)膳食钾的 AI 确定为 2000mg/d。

2. 婴儿　0~6 月龄婴儿,主要依据母乳钾摄入量确定,美国 0~6 月龄婴儿钾的实际摄入量为 390mg/d,因此,2004 年将钾的 AI 修订为 400mg/d。日本同月龄婴儿钾的摄入量为 367mg/d,2015 年也修订为 400mg/d。我国 0~6 月龄婴儿母乳摄入量每日为 679~840g,平均 0.75L/d,按每升含钾 430mg 计算,则每日钾摄入量为 323mg,因此,中国营养学会将我国 0~6 月龄婴儿钾的 AI 修订为 350mg/d。

7~12 月龄婴儿,在国外多由母乳加上补充食物中钾的摄入量确定。美国 7~12 月龄婴儿钾的摄入量中,来自母乳的为 300mg/d,来自补充食物的为 440mg/d,合计为 740mg/d,修订 AI 时取整数为 700mg/d。日本同月龄婴儿钾的摄入量中,来自母乳的钾为 249mg/d,来自断乳食品的钾为 492mg/d,合计为 741mg/d,与美国类似,因此,也将该月龄婴儿的 AI 修订为 700mg/d。我国 7~12 月龄婴儿缺乏母乳及辅食摄入量的数据,因此,以小婴儿和成年人的 AI 为基础,采用代谢体重比方法推算,分别为 548mg/d 和 606mg/d,平均值为 577mg/d,取整数处理修订为 550mg/d。

3. 儿童和青少年　日本确定儿童和青少年膳食钾的 AI 是用待求的年龄体重与 18~29 岁的标准体重之比的 0.75 次方乘以生长系数后获得。美国则采用儿童和青少年能量摄入的中位数,在成年人膳食钾 AI 的基础上采用能量摄入比方法推算。由于体内的钾由汗液丢失的量与身体的活动水平有关,与能量的消耗量关系密切,采用能量摄入比方法推算可避免代谢体重比方法可能引起的钾摄入相对较低或潜在不足的风险,因此,中国营养学会制定儿童和青少年膳食钾的 AI,采用能量摄入比方法推算。以中国 18 岁男女中等活动水平能量需要量和膳食钾 AI 为基础,根据各年龄段能量需要量,采用能量需要量比推算后取整数处理,将儿童和青少年膳食钾的 AI 修订为:1～3 为 900mg/d、4～6 岁为 1200mg/d、7～10 岁为 1500mg/d、11～13 岁为 1900mg/d、14～17 岁为 2200mg/d。

4. 孕妇和乳母 有报告推测,妇女妊娠期间构筑胎儿的组织所需要的钾为 12.5g,每日需要钾约 46mg,通常的膳食可充足提供这个量,不需要另行补充钾。美国和日本等许多国家所制定的孕妇的膳食钾参考摄入量与非孕妇相同,我国孕妇膳食钾的 AI 与国外一致,也无另外补充。

乳母因泌乳而引起钾丢失增加,因此确定 AI 时需要补充从泌乳中丢失的钾。美国按每日泌乳量 0.78L 和乳汁钾浓度 500mg/L 计算,每日钾丢失 390mg,经取整处理把 AI 的额外添加量定为 400mg/d。日本在 2015 年修订时,主要依据营养调查资料确定,2007 年到 2011 年的全国营养调查结果显示,膳食钾摄入量的中位数为 2161mg/d,此值足以满足维持钾平衡的需要,因此,将乳母的 AI 修订为 2200mg/d,与非乳母比较,额外增加 200mg/d。我国确定乳母 AI 时,主要乳母因泌乳而引起钾丢失量确定,有调查资料显示,在哺乳期间,钾从乳汁中的丢失量约为 323mg/d,按吸收率 85% 计算,应额外补充 391mg/d,因此,将乳母钾的额外添加量确定为 400mg/d。

(二) PI-NCD

许多研究已经证实,钾对预防高血压等慢性病具有重要作用。补钾对高血压患者有降低作用。给高血压患者补充钾,可减少降压药的用量。根据钾对预防高血压等慢性病的有益作用,WHO 在 2012 年有关膳食钾摄入量的指南中,推荐成年人钾的摄入量至少 3510mg/d。综合国内外研究和 WHO 建议的膳食钾摄入量指南,中国营养学会将 18 岁以上成年人膳食钾的 PI-NCD 确定为 3600mg/d。以成年人 PI-NCD 值为基础,采用能量需要量比推算 4 岁以上儿童和青少年膳食钾的 PI-NCD:4～6 岁为 2100mg/d、7～10 岁为 2800mg/d、11～13 岁为 3400mg/d、14～17 岁为 3900mg/d。暂不分性别。

(三) UL

如果肾功能正常,从日常膳食中摄入的钾不会引起代谢异常。目前尚未见到因摄入食物钾引起高钾血症的报道。理论上摄入的钾超过了肾排泄的能力,可出现高钾血症,但肾排钾能力远超过膳食钾的摄入量。有研究估算,适应高钾摄入的成年人,排钾能力可达 31.3g/d(800mmol/d),单独靠摄入食物钾很难达到这一水平。有研究显示,短期内(20 天)每日给健康成年人含钾 15.6g(400mmol)的高钾膳食,血浆钾水平仍保持在正常范围内。由于目前研究资料欠足,尚未能制定膳食钾的 UL。

上述各年龄组的膳食钾的参考摄入量归纳于表 1-7-14。

七、主要食物来源

大部分食物都含有钾,但豆类、蔬菜和水果是钾最好的来源。每 100g 谷类中含钾 100～200mg 左右,豆类 600～800mg,蔬菜和水果 200～500mg,肉类中含量约为 150～300mg,鱼类 200～300mg。每 100g 食物含量高于 800mg 以上的食物有黄豆、蚕豆、赤小豆、豌豆、冬菇、黄豆、竹笋、紫菜等。关于食物中钾含量的内容详见本书第二卷食物营养。

表 1-7-14 中国居民膳食钾参考摄入量/$(mg \cdot d^{-1})$

人群	AI	PI-NCD
0 岁～	350	—
0.5 岁～	550	—
1 岁～	900	—
4 岁～	1200	2100
7 岁～	1500	2800
11 岁～	1900	3400
14 岁～	2200	3900
18 岁～	2000	3600
孕妇	+0	+0
乳母	+400	+0

引自:中国营养学会.中国居民膳食营养素参考摄入量(2013 版).北京:科学出版社,2014.

第五节 钠

钠(sodium,Na),原子序数为 11,相对原子质量为 22.99。钠是人体不可缺少的常量元素之一。1807 年由英国化学家 Davy 首先分离得到。当初 Davy 用电解苏打的方法(通较大电流将苏打熔化)在阴极得到了金属钠,并为它命名为 sodium。钠在地壳中的含量为 2.83%,居第六位。自然界未有发现纯钠的存在,钠以化合物如食盐(氯化钠)、智利硝石(硝酸钠)、纯碱(碳酸钠)等形式广泛分布在自然界。人体获得钠的主要来源是食盐(NaCl)。

一、理化性质

钠为银白色立方体结构金属,其密度为 $0.971g/cm^3$。其原子的最外层只有 1 个电子,很容易失去,因此,钠的化学性质很活泼。它在自然界中不能以游离态存在,而以化合物的形式分布。

二、吸收和代谢

(一) 消化吸收

摄入的钠在小肠几乎完全被吸收,吸收部位在小肠上部。在空肠中钠通过三种形式被吸收:①钠与葡萄糖、氨基酸一起被吸收,吸收过程中需要消耗能量;②通过 Na^+-H^+-ATP 酶的作用,Na^+ 与 H^+ 交换而进入空肠黏膜。钠在回肠和结肠也是通过 Na^+-H^+-ATP 酶的主动吸收;③钠通过空肠黏膜紧密结合处,与水及 Cl^- 一起进入细胞间液。钠在空肠的吸收大多是被动性的,主要是与糖和氨基酸的主动转运相耦联进行的。在回肠则大部分是主动的吸收。钠进入肠黏膜后,经细胞的底侧膜,通过 Na^+-K^+-ATP 酶的作用,被泵入间质液而进入血管内。影响钠在肠道吸收的因素所知较少。促进因素有葡萄糖、血管紧张素 II。抑制因素有胰泌素、胰高血糖素及胆固醇等。

据估计，每日从肠道中吸收的氯化钠包括从食物中摄入的钠和由肠液等分泌的钠，总量在4400mg左右。被吸

收的钠，部分通过血液输送到胃液、肠液、胆汁以及汗液中。每日从粪便中排出的钠不足10mg。

钠的不同吸收途径见图1-7-8。

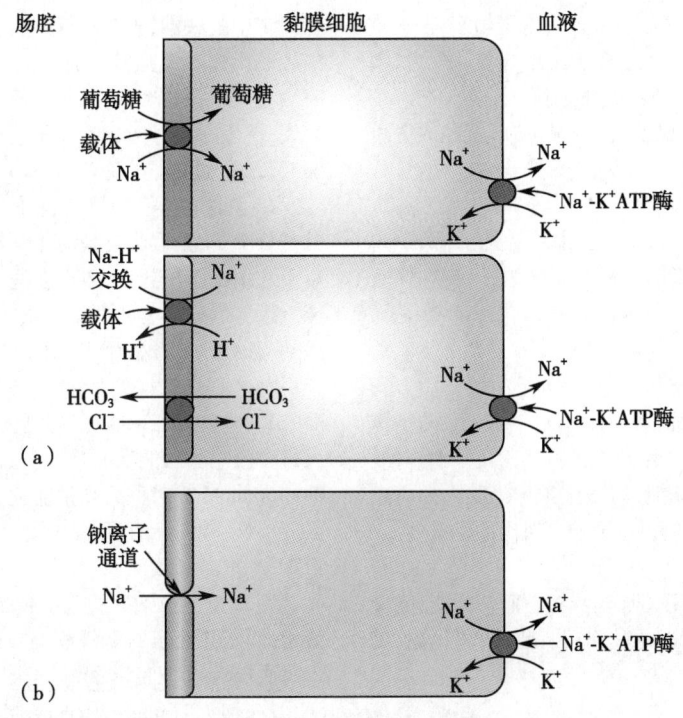

图1-7-8　钠的不同吸收途径

摘自：Medeiros DM. Advanced human nutrition. Sudbury, MA: Jones & Bartlett Learning, 2012.

（二）排泄

在正常情况下，每日摄入的钠只有小部分是身体所需，进入体内的钠主要从肾脏排出，如果出汗不多，也无腹泻，98%以上摄入的钠自尿中排出，每天的排出量约在2300~3220mg。

每天由肾小球滤过的钠可达20 000~40 000mmol，但从尿中排出的钠仅10~200mmol，其重吸收率非常高，达到99.5%。当摄入无钠饮食时，钠在尿中几乎可完全消失；摄入过量时，能完全由肾排出。大约80%的钠在肾近曲小管吸收，20%在髓袢升支及远曲小管吸收。钠与钙在肾小管内的重吸收过程发生竞争，故钠摄入量高时，会相应减少钙的重吸收，而增加尿钙排泄。因尿钙丢失约为钙潴留的50%，故高钠膳食对骨丢失有很大影响。

钠还从汗中排出，不同个体汗中钠的浓度变化较大，平均含钠盐（NaCl）2.5g/L，最高可达3.7g/L。在热环境下，中等强度劳动4小时，可使人体丢失钠盐7~12g。

（三）代谢调节

由于肾脏可接受很宽范围的钠，钠摄入量范围以及摄入量的突然改变，对肾脏并无影响，因此，人体对钠摄入水平的适应性很大。此种稳态平衡，主要是通过肾素-血管紧张肽-醛固酮系统（RAAS）、血管加压素、心钠素、肠血管活性肽等调节，即通过控制肾小球的滤过率、肾小管的重吸收、远曲小管的离子交换作用以及激素的分泌来调节钠的排泄量，以保持钠平衡。醛固酮作用于肾远曲小管和集合

管上皮细胞分泌H^+，排出钾，重吸收钠。当钠摄入多时，血浆Na^+升高，醛固酮分泌减少，增加尿钠排泄；反之，当摄入钠少时，血浆Na^+降低，醛固酮水平增高，尿钠排出减少，甚至可达零排出。醛固酮效应受到糖皮质激素激酶（Sgk1）、连接酶Nedd4-2、EnaC、K^+分泌通道（ROMK）、Na^+/K^+泵（NKA）等的影响。多基因激酶网络是肾脏调节钠钾排泄的中枢，该网络至少包括SPAK、WNKs、WNK4、WNK1及其受动器，噻嗪类敏感的NaCl协同转运蛋白和ROMK等。有研究表明，当人体内钠摄入低于100mmol/d（2300mg/d）时可激活RAAS系统，使机体血管紧张素Ⅱ水平升高，血管紧张素刺激肾上腺皮质分泌醛固酮，提高肾脏对钠的重吸收。当钠摄入不能充分满足生理需要时，醛固酮能很有效地从尿液中清除几乎所有滤过的钠。

交感神经系统通过以下方面调节肾脏控制钠潴留与排泄：①改变肾脏的血流量；②控制肾素的释放；③通过α或β受体对肾小管作用。交感神经中枢在钠过多时抑制，而钠耗空时兴奋。

三、生理功能

（一）调节体内水分与渗透压

钠主要存在于细胞外液，是细胞外液中的主要阳离子，约占细胞外液中阳离子含量的90%，其与相对应的阴离子一起构成的渗透压也占细胞外液渗透压的90%左右。钠对维持体内水量的恒定与细胞外液渗透压调节是极其重要

的。同样,钾在细胞内液中同样构成渗透压,维持细胞内水分的稳定。

钠含量高低控制着体内的水量。当细胞内钠含量增高时,其渗透压也将随之改变,人体为了保持一定的渗透压,就会吸收大量的水分,使整个细胞外液的容量增多,造成细胞肿胀,引起组织水肿;钠过多还将使血压升高。反之,人体丢失钠过多时,则使细胞外液的钠量降低,使水进入细胞,细胞内钾浓度被稀释,细胞外液容量下降,这些改变可能促使血压下降。

(二)维持酸碱平衡

血浆中的碳酸氢钠缓冲系统占全血缓冲能力的 35%,而体内钠离子的含量可以影响碳酸氢钠的消长;钠在肾脏重吸收时与氢离子交换,以排出体内的酸性代谢产物,从而保持体液酸碱度的恒定。

(三)增强神经肌肉兴奋性

钠钾离子的主动运转,由 Na^+-K^+-ATP 酶驱动,使钠离子主动从细胞内排出,以维持细胞内外液渗透压平衡。钠、钾、钙、镁等离子的浓度平衡时,对于维护神经肌肉的应激性都是必需的,满足需要的钠可增强神经肌肉的兴奋性。

(四)与能量代谢有关

钠对 ATP 的生成和利用、肌肉运动、心血管功能、能量代谢都有关系,钠不足均可影响其作用。此外,糖代谢、氧的利用也需有钠的参与。

(五)维持血压正常

人群调查与干预研究证实,膳食钠摄入与血压有关。血压随年龄增长而增高,有人认为,这种增高中有 20% 可能归因于膳食中食盐的摄入。每摄入 2300mg 钠,可致血压升高 0.267kPa(2mmHg),中等程度减少膳食钠的摄入量,可使高于正常的血压(舒张压 10.7~11.91kPa)者血压下降。高血压患者减少钠摄入量后,血压随之降低。

四、缺乏与过量

(一)缺乏

一般情况下,人体内钠不易缺乏。但在某些情况下可引起机体缺钠:①摄入量过低,如禁食、少食,膳食钠限制过严;②排出、丢失过多,如高温、重体力劳动、过量出汗、胃肠疾病、反复呕吐、腹泻(泻剂应用)等情况;③某些疾病导致肾性失钠,如慢性肾脏疾病、肾上腺皮质功能不全(Addison病、Simmonds 病)、ADH 分泌异常综合征、糖尿病酸中毒、利尿剂的应用等。血浆钠<135mmol/L 时,即为低钠血症。但是,如果在丢失钠的同时也丢失水,或由于容量减少补充液体(如含钠),也可使血浆钠水平保持正常或增加。

钠缺乏早期,细胞外液减少,渗透压降低。随后,机体为保持细胞外液容量而保留更多的水分,使钠的浓度下降,水进入细胞内,致细胞体积增大,脑细胞发生肿胀。而造成血浆容量缩减,此时,如未及时得到补偿,则可使血压下降,血液循环不足。为维持脑部血流的供应,内脏血管发生反射性收缩,肾血流量减少,肾小球滤过率降低,肾小管内的钠减少,钠几乎全部被再吸收。此外,血浆容量的减少使醛固酮分泌增加,钠的再吸收更为完全,使得尿钠与氯化物极少,尿的比重很低。

人体缺钠的临床表现可分为轻度、中度和重度三个等级。早期症状不明显。当失氯化钠为 0.5g/kg 时,则尿液中的氯化物含量减少,为轻度缺钠,其主要症状有淡漠、倦怠、无神;失氯化钠为 0.5~0.75g/kg 时,出现尿中无氯化物时为中度缺钠,患者出现呕心、呕吐、脉细弱、血压降低及痛性肌肉痉挛等症状;当机体失氯化钠约 0.75~1.25g/kg 时为重度至极重度缺钠,可出现表情淡漠、昏迷、外周循环衰竭,严重时可导致休克及急性肾衰竭而死亡。

(二)过量

1. **急性毒性** 正常情况下,钠摄入过多并不蓄积,但某些情况下,如误将食盐当作食糖加入婴儿奶粉中喂哺,则可引起中毒甚至死亡;或以食盐作为催吐剂而摄入过多;临床上还有因处理婴儿严重的腹泻与呕吐、过量的应用重碳酸钠(治疗水杨酸盐中毒)等。急性过量摄入食盐(每天达 35~40g)可引起急性中毒,出现水肿、血压上升、血浆胆固醇升高、脂肪清除率降低、胃黏膜上皮细胞破裂等。由于摄入过多影响肾功能而易发生钠过多,引起毒性作用。血浆钠>150mmol/L 时称为高钠血症。血钠过高,可出现口渴、面部潮红、软弱无力、烦躁不安、精神恍惚、谵妄、昏迷、血压下降,严重者可致死亡。

2. **高血压与钠的关系** 钠摄入量过多、尿中 Na/K 比值增高,是高血压的重要危险因素之一。生命早期钠的摄入对成年后血压也有影响。全球 52 个地区参加的 Inter Salt Study 项目(intersalt cooperative research group,1988)结果表明,钠与伴随年龄增加的血压上升之间有明显的直接关系,该研究预计膳食钠的摄入量由 170mmol(3910mg)降至 70mmol(1610mg),收缩压可下降 0.293kPa(2.2mmHg),Na/K 比值从 3.1 降至 1,收缩压将下降 0.45kPa(3.4mmHg)。中国 14 组人群研究表明,食盐日均摄入量增加 2g,则收缩压和舒张压分别升高 2.0mmHg 及 1.2mmHg。可见,膳食高钠、低钾摄入量与人群中高血压有关,降低钠的摄入量,可预防和降低血压。

在有高血压家族史的人群中较普遍存在对盐敏感,而对盐不敏感或较耐盐者,则在无高血压家族史者中较普遍。据中国北方地区的调查,在高血压患者中盐敏感者为 58%,高血压家族史阳性青少年中 40% 为盐敏感者。结果提示钠摄入量对钠敏感者的血压影响更大。

3. **心血管疾病与钠的关系** 高钠摄入与心血管疾病的危险相关。有关盐摄入与心血管疾病关系的大多数证据来自于人群前瞻性观察研究以及少量的临床研究。对包括 19 个队列、177 025 个对象跟踪 3.5~19 年的 13 项研究进行的荟萃分析结果表明,高盐摄入的卒中相对风险增加 23%(95% 可信区间为 1.06~1.43,$P=0.007$);心血管疾病相对风险增加 14%(95% 可信区间为 0.99~1.32,$P=0.07$),敏感性分析排除一个研究后,高盐摄入与心血管疾病的相对风险为 1.17(95% 可信区间为 1.02~1.34,$P=0.02$)。剂量反应分析结果表明,每 50mmol/d 的钠可增加 6% 卒中发病率。Cook NR 等对 3126 位经过 18 个月或 36~48 个月的膳食限钠和相关健康教育的 35~54 岁高血压患者进行了为期 10 年的跟踪研究,结果表明干预组心血管疾病发生率比对照组下降 25%(95% 可信区间为 0.57~0.99,

$P=0.04$），限制钠摄入后，可降低血压，从而减少心血管疾病的发生。一项研究对77 500名45~74岁的人群进行食物频率问卷调查后追踪了598 763人年，研究结果表明，高钠摄入与CVD的危险相关。芬兰的一项前瞻性研究显示，高盐摄入对成年人心血管疾病致死率有影响。

4. 胃癌和结肠癌与钠的关系 长期摄入较高量的食盐，有可能增加胃癌发生的危险性。2010年对包括19个队列的13项研究的Meta分析结果显示，盐腌食物中钠的摄入可增加肿瘤的危险性，胃癌的相对危险比（*RR*）为1.35、结肠癌为1.14。韩国一项年龄为30~80岁的2 248 129人的队列研究结果表明，盐增加胃癌的危险，对总人群的*RR*为1.10。在中国进行的一项病例-对照研究中可见，膳食钠作为一个独立因素可增加胃癌的危险性。长期摄入较高量的食盐致胃黏膜保护层损伤，引起炎性再生反应，增加DNA合成和细胞增殖等，可增加胃癌发生危险性。当盐损伤胃黏膜上皮后，幽门螺杆菌才起促进癌变的作用。

五、营养状况评价

钠的营养状况可通过膳食调查方法和尿钠的测定予以评价。钠摄入量很高时，机体钠可维持在基础水平，从尿液排出的钠接近其摄入量，且在正常状况下（出汗不多、无腹泻），摄入的钠约98%从尿液排出，据此可用平衡试验或测定尿钠排出量来评价机体的钠营养状况。24小时尿钠正常排出量为87~260mmol（2000~6000mg）。儿童与成年人血清钠正常值均在136~146mmol/L。

六、膳食钠参考摄入量

有关人类钠需要量的研究资料十分有限，且无足够的研究数据确定钠的平均需要量（EAR），因此，尚提不出钠的推荐摄入量（RNI）。目前，世界各国以膳食摄入量资料为主要依据，结合钠对高血压、心血管疾病的危害，提出膳食钠的适宜摄入量（AI）和预防非传染性慢性病的摄入量（PI-NCD）或目标摄入量（DG）。

美国、澳大利亚、韩国等以实验膳食摄入量资料为主要依据，提出了钠的适宜摄入量（AI），日本以预防慢性病为目标，提出了钠的目标摄入量（DG）。中国2013年版修订的膳食钠参考摄入量仍为AI。同时，考虑到低钠摄入对预防高血压的重要性，提出钠的预防非传染性慢性病的摄入量（PI-NCD）。

（一）AI

1. 成年人 美国、澳大利亚、新西兰、韩国等以实验膳食摄入量资料为主要依据，提出了膳食钠的适宜摄入量（AI）。美国依据西方膳食和防治高血压的DASH膳食（dietary approaches to stop hypertension）中钠的含量，提出成年人钠的AI为1500mg/d，老年人的钠AI由于能量摄入降低也稍微低一些，50~70岁1300mg/d，70岁以上1200mg/d。澳大利亚和新西兰2005年制定19~30岁成年人男女性AI分别为460~920mg/d和460~920mg/d；31~50岁男女性分别为460~920mg/d和460~920mg/d；51岁以上为460~920mg/d。2006年澳大利亚国家健康与医疗委员会（NHMRC）修订的钠推荐摄入量，成年人AI为460~920mg/d。

中国居民2010—2012年的营养与健康调查结果显示，每标准人钠的摄入量为3930mg/d，主要来自食盐。如果以营养调查结果确定成年人AI，则不利于预防与控制高血压，且远远高于WHO提出的建议摄入量。钠属于必需营养素，如果膳食摄入的钠太低，难于满足人体的生理需要。美国DASH（dietary approaches to stop hypertension）研究发现，含有1500mg钠水平的膳食有利于预防高血压，而且不出现钠的缺乏问题。有研究表明，人体在40℃温度下，每天10小时，5天后，1500mg/d钠可以使其达到钠平衡。故中国营养学会修订的中国成年人钠的AI值为1500mg/d。50岁以上则在1500mg/d的基础上采用能量摄入推算的方法制定，50~79岁为1400mg/d，80岁以上为1300mg/d。

2. 婴儿 婴儿的AI主要依据母乳或母乳和补充食物中的钠摄入量确定。0~6月龄婴儿，主要由母乳中钠含量和母乳分泌量，获得婴儿从母乳中获得的钠含量；7~12月龄婴儿，由摄入的母乳中钠含量加上补充食物中钠的含量确定。

美国0~6月龄婴儿母乳中钠含量为160mg/L，母乳摄入量为0.78L/d，钠的实际摄入量为120mg/d，因此，2004年将钠的AI修订为120mg/d。澳大利亚和新西兰2005年制定的0~6月龄婴儿钠的AI也是120mg/d。日本0~5月龄婴儿以其从母乳中摄入的奶含量为依据，日本母乳中母乳中钠浓度为135mg/L，平均母乳摄入量为0.78L，该年龄段婴儿钠的实际摄入量为105mg/d，取整数，2015年版制定的AI为100mg/d。中国该年龄婴儿每日从母乳中获得的钠为172mg，考虑到生命早期钠摄入对心血管疾病的影响可能比成年暴露更重要，制定为150mg/d。

美国修订的6~12月龄婴儿母乳钠含量为130mg/L，母乳量为0.6L/d，辅助食品中钠含量为0.29g（1994—1998年CSFII数据），AI值制定为370mg/d。澳大利亚和新西兰则采用代谢体重比方法由0~6月龄婴儿的AI值推算，制定6~12月龄婴儿的AI为170mg/d。日本6~11月龄婴儿每天通过母乳摄入的钠为72mg，辅食中钠含量为487mg，合计为559mg，2015年版制定的钠AI值为600mg/d。我国6~12月龄婴儿的母乳哺乳量及辅食摄入量均缺乏数据，故以0~6月龄婴儿和成年人AI为基础，采用能量摄入比推算方法确定，结果取其平均值为341mg/d，经取整数处理，修订该年龄段婴儿的AI值为350mg/d。

3. 儿童和青少年 美国采用儿童和青少年能量摄入的中位数，在成年人膳食钠AI的基础上采用能量摄入比方法推算。1~3岁平均能量摄入1372kcal/d，AI为1000mg/d；4~8岁平均能量摄入1757kcal/d，AI为1200mg/d；9~13岁平均能量摄入1877~2226kcal/d，在成年人2150kcal范围内，AI为1500mg/d；14~18岁AI平均能量摄入1872~2758kcal/d，在成年人范围内（2150kcal），AI为1500mg/d。澳大利亚采用代谢体重比方法以成年人膳食钠AI推算1~3岁儿童AI为200~400mg/d，4~8岁儿童AI为300~600mg/d，9~13岁男孩AI为400~800mg/d、女孩AI为400~800mg/d，14~18岁男孩AI为460~920mg/d、女孩AI为460~920mg/d。

中国营养学会采用能量比推算的方法，依据成年人AI

值 1500mg,制定 1 岁~、4 岁~、7 岁~、11 岁~、14 岁~人群的钠 AI 值分别为 700mg/d、900mg/d、1200mg/d、1400mg/d、1600mg/d。

4. 孕妇和乳母 孕期妇女细胞外液容量增加,血容量大约增加 1.3L。胎儿发育以及羊水都可使孕期机体钠潴留量增加,估计在孕期体重每天增加 92g,增加的钠量为 70mg/d,但是孕期尿钠排泄量与非孕妇女相似。哺乳期妇女从乳汁中分泌少量的钠(180mg/d)。目前缺乏孕期及哺乳期妇女钠需要量与非孕、非哺乳期妇女不同的证据,而且孕期和哺乳妇女估计的能量摄入中位数在相应年龄段妇女的范围内,因此,我国孕妇与乳母的钠 AI 值同成年人。美国和日本等许多国家所制定的孕妇和乳母的膳食钠参考摄入量也与非孕妇相同。

(二)PI-NCD

荟萃分析结果表明,适当减少盐摄入可降低血压,对心血管疾病的预防有益。我国北方地区的调查结果显示高血压患者盐敏感者占 58%,高血压家族史阳性青少年中 40% 为盐敏感者。代谢综合征患者盐敏感性检出率显著增高。盐敏感者高盐饮食后,血压显著升高,中国盐敏感的多中心遗传流行病学研究结果提示钠摄入量对钠敏感者的血压影响更大。膳食食盐摄入过多,不仅导致血压升高,危害心血管系统,且使左心室质量增加,动脉血管变硬增厚,内皮细胞壁变硬。为预防高血压,中国营养学会制定我国成年人(18~49 岁)膳食钠的 PI-NCD 值<2000mg/d。以成年人 PI-NCD 值为基础,采用能量摄入量比推算 4 岁以上儿童和青少年和 50 岁以上膳食钠的 PI-NCD 为:4~6 岁<1200mg/d、7~10 岁<1500mg/d、11~13 岁<1900mg/d、14~17 岁<2200mg/d、50~64 岁<1900mg/d、65~79 岁<1800mg/d、80 岁以上<1700mg/d。

(三)DG

日本 2010 年版钠的 DRIs 修订时,以预防慢性病为目的,制订了钠的预防慢性病目标摄入量(DG)。2015 年修订时,根据 2010 年和 2011 年国家健康与营养调查(NHNS)结果,男性中位摄入量为 10.5~11.8g/d,女性为 8.8~10.0g/d,个体日常食盐摄入的变化为 34%~36%,个体间变化为 15%~20%,即有部分个体的日常食盐摄入量低于 5g/d,参考 WHO 2013 年提出的 5g/d 盐的建议值,将成年人盐的 DG 值定为 5g。以成年人 DG 为基础,采用能量比方法推算获得各年龄段儿童青少年盐的 DG 值。澳大利亚国家健康与医疗委员会(NHMRC,2006)推荐的预防慢性疾病的饮食钠目标为 1600mg/d。

(四)UL

考虑到钠摄入量与血压间的关系是渐进的且没有明显的临界值,而且其他因素如体重、运动、钾摄入量、饮食习惯、酒精摄入量以及遗传因素等也影响血压,不能精确地设定其 UL 值,因此未能提出中国居民膳食钠的 UL 值。美国以成年人钠的 LOAEL 为 2300mg/d,不确定因素为 1,制定成年人 UL 为 2300mg/d。儿童和青少年在成年人膳食钠 UL 的基础上采用能量摄入比方法推算,1~3 岁、4~8 岁、9~13 岁分别为 1500mg/d、1900mg/d 和 2200mg/d,14 岁及以上同成年人。澳大利亚 2005 年制定 1~3 岁、4~8 岁、9~

13 岁分别为 1000、1400 和 2000mg/d,14 岁以上同成年人,为 2300mg/d。澳大利亚国家健康与医疗委员会(NHMRC,2006)修订成年人 UL 为 2300mg/d。

中国居民各年龄组的膳食钠的参考摄入量归纳为表 1-7-15。

表 1-7-15 中国居民膳食钠参考摄入量/(mg·d⁻¹)

人群	AI	PI-NCD
0 岁~	170	-
0.5 岁~	350	-
1 岁~	700	-
4 岁~	900	<1200
7 岁~	1200	<1500
11 岁~	1400	<1900
14 岁~	1600	<2200
18 岁~	1500	<2000
50 岁~	1400	<1900
65 岁~	1400	<1800
80 岁~	1300	<1700
孕妇	+0	+0
乳母	+0	+0

注:钠(mg)= 食盐(mg)× 0.393。
引自:中国营养学会. 中国居民膳食营养素参考摄入量(2013 版). 北京:科学出版社,2014.

七、主要食物来源

钠普遍存在于各种食物中,一般动物性食物钠含量高于植物性食物,但人体钠来源主要为食盐(钠)以及加工、制备食物过程中加入的钠或含钠的复合物(如谷氨酸、小苏打即碳酸氢钠等),如酱油、盐渍或腌制肉或烟熏食品、酱咸菜类、发酵豆制品、咸味休闲食品等。此外,有些地区饮用水的钠含量甚高,可高达 220mg/L(一般含钠量<20mg/L)。关于食物中钠含量的内容详见本书第二卷食物营养。

第六节 硫

硫(sulfur),化学符号 S,是一种非金属元素,也是生命必需的元素之一。古人类已认识了硫,1977 年,法国化学家 Antoine Lavoisier 证明硫是一种非金属元素,中国人发明的火药是硫酸钾、磷酸钾、碳和硫的混合物。硫酸盐是生物体可利用的最稳定、最丰富的硫的形式。人体主要的含硫化合物包括蛋氨酸、半胱氨酸、同型半胱氨酸、半胱硫醚、S-腺苷甲硫氨酸、牛磺酸、甲硫醇、硫胺素、生物素、α-硫辛酸、辅酶 A、谷胱甘肽、硫酸软骨素、硫酸氨基葡萄糖、纤维蛋白原、肝素、金属硫以及无机硫酸盐等。除了硫胺素和生物素外,其他含硫化合物均由甲硫氨酸在体内转化生成。硫在构成成年人体重的矿物质中位居第三。硫在自然界中以游离状态或化合状态存在,硫在地壳中的含量占第 14 位。每千克土壤中平均含硫酸盐 850mg,每升海水中平均含硫酸盐 885mg。

一、理化性质

纯的硫是淡黄色晶体，又称作硫磺，无味，质地柔软，密度 1.96g/cm³，熔点 120.0℃，沸点 444.6℃。硫有多种同素异形体，其中正交硫是室温下唯一稳定的硫的存在形式。硫溶于苯、甲苯、四氯化碳和二硫化碳，微溶于乙醇和乙醚，不溶于水。硫导热性和导电性都差。硫化学性质比较活泼，硫可形成离子化合物、共价化合物和配位共价化合物。

二、吸收和代谢

（一）消化吸收

对动物而言，反刍动物消化道内的微生物通过同化途径和异化途径将硫酸盐转化为硫化物。只有很少的非反刍动物有同化作用的微生物，因此对硫的需要大部分是以氨基酸的形式。游离氨基酸、硫化物、硫胺素、吡哆醇和生物素不分解就吸收，而蛋白质中的含硫氨基酸则要分解后才能被吸收。无机硫酸盐主要在回肠以易化扩散的方式吸收，有机硫基本上按含硫氨基酸吸收机制转运吸收，主要吸收部位在小肠。

（二）代谢

含硫化合物存在于所有体细胞中，主要以有机硫形式存在于蛋氨酸、胱氨酸及半胱氨酸等含硫氨基酸中。此外，维生素中的硫胺素、生物素、黏多糖中的硫酸软骨素、硫酸黏液素以及肝素、辅酶A、纤维蛋白原和谷胱甘肽中也含有硫。

机体大部分的硫酸盐是通过摄取蛋白来源的蛋氨酸和半胱氨酸获得，并且大部分经从尿排出体外。随尿排出的硫代谢产物主要为游离的或酯化硫酸盐、牛磺酸、硫代硫酸盐等。上消化道未吸收的硫酸盐将通过大肠和结肠，或经粪便排泄，或被重吸收，或经厌氧菌作用产生代谢物如硫化氢。

三、生理功能

（一）参与构成各种蛋白质、酶类、肽（谷胱甘肽）和激素组成成分

硫是合成硫酸软骨素和透明质酸等的主要成分；硫是重要的还原剂谷胱甘肽的成分以及硫胺素、生物素和辅酶A的成分。作为硫氰酸酶的成分参与解毒作用；构成含硫氨基酸，参与抗氧化作用；调节包括免疫反应在内的各种生理活动；促进蛋氨酸(Met)的氧化还原循环。

（二）通过含硫化合物发挥生理功能

同型半胱氨酸、牛磺酸、S-腺苷甲硫氨酸、α-硫辛酸、辅酶、肝素、金属硫蛋白等都是重要含硫化合物，它们几乎参与体内所有类别代谢活动，发挥各种生理功能。

四、缺乏与过量

（一）缺乏

当机体摄入充足的蛋白质时，含硫氨基酸将能提供给人体足量的硫。还未发现人类存在硫缺乏症。提供给成年男性低硫酸盐、含硫氨基酸缺乏的膳食时，当在膳食中添加硫酸钠后，氮贮存量有所增加，提示硫缺乏与氮贮存有关。

毛发低硫营养不良（trichothiodystrophy）是一种罕见的常染色体隐性遗传病，表现为特征性的头发短、脆，以及发硫含量异常低下。该病患者存在高硫基质蛋白（high-sulfur matrix proteins）合成障碍，导致头发胱氨酸或蛋氨酸缺乏以及多种皮肤、神经症状。

（二）过量

1. 腹泻 饮水中含有过量的硫酸盐将导致成年人渗透性腹泻和稀便。这种不良反应通常持续时间较短，但对于婴幼儿更为严重。

2. 酸中毒 摄入硫华（flowers of sulfur）可能与引起代谢性酸中毒有关，硫华是一种颗粒细微的黄色粉末，含有99.5%以上的纯硫。

3. 溃疡性结肠炎 溃疡性结肠炎的病因中牵涉到硫酸盐和未消化的含硫化合物的作用，主要是硫化氢在其中发挥作用。肠腔中过量的硫酸盐将会加重黏膜解毒系统的负担，引起结肠上皮炎症。

五、营养状况评价

可用于判别机体硫营养状况的生物标志物目前尚不清楚。有人提出用尿硫酸盐排出量作为衡量人体含硫氨基酸代谢的指标。

六、膳食硫参考摄入量

当膳食摄入的含硫氨基酸达到推荐量时，即可满足机体对硫酸盐的需求，因此，目前许多国家包括中国都没有制定硫酸盐的平均需要量（EAR）、膳食推荐摄入量（RDA）和适宜摄入量（AI）。

在蛋白质（富含足量含硫氨基酸）摄入充足的人群中，未发现硫酸盐缺乏的情况。美国RDA协会推荐各种含硫氨基酸的摄入量为每人每天不少于13mg/kg，相当于一个70kg的成年人约每天摄入910mg。其他一些机构认为这一摄入量过低，推荐成年人每天摄入含硫氨基酸25mg/kg。常规认为1g蛋白质应该含有不少于17mg的含硫氨基酸。

七、主要食物来源

含硫氨基酸是硫的主要膳食来源。含硫氨基酸包括蛋氨酸、半胱氨酸和牛磺酸。蛋氨酸是一种必需氨基酸，只能通过食物获取。甲磺酰甲烷是硫循环中的一种重要的不稳定形式，现认为是人类膳食中硫的另一个来源。

含硫氨基酸主要存在于动物蛋白和谷类蛋白中，豆类蛋白中含量较少，在动物蛋白中蛋氨酸/半胱氨酸比值高于植物蛋白。通过转硫通路，蛋氨酸可合成半胱氨酸，但这个反应是不可逆的，从而使蛋氨酸的地位非常重要。谷胱甘肽是膳食硫的来源之一，水果和蔬菜提供的谷胱甘肽占50%以上，肉类提供的谷胱甘肽少于25%。

某些植物性食物的含硫氨基酸含量比较高，如玉米、葵花子、燕麦、巧克力、腰果、核桃、杏仁、芝麻籽等。燕麦和玉米还富含半胱氨酸。

第七节 氯

氯（chlorine，Cl），原子序数17，原子量35.4527。1774年瑞典化学家Scheele发现，1810年，英国化学家Davy确

定并命名。氯是人体必需常量元素之一，是维持体液和电解质平衡所必需的，也是胃液的一种必需成分。在自然界除火山喷气里含有微量氯气外，均以化合态存在，其中绝大部分又以氯化钠的形式存在于海水里。

一、理化性质

氯化学性质活泼，具有很强的氧化能力，几乎能与所有元素直接化合形成氯化物。在常温下，氯气(Cl_2)为黄绿色气体，化学性质十分活泼，具有毒性。

二、吸收和代谢

（一）消化吸收

饮食中的氯多以氯化钠形式被摄入，并在胃肠道被吸收。胃肠道中有多种机制促进氯的吸收。胃黏膜处吸收受HCO_3^-浓度和pH影响，空肠中色氨酸刺激Cl^-的分布，增加单向氯离子的流量，回肠中有"氯泵"参与正常膳食中氯的吸收及胃液中氯的重吸收。吸收的氯离子经血液和淋巴液运输至各种组织中。

（二）体内分布

氯分布于全身，在人体含量平均为1.17g/kg，总量约为82~100g，占体重的0.15%。在体内主要以氯离子形式与钠、钾化合存在。氯化钾主要在细胞内液，氯化钠主要在细胞外液。脑脊液与胃肠分泌液中氯浓度较高，脑脊液含氯达117~127mmol/L，血浆中浓度为96~106mmol/L。出汗明显时，汗液中氯化钠含量大约为2%。肌肉和神经组织的氯含量很低，结缔组织和骨骼中有少量氯，除红细胞、胃黏膜细胞有较高的氯含量外，在大多数细胞内氯的含量都很低。

（三）代谢

氯离子主要经肾脏排泄，经肾小球滤过的氯，约有80%被肾近曲小管重吸收，10%在远曲小管被重吸收，只有小部分经尿排出体外，并在肾小管以铵换钠，将钠重新吸收。氯和钠除主要从肾排出体外，也从皮肤排出，在高温、剧烈运动、汗液大量排出时，也相应促使了氯化钠的排出。利尿剂的应用使钠的重吸收减少。腹泻时，食物及消化液中氯可随粪便排出。氯的吸收与代谢过程见图1-7-9。

三、生理功能

（一）维持细胞外液的容量与渗透压

氯离子与钠离子是细胞外液中维持渗透压的主要离子，两者约占总离子数的80%左右，调节与控制着细胞外液的容量与渗透压。

（二）维持体液酸碱平衡

氯是细胞外液中的主要阴离子。当氯离子变化时，细胞外液中HCO_3^-的浓度也随之变化，以维持阴阳离子的平衡，反之，当HCO_3^-浓度改变时，Cl^-相随变化，以维持细胞外液的平衡。供应过量氯离子可以校正由疾病或利尿剂引起的代谢性碱中毒。

（三）参与血液CO_2运输

当CO_2进入红细胞后，即在红细胞内碳酸酐酶参与下，与水结合成碳酸，再解离为H^+与HCO_3^-，被移出红细胞进入血浆，但正离子不能同样扩散出红细胞，血浆中的氯离子即等当量进入红细胞内，以保持正负离子平衡。反之，红细胞内的HCO_3^-浓度低于血浆时，氯离子由红细胞移入血浆，HCO_3^-转入红细胞，而使血液中大量的CO_2得以输送至肺部排出体外。

（四）其他

氯离子还参与胃液中胃酸形成，胃酸促进维生素B_{12}和铁的吸收；激活唾液淀粉酶分解淀粉，促进食物消化；刺激肝脏功能，促使肝中代谢废物排出；氯还有稳定神经细胞

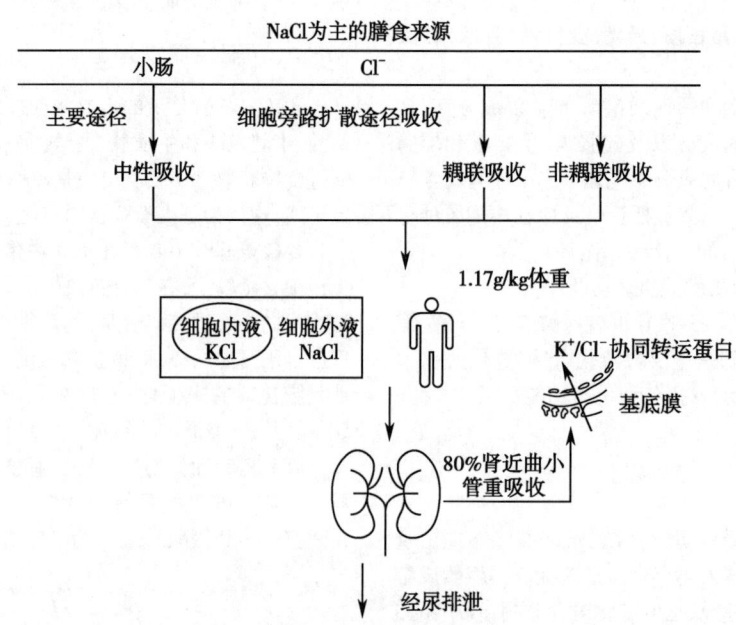

图 1-7-9　氯的吸收与代谢

引自：Kato A，Romero MF. Regulation of electroneutral NaCl absorption by the small intestine. Annual Review of Physiology，2011，73（73）：261-281.

膜电位的作用等。

四、缺乏与过量

（一）缺乏

因膳食引起的氯缺乏很少见。但低含氯量（含氯量在 1~2mmol/L）的配方奶粉可以导致婴儿氯缺乏。患先天性腹泻（再吸收障碍）的婴儿，可致氯缺乏。

大量出汗、腹泻、呕吐或肾病肾功能改变或使用利尿剂等可引起氯的大量丢失，可造成氯的缺乏。氯的缺乏常伴有钠缺乏，低氯性代谢性碱中毒可引起肌肉收缩不良、消化道受损、易掉头发和牙齿，且可影响生长发育。

（二）过量

氯摄入过多的情况并不多见，仅见于严重失水、持续摄入大量氯化钠或氯化铵时。临床上可见于输尿管-肠吻合术、肾衰竭、尿溶质负荷过多、尿崩症以及肠对氯的吸收增强等疾病状态，因为机体氯过多而导致高氯血症，甚至可导致部分敏感个体的血压升高。

五、营养状况评价

目前尚缺乏该方面的资料。一般认为血浆中氯的正常浓度为98~106mmol/L，当血清氯低于97mmol/L和24小时尿氯低于110mmol/L为低氯血症；而血清超过110mmol/L时，即为高氯血症。

六、膳食氯参考摄入量

在一般情况下，膳食中的氯总比钠多，但氯化物从食物中的摄入和从身体内的丢失大多与钠平行，目前还没有足够的研究资料确定氯的平均需要量（EAR），只能根据氯化钠的分子组成，结合钠的 AI 值，提出氯的适宜摄入量（AI）。据此，美国提出0~6月龄婴儿氯的 AI 值为180mg/d，7~12月龄为570mg/d，1~3岁人群为1800mg/d，4~8岁为1900mg/d，9岁及以上人群均为2300mg/d。中国营养学会修订的膳食氯参考摄入量，也是依据此方法，以钠的 AI 值计算其摩尔数，并根据氯化钠的分子组成（Na 和 Cl 的摩尔比1:1）及氯的分子量（35.5）计算后取整得到氯的 AI 值，结果见表1-7-16。

表 1-7-16　中国居民膳食氯参考摄入量/（mg·d⁻¹）

人群	AI	人群	AI
0 岁~	260	14 岁~	2500
0.5 岁~	550	18 岁~	2300
1 岁~	1100	50 岁~	2200
4 岁~	1400	80 岁~	2000
7 岁~	1900	孕妇	+0
11 岁~	2200	乳母	+0

引自：中国营养学会. 中国居民膳食营养素参考摄入量（2013版）. 北京：科学出版社，2014.

七、主要食物来源

氯的膳食来源绝大部分是来自于氯化钠，仅少量来自氯化钾。在酱油、盐渍和腌制或烟熏食品、酱咸菜以及咸味食品等都含有丰富的氯化物。一般天然食品中氯的含量差异较大；天然水中也含有少量氯，从饮水中获得的氯很少，约为40mg/d。关于食物中氯含量的内容详见本书第二卷食物营养。

（郭红卫　马凤楼　何更生　蔡云清
郭俊生　蔡美琴）

参 考 文 献

1. 葛可佑. 中国营养科学全书. 北京：人民卫生出版社，2004.
2. 陈灏珠，林果为，王吉耀. 实用内科学. 第14版. 北京：人民卫生出版社，2013.
3. 中国营养学会. 中国居民膳食营养素参考摄入量（2013版）. 北京：科学出版社，2014.
4. 杨月欣，王光亚，潘兴昌. 中国食物成分表. 北京：北京大学医学出版社，2002.
5. 顾景范，杜寿玥，郭长江. 现代临床营养学. 第2版. 北京：科学出版社，2009.
6. Institute of Medicine. Dietary Reference Intakes for Water, Potassium, Sodium, Chloride, and Sulfate. Washington, DC：National Academies Press，2004.
7. Food and Nutrition Board, Institute of Medicine. Dietary reference intakes for calcium and vitamin D. Washington, D. C：National Academies Press，2011.
8. 刁宗礼，韩雪，刘文虎. 钙代谢调控机制研究进展. 兰州大学学报（医学版），2017，43（5）：63-67.
9. Reid IR, Bolland MJ, Sambrook PN, et al. Calcium supplementation：balancing the cardiovascular risks. Maturitas，2011，69（4）：289-295.
10. Grossman DC, Curry SJ, Owens DK, et al. Vitamin D, Calcium, or Combined Supplementation for the Primary Prevention of Fractures in Community-Dwelling Adults：US Preventive Services Task Force Recommendation Statement. JAMA，2018，319（15）：1592-1599.
11. Kemi VE, Kärkkäinen MU, Rita HJ, et al. Low calcium：phosphorus ratio in habitual diets affects serum parathyroid hormone concentration and calcium metabolism in healthy women with adequate calcium intake. Br J Nutr，2010，103（4）：561-568.
12. Viering DHHM, de Baaij JHF, Walsh SB, et al. Genetic causes of hypomagnesemia, a clinical overview. Pediatr Nephrol，2017，32（7）：1123-1135.
13. Velissaris D, Karamouzos V, Pierrakos C, et al. Hypomagnesemia in Critically Ill Sepsis Patients. J Clin Med Res，2015，7（12）：911-918.
14. Bain LK, Myint PK, Jennings A, et al. The relationship between dietary magnesium intake, stroke and its major risk factors, blood pressure and cholesterol, in the EPIC-Norfolk cohort. Int J Cardiol，2015，196：108-114.
15. Shuto E, Taketani Y, Tanaka R, et al. Dietary phosphorus acutely impairs endothelial function. J Am Soc Nephrol，2009，20（7）：1504-1512.
16. Liu Z. Dietary sodium and the incidence of hypertension in the Chinese population：a review of nationwide surveys. Am J Hypertens，2009，22（9）：929-933.
17. Jayedi A, Ghomashi F, Zargar MS, et al. Dietary sodium, sodium-to-potassium ratio, and risk of stroke：A systematic review and nonlinear dose-response meta-analysis. Clin Nutr，2018，pii：S0261-5614

（18）:30202-30204.

18. Takachi R, Inoue M, Shimazu T, et al. Consumption of sodium and salted foods in relation to cancer and cardiovascular disease: the Japan Public Health Center-based Prospective Study. Am J Clin Nutr, 2010, 91(2):456-464.

19. Veronese N, Stubbs B, Solmi M, et al. Dietary magnesium intake and fracture risk: data from a large prospective study. Br J Nutr, 2017, 117(11):1570-1576.

20. Mente A, O'Donnell M, Rangarajan S, et al. Urinary sodium excretion, blood pressure, cardiovascular disease, and mortality: a community-level prospective epidemiological cohort study. Lancet, 2018, 392(10146):496-506.

21. D'Elia L, Rossi G, Ippolito R, et al. Habitual salt intake and risk of gastric cancer: a meta-analysis of prospective studies. Clin Nutr, 2012, 31(4):489-498.

22. Ge S, Feng X, Shen L, et al. Association between Habitual Dietary Salt Intake and Risk of Gastric Cancer: A Systematic Review of Observational Studies. Gastroenterol Res Pract, 2012, 2012:808120.

23. Hother AL, Girma T, Rytter MJ, et al. Serum phosphate and magnesium in children recovering from severe acute undernutrition in Ethiopia: an observational study. BMC Pediatr, 2016, 16(1):178.

24. Jarjou LM, Laskey MA, Sawo Y, et al. Effect of calcium supplementation in pregnancy on maternal bone outcomes in women with a low calcium intake. Am J Clin Nutr, 2010, 92(2):450-457.

25. Cano A, Chedraui P, Goulis DG. Calcium in the prevention of postmenopausal osteoporosis: EMAS clinical guide. Maturitas, 2017, 107:7-12.

26. Breitkreutz R, Pittack N, Nebe CT. Improvement of sulfur supplementation: two randomized trials. J Mol Med, 2000, 78:55-62.

27. Kato Akira, Romero Michael F. Regulation of Electroneutral NaCl Absorption by the Small Intestine. Annu Rev Physiol, 2011, 73:261-281.

28. Pfortmueller CA, Uehlinger D, von Haehling S, et al. Serum chloride levels in critical illness-the hidden story. Intensive Care Med Exp, 2018, 6(1):10.

第八章

微 量 元 素

人体是一个有机生命体,几乎含有自然界中存在的各种元素。目前人体内可检出的元素已达 70 种以上,它们在体内的共同特点是浓度很低,这些元素的含量小于人体体重 0.01%,称为微量元素(microelement 或 trace element)。

1973 年 WHO 确定必需微量元素的数量为 14 种(锌、铜、铁、碘、硷、铬、钴、锰、钼、钒、氟、镍、锶、锡);1980 年美国按不同年龄和生理状况确定了铁、锌、碘、铜、锰、氟、铬、硒、钼等 9 种元素的膳食供给量或安全摄入水平;我国 1988 年修订的营养素推荐供给量中只提出了铁、锌、碘、硒等 4 种。1996 年,FAO/IAEA/WHO 的专家委员会提出在人体组织中的浓度小于 $250\mu g/g$ 含量的元素为微量元素。并根据 1973 年以来的研究结果和认识,提出了人体必需微量元素(essential trace element)的概念:①是人体内的生理活性物质,是有机结构中的必需成分;②这种元素必须通过食物摄入,当从饮食中摄入的量减少到某一低限值时,将导致某一种或某些重要生理功能的损伤。同时,该委员会还强调,一种元素在一个动物种属的实验中证明是必需,不能推论为该元素也是另一种动物或人类所必需,如要确定,则一定要通过不同动物实验或人群的调查、研究来加以验证。

该专家委员会将以往已确定的"必需微量元素"重新进行分析归类,共分为三类:第一类为人体必需的微量元素,有碘(I)、锌(Zn)、硒(Se)、铜(Cu)、钼(Mo)、铬(Cr)、钴(Co)、铁(Fe)等八种;第二类为人体可能必需微量元素(possible essential trace element),有锰(Mn)、硅(Si)、镍(Ni)、硼(B)、钒(V)等五种;第三类为具有潜在毒性微量元素(potentially toxic essential trace element),但在低剂量时,对人体可能具有功能的微量元素,包括氟(F)、铅(Pb)、镉(Cd)、汞(Hg)、砷(As)、铝(Al)、锂(Li)和锡(Sn)等八种。

人体必需微量元素在体内的含量极少,甚至仅有痕量,但却有十分重要的生理功能。主要有:①构成酶和维生素的组成成分或辅助因子:如碳酸酐酶含有锌,呼吸酶含有铁和铜,精氨酸酶含有锰,谷胱甘肽过氧化酶含有硒,维生素 B_{12} 含有钴等。②构成某些激素或参与激素的作用:如甲状腺素含有碘,胰岛素含有锌,铬是葡萄糖耐量因子的重要组成成分,铜参与肾上腺类固醇的生成等。③参与基因的调控和核酸代谢:如锌是调节基因启动子的金属应答元件结合转录因子(metal responsive transcription factor,MTF)和金属反应元件(metal response elemen,MRE)的主要成分,能正向或负向调节多种基因;核酸代谢需要铬、锰、铜、锌等多种微量元素。④其他特殊的生理功能:如铁

为血红蛋白的成分,参与氧的运送,锌指蛋白的发现证实了锌的结构功能等。

本章将从理化性质、吸收与代谢、生理功能、缺乏与过量、营养状况评价、膳食参考摄入量和主要食物来源等方面详细介绍铁、锌、碘、硒、铜、铬、钼、锰和氟等微量元素,此外,对钴、硼、镍、硅、砷、钒、锂、锡和锶等微量元素作一简要介绍。

第一节 铁

铁(Fe)是人体内含量最多的一种必需微量元素,也是研究最多的微量元素之一。早在 18 世纪已用科学方法证明铁是血液的主要成分;1823 年曾用铁制剂治疗年轻妇女"血中有色物质缺乏"取得效果;1928 年证明了贫血是由铁缺乏造成,以及奶粉中强化铁可预防或减轻贫血;1932 年确定了无机铁可用于血色素(即血红蛋白)的合成,基本阐明了铁在人体中的作用。目前,缺铁性贫血仍是世界范围内普遍存在的公共卫生问题,铁过载的危害也越来越受到重视。随着相关研究的进展,对铁的营养状况评价指标、机体铁稳态的维持、铁失衡的健康危害等均有了进一步的认识。

一、理化性质

铁普遍存在于自然界中,土壤中的含量较多。可达 4%,是含量仅次于铝位居第二位的金属。铁的原子序数是 26,平均相对原子质量为 55.85,化合价是 2 价和 3 价。自然界中的铁由 4 种稳定的同位素构成,即 ^{54}Fe、^{56}Fe、^{57}Fe 和 ^{58}Fe,其天然丰度分别各占 5.8%、91.72%、2.2% 和 0.28%,以 ^{56}Fe 为最高。另有 9 种放射性同位素。

由于铁的化学性质相当活泼,自然界中铁主要以化合物的形式存在。在潮湿的空气中,铁极易氧化,形成含水的氧化物,以 FeO、Fe_2O_3、Fe_3O_4 形式存在,即以固体形态或水溶液形态的亚铁(二价)或高铁(三价)形式存在。这两种形式的铁之间,在外环境条件改变时很容易互相转换,这也是铁的氧化还原作用的关键。

二、吸收与代谢

(一)分布

机体中铁的浓度为每公斤体重约 $30\sim40mg$,其中约 2/3 是"功能性铁",其余以"贮存铁"的形式存在。人体器官组织中铁的含量,以肝、脾为最高,其次为肾、心、骨骼肌与脑。铁在体内的含量随年龄、性别、营养状况和健康状况

而有很大的个体差异。此外,在发生传染病、恶性病变时,肝脏铁含量可极大地增加。

1. 功能性铁 功能性铁是铁的主要存在形式,其中65%~70%的铁存在于血红蛋白,3%存在于肌红蛋白,1%存在于含铁酶类(细胞色素、细胞色素氧化酶、过氧化物酶与过氧化氢酶等),这些铁参与氧的转运和利用等重要的生理过程。

(1) 血红蛋白:其结构是4个血红素和1个球蛋白链,可以使铁稳定在亚铁状态,又能与氧结合而不被氧化,从而在肺输送氧到机体组织的过程中起关键作用。各种动物血红蛋白的分子量约为64 000,含铁量一般在0.35%左右。人体内血红蛋白含量因年龄、性别、营养状态、居住地的海拔高度、妊娠与哺乳以及疾病等而不同。

(2) 肌红蛋白:由一个血红素和一个球蛋白链组成,仅存在于肌肉组织中。其基本功能是在肌肉中转运和贮存氧,在肌肉收缩时释放氧以满足代谢的需要。

(3) 细胞色素:为一系列血红素的化合物,是以血红素为活性中心的含铁蛋白。卟啉环上的侧链不同时,形成不同的血红素,血红素中的铁可在 Fe^{2+} 与 Fe^{3+} 间相互转变。细胞色素在氧利用率高的组织(如心肌)中含量最高。

(4) 其他含铁酶:铁的形式包括非血红素铁,如参与能量代谢的 NADH 脱氢酶和琥珀酸脱氢酶;血红素铁,如对氧代谢的副产物分子起反应的氢过氧化物酶;此外,还有多氢酸酶(参与三羧酸循环)、磷酸烯醇丙酮酸羧激酶(糖产生通路限速酶)和核苷酸还原酶(DNA 合成所需的酶)等。

2. 贮存铁 贮存铁以铁蛋白(ferritin)和含铁血黄素(hemosiderin)形式存在于肝、脾与骨髓中的单核-巨噬细胞系统中,约占体内总铁含量的25%~30%。

(1) 铁蛋白:是体内铁贮存的主要场所,以肝实质细胞中含量最多,其余部分存在于肌肉组织及网状内皮细胞中。铁蛋白外壳是一个无机物复合体的铁核,其基本单位的分子式为 $(FeOOH)_8(FeOPH_2)$,可认为是铁氢化物核结构。铁蛋白有两个亚基,即心脏异铁蛋白和肝脏异铁蛋白。肝脏内铁蛋白的基本作用是摄取铁,防止铁水解、聚合、沉淀,以及铁的动员、移出和被利用。因而铁蛋白主要是作为合成血红蛋白,以及其他生理功能所需的铁的储备库,并将铁贮存在蛋白质外壳内,使细胞内"游离"铁浓度不至于过高而产生有害作用。

(2) 含铁血黄素:为无定形的、主要为氢氧化铁并凝结为无蛋白的棕色、颗粒状物质。动物肝脏、脾脏所贮存的含铁血黄素与铁蛋白几乎各占一半,且两者均可随时被用于造血或从胎盘将铁转运至胎儿。

(二) 吸收

膳食铁的吸收主要在十二指肠和空肠上端,胃和小肠的其余部分也吸收少量的铁。膳食铁分为血红素铁(heme iron)和非血红素铁(non-heme iron),它们的吸收形式有所不同。小肠黏膜上皮细胞对血红素铁的吸收率远高于非血红素。膳食铁的吸收率差异很大,与机体铁营养状况、生理病理改变、膳食中铁的含量及存在形式,以及膳食中影响铁吸收的食物成分都有密切的关系。

1. 血红素铁的吸收 血红素铁主要来自动物性食物,其生物利用高,有效吸收率为15%~35%。它是原卟啉结合的铁,以含铁卟啉复合物的形式被小肠黏膜上皮细胞直接吸收,并由血红素加氧酶裂解成卟啉和铁,释放出游离二价铁。因此,血红素铁的吸收率受膳食因素的影响较小。

2. 非血红素铁的吸收 非血红素铁主要存在于植物性食物和乳制品中,主要是三价铁形式,占膳食铁的绝大部分,其有效吸收率为2%~20%。非血红素铁在吸收前,必须与结合的有机物(如蛋白质、氨基酸和有机酸等)分离,由细胞色素 B 还原成二价铁形式被吸收,吸收过程是由存在于小肠微绒毛的下层和腺窝部分的二价金属离子转运蛋白 1(divalent metal transporter 1,DMT1)介导完成。因此,非血红素铁的吸收率受膳食因素影响较大。

3. 影响铁吸收的因素

(1) 膳食成分中的营养素:几乎涉及所有的营养素,如蛋白质、脂肪、碳水化合物、矿物质、维生素等可影响(或促进,或抑制)铁的吸收利用。

1) 蛋白质:①动物组织蛋白能够刺激胃酸分泌,促进铁的吸收,但动物的非组织蛋白质却无此种作用,如牛奶、乳酪、蛋或蛋清等明显降低铁的吸收率;②纯蛋白质,如乳清蛋白、面筋蛋白、大豆分离蛋白等对铁的吸收有抑制作用;③氨基酸,如胱氨酸、半胱氨酸、赖氨酸、组氨酸等有利于铁的吸收,原因可能是其能与铁螯合成小分子的可溶性单体有关。实验表明,经消化的畜肉或禽肉释放的半胱氨酸或含半胱氨酸的小多肽可提高铁的吸收。

2) 脂类:研究表明,膳食中脂类的适宜含量对铁吸收有利,过高(>25%)或过低(<5%)均降低铁的吸收。

3) 碳水化合物:①各种单糖和双糖对铁的吸收有促进作用,作用最大的是乳糖,其次为蔗糖、葡萄糖。实验证明,用淀粉代替乳糖或葡萄糖则明显降低铁的吸收率。②由于膳食纤维能结合离子铁,当其摄入过多时,可干扰铁的吸收。

4) 矿物质:①钙是唯一被证实对血红素和非血红素铁的吸收都有抑制作用的膳食因子,但原因尚不明确。有学者认为是小肠黏膜细胞上钙与铁的竞争性结合,影响了铁的吸收;②无机锌与无机铁之间有较强的竞争作用,特别是当一种矿物质过多时,就可干扰另一种的吸收。此外,动物实验证实,缺锌可使锌与铁的吸收增加;③动物实验还观察到,铜缺乏的大鼠对铁的吸收明显下降;铅、铬、锰等摄入过多抑制机体对铁的吸收。

5) 维生素:①许多报道证明维生素 A(β-胡萝卜素)可在肠道内与铁结合,并保持较高的溶解度,防止植酸、多酚类等对铁吸收的不利作用。也有发现缺铁性贫血与维生素 A 缺乏往往同时存在,给维生素 A 缺乏者补充维生素 A,即使铁的摄入量不变,铁营养状况亦有所改善;②维生素 B_2 有利于铁的吸收、转运与贮存。当其缺乏时,铁吸收、转运与肝、脾储铁均受阻。在儿童贫血调查研究中,也发现贫血与维生素 B_2 缺乏有关;③维生素 C 具有酸性和还原性,能将三价铁还原为二价铁,并与铁螯合形成可溶性小分子络合物,有利于铁吸收。口服较大剂量的维生素 C 时,可显著增加非血红素铁的吸收。研究表明,当铁与维生素 C 重量比达到1:5或1:10时,铁吸收率分别提高3或6

倍;④叶酸、维生素 E、维生素 B_{12} 等对铁的吸收也起到重要的协助作用。

(2) 膳食成分中的非营养素:植酸、多酚类化合物、有机酸等可影响(或促进,或抑制)铁的吸收利用。

1) 植酸:粮谷类及蔬菜中的植酸能与铁形成不溶性盐,影响铁的吸收。植酸主要以肌醇六磷酸盐的形式,几乎存在于所有谷类的糠麸、种子、坚果和蔬菜水果中。在发酵和消化过程中降解为肌醇三磷酸盐。肌醇三磷酸对铁吸收的抑制作用与肌醇结合的磷酸盐基团总数有关。所以,它对铁吸收的抑制作用存在剂量反应关系。足够量的维生素 C 可以部分拮抗这种作用。

2) 多酚类化合物:几乎所有植物中都含有酚类化合物,其中的某些种类能抑制非血红素铁的吸收,主要是含棓酰(3,4,5-三羟苯甲酰)的多酚类化合物,如茶、咖啡、可可以及菠菜中含有此酚类物质较高,可明显抑制非血红素铁的吸收。

3) 柠檬酸、乳酸、丙酮酸、琥珀酸等具有弱的螯合性质的有机酸,均可提高铁的吸收。

(3) 机体状况:①机体铁营养状况、生理与病理改变都可以影响铁的吸收,如贫血、孕期、生长发育可使铁的需要增加;②月经过多、钩虫感染、痢疾、血吸虫病等因铁丢失增加,促进机体增加铁的吸收;③胃肠道 pH 对铁复合物的形成及溶解性有一定作用,影响铁的吸收;④某些疾病如萎缩性胃炎、胃酸缺乏或过多服用抗酸药,都会影响铁离子释放而降低铁的吸收。

(三) 转运

运铁蛋白(transferrin,Tf)或称转铁蛋白,是一类能可逆地结合 Fe^{3+} 的糖蛋白,其在肝脏合成,每日可达 12~24mg/kg 体重,血清内含量约 2.5g/L,半衰期为 7 天,可在肝脏和肠道降解。Tf 既在肠道内又在贮存部位或红细胞被破坏部位与铁结合,并将大部分铁运送至骨髓用于新的红细胞生成;其余被用来合成其他含铁化合物,如肌红蛋白、细胞色素等;或运送至需要铁的所有细胞与含铁酶类;在妇女孕期,也被运送至胎盘以提供给胎儿的生长所需。

膳食铁通过 DMT1 吸收入肠上皮黏膜层后,不能以离子形式通过细胞,因为这样会导致自由基的生成,从而破坏膜结构,进而导致组织损伤。因此,铁从刷状缘向基底膜的转运以及在细胞内的暂时贮存,必须要与细胞内 Tf 结合,使铁成为可溶性的化合物,更利于细胞摄取,具体过程如下:结合铁的 Tf 与运铁蛋白受体(transferrin receptor,TfR)结合并进入细胞,将铁留在细胞内,参与物质的合成,而过量的铁则会贮存在铁蛋白中。失去铁的 Tf(此时 Tf 仍与受体结合)返回细胞表面,并从受体上解离下来,回到循环中再与铁结合(图 1-8-1)。

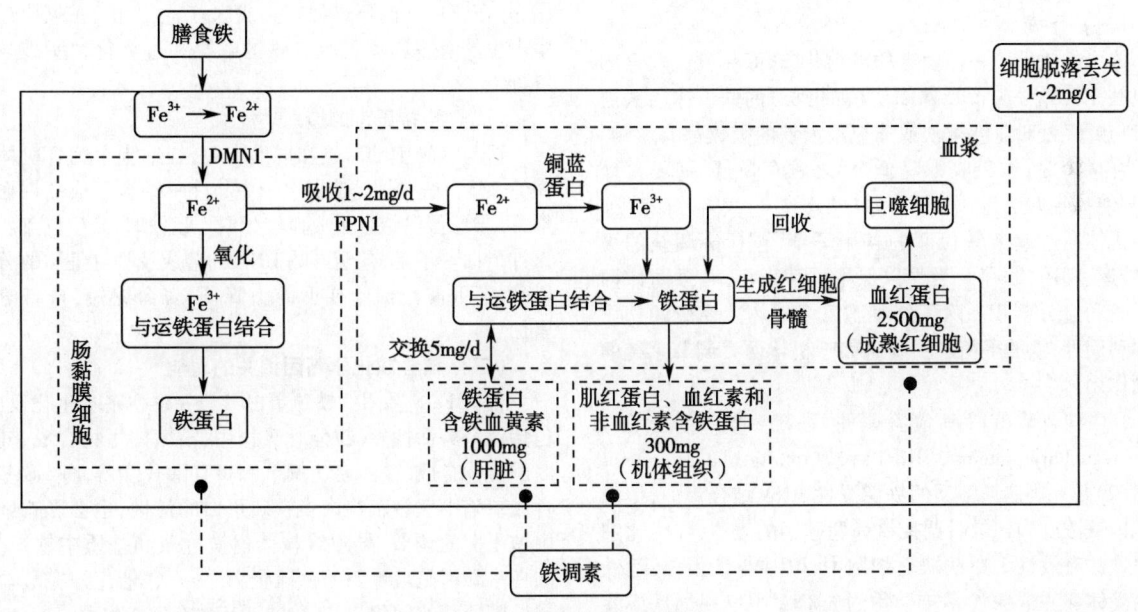

图 1-8-1 机体铁稳态示意图

铁摄入量高的组织,如红细胞前体、胎盘和肝脏等含有大量的 TfR。体内各种细胞通过调节其表面 TfR 的数量来满足自身铁的需求。此种调节不仅可以控制铁在体内的流向和分布,同时可以防止循环系统内游离铁离子的形成及自由基的生成。

因此,正常情况下,铁吸收与排泄是平衡的,且是恒定的,每天大约 1~2mg。机体铁的基本丢失是由于皮肤、呼吸道、胃肠道和泌尿系统黏膜细胞新陈代谢导致细胞脱落死亡所致。每日损失的铁主要经粪便排出,少量铁经汗液、皮肤细胞脱落和尿液排出。但是,女性由于月经期会损失大部分铁。

(四) 贮存

体内的铁来源,一种为膳食铁,另一种来源是红细胞衰老解体释放的血红蛋白铁。铁在体内以铁蛋白和血铁黄素的形式进行贮存,个体间贮存铁的数量差异很大,这与机体铁营养状况和性别有关。一般女性体内贮存的铁为 0.3~1.0g,男性为 0.5~1.5g。在缺铁性贫血发生以前,贮存铁就几乎耗竭;而在铁过载导致的组织损伤出现前,铁贮存量的增加可超过平均铁贮存的 20 倍。人体各个组织贮存铁的状况如下：

1. 脑组织　脑组织由于存在血脑屏障，不能直接从血液中获取铁。血浆铁主要以铁-运铁蛋白复合物(Fe-Tf)的形式存在。体内大多数需铁细胞以内吞的方式，通过膜表面的运铁蛋白受体(TfR)将血液中的 Fe-Tf 摄入细胞内。据推测，少突神经胶质细胞在铁从血液到神经元的运输过程中起中介者的作用，是脑内铁平衡的调节者。而小胶质细胞在铁代谢中，则可以捕获脑内的自由铁并贮存于铁蛋白中，以防止离子化铁的过氧化安全性作用。

2. 肝脏　肝脏是合成铁蛋白、运铁蛋白和贮存铁的重要器官。肝脏内的铁被结合为功能铁，如血红蛋白、贮存铁、铁蛋白和含铁血黄素。正常情况下，体内贮存铁的 1/3 存在于肝脏中，肝脏中的铁绝大部分存在于肝细胞中，小部分在肝星型细胞中。在红细胞生成增多需要释放贮存铁时，肝也参与铁进入与输出红细胞的双向运输过程。铁过载，特别是酒精与铁有协同作用，可促进脂质过氧化及胶原合成，增加铁的吸收，使铁在体内分布失调，造成肝的纤维化、肝硬化。

3. 骨组织　骨髓与骨骼肌含有一定量的非血红蛋白铁，大多数铁被骨髓中未成熟的红细胞用来制造血红蛋白。衰老的红细胞被巨噬细胞吞噬，铁从分解的血红蛋白中释放出来，重新进入循环。

（五）平衡

体内的铁处于一种稳定的平衡状态，即吸收或贮存的铁以补充身体丢失及特殊需要(如生长)的铁。体内铁需要量与贮存量对血红素或非血红素铁的吸收都有影响。当贮存多时，铁吸收率降低；反之贮存量低，需要量增高，却使吸收率增高。

机体通过调节铁代谢的各个环节，包括协调铁的吸收、转运、利用、贮存及丢失以保持这种平衡，并预防体内铁缺乏和过分蓄积。除了红细胞反复破坏后释放的铁供机体利用外，铁的平衡还主要有赖于机体两大调节系统的共同作用。

1. "铁调节蛋白-铁应答原件"系统　铁调节蛋白 1 (iron regulatory proteins 1,IRP1)和 2(iron regulatory proteins 2,IRP2)是一类胞质溶质的铁感受性 RNA 结合蛋白，记录细胞内铁浓度和转录后调控铁代谢基因的表达，以优化细胞内铁的有效性。在铁缺乏细胞中，IRPs 与铁蛋白，运铁蛋白受体和其他铁代谢转录物的 mRNA 中发现的铁应答原件(iron responsive element,IRE)结合，"铁调节蛋白-铁应答原件"(iron-regulatory proteins-iron-responsive elements,IRP-IRE)系统。IRP-IRE 为双功能性的 RNA 结合蛋白，能调节与细胞内铁利用有关的 mRNA 表达，为 mRNA 代谢的反式调节因子；又能在转录后水平上调节铁蛋白 mRNA 的翻译，使运铁蛋白受体 mRNA 稳定化。

2. "铁调素-膜铁转运蛋白"系统　主要调节被吸收的铁在机体组织器官、血浆间的流动，即调节铁从巨噬细胞到肠上皮细胞的释放(图 1-8-1)。铁调素通过血液循环分布到肠上皮细胞、巨噬细胞和大多数体细胞，与膜铁转运蛋白(ferroportin 1,FPN1)进行结合，形成"铁调素-膜铁转

运蛋白"。此种复合体促进铁的内化和降解，在调节机体铁的摄入和分布中发挥重要作用。因此，当机体内铁充足时，铁调素浓度升高，降低铁的吸收并阻止铁从贮存部位中释放；反之，当机体对铁的需求量增高时，铁调素浓度降低，有利于铁的吸收和从贮存部位向血浆输送。贮存铁增加和炎症可以增强铁调素的表达，而贮存铁降低和缺氧可以降低铁调素的表达。骨形态发生蛋白(bone morphogenetic protein,BMP)-SMAD 调控通路是调控铁调素的核心，它可能是铁调素的铁依赖调控发生的通路，但炎症因子、缺氧等多种因子也可以激活信号通路，导致铁调素转录的改变。

三、生理功能

机体中的铁主要以含铁化学基团构成的功能蛋白形式来发挥相应的生理功能。

（一）参与体内氧的运送和组织呼吸过程

铁为血红蛋白、肌红蛋白、细胞色素、细胞色素氧化酶以及一些呼吸酶和触媒(铁的氧化物，起催化作用)的组成成分，参与体内氧的运送和组织呼吸过程。血红蛋白可与氧发生可逆性的结合，使其具有携氧功能，参与体内氧的交换及组织呼吸过程；肌红蛋白主要在肌肉组织中转运和贮存氧；细胞色素酶类通过其在线粒体内氧化还原过程中的电子传导作用，对呼吸和能量代谢产生非常重要的作用，并在三羧酸循环过程中生成水，产生能量，在氧化过程中产生的有害物质可被含铁的触媒和过氧化物所破坏而解毒。

（二）维持正常的造血功能

铁与红细胞的形成和成熟有关，红细胞中约含机体总铁的 2/3。铁在骨髓造血组织中与卟啉结合形成高铁血红素，再与珠蛋白结合生成血红蛋白。缺铁时，新生红细胞中血红蛋白量不足，甚至影响 DNA 的合成及幼红细胞的分裂增殖，还可使红细胞变形能力降低，寿命缩短，自身溶血增加。

（三）与含铁化学基团相关的功能

含有 Fe-S 基团的铁硫蛋白参与一系列基本生化反应，包括调节酶活性、线粒体呼吸作用、核糖体生物合成、辅助因子生物合成、基团表达调节和核苷酸代谢等。Fe-S 基团合成缺陷不仅会影响许多铁硫蛋白的活性，也会影响细胞内铁平衡的调节，导致线粒体内铁过载和基质中铁缺乏。顺乌头酸梅是最重要的铁硫蛋白之一，它催化柠檬酸盐向异柠檬酸盐的转化，在三羧酸循环中有重要作用。

（四）参与其他重要功能

铁参与维持正常的免疫功能，缺铁可引起机体感染性增加、巨噬细胞游走和抑制因子减少、吞噬细胞活性受损、淋巴细胞功能受损等，进而影响机体的免疫系统。但过量铁往往促进细菌的生长，对抵御感染不利。另外，铁可促进 β-胡萝卜素转化为维生素 A，也可参与嘌呤与胶原的合成、抗体的产生、脂类从血液中转运以及药物在肝脏的解毒等。

四、缺乏与过量

（一）缺乏

1. 原因　引起铁缺主要原因包括铁摄入不足、膳食

铁的生物利用率低、机体对铁的需要量增加或某些疾病所致。

（1）铁摄入不足：当长期食物选择不当或不良的饮食习惯如偏食、挑食时，影响了摄入食物的种类与数量，从而限制了含铁丰富的食物摄入，最终会导致长期的膳食铁不能满足机体需要。

（2）膳食铁的生物利用率低：食物中铁的含量，特别是吸收率较低，是铁缺乏最主要的原因。铁的生物利用率受多种膳食因素的影响，如前述。

（3）机体对铁的需要量增加：当机体对铁的需要量增加，而摄入或吸收的铁量未能相应增加时，可造成机体铁缺乏。如处在生长发育期的儿童，随体重增加，血容量及组织铁相对增加，且生长发育愈快，铁的需要也愈大。一般每增加 1kg 体重约需增加铁 35～45mg，足月儿第一年内需补充外源性铁 200mg。由于低出生体重儿贮铁较少、生长发育又较快，需补充的铁量较足月儿高，约为 280～350mg。因此，婴儿期尤其是低出生体重儿更易于发生缺铁性贫血。月经量过多、妊娠（多次妊娠）、哺乳，及宫内置

节育环都会增加育龄期女性体内铁的丢失，若铁摄入未相应增加，均能导致铁的缺乏。

（4）某些疾病：如萎缩性胃炎、胃酸缺乏或过多服用抗酸药时，影响铁离子释放；慢性腹泻、胃大部切除以及钩虫感染等影响铁的吸收。

2. 危害

（1）缺铁性贫血：当体内缺铁时，铁损耗及其危害是一个从轻到重的渐进过程，可分三个阶段。第一阶段为铁减少期（iron deficiency，ID），此时贮存铁耗竭，血清铁蛋白浓度下降，此阶段尚不会引起明显有害的生理后果。第二阶段为红细胞生成缺铁期（iron deficiency erythropoiesis，IDE），此时除血清铁蛋白下降外，血清铁也下降，同时铁结合力上升（运铁蛋白饱和度下降），游离原卟啉浓度上升，血红蛋白值和红细胞形态正常。第三阶段为缺铁性贫血期（iron deficiency anemia，IDA），除上述各指标改变外，血红蛋白和红细胞压积比下降（表 1-8-1）。长时间铁的负平衡，致使体内铁贮备减少，以致耗尽。铁缺乏的后二阶段可出现明显的缺乏表现，详见第七卷有关内容。

表 1-8-1　体内铁营养状况与各项指标变化

指标名称	铁过载	正常	ID	IDE	IDA
运铁蛋白结合力/($\mu g \cdot dl^{-1}$)	<300	330±30	360	390	410
血浆铁蛋白/($\mu g \cdot L^{-1}$)	>300	100±60	20	10	<10
铁吸收/%	>15	5～10	10～15	10～20	10～20
血浆铁/($\mu g \cdot dl^{-1}$)	>175	115±50	115	<60	<40
运铁蛋白饱和度/%	>60	35±15	30	<15	<15
红细胞游离原卟啉/($\mu g \cdot dl^{-1}$)	30	30	30	>70	>70
红细胞形态	正常	正常	正常	正常	小细胞低色素

引自：Rosalind S. Gibaon. Principles of nutritional assessment（2th ed）. Oxford：Oxford University Press，2005.

（2）其他危害：体内铁缺乏，引起含铁酶减少或铁依赖酶活性降低，使细胞呼吸障碍，从而影响组织器官功能，出现食欲低下，严重者可有渗出性肠病变及吸收不良综合征等。

铁缺乏的儿童易烦躁，对周围不感兴趣，成人则冷漠呆板。当血红蛋白继续降低，则出现面色苍白，口唇黏膜和眼结膜苍白，有疲劳乏力、头晕、心悸、指甲脆薄、反甲等。儿童少年身体发育受阻，体力下降、注意力与记忆力调节过程障碍，学习能力降低现象。流行病学研究表明，早产、低出生体重儿及胎儿死亡与孕早期贫血有关，婴幼儿与孕妇贫血需特别注意。

铁缺乏还可损害儿童的认知能力，且在补充铁后也难以恢复；可引起心理活动和智力发育的损害及行为改变；出现抵抗感染的能力降低，已有研究表明，缺铁可使 T 淋巴细胞数量减少，免疫反应缺陷，淋巴细胞转化不良，中性粒细胞功能异常，杀菌能力减弱等，经铁治疗能恢复正常反应；能增加铅的吸收，国外调查发现，铁缺乏的幼儿铅中毒的发生率比无铁缺乏之儿童高 3～4 倍，这是由于缺铁导致对二价金属吸收率增高引起的。

（二）过量

人体具有较强的维持铁平衡、控制铁吸收的能力，所以铁过量的情况比较少见。但出现下列情况时，可出现铁过量：①摄食过量的含铁食物或胃肠外输入过多的铁，如

超量摄食含铁补品及铁强化食品或长期大量摄入含铁异常高的特殊食品或多次反复治疗性输血等；②病理性铁过量，如包括遗传性血色素沉着症、胃肠道铁吸收调控受损以及因血液疾病需要反复输血或严重贫血刺激铁吸收而造成过量铁的积累。铁过量可引起急性铁中毒和慢性铁中毒。

1. 急性铁中毒　过量误服铁剂后发生的明显短暂现象，常见于儿童将包装美观的糖衣或糖浆铁剂当糖吃，当 1 次摄食铁量达到和超过 20mg/kg 体重时即可出现急性铁中毒。铁的致死量约为 200～250mg/kg 体重，当摄入和吸收的铁量超过与血浆中运铁蛋白结合的量，或使运铁蛋白饱和度接近 100%时，铁的安全性才变得明显。急性铁中毒最明显的表现是恶心、呕吐和血性腹泻，主要是铁局部作用引起胃肠道出血性坏死的结果。全身性的影响则有凝血不良、代谢性酸中毒和休克等。

2. 慢性铁中毒或铁过载　近十年来，越来越多的研究结果显示，铁过载与肝病、2 型糖尿病、心脑血管疾病、直肠癌、乳腺癌等的发病率有关。

（1）铁过载与肝病：肝脏是铁贮存的主要部位，也是铁过多诱导损伤的主要靶器官，铁过载可引起肝纤维化和肝细胞瘤。铁过载对细胞的安全性作用主要通过启动和催化氧自由基，使肝细胞在氧自由基作用下产生脂质过氧

化反应,引起氧化损伤,最终造成肝细胞死亡。而肝细胞死亡又会进一步加重肝过载,形成恶性循环,进一步加重肝组织的脂质过氧化损伤,从而加重脂肪肝。近年来,铁超载在非酒精性脂肪肝病(nonalcoholic fatty liver disease,NAFLD)中的作用日益受到关注。最新 Meta 分析结果表明,中国人口中 NAFLD 的总体发病率为 20.09%(95%CI:17.95%~22.31%),并且呈逐年上升的趋势。

(2)铁过载与糖尿病:三羧酸循环是体内糖有氧氧化、供给能量的主要途径,该循环中一半以上的酶或辅因子含铁或有铁存在时才能发挥生理功能。流行病学研究表明,与健康人群相比,2 型糖尿病(type 2 diabetes mellitus,T2DM)患者的血清铁蛋白(serum ferritin,SF)水平往往显著升高。更为重要的是,这种现象在 T2DM 早期阶段就可表现出来。除了 SF 外,血清运铁蛋白受体(serum transferrin receptor,sTfR)及两者的比值 sTfR/SF 均有报道可用于预测铁营养状况与 T2DM 发生发展的关系。Meta 分析结果显示血红素铁摄入量越高,T2DM 发病风险也越高,但总的膳食铁摄入量、非血红素铁摄入量或铁补充剂摄入量并不与 T2DM 发率显著相关。一项关于铁超载及其与人类风险关系的研究表明遗传性色素沉着症和反复输血引起铁过载的患者常常会继发糖尿病,对这些患者进行驱铁治疗,能提高其糖耐量,降低继发糖尿病的发病率。

(3)铁过载与心血管疾病:越来越多流行病调查显示,铁超负荷与动脉粥样硬化、冠心病、高血压和心肌梗死等心血管疾病显著相关,而驱铁治疗能明显减轻心肌损伤,缓解铁超负荷患者的心脏症状,提高存活机会。一项前瞻性研究发现,在正常体重男性人群中,较高的血红素铁摄入会增加脑卒中风险。

(4)铁过载与癌症:铁可能是肿瘤细胞生长和复制的限制性营养素,或者超载的铁能拮抗其他营养素,如锌、维生素 E 和 C 等,降低机体的防御功能。关于铁摄入与其他癌症(如胃癌、胰腺癌)的研究也有很多,但都尚未有确切结论。

五、营养状况评价

合理选择特异、灵敏的早期铁缺乏的监测指标,将会使人群中的隐性贫血者及时被发现并进行治疗,不至于进一步发展为缺铁性贫血,使其患病率降低。以下具体介绍铁营养状况评价指标的定义及生理意义,各个指标的检测方法详见第三卷第五章第十八节"铁营养状况评价指标"。

(一)血清铁蛋白

血清铁蛋白(serum ferritin,SF)是血液中贮存铁的一种蛋白质,随着机体铁贮存的减少而下降,可反映机体的铁营养状况,但在感染、创伤等情况下 SF 水平会升高。SF 具有 3 个主要功能:①作为贮存铁的单位,可以防止细胞内游离铁浓度过高而损伤细胞;②为合成血红蛋白提供"铁储备库";③参与铁代谢,影响铁吸收。在机体缺铁的早期,尚未出现功能性缺铁和贫血时 SF 已经下降,它可反映机体贮存铁状况,其含量与诊断铁缺乏的金标准"骨髓铁染色"呈正相关。但当机体贮存铁完全或几乎被耗竭时,SF 不能提供组织铁缺乏的进一步信息。因此,对 SF 的测定是诊断隐性缺铁性贫血最好、最可靠的方法。按 WHO《缺铁性贫血的预防评价与控制指南》的界定标准,SF 通常的临界值是 15μg/L,低于此值则可认为是铁缺乏。此外,WHO 的指南对不同年龄不同性别人群的 SF 界值进行了明确规定(表 1-8-2)。

表 1-8-2　基于血清铁蛋白浓度的相对铁储备程度

铁储备	血清铁蛋白/(μg·L^{-1})			
	5 岁以下儿童		5 岁及以上人群	
	男性	女性	男性	女性
铁储备耗竭	<12	<12	<15	<15
铁储备耗竭(感染时)	<30	<30	—	—
铁负荷过度(成人)	—	—	>200	>150

引自:WHO. Assessing the iron status of populations. Geneva:WHO,2011.

(二)血清运铁蛋白受体

血清运铁蛋白受体(serum transferrin receptor,sTfR)反映了未成熟红细胞中受体的数量和红细胞生成水平。目前认为 sTfR 是比较可靠的鉴定机体铁缺乏的指标,与组织缺铁的程度成负相关。早期缺铁即可诊断,缺铁性贫血时比正常值(0.9~2.3mg/L)高 3~4 倍。它不受性别、年龄、妊娠、炎症性疾病、感染以及其他慢性病的影响,能准确反映机体铁状况,灵敏度高,早期缺铁即可诊断。该指标生物变异小,实验方法一旦建立操作简单易行,标本用量少,无创伤性,适于人群铁状况的监测,尤其是对高危人群的筛检。

(三)红细胞游离原卟啉

红细胞游离原卟啉(free erythrocyte protoporphyrin,FEP)是幼红细胞和网织红细胞合成血红蛋白中未能与铁

结合而残留在新生红细胞内的非血红素原卟啉。作为诊断单纯性铁缺乏的指标用于人群普查。该指标易受一些因素影响,如铅接触、慢性病贫血、铁粒幼细胞贫血、珠蛋白生成障碍性贫血和严重溶血性贫血等,从而导致 FEP 升高。FEP>0.9μmol/L(全血)或原卟啉(EF)>0.96μmol/L(全血)或 FEP/Hb>4.5μg/gHb,即可诊断为贫血,WHO 推荐其浓度用于评估人群铁缺乏的患病率。

(四)血红蛋白

血红蛋白(hemoglobin,Hb)缺乏是诊断贫血最常用的指标及缺铁的晚期表现,低于正常参考值可诊断为贫血,但在正常范围内,也不可排除缺铁的可能性。该指标随年龄、性别和怀孕情况不同而变化,我国血红蛋白正常值范围为男性:120~160g/L,女性:110~150g/L。但是此指标的检测应该注意以下几点:①延迟缺铁性贫血的检出;②铁充足和铁

缺乏人群的血红蛋白浓度的明显重叠;③影响红细胞生成和导致慢性溶血的因素,以及维生素 B_{12} 或叶酸缺乏都可以使 Hb 浓度下降。可见,Hb 在评价铁的状况时缺乏特异性和灵敏性。若 Hb 是唯一可得到的测量指标,那么通过一段时间补铁后,Hb 值升高则可判定是缺铁性贫血。

(五)平均红细胞容量和血细胞分布宽度

平均红细胞容量(mean corpuscular volume,MCV)反映了整体红细胞体积的大小,在部分地中海贫血患者和 50% 由炎症引发的贫血人群中可见 MCV 降低,特异性不高。血细胞分布宽度(red blood cell distribution width,RDW)反映周围红细胞大小异质性的参数。缺铁性贫血的特征性改变为低 MCV 和高 RDW,一般 MCV<80fL,RDW>15%。这两项指标在缺铁性贫血的筛查及鉴别诊断上具有实用价值。

(六)网织红细胞血红蛋白含量

网织红细胞是介于晚幼红细胞和成熟红细胞之间的过渡阶段细胞,其从骨髓释放进入血液中,在血液中循环 1~2 天后转变为成熟红细胞。网织红细胞血红蛋白含量(reticulocyte hemoglobin content,CHr)作为铁缺乏的诊断具有以下优点:①更灵敏地反映体内 Hb 合成状况;②可以了解近期骨髓生成红细胞状况,直接反映新生红细胞中 Hb 的合成水平;③可以评价缺铁性贫血患者铁剂治疗后骨髓对治疗反应的敏感指标。研究显示当以骨髓染色作为金标准时 CHr 比 SF、TS 和 MCV 能更好地反映铁贮存状况,是反映铁缺乏和缺铁性贫血最灵敏的指标。成人 CHr 的正常参考范围为 28~35pg。

(七)血清铁

血清铁(serum iron,SI)是血液循环中与血浆转铁蛋白结合的铁,代表铁进入和离开循环之间的平衡。SI 的正常值范围为 50~180mg/dl,当 SI<50mg/dl 时,被认为是早期缺铁性贫血诊断依据之一。正常人血清铁水平在一天中有很大变化,不同时间测定的结果,变异极大,而且炎症、妊娠、口服避孕药均可影响血清铁的含量,因此,不宜单独应用作为诊断缺铁的指标。

(八)运铁蛋白饱和度

运铁蛋白饱和度(transferrin saturation,TS)是结合了两个铁离子的运铁蛋白所占全部运铁蛋白的比例,用血清铁除以总铁结合力(TIBC)计算而得,随着血清铁的变化而变化。由于 TIBC 在铁缺乏时升高,在慢性疾病时降低,所以 TS 可用于鉴别铁缺乏和慢性病贫血。此外,地中海贫血和缺铁性贫血均为小细胞和低色素性贫血,但地中海贫血时 TS 升高,缺铁时 TS 降低。一般成年人 TS<16% 认为是铁缺乏,婴儿和儿童判断铁缺乏的界值分别为 12% 和 14%。

(九)铁储量

铁储量(body iron,BI)是一个结合 SF 与 sTfR 的综合性定量指标,不仅可以反映机体贮存铁水平,而且在铁耗竭后可以指示机体缺铁程度,是一个可贯穿各个铁营养阶段的综合反映铁营养状况的指标。机体贮存铁情况的 BI 模型:

$$BI(mg/kg) = -[log(sTfR \times 1000/SF) - 2.8229]/0.1207$$

BI 模型无需单独给 SF 和 sTfR 设定界值。当 BI>0 时,表示机体贮存铁的实际含量;当 BI<0 时,表示机体缺铁的量。该指标作为一个评估和监测机体铁贮存和利用状况的指标,其灵敏度和特异度仍需要深入研究。

(十)铁调素

铁调素(hepcidin,Hepc)是由肝脏合成的富含半胱氨酸的抗菌多肽,是控制小肠铁吸收以及调节机体铁稳态的蛋白。该指标是诊断缺铁性贫血的一个新的生物标记物,主要反映体内铁的贮存状态。Hepc 通过抑制小肠对铁的吸收,促进巨噬细胞贮存铁和减少肝脏贮存铁的三个途径来调节铁的浓度和组织铁的分布。在铁积聚时,Hepc 表达增加,使小肠铁吸收减少,巨噬细胞铁贮存增多;铁缺乏时,则反之。目前对铁调素的研究还不够成熟,还需深入探讨。

由于各种指标都有其局限性,在对体内铁的营养状况进行评价时,最常用的指标包括 SF、sTfR、FEP、FEP/Hb 和 TS。使用这些指标可以反映铁代谢的不同方面,而且可以区分从铁过载到贮存铁减少期的整个铁营养状况。SF 的下降是反映铁贮存状况下降的第一指标。贮存铁减少期继续发展伴随着运铁蛋白和卟啉的增加,最严重状况可发展为贫血,以低 Hb 为特征。WHO 推荐的评价指标是 SF、sTfR、FEP、Hb、MCV 和 RDW。

六、膳食参考摄入量

人体铁的需要量可采用平衡实验或要因加算法等来确定。由于铁的吸收率随摄入量而变化,即使低摄入量也能维持平衡状态,所以,在用平衡实验时,有过低估计需要量的危险,因此,国外各国制订时,除了 0~6 月龄婴儿外,多采用要因加算法确定,在此基础上推算 RNI。2013 年中国营养学会修订膳食铁参考摄入量时,参考了外国有关研究资料,采用要因加算法进行修订。

(一)AI 与 RNI

1. 婴儿 0~6 月龄婴儿采用母乳摄入量和母乳中铁含量确定 AI 值。根据我国调查资料,母乳摄入量为 750ml/d,母乳铁含量为 0.45mg/L,据此,修订 0~6 月龄婴儿铁的 AI 值为 0.34mg/d(0.75L/d ×0.45mg/L),取整后为 0.3mg/d。

7~12 月龄婴儿膳食铁的参考摄入量,采用要因加算法确定 EAR,设定 CV 为 20%,计算 RNI。要因加算法确定铁需要量的因素包括四个部分,即基本铁丢失量、Hb 中的铁蓄积量、非存储性组织铁的增加量和存储铁的增加量,确定膳食铁平均需要量尚需考虑膳食铁的吸收率。参照国外资料,确定我国该月龄段婴儿基本铁丢失为 0.20mg/d,Hb 中的铁蓄积量为 0.33mg/d,非存储性组织铁增加和存储铁增加量分别为 0.008mg/d 和 0.05mg/d,4 个因素之和为 0.58mg/d,膳食铁的吸收率为 8%,膳食铁的平均需要量为 7.25mg/d(0.58/0.08),修订处理,确定 EAR 为 7mg/d,设定 CV 为 20%,取整数,修订 RNI 为 10mg/d。

2. 儿童和青少年 儿童和青少年膳食铁参考摄入量,也是采用要因加算法推算,1~10 岁年龄段不考虑性别差异,11 岁以后女性,因月经使铁丢失,因此需要加上月经铁丢失量。采用要因加算法计算膳食铁需要量,结果见表 1-8-3。设定 CV 为 15%,推算 RNI,结果见表 1-8-4。

表 1-8-3 要因加算法计算膳食铁需要量结果

性别	年龄/岁	基本铁丢失量/ (mg·d^{-1})	Hb 铁蓄积量/ (mg·d^{-1})	非存储性组织铁增加量/ (mg·d^{-1})	存储铁增加量/ (mg·d^{-1})	月经铁丢失/ (mg·d^{-1})	总铁需要量/ (mg·d^{-1})	膳食铁吸收率/%	EAR/ (mg·d^{-1})
	0.5~	0.20	0.33	0.008	0.05	—	0.58	8	7
	1~	0.28	0.19	0.004	0.03	—	0.50	10	6
	4~	0.37	0.27	0.005	0.04	—	0.69	10	7
	7~	0.50	0.42	0.007	0.06	—	0.98	10	10
男	11~	0.69	0.42	0.001	—	—	1.12	10	11
	14~	0.85	0.36	0.001	—	—	1.21	10	12
女	11~	0.67	0.29	0.001	—	0.45	1.41	10	14
	14~	0.76	0.12	0	—	0.51	1.39	10	14

引自:中国营养学会.中国居民膳食营养素参考摄入量(2013 版).北京:科学出版社,2014.

表 1-8-4 中国居民膳食铁参考摄入量/(mg·d^{-1})

人群	EAR		RNI		UL
	男	女	男	女	
0 岁~	—		0.3(AI)		—
0.5 岁~	7		10		—
1 岁~	6		9		25
4 岁~	7		10		30
7 岁~	10		13		35
11 岁~	11	14	15	18	40
14 岁~	12	14	16	18	40
18 岁~	9	15	12	20	42
50 岁~	9	9	12	12	42
孕妇(早)	—	+0	—	+0	42
孕妇(中)	—	+4	—	+4	42
孕妇(后)	—	+7	—	+9	42
乳母	—	+3	—	+4	42

引自:中国营养学会.中国居民膳食营养素参考摄入量(2013 版).北京:科学出版社,2014.

3. 成年人 成年男性因没有生长发育的需要,对铁的需要量等于基本丢失量,为 0.93mg/d;成年女性除了基本丢失量外,还应考虑月经的丢失量,其铁需要量为基本铁丢失量(0.82mg/d)加上月经铁丢失量(0.65mg/d),共需铁约 1.47mg/d。以吸收率 10%和变异系数 15%计算,修订18~49 岁男性铁 EAR 为 9mg/d(0.93÷0.10 = 9.3,并取整);RNI 为 12mg/d(9.3×1.3,并取整);18~49 岁女性铁的 EAR 为 15mg/d(1.47÷0.10 = 14.7,并取整),RNI 为20mg/d(14.7×1.3,并取整)。

50 岁以上多数女性因绝经没有月经铁丢失,因此,膳食铁的参考摄入量不分性别,均与 18~49 岁男相同,即EAR 为 9mg/d,RNI 为 12mg/d。

4. 孕妇 怀孕期间的铁需要除了基本的铁损失外,还包括:①随胎儿的成长增加的铁储备量;②胎盘、脐带中的铁储备量;③随循环血量及红细胞量的增加 Hb 中蓄积的铁。基本的铁丢失与非孕期的成年妇女相同,平均每日丢失铁 0.82mg。整个孕期(280 天)丢失的铁约为 230mg。随胎儿的成长增加的铁储备量和胎盘、脐带中的铁储备量,采用 FAO/WHO 的数据,即孕早、中、晚各约 93 天孕期需要铁储备分别为 25mg、100mg、190mg。随循环血量及红细胞

量的增加 Hb 中蓄积的铁仍是按 FAO/WHO(1988 年)提出的约 500mg 铁量数据。这种需求增加主要集中在孕中期和后期,而在孕早期变化不大。膳食铁吸收率在孕早期与非孕女性相同,为 10%,在孕中期和孕晚期的吸收率为25%,设定 CV 为 15%,修订孕妇膳食铁的 EAR 和 RNI,结果见表 1-8-4。

5. 乳母 母乳喂养前 6 个月,一般月经尚未恢复,此期的铁需要量包括基本的铁损失和母乳中分泌的铁。基本铁丢失仍采用成年非孕期非哺乳期的妇女,为 0.82mg/d,乳母因泌乳损失的铁量为 0.34mg/d。在母乳喂养 6 个月左右,乳母恢复月经,因此需考虑其月经铁损失,月经铁丢失约0.65mg/d。因此,哺乳期间乳母的铁需要量为 1.81mg/d(0.82+0.34+0.65)。乳母的铁吸收率与普通育龄妇女接近,仍取 10%,则 EAR 为 18mg/d。取 CV 为 15%,则 RNI为 24mg/d。

(二) UL

国外有研究表明,摄入铁 20~60mg/kg 时会出现急性毒性。低剂量时一般为肠胃刺激。虽然肠胃反应不如其他可能的副效应严重,但被确证为能反映剂量-反应关系的有害作用指标,因此,美国和加拿大等国在制定铁的 UL 时,

选定肠胃反应为指标。我国相关研究资料很少,中国营养学会修订UL时,主要参考美国的研究数据进行修订。

中国居民膳食铁参考摄入量见表1-8-4。

七、主要食物来源

铁广泛存在于各种食物中,但分布极不均衡,吸收率相差也极大,从小于1%到大于50%不等,混合膳食中铁的平均吸收率为10%~20%。动物性食物含有丰富且易吸收的血红素铁,主要来源为动物肝脏(猪肝22.6mg/100g)、动物全血(鸭血30.5mg/100g)、动物瘦肉(牛肉3.4mg/100g)、海产品类(虾皮11.0mg/100g)、蛋类(鸡蛋黄6.5mg/100g)等;而蔬菜中含铁量不高且生物利用率低,主要有蒜薹、韭薹、芥菜、菠菜等,大多数蔬菜铁含量小于5mg/100g。关于食物中铁含量的内容详见本书第二卷食物营养。

第二节 碘

碘(iodine)是人体必需的微量元素,是合成甲状腺激素(thyroid hormone,TH)的主要原料。碘缺乏或过量不仅影响TH的合成及分泌,且与甲状腺形态及甲状腺疾病密切相关。

人类在长期探索饮食与健康关系中很早就关注到甲状腺疾病与某些食物的关系,我国早在公元前7世纪的《山海经》中就有"瘿"的记载。公元前3世纪的《吕氏春秋·尽数篇》提出瘿病(即碘缺乏病)与地理环境密切相关;《三国志·魏书》记载了手术治疗瘿病。公元前5世纪古希腊名医希波克拉底尝试用海藻治疗甲状腺肿。晋葛洪(公元4世纪)《肘后方》提出昆布和海带浸酒治疗瘿病;隋巢元方(公元7世纪)提出瘿病与水、土有关的学说。

经过几个世纪的生活实践,1811年,法国Courtois首次发现碘,并于1813年从海藻灰中分离出碘;其后Gay-Lussac将其命名为碘(iodine),iode是希腊文,意思为紫色的。1820年,Coindet建议用碘制剂防治甲状腺肿;1851年,Chatin提出碘缺乏与甲状腺肿有关的假说;Baumann于1896年证实了甲状腺的聚碘功能,并从甲状腺中分离出碘。20世纪70年代提出了碘缺乏对人的损害是一条由轻到重的疾病谱带,20世纪80年代确认碘缺乏不仅会引起甲状腺肿和克汀病,还可引起亚临床克汀病和儿童智力低下,故Basil Hetzel于1983年提出用"碘缺乏病(iodine deficiency disorders,IDD)"代替过去的"地方性甲状腺肿"。

一、理化性质

碘属于卤族元素。其分子式I_2,原子序数53,相对原子量126.9,比重4.93,熔点131.5℃,沸点184.35℃,易升华。碘单质为蓝黑色晶体,有金属光泽,具有毒性和腐蚀性。自然界只有一种稳定的同位素$^{127}_{53}I$,另有32种放射性同位素,其中$^{131}_{53}I$用途最广。碘的价态有-1、1、3、5、7,在卤族元素中化学活性最弱,但仍可与多数元素直接化合,并以化合物形式广泛存在。碘易溶于乙醇、乙醚等有机溶剂,微溶于水,水解产生稳定的次碘酸可使棕黄色水溶液呈酸性。碘遇淀粉呈蓝色,据此可作定性、定量检测。提取

纯碘的主要原料为含碘丰富的海藻,碘主要用于医药、燃料、化学试剂等。

二、吸收与代谢

(一)吸收

一般人体摄取的碘主要来自食物(80%~90%),其次是水(10%~20%)和空气(<5%),高水碘地区的水碘摄入量较高。碘进入消化道后,无机碘(碘化物)在胃和小肠几乎100%被迅速吸收;有机碘经肠降解释放出碘化物后方被吸收。此外,甲状腺激素约有75%可被直接吸收,与氨基酸结合的碘可直接被吸收,少量的碘化酪氨酸及碘化脂肪酸可直接经血或乳糜管吸收。肺、皮肤及黏膜也可吸收极微量的碘。烟草、膳食中钙和镁、高氯酸盐、硫氰酸盐等会干扰甲状腺对碘的吸收利用;蛋白质和能量不足时,也不利于碘的吸收。

(二)代谢

碘被吸收进入甲状腺合成甲状腺激素,腺垂体分泌的促甲状腺激素(thyroid stimulating hormone,TSH)促进碘离子与甲状腺球蛋白(thyroglobulin,Tg)上的酪氨酸残基结合,首先生成一碘酪氨酸(monoiodotyrosine,MIT)和二碘酪氨酸(diiodotyrosine,DIT),然后两个分子的DIT耦联生成四碘甲腺原氨酸(tetraiodothyronine,T_4),即甲状腺激素,并贮存于腺体细胞胞质内;一个分子的MIT与一个分子的DIT结合形成三碘甲腺原氨酸(triiodothyronine,T_3),其生理作用比甲状腺激素强,但活性维持时间短暂;此外,还可合成极少量的反三碘甲腺原氨酸(rT_3)。T_4、T_3生成后与Tg结合贮存于滤泡的胶质中,当机体需要时,Tg通过胞饮作用进入甲状腺细胞内,在溶酶体蛋白水解酶的作用下,释放甲状腺激素入血(TSH促进此过程)。游离的甲状腺激素进入效应细胞,通过影响线粒体上的酶活性而起作用。

在机体各组织(包括肝脏与肾脏)中5'-脱碘酶的作用下,约有80% T_4在外周组织脱碘,产生T_3(占45%)与rT_3(占55%)。T_3或rT_3可再经脱碘变成二碘、一碘以及不含碘的甲状腺原氨酸,脱下来的碘大部分贮存在甲状腺内,供重新利用合成激素,另一小部分从腺泡上皮细胞释出,进入血液。此外,微量的rT_3、MIT和DIT也可从甲状腺释放,进入血中(图1-8-2)。

血液中的碘更新很快,正常情况下血浆碘的清除半减期约为10小时,当患甲状腺毒症或缺碘时,腺体活动旺盛、半减期将缩短。甲状腺激素的更新较慢,一般血浆T_4半衰期为5天,T_3半衰期为1.5~3天。

(三)排出

在碘供应稳定和充足的条件下,人体排出的碘几乎等于摄入的碘。碘的排泄途径主要为肾脏,其次为肠,一般约有80%~90%的碘经肾排出,少量经粪便、汗液或呼吸排出。另外,哺乳妇女可从乳汁中排出一定量的碘,以满足婴幼儿对碘的需要。

(四)贮存与分布

人体总碘量为30mg(20~50mg),甲状腺摄碘能力强,其碘浓度比血浆高20~50倍,健康成人甲状腺组织内含碘

8~15mg。其余分布在骨骼肌、肺、卵巢、肾脏、淋巴结、肝脏、睾丸和脑组织中,但只有甲状腺组织能利用碘合成甲状腺素。

甲状腺组织含碘量随年龄、摄入量及腺体活性不同而

有所差异。当机体碘不足时,碘的运载过程被激发,循环池中碘的比例增加并为甲状腺所利用。膳食碘充足时,由血液进入甲状腺的碘可不到10%;在长期缺碘时,这一比例可达80%以上(图1-8-3)。

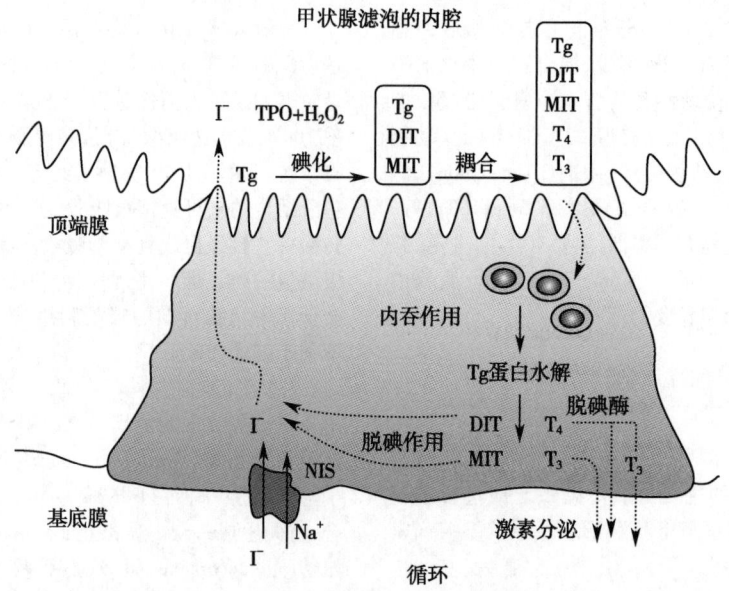

图 1-8-2　甲状腺激素合成和代谢示意图

摘自:Barbara A. Bowman, Robert M. Russell. 现代营养学. 第 9 版. 荫士安,汪之顶,王茵,译. 北京:人民卫生出版社,2008.

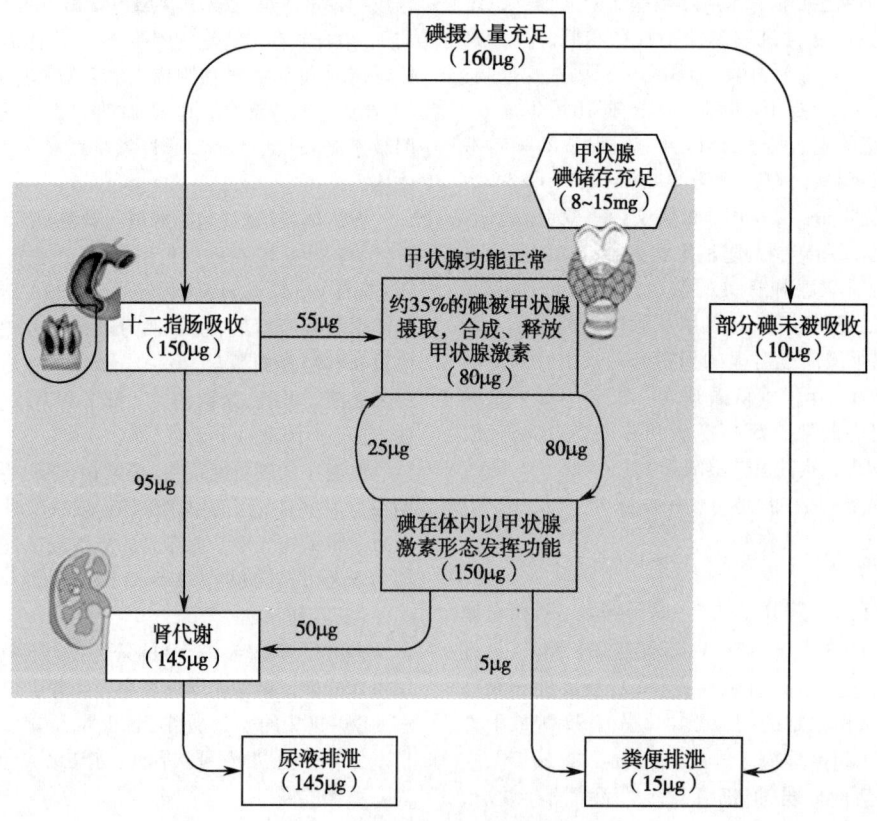

图 1-8-3　碘适宜状态下的代谢示意图

摘自:John W. Erdman Jr, Ian A. Macdonald, Steven H. Zeisel. Present Knowledge in Nutrition. 10th ed. Iowa, USA:Wilely-Blackwell, 2012.

三、生理功能

碘主要参与甲状腺激素的合成,其生理作用也通过甲状腺激素的作用实现,除参与甲状腺素合成外,迄今尚未发现碘有其他独立作用。甲状腺素的生理功能主要有以下方面。

（一）调节新陈代谢

1. 增强能量代谢 在蛋白质、脂类与碳水化合物的代谢中,碘能促进氧化和氧化磷酸化过程;促进分解代谢,能量转换,增加氧耗量,加强产热作用;碘参与维持与调节体温,保持正常的新陈代谢和生命活动。膳食缺碘使甲状腺输出 TH 受限,从而引起基础代谢率下降;而甲状腺功能亢进者,机体的能量转换率和释放的热量相对较高。

2. 蛋白质代谢 T_4 或 T_3 作用于核受体,刺激 DNA 转录过程,促进 mRNA 形成,加速蛋白质与各种酶的生成。肌肉、肝与肾的蛋白质合成明显增加,细胞数量增多,体积增大,尿氮减少,表现为正氮平衡。

3. 糖代谢 甲状腺激素促进小肠黏膜对糖的吸收,增强糖原分解,抑制糖原合成,并能增肾上腺素、胰高血糖素、皮质醇和生长素的生糖作用,因此,甲状腺激素有升血糖的作用;但是,由于 T_4 与 T_3 还可加强外周组织对糖的利用,也有降低血糖的作用。

4. 脂肪代谢 腺激素促进脂肪酸氧化,增强儿茶酚胺与胰高血糖素对脂肪的分解作用。T_4 与 T_3 既能促进胆固醇的合成,又可通过肝加速胆固醇的分解,且加速分解的速度超过促进合成的速度。

（二）促进体格生长发育

甲状腺激素具有促进组织分化、生长与发育成熟的作用。甲状腺激素是人体维持正常生长发育不可缺少的激素,特别是对骨和脑的发育尤为重要。发育期儿童的身高、体重、肌肉、骨骼的增长和性发育都需要甲状腺激素的参与,甲状腺功能低下的儿童,表现为以智力迟钝、身体矮小为特征的呆小症（又称克汀病）。甲状腺激素也可刺激骨化中心发育,促进长骨和牙齿的生长。

（三）促进神经系统发育

在脑发育阶段,促进神经元的迁移及分化;促进神经突起的分化和发育,尤其是树突、树突棘、突触、神经微管以及神经元联系的建立;髓鞘的形成和发育也需要甲状腺激素的参与。

碘也是全球儿童大脑损伤和智力下降的独立主因。人体胚胎发育至 16~17 天出现甲状腺原基,11~12 周甲状腺滤泡即有聚碘和形成碘化甲状腺原氨酸的能力。胚胎期及出生后早期缺碘或甲状腺激素不足,脑各部位的神经细胞变小,轴突、树突、髓鞘及胶质细胞数量均减少。妊娠前及整个妊娠期缺碘或甲状腺激素缺乏均可导致胎儿脑蛋白合成障碍,使脑蛋白质含量减少,细胞体积缩小,脑重减轻,直接影响智力发育。缺碘对大脑神经的损害是不可逆的,胎儿期母体合理碘营养对胎儿和母体都是非常重要的。

（四）垂体激素作用

碘代谢与甲状腺激素合成、释放及功能作用受腺垂体 TSH 的调节;TSH 的分泌则受血浆甲状腺激素浓度的反馈调节,对稳定甲状腺功能十分必要。TSH 的分泌还受丘脑下部分泌的 TSH 释放因子所促进,丘脑下部则受中枢神经系统调节,由此可见,碘、甲状腺激素与中枢神经系统关系至为密切。

（五）其他作用

碘的其他作用还包括:激活体内细胞色素酶系、琥珀酸氧化酶系等一百多种酶;调节组织中的水盐代谢,缺乏甲状腺素可引起组织水盐潴留并发黏液性水肿;促进维生素的吸收和利用,如促进烟酸的吸收利用、β-胡萝卜素向维生素 A 转化。

四、缺乏与过量

碘对人体的生命活动十分重要。我国学者在 20 世纪 70 年代前后,根据在缺碘区、适碘区和高碘区的 17 个观察点近 5 万人的甲状腺检查和相应的水碘、尿碘测定数据,提出了水碘、尿碘与甲状腺肿患病率关系的方程式和相应的 U 形曲线,碘缺乏和碘过量均会对人体健康造成危害。

（一）缺乏

碘缺乏病是指机体因缺碘而导致的一系列障碍或疾患,其临床表现取决于机体缺碘程度、人体缺碘的不同时期（胎儿期、新生儿期、婴幼儿期、青春期或成人期）、机体对缺碘的反应性或代偿适应能力等。不同时期碘缺乏的表现如表 1-8-5 所列。

表 1-8-5 碘缺乏病的疾病谱带

时期	碘缺乏病的表现
胎儿期	流产、死胎、先天畸形 围生期死亡率增高、婴幼儿期死亡率增高 地方性克汀病 神经型:智力落后、聋哑、斜视、痉挛性瘫痪、不同程度的步态和姿态异常 黏肿型:黏液性水肿、侏儒、智力落后 神经运动功能发育落后 胎儿甲状腺功能减退
新生儿期	新生儿甲状腺功能减退、新生儿甲状腺肿
儿童期和青春期	甲状腺肿 青春期甲状腺功能减退 亚临床型克汀病 智力发育障碍、体格发育障碍 单纯聋哑
成人期	甲状腺肿及其并发症 甲状腺功能减退 智力障碍

引自:中国营养学会. 中国居民膳食营养素参考摄入量(2013版). 北京:科学出版社,2014.

碘摄入不足是造成IDD的基本原因,人体碘摄入不足主要是由于自然环境碘的缺乏。据调查,世界上IDD病区的分布大致与第四纪冰川覆盖区相对应,这些地区由于冰川融化、洪水冲刷,含碘丰富的土壤几乎全部被冲入海,新土壤的碘含量仅为原来的1/4。一些冲积平原和洪水泛滥地区,水土流失、植被及生态环境的破坏都可造成环境碘的丢失,成为碘缺乏的地区。食物结构的不合理,特别是以植物性食物和当地产的缺碘食物为主,或长期摄入含抗甲状腺素因子的食物,可干扰甲状腺对碘的吸收利用,促使IDD的发生与发展。此外,经济、文化水平,也明显影响IDD的流行。

(二)过量

长期高碘摄入可导致高碘性甲状腺肿。在河北、山东、山西等11个省市的部分地区,约3000万居民生活在高水碘地区。部分居民因饮用高碘水,或食用高碘食物造成高碘性甲状腺肿,部分地区患病率高达20%~40%。

碘有抑制甲状腺合成激素的作用,但高碘甲状腺肿被认为是由于碘抑制了蛋白水解酶,以致贮积在甲状腺内并与甲状腺球蛋白结合的T_3、T_4,不能释放至血液循环中,导致血中甲状腺激素水平降低,反馈性地引起垂体的TSH分泌增高,从而导致甲状腺肿大。也有流行病学调查表明,高碘甲状腺肿患者并无血清T_4降低、TSH升高的表现。因此,甲状腺肿的原因也可能是合成较多的甲状腺激素蓄积在甲状腺滤泡内,形成了胶质大滤泡为特点的高碘甲状腺肿。此外,碘过量摄入还可引起碘性甲状腺功能亢进、甲状腺功能减退、桥本甲状腺炎等。

高水碘地区多因饮用高碘水,或食用高碘食物造成高碘性甲状腺肿。现通过停供高水碘地区碘盐、改水等措施来降低居民的碘暴露水平,保障居民健康。但水源性高碘地区多呈局灶性分布,且与非高碘地区甚至碘缺乏地区交织并存,加之居民食物来源的多样化,都给碘营养干预策略带来了新的挑战。

五、营养状况评价

对人群碘营养状况的评估,目前多推荐选用尿碘、甲状腺肿大率和TSH等指标。人体碘的营养状况的评价可利用如下指标进行。

(一)垂体-甲状腺轴系激素水平

激素T_3及T_4或FT_4(游离四碘甲状腺原氨酸)下降,TSH升高等甲状腺功能异常,提示碘缺乏或碘过量。新生儿TSH可作为筛查评估婴儿碘营养状况的敏感指标。

(二)尿碘

肾脏是碘的主要排出途径,尿碘是评价碘摄入量的良好指标,摄入碘越多,尿碘量越高。用24小时尿碘排出量来评价个体的近期碘营养能取得较好效果。一次性随机尿检测指标常以尿碘与尿肌酐比值来表示,以提升对于个体碘营养评价的可靠性。WHO推荐当儿童尿碘中位数<100μg/L,孕妇尿碘中位数<150μg/L时提示该人群碘营养不良。

(三)儿童甲状腺肿大率

甲状腺肿大是长期碘营养不良的主要症状。长期碘缺乏和碘过量均可以使甲状腺肿大的患病率升高。儿童甲状腺肿大率>5%提示该人群碘营养不良。

(四)其他指标

儿童生长发育指标如身高、体重、性发育、骨龄等,可反映机体过去与现在的甲状腺功能。通过智商、精神运动功能的检测,结合地方性克汀病的发病情况,可了解胚胎期和婴幼儿期碘缺乏所造成的脑发育落后或神经损伤。

六、膳食参考摄入量

人体对碘的需要量,取决于人体对甲状腺激素的需要量。维持正常代谢和生命活动所需的甲状腺激素含量是相对稳定的,合成甲状腺激素所需的碘量约为50~75μg。甲状腺放射性碘蓄积研究可用于估计碘平均需要量,正常成人甲状腺对放射性碘的平均蓄积量为96.5μg/d,碘摄取和转换率为91.2μg/d。据此,2001年美国/加拿大取95μg/d为成人(男女性平均体重68.5kg)碘EAR。参考上述数据并结合我国成人代表体重61kg,得出我国成人碘EAR为85μg/d(95μg/d×61kg/68.5kg)。碘的RNI是根据各人群碘的EAR,设变异系数为20%,则我国成人碘RNI约为120μg/d(85μg/d×1.4)。

Ingenbleek和Malvaux的两项儿童碘平衡实验结果提示,儿童碘平均需要量最低为65μg/d。参考上述研究,建议我国1~10岁儿童EAR为65μg/d。11~13岁和14~17岁青少年的碘EAR用代谢体重法从成人推导而来,结果分别为75μg/d和85μg/d。设变异系数为20%,碘RNI分别为:1~10岁为90μg/d,11~13岁为110μg/d,14~17岁为120μg/d。

我国孕妇和乳母的碘EAR是在非孕妇的基础上分别加上新生儿甲状腺碘蓄积量(75μg/d)和平均每日乳汁中碘损失量(85μg/d)得到。因此,孕妇和乳母的RNI应在非孕妇的基础上分别加110μg/d(75μg/d×1.4)和120μg/d(85μg/d×1.4)。

0~6月龄婴儿的碘主要来源是母乳,根据我国现有母乳碘含量数据(112μg/L)和摄乳量(0.75L/d)得出其AI,约为85μg/d。7~12月龄婴儿的AI采用代谢体重公式从0~6月龄婴儿推算得到,约为115μg/d。

2013年修订的中国居民成人碘的UL是根据张万起等开展的中国居民碘安全摄入量的成人双盲实验的研究结果,即未观察到有毒害作用的剂量(NOAEL)为564μg/d。在参照欧盟及WHO现有参考数据基础上,不确定系数(UF)为1:1,最终制定中国居民成人碘的UL为600μg/d。因目前尚缺少孕妇和乳母与非妊娠妇女存在对碘的敏感性存在差异的数据,故设定其UL水平与成人相同。4岁以上儿童碘的UL水平则根据体重比值,依据成人碘UL数据计算得来。而1~3岁儿童UL缺少充分资料,暂不制定。

各人群碘的DRIs详细数据见表1-8-6。

表 1-8-6　中国居民膳食碘参考摄入量/($\mu g \cdot d^{-1}$)

人群	EAR	RNI	UL	人群	EAR	RNI	UL
0 岁~	—	85(AI)	—	11 岁~	75	110	400
0.5 岁~	—	115(AI)	—	14 岁~	85	120	500
1 岁~	65	90	—	18 岁~	85	120	600
4 岁~	65	90	200	孕妇	+75	+110	600
7 岁~	65	90	300	乳母	+85	+120	600

引自:中国营养学会. 中国居民膳食营养素参考摄入量(2013 版). 北京:科学出版社,2014.

七、主要食物来源

人类所需的碘主要来自于食物,食物来源的碘约为一日总摄入量的 80%~90%。食物中的碘含量随地球化学环境变化会出现较大差异,同时也受食物烹调加工方式的影响。

海洋是自然界的碘库,海洋生物含碘量很高,如海带、紫菜、鲜海鱼、蚶干、蛤干、干贝、淡菜、海参、海蜇、龙虾等,其中干海带含碘可达 362mg/kg。陆地食品含碘量以动物性食品高于植物性食品,蛋、奶含碘量相对稍高(40~90μg/kg),其次为肉类,淡水鱼的含碘量低于肉类。植物含碘量是最低的,特别是水果和蔬菜。关于食物中碘含量的内容详见本书第二卷食物营养。

第三节　锌

锌(zinc)为维持机体正常生长、认知行为、创伤愈合、味觉和免疫调节及 200 余种金属酶发挥功能所必需的一种微量元素。早在 1869 年,证明锌是黑曲霉菌生长的必需元素;1926 年,锌确认为高等植物生命中所必需;1934 年,又证明锌为动物所必需。1961 年,Prasad 等针对伊朗地区儿童的食欲减退、生长发育迟缓、性发育不良以及营养性锌缺乏开展的流行病学分析结果,首次揭示了锌对人体营养的重要作用。

一、理化性质

锌的原子序数是 30,相对原子质量是 65.37,带二价正电荷(Zn^{2+})。锌在自然界有 ^{64}Zn、^{66}Zn、^{67}Zn、^{68}Zn 和 ^{71}Zn 等 5 种稳定同位素的形式,其中 ^{65}Zn、^{69}Zn 和 ^{63}Zn 常被用于示踪研究。锌是一种强电子接受体,与硫醇和胺电子供体的结合力很强;锌也具有快速的配体交换作用,对金属酶的催化作用尤其重要。锌能提供一个高度局部化的电荷中心,因而可以成为一种非常好的攻击基团,特别是在那些受约束的和底物结合得很弱的部位;但锌不存在氧化还原作用。这些理化性质是锌的结构作用、催化作用、调节作用等特异性生理功能的基础。

二、吸收与代谢

(一)吸收和转运

同位素研究结果提示,口服锌主要在十二指肠和近侧小肠处被吸收,只有小部分锌在胃和大肠被吸收。锌先与

小分子的肽构成复合物,然后主要经主动转运机制被吸收。Cousins 提出肠道锌吸收分为四个阶段:肠细胞摄取锌、通过黏膜细胞转运、转运至门静脉循环和内源锌分泌返回肠细胞。

锌在肠腔中达到生理水平限值时,刷状缘摄取锌呈现饱和动力学特点。肠腔锌浓度更高时,摄取量呈线性增加,表明锌非特异性地结合到黏膜细胞表面。缺锌可引起摄取锌增加;锌耗竭的动物在所有肠都表现出更快的吸收水平。肠黏膜细胞中的锌包括从肠腔进入的锌和从浆膜表面再分泌的锌。胞质中大量的锌与高分子蛋白质结合在一起,其他为不定量部分,根据锌吸收和体内锌的状态与金属硫蛋白(metallothionein,MT)结合在一起。锌充足的大鼠,小肠内在吸收锌后约有 20%~30% 的胞质锌结合在MT 上;锌与 MT 的结合可阻碍锌的胞外转运,从而可调节肠腔和门静脉血之间锌的流量。结合在 MT 中的锌含量随锌的供应状况而变化,高锌可诱导 MT 的合成,使肠黏膜细胞能蓄积来自食物的锌和内源性锌以分泌到肠腔内,从而全面维持锌的体内平衡。

吸收动力学研究结果显示,在锌耗竭期,锌的吸收速率大大增加,实际的转运发生在高锌摄入的状态。小肠内被吸收的锌在门静脉血浆中与白蛋白结合,并被带到肝脏内,进入肝静脉血中的锌约有 30%~40% 被肝脏摄取,随后释放回血液中。循环血中的锌以不同速率进入到各种肝外组织中,这些组织的锌周转率不同,中枢神经系统和骨骼摄入锌的速率较低,这部分锌长时间内都被牢固结合,骨骼锌通常情况下不易被机体代谢利用。进入毛发的锌也不能被机体组织利用,而是随毛发的脱落而丢失。存留于胰、肝、肾、脾中的锌,其蓄积速率最快,周转率最高;红细胞和肌肉中锌的交换速率则低得多。体内近 90% 的锌为慢转换性锌,不能为代谢提供可利用锌,其余可供代谢利用的锌被称作快速可交换锌池(rapidly exchangeable zinc pool,EZP),EZP 中大约有 100~200mg 锌,占体内总锌的 10%~20%。

(二)体内分布

锌在体内的主要存在方式是作为酶的成分之一。锌分布于人体大部分组织、器官和体液中,体内锌呈非均匀性分布,含量高的有骨骼肌、皮肤、肝脏、脑等,血液和毛发中含锌很少。约 60% 存在于肌肉,30% 存在于骨骼,后者不易被动用。体内锌的总量在新生儿约为 60mg,成年男子约为 2.5g,成年女子约为 1.5g,其中 90% 以上存在于细胞中,60%~80% 存在于胞质中。

成年人的血液含锌量不到整体总锌量的 0.5%,血液锌总量中红细胞中的锌占 75%~88%,血浆占 12%~23%,另约 3% 在白细胞和血小板中。人的全血锌浓度为 4~8μg/ml。成年人血浆或血清的正常锌浓度最低限值为 70μg/ml(10.7μmol/L);孕妇为 60μg/ml(8.8μmol/L)。

人乳中所含的锌总量中有 60%~70% 集中在乳的液体部分,18% 位于脂层,其余的以锌-酪蛋白形式沉淀。乳锌含量个体差异很大,受孕期和哺乳期膳食锌摄入量影响。综合国内研究结果,纵向变化数据范围为:1 个月内 3.85~4.57μg/ml;1~3 个月 1.75~2.96μg/ml;3~6 个月 1.11~2.38μg/ml。按照 0~6 月平均乳汁摄入量为 780ml 计算,婴儿平均锌摄入量约为 2.12mg/d。

(三)排泄与丢失

在正常膳食锌水平时,粪是锌排泄的主要途径。因此,当体内锌处于平衡状态时,约 90% 摄入的锌由粪排出,其余部分由尿、汗、头发中排出或丢失。健康成人口示踪剂量的放射性 ^{65}Zn 或富集的稳定性锌同位素,其中有 2%~10% 出现在尿中,余下的绝大部分最终出现在粪中。正常生理情况下,尿锌排出量变化不大,一般在 0.1~0.7mg/d,平均约 0.3mg/d。经粪排出的锌占摄入膳食锌量的大部分,还包括没有被吸收的膳食锌,同时也包括内源锌。内源锌的排泄量随肠道吸收和代谢之间的平衡关系而变化,这种变化也是保持体内锌平衡的主要机制之一。

锌在体内的生物半衰期为 280 天。

(四)影响锌生物利用率的主要因素

小肠是影响锌吸收利用的主要器官,涉及外源性锌的吸收和内源性锌的重吸收两个主要的调节过程。

许多膳食因素都影响锌的生物利用度,主要包括:①蛋白质:食物中蛋白质的含量与锌的吸收成正相关。因此,增加食物中蛋白质含量可提高锌的摄入和生物利用率。动物性食物锌的吸收率更高。②铁:在铁/锌比率过高时可观察到铁对锌的抑制作用。在一些膳食补充剂和较高膳食铁摄入水平的研究中,铁摄入量过高可影响锌的吸收利用,提示应考虑孕妇和乳母铁的补充问题。③钙和磷:人群研究发现,超过 1000mg/d 的钙可减少锌吸收。有研究认为,高磷(含高磷的盐)膳食的摄入不影响锌的吸收;而其他膳食来源的磷包括植酸、磷-蛋白质丰富的食物(如乳酪蛋白和核酸)以及所有结合锌的化合物可能也减少锌的吸收。④植酸和纤维:几乎存在于所有植物的种子和根茎中的植酸都能抑制锌的吸收。富含高膳食纤维的食物常含有高的植酸,但单纯的膳食纤维对锌的吸收没有影响。⑤低分子量配体和螯合物:当锌与低分子量配体或螯合物形成复合物时,可溶性锌含量增加,从而促进锌的吸收。因此,配体/螯合物(如 EDTA)、氨基酸(如组氨酸、蛋氨酸)和有机酸(如柠檬酸盐)可提高锌的生物利用率。

综上,哺乳动物锌代谢的主要路径如图 1-8-4 所示。

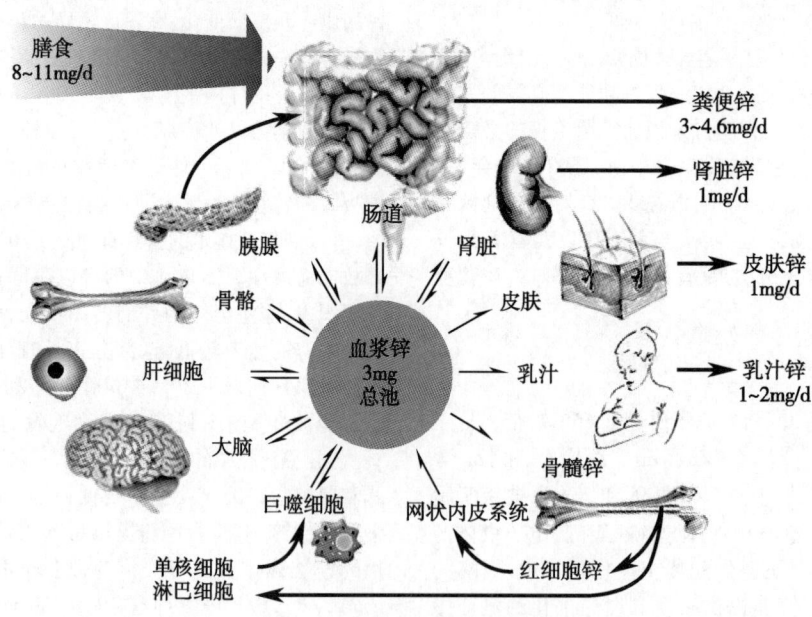

图 1-8-4 哺乳动物锌代谢示意图

注:图中双箭头表示源于血浆锌池、具有高代谢活性或特定功能意义的组织;单箭头表示帮助锌吸收、再利用和丢失的系统

引自:A Catharine Ross, Benjamin Caballero, Robert J. Cousins, et al. Modern Nutrition in Health and Disease. 11th ed. New York:Lippincott Williams Wilkins,2014.

三、生理功能

(一)促进生长发育

锌参与蛋白质合成、细胞生长、分裂和分化等过程。

锌缺乏可引起 RNA、DNA 及蛋白质的合成障碍,细胞分裂减少,导致生长停滞。锌参与促黄体激素、促卵泡激素、促性腺激素等有关内分泌激素的代谢,对胎儿生长发育、性器官和性功能发育均具有重要调节作用。

（二）促进机体免疫功能

锌可促进淋巴细胞有丝分裂,增加 T 细胞的数量和活力。锌可调节外周血单核细胞合成 γ-干扰素、白细胞介素-1 和白细胞介素-6 和肿瘤坏死因子-α 等的分泌。缺锌可引起胸腺萎缩、胸腺激素减少、T 细胞功能受损及细胞介导免疫功能的改变。

（三）维持细胞膜结构

锌可与细胞膜上各种基团、受体等作用,增强膜稳定性和抗氧自由基的能力。缺锌可造成膜的氧化损伤、结构变形、膜内载体和运载蛋白的功能改变。锌对膜功能的影响还表现在对屏障功能、转运功能和受体结合方面的影响。缺锌可降低大脑皮质中突触膜 N-甲基-D-天冬氨酸受体(NMDA)/钙通道受体的数量和活性。

（四）促进脑发育与维持认知功能

锌在海马、下丘脑等大脑边缘系统含量丰富,与脑功能及行为密切相关。大量研究证实,大鼠发育期缺锌可出现大脑先天畸形,成年后缺锌则导致学习记忆功能降低;缺锌还与阿尔茨海默病(Alzheimer's disease,AD)、帕金森病(Parkinson's disease,PD)等神经退行性疾病的发生、发展有密切关系。近年来,研究者运用神经解剖学、神经生理学、神经生物化学、细胞生物学及分子生物学等多个学科的技术手段,从不同侧面探索了锌影响脑发育和行为功能的机制,可能涉及脑中神经递质的含量及其与受体表达、长时程增强效应(LTP)、脑中多种酶和功能蛋白质的活性与表达、神经系统信号转导等。有研究应用高通量、高灵敏度的蛋白质组技术,发现膳食锌缺乏下调海马组织泛素羧基末端水解酶-1(Uch-L1)基因表达是导致认知损伤的重要机制。

（五）促进创伤愈合

锌可参与 DNA 和胶原组织的合成代谢,因此伤口愈合过程中必须有锌的存在。缺锌时胸腺嘧啶核苷与 DNA 前体结合的比率下降,组织中的 DNA 含量减少,从而影响组织细胞正常的生长、修复和增殖。国内外研究资料也进一步证明,锌缺乏时创伤机体成纤维细胞增殖数量减少,胶原合成量降低,伤口瘢痕组织成熟缓慢,因此,其抗张强度显著低于对照组或补锌组。创伤患者锌代谢有显著性变化,其每日静脉摄锌量(约 3mg/d)全部从尿液丢失。头部创伤患者补锌和标准锌治疗的随机性研究发现创伤或感染后锌在体内重新分布,某些组织可能有锌的丢失,头部创伤患者补锌后可见到疗效。

（六）其他

锌与唾液蛋白结合成味觉素可增进食欲,缺锌可影响味觉和食欲,甚至发生异食癖;锌对皮肤和视力具有保护作用,缺锌可引起皮肤粗糙和上皮角化。

四、缺乏与过量

（一）缺乏

锌缺乏的产生常常是因为锌的膳食摄入量降低、吸收利用减少、排泄增加或生长、怀孕、哺乳等生理因素导致需要量的增加。

锌缺乏的首要表现就是生长缓慢而组织锌浓度无明显减少,当体内锌稳态调节机制仍不能满足需要时,可出现临床症状。先天性锌吸收不良引起的锌缺乏,在人类证明为肠病性肢皮炎(acrodermatitis enteropathica,AE),在乳牛为 adema 病。这种严重的缺锌引起的皮肤损害和免疫功能损伤,目前并不常见。

常见的缺锌症状包括:①味觉障碍、偏食、厌食或异食;②生长发育不良、矮小、瘦弱;腹泻(肠病性肢皮炎);③皮肤干燥、皮疹、伤口愈合不良、反复性口腔溃疡;④免疫功能减退、反复感染;⑤性发育或功能障碍、男性不育;⑥认知能力差、精神萎靡、精神发育迟缓;⑦妊娠反应严重、胎儿宫内发育迟缓、畸形率增高、生产低体重儿;⑧产程延长、流产、早产。值得注意的是,边缘性或者轻度锌缺乏常因为没有任何临床症状而被忽视。

（二）过量

在锌的正常摄入量和有害作用剂量之间有一个相对较宽的范围,加之人体有效的体内平衡机制,一般说来人体不易发生锌中毒,因此,锌也被认为对人体相对无毒。美国的数据库资料显示,锌经口 LD_{50} 接近于 $3g/(kg \cdot bw)$。急性锌中毒事件报道较少,一般见于职业中毒、口服或静脉注射大剂量的锌或误服。摄入 4~8g(60~120mmol)锌后观察到的毒性症状是恶心、呕吐、腹泻、发热和嗜睡。摄入锌 50mg/d(760μmol/d)可影响铜营养状态的指标,如红细胞铜、锌-超氧化物歧化酶。高锌摄入量 450~660mg/d(6.9~10mmol/d)可观察到较低的铜和铜蓝蛋白水平以及贫血。

五、营养状况评价

目前仍然缺乏敏感、特异地评价锌营养状况的指标。研究较多的生化指标有血清/血浆锌、白细胞锌、红细胞锌、发锌和唾液锌、金属硫蛋白等。系统综述结果表明健康个体中血浆、尿液和发锌是锌营养状况的可靠生化指标;血小板、分叶核细胞、单核细胞、红细胞等细胞中的锌浓度和碱性磷酸酶活性并不是评价锌营养状况的有效生化指标;而红细胞金属硫蛋白等指标的可靠性尚不能确定。

（一）生化指标

血清/血浆锌浓度已被广泛认为不能较好地评价锌状况,因为它是较稳定的、不能随锌摄入量的变化而变化,除非是在膳食锌水平非常低的情况下,这种动态平衡才可能被打破。血浆锌是所有组织锌的来源,影响其浓度水平的因素也较多,如膳食摄入、感染情况等,其中膳食摄入是血浆锌浓度昼夜变化的决定性因素。一天 24 小时中血浆锌的波动程度可达 20%。血清锌含量正常值范围为 11.6~23.0μmol/L。曾长期以白细胞锌、红细胞锌、发锌和唾液锌作为锌评价的指标,但最终未形成一致意见。

新近研究指出,通过基因组分析、细胞因子表达和 microRNA 表达谱可揭示人类膳食锌缺乏和稳态。为了发现人体锌缺乏的分子标记,以年轻男性受试者为对象,采用缺锌/足锌实验方案,通过应用多种分子生物学技术,发现了许多新的可能用于膳食锌状态评估的候选生物标记物,它们比血清锌浓度可以更早或更灵敏地评价人体锌营养状况。主要发现有:①随着血清锌浓度的降低,与锌稳态有关的口腔和血液基因转录发生变化,并出现锌缺乏;②全血RNA的微阵列分析揭示了锌反应基因,特别是那些与细胞周期调节和免疫有关的基因;③基因网络分析结果显示由于锌摄入不足可能导致免疫功能缺陷和肿瘤易感性增加;④通过实时定量PCR进一步评估了膳食锌缺乏潜在标记基因的反应;⑤膳食锌缺乏特异性血清microRNA的诊断特性被锌缺乏的急性反应所证实,并可被随后的锌补充所逆转;在低锌消耗后,血细胞免疫刺激的TNFα分泌受到抑制,因而可作为功能性生物标记物。

(二) 功能指标

该类指标用于评价功能性效果,包括含锌酶(包括MT)活性、味觉、暗适应能力等的变化等。这些指标对锌缺乏的评价是非特异的,而且也不能用于边缘性锌缺乏的评价。如血浆碱性磷酸酶是评价锌营养状况最常用的酶,在监测完全肠外营养者的锌营养状况时可能有一定参考价值;但总体的金属酶作为膳食锌营养状况的评价尚缺乏可靠性。

红细胞MT可能是评价补锌效果的有用指标。血浆MT可能作为评价人体锌营养状况的一个指标。同时测定血浆锌和血浆MT,可用于区别可交换锌代谢池的大小和组织锌再分布的一种判定方法。用反转录多聚酶链反应(RT-PCR)技术测定单核细胞MT mRNA可能作为评价锌营养状况的另一种方法。

六、膳食参考摄入量

目前,锌需要量均采用要因加算法(factorial method)估计。锌平均生理需要量是维持机体生理功能所必需的吸收量,包括以补充经肠道和非肠道途径丢失的内源性和其他需要。非肠道途径锌丢失包括尿液、表皮丢失(脱落的皮肤、头发、指甲、汗液)以及青少年和成年人的精液或经期血等丢失的锌。其他需要量包括生长期儿童和孕妇增加组织中的锌以及哺乳期妇女经乳汁传递给婴儿的锌。研究人类锌需要量的主要国际组织分别是WHO、FNB(食物与营养委员会)/IOM(美国医学研究所)和IZiNCG(国际锌营养咨询专家组)。锌的EAR和RNI均是根据上述三个国际组织的相关研究成果、结合膳食锌吸收率等数据资料推算得到。

(一) AI

0~6个月婴儿锌的AI主要依据国内殷泰安、钱继红等有关北京、上海乳母乳汁中锌含量的报道确定。考虑是6个月内婴儿AI,母乳锌含量选择284.4μg/100g,母乳平均摄入量为780g,则6个月内婴儿每日来自母乳的锌摄入量为2.22mg,按0.5取舍后,6个月内婴儿AI为2.0mg/d。

(二) EAR和RNI

1. 6~12月龄婴儿 根据WHO等三个国际组织的建议,6~12月龄婴儿锌的生理需要量为0.84mg/d。由于我国缺少6~12月龄婴儿锌吸收的资料,为安全起见,选择30%为6~12月龄婴儿锌的吸收率。6~12月龄婴儿锌的EAR为2.8mg/d,RNI为3.5mg/d。

2. 儿童 ①1~10岁儿童:分别选择0.83mg/d(WHO)、1.20mg/d(FNB/IOM)及1.53mg/d(IZiNCG)为我国1~3岁、4~6岁和7~10岁儿童锌的生理需要量。由于缺少1~10岁儿童锌吸收的资料,按从成年人来外推,为安全起见,选择低的吸收率,即成年男性26%的吸收率为1~10岁儿童锌的吸收率。因此,1~3岁、4~6岁、7~10岁儿童锌的EAR分别为3.19mg/d、4.62mg/d和5.88mg/d;RNI分别为3.83mg/d、5.5mg/d和7.0mg/d。②11~13岁儿童:选择FNB/IOM提出的2.12mg/d为11~13岁儿童锌的生理需要量,男、女童锌的吸收率从成年人来外推,分别为26%和28%。因此,11~13岁男孩和女孩锌的EAR分别为8.15mg/d和7.57mg/d,RNI分别为10.0mg/d和9.0mg/d。

3. 青少年 选择IZiNCG提出的2.52mg/d和2.08mg/d分别为14~18岁男孩和女孩锌的生理需要量,男孩、女孩锌的吸收率从成年人来外推,分别为26%和30%。因此,14~18岁男孩和女孩锌的EAR分别为9.69mg/d和6.93mg/d,RNI分别为11.5mg/d和8.5mg/d。

4. 成年人 IZiNCG建议,成年男性和女性锌的生理需要量分别是2.69mg/d和1.96mg/d。我国选择26%、32%为我国成年男性、女性膳食锌的吸收率。因此,成年男性、女性锌的EAR分别为10.35mg/d、6.13mg/d,RNI分别为12.5mg/d和7.5mg/d。

5. 孕妇 去除月经丢失后的成年女性的生理需要量为1.86mg/d,选择0.63mg/d为整个孕期的额外需要,孕妇锌生理需要量为2.49mg/d。选择孕妇锌吸收率建议值为32%。则孕妇EAR为7.78mg/d,RNI为9.5mg/d。

6. 乳母 成年女性的生理需要量为1.96mg/d,经哺乳每日丢失锌2.22mg/d,选择FNB/IOM假定产后由于生育组织退化产生的可用内源性锌为1mg/d,哺乳期额外需要吸收的锌为1.22mg/d。哺乳期妇女生理需要量为3.18mg/d。选择32%为哺乳期妇女锌吸收率的建议值。则哺乳期妇女锌的EAR为9.94mg/d,RNI为12.0mg/d。

(三) UL

由食物摄入锌的不良影响少有报道,对长期补充锌的不良影响的报道主要是对免疫响应的抑制作用、降低高密度脂蛋白和降低铜营养水平。基于Yadrick等锌摄入对铜营养水平影响的研究,观察到成年人锌的有害作用的最低剂量(LOAEL)为60mg/d,采用1.5为不确定系数,成年人锌的UL为40mg/d。基于Walravens和Hambidge对68名婴儿的喂养研究,锌的未观察到的有害作用的剂量(NOAEL)为4.5mg/d。根据各年龄组的参考体重进行调整,推荐各人群的UL见表1-8-7。

建议中国居民各年龄组膳食锌DRIs见表1-8-7。

表 1-8-7　中国居民膳食锌参考摄入量/(mg·d⁻¹)

人群	EAR		RNI		UL
	男	女	男	女	
0 岁~	—		2.0(AI)		—
0.5 岁~	2.8		3.5		—
1 岁~	3.2		4.0		8
4 岁~	4.6		5.5		12
7 岁~	5.9		7.0		19
11 岁~	8.2	7.6	10.0	9.0	28
14 岁~	9.7	6.9	11.5	8.5	35
18 岁~	10.4	6.1	12.5	7.5	40
孕妇	—	+1.7		+2.0	40
乳母	—	+3.8		+4.5	40

引自:中国营养学会.中国居民膳食营养素参考摄入量(2013版).北京:科学出版社,2014.

七、主要食物来源

锌在食物中广泛存在,但含量差别很大,吸收利用率也不尽相同。贝壳类海产品、红肉类、动物内脏等动物性食物都是锌的良好来源,按100g可食部的含量计算,生蚝、海蛎肉、扇贝的锌含量分别为 71.20mg、47.05mg 和11.69mg;干果类、谷类胚芽和麦麸也富含锌;干酪、虾、燕麦、花生酱、花生等均为锌的良好来源。而植物性食物含锌较低,过细的加工过程可导致大量的锌丢失,如小麦加工成精面粉大约丢失 80%的锌。关于食物中锌含量的内容详见本书第二卷食物营养。

第四节　硒

硒(selenium, Se)是人体必需的微量元素,1817 年由瑞典化学家柏采利乌斯在研究硫酸厂铅室中沉淀的红色淤泥时,发现一种化学性质与碲相似的新元素;1934 年证实具有生物学活性;1957 年,德国科学家Schwarz K 和 Foltz CM 首次发现硒是阻止大鼠食饵性肝坏死的第 3 因子的主要组分;1973 年美国 Rotruck 发现硒是谷胱甘肽过氧化物酶(glutathione peroxidase, GPX)的必需组分,即没有硒存在,这个酶就没有活力,从而揭示了硒的第一个生物活性形式,并由此确定硒是动物营养的必需微量元素。直至 1979 年我国发表的克山病防治研究成果中,首次发现克山病地区的人群均处于低硒状态,补硒能有效预防克山病。从而揭示了硒缺乏是克山病发病的最主要因素,而硒被认为是人体必需的微量元素。

一、理化性质

(一) 理化性质

硒的原子序数为 34,与硫和氧同族。因此,它们有许多相近的性质。硒的原子量为 78.96。它由六个天然存在的稳定同位素组成,即 ^{74}Se、^{76}Se、^{77}Se、^{78}Se、^{80}Se、^{82}Se,其相对丰度分别为 0.87%、9.02%、7.58%、23.52%、49.82%、9.19%。硒的放射性同位素可由中子活化人工得到,如 ^{72}Se、^{73}Se、^{75}Se、^{77m}Se、^{79}Se、^{81}Se、^{83}Se 等。但大多数同位素的半衰期极短,只有半衰期为 120 天的 ^{75}Se 商品有售,可用于生物标记。

硒的外层电子构型为 $3d^{10}4s^24p^4$,使其具有-2、0、+4、+6 多种化学价态,从而可构成各种特性的无机和有机硒化物。这些化合物已广泛应用于电子、化工、冶金等部门,特别是高科技产业中用于制造半导体、光电、激光等材料。由于硒被发现具有生物学活性,它也被应用在农业和医学中。

(二) 膳食中的主要硒形态

人体经食物摄取不同形态硒,硒被人体吸收后,进而分布、代谢及排泄。经国内外文献查阅总结了人体和人乳中可能存在的硒形态(表 1-8-8)。

表 1-8-8　人体中存在的硒形态

非蛋白结合硒形态	蛋白结合硒形态		
	共价结合		非共价结合
	硒蛋白	含硒蛋白	
硒酸盐(硒酸)、亚硒酸盐(亚硒酸)、硒代半胱氨酸(SeCys)、甲基硒代半胱氨酸(SeMetSeCys)、甲基硒、二甲基硒、三甲基硒离子(TMSe+)、硒代胱胺(SeCysA)、硒代谷胱甘肽(GSSeSG)、硒代胱氨酸(SeCys2)、硒代蛋氨酸(SeMet)、硒甲基 N-乙酰半乳糖胺、硒糖 1、硒糖 3	谷胱甘肽过氧化物酶家族(GPX₁、GPX₂、GPX₃、GPX₄)、脱碘酶家族(ID1、ID2、ID3)、硫氧还蛋白还原酶家族(TR1、TR2、TR3)、硒磷酸化物合成酶(SPS2)、精子线粒体膜硒蛋白(MCS)、34ku 精子 DNA 结合硒蛋白、15ku 前列腺上皮硒蛋白、人淋巴细胞硒蛋白、硒蛋白 P、硒蛋白 W、18ku 硒蛋白	SeMet 取代蛋氨酸随机插入	硒血清白蛋白

二、吸收与代谢

（一）吸收、转运和排出

硒在体内的吸收、转运、排出、贮存和分布会受外界因素的影响。主要是膳食中硒的化学形式和量。另外，性别、年龄、健康状况，以及食物中是否存在如硫、重金属、维生素等化合物也有影响。可被人体摄入的硒有各种形式，动物性食物以硒半胱氨酸（Sec）和硒蛋氨酸（SeMet）形式为主；植物性食物以 SeMet 为主；而硒酸盐（selenate, SeO_4^{-2}）和亚硒酸盐（selenite, SeO_3^{-2}）是常用的补硒形式（图 1-8-5）。

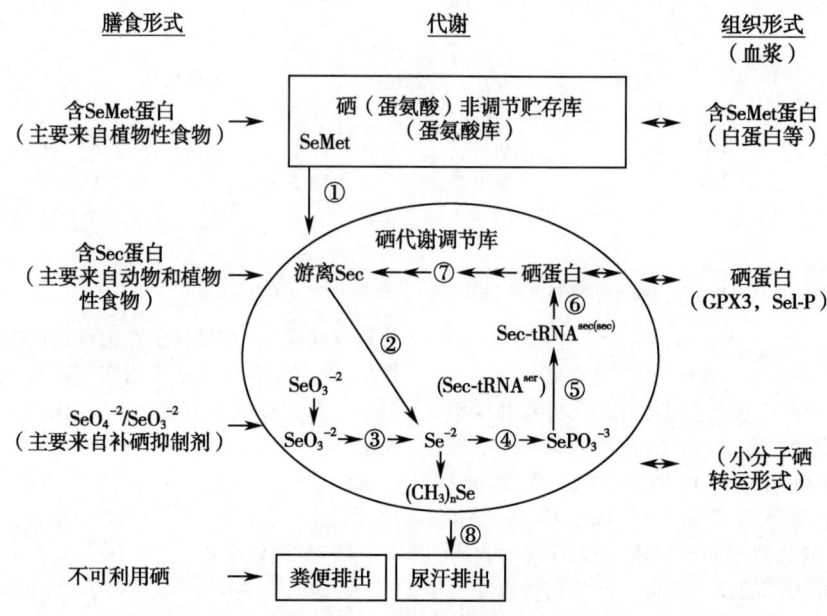

图 1-8-5 硒代谢转运模式图

①SeMet 经转硫途径形成游离 Sec；②硒半胱氨酸裂解酶催化游离 Sec，分解为丙氨酸和负二价硒化物 Se^{-2}；③被 GSH 还原；④硒代磷酸盐合成酶（SPS）催化 Se^{-2} 与 ATP 作用形成 $SePO_3^{-3}$；⑤硒取代丝氨酸（Ser）中的氧形成 Sec；⑥识别 mRNA 中 UGA 三联密码子，将 Sec 编码插入形成硒蛋白；⑦蛋白质裂解释放出游离 Sec；⑧甲基化作用

大鼠实验表明，硒主要在十二指肠被吸收，空肠和回肠也稍有吸收，胃不吸收硒。不同形式硒的吸收方式不同，SeMet 是主动吸收，SeO_3^{-2} 是被动吸收，而 SeO_4^{-2} 的吸收方式不太明确，主动和被动吸收的报道均有。SeMet 吸收过程与蛋氨酸（Met）相同；Sec 吸收过程不清楚，有可能与半胱氨酸（Cys）相同。可溶性硒化合物极易被吸收，如 SeO_3^{-2} 吸收率大于 80%，SeMet 和 SeO_4^{-2} 吸收率大于 90%。一般来说，其他形式的硒吸收率也很高，大致在 50%～100% 范围。硒的吸收不受机体硒营养状态影响。

在测定不同形式硒的生物利用率时，主要影响因素不是吸收率，而是加入转化为组织中硒的生物活性形式的效力。硒生物利用率的数值会因所采用的指标不同而有很大差别。

吸收的硒在血液中转运，转运形式有以下几种：①吸收的硒与血中 GSH、Cys 或其他蛋白巯基结合；②在极低密度 β 脂蛋白中转运；③由肠产生一种小分子转运形式的硒；④硒从肝向其他组织转运的蛋白是硒蛋白-P（Sel-P）。

经尿排出的硒占总硒排出量的 50%～60%，在摄入高膳食硒时，尿硒排出量会增加，反之减少，肾脏可能起着调节作用。人体平衡实验表明，在膳食硒很大幅度的摄入范围内（8.8～226μg/d），粪硒排出量总是恒定在 40%～50% 范围。呼出气和汗液中排出的硒极少，只有在摄入高剂量硒时才形成并呼出具有浓烈大蒜味的二甲基硒[（CH)$_2$Se，dimethylselenium, DMSe]。终产物三甲基硒离子[（CH)$_3$Se$^+$，trimethylselenium ion, TMSe$^+$]由尿中排出，但其总量一般不超过人尿总硒的 7%。

（二）体内分布

人体内的硒遍布各组织器官和体液中，肾中硒浓度最高，肝脏次之，心肌和其他肌肉相似，血液中再稍低些。但由于肌肉约占体重的 40%，因此，肌肉中硒的总量最多，可占到人体总硒量的一半。虽然没有发现像铁蛋白贮铁那样的贮硒形式，但肌肉、肾脏、肝脏和血液可能是硒的组织贮存库。

1970 年 Schroeder HA 等用标准人组织器官重量乘以尸检测定的硒含量平均值，得到美国东部男性体硒总量为 14.6mg（13.0～20.3mg）；1978 年 Stewart RDH 等用 ^{75}Se 标记亚硒酸钠或硒蛋氨酸方法测定四位新西兰妇女血浆和全身 ^{75}Se 保留和尿 ^{75}Se 排出，计算出体硒总量分别为 3.0mg（2.3～5mg）或 6.1mg（4.1～10.0mg）；1988 年 Oster O 等用尸检材料硒含量计算出德国 70kg 男性体硒总量为 6.63mg。1994 年陈清等用尸检材料硒含量计算出北京 60kg 男性体硒总量为 9.6mg（7.3～13.2mg）。体硒量的不同可能反映出不同地区膳食硒摄入量的差异。据新西兰实验估计，全身硒的生物半衰期约为 100 天。

（三）代谢和贮存

图 1-8-5 是硒代谢转运模式图。膳食摄入的各种形

式硒,包括直接从膳食中摄入的(Sec)通过不同代谢途径均转化为负二价硒化物(Se^{-2})。Se^{-2}再经硒代磷酸盐合成酶(SPS)催化,形成硒代磷酸盐($SePO_3^{-3}$)。然后,$SePO_3^{-3}$将硒置换掉 Ser-tRNA^{ser} 上丝氨酸的氧,转换为 Sec 的 tRNA(Sec-tRNA$^{(ser)sec}$)。Sec-tRNA$^{(ser)sec}$ 能识别 mRNA 阅读框架中的三联密码子 UGA,而将 Sec 编码插入形成硒蛋白。若 SPS 催化反应被抑制,那么 Se^{-2} 就会通过另一途径形成二甲基或三甲基硒离子由呼出气或尿中排出。因此,负二价硒化物(Se^{-2})是体内硒进入合成硒蛋白途径和排出途径的分叉中间化合物,而 SPS 可能在调节中起关键作用。

硒在体内分为两个代谢库(图 1-8-5)。一个是硒调节代谢库,包括体内除了 SeMet 以外的所有形式硒。硒蛋白在此库内合成,由机体硒状态严格调节,即低硒时硒蛋白合成减少,补充硒时合成增加直至硒蛋白合成饱和。一个是 SeMet 代谢库(硒非调节贮存库),只包括 SeMet。SeMet

和 Met 一样不能在体内合成,必须从膳食中摄取。体内蛋白质合成时基因也不能区分它们,SeMet 常替代 Met 加入蛋白质中,因此可将其看作硒的贮存库。当膳食硒供应不足时,SeMet 库中的 SeMet 可通过转硫途径降解为 Sec(进入硒调节库),供机体合成硒蛋白用。而当硒蛋白合成饱和后,膳食中的 SeMet 就贮存在 SeMet 库,使机体的硒水平不断增加。

硒代谢库理论在人体实验中也得到了充分验证。1988 年在中国低硒地区进行了长达一年的补硒干预实验,每天口服 SeMet 或 $NaSeO_3$ 形式的硒(以 Se 计算为 $200\mu g/d$)。以血浆为例(图 1-8-6)可见,补充两种形式硒对提高 GPX 活性的效果是一样的。补 $NaSeO_3$ 组在 GPX 合成饱和后,没有蓄积而代谢排出,因而血浆硒水平维持在 80ng/ml 左右,不再继续增加。而补 SeMet 组在 GPX 合成饱和后,就蓄积在血浆白蛋白(SeMet 库)中,使得血浆硒水平逐渐增加,在 12 个月时达到 150ng/ml 左右。

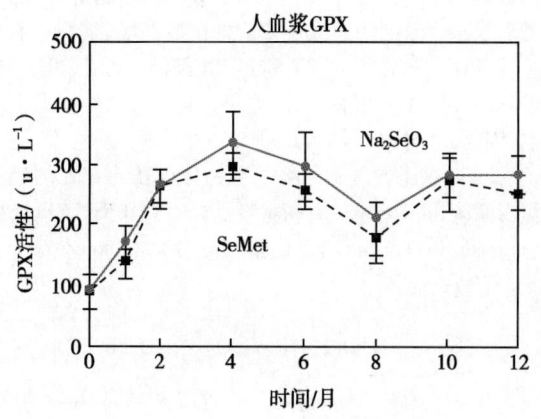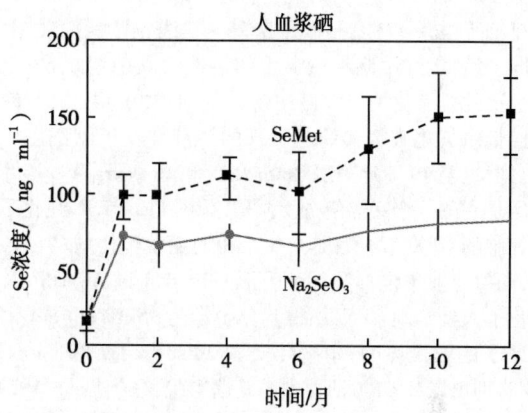

图 1-8-6　补充 SeMet 或 $NaSeO_3$ 形式硒($200\mu g/d$)对人血浆硒和 GPX 水平影响

三、生理功能

(一) 构成含硒蛋白质

进入体内的硒绝大部分与蛋白质结合,称之为"含硒蛋白"(selenium-containing protein 或 selenium-binding protein)。其中,由 mRNA 上的三联密码子 UGA 编码 Sec 加入的蛋白质另称为"硒蛋白"(selenoprotein)。丝氨酸(serine,Ser)、半胱氨酸(cysteine,Cys)和 Sec 是分别含氧、

硫、硒的具有相同碳架的氨基酸(图 1-8-7)。它们所含元素的不同导致它们的生化作用不同。硒蛋白中 Sec 的硒氢基(-SeH)在生理 pH 状态下比 Cys 上的巯基(-SH)具有更强的亲核性,使它在硒酶中的催化活性更活泼。硒蛋氨酸(selenomethionine,SeMet)中的硒与两碳原子共价结合,使硒被屏蔽而无化学活性,因此,SeMet 似非特异性地取代蛋氨酸(methionine,Met)加入"含硒"蛋白质中。

图 1-8-7　含硒的相同碳架的氨基酸

目前,只有硒蛋白具有生物学功能,且受机体硒营养状态所调节。它们起着抗氧化防御、调节甲状腺激素代谢

和维持维生素 C 及其他分子还原态等作用。根据基因频度分析,人体内可能会有 50~100 种硒蛋白存在。迄今为

止,在古生物中鉴别出 5 种硒蛋白;在原核生物细菌中鉴别出 9 种硒蛋白;在真核生物鉴别出 23 种(有报道用 ^{75}Se 标记发现大鼠有分子量在 3~116kDa 范围的 35 种硒蛋白)。在此仅介绍在人体中已鉴别到的 25 种硒蛋白中 5 类主要功能蛋白。

1. 谷胱甘肽过氧化物酶 谷胱甘肽过氧化物酶(glutathione peroxidase,GSH-Px,GPX)广泛存在于动物体内,遍布各组织细胞和体液(包括免疫系统)中。后来,用免疫学方法和分子生物学方法鉴别出四种 GPX 同工酶,并被基因数据库按其 cDNA 克隆先后顺序命名为 GPX-1、2、3、4。它们均用特异底物-还原型谷胱甘肽(GSH)作氢供体,将氢过氧化物(ROOH)或 H_2O_2 还原成无害的醇类(ROH)或 H_2O,从而起到保护细胞和细胞膜免遭氧化损伤的作用。

$$ROOH+2GSH \xrightarrow{GPX} ROH+H_2O+GSSG$$

(1) GPX-1(cGPX,细胞内或经典的 GPX,cytosolic GPX 或 classic GPX):是一种细胞内可溶性酶。几乎存在于所有细胞里,约 75% 在胞质内、25% 在线粒体嵴间质中。它在肝、肾、肺、红细胞和胎盘中的活性较其他组织高,是机体主要的抗氧化酶。它最初是 1957 年 Mills GC 进行防止血红蛋白氧化破坏实验时发现的一种存在于红细胞中的酶。但直至 1973 年美国 Rotruck JT 和 Hoekstra WG 等才发现硒是它的一个必需组分。同年,德国 Flohé L 等纯化了牛红细胞的 GPX,发现它是由 4 个相同亚单位构成的四聚体酶,而每个亚单位含 1 个硒原子;1975 年美国 Awasthi YC 等纯化了人红细胞 GPX,测得其分子量为 95kDa,也是含 4 个硒原子的四聚体酶;1978 年美国 Forstrom JW 和 Tappel AL 等鉴别出鼠肝 GPX 活性中心是硒半胱氨酸(Sec);1979 年德国 Ladenstein R 和 Wendel A 等测得牛红细胞 GPX-1 结构和氨基酸排列顺序。红细胞中的 GPX-1 在骨髓中合成,胞质中的 GPX-1 在肝脏中合成。

(2) GPX-2(GI-GPX,肠道 GPX,gastrointestinal GPX):也是细胞内四聚体酶,底物特异性与 GPX-1 相似。1993 年由美国华裔学者 Chu FF 等在大鼠胃肠道内和人肝和直肠(少量在乳腺)中检出。在人回肠中,它的活性在肠腺中较肠绒毛高,尤其富集在肠腺底部帕内特细胞(Paneth's cell)里。有人认为它主要在肠道中催化还原膳食氢过氧化物。

(3) GPX-3(eGPX 或 pGPX,细胞外或血浆 GPX,extracellular GPX 或 plasma GPX):是 1987 年美国 Takahashi K 和 Cohen HJ 等纯化血浆 GPX 后,发现的与 GPX-1 不同的另一种 GPX。它也是四聚体酶,主要由肾脏分泌,也在人的肺、乳腺、心、肝、骨骼肌、胰脏、脑和胎盘内表达。它可还原酯化的氢过氧化物成磷脂,以及还原游离的氢过氧化物,它似乎以控制细胞外氢过氧化物来协助细胞内的 GPX-1。但由于 GPX 对还原型谷胱甘肽(GSH)的米氏常数 Km 是 4.5mmol/L,而血浆中 GSH 浓度少于 20μmol/L。因此,有人认为 GPX-3 主要在需氧较多的局部组织环境中起作用,如肾脏的近端肾曲管和肾小球。

(4) GPX-4(PHGPX,磷脂氢过氧化物 GPX,phospholipid hydroperoxide GPX):由意大利 Ursini F 等在 1982 年发现,是一种单体酶。它位于膜上(核膜、线粒体膜、细胞膜

等),存在于许多组织中,尤其是在内分泌组织中活性较高,而又以睾丸中最丰富,也是脑中主要的 GPX。除 H_2O_2 外,它还能在磷脂酰胆碱和胆固醇的氢过氧化物中作底物,因此被认为在预防脂质过氧化作用中起主要作用。由于其抗氧化作用主要在膜的脂质相上,因此能较好地解释硒与维生素 E 的互补节约作用。1999 年 Ursini F 等报道,PHGPX 在大鼠精子成熟过程中有双重作用,一方面在精细胞中作为可溶性过氧化物酶存在,另一方面在成熟精子中段的线粒体膜中又作为结构蛋白存在。

这四种 GPX 是机体氧化损伤防御系统中非常重要的组成部分。但它们对机体在低硒或补硒的不同状态下有不同层次的响应,即各 GPX 和相应的 mRNA 降低或合成速度是不同的,这似乎反映了它们的生物学功能的相对重要性。cGPX 和 pGPX 以及相应的 mRNA 在低硒时浓度降低得很快,在补硒时合成滞后;PHGPX 及其 mRNA 较为稳定,可耐受低硒状态,在补硒时合成较快;1999 年发现,GI-GPX 可与脱碘酶竞争,其 mRNA 似有增加趋势,最能耐受低硒状态。因此认为,GI-GPX 排在最高层,生物功能相对重要,PHGPX 次之,cGPX 和 pGPX 最低。可是,近来用 cGPX 或 GI-GPX 基因剔除小鼠实验未见明显的有害生理影响,因此,对这四个 GPX 的研究还有待深入。

2. 硫氧还蛋白还原酶 生物体内普遍存在的硫氧还蛋白系统(thioredoxin system)包含了 NADPH、硫氧还蛋白(thioredoxin,Trx)和硫氧还蛋白还原酶(thioredoxin reductase,TR)三部分。

$$Trx-S_2+NADPH+H^+ \xrightarrow{TR} Trx-(SH)_2+NADP^+$$

$$Trx-(SH)_2+Protein-S_2 \xrightarrow{TR} Trx-S_2+Protein-(SH)_2$$

其中的 TR 是 1996 年美国 Stadtman TC 等在人肺腺癌细胞和 T 细胞中鉴别出含有 Sec 的酶。1999 年 Lee SR 等从大鼠肝中鉴别出两个 TR 同工酶。同年 Sun QA 和 Gladyshev VN 等在人和小鼠中鉴别出三个 TR 同工酶。它们都是含 2 个硒原子的二聚体酶,人的 TR 分子量约为 114kDa。TR1(或 TrxR1)普遍存在于各细胞质中;TR2(或 TGR)仅在睾丸中检出;TR3(或 TrxR2)存在于线粒体中。大鼠实验中肝和肾 TR 活性对硒营养状态敏感,缺硒时下降,补硒后回升速度较 GPX 快,但较 Sel-P 慢。

原核生物、真菌类和植物中的 TR 仅催化上述反应,而真核生物,包括人类的 TR 有更多的底物,这就提示 TR 具有更多的生物学功能。实验证明,它可直接催化还原亚硒酸盐(SeO_3^{-2})或谷胱甘肽硒醚(selenodiglutathione,GS-Se-SG)生成负二价硒化物(Se^{-2}),Se^{-2} 是硒蛋白合成的关键中间物;也可以还原硒胱氨酸成二分子 Sec;在游离 Sec 参与下还原 ROOH;以及使已氧化的维生素 C 还原再生等。它对活性氧敏感而起氧化还原调节的细胞信号作用。

$$SeO_3^{2-}+3NADPH+3H^+ \xrightarrow{TR} Se^{2-}+3NADP+3H_2O$$

3. 碘甲腺原氨酸脱碘酶 碘甲腺原氨酸脱碘酶(iodothyronine deiodinase,ID)是催化各甲状腺激素分子脱碘的一类酶。根据其动力学特征、底物和抑制剂等分为 3 种类

型。1990 年英国 Arthur JR 和德国 Behne D 几乎同时证明 D1 是含 Sec 的硒蛋白。美国学者相继证明 D2、D3 为含硒酶。D1 可能是二聚体酶(每个单体分子量为 27kDa),D2 和 D3 可能是单体酶(31kDa 和 31.5kDa)。他们都是膜酶,酶分子 N 端插入内质网内腔中,C 端和 Sec 活性中心在胞质里。

人的 D1 存在于肝、肾、甲状腺和垂体中,它的 mRNA 在血液单核细胞中也被检出。它以 rT_3、T_4、T_3 为底物,催化其分子上外环 5' 位或内环 5' 位置脱碘,形成 T_2、T_3、

rT_3、T_2,其主要生理作用是将甲状腺分泌的 T_4 转化成活性形式 T_3 而提供给外周组织。人的 D2 主要存在于垂体、脑、褐色脂肪中,也在甲状腺、骨骼肌、心、脊索、胎盘、胎脑中表达,少量在肾和胰中,还在角化细胞中检出。它催化 T_4、rT_3 外环 5' 位置脱碘,形成 T_3、T_2,其主要生理作用是调节这些组织细胞内的 T_3 和控制促甲状腺激素(TSH)的分泌。人的 D3 存在于脑、皮肤、子宫、胎盘、胎儿组织中。它催化 T_3、T_4 内环 5' 位置脱碘,形成 T_2、rT_3(图 1-8-8)。

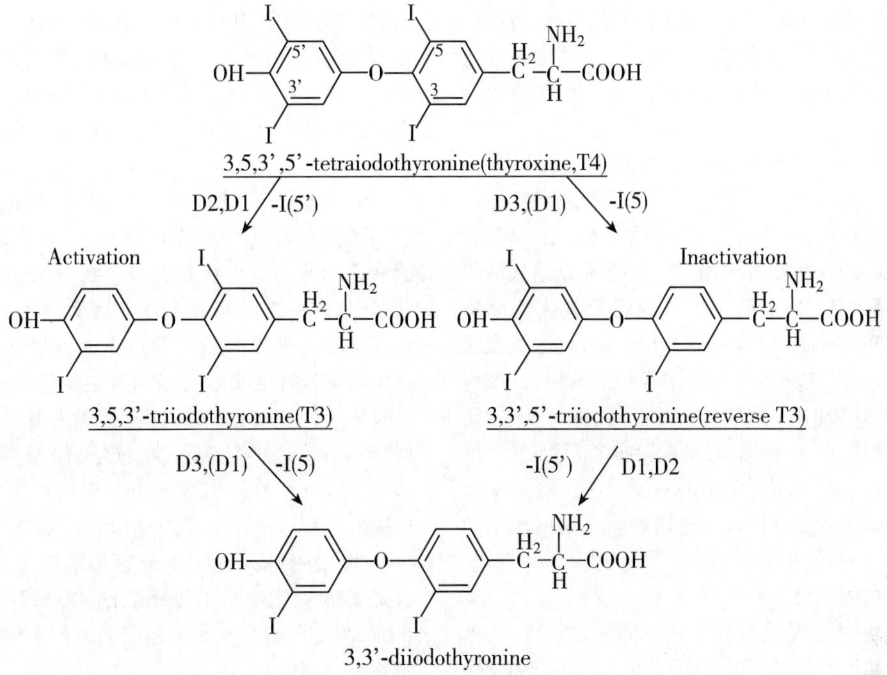

图 1-8-8　甲状腺激素由 D1、D2、D3 催化脱碘活化或失活变化

T_3 是有生理活性的甲状腺激素分子,其他为无活性形式的甲状腺激素。人体每天约有 50nmol 的 T_3 由 T_4 脱 5' 位碘周转,其中由甲状腺 D1 催化而直接分泌的 T_3 约 20%、由其他组织 D1 催化的约 20%、D2 催化约 60%。由于 D2 催化 T_4 活性高于 D1,从而使 D2 在维持 T_3 水平上起相当重要作用。由于 D3 催化形成无活性形式的甲状腺激素,而 D1 对底物 rT_3 的作用优先于 T_4,因此它们起了调节维持 T_3 平衡的作用。

三种脱碘酶在组织细胞分布的特异性,又为其局部功能提供不同需要。实验发现,D3 在胎儿肝的高表达使 T_3/T_4 比值在胎儿、新生儿中非常低。而在出生后仅 90 分钟,血浆 T_3 就增加了 3.8 倍,这有可能是褐色脂肪 D2 开始起作用,从而调节了新生儿体温。

这三种脱碘酶在与硒营养状态、甲状腺激素功能相关生理状态,以及在相关疾病中的地位等都是非常有意义也是极为复杂的。动物实验表明,硒和碘同时缺乏比单独碘缺乏引起的甲状腺功能减退更严重。也有证据表明新生儿的克汀病可能是母体中两种元素同时缺乏的后果。但干预实验却发现,先补硒并不利于甲状腺功能低下的改善。可能的解释是,补硒提高了 GPX 水平,降低了甲状腺

激素合成时必需的 H_2O_2,因此应该先补碘后补硒。

三种脱碘酶都是硒蛋白的这一发现,为硒开辟了非抗氧化功能途径,也为硒和碘这两个人体必需元素在克山病和碘缺乏病发病中的作用提供了联系基础。

4. 硒代磷酸盐合成酶　硒代磷酸盐合成酶(selenophosphate synthase, SPS)催化了负二价硒化物(Se^{-2})与 ATP 作用而形成硒代磷酸盐($SePO_3^{-3}$)的反应是硒蛋白合成中的关键反应(图 1-8-5 中反应④)。

$$ATP + HSe^- \xrightarrow{SPS} H_3SePO_3 + Pi + AMP$$

大肠杆菌 SPS 氨基酸序列 N 端 17 位的半胱氨酸(Cys)是活性中心,而在人 SPS 序列相应位置上的是苏氨酸(Thr)。1996 年 Guimaraes MJ 等克隆人和小鼠 SPS 基因时发现另一个同工酶,称为 SPS2,对应于酶活性中心的密码子是 TGA。硒的体内平衡调节似乎取决于 SPS 活性水平,因此对 SPS 功能的深入了解,将揭示硒的调节机制。

5. 硒蛋白-P　硒蛋白-P(selenoprotein-P, Sel-P, Se-P)是 1972 年和 1973 年由新西兰 Millar KR 和美国 Burk RF 两个实验室分别在大鼠血浆中发现的一种 ^{75}Se 的蛋白;1982 年 Tappel PR 等证明它含有 Sec,因存在于血浆中,故命名

为硒蛋白-P。1987 年 Burk RF 实验室用免疫亲和层析法得到提纯的大鼠 Sel-P。1991 年成功地得到大鼠 Sel-P 的 cDNA,从其基因顺序发现它是含 10 个 Sec 的特殊硒蛋白。1994 年得到纯化的人 Sel-P。

血浆中约 30% 的硒存在于 GPX-3 中、约 65% 在 Sel-P 中。血浆 GPX-3 主要由肾近端小管上皮细胞合成并分泌到血浆中,它通过肾 Sel-P 结合受体为 GPX-3 合成提供所需的硒,因此,GPX-3 合成对硒的需求不能代表身体其他组织硒蛋白合成的需求。虽然 Sel-P 最初在血浆中发现,但 Sel-P 的 mRNA 测定表明它在许多组织中都有表达(如肝、心、脑、肾、肺、肠、睾丸、肌肉、眼睛状体、子宫、胎盘、造血细胞等)。Sel-P 有与肝素结合的特性,这似乎是通过硫酸乙酰肝素蛋白聚糖(heparan sulfate proteoglycan)与细胞表面结合,而在细胞外起作用。

大鼠血浆中含 Sel-P 约 $30\mu g/ml$(人约 $5\mu g/ml$),半衰期是 3~4 小时(GPX-3 为 12 小时)。2002 年报道鉴别出 Sel-P 有四个分别含 1、2、6、10 个 Sec 的异构体。

目前提出 Sel-P 有两方面功能。一是它可能是从肝向其他组织转运硒的蛋白;二是它很可能属于氧化还原酶类。1998 年,德国 Arteel GE 等报道 Sel-P 具有抗过氧亚硝基(peroxynitrite)作用;1999 年,Saito Y 等报道 Sel-P 在细胞外体液中具有类似 PHGPX 的功能。1991 年,Burk RF 等比较了标记的 ^{75}Sel-P 和 ^{75}Se-GPX-3,发现 ^{75}Sel-P 可通过大鼠血脑屏障直接为脑摄取,而 ^{75}Se-GPX-3 则不能,预示脑对 Sel-P 的需要;2002 年观察到 Sel-P 基因剔除小鼠出现运动障碍症状。

(二) 硒蛋白的作用

硒的生理作用主要是通过硒蛋白发挥的,表现在抗氧化、提高免疫力和甲状腺激素调节等方面,又通过这些作用在疾病防治中表现出一定的效果。

1. 抗氧化作用 医学研究发现许多疾病的发病过程都与活性氧自由基有关。如化学、辐射和吸烟等致癌过程;克山病心肌氧化损伤;动脉粥样硬化的脂质过氧化损伤;白内障形成;衰老过程;炎症发生等无不与活性氧自由基有关。由于硒是若干抗氧化酶(GPX、TR 等)的必需组分,它通过消除脂质氢过氧化物,阻断活性氧和自由基的致病作用,而起到防病作用。因此,机体硒水平的高低直接影响了机体抗氧化能力,以及对相关疾病的抵抗能力。

2. 对甲状腺激素的调节作用 主要通过三个脱碘酶(D1、D2、D3)发挥作用,对全身代谢及相关疾病产生影响,如碘缺乏病、克山病、衰老等。

3. 维持正常免疫功能 早在 1970 年就认识到适宜硒水平对于保持细胞免疫和体液免疫是必需的。免疫系统依靠产生活性氧来杀灭外来微生物或毒物。如感染时,中性粒细胞"呼吸爆发",产生大量 H_2O_2 来消灭入侵细菌,出现炎症反应。但是,多余的 H_2O_2 也会破坏自身细胞,这就需要宿主有防御氧化系统来保护自身。硒在白细胞中的检出和硒作为 GPX 组分的发现,为硒在免疫系统中的作用提供了初步解释。

硒提高免疫功能的机制主要有四方面:①通过抗氧化硒酶(GPX、TR 等)消除 H_2O_2 和有机氢过氧化物毒性;②调节类二十烷酸(eicosanoid)合成途径平衡,使白三烯(leukotriene,LT)和前列环素(prostacyclin)优先合成;③下调细胞因子(cytokine)和黏着分子(adhesion molecule)表达;④上调白细胞介素 2(interleukin-2,IL-2)受体表达,使淋巴细胞、天然杀伤细胞(NK cell)、淋巴因子激活杀伤细胞(LAK cell)的活性增加。

4. 控制病毒向致病性突变 1995 年 Beck MA 等用非致病良性柯萨奇病毒(CVB3/0)感染低硒和适硒小鼠,然后用感染小鼠心肌提取液分别再感染适硒小鼠。结果发现,用低硒小鼠心肌提取液(CVB3/0Se-)感染的适硒小鼠出现心肌损伤。从病毒序列测定发现 CVB3/0Se-有 7 个核苷酸发生突变,其中 6 个与致病性柯萨奇病毒(CVB3/20)相同。而适硒小鼠心肌提取液的 CVB3/0Se+序列没有改变,与原 CVB3/0 相同。说明低硒宿主会导致病毒突变并且毒力增加。

5. 预防与硒缺乏相关地方病(克山病和大骨节病) 目前还没有人或动物"单纯硒缺乏"疾病报道,但有许多与硒缺乏相关的克山病和大骨节病的报道。在硒水平适宜地区,从未见克山病和大骨节病病例发生,它们只出现在我国从东北到西南的一条很宽的低硒地带内。克山病是一种以多发性灶性心肌坏死为主要病变的地方性心肌病,具有地区性分布、季节年度高发和人群多发这三大流行病特征,临床上分为急型、亚急型、慢型和潜在型等四类。1974—1977 年在四川省凉山州克山病高发地区进行了大规模的口服亚硒酸钠预防克山病的双盲对比观察,服硒组 1~5 岁儿童每周口服 0.5mg 亚硒酸钠,6~9 岁是 1.0mg,成人是 2.0mg,发病率由服硒前的 13.55‰逐年降到 2.2‰、1.0‰、0.3‰、0。1976 年起在全国各重病区逐步推广硒预防克山病措施,之后未有克山病暴发流行。克山病的病因虽然未能完全解释清楚,但人体硒缺乏状态是克山病发病的主要和基本因素已被学术界广泛认可。因此,对硒蛋白的了解将有助于理解克山病病理改变和认识硒预防克山病作用。

大骨节病是一种地方性、多发性、变形性骨关节病,主要发生于青少年,严重地影响骨发育和日后劳动生活能力。补硒可以缓解一些症状,对患者干骺端改变有促进修复、防止恶化的较好效果,但不能有效控制大骨节病发病率。因此,目前认为低硒是大骨节病发生的环境因素之一,还有其他致病因子在起主要作用。但无论如何,仅从大骨节病只出现在低硒地区这一现象,可以判断它必与硒密不可分,只是有待科学的揭示。

6. 抗肿瘤作用 1969 年,美国的 Shamberger RJ 和 Frost DV 报道了作物硒含量与乳腺癌死亡率以及土壤硒含量与癌症死亡率负相关的调查,这可能是低硒与癌症有关的最早报道。接着又有不同城市人体血硒含量与癌症死亡率以及不同国家硒摄入量与乳腺癌死亡率负相关的调查报道。

在硒抗癌作用的人体流行病学干预研究中,目前报道的较有说服力的有三项:①1984—1990 年在我国江苏省启东县肝癌高发区进行的六年补硒(含亚硒酸钠 15mg/kg 食盐)干预试验,结果表明,肝癌发病率由补硒前的 52.84/

10^5 显著下降到补硒后的 34.49/10^5。②1985—1991 年河南省林县进行了近 3 万人的双盲干预试验,结果发现,同时补充 β-胡萝卜素(15mg)、硒酵母(50μg 硒)和维生素 E(30mg)组总死亡率下降 9%;总癌死亡率下降 13%;胃癌死亡率下降 20%,但对食管癌无效。③美国的癌症营养预防试验(NPC)和硒与维生素 E 癌症预防试验(SELECT)队列项目。NPC 项目是给 1312 名受试者口服补硒(200μg/d 硒酵母),发现血浆硒<106ng/ml 人群患癌风险降低 86%,血浆硒<107~123ng/ml 人群患癌风险降低 61%,在血浆硒>123ng/ml 人群患癌风险没有降低。SELECT 项目通过给 35 553 名男性受试者口服 200μg/dL-SeMet 以及 400IU/d 维生素 E 随访 7 年发现,在血浆硒>136ng/ml 人群患癌风险没有降低。

硒抗肿瘤作用机制大致有两个方面:①硒蛋白清除自由基作用:在低硒状态时肿瘤危险性增加,可能是因为限制了硒蛋白的合成,包括抗氧化酶 GPX 和 TR 等。这些酶可消除能破坏 DNA 的 H_2O_2 或有机氢过氧化物;阻断活性氧自由基的产生;调节氧化还原信号系统。这些都在补充营养剂量硒(0.1~0.5mg/kg 饲料)的动物实验中观察到。另外,脱碘酶通过调节甲状腺激素而影响癌细胞生长。②硒代谢物甲基硒醇作用:动物实验表明,机体在正常硒状态时,补充超过营养需要量的硒可抑制和延缓肿瘤发生。这可能是一些硒代谢中间产物小分子的直接抗癌作用。它们包括硒化氢(H_2Se)、谷胱甘肽硒醚(GS-Se-SG)和甲基硒醇(methy lselenol,CH_3SeH)、甲基硒半胱氨酸(methyl selenium cysteine,CH_3SeCys)等。由于 SeMet 必须经转硫成 Sec 再形成 H_2Se(图 1-8-5),所以补充 SeMet 的抗肿瘤效果可能会比补 Sec 或 $NaSeO_3$ 低。

7. 抗艾滋病作用 艾滋病是获得性免疫缺损综合征(acquired immunodeficiency syndrome,AIDS),由 HIV-1 病毒感染引起。营养不良(缺乏维生素 A、维生素 B_{12}、Zn、Se 等)会影响氧化应激程度和病毒表达,而加快病程的发展和死亡。

补硒可减缓艾滋病进程和死亡的机制大致有三方面:①抗氧化作用,特别是免疫系统中的 GPX、TR 等抗氧化酶类的作用;②控制 HIV 病毒出现和演变;③调节细胞和体液免疫以增加抵抗感染能力。

尽管实验数据还不充分,但给 HIV-1 血清反应阳性者补硒可能是减缓病程,提高生存率的有效方法。

8. 维持正常生育功能 早期实验观察到硒缺乏可导致雄性大鼠、小鼠和猪不育,母羊不孕和母鸡产卵减少。硒缺乏对雌性生殖紊乱的影响研究较少,多数研究是在硒缺乏对精子形态和功能的影响方面。在硒缺乏时,可观察到大鼠精子游动性和授精能力减弱,精子中间称为"线粒体囊"的部位变形。在严重或长期硒缺乏后,尤其是第二代缺乏,精子生成停滞而不育。

1979 年 ^{75}Se 标记实验表明,^{75}Se 主要存在于精子中部线粒体囊上的富含半胱氨酸(Cys)和脯氨酸(Pro)的结构蛋白里,称为线粒体囊硒蛋白(MCS)。1996 年,德国 Adham IM 等和美国 Kleene KC 实验室分别发现它并不是硒蛋白,应该改称为与精子线粒体相连的富半胱氨酸蛋白(SMCP)。于是重新寻找真正的硒蛋白,后来用电泳分离、免疫化学、原位杂交等方法在雄性生殖中鉴别出 PHG-PX、cGPX、Sel-P(睾丸间质细胞)、34kDa 蛋白(睾丸)和 15kDa 蛋白(前列腺上皮)。其中,精子中段线粒体囊部位富含 PHGPX。

1999 年 Ursini F 等报道,PHGPX 在大鼠精子成熟过程中有双重作用。在精细胞生成过程中作为可溶性过氧化物酶存在,可能起增殖分化调节作用;而当精子成熟时,失去活性转变为线粒体基质中的结构蛋白则存在于精子中段线粒体囊部位。

9. 延缓衰老作用 动物实验表明,自由基和脂质过氧化作用是导致膜损伤和促进老化进程的主要因素。脂褐质(老年斑)和蜡样质(肝、肌肉、神经系统等组织上的脂质色素)是可观察到的相应老化指标,它们是膜脂质过氧化终产物丙二醛(MDA)与蛋白质或核酸上的氨基反应生成的沉积物。体内的氧化防御系统,特别是维生素 E(阻断脂质过氧化反应)和硒(通过 GPX 等消除脂质过氧化物)的协同作用起到了抗氧化、减缓老化进程的作用。

衰老本身不是疾病,但随着岁月的流逝,身体保持平衡的抗氧化状态能力减弱,氧化逐渐超过了抗氧化,进而导致细胞(线粒体和 DNA)遭氧化破坏,免疫力减弱,对疾病敏感性增加,易患各种慢性疾病。另外,进入老年后食量相对减少,从膳食中摄入的抗氧化物也随之减少,因此,适当补硒(和维生素 E 等抗氧化物)能增强抗氧化和免疫力,从而延缓人体衰老进程。

四、缺乏与过量

(一)缺乏

目前,因"单纯性硒缺乏"导致的疾病还未见报道,但已有相当多的报道是集中在与硒缺乏相关的克山病和大骨节病。这些疾病只出现在我国沿着东北到西南的一条很宽的低硒地带,而在硒水平适宜地区,还未见克山病和大骨节病的发生。克山病是一种以多发性灶状心肌坏死为主要病变的地方性心肌病。在补硒预防克山病的实验研究中,测定比较了克山病区与非克山病区各类样品的硒含量。结果发现,克山病区人体内(血、发、尿)与外环境(水、土、粮)均处于低硒水平。例如,来自克山病区的全血硒、发硒和主粮硒分别低于 20ng/g、120ng/g 和 10ng/g,而在克山病与非病区交叉地带其样品的硒含量均在 20~50ng/g、120~200ng/g 和 10~20ng/g。1982—1992 年杨光圻等在低硒的四川克山病区和高硒的湖北恩施地区进行了硒的需要量和安全量研究,得到了目前最有参考价值的人体需要量和安全量数据。

大骨节病是一种地方性、多发性、变形性骨关节病。它主要发生于青少年,严重地影响骨发育和日后劳动生活能力。适量补硒可以缓解症状,对于患者干骺端改变有促进修复、防止恶化的较好效果,但不能有效控制大骨节病的发病率。因此,目前认为低硒是大骨节病发生的因素之一。

另外,肠外营养液中未补硒的患者,发现其血硒和 GPX 活力均降低,有的出现类似克山病的心肌病变,有的出现骨骼肌疼痛和萎缩。除地方性克山病与大骨节病外,硒缺乏还与男性生殖功能障碍以及人体甲状腺激素代谢有关。

（二）过量

由于硒在地壳中的分布不均匀性,出现地域性的高硒或低硒,从而得到含硒量较高或较低的粮食和畜禽产品;又由于硒的吸收率相对高,导致硒的摄入量过高或过低,形成与硒相关的"地方病"。如湖北恩施州和陕西紫阳县等地的地方性硒中毒和从东北到西南的一条很宽的低硒地带内的克山病和大骨节病。与世界上其他国家相比,我国同时存在硒含量最高和最低的两个极端地区。

20世纪60年代,我国湖北恩施地区和陕西紫阳县发生过人吃高硒玉米而急性中毒病例。有一患者3~4天内头发全部脱落,摄入的硒量可能高达38mg/d。慢性中毒者平均摄入硒4.99mg/d,中毒体征主要是头发脱落和指甲变形。

1984年美国报道过12人发生硒中毒,因食用了一种硒含量高于标签所示182倍的补硒"健康食品"(含硒27~31mg/片),受害者摄入的总硒量估计为27~2387mg(最高的连续吃了77天每片含31mg的硒片)。多数患者出现恶心、呕吐、头发脱落、指甲变形、烦躁、疲乏等症状。有些出现腹痛、腹泻、呼出大蒜味气体。

另有报道,一名服用2年亚硒酸钠(2mg/d,相当于硒913μg/d)出现指甲变形的硒中毒患者,加上日常膳食硒摄入约90μg/d,他摄入硒总量约1mg/d。中毒后检测血硒仅2.27μmol/L(179ng/ml),发硒仅10.5μmol/kg(828ng/g),说明过量摄入的亚硒酸钠并不导致硒在体内累积,符合硒代谢库理论。但是亚硒酸钠和硒蛋氨酸形式的硒的中毒生化机制不同,可能在干扰硫代谢、催化巯基氧化作用和抑制蛋白合成等方面有差异。

五、营养状况评价

自生物材料中硒的测定方法建立以来,全血、血浆、红细胞、发、尿、指(趾)甲等组织硒含量均作为评价硒营养状态的指标。自发现GPX是含硒酶后,用血中GPX活力来直接反映硒营养状态得到了广泛应用。这些为了解不同地区人群和不同疾病人体硒营养状态提供了大量有价值的数据。特别是在我国硒与克山病关系以及硒营养需要量和安全量研究中,提供了关键性的数据。

（一）硒含量

测定外环境硒含量(水、土、食物等),可估计人体硒营养状态;测定内环境硒含量(血、发、尿等),可评价人体硒营养状态。

一般认为,红细胞硒反映的是远期膳食硒摄入情况,因人红细胞寿命为120天;血浆(血清)硒反映的是近期膳食硒摄入情况;血小板硒反映的是最近期膳食硒摄入情况,因人血小板寿命为7~14天。

发硒和指(趾)甲硒与血硒有很好的相关性,采集样品也方便,它能反映较远期硒状态,但头发样品易被含硒的洗发香波污染。中国和新西兰等测过24小时尿硒,但由于影响因素太多,收集运输麻烦等原因,已很少用。

杨光圻等根据中国不同硒水平地区膳食硒摄入量和全血或血浆或发硒测定值,得到适用于中国以谷物为主膳食结构的对数回归方程式:

Log 膳食硒摄入量(μg/d)= 1.304Log 全血硒(mg/L)+2.931

Log 膳食硒摄入量(μg/d)= 1.624Log 血浆硒(mg/L)+3.389

Log 膳食硒摄入量(μg/d)= 1.141Log 发硒(mg/kg)+1.968

这样就可以用全血或血浆或发硒测定值来推算膳食硒摄入量,从而避免采集和测定份饭硒含量的麻烦和困难。应该注意的是,由于不同地区土壤中硒含量不同,使不同地区同品种食物中硒含量也不同,因而,膳食硒摄入量不宜使用食物成分表中的数值来计算,只能用当地各种食物或膳食调查份饭硒含量实际测定值来计算。

以上测定硒含量作为评价指标的各类样品均存在一共同缺陷,就是测定的都是总硒量,其中包含了非功能硒,如SeMet、金属硒化物等,因此得到的是粗略的硒营养状态估计值。

（二）GPX活性

GPX代表了硒在体内的活性形式,因此以GPX活性作为评价指标得到广泛应用。在早期研究中,因不了解红细胞中和血浆中的GPX是两种酶,所以常测定全血GPX活性(通常红细胞中的GPX活性占全血GPX活性的90%以上)。与血硒相似,红细胞、血浆、血小板GPX活性分别代表远期、近期、最近期的硒状态变化。

对于评价硒营养状态来说,组织中的硒含量与GPX活性有较好的线性相关时,才能用GPX活性作为评价指标。现有的数据均表明,随着硒含量增加,GPX活性也随之增高,但当血硒达到约1.27μmol/L(0.1mg/L)时,GPX活性达饱和而不再升高,也就不能再用来评价硒营养状态了。因此,以GPX活性作为评价指标时,仅适用于低于正常硒水平人群。

（三）血浆硒蛋白P

血浆GPX-3主要由肾近端小管上皮细胞合成并分泌到血浆中,通过肾SEP-P结合受体为GPX-3合成提供所需的硒,因此,GPX-3合成对硒的需求不能代表身体其他组织硒蛋白合成的需求。血浆硒蛋白P(selenoprotein P,Sel-P,SEPP1)可在许多组织中表达,但主要在肝脏合成并分泌到血中。除与GPX-3一样在细胞外液起抗氧化作用外,还因其能调节全身硒的运输和内稳态而发挥关键作用,如SEP-P通过脂蛋白受体ApoER2调节睾丸从SEP-P摄取硒和维持脑硒量。因此,与GPX-3相比,血浆SEPP1可能是更好的生化指标。

（四）其他

由于硒的生物活性形式不断被发现,已有实验提示红细胞GPX-1的mRNA,以及某些组织中的TR活性和Sel-W可作为硒营养状态评价指标,但因其测定方法尚未推广而不能广泛应用。目前还没有适用于高硒营养状态的灵敏评价指标,头发脱落和指甲变形被用来作为硒中毒的临床指标。

六、膳食参考摄入量

目前,国内外膳食硒的参考摄入量,除了婴儿外,均在研究膳食硒需要量的基础上,提出了膳食硒的 RNI。根据中国 1983 年硒补充人体实验资料,当硒补充剂量为 30μg/d,可使血浆 GPX 达到饱和,加上每日膳食中的硒(10.9μg±0.6μg),得出 41μg/d 作为膳食硒生理需要量,我国 2000 版修订的膳食硒摄入量,即是在此研究基础上制订的。国外包括美国和日本等国家,均参考了我国研究资料,提出了各自本国的膳食硒参考摄入量。中国营养学会在 2013 年修订参考摄入量时,认为以血浆 GPX 活性作为指标研究膳食硒需要量,仅对低于正常硒水平人群比较适宜,因此,结合血浆 SEPP1 含量为主要生理指标研究膳食硒的需要量,在此基础上修订了膳食硒的推荐摄入量。

(一) AI 与 RNI

1. 婴儿 1 岁以下婴儿没有需要量研究资料,只能提出 AI 值。我国适宜硒地区母乳硒平均值为 19.8μg/L,因此 0~6 月龄婴儿 AI 值为 15μg/d(19.8μg/L×0.75L/d)。又因缺乏婴儿辅食中硒含量的资料,故 7~12 月龄婴儿的 AI 分别从小婴儿和成人推算,求均值后修约为 20μg/d。

2. 成人 以血浆 SEPP1 含量为生理指标,采用补充试验方法,研究我国居民膳食硒需要量,得到硒摄入量达 35μg/d 时,可使 SEPP1 含量达到饱和,加上膳食日平均硒摄入量 14μg/d,膳食需要量为 49μg/d,体重修正,修订膳食 EAR 为 50μg/d,设定 CV 为 10%,提出 RNI 为 60μg/d。

3. 儿童和青少年 由于缺少儿童或青少年硒的 EAR 研究数据,故采用成人 EAR 和代谢体重法推算,结果见表 1-8-9。

4. 孕妇和乳母 孕妇因体内胎儿发育的需要而对硒的需求量有所增加;乳母则因泌乳丢失需要相应补充硒。

(1)孕妇:国外研究资料表明,胎儿发育每日平均需要 4μg 硒。由于我国缺乏相应研究资料,故采用此数据。又基于硒的生物利用高效性,不再考虑吸收率的轻微影响,即孕妇需要额外补充硒 4μg/d。设变异系数为 10%,RNI 为 65μg/d。

(2)乳母:我国乳母因哺乳婴儿平均每日从乳中丢失 15μg 的硒,需要额外补充。由此,我国乳母的 EAR 为 65μg/d(50+15),需要额外补充硒 15μg/d。设变异系数为 10%,RNI 值为 78μg/d,需要额外补充硒 18μg/d。

(二) UL

我国研究资料显示,成人 LOAEL 和 NOAEL 值分别为 900μg/d 和 600μg/d。以 NOAEL 计算 UL,设定 UF=1.5,则 UL=600/1.5=400μg/d。高硒地区母乳平均值为 88.5μg/L,相当于硒摄入量 66μg/d(88.5μg/L×0.75L)。由于乳母无硒中毒症状,此值可以看作为婴儿 NOAEL;又因为婴儿直接吮奶,故设 UF=1,同样考虑乳母的高硒区的耐受性,再加上安全系数 1.2。这样,0~6 月龄婴儿 UL55μg/d(66/1.2),相当于 9μg/(kg·d)。我国调查资料显示,母乳硒最高值 123μg/L 时,并未见婴儿出现硒中毒症状。因此,建议的婴儿 UL(55μg/d)应该是相当安全的。7~12 月龄婴儿 UL 以 9μg/(kg·d)计算得 80μg/d。1 岁以上儿童和青少年的 UL 值由成人 UL 按体重比推算,结果见表 1-8-9。

中国居民膳食硒参考摄入量见表 1-8-9。

表 1-8-9 中国居民膳食硒参考摄入量

人群	EAR/(μg·d⁻¹)	RNI/(μg·d⁻¹)	UL/(μg·d⁻¹)	人群	EAR/(μg·d⁻¹)	RNI/(μg·d⁻¹)	UL/(μg·d⁻¹)
0 岁~	—	15(AI)	55	11 岁~	45	55	300
0.5 岁~	—	20(AI)	80	14 岁~	50	60	350
1 岁~	20	25	100	18 岁~	50	60	400
4 岁~	25	30	150	孕妇	+4	+5	400
7 岁~	35	40	200	乳母	+15	+18	400

引自:中国营养学会. 中国居民膳食营养素参考摄入量(2013 版). 北京:科学出版社,2014.

七、主要食物来源

食物中硒含量测定值变化很大,例如(以鲜重计):内脏和海味品 0.4~1.5mg/kg;肌肉 0.1~0.4mg/kg;谷物<0.1mg/kg 或>0.8mg/kg;奶制品<0.3mg/kg;水果蔬菜<0.1mg/kg。影响植物性食物中硒含量的主要因素是其栽种土壤中的硒含量和可被吸收利用量。因此,即使是同一品种的谷物或蔬菜,会由于产地不同而硒含量不同。例如低硒地区大米硒含量可少于 0.02mg/kg,而高硒地区大米硒含量可高达 20mg/kg。动物性食物的硒含量同样受产地影响,但相差并不大,这是因为动物有"缓和作用",即在硒缺乏时趋于硒潴留,过多时又趋于排出硒。另外,不同食物中硒的生物利用率也大不同,主要取决于食物中硒的化学形式以及影响机体吸收利用的各种因素。关于食物中硒含量的内容详见本书第二卷食物营养。

第五节 铜

铜(copper,Cu)是在 1878 年由 Fredrig 从章鱼血的蛋白质中分离出,并将这种含铜蛋白质称为铜蓝蛋白。1900 年发现在喂全奶饲料的动物中出现贫血而不能用补充铁来预防。1928 年,Hart 报道大鼠贫血只有在补铁同时补充铜才能得到纠正,故认为铜是哺乳动物的必需元素。1912 年,Wilson's 病被发现后,首次将人类疾病与铜代谢联系起来。此后报道了营养不良婴儿有铜缺乏症。1962 年,Menke's 病被发现后,经过 10 年研究,该病才被认为是铜吸收紊乱所致。此后,铜的毒性也得到了认识和描述。

一、理化性质

铜是一个过渡金属，原子序数为29，其相对原子质量为63.55。铜的氧化还原化学性质，使它特别适合于释放和接受电子，尤其是将电子直接传递给分子氧。铜在溶液和活的生物体中，多以 Cu^{2+} 和 Cu^+ 两种价态存在，且以前者为主，两者可以互相转化，而很少作为 Cu^{3+} 存在。Cu^+ 在有氧或其他电子接受体存在的情况下很容易被氧化成 Cu^{2+}；Cu^{2+} 可以从强还原性物质如抗坏血酸盐或还原谷胱甘肽接受电子而还原为 Cu^+，这一可逆过程是铜化合物生化反应的功能基础。

人体内的铜主要以含铜蛋白的形式存在，大多数属于含铜氧化酶。这些含铜蛋白可分为三大类：第一类是深蓝色蛋白质，存在于许多含铜的氧化酶中；第二类也存在于多种含铜的氧化酶中，但不是蓝色的，可用电子顺磁共振（electron paramagnetic resonance，EPR）测出；第三类既非蓝色又不能被EPR测出，但也在许多酶中存在。一种酶可以含一种铜蛋白，也可以含多种铜蛋白。生物系统中许多涉及氧的电子传递和氧化还原反应都是由含铜酶催化的，这些酶对生命过程都是至关重要的。

二、吸收与代谢

（一）吸收

铜主要在十二指肠被吸收，少量由胃和小肠末端吸收。铜吸收率与摄入量成负相关关系，且受饮食中其他因素的影响，在12%~75%范围内波动。每天摄入铜0.4mg时其吸收率为70%；当每天摄入量增加到7.5mg时，吸收率则下降为12%，即吸收量从0.3mg增加到0.9mg。年龄和性别对铜吸收未见明显影响。铜在体内的平衡部分受吸收的调节，而铜的吸收又受机体对铜的需要所调节。当摄入量增加时体内铜贮存量随之增加，摄入量为7~8mg/d时贮存量约1mg/d。植物性食物中铜的吸收率约为33.8%，而动物性食品中铜吸收率约41.2%。膳食中其他营养素对铜的吸收利用可产生影响。如锌摄入过高可干扰铜的吸收，因为过量的锌可以诱导肠道内金属硫蛋白的合成，继而与铜结合将其隔离在肠细胞中，阻碍铜的吸收。但当锌：铜比值在15：1或更低时则影响很小。对于婴儿而言，Cu与Fe的协同作用是最为关键的，10.8mg Fe/L配方奶喂养儿与1.8mg Fe/L配方奶喂养儿相比，铜吸收率下降。此外，钼、维生素C、蔗糖和果糖等营养素摄入量对铜的吸收利用也可能产生影响。

膳食中铜水平低时，其吸收机制可能是主动运输；膳食中铜水平高时被动吸收则起作用。膳食中的铜在经过胃和肠道时，释放出铜离子或铜氨基酸复合物，而后与肠道中的高分子量蛋白质（主要是超氧化物歧化酶和金属硫蛋白）结合后运输到肠黏膜上。在 Cu^{2+} 被还原为 Cu^+ 后被人类铜转运蛋白（hCTR1或DMT1）转运至胞质，并很快被胞质内的蛋白如金属硫蛋白或铜伴侣蛋白螯合，前者起着调节铜储存的作用，后者将铜运送至转运蛋白ATP7A（铜转运P型ATP酶）以备基底外侧流出进入血液，这一过程是肠细胞摄取和短暂储存铜的关键。

（二）转运

铜经胃肠道吸收后，可保留原来形式，也可与其他配体如L-氨基酸、多肽、蛋白质、脂肪酸、胺等进行交换形成其他络合物进入循环。铜主要以三种方式通过血浆运送至器官被摄取和利用：一是血浆铜蓝蛋白，血清中90%~95%铜与血浆铜蓝蛋白结合，较稳定；二是白蛋白结合铜，约5%~10%铜与血浆白蛋白或L-氨基酸结合，这部分铜可交换和转递；三是小分子结合铜。回到肝脏的血浆铜蓝蛋白被新生铜蓝蛋白置换后分解并转运到胆汁排出。剩余的血浆铜约有12%与α2-巨球蛋白结合，约18%与白蛋白结合，其他与小肽和氨基酸结合。铜的转运需要铜伴侣蛋白，铜伴侣蛋白是铜稳态调节的重要实现者，能将所载运的铜精确运送至结合位点，参与目的蛋白装配，同时具有保护机体免受游离铜离子的毒性作用。

（三）分布

成人体内铜含量约为1.5~2.0mg/kg，其中约有50%~70%存在于肌肉和骨骼中，20%在肝内，5%~10%在血液中。各组织中铜的含量最低者不足1μg/kg，高者超过10μg/kg，其中以肝、肾、心、头发和脑中最高，脾、肺、肌肉和骨骼次之，脑垂体、甲状腺和胸腺最低。胎儿和婴儿铜水平与成人不同，出生后头两个月的婴儿铜浓度是以后的6~10倍，这种铜的储存可能为婴儿期所需。

血液中的铜主要分布于红细胞和血浆，在红细胞中约60%的铜存在于铜锌超氧化物歧化酶（SOD1）中，其余40%与其他蛋白质和氨基酸松弛地结合。正常人红细胞中铜约为14.2~15.7μmol（0.9~1.0mg/L）。血浆中铜约有93%牢固地结合于铜蓝蛋白，其余7%与白蛋白和氨基酸结合。与白蛋白疏松结合的铜是运输、吸收、排泄的重要形式和中间环节，也是合成各种细胞蛋白的原料。正常人血清或血浆中铜水平为12.6~18.9μmol/L（0.8~1.2mg/L），其浓度较稳定，不受循环节律和进食等因素影响，女性比男性约高10%，在妊娠后期或口服以雌激素为基础的避孕药，其浓度可升高。妊娠期对铜储存很重要，分娩时产妇肝中铜是一般成人浓度的5~10倍，孕妇所储存的铜可供胎儿生长和母奶喂养婴儿所用。

（四）排泄

一般认为铜不是储存元素，它通常很容易从体内排出，然而多数或所有组织的细胞都能以金属硫蛋白的络合物形式将过多铜储存起来，主要储存在肝中。铜的主要排泄途径是通过胆汁到胃肠道，再与进入胃肠道的铜以及少量来自小肠细菌的铜一起由粪便中排出。由胆汁排泄入胃肠道的铜约10%~15%可被重新吸收。体内对铜的平衡调节，胆汁排泄起着重要作用，所以，对胆管阻塞患者的铜摄入量要严格监测。内源性铜的排泄量明显受铜摄入量的影响，铜摄入量低时几乎没有内源性铜的排泄且铜周转率低，铜摄入量增加时内源性铜的排泄增加且周转加快。健康人每日经尿液排泄铜10~30μg（0.2~0.5μmol），经汗及皮肤通常丢失50μg以下，此外，皮肤、指甲、头发也丢失铜。

综上，哺乳动物铜代谢的主要路径如图1-8-9所示。

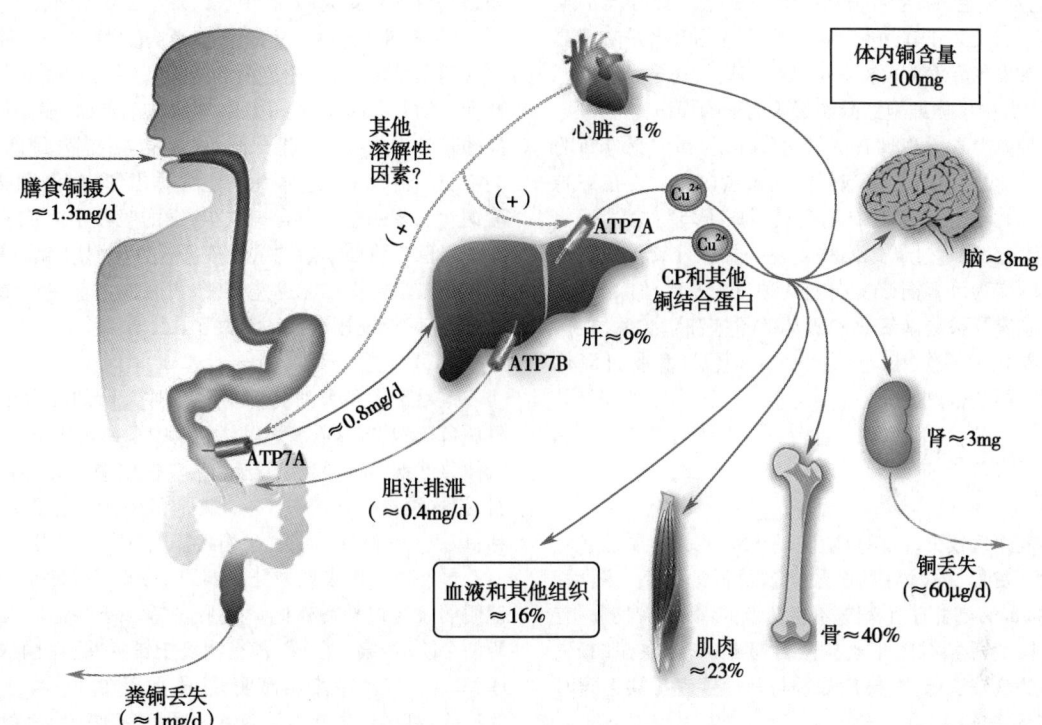

图 1-8-9　人体铜稳态示意图

引自：A Catharine Ross，Benjamin Caballero，Robert J. Cousins，et al. Modern Nutrition in Health and Disease. 11th ed. New York：Lippincott Williams Wilkins. 2014.

三、生理功能

铜参与铜蛋白和多种酶的构成，在人体内发挥重要生理功能。含铜酶有胺氧化酶、亚铁氧化酶 I（铜蓝蛋白）、亚铁氧化酶 II、细胞色素 C 氧化酶、多巴胺 β-羟化酶、超氧化物歧化酶、单酚单氧酶等。铜结合蛋白有金属硫蛋白、转铜蛋白、凝血因子 V、低分子量配体（包括氨基酸和多肽）等。这些铜结合蛋白和酶参与的主要生物学过程如表 1-8-10 所示。

表 1-8-10　铜结合蛋白/酶参与的生物学过程

功能	酶/蛋白
铁动员	血浆铜蓝蛋白（亚铁氧化酶 I）
抗氧化防御	铜锌超氧化物歧化酶（SOD1）、血浆铜蓝蛋白、金属硫蛋白
铜运输	血浆铜蓝蛋白、白蛋白、运铜蛋白、ATP7A、ATP7B、CTR1
形成结缔组织	赖氨酰氧化酶、软骨基质糖蛋白
电子传递	细胞色素 C 氧化酶（CCO）
血液凝固	凝血因子 V 和 VIII
伯胺脱氨基	胺氧化酶
神经肽的 α-酰胺化	甘肽肽单氧酶
色素生成，如黑色素	酪氨酸酶
儿茶酚胺代谢	多巴胺-β 单加氧酶
苯丙氨酸氧化为酪氨酸	苯丙氨酸羟化酶
金属解毒	谷胱甘肽

引自：Harvey LJ，McArdle HJ. Biomarkers of copper status：a brief update. Br J Nutr，2008，99（Suppl. 3）：S10-S13.

铜的功能是多方面的，依赖含铜的蛋白质和酶，通过相关生物学过程，实现如下生理功能。

（一）维持正常造血功能

铜参与铁的代谢和红细胞生成。亚铁氧化酶 I 和 II 可使 Fe^{2+} 氧化为 Fe^{3+}，使铁离子结合到运铁蛋白，对生成运铁蛋白起主要作用，并可将铁从小肠腔和贮存点运送到红细胞生成点，促进血红蛋白的形成。故铜缺乏时红细胞生成障碍，可产生寿命短的异常红细胞，表现为缺铜性贫血。正常骨髓细胞的形成也需要铜。缺铜可引起线粒体中细胞色素 C 氧化酶活性下降，使 Fe^{3+} 不能与原卟啉合成血红素，可引起贫血。铜蓝蛋白功能缺损也可使细胞产生铁的积聚。

（二）促进结缔组织形成

铜可通过赖氨酰氧化酶促进结缔组织中胶原蛋白和弹性蛋白的交联，为形成结缔组织所必需。因此，铜在皮肤和骨骼的形成、骨矿化、心脏和血管系统的结缔组织完善中起着重要作用。

（三）维护中枢神经系统的健康

神经髓鞘主要由磷脂形成。磷脂合成依赖于细胞色素氧化酶，故细胞色素氧化酶能促进髓鞘的形成。在脑组织中多巴胺 β-羟化酶催化多巴胺转变成神经递质肾上腺素，该酶也与儿茶酚胺的生物合成有关。已报道缺铜可致脑组织萎缩、灰质和白质变性、神经元减少、精神发育停滞、运动障碍等。

（四）促进正常黑色素形成及维护毛发正常结构

酪氨酸酶能催化酪氨酸羟基化转变为多巴并进而转变为黑色素，为皮肤、毛发和眼睛所必需。先天性缺酪氨酸酶,引起毛发脱色,称为白化病。巯基氧化酶具有维护毛发的正常结构及防止其角化,铜缺乏时毛发角化并出现具有铜丝样头发的卷发症,称为 Menke's 病。

（五）保护机体细胞免受超氧阴离子的损伤

有三种以上含铜酶具有抗氧化作用,包括广泛分布的超氧化物歧化酶(SOD)、细胞外的铜蓝蛋白和主要在细胞内的铜硫蛋白等。SOD 能催化超氧阴离子转变为过氧化物,过氧化物又通过过氧化氢酶或谷胱甘肽过氧化物酶作用进一步转变为水。铜蓝蛋白是几种自由基的清除剂,并可保护特别容易被羟基氧化和破坏的不饱和脂肪酸,在体液中起抗氧化剂的作用。含铜酶在保护机体免受过氧化损伤作用方面是很重要的。

四、缺乏与过量

（一）缺乏

人类铜缺乏较少,认识也较晚。1956 年首次报道了人类非缺铁性贫血,同时可见血浆铜含量低的病例。随后,1964 年 Cordano 等报道了营养不良儿童的铜缺乏状况。有报道表明极度营养不良儿童在恢复期 100% 存在铜缺乏。临床上铜缺乏较少见,铜缺乏常常与其他营养素缺乏同时存在,且症状较轻。

引起铜缺乏的原因可分为先天性和后天性两种,前者主要由遗传性铜代谢紊乱引起,如 Menke's 病,后者主要与饮食有关。其他系统紊乱、疾病或治疗亦可增加铜缺乏的风险,如乳糜泻、Crohn's 病、肠道吸收疾病、AIDS 和自身免疫病等。长期使用高剂量解酸剂或其他阳离子螯合物会降低人对铜的吸收能力,接受腹膜透析治疗的患者会损失较多的血浆铜蓝蛋白。

1. 缺铜性贫血 缺铜时铁转运受阻,一方面使红细胞生成障碍,造血功能下降,另一方面使某些细胞中铁聚集。铜缺乏时人体血红蛋白合成减少,并有短寿命的异常红细胞产生,易发生小细胞低色素性贫血,亦可为正常细胞或大细胞性。网织细胞增加或减少,常低于 1500 个/mm³,白细胞数亦减少,骨髓象改变。

2. 心血管受损 含铜酶是心脏和动脉壁中结缔组织的必要成分,对冠心病的形成起着重要的抑制作用。铜缺乏时可出现心电图异常、心脏收缩功能受损、线粒体呼吸功能受损和心肌肥大等,常伴有高血压和主动脉狭窄等。同时,由于含铜酶合成减少,影响人体心肌细胞的氧化代谢,会导致脂肪累积,胆固醇增加。铜缺乏可引起赖氨酰氧化酶活力下降,使弹性蛋白和胶原的生物合成减少而导致心脏和动脉组织强度降低引起破裂,以至死亡。孕妇铜缺乏可导致胎儿心脏、血管发育受损和脑畸形。

3. 中枢神经受损 婴儿铜缺乏会引起中枢神经系统的广泛损害。有研究表明铜缺乏导致的氧化性应激可迅速降低老年痴呆症患者的认知能力。动物实验发现母代缺铜可引起子代神经功能紊乱,临床可见运动失调和高死亡率。

4. 影响结缔组织功能和骨骼健康 铜缺乏可引起机体骨骼、血管、皮肤中胶原蛋白和弹性蛋白的交联受损,诱发骨质疏松、血管破裂、动脉瘤、皮肤粗糙缺少光泽。发育期缺铜可导致骨畸形,老年缺铜易产生骨质疏松。

5. Menke's 病 又称 Menke's 卷发症,是一种先天性铜代谢紊乱疾病,以中枢神经损伤为主,头发卷曲色浅为特征。幼儿 Menke's 病多以骨骼缺陷如骨质减少和自发性肋骨骨折为特征。患儿血液、肝和脑中铜含量低,但在某些组织和器官中由于铜无法正常排出细胞而产生聚集,血清铜及血浆铜蓝蛋白含量减少,铜的吸收量降低。含铜酶活性降低是诊断本病的重要依据,给以铜盐（硫酸铜）治疗则可使血清中铜浓度迅速恢复,血浆中铜蓝蛋白浓度渐趋正常,一般情况逐渐好转而康复。

（二）过量

铜对于大多数哺乳动物是相对无毒的。由于人体自身调节机制,Wilson's 病以外的铜中毒在人体中较为少见。人体急性铜中毒偶见于误食铜盐、食用铜污染的食物或饮料,摄入铜量往往超过 20g。大剂量铜的急性毒性反应包括:口腔有金属味、流涎、上腹疼痛、恶心、呕吐及严重腹泻。

慢性铜中毒表现为肝脏铜聚集,继而引发结构和生化性质的改变包括慢性间质性肝炎等。慢性铜中毒一般经历两个阶段:第一阶段,没有明显中毒症状,血铜浓度正常或偏高,但肝酶浓度增高明显,这是铜在肝脏中逐渐聚集的反应,可导致富含酸性磷酸酶的肝细胞肿大及含铜枯否细胞(Kupffer 细胞)的灶性坏死;第二阶段发生非常迅速,常出现溶血现象,肝脏中会产生广泛变性、点状坏死、炎细胞浸润及胆汁淤积。

慢性铜中毒主要见于 Wilson's 病,它与铜在肝及其他组织中达到毒性水平的聚集有关,并非铜摄入量过多所致。Wilson's 病患者常见慢性肝脏损伤和（或）精神损伤,并常伴随有肾功能障碍,眼、血液及骨骼病变也较常见。虽然患者肝铜水平较高,但血浆铜蓝蛋白和血液中铜浓度却较低。限制铜摄入量对该病疗效甚微。目前的治疗方法通常靠口服锌制剂降低铜的吸收和（或）服用螯合剂如 D-青霉胺、二巯基丙醇(BAL)或硫代钼酸盐以增加铜的排泄。

肝硬化在印度儿童中发生率较高,研究表明与环境、烹饪方法等导致摄入铜过高有关。其原因是食用铜锅中煮的牛奶,可使铜含量增加 0.13~6.35mg/L,以致造成铜中毒。一般发生于 6 个月到 5 岁儿童,其特征是肝、尿和血清中铜浓度增加,症状包括腹胀、不规则发热、过度哭泣、食欲改变、黄疸,如不治疗,几个月内发展为肝脾大、腹水、水肿,通常死于出血、继发性感染或肝昏迷。这也可能与曾报道的印度儿童肝硬化的先天性疾病(Indian childhood cirrhosis,ICC)有关,后者是一种基因缺陷的遗传性疾病,在有高铜摄入后才出现铜中毒症状,伴随着在肝中快速积聚,可引起死亡。

五、营养状况评价

经常用来反映铜代谢的血液指标是血清铜和血浆铜蓝蛋白浓度,可有效地诊断 Menke's 病、Wilson's 病、中度及重度铜缺乏,但它们属于急性期指标,缺乏灵敏性和特异性以反映边缘性的铜缺乏。含铜酶如红细胞 SOD、血小板细胞色素 C 氧化酶、血浆二胺氧化酶、组织中赖氨酰氧化酶、组织与血浆中肽基甘氨酸 α-酰胺化酶(peptidyl glycine α-amidase)的活性都曾被研究用作反映铜缺乏的生物标志,但相关实验证明它们均不足以灵敏而特异地反映早期铜缺乏。有研究表明缺铜大鼠组织和红细胞中的 SOD 铜伴侣蛋白(CCS1)升高;营养不良儿童的周围单核细胞(peripheral mononuclear cells)实验结果也肯定了这一结论;健康人体单核细胞中的 CCS1 在中度铜过量时会明显降低。因此铜伴侣蛋白可能会作为既反映缺乏又反映过量的铜营养状况生物标志。

（一）血清铜

是铜缺乏的可靠指标,用于个体则要慎重。正常人血清铜范围为 10.0～24.6μmol/L(640～1560μg/L)。女性比男性约高 10%。女性妊娠期血清铜可高出一倍。而当发现铜缺乏病例时,血清铜浓度已远低于此下限。补充铜可使血清铜浓度在几天内恢复到正常水平。

（二）血浆铜蓝蛋白（Cp）

正常人血浆 Cp 水平为 180～400mg/L,Cp 浓度经常与血清中铜浓度相平行,也是铜缺乏的常用指标之一,但 Cp 对轻度铜缺乏不灵敏,铜缺乏病例 Cp 已远低于 180mg/L。Cp 对补充铜反应很快,但也不能反映膳食中铜摄入量。一般情况下,由于 Cp 会因雌激素、妊娠和服用避孕药而升高,男性血浆铜蓝蛋白含量低于女性。Cp 也是一种急性反应蛋白,可因炎症、感染、类风湿、恶性肿瘤、心肌梗死或传染性疾病等疾病而升高,这种情况下血清铜和铜蓝蛋白水平不能用作诊断铜缺乏指标。此外,血浆铜蓝蛋白还与年龄和季节变化有关,因此,不能用于评估铜的过量。

（三）红细胞中超氧化物歧化酶（SOD）

红细胞中 Cu/Zn SOD-1 活性受膳食中碳水化合物的影响,当食物成分以果糖为主时可采用 SOD-1 作为生物标志,以玉米淀粉为主食时不适合。铜耗尽时 SOD-1 活性下降,但补充铜却未见其上升。另外一个不利因素是缺乏标准方法,临床测试和实验室比对困难,SOD-1 也是一种急性相反物,同样易受健康状况与应激反应的影响。

（四）血小板中细胞色素 C 氧化酶（CCO）

绝经妇女摄入铜 0.57mg/d 105 天后,摄入 2mg/d 35 天后,与血清铜、Cp 或红细胞 SOD-1 相比,CCO 是变化最为明显的生物标志,但其活性与铜营养状况是否呈平行变化仍未定论。

（五）赖酰氧化酶

肽基甘氨酸-α-酰胺单氧化酶(PG-α-AM 或 PAM)、二胺氧化酶等也可能是较敏感的评估膳食中铜含量指标,但因实验数据非常少,尚须进一步观察。

（六）铜平衡实验

过去已经有用平衡实验来评估膳食中推荐量的研究,但需要长期适应,在很广的膳食摄入量范围均能获得平衡,所以此方法对铜需要量的研究不适合应用。

（七）其他

采用许多功能试验来评估铜的营养状态可能有价值,例如免疫功能和抗氧化功能,但缺乏特异性。稳定同位素研究对全身铜的测量、铜库交换、铜周转等这些领域的研究仍有待进一步发展。铜代谢分隔舱模型(compartmental model)对评价铜营养状态可能也有帮助。发、指甲或唾液

中铜水平不能完全反映铜的营养状况,尿铜个体差异很大,所以至今尚未见一个简单指标足以评估铜的营养状况。然而,将已确定的多个指标结合起来在评估铜的营养状况中是有价值的。

六、膳食参考摄入量

国外多数国家新修订的膳食铜参考摄入量,除婴儿为 AI 外,均提出了 EAR 和 RNI(RDA)。2013 年中国营养学会修订我国居民膳食铜 DRIs 时,参考了国外研究资料,也提出我国居民膳食铜的 EAR 和 RNI。

（一）AI 与 RNI

1. 成人 国外制定成人膳食铜的 EAR 时,主要采用了补充试验的方法。由于没有单一指标可以准确评估成人铜的营养状况,因此采用血清铜、血浆铜蓝蛋白、红细胞 SOD 活性和血小板铜浓度等多项指标综合分析评估,以期确定 EAR。美国采用补充试验研究资料显示,膳食铜摄入量为 0.7mg/d 时,可覆盖男性和女性半数人群的需要,故确定膳食铜的 EAR 值为 0.7mg/d(男女平均体重 68.5kg)。日本也采用该方法获得男女成人膳食铜的 EAR 分别为 0.7mg/d 和 0.6mg/d。我国缺乏铜需要量研究数据,参照美国研究资料,按我国男女平均体重 61kg 折算,计算出我国成年人铜的 EAR 为 0.623mg/d,取整数处理,修订 EAR 为 0.60mg/d。设定 CV 为 15% 推算并取整数处理,修订成年人铜的 RNI 为 0.80mg/d。

2. 儿童和青少年 目前缺少儿童或青少年铜的 EAR 研究数据,中国居民 DRIs(2013 版)采用成人 EAR 和代谢体重法推算。设 CV=15%,推算 RNI,结果见表 1-8-11。

3. 孕妇和乳母 妊娠期妇女对铜的需要量包括满足自身和满足胎儿生长发育所需的量。国外研究资料显示,以胎儿所需铜总量为 13.7mg,妊娠期为 280 天,妊娠期铜生物利用率为 60%,则我国孕妇铜 EAR 应额外增加 0.082mg/d,取整处理,修订为 0.1mg/d。CV 取值为 15%,则孕妇 RNI 应额外增加 0.107mg/d(1.3×0.082mg/d),取整处理,修订为 0.1mg/d。

哺乳期妇女铜的 EAR 需要补加泌乳丢失的铜量 0.29mg/d,考虑 60% 的生物利用率,则乳母铜的 EAR 应额外增加 0.48mg/d,取整处理,修订为 0.5mg/d。同样,CV 取值为 15%,中国居民膳食营养素参考摄入量(2013 版)中制定乳母 RNI 应额外增加 0.63mg/d(1.3×0.48mg/d),取整处理,修订为 0.6mg/d。

4. 婴儿 根据我国部分地区母乳铜含量数据范围在 0.27～0.41mg/L 之间,平均值为 0.38mg/L。0～6 月龄婴儿的 AI 值为 0.3mg/d(0.38mg/L×0.75L/d)。7～12 月龄婴儿缺乏辅助食物的铜含量,则采用代谢体重法从 0～6 月龄婴儿的 AI 值推算为 0.39mg/d,从成人代谢体重法推算为 0.25mg/d,取其均值 0.32mg/d,取整后 7～12 月龄婴儿 AI 为 0.3mg/d。

（二）UL

根据研究资料,美国食物和营养委员会确定铜的 NOAEL 为 10mg/d。不确定系数 UF 定为 1,结果得到铜的 UL 为 10mg/d。英国和日本成人 UL 也为此值。欧盟食品科学委员会(SCF)确定成人 UL 为 5mg/d。国际膳食补充剂协

会联盟(IADSA)确定 UL 为 9mg/d。WHO 建议平均安全范围上限成人男性为 12mg/d,女性为 10mg/d。

中国营养学会根据以上资料,推测成年人从食物、饮水和膳食补充剂中获得的铜超过上述摄入量上限的可能性非常低。而且铜中毒很少见,即使从食物中摄入的铜水平高到 10mg/d 左右也未见中毒现象。因此结合我国实际情况,铜的不确定系数 UF 定为 1.2,以铜的 NOAEL 为 10mg/d,得到成人铜的 UL 为 8mg/d。儿童和青少年 UL 参照与成年人的平均体重比值得出,结果见表 1-8-11。

中国居民各年龄组膳食铜参考摄入量见表 1-8-11。

表 1-8-11　中国居民膳食铜参考摄入量/(mg·d^{-1})

人群	EAR	RNI	UL	人群	EAR	RNI	UL
0 岁~	—	0.3(AI)	—	11 岁~	0.55	0.7	6.0
0.5 岁~	—	0.3(AI)	—	14 岁~	0.60	0.8	7.0
1 岁~	0.25	0.3	2.0	18 岁~	0.60	0.8	8.0
4 岁~	0.30	0.4	3.0	孕妇	+0.10	+0.1	8.0
7 岁~	0.40	0.5	4.0	乳母	+0.50	+0.6	8.0

引自:中国营养学会.中国居民膳食营养素参考摄入量(2013 版).北京:科学出版社,2014.

七、主要食物来源

铜广泛存在于各种食物中,牡蛎、贝类海产品食物以及坚果(如巴西坚果和腰果)是铜的良好来源,动物的肝、肾,谷类胚芽部分、豆类等次之,植物性食物铜含量受土壤中铜含量及加工方法的影响。奶类和蔬菜含量最低。

在普通膳食中,天然食品如谷类、肉类和鱼类等可以提供 50% 的铜摄入量。通常成年人每天可以从膳食中得到约 2.0mg 铜,基本上能满足人体需要。食物中铜吸收平均为 40%~60%。牛奶中铜含量很低,人乳含量较高。人乳在产后第一周含量为 9.8~14.1μmol/L(0.62~0.89mg/L),几个月后降至 2.4~2.7μmol/L(0.1~0.17mg/L)。初生婴儿每天从母乳中可获得铜 50g/kg,后来逐渐下降。牛奶铜含量平均为 3.8~12.6μmol/L(0.24~0.8mg/L),故人乳铜含量高于牛奶,长期用牛奶进行人工喂养以及母乳喂养后期的婴儿应注意铜的营养状况。关于食物中铜含量的内容详见本书第二卷食物营养。

第六节　铬

铬(chromium),化学符号 Cr,由法国化学家沃克兰于 1797 年从铬铅矿中发现。1948 年被认识到是动植物体内的组成成分;1954 年证实铬具有生物学活性;1955 年,美国科学家 Schwarz 和 Mertz 从猪肾中提取出一种能够恢复大鼠葡萄糖耐量损伤的化合物,他们把这类活性成分称为葡萄糖耐量因子(glucose tolerance factor,GTF),后经证实葡萄糖耐量因子为一种含铬的复合物,并由此确定了铬是动物的必需微量元素。1968 年有研究表明营养不良婴儿口服 250μg 铬(CrCl₃)能够改善葡萄糖清除率。1977 年在接受全肠外营养(total parenteral nutrition,TPN)的患者出现糖耐量异常时进行铬的补充使糖耐量异常得到纠正,至此铬才真正被认为是人体所必需的微量元素。

一、理化性质

铬的原子序数是 24,相对原子质量为 51.9961,熔点为(1857±20)℃,沸点为 2672℃,接近室温时密度为 7.22g/cm³,是一种银白色有光泽的多价金属。铬的化学性质不活泼,常温下对氧稳定,当温度高于 600℃ 时开始和氧发生反应,表面生成氧化膜后反应变慢,当温度达到 1200℃ 时,氧化膜被破坏,反应重新变快。铬能溶于盐酸、硫酸和高氯酸,遇硝酸后钝化。铬能与镁、钛、钨、锆、钒、镍、钽、钇形成合金,铬及其合金具有强抗腐蚀能力。铬常见的化合价为 +2、+3、+6 价,其中二价铬不稳定,可很快被氧化为三价铬。三价铬在机体内是稳定的,天然食物中和膳食补充剂中的铬均为三价铬。六价铬在体内极不稳定且具有毒性,它是工业暴露和化学毒性物质中常见的形式。

二、吸收与代谢

铬在人体组织中分布广泛,主要分布于肾脏(3~11ng/g)、肝脏(5~71ng/g 湿重)、脾脏(14~23ng/g)和骨骼(101~324ng/g)。铬在人体内的含量随着年龄的增加而逐渐减少,老年人头发、汗液和血清样品中的铬含量随着年龄的增加而显著下降。

(一) 吸收

机体对铬的吸收率很低,可通过消化道、呼吸道、皮肤及黏膜吸收。机体摄入的铬主要通过小肠吸收。对人体代谢平衡、生理摄入量和尿液排泄量研究,推测铬的吸收率为 0.4%~2.5%。影响铬吸收的因素主要有:

1. 铬的形态　六价铬比三价铬更易被人体吸收,有机铬比无机铬更易被机体吸收。人体对无机铬的吸收利用率极低,不到 1%;人体对有机铬的利用率可达 10%~25%。

2. 机体的铬营养状况和膳食铬含量　当机体存在铬缺乏或膳食中铬含量低时,对铬的吸收率会提高;而膳食中铬含量高时吸收率降低。人体试验发现,当膳食摄入铬 10μg/d 时吸收率为 2%,而摄入 40μg/d 时为 0.5%。

3. 膳食构成　不同的膳食成分如不同种类的碳水化合物能够影响铬的吸收,分别给小鼠喂食葡萄糖、果糖、蔗糖及淀粉,结果喂食淀粉的小鼠组织中铬含量普遍增加。

4. 其他营养素和食物成分　铁、锌、钒可抑制铬的吸收。动物实验发现,缺铁大鼠铬的吸收率高于铁充足的大鼠;缺锌大鼠对 ^{51}CrCl₃ 的吸收率升高,给大鼠补锌后,吸收率降低。一些阴离子如草酸盐、吡啶羧酸盐能增加大鼠对 ^{51}CrCl₃ 的吸收;肌醇六磷酸盐、高浓度的植酸盐可抑制铬的吸收。抗坏血酸能促进铬的吸收。给三名成年女性进食铬和抗坏血酸,其血浆铬浓度是只进食铬者的 1.5~5 倍。

5. 药物 某些药物可影响铬的吸收。大鼠口服 $^{51}CrCl_3$ 后,给其灌胃阿司匹林,可显著增加血液、组织和尿中的 ^{51}Cr 含量;口服 $^{51}CrCl_3$ 前,给大鼠腹腔注射吲哚美辛,也可显著增加血液、组织和尿中 ^{51}Cr 含量,这就提示阻断胃肠道前列腺素的合成,口服 $^{51}CrCl_3$ 可以促进铬的吸收,而给大鼠灌胃前列腺素 E2 类似物会使其血液和组织中的 ^{51}Cr 降低。

(二)代谢

六价铬被吸收后穿过红细胞膜与血红蛋白中的球蛋白结合,而三价铬不能穿过红细胞膜,只能与血浆中的 α-球蛋白结合,由转铁蛋白运送到组织中去。胰岛素水平升高可刺激转铁蛋白受体从细胞内的小囊泡移位到细胞膜,携带铬的转铁蛋白与细胞膜上的转铁蛋白受体结合后通过内吞作用进入细胞。在细胞内,通过三磷酸腺苷驱动的质子泵,使内吞小泡的 pH 下降,将铬从转铁蛋白中释放出来。

口服的铬有约 98.1% 不能被肠道吸收而随粪便排出。吸收后无机铬由肾经尿排出,少量自汗、毛发、胆汁排出,有机铬主要自胆汁排出。大鼠实验发现,铬以"低分子质量铬结合物"(chromium low-molecular-weight chromium-binding substance,LMWCr)的形式由尿液排泄。

铬的排出量受很多因素影响。膳食补充铬后,尿铬含量升高,当补充 $^{51}CrCl_3$ 200μg/d 时,尿铬的排出量比不补充铬时提高 4 倍。在一项对 19 名男性和 18 名女性的研究中,服用高糖膳食(总能量的 35% 来源于单糖类,15% 来源于复合型碳水化合物)的个体比服用参考膳食(总能量的 35% 来源于复合型碳水化合物,15% 来源于单糖类)的个体尿铬的排出量增加,说明高糖膳食促进尿铬的排泄。另外,处于应激状态时,如剧烈运动、哺乳、外伤、感染等铬的排出也可增加。

三、生理功能

(一)参与糖代谢的调节

近年来的研究发现,三价铬能够改善胰岛素抵抗、增强胰岛素作用、抑制自由基产生、降低收缩压。胰岛素在体内发挥作用时需要铬的参与,而 GTF 也只能在胰岛素存在的情况下,才能发挥生化效应。铬是胰岛素发挥降糖作用必需的元素,Cr^{3+} 通过与烟酸结合形成 GTF 或与氨基酸形成其他有机铬化合物协同胰岛素发挥其生理功能,其作用机制主要是通过 GTF 调节胰岛素 A 链上的硫与细胞膜上受体的巯基形成二硫键,促进胰岛素与特定受体结合,使胰岛素发挥最大生物学效能。铬缺乏状态下胰岛素的功能降低,糖尿病患者补充铬后,葡萄糖耐量受损会得到改善,现有研究表明补充铬有利于糖尿病患者控制血糖。常规剂量下补充铬能够提高糖尿病患者糖化血红蛋白(HbA1c)和空腹血糖(FPG)水平,大剂量(200~1000μg/d)补充三价铬对糖尿病患者的血糖具有明显的改善作用,而且对于非糖尿病患者无影响。

(二)促进蛋白质代谢和生长发育

1. 调节蛋白质的代谢 铬在体内可通过协助胰岛素来促进蛋白质的合成,并可与血液中焦磷酸盐、核蛋白、蛋氨酸、丝氨酸等结合,对蛋白质代谢起调节作用。铬对蛋白质代谢的影响一方面可能是通过提高葡萄糖利用效率,减少生糖氨基酸的分解;另一方面可能是通过胰岛素、生长因子、胰岛素样生长因子等内分泌激素,间接促进蛋白质的合成。

2. 影响生长发育 给营养不良的儿童补铬后,其生长速率较未补铬的营养不良儿童显著增加。

四、缺乏与过量

(一)缺乏

1. 铬缺乏的原因 机体铬缺乏的主要原因是摄入不足。人体摄入铬主要通过食物。食物精制过程会造成铬的丢失,如精制面粉损失铬 40%,砂糖为 90%,大米为 75%,脱脂牛奶为 50%。此外,饮用水的铬含量较低也有一定的影响。有报道,耶路撒冷周围难民营居住的儿童大部分患有糖耐量障碍,而居住在约旦的儿童则全部正常。这两个地区食物全部相似,其原因在于这两个地区饮水中铬的含量相差 3 倍。另一原因是机体铬的消耗增加,人体在应激状态下,如摄入血糖指数高的食物、哺乳、感染、外伤、高强度训练等可引起铬的消耗增加。

2. 铬缺乏的表现 长期接受全肠外营养而未补充铬的患者,出现铬缺乏的症状,表现为体重降低、糖耐量下降、末梢神经炎、运动失调、呼吸商降低等,补充铬后得到改善。因此,美国医学会(AMA)已经推荐在 TPN 溶液中加入铬。

(二)过量

三价铬有利于身体健康,但是摄入过多可引发中毒。三价铬毒性非常低,至今仍不能确定其未观察到有害作用水平(no observed adverse effect level,NOAEL)及可观察到有害作用的最低水平(lowest observed adverse effect level,LOAEL)。六价铬的毒性最大。六价铬来源于工业,从事铬作业(主要是电镀、涂漆行业)或吸入含铬浓度高的粉尘、烟雾或皮肤接触铬化合物均可引起六价铬中毒。金属铬不引起中毒。

1. 急性毒性 人口服铬酸盐的致死剂量约为 3g,可见胃黏膜充血溃疡、肾组织坏死、脑水肿、内脏器官出血。大鼠经口摄入 $Cr(NO_3)_3$ 的 LD_{50} 为 3250mg/kg,小鼠为 1870mg/kg。此外,短期大量接触六价铬可导致肝、肾损伤。

2. 慢性毒性 国际癌症研究机构(IARC)将六价铬归为 I 类致癌物,并且长期接触六价铬可导致接触性皮炎、皮肤黏膜和鼻黏膜溃疡、职业性哮喘等。人胃液能够将饮用水中的六价铬转化为三价铬,但是饮用水中六价铬浓度超过 10mg/L 就会中毒。我国规定,排放废水中六价铬的最大允许质量浓度为 0.5mg/L,生活饮用水中六价铬不得超过 0.105mg/L。

3. 致畸性和致突变性 六价铬可以直接和间接作用于 DNA,影响基因表达,从而产生致畸和致突变性。另一方面,六价铬进入细胞后被还原成三价,生成的三价铬与 DNA 迅速反应增加启动位点数量,从而增加 RNA 合成产生突变。早在 2002 年美国国家毒物学计划中心（NTP）发现，吡啶甲酸铬对雌性大鼠有轻微的遗传毒性。体外实验显示，六价铬可产生不同类型的 DNA 损伤诱导突变，如 DNA 单链或双链断裂。人群研究发现，制革厂铬接触工人的外周血淋巴细胞 DNA 存在一定程度的损伤。虽然以上数据不能完全说明三价铬的毒性，但提示三价铬可能致突变或提高突变率。

五、营养状况评价

对于铬的营养状况评价尚缺乏可靠的指标，仅能通过评价铬的摄入量、病史及临床表现进行推断。铬在血液中浓度低，因此极难检测，另外，检测时一定要避免环境铬的污染。铬在尿液中浓度波动较大，常收集 24 小时尿液测定其含铬总量。由于还未确定与铬代谢有关的特异性酶，所以无法用酶作为评价铬营养状况的指标。

目前测定铬含量较多应用原子吸收光谱法。测量人体中铬的含量时，常规测定 24 小时尿液的铬水平。当人体摄入铬增加时，尿铬随之增加，尿铬可以反映机体在一段时间内对铬的吸收、保留和排泄状况，因此，可用于对补铬者的营养状况评价。

血铬含量较低，接近仪器的检测下限，极难检测。并且血铬可能与其他体液中的铬处于不平衡状态。

在受到良好控制的实验条件下，人头发铬水平可以较好地反映机体的铬水平。有报道，53 名加拿大居民发铬水平的中位数为 124ng/g（79~210ng/g），而接触铬的制革工人发铬水平中位数则为 453ng/g（248~738ng/g），并且发铬水平与血铬水平密切相关。对 39 例糖尿病患者和 39 例健康人的发铬进行测定，发现糖尿病患者发铬水平为（317±64）ng/g，明显低于健康人（383±75）ng/g，因此，后续研究应关注发铬水平能否反映机体铬的营养状况。

六、膳食参考摄入量

目前的资料还不足以制定铬的 EAR 和 RNI，所以我国参考世界主要国家的参考摄入量，制定了铬的 AI，见表 1-8-12。

表 1-8-12　中国居民膳食铬参考摄入量/（μg·d^{-1}）

人群	AI	人群	AI
0 岁~	0.2	14 岁~	35
0.5 岁~	4.0	18 岁~	30
1 岁~	15	孕妇（早）	+1.0
4 岁~	20	孕妇（中）	+4.0
7 岁~	25	孕妇（晚）	+6.0
11 岁~	30	乳母	+7.0

引自：中国营养学会. 中国居民膳食营养素参考摄入量（2013版）. 北京：科学出版社，2014.

（一）AI

1. 婴儿　0 岁以上婴儿铬的 AI 根据母乳中铬的含量计算，我国目前缺少母乳中铬含量的数据。参考美国人母乳中的铬含量 0.252μg/L，并根据我国 0 岁以上婴儿母乳摄入量为 0.75L/d 计算后得到我国 0~6 个月婴儿 AI 值约为 0.2μg/d（0.252μg/L×0.75L/d）。0.5 岁以上婴儿铬的摄入量来源于母乳和辅食。应用代谢体重比的方法，0.5 岁以上婴儿每天摄入 0.6L 母乳，其中可摄入的铬为 0.15μg/d（0.252μg/L×0.6L/d）。辅食铬摄入量 = 能量×13.4μg/1000kcal。辅食中的摄入的能量 = 婴儿 EER-婴儿母乳摄入的能量，700kcal/d［80kcal/（kg·d）×8.75kg］-413kcal=287kcal。辅食摄入铬的量是 3.85μg/d（287kcal×13.4μg/1000kcal）。因此，0.5 岁以上婴儿铬的 AI 为 4.0μg/d（0.15μg/d +3.85μg/d），结果见表 1-8-12。

2. 儿童和青少年　我国目前没有足够的资料得出儿童和青少年铬的适宜摄入量，通过能量比对法，根据成人的 AI 值外推得出，结果见表 1-8-12。

3. 成年人　参考美国的制定依据，平衡膳食中的铬含量是 13.4μg/1000kcal。根据我国不同年龄段和性别成年人中等体力活动水平时的能量需要量，得出成年人不同年龄段和性别人群的 AI 值。结果见表 1-8-12。

4. 孕妇和乳母　孕妇膳食铬 AI 应为成年女性自身的需要量与怀孕期增加量之和。孕早期、孕中期、孕晚期能量需要量分别增加 50kcal/d、300kcal/d、450kcal/d。按照13.4μg/1000kcal 后推算，得到铬摄入量需要分别增加为 1.0μg/d、4.0μg/d、6.0μg/d。

乳母铬 AI 应为成年女性自身的需要量与泌乳所需的补充量之和。由于乳母对铬的吸收率难以确定为一个准确的数值，所以泌乳所需的补充量无法确定。但泌乳期能量需要量的增加值为 500kcal/d，同样可以乘以 13.4μg/1000kcal 后得到乳母需增加铬摄入量为 7.0μg/d。

（二）UL

尽管国外曾有人体大剂量补充三价铬导致肾功能、肝功能障碍的个案报道，但还不足以确定三价铬毒性的剂量-反应关系。有研究报道，动物实验吡啶甲酸铬的未观察到有害作用的剂量（NOAEL）为 2400mg/（kg·bw·d），不宜以此来推导人体 UL。美国报道，大剂量服用吡啶甲酸铬补充剂的人群，每日的三价铬膳食摄入量与通过补充剂摄入量之和为 2055μg/d，并没有出现毒副作用；欧洲食品安全局（EFSA）提到从膳食和补充剂总铬摄入量也可高达 2120μg/d，但资料仍尚显不足，故暂不制定 UL 值。

中国居民膳食铬参考摄入量见表 1-8-12。

七、主要食物来源

铬最好的食物来源分别是海鲜类，未加工的粮谷类、坚果类、奶类、谷类。肉类、肝脏和其他内脏，以及豆制品也含有较多的铬。蔬菜特别是根茎类蔬菜、调味品和油脂含铬量很低。

食品加工对铬含量影响极大，食物精制过程中铬丢失严重。而用不锈钢制品烹调和盛装酸性食品时，铬可以溶出。由于精确地收集和分析食物样品中的铬含量存在很大的难度，有关食物中铬含量的可靠数据也非常有限。

第七节　钼

钼(molybdenum,Mo)广泛存在于动植物组织中。钼是黄嘌呤氧化酶(xanthine oxidase)、亚硫酸盐氧化酶(sulfite oxidase)和醛氧化酶(aldehyde oxidase)的必需组分,是人及动物必需的微量元素。动物和植物钼含量分布宽泛,差别较大,分布从<0.5mg/kg到>100mg/kg。动物及人体组织的钼水平受到食物中蛋白质、矿物质和维生素等多种成分的影响。

一、理化性质

钼是一种过渡元素,原子量为96,具有-2到+6等八种价态,其氧化状态极易改变,在体内的氧化还原反应中起着传递电子的作用。在生物系统中多为+6、+5和+4价态。在含钼金属酶中,钼和一种独特的钼蝶呤(molybdopterin)结合形成钼辅基(molybdenum cofactor,Moco)存在于钼酶的活性部位。肝脏中的钼几乎全部以此种辅基形式存在,其中60%转移到黄嘌呤氧化酶或亚硫酸盐氧化酶的酶蛋白上,从而将他们转化为有活性的酶。钼的另一种存在形式是钼酸盐,血液和尿液中的钼主要是钼酸根离子(MoO_4^{2-})。

二、吸收与代谢

膳食及饮水中无机钼化合物在动物及人体胃肠道被吸收,其主要吸收机制目前还不清楚。有动物实验发现,钼酸盐完全以被动扩散的方式吸收。被吸收后大部分与蛋白质结合并运送到全身。钼在人体内的吸收率约在25%~93%,经口摄入的可溶性钼酸铵约88%~93%可被吸收。Turnlund等曾报道,给男性青年连续使用不同钼水平的膳食,发现其吸收率随膳食钼水平的增加而增高,可达88%~93%。但在混合膳食中,钼的生物利用率大约为76%。日本一项女性膳食钼吸收的实验结果显示,混合膳食中90%的钼被吸收。日常膳食中的铜和硫酸盐影响钼在人体的吸收,各种含硫化合物对钼的吸收有相当强的阻抑作用,如硫化钼口服后只能吸收5%左右。

人体中钼主要通过尿液排泄。人体实验表明吸收的钼中80%是通过尿液排出,且尿液中钼的排出量与膳食摄入量相关,摄入低钼膳食时,血浆钼在体内的转换较慢,存留率较高。摄入高钼膳食时,过量的钼迅速经尿排出,避免了因为钼摄入量过高或者过低引起的钼中毒以及缺乏现象。只有很少一部分钼经粪便排出。膳食钼摄入增多时肾脏排泄钼也随之增多(图1-8-10)。

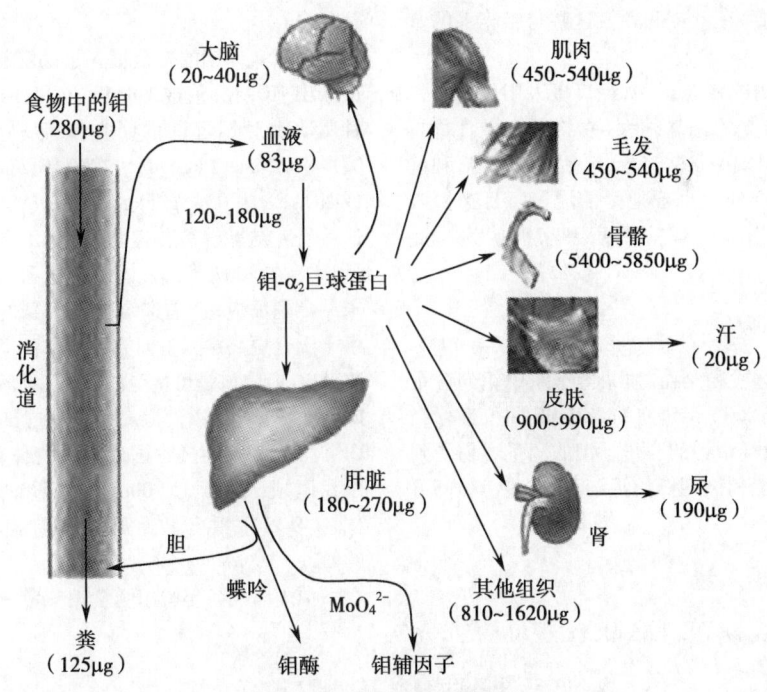

图1-8-10　成年人钼代谢示意图

摘自:王佳炜等.微量元素钼的代谢与人体健康.中华临床医学杂志.2013,21(4):241-245.

人体各种组织均含钼,成人体内总量为9mg。皮肤、食管、气管、主动脉、子宫和膀胱的浓度较低,而在肾、肝、小肠与肾上腺中的浓度相对较高,主要以钼酶的形式存在。文献报道的血液钼浓度从1.1~257μg/L不等。差异较大的原因,一方面是由于不同膳食中钼含量差别很大,另一方面也与测定方法不同有关。钼酸盐被吸收后仍以钼酸根的形式与血液中的巨球蛋白结合,并与红细胞松散的结合。血液中的钼大部分被肝、肾摄取。在肝脏中的钼酸根一部分转化为含钼酶,其余部分与蝶呤结合形成含钼的辅基储存在肝脏中。

三、生理功能

钼作为三种钼金属酶的辅基而发挥其生理功能。钼酶催化一些底物的羟化反应。黄嘌呤氧化酶催化次黄嘌吟转化为黄嘌呤,然后转化成尿酸。醛氧化酶催化各种嘧啶、嘌呤、蝶啶及有关化合物的氧化和解毒,亚硫酸盐氧化酶催化亚硫酸盐向硫酸盐转化。体外实验发现钼酸盐可保护肾上腺皮质激素受体活性。

四、缺乏与过量

在正常膳食条件下人体不会发生钼缺乏。长期全肠外营养患者可能出现钼缺乏问题。1981年,Abumrad等曾报道,1例长期全胃肠外营养患者曾出现烦躁不安、心动过速、呼吸急促、夜盲等症状,进而发展到昏迷,生化检查发现血液中蛋氨酸浓度升高,尿酸浓度降低;尿液中尿酸和硫酸盐排出量减少。在每日补充300μg钼酸铵相当于(163μg钼)后临床症状消退,生化检验恢复正常。1988年,Rajagopalan等发现2例Crohn's病患者空肠切除术后接受全胃肠外营养治疗,因腹泻而大量丢失微量元素,其中钼损失为350~530μg/d,血浆及尿中尿酸水平显著降低。静脉给予钼酸铵500μg(钼225μg)后尿酸水平恢复正常。

此外有报道显示,在食管癌高发区,如南非的Transkei和中国的河南省,当地的饮水、食物及人体组织中的钼水平都较低;在大鼠饲料中添加钼可降低化学致癌物诱发的食管癌、胃癌及乳腺癌的发生率;在中国的克山病流行区不仅存在低硒问题,也存在低钼问题。这些与钼相关的营养健康问题都有待进一步研究。

人体对钼有很强的内稳态机制,经口摄入钼化物中毒的数据很少,只有在口服的钼量很大(食物和水中含量超过100mg/kg)时才会出现中毒的迹象,包括腹泻、贫血和血尿酸水平升高。生活在亚美尼亚地区的居民每日钼摄入量高达10~15mg,而当地痛风病发病率高被认为与此有关。

五、营养状况评价

钼营养状况可通过检测全血、血浆等组织中钼的含量进行评价。Keyes等于2002年建立的ICP-MS同位素稀释法可以检测≥0.5ml血样中钼的含量。钼的测量容易受到注射器、玻璃器皿、环境和试剂等的污染,而这些污染都可能引起测定值偏高。

六、膳食参考摄入量

膳食钼参考摄入量,除了婴儿依据膳食摄入量提出AI外,主要补充试验方法确定EAR和RNI。我国缺乏研究资料,主要参考国外研究结果修订。

1. 婴儿　母乳钼含量依据美国(2.0μg/L)和日本(3.0μg/L)研究资料确定为2.5μg/L,按摄入量0.75L计算并取整数处理,修订0~6月龄婴儿AI为2.0μg/d。

7~12月龄婴儿,在小婴儿AI和成人RNI的基础上,采用体重比方法推算,确定AI为152.0μg/d。

2. 成人　美、日、英、韩等国居民膳食调查得出膳食钼摄入量范围为76~275μg/d,差异很大。

1995年,Turnlund等采用平衡试验方法进行成年人体实验观察,提出25μg/d为每日最低需要量。Yoshida等2006年经过人体实验研究认为要维持成年人血浆钼稳定水平所需膳食钼摄入量为43μg/d。2007年,Novotny等采用房室动力学模型对4名青年男性摄入不同水平钼的代谢进行了研究,试验分5阶段,每阶段24天,各阶段膳食钼每日摄入量分别为22μg、72μg、121μg、467μg和1490μg。结果表明,维持成年人体内血清钼稳定水平所需膳食钼摄入量为115~120μg/d,高于其以往研究结果,但由于该研究更为严谨客观,其结果得到广泛认可,以此计算得到的成年人EAR为85μg/d。据此,采用代谢体重法可推算得到儿童青少年、孕妇和乳母RNI和EAR,并依据母乳钼含量数据计算婴幼儿的AI。

关于人体钼的安全摄入量的资料较少,多为动物实验推断出NOAEL值或LOAEL值。Chappel等根据多种不同种属动物对钼毒性的研究推断,人体对钼的LOAEL在0.14~0.20mg/(kg·d)。1990年,Fungwe等的实验表明大鼠NOAEL为0.9mg/(kg·d),LOAEL为1.6mg/(kg·d)。这些研究结果曾被普遍作为钼UL制定的科学依据。Novotny等在2007年的人体试验显示,钼摄入量达1490μg/d未见毒副反应,这是迄今能检索到的唯一人体试验数据。由于没有更高摄入量研究数据,将1490μg/d暂时作为人体NOAEL值应该是可接受的。因考虑实际数值会更高些,不确定系数UF可以设为1,但又考虑试验食用期仅24天,故UF设为1.2。通过我国成人平均体重与受试者体重比得出我国成人UL为900μg/d(1490μg/d/1.2×61kg/82kg)(表1-8-13)。由于数据资料不足,我国尚未制定婴幼儿钼的UL。

中国居民各年龄组膳食钼参考摄入量见表1-8-13。

表1-8-13　中国居民膳食钼参考摄入量/(μg·d⁻¹)

人群	EAR	RNI	UL	人群	EAR	RNI	UL
0岁~	—	2(AI)	—	11岁~	75	90	650
0.5岁~	—	15(AI)	—	14岁~	85	100	800
1岁~	35	40	200	18岁~	85	100	900
4岁~	40	50	300	孕妇	+7	+10	900
7岁~	55	65	450	乳母	+3	+3	900

引自:中国营养学会. 中国居民膳食营养素参考摄入量(2013版). 北京:科学出版社,2014.

七、主要食物来源

钼广泛存在于各种食物中,干豆和谷类以及坚果是钼的良好来源,蔬菜、水果和海产品中含量一般较低,动物肝脏、肾中含量最丰富。我国目前钼的食物数据不足,尚未在中国食物成分表中列出。

第八节 锰

1774年瑞典化学家Gahn分离纯化一种金属并命名为锰(manganese,Mn)。1837年,Couper发现锰矿工人因吸入锰氧化物而中毒。1931年及以后的实验观察到缺乏锰的动物包括鼠和家畜家禽等出现生长不良、骨骼异常、生殖功能障碍、运动失调以及碳水化合物和脂肪代谢紊乱等症状,但迄今为止尚未发现人类有明确的锰缺乏病。1999年,FAO/IAEA/WHO联合专家委员会将锰列为"可能必需的微量元素(probably essential trace element)"。

一、理化性质

锰是一种过渡元素,原子量为54.94,具有-3到+7价的11种化合价态存在于自然界中。Mn^{2+}是锰在生物系统中的主要形式,含锰酶和一些由锰激活的酶中的锰大多是Mn^{2+}。由于Mn^{2+}的化学性质和Mg^{2+}相似,因而由锰激活的酶通常也可以被镁激活。Mn^{3+}在生物系统中也十分重要,它是锰超氧化物歧化酶(Mn-superoxide dismutase,MnSOD)中锰的氧化状态,Mn^{3+}还是锰与运铁蛋白结合的形式,是Mn^{3+}与Fe^{3+}相互作用的形式。2006年,Roth确定人体从膳食中吸收的锰多是Mn^{2+}或Mn^{4+}。

二、吸收与代谢

锰在消化道吸收缓慢而不完全,有报道指出成年人每日摄入范围在2~9mg/d的情况下,有3%~5%通过胃肠道吸收。消化道吸收部位主要在十二指肠,而空肠、回肠吸收很少。吸收程度取决于胃液酸度和锰化合物的溶解度。

影响锰吸收的因素很多。缺铁时锰在胃肠道吸收明显增加。2008年,Santamaria发现患有缺铁性贫血症的患者对锰的吸收率达7%,相当于正常人的两倍。1992年,Davies等报道了食物中高含量的钙、磷、植酸可影响大鼠对锰的吸收。

从胃肠道进入门静脉的锰转运到肝脏,部分通过运铁蛋白、α_2-巨球蛋白和白蛋白转运到其他组织。锰的吸收与血清铁蛋白浓度成明显负相关。而男女间血清铁蛋白浓度不同,可能会导致对锰的需要量有性别差异。膳食中标记^{54}Mn分析机体锰的代谢情况,结果表明血浆与淋巴中锰浓度不受膳食摄入锰浓度的影响,而在低浓度锰摄入人群中锰吸收率与生物半衰期都是高锰浓度摄入的两倍,表明锰的吸收与排泄处于一个稳态平衡过程中。酒精可使锰在肠道运输的时间超过4小时,长期饮酒会增加肝锰含量,并影响动物体内SOD活性。2010年,有两项独立研究发现锰可穿透血脑屏障,给予一定量锰后,锰在脑组织的相对贮留量可超过肝、胰和肾。

食物中的锰多以不溶性复合盐的形式存在,吸收率很低,摄入的锰有97%以上经粪便排出。正常人粪便内锰含量为40~50mg/kg,尿锰值变化较大,但占锰排泄总量的比率很小。锰排泄与吸收途径有关,口服比静脉注射的排泄要快得多。成人经口吸收的锰在体内的生物半衰期约为10天,而经注射所吸收的锰则为40天。两种吸收方式的生物半衰期的差别说明,锰在肝外组织比在肝内的周转时间要长。用^{54}Mn和^{56}Mn膳食标记研究表明,进入肝内的锰,1小时后明显减少,4小时后从胆汁内排出42%,证明肝内的锰主要经胆汁排入粪便内。通过胰液排泄的锰能被小肠重新吸收,这对维持体内锰的代谢平衡具有生理调节作用。高锰饮食摄入的适应性变化包括胃肠道吸收的减少,增强肝脏代谢,增加胆汁和胰腺排泄。

锰还可通过汗液、指甲及胎盘排出,妇女月经失血也伴有锰的丢失。对于哺乳期妇女来说,通过乳汁可供给婴儿一定量的锰。

锰在人体中含量甚微,成年人体内锰的总量为10~20mg,分布在身体的骨骼、脑、肝脏、肾脏、胰腺等组织中,其中大脑等能量需求高的组织和视网膜及黝黑皮肤等色素含量高的组织中锰浓度较高,但骨骼中锰的含量约占身体锰总量的40%,骨骼是锰贮存的主要场所。

三、生理功能

锰在体内主要作为锰金属酶或锰激活酶发挥生理作用。锰金属酶中有保护线粒体膜的锰超氧化物歧化酶(Mn-SOD),负责尿素合成的精氨酸酶,参与糖原异生作用的丙酮酸羧化酶等。更多的是锰激活酶,如在蛋白多糖合成和骨形成中极为重要的木糖基转移酶和葡萄糖基转移酶,以及影响碳水化合物代谢的磷酸烯醇丙酮酸脱羧酶等。由此可见,锰在参与骨形成,氨基酸、胆固醇和碳水化合物代谢,维持脑功能以及神经递质的合成与代谢等诸多方面发挥重要作用。

四、缺乏与过量

迄今尚未发现人类在普通膳食条件下发生锰缺乏的报道,这可能是由于人类对锰的需要量小,同时植物性食物中含锰较丰富的缘故。在特殊条件下,如摄入合成膳食或接受全胃肠外营养且未添加锰的人,短期内即会出现皮炎、低胆固醇血症等异常。1999年,Nagatomo发现,一名长期接受胃肠外营养的儿童因缺乏锰而出现弥漫性骨骼脱矿质化和生长不良,补充锰后这些异常得到纠正。Freidman等于1987年报道称成年男性受试者连续39天膳食中锰缺乏导致暂时性皮炎的产生,同时血清钙、磷浓度增加,并且增加骨吸收中碱性磷酸酶的活性。

此外,锰缺乏也被认为是关节疾病、骨质疏松、先天畸形等疾患的危险因素。另外还有报道称较低的血锰浓度导致癫痫、骨质疏松、21-三体综合征等。

吸入性锰中毒是人体内锰过量导致神经毒性的主要原因,文献中报道的病例大多是由于接触锰含量超过5mg/m^3空气的职业性锰中毒。有少数报道称饮水中锰含量过高也是造成慢性锰中毒原因之一。长期全肠外营养或者慢性肝功能障碍、肾衰竭导致不能代谢血液中锰元素的患者也是造成临床锰神经毒性的原因。与其他微量元素相比，口服锰的毒性很小，因此很少见到膳食摄入锰而发生中毒的报道。

职业性锰中毒表现为运动功能下降、情绪烦躁、手颤抖、失眠、手眼协调性下降、反应迟钝、肢体麻木、记忆力下降。另外还有报道称职业锰中毒会产生血液、内分泌以及男性生殖系统的疾病。

五、营养状况评价

目前尚未找到可用来评价锰营养状况的可靠生物学标志物。临床上常用血与尿的锰含量水平作为评判指标。

六、膳食参考摄入量

目前有关锰需要量的研究资料尚不充分，因此美国、日本等国尚未制定出膳食锰的 EAR 和 RNI，多利用营养调查资料，制定膳食锰的 AI 值。

(一) AI

1. 成人 美国根据膳食调查资料制定美国男女成人膳食锰 AI 分别为 2.3mg/d 和 1.8mg/d；日本综合膳食锰摄入量的报告，根据能量摄入量的差异，确定成人男女膳食锰 AI 分别为 3.0mg/d 和 4.5mg/d。中国营养学会于 2013 根据中国居民营养和健康状况监测（2010—2012 年）结果并结合国外研究资料，修订膳食锰的 AI 为 4.5mg/d。

2. 儿童和青少年 用代谢体重法从成人外推得出儿童和青少年的 AI 值，1~3 岁为 1.5mg/d，4~6 岁为 2.0mg/d，7~10 岁为 3.0mg/d，11~13 岁为 4.0mg/d，14~17 岁为 4.5mg/d。

3. 孕妇和乳母 按中国成人女性孕期平均增重 12kg，采用代谢体重法从成人 AI 推算，孕妇 AI 为 4.5mg/d×(68/61)^{0.75} = 4.9mg/d。

乳母 AI 是在原有成年女性 AI 4.5mg/d 基础上，根据每天乳汁损失量 0.01mg，除以锰的消化吸收率 4%，计算得出膳食中需要每天增加锰摄入量约为 0.3mg。

4. 婴儿 0~6 月龄婴儿 AI 采用母乳锰含量和摄入量计算，获得 AI 为 0.01mg/d。7~12 月龄婴儿的 AI 采用代谢体重法从 0~6 月龄和成人 AI 推算。修订为 0.7mg/d。

(二) UL

国外研究资料报告，成年人摄入锰总量达到 200μg/(kg·d)，或者老人摄入锰总量达到 150μg/(kg·d) 都不会对身体健康产生不利影响。WHO 的报道每日摄入 8~9mg 锰是安全的。1999 年 Greger 报道称全素食模式和西方膳食模式下由食物中摄入锰达到 10.9mg/d 时依然安全，所以 11mg/d 可以看作 NOAEL 值。我国膳食模式多以植物性食物为主，参考价值较高，因此以 11mg/d 为 NOAEL 值，设 UF=1，修订我国成人锰的 UL 值定为 11mg/d。18 岁以下儿童 UL 值制定采用体重比方法推算，结果见表 1-8-14；没有数据显示孕妇与乳母因锰摄入过量导致的危害，因此 UL 与非孕妇及乳母相同；由于缺乏婴幼儿的数据，因此

3 岁以内婴幼儿暂不制定 UL 值。

中国居民膳食锰参考摄入量见表 1-8-14。

表 1-8-14 中国居民膳食锰参考摄入量/(mg·d⁻¹)

人群	AI	UL	人群	AI	UL
0 岁~	0.01	—	11 岁~	4.0	8.0
0.5 岁~	0.7	—	14 岁~	4.5	10
1 岁~	1.5	—	18 岁~	4.5	11
4 岁~	2.0	3.5	孕妇	+0.4	11
7 岁~	3.0	5.0	乳母	+0.3	11

引自：中国营养学会. 中国居民膳食营养参考摄入量（2013 版）. 北京：科学出版社，2014.

七、主要食物来源

各类食物中普遍含有锰，干果类、谷类、豆类制品等食物的锰含量较为丰富。糙米、米糠、麦芽、麦麸、核桃、河蚌，以及茶叶和咖啡中锰含量丰富，坚果、花生、干豆类食物也是锰的良好来源。精制谷类、脂肪、鱼、禽、肉、奶类中含量较低。

第九节 氟

氟(fluorine)，化学符号 F，1810 年由德国化学家 David 和法国化学家 Ampere 建议命名；1886 年法国化学家 Henri Mojssan 通过电解溶解氟氢化钾(KHF₂)而获得了氟。1970 年美国食品营养委员会(FNB)认为氟是人体必需的营养素，1996 年 WHO 将氟归类为具有潜在毒性，但低剂量时可能是人体某些功能所必需的元素。氟化物可以保护钙化组织防止其病理性脱钙，且对预防龋齿有重要的作用。

一、理化性质

氟原子序数 9，原子量 18.998，为卤族元素之一，元素名称来源于其主要矿物萤石的英文名。氟属于非金属元素，化合价-1；氟的化学性质非常活泼是已知的最强氧化剂之一。氟在自然界中常以化合物和络合物的形式存在，地壳中的含量在所有化学元素中排第十三位。氟能与大多数含氢的化合物如水、氨和所有液态、固态或气态的化学物质（除氦、氖、氩外）起反应。绝大多数氟化物都可被溶解，因此，氟广泛存在于土壤、水和动植物体内。

二、吸收与代谢

机体中的氟大部分存在于钙化组织中，如骨骼、牙齿、指甲等；皮肤、肺、肾、肝等软组织中也含有少量氟。正常人体内的含氟量为 2~3g，血液中的含量为 0.04~0.4μg/ml。

(一) 吸收

一般情况下人体主要通过胃肠道吸收膳食和饮用水中的氟，皮肤表面和呼吸道吸收的氟相对较少。在某些空气污染严重的地区，氟化物可以氟尘、微粒等形式通过呼吸道进入人体。从膳食摄入的氟由胃肠道迅速吸收进入血液，以离子形式分布到全身。人体对氟化物的吸收率很高，饮用水中氟的吸收率为 100%，食物中氟的吸收率可达

到 75%~90%。氟化物的吸收主要通过被动扩散实现,同时与下列因素有关:

1. pH　与 pH 成负相关,因此促进胃酸分泌的因素都可以增加氟吸收的速率。

2. 营养水平　钙、镁、铝与氟结合形成难溶性盐可抑制氟的吸收,而蛋白质、维生素 C 和脂类等物质可增加机体对氟的吸收。

3. 氟的存在形式　氟离子以氟化物的形式广泛分布于自然界。除氟化氢外,大部分氟化物不溶于水,氟离子在溶液中以络合离子形式存在的。氟化物的溶解度越高,越容易被机体吸收。

(二) 代谢

氟在体内代谢后主要通过肾脏排泄,每天摄入的氟约有 50% 通过肾脏清除。影响肾排出氟的主要因素是肾小球滤过率,滤过的氟约 40%~80% 由肾小管重新吸收;其次还受到尿 pH 的影响,尿 pH 升高时排氟增多,反之则减少。影响尿液 pH 的因素较为复杂,如膳食、药物、代谢或呼吸性疾病,以及居住地的海拔高度等,最终影响氟的排出比例。体内未经吸收的氟(约为摄入氟的 10% 左右)主要通过粪便排出体外,还有微量的氟通过汗液、乳汁、唾液等排出。

三、生理功能

(一) 维护牙齿健康

氟是牙齿的重要成分,氟被牙釉质中的羟磷灰石吸附后,在牙齿表面形成一层坚硬的氟磷灰石保护层。这一保护层具有抗酸性、抗腐蚀性的作用,并能抑制嗜酸细菌的活性和抵抗某些酶对牙齿的损害,进而防治龋齿的发生。20 世纪 30 年代,Dean 的研究首次报道氟能够减少龋齿的发生率。其后大量的研究证明,氟仍然是预防龋齿重要因素,WHO 的报道提出了在生活中应用氟来预防龋齿的重要性,如使用含氟牙膏、口腔清洗剂、饮水加氟、食用含氟盐和牛奶等。

(二) 参与骨质构成

人体骨骼固体的 60% 为骨盐(主要为羟磷灰石),而氟能与骨盐结晶表面的离子进行交换,形成氟磷灰石而成为骨盐的组成部分。骨盐中的氟多时,骨质坚硬,而且适量的氟有利于钙和磷的利用及在骨骼中沉积,加速骨骼的形成,并降低硫化物的溶解度,对骨吸收起抑制作用,维护骨骼的健康。

老年人缺氟时,钙、磷的利用受到影响,可导致骨质疏松,因此氟有一定预防作用。治疗骨质疏松方面的研究主要是氟与钙及维生素 D 联合治疗,但美国食品与药物管理局(FDA)认为氟虽然能够增加骨密度,但是并不能减少骨质疏松患者骨折的发生率,所以并没有将氟列为治疗骨质疏松必备药物。

四、缺乏与过量

(一) 缺乏

高等动物及人类尚未发现有确切或特异的氟缺乏症。

氟缺乏对人体危害一般不易被察觉,所以流行较广,其主要危害一般表现为:①影响骨代谢,当氟摄入不足时使骨对钙、磷利用率下降,老年人缺氟可引起骨质疏松;②使龋齿发病率增高:缺氟时由于牙釉质中不能形成氟磷灰石而使羟磷灰石结构得不到氟磷灰石的保护,牙釉质易被微生物、有机酸和酶侵蚀而发生龋齿。

(二) 过量

体内氟含量过高可引起氟中毒,我国的氟中毒具有明显的地域特征。地方性氟中毒有三种类型:饮水型氟中毒、燃煤污染型氟中毒和饮茶型氟中毒。其中饮水型氟中毒患病地区分布最广,患病人数最多。氟中毒不仅影响骨骼和牙齿,而且还会影响到中枢神经、内分泌和生殖等多个系统。除了食物中的氟以外,饮用水中的氟是人体摄入氟的一个重要来源,高氟地区水源中的氟可以达到 3~5mg/L,这也是引起氟过量的危害因素之一。

1. 氟斑牙　牙齿是人体对氟最敏感的部位,氟斑牙是慢性氟中毒时最先出现且最明显的症状。摄入过量的氟主要损害釉质发育期牙胚的造釉细胞,影响正常牙齿的矿化过程,所以在儿童的牙齿发育矿化阶段摄入过量的氟最容易引起氟斑牙。氟斑牙多发于恒牙,牙面无光泽,出现不透明斑块、粗糙似粉笔或牙面呈黄褐色甚至黑色,或有牙缺损、牙釉质损坏脱落等症状。

2. 氟骨症　氟骨症是氟中毒进一步严重的症状,在氟斑牙的基础上又出现骨和关节的结构和功能上的改变。出现骨骼疼痛、变形、骨折、骨样硬化、骨软化症、骨质疏松及形成外生骨疣。这都是由于过量的氟在体内与血中钙或者磷结合抑制了相关代谢活动,或是氟与钙离子结合形成难溶的氟化钙沉积于骨中,增加骨密度引起骨硬化,骨中钙很难释放入血,血钙下降进而导致甲状旁腺功能亢进。我国目前饮水氟与氟骨症剂量-反应关系的研究结果仍未统一,但有研究显示当饮用水中氟含量>4.0mg/L 时,氟骨症患病率即达到 100%。

3. 氟过量对神经系统的影响　氟可透过血脑屏障在脑组织中蓄积,过多的氟能够影响大脑的生理过程,导致记忆力减退、精神不振、失眠、易疲劳,并产生认知障碍。而且研究证明地方性氟中毒地区儿童智力发育水平低于正常对照地区儿童。

4. 其他影响　氟过量时可干扰甲状腺的功能,在甲状腺功能发生障碍时,过量的氟能诱发甲状腺肿。人群研究显示,饮用水中过量氟暴露能够增加成人颈动脉粥样硬化的发病率。

五、营养状况评价

血氟和尿氟含量是反映人体内氟营养状况的重要指标,同时也是衡量一个地区人群摄氟水平及诊断地方性氟中毒的重要依据。

(一) 血氟

血氟虽能稳定并直接地反映氟水平,但人体内血氟水平常常受环境和地理位置等因素的影响,在不同的地区血氟水平是不同的,例如贵阳为 0.095~0.213mg/L,邯郸为 0.01~0.47mg/L,长春为 0.038~0.7444mg/L,通辽市(原哲里木盟)为 0.1~1.7mg/L,目前我国没有明确的血氟正常水平。

(二)尿氟

氟主要从尿中排出,是间接反映人体氟摄入水平的指标,包括近期的吸收情况及前一段蓄积水平,是目前评价氟营养状况的最佳指标。一般情况下,尿氟水平与当地水氟浓度相当,约为 1mg/L。针对氟中毒的防治,我国制定了尿氟水平的正常值,儿童群体尿氟水平不大于 1.4mg/L,成人群体尿氟水平不大于 1.6mg/L。

六、膳食参考摄入量

目前还没有足够的资料确定氟的 EAR 和 RNI,仅能根据各种来源的氟并且结合氟对牙齿和骨骼的影响,提出氟的 AI 和 UL。

(一)AI

1. 婴儿 0~6 个月婴儿氟的主要来源是母乳,所以根据母乳中的氟含量确定 AI。资料显示,我国正常母乳中氟含量一般为 0.005~0.010mg/L,婴儿母乳摄入量约为 0.75L/d,计算 0~6 个月婴儿每日氟的摄入量为 0.0038~0.0075mg/d,取上限并其整数处理,将 0~6 个月婴儿的适宜摄入量修订为 0.01mg/d。7~12 个月婴儿,以小婴儿和成人 AI 为基础,采用代谢体重公式推算出,修订 AI 为 0.23mg/d。

2. 儿童和青少年 儿童和青少年的 AI 值可由成人资料通过代谢体重法外推而得。结果见表 1-8-15。

3. 成年人 中国营养学会 2013 年修订的膳食氟 AI 值,主要依据 2006 年和 2008 年武汉和重庆市报道的正常人群的总膳食氟摄入量(1.84mg/d 和 1.13mg/d)的平均值确定,两次总氟摄入量平均值为 1.49mg/d,取整数处理,修订成人膳食氟的 AI 为 1.5mg/d。

4. 孕妇和乳母 没有明确研究资料表明怀孕或是哺乳期对氟的摄入量相对地增加或减少。因此,孕妇和乳母氟的 AI 值与成年女性相同。

(二)UL

我国膳食 UL 主要参考国外资料并结合我国研究结果确定。2003 年美国环境保护署(EPA)制定膳食氟的 NOAEL 为 0.06mg/(kg·d),并根据 NOAEL 及不确定系数(UF)为 1 推算出氟摄入的参考剂量(reference dose for chronic oral exposure,RfD)是 0.06mg/(kg·d)。按我国成年人标准体重均值 61kg 推算,我国成年人氟摄入的参考剂量为 3.7mg/d。我国是高氟地区,近年来各地调查结果显示,总氟摄入低于 3.5mg/d 可能可避免氟斑牙及氟骨症的发生。基于国内外数据,修订我国成人膳食 UL 为 3.5mg/d,儿童青少年则按成人体重推定。目前尚无资料表明,怀孕及哺乳期妇女对氟过量或氟中毒更敏感,所以孕妇和乳母氟的 UL 值仍与成年女性相同。近几年来,我国关于婴儿氟摄入过量方面的资料很少,不足以制定 UL。

我国居民膳食氟参考摄入量见表 1-8-15。

表 1-8-15 中国居民膳食氟参考摄入量/(mg·d⁻¹)

人群	AI	UL	人群	AI	UL
0 岁~	0.01	—	11 岁~	1.3	2.5
0.5 岁~	0.23	—	14 岁~	1.5	3.1
1 岁~	0.6	0.8	18 岁~	1.5	3.5
4 岁~	0.7	1.1	孕妇	+0	3.5
7 岁~	1.0	1.7	乳母	+0	3.5

引自:中国营养学会.中国居民膳食营养素参考摄入量(2013版).北京:科学出版社,2014.

七、主要食物来源

食物中茶叶氟含量最高,且不同种类茶叶的氟含量差异较大,可达到 37.5~178.0mg/kg。海鱼、海带、紫菜等少数食物中氟含量较高,如鲱鱼氟含量为 28.50mg/kg。一般食物中含氟量较低,谷类、蔬菜、水果中氟含量均低于 1.0mg/kg。饮水是氟的主要来源,饮水中氟含量取决于地理环境中氟元素水平。人体中的氟从饮用水中的摄取量也占一定的比例,我国不同地区的天然水源中氟含量不同,一般为 0.2~0.5mg/L。

第十节 其他微量元素

一、钴

(一)理化性质与体内分布

钴(cobalt,Co)的原子序数是 27,相对原子质量为 58.93。钴是中等活泼的金属元素,有二价和三价两种化合价。一般成年人体内钴含量约为 1.1~1.5mg,其中 43% 分布于肌肉组织,43% 分布于其他软组织中,14% 分布于骨骼。

(二)吸收与代谢

经口摄入的钴在小肠上部被吸收,并部分与铁共用相同的转运机制。吸收率可达到 63%~93%,铁缺乏时可促进钴的吸收。钴主要通过尿液排出,少部分由肠道、汗液、头发等途径排出,一般不在体内蓄积。尿钴含量为 16.6nmol/L(0.98μg/L),由于钴在体内的生物半衰期较短,因此测定尿中钴含量可以了解当前钴的接触情况。

(三)生理功能

钴是维生素 B_{12} 的重要组成成分,通过维生素 B_{12} 发挥生理功能。研究表明无机钴本身对刺激红细胞生成亦有重要作用。但近年来不少学者认为钴刺激红细胞的生成,不是正常的生理刺激,可能是它的毒性反应。有动物研究结果表明,钴可以保护肾脏慢性缺氧状态、保护肾脏微血管。

(四)缺乏与过量

从膳食中可能每天摄入钴 5~20μg,目前尚无钴缺乏症的病例。经常注射或暴露于过量的钴环境中,可引起钴中毒,曾有人将钴盐用于增加啤酒泡沫,导致啤酒成瘾的人死亡被认为是钴的毒性作用。过量钴的中毒症状表现为头晕、恶心、呕吐、体重降低、四肢感觉异常、不稳定步态、视力和听力损伤。儿童对钴的毒性敏感,应避免使用超过 1mg/(kg·bw)的剂量。在缺乏维生素 B_{12} 和蛋白质以及摄入酒精时,毒性会增加,这种情况在酗酒者中常见。

(五) 膳食参考摄入量

目前国内外尚未有关于钴的 DRIs 值的报道。

(六) 主要食物来源

食物中钴含量较高者(20μg/100g)有甜菜、卷心菜、洋葱、萝卜、菠菜、西红柿、无花果、荞麦和谷类等,蘑菇中含量可达 61μg/100g。

二、硼

(一) 理化性质与体内分布

硼(boron,B)的原子序数是 5,相对原子质量为 10.81。硼在食物中多以四硼酸钠或有机硼酸酯形式存在。硼在常温下不溶于水,能与卤素直接生成卤化合物,在生物体内主要与氧结合。

硼广泛分布在身体各组织中,体内硼含量约为 0.7mg/kg。头发中硼含量为 7μg/g,血液硼含量为 3.9~36.5μg/100g,组织中硼的含量(湿重):肝脏为 0.4μg/g,肾脏为 0.4μg/g,肌肉为 0.1μg/g,脑为 0.06μg/g。全血为 0.15μg/g,血清为 0.20μg/g。

(二) 吸收与代谢

经膳食摄入的 85% 以上的无机硼在肠道内经被动扩散吸收。在血液中多以 $B(OH)_3$ 和 $B(OH)_4^-$ 阴离子形式运输。体内约 70% 的硼经尿液排泄,13% 以下的硼经粪便排泄,还有少量从汗液排出。

正常血浆硼浓度约 20~75μg/L。

(三) 生理功能

硼的功能主要是参与胚胎形成、骨骼发育、细胞膜功能和稳定、代谢调节以及免疫应答。当其他能改变细胞膜功能的营养素缺乏时,机体对硼缺乏的反应增强。硼影响许多代谢酶的活性,还影响某些营养素,如钙、镁和维生素 D 的代谢。在大鼠和人体进行的几项膳食硼缺乏的研究中,一致发现硼摄入可影响大脑电生理,在人体还可影响眼手协调、注意力集中和暂时性记忆。硼的这些潜在功能尚须进一步研究和证实。

硼是人和动物氟中毒的重要解毒剂,硼与氟在肠道内形成 BF_4^-,降低肠道对氟的吸收,同时促进氟的排泄,纠正过量氟导致的钙、磷失衡,改善氟中毒所致的肝脏在凝血方面的损伤;进入机体的硼使血液中 F 以 BF_4^- 形式的排泄加速,降低血中氟的浓度,使软骨及骨中氟的蓄积量减少。

(四) 过量危害

目前尚无通过食物或水中摄入硼而导致有害人体健康的报道,但因中毒事件或事故性摄入硼酸和硼砂化合物可引起硼中毒。有研究报道用硼酸盐治疗癫痫症时,长期给予 1000mg/d 硼酸[2.5mg/(kg·d)]到 25g/d 酒石酸硼[24.8mg/(k·d)]的浓度范围,可出现皮肤炎、脱发、厌食和消化不良。

(五) 膳食参考摄入量

因缺乏研究资料,暂未制定膳食硼的参考摄入量。

2001 年美国和加拿大依据动物实验研究获得硼的 NOAEL 是 9.6mg/(kg·d),推算成人硼的 UL 为 20mg/d。

(六) 主要食物来源

富含硼的食物包括植物性食物,特别是豆类、叶菜、非柑橘类水果、西红柿、坚果含量较高,红酒、啤酒和苹果酒也是硼的良好来源。

三、镍

(一) 理化性质与体内分布

镍(nickel,Ni)原子序数为 28,相对原子质量为 58.69。镍不溶于水,二价镍可能是主要生物类型,在生物体内镍能与很多物质络合、螯合或结合。人体内约含有镍 10mg,正常血液镍浓度约为 1~23μg/L。皮肤含量占 18%,骨髓含量为 0.1~0.3μg/g,肝和肌肉含量为 0.08~0.1μg/g,淋巴结、睾丸和头发含量较高,每克大于 0.5μg,而汗中浓度为 <0.05μg/ml。

(二) 吸收与代谢

镍在肠道内经被动扩散吸收或由铁转运系统载体吸收。膳食镍吸收率一般 <10%,水中可溶性镍吸收率可提高一倍。铁缺乏时、怀孕或哺乳期间吸收率可增加。在血液中镍与白蛋白等结合运输。未被吸收的镍主要从粪便排出,而被人体吸收的镍主要从尿排出,其次是从汗液和胆汁排出。

膳食镍摄入量一般在 70~260μg/d 范围,正常血浆镍浓度约为 1~23μg/L。

(三) 生理功能

虽然已证明镍在植物和微生物中作为酶的辅因子或结构组分(如尿酶、氢化酶、一氧化碳脱氢酶等)发挥生物学作用,包括水解、氧化还原反应和基因表达等,但是其在人体中的营养作用还未被确认。有报道提示镍在蛋氨酸代谢中与维生素 B_{12} 和叶酸有交互作用,或在同型半胱氨酸合成蛋氨酸及丙酰 CoA 转换成琥珀酰 CoA 时发挥作用。还有报道提示镍在补体系统发挥生理作用。

(四) 过量危害

高镍可以使缺血心肌细胞超微结构变化,线粒体和肌浆膜受损,使冠状动脉进一步痉挛、供血不足,加重心肌损伤。镍过多可引起过敏性哮喘。

(五) 膳食参考摄入量

因缺乏研究资料,暂未制定膳食镍的参考摄入量。根据动物实验,镍摄入达到 50μg/d 对健康有利,而一般膳食镍摄入量在 70~260μg/d。

美国和加拿大依据 90 天灌胃法暴露镍盐的亚慢性大鼠试验和 2 年膳食添加法暴露镍盐的慢性大鼠试验获得的大鼠可溶性镍 NOAEL 为 5mg/(kg·d),推算成人膳食镍的 UL 为 1.0mg/d 可溶性镍。

(六) 主要食物来源

含镍丰富的食物有巧克力、果仁、干豆和谷类。一些食物中镍的含量为(mg/100g):丝瓜 16.63,洋葱 13.73,海带 13.18,大葱 11.54,蘑菇 11.46,茄子 11.34,黄瓜 9.71,扁豆 8.99,笋干 7.88,鱼和其他海产品多在 2.84~8.43 之间。

四、硅

(一)理化性质与体内分布

硅(silicon,Si)的原子序数是14,相对原子质量为28.09。由于硅易与氧结合,自然界中没有游离态的硅,主要以氧化物和硅酸盐的形式存在。硅在人体内含量约为240mg/kg体重,主要存在皮肤、腱、毛发、指(趾)甲、软骨与动脉壁中,各种氨基多糖(硫酸软骨素到肝素和透明酸)也含有硅。血液中的硅主要是以硅酸的形式存在且不与蛋白质结合。

(二)吸收与代谢

硅主要经过消化道和呼吸道进入人体。普通人群主要通过饮食及含硅的药物(如抗酸剂三硅化镁)摄入硅,而一些职业人群主要通过呼吸道吸入硅。硅的吸收率依不同的存在形式而有很大不同。硅酸铝和二氧化硅都不易被吸收,吸收率约1%。而一些有机硅吸收率可达30%~50%。衰老和雌激素减少时,可明显降低机体吸收硅的能力。进入消化道的硅,可经胃肠黏膜吸收入血和淋巴系统,但吸收过程尚不清楚。硅随血液循环分布到全身各组织,主要通过尿液排出,在尿液中可能以正硅酸镁的形式存在。脱落的皮肤细胞、毛发、指(趾)甲也是硅丢失的途径。通过呼吸道进入体内的硅,只有细微的硅粉尘可达肺泡,其可溶性部分迅速被吸收,不可溶的部分可被吞噬细胞吞噬,或进入淋巴系统,或穿过肺泡壁进入肺间质,未被吞噬的部分可长期留存肺泡内,而引起矽肺。

(三)生理功能

动物实验显示,在骨、结缔组织和软骨的形成、生长和发育中,硅发挥代谢和结构的作用。流行病学调查观察到膳食硅与男性和女性绝经前骨密度成正相关;给低骨量妇女补充硅可增加骨密度。因此,硅对维持人体正常生长发育和骨骼的形成可能具有重要的作用。

(四)过量危害

暂无从食物中摄入硅而导致有害人体健康的报道,但长期服用含硅的抗酸药物有增加肾结石的风险。硅对人体最大的危害是引起矽肺,它是由于长期大量吸入二氧化硅粉尘所致肺纤维化疾病。高浓度硅急性中毒可致死,慢性中毒可致免疫紊乱、肝肾纤维玻璃样变、肾小管淀粉样变、肾小球束纤维化。

(五)膳食参考摄入量

膳食硅摄入量一般在14~62mg/d。目前国内外尚未制定硅的DRIs。

(六)主要食物来源

硅存在于高纤维食物、谷类麸皮以及根茎类蔬菜中,而肉、鱼和乳类含量较少。食物精制时易丢失,如全燕麦中硅含量为460mg/100g,而精制后仅为13mg/100g。全大米中含硅为36mg/100mg,精制后为7mg/100g,水也是硅的主要摄入来源,水中硅含量为2~12mg/L。

五、砷

(一)理化性质与体内分布

砷(arsenic,As)原子序数是33,相对原子质量为74.92,主要以化合物形式(三价砷和五价砷)广泛存在于地表、水、大气、食物及生物体内。

砷与羟基和巯基有特殊的亲和力,易与角蛋白结合,因而在皮肤、毛发、指(趾)甲含量较高。体内砷含量(mg/kg):心0.04,肝0.013,肺0.011,肾0.013,骨0.011,胰0.009,头发0.197。尿1.00~11.61μmol/L(0.075~0.87mg/L)。

(二)吸收与代谢

膳食中砷很容易被吸收,砷也可通过皮肤或呼吸道进入体内。无机砷酸盐和亚砷酸盐在水溶液中吸收率达90%以上,不同形式的有机砷吸收程度也不一样。砷酸盐的吸收是依靠浓度梯度的转运,而有机砷的吸收主要是通过肠界面脂质区扩散。砷被吸收后在肝脏进行甲基化,并受体内谷胱甘肽、蛋氨酸和胆碱状态的影响。砷以甲基化衍生物的形式由尿排出。有机砷中,砷甜菜碱在体内不经过生物转化即从尿排出,而砷胆碱大多数转化为砷甜菜碱后由尿排出,另一些与胆碱相似,掺入体内磷脂。

(三)生理功能

两千多年前我国传统中医就将以As_2O_3为代表的砷剂用于治疗银屑病、梅毒等疾病。低剂量的砷参与人体淋巴细胞中基因表达的调节,核心组蛋白的甲基化,在转录水平上发挥作用。Uthus等研究发现砷可能在蛋氨酸代谢过程中发挥着重要作用。

(四)过量危害

砷的毒性与其化学形态有关,无机砷氧化物及含氧酸是最常见的砷中毒的原因,三价砷毒性大于五价砷。临床表现出对人体的皮肤、神经系统、心血管、肝脏和肾脏等有明显的损伤。

(五)膳食参考摄入量

1973年,FAO/WHO建议砷的每日容许摄入量(acceptable daily intake,ADI)为3mg。1987年IARC基于无机砷诱导原发性皮肤癌、肺癌和膀胱癌症,确认无机砷为致癌物。1989年FAO/WHO食品添加剂联合专家委员会(joint FAO/WHO expert committee on food additives,JECFA)提出无机砷的每人每周暂定可耐受摄入量(provisional tolerable weekly intake,PTWI)为15μg/(kg·bw)。1988年美国环保局(environmental protection agency,EPA)的综合风险信息系统(integrated risk information system,IRIS)从饮水和食物摄入砷而未患皮肤癌的若干人群研究中得到NOAEL为0.8μg/(kg·bw)。设不确定系数(UF)为3,得到每日参考剂量(reference dose,RfD)为0.3μg/(kg·bw)。

2009年欧洲食品安全局(european food safety authority,EFSA)和2010年FAO/WHO食品添加剂联合专家委员会(JECFA)基于对高暴露人群进行流行病学资料,分别得到增加1%和0.5%癌症发病率风险的基准剂量下限范围[0.3~8μg/(kg·bw)的$BMDL_{01}$和2~7μg/(kg·bw)的$BMDL_{0.5}$]。因此,早先每周15μg/(kg·bw)(PTWI)相当于每日2.1μg/(kg·bw),已不足以保护健康,因此委员会认为PTWI不再适用而撤销。

另外,美国有毒物质和疾病登记署(agency for toxic substances and disease registry,ATSDR)为便于公共卫生人员筛查有害物质对潜在健康影响,而设定最低风险剂量(minimal risk level,MRL),它是人体暴露于危险物质,但没有明显（非癌症）有害健康影响的估计值。人体口服砷 MRL 为 0.3μg/（kg·d）（基于对皮肤慢性毒性影响）和 5μg/（kg·d）（基于对胃肠道急性毒性影响）。

（六）主要食物来源

人们主要从海产品和谷类摄入砷，有的地区水砷含量较高，也可从水中摄入砷。

六、钒

（一）理化性质与体内分布

钒（vanadium，V）原子序数是 23，相对原子质量为 50.94。钒能生成+2、+3、+4、+5 氧化态的化合物，其中以五价钒的化合物较稳定。钒在食物中通常是以 VO^{2+} 或 HVO_4^{2-} 形式存在。人体内钒含量低于 1mg，组织中含量很低，大多组织含钒量低于 10ng/g（湿重），肝含量较多为 7.5~110ng/g，脑也含有较多的钒为 30~130ng/g，肾、骨、脾、甲状腺也含有钒，体内钒过多时，主要存于骨中。

（二）吸收与代谢

钒的吸收率通常<5%，与其氧化态有关，如五价钒酸阴离子（vanadate anion，VO_3^-）吸收率是四价氧钒阳离子（vanadylion，VO^{2+}）的 3~5 倍。在血液中吸收的钒酸阴离子很快转换成氧钒阳离子，与白蛋白、铁蛋白或运铁蛋白结合而转运至细胞。摄入后未被吸收的钒从粪便排出，而被人体吸收代谢的钒主要从尿排出，少量由胆汁排出。

（三）生理功能

钒酸盐能够促进骨质分化，钒在体内浓度达到正常水平时，可促进脂质代谢，抑制胆固醇合成，减轻诱发动脉硬化的程度，降低血压。钒刺激造血功能的机制是由于抑制氧化还原作用，引起缺氧，从而刺激骨髓造血作用的增强。钒具有拟胰岛素及促进细胞分化作用，可抑制 ATP 酶、磷酸酶和磷酸转移酶。硫酸氧钒（100mg/d）和偏钒酸钠（125mg/d）已经用作糖尿病患者的补充剂。

（四）过量危害

膳食钒摄入量一般在 10~60μg/d 之间。尚未有从食物中摄入钒而导致有害人体健康的报道，但误服大剂量钒盐或因环境污染吸入可导致中毒。钒的毒性与其化学形式和价态有关，其毒性随化合价的升高而增大，+5 价钒的毒性最大，所以 V_2O_5 和它的盐类的毒性最大。钒主要对呼吸道有刺激作用，对眼和皮肤也有刺激作用，能影响胃肠、神经系统和心脏，导致体重减轻、生殖和发育毒性，严重的还会导致死亡。

（五）膳食参考摄入量

2001 年美国和加拿大依据动物实验，观察到钒肾毒性的 LOAEL 为 7.7mg/（kg·d），推算成人膳食 UL 为 1.8mg/d。

（六）主要食物来源

香菜、蘑菇和贝壳类钒含量超过 10μg/100g，谷类、肉、鱼和乳制品约为 0.5~4.0μg/100g。

（沈慧　李珏声　杨丽琛　张万起　蒋与刚
刘轶群　李颖　霍军生　刘娅）

参考文献

1. 中国营养学会. 中国居民膳食营养素参考摄入量（2013 版）. 北京：科学出版社，2014.
2. 孙长颢. 营养与食品卫生学. 第 8 版. 北京：人民卫生出版社，2017.
3. 杨月欣，王光亚，潘兴昌. 中国食物成分表. 第 2 版. 北京：北京大学医学出版社，2009.
4. 葛可佑. 中国营养科学全书. 北京：人民卫生出版社，2004.
5. Barbara A. Bowman，Robert M. Russell. 现代营养学. 第 9 版. 荫士安，汪之硕，王茵，译. 北京：人民卫生出版社，2013.
6. Dolph L. Hatfield，Ulrich Schweizer，Petra A. Tsuji，et al. 硒：分子生物学与人体健康. 雷新根，王福俤，译. 北京：科学出版社，2018.
7. 杨月欣. 中国食物成分表（标准版）. 第 6 版. 北京：北京大学医学出版社，2018.
8. 中华人民共和国卫生行业标准. 人群尿氟正常值. WS/T 256—2005.
9. 陈伟红，潘习龙. 微量营养素与糖尿病. 药品评价，2017，14（5）：17-21.
10. 戴力维. 饮水氟含量与人体健康. 中国城乡企业卫生，2017，11（11）：30-33.
11. A. Catnarine Ross，Benjamin Caballero，Robert J. Cousins，et al. Modern Nutrition in Health and Disease. 11th ed. Lippincott Williams & Wilkins，2012.
12. Rosalind S，Gibaon. Principles of Nutritional Assessment. 2th ed. Oxford：Oxford University Press，2005.
13. Institute of Medicine. Dietary reference intakes for vitamin A, vitamin K, arsenic, boron, chromium, copper, iodine, iron, manganese, molybdenum, nickel, silicon, vanadium, and zinc. Washington DC：National Academy Press，2001.
14. Lopez A，Cacoub P，Macdougall IC，et al. Iron deficiency anaemia. Lancet，2016，387：907-916.
15. Kassebaum NJ，Jasrasaria R，Naghavi M，et al. A systematic analysis of global anemia burden from 1990 to 2010. Blood，2014，123（5）：615-624.
16. Hider RC，Kong X. Iron：effect of overload and deficiency. Met Ions Life Sci，2013，13：229-294.
17. Zimmermann MB，Boelaert K. Iodine deficiency and thyroid disorders. Lancet Diabetes Endocrinol，2015，3（4）：286-295.
18. Sang Z，Wang PP，Yao Z，et al. Exploration of the safe upper level of iodine intake in euthyroid Chinese adults：a randomized double-blind trial. Am J Clin Nutr，2012，95（2）：367-373.
19. Chen W，Zhang Y，HaoY，et al. Adverse effects on thyroid of Chinese children exposed to long-term iodine excess：optimal and safe Tolerable Upper Intake Levels of iodine for 7- to 14-y-old children. Am J Clin Nutr，2018，107：780-788.
20. Chen W，Sang Z，Tan L，et al. Neonatal thyroid function born to mothers living with long-term excessive iodine intake from drinking water. Clin Endocrinol（Oxf），2015，83（3）：399-404.
21. Sang Z，Wei W，Zhao N，et al. Thyroid dysfunction during late gestation is associated with excessive iodine intake in pregnant women. J Clin Endocrinol Metab，2012，97（8）：E1363-1369.
22. Kipp A P，Strohm D，Brigelius-Flohé R，et al. Revised reference values for selenium intake. J Trace Elem Med Biol，2015，32：195-199.
23. Xia YM，Hill KE，Li P，et al. Optimization of selenoprotein P and other plasma selenium biomarkers for the assessment of the selenium nutritional requirement：a placebo-controlled, double-blind

study of selenomethionine supplementation in selenium-deficient Chinese subjects. Am J Clin Nutr,2010,92(3):525-531.

24. Olson GE,Whitin JC,Hill KE,et al. Extracellular glutathione peroxidase(Gpx3)binds specifically to basement membranes of mouse renal cortex tubule cells. Am J Physiol,2010,298(5):F1244-1253.

25. Wang C,Chen Z,Pan Y,et al. Anti-diabetic effects of Inonotus obliquus polysaccharides-chromium(Ⅲ)complex in type 2 diabetic mice and its sub-acute toxicity evaluation in normal mice. Food Chem Toxicol,2017,108(Pt B):498-509.

26. San Mauro-Martin I,Ruiz-León AM,Camina-Martín MA,et al. Chromium supplementation in patients with type 2 diabetes and high risk of type 2 diabetes:a meta-analysis of randomized controlled trials. Nutr Hosp,2016,33(1):27.

27. Welling R,Beaumont JJ,Petersen SJ,et al. ChromiumVI and stomach cancer:a meta-analysis of the current epidemiological evidence. Occup Environ Med,2015,72(2):151-159.

28. Rosea M,Baxtera M,Breretona N. Dietary exposure to metals and other elements in the 2006 UK Total Diet Study and some trends over the last 30 years. Food Addit Contam, 2010, 27 (10): 1380-1404.

29. Novotny JA. Molybdenum Nutrition in Humans. J EBCAM,2011,16(3)164-168.

30. Hattorih H,Ashida A,Ito C,et al. Determination of Molybdenum in Foods and Human Milk,and an Estimate of Average Molybdenum Intake in the Japanese Population. J Nutr Sri Vitaminol,2004,50:404-409.

31. Yoshida M,Hattori H,Ota S,et al. Molybdenum balance in healthy young Japanese women. J Trace Elem Med Biol,2006,20:245-252.

32. Michael A,Keith E. Manganese. Advances in Nutrition, 2017, 8 (3):520-521.

33. Aschner JL,Aschner M. Nutritional aspects of manganese homeostasis. Mol. Aspects Med,2005,26:353-362.

34. Zhou B,Su X,Su D,et al. Dietary intake of manganese and the risk of the metabolic syndrome in a Chinese population. The British journal of nutrition,2016,116(5):853-863.

35. Santamaria AB,Sulsky SI. Risk assessment of an essential elements. J Toxicol Environ Health A,2010,73:128-155.

36. Moreira D,Júlia SM,Cerqueira IB,et al. Evaluation of iron,zinc, copper,manganese and selenium in oral hospital diets. Clinical Nutrition,2013,33(5):808-814.

37. Mang L,Yanhui G,Cui J,et al. Cognitive impairment and risk factors in elderly people living in fluorosis areas in China. Biol Trace Elem Res,2016,172:53-60.

38. Ling L,Kunli L,Tang YG,et al. The daily fluorine and arsenic intake for residents with different dietaries and fluorosis risk in coal-burning fluorosis area,Yunnan,Southwest China. Environ Sci Pollut Res,2015,22:2031-2040.

39. King JC. Zinc:an essential but elusive nutrient. Am J Clin Nutr, 2011;94(suppl):679S-684S.

40. Ryu MS,Langkamp-Henken B,Chang SM,et al. Genomic analysis, cytokine expression, and microRNA profiling reveal biomarkers of human dietary zinc depletion and homeostasis. PNAS, 2011, 108 (52):20970-20975.

41. IZiNCG(International Zinc Nutrition Consultative Group). Assessment of the risk of zinc deficiency in populations and options for its control. Food Nutr Bull,2004,25:S91-204.

42. King JC. Zinc:an essential but elusive nutrient. Am J Clin Nutr, 2011,94:679S-684S.

43. Gregory J Anderson,David M Frazer. Current understanding of iron homeostasis. The American Journal of Clinical Nutrition,2017,106 (6):1559S-1566S.

第九章

脂溶性维生素

维生素(vitamin)是维持人体正常生命活动所必需的一类低分子量有机化合物。在人体内其含量极微,但在机体的代谢、生长发育等过程中起重要作用。维生素共有三个命名系统。一是按发现的历史顺序命名,在维生素后加不同的大写字母,如维生素A、维生素B、维生素C、维生素D、维生素E等。后来发现维生素B其实是多种维生素的复合体,经分离提纯得到多种维生素,而以维生素 B_1、维生素 B_2、维生素 B_6、维生素 B_{12} 等命名。二是按其特有的生理功能或治疗作用命名,如抗干眼病因子(维生素A)、抗癞皮病因子(烟酸)、抗坏血酸(维生素C)等。三是按其化学结构命名,维生素的化学本质逐渐被认识,如视黄醇、硫胺素、核黄素等。

维生素的种类很多,它们的化学结构与性质虽不相近,但有共同特点:①均以维生素本身,或可被机体利用的前体化合物(维生素原)的形式,存在于天然食物中;②非机体结构成分,不提供能量,但担负着特殊的代谢功能;③一般不能在体内合成(维生素D、烟酸等例外),或合成量太少,必须由食物提供;④人体只需少量即可满足,但绝不能缺少,否则缺乏至一定程度,可引起维生素缺乏症。

在营养学上,一般按维生素的溶解性将其分为两大类,即脂溶性维生素与水溶性维生素。脂溶性维生素是指不溶于水而溶于脂肪及有机溶剂(如苯、乙醚、氯仿等)的维生素,包括维生素A、维生素D、维生素E和维生素K等。早在梁代陶宏景时期,就对夜盲症有详细描述,并记载了用牛肝来治疗的方法,这就是早期对脂溶性维生素作用的记录。

脂溶性维生素除具有维生素的共同特点之外,还有其他的共性:①脂溶性维生素的吸收与肠道中的脂类密切相关;②易储存于体内(主要在肝脏),而不易排出体外(维生素K除外),不同种类的脂溶性维生素在体内的代谢形式、储存形式、储存部位以及在食物中存在的重要形式等见表1-9-1;③若摄入过少,可缓慢地出现缺乏症状;④脂溶性维生素摄取过多,易在体内蓄积而导致毒性作用,一般长期摄入 5~10 倍 DRIs(RNI)量以上,即可出现中毒症状。因此,维生素摄入必须遵循合理原则,不宜盲目加大剂量。

表 1-9-1 脂溶性维生素的重要存在形式

维生素	代表	代谢活性形式	在食物中的重要形式	体内主要储存形式	主要储存部位
维生素A	视黄醇	视黄醇 视黄醛 视黄酸	棕榈酸和醋酸视黄酯,维生素原(β-胡萝卜素、其他类胡萝卜素)	视黄酯(如棕榈酸酯)	肝
维生素D	胆钙化醇	$1,25\text{-}(OH)_2$-胆钙化醇	维生素 D_3、麦角钙化醇	D_3；25-OH-D	脂肪、血浆、肌肉
维生素E	α-生育酚	α、β、γ、δ生育酚类	R,R,R-α 生育酚；全反式 α 醋酸生育酚	α-生育酚	脂肪、肾上腺、睾丸、血小板、其他组织
维生素K	叶绿醌	叶绿醌类(K) 甲基奈醌类(MK)	K、MK、甲奈醌、甲奈醌亚硫酸氢钠混合物	K：K_1、MK-4 MK：MK-4	肝 所有组织

此外,体内的脂溶性维生素之间还存在着相互影响,如维生素E能促进维生素A在肝内的储存,这可能是维生素E在肠道内保护维生素A免受氧化破坏之故。不同的脂溶性维生素之间保持平衡非常重要,如果某一种营养素摄入不适当可能会引起或加剧其他营养素的代谢紊乱。如摄入高剂量维生素E(1g/d 以上)可干扰维生素K的吸收,拮抗维生素K的功能。

近年来,除了关注脂溶性维生素传统的维生素A对眼睛、维生素D对骨骼、维生素E对延缓衰老等作用外,研究领域更深入到调节免疫功能、影响胚胎发育、参与组织细胞的分化、增殖和活性调节等多个方面,并且已取得了许多有价值的研究结果,为指导人群合理摄入脂溶性维生素促进健康提供了科学指导。本章主要介绍常见的四种脂溶性维生素的发现历史、结构、理化性质、消化吸收和代谢、生理功能、缺乏和过量、营养状况评价、膳食参考摄入量及主要食物来源(食物来源的详细内容请参见第二卷食物营养)等,包括维生素A、维生素D、维生素E、维生素K。

第一节 维生素A

维生素A又称视黄醇,是指一类具有视黄醇生物活性的化合物及维生素A原。早在古埃及时期,人类就懂得动物肝脏可以治愈夜盲症。在我国，唐代的孙思邈在医书《千金方》中就集中记载了动物肝有治眼病和夜盲症的作用。而有关食物中存在维生素 A 活性成分的学术性报告则在 1913 年正式发表，当时的学者发现，在奶油、鸡蛋和鳕鱼肝油中存在的某些油脂是小鼠生长发育所必需，并命名为脂溶性物质 A，后来才改称为维生素 A(vitamin A)。1919 年，McCollum 团队研究脂溶性维生素 A 特性时发现，维生素 A 除了促进大鼠生长发育以外，还能阻止大鼠的眼干燥症和夜盲症的发生。大约同时(1919 年)，H. Steenbock 指出植物中的胡萝卜素可能不是维生素 A，但可能经过代谢转化成了真正维生素。1929 年这个假说还没有被证实，直到丹麦科学家 von Euler 团队在缺乏维生素 A 而只给予富含胡萝卜素植物饲料喂养大鼠研究中证实了胡萝卜素的作用；此后，英国的 Moore 阐明了膳食中的 β-胡萝卜素与肝脏中浓缩的维生素 A 的量效关系，由此表明了 β-胡萝卜素确实是一种维生素原。在 20 世纪 20 年代，一些科学家们揭示了维生素 A 缺乏与干眼病、组织细胞分化、机体生长发育以及抗感染能力之间的因果关系；随后的研究逐渐明确了维生素 A 的化学结构及理化特性。1940 年，人工合成的维生素 A 问世。此后，对于维生素 A 研究具有里程碑意义的成果是陆续发现了与维生素 A 转运或代谢密切相关的血浆结合蛋白和细胞内结合蛋白。1987 年，维生素 A 的细胞核内受体被发现，这是维生素 A 研究工作中的一个重大突破，维生素 A 的研究从此进入细胞分子水平。

维生素 A 属于脂溶性维生素，多存在于动物性食物中；而维生素 A 原则可来自于植物性食物中的胡萝卜素，主要存在于深绿色或红橙黄色的蔬菜或水果中。目前已知维生素 A 对于维持正常的视力、基因表达、生殖、胚胎发育、生长和免疫功能都是极为重要的。如今，关于维生素 A 抑制肿瘤细胞增殖、促进细胞凋亡等新的研究内容仍在进行中。

一、结构与性质

维生素 A 是指所有具有视黄醇生物活性的化合物。

(一)视黄醇

视黄醇(retinol)及其代谢产物，以及具有相似结构的合成类似物，也称为类视黄醇物质(retinoids)，或预先形成的维生素 A(preformed vitamin A)。这是一族由 20 碳结构构成的、具有一个 β-紫罗酮环、一个由 4 个头尾相连的类异戊二烯单元组成的侧链以及在 C-15 位结合了一个羟基(视黄醇，retinol)，或醛基(视黄醛，retinal)，或羧酸基(视黄酸，retinoic acid)，或酯基(视黄酯，retinyl ester)的分子集合(图 1-9-1)。维生素 A 起初是在视网膜(retina)中分离得到，所以，与维生素 A 相关的衍生物多以此为字根命名。

视黄醇是维生素 A 最主要的代表。其主要膳食来源为动物性食物中含有的视黄醇和视黄酰酯。视黄醇纯品为黄色片状结晶，相对分子质量为 286.46，分子式为 $C_{20}H_{30}O$。视黄醇(图 1-9-1a)可以被氧化为视黄醛(图 1-9-1b)；视黄醛具备视黄醇的全部生物活性，可被逆向还原为

视黄醇，还可以进一步被氧化成视黄酸(图 1-9-1c)；视黄酸只具备视黄醇的部分生物活性，不能满足视觉或动物繁殖的需要。参与视觉循环的维生素 A 形式是 11-顺式视黄醛(图 1-9-1d)，而人体内的维生素 A 主要是以视黄酰棕榈酸酯(retinyl palmitate)的形式储存(图 1-9-1e)。

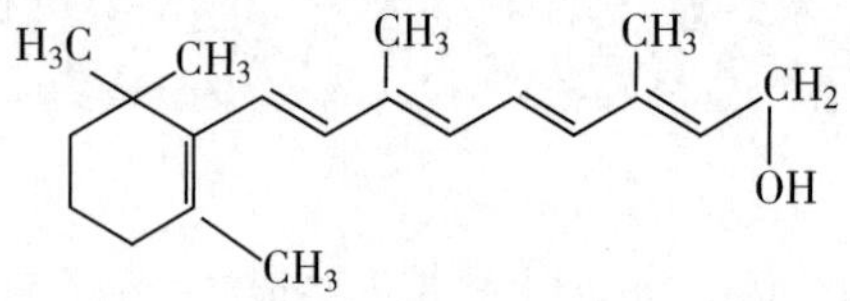

a 全反式视黄醇

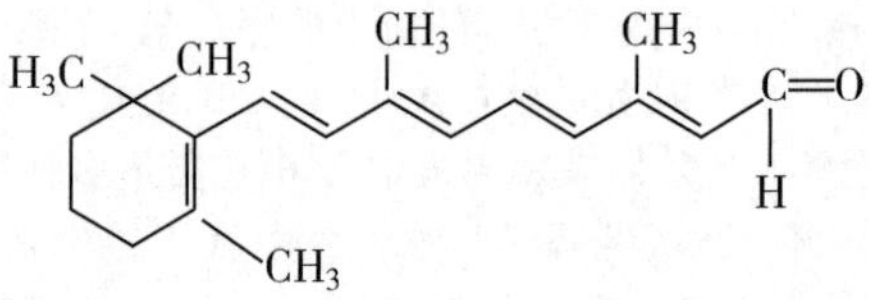

b 全反式视黄醛

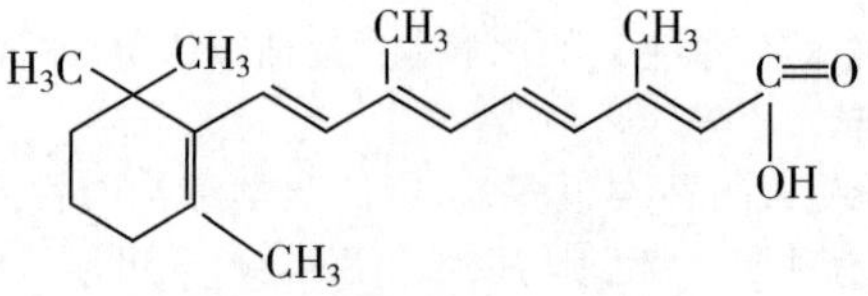

c 全反式视黄酸

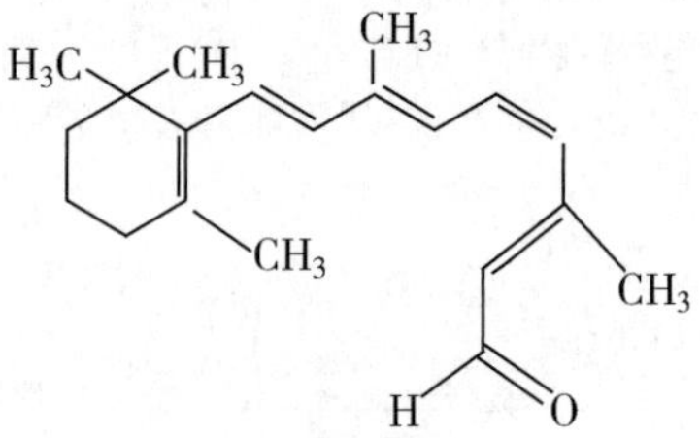

d 11-顺式视黄醛

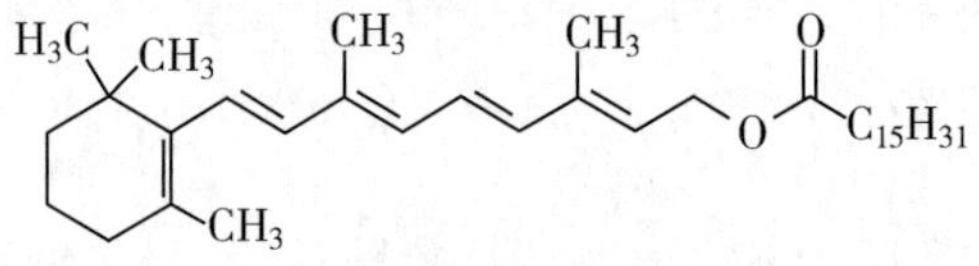

e 视黄酰棕榈酸酯

图 1-9-1 几种常见的类维生素 A

维生素 A 属脂溶性维生素，在高温和碱性的环境中比较稳定，一般烹调和制罐过程中不易被破坏。但是维生素 A 极易氧化变构，特别在高温条件下，紫外线照射可以加快这种氧化破坏。因此，维生素 A 或含有维生素 A 的待测标本应该避光在低温下保存，如能在保存的容器中充氮以隔绝氧气，则保存效果更好。

视黄醇和其他类视黄醇都具有连续共轭双键，它们都能产生特有的紫外线或可见光吸收光谱。目前最常用的类视黄醇检测方法，就是利用其上述特性，采用反相高效液相色谱，配合紫外线/荧光检测器来完成。

（二）类胡萝卜素

植物中不含已形成的维生素 A,但在某些有色(黄、橙和红色)植物中含有类胡萝卜素。类胡萝卜素(carotenoids)是广泛存在于微生物、植物、动物及人体内的一类黄色、橙色或红色的脂溶性色素。目前,已经发现自然界中存在 700 多种形式的类胡萝卜素,存在于某些动物、植物和微生物中,仅在植物和微生物中可自行合成,动物自身不能合成。膳食类胡萝卜素在食物中主要以两种形式存在:①在植物油中呈真溶液状态,如红色棕榈油;②在蔬菜水果中与纤维、可消化多糖及蛋白质组成结合物。由于这种结合物通常不能在食物加工过程中或在通过肠道时被完全分解,故类胡萝卜素的生物利用率变化范围较大,从小于 10%(如未经加工的生胡萝卜)到大于 50%(在油溶液中

或人工合成的制剂)。

类胡萝卜素中只有一小部分可在小肠和肝细胞内转变成视黄醇和视黄醛的类胡萝卜素称为维生素 A 原,如 β-胡萝卜素、α-胡萝卜素和 β-隐黄质。有学者研究发现,类胡萝卜素及其代谢产物有多种生理学功能,并对人类的某些疾病具有一些潜在的正面或负面影响。

类胡萝卜素通常含有 40 个碳原子,呈内对称,除同分异构体外,都属于类聚异戊二烯化合物,含有大量共轭双键,并在其共轭链的末端有 1~2 个环状结构。食物中常见的一些类胡萝卜素见图 1-9-2。尽管每种类胡萝卜素最常见和最稳定的形式是其全反式异构体,但仍存在许多顺式异构体。除了 9-顺式异构体外,目前很少有其他顺式异构体被认为在营养上起重要作用。

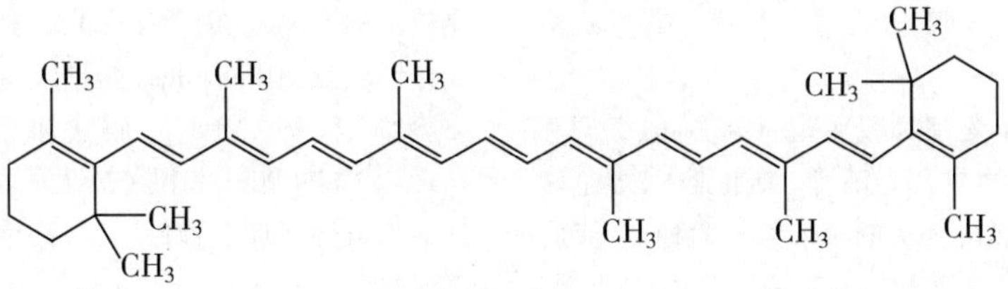

β-胡萝卜素

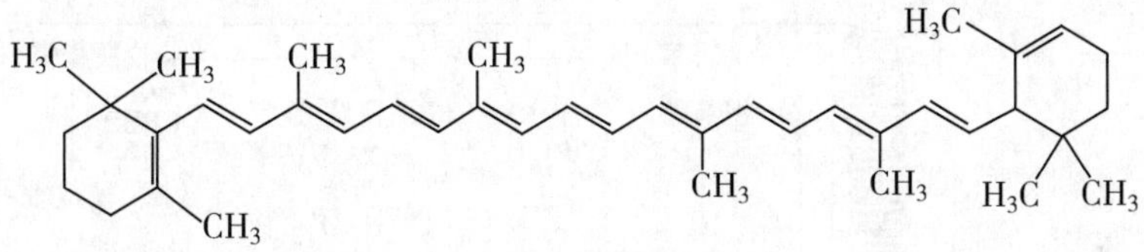

α-胡萝卜素

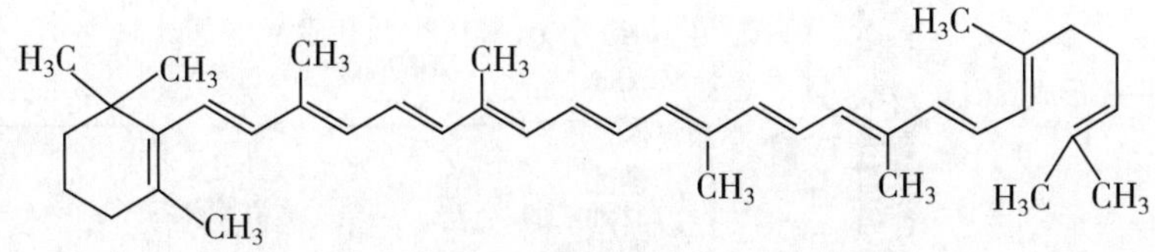

γ-胡萝卜素

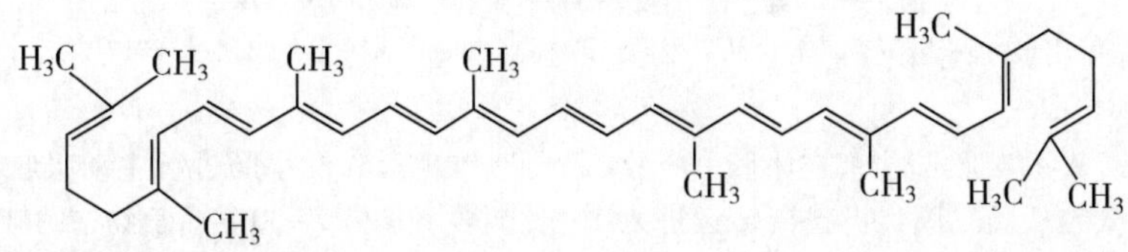

番茄红素

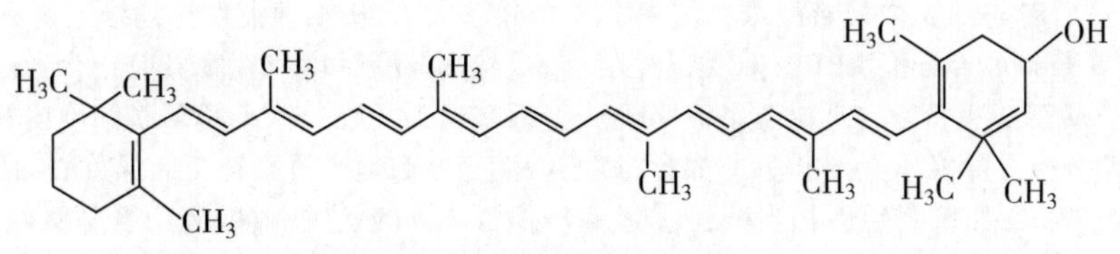

隐黄素

图 1-9-2　几种(类)胡萝卜素

大多数类胡萝卜素是疏水性分子,因而能与细胞的亲脂性成分——膜和脂质体相互作用。烃式类胡萝卜素(hydrocarbon carotenoids)如β-胡萝卜素和番茄红素易溶解于双层膜的脂质中,并平行排列于膜的表面。二羟基类胡萝卜素如黄体素和玉米黄素的羟基暴露于膜表面,可能影响膜的流动性和功能。酮式类胡萝卜素(keto carotenoids)如角黄素可以通过和特定赖氨酸残基形成西弗碱(schiff base),从而与蛋白质形成疏松复合物。

溶液中大多数游离的类胡萝卜素因为所含共轭双键的数量和所用溶剂的不同,其吸收光谱的峰值约在波长440~490nm。类胡萝卜素可被化学或生物氧化裂解,产生碳原子数少于40的一系列β-脱辅基类胡萝卜素。这些衍生物的吸收峰波长通常在350~430nm。分离和测定类胡萝卜素最常用的方法是高效液相色谱法(HPLC)。用氚标记的β-胡萝卜素是用质谱法结合各种分离方法检测的。

维生素A和类胡萝卜素都对酸和碱稳定,一般烹调和罐头加工不易破坏;当食物中含有磷脂、维生素E、维生素C和其他抗氧化剂时,视黄醇和类胡萝卜素较为稳定;脂肪酸败可引起其严重破坏。在维生素A的衍生物中,视黄酸和视黄酰酯的稳定性最好。膳食中的类胡萝卜素在烹调过程中破坏较少,并且食物的加工和热处理有助于提高植物细胞内胡萝卜素的释出,提高其吸收率。但长时间的高温,特别是在有氧和紫外线照射的条件下,损失会明显增加。

二、吸收、代谢及分布

(一)吸收

动物中的视黄醇以其与脂肪酸结合成的视黄基酯的形式存在。视黄基酯和植物性食物中的类胡萝卜素又常与蛋白质结合形成复合物,经胃、胰液和肠液中蛋白酶水解从食物中释出,然后在小肠中胆汁、胰脂酶和肠脂酶的共同作用下,释放出脂肪酸、游离的视黄醇及类胡萝卜素。释放出的游离视黄醇以及类胡萝卜素与其他脂溶性食物成分形成胶团(micelles),通过小肠绒毛的糖蛋白层进入肠黏膜细胞(图 1-9-3)。膳食中约 70%~90% 的视黄醇,20%~50% 的类胡萝卜素被吸收,类胡萝卜素的吸收率随其摄入量的增加而降低,有时甚至低于 5%。

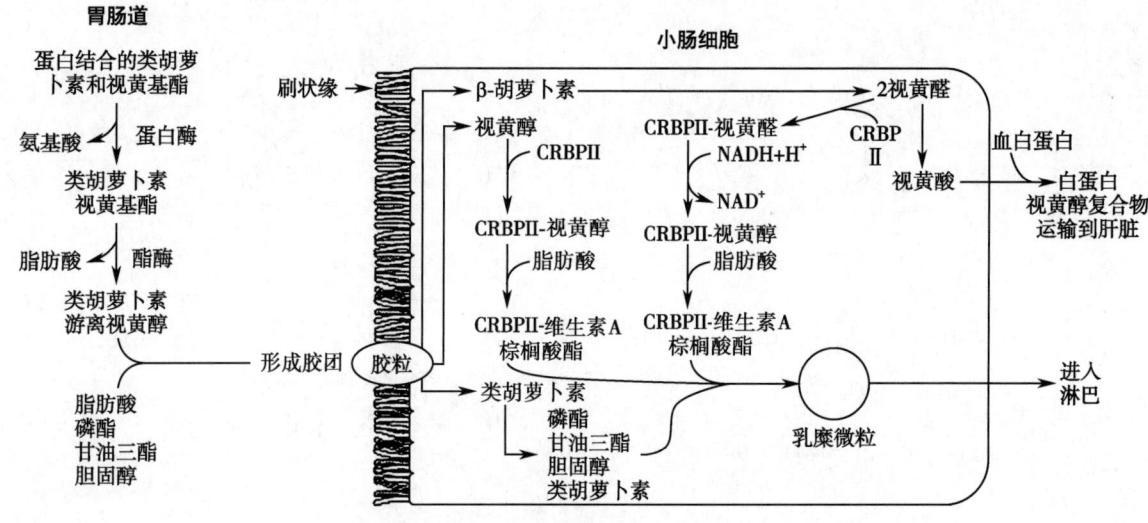

图 1-9-3 维生素 A 和类胡萝卜素在小肠的吸收过程

引自:孙长颢. 营养与食品卫生学. 第 8 版. 北京:人民卫生出版社,2017.

类胡萝卜素和维生素 A 的吸收部位都在小肠。吸收后的类胡萝卜素随乳糜微粒从肠黏膜经淋巴液转运进入血液循环。在小肠黏膜细胞内 β-胡萝卜素-15,15' 二加氧酶(β-carotene15,15'-dioxygenase)的作用下 β-胡萝卜素转化成视黄醛(图 1-9-4),后者与细胞内视黄醇结合蛋白 Ⅱ(cellular retinoid binding protein type Ⅱ,CRBP-Ⅱ)结合,在视黄醛还原酶的作用下转变成视黄醇。理论上讲,一分子β-胡萝卜素能够生成两分子视黄醛,但在体内并非如此,其原因是 β-胡萝卜素-15,15' 二加氧酶活性相当低,大部分的 β-胡萝卜素没有被氧化。目前,研究提示大约 12mg 的膳食 β-胡萝卜素可产生 1mg 的活性视黄醇,而 24mg 的其他膳食维生素 A 原类胡萝卜素(如 α-胡萝卜素、γ-胡萝卜素)才能产生 1mg 视黄醇的活性。

维生素 A 在小肠进行主动吸收,需要能量,吸收速率比胡萝卜素快 7~30 倍。食物中的维生素 A 在小肠经胰液或小肠细胞刷状缘中的视黄酯水解酶分解为游离状态后进入小肠细胞,再在微粒体中酯酶作用下合成视黄醇棕榈酸酯。无论类胡萝卜素还是维生素 A,在小肠细胞中转化成棕榈酸酯后均与乳糜微粒结合通过淋巴系统入血行然后转运到肝脏。在小肠黏膜细胞内视黄醛和视黄醇可以相互转化,但视黄醛转变成视黄酸的反应却不可逆。与视黄醇不同的是,视黄酸经门静脉吸收,并与血浆白蛋白紧密结合在血液中运输。在小肠黏膜细胞中结合的视黄醇重新酯化成视黄基酯,并与少量未酯化的视黄醇、胡萝卜素和叶黄素以及其他的类胡萝卜素一同掺入乳糜微粒进入淋巴,经胸导管进入体循环。

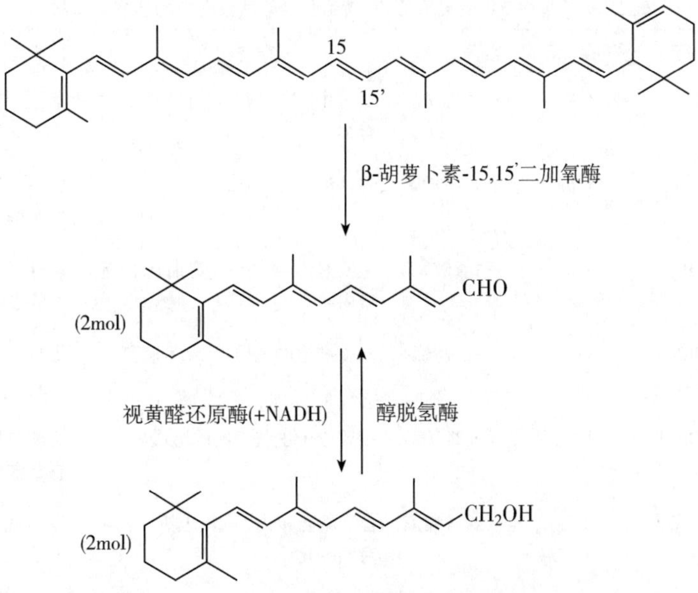

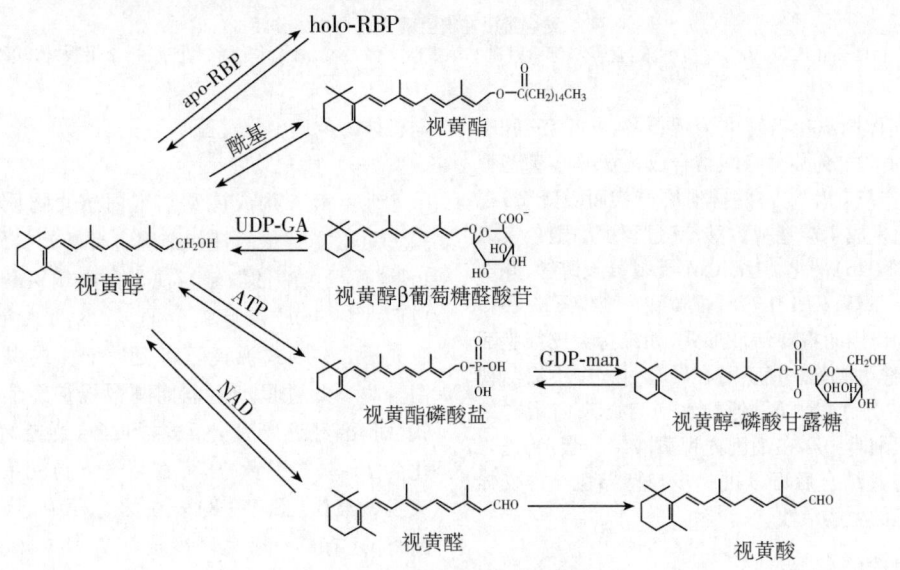

β-胡萝卜素-15,15'二加氧酶

(2mol) CHO

视黄醛还原酶(+NADH)　　醇脱氢酶

(2mol) CH$_2$OH

图 1-9-4　维生素 A 原到视黄醛的生物转化
引自：Gerald F，Combs Jr. 维生素：营养与健康基础. 第 3 版. 张丹参，杜冠华，译. 北京：科学出版社，2009.

类胡萝卜素的吸收方式为物理扩散，吸收量与摄入量多少有关。除了类胡萝卜素从食物中不完全释放外，其他降低类胡萝卜素生物利用率的因素包括：膳食纤维的存在（尤其是果胶）、膳食中缺乏脂肪、胆汁流量不足、脂质吸收障碍、胃酸度降低等。此外，类胡萝卜素的吸收率随摄入量的增加而下降。大量类胡萝卜素还可相互干扰而影响彼此的吸收，但这种作用并非竞争性的，例如 β-胡萝卜素可抑制角黄素和黄体素的吸收，但后者对 β-胡萝卜素的吸收几乎无影响。维生素 E 和类胡萝卜素也能相互作用。尽管少量维生素 E 可预防胃肠道内类胡萝卜素的氧化，但维生素 E 补充剂能降低血浆类胡萝卜素浓度。

维生素 A 在体内主要以棕榈酸酯的形式储存于肝脏中，约占总量的 90%～95%，少量存在于脂肪组织。视黄醇主要以棕榈酸视黄酯的形式储存在肝星状细胞（80%～95%）

和肝主细胞。肾脏中视黄醇储存量约为肝脏的 1%，眼色素上皮细胞也有少量的视黄醇储存。血浆中类胡萝卜素的水平一般反映近期类胡萝卜素摄入的情况，而不反映体内储存水平。

（二）代谢

维生素 A 的代谢是围绕其转运形式以视黄醇和多种可利用的转化途径为中心来实现的（图 1-9-5）。当周围靶组织需要维生素 A 时，肝脏中的视黄醇棕榈酸酯经酯酶水解为醇式后，以 1:1 的比例与视黄醇结合蛋白结合，再与前白蛋白结合，形成复合体后释放入血，经血行转运至靶组织。进入靶组织后，维生素 A 与视黄醇结合蛋白解离，并以 1:1 的比例与细胞内视黄醇结合蛋白结合。各种与维生素 A 吸收、转运和功能活性有关的结合蛋白质及在代谢中的作用见表 1-9-2 和图 1-9-6。

holo-RBP

apo-RBP　　酰基　　视黄酯 —O—C(CH$_2$)$_{14}$CH$_3$

视黄醇　CH$_2$OH　UDP-GA　视黄醇β葡萄糖醛酸苷 COO$^-$

ATP　视黄酯磷酸盐　GDP-man　视黄醇-磷酸甘露糖

NAD　视黄醛 CHO　→　视黄酸 CHO

图 1-9-5　视黄醇的代谢过程
引自：Gerald F，Combs Jr. 维生素：营养与健康基础. 第 3 版. 张丹参，杜冠华，译. 北京：科学出版社，2009.

表 1-9-2 各种与维生素 A 吸收、转运和功能活性有关的结合蛋白质

名称	缩写	分子量/kDa	结合对象	存在位置	生理作用
视黄醇结合蛋白	RBP	21.2	全反式视黄醇	血浆中,与前白蛋白结合成复合体	血浆中转运
细胞内视黄醇结合蛋白 I	CRBP-I	14.6	全反式视黄醇	多种细胞的胞质内	将视黄醇转递给相关酶,调节游离视黄醇的血浆水平
细胞内视黄醇结合蛋白 II	CRBP-II	14.6	全反式视黄醇	主要位于小肠上皮细胞的胞质内	转递视黄醇给相关酶,影响维生素 A 的吸收
细胞内视黄酸结合蛋白 I	CRABP-I	14.6	全反式视黄酸	多种细胞的胞质内,水平较低	促进分解代谢,调节视黄酸水平
细胞内视黄酸结合蛋白 II	CRABP-II	14.6	全反式视黄酸	主要位于皮肤细胞的胞质内	可能与视黄酸分解代谢有关,调节视黄酸水平
视黄酸受体	RARα,β,γ	~50	全反式视黄酸	位于细胞核内,其表达随环境和时间变化	以与 RXR 结合的形式作用于 RAR 的活性元件区
类维生素 A 的 X 受体	RXRα,β,γ	~50	9 顺式视黄酸	位于细胞核内,其表达随环境和时间变化	以与 RAR 结合的形式作用于 RAR 的活性元件区;同时作为纯合子与 RXR 活性元件结合,也可以为杂合子与其他受体结合

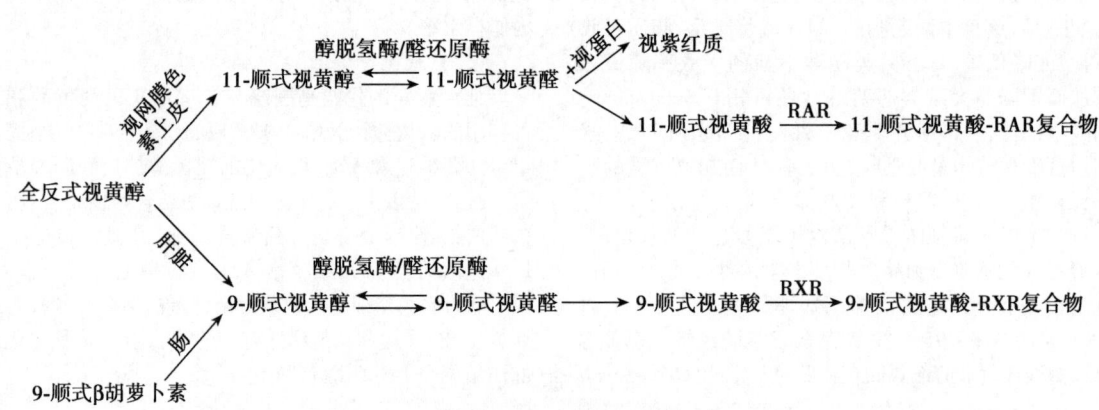

图 1-9-6 结合蛋白在维生素 A 代谢中的作用
引自:Gerald F,Combs Jr. 维生素:营养与健康基础. 第 3 版. 张丹参,杜冠华,译. 北京:科学出版社,2009.

维生素 A 在体内氧化后转变为视黄酸,在小肠、肝和其他组织中,视黄酸与葡萄糖醛酸结合成视黄醇 β 葡萄糖醛酸苷,经进一步氧化生成一些排泄终产物而被降解;视黄酸还可被氧化生成 4-羧基视黄酸,其过程由细胞色素氧化酶 P450-26(CYP26)催化,其 mRNA 受视黄酸诱导,并随维生素 A 消耗而下调(图 1-9-7)。视黄酸是维生素 A 在体内发生多种生物作用的重要活性形式,如维持上皮细胞活性、调节淋巴细胞功能等。视黄酸在转运过程中不需与视黄醇结合蛋白结合,而是以很低的水平与血浆白蛋白结合。在某些组织细胞中存在细胞内视黄酸结合蛋白,进入细胞的视黄酸与其结合后可以进一步与特异性核内受体结合并介导细胞的生物活性。

三、生理功能

维生素 A 在人体的代谢功能中有非常重要的作用,参与机体的生理生化过程。

(一) 视觉功能

维生素 A 构成视觉细胞内感光物质的成分。视网膜上对暗光敏感的杆状细胞含有感光物质视紫红质,是 11-顺式视黄醛的醛基与视蛋白内赖氨酸的氨基通过形成西弗(schiff)碱键缩合而成,为暗视觉的必需物质。感光后,11-顺式视黄醛转变为全反式视黄醛并与视蛋白分离。此过程产生电能刺激视神经形成视觉。全反式视黄醛经还原为全反式视黄醇,再经酶的作用重新转化为 11-顺式视黄醛,可在暗光下与视蛋白结合再次形成视紫红质(图 1-9-8)。在此过程中,除了消耗能量和酶外,还有部分视黄醛变成视黄醇被排泄,所以必须不断地补充维生素 A,才能维持视紫红质的合成和整个暗视觉过程。

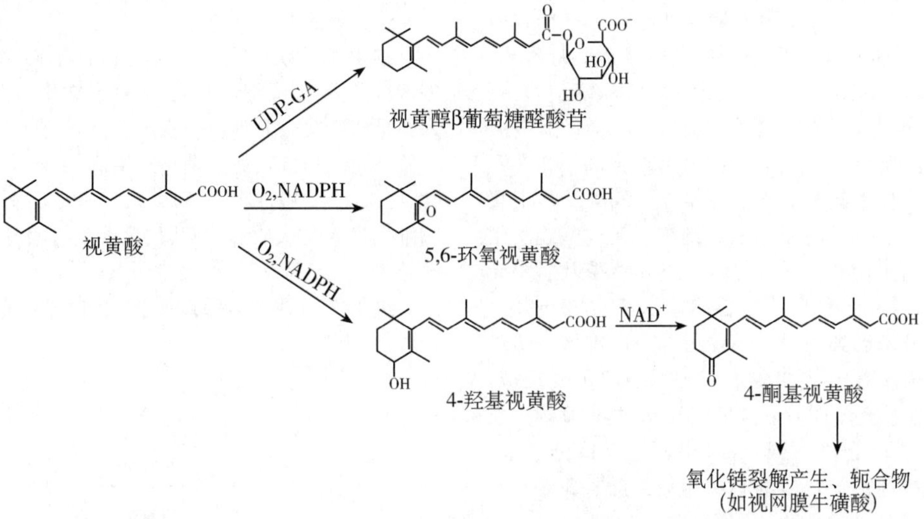

视黄醇β葡萄糖醛酸苷

视黄酸 $\xrightarrow{\text{UDP-GA}}$

$\xrightarrow{O_2,NADPH}$ 5,6-环氧视黄酸

$\xrightarrow{O_2,NADPH}$ 4-羟基视黄酸 $\xrightarrow{NAD^+}$ 4-酮基视黄酸

氧化链裂解产生、轭合物
（如视网膜牛磺酸）

图 1-9-7 视黄酸的分解代谢
引自：Gerald F,Combs Jr. 维生素：营养与健康基础. 第 3 版. 张丹参,杜冠华,译. 北京：科学出版社,2009.

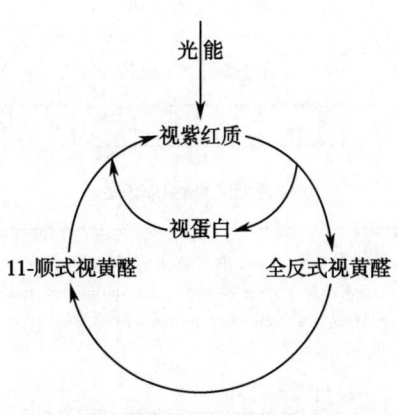

图 1-9-8 维生素A在视觉中的作用

（二）维持皮肤黏膜层的完整性

维生素 A 是调节糖蛋白合成的一种辅酶,对上皮细胞的细胞膜起稳定作用,维持上皮细胞的形态完整和功能健全。维生素 A 的这种作用是通过介导邻近细胞间的信息交流而实现的。维生素 A 缺乏的初期病理改变是上皮组织的干燥,继而使正常的柱状上皮细胞转变为角状的复层鳞状上皮,形成过度角化变性和腺体分泌减少。这种变化累及全身上皮组织,最早受影响的是眼睛的结膜和角膜,表现为结膜或角膜干燥、软化甚至穿孔,以及泪腺分泌减少。皮肤改变则为毛囊角化,皮脂腺、汗腺萎缩。消化道表现为舌味蕾上皮角化,肠道黏膜分泌减少、食欲减退等。呼吸道黏膜上皮萎缩、干燥,纤毛减少,抗病能力减退。消化道和呼吸道感染性疾病的危险性提高,且感染常迁延不愈。泌尿和生殖系统的上皮细胞也同样改变,影响其功能。

（三）维持和促进免疫功能

维生素 A 缺乏时,免疫细胞内视黄酸受体的表达相应下降,影响机体的免疫功能。目前已经明确,维生素 A 对许多细胞功能活动的维持和促进作用是通过其在细胞核内的特异性受体-视黄酸受体实现的。视黄酸受体包括RARs（retinoic acid receptors）和 RXRs（retinoid X receptors）两种及其三个亚型 α、β 和 γ。类视黄醇通过核受体对靶基因的调控结果可以促进免疫细胞产生抗体的能力,也可以促进细胞免疫的功能,以及促进 T 淋巴细胞产生某些淋巴因子。已经证明人淋巴细胞中存在 RARs,其分布形式以RARα 亚型为主,RARγ 亚型也有表达。

（四）促进生长发育和维护生殖功能

生殖器官和哺乳动物的胚胎发生依赖 RAR 受体进行基因调节,通过相关方式,维生素 A 对这些组织具有极其重要的作用。维生素 A 参与细胞 RNA、DNA 的合成,对细胞的分化、组织更新有一定影响。参与软骨内成骨,缺乏时长骨形成和牙齿的发育均受影响。维生素 A 缺乏时还会导致男性睾丸萎缩,精子数量减少、活力下降,也可影响胎盘发育。

（五）类胡萝卜素的生理功能

1. 抗氧化作用 类胡萝卜素与 α-生育酚、维生素 C、谷胱甘肽和硒一起被称为抗氧化营养素。抗氧化剂一般通过优先被氧化,即向一些活性细胞氧化剂提供 1~2 个电子,保护细胞内重要结构免遭氧化。类胡萝卜素的重要化学特征之一是猝灭单线态氧特性。单线态氧的反应活性远大于空气中的氧,能与细胞中的许多成分相互作用产生多种氧化产物。类胡萝卜素与单线态氧相互作用,生成类胡萝卜素氧化物,后者随即无害地向周围溶液释放能量。类胡萝卜素可被强氧化剂化学氧化或生物氧化,生成各种氧化产物。在生理状态下,这些反应可能是有利的（清除细胞内的强氧化剂）、中性的（不足以影响细胞代谢）或不利的（破坏维生素 A 原类胡萝卜素）。

2. 细胞间信息传递 维生素 A 原类胡萝卜素（如 β-胡萝卜素）和非维生素 A 原类胡萝卜素（如角黄素分子）都有增强组织培养液中细胞间信息传递的作用,因此该作用与形成维生素 A 无关。4-氧视黄醛和 4-氧视黄酸也能提高细胞间信息传递,还不清楚此作用是否为角黄素裂解的结果。类胡萝卜素的这一功能对营养良好人群的健康有何益处尚不明了。

3. 调节免疫反应 类胡萝卜素与维生素 A 一样也能调节大、小鼠及培养基中淋巴细胞的免疫反应。虾青素、角黄素、黄体素和 β-胡萝卜素能增强体内的免疫反应。虾青素还能促进体外培养的脾细胞生成抗体。研究表明：①叶黄素是活性强于 β-胡萝卜素的免疫增强剂。②在不同免疫系统中各种类胡萝卜素活性不同。③类胡萝卜素激活免疫反应的主要活性部位是 T 细胞。但这些观察结果的生理意义还不清楚。有人曾给一组女性受试对象无类胡萝卜素膳食 68 天，然后补充 β-胡萝卜素，结果有丝分裂原诱导的血液淋巴细胞增殖不受影响。但对另一组类似的女性对象补充混合类胡萝卜素却能引起免疫反应。健康非吸烟男性补充 β-胡萝卜素每天 15mg，能明显增加血液中单核细胞的百分比、主要组织相容复合体分子 II、HLA-DR、细胞黏附分子-1、白细胞功能相关抗原-3 以及肿瘤坏死因子-α 的分泌。这些作用值得进一步关注。

4. 影响生殖功能 类胡萝卜素可能影响动物和人类的生育功能，但是尚无明确的结论。1976 年报道乳牛口服 β-胡萝卜素补充剂可减少排卵延迟、卵巢囊肿发生率增加、孕酮生成量降低、胚胎死亡率增加等各种异常情况的发生。但随后在其他地方进行的研究中，补充 β-胡萝卜素后的这些正面作用不能被证实。此外，大量补充 β-胡萝卜素（500mg/d）会降低受精率。在连续 42~120 天摄入基本上无类胡萝卜素膳食（10~66μgRE/d）的妇女中 63% 出现排卵延迟或周期停止、黄体期长度改变、月经期延长。而在摄入富含类胡萝卜素膳食的妇女中仅 5% 发生这种异常。但少量补充 β-胡萝卜素（83μgRE/d）后不能纠正这些异常。能预防这些异常的可能膳食因素包括其他类胡萝卜素、植物雌激素等食物成分，或者大剂量补充 β-胡萝卜素。这些动物和人体研究的结论是类胡萝卜素可能调节生育过程的一些方面。其他一些研究中已发现类胡萝卜素在维生素 A 供给充足的动物和人体中也有正面作用，但这些问题尚未完全弄清。

（六）其他功能

维生素 A 除影响人体正常功能外，还具有纠正多种病理状态的调节作用。维生素 A 及其异构体能够促进终末分化、抑制增殖、促进凋亡，对组织恶变过程中的细胞发挥抗肿瘤作用。

四、缺乏与过量

（一）缺乏

目前，维生素 A 缺乏仍是许多发展中国家的一个主要公共卫生问题。维生素 A 缺乏的发生率相当高，婴幼儿和儿童维生素 A 缺乏的发生率远高于成人。根据 WHO 的报道，全球范围内超过 1/3 的学龄前儿童缺乏维生素 A，其中非洲有 40%~60% 的儿童出现维生素 A 缺乏。还有调查显示，不发达国家中每年约有 25 万~50 万儿童因罹患维生素 A 缺乏而导致失明，这些失明儿童中有 2/3 在数月后继发感染性疾病而死亡。目前，我国人群中维生素 A 缺乏病的发生率已明显下降。有调查数据显示，2015 年我国 12 岁及以下的儿童中，维生素 A 缺乏的患病率约为 5.16%，其

患病率随着年龄的增长呈下降趋势，农村地区较城镇地区的儿童更易患维生素 A 缺乏。

维生素 A 缺乏的发生取决于影响体内维生素 A 储存的多种因素，如经济水平限制、社会文化因素制约、膳食摄入不足或吸收较差等。一些疾病，如消耗性疾病（麻疹、肺结核、肺炎、猩红热等）、消化道疾病（胆囊炎、胰腺炎、肝硬化、胆管阻塞、慢性腹泻等）以及血吸虫病和饮酒等皆可影响维生素 A 的吸收和代谢，故这些疾病极易伴发维生素 A 缺乏。

维生素 A 缺乏可引起一系列的生理病理学变化（图 1-9-9）。

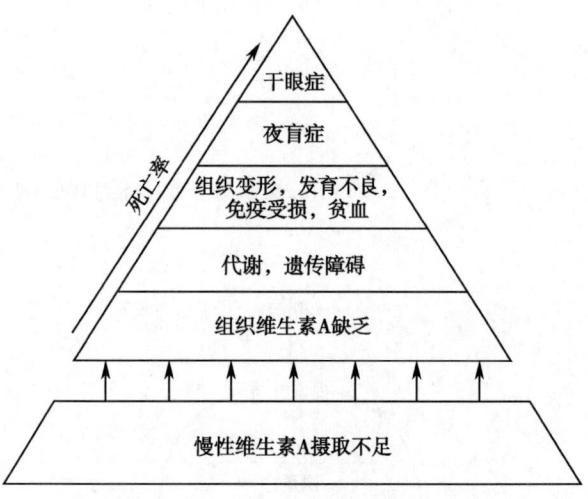

图 1-9-9 维生素 A 缺乏进展
引自：West KP Jr. Extent of vitamin A deficiency among preschool children and women of reproductive age. J Nutr, 2002, 132(9 Suppl):2857S-2866S.

1. 眼部症状 维生素 A 缺乏最主要的症状是损害视觉的夜盲症和干眼症。暗适应能力下降是维生素 A 缺乏最早出现的症状，进一步发展为夜盲症，严重者可致眼干燥症，甚至失明。夜盲症是视网膜暗适应功能紊乱，在补充维生素 A 之后可恢复；而干眼症是眼的前端形态学永久性改变，不可纠正，直到瘢痕形成。儿童维生素 A 缺乏的典型临床诊断体征是毕脱斑（bitot spots），角膜两侧和结膜外侧因干燥而出现皱褶，角膜上皮堆积，形成大小不等的形状似泡沫的白斑。

2. 皮肤损害 维生素 A 缺乏可引起机体不同组织上皮干燥、增生及角化，如皮脂汗腺角化、出现皮肤干燥、毛囊角化过度、毛囊丘疹、毛发脱落等。易并发感染，特别是儿童、老人容易引起呼吸道炎症，严重时可引起死亡。

3. 其他 维生素 A 缺乏时，易出现食欲降低、血红蛋白合成代谢障碍、免疫功能低下、儿童生长发育迟缓。

（二）过量

维生素 A 摄入过多可以引起维生素 A 过多症，分为急性和慢性两种。肝脏维生素 A 浓度超过 300mg/g 被认为是过量，并可引起相应临床表现。维生素 A 过量可降低细胞膜和溶酶体膜的稳定性，导致细胞膜受损，组织酶释放，引起皮肤、骨骼、脑、肝等多种脏器组织病变；其中脑受损可

使颅压增高,骨组织变性引起骨质吸收、变形、骨膜下新骨形成、血钙和尿钙都上升,肝组织受损则可引起肝大,肝功能改变。

1. 急性维生素 A 过多症 一次或多次连续摄入大量的维生素 A(成人大于 RNI 约 100 倍,儿童大于 RNI 约 20 倍)即可能发生急性中毒。从曾发生的急性维生素 A 过多症病史看,成人多为食用大量富含维生素 A 的食物如北极熊、鲨鱼和鳕鱼等的肝而发生中毒,儿童则多因意外服用大量维生素 A、维生素 D 制剂引起。

维生素 A 急性中毒的临床表现常在摄入大剂量维生素 A 后 6~8 小时,也可在 1~2 天内出现。主要有嗜睡或过度兴奋、头痛、呕吐等高颅压症状,12~20 小时后出现皮肤红肿,继而脱皮,以手掌、脚底等处最为明显,数周后方恢复正常。婴幼儿以高颅压为主要临床特征,囟门未闭者可出现前囟隆起。脑脊液检查压力增高,细胞数正常,蛋白质量偏低,糖含量正常。一旦停止服用,症状将逐渐消失。然而,超大剂量服用维生素 A(一次 12g,约为成人 RNI 的 15 000 倍)的,可以致命。

2. 慢性维生素 A 过多症 大多数系不遵医嘱长期摄入过量维生素 A 制剂引起,一般维生素 A 使用剂量为其 RNI 10 倍以上时可发生慢性中毒。从已发生的病案看,成人每天摄入 24~30mg(8 万~10 万 IU),持续半年;或每天 9~12mg(3 万~4 万 IU),超过 8 年可引起慢性中毒。婴幼儿每天摄入 15~30mg(5 万~10 万 IU),超过 6 个月即可引起慢性中毒;也有报道每天仅服 7.5mg(2.5 万 IU),一个月即出现中毒症状。这些情况常见于采用口服鱼肝油制剂治疗维生素 D 缺乏性佝偻病时,由于鱼肝油制剂不仅含有维生素 D 也含有大量维生素 A,当口服途径使用较大治疗剂量的维生素 D 时极易造成维生素 A 的过量,引起慢性中毒。

与急性维生素 A 中毒相比,慢性维生素 A 过多症不会迅速出现高颅压和皮肤损害症状体征。成人慢性维生素 A 过多症首先出现的常是胃纳减退,体重下降,继而有皮肤干燥、脱屑、皲裂、毛发干枯、脱发、齿龈红肿、唇干裂和鼻出血等皮肤黏膜损伤表现,以及长骨肌肉连接处疼痛伴肿胀,体检可见贫血、肝脾大。X 线检查长骨可见骨皮质增生,骨膜增厚。脑脊液检查可有颅内压增高。肝功能检查可出现转氨酶异常升高,严重者可出现肝损伤、肝硬化等。有时可见血钙和尿钙升高。

过量的维生素 A 可引起细胞膜的不稳定和某些基因表达改变。动物实验证明,维生素 A 摄入过量,可导致胚胎吸收、流产、出生缺陷。孕妇在妊娠早期每天大剂量摄入维生素 A,娩出畸形儿的相对危险度增加。

维生素 A 过多症一旦确诊,应立即停止服用维生素 A 制剂和维生素 A 含量较高的食物。急性维生素 A 过多症的症状一般在 1~2 周内消失,骨骼改变也逐渐恢复,但较缓慢,约需 2~3 个月。一般不需其他治疗。高颅压引起的反复呕吐以及由此发生的水和电解质紊乱应给予对症治疗。本病预后良好,个别病程长病情严重者可留下身材矮小后遗症。

维生素 A 摄入不足或过量可能引起不同的临床症状,维生素 A 摄入量与发生的临床症状之间的关系见图 1-9-10。

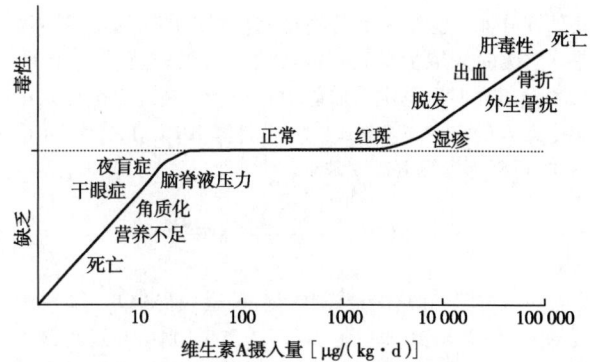

图 1-9-10 维生素 A 摄入不足或过量引起的临床症状
引自:Gerald F,Combs Jr. 维生素:营养与健康基础. 第 3 版. 张丹参,杜冠华,译. 北京:科学出版社,2009.

3. 胡萝卜素血症 因摄入富含胡萝卜素的食物(如胡萝卜、南瓜、桔子等)过多,大量胡萝卜素不能充分迅速在小肠黏膜细胞中转化为维生素 A 而引起。一项人群干预性研究显示,每天从食物中摄取 30mg 的 β-胡萝卜素,可在 25~42 天内出现皮肤发黄(胡萝卜素黄皮病)。虽然摄入的 β-胡萝卜素在体内可转化为维生素 A,但其吸收率有限,只有 8%被吸收并转化为乳糜微粒中的视黄酰酯而发挥维生素 A 的作用,故大量摄入胡萝卜素一般不会引起维生素 A 过多症,但可使血中胡萝卜素水平增高,发生胡萝卜素血症。血清胡萝卜素含量明显升高,可达 4.7~9.3μmol/L(正常为 1.9~2.7μmol/L),致使黄色素沉着在皮肤内和皮下组织内,表现为皮肤黄染,以鼻尖、鼻唇皱襞、前额、手掌和足底部位明显。停止大量食入富含胡萝卜素的食物后,胡萝卜素血症可在 2~6 周内逐渐消退,一般没有生命危险。不需特殊治疗。

五、营养状况评价

维生素 A 营养状况,可以根据生化指标、临床表现,结合生理状况、膳食摄入情况综合对人群营养状况进行评价以及对个体的维生素 A 缺乏进行判定。

(一) 临床检查

长期动物性食物摄入不足、各种消化道疾病或慢性消耗性疾病史、性传染病史等情况下应高度警惕维生素 A 缺乏。WHO 将维生素 A 缺乏引起的眼干燥症予以分级,其中角膜干燥、溃疡、角化定为诊断维生素 A 缺乏的有效体征。但现在由于发生在角膜阶段病变的眼干燥症病例已较稀少,故依据既往史了解夜盲症发生情况,结膜表面检查及比奥斑成为最主要的评估症状和体征。早期确诊应根据当地条件进行实验室检查。

(二) 实验室检测

1. 血清维生素 A 测定 根据 WHO 建议标准,成人血清视黄醇水平<0.35μmol/L,可判断为维生素 A 缺乏;0.35μmol/L≤血清视黄醇水平<0.7μmol/L,可判断为维生素 A 边缘性缺乏。

血清维生素 A 水平并不能完全反映全身组织的维生素 A 营养状态,因此,在高度怀疑维生素 A 缺乏时可以使用相对剂量反应试验(RDR)进一步确定。RDR 是一种间接估计肝脏维生素 A 储备相对充足程度的方法。其方法是在空腹时采取静脉血(A0),然后口服视黄基酯 450～1000μg,5 小时后再次采取静脉血(A5),测定二次血浆中维生素 A 的水平并按公式(如下)计算 RDR 值,如 RDR 值 >20% 可判定为维生素 A 缺乏。

$$RDR\% = \frac{A5-A0}{A5} \times 100\%$$

在人群营养调查与监测中,若调查人群中 6～72 月龄婴幼儿、儿童 RDR(%)值异常率 ≥20%,则可判定为该人群维生素 A 为中度缺乏或重度缺乏,其中异常值介于 20%～30% 为中度缺乏,高于 30% 为重度缺乏。

2. 血浆视黄醇结合蛋白测定　血浆视黄醇结合蛋白(RBP)水平能比较敏感地反映体内维生素 A 的营养状态,近年来认为可与血浆视黄醇水平呈良好关系,较好地反映人体的维生素 A 营养水平。

3. 稳定同位素测定　用稳定同位素标记法检测血清视黄醇水平可了解机体维生素 A 的储存状况及动态变化。

4. 眼结膜印迹细胞学检查　在干眼病临床症状出现之前,轻度维生素 A 缺乏可以导致眼睛结膜角质化形成和黏蛋白分泌型杯状细胞丢失。用醋酸纤维素滤纸轻拭眼结膜,将获得的上皮细胞给予 PAS 苏木精染色,经过显微镜检查,检测眼睛表面功能性变化。

5. 暗适应功能测定　用暗适应计和视网膜电流变化检查,如发现暗光视觉异常,有助诊断。维生素 A 缺乏者,暗适应时间延长。有眼部疾患、血糖过低或睡眠不足者暗适应功能也降低,用此法不能特异地反映其维生素 A 营养缺乏。

六、膳食参考摄入量

(一)膳食维生素 A 的视黄醇当量和视黄醇活性当量

维生素 A 的活性表达方式包括国际单位(international units,IU)、视黄醇当量(retinol equivalent,RE)和视黄醇活性当量(retinol activity equivalent,RAE)。1966 年 WHO 规定:1 IU 维生素 A = 0.3μg 全反式视黄醇 = 0.6μg 全反式 β-胡萝卜素。由于 IU 体系并没有顾及一般膳食中 β-胡萝卜素和其他维生素 A 原类胡萝卜素的低吸收和转化率的影响,故 1967 年 FAO/WHO 提出视黄醇当量(RE)的概念。近年来的研究显示,混合膳食来源的 β-胡萝卜素与油剂纯品 β-胡萝卜素的营养当量比值为 6:1,而不是早期研究的 3:1。RE 的概念可能高估了膳食维生素 A 原类胡萝卜素的维生素 A 贡献,故美国医学研究院(IOM)食物与营养委员会在 2001 年提出以视黄醇活性当量(RAE)代替视黄醇当量(RE)评估膳食及补充剂中维生素 A 的生物活性。视黄醇当量(RE)及视黄醇活性当量(RAE)的应用及比较详见表 1-9-3。

采用 μgRAE 表示膳食中维生素 A 原类胡萝卜素的维生素 A 活性时,所得数值仅为 μgRE 数据的一半。

表 1-9-3　视黄醇当量(RE)及视黄醇活性当量(RAE)的比较

视黄醇当量(RE)	视黄醇活性当量(RAE)
1 个视黄醇当量(μgRE)	1 个视黄醇活性当量(μgRAE)
= 1μg 全反式视黄醇	= 1μg 全反式视黄醇
= 2μg 溶于油剂的纯品全反式 β-胡萝卜素	= 2μg 溶于油剂的纯品全反式 β-胡萝卜素
= 6μg 膳食全反式 β-胡萝卜素	= 12μg 膳食全反式 β-胡萝卜素
= 12μg 其他膳食维生素 A 原类胡萝卜素	= 24μg 其他膳食维生素 A 原类胡萝卜素

引自:孙长颢.营养与食品卫生学.第 8 版.北京:人民卫生出版社,2017.

膳食或食物中总视黄醇活性当量的计算公式如下:

膳食或食物中总视黄醇活性当量(μgRAE)= 全反式视黄醇(μg)+1/2 补充剂纯品全反式 β-胡萝卜素+1/12 膳食全反式 β-胡萝卜素(μg)+1/24 其他维生素 A 原类胡萝卜素(μg)

(二)AI 与 RNI

成人维生素 A 的 EAR 最早是根据同位素示踪技术建立的人体模型,估计可维持肝脏最低视黄醇储备(20μg/g)所需的膳食维生素 A 摄入量水平。直到目前,没有更新的实验数据能够改进上述推算方法;因此,仍然采用 Olson 公式估算成人膳食维生素 A 估计平均需要量。计算公式为:

膳食维生素 A 的 EAR = A×B×C×D×E×F

式中,A 为摄取无维生素 A 膳食时,每日维生素 A 损失占总储备量的百分比,一般采用 0.5%;B 为可接受的肝脏维生素 A 最低储存量,按每 1g 肝脏鲜重 20μg 含量估计;C 为肝脏重量与体重的比值,按 1:33(0.03)计算,是婴幼儿与成人肝体比值的平均值;D 为特定年龄和性别人群的参考体重,按照中国居民体重代表值计算(18 岁以上成人,男性为 66kg,女性为 56kg);E 为维生素 A 体内总储备与肝脏维生素 A 储存量的比值,按照维生素 A 充足个体的情况确定为 10:9(1.1);F 为摄入的维生素 A 的储存效率,利用同位素稀释技术获得的储存效率的最新数据为 40% 左右,F 取值 2.5。则成年男性和女性的 EAR 分别为 555.5μgRAE/d 和 471.4μgRAE/d。

2011 年采用同位素稀释技术和维生素 A 干预实验,对 104 名 35～60 岁中国农村成年健康志愿者进行的膳食维生素 A 需要量研究表明,用膳食维生素 A 摄入量(μgRAE)(自变量 x)预测肝脏维生素 A 总储备量变化值(μmole)(因变量 y)的线性回归方程:男性为 y=-488.60+0.87x,女性为 y=-690.71+1.463x。据此估计,维持肝脏维生素 A 总储备量不变所需要的膳食维生素 A 摄入量为:男性 561.61μgRAE,女性 472.12μgRAE。此结果与前述基于肝脏最低维生素 A 浓度的 Olson 公式法所获结果非常接近。

目前,中国营养学会建议成年男性和女性的 RNI 分别为 800μgRAE/d 和 700μgRAE/d。在此基础上,孕妇和乳母应适量增加维生素 A 摄入,孕妇从孕中期开始膳食维生素 A 摄入量就有增加,怀孕中晚期孕妇应在 700μgRAE/d 的基础上,再增加 70μgRAE/d,以满足孕妇自身维生素 A 的储备、胎儿生长发育和胎盘的需求。乳母主要考虑用乳汁哺喂婴儿的额外维生素 A 需要,建议在 700μgRAE/d 的基础上再增加 600μgRAE/d。儿童、青少年的维生素 A 需要量可利用成人的数据按照代谢体重法计算获得,婴幼儿的维生素 A 的 RNI 主要是根据母乳中含量推算出来的。各年龄阶段维生素 A 的 RNI 见表 1-9-4。

与 2006 年出版的美国 DRI 进行比较,其每个年龄段的推荐膳食供给量(recommended dietary allowance, RDA)与我国现行的 RNI 稍有差异。其中,1~3 岁幼儿维生素 A 的 RDA 为 300μgRAE/d;4~8 岁儿童为 400μgRAE/d;9~13 岁青少年为 600μgRAE/d;14 岁以上男性为 900μgRAE/d,女性为 700μgRAE/d。而日本 2015 年发布的 DRI 中将每个年龄段维生素 A 的 RDA 水平更加细分,与我国的 RNI 差异较大。0~0.5 岁婴儿的维生素 A 的 RDA 为 300μgRAE/d;0.5~1 岁婴儿为 400μgRAE/d;1~2 岁男性幼儿为 400μgRAE/d,女性为 350μgRAE/d;3~5 岁男性幼儿为 500μgRAE/d,女性为 400μgRAE/d;6~7 岁男童为 450μgRAE/d,女童为 400μgRAE/d;8~9 岁儿童为 500μgRAE/d;10~11 岁儿童为 600μgRAE/d;12~14 岁男性青少年为 800μgRAE/d,女性为 700μgRAE/d;15~17 岁男性青少年为 900μgRAE/d,女性为 650μgRAE/d;18~29

岁男性为 850μgRAE/d,女性为 650μgRAE/d;30~49 岁男性为 900μgRAE/d,女性为 700μgRAE/d;50~69 岁男性为 850μgRAE/d,女性为 700μgRAE/d;70 岁以上男性为 800μgRAE/d,女性为 650μgRAE/d。此外,孕晚期孕妇和哺乳期妇女均需要在原有基础上分别增加 80μgRAE/d 和 650μgRAE/d。

(三) UL

维生素 A 的安全摄入量范围较小,大量摄入有明显的毒性作用;维生素 A 的毒副作用主要取决于视黄醇的摄入量,也与机体的生理及营养状况有关。成人 UL 依据肝损伤资料确定,而孕期妇女维生素 A 摄入量有关的风险主要为孕早期过量维生素 A 所导致的致畸风险,因此在成人、孕妇、乳母的 UL 均为 3000μgRAE/d。婴幼儿和青少年的资料有限,依据病例报道和与成人相比较的体重比例来计算,获得各年龄段的 UL 见表 1-9-4。与日本的 DRI 中提供的 UL 相比,各年龄段的数值比较相近,但是日本的 UL 设置得更加谨慎。其中,0~2 岁婴幼儿的 UL 为 600μgRAE/d,3~5 岁为 700μgRAE/d,6~7 岁为 900μgRAE/d,8~9 岁为 1200μgRAE/d,10~11 岁为 1500μgRAE/d,12~14 岁为 2100μgRAE/d,15~17 岁为 2600μgRAE/d,18 岁及以上人群为 2700μgRAE/d。

表 1-9-4 中国居民膳食维生素 A 参考摄入量/($μg RAE \cdot d^{-1}$)

人群	EAR		RNI		UL*
	男	女	男	女	
0 岁~	–	–	300(AI)	300(AI)	600
0.5 岁~	–	–	350(AI)	350(AI)	600
1 岁~	220	220	310	310	700
4 岁~	260	260	360	360	900
7 岁~	360	360	500	500	1500
11 岁~	480	450	670	630	2100
14 岁~	590	450	820	630	2700
18 岁~	560	480	800	700	3000
孕妇(早)	–	+0	–	+0	3000
孕妇(中)	–	+50	–	+70	3000
孕妇(晚)	–	+50	–	+70	3000
乳母	–	+400	–	+600	3000

注:UL* 不包括来自膳食维生素 A 原类胡萝卜素的 RAE。
引自:中国营养学会. 中国居民膳食营养素参考摄入量. 2013 版. 北京:科学出版社,2013.

七、主要食物来源

维生素 A 多存在于动物性食物中,如动物的内脏(其中以肝脏的含量最高)、鱼肝油、鱼卵、全奶、奶油、禽蛋等。在贫困地区或发展中国家,动物性食物的供应比较少,这些地区人群的维生素 A 食物来源多依靠植物性食物中的胡萝卜素,而植物性食物只能提供类胡萝卜素,类胡萝卜素主要存在于深绿色或红橙黄色的蔬菜或水果中,如西蓝花、菠菜、空心菜、芹菜叶、豌豆、胡萝卜、荠菜、西红柿、辣椒、芒果、杏子、柿子等。其中,β-胡萝卜素和 α-胡萝卜素主要来自于黄橙色蔬菜和水果,β-隐黄素主要来自于橙色水果,叶黄素主要来自于深绿色蔬菜,番茄红素则主要来

自于番茄。

除膳食来源以外,维生素 A 补充剂也常使用,应注意用量过大不仅没有益处,反而会引起中毒。β-胡萝卜素是维生素 A 的安全来源。

第二节 维生素 D

维生素 D 是人类必需的一种脂溶性维生素。1645 年 Daniel Whistler 首次描述了佝偻病的重要特征。1921 年,Elmer McCollum 发现鳕鱼肝油中有一种非常有效的抗佝偻病物质。德国化学家 Adolf Windaus 因为研究固醇和维生素的关系并发现了维生素 D 而获得 1928 年的诺贝尔化学

奖,1932 年人们终于确定了这个化合物的结构。1965—1970 年间,人们发现了 1,25-$(OH)_2D_3$ 的化学性质及其核受体。从维生素 D 发现至今的近一百年里,科学家对维生素 D 功能的认识不断完善。维生素 D 在所有的脊椎动物包括人类中的主要生理功能是维持血清钙和磷的浓度在正常范围内,近年来的大量研究证实维生素 D 还具有骨骼外健康效应,参与组织细胞的分化、增殖和活性调节,对机体免疫功能具有调节作用。维生素 D 的缺乏在全球很普遍,补充维生素 D 可以减少缺乏的风险,但关于维生素 D 补充对骨骼健康外的其他疾病,如心血管疾病、癌症等的影响目前尚缺乏充足的临床证据。

一、结构与性质

维生素 D(vitamin D)是一类具有环戊氢烯菲环结构的化合物,由类固醇衍生而来。维生素 D 至少有五种形式,但最具有生物学意义的形式有两种,即胆钙化醇(cholecalciferol,维生素 D_3)和麦角钙化醇(ergocalciferol,维生素 D_2)。维生素 D_2 是由紫外线照射植物中的麦角固醇产生,但在自然界的存量很少,照射麦角固醇的方法是人工合成维生素 D_2 的一种主要方式。维生素 D_3 则由大多数高级动物的表皮和真皮内含有的 7-脱氢胆固醇经日光中紫外线(波长 265~228nm)照射转变而成。维生素 D_2 和维生素 D_3 虽然在结构、理化性质、生化和生理上有细小的差别(图 1-9-11),但对人体的作用和作用机制则完全相同,哺乳动物和人类对两者的利用亦无区别,因此在以下的讨论中统称为维生素 D。迄今已分离并了解化学特性的维生素 D 代谢产物有 40 多种,维生素 D 溶于脂肪溶剂,对热、碱较稳定。光及酸可促进其异构。

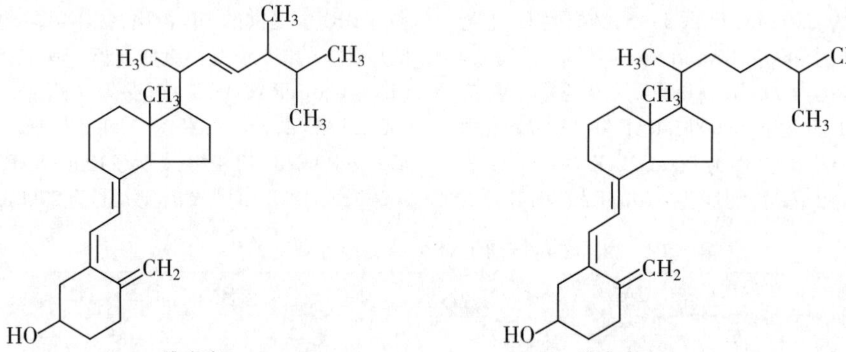

维生素 D_2
($C_{28}H_{44}O$,分子量=396.7)

维生素 D_3
($C_{27}H_{44}O$,分子量=384.6)

图 1-9-11 维生素 D_2 和维生素 D_3 的结构式

二、吸收、代谢及分布

维生素 D 可以从饮食中吸收或阳光照射下在皮肤中合成。在皮肤中,紫外线催化 7-脱氢胆固醇转化为维生素 D_3,维生素 D_3 缓慢释放到血液中,与维生素 D 结合蛋白结合。膳食维生素 D 的天然来源很少,以维生素 D_2/D_3 的形式存在,能够被人体直接吸收利用,占体内维生素 D 来源的 20%~30%。维生素 D 吸收后必须进行代谢活化后才能够发挥其生物学功能。在肝脏中,维生素 D 经 25-羟基化形成 25-羟基维生素 D_3[25-$(OH)D_3$],随后在肾脏中发生 1-α 羟基化生成 1,25-二羟基维生素 D_3[1,25-$(OH)_2D_3$]。肾脏是产生活性维生素 D[1,25-$(OH)_2D_3$]的关键脏器,α 羟化酶是合成 1,25-$(OH)_2D_3$ 的主要限速环节,也是机体调控 1,25-$(OH)_2D_3$ 含量的关键作用位点。维生素 D 的来源及在体内代谢过程见图 1-9-12。

人体摄入的维生素 D 在小肠,主要在空肠、回肠与脂肪一起被吸收。由于食物通过小肠远端时间较长,维生素 D 的最大吸收量在回肠。在哺乳动物中,维生素 D 像其他的疏水物质一样,通过胶体依赖途径被动吸收。大部分的维生素 D(约 90%)与乳糜微粒结合进入淋巴系统,其余与 α-球蛋白结合,维生素 D 的这种吸收过程有效性约为 50%。

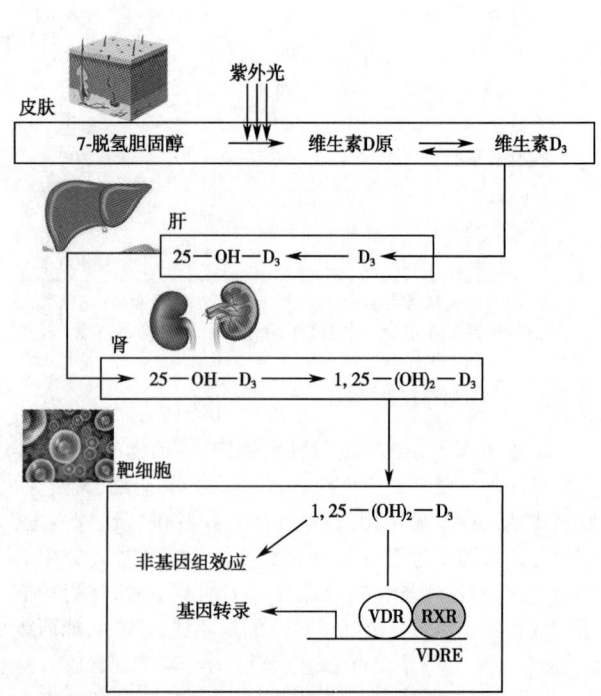

图 1-9-12 维生素 D 的代谢激活
引自:Gerald F,Combs Jr. 维生素:营养与健康基础. 第 3 版. 张丹参,杜冠华,译. 北京:科学出版社,2009.

乳糜微粒可直接或在乳糜微粒降解的过程中与血浆中的蛋白质结合,没有结合的血浆维生素 D 随着乳糜微粒进入肝脏,在肝脏中再与蛋白质结合进入血浆。当一次摄入 $1250\mu g$ 的维生素 D_2 后,维生素 D 的循环浓度在几小时内开始增加,顶峰出现在 12 小时,在 72 小时后逐渐下降,这种吸收的测试已被用于肠道维生素 D 吸收不良的诊断。如果口服后维生素 D 循环浓度没有升高即可作出诊断。在慢性肝脏疾病,包括囊性纤维化、Crohn's 病、Whipple's 病和肠炎性腹泻时,由于小肠不能吸收维生素 D 容易引起缺乏。皮肤中的 7-脱氢胆固醇在阳光紫外线作用下形成维生素 D_3 前体,后者转化成维生素 D_3,其产量约在 24 小时升至 92%,并趋于平台期。血浆中的维生素 D 结合蛋白可将皮肤中形成的维生素 D_3 输送至肝脏供机体利用,不进入血液循环的维生素 D_3 则可以通过日光照射而代谢失活,故经皮肤产生的维生素 D_3 不易产生中毒,并从未有由于增加紫外线照射引起高维生素 D 血症的相关报道。

维生素 D 结合蛋白质(vitamin D-binding protein,DBP)是一种 α-球蛋白,偶尔有一些 β-球蛋白。在人类和大鼠的研究已证实 DBP 是单聚体糖蛋白,依赖顺-三烯结构和维生素 D 的 C-3 羟基组结合,它与 25-(OH)D_3 的亲和力比其他形式的大,并且非常稳定,不受性别、年龄或维生素 D 状况的影响。DBP 由肝脏合成,在肝脏疾病患者中合成下降,而在雌激素治疗或妊娠时合成增加。

25-(OH)D_3 是血液中维生素 D 的主要存在形式。大多数的维生素 D 由 DBP 或脂蛋白携带到肝脏,在侧链 C-25 位上羟化形成 25-(OH)D_3,它是主要的循环形式,维生素 D 25-羟化酶包括两种形式的细胞色素 P450 混合功能氧化酶,一种是在内质网上的低亲和力高容量酶,另一种则是在线粒体上的高亲和力低容量酶,25-羟化酶主要受维生素 D 在肝脏的浓度调节,几乎不被 25-(OH)D_3 抑制,但可被异烟肼抑制。25-(OH)D_3 不储存在细胞内,它被释放到血浆中和 DBP 结合,在正常的 25-(OH)D_3 血浆浓度时,仅有少量的 25-(OH)D_3 从血浆池中释放进入组织。因此,25-(OH)D_3 的循环水平是良好的维生素 D 营养状况指标。

通过血液循环达到肾脏的 25-(OH)D_3 进一步转化为两种基本的二羟基代谢物,1,25-(OH)$_2D_3$ 和 24,25-(OH)$_2D_3$。25-(OH)D_3 在 25-(OH)D 1-羟化酶作用下,在 A 环 C-1 位置羟化成 1,25-(OH)$_2D_3$。该酶存在于肾皮质线粒体上,以 NADPH 作为电子供体,由三种蛋白质组成:氧化蛋白还原酶、铁氧还蛋白和细胞色素 P450。1,25-(OH)$_2D_3$ 是具有生理活性的维生素 D。

机体主要通过 1,25-(OH)$_2D_3$、甲状旁腺素(PTH)、降钙素和几个其他的激素以及 Ca^{2+} 和磷的循环水平严格控制肾脏 1-羟化酶的活性。甲状旁腺素和降钙素似乎以不同的方式刺激 1-羟化酶,前者的影响迅速且受 cAMP 调节,后者的影响相对较慢,主要作用于转录水平。1-羟化酶被锶抑制,受 1,25-(OH)$_2D_3$ 反馈抑制。它被催乳素、低钙血症和低磷血症刺激。因此,当 1,25-(OH)$_2D_3$ 的循环水平降低,肾脏 1,25-(OH)$_2D_3$ 的产生就高,反之,肾脏的产生就低。在无肾大鼠以及慢性肾衰竭的患者中有 1,25-

(OH)$_2D_3$ 形成的报道,提示 1-羟化酶也可能存在于肾外组织中。在胎盘和皮肤、骨骼、肠黏膜、颅骨细胞的培养中,羟化酶的活性已被确认。在卵巢切除后大鼠肾脏 1,25-(OH)$_2D_3$ 的合成减少,提示雌激素也参与了 1-羟化酶的调节。25-(OH)D_3 的第二种羟化作用发生在侧链的 C-24 位上,产生 24,25-(OH)$_2D_3$。此反应在 25-(OH)D 24-羟化酶的作用下进行,可看作是 25-(OH)D 1-羟化酶的补充,并在所有有 1,25-(OH)$_2D_3$ 受体的组织中都有发现。像 1-羟化酶一样,24-羟化酶是需要 NADPH 的细胞色素 P450 依赖酶。但不像前者会被高钙血症和高磷血症所抑制。24,25-(OH)$_2D_3$ 似乎是维生素 D 的另一种代谢物,在维生素 D 充足和正常的钙平衡的情况下产生,它抑制 PTH 通过破骨细胞对骨骼吸收的刺激效果,可能参与局部骨营养的调控。

维生素 D 的其他代谢物如 1,24,25-(OH)$_2D_3$ 等大多数是生理上无活性的排泄形式,在肾脏或肠道产生。维生素 D 在体内主要储存在脂肪组织与骨骼肌中,肝脏、大脑、肺、脾、骨骼、皮肤中也少量存在。维生素 D 的分解代谢主要在肝脏中进行,大多数通过胆汁从粪便排出,有 2%~4% 出现在尿中。

和其他的脂溶性维生素不同,维生素 D 不是只储存在肝中,而是在各种组织中都有分布,在脂肪组织中以类脂的形式存在,有较高的浓度且代谢较慢。维生素 D 在组织中大约一半是以维生素 D 的形式存在,其余大部分以 25-(OH)D_3 存在。在胎儿和新生儿的脐血中 25-(OH)D_3 的浓度比母血中低,胎儿 25-(OH)D_3 水平与母血相关,提示该代谢物能通过胎盘。

三、生理功能

维生素 D 经典的功能是维持血浆钙和磷水平的稳定,以满足骨骼矿物化、肌肉收缩、神经传导及细胞的基本功能。VD 的活性代谢物[calcitriol,1,25(OH)$_2D_3$]通过与维生素 D 受体(vitamin D receptor,VDR)结合发挥作用,作为转录因子调节膜钙离子通道、钙结合蛋白等的表达。近年来,维生素 D 在骨骼系统之外的功能也受到广泛的关注。研究发现 VDR 不仅存在于小肠和骨骼中,还在多种器官中表达,包括脑、心脏、乳腺、皮肤等。维生素 D 参与调节细胞增殖和分化,同时,VDR 在多种白细胞如单核细胞、活化的 T 淋巴细胞、B 淋巴细胞上表达,参与调节机体免疫功能。

VDR 属于超家族成员,其本质是一种配体依赖的核转录因子。VDR 分为细胞核受体(nVDR)和细胞膜受体(mVDR)两大类,其分子量分别为 50kDa 和 60kDa。研究发现,1,25-(OH)$_2D_3$ 除了可以通过 nVDR 产生基因效应作用于靶细胞外,还存在由 mVDR 介导的快速非基因效应,该效应的产生和完成所需要的时间仅为数秒到数分钟,25-(OH)$_2D_3$ 在小肠对钙快速吸收、胰岛 β 细胞分泌胰岛素、破骨细胞离子通道的开放等方面均发挥了快速非基因效应。研究发现 VDR 基因具有明显的多态性,其中 Bsm I、Taq I、Fok I 等参与骨代谢的位点研究较多。目前,已知的维生素 D 核受体分布情况见表 1-9-5。

表 1-9-5　已知的维生素 D 核受体的分布

器官系统	细胞类型
骨骼	成骨细胞
消化道	小肠、结肠、胃的上皮细胞
肝脏	肝细胞
肾脏	上皮(近端和远端)细胞
心脏	心房肌内分泌细胞
骨骼的平滑肌	肌细胞
软骨	软骨细胞
血液淋巴	活性的 T 和 B 细胞、巨噬细胞、单核细胞、脾、胸腺、网状细胞和淋巴细胞、淋巴结、扁桃体枝状细胞
生殖器官	羊膜、绒毛尿囊膜、附睾、乳晕和乳腺管细胞、卵巢、输卵管、胎盘、睾丸、子宫、卵黄囊
皮肤	上皮细胞、成纤维细胞、毛囊细胞、黑色素细胞、皮脂腺
神经	脑(海马、浦肯野细胞、终纹床核、纹状体、杏仁核)感觉神经节、脊髓
其他内分泌	肾上腺髓质和皮质、胰腺 β 细胞、垂体、甲状腺滤泡和 C 细胞、甲状旁腺
其他	膀胱、脉络丛、内皮细胞、腮腺

维生素 D 的生理功能主要包括:

(一)维持机体钙、磷平衡

维生素 D 主要以 $1,25\text{-}(OH)_2D_3$ 的形式在小肠、骨、肾等靶器官起作用,维持细胞内、外钙浓度,调节钙、磷代谢(图 1-9-13)。$1,25\text{-}(OH)_2D_3$ 与甲状旁腺激素(parathormone,PTH)共同作用维持血钙水平稳定。当血钙浓度降低时,PTH 分泌增加,刺激肾脏中的 $25\text{-}(OH)D\text{-}1\alpha\text{-}$羟化酶,增加 $1,25\text{-}(OH)_2D_3$ 的合成,促进钙在肾小管的重吸收;使未成熟的破骨细胞前体转变为成熟的破骨细胞,促进骨质吸收。而当血钙过高时,促进甲状旁腺产生降钙素,阻止钙从骨骼中动员、增加钙、磷从尿中排出。

此外,维生素 D 通过促进骨骼及牙齿的矿化、促进小肠钙吸收,以及肾脏对钙、磷的重吸收等调节机体钙、磷代谢。

(二)参加体内免疫调节

随着在体内很多组织、细胞上发现 $1,25\text{-}(OH)_2D_3$ 的受体,包括单核细胞、巨噬细胞、活化的 T 细胞、B 细胞等,人们提出了 $1,25\text{-}(OH)_2D_3$ 诱导巨噬细胞混合和分化、调节 T 细胞功能以及细胞因子分泌等观点,其中研究最多的是维生素 D 对于单核巨噬细胞功能的调节,发现维生素 D 具有的激素样作用可能在机体免疫调节中起重要作用。目前,维生素 D 已在治疗银屑病等皮肤疾病中使用。

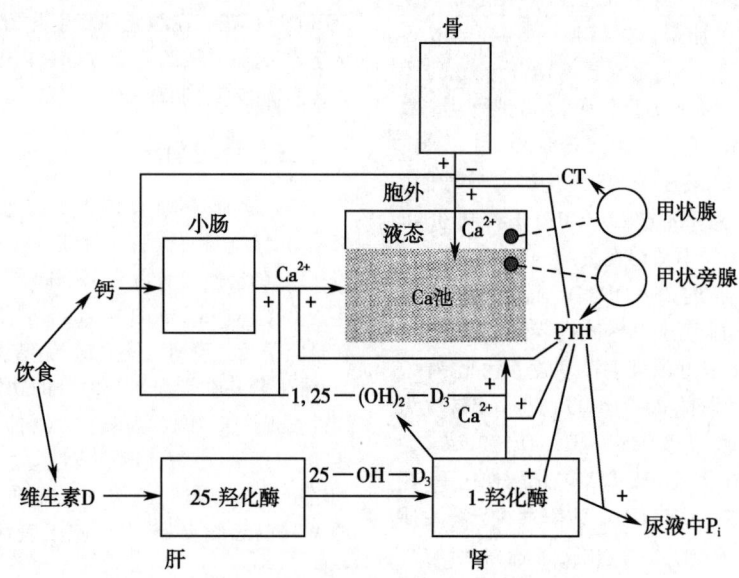

图 1-9-13　维生素 D 在维持钙内稳态中的作用

引自:Gerald F,Combs Jr. 维生素:营养与健康基础. 第 3 版. 张丹参,杜冠华,译. 北京:科学出版社,2009.

(三)其他

近年来的流行病学研究发现维生素 D 水平与心血管疾病、2 型糖尿病、肺结核等多种疾病的发生风险存在负相关。在我国北方地区近 4000 名普通人群中开展的研究发现,血清 $25\text{-}(OH)D_3$ 浓度与低密度脂蛋白胆固醇成负相关、与高密度脂蛋白胆固醇成正相关。香港一项在近 3500 名 45 岁以上人群队列研究发现,血清 $25\text{-}(OH)D_3$ 水平最

低五分位者缺血性脑卒中发生风险较最高五分位者增加近 80%。上海的一项研究报道,在血压正常、糖耐量正常的绝经后女性中,血清 $25\text{-}(OH)D_3$ 水平与颈动脉粥样硬化呈独立的负关联。近期一项在我国超重及糖尿病前期人群中开展的研究发现,83.3% 的人存在维生素 D 缺乏,并且维生素 D 水平与胰岛素抵抗水平(HOMA-IR)成负相关。在亚洲人群中开展的一项队列研究发现,与血清 25-(OH)

$D_3 \geqslant 20ng/ml$ 人群相比，VD 缺乏（$10\sim19.9ng/ml$）以及严重缺乏（$<10ng/ml$）人群发生 2 型糖尿病风险分别约增加 2 倍、3 倍。在慢性传染性疾病如肺结核中也发现了普遍的维生素 D 缺乏。青岛大学马爱国教授团队报道了在活动性肺结核患者中，维生素 D 缺乏率达 83.1%，严重缺乏率达 47.1%。

尽管维生素缺乏与骨骼外系统健康效应的关系已有大量的流行病学证据，但主要来自观察性研究。已有的干预研究得到的结果并不一致，近期的一项对维生素 D 骨骼外效应的随机干预实验进行的荟萃分析发现，维生素 D 的补充干预效果目前尚缺乏充足证据。

四、缺乏与过量

维生素 D 缺乏（vitamin D deficiency）是一个世界性的问题。长期维生素 D 缺乏与儿童佝偻病、成人骨质软化症、骨质疏松有关，近年来研究发现自身免疫性疾病、2 型糖尿病等可能也与维生素 D 缺乏有关。但是，长期过量摄入这种脂溶性维生素又会导致中毒。

（一）缺乏

造成 VD 缺乏流行的主要原因是阳光直接暴露不足、膳食中缺乏维生素 D。孕妇、肤色深的人群（黑人、西班牙人、皮肤黑色素增加者）、肥胖者、儿童和老年人是 VD 缺乏的高风险人群。据估计全球约 30%~60% 的儿童和成年人存在 VD 缺乏和不足。据 Holick 对普通人群维生素 D 缺乏率的报道，北欧国家达 92%，加拿大为 61%，欧洲为 57%~64%，亚洲为 78%~98%，北非为 60%，美国为 36%，澳大利亚为 31%。维生素 D 缺乏症表现为骨骼疾病，在儿童称为佝偻病（rickets），成人称为骨质软化症（osteomalacia）和骨质疏松（osteoporosis）。并且，近年来研究发现维生素 D 缺乏可能与先兆子痫、自身免疫性疾病、传染性疾病、糖尿病等有关。

1. 佝偻病（rickets）　佝偻病常发生在日照不足、喂养不当的婴儿以及出生后生长较快的早产儿。佝偻病患儿的主要表现为低钙血症、牙齿萌出延迟、骨骼生长障碍、易弯曲、畸形等。神经、肌肉、造血、免疫等器官功能可能也受到影响。佝偻病典型的骨骼畸形表现为方头、鸡胸、漏斗胸、"念珠肋""O"型腿和"X"型腿等。佝偻病一般多见于 6 个月以内婴儿，以骨质软化为主要表现，由于低血钙，患儿可能出现惊厥和抽搐。

2. 骨质软化症（osteomalacia）　成年人维生素 D 缺乏主要表现为骨质软化病，特别是妊娠和哺乳妇女以及老年人容易发生。其特点是骨样组织钙化不良，骨骼生长障碍。早期症状常不明显，随着骨软化加重，主要表现为肌肉无力，脊柱、肋骨、臀部、腿部疼痛。严重者可发展为剧烈的全身骨痛，活动和行走时加重。

3. 骨质疏松（osteoporosis）　骨质疏松是慢性退行性疾病。其特征为骨密度降低、骨骼微观结构破坏，以骨骼疼痛、骨折风险增加为特征。维生素 D 营养状况差和钙摄入量低是骨质疏松和骨折发生风险的重要决定因素。当

骨质疏松症患者的血浆 $25\text{-}(OH)D_3$ 浓度低于 10nmol/L（4ng/ml）时，可能同时伴有血浆钙磷水平降低。

（二）过量

天然食物中维生素 D 含量通常很低，因此，天然食物引起的维生素 D 中毒极少发生，接受阳光暴露的人亦不可能发生 VD 中毒，但由于长期摄入大量维生素 D 补充剂所致过量或中毒时有发生。当维生素 D 的摄入增加时，循环中 $25\text{-}(OH)D_3$ 的量增高，它是引起维生素 D 中毒的主要代谢物。在 $25\text{-}(OH)D_3$ 高水平时可和细胞内 $1,25\text{-}(OH)D_3$ 的受体竞争，而减少了后者的正常形成。高维生素 D 血症的患者血中 $25\text{-}(OH)D_3$ 浓度比正常个体高 15 倍，但 $1,25\text{-}(OH)_2D_3$ 水平没有显著变化。高浓度 $25\text{-}(OH)D_3$ 刺激肠道钙吸收和骨钙重吸收引起高钙血症，最终导致钙、磷在软组织的沉积，特别是心脏和肾脏，其次为血管、呼吸系统和其他组织，最终导致软组织钙化和肾结石。

维生素 D 中毒最早出现的症状是食欲减退、厌食、烦躁、哭闹、多汗、恶心、呕吐、腹泻或便秘，逐渐出现烦渴、尿频、夜尿多，偶有脱水和酸中毒。严重病例可出现精神抑郁、肌张力低下、运动失调，甚至昏迷、惊厥、肾衰竭等。长期慢性中毒可致骨骼、肾、血管、皮肤出现相应的钙化，严重者可因肾衰竭而致死亡。

五、营养状况评价

维生素 D 营养状况可以通过膳食摄入量调查、实验室生化指标、功能检查以及维生素 D 缺乏体征检查进行评价。可以单独用血清 $25\text{-}(OH)D_3$ 的水平测试来评价，也可联合测试 PTH、维生素 D 结合蛋白测定、维生素 D 的功能性试验包括佝偻病和骨软化症的诊断等进行。但血清钙磷乘积、血清碱性磷酸酶活性等判断佝偻病的指标受诸多因素影响，不能作为评价维生素 D 营养状况的特异性指标。血清 $25\text{-}(OH)D_3$ 水平是评价维生素 D 营养状况最佳指标，是维生素 D 缺乏和维生素 D 缺乏性佝偻病早期诊断的主要依据，这种评价体系目前为国内外相关领域学者普遍接受。

由于维生素 D 在肝脏中的羟基化没有受到严格的调节，主要依赖于循环至肝脏细胞中维生素 D 的含量，所以 $25\text{-}(OH)D_3$ 可以很好地反映维生素 D 的水平。$25\text{-}(OH)D_3$ 的血清半衰期约为 3 周，较为稳定，是几周甚至是几个月来自膳食和通过紫外线照射产生的总和。一项对 36 项随机对照试验的荟萃分析显示，补充维生素 D 可持续增加血浆 $25\text{-}(OH)D_3$ 浓度，支持 $25\text{-}(OH)D_3$ 作为维生素 D 状态生物标志物的价值。有文献报道，老年人血浆中 $25\text{-}(OH)D_3$ 含量达到 80nmol/L 时，肠钙摄入适宜。给予维生素 D 剂量每增加 $0.025\mu g$（1IU）/d，血清 $25\text{-}(OH)D_3$ 浓度可升高 0.013nmol/L。一些研究证明，当血清 $25\text{-}(OH)D_3$ 水平低于 80nmol/L 时，$25\text{-}(OH)D_3$ 和 PTH 水平与维生素 D 摄入量成显著正相关，但超过 80nmol/L 时，两变量间无相关关系。血清 $25\text{-}(OH)D_3$ 的最适宜范围目前仍有争议，有研究认为 75nmol/L（30ng/ml）为适宜浓度，美国医学研究所

（IOM）根据近年来有关血清 25-(OH)D_3 水平与钙吸收率以及其他骨健康指标的研究资料，认为血清 25-(OH)D_3 浓度达到 50nmol/L 反映机体骨骼健康状况良好。

血浆维生素 D 半衰期仅接近 24 小时，正常浓度为 1~2 ng/ml，其浓度依赖于最近吸收的维生素 D 和最后一次的阳光接触，因此在临床上几乎没有实用价值。尽管 1,25-(OH)$_2$$D_3$ 浓度是维生素 D 的生理活性形式，但其浓度受到严格调节并受到钙、磷和甲状旁腺激素浓度的影响，因此，它并不能很好地反映机体维生素 D 的营养状况。1,25-(OH)$_2$$D_3$ 的半衰期约为 4~6 小时，正常的血清浓度范围在 38~144pmol/L（16~60pg/ml）。由于 25-(OH)D_3 的浓度比 1,25-(OH)$_2$$D_3$ 高三个等级，即使 25-(OH)D_3 处于低水平，也提供足够的 1,25-(OH)$_2$$D_3$ 形成基础。当机体维生素 D 的储存降低或正在发展成维生素 D 缺乏时，1,25-(OH)$_2$$D_3$ 的血液循环浓度可以是低的、正常的，甚至是高的。当维生素 D 缺乏的患者暴露在阳光中或在膳食中得到维生素 D，这时维生素 D 可迅速代谢为 25-(OH)D_3 和 1,25-(OH)$_2$$D_3$，结果 1,25-(OH)$_2$$D_3$ 的血液循环水平可以上升达到正常水平的 2 倍，并达数月之久，因此，血清 1,25-(OH)$_2$$D_3$ 浓度对评价维生素 D 缺乏几乎没有价值。

有研究认为甲状旁腺激素浓度可作为机体维生素 D 状态的"功能"生物标志物。对 18 项随机对照试验的荟萃分析表明，补充维生素 D 可显著降低甲状旁腺激素浓度。然而，这种效应比 25-(OH)D_3 弱。此外，甲状旁腺激素浓度不是维生素 D 状态的特异性标志物，因为它也受其他决定因素如钙和磷摄入量的影响。佝偻病是维生素 D 状态的"临床"或"结果"标志，因为维生素 D 缺乏是这种以骨骼畸形为特征的疾病的主要病因。然而，这仅对严重的维生素 D 缺乏症敏感，并且不完全具备特异性，因为有观察到佝偻病与钙摄入量非常低有关而与维生素 D 缺乏不相关的病例。

六、膳食参考摄入量

由于维生素 D 既可由膳食提供，又可经暴露日光在皮肤合成，而皮肤合成量的多少又受到纬度、暴露面积、阳光照射时间、紫外线强度、皮肤颜色等影响。因此，维生素 D 的需要量很难确切估计。尽管近年来大量研究发现维生素 D 与糖尿病、感染性疾病等存在关联，但其是否存在因果关系尚缺乏充足的证据。因此，中国营养学会在修订 2013 版维生素 D 参考摄入量时，仍以骨骼健康指标为依据。评价骨骼健康的主要指标包括骨矿物质含量或骨密度、钙平衡、佝偻病、骨软化和骨折风险。

婴幼儿由于生长发育迅速，需要相对大量的维生素 D，是维生素 D 缺乏的高危人群。目前的研究证据尚不足建立婴儿 EAR。由于人奶中维生素 D 含量较低，母乳维生素 D 摄入量也不适用于估计婴儿适宜摄入量（AI）。虽然婴儿从母体获得并储存了一定量的维生素 D，但母乳中维生素 D 含量较低，因此在缺乏阳光照射的母乳喂养儿易得佝偻病。20 世纪 90 年代在中国南方进行的一项随机对照维生素 D 补充研究，从出生开始给足月婴儿分别补充 2.5、

5、10μg/d 维生素 D，持续 6 个月。结果发现北方地区 10μg/d 维生素 D 补充组血清 25-(OH)D_3 水平显著高于其他剂量组，中位数达到 62.5nmol/L，因此，根据该补充可维持婴儿血清 25-(OH)D_3 水平超过 50nmol/L，没有临床维生素 D 缺乏表现，建议 0~12 月龄婴儿维生素 D 的适宜摄入量（AI）为 10μg/d。儿童和青少年户外活动的时间较长，容易得到充足的紫外线照射来合成维生素 D，一般每周有 2~3 次户外活动就能提供他们维生素 D 的需要。研究发现，在不缺钙的情况下，血清 25-(OH)D_3 低于 30nmol/L 的幼儿佝偻病患病率明显增加，青少年血清 25-(OH)D_3 水平达到 50nmol/L 时骨矿物质含量明显增加、钙吸收率最大。因此，仍以 50% 个体血清 25-(OH)D_3 水平达到 50 nmol/L 所需膳食维生素 D 摄入量为 EAR。老年人皮肤合成维生素 D 的速率、形成具有活性功能的维生素 D 的速率及靶组织的反应都下降，加上皮肤暴露在阳光下的时间减少，老年人维生素 D 缺乏增多，引起骨质疏松、髋骨骨折发生率增加。因此，65 岁以上老年人 RNI 值定为 15μg/d。孕妇血清 25-(OH)D_3 水平与其骨密度不存在显著相关，孕期维生素 D 营养状况对胎儿骨骼发育和钙代谢亦无明显影响。因此，尚无充足证据支持孕期维生素 D 需要量增高。哺乳期间机体维生素 D 的代谢没有明显变化，母乳中维生素 D 水平较低，母体维生素 D 没有过多的消耗给哺乳母亲。尽管多项研究表明补充维生素 D 可增加乳母血清 25-(OH)D_3 水平，但对新生儿血清维生素 D 水平和母亲骨密度并无影响，因此，对乳母不需要额外补充维生素 D。

美国的居民膳食指南（2015—2020）推荐 18 岁以上成年人的 RDA 值为 15μg/d；日本 2015 年制定的 DRIs 中对维生素 D 推荐了适宜摄入量（AI）和可耐受最高摄入量（UL），18 岁以上成年人分别为 5.5μg/d、100μg/d。中国营养学会修订新版居民膳食指南时提高了成人、老年人等的维生素 D 推荐摄入量，主要是参照美国、欧共体等提出的标准，并基于近年来的大量的低维生素水平与慢性病相关的报道。

2013 年中国营养学会制定的中国居民膳食维生素 D 参考摄入量见表 1-9-6。

表 1-9-6 中国居民膳食维生素 D 参考摄入量/(μg·d^{-1})

人群	EAR	RNI	UL
0 岁~	—	10(AI)	20
0.5 岁~	—	10(AI)	20
1 岁~	8	10	20
4 岁~	8	10	30
7 岁~	8	10	45
11 岁~	8	10	50
14 岁~	8	10	50
18 岁~	8	10	50
50 岁~	8	10	50
65 岁~	8	15	50
80 岁~	8	15	50
孕妇	+0	+0	50
乳母	+0	+0	50

七、维生素 D 的来源

人体维生素 D 主要通过由皮肤接受紫外线照射而合成或从膳食中获得。日光照射是获取维生素 D 的主要来源，占体内维生素 D 的 78% ~ 80%。人体的表皮和真皮内含有 7-脱氢胆固醇，经阳光或紫外线照射后形成前维生素 D_3。研究表明，$1cm^2$ 皮肤中等强度阳光照射 10 分钟可产生 1U 的维生素 D。满足人体充足的维生素 D 所需日光照射的量主要取决于皮肤暴露的面积、肤色、年龄及日光中紫外线的强度。但是，由于影响日光照射的环境因素较多，如季节、气候、空气污染、时间、纬度等，同时皮肤色素沉着、防晒霜、衣着等亦明显影响维生素 D 的合成，生活方式的改变如室内活动增多进一步减少了户外活动时间。

与日光照射有关的因素是维生素 D 状况的重要决定因素，并且在某些地理位置、季节和研究人群中比膳食维生素 D 摄入水平更重要。测量紫外线照射水平，例如日光浴床的使用、假期或居住在阳光更充足的地区、户外活动的时间以及对阳光的偏好等与机体维生素 D 状态相关性更好。由于皮肤色素较深或因文化、宗教使服装对皮肤覆盖更多或其他原因导致较低日光暴露者，机体维生素 D 状况亦较差。在美国，居住在日照较多的地区居民的维生素 D 状况较好。然而，从全球范围来看，居住地的纬度并不是维生素 D 水平的可靠预测因素，因为在日光暴露较高的部分地区，维生素 D 缺乏状况也很常见。在欧洲老年人中，研究者观察到南欧的维生素 D 状况比北欧差，这可能与食物中强化维生素 D 水平和避免阳光暴露措施的差异有关。

年龄较大者一般维生素 D 状况更差，有报道在冬末时约 80% 老人处于维生素 D 缺乏边缘。暴露于标准剂量的模拟太阳辐射的老年人仅获得年轻人血浆 25-(OH)D_3 增加量的 25%，这大概是由于皮肤厚度随着年龄增加而下降，从而导致合成的 7-脱氢胆固醇浓度明显降低。此外，行动能力下降、室外时间减少、总体食物消费量减少等可能都是影响老年人维生素 D 水平的因素。并且，老年人易有乳糖不耐受，奶制品摄入少也会影响其维生素 D 水平。因此尤其对老年人应鼓励在春、夏、秋季的早晨或下午多接触阳光，增加机体维生素 D 水平。

大多数天然食物中维生素 D 含量低。动物性食物中只有含脂肪高的海鱼（虹鳟鱼、大马哈鱼等）、动物肝脏、蛋黄和奶油中有相对含量较多的维生素 D_3。估计每周每增加 100 克含脂肪鱼类可增加 5 ~ 8nmol/L（2 ~ 3.2ng/ml）血浆 25-(OH)D_3。植物性食物如蘑菇、蕈类含有维生素 D_2，牛乳和人乳的维生素 D 量较低，蔬菜、谷物和水果中几乎不含维生素 D。由于食物中的维生素 D 来源不足，许多国家均在常用的食物中进行维生素 D_2 或维生素 D_3 的强化，如牛奶和奶制品、豆奶、酸奶、早餐麦片等。因此，从食物中获取更高水平维生素 D 的方法包括多摄入维生素 D 含量较高的海鱼，以及维生素 D 强化食品。在某些条件下，可以考虑摄入维生素 D 补充剂，尤其是在阳光暴露不足的情况下。

第三节　维生素 E

维生素 E 是 1922 年由加利福尼亚大学的 H. K. Evans 和 Kathrine Bishop 首次发现的。他们在研究中发现，用酸败的猪油喂养大鼠可造成不育症，而在膳食中加入莴苣和全麦却能够使大鼠恢复生殖能力，这表明植物食物中的某些成分是大鼠正常生育所必需的。1936 年埃文斯 Evans 等从麦胚中分离出维生素 E 的第一个生物活性成分，称为生育酚（tocopherol），这个词来源于希腊语里的 tokos（生孩子）和 pherins（出生）。在随后的几年中相继从植物油中发现了维生素 E 的其他两种活性形式，埃文斯将这三种醇命名为 α、β 和 γ 生育酚。1938 年，Smith 和 Bergel 团队完成了活性最高的 α-生育酚的合成。20 世纪 60 年代维生素 E 被证实为人类人体必需的营养素。

以往对维生素 E 的研究大多集中于其抗氧化作用、雌性大鼠生殖所必需、神经系统功能作用等。近些年来，总结维生素 E 对信号转导以及基因表达影响的基础研究，发现维生素 E 的效应除其抗氧化作用以外，还有其他生理功能。

一、结构与性质

（一）结构

维生素 E（vitamin E）又名生育酚（tocopherol），是 6-羟基苯并二氢吡喃环的异戊二稀衍生物，包括生育酚和三烯生育酚（tocotrienol）两类共 8 种化合物，即 α、β、γ、δ 生育酚和 α、β、γ、δ 三烯生育酚（图 1-9-14，图 1-9-15）。前四者之间的不同之处是环状结构上的甲基数量和位置不同，三烯生育酚与生育酚之间的区别是前者侧链上有三个双键，而生育酚的侧链上无双键。虽然维生素 E 的 8 种化学结构极为相似，但其生物学活性却相差甚远。α-生育酚是自然界中分布最广泛、含量最丰富、活性最高的维生素 E，β-生育酚、γ-生育酚和 δ-生育酚的活性分别为 α-生育酚的 50%、10% 和 2%。α-三烯生育酚的活性大约为 α-生育酚的 30%。

（二）性质

维生素 E 室温下为油状液体，橙黄色或淡黄色，溶于脂肪及脂溶剂。各种生育酚都可被氧化成生育酚自由基、生育醌及生育氢醌（图 1-9-16）。这种氧化可受光照射、热、碱，以及一些微量元素如铁和铜的存在而加速。各种生育酚在酸性环境比碱性环境下稳定；在无氧的条件下，他们对热与光以及对碱性环境相对较稳定。在有氧条件下，游离酚羟基的酯是稳定的，因此，商业上的生育酚常以其醋酸酯的形式存在。

α-生育酚的天然存在形式是 RRR 异构体（RRR-α-生育酚，又称 d-α-生育酚），对热、酸等环境比较稳定。遇碱不稳定，可发生氧化。在酸败的油脂中易破坏。机体组织和食物中维生素 E 的含量以 RRR-α-生育酚当量（tocopherol equivalents，α-TEs）表示。混合膳食中总 α-TE 的估计，应按下列公式折算：

α-生育酚

β-生育酚

γ-生育酚

δ-生育酚

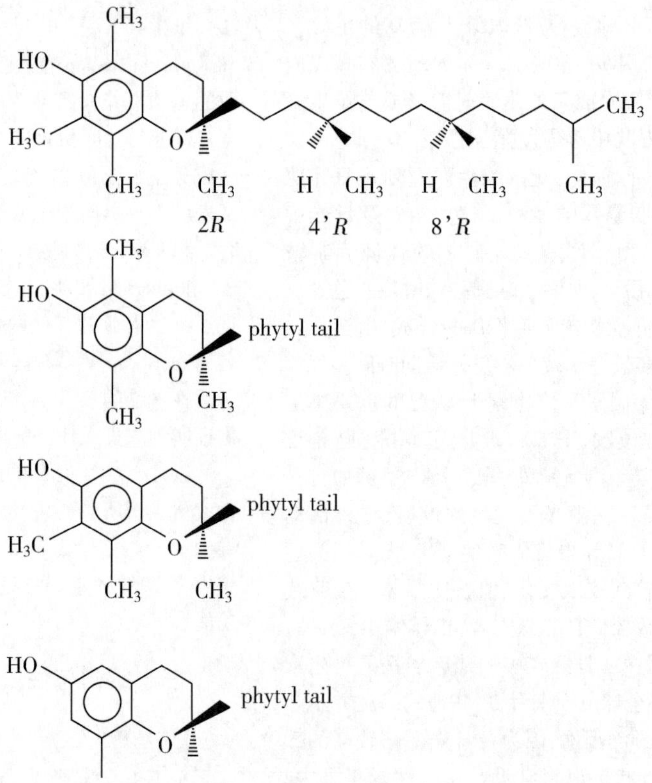

图 1-9-14 生育酚的结构

α-三烯生育酚

β-三烯生育酚

γ-三烯生育酚

δ-三烯生育酚

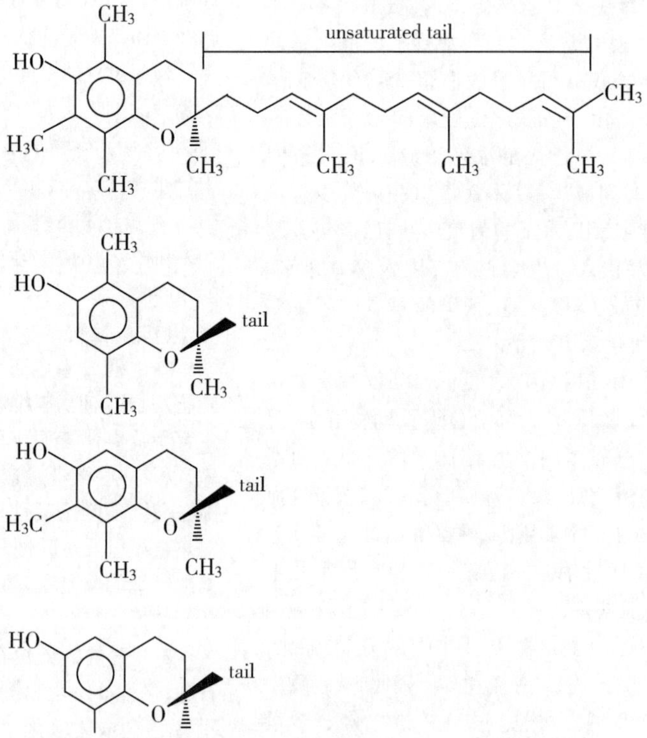

图 1-9-15 三烯生育酚的结构

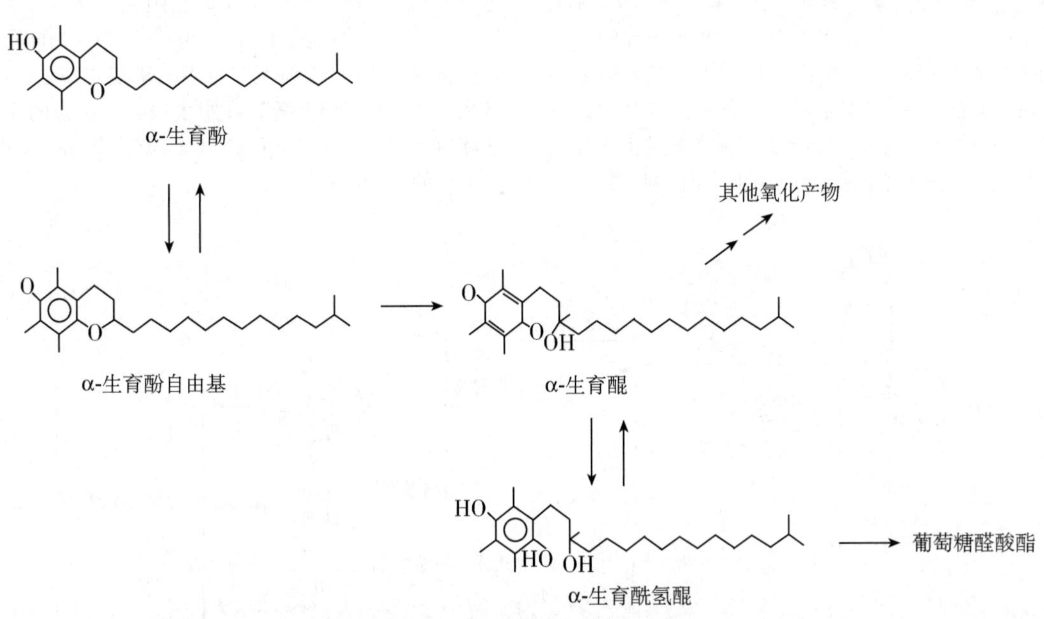

图 1-9-16　**生育酚的氧化产物**

膳食中总 α-TE 当量(mg) = [1×α-生育酚(mg) + 0.5×β-生育酚(mg) + 0.1× γ-生育酚(mg) + 0.02×δ-生育酚(mg) +0.3×α-三烯生育酚]。

合成的维生素 E 是含 8 种异构体的相等混合物,从其旋光特性命名为全-消旋-α-生育酚(dl-α-生育酚),以醋酸酯或柠檬酸盐的形式存在,比天然的维生素 E 稳定,以胶囊或片剂储存,不易被光氧化破坏。合成的全-消旋-α-生育酚的相对生物学活性是天然 RRR-α-生育酚的 74%,升高血浆 α-生育酚的能力仅为天然维生素的 1/2。化学合成的 dl-α-生育酚常以国际单位(IU)表示剂量。dl-α-生育酚和 dl-α-生育酚醋酸酯剂量(IU)分别乘以 0.74 和 0.67 可转化为 α- TE 质量数(mg)。各种形式生育酚的单位换算见表 1-9-7。

表 1-9-7　各种形式生育酚的单位换算值

结构形式	α-TEs/mg	IU
RRR-α-生育酚	1.00	1.49
RRR-α-生育酚醋酸酯	0.91	1.36
RRR-α-生育酚琥珀酸酯	0.81	1.21
全-消旋-α-生育酚	0.74	1.10
全-消旋-α-生育酚醋酸酯	0.67	1.00
全-消旋-α-生育酚琥珀酸酯	0.60	0.89
β-生育酚	0.50	0.75
γ-生育酚	0.10	0.15
α-三烯生育酚	0.30	0.45

维生素 E 补充剂常含有 α-生育酚的各种酯,如 α-生育酚乙酸酯、琥珀酸酯或烟酸酯。酯类的结构能防止维生素 E 的氧化并延长其保质期。口服这些酯后,很容易被水解,并以 α-生育酚(非酯形式)的形式被吸收。

二、吸收与代谢

(一) 吸收

维生素 E 在有胆酸、胰液和脂肪存在时,在脂酶的作用下以混合微粒(mixed micelles)的形式,在小肠上部经非饱和的被动弥散方式被肠上皮细胞吸收。不同形式的维生素 E 表观吸收率十分近似,无论是膳食中摄入的维生素 E 还是维生素 E 补充剂,吸收率在 40%左右。维生素 E 补充剂在餐后服用,有助于吸收。增加摄入量可使吸收率降低。胰液或胆汁分泌缺乏,胆汁输送障碍或胆道梗阻、脂肪吸收不良、脂肪肝、胰腺炎或囊纤维症患者,可使维生素 E 的吸收受影响而导致缺乏。

(二) 转运

各种形式的维生素 E 被吸收后大多由乳糜微粒携带经淋巴系统到达肝脏。在肝脏合成脂蛋白的过程中,维生素 E 被整合组装到极低密度脂蛋白(VLDL)中并分泌进入血液循环。肝脏在组装脂蛋白时优先选择 α-生育酚,其他形式的生育酚在肝脏中的储留相对较少。因为肝脏中有 α-生育酚转运蛋白(α-tocopherol transfer protein,α-TTP),具有特异性选择 α-生育酚并将其整合入 VLDL 的能力。

α-TTP 首次是从大鼠的肝细胞胞质中分离提纯的,以后在人类肝细胞的胞质和其 cDNA 中也分离出 α-TTP。α-TTP 分子量为 30~35kDa,只存在于肝脏,其他组织中没有,其基因位于第 8 染色体的 8q13.1~13.3 区域。α-TTP 能将 α-生育酚从脂质体转运到微粒体中。α-和 β-生育酚可有效地与 α-TTP 结合,γ-生育酚与 α-TTP 的结合效率为 1/2,δ-生育酚的结合效率仅为 1/3。α-生育酚醋酸酯、生育醌和胆固醇不能与 α-TTP 结合。因此,α-TTP 具有优先转运 α-生育酚的能力,以显示 α-生育酚的活性最高。

肝脏中的维生素 E 通过乳糜微粒和 VLDL 载体作用进入血浆。乳糜微粒在血液循环的分解过程中,将刚吸收的维生素 E 转移进入脂蛋白循环,其他的作为乳糜微粒的残骸。乳糜微粒的异化作用十分迅速,当给大鼠注射标记[^{3}H]-生育酚的乳糜微粒,血液循环中的放射性活性大约 5 分钟后消失。存在乳糜微粒残骸中的各种维生素 E 的异构体被肝脏摄取。在脂蛋白脂酶(LPL)的作用下,乳糜微粒迅速发生去脂过程,外层脂质中维生素 E 被转移到各种脂蛋白中,并在不同的脂蛋白之间转移,维生素 E 分布于所有循环的脂蛋白中。维生素 E 在 LDL 微粒和脂质膜之间,尤其是血红细胞膜之间快速交换,也可将维生素 E 转移到高密度脂蛋白(HDL)中。HDL 在维生素 E 转运到血液循环的过程中起重要作用,因为 HDL 易将维生素 E 转换给其他的脂蛋白,同时将维生素 E 转移到血液和细胞中(图 1-9-17)。以前认为维生素 E 在血浆脂蛋白中的转移分布是一个自发的过程。然而,Kostner 等从人体血浆分离出磷脂转移蛋白(PLTP),该物质具有促进维生素 E 在脂蛋白之间交换的作用,转移速度为 2.45nmol/(ml·h)±0.88nmol/(ml·h),每小时大约有 10% 的维生素 E 发生转移。

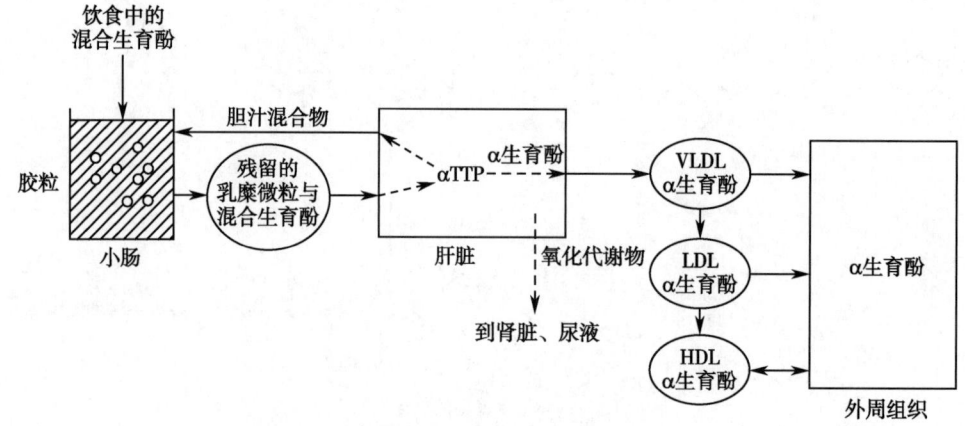

图 1-9-17 维生素 E 的吸收转运
注:α-TTP,α-生育酚转运蛋白;VLDL,极低密度脂蛋白;HDL,高密度脂蛋白
引自:Gerald F,Combs Jr. 维生素:营养与健康基础. 第 3 版. 张丹参,杜冠华,译. 北京:科学出版社,2009.

维生素 E 在脂蛋白与红细胞之间进行快速交换,红细胞内的维生素 E 每小时大约有 1/4 被转换,因此,红细胞维生素 E 的浓度与血浆中的浓度高度相关。红细胞膜中 α-生育酚含量较高,其浓度与血浆水平处于平衡状态,当血浆维生素 E 低于正常水平,易发生红细胞膜的破裂而导致溶血。人类红细胞中存在 RRR-α-生育酚膜结合蛋白(RRR-α-to-copherol-membrane-binding protein),能特异性将 α-生育酚结合到红细胞膜上,在预防溶血方面起重要作用,因此,α-生育酚比其他形式的维生素 E 在预防溶血方面更有效。

LDL 是 VLDL 在血液中的代谢产物,主要功能是将肝脏合成的胆固醇转运到组织,也是血液中维生素 E 的主要转运载体。多种组织(肾上腺皮质、睾丸、卵巢及肝脏本身)细胞表面都具有低密度脂蛋白受体(LDL receptor,LD-LR),这种受体能够特异性地识别并结合 LDL 上的 apoB100 和 apoE。当血液中 LDL 与组织表面的 LDL 受体结合后,它们形成复合物,通过内吞作用进入细胞内。复合体被质膜包围起来形成内吞泡,内吞泡与细胞中溶酶体融合,溶酶体内的水解酶最终将 LDL 水解。此水解过程释放脂类物质及维生素 E 供组织利用。

(三)储存

维生素 E 在体内的储存有两个库:快速转化的库(rapidly turning over pool)和缓慢转化的库(slowly turning over pool)。血浆、红细胞、肝脏、脾脏中的维生素 E 属于快速转化的库,这些组织中"旧"的 α-生育酚会很快地被"新"的所替代,同时当体内维生素 E 缺乏时,其维生素 E 含量迅速下降。与此相反,脂肪组织中的维生素 E 含量相当稳定,对于维生素 E 缺乏引起的变化很小。动物研究表明,在体内维生素 E 缺乏后血浆维生素 E 降到很低水平,临床上已出现明显的缺乏症表现(如肌病),但是两年内脂肪组织中 α-生育酚仍可维持在很高水平。神经组织、大脑、心脏、肌肉中维生素 E 的转化也很缓慢。

(四)体内分布

维生素 E 在血液中分布于各种脂蛋白中,成年男性在低密度脂蛋白(LDL)中含量稍多于高密度脂蛋白(HDL),成年女性则相反。孕妇体内的维生素 E 在极低密度脂蛋白(VLDL)中含量多而在 HDL 中的分布却低于非孕妇女。维生素 E 主要储存在于脂肪组织、肝脏及肌肉中。在各种组织器官中,以肾上腺、脑下垂体、睾丸以及血小板中的浓度最高。见表 1-9-8。红细胞膜中 α-生育酚含量较高,其浓度与血浆水平处于平衡状态,当血浆维生素 E 低于正常水平,易发生红细胞膜的破裂而导致溶血。

健康成人血浆维生素 E 平均浓度为 10mg/L 左右,儿童血浆浓度稍低,平均水平为 7mg/L。早产儿血浆水平低于足月婴儿,人工喂养的婴儿低于母乳喂养儿。见表 1-9-9。补充维生素 E 可使其水平提高,但是不管维生素 E 补充的时间和剂量有多大,血浆浓度的增加不会超过平均水平的 2~3 倍。如果膳食中维生素 E 缺乏,血浆浓度会迅速下降。但是大多数的成人体内维生素 E 的储存相对丰富,如果食物中不含维生素 E,通常体内的储存量可维持几个月。

(五)排泄

维生素 E 的代谢受细胞色素 P450(CYPs)调节。CYPs 启动生育酚和三烯生育酚的 ω 氧化,然后是 β 氧化,形成的主要氧化产物是 α-生育醌,之后与硫酸盐或葡萄糖醛酸形成共轭物,经尿液或胆汁排出。皮肤和肠道也是维生素 E 排泄的一条重要途径。Chiratori 等用[3H]标记的生育酚喂饲大鼠,发现将近 40% 标记的维生素 E 从皮肤和粪便排泄。肠道排泄的维生素 E 是未被吸收的维生素 E 以及与胆汁结合代谢后的混合物。过量的 α-生育酚以及其他生育酚和三烯生育酚类在排泄前就被大量代谢,以维持体内正常的维生素 E 水平。

表 1-9-8 人体组织中 α-生育酚浓度

组织	α-生育酚		组织	α-生育酚	
	μg/g 组织	μg/g 脂质		μg/g 组织	μg/g 脂质
血浆	9.5	1.4	卵巢	11	0.6
红细胞	2.3	0.5	子宫	9	0.7
血小板	30	1.3	睾丸	40	1.0
脂肪	150	0.2	心脏	20	0.7
肾脏	7	0.3	肾上腺	132	0.7
肝脏	13	0.3	脑垂体	40	1.2
肌肉	19	0.4			

引自：Machlin, L. J. Handbook of vitamins. 2nd edition. New York：Marcel Dekker, 1991.

表 1-9-9 不同人群血浆 α-生育酚浓度/(mg·L^{-1})

人群	α-TE	人群	α-TE
健康成人	8.5±3.0	早产婴儿	2.3±1.0
产后妇女	13.3±4.0	早产 1 个月的婴儿	1.3±0.5
2~12 岁健康儿童	7.2±0.2	人工喂养 2 个月的婴儿	3.3±1.5
1~19 岁患囊性纤维症的患者	1.5±1.5	母乳喂养 2 个月的婴儿	7.1±2.5
3~15 个月患胆道闭锁的患者	1.0±0.1	5 个月婴儿	4.2±2.0
足月婴儿	2.2±0.1	2 岁儿童	5.8±2.0

引自：Gordon HH, Nitowsky HM, Tildon JT, Levin S. Studies of tocopherol deficiency in infants and children. V. An interim summary. Pediatrics, 1958, 21(4)：673-81.

三、生理功能

(一)抗氧化作用

维生素 E 是非酶抗氧化系统中重要的抗氧化剂，能清除体内的自由基并阻断其引发的链反应，防止生物膜(包括细胞膜、细胞器膜)和脂蛋白中多不饱和脂肪酸、细胞骨架及其他蛋白质的巯基免受自由基和氧化剂的攻击。在这个过程中，维生素 E 先被氧化，因此扮演的是"牺牲者"的角色。维生素 E 与氧自由基反应后，将自由基捕获，即转变为生育酚自由基(tocopheroxy radical)，也就是氧化型维生素 E，这种形式的自由基虽然不是完全没有活性，但对脂肪酸侧链的攻击作用比过氧自由基弱得多，因而维生素 E 总的作用是减慢脂质过氧化作用的链反应。此后，机体可利用体内存在的自由基自体淬灭机制将生育酚自由基恢复为生育酚。维生素 C、β-胡萝卜素与维生素 E 有一定的协同互补作用。在氧分压较高时，生育酚自由基在生物膜表面与维生素 C 接触进行反应，使维生素 C 氧化成维生素 C 自由基，而生育酚自由基可还原为生育酚，因此构成了维生素 E 与维生素 C 的抗氧化联合防线，其反应过程见图 1-9-18。在氧分压较低时，β-胡萝卜素可以使与自由基结合的维生素 E 得到恢复。硒是谷胱甘肽过氧化物酶的重要组成成分，该酶主要定位在胞质，可清除胞质内的过氧化氢，减少由自由基引起的细胞膜的破坏。维生素 E 主要定位在细胞膜，硒与维生素 E 相互配合进行协同的抗氧化作用。

维生素 E 能清除体内的自由基并阻断其引发的链反应，保护生物膜(包括细胞膜、细胞器膜)、脂蛋白中多不饱和脂肪酸、细胞骨架及其他蛋白质的巯基免受自由基和氧

化剂的攻击。细胞膜内那些具有生物活性的脂质是细胞重要的信号分子，脂质过氧化导致这些信号分子数量的改变或丢失，引起了细胞内的一系列改变。维生素 E 对不同信号途径的调控作用可能也是源于细胞或组织氧化应激反应(图 1-9-18)。人类红细胞中存在 RRR-α-生育酚膜结合蛋白(RRR-α-tocopherol-membrane-binding protein)，能特异性将 α-生育酚结合到红细胞膜上，在预防溶血方面起重要作用，因此，α-生育酚比其他形式的维生素 E 在预防溶血方面更有效。

(二)抗动脉粥样硬化

LDL-C 的氧化修饰是动脉粥样硬化(形成脂肪条纹和斑块)和冠心病的起始步骤。LDL 含大量的胆固醇和多不饱和脂肪酸，受到过氧自由基攻击后产生氧化型 LDL-C(Ox-LDL)，Ox-LDL 易被血管内膜的内皮细胞及平滑肌细胞的"清道夫"受体大量吸收，形成泡沫细胞和脂肪条纹，使血管内皮受损，进而引发平滑肌细胞增殖移行以及血小板聚集，动脉壁形成粥样硬化斑块。大量的脂质聚集、逐渐坏死、崩解，并引起结缔组织的增生和炎症，导致各种动脉粥样硬化性疾病的发生。各种脂蛋白中都有维生素 E 存在，LDL 的氧化多发生在维生素 E 被消耗之后。体外试验表明，LDL 中加入维生素 E，可提高其抗氧化能力，使 LDL 氧化的迟后期延长，LDL 的氧化反应率降低。这种作用在人体补充维生素 E 的试验中也得到证实。充足的维生素 E 可抑制细胞膜脂质的过氧化反应，增加 LDL-C 的抗氧化能力，减少 Ox-LDL 的产生，保护 LDL-C 免受氧化。维生素 E 还有抑制血小板在血管表面凝集和保护血管内皮的作用，因而被认为有预防动脉粥样硬化和心血管疾病的作用。

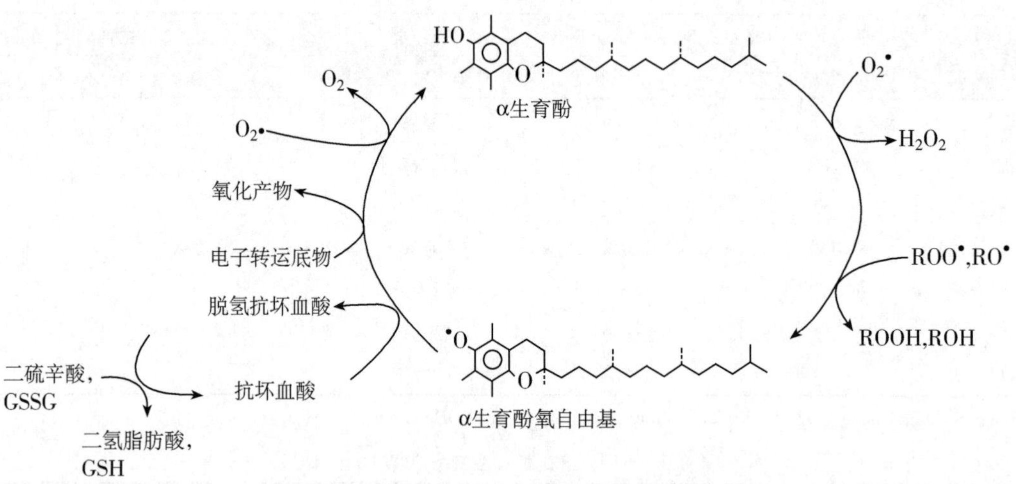

图 1-9-18 维生素 E 与维生素 C 联合抗氧化作用
引自:Gerald F,Combs Jr. 维生素:营养与健康基础. 第 3 版. 张丹参,杜冠华,译. 北京:科学出版社,2009.

许多流行病学研究清楚地证实,维生素 E 摄入量和心血管疾病存在负相关,增加维生素 E 的摄入量可降低心血管疾病的危险性。例如,WHO/MONICA 项目(最大的标准化监测心血管疾病趋势和决定因素的试验)观察了维生素 E 和心脏病死亡率的关系,涉及 16 个欧洲国家的特定人群,其中的 12 个人群研究中发现血浆维生素 E 水平与心血管疾病死亡率之间成负相关。一些大规模定群研究(如美国的护士健康研究和内科医生健康研究)表明,维生素 E 有预防冠心病的作用,无论是男性还是女性,维生素 E 的摄入量与冠心病的危险性成负相关,但是这种作用只表现在每日使用大剂量的维生素 E 补充剂连续 2 年以上的人群中。见表 1-9-10。

表 1-9-10 维生素 E 高摄入量降低冠心病危险性的人群研究

指标	总维生素 E 摄入量五分位					P 值
	1	2	3	4	5	
女性*						
维生素 E 平均摄入量/(IU·d⁻¹)	2.8	4.2	5.9	17	208	
相对危险度	1.0	1.0	1.15	0.74	0.66	<0.001
男性**						
维生素 E 总摄入量/(IU·d⁻¹)	6.4	8.5	11.2	25.2	419	
相对危险度	1.0	0.88	0.77	0.74	0.59	0.001
膳食维生素 E 摄入量/(IU·d⁻¹)	1.6~6.9	7.0~9.8	8.2~9.3	9.4~11.0	11.1	
相对危险度	1.0	1.10	1.17	0.97	0.79	0.11
补充维生素 E/(IU·d⁻¹)	0	<25	25~99	100~249	≥250	
相对危险度	1.0	0.85	0.78	0.54	0.70	0.22

* 女性的资料来自护士健康研究,共有 87 245 位护士参加该研究。
** 男性资料来自内科医生健康研究,共有 39 910 名医生参加该研究

流行病学和体内体外实验研究表明,从食物或补充剂中摄入大剂量的维生素 E 有预防动脉粥样硬化或延缓其病理进展的作用,可能与以下途径有关:①抑制 LDL 氧化;②抑制与炎性反应有关的细胞因子释放;③抑制血小板的反应性和平滑肌细胞的增殖;④控制血管的张力;⑤抑制蛋白激酶 C(PKC)的活性,调控细胞信号,减少血管内皮与免疫和炎性细胞的交互作用。

但是,补充维生素 E 的临床试验与动物实验和流行病学研究的结果不太一致,而且不同的临床试验得到的结果也不完全相同。迄今为止,已有 4 个大规模的前瞻性临床试验来验证维生素 E 等抗氧化营养素对防治心血管疾病的作用。芬兰的 α-生育酚 β-胡萝卜素研究(ATBC 研究),其初始目的是想通过补充抗氧化营养素预防肿瘤,受试者补充 dl-α-生育酚 50mg/d(化学合成的维生素 E),或与 β-胡萝卜素(20mg/d)联合使用,试验时间 5~8 年,未能得出抗氧化维生素对癌症有预防作用的结论,服用维生素 E 的人群心血管疾病死亡率与对照组差异无显著性,但是出血性脑卒中的发病率显著高于对照组。剑桥心脏抗氧化研究(CHAOS 研究)表明,服用 RRR-α-生育酚(天然维生素 E)400~800IU/d,使心血管疾病患者的非致命性心肌梗死发生率比对照组减少 77%,但心血管疾病早死率和总死亡率比对照组非显著性增高,未发现补充维生素 E 有增加出血性脑卒中的危险。意大利 GISSI 研究,受试者补充 dl-α-生育酚 300mg/d,连续随访 42 个月,未发现补充维生素 E

能减少心血管疾病引起的死亡和总死亡率。美国的心脏预防评价研究（HOPE 研究），是一项专门研究补充维生素 E 与心血管疾病后果的临床试验，无论是男性还是女性补充 RRR-α-生育酚醋酸酯 400IU/d，连续 4.5 年，未发现有降低心肌梗死和脑卒中发生以及减少心血管疾病引起的死亡。最近的其他几项临床研究也未能证实补充维生素 E 对心脏的保护作用。

从目前许多维生素 E 的临床干预试验结果看，补充超过日常膳食摄入量的维生素 E，对心血管病的防治作用不如预先设想的那么令人鼓舞。WHO/FAO 在 2002 年发布的"膳食营养与心血管病预防"的专家报告（讨论稿）中指出，目前的研究证据不支持补充任何抗氧化维生素（包括维生素 E）有降低心血管疾病危险性的作用，将补充维生素 E 列为有充分证据表明与心血管疾病的危险性无关的营养因素。但是没有理由因此怀疑动脉粥样硬化的脂质氧化损伤理论，也不应当否定维生素 E 具有的抗氧化作用特性。对于维生素 E 在人群心血管病等慢性病防治中的作用和价值，还需要更多的研究资料来进一步阐明和证实。鼓励人们食用平衡膳食，从天然食物摄取丰富的维生素 E 等抗氧化营养素。

（三）对免疫功能的作用

维生素 E 对维持正常的免疫功能，特别是对 T 淋巴细胞的功能很重要。这一点已在动物模型和在一些老年人群中得到证实。老年人群补充维生素 E，可使迟发型变态反应皮肤试验阳性率提高，淋巴细胞转化试验活性增强。大鼠缺乏维生素 E 时免疫反应低下，外周血淋巴细胞对 ConA 刺激的转化作用出现抑制现象。Sakamoto 等给大鼠每日腹腔注射维生素 E，6 天后实验组动物血中维生素 E 含量增高，淋巴细胞转化率及对羊红细胞的抗体应答反应比对照组增强数倍，同时腹腔巨噬细胞数及血中 T 细胞分裂素原（T-kininogen）含量均明显增加。并认为这种作用是由于维生素 E 直接通过刺激巨噬细胞和一些细胞因子如集落刺激因子（G-CSF，GM-CSF）、IL-1 及 IL-6 等的结果。至于维生素 E 是如何诱导细胞因子的机制尚不清楚。维生素 E 也可间接使 T 细胞分裂原（属于热反应蛋白）增加引起 T 细胞增殖。

由于维生素 E 与免疫功能和吞噬功能有关，因此，维生素 E 可能对肿瘤的防治起到一定作用。流行病学调查资料表明，维生素 E 摄入量低和血浆维生素 E 水平低的人群，发生肿瘤的危险性增高。维生素 E 抗癌的可能作用机制有：①清除自由基致癌因子，保护正常细胞；②抑制癌细胞增殖；③诱导癌细胞向正常细胞分化；④提高机体的免疫功能。中国林县进行的为期 5.5 年的大规模人群（29 584 名成人）补充试验表明，每日补充 β-胡萝卜素 15mg、α-生育酚 30mg、硒酵母 50mg 混合抗氧化剂的人群，肿瘤发病率比对照组降低 13%，食管癌、胃癌的死亡率降低 10%。但是此试验选取的对象营养状况较差，故试验结论不能推广至一般人群；而且三种抗氧化营养素以复合物形式存在，不能评价维生素 E 独立的防癌作用。但是也有一些大规模的前瞻性研究未能显示 α-生育酚摄入量和肺癌与乳腺癌之间的关系。维生素 E 的作用可能与应用的

剂量、补充持续的时间、肿瘤部位以及调查人群的生活习惯等有关。目前，干预试验所能提供的证据相对有限，一些大规模的、随机的、有安慰剂对照的干预研究正在进行，以验证维生素 E 与前列腺癌、结肠癌之间的关系。

（四）对胚胎发育和生殖的作用

维生素 E 是大鼠正常胚胎发育所必不可少的微量营养素，维生素 E 吸收障碍可以引起胚胎死亡，维生素 E 缺乏可引起动物不孕。目前，补充维生素 E 已经成为促进饲养动物生长的一项常规措施，但是对于其机制的研究相当少。目前尚未找到维生素 E 对人类生殖作用的直接证据。妇女妊娠期间，血浆 α-生育酚的浓度随血脂水平的增加而升高。一般认为维生素 E 的需要量随妊娠月份增加而增加，因此，孕妇可以补充小剂量（50mg/d）维生素 E。已有研究证明，母亲和胎儿血浆维生素 E 浓度之间没有清晰的关系。补充维生素 E 只能增加母亲血浆中的含量，维生素 E 不能有效地通过胎盘进入胎儿的血液循环。妊娠异常时，其相应妊娠月份时的血浆 α-生育酚浓度比正常孕妇低。

（五）对神经系统和骨骼肌的保护作用

维生素 E 有保护神经系统、骨骼肌、视网膜免受氧化损伤的作用。人体神经肌肉系统的正常发育和视网膜的功能需要充足的维生素 E。神经系统在产生神经递质的过程中，伴随大量自由基的产生。因此，维生素 E 在防止线粒体和神经系统的轴突膜受自由基损伤方面是必需的。

（六）其他作用

1. 预防衰老　人们随着年龄增长，体内脂褐质不断增加，脂褐质俗称老年斑，是细胞内某些成分被氧化分解后产生的沉积物。补充维生素 E 可减少细胞中的脂褐质形成；维生素 E 还可改善皮肤弹性，使性腺萎缩减轻，提高免疫力。

2. 调节血小板的黏附力和聚集作用　维生素 E 缺乏时血小板聚集和凝血作用增强，增加心肌梗死和脑卒中的危险性。这是由于维生素 E 可抑制磷脂酶 A_2 的活性，减少血小板血栓素 A_2 的释放，从而抑制血小板的聚集。

3. 降低血胆固醇水平　维生素 E 可抑制体内胆固醇合成限速酶，即 3-羟基-3-甲基戊二酰辅酶 A（3-hydroxy-3-methyl glutaryl coenzyme A，HMG-CoA）还原酶的活性，从而降低血浆胆固醇水平。

四、缺乏与过量

（一）缺乏

维生素 E 在自然界中分布甚广，一般情况下不会发生缺乏，但可出现在低体重的早产儿、血 β-脂蛋白缺乏症、脂肪吸收障碍的患者。Horwitt 等曾对志愿者用长达 6 年的低维生素 E 的膳食，试图诱导人体维生素 E 缺乏症。在试验进行到 2 年左右，受试者血浆维生素 E 下降到缺乏水平，虽然红细胞对过氧化的敏感性增加并产生溶血现象，但未能发展为贫血。当机体存在脂肪吸收不良或某些疾病时可导致维生素 E 缺乏。最常见的疾病是囊性纤维变性（婴儿的一种遗传性综合征及吸收不良）、无 β-脂蛋白血症、慢

性胆汁淤积性肝病、短肠综合征以及其他形式的慢性腹泻,其血浆维生素 E 明显减少。成年人患维生素 E 吸收不良时,因为体内有储存,需要数年后血浆维生素 E 水平才降到缺乏水平。

维生素 E 缺乏还常伴随细胞膜脂质过氧化作用增高,这将导致线粒体的能量产生下降、DNA 氧化与突变以及质膜正常运转功能的改变。尤其是当细胞膜暴露在氧化剂的应激状态下,细胞会很快发生损伤和坏死,并释放脂质过氧化的副产物,吸引炎性细胞和吞噬细胞的聚集和细胞胶原蛋白的合成。

维生素 E 缺乏主要影响脊索的后柱、第三和第四脑神经核、周围神经的大髓鞘轴突管、脑干的细长核,最后是肌肉核视网膜。因此维生素 E 缺乏的典型神经体征包括:深层键反射丧失、震颤和位感受损、平衡与协调改变、眼移动障碍(眼肌麻痹)、肌肉软弱和视野障碍。成年人已成熟的神经系统对维生素 E 缺乏比较耐受,一般 5~10 年后才会出现神经方向的异常。但是儿童发育中的神经系统对维生素 E 缺乏很敏感,当维生素 E 缺乏时,如不及时使用维生素 E 补充治疗,可很快出现神经系统的异常症状,并影响认知能力和运动发育。早产儿出生时血浆和组织中维生素 E 水平很低,而且消化器官不成熟,多有维生素 E 的吸收障碍,往往容易出现溶血性贫血,肌肉注射维生素 E 可以改善症状。

β-脂蛋白缺乏症者或慢性胆汁淤积患者,每日摄入维生素 E 100~150IU/kg 体重可预防神经系统紊乱。对于有维生素 E 缺乏家族史的个体应摄入维生素 E 400~1200IU/d。囊性纤维症患者每日补充 400IU 的维生素 E,可维持正常的血浆生育酚浓度。

流行病学调查显示,维生素 E 和其他抗氧化剂摄入量低以及血浆 α-TE 水平低下,患肿瘤、动脉粥样硬化、白内障等退行性疾病的危险性增加。

(二)过量

在脂溶性维生素中,维生素 E 的毒性相对较小。动物实验未见维生素 E 有致畸、致癌、致突变作用。大多数成人都可以耐受每日口服 100~800mg α-TE 的维生素 E 而没有明显的毒性症状和生化指标改变。然而,极高剂量的维生素 E 可与其他脂溶性维生素(维生素 A、D 和 K)产生拮抗作用。动物实验发现大剂量维生素 E 可抑制生长、干扰甲状腺功能及血液凝固、使肝中脂类增加。有证据表明人体长期摄入 1000mg/d 以上的维生素 E 有可能出现中毒症状,如视觉模糊、头痛和极度疲乏等。维生素 E 过量最令人担忧的可能副作用是凝血机制损害导致某些个体的出血倾向。因为出血是对生命有潜在威胁的一种情况,有学者建议成人 α-TE 摄入量不应超过 1000mg/d。使用抗凝药物或有维生素 K 缺乏的人,在没有密切医疗监控情况下不宜使用维生素 E 补充剂,因为有增加出血致命的危险。早产儿对补充 α-生育酚的副作用敏感,因此必须在儿科医生的监控下使用。

五、营养状况评价

机体维生素 E 的营养状况可以通过测定血浆和脂肪组织中维生素 E 的水平,以及维生素 E 缺乏的功能损害指标和临床缺乏症状等方面进行判断。见表 1-9-11。

表 1-9-11　评价机体维生素 E 状况的方法

血浆维生素 E 含量测定
正常值>10nmol α-生育酚/ml(或 μM)或 5mg/L
正常值>0.8mg α-生育酚/g 总脂肪,或 2.8mg/g 胆固醇
脂肪组织维生素 E 含量测定
>100μg α-生育酚/mg 甘油三酯
维生素 E 缺乏的功能反应
红细胞溶血作用
脂质过氧化作用
维生素 E 缺乏的临床症状
神经学测试——感觉神经功能紊乱
外周神经的组织病理学反应
电生理学测量
基因测试
α-生育酚转移蛋白基因缺陷
8 染色体基因缺陷

(一)血浆(清)维生素 E 水平

血浆 α-生育酚水平是一项非常有价值的评估体内维生素 E 状况的指标,可直接反映人体维生素 E 的储存情况。维生素 E 测定最常用的方法是高效液相色谱方法。健康成人血浆浓度大于 5mg/L,能保护红细胞免受溶血,也是营养充足的指标。人类血浆 α-生育酚水平持续低于 5mg/L,其红细胞在体外试验中氧化溶解性增高,红细胞寿命缩短。因此血浆 α-生育酚低于 5mg/L,可认为是人体维生素 E 缺乏。孕妇在妊娠期间血浆维生素 E 水平增高,但是胎儿体内的水平一直较低,可能是因为胎盘屏障作用阻碍了维生素 E 的运转。

虽然通常情况下血浆维生素 E 浓度降低表示机体维生素 E 营养状况较差。但是在血脂代谢异常的患者,血浆维生素 E 的水平不一定能正确反映体内的营养状况,因此,计算血浆维生素 E 的有效浓度时必须要考虑血脂水平。Sokol 等报道,维生素 E 缺乏的人同时伴胆固醇和甘油三酯水平升高时,其血浆维生素 E 的水平仍在"正常"范围,但是这个水平不足以保护组织。而低血脂症的人,血浆维生素 E 水平降低,这种情况下不一定是真正的维生素 E 缺乏。由于血脂水平对血浆维生素 E 的浓度有直接影响,因此,建议用单位浓度的血浆总胆固醇或总脂肪水平表示维生素 E 的血浆浓度。血浆维生素 E 与血脂比值的正常界限在成人为 0.8mg∶1g,婴儿为 0.6mg∶1g,低于此值可认为是维生素 E 缺乏。

(二)溶血试验

红细胞溶血试验是间接的但实用的判断体内维生素 E 状况的功能性指标。血浆维生素 E 的水平与红细胞对氧化性溶血的易感性成负相关,充足的维生素 E 有保护红细胞膜抵抗脂质过氧化损害诱导的溶血,当维生素 E 缺乏时,红细胞膜脆性增加易发生溶血。用弱过氧化氢溶液可测定红细胞对抗溶血的能力,红细胞与 2.0%~2.4% 的 H_2O_2 溶液保温 3 小时后,溶血率>5%,提示有维生素 E 缺乏。在该条件下,溶血率<5%可排除维生素E缺乏的可能。

(三)临床检查

维生素E缺乏可引起无力、共济失调、感觉异常等临床症状。有关内容见维生素E缺乏中描述。

(四)膳食摄入量

维生素E的膳食摄入量对其营养状况的评价有一定参考价值,通过膳食调查,按照食物中维生素E的不同形式,统一折算为α-生育酚当量,与维生素E的适宜摄入量(AI)进行比较,膳食摄入量<80%者为不足,≥80%者为正常。

六、膳食参考摄入量

目前,尚没有足够的关于人体维生素E需要量的研究来确定维生素E的平均需要量(EAR)。对于大多数人而言,从食物中摄取的维生素E即可以满足机体需要,因此,健康人群中很少出现维生素E缺乏症。多数国家仍以膳食维生素E摄入量资料为主,结合防治维生素E缺乏或过量引起的临床表现和生物学检测指标,以及维持维生素E平衡的摄入量等,制定维生素E的膳食参考摄入量(DRIs)。由于研究资料有限,儿童、青少年维生素E的DRIs往往是通过成人资料外推获得。按照国际惯例,维生素E的AI和UL均以mg α-TE/d表示。而美国在其2010年的DRI中详细列了维生素E的RDA,其中,1~3岁幼儿维生素E的RDA为6mg α-TE/d;4~8岁儿童为7mg-TE/d;9~13岁青少年为11mg α-TE/d;14岁及以上的人群为15mg α-TE/d。

(一)适宜摄入量

1. 成年人　中国疾病预防控制中心近年来进行的中国居民营养健康状况监测(2010—2012年)结果表明,18岁以上成人维生素E的摄入量为35.7mg/d,与2002年调查结果相比基本一致,与1992年调查结果(成人总生育酚摄入量约为30mg/d)相比有所增加,经折算相当于成人维生素E的AI为14mg α-TE/d。

2. 特殊人群

(1)儿童和青少年:采用由成人资料外推至儿童和青少年的方法得出我国儿童和青少年维生素E的AI见表1-9-12。

(2)孕妇:妊娠期间,孕妇血浆α-生育酚含量升高,与总脂肪含量增加成正比。维生素E通过胎盘由母体传递给胎儿,虽然早产新生儿有发生维生素E缺乏和溶血性贫血的可能,但是未见孕期发生维生素E缺乏的报道,无证据表明孕妇维生素E的摄入量应高于非妊娠妇女。我国孕妇维生素E的AI定为14mgα-TE/d,与成年人相同。

(3)乳母:哺乳期妇女维生素E需要量,应该在成年女性需要量的基础上加上乳汁中维生素E的分泌量。研究资料显示,我国哺乳期妇女因泌乳丢失的维生素E量为2.5~3.4mgα-TE/d。因此建议哺乳期妇女的维生素E的AI在同龄人的基础上增加3mgα-TE/d,由14mgα-TE/d增加到17mgα-TE/d。

(4)婴儿:根据我国0~6月龄婴儿的母乳摄入量

750ml/d,以及相关文献报道母乳中α-生育酚含量为3.3~4.5mgα-TE/L,计算出婴儿每日维生素E摄入量为2.5~3.4mgα-TE/d。建议我国0~6月龄婴儿维生素E的AI为3mgα-TE/d。7~12月龄婴儿缺乏母乳级辅食摄入量数据,因此以小婴儿和成人的AI为基础,采用代谢体重比推算,建议为4mgα-TE/d。

中国居民各年龄段膳食维生素E参考摄入量见表1-9-12。

表1-9-12　中国居民膳食维生素E参考摄入量/(mgα-TE·d⁻¹)

人群	AI	UL	人群	AI	UL
0岁~	3	—	14岁~	14	600
0.5岁~	4	—	18岁~	14	700
1岁~	6	150	50岁~	14	700
4岁~	7	200	孕妇	+0	700
7岁~	9	350	乳母	+3	700
11岁~	13	500	—	—	—

日本与我国类似,也在2015年发布的DRI中将每个年龄段维生素E的AI水平详细列出。0~0.5岁婴儿为3mgα-TE/d;0.5~1岁婴儿为4mgα-TE/d;1~2岁幼儿为3.5mgα-TE/d;3~5岁儿童为4.5mgα-TE/d;6~7岁儿童为5mgα-TE/d;8~11岁儿童为5.5mgα-TE/d;12~17岁男性青少年为7.5mgα-TE/d,女性为6mgα-TE/d;18岁及以上的男性为6.5mgα-TE/d,女性为6mgα-TE/d。此外,孕期和哺乳期妇女则分别为6.5mgα-TE/d和7.0mgα-TE/d。

(二)可耐受最高摄入量

目前没有报道天然膳食中维生素E会对人体产生不利影响;当维生素E作为补充剂、食品强化剂或药物时,才有可能导致过量风险。维生素E过量最令人担忧的可能副作用是凝血机制损害,导致某些个体出现出血倾向,许多国家制定维生素E的UL将其作为关键观察指标。我国推荐成人(包括孕妇和乳母)维生素E的UL为700mgα-TE/d,儿童和青少年维生素E的UL在成人的基础上相应调整降低,具体数值见表1-9-12。

维生素E的无毒副反应水平(NOAEL)为1200IU(800mgα-TE),建议以这一数值作为中国居民的可耐受最高摄入量(UL)。儿童可能对各种副作用更为敏感,其UL为10mgα-TE/kg。

同样,日本也在其DRI中列出了UL,已明确的有1~2岁幼儿为150mgα-TE/d;3~5岁儿童为200mgα-TE/d;6~7岁儿童为300mgα-TE/d;8~9岁儿童为350mgα-TE/d;10~11岁儿童为450mgα-TE/d;12~14岁男性青少年为650mgα-TE/d,女性为600mgα-TE/d;15~17岁男性青少年为750mgα-TE/d,女性为650mgα-TE/d;18~29岁男性为800mgα-TE/d,女性为650mgα-TE/d;30~49岁男性为900mgα-TE/d,女性为700mgα-TE/d;50~69岁男性为850mgα-TE/d,女性为700mgα-TE/d;70岁及以上男性为750mgα-TE/d,女性为650mgα-TE/d。

七、主要食物来源

维生素E只在包括高等植物在内的光合作用生物中

合成。所有的高等植物的叶子和其他绿色部分均含有维生素 E,尤以种子中为多。α-生育酚主要存在于植物细胞的叶绿体内,而 β-、γ-和 δ-生育酚通常发现于叶绿体外。绿色植物中的维生素 E 含量高于黄色植物。植物油是人类膳食中维生素 E 的主要来源,且因为这些油中四种生育酚的相对含量不同,所以维生素 E 的总摄入量在很大程度上取决于不同国家对烹调油的选择。橄榄油、胚芽油和葵花子油富含 RRR-α-生育酚,而玉米和大豆中主要含 γ-生育酚和 δ-生育酚。三烯生育酚是棕榈油中维生素 E 的主要成分,其在大麦、燕麦和米糠中的含量也相当高。坚果也是维生素 E 的优质来源。蛋类、鸡(鸭)胏、绿叶蔬菜中含有一定量;肉、鱼类动物性食品、水果及其他蔬菜含量很少。

第四节 维生素 K

维生素 K 是脂溶性维生素中含有 2-甲基-1,4 萘醌的一族同系物。1929 年 Henrik Dam 等在哥本哈根用鸡饲以无脂饲料研究固醇代谢发现一种脂溶性的抗出血因子。随后,加拿大的 MacFanlane 和美国的 Holst 和 Halbrook 分别在 1931 年和 1933 年也有类似的发现。1934 年 Dam 等进一步研究证明还没有哪一种已知的维生素可以预防他们所描述的出血性疾病,遂将之命名为新的维生素"K"(取凝血 Koagulation 第一个字母)。他们证明维生素 K 分布于肝脏、大麻籽和绿叶蔬菜中。大约在同一时间,Almquist 和 Stokstad 发现鱼粉,尤其是在变质以后,是这种维生素的良好来源。

1939 年,Doisy 和 Dam 宣称从紫花苜蓿中分离了维生素 K₁,被确认为 2-甲基-3-叶绿基-1,4-萘醌。此外,Doisy 报道了一种从变质的鱼粉中分离的与之有关但又不一样的维生素 K,他们将之命名为维生素 K₂。Doisy 和 Dam 也因为此工作分享了 1943 年的诺贝尔生理学或医学奖。

1941 年,Campbell 和 Link 发现了维生素 K 的拮抗剂——双香豆素。通过 4-羟基香豆素药物陆续发现了多种维生素 K 依赖的凝固因子:转变加速因子前体(因子Ⅶ)、Stuart 因子(因子 X)、Christmas 因子(因子 Ⅸ)、蛋白质 C、蛋白质 S、蛋白质 Z 和新的生长抑制特异性因子(Gas 6)等。

维生素 K 的具体作用方式直到 1974 年才被发现。瑞士 Stenflo、美国 Nelestuen 和丹麦 Magnusson 均发现正常凝血酶原中存在一种氨基酸——γ-羧基谷氨酸(Gla)。维生素 K 通过促进维生素 K 依赖蛋白质结构中选择性谷氨酸残基的羧化,从而改变维生素 K 依赖蛋白质转译后的结构。这一发现使有关维生素 K 功能的概念产生了革命性变化,并开启基于维生素 K 依赖的 γ-谷氨酰羧化酶在各组织中功能的研究。随后,研究发现维生素 K 在组织钙化中发挥重要的引导作用,其能够促进骨组织钙化并抑制其他组织器官的钙化。而且维生素 K 对神经鞘脂类合成同样发挥作用,并被初步发现其具有潜在抗癌作用。

一、结构与性质

维生素 K 是黄色晶体,通常呈油状液体或固体。天然形式的维生素 K 包括 K₁ 和 K₂,其特点是在第 3 位上被一烷基侧链取代。天然维生素 K(K₁ 和 K₂)为脂溶性,对热稳定,但易遭酸、碱、氧化剂和光(特别是紫外线)的破坏。在正常的烹调过程中只损失很少部分。然而,某些人工合成的维生素 K(K₃ 和 K₄)为水溶性。在维生素 K 中,最重要的是维生素 K₁ 和 K₂。维生素 K₁(phylloquinone 叶绿醌):2-甲基-3-叶绿基-1,4-萘醌,为 3 号位被一个植烷基取代,在天然绿色植物中广泛存在的维生素 K 的同系物。维生素 K₂(menaquinone-n 甲萘醌)指的是一族 2-甲基-1,4 萘醌的同系物,其第 3 位为含有 4~13 个异戊二烯单元的异烯侧链(MK-n,n=4-13)所取代,后缀(-n)表示侧链上异戊二烯单元的数量(图 1-9-19)。维生素 K₂ 在肠道内由细菌合成,能供应维生素 K 的部分需要。维生素 K 是必需的,这是因为 1,4 萘醌核心在体内不能合成。维生素 K₁ 的分子量为 450.68g/mol,而维生素 K₂ 的分子量为 648.97g/mol。维生素 K 可用非极性溶剂从植物和动物组织中提取。目前,采用高效液相色谱-荧光检测法和液相色谱-串联质谱法检测维生素 K 同系物。

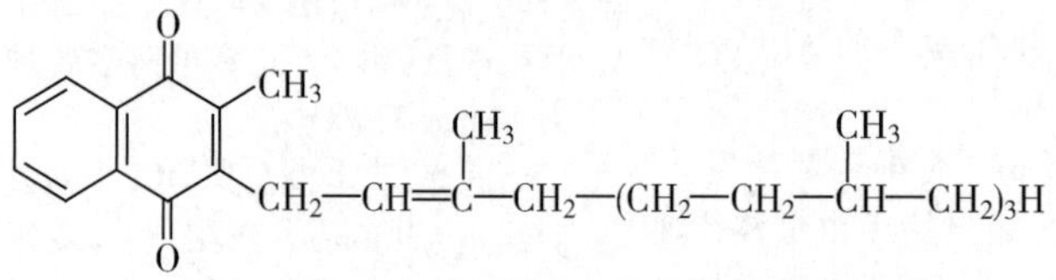

维生素K₁(phylloquinone)

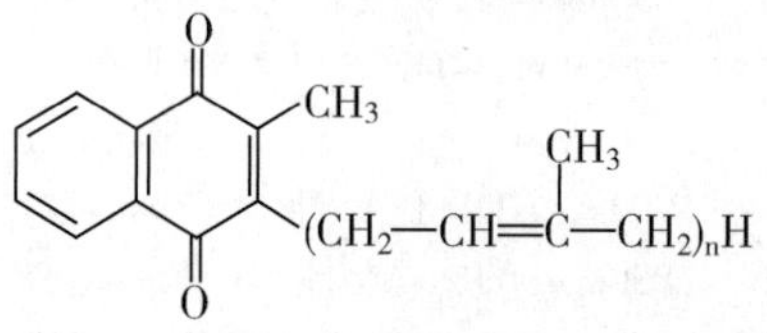

维生素K₂(Menaquinone-n)

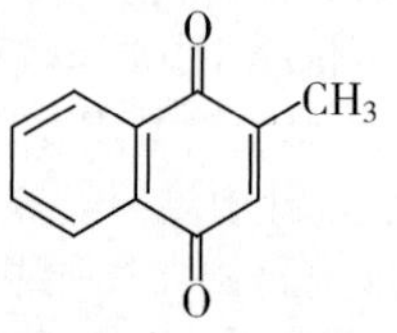

维生素K₃(Menadione)

图 1-9-19　维生素 K 同系物的结构

二、吸收、代谢及分布

（一）吸收

维生素 K 从小肠吸收进入淋巴系统（哺乳类）或肝门循环（鸟类、鱼类和爬行类），机体吸收的维生素 K 既有食物中的，也有从肠道细菌合成的。这一过程中维生素 K_1 和 K_2 的吸收与其他脂溶性维生素一样，需要胆汁、胰液参与，并与乳糜微粒相结合，由淋巴系统运输。其吸收效率变化范围很广（10% ~ 80%），此取决于维生素 K 的来源及所服用维生素 K 的赋形剂。当给动物或人经口服用生理剂量或药理剂量的同位素标记的维生素 K_1，20 分钟内血浆中已出现维生素 K_1，2 小时达峰值，随之在 48 小时到 72 小时后呈指数下降，最终降至 1 ~ 2nM（0.5 ~ 1.0ng/ml）。在此期间，维生素 K 从乳糜微粒转运到 β 脂蛋白中，运输至肝内，与 VLDL 相结合，并通过 LDL 转运至骨骼等组织。

在高血脂状态下，脂蛋白的转换降低，维生素 K 转移至组织功能减弱，因此，禁食机体血浆中维生素 K 浓度增加。已证明载脂蛋白 E（apoE）基因型可影响血液循环中维生素 K_1 的浓度。载脂蛋白 E（E_2）的突变型是一种与肝受体结合不佳的乳糜微滴残余物的成分，可降低维生素 K 传送至组织。

机体摄入的膳食多为维生素 K_1 和 K_2 的混合物。一般这些混合物的吸收率约为 40% ~ 70%，主要是其吸收机制有所不同。动物实验显示维生素 K_1 经能量依赖过程从近端小肠主动吸收。这一过程不受维生素 K_2 和 K_3 的影响，但受到乳糜微粒中的短链和中链脂肪酸的抑制。相反，维生素 K_2 和 K_3 是完全经由非载体介导的被动扩散吸收的，其吸收速率受乳糜微粒中脂质和胆盐含量的影响。

这种被动吸收产生于远端小肠和结肠。

（二）转运

维生素 K 吸收后与乳糜微粒结合，使之转运至肝脏。肝脏迅速摄取维生素 K，但在肝内它的半减期比较短，约 17 小时。在肝脏中，一些维生素 K 被储存，另一些被氧化为非活性终产物，还有一些随极低密度脂蛋白（VLDL）再释放。随后，维生素 K 随低密度脂蛋白（LDL）和高密度脂蛋白（HDL）再次转运至血浆中。血浆中维生素 K 约 50% 为 VLDL 所携带，约 25% 在 LDL 中，另外 25% 在 HDL 中。尚未发现维生素 K 的特异载体。健康成人的血浆维生素 K 浓度在 0.1 ~ 0.7ng/ml 范围内。

（三）代谢

由于肝脏对维生素 K 的储存能力有限，故人体内维生素 K 的储存较少，更新较快，约每 2.5 小时可更新一次。维生素 K_3 代谢最快，24 小时内代谢量约为生理剂量的 70%，其可在动物肝微粒体内转变为 MK-4，但产量很少，仅为摄取量的 0.05% ~ 1.0%。维生素 K_3 主要代谢产物为双氢维生素 K_3 葡糖苷酸的硫酸酯。维生素 K_1 代谢物为其短链及氧化代谢物形成 γ-内酯，还可与葡糖苷酸结合。在人体，维生素 K 的侧链可以进行 β 或 ω 氧化形成 6-羧基酸及其 γ-内酯或进一步分解为 4-羧基酸，同时还有少量的环氧代谢物，这些代谢物与葡糖苷酸相结合，存在于肠肝循环中，或从尿中排出。人体摄入维生素 K_1 的 60% ~ 70% 通过分泌物排泄而丢失。另有大约 15% 的维生素 K 以水溶性代谢产物的形式经尿排出。

（四）维生素 K 循环

图 1-9-20 描述了羧化反应和维生素 K 循环，这是维生素 K 的利用途径。维生素 K 环氧化物是其谷氨酰-羧化的

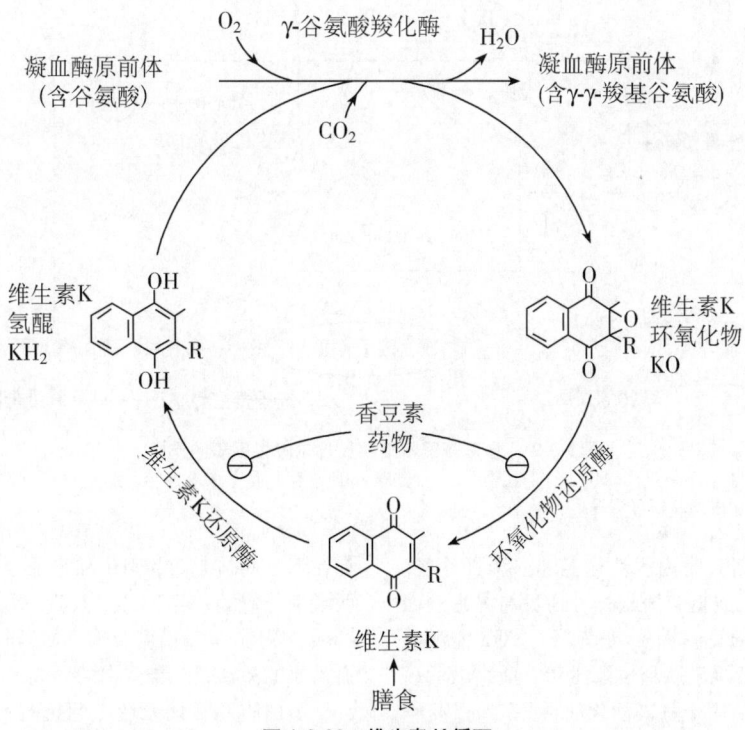

图 1-9-20　维生素 K 循环

注：在 γ-羧化作用中维生素 K 氢醌的产物是维生素 K 环氧化物，再经两步又还原为维生素 K 氢醌。香豆素药物强烈抑制这两种还原酶

产物,它能通过酶促反应再循环生成维生素 K 氢醌。香豆素抗凝剂并不能阻断羧化反应,但它们能够阻断从维生素 K 环氧化物再生为维生素 K 氢醌的两个还原酶。由于维生素 K 氢醌是 γ-谷氨酸羧化酶的必需底物,故香豆素通过抑制其形成便抑制了羧化。大剂量的维生素 K(1~10mg)能克服香豆素的阻断,它是通过在肝内利用其他还原酶再生维生素 K 氢醌。根据维生素 K 摄入量,每日维生素 K 循环往复 200~2000 次,维持机体维生素 K 的平衡。

(五)体内分布

人类体内维生素 K 的储存很少,更新很快,肝脏储存机体 10% 的维生素 K_1 和 90% 的维生素 K_2。在细胞内,维生素 K 主要存在于生物膜(尤其是内质网和线粒体膜)上。在维生素 K 摄入不足时,其从膜上的释放要比从胞质中缓慢得多。

当摄入维生素 K_1 或维生素 K_2 时,肝脏迅速吸收维生素 K。与之相比,2-甲萘醌(K_3)很少被肝脏所吸收,而代之以广泛分布到其他器官。维生素 K 的肝内储存期甚短,其迅速从肝脏去除并被很快排泄。维生素 K 在许多器官中的含量并不高,其富集部位包括:肾上腺、肺脏、骨髓、肾脏和淋巴结。维生素 K 基本不经胎盘转运,脐带血检测不到维生素 K。

机体自身以及肠道菌群均能够将维生素 K_1 转化为维生素 K_2,同时在肠道菌群的作用下,能延长维生素 K_2 异戊

型侧链生成各种维生素 K_2 形式。因此,即使其唯一的膳食形式是 MK-4,组织中呈现的依然是维生素 K 的混合物。同样,饲以叶绿醌(K_1)的动物,在它们的组织中广泛分布的却是 MK-4。

三、生理功能

(一)调节凝血蛋白质合成

目前,至少在 12 种蛋白质中,维生素 K 能够在其特异性谷氨酸残基上添加羧酸官能团(—COOH),使其羧化为 Gla,因此称其为维生素 K 依赖蛋白质。其中有 4 种凝血因子是维生素 K 依赖的,分别为:凝血因子 Ⅱ(凝血酶原)、因子 Ⅶ(转变加速因子前体)、因子 Ⅸ(christmas 因子,血浆促凝血酶原激酶成分)和因子 Ⅹ(stuart 因子)。其他依赖维生素 K 的凝血因子是抗凝蛋白质 C 和 S,以及蛋白 Z 和 M。血浆内上述 8 种维生素 K 依赖蛋白质,它们的前 40 位氨基酸序列相同,均需要钙存在下发挥活性作用。

4 种经典的凝血因子(Ⅱ、Ⅶ、Ⅸ、Ⅹ)是起防止出血、导致血栓形成复杂的蛋白质系统的成分。该系统的蛋白质成分在循环中的存在形式是酶原(即无活性的功能形式前体),为丝氨酸蛋白酶,在一系列因子连续不断的蛋白水解激活作用下,最终使可溶性蛋白质(即纤维蛋白原)转化为不溶性纤维蛋白,再与血小板交链形成血凝块。其在血液凝固中的具体作用见图 1-9-21。

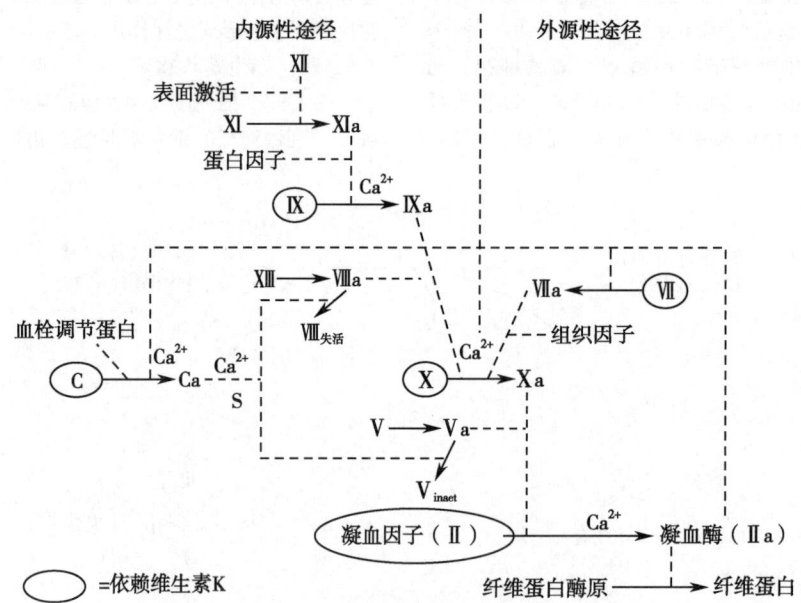

图 1-9-21 血液凝固中维生素 K 依赖性因子的作用
引自:Gerald F,Combs Jr. 维生素:营养与健康基础. 第 3 版. 张丹参,杜冠华,译. 北京:科学出版社,2009.

如图所示,血液凝固分为内源性途径和外源性途径。前者是心血管内膜受损,或血液流出体外通过与异常表面接触而激活因子 Ⅻ(hageman factor)变为 Ⅻa。Ⅻa 能激活因子 Ⅺ,同时使血浆前舒缓激肽释放酶激活。最终激活后的 Ⅺa 在 Ca^{2+} 存在下激活因子 Ⅸ。活化的 Ⅸa 在 Ca^{2+} 与磷脂存在下与因子 Ⅷ形成复合物使因子 Ⅹ激活为因子 Ⅹa。而外源性途径则由于组织损伤释放出组织因子 Ⅲ,在 Ca^{2+}

存在下从而与激活的因子 Ⅶ形成复合物,同样激活因子 Ⅹ。两者都能启动一系列连锁反应,并在因子 Ⅹ 处汇合,激活的因子 Ⅹ 与 Ca^{2+}、磷脂及因子 Ⅴ形成复合物,最后都导致凝血酶原的激活及纤维蛋白的形成。

蛋白质 C 在该系统中起抗凝剂的作用。在内皮细胞蛋白质血栓调控素(thrombomodulin)存在的情况下,被凝血酶激活。蛋白质 C 再与蛋白质 S 的复合物中部分通过水

解活性因子 V 和 Ⅷ 起作用,从而使它们灭活。遗传性因子 C 缺陷的患者是血栓症的高危人群,这就是蛋白质 C 功能重要性的证据。与其他的凝血因子不同,蛋白质 S 不是丝氨酸蛋白酶原,它以游离形式或与补体系统中调节成分(C_{4b} 结合蛋白)形成的双分子复合物形式存在于血浆中。因此,蛋白质 S 在后者的调节中起作用,在遗传性蛋白质 S 缺陷的患者中观察到反复出现血栓形成,支持了这一假设。蛋白质 M 可以促进凝血酶原转变为凝血酶。

由此可见,凝血的级联反应受到促凝剂原和抗凝血剂两者的紧密调节,其中的一些是维生素 K 依赖的。大多数维生素 K 依赖凝血因子是在肝脏内合成,如肝脏切除或严重的肝脏疾病会导致这些因子血浆水平的低下,并降低肾脏对服用维生素 K 的敏感性。Kemkes 和 Matthis 报道蛋白质 Z 促进凝血酶与磷脂表面的结合。严重肝脏疾病的患者不能合成蛋白质 Z,这可能是这些患者出血的部分原因。

香豆素类药物如双香豆素、华法林(warfarin)的抗凝血剂作用是基于其抑制了 Gla 的合成。该作用是在肝脏维生素 K 环氧化物还原酶的水平上,通过它们对维生素 K 代谢循环抑制作用产生的。这与另一种抗凝血剂肝素的作用大相径庭。肝素是一种多聚糖,当经胃肠外给予时,与血浆中凝血酶形成复合物抑制其活性发挥抗凝作用。

(二)调节骨组织钙化

在维生素 K 同系物中,维生素 K_2 对骨骼的调节作用最为显著。研究表明来源于发酵豆类的维生素 K_2(MK-7)能够促进成骨细胞,抑制破骨细胞从而促进骨骼钙化。一项系统综述显示,在日本,维生素 K_2 能够预防 60% 椎体骨折、77% 髋部骨折和 81% 非椎体骨折。其效果堪比双膦酸盐治疗。一项关于 241 例骨质疏松患者的干预研究显示,维生素 K_2(45μg/d)联合钙治疗能够维持其骨密度,然后单纯补钙和安慰剂组其腰椎骨密度下降 2.5%。一项三年的随机对照研究显示,维生素 K_2(180μg/d)补充能够减缓年龄导致的腰椎和股骨颈骨量丢失,但不能延缓总股骨密度下降。同时,维生素 K_2(MK-7)能够预防胸椎椎体高度的减少。但是维生素 K_1(500μg/d)补充三年并没有明显观察到骨密度的改善。另一项研究也同样发现两年的维生素 K_1 补充与安慰剂相比并没有明显改善骨密度。不过,却发现干预组有较少的骨折发生。

成骨细胞能够合成 3 种维生素 K 依赖 Gla 蛋白:骨 Gla 蛋白质(BGP,或 osteocalcin),基质 Gla 蛋白质(MGP)和蛋白质 S。其中,仅成骨细胞和成牙质细胞能够合成 BGP;MGP 由大多数软组织合成;蛋白质 S 则由肝细胞、巨核细胞和内皮细胞合成。

钙化组织中最具特征的维生素 K 依赖蛋白质是 BGP,它是在骨骼迅速生长区域内的一种低分子量(5700)蛋白质。在其 49 个氨基酸片段中它含有 3 个 Gla 残基,它与 Ca^{2+} 不牢固地结合,这既维持它的二级结构又允许它与矿化的骨基质结合。有人认为 BGP 作为成骨细胞祖细胞的诱引剂,起调节磷酸钙骨化的作用。BGP 由成骨细胞合成,是骨基质中含量居次位的蛋白质,占骨蛋白总量的 2%,非胶原蛋白的 10%~20%。Warfarin 抑制它的合成,而 1,25 二羟维生素 D_3 促进它的合成。约 20% 的 BGP 不与骨结合,而游离于血浆中。由于 BGP 仅由成骨细胞合成,因此可以作为骨形成的标志物,儿童和某些促进骨质吸收或矿化作用的代谢性骨疾患者,他们血液循环中的 BGP 浓度较高。成人血中 BGP 浓度为 4~8ng/ml,儿童为 10~40ng/ml,Paget's 病患者为 39ng/ml,继发性甲状旁腺功能亢进患者为 47ng/ml。BGP 在血浆中以完全羧化和羧化不全(ucBGP)两种形式存在。Knapen 等比较了绝经期前后 BGP 的浓度,他们发现虽然总免疫反应性的 BGP 在两组人群中相同,但羟磷灰石结合容量(HAB)在正常年轻妇女为 80%~100%,而老年妇女明显降低(~50%)。两组人群均给予口服维生素 K_1(1mg/d)。14 天后在绝经期后妇女组中,口服维生素 K 增加了 BGP 水平和 HAB 容量,降低了钙排出,并引起尿羟脯氨酸排出减少。Hodges 等观察到脊柱和股骨颈骨质疏松性骨折的患者血浆中维生素 K_1 和 K_2 水平均降低。维生素 K_1 从正常值 1.1 降至 0.21nmol(0.5~0.1ng/ml),维生素 K_2(MK-7 和 MK-8)从 0.70 降至 0.061nmol(0.45~0.04ng/ml)。他们还发现髋部骨折的老年妇女血浆和骨骼的维生素 K_1 和 K_2 水平均有下降。体外实验证明在 MCF-7 细胞中视黄酸受体和维生素 D 受体可以形成与 BGP 启动基因结合的异二聚体,说明维生素 K 介导了维生素 D 对骨骼的某些作用。

MGP 作为维生素 K 依赖蛋白,具有其他 Gla 蛋白相似的结构。MGP 发现于骨、牙质和软骨的有机基质中,与 Ca^{2+} 具有高亲和力,是一种强效的组织钙化抑制剂。目前认为 MGP 在清除细胞外 Ca^{2+} 以防止软组织钙化和参加骨基质钙化中起调节作用。其可通过①与钙离子和钙结晶结合;②拮抗骨形成蛋白并改变细胞分化;③与细胞外基质结合以及调节凋亡来调节钙沉积。研究发现 MGP 的过量表达能够抑制软骨矿化,同时阻断软骨细胞成熟以及膜内和软骨内的骨化作用。而缺乏 MGP,软骨和大动脉等组织又将发生过度钙化。由此可见,MGP 在骨发育和骨代谢中起到重要作用,既能够防止骨组织外如动脉的钙化,同时调控骨组织的生长发育,其具体的调控机制仍有待研究。

蛋白质 S 也是由成骨细胞合成的,提示其除了明显地调控凝血外,在骨中也具有活性,它是蛋白质 C 的辅因子。遗传性蛋白质 S 缺失的儿童不仅有血栓形成,同时伴有低骨量(osteopenia),甚至脊椎压缩性骨折。

现在已经知道 γ-谷氨酰羧化酶产生于肝脏、骨骼、软骨、牙质、肾脏、胎盘、胰脏、脾脏、肺脏、睾丸、平滑肌、成纤维细胞、动脉粥样硬化斑块以及各种各样的肿瘤细胞中。所有这些肝外的 Gla 蛋白质更像骨型而非肝型。

(三)抑制血管及尿路钙化

尿道中 Gla 蛋白同样能够抑制各种钙盐的沉积。维生素 K 通过羧化激活 Gla 蛋白发挥抑制作用。有研究表明,尿路结石患者,其羧化酶活性的降低可能在草酸钙尿石症中发挥重要作用。

在动脉粥样斑块中,活化的 MGP 能够防止钙沉积从而抑制软组织钙化。一项 10 年人群研究(the Rotterdam Study)显示,高维生素 K_2(鸡蛋和肉食中 MK-4 及奶酪中的 MK-8 和 MK-9)摄入与老年心血管疾病和全因死亡成负相关。一项追踪 7 年,4807 例无心血管疾病人群的前瞻性研究显示,与低维生素 K_2 摄入相比,高摄入维生素 K_2 能够明显降低冠心病发病率,OR 值为 0.43(CI:0.34~0.77);发生严重主动脉钙化的 OR 值为 0.48(CI:0.32~0.71)。但维生素 K_1 的摄入没有发现明显影响。一项平均随访 8.1 年,样本量为 16 057 无心血管疾病妇女的队列研究显示,每增加 $10\mu g$ 维生素 K_2 摄入能够降低 9% 冠心病事件。同样,维生素 K_1 的摄入并没有对心血管结局发生明显影响。但也有研究报道在服用治疗高血压药物的患者中,低血清维生素 K_1 与冠状动脉钙化进程有关。

(四)维生素 K 对认知的作用

维生素 K 在神经鞘脂类生物合成中的作用早在 40 多年前就被发现。在生物合成中,维生素 K 维持丝氨酸棕榈酰转移酶,在神经鞘脂途经中该酶是起始酶。最近,维生素 K 依赖蛋白(如蛋白 Gas6)被证实在外周和中枢神经系统中发挥重要作用。由于其对脑内硫转移酶活性和生长因子/酪氨酸激酶受体活性具有调节作用,维生素 K 可能在阿尔茨海默病发病机制中发挥作用。有研究表明,老年阿尔茨海默病患者维生素 K_1 摄入明显低于对照组,维生素 K 的摄入可能改善健康老年人的认知功能。该研究显示维生素 K_1 与老年人更好的口头记忆水平(尤其表现在回忆环节上)相关。而维生素 K 拮抗剂的使用伴随着更多的认知障碍。

(五)其他作用

目前也有很多关于维生素 K 潜在抗癌作用的研究。维生素 K_2 可通过激活蛋白激酶 A,相对安全的抑制人肝癌的生长和侵袭,并对肿瘤复发有一定的抑制作用。体外肺癌细胞实验中也表现出剂量依赖的抑制癌细胞生长,在胰腺癌细胞中也有类似的结果。一项 1.1 万患者的队列研究显示,维生素 K_2 摄入量越高,晚期前列腺癌的发病率就越低;但维生素 K_1 的摄入与前列腺癌无关。

也有报道显示维生素 K 与糖尿病相关。尽管我们知道胰腺中维生素 K 的含量较高,但缺乏维生素 K 会导致大鼠体内胰岛素的过度释放,减少血液中葡萄糖的清除。近期,一项对照研究显示 30mg 维生素 K_2 补充能够提高健康年轻男性胰岛素敏感性。维生素 K_1($500\mu g/d$)补充 3 年能够改善男性胰岛素抵抗,但对女性无效。一项队列研究显示,增加维生素 K_1 摄入能够降低 51% 糖尿病发展。另一项近期综述建议将维生素 K 补充作为一种新的控制血糖改善生活质量的辅助治疗。

四、缺乏与过量

(一)维生素 K 缺乏

维生素 K 的每日需要量约为 $1\mu g/kg$ 体重。维生素 K 缺乏引起低凝血酶原血症,且其他维生素 K 依赖凝血因子浓度下降,表现为凝血缺陷和出血。

健康成人原发性维生素 K 缺乏并不常见。成人不会缺乏维生素 K 是因为维生素 K 广泛分布于植物和动物的组织中;维生素 K 循环保存了维生素 K;正常肠道菌群合成维生素 K_2。然而,维生素 K 缺乏可见于最低限度膳食摄入量的成人,如他们经受外伤、外科手术,或长期胃肠外营养伴或不伴广谱抗生素治疗。胆道阻塞、吸收不良或实质性

肝脏疾病者亦有维生素 K 缺乏较高的危险性;服用某些药物者,包括抗惊厥剂、抗凝剂、某些抗生素(特别是头孢子菌素)、水杨酸盐和大剂量维生素 A 或维生素 E,对维生素 K 有关的出血性疾病是非常敏感的。接受丙酮苄羟香豆素者应设法维持维生素 K 摄入量恒定以避免使凝血酶原水平起伏。

新生儿是对维生素 K 营养需求的一个特殊群体,因为:①胎盘转运脂质相对不足;②新生儿肝脏对凝血酶原的合成尚未成熟;③母乳维生素 K 的含量低,仅含 $1\sim2\mu g/L$(牛乳含 $5\sim10\mu g/L$);④新生儿肠道出生后头几天是无菌的。因此有许多婴儿产生新生儿出血病(HDN)。正常婴儿在出生时,其血浆凝血酶原浓度和其他维生素 K 依赖因子约为成人值的 20%,如果维生素 K 摄入量足够的话,它们会在 3 周内缓慢升高至成人水平。如果凝血酶原值低于 10% 以下,即出现 HDN。HDN 一般见于产后 1~7 天,可表现为皮肤、胃肠道、胸腔内出血,最严重的病例可颅内出血。迟发性出血病(LHD)临床表现与 HDN 相同,可见于产后 1~3 个月。通常伴有吸收不良和肝脏疾病。约 30% 的足月产婴儿在出生后第一周其血浆中含有脱羧基凝血酶原(亦称维生素 K 缺乏诱导蛋白,PIVKA Ⅱ)。早产婴儿比足月婴儿对维生素 K 缺乏更为敏感。中国首都儿科研究所采集七省婴儿脐血 546 份测定 PIVRA-Ⅱ浓度,以 PIVRA-Ⅱ浓度≥2ng/ml 为阳性,表明中国婴儿约 40% 存在亚临床维生素 K 缺乏。对七省婴儿 19 751 人整群随机抽样分为婴儿预防组(10 418 人,维生素 K_1 2mg,10 次,口服)和对照组(9333 人,不使用维生素 K_1);哺乳母亲 21 368 人,整群随机抽样为母亲预防组(10 518 人,维生素 K_1 10mg,10 次)和对照组(10 850 人,不使用维生素 K_1),结果表明婴儿及乳母口服维生素 K_1 对预防维生素 K 缺乏出血有显著效果。

如果母亲曾摄取乙内酰脲抗惊厥剂、头孢子菌素抗生素,或香豆素抗凝剂,这两种类型的出血性疾病的危险性均会增加。因此,母乳喂养的婴儿维生素 K 缺乏仍是世界范围内婴儿发病率和死亡率的主要原因。

γ-谷氨酰羧化酶基因位于 2 号染色体。全球已经描述了 7 例患者患有这种罕见的遗传性缺少所有维生素 K 依赖凝血因子的疾病,据推测是由于缺少羧化酶所致。

(二)过量

天然形式的维生素 K_1 和维生素 K_2 不产生毒性,甚至大量服用也无毒。食物来源的维生素 K_2 毒性很低,动物摄入相当于每日需要量的 1000 倍剂量时未见不良反应。维生素 K_1 在 500 倍 RDA(0.5mg/(kg·d))时无毒性。然而,维生素 K 前体维生素 K_3 由于与巯基反应而有有限的毒性;它能引起婴儿溶血性贫血、高胆红素血症和核黄疸症。维生素 K_3 不应用于治疗维生素 K 缺乏。有报道维生素 K 的无毒副反应水平(NOAEL)为 30mg,最低毒副反应水平(LOAEL)尚未建立。

五、营养状况评价

评价个体维生素营养状况需了解患者病史、体格检查和适当的实验室检查。

（一）病史

病史应包括有关的出血临床表现:口腔,鼻腔、胃肠道(呕血、黑粪),肾脏(血尿)和皮下出血(瘀斑)。维生素 K 缺乏的危险人群包括,新生婴儿、绿叶蔬菜和动物性食物摄入量极少者或吸收不良者、骨质疏松者、损伤者和肾脏病者。详细的病史及香豆素抗凝剂药物使用情况等。此外,膳食史应包括常吃食物的清单,24 小时食物回顾,偶尔可用 3 天食物记录。

（二）体格检查

维生素 K 缺乏症体格检查最重要的体征即出血倾向。可有鼻腔或口腔出血;腹股沟,颈线周围或腿部瘀斑;指甲下或结膜内小出血,黑粪(肉眼可见或隐血),血尿和呕血。面色苍白可以是以往出血的体征。毛囊周围出血也是坏血病的皮肤特征,应注意与维生素 K 缺乏鉴别。

（三）实验室检查

目前应用的维生素 K 营养状况评价指标主要包括:

1. 血清维生素 K 浓度 血清维生素 K 的主要形式是维生素 K_1,其主要运输形式是脂蛋白。由于血浆维生素 K_1 与摄入量成正相关,被认为可用于评价维生素 K 的营养状况。Booth 和 Al Rajabi 推荐,健康成人空腹血清维生素 K_1 正常参考值中位数为 0.5mg/L(0.15~1.0mg/L)。有文献报道,我国北方老年人血清维生素 K 水平为 1.328~2.313mg/L。

2. 凝血试验 检查包括凝血酶原时间和促凝血酶原时间,其中凝血酶原时间延长并非评价维生素 K 缺乏的特异性指标,因此,不能单独作为维生素 K 亚临床缺乏的诊断。

3. 脱羧性血清维生素 K 依赖蛋白 针对维生素 K 亚临床缺乏的高危人群(婴儿、消化不良者),已证实凝血酶原前体蛋白 PIVKA-II 是一个极其有用的生物标志物,最常用的测定方法是酶联免疫法(ELISA)。此外,脱羧骨钙素也被广泛应用于骨维生素 K 储存的替代性标志物,可间接反映骨骼内维生素 K 储存水平。

4. 尿 γ-谷氨酸 尿 γ-谷氨酸水平可反映凝血酶原和羧化骨钙蛋白的代谢状况,进而反映机体维生素 K 营养状况,当维生素 K 供应不足时,其水平降低。评价个体维生素营养状况需充分了解患者病史、体格检查和实验室检查结果。

六、膳食参考摄入量

（一）AI

目前尚缺乏膳食平均需要量的研究资料,不足以确定各种人群维生素 K 的 EAR,故只能依据流行病学调查所获的健康人群维生素 K 膳食摄入量,来估计膳食维生素 K 的 AI 值。

由于当前我国食物成分数据库尚缺乏维生素 K 含量数据,故借用美国食物成分数据库中相关食物维生素 K 含量数据,根据中国居民营养与健康状况调查报告,计算了中国居民膳食维生素 K 摄入量。以此方法估计的中国居民膳食维生素 K 摄入量中位数为 76.5μg/d。以此摄入量数据为基础,经过数值修约,确定中国居民膳食维生素 K

的 AI 值为 80μg/d。儿童和青少年根据代谢体重法从成人数据外推得到不同年龄组儿童青少年的 AI 值。现有的研究表明,孕期妇女与非孕妇女机体维生素 K 的营养状况没明显差异,故孕妇维生素 K 的 AI 值按照一般成人确定,为 80μg/d。乳母体内的维生素 K 水平与非乳母相当,但乳母每日通过乳汁丢失的维生素 K 约为 2μg/d。按膳食维生素 K 吸收率 40% 计,则乳母需要额外摄入 5μg/d 维生素 K,将乳母的 AI 值确定为 85μg/d。0~6 月龄婴儿以每天摄入 750ml 乳汁且母乳中维生素 K_1 的平均浓度为 2.5μg/L 为基础计算,取整数后 AI 值为 2.0μg/d。7~12 月龄婴儿分别以小婴儿 AI 和成人 AI 为基础,采用代谢体重比推算,取其平均值后经取整数处理,修订为 10μg/d。

（二）UL

目前,尚未见天然食物或补充剂维生素 K 对机体产生不良影响的动物或人群研究资料。动物实验中非肠道给予维生素 K 或口服给予维生素 K,剂量达到 25μg/kg,均未发现任何不良反应。在美国 19~30 岁女性人群,通过食物和维生素 K 补充剂摄入的维生素 K 最大量为 367μg/d,此剂量水平时未观察到任何副作用。因此,目前没有制定 UL 值的充分资料,暂不制定维生素 K 的 UL 值。

中国居民膳食维生素 K 参考摄入量见表 1-9-13。

表 1-9-13 中国居民膳食维生素 K 参考摄入量/(μg·d^{-1})

人群	AI	人群	AI
0 岁~	2	14 岁~	75
0.5 岁~	10	18 岁~	80
1 岁~	30	50 岁~	80
4 岁~	40	孕妇	+0
7 岁~	50	乳母	+5
11 岁~	70	—	—

七、主要食物来源

维生素 K 含量丰富的食物包括豆类、麦麸、绿色蔬菜、动物肝脏、鱼类等。在常见的绿色蔬菜中,含量最高为羽衣甘蓝、黄瓜、菠菜等,其次为叶菜类和野菜类。叶菜类维生素 K_1 的平均含量为 226.3μg/100g,野菜类为 341.6μg/100g,而嫩茎类、瓜果类、根茎类蔬菜含量较低;蔬菜叶中的维生素 K_1 比茎中的含量高,而且叶子的绿色越深,维生素 K_1 含量也越高。

(马爱国 刘启沛 汪求真)

参 考 文 献

1. Gerald F,Combs Jr. 维生素:营养与健康基础. 第 3 版. 张丹参,杜冠华,译. 北京:科学出版社,2009.
2. 中国营养学会. 中国居民膳食营养素参考摄入量(2013 版). 北京:科学出版社,2014.
3. 孙长颢. 营养与食品卫生学. 第 8 版. 北京:人民卫生出版社,2017.
4. 李勇. 营养与食品卫生学. 北京:北京大学医学出版社,2005.
5. 马爱国. 饮食与健康. 北京:科学出版社,2015.
6. 常继乐,王宇. 中国居民营养与健康状况监测. 北京:北京大学医学出版社,2016.

7. 丁媛慧,孙中厚.维生素A缺乏与儿童感染性疾病.中国儿童保健杂志,2016,38(1):48-50.

8. 韩海玲,洪金丽,石玲冰.不同喂养方式对小儿维生素A营养状况的影响.中国妇幼保健,2017,32(7):1471-1473.

9. Emmanuelle R. Absorption of Vitamin A and Carotenoids by the Enterocyte: Focus on Transport Proteins. Nutrients, 2013, 5 (9): 3563-3581.

10. Deminice T, Ferraz IS, Monteiro JP, et al. Vitamin A intake of Brazilian mothers and retinol concentrations in maternal blood, human milk, and the umbilical cord. J Int Med Res, 2018, 46 (5): 1555-1569.

11. Benoist BD, Schultink W. Vitamin A supplementation and control of vitamin A deficiency. Food & Nutrition Bulletin, 2017, 22(3): 335-337.

12. Faustino J F, Ribeiro-Silva A, Dalto RF, et al. Vitamin A and the eye: an old tale for modern times. Arq Bras Oftalmol, 2016, 79(1): 56.

13. Boyali E. Effect of vitamin A supplementation on IFN-γ, TNF-α, IL-2, and IL-6 levels in elite taekwondo players. Studies on Ethno-Medicine, 2016, 10(1): 53-58.

14. Jiang Q. Natural forms of vitamin E: metabolism, antioxidant, and anti-inflammatory activities and their role in disease prevention and therapy. Free Radic Biol Med, 2014, 72: 76-90.

15. Zingg JM. Vitamin E: A Role in Signal Transduction. Annu Rev Nutr, 2015, 35: 135-173.

16. Rumbold A, Ota E, Hori H, et al. Vitamin E supplementation in pregnancy. Cochrane Database Syst Rev, 2015, (9): CD004069.

17. Traber MG. Vitamin E inadequacy in humans: causes and consequences. Adv Nutr, 2014, 5(5): 503-514.

18. Ulatowski LM, Manor D. Vitamin E and neurodegeneration. Neurobiol Dis, 2015, 84: 78-83.

19. Noll C, Lacraz G, Ehses J, et al. Early reduction of circulating homocysteine levels in Goto-Kakizaki rat, a spontaneous nonobese model of type 2 diabetes. Biochim Biophys Acta, 2011, 1812(6): 699-702.

20. Guan Z, Li HF, Guo LL, et al. Effects of vitamin C, vitamin E, and molecular hydrogen on the placental function in trophoblast cells. Arch Gynecol Obstet, 2015, 292(2): 337-342.

21. Ashor AW, Siervo M, Lara J, et al. Effect of vitamin C and vitamin E supplementation on endothelial function: a systematic review and meta-analysis of randomised controlled trials. Br J Nutr, 2015, 113 (8): 1182-1194.

22. Blumberg JB, Cena H, Barr SI, et al. The Use of Multivitamin/Multimineral Supplements: A Modified Delphi Consensus Panel Report. Clin Ther, 2018, 40(4): 640-657.

23. Han B, Wang X, Wang N, et al. Investigation of vitamin D status and its correlation with insulin resistance in a Chinese population. Public Health Nutr, 2017. 20(9): 1602-1608.

24. Lim S, Lim S, Kim MJ, et al. Association of vitamin D deficiency with incidence of type 2 diabetes in high-risk Asian subjects. Am J Clin Nutr, 2013. 97(3): 524-30.

25. Gonzalez-Gross, M, Valtueña J, Breidenassel C, et al. Vitamin D status among adolescents in Europe: the Healthy Lifestyle in Europe by Nutrition in Adolescence study. Br J Nutr, 2012. 107(5): 755-764.

26. BinSaeed AA, Torchyan AA, AlOmair BN, et al. Determinants of vitamin D deficiency among undergraduate medical students in Saudi Arabia. Eur J Clin Nutr, 2015. 69(10): 1151-1155.

27. Holick MF. The vitamin D deficiency pandemic: Approaches for diagnosis, treatment and prevention. Rev Endocr Metab Disord, 2017, 18(2): 153-165.

28. Wilson RD, Genetics C, Wilson RD, et al. Pre-conception folic acid and multivitamin supplementation for the primary and secondary prevention of neural tube defects and other folic acid-sensitive congenital anomalies. J Obstet Gynaecol Can, 2015, 37(6): 534-552.

29. Autier P, Mullie P, Macacu A, et al. Effect of vitamin D supplementation on non-skeletal disorders: a systematic review of meta-analyses and randomised trials. The lancet Diabetes & endocrinology, 2017, 5(12): 986-1004.

30. Ma H, Lin H, Hu Y, et al. Serum 25-hydroxy vitamin D levels are associated with carotid atherosclerosis in normotensive and euglycemic Chinese postmenopausal women: the Shanghai Changfeng study. BMC Cardiovasc Disord, 2014, 14: 197.

31. Leung RY, Han Y, Sing CW, et al. Serum 25-hydroxy vitamin D and the risk of stroke in Hong Kong Chinese. Thromb Haemost. 2017, 117(1): 158-163.

32. Autier P, Mullie P, Macacu A, et al. Effect of vitamin D supplementation on non-skeletal disorders: a systematic review of meta-analyses and randomised trials. The lancet Diabetes & endocrinology, 2017, 5(12): 986-1004.

第十章
水溶性维生素

水溶性维生素是指可溶于水的一类有机化学物,包括维生素 B_1、维生素 B_2、维生素 B_6、维生素 B_{12}、维生素 PP(烟酸)、维生素 C、叶酸等。其发现要追溯至东晋葛洪、Lind(1753)和 Eijkmann(1896)等人的发现及其前期工作。维生素(vitamin)一词的来源就与水溶性维生素密切相关。1911 年,波兰生物化学家 Casimir Funk 从米糠中分离出的一种对多发性神经炎有效的结晶性物质,由于当时尚不知其化学本质,只知道是维持生命所必需的一种胺类(amine)。因此,1912 年 Funk 提出了抗脚气病、抗坏血病、抗癞皮病、抗佝偻病的四种物质,称其为"生命胺(vitamine)"。以后陆续发现很多这类维持生命所必需的物质,但它们并不是"胺"类,因而将其最后一个字母"e"取消,于 1920 年定名为维生素(vitamin)。

同样,水溶性维生素除具有维生素的共同特点之外,也存在其他的共性:①大多数水溶性维生素以辅酶的形式参与机体的物质与能量代谢;②在体内没有非功能性的单纯储存形式,不同种类的水溶性维生素在体内代谢形式、储存形式、储存部位以及在食物中存在的重要形式等见表 1-10-1;③当机体需要量饱和后,多摄入的维生素从尿中排出,反之,若组织中水溶性维生素耗竭,则摄入的维生素将大量被组织摄取利用,故从尿中排出量减少,因此,可利用尿负荷试验对水溶性维生素的营养水平进行鉴定;④水溶性维生素一般无毒性,但过量摄入时也可能出现毒性,如维生素 C、维生素 B_6 或烟酸摄入量达正常人体需要量的 15~100 倍时,可出现毒性作用;⑤若摄入过少,可较快地出现缺乏症状,水溶性维生素的主要生理功能及缺乏所致的临床症状见表 1-10-2。

水溶性维生素之间、与脂溶性维生素或其他营养素之间存在相互影响的关系,如维生素 B_1、维生素 B_2 和烟酸与能量代谢密切相关,它们的需要量一般是随着对能量的需要量增加而增加;维生素 E 的抗氧化作用依赖谷胱甘肽过氧化物酶、维生素 C 等抗氧化物质的协同作用,而谷胱甘肽过氧化物酶功能又需要微量元素硒的存在。

表 1-10-1　水溶性维生素的重要存在形式

维生素	代表	代谢活性形式	在食物中的重要形式	体内主要储存形式	主要储存部位
维生素 B_1	硫胺素	焦磷酸硫胺素	硫胺素、焦磷酸硫胺素、二硫化物、盐酸、单硝酸酯	焦磷酸硫胺素酶	心脏、肾、脑、肌肉
维生素 B_2	核黄素	FMN、FAD	FMN、FAD、黄素蛋白类、核黄素	黄素腺嘌呤二核苷酸	肝、肾、心脏
维生素 B_6	吡哆醇	5'-磷酸基吡哆醛 5'-磷酸基吡哆胺	盐酸吡哆醛、吡哆醛、5'-磷酸基吡哆胺	磷酸吡哆醛	肝、肾、心脏
烟酸	烟酰胺	NAD、NADP	NAD、NADP、烟酰胺、烟酸	烟酸、N-甲基烟酰胺(N-MN)和 2-吡啶酮	肝、肾、心脏、血浆
泛酸	泛酸	辅酶 A	泛酸钙、辅酶 A、酰基辅酶	辅酶 A、4-磷酸泛酸盐	肝、肾上腺、脑、心脏、睾丸
叶酸	蝶酰谷氨酸	蝶酰多聚谷氨酸盐类	蝶酰多聚和单谷氨化合物	无可知的储存形式	
维生素 B_{12}	氰钴胺	甲钴胺 5'-脱氧腺苷钴胺素	氰基脱氧腺苷钴胺素、水脱氧腺苷钴胺素、羟基脱氧腺苷钴胺素、甲基脱氧腺苷胺素和 5'-脱氧腺苷钴胺素	甲基钴胺素	肝、肾、心脏、脾、脑
生物素	d-生物素	d-生物素	生物胞素、d-生物素	无可知的储存形式	—
胆碱	胆碱	胆碱、磷酸胆碱、磷脂酰胆碱	胆碱、胆碱酯类	磷脂酰胆碱	肝、肾、乳腺、胎盘、脑组织
维生素 C	抗坏血酸	抗坏血酸 脱氢抗坏血酸	L-抗坏血酸、抗坏血酸钠	抗坏血酸	肾上腺、白细胞

表 1-10-2　水溶性维生素的生理功能及缺乏所致临床症状

维生素	重要的生理功能和影响	缺乏所致疾病
维生素 B_1	2-酮酸(如丙酮酸盐和 2-酮戊二酸)氧化脱羧作用的辅酶、丙酮酸盐脱羧酶和转酮醇酶的辅酶	脚气病、多发性神经炎、Wernicke-Korsakoff 综合征
维生素 B_2	在脂肪酸合成/分解、三羧酸循环中催化氧化还原反应的许多黄素蛋白类的辅酶	皮炎
维生素 B_6	氨基酸代谢的辅酶,如侧链、脱羧作用、转氨作用、消旋作用	脂溢性皮炎、巨幼红细胞性贫血、神经损伤
烟酸	许多脱氢酶催化氢转移的辅酶,如三羧酸循环呼吸链	糙皮病
泛酸	活化/转移酰基构成酯类、酰胺类、柠檬酸盐、甘油三酯类等的辅酶底物	随物种不同变化
叶酸	一碳单位(如嘌呤合成中甲酰基和羟甲基)转移的辅酶	胎儿神经管畸形、巨幼红细胞贫血
维生素 B_{12}	甲基丙二酰辅酶 A 转化为琥珀酰辅酶 A 的辅酶	巨幼红细胞贫血
	在蛋氨酸合成中甲基从 5-甲基四氢叶酸转移到高胱氨酸	高同型半胱氨酸血症、发育迟缓、神经系统损害
生物素	羧化作用的辅酶,如乙酰辅酶 A/丙二酰辅酶 A 转化	皮炎
胆碱	构成生物膜成分、促进脑发育、保证信息传递、促进转甲基代谢	胎儿神经管畸形、肝肾功能异常
维生素 C	胶原合成、药物和类固醇代谢羟基化反应的辅助底物	坏血病

近年来,水溶性维生素对促进生长发育、免疫调节、抗氧化、预防和控制慢性非传染性疾病等方面的研究越来越受到关注,已获得了丰富的研究成果,为指导不同人群合理摄入维生素促进健康提供了科学指导。本章主要介绍常见的 10 种维生素的发现历史、结构、理化性质、消化吸收和代谢、生理功能、缺乏和过量、营养状况评价、膳食参考摄入量及主要食物来源(食物来源的详细内容请参见第二卷食物营养)等,包括维生素 B_1、维生素 B_2、维生素 B_6、烟酸、泛酸、叶酸、维生素 B_{12}、生物素、胆碱和维生素 C。

第一节　维生素 B_1

维生素 B_1 又称硫胺素(thiamin)、抗脚气病因子、抗神经炎因子。早在公元前 2697 年,我国医书《内经》曾对脚气病进行过详细论述,但直到 19 世纪末和 20 世纪初才发现维生素 B_1 是一种必需的营养物质。1897 年,荷兰内科医生 Eijkman 发现脚气病是由于食精白米所致,用米糠或糙米可防治此病。1911 年 Funk 在伦敦 Lister 研究所从米糠中提取到这种治疗脚气病的物质,因为具有胺(amine)的性质,因此称之为"生命胺"(vitamine),实际上他所得到的只不过是一种浓缩物,并非纯品。1926 年,荷兰化学家 Jansen 和 Donath 从米糠中成功地提取出了维生素 B_1 结晶,并把这种纯品称为抗神经炎因子(aneurin)。1936 年,美国化学家 Williams 确定了维生素 B_1 的化学结构,并用人工方法合成。从此,维生素 B_1 得以大量制造,脚气病得到有效防治。

维生素 B_1 是脱羧辅酶的主要成分,参与丙酮酸的氧化脱羧,是碳水化合物代谢所必需的基础物质。维生素 B_1 也是维持机体正常神经功能的营养物质,轻微的维生素 B_1 缺乏可导致不舒适感、易怒和意识错乱等非特异性症状,严重缺乏则会导致神经和心脏疾病。此外,维生素 B_1 还可抑制胆碱酯酶活性,维持肠道的正常蠕动。

一、结构与性质

维生素 B_1 是由一个含氨基的嘧啶环和一个含硫的噻唑环通过亚甲基桥相连而成的化合物,因其分子中含有"硫"和"胺",故又称硫胺素。人工合成的为硫胺素盐酸盐。

维生素 B_1

维生素 B_1 常以其盐酸盐的形式出现,为白色结晶,极易溶于水。1g 盐酸硫胺素可溶于 1ml 水中,但仅 1% 溶于乙醇,不溶于其他有机溶剂。维生素 B_1 固态形式比较稳定,在 100℃ 时也很少破坏。水溶液呈酸性时稳定,在 pH<5 时,加热至 120℃ 仍可保持其生理活性,在 pH=3 时,即使 140℃ 高压蒸煮 1 小时破坏也很少。碱性环境中易于被氧化失活,不耐热;在 pH>7 的情况下煮沸,可使其大部分或全部破坏,甚至在室温下储存,亦可逐渐破坏。亚硫酸盐在中性及碱性介质中能加速硫胺素的破坏,故在保存含硫胺素较多的谷物、豆类时,不宜用亚硫酸盐作为防腐剂,或以二氧化硫熏蒸谷仓。

维生素 B_1 在 pH 为 7 的水溶液中,在 235nm 及 267nm 处有 2 个紫外线吸收高峰。在强碱溶液中,如果有氧化剂存在,如高铁氰化钾,可将维生素 B_1 氧化为硫色素(thiochrome)。硫色素可产生荧光,据此可用来测定维生素 B_1 的含量。

正常成年人体内维生素 B_1 的含量约 25~30mg,主要分布在肌肉,约占 50%,其次是心脏、大脑、肝脏、肾脏。体内的维生素 B_1 大约有 80% 以焦磷酸硫胺素(thiamin pyrophosphate,TPP)的形式贮存,10% 为三磷酸盐硫胺素(thiamin triphosphate,TTP),其他为单磷酸硫胺素(thiamin monophosphate,TMP),三种形式的维生素 B_1 在体内可以相互转化。用 ^{14}C 标记硫胺素测定,体内维生素 B_1 的生物半衰期为 9~18 天,如果膳食中缺乏维生素 B_1,在 1~2 周后人体组织中的维生素 B_1 含量就会降低,因此,为维持组织中的正常含量,需要定期供给。

二、吸收与代谢

维生素 B_1 在小肠吸收,浓度高时为被动扩散,浓度低时为主动吸收。主动吸收时需要钠离子及三磷酸腺苷(ATP),缺乏钠离子及 ATP 酶可抑制其吸收。大量饮茶会降低肠道对维生素 B_1 的吸收。酒精中含有抗硫胺素物质,摄入过量,也会降低维生素 B_1 的吸收和利用。此外,叶酸缺乏也可导致维生素 B_1 吸收障碍。

维生素 B_1 进入小肠细胞后,在 ATP 作用下磷酸成酯,其中约有 80% 磷酸化为 TPP,10% 磷酸化为 TTP,其余为 TMP。维生素 B_1 经磷酸化后,通过门静脉被运送到肝脏,然后经血转到各个组织。

血液中的维生素 B_1 约 90% 存在于血细胞中,其中 90% 在红细胞内。血清中的维生素 B_1 有 20%～30% 与白蛋白结合在一起。现有研究发现,大鼠血清中有一种特异的维生素 B_1 结合蛋白,此种蛋白受激素调节,是转运维生素 B_1 到各组织所必需的。

维生素 B_1 由尿排出,不能被肾小管再吸收。由尿排出的多为游离型。通常情况下,从汗中排出的量极少,但在热环境中,每 1L 汗中排出的维生素 B_1 可达 90～150μg。尿中维生素 B_1 的排出量与摄入量有关。如果每天摄入的维生素 B_1 超过 0.5～0.6mg,尿中排出量随摄入量的增加而升高,并呈直线关系;但当维生素 B_1 摄入量高至一定的量时,其排出量即呈较平稳状态,此时可见一折点,可视为营养素充裕的标志,此折点受劳动强度和环境因素影响。

三、生理功能

(一)辅酶功能

维生素 B_1 在硫胺素焦磷酸激酶作用下,与 ATP 结合形成 TPP。TPP 是维生素 B_1 的主要活性形式,在体内构成 α-酮酸脱氢酶体系和转酮醇酶的辅酶,参与能量代谢。

焦磷酸硫胺素(TPP)

1. α-酮酸脱氢酶体系 在葡萄糖有氧分解代谢及支链氨基酸碳骨架的氧化途径中,有三种 α-酮酸脱氢酶体系需要 TPP 为辅酶。

(1)丙酮酸脱氢酶体系:其作用是催化丙酮酸氧化脱羧转变为乙酰 CoA,然后进入三羧酸循环氧化分解。如果维生素 B_1 缺乏,可引起体内丙酮酸蓄积,能量产生受阻。

(2)α-酮戊二酸脱氢酶体系:在三羧酸循环中催化 α-酮戊二酸转变为琥珀酰 CoA。

(3)支链 α-酮酸脱氢酶体系:在亮氨酸、异亮氨酸和缬氨酸的碳骨架氧化途径中,从脱氨基形成相应的酮酸后,进一步的代谢需要支链 α-酮酸脱氢酶,此酶需要维生素 B_1 作辅酶。当维生素 B_1 缺乏时,可引起血中支链酮酸增高。

2. 转酮醇酶 在碳水化合物代谢的磷酸戊糖途径中,有两处进行转酮反应:①由 5-磷酸木酮糖上的二碳单位(羟乙醛基)转移到 5-磷酸核糖的第一个碳上,形成 7-磷酸景天庚酮糖和 3-磷酸甘油醛;②由 5-磷酸木酮糖上的二碳单位转移到 4-磷酸赤藓糖的第一个碳上形成 6-磷酸果糖和 3-磷酸甘油醛。这两步反应需要转酮醇酶催化,此酶的辅酶为 TPP。如果维生素 B_1 缺乏,磷酸戊糖途径障碍,可影响体内一些重要物质(如脂肪酸、非必需氨基酸和类固醇激素等)的合成。

维生素 B_1 作为辅酶在体内整个代谢中的作用,见图 1-10-1。

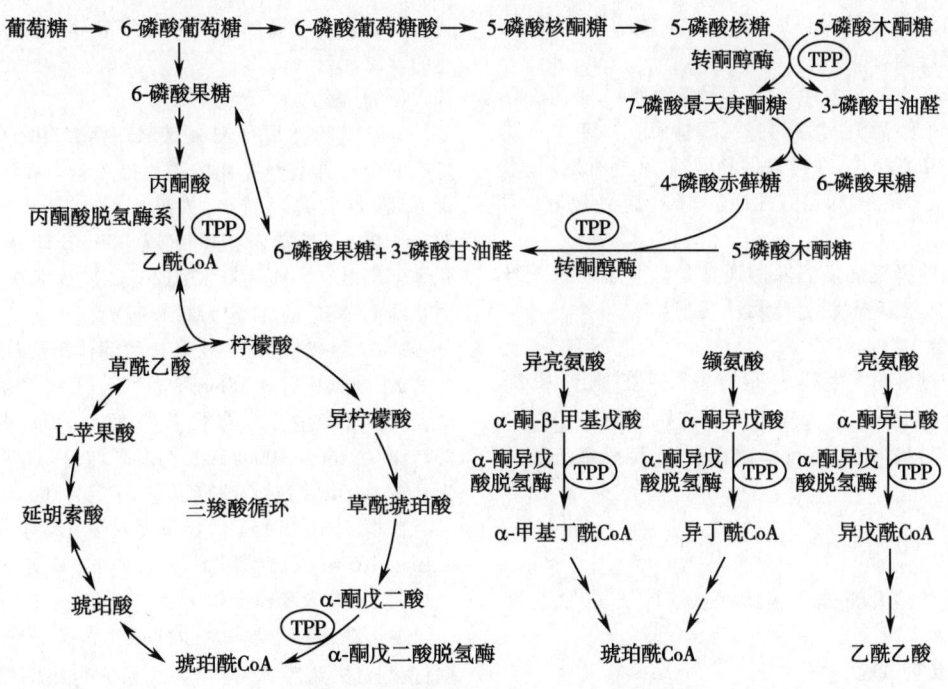

图 1-10-1 焦磷酸硫胺素(TPP)在代谢中的作用

（二）非辅酶功能

维生素 B_1 在神经组织中可能具有一种特殊的非酶作用,当维生素 B_1 缺乏时,乙酰 CoA 生成减少,影响乙酰胆碱的合成。乙酰胆碱有促进胃肠蠕动和腺体分泌作用,可被胆碱酯酶水解成乙酸和胆碱而失去活性。维生素 B_1 是胆碱酯酶的抑制剂,当维生素 B_1 缺乏时,胆碱酯酶的活性增强,使乙酰胆碱分解加速,导致胃肠蠕动变慢,消化液分泌减少,出现消化不良,所以,临床上常将维生素 B_1 作为辅助消化药使用。

四、缺乏与过量

（一）缺乏

如果维生素 B_1 摄入不足或机体吸收利用障碍以及其他各种原因引起需要量增加等因素,能引起机体维生素 B_1 缺乏。维生素 B_1 缺乏症又称脚气病(beriberi),主要损害神经-血管系统。临床上根据年龄差异将脚气病分为成人脚气病和婴儿脚气病。

1. 成人脚气病　早期症状较轻,主要表现有疲乏、淡漠、食欲差、恶心、忧郁、急躁、沮丧、腿沉重麻木和心电图异常。症状特点和严重程度与维生素 B_1 缺乏程度、发病急缓等有关,一般将其分成三种类型:①干性脚气病(dry beriberi):以多发性周围神经炎症为主,出现上行性周围神经炎,表现为指(趾)端麻木、肌肉酸痛、压痛,尤其以腓肠肌为甚,跟腱及膝反射异常。②湿性脚气病(wet beriberi):多以水肿和心脏症状为主。由于心血管系统功能障碍,出现水肿,右心室可扩大,出现心悸、气短、心动过速,如不及时治疗,在短期内水肿迅速增加、气促增剧、发生心力衰竭。③混合型脚气病:特征是既有神经炎又有心力衰竭和水肿。

此外,长期酗酒的人群还极易由于酒精中毒而引起维生素 B_1 缺乏导致 Wernicke-Korsakoff 综合征,发病呈急性或亚急性,临床表现包括神经错乱、共济失调、眼肌麻痹、假记忆和逆行性健忘甚至昏迷,是一种神经脑病综合征,也称为脑型脚气病。

2. 婴儿脚气病　常发生在 2~5 月龄的婴儿,多由于母乳维生素 B_1 缺乏所致。发病突然,病情急。初期食欲缺乏、呕吐、兴奋和心跳快,呼吸急促和困难;晚期有发绀、水肿、心脏扩大、心力衰竭和强直性痉挛,常在症状出现 1~2 天后突然死亡。

婴儿先天性脚气病发病原因通常是母亲孕期缺乏维生素 B_1,主要症状有青紫、吮吸无力、嗜睡。

（二）过量

由于摄入过量的维生素 B_1 很容易从肾脏排出,因此,罕见人体维生素 B_1 的中毒报道。只有短时间服用超过 RNI 100 倍以上的剂量时有可能出现头痛、惊厥和心律失常等症状。

五、营养状况评价

生化检查的变化常先于临床症状和体征出现,且客观、明显。

（一）尿负荷试验

清晨先给被测者口服 5mg 维生素 B_1,然后收集 4 小时内排出的尿液,测定其中维生素 B_1 含量。一般认为,4 小时尿液中排出的维生素 B_1 <100μg(相当于摄入量的 2%)为缺乏,100~199μg 为不足,≥200μg 为正常,≥400μg 为充裕;还可测定 24 小时尿液中维生素 B_1 含量,40~150μg 为不足,<40μg 为缺乏。

（二）尿中维生素 B_1 和肌酐含量比值

取清晨空腹一次尿样,测定其中维生素 B_1 和肌酐含量,计算维生素 B_1(μg)/肌酐(g)比值,用它来评定维生素 B_1 的营养状况。人体每日由尿中排出肌酐量比较恒定,因此该比值能较好反映机体维生素 B_1 的营养水平。其评定标准为:比值<27 为缺乏,27~65 为不足,66~129 为正常,≥130 为充足。

（三）红细胞转酮醇酶活性系数(erythrocyte transketolase-action coefficient,ETK-AC)或红细胞转酮醇酶焦磷酸硫胺素效应(erythrocyte transketolase thiamin pyrophosphate effect,ETK-TPP 效应)

血液中维生素 B_1 绝大多数以 TPP 形式存在于红细胞中,并作为转酮醇酶的辅酶发挥作用。该酶活力的大小与血液中维生素 B_1 的浓度密切相关。因此,可通过体外试验测定加入 TPP 前后红细胞中转酮醇酶活性的变化来反映机体的营养状态。通常用两者活性之差占基础活性的百分率来表示,值愈高,说明维生素 B_1 缺乏愈严重。一般认为≤15% 为正常,16%~24% 为不足,≥25% 为缺乏。

六、膳食参考摄入量

由于维生素 B_1 在能量代谢,尤其是碳水化合物代谢中的重要作用,其需要量常取决于能量的摄入,因此,传统上按每 1000kcal 能量消耗为单位来表述维生素 B_1 的需要量。但目前认为用每日摄入量表示比传统表示方法能更好地预测维生素 B_1 的营养状况。美国第十版 RDA、日本 2015 年 DRIs、中国营养学会 2000 年及 2013 年推荐的中国居民膳食营养素参考摄入量中,维生素 B_1 均是以每日毫克数表述的。

（一）婴儿

0~6 月龄婴儿的 AI 一般采用营养良好的健康母亲足月产的全母乳喂养婴儿的平均摄入量。我国母乳中维生素 B_1 含量的资料较少,人乳中维生素 B_1 含量为(17±7)μg/100g。若按泌乳量平均为 780g/d 计算,0~6 月龄婴儿维生素 B_1 的 AI 为 0.13mg/d;经过数字修约,0~6 月龄婴儿维生素 B_1 的 AI 定为 0.1mg/d。

7~12 月龄婴儿的 AI 若按代谢体重法从 0~6 月龄婴儿的 AI 推算只有 0.18mg/d。由于 7~12 月龄婴儿还添加辅食,若按能量需要量推算则为 0.32mg/d(80kcal/kg×8.75kg×0.46mg/1000kcal),两者平均,7~12 月龄婴儿的 AI 为 0.25mg/d;经过数字修约,将 AI 定为 0.3mg/d。

日本 DRIs(2015)中,0~5 月龄婴儿维生素 B_1 的 AI 为 0.1mg/d,6~11 月龄婴儿维生素 B_1 的 AI 为 0.2mg/d。

（二）儿童和青少年

由于缺乏对儿童和青少年维生素 B_1 需要量的研究数据,根据成人维生素 B_1 需要量研究得出的结果,0.46mg/1000kcal,再按中国营养学会目前推荐的不同年龄能量需要量水平推算。

1~3 岁、4~6 岁、7~10 岁三个年龄段儿童能量需要量水平性别差异较小,因此,在计算维生素 B_1 的 EAR 时,不分性别。结果取整后分别为 0.5mg/d、0.6mg/d、0.8mg/d。设定变异系数为 10%,则这三个年龄段儿童维生素 B_1 的 RNI 分别为 0.6mg/d、0.8mg/d、1.0mg/d。

11~13 岁青少年维生素 B_1 的 EAR,取整后男性为 1.1mg/d,女性为 1.0mg/d;设变异系数为 10%,则该年龄段青少年维生素 B_1 的 RNI,取整后男性为 1.3mg/d,女性为 1.1mg/d。

14~17 岁青少年维生素 B_1 的 EAR,取整后男性为 1.3mg/d,女性为 1.1mg/d;设变异系数为 10%,则该年龄段青少年维生素 B_1 的 RNI,取整后男性为 1.6mg/d,女性为 1.3mg/d。

日本 DRIs(2015)中,1~2 岁、3~5 岁、6~7 岁儿童维生素 B_1 的 EAR 分别为 0.4mg/d、0.6mg/d、0.7mg/d,RNI 分别为 0.5mg/d、0.7mg/d、0.8mg/d;8~9 岁儿童维生素 B_1 的 EAR 男孩和女孩均为 0.8mg/d,RNI 男孩为 1.0mg/d,女孩为 0.9mg/d;10~11 岁儿童维生素 B_1 的 EAR 男孩为 1.0mg/d,女孩为 0.9mg/d,RNI 男孩为 1.2mg/d,女孩为 1.1mg/d;12~14 岁儿童维生素 B_1 的 EAR 男孩为 1.2mg/d,女孩为 1.1mg/d,RNI 男孩为 1.4mg/d,女孩为 1.3mg/d;15~17 岁儿童维生素 B_1 的 EAR 男孩为 1.3mg/d,女孩为 1.0mg/d,RNI 男孩为 1.5mg/d,女孩为 1.2mg/d。

(三)成年人和老年人

采用缺乏-再补充试验研究成年男子维生素 B_1 的需要量,结果显示成年男子维生素 B_1 摄入量在 1.2mg/d 以下时,每日尿中的平均排出量与摄入量呈线性关系;在摄入量为 1.2mg/d 时出现拐点,高于 1.2mg/d 时,排出量维持在平稳状态。因此,将成年男性维生素 B_1 的 EAR 定为 1.2mg/d。按男性中等体力活动水平耗能 2600kcal/d 推算维生素 B_1 的平均需要量为 0.46mg/1000kcal。因此,按年男、女平均能量需要量(2600kcal/d、2100kcal/d)分别推算的 EAR 为 1.2mg/d、1.0mg/d。设变异系数为 10%,则成年男性维生素 B_1 的 RNI 为 1.4mg/d,女性为 1.2mg/d。需要说明的是,重体力劳动者应按能量增加比例相应增加维生素 B_1 的 RNI。日本 DRIs(2015)中,18~49 岁成年人维生素 B_1 的 EAR 男性为 1.2mg/d,女性为 0.9mg/d;RNI 男性为 1.4mg/d,女性为 1.1mg/d。

由于老年人的能量需要量较低,若按能量推算,维生素 B_1 的 RNI 较低。尽管一些研究结果提示老年人维生素 B_1 的需要量比年轻人要高一些,但由于老年人能量需要量减少而抵消,将其维生素 B_1 的 RNI 仍定为与成年人一致。日本 DRIs(2015)中,50~69 岁老年人维生素 B_1 的 EAR 男性为 1.1mg/d,女性为 0.9mg/d;RNI 男性为 1.3mg/d,女性为 1.0mg/d。70 岁以上老年人维生素 B_1 的 EAR 男性为 1.0mg/d,女性为 0.8mg/d;RNI 男性为 1.2mg/d,女性为 0.9mg/d。

(四)孕妇

孕妇要满足母体组织和胎儿发育增长以及能量消耗增加,而孕妇对维生素 B_1 需要量的研究数据很少,从孕早

期、孕中期和孕晚期的能量需要量分别增加 0、300kcal/d、450kcal/d 推算,EAR 分别增加 0、0.2mg/d 和 0.3mg/d。日本 DRIs(2015)中,孕妇维生素 B_1 的 EAR 和 RNI 均需增加 0.2mg/d。

(五)乳母

根据乳母能量需要量增加 500kcal/d,乳母维生素 B_1 的 EAR 需增加 0.2mg/d,RNI 增加 0.3mg/d。日本 DRIs(2015)中,乳母维生素 B_1 的 EAR 和 RNI 均需增加 0.2mg/d。

中国居民膳食维生素 B_1 参考摄入量见表 1-10-3。

表 1-10-3　中国居民膳食维生素 B_1 参考摄入量/$(mg \cdot d^{-1})$

人群	EAR		RNI	
	男	女	男	女
0 岁~	—	—	0.1(AI)	0.1(AI)
0.5 岁~	—	—	0.3(AI)	0.3(AI)
1 岁~	0.5	0.5	0.6	0.6
4 岁~	0.6	0.6	0.8	0.8
7 岁~	0.8	0.8	1.0	1.0
11 岁~	1.1	1.0	1.3	1.1
14 岁~	1.3	1.1	1.6	1.3
18 岁~	1.2	1.0	1.4	1.2
孕妇(早)	—	+0.0		+0.0
孕妇(中)	—	+0.1		+0.2
孕妇(晚)	—	+0.2		+0.3
乳母	—	+0.2		+0.3

七、主要食物来源

维生素 B_1 广泛存在于天然食物中,含量丰富的食物有谷类、豆类及干果类。动物内脏(肝、心、肾)、瘦肉、禽蛋中含量也较多。日常膳食中维生素 B_1 主要来自谷类食物,多存在于表皮和胚芽中,如米、面碾磨过于精细可造成维生素 B_1 大量损失。由于维生素 B_1 具有易溶于水且在碱性条件下易受热分解的特性,所以,过分淘米或烹调中加碱也可导致维生素 B_1 大量损失。一般温度下烹调食物时维生素 B_1 损失不多,高温烹调时损失可达 30%~40%。

第二节　维生素 B_2

维生素 B_2 又称核黄素(riboflavin)。早在 19 世纪后期,人们发现在天然乳清中存在着一种可溶于水的能产生黄色荧光的物质,可预防皮肤炎症。1933 年几个科研小组将这种物质分离出来,并命名为核黄素,意指其来源于卵黄素、肝黄素和尿黄素。几乎在差不多的时间,Warbury 和 Cristian 于 1932 年在法国从酵母粉中分离出了一种黄色的酶,并认为其在呼吸中起重要作用,是氧化还原系统中的一部分,起传递氧分子的作用。后来,他们又把这种黄素酶分解为脱辅基蛋白和黄色辅基两个部分,后者称为黄素。1934 年 Stern 和 Holiday 发现此辅酶为一种咯嗪衍生物,Theorell 证实其为一种磷酸脂类化合物。1935 年,在 Heidelberg 的 Kuhn 研究组和 Znrich 的 Karrer 研究组合成了核黄素。1935 年,Theorell 确定了简单的黄素辅酶结构为核黄素 5-磷酸盐(黄素单核苷酸,FMN)。1938 年,Warbury 和 Christian 分离出含量多但更复杂的辅基(黄素腺嘌呤二核苷酸,FAD),并且证实它为 D-氨基酸氧化酶的辅酶。随后大量的黄素被发现,它们只是在核黄素基本结构的侧链或环上有所改变。已知在哺乳动物的体内至少有 4 种 8~2 位被修饰的 FAD,如在线粒体内膜上与组氨酰基连接的琥珀酸脱氢酶和肌氨酸脱氢酶,在线粒体外膜上与半胱氨酸连接的单胺氧化酶和肝微粒体中的与组氨酰基连接的 L-古罗糖内酯氧化酶。

维生素 B$_2$ 在人体内以 FAD 和 FMN 两种形式参与氧化还原反应,是机体中许多重要辅酶的组成成分,在维持蛋白质、脂肪和碳水化合物的正常代谢,促进正常的生长发育,维护皮肤和黏膜的完整性等方面发挥着重要作用。

一、结构与性质

维生素 B$_2$ 由异咯嗪加核糖醇侧链组成,并有许多同系物。维生素 B$_2$ 的化学名最初为 6、7-二甲基-9-(1′-D-核糖酰)异咯嗪,随着命名系统的发展,又命名为 7、8-二甲基-10-(1′-1-核糖酰)异咯嗪。维生素 B$_2$ 核糖醇侧链 5-羟甲基端磷酸化就形成 FMN,FMN 能进一步转化为更加复杂的化合物,其中以 FAD 最为常见。维生素 B$_2$ 分子量为 376.4,即 1mg 维生素 B$_2$ 相当于 2.66μmol。维生素 B$_2$ 在水中的溶解度很低,常温下每 100ml 水可溶解 12mg。但其在 pH< 1 时可形成强酸盐,在 pH> 10 时可形成强碱盐而易溶于水。维生素 B$_2$ 的中性和弱碱性溶液为黄色,吸收波长接近 450nm。维生素 B$_2$ 在强酸性溶液中稳定,其强酸溶液为白色,主要吸收波长接近 385nm。维生素 B$_2$ 的中性氧化产物溶液有强的荧光,发射波长为 525nm,在光照刺激下维生素 B$_2$ 也有可发射三联体状态的发磷光的特征。维生素 B$_2$ 在碱性溶液中不稳定,在碱性下维生素 B$_2$ 经光化学反应生成无活性的光黄素(7、8、10-三甲基异咯嗪)。在所有 pH 条件下,尤其是在中性至酸性溶液中形成光色素(7、18-二甲基异咯嗪)。维生素 B$_2$ 的基本结构,见图 1-10-2。

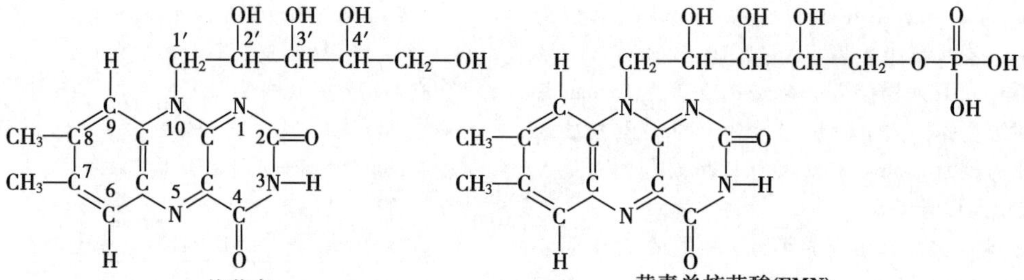

同系物号	R$_7$ 处之基团	R$_8$ 处基团	通称
X	CH$_3$—	H—	7-甲基-黄素
XI	H—	CH$_3$—	8-甲基-黄素
XII	C$_2$H$_5$—	H—	7-乙基-黄素
XIII	H	C$_2$H$_5$—	8-乙基-黄素
XIV	C$_2$H$_5$—	CH$_3$—	7-乙基-8-甲基-黄素
XV	CH$_3$—	C$_2$H$_5$—	8-乙基-7-甲基-黄素
XVI	C$_2$H$_5$—	C$_2$H$_5$—	7,8-二乙基-核黄素

图 1-10-2 维生素 B$_2$ 基本结构

膳食中大部分维生素 B$_2$ 是以黄素单核苷酸和黄素腺嘌呤二核苷酸辅酶形式和蛋白质结合。进入胃后,在胃酸的作用下,黄素单核苷酸和黄素腺嘌呤二核苷酸与蛋白质分离,并通过磷酸化与脱磷酸化的主动过程快速吸收。进入血液后,一部分与白蛋白结合,大部分与其他蛋白质如免疫球蛋白结合运输。维生素 B$_2$ 在生理浓度下,通过特殊载体蛋白进入人体内组织器官细胞,高浓度情况下可通过扩散进入人体内器官细胞。

在体内大多数组织器官细胞内,一部分维生素 B$_2$ 由黄素激酶催化,与 ATP 相作用转化为黄素单核苷酸(FMN),大部分维生素 B$_2$ 通过黄素腺嘌呤二核苷酸合成酶催化,与 ATP 相作用转化为黄素腺嘌呤二核苷酸,然后与黄素蛋白结合。前者占维生素 B$_2$ 量的 60%~95%,后者占维生素 B$_2$ 量的 5%~22%,其中 37% 分布在肾脏中。游离维生素 B$_2$ 仅占 2% 以下。肝、肾和心脏中结合型维生素 B$_2$ 浓度最高,在视网膜中有较多的游离维生素 B$_2$。脑组织中维生素 B$_2$ 的含量不高,但脑组织中维生素 B$_2$ 的转运较高,而且其浓度相当稳定。这表明脑组织中维生素 B$_2$ 的调节存在平衡机制,维生素 B$_2$ 的代谢产物和同系物可抑制维生素 B$_2$ 转运。据估计,成年人体内存在维生素 B$_2$ 可维持机体 2~6 周的代谢需要。维生素 B$_2$ 亦可通过胎盘转运,人体血液中维生素 B$_2$ 和脐带血中维生素 B$_2$ 的比例为 1:4.7。

二、吸收与代谢

(一)吸收

吸收过程:食物中维生素 B$_2$ 与蛋白质形成的结合物进入消化道后,先在胃酸、蛋白酶的作用下,水解释放出黄素蛋白,然后在小肠上端磷酸酶和焦磷酸化酶的作用下,水解为游离维生素 B$_2$。维生素 B$_2$ 在小肠上端以依赖 Na$^+$ 的主动转运方式吸收,饱和剂量为 66.5μmol(25mg)。吸收后的维生素 B$_2$,绝大部分又很快在肠黏膜细胞内被黄素激酶磷酸化为黄素单核苷酸(FMN),这一过程需由 ATP 供能。

但在家兔的实验研究中发现,刷状缘细胞在吸收维生素 B_2 时呈现中性电子过程,并不依赖于 Na^+ 或 K^+。近年来使用 Caco-2 人肠上皮细胞进行的研究发现,维生素 B_2 的吸收不需要 Na^+ 的参与。大肠也可吸收一小部分核黄素。

影响吸收的因素:胃酸可影响维生素 B_2 的吸收,因为食物中的维生素 B_2 需要从其与蛋白质的复合体中游离出来才能被吸收。胆汁酸盐也可促进维生素 B_2 的吸收。氢氧化铁、氢氧化镁、酒精等可以干扰维生素 B_2 在肠道的吸收。其他如咖啡因、糖精、铜、锌、铁离子等也可以影响维生素 B_2 吸收。

（二）转运

血液中的维生素 B_2 大部分与蛋白质结合,有小部分与免疫球蛋白 IgG 相结合转运。在生理浓度下,维生素 B_2 通过特异载体蛋白进入哺乳动物的细胞内,但在高浓度时,可通过扩散进入细胞内。组织细胞对维生素 B_2 的吸收具有相对专一性。肝实质细胞和肾近曲小管上皮细胞吸收维生素 B_2 时不依赖 Na^+。妊娠时体内维生素 B_2 载体蛋白含量增加,有利于胎盘吸收更多的维生素 B_2。

在许多组织细胞中如小肠、肝、心、肾的细胞质中维生素 B_2 转变为辅酶。第一步是由依赖 ATP 的黄素激酶催化,形成 FMN,虽然 FMN 能与专一的脱辅基蛋白结合形成几种功能性黄素蛋白,但大多数 FMN 经焦磷酸化酶催化形成黄素腺嘌呤二核苷酸(FAD),此过程也需要消耗 ATP。

组织中黄素辅酶的主要前体是 FAD,FAD 为许多黄素蛋白脱氢酶和黄素蛋白氧化酶的成分。黄素辅酶的生物合成可能与机体核黄素的营养状况有关。在哺乳动物体内甲状腺素和三碘甲腺原氨酸刺激 FMN 和 FAD 合成,可能为激素诱导黄素激酶活性增强有关,FAD 作为合成酶的产物,对合成过程起抑制作用,并以此调节自身的合成。少于 10% 的 FAD 能与一些重要的脱辅基蛋白的专一氨基酸残基共价结合,例如琥珀酸脱氢酶中 8α-N(3)-组氨酰-FAD 和单胺氧化酶中的 8α-s-半胱氨酰-FAD,这两种都是位于线粒体中的酶。黄素辅酶共价键的分解由细胞内蛋白水解酶催化,进一步地降解由专一特异性焦磷酸化酶催化,将 FAD 分解成 AMP 和 FMN,专一特异性磷酸酶再催化 FMN 分解。用钴刺激人胎盘时可从其中的专一性 FAD 焦磷酸化酶中分离出 5′-核苷酸酶。

正常成年人从膳食中摄入的维生素 B_2,约 60%~70% 随尿液排出,核黄素摄入过量后,也很少在体内储存,主要随尿液排出。另外,还可以从其他分泌物如汗液中排出,汗中核黄素的排出量约为摄食量的 3%。已知的人和哺乳动物尿液中维生素 B_2 代谢产物有光色素(lumichrome)、光黄素(lumiflavin)、10-羟乙基黄素(10′-Hydroxyethyl-flavin)、10-甲酰甲基黄素(10′-formylmethyl-flavin)、5′-核黄素肽(5′-riboflavin-peptide)、核黄素 5′-α-D-糖苷(riboflavin5′-a-D-glucoside)、8-α-N³-组氨酰-FAD(8-α-N³-histidyl-FAD)、8-α-S-半胱氨酰-FAD(8-α-S-cysteinyl-FAD)、8-α-磺酰-核黄素(8-α-sulfonyl-riboflavin)、8-羟基光色素(8-carboxy lumichrome)、8 -α-羟甲基核黄素(8-hydroxymethyl-riboflavin)、7-羟基核黄素(7-hydroxymethyl-riboflavin)、7-羟基光色素(7-carboxylumichrome)等。人和大鼠尿中的 7-羟甲基核黄素

和 8-羟甲基核黄素是微粒体混合功能氧化酶的代谢产物。光色素、10-甲酰甲基黄素等核黄素侧链代谢产物的排泄量很少,而且大部分来自肠道微生物。尿和粪便中排泄微量的 8-α-黄素肽。在肝和尿中测到核黄素侧链 5′ 位置的代谢物核黄素 5′-α 糖苷,其极易被肝细胞摄入和水解为游离的维生素 B_2。在人类尿液中也能够检测到 3、5′-核黄素肽酯。

黄素可从乳腺排泄,并称之为乳黄素。在人和牛的乳汁中 FAD 的水平最高,占总黄素量的 1/3,超过游离维生素 B_2 量。在巴氏消毒过程中,大部分 FAD 可水解为 FMN。奶中 7-羟甲基核黄素和 8-羟甲基核黄素也比 10′-(2′-羟乙基)-黄素多,此外,还有少量的其他代谢物,其中主要是 10-甲酰甲基黄素和光色素。在人类血液中,7-羟甲基核黄素是维生素 B_2 的特征性代谢产物。

一些因素可以影响维生素 B_2 的排出。例如,人体长期服用 1~10mg 的维生素 B_2 可增加维生素 B_2 在尿中的排出,但未证明能导致维生素 B_2 缺乏。增加蛋白质的摄入量可以减少汗液中维生素 B_2 的排出。

（三）储存

维生素 B_2 在体内的储存量很少。在动物实验中发现,营养充足的大鼠体内维生素 B_2 的半衰期为 16 天,但对维生素 B_2 营养缺乏的大鼠,其半衰期可延长。

正常成年人 24 小时尿维生素 B_2 的排出量为 $200\mu g$,维生素 B_2 缺乏的个体,24 小时仅排出 $40~70\mu g$。一般认为,成年人维生素 B_2 的排出量 $<27\mu g/g$ 肌酐为维生素 B_2 缺乏。但这只能反映维生素 B_2 的现有摄入水平而不能反映机体的储存情况。

动物试验中给予低剂量维生素 B_2 时,体内储存量相对较高。以 $55\mu g$ 的 ^{14}C 维生素 B_2 注射给予喂饲正常饲料的体重为 170g 的大鼠后,24 小时内体内储存量占 81%,10% 随尿液排出,3% 由粪便排出,呼出气中 ^{14}C 维生素 B_2 约占注射总量的 1%。将相当于每日需要量 6 倍量的维生素 B_2 给予大鼠皮下注射,注射后 1 小时即可在肝、肠及肾内出现最高的放射性,当改变途径,经由腹腔注射时,在肝中分布最高。

三、生理功能

维生素 B_2 在氨基酸、脂肪酸和碳水化合物的代谢中均起重要作用,可归纳为以下几个方面:

（一）参与体内生物氧化与能量代谢

维生素 B_2 在体内以黄素单核苷酸(FMN)和黄素腺嘌呤二核苷酸(FAD)的形式与特定蛋白结合,形成黄素蛋白(flavoprotein),黄素蛋白是机体中许多酶系统中重要辅基的组成成分,通过呼吸链参与体内氧化还原反应与能量代谢,重要的含黄素蛋白的酶有氨基酸氧化酶、细胞色素 C 还原酶、丙酮酸脱氢酶、脂肪酰辅酶 A 脱氢酶、谷胱甘肽还原酶、黄嘌呤氧化酶和单胺氧化酶等。这些酶在氨基酸的氧化脱氨基作用及嘌呤核苷酸的代谢中起重要作用,从而维持蛋白质、脂肪和碳水化合物的正常代谢,促进正常的生长发育,维护皮肤和黏膜的完整性。若体内维生素 B_2 不足,则物质和能量代谢发生紊乱,将出现生长发育障碍和

物质代谢障碍。

（二）参与烟酸和维生素 B_6 的代谢

成年人组织细胞可利用色氨酸转化为烟酸，FDA 作为辅酶参与此转化过程，进而影响烟酸的代谢。维生素 B_6 可通过磷酸化/脱磷酸化、氧化/还原以及氨基化/脱氨基化过程相互进行代谢转化，而此代谢过程中的限速步骤是由黄素单核苷酸吡哆醛磷酸氧化酶所催化。因此，维生素 B_2 缺乏可能会降低吡哆醇（PN）和吡哆胺（PM）转变成活性辅酶 5'-磷酸吡哆醛（PLP）。

（三）其他生理功能

维生素 B_2 还参与体内其他一些生化过程，如 FAD 作为谷胱甘肽还原酶的辅酶，参与体内抗氧化防御系统，维持还原性谷胱甘肽的浓度。FAD 与细胞色素 P450 结合，参与药物代谢；提高机体对环境应激适应能力等。

四、缺乏与过量

（一）缺乏

维生素 B_2 缺乏最常见的原因为膳食供应不足、限制食物的供应、储存和加工不当导致维生素 B_2 的破坏和丢失。

有些患者有先天遗传缺陷，影响正常黄素蛋白结构，例如脂肪酸去饱和的缺陷可造成线粒体中依赖黄素腺嘌呤二核苷酸（FAD）的脱氢酶损害。细胞黄素单核苷酸（FMN）缺乏导致依赖 FMN 的 5-磷酸吡哆醇氢化酶活性降低的患者常常伴有 D-葡萄糖-6 磷酸脱氢酶缺乏。在这些患者中 FMN 转化为 FAD 过程加强。β-地中海性贫血患者细胞内维生素 B_2 转化成 FMN 过程缓慢，导致 FAD 不足。体内激素紊乱如甲状腺素紊乱可影响维生素 B_2 利用酚塞嗪衍生物，但口服避孕药没有这种影响。苯巴比妥可诱导微粒体酶对维生素 B_2 的 7-甲基氧化。使用利尿剂和血液透析患者体内维生素 B_2 和其他水溶性维生素丢失增加。用光疗法治疗新生儿黄疸时，可造成维生素 B_2 侧链的光化学反应，如果不补充维生素 B_2 常导致维生素 B_2 缺乏。处于氮丢失的代谢异常患者维生素 B_2 排泄增加。某些维生素 B_2 和苯巴比妥类药物也增加维生素 B_2 排泄。机体需要增加时，如蛋白质-能量营养不良时伴有维生素 B_2 吸收利用减少。机体感染时，即使胃肠功能正常，也有时会因为吸收不良、利用不良或排泄增加造成机体需要量增加。

维生素 B_2 缺乏主要的临床表现为眼、口腔和皮肤的炎症反应。缺乏早期表现为疲倦、乏力、口腔疼痛，眼睛出现灼热感，继而出现口腔和阴囊病变，称为"口腔生殖系统综合征"，包括唇炎、口角炎、舌炎、皮炎、阴囊皮炎以及角膜血管增生等。

1. 眼 眼球结膜充血，角膜周围血管增生，角膜与结膜相连处有时发生水疱。表现为睑缘炎、畏光、视物模糊和流泪等，严重时角膜下部有溃疡。

2. 口腔 口角湿白、裂隙、疼痛和溃疡（口角炎）；嘴唇疼痛、肿胀、裂隙、溃疡以及色素沉着（唇炎）；舌疼痛、肿胀、红斑及舌乳头萎缩（舌炎），典型者全舌呈紫红色或红紫相间，出现中央红斑，边缘界线清楚的如地图样变化（地图舌）。

3. 皮肤 脂溢性皮炎，常见于皮脂分泌旺盛部位，如鼻唇沟、下颌、眼外及耳后、乳房下、腋下、腹股沟等处。患者皮肤皮脂增多，轻度红斑，有脂状黄色鳞片。

维生素 B_2 缺乏常伴有其他营养素缺乏，如影响维生素 B_6 和烟酸的代谢；干扰体内铁的吸收、储存及动员，致使储存铁量下降，严重时可造成缺铁性贫血。维生素 B_2 缺乏还会影响生长发育，妊娠期缺乏可导致胎儿骨骼畸形。

通常典型的维生素 B_2 缺乏在发达国家已不易见到，但亚临床维生素 B_2 缺乏则较常见，处在亚临床维生素 B_2 缺乏的儿童生长发育水平往往低于正常的儿童。

（二）过量

一般维生素 B_2 不会引起过量中毒。这可能与人体对维生素 B_2 的吸收率低有关。机体对维生素 B_2 的吸收有上限，大剂量摄入并不能无限增加机体维生素 B_2 的吸收。另外，过量吸收的维生素 B_2 也很快随尿液排出体外。

五、营养状况评价

（一）红细胞谷胱甘肽还原酶活性系数

测定红细胞谷胱甘肽还原酶活性是评价维生素 B_2 营养状况的一个灵敏指标。红细胞谷胱甘肽还原酶活性系数（erythrocyte glutathione reductase activity coefficient，EGR-AC）为加入黄素腺嘌呤二核苷酸（FAD）前后谷胱甘肽还原酶活性的比值，<1.2 为正常，1.2~1.4 为不足，>1.4 为缺乏。

（二）尿负荷试验

清晨口服 5mg 维生素 B_2，4 小时尿中排出量在 400μg 以下为缺乏，400~799μg 为不足，800~1300μg 为正常，超过 1300μg 为充足。

（三）尿中维生素 B_2 和肌酐含量比值

测任意一次尿中维生素 B_2 与肌酐比值，<27 为缺乏，27~79 为不足，80~269 为正常，≥270 为充足。

（四）红细胞维生素 B_2 含量

红细胞维生素 B_2 含量可以反映体内维生素 B_2 的储存情况。目前认为，红细胞维生素 B_2 含量>400nmol/L 或 ≥150μg/L 为正常，<270nmol 或 100μg/L 为缺乏。

六、膳食参考摄入量

维生素 B_2 与体内能量代谢密切相关，但美国食物与营养委员会（FNB）认为两者之间的相关关系尚待研究确定。膳食模式对维生素 B_2 的需要量有一定影响，低脂、高碳水化合物的膳食模式使机体对维生素 B_2 需要量减少，高蛋白、低碳水化合物膳食模式或高蛋白、高脂肪、低碳水化合物膳食模式可使机体对维生素 B_2 需要增加。

（一）成年人

20 世纪 50 年代，一项针对我国每日能量消耗在 3000kcal 左右的成年男子维生素 B_2 需要量的研究结果发现，每日维生素 B_2 摄入量超过 1.16mg 以后，尿中维生素 B_2 排出量出现拐点，呈显著升高趋势。因此，建议中国男性健康成年人维生素 B_2 平均需要量（EAR）定为 1.16mg/d，如按中国男性成年人中等体力活动水平能量需要量 2600kcal 计算，相当于 0.45mg/1000kcal，按变异系数 10%，计算后得到 RNI 约为 1.4mg/d；成年女性 EAR 则为 0.95mg/d，按变异系数 10%，计算后得出 RNI 约为 1.2mg/d。一项纳入了 317 例重体力劳动（每日能量消耗 3500~4000kcal）男性青年军人的维生素 B_2 RNI 的研究结果显示，根据 4 小时尿负荷试验结果,建议 RNI 为 1.8mg/d,相当于每千卡能量消耗需要摄取 0.48mg 维生素 B_2。两项研究结果同时也间接表明,能量代谢水平的不同能够显著影响机体维生素 B_2 的需要量。根据中国营养学会推荐的能量需要量水平,按照 EAR 0.45mg/1000kcal 计算,建议中国轻、重体力活动水平的成年男性维生素 B_2 RNI 分别为 1.2mg/d、1.6mg/d。

日本 DRIs(2015)中,18~49 岁成年人维生素 B_2 的 EAR 男性为 1.3mg/d,女性为 1.0mg/d;RNI 男性为 1.6mg/d,女性为 1.2mg/d。

（二）老年人

与成年人相比,老年人能量需要量下降。如按能量需要量推算,老年人的维生素 B_2 RNI 应适当下调。一项对 60 名 60~76 岁男性老年人维生素 B_2 供给量的研究显示,根据尿维生素 B_2 排出量拐点与 EGRAC 测定结果,认为老年人每日维生素 B_2 供给量约为 1.3mg,此与成年人维生素 B_2 RNI 相近。考虑到上述研究结果以及维生素 B_2 对于维持老年人抗氧化等生理功能的重要性,建议中国男性老年人维生素 B_2 RNI 定为 1.4mg/d,女性为 1.2mg/d,与成年人 RNI 相当。

日本 DRIs(2015)中,50~69 岁老年人维生素 B_2 的 EAR 男性为 1.2mg/d,女性为 1.0mg/d;RNI 男性为 1.5mg/d,女性为 1.1mg/d。70 岁以上老年人维生素 B_2 的 EAR 男性为 1.1mg/d,女性为 0.9mg/d;RNI 男性为 1.3mg/d,女性为 1.1mg/d。

（三）儿童青少年

一项对 4~5 岁儿童维生素 B_2 需要量的研究指出,结合尿维生素 B_2 排出量临界点与 EGRAC,估计维生素 B_2 EAR 为 0.6mg/d,考虑烹调等因素,再增加 0.1mg/d,RNI 建议为 0.7mg/d。

11~13 岁儿童维生素 B_2 EAR 可按体重由成年人 EAR 外推,按变异系数 10% 计算,得出 RNI 为 1.2mg/d。

一项关于 14~19 岁男性中学生维生素 B_2 需要量的研究结果发现,尿负荷试验维生素 B_2 排出量拐点处于每日 1.4~1.5mg 摄入量,如以 1.4mg/d 作为 EAR,设变异系数 10%,得出 RNI 为 1.7mg/d,此值略高于由按体重由成年人 EAR 外推而来的 RNI(1.5mg/d)。

根据中国营养学会推荐的儿童青少年各年龄段能量需要量,按成年人维生素 B_2 EAR 0.45mg/1000kcal 外推计算,除了 14 岁以上年龄段以外,上述大部分外推值与相关研究结果或按体重由成年人 EAR 外推得来的推荐值接近。因此,建议儿童青少年各年龄段维生素 B_2 RNI 统一采用上述按照能量需要量水平推算得出的数据。1 岁以上、4 岁以上、7 岁以上三个年龄段儿童维生素 B_2 EAR、RNI 的男女差异较小,因此不分性别。

日本 DRIs(2015)中,1~2 岁儿童维生素 B_2 的 EAR 男孩和女孩均为 0.5mg/d,RNI 男孩为 0.6mg/d,女孩为 0.5mg/d;3~5 岁儿童维生素 B_2 的 EAR 男孩为 0.7mg/d,女孩为 0.6mg/d,RNI 男孩和女孩均为 0.8mg/d;6~7 岁儿童维生素 B_2 的 EAR 男孩为 0.8mg/d,女孩为 0.7mg/d,RNI 男孩和女孩均为 0.9mg/d;8~9 岁儿童维生素 B_2 的 EAR 男孩和女孩均为 0.9mg/d,RNI 男孩为 1.1mg/d,女孩为 1.0mg/d;10~11 岁儿童维生素 B_2 的 EAR 男孩和女孩均为 1.1mg/d,RNI 男孩为 1.4mg/d,女孩为 1.3mg/d;12~14 岁儿童维生素 B_2 的 EAR 男孩为 1.3mg/d,女孩为 1.2mg/d,RNI 男孩为 1.6mg/d,女孩为 1.4mg/d;15~17 岁儿童维生素 B_2 的 EAR 男孩为 1.4mg/d,女孩为 1.2mg/d,RNI 男孩为 1.7mg/d,女孩为 1.4mg/d。

（四）孕妇

一项采用饱和试验法的人群研究表明,孕晚期维生素 B_2 平均需要量为 1.4mg/d,按变异系数 10% 计算,得出推荐摄入量为 1.7mg/d;一项关于正常孕妇的膳食调查结果认为,孕妇维生素 B_2 适宜摄入量应为 1.79mg。根据中国营养学会推荐的孕妇能量需要量水平,按照成年人 EAR 0.45mg/1000kcal 外推计算,建议孕早、中、晚期维生素 B_2 EAR 分别增加 0、0.1mg/d、0.2mg/d,RNI 分别增加 0、0.2mg/d、0.3mg/d。日本 DRIs(2015)中,孕妇维生素 B_2 的 EAR 和 RNI 分别需增加 0.2mg/d 和 0.3mg/d。

（五）乳母

根据乳母能量需要量增加 500kcal/d 计算,乳母维生素 B_2 的 EAR 需增加 0.2mg/d,RNI 增加 0.3mg/d。日本 DRIs(2015)中,乳母维生素 B_2 的 EAR 和 RNI 分别需增加 0.5mg/d、0.6mg/d。

（六）婴儿

0~6 月龄婴儿的 AI 一般采用营养良好的健康母亲足月产的全母乳喂养婴儿的平均摄入量,国内报道母乳维生素 B_2 含量为 0.05mg/100g,若按婴儿每日平均母乳摄入量 780g 计算,婴儿每日维生素 B_2 AI 为 0.4mg/d。

7 月龄以上婴儿辅食逐渐增加,从食物中来的维生素 B_2 也逐渐增加,但具体摄入量目前尚无资料可查,因此,以 0~6 月龄婴儿和成人需要量为基础,分别推算后取平均值,经取整为 0.5mg/d。

日本 DRIs(2015)中,0~5 月龄婴儿维生素 B_2 的 AI 定为 0.3mg/d,6~11 月龄婴儿维生素 B_2 的 AI 定为 0.4mg/d。

综上所述,中国居民维生素 B_2 膳食推荐摄入量见表 1-10-4。

表 1-10-4 中国居民膳食维生素 B_2 参考摄入量/（mg·d^{-1}）

人群	EAR		RNI	
	男	女	男	女
0 岁~	—	—	0.4(AI)	0.4(AI)
0.5 岁~	—	—	0.5(AI)	0.5(AI)
1 岁~	0.5	0.5	0.6	0.6
4 岁~	0.6	0.6	0.7	0.7
7 岁~	0.8	0.8	1.0	1.0
11 岁~	1.1	0.9	1.3	1.1
14 岁~	1.3	1.0	1.5	1.2
18 岁~	1.2	1.0	1.4	1.2
孕妇(早)	—	+0.0	—	+0.0
孕妇(中)	—	+0.1	—	+0.2
孕妇(晚)	—	+0.2	—	+0.3
乳母	—	+0.2	—	+0.3

七、主要食物来源

维生素 B_2 广泛存在于动植物食品中,动物性食物较植物性食物含量高。动物肝脏、肾脏、心脏、乳汁及蛋类含量尤为丰富,植物性食物以绿色蔬菜、豆类含量较高,谷类含量较少。维生素 B_2 在碱性溶液中易分解,对光敏感,所以食品加工过程中加碱,储存和运输过程中日晒及不避光均可导致其损失。食物烹调方法不同,维生素 B_2 损失也不同,如碗蒸米饭比捞饭损失少;在烹调肉类时,油炸和红烧损失较多。

第三节 维生素 B_6

20 世纪 30 年代,学者们对维生素 B_6 与其他 B 族维生素进行鉴别研究,Gyorgy 帮助验证了维生素 B_6 在治疗大鼠肢痛症方面的作用。1938 年确定吡哆醇为维生素 B_6 复合物的一部分。1939 年,Harris 和 Folkers 阐明了吡哆醇的结构,并进行了人工合成。随后,Snell 及其同事发现,至少还有另外一种形式的维生素 B_6 与某些细菌的生长活动有关,后来证实了吡哆醛和吡哆胺是游离维生素 B_6 的另外两种天然存在形式,并且建立了微生物学方法用于测量生物系统中该种维生素。

维生素 B_6 在生长和认知发育、免疫功能、抗疲劳以及调节类固醇激素活性等方面发挥重要作用。酵母菌、肝脏、谷粒、肉及豆类等多种食物中存在较丰富的维生素 B_6。它是维持人体生理功能必需的微量营养素,以辅酶形式参与糖、蛋白质和脂肪酸的正常代谢,并与白细胞、血红蛋白的合成有关。已证明缺乏吡哆醛与脂肪肝、高胆固醇血症、总脂质的蓄积等有密切关系,并且维生素 B_6 在降低人群慢性疾病危险性方面的作用已引起人们广泛关注。已有研究证实,在胎儿期以及出生以后都需要足够的维生素 B_6。

一、理化性质

维生素 B_6 是 2-甲基-3-羟基-5-羟甲基吡啶的衍生物,主要以天然形式存在,包括吡哆醛(pyridoxal,PL),吡哆醇(pyridoxine,PN)和吡哆胺(pyridoxamine,PM)。维生素 B_6 在植物中的主要存在形式是吡哆醇和吡哆胺及其磷酸化形式,而动物组织中的主要存在形式是吡哆醛及其磷酸化形式。在肝脏、红细胞及其他组织中,PL、PN、PM 的第 5 位都能被磷酸化,其活性的辅基形式是 5'-磷酸吡哆醛(PLP)、5'-磷酸吡哆醇(PNP)和 5'-磷酸吡哆胺(PMP)。其中 PLP 是维生素 B_6 的主要辅酶形式,PMP 也可经转氨基反应由 PLP 生成(图 1-10-3)。

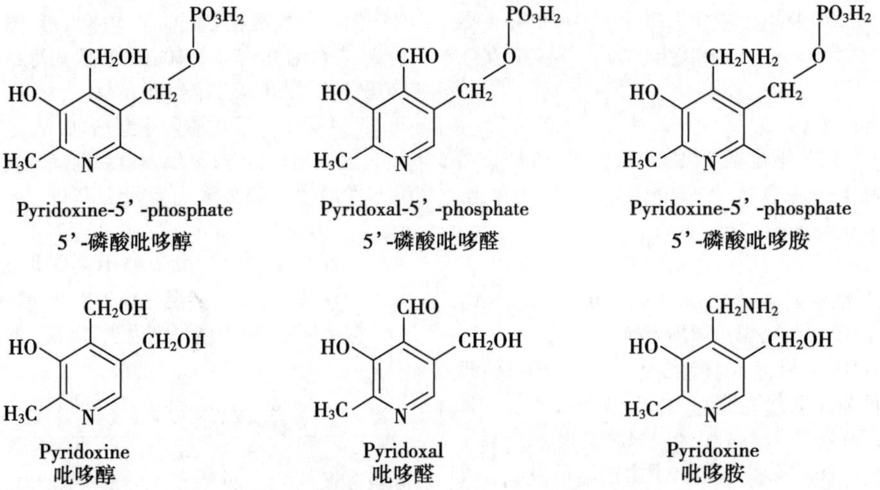

图 1-10-3 维生素 B_6 及其活性形式的化学结构

维生素 B_6 的各种磷酸盐和碱的形式均易溶于水,在空气中稳定,在酸性介质中吡哆醇、吡哆醛和吡哆胺对热都比较稳定,但在碱性介质中对热不稳定,易被碱破坏。在溶液中,各种形式对光均较敏感,但是降解程度不同,主要与 pH 有关,中性环境中易被光破坏。维生素 B_6 的代谢最终产物 4-吡哆酸,主要以一种内酯形式存在。最常见的市售维生素 B_6 形式是盐酸吡哆醇。

二、吸收代谢与分布

(一)吸收

不同形式的维生素 B_6 大部分都能通过被动扩散形式在空肠和回肠被吸收,经磷酸化形成 PLP 和 PMP,被吸收的维生素 B_6 代谢物在肠黏膜和血中与蛋白质结合。转运是通过非饱和被动扩散机制。即使给予极高剂量的维生素 B_6 吸收也很好。葡萄糖糖苷(PN-G)的吸收效率低于 PLP 和 PMP,因为在人类 PN-G 需要黏膜葡萄糖糖苷酶裂解,某些 PN-G 能被完全吸收并在许多组织中被水解。在组织中维生素 B_6 以 PLP 形式与多种蛋白质结合并储存,这有助于保护维生素 B_6,防止被磷酸酶水解,体内维生素 B_6 有 75%~80% 储存于肌肉组织中。

(二)转运

大部分吸收的非磷酸化维生素 B_6 被运送到肝脏。维生素 B_6 以 PLP 形式与多种蛋白结合,蓄积和储留在组织,这将有助于防止其被磷酸酶水解。组织中维生素 B_6 主要存在于线粒体和胞质。蛋白质的结合能力限制了摄入极高维生素 B_6 时 PLP 在组织中的蓄积。超过这个能力时,游离的 PLP 迅速被水解,并且肝脏和其他组织释放非磷酸化吸收的维生素 B_6 进入血液循环。给予药理剂量维生素

B_6 时,当其他组织被饱和时,由于肌肉、血浆和红细胞与 PLP 结合蛋白有较高结合能力,这些组织中可能蓄积 PLP 的水平非常高。

（三）代谢

维生素 B_6 通过磷酸化/脱磷酸化、氧化/还原以及氨基化/脱氨基化过程容易相互进行代谢转化。这个代谢过程的限速步骤是由黄素单核苷酸吡哆醛磷酸氧化酶所催化。于是,核黄素缺乏可能降低 PN 和 PM 转变成活性辅酶

PLP。在肝脏,通过黄素腺嘌呤二核苷酸和烟酰胺腺嘌呤二核苷酸依赖酶的作用,PLP 经过脱磷酸化并被氧化生成 4-吡哆酸(4-PA)和其他无活性的代谢物,经尿排出。血浆中主要 PLP 结合蛋白质是清蛋白。PLP 是血浆中该种维生素的主要形式。组织和红细胞能转运由血浆来的非磷酸化形式的维生素 B_6,其中有些是由血浆 PLP 经磷酸化酶作用而来。磷酸化作用是维生素 B_6 在细胞内的重要储存方式,三种磷酸化的产物在体内的相互转化见图 1-10-4。

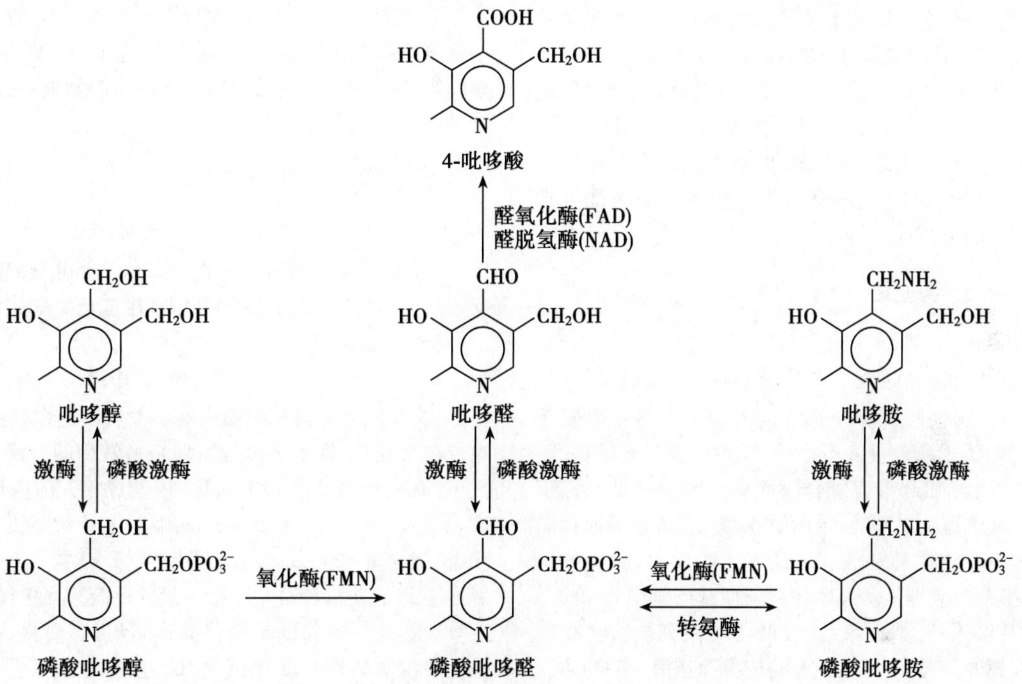

图 1-10-4　磷酸化的维生素 B_6 在体内的相互转化
引自:Gerald F,Combs Jr. 维生素:营养与健康基础. 第 3 版. 张丹参,杜冠华,译. 北京:科学出版社,2009.

（四）排泄

维生素 B_6 的代谢产物经尿中排出。正常情况下,人体维生素 B_6 的主要排泄形式是 4-PA,占尿中维生素 B_6 的一半,尿液中仅有少量的吡哆醇和吡哆醛。人体摄入维生素 B_6 的 40%～60%被氧化成 4-PA。尿中 4-PA 的水平与蛋白质摄入量成负相关,这种影响在女性大于男性。由于维生素 B_6 缺乏的受试者尿中不能检测到 4-PA,这个指标可用于维生素 B_6 营养状况的临床评价。

给予大剂量维生素 B_6 时,尿中其他形式所占比例增大。给予极高剂量 PN 时,大部分以原形经尿中排泄。维生素 B_6 也可经粪便排出,但排泄量有限。在下消化道,由于肠道内微生物能合成维生素 B_6,人们难以评价这种排泄的程度。

三、生理功能

（一）参与氨基酸代谢

维生素 B_6 参与所有氨基酸代谢,PLP 是氨基酸代谢中所需要的 100 多种酶的辅酶。维生素 B_6 对许多种氨基酸的转氨酶、脱羧酶、脱水酶、消旋酶和异构酶是必需的,维生素 B_6 是半胱氨酸脱羧酶、胱硫醚酶 β-合成酶的辅助因子,这些酶参与同型半胱氨酸到半胱氨酸的转硫化途径。

（二）参与糖原和脂肪酸代谢

维生素 B_6 参与葡萄糖代谢,它是糖原磷酸化酶的辅助因子,催化肌肉与肝脏组织中的糖原转化。维生素 B_6 还参与亚油酸合成花生四烯酸的过程,并参与胆固醇的合成与转运。

（三）参与造血

PLP 参与琥珀酰辅酶 A 和甘氨酸合成血红素的过程。

（四）参与某些微量营养素的转化与吸收

在色氨酸转化为烟酸的过程中,会受到维生素 B_6 营养状况的影响,当肝脏中磷酸吡哆醛水平降低时,会影响烟酸的合成。另外,维生素 B_6 还可促进维生素 B_{12}、铁和锌的吸收等。

（五）维持免疫功能

促进体内抗体的合成,缺乏维生素 B_6 时抗体的合成减少,机体抵抗力下降。通过对年轻人和老年人的研究,维生素 B_6 的营养状况对免疫反应有不同的影响。给老年人补充充足的维生素 B_6,有利于淋巴细胞的增殖。研究提示,PLP 可能通过参与一碳单位代谢而影响到免疫功能。维生素 B_6 缺乏将会损害 DNA 的合成,这个过程对维持适宜的

免疫功能也是非常重要的。

（六）与神经系统功能有关

相关研究表明，维生素 B_6 可促进脑内 γ-氨基丁酸生成，间接扩张脑血管，促进脑部血液供应；提高葡萄糖磷酸酯酶的活性，增加乙酰胆碱的生成。许多需要 PLP 参与的酶促反应，均使神经递质水平升高，包括 5-羟色胺、牛磺酸、多巴胺、去甲肾上腺素、组胺和 γ-氨基丁酸。

（七）防治慢性病的作用

高同型半胱氨酸血症近年来已被认为是心血管疾病的一种危险因素，维生素的干预可降低血浆同型半胱氨酸含量。有前瞻性研究观察了叶酸盐和维生素 B_6 摄入量对心肌梗死（MI）和致死性冠心病（CHD）发生率的影响，发现最高叶酸盐和维生素 B_6 摄入量与最低摄入量相比 MI 和 CHD 约降低一倍。同型半胱氨酸的水平主要受维生素 B_6 非常低摄入量的影响。这些数据提示摄入大剂量维生素 B_6 可能降低 CHD 发生风险。

四、缺乏与过量

（一）缺乏

维生素 B_6 在动植物性食物中分布相当广泛，原发性缺乏并不常见。维生素 B_6 缺乏通常与其他 B 族维生素缺乏同时存在，除了因膳食摄入不足外，某些药物如异烟肼、环丝氨酸等均能与 PLP 形成复合物而诱发维生素 B_6 缺乏。维生素 B_6 缺乏可致氨基酸、蛋白质、脂类、核酸及糖原代谢紊乱，体内重要物质的合成和代谢发生障碍，从而导致机体生化及生理反应异常。人体如果长期缺乏维生素 B_6，会发生中枢神经系统、造血系统、皮肤等一系列损害。在维生素 B_6 缺乏的情况下，许多重要的传导神经信号的物质合成都会受到影响，从而会造成一系列的神经系统损害症状。对中枢神经系统抑制作用的失去会导致抽搐及末梢神经疾患。人体缺乏维生素 B_6，合成血红蛋白的能力会减弱，影响一碳单位的代谢，造成巨幼红细胞贫血。另外，维生素 B_6 缺乏时，由于肠黏膜变性，人体对铁的吸收失去控制，使铁的吸收增加，可造成铁中毒。维生素 B_6 缺乏对婴幼儿的影响较大，幼儿长期缺乏会出现体重下降、烦躁、抽搐、癫痫样症状等。

维生素 B_6 缺乏的经典临床症状是一种脂溢性皮炎，常见于眼、鼻以及口腔周围的皮肤，并可扩张至面部、前额、耳后、阴囊及会阴处，同时会出现小细胞性贫血、癫痫样惊厥以及忧郁和精神错乱。

人体长期维生素 B_6 摄入不足会造成人体血浆同型半胱氨酸浓度升高，尤其是老年人。在人体血液中，异常升高的同型半胱氨酸浓度会干扰血小板正常的功能和凝血机制，并通过其他一些复杂的机制造成人体患心血管疾病和肾病的风险增大。在对老年冠心病患者的调查结果显示，与对照组相比血浆同型半胱氨酸浓度显著升高，同型半胱氨酸值与血浆维生素 B_6 的浓度成负相关。

（二）过量

维生素 B_6 的毒性相对较低，经食物来源摄入大量维生素 B_6 没有副作用。补充中高剂量的维生素 B_6，达到 500mg/d 时可引起严重不良反应，出现神经毒性和光敏感性反应。

1. 感觉神经疾患 最初报道的 PN 诱发人感觉神经疾患是随着每日给予 2000~6000mg PN 2~40 个月，7 例出现严重的感觉神经病，4 例个体不能行走。感觉神经疾病的体征和症状是通过客观神经病学评价进行诊断的，所有患者停用 PN 后症状都得到改善。孕妇长期或过量服用维生素 B_6 可能产生维生素 B_6 依赖症，胎儿出生后会出现易兴奋、哭闹不安、反复惊厥等异常表现，并且胎儿有发生短肢畸形的危险。

2. 其他副作用 长期大量服用维生素 B_6 容易引起血小板聚集和血栓形成，可出现头痛、恶心、眩晕、疲劳、视力模糊等症状，还可引起低血糖、血栓性静脉炎、血清胆固醇升高以及骨骼肌无力等。

五、营养状况评价

用于评价维生素 B_6 营养状况的方法包括直接法（血浆、血细胞或尿中该种维生素类似物的浓度）和间接或功能评价法（红细胞转氨酶 PLP 饱和度或色氨酸代谢物等）。

（一）直接法

1. 血浆 PLP 血浆 PLP 是肝脏中维生素 B_6 的主要存在形式，常用高效液相色谱或酶学方法测定血浆中 PLP 含量，反映组织中维生素 B_6 贮存，是最常用的方法。正常情况下，血浆 PLP 含量>30nmol/L 说明成年人体内维生素 B_6 达到适宜水平。若在 20~30nmol/L 之间则属于边缘缺乏状态，当含量<20nmol/L 则存在维生素 B_6 摄入量不足。但是血浆 PLP 对该种维生素摄入量的反应相当缓慢，需要 10 天才能达到一个新的平衡状态，而且蛋白质摄入量增加、碱性磷酸酶活性升高、维生素 B_6 边缘缺乏、某些疾病以及吸烟、年龄增长等因素都可影响该指标的变化，因此，在应用该指标时应考虑上述影响因素的存在。

2. 尿 4-吡哆酸含量 尿 4-PA 的排泄已被广泛用于评价维生素 B_6 营养状况。膳食维生素 B_6 摄入量的变化可较快地通过尿中 4-PA 排出量反映出来。因此，4-PA 反映近期摄入量。尿中 4-PA 大于 3μmol/d 说明体内维生素 B_6 达到适宜。

3. 红细胞和总血 PLP 测定红细胞和血中总 PLP 含量评价维生素 B_6 营养状况，不如使用血浆 PLP 那样广泛。在正常膳食的个体红细胞 PLP 浓度与血浆 PLP 浓度类似，但是当受试者摄入大量该种维生素时红细胞中 PLP 比血浆 PLP 值要高得多，这反映血红蛋白对 PLP 的高度结合能力。由于使用红细胞值的研究较少，还不能得出与适宜营养状态一致的正常浓度。

4. 血浆或血中总维生素 B_6 的浓度 某些研究中测定了血中总维生素 B_6 和个体维生素 B_6 类似物的浓度。这些值波动相当大，在女性可随月经周期波动，这就限制其作为营养状态指标的使用。

（二）间接法

1. 色氨酸尿负荷试验 维生素 B_6 缺乏的最早标记物之一是尿中黄尿酸含量。正常情况下黄尿酸是一种微量的色氨酸降解产物，这个降解途径需要 PLP 依存酶。色氨酸降解开始主要经过 PLP 依存的犬尿氨酸酶促反应。在

维生素 B_6 缺乏时,导致异常色氨酸代谢物排泄增加。因此,给予负荷剂量色氨酸测定色氨酸降解产物可评价维生素 B_6 营养状况。给予受试者口服负荷剂量的色氨酸 $0.1g/(kg \cdot bw)$,收集24小时尿测定黄尿酸含量,计算黄尿酸指数(xanthurenic acid index, XI), $XI = 24$ 小时尿中黄尿酸排出量(mg)/色氨酸给予量(mg)。XI 在 $0 \sim 1.5$ 表示维生素 B_6 的营养状况良好,当维生素 B_6 不足时,XI 可大于12。

2. 红细胞天门冬氨酸转氨酶和丙氨酸转氨酶的活性 在以维生素 B_6 为辅酶的转氨酶中,红细胞天门冬氨酸转氨酶和丙氨酸转氨酶活性常在维生素 B_6 缺乏时降低,故常被作为评价指标,但由于影响因素较多,测定值变异较大,限制了该指标的使用。

六、膳食参考摄入量

(一)AI 与 RNI

1. 婴儿 $0 \sim 6$ 月龄婴儿,其 AI 的确定以纯母乳喂养婴儿的平均每日摄入量 0.75L 数据为基础,以母乳中维生素 B_6 浓度约 0.24mg/L 计算,AI 为 0.18mg/d,取整为 0.2mg/d。$7 \sim 12$ 月龄婴儿的 AI 以 $0 \sim 6$ 月龄婴儿的 AI 和成人 RNI 为基础,采用代谢体重法推算,为 0.35mg/d,取整后修订 AI 值为 0.4mg/d。

2. 儿童和青少年 美国膳食推荐摄入量资料显示,$1 \sim 3$ 岁的儿童维生素 B_6 的 RDA 为 0.5mg/d。$4 \sim 8$ 岁儿童 RDA 为 0.6mg/d。$9 \sim 13$ 岁青少年 RDA 为 1.0mg/d。$14 \sim 18$ 岁青少年 RDA 为 1.3mg/d,女性 RDA 为 1.2mg/d。日本膳食推荐摄入量资料显示对于 $1 \sim 2$ 岁儿童维生素 B_6 的 EAR 可确定为 0.4mg/d,$3 \sim 5$ 岁的儿童维生素 B_6 的 EAR 可确定为 0.5mg/d。$6 \sim 7$ 岁儿童中男性 EAR 为 0.7mg/d,女性 EAR 为 0.6mg/d。$8 \sim 9$ 岁儿童 EAR 为 0.8mg/d。$10 \sim 11$ 岁儿童 EAR 为 1.0mg/d。对于 $12 \sim 17$ 岁青少年男性 EAR 为 1.2mg/d,女性 EAR 为 1.1mg/d。目前国内研究资料很少,难以得出儿童和青少年的 EAR。根据儿童和青少年的参考体重,由成人的资料外推得到儿童和青少年的 EAR,从而得出其 RNI,结果见表 1-10-5。

3. 成年人 血浆中 PLP 含量能较好地反映体内的维生素 B_6 储存量。有研究显示,如果能将血浆 PLP 浓度维持在 30nmol/L,则不会观察到因维生素 B_6 缺乏而引起的损害症状。由此将能够使血浆 PLP 浓度维持在 30nmol/L 的维生素 B_6 摄入量估算为平均需要量(EAR)。由于维生素 B_6 的需要量随着蛋白质摄入量的增加而增多,并且血浆 PLP 浓度与单位蛋白质的维生素 B_6 摄入量具有明显的相关关系。若根据血浆 PLP 浓度能够维持在 30nmol/L,估算出维生素 B_6 的平均需要量为 0.019mg/g 蛋白质。我国居民中等体力劳动成年人的蛋白质需要量约 $60 \sim 70g/d$,由此推算的维生素 B_6 需要量约为 $1.4 \sim 1.6mg/d$。Linkswiler(1978)分析了不同蛋白质摄入量对维生素 B_6 需要量的研究结果显示,当受试者摄入含 100g 蛋白质的膳食时,负荷试验回归正常水平只需要 $1.0 \sim 1.5mg/d$ 的维生素 B_6。Selhub 等(1993)研究显示,在调整了年龄、性别和叶酸营

养状况的情况下,膳食维生素 B_6 摄入量为 1.3mg/d 的半数受试者血浆同型半胱氨酸浓度与摄入更高剂量维生素 B_6 的受试者相似,提示 EAR 约 1.3mg/d。而 Huang 等(1998)的研究显示,对 $28 \sim 34$ 岁妇女进行耗竭和补充试验,摄入 1.26mg/d 维生素 B_6 时其血浆 PLP 均值可达 38nmol/L。Hansen 等(1997)对摄入 85g/d 蛋白质年轻女性的维生素 B_6 需要量的研究显示,基于血浆 PLP 浓度估算的维生素 B_6 需要量约 $1.15 \sim 1.18mg/d$。综上,对 $18 \sim 50$ 岁成年人,以血浆 PLP 浓度为基础估计维生素 B_6 的 EAR 约为 1.2mg/d,设变异系数=10%,由此推算维生素 B_6 RNI 为 1.4mg/d。

50 岁以上成年人的研究资料十分少见。Ribaya-Mercado 等(1991)调查了 12 名 60 岁以上男性和女性的维生素 B_6 需要量,根据耗竭和补充试验,当每天摄入的蛋白质为 $1.2g/(kg \cdot bw)$ 时,所有的男性和女性均需要约 1.9mg/d 维生素 B_6 以使血浆 PLP 和尿 4-PA 含量达到基线值;当每日维生素 B_6 摄入量为 1.6mg 时,近半数男性和所有女性的黄尿酸排泄接近基线值。另一项对 $67 \sim 96$ 岁成年人的研究显示,在调整了年龄、性别以及叶酸和维生素 B_{12} 摄入的情况下,约半数受试者在摄入 1.4mg/d 维生素 B_6 时,其血浆同型半胱氨酸水平与摄入更高剂量维生素 B_6 者相同。而血浆 PLP 浓度达到 20nmol/L、同型半胱氨酸均值为 $13\mu mol/L$ 时需要 1.3mg/d 维生素 B_6,提示 50 岁以上成年人的维生素 B_6 EAR 约为 $1.3 \sim 1.4mg/d$,另外,对摄入高蛋白膳食者还需要保证更多的维生素 B_6 摄入。根据上述研究,我国 50 岁以上成年人维生素 B_6 的 EAR 可确定为 1.3mg/d,设 CV=10%,由此推算维生素 B_6 的 RNI 约为 1.6mg/d。

4. 孕妇和乳母 妊娠期间血浆维生素 B_6 含量降低,特别是在妊娠后 3 个月时,若维持血浆 PLP 浓度与非妊娠时相同的 30nmol/L,则需额外增加 0.5mg/d 的维生素 B_6。考虑到维生素 B_6 在混合膳食中的生物利用率为 75%,则孕妇 EAR 额外增加量约为 0.7mg。设 CV=10%,则孕妇 RNI 额外增加量为 0.8mg。

乳母的维生素 B_6 推荐摄入量,应在正常成人推荐摄入量的基础上,额外增加因泌乳所需要补充的维生素 B_6,即平均每日泌乳量 750ml 乘以母乳中维生素 B_6 的浓度再除以生物利用率 75%,则乳母维生素 B_6 的 EAR 应额外增加为 0.24mg。考虑 10% 的变异系数,乳母每日维生素 B_6 的 RNI 应额外增加 0.3mg/d。

(二)可耐受最高摄入量

有研究显示,成年人维生素 B_6 的未观察到有害作用的剂量(NOAEL)在 $100 \sim 300mg/d$ 之间,而观察到有害作用的最低剂量(LOAEL)约为 500mg/d。这些数值是根据成年人研究资料得出的值,并非是通过长期摄入得到的数据,故将不确定系数(UF)定为 5。若以 NOAEL 为 300mg/d 计,成年人的 UL 为 60mg/d,儿童、青少年的 UL 值可由代谢体重法从成年人的 UL 值外推获得。

中国居民膳食维生素 B_6 的参考摄入量见表 1-10-5。

表 1-10-5　中国居民膳食维生素 B_6 的
参考摄入量/(mg·d^{-1})

人群	EAR	RNI	UL
0 岁 ~	—	0.2(AI)	—
0.5 岁 ~	—	0.4(AI)	—
1 岁 ~	0.5	0.6	20
4 岁 ~	0.6	0.7	25
7 岁 ~	0.8	1.0	35
11 岁 ~	1.1	1.3	45
14 岁 ~	1.2	1.4	55
18 岁 ~	1.2	1.4	60
50 岁 ~	1.3	1.6	60
孕妇	+0.7	+0.8	60
乳母	+0.2	+0.3	60

七、主要食物来源

维生素 B_6 的食物来源很广泛,动植物性食物中均含有,含量最高的食物为白色肉类(如鸡肉和鱼肉),其次为肝脏、全谷类产品(特别是小麦)、坚果类和蛋黄中。水果和蔬菜中维生素 B_6 含量也较多,其中香蕉、卷心菜、菠菜的含量丰富,但在柠檬类水果、奶类等食品中含量较少。

在许多食物中,大多数维生素 B_6 是以共价键形式与蛋白质结合或被糖苷化,可导致食物中含有的大多数维生素 B_6 的生物利用率相对较低。因为植物性食物中,例如土豆、菠菜、蚕豆以及其他豆类,维生素 B_6 的存在形式通常比动物组织中更为复杂,所以动物性来源的维生素 B_6 的生物利用率优于植物性来源的食物。

在谷类,维生素 B_6 主要集中在胚芽和糊粉层,谷类加工成面粉过于精细可导致维生素 B_6 含量显著降低。食品加工和储存可影响其中维生素 B_6 的含量,不同的食物和加工技术会导致丢失 10%~50%。

第四节　烟　酸

烟酸又称为尼克酸(nicotinic acid)、抗癞皮病因子,在体内以烟酰胺(尼克酰胺)形式存在。烟酸和烟酰胺总称为维生素 PP。早在 1867 年,德国化学家 Huber 曾由烟草提取的尼古丁制得烟酸,但其作用在以后的 70 年间一直不清楚。1913 年,Funk 等在寻找抗脚气病因素的过程中,从酵母和米糠中也提取出了这种维生素,但因为它没有治疗脚气病的作用而被忽视。20 世纪初,癞皮病(又称糙皮病)在美国南部流行。1913 年前后,每年有 20 万人患癞皮病,引起成千上万人死亡。死亡者大多是一般贫困人民,其主食以玉米、蜂蜜和腌肉为主,一直被认为是玉米缺乏色氨酸所致。以 Goldberger 团队经过大量调查研究,发现癞皮病并不是由于感染或毒素中毒,而是由于膳食中缺乏某种营养素所致。1937 年 Elvehjem 发现从肝脏中分离出来的

烟酸可治疗狗的黑舌病(癞皮病),不久证明可防治人的癞皮病,从此烟酸的作用才被发现。Krehl 在 1946 年发现色氨酸可在体内转化为烟酸。

烟酸在体内以烟酰胺形式存在,是辅酶 I(NAD)和辅酶 II(NADP)的组成部分,辅酶中的烟酰胺在许多生物性氧化还原反应中发挥电子受体或供氢体的作用。NAD 也是一些重要的生理活动所必需的,包括基因组稳定性、神经保护作用、新陈代谢等。烟酸和烟酰胺总称为维生素 PP,由于烟酸缺乏典型的表现为糙皮病,故又称为抗糙皮病因子。

一、结构和理化性质

烟酸和烟酰胺都是氮杂环吡啶的衍生物,烟酸为吡啶-3-羧酸(pyridine-3-carboxylic acid),分子式 $C_6H_5NO_2$,相对分子质量为 123.11;烟酰胺又称吡啶-3-甲酰胺(pyridine-3-carboxamide),分子式为 $C_6H_5N_2O$,相对分子质量为 122.11。化学结构如下:

烟酸　　　　　　烟酰胺

烟酸为稳定的白色针状晶体,味苦;烟酰胺呈白色结晶,两者均溶于水及酒精。烟酰胺的溶解度大于烟酸。烟酸和烟酰胺性质比较稳定,不易吸潮,酸、碱、氧、光照或加热条件下均不易被破坏;在高温(120℃)高压下持续 20 分钟也不被破坏。对食物的一般加工烹调损失很小,但洗涤时会随水流失。

二、吸收和代谢

食物中的烟酸主要以辅酶 I(nicotinamide adenine dinucleotide,NAD)或辅酶 II(nicotinamide adenine dinucleotide phosophate,NADP)形式存在,经消化酶水解释放出游离的烟酸和烟酰胺,主要在小肠中被吸收。低浓度时通过 Na^+ 依赖性主动过程吸收,高浓度时通过被动扩散方式吸收。

烟酸的代谢活性形式 NAD 和 NADP 的合成可通过三种前体形式:烟酸(NA)、烟酰胺(NAm)和色氨酸(图 1-10-5)。NA 和 NAm 是色氨酸生物合成 NAD 的中间产物,NA 可通过磷酸核糖化、腺苷化和酰胺化最终生成 NAD。而 NAm 在脱去酰胺基后经过与 NA 相同的步骤生成 NAD。

对于哺乳动物来说,膳食中的色氨酸可通过丙氨酸途径生成喹啉酸,后者又可转化为烟酸。对于人类来说,以必需氨基酸色氨酸生成烟酸的生物合成过程(图 1-10-6),是满足机体烟酸需要的重要途径。色氨酸先在色氨酸吡咯酶的催化下生成 N-甲酰犬尿氨酸,再脱去甲酰基,生成犬尿氨酸。后经 FAD 依赖性犬尿氨酸 3-羟化酶、吡哆醛依赖性的转氨酶的催化,生成黄尿酸。黄尿酸可经尿排出,也可进一步被催化,生成喹啉酸,再转化为 NAD。平均约 60mg 色氨酸可转化为 1mg 烟酸,其转化过程受维生素 B_2 和维生素 B_6 影响。

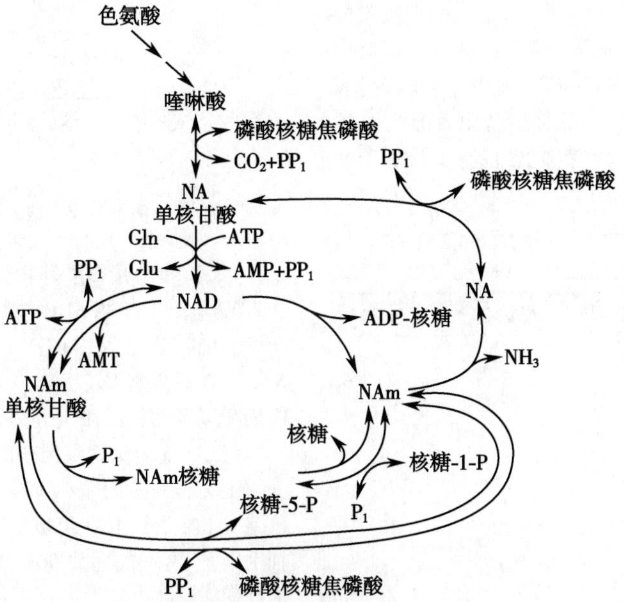

图 1-10-5　烟酸的代谢

注：NA，烟酸；NAM，烟酰胺；NAD，烟酰胺腺嘌呤二核苷酸。

引自：Gerald F，Combs Jr. 维生素：营养与健康基础. 第 3 版. 张丹参，杜冠华，译. 北京：科学出版社，2009.

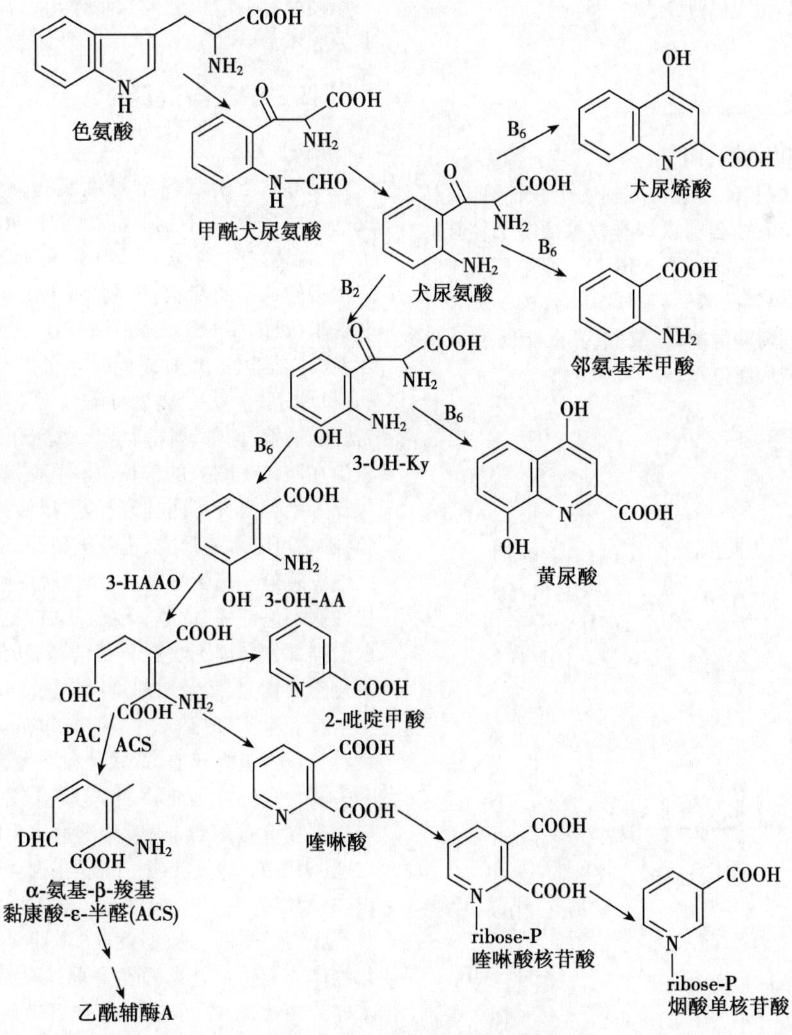

图 1-10-6　色氨酸代谢转化为烟酸

引自：Gerald F，Combs Jr. 维生素：营养与健康基础. 第 3 版. 张丹参，杜冠华，译. 北京：科学出版社，2009.

口服烟酸或烟酰胺制剂可被吸收,血浆中的烟酰胺能迅速被组织细胞摄取,按需要合成 NAD 或 NADP。肝脏中 NAD(P)浓度最高,其次是心脏和肾脏,血中相对较少(表1-10-6)。体内过多的烟酸主要在肝脏甲基化后形成 N-甲基烟酰胺(N-MN)和 2-吡啶酮由肾排出,也有少量烟酸和烟酰胺直接由尿排出。

表 1-10-6　各组织中烟酰胺腺嘌呤二核苷酸和烟酰胺腺嘌呤二核苷酸磷酸的含量/$(mg \cdot kg^{-1})$

器官	NAD^+	NADH	$NADP^+$	NADPH
肝	370	204	6	205
心	299	184	4	33
肾	223	212	3	54
脑	133	88	<2	8
胸腺	116	35	<2	12
肺	108	52	9	18
胰	80	78	<2	12
睾丸	80	71	<2	6
血	55	36	5	3

引自:Offermanns HE et al(1984). Kirk-Othmer Encycl. Chem. Technol.

三、生理功能

(一)参与物质和能量代谢

烟酸在体内以烟酰胺的形式构成辅酶Ⅰ和辅酶Ⅱ,体内与腺嘌呤、核糖和磷酸结合构成烟酰胺腺嘌呤二核苷酸和烟酰胺腺嘌呤二核苷酸磷酸(图1-10-7)。烟酰胺的吡啶环具有可逆地加氢和脱氢的特性(图1-10-8),参与多种氧化还原反应,特别是葡萄糖酵解、三羧酸循环、脂肪酸β-氧化、酮体生成和氨基酸代谢过程。

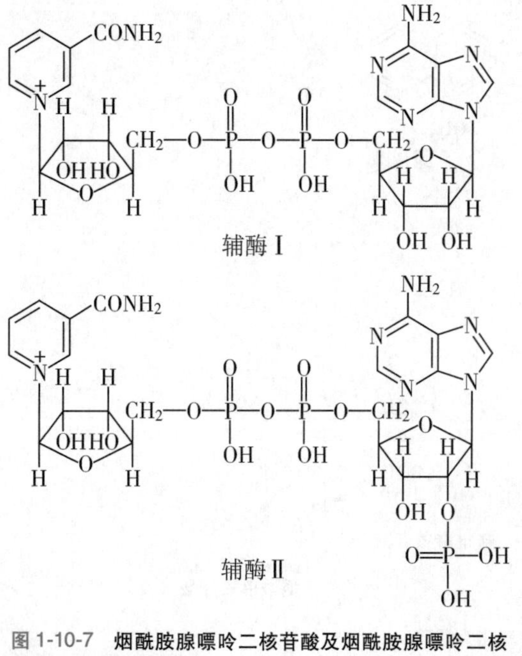

图 1-10-7　烟酰胺腺嘌呤二核苷酸及烟酰胺腺嘌呤二核苷酸磷酸的分子结构

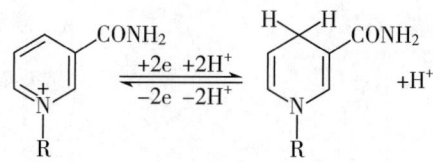

图 1-10-8　烟酰胺的氧化还原作用

(二)参与蛋白质等物质的转化

NAD 作为各种 ADP-核糖基化反应的底物,参与蛋白质的核糖基化过程,与 DNA 复制、修复和细胞分化有关。$NADP^+$ 在维生素 B_6、泛酸和生物素的存在下,参与脂肪酸、胆固醇以及类固醇激素等的合成。

(三)葡萄糖耐量因子的组成成分

葡萄糖耐量因子(glucose tolerance factor,GTF)是由三价铬、烟酸、谷胱甘肽组成的一种复合体,可能是胰岛素的辅助因子,有增加葡萄糖的利用及促使葡萄糖转化为脂肪的作用。

(四)保护心血管

有人报道,服用烟酸能降低血胆固醇、甘油三酯及β-脂蛋白浓度及扩张血管。大剂量烟酸对复发性非致命的心肌梗死有一定程度的保护作用。但是烟酰胺无此作用,其原因不清。

四、缺乏与过量

(一)缺乏

烟酸缺乏引起的全身性疾病称为糙皮病或癞皮病。此病起病缓慢,常有前驱症状,如体重减轻、疲劳乏力、记忆力差、容易兴奋、注意力不集中、失眠等。随着病情进展,可以出现较典型的症状,即皮炎(dermatitis)、腹泻(diarrhea)和痴呆(depression)。即所谓"3D"症状。烟酸缺乏常与维生素 B_1、维生素 B_2 缺乏同时存在。

1. 皮肤症状　典型症状常见在肢体暴露部位,如手背、腕、前臂、面部、颈部、足背、踝部出现对称性皮炎。其次发生在肢体受摩擦的部位,如肘部、膝盖部、颈部或前胸衣领部等处。皮炎可由红斑开始,很像日晒斑,有烧灼和瘙痒感,随之可有水疱形成、皮肤破裂,出现渗出性创面,容易导致继发感染。病情好转后,大块脱皮而遗留棕色色素沉着。慢性病例呈粗糙、增厚、干燥、脱屑现象,色素沉着很深。皮肤受损部位与周围皮肤界线清楚,边缘略高起。病变有时可侵犯阴囊、阴唇及肛门周围皮肤。

2. 消化系统症状　主要有口角炎、舌炎、腹泻等。早期舌炎及舌边缘充血,蕈状乳头增大;其后全舌、口腔黏膜、咽头及食管均可呈红肿,上皮脱落,并有表浅溃疡,引起舌痛及进食下咽困难,唾液分泌增多。随病程进展,舌面灰白、乳头萎缩,表现光滑、干,呈牛肉样外观。口角炎以口角湿白、糜烂为主。

腹泻是本病的典型症状,早期多患便秘,其后由于消化腺体的萎缩及肠炎的发生常有腹泻,次数不等。大便呈水样或糊状,量多而有恶臭,也可带血,如病变接近肛门可出现里急后重。腹泻症状并非每例都有。

3. 神经系统症状　初期很少出现,至皮肤和消化系统症状明显时出现。轻症患者可有全身乏力、烦躁、抑郁、健忘及失眠等。重症则有谵妄、狂躁、幻视、幻听、神志不清、木僵，甚至痴呆。慢性病例常有周围神经炎症状，如四肢感觉异常等表现。

（二）过量

目前尚未见到因膳食中烟酸摄入过多而引起中毒的报道。烟酸对人体的毒性报道主要见于服用烟酸补充剂、烟酸强化食物以及临床采用大量烟酸治疗高脂血症时患者所出现的副作用。这些不良反应都与剂量有关，并随剂量减少或停药而缓解。口服 30~100mg/d 烟酸 30 分钟内即可产生血管舒张，如颜面潮红、皮肤红肿、头晕眼花、皮肤瘙痒等。烟酰胺不引起潮红反应，可能与吡啶环上为酰基而非羧基有关。大剂量服用烟酰胺（3g/d）以治疗高脂血症常伴随着非特异性胃肠道反应，如消化不良、腹泻、便秘、恶心和呕吐等。长时期（数月~数年）口服大剂量烟酸（3~9g/d）治疗高脂血症，可引起黄疸和血清转氨酶升高，严重者可出现暴发性肝炎、肝性昏迷、脂肪肝等。

五、营养状况评价

人体烟酸的营养状况，可通过膳食营养调查、尿中烟酸代谢产物的排出量、血浆代谢产物水平及 NADH、NADPH 的含量等方法进行评价。

（一）膳食营养调查

通过营养调查，可了解烟酸的摄入量并发现有无烟酸缺乏的临床表现。

（二）尿中烟酸代谢产物排出量

1. 尿中 2-吡啶酮/N^1-甲基烟酰胺比值 正常成人尿中烟酸的代谢产物 N^1-甲基烟酰胺占 20%~30%，2-吡啶酮占 40%~60%。当烟酸摄入不足时，2-吡啶酮在缺乏症出现之前就消失，故与 N^1-甲基烟酰胺比值可反映机体的营养状况。一般认为此比值在 1.3~4.0 为正常，<1.3 为潜在缺乏。此指标受蛋白质摄入水平的影响较大，对边缘性烟酸缺乏不敏感。

2. 尿负荷试验 一次口服烟酸 50mg 后，收集 4 小时尿，测定 N^1-甲基烟酰胺排出量。排出量<2mg 为缺乏，2.0~2.9mg 为不足，3.0~3.9mg 为正常。

3. 每克肌酐烟酸排出量 测定任意一次尿 N^1-甲基烟酰胺排出量及肌酐含量，计算每克肌酐烟酸排出量（mg/g），成人评价标准：<0.5 为缺乏，0.5~1.59 为不足，1.6~4.2 为正常。

（三）NADH/NADPH 比值

测定红细胞内 NADH 和 NADPH 的含量并计算其比值，其比值小于 1.0 时表示有烟酸缺乏的危险。

此外，也可通过测定血浆 2-吡啶酮代谢产物含量及 Poly-ADP-核糖聚合酶活性等变化来评价烟酸的营养状况。

六、膳食参考摄入量

（一）AI 与 RNI

1. 成年人 目前制定烟酸需要量的方法主要是根据烟酸摄入量与 N^1-甲基烟酰胺及 2-吡啶酮衍生物排泄量间

的关系确定的。以不发生糙皮病的 N^1-甲基烟酰胺及 2-吡啶酮衍生物最小排泄量时的膳食烟酸摄入量，可作为膳食烟酸的 EAR。有研究报道，尿中 N^1-甲基烟酰胺的排出量在 1.0mg/d 以上时，不会发生糙皮病，此时膳食烟酸摄入量（以烟酸当量表示）的平均水平为（11.6±3.9）mgNE/d，或相当于 4.8mgNE/1000kcal。我国成年男性按中体力活动水平的能量需要量平均水平为 2600kcal/d，计算烟酸的 EAR 为 12.4mgNE/d，数据取整，成年男性烟酸的 EAR 设为 12mgNE/d；设 CV = 10%，RNI = 15mgNE/d。成年女性按中体力活动水平的能量需要量平均水平为 2100kcal/d，计算烟酸的 EAR 为 10mgNE/d，RNI 为 12mgNE/d。重体力劳动强度者的需要量按能量需要的增加而增加。老年人膳食烟酸平均需要量仍按能量推算，相应减少。

2. 婴儿 0~6 月龄婴儿膳食烟酸 AI 采用母乳摄入量计算，为 1.56mgNE/d；由于无具体数据，未考虑由乳中蛋白质的色氨酸转化的烟酸。将该数据取整，0~6 月龄婴儿烟酸的 AI 设为 2mgNE/d。7~12 月龄婴儿烟酸的 AI 则由小婴儿和成人的 AI 为基础，采用代谢体重法推算，取其平均值后经取整数处理，将 7~12 月龄大婴儿的 AI 设为 3mgNE/d。

3. 儿童和青少年 计算方法同成年人。参照烟酸平均需要量为 4.8mgNE/1000kcal，乘以各年龄段的能量需要量，推算出不同年龄儿童和青少年的 EAR 和 RNI，结果见表 1-10-7。

4. 孕妇和乳母 孕期妇女能量利用增加和胎儿发育，特别是在怀孕 4~10 月期间总能量需求加大。但据日本学者的动物实验和人体试验表明，从妊娠中期开始尿中烟酸代谢产物增加，在妊娠后期达到最初的 2~3 倍，并在产后恢复到正常水平。由于孕妇的色氨酸-烟酸转化率加大，没有必要增加膳食烟酸。

由于母乳产生过程中的能量消耗，我国乳母的能量需要量要增加 500kcal/d，因此，烟酸 EAR 也要相应增加 2.4mgNE/d，按变异系数 10%，RNI 相应增加 2.9mgNE/d。经取整数处理后，乳母烟酸 EAR 建议增加 2mgNE/d，RNI 建议额外增加 3mgNE/d。

（二）可耐受最高摄入量

皮肤潮红效应是摄入过量烟酸后最先显现的不良反应，一些人还会出现皮疹、低血压和（或）眩晕。虽然引起皮肤潮红反应的剂量比引起胃肠道反应或肝毒性的剂量低很多，考虑到老人若发生潮红反应，可加重体位性低血压，增加摔倒的风险，特别是空腹时服用含烟酸的补充剂。因此，在制定烟酸的 UL 时应考虑以潮红反应作为判定烟酸不良反应的指标。

在食品和补充剂中通常使用烟酸和烟酰胺。早期的研究显示，使用烟酸观察到有害作用（皮肤潮红）的最低剂量（LOAEL）为 50mg/d。设定 UF 为 1.5，制定成年人膳食烟酸的 UL 为 35mg/d。

烟酰胺一般不引起潮红反应。临床上对一些有 1 型糖尿病风险的患者（主要是儿童）使用烟酰胺预防病情发展，剂量高达 3g/d，持续时间长达 3 年以上，未见显著不良效应。从这些用敏感肝功能和葡萄糖体内稳态标志物的研究报道综合得出的 NOAEL 约为 25mg/(kg·bw)每天。考虑到烟酰胺的生理功能,及其作为营养素补充剂的安全性,将 UF 设定为 5,烟酰胺的 UL 为 5mg(kg·bw)每天。成年人平均体重为 61kg,修订烟酰胺的 UL 为 310mg/d。

儿童和青少年组对烟酸的 UL 按代谢体重比从成人 UL 推算。婴儿对烟酸的来源应该是食物,未设定 UL。孕妇及乳母的 UL 与成人相同。

中国居民膳食烟酸参考摄入量见表 1-10-7。

表 1-10-7　中国居民膳食烟酸参考摄入量

人群	EAR/(mgNE·d⁻¹)		RNI/(mgNE·d⁻¹)		UL/(mg·d⁻¹)	
	男性	女性	男性	女性	烟酸	烟酰胺
0 岁~	—	—	2(AI)	2(AI)	—	—
0.5 岁~	—	—	3(AI)	3(AI)	—	—
1 岁~	5	5	6	6	10	100
4 岁~	7	6	8	8	15	130
7 岁~	9	8	11	10	20	180
11 岁~	11	10	14	12	25	240
14 岁~	14	11	16	13	30	280
18 岁~	12	10	15	12	35	310
50 岁~	12	10	14	12	35	310
65 岁~	11	9	14	11	35	300
80 岁~	11	9	13	10	30	280
孕妇	—	+0	—	+0	35	310
乳母	—	+2	—	+3	35	310

七、主要食物来源

烟酸及烟酰胺广泛存在于食物中。植物性食物中存在的主要是烟酸;动物性食物中以烟酰胺为主。烟酸和烟酰胺在肝、肾、瘦畜肉、鱼以及坚果类中含量丰富;乳、蛋中的含量虽然不高,但色氨酸较多,可转化为烟酸。谷类中的烟酸 80%~90%存在于它们的种子皮中,故加工影响较大。玉米含烟酸并不低,甚至高于小麦粉,但以玉米为主食的人群容易发生癞皮病。其原因:①玉米中的烟酸为结合型:不能被人体吸收利用;②色氨酸含量低:如果用碱处理玉米,可将结合型的烟酸水解成游离型的烟酸,易被机体利用。有些地区的居民,虽然长期大量食用玉米,由于食物的玉米经过处理,已形成游离型,并不患癞皮病。我国新疆地区曾用碳酸氢钠(小苏打)处理玉米以预防癞皮病,收到了良好的预防效果。

第五节　泛　酸

泛酸(pantothenic)又名维生素 B₅ 和遍多酸(本多生酸、鸡抗皮炎因子,属于水溶性 B 族维生素),因广泛存在于自然界,故被命名为泛酸。1931 年,Ringrose 发现用限定的食物喂小鸡时,小鸡皮肤出现类似癞皮病的损伤,用猪肝提取物可防治此病。此种化合物在分离提取时不能被漂白土吸附,仍留在滤液中,故称之为"滤过因子"。1933 年,Williams 在另一项研究中发现有一种成分不详的物质能够刺激酵母生长,因为这种物质分布广泛而称之为泛酸,于 1939 年,Williams 从肝中分离出此种化合物,随后证明滤过因子中含有泛酸。1940 年泛酸被人工合成成功。

1950 年证明泛酸是辅酶 A 的一个组成成分,是磺胺类

和胆碱乙酰化必需的辅因子。20 世纪 60 年代中期,又发现泛酸也是酰基载体蛋白(acyl carrier protein,ACP)分子的构成部分,在代谢中起转移酰基的作用,对于各种组织的内源代谢、能量交换都很重要。

一、理化性质与体内分布

泛酸是由泛解酸和 β-丙氨酸与 α,γ-二羟-β-β-二甲基丁酸用肽键连接组成的一种化合物,分子式为 $C_9H_{17}O_5N$,分子量为 219,有旋光性,仅 D 型有生物活性。消旋泛酸具有吸湿性和静电吸附性。其结构式如下:

$$\begin{matrix} & H & CH_3OHO & H & H & H \\ HO-C-C-C-C-N-C-C-COOH \\ & H & CH_3H & H & H \end{matrix}$$

泛酸

泛酸为淡黄色黏稠油状物,溶于水和醋酸,在中性溶液中较稳定,但易被酸、碱和长时间(2~6 天)的干热所破坏。常用泛酸为其钙盐,呈白色粉状晶体,微苦,可溶于水,对光及空气稳定,但在 pH 5~7 的水溶液遇热可被破坏。

泛酸几乎存在于所有的活细胞中,在原核生物、真菌、霉菌和植物的细胞内可以通过酶促反应合成。泛酸广泛分布于人体各组织,以肝、肾上腺、肾、脑、心和睾丸中的浓度最高。血浆浓度为 0.15~0.73μmol/L,全血中的总泛酸浓度为 0.91~2.74μmol/L。

二、吸收与代谢

食物中的泛酸大多以辅酶 A(CoA)或酰基载体蛋白(ACP)的形式存在。它们在肠内降解,首先释放出 4-磷酸泛酰巯基乙胺,之后再脱磷酸产生泛酰巯基乙胺,在肠内

硫基乙胺酶的作用下,迅速转变为泛酸(图1-10-9)。食物中泛酸的生物利用率约40%~60%。泛酸的吸收有两种形式,低浓度时,通过主动转运吸收;高浓度时,通过简单的

扩散吸收。血浆中的泛酸主要为游离型,红细胞内的泛酸则以辅酶A的形式存在。泛酸进入细胞时靠一种特异的载体蛋白转运。

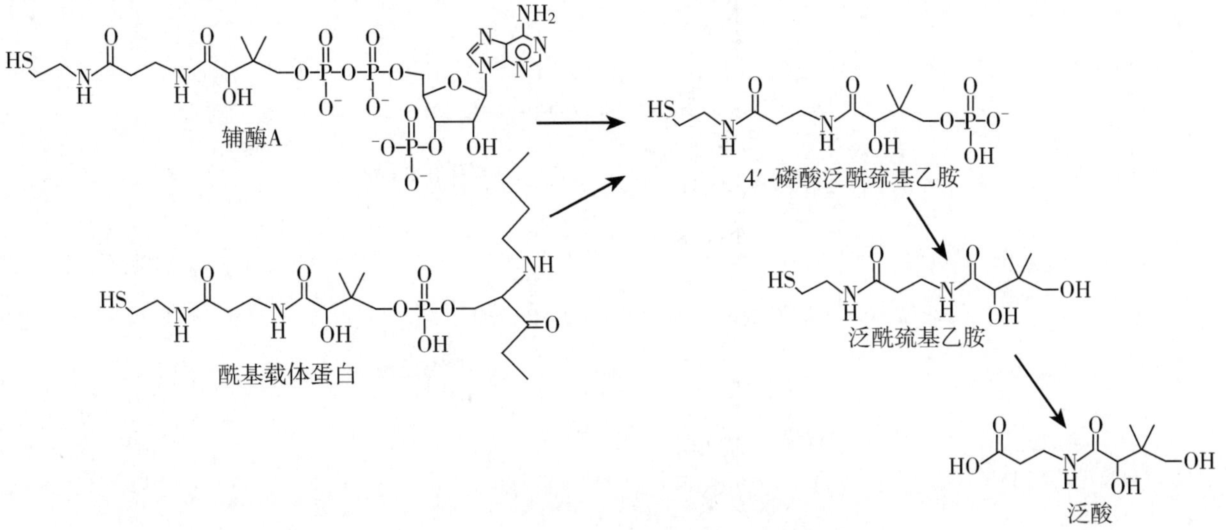

图 1-10-9　食物中的辅酶释放出泛酸的过程
引自:Gerald F,Combs Jr. 维生素:营养与健康基础. 第3版. 张丹参,杜冠华,译. 北京:科学出版社,2009.

泛酸的主要作用是参与 CoA 和 ACP 的合成,泛酸激酶是 CoA 和 ACP 合成反应的关键酶,4'-磷酸泛酸形成后,在半胱氨酸合成酶的作用下,生成 4'-磷酸泛酰半胱氨酸。后经脱羧酶和腺苷酸转移酶的作用,生成脱磷酸 CoA,在脱磷酸 CoA 激酶的作用下生成 CoA(图 1-10-10)。

泛酸通过肾排出体外,排出形式有游离型泛酸及 4-磷酸泛酸盐,人体每天的泛酸排出量约 5mg。过量的泛酸会立即从尿中排出,排出体外的泛酸大部分为游离型,有些也以 4-磷酸泛酸盐的形式排泄,还有一部分泛酸被完全氧化,以 CO_2 的形式从肺呼出。

泛酸在血浆中以游离酸的形式转运,红细胞以 CoA 形式携带相当数量的泛酸。泛酸通过 Na^+ 依赖的特异性载体蛋白介质(多维生素转运体或称泛酸透酶,SMVT)的主动转运过程转运进细胞。泛酸被细胞吸收后,大部分转变为 CoA;泛酸在体内分布于肝、肾、脑、心脏、肾上腺、睾丸等组织中。

三、生理功能

泛酸的主要生理功能是构成辅酶 A 和酰基载体蛋白,并通过它们在代谢中发挥作用。辅酶 A(HSCoA)由泛酸、硫基乙胺、腺嘌呤、核糖和三分子磷酸组成,辅酶 A 的主要作用是传递酰基,为酰基的受体和供体,参与体内任何一个有乙酰基形成或转移的反应。酰基载体蛋白作为脂肪酸合成酶复合体的组成部分参与脂肪酸的合成。

(一)对神经系统的作用

有研究发现,泛酸参与脑部合成神经肌肉信使及褪黑激素,也是形成神经冲动传导物质-乙酰胆碱所必需的,当机体处于应激或饥饿状态时,泛酸还可以协助脑部酮体的

生成与利用,以酰基 CoA 形式在胞液、网状内皮组织系统、线粒体和细胞核中发挥作用。

(二)对蛋白质、脂肪和碳水化合物代谢的影响

泛酸作为 CoA 的组成部分参与体内碳水化合物、脂肪和蛋白质的代谢。CoA 可在脂肪酸的合成中转移乙酰基(或 C2),使得棕榈酸(C16)在 CoA 参与下转变成硬脂酸(C18)。酰基载体蛋白作为脂肪酸合成酶复合体的组成部分参与脂肪酸的合成。酰基载体蛋白的辅基为 4-磷酸泛酰硫基乙胺,其 4-磷酸端与 ACP 蛋白部分中的丝氨酸残基借磷酸酯键相连,另一端含有硫基,可与脂酰基间形成硫酯键,借以携带合成的脂酰基从一个酶到另一个酶参加反应,从而使脂肪酸链不断延长。

(三)参与血红素的形成

血红素由甘氨酸、琥珀酰辅酶 A 及铁这三种原料合成,因此,泛酸参与血红素的合成。

(四)其他方面的作用

泛酸发现之初,人们就意识到泛酸对于毛发或皮肤具有重要作用,因此,泛酸也被称为"抗皮炎因子"。泛酸还参与类固醇激素、维生素 A 和维生素 D 的合成,以及卟啉和卟啉环的生成。

四、缺乏与过量

(一)缺乏

由于泛酸在动植物食物中广泛存在,故缺乏病很少发生。除了长期食用缺乏泛酸的半合成膳食或使用泛酸拮抗剂等情况之外,因食物中含量差异较大,且加工、烹调中损失明显,故膳食调配不合理加之烹调加工不当或食物供应缺乏时,可能引起泛酸摄入减少,发生缺乏病。

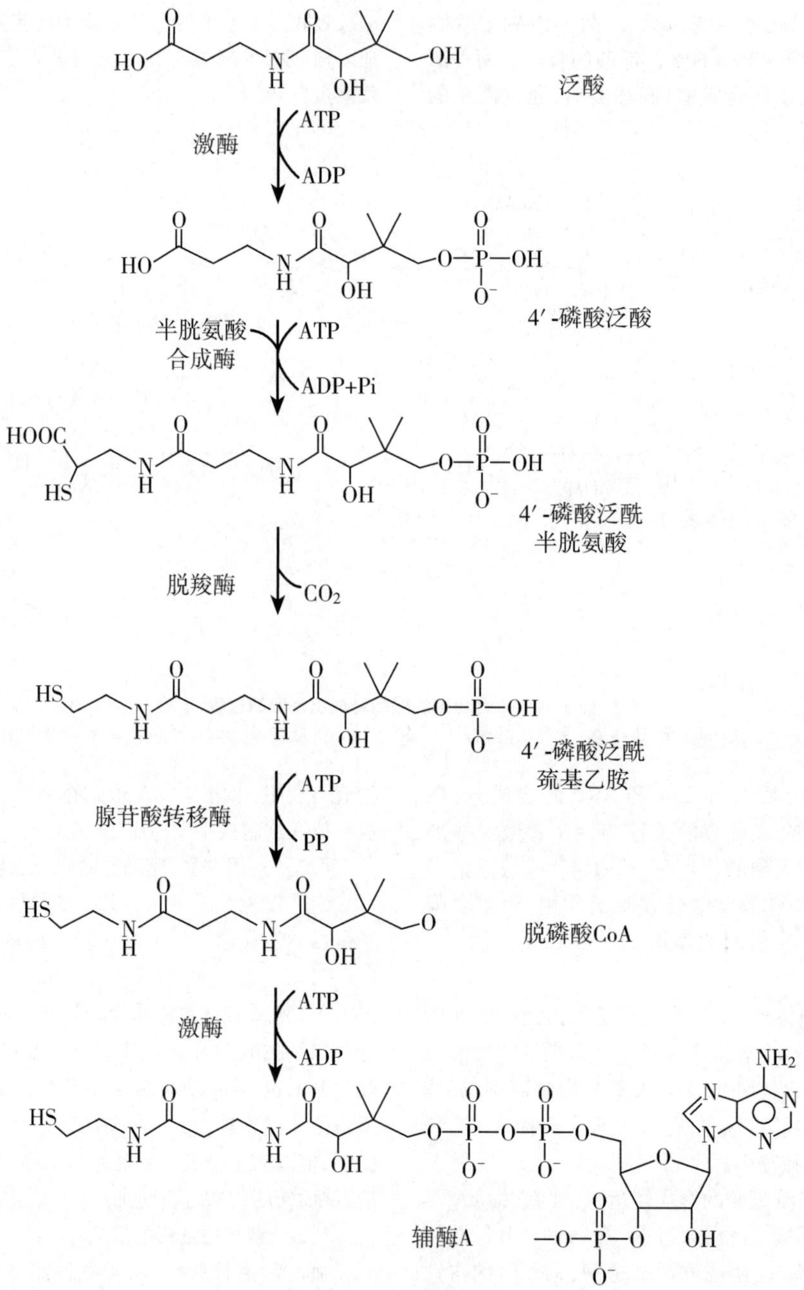

图 1-10-10　泛酸参与辅酶 A 生物合成的过程

引自：Gerald F，Combs Jr. 维生素：营养与健康基础. 第 3 版. 张丹参，杜冠华，译. 北京：科学出版社，2009.

CoA 和 ACP 广泛参与到各种生理代谢，所以泛酸缺乏会影响到许多系统的生理功能，如可引起机体代谢障碍，常见影响是脂肪合成减少和能量产生不足。啮齿类动物缺乏时可见生长迟缓、不孕、流产，皮肤可见鳞皮症、毛发褪色、脱毛等，可伴随神经肌肉疾病、胃肠功能失调、肾上腺皮质功能不全等。鸡缺乏可见皮炎、眼睑肿胀、长壳、羽毛减少、脂肪肝、胸腺坏死、脊髓索中的轴索和髓磷脂变性等。

人类因膳食因素引起的泛酸缺乏症很罕见。个别病例见于严重营养不良患者及使用代谢拮抗剂 ω-甲基泛酸的患者。其主要表现是：烦躁不安、食欲减退、消化不良、腹痛、恶心、头痛、精神抑郁、意志消沉、疲倦无力、手足麻木和刺痛、臂和腿抽筋、麻木、脚有烧灼感等，同时应激反应增强、抗体产生减少、对胰岛素的敏感度增强而导致低血糖等。补充大量泛酸后这些症状和体征好转。

（二）过量

泛酸的毒性很低，给动物 100 倍需要量的剂量，未见有明显的毒副作用。人体对泛酸有很好的耐受性，偶尔会有轻度的腹泻。青年男性每日摄入 10g 泛酸钙 6 周，未见毒副作用。其他研究显示，每日摄入 10~20g 时，可偶尔引起腹泻和水潴留。近有报道，泛酸摄入过多可影响生物素的转运，因为体外实验发现，泛酸和生物素共用一个细胞转运载体，泛酸过多能使生物素转运受阻。

五、营养状况评价

泛酸的营养状况评价目前主要依据尿排出量及血中泛酸含量。食物、血和尿液中含有一定量的结合型泛酸，其浓度测定结果的差异较大，与所用的水解酶种类不同及样品被酶消化的程度不同有关。

尿中泛酸排出量与摄入水平呈相关关系，正常膳食的成年人，尿中泛酸排出量约 2~7mg/d，若排出量<1mg/d，一般认为泛酸缺乏或不足。

血液中的泛酸主要以 CoA 形式存在红细胞中，正常全血泛酸浓度为 2mg/L 左右，如果浓度<1mg/L，可认为泛酸摄入不足或缺乏。红细胞泛酸含量比全血更能反映泛酸营养状况。

六、膳食参考摄入量

目前的研究资料还不能准确确定婴儿、儿童和成人的泛酸需要量，仅能从膳食摄入水平得出泛酸的 AI 值。

美国膳食推荐摄入量资料显示，膳食泛酸摄入量成人 RDA 为 4~7mg/d，3~5 岁儿童为 4~5mg/d，0~6 个月婴儿根据乳的摄入量和泛酸含量计算（平均每日摄乳量为 0.75L，乳中泛酸含量为 2.2mg/L）为 1.7mg/d，孕妇为 5.3mg/d ±1.7mg/d。乳母的摄入量为 5~6mg/d，但是母体血中的泛酸浓度较低，因此，需加上乳中分泌的 1.65mg/d，才能满足乳母对泛酸的需要。日本膳食泛酸推荐摄入量显示，成人 AI 为 4~5mg/d，6~17 岁青少年 AI 为 5~7mg/d，3~5 岁儿童 AI 为 4mg/d，0~6 个月婴儿 AI 为 3~4mg/d，孕妇和乳母 AI 为 5mg/d。

目前尚未发现口服泛酸对人和动物有不利影响，缺乏泛酸的毒理资料，不能对泛酸作出危险性的定量评价，不能确定可耐受最高摄入量（UL）。

中国居民膳食泛酸适宜摄入量见表 1-10-8。

表 1-10-8　中国居民膳食泛酸参考摄入量/(mg·d⁻¹)

人群	AI	人群	AI
0 岁~	1.7	11 岁~	4.5
0.5 岁~	1.9	14 岁~	5.0
1 岁~	2.1	18 岁~	5.0
4 岁~	2.5	孕妇	+1.0
7 岁~	3.5	乳母	+2.0

七、主要食物来源

泛酸广泛分布于食物之中，含量可因食物的种类、加工方法不同而有差异。苜蓿干草、花生饼、糖蜜、酵母和小麦麸中含量丰富，谷物的种子及其副产物中含量也较多，但含量要低于前者。来源最丰富的食品是动物的肝、肾、鸡蛋黄、坚果类、蘑菇等，其次为大豆粉、小麦粉、菜花、鸡肉等，蔬菜与水果中含量相对较少。

第六节　叶　酸

叶酸（folic acid）曾被称为维生素 M、维生素 Bc、U 因子（factor U）、wills 因子（Wills factor）、干酪乳杆菌生长因子（lactobacillus casei factor），属于 B 族维生素。1930 年英国科学家 Lucy Wills 从酵母中得到一种可以治疗营养性巨细胞贫血的一种新的因子，后来人们发现这种因子与从肝中提取出的抗恶性贫血病因子不同，因此把它命名为"Wills"因子。1941 年，Mitchel 在研究微生物生长条件时，从菠菜叶中分离出一种可以促进乳酸杆菌生长的因子，并把它称为叶酸。1945 年科学家鉴定并合成了蝶酰谷氨酸，证实历史上发现的这些因子活性成分本质上都是蝶酰谷氨酸或其衍生物，因此统称为叶酸。

叶酸在膳食中的重要性逐渐被认识，特别是叶酸与出生缺陷、叶酸与心血管疾病、叶酸与肿瘤、叶酸与老年痴呆等的研究逐步深入。美国自 1998 年起强制规定在某些谷物食品中强化叶酸（FDA 规定谷物食品强化叶酸 1.4mg/kg），可见对叶酸的重视。中国从 2010 年开始在全国范围向育龄妇女推广叶酸补充剂，以预防神经管缺陷。

一、结构与性质

叶酸的结构是由一个 2-氨基-4-羟基蝶啶，通过一个亚甲基桥与对氨基苯甲酸相邻结成为蝶酸（蝶吟酰），再与一个或多个谷氨酸结合而成。化学名称为蝶酰谷氨酸（pteroylglutamic acid，PGA 或 pteGlu）。分子式为 $C_{19}H_{19}N_7O_6$，相对分子质量为 441.4，结构式见图 1-10-11。

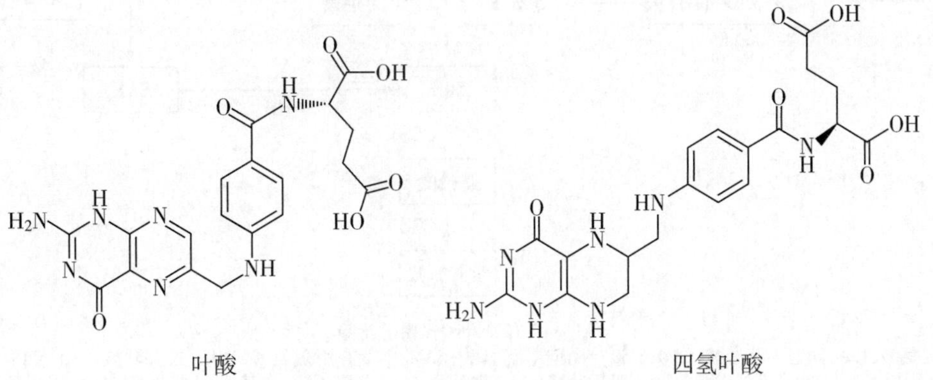

叶酸　　　　　　　　　　四氢叶酸

图 1-10-11　叶酸和四氢叶酸结构式

叶酸是一组与蝶酰谷氨酸功能和化学结构相似的一类化合物的统称,其英文名称除 folic acid 以外,其他名称有 folate、folates 和 folacin,一般可以互用。这些化合物可具有蝶呤的不同还原型,如 7,8-二氢叶酸,5,6,7,8-四氢叶酸,其中四氢叶酸是其活性形式;可具有不同的一碳加成物,在 N-5 或 N-10 位与上四氢叶酸(THF)结合;可具有以 γ-羧酰胺连接的数量不等的谷氨酸(7~11 个)。

叶酸为黄色或橙黄色的晶体或结晶粉末,无臭无味,不溶于冷水,稍溶于热水,熔点 250℃,其钠盐易于溶解。微溶于甲醇,不溶于乙醇、丁醇、醚、丙酮、氯仿和苯等有机溶剂。叶酸对热、光线、酸性溶液均不稳定,在 pH<4 的溶液中温度超过 100℃即分解。在碱性和中性溶液中对热稳定。因此,叶酸必须密封、避光、低温保存。食物中的叶酸烹调加工后损失率可达 50%~90%。

二、吸收与代谢

膳食中的叶酸大约有 3/4 与多个谷氨酸相结合。这种与多个谷氨酸结合的叶酸不易被小肠吸收,在吸收之前必须经小肠黏膜细胞分泌的 γ-谷氨酸酰基水解酶(结合酶)分解为单谷氨酸叶酸,才能被吸收,单谷氨酸叶酸因分子小,可直接被肠黏膜吸收,也可以通过叶酸转运蛋白吸收,叶酸结构中含谷氨酸分子越多,则吸收率越低,例如,含 7 个谷氨酸分子的多谷氨酸叶酸吸收率仅 55%左右。一般膳食中总叶酸的吸收率约为 70%。强化食品或补充剂中的叶酸是单谷氨酸叶酸,强化食品中叶酸生物利用率可达 85%,补充剂叶酸生物利用率可高达 100%。

叶酸的吸收过程是由载体介导的主动转运过程,受 pH、能量等因素影响,最适 pH 为 5.0~6.0。2006 年,Andong Qiu 等人发现了肠内的质子耦联叶酸转运体(PCFT),并发现编码该蛋白的基因突变而丧失功能是导致遗传性叶酸吸收不良发生的分子机制。以单谷氨酸盐形式大量摄入时则以简单扩散为主。人体储存叶酸的能力有限,大部分叶酸吸收后不能在体内长时间停留。

早期研究认为叶酸在肠道中进一步被叶酸还原酶还原,在维生素 C 与 NADPH 参与下,先还原成二氢叶酸,再经二氢叶酸还原酶作用,在 NADPH 参与下,还原成具有生理作用的四氢叶酸。它是体内生化反应中一碳单位的传递体。四氢叶酸以携带一碳单位形成 5-甲基四氢叶酸、亚甲基四氢叶酸等多种活性形式发挥生理作用(图 1-10-12)。但最新的研究表明,机体摄入的叶酸在肠道内转化代谢的比例非常低,约 80%的叶酸未经代谢以最初的形式到达肝脏门静脉,相反地,绝大部分 5-甲酰基四氢叶酸(约 96%)可在肠道内代谢为 5-甲基四氢叶酸而后进入血液循环(图 1-10-13)。这表明,人体摄入的叶酸主要在肝脏而非肠道代谢转化,但由于肝脏中二氢叶酸还原酶的活性较低,当大量摄入叶酸而超过肝脏的代谢能力时可导致血液中未代谢叶酸(unmetabolized folic acid)的富集。5-甲基四氢叶酸是体内叶酸的主要形式,约占 80%,通过门静脉循环进入肝脏,在肝脏中通过合成酶作用重新转变成多谷氨酸衍生物后贮存。肝脏是叶酸的主要贮存部位,贮存量约为 7.5mg±2.5mg,亦有报道为 6~14mg(Whitehead,1973)及 11mg(Hoppnber,1980)。肝内叶酸占体内叶酸总量的 50%左右。当贮存于肝脏及其他组织中的多谷氨酸叶酸释放入血液后,又被结合酶水解为单谷氨酸叶酸,并与血浆蛋白相结合。肝脏每日释放约 0.1mg 叶酸至血液,以维持血浆叶酸水平,人类血浆叶酸水平一般在 10~30nmol/L 左右。

维生素 C 和葡萄糖可促进叶酸吸收。锌作为叶酸结合的辅助因子,对叶酸的吸收亦起重要作用。动物实验研究表明,缺锌不利于游离叶酸的吸收,低锌低叶酸组的血清叶酸水平低于正常锌低叶酸组,缺锌可降低结合酶的活性,并可能通过减少结合酶的量而降低对叶酸的吸收。最新的研究表明,n-3 多不饱和脂肪酸可通过调控叶酸通路中关键酶的表达(如 MTHFR、CBS、CSE 等)进而促进叶酸的代谢(图 1-10-12)。

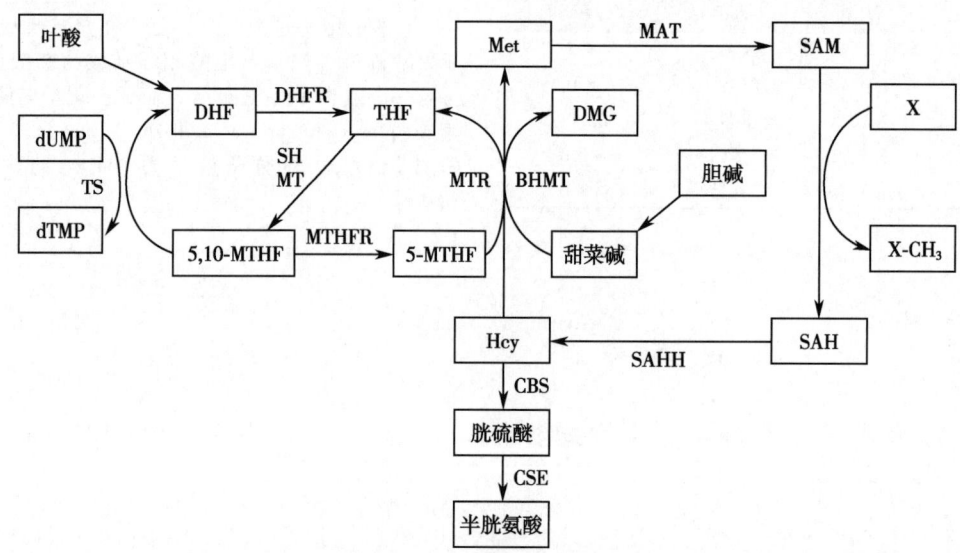

图 1-10-12　叶酸代谢通路图

注:Met,甲硫氨酸;Hcy,同型半胱氨酸;SAH,S-腺苷同型半胱氨酸;SAM,S-腺苷甲硫氨酸;DHF,二氢叶酸;THF,四氢叶酸;5,10-MTHF,5,10-亚甲基四氢叶酸;5-MTHF,5-甲基四氢叶酸;CBS,胱硫醚-β-合成酶;CSE,胱硫醚-γ-裂解酶;MAT,甲硫氨酸腺苷基转移酶;SAHH,S-腺苷同型半胱氨酸水解酶;BHMT,甜菜碱-同型半胱氨酸甲基转移酶;SHMT,丝氨酸羟基甲基转移酶;MTR,5-甲基四氢叶酸-同型半胱氨酸甲基转移酶;TS,胸苷酸合成酶;DHFR,二氢叶酸还原酶;DMG,二甲基甘氨酸

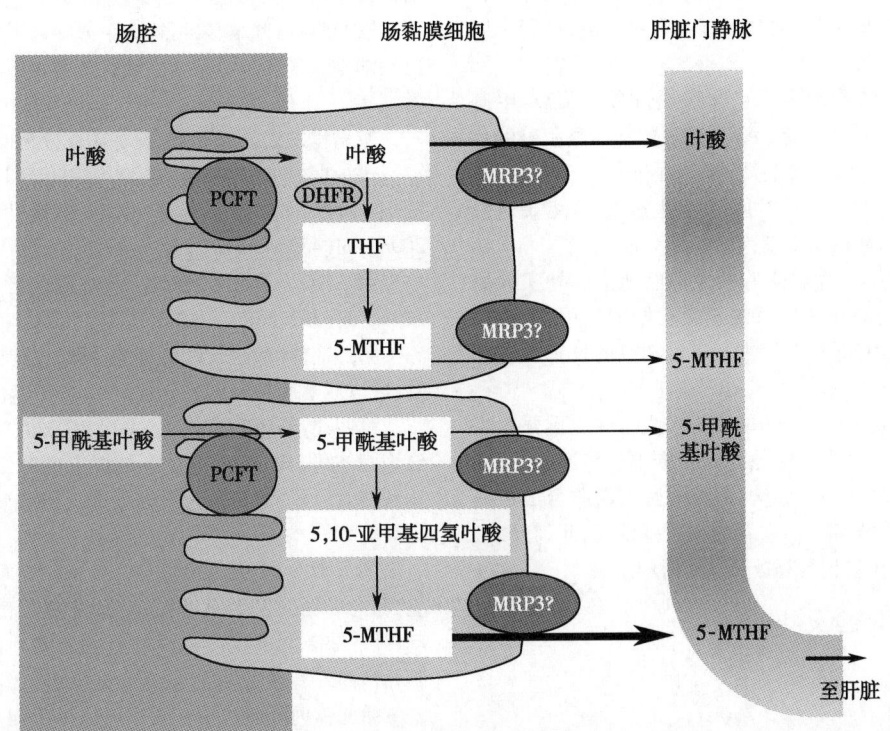

图 1-10-13　叶酸在肠道内的吸收与代谢

注：MRP3，多药耐药蛋白 3；DHFR，二氢叶酸还原酶；THF，四氢叶酸；5-MTHF，5-甲基四氢叶酸；PCFT，质子耦联叶酸转运蛋白

引自：Patanwala I，King MJ，Barrett DA，et al. Folic acid handling by the human gut：implications for food fortification and supplementation Am J Clin Nutr. 2014；100（2）：593-599.

不利于叶酸吸收及代谢的因素包括经常饮酒、吸烟、饮茶、饮咖啡及服用某些药物等。动物实验发现乙醇可干扰叶酸代谢，并可使二氢叶酸还原酶活性下降及红细胞叶酸含量降低。乙醇还可降低叶酸代谢通路中 MTR 酶的活性。饮酒及饮咖啡均可降低维生素 B_6 的水平进而影响依赖于维生素 B_6 的叶酸代谢途径。研究发现，吸烟会导致血浆叶酸水平下降，吸烟者的叶酸需求增加，低叶酸摄入吸烟者患食管癌的风险是高叶酸摄入非吸烟者的 8 倍。随机对照实验表明，饮茶可使叶酸的生物利用度降低 17.9%～39.9%。药物对叶酸代谢和吸收的影响包括多个方面，如口服避孕药因含有雌激素能降低结合酶的活性而阻碍叶酸吸收，使血液叶酸水平下降。抗惊厥药物如苯巴比妥、苯妥英钠等可抑制叶酸的吸收，血清叶酸与血清抗惊厥药物水平间成负相关。阿司匹林可降低叶酸与血浆蛋白质的结合能力，使游离型叶酸增多，贮存型叶酸减少而使叶酸排出量增加。还有一些抗叶酸药物如氨蝶呤、乙胺嘧啶、甲氧苄啶等，可抑制二氢叶酸还原酶，使二氢叶酸不能转变为四氢叶酸。抗癫痫药物丙戊酸钠等可抑制叶酸代谢通路中一系列酶的表达。一些抗癌药则可干扰 DNA 的合成。

叶酸通过尿液、粪便及胆汁排出。叶酸在尿中的主要代谢产物是乙酰氨基苯甲酰谷氨酸，通过肾小球滤过的叶酸多数可在肾小管近端再吸收。从胆汁排出的叶酸也可通过肝肠循环在小肠被重吸收，因此叶酸的排出量很少。而粪便排出的叶酸由于肠道细菌可合成叶酸而难以确定。

成人叶酸的丢失量平均为 60μg/d 或 1μg/kg。叶酸营养状况适宜的人，当膳食中无叶酸摄入时，体内贮存量可维持至少 3 个月不出现缺乏。

三、生理功能

叶酸在肠壁、肝脏及骨髓等组织中，经叶酸还原酶作用，还原成具有生理活性的四氢叶酸。四氢叶酸的主要生理作用在于它是体内生化反应中一碳单位转移酶系的辅酶，起着一碳单位传递体的作用。四氢叶酸分子式中第 5，10 两个氢原子即为一碳单位的传递体。所谓一碳单位，是指在代谢过程中某些化合物分解代谢生成的含一个碳原子的基团，如甲基（CH_3）、亚甲基（—CH_2）、次甲基或称甲烯基（=CH—）、甲酰基（—CHO）、亚胺甲基（—CH=NH）等，组氨酸、丝氨酸、甘氨酸、蛋氨酸等均可供给一碳单位，这些一碳单位从氨基酸释出后，以四氢叶酸作为载体，参与其他化合物的生成和代谢，主要包括：

1. 参与核酸合成　叶酸在磷酸戊糖途径中参与 5-磷酸核糖生成次黄嘌呤核苷酸（IMP）的过程并在此过程中参与甘氨酰胺核苷酸（GAR）和 5-氨基-4 咪唑羧酰胺氨基酸（AICAR）的甲酰化反应；另外，叶酸与脱氧尿嘧啶核苷酸一磷酸（dUMP）到脱氧胸腺嘧啶核苷酸一磷酸（dTMPd）的合成有关。从而参与 DNA 与 RNA 的合成。

2. 参与氨基酸代谢　参与氨基酸之间的相互转化，充当一碳单位的载体，如丝氨酸与甘氨酸的互换（亦需维生素 B_6）、组氨酸转化为谷氨酸、同型半胱氨酸与蛋氨酸之间的互换(亦需维生素 B_{12})等。

3. 参与血红蛋白及重要的甲基化合物合成,如肾上腺素、胆碱、肌酸等。

4. 参与神经递质的合成 叶酸通过参与 DNA 甲基化,维持脑内维生素 B_{12}、蛋氨酸、L-酪氨酸和乙酰胆碱的代谢反应,促进脑内重要神经递质的正常合成。

5. 预防恶性贫血 叶酸可以和维生素 B_{12} 一起促进骨髓红细胞生成,预防巨幼红细胞性贫血。

6. 提高免疫力 动物实验和人淋巴细胞体外实验研究发现,叶酸具有维持免疫系统正常功能的作用,提高动物和人的抗菌能力,促进淋巴细胞正常功能的发挥及抗体的合成。

由此可见,叶酸携带一碳单位的代谢与许多重要的生化过程密切相关。体内叶酸缺乏则一碳单位传递受阻,核酸合成及氨基酸代谢均受影响,而核酸及蛋白质合成正是细胞增殖、组织生长和机体发育的物质基础,因此,叶酸对于细胞分裂和组织生长具有极其重要的作用。

四、缺乏与过量

(一)缺乏

1. 缺乏原因

(1)摄入不足:偏食使膳食中叶酸不足或烹调加工时间过长或温度过高造成叶酸损失。

(2)吸收利用不良:吸烟、酗酒、腹泻、小肠炎症、肿瘤、手术,以及使用某些二氢叶酸还原酶拮抗剂药物、先天性酶缺陷、维生素 B_{12} 及维生素 C 缺乏等均影响叶酸的吸收、利用。

(3)需要量增加:婴幼儿、青少年、孕妇、乳母以及代谢率增加等情况下(如甲状腺功能亢进、慢性感染、肿瘤等)叶酸需要量增加,使叶酸摄入相对不足。

(4)排出量增加:酗酒、血液透析等可使叶酸排出增加。

(5)糖尿病妊娠可抑制叶酸结合蛋白的表达,阻碍叶酸由母亲向胚胎的转运,导致胚胎叶酸缺乏。

(6)相关基因的突变可降低叶酸的生物利用度进而导致叶酸缺乏:研究表明,MTHFR 677C>T 多态位点 TT 基因型可减弱血浆及红细胞中叶酸水平对增补叶酸的应答。

2. 缺乏表现

(1)巨幼红细胞贫血:叶酸缺乏时导致 DNA 合成受阻,使细胞周期停止,首先影响细胞增殖速度较快的组织。红细胞为体内更新较快的细胞,平均寿命为 120 天。红细胞的形成需经过有核幼细胞、无核网织红细胞到成熟红细胞的成熟过程。当叶酸缺乏时,骨髓中幼红细胞分裂增殖速度减慢,停留在巨幼红细胞阶段而成熟受阻,细胞体积增大,核内染色质疏松。骨髓中大的、不成熟的红细胞增多。叶酸缺乏同时引起血红蛋白合成减少,形成巨幼红细胞贫血。

患者表现为头晕、乏力、精神萎靡、面色苍白,并可出现"牛肉舌",可伴舌痛、食欲下降以及腹泻、腹胀、便秘等消化系统症状,易怒、妄想等精神症状和共济失调或步态不稳、对称性远端肢体麻木、深感觉障碍等神经系统表现。

血象检查可见患者血中粒细胞减少,中性粒细胞体积增大,核肿胀且分叶增多,可达 5 个分叶以上。外周血中出现巨幼细胞。骨髓象可见增生活跃或明显活跃。骨髓铁染色常增多。

按病程发展,巨幼红细胞贫血可分为四个阶段:

第一期:早期负平衡,血清叶酸低于 3ng/ml(6.8nmol/L),体内叶酸贮备不受影响,红细胞叶酸含量仍大于 200ng/ml(453.3nmol/L)。

第二期:血清和红细胞叶酸都减少,红细胞叶酸低于 160ng/ml(362.67nmol/L)。

第三期:叶酸缺乏性红细胞生成,表现为 DNA 合成不足,脱氧尿嘧啶抑制试验异常。

第四期:临床叶酸缺乏,表现为巨幼红细胞贫血,平均红细胞体积(MCV)上升。半数以上的叶酸缺乏者由于未达到贫血阶段,常易漏诊。叶酸缺乏可在贫血几个月前就出现。

(2)对孕妇和胎儿的影响:叶酸缺乏可使孕妇先兆子痫、胎盘早剥的发生率增高;胎盘发育不良导致自发性流产;叶酸缺乏尤其是患有巨幼红细胞贫血的孕妇,易出现胎儿宫内发育迟缓、早产及新生儿低出生体重。

胎儿体内叶酸水平一般比母体高 3~4 倍,这是由于叶酸的母婴转运是一个主动转运过程,胎盘含有叶酸的高亲和受体。但当母亲体内叶酸水平低时,其胎儿体内叶酸贮备亦少,出生后的迅速生长使叶酸很快消耗尽,不仅可影响婴儿的生长和智力发育,且较一般婴儿易出现巨幼红细胞贫血。

孕早期叶酸缺乏可引起胎儿神经管畸形。神经管畸形(neural tube defect,NTD)是指由于胚胎在母体内发育至第 3~4 周时,神经管未能闭合所造成的先天缺陷。主要包括脊柱裂(spina bifida)和无脑(anencephaly)等中枢神经系统发育异常。无脑畸型为严重脑发育不全,并有颅骨缺损,一般于出生前或出生后短时间内死亡。脊柱裂患儿虽可存活,但可造成终生残疾。单独 NTDS 发生率约为 1.4‰~2‰,是世界上第二常见的先天畸形(心脏畸形占首位)。目前世界近 40 个国家每年约发生 240 000 例叶酸可预防的脊柱裂和无脑儿,通过实施叶酸强化或增补叶酸预防的病例数每年大约 22 000 例,仅成功预防了其中的 10% 左右。我国是 NTD 的高发国家,每年有 8 万~10 万例神经管畸形儿出生,且北方高于南方;发病具有明显地域性,全国平均发病率 3‰,北方高发地区为 6‰,南方低发地区为 1‰。

神经管畸形的病因研究自 20 世纪 60 年代即已开始,至 90 年代初已取得突破性进展。1991 年英国医学研究会(MRC)和 1992 年匈牙利 Czeizel 等的研究报道证实了孕早期体内叶酸缺乏是神经管畸形发生的主要原因。妇女在孕前至孕早期及时增补叶酸,可有效预防约 50%~70% 神经管畸形的发生,但是叶酸降低 NTDs 发病率的机制尚不完全清楚。

近年来的研究发现,蛋氨酸与同型半胱氨酸可能在神经管畸形中发挥作用,已有研究对孕妇进行蛋氨酸负载试验,发现已生育过神经管畸形儿的妇女全血同型半胱氨酸水平显著高于正常孕妇,而血液叶酸水平无显著差异。由此提出蛋氨酸-同型半胱氨酸代谢发生障碍,导致血中同型半胱氨酸含量增高,可能与神经管畸形的病因有关。也有研究发现,高同型半胱氨酸血症可干扰胚胎细胞周期,甚至诱导其凋亡,也会导致甲基供体水平降低或使甲基转移酶抑制剂增加来干扰 DNA 甲基化过程,影响神经元和胚胎的发育。还有研究表明 NTDs 的发生与叶酸相关代谢基因有关,如 5,10-亚甲基四氢叶酸还原酶(MTHFR)基因能够促使同型半胱氨酸向蛋氨酸转化,丝氨酸甲基转移酶基因(SHMT)可促使丝氨酸转化为甘氨酸同时降低同型半胱氨酸(图 1-10-13)。研究表明,MTHFR 677C>T 多态位点 T 等位基因与 NTDs 的发病风险成显著正相关,即便孕妇增补叶酸该相关性仍然成立;MTHFR 1298A>C 多态位点基因突变可降低 MTHFR 的酶活性,该位点 C 等位基因与 NTDs 的发病风险显著正相关。此外,BHMT、CBS、MTRR、MTH-FD1、MTHFD2、SHMT1、FOLH1、RFC1、SARDH 、PEMT、GART、and TYMS、MTR、SCF19M1 等与叶酸代谢相关基因的突变也与 NTDs 的发生密切相关。

流行病学研究表明,我国育龄妇女体内叶酸缺乏较普遍。国家卫生计生委在 2013 年对中国内地除西藏自治区以外的 30 个省(直辖市、自治区)的 55 个县(市/区)的产后 0~24 个月的乳母进行叶酸缺乏状况调查发现,我国乳母叶酸缺乏率为 3.0%,大城市、中小城市、普通农村和贫困农村乳母的叶酸缺乏率分别为 0.3%、1.3%、6.0%、3.2%;少数民族乳母叶酸缺乏率为 6.3%,汉族乳母叶酸缺乏率为 2.4%,北方地区乳母叶酸缺乏率为 6.2%,南方地区乳母叶酸缺乏率为 0.4%。也有研究发现,一年四季中冬春季缺乏率高于夏、秋季(冬季为 32.5%、春季 41.5%、夏季 18.4%、秋季 29.8%)。这一分布特点与我国神经管畸形发生的分布特点相吻合,即北方高于南方,农村高于城市,夏秋季高于冬春季。

据国内外文献报道,即使是营养良好的妇女,孕期血清和红细胞叶酸含量均随妊娠进程逐渐降低。对北京、重庆、西安、苏州、武汉、海南等地孕妇早、中、晚期血清叶酸水平的调查研究发现孕妇血清叶酸水平随着孕周的增加呈下降趋势,且血清叶酸缺乏率随着妊娠进程逐渐增高。

关于神经管畸形患儿母亲的血液叶酸水平,一些研究发现其红细胞叶酸含量明显低于正常孕妇,但血清叶酸含量并不比正常孕妇低,表明神经管畸形的发生可能与孕期体内叶酸代谢的变化及叶酸贮存状况关系更加密切,而与反映近期叶酸摄入状况的血清叶酸水平关系相对较小。

(3)高同型半胱氨酸血症:蛋氨酸在 ATP 的作用下,转变成 S-腺苷蛋氨酸(活性蛋氨酸),S-腺苷蛋氨酸供出一个甲基后,形成同型半胱氨酸(homocysteine,Hcy)。同型半胱氨酸可在蛋氨酸合成酶(MS)的作用下,以维生素 B_{12} 为辅助因子,与 5-甲基四氢叶酸提供的甲基发生甲基化后,又重新合成蛋氨酸,参与体内蛋白质代谢。而 5-甲基四氢叶酸则转变为四氢叶酸,四氢叶酸再与其他代谢过程中生成的甲基结合,先形成 5,10-亚甲基四氢叶酸,再转换形成 5-甲基四氢叶酸。上述叶酸与蛋氨酸代谢途径一旦发生障碍,可导致高同型半胱氨酸血症的发生。高同型半胱氨酸

血症与冠状动脉硬化性心脏病、高血压、2 型糖尿病、先天畸形、老年性痴呆、脑血管疾病、抑郁症等疾病的发生发展密切相关,并且可引起体内甲基化反应异常。

(4)肿瘤:叶酸与 DNA 甲基化、DNA 修复和癌基因表达之间存在相互关联。动物研究发现叶酸可影响 DNA 甲基转移酶的表达,同时与多种肿瘤相关基因 CpG 岛甲基化密切相关。最近的人体研究发现,血清叶酸水平低是宫颈癌发生的危险因素,并且低水平叶酸可降低结肠癌的发生。Aune 等历时 8 年病例对照研究发现高膳食叶酸的摄入可降低患大肠癌和食管癌的风险。

(二)过量

叶酸是水溶性维生素,一般超出成人最低需要量(50μg/d)20 倍也不会引起中毒。凡超出血清与组织中和多肽结合的量均从尿中排出。但服用大剂量叶酸(>1mg/d)也可能产生毒性作用,主要包括:

1. 干扰抗惊厥药物的作用 诱发癫痫患者惊厥发作,叶酸和抗惊厥药在肠细胞表面,也可能在大脑细胞表面相互拮抗,大剂量叶酸可促使已用抗惊厥药控制了癫痫症状的患者发生惊厥。有报道快速静注 14.4mg 叶酸,大脑血管内血清叶酸增高数倍,并出现惊厥。

2. 影响锌的吸收 口服叶酸 350mg(793.3μmol/d)可能影响锌的吸收,而导致锌缺乏,使胎儿发育迟缓,低出生体重儿增加。

3. 掩盖维生素 B_{12} 缺乏的早期表现 导致神经系统受损害,由于巨幼红细胞贫血患者大多数合并维生素 B_{12} 缺乏,过量叶酸的摄入干扰维生素 B_{12} 缺乏的早期诊断,有可能导致严重的不可逆转的神经损害。

4. 诱发婴儿哮喘 观察性研究表明,孕期叶酸补充过量(总剂量超过 72 000μg)可升高婴儿哮喘的发病风险。

5. 阻碍子代的精神运动发育 孕期过量补充叶酸可阻碍子代的精神运动发育。

6. 未代谢叶酸在血液循环系统富集 叶酸摄入过量可导致未代谢叶酸(unmetabolized folic acid)在血液循环系统富集,但其对机体的影响尚不清楚。

五、营养状况评价

(一)叶酸摄入量调查

摄入量是评价叶酸营养状况的基础,包括天然食物、强化食物以及补充剂等各种来源的叶酸摄入情况。

(二)生化指标

1. 血清和红细胞叶酸含量 血清叶酸含量反映近期膳食叶酸摄入情况;而红细胞叶酸含量反映体内组织叶酸的贮存状况,是叶酸长期营养状况的重要评价指标。我国于 2018 年颁布 WS/T 600-2018《人群叶酸缺乏筛查方法》,该标准等同采用 WHO 推荐的指标及其界值,即为血清叶酸<4ng/ml(<10nmol/L)和红细胞叶酸<151ng/ml(<340nmol/L);备孕妇女叶酸不足为红细胞叶酸低于 400ng/ml(<906nmol/L)。

2. 血浆同型半胱氨酸含量 当受试者维生素 B_6 及维生素 B_{12} 营养状况适宜时,血浆同型半胱氨酸可作为反映叶酸状况的敏感和特异指标。叶酸缺乏者血中叶酸水平

降低,而血浆同型半胱氨酸含量增高,一般当同型半胱氨酸含量>16μmol/L提示叶酸缺乏。

3. 组氨酸负荷试验　口服组氨酸负荷剂量18小时或24小时尿中亚胺甲基谷氨酸排出量增加。亚胺甲基谷氨酸(formiminoglutamic acid,FIGLU)是组氨酸转化为谷氨酸代谢过程中的中间产物。当叶酸缺乏时,FIGLU由于缺乏一碳单位的传递体而不能转化为谷氨酸,致使尿中排出量增加。但此指标特异性差,应用不普遍。

六、膳食参考摄入量

(一)膳食叶酸当量

1998年美国食品与营养委员会(Food and Nutrition Board,FNB)提出,膳食叶酸参考摄入量以膳食叶酸当量(dietary folate equivalent,DFE)为单位表示。天然食物叶酸的生物利用率为50%,合成叶酸与膳食混合后生物利用率为85%,比纯天然食物叶酸利用率高1.7倍(85/50)。因此,当叶酸补充剂与天然食物混合摄入时,应以DFE计算叶酸摄入量,即膳食叶酸当量DFE(μg)=[天然食物来源叶酸μg+(1.7×合成叶酸μg)]。

(二)AI与RNI

叶酸的RNI除考虑生理需要量外,还需要考虑一些影响因素:①叶酸的生物利用率;②食物中存在的叶酸水解酶抑制因子和结合因子;③不同人群对叶酸的不同需要量等。

1. 成人　膳食EAR的确定主要依据补充研究。O'Keefe(1995)对21~27岁体重在47~67kg的非孕妇女进行了人体代谢研究,分别通过低叶酸膳食(28.9μg/d±3.1μg/d)和叶酸补充剂(剂量分别为170μg/d、270μg/d和370μg/d)每天为受试者提供叶酸200μg、300μg和400μg;其中200μg/d组(即30μg+1.7×170μg=319μg DFE)叶酸摄入量可以维持近半数受试者血清、红细胞叶酸及血浆同型半胱氨酸正常,由此推算成人叶酸EAR为320μg DFE/d。设CV=10%,18岁以上成人RNI为320μg DFE×1.2=384μg DFE/d,修约后为400μg DFE/d。未发现衰老过程影响叶酸的吸收利用,故老年人的叶酸RNI也按400μg DFE/d计。

2. 儿童及青少年　儿童及青少年各年龄段EAR值根据代谢体重法由成人EAR推算取整得出;同样设CV=10%,RNI则为各年龄段EAR的计算值乘以1.2修约后得出,结果见表1-10-9。

3. 孕妇和乳母　为满足母体本身及胎儿生长发育需要,孕妇与非孕妇女相比对叶酸需要量增加。孕妇人群的流行病学研究发现,在普通膳食基础上增加300μg/d叶酸补充剂,可以维持孕妇血清叶酸水平正常且与非孕妇女的叶酸水平相近;而增加100或150μg/d叶酸补充剂(相当于170或255μg DFE,取均数约为200μg DFE),可以维持半数以上孕妇血清叶酸正常,由此推算孕妇叶酸EAR为非孕妇女EAR(即320μg DFE)加上200μg DFE,为520μg DFE/d。设CV=10%,孕妇RNI为624μg DFE,修约为600μg DFE/d。此外,Caudill等(1997)对孕妇和非孕妇的代谢研究结果显示,膳食叶酸100μg/d加上补充剂叶酸300μg/d,

即每天100μg+(1.7×300μg)=610μg DFE,修约为600μg DFE/d,可维持所有孕妇血清及红细胞叶酸水平正常,其水平与非孕妇女的水平相近。此结果与上述流行病学研究结果一致,即孕妇叶酸RNI为成年妇女叶酸RNI增加200μg DFE/d。

有数据显示哺乳期3个月和6个月时母乳叶酸含量不同,哺乳期母乳叶酸平均含量为87μg/L(200nmol/L)。如按摄入母乳量为0.75L/d计算,则乳母每日因泌乳消耗叶酸约65μg,此量需由膳食提供;若以叶酸生物利用率为50%计算,则乳母需由膳食额外供给叶酸130μg DFE/d(即65μg/d×2=130μg/d),加上成年妇女叶酸的EAR 320μg DFE/d,总计乳母的EAR约为450μg DFE/d,设CV=10%,则乳母叶酸RNI应为540μg DFE/d,修约后为550μg DFE/d,即乳母叶酸RNI为成年妇女叶酸RNI增加150μg DFE/d。

4. 婴儿　由于缺乏婴儿的EAR值,婴儿的AI值根据0~6月龄婴儿从母乳获得的叶酸量(87μg/L×0.75L/d=65μg/d)进行估计,即0~6月龄婴儿叶酸AI为65μg DFE/d。

7~12月龄婴儿叶酸AI值按代谢体重法,若根据0~6月龄婴儿AI值进行推算,为89μg DFE/d;若根据成人RNI值进行推算,则为116μg DFE/d;由此,7~12月龄婴儿叶酸AI值取两结果之平均值后修约为100μg DFE/d。

(三)UL

叶酸UL的确定主要依据口服高剂量叶酸(大多数≥5mg/d)治疗恶性贫血患者中延误神经系统症状诊断的病例报道。根据这些病例报道,美国医学研究所确定叶酸的观察到LOAEL为5000μg/d,不确定系数为5,则成人叶酸的UL值定为1000μg/d。

儿童及青少年的叶酸UL值在成人叶酸UL值基础上,根据代谢体重比方法推算,结果见表1-10-9。孕妇和乳母叶酸的UL值与非孕成人UL值一致,均为1000μg/d。

中国居民膳食叶酸参考摄入量见表1-10-9。

表1-10-9　中国居民膳食叶酸参考摄入量

人群	EAR/(μg DFE·d⁻¹)	RNI/(μg DFE·d⁻¹)	UL*/(μg·d⁻¹)
0岁~	—	65(AI)	—
0.5岁~	—	100(AI)	—
1岁~	130	160	300
4岁~	150	190	400
7岁~	210	250	600
11岁~	290	350	800
14岁~	320	400	900
18岁~	320	400	1000
孕妇	+200	+200	1000
乳母	+130	+150	1000

注:UL*指合成叶酸摄入量上限,不包括天然食物来源的叶酸量

七、主要食物来源

自然界中叶酸多为还原型(7,8-二氢叶酸),由微生物

和植物合成,广泛存在于各种动、植物食品中,肠道功能正常时肠道细菌能合成叶酸。富含叶酸的食物为动物肝、肾、鸡蛋、豆类、酵母、绿叶蔬菜、水果及坚果类等。

第七节 维生素 B_{12}

维生素 B_{12} 又称氰钴胺素(cyanocobalamin),是唯一含金属元素(钴)的水溶性维生素,自然界中的维生素 B_{12} 由微生物合成,高等动植物不能合成维生素 B_{12}。维生素 B_{12} 也是唯一需要肠道内因子(IF)帮助才能吸收并预防和治疗吸收障碍而引起恶性贫血的维生素。1920 年 George Whipple发现,摄入大量肝脏能够快速治愈犬失血的贫血症,并推测食用肝脏可能治疗恶性贫血。1926 年 George Minot、William Murphy 和 George Whipple 发现肝脏浓缩物可以有效地治疗恶性贫血,这种浓缩物后来被发现含有大量维生素 B_{12},并因此而获得 1934 年的诺贝尔奖。1948 年 Mary Shaw Shorb、Karl A. Folkers 和 Alexander R. Todd 建立制备高纯度维生素 B_{12} 的方法。1956 年 Dorothy Hodgkin 利用 X 射线衍射法鉴定了维生素 B_{12} 的晶体结构,并获得 1964 年诺贝尔化学奖。1965 年,Robert Burns Woodward 研究小组和 Abert Eschenmoser 研究小组开始合作进行维生素 B_{12} 的全合成,并于1976 年宣布完成维生素 B_{12} 的人工合成。

维生素 B_{12} 与人体健康息息相关,它参与蛋白质、脂肪和碳水化合物等生物大分子在体内的转化和利用,在造血系统中促进红细胞的发育和成熟,使机体造血功能处于正常状态,且参与脱氧核糖核酸合成;此外,对于中枢神经和外周神经系统健康,以及消除烦躁不安和增强记忆力都是不可缺少的维生素。

一、结构与性质

维生素 B_{12} 是一组含钴的类咕啉化合物。其结构式系由 4 个还原性吡咯环相连结成一个大环,中心为一个钴,这个大环称为咕啉(corrin),是维生素 B_{12} 结构的核心。维生素 B_{12} 的化学全名为 α-5,6 二甲基苯并咪唑-氰钴酰胺,氰钴胺为其简称,其分子式中的氰基(CN)可由其他基团代替,成为不同类型的钴胺素(cobalamin,Cb1)。结构式如图 1-10-14。

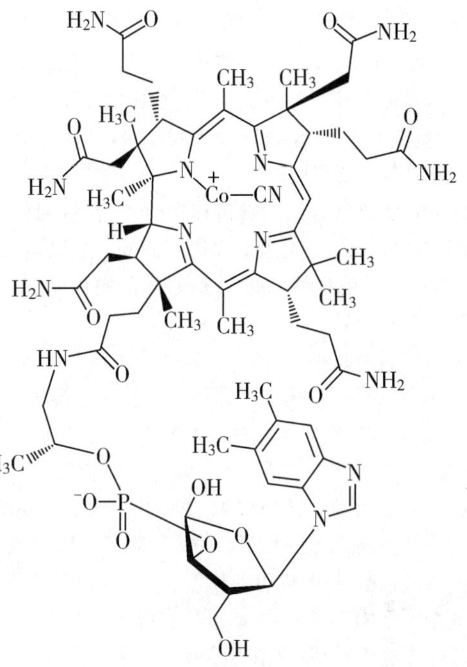

维生素 B_{12} 为红色结晶(金属钴的颜色),可溶于水和乙醇,不溶于三氯甲烷和乙醚,结构性质相对稳定。在 pH 4.5~5.0 的弱酸条件下最稳定,在强酸(pH<2)或碱性溶液中则分解,遇热可有一定程度的破坏,但快速高温消毒损失较小。遇强光或紫外线易被破坏。

二、吸收与代谢

食物中的维生素 B_{12} 与蛋白质相结合,进入人体消化道内,在胃酸、胃蛋白酶及胰蛋白酶的作用下,维生素 B_{12} 被释放,并与胃黏膜细胞分泌的糖蛋白内因子(IF)结合。维生素 B_{12}-IF 复合物对胃蛋白酶较稳定,进入肠道后由于回肠具有维生素 B_{12}-IF 受体而在回肠部被吸收。有游离钙及碳酸氢盐存在时,利于维生素 B_{12} 的吸收。未与 IF 结合的由粪便排出。每日能与 IF 结合并被回肠部维生素 B_{12}-IF 受体吸收的最大膳食摄入量约 5μg/d 维生素 B_{12}。

图 1-10-14 维生素 B_{12} 结构式

维生素 B_{12} 进入血液循环后,与血浆蛋白结合成为维生素 B_{12} 运输蛋白,包括转钴胺素 Ⅰ、Ⅱ、Ⅲ(Tc Ⅰ、Ⅱ、Ⅲ)。Tc Ⅱ 与维生素 B_{12} 结合后,主要运输至细胞表面具有 Tc Ⅱ-维生素 B_{12} 特异性受体的组织,如肝、肾、骨髓、红细胞、胎盘等。血清中除含有维生素 B_{12} 外,还含有类咕啉及钴胺酰胺等维生素 B_{12} 类似物,可与 Tc Ⅰ 及 Tc Ⅱ 结合,运送至肝脏经分解后从胆汁排出。

因此,当各种因素引起胃酸过少、胰蛋白酶分泌不足、回肠疾病及 Tc Ⅱ 运输蛋白合成减少等,均可影响维生素 B_{12} 的吸收和运输。

体内维生素 B_{12} 的贮存量很少,约 2~3mg,主要贮存于肝脏。每日丢失量大约为贮存量的 0.1%,不同作者报道的平均丢失量为 1.2~2.55μg,主要从尿排出,部分从胆汁排出。

维生素 B_{12} 的肝肠循环对其重复利用和体内稳定十分重要,由肝脏通过胆汁排入小肠的维生素 B_{12},正常情况下约有一半可被重吸收,约 0.6~6μg/d,因此,即使膳食不含维生素 B_{12},体内的贮存亦可满足大约 6 年的需要而不出现维生素 B_{12} 缺乏症状。有吸收障碍者维生素 B_{12} 缺乏症可在 2~3 年内发生。

研究显示维生素 B_{12} 的吸收与体内维生素 B_{12} 水平不相关,但口服剂量的增加会导致吸收率减少。小肠对维生素 B_{12} 的主动吸收在 2μg 的时候达到饱和;0.5μg 约吸收70%,1μg 约吸收 50%,5μg 约吸收 20%,25μg 约吸收 5%,大于 25μg 吸收率少于 1%。

三、生理功能

维生素 B_{12} 在体内以两种辅酶形式发挥生理作用,即甲基 B_{12}(甲基钴胺素,CbI)和辅酶 B_{12}(腺苷基钴胺素,ado Cbl)。

（一）甲基转移酶的辅因子参与蛋氨酸合成

维生素 B_{12} 作为蛋氨酸合成酶的辅酶，催化 5-甲基四氢叶酸转变为四氢叶酸，并将甲基转移给同型半胱氨酸（homocysteine，Hcy），并在蛋氨酸合成酶的作用下合成蛋氨酸，参与蛋氨酸-同型半胱氨酸代谢，维持细胞和循环水平Hcy平衡起着重要作用。

Hcy经胱硫醚合酶的转硫作用分解为胱硫醚、半胱氨酸、谷胱甘肽。Hcy过高是心血管疾病的独立风险因子。

（二）参与甲基丙二酸-琥珀酸的异构化反应，促进红细胞的发育和成熟

体内代谢过程中，甲基丙二酰辅酶A转变为琥珀酰辅酶A的过程需要甲基丙二酰辅酶A异构酶。维生素 B_{12} 辅助甲基丙二酰辅酶A异构酶将甲基丙二酰辅酶A转化为琥珀酰辅酶A，参与三羧酸循环，其中琥珀酰辅酶A与血红素合成有关。当维生素 B_{12} 缺乏时，甲基丙二酰辅酶A异构酶的功能受损，甲基丙二酰辅酶A通过非维生素 B_{12} 依赖性丙二酰辅酶A水解酶的作用，转变为甲基丙二酸，致使血清中甲基丙二酰辅酶A及其水解产物甲基丙二酸与α-甲基柠檬酸均升高，尿中甲基丙二酸排出量增多。

（三）提高叶酸利用率

维生素 B_{12} 具有保护叶酸在细胞内的转移和贮存，增加其利用效率，促进碳水化合物、脂肪和蛋白质的代谢。它与叶酸一起合成蛋氨酸和胆碱，产生嘌呤和嘧啶的过程中合成氰钴胺甲基前体物质，如甲基钴胺和辅酶 B_{12}，参与许多重要化合物的甲基化过程。维生素 B_{12} 缺乏时，影响甲基从同型半胱氨酸向蛋氨酸的转移，降低5-甲基四氢叶酸转移甲基的能力，促使甲基在细胞内聚集，降低叶酸的利用效率。

（四）保护神经系统功能

缺乏维生素 B_{12} 时，可引起神经障碍、脊髓变性，并可引起严重的精神症状。维生素 B_{12} 缺乏可导致周围神经炎。儿童缺乏维生素 B_{12} 的早期表现是情绪异常、表情呆滞、反应迟钝，最后导致贫血。

（五）促进红细胞的发育和成熟，使机体造血功能处于正常转态，预防恶性贫血

维生素 B_{12} 对红细胞的生成和铁的吸收等造血过程，都是不可缺少；在造血系统中主要促进红细胞成熟。维生素 B_{12} 缺乏时，细胞内脱氧尿嘧啶核苷转为脱氧胸腺嘧啶核苷的生化反应受阻，使红细胞生长速度减慢。

（六）其他

维生素 B_{12} 还参与脱氧核酸（DNA）的合成，脂肪、碳水化合物及蛋白质的代谢，增加核酸与蛋白质的合成。

四、缺乏与过量

（一）缺乏

1. 维生素 B_{12} 缺乏的原因主要有　①摄入不足，如长期素食者，由于不吃肉食而可发生维生素 B_{12} 缺乏；②获得性吸收不良，如胰源性、胃源性、肝源性或肠源性疾病等，老年人和胃切除患者胃酸过少可引起维生素 B_{12} 的吸收不良；③对维生素 B_{12} 需求量增加，如妊娠、产后、绦虫病等；④先天性维生素 B_{12} 代谢步骤的障碍，如先天性缺乏内因子等。此外，还可能出现药源性缺乏，研究发现口服二甲双胍会导致血清维生素 B_{12} 水平降低。

2. 维生素 B_{12} 缺乏的表现

（1）巨幼红细胞贫血：维生素 B_{12} 缺乏引起蛋氨酸合成酶的抑制，使蛋氨酸合成和由5-甲基四氢叶酸转变成四氢叶酸减少，进一步导致合成胸腺嘧啶所需的5,10-亚甲基四氢叶酸形成不足，以致红细胞中DNA合成障碍，诱发巨幼红细胞贫血。

（2）神经系统损害：维生素 B_{12} 缺乏通过阻抑甲基化反应而引起神经系统损害，表现为斑状、弥散性的神经脱髓鞘，由末梢神经开始，逐渐向中心发展累及脊髓和大脑，形成亚急性复合变性，出现抑郁、记忆力下降、四肢震颤等神经症状。

（3）高同型半胱氨酸血症：同型半胱氨酸增高是心血管疾病的危险因素，膳食维生素 B_6、叶酸、维生素 B_{12} 缺乏都可引起高同型半胱氨酸血症。维生素 B_{12} 缺乏时抑制蛋氨酸合成酶的作用，使蛋氨酸合成受阻。参与甲基转移的辅助底物，S-腺苷蛋氨酸合成减少，使机体处于低甲基转态，影响神经信号传导和蛋白质的合成；同型半胱氨酸转变成蛋氨酸的过程受阻而堆积在体内形成高同型半胱氨酸血症。

（4）影响叶酸代谢：作为蛋氨酸合成酶的辅酶，维生素 B_{12} 将甲基从5-甲基四氢叶酸转移至同型半胱氨酸，生成四氢叶酸（叶酸的活性状态）和蛋氨酸；维生素 B_{12} 缺乏将增加同型半胱氨酸的浓度，且抑制四氢叶酸的合成，影响DNA的合成、细胞分裂和贫血。

（5）生育与出生缺陷：新生儿维生素 B_{12} 缺乏严重损害神经系统的发育，表现为生长迟缓和神经系统缺陷。维生素 B_{12} 缺乏也是神经管缺陷和孕期流产的独立风险因子。

（6）增加罹患肿瘤等慢性疾病的风险：维生素 B_{12} 作为重要辅酶以直接或间接形式影响嘧啶和嘌呤合成代谢途径，参与一碳循环。维生素 B_{12} 缺乏促使一碳循环紊乱和DNA甲基化的稳定性，影响核酸代谢途径和染色体的稳定性，阻碍DNA合成与修复过程，进而直接或间接促进了恶性肿瘤等慢性疾病的发生和发展。

（二）过量

据报道每日口服达 $100\mu g$ 维生素 B_{12} 未见明显反应。无毒副作用反应水平（NOAEL）为 $3000\mu g$，可观察到最低毒副作用反应水平（LOAEL）尚未确定。

五、营养状况评价

用于评价维生素 B_{12} 营养状况的指标主要包括：

（一）血清全转钴胺素Ⅱ（holo TcⅡ）

血清全转钴胺素Ⅱ是反映维生素 B_{12} 负平衡的早期指标。TcⅡ是一种把维生素 B_{12} 释放到所有DNA合成细胞的循环蛋白质，约含血清维生素 B_{12} 的20%，在血清中半衰期仅 6 分钟,因此在维生素 B_{12} 的肠道吸收停止后一周内即可降到正常水平以下。一般以血清全转钴胺素 Ⅱ 为 29.6pmol/L(40pg/ml)定为维生素 B_{12} 负平衡。

(二)血清全结合咕啉(B_{12} 结合咕啉)

结合咕啉是循环中维生素 B_{12} 的储存蛋白质,约含血清维生素 B_{12} 的 80%。血清全结合咕啉与肝脏维生素 B_{12} 的储存相平衡,110pmol/L(150pg/ml)表示肝脏维生素 B_{12} 储存缺乏,反映维生素 B_{12} 缺乏进入第二期。

(三)脱氧尿嘧啶抑制试验

正常骨髓细胞或激活淋巴细胞能利用脱氧尿嘧啶核苷合成 DNA,当维生素 B_{12} 缺乏时,脱氧尿嘧啶核苷利用障碍,如加入 3H 标记的脱氧尿嘧啶核苷,若脱氧尿嘧啶核苷掺入量增多,可能存在脱氧尿嘧啶核苷利用障碍。

(四)血清维生素 B_{12} 浓度

血清维生素 B_{12} 浓度<1.1pmol/L 为维生素 B_{12} 缺乏。

(五)血清同型半胱氨酸及甲基丙二酸

人体血清同型半胱氨酸正常值为 7~22μmol/L;当维生素 B_{12} 缺乏时血清同型半胱氨酸增高。此外,维生素 B_{12} 缺乏致使甲基丙二酰 CoA 转变为琥珀酰 CoA 受阻,体内甲基丙二酸含量增高并从尿液中排出。正常尿液甲基丙二酸排出量极微,约 0~3.5mg/d。

六、膳食参考摄入量

(一)AI 与 RNI

1. 成人 由于我国目前尚缺乏维生素 B_{12} 需要量相关试验数据,只能借鉴国外资料。国外维生素 B_{12} 需要量研究大多是通过给维生素 B_{12} 缺乏患者(恶性贫血)肌内注射不同剂量的维生素 B_{12},以血液学特性和能适当维持血清维生素 B_{12} 浓度为基础计算出来的。Darby 等对恶性贫血患者肌内注射不同剂量的维生素 B_{12},观察发现一半患者达到维持最大红细胞生成的维生素 B_{12} 肌内注射剂量是 1.4μg/d。其他一些对恶性贫血患者的短期或长期试验也得到相近结果。对若干维生素 B_{12} 摄入较低(0.3~1.5μg/d)者的调查也提示维生素 B_{12} 至少需要 1.5μg/d。因此,视 1.5μg/d 为患者的平均需要量。由于恶性贫血患者借助内因子在肠道吸收维生素 B_{12} 时不能充分发挥功能,不能重新吸收排泄到胆汁中的维生素 B_{12},可使维生素 B_{12} 损失量达 0.5μg/d 左右,因此,推算有正常肠道吸收能力的健康成年人需要量时,应减去其损失量,即 1.0μg/d,并用吸收率(50%)校正,得到男女成人维生素 B_{12} 的 EAR = (1.5-0.5)/0.50 = 2.0μg/d。

需要量的测定还可采用要因加算法,即要补偿维生素 B_{12} 丢失所需的膳食维生素 B_{12} 摄入量,也即膳食维生素 B_{12} 需要量=维生素 B_{12} 日丢失量/维生素 B_{12} 吸收率。法国 2001 年和荷兰 2003 年用要因加算法分别计算出膳食维生素 B_{12} 需要量为 2.0μg/d。

基于上述资料,中国营养学会修订时,采用 EAR = 2.0μg/d。设定 CV 为 10%,得到 RNI = 2.4μg/d。由于目前没有确切的研究结果支持增加 50 岁以上成人维生素 B_{12} 的推荐摄入量,因此,50 岁以上成人维生素 B_{12} 的 RNI 与 18~49 岁成人相同,但应该注意的是该年龄段成人约有 10%~30% 对食物维生素 B_{12} 吸收不良。

2. 儿童及青少年 由于儿童及青少年缺乏 EAR 数据,按代谢体重法从成人维生素 B_{12} EAR 数据外推得到不同年龄组儿童及青少年的 EAR。

3. 孕妇和乳母 健康孕妇及其所生婴儿维生素 B_{12} 营养状况的研究表明,如果依据维生素 B_{12} 营养状况正常的母亲所生婴儿肝脏中维生素 B_{12} 含量判断,孕妇在孕期平均每天需要增加 0.1~0.2μg/d 的维生素 B_{12} 以满足胎儿生长需要。考虑 50% 的生物利用率,则孕妇维生素 B_{12} 的 EAR 每日增加 0.4μg。设定 CV 为 10%,则孕妇 RNI 应补加 0.48μg/d(1.2×0.4μg/d),取整数处理为 0.5μg/d。

哺乳期妇女维生素 B_{12} 的 EAR 需要补充泌乳丢失的维生素 B_{12} 量 0.315μg/d,考虑 50% 的生物利用率,则乳母维生素 B_{12} 的 EAR 约需补加 0.63μg/d,修正为 0.6μg/d,设定 CV 为 10%,则乳母 RNI 应补加 0.756μg/d(1.2×0.63μg/d),取整数处理为 0.8μg/d。

4. 婴儿 0~6 月龄婴儿膳食维生素 B_{12} 的 AI 值,根据摄入母乳中维生素 B_{12} 的量确定,为 0.315μg/d(0.42μg/L ×0.75L),取整数处理为 0.3μg/d。

以小婴儿和成人 RNI 为基础,用代谢体重法推算 7~12 月龄婴儿膳食维生素 B_{12} 的 AI 为 0.6μg/d。

(二)UL

目前尚缺乏由膳食或补充剂摄入过量维生素 B_{12} 引起人体有害作用的报道。尽管英国维生素和矿物质专家组(UK's EVM)提出维生素 B_{12} 补充剂指导水平为 2000μg/d,膳食/食品补充剂协会国际联盟(IADSA)提出维生素 B_{12} 补充剂上限水平为 3000μg/d。但这些不足以提出维生素 B_{12} 的 NOAEL 或 LOAEL,从而无法制定 UL 值。

综上所述,我国居民膳食维生素 B_{12} 参考摄入量见表 1-10-10。

表 1-10-10 中国居民膳食维生素 B_{12} 参考摄入量/(μg·d⁻¹)

人群	EAR	RNI	人群	EAR	RNI
0 岁~	—	0.3(AI)	11 岁~	1.8	2.1
0.5 岁~	—	0.6(AI)	14 岁~	2.0	2.4
1 岁~	0.8	1.0	18 岁~	2.0	2.4
4 岁~	1.0	1.2	孕妇	+0.4	+0.5
7 岁~	1.3	1.6	乳母	+0.6	+0.8

七、主要食物来源

膳食中维生素 B_{12} 主要来源于肉类、动物内脏、鱼、禽、贝壳类及蛋类,乳及乳制品中含量较少。植物性食物基本不含维生素 B_{12}。

第八节 生 物 素

生物素(biotin)也称为维生素 B_7,以前称为维生素 H 或辅酶 R。1901 年,Wildiers 发现有一种有机物质是酵母生长所必需的,被称为"生物活素"。1916 年和 1927 年,Bateman 和 Boas 分别发现用生蛋清喂养大鼠能引起皮炎,但鸡蛋加热凝固后,则没有此作用。1933 年 Allison 等研究豆类根瘤菌的生长时,从中分离出一种固氮细菌,被命名为"辅酶 R"。1936 年,德国 Kogl 和 Tonnis 从煮熟的鸭蛋黄中分离出一种结晶物质,是酵母生长所必需的,称之为"生物素"。1937 年,匈牙利科学家 Gyorgy 发现一种物质能防止生蛋清所致的不利影响,将此种物质命名为维生素 H。到 1940 年,Gyorgy 及其同事实验证实,辅酶 R、生物素、维生素 H、生物活素均为同一种物质,之后证明生物素是哺乳动物必需的一种营养素。1942 年,du Vigneaud 等提出了生物素的化学结构,1943 年被人工合成。现在已认识到,生蛋清所造成的大鼠损害,系因生蛋清中所含的抗生物素蛋白所致。此种蛋白是一种糖蛋白,能与生物素高度特异结合,阻止肠道对生物素的吸收,从而引起体内生物素缺乏。生物素是多种羧化酶的辅酶,在羧化酶反应中起 CO_2 载体的作用,参与碳水化合物及脂肪的合成代谢,影响细胞生长及蛋白质合成。

一、结构与性质

生物素是顺-6-脱氢-2-氧代-1-氢-噻吩-[3,4-2]-咪唑-4-戊酸的一系列化合物的总称,分子式为 $C_{10}H_{16}O_3N_2S$,相对分子质量为 244。由一个脲基环和一个带有戊酸侧链的噻吩环组成。现已知有 8 种异构体,天然存在的仅 α-生物素,具有生物活性。

生物素

生物素为无色、无臭的针状结晶,极易溶于热水,微溶于冷水,能溶于乙醇,但不溶于有机溶剂。对热稳定,一般烹调损失不大,强酸、强碱和氧化剂可使其破坏,紫外线也可使其逐渐破坏。

体内生物素储存主要在肝脏,其浓度为 800～3000ng/g。血中含量较低,成人全血浓度约为 260ng/L,婴儿约为 320ng/L,分娩妇女为 420ng/L,而孕妇可达 590ng/L。

二、吸收、代谢与分布

食物中的生物素主要以游离形式或与蛋白质结合的形式存在。与蛋白质结合的生物素在肠道蛋白酶的作用下,形成生物胞素,再经肠道生物素酶的作用,释放出游离生物素。

生物素吸收的主要部位是小肠的近端。浓度低时(<5μmol/ml),被转运载体主动吸收,主要由一种定位于肠道刷状缘细胞膜上的钠依赖性维生素转运载体协助转运。食物来源生物素的利用率不足 50%;浓度高时(>25μmol/ml),则以简单扩散形式吸收,吸收的生物素经门脉循环,运送到肝、肾内贮存,其他细胞内也含有生物素,但量较少。生蛋清中含有抗生物素蛋白,可与生物素结合抑制生物素的吸收。胃酸缺乏者,可使生物素吸收减少。

人体的肠道细菌可从二庚二酮取代壬酸合成生物素,但作为人体生物素直接来源是不够的。肠道中生物素的合成受许多因素的影响,如碳水化合物来源、B 族维生素的存在、有无抗菌药物或抗生素的存在等,因此,需要从食物中摄取生物素。食物中结合态生物素是以共价键的形式存在,不能被机体直接吸收利用,在胃肠道蛋白酶和肽酶作用下降解成生物胞素和含生物素的小肽,然后在生物素降解酶的作用下释放出游离的生物素。生物素在哺乳动物体内还可以通过复杂的机制实现循环利用,具体见图 1-10-15,即通过人类羧化全酶合成酶等将生物素转化为生物素-5'-腺苷酸,最终完成循环。

生物素转运到外周组织,需要生物素结合蛋白为载体。血浆中的生物素结合蛋白以生物素酶的形式存在,此酶有二个高亲和性的生物素结合位点。人乳中有生物素酶。

血清中的生物素有三种形式:游离生物素、可逆结合到血清蛋白上的生物素和以共价键结合到血清蛋白上的生物素,三种形式的生物素含量依次为 81%、7% 和 12%。生物素所结合的血清蛋白可以是 α-球蛋白、β-球蛋白或白蛋白。

生物素主要经尿排出。排出前,生物素约一半转变为生物素亚砜、二去甲生物素和四去甲生物素(图 1-10-15)。人尿中生物素、二去甲生物素和生物素亚砜的比例约为 3:2:1。乳中也有生物素排出,但量很少。

三、生理功能

生物素的主要功能是在脱羧-羧化反应和脱氨反应中起辅酶作用。

目前已知体内至少有五种羧化酶依赖生物素作辅基,包括乙酰辅酶 A 羧化酶 1、乙酰辅酶 A 羧化酶 2、丙酮酸羧化酶、丙酰辅酶 A 羧化酶和甲基巴豆酰辅酶 A 羧化酶。生物素依赖羧化酶在代谢中的作用见图 1-10-16。

两种乙酰辅酶 A 羧化酶涉及脂肪酸的合成,催化碳酸氢盐掺入到乙酰辅酶 A,形成丙二酰辅酶 A,后者是脂肪酸合成酶的底物。

丙酮酸羧化酶催化碳酸氢盐与丙酮酸结合,形成草酰乙酸,后者是三羧酸循环和糖异生的中间体。在肝肾中,草酰乙酸能转变为葡萄糖。丙酮酸羧化酶的活性降低,可引起乳酸血症。

丙酰辅酶 A 羧化酶催化碳酸氢盐与丙酰辅酶 A 结合形成甲基丙二酰辅酶 A,后者能异构化为琥珀酰辅酶 A 进入三羧酸循环,也可进入糖异生途径产生葡萄糖。丙酰辅酶 A 来源于异亮氨酸、蛋氨酸、苏氨酸和缬氨酸的降解及奇数碳脂肪酸的 β-氧化。当丙酰辅酶 A 羧化酶活性降低时,丙酰辅酶 A 可经其他途径生成 3-羟丙酮和柠檬酸甲酯,使血中水平增加,并从尿中排出。

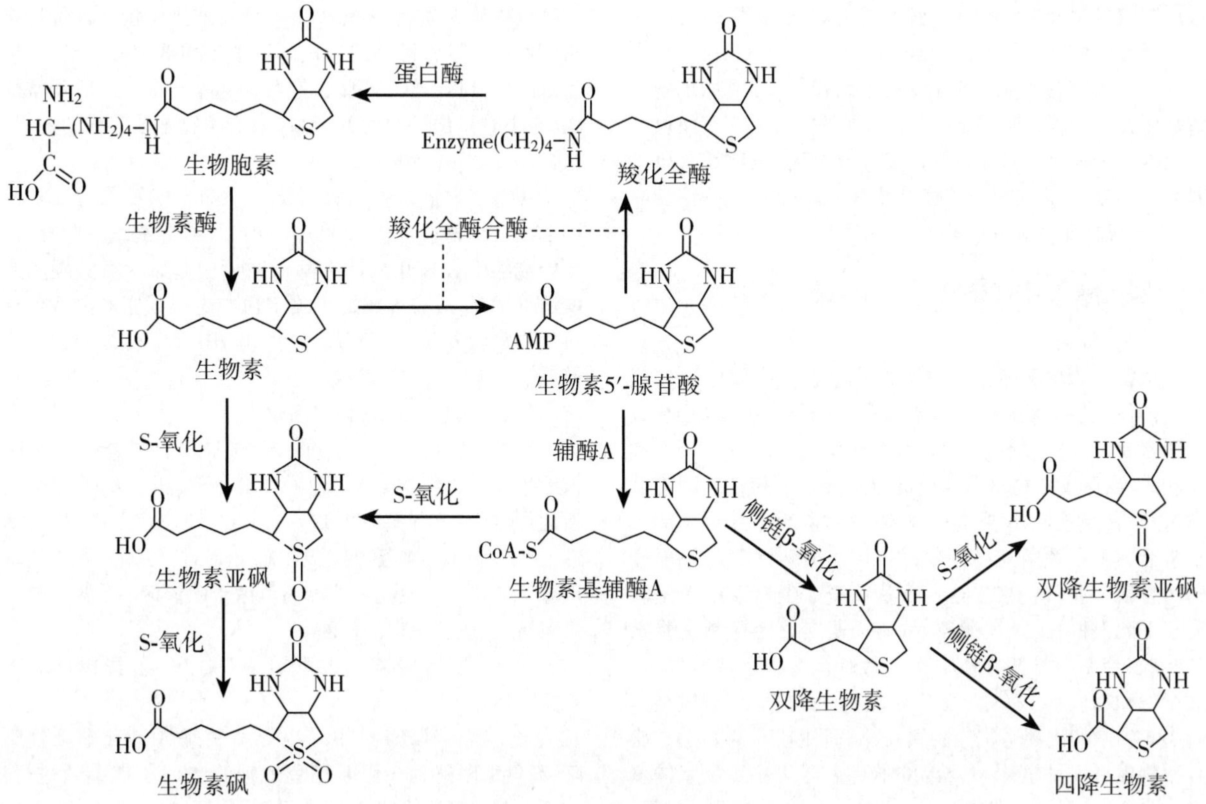

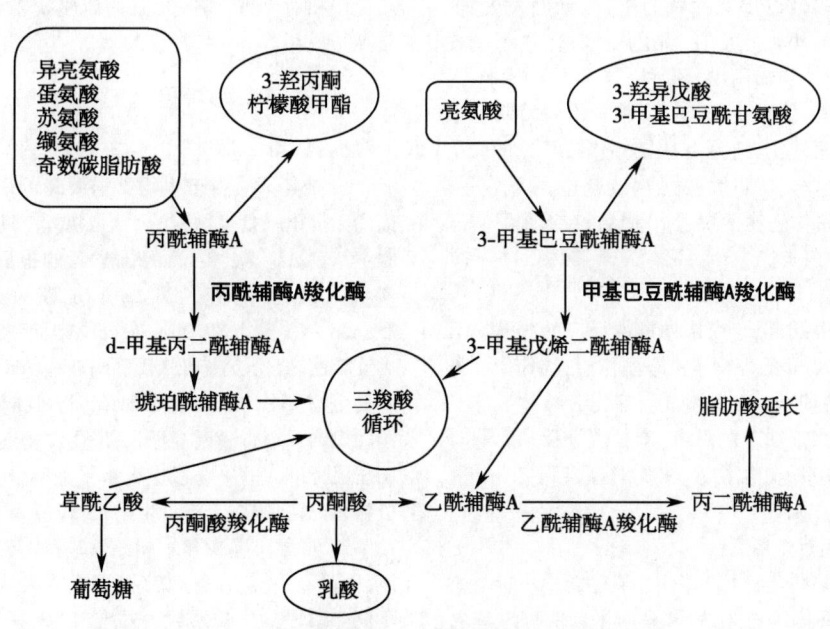

图 1-10-15　**生物素代谢与循环**

引自：Gerald F，Combs Jr. 维生素：营养与健康基础 . 第 3 版 . 张丹参，杜冠华，译 . 北京：科学出版社，2009.

图 1-10-16　**生物素依赖羧化酶在代谢中的作用**

　　甲基巴豆酰辅酶 A 羧化酶是亮氨酸降解为 3-甲基戊烯二酰并进一步形成乙酰辅酶 A 和乙酰乙酸所必需的酶。如果此酶活性降低，3-甲基巴豆酰辅酶 A 可经其他途径形成 3-羟异戊酸和 3-甲基巴豆酰甘氨酸。检测血和尿中这两种产物，可了解甲基巴豆酰辅酶 A 羧化酶的活性。

　　除在脂肪酸合成、糖异生等生化反应途径中扮演重要角色外，药理剂量的生物素还可降低 1 型糖尿病患者的血糖水平，改善实验大鼠的葡萄糖耐量，降低胰岛素抗性。生物素还能维护实验动物的各种免疫细胞的正常功能，如 T 和 B 淋巴细胞的分化、免疫应答的传导和细胞毒性的 T 细胞响应等。除此之外,生物素在组蛋白修饰,基因调控(通过修饰转录因子的活性)和细胞信号传导中发挥关键作用。还有研究结果显示,生物素对体外培养的心、肝、肾、小脑和结肠细胞的尿苷酸环化酶有激活作用,可增加细胞内磷酸尿苷的浓度,增加 RNA 聚合酶 Ⅱ 的活性。亦有建议将生物素作为强化头发和指甲的膳食补充剂,虽然相关科学研究并不充分,但是已有将生物素加入到化妆品及保健品中,用于维持头发和皮肤的健康。

四、缺乏与过量

(一) 缺乏

生物素酶缺乏症是一种罕见的常染色体隐性遗传疾病,可阻止机体释放游离生物素,尽管正常摄入,也会导致生物素缺乏。如果不进行治疗,生物素缺乏会产生神经和皮肤症状,深度生物素酶缺乏会导致昏迷或死亡。因为从出生开始(或症状出现之前)口服生物素治疗并延续的人在生活中可以预防这些症状,所以,美国和许多其他国家的所有新生儿都会接受这种疾病筛查。生物素缺乏主要见于下列人群:①长期酗酒人群:长期酗酒会抑制生物素的吸收,15% 的慢性酒精中毒患者血浆生物素浓度较低。②孕妇和哺乳期妇女:尽管有正常的生物素摄入,但至少有 1/3 的孕妇出现边缘生物素缺乏;即使哺乳期妇女的膳食生物素摄入量超过 AI,她们的血浆和母乳中生物素浓度也会降低。③长期生食鸡蛋者。④如果膳食缺乏生物素,同时大量给予磺胺类药等抗生素,或长期使用全静脉营养而忽略在输液中加入生物素,也可发生生物素缺乏症。

生物素缺乏症多数以皮肤症状为主,可见毛发变细、失去光泽、皮肤干燥、鳞片状皮炎、红色皮疹,严重者的皮疹可延伸到眼睛、鼻子和嘴周围。此外,伴有食欲减退、恶心、呕吐、舌乳头萎缩、黏膜变灰、麻木、精神沮丧、疲乏、肌痛、有机酸尿症、癫痫发作、结膜炎、皮肤感染、婴儿的张力减退、嗜睡和发育迟缓、高胆固醇血症及脑电图异常等。这些症状多发生在机体生物素缺乏 10 周后;在 6 个月以下婴儿,可出现脂溢性皮炎。

(二) 过量

生物素的毒性很低,至今尚未见毒性反应的报道。几项研究发现 10 ~ 50mg/d 的生物素没有副作用,临床上口服 200mg/d 或静脉注射 20mg/d 生物素治疗先天性生物素代谢异常及获得性生物素缺乏的患者,未见毒性反应。怀孕 9 个月的妇女给予 10mg/d 生物素,未见对母亲和婴儿有不利影响。

(三) 与药物相互作用

生物素可以与某些药物相互作用,某些药物可能会对生物素水平产生不利影响。比如卡马西平、扑米酮、苯妥英钠和苯巴比妥以及这些药物的组合,原因可能是抗惊厥药物治疗会增加生物素分解代谢,导致生物素状态降低,另外,肠道生物素的吸收也会受到抑制。

五、营养状况评价

生物素的营养状况可通过测定血尿生物素含量、血浆奇数碳脂肪酸浓度及尿中有关代谢产物排出量来评价。

(一) 血清、尿中生物素含量

目前认为,尿生物素和 3-羟异戊酸排出量是评价生物素营养状况较为可靠的指标。尿中生物素为游离型,排出量取决于分析方法、膳食含量及个体差异等。一般正常成人 24 小时排出量约为 6 ~ 111μg,有生物素缺乏症的患者,尿排出量 <1μg/24h。

正常成人全血生物素含量为 260ng/L,婴儿为 320ng/L,当全血生物素含量 <100ng/L 时,可认为缺乏。此外,由于丙酰辅酶 A 羧化酶活性降低时可引起血中奇数碳脂肪酸浓度增高,故有人还提出测定血中奇数碳脂肪酸浓度评价生物素营养状况。其敏感性和临床价值有待于进一步研究。

(二) 淋巴细胞羧化酶活性

体外淋巴细胞生物素依赖性羧化酶活性能较早反映人体生物素边缘性缺乏,生物素充足时,淋巴细胞羧化酶活性指数(在培养基中加或不加生物素时淋巴细胞 PCC 活性之比)为 1;生物素缺乏时,总 PCC 中大部分为脱辅基 PCC(apo-PCC),使此指数增高。由于此指标不受肾功能的影响,特别适合孕妇的诊断。

(三) 尿 3-羟基异戊酸或血/尿 3-羟基异戊肉碱的含量

当生物素缺乏时,甲基巴豆酰辅酶 A 羧化酶活性下降,亮氨酸降解到 3-甲基巴豆酰辅酶 A 时不能继续进行,于是经其他途径形成 3-羟异戊酸,使尿排出增加。正常成人 24 小时排出量约 77 ~ 195μmol,缺乏症的患者,尿排出量 >195μmol/24h。

按相对体重计算,儿童的尿生物素和 3-HIA 的排出量略高于成年人。

六、膳食参考摄入量

(一) AI

1. **成年人**　由于生物素需要量的研究资料不充足,目前尚无提出膳食生物素的平均需要量,只是根据膳食摄入量制定膳食 AI。欧、美、日等国学者的报道,成年人膳食生物素摄入量为:瑞士人 70μg/d,加拿大人 62μg/d,英国人 35μg/d 和美国人 39.9μg/d。日本近年来分别采用了食物分类计算法、双份饭法和总膳食调查法(TDS)评估了日本人的膳食生物素平均摄入量为 51μg/d。我国 2002 年、2012 年中国居民膳食消费量调查报告,采用食物逐级分类法评估了我国居民标准人的生物素摄入水平为 40.0μg/d。参考国内外资料,修订我国成人膳食生物素 AI 值为 40μg/d。

2. **儿童和青少年**　儿童和青少年生物素 AI 值的计算,因没有更多资料支持,根据成人 AI 值按代谢体重及不同年龄段的生长系数法外推,1 ~ 3 岁、4 ~ 6 岁、7 ~ 10 岁、11 ~ 13 岁和 14 ~ 17 岁儿童生物素的 AI 值分别为 17μg/d、20μg/d、25μg/d、35μg/d 和 40μg/d。

3. **婴儿**　0 ~ 6 月龄婴儿 AI,采用母乳生物素含量 6μg/L 和摄乳量 750ml/d 计算,得出其生物素的适宜摄入量为 4.5μg/d,取整为 5μg/d。

7 ~ 12 月龄婴儿的 AI,采用代谢体重法推算,由小婴儿和成年人的 AI 计算,为 9.14μg/d,取整为 9μg/d。

4. 孕妇和乳母 目前尚无足够证据指出孕妇需要额外补充生物素，因此孕妇 AI 与非孕妇女相同。

乳母为了保证哺乳期母乳中生物素的含量，需要一定额外补充。根据上述国内外资料，母乳生物素分泌量按 4.5μg/d 计算，考虑到膳食生物素吸收率为 50%，故乳母需增加生物素 9μg/d，即乳母膳食生物素 AI=49μg/d，修约为 50μg/d。

（二） UL

目前尚未发现生物素对人和动物的毒副作用，现有研究资料不足以制定生物素的 UL。

综上所述，我国居民生物素 AI 见表 1-10-11。

表 1-10-11 中国居民膳食生物素参考摄入量/(μg·d⁻¹)

人群	AI	人群	AI
0 岁～	5	11 岁～	35
0.5 岁～	9	14 岁～	40
1 岁～	17	18 岁～	40
4 岁～	20	孕妇	+0
7 岁～	25	乳母	+10

七、主要食物来源

生物素广泛存在于天然食物中，但与其他大部分水溶性维生素相比含量较低。生物素含量相对丰富的食物有谷类、坚果、蛋黄、酵母、动物内脏、豆类和某些蔬菜。不同食物中生物素含量差别较大，并且受到季节、加工方式的影响；谷物中与蛋白质结合的生物素不易降解，其利用率可能低于动物性食物。

第九节 胆 碱

胆碱（choline）是一种强有机碱，1849 年由 Strecker 首次从猪胆中分离出来，并于 1862 年首次定名，1866 年被化学合成。此后一直认为胆碱为磷脂的组分，但直到 1941 年才由 Devigneaud 首先弄清它的生物合成途径。1940 年，Sura 和 Gyorgy Goldblatt 根据他们各自的工作，报道了胆碱为大白鼠生长必不可少的物质，表明了它具有维生素特性。

胆碱是卵磷脂的组成成分，也存在于神经鞘磷脂中，是机体可变甲基的一个来源而参与甲基供体的合成与代谢。此外，胆碱还是神经递质乙酰胆碱的前体。

20 世纪 30 年代已知胆碱为实验大鼠正常生长所必需的营养素。虽然可以从食物中获得人类及动物所需要的胆碱，但很多动物体内不能合成胆碱，其中包括幼年动物。当不给予实验动物含有胆碱的食物或不给予合成胆碱所必需营养物质时，可以造成缺乏病，并引起肝与肾的损害。据此，多数营养学家还是把它列入维生素类。1988 年，胆碱首次被美国食品和营养委员会列入人类的必需营养素而修订了其推荐量。

一、结构与性质

（一） 结构与性质

胆碱为（β-羟乙基）三甲基氨的氢氧化物，其结构式为：$HOCH_2CH_2N^+(CH_3)_3$。

胆碱

胆碱呈无色味苦的水溶性白色浆液，有很强的吸湿性，暴露于空气中能很快吸水。胆碱容易与酸反应生成更稳定的结晶盐（如氯化胆碱），在强碱条件下也不稳定，但对热和储存相当稳定。由于胆碱耐热，因此在加工和烹调过程中的损失很少，干燥环境下即使长时间储存，食物中胆碱含量也几乎没有变化。

（二） 体内存在形式及分布

胆碱是卵磷脂和鞘磷脂的重要组成部分，卵磷脂即是磷脂酰胆碱（phosphatidylcholine），广泛存在于动植物体内，在动物的脑、精液、肾上腺及细胞中含量尤多，以禽卵卵黄中的含量最为丰富，达干重的 8%～10%。鞘磷脂（sphingomyelin）是神经醇磷脂的典型代表，在高等动物组织中含量最丰富，它由神经氨基醇、脂肪酸、磷酸及胆碱组成。

二、吸收、代谢与分布

（一） 吸收

膳食胆碱的生物利用程度取决于肠道对其吸收效率。对于成人，摄入的部分胆碱在被肠道吸收以前即被代谢。肠道细菌分解胆碱使之形成甜菜碱（三甲基甘氨酸）并产生甲胺。未被分解的游离胆碱在整段小肠都被吸收。食物来源的胆碱除了游离胆碱外，还有胆碱酯类，主要有磷酸胆碱、甘磷酸胆碱、鞘磷脂和磷脂酰胆碱。胰腺分泌液和小肠黏膜细胞都含有能水解膳食磷脂酰胆碱的酶（磷脂酶 A₁、磷脂酶 A₂ 和磷脂酶 B）。形成的游离胆碱被吸收后进入肝脏门脉循环。此外，脂溶性的磷脂酰胆碱和鞘磷脂也可以通过淋巴以乳糜颗粒的形式吸收进入体内。因此，不同来源的胆碱生物利用率是不同的。

婴儿对乳液中水溶性胆碱衍生物（胆碱、磷酸胆碱和甘油磷酸胆碱）与脂溶性胆碱衍生物（磷脂酰胆碱和神经鞘磷脂）的生物利用有差别。肝脏对乳汁中摄入的甘油磷酸胆碱的代谢不同于胆碱和磷酸胆碱。此外，磷脂酰胆碱的代谢也与其他胆碱酯类的代谢有很大不同，其大部分以磷脂酰胆碱形式存留肝脏，并可能被掺入肝细胞膜。动物实验证明，幼鼠肝脏对乳中不同来源的胆碱具有不同的利用程度。尽管这些从幼鼠模型获得的资料不能直接推论到婴儿，但是在开发代乳品时，应考虑到生物利用率和代谢上的这些变化。婴儿代乳品中胆碱的安全、有效供给应以人乳为模式。

（二） 利用

围生期组织对胆碱的利用率很高。从胚胎时期开始，随着发育，血胆碱浓度出现进行性下降。实际上，胎儿和新生儿血浆或血清胆碱浓度，高出成年时的 6～7 倍。血清胆碱浓度的下降开始于出生后的第一周。新生儿高水平的胆碱循环浓度可保证组织对胆碱的强烈需求。新生幼鼠的大脑可从血液中高效地摄取胆碱，新生幼鼠脑中胆碱浓度高出其成年时 2 倍。围生期补充胆碱则可进一步增加血、脑中胆碱代谢物浓度。

胎盘利用其胆碱转运系统的泵逆浓度梯度将大量胆碱传送给胎儿。胎盘是为数不多的能以乙酸胆碱形式储存大量胆碱的非神经组织之一，是一种特殊储备池以确保胆碱向胎儿的传送。

（三）转运

所有组织都通过扩散和介导转运蓄积胆碱,但肝、肾、乳腺、胎盘和脑组织对胆碱的摄取尤为重要。游离胆碱通过一个特殊的转运机制被转运通过血脑屏障,其速率与血清胆碱浓度呈比例,在新生儿,这一转运系统效能极高,以保证大脑快速发育的需要。肝脏不仅是非常重要的胆碱储备池,同时也是胆碱的主要代谢器官。肝切除可以延长胆碱半衰期,增高血胆碱浓度,肝脏摄取胆碱的高速率足以解释体循环注射胆碱后,胆碱快速消散的原因。肾脏不仅是胆碱的储存器官,也是胆碱的代谢器官。部分胆碱以原形出现在尿中,进入肾脏的胆碱一部分被转化成甘油磷酸胆碱,大部分在肾内被氧化成甜菜碱。两者作为肾内细胞重要的渗透压保护剂而发挥作用,有助于肾脏从肾小管重吸收水分。氮质血症患者血浆游离胆碱的平均浓度数倍于正常对照者。血液透析可快速除去血浆中胆碱。肾移植可使氮质血症患者血浆胆碱水平在 1 天内从 $30\mu mol/L$ 降低到 $15\mu mol/L$。

（四）储存和转化

膳食胆碱中仅有一小部分为乙酰化的,该乙酰化是由胆碱乙酰转移酶活性催化的。该酶主要集中在胆碱神经元末梢,但是在胎盘中也有。胆碱和乙酰辅酶 A 的浓度影响胆碱乙酰转移酶活性。大脑中的胆碱乙酰转移酶似乎不能被它的两种底物所饱和,因此,胆碱的可利用程度(浓度)决定了乙酰胆碱的合成速度(乙酰辅酶 A 可能也会决定合成速度)。脑中乙酰胆碱合成的增加与神经突触乙酰胆碱释放加强有密切联系。大脑摄取的胆碱在被转变为乙酰胆碱之前可能会首先进入储备池(可能是膜中磷脂酰胆碱的形式)。胆碱能神经元中的磷脂酰胆碱是供乙酰胆碱合成的可动用胆碱的巨大前体储备。特别是对于乙酰胆碱释放负担比较重而使胆碱原料需求不断增加的神经细胞,这种储备是很重要的。如某些特定神经元频繁释放神经冲动,或者胞质中胆碱供应不足时,培养的人类神经细胞可以利用磷脂酰胆碱作为乙酰胆碱合成中胆碱原料的来源。

胆碱分子中甲基基团在被转变成三甲基甘氨酸后可参与于体内一碳代谢。该过程分两步:第一步,胆碱被胆碱脱氢酶氧化成甜菜醛(betaine aldehyde),该酶存在于线粒体内膜。第二步,在甜菜醛脱氢酶或一种非特异性醛脱氢酶催化下,甜菜醛被进一步氧化为甜菜碱。具体胆碱合成和利用见图 1-10-17,该反应发生在线粒体或胞质中。

肝肾是胆碱氧化的主要场所,在肾脏甜菜碱可作为渗透压物质。在上述反应中,甜菜碱被作为甲基供体。而甜菜碱不能再被还原为胆碱。因此,在提供甲基的同时,氧化途径不断消耗组织中的胆碱。

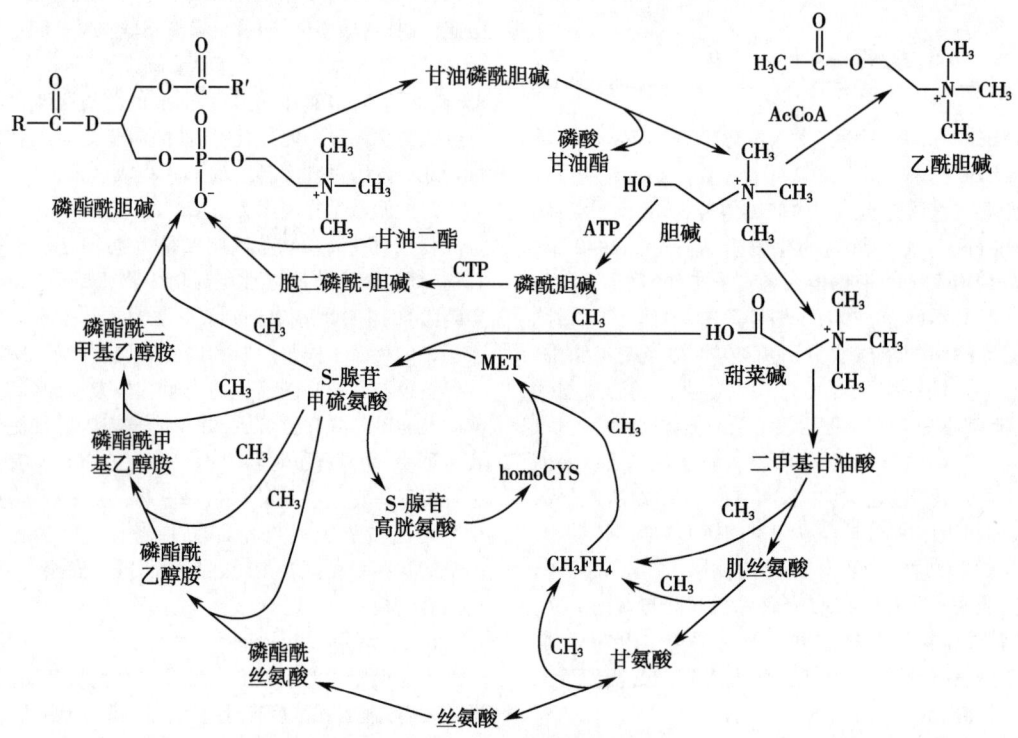

图 1-10-17　胆碱的生物合成和利用

注:AcCoA,乙酰辅酶 A;CH_3FH_4,5-甲基四氢叶酸;CTP,胞苷三磷酸;homoCYS,高胱氨酸;MET,甲硫氨酸。

引自:Gerald F,Combs Jr. 维生素:营养与健康基础. 第 3 版. 张丹参,杜冠华,译. 北京:科学出版社,2009.

三、生理功能

在机体内胆碱的生理功能和磷脂的生理功能相互有密切的联系。胆碱主要从以下两方面来发挥其生理功能,一方面,胆碱本身及其作为合成其他物质所需要的胆碱基团而发挥其生理作用;另一方面,是作为甲基供体来发挥生理功能。

(一) 促进脑发育和提高记忆能力

人类的大脑在孕晚期开始迅速增长一直持续到5岁左右。在这个时期,神经组织中含有丰富的鞘磷脂和磷脂酰胆碱,供给神经纤维(轴突)髓鞘化所需。髓鞘的形成有利于神经纤维快速并定向传导信号,保护和绝缘神经纤维,对大脑神经系统的正常运作至关重要。自然界已形成若干机制以保证生长发育中的动物获得足够数量的胆碱。胎盘可调节向胎儿的胆碱运输。羊水中胆碱浓度为母血中10倍。新生儿阶段大脑从血液中汲取胆碱的能力是极强的。实验观察,新生鼠大脑中具有一种活性极强的磷脂酰乙醇胺-N-甲基转移酶(该酶不存在于成年鼠大脑);而且,在新生鼠大脑中S-腺苷甲硫氨酸(SAM)浓度为40~50nmol/g组织,这就使得新生鼠的磷脂酰乙醇胺-N-甲基转移酶维持高活性。此外,人类和大鼠乳汁可为新生儿提供大量胆碱,可以保证胎儿和新生儿获得胆碱的多重机制。

在大鼠脑发育过程中有两个敏感阶段,这两个阶段的胆碱补充可对空间记忆力产生持久的促进作用。第一阶段为胚胎的12~17天;另一阶段为出生后16~30天。在这两个敏感阶段,对胆碱补充的高效反应分别是对应于大脑记忆区(海马和前脑基底部)胆碱能神经元形成(出生前神经元生成)和神经细胞间联系的建立(出生后神经突触形成)。这两个关键时期补充胆碱可以促进各阶段训练的记忆成绩。胆碱促进空间记忆力的提高与脑中记忆存储有关的神经细胞分布和形态的改变有密切关联。

(二) 保证信息传递

对胆碱磷脂介导信息传递的研究近年有很大进展。研究认为膜受体接受刺激可激活相应的磷脂酶而导致分解产物的形成。这些产物本身即是信号分子,或者被特异酶作用而再转变成信号分子。膜中的少量磷脂组成,包括磷脂酰肌醇衍生物、胆碱磷脂,特别是磷脂酰胆碱和神经鞘磷脂,均为能够放大外部信号或通过产生抑制性第二信使而中止信号过程的生物活性分子。

在这些信号传递过程中,膜受体激活导致受体结构的改变并进而激活三磷酸鸟苷结合蛋白(GTP-binding protein G-蛋白)。G-蛋白的激活进一步使膜内磷脂酶C的激活。磷脂酶C为系列磷酸二酯酶,该系列酶可水解磷脂的甘油磷酸键,生成1,2-5n二脂酸甘油和一个亲水的可溶性(极性)头(基团)。磷脂酶C的作用触发了信息传导过程的下一步活动,使蛋白激活酶(PKC)激活。磷脂水解的产物包括二脂酰甘油,其本身既是一种信使分子,又是脂质代谢的中介物。正常情况下,蛋白激活酶处于折叠状态使得一个内源性的"假性底物"区域被结合在酶的催化部位,从而抑制了其活性。二脂酰甘油使蛋白激活酶构象发生改变,导致其从铰链区发生扭曲,释放"假性底物",开放催化部位。

二脂酰甘油在膜上存在的时间是极为短暂的,因此当受体接受刺激后,蛋白激活酶的激活时间也极短,而在此极短时间内完成了信息传递。

(三) 调控细胞凋亡

DNA链的断裂是胆碱缺乏的早期表现,DNA损伤对凋亡细胞形态学变化有重要作用。将大鼠肝细胞置于缺乏胆碱的培养基中可使之凋亡;同时,胆碱缺乏对神经细胞也是一种潜在的凋亡诱导因素,从而引起肝脏和神经系统的损害。

胆碱缺乏减少了甲基的供应,但是以甜菜碱、蛋氨酸、叶酸或维生素B_{12}提供甲基并不能避免肝细胞由胆碱缺乏所诱导的凋亡,因此,胆碱对调控细胞凋亡具有其他甲基供体所不能替代的功能。胆碱缺乏诱导的细胞凋亡可能与其诱导DNA链的断裂有关。

(四) 构成生物膜的重要组成成分

胆碱在细胞膜结构和脂蛋白构成上是重要的。在生物膜中,磷脂排列成双分子层构成膜的基质。生物膜的磷脂主要是磷脂酰胆碱、磷脂酰乙醇胺、磷脂酰丝氨酸和鞘磷脂等,而磷脂酰胆碱是大多数哺乳动物细胞膜的主要磷脂(>50%),胆碱是磷脂酰胆碱的主要组成成分。双分子层的每一个磷脂分子都可以自由地横移,其结果使双分子层具有流动性、柔韧性、高电极性及对高极性分子的不通透性。而脂蛋白则是包埋于磷脂基质中,可以从两侧表面嵌入或穿透整个双分子层。生物膜的这种液态镶嵌结构(fluid-mosaic structure)并不是固定不变的,而是处于动态的平衡之中。

(五) 促进脂肪代谢

肝脏能合成甘油三酯(triglyceride TG)但不能储存,TG在肝脏内质网合成以后,与载脂蛋白B100以及磷脂等结合生成极低密度脂蛋白(very low density lipoprotein, VLDL),由肝细胞分泌入血,把合成的TG运输至肝外供其他组织利用。因此,VLDL是肝脏向外周输出脂肪的唯一载体,而胆碱是合成VLDL的重要成分之一。充足的胆碱可以合成充足的VLDL,从而分泌充足的VLDL来转运肝脏中的TG,预防和减少过量的TG在肝脏中沉积。如果没有胆碱,脂肪聚积在肝中出现脂肪肝。临床上应用胆碱治疗肝硬化、肝炎和其他肝疾病,效果良好。

(六) 促进体内转甲基代谢

在机体内,能从一种化合物转移到另一种化合物上的甲基称为不稳定甲基,该过程称为酯转化过程。体内酯转化过程有重要的作用,诸如参与肌酸的合成对肌肉代谢很重要,参与肾上腺素类固醇的合成并可甲酯化某些物质使之从尿中排出。胆碱是不稳定甲基的一个主要来源,蛋氨酸、叶酸和维生素B_{12}等也能提供不稳定甲基。因此,需在维生素B_{12}和叶酸作为辅酶因子帮助下,胆碱在体内才能由丝氨酸和蛋氨酸合成而得。不稳定甲基源之间的某一种可代替或部分补充另一种的不足,蛋氨酸和维生素B_{12}在某种情况下能替代机体中部分胆碱。在全肠外营养中,如果没有添加胆碱,即使蛋氨酸和叶酸充足,也会导致脂肪肝等损害。

(七) 降低血清胆固醇

随着年龄的增大,胆固醇在血管内沉积引起动脉硬化,最终诱发心血管疾病。胆碱和磷脂具有良好的乳化特性,能阻止胆固醇在血管内壁的沉积并清除部分沉积物,同时改善脂肪的吸收与利用,因此具有预防心血管疾病的作用。

四、缺乏与过量

(一)缺乏

1. 肝脏变化　大部分动物(除反刍动物外)胆碱缺乏导致肝脏功能异常,肝脏出现大量脂质(主要为甘油三酯)积累,最终充满整个肝细胞。肝脏脂肪浸润从肝小叶中心部位开始,然后向四周扩散。该过程不同于蛋白质缺乏或必需脂肪酸缺乏导致的脂肪浸润,后者的脂肪浸润一般从肝叶的门脉区域开始。大鼠在饲喂缺乏胆碱的饲料后数小时内其肝细胞即出现脂肪积聚,6个月时达到顶峰,以后随着肝脏纤维化而脂质减少。之所以出现脂肪肝是因为甘油三酯必须形成极低密度脂蛋白(VLDL)而被转运出肝脏。磷脂酰胆碱是极低密度脂蛋白的必需组分,而其他磷脂无法替代。只有在磷脂酰乙醇胺-N-甲基转移酶活性足够强时,蛋氨酸才能代替胆碱。高密度脂蛋白(HDL)的分泌不需要合成新的磷脂酰胆碱分子。胆碱缺乏的人血浆低密度脂蛋白(从极低密度脂蛋白衍生而来)浓度降低。该发现与人的极低密度脂蛋白分泌需要胆碱的假说一致,其他物种极低密度脂蛋白分泌也需要胆碱。

2. 肾脏变化　胆碱缺乏也危害肾脏浓缩功能。水的重吸收,钠的分泌,肾小球滤过率和肾血流量等出现异常,还会导致肾脏大面积出血。

3. 诱发某些癌症　某些动物实验研究表明,胆碱缺乏可引致肝癌,给大鼠饲喂胆碱缺乏饲料可致肝脏大量积聚脂肪,一年后约70%缺乏胆碱动物有异常肝细胞,近1/4动物发生肝癌。亦有资料报道结肠癌与摄入高脂肪膳食有关,此时若胆碱缺乏,则蛋白激活酶活性变化,诱发癌细胞增殖。

4. 影响神经发育　缺乏胆碱可能引起胎儿神经管畸形(NTDs)。其原因可能是由于胆碱(包括甜菜碱)在蛋氨酸循环过程中参与了磷脂酰胆碱的合成,磷脂酰胆碱是神经细胞膜的必要成分,因此缺乏时不利于神经系统的发育。叶酸对于预防NTDs广为人知,而叶酸和胆碱代谢彼此交互。叶酸和胆碱均可以作为甲基供体使DNA甲基化。胆碱缺乏膳食(不伴有叶酸缺乏)可降低SAM浓度,提示胆碱和叶酸SAM甲基的重要来源。抑制胆碱吸收与小鼠NTDs相关。同样,在一个病例对照研究中,对424名正常婴儿和神经管畸形婴儿进行回顾性分析后发现孕期增加胆碱摄入可以显著降低神经管畸形的危险性。此外,在另一项前瞻性研究中也发现,孕中期血清胆碱水平较高的孕妇,胎儿出现神经管畸形的危险性比孕中期血清胆碱水平较低的孕妇要低得多。

(二)过量

目前还没有确凿的证据表明,膳食中过量摄入的胆碱会对人类产生明显的有毒有害作用。毒理学资料表明胆碱属于低毒性,大量摄入对动物有生长抑制的作用。通过静脉和腹腔注射等非膳食途径过量摄入胆碱可能与人类出现体臭、出汗、流涎、低血压以及肝脏毒性有关。

五、营养状况评价

正常膳食可提供300mg的胆碱,但是给健康人胆碱缺乏膳食3周后即可出现与胆碱缺乏一致的生化变化。这些变化包括血浆胆碱和磷脂酰胆碱浓度的下降,红细胞膜磷脂酰胆碱浓度降低。胆碱缺乏时血清丙氨酸转氨酶活性(肝功能指标)显著升高。此外,肝组织中磷酸胆碱的浓度是反映膳食胆碱缺乏的最敏感指标,但在人体无法进行测定。因此尚缺少对胆碱营养状况评价的客观检测指标。

六、膳食参考摄入量

目前对胆碱营养状况的评价还缺乏明确的特异性指标,还无法获得人群对胆碱的需要量,因此只能根据膳食摄入量制定AI。我国食物成分数据库中尚无全面的食物胆碱含量数据资料,在全国营养调查结果中,难以获得我国居民膳食胆碱的摄入量,因此,对胆碱的膳食参考摄入量的制定只能参考国外资料提出适宜摄入量(AI)。

(一)AI

1. 成人　美国的膳食调查结果显示,成年男性平均每日膳食胆碱的摄入量为7.7mg/kg,女性为6.9mg/kg。参考这些数据,按我国成年人标准体重进行计算,18岁以上成年男性膳食胆碱的AI为508mg/d(7.7mg/kg×66kg),女性为386mg(6.9mg/kg×56kg),经数据修订我国成年男性胆碱AI值为500mg/d,女性为400mg/d。

2. 儿童及青少年　14岁以下以成人男女AI平均值(450mg/d)为基础,采用代谢体重方法推算;14岁以上分别以成人男女AI值(500mg/d,400mg/d)推算,结果见表1-10-12。

3. 孕妇及乳母　在孕期,因大量母体的胆碱通过胎盘转运到胎儿供胎儿生长发育需要,胆碱的消耗增加,因此,孕妇胆碱需要量应增加。有研究显示,新生儿身体的胆碱含量为5mmol/(kg・bw),胎盘组织为1.26mmol/kg±0.24mmol/kg,由此推算,胎儿与胎盘合计,其胆碱的平均含量约为3.13mmol/kg(325mg/kg),按孕期增重12kg计算,则一共需要增加37.5mmol(3900mg),相当孕妇身体每天要额外增加14mg胆碱,考虑到吸收率的影响,修约处理,修订孕妇AI值额外增加胆碱20mg/d。

哺乳期妇女由于乳汁中分泌大量胆碱,因此,乳母胆碱的需要量应增加。人乳的总胆碱含量约为160mg/L,以乳母每天平均泌乳量为750ml计,每天通过乳汁额外消耗的胆碱为120mg/d,因此,修订乳母的胆碱AI值应额外增加120mg/d。

4. 婴儿　0~6月龄婴儿AI以每日平均母乳摄入750ml和母乳中胆碱含量为160mg/L计算,为120mg/d。7~12月龄婴儿胆碱的AI以小婴儿和成人AI为基础,采用代谢体重比方法推算,取其平均值为150.4mg/d,取整数处理,修订AI为150mg/d。

(二)可耐受最高摄入量

UL主要依据过量胆碱诱发低血压以及腥体臭而制定的。低血压被认为是胆碱过量的主要效应,也是制定胆碱UL的主要依据,此外,腥体臭是胆碱过量的次要危害效应。口服4g/d胆碱治疗老年患者2周,未观察到引起低血压,继而口服7.5g/d胆碱2周后,不仅引起患者轻微低血压,而且还出现恶心和呕吐等症状,因此 7.5g/d 被认为是胆碱的 LOAEL 值。按我国 18~男性体重代表值(66kg)与美国 19~男性体重代表值(76kg)进行折算,推算我国居民胆碱的 LOAEL 值为 6.5g/d。设定 UF 为 2,计算得到胆碱的 UL 值为 3.25g/d,经修约后修订为 3.0g/d。其他各不同年龄组的 UL 值根据其代谢体重从成年人的 UL 值外推而来。由于缺少关于婴儿胆碱毒副作用的资料,并考虑到婴儿身体可能没有处理任何过量化学物质的能力,所以目前暂时不制定胆碱的 UL 值。

上述人群的膳食胆碱参考摄入量见表 1-10-12。

表 1-10-12　中国居民膳食胆碱参考摄入量/(mg·d⁻¹)

人群	AI		UL
	男	女	
0 岁~	120		—
0.5 岁~	150		—
1 岁~	200		1000
4 岁~	250		1000
7 岁~	300		1500
11 岁~	400		2000
14 岁~	500	400	2500
18 岁~	500	400	3000
孕妇	—	+20	3000
乳母	—	+120	3000

七、主要食物来源

胆碱广泛存在于各种食物中,它在食物中主要以卵磷脂的形式存在于各类食物的细胞膜中。特别是蛋黄、肝脏、花生、麦胚、大豆中含量很丰富,蔬菜中莴苣、花菜中含量亦较高。

第十节　维生素 C

维生素 C 又称抗坏血酸(ascorbic acid)。公元前 1550 年,古埃及医学书籍记载了其缺乏病——坏血病。公元前 450 年,希腊医学书籍描述了坏血病的综合症状。在以后的十几个世纪中,对维生素 C 缺乏引起的危害进行过多次的记载。如 1497 年,葡萄牙领航员 Vascvo da Gama 围绕好望角航行时,160 名船员中有 100 人因坏血病而丧生。又如 1740 年,英国海军上将 Anson 带领 6 艘船只和 1955 名海员作环球航行,4 年后返航

时,丧失了 5 艘船只和 1051 名船员,这些丧失的船员中有一半死于坏血病。15 和 16 世纪,坏血病曾波及整个欧洲,以致于医生们怀疑是否所有的疾病都起源于坏血病。1747 年,英国军医林德(J. Lind)在一个偶然的机会发现柑桔和柠檬能防治坏血病并公布了这一发现。据此,英国海军在 1795 年曾将柠檬汁列入了海军军用口粮。20 世纪初叶,人们已发现许多蔬菜和水果有预防和治疗坏血病的作用。很多学者进行大量研究,试图弄清这些食物中哪些是抗坏血病物质和这些物质的性质。1928 年,Albert Szent-Györgyi 首先从牛肾上腺提取出抗坏血酸,当时并不知道这是一种维生素,仅知其分子式为 $C_6H_8O_6$,是己糖的衍生物,且具有酸性,故称之为己糖醛酸。1932 年,King 和 Waugh 从柠檬汁中分离一种晶状物质,在豚鼠体内实验,证明也具有抗坏血病活性。于 1933 年,由 Howorth 和 Hirst 阐明了维生素 C 的结构式并由瑞士科学家 Reichstein 合成了维生素 C。至此,维生素 C 缺乏引起的坏血病才得到根本防治。

目前研究认为,抗坏血酸和 α-生育酚、还原型谷胱甘肽及其他因子一起,在细胞的抗氧化防护中起重要作用。因此,它是血浆和组织液中主要的水溶性抗氧化物质。维生素 C 还可参与 α-生育酚的氧化还原循环反应,也能提高非血红素铁的生物利用度,并维持酶复合物中金属离子的氧化状态,而使酶能正常发挥催化功能。这些已明确的维生素 C 的生物活性也是其缺乏的病理生理学基础。其他有利于人体健康的作用也有报道:如降血压,减少动脉粥样硬化的形成,减少糖尿病并发症的发生,减少其他感染的发生率,以及对癌症发生的抑制作用,等等,虽然有些理论已得到部分认同,但是仍需要更多完善的、充实的证据证实。

一、结构与性质

维生素 C 是一种含有 6 个碳原子的酸性多羟基化合物,分子式为 $C_6H_8O_6$,分子量为 176.1,其分子中的 C_1 与 C_4 位上形成内酯环,C_2 和 C_3 位上两个相邻的烯醇式羟基易被氧化,故维生素 C 虽然不含有羧基,仍具有有机酸的性质。

天然存在的抗坏血酸有 L 型与 D 型两种。见图 1-10-18。后者无生物活性。前者氧化时形成脱氢抗坏血酸,但在一定条件下遇到供氢体存在,如还原型谷胱甘肽及半胱氨酸,又可再接受氢原子复变为还原型抗坏血酸,所以,脱氢抗坏血酸仍具有生物活性。

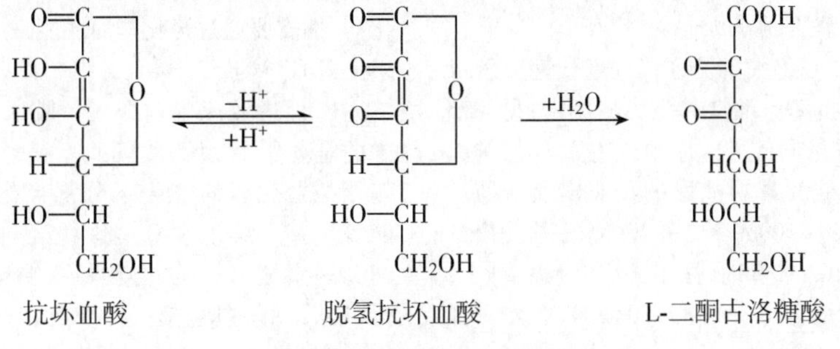

抗坏血酸　　　脱氢抗坏血酸　　　L-二酮古洛糖酸

图 1-10-18　维生素 C 结构式

脱氢抗坏血酸进一步氧化或水解，其环状结构断裂为二酮古洛糖酸，此时便丧失了抗坏血酸的活性。铜、铁等金属离子可促进此反应过程。

维生素C呈无色无臭的片状结晶体，易溶于水，不溶于脂溶剂。在酸性环境中稳定，遇空气中氧、热、光、碱性物质，特别是有氧化酶及痕量铜、铁等金属离子存在时，可促进其氧化破坏。氧化酶一般在蔬菜中含量较多，特别是黄瓜和白菜类，但在柑橘类含量较少，所以蔬菜在储存过程中，维生素C都有不同程度损失。枣、刺梨等水果中含有生物类黄酮，能保护食物中抗坏血酸的稳定性。

在血浆中，维生素C主要以还原型形式存在，还原型与脱氢型比约为15∶1，故测定还原型维生素C即可了解血中维生素C的水平。但也有少部分是以脱氢抗坏血酸的形式存在，这是通过细胞内游离氧化剂对抗坏血酸的氧化作用产生的（图1-10-19）。

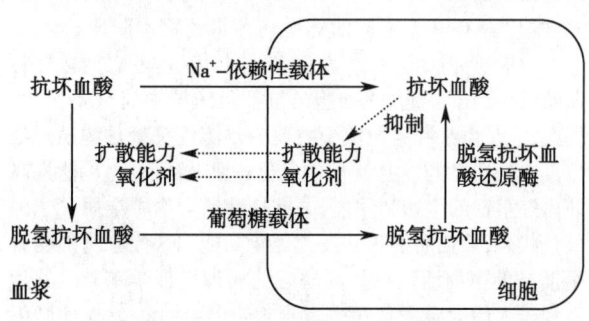

图1-10-19　维生素C的氧化还原循环
引自：Gerald F，Combs Jr. 维生素：营养与健康基础．第3版．张丹参，杜冠华，译．北京：科学出版社，2009.

二、吸收与代谢

食物中的维生素C被人体小肠上段吸收，吸收量与其摄入量有关。摄入量为30～200mg时，吸收率可达80%～100%；摄入量达到500mg时，吸收率降为75%左右；摄入量达1250mg时，吸收率下降至50%左右。

维生素C一旦被吸收，可很快分布到体内所有的水溶性组织中。正常成人体内的维生素C代谢活性池中约有1500mg维生素C，最高储存峰值为3000mg。维生素C的总转换率为45～60mg/d，每日可用去总量的3%左右。维生素C可逆浓度梯度被转运至细胞内并储存。不同的细胞，维生素C的浓度相差很大。正常摄入量情况下，体内可贮存维生素C 1.2～2.0g，最大储存量为3g。浓度最高的组织是垂体、肾上腺、眼晶状体、血小板和白细胞（表1-10-13），但是贮存量最多的是骨骼肌、脑和肝脏。

正常情况下，维生素C绝大部分在体内经代谢分解成草酸或与硫酸结合生成抗坏血酸-2-硫酸由尿排出；另一部分维生素C可直接由尿排出体外。尿中维生素C的排出量受摄入量、体内储存量及肾功能影响。人体处于稳态时，维生素C摄入量在60～100mg时，可以在尿中检测出维生素C的排出；摄入量<60mg/d时，尿中无维生素C排出；静脉注射高剂量维生素C 500mg/d和1250mg/d时，绝大部分维生素C经尿排出。

表1-10-13　人体各组织维生素C浓度

组织	（mg·100g⁻¹）湿组织	（mmol·kg⁻¹）湿组织
垂体	40～50	2.3～2.8
肾上腺	30～40	1.7～2.3
肝	10～16	0.6～0.9
脾	10～15	0.6～0.9
肺	7	0.4
肾	5～15	0.3～0.9
心肌	5～15	0.3～0.9
脑	13～15	0.8～0.9
胰	10～15	0.6～0.9
眼房水	18.6	1.06
眼晶状体	25～31	1.4～1.8
睾丸	3	0.2
甲状腺	2	0.1
骨骼肌	3～4	0.2～0.3
唾液	0.07～0.09	0.004～0.005
血浆	0.3～1.0	0.017～0.057
红细胞	0.3～1.0	0.017～0.057
颗粒白细胞	21	1.2
单核细胞	65	3.7
血小板	30	1.7

引自：Brown ML. Present knowledge in nutrition. Sixth edition. Washington：International Life Sciences Institute Nutrition Foundation. 1990.

一般情况下，摄入适宜剂量时，维生素C几乎没有被代谢为CO_2，但是摄入大剂量时，约2%的维生素C被分解为CO_2通过呼吸由肺排出。此外，汗和粪便也有少量维生素C排出。

三、生理功能

维生素C是一种生物活性很强的物质，在体内具有多种生理功能。维生素C是一种较强的还原剂，可使细胞色素C、细胞色素A及分子氧还原，与一些金属离子螯合。虽然它不是辅酶，但可以增加某些金属酶的活性，如脯氨酸羟化酶（Fe^{2+}）、尿黑酸氧化酶（Fe^{2+}）、三甲赖氨酸羟化酶（Fe^{2+}）、对-羟苯丙酮酸羟化酶（Cu^+）、多巴胺-β-羟化酶（Cu^+）等。这些金属离子位于酶的活性中心，维生素C可维持其还原状态，从而借以发挥生理功能。

（一）参与羟化反应

羟化反应是体内许多重要物质合成或分解的必要步骤，如胶原和神经递质等合成，各种有机药物或毒物的转化等，都需要通过羟化作用才能完成。在羟化过程中，必需维生素C参与。

1. 促进胶原蛋白合成　胶原蛋白合成时，其多肽链中的脯氨酸及赖氨酸等残基必须先在脯氨酸羟化酶及赖氨酸羟化酶的催化下分别羟化为羟脯氨酸及羟赖氨酸等残基。维生素C是这些羟化酶维持活性所必需的辅助因素之一。当维生素C缺乏时，胶原蛋白合成障碍，导致创伤愈合延缓，毛细血管壁脆性增加，从而导致出血。

2. 促进神经递质合成 神经递质5-羟色胺及去甲肾上腺素由氨基酸合成时,都需要通过维生素C参与的羟化作用才能完成。维生素C缺乏时,这些神经递质合成将受到影响。

3. 促进类固醇羟化 维生素C参与类固醇的羟基化反应,促进代谢转化,如由胆固醇转变成胆酸、皮质激素及性激素,降低血清胆固醇,预防动脉粥样硬化的发生。维生素C缺乏时,胆固醇转化为胆汁酸减少,以致胆固醇在肝内蓄积,血中胆固醇浓度升高。故高胆固醇患者,应补给足量的维生素C。

4. 促进有机物或毒物羟化解毒 药物或毒物在内质网上的羟化过程是生物转化中的重要反应,此种反应由混合功能氧化酶完成。维生素C能使酶的活性升高,增强药物或毒物的解毒过程。

（二）抗氧化作用

维生素C具有较强的还原性,是一种很强的水溶性抗氧化剂,与脂溶性抗氧化剂协同作用,在体内还原超氧化物、羟自由基、次氯酸及其他活性氧化物,清除自由基,防止脂质过氧化反应。

1. 促进抗体形成 抗体分子中含有相当数量的二硫键(—S—S—),这些二硫键都是由二个半胱氨酸组成的,所以合成抗体必须有半胱氨酸。但是食入的蛋白质含有大量的胱氨酸,必须将其还原为半胱氨酸才能参与抗体的合成,体内高浓度的维生素C有助于胱氨酸还原为半胱氨酸。

2. 改善铁、钙和叶酸的利用 维生素C能使难以吸收的三价铁(Fe^{3+})还原为易于吸收的二价铁(Fe^{2+}),从而促进了铁的吸收。此外,还能使亚铁络合酶等的巯基处于活性状态,以便有效地发挥作用,故维生素C是治疗贫血的重要辅助药物。维生素C可促进钙的吸收,在胃中形成一种酸性介质,防止不溶性钙络合物的生成及发生沉淀。叶酸还原为四氢叶酸后才能发挥其生理活性,维生素C能促进叶酸的还原,故对巨幼红细胞性贫血也有一定疗效。

3. 抵御低密度脂蛋白胆固醇的氧化 维生素C可以防止氧化型低密度脂蛋白胆固醇和泡沫细胞的形成,预防动脉粥样硬化的形成。

4. 防止和延缓维生素A和维生素E的氧化 维生素C可使生育酚自由基重新还原为生育酚。反应中生成的维生素C自由基,在一定条件下经NADH酶系还原为维生素C。

5. 通过还原作用解毒 通过使体内氧化型谷胱甘肽(GSSG)还原为还原型谷胱甘肽后,与重金属离子结合成复合物排出体外,避免机体中毒。

6. 防止微循环系统的氧化损伤 大剂量的维生素C可以通过抑制$NADP^+$和诱导型一氧化氮合酶的活化,增加四氢生物蝶呤,防止氧化磷酸化的解耦联以及减少超氧化物和过氧亚硝酸盐的形成,或直接清除超氧化物来预防或恢复微循环血管损伤。维生素C还可以还原血管对血管收缩剂的反应性,通过维持环鸟苷酸磷酸酶和occludin磷酸化并防止细胞凋亡来保护血管内皮屏障。

（三）与慢性疾病的关系

研究证实,虽然服用不同剂量的维生素C补充剂不能增加寿命,但由于其抗氧化功能,可对心血管系统具有保护作用,降低患心血管疾病的风险和预防其他相关疾病。

一些干预研究报道,维生素C能够通过抗氧化作用单独或与其他元素共同作用防治多种疾病。著名的护士健康研究发现,补充维生素C与冠心病的发病风险成负相关。每日服用400mg维生素C长达10年以上的妇女患冠心病的风险显著降低29%。29项Ⅱ期随机对照研究的Meta分析结果显示,每日补充500mg维生素C能显著降低高血压患者的收缩压和舒张压。13项随机对照研究的Meta分析结果显示,每日平均补充500mg维生素C能显著降低血清尿酸水平。采用维生素C 1000mg/d,连续治疗30天,能提高吸烟者血浆维生素C浓度,改善其血管内皮的舒张功能。同时,维生素C 1000mg/d与阿托伐他汀及维生素E联合应用,能显著降低非酒精性脂肪肝患者发展为脂肪肝的风险。应用大剂量的维生素C 2000mg/d,能有效防治高血脂人群血管内皮的病变。糖耐量受损的患者一次性口服2000mg的维生素C,其60分钟、120分钟血管内皮的舒张功能明显改善,表明维生素C对葡萄糖负荷后血管内皮功能损伤有保护作用。

多项营养流行病学研究表明,一定的血浆维生素C水平有益于预防冠心病、脑卒中、癌症以及不同原因的死亡,有效血浆维生素C浓度一般在64.0~85.2μmol/L。在NHANESⅡ研究中,观察了8453名研究对象,与低血清维生素C水平(<23moL)的研究对象相比,具有正常或较高血清维生素C水平(45.4μmol/L或79.5μmol/L)的个体显著降低21%~25%冠心病相关的死亡风险,显著降低25%~29%的其他原因引起的死亡风险。研究表明,血浆中较高水平的维生素C可降低发生脑卒中的风险或者降低脑卒中引起的死亡风险。在EPC Norfolk研究中,对20 649名研究对象,进行10年的跟踪研究发现,血浆维生素C浓度高于6μmol/L的研究对象比血浆维生素C浓度低于4μmol/L的研究对象发生脑卒中的风险降低42%。此外,维生素C可预防食管癌,可能与维生素C具有抑制致癌物质(N-亚硝基化合物等)形成、增强机体免疫力及其抗氧化功能有关。同时,在NHANESⅡ研究中,最低血清维生素C浓度(<28.4μmol/L)的男性与最高血清维生素C浓度(>73.8μmol/L)的男性相比,与癌症相关的死亡风险高62%,12~16年的其他原因的死亡率高57%。EPIC-Norfolk研究发现最高血清维生素C浓度(72.6μmol/L)的个体与最低血清维生素C浓度(20.8μmol/L)的个体相比,男性癌症死亡率降低53%,女性癌症死亡率降低27%。综上所述,补充维生素C具有预防非传染性慢性病的作用。

（四）其他作用

1. 其他解毒作用 因为维生素C的C_2位上的氧具有负电性,可与金属离子结合由尿中排出体外。

2. 清除自由基 维生素C可通过逐级供给电子而转变为半脱氢抗坏血酸和脱氢抗坏血酸的过程,清除体内超氧负离子(O_2^-)、羟自由基(OH·)、有机自由基(R·)和有机过氧基(ROO·)等自由基。维生素C还能使生育酚自由基重新还原生成生育酚,反应生成的抗坏血酸自由基在一定条件下又可被$NADH_2$的体系酶作用还原为抗坏血酸。因此,生育酚、维生素 C 和 NADH$_2$ 在体内可协同清除自由基(图 1-10-20)。

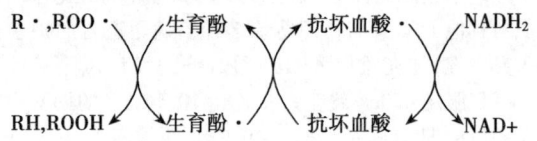

图 1-10-20 维生素 C 和生育酚清除自由基的协同作用

四、缺乏与过量

(一)缺乏

膳食摄入减少或机体需要增加又得不到及时补充时,可使体内维生素 C 储存减少。若体内贮存量低于 300mg,将出现缺乏症状。维生素 C 缺乏时,主要引起坏血病。临床表现如下:

1. 病程前驱症状 起病缓慢,自饮食缺乏维生素 C 至发展成坏血病,一般历时 4~7 个月。患者多有体重减轻、四肢无力、衰弱、肌肉关节疼痛等。成人患者除上述症状外,早期有牙龈松肿,或有感染发炎。婴儿常有激动、软弱、倦怠、食欲减退、四肢疼痛、肋软骨接头处扩大。四肢长骨端肿胀以及有出血倾向等。毛囊周围充血,以成人较多。婴儿发病多在 6 个月至 1 周岁,其他时间也可发生。

2. 出血 全身任何部位可出现大小不等和程度不同的出血。起初局限于毛囊周围及牙龈等处,进一步发展可有皮下组织、肌肉、关节、腱鞘等处出血,甚至血肿或瘀斑。小儿皮肤瘀点和瘀斑多见于骨骼病变的附近,膝部和踝部最多见。内脏、黏膜也有出血,如鼻出血、血尿、便血及月经过多等。严重时偶有心包、胸腔、腹腔、腹膜后及颅内出血。小儿常见下肢肿胀和疼痛,患肢保持一定位置,即两腿外展、小腿内弯,呈假性瘫痪状,此因骨膜下出血所致。

3. 牙龈炎 牙龈可见出血、松肿,尤以牙龈尖端最为显著,稍加按压即可溢血。如肿胀面积扩大,可遮盖牙齿,并有溃疡及继发感染。婴儿患者,常见牙龈上发生小血袋,且易掩盖初萌的乳牙。此种血袋如稍加压力,即可破裂,有时可引起大量出血。成人患者常伴有慢性牙龈损害,可见牙龈萎缩、牙龈浮露,最后可使牙齿松动、脱落。

4. 骨质疏松 维生素 C 缺乏引起胶原合成障碍,故可致骨有机质形成不良而导致骨质疏松。儿童长骨端呈杆状畸形,关节活动疼痛,患儿常使膝关节保持屈曲位。肋骨及肋软骨交界处明显突出呈串珠状,其角度比佝偻病串珠稍尖,在凸起的内侧可扪及凹陷。

坏血病患者若得不到及时治疗,可发展到晚期,此时可因发热、水肿、麻痹或肠坏疽而死亡。

(二)过量

尽管维生素 C 的过量毒性很小,但服用量过多仍可产生一些不良反应。主要因为维生素 C 的分解代谢产物之一是草酸盐,每天从尿液中排出的 35~40mg 草酸中有 35%~50% 来自抗坏血酸。过量摄取维生素 C 时,草酸盐排泄量增加,可能会导致泌尿系统结石。有报道指出,成人维生素 C 的摄入量超过 2g,可引起渗透性腹泻。

当摄入量<1g 时,一般不引起高尿酸尿症,当超过 1g 时,尿酸排出明显增加。研究发现,每日服用 4g 维生素 C,可使尿液中尿酸的排出增加一倍,并因此而形成尿酸盐结石增多。大剂量维生素 C 诱发增加的原因可能是,抗坏血酸和尿酸都由肾小管重吸收,通过被动转运,因此高浓度的抗坏血酸可通过竞争抑制尿酸的再吸收。

过量的维生素 C 还可引起子宫颈黏液中糖蛋白二硫键改变,阻止精子的穿透,造成不育。妊娠期服用过量的维生素 C,可能影响胚胎的发育。当每日摄入的维生素 C 在 2~8g 以上时,可出现恶心、腹部痉挛、铁吸收过度、红细胞破坏及泌尿道结石等副作用。此外,长期服用大剂量维生素 C 后一旦突然停用,尽管仍然保持正常合理膳食,仍可出现坏血病的症状。小儿生长时期过量服用,容易患骨骼疾病。

五、营养状况评价

维生素 C 的营养状况,可根据膳食摄入水平、临床缺乏症状、血和尿中的含量等进行评价。

(一)血液维生素 C 含量

血浆维生素 C 的含量能反映维生素 C 摄入情况,但不能反映体内储存状况。血浆总维生素 C 含量评价为:≥4.0mg/L 为正常,2.0~3.9mg/L 为不足,<2.0mg/L 为缺乏。白细胞中维生素 C 含量能反映组织中维生素 C 的储存情况,不反映近期内维生素 C 的摄取量,一般认为<2μg/10^8 个白细胞为缺乏。

(二)尿维生素 C 含量

全日尿收集不便,故多主张进行 4 小时负荷试验。方法为:口服 500mg 维生素 C,测定 4 小时尿中总维生素 C 含量,<5mg 为不足,5~13mg 为正常,>13mg 为充裕。

六、膳食参考摄入量

(一)AI 与 RNI

1. 成年人 我国缺乏维生素 C 需要量的研究资料,因此主要参考国外研究资料修订。国外研究资料显示,当血浆维生素 C 浓度维持在 50μmol/L 时,可有效预防坏血病。另有研究表明,成人每日摄入 83.4mg 维生素 C,其血浆维生素 C 浓度可维持在 50μmol/L,因此美国将此值可作为成人膳食 EAR,取整处理后为 85mg/d。参考上述研究数据,中国营养学会在 2013 年,将成人膳食维生素 C 的 EAR 修订为 85mg/d。设 CV=10%,RNI=1.2EAR=102mg/d,修约为 100mg/d。

2. 儿童和青少年 膳食维生素 C 的 EAR,根据成年人的值采用代谢体重法公式推算,结果见表 1-10-14。

3. 孕妇和乳母 孕早期女性膳食维生素 C 的 EAR 同成年未孕女性。在孕中、晚期女性,为防止新生儿坏血病,膳食 EAR 需要额外增加 10mg/d,即 85mg/d 加上 10mg/d 为 95mg/d。孕早期女性膳食维生素 C 的 RNI 同未孕女性,为 100mg/d。孕中、晚期女性维生素 C 的 RNI 为 1.2EAR,即 114mg/d,取整为 115mg/d,比未孕女性增加 15mg/d。

乳母维生素 C 的 EAR 值为成人的 EAR 值加上用于乳汁中分泌维生素 C 的额外量。额外量通过乳汁中维生素 C

含量乘以泌乳量计算,为 35mg/d,按 85% 的吸收率计算,乳母膳食维生素 C 的额外需要量为 41.2mg/d,修约为 40mg/d。设定 CV 为 10%,乳母的 RNI 为 150mg/d,需要额外增加 50mg/d。

4. 婴儿 0~6 月龄婴儿 AI 按母乳中维生素 C 的含量乘以哺乳量计算,结果是 39.0mg/d,修约为 40mg/d。7~12 月龄婴儿 AI 按照代谢体重法,以小婴儿 AI 和成人 RNI 为基础推算法计算,结果为 42.2mg/d,修约为 40mg/d。

（二）PI-NCD

补充维生素 C 具有预防非传染性慢性病的作用。大量的研究表明,每天摄入 200mg 维生素 C 无安全性问题,并且 200mg/d 维生素 C 可使血浆维生素 C 浓度维持在接近饱和的高水平（70μmol/L）,也达到了美国健康与营养状况调查（NHANES II）和欧洲诺福克癌症和营养前瞻性（EPIC-Norfolk）研究中降低慢性病发病风险的有效血浆维生素 C 浓度。故预防非传染性慢性病摄入量（PI-NCD）为 200mg/d。

（三）UL

由于维生素 C 的毒性很低,长期摄入维生素 C1000mg/d 未见不良反应,因此有些国家尚未制定维生素 C 的 UL。但有研究发现,当维生素 C 的摄入量超过 3000mg/d 时,可出现腹泻和胃肠紊乱、草酸和尿酸排泄量增加、肾结石的形成增多等不良反应。基于维生素 C 摄入量与不良反应的相关性,美国将渗透性腹泻和胃肠紊乱作为制定 UL 的观察终点指标,设定 LOAEL 为 3000mg/d,UF 为 1.5,修订成人 UL=LOAEL/UF=3000/1.5=2000mg/d。儿童和青少年根据成人的 UL,由体重比推算。目前尚无足够的研究结果证明增加维生素 C 摄入量能对孕妇或乳母产生副作用,因此,孕妇和乳母的维生素 C 摄入量的 UL 值无须有别于其他成年女性。因缺乏有关婴儿维生素 C 的毒理学研究资料,因此未设定 UL。

中国居民膳食维生素 C 参考摄入量见表 1-10-14。

表 1-10-14　中国居民膳食维生素 C 参考摄入量/(mg·d⁻¹)

人群	EAR	RNI	PI-NCD	UL	人群	EAR	RNI	PI-NCD	UL
0 岁~	—	40(AI)	—	—	14 岁~	85	100	—	1800
0.5 岁~	—	40(AI)	—	—	18 岁~	85	100	200	2000
1 岁~	35	40	—	400	孕妇(早)	+0	+0	200	2000
4 岁~	40	50	—	600	孕妇(中)	+10	+15	200	2000
7 岁~	55	65	—	1000	孕妇(晚)	+10	+15	200	2000
11 岁~	75	90	—	1400	乳母	+40	+50	200	2000

七、主要食物来源

人类和其他灵长类动物及豚鼠体内不能合成维生素 C,因此,人体所需要的维生素 C 要靠食物提供。维生素 C 的主要食物来源是新鲜蔬菜与水果。蔬菜中,辣椒、茼蒿、苦瓜、白菜、豆角、菠菜、土豆、韭菜等含量丰富;水果中,酸枣、红枣、草莓、柑橘、柠檬等含量最多。如能经常摄入丰富的新鲜蔬菜和水果,并合理烹调,一般能满足人体需要。在动物的肝脏和肾脏中也含有少量的维生素 C,肉、鱼、禽、蛋和牛奶等食品中含量较少,谷类及豆类维生素 C 含量很少,薯类则含一定量的维生素 C。

（马爱国　郭俊生　孙永叶　韩磊　张华琦）

参 考 文 献

1. Gerald F,Combs Jr. 维生素:营养与健康基础. 第 3 版. 张丹参,杜冠华,等. 北京:科学出版社,2009.
2. 中国营养学会. 中国居民膳食营养素参考摄入量（2013 版）. 北京:科学出版社,2014.
3. 孙长颢. 营养与食品卫生学. 第 8 版. 北京:人民卫生出版社,2017.
4. 李勇. 营养与食品卫生学. 北京:北京大学医学出版社,2005.
5. 马爱国. 饮食与健康. 北京:科学出版社,2015.
6. 常继乐,王宇. 中国居民营养与健康状况监测. 北京:北京大学医学出版社,2016.
7. 支丽慧,李世召,杨小军,等. 叶酸与 DNA 甲基化. 动物营养学报,2013,25(05):951-958.
8. 吴园园,李志. 急性冠状动脉综合征患者血清同型半胱氨酸检测的临床意义. 实用医技杂志,2012,(5):507-508.
9. 毕烨,段一凡,王杰,等. 2013 年中国乳母叶酸缺乏状况及其影响因素. 中华预防医学杂志,2016,(12):1050-1055.
10. 宋昕平. 高同型半胱氨酸血症研究进展. 继续医学教育,2015,29(12):88-90.
11. 钱琪. 轻度认知功能障碍患者血浆同型半胱氨酸水平分析. 大家健康(学术版),2013,7(21):86-87.
12. 薛琴,马骢. 叶酸及一碳单位代谢与疾病关系的研究进展. 医学综述,2013,19(16):2883-2886.
13. 吕颖坚,黄俊明. 维生素 B₁₂ 的研究进展. 中国食品卫生杂志,2012,24(4):394-399.
14. 冯晓婷. 维生素 B₁₂ 缺乏与相关疾病的关系. 中国实用神经疾病杂志,2014,17(1):96-99.
15. Wallingfbrd JB, Niswander LA, Shaw GM, et al. The continuing challenge of understanding,preventing,and treating neuraI tube defects. Science,2013,339(6123):1222002.
16. Morales de Machin A, M6ndez K, Solis E, et al. C677T polymorphism of the methylentetrahydrofolate reductase gene in mothers of children affected with neural tube defects. Invest Clin,2015,56(3):284-295.
17. Institute of Medicine. Dietary Reference Intakes:thiamin,riboflavin,niacin,vitamin B₆,folate,vitaminB₁₂,pantothenic acid,biotin,and choline. Washington,DC:National Academies Press,2000.
18. Guan Z,Li HF,Guo LL,Yang X. Effects of vitamin C,vitamin E,and molecular hydrogen on the placental function in trophoblast cells. Arch Gynecol Obstet,2015,292(2):337-342.
19. Oudemans-van Straaten HM,Spoelstra-de Man AM,de Waard MC. Vitamin C revisited. Crit Care,2014,18(4):460.

20. Aghajanian P, Hall S, Wongworawat MD, et al. The Roles and Mechanisms of Actions of Vitamin C in Bone: New Developments. J Bone Miner Res, 2015, 30(11):1945-1955.

21. Ashor AW, Siervo M, Lara J, et al. Effect of vitamin C and vitamin E supplementation on endothelial function: a systematic review and meta-analysis of randomised controlled trials. Br J Nutr, 2015, 113(8):1182-1194.

22. Chen Q, Polireddy K, Chen P, et al. The unpaved journey of vitamin C in cancer treatment. Can J Physiol Pharmacol, 2015, 93(12):1055-1063.

23. Zeisel SH, da Costa KA. Choline: an essential nutrient for public health. Nutr Rev, 2009, 67(11):615-623.

24. Blumberg JB, Cena H, Barr SI, et al. The Use of Multivitamin/Multimineral Supplements: A Modified Delphi Consensus Panel Report. Clin Ther, 2018, 40(4):640-657.

25. Wilson RD, Genetics C, Wilson RD, et al. Pre-conception folic acid and multivitamin supplementation for the primary and secondary prevention of neural tube defects and other folic acid-sensitive congenital anomalies. J Obstet Gynaecol Can, 2015, 37(6):534-552.

26. Yada U, Kumar P, Yada SK, et al. Polymorphisms in folate metabolism genes as maternal risk factor for neural tube defects: an updated meta-analysis. Metab Brain Disease, 2015, 30(1):7-24.

27. Clarke R, Bennett DA, Parish S, et al. MTHFR Studies Collaborative Group. Homocysteine and coronary heart disease: meta-analysis of MTHFR case control studies, avoiding publication bias. PLoS Med, 2012, 9(2):e1001177.

28. Qiu A, Jansen M, Sakaris A, et al. Identification of an intestinal folate transporter and the molecular basis for hereditary folate malabsorption. Cell, 2006, 127(5):917-928.

29. Alemdaroglu NC, Dietz U, Wolffram S, et al. Influence of green and black tea on folic acid pharmacokinetics in healthy volunteers: potential risk of diminished folic acid bioavailability. Biopharm Drug Dispos, 2008, 29(6):335-348.

30. Patanwala I, King MJ, Barrett DA, et al. Folic acid handling by the human gut: implications for food fortification and supplementation. Am J Clin Nutr, 2014; 100(2):593-599.

31. Li K, Wahlqvist ML, Li D. Nutrition, One-Carbon Metabolism and Neural Tube Defects: A Review. Nutrients, 2016, 8(11):E741.

32. Li K, Li J, Gu J, et al. The protective effect of polyunsaturated fatty acid intake during pregnancy against embryotoxicity of sodium valproate in mice. Food Funct, 2018, 9(5):2634-2643.

33. Wentzel P, Gareskog M, Eriksson UJ. Folic acid supplementation diminishes diabetes- and glucose-induced dysmorphogenesis in rat embryos in vivo and in vitro. Diabetes, 2005, 54(2):546-553.

34. Morales de Machin A, Mendez K, Solis E, et al. C677T polymorphism of the methylentetrahydrofolate reductase gene in mothers of children affected with neural tube defects. Invest Clin, 2015, 56(3):284-295.

35. Crider KS, Zhu JH, Hao L, et al. MTHFR 677C->T genotype is associated with folate and homocysteine concentrations in a large, population-based, double-blind trial of folic acid supplementation. Am J Clin Nutr, 2011, 93(6):1365-1372.

36. Yang L, Jiang L, Bi M, et al. High dose of maternal folic acid supplementation is associated to infant asthma. Food Chem Toxicol, 2015, 75:88-93.

37. Valera-Gran D, Garcia de la Hera M, Navarrete-Munoz EM, et al. Infanciay Medio Ambiente(INMA) Project. Folic acid supplements during pregnancy and child psychomotor development after the first year of life. JAMA Pediatr, 2014, 168(11):e142611.

38. Plumptre L, Masih SP, Ly A, et al. High concentrations of folate and unmetabolized folic acid in a cohort of pregnant Canadian women and umbilical cord blood. Am J Clin Nutr, 2015, 102(4):848-857.

第十一章

水

水是一种人类必需的营养素,是包括人类在内所有生物体存活与生长不可缺少的资源,也是生物体十分重要的组成部分。人体内所含水分总量称作总体水含量(total body water,TBW),年龄、性别、体成分均可造成个体间总体水含量的差异。水在体内不仅构成身体成分,而且还具有调节生理功能的作用。不摄入水,生命只能维持数日;摄入水而不摄入食物时,生命可维持数周,可见水对于生命的重要性。

第一节 水的结构和理化性质

水是由氢、氧两种元素组成的无机物,其化学式为 H_2O,结构式为 H-O-H,两氢氧间夹角 104.5°,相对分子质量为 18.016。在常温常压下为无色、无味、无固定形状的透明液体,具有较强的溶解性和电解力。在 1 个大气压时,水的凝固点为 0,水的沸点为 100℃。水的密度在 4℃ 时最大,为 1000kg/m³。水的比热为 4.2J/(g·℃)。

第二节 水的分布和代谢

水是人体中含量最多的成分,约占一个健康成年人体重的 60%~70%。人体内所有的水分称为总体水含量。总体水含量可因年龄、性别和体型的胖瘦而存在明显个体差异。人体水分的来源有三个:饮水、食物中的水和内生水,而水分排出体外的途径有四个,即呼吸、皮肤蒸发、尿液和粪便。正常情况下,人每日水的摄取量和排出量大体相同,因此,体内的水处于一种动态平衡状态。

一、水的分布

总体水含量可因年龄、性别和体型的胖瘦而存在明显个体差异。新生儿总体水含量最多,约占体重的 80%;婴幼儿次之,约占体重的 70%;随着年龄的增长,总体水含量逐渐减少,12 岁以后,减至成人水平;成年男子总体水含量约为体重的 59%,女子为 50%~55%;女性体内水含量小于男性,40 岁以后随着肌肉组织含量的减少,总体水含量也逐渐减少,一般 50 岁以上男性为体重的 56%,女性为 47%(表 1-11-1)。此外,总体水含量还随机体脂肪含量的增多而减少,因为脂肪组织含水量较低,仅为 10% 左右,而肌肉组织含水量较高,可达 75%~80%。

表 1-11-1 不同年龄、性别人群总体水含量占体重百分比

人群		总体水占体重/%	
		均值	范围
0 岁~		74	64~84
0.5 岁~		60	57~64
12 岁~	男性	59	52~66
	女性	56	49~63
19 岁~	男性	59	43~73
	女性	50	41~60
51 岁~	男性	56	47~67
	女性	47	39~57

引自:中国营养学会.中国居民膳食营养素参考摄入量.2013版.北京:科学出版社,2014.

水在体内主要分布于细胞内和细胞外。细胞内液水含量约为总体水含量的 2/3,对维持细胞生理功能具有重要作用,但细胞内液的量及其中所含物质的交换均需要细胞外液才能进行。细胞外液约为 1/3,包括组织液、血浆、淋巴和脑脊液。各组织器官的含水量相差很大,以血液中最多,脂肪组织中较少(表 1-11-2),女性体内脂肪较多,故水含量不如男性高。

表 1-11-2 各组织器官的含水量(以重量计)

组织器官	水分/%	组织器官	水分/%
血液	83.0	脑	74.8
肾	82.7	肠	74.5
心	79.2	皮肤	72.0
肺	79.0	肝	68.3
脾	75.8	骨骼	22.0
肌肉	75.6	脂肪组织	10.0

引自:中国营养学会.中国居民膳食营养素参考摄入量.2013版.北京:科学出版社,2014.

二、水在体内的平衡

正常情况下,人每日水的摄取量和排出量大体相同,因此,体内的水处于一种动态平衡状态,机体体液及其组成成分的波动范围很小,以保持体液容量、电解质、渗透压和酸碱度等的相对恒定。炎热、高温作业、剧烈运动、某些疾病、创伤、感染等因素可引起机体内外环境发生变化,如机体代偿则内环境保持相对稳定,若失代偿则引起体液的代谢紊乱,造成水、电解质和酸碱平衡失调,重者可危及生命。

水的摄取量和排出量每日维持在 2500ml 左右(表 1-

11-3）。体内水的来源包括饮水、食物中的水和内生水。通常每人每日饮水约1200ml，食物中含水约1000ml，内生水约300ml。内生水主要来源于蛋白质、脂肪和碳水化合物代谢时产生的水。每克蛋白质产生的代谢水为0.42ml，脂肪为1.07ml，碳水化合物为0.6ml。

表 1-11-3　正常成人每日水的出入量平衡量

来源	摄入量/ml	排出途径	排出量/ml
饮水或饮料	1200	肾脏(尿)	1500
食物	1000	皮肤(蒸发)	500
内生水	300	肺(呼气)	350
-	-	大肠(粪便)	150
合计	2500	合计	2500

引自：中国营养学会. 中国居民膳食营养素参考摄入量. 2013版. 北京：科学出版社，2014.

体内水的排出量受气候、环境、空气温度和相对湿度的影响，主要以经肾脏排出为主，约占60%，其次是经皮肤、肺和粪便，分别占20%、14%和6%。一般成人每日尿量介于500~4000ml，最低量为300~500ml，低于此量，可引起代谢产生的废物在体内堆积，影响细胞的正常功能。皮肤以出汗的形式排出体内的水。出汗分为非显性和显性两种，前者为不自觉出汗，很少通过汗腺活动产生。一般成年人经非显性出汗排出的水量约300~500ml，婴幼儿体表面积相对较大，非显性失水也相对较多。显性出汗是汗腺活动的结果，是体温调节的重要机制。显性出汗量与运动量、劳动强度、环境温度和湿度等因素有关。在高温或进行体力活动时，机体主要通过出汗来散热，水作为汗液的组成成分，在皮肤表面通过蒸发汽化起到散热作用。某些特殊情况下，每日出汗量可达10L以上。经肺和粪便排出水的比例相对较小，但在特殊情况下，如高温、高原环境以及胃肠道炎症引起的呕吐、腹泻时，可发生大量失水。

三、水平衡的调节

体内内水的正常平衡受渴觉感受器、渗透压感受器、垂体分泌的抗利尿激素及肾脏调节。水的摄入主要依赖于神经调节。渴觉感受器是调节体内水来源的重要环节。当有效循环血容量减少、体液高渗或口腔黏膜干燥时，刺激下丘脑的渴觉感受器或渗透压感受器，引起口渴而激发饮水行为，增加水的摄入，当摄入量达到一定程度后，循环血量增加，细胞外液渗透压下降，渴感消失，机体停止饮水(图1-11-1)。

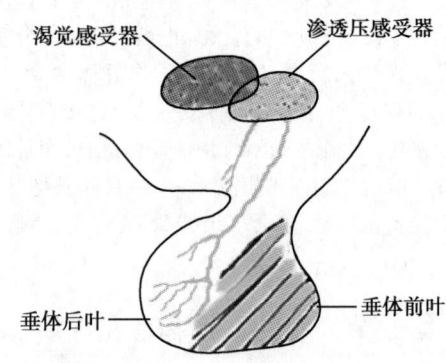

图 1-11-1　参与水平衡调节的部位

水的排泄主要依赖于抗利尿激素、醛固酮和肾脏的调节。抗利尿激素可通过改变肾脏远端小管和集合小管对水的通透性影响水分的重吸收调节水的排出。抗利尿激素的分泌也受血浆渗透压、循环血量和血压等调节。肾脏则是水分排出的主要器官，通过调节排尿量和对尿液的稀释和浓缩功能，调节体内水平衡。当水摄入不足时，抗利尿激素和醛固酮分泌增加，增加水的重吸收，减少水的排出，细胞外液渗透压下降。当机体失水时，肾脏排出浓缩性尿，使水保留在体内，防止循环功能衰竭；体内水过多时，则排尿增加，减少体内水量。人体内环境稳态控制机制保证水在摄入和丢失间的平衡(图1-11-2)。

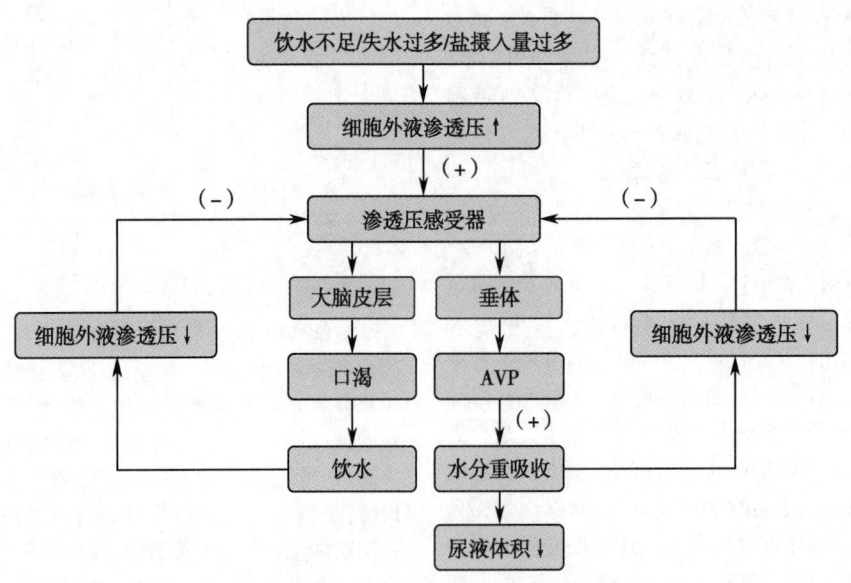

图 1-11-2　水平衡调节机制

第三节　水的生理功能

水是保持细胞形状及构成人体体液必需的物质,成人体内水分含量约占体重的65%左右,水广泛分布在组织细胞内外。人体的一切生命活动都需要水的参与。除此之外,水还具有体温调节与关节润滑的功能。

一、细胞和体液的组成部分

水是保持细胞形状及构成人体体液必需的物质,成人体内水分含量约占体重的65%左右,水广泛分布在组织细胞内外,构成人体内环境的重要部分。

正常情况下,体液在血浆、组织间液及细胞内液这三个区间,通过溶质的渗透作用,维持着动态的平衡状态,即渗透压平衡。细胞内液和细胞外液的渗透压平衡,主要依靠水分子在细胞内外的自由渗透。细胞内液和细胞外液的电解质中阴离子和阳离子之间的平衡主要依靠电解质的活动和交换来维持。

机体水摄入量不足、水丢失过多或者摄入盐过多时,细胞外液的渗透压就会增高,通过神经系统、激素、肾脏等调节机制,启动饮水行为、肾脏重吸收及离子交换来调节水和电解质平衡,可使水摄入增多、排出减少,从而维持体液的正常渗透压。

人体内绝大多数细胞并不与外界环境相接触,而是浸浴于机体内部的细胞外液中,因此细胞外液是细胞直接接触和赖以生存的环境,区别于整个机体所处的外环境,生理学将细胞外液称之为机体的内环境。内环境的理化性质如温度、渗透压和各种液体成分的相对恒定状态,即稳态(homeostasis),稳态是维持机体正常生命活动的必要条件。稳态的破坏将影响细胞功能活动的正常进行,如高热、低氧、水与电解质以及酸碱平衡紊乱等都将导致细胞功能的严重损害,引起疾病,甚至危及生命。

二、参与新陈代谢

人的一切生命活动都需要水的参与。细胞的各种代谢活动都是酶促生化反应,因此,需要细胞外液提供足够的营养物质、氧气和水分,以及适宜的温度、离子浓度、酸碱度和渗透压等。水的溶解力很强,并有较大的电解力,是营养物质代谢的载体,可使水溶物质以溶解状态和电解质离子状态存在。水参与体内物质新陈代谢和生化反应,既是生化反应的原料,又是生化反应的产物。同时,水具有较大的流动性,在消化、吸收、循环、排泄过程中,可加速协助营养物质的运送和废物的排泄。使人体内新陈代谢和生理化学反应得以顺利进行。

三、调节体温

水的比热值较大,1g 水每升高或降低 1℃ 度需要约 4.2J 的热量,大量的水可吸收代谢过程中产生的能量,使体温不至显著升高。水的蒸发热也较大,在37℃体温的条件下,蒸发1g水可带走 2.4kJ 的热量。因此,在高温下,体热可随水分经皮肤蒸发散热,以维持人体体温的恒定。

四、润滑作用

在关节、胸腔、腹腔和胃肠道等部位,都存在一定量的水分,水与黏性分子结合可形成关节的润滑液、消化系统的消化液、呼吸系统以及泌尿生殖系统的黏液,对器官、关节、肌肉、组织能起到缓冲、润滑、保护的功效。

第四节　水合状态与健康

如果摄入的水分与排出的水分大体相等,此时机体中的水处于水平衡状态,即正常水合状态(euhydration)。水摄入过多或过少影响水合状态的改变,进而影响机体健康。

水摄入过少引起的脱水状态会降低机体的认知能力、体能,还会增加肾脏疾病、心血管疾病等慢性病的发生风险。体液丢失量约为体重的 1% 时,机体血浆渗透压升高,出现口渴感,且体能开始受到影响;当失水量占体重的 2%~4% 时,为轻度脱水,表现为口渴、尿少、尿呈深黄色、尿比重增高及工作效率降低等;失水量占体重的 4%~8% 时,为中度脱水,除上述症状外,还可见极度口渴、皮肤干燥、口舌干裂、声音嘶哑及全身软弱等现象、心率加快、尿量明显减少、皮肤干燥失去弹性、眼窝下陷,常有烦躁不安;如果失水量超过体重的 8%,为重度脱水,表现为精神及神经系统异常,可见皮肤黏膜干燥、高热、烦躁、精神恍惚、神志不清等;失水达到体重的 10%,会出现烦躁、全身无力、体温升高、血压下降、皮肤失去弹性,甚至危及生命;失水超过体重的 20% 时,会引起死亡。

水摄入过多时,可引起体液浓度降低,血浆 Na^+ 浓度减少;血液稀释,血浆蛋白质总量、血红蛋白、红细胞比容减少;细胞内、外液的容量增加等。水中毒时,可因脑细胞肿胀、脑组织水肿、颅内压增高而引起头痛、恶心、呕吐、记忆力减退,重者可发生渐进性精神迟钝、恍惚、昏迷、惊厥等,严重者可引起死亡。但正常人的肾脏、汗腺等具有强大的水排泄功能,极少发生水中毒。

一、水合状态与认知能力

水摄入不足会对人的认知能力带来负面影响。一些剂量-效应研究指出,失水量在1%时就可能对认知能力产生负面影响。关于成人的研究表明,因高温和(或)高强度身体活动丢失体重的 2% 或更多水分时,会引起视觉追踪能力、短期记忆和注意力的下降。与成年人相比,儿童更容易脱水。Bar-David 的研究发现,脱水儿童的听觉数字广度、语义灵活能力和图像识别能力有降低的倾向,这说明缺水同样会减低儿童的认知能力。另外两项研究表明,轻度脱水的儿童喝下一定量的水后,其视觉注意力和视觉追踪能力等短期记忆力都有所提高。然而,因伦理问题,对于脱水对儿童认知影响的研究较少。

二、水合状态与体能

Murray 的研究发现,即使水分丢失仅达体重的 2%,机体也会出现相应的反应,如生理应激增加、体能降低和体温调节受到干扰等。在相对较轻的脱水状况下,从事高强度体力活动的个体会出现体能下降,表现为耐力下降、疲劳、体温调节紊乱和主观感觉吃力等。在炎热的环境下运动,且没有充分补充液体,可导致人体温升高、心脏每搏输出量下降、血压下降和肌肉血流量减少。一项研究显示,参加足球夏令营的儿童如果发生脱水(尿渗透压低于正常),并且一直处于脱水状态,可导致体力恢复困难和后续的体能受损。在希腊对92名10~15岁运动员中开展的研究表明,采取简单但合理的饮水宣传教育措施后,在短短2天内就可以改善青少年饮水的状况;而且在其训练期间,通过摄入水获得良好的饮水状况可以提高其耐力运动的成绩。

三、水合状态与慢性疾病

(一) 水合状态与肾脏疾病

研究表明,人体增加总体水的摄入可以有效预防复发性肾结石、低肾结石发生的风险。一项在50岁以上成年人中开展的研究发现,当总水摄入量达3.2L/d时,可以显著降低慢性肾病的风险。一项6年以上的队列研究评价了尿量与肾功能障碍之间的联系,与尿量为1~1.9L/d的人群相比,尿量为2~2.9L/d或≥3L/d的人群中出现肾功能障碍的风险降低。

(二) 水合状态与心血管疾病

Kobayashi对河水化学性质与血管疾病风险的关系进行了首次观察,发现随着水硬度的增加,患这种病的风险性会降低。2004年,Monarca等人的Meta分析包括1979—2003年的19项描述性研究,7项病例对照研究,2项队列研究,结果发现没有总够证据证明水硬度或钙浓度与心血管疾病发病率或病死率之间存在相关性;但水中镁浓度较低则会增加心血管疾病的危险;提高水镁浓度有可能是心血管疾病的保护因素。2008年,Catling等人的Meta分析包括1985—2006年间的9篇病例对照研究和5篇队列研究,结果发现水中的镁含量与心血管疾病病死率成反比。Dmitrieva等人的研究显示,脱水和高钠状态会刺激内皮细胞炎症信号并促进动脉粥样硬化的发生和发展。Chan等人的研究显示摄入较多的水有助于预防心血管疾病的发生。

(三) 水合状态与糖尿病

近年来的动物研究显示,抗利尿激素可参与调节肝糖原的分解和糖异生过程,同时,也可以调节肾上腺皮质激素的释放,抗利尿激素可直接或间接参与糖代谢调节过程。在一项以肥胖和消瘦大鼠为研究对象的动物试验中,将其分为增加每日水摄入量组、慢性静脉输注抗利尿激素组和空白对照组,干预4周后,显示慢性静脉输注抗利尿激素组空腹血糖升高。但动物研究的理论不可直接应用于人群中,和肽素、水合状态和糖尿病相关的人群实验尚较少。在目前已有的人群研究中,一项对马尔默饮食和癌症研究中的心血管队列分析发现,除了传统的血糖、胰岛素之外,和肽素也可作为糖尿病发生的独立预测因子。国内的一项回顾性研究显示,高水平和肽素与糖尿病的发生风险相关。另一项在妊娠期糖尿病患者中开展的横断面研究显示,妊娠期糖尿病患者血清和肽素水

平明显下降,并与胰岛素抵抗和胰岛β细胞功能密切相关,对妊娠期糖尿病具有一定的预警价值。国外一项在29名老年人开展的研究中,通过12周的饮水干预,即在每餐前饮水500ml,可发现胰岛素水平与尿液渗透压、与肽素水平存在相关性,饮水干预后空腹胰岛素水平有所改善。另一项在39名健康人群中开展的饮水干预研究中,干预措施为每天饮用3L水,干预周期为1星期;与对照组相比,饮水干预可降低血清和肽素浓度,并且有助于降低血糖水平。目前,脱水与糖尿病的健康证据尚少,仍需要进一步研究。

(四) 水合状态与其他

1. 水合状态与便秘　当身体不能得到足够的水分时,它从体内获取水分,直肠就是一个主要的内部水来源。有研究发现,当直肠中水分减少时,营养物质的消化、吸收、循环、排泄过程受限,便秘随之而来,正常的排便功能会随着水分的正常补充而得到恢复。Mun等人的研究显示,老年人摄入苏打水可以有效预防便秘的发生。Dupont等人发现镁硫酸盐天然矿泉水对于功能性便秘患者具有缓解作用。Jangid等人发现增加水摄入量可以有效缓解功能性便秘。

2. 水合状态与疼痛　脱水是引起头痛和偏头痛的主要原因,热应激时的偏头痛常常是脱水的标志。另外,Spigt等人和Price等人的研究显示摄入较多的水可以缓解头痛。

3. 水合状态与哮喘　哮喘是由于组胺过多引起的直接结果,组胺可以造成支气管收缩,并产生黏液,而体内脱水会引起增加组胺量。Cerny等人的研究显示急性哮喘的人群一般都伴随着脱水的症状。

第五节　水合状态及评价

通常情况下,水的摄入量和排出量大体相同,体内的水处于一种动态平衡状态,此时,机体内的水达到一个适宜的水合状态。如果这个动态平衡被打破,就会出现脱水或水中毒,从而影响机体的正常生理功能、健康,甚至危及生命。因此,机体需要维持一个适宜的水合状态。

一、水合状态的定义与分类

当机体摄入水分过少,或者水分丢失过多时,机体处于脱水状态(dehydration);当机体摄入水分过多时,则机体处于过水合状态(hyperhydration),严重者可能会引起水中毒(water intoxication)。

(一) 脱水

在正常生理条件下,人体通过尿液、粪便、呼吸和皮肤等途径排出水。这些丢失的水量为必需丢失量。如果水摄入量低于水的排泄量,可引起体内失水亦称脱水。

根据水与电解质丧失比例不同,分为三种类型。

1. 高渗性脱水(hypertonic dehydration)　高渗性脱水其特点是以水的丢失为主,电解质丢失相对较少。当失水量占体重的2%~4%时,为轻度脱水,表现为口渴、尿少、尿比重增高及工作效率降低等。失水量占体重的4%~8%

时,为中度脱水,除上述症状外,可见皮肤干燥、口舌干裂、声音嘶哑及全身软弱等表现。如果失水量超过体重的8%,为重度脱水,可见皮肤黏膜干燥、高热、烦躁、精神恍惚等。若达10%以上,可危及生命。

2. 低渗性脱水(hypotonic dehydration) 低渗性脱水以电解质丢失为主,水的丢失较少。此种脱水特点是循环血量下降,血浆蛋白质浓度增高,细胞外液低渗,可引起脑细胞水肿,肌肉细胞内水过多并导致肌肉痉挛。早期多尿,晚期尿少甚至闭尿,尿比重低,尿 Na^+、Cl^- 降低或缺乏。

3. 等渗性脱水(isotonic dehydration) 此类脱水是水和电解质按比例丢失,体液渗透压不变,临床上较为常见。其特点是细胞外液减少,细胞内液一般不减少,血浆 Na^+ 浓度正常,兼有上述两型脱水的特点,有口渴和尿少表现。

（二）水中毒

如果人体水摄入量超过肾脏排出的能力(0.7~1.0L/h),可引起体内水过多,引起急性水中毒。这种情况多见于疾病状况,如肾脏疾病、肝病、充血性心力衰竭等。用甘油作为保水剂时,偶有发生。

二、水合状态的评估

水合状态可通过总水摄入量、体重、血浆渗透压、尿液指标(排尿量、尿液渗透压、尿比重、尿液颜色、排尿次数)、唾液渗透压、泪液渗透压等进行评估。

（一）总水摄入量

水合状态与水摄入量密切相关,通过计算机体每日总水摄入量的多少,可以帮助判断机体的水合状态。不同国家和地区根据本国饮水调查数据,结合相关因素,制定了针对不同年龄、不同生理阶段人群的总水摄入量。

（二）体重

体重的变化通常被用作衡量急性水合状态的指标,也是不断变化(动态)的水合状态的衡量指标。当失水量小于体重1%时,机体的记忆力和注意力下降;当失水量达到体重1%~2%之间时,多种生理功能会受到影响;当失水量达到体重2%~3%时,会对认知能力、体温调节能力、心血管功能以及体能产生不利影响;当失水量达到体重10%时,机体会出现烦躁、全身无力、体温升高等现象;当机体缺水程度达到体重的20%时,则会严重威胁生命,引起死亡。

（三）血浆渗透压

血浆渗透压反映的是细胞内渗透压,相对稳定。血浆渗透压≤290mOsm/kg时,机体处于正常水合状态,当血浆渗透压>290mOsm/kg时,机体处于脱水状态。

（四）尿液指标

尿液指标包括排尿量、尿液渗透压、尿比重、尿液颜色、排尿次数等。

1. 排尿量 排尿量是判断水合状态的指标之一。一般成年人每天排尿量为500~4000ml,最低为300~500ml,排尿量多少与水摄入量密切相关。马冠生团队在河北某市68名男性大学生中开展的研究结果显示,脱水组平均排尿量为975ml/d,显著低于适宜水合状态组的1653ml/d,而且排尿量与尿液渗透压存在较强相关性。

2. 尿液渗透压 当机体缺水时,尿液浓缩且尿液渗透压会升高;当机体摄入足量水分时,尿液排出增加且尿液渗透压降低。尿液渗透压可反映机体肾脏对体内水平衡变化的调节能力,正常情况下,尿液渗透压变化范围为50~1400mOsm/kg。24小时尿液渗透压是判断水合状态较好的标准,当尿液渗透压≤500mOsm/kg时,机体处于适宜水合状态(optimal hydration);尿液渗透压在500~800mOsm/kg之间,机体处于中间水合状态(middle hydration);尿液渗透压>800mOsm/kg,机体处于脱水(dehydration)状态。也有研究提出了用晨尿判断水合状态的标准,即晨尿尿液渗透压≤700mOsm/kg时机体处于正常水合状态,当晨尿尿液渗透压>700mOsm/kg,机体处于脱水状态。马冠生团队在河北某市68名男性大学生中开展的研究中,采用尿液渗透压来判断其水合状态,结果显示约有1/4的研究对象处于脱水状态。

3. 尿比重 尿比重是指在4℃条件下尿液与同体积纯水的重量之比,取决于尿中溶解物质的浓度,与固体总量成正比。当尿比重<1.020时,机体处于正常水合状态;当尿比重≥1.020时,此时机体处于脱水状态。研究发现,尿比重与尿液渗透压存在较强相关性,可有效反映水合状态。

4. 尿液颜色 正常的尿液颜色是透明黄色,当机体缺水时,尿液颜色会逐渐加深。Armstrong教授建立了8个等级尿液颜色比对卡,利用尿液颜色来判断机体水合状态。研究显示,对于儿童青少年、成年女性以及孕产妇,当尿液颜色≥4时,机体尿液渗透压≥500mOsm/kg,应该增加饮水来改善水合状态。对于运动人群,尿液颜色≥5时,可以有效反映出体重2%以上的变化,可以用来判断运动人群水合状态。2018年,马冠生团队在河北某市68名男性大学生中开展的研究结果显示,尿液颜色、尿液渗透压相关性较强,可作为判断水合状态的指标之一。与其他衡量水合状态的指标相比,尿液颜色更加经济有效且快速,但其精确性相对较低。

5. 排尿次数 当膀胱中尿液越多时,膀胱就越有可能引发排尿行为。高度排尿冲动与膀胱中高容量尿液具有相关性,低度排尿冲动与膀胱中低容量尿液具有相关性。研究显示,处于适宜水合状态的女性24小时排尿次数(5±2次)高于处于脱水状态者(3±1次),而且24小时排尿次数与尿比重、尿液渗透压具有相关性($r=-0.50$;$r=-0.56$)。在14名成年男性中开展的研究发现,处于脱水状态的男性排尿次数(5±2次)低于处于适宜水合状态者(7±2次),24小时排尿次数可作为判断调查对象水合状态的指标。

6. 唾液渗透压 唾液由腺泡细胞分泌,主要组成成分是水。血浆中的液体经过腺泡细胞进入唾液,因此脱水状态可能会导致唾液腺功能出现问题。研究显示,限制液体摄入48小时后,机体唾液渗透压从54mOsm/kg上升至73mOsm/kg。在高温环境下运动所造成脱水状态后,唾液渗透压有所上升,从50mOsm/kg上升至105mOsm/kg,而且唾液渗透压与血浆渗透压具有强相关性。对饮水量<2L/d的女性进行连续4周的饮水干预,即每天在原先饮水量的基础上增加>0.5L/d,结果显示,干预后调查对象的唾液渗透压呈显著性下降。但也有研究表明,不同饮水量人群唾液渗透液并无差异。唾液渗透压作为判断水合状态的指标还需更多的研究来探究。

7. 泪液渗透压　泪液由泪腺、结膜杯状细胞分泌的透明稍带乳白色的水样液体。在正常条件下,机体泪液渗透压为301mOsm/kg。机体在脱水情况下,泪液渗透压会上升,并且随着尿比重以及血浆渗透压变化而变化。研究提示,当泪液渗透压>309mOsm/kg时,机体处于脱水状态。虽然泪液渗透压可以反映运动导致的体液丢失,但研究显示泪液渗透压与尿比重、体重变化以及血浆渗透压相关性不大。因此,采用泪液渗透压判断水合状态的可行性和诊断价值,还需更多的研究来探索。

第六节　水的需要量

水的需要量主要受代谢情况、年龄、身体活动、环境温度、膳食等因素的影响,故水的需要量变化很大。水的需要量不仅个体差异较大,而且同一个体在不同环境或生理条件下也有差异。因此,水的人群推荐量并不完全等同于个体每天的需要量。近年来,许多国家以人群的水摄入量数据为基础,有些国家还综合考虑肾浓缩功能以及能量消耗与水代谢的关系,提出了本国或本地区居民的总水摄入量或饮水摄入量的推荐值。

总水摄入量定义:将来源于食物中的水称为食物水,将来源于普通水和各种饮料的水称为饮水,两者合计构成了人体的总水摄入量。

一、其他国家水的推荐摄入量

美国医学研究院(Institute of Medicine,IOM)根据美国第三次全国健康和营养调查(National Health and Nutrition Examination Survey Ⅲ,NHANES Ⅲ)中水摄入量资料,于2004年公布了不同年龄人群水适宜摄入量,加拿大亦采纳了该标准,其中建议19~30岁男性和女性的每天总水(包括饮水和食物水)的适宜摄入量为3.7L和2.7L。2005年澳大利亚卫生与医学研究委员会(National Health and Medical Research Council)和新西兰卫生部(New Zealand Ministry of Health)共同提出了水摄入的推荐量,成年男性的总水摄入推荐量为3.4L/d,成年女性为2.8L/d,其中非食物来源的饮水量分别为2.6L/d和2.1L/d。2010年,欧洲食品安全局(European Food Safety Authority,EFSA)的膳食、营养与过敏(Dietetic Products,Nutrition,and Allergies,NDA)专家组基于摄入量资料以及尿渗透压值,提出了不同年龄群的适宜水摄入量,其中成年男性的总水摄入量为2.5L/d,女性为2.0L/d(表1-11-4)。

表1-11-4　美国、澳大利亚/新西兰和欧洲适宜水摄入量/(L·d⁻¹)

年龄/岁	美国		澳大利亚/新西兰		欧洲
	总水	饮水	总水	饮水	总水
0~	0.68[1]	—	0.7[1]	—	100~190[1,2]
0.5~	0.84	—	0.8	—	0.8~1.0
1~	1.3	—	1.4	1.0	1~岁:1.1~1.2 2~岁:1.3
4~	1.7	—	1.6	1.2	1.6
9~,男	2.4	1.8	2.2	1.6	2.1
女	2.1	1.6	1.9	1.4	1.9
14~,男	3.3	2.6	2.7	1.9	2.5
女	2.3	1.8	2.2	1.6	2.0
19~,男	3.7	3.0	3.4	2.6	2.5
女	2.7	2.2	2.8	2.1	2.0

注:总水:包括饮水(普通水、饮料)及食物
(1) 纯母乳喂养的婴儿不需要额外补充水分;
(2) 其单位为 ml/(kg·bw)。
引自:中国营养学会.中国居民膳食营养素参考摄入量.2013版.北京:科学出版社,2014.

2011年国际生命科学会北美分部的饮水会议提出,在温和气候条件下,处于非活跃状态的成人的最低水需要量为1~3.1L/d。欧洲食品安全局膳食、营养与过敏专家组认为成年人的总水摄入量应该在1.4L/d(安静状态)和12L/d(高温气候条件、活跃状态)之间。

世界卫生组织(WHO)指出,一般环境下,静态的成年男性和女性总水的推荐摄入量分别为2900ml/d和2200ml/d;年龄为3个月、体重为5kg和12个月体重为10kg的婴儿,总水的推荐摄入量分别为750ml/d和1000ml/d。在高温环境下进行身体活动的成人的总水推荐摄入量为4500ml/d;怀孕和哺乳期的女性每日需水总量分别为4800ml和3300ml。

二、我国不同年龄人群水的适宜摄入量(AI)

(一) 婴幼儿(0~3岁)

适宜的水摄入量对婴幼儿尤其重要。WHO指出,0~6月龄婴儿应进行纯母乳喂养,不需要额外补充水分。我国0~6月龄婴儿平均每日母乳摄入量约为750ml/d,根据母乳中85%~90%的含水量,因此推算出我国0~6月龄婴儿的水适宜摄入量为0.7L/d(表1-11-5)。

对于7~12月龄的婴儿,我国母乳的平均摄入量约为600ml/d,由母乳提供的水量约为540ml/d,加上添加辅食

和饮水提供的水量约为 330ml/d，从而计算出此阶段婴儿的总水适宜摄入量为 0.9L/d。

对于 1~2 岁幼儿，WHO 报道母乳的平均摄入量约为 530ml/d，由母乳提供的水量为 480ml/d；来自辅食的能量要求达到 550kcal，按照美国 RDA 提出的：婴儿和儿童每消耗 1kcal 能量，水的需要量为 1.5ml，由此推算出来自辅食的水量为 825ml。因此，1~2 岁幼儿的总水适宜推荐量为 1.3L/d（表 1-11-5）。

（二）儿童和少年（4~17 岁）

儿童和少年体内水含量随年龄增大而降低，但仍高于成人。儿童少年应保持充分的水摄入，以满足机体的需要。我国缺少 4~6 岁儿童水摄入量的数据。我们利用成人水的 AI 根据以下的公式进行推算。

4~6 岁儿童男性 AI=男性成人 AI×（4~6 岁儿童男性平均体重/18~50 岁男性平均体重）0.75×（1+4~6 岁儿童男性生长系数）=0.8L 式中，男性成人 AI=1.7L/d；4~6 岁儿童男性平均体重 = 19.5kg；18~50 岁男性平均体重 = 66kg；4~6 岁儿童男性生长系数 = 0.15。4~6 岁男性儿童饮水量为 0.8L/d，此年龄段儿童的饮水量不分性别，因此，4~6 岁儿童饮水量设为 0.8L/d。

考虑到此年龄段儿童的消化能力相对较弱，饮食中应含有较多的水分以有助于消化，饮水的比例相对适当减少，参考我国成年人调查中饮水量占总水的 56%，推算出 4~6 岁儿童的总水适宜摄入量为 1.6L/d。

2011 年，马冠生团队在我国四城市的儿童和少年中开展饮水调查，在平均温度在 20.0~28.0℃，相对湿度在 38%~59%情况下，9~10 岁、11~13 岁和 14~17 岁儿童和少年的平均饮水量男生分别为 961ml/d、1198ml/d 和 1307ml/d，比女性分别高出 15ml/d、126ml/d 和 252ml/d。因此，根据此次调查数据，提出 7~10 岁儿童的饮水量为 1.0L/d；11~13 岁少年的饮水量分别为 1.3L/d（男）和 1.1L/d（女）；14~17 岁少年的饮水量分别为 1.4L/d（男）和 1.2L/d（女）。参考我国成年人调查中得出的饮水量占总水的 56%，提出我国 4~17 岁儿童及少年的总水推荐量，见表 1-11-5。

（三）成人（18 岁以上）

2010 年 7~8 月，马冠生团队对我国四城市的成年人开展了饮水状况调查，我国成人的饮水量占总水摄入量的 56%；饮水摄入量中位数为 1488ml，男性为 1679ml，女性为 1370ml。根据此调查结果，建议我国男性饮水适宜摄入量为 1.7L/d；WHO 推荐的饮水适宜摄入量为 1500ml，因此，将我国女性的饮水适宜摄入量调整为 1.5 L/d（表 1-11-5）。

根据饮水量占总水摄入量的比例（56%），推算出：男性总水适宜摄入量为 3.0L/d，女性为 2.7L/d。对于身处炎热环境中或身体活动量有所增加的人群，需要增加水的摄入量（表 1-11-5）。

老年人肾脏功能减弱，体液平衡恢复较慢。同时由于口渴感比较迟钝，在环境温度和湿度升高的情况下，水摄入不足的风险增加。我国四城市居民饮水调查也观察到 50~60 岁成人与 50 岁以下成人饮水量差异不大。结合国外推荐量，50 岁以上老人饮水推荐量与成人相同。与其他年龄组相比，老年人对失水与脱水的反应迟钝，因此老年人不应在感到口渴时才饮水，而应该有规律性的主动饮水。

孕妇因孕期羊水以及胎儿，水分需要量增多。哺乳期妇女产后 6 个月内乳汁的平均分泌量约 750ml/d。美国医学研究所对于孕妇及哺乳期妇女的总水推荐量分别比正常成年女性增加 300ml/d 和 1100ml/d。我国缺乏孕妇与乳母平均饮水量的基础数据，参考美国的数据，在我国正常女性水适宜摄入量 2.7L/d 的基础上分别增加 300ml/d 和 1100ml/d，得出孕妇总水适宜摄入量为 3.0L/d，乳母总水适宜摄入量为 3.8L/d。根据我国 18 岁以上成人的饮水量占总水摄入量的 56%，计算出孕妇饮水适宜摄入量为 1.7L/d，乳母饮水适宜摄入量为 2.1L/d（表 1-11-5）。

表 1-11-5　中国居民水适宜摄入量/(L·d⁻¹)

人群	饮水量[a]		总摄入量[b]	
	男性	女性	男性	女性
0 岁~	—	—		0.7c
0.5 岁~	—	—		0.9
1 岁~	—	—		1.3
4 岁~		0.8		1.6
7 岁~		1		1.8
11 岁~	1.3	1.1	2.3	2.0
14 岁~	1.4	1.2	2.5	2.2
18 岁~	1.7	1.5	3.0	2.7
孕妇（早）	—	+0.2	—	+0.3
孕妇（中）	—	+0.2	—	+0.3
孕妇（晚）	—	+0.2	—	+0.3
乳母	—	+0.6	—	+1.1

　　a. 温和气候条件下，轻水平的身体活动。如果在高温或进行中等以上身体活动时，应适当增加水摄入量。

　　b. 总摄入量包括食物中的水以及饮水中的水。

　　c. 纯母乳喂养的婴儿不需要额外补充水分。

来源：中国营养学会. 中国居民膳食营养素参考摄入量. 2013版. 北京：科学出版社，2014.

（梁惠　王光亚　杜松明　马冠生）

参 考 文 献

1. 中国营养学会. 中国居民膳食营养素参考摄入量. 2013 版. 北京：科学出版社，2014.
2. 马冠生，左娇蕾. 水的适宜摄入量. 中华预防医学杂志，2011，45（8）：675-676.
3. 张倩，胡小琪，邹淑蓉，等. 我国四城市成年居民夏季饮水量. 中华预防医学杂志，2011，45（8）：677-682.
4. 马冠生，左娇蕾，李晓辉，等. 我国四城市成年居民夏季水分的食物来源. 中华预防医学杂志，2011，45（8）：692-695.
5. 杜松明，潘慧，胡小琪，等. 中国四城市中小学生的饮水量. 中华预防医学杂志，2013，47（3）：210-213.
6. 张娜，杜松明，马冠生. 饮水与认知能力. 营养学报，2015，37（5）：425-429.
7. World Health Organization. Nutrients in drinking water. Geneva：WHO，2005.
8. Authority EFS. Scientific opinion on dietary reference values for water. EFSA Journal，2010，8（3）：1459.
9. Institute of Medicine（US）. DRI，Dietary reference intakes for water，potassium，sodium，chloride，and sulfate. Washington：National Acad-

emy Press,2005.

10. Ma G,Zhang Q,Liu A,et al. Fluid intake of adults in four Chinese cities. Nutrition Reviews,2012,70(s2):S105-S110.

11. Zhang N,Du S,Zheng M,et al. Urine color for assessment of dehydration among college men students in Hebei,China-a cross-sectional study. Asia Pac J Clin Nutr,2017,26(5):788-793.

12. Zhang N,Du S,Tang Z,et al. Hydration,Fluid intake,and related urine biomarkers among male college students in Cangzhou,China:a cross-sectional study-applications for assessing fluid intake and adequate water intake. International Journal of Environmental Research and Public Health,2017,14(5):513.

13. Zhang J,Zhang N,Liang S,et al. The amounts and contributions of total drinking fluids and water from food to total water intake of young adults in Baoding,China. Eur J Nutr. 2018 Sep 17. doi:10.1007/s00394-018-1814-y.

14. Jequier E,Constant F. Water as an essential nutrient:the physiological basis of hydration. Eur J Clin Nutr,2010,64(2):115-123.

15. Cheuvront SN,Ely BR,Kenefick RW,et al. Biological variation and diagnostic accuracy of dehydration assessment markers. American Journal of Clinical Nutrition,2010,92(3):565-573.

16. Kenefick RW,Ely BR,Cheuvront SN,et al. Prior heat stress:effect on subsequent 15-min time trial performance in the heat. Med Sci Sports Exerc,2009,41(6):1311-1316.

17. Armstrong LE,Pumerantz AC,Fiala KA,et al. Human hydration indices:acute and longitudinal reference values. Int J Sport Nutr ExercMetab,2010,20(2):145-153.

18. Kavouras SA,Johnson EC,Bougatsas D,et al. Validation of a urine color scale for assessment of urine osmolality in healthy children. Eur J Nutr,2016,55(3):907-915.

19. Mckenzie AL,Armstrong LE. Monitoring Body Water Balance in Pregnant and Nursing Women:The Validity of Urine Color. Annals of Nutrition and Metabolism,2017,70(1):18-22.

20. Mckenzie AL,Muñoz CX,Armstrong LE. Accuracy of Urine Color to Detect Equal to or Greater Than 2% Body Mass Loss in Men. Journal of Athletic Training,2015,50(12):1306-1309.

第十二章

其他膳食成分

人类膳食中除含有蛋白质、脂类、碳水化合物、矿物质、维生素等外，尚含有超过数百种的其他生物活性物质，它们对机体的影响也日益引起人们的关注。现今全世界每年都有关于此类物质在预防疾病中的重要发现，很多的实验研究和流行病学研究资料已经证明，食物中的某些生物活性成分有助于预防慢性疾病的发生，其中膳食纤维的适宜摄入对于维护人体健康具有非常重要的意义。萜类化合物（如番茄红素、叶黄素、植物甾醇、海兔素），酚类化合物（如大豆异黄酮、儿茶素、槲皮素、花色苷、原花青素、姜黄素、白藜芦醇），有机硫化物（如异硫氰酸盐、大蒜素、硫辛酸）等多种化学物质均具有多种生物学功效，包括抗肿瘤活性、抗氧化活性、抗炎活性；调节血糖、血脂和血压活性；免疫调节作用以及视网膜和肝脏保护功能等，在促进健康和疾病预防中发挥着积极的作用。因此，研究这类生物活性物质对人类健康的影响、对促进营养科学的发展具有深远的意义。本章将从结构和性质、吸收和代谢、生物学作用、安全性、膳食摄入和评价、特定建议值和可耐受最高摄入量、食物来源（食物来源具体内容详见第二卷食物营养）七个方面分别对4种萜类化合物、7种酚类化合物、3种有机硫化物和4种其他类型生物活性成分，包括左旋肉碱、低聚果糖、γ-氨基丁酸、牛磺酸进行详细地介绍。

第一节 膳食纤维

膳食纤维（dietary fiber，DF）是植物的一部分并不被人体消化的一大类碳水化合物。由于其与人体健康密切相关，而且自20世纪70年代以来在营养科学中不断有新的重要发现，时至今日营养学家对膳食纤维的结构、理化特性与人类健康的关系等仍在不断深入地进行研究，故而从碳水化合物中分出来成为独立一节。

在早年的营养学中，曾将膳食纤维称为粗纤维，并认为粗纤维是食物中的非营养成分，非但对人体健康无益甚至有害；因为当时认为纤维会影响人体对一些营养素的吸收。但自20世纪70年代，Denis Burkitt 和 Hugh Trowell 等人提出一假说，即粗粮或富含膳食纤维的食物可以预防西方社会中所发生的一些慢性非传染性的疾病，如肠癌、憩室病、阑尾炎、便秘、痔疮、糖尿病、心脏病、高胆固醇血症及肥胖病等疾病。虽然这一假说出于推理，然而已逐渐引起营养学家对膳食纤维的研究兴趣。通过近60年的实验研究与流行病学的调查研究，已确认了膳食纤维对人体健康有益，与人类的一些慢性病的发生有关。

一、结构和理化性质

（一）定义和分类

1953年，Eben Hipsley 在研究妊娠毒血症中，首次提出了"膳食纤维"一词。1972年 Trowell 提出膳食纤维是"不能被人体消化酶水解的残留物，主要为植物细胞壁"的假设。1976年，Trowell 扩展了膳食纤维的定义为"在人体肠内所有不被消化的多糖类碳水化合物与木质素"，包括纤维素、半纤维素、木质素、胶类、低聚糖和果胶以及小分子物质，如蜡、角质等。2010年，WHO/FAO 膳食纤维工作组发布报道，将"膳食纤维"定义为：膳食纤维共性特点是指10个和10个以上聚合度（degree of polymerization，DP）的碳水化合物聚合物，且该物质不能被人体小肠内的酶水解，并对人体具有健康效益。因"膳食纤维"的定义关乎各国科学和贸易问题，因此，很多国家在食品标准文件中，使用"≥3DP聚合度的碳水化合物为膳食纤维"概念。中国食品安全国家标准《GB/Z 21922-2008 食品营养成分基本术语》对膳食纤维定义为：植物中天然存在的、提取或合成的碳水化合物的聚合物，其聚合度 DP≥3，不能被人体小肠消化吸收，对人体有健康意义。包括纤维素、半纤维素、果胶、菊粉及其他一些膳食纤维单体成分等。膳食纤维定义与食物中含量、摄入量估计以及推荐量建议值密切相关。

膳食纤维按溶解性可分为可溶性膳食纤维（soluble dietary fiber，SDF）和不可溶性膳食纤维（insoluble dietary fiber，IDF）。可溶性膳食纤维指可溶于温水或热水，且其水溶液能被4倍95%的乙醇再沉淀的一部分纤维，主要是细胞壁内的储存物质和分泌物，另外还有微生物多糖和合成多糖，其组成主要是一些胶类物质，如果胶、树胶等，还有半乳甘露糖、葡聚糖、羧甲基纤维素和真菌多糖等。不溶性膳食纤维是指不溶于温水或热水的那部分纤维，主要是细胞壁的组成部分，包括纤维素、木质素、壳聚糖、原果胶和植物蜡等。

从化学结构和聚合度的角度，膳食纤维的种类包括：

（1）非淀粉多糖，如纤维素、半纤维素、植物多糖（果胶、瓜尔胶等）、微生物多糖（黄原胶等）。

（2）抗性低聚糖，如低聚果糖、低聚半乳糖、其他抗性低聚糖。

（3）抗性淀粉和抗性糊精，抗性淀粉包括物理结构上的包埋淀粉（RS_1）、天然淀粉颗粒（RS_2）、回生直链淀粉（RS_3）、化学（物理）改性淀粉（RS_4）。

（4）其他，如木质素等。虽然已知木质素不是碳水化合物，但因检测方法不能排除木质素，故仍必须将其包括在膳食纤维的成分之中。

（二）主要成分和结构

1. 非淀粉多糖　非淀粉多糖是碳水化合物组成成分中的一大类，主要包含纤维素、半纤维素、果胶、其他凝胶和多糖等。如植物来源的有菊粉（多聚）果糖、果胶、刺槐豆胶、L-阿拉伯胶、魔芋多糖；合成或其他来源的多糖聚葡萄糖（葡聚糖）等。由于结构上的差异，不同的非淀粉多糖可能具有不同的生化特性和生理学效应。

（1）纤维素：纤维素（cellulose）是植物细胞壁的主要成分；是由数千个葡萄糖通过 β-1,4-糖苷键连接起来的直链淀粉。纤维素的特性是不被小肠中的酶所水解，水溶性较小，也不被酸所水解，但有 10%~15% 的纤维素是无定形的即非晶形的粉末，它易被酸水解且在一定 pH 的酸性条件下可形成微晶体的纤维素。纤维素因具有吸水性且不溶于水的特性，故可增加食物体积。纤维素在人的胃肠中不被消化酶所水解。

（2）半纤维素：半纤维素（hemicellulose）是由五碳糖和六碳糖连接起来的支链淀粉，即多聚糖。其主链由木聚糖、半乳聚糖或甘露聚糖组成，支链具有阿拉伯糖或半乳糖。半纤维素的分子量比纤维素小，一般含有 50~200 个戊糖单位和己糖单位。它是由木聚糖、阿拉伯糖、半乳糖、葡萄糖醛酸和半乳糖醛酸所组成。部分半纤维素可溶解于水，在酸性溶液中，有些半纤维素能结合阳离子。在大肠中半纤维素被发酵分解的程度较纤维素大。

（3）β-葡聚糖：β-葡聚糖（β-glucan）是 β-1,3、β-1,4 或 β-1,6 糖苷键连接的葡萄糖聚合物。与纤维素相比，β-葡聚糖的葡萄糖单位之间的连接是无规则的、多变的，具有支链结构小、黏性高、可溶于水等特点。近年来研究较多是因其物理特性对人体健康有益，已有结果证明它可以降低血清中胆固醇的水平。

（4）果胶：果胶（pectin）是水果蔬菜细胞壁胞间层的一种酸性多糖，是被甲酯化至一定程度的半乳糖醛酸多聚体（β-1,4 D-galacturonic acid polymer），分子量约 5 万~30 万。果胶溶于水，黏滑，在水中形成乳白色黏稠状胶态溶液，呈弱酸性，因其含有半乳糖醛酸而具有离子交换的特性，以及增强胶质的黏稠性。果胶在柑橘类和苹果中含量较多。果胶分解后产生甲醇和果胶酸，这就是为何过熟或腐烂水果、各类果酒中甲醇含量较多的原因。在食品加工中，常用果胶作为增稠剂、稳定剂、乳化剂。

（5）树胶和黏胶：树胶（gum）和黏胶（mucilage）存在于海藻、植物渗出液和种子中，是由不同单糖及其衍生物组成的多糖，主要组成成分有葡萄糖醛酸、半乳糖、阿拉伯糖及甘露糖等。阿拉伯胶（arabic gum）、瓜尔胶（guar gum）均属于此类物质。可分散于水中，具有黏稠性，可起到增稠剂的作用。因此，常被用于食品加工，使食品增稠，增加黏性。

2. 抗性淀粉和抗性糊精

（1）抗性淀粉：抗性淀粉（resistant starch, RS）是在人的小肠内不能被吸收的淀粉及其分解产物。过去一直认为淀粉是可以完全消化的，然而现在已知有一部分淀粉在小肠的下部仍不能被消化，而是在大肠内被发酵，这类抗性淀粉可以分为四种。

1）RS_1：此类淀粉的颗粒被食物的一些成分包裹，影响消化酶直接接触，因而延迟了消化的进程。当全谷粒、部分碾碎的谷粒、种子、豆粒等进入胃肠道中，就会有部分的淀粉不易被消化酶接触而未被消化。这类的抗性淀粉实际上并不是不能被消化酶所消化，而是因未接触到消化酶而未被消化。这类淀粉称之为 RS_1 类。

2）RS_2：此类淀粉是一些生淀粉粒，如马铃薯、青香蕉所含的淀粉。此类淀粉不被 α 淀粉酶消化，可能是由于此种淀粉粒结构排列规律，晶状结构表面致密，不像无定形的粒状淀粉易被酶所消化。此类淀粉在糊化后则可被 α 淀粉酶消化。此类淀粉也被称为抗性淀粉，命名为 RS_2。

3）RS_3：此类淀粉是回生淀粉（retrograded starch）。食品加工过程中发生回生作用而形成的抗性淀粉。淀粉颗粒在大量水中加热膨胀最终崩解，在冷却过程中，淀粉链重新靠近、缠绕折叠，定向排列成紧密的淀粉晶体结构，不易与淀粉酶结合，即淀粉的回生。作为线性高分子，直链淀粉链内和链间聚合有序的趋势较强，从而使直链淀粉回生趋势很强，所形成的 RS_3 分子结构牢固，热稳定性强，不易将其淀粉粒分散于水中，也不被 α 淀粉酶所消化。富含回生直链淀粉的食物包括烹调后冷却的大米、面食、马铃薯和高直链淀粉玉米。

4）RS_4：此类抗性淀粉是指通过物理、生物或化学方法如酯化、醚化、交联作用而引起淀粉分子结构发生变化而不利于淀粉酶作用的淀粉，如乙酰基淀粉、羟丙基淀粉、热变性淀粉、磷酸化淀粉等。

一些食物里的抗性淀粉含量可在其存储和食物制备过程中会发生变化，变化取决于形态、温度和湿度等。可通过加工将淀粉加工成富含抗性淀粉的食物，也就是富含膳食纤维的食物，因而起到有益于健康的作用，这也是抗性淀粉引起人们兴趣的原因之一。

（2）抗性糊精：抗性糊精（resistant dextrin）是以食用淀粉为原料，通过加热和酶处理得到的。抗性糊精除了拥有淀粉原本的 α-1,4-葡萄糖苷和 α-1,6-葡萄糖苷之外，还拥有 α-1,2-葡萄糖苷和 α-1,3-葡萄糖苷及许多不规则的新结合物。聚合度约为 15，平均分子量为 1000~4000。抗性糊精为白色到淡黄色粉末，略有甜味，水溶性好，pH 为 4.0~6.0。水溶液黏度很低，耐热、耐酸、耐冷冻。

3. 抗性低聚糖　抗性低聚糖聚合度为 3~9，天然存在于蔬菜、谷物和水果中，如低聚糖、低聚异麦芽糖、低聚木糖、低聚半乳糖、低聚乳果糖、大豆低聚糖、水苏糖等。一般通过酶法水解或者化学法将单糖和二糖合成得到。抗性低聚糖多溶于水。它们通常具有高发酵特性，有些还具有益生元（prebiotics）特性。

（1）低聚果糖：低聚果糖（fructooligosaccharides, FOS）是一种由短链和中长链的 β-D-果聚糖（fructan）与果糖基（fructosyl）单位通过 β-2,1-糖苷键连接而成聚合度为 2~9 的混合物。根据来源不同，低聚果糖在菊粉中含量一般为 5%~35%。低聚果糖的甜度为蔗糖的 30%~60%，水溶液中黏性大。

（2）低聚异麦芽糖：低聚异麦芽糖是指葡萄糖之间至少有一个 α-1,6-糖苷键结合而成，单糖数在 2~10 不等的一类低聚糖,其分子式为$(C_5H_{10}O_5)_n$,n 为 2~10。低聚异麦芽糖糖浆为无色或浅黄色,透明黏稠液体,甜度为蔗糖的 40%~50%,水溶液中黏性大。

(3) 低聚木糖:低聚木糖由 2~7 个木糖分子以 β-1,6-糖苷键连接,形成具有直链或支链的低聚糖,并以木二糖、木三糖、木四糖为主要成分的混合物。分子式为$(C_5H_{10}O_5)_n$,n 为 2~7。低聚木糖具有吸水性,相对甜度约为蔗糖的 40%,酸、热稳定性好。人体消化酶几乎都不能分解低聚木糖。

4. 木质素　木质素(lignin)是植物木质化过程中形成的非碳水化合物,是由苯丙烷单体聚合而成,具有复杂的三维结构,不能被人和动物消化吸收。因为木质素存在于细胞壁中难以与纤维素分离,故在膳食纤维的种类中包括木质素。食物中木质素含量较少,主要存在于蔬菜木质化部分和种子中,如草莓籽、老化胡萝卜、花茎甘蓝等植物中。木质素常与酚类化合物紧密结合,是有益成分的载体或复合物质。

5. 其他合成的碳水化合物　合成膳食纤维为数不多,葡聚糖或聚葡萄糖是一种不可消化性的碳水化合物,聚合度为 12,可通过葡萄糖和山梨醇合成得到。具有较好的稳定性、水溶性,黏度随温度和浓度而变化,目前应用于食品加工领域。某些合成衍生物,如甲基纤维素和羟丙基纤维素都是不可消化性的,虽具有可溶性,但不易被结肠微生物菌群发酵。

(三) 理化性质

1. 持水性和增稠性　持水性或水合能力指食物中膳食纤维结合水的能力。膳食纤维化学结构中含有很多亲水基团,因此具有较强的持水力。不同膳食纤维的持水性不同,持水性大致在自身质量的 1.5~25 倍。可溶性纤维如果胶和树胶等,比不溶性纤维如纤维素和木质素等持水性强。膳食纤维的持水性除和溶解性有关,还与肠道内 pH、膳食纤维颗粒大小和加工程度有关。一些可溶性膳食纤维如果胶、β-葡聚糖、瓜尔胶和一些抗性淀粉能结合几倍于本身重量的水分,可延缓胃排空,增加饱腹感;减少食糜与消化酶的接触,影响矿物质、脂肪、胆汁酸和葡萄糖等的消化和吸收;改变小肠转运时间,一般来说,可溶性纤维通常会延长小肠转运时间,而不溶性纤维缩短小肠转运时间,食物在小肠存留时间的变化,特别是缩短时,可因营养物质与肠上皮细胞接触时间短导致吸收减少;增加人体肠道食物残渣的体积,加速排便,缩短直肠内有害化学物存留时间。

2. 溶解性和黏性　可溶性膳食纤维指能溶解于水的膳食纤维部分,包括低聚糖、部分不能消化的多聚糖等,相对而言,多数可溶性纤维的主碳链或侧链为不规则排列。不可溶性膳食纤维指不能溶解于水的膳食纤维部分,包括木质素、纤维素、部分半纤维素、一些抗性淀粉等,多数不可溶性纤维为直线结构,如纤维素。不溶性膳食纤维遇水也膨胀,但其溶解性和黏性不如可溶性膳食纤维。可溶性纤维具有良好的黏性和凝胶性,也更易被肠道内的细菌发酵分解并协助其他食物成分的消化吸收;可推迟胃排空,增加食物通过肠道的时间;延缓和减少葡萄糖、胆汁酸和胆固醇等的吸收。

3. 交换和吸附作用　膳食纤维分子表面带有很多活性基团,酸性糖类、木质素等膳食纤维化学结构中所包含的羧基、羟基等侧链基团,可产生类似弱酸性阳离子交换树脂的离子交换作用,可与阳离子,尤其是有机阳离子进行可逆的交换。二价的阳离子如钙、铜、铁和锌均可被谷类、玉米中的食物纤维和分离出的半纤维素、纤维素、果胶和木质素所结合。膳食纤维的交换作用不仅可以以结合的方式减少机体对离子的吸收,而且可以改变离子的瞬间浓度,通过稀释离子浓度延长离子的转换时间,在缓冲的环境进行更有益的消化吸收。膳食纤维对矿物质平衡的影响还与其发酵程度有关,发酵速度较快时产生的酸性环境,可促进矿物质的吸收,并和钙离子一起提高转运系统的效率。此外,膳食纤维还具有吸附脂肪酸、胆固醇、胆汁酸的作用,抑制微胶粒的形成,影响脂肪酸的吸收,并可阻断胆汁酸的肝肠循环,使胆汁酸不能被重新吸收,降低血清胆固醇水平。

4. 发酵特性　膳食纤维不能在肠内被消化,但能被肠内微生物不同程度地发酵分解。食用混合饮食的健康成人,70%~80%食物纤维在肠内被分解。不同来源的膳食纤维被分解的程度也不同,这与持水性、多糖结构等有关。可溶性纤维如果胶和瓜尔胶可完全被细菌酵解,而不可溶性纤维则不易被酵解。膳食纤维的发酵,进一步增加了机体对膳食纤维的利用率,通过结肠细菌发酵产生的短链脂肪酸(short chain fatty acids,SCFAs),由结肠吸收并提供能量。

食物纤维可增加粪便体积,部分由于膳食纤维的持水性直接发挥作用,如水果、蔬菜和麦麸均有类似的作用,还可间接通过促进菌群生长而增加粪便体积。正常菌群占粪量的一定比例,分解进入大肠的食物残渣和肠黏膜分泌物。膳食纤维对于正常存在于人类大肠中微生物菌群的生长是重要的,一些可发酵的膳食纤维如低聚异麦芽糖、低聚果糖、低聚木糖是肠道内有益菌的底物,可促进双歧杆菌和乳酸杆菌生长,通过增加菌群数量而增加粪便体积。

膳食纤维在大肠内的降解产物有二氧化碳、氢、甲烷和短链脂肪酸,后者主要有乙酸、丙酸和丁酸。据估计每天结肠中产生的短链脂肪酸为 200~300mmol,而餐后门静脉其浓度约 400μmol/L。研究显示短链脂肪酸可影响全身新陈代谢,例如细胞分化、减少渗透压和胆固醇的合成,影响胰岛素敏感性、影响水和钠的吸收等。SCFAs 是结肠黏膜的主要能量能源,也是肠益生菌营养的来源。SCFAs 可降低结肠内容物的 pH,刺激矿物质特别是钙的吸收。有报道指出 SCFAs 具有抗癌作用,能抑制蛋白质成分发酵产生的潜在毒性物质,特别是氨和有机胺类;并抑制来自胆汁酸的潜在致癌物的生成;影响与结肠癌有关的细胞分化及凋亡。

5. 其他　多数膳食纤维在温度和酸度条件下具有稳定性。如低聚果糖在中性和热、冷条件下与蔗糖相似,这些特性使膳食纤维有更宽的 pH 和热稳定性,可用在各种食品体系中。

与蔗糖相比,一般膳食纤维甜度较低或基本无甜味。低聚半乳糖的甜度是蔗糖的 25%,低聚果糖是 30%~60%,大豆低聚糖是 70%。抗性淀粉、抗性糊精类甜味较低。低聚糖如低聚乳果糖,因不是口腔微生物的合适底物,食用后不会引起牙齿龋变。

二、消化吸收和代谢

膳食纤维的共同特点是完全不被小肠吸收或部分不吸收，并在大肠肠道微生物的作用下发酵再吸收。纤维素、半纤维素、抗性淀粉、果胶等不同结构的膳食纤维消化吸收研究均有报道。膳食纤维的代谢见图1-12-1。

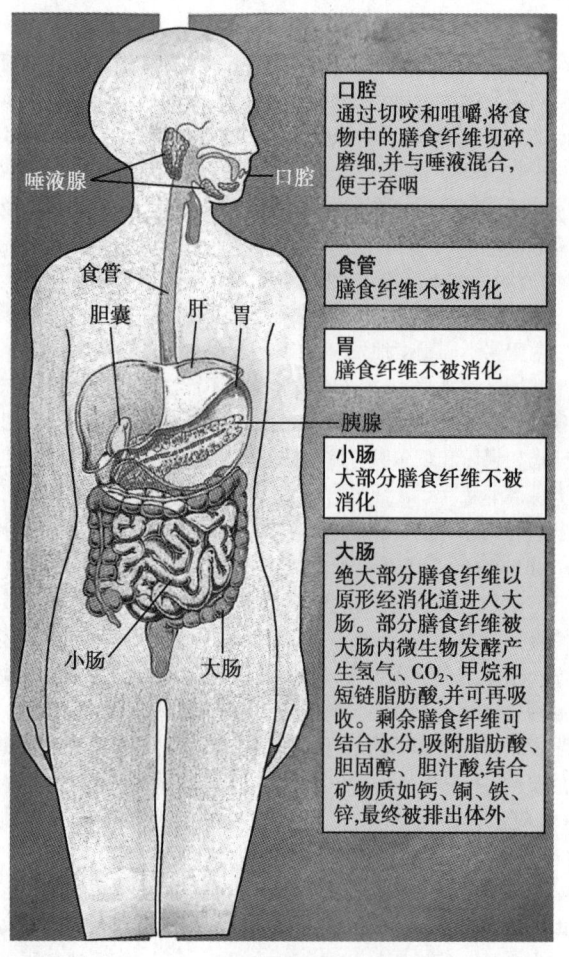

图1-12-1　膳食纤维的代谢
引自：Whitney E，Rolfes SR. Understanding Nutrition. 13th ed. Belmont：Wadsworth Cengage Learning，2012.

图中标注：

口腔
通过切咬和咀嚼，将食物中的膳食纤维切碎、磨细，并与唾液混合，便于吞咽

食管
膳食纤维不被消化

胃
膳食纤维不被消化

小肠
大部分膳食纤维不被消化

大肠
绝大部分膳食纤维以原形经消化道进入大肠。部分膳食纤维被大肠内微生物发酵产生氢气、CO_2、甲烷和短链脂肪酸，并可再吸收。剩余膳食纤维可结合水分、吸附脂肪酸、胆固醇、胆汁酸，结合矿物质如钙、铜、铁、锌，最终被排出体外

标注：唾液腺、口腔、食管、胆囊、肝、胃、胰腺、小肠、大肠

（一）消化吸收

膳食纤维经牙齿咀嚼后可与唾液混合，为吞咽做好准备。通过体外和体内研究，对食糜流通速度、食糜在胃肠道内的滞留时间、食糜颗粒度、升糖能力等指标的分析，证实大部分膳食纤维均不能在小肠内被消化酶水解和吸收，纤维素不被小肠中酶水解，也不能被酸水解。黏性的、水溶性的纤维，如β-葡聚糖和果胶会延缓食物在胃内停留时间。延缓胃排空除引起饱腹感外，还能降低餐后血糖浓度、总胆固醇浓度和LDL-胆固醇浓度，也对提高胰岛素敏感性有益。如抗性糊精的人体研究发现，仅15%在小肠内被消化，约75%在大肠内被发酵。

（二）结肠发酵和吸收

膳食纤维能被结肠内微生物部分或全部发酵分解，进一步增加了机体对膳食纤维的利用。膳食纤维单体本身、肠道底物及宿主因子共同决定了发酵程度、转运时间和发酵菌群。与谷类纤维素相比，富含半纤维素和果胶的水果、蔬菜等食物更易被完全发酵，大部分天然的或部分添加的膳食纤维均不能被充分发酵，但能在结肠吸水、增加粪便体积和排便量，并减少结肠转运时间、改善便秘症状。一些可发酵膳食纤维如低聚异麦芽糖、低聚果糖、低聚木糖等是肠道内有益菌的底物，可促进双歧杆菌和乳酸杆菌生长，并能通过增加菌群数量而增加粪便数量。

膳食纤维在肠道微生物作用下分解，首先水解成葡萄糖、半乳糖、木糖和糖醛酸等，并继续进行糖酵解，产生许多中间产物，最终产物包括氢气、CO_2、甲烷和短链脂肪酸（如乙酸盐、丁酸盐、丙酸盐）。这些降解产物可再吸收进而影响全身新陈代谢，例如细胞分化、减少渗透压和胆固醇合成、影响胰岛素敏感性、影响钠和水的吸收等。短链脂肪酸（short-chain fatty acids，SCFAs）是弱酸（解离常数 $pK_a \approx 4.8$），超过90%以游离阴离子形式存在于结肠腔中。其肠内吸收途径包括以不溶（脂溶性的）的形式扩散，SCFA/HCO_3^- 交换和通过 SCFA-运载体以游离形式主动运输。

（三）利用

膳食纤维在体内被利用有两种途径：一是在小肠内部分消化，提供少量和持续的血糖供应；二是通过结肠细菌发酵产生 SCFAs，重吸收并提供能量。

膳食纤维提供能量的多少由消化和发酵程度决定，但比升糖碳水化合物提供能量少得多。FAO/WHO（1998）推荐膳食纤维的能量系数用平均值即为2kcal/g。实际上，不同纤维在人体产生能量是不同的，目前的研究显示每克膳食纤维产生的能量在0~3kcal。杨月欣等人（2007）通过人体试食试验，测定燕麦、小麦膳食纤维的膳食燃烧能、产能营养素和膳食纤维含量，得出膳食纤维能量转化系数范围为1.7~4kcal/g。

三、生物学作用

膳食纤维与疾病相关的问题之所以提出，是由一些假说引起的。早在20世纪50年代就曾有学者提出膳食中的粗纤维可能与便秘及孕妇的毒血症有关，因而提出粗纤维是一种有益的成分；然而此观点并未引起重视。直到70年代初 Burkitt 鉴于西方人的一些疾病可能与食物中纤维的摄入量过少有关，因此提出了膳食纤维的假说。Burkitt 提出膳食中的纤维可使粪便量增加则能稀释肠道中的致癌物质，也吸收了一些胆汁随粪便排出，同时也加快了粪便排出的时间，即减少了有害物质在肠内被吸收的机会。由此而引起了西方社会的注意，认为西方膳食中因植物纤维或植物细胞壁的成分少，而患有西方人易患的疾病，并且考虑到食物加工精细与此有关。这一假说引发了学者们的一系列深入研究，而且逐渐地深入到各种纤维成分的物理特性及其与某些疾病的相关性。现在积累的研究资料已证明，膳食纤维与一些慢性非传染性疾病的预防或治疗有关，如胃肠道疾病、肥胖病、糖尿病、心血管疾病等的预防和治疗。

（一）维护肠道健康的作用

20世纪80年代起，众多学者的论著对早年 Burkitt 等

人提出的有关膳食纤维与几种胃肠道疾病有关的假说予以认可。但是仍然有些人持怀疑态度。这是由于膳食纤维的检测方法落后,研究所用的实验方法也欠妥,致使实验结果不能互相验证。然而现在已知有一些疾病与 DF 摄入量少有关,而多糖的作用已逐渐明确。

1. 预防便秘 膳食中的纤维与便秘有关已为人们所熟知,无论观察性研究还是干预性研究都证实,摄入膳食纤维可预防和缓解便秘症状和功能紊乱。膳食纤维的持水性可增加粪便体积,其发酵性可通过增加菌群数量而增加粪便重量,刺激排便。发酵产生的 SCFAs 可降低肠道 pH,随着产生的气体如 CO_2 和 H_2 的作用,进一步促进生理蠕动。

2. 促进益生菌生长 一些可发酵的膳食纤维如抗性低聚糖、抗性淀粉、抗性糊精等,是结肠微生物的底物,显示出其"益生元"的特性。它们可改善结肠内微生物菌群的构成,刺激有益肠道菌群生长,如双歧杆菌和乳酸杆菌,有利于产生丁酸,改变 SCFAs 的比例。益生元常指能有选择性的刺激益生菌群生长,抑制有害菌群活性或生长,从而促进宿主健康的膳食纤维。

3. 肠道屏障功能和免疫性 膳食纤维通过促进肠道益生菌的生长,发展和维持肠道免疫功能。发酵产生的SCFAs,尤其是丁酸,具有抑制促炎性细胞因子活性的作用,刺激淋巴细胞活化和抑制细胞增殖,调节宿主免疫应答;丁酸盐的异常应答会扰乱肠道免疫系统和寄生菌群的动态平衡,导致上皮功能紊乱和发生炎症。其他作用机制包括降低细菌酶活性,降低苯酚和肽降解产物的水平,形成抗氧化剂等。

（二）血糖调节和 2 型糖尿病预防

许多国家都有膳食治疗糖尿病的处方。1979 年 ADA推荐膳食纤维对治疗糖尿病有作用,这是基于英国的一位医生(Cleave)的假说,即精制面粉和糖与一些慢性非传染性疾病的发生有关。而在此之前,Burkitt 和 Trwell 于 1960年在乌干达的农村发现食用富含膳食纤维的膳食与一些慢性非传染性疾病的发病率低有关,这些疾病中包括糖尿病。此假说在第二次世界大战期间在英格兰曾得以证实,即在此期间糖尿病的发病减少,因当时膳食中粗制面粉中的纤维含量高。由此促进了膳食纤维与糖尿病相关的研究。

大多数膳食纤维都具有低的血糖生成指数,有些队列研究显示谷类膳食纤维摄入与 2 型糖尿病风险成负相关。美国医学研究所及荷兰健康委员会认为,提高膳食纤维或提高富含膳食纤维食物的摄入量,能减少 2 型糖尿病的风险。膳食纤维具有良好的黏性和吸附性,可延缓和减少葡萄糖的吸收和利用,减慢血糖水平和胰岛素的反应。此外,高膳食纤维对糖尿病患者的另一有益作用是可以降低患者的体重和维持适宜的体重。

（三）饱腹感和体重调节的作用

观察性和前瞻性研究一致认为膳食纤维可增加饱腹感,而且,低血糖指数(glycemic index,GI)食物比高 GI 食物更能提供饱腹感,在能量平衡和体重控制上有较好的作用。研究显示,膳食纤维摄入与体质指数、体脂百分比和体重成负相关。膳食纤维调节体重的作用可能与以下机制有关:增加唾液量、增加咀嚼、减少能量摄入、增加胃内的填充物、

延缓胃内容物的排空、使葡萄糖的吸收趋于平缓、减少胰岛素的分泌、增加饱腹感、增加由粪便排出能量等。富含膳食纤维的食物多为体积大且能量密度低。一些水溶性膳食纤维如果胶、β-葡聚糖、瓜尔胶和一些抗性淀粉能结合几倍于本身重量的水分,形成黏性溶液,可延缓胃排空,增加饱腹感;膳食纤维能吸附脂肪酸、胆固醇、胆汁酸,影响营养物质的消化吸收,减少能量摄入;不溶性膳食纤维还能增加粪便体积,促进肠道蠕动,缩短营养物质与肠上皮细胞接触时间导致吸收减少,增加由粪便排出能量。

（四）预防脂代谢紊乱

Perera 等(2004)研究发现,增加 10g 膳食纤维,心血管疾病死亡率下降 25%。Mckeown 等(2009)进行的一项大规模前瞻性研究结果显示,进食高膳食纤维的全谷物可降低 32%的代谢综合征患病率。根据美国医学研究所及荷兰健康委员会的报道,总纤维摄入对减少冠心病风险的影响呈"高"可信程度。多项前瞻性研究的 Meta 分析显示,膳食纤维的摄入量与致命和非致命冠心病发病均成负相关。Liu 等(2003)研究发现,每日进食全谷物早餐者的心血管疾病死亡风险降低 20%。

有关膳食纤维与心血管疾病的关系是通过降低血胆固醇而起作用。在 20 世纪 60 年代开始研究膳食纤维降血脂水平的作用。Keys 等人设计了一些实验说明膳食纤维能降低血清胆固醇的机制。Keys 等指出,每日吃 15g 果胶可使健康成年男子血胆固醇下降约 5%。以后 Trowell 支持了此假说,即多吃含有全部纤维的淀粉类碳水化合物则有益于预防高脂血症及缺血性心脏病。膳食纤维调节脂代谢的原因包括:①降低胆固醇吸收,一些膳食纤维可能降低了膳食中胆固醇的吸收,如果胶和燕麦麸能使胆酸库中的脱氧胆酸增加,而脱氧胆酸能使从食物中的胆固醇的吸收减少;②增加胆酸的合成,大约 40%~50%的胆固醇排出是靠胆酸的合成,有两个同位素实验显示车前子和燕麦麸能刺激胆酸合成,从而改变了胆酸库的组成成分。

（五）影响矿物质的吸收

部分膳食纤维的结肠发酵可增加矿物质的吸收,例如可溶性纤维对钙、镁和铁吸收有促进作用。一个简洁解释是发酵产生的 SCFAs 可降低结肠内容物的 pH,有利于矿物质特别是钙的吸收。丁酸盐可刺激细胞的生长潜能,扩大肠道吸收面积并增加矿物质转运蛋白的数量,提高矿物质吸收率。不溶性纤维与植酸等结合,可影响矿物质的吸收,特别是大量摄入不溶性纤维,其吸附作用可使矿物质随粪便排出。

（六）预防某些癌症作用

Burkitt 在 1970 年流行病学调查表明膳食纤维与肠癌有关,在西方国家胃肠道疾患中肠癌很普遍,而在非洲却很少见。非洲居民膳食纤维的摄入量明显高于西方人,病因学也支持膳食纤维的摄入量与预防肠癌有关。膳食纤维与肠癌相关流行病学证实,蔬菜和水果的摄入量与肠癌的发病危险成负相关,应当说与水果、蔬菜中富含膳食纤维有关。此外,水果、蔬菜和谷物中含有抗致癌物的成分。流行病学研究还证实全谷粒也有很强的抗肠癌的作用。近年来的流行病学研究进一步证明了膳食纤维的摄入量与肠癌的

发病危险性呈负相关。膳食纤维预防肠癌的可能机制：①增加粪便量，缩短了粪便在大肠内存留的时间，稀释了致癌物；②吸附胆酸或其他致癌物；③细菌使膳食纤维分解产生短链脂肪酸，降低了粪便 pH，抑制致癌物的生成，影响与结肠癌有关的细胞分化及凋亡；④改变了大肠中的菌相；⑤增加了肠腔内的抗氧化剂。

全球女性的乳腺癌占癌症中的第二位，在西方国家则是最普遍的癌症。研究显示富含纤维的膳食摄入量与乳腺癌的发病率或死亡率相关。全谷粒食物对预防乳腺癌有效，而食物中的水果和蔬菜的摄入量却与之无关。大多数动物试验以麦麸为饲料，它含有不可溶纤维较多，对动物的乳腺癌有预防作用。添加 9% ~ 12% 的麦麸可预防大鼠和小鼠由化学致癌诱发的乳腺癌。以高脂饲料（总能量 20% 的脂肪）喂养大鼠可见到麦麸有明显的预防乳癌作用，而在低脂饲料（总能量 15% 脂肪）组的动物试验中却未见到预防作用。大多数研究支持膳食纤维特别是全谷类等与乳腺癌发生成负相关，但也有研究认为是相关 B 族维生素、与纤维有关的物质如植酸和植物固醇有抗癌作用和脂肪减少的原因。这些因素可能影响流行病学研究的结果，进一步的研究应将这些因素考虑在内。

四、缺乏与过量的危害

膳食纤维过多或过少都会对机体产生明显的不良影响。膳食纤维摄入量过少，容易引起便秘和胃肠道功能紊乱；当摄入量过多时，容易产生肠胃充盈和不舒服感觉。

（一）摄入过少

短期摄入过低或无膳食纤维的膳食，可引起便秘；长期摄入过低将增加心血管疾患、肠道疾患、2 型糖尿病发生的风险。除了手术和疾病的情况，日常生活中长期"过低"膳食纤维摄入的人群并不常见，但是摄入量低或边缘缺乏确实普遍。长期缺少蔬菜和全谷物，摄入过多高蛋白、高脂肪食物，可能引起代谢紊乱，诱发多种慢性疾病。Modan（1975）等在肠道癌症患者和正常人群的回顾性调查研究发现，过少的膳食纤维摄入可能与肠道癌症发生有关。长期低纤维膳食，特别是青少年长期低纤维膳食（低于 15g/d），将导致 40 岁以后发生慢性病的危险可能性增加数倍。

（二）过多摄入

过量摄入膳食纤维引起的症状或疾患的发生率并不常见，可能与膳食纤维自限性和现代加工方式有关。但在以非加工的植物性食物为主的情况下，也有发生。

1. 胃肠不适　当膳食纤维摄入量过多时（75 ~ 80g/d），会引起胃肠胀气和腹胀。对某些肠易激综合征患者、儿童和老人更是如此。不同种类的膳食纤维引起胃肠不适的量是不同的，如葡聚糖、抗性糊精的胃肠耐受性相对较好，即使是单次剂量高达 50g/d 和 90g/d 的摄入量都未见副作用，可被较好接受。

2. 对其他营养素的影响　含有大量膳食纤维的食物因体积庞大且能量密度和营养密度低可使能量和营养素很难得到充足的摄入，因此非常不适合食欲较差的儿童和老人食用。膳食纤维过量对营养素的影响是多方面的，如可减少对脂肪、糖类的吸收利用，降低某些矿物质在小肠的吸收等。

五、膳食摄入和评价

中国居民膳食纤维摄入量的估计有两个来源，其一是 1983 年中国 65 个县农村居民的膳食调查，以及用同时采集的植物性食物，模拟当地膳食成分配比做成的混合食物样品，检测了这些样品中总膳食纤维及不可溶和可溶膳食纤维的含量，由此计算出当地居民膳食纤维的摄入量，从而得到中国农村居民每日总膳食纤维的摄入量的平均值±标准差为 33.3g/d±17.8g/d；中性洗涤剂纤维（不可溶膳食纤维）为 24.4g/d±12.3g/d；果胶（可溶性膳食纤维）为 9.45g/d±3.98g/d。另一数据来源是 1992 年的全国营养调查资料。调查了全国 30 个省 27 000 户，其中城市户占 1/3，农村户占 2/3。由于《中国食物成分表》中没有总的膳食纤维和可溶性膳食纤维的数值，只有食物中不可溶膳食纤维的含量，因此，全国膳食调查中所得到的膳食纤维的数据不是总膳食纤维而是不可溶膳食纤维。全国城乡居民平均摄入不可溶膳食纤维量的平均值±标准差为 13.3g/d±9.9g/d，全国城市居民为 11.6g/d±8.7g/d，全国农村居民为 14.1g/d±10.4g/d，仅以此农村居民的不可溶膳食纤维摄入量与 65 个县的农村居民的摄入量相比较，两者差 10g 之多，两者之差的可能原因是食物样品采集的来源不同，65 个县的食物样品采自农村，蔬菜样品的老或嫩，谷物碾磨的粗或精细均明显地影响纤维素的含量。1992 年全国营养调查采用的是《食物成分表》中的分析数据，该表中食物样品均采自城市的菜市和粮店，样品的鲜嫩及精细程度较农村样品好，因此所含纤维的量亦会相对地减少。再加上 1983 年和 1992 年时间相隔 9 年，膳食的变化等多种因素的不同，就可能出现两种来源的数值之差。1983 年和 1992 年的食物中膳食纤维的测定方法是相同的，因此测定的数值是可比的。

2004 年版《中国食物成分表》开始增补了 200 余种总膳食纤维的含量。据此数据，翟凤英等人分析了 1989—2006 年我国 9 个省（自治区）18 ~ 45 岁健康居民膳食纤维的摄入状况及其变化趋势，发现我国居民膳食中蔬菜、米面及其制品是膳食纤维的主要来源，摄入量为 15.6 ~ 19.6g/d。近年，谷类消费量下降，肉类、蛋类等动物性食物消费量上升，导致膳食纤维摄入量降低。中国疾病预防控制中心进行的中国居民营养状况监测（2010—2013）结果表明，我国每标准人日膳食纤维摄入量为 10.8g，大城市最高为 12.4g，小城市最低为 10.4g。杨月欣等利用 1983 年的全国 65 个县生态学调查资料，整理农村居民主要摄入的蔬菜类食物的膳食纤维数据，并用该数据对中国农村居民 1982 年、1992 年和 2002 年的营养调查数据进行分析评价，中国农村居民每日的膳食纤维摄入量在 1982 年、1992 年和 2002 年分别为 34.44g、28.05g、23.62g。

由于食物中的膳食纤维测定方法至今尚未规范和标准化，又由于其结构和组分并未肯定等因素致使各国和不同实验所采用的分析方法不同，对同一食物所测定的结果未必相近。又因各国所用的"食物成分表"中的膳食纤维含量也存在较大差距。因此，各国膳食纤维摄入量的估计值缺乏可比性。欧盟估计 12 岁以下的少年(不包括婴儿和幼儿)平均膳食纤维摄入量为 10~20g/d,青年为 15~33g/d,成年人为 15~30g/d(95% 的可信区间),65 岁及以上大多数在 19~25g/d。美国 2001—2002 年全国健康和营养调查显示,美国成人(19~70 岁)男性膳食纤维摄入量为 18g/d,女性摄入量为 14g/d。日本 2005 年和 2006 年国民健康膳食调查显示,成年男女膳食纤维摄入量分别为 12.3~16.3g/d 和 11.8~16.1g/d。

六、膳食纤维适宜摄入量

用于评价膳食纤维适宜摄入量的方法大体可分为两种。其一,根据健康人的膳食调查来推算适宜摄入量;其二,根据人群实验和观察研究,如膳食纤维与肠道相关指标来确定摄入量。因而各国学界所推荐的适宜摄入量均有其局限性。用人群与疾病危险性估计方法做出的结果只可提出安全摄入量的范围而不适于确定"适宜的摄入量"。

(一)各国膳食纤维的建议值

基于膳食纤维可降低肥胖、2 型糖尿病、心血管疾病的可能风险,WHO 报告(2006)的人群膳食目标中推荐:每日至少要在包括水果、蔬菜和全谷物的膳食中摄入 25g 的膳食纤维。英国食品标准安全局基于非淀粉多糖对肠功能和粪便重量的影响,膳食纤维(非淀粉多糖计)建议值是 18g/d,最高摄入为 32g/d,儿童应适当减少。美国 FNB 制定总膳食纤维的 AI 为 14g/1000kcal,相当于 19~50 岁的女性 25g/d,男性 38g/d;51 岁以上,男性 30g/d,女性 21g/d。该 AI 是理想的适宜摄入量,是基于减少心血管疾病的目标,以健康个体膳食纤维调查摄入量的平均值 2 倍计算所得。

多数国家根据肠道健康需要提出膳食纤维建议值。另外,血脂异常或患 2 型糖尿病者可增加膳食纤维的摄入量。德国-奥地利-瑞士(D-A-CH)膳食指南基于相关研究表明,增加膳食纤维的摄入量可减少患便秘、结肠癌、高胆固醇血症、2 型糖尿病和动脉粥样硬化的风险,膳食纤维的指导值是每日至少 30g,相当于男性 12.5g/1000kcal,女性 16g/1000kcal。

关于儿童的膳食纤维摄入量研究缺乏数据支持,但是儿童时期便秘、肥胖和糖尿病均是与膳食纤维摄入密切相关的健康问题。欧洲儿科胃肠病学、肝病学与营养学会(ESPGHAN)认为学龄儿童在平衡膳食的基础上,每日应能够摄入 10g 膳食纤维,青少年时期的摄入量应该逐步增加直至达到成人的推荐水平。美国儿科协会(APP)曾建议 1~14 岁儿童膳食纤维摄入量用年龄+10g 来计算。美国也有另外一些学者是根据成人的建议值和能量摄入,推导儿童膳食纤维的建议值。有研究认为考虑儿童便秘和成年后肥胖等问题,儿童膳食纤维建议值研究应该重视。

(二)适宜摄入量

虽然多项研究证明谷物(燕麦、全谷物)膳食纤维摄入量和代谢综合征发生成负相关,但膳食纤维需要量研究数据还是很少。根据多个 RCT 研究证明,膳食纤维的摄入量少于 12g/d,粪便重量将少于 100g/d,且常伴随便秘和肠道疾病的发生。但这些数据尚不能满足制定膳食

需要量的需要。

1. 成人 AI 一般根据健康人群摄入量而制定。不同时间 9 省农村和城市调查膳食纤维摄入均值是 17.7~18.1g/d。近年来我国成人营养调查中膳食纤维摄入量是 15.6~19.6g/d。考虑到食物成分表膳食纤维数据仅有 50% 左右,其他部分为粗纤维的数据,估计营养调查中低估了至少 20%~30% 的膳食纤维摄入量。用多种方法测定蔬菜(总纤维素、半纤维素、木质素、果胶)的膳食纤维含量后矫正,居民的膳食纤维摄入量在 1982 年、1992 年和 2002 年分别为 34.44g、28.05g、23.62g。因此,建议我国成人(19~50 岁)膳食纤维摄入量为 25~30g/d,并鼓励每日至少全天谷物的 1/3 为全谷物食物,蔬菜水果摄入量至少达到 500g 以上。

2. 儿童 从膳食的能量密度和营养需求考虑,儿童膳食纤维摄入量应适当减少。按照成人平均 25~30g/1000kcal 计算,即 12.5~15.0g/1000kcal。14 岁以下儿童适量下调可按照 10g/1000kcal 能量计算。

3. 婴幼儿 对于婴儿和幼儿目前还无法给出膳食纤维推荐值。母乳中虽然含有低聚糖,但并没有确切膳食纤维类物质含量,因此难以准确估计婴儿摄入量。有研究认为伴随辅食的添加,膳食纤维的摄入量从 6~12 月龄应逐步提高,至 12 月龄以后达到 10g/1000kcal。

除了日本和英国外,多数国家膳食纤维的建议量为每人每日 25~35g 总膳食纤维,比较一致。随着生活水平的提高,食品加工精细导致膳食模式的改变,人们的膳食纤维摄入量趋于下降。因此,应重视膳食纤维与健康的问题,并注意全谷物、蔬菜水果的摄取。

(三)可耐受最高摄入量

膳食纤维种类繁多,实际上每种膳食纤维有不一样的耐受量。Pasman 等 2006 年阈值研究显示,以肠道不适如腹胀、腹泻、腹鸣等为观察指标,每日 45g 的麸皮类膳食纤维可引起多数人不适。另一个研究显示 90g/d 的可溶性抗性糊精未发现不良反应,耐受性良好。

膳食纤维种类多样,对一个特别来源纤维给出一个具体的副作用比较困难,特别是当天然膳食纤维中结合植酸等物质时,很难区分是否是膳食纤维的副作用。当摄入合成或提取的膳食纤维补充品时,可能较容易观察到肠道副作用的发生。由于个体自限性,短期(几周)或长期(一年后)发生的系列不良反应可能均不容易看到,所以对于总膳食纤维难以建立最高阈值。

七、食物来源

食物中的膳食纤维来自植物性食物如水果、蔬菜、豆类、坚果和各种的谷类。由于蔬菜和水果中的水分含量较高,所含纤维的量就相对较少,因此,膳食纤维的主要来源是谷物。全谷粒和麦麸等富含膳食纤维,而精加工的谷类食品则含量较少。

食物中含量最多的是不可溶性膳食纤维,它包括纤维素、木质素和一些半纤维素。谷物的麸皮,全谷粒和干豆类,干的蔬菜和坚果也是不可溶性膳食纤维的良好来源。可溶性膳食纤维富含于燕麦、大麦、水果和一些豆类中。

第二节 萜类化合物

萜类化合物(terpenoids)是以异戊二烯为基本单元,用不同方式首尾相接构成的聚合体(图1-12-2)。单萜由2个异戊二烯单元构成,倍半萜由3个异戊二烯单元构成,二萜由4个异戊二烯单元构成,依此类推。异戊二烯生物合成的基本物质是甲羟戊酸衍生的异戊烯焦磷酸及其异构化生成的 γ,γ-二甲烯丙基焦磷酸酯。它们以2、3个或4个分子结合生成牻牛儿醇、法呢醇、牻牛儿基牻牛儿醇焦磷酸,成为异戊二烯的直接前体,转而生物合成各种单萜、倍半萜、二萜等萜类化合物。水果、蔬菜、全谷物等均系甲羟戊酸多种次生代谢物的丰富来源。萜类化合物多存在于水果、蔬菜以及全谷粒食物。富含萜烯类的食物来源有柑橘类水果,伞形科蔬菜如芹菜、胡萝卜、茴香;茄科如番茄、辣椒、茄子等;葫芦科如葫芦、苦瓜、西葫芦等;以及豆科如黄豆等豆类。

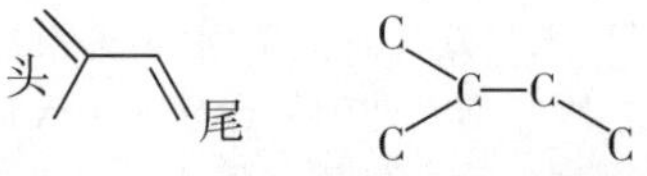

图1-12-2　基本骨架异戊二烯结构图

据实验研究,萜类化合物具有减少癌症发生,降低血总胆固醇和低密度脂蛋白胆固醇、降低心血管病风险的作用。与营养相关的萜类化合物主要有:番茄红素、叶黄素、植物甾醇和海兔素等。

一、番茄红素

(一)结构和性质

番茄红素(lycopene)广泛存在于番茄、番茄制品及西瓜等蔬果中,是一种不含氧的类胡萝卜素,但在人体内不能转变为维生素A,故不属于维生素A原。番茄红素属于不饱和烯烃,分子量为536.85,分子式为 $C_{40}H_{56}$,其分子中有11个共轭双键和2个非共轭双键,其结构如图1-12-3所示,故其稳定性很差,容易发生顺反异构和氧化降解反应。目前已发现的番茄红素异构体有70余种,常见构型有全反式番茄红素、5-顺式番茄红素、9-顺式番茄红素、13-顺式番茄红素、15-顺式番茄红素等。天然存在的番茄红素大都是全反式,但通过高温下的蒸、煮等处理后可使番茄红素由反式构型向顺式构型转变,而干燥番茄或干燥番茄渣中的顺式构型也会有部分的转变。在人体组织中也大部分为顺式构型,且体内番茄红素顺式构型所占比例并不会随食物中番茄红素构型的差异而改变。研究还表明,番茄红素的顺式异构体与反式异构体的物理和化学性质有所不同。番茄红素的顺式异构体与反式相比熔点低,摩尔消光系数小,极性强,不易结晶,更易溶解,且在放置过程中可能会回复到全反式状态。此外,番茄红素的稳定性受到有氧、光、金属离子、pH、氧化剂等因素的影响,故番茄红素的提取、贮存、加工及分析都应该在对环境因素进行控制的条件下进行。

(二)吸收和代谢

1. 吸收　通过体外消化模型可以看到,番茄红素进入体内在胃中基本不变,进入小肠后被肠黏膜细胞吸收掺入到乳糜微粒中,进而经淋巴循环进入血液。在血浆中番茄红素与低密度脂蛋白结合完成转运。因肠道吸收番茄红素有一定限度,故吸收后番茄红素血浓度在24~48小时内达到峰值。机体中胆汁酸盐的存在可提高番茄红素的吸收率,而胰酶的缺乏则会降低其吸收。食物中的蛋白质-胡萝卜素复合物、可溶性膳食纤维、油脂以及缺乏铁、锌和蛋白质,患肠道疾病等都可能干扰番茄红素的吸收。加入热处理后的番茄红素比未加工的番茄红素更易吸收。

2. 代谢　目前关于番茄红素在体内代谢过程和产物的研究甚少,仅在人的血清、皮肤及乳汁中检测到两种氧化代谢物,并发现它们是在体内氧化反应中产生,可能与番茄红素的抗氧化活性相关。未被吸收的番茄红素主要通过粪便排泄。

(三)生物学作用

1. 抗氧化作用　1989年,Masic发现番茄红素在所有类胡萝卜素中对单线态氧的淬灭活性最高,其淬灭单线态氧的能力是 β-胡萝卜素的2倍多,是维生素E的100倍。流行病学研究表明,番茄红素、β-胡萝卜素和叶黄素与心血管疾病和一些癌症的患病风险之间存在负相关。动物实验也证实,番茄红素能明显增加受致死剂量紫外线照射小鼠的生存率。由此可知,番茄红素的抗氧化作用也是其降低心血管疾病风险和抗肿瘤等生物学活性的可能机制之一。

2. 降低心血管疾病风险　现有研究结果表明,补充番茄红素对预防心血管疾病的发生发展有一定作用。欧美国家一些较大规模的观察性研究也发现,体内番茄红素水平与心血管疾病风险成负相关;在欧洲多中心抗氧化剂与心肌缺血和乳腺癌研究及妇女健康研究中发现,脂肪和血浆中番茄红素水平与冠心病的发生成负相关;Kuopio缺血性心脏病研究表明,居住在芬兰东部45~69岁的男性血清中较高的番茄红素浓度与其颈总动脉内膜下增厚(动脉粥样硬化的早期标志性改变)成负相关;荷兰的一项对6000余名55岁以上成人的前瞻性研究表明,血清番茄红素浓度与动脉硬化发生风险成负相关。这些提示血中番茄红素是预

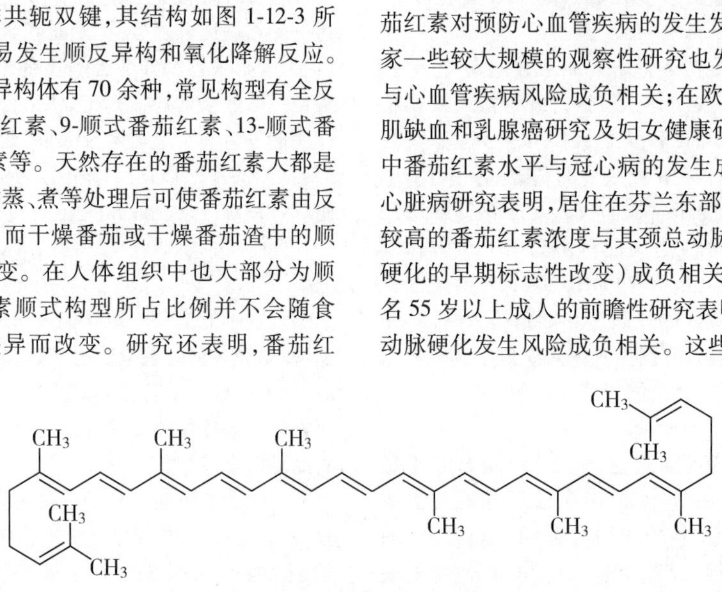

图1-12-3　番茄红素结构式

防动脉粥样硬化发生的重要保护性因子。

3. 抑制肿瘤作用　番茄红素具有明显的抑制肿瘤作用,能有效地预防多种癌症的发生。多项人体研究表明,番茄(包括番茄红素或番茄制品)摄入及血液中的番茄红素浓度与前列腺癌、肺癌、食管癌、胃癌、乳腺癌等发病率均成负相关。1989 年的美国教会人员健康研究表明,前列腺癌发生与番茄摄入成负相关,提示番茄/番茄红素摄入对前列腺癌(特别是进展性前列腺癌)具有保护作用,其作用机制可能与其抗氧化作用以及诱导细胞间隙连接通讯的作用等有关。研究还表明,番茄红素可减少前列腺特异抗原(prostate-specific antigen,PSA)的表达、降低胰岛素样生长因子-1(insulin-like growth factors-1,IGF-1)的表达从而抑制前列腺癌的发生发展。此外,欧美国家普遍通过检测 PSA 来对前列腺癌进行早期筛查,检出的前列腺癌病例多处于未分化或恶变前期,而众多研究提示番茄红素或番茄摄入对进展性前列腺癌的作用更为肯定,故若仅将 PSA 作为评估终点可能对番茄红素的作用有所低估。尽管有部分人群研究不支持番茄或番茄红素摄入对前列腺癌发生的有益作用,但综合分析现有的相关研究结果及其影响因素,可认为番茄红素利用度较高的熟制番茄制品对进展性前列腺癌的发生发展有一定抑制作用。在 1985—1991 年,Franceschi 等在意大利观察了以食用番茄的方式摄入番茄红素对消化道肿瘤的预防作用,病例组包括经组织学确诊的口腔癌、咽癌、食管癌、胃癌、结肠癌和直肠癌患者,发现高番茄红素摄入可降低以上癌症发生的风险,尤其对胃癌、结肠癌和直肠癌的作用更为显著。英格兰的一项持续 4 年的研究(包括 982 例肺癌患者和 1485 例对照)结果表明,经常摄入番茄酱与肺癌风险降低相关。2005 年,Ito 等报道了在日本多中心队列研究中对近 4 万名对象 8 年的随访发现,血清番茄红素对肺癌发病的比值比(OR)为 0.46。但目前尚缺乏高质量的大规模前瞻性队列研究以证实番茄红素降低这些肿瘤发生风险的作用。

4. 其他作用　番茄红素能保护吞噬细胞免受自身的氧化损伤,促进 T、B 淋巴细胞增殖,刺激特异性效应细胞功能,增强巨噬细胞、细胞毒性 T 细胞和自然杀伤细胞的活性,减少淋巴细胞 DNA 的氧化损伤,对非特异性细胞免疫亦有明显的促进作用。高番茄红素摄入与血清高番茄红素浓度相关,且高番茄红素浓度与胶原酶 N-端肽(NTx,骨吸收的标志物)成负相关,提示番茄红素对绝经后女性的骨质疏松可能有一定的保护作用。此外,番茄红素和维生素 E 复合制剂干预可增强轻度认知功能障碍(mild cognitive impairment,MCI)老人认知功能,其作用机制与降低同型半胱氨酸、减轻炎性反应有关。

（四）安全性

目前,在人群中除发现 2 例番茄红素血症均为长期大剂量摄入番茄和富含番茄红素的食物所致,主要表现为皮肤橙染,在停止摄入后,皮肤橙染逐渐消失外,尚未见人摄入番茄红素中毒或番茄红素过量导致其他不良反应的报道。美国食品与营养委员会认为番茄红素血症是可逆的无害效应。而在动物实验中,天然番茄红素的经口 $LD_{50}>$ 5000mg/(kg·bw)。每日给予大鼠 1000mg/(kg·bw)剂量

的番茄红素 100 天,或每日给予 20mg/(kg·bw)的番茄红素 200 天,未观察到任何由受试物引起的毒性反应。在大鼠一年喂养实验中,仅见高剂量组[250mg/(kg·bw)]的转氨酶升高。犬喂饲 100mg/(kg·bw)的番茄红素 192 天,除观察到肝和肾有轻微色素沉着外,未观察到其他毒性反应。在使用大鼠[最高剂量 3000mg/(kg·bw)]和兔[最高剂量 2000mg/(kg·bw)]进行的生殖和发育毒性研究中均无阳性发现。番茄红素的遗传毒性实验(体内微核实验、TK 基因突变实验、染色体畸变实验等)均为阴性结果。

（五）特定建议值和可耐受最高摄入量

目前一些国家通过调查获得每日番茄红素的摄入量,包括美国 2 岁以上人群平均摄入量为 7.9mg/(人·d);加拿大 13 ~ 17 岁人群 1.34mg/(人·d),18 ~ 65 岁人群 6.36mg/(人·d);匈牙利 12~15 岁人群 2.99mg/(人·d),25~60 岁人群 4.26mg/(人·d);英国和法国 5.00mg/(人·d);德国 1.28mg/(人·d)等。我国的研究人员于 2005 年 6 月—2006 年 6 月分别采用食物频数法、称重记录法和双份饭法调查了中国山东济宁市 134 名居民的类胡萝卜素摄入,结果表明使用食物频数法调查所得的春、夏、秋、冬四季番茄红素的平均摄入量分别为 0.75mg、2.42mg、0.54mg、0.36mg,秋冬两季摄入明显低于春夏两季,且番茄是其获得的主要来源,约占总番茄红素摄入量 30.4%。而美国的调查表明通过番茄和番茄制品获得番茄红素约占总摄入量的 85% 以上。

番茄红素的摄入状况可通过其血清浓度来判断,此外尚未发现较好的可表明番茄红素体内负荷的标志物。美国成年人血清番茄红素含量多在 0.42 ~ 0.47μmol/L(U.S. FDA)。欧洲营养与癌症的前瞻性研究结果表明,成年人的血清番茄红素含量最低分布在西班牙(0.48μmol/L),最高则在意大利南部(1.31μmol/L),该研究中番茄(番茄制品)摄入量与血清番茄红素的相关系数为 0.33。2001 年,Kim 等报道一般韩国人的番茄红素血清浓度不超过 0.230ng/ml(0.426μmol/L)。随年龄增加,血清番茄红素含量有所降低,但膳食番茄红素摄入与血清番茄红素的相关性较低。

1. 特定建议值(SPL)　Ilic 等在 2011 年发表的对番茄红素预防前列腺癌的 RCT 实验 Meta 分析表明,仅有三项研究符合纳入标准,番茄红素补充量为 8~30mg,补充时间 4~24 个月,其观察终点包括 PSA 水平,前列腺癌及良性前列腺增生的发生率,结果发现番茄红素补充组前列腺癌的发生率为 10%,而对照组为 30%;番茄红素补充组的 PSA 与对照组比较无显著性差异。但上述 RCT 的研究人群均为前列腺癌发生的高风险人群(两项研究人群纳入标准为高分级前列腺上皮内瘤,一项为组织上确诊的良性前列腺增生)。此外,5 项关于番茄红素与前列腺癌发生风险的前瞻性研究结果表明,除美国职业人员队列研究番茄红素摄入>18mg 相关危险度(RR)的 95% 可信区间(95% CI)为 0.73~0.96,其他队列研究 RR 的 95% CI 均包括 1。因此,该类研究中的剂量对于制定正常人 SPL 的参考意义有限。

目前,虽然欧美国家较大规模的队列研究发现体内番

茄红素水平与心血管疾病风险成负相关。但由于血清番茄红素与番茄红素摄入量的相关性未能确定,故尚不能由此做出番茄红素特定建议值的建议。此外,Ried 和 Fakler 对1955—2010 年间发表的番茄红素干预对血脂/血压的影响研究报告的 Meta 分析(包括中国的 1 项研究)中若以番茄红素提取物为干预措施并以安慰剂为对照,结果指标为血压或血脂,干预时间超过 7 天的 RCT 和其他符合条件的人群干预实验,可见到 15mg/d 的番茄红素能降低中度高血压患者的血压水平及健康男性的血压水平,而 18mg/d 的番茄红素可降低高脂血症患者的血浆总胆固醇和甘油三酯。

综合考虑上述中国高脂血症研究与前列腺癌关系的队列研究结果,2013 年,我国 DRIs 将成人番茄红素的特定建议值暂定为 18mg/d。

2. 可耐受最高摄入量 2006 年世界粮农组织-世界卫生组织食品添加剂联合专家委员会(Joint FAO/WHO Expert Committee on Food Additives,JECFA)根据一项给予合成番茄红素 52 周的大鼠喂养实验结果将其 NOAEL 定为50mg/(kg·bw)。欧洲食品添加剂、香料、加工助剂和食品接触物质评估小组(Panel on Food Additives, Flavourings, Processing Aids and Materials in contact with food,AFC)2008年将所有来源的番茄红素 ADI 定为 0~0.5mg/(kg·bw),其主要依据也是上述大鼠一年喂养实验结果。2010 年,EFSA 食品添加剂和食品营养源添加小组(Panel on Food Additives and Nutrient Sources added to Food,ANS Panel)认为番茄红素的 NOAEL 为[50mg/(kg·bw)]和 ADI 为[0~0.5mg/(kg·bw)]。此外,2006 年 Shao 等对番茄红素进行了风险评估,提出"观察到的安全剂量(observed safe level,OSL)"为 75mg/d。该评估是基于 2006 年前已发表并经同行评议的 30 余篇人体干预实验研究报告。2011 年 Mackinnon 等对 50~60 岁的绝经后妇女持续 4 个月番茄红素(70mg/d)干预实验结果表明,干预对象未出现不良作用,将人群的 OSL 定为 70mg/d。综上研究,2013 年中国 DRIs 建议我国的 UL 暂定为 70mg/d。

(六) 食物来源

番茄红素主要存在于番茄、西瓜、葡萄柚和番石榴等食物中,少量存在于胡萝卜、南瓜、李子、柿、桃、芒果、石榴、葡萄等水果和蔬菜中。番茄红素在番茄中的含量随品种和成熟度的不同而异。成熟度越高,其番茄红素含量亦越高,反之亦然。熟番茄含番茄红素为 4.4mg/100g,生番茄含量为 2.57mg/100g。

二、叶黄素

(一) 结构和性质

叶黄素(lutein)又名植物黄体素、胡萝卜醇、核黄体、万寿菊花素及植物叶黄素等,是一种含氧类胡萝卜素,分子式为 $C_{40}H_{56}O_2$,相对分子质量为 568.88,分子结构的碳骨架由中央多聚烯链和位于两侧的六元碳环组成,含 2 个不同紫罗酮环并在每个紫罗酮环的 C-3 上存在一个功能性羟基,存在 3 个不对称中心,由此形成了多种异构体(图 1-12-4),同时含有多个不饱和双键,因此具有较强的抗氧化和

清除自由基能力和多种同分异构体,但没有维生素 A 活性。叶黄素广泛存在于自然界中,是构成玉米、蔬菜、水果、花卉等植物色素的主要组分。叶黄素纯品为橙黄色粉末,浆状或液体,不溶于水,微溶于己烷,易溶于乙醇、氯仿等有机溶剂。叶黄素分子为高度不饱和结构,对光、热和紫外线不稳定,而叶黄素游离羟基与脂肪酸酯化后形成的叶黄素酯可提高稳定性。大多数水果中叶黄素常与脂质结合形成叶黄素酯(lutein esters),其结构中的 2 个紫罗酮环各有一个羟基,与脂肪酸发生酯化作用可生成单酯和二酯的衍生物。人体的消化道中存在高效的水解酯化物系统,在消化过程中可分解叶黄素酯并释放出游离叶黄素,因此叶黄素酯是叶黄素的安全来源之一。此外,自然界中叶黄素常与玉米黄质共同存在,两者化学结构极为相似,具有相同双键数,仅其中一个双键位置不同,叶黄素中这个双键形成烯丙基羟基末端,使其化学活性更强;而玉米黄素中相应双键则与相邻直链双键形成共轭体系。

(二) 吸收和代谢

1. 吸收 叶黄素以原型经胃肠道被吸收。在胃内,叶黄素从食物中释放出来被包裹在油脂团中,进入小肠,油脂团在胰脂肪酶和异构酶的作用下分解产生脂肪酸和甘油酯,在胆汁的作用下乳化形成混合微胶粒,通过肠黏膜与肠腔之间的不流动水层被动扩散至肠上皮细胞,从而混入由肠道上皮细胞合成的乳糜微粒中。叶黄素的吸收受机体和膳食因素影响。机体生理和疾病状况,如年龄、消化不良、肝肾疾病等均可对叶黄素的吸收利用产生影响。膳食中脂肪含量、维生素 C 及维生素 E 的摄入也同样影响叶黄素的吸收。

2. 代谢 叶黄素吸收入血后,与血浆脂蛋白结合经淋巴循环或血液循环系统转运至组织或靶器官。血清中叶黄素,可与低密度脂蛋白或高密度脂蛋白结合后转运,随后很快进入外周循环,其血清中含量在摄入后 13~24 小时达高峰。血中与组织中的叶黄素浓度与摄入剂量成正相关,遵循一级动力学,血液中叶黄素半衰期可达到 76 天。目前,动物模型已证实,进入机体的叶黄素以原型或代谢物的形式经胆汁分泌或经尿液及粪便排泄。随着叶黄素摄入量的增加,尿液和粪便中的叶黄素浓度也随之增加,其累计剂量在 2~3 天达到一个平台期(图 1-12-5)。

(三) 生物学作用

1. 抗氧化作用 叶黄素具有较强的抗氧化能力,能有效地淬灭单线态氧,与自由基起反应,形成无害的产物,或通过破坏自由基链反应,将自由基清除。叶黄素的总抗氧化能力是虾青素和角黄素的 50 倍和 75 倍,鸡蛋黄中提取的叶黄素清除二苯基苦基苯肼自由基(DPPH)的能力是 β-胡萝卜素的 10 倍。实验证明叶黄素能有效抑制金属铁离子和 H_2O_2 等过氧化物质对肝脏细胞造成的 DNA 氧化损伤。2007 年,Moreno 等报道给予肝癌模型小鼠 70mg/(kg·bw·d)叶黄素,持续 6 周后,可有效抑制肝细胞 DNA 氧化损伤和肝癌进程,肝脏内叶黄素沉积量与氧化损伤程度成反比。在细胞和细胞膜中,叶黄素是脂类过氧化反应的断链抗氧化剂,能与脂类结合而有效抑制脂质的氧化,抵御自由基在人体内造成细胞与器官衰老损伤。有报道对大

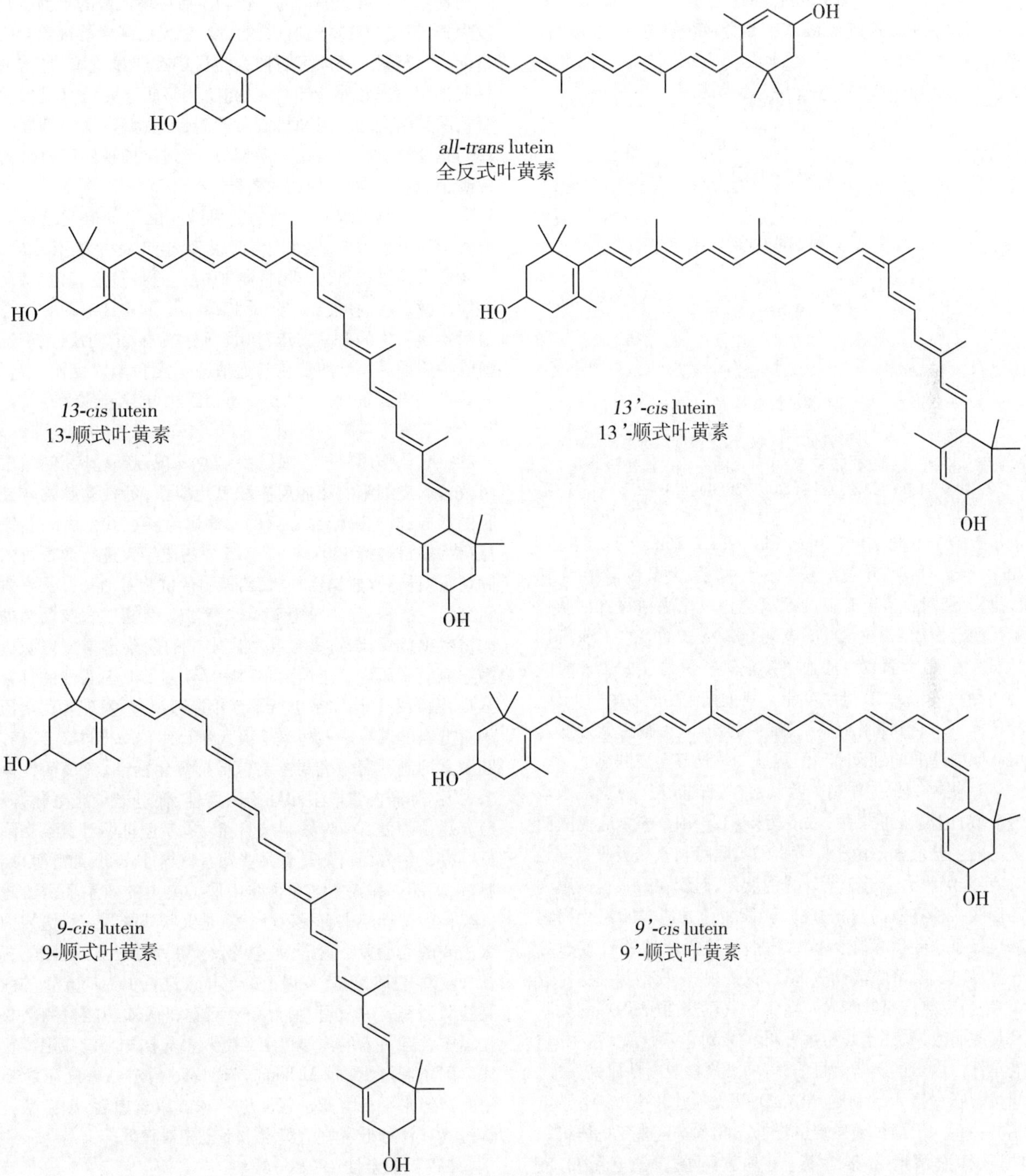

all-trans lutein
全反式叶黄素

13-cis lutein
13-顺式叶黄素

13'-cis lutein
13'-顺式叶黄素

9-cis lutein
9-顺式叶黄素

9'-cis lutein
9'-顺式叶黄素

图 1-12-4　五种叶黄素同分异构体的化学结构

摘自：Calvo MM. Lutein：a valuable ingredient of fruit and vegetables. Crit Rev Food Sci Nutr，2005，45(7-8)：671-696.

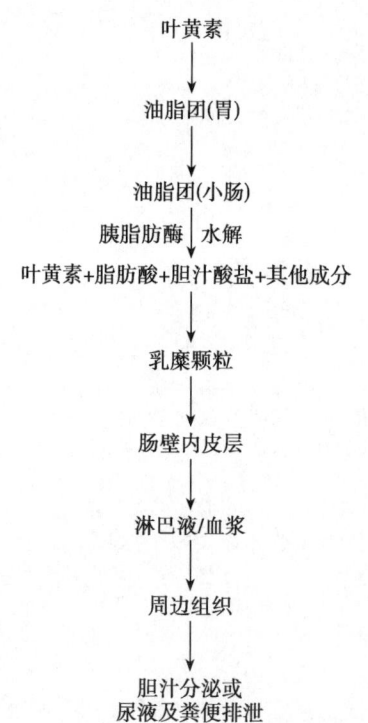

叶黄素

↓

油脂团(胃)

↓

油脂团(小肠)

胰脂肪酶｜水解

叶黄素+脂肪酸+胆汁酸盐+其他成分

↓

乳糜颗粒

↓

肠壁内皮层

↓

淋巴液/血浆

↓

周边组织

↓

胆汁分泌或
尿液及粪便排泄

图 1-12-5　**叶黄素体内吸收、代谢和排泄示意图**
摘自:张艳,惠伯棣,张凌霄.叶黄素酯在体内消化吸收过程中水解的研究.食品科学,2007,28(8):461-465.

鼠每天给予不同浓度[10mg/(kg·bw)、15mg/(kg·bw)、20mg/(kg·bw)]叶黄素灌喂 5 个月后,大鼠血清中 MDA 含量降低,对抗衰老有益的超氧化物歧化酶和谷胱甘肽过氧化酶活性增高,提示叶黄素可延缓大鼠的衰老。流行病学研究发现,叶黄素与心血管疾病和一些癌症的患病风险之间存在负相关,其机制可能与其抗氧化功能有关。此外,叶黄素抗氧化、抑制脂肪酶、抗炎的功能,可减少紫外线对皮肤照射造成的红斑、老化、皮肤的灼伤甚至皮肤癌。

2. 视网膜保护作用　叶黄素在黄斑区域(视觉最敏锐的区域)内高浓度聚集,浓度为 1~12pmol/mm²,是视网膜黄斑的主要色素。由于叶黄素的吸收峰与蓝光吸收光谱相对应,能吸收大量近于紫外线的蓝光,起到在人眼视网膜内部形成一种有效的蓝光过滤器,能将蓝光造成的氧化损害减至最小。叶黄素作为抗氧化剂能淬灭活性的三重态分子、单线态氧,清除活性氧,从而保护视杆、视锥状细胞。近年来,研究热点是叶黄素与老年性黄斑变性(AMD)的关系及其改善效果,并也开始关注叶黄素对色素性视网膜炎和老年性白内障的影响。目前,多项大规模观察性研究发现,叶黄素膳食摄入量和晚期 AMD 以及湿性 AMD 有明显负相关关系。干预试验发现适量补充叶黄素可改变机体组织叶黄素、血清叶黄素含量,增加视网膜黄斑色素密度(MPOD),并使蓝色光对视网膜上的光感受细胞的伤害降低,对视觉功能的改善起到一定作用,并可以显著降低 AMD 的患病危险。Chasan 等对 761 762 名 45~71 岁无肿瘤疾病的女性护士进行了为期 12 年的健康跟踪调查,结果显示被调查者日常叶黄素摄入量与白内障摘除术的风险成负相关,进食富含叶黄素的菠菜、羽衣甘蓝等蔬菜,可降低

患白内障的风险。色素性视网膜炎是一种慢性、进行性、遗传性、营养不良性视网膜退行性病变,会导致双目失明或濒临失明。给予色素性视网膜炎患者叶黄素干预后,血清叶黄素水平每年平均增加了 4.7%,MPOD 每年增加了 6.3%,并且使周边视野敏感性的衰退程度每年降低 2.7%~6.3%,对于蓝色虹膜的患者,叶黄素的干预效果更佳。对长期暴露于荧屏光辐射的工作和生活环境人群的干预试验发现,叶黄素补充者的对比敏感度、眩光敏感度等视觉功能指标与叶黄素干预前及对照组相比都有明显改善,且与剂量成正相关。此外,王俐嫒研究团队等研究叶黄素对糖尿病视网膜病变的作用和机制时发现,叶黄素可缓解糖尿病视网膜变性引起的氧化应激反应,起到保护视网膜血管内皮细胞、减轻视网膜损伤的效果。

3. 可能降低某些慢性病的风险　大量的研究已证实叶黄素对心血管疾病、肿瘤、糖尿病、老年痴呆等有影响。叶黄素可通过抗氧化作用抑制 LDL-C 的脂质过氧化,从而延缓动脉斑块的形成,预防动脉粥样硬化及其他动脉性心血管疾病发生的概率。流行病学研究显示,颈动脉主干道血管中层内膜厚度的变化与血清叶黄素含量成反比,膳食叶黄素的摄入量、血清中或脂肪组织中叶黄素的水平与心血管疾病发生风险成负相关。Ric-cioni G 等研究植物营养素的抗氧化作用保护心血管疾病时发现,膳食补充叶黄素可改善内皮细胞的炎症反应和氧化应激,延缓动脉粥样硬化的形成,进而降低冠心病的发病风险。在 6 个澳大利亚城市中随机选择 1597 名大于 25 岁的成年人进行 2 个月的随访,进行空腹血糖水平、葡萄糖耐量试验及血清叶黄素含量分析,结果显示血清叶黄素含量与 2 型糖尿病及葡萄糖耐量受损成反比,进食含叶黄素丰富的蔬菜水果可以减少糖尿病发病风险。纽约大学药物学院对 540 名女性的日常饮食、激素及代谢水平进行了 3 年追踪观察,发现叶黄素摄入量低组的乳腺癌发病率是摄入量高组的 2.08~2.21 倍。叶黄素抑制肿瘤的机制主要包括抗氧化活性、免疫活性调节、抑制肿瘤血管增生和细胞的增殖,促进瘤细胞分化,降低其恶性程度。体外细胞试验和动物实验证明叶黄素在降低癌症发生方面可能具有某些器官特异性作用,如肝脏、结肠等,但能否在人类癌症预防中取得突出的效果还需要进一步检验。近年来有报道叶黄素是大脑认知与记忆区域内最主要的类胡萝卜素,大脑中叶黄素水平与认知功能相关。在一项对 3718 名 65 岁以上的老年人进行了为期 6 年的前瞻性队列研究中发现,膳食频率问卷和认知功能检测结果显示富含叶黄素的深绿色蔬菜摄入量与认知功能减退成反比。阿尔茨海默病(Alzheimer's disease,AD)重度患者血清叶黄素水平显著低于轻度患者和健康志愿者,细微精神状态检查评分低者血清黄素水平也相对较低。

(四) 安全性

许多研究已经提出了每日补充叶黄素的安全上限,并且描述了额外补充叶黄素可能导致的副作用,但时至今日,尚未有研究报道因过量补充叶黄素而导致人体的急性或慢性损伤。Olmedilla 等人的研究报道表明,接受叶黄素补充的受试者(15mg/d,20 周)出现了无害的但却令人讨厌的副作用——皮肤发黄(即胡萝卜素血症)。2016 年,一个病例

报道陈述了一位老妇人在补充叶黄素期间出现了结晶性黄斑病变,当老人停止补充叶黄素,潜在的副作用出现逆转。在对福建省 948 名 3～17 岁的儿童调查发现,每日服用 4～10 个柑橘(叶黄素含量约 6.8μg/100g,β-胡萝卜素含量约 487.5μg/100g)1 个月后,出现掌、足跖皮肤黄染,血清胡萝卜素含量为 10～2400μg/L,高于人体正常值(0.75～5.58μg/L),其余各系统检查及生化检查未见异常。停止服用橘子 1 周后黄染逐渐消退,1 个月内完全消失,未出现并发症。到目前为止,口服叶黄素对人体及动物尚未显示毒副作用。

（五）特定建议值和可耐受最高摄入量

在植物性食物中叶黄素的含量受植物品种、不同季节及区域地理环境等因素影响较大。叶黄素的摄入量取决于蔬菜的消耗量,在一定范围内,叶黄素的摄入量可以根据饮食习惯的变化而改变。2014 年,美国农业部农业研究所曾报道,在西方风格的个人饮食中,平均每日叶黄素摄入量为 1.7mg/d;而在那些富含蔬菜和水果的地中海饮食模式国家,叶黄素摄入量介于 1.07～2.9mg/d。Lee 等报道了关于韩国人每日平均叶黄素摄入量为 3mg/d。此外,对欧洲五国(英国、法国、荷兰、西班牙和爱尔兰)采用食物频率法进行调查的研究报道,叶黄素每日人均摄入量分别为 1590μg/d、2500μg/d、2010μg/d、3250μg/d、1560μg/d;采用 24 小时膳食回顾问卷调查估算出加拿大和美国人均摄入量分别为 1410μg/d 和 880μg/d;采用美国食物类胡萝卜素数据库,用称重记录法估算出中国山东省济宁市市区和农村中老年人叶黄素摄入量为日均摄入量 2940μg/d,以及利用自己建立的食物叶黄素含量数据库估算出北京市中老年人叶黄素摄入量为 10.2mg/d。由此也可以看到,中国居民叶黄素摄入量远高于其他国家以及宋新娜等利用美国食物数据库进行的调查结果,可能与中国的地域特性和传统水煮烹饪方式利于叶黄素释放有关。

1. 特定建议值 2013 年 Sin 等发表的叶黄素干预对 AMD 影响的 RCT 试验 Meta 分析和 2012 年 EFSA 发表的叶黄素对视力保护作用的声明可知,给予健康人群 6mg/d 的叶黄素干预 9 个月,对视觉功能没有显著的影响;而对长期使用电脑的健康志愿者,6mg/d 的叶黄素干预 3 个月,视觉功能有明显的改善。但 Cui 等的 Meta 分析表明膳食及血清叶黄素水平和白内障发病率成负相关。对 356 名 AMD 患者和 520 名健康对照者进行的横断面调查显示,膳食叶黄素摄入量高组(5757μg/d)比摄入最低组人群(560.8μg/d)AMD 患病风险低 57%。而一项对美国 77 466 名中年护士进行 12 年的前瞻性研究,发现膳食叶黄素摄入水平最高组(11 685μg/d)比最低组(1172μg/d)白内障发病风险低 22%。因此,6～10mg/d 叶黄素摄入量可降低眼部疾病发病风险。

中国和欧美国家的队列研究发现,血清叶黄素水平与心血管疾病风险成负相关。但由于报道中血清叶黄素水平与叶黄素摄入量的关系尚没有明确,故不能由此考虑叶黄素特定建议值。2013 年,我国研究者有 3 项利用叶黄素干预对心血管疾病影响的 RCT 研究报道,发现 10mg/d 及以上剂量的叶黄素可降低早期动脉粥样硬化患者的颈动脉内

膜厚度,以及有效降低健康志愿者的血清 C 反应蛋白水平,有利于降低心血管疾病的发生风险。此外,2012 年,Aune 等发表了叶黄素与乳腺癌发生风险的队列研究的 Meta 分析,总结了 6 项前瞻性研究,推测叶黄素在降低乳腺癌风险中发挥有效作用的限值应大于 9mg/d。

2013 年中国营养学会综合既往的国内外研究,提出我国成人叶黄素的特定建议值(SPL)为 10mg/d。

2. 可耐受最高摄入量 2004 年 JECFA 制定叶黄素的每日容许摄入量(acceptable daily intake,ADI)为 0～2mg/(kg·bw)。2011 年欧盟食品安全局(EFSA)规定由万寿菊属提取的 79% 纯度的叶黄素或者 60% 纯度的叶黄素酯类 ADI 为每日 1mg/(kg·bw)。纯度 85% 的叶黄素对大鼠的经口毒性 LD_{50}>4g/(kg·bw·d),而遗传毒性、生殖毒性试验均未见任何副作用。丹麦及比利时法规草案规定食物补充剂叶黄素剂量 20mg/d,德国规定 10mg/d,法国规定 6mg/d,韩国规定补充剂量范围 10～20mg/d,中国台湾规定食品中使用量不高于 30mg/d。

目前,实验动物(Wistar 大鼠)灌胃给予纯度 75% 的叶黄素[每日 639mg/(kg·bw)],4 周后未出现有害作用,除以不确定系数 500,再乘以成年人体重(60kg),可计算得出 UL 建议为 76mg/d。2006 年 Shao 等人对叶黄素进行了风险评估,提出基于人体试验的 NOAEL 为>40mg/d,"观察到的安全剂量"为 20mg/d。综合动物毒理学实验结果和目前人群干预试验研究结果,2013 年中国 DRIs 将 40mg/d 作为叶黄素的可耐受最高摄入量(UL)。

（六）食物来源

叶黄素主要存在于植物性食物中,在万寿菊(又称金盏花)中含量高达 1.6%,且易于分离纯化。玉米中叶黄素含量最多(占胡萝卜素总量的 60%),另外,颜色较深的蔬菜水果,如羽衣甘蓝、菠菜等深绿色叶菜类是膳食叶黄素的主要来源,桃子、木瓜、柑橘等黄橙色水果中也含有丰富的叶黄素,而在桃子、葡萄、柑橘等水果中还含有丰富的叶黄素酯,而叶黄素酯是叶黄素的安全来源之一。天然叶黄素在动物性食物中主要以蛋类和乳类为主。蛋类里叶黄素含量虽然不高,但其生物利用度较高,为等量蔬菜的 3 倍。发酵乳是叶黄素的良好载体,长时间储存对叶黄素的含量及生物活性影响不大,但乳制品经过加热,叶黄素的含量可能会大量减少。

三、植物甾醇

（一）结构和性质

植物甾醇(phytosterol)也称植物固醇,是植物中存在的含有环戊烷全氢菲基团的一大类化学物质的总称,目前已发现的植物甾醇有百余种,植物甾醇分为 4-无甲基甾醇、4-甲基甾醇和 4,4'-二甲基甾醇三类,无甲基甾醇主要有 β-谷甾醇、菜油甾醇、豆甾醇、谷甾烷醇等,它们以环戊烷全氢菲为基本骨架,在结构上与胆固醇很相似,唯一不同之处是 C-4 位所连甲基数量及 C-11 位侧链的差异。常见植物固醇与胆固醇的化学结构见图 1-12-6。纯的植物甾醇在常温下为片状或粉末状白色固体,无臭无味,碳原子数一般为 27～31,相对分子质量为 386～456。植物甾醇具有疏水性,

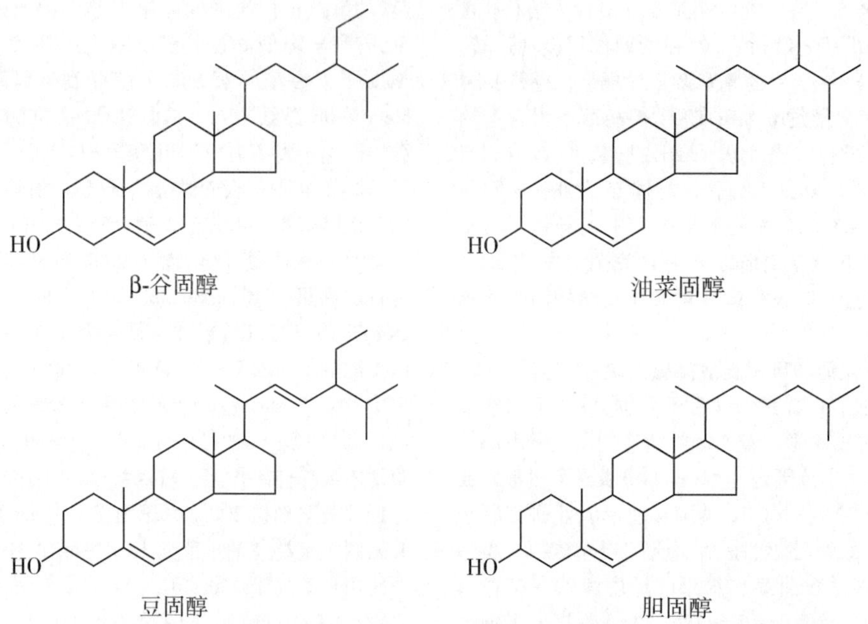

β-谷固醇　　　　　　　　　　　油菜固醇

豆固醇　　　　　　　　　　　　胆固醇

图 1-12-6　常见植物固醇与胆固醇的化学结构式

但因其结构上带有羟基基团,因而又具有亲水性,在同一个物质结构中同时具有亲水基团和亲油基团意味着该物质具有乳化性质。植物甾醇的乳化性可通过对羟基基团进行化学改性而得到改善,植物甾醇具有两性的特征使得它具有调节和控制反相膜流动性的能力。植物甾醇与脂肪酸结合后形成植物甾醇酯。酯化后的植物甾醇更易溶于有机溶剂,其吸收利用与游离型相比也有所提高。

（二）吸收和代谢

1. 吸收　植物甾醇在胃肠道吸收很少,动物实验证明对植物甾醇的吸收不到 5%,且不同植物甾醇在成人胃肠道的吸收率有差别,β-谷固醇<豆固醇<菜油固醇<菜甾烷醇的吸收率,谷甾烷醇则基本不吸收。高植物甾醇血症是由于患者对植物甾醇吸收率显著增高而排出下降所致,是一种罕见的常染色体遗传病。

2. 代谢　吸收后的植物甾醇与脂蛋白一起在血液中运输,然后选择性地分配到身体各部位。植物甾醇从体内排泄主要通过胆道。动物实验发现,给大鼠静脉注射 β-谷甾醇,可在大鼠体内转换成 2,3-羟基胆汁酸。在人体实验发现,植物甾醇摄入量的增加,可致粪便中甾醇含量增加,但胆汁酸和甾醇代谢产物的形成并未相应增加。此外,在厌氧的下肠道,未被吸收的植物甾醇可能在细菌的作用下转化为其他代谢产物。

（三）生物学作用

1. 降低血清胆固醇水平　降低胆固醇是植物甾醇的一个主要生物学作用。植物甾醇对血清总胆固醇(TC)和低密度脂蛋白胆固醇(LDL-C)降低作用是目前国际公认的重要功能之一。植物甾醇能将小肠腔内胆汁酸微团中的胆固醇替换出来,或抑制肠腔内游离胆固醇的酯化,妨碍乳糜微粒的形成,或竞争性抑制肠胆固醇转运蛋白对胆固醇的转运,从而降低胆固醇的吸收,同时还可通过激活甾醇流出转运体基因而促进胆固醇的排泄。大量的临床和动物实验

以及流行病学研究资料都表明,补充植物甾醇具有降低血液 TC 和 LDL-C 的作用,但不降低甘油三酯(TG)或高密度脂蛋白胆固醇(HDL-C)的含量。我国学者的对近 4000 人的调查研究也显示,膳食植物甾醇的摄入水平在一定范围内与血清 TC、LDL-C 成显著负相关。

2. 抑制肿瘤作用　流行病学研究表明,膳食中植物甾醇的摄入与部分癌症如前列腺癌、卵巢癌、胃癌等癌症的发生率成负相关。2003 年 McCann 等的研究结果表明膳食中 β-谷固醇(478~861mg/d)、菜油甾醇(26~32mg/d)和豆甾醇(>23mg/d)的摄入量与卵巢癌的发生成负相关性。在一项对乌拉圭人做的研究中发现,植物甾醇的摄入与胃癌的发生率成负相关。此外,在动物实验中显示 β-谷固醇能抑制人前列腺癌 PC-3、人乳腺癌 MCF-7(雌激素受体阳性)及 MDA-MB-231(雌激素受体阴性)细胞移植瘤的生长,对亚硝基脲诱发的结肠癌也有明显的抑制作用。

3. 其他作用　植物甾醇可能具有抗氧化的功能,谷固醇能使脂质过氧化物降低 30%;而在氧化的亚油酸甲酯溶液中,各种植物甾醇抗氧化作用由高到低依次为菜油甾醇>β-谷固醇>豆甾醇。最新的研究还表明豆甾醇具有抑制促炎物质形成、加速其降解的功效;植物甾醇还可降低体内 C-反应蛋白水平,具有一定的抗炎作用。

此外,大量研究发现植物甾醇对减少男性前列腺肥大的发生率有一定的意义。1995 年 Berges 等报道了对 200 名良性前列腺肥大患者做的干预研究,结果发现,补充 β-谷固醇 6 个月后,实验组无论是从最大尿速、残余尿量,还是从症状评分值等方面都优于对照组($P<0.01$),且效果可持续到至少 18 个月。其他的许多人群研究也得出类似的结论。

（四）安全性

关于植物甾醇的毒理学研究,动物实验资料较多,但大部分研究未发现其明显毒副作用。在 90 天大鼠喂养实验

中,每日摄入量达到 9g/(kg·bw·d)时,可观察到(雌、雄)大鼠的体重下降,血液学参数有轻微变化(可逆的),且雄性大鼠心肌病的发病率增加。但目前并无人体植物甾醇摄入过量引起的危害和毒性作用报道。但有文献显示,过量植物甾醇摄入可能影响血清维生素 A 或 β-胡萝卜素的水平。实验证明成人每日口服高达 8.6g 的植物甾醇无任何不良反应,实验室检测结果也证明该剂量不影响肠道菌群的稳态和代谢活性,对粪便中胆汁酸和固醇代谢物的合成也无影响。

(五)　特定建议值和可耐受最高摄入量

目前,各国均有对膳食植物甾醇摄入量的研究。德国和美国的科学家经分析和计算,估计出其居民膳食中植物甾醇的总摄入量为 250mg/d。素食者摄入量约为 500mg/d;瑞典和荷兰的研究表明,居民植物甾醇的摄入量约为 285mg/d,其中从谷物及其制品中摄入的植物甾醇占总甾醇摄入量的 37%;还有许多国家也纷纷建立起本国食物植物甾醇的含量数据库并估计了居民的摄入量。

我国学者根据我国常见食物中植物甾醇含量和食物消费量,初步估计出我国居民膳食中植物甾醇的平均摄入量为 322mg/d,主要来源是谷类和植物油类,分别占总摄入量的 39% 和 40%;蔬菜中植物甾醇含量虽然比较低,但由于其日常摄入量大,所以也是居民膳食中植物甾醇的重要来源,提供约 13% 的植物甾醇,其他植物食品如豆类、薯类,由于平均摄入量少,仅提供少量的植物甾醇。研究还发现,不同地区居民由于饮食结构不同,膳食植物甾醇的摄入量也有较大差别。

1. 特定建议值　降低血清总胆固醇和低密度脂蛋白胆固醇是植物甾醇所发挥的最主要的功能,因此,特定建议值是根据其能够有效降低 TC 和 LDL-C 而得出的最低值。为了得出植物甾醇的最低有效剂量,国际上进行了大量研究探讨植物甾醇降血脂作用的剂量-效应关系,由于受实验的期限、受试人群不同、所使用的植物甾醇种类不同等因素的影响,各研究得出的最低有效剂量均不相同,从 0.8~3.6g/d 不等,美国 FDA 于 2000 年 9 月通过了对于植物甾醇的功能声称,即“含有至少 0.65g 植物甾醇酯的食物,每日食用 2 次,即每日 1.3g,作为低饱和脂肪和低胆固醇膳食的一部分,可减少心脏病发病风险”,上述换算成植物甾醇则为 0.8g/d。

我国参考上述国外研究资料,以及国际组织及其他国家关于摄入量的建议,结合考虑中国居民膳食中较高的植物甾醇摄入量,中国营养学会提出我国居民植物甾醇的 SPL 为 0.9g/d,植物甾醇酯为 1.5g/d。

2. 可耐受最高摄入量　安全性评价结果表明,植物甾醇酯的 NOAEL 为雌性 6.3g/(kg·bw·d),雄性 6.8g/(kg·bw·d),相当于植物甾醇 4.2g/(kg·bw·d)。另一项 90 天大鼠喂养实验中,每日摄入量达到 9g/(kg·bw·d)时,大鼠的体重和血液学参数出现异常表现,同时雄性大鼠心肌病的发病率增加,因此认为植物甾醇的观察到有害作用的最低剂量(lowest observed adverse effect level,LOAEL)为 9g/(kg·bw·d)。2008 年,JECFA 第 69 次会议采用了上述研究结果,提出植物甾醇的 NOAEL 为 4.2g/

(kg·bw·d),LOAEL 为 9g/(kg·bw·d),采用不确定系数为 100,得出的 ADI 为 0~40mg/(kg·bw·d)。

JECFA 提出的上述数据可用于推算我国人群植物甾醇的最高摄入量值。按照植物甾醇的 ADI 为 40mg/(kg·bw·d),中国营养学会以中国人平均体重 60kg 计,建议我国成人植物甾醇的可耐受最高摄入量(UL)为 2.4g/d,植物甾醇酯的 UL 为 3.9g/d。

(六)　食物来源

各类植物食物中均含有植物甾醇,以 β-谷甾醇为主。植物油、豆类、谷类食物中植物甾醇含量较高,蔬菜、水果含量相对较少。

四、海兔素

(一)　结构和性质

1963 年 Yamamura 等在对海洋生物中抗肿瘤天然成分的筛选过程中,首次从黑斑海兔得到粗提物并显示出强的生物活性,之后对筛取物进一步的分离、纯化获得一种溴代倍半萜,因其来源于海兔,故命名海兔素。海兔素(aplysin)一种具有代表性的海洋天然活性物质,主要来源于红藻凹顶藻属海藻以及海兔中,分子式为 $C_{15}H_{19}OBr$,分子量为 295,它是一种脂溶性物质可溶解于有机溶剂中。

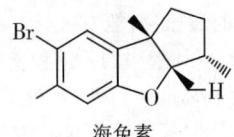

海兔素

(二)　生物学作用

1. 抑制肿瘤细胞生长和增殖　海兔素可以降低某些肿瘤发生的风险。现已有研究证明,海兔素与乳腺癌的发生发展有着密切关系。研究结果显示,海兔素可有效抑制二甲基苯蒽诱导的乳腺癌瘤组织的生长,并可明显下调肿瘤组织中 VEGF 蛋白的表达。同时,海兔素还可抑制 EG-FR 蛋白磷酸化水平,进而调节下游的 PI3K/AKT/FOXO3a 和(或)RAS/MAPK 信号通路从而起到抑制乳腺癌细胞 SK-BR-3、MDA-MB-231、BT-549 的增殖,诱导 SK-BR-3 细胞凋亡,对乳腺癌起到预防作用。此外,一些研究表明,海兔素可诱导乳腺癌人乳腺癌 FCM-7 细胞凋亡,其作用机制可能与海兔素阻滞人乳腺癌 FCM-7 细胞周期,同时提高 Fas 促凋亡蛋白表达和 Ca^{2+} 释放,抑制 PCNA 和 Bcl-2 等细胞增殖相关蛋白表达有关。除了对乳腺癌细胞具有抑制作用外,海兔素还可通过 HSP90/AKT 信号通路诱导 GL26 胶质瘤细胞凋亡,抑制神经胶质瘤细胞的恶性作用以及抑制胃癌 SGC-7901 细胞和肝癌 $HepG_2$ 细胞增殖,并诱导癌细胞凋亡。还有报道显示,海兔素对小鼠 S_{180} 肉瘤和小鼠 H_{22} 皮下移植瘤具有抑制作用,且对荷瘤小鼠具有免疫增强作用。除了上述提到的研究外,目前还有关于海兔素能够在体外和体内恢复癌细胞对替莫唑胺和 TRAIL 的敏感性,并且增强替莫唑胺和 TRAIL 对其抗性癌细胞系的肿瘤抑制能力。

2. 对肝脏的保护作用　越来越多的研究显示,海兔素具有显著的肝脏保护作用。国内梁惠研究团队通过体外细胞实验和体内动物实验证明海洋活性萜类化合物——海兔素对酒精性肝损伤及化学性肝损伤具有保护作用。尤其从多个角度阐释了海兔素改善大鼠酒精性肝损伤的效果及其作用机制。通过动物实验发现，海兔素可以通过抑制内、外源性凋亡通路的激活而发挥其保肝护肝的作用，同时还从"肠-肝轴"角度探讨海兔素改善酒精性肝损伤作用机制，结果显示海兔素可通过修复肠黏膜上皮细胞屏障，调节大鼠肠道菌群结构和数量的变化，改善肠道微生态，减少内毒素的产生和释放，从而达到有效缓解肝细胞损伤的功效。此外，还利用门静脉Ⅳ型胶原酶原位灌注方法，对酒精性肝损伤大鼠原代肝脏 Kupffer 细胞进行分离培养，结果发现海兔素可通过下调酒精引起大鼠 Kupffer 细胞中 TLR4、CD_{14}、NF-κB 的高表达，抑制 TLR4 信号转导通路的激活，减少通路下游炎性因子 TNF-α 和 IL-1β 合成与释放达到保肝效果。

3. 抗氧化作用 动物实验研究发现，海兔素可有效降低 H_2O_2 诱导的 DNA 氧化损伤和减少 DNA 烷化损伤产物 O^6-MeG 的生成，提高血清中 SOD、GSH-Px 活性，降低血清中 MDA 含量，体现出具有一定的抗氧化作用。这一作用与其萜类化合物结构特点有关，萜类是一类具有异戊二烯骨架的化合物。含有丰富的烯键，化学性质活泼，易发生加成反应，具有较强的还原性，能有效地与强氧化剂发生反应，保护细胞膜和线粒体膜中的不饱和脂肪酸不被氧化，从而维持膜的完整性和功能。另外，海兔素还能通过提高机体抗氧化能力抵抗酒精所致的氧化应激反应，从而减轻脂质过氧化、DNA 及线粒体的氧化损伤，这也可能是海兔素拮抗酒精性肝损伤的机制之一。

4. 其他作用 海兔素还具有抗炎、抑菌、免疫调节等作用。海藻作为药用和食品已有悠久的历史，然而海藻抑菌活性直到 20 世纪 60 年代中期才逐渐被人们所认识，红藻门凹顶藻属植物是海兔素主要来源。我国学者对福建沿海的 10 种红藻和褐藻抗菌活性进行了研究，其中 8 种对革兰阳性菌显示了不同程度的抑制活性，10 种对革兰阴性菌都没有抑制作用；在对山东青岛和威海附近沿海采集的红藻门海藻样品粗提后，利用其乙醇提取进行了抗金黄色葡萄球菌和大肠杆菌活性测定，发现它们具有不亚于常见抗生素的抗菌活性。此外，一些国外的研究者发现，海兔素对某些鱼类和人类致病菌的生长具有抑制作用。

（三）安全性

目前，尚无人体摄入海兔素的毒性研究报道。但在动物实验中，可以看到，以 3160mg、1000mg、316mg 以及 100mg/(kg·bw) 灌胃大鼠 14 天，未出现毒副作用，无动物死亡，推测海兔素大鼠 $LD_{50} > 3160mg/kg$。在体外细胞研究中，海兔素干预表现出对多种细胞株模型均无明显毒性，如人肿瘤细胞株 HCT-8、Bel-7402、BGC-823、A549 和 HeLa，IC_{50} 均大于 10.0μg/ml。

（四）食物来源

我国很早就有食用海藻的记载，可食用的海藻包括红藻门的紫菜、石花菜等。而海兔素的主要食物来源是红藻门凹顶藻属植物。

第三节 酚类化合物

酚类化合物（phenolic compounds）是一个或多个芳香环与一个或多个羟基结合而成的一类化合物，其苯环上的羟基极易失去氢电子，故酚类化合物作为良好的电子供体而发挥抗氧化功能。可食植物中的酚类化合物一般系酚酸、类黄酮、木酚素、香豆素与单宁。常见的酚酸是羟肉桂酸和咖啡酸。水果中的柑橘类和菠萝中是香豆酸。食物中常见的类黄酮有单体黄烷醇（儿茶素、无色花青素）原花青素、花青素、黄酮、黄酮醇、黄烷酮。类黄酮通常以糖苷形式存在。酚类化合物存在于植物中，并在对其加工的各个阶段中，经受一系列反应可形成复合酚类化合物。近些年来的研究表明酚类化合物具有抗氧化、抗炎、降低心血管疾病发病风险的作用，同时还具有一定的药物学特性，如抗感染、抗病毒、抗细菌、抗过敏、抗出血和增强免疫力等。与人体健康相关的植物性食物中的酚类化合物主要有大豆异黄酮、儿茶素、槲皮素、花色苷、原花青素、姜黄素、白藜芦醇。

一、大豆异黄酮

大豆异黄酮（soy isoflavones）是一种多酚类化合物，具有苯并吡喃的化学结构，主要存在于豆科植物中。近百年来，大豆一直是许多国家，尤其是东南亚国家居民经常食用的食物。20 世纪初，人类发现了大豆等植物中存在大豆异黄酮。20 世纪 50 年代，人类开始对大豆异黄酮进行提取或人工合成，并发现了大豆异黄酮的弱雌激素效应。流行病学研究资料表明，长期食用大豆的人群中，癌症和心血管疾病的发病率明显低于其他人群。

（一）结构和理化性质

1. 化学结构 自然界中主要存在的大豆异黄酮以糖苷形式存在，其苷元主要有染料木黄酮（genistein，又称金雀异黄素）、大豆苷元（daidzein，又称大豆黄素）、黄豆黄素（glycitein）、鹰嘴豆芽素 A（biochanin A，又称鸡豆黄素）和芒柄花黄素（formononetin）。鹰嘴豆芽素 A 和芒柄花黄素分别是染料木黄酮和大豆苷元的甲基化衍生物。大豆异黄酮经常以葡萄糖苷的形式存在，而葡萄糖苷基团也常常被酯化为乙酰化或丙二酰化葡萄糖苷。

大豆异黄酮的化学结构见图 1-12-7。由于其与 17β-雌二醇的化学结构相似，可以与雌激素受体结合，发挥类雌激素和调控内源性雌激素的作用，故被称为植物雌激素。

2. 理化性质 大豆异黄酮是低分子质量脂溶性化合物，与糖苷、葡萄糖醛酸或硫酸盐结合可增加其水溶性。葡萄糖结合部分的乙酰化或丙二酰化以及大豆异黄酮部分甲基化都会改变其水溶性。在酸性条件下，大豆异黄酮糖苷可以被水解变成苷元。在酸性或碱性条件下，乙酰或丙二酰基团可被去除。此外，丙二酰基团也可以去羧基化变成乙酰基。大豆异黄酮在体内肠道和肝脏酶类的作用下会发生以上代谢反应。

不同的食物加工方法，如凝固、加热、水处理、提取和发酵会明显降低食物中大豆异黄酮的含量，导致脱羧基、脱乙酰基或去除大豆异黄酮糖苷等改变大豆异黄酮的种类。例

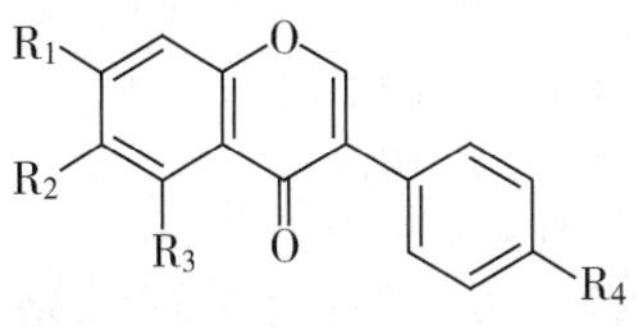

名称	R₁	R₂	R₃	R₄
染料木黄铜	OH	H	OH	OH
大豆苷元	OH	H	H	OH
黄豆黄素	OH	OCH₃		OH
鹰嘴豆芽素	OH	H	OH	OCH₃
芒柄花黄素	OH	H	H	OCH₃

图 1-12-7　大豆异黄酮化学结构

如发酵可以促使大豆异黄酮糖苷转变为苷元；水煮蔬菜时由于大豆苷元和染料木黄酮在水中的流失会导致大豆异黄酮含量减少；烘烤大豆时会使丙二酰基糖苷迅速转化为乙酰基糖苷。

（二）吸收和代谢

1. 吸收　人体摄入大豆异黄酮糖苷后，须经肠道内β-葡萄糖苷酶和微生物菌群水解为游离形式的大豆异黄酮苷元后，才能被机体吸收并进入外周循环。人的肝脏和小肠的肠上皮细胞含有β-葡萄糖苷酶，多种细菌（如乳酸杆菌等）也具有β-葡萄糖苷酶，可有效地水解大豆异黄酮糖苷。染料木黄酮-7-葡萄糖苷也可以在口腔内细菌和唾液中酶的作用下转变为染料木黄酮。大豆异黄酮苷元吸收后，在肝脏或肠上皮细胞的尿苷二磷酸或磺基转移酶作用下，转变为葡萄糖醛酸和硫酸盐结合物，很快进入外周循环。大豆异黄酮在血浆中主要以结合形式存在，主要代谢产物是葡萄糖醛酸结合物，其次是硫酸盐结合物，也有少量的苷元。大豆异黄酮葡萄糖醛酸或硫酸盐结合物可以从肝脏随胆汁重分泌回肠道，由肠道菌群作用去结合后，从而可以重吸收或者进一步在肠道内转化和吸收（肝肠循环）。在大肠有些细菌也有β-葡萄糖苷酶和芳基硫酸酯酶活性，可以使胆汁中分泌的大豆异黄酮糖苷变为苷元，从而重吸收。

2. 代谢　研究表明，染料木黄酮和大豆苷元可经肠道菌群或在肝脏代谢产生多种中间代谢产物，包括二氢染料木黄酮，6′-OH-O-去甲基安哥拉紫檀素，二氢和三氢大豆苷元。二氢染料木黄酮经肠道菌群最终代谢为4-羟基苯-2-丙酸。染料木黄酮在血浆及尿液中的最终代谢物是对乙基苯酚。大豆苷元经肠道菌群最终代谢产生邻脱甲基安哥拉紫檀素和雌马酚。染料木黄酮、大豆苷元和雌马酚与雌激素受体有较强的亲和力。肠道中没有被吸收的大豆异黄酮通过粪便排泄，被吸收的大豆异黄酮则通过尿液排泄出体外。

（三）生物学作用

1. 雌激素样活性　大豆异黄酮可以与不同组织器官的雌激素受体结合，发挥类雌激素或拮抗内源性雌激素的作用。大豆异黄酮被认为是选择性雌激素受体调节剂，在内源性雌激素水平较低时，表现为雌激素样作用；而在体内雌激素水平较高时，表现为抗雌激素作用。Meta分析表明，绝经后女性每日补充大豆、大豆提取物、染料木黄酮或大豆苷元3个月及以上，可以有效减少潮热的发作频率，明

显改善围绝经期症状。

2. 抗氧化作用　细胞和动物试验表明，大豆异黄酮的抗氧化作用主要表现在抑制活性氧自由基产生、抑制过氧化氢生成、减少DNA氧化损伤以及抑制脂质过氧化。临床研究发现，大豆异黄酮干预6个月后可以减少健康女性的DNA损伤水平，增强氨基葡萄糖苷酶的活性。此外，大豆异黄酮还可以降低人群LDL和DNA对氧化应激的易感性。

3. 改善绝经后骨质疏松　绝经后骨质疏松症是由于绝经后雌激素缺乏致使骨量减少及骨组织结构变化，最终导致骨脆性增加易发生骨折等症状。大豆异黄酮或代谢产物在绝经后妇女表现为弱雌激素作用，与成骨细胞内的雌激素受体结合，加强成骨细胞的活性，促进骨基质的产生、分泌和骨矿化过程，从而改善骨质疏松。有Meta分析表明，围绝经期和绝经后女性补充大豆异黄酮后，骨吸收受到抑制，而骨形成明显促进，表现为尿羟脯氨酸水平降低和血清骨特异性碱性磷酸酶水平升高。

4. 降低乳腺癌的发病风险　大豆异黄酮在乳腺癌的发病中表现为抗雌激素效应。大豆异黄酮可能通过增加雌激素代谢向抗癌产物2-羟雌酮转化，从而发挥降低乳腺癌发病风险的作用。大豆异黄酮也可能通过抗氧化、促进细胞凋亡、抑制细胞增殖等抑制癌症的发生发展。Dong和Li分析发现，大豆异黄酮摄入与亚洲女性乳腺癌的发病率存在负相关，而在西方女性不存在类似相关性。

5. 对心血管系统的影响　大豆异黄酮可以通过类雌激素和抗氧化作用防治心血管疾病。多项Meta分析表明，补充大豆异黄酮可以改善健康人、绝经后女性、高血压人群、高血脂人群和脑卒中患者的肱动脉内皮依赖性血管舒张功能水平，改善血管内皮细胞功能。

6. 其他作用　系统综述和Meta分析表明，大豆异黄酮摄入与亚洲男性前列腺癌的发病风险较低有关，而在西方男性不存在关系。Yang等分析还发现，大豆异黄酮摄入可以降低亚洲非吸烟女性的肺癌发病风险。此外，Zhang等分析表明，大豆异黄酮干预可以明显降低非亚洲绝经后女性的体重、血糖和胰岛素水平。

（四）安全性

成人过量摄入大豆异黄酮可能发生的不良反应有恶心、呕吐、腹泻等胃肠道症状及水肿、便秘和皮疹等。Hooper在对英美绝经前女性的一项研究中发现，长期摄入大豆异黄酮有可能增加该群体的乳房密度。此外，长期过量摄入严重时会导致意大利绝经后女性阴道细胞变化和子宫内膜增生等。

（五）特定建议值和可耐受最高摄入量

我国目前还缺乏大豆异黄酮摄入的全国大规模人群调查的结果，现有结果多为各地开展的病例对照研究或队列研究中通过食物频数法和膳食记录得到的数据。由于估算依据为食物中大豆异黄酮苷元的含量，因此，得到的人群大豆异黄酮的摄入量一般指苷元的摄入量。我国居民日常膳食中大豆异黄酮摄入量平均为15~25mg/d（等量苷元），上海女性的大豆异黄酮摄入量水平较高。2002年中国居民营养与健康状况调查报告显示，我国城乡居民豆类食物摄

入量为 16g/(标准人·d),其中干豆类和豆制品分别为 4.2g/(标准人·d)和 11.8g/(标准人·d)(均折合为黄豆计算)。我国普通黄豆中大豆异黄酮的含量为 77.3mg(25~166.2mg 等量苷元)/100g。以此估算,我国城乡居民大豆异黄酮摄入量约为 12.4mg(等量苷元)/(标准人·d)。此外,整体来看世界其他国家摄入情况,东南亚国家居民经常食用大豆及豆制品,而欧美国家居民则较少食用。因此,大豆异黄酮膳食摄入水平在亚洲人群中也高于欧美人群。如新加坡居民膳食摄入大豆异黄酮的水平在 21mg/d;大多数欧洲国家居民从日常饮食中摄入的大豆异黄酮少于 3mg/d;新西兰有杂食饮食习惯的人群平均大豆异黄酮摄入量为 0.8mg/d,而严格素食饮食习惯的人群平均大豆异黄酮摄入量为 140mg/d。

1. 特定建议值 我国女性摄入量为 39.9~50.3mg/d,大豆异黄酮降低绝经前和绝经后女性乳腺癌发病风险的最低水平分别为 21mg/d 和 55mg/d,减少乳腺癌复发风险的摄入量约为 50mg/d。因此,可以提出绝经前、围绝经期和绝经后女性预防乳腺癌的大豆异黄酮 SPL 为 55mg/d。大豆异黄酮改善围绝经期综合征和绝经后骨质疏松的摄入量分别为 60mg/d 和 76mg/d,而大豆异黄酮改善绝经后骨质疏松的有效剂量一般为 80mg/d。

2. 可耐受最高摄入量

(1)绝经后女性:以绝经后女性为研究对象的长期干预随机对照试验较多,可依据相关研究确定绝经后女性的 NOAEL 和 LOAEL。研究表明,美国绝经后女性的 NOAEL 为 120mg/d,意大利绝经后女性的 LOAEL 为 150mg/d。依据绝经后女性的 NOAEL 和 LOAEL,考虑我国绝经后女性食用大豆及豆制品相比美国人更加频繁且数量更多,不确定系数确定为 1,确定我国绝经后女性的大豆异黄酮摄入的 UL 为 120mg/d。

(2)男性和绝经前女性:以男性和绝经前女性为研究对象的长期干预随机对照试验较少,不足以确定相应的 NOAEL 和 LOAEL。目前暂不能制定成年男性、绝经前女性的大豆异黄酮摄入上限值。

(六)主要食物来源

大豆和以大豆为基础的食品是大豆异黄酮的主要来源,尤其富含染料木黄酮和大豆苷元,以及少量的黄豆黄素。各种豆制品中大豆异黄酮含量和种类分布不同。腐竹、豆粉、豆腐,以及加工提取的大豆蛋白等都是大豆异黄酮含量很高的食物。鹰嘴豆芽素 A 和芒柄花黄素则主要存在于红三叶草和苜蓿属芽菜中。

二、儿茶素

儿茶素(catechin)又称茶单宁、儿茶酚,是茶叶中黄烷醇类物质的总称。儿茶素是茶多酚中最重要的一种,占茶多酚含量的 75%~80%。1847 年,德国化学家 Rochelder F 从茶叶中发现含有没食子酸的单宁,随后的 100 多年,科学家们先后分离出表儿茶素(epicatechin,EC)、表没食子儿茶素(epigallocatechin,EGC)、表儿茶素没食子酸酯(epicatechin-3-gallate,ECG)、表没食子儿茶素没食子酸酯(epi-gallocatechin-3-gallate,EGCG)、儿茶素没食子酸酯(catechin gallate,CG)、没食子儿茶素(gallocatechin,GC)、没食子儿茶素没食子酸(gallocatechin-3-gallate,GCG)。对儿茶素的研究日益增多,内容涉及儿茶素的吸收与代谢、抗氧化、降血脂、降血压、降血糖、抗菌、预防肿瘤等作用。

(一)结构和理化性质

儿茶素主要构成成分属多羟基黄烷-3-醇,根据 R_1、R_2、R_3 取代基的不同,儿茶素分为不同的化合物,化学结构式如图 1-12-8 所示。其中,EGCG 含量最高,占儿茶素的 50%~60%。

(二)吸收和代谢

1. 吸收 儿茶素是大分子化合物,主要在胃肠道吸

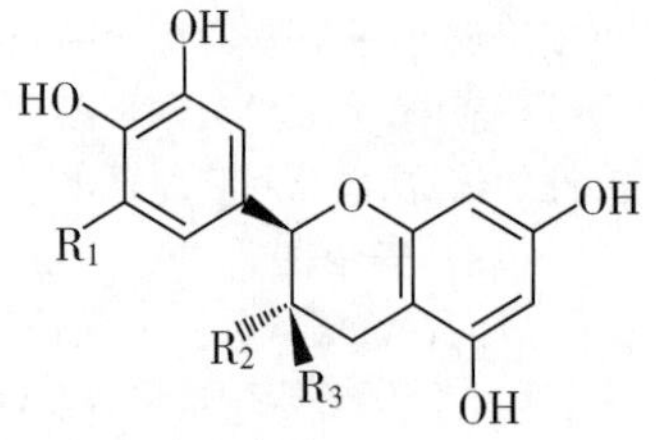

多羟基黄烷-3-醇 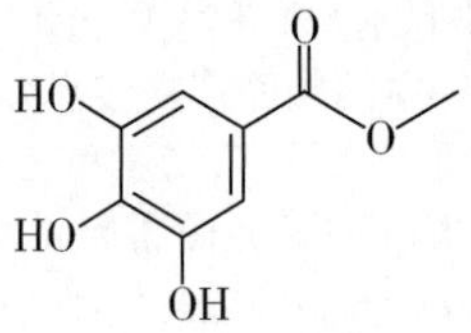   没食子酸盐

黄烷醇类	R_1	R_2	R_3
C	H	H	OH
CG	H	H	没食子酸盐
EC	H	OH	H
ECG	H	没食子酸盐	H
EGC	OH	OH	H
EGCG	OH	没食子酸盐	H
GC	OH	H	OH
GCG	OH	H	没食子酸盐

图 1-12-8 儿茶素主要构成成分的化学结构

收,吸收率较低,仅有 0.2%~2% 吸收进入血液。进入体内后存在形式有游离和结合形式,80% 以结合形式存在。人体试验发现志愿者口服儿茶素饮料 2 小时后,8 种儿茶素单体均能在血液中检测到。

2. 代谢　儿茶素被吸收后,主要在大肠、小肠和肝脏进行代谢转化。在尿苷-5-二磷酸甘油酰转硫基酶、儿茶素-O-甲基转硫酶、苯酚硫酸转移酶等酶的作用下,经葡萄糖醛酸化、硫酸化、甲基化等转化代谢成亲水性化合物,其代谢产物主要经粪便或尿液排出体外。

（三）生物学作用

1. 抗氧化作用　研究表明,儿茶素具有较强的抗氧化作用,其抗氧化能力来自酚羟基。儿茶素可增强机体多种抗氧化酶活性,如谷胱甘肽过氧化酶、超氧化物歧化酶等。儿茶素还可直接捕捉自由基,降低血浆过氧化物丙二醛(MDA)的含量,降低 8-羟基脱氧鸟苷(8-OHdG)水平,保护 DNA 免受氧化损伤。

2. 降低心血管疾病的风险　流行病学和人群干预试验研究显示,儿茶素可降低血总胆固醇、LDL-C、血压、血糖、减轻体重等,从而降低冠心病、心肌梗死等心血管事件的风险。但也有不一致的结果。对 14 个随机对照干预试验研究的 Meta 分析结果表明,绿茶可显著降低成人血胆固醇和 LDL-C,对 HDL-C 无影响。此外,大量的流行病学研究也表明饮茶对心血管疾病具有保护作用,可降低心肌梗死、冠心病、脑卒中、糖尿病等的风险。

3. 降低肿瘤发生风险　动物实验研究显示,儿茶素可减少化学致癌物诱发的皮肤、肺、食管、胃、肝、口腔等肿瘤的发生。流行病学研究显示,饮茶可降低结肠癌、乳腺癌、卵巢癌、前列腺癌、肺癌等的危险性,但也有不一致的结果,其原因与饮茶种类、茶制备及摄入量有关。

4. 抗菌作用　体内外研究显示儿茶素对革兰阴性、阳性菌都有明显的抑制作用,且对多种抗生素具有良好的协同抗菌作用。儿茶素能有效抑制口腔细菌的生长繁殖,具有较好的抗龋齿作用,并对牙周炎有较强的抑制作用。儿茶素能显著降低表皮葡萄球菌、巨大芽孢杆菌对青霉素、头孢菌素、氨基糖苷类抗生素的耐药性,与 β-内酰胺类抗生素合用时,对细菌耐药性具有较强的调节作用。

（四）安全性

动物试验研究结果表明,儿茶素急性毒性属低毒级。经口给予大鼠儿茶素 2000mg/(kg·bw)28 天,未见对大鼠有不良的影响。90 天亚慢性经口毒性试验,无作用剂量水平雄性和雌性分别为 763.0mg/(kg·bw)和 820.1mg/(kg·bw)。动物 6 个月的经口亚慢性试验,儿茶素无作用剂量水平为 400mg/kg,未发现儿茶素有遗传毒性和致癌作用以及生殖发育毒性。健康成人每日摄入 800mg 儿茶素,未观察到不良反应。在日本的一项研究表明,6~16 岁儿童青少年,每日通过饮料摄入 576mg 儿茶素 24 周,未观察到任何不良反应。

（五）特定建议值和可耐受最高摄入量

美国 1994—1996 年和 1998 年的绿茶平均消费量调查研究表明,平均每日儿茶素的摄入量为 200mg,90 百分位的人群儿茶素的摄入量可达 393mg。德国 1998 年每日人均饮茶摄入量调查显示,平均摄入按照传统浸泡工艺制取的中国绿茶浸出液和日本绿茶浸出液为 362g,则总儿茶素摄入量分别达 186.4mg 和 307.3mg,95 百分位数摄入的绿茶浸出液量为 1097g,则总儿茶素摄入量分别达 565.0mg 和 931.4mg。中国人饮茶习惯已有数千年,主要饮绿茶,茶叶的全国人均日消费量为 1.64g,按儿茶素类化合物占干重的 12%~24% 以及茶叶浸提过程中总儿茶素的浸提率约 64.5% 计算,人均摄入儿茶素 127~254mg。此外,目前尚无较好的可表明儿茶素体内负荷的标志物,但可以检测血中和尿中儿茶素(EC、ECG、EGC、EGCG 等)及其代谢产物,包括硫酸化、甲基化、甲基硫酸化、甲基葡萄糖醛酸化、葡萄糖醛酸化等代谢产物来评价其在体内的含量。

1. 特定建议值　目前,儿茶素的人体实验研究多以茶的研究为主,且大部分干预实验研究和观察研究提示增加茶消费量在心血管疾病、抗氧化的健康效益方面均为正向结果,但也有一些观察实验为负向结果。由于描述样品多以茶为主,且难以准确定性和定量,潜在的影响因素较多,尚不足以确定儿茶素作用以及剂量。但从现有人群干预试验研究表明,每人每日摄入儿茶素 250mg 即可观察到对机体抗氧化作用;每日摄入 400mg 儿茶素可降低体重、血胆固醇、血糖、血压、血脂等心血管危险因素,从而降低心血管疾病的风险。从流行病学研究结果来看,每日饮 3 杯茶即可降低心血管疾病的风险,若按照每杯茶 100~200mg 儿茶素计算,支持干预试验得出每日摄入 400mg 儿茶素可降低心血管疾病的风险。

2. 可耐受最高摄入量　虽然儿茶素为安全性较高的物质,但目前尚没有国际组织制定其 UL。流行病学调查饮茶量高消费者可每日饮 10 杯茶以上,约摄入儿茶素 1000mg。此外,以代表性化合物 EGCG 为评价标准,根据动物实验不良反应出现的结果划分,建议以固体形式摄入儿茶素或相关制剂时,EGCG 每日摄入上限为 338mg,以绿茶饮料形式摄入时,EGCG 每日摄入上限为 704mg。

（六）主要食物来源

儿茶素主要来自茶叶。根据发酵程度的不同,茶叶分为不发酵茶(绿茶)、半发酵茶(乌龙茶)和全发酵茶(红茶)。鲜叶中的儿茶素大部分得以保留,加工过程使氧化儿茶素的酶类如多酚氧化酶、过氧化物酶等失活。绿茶中儿茶素类化合物种类较全、含量最高,约占干重的 30%~40%。乌龙茶和红茶加工过程使儿茶素总量减少约 75%。

三、槲皮素

槲皮素(quercetin,异名栎精)是广泛分布于植物界的黄酮类化合物,在很多蔬菜、水果及中草药中均含有此成分。1936 年 Szent-Gyorgyi 首次对槲皮素进行了分离鉴定,近年的研究发现,槲皮素在抑制肿瘤细胞活性、抗菌抗病毒、抗炎等方面都有较好的作用,可以降低某些慢性疾病的发病风险。美国 FDA 已于 2010 年 11 月 22 日批准从天然产物中加工生产的槲皮素(≥99.5%)作为 GRAS 物质(GRAS Notice 000314)。此外,在日本和韩国,槲皮素分别被列入现存的食品添加剂和天然食品添加剂类别。

（一）结构和理化性质

槲皮素的分子式为 $C_{15}H_{10}O_7$，化学结构 3，3′，4′，5，7-五羟基黄酮。它的分子结构中包含 4 个基团，即 A 环间二羟基、B 环邻二羟基、C 环 C_2、C_3 双键、4-羰基，此骨架结构各酚羟基具有一定的活性，属于活性位点。槲皮素相对分子质量为 302.24，为黄色粉末，其二水合物为黄色针状结晶。在 95～97℃成为无水物，熔点为 313～314℃。槲皮素不溶于水，溶于热乙醇（1∶23）、冷乙醇（1∶300），也可溶于甲醇、醋酸乙酯、冰醋酸、吡啶等；不溶于石油醚、苯、乙醚、氯仿中。

（二）吸收和代谢

1. 吸收 小肠对槲皮素及其衍生物的吸收起主要作用，不同的糖基类型、糖基与槲皮素的结合部位以及动物种类等因素均可影响槲皮素的吸收率。正常人摄入 100mg 的槲皮素后，最高可有 53%的槲皮素被吸收。槲皮素在肠上皮细胞被吸收时，肠道内细菌以及肠道黏膜上皮细胞内存在的一些酶类可以将槲皮素及其衍生物转化为各种代谢产物，由肠道吸收。一些膳食因素可影响槲皮素的吸收率，如槲皮素在食物中的溶解性。当槲皮素与一些脂类（卵磷脂和大豆油）以及乳化剂（蔗糖脂肪酸酯）合用时，可提高大鼠血浆中槲皮素糖苷的吸收率。

2. 代谢 肝脏作为机体各种物质的主要代谢器官，在槲皮素及其衍生物的代谢过程中可能发挥重要作用。槲皮素在肝脏内可发生甲基化、硫代反应及磺基取代反应等。此外，肾脏的甲基转移酶（COMT）也可能参与槲皮素及其衍生物的进一步甲基化。除了肠黏膜上皮细胞代谢排泄一部分槲皮素及其衍生物之外，肾脏也是槲皮素的一个排泄器官。吸收的槲皮素可经尿液排泄，也可经胆汁由粪便排泄。此外，槲皮素还可以在结肠被微生物降解为酚酸和二氧化碳并由呼吸系统排出体外，未被吸收的槲皮素和酚酸分解产物由粪便排出体外。

（三）生物学作用

1. 抗氧化作用 槲皮素是自然界中较强的抗氧化剂，其抗氧化能力是维生素 E 的 50 倍、维生素 C 的 20 倍。研究显示，槲皮素对超氧阴离子、羟自由基和单线态氧均有良好的清除作用，其量效关系明显，这种作用可能与 3，7-羟基有关。槲皮素清除自由基的方式有：直接清除自由基、通过作用于相关酶间接清除自由基、与金属离子螯合作用抑制羟自由基的产生。

2. 抗炎作用 槲皮素清除活性氧的活性也有助于减轻炎症反应。槲皮素可通过调节外周血单核细胞中的核转录因子-κB（NF-κB），抑制肿瘤坏死因子-α（TNF-α）的生成和基因表达以及炎症介质基因的表达，从而减少炎症介质的释放。研究显示，槲皮素对前列腺炎症状的改善与其抗炎、抗氧化清除自由基的作用有关，槲皮素可以通过抑制炎性细胞因子（IL-6、IL-8、TNF-α 等）的表达、降低前列腺素 E_2 的水平以及提高前列腺素 β-内啡肽的水平等途径改善前列腺炎患者的症状。在一项为期 1 个月的随机双盲对照交叉试验中，30 位具有慢性骨盆疼痛症状，并依据美国国立卫生研究院（NIH）分类Ⅲa 或Ⅲb 类前列腺炎患者被随机分配到实验组和对照组（1∶1）。实验组受试者每日口服

500mg 槲皮素，对照组受试者每日口服安慰剂，研究显示实验组患者的症状有明显改善。

3. 降低心血管疾病的发病风险 槲皮素具有抑制血小板凝集和改善血管脆性等生物学活性。动脉粥样硬化等心血管疾病的发生与胆固醇、氧化低密度脂蛋白等聚集导致动脉管壁增厚变硬、失去弹性、管腔缩小有关。大量的研究显示，氧化应激诱导的自由基累积在动脉粥样硬化等心血管疾病的发病进程中起着重要的作用，而槲皮素正是通过抗氧化作用发挥其降低心血管疾病的风险。人体试食资料研究显示，槲皮素能通过抑制血小板聚集，选择性地与血管壁上的血栓结合，通过抑制血小板脂肪氧化酶和环氧合酶使血管内膜释放血栓溶解素和血管膜保护介质，起到抗血栓作用，也可通过降低 LDL 的氧化作用而减少患心脏病和动脉粥样硬化的风险。此外，槲皮素还可通过对抗 ROS，保护血管内皮细胞、提高 NO 水平和外周血总抗氧化力等活性对高血压具有一定的调节作用；一些人群流行病学观察研究显示，槲皮素的摄入量与心血管疾病的发病风险之间成负相关。

4. 降低某些肿瘤发病风险 在基于 8 项前瞻性研究和 4 项病例-对照研究的有关黄酮摄入与肺癌关系的 Meta 分析（5073 名肺癌患者和 237 981 名对照）中，有 4 篇文章研究槲皮素的摄入与肺癌发生的关系，其合并 RR 为 0.71（95% CI：0.45～1.11）。人群流行病学观察研究还显示增加槲皮素的摄入量能够降低某些肿瘤的发病风险，如肺癌、结直肠癌、胃癌、卵巢癌、肾细胞癌、乳腺癌等。

（四）安全性

目前，未见有关槲皮素过量摄入对人体健康产生的不良影响。1978 年 JECFA 对槲皮素的毒理学安全性做了评估。由于当时缺少相应的毒理学数据，故没有建立 ADI。

早期的体外研究认为槲皮素具有遗传毒性，然而在体内实验中，给予大鼠和小鼠口服槲皮素后，并没有在体内细胞中引起任何诱变性或基因毒性。在其他生殖毒性研究中，也没有发现与生殖、胚胎发育、畸形异常有关的任何毒性。此外，有关槲皮素长期毒性和致癌性的动物实验，没有足够证据说明经口摄入槲皮素能增加癌症的发病率。因此，1999 年国际癌症研究署已宣布槲皮素不属于人类致癌物。但有研究报道，同时给猪服用槲皮素（40mg/kg 或 50mg/kg）和地高辛（0.02mg/kg）出现了严重的药代动力学作用。因此，建议人类在摄入地高辛时，应避开与槲皮素补充剂同时摄入。

（五）特定建议值和可耐受最高摄入量

现有数据显示，不同国家人群槲皮素摄入量差异较大（表 1-12-1）。即使是同一个国家居住在不同地区的人群，摄入量也有一定的差异，但大多数国家人群槲皮素的摄入量一般在 10～20mg/d。

目前，我国居民膳食槲皮素摄入量的报道相对较少。哈尔滨医科大学研究人员应用高效液相色谱法检测了哈尔滨市居民经常食用的 100 种蔬菜和水果中黄酮和黄酮醇的含量，并以其作为数据库，评估了哈尔滨市居民膳食黄酮和黄酮醇的摄入量。结果显示，人群槲皮素的平均摄入量为 5.96mg/d，该数值由于受到地域的限制，其结果可能低于

表1-12-1 部分国家人群槲皮素平均摄入量

国家 (地区)	人数/名	摄入量/ (mg·d⁻¹)	参考文献
芬兰(西)	860	2.6	Hertog MG et al., 1995
芬兰(东)	817	9.6	Hertog MG et al., 1995
希腊(Corfu)	529	14.1	Hertog MG et al., 1995
希腊(Crete)	686	15.0	Hertog MG et al., 1995
美国	2571	17.2	Hertog MG et al., 1995
美国	34 789	15.4	Rimm EB et al., 1996
中国ᵃ	—	9.47	郭长江等, 2009
中国(哈尔滨)	5046	5.96	Zhang Y et al., 2010
美国	34 492	9.7	Yochum L et al., 1999
英国	1900	14.2	Hertog MG et al., 1997
荷兰(Zutphen)	878	13.1	Hertog MG et al., 1995
荷兰	4112	16.0	Hertog MG et al., 1993
意大(Crevalcore)	993	18.3	Hertog MG et al., 1995
意大利(Monte-gitrgio)	719	26.8	Hertog MG et al., 1995
意大利(Romer-ailroad)	768	17.2	Hertog MG et al., 1995
克罗地亚(Dalmatia)	671	21.0	Hertog MG et al., 1995
日本(Tanushimara)	508	27.2	Hertog MG et al., 1995
塞尔维亚(Velika Krsna)	511	9.0	Hertog MG et al., 1995
塞尔维亚(Zrenjanin)	516	13.1	Hertog MG et al., 1995
澳大利亚	13 858	12.53	Johannot L et al., 2006

注:a. 2002年中国居民膳食调查

我国其他地区的数值。军事医学科学院研究人员结合2002年全国营养与健康调查数据,估计我国居民来自蔬菜和水果中槲皮素的摄入量为9.47mg/d。上述两个调查数据均未考虑来自饮料和酒等其他来源的槲皮素摄入量。

槲皮素的人群流行病学观察研究呈现了不一致的研究结果,目前认为,暴露水平评价方法的差异是导致这些研究结论不一致的因素之一。已有一些研究将人体槲皮素摄入量与相应的血浆或尿液中含量结合起来,探讨了槲皮素摄入量与血浆或尿液中槲皮素含量之间的相关性,显示槲皮素的摄入量可以通过它们在血浆或尿中的浓度反映出来。

1. 特定建议值 槲皮素作为一种植物化合物,虽然不是人体必需营养素,但根据大量的流行病学观察资料以及人群干预试验,已经显示增加槲皮素的摄入量可以降低某些慢性疾病的发病风险(表1-12-2)。由表中结果可知,增加槲皮素的摄入可以降低肺癌、结直肠癌、结肠癌、胃癌、肾细胞癌等的发病风险。

一些人群干预研究显示,给予受试者一定剂量的槲皮素以后,槲皮素呈现一定的生物学作用(表1-12-3)。也有一些人群干预研究、流行病学观察研究没有得出与上述研究一致的结果。因此,依据人群膳食摄入量、人群流行病学

观察研究、人群干预研究的结果,目前的资料尚不足以提出槲皮素的SPL。

2. 可耐受最高摄入量 现有的人群干预研究中,给予受试者槲皮素摄入的最小剂量为150mg/d,多数为1000mg/d,实验一般持续1~12周。结果显示槲皮素对受试者肝、肾功能的生化指标、血液学指标或血清电解质类等均未观察到不良作用。所以,依据现有人群资料不能推导出槲皮素的可耐受最高摄入量。

(六)主要食物来源

槲皮素广泛存在于许多植物的茎皮、花、叶及果实中,多以苷的形式存在,经酸水解可得到槲皮素。植物性产品中特定黄酮类化合物的产生是由植物内部的遗传酶决定的,它决定了黄酮类化合物的合成和在植物组织中的分布。除了内在因素外,植物中黄酮的含量还受到以下外部因素的影响,植物类型、栽培、季节、气候、成熟度、食物处理和加工等。

四、花色苷

花色苷(anthocyanin)是具有2-苯基苯并吡喃(2-phenylbenzopyryalium)结构的类糖苷衍生物,为植物界广泛分布的一种水溶性色素。1835年,Marquart通过组合希腊语"花朵(anthos)"和"紫色(kyanos)"两个单词将植物中的"红色素"正式命名为"anthocyanin"并沿用至今。花色苷在深色浆果、蔬菜、薯类和谷物种皮中的含量丰富,使其呈红色、紫色乃至黑色。除了赋予植物性食品鲜艳的色泽外,现已明确花色苷还具有抗氧化、抗炎、预防慢性病以及改善视力等生物学作用,引起了医学界的广泛关注。此外,作为一种资源丰富的天然色素,花色苷安全无毒,色彩鲜艳、色质好,是葡萄酒、配制酒果汁和汽水等饮料产品以及糖果、冰淇淋和果酱等食品的理想着色剂,在多个国家和地区被允许根据需要量使用。

(一)结构和理化性质

花色苷的基本结构是它的糖苷配基,即黄烊盐(flavylium salt)阳离子苷元,称作花色素或花青素(anthocyanidin),包含2个苯环,并由一个3碳的单位连结(C_6-C_3-C_6),其含有的共轭双键在465~560nm和270~280nm有最大光吸收,从而呈现一定的色泽。花色苷的颜色会随周围介质的pH改变而变化,在强酸性条件下(pH≤3)呈稳定的红色,随着pH的升高花色苷的红色减弱,在碱性条件下会失去C环氧上的阳离子变成醌型碱,呈蓝紫色。

尽管在植物当中已经分离出了数百种花色苷,然而其苷元只有17种,植物性食物中最常见的有6种。花青素分布量从高到低次为矢车菊素(cyanidin)、花葵素(又称天竺葵素,pelargonidin)、芍药素(peonidin)、翠雀素(又称飞燕草素,delphinidin)、矮牵牛素(又称碧冬茄素,petunidin)和锦葵素(malvidin)。由于黄烊盐阳离子缺乏电子,使得游离的花色素苷元很不稳定,因此在自然界中一般与糖结合形成糖苷化合物,即花色苷的形式存在。常见糖苷包括单糖苷,双糖苷和酰基衍生物,最为典型的糖苷形式为3-O-β-葡萄糖苷,所以天然花色苷以矢车菊素3-O-β-葡萄糖苷(cyanidin 3-O-β glucoside, Cy-3-G)的分布最为广泛,食物中的

表 1-12-2 槲皮素的摄入量和某些疾病的发病风险

作者/年代	研究类型/国家	观察人群	样本量/人	研究期限	摄入量/($mg \cdot d^{-1}$)	评估终点	相对危险度(RR)(95%CI)或比值比(OR)95%CI
Knekt P,2002	芬兰 前瞻性研究	一般人群	10 054	30 年	<1.5		1
					>4.7	降低肺癌、前列腺癌、胃癌、乳腺癌、结直肠癌的发病率	0.77 (0.65 ~ 0.92, P = 0.01)
					<1.5		1
					>4.7	降低缺血性心脏病患者的死亡率	0.79 (0.63 ~ 0.99, P = 0.02)
Hirvonen T,2001	芬兰 队列研究	一般人群	27 110	8 年	含 85.1% 槲皮素 4.2		1
					16.3	降低肺癌发病风险	0.63 (0.52 ~ 0.78, P = 0.0001)
Cui Y,2008	美国 病例对照	一般人群	558/837		9	降低吸烟者的肺癌发病率	0.65(0.44~0.95)
Kyle J A,2010	英国 病例对照	一般人群	261/408		<4.76		1
					>9.56	降低结肠癌	0.6 (0.4 ~ 0.9, P < 0.01)
						降低直肠癌	0.4 (0.2 ~ 0.8, P < 0.01)
Ekstrom A M,2011	瑞典 病例对照	一般人群	505/1116		0.16~3.88		1
					11.89	降低患非贲门腺癌的发病率	0.57 (0.40 ~ 0.83, P < 0.001)
Garcia-Closas R,1999	西班牙 病例对照	一般人群	354/354		3.9		1
					9.8	降低胃癌的发病风险	0.62 (0.35 ~ 1.10, P = 0.02)
Wilson R T,2009	芬兰南部 队列研究	一般人群	27 111	15 年	≤4.8		1
					6.6~9.1	降低肾细胞癌的发病风险	0.7(P=0.015)
Knckt P,1996	芬兰 队列研究	一般人群	5133	26 年	含 95% 槲皮素 <2.1		1
					>4.8	降低女性心血管病死亡率	0.54 (0.33 ~ 0.87, P < 0.01)

表 1-12-3 槲皮素人群干预研究结果

作者/年代	国家	研究对象	样本量/人	研究期限	干预措施	干预结果	P 值
Jin F,2010	美国	健康人群	334	12 周	500mg 槲皮素咀嚼片	槲皮素血浆浓度↑	<0.001
			333		100mg 槲皮素咀嚼片	槲皮素血浆浓度↑	<0.001
			335(C)		0 槲皮素咀嚼片		
Chen Y,2009	中国	健康人群	12	13 天	500mg/d 槲皮素	CYP1A2 活性↓	0.039
						CYP2A6↑	0.002
						N-乙酰基转移酶-2(NAT2)↑	0.010
						黄嘌呤氧化酶(XO)↑	0.007
Egert S,2009	德国	超重和肥胖	91	6 周	150mg/d 槲皮素胶囊	血浆 OxLDL↓	0.001
			91(C)		0	收缩压↓	0.010
Boot A W,2011	荷兰	结节患者	12	24 小时	4×500mg/槲皮素胶囊	血浆抗氧化能力↑,氧化应激↓,	0.050
			6(C)		4×500mg/安慰剂胶囊	炎症反应标志物(TNF-alpha, IL-10, IL-8)↓	0.050

总花色苷含量一般可以折算为 Cy-3-G 进行定量(图 1-12-9)。

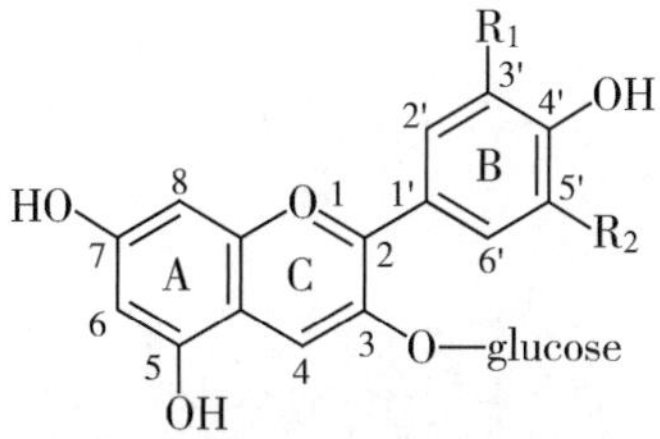

花葵素-3-葡萄糖苷 Pelargonidin-3-glucoside: R$_1$=H,R$_2$=H
矢车菊素-3-葡萄糖苷 Cyanidin-3-glucoside: R$_1$=OH,R$_2$=H
翠雀素-3-葡萄糖苷 Delphinidin-3-glucoside: R$_1$=OH,R$_2$=OH
芍药素-3-葡萄糖苷 Peonidin-3-glucoside: R$_1$=OCH$_3$,R$_2$=H
矮牵牛素-3-葡萄糖苷 Petunidin-3-glucoside: R$_1$=OCH$_3$,R$_2$=OH
锦葵素-3-葡萄糖苷 Mlavidin-3-glucoside: R$_1$=OCH$_3$,R$_2$=OCH$_3$

图 1-12-9 几种常见花色素葡萄糖苷的分子结构

(二) 吸收和代谢

1. 吸收 花色苷能够以原型形式通过胃肠道被吸收,进入循环系统转移、转化,然后通过尿液排出。其中,胃和小肠是花色苷吸收的主要场所。花色苷是以完整的糖苷形式被动物和人体吸收。与其他黄酮类植物化学物相比,花色苷的胃部吸收方式相对较为特殊,在胃酸的作用下,食物中的花色苷得到充分释放溶解,并且大多数花色苷可以与胆红素易位酶结合促进其穿过胃壁黏膜,所以吸收速度也比较快。花色苷在小肠的吸收具有部位选择性,集中在空肠中吸收,在十二指肠可以少量吸收,而在回肠和结肠没有吸收。花色苷食入后 2 小时,其原型在血液中的浓度达到高峰,4~6 小时后消失。但是花色苷原型在肠道的吸收率不足 10%,那么花色苷的生物活性是怎样发挥出来的?近来的研究认为,花色苷的生物学活性可能是其在肠道的代谢降解物的作用。人体试食试验结果表明,大部分花色苷(约占摄入总量的 73%)会在肠道细菌或肝肾酶的催化作用下脱去糖苷被代谢成原儿茶酸,该类酚酸代谢物可能也是花色苷生物学作用的主要贡献者。

2. 代谢 当花色苷进入机体后,会随着血液到达各个组织器官。花色苷可以穿过血脑屏障和血视网膜外屏障。由于各个器官的物理与生理生化条件不同,花色苷的分子结构会发生改变。如胃中 pH 较低,适合于花色苷以黄烊盐阳离子形式存在,这是花色苷的稳定结构和基本活性结构。与胃部不同,大肠和小肠的 pH 接近中性,花色苷的稳定性降低,会有不同结构的花色苷共存。花色苷在胃肠道被吸收后经肝脏进入循环系统,部分花色苷在肝脏和肾脏通过甲基化和葡萄糖醛酸化反应被代谢,如 Cy-3-G 可以转化为芍药素-3-葡萄糖苷和矮牵牛素-3-葡萄糖苷。进入机体的花色苷会以原型或代谢物的形式从尿液、胆汁和粪便排泄。肾脏为花色苷排泄的主要器官,动物或人体摄入花色苷后,尿液中花色苷及其代谢物的浓度随摄入剂量的增加而增加,符合级代谢动力学模型,代谢物的主要形式为甲基化的花色苷或葡萄糖醛酸苷。没有被吸收的花色苷则主要通过粪便排出,而到了大肠后,残留的花色苷及其酚酸代谢物可以被重吸收(图 1-12-10)。

(三) 生物学作用

1. 抗氧化作用 花色苷分子结构上有多个酚羟基,可以通过自身氧化释放电子,直接清除各种自由基,保持氧化还原系统与游离自由基之间的平衡。体外试验条件下,花色苷对自由基的清除能力甚至大于常见的抗氧化剂包括丁基羟基茴香醚、维生素 E、儿茶素和槲皮素。此外,花色苷可以通过升高细胞内超氧化物歧化酶和谷胱甘肽转换酶的活性,减轻氧化应激损伤。

2. 抑制炎症反应 除减轻氧化应激损伤之外,花色苷还可以通过抑制炎症反应信号途径减少炎症因子的表达发挥抗炎作用。体外试验研究结果显示,花色苷 Cy-3-G 可明显抑制脂多糖刺激条件下人 THP-1 巨噬细胞内诱生型一氧化氮合成酶和环氧化酶-2 的表达;阻断人静脉内皮细胞内 CD$_{40}$ 介导的 NF-κB 炎症信号通路,降低 IL-6 和单核细胞趋化蛋白-1(monocyte chemotactic protein 1,MCP-1)等多个炎症因子的分泌。与体外试验相一致,膳食补充花色苷可以有效减轻不同人群的机体炎性反应。对于健康志愿者,高剂量的花色苷(300mg/d)摄入,能够减少血浆中与 NF-κB 相关的多种炎症因子的释放。稳定型冠心病患者每天补充富含花色苷的黑米皮 6 个月后,血浆中血管细胞黏附因子(vascular cell adhesion molecule-1,VCAM-1)、可溶性 CD$_{40}$ 配体(soluble CD$_{40}$ ligand,sCD$_{40}$L)和超敏 C 反应蛋白(high sensitive c-reactive protein,hs-CRP)等炎症因子的水平均有显著降低。

3. 花色苷与慢性病预防 在流行病学前瞻性研究发现,花色苷的摄入量与 2 型糖尿病和心血管疾病的风险成负相关,较高的花色苷摄入量可以显著降低冠心病的发生率和死亡率。对于心血管疾病高危人群或心血管病患者,膳食补充花色苷可以改善患者的危险因素,如改善动脉血管的硬度,升高血浆 HDL-C,降低 LDL-C,激活"一氧化氮-环磷酸鸟苷"通路促进血管内皮舒张的功能,降低高胆固醇血症患者心血管疾病的风险等。

4. 改善视力作用 早在 1964 年,法国学者 Jayne 就注意到黑果越橘(vaccinium myrtillus)中的花色苷有助于改善人们在夜间的视力。之后,Sole 医生对 31 名具有暗视力障碍的患者进行了临床对照试验,利用视网膜电描记法比较了矢车菊素糖苷氯化物和堆心菊素(helenien,叶黄素二软酸酯)对视力的改善作用,发现两者对患者适光视力都有明显的改善作用。Nakanishi 等通过招募健康志愿者对黑醋栗花色苷是否具有改善视疲劳作用进行了随机双盲对照试验研究,发现补充花色苷有助于降低受试者的暗适应阈值,效应呈剂量依赖性。

(四) 安全性

迄今为止,尚未发现在普通膳食条件下人类出现花色苷中毒的安全问题。已有的人群干预试验结果表明,花色苷摄入水平达到 320mg/d 甚至更高也不会出现不良反应,说明通过正常饮食或者低于 320mg/d 的膳食补充剂摄入花色苷对普通人群是安全的。

(五) 特定建议值和可耐受最高摄入量

受到居住地区和季节性影响,不同人群膳食花色苷的摄入量差异较大。Wu 等对美国居民经常食用的 100 多种

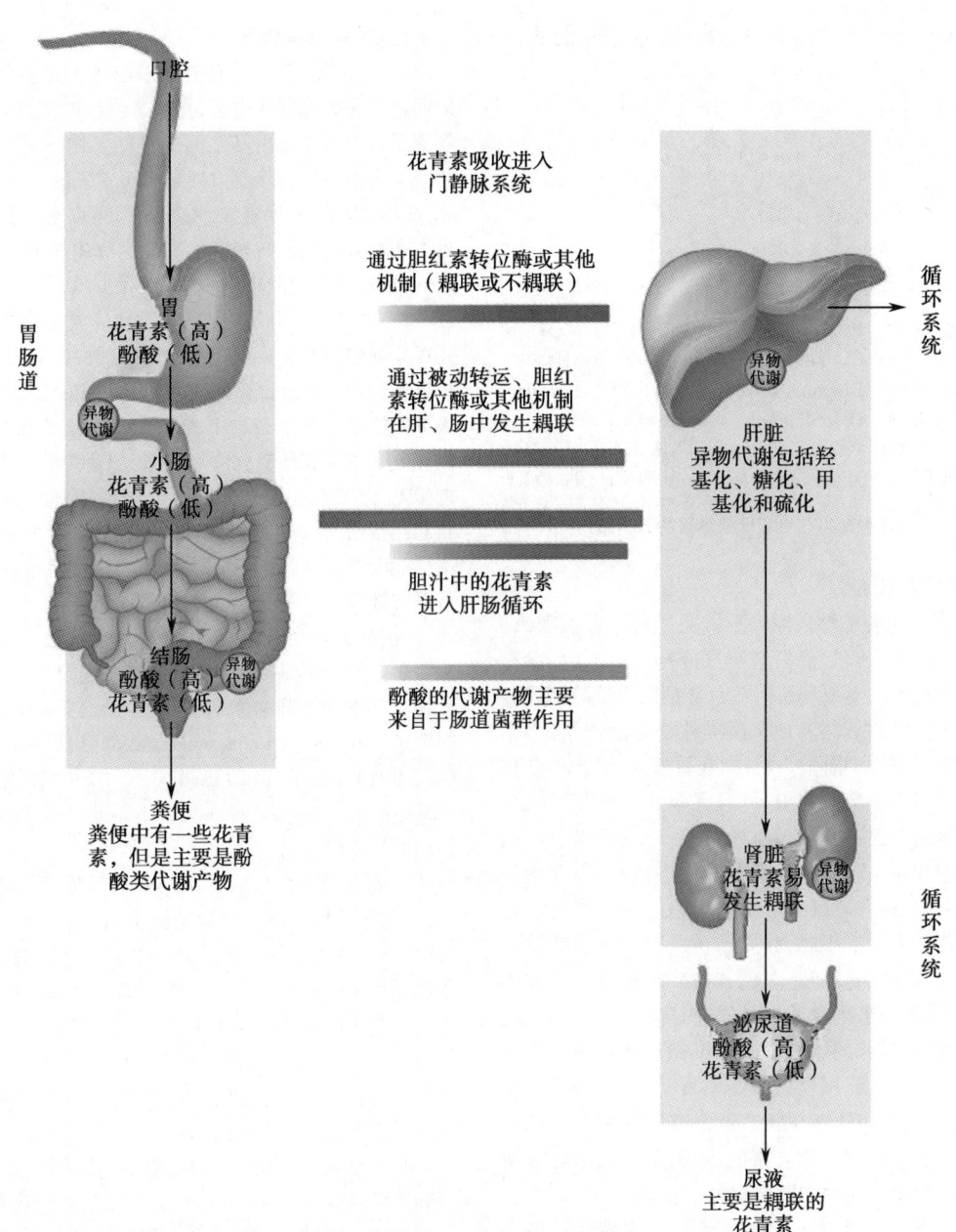

图 1-12-10　花色苷的吸收与代谢

摘自：Lila MA, Burton-Freeman B, Grace M, et al. Unraveling Anthocyanin Bioavailability for Human Health. Annu Rev Food Sci Technol, 2016, 7: 375-393.

富含花色苷的果蔬进行了调查分析,估算出人们通过这些果蔬,每日可以摄入的花色苷约为 12.5mg。2012 年 Weick 等对美国三个大型流行病学膳食调查资料分析的结果显示,花色苷摄入量中位数为 8.1mg/d。在欧盟开展的一项大型营养与癌症的流行病学研究,课题组对欧盟西部 10 国居民通过食物摄取的各种花色素苷元做了调查,折算出花色苷摄入量为 26.2~909mg/d。李桂兰等利用 HPLC 外标法对南方常见 300 多种深色果蔬和粮谷类食品及其制品的花色素苷元含量进行了测定,结合各类食物摄入量的数据估算出我国广州地区居民总花色苷摄入量约为 43.1mg/d。

1. 特定建议值　大量研究揭示了花色苷有益健康的作用。国际市场上已有多种花色苷膳食补充剂销售,多为富含花色苷的浆果制品,也有一些花色苷提取物。然而,尚

未有国际组织或学术团体公布花色苷的适宜摄入量标准。

基于目前多项大规模人群流行病学研究,美国人群花色苷的膳食摄入水平 12.5mg 低于欧洲 26.2~90.9mg/d 和我国广州人群 43.1mg/d。美国社区人群花色苷摄入水平达到 22.3~25.1mg/d 可产生降低心血管病危险的作用,即是正常摄入量的 2 倍。根据广州地区的研究,人群花色苷平均摄入量为 43.1mg/d,而摄入量大于 52.5mg/d 的调查对象血浆 HDL-C 有明显升高,即产生健康促进作用。因此,目前我国建议花色苷摄入量特定建议值(SPL)为 50.0mg/d。

2. 可耐受最高摄入量　1982 年,联合国 FAO/WHO 联合食品添加剂专家委员会对葡萄皮花色苷提取物(花色苷含量 2.6%)的毒理学安全性做了系统评估,包括急性毒

性、致突变、生殖毒性和致畸毒性实验,结果表明,大鼠和小鼠的 LD_{50} 均在 2g/kg 以上。四川大学华西公共卫生学院分析测试中心对黑米花色苷提取物(花色苷含量43%)所做的毒理学评价实验报告显示,大鼠急性经口 LD_{50} > 21.5g/kg。截至目前,尚未发现摄入花色苷对人和动物健康有不利影响的报道,因此还不能进行定量的危险评价。

(六)主要食物来源

尽管大多数高等植物体内都有花色苷合成,人类摄入的花色苷主要来源于深色浆果(桑葚、杨梅、黑布林、黑加仑、李子、山楂、葡萄等)、蔬菜(紫包菜、茄子、紫苏、红菜薹、花豆角等)和谷薯豆类(黑米、红米、紫甘薯、黑豆、红豆、绿豆等)等富含花色苷的食物及其加工制品。在美国和欧盟已经分别建立了本地区常见花色苷含量较高的食物数据库。我国2009—2010年,凌文华教授负责的课题组对包括花色苷在内的主要植物化学物的食物来源和摄入量也进行了系统研究,探明了我国不同地区常见食物的花色苷种类及含量。

五、原花青素

原花青素(procyanidin,PC)是指一类由不同数量的儿茶素、表儿茶素或没食子酸聚合而成的同源或异源多酚类黄酮化合物,广泛分布于植物性食物中,其中葡萄和蔓越橘等水果中含量较为丰富。研究发现,原花青素具有抗氧化、抗肿瘤、抗感染以及预防心血管系统疾病等生物学作用。

(一)结构和理化性质

原花青素的结构复杂,食物来源不同,化学结构各异,但其基本结构均为黄烷-3-醇,不同的是聚合度和缩合键位置的差异,其中最常见的黄烷三醇是儿茶素和表儿茶素,两者的聚合物则为最简单的原花青素。原花青素一般呈红棕色粉末,味涩,可溶于水,在酸性介质中加热可产生花青素(anthocyanin)。

(二)吸收和代谢

1. 吸收　原花青素聚合度不同,在小肠的吸收状况也不同。研究表明,寡聚体的原花青素在小肠有少量吸收,而聚合度较大的原花青素难以在小肠吸收,但有可能在结肠被降解。

2. 代谢　关于原花青素在体内的代谢研究较少,推测原花青素的代谢可能与其他多酚类物质的代谢途径一致。在吸收的过程中,多酚类物质先后在小肠和肝脏进行甲基化、硫酸化和葡萄糖醛酸化反应。采用超高压高效液相色谱质谱串联技术(UPLC-MS/MS),Serra 等检测到饲喂葡萄籽提取物 2 小时后大鼠血浆中有一定浓度的二聚体和三聚体原花青素,同时,在肝脏、脑组织、主动脉壁和脂肪组织检测到了二聚体原花青素。利用 LC-MS/MS 联用技术,Prasain 等在大鼠(灌胃给予葡萄籽提取物)尿液中检测到了一种二聚体的四甲基代谢产物。二聚体原花青素被吸收后,部分可能在肝脏被甲基化,在血液中以三甲基化形式存在,在循环过程中可能继续甲基化,以四甲基代谢物的形式排出体外,其余则可能以原型形式排泄(图 1-12-11)。

(三)生物学作用

1. 抗氧化作用　原花青素是目前公认的清除体内自由基最有效的天然抗氧化剂之一,它是活性氧(ROS)的有效清除剂,可以防止自由基攻击,尤其是可抑制脂质过氧化作用;原花青素也可减少其他抗氧化营养素的损失,从而减少氧化产物的形成,进而提高整个机体的总抗氧化能力。Simonetti 等研究发现给 10 名健康志愿者每日口服 110mg 的原花青素,连续 30 天后,红细胞膜中的抗氧化营养素生育酚的浓度显著增高,且淋巴细胞中氧化 DNA 的生成显著减少,说明原花青素在体内可发挥抗氧化保护作用,减少淋巴细胞 DNA 的氧化损伤。此外,原花青素的抗氧化能力使其具有与氧化有关的其他疾病的预防作用。Yamakoshi 等研究发现,黄褐斑患者每日口服 200mg 葡萄籽提取物(原花青素 162mg),6 个月后患者面部的色素沉着

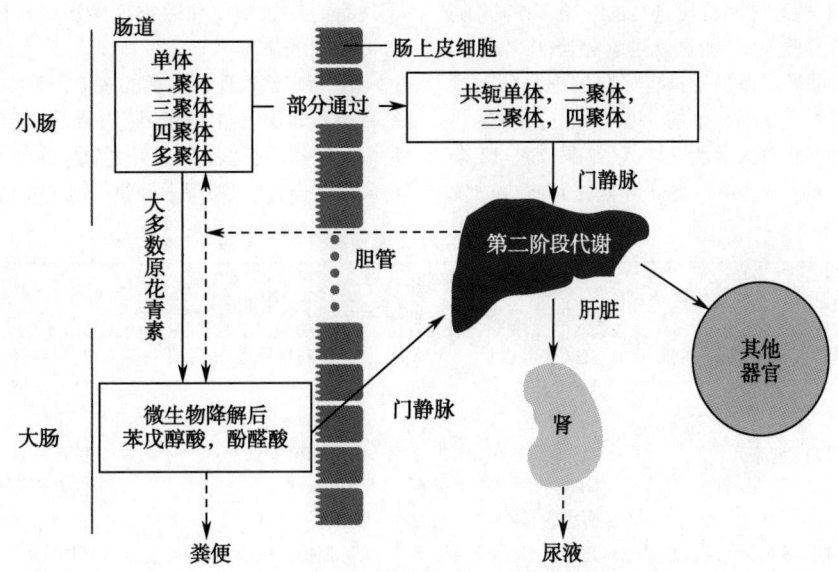

图 1-12-11　体内原花青素吸收代谢的示意图

摘自:Keqin Ou,Liwei Gu. Absorption and metabolism of proanthocyanidins. Journal of Functional Food,2014,7(2014):43-53.

显著降低,黑色素指数显著下降,该研究还发现原花青素不仅可降低黑色素指数,而且有预防黄褐斑在夏季进一步加重的作用。

2. 预防心血管疾病作用 美国进行的一项大规模前瞻性队列研究发现,原花青素的摄入量越高,心血管病死亡的风险越低。随机双盲安慰剂对照试验显示,健康受试者(21~51岁)每日进食46g黑巧克力(原花青素含量为213mg),连续2周后,受试者的血管内皮功能得到显著改善。另外,Razavi等研究还发现,原花青素可降低轻度高脂血症患者的血清TC、LDL-C和Ox-LDL-C水平。耶鲁大学研究者对9项随机对照试验进行Meta分析,总人数为390人,探讨葡萄籽提取物对血压、心率、血脂和C-反应蛋白水平等心血管病危险性因素的影响,结果发现,葡萄籽提取物可显著降低收缩压和心率。上述研究表明,原花青素可能通过降低收缩压和血脂、改善血管内皮功能来实现对心血管疾病的预防作用。

3. 降低某些癌症的患病风险 流行病学调查显示,膳食原花青素的摄入量与某些癌症的发生成负相关关系。ROSSi研究团队采用病例-对照方法,研究膳食原花青素的摄入水平与结直肠癌、胃癌、子宫内膜癌及胰腺癌发生风险的关系,结果发现,原花青素摄入水平高者患上述癌症的风险较低。美国进行的一项关于膳食摄入黄酮类物质(黄酮醇、茶黄素、花青素和原花青素等)与非霍奇金淋巴瘤风险的研究发现,原花青素摄入量较高的人群患非霍奇金淋巴瘤的风险显著降低。这些均表明原花青素对癌症的发生具有降低风险的作用。但也有临床干预研究发现,原花青素的摄入量与结肠癌和直肠癌的复发没有明显的相关性,表明原花青素可能具有预防癌变的作用,而癌症一旦发生,则其保护作用不再显现。

4. 预防尿道感染作用 Avom等于1994年首次以随机、双盲安慰剂对照的临床试食试验证明了经常饮用蔓越橘饮料(富含原花青素)可以预防尿路细菌感染。随后,研究者在日本、匈牙利、西班牙和法国进行的一项多中心、随机双盲、安慰剂对照实验显示,受试者进食相当于72mg/d原花青素的越橘粉,可显著增加受试者尿路抗细菌黏附活性,且呈剂量反应关系。Jepson等的一项Meta分析,最终纳入4项随机对照试验,总人数为724人,结果表明12个月的干预(含蔓越橘的产品)可以显著降低尿路感染的发

生率,对于女性的复发性尿路感染者尤其显著;另一项Meta分析也再次证实含蔓越橘的产品对女性复发性尿路感染者的作用更为明显。

(四)安全性

虽然有关原花青素安全性评价的人群研究报道较少,但迄今为止,在普通膳食条件下,国内外的研究并未发现原花青素可以引起中毒的现象。Fujii等的一项人群研究发现,30名志愿者每日进食200mg或100mg原花青素-半胱氨酸复合物,连续92天,血糖、血脂、肝功等未受到显著影响,表现出良好的耐受性和安全性。在一项Meta分析发现,葡萄子提取物的干预剂量曾达到2000mg/d,连续服用4周,未发现有受试者不适的报道。

(五)特定建议值和可耐受最高摄入量

利用多酚数据库(Phenol-Explorer),研究者调查了法国人群维生素和矿物质队列研究中研究对象所有已知多酚的摄入情况,该研究调查对象年龄为45~60岁共4948人,采用24小时记录法的膳食调查,结果显示,原花青素的摄入量为227mg/d;而且研究者认为,受到数据库中的原花青素聚合物的有限种类的影响,其真实的数据可能更高些。以美国护士队列人群为研究对象的调查发现,19岁以上人群原花青素的平均摄入量为95mg/d。以西班牙人群为研究对象,在膳食调查的基础上,利用美国农业部的数据库计算膳食总类黄酮的摄入量,研究发现,35~64岁的40 683名西班牙人总类黄酮的摄入量平均为313.26mg/d,其中原花青素占总类黄酮总量的60.1%,由此,计算出原花青素的摄入量平均约为188.27mg/d。一项48小时回顾法的膳食调查结果发现,芬兰成年人总多酚的摄入量平均为863mg/d,其中原花青素的比例为14%,由此计算得到芬兰成年人原花青素的摄入量平均为120.8mg/d。成人的原花青素摄入量存在较大的地区差异,平均值可能在57.7~227mg/d。法国、地中海地区人群的原花青素摄入量较高,而美国人群的摄入量稍低;限于现有的技术条件和数据库情况,原花青素摄入量水平有可能被低估。

1. 特定建议值 目前的多项研究结果可以发现,如果每日摄入200mg左右的原花青素,可能具有降低心血管疾病风险的作用,见表1-12-4。但是,在临床试验中所用提取物成分多样,纯原花青素健康剂量关系尚不确定。

表1-12-4 原花青素与心血管疾病的RCT总结

作者/年代	国家	研究对象	样本量 (干预T/对照C)	研究期限	干预措施	干预结果
Razavi,2013	伊朗	轻度高脂血症患者 20男/28女	交叉实验设计 T:24 C:24	8周	T:葡萄籽提取物/原花青素 190mg/d C:0	与对照组相比,TC下降、Ox-LDL下降
Engler M B,2004	美国	健康人 11男/11女	T:11 C:10 有1人排除	2周	T:黑色巧克力/原花青素 213mg/d C:0	肱动脉血流介导的内皮依赖性血管舒张功能(FMDD)
Shenoy S F,2007	美国	17名绝经期妇女	T:9 C:8	8周	T:葡萄籽提取物/原花青素 380mg/d C:0	ADP-胶原诱导的血小板凝集时间

2. 可耐受最大摄入量　目前,尚未见口服原花青素或者含量丰富的食物提取物对人体及动物有不利影响。根据 FDA 的研究若考虑 100 倍的不确定系数,按中国标准人体重,估计葡萄籽提取物的为 975mg/d(女)和 916mg/d(男)。根据 Yamakoshi 的报道,葡萄籽提取物中的原花青素含量为 89.3%,则原花青素的 UL 男性为 824mg/d,女性为 877mg/d,建议 UL 为 800mg/d。

(六)主要食物来源

原花青素主要存在于葡萄、高粱、苹果、可可豆等豆类以及野生水果(如玫瑰果、樱桃、木莓、黑莓、红莓和草莓等)植物中,其中葡萄是原花青素的最丰富、最重要的食物来源,尤其是葡萄籽中尤为丰富。我国学者也对不同地区食物中常见的原花青素进行了检测。

六、姜黄素

姜黄素(curcumin)是从姜科姜黄属植物姜黄、莪术、郁金等的根茎中提取的一种多酚类物质,现已分离并鉴定出 20 多个姜黄素类化合物,其中,姜黄素为主要成分,去甲氧基姜黄素和双去甲氧基姜黄素含量较少。姜黄素的使用有着悠久的历史,含有姜黄素的姜黄作为中药最早记载于公元 659 年(唐代)苏敬等撰写的《新修草本》中。1870 年首次从植物中分离得到姜黄素,1910 年鉴定分子结构,1985 年印度学者 Kuttan 首次提出姜黄素的抗肿瘤作用。目前,姜黄素是世界上销量最大的天然食用色素之一,是世界卫生组织和美国食品药品管理局以及多国准许使用的食品添加剂。近年来的研究表明,姜黄素具有抗氧化、抑制肿瘤细胞生长、抗炎等作用,但姜黄素的作用机制复杂,有待进一步深入研究。

(一)结构和理化性质

姜黄素学名为阿魏酰甲烷姜黄素,即(1E,6E)-1,7-二(4-羟基-3-甲氧基苯基)-1,6-庚二烯-3,5-二酮,它的分子式为 $C_{21}H_{20}O_6$,相对分子质量为 368.4。姜黄素分子结构的主链是不饱和脂肪酸及芳香族基团。其结构式见图 1-12-12。姜黄素易溶于甲醇、乙醇、丙酮、醋酸乙酯和碱性溶液中,不溶于水,微溶于苯和乙醚;姜黄素在中性介质中不稳定,分解产生香草醛、阿魏酸(4-羟基-3-甲氧基肉桂酸)和阿魏酰甲烷(4-羟基-3-甲氧基肉桂酰甲烷),降低 pH 可显著增加姜黄素的稳定性;姜黄素是一种光敏性很强的物质。姜黄素分子结构中的酚羟基单元和 β-二酮单元是其活性部位,作为氢供体提供 H 原子,而具有抗氧化作用。

(二)吸收和代谢

1. 吸收　姜黄素在肠道的吸收率较低。口服姜黄素后,姜黄素的吸收入血率非常低。健康成年人口服姜黄素后,血液中不能检出或者只检出微量的姜黄素,但在粪便中检出姜黄素及姜黄素硫酸结合物。

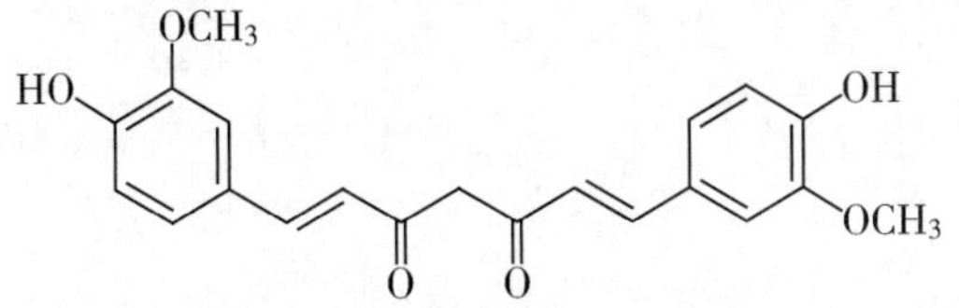

2. 代谢　被吸收的姜黄素主要在小肠黏膜和肝脏代谢,包括还原和结合反应。姜黄素先被还原酶还原为二氢姜黄素、四氢姜黄素和六氢姜黄素,然后在 UDP 葡萄糖醛酸转移酶的作用下,形成姜黄素与葡萄糖醛酸结合物。其中四氢姜黄素比姜黄素稳定。姜黄素的生物转化和四氢姜黄素的稳定性在姜黄素的生物学作用中起重要的作用。部分姜黄素在人苯酚磺基转移酶同工酶(SULF1A1 和 SULF1A3)的催化下,形成姜黄素的磺酸盐。姜黄素结构中含有 2 个亲电子的 α、β-不饱和羰基,可与亲核性化合物,如谷胱甘肽(GSH)发生反应,形成姜黄素-GSH 结合物。谷胱甘肽 S 转移酶 P1-1(GST P1-1)是人小肠的主要 GST 同工酶,如果小肠中姜黄素浓度足够高的话,姜黄素也可很快转化成 GSH 结合物。姜黄素与 GSH 结合的反应是可逆的,在胆汁姜黄素的转运过程中,这种结合态的形式起着载体的作用。双质谱法证实姜黄素-葡萄糖醛酸、四氢姜黄素-葡萄糖醛酸、六氢姜黄素-葡萄糖醛酸及姜黄素-硫酸结合物是姜黄素的主要代谢物(图 1-12-13)。人体肠道对姜黄素的代谢比鼠强。

(三)生物学作用

1. 抗氧化作用　姜黄素具有抑制脂质过氧化,抑制细胞氧化、修饰低密度脂蛋白和保护 DNA 免受过氧化脂质损伤等作用。姜黄素化学结构中有 2 个如同肉桂醛的苯丙烯酰基骨架,2 个苯环上各有一个羟基和一个甲氧基,2 个苯环之间有 β-二酮结构,因此姜黄素是含有许多功能基团的独特抗氧化剂。姜黄素通过提高细胞中 SOD 和 GSH-Px 的活性,抑制活性氧的产生,清除自由基和过氧化物而发挥抗氧化作用。

2. 抗炎作用　姜黄素对急性、亚急性和慢性炎症具有抗炎作用。姜黄素可以通过减少中性粒细胞的浸润,抑制脂质过氧化反应,降低丝氨酸活性抑制结肠细胞的炎症反应。姜黄素可下调健康人、肥胖者、糖尿病患者体内炎性细胞因子、抵抗素和瘦素水平,上调脂联素及相关蛋白质水平。姜黄素可抑制风湿性关节炎患者的关节滑液中纤维细胞的存活并诱导其凋亡,下调滑液纤维细胞中 X 连锁凋亡抑制蛋白(XIAP)的表达,从而调节 Bcl-2 和 IAP 家族表达。姜黄素能够减轻炎症性肠道疾病(IBD)和关节炎患者的临床症状。

3. 对肿瘤的影响　目前有姜黄素或姜黄素联用化疗药物在肿瘤患者中开展临床试验,涉及的肿瘤主要有胰腺癌、结直肠癌等,结果表明姜黄素对有些患者具有生物活性作用,如下调结直肠癌患者血清癌胚抗原水平,胰腺癌患者外周血单核细胞中 NF-κB 和 COX-2 等因子水平,预示可降低肿瘤风险,但这些研究的样本量不大,且大都非 RCT 试验。

(四)安全性

动物急性毒理学试验表明,姜黄素属实际无毒物质。在大鼠亚慢性试验中未见明显毒性,但是在 2 年的毒性和致癌喂养试验中,可见小鼠出现可疑的肝细胞腺瘤和小肠肿瘤增加现象,大鼠出现胃肠道炎症和甲状腺滤泡增生;繁殖试验未见姜黄素对动物生殖能力、妊娠、体重增加等方面

图 1-12-12　姜黄素的结构式

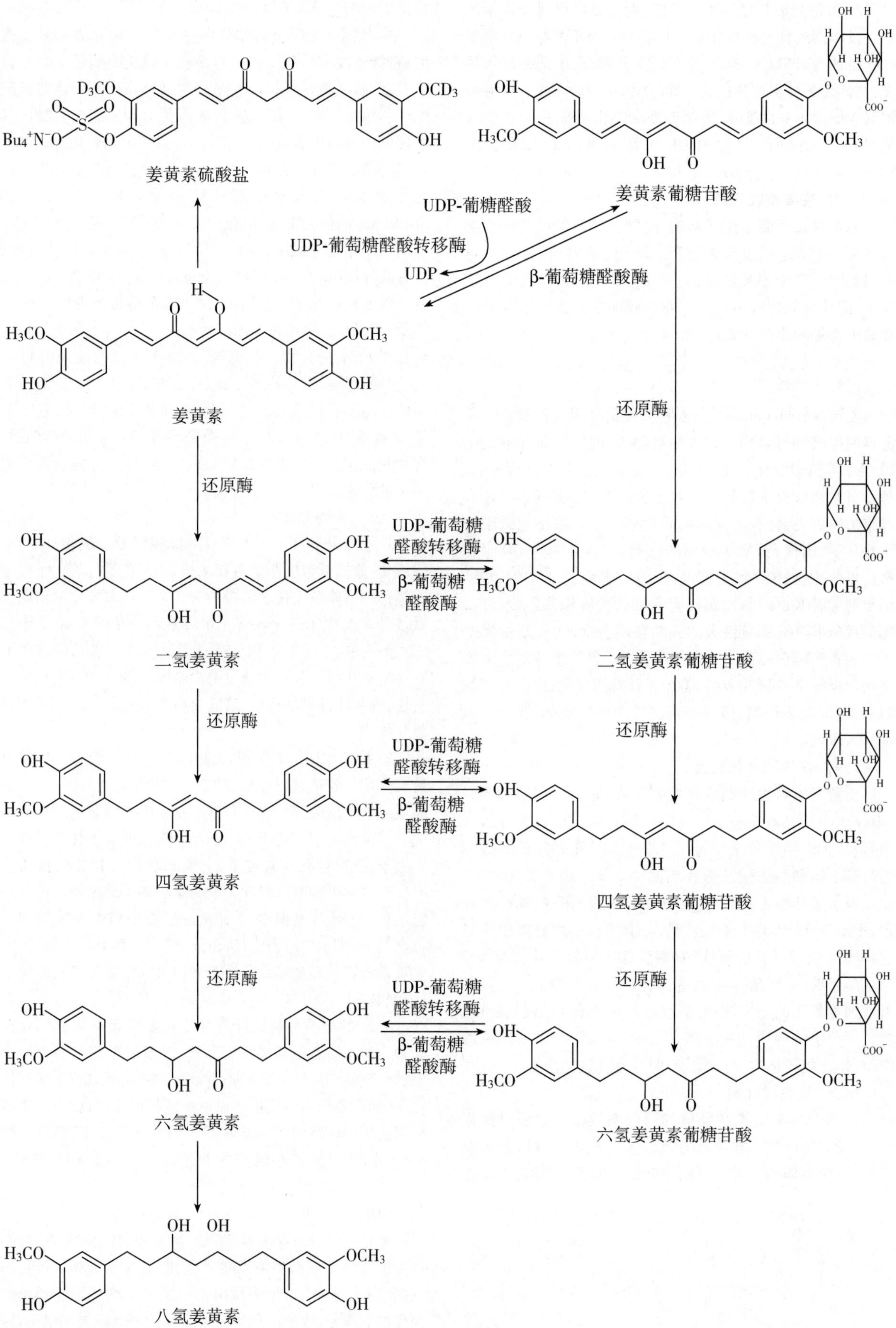

图 1-12-13　姜黄素的吸收与代谢

的副作用。

（五）特定建议值和可耐受最高摄入量

目前，国内外均缺乏人群姜黄素摄入量以及生化指标评价的资料，故尚不能对人群姜黄素摄入情况做出评价。

由于缺乏健康人食用姜黄素的研究资料，仅有的也是小样本的数天到6个月的食用结果，剂量范围达10mg~8g，故尚不能提出其特定建议值。根据WHO/FAO食品添加剂专家委员会建议，以姜黄素NOAEL为300mg/（kg·bw），不确定系数定为25，成人体重为60kg计，建议健康成年人姜黄素的UL为720mg/d。

（六）主要食物来源

姜、芥末、咖喱富含姜黄素，是姜黄素的主要食物来源。姜黄中含量约为3100mg/100g，咖喱粉为50~580mg/100g。不同产地姜黄中姜黄素的含量有所差异，一般在1%~6%。姜黄素作为调味品和着色剂，用于咖喱粉、调味料等，均是家庭使用的普通调味料，但这些产品中姜黄素含量尚不明确。因此，目前仍缺乏食物中姜黄素含量的数据。

七、白藜芦醇

白藜芦醇（resveratrol）是含有芪类结构的非黄酮类多酚化合物，广泛存在于葡萄、松树、虎杖以及花生等天然植物及果实中，是许多植物受到生物或非生物胁迫（如真菌感染、紫外照射等）时产生的一种植物抗毒素，迄今至少已在21科31属的72种植物中被发现含有此物质。1940年，日本学者Takaoka从毛叶藜芦的根部得到白藜芦醇；1976年，Langcake从葡萄藤中发现了白藜芦醇，其仅在葡萄叶的表皮和葡萄皮中合成，而不存在于果肉中；1992年，Siemann和Creasy在红酒中发现了白藜芦醇，被认为是红酒中的生物活性成分。近年来研究发现白藜芦醇是治疗炎症、脂类代谢紊乱及心脏疾病的有效成分。但目前仍未有大样本的队列、病例对照和随机对照试验的研究结果，也没有关于白藜芦醇与某种疾病或风险因子的Meta分析报道。

（一）结构和理化性质

白藜芦醇化学名称为3,5,-三羟基二苯乙烯，又称芪三酚，英文名有：trans-3,4,5-Trihydroxystilbene；3,4',5-Trihydroxy-trans-stilbene；5-[（1E）-2-（4-Hydroxyphenyl）ethenyl]-1,3-benzenediol；5-[（E）-2-（4-hydroxyphenyl）ethenyl]benzene-1,3-diol。分子式为$C_{14}H_{12}O_3$，相对分子质量为228.25，为无色针状晶体，熔点256~258℃，261℃升华，难溶于水，可溶于乙醇、乙酸乙酯、丙酮等有机溶剂，在水中的溶解度为0.03g/L，乙醇中的溶解度为50g/L。在366nm的紫外线照射下产生荧光，并可与三氯亚铁-铁氰化钾起显色反应。白藜芦醇很不稳定，常与葡萄糖结合成苷。植物中主要以白藜芦醇苷（polydatin）的形式存在。糖苷可在肠道中糖苷酶的作用下释放出糖苷元单体，从而保持白藜芦醇的生物活性，提高其稳定性和生物利用度。白藜芦醇与其糖苷均有顺式和反式之分。在自然界中主要以反式的形式存在，其反式异构体的生物活性要强于顺式异构体，单体强于糖苷。

（二）吸收和代谢

1. 吸收　白藜芦醇口服吸收快、吸收率高，分别在口

服后的1小时和6小时出现血浆浓度峰值；而在静脉注射组，则无第二个峰的出现。白藜芦醇的口服吸收率可高达75%，与禁食状态相比，非禁食状态下摄入白藜芦醇的吸收速率受到食物的影响而显著降低，但总的吸收率无变化。

2. 代谢　白藜芦醇吸收后可迅速代谢，且主要是葡萄糖醛酸化和硫酸化，血浆中游离白藜芦醇的浓度则相当低。这些代谢物在体内可能起到一个非激活状态的白藜芦醇储存库的作用，当其到达靶组织时，便可在相关酶（葡萄糖醛酸酶）的作用下，水解释放出有活性的白藜芦醇。高达97%的白藜芦醇主要从尿液和粪便排泄。在尿液中的消除半衰期与血浆中的相似，口服为6~15小时，静脉注射为7~19小时。

（三）生物学作用

1. 抗氧化作用　白藜芦醇为一种天然抗氧化剂，可抑制LDL的氧化。白藜芦醇通过螯合金属离子从而达到抑制金属离子促进LDL的氧化，另一机制是通过清除自由基来抑制LDL的氧化。已发表的白藜芦醇文献报道主要集中在通过其抗氧化生物学作用影响非传染性疾病风险因子。

2. 对心血管系统风险因子的影响　一些研究表明，白藜芦醇可抑制血小板凝集；调节血脂代谢；引起血管舒张；对慢性缺血心肌起保护作用；减轻梗死面积，对心脏疾病起到保护作用。

3. 其他　对糖尿病、肥胖等人群进行的小样本临床实验显示，白藜芦醇显著降低肥胖志愿者血浆TNF-α浓度和白细胞数，并显著降低肥胖志愿者胰岛素抵抗指数。2011年一项RCT试验中，19名2型糖尿病患者分成安慰剂组（n=9）和白藜芦醇组（n=10），白藜芦醇组每日口服2次5mg白藜芦醇，4周后的胰岛素敏感性显著升高。此外，白藜芦醇对癌症的起始、增殖、发展三个主要阶段均有抑制乃至逆转作用。目前其生物学作用尚存在争议，仍未有大样本的队列、病例对照和随机对照试验的研究结果。

（四）安全性

依据动物的急、慢性以及生殖毒理学实验资料，安全摄入剂量为750mg/（kg·bw·d），白藜芦醇可确定为无毒性植物化合物。在实验条件下即使每日给大鼠和兔子灌注2000~3000mg/（kg·bw·d），连续6个月，无显著地增加肾和膀胱的毒性，也无遗传毒性。6个月的小鼠致癌性模型结果显示，白藜芦醇无致癌作用。

在白藜芦醇人体安全性研究中，单次口服最高剂量为5g/70（kg·bw），重复摄入的最高剂量为0.9g/d，在这些研究中，所出现的不良反应均程度轻微，其中部分研究认为副作用与摄入剂量无明确的关系。

（五）特定建议值和可耐受最高摄入量

根据美国农业部食物摄入调查，美国居民的膳食摄入数据以及食物中白藜芦醇含量数据，推测出白藜芦醇的平均摄入量90百分位数为4mg/d。目前国内尚缺乏白藜芦醇摄入的相关数据。目前尚未发现可代表白藜芦醇摄入水平的体内生物标记物，仅能以血浆白藜芦醇的浓度来判断其摄入状况。另外，我国尚缺乏居民血液白藜芦醇含量的基础数据。

 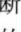

白藜芦醇人群干预和大型观察性研究证据尚较少,所以目前无法建议我国成年人的 SPL。基于白藜芦醇安全性评价的数据判断,白藜芦醇在人体内耐受性良好,即使口服 5g/d,也未出现系统性的不良反应,目前证据尚不足以提出 UL。

(六) 主要食物来源

白藜芦醇在葡萄、桑葚、菠萝、花生、可可粉、冬笋、白花菜、荚白等植物或果实中含量较高。葡萄中白藜芦醇的含量差异很大,主要与葡萄品种、土壤环境、栽培方法以及病虫害等因素有关。通常红酒中白藜芦醇的浓度在 0.2~5.8mg/L。

第四节 有机硫化合物

植物次级代谢产物中的有机硫化合物(organosulfur compounds,OSCs)主要包括存在于十字花科植物中的芥子油苷及其水解产物异硫氰酸盐和存在于百合科葱属植物中的烯丙基硫化物。研究资料提示,它们可能具有抗菌、抗氧化、抗肿瘤、调节机体免疫等生物学作用。

一、异硫氰酸盐

(一) 结构和性质

异硫氰酸盐(isothiocyanates,ITCs)是一类通式为 R—N=C=S(侧链 R 为取代基)的有机化合物,其基本结构如图 1-12-14 所示,可从天然植物中提取,也可以人工合成。自然界中的 ITCs 多以硫代葡萄糖苷(简称硫苷,glucosinolates,GS)的形式存在于十字花科蔬菜(如花椰菜、甘蓝、白菜等)中,其含量约占十字花科蔬菜干重的 1% 以上,是十字花科蔬菜的次生代谢产物。GS 是由 β-D-硫代葡萄糖基、磺酸肟和侧链 R 基组成。目前根据硫苷侧链取代基 R 的来源不同,可分为脂肪族 GS、芳香族 GS 及吲哚族 GS,且酶解后产生不同的异 ITCs。人类现已陆续从十字花科植物中分离提取出 120 多种不同结构的 ITCs 分布于 11 种以上的双子叶被子植物中,其中。日常膳食摄入所吸收的 ITCs 主要包括烯丙基异硫氰酸盐(allyl isothiocyanate,AITC)、苄基异硫氰酸盐(benzyl isothiocyanate,BITC)、苯乙基异硫氰酸盐(phenethyl isothiocyanate,PEITC)和萝卜硫素(sulforaphane)。

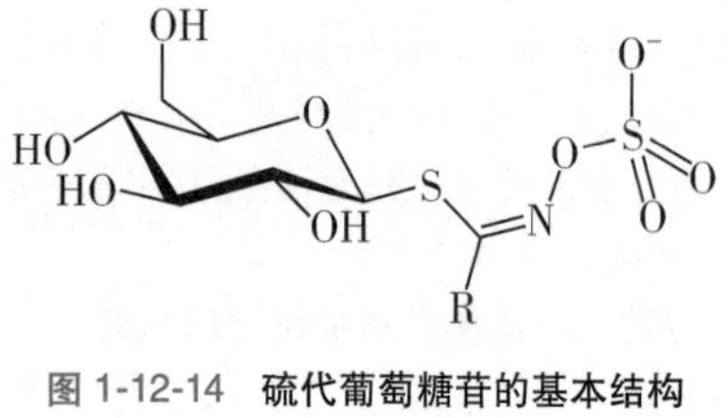

图 1-12-14 硫代葡萄糖苷的基本结构

(二) 吸收和代谢

1. 吸收 在完整的十字花科植物中,黑芥子硫苷酸酶(myrosinase,MYR)存在于特定的蛋白体中,与胞质中的 GS 呈分离状态。当植物细胞组织被破坏(如在刀切加工、咀嚼的过程使植物细胞破碎)时,存在于不同组织的 MYR 释放出来与 GS 接触,GS 中的糖苷键被硫苷酸酶催化消解,产生 1 分子葡萄糖和 1 分子不稳定的中间产物,后者经过自发重排后,在不同的反应条件下形成不同的反应产物,如异硫氰酸盐、硫氰酸盐、腈等产物。此外,GS 经非酶解后主要生成 ITCs 和腈类化合物。肠道内的微生物也能发挥类似 MYR 的活性,使得硫苷水解生成 ITCs。

ITCs 在人体内的吸收程度主要受 GS 与 MYP 的影响,同时与人群的年龄、性别、饮食习惯以及十字花科植物加工等条件密切相关。有研究发现,通常的烹调加工方式会使植物中大部分的 MYP 失活,仅有 10%~20% 的 GS 通过肠道菌转化为异 ITCs。

2. 代谢 异硫氰酸盐进入胃肠后,以被动扩散方式通过胃肠上皮细胞和毛细血管内皮细胞,与血浆蛋白中的硫醇结合后穿过质膜进入组织细胞;经酶催化,与谷胱甘肽结合形成异硫氰酸盐-谷胱甘肽耦联物,之后被转运蛋白运到细胞外;在细胞外,耦联物中的谷胱甘肽分子上的 γ-谷氨酰和甘氨酰残基被谷氨酰转移酶和二肽酶打开,产生半胱苷酸-异硫氰酸盐聚合物后转运至肝脏;在肝脏中,N-乙酰转移酶乙酰化半胱苷酸后形成硫醇尿酸后转运至肾,最终代谢到尿液排出体外。通常情况下,大部分的 ITCs 在摄入 24 小时后排泄完成 80%,但不同的 ITCs 在体内的代谢时间不同,代谢产物也不同。当人体摄入西蓝花,24 小时后尿中的 ITCs 含量一般为 0.8~43.7mmol,其在男女尿液中含量的中位数分别为 11.9mmol 和 10.9mmol。如果摄入的是水芹菜,则 24 小时后平均有 47% 的水田芥苷以 N-乙酰半胱甘酸-苯乙基异硫氰酸盐的形式出现在尿液中。

(三) 生物学作用

1. 对某些癌症的发生具有预防和抑制作用 许多动物研究显示,不同 ITCs 可有效地阻断大鼠乳腺、前列腺、肺、食管、肝、小肠、结肠以及膀胱癌的发生,且与 ITCs 结构有关,具有高选择性。如苯乙基异硫氰酸盐能抑制 4-甲亚硝胺吡啶基-1-丁酮所引发的大鼠肺癌,但对肝癌和鼻腔癌无作用。各种 ITCs 对小鼠肺癌、胃癌癌前病变均有抑制作用,对皮肤癌无效。一般 ITCs 的抗癌作用是在给致癌物前或同时给才有效。饲料中加入了 3μmol/g 苯乙基异硫氰酸盐可完全抑制亚硝基甲苯蒽所诱发的大鼠食管癌;也可抑制小鼠由致癌物诱发的肺癌、食管癌等。美国罗斯韦尔帕克癌症学会 2011 年报道,ITCs 降低肿瘤发生风险的机制是 ITCs 可以调节很多与癌症相关的蛋白质。2013 年德国癌症研究中心的研究者通过蛋白质组学进一步发现 C 标记的 ITCs 成分与组蛋白和染色质调节蛋白质有直接的相互作用。虽然目前的很多研究证据显示十字花科植物具有抗肿瘤、降低心血管疾病风险的作用,但还没有研究人员使用 ITCs 单体进行过大规模的人群研究。美国罗斯维尔癌症研究中心开展了一项肺癌流行病学研究,参与者为 26~90 岁的原发性肺癌患者。研究人员对受试者 44 种食物的摄入情况采取食物频率调查表的形式进行了调查。结果发现每月摄入生十字花科蔬菜多于 4.5 份,相比每月摄入不超过 2.5 份的受试者可以降低肺癌 55% 的风险。加拿大和美国的学者在美国的夏威夷、旧金山、洛杉矶和加拿大两省开展了前列腺癌与蔬菜、水果、豆类食物摄入关系的多种族病例对照研究。147 种食物每年的摄入信息通过食物频率调查表获得。结果发现每日摄入十字花科蔬菜量超过 72.9g 可以显著降低前列腺癌风险。此外,有学者回顾了 87 项十字花科蔬菜与肺癌的关系研究,发现有 67% 的实验证明了摄入十字花科蔬菜可以降低肺癌风险。55 个十字花科蔬菜与癌症关系的研究中,有 38 个结果显示十字花科蔬菜可以降低癌症风险。

2. 对氧化应激的双向调节作用 目前研究表明 ITCs 对氧化应激具有双向调节作用。ITCs 能通过增加细胞内抗氧化蛋白水平发挥直接抗氧化作用,还可通过诱导 II 相酶呈现间接的抗氧化效应。同时,ITCs 还可引起细胞内谷胱甘肽的耗竭以及诱导活性氧的产生而表现出致氧化作用。此外,在 JohnsHopkins 研究机构的 Paul Talalay 博士在首先确立的莱菔硫烷(sulforaphane,SFN)作为抗氧化剂可通过氧化的方式防癌的基础上,和他的同事又提出一项新的研究,表明低浓度的 SFN 可以保护人类视网膜细胞对抗具有氧化性的物质,所以对白内障有很好的治疗作用。

3. 其他作用 现有的动物实验和细胞实验还表明 ITCs 具有调节机体免疫功能、抗炎、抗突变、抑菌、抑制组蛋白去乙酰化、抑制细胞循环、抗高血压等作用。目前的研究还发现 SFN 对高血压有治疗作用。在用 SFN 作用于患有高血压的小鼠的一系列实验中,发现 SFN 有很明显的减小动脉狭窄的趋势。加拿大的萨斯卡通大学的 Bernard Juurlink 博士给小鼠造模成高血压,证实了 SFN 延迟了氧化损害而导致的动脉阻塞。这是一项研究动脉阻塞治疗领域中的重大突破,SFN 可能阻断动脉内的脂质沉积的形成。

(四)安全性

十字花科蔬菜并没有毒性,但存在于十字花科蔬菜中 GS 具有一定的致甲状腺肿作用。动物实验发现,在大鼠体内注入 13mg/kg 单一剂量的 GS 会使其甲状腺减缓对碘的摄取,表明 GS 有轻微的致甲状腺肿作用。1999 年,WHO 国际癌症研究机构发布的《致癌物对人类的风险评价》中提到:烯丙基异硫氰酸盐(AITC)刺激黏膜,可以诱发湿疹或水疱的皮肤反应。但是,目前还没有实验数据可以评价其对人类的生殖、发育和遗传及相关的影响。此外,目前仅报道了 1 例患者以减肥为目的的摄取西蓝花汁,结果连续 4 周的西蓝花汁(800ml/d)摄入,导致了其肝脏功能异常,但终止摄入后,血清转氨酶水平在半个月内得以恢复。2002 年,欧盟在发布的一个有关碘膳食情况的报道写道,ITCs 和 GS 可阻碍膳食中的碘吸收与利用,影响碘生成甲状腺素前体物质——酪氨酸和抑制甲状腺素的分泌。

(五)特定建议值和可耐受最高摄入量

欧盟食品安全局(EFSA)分别于 2008 年和 2010 年提出,欧洲人估计每日 3-丁烯基异硫氰酸盐(主要存在于萝卜中)的摄入量为 110μg,AITC(主要存在于芥末中)的摄入量为 1500pg。

新西兰食品安全局发布报告:新西兰成年人的膳食硫苷总量估计为 17mg/d,其中 1/3 来自于卷心菜的消费。WHO 的国际癌症研究机构 IARC 估测美国人平均对 AITC 的摄入量小于 6mg/d。此外,2004 年,Holst 等估测了德国人 GS 的人均总摄入量:冬季为 46mg/d,而夏季为 36mg/d。

虽然目前国外的一些研究机构和组织提供了 ITCs 和十字花科蔬菜的摄入量资料,但我国目前此研究领域还处于空白。而十字花科植物种类的多样性和前体物质 GS 的多样性,致使我国居民的 ITCs 日常摄入量难以准确估计。

1. 特定建议值 现今,有关 ITCs 的摄入量研究多数为十字花科蔬菜摄入情况与某种癌症的人群研究,而应用 ITCs 单体在人群中开展研究较少。日本长野县于 1998—2002 年间开展了一项胃肠癌的病例对照研究,参与者为住院患者。研究者对受试人群 17 种蔬菜的摄入情况利用食物频率法完成调查。结果发现每周摄入西蓝花大于 3 次的受试者胃肠癌风险明显降低。美国纽约大学在 1986—1991 年期间,开展了乳腺癌与西蓝花摄入关系的病例对照研究。两年间 170 种食物的摄入情况通过食物频率调查表的形式获得,结果发现每月摄入西蓝花在 625~1024g 或超过 1024g 可以有效降低绝经前妇女的乳腺癌风险。此外,还有一些人群研究发现每天摄入一定量的十字花科蔬菜还可以降低膀胱癌、肺癌、前列腺癌、结肠癌等发生的风险。美国 FDA 健康与服务部在 1998 年推荐膳食补充剂二吲哚甲烷(diindolylmethane,DIM)的摄入量:女性为 50~200mg/d,男性为 50~250mg/d。DIM 的前体物质是吲哚-3-甲醇(indole-3-carbinol,I3C),I3C 也是膳食补充剂的一种,作为十字花科蔬菜中的活性物质,已被证实是人类细胞色素 P_{450} 酶的有效诱导物。

2. 可耐受最高摄入量 有关异硫氰酸盐的安全性评价,目前的研究还十分有限。目前只有一些机构对烯丙基异硫氰酸盐(AITC)进行了评价,如 WHO 国际癌症研究机构发布的《致癌物对人类的风险评价》中对 AITC 的评价。此外,欧盟食品安全局(EFSA)明确提出,AITC 没有遗传毒性。2010 年,EFSA 专家组针对 AITC 的安全使用提出建议:AITC 的 LOAEL 为 9mg/(kg·bw·d),不确定系数为 500,ADI 为 0.02mg/(kg·bw·d)。但是,目前尚无人体观察的研究资料可以确定各种 ITCs 的 UL。

(六)食物来源

异硫氰酸盐以硫代葡萄糖苷的前体形式广泛存在于十字花科蔬菜中,如卷心菜(又名甘蓝)、花椰菜、芜菁、荠菜、中国大白菜、小萝卜、芝麻菜、水芹菜、油菜等,且生蔬菜中的生物利用率较熟蔬菜中高。一般认为蔬菜中的硫苷含量从 10~250mg/100g 不等,且与种植条件和地区有关。卷心菜中含有烯丙基异硫氰酸盐 4~146mg/kg,苯甲基 1~2.8mg/kg,苯乙基异硫氰酸盐 1~6mg/kg。

二、大蒜素

(一)结构和性质

大蒜素(allicin)的学名为二烯丙基硫代亚磺酸酯(diallyl thiosulfinate),是从百合科葱属植物大蒜的鳞茎(大蒜头)中提取的一种有机硫化合物,同时也存在于洋葱和其他百合科植物中。新鲜大蒜中并没有大蒜素,只含有蒜氨酸(alliin)[(+)-硫-烯丙基-L-半胱氨酸硫氧化物,$CH_2=CHCH_2S(O)CH_2CH(NH_2)—COOH$]和 γ-谷氨酸-S-烯丙基半胱氨酸(g-glutamyl-S-allylcysteine,GSAC)。蒜氨酸以不稳定无臭的形式存在于大蒜中。当大蒜组织被破坏(如切割或挤压),蒜氨酸便在蒜氨酸酶的作用下迅速生成大蒜素。大蒜素是多种烯丙基有机硫化物复合体,最主要的活性成分为二烯丙基二硫化物(DADS,也称大蒜辣素,分子式:$C_6H_{10}S_2$;分子量:146.28)和二烯丙基三硫化物(DATS,也称大蒜新素)。大蒜素是无色至淡黄色,带有特殊大蒜气味的油状液体,味辣。沸点80~85℃(0.2kPa),相对密度1.112(20/4℃),折光率1.561。溶于乙醇、氯仿或乙醚。水中溶解度2.5%(质量)(10℃),其水溶液pH为6.5,静置时有油状沉淀物形成。与乙醇、乙醚及苯可互溶。对热碱不稳定,对酸稳定。

蒜素是一组不稳定、反应性有机硫化合物,总称硫代亚磺酸酯(thiosulfinate)。这些硫代亚磺酸酯及其衍生的多硫化物被认为是葱属植物的特殊气味和风味的来源。1994年,Huang等归纳了大蒜中已发现的一些主要的和重要的痕量风味化合物,见表1-12-5。经用分级蒸馏取得的挥发油中的最主要成分是二硫化物(disulfide)。

表1-12-5 大蒜中已发现的一些主要的和
重要的痕量风味化合物

主要化合物	重要痕量化合物	
二硫化二烯丙基	三硫化二烯丙基	3-乙烯基-4H-1,2-二噻烯
甲基烯丙基三硫化物	烯丙醇	烯丙基硫醇
甲基烯丙基二硫化物	硫化二烯丙基	2-乙烯基-4H-1,3-二噻烯
烯丙基1-丙烯基二硫化物	三硫化甲基-1-三烯丙基	(E.Z)-阿霍烯
3,5-二乙基-1,2,4-三噻茂烷	三硫化烯丙基1-丙烯基	

(二)吸收与代谢

1. 吸收 已有的研究发现,经肠道吸收进入肝脏的大蒜素,会被肝脏转化为其他代谢产物,主要包括二噻烯(dithiins)和阿霍烯(ajoene)等。同时,肠上皮细胞本身可以分解大蒜素。这也提示大蒜素本身的吸收率并不高,即使被吸收进入肝脏,也无法以大蒜素本身的形式到达靶器官。故大蒜素并不是发挥作用的有效形态,也无法到达靶器官。

2. 代谢 大蒜素进入血液中后,很快为丙烯基硫醇,后被S-腺苷甲硫胺酸(S-adenosylmethionine,SAM)甲基化为烯丙基甲硫醚(AMS),从肺中随呼吸排出体外,其中有一部分还会转化为丙酮,随呼吸排出。因此,烯丙基甲硫醚可作为评价体内大蒜素的指标。但仍有小部分由尿和粪便排出(图1-12-15)。

(三)生物学作用

1. 抗微生物作用 在磺胺、抗生素出现之前,蒜曾广泛用于防治急性胃肠道传染病、白喉、肺结核、流感和脊髓灰质炎。大蒜素对细菌具有明显的抑菌杀菌功能,对革兰阳性和革兰阴性细菌,如大肠杆菌、痢疾杆菌、伤寒杆菌等均能起到明显的杀菌和抑菌作用。研究发现,与纯大蒜素相比新鲜大蒜提取物对表皮葡萄球菌的杀菌作用更强,但纯大蒜素能嵌入生物膜,发挥独特的杀菌作用。而大蒜用于预防和治疗感冒有悠久的历史,近年RCT研究通过科学数据证实大蒜中的活性成分大蒜素具有预防和治疗感冒的作用。有报道,在细胞实验发现大蒜素能减少金黄色葡萄球菌α-毒素的产生。Arzanlou等2010年观察到链球菌溶血素O的溶血性可完全被大蒜素所抑制。另外,淋球菌、金黄色葡萄球菌和肠球菌等众多细菌的生长和繁殖均被证实可被大蒜素所抑制,但其具体的抑菌机制仍待进一步研究。大蒜素除抑制细菌的生长繁殖之外,还能抑制真菌、病毒以及寄生虫的生长和繁殖。有学者发现,大蒜素能扰乱酵母菌细胞的电化学性能。

2. 抑制肿瘤作用 近期研究表明蒜、葱具有防癌作用。9项流行病学调查报道显示食用大蒜使消化道癌危险减轻。我国山东省564名胃癌患者与1131名对照者的分析证明食蒜、大葱、韭菜多者胃癌发生少。每日吃蒜20g的人与很少吃蒜的人比较,其癌症的死亡率之比分别为3/10万人和40/10万人。You等1989年用食物频率问卷和面谈调查中国农村人群中食用大葱、大蒜、蒜苗、韭菜和洋葱,其食用量每年大于24kg的人群(n=1131)中没有胃癌发生。明尼苏达大学和华盛顿大学的教授发现,在他们研究的15种水果和蔬菜中,大蒜与肿瘤之间的关系最为密切,进食大蒜与结肠癌之间呈现负相关关系,而进食大蒜患结肠癌危险度比不进食大蒜低0.68。美国的科学家也发现,平均每日吃10g以上大蒜或其他葱属植物蔬菜的男性患前列腺癌的危险性比每日吃2g的男性低一半。而我国的研究也发现,食管癌、胃癌和喉癌的发病率也与大蒜的食用量有密切的关系。

实验用致癌物诱导前两周每天给小鼠口服大蒜400mg/kg体重,诱导后再服4周,其结果为:对照组肿瘤发生率为73%,大蒜组为23%($P<0.01$),在大鼠饲料中掺入大蒜可抑制大鼠的乳腺肿瘤,而此大蒜中的最有效成分是二烯丙基二硫化合物。局部涂抹DADS 1mg可显著减少皮肤肿瘤的发生率和延迟其形成。饲料中添加DADS喂养的大鼠比对照鼠乳腺肿瘤的发生延迟,喂养23周后肿瘤的发

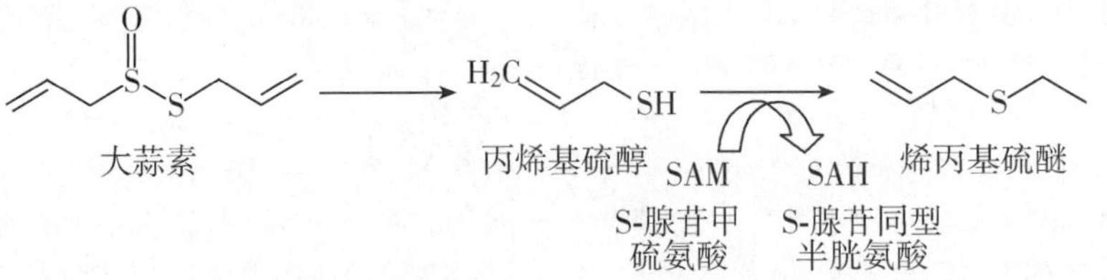

大蒜素 → 丙烯基硫醇 → 烯丙基硫醚

SAM → SAH
S-腺苷甲硫氨酸 S-腺苷同型半胱氨酸

图1-12-15 大蒜素体内主要代谢过程
摘自:中国营养学会.中国居民膳食营养素参考摄入量(2013版).北京:科学出版社,2014.

生率减少 53%,总肿瘤数减少 65%。当膳食中 DADS 为 100mg/kg 或 200mg/kg 时,侵入性肠腺瘤的发生率和多发性减低,但对非侵入性肿瘤没有效果。小鼠喂以 DADS 后胃肿瘤的发生率降低 90%;肺腺癌的形成受到抑制但作用较小,约 30%。此外,大量细胞实验证明大蒜素具有抑制肿瘤细胞生长和增殖的功能。有研究报道,大蒜素可诱导 SGC-7901 株胃腺癌细胞的凋亡,也可抑制胃癌细胞的增殖。同时,对大肠癌、肝癌、白血病、宫颈癌、胰腺癌、胆管癌、卵巢癌以及乳腺癌细胞等同样具有相关的研究。

3. 调节血脂作用 既往报道,关于大蒜具有降低血脂功能的结论存在争议。2013 年的研究证实补充大蒜素可降低 TC 和 LDL,同时升高 HDL,但 TG 的含量无显著性变化。大蒜素一方面可通过抑制肠道胆固醇的吸收、促进胆固醇转化为胆汁酸、加快胆固醇排泄来降低血清胆固醇水平,另一方面还可减少 LDL 的氧化,减轻血管壁的胆固醇沉积和动脉粥样硬化斑块的形成。

4. 抗氧化作用 大蒜素、大蒜辣素和大蒜新素均具有较强的抗氧化活性。大蒜提取液能清除羟自由基、超氧阴离子自由基等活性氧,抑制低密度脂蛋白(LDL)氧化和脂质过氧化物的形成,并可增强超氧化物歧化酶、谷胱甘肽过氧化物酶及过氧化氢酶的活性,升高谷胱甘肽水平,提高机体的抗氧化能力。大蒜素能降低诱导型一氧化氮合酶(iNOS)表达,也能在 mRNA 和蛋白质水平显著增加热休克蛋白 70(HSP-70)表达,显著减少谷氨酸诱导的乳酸脱氢酶(LDH)的释放和活性氧自由基产生,同时能减少脂质过氧化和抗氧化酶活性。补充大蒜可预防大鼠脑组织的氧化损伤,对缺血性脑损伤有保护作用。口服大蒜油可降低原发性高血压患者血脂和脂质过氧化物水平,升高抗氧化物水平。

5. 其他作用 蒜和洋葱还具有消炎、抗血栓、抑制血小板聚集、降血糖、保肝、抗突变、提高免疫力等作用。此外,有报道称大蒜素还可以调节肠道菌群,维护肠道微生态的平衡,对小鼠酒精性肝损伤起到预防作用。

(四)安全性

Dausch 和 Nixon 在 1990 年报道,美国国家毒理学项目(NIP),没有大蒜对人体可能有毒的资料。尽管大蒜素被认为是一种安全性高的物质,但是仍有研究表明食用大蒜的过程中可能引起一些不良反应。首先是大蒜可产生刺激性气体,这种气体不仅导致人们感官性状的不适,还会导致人和动物的胃肠道不适、接触性皮炎,甚至是支气管哮喘等。这些仅仅是关于食用大蒜的研究,而大蒜素是否是引起这些反应的主要因素仍不明确。但大蒜素具有刺激性这一点毋庸置疑,只是具体的引起机体某些不良反应的剂量仍需进一步的探讨。对 155 例患各种湿疹患者的皮肤接触试验显示,5.2% 的患者(其中 12.9% 为家庭主妇)对大蒜有反应。进一步研究确证,DADS 是大蒜中的致敏剂。Caporaso 等报道,将 100g 大蒜加 10ml 水制成匀浆、过滤后,人的最大耐受量为 25ml 滤液。人摄入 10～25ml 此种大蒜液后,在口腔、食管和胃的烧灼感持续时间不到 15 分钟。有一人摄入 25ml 大蒜液后有恶心、呕吐和轻度头疼。大鼠急性经口 LD_{50} 为 0.26g/kg,兔急性经皮 LD_{50} 为 3.6g/kg。在兔皮肤 24 小时贴片试验中,用剂量 2.5g/kg、3.75g/kg、5.0g/kg 的未稀释物,可产生刺激和皮肤异常。

牛津大学 Neil 等开展的 1 项对照实验中,志愿者每日服用 900mg 含 1.3% 大蒜素的大蒜粉末,连续服用 6 个月,也并未发现志愿者有任何不良反应。而另一项随机对照试验中,绝经后妇女每日服用大蒜素 80mg,连续 12 周,在发现大蒜素降低绝经妇女心血管病风险的同时也并未发现任何不良反应。

(五)特定建议值和可耐受最高摄入量

一项欧洲 10 国流行病学调查,比较 10 个国家 27 个调查中心,男性调查对象平均每日食用洋葱和大蒜总量最小的是 4.4g(意大利佛罗伦萨),最大值是 34.7g(西班牙穆尔西亚自治区),女性调查对象平均每日食用洋葱和大蒜总量最小的是 5.0g(挪威西北部),最大值是 44.4g(西班牙穆尔西亚自治区)。我国的研究人员发现,以每 100g 大蒜和洋葱含 0.3013g 大蒜素计算,男性平均食用大蒜素总量最小的是 13.2mg,最大值是 104.1mg,女性平均食用大蒜素总量最小的是 15.0mg,最大值是 133.2mg。在山东省的一项流行病学调查发现,苍山县居民食蒜较多,如神山居民食蒜量为 20g/d,而崂山居民食蒜较少,如王哥庄居民食蒜量仅为 4g/d。以每 100g 大蒜中含 0.3013g 大蒜素计算,则苍山居民食用大蒜素的量为 60mg/d,而崂山居民则为 12mg/d。

如前文所述,大蒜素和大蒜素衍生物在体内经过各种反应,最后大多形成 AMS 直接通过呼吸排出体外。因此,AMS 可作为评价体内大蒜素和其衍生物的指标。

目前,大蒜素的相关人群研究多数集中在降血脂的随机对照双盲试验和流行病学观察研究。由于此领域人体研究数量少且未能得到一致结论,暂不能提出 SPL。

同时,由于大蒜素长期以来被认为是低毒,安全性高的物质,其急性、亚急性、亚慢性、慢性毒性试验均无阳性发现,进行生殖和发育毒性试验也无阳性结果。到目前为止,并未发现因食用过量的大蒜素而导致中毒的现象。因此无法进行定量的风险评估,从而目前尚不能确定 UL。

(六)食物来源

大蒜素主要存在于大蒜的鳞茎中,其他百合科植物中也能发现大蒜素,如青蒜、大葱、小葱、圆葱、韭菜和韭黄等。而众多品种的大蒜中大蒜素的含量存在差异。在测量我国常见的 14 个大蒜品种中大蒜素的含量时发现,某些紫皮大蒜所含大蒜素的含量较高(1.05mg/100g),其他品种的大蒜中大蒜素的含量为 0.63～0.89mg/100g。除了可从天然的植物中获取大蒜素外,越来越多的大蒜素制品进入人们的视野,如大蒜素胶囊、大蒜素油、大蒜素粉末等。但大蒜仍是 DADS 的主要来源,大蒜精油中含量可达 60%。

三、硫辛酸

(一)结构和性质

硫辛酸(thioctic acid),又称 α-硫辛酸(α-lipoic acid,LA 或 ALA),是一种天然的二硫化合物,化学名称为 1,2-二硫戊环-3-戊酸,分子式为 $C_8H_{14}O_2S_2$,相对分子质量为 206.33,其化学结构如图 1-12-16 所示。通常为白色或淡黄色晶体,有异味,存在 R-和 S-对映体,但仅 R-(+)-硫辛酸能与赖氨酸残基连接,使其成为生物体系中必要因子,具有很强的生理活性。硫辛酸具有氧化型和还原型形式,两种结构在体内互变,LA 具有脂溶性,而还原型的二氢硫辛酸(dihydrothioitic acid,DHLA)具有水溶性。LA 主要以化合物的形式广泛存在于各种原核细胞及真核细胞中,参与能量代谢,并发挥着广谱抗氧化作用。

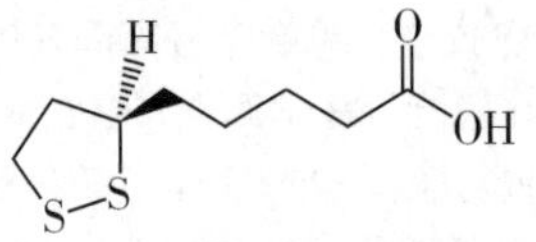

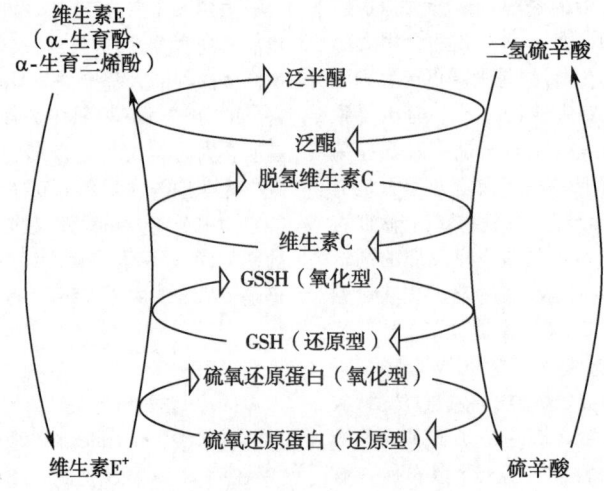

图 1-12-16 α-硫辛酸的结构式

(二) 吸收和代谢

1. 吸收   硫辛酸兼具脂溶性和水溶性的特性,可以被各种组织器官吸收,广泛分布于细胞膜、胞质和胞外空间。LA 经肠道可以快速吸收入血。食物中 LA 常以多酶复合物形式存在,但人体胃肠道内该蛋白水解酶不足,因此其多以硫辛酰赖氨酸形式被吸收。LA 在体内吸收率受多种因素影响,如 LA 的结构是旋光异构体还是其消旋体;与其他食物同时摄入时,会降低其吸收率。虽然 LA 的吸收率高,但其生物利用度却较低,仅有 20% ~ 30% 能避过首过效应而进入血液循环。

2. 代谢   入血后的硫辛酸部分被还原为二氢硫辛酸。正常哺乳动物细胞能摄取 LA,随后将其还原为 DHLA,并释放到细胞外。而人体试验发现,LA 进入体内组织后即面临着分解代谢,其主要代谢途径是其羧基支链发生氧化和半硫醇 S 发生甲基化。除了来自食物的 LA 外,体内细胞也可进行生物合成。不过,至今尚未阐明其体内合成途径。另外,LA 经口服或注射后在 24 小时内主要经肾由尿排泄。大鼠经口摄入放射性标记的 LA 后,随尿排出约占其排泄量的 80%,而在 2 小时内有 25% 的 LA 以二氧化碳的形式被排出,在 24 小时内达到 30%,这说明呼吸道也是硫辛酸的一个主要排泄途径。

(三) 生物学作用

1. 调节糖代谢,改善糖尿病并发症   LA 是三羧酸循环的两个重要酶系(丙酮酸脱氢酶复合物和 α-酮戊二酸脱氢酶复合物)的辅基,在能量代谢中发挥重要作用。LA 通过酰胺键与赖氨酸残基共价结合成硫辛酰胺,作为二氢硫辛酰胺乙酰基转移酶的辅酶参与转乙酰基,将生成的丙酮酸氧化脱羧为乙酰辅酶 A 进入三羧酸循环。另外,LA 作为二氢硫辛酸琥珀酰基转移酶的辅基,将琥珀酰硫辛酰胺的琥珀酰基转移给辅酶 A,形成琥珀酰辅酶 A。LA 在三羧酸循环乃至糖的氧化代谢整个过程中,都起着十分重要的作用。近年来研究表明,LA 能够增强非胰岛素依赖型糖尿病动物骨骼肌和红细胞对葡萄糖的吸收,从而降低血糖。通过对肌细胞和脂肪细胞的培养发现,LA 通过调节胰岛素受体/磷脂酰肌醇-3-激酶和蛋白激酶 B(IR/PI3K/Akt) 信号通路介导,作用于葡萄糖转运载体 GLUT1 和 GLUT4,促进葡萄糖向胞膜转运,从而增强葡萄糖的代谢,发挥增加胰岛素敏感性和维护血糖水平作用。LA 还可以透过血脑屏障,减少自由基对血管、神经的损伤,从而减轻糖尿病多发性神经病变及其他并发症的症状。

2. 抗氧化作用   ①直接清除自由基:LA 具有很强的清除活性氧自由基的能力,能清除除超氧自由基、过氧化物自由基以外的其他自由基和活性氧;DHLA 能力更强,能清除除单线态氧以外其他所有自由基和活性氧,LA 在生物体内可以转化为还原型的 DHLA,两者协同作用,几乎能清除所有的自由基和活性氧。也可以作为氧化还原反应链中的阻断剂参与抗氧化,如与自由基的中间体反应,使这些活性基团无法从周围的脂质中获取 H,阻断氧化过程。②再生其他内源性抗氧化剂:LA 和 DHLA 的相互转化能再生(还原)细胞中一些主要抗氧化剂,如维生素 E、维生素 C、GSH、硫氧还原蛋白及泛醌等间接地发挥抗氧化作用(图 1-12-17)。实验证明,严重缺乏维生素 E 的裸鼠补充 LA 后,其维生素 E 缺乏的综合征症状消失,实验动物体重可以恢复至正常,肌肉营养不良症被解除。DHLA 将胱氨酸还原为半胱氨酸,细胞对半胱氨酸的吸收速率比对胱氨酸的吸

图 1-12-17 硫辛酸再生其他抗氧化剂循环

摘自:中国营养学会 . 中国居民膳食营养素参考摄入量(2013 版). 北京:科学出版社,2014.

收快 10 倍,因而加快了 GSH 的生物合成,DHLA 可使 GSH 的浓度增加 30% ~ 70%。③与金属离子螯合作用:LA 和 DHLA 能够螯合多种金属离子,如铁、铜、汞、镉等,从而抑制金属离子催化的自由基反应,从而间接地抑制自由基的形成,减少组织损伤。

3. 其他作用　研究发现,LA 可降低代谢综合征患者体内炎症标志物、血浆总胆固醇以及低密度脂蛋白水平,减少动脉粥样病变形成的风险。另外,LA 具有修复细胞氧化损伤,调节核因子 NF-κB,进而影响基因表达,减轻放射性损伤和神经退行性变等作用。研究资料表明,LA 在男性生殖健康问题的预防或治疗中也有一定效果,如特发性弱精子症、糖尿病合并勃起功能障碍及不育、生殖系统严重感染的治疗,预防电离辐射、环境毒物、睾丸缺血再灌注和剧烈运动等多种原因所致的生殖系统损伤,均取得良好的效果。

（四）安全性

高剂量 LA 有可能引起胃肠道症状和过敏反应以及过度刺激、疲劳、失眠等不良反应。高剂量还可能降低血糖,这对糖尿病患者虽是有利的,但需要密切监测血糖水平。当口服 LA1200mg/d 时,可引起尿液有恶臭现象。2004 年有学者对 7 个质控良好的 RCT 试验和 11 个小样本临床试验进行了述评,观察对象 1460 例,LA 使用剂量从 20 ~ 1800mg/d,时间从数周至 24 个月不等,受试者对 600 ~ 1200mg/d 的剂量均有较好的耐受性。此外,有研究显示 LA 剂量为 600mg/d（静脉用药）时无明显的副作用,1200mg/d 剂量出现恶心、眩晕和呕吐等不良反应率显著增加。肌内注射 LA 40mg 后,注射部位发生灼痛,提示除了剂量外,不良反应的发生与给药途径也有一定关系。

急性毒性动物试验显示,不同生物种属,其 LA 的半数致死剂量（LD_{50}）差距甚大,狗 LD_{50} 为 400 ~ 500mg/（kg·bw）,小鼠为 500mg/（kg·bw）,猫为 30mg/（kg·bw）,而大鼠对 LA 的耐受性较强,其急性 LD_{50} > 2000mg/（kg·bw）。

（五）特定建议值和可耐受最高摄入量

硫辛酸是重要的一种抗氧化剂,在德国已有超过 50 年使用史,且其作为一种营养补充剂正在得到推广和应用。因此其安全性和有效性也受到人们的关注。但目前尚无有关人类摄入 LA 的安全性评价方法。鉴于我国尚无 LA 食物成分数据,LA 的实际摄入量仍难以估计,若按我国成人每日摄入各类主、副食和蔬果折算,膳食中 LA 摄入量可能不足 2mg/d。

1. 特定建议值　欧洲一些国家一度曾将其作为营养补充剂来应用,成人常用剂量 200 ~ 600mg/d 的 LA,远远高于单纯从膳食中获取的 LA 量。在美国,LA 已作为膳食补充剂使用,临床上建议 LA 作为糖尿病辅助治疗剂量为 300 ~ 600mg/d,而用于一般人群保健使用的剂量为 20 ~ 50mg/d。目前,LA 在德国是获准用于治疗糖尿病神经病变的处方药。Zeigler 等对糖尿病多发性神经症状进行了多项随机、双盲、安慰剂对照临床试验,按 600mg/d 剂量口服用于糖尿病及其并发症防治,症状明显改善,而不良反应事件与对照组无统计学差异,即疗效和安全性方面均可接受,但口服剂量达到 1200mg/d 和 1800mg/d 时,不良反应事件则显著增加。由于硫辛酸临床试验的结果尚不能制定推荐

摄入量,故无 LA 的 SPL。

2. 可耐受最高摄入量　至今,LA 毒理学研究将其"未观察到有害作用剂量"（NOAEL）确定为 60mg/（kg·bw·d）,并依据在高剂量摄入 LA 时,雌、雄性动物体内肝脏丙氨酸氨基转移酶和谷氨酸脱氨酶升高程度以及显微病理改变的程度,确定了观察到有害作用的最低剂量（LOAEL）为 121mg/（kg·bw·d）。

（六）食物来源

硫辛酸广泛分布于动植物组织中,肉类和动物内脏（心、肾、肝）含量丰富,水果和蔬菜也能提供少量硫辛酸。在植物中含量较高的是菠菜和土豆,其次为花椰菜、番茄、豌豆、甘蓝和米糠等,且 LA 在植物的花叶中含量高于根部。

第五节　其　他

一、左旋肉碱

肉碱（carnitine）又称肉毒碱、维生素 BT,是一种具有多种生理功能的类氨基酸化合物。1905 年,俄国科学家 Gulewitsch 和 Krimberg 首先在肌肉抽提物中发现左旋肉碱（L-肉碱,L-carnitine）,其名字来源于拉丁文 caro 和 carnis,即肌肉的意思。1927 年,Tomita 和 Sendju 确定了 L-肉碱的化学结构。1947 年,美国科学家 Fraenkel 发现该物质为大黄粉虫生长所必需的一种生长因子,并将其命名为维生素 BT。1952 年,Carter 等确证了维生素 BT 即为 L-肉碱。1958 年,美国科学家 Fritz 研究证实 L-肉碱对哺乳动物脂肪酸代谢（β-氧化）起辅助作用。1973 年,Engel 报道首例人类肉碱缺乏症,并使用 L-肉碱进行临床治疗。目前,L-肉碱作为一种食品营养强化剂已经得到广泛应用,在医药、保健品等领域也有重要的应用价值。

（一）结构和性质

肉碱的化学名称为 β-羟基-γ 三甲氨基丁酸（β-hydroxy-γ-trimethyl-aminobutyrate）,分子式为 $C_7H_{15}NO_3$（图 1-12-18）,相对分子质量为 161.199,只有其左旋光学异构体才有生理活性。L-肉碱纯品为结晶状白色粉末,易吸潮,易溶于水和热乙醇,化学性质稳定。天然肉碱存在于动物性食物中,有酰化和游离两种形式。在生理状态下,细胞和体液中肉碱的主要形式是酰化肉碱。另外,肉碱的酸性基团和碱性基团之间的分子距离和磷脂相同,这一化学性质决定了酯酰基肉碱可以很容易地穿过磷脂膜,在脂肪代谢过程中,可运载长链脂肪酸跨过线粒体膜,进入线粒体完成脂肪氧化。

（二）吸收和代谢

人体每日 L-肉碱的需要量来自饮食摄入和自身生物合成。正常条件下,每日通过饮食摄入的 L-肉碱约为

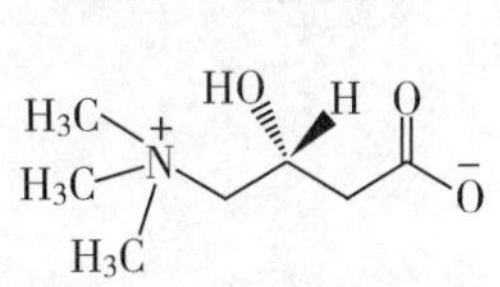

图 1-12-18　肉碱分子结构

50mg,人体合成的 L-肉碱约为 20mg。绝对素食者每日吸收的 L-肉碱小于 5mg,其对 L-肉碱的需求几乎完全依赖生物合成。食物来源的肉碱吸收率为 63%~75%,而 L-肉碱膳食补充剂的人体吸收率仅为 14%~20%。食物中外源性 L-肉碱大部分经肠黏膜酰基化酶催化生成酰基肉碱被肠黏膜吸收,其余肉碱被肠道微生物降解。

血液中的 L-肉碱主要以游离态或酰化形式存在,随血液运送到体内不同的组织和器官。成人体内肉碱含量约为 20~25g,92%~97% 分布于骨骼肌中,其余 5% 存在于血液及细胞外液。骨骼肌和肝脏细胞内肉碱浓度分别比细胞外液中高 90 倍和 75 倍。

人体主要在肝、肾和脑组织中合成 L-肉碱,婴儿体内 L-肉碱合成能力为成人的 10%~30%。合成 1 分子的 L-肉碱需 1 分子赖氨酸和 3 分子蛋氨酸,赖氨酸提供碳链和氮原子,蛋氨酸提供甲基。根据合成 L-肉碱关键酶的分布特征,肝脏和肾脏是人体合成 L-肉碱的主要部位。根据能量代谢特征,心肌和骨骼肌合成的 L-肉碱虽较少,但却是需要量最高的组织。根据严格素食者尿液中肉碱排出量计算,人体合成肉碱的正常速度约为每天每公斤体重 $1.2\mu mol$。

肉碱的合成过程还需要 Fe^{2+}、维生素 C、维生素 B_6 以及协同底物酮戊二酸、NAD-和 O_2(图 1-12-19)。在摄食减少情况下,一方面来自食物的肉碱减少,同时伴随的上述辅助营养素的减少也不利于肉碱的体内合成。因而,进食减少的患者很容易发生肉碱缺乏。实验研究表明,缺乏维生素 C 的豚鼠肾脏肉碱合成速度比正常豚鼠低 8~10 倍,而缺乏铁的孕鼠和幼鼠肝组织中肉碱浓度也明显降低。

L-肉碱主要以短链脂酰肉碱的形式经肾脏随尿液排出,仅有少部分经胆汁排出。正常人体每日 L-肉碱排泄量为 0.8mg/(kg·bw)。经肾小球滤过的 L-肉碱 90%~98% 被肾小管重吸收,肾脏对肉碱的有效重吸收以及体内缓慢的肉碱合成维持着人体内环境中肉碱的稳定。

肉碱及其短链酰基酯衍生物主要通过有机阳离子转运体转运,该转运过程依赖于钠离子内流,且钠离子与肉碱协同转运。OCTN2 基因编码缺陷会出现肉碱缺乏,表现为肌无力等。肾脏刷状缘黏膜上 OCTN2 主要负责肉碱及其短链乙酰肉碱的重吸收。肾脏对肉碱的重吸收是调节人体肉碱总稳态的主要机制。肾衰竭或透析患者的肾脏重吸收功能障碍,引起肉碱的缺乏,可能是透析患者肌肉减少的重要原因。由于肾脏对肉碱的重吸收能力很强,因而即使严格素食者的血浆肉碱也不至于很低。

(三)生物学作用

1. 参与脂肪酸氧化　在脂肪氧化分解产生大量 ATP 供能的过程中,氧化是脂肪酸分解的核心过程,该过程发生在线粒体内。长链脂肪酸和辅酶 A(CoA)结合形成的长链脂酰 CoA 不能直接进入线粒体,而必须经过位于线粒体外膜上的肉碱软脂酰转移酶 I(carnitine palmitoyltransferase I,CPT I)催化,将长链脂肪酸由脂酰 CoA 转移到肉碱上形成酰化肉碱(acylcarnitine esters)后才能由线粒体内膜上的肉碱-酰化肉碱转运酶(carnitine-acylcarnitine translocase)转运进入线粒体。然后在位于线粒体内膜基质上的肉碱软脂酰转移酶 II(carnitine palmitoyltransferase II,CPT II)的催化下,酰化肉碱与线粒体内的 CoA 反应,重新生成长链脂酰 CoA,并进入脂肪酸氧化过程。而游离出来的肉碱则回到线粒体膜外,再参与脂肪酸的传递过程。因此,肉碱对于线粒体利用长链脂肪酸产生能量是必不可少的。当人体内肉碱缺乏时,氧化缺陷,细胞能量产生不足,以及一些中间代谢紊乱而引起一系列临床表现。

Muller 等对 10 位健康成人进行了为期 10 天,1g/d 的 L-肉碱口服实验,结果显示口服 L-肉碱增加了体内血清 L-肉碱浓度,并显著提高了体内长链脂肪酸的氧化。基于此有学者认为,口服 L-肉碱可以增加肌肉的肉碱浓度,从而加速脂肪酸氧化,进而降低体内脂肪的积累,配合有氧运动和低热量膳食减轻体重效果良好。然而,酶促反应动力学指出,人体肌肉在静态时有足够的游离肉碱,可以促使肉碱棕榈酰基转移酶 I(CPT-I)最大限度地发挥其活性。健康人群在无运动无膳食能量控制情况下,单纯口服 L-肉碱,并不能达到减体重的目的。

2. 调节酰化 CoA 与 CoA 的比例　CoA 是许多生化反应中重要的辅助因子。如果存在于细胞溶质、线粒体、过氧化物酶体等细胞成分中的 CoA 完全被酰化,则会影响细胞内一些重要反应的进行。肉碱能储存线粒体内高速率β氧化所产生的过量酰化产物,如可将过剩的酰化 CoA 转化为酰化肉碱,同时释放 CoA,使其能参与细胞内其他的代谢反应。生成的酰化肉碱则保存于细胞内,需要时可再被利用,也可运出细胞被其他组织代谢利用或排泄。肉碱的这一功能对细胞内能量代谢具有重要意义,例如,它能通过减少脂肪酸对丙酮酸脱氢酶的抑制,促进心脏内葡萄糖的氧化供能。在某些基因缺陷性疾病如丙酰 CoA 羧化酶缺乏时,丙酰 CoA 堆积,若不能及时清除,可导致游离 CoA 大量消耗,从而影响细胞的能量代谢。这种疾病的患者可排出大量丙酰肉碱,提示过量的丙酰 CoA 把丙酰基转移给了肉碱。因此,大剂量的药用肉碱被用于治疗此病。酰化肉碱所储存的长链脂肪酸对于细胞膜中脂肪酸的更新、修复过氧化损伤也有重要意义。

3. 抗疲劳功能　乳酸是机体糖无氧酵解的终产物,是

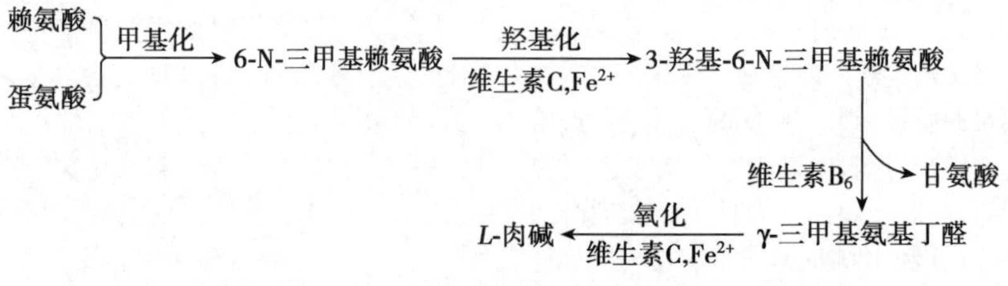

图 1-12-19　肉碱体内合成途径示意图

导致机体疲劳的重要原因。乳酸在体内积累的程度取决于乳酸产生大于清除的速度。左旋肉碱能够明显延长小鼠负重游泳时间,具有抗疲劳作用,而其抗疲劳的作用机制主要与左旋肉碱能够增加肌糖苷原储备,减少运动后肌糖原消耗,抑制乳酸生成,加速乳酸和尿素氮清除有关。左旋肉碱可以通过增加脂肪酸氧化供能减少肌糖原的无氧酵解,抑制乳酸生成,同时加速消除运动中积累的乳酸,而延缓运动性疲劳的产生。

4. 婴儿的必需营养物质 婴儿机体合成 L-肉碱的速度平均仅为成人的 20%,且体内储存量很低,其主要靠外源性 L-肉碱维持血液 L-肉碱水平。婴儿发育较快,需要大量的能量与脂肪,L-肉碱的需要量也增加,膳食 L-肉碱缺乏会影响婴儿对脂肪的利用,引起严重的代谢紊乱,最终导致婴儿发育不良、肌肉乏力、感觉迟钝等。

L-肉碱是婴儿的条件必需营养物质,足月婴儿可通过母乳摄取足够的 L-肉碱(母乳中肉碱浓度 60~70nmol/ml)满足其代谢需要,而早产儿的体内及初乳中 L-肉碱水平均较低,需要额外补充 L-肉碱。食用不含 L-肉碱的配方乳婴儿血浆中肉碱浓度可降至 0.8~2.4mg/L(正常为 4.8~9.7mg/L),因此 6 月龄内人工喂养的婴儿必须补充适量 L-肉碱。另外,接受肠外营养和喂哺大豆蛋白为基础的配方乳的早产儿和新生儿也必须补充足够的 L-肉碱,以保证婴儿的正常发育。

5. 其他作用 给予肉碱能减少由代谢异常引起的小鼠急性氨中毒和死亡。L-肉碱这一作用的可能机制是:①增加肝脏中尿素合成的速度;②通过增加脑内β-羟基丁酸的活性维持脑细胞正常的氧化还原状态。心脏 60%~80% 的能量来自有肉碱参与的代谢,L-肉碱在分解脂肪降低血脂的同时增加心肌能量,其对保护心脏具有理想的双重功效。在缺血、低氧时,因心肌细胞肉碱合成障碍,阻碍脂肪酸氧化,导致 ATP 生成减少,加速了心肌细胞的变性、坏死。因此及时补充肉碱可纠正心肌细胞内线粒体能量代谢,从而起到保护心肌的作用。有研究显示,L-肉碱可以降低老年人血液中的 TG、LDL-C,口服乙酰 L-肉碱 24 周以上也可以降低血压。2 型糖尿病患者口服 L-肉碱可以降低 Ox-LDL-C 水平,降低空腹血糖和 LDL-C,一项 RCT 研究,正常饮食的 74 名平均年龄为 48 岁的非酒精性脂肪肝患者补充 2g/d·L-肉碱 24 周后,观察到 L-肉碱补充组在天冬氨

酸转氨酶、丙氨酸转氨酶、γ-谷氨酰转肽酶、TC、LDL-C、HDL-C、TG、血糖、HOMA-IR、α-肿瘤坏死因子、病理评分等方面均获得了显著改善。Meta 分析显示,用 L-肉碱治疗急性心肌梗死,随访 2 个月,可使急性心肌梗死患者的总死亡率降低 27%,室性心律失常降低 65%,改善 40% 患者的心绞痛症状。

乙酰 L-肉碱还可阻止大脑神经细胞的凋亡,可能与其抗氧化作用有关。补充 L-肉碱对肾病透析患者有益。对不育症、HIV 感染和 ADIS 等均有报道,不一一赘述。

(四)安全性

动物毒理试验和致突变性研究均显示即使很高剂量的 L-肉碱也没有对生物产生遗传毒性、生殖毒性和致突变作用。

人类的研究显示,过多的补充 L-肉碱可引起体臭、胃肠不适,甚至引起恶心、呕吐、腹部绞痛、腹泻。

(五)特定建议值和可耐受最高摄入量

不同人群 L-肉碱摄入量受不同膳食模式、饮食习惯、个体营养状况的影响。肉碱可以从食物中获得,红色肉类及奶制品是肉碱的主要来源,植物性食物中含量极低。一般人每天能从膳食中摄入 50mg 肉碱,素食者摄入更少。素食的成人及儿童血浆肉碱水平通常比混合膳食的对应人群低 10% 和 25%。膳食肉碱的吸收率通常在 55%~90%,而膳食补充剂中的肉碱(0.5~4g/d)的吸收率低一些,约为 15%~25%。目前暂时没有有关肉碱的膳食参考摄入量(DRI)的研究资料。

1. 特定建议值 迄今,未检索到大规模独立研究口服 L-肉碱与健康关系的报道。临床试验和对健康成年人的试验,均未观察到口服 L-肉碱能有效地降低体重、降低血脂。一项 Meta 分析纳入了 4 个试验有 284 例糖尿病患者,口服 L-肉碱 2~3g/d,使空腹血糖降低 14.3mg/dl(95% CI:-23.2~-5.4,P=0.002),总胆固醇 TG 降低 7.8mg/dl(95% CI:-15.5~-0.1,P=0.09),低密度脂蛋白降低 8.8mg/dl(95% CI:-12.2~-8.5,P<0.0001),甘油三酯的变化无统计学意义。其他证据见表 1-12-6。

美国 FNB(Food and Nutrition Board,FNB)对 L-肉碱没有 DRIs 的推荐,NIH 建议通过平衡膳食得到机体需要的 L-肉碱。没有足够的证据证明 L-肉碱能降低一般人群的 LDL-C。所以,鉴于目前没有足够的科学证据显示 L-肉碱

表 1-12-6 几项口服 L-肉碱的减重效果 RCT 研究

作者/年代	国家	研究对象	样本量 (干预 T/对照 C)	研究期限/天	干预措施	干预结果
Villan,2000	澳大利亚	36 名超重的绝经前期健康女性	18/18	56	T:L-肉碱 4g/d 配合运动 C:0	肌肉中的肉碱浓度未改变,体重未降低
Lofgren,2005	美国	70 名健康女性	35/35	70	T:L-肉碱 3g/d 配合膳食控制及运动 C:0	对照组和干预组的体重、体脂含量、腰围等指标上并无明显差异
Elmslie,2006	新西兰	60 名健康人	30/30	182	T:L-肉碱 15mg/(kg·bw)配合膳食控制及运动 C:0	体重、BMI 均有小幅降低

对一般人群的健康效益呈量效关系,故暂不提出 SPL。

2. 可耐受最高摄入量　L-肉碱对实验大鼠的致死剂量为 8.9~9.1g/kg,换算为人体的致死剂量约为 630g/d。

目前认为 L-肉碱对人体安全性较高。美国 FDA 将其列为 GRAS(公认安全无害)级物质,但美国国家毒物检测法以"缺乏足够的毒理学数据"和广泛使用于膳食补充剂为由将 L-肉碱列入亚慢性毒性名单,指出 L-肉碱代谢产物三甲胺和三甲胺氧化物可发生亚硝基化反应生成致癌物质二甲基亚硝胺,但目前尚未发现 L-肉碱可通过该途径或其他途径产生致癌作用的报道。

NIH 认为使用约 3g/d 的 L-肉碱补充剂可能会导致副作用的发生。2003 年 EFSA 认为人体能耐受 3g/d 的 L-肉碱酒石酸盐(相当于 2g/d 的 L-肉碱),引起胃肠不适的剂量为 4~6g/d。6g/d 可出现体臭外,未见其他副作用。其他证据见表 1-12-7。基于以上结果的不一致性,目前尚不能提出 L-肉碱的 UL。

表 1-12-7　口服不同剂量的 L-肉碱不良反应

作者/年代	国家	研究对象	样本量 (干预 T/对照 C)	研究期限	摄入量	不良反应或 副作用
Lenzi,2004	意大利	年轻健康人	56	180 天	2.7g/d L-肉碱	未见显著副作用
Brevetti,1995	意大利	不孕患者	118/127	24 周	3g/d 乙酰 L-肉碱	未见显著副作用
VanOudheusden, 2002	芬兰	注意力缺乏多动症儿童	13/11	90 天	100mg/(kg·d)L-肉碱	出现体臭外,未见其他副作用
Iliceto,1995	意大利	急性心肌梗死患者	233/239	36 小时 5 天	6g/d L-肉碱	部分患者出现体臭外,未见其他副作用
Benvenga,2001	意大利	甲状腺功能亢进患者	40/10	90 天	4g/d L-肉碱	未见显著副作用
Torrioli,1999	意大利	6~13 岁脆性 X 综合征的男童	8/9	365 天	50mg/(kg·d)L-肉碱	未见显著副作用

(六) 主要食物来源

L-肉碱在畜肉、禽肉、鱼和乳制品中含量较高,谷类含量相对较少。一般来说,牛羊肉类的红肉以及肝脏的肉碱含量较高。乳制品中的 L-肉碱主要存在于乳清部分。

二、低聚果糖

低聚果糖(fructooligosaccharides,FOS)属于低聚糖的一种,作为天然成分,存在于洋葱、大蒜、菊苣等食物中。1950 年,Bacon 与 Edelman 在研究酵母转化酶(invertase)时,发现了该转化酶除了具有水解作用外,还有转移糖基作用。在水解薯类块茎中的糖类时生成了一些低聚糖,这些低聚糖后被命名为蔗果三糖(kestose)族低聚糖。1990 年,Wada 证实 FOS 可被双歧杆菌发酵。20 世纪 90 年代后,日本首次成功进行了 FOS 的工业化生产。随着肠道菌群对健康影响认识的加深,低聚糖的研究越来越引起科学家的兴趣。

(一) 结构和理化性质

1. 化学结构　低聚果糖(FOS)又称寡果糖或蔗果低聚糖,是由 1~4 个果糖基通过 β(2-1)糖苷键与蔗糖中的果糖基结合生成的蔗果三糖、蔗果四糖和蔗果五糖等的混合物。其化学结构见图 1-12-20。通常 FOS 聚合度 DP=2~9,而聚合度高的 DP=10~60 个称为菊粉。

2. 理化性质　低聚果糖干品为白色或微黄色粉末,易溶于水,呈现为无色或淡黄色、透明黏稠液体。FOS 的甜度为蔗糖的 30%~60%,味道较蔗糖清爽、纯净,且保水性高于蔗糖。FOS 的热值很低,有四个相关研究的结果为 6.3~9.6kJ/g(平均 7.8kJ/g)。低聚果糖在 pH 中性溶液中稳定性好,在 pH 酸性时易分解,其具有较好的溶解性、耐高温性、抑制淀粉老化非着色性、赋型性、耐碱性、保水性和稳定性,但非吸湿性较差。

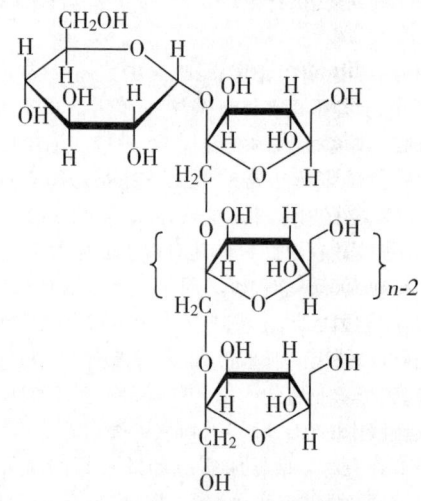

图 1-12-20　FOS 的化学结构式

(二) 吸收和代谢

1. 消化吸收　FOS 几乎不能被蔗糖酶和麦芽糖酶分解,因此在人体胃和小肠内几乎不能被消化和吸收,而是直接进入结肠内被肠道菌群发酵。

体外实验结果显示,当 pH 在 2.25 时,FOS 在人体胃液的水解率仅为 1%;而小鼠肠黏膜匀浆对 FOS 的水解率低于 1%。Alles 等在 1996 年进行的首次 FOS 人体试验表明,给予 15g/d·FOS 连续 7 天,受试者呼气中 H_2 的浓度显著增加,但尿液和粪便样品中均未检测出 FOS。Molis 等的人体干预试验(n=6)表明,摄入 20.1g 的 FOS 中会有 89%±8.3% 的部分进入回肠。进一步证实了几乎不被人体消化吸收的猜想。所以有较低的能量值,也是膳食纤维的组成部分。

2. 代谢和排泄　Pan 等的动物实验表明,FOS 进入回盲肠后被发酵,主要代谢产物有乳酸和挥发性的短链脂肪酸(short chain fatty acids,SCFA)。包括丁酸、乙酸、丙酸等,还产生 H_2 和 CO_2。部分短链脂肪酸被结肠上皮细胞摄取利用,其余的进入肝脏和外周组织,代谢产生 CO_2 和水,经呼气、尿液、汗腺等排出体外。

Alles 的人体试验表明,当 FOS 入量 ≤15g/d 时,几乎全部在结肠内发酵。因此,当大于此摄入量时,将有部分通过粪便排出体外。

(三)生物学作用

FOS 起到其生理功效的直接原因在于:它在上消化道中不能被消化吸收,完整无缺的进入大肠,而在大肠中被宿主厌氧菌群利用。厌氧菌群可以将 FOS 转化生成短链脂肪酸,为宿主提供能量。作为含量最高的短链脂肪酸,乙酸主要为宿主组织提供能量。丙酸可以被结肠上皮细胞作为能量来源,但它最首要的作用还是作为肝脏糖异生作用的底物。丁酸倾向于被结肠上皮细胞所利用。Roediger 发现,在分离出的结肠上皮细胞中,丁酸氧化所需要的氧气占升结肠和降结肠上皮细胞消耗氧气的 70%。

1. 改善肠道菌群 人体肠道内栖息着双歧杆菌、乳酸菌等有益菌,也存在肠杆菌、肠球菌等有害菌。微生态学认为,这些菌群相互依赖、相互制约,双歧杆菌等有益菌占优势是维持肠道健康的重要保证。低聚果糖可选择性的增殖双歧杆菌,从而调节肠道微生态平衡,维持肠道健康。

3 个补充 FOS 的人体干预试验表明,FOS 能够被结肠中双歧杆菌、乳酸菌等利用发酵,从而显著刺激结肠益生菌的生产,改善肠道微生态环境。

Damien Paineau 等研究证实,补充低聚果糖可提高婴儿粪便中双歧杆菌的数量。粪便中的双歧杆菌来源于肠道,粪便中双歧杆菌数量的增加说明低聚果糖可促进肠道中双歧杆菌的增殖。Sirimu Celestin 等研究发现,在羊乳或牛乳中添加低聚果糖可促进发酵过程中双歧杆菌等益生菌的增殖。FOS 被发酵产生的 SCFA 是其拥有润肠通便、增强肠道免疫、预防结肠炎等作用的重要物质基础。

2. 缓解便秘 FOS 促进排泄的机制与其他非消化性碳水化合物类似。已有的小鼠实验和人体实验数据表明,FOS 的促排泄效应有剂量依赖性,且其机制与乳糖相似,有以下几个方面:①促进细菌增殖;②产生气体;③增加体腔渗透压或降低粪便 pH;④吸收水分。

Moore 等人研究了 FOS 对健康婴儿胃肠道的影响。结果发现婴儿对添加 3g FOS 的谷物饮食有良好的耐受性,排便次数平均每日为 1.99 次,比添加麦芽糊精的对照组次数更多,粪便性状更柔软,且无腹泻(diarrhea)发生。我国张雯研究了 14~20g/d 的 FOS 对 30 例小儿便秘者的作用,改善便秘的有效率达 70%,与对照组有显著差异。

3. 调节血脂作用 低聚果糖可有效降低体内游离脂肪酸、甘油三酯和血清胆固醇的含量,对因血脂高而引起的动脉硬化、高血压等心血管疾病有较好的改善作用。Adeela Yasmin 等以大鼠为研究对象所开展的试验研究表明,饮用添加有低聚果糖的乳饮料可明显降低血清中总胆固醇、低密度脂蛋白和甘油三酯的含量,提高高密度脂蛋白的含量。Fernanda Soares da Silva-Morita 等以肥胖大鼠为研究对象所开展的试验表明,摄食低聚果糖具有降血脂功效。刘国红等研究发现低聚果糖不仅能降低正常小鼠血清中甘油三酯的含量,还可减少胃肠道对胆固醇、花生油和猪油的吸收,可见低聚果糖可影响脂类吸收与代谢。

低聚果糖降低血脂和胆固醇的作用机制:①低聚果糖有可溶性膳食纤维特性,肝脏中的胆固醇会转变成胆酸,到达小肠能帮助消化脂肪,然后胆酸会回到肝脏再转变成胆固醇。由于水溶性纤维在小肠中能形成胶状物质将胆酸包围,胆酸便不能通过小肠肠壁被吸收再回到肝脏。而是通过消化道被排出体外。于是,当肠内食物再进行消化需要胆酸时,肝脏只能靠吸收血中的胆固醇来补充消耗的胆酸,从而降低了血中的胆固醇,令冠心病和脑卒中的发病率也随之降低。美国医学界曾对燕麦中的水溶性纤维进行历时三十多年的研究,结果显示它能降低血胆固醇,从而降低心脏病和脑卒中的发病率,在胃肠中可和脂肪结合形成复合物,部分直接排出体外,减少了人对脂肪的吸收。②由于低聚果糖对双歧杆菌的增殖作用,形成的双歧杆菌使低聚果糖分解而产生的短链脂肪酸和乳酸及其盐类。丙酸能抑制肝脏中胆固醇的生成;醋酸盐能抑制肝脏中葡萄糖转化为脂肪。

4. 促进钙、镁等矿质元素的吸收 摄取低聚果糖可以促进肠道对钙、镁、锌、铁等矿物元素的吸收。在普通情况下,人们消化吸收钙不足摄入的 1/2,科学研究已经证明,低聚果糖能提高钙的吸收,低聚果糖自然地在我们的大肠中发酵,酸化后为最大限度地吸收钙创造了理想的条件;志愿人员实验研究显示,钙的吸收能提高到摄入量的 2/3。Griffin 等测试了低聚果糖和水解低聚果糖混合物对处于或临近初潮期的少女钙离子吸收的印象。与安慰剂对照组(进食蔗糖)相比,食谱中每日添加 8g 低聚果糖和水解低聚果糖混合物能增强钙离子吸收,其增强率达 18%。同样的,食谱中添加 FOS 能增强小鼠对镁的吸收,对人体镁离子的吸收也有促进作用。Tahiri 等人设计实验,让绝经后的妇女每日进食中等含量(10g)的 FOS。结果发现,进食 FOS 能增强镁离子的吸收,增强效率达到 12.3%,且伴随血浆镁浓度升高的现象。

低聚果糖促进矿物质元素的吸收机制为:低聚果糖作为一种膳食纤维,具有结合金属离子的作用。其在胃肠中可形成 FOS-矿物质络合物,该络合物到达大肠后,矿物质被释放出来并使之更易于被肠道生物吸收。另外,低聚果糖分解产生的短链脂肪酸降低了肠道的 pH,在酸性环境中,许多矿物质溶解度增加,其生物有效性也得到很大的提高(如磷酸钙)。此外,短链脂肪酸(特别是丁酸盐)还能刺激结膜细胞生长。因而提高肠黏膜对矿物质吸收能力。

5. 增强免疫力,降低患癌风险 低聚果糖通过促进肠道双歧杆菌增殖来调节肠道微生态平衡。双歧杆菌对免疫系统具有双重作用,一方面可引起局部和整体免疫应答的特异抗原,另一方面可影响肠道黏膜免疫细胞群的数量及分布,并在免疫应答调控方面起重要作用。众所周知,双歧杆菌及其代谢产物可增强机体免疫反应,可提高 NK 细胞和巨噬细胞的活性,增加抗体产生,促进免疫因子分泌,从而提高防御能力。因此低聚果糖可通过增殖双歧杆菌来提高机体免疫力。

低聚果糖还可促进维生素 B_1、B_2、B_6、B_{12} 与叶酸的合成,进而提高人体新陈代谢水平,增强机体免疫力和抗病力。动物试验表明,肠道内双歧杆菌的大量繁殖能起到抗癌作用,原因在于双歧杆菌的细胞、细胞壁成分和胞外分泌物提高了机体的免疫力。而低聚果糖可促进双歧杆菌的增殖,故食用低聚果糖可降低患癌风险,提高抗癌能力。

(四)安全性

人们很少观察到 FOS 对机体的毒副作用。安全性评价的相关文献发表时间比较早。自1999年以来,仅有个别的文献涉及 FOS 和(或)菊粉的安全性评价。FOS 对小鼠急性毒性实验结果为 $LD_{50} > 9g/(kg \cdot bw)$,为基本无毒物质。动物的亚急性、生殖毒性、亚慢性乃至慢性毒理研究表明,FOS 在达到 $2664mg/(kg \cdot bw \cdot d)$(相当于 15g/100g 膳食)的剂量时,没有发现对大鼠的致突变、致畸、致癌作用,对孕鼠和仔鼠没有发现生殖毒性和生长发育的异常,没有血生化指标的变化以及组织器官的损伤。

人群调查和人体摄入剂量研究资料表明,婴儿每日可耐受 4.2g 的 FOS;男性一次摄入量 ≤17g,女性一次摄入量 ≤14g 时未发生腹泻;当摄入量达到每日 40g 时,受试者开始出现肠鸣音、胃肠胀气、腹部绞痛或腹泻。

低聚果糖的化学结构明确,在中国已被确认是一种功能性食品配料,广泛应用在食品、保健品等多个领域。2000 年美国 FDA 确认低聚果糖为公认安全物质(GRAS),2003 年美国 FDA 又确认菊粉为公认安全物质。

(五)特定建议值和可耐受最高摄入量

FOS 不仅在天然食物中存在,目前也是加工食品中允许的添加成分。FOS 主要存在于洋葱、菊苣、莴苣、大蒜等食物中,因我国营养调查的数据未给出这些特别食物的日摄入量尚无法计算我国人群对 FOS 的日摄入量。

美国农业部(USDA)在 1994—1996 年期间进行的食物消费量调查,包括了 6000 多种食品。将食物消费量与 FOS 在食物中的含量数据结合起来,计算各年龄段人群每日通过天然食物摄入的 FOS 量,见表 1-12-8。

表 1-12-8　美国人群通过天然食物每日摄入的 FOS 量/(mg·d⁻¹)

年龄/岁	N	人均摄入量	人均摄入量的第 90 百分位数
2~	3701	65.3	145.3
13~	1217	82.0	181.7
≥20	9208	114.2	247.7

Van loo 等发表的西欧人群对菊粉和低聚果糖相关食物的摄入量报道,并结合 FOS 食物含量,估算了欧洲成年人群的 FOS 摄入量,比利时、荷兰、卢森堡成年人群每日平均摄入量为 319mg/d,西班牙的摄入量为 579mg/d,整个西欧平均摄入量为 374mg/d,是美国人均摄入量的 3 倍多。

自美国在 2000 年批准 FOS 为 GRAS 物质后,FOS 广泛地被食品企业作为功效成分添加在加工食品中。因此人体每日摄入 FOS 总量的来源包括天然食物和食品添加物。有研究者再次根据美国农业部(USDA)在 1994—1996 年的消费者食物摄入量调查,计算了消费者从天然食物和加工食品两方面摄入 FOS 的总量(表 1-12-9)。

表 1-12-9　美国消费者估算的 FOS 每日摄入量ᵃ/(mg·d⁻¹)

年龄/岁	N	人均摄入量	人均摄入量的第 90 百分位数
5~11 月龄	350	1624	3085
1~	1294	3896	7054
2~	6726	5407	10 023
13~	1959	6216	12 795
20~	14 787	4370	9085

注:ᵃ本表计算给予各类食物的 FOS 含量以及添加了 FOS 的加工食品,由此表中数据可能高估了 FOS 的实际摄入量

1. **各国使用情况**　美国 FDA 于 2000 年将 FOS 列入 GRAS 名单,并分别制定了在乳制品、饮料、糖果、糕点及肉制品等中的添加量最高可达 15.4%。欧盟给出的食谱中允许添加量的最高量为 15%。日本则允许 FOS 用于保健食品中,含量则高达 37.5%。我国则允许 FOS 用于婴幼儿和孕产妇奶粉中,总量不超过 6.45%;已批准的保健食品中 FOS 的使用量范围为 4~30g/d。

2. **特定建议值**　FOS 的功能主要包括三个方面:改善肠道菌群、缓解便秘和降血脂功能。文献依据见表 1-12-10 的人体试验研究。各研究对于低聚糖的剂量设计是多样的,由每日的 1~25g。各国对 FOS 也只规定了允许的添加量,均没有给出推荐量。本文也暂不提出 SPL。

Brighenti 关于 FOS 对人体血清甘油三酯影响的 Meta 分析,结果表明菊粉对于甘油三酯循环的影响是一致高,食用菊粉型果聚糖可显著降低血清甘油三酯。

3. **可耐受最高摄入量**　目前关于 FOS 的 UL 研究很少,无法提出 FOS 的最高安全用量。

由于 FOS 基本不被人体肠道吸收,容易产生不耐受的肠道症状。Hata 和 Nakajima 发表了成人一次性摄入不同剂量 FOS 后的反应,结果为健康成人摄入量 ≤15g/d 时不会发生任何不耐受症状。但尚未查到中长期的人群补充干预的文献数据支持。

动物的亚急性、生殖毒性、亚慢性、慢性毒理实验结果,FOS 在达到 $2664mg/(kg \cdot bw \cdot d)$ 时,没有发现致突变、致畸、致癌、生殖毒性和生长发育的异常。按照人体 60kg 体重、不确定数 10 计算,相当于人每日摄入 16.0g 的 FOS。这一结果与以上人群试验结果一致。

(六)主要食物来源

FOS 尤其是高分子质量的菊粉自然存在于菊科、石蒜科、百合科、禾本科等植物的根、块茎和果实等部位。主要食物包括:黑麦、小麦、大麦、燕麦和洋葱、韭菜、芦笋、大蒜、菊苣、莴苣、洋姜、番茄等蔬菜,以及香蕉等水果。其中洋葱中 FOS 的含量最高,占干重的 25%~40%。大蒜和菊苣中 FOS 的含量分别占其干重的 25%~35% 和 15%~20%。

三、γ-氨基丁酸

γ-氨基丁酸(γ-amino butyric acid,GABA)是一种广泛存在于动物、植物和微生物体内非蛋白质氨基酸,是哺乳动物、甲壳类动物和昆虫神经系统中最重要的抑制性神经递

表 1-12-10 FOS 改善肠道菌群和通便功能的人体试验研究

作者/年代	国家	研究对象	样本量（干预 T/对照 C）	研究期限/天	干预措施	干预结果
Tokunaga,1993	日	健康人群 21 男/6 女	T1:9 T2:9 T3:9	14	T1:FOS 1g/d T2:FOS 3g/d T3:FOS 5g/d	三组受试者结肠益生菌含量均上升(P<0.05)
Bouhnik,1999	法	健康人群 18 男/22 女	T1:8 T2:8 T3:8 T4:8 C:8	7	T1:FOS 2.5g/d T2:FOS 5g/d T3:FOS 10g/d T4:FOS 20g/d C:FOS 0g/d	T3 和 T4 组受试者比 C 和 T1 组受试者的结肠益生菌含量上升(P<0.05)
Tuohy,2001	英	健康人群 14 男/17 女	T:16 C:15	64	T:含有 FOS 6.6g/d 和 PHGG 3.4g/d 的饼干 C:不含有 FOS 或 PHGG 的饼干	食用 T 组饼干比食用 C 组饼干受试者的结肠益生菌含量升高(P<0.05)
Whelan,2005	英	健康人群 4 男/6 女	自身交叉设计研究	70	摄取标准肠内营养配方 14 天,经 6 周的洗脱期后摄取含 FOS(5.1g/L)和纤维(8.9g/L)营养配方 14 天	摄取含 FOS(5.1g/L)和纤维(8.9g/L)营养配方后受试者比摄取标准肠内营养配方后受试者的粪便内结肠益生菌含量升高(P=0.004)
张帆等,2006	中	健康人群 50 男/50 女	T:50 C:50	14	T:服用 FOS 20ml/d C:空白对照	与 C 组相比,T 组人群的粪便内结肠益生菌含量升高(P<0.01)
杭锋等,2010	中	健康人群 120 人	T:60 C:60	130	T:服用含量≥55% 的低聚果糖 6ml/d(即 3.3g/d) C:果葡糖浆	与 C 组相比,T 组人群的粪便内结肠益生菌含量升高(P<0.01)
张雯,2003	中	便秘小儿 31 男/29 女	T:30 C:30	3	T:服用 FOS 2g/(kg·d) C:对症治疗	T 组小儿便秘改善的有效率达到 70%,C 组小儿便秘改善的有效率为 21%(P<0.01)
Yamashita,1984	日	糖尿病患者	T:18 C:10	14	T:FOS 8g/d C:蔗糖 5g/d	与 C 组相比,T 组 LDL-C 下降(P<0.05)
Genta,2009	阿	肥胖和血脂异常的绝经前妇女	55 人随机分为三组	120	T1:FOS 0.29g/kg·d T2:FOS 0.14g/kg·d C:安慰剂糖浆	T 组摄取 FOS 120d 后受试者 LDL-C 下降(P<0.05)
曲丹,2010	中	高血压前期人群 140 名	T:70 C:70	84	T:口服 FOS 20g/d C:口服麦芽糊精	与 C 组相比,T 组 TC、TG、LDL-C 均下降(P<0.05)

质。在植物体内,GABA 可形成类似脯氨酸的环状结构;而在一些与根瘤菌共生的固氮植物的根瘤中,可以结合态存在。GABA 于 1883 年首次合成,最初仅被认为是植物和微生物的一种代谢产物。1950 年,科学家发现动物脑中存在高浓度的 GABA,在 1950—1965 年间的研究表明 GABA 是哺乳动物中枢神经系统的抑制性神经递质,主要以高肌肽(homocarnosine)的形式分布于脑组织(1~10mmol/L)。

近年来,GABA 在调节血压、脑功能、生长激素分泌、肾功能、肝功能等方面越来越受到人们关注。

（一）结构和理化性质

γ-氨基丁酸的化学名为 4-氨基丁酸,别名:氨酪酸、哌啶酸,分子式为 $C_4H_9NO_2$,相对分子质量为 103.12,其结构如图 1-12-21 所示,氨基位于 γ-C 的位置,一种非蛋白质组成的天然氨基酸。

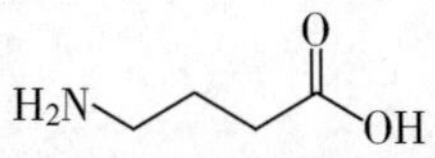

GABA 为白色或几乎白色的结晶或结晶性粉末,微臭,有强吸湿性,在 25℃ 时解离常数 K_a 为 3.7×10^{-11},K_b 为 1.7×10^{-10},密度为 $1.21g/cm^3$,熔点为 203℃（分解）,极易溶于水,微溶于热乙醇,不溶于冷乙醇、乙醚和苯,在常温常压下稳定,在熔点温度以上分解形成吡咯烷酮和水,在强氧化剂作用下分解为氮氧化物、一氧化碳和二氧化碳。

（二）吸收和代谢

迄今,关于 GABA 在人体吸收利用的研究资料较少。目前有以下两种认识:

1. GABA 与其他氨基酸具有相同的吸收机制 主要在小肠中吸收,通过以需钠耗能的主动吸收和 γ-谷氨酰基循环两种途径来吸收和转运。主动吸收以肠黏膜细胞膜上氨基酸转运蛋白为载体,利用细胞内外的 Na^+ 浓度梯度,将氨基酸和 Na^+ 转入细胞内,Na^+ 则借钠泵主动排出细胞。有

图 1-12-21 γ-氨基丁酸的化学结构

研究提示 GABA 在大鼠肠道内与 β-丙氨酸共用一个亚氨基转运蛋白(imino carrier)。此外,GABA 还可能通过 γ-谷氨酰基循环吸收转运。

2. GABA 在肠道内可通过 H^+/GABA 协同转运蛋白进行吸收转运 H^+/氨基酸转运蛋白位于哺乳动物肠道和肾上皮细胞顶膜,具有与亚氨基转运蛋白相同的底物特异性。利用人肠道上皮 Coca-2 细胞的研究显示,口服 GABA 可通过一种 H^+ 依赖、非 Na^+ 依赖的转运机制被吸收进入小肠上皮细胞内,这一过程中涉及一种 H^+/氨基酸协同转运蛋白。

通过放射性同位素标记 GABA,可观察到吸收进入大鼠体内的 GABA 主要分布在肝脏、肾脏以及肌肉组织中。给予6~7周龄雄性大鼠灌胃 GABA(1mg/g·bw),1 小时后,肝脏中 GABA 的浓度达到最高值,3 小时后血液和肾脏中 GABA 的浓度达到最高值,而脑中 GABA 的浓度变化不大。灌胃 5 小时内 20%~35% 的 GABA 被吸收代谢或转化为其他物质。

GABA 合成的主要途径是 L 谷氨酸(L-Glu)脱羧而成,该反应由 GAD 催化,在某些情况下,GABA 可由鸟氨酸和丁二氨转化而来,但这些物质都是由 Glu 生成的,所以说 Glu 是 GABA 的唯一来源。

在细菌和哺乳动物大脑中,GABA 首先在 GABA 转氨酶(7-Aminobutyrate transaminase)的催化下,和 α-酮戊二酸发生转氨作用形成琥珀酸半醛(SSA)和 Glu,然后 SSA 在琥珀酸半醛脱氢酶(succinate semialehydedehydrogenase,SSADH)氧化形成琥珀酸进入三羧酸循环,这些反应和 GAD 催化的 Glu 脱羧反应一起,构成了 α-酮戊二酸氧化成琥珀酸的另一条支路,称之为 GABA 支路(图 1-12-22)。在外周神经组织及某些非神经组织中 GABA 可通过与脑内相同的途径代谢,非神经组织中可能还有其他的合成途径(约1%),例如二胺氧化酶(DAO)、鸟氨酸脱羧酶(OD)途径。

GABA 在啮齿类哺乳动物体内清除速率很快,半衰期约为 20 分钟。人体研究显示口服 GABA(80mg/d)对血浆 GABA 水平无明显影响,提示 GABA 吸收差或清除快。

（三）生物学作用

在脑内,GABA 以突触后抑制作用为主,可通过突触后膜超极化、减少离子内流、降低细胞代谢及氧消耗等机制,使突触后神经元处于保护性抑制状态;在脊髓中,GABA 以突触前抑制为主,可通过突触前抑制减少谷氨酸的释放,从而减少灌注区神经元的死亡。据估计 30%~40% 的中枢神经元可能以 GABA 作为抑制性神经递质,通过与三种特异性受体 GABAA、GABAB、GABAC 受体相互作用发挥生理活性。

1. GABAA 受体 主要位于中枢神经系统(CNS)突触后膜,与 GABA 结合后引起神经元的抑制。GABAA 受体的 GABA 结合位点直接负责 Cl^- 通道的开启。当 GABA 与 GABAA 受体结合后,导致细胞膜上氯离子通道开启,在多数情况下因胞内离子浓度低于胞外浓度,Cl^- 就顺着浓度差进入胞内,胞内膜电位增加而产生超极化,从而抑制神经元兴奋,即 GABAA 受体与 GABA 结合可介导快速的抑制性突触后电位(IPSP)。

2. GABAB 受体 分布于 CNS 及外周组织、内分泌组织和非神经组织(如平滑肌细胞、女性生殖系统、胰腺、膀胱等),激活后可通过突触前和突触后机制产生抑制效应。GABAB 受体是与 G 蛋白耦联的跨膜蛋白,它们与 Ca^{2+} 和 K^+ 离子通道有关。突触前膜 GABAB 受体可作为自身受体及异源受体关闭 Ca^{2+} 通道而减少 GABA 及谷氨酸的释放,从而对神经元产生解除抑制以及抑制两种相反的效应。突触后膜 GABAB 被激活后引起钾离子通道开放,使神经元发生超极化反应,从而对神经元产生抑制效应;此外,GABB 受体激活还与体温调节、脂肪氧化、血压调节、消化系统功能调节等许多作用有关。

3. GABAC 受体 类似于 GABAA 受体,属于配体门控离子通道,中心是氯离子通道。主要存在于视觉神经通路中,可能在视网膜中视杆通路的信息传递和调控中起重要作用。

GABA 与不同受体结合后会产生不同的生物学作用,目前已经比较明确的作用有以下两点:

（1）神经调节作用:GABA 在改善应激和情绪紊乱方面具有重要作用。摄入 GABA 可以提高葡萄糖磷脂酶的活性,从而促进大脑的能量代谢,增加脑血流量和氧供给量改善神经功能;另外,GABA 是神经系统的抑制性传递物质,能结合抗焦虑的脑受体并使之激活,然后与另外一些物质协同作用,阻止与焦虑相关的信息抵达脑指示中枢,进而促进放松和消除神经紧张,以达到抗压、抗焦虑的作用。GABA 现有的人群研究多采用日本资料(表 1-12-11 和表 1-12-12)。

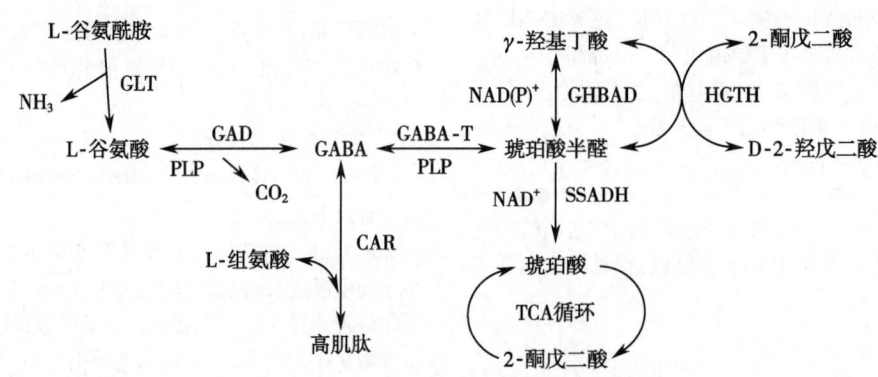

图 1-12-22 GABA 在哺乳动物脑内的代谢

表 1-12-11　GABA 神经调节作用的临床研究

作者/年代	国家	观察人群	样本量	研究期限	摄入量	评估终点
Abdou AM,2006	日本	健康成人	13	单次	100mg 200mg	脑电图 α-波明显增高,而 β-波明显下降;具有放松情绪和减少焦虑情绪效用
Okada T,2000	日本	失眠或抑郁症状绝经期女性	20	干预后 60 分钟测量指标	26.4mg/d	65%失眠或抑郁症状改善;75%绝经期综合征改善
Yoto A,Murao S,Motoki M,2012	日本	脑力劳动后心理应激状态的成人	63	2 天	100mg/d	脑力劳动后导致的脑电图 α-波,β-波下降量减少
Nakamura H,2009	日本	成年男性	12	干预后 30 分钟测量指标	28mg	实验组在算术任务后心率变化恢复较对照组快;唾液嗜铬素 A 的水平无显著变化

表 1-12-12　GABA 对血压影响的临床研究

作者/年代	研究类型	观察人群	样本量	研究期限/周	摄入量/ (mg·d^{-1})	评估终点
Kajimoto O,2004	前瞻性研究	高血压患者	88	8	80	实验组血压相较对照组显著下降
Kajimoto O,2003	前瞻性研究	轻度或中度高血压患者	86	12	12.3	实验组血压比对照组降低约5%
Kajimoto O,2003	前瞻性研究	正常高值高血压患者	108	4	12.3	实验组血压比对照组血压降低约7%
Inoue K,2003	RCT	轻度高血压患者	39	12	10~12	实验组 SBP 显著降低
Shimada M,2009	RCT	正常高值或轻度高血压患者	80	12	40	SBP 与对照组相比显著降低 DBP 下降

(2)对认知功能障碍的调节:通过利用脑质子磁共振波谱(MRS)及功能磁共振(fMRI)测定在阿尔茨海默病(AD)患者和轻度认知功能障碍(MCI)患者的内侧顶叶 GABA 的水平发现,GABA 的水平与听觉、记忆等认知功能成负相关趋势,与 MCI 患者相比,在 AD 患者体内 GABA 水平较高,因此,GABA 在治疗 AD 患者具有潜在的有益作用。目前对认知功能障碍的治疗也有了新的突破,利用 GABAB 受体拮抗剂对通过胆碱能功能障碍引起的认知缺陷具有潜在的治疗价值。

(3)血压调节作用:GABA 能促进脑部血流、增加氧气供给、促进脑的代谢,另一方面作用于脊髓的血管运动中枢,有效促进血管扩张,达到降低血压的作用。研究发现 GABA 受体的激活会参与血压及心率的控制,通过改善中枢或外周 GABA 能系统,使 GABA 受体激动剂与 GABA 受体激动剂参与药物去治疗心血管疾病,如 GABA 作为一种胶原蛋白Ⅵ抑制剂参与内源性负反馈机制去激活血小板,所以 GABA 具有潜在的治疗与血小板激活相关的心血管疾病的功效,比如心肌梗死、脑卒中、高血压等。

(4)改善睡眠作用:GABA 可以让亢奋的脑细胞休息,抑制神经细胞过度兴奋,达到改善睡眠的作用。因其可促使大脑冷静下来,又被称为"大脑天然镇静剂"。

(四)安全性

目前关于 GABA 的过量危害与毒性资料尚缺乏,但有报道认为很大量摄入时可能会导致焦虑、口周和肢端麻木、呼吸急促、轻度胃肠道功能紊乱(恶心、呕吐、腹泻等)、瞌睡等症状。

小样本人体试食试验研究显示:一次性服 GABA(5~18g/d)连续 4 天,均可良好耐受,并且对血糖、心率和血压均未产生不良影响;12 名志愿者(3 男、9 女),隔日服用 GABA(0、5g/d、10g/d),连续 5 天,胰岛素和胰高血糖素免疫反应增高,但是可逆的,在 180 分钟内可恢复到基线水平,对血糖水平没有影响;口服 GABA(80mg/d)对血浆 GABA 水平无明显影响。曾有报道临床上静脉滴注 GABA(1~4g/500ml,2~3 小时)出现胸闷、气急、呼吸困难(12 次/分)、血压下降、运动失调、肌无力等不良反应。

(五)特定建议值和可耐受最高摄入量

GABA 广泛存在于各种天然食物中,但含量较低,在发酵食品中含量较高,富含 GABA 的食品有:番茄、马铃薯、南瓜、韩国料理、日本料理、朝鲜泡菜等,这些食物中 GABA 含量为 27.5~74.5mg/100g;绿茶中 GABA 含量为 100~200mg/100g;此外,根据日本健康与营养调查 2005 年的数据估计,日本人从天然食品中摄取的 GABA 约为 80.20mg/(人·d)。

根据美国卫生统计中心 2003—2004 年进行的国家健康和营养调查(NHANES)数据估计的美国居民 GABA 摄入水平如下:约 37.2%的美国人会通过上述食品摄入 GABA,全人群的平均 GABA 摄入水平为 47.03mg/(人·d)[0.73mg/(kg·d)],食用者平均摄入水平为 126.30mg/(人·d)[1.97mg/(kg·d)]。

目前没有 GABA 缺乏和过量特异性的临床症状或体征。

通常认为健康成人血浆 GABA 水平为 100~130pmol/ml,但有研究认为 GHBA 是 GABA 的主要代谢产物和合成前体,血浆 GABA 代谢酶 GAD、GABA-T 以及血浆 L-谷氨酸水平、琥珀酸半醛均为 GABA 合成或代谢过程中的关键酶或代谢产物,可能对于 GABA 营养状况的评价具有一定的参考价值,但目前尚缺相关的研究证据。

1. 各国应用情况　中国 2009 年卫生部第 12 号令,批准 GABA 作为新资源食品用于食品生产加工中,饮料、可可制品、巧克力和巧克力制品、糖果、焙烤食品、膨化食品,但不包括婴幼儿食品。欧洲 2010 年 9 月批准新资源食品,未给出推荐量。

GABA 于 2008 年通过美国 FDA 的 GRAS 认证认为:GABA 可代谢为无毒物质,并容易从体内清除;GABA 对大鼠的 NOAEL 为 5mg/(kg·bw·d);GABA 口服(18g/d),持续 4 天,或 1000mg/d,持续 12 个月,无任何与 GABA 有关的不良反应。JECFA 认为 GABA 属于无需关注安全的物质。

2. 特定建议值 目前,关于 GABA 尚未见人体耗竭代谢平衡试验、组织饱和度或分子功能与摄入量的关系以及人群状况与摄入量关系的相关实验研究或流行病学观察资料。因此缺乏提出推荐摄入量的基础性资料。

3. 可耐受最高摄入量 GABA 小鼠经口 LD$_{50}$ 为 12~15.55g/(kg·bw)大鼠经口 LD$_{50}$>1000mg/(kg·bw)。积毒性采用剂量递增法测得 GABA 对昆明小鼠的蓄积系数 K>5,无蓄积毒性作用。90 天喂养实验显示连续经口给予大鼠 GABA[2mg/(kg·bw·d)、5mg/(kg·bw·d)]90 天,未观察到毒性反应,得出 NOAEL 为 5mg/(kg·bw·d)。长期给予大鼠、狗 GABA[1mg/(kg·bw·d)]可很好地耐受,未产生毒性反应。

人体观察表明,高血压患者研究中最大使用量 120mg/d;人体一次性口服 5g GABA,血浆 GH 可升高 5 倍。

（六）主要食物来源

GABA 在食物中普遍存在,含量较高的食品有龙眼、绿茶、菠菜、土豆、山药、南瓜、坚果、米糠、全谷物、动物肝脏等。发酵食品中 GABA 含量也较高。

四、牛磺酸

牛磺酸(taurine)是半胱氨酸的代谢产物,1827 年首次从牛胆汁中被分离出来,1975 年在动物实验中发现膳食中缺乏牛磺酸与视网膜变性有关。

（一）结构

牛磺酸,化学名为 2-氨基乙磺酸,是由半胱氨酸经脱羧基并将硫氧化为磺酸根而衍生的一种 β-氨基乙磺酸。牛磺酸的结构见图 1-12-23。

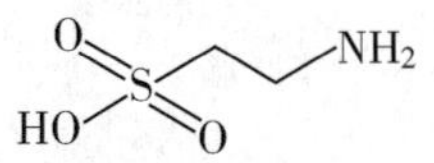

图 1-12-23 牛磺酸化学结构

（二）吸收与代谢

牛磺酸的有效吸收依赖于氨基酸或牛磺酸转运系统,该转运系统是存在于小肠黏膜细胞刷状缘细胞内的 Na^+ 和 Cl^- 依赖性载体,用于转运牛磺酸、β-丙氨酸和 γ-氨基丁酸。

牛磺酸和大多数氨基酸不同,通常不被肾小管完全重吸收,且排泄量变化较大。由于牛磺酸膳食摄入量的差异和牛磺酸重吸收的适应性调节,尿中牛磺酸水平变化范围很大。据报道,摄入不含牛磺酸膳食的素食成人的尿牛磺酸水平为 250μmol/d,而混合膳食成人的牛磺酸排泄量通常超过每天 600μmol/d,而高于 1000μmol/d 者也并非罕见。

正常情况下,肾脏通过调节近端小管刷状缘膜的 TauT 转运蛋白表达来调节体内牛磺酸的储存量,以适应膳食牛磺酸摄入量的变化。当膳食牛磺酸或其前体摄入量不足时,由于牛磺酸转运活性的提高,增加了牛磺酸从肾脏滤液中的重吸收,减少了尿中牛磺酸的排泄量,组织牛磺酸的储存量得以维持,可见肾脏牛磺酸浓度是肾脏中牛磺酸转运活性变化的信号(图 1-12-24)。

（三）生物学作用

1. 结合胆汁酸 牛磺酸已被充分认识的生物学功能是其结合胆汁酸的作用。牛磺酸胆酸结合物(taurocholate)是脊椎动物体内牛磺酸的主要代谢产物。牛磺酸胆酸结合

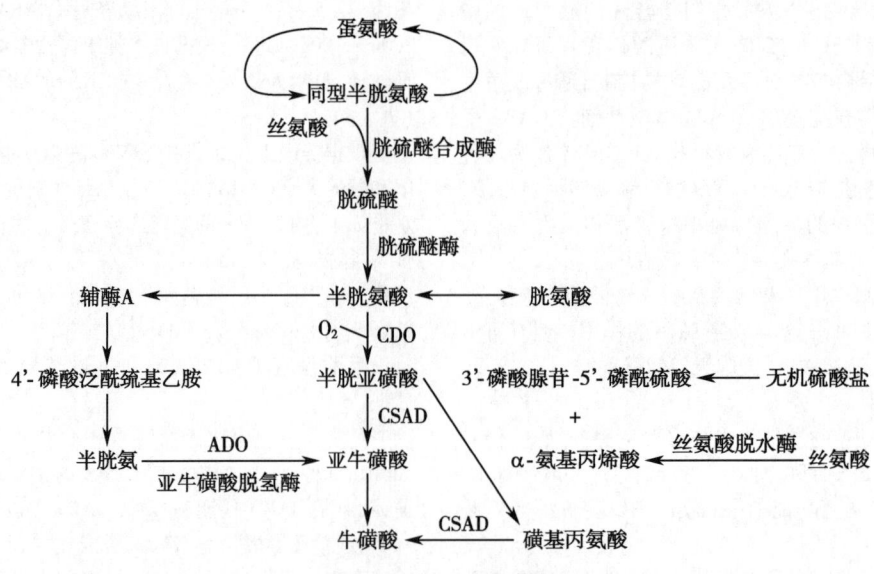

图 1-12-24 牛磺酸代谢

摘自:A Catharine Ross,Benjamin Caballero,Robert J. Cousins,et al. Modern Nutrition in Health and Disease. 11th ed. New York:Lippincott Williams Wilkins,2014.

物是一种高效胆盐,由于其磺酸基团易于电离和溶解,延缓了重吸收,增加了在肠道内的浓度。牛磺酸也可与其他一些化合物如全反式视黄酸等结合,以增加它们的极性和水溶性,因而增加了从体内的清除率。

人体内的胆汁酸既能与牛磺酸结合也能与甘氨酸结合,成人牛磺胆酸盐与甘氨胆酸盐的比值约为3:1,但个体间有差异,并且随肝脏中牛磺酸浓度的变化而变化。与之相比,胎儿和新生儿是专一牛磺酸结合者,一般在3周龄之前不易发现甘氨酸结合物,但缺乏膳食牛磺酸的婴儿很快可出现甘氨酸结合物。在小于33孕周的早产儿中,牛磺酸补充剂引起胆固醇合成降低,胆汁酸排泄量增加,脂肪酸吸收量增加;但在周龄较大的早产儿及足月婴儿中未发生此现象。

2. 抗氧化　牛磺酸是过氧化产物特别是含氧氯基(oxychloride group)的有效清除剂。作为一种抗氧化剂一方面牛磺酸可通过上调细胞内的抗氧化防卫系统间接作用清除活性氧。另一方面,牛磺酸还可以抑制活性氧的产生。

3. 参与大脑和视网膜的正常发育　牛磺酸作为重要神经递质存在于感光细胞内,参与了视网膜细胞的生长发育,对维持正常视网膜功能起到重要作用。

1975年发现用几乎不含牛磺酸的饲料喂养猫可发生伴有低视黄醛和低血浆牛磺酸浓度的视网膜变性。缺乏牛磺酸的灵长类动物可出现视网膜改变、视敏度受损、感光器外层色素膜超微结构变性等现象,在幼年动物中病变更为严重。一些营养来源完全依赖于不含牛磺酸的配方奶或肠外营养制剂的婴儿和儿童,在眼底镜和电生理检测中表现为视网膜异常和脑干听觉反应发育不全。用缺乏牛磺酸的精制配方奶喂养的婴儿其血浆和尿中的牛磺酸含量低于完全用母乳喂养的婴儿。由于越来越多的证据表明牛磺酸可能具有促进生长发育的作用,从20世纪80年代中期以来,多数婴儿配方奶中已添加了牛磺酸。

4. 其他作用　牛磺酸在许多组织如骨骼肌及中枢神经系统中含量较高。在许多海洋非脊椎动物和鱼类中,牛磺酸参与渗透压的调节,在哺乳动物中也有调节组织渗透压的作用。牛磺酸还调节许多依赖 Ca^{2+} 的生理过程,并参与磷脂/Ca^{2+} 的相互作用。还参与体内脂肪和脂溶性物质的吸收,从而起到降低胆固醇、提高高密度脂蛋白、防止动脉粥样硬化的作用。

(四) 人体牛磺酸水平的测定与评价

人体血浆牛磺酸浓度变化范围较大。人群血浆牛磺酸平均浓度变化范围为 $39\sim116\mu mol/L$。在一小样本成年人群中全血牛磺酸浓度变化范围为 $160\sim320\mu mol/L$,其均值为 $225\mu mol/L$。血浆牛磺酸浓度随牛磺酸摄入量变化的速度要快于全血牛磺酸浓度(过量摄入和衰竭除外)。一般而言,素食者的血浆牛磺酸浓度低于混合膳食者,女性低于男性。

(五) 安全性

在给雌猫及其子代喂以含1%牛磺酸饲料的实验中,Sturman和Messing未发现高剂量的牛磺酸有任何不利影响的证据。事实上牛磺酸被认为对高剂量半胱氨酸的毒性还具有保护作用。

(六) 食物来源

虽然牛磺酸是含硫氨基酸的代谢产物,但它通常也从膳食中获得。牛磺酸广泛存在于动物性食品中,而多数植物性食品缺乏牛磺酸或含量很低。有报道称一些海藻类植物中牛磺酸含量相对较高。对英国严格素食者的膳食分析未发现可检测到的牛磺酸,而混合膳食中牛磺酸含量为 $463\mu mol \pm156(SE)\mu mol/d$。美国一临床研究中心对混合膳食成人的分析显示,牛磺酸摄入量为 $1000\sim1200\mu mol/d$。研究者一致认为,对于婴儿以及在某些特殊情况下的成人,牛磺酸是条件必需营养素。哺乳妇女早期乳汁(1~7天)中牛磺酸含量为 $413\pm71(SE)\mu mol/L$,晚期乳汁(>7天)中含量为 $337\pm28\mu mol/L$。由于出生时婴儿大脑和视网膜均未发育完全,对牛磺酸缺乏较为敏感,因此在婴儿配方奶和儿童喂养液中加入牛磺酸是明智的做法。目前全世界已普遍在婴儿配方奶和儿童喂养液中加入牛磺酸。婴儿配方奶中加入的牛磺酸水平相对高于人乳中的水平,而早产儿的配方奶中牛磺酸水平更高。

(梁惠　王光亚　钟才云　凌文华　耿珊珊　戈娜)

参 考 文 献

1. 葛可佑. 中国营养科学全书. 北京:人民卫生出版社,2004.
2. 中国营养学会. 中国居民膳食营养素参考摄入量(2013版). 北京:科学出版社,2014.
3. Abdollahi E, Momtazi AA, Johnston TP, et al. Therapeutic effects of curcumin in inflammatory and immune-mediated diseases:A nature-made jack-of-all-trades? Journal of Cellular Physiology, 2017, 233 (2):830-848.
4. Chaudhary P, Sharma A, Singh B, et al. Bioactivities of phytochemicals present in tomato. J Food Sci Technol, 2018, 55(8):2833-2849.
5. Choi RY, Chortkoff SC, Gorusupudi A, et al. Crystalline maculopathy associated with high-dose lutein supplementation. JAMA Ophthalmol, 2016, 134 (12):1445-1448.
6. Hu J, Webster D, Cao J, et al. The safety of green tea and green tea extract consumption in adults-results of a systematic review. Regul Toxicol Pharmacol, 2018, 95:412-433.
7. Li WR, Ma YK, Shi QS, et al. Diallyl disulfide from garlic oil inhibits Pseudomonas aeruginosa virulence factors by inactivating key quorum sensing genes. Applied Microbiology & Biotechnology, 2018, 102 (17):7555-7564.
8. Ma Y, Li R, Liu Y, et al. Protective Effect of Aplysin supplementation on intestinal permeability and microbiota in rats treated with ethanol and iron. Nutrients, 2018, 10(6):681-695.
9. McRae M. P. The benefits of dietary fiber intake on reducing the risk of cancer:an umbrella review of meta-analyses. J Chiropr Med, 2018, 17(2):90-96.
10. Mohammadi V, Dehghani S, Askari G. Does Alpha-lipoic acid supplement regulate blood pressure? A systematic review of randomized, double-blind placebo-controlled clinical trials. International Journal of Preventive Medicine, 2017, 8(1):122-155.
11. Ozturk O, Saygin M, Ozmen O, et al. The effects of chronic smoking on lung tissue and the role of alpha lipoic acid. Biotechnic & Histochemistry, 2018, 93(7):526-535.
12. Ripps H, Shen W. Review:Taurine:A "very essential" amino acid.

Molecular Vision,2012,18:2673-2686.

13. Sirimu Celestin,Thorat SS,Desale RJ,et al. Effect of milk supplementation with fructooligosaccharides and inulin on viable counts of probiotic bacteria in goat and cow Milk Yoghurts. IOSR Journal of Environmental Science,Toxicology and Food Technology,2015,9 (7):6-12.

14. Van Die MD,Bone KM,Williams SG,et al. Soy and soy isoflavones in prostate cancer:a systematic review and meta-analysis of randomized controlled trials. BJU Int,2014,113(5b):E119-E130.

15. Wallace TC,Giusti MM. Anthocyanins. Adv Nutr,2015,6(5):620-622.

16. Williams BA,Grant LJ,Gidley MJ,et al. Gut fermentation of dietary fibres:physico-chemistry of plant cell walls and implications for health. Int J Mol Sci,2017,18(10):2203-2228.

17. Yu HH,Zhang L,Yu F,et al. Epigallocatechin-3-gallate and Epigallocatechin- 3-O-(3-O-methyl)-gallate Enhance the Bonding Stability of an Etch-and-Rinse Adhesive to Dentin. Materials (Basel), 2017,10(2):183-202.

18. Zhang L,Wang Y,Li D. The absorption,distribution,metabolism and excretion of procyanidins. Food Funct,2016,7(3):1273-1281.

19. Zhang YB,Chen WH,Guo JJ,et al. Soy isoflavone supplementation could reduce body weight and improve glucose metabolism in non-Asian postmenopausal women--a meta-analysis. Nutrition,2013,29 (1):8-14.

第十三章

营养与组学

组学(omics)主要包括基因组学、转录组学、表观遗传组学、蛋白质组学、代谢组学、宏基因组学等,旨在对生物分子池进行集体表征和定量分析,了解生物个体和整体的分子结构、功能和动力学等相关信息。高通量组学方法的应用产生了"海量"基因组、转录组、蛋白质组和代谢组等组学数据。整合组学数据,对生物过程从基因、转录、蛋白和代谢水平进行全面深入的阐释,可以更好地对生物学系统和作用机制进行全面了解。随着人类基因组计划的完成,这些组学取得了巨大进展,为在营养学领域研究膳食与基因的交互作用创造了良好的技术支撑条件。在此背景下,营养组学应运而生,并迅速成为营养学研究的新前沿。

营养组学是运用组学技术探知营养素对机体的基因、蛋白质以及代谢发生作用的新兴研究领域,其主要包括:①营养基因组学(nutrigenomics),着力研究营养素与基因之间相互作用,及其对机体健康影响的规律和机制,并据此提出促进健康和防止营养相关疾病措施;②营养表观遗传学(nutriepigenetics),研究营养素引起的表观遗传变化,从而阐明营养素对健康的影响;③营养蛋白质组学(nutriproteomics),是指应用蛋白质组学方法,研究营养素、膳食或食物活性成分对机体蛋白质表达的影响及对蛋白质翻译后的修饰作用,以及发现营养相关疾病的蛋白质标志物,用于疾病的诊断与预防,发病机制和代谢通路研究;④营养代谢组学(nutrimetabolomics),是指利用代谢组学技术,系统研究在不同健康状态与疾病状态下,膳食与机体代谢之间的相互作用及其对健康的影响。

营养组学通过整合多种"组学"技术获得的遗传信息,重点研究某些营养素和膳食成分与基因、蛋白质与机体代谢的交互作用及其对人类健康的影响。通过研究,将建立基于个体基因组结构特征、蛋白质表达与代谢特点的精准营养干预手段,提出更具个体化的营养政策,进而使营养学研究的成果能够更有效地应用于疾病的预防,促进人类健康。

本章将在介绍多组学(包括基因组学、蛋白质学和代谢组学)的产生背景、研究内容、主要技术与应用的基础上,系统论述各种组学技术在营养学研究中的应用,着重介绍营养基因组学、营养蛋白质组学以及营养代谢组学的兴起与研究进展。

第一节 组学概述

基因组学(genomics)通过对生物体所有基因进行基因组作图、核苷酸序列分析、基因定位和基因功能分析,揭示整套基因及其产物在疾病和健康状态下的作用方式。转录

组学(transcriptomics)是指在整体水平上研究细胞中基因转录的情况及转录调控规律的一门学科。表观遗传学(epigenetics)是指在不改变 DNA 序列的情况下,生物表现型发生改变、保持相对稳定和遗传。表观遗传变化主要是来自染色体的构建、组蛋白和 DNA 的修饰,包括 DNA 的甲基化、组蛋白的甲基化、泛素化、乙酰化、磷酸化修饰或去修饰作用。表观遗传组学(epigenomics)是在基因组水平上对表观遗传学改变的研究。蛋白质组学(proteomics)旨在阐明生物体各种生物基因组在细胞或组织中表达的全部蛋白质的表达模式及其功能模式,包括鉴定蛋白质的表达、修饰形式、结构、功能及相互作用等。代谢组学(metabolomics)是指对因环境因素刺激、病理生理扰动或遗传修饰等因素引起的机体多种代谢指标动态变化的系统性定量检测。宏基因组学(metagenomics)是在微生物基因组学的基础上发展起来的,通过直接从环境样品中提取全部微生物的 DNA 构建宏基因组文库,利用基因组学的研究策略来研究其遗传组成及群落功能。

基因组学、蛋白质组学和代谢组学等各种"组学"研究在生命科学领域中发挥其各自的作用,分别从调控生命过程的不同层面进行研究,使人们能够从分子水平研究生命现象、探讨生命的本质,逐步系统地认识生命发展的规律。这些"组学"手段加上生物信息学,成为系统生物学的重要组成部分。组学的常用术语归纳于表 1-13-1 中。

表 1-13-1 组学常用术语

中英文名称	释义
基因组(genome)	个体或细胞所含的全套基因的总称
宏基因组(metagenome)	特定环境中全部微小生物(包括细菌、古菌和真菌等)遗传物质 DNA 的总和
转录组(transcriptome)	一个活细胞所能转录出来的所有 RNA 的总和
蛋白质组(proteome)	指一个基因组或一个细胞、组织表达的所有蛋白质
代谢组(metabolome)	某一生物或细胞在某一特定生理时期内所有的低分子量代谢产物
基因组学(genomics)	研究构成生物体所有基因以及这些基因间的关系
蛋白质组学(proteomics)	研究在特定细胞、组织或器官中发现的全部蛋白质
代谢组学(metabolomics)	研究在特定细胞、组织或器官中发现的代谢谱

一、基因组学

基因组学主要研究基因组的结构、功能及表达产物的学科。基因组的产物不仅是蛋白质，还有许多复杂功能的RNA。包括三个不同的亚领域，即结构基因组学、功能基因组学和比较基因组学。

（一）基因组学的产生背景

1985年，美国能源部率先提出了旨在阐明人类基因组DNA长达$3×10^9$碱基对序列的研究计划，这就是人类基因组计划（human genome project，HGP）的雏形。1986年，诺贝尔奖获得者杜伯克第一次明确提出了HGP计划。HGP计划的基本任务可概括为4张图谱，即遗传图谱、物理图谱、序列图谱和基因图谱。人类基因组计划与"曼哈顿"原子弹计划、"阿波罗"登月计划并称为自然科学史上的"三计划"。

在上述基因组学的三个亚领域中，结构基因组学是指应用遗传学及分子生物学方法为不同的生物尤其是人类绘制完整的基因组图谱和基因组序列；功能基因组学旨在发现特定基因的生物学功能，揭示整套基因及其产物在疾病和健康状态下的作用方式。比较基因组学是在基因组图谱和测序的基础上，对已知基因和基因组结构进行比较，以了解基因的功能、表达机制和物种进化。

（二）基因组学的研究内容

1. 基因新功能的研究　人类基因组大约由30亿个碱基对构成。尽管基因组DNA序列已经被破译，但在全部基因中也只有约10%基因的功能是已知的或仅知道其部分功能，对其他基因的表达产物及其生物学功能尚不了解。研究表明，在功能基因组研究中，功能缺失（loss of function，LOF）策略具有特殊重要的地位，研究技术包括反义RNA、核酶、基因敲除等，尤其是近年来发展起来的RNA干扰技术使得对未知功能基因的研究变得较为切实易行。

2. 基因多态性分析　人类基因组计划得到的基因组序列虽然具有代表性，但是每个人的基因组并非完全一样，基因组序列存在着差异。人类基因组序列存在众多的DNA多态性位点，其中90%以上是单核苷酸多态性（single nucleotide polymorphism，SNP）现象。据估计约每1000个碱基序列中会有一个SNP。估计人类基因组中大约有几百万个SNPs位点。人们发现SNP位点并不是随机存在的，通常聚集并形成单倍体基因型。据估计这些单倍体基因型约有10万对。大多数SNP位点位于基因的非编码区，还有些位点虽然位于基因的编码区，但其所致编码序列的改变并不影响翻译后的氨基酸序列，这种SNP对个体的表现型并无影响。但是，有的SNP位点位于基因启动子中，导致基因转录活性的改变，使该基因的表达水平发生改变，导致蛋白质组内相互关系的改变，进而使细胞表型和生物学功能发生异常。有些SNP位点位于蛋白质编码区，可能影响到翻译后相应的氨基酸序列，这可能导致蛋白功能的异常，最终导致对特定环境或致病因素反应敏感性的改变。

基因组的差异反映在表型上就形成个体的差异，与人种特征以及遗传疾病的诊断和治疗密切相关。比如，有的人吸烟、喝酒却长寿；也有人自幼就体弱多病；同一种肿瘤治疗药物对一些人非常有效，而对另一些人则完全无效。其原因就在于他们的基因组中存在的差异。

现在普遍认为，SNP研究是人类基因组计划走向应用的重要步骤。SNP将提供一个强有力的工具，用于患病高危群体的发现、疾病相关基因的鉴定、药物的设计和测试等。大量存在的SNP位点，使人们有机会发现与各种疾病相关的基因突变；有些SNP并不直接导致致病基因的表达，但由于它们与某些疾病基因相邻，而成为重要的遗传标记。因此，如果能够收集SNP信息，个性化治疗时代将会来临。

DNA多态性的传统分析方法有限制性内切酶片段长度多态性分析、DNA测序技术、单链DNA构象多态性分析和扩增片段长度多态性分析等。近年来发展起来的方法包括Taqman探针技术、DNA芯片（DNA chip）分析、变性高效液相色谱（denaturing high performance liquid chromatography，DHPLC）等。

3. 基因组表达及调控的研究　功能基因组学研究的重要内容是在全细胞水平识别所有基因组表达产物的mRNA，阐明其在发育过程和不同环境条件下时、空的整体调控网络及其表达的特性；还包括对致病基因、疾病相关基因以及具有重要生物功能基因的分离、克隆和功能的研究等内容。

通过对基因组表达产物mRNA的差异显示的研究，观察正常个体与患病个体、不同发育阶段的个体、药物治疗前后mRNA表达的差异，就可以根据细胞功能及表型的变化，推测其所表达的蛋白质的功能，进而破译其发病机制，寻找疾病相关基因和用于基因治疗的靶基因以及研发基因工程药物等，并把研究成果应用到疾病的诊断与治疗之中。

筛选差异表达基因的方法主要包括cDNA的扩增片段长度多态性、示差筛选、扣除杂交、mRNA差异显示、代表性差异分析、抑制性消减杂交、基因表达系列分析、生物芯片和DNA微阵列技术等。

（三）基因组学的研究技术

1. 结构基因组学常用技术　主要包括微量化技术、高通量DNA测序技术和单核苷酸测序技术等。

2. 功能基因组学常用技术　主要包括DNA微阵列（DNA microarray）技术、寡核苷酸芯片（oligonucleotide chip）技术和系列分析基因表达（serial analysis of gene expression，SAGE）技术等。

3. 全基因组关联分析（genome wide association study，GWAS）技术　GWAS是应用人类基因组中数以百万计的SNP为标记进行病例-对照关联分析，以期发现影响复杂性疾病发生的遗传特征的一种新策略。2005年，Science杂志首次报道了年龄相关性视网膜黄斑变性GWAS结果，在医学界和遗传学界引起了极大的轰动。随后，包括心肌梗死、2型糖尿病、系统性红斑狼疮、克罗恩病（Crohn's disease）、肥胖、糖尿病、冠心病、精神分裂症、风湿性关节炎、乳腺癌、前列腺癌、白血病等多种疾病的GWAS研究取得显著进展。主要体现在确定了这些疾病的致病基因、相关基因、易感区域和SNP变异。通过GWAS已经发现许多以前未知的与性状或疾病相关的位点和染色体区域，为了解人类复杂性疾病的分子发病机制提供了更多的线索。

GWAS采用的研究方式与传统的候选基因病例-对照（case-control）关联分析一致，即如果人群基因组中一些SNP与某种疾病相关联，理论上这些疾病相关SNP等位基因频率在某种疾病患者中应高于未患病对照人群。目前GWAS主要采用两阶段（two-stage design）或多阶段研究（multiple-stage design）。GWAS最主要的特点是应用覆盖人类全基因组的SNP进行研究。GWAS多选择覆盖全基因组的500 000到1 000 000个SNP作为标记进行。

二、蛋白质组学

蛋白质组学（proteomics）是通过组学研究阐明生物体各种生物基因组在细胞中表达的全部蛋白质的表达模式及功能模式的学科。包括鉴定蛋白质的表达、存在方式（修饰形式）、结构、功能和相互作用等。定量蛋白质组学（quantitative proteomics）是对一个基因组表达的全部蛋白质或一个复杂混合体系内所有蛋白质进行精确鉴定和定量，可用于筛选和寻找任何因素引起的样本之间的差异表达蛋白，结合生物信息学揭示细胞生理病理功能，同时也可对某些关键蛋白进行定性和定量分析。

（一）蛋白质组学的产生背景

蛋白质是生命功能的执行者，是生命现象的直接体现者，对蛋白质结构和功能的研究将直接阐明生命在生理或病理条件下的变化机制。因此，在蛋白质水平上揭示与确证人类基因组中约1/2基因及其功能，即成为后基因组时代生命科学面临的重要任务。

蛋白质本身的存在形式和活动规律，如翻译后修饰、蛋白质间相互作用以及蛋白质构象等问题，仍依赖于直接对蛋白质的研究来解决。蛋白质的可变性和复杂多样性等特殊性质导致了蛋白质研究技术远比核酸技术要复杂和困难得多。因而，传统的对单个蛋白质进行研究的方式已无法满足后基因组时代的要求。因为：①生命过程往往受到多因素影响，必然涉及多个蛋白质；②多个蛋白质的参与是交织成网络的，或平行发生，或呈级联因果；③在执行生理功能时蛋白质的表现是多样的、动态的，并不像基因组那样固定不变。因此，要对生命的复杂活动有全面和深入的认识，必然要在整体、动态、网络水平上对蛋白质进行研究。

1994年，澳大利亚Wilkins和Williams首次提出了"蛋白质组"的概念，蛋白质组（proteome）是指一个细胞、组织或生物体中的所有蛋白质。并于1995年发表了对支原体蛋白质组研究的成果。随后，美国和欧洲的10多个实验室相继开展了蛋白质组研究，研究对象从原核生物扩展到酵母、线虫乃至人体病理组织与细胞，从而导致蛋白质组学（proteomics）的诞生。

蛋白质组学主要研究细胞或组织内表达的全部蛋白质及其表达模式。蛋白质组学采用大规模、高通量、高灵敏度的技术手段，通过全局性研究基因组所表达的所有蛋白质在不同时间与空间的表达谱和功能谱，全景式地揭示生命活动的本质。

（二）蛋白质组学的研究内容与研究技术

蛋白质组学的主要研究内容包括：①组成性蛋白质组学研究。针对有关基因组或转录组数据库的细胞、组织或生物体，建立其蛋白质组或亚蛋白质组及其蛋白质组连锁群。②比较蛋白质组学研究。以重要生命过程或重大疾病为对象，进行重要生理病理体系或过程的局部蛋白质组研究。③蛋白质组学支撑技术平台和生物信息学研究。

蛋白质组学的研究范围涉及蛋白质组作图、蛋白质组成分鉴定、基因产物识别与功能鉴定、细胞分化与发育等重要生命活动的分子机制研究以及医药靶分子的寻找与分析等，并已开始应用于对基因突变和一些重要疾病病理进程的研究。

蛋白质组学的技术体系主要包括基于双向电泳分离的蛋白质组技术和基于二维液相色谱分离的蛋白质组技术。其中基于双向电泳分离的蛋白质组技术主要包括双向电泳技术、胶内酶切技术、肽质量指纹谱（peptide mass fingerprint，PMF）技术和电喷雾-四极杆-飞行时间串联质谱（electrospray ionization-quadrupole-time of flight，mass spectrum，ESI-Q-TOF MS）测序技术；基于二维液相色谱分离的蛋白质组技术又称"shot gun（鸟枪法）"技术，主要用于全谱蛋白质鉴定。另外，新的蛋白质组研究技术也不断出现，如用于定量蛋白质组学研究的同位素编码亲和标签技术（isotope-coded affinity tags，ICAT）和双色荧光技术，用于蛋白质与蛋白质相互作用研究的酵母双杂交技术、蛋白质复合物免疫分离与质谱鉴定技术，用于大规模蛋白质分离与鉴定的多维色谱-质谱联用技术，用于翻译后修饰如磷酸化、糖基化蛋白质图谱展示与检测技术以及蛋白质芯片技术，等等。

（三）蛋白质组学的研究意义与展望

由于发育、代谢、信号转导、体内能量转换、神经活动等重要的生命现象均与蛋白质复合体的活动有关，因而人类一些重要组织和细胞功能蛋白质组的揭示，将会对生命科学的基础研究起重要的推动作用。另外，蛋白质组学也是研究和发现新型生物标志物（biomarker）、新型药物和药物靶标的重要途径，成为生物医药及其相关产业发展的新生长点。

美国国立卫生研究院（NIH）的"未来15年发展纲要"中提出要投入大量经费支持蛋白质组研究。欧共体将蛋白质组研究列为优先资助的领域。日本启动了"蛋白质3000计划"，在结构蛋白质组研究项目上已投入7亿美元。2001年成立的国际人类蛋白质组组织（human proteome organization，HUPO）提出了人类蛋白质组计划（human proteome project，HPP）。军事医学科学院、中国科学院生物化学研究所、复旦大学与北京师范大学等单位亦相继成立了蛋白质组研究中心。为协调国内研究，还成立了中国HUPO和蛋白质组专业委员会。许多企业与制药公司也纷纷斥巨资开展蛋白质组研究。可见，蛋白质组学已经成为世界各国奋力抢占的生物医学研究战略制高点。

展望蛋白质组未来的研究，主要有以下几个热点领域：①建立具有独立知识产权的蛋白质组数据库；②发现疾病的相关蛋白和具有重要应用前景的生物标记分子，研究疾病的病理机制、建立疾病的早期诊断和治疗监测方法；③研究、制备和生产抗原等药用蛋白质；④大量、快速地实现

cDNA库及多基因或片段的表达,筛选有市场前景的抗原、受体、细胞因子等重组多肽或蛋白质。

三、代谢组学

代谢组学(metabonomics)是通过组群指标分析,进行高通量检测和数据处理,研究生物体整体或组织细胞系统对外界刺激的动态应答,特别是对内源代谢、遗传变异、环境变化乃至各种物质进入代谢系统的特征和影响。

(一)代谢组学的产生背景

代谢组学的研究萌芽于20世纪80年代。Nicholson等人在长期利用磁共振(nuclear magnetic resonance spectrometer,NMR)方法研究生物体液与疾病和药物毒性关系的基础上,提出了"代谢组学"的概念,即"定量研究有机体对由病理生理刺激或遗传变异引起的,与时间相关的多参数代谢应答"。它主要利用磁共振技术和模式识别方法对生物体液或组织进行系统测量和分析,对完整的生物体(而不是单个细胞)中随时间改变的代谢物进行动态跟踪检测、定量和分类,然后将这些代谢信息与病理生理过程中的生物学事件关联起来,从而确定发生这些变化的靶器官和作用位点,进而确定相关的生物标志物。代谢组学是系统研究生命体在新陈代谢过程中所产生的代谢产物的组成和变化规律,揭示机体新陈代谢活动本质的学科。这种组成和变化规律反映了机体对各种内外因素的刺激所做出的所有代谢应答的全貌和动态变化过程。因此,代谢组学方法为生命科学的发展提供了有力的现代化实验技术手段。

(二)代谢组学的分类

非靶标代谢组学(non-target metabolomics)是检测样品中的所有可以检测的物质,属于半定量分析方法,主要用于筛选和发现新的代谢产物,以便发现暴露标志物和筛选可用于诊断的标志物。

靶标代谢组学(target metabolomics)是有目标地对样品中某一类物质(例如氨基酸、脂肪酸、糖类和胆汁酸类等)进行定量分析,主要用于疾病或代谢机制研究和疾病诊断。

(三)代谢组学的特点与分析技术

相对于DNA或蛋白质等生物高分子而言,代谢组学的研究对象一般为分子质量在1000Da以下的小分子。不同于基因和蛋白质具有相对严格的种属和细胞特异性,同一代谢物在任何其存在的物种中都具有相同的理化性质。即便如此,代谢物的功能却并不限于其代谢途径中某种酶的底物或产物,它们具有结构单元、能量的载体和储存体、信号分子、神经递质、转录和翻译的调控因子、辅酶、分子伴侣、肠道因子和诱变剂等诸多功效,在生命活动中以代谢网络的形式相互作用,参与生命活动的各个过程。由于代谢网络处于基因调控网络、信号转导网络和蛋白质互作网络的下游,因此,代谢组学研究能反映基因组和蛋白质组受内外环境影响后相互作用的最终结果,更接近于反映细胞或生物的表型。

与转录组学和蛋白质组学比较,代谢组学具有以下优点:①基因和蛋白表达的微小变化会在代谢物水平得到放大;②代谢组学的研究不须进行全基因组测序或建立大量表达序列标签(EST)的数据库;③代谢物的种类远少于基因和蛋白的数量;④生物体液的代谢物分析可反映机体系统的生理和病理状态。通过代谢组学研究既可以发现生物体在受到各种内外环境扰动后的应答不同,也可以区分同种不同个体之间的表型差异,因此也受到了国内外学者的关注。

代谢组学技术的核心部分是代谢产物的检测、分析与鉴定,所涉及的主要技术手段是核磁共振(Nuclear magnetic resonance,NMR)、质谱(mass spectra,MS)、液质联用(LC-MS)和气质联用(GC-MS),其中以NMR最为常用。

代谢组学研究一般包括样品采集和制备、代谢组学数据的采集、数据处理、多变量数据分析、标志物识别和途径分析等步骤。生物样品可以是尿液、血液、组织、细胞和培养液等,也可以是器官和组织样本,采集后首先进行生物反应灭活、预处理,然后运用核磁共振、质谱或色谱等检测其中代谢物的种类、含量、状态及其变化,得到代谢轮廓或代谢指纹。而后使用多变量数据分析法对获得的多维复杂数据进行降维和信息挖掘,识别出有显著变化的代谢标志物,并研究所涉及的代谢途径和变化规律,以阐明生物体对相应刺激的响应机制,达到分型和发现生物标志物的目的。

(四)代谢组学在后基因组时代的应用与展望

代谢组学在新药研发、临床医学、功能基因组学、营养学、植物与微生物学、中医药现代化、环境评价等领域都已经得到了广泛的应用。在生物医学领域,代谢组学的主要应用首先是在毒理学研究中,即药物研发过程中的早期毒性筛选以及临床前和临床实验中的安全评价。英国帝国理工大学和辉瑞等六大制药公司在COMET计划中率先采用代谢组学方法来评价药物的毒性,并取得了极大的成功;美国FDA已尝试将代谢组学技术作为药物安全评价的一种方法。

代谢组学应用的另外一个重要领域就是疾病诊断和早期发现。加拿大阿尔伯特大学开展了人类代谢组计划(human metabonomics project,HMP),采用代谢组学技术对正常及各种病理状态下人类代谢组中的所有小分子代谢物进行测量,并建立了数据库,以促进疾病的早期诊断。此外,多家研究机构已经开始利用代谢组学方法对肿瘤、糖尿病、高血压、先天性代谢缺陷、精神病等多种疾病进行研究,利用动物模型研究了血管炎、脊髓小脑性共济失调等疾病。NIH在其21世纪医学研究路线图(NIH Roadmap)中专门设立了代谢组学研究的启动计划,拟通过发展代谢组学技术,促进细胞代谢表达谱的研究,更精确地了解代谢物在细胞的生物学途径和网络中的作用。2007年初,由加拿大阿尔伯特大学和卡尔加里大学的科学家共同完成了人类代谢组的第一个草图。他们共测定了人体中发现的2500个代谢物、1200个药物以及3500种食物成分。

代谢组学的产生和发展是以高通量、高分辨率、高灵敏度的分析技术为基础,以大量数据分析处理和图谱识别技术为支柱。从已经发表的文献资料来看,建立起广泛的代谢物数据库,从中发现生物标记物,并与其分子基础联系,与基因组学、蛋白质组学知识整合,深刻揭示其功能的任务还是很艰巨的。

由于生物体系中不同代谢物的种类繁多、结构复杂,导致信号的重叠严重,而且浓度差异非常大,因此没有任何一种单一的分析手段可以完全表征一个体系中全部的代谢特征。这就要求我们必须发展各种不同的代谢组学分析手段,建立起综合性的代谢组学技术平台,充分发挥不同技术的优势,用于检测不同类别和不同浓度范围的代谢物,多层次、多角度地反映生物体系的代谢特征,以做出尽可能全面的描述,揭示其中隐含的生物学信息。同样由于代谢信息的复杂性,还需要发展更为有效的数据分析方法,能够将掩藏在因个体差异、实验误差、数据处理不当等偶然因素之下的体系所固有的规律性特征发掘出来,并且做出合理的解释和推断。

尽管代谢组学已经在毒理学、药理学、病理学、功能基因组学、营养学、植物学、微生物学等诸多领域得到了应用,但是这些应用目前都还处在方法验证的初级阶段,更深一步的应用价值还有待发掘。如何从观察到的代谢差异中找出真正的特异性标志物,并与基因功能、代谢路径、发病机制等正确地关联起来,这些都还有很长的路要走。相信随着代谢组学应用的广泛深入,将会更充分地发挥其优越性,并将为加深对疾病发病机制的认识以及早期诊断、个体化医疗、个性化营养指导提供一种有力的研究手段。

第二节 营养基因组学

营养基因组学是研究营养素与基因之间相互作用,及其对机体健康影响的规律和机制,并据此提出促进健康和防止营养相关疾病措施的一门学科。包括两个方面内容:一方面研究营养素对基因表达的调控作用以及对基因组结构和稳定性的影响,进而对健康产生影响;另一方面研究遗传因素对营养素消化、吸收、分布、代谢和排泄以及生理功能的决定作用,亦称为营养遗传学(nutrigenetics)。营养基因组学可针对不同基因型或变异,或针对营养素对基因表达的特异调节作用,制订出营养素需要量、供给量标准和膳食指南,或特殊膳食平衡计划,为促进健康、预防和控制营养相关疾病和先天代谢性疾病提供科学依据。以下阐述基因组学在营养学中的主要应用。

一、营养素对基因表达的调控

过去人们对营养素功能的认识一直停留在生物化学、酶学、内分泌学、生理学和细胞学水平上,认为营养素主要通过调节激素的分泌和激素信号的传递来实现对细胞功能的调控。直到20世纪80年代,人们才认识到营养素可直接和独立地调节基因表达,从此对营养素功能的认识深入到了基因水平。深入研究营养素对基因表达的调控不仅对预防疾病、促进健康有十分重要的意义,而且将重新、全面深入地认识营养素的功能。

(一)营养素调控基因表达的特点

1. 多种调控作用 几乎所有的营养素对基因的表达都有调节作用。其作用特点是:①一种营养素可调节多种基因的表达;一种基因表达又受多种营养素的调节;②一种营养素不仅可对其本身代谢途径所涉及的基因表达进行调节,还可影响其他营养素代谢途径所涉及的基因表达;③营养素不仅可影响细胞增殖、分化及机体生长发育的有关基

因表达,而且还可对致病基因的表达产生重要的调节作用。

2. 多个调控水平 营养素可在基因表达的转录前、转录、转录后、翻译和翻译后等五个水平上对其进行调节。虽然不同营养素各有其重点或专一调节水平,但绝大多数营养素对基因表达的调节发生在转录水平上。

3. 主要调控途径 营养素本身或其代谢产物可作为信号分子,作用于细胞表面受体或直接作用于细胞内受体,从而激活细胞信号传导系统,并与转录因子相互作用激活基因表达,或直接激活基因表达。

主要途径有:①cAMP或cGMP蛋白激酶途径;②酪氨酸激酶系统;以上两个途径主要是通过对一些转录因子和(或)辅助因子的磷酸化和去磷酸化作用,从而影响这些因子的激活基因转录的活性;③离子通道;④磷酸肌苷酸介导途径;⑤细胞内受体途径,细胞内受体可以是催化反应的酶,也可以是基因表达的调控蛋白。大多数营养素对基因表达的调控是通过细胞内受体途径实现的。

转录因子(transcription factor)是一群能与基因5′端上游特定序列专一性结合,从而保证目的基因以特定的强度在特定的时间与空间表达的蛋白质分子。介导营养素与基因交互作用的转录因子途径总结在表1-13-2;营养素对基因表达的调控过程如图1-13-1所示。

表1-13-2 介导营养素与基因交互作用的转录因子途径

营养素	化合物	转录因子
蛋白质	氨基酸	C/EBPs
脂肪	脂肪酸	PPARs, SREBPs, LXR, HNF4, ChREBP
	胆固醇	SREBPs, LXRs XRs
碳水化合物	葡萄糖	USFs, SREBPs, ChREBP
维生素	维生素A	RAR, RXR
	维生素D	VDR
	维生素E	PXR
矿物质	钙	神经钙蛋白(Calcineurin)/NF-ATs
	铁	IRP1, IRP2
	锌	MTF1
其他食物成分	异黄酮	ER, NF-κB, AP1
	外源性化学物质	PXR

注:AP1,活化蛋白1;C/EBP,CAAT/增强子结合蛋白;ChREBP,碳水化合物反应元件结合蛋白;ER,雌激素受体;HNF,肝细胞核因子;IRP,铁调节蛋白;LXR,肝X受体;MTF1,元素反应转录因子;NF-κB,核因子κB;NF-AT,核因子活化T细胞;PPAR,过氧化物酶体增殖物激活受体;PXR,孕烷X受体;RAR,视黄酸受体;RXR,类维生素AX受体;SREBP,固醇反应元件结合蛋白;USF,上游刺激因子;VDR,维生素D受体

引自:蒋与刚,高志贤.营养基因组学.北京:科学出版社,2012.

(二)主要研究内容

1. 发现营养素的新功能 脂肪酸转位酶FAT/CD36(fatty acid translocase/cluster of differentiation 36)是一种脂肪酸跨膜转运蛋白,主要参与脂肪酸的跨膜转运。最新研究发现,FAT/CD36可作为钙通道蛋白,参与调控钙离子内

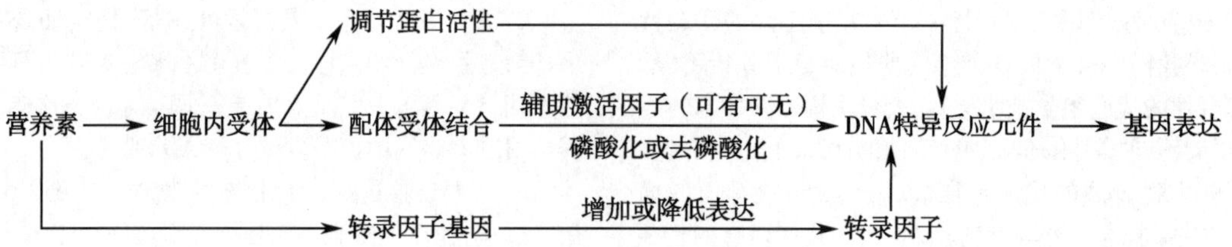

图 1-13-1　营养素对基因表达调控的过程
引自:孙长颢. 营养与食品卫生学. 第 8 版. 北京:人民卫生出版社,2017.

流。随着研究地不断深入,发现维生素 D 除了参与维护骨骼的健康,还与多种自身免疫性疾病密切相关,如过敏性疾病、哮喘、炎症性肠病、多发性硬化、Ⅰ型糖尿病等。维生素 D 受体(vitamin D receptor,VDR)主要参与钙平衡的调节,还可作为核转录因子参与多种基因的表达与调控,与肿瘤、糖尿病、心血管疾病等多种疾病的发生发展密切相关。2012 年,来自澳大利亚的研究团队发现了维生素 B$_2$ 和叶酸的免疫调节功能。研究表明 B 族维生素的细菌代谢产物,可以激活一类称作黏膜相关恒定 T 细胞(mucosa-associated invariant T cells,MAITs)的免疫 T 细胞。MAIT 细胞通过附着在细胞表面的维生素代谢产物来监测感染细胞,首次表明维生素可以充当抗原,从而增进了对于这一免疫系统新武器的认识。

2. 探讨营养相关疾病的发生机制　目前关于某种营养素作用于一个全新的信号通路,并且导致了表型(疾病)的产生方面的研究较少。如以往的研究认为高脂膳食引起肥胖,从而导致炎性反应和胰岛素抵抗;而近年的研究发现,对雄性小鼠生长早期采用高脂饲料饲喂会导致细胞脂肪堆积、脂肪组织缺氧,进而通过缺氧诱导因子-1(HIF-1)相关信号通路引起炎性反应和胰岛素抵抗。目前较多的是将某种营养素与已知的信号通路联系起来,解释表型(疾病)的产生。

3. 发现机体营养状况评价新的标志物　视黄醇结合蛋白(retinol-binding protein,RBP)是血液中维生素的转运蛋白,由肝脏合成,广泛分布于血液、脑脊液、尿液及其他体液中。测定 RBP 能早期发现肾小管的功能损害,并能灵敏反映肾近曲小管的损害程度,还可作为肾功能早期损害和监护治疗的指标。目前研究发现视黄醇结合蛋白、维生素 D 结合蛋白、DL-α 生育酚、硒、铜可作为蛋白营养状况新的标志物。血中的 miRNA 和长链非编码 RNA(lncRNA),未来也可能会应用于机体营养状况的评价。

4. 发现疾病营养干预的新靶点　临床上胰腺导管腺癌(PDA)预后较差,主要是由 PDA 耐药性和促肿瘤生长的微环境导致。研究发现,应用 VDR 的配体卡泊三醇治疗胰腺癌可显著降低人胰腺肿瘤基质中的炎症标记和纤维化标记。VDR 作为胰腺星状细胞(PSCs)的主要转录因子可以使激活状态的 PSCs 重新恢复到静止状态,即 VDR 可介导胰腺的基质重塑,抑制胰腺炎并增强胰腺癌的治疗效果。VDR 有望成为胰腺癌的营养干预新靶点。

(三)营养素对基因表达的调控例证

1. 碳水化合物对基因表达的调控　碳水化合物在胃肠道消化成葡萄糖及吸收入血以后,葡萄糖能够刺激脂肪组织、肝脏和胰岛 β 细胞中脂肪合成酶系和糖酵解酶基因的转录。下面以葡萄糖对肝细胞中 L-丙酮酸激酶(L-pyruvate kinase,L-PK)基因和 S$_{14}$ 基因的表达调控为例,介绍碳水化合物对基因表达的调控机制。

L-PK 基因编码的蛋白为 L-丙酮酸激酶,是葡萄糖酵解途径中的关键酶;S$_{14}$ 基因编码一种含硫蛋白,甲状腺素、碳水化合物和脂肪等对其表达有明显的调节作用,并且与脂肪合成酶基因表达有明确的相关性,因此,它在脂肪代谢方面起着重要作用。L-PK 基因和 S$_{14}$ 基因都存在对葡萄糖做出特异应答反应的元件(葡萄糖反应元件)。L-PK 基因葡萄糖反应元件位于启动子的 -172 ~ -124bp,而 S$_{14}$ 基因的葡萄糖反应元件位于启动子的 -1457 ~ -1428bp,两者均具有一个共同的序列 5'-CACGTG-3',这表明两种基因表达都受一个共同的调节因子调控。L-PK 基因的启动子有两个因子结合位点,一个位点与上游刺激因子(upstream stimulating factor,USF)结合,属于 c-myc 家族普遍表达的成员,起转录因子作用;另一个位点与肝富集因子(liver enriched factor)或肝核因子-4(hepatic nuclear factor,HNF-4)结合,属于类固醇/甲状腺素受体家族的一种孤儿受体,起转录辅助因子作用。USF 因子结合位点和 HNF-4 因子结合位点两者必须同时存在,才能对葡萄糖做出应答反应,从而调节基因转录。但 USF 因子结合位点起主要作用(主要接收葡萄糖代谢产生的信号),HNF-4 因子结合位点起辅助作用。S$_{14}$ 基因的启动子也含有两个因子结合位点,一个是与 L-PK 基因相同的 USF 结合位点,另一个是辅助因子结合位点,但辅助因子目前还不明确。同样,两者必须联合在一起才能使 S$_{14}$ 基因表达对葡萄糖浓度变化做出应答反应。由于 L-PK 基因和 S$_{14}$ 基因都含有共同的 USF 结合位点,并能对葡萄糖和胰岛素做出应答反应,因此,USF 结合位点又被称为葡萄糖/胰岛素反应元件(glucose/insulin response element,GIRE)或碳水化合物反应元件(carbohydrate response element,ChoRE)。

葡萄糖在葡萄糖激酶作用下形成的葡萄糖-6-磷酸,是刺激基因表达的直接信号分子,该酶表达受胰岛素调控。胰岛素通过刺激葡萄糖激酶表达,加快葡萄糖代谢,从而对基因表达间接发挥作用。但胰岛素并不是必需的,一旦葡萄糖激酶数量和活性足够,在葡萄糖刺激基因转录中不再需要胰岛素。

葡萄糖-6-磷酸可能通过两种方式激活 USF。一种方式是葡萄糖-6-磷酸可与 USF 结合形成复合物,然后再与 USF 结合位点结合,从而调节基因转录;另一种方式是葡萄糖-6-磷酸激活一种蛋白激酶,使 USF 发生磷酸化或去磷酸化从而影响 USF 与 DNA 特异序列的结合。

2. 脂肪酸对基因表达的调控　实际上,膳食脂肪对基因表达的调控作用是膳食脂肪经水解变成脂肪酸而发挥作用的。尤其是 n-3 和 n-6 系列的多不饱和脂肪酸(PUFA)与基因调节之间的关系最为密切。

早在 1969 年就发现 n-6 系列十八碳二烯酸(亚油酸)可抑制肝脏中的脂肪合成,但在相当长的一段时期内,一直认为脂肪酸对基因表达的调节是通过改变细胞膜磷脂中脂肪酸的构成,从而影响了细胞膜激素受体信号传导而发挥作用的。但后来研究发现,PUFA 在几分钟内就能调节基因转录。发挥作用时间如此之快,不能只用膜成分的改变和改变激素释放或信号传导来解释。此后研究发现脂肪酸除可与细胞膜受体发生作用以外,还可通过与细胞内的转录因子相互作用,从而调节基因表达。最近发现脂肪酸还能通过改变 miRNA 的表达影响调节基因表达。

PUFA 能抑制生脂基因的转录,同时又能诱导编码脂质氧化和生热蛋白的基因进行转录。PUFA 抑制的生脂基因包括脂肪酸合成酶(fatty acid synthetase,FAS)、肝脏葡萄糖转移酶、丙酮酸激酶、丙酮酸脱氢酶、乙酰辅酶 A 羧激酶、硬脂酰辅酶 A 去饱和酶、S_{14} 蛋白,这些基因参与脂质的合成;PUFA 诱导的氧化和生热蛋白基因包括肉碱软脂酰转移酶、线粒体羟甲基戊二酸单酰辅酶 A(3-hydroxy-3-methylglutaryl-coenzyme A,HMG-CoA)合成酶、微粒体酰基辅酶 A 氧化酶、脂肪酸结合蛋白、脂肪酸转运蛋白、脂酰基辅酶 A 合成酶以及解耦联蛋白-3(uncoupling protein-3,UCP-3)等,这些基因编码的蛋白参与脂质氧化和能量生成反应。

(1) G 蛋白耦联细胞表面受体途径:脂肪酸在线粒体和微粒体发生多步骤氧化反应,产生花生四烯酸、前列腺素、血栓素和白三烯等,这些生物活性物质可通过自分泌和旁分泌作用于细胞表面的 G 蛋白耦联受体,活化 G 蛋白使细胞内 cAMP 和钙离子浓度发生改变,作为第二信使活化信号机制,使转录因子功能上调。

(2) PPAR 途径:1990 年,过氧化物酶体增殖物激活受体(peroxisome proliferator activated receptor,PPAR)被克隆;1992 年,发现脂肪酸可活化 PPAR,而 PPAR 作为核受体又是调节基因转录的转录因子。PPARs 的结构与类固醇——甲状腺超级基因核受体家族的成员相似。根据 PPARs 开放阅读框推测出的氨基酸序列表明,其结构上有激素受体的特征,即一个配体结合区和一个锌指 DNA 结合区。配体结合区是与脂肪酸等配体结合的部分,配体与受体的这种结合可活化受体(即 PPARs);DNA 结合区是与基因上的 DNA 特异反应元件相结合的部分,通过这种特异性结合,调节基因转录。已发现编码许多酶(微粒体酰基辅酶 A 氧化酶、肉碱软脂酰转移酶、脂酰辅酶 A 合成酶、线粒体 HMG-CoA 合成酶、脂蛋白脂肪酶和脂肪酸结合蛋白)的基因上都存在 PPARs 反应元件(PPAR-REs)。PPAR-REs 的特征是 5′端侧翼区有一个同向重复序列 1(direct repeat-1,Dr-1),即 AACTAGGNCAAAGGTCA。另外,PPARs 常与视黄醇 X 受体(retinoid X receptor,RXR)形成异源二聚体,共同作用于 PPAR-REs。当 PPARs 与 RXR 形成异源二聚体

时,可增加 PPARs 与 PPAR-REs 的结合能力。另外,PPARs 与 PPAR-REs 的结合,还需要类固醇受体辅助激活剂-1(steroid receptor co-activator-1,SRC-1)和 PPAR-结合蛋白(PPAR-binding protein,PBP)等辅助激活因子的共同参与。

3. 维生素 D 对基因表达的调控　维生素 D 的主要生物活性形式是 1,25-(OH)$_2$-D$_3$,后者具有维持体内钙磷动态平衡、调节骨代谢和促进多种组织细胞生长、分化等多种生理功能。上述这些作用大部分是通过活化细胞核内受体,即维生素 D 受体(vitamin D receptor,VDR),进而调节维生素 D 靶基因的转录水平来实现的。

维生素 D 对基因表达的调控主要通过 VDR 受体途径实现。VDR 是一种配体激活的转录因子。VDR 可自身形成同源二聚体,也可与视黄醇 X 受体(RXR)形成异源二聚体(VDR-RXR)。VDR 上有多个特异性功能结构域:A/B 结构域、C 结构域、D 结构域、E/F 结构域。此外,VDR 上还有两个磷酸化位点,通过酪蛋白激酶进行正向调节,或蛋白激酶 A 或蛋白激酶 C 对其自身功能进行负向调节。

当 VDR 与其配体 1,25-(OH)$_2$-D$_3$ 结合后,引起 VDR 构象改变,并与未结合的配体 RXR 形成异源二聚体(VDR-RXR)。后者再作用于维生素 D 靶基因启动子区上的维生素 D 反应元件,并释放辅助抑制因子复合物,同时募集一些辅助激活因子及普通转录因子,从而共同形成活性转录复合体。

在未结合配体 1,25-(OH)$_2$-D$_3$ 的情况下,辅助抑制因子可募集组蛋白-脱乙酰基酶,并与类固醇受体结合,使该受体处于失活状态,同时使染色质处于转录抑制状态。在核受体蛋白信号调节途径中,辅助激活因子和辅助抑制因子复合物之间的平衡决定了 DNA 的转录是开始还是关闭。

4. 铁对基因表达的调控　铁通过小肠上皮细胞吸收并进入血液循环中,与转铁蛋白(transferrin)结合后被运送到全身的各种组织细胞中,细胞表面有运铁蛋白受体(transferrin receptor,TfR)。当脱铁运铁蛋白与 TfR 结合以后,通过细胞内吞作用将其转运到细胞内,并在酸性环境中释放铁,但脱铁运铁蛋白仍与受体结合并一起回到细胞表面,在中性 pH 环境下,脱铁运铁蛋白与 TfR 解离,两者重新进入运输铁的上述循环中。因此,运铁蛋白及其受体、铁蛋白在运输铁和贮存铁方面发挥了重要作用。

运铁蛋白受体基因在其 3′端非翻译区,有两个铁调节受体表达所必需的两个区域,每个区域由 200 个碱基组成。在这两个区域当中,含有 5 个聚集在一起的铁反应元件(iron responsive element,IRE),每一个 IRE 都能结合一个细胞质铁调节蛋白(iron regulatory protein,IRP)。IRE 具有一个特殊结构,即茎-环结构,其中环状部分由 6 个碱基即 CAGUGC 组成,这是一个高度保守序列。

铁蛋白基因在其 5′端非翻译区也有一个 IRE,IRE 也是茎-环结构,且环状部分的碱基序列与铁蛋白受体 IRE 茎-环结构中的环状部分完全相同。但茎部碱基序列两者不同。运铁蛋白受体和铁蛋白 mRNA 上都存在相似的 IRE 是非常重要的,因为 IRE 可通过铁浓度变化来调节这两种蛋白的合成。

铁调节蛋白（IRP）可作用于上述两种基因上的 IRE，进而调节基因表达。已发现有两种不同的 IRP，即 IRP-1 和 IRP-2，它们与 IRE 结合的亲和力相似。IRP-1 起主要作用，IRP-2 表达范围较窄且表达量较低。IRP-1 是一种存在于胞质中的顺乌头酸酶，当细胞铁充足时，IRP-1 含有一个［4Fe-4S］簇结构，并与 3 个半胱氨酸残基结合，此时 IRP-1 具有顺乌头酸酶活性，可将柠檬酸转变为异柠檬酸，但不能结合 IRE，即无铁调节蛋白活性；当细胞内铁缺乏时，IRP-1 则失去［4Fe-4S］簇结构，形成无铁-硫簇的脱辅基蛋白，此时无顺乌头酸酶活性，却具有铁调节蛋白活性，可与 IRE 结合。无铁-硫簇时，可使蛋白构象发生改变，使 IRP-1 暴露 IRE 结合位点。IRP-2 没有铁-硫簇，因此没有顺乌头酸酶活性，只有铁调节蛋白活性。

在铁缺乏的情况下，IRP 就会结合到运铁蛋白受体 mRNA 3′端非翻译区上的 IRE，以便保护 mRNA，防止被核糖核酸酶降解，从而使 mRNA 的稳定性延长、增加由 mRNA 翻译成蛋白的数量，即运铁蛋白受体数量增加并增加细胞对铁的摄入；在铁充足的情况下，由于 IRP 形成铁-硫簇结构，失去了与 IRE 结合能力，因此，IRP 就会从运铁蛋白受体 mRNA 上离开，mRNA 就会被核糖核酸酶降解，从而降低了 mRNA 的翻译、降低了运铁蛋白受体的合成，最终降低了细胞对铁的摄入。

同样，铁浓度变化也会对铁蛋白基因表达产生影响。在铁缺乏的情况下，IRP 就会结合到铁蛋白基因 mRNA 5′端非翻译区上的 IRE，阻止 mRNA 与核糖体结合，因而抑制翻译的启动，从而减少铁蛋白，减少铁的贮存；在铁充足的情况下，IRP 就会从 mRNA 离开并启动 mRNA 的翻译，使铁蛋白增加并增加铁的贮存。

二、营养素对基因组结构和稳定性的影响

长期以来，人们一直认为只有暴露于外界致突变剂或致癌剂的情况下才能够引起基因突变率或染色体畸变率增加。但是，近些年的研究表明营养素缺乏或不平衡也可引起上述后果，并且将之称为营养素对基因组结构和稳定性的影响。营养素摄入缺乏或过量对基因组结构和稳定性的损害作用环节包括 DNA 复制、DNA 修复、基因表达等过程；损害的靶点包括染色体结构（指组蛋白）和 DNA 结构；损害的后果包括染色体和 DNA 结构不稳定和（或）结构改变（染色体分离、染色体断裂，基因突变），从而引起不孕不育、癌症发病的风险增加、加速衰老等不良后果。

（一）营养素影响基因组结构和稳定性的研究意义

认识营养素在基因组结构和稳定性方面的作用，有利于制定膳食营养素参考摄入量，阐明营养素作用的新机制与解释营养干预的个体差异，指导人们合理膳食。

1. 制定膳食营养素参考摄入量　传统的 DRIs 制定基础是大人群的营养生理需要量，是指能够有效预防某种营养素缺乏症的摄入水平，如维生素 C 的 RNI 是指能够有效预防坏血病的膳食供给量。由于某些疾病的发生发展、退行性疾病或衰老至少部分是由于 DNA 损伤造成的，因此，对于那些能够影响细胞核或线粒体 DNA 稳定性的

营养素来说，应该考虑重新制定其 DRIs。目前已有足够的证据表明，叶酸、烟酸及锌边缘性缺乏可显著影响自发性染色体损伤率。最近的研究还表明，人体叶酸和维生素 B_{12} 缺乏能够导致血液和上皮细胞中微核率增加，这更加有力地说明了应该从营养素对基因组稳定性影响的角度考虑重新制定叶酸和维生素 B_{12} 的 DRIs，将由营养素缺乏引起的 DNA 损伤降至最低。此外，还应考虑营养素通过影响 DNA、染色体的甲基化、乙酰化影响基因表达，从而影响营养素的功能和健康。例如，叶酸、维生素 B_{12}、胆碱均能影响 DNA 甲基化，其 DRIs 的制定也应考虑这方面的作用。

2. 阐明营养素作用的新机制　研究表明，多种营养素或食物活性成分通过表观遗传调控、影响机体生理或病理生理过程。例如，Niculescu 等发现小鼠孕期胆碱缺乏可降低胎儿大脑神经上皮整体 DNA 甲基化水平。研究证实 0~2 月龄大鼠缺锌影响了大鼠大脑海马及皮层 DNMTs 的转录，增加了海马 BDNF DNA 甲基化水平，揭示 DNA 甲基化可能是锌缺乏致学习记忆损伤的重要分子机制。该课题组的实验结果还表明，孕期和哺乳期缺锌可能通过引起子代大鼠海马组织中 DNMT1、DNMT3a、MeCP2 和 GADD45b 的异常表达，同时引起 BDNF 蛋白和 mRNA 表达的改变。螯合细胞内锌亦可导致原代海马神经细胞内 DNMT1、DNMT3a、MeCP2 和 GADD45b 的表达异常，BDNF 的表达下调，致神经元损伤甚至凋亡。提示缺锌引起的认知功能障碍可能与其影响海马神经细胞内相关功能蛋白的表观遗传学有关。

表 1-13-3 归纳了营养素或食物活性成分影响病理生理过程的表观遗传学研究进展。

3. 解释营养干预的个体差异　表观遗传学还可以帮助解释在能量限制干预后体重下降的个体差异。Martínez 通过比较对低能量饮食高响应者和低响应者的 DNA 甲基化模式，发现新的减肥潜在表观遗传生物标记物。25 名超重或肥胖男性参加 8 周能量限制干预研究。DNA 分离自外周血单核细胞，并使用亚硫酸盐处理。使用甲基化微阵列分析高响应者和低响应者基线和终点的表观遗传差异，这也有助于比较因营养干预而产生的表观遗传变化。随后，利用 MALDI-TOF 质谱对一些相关 CpGs 和周围区域进行验证。在 ATP10A 和 CD44 基因中，一些 CpGs 的 DNA 甲基化水平显示基线有统计学统计差异，这取决于体重下降的结果。在干预终点，高响应者 WT1 启动子上的一些 CpGs 的 DNA 甲基化水平比低反应者高。最后，来自 WT1 和 ATP10A 的不同 CpG 位点因干预得到明显改善。总之，低能量饮食导致的人类体重减轻可以改变特定基因的 DNA 甲基化状态。此外，基线 DNA 甲基化模式可能被用于帮助预测体重下降的表观遗传标记。

（二）营养素影响基因组结构和稳定性的机制

营养素影响基因组结构和稳定性的机制目前还不十分清楚，可能有如下几个方面。

1. 营养素作为酶的底物或辅助因子影响酶的活性　很多维生素和微量元素都可作为维持染色体和 DNA 结构

表 1-13-3　营养素或食物活性成分影响病理生理过程的表观遗传学研究

生理或病理作用	营养或饮食	表观遗传机制
胚胎发育	叶酸	DNA 甲基化,印记
	胆碱	DNA 甲基化
	蛋白质摄入限制	DNA 甲基化,组蛋白修饰
	酒精	DNA 甲基化
干细胞老化	丁酸	组蛋白乙酰化,DNA 甲基化
	叶酸	DNA 甲基化
	热量限制	组蛋白乙酰化
免疫功能	叶酸	DNA 甲基化
	甲基缺陷膳食	组蛋白修饰,miRNA
肿瘤	染料木黄酮	DNA 甲基化,miRNA
	表儿茶素没食子酸	DNA 甲基化
	姜黄素	miRNA
	高脂饮食	DNA 甲基化,miRNA
肥胖,胰岛素抵抗性	甲基缺陷膳食	DNA 甲基化
	姜黄素	组蛋白乙酰化
	白藜芦醇	组蛋白乙酰化
炎症	S-腺苷甲硫氨酸	组蛋白甲基化
	甲基缺陷膳食	miRNA
神经认知	胆碱	DNA 甲基化,组蛋白甲基化

引自:庞广昌,陈庆森,胡志和,等. 食品和营养的表观遗传观点和展望. 食品科学,2011,32(17):1-21.

稳定性的酶的底物或辅助因子,如果这些营养素缺乏,则可引起相应的酶活性下降,从而导致染色体和 DNA 结构不稳定或 DNA 损伤。例如,烟酰胺腺嘌呤二核苷酸(NAD)是聚腺苷二磷酸核糖聚合酶的唯一底物,它来源于膳食中的烟酸。维生素 B_{12} 是蛋氨酸合成酶的辅酶。DNA 合成和修复所需的很多酶类都需要 Mg^{2+} 作为辅助因子,如 DNA 聚合酶。

2. 氧化应激机制　机体某些抗氧化微量营养素缺乏可使机体处于氧化应激状态。DNA 既是机体中携带遗传信息的重要物质,也是最易受到氧自由基攻击的生物大分子之一。H_2O_2 能很容易地穿透细胞膜进入细胞,如不被酶解可直接到达细胞核,在细胞核内可能与 DNA 结合,引起细胞内 DNA 链断裂;在有金属离子如铁、铜等的催化下 H_2O_2 还可转变成具有更高活性的·OH,引起细胞内 DNA 链断裂。因此,增强机体抗氧化能力,降低氧化应激损害,有利于维持遗传物质的稳定。大量人群干预研究表明,补充抗氧化营养素,如维生素 A、维生素 E、维生素 C、β-胡萝卜素以及硒等可明显增强机体的抗氧化能力,减少 DNA 的氧化损伤。

3. 表观遗传学机制　表观遗传学(epigenetics)是指在不改变 DNA 序列的情况下,生物表现型发生改变、保持相对稳定和遗传。表观遗传变化主要是来自染色体的构建、组蛋白和 DNA 的修饰,包括 DNA 的甲基化、组蛋白的甲基

化、泛素化、乙酰化、磷酸化修饰或去修饰作用。营养表观遗传学(nutritional epigenetics)研究营养素引起的表观遗传变化,从而阐明营养素对健康的影响。

组蛋白乙酰化、DNA 甲基化都是通过影响染色质的构象来调节基因表达。核小体中组蛋白乙酰化可增强基因的转录活性,去乙酰化可抑制转录过程;乙酰化和去乙酰化处于一个动态平衡状态,催化乙酰化的酶是组蛋白乙酰基转移酶(histone acetyltransferase,HAT),催化去乙酰化的酶是组蛋白去乙酰酶(histone deacetylase,HDAC)。目前认为,具有 HAT 活性的蛋白是转录激活因子,具有 HDAC 活性的蛋白是转录抑制因子。研究表明短链脂肪酸丁酸盐可促进组蛋白乙酰化,从而促进基因表达。

哺乳动物 DNA CpG 岛甲基化参与了其发育过程中某些基因的长期沉寂。一般而言,基因调控区的高甲基化状态往往可以抑制甚至关闭基因的表达,而低甲基化或去甲基化则往往是基因表达的必要条件。例如,很多肿瘤的发生都涉及抑癌基因的高甲基化和原癌基因的低甲基化。叶酸长期缺乏可导致基因组甲基化水平降低,诱发癌基因的激活,导致基因组不稳定性增加,进而增加结直肠癌、肺癌、胰腺癌、食管癌、胃癌、子宫颈癌、乳腺癌、白血病以及神经母细胞瘤等多种肿瘤的发生率。胆碱缺乏可诱发 c-myc 基因启动子部位去甲基化,导致 c-myc 高表达,是肝癌发生的重要因素之一。而维 A 酸和维生素 D_3 以及白藜芦醇、异黄酮、绿茶多酚等植物化学物能够使甲基化和组蛋白去乙酰化沉默的肿瘤抑制基因重新恢复活性,从而预防、减缓或逆转肿瘤的发生。

参与体内 DNA 甲基化的维生素包括叶酸和维生素 B_{12},极度缺乏叶酸可导致 DNA 低甲基化。维生素 B_{12} 虽然也参与 DNA 甲基化,但是目前还没有维生素 B_{12} 缺乏引起人类基因组结构不稳定的报道。

三、基因多态性对营养代谢和疾病的影响

(一)基因多态性概述

DNA 结构在不同种类的生物体内存在很大差异,正是这种差异导致了生物物种的多样性和不同生物之间形态学特征和生物学特征的巨大差异。而同种生物不同个体之间,DNA 结构虽然具有很大的同源性,但仍然存在着差异,也正是这种差异导致了同种生物不同个体之间在形态学特征和生物学特征方面也存在一定的差异。DNA 结构的差异实质是 DNA 序列某些碱基发生了突变。在人群中,平均每 200~300 个核苷酸就有一个碱基发生了突变(或叫变异),但由于突变多数发生在非基因序列,因此,多数突变不表达,不会产生任何后果;而发生在基因序列的突变,有些是正常突变,有些是有益的,有些是有害的,甚至是致死的,有些是条件有害的。当碱基突变在人群中的发生率不足 1% 时,称为罕见的遗传变异;当碱基突变发生在基因序列时,可产生一个基因的一种以上不同的形式(又称一个基因的不同基因型),且在人群中的发生率超过 1%,这种情况称为基因多态性(gene polymorphism)或遗传多态性。基因多态性决定了个体之间的差异,如果基因多态性存在于与营养有关的基因之中,就会导致不同个体对营养素吸

收、代谢和利用存在很大差异,并最终导致个体对营养素需要量的不同。

SNP 是指一种寡核苷酸在基因组的某一位点具有两种或更多种状态。这些多态性大多是由于个体之间的基因差异所致。人类的基因上约有 6 万个 SNPs 存在于外显子中,这可能是造成不同个体在营养代谢、营养需要量以及对某些疾病易感性产生差异的重要分子基础。目前研究发现,载脂蛋白、亚甲基四氢叶酸还原酶、维生素 D 受体、血色素沉着症基因和乳糖酶基因多态性对相关的营养代谢和疾病的发生有显著影响。

迄今已发现与确认一批与人类营养和生理功能直接相关的基因多态性(表 1-13-4)。基因表型与营养素的交互作用将成为该领域研究重点,因为在为某一基因表型设计个性化食谱时必须考虑这些交互作用。

表 1-13-4 已发现的与人体营养及相关功能有关的基因多态性

细胞过程	鉴定的基因
乙醇代谢	ADH,ALDH
骨骼生长	胶原 I 型 α1 基因,雌激素受体;维生素 D 受体
叶酸代谢	胱硫醚酶 β 合成酶,GCP-II,MTHFR,MTRR
葡萄糖代谢	糖原受体,葡萄糖激酶,GLUT 1-5,胰高血糖素,HNTF(1α,1β,4α),HTF1α,胰岛素受体
免疫功能	HLA II,TNF-α
铁稳态	HFE,转铁蛋白受体
脂代谢	载脂蛋白(A-I,A-IV,B,C-III,E),CETP,FABP2,LCA,LDL 受体,LPL,MTP

注:ADH,乙醇脱氢酶;ALDH,醛脱氢酶;CETP,胆固醇酯转移蛋白;FABP2,小肠脂肪酸转移蛋白;GCP-II,谷氨酸羧肽酶;GLUT,葡萄糖转运体;HFE,遗传性白色病相关基因;HLA,人白细胞抗原;HNTF,肝脏核转移因子;HTF,肝脏转录因子;LCA,卵磷脂:胆固醇乙酰转移酶;LPL,脂蛋白脂酶;MTHFR,亚甲基四氢叶酸还原酶;MTP,微球蛋白甘油三酯转移蛋白;MTRR,蛋氨酸合成酶还原酶;TNF-α,肿瘤坏死因子-α

引自:蒋与刚,高志贤.营养基因组学.北京:科学出版社,2012.

(二)研究例证

1. 候选基因多态性对营养素代谢的影响

(1)维生素 D 受体基因多态性对钙吸收及骨密度的影响:骨质疏松症发生的因素很多,包括年龄、性别、不同生理状态(妇女绝经前后)、机体营养状况(钙营养状况)、生活方式(饮酒、吸烟、运动)等。但这些环境因素无法解释同一国家内和不同国家间骨质疏松症发生广泛存在差异的原因;另一方面,家族遗传性、双胞胎配对及不同种族之间的比较研究均说明骨质疏松症的发生还存在着遗传因素的影响。其中,由于 VDR 基因多态性对钙吸收及骨密度均有影响,因此,有可能成为骨质疏松症发生的遗传因素之一。

VDR 基因由于碱基突变,形成了三种基因型,即 bb 基因型、BB 基因型和 Bb 基因型。携带有 BB 基因型的绝经期妇女,在摄入低钙膳食时,其钙吸收量要比携带有 bb 基因型绝经期妇女明显减少;当每日钙摄入量在 300mg(低)至 1500mg(高)之间进行变化时,bb 基因型的个体始终比 BB 基因个体钙吸收率高。因此认为 bb 基因型是钙吸收率高基因型;而 BB 基因型是钙吸收率低基因型,这种基因型不能适应低钙膳食摄入的情况。目前钙的推荐摄入量

(RNI)为 800mg/d,携带有 BB 基因型的人群,将有相当部分的个体将不能摄入足够的钙量并将出现钙缺乏现象。因此,针对 BB 基因型人群,钙的推荐摄入量要适当高一些。

VDR 的三种不同基因型在不同的国家甚至同一国家的不同种族之间的基因频率分布是不同的。例如,日本人群中 bb 基因型约占 75%,而 BB 基因型所占比例较低;高加索人群中 bb 基因型约占 33%,而 Bb 基因型约占 50%。VDR 三种基因型在不同种族人群中的不同分布可说明不同种族人群钙吸收、骨密度及骨质疏松症发生不同的原因;即使在同一个种族,VDR 三种基因型在人群中也有不同的分布,这可说明个体之间在钙吸收、骨密度及骨质疏松症发生存在差异的原因。因此,针对不同的国家、不同的种族及不同的个体,在制定钙的推荐摄入量时应考虑不同基因型的影响,针对不同的基因型制定不同的膳食参考摄入量。另外,在进行补钙膳食干预时也应考虑不同基因型的影响,而对补钙效果不明显的那些基因型人群,则应采取其他的食物或药物干预,而不是一味盲目补钙。

(2)亚甲基四氢叶酸还原酶基因多态性对叶酸需要量的影响:按照目前叶酸的每日营养摄入参考值,即使某一人群叶酸的供给量达到这一标准,仍有部分个体发生叶酸缺乏症状,其原因是叶酸代谢发生了障碍。

亚甲基四氢叶酸还原酶(methylenetetrahydrofolate reductase,MTHFR)催化生物性可逆的还原反应,将 5,10-亚甲基四氢叶酸还原为 5-甲基四氢叶酸,同时脱去一个甲基供体给同型半胱氨酸,从而合成蛋氨酸。目前研究发现,MTHFR 基因的第 677 位的碱基发生了由 $C \rightarrow T$ 的突变,产生了该基因的三种等位基因多态性,即 C/C,C/T 和 T/T 三种基因型;同时由 $C \rightarrow T$ 的突变造成了该基因所编码的 MTHFR 中的氨基酸也发生了突变,即由 Ala(丙氨酸)→ Val(缬氨酸),由此可产生该酶的三个相应表型,即 Ala-Ala(野生型)、Ala-Val(杂合型)、Val-Val(突变纯合型)。上述这种突变增加了酶的热不稳定性,使其不能与 MTHFR 反应中的辅酶(FAD)结合,而使该酶活性降低。三种酶的活性由高到低的次序为 Ala-Ala、Ala-Val、Val-Val,致使同型半胱氨酸向蛋氨酸的转化发生了障碍,导致同型半胱氨酸在血中和尿中浓度增加。

大量研究已经证实,血中同型半胱氨酸浓度增加,可增加一些疾病发病危险性:在胎儿和儿童时期出现神经管缺陷、严重的心理发育迟缓,甚至在一周岁内死亡;在成年时期血浆同型半胱氨酸的少量增高(>15mmol/L)被认为是血管疾病的一个独立危险因素,可明显增加心肌梗死、卒中、外周血管疾病和静脉栓塞的危险性。

对携带有 C/C、C/T 和 T/T 基因型的不同人群血中叶酸和同型半胱氨酸水平进行比较,可发现携带 C/C 基因型者血中叶酸水平最高,同型半胱氨酸水平最低;携带 C/T 基因型者血中叶酸水平较高,同型半胱氨酸水平较高;携带 T/T 基因型者血中叶酸水平最低,同型半胱氨酸水平最高。

叶酸摄入不足只对携带有 T/T 基因型人群的影响较大,使血中同型半胱氨酸水平升高,而对携带有 C/C 和 C/T 基因型人群影响不大(杂合表型与野生表型很接近),而补充大剂量叶酸时可迅速使血浆中同型半胱氨酸水平恢复

正常,其机制为高叶酸状态可增加不耐热基因型 MTHFR (val-val 型 MTHFR)的热稳定性,从而增加了该酶活性。因此,为使 T/T 基因型人群的同型半胱氨酸代谢正常,应考虑特殊的叶酸补充措施。

不同种族不同人群的 MTHFR 三种基因多态性的分布频率不同:高加索人群中亚洲人群的 T/T 基因型约占 12%,C/T 基因型大于 50%;非洲-美洲人群 T/T 基因发生率较低,而欧洲高加索人群变异很大。一般认为不同种族不同人群的 T/T 基因型所占比例范围为 8%~18%(也有认为是 5%~15%),可见这种易出现叶酸缺乏的人群所占的比例还是相当大的,应引起高度重视。

目前应用的叶酸 RNI,是针对一般健康人群情况制定的,而没有考虑 T/T 突变纯合型这部分个体的特殊需要,因此,为避免叶酸缺乏造成的危害,对这部分特殊人群应制定更高的叶酸供给量。

2. 未知基因多态性对营养代谢和疾病的影响 人类基因组中存在数以百万计的 SNP,其中的一些 SNP 可能与营养素代谢和营养相关疾病相关,可利用 GWAS 技术分析它们之间的关联性。

(1)对营养素代谢的影响:叶酸和维生素 B_{12} 缺乏与认知能力下降有关。美国护士健康研究(NHS)发现,血浆维生素 B_{12} 水平最低四分位数的妇女的认知能力比最高四分位数的妇女低。B 族维生素调节血浆一碳单位代谢途径中的基因和代谢产物与慢性病相关,该途径基因中罕见的高外显率突变可影响维生素 B_{12} 的消化、吸收和利用,但候选基因中常见的基因变异与血浆维生素 B_{12} 水平并不一定相关。利用 GWAS 分析了欧洲 1658 名妇女 528 134 个 SNP 标记,发现 19 号染色体 19p13.3 区的岩藻糖基转移酶(fucosyltransferase,FUT2)上 rs492602 位点与血浆维生素 B_{12} 水平之间有强相关性,该位点 G 等位基因纯合子妇女的维生素 B_{12} 水平较高。

(2)对疾病易感性的影响:在人群中观察到的肥胖易感性大约 40%~70% 的变异是由于个体间的遗传差异所致。2007 年,两个实验室先后通过 GWAS 发现了肥胖易感基因——脂肪和肥胖相关基因 FTO(fat mass and obesity associated gene)。FTO 是首次通过比较欧洲 2938 名正常人和 1924 名 2 型糖尿病患者进行 GWAS 研究发现的。基因第一个内含子中的一组 SNP 显示,其与 2 型糖尿病风险具有高度相关性,且相关性是通过 FTO 影响 BMI 来调节的。后续的 GWAS 研究发现了 FTO 基因与 BMI 显著相关的多个 SNP,但都是在同一染色体区。这一结果在亚洲人群中也得到了验证。由于肥胖是心血管病和代谢性疾病的重要危险因素,此后的分析发现 FTO 基因的 SNP 可增加 2 型糖尿病、心衰、冠心病、脑卒中、高血压、血脂异常、代谢综合征和死亡的风险。

第三节 营养蛋白质组学

营养蛋白质组学(nutriproteomics)是指应用蛋白质组学方法,研究营养素、膳食或食物活性成分对机体蛋白质表达的影响及对蛋白质翻译后的修饰作用。

营养蛋白质组学的主要研究内容包括:①发现营养相关疾病的生物标志物。生物标志物通常是与疾病发生相关的蛋白质,在疾病的诊断、分级、预后及治疗监测过程中常被作为诊断指标进行定量测定。利用蛋白质组学技术已经在肺癌、肝癌、胃癌、心脏疾病、关节炎、肝炎等疾病上鉴定出一些应用于诊断的生物标志物。因此,用比较蛋白质组学技术研究营养相关疾病的特异性蛋白分子标记物,将为这些疾病的早期诊断和干预治疗提供新的技术手段。②阐明营养素作用机制。通过构建差异蛋白质表达谱,检测营养素补充前后复杂的蛋白质改变情况,有助于阐明营养素作用的分子机制。③开展营养生物信息学研究。营养生物信息学是应用生物信息学的技术手段对营养蛋白质组等营养组学产生的“海量”数据进行收集、加工、储存和分析的科学。蛋白质组学和生物信息学的有效利用必将对我国营养学科的发展产生巨大的推动作用。

营养蛋白质组的研究意义在于:①寻找营养素功效及安全性评价的生物标志物,全面了解营养素的作用机制;②从分子水平上发现可特异、灵敏反映人体营养状况及评价营养干预效果的生物标志物;③发现营养相关疾病新的蛋白分子标志物,作为营养干预或治疗的诊断工具或分子靶标;④分析膳食蛋白质的组成及特点,有助于制定个性化营养素需要量及设计个性化食谱;⑤丰富人们对某些营养素或营养制剂作用的认识,进而有利于设计和应用新功能食品;⑥为鉴定食品基质中的蛋白质、研究原料食品和加工食品中蛋白质与蛋白质之间及蛋白质与其他食品组分中的相互作用提供了一个崭新的技术手段。

一、在人体营养状况评价中的应用

蛋白质组学技术在人体营养状况的评价方面具有广阔的应用前景。平衡试验或因子分析等用于评价人体营养状况的传统方法并不适用于所有营养素,尤其对锌、碘、铁等一些具有较强稳态作用、涉及复杂分子调控的营养素而言更是如此。因此,寻找反映人体营养状况的灵敏而特异的指标一直是营养学家孜孜以求的目标。蛋白质组学技术将有助于从分子水平上发现大批可特异反映人体营养状况的生物学标志物。

Linke 等在建立离子交换预分离和表面增强激光解吸/电离-飞行时间-质谱(surface-enhanced laser desorption/ionization time-of-flight mass spectrometry,SELDI-TOF-MS)相结合的技术方法基础上,比较了视黄醇缺乏组和视黄醇充足组大鼠血浆蛋白质组的变化。结果显示,视黄醇缺乏大鼠血浆中有三种分子量在 10 000~20 000 之间的蛋白质含量下降。从而揭示这三种血浆蛋白质可能是维生素 A 缺乏潜在的生物学标志物(图 1-13-2)。

二、在营养神经科学研究中的应用

在神经科学领域,蛋白质组学的基础与应用研究日趋活跃,并不断取得令人鼓舞的进展。Gauss 选取近交系 C57BL/6 小鼠为研究对象,建立了包含 8767 种蛋白质的小鼠大脑蛋白质组图谱。同年,瑞士和奥地利的科学家联合建立了大鼠和人脑的蛋白质组图谱,其中人脑的二维电泳

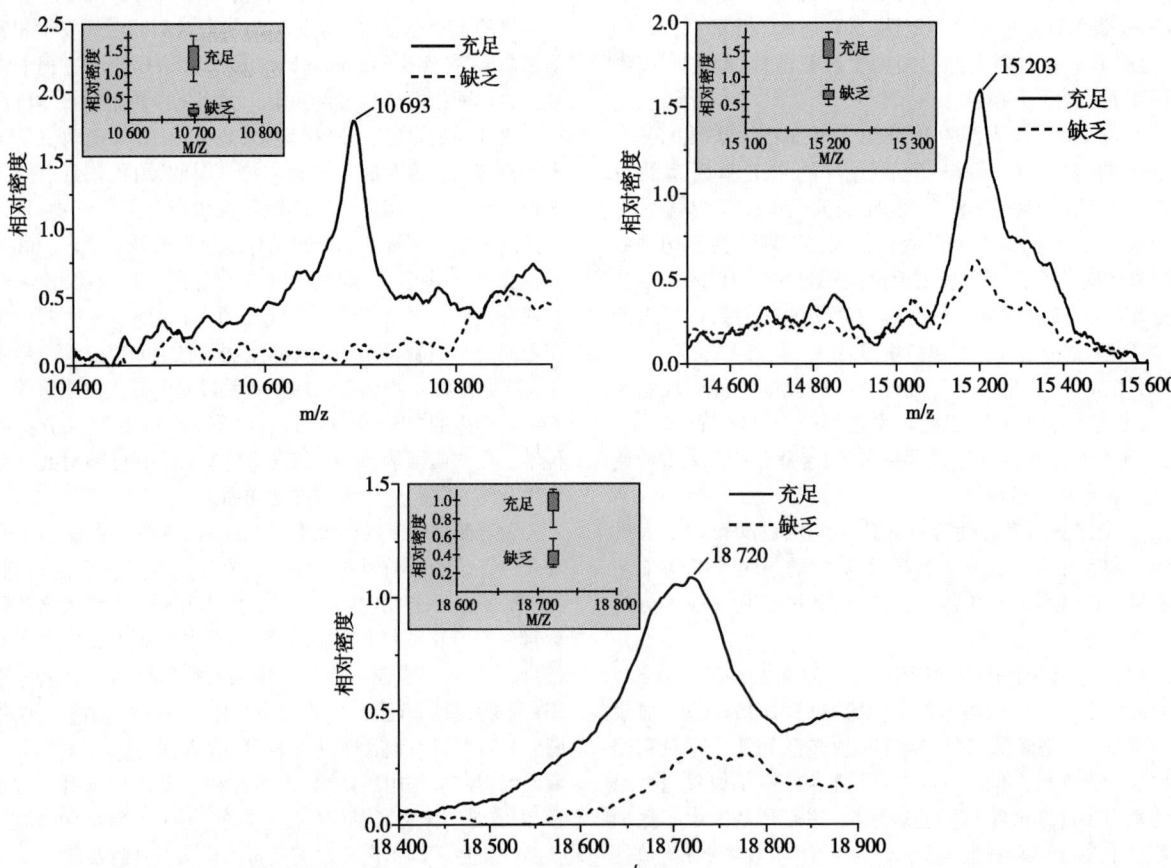

图 1-13-2 维生素 A 缺乏(n=3)与维生素 A 充足(n=3)大鼠在 10 693m/z、15 203m/z 和 18 720m/z 处的血浆差异表达蛋白质

引自:Linke T. Profiling of rat plasma by surface-enhanced laser desorption/ionization time-of-flight mass spectrometry,a novel tool for biomarker discovery in nutrition research. J Chromatography A,2004,1043(1):65-71

图谱显示了 400 多个蛋白质斑点,代表 180 余种蛋白质,并对其中的一些蛋白进行了细胞定位。近年来,学者们还在衰老、精神分裂症以及神经母细胞瘤等生理或病理状态下脑或海马的蛋白质表达模式等方面进行了有力的探索。Fountoulakis 等利用比较蛋白质组学方法研究新生大鼠和成年大鼠脑蛋白质表达的差异,发现甲胎蛋白仅存于新生鼠脑,而在成年期缺失,许多蛋白质在新生期和成年时期的表达水平也有程度不同的变化。Schonberger 等定量分析了 AD 患者的脑及海马蛋白质组表达变化,结果发现,在海马区、颞叶皮质区、小脑、扣回带皮质区以及感觉运动皮质区分别有 76、62、34、125 及 75 种蛋白显著表达。有人进一步用功能蛋白质组学方法对 NMDA 受体复合物进行了分析,结果发现复合物中约 1/3 的蛋白质与长时程增强或长时程抑制有关,说明该复合物的基本功能在于突触可塑性的诱导,为研究复合物中其他未知生理功能的蛋白质提供了线索。可见,蛋白质组技术已经成为开展神经科学研究新的有力工具。

Chu 等用蛋白质组学技术给刚断乳的 SD 大鼠喂饲缺锌饲料(含锌 1.5ppm),另外通过饮水补充 30ppm 的锌,3 周后处死动物。结果观察到缺锌大鼠海马螯合锌水平显著下降;通过海马比较蛋白质组研究发现缺锌大鼠海马 P_2X_6

嘌呤受体表达增加。上述研究为进一步研究缺锌致脑功能损伤的分子机制提供了新线索。

老龄大鼠认知功能营养干预的比较蛋白质组研究。结果显示,与正常对照组比较,营养干预组老龄大鼠额叶皮层 2-DE 图谱中 11 个蛋白点含量发生变化,其中丙酮酸激酶、丙酮酸脱氢酶 E1α1、天门冬氨酸转氨酶、线粒体肌酸激酶 1、电压依赖性阴离子通道 2、磷酸丙糖异构酶 1 等 6 种蛋白质含量降低,而过氧化物氧化还原酶 2、线粒体 H-ATP 合酶 d 亚单位、stathmin 1、Cu,Zn-SOD 等 4 种蛋白质含量升高。Western blot 验证了额叶皮层 stathmin 1 蛋白的表达变化。研究结果提示复合营养素和植物提取物组方改善老龄大鼠认知功能的作用机制可能与额叶皮层中认知相关蛋白质表达模式的改变有关。黄国伟等人应用 SELDI 蛋白芯片技术检测了叶酸对胎鼠神经干细胞(NSCs)作用的蛋白表达谱。结果表明,叶酸补充可促进 NSCs 增殖;每组芯片上均捕获到 102 种蛋白质点。筛选出不同叶酸剂量组(叶酸缺乏组、叶酸低剂量组、叶酸高剂量组)与对照组之间的差异蛋白共 32 种,其中有 4 个蛋白存在显著性差异。初步推断这些蛋白与 NSCs 凋亡相关,且在不同叶酸剂量组图谱表达不同。研究结果提示叶酸可能通过改变凋亡蛋白的表达影响 NSCs 生长。

第十三章　营养与组学

大豆异黄酮（soy isoflavones）作为一种植物化学物质，其潜在的营养价值和保健效用成为当前营养研究的热点之一。Deshane 将阿尔茨海默病（Alzheimer disease, AD）转基因小鼠分为大豆异黄酮缺乏组和补充组，喂养 12 个月后处死，取全脑匀浆，制备蛋白质样品，采用蛋白质组学技术进行 2-DE 和图象分析，并比较两组 2-DE 图谱中蛋白质点的差异。结果发现鉴定出的数个差异蛋白质是以前发现的与 AD 发病有关的蛋白质。这些蛋白质在大豆异黄酮补充脑组织的表达变化与在 AD 及其他神经退行性疾病中的变化相反。这一研究首次确定了大豆异黄酮可影响 AD 发病相关蛋白的表达。两个实验组小鼠脑组织二维凝胶电泳图谱见图 1-13-3。

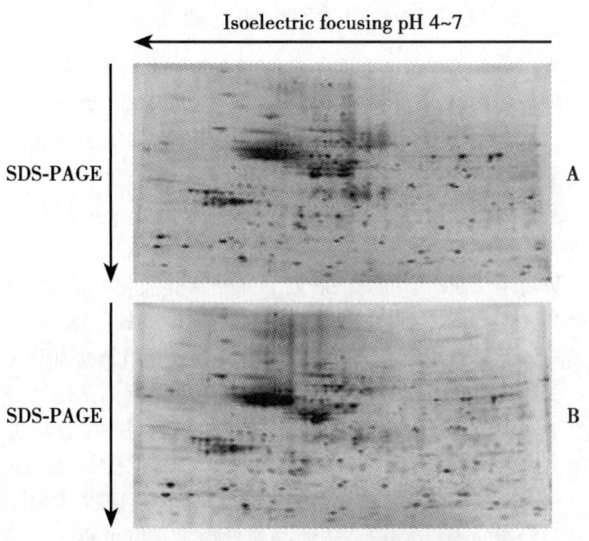

图 1-13-3　小鼠脑匀浆二维凝胶电泳
注：A，大豆异黄酮补充组；B，大豆异黄酮缺乏组
引自：Kim H, Page GP, Barnes S. Proteomics and mass spectrometry in nutrition research. Nutrition, 2004, 20（1）: 155-165.

葡萄籽提取物（grape seed extract, GSE）以原花青素（proanthocyanidin）为主要活性成分。原花青素是多酚类物质。研究显示，同样富含多酚的蓝莓和大豆提取物对卵巢切除术诱导的或衰老相关的认知缺陷具有保护作用。提示这些多酚类提取物引起的蛋白分子水平的变化与其行为学效用有关。近来，Deshane 开展了葡萄籽提取物调控大鼠脑蛋白质表达的蛋白质组研究。研究发现，差异表达的大多数蛋白质与 AD 病或痴呆转基因小鼠蛋白质的变化相对应。提示 GSE 可通过特定方式影响某些特定蛋白质表达进而发挥神经保护作用。

三、在营养相关疾病研究中的应用

蛋白组学技术为糖尿病、肥胖、心血管疾病、肿瘤等营养代谢与调控异常疾病的发生发展机制研究提供了新的途径和诊断标志物。

（一）糖尿病

2 型糖尿病是内分泌代谢紊乱最常见的疾病之一，发病机制复杂，目前仍不清楚。通过候选基因关联研究以及

全基因组关联研究发现了多个 2 型糖尿病的易感基因，但是不同人群和人群内部存在遗传异质性，且所发现易感基因的位点多数在功能上很难与糖尿病直接关联。因此，通过蛋白质组学方法研究糖尿病，可能会详细了解糖尿病的发病机制和发现新的诊断生物标志物，进而针对性的治疗、预防与筛检。

糖尿病的危险因素主要有糖耐量受损（IGT）、家族史和肥胖，其中肥胖是 2 型糖尿病的一个最重要的诱发因素。鉴于肥胖人群中糖尿病的高发率以及现今肥胖的高流行趋势，寻找肥胖对糖尿病的诱发机制至关重要，有利于肥胖合并糖尿病的预防和控制。运用 OFFGEL 多肽电泳方法的血浆蛋白质组学比较肥胖亚型糖尿病患者和非肥胖亚型糖尿病患者间的特异性蛋白质，显示肥胖亚型和非肥胖亚型糖尿病的发病机制可能是不同的。脂联素仅在正常对照和非肥胖亚型糖尿病患者血浆样本中检测到，肥胖亚型 2 型糖尿病患者血浆脂联素水平较低。超重和肥胖者的低脂联素含量使其机体对胰岛素的敏感性下降，从而引发胰岛素抵抗和糖尿病。在肥胖糖尿病小鼠和正常小鼠的肝脏蛋白组比较研究中，当过氧化物酶体增殖物激活受体被激活时，肥胖糖尿病小鼠肝脏中脂肪酸氧化和脂肪生成的酶类表达量明显高于正常小鼠，且随着时间延长差异变大，肝脏糖酵解、糖生成和氨基酸代谢相关酶也出现差异表达。

2 型糖尿病胰岛素抵抗小鼠的脂肪组织、肝脏和肌肉的蛋白质组学分析，发现 95 种表达显著差异的蛋白质，主要参与分子运输、能量代谢途径以及蜂窝信号，提示这些差异蛋白质可能会作为 2 型糖尿病关键的诊断标志物。2 型糖尿病或胰岛素抵抗患者与正常人血清蛋白质组学分析，C 反应蛋白（CRP）等与炎症应答相关蛋白的含量在患者血清中均发生变化。链脲霉素诱导的糖尿病大鼠血清蛋白质组，同样发现包括 CRP 在内的 8 个蛋白质水平在糖尿病大鼠中升高。对 7628 名正常成年女性进行为期 4 年的随访后，其中 188 例发展成为糖尿病患者，将其与 362 名正常成年女性进行对比后发现，CRP 在糖尿病患者中明显升高。以上研究证明 CRP 可作为预测 2 型糖尿病发病的血清学标志物。

（二）肥胖

肥胖是一种复杂的代谢紊乱性疾病。高通量蛋白质组学的应用为研究肥胖机体内蛋白质表达和功能变化提供了可能，并为进一步理解肥胖的发病机理，寻找相关干预靶点提供了重要的帮助。

比较皮下脂肪组织中成熟脂肪细胞的蛋白质表达后发现，相比健康个体，在肥胖症患者组共鉴定出 23 个特异表达蛋白，主要参与糖和脂类代谢、能量调节、细胞骨架结构和氧化还原反应，证明了健康与肥胖个体的成熟脂肪细胞同样存在代谢差异。利用蛋白质组学技术研究健康人群和肥胖症人群的网膜脂肪组织，筛选出包含氨基酰化酶 1、转酮醇酶在内的 44 种差异表达蛋白。高脂饮食小鼠肠道上皮细胞的蛋白质组学研究发现，与正常饮食小鼠相比，高脂饮食小鼠肠道粘膜上皮细胞内涉及蛋白合成、糖基化和囊泡转运的蛋白质明显增加，证实高脂饮食对小鼠小肠粘膜物质代谢与免疫防御功能的破坏，提示在肥胖状态下机体

免疫功能可能发生了变化。通过蛋白质组学研究，发现肥胖患者的脂肪组织（皮下脂肪组织、成熟脂肪组织和网膜脂肪组织）和小肠上细胞中的蛋白质发生显著差异，可以帮助解释机体肥胖的代谢紊乱机制。

不同年龄组肥胖患者成熟脂肪细胞的蛋白质组学分析，发现不同年龄段的蛋白质存在显著差异，在老年组9个上调，4个下调，说明不同年龄组的脂肪组织功能存在显著差异。不同性别组肥胖患者的血清蛋白质组学分析，发现男女之间的 β-雌二醇、脂质和前列腺素代谢，维生素 D 功能，免疫/炎症，以及补体相关途径蛋白质表达有明显差异，说明不同性别间肥胖患者的物质代谢存在差异。以上蛋白质组学分析结果，提示在研究肥胖时不应该忽略不同研究组之间的年龄和性别因素。

（三）动脉粥样硬化

Park 等比较了高脂致动脉粥样硬化（AS）饲料喂饲 C57BL/6J 小鼠（对 AS 易感）和 C3H/HeJ（对 AS 不敏感）小鼠8周后，肝脏蛋白质组表达模式的变化。结果发现有30种蛋白质表达出现明显差异，其中只在 C57BL/6J 小鼠发生变化的有碳脱水酶Ⅲ、衰老标记物蛋白30和硒结合蛋白2等14种蛋白质；而在两种小鼠均发生变化的有谷胱甘肽转硫酶、ApoE 和伴侣素蛋白等16种蛋白质。上述研究结果提示，两种小鼠喂饲 AS 饲料后氧化应激蛋白和脂代谢相关蛋白的表达存在明显差异，这可能是 C57BL/6J 和 C3H/HeJ 小鼠对 AS 易感性不同的重要原因。

（四）肿瘤

有关对番茄红素抑制 MCF-7 人乳腺癌细胞中蛋白质表达类型的研究是一个很好的实例。乳腺癌发生率很高，在美国妇女死因中占第二位。番茄红素（lycopene）作为番茄中存在的一种主要类胡萝卜素物质，其防癌效用引起了人们的广泛兴趣。据报道，番茄及其制品的摄入量与前列腺癌、乳腺癌和结肠癌发生的低危险性有关。研究表明，番茄红素能抑制乳腺癌、子宫内膜癌及肺癌细胞的生长。尽管已有人提出了包括抗氧化活性在内的番茄红素的几种抗癌机制，但其分子机制尚未阐明。Dissmore 采用二维差异凝胶电泳技术（two dimensional difference gel electrophoresis，DIGE）和质谱技术，对番茄红素抑制乳腺癌细胞增殖时蛋白质组表达的变化进行了观察与分析。结果显示，番茄红素对乳腺癌细胞的抑制作用呈剂量效应关系；番茄红素处理过的 MCF-7 细胞中有一簇蛋白质点受到调控，进一步经质谱鉴定为细胞角蛋白-19（cytokeratin-19）。故认为番茄红素抗乳腺癌细胞增殖作用的相关机制是番茄红素以剂量依赖方式显著调控细胞角蛋白19的水平。

有研究者用丁酸盐处理结肠癌细胞 HT29，可影响泛素-蛋白酶体（ubiquitin-proteasome）系统及细胞凋亡信号途径相关蛋白的表达。该研究结果提示丁酸盐除可通过组蛋白乙酰化途径调节基因表达外，还能通过蛋白水解调节细胞周期、凋亡及分化过程中关键蛋白的表达。

第四节 营养代谢组学

与其他组学技术相比，代谢组学出现的时间较晚，但发展速度非常快，已经在植物学、药理学、毒理学、遗传学等领域有了广泛应用。近年来，代谢组学在营养学领域的应用发展迅速，显示了令人鼓舞的应用前景，为营养学的发展提供了新的机遇与挑战。

营养代谢组学（nutritional metabolomics）是营养学与代谢组学交叉融合形成的一门分支学科，是在不同健康状态与疾病状态下，利用代谢组学系统性地研究膳食与机体代谢之间相互作用及其对健康的影响。营养代谢组学实际上涉及营养、生理病理及遗传因素三者之间相互作用对代谢的影响。营养代谢组学研究，不仅有助于从营养学角度来预防疾病和保障健康，也有利于拓展营养学研究领域，并且提高营养学研究的准确性，促进营养学研究的长足发展。

一、在营养素相关研究中的应用

一种营养素可能有多个已知或未知的生物化学靶点和多种生理作用，因此很难用常规的一个生物标志物进行评价。过去只是研究某种或某几种营养素对机体几种代谢产物的影响，不能真正反映营养素的全部功能。由于代谢组学所采用的分析技术理论上可检测人体几乎所有代谢产物，因此有助于全面认识营养素的功能。2010年我国研究人员使用代谢组学的方法研究了补充营养强化面粉（添加叶酸、维生素 B_1、维生素 B_2、依地酸铁钠以及氧化锌）对育龄期妇女健康的影响。该研究发现营养强化组妇女血清代谢图谱与对照组比较具有显著差异，并且在营养强化组妇女血清中鉴定了20种与抗氧化功能相关的潜在生物标志物，为研究营养强化食品对机体代谢的影响提供了依据。Zheng Ruan 等研究了膳食补充低聚乳果糖对结肠炎大鼠氨基酸代谢的影响，该研究表明补充低聚乳果糖可影响结肠炎大鼠全身氨基酸代谢，并提示补充低聚乳果糖引起的循环氨基酸及相关代谢产物水平的改变可能对机体免受氨毒性和氧化损伤发挥有益保护作用。吴晓华等人使用 ^1H-NMR 代谢组学方法分析了维生素 B_{12} 对地塞米松诱导腭裂小鼠的阻抑作用，为深入探讨唇腭裂发病机制以及研究维生素 B_{12} 的代谢过程奠定基础。

目前，营养素缺乏病和营养相关疾病对机体整体代谢的影响以及相关的病理生理损害的机制还不明确，而代谢组学技术提供了很好的研究手段。有研究采用代谢组学技术对钙缺乏大鼠尿液进行动态分析，发现在干预第二周低钙组和正常钙组出现明显的分类趋势，说明低钙膳食导致机体尿液代谢产物发生明显变化。该研究观察了生物标志物随时间的动态变化趋势，通过重复低钙代谢组学、钙缺乏大鼠补钙代谢组学实验和人群验证，最终发现27个钙缺乏生物标志物。同时，利用代谢组学技术对佝偻病婴幼儿的尿液进行分析，发现5条新的代谢通路可能与营养性佝偻病有关，其中23个代谢物与钙代谢密切相关。通过标志物的筛选实验和验证实验证明，磷酸和癸二酸的组合在佝偻病的早期诊断方面具有高的灵敏度和特异度，与血液生化指标检查相比，这种无创伤性的诊断方法更容易被婴幼儿和家长接受，具有良好的临床应用前景。这些研究从代谢组学角度加深了对营养性佝偻病的理解。

有学者联合应用 GC-MS 和 LC-MS 技术进行了蛋白质-

能量营养不良大鼠模型的尿液代谢组学研究。该研究表明，营养不良可引起大鼠尿液中肌酸、苏糖醇、5-氧-2-吡咯烷羧酸、葡萄糖酸和犬尿烯酸的升高，同时还可引起尿液中丁二酸、顺乌头酸、柠檬酸、异柠檬酸、苏丁糖酸、甜菜碱、葫芦巴碱和尿酸的降低。这些代谢产物的改变与由蛋白质-能量营养不良引起的机体能量代谢、碳水化合物、氨基酸和脂肪酸代谢、嘌呤代谢、辅助因子和维生素代谢紊乱有关。

二、在营养与慢性病研究中的应用

有学者研究了 2 型糖尿病对机体脂肪酸及有机酸代谢谱的影响，并且考察了利用找到的生物标记物对该病的诊断效果。Yang 等共检测了 51 例 2 型糖尿病患者和 50 名健康人群血清中的 21 种脂肪酸，并利用生物学统计方法进行了分析，分析表明糖尿病对机体的脂肪酸代谢谱产生了显著的影响，研究还得到了 10 种生物标记物，进而可以明确地诊断出 2 型糖尿病，其敏感性和特异性分别达到 90.9% 和 93.75%。Yuan 等分析了 28 例 2 型糖尿病患者和 26 名健康人群尿中的有机酸谱，结合生物学统计方法得到了 4 种有机酸为 2 型糖尿病的标记物，也可以对糖尿病患者进行明确诊断。有学者将代谢组学技术应用到餐后高血糖症（IPH）的诊断中，研究了 IPH 患者的空腹血清游离脂肪酸谱和代谢指纹图谱，分析发现油酸、亚油酸和硫酸脱氢表雄酮联合诊断 IPH 患者具有较高的特异度，该研究为 IPH 的早期诊断和早期预防提供理论依据。还有一些研究发现，支链氨基酸可以作为 2 型糖尿病的风险标志物。另有作者报道，即甘氨酸、LPC18∶2 和乙酰肉毒碱 C2 可以作为糖尿病前期的生物标志物，这三种生物标志物已经在独立的队列研究中得到验证，为糖尿病预防提供了新的科学手段。

在心血管疾病方面，Wang 等人在小鼠中鉴定出胆碱、三甲胺-N-氧化物（TMAO）可以作为预测心血管疾病的标志物，并且在队列研究中验证了血浆 TMAO 增加能够显著升高心血管疾病的风险。胰岛素抵抗是很多慢性病（如糖尿病、肥胖和高血脂等）的一个重要生理特征，而游离脂肪酸在胰岛素抵抗的进展中起着重要作用。国内学者运用代谢组学技术对高脂血症患者餐后血清游离脂肪酸谱进行了研究，发现高脂血症患者的餐后血清硬脂酸（SA）水平显著升高。该结果提示血清中的 SA 可能与胰岛素抵抗密切相关。通过细胞和动物实验发现，餐后增高的胰岛素水平刺激了 SA 的从头合成（SREBP-1c/ACC/FAS/ELOVL6）及软脂酸的直接延长（ELOVL6），从而导致了 SA 增高。通过体内、体外的小 RNA 干扰技术证实降低 SREBP-1c 和 ELOVL6 表达均能够降低 SA 水平，进而改善胰岛素抵抗，其中抑制 SREBP-1c 表达对于改善胰岛素抵抗的效果更显著，该研究为预防和治疗糖尿病发生发展提供了新的依据。有学者通过代谢组学研究，考察了膳食中高胆固醇摄入导致动脉粥样硬化形成的机制。研究结果表明膳食中高胆固醇的摄入对小鼠的脂代谢和肝脏炎症因子的应答产生了显著的影响，即极低密度脂蛋白（VLDL）和低密度脂蛋白（LDL）显著增加，导致肝脏促炎性转录因子：如核转录因子（NF-κB）、激活蛋白-1（AP-1）；促炎性因子：如炎症趋化因子及其受体、补体蛋白、急性期蛋白（淀粉样蛋白，SAA）等

表达升高，进而引起血中炎性因子水平增加，与高水平的 VLDL 和 LDL 一起，导致了动脉粥样硬化的发生。

目前已有较多有关植物化学物在机体内的代谢以及对疾病防治作用的报道。研究关注较多的植物化学物有大豆异黄酮、茶叶中的黄烷醇（异黄酮醇类）、表儿茶素、人参皂苷等。Solanky 等人首次应用代谢组学方法研究了补充大豆异黄酮对绝经前健康妇女的影响。研究结果表明，大豆异黄酮可显著改变血中脂蛋白、脂类、碳水化合物、氨基酸等代谢谱，并且发现大豆异黄酮除了具有之前报道的降低甘油三酯、胆固醇及改善脂蛋白代谢作用外，还具有降血糖、促进食物蛋白质分解、改变能量代谢模式的作用。其降血糖机制是抑制糖原异生；其改变能量代谢模式的机制是促进糖的无氧酵解，抑制糖的有氧酵解；促进脂类分解代谢，即能量代谢模式由糖代谢向脂代谢转移。进一步研究发现，异黄酮苷和异黄酮苷元的作用相似，但异黄酮苷的作用更强。

绿茶多酚对 D-半乳糖诱导衰老大鼠保护作用的代谢组学研究发现，D-半乳糖诱导的衰老可以扰乱大鼠卵磷脂、氨基酸和磷脂代谢，绿茶多酚干预可同时作用于以上三个代谢通路，从而发挥抗衰老作用。矢车菊素-3-O-半乳糖苷（BBM）和蓝莓提取物（BBE）对衰老小鼠代谢谱影响的比较研究结果表明，BBM 和 BBE 补充可引起衰老小鼠血浆和大脑代谢谱的相似改变，为深入了解蓝莓补充改善认知受损和神经退行性疾病作用机制提供依据。

三、在食物代谢有关研究中的应用

（一）不同食物对机体代谢的影响

食物经过消化吸收和生物转化，可以在机体内形成代谢产物，因此食物的代谢组可以看作是人类代谢组的一部分。食物代谢产物可以代表着一大类有价值的膳食标志物的新来源，并以此来作为测量人类膳食暴露的指标。截至目前，科学家已经鉴定出了大量的膳食标志物，来反映机体某些特定种类食物的摄入情况及其对机体代谢的影响。例如，研究发现，维生素 C 可以作为蔬菜和水果摄入的标志物，烷基间苯二酚可以作为全谷类食物摄入的标志物，异黄酮作为大豆摄入的标志物，脂肪酸和氨基酸作为肉类摄入的标志物，多酚类作为茶和红酒摄入的标志物。在这些研究中，通常在研究对象摄入特定食物的餐后或经过特定食物干预一段时间后，收集生物样本，利用代谢组学筛选和鉴定食物的特异性生物标志物。在研究中首选的生物样本为尿液，也有研究采用血浆、血清或红细胞样本。

理论上讲，通过代谢组学鉴定出来的食物代谢标志物，还要进一步用独立的人群队列来进行验证。尽管目前已经发现了很多食物的代谢标志物，但是利用独立的队列进行标志物的验证研究还十分有限。并且，对于大部分膳食标志物与膳食摄入之间的定量关系还未阐明，这也限制了标志物在营养学领域的应用。

（二）膳食构成对机体物质代谢的影响

随着研究的深入，越来越多的科学家认为可以利用代谢组学标志物来反映研究对象的膳食构成/膳食模式，进而为探索膳食与疾病的关系提供重要线索。目前研究多集中

在探讨肉食与素食对机体代谢的影响。例如,Stella 等人研究了高肉、低肉膳食和素食对人体尿代谢谱的影响。研究结果表明,高肉膳食者尿中肌酸、肌酐、肉碱、乙酰肉碱、N-氧化三甲基氨(TMAO)、1 和 3-甲基组氨酸、牛磺酸明显升高。低肉膳食者尿中这些代谢产物水平较低;而素食者尿中 P-羟基苯乙酸盐明显增加,N,N,N-三甲基赖氨酸显著降低。高肉膳食可使体内肌酸、肌酐、肉碱增加,表明有增加能量产生和贮存的倾向;而素食者则出现肉碱缺乏,表明素食者易发生脂代谢紊乱和脂类营养不良。董继杨等也研究了我国人群中素食和普通膳食对人体尿代谢谱的影响。结果表明,与普通膳食者相比,素食者尿中肌酐和琥珀酸盐明显升高,而甲酸盐、马尿酸、苯基丙氨酸、甲基组氨酸和牛磺酸明显降低,表明不同膳食对机体代谢的影响不同。这些研究显示,代谢组学技术可用于评价不同的膳食构成对机体整体代谢的影响。不仅如此,研究还认为,利用营养代谢组学还可以筛选标志物,来预测或反映机体膳食的摄入构成情况。O'Gorman A 等人应用主成分分析(PCA)的方法将脂类数据降纬形成脂类模式(LPs),然后利用膳食摄入的数据与 LPs 进行回归分析,寻找、鉴定反映膳食摄入的脂类标志物。结果鉴定出了 6 种新的 LPs,其中 LPs1、LPs4 和 LPs6 可分别高度预测膳食脂肪、酒精和鱼类的摄入。该研究的创新性在于鉴定出了标志物群组,并用于反映某一类特定食物或营养素的摄入情况。

Rosa 等利用代谢组学研究了地中海膳食的健康保护作用。志愿者被随机分为地中海膳食干预组或者低脂肪膳食对照组。研究者在干预前、干预 1 年和 3 年后应用^{1}H-NMR 分别检测了干预对象的尿液代谢产物,发现了可能区分不同膳食干预的尿液代谢产物。研究显示,地中海膳食引起的最主要代谢标志物包括 3-羟基丁酸、柠檬酸盐、顺式乌头酸、肌酸、氨基酸(脯氨酸、N-乙酰基谷氨酸、甘氨酸、支链氨基酸及其代谢产物)、脂类(油酸、辛二酸)及微生物代谢产物(苯乙酰谷氨酰胺、对甲酚)等;而低脂肪膳食后出现的主要代谢标志物有马尿酸盐、三甲胺-N-氧化物、组氨酸及其代谢产物(甲基组氨酸、肌肽和鹅肌肽)和黄原胶等。提示应用^{1}H-NMR 可以区分不同膳食模式的人群,并通过动态监测尿液代谢产物来掌握个体膳食变化的情况。

(三) 在食品安全领域的研究和应用

在食品安全方面研究,代谢组学显示出了良好的应用前景。例如,3-氯丙醇(3-chloropanol-1,2-diol,3-MCPD)是继二噁英之后食品安全领域的一个热点问题。有学者利用代谢组学技术对 3-MCPD 染毒大鼠尿液代谢谱进行分析,研究发现一些新标志物如 N-乙酰神经氨酸和二氢尿嘧啶等,这些标志物要比传统的毒性指标更易发生改变。这说明利用代谢组学技术检测到的生物标志物可作为评价 3-MCPD 暴露的敏感早期生物标志物,为评估人群长期暴露于 3-MCPD 的健康监测提供更为便捷有效的检测指标。该课题组还应用代谢组学技术对有机磷农药对机体的毒性作用进行了研究,研究发现敌敌畏、乐果、高灭磷和甲拌磷这四种有机磷农药单独给药在未观察到有害作用剂量水平(no observed adverse effect level,NOAEL)对大鼠代谢没有

影响,但四种有机磷农药在 NOAEL 水平联合干预时,可导致机体代谢发生显著的变化,说明这四种农药在代谢水平上具有联合毒性作用。

(蒋与刚 那立欣 程道梅 赵艳 王茂清)

参考文献

1. 蒋与刚,高志贤.营养基因组学.北京:科学出版社,2012.
2. 孙长颢.营养与食品卫生学.第 8 版.北京:人民卫生出版社,2017.
3. 孙长颢.分子营养学.北京:人民卫生出版社,2006.
4. Zeevi D,Korem T,Zmora N,et al. Personalized Nutrition by Prediction of Glycemic Responses. Cell,2015,163(5):1079-1094.
5. Perez-Martinez P,Phillips CM,Delgado-Lista J,et al. Nutrigenetics, metabolic syndrome risk and personalized nutrition. Curr Vasc Pharmacol,2013,11(6):946-953.
6. Merched A. J,Chan L. Nutrigenetics and nutrigenomics of atherosclerosis. Curr Atheroscler Rep,2013,15(6):328.
7. Hu X,Chandler J. D,Fernandes J,et al. Selenium supplementation prevents metabolic and transcriptomic responses to cadmium in mouse lung. Biochim Biophys Acta Gen Subj,2018,S0304-4165 (18):30102-30108.
8. Li Q,Freeman L. M,Rush J. E,et al. Veterinary Medicine and Multi-Omics Research for Future Nutrition Targets:Metabolomics and Transcriptomics of the Common Degenerative Mitral Valve Disease in Dogs. OMICS,2015,19(8):461-470.
9. Romagnolo D. F,Milner J. A. Opportunities and challenges for nutritional proteomics in cancer prevention. J Nutr,2012,142(7):1360S-1369S.
10. Cunsolo V1,Muccilli V,Saletti R,et al. Mass spectrometry in food proteomics:a tutorial. J Mass Spectrom,2014,49(9):768-784.
11. Odriozola L,Corrales F. J. Discovery of nutritional biomarkers:future directions based on omics technologies. Int J Food Sci Nutr,2015,66(Suppl 1):S31-40.
12. O'Gorman A,Brennan L. Metabolomic applications in nutritional research:a perspective. J Sci Food Agric,2015,95(13):2567-2570.
13. Scalbert A,Brennan L,Manach C,et al. The food metabolome:a window over dietary exposure. Am J Clin Nutr,2014,99(6):1286-1308.
14. Guertin K. A,Moore SC,Sampson JN,et al. Metabolomics in nutritional epidemiology:identifying metabolites associated with diet and quantifying their potential to uncover diet-disease relations in populations. Am J Clin Nutr,2014,100(1):208-217.
15. Astarita G,Langridge J. An emerging role for metabolomics in nutrition science. J Nutrigenet Nutrigenomics,2013,6(4-5):181-200.
16. Rezzi S,Ramadan Z,Fay LB,et al. Nutritional metabonomics:applications and perspectives. J Proteome Res,2007,6(2):513-525.
17. Hu YD,Pang W,He CC,et al. The cognitive impairment induced by zinc deficiency in rats aged 0~2 months related to BDNF DNA methylation changes in the hippocampus. Nutr Neurosci,2017,20 (9):519-525.
18. He C. C,Wang Z. Y,Tian K,et al. DNA methylation mechanism of intracellular zinc deficiency-induced injury in primary hippocampal neurons in the rat brain. Nutr Neurosci,2018,21(7):478-486.
19. Yang H,Pang W,Lu H,et al. Comparison of metabolic profiling of

cyanidin-3-o-galactoside and extracts from blueberry in aged mice. J Agri Food Chem,2011,59(5):2069-2076.

20. Cheng DM,Jiang YG,Huang CY,et al. Polymorphism of MTHFR C677T,serum vitamin levels and cognition in subjects with hyper-homocysteinemia in China. Nutr Neurosci,2010,13 (4):175-182.

21. Liu J,Jiang Y,Huang C,et al. Proteomic analysis reveals changes in the hippocampus protein pattern of rats exposed to dietary zinc deficiency. Electrophoresis,2010,31(8):1302-1310.

22. Sapienza C,Issa JP. Diet,Nutrition,and Cancer Epigenetics. Annu. Annu Rev Nutr,2016,36(1):665-681.

23. Milagro FI,Campión J,Cordero P,et al. A dual epigenomic approach for the search of obesity biomarkers:DNA methylation in relation to diet-induced weight loss. FASEB J,2011,25 (4):1378-1389.

24. Loos RJ,Yeo GS. The bigger picture of FTO:the first GWAS-identified obesity gene. Nat Rev Endocrinol. 2014,10(1):51-61.

25. Chu X,Liu L,Na L,et al. Sterol regulatory element-binding protein-1c mediates increase of postprandial stearic acid,a potential target for improving insulin resistance,in hyperlipidemia. Diabetes,2013,62(2):561-571.

26. Clemente-Postigo M,Muñoz-Garach A,Serrano M,et al. Serum 25-hydroxyvitamin D and adipose tissue vitamin D receptor gene expression:relationship with obesity and type 2 diabetes. J Clin Endocrinol Metab,2015,100(4):E591-595.

27. Cole RN,Ruczinski I,Schulze K,et al. The plasma proteome identifies expected and novel proteins correlated with micronutrient status in undernourished Nepalese children. J Nutr, 2013, 143 (10):1540-1548.

28. Ding N,Yu RT,Subramaniam N,et al. A vitamin D receptor/SMAD genomic circuit gates hepatic fibrotic response. Cell, 2013, 153 (3):601-613.

第十四章

营养与认知

营养与认知的研究涉及营养学、神经科学、心理科学以及生物信息科学等多学科的知识，是现代营养学学科发展的前沿领域之一。目前该领域研究非常活跃，它着力从分子水平、器官水平和人群等不同层面研究膳食营养因素对神经系统结构与功能的作用及其机制。营养与认知神经科学研究的开展，对于维护脑发育、延缓脑衰老、预防认知功能障碍以及改善我国居民的脑健康状况具有重要而深远的意义。

脑与认知科学是以脑为研究对象的多学科交融的新兴研究领域，是研究认知和智力本质与规律的科学。基于探索人脑奥秘、防治脑相关疾病的需要，脑与认知科学研究成为世界各国竞相发展的重点领域。许多国家将"脑与认知科学及其计算建模"列为自然科学中公认的重大交叉前沿问题之一。鉴于此，脑与认知科学已成为近年来发展最快的学科之一。

现代社会，脑力劳动日趋繁重，迫切需要一个"坚强大脑"去应对各种挑战。但是，社会经济转型以及不良生活方式，在潜移默化中损害着人们的脑健康。另外，随着人口老龄化，阿尔茨海默病等认知功能障碍发生率日益增高，给家庭、社会和国家带来了沉重的经济和社会负担。

科学研究证实，多种营养素或食物成分在中枢神经系统的结构和功能中发挥着重要作用。如参与神经细胞或髓鞘的构成、神经递质合成、与认知过程密切相关中的新突触的产生或新蛋白的合成等。

本章分三个部分：①认知神经科学概述，简要介绍认知过程与认知神经科学、人脑的结构与功能及认知功能障碍；②膳食营养对认知功能的影响，从营养素与认知、增强认知功能的食物及其成分、膳食营养与认知功能障碍三个层次

阐述；③膳食营养改善认知的机制，主要介绍了抗氧化与抗炎机制、自噬机制、信号转导与表观遗传调控机制的研究现状。

第一节 认知神经科学概述

20世纪70年代，认知神经科学的出现，打破了神经科学与认知科学之间的屏障。认知神经科学从分子、细胞、脑功能区和全脑等不同层次，综合研究大脑认知加工过程的规律。借助神经影像学等先进的技术手段，尤其是功能性磁共振成像技术，认知神经科学不仅能够直接观察人在思维或感知时大脑的活动模式；而且能够在大脑神经结构与功能研究的基础上，运用信息加工的神经网络模型来理解知觉、注意、学习、记忆等认知功能的基本特征。

一、认知过程与认知神经科学

认知（cognition）是人和动物认识、获取和运用知识的功能，包括感知、注意、学习、记忆、思维、语言和执行等不同层次的智能活动。这些认知功能是生物体适应环境的基础。认知过程由三部分组成：①感受和评价信息；②应对和处理问题；③预测和估计结果。人的认知过程如图1-14-1所示，图中知识库泛指存储知识与经验的神经网络。从感知外界信息到做出反应，大脑有两条途径，即自动投射和有意识行为。

认知神经科学（cognitive neuroscience）是吸收了认知科学与神经科学的新理论和新技术之后形成的新兴学科，旨在阐明认知活动的脑机制，即人类大脑如何调用其各层次

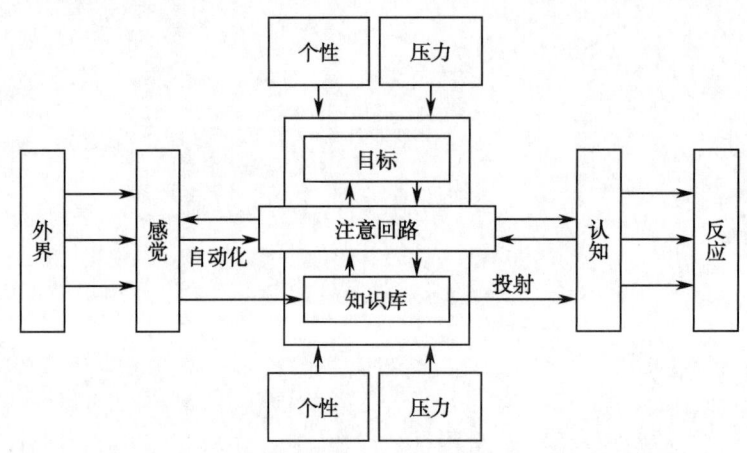

图 1-14-1 人的认知过程

引自：Careza R. 脑老化认知神经科学. 李鹤，译. 北京：北京师范大学出版社，2009.

上的组件,包括分子、细胞、脑组织区和全脑去实现各种认知活动。认知神经科学包括认知神经心理学、认知心理生理学、认知生理心理学、认知神经生物学和神经计算科学等。认知神经科学有关语言认知、数学认知、道德认知等方面的研究成果可以为教育理论与实践奠定科学的基础;而关于阅读障碍、计算障碍、注意缺陷障碍、情绪障碍、社会认知障碍以及抑郁症、焦虑症、老化等疾病的研究则能为认知功能障碍及精神障碍的诊断、分类、矫治和预防提供科学的依据。

二、人脑的结构与功能

人脑约有 1000 亿个神经元,每个神经元能够通过神经突触与其他神经元进行信息传递,形成神经环路和通路。神经递质是在神经元之间传递信息的化学信使,神经递质通过各种受体产生多种不同的效应,调控神经环路和通路的活动和整合,产生脑高级功能。

(一)中枢神经系统的结构和组成

中枢神经系统(central nervous system,CNS)是神经系统的主要部分,由脑和脊髓组成。在 CNS 内大量神经细胞聚集在一起,有机地构成网络或回路;其主要功能是传递、储存和加工信息,产生各种心理活动,支配与控制行为。

1. 脑(brain) 人脑可分为端脑、间脑、中脑、脑桥、小脑和延髓六个部分。人类的大脑皮质不仅是各种功能活动的高级中枢,也是思维、认知和意识活动的物质基础。下丘脑作为间脑的一部分,控制着与内脏相关的各种活动,如昼夜节律、睡眠-觉醒周期、体温调节、摄食及代谢调节等。小脑的主要功能是调节肌肉的紧张度,维持身体姿势和平衡,精确地完成随意运动。另外,20 世纪后半叶,发现边缘系统(limbic system)不仅可调节内脏活动,而且与学习记忆以及情绪和动机的产生有关。所谓"边缘系统",是指从中脑通过下丘脑进入前脑基底部的一系列结构,包括扣带回、海马及杏仁体等。

2. 脊髓(spinal cord) 是 CNS 中结构相对简单的部分。脊髓由神经元的胞体、突起和神经胶质以及血管等组成。在新鲜的脊髓切片上,可以比较明显地看到内部呈 H 形的灰质,其周围包绕着白质。脊髓具有传导功能、反射功能和神经营养功能。

(二)脑功能

大脑是机体主要的功能调节系统,全面调节体内各器官及生理过程,以适应体外环境的变化,维持正常的生命活动。目前认为,人脑功能极其复杂,可分化出以下五个功能层次。①动物共有的功能。如饮食行为、防御行为、性行为等,是动物和人的本能行为,由低级脑结构中枢完成;②高等脊椎动物共有的功能。如条件反射和多级条件反射功能,是人类和动物适应环境变化的一种习得行为模式,以脑高级结构为基础;③全人类种属特异的行为层次。人与动物最大的不同在于语言和意识,它是人类共有的本能行为类型;④个人习惯性行为层次。如一个人行路、说话的姿势等,有其相对稳定的脑结构基础,包括小脑和基底神经节;⑤个体高级意识活动和社会价值观层次。

学习记忆是认知神经科学一个十分活跃的研究领域。

学习是基本的认知活动,是经验与知识的积累过程,也是对外部事物前后关联地把握和理解的过程。突触的可塑性变化是学习的神经生物学基础。而记忆是人脑对过去经验中发生过的事物的反映,是新获得行为的保持。人类记忆主要包括感觉记忆、短时记忆和长时记忆等三种类型。

从分子、细胞水平到整体、行为水平,学习记忆的研究日趋活跃和深入。在 20 世纪 70 年代和 80 年代,美国哥伦比亚大学的肯德尔(E. Kandel)等学者,利用低等动物海兔找到了一些简单行为的学习记忆过程所需要的神经环路,揭示了其学习记忆所依赖的细胞和亚细胞结构(特定的神经突触),发现了神经信息的变化,并证明了第二信使 cAMP 的重要性。20 世纪 70 年代,英国的布理斯(T. Bliss)和挪威的洛默(Lomo)在高等动物中发现长时程增强作用(Long time potentiation,LTP),被认为是神经可塑性的细胞机制。其后二十多年内,LTP 已在脑内多个部位被观察到,并有证据显示与一些学习记忆的行为有联系。20 世纪 90 年代,科学家们研究高等动物学习记忆的分子机制,发现了影响学习记忆的基因,提示低等动物和高等动物的学习记忆原理有部分相似。

三、认知功能障碍

认知功能障碍(cognitive impairment)泛指各种原因导致的认知功能损害,通常以记忆、注意、感知和思维等认知功能异常为核心特征,但可伴有情感和行为障碍。神经退行性疾病多伴有认知功能受损或以认知功能受损为核心的临床表现。认知功能障碍是患者致残的主要原因,给家庭、社会和国家带来了沉重的经济和社会负担。

(一)阿尔茨海默病

阿尔茨海默病(Alzheimer's disease,AD)是以进行性认知功能障碍、记忆丧失、行为异常及日常生活能力降低为主要临床表现的一种神经退行性疾病。其主要病理特征是 β 淀粉样蛋白(Aβ)沉积形成的老年斑和 Tau 蛋白过度磷酸化形成的神经原纤维缠结。研究提示,氧化应激,Aβ 的聚集与沉积,镉、铅、锌、铝、铜等环境与营养因素以及社会心理因素均与老年痴呆症有关;目前已经形成了老年痴呆症的多种病因假说,如自由基损伤学说、Aβ 损伤学说、钙超载学说、炎症反应学说等,但对各种病因的认识尚存在争议。膳食营养作为影响 AD 发生和发展的重要环境因素之一,与患者认知功能减退密切相关。

(二)帕金森病

帕金森病(Parkinson's disease,PD)又称为震颤麻痹,是一种起病隐匿、进展缓慢、主要病变部位在黑质-纹状体系统的一种 CNS 变性疾病。临床前期出现味觉丧失、快速眼动时相睡眠障碍、便秘、焦虑以及抑郁,随着病情的进展,出现非运动性并发症如认知下降或痴呆、自主神经功能障碍、睡眠-觉醒失调以及进行性动作缓慢、肌强直和姿势反射消失等。研究显示,膳食和营养的摄入状况会影响帕金森病的发生与发展。

(三)其他认知障碍性疾病

1. 多发性硬化症(multiple sclerosis,MS) 是以脑白质改变为主要特点的自身免疫性疾病,其主要症状为记忆力下降、智力下降和运动障碍等,全球至少有 200 万~300 万人患有 MS。目前,病因尚不清,但遗传和环境因素(如膳食因素)可增加机体对 MS 的易感性。大量研究结果表明,膳食中多不饱和脂肪酸、脂溶性维生素(如维生素 A 和维生素 D)和矿物质(如锌和钠)与 MS 的发病密切相关。

2. 亨廷顿舞蹈病(Huntington's disease,HD) 是一种常染色体显性遗传的神经退行性疾病,其典型特征为舞蹈样不自主动作和进行性认知功能衰退。HD 在全世界范围内的患病率为 5~8 人/10 万人。膳食矿物质、维生素和一些植物化学物的摄入与 HD 的发生与发展有关。

3. 肌萎缩性脊髓侧索硬化症(amyotrophic lateral sclerosis,ALS) 是一种成年起病的神经元变性的疾病,以发音不清、吞咽困难和肌萎缩为主要特征。ALS 在欧洲人群或有欧洲血统的人群中患病率为 2.6~3.0 例/10 万人。膳食营养素摄入与 ALS 的发病有着密切的联系,其中维生素 D 等可能是 ALS 的保护因素,脂肪酸摄入不平衡是 ALS 的危险因素。

第二节 膳食营养对认知功能的影响

随着营养神经科学的进展,一些营养素和食物成分在脑发育、脑功能以及心理行为中的生物学作用,以及它们的细胞和分子机制正得到越来越多的认识。因此,深入探讨膳食营养因素对神经系统功能的影响以及在脑损伤和神经系统疾病发生中的作用,对预防、延缓脑衰老以及防治各种神经系统疾病,促进精神健康均具有重要而深远的意义。

一、营养素与认知功能

(一)宏量营养素

1. 蛋白质 蛋白质和核酸的合成是脑发育的重要标志,蛋白质缺乏极易造成发育期神经系统的结构和功能损伤。Thakur 等在妊娠及哺乳期蛋白质缺乏对仔鼠脑蛋白质和 RNA 合成影响的研究中发现,仔鼠脑组织匀浆中 DNA 含量及线粒体、细胞核和细胞质中蛋白质和 RNA 的含量均低于对照组。作者认为可能是蛋白质缺乏使实验大鼠脑中 RNA 的分解速率超过了合成速率所致。另一项研究发现,饥饿所致的营养不良可使神经胶质细胞形成髓鞘的过程受阻。动物饲料中若缺乏蛋白质,实验动物的髓鞘形成和突触生成都将受到影响,进而导致运动失调、认知功能降低。

氨基酸与脑认知功能也有密切关系。传统观点认为,人体依靠血脑屏障可使 CNS 免受血浆中各种食物成分、激素或餐后代谢产物浓度变化等外周代谢反应的影响。但事实上,血脑屏障属于物质选择性穿过的细胞屏障,如褪黑激素、氨基酸等一些生物活性物质都可以进入大脑。其中,氨基酸等营养成分须经一套特殊转运系统穿过血脑屏障。在这些转运系统中,一部分负责运送苯丙氨酸、色氨酸、酪氨酸和支链氨基酸等大量中性氨基酸;一部分负责运送赖氨酸、精氨酸、鸟氨酸等碱性氨基酸,另外还有一部分负责运送胆碱进入大脑。

氨基酸在某些情况下可影响中枢神经递质合成并对神经行为产生潜在影响。色氨酸、酪氨酸、苯丙氨酸、精氨酸和苏氨酸等是某些神经递质(neurotransmitter)或神经调质(neuromodulator)的前体,其摄入量和利用率会影响一些神经递质的水平。

2. 碳水化合物 脑功能活动所需的能量主要靠血糖氧化供给。葡萄糖是维持脑功能的主要能源。脑组织对葡萄糖的缺乏十分敏感。血糖浓度下降时,较早损害认知功能。另外,糖酵解是维持神经递质代谢,激活钠钾泵所必需。大脑细胞摄取 K^+,使细胞内 K^+ 浓度轻度升高,可以增强大脑皮质海马蛋白质合成,有利于增强脑功能。

有关研究表明,碳水化合物确实对认知功能具有一定程度的影响。Lieberman 等在美军特种部队进行了一项随机双盲对照研究,评价了一种加入了麦芽糖糊精的特殊碳水化合物处方对士兵脑功能的影响。结果显示,补充碳水化合物饮料可显著改善警觉、情感和智力,同时思维混乱减少。可见以碳水化合物饮料形式提供能量可对人的认知行为学产生有益作用。

3. 脂肪酸 膳食中脂肪酸的摄入可能与认知功能有关。研究表明,长链多不饱和脂肪酸(long chian polyunsaturated fatty acids,LCPUFAs)为神经系统的功能和发育所必需,可以促进神经元的生长与分化,提高学习记忆能力。对 45~70 岁群体进行队列研究发现,调整年龄、性别、教育程度、饮酒量、吸烟和能量消耗等混杂因素,与不吃鱼的对照组比较,吃适量脂肪含量高的鱼类可使认知损伤速度维持在较低水平;而高饱和脂肪及胆固醇的摄入与损伤速度及易感性的高危险性有关;饱和脂肪与记忆损伤有关。

近年来,我国学者完成的病例对照研究结果也表明,适量摄入膳食单不饱和脂肪酸和胆固醇可以降低轻度认知障碍(mild cognitive impairment,MCI)的发生风险。动物实验结果显示高胆固醇可以引起大鼠血浆氧化固醇(27-羟基胆固醇、7α-羟基胆固醇和 7β-羟基胆固醇)水平增加,血浆 LDL-C 水平升高以及 HDL-C 水平降低,同时引起脑内胆固醇合成代谢和溶酶体功能蛋白表达异常,与学习记忆能力下降有关。

(二)微量营养素

1. 维生素 维生素对 CNS 具有重要作用。已经发现一些维生素缺乏会导致多个酶系统的功能障碍,进而产生一系列形态学、神经生物学和神经化学变化,最终影响脑发育和脑功能。

(1)维生素缺乏影响脑发育:形态学观察发现维生素 B_6 缺乏大鼠子代出生 15 天即出现明显的神经细胞结构改变和髓鞘化不全;Kirksey 等进一步观察到,维生素 B_6 缺乏大鼠子代大脑的新生大脑皮层神经元数量减少并出现固缩。动物实验结果显示,幼鼠摄入缺乏维生素 B_2 的饲料后脑重较对照组下降 19.8%,髓磷脂、脑苷脂和神经鞘磷脂的含量均明显降低。

(2)维生素缺乏影响脑中多种神经递质的合成与释放:研究发现,维生素 B_1 和维生素 B_{12} 均参与脑中乙酰胆碱(Ach)的合成。维生素 B_6 与叶酸则可影响脑中 5-HT 的合成效率。维生素 C 可影响去甲肾上腺素(norepinephrine,NE)等重要神经递质的合成。动物实验观察到,喂饲维生素 C 缺乏饲料的豚鼠脑内儿茶酚胺类神经递质水平明显下降。

（3）人体维生素状况与认知能力：Langlais 等发现，维生素 B_1 缺乏大鼠空间分辨能力降低，并出现认知障碍、学习记忆能力受损等行为学改变。国内学者近期报道用维生素 B_1 缺乏饲料喂养小鼠 24 天后，完成水迷宫所需的时间和平均错误次数增加；同时避暗反应的平均潜伏期缩短。Crowe 等用氨甲蝶呤造成小鸡体内叶酸缺乏，其被动回避反应能力下降，记忆缺失。迷宫实验显示维生素 E 缺乏可导致大鼠的空间辨别能力下降。

近年研究提示老年人认知功能低下与一些维生素的缺乏有关。老年人群缺乏维生素 B_1、维生素 B_6、维生素 B_{12}、维生素 C、叶酸可出现抑郁、意识障碍以及记忆力减退等一系列神经、精神方面的改变。国外学者发现老年人血清中叶酸和维生素 B_{12} 含量低者，其记忆测试结果得分均较低。Riggs 等观察到，老年男性血浆中维生素 B_{12} 和叶酸浓度降低及同型半胱氨酸浓度增高均使认知测试得分降低，而维生素 B_6 浓度增加则使记忆得到改善。

与此同时，维生素补充对认知功能的改善作用在多项人群研究中得到了验证。给 120 名 9～19 岁孤儿补充维生素 B_1，每日 2mg，持续一年后，其身高、视力、快速反应能力和智力水平均明显高于对照组。Cott 的研究表明，500 名学习障碍儿童补充维生素 B_6、烟酸和维生素 C 后成绩明显提高。健康成年人每日补充 50mg 维生素 B_1，两个月后情绪和认知等心理行为均有改善。Meador 等的研究结果表明补充维生素 B_1 可在一定程度上改善东莨菪碱所致的认知功能损害。Deijen 等给 38 名 70～79 岁老人每日补充 20mg 维生素 B_6，连续 3 个月，结果其长时记忆功能明显改善。Sram 等给老人连续补充维生素 E 一年，结果显示观察对象的短时记忆、运动能力以及情绪反应等多项指标均得到改善。Masaki 等在研究中发现，补充维生素 E 对老年血管性痴呆有明显的防治作用；同时对正常人群认知功能的改善有益。上述研究结果从脑功能角度为合理补充维生素提供了新的科学依据。

2. 微量元素

（1）锌：锌在海马、下丘脑等大脑边缘系统含量丰富，因而研究者推测锌与脑功能及行为有密切关系。大量研究亦证实，无论轻度、中度还是重度锌缺乏都会在一定程度上损害实验动物和人脑的功能；而且锌缺乏对儿童、成人甚至老人认知均有影响。

动物实验证实，缺锌影响大鼠的脑发育，导致学习能力下降，可能与脑内 DNA、RNA 合成减少，游离氨基酸水平变化有关。补锌后，缺锌大鼠生长加速，脑内 DNA、RNA 浓度及游离氨基酸水平恢复正常，同时学习能力也恢复正常。另有实验证实，缺锌时海马锌耗竭，影响海马锥体细胞发育，一氧化氮（NO）生成减少，致使 LTP 减弱，突触传递功能降低，造成学习记忆能力低下。同时，脑 NO 减少时，脑细胞内的 cGMP 减少，也影响脑细胞的增殖分化，进而影响脑功能。研究显示，维持大鼠学习记忆功能的最适补锌量是 100～200mg/kg 饲料。还有研究发现锌摄入过量对大鼠的生长发育及行为功能产生不利影响。

近年来，研究者们运用神经解剖学、神经生理学、神经生物化学、细胞生物学及分子生物学等多个学科的技术手段，从不同侧面探索了锌影响脑发育和行为功能的机制。已有的研究结果显示，缺锌可影响脑中多种酶和功能蛋白质的活性与结构。缺锌可使幼鼠髓鞘质标记酶 2',3'-环磷酸核苷水解酶和 L-谷氨酸脱水酶活性显著降低；还可使大鼠小脑纹状体、下丘脑中一氧化氮合酶（nitric oxide synthase，NOS）活性明显下降；并可能引起脑中金属硫蛋白、锌转运体蛋白、微管相关蛋白等一些功能蛋白的 mRNA 和蛋白质水平降低。研究发现，锌缺乏可导致大鼠海马和皮层 cAMP-PKA 及 MEK-ERK 信号通路中主要信号分子发生异常改变，使 CREB 磷酸化水平下降，BDNF 蛋白表达水平下降，从而抑制 LTP 的形成并损伤学习记忆，这可能是缺锌致学习记忆功能损伤的重要分子机制。有学者还发现缺锌致学习记忆功能损伤可能通过 Uch-L1 介导，并可能通过 CREB 通路实现。总之，锌对脑功能的影响主要与中枢神经递质及其受体、神经活性肽及其受体、信号转导、脑中酶和功能蛋白的活性与结构、神经系统内某些基因表达的改变有关。

（2）铁：铁是神经系统发育所必需的微量元素，主要分布于苍白球、黑质、红核、丘脑、尾状核和伏核等多巴胺能区域。铁缺乏可导致实验动物非血红素铁浓度降低、多巴胺 D_2 受体数量下降，且学习能力受损。一定程度的铁缺乏即可引起机体行为表现异常，而重度铁缺乏将导致神经心理功能损伤。

已有学者探讨了贫血或非贫血引起的铁缺乏对婴儿和儿童神经心理功能的影响。一些研究发现补铁可改善认知功能，而另一些研究却没有观察到这种作用。研究还发现在脑发育过程中铁缺乏会导致儿童出现后遗症。Tucker 等观察到，68 名大学生的血清铁蛋白浓度与脑电图（EEG）特征和认知功能直接相关。研究发现，补铁能改善非贫血铁缺乏中学女生对语言的学习与记忆能力。对 28 名老年人的横断面研究发现铁营养状况与 EEG 的特征有关。

动物实验研究发现，大鼠和小鼠脑中髓鞘质相对丰富的部位转铁蛋白含量亦较高。人脑中主要的含铁细胞——少突胶质细胞参与髓鞘的形成，如果脑发育过程中缺铁，髓鞘的形成将受阻。除参与髓鞘的形成外，铁还与神经递质的代谢有关。铁缺乏可影响脑中单胺氧化酶、色氨酸羟化酶和醛氧化酶的活性，进而导致脑中儿茶酚胺、5-HT 等某些神经递质的代谢障碍。

另一方面，铁摄入过多又与某些神经系统疾病的发生有关。Levenson 用含不同量铁离子的食物喂饲健康的和携带 AD 风险因子的小鼠。研究结果显示，高水平的铁离子加重 AD 病小鼠的症状，而且使健康小鼠发生类似 AD 的症状，临床研究表明，老年痴呆症患者海马、小脑、基底核以及大脑皮质等多个脑区的铁含量异常升高；精神分裂症、分裂样精神病和情感性精神障碍患者血清铁含量亦偏高。多项研究发现脑铁沉积与认知功能障碍密切相关，但具体机制尚待明确。临床研究发现外周铁超载患者脑内存在脑铁异常沉积，与患者认知功能下降显著相关。组织病理学研究亦证实外周铁超载患者同时存在脑铁异常沉积。外周给予铁螯合剂可改善患者认知功能减退。外周铁代谢紊乱被认为可能是脑铁沉积的原因之一,为脑铁代谢异常相关疾病的诊疗提供新思路。

（3）碘:碘缺乏病（iodine deficiency disorders,IDD）的最主要危害是造成不同程度的脑发育障碍,调查证实,缺碘地区学龄儿童的智商比非缺碘地区低约 10～11 个百分点,弱智（智商在 69 以下）儿童的比率为 5%～15%。

大量流行病学调查显示缺碘地区儿童视觉运动协调功能降低,伴语言障碍、智力低下。研究报道表明,孕期轻度碘缺乏的母亲,其后代有认知障碍的风险。Gordon 等在新西兰达尼丁的 184 名年龄在 10～13 岁的儿童中进行了一项随机、安慰剂对照、双盲试验,结果发现碘补充改善了轻度碘缺乏儿童的知觉推理,并提示轻度碘缺乏可能会阻止儿童智力潜能的充分挖掘。在发达国家,孕期补充碘是一种常见的做法。然而,关于母亲碘补充剂在儿童神经心理发育方面的安全性和有效性,还缺乏证据。Rebagliato 等在 2006—2009 年期间,使用 Bayley 婴儿发育量表评估了 1519 名婴儿的神经心理发育情况,结果发现碘补充剂并不能改善 1 岁时的婴儿神经心理发育。补充碘对母体甲状腺功能和儿童神经发育的风险和益处需要进一步研究。

动物实验表明缺碘大鼠出现一系列病理学、生物化学和认知行为学改变,如脑重减轻、沟回减少变浅、皮质变薄、海马组织结构异常、大脑中蛋白质与 DNA 比值异常以及对外界刺激的分析识别能力和反应速度降低等。过量碘摄入除引起高碘性甲状腺肿外,也可对神经系统造成损害。

目前高碘饮食对认知的影响及其机制尚未阐明。研究显示,高碘摄入导致甲状腺肿大鼠的子代临界期脑重减轻、脑蛋白质和 DNA 含量减少、蛋白质与 DNA 的比值以及 RNA 与 DNA 的比值降低、迷宫所用时间延长且错误次数增多,提示高碘可引起智力低下、学习记忆能力下降以及精神运动功能障碍。国内学者通过测试高碘地区人群的神经心理功能发现,高碘可引起儿童反应速度、动作技能、动作稳定性、准确性、耐力等受损。

二、食物及其成分与认知功能改善

膳食、营养与行为相互关系的探究仍然是一个新兴的研究领域。近来的研究表明,食物与行为的关系错综复杂。膳食的非期望行为效应时有发生,例如,当从咖啡因严重依赖者的食物中突然撤掉咖啡因后,将会产生副作用。

（一）蔬菜、水果中的植物化学物

国内外许多研究表明,蔬菜水果中富含多种植物化学物,这类食物成分大多具有抗氧化和抑制神经炎症的作用,因此,增加蔬菜水果的摄入量对于认知功能具有显著的改善作用。Devore 等利用 16 010 名老年妇女队列研究发现,在调整多个潜在混杂因素后,摄入蓝莓和草莓较多的老年妇女认知衰退速度较慢;食用这类浆果可延迟认知衰退长达 2.5 年。

实验研究表明,膳食中补充草莓、菠菜、蓝莓可逆转衰老诱导的小脑蒲肯野细胞神经元 β-肾上腺素能受体功能的减退并改善学习能力。给 19 月龄老年大鼠补充上述蔬菜、水果 18 周,可逆转神经元功能的增龄性缺失同时改善短时记忆和平衡、协调功能,其中以蓝莓效果最好。研究者进一步发现,补充蓝莓可调节成年大鼠海马神经的发生;增加肿瘤坏死因子 α（TNF-α）对热休克蛋白-70（HSP-70）表达的拮抗作用。研究表明适宜剂量的蓝莓提取物可增强老龄小鼠的空间学习记忆能力。另一项研究发现,用银杏叶、蓝莓提取物与复合营养素对老龄大鼠进行营养干预可有效改善老龄大鼠的学习记忆能力。

一项给 9 名伴有早期记忆衰退改变的 70 岁以上老年人饮用野生蓝莓汁 12 周的研究发现干预对象的联想学习和记忆能力得到提高,而对照组却没有变化。另一项为期 24 周鱼油、蓝莓单独及联合补充对认知障碍老年人认知效应的随机双盲对照试验（RCT）研究,给 62～80 岁的研究对象每日补充鱼油（17 人）、蓝莓（19 人）、鱼油+蓝莓（20 人）以及安慰剂（20 人）。结果显示,鱼油和蓝莓补充组老年人自述的认知功能降低症状较少,蓝莓组老年人记忆辨别能力（memory discrimination）提高,提示其认知功能改善;蓝莓组的认知改善效应与反映近期蓝莓摄入量的尿中花色苷含量有关,而与花色苷代谢产物无关。但联合补充鱼油与蓝莓未出现预期的认知增强效应。

（二）咖啡因

咖啡因（caffeine）是多种食物中存在的天然食物成分。其化学名称是甲基黄嘌呤-1,3,7-三甲基黄嘌呤。世界大部分地区的人群均摄入咖啡、茶、可乐等含咖啡因的食物,但不同食物中咖啡因的含量存在很大差异。咖啡中含量最高,约为 65～110mg/杯;茶水中含量为 40～60mg/杯;可乐及其他饮料为 40mg/份。

美军军事营养委员会（CMNR）综合来自多家军队实验室的数据,发现 100～600mg 的咖啡因能够持续改善静息状态志愿者的警觉以及睡眠剥夺者的认知功能。研究认为,咖啡因通过调节垂体抑制性神经递质——肾上腺素而对大脑起作用。肾上腺素分布在多个脑区,其功能性受体尤其是 A1 亚型与警醒的水平调节有关。咖啡因能稳定渗透血脑屏障,可阻断肾上腺素对脑神经元的作用。由于肾上腺素被认为是一种内源性抑制性神经递质或调质,而神经元分布有功能性肾上腺素受体,因此,咖啡因通过抑制肾上腺素的效应而刺激大脑神经元。

USARIEM 进行的一项研究是评估美军海豹突击队队员睡眠剥夺期间咖啡因的剂量效应。实验施加的应激类似于战斗应激,被称作"Hell Week"（地狱周）,包括:几乎全部的睡眠剥夺、冷暴露、持续高强度体力活动以及紧张的心理应激。研究中海豹突击队队员服用 100mg、200mg 和 300mg 的咖啡因或安慰剂后实施 3 天的睡眠剥夺,同时测试其认知能力。结果显示,咖啡因呈剂量依赖地改善视觉警觉度、选择反应时、记忆重拾,并能降低疲劳感和减少睡意。服用 1 小时后效应最大,可持续 8 小时。中等剂量的咖啡因即可生效,最佳剂量为 200mg,相当于喝两杯咖啡。

另一方面,服用高剂量的咖啡因也会增加焦虑和出现情绪不稳定。Smith 的研究表明,长时间服用高剂量咖啡因在一定程度上会干扰睡眠。咖啡因有成瘾性,因此,部分经常服用高剂量咖啡因者突然停用会出现头痛、情感淡漠等副作用。

（三）酪氨酸

实验表明,酪氨酸可降低急性应激所致脑功能下降。一系列动物实验结果显示,补充酪氨酸可减轻冷、热、高原、心理等多种应激反应。基于在抗心理应激损伤方面的独特作用,酪氨酸确实可作为应激相关认知功能减退的防治措施。这些应激原通常包括:军事作业所致的心理应激、冷应激、寒冷与高原的复合应激、模拟飞行时的心血管应激以及支撑作业等。给急性应激的志愿者服用酪氨酸可使其认知测试、症状检查以及情感等产生变化。Shurtleff 等观察到,酪氨酸对冷环境下工作人员的记忆有改善作用。Deijen 则发现酪氨酸补充可改善从事战斗训练的青年军校生的记忆及情感反应。

酪氨酸影响应激机体脑功能的机制在于酪氨酸是去甲肾上腺素(NE)和多巴胺合成的前体,而这两类神经递质在许多应激相关行为学改变中发挥关键作用。其中 NE 对中枢认知反应的调节至关重要。各种应激均可导致脑区 NE 的大量释放,NE 在各类应激反应中被耗竭,而当补充酪氨酸时由于提供了充足的底物,NE 的释放增加。

（四）银杏叶提取物

已进行了许多有关应用银杏(Ginko Biloba)等多酚类成分以期改变衰老时行为与神经元缺陷的研究。结果表明这些多酚类物质对衰老以及 AD 时的行为功能具有改善作用。

银杏叶提取物 EGb761 已用于心脑血管病等氧化应激相关疾病的治疗。以佛波酯(TPA)刺激的人中性粒细胞为观察对象,研究发现 EGb761 是自由基清除剂及 NADPH 氧化酶抑制剂,能显著减少超氧阴离子、H_2O_2 和羟自由基的产生。Bridi 的实验表明,EGb761 可增加不同脑区海马中 SOD 等抗氧化酶活性。体外实验证实,银杏叶提取物可拮抗低氧时活性氧自由基(ROS)损伤。Oberpichler 观察到,EGb761 可延长脑缺氧小鼠的存活时间、改善脑区的局部血液供应。此外,补充银杏提取物最终可改善行为功能。给衰老大鼠补充 EGb761 可易化其记忆的获取、认知和存留过程,提高动物在迷宫中的作业能力,并延长寿命。

（五）坚果

动物实验及流行病学研究表明,常吃适量的坚果可能具有预防脑功能退化的功效,短期或长期摄入坚果对认知功能有益。美国进行的为期 6 年的前瞻性队列研究对 70 岁及以上女性的研究发现,坚果的摄入频率与认知功能有关,如 1~3 次/月老年妇女的认知功能要好于<1 次/月者。给 Wistar 大鼠喂养榛子仁[800mg/(kg·bw)/d],改善了其自发性交替行为;进一步研究发现,该现象可能与榛子仁降低脑内炎症反应有关。另一项给予 Wistar 大鼠喂养杏仁(150mg/kg、300mg/kg 和 600mg/kg)14 天干预后,可改善东莨菪碱诱导的大鼠学习记忆障碍。有限的人体干预试验结果也提示,坚果对老年人在记忆功能、整体认知与抑郁等方面均具有潜在保护作用,其作用主要与坚果的抗氧化作用和抗炎症作用有关。

三、营养素与神经退行性疾病

认知功能障碍的发生与遗传、环境、生活方式以及饮食行为等多种因素有关。已知阿尔茨海默病和帕金森病等与认知功能有关的神经退行性疾病患者体内存在营养素代谢紊乱;因此,膳食营养素在认知功能障碍中的作用越来越受到关注。

（一）营养素与 AD

1. 蛋白质　AD 患者体内存在蛋白质代谢紊乱,如外周血色氨酸分解代谢增强,其代谢产物喹啉酸是 AD 患者脑中 β 淀粉样肽(β-amyloid peptide,Aβ)的一种慢性诱导剂和免疫调节剂,且可加速活性氧(ROS)的形成;因此,色氨酸及其代谢物在 AD 的诊断和治疗中具有重要作用。一项 2018 年的 Meta 分析证据显示,血中较低水平的缬氨酸与较高水平的 AD 发病风险有关。另有同类研究表明,支链氨基酸(包括缬氨酸、亮氨酸和异亮氨酸)是维持脑营养重要的必需氨基酸,其循环水平很大程度上取决于其膳食摄入量和相互比值,这些必需氨基酸水平不足提示临床前痴呆者和 MCI 者可能都存在亚临床营养缺乏。

膳食补充蛋白质是改善体弱老年人健康状况的有效营养途径之一。荷兰一项对 65 名 79 岁 ±8 岁的老年人进行膳食蛋白质补充(30g/d,乳蛋白强化饮料)24 周,发现补充乳蛋白可明显改善信息处理速度任务中的反应时间。给予 SAMP8 老化小鼠喂饲强化大豆蛋白的饲料(大豆蛋白的质量百分比为 7%)26 周,水迷宫测试的结果显示大豆蛋白干预可减缓小鼠的空间学习记忆能力下降速度。有学者提出过多摄入动物蛋白可能是 AD 患者血浆渗透压升高的重要原因,当 CNS 的神经细胞暴露于高渗透压应激状态时,可诱导 tau 蛋白过度磷酸化以及淀粉样前体蛋白(amyloid precursor protein,APP)和 Aβ 的生成。动物研究发现,酪蛋白强化膳食(蛋白质含量为 55%)干预 12 周,可破坏小鼠大脑皮质血脑屏障完整性、加重星形胶质细胞激活,提高神经炎症因子水平。综上,适量补充蛋白质可用于预防认知功能的减退,且安全性较高;动物蛋白质的摄入水平应控制在合理范围内。

2. 脂类　AD 患者常伴有外周血甘油三酯(triglyceride,TG)、总胆固醇(total cholesterol,TC)、低密度脂蛋白胆固醇(low density lipoprotein cholesterol,LDL-C)水平异常;因此,高脂血症是 AD 发生与发展的一个重要危险因素。人群研究结果发现胆固醇的氧化代谢产物——27-羟基胆固醇(27-OHC)异常升高可能是 MCI 发生的独立危险因素,且 27-OHC 水平与 Aβ 水平存在显著正相关。Meta 分析证据也显示,与对照组比较,MCI 者血胆固醇水平增加,AD 和 MCI 者血中 24S-OHC 和 27-OHC 水平均升高,AD 患者脑脊液中 24S-OHC 和 27-OHC 水平与对照组比较均显著升高。

长期高脂饮食可能增加认知功能障碍的发生风险,尤其饱和脂肪酸和胆固醇的摄入水平与 AD 成显著正相关。血中高水平的饱和脂肪酸和胆固醇均可加重脑组织氧化应激,引发星形胶质细胞炎症反应,促进 Aβ 沉积,影响神经细胞膜的功能,导致认知功能下降。外周血中过量 27-羟基胆固醇可以通过血脑屏障,引起脑内胆固醇代谢异常和 Aβ 代谢紊乱,导致脑内 Aβ 聚集和沉积形成老年斑,从而影响认知功能。

多种转基因 AD 小鼠模型研究显示,高胆固醇可抑制自噬介导的 Aβ 清除,促进脑组织 Aβ 分泌,加速脑内 Aβ 沉积,造成学习和记忆功能损伤。此外,反式脂肪酸(trans-fatty acids,TFA)可通过 Wistar 大鼠血脑屏障,并在大脑额叶皮层、海马及纹状体等处的神经细胞内沉积,产生神经毒性作用。

不饱和脂肪酸可通过影响神经细胞结构、功能及突触完整性发挥神经保护作用,还可降低脑内 Aβ 水平、提高胰岛素敏感性和加速葡萄糖代谢,尤其是增加 ω-3 系列多不饱和脂肪酸(ω-3polyunsaturated fatty acids,ω-3 PUFAs)的摄入,可以预防与年龄相关的认知功能减退。研究发现,ω-3 PUFAs 可改善老年 MCI 患者认知功能,对认知的改善作用可能与其降低 IL-6、TNF-α 分泌水平,抑制 sPLA2 活性,从而减轻炎症反应有关。有研究认为富含 ω-3 PUFAs 的深海鱼同时也富含维生素 D,这无疑增加了其对认知的益处。但过高的 ω-3 PUFAs 能使多巴胺能、肾上腺素能以及胆碱能神经细胞过度活化,对认知功能可产生不利的影响。

食物磷脂经机体消化吸收后释放出胆碱,进而合成神经递质(即乙酰胆碱),当乙酰胆碱随血液进入大脑后,大脑神经细胞间的信息传递速度加快,可促进脑发育,增强记忆、思维和分析的能力。因此,认知功能障碍患者应注意摄入富含磷脂的食物,如蛋黄、大豆及其制品、鱼脑、猪肝、芝麻、山药、蘑菇、花生等都是富含卵磷脂的天然食品。

3. 碳水化合物 AD 患者血糖和血胰岛素浓度通常随年龄增加而明显增高。然而,在 AD 的发展进程中,葡萄糖利用(glucose utilization,GU)过程中所涉及的多种酶受到抑制,导致脑细胞对葡萄糖的利用受阻;因此,GU 的减少是 AD 等认知功能障碍为主要特征的疾病患者脑内糖代谢异常的一个重要特点。美国巴尔的摩自 1985 年至 2018 年对 47 名参与者从生前到尸检的前瞻性研究显示,AD 患者脑组织中葡萄糖水平的升高、糖酵解速率的降低以及葡萄糖转运蛋白水平的降低均与 AD 病程进展相关;另外,平均随访 19.1 年的研究对象,空腹血糖水平升高与脑组织较高的葡萄糖水平具有显著正相关性;因此,有学者提出糖酵解通量降低所导致葡萄糖代谢紊乱可能是 AD 发病的内在因素,并且认为脑组织葡萄糖代谢紊乱可能在发现临床症状前几年即已开始。

碳水化合物摄入过多的饮食习惯可能会增加中老年 MCI 的发病风险,并促进其发展为 AD。高碳水化合物和低脂肪饮食可引起餐后血糖快速升高,长期维持高血糖,可导致胰岛素抵抗和糖尿病的发生;高碳水化合物饮食可能通过刺激胰岛素信号和抑制脂质代谢,引起神经细胞脂质代谢异常、APP 位点切割错误以及细胞功能障碍,从而增加认知功能障碍发生的风险。另外,长期暴露于较高水平的血糖中,易引起多种蛋白质发生非酶糖基化,导致晚期糖基化终末产物(advanced glycation end products,AGEs)过量生成;AD 患者大脑内老年斑(senile plaques,SP)和神经纤维缠结(neurofibrillary tangles,NFTs)中均有 AGEs 沉积。因此,适量摄入碳水化合物有利于预防或延缓认知功能障碍的发生。

4. 矿物质 矿物质是影响认知功能的重要因素之一,认知功能障碍患者体内存在不同程度的矿物质失衡或重新分布现象。脑组织内矿物质代谢紊乱与 AD 的发生和发展密切相关。

(1) 钙:脑组织钙稳态失调是加速 AD 病理变化的关键因素,AD 的早期病理改变可能就与钙代谢异常有关。钙超载可使神经细胞 Aβ 寡聚体生成增加,而稳定的钙平衡可以促进神经细胞突触功能的恢复。日本一项随访 17 年的研究发现,适量增加膳食中钙、镁或钾的摄入量可降低各种类型痴呆的发生风险,提高一定钙水平可以调节神经-肌肉的兴奋性,维持神经传导性及心脑功能的正常活动,改善老年人的认知和思维能力。

(2) 镁:镁与认知功能有关。2017 年罗马尼亚的病例对照研究显示,AD 患者和 MCI 患者血清镁含量低于健康对照组,血清镁含量与认知功能成负相关。AD 患者尸检研究同样证实,AD 患者大脑海马组织中镁的含量减少 18%。对 1406 名澳大利亚研究对象随访 8 年发现,高膳食镁的摄入水平与降低 MCI 的发病风险有关。

(3) 锌:脑组织中锌离子大量聚集是晚期 AD 的一个显著特征,是 AD 脑内 Aβ 聚集和痴呆严重程度的重要标志之一。锌离子大量聚集在老年斑内,尤其是富集在神经炎性斑块中的 Aβ 核心和营养状态不良的神经细胞突触中,且锌离子含量随着脑组织 Aβ 水平增加而增加,锌离子与 Aβ 结合可导致 Aβ 发生过金属化(hyper-metallation),进而形成寡聚体并沉积。用高锌饲料喂养的 APP/PS1 小鼠,其学习记忆能力显著减退,且脑组织 APP 表达上调,锌离子通过影响 β-和 γ-分泌酶表达,促进 Aβ 的生成及沉积。然而,由于血脑屏障的存在,可维持脑脊液中金属低含量调节的机制,即使长期大量摄入铜和锌矿物质,脑组织中金属含量也很难升高,AD 患者 Aβ 病理学改变可能是由于控制脑组织铜和锌代偿的机制失控所致。一项研究对 79 名意大利人的观察发现,AD 患者血铜和锌水平的升高与膳食摄入无关。因此,膳食锌对认知功能障碍的作用,有必要进行大样本的队列研究加以验证。

(4) 硒:硒与 AD 进程中老年斑和 NFTs 的形成以及载脂蛋白 E(ApoE)和早老素 2(presenilin-2,PS2)等重要发病机制有关,并且硒是谷胱甘肽过氧化物酶(GSH-Px)等的组成成分,具有提高神经细胞抗氧化功能的作用。2018 年来自于俄罗斯、德国、挪威、乌克兰和英国的学者的综述提出,硒的摄入和体内硒的状态不是线性关系,而是近似于 U 型,即低水平和高水平的硒摄入量/状态均会对健康产生不利影响;对于低硒状态下的人群,补充硒和硒蛋白可以作为治疗和预防痴呆的策略。但目前仍然缺乏补硒有益于减轻 AD 病变的临床证据,也缺乏在 AD 患者的脑组织、脑脊液和血液中硒水平的研究结果,有关膳食补充硒的作用还有待系统研究的认证。

(5) 锰:锰可以通过血脑屏障和血脑脊液屏障进入脑组织,过量摄入锰对神经系统的毒性尤为突出,已知脑组织内高锰水平是 AD 的危险因素。2018 年的综述提出,脑组织内过量锰蓄积可破坏 CNS 微环境稳态,造成严重的 Aβ 代谢障碍、血脑屏障损伤以及神经细胞线粒体功能障碍等多种神经毒性作用;MCI 患者膳食摄入锰的水平与对照组比较显著增高。提示 AD 患者应该控制膳食中锰的摄入量以及其他来源的锰暴露,防止锰过量对神经系统的损害。

(6) 铜:铜在脑组织中参与神经传导的过程,并且是神经细胞、神经胶质细胞内大量酶和蛋白质的辅助因子。Meta 分析显示,AD 患者血浆铜水平高于同龄对照组的血浆铜水平,然而脑组织中的铜含量却显著降低。这种脑组织与外周血铜含量的失衡严重影响神经细胞功能,并与 AD 患者脑组织病理改变以及认知功能障碍密切相关。

(7) 铝:铝元素是 AD 发生的危险因子,流行病学调查显示 AD 发病率与铝的摄入量存在正相关。动物实验发现在亚慢性铝暴露 3 个月后,大鼠空间学习记忆能力下降,并且神经细胞和突触的超微结构呈现病理性改变。可能的机制包括诱导老年斑和神经纤维缠结的形成,促进神经细胞凋亡和脂质过氧化,引起神经递质功能紊乱等。有研究发现亚慢性铝暴露大鼠体重明显下降,脑乙酰胆碱酯酶活性降低,且抗氧化防御功能受损。

5. 维生素　AD 患者血清维生素 A、维生素 C、维生素 D、维生素 E、维生素 B6、叶酸和维生素 B12 等水平显著低于正常对照人群,其中维生素 A、维生素 C、维生素 D 和维生素 E 缺乏可能引起 AD 患者体内抗氧化能力降低;维生素 B1 和维生素 B2 缺乏可能导致 AD 患者脑组织能量代谢障碍,影响神经细胞功能;维生素 B12 与叶酸的缺乏均可能造成脑组织同型半胱氨酸(homocysteine,Hcy)水平异常升高,诱发神经细胞氧化代谢功能障碍,进而导致认知功能减退。

(1) 维生素 A:维生素 A 和 β-胡萝卜素具有拮抗氧化损伤以及抗 Aβ 聚合作用。在日本学者 2012 年的综述中提出 AD 患者的血浆或脑脊液中维生素 A 和 β-胡萝卜素的浓度较低,临床证明摄入一定量的维生素 A 可以延缓痴呆发病进程。动物和细胞机制研究发现,维生素 A 和 β-胡萝卜素具有减少 AD 转基因模型小鼠脑组织内 Aβ 沉积和 tau 过度磷酸化的作用,并且可以在体外抑制 Aβ 的寡聚作用。一项对重庆市 650 名老人认知状况的调查发现,在血清维生素 A 水平低下组约有 75% 的人发生认知功能障碍(临床痴呆评定量表评估),而血清维生素 A 水平正常组仅有 47% 的人发生认知功能障碍,提示维生素 A 水平与 AD 的发生可能存在相关性。

(2) 维生素 D:Meta 分析显示,血清维生素 D 水平与 AD 的发病风险之间存在剂量-反应关系。血清 25-(OH)D3 浓度为 25ng/ml 时 AD 风险较低,随血清 25-(OH)D3 的增加发病风险持续降低,最高可达 35ng/ml。横断面研究调查了 318 名平均年龄为 73.5 岁的研究对象,血清维生素 D 缺乏或不足者老年痴呆症的发生风险较正常者增加 2.2 倍,AD 增加 2.7 倍;另外,维生素 D 不足和缺乏与各种原因的痴呆症、AD 和脑血管疾病的发生风险相关。2018 年对日本 74 岁以上老年人进行简易精神状态检查量表(mini-mental status examination,MMSE)评分和血清 25-(OH)D3 水平检测,结果发现,MCI 组和 AD 中、晚期组的 MMSE 评分和血清 25-(OH)D3 水平显著下降,作者建议可以将 25-(OH)D3 作

为 AD 各期包括 MCI 者预测和诊断的生物标志物,对 AD 患者可进行维生素 D 的膳食补充。

(3) 维生素 E:维生素 E 能抑制小胶质细胞的激活,降低炎症反应,保护神经细胞。2016 年德国学者提出,AD 患者血浆维生素 E 水平显著降低;若增加膳食维生素 E 的摄入量可降低 AD 的发生风险。另一项芝加哥 115 名 AD 死亡患者的脑组织结果发现,脑组织较高水平的 γ-生育酚与较低的 Aβ 沉积以及轻度神经纤维缠结显著相关;而脑内 α-生育酚的浓度与 AD 神经病理学不独立相关。维生素 E 的神经保护作用机制可能为:①作为强抗氧化剂能有效地对抗自由基脂质过氧化作用,保护神经细胞,抑制 Aβ 的产生和沉积;②可以通过调节与 AD 发病有关的炎性因子包括 TNF-α、IL-1β 等,进而影响 CNS 和外周的炎性反应,抑制脑组织中 SP 形成时引起的炎症反应;③调节细胞信号传导通路分子活性,抑制与 AD 相关的信号级联反应。

(4) 维生素 C:维生素 C 可以减少氧化应激和 Aβ 寡聚体的形成。现有的研究大多支持维生素 C 和维生素 E 的联合补充有助于降低 AD 的发生危险。维生素 C 与维生素 E 合用,可以还原维生素 E 的多种氧化产物包括氧化生育酚、生育醌、生育酚氢醌及其二聚物和三聚物等,使其在血浆和脑脊液中的浓度显著增加,从而加强维生素 E 的作用。《维生素矿物质补充剂在防治阿尔茨海默病中的临床应用专家共识》中指出,维生素 E 或维生素 C 与维生素 E 两者联合使用是 AD 一级或二级预防及治疗的常用方法。

(5) B 族维生素:维生素 B1、维生素 B2、维生素 B6、烟酸、叶酸和维生素 B12 对预防认知能力下降和 AD 的发生与发展具有重要作用,其机制可能是通过抑制氧化应激和降低 Hcy 发挥神经保护作用。

近年来,已有大量研究探讨了单独或联合补充 B 族维生素对老年痴呆症的治疗作用。在一项为期 3 年的 RCT 研究中,每日给高血清同型半胱氨酸(Hcy)水平的 818 名 55～75 岁老年人补充 800μg 叶酸。结果表明,高剂量的叶酸对认知损伤早期阶段老年人的短时记忆有改善作用。Clarke 等将平均年龄 75 岁的痴呆或轻度认知功能障碍患者 149 例分为治疗组和对照组。治疗组患者每日口服 1mg 维生素 B12、2mg 叶酸,随访 12 周。研究表明,患者认知功能与血浆 Hcy 平成负相关,并存在年龄依赖性;B 族维生素干预可使血浆 Hcy 水平下降 30%。

6. 除了上述营养素以外,植物化学物(包括叶黄素、白藜芦醇、绿茶多酚、大豆异黄酮、槲皮素、人参皂苷以及大蒜素等)具有的抗炎、抗氧化、免疫调节以及影响血脂构成等生物学效应,在改善认知功能及延缓 AD 发生与发展中具有积极作用。有关花色苷防治 AD 的系列研究,发现花色苷单体、蓝莓提取物、桑葚提取物对 Aβ 诱导的神经细胞损伤均具有显著的保护作用;蓝莓提取物补充可减缓 AD 转基因小鼠学习记忆功能损伤。

(二) 营养素与 PD

1. 蛋白质　蛋白质在 PD 的发生与发展过程中发挥着重要作用。大量摄入富含蛋白质的食品可引起血尿酸水平的升高,而血尿酸升高与人群 PD 的发病风险成正相关。PD 发病风险与富含蛋白质的牛奶摄入量成正相关,摄入过

多乳酪的男性患病风险高于女性,说明 PD 发病与食物摄入蛋白质有关。但摄入富含植物性蛋白和适量的动物性蛋白的食物可以抑制神经细胞凋亡,起到保护神经细胞的作用,且能够延缓 PD 病程进展。在使用左旋多巴(一种抗帕金森病药物)3 年或以上治疗的 PD 患者中,大约有 50% PD 患者有运动症状的波动,其原因是由于大量的中性氨基酸如苯丙氨酸、酪氨酸、色氨酸、亮氨酸、异亮氨酸、缬氨酸、甲硫氨酸和组氨酸和左旋多巴在通过血脑屏障时发生竞争,从而降低了左旋多巴在大脑中抗帕金森病的作用,导致 PD 患者控制运动功能降低。虽然没有特殊规定,但在治疗 PD 的过程中使用典型低蛋白质的限制膳食,即每日总蛋白摄入量为 0.8g/kg 体重,有利于左旋多巴的吸收,从而改善 PD 症状。

2. 脂类　黑质中多巴胺能神经元发生的氧化应激、炎症反应以及线粒体功能障碍均与 PD 病理改变有关。适量摄入脂类可有效拮抗机体氧化应激和炎症反应。摄入富含多不饱和脂肪酸的核桃油和鱼油可增加脑组织谷胱甘肽水平,并上调谷胱甘肽过氧化物酶(glutathione peroxidase)的表达,可有效降低脑组织氧化应激水平,保护大脑皮质神经细胞线粒体功能,有效降低 PD 的发生风险。荟萃分析研究结果表明,高水平脂肪摄入量和低水平脂肪摄入量对 PD 发病风险的影响差异无显著性,多不饱和脂肪酸的摄入量与 PD 发病风险成显著负相关。

3. 碳水化合物和能量　PD 的发生与发展需要较高的能量消耗,长期高能量的摄入可导致多巴胺能神经元的功能障碍,而葡萄糖代谢失调可引起脑组织神经细胞抗氧化能力的下降,神经细胞的存活率降低。在一项由 25 例伴有糖尿病的 PD 患者、25 例无糖尿病的 PD 患者、14 例无 PD 的糖尿病患者、14 例健康人组成的病例对照研究中,发现糖尿病患者发生 PD 的风险增高,伴有糖尿病症状的 PD 患者大脑纹状体多巴胺能神经元缺失比单纯性 PD 患者更加严重,且临床症状更加明显。在荷兰阿姆斯特丹一项 5289 名和中国一项 49 692 名(男)和 81 676 名(女)的人群前瞻性队列研究中发现,膳食碳水化合物的摄入量与 PD 的发病风险成正相关,但是也有研究发现高能量摄入人群与低能量摄入人群之间 PD 的发病风险无显著性差异;因此,能量摄入量与 PD 发病风险的关系尚无定论。

4. 矿物质　研究表明,在 PD 患者脑组织黑质中矿物质(如钙、磷、镁、铁及锌)代谢的改变,在 PD 的发生与发展中起着重要作用。

PD 患者存在骨代谢异常,其体内钙的代谢也与正常人不同,导致 Ca^{2+} 通道持续开放,大量 Ca^{2+} 内流使黑质多巴胺能神经元 Ca^{2+} 超载和神经元选择性变性导致 PD 的发生。摄入富含钙的食物可以降低 PD 的发生率,这与钙离子通道可以维持神经细胞的钙稳态来阻止 PD 的发生有关。在机体细胞内,镁可调节酪氨酸羟化酶、超氧化物歧化酶、谷胱甘肽过氧化物酶活性以及丙二醛的含量,从而影响神经细胞的兴奋性。镁缺乏或代谢异常是 PD 等锥体外系疾病的发病因素之一。研究表明,PD 患者的血浆和红细胞内镁含量均显著降低,其中 PD 患者红细胞内镁含量的下降最为明显。日本学者在一项病例对照研究发现,较高的镁、铁和锌摄入是预防 PD 发生的保护因素。

脑组织中含量较高的 Fe^{2+} 可诱导迟发性神经细胞损伤。Powers 等调查了 250 名 PD 患者和 388 名健康人的饮食,结果显示铁元素摄入量高于均值 25% 的被调查者 PD 患病风险是铁元素摄入量均值低于 25% 被调查者的 1.7 倍。意大利巴里大学研究人员对 47 406 名男性和 79 947 名女性进行 16 年的随访研究,发现非血红素铁摄入量较高者 PD 的发病风险高于非血红素铁摄入量较低的人。安徽医科大学省立医院对原发性 PD 患者 28 名(年龄 40~87 岁)与健康志愿者 22 名(年龄 42~84 岁),利用磁敏感加权成像技术对大脑进行影像静态学分析与比较,发现 PD 患者脑组织铁沉积异常增多,并且中脑多巴胺能神经元铁代谢障碍更加显著。使用七水硫酸锌(50mg/kg)对 Wistar 大鼠进行腹腔注射,结果观察到大脑内多巴胺神经元内 SOD 的活性降低,导致大脑内多巴能神经元处于高氧化应激状态,并且引起细胞线粒体损伤,使细胞色素 C 从线粒体释放到胞质,激活 caspase-3,从而导致多巴胺能神经元发生凋亡;提示摄入过量锌可对 CNS 产生毒性作用。低锌饲料(锌浓度为 6mg/kg)喂养 Wistar 大鼠 6 周,结果发现锌缺乏可破坏大鼠脑组织锌稳态,导致行为异常、学习记忆减低以及情绪的改变。PD 患者大脑内多巴胺神经元内的铜/锌超氧化物歧化酶(Cu/Zn-SOD)活性下降,清除超氧化物阴离子自由基的能力降低。综上,摄入适量矿物质(如钙、磷、镁、铁、锌)维持大脑矿物质平衡,防止帕金森病的发生与发展。

5. 维生素　某些脂溶性维生素(如维生素 A、维生素 D、维生素 E 等)和水溶性维生素(维生素 C 与 B 族维生素),在大脑黑质的多巴胺能神经元传递中发挥着关键作用。

维生素 A 参与脑和 CNS 细胞分化和神经管的形成。摄入适量的维生素 A 及维生素 A 原(如 β-胡萝卜素和 α-胡萝卜素)与 PD 的发生成负相关,究其原因,视黄酸信号转导在控制多巴胺能神经元传递中发挥着关键作用,通过上调脑组织多巴胺能神经元视黄酸合成酶的表达来进一步增强信号传递作用。研究揭示,PD 患者血清维生素 D 水平低于正常人血清的维生素 D 水平,且维生素 D 的缺乏与 PD 的多巴胺能神经元病理信号通路有关;维生素 D 受体广泛存在于大脑中黑质部分,维生素 D 可下调大脑中酪氨酸羟化酶基因的表达,影响多巴胺的合成,从而诱导 PD 的发生。瑞典学者的一项对 38 937 名(男)和 45 837 名(女)进行为期 14.9 年随访的队列研究中,采用食物频率询问法评估维生素 E 的摄入量,结果发现 PD 患者膳食维生素 E 的摄入量低于健康人,维生素 E 摄入量较高人群 PD 患病风险低于维生素 E 摄入水平较低的人群,说明维生素 E 水平与 PD 发病风险成负相关。

一项对美国爱荷华州妇女健康研究中心 41 836 名女性进行了 6 年的前瞻性随访研究,该研究采用膳食频率法结合四分位回归型性分析的统计学方法进行营养素量的分析,结果发现维生素 C 对 PD 有明显的保护作用。叶酸、维生素 B_{12} 和维生素 B_6 作为特定的辅酶参与 Hcy 在体内的代谢过程,Hcy 通过影响神经细胞膜形成甲基酯,减少细膜蛋白质的羧基甲基化,降低神经递质的兴奋性,对神经细胞产生直接毒性作用;同时,Hcy 可影响多巴胺代谢并对多巴胺能神经元产生直接损伤。综上,适量补充叶酸和维生素 B_{12}、维生素 B_6 可降低血清 Hcy 水平,防止帕金森病的发生与发展。

(三) 营养素与其他神经退行性疾病

营养不足或过剩是 MS、肌萎缩性脊髓侧索硬化症及亨廷顿舞蹈病等与认知功能减退相关的神经退行性疾病的潜在危险因素。

1. 营养素与 MS

(1) 多不饱和脂肪酸:美国 80 920 名健康女性和 479 名 MS 患者的食物频数调查发现,适量摄入多不饱和脂肪酸可降低 MS 的发病风险,其中 α-亚麻酸摄入与 MS 的发病风险成负相关,而长链不饱和脂肪酸如二十碳五烯酸 (EPA) 和二十二碳六烯酸 (DHA) 摄入量与 MS 的发病风险无显著相关。美国的另外一项为期 1 年的由 31 例多发性硬化症患者参与的膳食补充亚油酸 (linoleic acid) 的平行随机对照研究发现,亚油酸对 MS 的复发率以及疾病的严重程度无明显影响。因此,目前膳食多不饱和脂肪酸与 MS 发病之间的关系仍存在争议。

(2) 维生素:一项涉及 1007 例 MS 患者的荟萃分析结果表明,MS 患者体内维生素 D 的水平低于健康人群。通过数据统计模型进行预测,发现膳食补充维生素 D 可降低 MS 的复发率 50%~70%。然而,另一项 129 名 MS 患者进行的荟萃分析表明膳食补充高剂量的维生素 D 与 MS 的复发率没有显著相关性。此外,瑞典学者通过从生物样本库中收集 229 名 MS 患者和子代血液样本的病例对照研究表明,机体血清中维生素 A 的水平过低或过高与 MS 的发生风险成正相关。膳食补充维生素 A 可改善或缓解 MS 的发生与发展。因此,作者推荐膳食补充一定量的维生素 A 和维生素 D 作为防治 MS 的有效措施。

(3) 矿物质:波兰 101 名 MS 患者和 68 名健康人参与的病例对照研究发现,MS 患者血清中锌离子浓度显著低于正常人。此外,阿根廷对 70 名复发-缓解型 MS 患者进行两年随访的队列研究发现,膳食中中等或高等水平的钠可增加 MS 的复发率 3~4 倍。然而,挪威护士队列研究发现膳食摄入较高水平的钠不增加 MS 的发病风险。钠的摄入水平与 MS 发生的关系有待于进一步研究。

2. 营养素与 HD

(1) 矿物质:铜和铁可能在 HD 的发生与发展过程中起着一定的作用。膳食补充铜 (90ppm,28 天) 可减少 Wistar 大鼠体内的脂质过氧化物和活性氧自由基的生成,降低机体的氧化损伤,从而减缓 HD 的病程。此外,饲料补充铁 [120μg/(g·d)] 可导致 YAC128 HD 幼鼠的自发性运动能力下降,脑组织氧化型谷胱甘肽 (GSSG) 水平升高,氧化应激增强等一系列的表现,而对 YAC128 成年小鼠进行铁剂补充 (50ppm,150ppm 和 500ppm) 则未发现类似症状。

(2) 维生素:维生素 D 的缺乏可导致 HD 患者骨密度降低及其血清中的维生素 D_3 水平显著下降,而维生素 D_3 的水平与 HD 患者的运动能力成正相关。此外,由美国 73 名 HD 患者参与的随机对照研究表明,补充高剂量的维生

素 E 虽然不会对神经精神病学的症状有影响,但早期补充维生素 E 可延缓运动功能下降速度;因此,膳食补充维生素 D 和维生素 E 可能是治疗 HD 的一种有效的辅助方式。

(3) 植物化学物:膳食补充姜黄素 (40mg/kg) 和花青素 (0.48g/kg 饲料) 可延缓 R6/2HD 小鼠的运动失调,降低小鼠大脑皮质中胆固醇氧化代谢产物 (24S-OHC 和 27-OHC 等) 的水平,延缓 HD 的发展病程。

3. 营养素与 ALS

(1) 脂肪酸:一项荷兰 674 名 ALS 患者与 2093 名对照人群的巢式病例对照研究发现,较高摄入量的总脂肪、饱和脂肪酸、反式脂肪酸和胆固醇与 ALS 发病风险增加有关。Fitzgerald 等人对 5 个前瞻性队列研究 (1 002 082 位参与者的随访调查) 进行纵向分析,结果发现膳食中 ω-3 多不饱和脂肪酸 (α-亚麻酸) 可以显著降低 ALS 的发病风险,而 ω-6 多不饱和脂肪酸 (亚油酸) 与 ALS 发病无明显相关性。

(2) 维生素:维生素 D 不仅可降低 ALS 患者体内 SOD 和 GSH-PX 的活性水平,还可减轻缺氧导致的脑损伤。维生素 D_3 缺乏会加剧 ALS 模型小鼠 (G93A 小鼠) 体内的氧化损伤、炎症反应以及神经细胞死亡。

(3) 矿物质:硒及锌等矿物元素缺乏可能会增加 ALS 的患病风险。在一项美国的病例对照研究中,通过对 163 名确诊的 ALS 患者和 229 名匹配对照人群进行血清中微量元素的比较分析发现,ALS 与血清中硒和锌含量成负相关,与血清中铜含量成正相关。此外,巴西病例对照研究 (163 人) 的结果表明,大部分 ALS 患者膳食中能量、蛋白质、碳水化合物、脂类和锌摄入水平较低,病例组体内血清中锌水平显著低于对照组。

第三节 膳食营养改善认知功能的机制

一、抗氧化机制

大量研究显示,氧化应激是 AD、PD 等几种神经退行性疾病的病因之一。天然的和药用的抗氧化剂在终止自由基链式反应中起着重要作用。维持机体良好抗氧化状态的干预措施能降低某些神经退行性疾病的发生发展。因此,研究膳食中抗氧化剂的摄入水平与脑疾病的关系是寻找神经退行性疾病预防措施的重要手段。已有许多资料报道有关天然存在的抗氧化剂和认知功能相关的流行病学和临床测试结果。这些抗氧化剂包括:维生素 C、维生素 E、β-胡萝卜素和黄酮类物质。近来,银杏提取物引起了研究者的注意,认为其可能具有抗氧化特性从而对 AD 有治疗作用。

流行病学研究中验证的主要假说是抗氧化状态和脑疾病标志物间存在负相关。在解释观察研究的结果时,应强调多种因素影响抗氧化剂的利用率和认知功能。其中重要因素包括年龄、受教育程度、生活方式等。年龄增加和疾病可能影响食物的摄入、营养素的吸收和利用。教育程度愈低,膳食营养的质量越差,完成认知测试的表现也愈差。吸烟与较差的饮食习惯及抗氧化剂需求增加有关。

(一) 膳食抗氧化剂与认知功能

1. 膳食抗氧化剂摄入量　早期开展的有关认知功能

和膳食抗氧化剂摄入关系的人群研究是在 5182 名无痴呆症状者中进行的。通过食物频率问卷了解调查对象的营养素摄入量,利用 MMSE 检测其认知功能。结果显示,β-胡萝卜素的摄入量与认知损害存在负相关。维生素 C 或维生素 E 的摄入量与 MMSE 分数无关。在 Zutphen 老年人研究中进一步检了抗氧化剂与认知损害的关系。通过交叉检查膳食史收集膳食资料,膳食史通常含有检查前 2~4 周的食物摄入状况,该研究没有发现抗氧化剂摄入量与认知功能障碍或认知下降相关。这些研究均控制了诸如年龄、教育程度和吸烟与否等混杂因素,只调查了血管因素是否介导了抗氧化剂摄入对认知功能损伤的影响。另一个对社区老人进行的小规模实验中发现,维生素 C 摄入量与MMSE 得分成正相关。

2. 血浆抗氧化剂水平　有几项研究观察了血浆抗氧化剂水平和认知功能的关系。Goodwin 等在 260 名 60 岁及其以上的健康志愿者中研究了血浆中营养素水平与认知功能的关系。排除年龄和性别因素后,发现血液中维生素 C水平与记忆功能有中等程度的相关,可是这些研究没有考虑教育程度的影响。在另一项对老年人进行的随机抽样研究中,发现 22 年前,即实验刚开始时取的血样中 β-胡萝卜素和维生素 C 含量与记忆功能显著相关。

在奥地利脑卒中预防研究中,用 MRI 研究了 355 名受试者白质损伤与抗氧化剂的关系。对年龄、性别、取血样的季节、吸烟、脂质和心血管疾病校正后,Schmidt 等发现与最高水平的血浆维生素 E 比较,血浆维生素 E 含量最低者其白质损伤的危险增加 3.7%。一项对 60~90 岁老年群体的 Rotterdam 筛查研究中,在对重要干扰因素进行校正后,发现血浆中总抗氧化能力与白质损伤成负相关。在这个研究中吸烟者由于其血浆中抗氧化剂增加而使脑白质损伤比例下降。因为目前已发现吸烟者脑白质损伤的危险性增加,提示在氧化应激的条件下,脑组织能从增加的血浆抗氧化剂水平得到更多的健康益处。

3. 补充维生素与认知功能　在啮齿类动物研究中发现补充某些维生素能够减轻 β-淀粉样蛋白的毒性作用,并改善认知功能。对美籍日本人进行的火奴鲁鲁亚洲老年研究(Honolulu-Asia Aging Study,HAAS)发现,4 年和 10 年前抗氧化剂的补充量与认知功能相关。在对年龄、教育程度、卒中与否及 ApoE 基因型等因素进行校正后,发现维生素 E和维生素 C 的补充使认知损害的危险显著降低。在对 117名退休老人进行的研究中,发现补充维生素 C 与 MMSE 分数成负相关。可是在对 1059 名跨社区人群进行的研究中,未发现抗氧化剂的补充与 15 种不同的神经心理测试之间有任何关联。还有几项研究表明补充维生素 B₁₂ 能够增加胆碱乙酰转移酶的活性及改善 AD 患者的认知功能,提示在抗氧化治疗中加入维生素 B₁₂ 可能是有益的。

(二) 膳食抗氧化剂和 AD

氧化应激作为 AD 发生与发展重要致病机制之一,具有抗氧化功能的一些维生素被用于 AD 的预防和治疗中,尤其是维生素 C 和维生素 E。近年的研究主要集中在有关长期补充这些维生素或维生素联合补充是否能够减弱AD 或血管性痴呆的严重程度或进程。Pavlik 等报道在药方中含有维生素 E 的 AD 患者比不吃药或只服用胆碱酯酶抑制剂的患者活得更长,并且在长达 15 年的随访中没有发现高剂量的维生素 E 对患者的存活有任何不利的影响。Sano 等对 AD 患者进行为期 2 年的维生素 E 干预治疗(2000IU/天),结果显示补充这种抗氧化维生素能降低AD 患者的神经元损伤,使其社会适应性增强,痴呆进程减缓。

在一项研究中,用双盲法研究了司来吉兰(selegiline)、α-生育酚或两者同时补充对 AD 预后的影响。患者每日给予 2000IU 的 α-生育酚,超过推荐的每日摄入量的 100 倍。两年追踪后发现,α-生育酚和司来吉兰均能延迟 AD 症状的出现,包括日常基本运动能力的丧失、严重的痴呆及死亡。在长达 6 年的 Rotterdam 研究中发现,维生素 E 摄取增加可降低痴呆和 AD 的发生。Li FJ 等于 2012 年发表了基于数据库的一项荟萃分析研究,对于饮食摄入、补充干预的三种抗氧化剂(维生素 E、维生素 C 和 β-胡萝卜素)和 AD发病危险之间的关系进行了综合评价。结果发现三种抗氧化剂的饮食摄入可以降低 AD 发生的危险度,维生素 E 的保护效应最显著。

植物性成分在 AD 防治中的作用是近年来的研究热点之一。研究者对参与 PAQUID 研究的 1367 名社区老人进行 5 年追踪研究,在控制性别、教育程度、体重和维生素C 摄入量后,用半定量问卷法调查发现黄酮类对痴呆的发生有中度保护作用。中草药中含有的某些抗氧化剂如黄连素等也能够抑制 ROS 的产生,可能通过胆碱酯酶和 Aβ通路产生抗 AD 效应。研究也发现另一种来自于草水飞蓟的黄酮类化合物,能防止 Aβ 诱导的记忆破坏和氧化损伤,可能成为一种潜在的 AD 治疗药物。研究表明,大豆异黄酮和三羟异黄酮能够拮抗 Aβ 介导的神经细胞及其线粒体的氧化损伤作用和大鼠的学习记忆损伤,其作用是通过其改善神经细胞及其线粒体氧化还原平衡状态,调节线粒体膜转运作用,调控 Aβ-线粒体-ROS-Nrf2/HO-1-GSH/GSSG 信号通路上氧化损伤相关分子表达的机制来实现的。对四次小规模实验的 Meta 分析显示,银杏提取物能减缓 AD 患者认知功能衰退。Le Bars 等进行了为期52 周的双盲随机实验,结果显示,与安慰剂组比较,银杏提取物对中度或严重 AD 患者的认知功能有轻度的保护作用。

综上,越来越多的资料表明过氧化损伤是脑部疾患的发生机制之一;然而,目前有关抗氧化剂和认知功能关系的流行病学研究还没有得到一致的结果。最强有力的流行病学证据来自于人群的前瞻性研究,如 Rotterdam 研究。该研究结果提示维生素 E 和维生素 C 的摄入与痴呆的危险性成负相关。可是在一项纵向研究中,没有发现抗氧化剂与认知功能下降有相关性。需要进一步验证自由基如何参与疾病的发生发展以及补充抗氧化剂阻止神经退行性疾病发生发展的确切效果。

二、抗炎机制

已有的研究资料表明,脑衰老与 CNS 内免疫细胞过度激活而导致的免疫炎症反应有关。衰老过程的一个重要特征是出现轻度慢性炎症反应。由于促炎症细胞因子和抗炎症细胞因子功能失调，不同的促炎症细胞因子通过特异性受体和神经元胶质细胞相互作用对神经元的兴奋性产生影响，导致脑内免疫炎症损伤的加剧，致使 CNS 出现不可逆的继发性病理损伤。

临床研究观察到长期使用非甾体抗炎药（NSAIDs）的人群患 AD 的概率明显低于对照组，从流行病学角度证明了抑制脑组织慢性炎症反应有助于 AD 的防治。但长期服用 NSAIDs 这类药物容易产生明显的副作用，使得研究人员对于膳食中的一些营养素和食物成分的神经保护作用及其抗炎机制产生了兴趣。

（一）多不饱和脂肪酸

由于脑的化学构成与脂类密切相关，因此，不同类型脂肪酸与脑健康的关系受到研究人员的特别关注。膳食中的饱和脂肪酸比例过高，可以导致体内低密度脂蛋白（LDL）升高、高密度脂蛋白（HDL）降低，而且血液胆固醇的含量也升高。已经证明高胆固醇血症可以引起神经炎症、胆碱能神经功能紊乱、认知损伤，并增加 β 淀粉样蛋白（Aβ）在脑内的沉积。但另一方面，流行病学研究发现增加鱼的摄入对 AD 有特殊的保护作用，可能的原因是鱼中 n-3 多不饱和脂肪酸具有抗炎特性，可降低人体中促炎症细胞因子的产生。

值得注意的是，补充鱼油对炎症性疾病的治疗并不是全部有效。Endres 用大剂量鱼油（15g/d，6 周）对 9 名健康志愿者进行的干预研究，结果显示外周血单核细胞（PBMCs）合成 TNF-α 和 IL-1β 出现一定程度减少，且具有统计学意义。随后一些类似的干预实验也证明鱼油能显著减少细胞因子的产生。为进一步认识反应的差异，有研究者给 111 名年轻人每天补充 6 克鱼油，持续 12 周，测定实验前后 PBMCs 中 TNF-α 的生成，以及与 TNF-α 基因的-308 位点、LT-α 基因的 +252 位点单核苷酸多态性（SNP）的变化。结果认识到炎症因子水平决定了鱼油是否会发挥抗炎作用，而且这种作用受到 TNFB2（LT-α+252A）等位基因影响，但今后仍需进一步了解抗炎作用精确的基因调控机制。

对 n-3 多不饱和脂肪酸（PUFAs）抗炎机制的研究主要涉及以下几个方面：①与花生四烯酸的竞争代谢。在致炎因子作用下，细胞膜中的磷脂酶 A2 被激活，使得胞膜脂质池中的 n-6 PUFAs 分解，花生四烯酸从细胞膜中释放出来，转化为前列腺素类、前列腺环素、血栓素，相继在环氧化酶和 5-脂氧合酶作用下生成过氧化物和过氧化氢。这些脂质递质在炎症发生发展中发挥重要作用。②参与炎症的消退与组织修复。EPA 和 DHA 的代谢产物通过减少白细胞的游走及渗出，并能减少炎症递质的生成而参与了炎症的消退过程。③影响核因子 κB（NF-κB）产生途径。LEE 等发现 DHA 可直接抑制小鼠单核细胞 LPS 受体中的 TLR4 或其缔合分子，同时 EPA 和 DHA 均可抑制 LPS 诱导下生成的 NF-κB 活性及 LPS 诱导下 COX-2 表达。ZHAO 等发现，EPA 可通过阻止 IkBα 的磷酸化而抑制 NF-κB 活性。随后证实 EPA 和 DHA 均可通过过氧化物酶体增殖物激活受体 γ（PPARγ）途径而降低 NF-κB 活性。④改变脂质筏

（lipid rafts）途径。"液态镶嵌模型"经典理论认为，细胞膜由镶嵌有蛋白的脂质组成，富含神经鞘磷脂、糖磷脂以及胆固醇等物质，形成一些特化的脂质结构，含这种结构的微区被称为脂质筏。研究发现 DHA IL-2 受体存在于脂筏中，DHA 能使脂质筏中部分 IL-2Rα、IL-2Rβ 和 IL-2R 蛋白移位到可溶膜组分中并抑制 JAK1、JAK3、磷酸酪氨酸蛋白的表达水平，还能使脂质筏的 STAT5α 和 STAT5β 蛋白也移位到可溶膜组分，同时磷酸化 STAT5 的表达受到抑制。研究还显示，DHA 及 EPA 还可通过影响存在于脂质筏的 T 细胞受体蛋白从而抑制 T 细胞增殖与分化，减轻 T 细胞介导的炎症反应。

目前已经认识到利用营养素抗炎的方法之一是给老年人膳食补充 PUFAs。n-3 PUFAs 补充剂来自鱼油，然而，曾有研究表示这种方法有可能抑制免疫反应，因而影响 n-3 PUFAs 在心血管疾病治疗方面的应用。令人兴奋的是，新近研究发现给老年人补充维生素 E 和鱼油的复合制剂，在保持 n-3PUFAs 抗炎特性的同时，并未抑制老年人的免疫反应。

（二）植物化学物

已有不少研究资料表明，一些植物化合物能够抑制脑内胶质细胞的激活，具有良好的抗神经炎症活性。

槲皮素（quercetin）是一种具有多种生物活性的黄酮类化合物，广泛存在于山楂、苹果、洋葱、茶叶、葡萄等食物中。槲皮素可通过抑制脑组织炎症、减轻炎症反应在机体衰老过程中的作用。有研究发现，槲皮素可抑制血小板与白细胞、白细胞与内皮细胞的黏附，减轻炎症反应。槲皮素还可抑制 IL-8、TNF-a 等促炎介导的过度释放。研究发现，槲皮素可以抑制脂多糖（LPS）诱导的中性粒细胞表达 IL-6 mRNA 合成和分泌 IL-6，提示槲皮素可能通过负性调节影响 IL-6 的转录、翻译和合成，因而在早期发挥对炎症的调节作用，降低神经退行性疾病发生的危险性。

白藜芦醇（resveratrol）属于非黄酮类多酚化合物。实验研究发现，白藜芦醇不仅可通过抑制 TNF-α、COX-2 及淀粉样前体蛋白（APP）的产生，从而改善急性神经炎症所致的大鼠学习记忆减退；而且可减轻慢性神经炎症诱导的大鼠记忆能力减退，其机制可能与降低海马组织中 TNF-α、IL-1β、NOS2 及 COX-2 基因的 mRNA 表达水平有关。

茶多酚、异黄酮、姜黄素、花色苷、黄豆黄苷等多酚类成分以及从银杏叶和蓝莓中提取的某些植物成分也被证明具有一定的神经保护作用。这些物质的主要抗炎特性有：①通过抑制胶质细胞活化，减少 IL-1β 和 TNF-α 等细胞因子的释放；②抑制 iNOS、继而抑制 NO 的生成；③抑制 NADPH 氧化酶活化，继而在活化的胶质细胞中抑制 ROS 的生成；④通过影响胶质细胞和神经元信号途径，如 MAPK 级联式反应等，抑制 NF-κB 等促炎症转录因子的活性。

研究表明，大豆异黄酮和染料木黄酮能够分别在大鼠脑组织和星形胶质细胞中拮抗 Aβ 介导的炎症损伤，该作用是通过其下调炎症信号通路上炎症相关分子基因和蛋白表达以及减少细胞炎症因子和炎症相关酶的产生实现的；同时，SIF/GEN 还具有对 Aβ-TLR4/ROS-NFκB-炎症因子信

号通路的调控作用,NF-κB 可能是 SIF/GEN 发挥神经保护作用重要的靶点之一。

综上所述,已发现一些营养物质可以调节机体组织的炎症反应,同时认识到细胞因子的基因型可通过控制炎症反应而反向调节营养物质的效能。关于营养干预与基因相互作用的研究显示,通过营养靶向治疗可能有效地改善衰老人群以及神经退行性疾病患者的炎症应激反应。今后的研究需要在个体水平进一步了解促炎与抗炎细胞因子的基因型如何与免疫营养素相互作用。如果将疾病防治的目标定位于炎症反应之前的诱因,则可能获得更为理想的效果,甚至可能引发对炎症和神经退行性疾病治疗方法的一次飞跃,使炎症相关疾病有可能实现个体化营养治疗。

三、信号转导调控机制

(一)与认知相关的信号转导途径

目前,生物医学研究的发展突飞猛进,继 20 世纪遗传密码、基因转录、翻译和蛋白质修饰等基本规律的研究获得突破以后,如何控制细胞的基因表达、增殖、分化和发育等细胞信号转导过程已成为 21 世纪生物学研究领域的重大挑战。

细胞信号转导主要以细胞感受、转导机体内外环境信息的分子通路、生物个体发育过程中调节基因表达和代谢生理反应等为主要研究内容。它不仅涉及细胞生物学、分子生物学、生物化学、生理学和免疫学等基础学科的研究领域,而且与一些重大疾病的发病和治疗密不可分。因此,近年来细胞信号转导的研究引起了国内外生命科学界的广泛关注。在中枢神经系统中存在着与神经元存活、记忆与认知能力相关的多条信号通路(图 1-14-2)。包括 cAMP/PKA 通路、Ca^{2+}-CaMK 通路、MEK/ERK 通路等。

1. MEK/ERK 信号通路 参与细胞生长、发育、增殖、分化和细胞恶性转化等多种生理、病理过程,是目前研究最为活跃的信号转导通路之一。在哺乳动物细胞中,MEK-ERK 途径是最有代表性的 MAPK(丝裂素活化蛋白激酶)信号转导途径。MEK(mitogen-activated protein kinase kinase)磷酸化进而激活下游 ERK1 和 ERK2,使之作用于其下游底物,从而执行相应的生物学功能。近年来的研究表明,MEK/ERK 信号通路与记忆和突触可塑性关系密切。ERK 通过磷酸化 CREB 而调节 CREB、Elk 的活性,进而激活记忆相关基因表达,参与记忆和 LTP 的调控。大量研究证实,ERK 信号途径可能是多种海马突触可塑性诱导的共同机制。

海马、额叶皮层是与大脑学习记忆功能密切相关的脑区。MAPK 信号分子在上述脑区表达丰富,并对神经细胞信号转导起着重要的介导作用,从而调控大脑功能。其中研究最多的是 ERK1/2,其主要功能与细胞的增殖与分化相关。在中枢神经系统中,ERK(extracellular signal-regulated protein kinase)是记忆形成的相关分子,海马 ERK1/2 的磷酸化为学习记忆过程所必需。Scheiderer 应用 ERK 通路抑制剂 PD98059 与海马脑片孵育,观察到 LTP 的诱导受到抑制,提示 ERK 活化的抑制与突触可塑性下降有关。Mazzucchelli 观察到,ERK1 基因敲除小鼠纹状体依赖的长时记忆增强,伴随 LTP 易化。Samuels 在研究中惊奇地发现,位于 22q11.2 号染色体、编码 MAPK1/ERK2 的基因缺失患者,其子女 ERK2 水平下降,可导致头小畸形、认知损害以及发育迟缓。该研究提示 ERK2 在神经发育过程中对细胞增殖与分化以及认知与记忆形成具有重要作用。

通常认为,ERK 属于促细胞存活类因子,它在生长因子的作用下活化并调节增殖、分化、长时程记忆和突触可塑性。然而,新近的研究表明,ERK 可能作为促凋亡因子发挥作用,如在钾离子外流诱导下,ERK 发挥促神经元凋亡的作用。ERK 通路激活是 AD 的早期特征之一,ERK 可能参与神经元退行性变;PD98059 通过抑制 ERK 的活化,减少细胞死亡,并减轻神经损害。上述结果提示,特定条件下ERK 可能具有促神经元凋亡与坏死的作用。

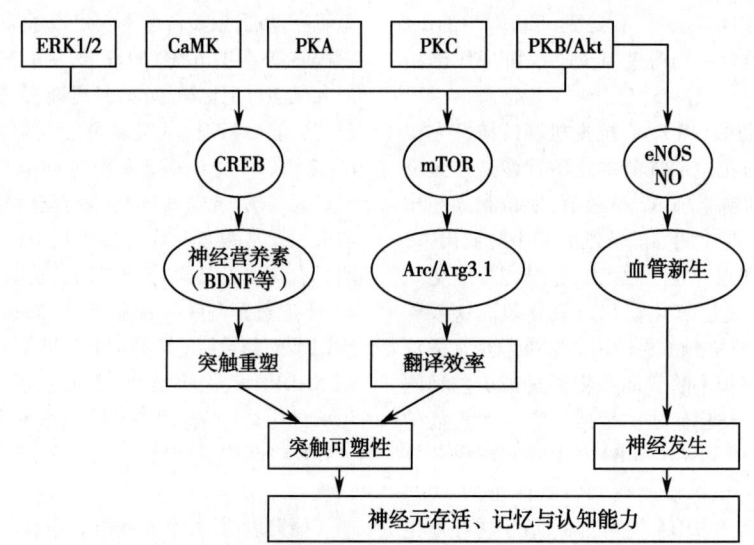

图 1-14-2 与神经元存活、记忆与认知能力相关的信号转导途径

注:ERK:细胞外信号调节激酶;CaMK:钙/钙调素依赖性蛋白激酶;PKA:蛋白激酶 A;PKC:蛋白激酶 C;PKB/Akt:蛋白激酶 B;CREB:cAMP 反应元件结合蛋白;mTOR:哺乳动物雷帕霉素靶蛋白;BDNF:脑源性神经营养因子;eNOS:内皮细胞一氧化氮合酶;NO:一氧化氮;Arc/Arg3.1:即刻早期基因家族的成员

2. CaM-CaMK Ⅱ-CREB 信号通路　钙调蛋白(calmodulin,CaM)是一种调节蛋白,可以通过影响几种关键信号分子对钙离子的敏感性及结合能力发挥其在突触可塑性中的掌控作用。钙/钙调蛋白依赖性蛋白激酶Ⅱ(Ca²⁺/calmodulin-dependent protein kinaseⅡ,CaMKⅡ)是组成 PSD 区的蛋白之一,并且含量丰富。Ca²⁺ 与 CaM 结合后才能激活 CaMKⅡ。研究证实,CaMKⅡ 的活性及自身磷酸化在突触可塑性及丰富的学习、记忆模式中有至关重要的作用。CaMKⅡ 在空间学习与记忆和突触可塑性中发挥着重要的作用,被认为是记忆的分子开关。在 APP 转基因小鼠的大脑皮质神经突触的 CaMKⅡ 表达显著减少。AD 患者大脑额叶皮层和海马 CaMKⅡ 的磷酸化水平降低。

cAMP 反应元件结合蛋白(CREB)是一个比较广泛分布的转录因子。CREB 信号通路的激活主要受 CaMKⅡ、蛋白质激酶 A(PKA)、细胞外调节蛋白激酶(ERK)等激酶的调控。当外界信号通过各种细胞内信号通路,磷酸化 CREB 丝氨酸 133 位点(Ser133),CREB 被激活。磷酸化的 CREB 可以诱导脑源性神经营养因子(brain derived neurotrophic factor,BDNF)的转录表达等,从而在学习和记忆中发挥很重要的作用。在 AD 转基因小鼠,CREB 表达下调。

BDNF 广泛分布于中枢神经系统内,在学习记忆相关的神经生物学机制中发挥至关重要的作用。对神经细胞的存活、分化、生长发育、调节突触可塑性起重要作用,并能防止神经细胞受损死亡、改善神经细胞的病理状态、促进受损神经细胞再生及分化等生物效应,而且也是成熟的中枢及周围神经系统的神经细胞维持生存及正常生理功能所必需。已发现在 AD 患者血清或血浆中 BDNF 的水平下降;同时,在健康老年人脑脊液中 BDNF 水平的下降,可作为预测未来认知功能会下降的先兆指标。

(二)营养素或膳食成分对神经系统信号转导通路的调控作用

1. 锌　越来越多的证据表明,锌在调控细胞信号转导中具有重要作用,这种调节作用可能与 AD、糖尿病、脑卒中、肿瘤、创伤愈合以及眼部黄斑变性等多种疾病有关。

研究发现,锌在肾上皮细胞氧化损伤、HT-29 结肠癌细胞、LNCaP 前列腺癌细胞发生中的作用与其激活 MEK/ERK 信号通路密切相关。锌对神经系统信号转导通路的调控作用研究较少,多集中于 cAMP/PKA 通路、Ca²⁺-CaMK 等通路上。研究表明,缺锌可使大鼠脑组织 cAMP 水平升高,并且对 Ca²⁺/CaM-CaMKⅡ 也产生影响。刘烈刚等探讨了缺锌对大鼠脑肌醇磷脂信号转导系统的影响。结果观察到缺锌组大鼠血清和脑锌含量明显降低;同时海马和皮层中磷脂酶 C(PLC)、PKC 和 CaMK 活性亦明显低于常锌组和对喂组。已有研究表明肌醇磷脂信号转导系统与脑的学习记忆功能有密切关系。实验证明,该信号转导系统中的各种成分如 IP3、Ca²⁺、CaM、PKC 在长程突触增强(LTP)学习记忆的突触可触性模式的触发、表达和维持中均起重要作用。蒋与刚等的研究结果表明,缺锌大鼠学习记忆功能受损,同时海马超微结构发生异常改变;缺锌状态下海马神经元凋亡、坏死率增高,海马和皮层 cAMP 含量显著升高,PKA 活性显著降低;CREB 蛋白及 mRNA 表达下调。提示缺锌可影响 cAMP/PKA 信号途径,进而导致大鼠学习记忆功能受损。

Harris 的研究发现,ApoE4 转基因小鼠脑中 Erk、tau 磷酸化水平呈增龄性增加,其中以海马区为著;进一步研究观察到,apoE4 转基因小鼠脑中 tau 磷酸化水平的增加与 ERK 活化有关并受锌调控;提示 apoE4 和锌在 AD 发生中起重要作用。蒋与刚的研究进一步证实,锌缺乏可导致大鼠海马和皮层 MEK-ERK 信号通路中主要信号分子发生异常改变,使 CREB 磷酸化水平下降,BDNF 蛋白表达水平下降,从而抑制 LTP 的形成并损伤学习记忆,这可能是缺锌致学习记忆功能损伤的重要分子机制。

2. 二十二碳六烯酸　研究显示,大鼠饲料补充 DHA12 天后,发现富含 DHA 的饲料可显著提高其空间学习能力。富含 DHA 的饲料能增加 BDNF、CAMKⅡ 的水平,激活 CREB 和突触素Ⅰ。

3. 食物多酚　Haque 等发现,用绿茶多酚干预自然衰老的 C57BL/6J 小鼠 6 个月后,0.05% 和 0.1% 剂量的绿茶多酚干预能够显著缩短老年小鼠 Morris 水迷宫实验中逃避潜伏期和游泳距离,显著提高老年小鼠目标象限持续时间和穿越平台区次数;并能够显著提高跳台实验中老年小鼠的跳台记忆潜伏期;同时,增加海马脑区 PSD95 和 CaMKⅡ 的蛋白表达。结果表明 0.05% 和 0.1% 剂量的绿茶多酚能够预防老年 C57BL/6J 小鼠学习记忆能力的减退,其机制可能与调节神经突触相关蛋白的表达有关。Li 等给 4 月龄的快速老化小鼠(senescence-accelerated mouse prone-8,SAMP8)饮用含有 0.05% 和 0.1% 绿茶儿茶素(green tea catechins,GTC)的水 6 个月后,发现 0.05% 和 0.1% GTC 的补充可以阻止小鼠在 Morris 水迷宫的空间学习记忆障碍。在补充 GTC 后 PKA/CREB 通路的活性显著增加。同时还发现,补充 0.05% 或 0.1% GTC 可以阻止三个代表性的突触功能和突触结构蛋白的减少,包括 BDNF、PSD95 和 CaMKⅡ。这些结果表明,长期补充绿茶儿茶素可能通过上调海马突触可塑性相关蛋白而防止 SAMP8 小鼠空间学习记忆能力下降。

组蛋白去乙酰化酶 1(sirtuins type 1,SIRT 1)对维持正常的认知功能及突触的可塑性非常重要,如 SIRT1 激活增强了突触的可塑性,而其功能的丧失则会对突触的可塑性产生损伤。AD 患者大脑顶叶皮层中的 SIRT 1 含量明显下降。白藜芦醇预处理可以拮抗 Aβ1-42 引起的大鼠学习记忆行为的改变及海马 LTP 的抑制;白藜芦醇神经保护作用的机制可能与其对 SIRT1 与 CREB 的影响有关,主要表现为白藜芦醇可以拮抗 Aβ1-42 对 SIRT1 的表达下调,拮抗 Aβ1-42 对 CREB 磷酸化的抑制作用。

四、表观遗传调控机制

近年来,表观遗传学(epigenetics)的发展及其在生命科学领域的应用为营养改善认知机制研究提供了新契机。表观遗传学可以从分子水平解释早期营养及其他环境因素的变化对后期健康的影响机制,因此目前国际上有关营养表观遗传学(nutritional epigenetics)的研究非常活跃。人们认识到饮食可通过表观遗传方式调控基因表达,由于表观遗传改变是可逆的,人们可通过食疗、营养干预等途径改变表观遗传方式进而对各种疾病的防治提供重要手段。因此,有关表观遗传修饰和营养调控的研究已成为营养科学领域新的研究热点。

大量研究表明,学习记忆受表观遗传模式的调控;DNA甲基化和组蛋白修饰等表观遗传机制在AD的发生发展中起重要作用。叶酸、锌等营养素可通过影响DNA甲基化、在认知障碍防治中发挥作用;茶多酚、染料木素、姜黄素等植物活性成分均可影响肿瘤、心脏血管病的表观遗传修饰。基于表观遗传的可逆性,植物活性成分介导的表观遗传改变与认知关系的研究可望为AD防治药物与功能食品的研制带来新的突破。

(一) AD 与表观遗传

AD发病与表观遗传学改变有关。研究发现,70岁以上的AD患者APP基因启动子区的胞嘧啶甲基化程度明显高于70岁以下的个体。这一年龄相关的DNA修饰差异也导致年龄越大者,越容易出现大脑Aβ沉积,罹患AD的危险性也越高。同时还发现,在AD患者的脑脊液和大脑中,反映蛋氨酸-S-腺苷转移酶活性的S-腺苷蛋氨酸(SAM)的水平也较同龄正常人明显降低,而作为甲基转移酶的抑制剂,S-腺苷同型半胱氨酸(SAH)的水平明显增高。Tohgi发现70岁前人脑组织顶叶区APP基因启动子区的CpG岛出现相对高甲基化水平,而70岁后该基因启动子出现明显的去甲基化现象,他认为这与老化大脑组织常见Aβ斑块沉积可能存在关联。Mastroeni通过对迟发型AD(late onset AD,LOAD)患者死后大脑组织和淋巴细胞中AD相关的DNA甲基化位点分析发现,参与Aβ加工的基因(如PSEN1、ApoE)及DNA甲基化转移酶(DNMT1)表现出显著的个体遗传变异性,这种CpG岛的异常表观遗传控制可能促成了LOAD的病理变化。老年脑基因的DNA整体表现为低甲基化,但一些AD相关基因甲基化程度呈现出选择性差别,如APP、PSEN1或PSEN2 DNA低甲基化,降解Aβ42的胰岛素降解酶和Neprilysin DNA高甲基化。细胞试验表明,对神经母细胞瘤细胞施加SAM干预后,可下调PSEN1的表达,减少Aβ的产生。

组蛋白修饰与AD也有紧密的联系。Tau蛋白缺乏小鼠模型以及tau蛋白过表达的人体细胞培养实验显示,tau蛋白可降低组蛋白去乙酰化酶6的活性,导致微管蛋白乙酰化程度升高,tau蛋白聚合物降解减少。Green给"3xtg-AD"小鼠(携带人PS1、APP、tau蛋白的突变基因)喂饲组蛋白去乙酰化酶抑制剂烟酰胺,结果显示烟酰胺可降低tau蛋白磷酸化程度,改善认知障碍。Kilgore的研究发现AD小鼠脑组织中组蛋白修饰异常,组蛋白去乙酰化酶抑制剂可逆转AD小鼠空间记忆障碍。小鼠神经元特异性组蛋白去乙酰化酶HDAC2的过表达及沉默均可影响神经突触的数量、突触可塑性以及记忆形成,提示组蛋白乙酰化可能是AD发生的重要机制之一。

此外,新近研究发现miRNA可影响突触可塑性和记忆功能,与AD发病有关。其中miRNA29a、miRNA29b-1、miRNA29e、miRNA-106b、miRNA-107、RNA-298和RNA-328等可通过下调mRNA调节APP、β位点APP内切酶1(BACE1)、BACE2、AphlA、Tau、CD147和a-Synuclein等蛋白的表达。而研究表明上述miRNA在AD脑内存在部位和阶段特异的调节失常。近期有人群研究结果显示,血浆27-羟基胆固醇水平与Aβ水平存在显著正相关,可能AD发生调节机制中胆固醇转运和Aβ合成代谢的异常以及神经突触损伤有关的miRNAlet-7g-5p和miRNA-144-3P的表达差异有关。过量27-OHC还可以引起APP/PS1小鼠脑内miRNA let-7g-5p的表达下调,可能与脑内Aβ代谢异常有关。另有研究表明miRNA-9、miRNA-125b和miRNA-128在AD患者的海马区增加,也提示miRNA的调节失常和特殊类型miRNA的变化同样可能在AD的发病过程中起作用。

业已确认,AD的发病与表观遗传调节障碍密切相关,AD相关特异性基因表观遗传修饰特别是组蛋白乙酰化的调控目前已成为AD预防与治疗的新途径。

(二) 营养素或食物活性成分介导的表观遗传改变

研究表明叶酸、蛋氨酸、维生素 B_{12} 和胆碱均可影响DNA甲基化过程。叶酸缺乏能够引起基因组DNA低甲基化,这种改变可通过喂饲叶酸补充剂而逆转;SAH是一种DNMT活性的潜在抑制剂,DNA甲基化维持与SAH浓度成负相关。Niculescu等发现小鼠孕期胆碱缺乏可降低胎儿大脑神经上皮整体DNA甲基化水平。

膳食营养因素能够影响表型:给母鼠喂饲富含叶酸、维生素 B_{12}、胆碱和甜菜碱等甲基供体的食物后 agouti 基因DNA甲基化程度增加,其表达降低,从而导致后代皮毛颜色发生改变。其他一些营养素也参与了表观遗传改变。Lillycrop给大鼠母鼠喂饲限制蛋白的饮食后,子代肝脏糖皮质激素和过氧化物酶体增殖物激活受体a(PPAR-a)基因的表达激活,通过进一步研究证实,限制蛋白饮食可诱导子代PPAR-a基因启动子区低甲基化;蛋黄的一种主要成分生物素能够使得人类组蛋白赖氨酸残基生物素化。

此外,食物中的生物活性成分直接或间接与表观遗传相关的酶类反应,进而导致表观遗传学标志物出现相应变化。Dolinoy采用灰色刺鼠作为研究对象,喂饲母鼠富含类黄酮物质(染料木黄酮)的饮食,结果发现母鼠DNA甲基化水平显著升高,并且其子代出现黑色仔鼠的频率也明显增加。西芹中的芹黄素、姜黄中的姜黄素、番茄中的番茄红素以及十字花科蔬菜中的异硫氰酸盐均被发现对DNMT具有抑制作用。

(三) 营养素或食物活性成分、表观遗传与认知

1. 锌　锌在表观基因组中是一种重要的微量元素。DNMT、一些组蛋白赖氨酸甲基化酶以及组蛋白去乙酰化酶均为含锌酶。Wallwork发现缺锌小鼠离体缺血再灌注肝脏中DNA和组蛋白甲基化水平明显下降。研究还发现锌缺乏可导致小鼠肝脏中SAM作为甲基化供体的利用度降低以及整个基因组的低甲基化。Olin用低锌饲料喂养婴儿期的猴子,发现肝脏中出现了DNA链的断裂和8-羟基脱氧鸟苷的聚集。这种DNA的损伤可导致甲基化丧失并可遗传给后代。可见,表观遗传学为研究生命早期锌营养状况与成年后健康关系提供了新手段。蒋与刚课题组探讨了0~2月龄大鼠缺锌对大脑海马及皮层DNMTs的表达和海

马 BDNF DNA 甲基化的影响。结果发现,0~2 月龄大鼠缺锌影响了大鼠大脑海马及皮层 DNMTs 的转录,增加了海马 BDNF DNA 甲基化水平,揭示 DNA 甲基化可能是锌缺乏致学习记忆损伤的重要分子机制。该课题组还开展了 BDNF 在生命早期缺锌致认知损伤中的作用及与 DNA 甲基化功能蛋白基因表达的关系研究。实验结果表明,与足锌(ZA)组和对喂(PF)组比较,母鼠孕期缺锌可致缺锌(ZD)组子代大鼠海马组织中 DNMT3a 蛋白的表达明显上调,DN-MT1、MeCP2、GADD45b 及 BDNF 蛋白的表达明显下降,母鼠哺乳期继续缺锌致 DNMT3a、DNMT1、MeCP2、GADD45b 及 BDNF 蛋白表达明显下降,而 ZD 组子代大鼠断乳后给予补锌至成年可致其海马组织中 DNMT3a、DNMT1 及 BD-NF 蛋白的表达呈下降趋势,但无显著性差异,MeCP2 和 GADD45b 蛋白的表达仍显著降低。

2. B 族维生素 研究发现,AD 患者血浆处于一个高同型半胱氨酸(HCY)和低叶酸水平,意味着 AD 患者 HCY 向蛋氨酸转换发生了异常,导致 S-腺苷甲硫氨酸(SAM)产生降低,而基因组 DNA 甲基化受到细胞内 SAM 水平的调控。Fuso 和他的同事检测了神经母细胞瘤中 APP、PS1 基因启动子区 CpG 岛甲基化水平,观察到去除培养基中的维生素 B_{12} 和叶酸后,PS1 启动子区甲基化状态发生了改变,PS1、BACE 基因表达降低,APP 蛋白产生失调。之后他们利用 AD 鼠模型证实了膳食中叶酸、维生素 B_{12}、维生素 B_6 的联合缺乏可诱导高同型半胱氨酸血症的发生,SAM 和 S-腺苷同型半胱氨酸的比例失衡,导致 PSEN1、BACE 基因表达上调及 Aβ 淀粉样肽沉积。生命早期的表观遗传失调也可影响 AD 相关基因表达。

3. 植物化学物 依赖于 NAD+的去乙酰化酶沉默信息调节因子(SIRTs)是一类具有高度保守性的蛋白质家族,通过去乙酰化组蛋白和非组蛋白调节细胞的许多功能如基因修复、寿命、代谢以及氧化应激等。SIRT1 属于 SIRTs 家族成员,Kim 等在小鼠 AD 和 ALS 模型中发现其表达上调。他们用 p25 转基因 AD/Tau 蛋白病变小鼠模型研究发现,白藜芦醇(一种 SIRT1 激动剂),可减少海马神经退行性疾病的发生,阻止学习记忆的损伤,并降低已知 SIRT1 亚型 PGC-1a 和 P53 的乙酰化;并且通过 p25 转基因小鼠海马中注入 SIRT1 慢病毒证实了其对神经退行性疾病发生的保护作用。

综上所述,营养因子或植物化学物可影响大脑的学习记忆能力,但其影响学习记忆功能机制的研究迄今仍很零散,尚没有一个清晰的认识,因此需要进行深入的研究。除上述研究较多的抗氧化、抗炎、表观遗传与信号转导调控机制外,自噬、凋亡和焦亡机制也成为研究热点。这些研究结果将揭示营养素或植物化合物在神经退行性疾病发生发展中的作用并为疾病防治提供充分的理论基础。而要充分阐明这些因子调控学习记忆的机制,必须在整体、环路、局部回路、细胞、亚细胞以及分子水平进行更加系统深入的研究。

(蒋与刚 肖荣 席元第)

参考文献

1. 程义勇,钱令嘉,蒋与刚.营养与脑健康.北京:人民军医出版社,2015.
2. 中国痴呆与认知障碍协作组.2018 中国痴呆与认知障碍诊治指南(二):阿尔茨海默病诊治指南.中华医学杂志,2018,98(13):971-977.
3. 王慧.中国北方老年人轻度认知障碍的影响因素研究.中国疾病与预防控制中心营养与健康所,2017.
4. 庞伟,卢豪,王舒敏,等.缺锌致海马神经细胞损伤的表观遗传机制初探.营养学报,2017,39(4):375-380.
5. 庞伟,和聪聪,卢豪,等.锌对体外海马神经细胞 MEK/ERK 信号通路的调控作用研究.营养学报,2016,38(4):366-370.
6. 徐彤,谭龙,王磊,等.浆果与认知功能关系的研究进展.卫生研究,2018,47(4):681-684.
7. 国家自然科学基金委员会,中国科学院.脑与认知科学.北京:科学出版社,2013.
8. Yacong Bo,Xueyuan Zhang,Youli Wang,et al. The n-3 polyunsaturated fatty acids supplementation improved the cognitive function in the Chinese elderly with mild cognitive impairment:A double-blind randomized controlled trial. Nutrients,2017(1),9,54.
9. Hu YD,Pang W,He CC,et al. The cognitive impairment induced by zinc deficiency in rats aged 0~2 months related to BDNF DNA methylation changes in the hippocampus. Nutr Neurosci,2017,20(9):519-525.
10. He C. C,Wang Z. Y,Tian K,et al. DNA methylation mechanism of intracellular zinc deficiency-induced injury in primary hippocampal neurons in the rat brain. Nutr Neurosci,2017,19(7):1-9.
11. Shulkin M,Pimpin L,Bellinger D,et al. n-3 Fatty Acid Supplementation in Mothers,Preterm Infants,and Term Infants and Childhood Psychomotor and Visual Development:A Systematic Review and Meta-Analysis. Journal of Nutrition,2018,148(3):409-418.
12. Rangel-Huerta OD,Gil A. Effect of omega-3 fatty acids on cognition:an updated systematic review of randomized clinical trials. Nutrition Reviews,2017,76(1):1-20.
13. Sabrina D,Lorella V,Haack TB,et al. Exome sequence reveals mutations in CoA synthase as a cause of neurodegeneration with brain iron accumulation. American Journal of Human Genetics,2014,94(1):11-22.
14. Jennifer M,Claire T. M,Oleg K,et al. β-amyloid fibrils in Alzheimer disease are not inert when bound to copper ions but can degrade hydrogen peroxide and generate reactive oxygen species. Journal of Biological Chemistry,2014,289(17):12052-12062.
15. Sabrina D,Lorella V,Haack T. B,et al. Exome sequence reveals mutations in CoA synthase as a cause of neurodegeneration with brain iron accumulation. American Journal of Human Genetics,2014,94(1):11-22.
16. Alzheimer's Association. 2018 Alzheimer's Disease Facts and Figures. Alzheimers Dement,2018,14(3):367-429.
17. Ravi S. K. Neuro-Nutrients as Anti-Alzheimer's Disease Agents:A Critical Review. Crit Rev Food Sci Nutr,2018,30:1-66.
18. Pagano G,Polychronis S,Wilson H,et al. Diabetes mellitus and Parkinson disease. Neurology,2018,90(19):e1654-e1662.
19. Erro R,Brigo F,Tamburin S,et al. Nutritional habits,risk,and progression of Parkinson disease. Journal of Neurology,2018,265(1):12-23.
20. Bagur M. J,Murcia M. A,Jiménez-Monreal AM,et al. Influence of Diet in Multiple Sclerosis:A Systematic Review. Advances in Nutri-

tion,2017,8(3):463-472.

21. Zeng L. F,Cao Y,Liang W. X,et al. An exploration of the role of a fish-oriented diet in cognitive decline:a systematic review of the literature. Oncotarget,2017,8(24):39877-39895.

22. Wallace T. C. A Comprehensive Review of Eggs,Choline,and Lutein on Cognition Across the Life-span. Journal of the American College of Nutrition,2018. 37(4):269-285.

23. Liang J. H,Jia J. P. Dysfunctional autophagy in Alzheimer's disease:pathogenic roles and therapeutic implications. Neurosci Bull,2014,30(2):308-16.

24. Yang D. S,Stavrides P,Mohan P. S,et al. Reversal of autophagy dysfunction in the TgCRND8 mouse model of Alzheimer's disease ameliorates amyloid pathologies and memory deficits. Brain,2011,134(1):258-277.

25. Mitchnick K. A,Samantha C,Matthew OH,et al. Differential contributions of de novo and maintenance DNA methyltransferases to ob-ject memory processing in the rat hippocampus and perirhinal cortex--a double dissociation. European Journal of Neuroscience,2015. 41(6):773-786.

26. Dong E,Dzitoyeva S. G,Matrisciano F,et al. Brain-Derived Neurotrophic Factor Epigenetic Modifications Associated with Schizophrenia-like Phenotype Induced by Prenatal Stress in Mice. Biological Psychiatry,2015,77(6):589-596.

27. Guoqi Z,Junyao L,Ling H,et al. MPTP-induced changes in hippocampal synaptic plasticity and memory are prevented by memantine through the BDNF-TrkB pathway. British Journal of Pharmacology,2015,172(9):2354-2368.

28. Wong C. P,Magnusson K. R,Ho E. Increased inflammatory response in aged mice is associated with age-related zinc deficiency and zinc transporter dysregulation. Journal of Nutritional Biochemistry,2013,24(1):353-359.

第十五章

营养与免疫

免疫(immunity)是指人体抵抗特定病原体,免除罹患疾病的能力。人体的免疫系统由具有免疫功能的分子、细胞、组织和器官组成,广泛分布于全身,能抵抗外来有害致病因子入侵。人体免疫功能有一类为特异性免疫(又称获得性免疫);还有多种非特异性防御机制(又称先天性免疫)功能,这两种免疫功能是密切联系的。

在宿主防御过程中,免疫系统具备三种重要的能力:区分身体自身组成部分和外来入侵者的能力;以特定的方式进行识别和反应的能力,其本质是对各种无限多数量的不同分子进行识别和反应;以一种加速和强化的反应来回应之前遇到过的外来因子的独特能力,即免疫系统的记忆。

免疫系统的免疫细胞主要分为两种:吞噬细胞和淋巴细胞,前者包括巨噬细胞(单核细胞)、中性粒细胞和树突状细胞等;后者包括 B 细胞、T 细胞和自然杀伤细胞等。免疫系统的细胞因子是由各种免疫和非免疫细胞产生的蛋白质,能影响其他细胞的行为。

肠道免疫系统或肠道相关淋巴组织(gut-associated lymphoid tissue,GALT)利用肠黏膜上皮阻止细菌和食物抗原从胃肠腔中通过,然而,它却能将少量的存活及死亡的细菌转化为系统的免疫系统重要免疫学信息,从而成为人体总免疫能力中的重要组成部分。

近年来,营养与免疫已成为基础营养学研究的一个非常活跃的领域。目前,该方面的研究在微观方向上已进入亚细胞及分子水平,从基因水平去探索某些微量营养素或其活性代谢产物免疫调节作用的分子机制。而在宏观方向上则是通过营养手段改善人体免疫系统的功能以期达到健康促进的目的。例如,一些科学家正在研究补充某些营养物质,如以高于推荐的膳食供给量(RDA)剂量补充维生素 E 和维生素 C 等,或补充某些食物成分如益生菌或益生元等,以改善某些易感人群如老年人及普通人群免疫功能的可能性。这些研究的新成果必将推动人们从深层次上去认识营养与健康的关系。

在营养与免疫领域目前研究比较多的是蛋白质、脂肪酸、微量营养素、植物化学物等对免疫功能的影响,特别是这些成分与肠道免疫功能的关系。

第一节 营养素与免疫

一、蛋白质-能量与免疫

蛋白质是维持机体免疫防御功能的物质基础,上皮、黏膜、胸腺、肝脏、脾脏等组织器官,以及血清中的抗体和补体等,都主要由蛋白质参与构成,蛋白质的质和量对免疫功能均有影响。蛋白质质量低劣或摄入不足使机体免疫功能下降,一种必需氨基酸不足、过剩或氨基酸不平衡都会引起免疫功能异常。

蛋白质缺乏对免疫系统的影响非常显著,脾脏和肠系膜淋巴结中细胞成分减少,对异种红细胞产生的抗体滴度明显下降,血清丙种球蛋白降低,但不如特异性抗体降低的那么明显。蛋白质缺乏时,胸腺重量的减轻不如脾脏和淋巴结那样明显,但细胞免疫功能却有变化。在蛋白质缺乏的儿童中注射疫苗后其抗体生成受到影响,补充蛋白质则可以促进其抗体的生成。

蛋白质缺乏往往与能量不足同时发生,称为蛋白质-能量营养不良(protein energy malnutrition,PEM),根据临床症状及营养不良的原因分为恶性营养不良(kwashiorkor)及消瘦型营养不良(marasmus)两类。PEM 对免疫功能的影响表现在以下诸多方面。

(一) PEM 对淋巴器官的影响

早在 1945 年 Simon 就观察到营养不良时胸腺组织结构的改变。Hammer 等曾用"意外的退化"来描述营养不良所引起的胸腺严重萎缩性病变。目前认为,严重营养不良时中央淋巴器官——胸腺和周围淋巴器官——脾脏和淋巴结的大小、重量、组织结构、细胞密度和细胞分布都有明显变化,主要为淋巴细胞数减少。实验性营养不良动物的胸腺缩小,严重时甚至只有数毫克(小白鼠),有人称之为"营养性胸腺切除"。胸腺的小叶萎缩、皮质和髓质的界限不清,胸腺细胞数减少。

营养不良对子宫内胎儿胸腺的发育也有重要的影响。动物实验表明,营养不良状况改善后,除胸腺外的各免疫器官重量开始增长和恢复正常。营养不良对胸腺的损伤是不可逆的,一旦受损,其结构和功能恢复极为缓慢。营养不良主要损害淋巴结的副皮质胸腺依赖区,生发中心也变小,淋巴细胞数减少,浆细胞和吞噬细胞数相对增加。由于营养不良患者常有慢性反复的胃肠道感染,肠系膜淋巴结常增大。在脾动脉周围的胸腺依赖区受营养不良的影响最明显,细胞分裂减少。总的说来,营养不良对淋巴器官的胸腺依赖区的影响最大。以上现象的发病机制还不太清楚,有人认为与营养缺乏时某些激素,包括肾上腺皮质激素、肾上腺素、胰岛素和甲状腺素有关。在营养不良时,血浆皮质醇水平增加,加上血清白蛋白的减少,使大部分结合型的皮质醇释放出来,游离的皮质醇有使淋巴细胞溶解和免疫抑制作用。切除肾上腺的动物,蛋白质缺乏对胸腺退行性变化的影响较小。

（二）PEM 对细胞免疫功能的影响

在营养不良时，白细胞数轻度增加，但很难排除合并感染的结果。败血症常导致白细胞增多，而暴发性败血症可以抑制骨髓而导致白细胞减少。PEM 患者的淋巴细胞总数及其占白细胞总数的百分比一般正常或减少，T 淋巴细胞数减少。改善营养后，在其他临床表现及生化指标恢复以前，T 淋巴细胞数就可显著增加。周围血液中的 B 淋巴细胞数在营养缺乏时一般正常或增高。从淋巴细胞亚群的分类来看，营养不良时主要为 T 细胞（T-辅助细胞，Th 细胞）减少和裸细胞（null cell）增加。裸细胞只有极少量的 Fc 受体和 C 受体，其功能还不太清楚。初步观察证明，在用致有丝分裂因子刺激正常 T 细胞时，裸细胞对 T 细胞的 DNA 合成有抑制作用。细胞免疫功能低下的患者，其裸细胞所占的百分比均较高。营养不良时 Ts 淋巴细胞（抑制性/细胞毒性淋巴细胞）增加。这些现象均提示 T 细胞的分化功能受到损害，与这些营养不良儿童的血清胸腺激素的活性有关。临床上通常是用对抗原的皮试反应来衡量细胞免疫功能。可以用的抗原有链球菌抗原（streptokinase-streptodornase，SK-SD）、白色念珠菌素、结核菌素的纯蛋白衍生物（purified protein derivative，PPD）和腮腺炎病毒等。另外，也可以用某些化学物质如 2,4-二硝基氯苯（dinitro-chlorobenzene，DNCB）、致有丝分裂因子如植物血细胞凝集素（phytohemagglutinin，PHA）等。皮内注射这些制剂 48~72 小时后如能见到硬结即为阳性。对 PPD 及其他抗原的皮肤延迟超敏反应（delayed cutaneous hypersensitivity，DCH）由三个部分组成：免疫应答的传入侧翼，即被巨噬细胞加工过的抗原对 T 淋巴细胞的致敏反应；免疫应答的传出侧翼，特点为当 T 淋巴细胞认识皮内注射的抗原时即与之起作用，产生可溶性化学递质或淋巴激活素；其最后的反应为局部皮肤对淋巴激活素的刺激所产生的炎性皮肤硬结。DNCB 是作为一种半抗原，在皮肤中与蛋白质结合而引起 T 淋巴细胞反应。致有丝分裂因子在于诱导淋巴细胞的转化和产生淋巴因子。营养不良可以抑制 DCH 反应中的一个或几个过程。皮试具有简便易行、可重复体内反应的优点，可以在现场进行测验。但成人间的差别微细而使其可信度降低，又因影响因素较多，如个体对化学刺激的反应差异等，都对最后的皮肤反应有影响。

（三）PEM 对免疫球蛋白和抗体的影响

在蛋白质缺乏的儿童中注射疫苗后其抗体生成受到影响，补充蛋白质则可以促进其抗体的生成。Kramer 和 Good 报道，给豚鼠喂低蛋白饲料，抗体反应降低，体外细胞免疫功能正常或升高，但当用 BCG 试验其延迟型超敏反应时，低蛋白质饲料的动物则不能发生肿胀，即使发生，程度也较轻。这种现象可能的一个解释是个别细胞在低蛋白饲料下反应性升高，但在整体内细胞数量明显减少，细胞在相应刺激下不能进行细胞株（克隆）的扩展。

恶性营养不良患者的血清白蛋白含量低，而消瘦型营养不良者相对正常或稍低。但不论总蛋白的含量如何，γ-球蛋白的含量相对正常或增加，后者是由于营养不良合并感染所致。用标记的蛋白质来进行研究，结果营养不良者的 γ-球蛋白的合成不受影响，而合并感染时 γ-球蛋白的合

成增加而分解减少。随着膳食中蛋白质的进一步减少，体重、血红蛋白和血清白蛋白降低，血清免疫球蛋白的合成亦减少，但在营养不良时免疫球蛋白的产生受影响较少，这对抗体的防御机制有其重要意义。营养不良者对大多数适量抗原的抗体应答是正常的，表明 B 细胞的功能相对正常。营养不良时黏膜局部的免疫功能大大降低，咽部分泌物、眼泪和唾液中表面 IgA 水平降低。同样的情况还见于肠道黏膜上皮分泌的分泌型免疫球蛋白 A（sIgA）显著减少，不能与肠道菌和肠毒素结合，肠道屏障的效能减弱，抗感染能力降低；同时肠黏膜变薄、肠道淋巴结萎缩，肠道中其他的大分子物质，如膳食蛋白质、花粉等也可能跨越黏膜。在营养不良儿童血中常可发现对食物抗原的 IgG 和 IgA 的滴度增加。体液免疫功能不仅依赖于对抗原应答所产生的抗体量，并且也依赖于抗体对抗原的亲和力以及与抗原的结合能力，因此，单独测定抗体的水平不能准确地反映体液免疫状态。

（四）PEM 对补体系统及吞噬细胞的影响

补体有放大免疫应答的作用，包括对调理作用、免疫附着、吞噬作用、白细胞的化学趋化作用和中和病毒作用的影响。给两组大鼠分别喂饲 0.5% 和 18% 的蛋白质，发现喂饲 0.5% 蛋白质大鼠的补体成分 C1、C4、C2、C3 和 C50 效价均比喂饲 18% 蛋白质的大鼠要低。当 0.5% 蛋白质喂饲持续 4 周时，大鼠对结核菌素皮肤反应即降低，至 8 周时结核菌素反应完全消失。营养不良时总补体及补体 C3 可能处于临界水平，另外当营养不良合并感染引起抗原抗体结合时补体的消耗增加。

吞噬细胞在免疫应答的传入侧翼中的作用早已为人们所认识，在某些先天性或获得性多形核白细胞的功能缺乏者都会产生致死性感染，如中性粒细胞减少症、慢性肉芽肿病、髓过氧化物酶缺乏病和葡萄糖-6-磷酸脱氢酶缺乏病等。营养不良者常因合并感染、白细胞数增多。炎症反应一般与宿主对感染局限化的能力有关，以及与宿主对病原处理的放大系统能力有关。在营养不良时这些能力可能减弱，对细菌攻击的应答可能是发生坏疽而不是化脓。

（五）PEM 对溶菌酶及铁结合蛋白的影响

溶菌酶可以溶解许多革兰阴性菌细胞壁的黏多糖，其他的细菌在接受抗体、补体、甘氨酸、螯合剂、pH 变化、抗坏血酸和 H_2O_2 时也可能对溶菌酶的敏感性增加。在多形核白细胞和单核细胞中溶菌酶的浓度很高，在各种体液（包括血清、泪腺和唾液腺的分泌物）中也含有溶菌酶。营养不良时，血浆和白细胞中溶菌酶的活性降低。有感染时，白细胞中的溶菌酶渗出到血浆中增多。血浆中溶菌酶的降低意味着黏膜表面的防御能力降低。

血清中的运铁蛋白有抑制细菌的作用早已为人们所知，铁结合力高度不饱和的血清可以抑制真菌的繁殖，而地中海贫血者的铁饱和血清可以促进真菌生长。母乳的抑制作用与其中含有大量的乳铁蛋白有关。乳铁蛋白和运铁蛋白与铁结合，如同时有抗体协同就可能抑制细菌的生长。如果使铁蛋白或运铁蛋白饱和，就可以消除其抑菌作用。蛋白质-能量营养不良的患者，其血清运铁蛋白的浓度经常降低，并且与营养不良的程度相关。如在恶性蛋白质-能量

营养不良患者的一般情况未改善之前补充铁,有时可能使他们合并败血症而死亡。

（六）氨基酸对免疫功能的影响

大多数氨基酸缺乏均对机体免疫功能产生不良影响,导致抗体合成和细胞介导的免疫受抑制。异亮氨酸和缬氨酸缺乏使胸腺和外周淋巴组织功能受损;蛋氨酸和半胱氨酸-胱氨酸缺乏对胸腺、淋巴结和脾脏的功能产生迟发性不良影响,致使淋巴细胞的生成发生障碍,同时也会造成肠道淋巴组织中淋巴细胞明显减少;色氨酸有助于正常抗体的生成及其功能的发挥,色氨酸缺乏的大鼠 IgG 和 IgM 受到抑制,重新摄入色氨酸饲料可以恢复这两种 Ig 的数量和功能。苯丙氨酸与酪氨酸有助于大鼠的免疫细胞对肿瘤细胞作出免疫应答。有人认为大剂量天门冬氨酸可改善某些免疫抑制性疾病,包括恶性肿瘤。精氨酸能使 T 淋巴细胞数量增加,且能促进其免疫应答,表现为加强巨噬细胞和 NK 细胞对肿瘤的溶解作用,增加淋巴细胞 IL-2 的产生及受体活性,还能提高巨噬细胞的杀菌能力,使肠道细菌数量减少。谷氨酰胺是淋巴细胞和吞噬细胞的主要能源物质之一,它能改善肠道的免疫功能,其作用类似于免疫调节剂,有助于肿瘤患者机体的正常结构和功能。动物实验表明,静脉营养补充谷氨酰胺能改善脓毒血症患者消化道黏膜的代谢和氮平衡,并使饥饿状态实验动物的肠黏膜绒毛的高度和厚度增加,从而使肠黏膜的免疫屏障防御能力得到加强。临床上肠内营养液中供给的谷氨酰胺能促进小肠上皮增生,防止肠黏膜萎缩,使肠内 sIgA 合成增加,增强肠黏膜的屏障作用。

二、脂肪与免疫

关于饮食中脂肪如何影响免疫系统功能的研究大都集中在特定类型的脂肪酸上,但脂肪的总摄入量也很重要。在西方国家,脂肪通常占总能量摄入的 35%～40%。将脂肪摄入量从总能量的 36%降低到 25%,可以增强淋巴细胞的反应能力以及自然杀伤细胞破坏肿瘤细胞的能力。脂肪酸在免疫细胞中有多种功能:为免疫细胞提供能量;是细胞膜磷脂的组成成分,能影响免疫细胞膜的结构和功能;通过影响细胞信号转导的过程而调控基因表达;是类花生酸其他脂质介导物的前体物等。改变膳食中脂肪含量以及饱和脂肪酸与不饱和脂肪酸的比例,将影响淋巴细胞膜的脂质组成,进而引起淋巴细胞功能改变。而多不饱和脂肪酸,尤其是其中的必需脂肪酸的含量和比例,更是对细胞免疫和体液免疫等有着重要的影响。

（一）膳食脂肪的数量和质量对免疫功能的影响

人体观察和动物实验证明,高浓度多不饱和脂肪酸抑制细胞免疫反应。早在 20 世纪 70 年代,Offiner 等人发现,油酸、亚油酸、花生四烯酸以及 PGE$_1$ 和 PGE$_2$ 均能抑制 PHA 和 PPD 诱导的人淋巴细胞的增殖反应;之后,Kelly 等人又通过体外实验证明,当花生四烯酸浓度为 0.1～5.0μg/ml 时,能刺激外周血淋巴细胞对促有丝分裂素的增殖反应,表现为淋巴细胞摄入 3H-胸苷增加,而当花生四烯酸达到 10～15μg/ml 浓度时,淋巴细胞的增殖反应受抑制。小鼠实验证明,ω-6 多不饱和脂肪酸明显抑制感染肺炎支

原体或注射致癌物的小鼠 DCH 反应。

一定量的必需脂肪酸对维持正常免疫功能是必要的,必需脂肪酸缺乏,淋巴器官萎缩,血清抗体降低。但也有人发现必需脂肪酸缺乏,脾脏前列腺素 F$_{2a}$（PGF$_{2a}$）减少,PFC 产生增多。给动物喂养高脂饲料,尤其是高不饱和脂肪酸,机体多项免疫指标,如淋巴细胞增殖能力及抗体合成受到抑制。Kient 给大鼠进食大量红花油（不饱和脂肪酸含量高）,脾 I$_g$M 和 I$_g$G 特异性 PFC 减少,并认为这与 B 细胞激活受抑有关,而非脾 B 细胞减少。有研究发现,膳食脂肪能影响抗体形成细胞,而 T 细胞亚群 Lyt$^-$（Th）或 Lyt$^+$（TS、TC）则不受膳食脂肪数量和种类的影响。实验显示膳食脂肪能影响淋巴细胞膜脂肪酸的组成;而膜浆膜磷脂的改变可影响 IgG 的转运和分泌,由于膜脂结构的变化,使膜的流动性及通透性改变,以致淋巴细胞结合抗原、信息传递及其增殖均会出现异常。当然抗体减少除了它的分泌过程受阻外,也与 PFC 减少有关。另外,膳食脂肪与肿瘤的发生有关,给啮齿类动物喂饲高浓度多不饱和脂肪酸,其肿瘤发生率升高。已知 ω-6 是前列腺素合成的前体,PGE$_2$ 能抑制 NK 细胞活性和淋巴细胞毒作用,自由基及脂质过氧化物的增加也能抑制免疫功能,使肿瘤发生率升高。Yamashita 等向体外培养 NK 细胞的介质中加入 ω-3 脂肪酸,NK 细胞活性受抑;体内注射 ω-3 脂肪酸,NK 细胞活性降低 65%。由此可见,NK 细胞功能障碍是进食高多不饱和脂肪酸引起肿瘤发生增多的重要原因。

多不饱和脂肪酸与正常的体液免疫反应密切相关,膳食中缺乏多不饱和脂肪酸,尤其是缺乏必需脂肪酸,常常引起体液免疫反应下降。实验证明,膳食缺乏必需脂肪酸的小鼠,其对 T 细胞依赖性抗原和非依赖性抗原的抗体反应以及初次免疫和再次免疫的抗体反应均下降。补充正常膳食（13%玉米油）一周后,体液免疫恢复正常。可见,多不饱和脂肪酸在维持完整的体液免疫反应方面可能起一定作用。

动物实验和临床研究均已证实,摄入富含 ω-3 多不饱和脂肪酸的膳食可抑制自身免疫性疾病。位于北极的因纽特人从海洋哺乳动物和鱼类中获取高脂肪,他们摄入大量 ω-3 多不饱和脂肪酸,且 ω-3 与 ω-6 多不饱和脂肪酸的比例高达 1:1。研究发现与膳食中 ω-3 与 ω-6 比例为 0.04～0.1:1 的西方人相比,北极因纽特人自身免疫性疾病和炎症性疾病的发病率要低的多。究其原因可能与免疫应答有关的前列腺素和白三烯合成有关,还可能与因纽特人对必须脂肪酸的代谢遗传不同有关。

此外,膳食脂肪也能影响非特异性免疫功能。例如,静脉应用甲基软脂酸明显抑制单核-吞噬细胞系统的吞噬细胞活性,生理浓度的饱和脂肪酸和高浓度不饱和脂肪酸能抑制中性粒细胞的趋化活性和吞噬作用。

（二）多不饱和脂肪酸影响免疫反应的机制

多不饱和脂肪酸对免疫反应的影响可能涉及复杂的生理和生化机制。其中,多不饱和脂肪酸通过改变淋巴细胞膜的流动性和前列腺素的合成而引起免疫反应的改变可能起关键作用。

1. 改变淋巴细胞膜流动性 脂肪酸对免疫系统功能

的重要影响之一表现在它们可影响细胞膜的流动性。细胞膜流动性随着细胞膜上脂肪酸链长度的增加而降低，并随着脂肪酸不饱和程度的增加而升高。流动性高低对于受体等细胞表面结构的表达是非常重要的，而受体在免疫功能中起着至关重要的作用。此外，过氧化物酶增殖激活受体是一类抗炎转录因子，研究表明长链多不饱和脂肪酸是这类转录因子的天然配体。

淋巴细胞受刺激后，细胞膜多不饱和脂肪酸（亚油酸和花生四烯酸）含量增加，提示淋巴细胞膜磷脂成分的改变可能与淋巴细胞的活化过程密切相关。

细胞膜磷脂中多不饱和脂肪酸成分增多可能增加细胞膜的流动性，膜流动性增加使膜结合蛋白移动度增大，一些重要的膜蛋白生物活性可能因此而改变，其结果可能出现淋巴细胞功能紊乱。今后有待研究的是不同的淋巴细胞亚群活化。

2. 影响前列腺素和磷脂酰肌醇的合成 组织细胞合成前列腺素的主要前体物质是花生四烯酸和亚油酸。在体内，亚油酸饱和酶催化转变成花生四烯酸。正常情况下，花生四烯酸储存于细胞膜磷脂中，当组织活动需要时，花生四烯酸由磷脂中释放，合成前列腺素。此释放过程是花生四烯酸代谢的限速步骤，其限速酶有磷脂酶 A_2、甘油三酯酶、脂蛋白脂肪酶等。各种刺激可能通过激活这些酶，刺激花生四烯酸释放，进而促进前列腺素合成。

通过改变膳食脂肪酸组成可直接影响前列腺素的合成。长链多不饱和脂肪酸一旦进入免疫细胞的细胞膜后就可被转化为类花生酸。类花生酸是包括前列腺素和白三烯等在内的一大类生物调节因子，具有组织激素样作用。膳食中多不饱和脂肪酸的种类不同，尤其是 ω-3 长链多不饱和脂肪酸数量的不同，免疫细胞产生类花生酸的数量和类型也不同，从而造成对免疫反应的不同影响。

动物实验证明，注射必需脂肪酸的小鼠，其体内前列腺素水平在短期内急剧升高，而膳食缺乏必需脂肪酸的小鼠，其前列腺素合成减少。由此可见，膳食高比例多不饱和脂肪酸可能为前列腺素的合成提供更多的底物，从而促进前列腺素的合成，并由此影响免疫反应。这可能是高浓度多不饱和脂肪酸抑制免疫反应的主要机制。

此外，磷脂酰肌醇第二信号系统也可能参与调节淋巴细胞功能。目前认为，当细胞膜表面受体活化后，磷脂酶C分解磷脂，释出磷脂酰肌醇，后者进一步分解为1,2-二酰基甘油和肌醇(1,4,5)三磷酸。这两种物质具有第二信使作用，其中1,2-二酰基甘油激活蛋白激酶C，后者参与细胞的多种反应过程；而肌醇(1,4,5)三磷酸动员细胞内存储钙，使细胞内 Ca^{2+} 增加，从而激发某些与 Ca^{2+} 相关的细胞反应过程。这两种物质的第二信使作用可能介导多种细胞的活化和分泌过程，如T细胞分泌IL-2、肥大细胞分泌组胺、胰岛β细胞分泌胰岛素等。此外，磷脂酰肌醇富含花生四烯酸，它有可能是内源性花生四烯酸的重要来源。

尽管人体内某些组织可以由6-磷酸-葡萄糖合成磷脂酰肌醇，但是，膳食中肌醇含量和脂肪酸成分的变动均能明显影响血浆肌醇浓度和膜磷酸肌醇含量。可见，通过营养途径可能调整磷脂酰肌醇介导的过程。有关磷酸肌醇第二信

号系统在免疫调节中的作用以及膳食脂肪成分对它的影响有待进一步研究。

一般来说，富含 ω-3 多不饱和脂肪酸的饮食往往可抑制过度的免疫反应，这与慢性炎症性疾病如风湿性关节炎等有关。但是 ω-3 多不饱和脂肪酸对抵抗病原体的免疫反应并不产生不良影响。富含 ω-6 多不饱和脂肪酸的饮食对免疫反应有不同的影响，既可以促进炎症反应，也可以产生抗炎症反应。

三、维生素与免疫

维生素及其代谢物对于许多生理过程都是必不可少的，在胚胎发育和人体物质代谢等过程中发挥着激素和抗氧化剂、组织生长和分化的调节剂等多种功能。多种维生素对免疫功能发挥着多种影响作用，如淋巴细胞活化和增殖、T辅助细胞分化、组织特异性淋巴细胞归巢、特异性抗体的产生及再分化以及免疫应答的调节等。

（一）维生素 A 与免疫

维生素A对体液免疫和细胞介导的免疫应答起重要辅助作用，能提高机体抗感染和抗肿瘤能力。维生素A缺乏或不足时对特异性及非特异性免疫功能均可产生显著影响。维生素A缺乏动物的胸腺皮质萎缩，脾脏生发中心减少，胸腺和脾脏淋巴细胞明显耗竭，外周血T细胞减少，细胞体外增殖能力降低，补充视黄酯后氚标记胸苷（3H-TdR）掺入率恢复正常，掺入率与补充的维生素A呈剂量反应关系；维生素A还能增强移植物排斥反应和DCH反应，消除免疫耐受。影响免疫反应的各种细胞因子也可能在维生素A缺乏时发生改变，从而影响体内抗原-抗体反应。

维生素A缺乏的其他后果是肺、胃肠道和尿道内壁的完整性受损。因此，致病菌更容易穿透上皮屏障，引起严重的感染。很多研究表明维生素A的摄入量对于调节肠道免疫过程的重要性。补充维生素A可以通过恢复肠道完整性来阻止腹泻。最近的研究证明维生素A的代谢物维A酸是由特定的肠道免疫细胞合成的，而不是由其他淋巴器官中的同类免疫细胞合成的。维A酸引导抗原特异性T细胞从外周组织转移到肠道内，在那里首次接触到抗原。

最近在发展中国家进行的临床试验表明，补充维生素A可使儿童死亡率降低30%，并减少儿童腹泻病的严重程度。然而，在呼吸道病毒感染儿童中补充维生素A的临床试验结果却并一致。此外，在补充维生素A时考虑维生素A的毒性是很重要的，食用富含这种维生素的食物会更安全。

（二）维生素 D 与免疫

据估计，全世界有10亿人存在维生素D缺乏或不足。近几十年来的研究结果表明，维生素D缺乏的人比拥有充足血浆维生素D水平的人更容易发生呼吸道感染，其感染频率更高、患病程度也更严重。

维生素D是一种重要的免疫调节剂。体内包括免疫细胞在内的大部分细胞含有维生素D受体。肝细胞、肾细胞和巨噬细胞等都具有使维生素D转化为其生物活性形式的酶。刺激巨噬细胞中 toll 样受体不仅可以促进维生素D前体转化为其活性形式，还能促进维生素D受体的表达。巨噬细胞中的维生素D可调节内源性组织蛋白酶抑

制素(cathelicidin)的合成,并调节细胞因子分泌的模式。组织蛋白酶抑制素和细胞因子都能增强人体对病原体的防御能力。显然,维生素 D 是 toll 样受体激活与先天性免疫抗菌反应之间的关键环节。流行病学和临床研究的结果进一步表明,当血清维生素 D 水平较高时,罹患自身免疫性疾病的风险降低。

(三) 维生素 E 与免疫

维生素 E 缺乏对免疫应答可产生多方面的影响,包括对 B 细胞和 T 细胞介导的免疫功能的损害。维生素 E 能增强淋巴细胞对有丝分裂原的刺激反应性和抗原、抗体反应,促进吞噬。小鼠 T、B 细胞的增殖能力与血浆维生素 E 含量成显著相关;维生素 E 缺乏症状出现以前,机体免疫功能已有明显改变。维生素 E 缺乏引起的免疫功能受抑与 Th 细胞减少有关。另外有人认为,维生素 E 能直接刺激 B 细胞使其增殖,它能使血清中某种免疫抑制因子不被活化。近来有研究表明,维生素 E 缺乏时 RNA 和蛋白质生物合成受明显抑制,因此维生素 E 也可能通过影响核酸、蛋白质代谢,进一步影响免疫功能。有关维生素 E 免疫调节作用的可能机制有:①维生素 E 影响细胞膜的流动性:免疫活性细胞的功能有赖于胞浆膜完整的结构,膜流动性改变可能影响膜上受体的运动,受体与配体的识别和结合等,维生素 E 通过其抗氧化作用维持一定的膜脂质流动性,从而影响淋巴细胞功能;②维生素 E 调节前列腺素合成:维生素 E 的抗氧化作用可以防止多不饱和脂肪酸(polyunsaturated fatty acid,PUFA)转化成过氧化中间代谢产物,如前列腺素、白三烯等,已证实前列腺素可以抑制淋巴细胞转化、细胞因子如 IL-1、IL-2 的分泌;③维生素 E 保护淋巴细胞免受巨噬细胞产生的抑制物的作用;巨噬细胞可以产生前列腺素、白三烯、超氧阴离子、单线氧、过氧化氢等,这些巨噬细胞代谢产物均可抑制免疫反应。

在对人体进行的对照试验中,高浓度的维生素 E 能增强细胞免疫反应,降低老年人前列腺素 E_2 的生成。高浓度的前列腺素 E_2 可抑制 T 细胞的功能和增殖,并且维生素 E 还可预防免疫细胞膜的氧化损伤,因此认为给老年人补充维生素 E 能增强其免疫功能。然而,补充维生素 E 的效果会随着维生素 E 的摄入水平、剂量、年龄、吸烟、居住条件及其他因素的不同而出现各种不同的结果。

(四) 维生素 B_6 与免疫

核酸和蛋白质的合成以及细胞的增殖需要维生素 B_6,因而维生素 B_6 缺乏对免疫系统所产生的影响比其他 B 族维生素缺乏时的影响更为严重。用缺乏维生素 B_6 的膳食并加上脱氧吡哆醇(一种吡哆醇的拮抗物)可以诱发动物的维生素 B_6 缺乏症。在缺乏时,放射性磷掺入脾和胸腺的 DNA 减少,缺乏的动物每克脾组织中的细胞数和 DNA 含量都较低。DL-14C-丝氨酸掺入肝、脾的 RNA 和 DNA 中都减少,8-14C-腺嘌呤及 3H-胸苷的掺入亦少,表明维生素 B_6 缺乏时总的核酸合成减少。维生素 B_6 缺乏时对免疫器官和免疫功能都有不利影响。

1. 对淋巴组织的影响 胸腺重量减小,有的实验性维生素 B_6 缺乏动物的胸腺只有对照组的 1/8。脾发育不全,空斑形成细胞数少。淋巴结萎缩,周围血液中的淋巴细胞

数减少。

2. 对体液免疫的影响 因维生素 B_6 缺乏时影响核酸的合成,对细胞分裂和蛋白质的合成均不利,因而影响抗体的合成。维生素 B_6 缺乏时对绵羊细胞所形成的凝集抗体,对白喉类毒素及流感病毒所形成的抗体均减少。抗体在体外与白喉毒素抗原的结合力下降。临床研究发现维生素 B_6 缺乏导致对肌肉痉挛毒素和伤寒疫苗抗体形成受到影响,进一步研究发现维生素 B_6 和泛酸两者均缺乏时,抗体免疫应答反应产生严重损害。

3. 对细胞免疫的影响 维生素 B_6 缺乏时动物的皮肤延迟型超敏反应减低,但如在缺乏期致敏而以后迅速恢复正常膳食,则动物对抗原仍有应答,表明在缺乏时免疫应答的传入侧翼或称致敏侧翼并未受影响,维生素 B_6 缺乏动物的淋巴细胞在体外试验中对 PPD 仍有反应性证实了这一点。因不同动物或不同个体都有组织相容性抗原,在接受异体组织后可以诱发宿主抗移植物反应(host versus graft reaction,HVGR)。维生素 B_6 缺乏时,宿主对移植物的耐受性增加,移植物存活时间延长。维生素 B_6 缺乏大鼠的胸导管中的淋巴细胞数减少,特别是 T 淋巴细胞数减少更为明显。胸导管淋巴细胞的混合淋巴细胞反应明显降低,3H-胸苷的掺入减少 55%。实验性维生素 B_6 缺乏对子宫中胎儿的免疫功能有显著的和长期的影响。

(五) 维生素 C 与免疫

维生素 C 影响免疫系统的作用机制尚不清楚。维生素 C 具有的抗氧化作用可以保护免疫细胞免受氧化损伤。一些器官如胸腺能将维生素 C 浓缩到比血液中含量高得多的水平,维生素 C 在免疫细胞中的浓度也很高,但在感染期间其浓度迅速降低。维生素 C 还可调节吞噬细胞的功能、T 淋巴细胞的增殖、细胞因子的产生和单核细胞黏附分子的基因表达等。

动物研究表明,当维生素 C 缺乏时,人体对感染的免疫反应出现异常。维生素 C 对吞噬细胞的功能有重要的影响。在维生素 C 缺乏时,吞噬细胞无法发挥正常的功能,从而导致对感染的抵抗力下降。对志愿者进行了大量的对照试验以评估维生素 C 对普通感冒的影响。结果表明,经常性以每天 200mg 以上的剂量服用维生素 C 的人患感冒的病程比不服用维生素 C 的人稍短(约为 10%)。

四、微量元素与免疫

微量元素在人体内含量极小,但它们对维持人体中的一些关键性的新陈代谢却是十分必要的。它们的摄入过量、不足、不平衡或缺乏都会不同程度地引起人体生理的异常或发生疾病,甚至危及生命。比较明确的是约 30% 的疾病直接是微量元素缺乏或不平衡所致。许多微量元素在正常免疫反应中起着重要作用,它们直接参与免疫应答过程,如缺乏铁、锌、锰、铜和硒等都会使免疫功能下降。国外曾有报道,机体内含铁、铜、锌总量减少均可减弱免疫机制(抵抗疾病力量),降低抗病能力,助长细菌感染,而且感染后的死亡率亦较高。

(一) 铁与免疫

对于许多细胞来说,铁是一种重要的营养物质,它可激

活多种酶。铁缺乏,核糖核酸酶活性降低,肝、脾和胸腺蛋白质合成减少,使免疫功能出现各种异常,如淋巴样组织萎缩,胸腺淋巴细胞及外周血 T 细胞减少,淋巴细胞增殖能力、PFC 产生、巨噬细胞和 NK 细胞功能均受抑。实验发现,铁缺乏时,骨髓分化因子如克隆刺激因子(CSF-1)和 IL-3 减少;另外,IL-1、IL-2 及 IFN 分泌也减少,因此免疫细胞分化成熟及整个免疫应答过程受损。缺铁时对 PPD 及白色念珠菌素的 DCH 反应减弱,淋巴细胞在体外对抗原的反应亦降低。用铁治疗后皮试反应改善,但仍低于正常;淋巴细胞在体外对抗原的反应仍较低。铁缺乏时巨噬细胞移动抑制因子受到抑制,而治疗后改善。铁缺乏可以干扰细胞内含铁金属酶的作用。含铁核糖核苷酸还原酶的活性降低可以使吞噬细胞合成过氧化物减少,以致影响这些细胞的杀菌力。铁缺乏常与 PEM 同时存在,铁缺乏或铁过多均可能产生不良后果。

铁对宿主的免疫功能的影响与几种因素的相互作用有关:①游离铁对微生物有促进生长的作用;②未饱和铁结合蛋白有抑菌作用;③对免疫应答的直接作用,包括对体液免疫、细胞免疫和吞噬作用的影响;④对非特异免疫的影响,如维持正常的上皮屏障和维持含铁酶的活性。

1. 游离铁　细菌在体内和体外为要达到充分地生长和繁殖都需要适量的游离铁,在培养基中加入铁或高铁血清可以促进细菌和真菌的生长。有些细菌可以分泌一种含铁物,而与周围的铁螯合以利细菌利用。细菌的毒力愈高,其产生含铁物的能力愈强。

2. 铁结合蛋白　在细胞外液及人乳中含有两种铁结合蛋白,即运铁蛋白和乳铁蛋白分子,有与铁结合的能力。这些铁蛋白可以从细菌的含铁物中把铁夺取过来,以限制体内细菌对铁的利用,从而达到抑制细菌生长的目的。严重的蛋白质营养不良时,血清运铁蛋白的含量减少,比总蛋白的减少更明显。如果此时用大量的铁来进行治疗,使本来已较低的血清运铁蛋白结合能力变为饱和,当铁结合能力接近饱和时,血清中的铁易被侵入的细菌摄取,使细菌获得足够的铁而繁殖茂盛,引起宿主体内脓毒过程的发展。1970 年 MeFarlane 曾在非洲对 40 例恶性营养不良的小儿用抗疟药、维生素、叶酸、铁化合物和高蛋白膳食进行治疗,结果许多儿童死于败血症。他们发现在治疗两周后仍存活小儿的血清运铁蛋白的含量为 130μg/ml,而死亡者仅 33μg/ml,此结果表明血清运铁蛋白含量低时,未结合的铁被细菌所利用,可以促进感染以致死亡。另有报道对贫血者补充铁后使疟疾发作,或使原有的症状加重。人乳中含有乳铁蛋白,其饱和度为 56% ~ 89%,如果在乳中加入的铁足以使这些乳铁蛋白饱和,则人乳对大肠杆菌的抑菌作用消失。

此外,在慢性铁过多,如输血性铁沉着症患者的组织内有一种分子量为 1500 ~ 5000 的铁螯合物,它可以使革兰阴性细菌摄取铁的量增加,并促进细菌的生长。

需要注意的是,铁不仅对正常的免疫反应是必要的,而且对病原体的正常生长也是必需的。如果个体的铁缺乏在还未损害到免疫功能时,补铁只会对致病菌有益。因此,对该微量元素的补充必须进行个体化考虑。

(二) 锌与免疫

免疫系统细胞所含有的大量的酶需要锌进行功能调控。锌缺乏引起免疫系统的组织器官萎缩,含锌的免疫系统酶类活性受抑制,并使细胞免疫和体液免疫均发生异常。缺锌的影响是多方面的,最主要是影响 T 淋巴细胞的功能,还影响胸腺素的合成与活性、淋巴细胞的功能、NK 细胞的功能、抗体依赖性细胞介导的细胞毒性、淋巴因子的生成、吞噬细胞的功能等。

临床上,缺锌儿童表现为淋巴细胞减少,胸腺萎缩,迟发过敏反应能力减弱,伤口愈合延缓,对病原微生物易感性增高。补充锌可以降低儿童患腹泻和急性呼吸道感染的风险,从而降低儿童的发病率和死亡率。对人类实验性轻度锌缺乏症的研究发现,缺锌主要影响 T 细胞的功能,可导致 T 细胞亚群之间的不平衡、细胞因子(白介素-2、γ-干扰素)的合成减少以及自然杀伤性细胞的活性减弱等。老年人缺锌也导致免疫反应受损,补锌可使其恢复。目前还没有令人信服的证据表明锌可以有效治疗普通感冒。

锌缺乏和补锌可通过多种方式对免疫系统产生影响。首先,锌为胸腺素生物活性所必需,从而影响 T 细胞功能如细胞毒性、细胞因子的合成等。其次,锌可影响体内信号转导通路,控制各种免疫调节性细胞因子的基因表达。第三,锌是数种参与抗氧化反应的酶的辅助因子,有助于降低免疫细胞的氧化损伤。

研究表明,摄入推荐摄入量两倍的锌对健康成年人的免疫系统不会产生不良影响。然而,当摄入剂量继续增加,超过 RDA 的两倍时,则可能损害免疫系统。

(三) 铜与免疫

已知铜是许多酶的组成成分,如超氧化物歧化酶、细胞色素氧化酶、血浆铜蓝蛋白、单胺氧化酶等。这些铜依赖性酶为许多生化代谢过程所必需。其中,超氧化物歧化酶催化超氧化自由基的歧化反应,防止毒性超氧化自由基堆积,从而减少自由基对生物膜的损伤。铜缺乏可能通过影响免疫活性细胞的铜依赖性酶而介导其免疫抑制作用。超氧化物歧化酶在吞噬细胞杀伤病原性微生物过程中起重要作用。细胞色素氧化酶是线粒体传递链的末端氧化酶,此酶的催化活性下降,氧化磷酸化作用减弱。免疫活性细胞的氧化磷酸化作用受损伤将直接破坏其免疫功能。铜缺乏影响单核-巨噬细胞系统对感染的免疫应答,吞噬细胞的抗菌活性减弱,机体对许多病原微生物易感性增强。胸腺素和白介素分泌减少,淋巴细胞增殖及抗体合成受抑,NK 细胞活性降低;边缘性铜缺乏即可引起脾 T 细胞亚群改变,如表达 Thy1、Lyt2 细胞减少。NZB 小鼠出生后即喂铜缺乏饲料,结果有表面标志 Ly5、Lyl、B-220 和 SIg 的脾淋巴细胞也减少。已证实铜能作用于淋巴细胞、巨噬细胞和中性粒细胞。缺铜性疾病可引起 T 细胞功能障碍,缺铜小鼠胸腺萎缩,脾大。

(四) 硒与免疫

硒是人类及动物必需微量元素之一。硒在氧化还原平衡中起着关键作用,能保护免疫细胞 DNA 免受损伤。硒也是酶的重要辅助因子。硒对体内免疫的适度反应非常重要,可同时对先天性免疫系统和后天性免疫系统造成影响。

由于吞噬细胞能产生大量的活性氧,硒可能是保护吞噬细胞免受过度氧化损伤的一个重要因素。由于硒通常与维生素 E 之间的相互作用,很难对硒的作用进行单独评价。

在一项人体研究中,对摄入硒临界量的健康男性进行数周的硒补充。补硒($50\mu g/d$ 和 $100\mu g/d$)可改善细胞免疫反应,而体液免疫反应没有变化。此外,通过补充硒可以减少数种病毒感染的发病率和死亡率,如艾滋病病毒、脊髓灰质炎病毒和柯萨奇病毒等。

第二节 食物的其他成分与免疫

除了上述营养素外,食物中的植物化学物、膳食纤维及益生元等其他膳食成分也对人体免疫功能发挥着重要的调节功能。

一、植物化学物与免疫

过去十多年营养学的研究清楚地表明,除了必需营养素以外,植物化学物等非营养成分对人类健康的影响也很大。迄今为止,有关植物化学物与免疫系统关系的研究主要集中在类胡萝卜素和类黄酮等的免疫调节功能。

虽然动物研究已经清楚地显示了 β-胡萝卜素具有增强免疫系统功能的作用,但人体研究的结果却并不一致。流行病学研究表明,富含类胡萝卜素的饮食可以降低呼吸道感染的风险。大量摄入类胡萝卜素与血液中炎性标志物的含量减低呈相关关系,表明类胡萝卜素具有抗炎作用。一些研究表明,补充 β-胡萝卜素可能对免疫功能受损的人有益。给老年人补充 β-胡萝卜素后可观察到其已下降的自然杀伤性细胞的活性可恢复到正常水平。此外,有研究观察到类胡萝卜素摄入量低的人进食富含 β-胡萝卜素或类胡萝卜素的食物后,其体内的各种免疫反应得到增强。

总体来说,目前还不知道类胡萝卜素对人体产生免疫调节作用的潜在机制以及不同种类的类胡萝卜素之间免疫调节能力的差异。

到目前为止,关于类黄酮的实验和临床研究较少。大多数体外研究表明黄酮类化学物具有免疫抑制作用。人体干预试验表明,类黄酮中的花青素在膳食剂量水平(相当于摄入 100g 越橘)时就具有抗炎作用。分子研究表明黄酮类化学物能干扰免疫细胞中的信号转导过程。应该注意到,这些研究结果是在进食富含黄酮类化学物的膳食之后出现的,通常人体中黄酮类化学物不太可能达到这样高的浓度。

植物甾醇和甾烷醇在化学结构上与胆固醇相似,其侧链结构不同。体外和体内研究表明,植物甾醇和甾烷醇可以将 Th1/Th2 平衡转移到 Th1 型免疫应答中,这在以 Th2 为主的条件下可能是有益的,比如哮喘和过敏。用微阵列分析方法对健康志愿者摄入植物甾醇酯后小肠基因表达谱的研究发现,参与甾醇代谢的基因表达谱并没有发生改变,但植物甾醇能够下调空肠中参与 T 细胞功能通路的基因表达。此外,免疫组织化学分析表明,与对照组相比,植物甾醇酯可使 CD3、CD4 和 Foxp3[+] 的细胞数量减少,这与微阵列分析的结果一致。

二、益生元和益生菌与免疫

肠道菌群的组成和活性可以通过调整益生菌、益生元和膳食纤维的摄入来进行改变。增加乳酸菌和双歧杆菌的摄入量可以提高肠道免疫力,并可能影响整个免疫系统。除了这些间接影响外,益生元、益生菌及其代谢产物还可能对免疫系统产生直接的影响作用。

益生元是膳食中的一类不可被消化的食物成分,能够在通过上消化道时大部分不被消化并能被肠道菌群所发酵。最重要的是它只刺激有益菌群的生长,而不刺激有潜在致病性或腐败活性的有害细菌的生长。益生元和膳食纤维的共同之处在于它们都不能在小肠内进行水解,因而可以到达结肠,是结肠微生物群的能量来源和碳源,并增加肠道的细菌量。短链脂肪酸如丁酸是肠道细菌发酵的副产物,对肠道黏膜细胞具有有益的作用。高浓度短链脂肪酸能抑制促炎细胞因子的产生,改善炎症性肠病的症状。

益生元不能直接对机体起作用,而是通过益生菌发挥生理功能。益生菌通过调理人体肠道菌群,产生一些有益物质直接起作用。动物和人体研究的证据表明,益生元可显著增加结肠中有益微生物的数量,提高对病原体的免疫反应。在炎症性肠病动物模型中发现,益生元可使炎症反应减低。对于婴幼儿,益生元可显著降低过敏性接触性皮炎的发生率,表明益生元可改变后天免疫系统的发育。益生元也使配方奶喂养婴儿的粪便中抗体浓度增高。

肠道细菌在消化食物、建立和维持肠道免疫屏障方面发挥着重要作用。它们是肠道免疫系统的主要刺激物,为正常免疫所必需。疾病或使用抗生素破坏或改变肠道内的微生物平衡可使局部免疫防御系统受损。益生菌对宿主、防御系统的影响机制有数种。一种是创造出一种对某些致病菌有害的环境而增强肠道细菌的"屏障效应"。另一种机制与乳酸菌的代谢产物有关,如抑菌素和乳酸可抑制致病菌的生长。某些益生菌可附着在肠道的上皮细胞壁上,从而阻止致病菌附着于相同的受体。此外,益生菌与病原体竞争营养物质,使病原体的营养供给受限。

益生菌在改变免疫系统整体水平的同时,也改变肠道的免疫水平。益生菌与免疫细胞之间直接的相互作用是通过 toll 样受体信号介导的。肠道黏膜细胞在接触外来抗原如病毒后,其渗透性增高,益生菌可以使黏膜细胞渗透性减低。在人体中也观察到不同种类的益生菌及同种益生菌的不同亚株有各自特异的免疫调节功能。益生菌还具有促进吞噬作用和抗体的合成。益生菌在预防和治疗肠道微生物菌群失调和免疫反应性功能障碍等方面可能具有临床治疗价值。对于轮状病毒、炎症性肠病或过敏性疾病等引起的急性腹泻应用益生菌可能是有益的。

三、膳食纤维与免疫

近年来,膳食纤维及其代谢物在预防或治疗食物过敏中的应用受到了人们的广泛关注。Hogenkamp 和他的同事在补充膳食纤维的小鼠后代中发现其过敏性下降和过敏性症状减轻。这表明膳食纤维对小鼠食物过敏的发生有显著的影响,甚至对高纤维饮食动物的后代也是如此。Tan 等人报道了高纤维饮食(富含瓜尔胶和纤维素)通过改变肠道菌群和短链脂肪酸的合成来保护小鼠不受花生过敏的影响。体外和体内试验研究表明,从海藻中提取的硫酸多糖可抑制肥大细胞的活性。总之,这些研究表明,膳食纤维除了对过敏反应的间接影响(即在大肠内发酵后,引起乳糖素-9的上调和合成短链脂肪酸),膳食纤维还可以对过敏反应造成直接作用(即在微生物发酵之前),这可能是通过抑制肥大细胞激活从而直接调节食物过敏症状,这对食物过敏患者来说可能是一个重要的发现。

过去几十年发生在西方国家的营养变化以及许多国家最近的饮食"西方化"与哮喘、过敏和某些自身免疫性疾病的流行呈现同步上升趋势。膳食结构的变化与疾病的相关性在膳食纤维和脂肪摄入相关的流行病学研究中尤为明显。美国人平均每天消耗16g膳食纤维,远低于推荐的每天25~38g,而社会经济地位较低的人群膳食纤维摄入量则更少。值得注意的是,非洲农村人群比西方人群摄入更多的膳食纤维,前者很少患过敏、哮喘或结肠癌。研究表明,膳食纤维的高摄入量与包括心血管疾病、癌症、传染病和呼吸系统疾病等一系列疾病的低死亡风险相关,而摄入高脂肪和低水果蔬菜与哮喘恶化有关。与此相反,以大量食用蔬菜、水果、橄榄油和鱼类为基础的地中海饮食现在至少在预防心血管疾病和哮喘方面得到了许多科学研究的证实。

第三节 膳食模式与免疫

膳食模式可以直接影响免疫系统,但也可以通过调节肠道微生物群间接调节免疫系统。因此,饮食的组成和持续时间可能影响肠道微生物群和免疫系统中促炎症因子和(或)抗炎症因子的平衡。

饮食行为可以调节多种炎症标志物的水平,如C反应蛋白、白细胞介素-6、白细胞计数及血小板计数等。低级别炎症反应被认为是导致癌症、心血管、脑血管和神经退行性疾病等多种慢性疾病的危险因素,其特点是在没有任何明显症状的情况下出现炎症标志物浓度升高。许多研究表明,健康的饮食习惯可以减轻低级别的炎症反应,而西方的或以肉食为基础的膳食模式与低级别炎症反应成正相关。在健康饮食组成部分中,全谷物、蔬菜、水果和鱼等都与较低的炎症风险有关,而富含饱和脂肪酸或反式单不饱和脂肪酸的饮食具有促炎症作用。通过健康促进行为如健康的膳食模式、体育活动、体重维持和戒烟等可以减轻低级别炎症。

一、地中海膳食模式对免疫和健康的影响

传统地中海膳食模式的特点是含有丰富的植物性食物如蔬菜、豆类、水果、谷物以及坚果和鱼类等。橄榄油是脂肪的主要来源,家禽、乳制品和蛋类的摄入量是适度的。每餐都饮用不同数量的葡萄酒。另一个重要的组成部分是烹饪使用香草和香料。

地中海膳食模式中的脂肪含量及种类对免疫的影响已成为流行病学研究的重点,研究发现增加食用橄榄油与降低患乳腺癌和结直肠癌的风险之间存在关联。橄榄油的主要保护作用可归因于单不饱和脂肪酸和酚类化学物包括简单酚类、醛类、类黄酮类和木质素等的作用。地中海膳食模式富含单不饱和脂肪酸,尤其是油酸,可通过调节花生四烯酸级联反应、一些促炎症基因的表达以及免疫细胞的活性而在体外和体内发挥重要的抗炎作用。最近对患有代谢综合征的男性进行的干预试验发现,即使在没有体重减轻的情况下,地中海膳食模式也能显著减少炎症反应。地中海膳食模式富含复杂的碳水化合物和膳食纤维,动物性蛋白质和脂肪含量较低,能够促进肠道微生物群产生短链脂肪酸。这些代谢物通过增加Th细胞产生细胞因子、保持肠上皮屏障的完整性、减少肠道炎症等,发挥正向免疫调节功能。

随机对照试验和Meta分析表明,地中海膳食模式可以减少炎症反应并改善内皮细胞的功能。在心血管疾病高危患者中,发现地中海饮食可显著降低血浆TNFR、IL-6和ICAM-1的浓度。地中海饮食已被证明对心血管疾病的一级和二级预防有作用,目前认为该膳食模式调节动脉粥样硬化的发病机制的关键因素是其能改善脂质谱和血管功能以及减少氧化应激和炎症反应。

二、传统西方膳食模式对免疫和健康的影响

西方膳食模式的特点是能量密度高及动物性蛋白、总饱和脂肪、糖和盐等含量高,但膳食纤维含量低。传统西方饮食以肉类为基础,对精制谷物、肉类和肉类制品的高摄入量以及蔬菜和水果的低摄入量,与CRP、IL-6和纤溶酶原等炎症生物标志物的增高有关。

在Centritto等人对7000多名健康受试者进行的研究中,分析得出地中海膳食模式与相对较低的血糖、血脂、C反应蛋白、血压和心血管风险值等密切相关。与之相反的是,遵循西方饮食以面包和肉类为主的受试者表现出更高的血糖、血脂、C反应蛋白和心血管风险评分。

西方化饮食可能会影响肠道微生物群落的平衡组成,导致紊乱的免疫反应,包括对B细胞的产生、活性和成熟的影响。高脂饮食(HFD)对B细胞功能的影响在饮食诱导的肥胖模型中得到了广泛的研究。B细胞在脂肪组织中具有促进炎症反应、介导胰岛素不敏感和降低血糖清除率的作用。其作用机制是B细胞分泌致病性IgG抗体和促炎细胞因子,干扰巨噬细胞极化、CD4[+] T细胞功能如调节性T细胞抑制或Th17细胞极化、CD8[+] T细胞活化等。此外,肥胖人群皮下脂肪组织中IL-10[+]调节B细胞水平降低,可能导致自身抗体的产生。

与西式膳食模式相关的另一个因素是加工食品和"快餐"中的高盐含量。高盐饮食已被证明通过影响Th细胞群和巨噬细胞的促进炎症反应而对动物自身免疫模型产生深远影响。最近的一项研究描述了盐摄入量与肠道菌群变化之间的关系。盐的摄入减少了鼠乳杆菌的数量,而补充鼠乳杆菌则降低了盐诱导的EAE的临床评分和Th17细胞数量。

三、素食对免疫和健康的影响

长期的素食似乎与较低的T细胞多样性和较少"炎症"的微生物群有关。在短期素食后观察到免疫参数的轻

微变化,但仍具有显著统计学意义。在改变饮食后,研究组中某些 IGHV 基因,包括 IGHV3-33、IGHV3-64 和 IGHV3-74 的使用减少,这些基因可在系统性红斑狼疮患者的自身抗体中发现。长期素食者的 IgE 表达水平也较低,这是过敏的关键免疫指标。由于微生物群和血清 IgE 水平可能与 BMI 相关,但比较了不同组的 BMI 后,发现在研究组和对照组之间没有差异。值得注意的是,TCR 多样性在长期素食者中也较低,这可能是由于肠道整体 T 细胞反应减弱,导致 Th1(促炎)和 Th2(过敏)反应水平较低。然而,由于这个小组中参与者的数量较少,所以应该谨慎地解释结果。短期素食者也表现出降低的 IgE 水平,但其差异还不到统计学上显著的程度。因此,长期素食以及在一定程度上的短期素食,可能通过影响 IgE 的合成以及调节肠道菌群对预防过敏性疾病产生有益的影响。从理论上讲,富含抗氧化剂、膳食纤维、单不饱和脂肪酸和多不饱和脂肪酸的素食膳食模式可以降低癌症发病率和死亡率。然而,与现有的医学数据相比,关于素食抗癌作用的科学证据仍然很少,而且其结果很难解释。

一项对 686 629 名乳腺癌(n=3441)、结直肠癌(n=4062)或前列腺癌(n=1932)患者进行的九项研究的 Meta 分析表明,素食者与非素食者之间没有任何差别。这主要是因为作为素食膳食模式存在着高度的异质性,这可能会混淆分析结果。严格的素食者排除了所有的动物产品,包括鸡蛋、奶制品和蜂蜜,导致维生素 B_{12}、锌、铁和 ω-3 多不饱和脂肪酸以及维生素 D 等的缺乏。

四、日本膳食模式对免疫和健康的影响

日本人的预期寿命最长,其膳食模式被认为是世界上最健康的饮食之一,其特点是低胆固醇和低能量摄入。目前对日本膳食模式对免疫影响的研究主要集中在其优势的食物种类中所含膳食营养素对免疫功能的影响,如日本饮食中大量广泛饮用富含类黄酮的绿茶、大量食用蔬菜、发酵的豆制品及丰富的新鲜海产品等。味噌汤中常用的裙带菜是一种健康的海产蔬菜,富含岩藻黄素,具有很强的抗氧化和抗癌活性。日本膳食模式主要的蛋白质来源是鱼类,特别是鲑鱼和金枪鱼等,同时它们也是 ω-3 PUFA 的主要食物来源,似乎在影响结直肠癌的发病率和乳腺癌的治疗和前列腺癌的预防中起着关键作用。另一种常见的蛋白质来源是大量摄入豆制品,如豆腐。大量体外和流行病学研究文献表明大豆及其中的蛋白质、异黄酮和皂苷等成分具有免疫调节及抗癌作用。

一般认为,只有长期和一致的膳食模式才能有益于人类健康。相反,如果遵循不健康的饮食,则会引起炎症反应和氧化应激反应的增加,从而导致慢性疾病。

第四节 食物过敏反应

世界范围内食物过敏(food allergy,FA)的患病率为 1%~10%。对食物过敏原的反应通常是通过食物特异性 IgE 抗体引起的肠肥大细胞活化和脱颗粒。与食物过敏相关的症状严重的程度不等,轻微症状如荨麻疹、腹痛、腹泻和喘息,严重的过敏反应可危及生命。最常见的食物过敏源是花生(2.6%)、牛奶(2.2%)、鸡蛋(1.8%)、贝类(1.5%)和大豆(0.7%)。遗传和环境因素是影响过敏的主要因素。遗传易感个体对食物蛋白敏感的可能性取决于许多因素,包括从饮食中接触潜在的食物过敏原以及生命初期罹患病毒性胃肠炎等。目前,严格地避免过敏原和口服免疫治疗仍然是常见的治疗策略。

营养在免疫细胞的发育、维持和最佳功能发挥等方面起着关键作用。如必需脂肪酸、锌和维生素 D 等营养素,以及益生元和益生菌等营养因子,可影响免疫反应的性质,并在确保免疫系统的适当功能方面起着重要作用。当正常的"耐受性"机制出现障碍时,就会导致对正常无害物质(包括牛奶蛋白、鸡蛋、坚果或贝类动物等食物过敏原)的不适当和有害的免疫反应。在出生时,免疫系统是不成熟的,但随着年龄的增长、抗原刺激和适宜的营养支持而逐渐发育成熟。此外,细菌在生命的最初几周进行了定植,肠道菌群和发育中的黏膜之间的相互作用导致免疫反应和口服免疫耐受的进一步发展。

先天性免疫系统有能力调节机体对食物蛋白质的适应性免疫反应。因此,新生儿胃肠道菌群的类型和肠道通透性的保存对于预防食物过敏的发生至关重要。根据现有的证据,在婴儿中补充益生菌能够增强口服免疫耐受和内源性屏障机制,减轻肠道炎症反应,降低复发性哮喘及食物过敏的风险。临床研究表明,鼠李糖乳酸杆菌对患有遗传性过敏性疾病的儿童有益。

另外,许多植物性食物中的植物化学物,如类黄酮、多糖、内酯、生物碱、二萜类和葡萄糖苷等,其抗炎和抗过敏性已被证明可用于预防和治疗食物过敏。槲皮素与山莨菪醇、异黄酮等在过敏反应中可以调节黏膜免疫。研究表明,每天服用槲皮素 4 周后,花生引起的过敏反应完全被抑制。

(谢良民 糜漫天 赵法伋)

参考文献

1. 史奎雄. 医学营养学. 上海:上海交通大学出版社,1998.
2. 闻芝梅,陈君石. 现代营养学. 北京:人民卫生出版社,1998.
3. 何志谦. 疾病营养学. 北京:人民卫生出版社,1997.
4. Ahmed I,Roy BC,Khan SA,et al. Microbiome,Metabolome and Inflammatory Bowel Disease. Microorganisms,2016,4(2):pii:E20.
5. Barbaresko J,Koch M,Schulze MB,et al. Dietary pattern analysis and biomarkers of low-grade inflammation:a systematic literature review. Nutr Rev,2013,71:511-527.
6. Bhandari J,Muhammad B,Thapa P,et al. Study of phytochemical,anti-microbial,anti-oxidant,and anti-cancer properties of Allium wallichii. BMC Complement Altern Med,2017,17(1):102.
7. Bonaccio M,Pounis G,Cerletti C,et al. MOLI-SANI Study Investigators. Mediterranean diet,dietary polyphenols and low grade inflammation:results from the MOLI-SANI study. Br J Clin Pharmacol,2017,83(1):107-113.
8. Brüll F,De Smet E,Mensink RP,et al. Dietary plant stanol ester consumption improves immune function in asthma patients:results of a randomized,double-blind clinical trial. Am J Clin Nutr,2016,103(2):444-453.
9. Dehghan M,Mente A,Zhang X,et al. Associations of fats and carbo-

hydrate intake with cardiovascular disease and mortality in 18 countries from fve continents (PURE) on behalf of the Prospective Urban Rural Epidemiology (PURE) study investigators：a prospective cohort study. Lancet，2017，390：2050-2062.

10. European Food Safety Authority. Dietary reference values and dietary guidelines. Parma，2017.

11. Dinu M，Abbate R，Gensini GF，et al. Vegetarian，vegan diets and multiple health outcomes：a systematic review and meta-analysis of observational studies. Crit Rev Food Sci Nutr，2017，57：3640-3649.

12. WHO. WHO guidelines on nutrition. Geneva：WHO，2017.

13. Gonçalves P，Araújo JR，Di Santo JP. A Cross-Talk Between Microbiota-Derived Short-Chain Fatty Acids and the Host Mucosal Immune System Regulates Intestinal Homeostasis and Inflammatory Bowel Disease. Inflamm Bowel Dis，2018 ，24（3）：558-572.

14. Hachimura S，Totsuka M，Hosono A. Immunomodulation by food：impact on gut immunity and immune cell function. Biosci Biotechnol Biochem，2018 ，82（4）：584-599.

15. Hosseini B，Berthon BS，Wark P，et al. Effects of Fruit and Vegetable Consumption on Risk of Asthma，Wheezing and Immune Responses：A Systematic Review and Meta-Analysis. Nutrients，2017，9（4）：341-367.

16. Hussey Freeland DM，Fan-Minogue H，Spergel JM，et al. Advances in food allergy oral immunotherapy：toward tolerance. Curr Opin Immunol，2016 ，42：119-123.

17. Juríková，T，Mlček，J，Sochor，J，et al. A. Polyphenols and their mechanism of action in allergic immune response. Glob. J. Allergy ，2015，1（2）：035-039.

18. Kurotani K，Akter S，Kashino I，et al. Quality of diet and mortality among Japanese men and women：Japan Public Health Center based prospective study. BMJ，2016，352：1209.

19. Ong HS，Yim HCH. Microbial factors in infammatory diseases and cancers. Adv Exp Med Biol，2017，1024：153-174.

20. Owczarek D，Rodacki T，Domagała-Rodacka R，et al. Diet and nutritional factors in inflammatory bowel diseases. World J Gastroenterol，2016，22（3）：895-905.

21. Soldati L，Di Renzo L，Jirillo E，et al. The influence of diet on anticancer immune responsiveness. J Transl Med，2018，16（1）：75.

22. Tan J，McKenzie C，Vuillermin PJ，et al. Dietary fiber and bacterial SCFA enhance oral tolerance and protect against food allergy through diverse cellular pathways. Cell Rep，2016，15：2809-2824.

23. Warburton A，Vasieva O，Quinn P，et al. Statistical analysis of human microarray data shows that dietary intervention with n-3 fatty acids，flavonoids and resveratrol enriches for immune response and disease pathways. Br J Nutr，2018 ，119（3）：239-249.

第十六章

营养与氧化应激

氧化应激(oxidative stress,OS)的概念最早源于科学界对衰老的认识。1956年,英国学者 Harman 首次提出自由基衰老学说,该学说认为自由基攻击生物大分子造成组织细胞损伤,是引起机体衰老的根本原因。1990年,美国学者 Sohal 首先提出了氧化应激的概念。氧化应激是指体内高活性分子如活性氧自由基(reactive oxygen species,ROS)和活性氮自由基(reactive nitrogen species,RNS)产生过多,机体氧化系统和抗氧化系统失衡,从而导致组织损伤。ROS 包括超氧阴离子(O_2^-)、羟自由基(·OH)等,RNS 包含一氧化氮自由基(NO·)、过氧化亚硝酸盐($ONOO^-$)等。自20世纪70年代以来,生物医学的大量研究资料证明氧化应激涉及神经退行性疾病、心血管疾病、骨关节炎、肿瘤等人类多种疾病的发生发展。

氧化应激的产生既有急性或者慢性感染等内部因素,也包括接触重金属、药物、环境污染等外部因素;在这些内、外因素的刺激下,体内产生过量的自由基并引起细胞内抗氧化防御系统损伤,引起氧化应激。氧化应激是一把"双刃剑"。生理情况下机体产生可产生少量氧自由基,如甲状腺素合成时,碘离子(I^-)需经 H_2O_2 氧化为活性碘,才可用于四碘甲腺原氨酸(T_4)与三碘甲腺原氨酸(T_3)的合成;巨噬细胞、单核细胞、中性粒细胞等在吞噬消化细菌或异物的呼吸爆发过程,有多种氧自由基生成,它们与杀菌作用直接相关;体内的羟化反应如胶原蛋白结构中的羟脯氨酸、羟赖氨酸的形成等均需氧自由基参与。人体具有多种清除活性氧与过氧化物机制,形成较为完善的抗氧化体系。在正常情况下,机体和细胞内活性氧和过氧化物的生成与清除,即过氧化物与抗过氧化物处于一种动态平衡。但是,ROS和 RNS 生成过多、细胞内氧化及抗氧化的平衡破坏等会导致脂质过氧化以及蛋白质、核酸等生物大分子变性等,从而对机体造成氧化损伤,产生各种不良结果。

近年来的研究证明,营养与氧化应激间存在密切关系。合理的营养有利于减轻氧化应激对机体的损害,从而减少疾病的发生;而营养不良会加重氧化应激造成的损伤,导致疾病、早衰甚至死亡。因此,营养与氧化应激间的关系越来越受到重视,研究也越来越深入,并取得显著进展。

第一节　体内活性氧的生成及其毒性作用

活性氧(active oxygen)是指某些氧的代谢产物和一些含氧的反应产物,其特点是含氧而且化学性质比基态氧活泼,包括氧自由基(oxygen radical)及非自由基活性氧物质

(non-radical oxygen species)两类。自由基(radical)是指独立存在的带有不成对电子的原子、分子或离子。由于自由基所带的不成对电子,不受成对电子的自旋阻遏约束,且具有成对趋势,因此自由基极易发生得电子或失电子的反应,其化学性质活泼,存在时间仅 $10^{-8} \sim 10^{-6}$ 秒,一旦生成又立即引发别的物质成为自由基。人体内的自由基约95%以上属氧自由基,而且常为其他自由基及过氧化物(基)生成的起因。非自由基的活性氧可以在自由基反应中产生,又可参与触发自由基反应,两者关系密切,因此自由基与活性氧有时视为同义词。为便于区分,文献中在自由基的一侧加一圆点。体内主要的活性氧见表 1-16-1。

表 1-16-1　人体内主要的活性氧与生成反应

种类	名称	生成反应
O_2^-	超氧阴离子	$O_2 + e \rightarrow O_2^-$
·OH	羟自由基	$O_2^- + H_2O_2 \xrightarrow{\text{过渡金属}} \cdot OH + OH^- + O_2$
$^1O_2$	单线态氧	$O_2 + 能量 \rightarrow {}^1O_2$
H_2O_2	过氧化氢	$2O_2^- + 2H^+ \rightarrow H_2O_2 + O_2$
ROO·	烷过氧基	$R \cdot + O_2 \rightarrow ROO \cdot$
NO·	一氧化氮自由基	$L\text{-精氨酸} + O_2 \rightarrow \cdot OH$
$NO_2 \cdot$	二氧化氮自由基	$NO \cdot + O_2^- \rightarrow ONOO^- + H^+ \longleftrightarrow ONOOH$ $\rightarrow NO_2 \cdot + \cdot OH$

一、体内活性氧的生成

1. 超氧阴离子的生成

(1) 单电子还原氧分子生成:O_2^- 主要在线粒体产生。细胞内80%~90%的分子氧(O_2)在线粒体呼吸链系统上消耗,在细胞色素氧化酶和其他氧化酶的作用下,以氧原子形式接受双电子还原为 O^{2-},然后与糖、脂、蛋白质分解代谢脱下的氢结合成水,即 $2H^+ + O^{2-} \rightarrow H_2O$。在此过程中可以有少量氧分子被单电子还原,则生成超氧阴离子 O_2^-(superoxide anion),其产生与分子氧的浓度有关。线粒体的辅酶Q 及儿茶酚胺可自氧化生成半醌自由基,后者再将电子交给氧分子,已有实验证实还原型辅酶Q 是线粒体生成 O_2^- 的主要来源。此外,只要有供给单电子的还原剂,其他细胞器均可有超氧阴离子生成。其中主要有:①细胞色素 P_{450} 的自氧化作用。微粒体的混合功能氧化酶催化药物等转化及体内物质羟化反应时,由黄素蛋白、NADPH、细胞色素 P_{450} 及分子氧参与,反应中细胞色素 P_{450} 能自氧化生成

O_2^-。②血红蛋白的非酶系统生成反应。红细胞内的氧合血红蛋白可自发氧化成高铁血红蛋白（正常情况下每日约占总血液循环血红蛋白的3%），其中的铁由Fe^{2+}氧化为Fe^{3+}，可供出一个电子以生成O_2^-。

（2）黄嘌呤氧化酶催化反应生成：胞质中的黄嘌呤氧化酶和醛氧化酶能产生O_2^-。正常情况下黄嘌呤氧化酶以黄嘌呤脱氢酶的形式存在，催化黄嘌呤脱氢以NAD为受氢体。但在心肌梗死等局部缺血或酒精中毒产生大量乙醛时，黄嘌呤脱氢酶可经激酶激活为黄嘌呤氧化酶，并能氧化乙醛，利用氧分子生成超氧阴离子O_2^-。

2. 过氧化氢的生成　过氧化氢（hydrogen peroxide，H_2O_2）属非自由基活性氧。生理条件下的来源主要有下列途径。

（1）由超氧阴离子歧化反应生成：生物体内产生的O_2^-均可通过歧化反应生成H_2O_2。该反应在体内受过渡金属离子或超氧化物歧化酶（superoxide dismutase，SOD）催化。

$$2O_2^- + 2H^+ \longrightarrow H_2O_2 + O_2$$

体外实验研究发现线粒体、微粒体、细胞液中的H_2O_2主要来源于此种反应。

（2）酶催化反应生成：细胞内的需氧脱氢酶，如氨基酸氧化酶、脂酰辅酶A氧化酶、尿酸氧化酶等黄素蛋白酶，通常以FMN或FAD为辅基，能直接作用于底物而获得两个氢原子，以氧为受氢体，反应产生过氧化氢。

（3）混合功能氧化酶：NAD（P）H氧化酶、还原性NAD醌氧化还原酶、细胞色素P450还原酶等在正常情况下作为电子载体参加代谢，在氧化应激情况下，这些还原性黄素蛋白能与O_2反应生成H_2O_2。

3. 羟自由基的生成　羟自由基（hydroxyl radical，·OH）是体内化学性质最活泼的氧自由基形式，它几乎与细胞内每一类有机物如磷脂、糖、氨基酸、核苷酸等都能反应，且反应速度非常快，对细胞损伤作用很强。体内的·OH主要通过Fenton反应生成，歧化反应也可生成。

即：$2O_2^- + 2H^+ \longrightarrow H_2O_2 + O_2$（歧化反应，SOD催化）

$O_2^- + H_2O_2 \longrightarrow O_2 + \cdot OH + OH^-$（Fenton反应，过渡金属如$Cu^+$或$Fe^{2+}$存在下）其次，机体受到X线或γ射线等电离辐射照射时，细胞内的H_2O可离解为H_2O^+或激发为激发态的$H_2O^\cdot$，它们均能自发均裂生成·OH，即$H_2O^+ \rightarrow \cdot OH + H^+$，$H_2O^\cdot \rightarrow \cdot OH + H^+$。

4. 其他活性氧与自由基的生成

（1）单线态氧的生成：单线态氧（singlet oxygen，$^1O_2$），即激发态氧分子，属非自由基活性氧。其体内来源主要是自由基反应以及某些酶促反应，前者如烷氧基间的自发反应，$ROO \cdot + ROO \cdot \rightarrow RO + RO + {}^1O_2$；后者如前列腺素（PG）合成中，$PGG_2$在PG氢过氧化物酶催化下生成$PGH_2$的同时生成$^1O_2$。巨噬细胞、中性粒细胞及单核细胞的吞噬作用发生在呼吸爆发过程中，由髓过氧化物酶催化的反应也可产生$^1O_2$。其反应为：

$$Cl^- + H_2O_2 \longrightarrow H_2O + OCl^-$$
$$OCl^- + H_2O_2 \longrightarrow H_2O + {}^1O_2 + Cl^-$$

此外，机体中的一些光敏物质（photosensitizer），如黄素酶中的核黄素辅基、胆红素、视黄醛、卟啉类辅基等，它们在一定波长的光线照射下，能接受光子跃迁为激发态，然后把能量转移给周围的氧分子生成$^1O_2$，光敏剂则复原回基态。以简式表示即为：

$$光敏剂（sen）+光能（hv）\longrightarrow sen \cdot$$
$$sen \cdot + O_2 \longrightarrow sen + {}^1O_2$$

（2）一氧化氮自由基的生成：一氧化氮自由基（nitric oxide，NO·）是人体内非常活泼的自由基，半衰期短，与氧反应迅速生成自由基，通常的自旋捕集技术配合特殊的自旋捕集剂可检测NO·。已发现NO·是多种生理活动过程的重要生物信号，参与平滑肌舒张、神经传导和免疫调节等，但也可形成毒性更强的其他自由基。

1986年Gryglewshiki等首次在自然杂志提出，血管内皮细胞松弛因子可能是一种自由基，次年Palmer等即正式发表NO·是内皮松弛因子（endothelium derived relaxing factor，EDRF）的主要形式。已证实血管内皮细胞可在血管松弛剂如乙酰胆碱、ATP及缓激肽作用于受体后，激活G蛋白，通过启动磷酸肌醇通路，启动Ca^{2+}内流激活钙调蛋白，再激活NO合成酶（nitric oxide synthase），在NADPH的参与下，以O_2和L-精氨酸为底物，合成NO·。NO·能激活平滑肌与血小板的鸟苷酸环化酶生成cGMP，故能促进血管平滑肌松弛，并抑制血小板聚集黏附于内皮细胞。NO·在神经传导学习记忆过程发挥重要作用，如对海马突触的长时程增强效应（LTP）起维持作用。

近年来的研究发现白细胞，特别是巨噬细胞，在呼吸爆发过程也释放大量NO·。NO·具顺磁性，可与O_2^-迅速反应生成过氧化亚硝基阴离子$ONOO^-$（peroxynitrite）。后者在偏碱条件下比较稳定并可扩散至较远部位，在偏酸条件下立即分解为氧化性与细胞毒性均更强的$NO_2 \cdot$和·OH，这些性质对杀伤入侵微生物与肿瘤细胞具有重要意义。其反应为：

$$NO \cdot + O_2^- \rightarrow ONOO^- + H^+ \rightarrow ONOOH \rightarrow \cdot OH + NO_2 \cdot$$

NO·是血管松弛因子，可降低血压，对组织缺血再灌损伤有一定保护作用，在动物实验中发现，NO·可减小大鼠脑、心肌缺血的面积，但再灌时可与再灌时产生的其他氧自由基反应，生成·OH与$NO_2 \cdot$致使毒性增大，对神经细胞和心肌产生损害。

（3）脂自由基和烷过氧基的生成：烷过氧基（peroxyl radical，ROO·）主要来自脂类分子受到氧化损害，如多不饱和脂肪酸分子（L）α-H被·OH提取氢后形成脂自由基（L·），L·再与氧分子反应生成脂过氧基（LOO·），后者又可从其他分子提取氢形成脂氢过氧化物（LOOH），同时生成新的L·。以简式反应表示则为：

$$\cdot OH + LH \longrightarrow L \cdot + H_2O$$
$$L \cdot + O_2 \longrightarrow LOO \cdot$$

$$LOO \cdot + LH \longrightarrow LOOH + L \cdot$$

所以脂质过氧化一经引发即可持续发展为链式反应扩增放大。

烷过氧基还可与含硫化合物的巯基反应生成硫自由基，波及其他生物大分子。因此脂质过氧化常为氧化应激损伤各种生物大分子的始动步骤。

二、活性氧的毒性作用

活性氧的毒性源于它对脂质、蛋白质、核酸、糖等分子的损伤。自由基可导致多种生物大分子的结构改变，通常认为蛋白质的氧化是最重要的改变，因为蛋白质在机体中扮演着受体、载体、酶、转录因子、细胞支架等诸多重要角色。·OH 是引发细胞生物大分子损伤的主要活性氧形式，其化学性质非常活泼，具有氢提取、加成和电子转移等特性。超氧阴离子 O_2^- 是生成 ·OH 的主要前身物。O_2^- 在水溶液中既可供出电子，又可接受电子，易于歧化生成 O_2 和 H_2O_2，此外由需氧脱氢酶催化的反应也产生 H_2O_2。

1. 脂质过氧化作用及其对细胞的损伤 生物膜的主要化学成分是磷脂，含有大量多不饱和脂肪酸（polyunsaturated fatty acid，PUFA），是 ·OH 攻击的主要分子，引发脂质过氧化反应。同时在反应中产生的 ROO· 也会引发链式反应，产生各种代谢产物。PUFA 分子中的 α-甲烯碳（α-methylene carbon）与丙烯氢（acrylic hydrogen）间的碳氢键因受双键共振的影响，其键能较低，氢原子易被自由基提取，留下单电子形成碳自由基即成为脂自由基 L·。在非极性的磷脂双分子层中，氧的溶解度增高，为 L·过氧化生成脂过氧基 LOO· 提供条件，LOO· 再从其他 PUFA 分子中提取一个氢原子形成脂氢过氧化物 LOOH，同时生成一个新的 L·。LOOH 不稳定，可连续经断裂（scission）、重排（rearrangement）、分裂（fission）以及氧化、聚合等变化产生多种氧化产物，包括脂过氧基 LO· 和 ·OH 等，前者可进一步生成环内过氧物，后者即可再提取另一 PUFA 分子的氢生成新的自由基 L·，再进行上述过程，由此可见过脂质过氧化损伤一旦发生则能扩大成为级联反应（cascade reaction）。生物膜中的脂质过氧化除了 PUFA 外，胆固醇也可发生过氧化，生成 5 α-氢过氧化物以及 5,6-环氧化物。

ROS 与生物膜上的多不饱和脂肪酸的侧链发生脂质过氧化反应，形成脂质过氧化产物（lipid peroxide，LPO），如丙二醛（malondialdehyde，MAD）和 4-羟基壬烯醛（HNE）等，造成细胞膜的脂质过氧化和流动性降低，进而影响其结构功能稳定。测定血浆中的 MDA、4-HNE 等常作为脂质过氧化物的代表，其含量是反映机体氧化应激的指标之一。多烯醛对蛋白质与核酸等生物大分子均有毒性作用，与氨基化合物、巯基化合物的反应速率快，形成的加成物稳定性高于烯醛，是体内脂质过氧化条件下修饰 LDL 的主要物质。

生物膜中的脂质受氧化损伤后，膜的有序结构扭曲紊乱，原有的膜流动性丧失，镶嵌于膜中的蛋白分子与多糖可因移位或受到氧化损伤而失活，导致信息传递、物质选择性通透等膜功能障碍。如线粒体膜结构受到损伤，可直接影响呼吸链，使细胞呼吸氧化磷酸化效率减低、物质代谢异

常。而红细胞膜因为所含的多不饱和脂肪酸与高分压的氧接触，易发生脂质过氧化损伤，其脂质过氧化引起红细胞膜硬度增高，可变形性降低，当受到挤压时则易发生溶血。

2. 蛋白质过氧化损伤 细胞内外富含大量蛋白质，极易受到活性氧的攻击使蛋白质发生变化。ROS 能够氧化氨基酸残基侧链生成酮类或醛类衍生物。一些氨基酸诸如组氨酸、精氨酸、赖氨酸等很容易被 ·OH 等自由基氧化产生蛋白羰基衍生物，引起结构和空间构象的变化，导致肽链断裂、聚合与交联，该衍生物的形成是蛋白质氧化的早期标志物。并且，大量研究认为蛋白质羰基衍生物是不可逆的蛋白质氧化修饰产物，影响蛋白质的功能和机体代谢，产生改变信号传导途经及酶的活性等生物学效应，最终导致了衰老以及衰老相关的多种慢性疾病的发生。

自由基攻击蛋白质大分子的主要途径有：①蛋白质主链氧化。·OH 等自由基攻击蛋白质多肽主链，提取氨基酸残基的 α 氢原子形成碳自由基，碳自由基很快与 O_2 反应形成烷过氧基，并进一步生成氢过氧化物、烷氧基、羰基蛋白衍生物。肽键转变为亚氨基形式，在酸性条件下即水解断裂，蛋白分子形成碎片。含金属离子的蛋白分子对氧化损伤特别敏感，结合金属离子的残基（如组氨酸残基）常可发生不可逆变化，研究发现这种变化可以作为蛋白酶对它进行降解的信号。②肽链断裂。蛋白质主链发生氧化反应生成烷氧基时，肽链可通过联胺、α 酰胺作用通路发生裂解。水解时，由联胺通路生成的肽片段生成 CO_2、NH_3 和游离羧酸，α 酰胺作用通路生成的肽片段生成 NH_3 和游离 α-酮羧酸。③氨基酸侧链氧化。蛋白质的所有氨基酸残基都对 ·OH 敏感，可能生成多种氧化产物。其中半胱氨酸残基和甲硫氨酸残基对氧化特别敏感，能转变为二硫化合物和甲硫氨酸亚砜残基，并能可逆变化重新被还原，这可能是消除氧化损伤的一种保护机制，保护蛋白质免受更广泛的不可逆性氧化修饰。④蛋白质发生交联聚合及构象变化。·OH 的氢抽操作用使酪氨酸形成酪氨酰基，在酪氨酰基之间及酪氨酰基与酪氨酸之间可以发生反应形成稳定的二酚化合物。分子间双酪氨酸键的形成是蛋白质聚合的重要因素。此外，蛋白质分子中的半胱氨酸的 -SH 可被氧化形成二硫键，也可造成蛋白质交联。随着氧自由基对蛋白质氨基酸残基的氧化、修饰、肽键断裂、羰基化合物形成等，致使蛋白质的高级结构出现改变，发生变性。脂质过氧化产生的非自由基产物，如丙二醛可与蛋白分子中的游离氨基（赖氨酸的 ε-氨基）发生 Schiff's 反应，以 Schiff's 碱的形式使蛋白质分子内部或分子间发生交联。以简单式子表示分子间交联：

$$O =\!\!\!=\!\! CH-CH_2-CH =\!\!\!=\!\! O + 2P-(NH_2)_n \longrightarrow P-N=\!\!\!=\!\! CH-CH_2-CH =\!\!\!=\!\! N-P$$

Schiff's 碱可发出荧光，因此可应用于测定体内的脂质与蛋白质过氧化交联物。脂褐素（lipofuscin pigment）就是这种荧光发色基（fluorescent chromophore），它能沉积于皮肤表面形成老年斑，还存在于内脏组织中，因溶于有机溶剂故可提取定量，可用作测定氧化应激水平的一项指标。

电磁自旋共振法（ESR）常用于蛋白氧化的检测。其原

理是自旋标记物 4-马来酰亚胺-2,2,6,6-四甲基-1-哌啶氧基自由基（4-Maleimide-2,2,6,6,-tetramethylpiperidinooxyl, 4-Maleimide-TEMPO）能够与半胱氨酸的-SH 基团共价结合形成特异性的 EPR 光谱,用以评价结构信息。EPR 光谱能够反映至少 4-Maleimide-TEMPO 与膜蛋白结合的两个位点,分为较强 S 和较弱 W。构象的改变或蛋白间作用力的增强会导致 W/S 比例变小。·OH 通过 Fenton 反应与膜蛋白作用也会导致 W/S 比例的下降,表明蛋白之间作用力增强,从而表征蛋白氧化程度。

3. 糖化合物氧化损伤　糖与非糖分子共价结合的糖脂和糖蛋白参与构成生物膜。一些糖蛋白（以蛋白为主）分子中的寡糖链具有不同程度的抗蛋白水解酶的作用,内分泌细胞内的糖蛋白在激素合成至分泌的转移过程中,寡糖链起着标记作用。伸向膜外的糖链在糖蛋白识别配体时有重要作用,并可能与细胞间识别如免疫反应相关。分布于软骨、结缔组织、角膜等的蛋白聚糖（以糖为主）如透明质酸、硫酸软骨素、肝素等,都有特殊功能。如在基质中糖胺阴离子可结合 Na^+、K^+ 从而吸引水分,且分子中羟基也亲水,故基质中的蛋白聚糖能保留水分形成凝胶,形成有许多微孔隙的分子筛,小于孔隙的水和溶于水的营养物、代谢产物、激素、气体分子等可以通过,大于孔隙的大分子物质如细菌等不能通过,因此具有防细菌扩散、抗压力等保护功能。当上述糖脂和糖蛋白的糖分子被·OH 提取 H 后,产生碳自由基（carbon-centered radical）,经过氧化导致糖链断裂,影响细胞的正常功能,如免疫与细胞信息传递障碍等。如关节内发生炎症时,白细胞聚集呼吸爆发产生的自由基,可攻击透明质酸分子的糖链,经氢提取及氧化使糖链断裂,导致关节液减少,原有的润滑保护作用减弱。同时,自由基攻击可导致基质结缔组织中蛋白聚糖的糖链断裂,防御屏障被破坏,引起细菌扩散、肿瘤浸润扩散等严重后果。

4. 核酸的损伤　DNA 分子断裂及碱基修饰改变,使原有的遗传编码信息异常,可以导致遗传缺陷,这是氧化应激损伤引起细胞突变、组织癌变的分子基础。·OH 等活性自由基能够攻击脱氧核糖,使磷酸二酯键断裂,造成 DNA 单链或者双链断裂,可采用彗星电泳等方法进行检测。此外,自由基还会导致 DNA 蛋白交联,抑或是产生碱基修饰物,例如脱氧鸟苷被氧化产生碱基修饰物 8-脱氧鸟苷（8-OHdG）。8-OHdG 是 DNA 氧化损伤的主要产物,是公认的能够反映机体 DNA 氧化损伤的生物指标,在氧化应激损伤研究中被广泛采用。8-OHdG 可诱导损伤位点及邻近碱基非特异性配对和错读,其中以 GC-TA 置换为主,其含量可以通过高效液相色谱法（HPLC）或者气相色谱/质谱法（GC/MS）方法测定。

第二节　氧化应激对人体健康的影响

氧化应激与衰老及多种疾病有关。有的可能是氧自由基本身引发病变,更多的则是由于多种疾病存在某些氧自由基生成过量或（及）清除减弱的病理变化,体内氧自由基增高又使疾病进一步恶化所致。例如,在氧中毒肺水肿发生过程中,高压氧吸入使氧自由基产生增多,损伤肺中的巨噬细胞与内皮细胞,损伤的巨噬细胞释放出趋化因子等化学物质,聚集激活中性粒细胞,又产生大量氧自由基,引发肺水肿发生。又如,香烟烟气中含有多种氧自由基,有报道每口烟雾中约含 2×10^{15} 个自由基,其中烷氧自由基等可直接损伤肺泡;O_2^- 可激活中性粒细胞再释放出氧自由基;烟气中的 NO·经氧化成 NO_2·,后者可氧化巯基与芳香族氨基酸;烟焦油中的多环芳香烃等可氧化生成致癌物;α_1-抗胰蛋白酶可被氧化失活,加上中性粒细胞释放大量弹性酶,终致肺泡壁的弹性纤维水解,肺泡的结构和功能被破坏。越来越多的研究表明,氧化应激作为一种病理机制可以诱发多种疾病,例如神经退行性疾病、心血管疾病以及肿瘤等。

一、与氧化应激密切关联的病理生理变化

（一）呼吸爆发

免疫系统的一些细胞,包括吞噬细胞（中性粒细胞、嗜酸性粒细胞、单核巨噬细胞等）及 B 淋巴细胞等可产生活性氧,在生成活性氧的同时伴随着氧消耗量的骤然增加,称之为呼吸爆发（respiratory burst）。此时组织局部有大量吞噬细胞浸润,可由补体、脂肪酸、白三烯、细菌、内毒素、免疫复合物、干扰素、二脂酰甘油、血小板因子等激活白细胞膜上的 NADPH 氧化酶,启动呼吸爆发过程。吞噬细胞呼吸爆发活性氧生成的主要过程:①细胞膜内的 NADPH 氧化酶被补体因子、二脂酰甘油衍生物、白三烯、细菌等激活;②NADPH 氧化酶催化反应 $NADPH+2O_2+H^+ \longrightarrow NADP^+ + 2O_2^-+2H^+$;③$O_2^-$ 经歧化产生 H_2O_2,当 Cu^+ 或 Fe^{2+} 存在下 H_2O_2 可生成·OH;④H_2O_2 在髓过氧化酶作用下进一步生成次氯酸（HClO）$H_2O_2+Cl^-+H^+ \longrightarrow HOCl+H_2O$;⑤次氯酸与氨基酸反应可生成氯胺。其中·OH 与氯胺的活性最高,对细菌与真核细胞具细胞毒作用。此过程可产生大量氧自由基,氧自由基固然可杀灭或处理细菌等异物,但同时也可能损伤了细胞的结构与功能。因此,在感染、创伤、炎症、有抗体抗原复合物形成的免疫性疾病等多种疾病的发病机制中常有呼吸爆发的参与,而且可形成恶性循环。

（二）组织缺血再灌注损伤

在缺血基础上恢复血液灌注后组织损伤反而加重,甚至发生不可逆性损伤的现象称为缺血再灌注损伤（ischemical reperfusion injury）,是自由基与多种疾病关联的重要机制之一。迄今为止,其发生机制尚未完全阐明,目前主要认为氧自由基爆发、钙超载、组织能量代谢障碍、内皮细胞功能障碍、中性粒细胞浸润、细胞凋亡和线粒体损伤等参与了缺血再灌注损伤。人们对心肌缺血再灌注损伤的认识较早,后来发现缺血再灌注对脑、肠、肝及肾等器官均可造成类似损伤。能量代谢障碍是缺血再灌注损伤的始发环节,而活性氧生成增多和细胞内钙超载互为因果而形成的恶性循环是缺血再灌注损伤的主要机制。近年来的研究发现,ROS 的爆发在再灌注后立即发生。缺血时组织中 ATP 不足,AMP 增加,并分解产生次黄嘌呤与黄嘌呤,又因 ATP 不足,细胞不能维持跨膜离子梯度,胞内 Ca^{2+} 增高激活蛋白酶,后者促使黄嘌呤脱氢酶转变为黄嘌呤氧化酶。再灌注时氧分压和 pH 增高,黄嘌呤氧化酶在催化次黄嘌呤氧化

为黄嘌呤、以及黄嘌呤氧化为尿酸时,同时催化 O_2 接受单电子还原为 O_2^-。20 世纪 90 年代以后,发现心肌缺血再灌注损伤还有 NO· 参与。缺血与缺氧时,胞内 Ca^{2+} 浓度增高,激活依赖 NADPH 的酶,且精氨酸水平也增高,再灌注时精氨酸氧化脱氨,由一氧化氮合成酶催化合成 NO·,NO· 迅速与 O_2^- 反应生成 $ONOO^-$,并质子化为 ONOOH,再分解为毒性很强的 NO_2·OH。由于 $ONOO^-$ 能很快扩散数个细胞,因此损伤范围也扩大。已经证实血管内皮细胞不仅含有丰富的黄嘌呤氧化酶,其活性比心肌细胞高 10 倍,而且富含铁蛋白(ferritin),又都能生成 NO·,内皮细胞有阴离子通道便于 O_2^- 通过。同时,人血管平滑肌细胞和内皮细胞都缺乏过氧化氢酶等,导致内皮细胞具有产生氧自由基并扩散,而清除功能不全,因此导致缺血再灌注损伤。

(三) 动脉粥样硬化

动脉粥样硬化(atherosclerosis, AS)是以血管内皮细胞完整性破坏、平滑肌细胞和成纤维细胞增殖为主的疾病。其主要特点是在大、中动脉内膜下脂质粥样斑块形成。AS 斑块中的主要成分是泡沫细胞和脂质,氧化应激在 AS 的发生、发展过程中扮演重要角色,主要机制是通过氧化作用,促进局部炎症反应,诱导血管的改变等。流行病学研究已经发现,高脂血症、高血压、吸烟和糖尿病等高危因素均可增加机体细胞的脂质过氧化损伤,促进 AS 形成和发展。活性氧在动脉硬化发生、发展中的作用主要在下列几方面:

1. 损伤内皮细胞 氧化应激常伴有内皮损伤。对冠心病患者的研究发现,患者血浆脂质过氧化物(LPO)增高,含硒过氧化物酶(SeGPx)活性降低,SeGPx/LPO 比值降低显著,自发性和诱发性溶血程度增高,提示机体处于氧化应激状态。此时内皮细胞的结构功能受氧化损伤而改变,如对清蛋白和 LDL 的通透性显著增高,前列环素 2(PGI_2)的合成受抑制。

2. 促进泡沫细胞形成 泡沫细胞是动脉粥样硬化斑块中最早出现的细胞成分。已知氧化应激与泡沫细胞形成有关。氧化型低密度脂蛋白(ox-LDL)是泡沫细胞形成的主要原因。经过内皮细胞的非特异性液相内饮或(及)受体内饮的速度快于 LDL,通过内膜后,再由巨噬细胞的清道夫受体识别、内饮形成泡沫细胞。

3. 促进血小板聚集 血清 LPO 可促进血小板聚集。LPO 和 H_2O_2、O_2^- 都可损伤内膜细胞,这些血小板又在受损的内膜上聚集,聚集粘着又产生 O_2^-,进一步加重内膜细胞的损伤,并引起平滑肌细胞增殖。

4. 抑制内皮细胞合成前列环素 LPO 抑制内皮细胞合成前列环素 2(PGI_2),而血小板合成血栓素 2(thromboxane 2,TAX_2)增加。PGI_2 能抑制血小板聚集并扩张血管,TAX_2 则是促血小板聚集剂和血管收缩剂。正常时血小板与血管壁接触,从血小板释放的前列腺素 H_2(PGH_2)由内皮细胞用于合成 PGI_2,PGI_2 通过激活腺苷酸环化酶增高 cAMP 水平,故生理条件下 PGI_2/TAX_2 维持一种平衡。内皮细胞受损时,PGH_2 不能用于合成 PGI_2 而由血小板微粒体合成为 TAX_2,导致血小板聚集并释放活性物质,加重病理过程。

二、氧化应激与衰老

衰老(aging)是随着年龄的增长,在内、外因素的作用下,发生在人体内分子、细胞、组织与器官中一种不可避免的、不可修复的、有害的改变,表现为机体对环境的适应能力减弱以致丧失,组织器官功能逐渐衰退。

关于衰老的机制有多种学说,如自由基衰老学说、端粒衰老学说、线粒体 DNA(mtDNA)突变学说、羰基毒化衰老学说、衰老免疫学说等。自由基衰老学说是目前比较公认的衰老学说之一。1956 年,英国学者 Dr. Harman 首次提出衰老的自由基理论(free-radicals theory of aging),认为细胞代谢过程中不断产生的自由基造成的细胞损伤是引起机体衰老的根本原因之一;造成细胞损伤的自由基主要是氧自由基,而大部分的活性氧基团(ROS)主要由线粒体产生,线粒体作为细胞呼吸和氧化的中心与衰老密切相关;在体内维持适当的抗氧化剂和自由基清除剂可以延长寿命和延缓衰老。尽管有关衰老的机制仍存在争议,近年来越来越多的研究证实生物大分子的氧化与衰老以及衰老相关疾病如癌症、心脑血管疾病、帕金森病、阿尔茨海默病等密切相关。

1. 体内的氧化产物和抗氧化能力变化 20 世纪 90 年代前已经有大量资料表明,人体中的过氧化物含量随增龄升高,抗氧化剂则随增龄降低。如发现人血浆 MDA、LPO 含量随增龄增高,而 Cu, Zn-SOD 活性以青年人最高,中年人则显著降低。对红细胞的衰老研究,发现 G6PD、CAT、GSH-Px、SOD 及 GR 的活性还有 GSH 与 Se 的含量,均以年轻的红细胞中最高,随龄逐步下降,MDA 含量则随年龄显著增高。与其他器官比较,人脑抗氧化剂水平低,当游离金属铁、ROS 等大量产生时更易发生氧化应激。Venkateshappa 等研究发现,随年龄增加,人脑不同脑区普遍出现蛋白质硝化、过氧化增加,而 SOD、CAT 和 GST 活性显著下降,尤其是在海马和前额皮质中。并且,这种脑氧化应激水平的随龄增加在高 BMI 人群以及吸烟者中更加显著,说明生活方式对衰老进程有重要影响。

羰基化蛋白(carbonyl protein)由氨基酸侧链氧化而成,研究发现细胞中羰基含量随龄增加,衰老大鼠肝、脾细胞胞质、线粒体和细胞核中羰基化蛋白均显著增加。高分子量蛋白质相对更易受到氧化,对衰老死者脑黑质、基底神经节、前额叶的可溶性蛋白氧化分析发现,每个区的蛋白质羰基含量与其分子量成正相关。

2. 线粒体氧化损伤与衰老的关系 哺乳动物摄取氧的 90% 在线粒体内消耗,高浓度的分子氧导致线粒体内氧自由基的产生量易超过其抗氧化能力。体内 O_2^- 主要来源于线粒体,呼吸链中的铁离子和铜离子进一步促进 O_2^- 与 H_2O_2 反应生成·OH,虽然线粒体内有锰超氧化物歧化酶(Mn-SOD)、过氧化氢酶(CAT)和过氧化物酶,但无法清除线粒体中产生的大量活性氧,由此启动活性氧自由基对线粒体内各种大分子的损伤,包括线粒体 DNA(mtDNA)。由于线粒体 DNA 缺乏组蛋白保护,且与氧化磷酸化场所(线粒体内膜)相距甚近,极易受到自由基的攻击,从而引起线粒体功能障碍。形态学研究发现 mtDNA 受氧化损伤后形成许多 DNA 小圈(minicircles),导致呼吸链的电子传递活力减弱,产能效率降低又使耗氧增加,同时氧自由基生成增多,再加重mtDNA的损伤形成恶性循环,最终造成细胞的衰老与死亡。

已有研究证明线粒体的结构与功能的损坏程度随增龄加重。肝脏线粒体活组织检查发现,随年龄增加(特别是60岁以后)线粒体的数量减少,但单个线粒体的面积和周长增加。动物实验也发现,与4月龄小鼠比较,24月龄Swiss型小鼠脑线粒体功能障碍更为明显,出现复合体Ⅰ功能、基底线粒体膜电位受损。线粒体通透性转化孔(mPTP)开放继而导致的膜去极化、OXPHOS去偶联等在衰老过程中起一定作用。Krestinina等近期研究发现老龄大鼠脑组织中诱导mPTP开放的Ca^{2+}浓度阈值降低。

线粒体内的自由基随着年龄增长不断累积。其主要原因有:①随着年龄增加,线粒体呼吸链复合体活性均有不同程度的下降,其中细胞色素氧化酶的活性下降更显现,导致电子传递受阻,氧不能被有效利用,氧自由基大量产生;②mtDNA突变可降低其编码的呼吸链成分的功能,导致氧自由基产生增加,研究发现人骨骼肌、心肌、脑等的mtDNA受氧自由基损伤引起点突变与碱基缺失和增多成正相关;③线粒体内抗氧化酶活性不断下降,自由基清除能力下降。Sohal等用大鼠的肝、心、脑线粒体进行比较,发现随年龄的增加,线粒体O_2^-的产生分别增加67%(肝)、125%(心)、49%(脑),H_2O_2的释放增加21%(心)、30%(脑)。

线粒体氧化衰老与细胞的程序化死亡有密切关系。Bcl-2/Bax的比值对mtDNA在自由基作用下的损伤有调节作用。近年来研究发现,细胞内线粒体通过不断分裂融合维持自身稳态,参与调控细胞的稳态、增殖、分化、凋亡和衰老等生命过程。而分裂融合的稳态异常可导致细胞线粒体损伤,引起膜电位降低和自噬降解。ROS可能在线粒体分裂融合调控中发挥了关键作用。在人成纤维细胞中,耗竭GSH可引起线粒体的分裂增强和长度缩短,而清除多余ROS则会导致线粒体由分裂态向融合态转变。

3. 基础代谢、抗氧化剂水平与物种寿限的关系　物种比较发现哺乳动物的基础代谢率(basal metabolic rate,BMR)与最高寿限(maximum life span potential,MLSP)之间存在联系,MLSP(年)高的,其基础代谢率低,反之MLSP低的,则基础代谢率高。BMR与MLSP的乘积近于常数,也提示机体的氧利用情况与衰老及寿命相关。研究发现哺乳动物的最高寿限与血浆SOD、维生素E、β-胡萝卜素、尿酸、铜蓝蛋白浓度等成正相关,认为某些抗氧化剂可能是MLSP的决定因子。长期摄入能量过剩可引起机体的氧化应激、促进衰老。

三、氧化应激与疾病

氧化应激在多种疾病发生中起重要作用,已有大量研究证实自由基与神经退行性疾病如帕金森病(Parkinson's disease,PD)、阿尔茨海默病(Alzheimer's disease,AD)、多发性硬化(multiple sclerosis,MS)以及心血管疾病等的关联。研究发现,AD患者额叶皮层细胞的钙稳态与线粒体功能显著改变,细胞色素氧化酶基因表达显著增强;PD患者的神经细胞呼吸链活性降低,患者的神经组织培养如果

加入抗氧化剂,则可保护神经不受淀粉样β-蛋白的毒性作用。神经系统受衰老影响较大,导致脑组织发生代谢产物异常沉积,出现病理性内含体(inclusion body)及相应的临床表现,包括精神、认知、感觉、运动等,可能促进神经退行性疾病的发生发展。脑衰老与AD等神经退行性疾病在表现形式、病变特征、生化改变和发病机制等方面都不同程度地相似,提示两者有着相似的病理学基础。氧化应激在心血管疾病中的作用也有大量研究证据。在扩张性心肌病、肥厚性心肌病、心力衰竭都有心肌mtDNA片段缺失和点突变。冠心病患者的心肌活检发现mtDNA缺失率与缺失的量均显著高于对照组。

(一)氧化应激与神经退行性疾病

神经退行性疾病(neurodegenerative diseases)是一种由于神经细胞渐进性退化,使人逐渐失去移动性、协调性、平衡能力以及速度的神经系统障碍,其特征是神经细胞的进行性损伤和神经元损失,导致运动或认知功能受损。常见的神经退行性疾病包括阿尔茨海默病(Alzheimer's disease,AD)、帕金森病(Parkinson's disease,PD)、亨廷顿病(Huntington's disease,HD)、肌萎缩侧索硬化症(amyotrophic lateral sclerosis,ALS)和脊髓小脑性共济失调(spinocerebellar ataxia,SCA)。在人口老龄化的背景下,神经退行性疾病已成为严重影响人类健康的一类疾病。在美国,AD是第六大死亡原因,PD是第二大流行的神经退行性疾病,65岁以上人口的1%~2%患有PD。美国国家健康研究院预估到2030年,超过65岁的美国人每5个人就有1个人患神经退行性疾病。我国的神经退行性疾病患者也出现逐年增加的趋势。活性氧(ROS)的过量产生可能在促进疾病发展方面具有重要作用,但目前与氧化还原平衡紊乱相关的神经系统疾病的确切分子发病机制尚不清楚。

人体的脑组织是机体负荷氧最多的器官之一。虽然大脑的重量只占据人体重的2%~3%,但是消耗了供应机体20%的氧。神经元细胞特别容易受到氧化损伤,具有高氧消耗和弱抗氧化防御的特征。神经元细胞膜中多不饱和脂肪酸含量高,极易被氧化。哺乳动物的大脑更易于产生氧化自由基。这些氧化物包括过氧化氢、一氧化氮以及亚硝酸盐等。在大脑中,氧气会通过线粒体代谢,而供应于活性氧族和活性氮族的氧来自于一氧化氮合成和线粒体呼吸链。神经元中只含有中等量的抗氧化酶,清除自由基的能力相对较弱。内源性的抗氧化剂包括过氧化氢酶、过氧化物酶家族、超氧化物歧化酶(SOD)以及谷胱甘肽等。此外,血脑屏障的存在阻碍了部分抗氧化物质,使其不容易透过,因而使得人脑对氧化应激特别敏感。氧化损伤直接参与了阿尔茨海默病等多种神经退行性疾病的病理过程,有研究发现在老龄化以及散发性帕金森病患者的大脑中谷胱甘肽的水平是非常低的。近年来,人们已经研究了许多具有抗氧化特性的化合物,包括谷胱甘肽(GSH)、维生素C、维生素E和辅酶Q10,发现它们可能具有缓解神经退行性疾病症状的作用。有报道指出每天2000IU维生素E补充两年可以减轻中度AD患者的功能衰退,而较早补充维生素E可能会降低PD的风险。

1. 氧化应激与阿尔茨海默病　ROS诱导的氧化应激

在阿尔茨海默病中的 β-淀粉样蛋白（Aβ 蛋白）的积聚和沉积中起关键作用，被认为是其发病机制中的重要因素。在 AD 患者中观察到的严重氧化应激可能是过度激活 N-甲基-D-天冬氨酸型谷氨酸受体（N-methyl-D-aspartate-type glutamate receptors，NMDAR）的结果，有研究发现 NMDAR 活化可促进细胞渗透性并导致神经毒性水平的 ROS/RNS 产生。此外，Aβ 蛋白可以通过激活 NADPH 氧化酶直接引发自由基的形成、通过激活 p38 促分裂原活化蛋白激酶（mitogen-activated protein kinase，MAPK）来修饰细胞信号传导途径并启动 tau 蛋白过度磷酸化，过度磷酸化的 tau 蛋白异常积累可导致细胞内神经原纤维缠结（NFT）形成。此外，Aβ 蛋白已被证明在介导细胞凋亡级联中起重要作用。

此外，研究发现，AD 患者脑内存在 mtDNA 缺陷和氧化磷酸化异常，出现 mtDNA 断裂、碱基缺失及错义突变。AD 患者神经元线粒体功能发生障碍后，将导致神经元能量供给不足同时释放大量 ROS，诱发氧化应激损伤，钙调节失衡，最终触发神经元凋亡。电镜观察证实脑组织中线粒体数量增加，结构异常，出现层状体和晶状包涵体。

衰老、炎症、环境压力、活性金属等可诱导 OS 的因素均可导致 Aβ 蛋白产生增加。老年人更容易产生 OS，这部分地解释了老年人中 AD 的易感性。炎症导致细胞因子、ROS 水平、细胞毒性增加，从而加剧 AD 进展。当存在过量的铁沉积物时，ROS 形成增加。Aβ 蛋白本身可与金属离子相互作用产生自由基，蛋氨酸在这些反应中起关键作用。目前，AD 的治疗研究主要集中在降低 Aβ 蛋白寡聚体和磷酸化 tau 蛋白水平，降低 OS 和控制表观遗传变化。

2. 氧化应激与帕金森病　PD 是仅次于 AD 的神经退行性疾病，65 岁以上的人群中约有 1%～2% 受到 PD 的影响，并且这一比例在 85 岁以上的人群中增加到 4%，其病理机制与 ROS 或其他自由基的过度积累有关。研究认为神经炎症、多巴胺降解、线粒体功能障碍、GSH 耗竭和高水平的铁或钙离子等可能在 PD 发生发展中起重要作用。多巴胺能神经元的丧失也可能与神经黑色素的存在有关，因为高度色素沉着的神经元更容易受损。目前普遍认为线粒体复合物 I 缺乏与 PD 显著相关，有研究报道在母系遗传的家族性 PD 患者中，家族内女性患者子女的线粒体呼吸链复合体 I 功能减弱，并伴有 ROS 增多。

尽管目前尚没有治愈 PD 的方法，但是对疾病进展中 ROS 相关机制的研究为缓解 PD 症状提供了可能的思路。硫辛酸（lipoic acid，LA）对维生素 C、维生素 E 和 GSH 等关键抗氧化剂具有再利用的功能。研究发现，LA 通过促进 GSH 的产生和脂质过氧化物排空等机制可使神经元免受 OS 和 OS 诱导的线粒体功能障碍的损伤，并已在动物实验中发现其具有神经保护作用。

（二）氧化应激与心血管疾病

活性氧通过信号通路介导心肌细胞肥大和凋亡；通过灭活一氧化氮等机制导致内皮功能紊乱。在动脉粥样硬化、心肌缺血再灌注损伤等主要心血管疾病的病理生理以及高血压、心力衰竭等心血管疾病中，氧化应激扮演关键角色，直接或间接地参与心血管疾病的发生、发展过程。

1. 氧化应激和高血压病　机体的氧化和抗氧化水平失衡与高血压的发生密切相关，血管损害是氧化应激导致高血压的重要靶点。氧化应激可促进血管平滑肌细胞增殖和肥厚，导致胶原沉积，进而导致血管壁增厚和血管腔狭窄；损伤内皮细胞以及内皮依赖性血管扩张，增加血管收缩性；诱导血管内皮通透性增加，进一步损伤血管内皮功能，加重血管的损伤。人群研究显示，在无高血压家族史血压正常者、有高血压家族史血压正常者以及有高血压家族史的高血压患者 3 组研究对象中，血浆过氧化氢水平依次升高，且过氧化氢的生成具有遗传性，比血压改变早，可预测靶器官的损害。高血压患者 SOD、谷胱甘肽过氧化物酶（glutathione peroxidase，GSH-Px）等抗氧化酶活性下降。动物实验发现血管紧张素 II 灌注、慢性阻断内皮型一氧化氮合酶（eNOS）等高血压模型中都可观察到血管 ROS 增加，而给予抗氧化剂可使这些大鼠的血压部分正常化。ROS 水平升高会增加机体的氧化应激反应进而促使血压升高，而高血压又会通过较高水平的血管紧张素 II 以 NADH/NADPH 为主的途径促进 ROS 生成和组织氧化损伤，在高血压的发病机制中起重要的作用。有报道，在原发性高血压患者的循环血液中 OS 标志物浓度明显升高，内源性抗氧化物质明显低于正常者，且程度与舒张压成负相关。流行病学数据显示，摄入含抗氧化剂丰富的食物可能降低血压和心血管疾病的风险，但目前尚缺乏相关抗氧化应激在治疗高血压中起作用的临床数据。

2. 氧化应激与心力衰竭　心肌肥大是一种心肌工作负荷增加的适应性反应，是许多心脏疾病最终发展成心力衰竭的过渡阶段。已证明 ROS 在心肌肥大的发生中起信号分子的作用，ROS 能直接或间接激活各种下游信号通路，包括 PKC、MAPKs、p38、JNK、ASK-1 等，使其对细胞因子产生应答，进而诱导心肌肥大。血管紧张素 II（Ang II）通过 G 蛋白途径诱导心脏肥厚，此途径包括 ROS 的产生和由 ROS 激活的一些下游信号如 MAPKs。心力衰竭发生、发展过程中，ROS 的主要来源包括：①心肌缺血缺氧，ATP 减少，细胞内钙超载，线粒体功能受损，单电子还原生成氧自由基增多；②神经内分泌激活，儿茶酚胺代谢增加，促炎性细胞因子合成分泌增加或直接刺激内皮细胞；③NADH/NADPH 氧化系统激活，心肌细胞产生大量 ROS；④心力衰竭时可伴有炎性反应，中性粒细胞被补体和白三烯激活后释放 ROS；⑤能量缺乏时，线粒体呼吸链系统酶活性降低，电子传递发生障碍，产生 ROS。ROS 直接损伤心肌细胞及其超微结构，导致膜完整性破坏、酶活性下降、心肌舒缩功能障碍。并且，ROS 诱导心肌细胞凋亡，使心肌细胞数量减少，这是晚期心力衰竭中心功能进行性下降的主要机制之一。

（三）氧化应激与肿瘤

ROS 可导致 DNA 损伤、突变，并且可能抑制肿瘤细胞凋亡，促进其增殖、侵袭和转移。有报道指出，肿瘤组织内的 SOD 活性往往降低，SOD 活性变化与肺癌发生、转移及转归存在密切关系。而提高培养液及癌细胞内的 SOD 活性，可使肺癌细胞的染色体畸变率降低、S 期细胞比率及细胞增殖指数下降。有关乳腺癌的一项人群病例对照研究发现，Mn-SOD 的多态性与乳腺癌发生相关，如果该酶蛋白的信号肽第9位的缬氨酸被丙氨酸取代,导致该酶难以进入线粒体。这种 Mn-SOD 基因型的人群,乳腺癌的危险性增加两倍以上。虽然有关肿瘤的病因尚未完全认识,但已经发现自由基损伤生物大分子在辐射致癌、化学致癌、促癌过程中起着一定作用。

1. 自由基在辐射致癌中的作用 细胞经受高能电磁波如 X 射线、γ射线,或α粒子、β粒子、中子等微粒辐射,可以对生物大分子产生直接破坏作用如化学键断裂,生成自由基;也可通过对水分子的电离激发生成自由基。自由基可攻击细胞的各种成分,其中以对 DNA 的损伤作用最受关注,可导致碱基破坏、断链及 DNA 分子间及与蛋白质间发生交联等。如基因位点丢失、无碱基位点、胞嘧啶向胸腺嘧啶转变、胞嘧啶脱氨产生的尿素、修复酶的错误等,都可能导致细胞突变。

2. 自由基在化学致癌中的作用 化学致癌物代谢产生的自由基与活性氧与其致癌性有密切关系。细胞内存在多种代谢转化外源物质的酶系统,如微粒体混合功能氧化酶、单胺氧化酶、醛氧化酶、醌还原酶以及硝基和偶氮还原酶等,它们催化的反应可产生活性氧和自由基,有的代谢产物本身就是自由基。多环芳烃类中的苯并(a)芘,是致癌性很强的环境污染物,其最终致癌物是它在混合功能氧化酶催化下,生成的 7,8-二羟-9,10-环氧化物的两种异构物;另如偶氮类中的萘胺有很强的致膀胱癌作用,它的最终致癌形式是 N-萘基羟胺;这些致癌剂代谢过程均有自由基活性氧生成。体外实验中将苯并(a)芘或萘胺等致癌剂与肝微粒体系作用,均可由电子自旋共振(ESR)检出自由基的信号。

3. 自由基在促癌过程中的作用 促癌活性很强的二烷基过氧化物、异丙基氢过氧化物等在活化中都能生成自由基的衍生物,有的促癌剂如佛波酯(12-O-tetrade-canoylphorbol-13-acetate,TPA)则可刺激巨噬细胞、白细胞耗氧增强,产生大量活性氧对大分子进行氢提取及加成等反应。体外细胞实验发现 TPA 可抑制细胞内的抗氧化酶 SOD、CAT 的活性,并增高胞内的 GSSG 水平,使 GSH/GSSG 降低,导致胞内的活性氧自由基增多。

第三节 营养素及其他膳食成分与氧化应激

体内虽然不停地产生活性氧和自由基,但在生理条件下,机体能通过多种途径将它们不断清除,这种清除机制是需氧生物在长期进化过程中,不断对抗氧毒性而发展完善起来的。目前人体已经具有一套完整的抗氧化防御体系,而这一防御体系的正常运转离不开营养素及其他膳食成分的参与。一方面,机体内存在多种抗氧化酶,它们的本质都是蛋白质,一些必需微量元素(如锌、硒、铜等)是其重要的组成部分,能够直接影响其抗氧化功能。另一方面,某些营养素(如维生素 E、维生素 C 等)及其他膳食成分(如多种植物化学物、共轭亚油酸、肌肽等)可作为外源性抗氧化剂,在体内直接发挥抗氧化作用。本节将重点介绍营养素及其他膳食成分与氧化应激之间的关系。

一、参与构成机体内抗氧化酶类的微量元素

1. 铁 过氧化氢酶(hydrogen peroxide)也称触酶(catalase,CAT),可分解体内的过氧化氢(H_2O_2)成为 H_2O 与 O_2,阻止其进一步产生氧化性质更强的·OH。铁是 CAT 活性中心的组成成分,每分子 CAT 含有 4 个铁原子。缺铁动物体内血红蛋白含量与 CAT 活性均降低,从而影响抗氧化作用。但是,铁作为过渡元素能催化·OH 的生成,所以摄入过量铁也可导致肝脏损伤。因此,体内铁的水平应保持在适宜的范围内。

2. 铜、锌 超氧化物歧化酶(superoxide dismutase,SOD)是一种以铜和锌、锰、铁或镍作为辅因子的金属蛋白,具有催化超氧阴离子发生歧化反应的生物活性。铜和锌是 Cu,Zn-SOD 的必需成分,缺铜动物体内 Cu,Zn-SOD 活力降低,而且血浆铜蓝蛋白含量减少,均减弱抗氧化能力。缺锌大鼠虽然 Cu,Zn-SOD 活力无明显改变,但肝微粒体膜的过氧化增强。体外实验发现锌可抑制·OH 的生成,并阻断氧自由基引发的脂质过氧化链式反应,可能具有与维生素 E 作用效果相似的稳定膜结构作用。

3. 锰 锰是 Mn-SOD 的必需成分,缺锰小鼠的肝脏组织中 Mn-SOD 活性为对照组的 17%,脑组织中 Mn-SOD 活性仅为对照组的 50%。实验发现缺锰动物瘤组织的 Mn-SOD 活力下降,甚至不能被测出。

4. 硒 谷胱甘肽过氧化物酶(glutathione peroxidase,GPx)是一类包含硒半胱氨酸的过氧化物酶。GPx 由 4 个亚基组成,每个亚基含有一个硒原子,以硒半胱氨酸残基形式存在于蛋白质肽链中,硒半胱氨酸的硒醇(—SeH)是酶的活性中心。如果膳食中硒摄入不足,体内 GPx 活性就会下降。当血浆硒浓度低于正常水平时,GPx 活性与血液硒含量成正相关。

食物中的某些含硒化合物也具备抗氧化作用,包括可溶性无机含硒盐(如硒酸钠、亚硒酸钠)、硒代氨基酸(如硒代蛋氨酸、硒代胱氨酸)等。含硒化合物的抗氧化作用机制可概括为以下三点。

(1) 清除 LOO·:使 LOO·成为 LOOH,从而抑制脂质过氧化。在此过程中虽然可能产生 LO·,但在硒化合物作用下,可转变为 LOH,同时,硒化合物成为硒中心自由基。

(2) 清除·OH:用 ESR 方法,可以观察到硒化合物对 Fe^{2+}-EDTA-H_2O_2 产生·OH,有清除作用。

(3) 对 $^1O_2$ 有物理性淬灭作用:荧光法检测表明,亚硒酸钠对亚甲基蓝光敏化体系产生的 $^1O_2$ 有物理性淬灭作用。

二、具有抗氧化活性的维生素

1. 视黄醇、视黄醛、视黄酸 视黄醇、视黄醛和视黄酸不仅是维生素 A 的活性形式,同时也可作为抗氧化剂发挥抗氧化作用,可将它们统称为类维生素 A(retinoid)。早在 1932 年,科研人员就发现维生素 A 可抑制亚油酸的氧化。近些年的大量研究指出视黄醇、视黄醛、视黄酰酯和视黄酸均能在生物体系中抑制脂质过氧化,但它们的抗氧化活性有一定的差别,通常视黄醇≥视黄醛≥视黄酰酯≥视黄酸。

维生素 A 抑制脂质过氧化的作用机制不是清除引发脂质过氧化剂的自由基,而是作为反应链阻断的抗氧化剂,与有机过氧自由基结合。

2. 维生素 E　维生素 E 是细胞膜内重要的抗氧化物和膜稳定剂,可以保护细胞膜免受脂质自由基的氧化作用。20 世纪 60 年代以后,维生素 E 的抗氧化作用越来越清楚。目前,已充分证明维生素 E 是体内主要的脂溶性抗氧化剂,如人的血浆、红细胞膜,大鼠的肝细胞、肝肿瘤细胞以及其微粒体,其中的 α-生育酚含量和脂溶性抗氧化剂总量非常接近。已有大量临床试验发现,维生素 E 可通过发挥抗氧化剂作用,进而对心脑血管疾病和机体免疫功能起到保护效果。

维生素 E 的抗氧化作用机制如下:①维生素 E 在生物膜中可与磷脂的多不饱和脂肪酸分子相互嵌合,以阻断脂质过氧化的链式反应;②α-生育酚分子的苯并二氢吡喃环上羟基的氢,极易被氧自由基提取,而成为 α-生育醌排出体外,因此既可清除 O_2^-,淬灭 $^1O_2$,又是脂质过氧化链式反应的阻断剂;③通过维生素 E 和巯基氧化还原在细胞毒性作用的研究,发现蛋白分子巯基被氧化是导致细胞死亡的重要因素,这种作用和细胞的维生素 E 含量相关。维生素 E 的抗氧化作用见第一卷第九章第三节的生理功能部分介绍。

3. 维生素 C　维生素 C 是体内重要的水溶性抗氧化剂。维生素 C 可以是氧化型,也可以是还原型存在于体内,因此既可以作为供氢体,又可作为受氢体,在体内氧化还原过程中发挥重要作用。体外实验将能生成水溶性过氧基的偶氮二异丁脒盐酸盐(AAPH)加入血浆温育,发现只有当血浆中的维生素 C 耗竭后,血浆中才可检测到脂质过氧基(LOO·),如果再加入维生素 C,脂质过氧基含量停止上升。表明维生素 C 有抑制血浆中 LOO· 生成的作用,又有阻断脂质过氧化的作用。

维生素 C 的抗氧化作用,系由于分子中 C-2 及 C-3 两个相邻的烯醇式羟基极易解离释出 H^+。抗坏血酸与脂质自由基 L· 作用,自身成为抗坏血酸自由基,再与另一 L· 作用形成脱氢抗坏血酸,后者可在酶催化下与 GSH 作用还原,也可分解代谢成草酸和苏阿糖酸。即:

抗坏血酸+L· ⟶ 抗坏血酸·+LH
抗坏血酸·+L· ⟶ 脱氢抗坏血酸+LH
脱氢抗坏血酸+GSH ⟶ 抗坏血酸+GSSG　或
脱氢抗坏血酸+H_2O_2 ⟶ 草酸+苏阿糖酸

维生素 C 与维生素 E 具有明显的协同抗氧化作用,维生素 C 可增强维生素 E 保护膜脂质功能。维生素 C 的抗氧化作用见第一卷第九章第十四节的三生理功能部分介绍。

4. β-胡萝卜素　β-胡萝卜素是维生素 A 原,也是体内重要的脂溶性抗氧化剂,故属抗氧化维生素。β-胡萝卜素可和膜磷脂双分子层的脂肪酸结合,并终止脂质过氧化反应。在氧分压低于 0.533kPa(4mmHg)时,它的抗氧化效果优于维生素 E,在氧分压大于 1.067kPa(8mmHg)时,则维生素 E 起主要作用。

体外实验发现 β-胡萝卜素对 $FeCl_3$、K_3CrO_8 诱发的脂质体过氧化有显著抑制作用。动物实验发现 β-胡萝卜素有抑制化学致癌作用,有增强巨噬细胞功能及预防白内障发生等作用。我国学者对营养素摄入水平较低的 30 000 人进行 β-胡萝卜素、维生素 E 和硒的混合营养补充干预,发现癌症的总死亡率下降 13%,胃癌的死亡率下降 21%。

β-胡萝卜素的抗氧化作用与其分子中含有多个共轭双键有关。其作用机制主要有:

(1)淬灭 $^1O_2$:体内某些光敏物质如核黄素、黄素单核苷酸及卟啉类化合物,可将接受的光能传递给邻近的氧分子,使后者成 $^1O_2$,β-胡萝卜素即能接受 $^1O_2$ 的能量成为激发态的胡萝卜素,通过与溶剂分子的相互作用将能量散发而恢复为 β-胡萝卜素,因此避免了 $^1O_2$ 对脂类分子的攻击。

(2)结合 LOO·、L· 形成非自由基化合物:β-胡萝卜素分子的共轭双键可与脂过氧基、脂自由基作用形成稳定的碳自由基,后者再与另一分子脂自由基作用,形成非自由基化合物。即:

$$LOO·+Car \longrightarrow LOO—Car·$$
$$\downarrow LOO·$$
$$LOO–Car–OOL(非自由基化合物)$$

但是,目前关于人体补充 β-胡萝卜素的研究结论仍存在一定争议。还有些研究发现对肺癌、皮肤癌等癌症患者补充 β-胡萝卜素不仅不能起到保护作用,反而可能增加某些癌症的发病率和病死率。这可能是由于在一定条件下,β-胡萝卜素的补充成为一把"双刃剑",可能会干扰到正常的细胞凋亡过程,从而影响癌症的发展。因此,仍需要更多的研究来证实 β-胡萝卜素对人体补充效果的利弊。

三、具有抗氧化活性的植物化学物

许多种类的植物化学物都具有较强的抗氧化功能,如类胡萝卜素、大豆异黄酮、茶多酚、花青素及某些有机酸等。

1. 皂苷类化合物　大豆皂苷可抑制血清中脂类氧化而减少过氧化脂质的生成,能增加 SOD 含量、清除自由基而减轻机体的氧化损伤。绞股蓝皂苷能明显降低糖尿病大鼠血清过氧化脂质,并升高血清 SOD 活性。人参皂苷可减少自由基的生成。

2. 芥子油苷　芥子油苷又称硫代葡萄糖苷(glucosinolate,GS),或简称硫苷。GS 可经黑芥子酶水解为异硫氰酸盐(isothiocyanates,ITCs)、硫氰酸盐和腈等产物。GS 经非酶水解后主要生成 ITCs 和腈类化合物。完整的 GS 几乎没有生物活性,只有在水解成 ITCs 后才能体现出活性。研究表明 ITCs 对氧化应激具有双向调节作用。ITCs 能通过增加细胞内抗氧化蛋白水平发挥直接抗氧化作用,还可通过诱导 Ⅱ 相酶呈现间接的抗氧化效应。同时,ITCs 可引起细胞内谷胱甘肽的耗竭以及诱导活性氧的产生而表现出致氧化作用。ITCs 的抗氧化和致氧化的双向作用提示需要开展更深入的研究以阐明 ITCs 的结构与功能之间的关系。

3. 多酚类化合物　在所有植物化学物中,多酚类化合物清除自由基的能力是最强的。多酚类化合物是所有酚类衍生物的总称,主要指酚酸和黄酮类化合物。原儿茶酸和绿原酸等酚酸含有多个酚羟基,可以通过自身氧化释放电子,直接清除各种自由基,保持氧化还原系统与游离自由基之间的平衡。绿茶中的茶多酚能清除 O_2^-、·OH 及 H_2O_2,并可抑制前致癌物转变为致癌物,能抑制肿瘤细胞 DNA 合成,因而可能具有防癌、抑癌的功效。茶多酚改善动脉粥样硬化及防止血栓形成,与其防止脂质过氧化作用密切相关。

黄酮类化合物(flavonoids)是一类广泛分布于植物界的多酚类化合物。黄酮类化合物结构中含有多个酚羟基,酚羟基能够与自由基反应生成较稳定的半醌式自由基,从而有效地清除自由基。黄酮类化合物能直接清除自由基链引发阶段以及反应链中的自由基。除了直接清除自由基外,黄酮类化合物还可以通过以下途径间接清除体内自由基:抑制与自由基产生有关的酶,如黄嘌呤氧化酶、细胞色素 P450 等;螯合 Fe^{3+}、Cu^{2+} 等具有诱导氧化作用的过渡态金属离子,阻断 Fenton 系统中自由基的生成;增强其他营养素的抗氧化能力,如大豆染料木素和儿茶素与维生素 C、维生素 E 同时存在时具有协同效应。

4. 单萜类　单萜类化合物中的香茅醛具有较强的抗氧化能力,能清除超氧化物和一氧化氮。香芹酚能降低 D-半乳糖胺致肝毒性大鼠血清和组织中的脂质过氧化物含量,增加 SOD、CAT 和 GSH-Px 等抗氧化酶的活性,并提高维生素 C、维生素 E 和还原型谷胱甘肽的水平。梓醇、芍药苷、紫苏醇等也具有抗氧化作用。

5. 有机硫化物　大蒜素、二烯丙基二硫化物(DADS)、二烯丙基三硫化物(DATS)均具有较强的抗氧化活性。大蒜提取液能清除羟自由基、超氧阴离子自由基等活性氧,抑制低密度脂蛋白氧化和脂质过氧化物的形成,并可增强 SOD、CAT、GSH-Px 的活性,升高谷胱甘肽水平,提高机体的抗氧化能力。口服大蒜油可通过增强抗氧化物水平、降低氧化产物而减轻缺血再灌注损伤。大蒜素对化学性肝损伤具有保护效应,还可升高糖尿病和高血压大鼠体内的抗氧化物水平。

6. 其他植物化学物

(1) 番茄红素:番茄红素是类胡萝卜素中抗氧化活性最强的化合物。番茄红素的抗氧化作用,主要由于其高效的淬灭单线态氧的活力,保护生物膜免受自由基的损伤。多项人群流行病学调查发现,摄入番茄及其制品量以及体内番茄红素的水平与前列腺癌、胃癌、心肌梗死等发病成负相关。此外,番茄红素的抗氧化作用在保护 DNA 免受氧化损伤方面亦有积极意义。很多研究显示,食用番茄酱可减少淋巴细胞 DNA 的损伤,增加了淋巴细胞的抗氧化能力。

(2) 植物雌激素(phytoestrogen):植物雌激素具有较多的酚羟基,因此具有较强的抗氧化性,能够清除机体内的自由基,防止其对细胞的氧化损伤。

(3) 蛋白酶抑制剂(protease inhibitor, PI):蛋白酶抑制剂能通过抑制炎症反应而降低自由基的产生。

(4) 植酸(phytic acid):植酸的抗氧化效应主要基于其对 Fe^{3+}、Cu^{2+} 等过渡态金属离子的螯合作用,阻止 Fenton 反应,抑制活性氧形成,从而保护细胞免受氧化损伤。

四、具有抗氧化活性的其他膳食成分

共轭亚油酸(conjugated linoleic acid)是亚油酸的同分异构体。动物体内的共轭亚油酸可从亚油酸转化而来。体外实验证实,共轭亚油酸是一种天然抗氧化剂。

肌肽(β-丙氨酰-L-组氨酸)、鹅肌肽(β-丙氨酰-L-1-甲基组氨酸)是存在于骨骼肌中的二肽。猪、牛、羊的肌肉中肌肽含量高于鹅肌肽,而在鸡和兔的肌肉中鹅肌肽含量高于肌肽。肌肽和鹅肌肽可使生物膜脂质过氧化降低。肌肽可抑制铁催化的脂质过氧化及 H_2O_2 活化的脂氧酶活性,而且可清除 $^1O_2$、·OH 及 LOO·。肌肽还能螯合铜,抑制铜与抗坏血酸引发的脱氧鸟苷的氧化损伤,其机制可能是肌肽与铜结合成复合物,从而降低铜的反应性。肌肽与鹅肌肽的抗氧化作用都高于所组成的氨基酸。肌肽中 β-丙氨酰与组氨酸的肽键可能与其抗氧化作用有关,将组氨酸或丙氨酸以其他氨基酸取代,可造成抗氧化活性的降低。

吡咯喹啉醌(pyrroloquinoline quinone, PQQ)是一种广泛存在于微生物、植物与动物的天然抗氧化剂。PQQ 可防护组织不受氧化应激的影响。在 pH = 7.0 时,PQQ 的还原电位为 +90mV,因此可使氧化的生育酚还原为未氧化的生育酚。PQQ 的抗氧化机制为螯合金属及清除 O_2^- 等活性氧,并抑制脂质过氧化。

人体的营养状况可直接或间接的影响机体抗氧化防御体系。因此,建议在平衡膳食、合理营养基础上,增加摄入富含抗氧化剂的天然食物,这是安全可靠地补充抗氧化剂、提高机体抗氧化功能的措施。而对于食欲差者、年老体弱者、慢性病患者、接触射线工作者、体力活动剧增(如运动员)者等,或者难以从天然食物获得抗氧化物质的情况,可考虑适量补充具有抗氧化功能的保健食品或抗氧化维生素、矿物质制剂。

第四节　食物与氧化应激

氧化应激参与机体疾病发生发展已被广泛认可,从膳食角度研究的结果已经证明机体的氧化应激是受机体膳食所影响。一方面,食物的过量摄入,使机体能量的摄入超过能量消耗,从而导致代谢失调,细胞氧化应激随之发生。而氧化应激又导致许多下游效应,从而诱导各种疾病的发生。另一方面,食物中含有各种抗氧化的营养成分,能够有效清除机体氧化自由基,从而发挥抗氧化的作用。而且,食物是由多种具有不同功能的营养素所组成的,彼此间又具有协同交互作用,通过食物本身的研究相对于单个营养素能够更好地显示其对机体的健康效应。因此,深入了解食物对机体氧化应激的影响,对降低机体氧化应激水平,从而预防机体氧化应激所导致的疾病具有重要意义。

一、谷薯类与氧化应激

谷物仍然是全世界饮食的主要组成部分,全谷物的膳食抗氧化剂(矿物质、微量元素、维生素、类胡萝卜素、多酚、烷基间苯二酚、甜菜碱、胆碱、硫氨基酸、植酸、木质素和烟酰胺)主要位于麸皮和胚芽部分。谷物的抗氧化潜能取决于其生物可及性、在胃肠道中的吸收和在体内的生物利用度。谷物的体外消化发酵提高了其抗氧化能力,且与总酚含量显著相关。全谷类抗氧化剂包括水溶性和脂溶性

的,能保护整个消化道。

有关谷类与氧化应激的研究主要集中于小麦、燕麦等麦类和米类。体外和体内研究表明,谷类植物化学物质可提高抗氧化能力,从而有可能减轻氧化应激,进而延缓一些慢性病的发病。Price 等人发现单餐食用未加工麦麸后,人体血浆和尿液中的总酚(TP)和总抗氧化能力(T-AOC)有所提高。通过测定低密度脂蛋白在体外对铜氧化的敏感性,发现黑麦麸干预的潜在抗氧化作用,但对 LDL 氧化的延迟时间和增殖速率均无影响。Harder 等发现冠心病患者膳食添加黑米的色素部分(BRF)6 个月后,可显著提高血浆总抗氧化能力。另外,超重的韩国女性连续 6 周食用糙米和(或)黑米时,血浆 GPx 活性增加了 15%。对 120 名健康受试者(60 名女性和 60 名男性)进行了燕麦烟酰胺胶囊的干预,结果燕麦胶囊组血清 SOD 和还原型谷胱甘肽激素水平分别显著提高 8.4% 和 17.9%,MDA 水平显著降低28.1%,总胆固醇、甘油三酯、低密度脂蛋白胆固醇分别为降低 11.1%、28.1% 和 15.1%,高密度脂蛋白胆固醇水平升高 13.2%。

薯类中抗氧化成分主要为维生素 C 和胡萝卜素、多酚类和硒元素。紫薯和马铃薯除含有淀粉、蛋白质和脂肪外,还含有丰富的维生素 A、胡萝卜素、维生素 C、花青素、硒等抗氧化成分。

动物实验显示,喂饲土豆可改善高胆固醇喂养大鼠的脂质代谢和抗氧化状态、增加 SMP30GNL 敲除小鼠组织中维生素 C 的水平,减少活性氧的种类和数量。同样,多项实验证明紫薯色素能够清除自由基 1,1-二苯基-2-吡啶-肼基(DPPH),并在体外抑制自由基引发的低密度脂蛋白过氧化。7 天的紫薯叶饮食可以调节抗氧化状态,减少运动诱导的氧化损伤和促炎细胞因子的分泌,氧化损伤标志物、血浆总胆红素存留率和蛋白质羰基均显著降低,血浆 IL-6 浓度也降低。14 天紫薯叶饮食使 LDL 氧化延迟时间明显延长,谷胱甘肽浓度显著提高了 33.3%,降低氧化应激。每天摄入 780g 山药可改善绝经妇女性激素、脂质和抗氧化剂的状态,血浆胆固醇浓度显著降低,LDL 氧化延迟时间明显延长,尿异丙烷酸水平显著降低,而且这些作用可能会降低绝经后妇女患乳腺癌和心血管疾病的风险。

二、果蔬类与氧化应激

水果和蔬菜中天然抗氧化剂,如类胡萝卜素、维生素 C、锌、多酚类(主要为类黄酮)、萜类等抗氧化活性物质与蔬菜水果的抗氧化活性密切相关。研究发现草莓的抗氧化能力高于李子、橙子、猕猴桃、葡萄柚、红葡萄、白葡萄、香蕉、苹果、梨、瓜等水果。甘蓝、菠菜、球芽甘蓝、苜蓿、西蓝花等蔬菜的抗氧化能力明显高于甜菜、红辣椒、洋葱、玉米或生菜等其他品种。部分蔬菜清除 O_2^- 能力如表 1-16-2 所示:新鲜香椿、菠菜、藕清除 O_2^- 能力较高,而新鲜黄瓜和莴笋清除 O_2^- 能力较低。将新鲜蔬菜榨成蔬菜汁后清除 O_2^- 能力均有不同程度提高,将其制成蔬菜干物质后,其单位重量清除 O_2^- 能力呈数倍乃至数十倍提升。

表 1-16-2 蔬菜清除 O_2^- 的效能(以 SOD 表示)

蔬菜	蔬菜/ ($\mu g \cdot g^{-1}$)	蔬菜汁/ ($\mu g \cdot g^{-1}$)	蔬菜干物质/ ($\mu g \cdot g^{-1}$)
黄瓜	0.39	0.41	9.41
芹菜	3.02	3.51	73.18
香椿	16.47	17.30	346.26
菠菜	14.34	15.19	256.01
莴笋叶	7.09	7.53	120.13
黄豆芽	2.42	2.66	26.54
绿豆芽	6.73	7.07	138.75
青蒜	4.70	5.22	46.98
莴笋	1.00	11.00	434.18
藕	12.03	13.50	109.99
水萝卜	7.2	67.59	125.47

引自:凌关庭.氧化·疾病·.抗氧化.粮食与油脂.2007(1):49-52.

水果和蔬菜中的抗氧化剂,具有协同保护细胞和组织的作用。石榴果皮、果皮提取物具有防治人脐静脉内皮细胞化应激损伤的作用,使人脐静脉内皮细胞存活率有显著性升高,而且对细胞 NO 分泌也有调节作用。游泳运动会使人体内产生氧化应激,蔬菜汁可减轻游泳运动造成的脂质过氧化,增强酶性和非酶性抗氧化防御系统功能。动物实验发现藕汁、油菜汁、黄瓜汁的摄入都会使血清、心脏、肝脏与骨骼肌线粒体 MDA 含量显著减少,血清 VC 和 GSH 含量,SOD、GSH-Px、CAT 活性显著增加,藕汁的作用更明显。

研究表明,西红柿、洋葱、芹菜、西蓝花、生菜、芦笋等多种蔬菜具有防治心血管疾病的潜力,蔬菜的心脏抗氧化作用可能涉及清除自由基(NO·、O_2^-、·OH 等);增加内源性主动脉 H_2S 的产生;改善 SOD、过氧化氢酶、GPx、肉碱棕榈酰转移酶-1 和对氧磷酯酶的激活。洋葱的抗氧化成分槲皮素与动脉粥样硬化区域结合,起补充抗氧化剂的作用。西红柿被认为对心血管疾病有相当大的保护作用,特别是其生物活性成分番茄红素,在体内和体外均表现出显著的抗氧化、抗高血压、降血脂和抗动脉粥样硬化作用。然而,目前食用水果和蔬菜对心血管疾病有保护作用的证据主要来自观察性研究,由于缺乏足够且完整的随机对照试验结果,关于水果和蔬菜摄入与心血管疾病发生之间关系的结论仍然存在不确定性。

三、鱼类与氧化应激

鱼类食物对氧化应激的作用主要是由于其富含 n-3 多不饱和脂肪酸。已有大量人群研究鱼类或鱼油补充对机体氧化应激的作用。动物实验显示,鱼油补充能够降低哮喘大鼠肺部脂质过氧化,降低 ApoE$^{-/-}$ 小鼠血管氧化应激,保护大鼠肝脏由于氧化应激导致的 DNA 损伤。人群研究显示鱼油补充能够减轻溃疡性结肠炎患者的氧化应激水平。但另一项对房颤患者的干预研究显示,高剂量的鱼油补充并不能有效降低机体的氧化应激水平。

四、坚果类与氧化应激

大量研究表明坚果的摄入与机体健康密切相关。在机体氧化应激方面,坚果富含不饱和脂肪酸以及多种抗氧化成分。比如,杏仁含有儿茶素、黄酮醇及苷元形式的类黄酮物质;相较于其他坚果,花生和开心果中白藜芦醇的浓度较高;核桃含有多种多酚类物质以及维生素 E;而腰果的主要抗氧化成分为烷基酚。这些抗氧化物质彼此协同作用促进机体的抗氧化反应。

体外实验和动物体内实验发现,坚果提取物具有良好的抗氧化作用。整个杏仁以及杏仁皮提取物能够有效地抑制 LDL 氧化。一项为期 14 周的关于榛子油对高胆固醇饮食兔子影响的干预研究证实,榛子油能够降低血浆、肝脏和动脉中脂质过氧化反应。仓鼠实验发现杏仁提取物中的儿茶素及黄酮类化合物与 LDL 氧化相关。人群研究同样显示坚果与氧化应激的相关性。一项关于坚果与氧化应激的系统综述显示,纳入的 17 项研究共 656 人,其中男性 400人,女性 256 人,且多为随机交叉实验。在纳入的研究中,均未发现坚果摄入能够改善 LDL 氧化,但对机体 MDA 浓度检测的 8 项研究中,有 7 项证实坚果摄入能够降低机体(包括正常人、吸烟者、心血管疾病患者等)MDA 浓度。同时,在仅有的两项评价 DNA 氧化损伤的研究中,杏仁的摄入能够明显减轻因吸烟导致的 DNA 氧化损伤。

五、其他食物与氧化应激

除以上几类食物外,还有许多食物具有抗氧化的作用,如咖啡、蜂蜜、人参茶和草药等,而这又主要集中在草本植物当中。其中在我国最具特色的便是茶。茶的摄入已经证实与慢性病的低发病率相关,而其中最重要的原因就是其对氧化应激的作用。茶叶中儿茶素(表没食子儿茶素没食子酸酯,EGCG)和多酚是其重要的抗氧化功能成分。体外实验证实儿茶素能够有效降低脂质氧化;体内动物实验发现茶多酚能够提高糖尿病小鼠肾脏内 SOD、GPx 活性,降低MDA 含量。人群研究发现,EGCG 处理能够有效降低紫外线照射所诱发的皮肤氧化损伤,提示茶饮能够降低机体氧化应激水平。

六、膳食模式与氧化应激

1. 地中海膳食模式 地中海膳食模式被认为是一种健康的膳食模式,全谷物、橄榄油、蔬菜、水果、豆类及适量香料和红酒;且相对较低的红肉、黄油、甜品和快餐摄入是其特点,其也被认为是一种天然抗氧化的膳食模式。一项长期的关于地中海膳食与心血管疾病高危人群的研究显示,地中海膳食中的橄榄油以及坚果的摄入对血压、血脂、炎症以及氧化应激水平具有明显的改善作用。同时,中等程度和严格的地中海膳食能够降低糖尿病的发病率(分别降低 49% 和 62%)。与低地中海膳食依从性者相比,严格的地中海膳食依从者由于全谷物、水果、蔬菜的摄入,具有更理想的腰围,且相对较低的氧化应激和炎症标记物水平。这也被认为是低糖尿病发生的主要原因。

2. DASH 饮食 DASH 饮食是由 1997 年美国国立卫生研究院的一项大型高血压防治研究(dietary approaches to stop hypertension,DASH)发展出来的饮食。其主要特点是较低的盐、总脂肪、甜品、添加糖及含糖饮料的摄入;以及较

高的果蔬、全谷物、鱼、坚果及低脂脱脂食物的摄入。研究表明,摄取 DASH 饮食 8 周后,2 型糖尿病患者炎性及氧化应激水平明显降低,表现为 C 反应蛋白、肝脏酶活性的降低。一项对妊娠期糖尿病患者的随机对照研究显示,摄取DASH 饮食 4 周能够有效改善其总抗氧化能力及 MDA 水平。

3. 西方膳食模式 西方饮食模式的特点是高能量及动物性蛋白、总饱和脂肪、糖和盐等含量高,但膳食纤维含量低。传统西方饮食以肉类为基础,对精制谷物、肉类和肉类制品的高摄入量以及蔬菜和水果的低摄入量。与地中海饮食相比,西方膳食结构可导致肥胖、高血压、冠心病、糖尿病等营养过剩性慢性病发病率上升,而且对诱导机体的高氧化应激水平起着重要作用。

4. 日本膳食模式 日本人的预期寿命最长,其膳食结构是一种动植物食物较为平衡的膳食结构,且能量和脂肪的摄入量低于西方膳食。日本膳食中的茶饮、大量食用蔬菜、发酵的豆制品及丰富的新鲜海产品等均表现出较好的抗氧化效果。日本人食用的味噌汤中常用的裙带菜是一种健康的海产蔬菜,富含岩藻黄素,具有很强的抗氧化和抗癌活性。日本膳食模式主要的蛋白质来源是鱼类,特别是鲑鱼和金枪鱼等,其 n-3 PUFA 含量丰富。一项关于日本膳食结构的研究显示,这种高蔬菜、水果、豆制品、蘑菇、鱼、藻类及绿茶摄入的日本"植物和鱼类"膳食结构,相对于动物性食物为主的膳食结构,表现出更好的抗氧化效果。

另外,还有素食者膳食,其大量植物性食物的摄入同样伴随着多种抗氧化成分的摄入,但关于素食膳食模式与人体抗氧化水平的证据目前尚不充分。

机体的健康不单单靠某种或某几种营养素来维持,需要多种营养素共同作用,只有长期坚持健康饮食模式才能有益于人类健康。相反,如果摄入不健康的饮食,则会引起炎症反应和氧化应激反应增加等不良后果,从而导致慢性疾病的发生。

(汪求真 潘碧霞)

参考文献

1. 张均田,杜冠华,李锡明. 自由基氧化损伤与抗氧化剂. 北京:化学工业出版社,2016.

2. 方允中,郑荣梁. 自由基生物学的理论与应用. 北京:科学出版社,2002.

3. 郑义鹏,魏学敏,周庆彪,等. 线粒体分裂融合与细胞氧化还原交互调控作用的研究进展. 癌变·畸变·突变,2018,(03):239-241.

4. Mythri RB, Venkateshappa C, Harish G, et al. Evaluation of markers of oxidative stress, antioxidant function and astrocytic proliferation in the striatum and frontal cortex of Parkinson's disease brains. Neurochemical research,2011,36(8):1452-1463.

5. Sanders LH, Laganière J, Cooper O, et al. LRRK2 mutations cause mitochondrial DNA damage in iPSC-derived neural cells from Parkinson's disease patients:reversal by gene correction. Neurobiology of Disease,2014,62:381-386.

6. Sandler N, Kaczmarek E, Itagaki K, et al. Mitochondrial DAMPs are released during cardiopulmonary bypass surgery and are associated

with postoperative atrial fibrillation. Heart Lung Circ, 2018, 27(1): 122-129.

7. Oka T, Hikoso S, Yamaguchi O, et al. Mitochondrial DNA that escapes from autophagy causes inflammation and heart failure. Nature, 2012, 485(7397): 251-255.

8. Salminen LE, Paul RH. Oxidative stress and genetic markers of suboptimal antioxidant defense in the aging brain: a theoretical review. Rev Neurosci, 2014. 25(6): 805-819.

9. Venkateshappa C, Harish G, Mahadevan A, et al. Elevated oxidative stress and decreased antioxidant function in the human hippocampus and frontal cortex with increasing age: implications for neurodegeneration in Alzheimer's disease. Neurochem Res, 2012, 37(8): 1601-1614.

10. Stefanatos R, Sanz A. The role of mitochondrial ROS in the aging brain. FEBS Lett, 2018, 592(5): 743-758.

11. Videira PAQ, Castro-Caldas M. Linking glycation and glycosylation with inflammation and mitochondrial dysfunction in Parkinson's disease. Front Neurosci, 2018, 12: 381.

12. Salazar G. NADPH oxidases and mitochondria in vascular senescence. Int J Mol Sci, 2018, 19(5): pii: E1327.

13. Fontana L, Partridge L. Promoting health and longevity through diet: from model organisms to humans. Cell, 2015, 161(1): 106-118.

14. Colman RJ, Beasley TM, Kemnitz JW, et al. Caloric restriction reduces age-related and all-cause mortality in rhesus monkeys. Nat Commun, 2014, 5: 3557.

15. Cava E, Fontana L. Will calorie restriction work in humans? Aging (Albany NY), 2013, 5(7): 507-514.

16. Consolini AE, Ragone MI, Bonazzola P, et al. Mitochondrial bioenergetics during ischemia and reperfusion. Adv Exp Med Biol, 2017, 982: 141-167.

17. Sano M, Ernesto C, Thomas RG, et al. A controlled trial of selegiline, alpha-tocopherol, or both as treatment for Alzheimer's disease. The Alzheimer's Disease Cooperative Study. N Engl J Med, 1997, 336(17): 1216-1222.

18. de Rijk MC, Launer LJ, Berger K, et al. Prevalence of Parkinson's disease in Europe: A collaborative study of population-based cohorts. Neurologic Diseases in the Elderly Research Group. Neurology, 2000, 54(11 Suppl 5): S21-23.

19. He F, Zuo L. Redox roles of reactive oxygen species in cardiovascular diseases. Int J Mol Sci, 2015, 16(11): 27770-27780.

20. Pisoschi AM, Pop A, Cimpeanu C, et al. Antioxidant capacity determination in plants and plant-derived products: a review. Oxid Med Cell Longev. 2016: 9130976.

第十七章

营养感应的分子基础

营养素是维持生命的基石,对于生长、繁殖、组织更新等多种生命过程必不可少,因此,细胞和机体如何感应周围环境的营养素水平高低并做出相应的反应与生命休戚相关。营养感应(nutrient-sensing)是有机体在整体和细胞层面进化出一系列精细的感应系统,以感受和响应由体外摄入的营养素改变,并对体内的营养素代谢进行调控,维护机体稳态平衡的一种生理功能。营养感应涉及两个关键环节,一是对营养素的识别与感受,二是根据营养素的多少作出反应。在机体层面,中枢神经系统能够感应营养素的种类和数量,从而调整机体的营养素和能量平衡;而多个外周器官能够响应中枢神经的指令调节代谢状态、也能够通过感应血液中营养素水平的高低进行精细调控。在细胞水平上,多个细胞信号通路参与了对于营养素的感应,并借以调控多个细胞功能,尤其是合成代谢与分解代谢的稳态平衡。

营养感应研究是近年来生命科学关注的热点领域,产生了一系列原创性的研究成果,极大地拓展了科学界对分子营养科学的认识。细胞内的能量状态主要由 ATP 与 ADP 和 AMP 的比值所反映,磷酸腺苷活化蛋白激酶(AMP-activated protein kinase,AMPK)是感应这一比值最重要的分子,能够将细胞能量状态传达到多个细胞活动进行精密的调控。血糖是机体能量的主要来源,胰岛素和胰岛素样生长因子(insulin-like growth factor)参与了感应细胞血糖水平从而调控细胞活动。而 mTOR 信号通路是细胞内感应蛋白质尤其是氨基酸的主要分子,参与对于多个细胞功能的协调,其中一个新的发现揭示了氨基酸对机体整体能量代谢的调控。SIRT 作为一类去乙酰化酶,近年来被认为是机体感应营养素并调控代谢稳态以及延续衰老过程的主要分子。另外,中枢神经系统是营养感应最重要的器官,协调了机体在整体上的能量代谢稳态平衡。本章将对这几个营养感应的重要过程分别进行阐述,重点讨论营养感应如何调控细胞和机体的代谢稳态平衡,从而使读者能够比较全面地认识目前国际上在营养感应研究领域的最新进展,并能从全新的视角理解营养素如何影响机体和细胞功能的分子基础。

第一节 中枢神经系统营养感应机制

机体的代谢紊乱如肥胖、糖尿病等严重威胁人类健康。世界卫生组织报道肥胖和糖尿病的流行正在趋向全球化,并且发生在儿童的概率也在逐年增长。这两种疾病的广泛流行,很重要的一个原因是能量摄取和能量消耗的不平衡。事实上,为了确保有合适的能量来精确地发挥生理功能,中枢神经系统(central nervous system,CNS)必须进化出特殊的方式——通过感应一系列信号来监控机体的能量代谢活动。例如,越来越多的证据表明营养和激素信号会在下丘脑靶向相同的关键神经元,激活相似的代谢通路。这些通路会对能量摄入和氧化消耗产生相应的改变,使机体维持在一个稳定的体重水平。

营养素如葡萄糖、脂肪酸和氨基酸,可以作为信号分子,影响中枢神经系统特异的神经元,通知外周器官的能量水平变化。接收到信号的神经元又可以进一步发挥指挥作用,使机体产生相应的调节来应对能量水平的变化。这一节主要介绍中枢神经系统感应葡萄糖、脂肪酸和氨基酸的机制及调节作用。

一、中枢神经系统感应葡萄糖

(一) 中枢神经系统感应葡萄糖的发现进程

最早证明大脑参与血糖水平的调节是 Claude Bernard 等发现狗的下丘脑损毁后会导致高血糖症。1953 年,John Mayer 提出下丘脑一些细胞可以特异地监控血糖浓度的变化,进一步假定这些细胞可以把血糖的变化转换为电信号或化学信号,来调控摄食行为。10 年之后,两个团队用下丘脑切片的电生理分析证明特异葡萄糖感应的神经元确实存在。Anand 等和 Oomura 等独立地证明了下丘脑神经元可以在细胞外葡萄糖浓度变化时感应并调节电活性。

有两类不同的糖感应神经元可以监测血糖水平的变化:葡萄糖激活(glucose-excited,GEx)神经元,当细胞外葡萄糖浓度升高时该神经元激活;葡萄糖抑制(glucose-inhibited,GIn)神经元,当细胞外葡萄糖浓度降低时该神经元激活。这两种类型的神经元都广泛分布在脑中,但高度集中在调控能量平衡的下丘脑。GEx 神经元在下丘脑腹正中核(ventromedial nucleus,VMN)、弓状核(arcuate nucleus,ARC)和室旁核(paraventricular nucleus,PVN),而 GIn 神经元主要分布在外侧下丘脑(lateral hypothalamus,LH)、ARC 中部和 PVN。在 ARC 中,GE 和 GI 神经元可以在很低的糖浓度范围($0 \sim 0.5$ mM)或高的范围($5 \sim 20$ mM)响应葡萄糖,响应高浓度糖范围的神经元分别被称为高葡萄糖激活(high glucose excited,HGE)或高葡萄糖抑制(high glucose inhibited,HGI)神经元。

GEx 和 GIn 神经元也在脑干中存在,特别是极后区(area postrema,AP)、孤束核(nucleus of solitary tract,NTS)和迷走神经背侧核(dorsal motor nucleus of the vagus,DMNX)。NTS 可以整合外周各种信号并将它们转接到下丘脑。NTS 神经元对血糖浓度的细小变化很敏感,广泛投射到下丘脑,调节下丘脑神经元的活性,进而调控血糖和摄食。

ARC 的神经回路是中枢神经系统调节能量代谢平衡研究中最清楚的。ARC 有功能相反的两类神经元:促进食欲的刺鼠肽相关基因蛋白(agouti-related peptide, AgRP)/神经肽 Y(neuropeptide, NPY)神经元和抑制食欲的阿黑皮素原(proopiomelanocortin, POMC)/可卡因苯丙胺相关转录物(cocaine and amphetamine-related transcript, CART)神经元。抑制食欲的 POMC/CART 神经元可以表达 POMC 前体肽,依赖于特异细胞类型表达的激素原转化酶,进而加工成不同的生物活性产物。其中包括促黑激素:α-MSH、β-MSH 和 γ-MSH。在动物和人群中,α-MSH 和 β-MSH 都减少摄食,增加能量消耗。α-MSH 和 β-MSH 作用于黑皮质素受体 3 和 4(MC3/4R),这些受体在 ARC、PVN、LH、VMN 和背中线下丘脑表达。ARC 中另一类关键的神经元是促进食欲的 AgRP/NPY 神经元。NPY 可以刺激摄食和减少能量消耗。AgRP 是 MC3/4R 的反向激活剂并且可以抑制 α-MSH 的厌食作用。这些神经元不仅可以被激素调节,如瘦素、胰岛素、食欲刺激素,它们还是典型的糖感应神经元。电生理记录信号证明增加细胞外葡萄糖水平会抑制 AgRP/NPY 神经元,激活 POMC 神经元。

AgRP/NPY 和 POMC 神经元在全脑很多区域都有投射,包括 LH——该区域包含另外两类葡萄糖感应神经元食欲肽神经元(orexin)和黑色素浓缩激素(MCH)神经元。葡萄糖可以抑制食欲肽神经元,激活 MCH 神经元,同时这两类神经元都可以接收 AgRP/NPY 和 POMC 神经元的信号输入。

(二) 中枢神经系统感应葡萄糖的分子机制

GE 神经元在胞外葡萄糖浓度增加时激活,它们跟胰腺 β 细胞具有相似性。β 细胞中的葡萄糖信号需要低亲和力的葡萄糖转运体 2(GLUT2)进行葡萄糖摄取,葡萄糖激酶进行葡萄糖磷酸化和随后的葡萄糖代谢增加胞内 ATP 聚集。该过程导致 ATP 敏感的钾离子(K_{ATP})通道关闭,细胞膜去极化,进入钙离子,引发胰岛素分泌。因此,许多研究对中枢神经系统葡萄糖感应中 GLUT2、葡萄糖激酶和 K_{ATP} 亚单位 SUR1、SUR2 和 Kir6.2 的作用进行了观察。

GLUT2 在下丘脑糖敏感神经元中有表达。在转基因小鼠中,中枢神经系统 GLUT2 参与低血糖的负调节作用。

在胰腺 β 细胞中,葡萄糖激酶是糖酵解产生 ATP 和 K_{ATP} 通道活性的关键调节因子。胰腺葡萄糖激酶也在脑中参与葡萄糖感应的区域内有表达,大约 70% 的 GE 神经元可以检测到葡萄糖激酶的 mRNA。葡萄糖激酶可以调节 GE 神经元感应葡萄糖的能力。另外,在下丘脑 VMN 原代神经元细胞中选择性的下调葡萄糖激酶会导致选择性的葡萄糖感应丧失。

K_{ATP} 通道具有根本性的作用,因为它把糖代谢和电活性连接起来,并且在全脑有表达,包括下丘脑糖感应的区域。用单细胞 RT-PCR 来分析葡萄糖感应神经元,研究者看到下丘脑有 K_{ATP} 通道亚单位 SUR1 和 Kir6.2。另外,体内和体外电生理研究证明药理学抑制或激活 K_{ATP} 通道可以改变 GR 神经元对葡萄糖的感应。在 POMC 神经元中突变 Kir6.2 后可以抑制其对葡萄糖的感应。有趣的是,肥胖

诱导的 POMC 糖感应迟钝是由线粒体解偶联蛋白 2(uncoupling protein 2, UCP2)介导的,UCP2 削弱了糖刺激引起的 ATP 产生和 K_{ATP} 通道关闭;基因敲除或药理学抑制 UCP2 会逆转该表型。

总之,大量数据表明 GE 神经元与胰腺 β 细胞相似,胞外葡萄糖水平增加可以提高 GE 神经元的 ATP 水平,导致 K_{ATP} 通道关闭,因此细胞膜去极化。随后钙离子进入电压门控通道,最终增加神经元活性和神经递质的分泌。

然而有迹象表明,神经元葡萄糖感应也可以不依赖于 K_{ATP} 通道、葡萄糖激酶和 GLUT2。如 ARC 的 GE 神经元的葡萄糖激活是依赖于瞬时受体电位(transient response potential, TRP)通道。此外,近期研究鉴别了异质二聚体 G 蛋白偶联甜味受体 T1R2/T1R3,可以在大脑神经细胞的细胞膜上感应糖,进而改变神经活性,独立于细胞内糖代谢。

(三) 中枢神经系统感应葡萄糖的生理调节

1. 影响摄食 葡萄糖可以调节摄食很早就被确认。体内血糖浓度降低先于摄食的开始,如果注入葡萄糖,那么摄食的起始就会被抑制。此外,下丘脑注射葡萄糖导致摄食和体重降低。中枢神经系统注射 2-脱氧核糖(一种可以抑制葡萄糖代谢的糖类似物),可以增加摄食。特别是脑干区域,如 DMNX 和 NTS 是主要感应糖缺乏的位置,因为直接注射 5-硫葡萄糖(5-thioglucose, 5-TG, 2-脱氧核糖类似物)到这两个区域会刺激摄食,而直接注射 2-DG 到下丘脑 VMN 或 LH 则不能刺激摄食。

前面已经提到,脑干中葡萄糖敏感神经元广泛投射到下丘脑,特别是 PVN 和 ARC。用抗毒素损毁这些神经元可以抑制外周注射 2-DG 引起的摄食增加和对 AgRP/NPY 的调节。AgRP/NPY 神经元对成年动物快速调节摄食的关键作用通过利用白喉毒素敲除 AgRP/NPY 得到了验证。Luquet 等在新生小鼠中损毁了 AgRP/NPY 神经元,发现其对葡萄糖缺乏引起的摄食增加没有作用。但是该团队之前发现相对于成年小鼠敲除 AgRP/NPY 引起的绝食作用,新生小鼠敲除 AgRP/NPY 后对摄食很少有影响,可能是由于神经元可塑性造成的。因此,AgRP/NPY 神经元对葡萄糖引起的摄食影响还是很可能参与重要作用的。

2. 能量消耗 注射葡萄糖可以引起交感神经系统激活(血清 NE 水平增加)和产热增加。这些作用不依赖于胰岛素引起的交感神经激活,因为葡萄糖也可以在胰岛素缺乏的动物和颈动脉注射葡萄糖到前脑(不影响血清胰岛素水平)时产生这些效果。葡萄糖的产热作用可能也是通过葡萄糖感应神经元来起作用的,因为颈动脉注射和直接注射葡萄糖到下丘脑 VMN、PVN 都可以增加交感神经传出到褐脂的活性。小鼠 POMC 神经元缺乏 AMPK 会引起肥胖,由于褐脂产热基因的降低进而减少基础代谢率。

3. 肝脏产糖 与调节能量摄入和能量消耗相似,大脑也可以直接响应能量变化来维持葡萄糖代谢。肝脏在调节血糖水平中起着至关重要的作用。在饥饿时,肝脏糖原分解,糖异生增加;食物充足时,肝脏产糖需要被抑制。这些过程除了受激素调控外,也直接受葡萄糖调控。下丘脑葡萄糖浓度增加时,糖异生、糖原分解和葡萄糖生成都急剧减少。ARC 注射乳酸也可以抑制糖产生,说明中枢神经系统

响应糖是需要线粒体氧化作用的。在药理学研究中抑制乳酸脱氢酶可以抑制乳酸和葡萄糖引起的肝脏产糖降低。这些研究表明神经元的三羧酸循环可以作为碳水化合物的感受器,转而调节肝脏产糖。葡萄糖和乳酸的作用依赖于 K_{ATP} 通道的激活。ARC 注射葡萄糖或乳酸引起的肝脏产糖抑制可以被注射格列苯脲(一种 K_{ATP} 通道抑制剂)受到阻止。因此,除了摄食行为,葡萄糖感应神经元调节葡萄糖平衡也与 K_{ATP} 通道有关。

此外,中枢神经系统葡萄糖和乳酸的感应似乎也影响肝脏脂质代谢。脑室注射葡萄糖或乳酸可以降低血清脂滴浓度和肝脏脂质产生。同样地,药理学实验抑制乳酸脱氢酶或 K_{ATP} 通道都会阻止这些作用。

二、中枢神经系统感应脂肪酸

大脑的脂质占大脑干重的 50%,是除了脂肪组织外含脂肪最多的器官。由于神经元并不利用脂肪酸作为能量,很长时间以来,脂肪酸被认为不能跨越血脑屏障。而近些年来,研究发现大脑的脂质可以来源于自身合成也可来源于血清。脂肪酸通过血脑屏障主要通过简单扩散,因此血清中游离脂肪酸水平进入中枢神经系统的水平与血清浓度成正比。然而,一小部分脂肪酸进入脑中可能也通过脂蛋白颗粒作用到脂蛋白受体而直接吸收。进入细胞后,脂肪酸快速酯化为脂酰辅酶 A,一旦进入脂酰辅酶 A 状态,脂肪酸的命运就多种多样,这些变化依赖于脂肪酸本身的结构。比如,Rapoport 等人报道 50% 的棕榈酸进入脑中会被氧化,而 80% 的花生四烯酸被整合为磷脂。更多的证据显示,中枢神经系统的脂肪酸可以像葡萄糖一样,作为细胞内信使传达机体能量水平进而调控摄食和能量代谢等。下丘脑可以通过脂质感应神经元监测相应血清脂肪酸浓度的变化。事实上,这些神经元利用脂肪酸和其代谢物作为信号分子,调节膜电位水平和细胞活性。

(一)中枢神经系统感应脂肪酸的发现进程和机制

1975 年,Oomura 等证明脂肪酸可以激活 LH 的神经元,提示脂肪酸作为细胞内信使的功能。与其一致,研究者用 c-fos 作为神经元活性的标志,发现注入脂质可以激活 LH 的神经元,抑制 ARC、DMH、VMN 和 PVN 的神经元。Wang 等证明 ARC 有独特的神经元可以响应脂肪酸来改变活性,该作用依赖于周围葡萄糖水平。

神经元感应脂质的机制还有很多尚未明晰的部分。一些文献指出,脂肪酸调节许多离子通道,包括氯离子、γ-氨基丁酸、钾离子、钾-钙离子、K_{ATP} 和钙离子通道等。此外,脂肪酸还可以抑制钠-钾-ATP 酶。Lam 等和 Pocai 等证明中枢神经系统油酸可以影响肝脏代谢,该作用在敲除或抑制 K_{ATP} 通道后会受到阻止。膜片钳记录 ARC 的油酸抑制神经元进一步支持了 K_{ATP} 通道在脂质感应中的作用。相反,油酸激活的神经元受氯离子通道的介导。

脂质感应的生理相关性在许多研究中均有报道。例如说,在狒狒静脉注射脂质乳状液可显著抑制摄食。这个信号独立于血清胰岛素水平,并且不需要胃肠道的营养吸收。与血清脂滴作用于下丘脑能量中心来产生营养过度信号的假设一致,Rossetti 等证明脑室注射长链脂肪酸油酸抑制

摄食并且降低肝脏血糖产生。有趣的是,用相同的步骤,中链脂肪酸注射则不起作用,提示脂肪酸的功能与其长度有关。作者把油酸引起的厌食作用归因于它对 ARC 神经肽表达的影响,如油酸注射会减少 AgRP 和 NPY mRNA 表达,而不影响 POMC 表达。在肝脏,脑室注射油酸会抑制葡萄糖-6-磷酸酶——糖异生过程限速酶的表达。

抑制下丘脑棕榈酰转移酶 CPT1 也会降低摄食和肝脏糖的产生。这些作用是由于 CPT1 介导的转运 LCFA-CoA 到线粒体过程受到抑制,使细胞内 LCFA-CoA 增加。这个发现说明增加细胞内 LCFA-CoA,而不是脂肪酸自身,是最终的满足信号,来激活神经通路进而调节营养摄入和糖产生。事实上,持续提高血清长链脂肪酸 2~3 倍水平足够使基底下丘脑 LCFA-CoA 浓度加倍。此外,这种增加可以通过下丘脑注射 LCFA-CoA 合成酶抑制剂来阻止。下丘脑 LCFA-CoA 合成酶活性的降低也可以消除 LCFA 对肝脏产糖的抑制作用,说明下丘脑对 LCFA 酯化为 LCFA-CoA 的作用对肝脏代谢是需要的。然而,抑制 CPT1 导致增加 ARC 中 LCFA-CoA,但不对下丘脑其他部位有影响,抑制 LH 的 β 氧化也不改变摄食。

(二)中枢神经系统感应脂肪酸的生理调节

脂肪酸代谢对于连接中枢神经系统脂肪酸和外周能量平衡是很关键的。脂肪酸代谢过程中的酶,如乙酰辅酶 A 羧化酶(acetyl-CoA carboxylase,ACC)、脂肪酸合成酶(fatty acid synthase,FAS)、丙二酰辅酶 A 脱羧酶(malonyl-CoA decarboxylase,MCD)和 CPT1 在脑中许多类型细胞都有表达,包括 ARC、VMN、背侧基底下丘脑。另外,ARC 神经元的 FAS 和 NPY(也指示 AgRP)可以共同定位,显示脂肪酸合成也可能影响下丘脑调控摄食的通路。摄食可以增加胞质内丙二酰辅酶 A 的浓度,它的累积源于饱腹状态下葡萄糖会进入脂生成通路。丙二酰辅酶 A 水平的稳定是由 ACC 相对于 FAS 的平衡决定的。丙二酰辅酶 A 的合成是脂肪酸合成的第一步,ACC 是该步骤的主要调节因子。另外,丙二酰辅酶 A 是 CPT1 强有力的抑制剂,进而抑制 β 氧化。因此,在能量丰富时,需要降低脂肪酸氧化,增加丙二酰辅酶 A 水平,进而增加脂肪酸合成和甘油三酯的合成。

中枢神经系统注射 C75(一种 FAS 的抑制剂),可以增加下丘脑丙二酰辅酶 A 的浓度,降低摄食和体重。小鼠缺乏食物时,中枢神经系统注射 C75 也可极大增加下丘脑丙二酰辅酶 A 的水平。另外,药理学抑制 ACC,即抑制丙二酰辅酶 A 合成,能极大地回补 C75 引起的摄食减少和丙二酰辅酶 A 的聚集,说明丙二酰辅酶 A 对于中枢神经系统调控摄食的作用是必需的。事实上,脑室注射 AMPK 的激活剂 AICAR,可快速降低丙二酰辅酶 A 的浓度,提高摄食量和减少 C75 引起的厌食。这些作用与磷酸化 ACC 进而抑制其活性高度相关,因为 ACC 是 AMPK 的靶标。

抑制 FAS 引起的厌食作用与 ARC 中增加食欲的神经肽表达降低和抑制食欲的神经肽表达升高有关。中枢神经系统注射 C75 会阻止饥饿诱导的 AgRP/NPY 上调和 POMC/CART 下调。抑制 FAS 产生的分子机制还没有完全清楚。有文章报道下丘脑丙二酰辅酶 A 水平与 C75 引起的神经肽变化相关。然而,丙二酰辅酶 A 的积累是如何与

神经肽的变化产生作用,该作用是否与直接或间接抑制CPT1相关,还需进一步研究。

三、中枢神经系统感应氨基酸

合适的食物选择对于生存是至关重要的。获得充足的食物依赖于机体意识到的能量平衡状态即营养感应,以及产生恰当的响应。这样的响应需要迅速完成,因为在野外拖延觅食行为会使动物处在较危险的情况下,因此可能成为捕猎者的下一顿食物。营养水平是直接或间接由大脑感应的;大脑也可以指导随后与摄食相关的响应,如食物选择或获取。所有常量营养素:蛋白质、脂肪和碳水化合物等,为机体提供能量。同时,蛋白质和脂肪又提供必需的分子,有些分子是不可或缺的,因为机体不能合成。必需脂肪酸可以储存在机体内,但必需氨基酸则不能储存,它们必须从食物中获取。下面我们介绍中枢神经系统是如何感应必需氨基酸及其调节机体代谢平衡的。

(一)中枢神经系统感应氨基酸的发现进程

如果可以选择,动物会选择一定浓度范围内(平衡的)蛋白的食物;它们拒绝蛋白浓度太高(大于75%)和浓度太低的食物。长久以来的研究发现大鼠会拒绝非常低浓度蛋白的食物(5%～6%或更低)。相对的,White等发现动物在面对8%～10%平衡蛋白水平的饮食时,会增加进食量。在该研究中,增加的摄食可能与下丘脑促进食欲的神经肽增加有关。在这个水平,增加摄食量可以提供足够的蛋白来维持机体健康。动物和人类在吃过低蛋白食物后,都会选择高蛋白来源的食物,这些选择可以看作是蛋白的需要状态。

蛋白质的品质是由必需氨基酸的含量和比例来决定的。一百多年前就发现,动物会拒绝必需氨基酸不平衡的饮食。Harper等证明动物对不平衡氨基酸饮食的厌食作用是其原因,而非机体受到综合变化的结果,即机体可以直接感受氨基酸来调节摄食。动物摄入必需氨基酸缺乏的饮食后,在20～40分钟内就会产生对食物的厌恶反应,降低进餐量、延长餐间的空余时间。该反应是与食物的气味和味道无关的。

大脑最先感应氨基酸缺乏的部位是前额梨状皮质(anterior piriform cortex,APC)。APC损毁后,大鼠不能鉴别氨基酸缺乏的食物;摄入氨基酸缺乏食物后,APC中该氨基酸的含量迅速下降;在氨基酸缺乏食物小鼠的APC中注射该氨基酸,小鼠摄食增加。因此,APC是动物产生对必需氨基酸缺乏饮食感应的必要部位。最近,研究发现下丘脑基底部也是感应氨基酸缺乏的重要部位。过夜饥饿后,缺乏亮氨酸饮食可以造成下丘脑ARC真核生物启动因子2α(eukaryotic initiation factor 2 alpha,eif2α)磷酸化,而在ARC敲低GCN2后,可以阻止亮氨酸缺乏引起的摄食减少。然而,在更早的研究中,限制性氨基酸并没有影响下丘脑氨基酸浓度的变化,暗示着氨基酸浓度的变化在大脑不是一致的。对ARC参与氨基酸缺乏的感应还需要进一步研究。

中枢神经系统除了可以感应氨基酸缺乏,还可以感应氨基酸增加。Mayer和Harper实验室早期的研究发现饮食中补充氨基酸,特别是亮氨酸,可以引起摄食减少。Pans-keep等发现,中枢神经系统注射氨基酸混合物到下丘脑可以引起进食降低。随后一些团队也证明了这些结果。进食以后,大脑亮氨酸水平增加,注射亮氨酸会减少摄食,说明大脑氨基酸水平可能作为一个能量或蛋白足够的信号,来调节摄食的行为。

(二)中枢神经系统感应氨基酸的分子机制

感应限制性必需氨基酸的门槛是非常低的(大鼠可以检测食物中0.009%氨基酸的不同)。必需氨基酸缺乏的生物化学信号起始于未装载的tRNA聚集,它可以激活一般氨基酸调控不可拆卸激酶2(general amino acid control non-removable kinase 2,GCN2),一个非常保守的蛋白通路。在后生动物中,这个信号在任一必需氨基酸缺乏之时都会产生。小鼠敲除GCN2后不能辨认(也不能拒绝)氨基酸缺乏的食物,说明GCN2对感应氨基酸缺乏是必要的。激活后的GCN2可以磷酸化eif2α,该因子结合三级起始复合物,停止总体蛋白的起始转录。然而,还是有某些mRNA会被转录,如激活转录因子4(activating transcription factor 4,ATF4)、分裂激活蛋白激酶(mitogen-activated protein kinase,MAPK)、c-JUN和钠耦联中性氨基酸转运体(sodium-coupled neutral amino acid transporter 2,SNAT2)。

感应氨基酸过量的机制可能与中枢神经系统的神经肽有关。中枢神经系统注射亮氨酸后,AgRP表达降低。在下丘脑GT1-7细胞中也看到亮氨酸可以调节AgRP的表达。另外,mTOR的激活与大脑亮氨酸感应并调节摄食有关。分别注射亮氨酸到下丘脑基底部或NTS,mTOR的下游S6K1显著激活。在大鼠共同注射雷帕霉素(mTOR特异的抑制剂)和亮氨酸,可以阻止亮氨酸对摄食的影响。

(三)中枢神经系统感应氨基酸的生理调节

动物摄入缺乏必需氨基酸的食物后,会减少摄食量。2005年,Gietzen等发现,在APC注射苏氨醇、亮氨醇(造成局部氨基酸缺乏),可以抑制大鼠进食。2014年Pierre等发现下丘脑注射亮氨醇可以减少小鼠的摄食。然而,2006年,Cota等发现亮氨酸在下丘脑可以激活mTOR,调节摄食。可见,中枢神经系统感应氨基酸的过量或缺乏都有可能会引起摄食减少。

亮氨酸缺乏也会引起很多代谢的其他变化如能量平衡、脂质代谢和血糖平衡,在亮氨酸缺乏饮食的小鼠中,第三脑室注射亮氨酸可以减弱脂肪的丢失,通过抑制白脂激素敏感性脂肪酶(hormone-sensitive lipase,HSL)的激活和褐脂UCP1的激活。此外,亮氨酸缺乏还可以通过激活G蛋白/cAMP/PKA/CREB通路,增加下丘脑促肾上腺皮质释放激素(corticotrophin-releasing hormone,CRH)。交感神经介导了亮氨酸缺乏引起的脂肪丢失。该实验室还证明下丘脑S6K1可以通过MC4R调节CRH的表达。

总之,中枢神经系统通过感应葡萄糖、脂肪酸和氨基酸来感应机体能量水平,进而调节机体的代谢状态。尽管已有大量研究发现了大脑的感应机制,还有许多待解决的问题需要进一步探索。因此,深入研究中枢神经系统对各种营养素的感应机制及其对机体生理功能的调控机制,对预防和治疗肥胖和糖尿病具有直接和深远的意义。

第二节 胰岛素与胰岛素样生长因子与营养感应

胰岛素和胰岛素样生长因子系统对于哺乳动物的生长发育和营养代谢起着至关重要的作用。这两类激素及其下游的信号通路构成的系统在体内相互作用而又相互补充，从而共同调节机体的新陈代谢和生理功能。研究表明，胰岛素与 IGFs 除受遗传和其他激素水平调节外，很大程度上直接受到营养状态的调控，并且发挥相应的代谢调控功能，维持机体的代谢稳态。近年来对胰岛素/IGF 信号通路［insulin/IGF signaling（IIS）passway］及其与营养感应的关系进行了广泛而深入的研究，使人们对这两大类激素与营养代谢相关的分子机制和相关疾病的发病机制有了更进一步的理解。本节从营养感应的角度对胰岛素与 IGFs 激素家族的生物学功能和作用机制作一简要综述。

一、胰岛素与营养感应

1921 年，加拿大学者 Frederick G. Banting 和他的助手 Charles H. Best 首次制备出胰岛素（insulin），这被认为是现代医学史上最伟大的成就之一。胰岛素是胰岛 β 细胞分泌的一种多肽类激素，它由两条肽链（A 链和 B 链）经二硫键连接构成，包含 51 个氨基酸，大小为 5.8kDa。胰岛 β 细胞可以迅速响应机体循环系统中内源性或外源性物质如葡萄糖、氨基酸、游离脂肪酸等营养物质和激素类物质等的含量变化，从而调整胰岛素的分泌。胰岛素是机体内唯一能够降低血糖的激素，同时具有促进糖原、脂肪、蛋白质合成的功能，是体内促进合成代谢最重要的激素之一。

（一）胰岛素的生理功能及其信号通路概述

胰岛素在体内最本质的作用是促进合成代谢，最显著的生理功能是降低血糖。胰岛素一方面通过作用于肌肉、脂肪组织等处靶细胞的细胞膜载体，促进组织细胞对葡萄糖的摄取和利用，并增加糖原合成酶活性以促进肝糖原和肌糖原的合成；另一方面通过抑制糖原磷酸化酶降低糖原裂解，通过降低丙酮酸羧化酶和果糖 1,6-二磷酸酶等的活性来抑制糖异生作用，最终发挥降低血糖的作用。除此之外，胰岛素还能促进肌肉、肝脏和脂肪组织中的合成代谢，同时抑制其中的分解代谢。具体地说，胰岛素能增加脂肪酸合成和脂肪贮存，减少脂肪分解，促进氨基酸进入细胞，在蛋白质合成的各个环节发挥促进作用以增加蛋白质合成，抑制蛋白质的分解。

胰岛素作用的分子机制属于受体酪氨酸激酶机制。具体来说，胰岛素结合到实质为酪氨酸激酶的胰岛素受体（insulin receptor，IR）上，激活此酶的催化活性，使受体本身的酪氨酸残基磷酸化，又进一步促进酪氨酸激酶的活性，进而磷酸化胰岛素受体底物（insulinreceptorsubstrate，IRS）。IRS 的磷酸化可以激活最主要的两条下游信号转导途径，即磷脂酰肌醇-3 激酶（phosphatidylinositol 3-kinase，PI3K）/Akt 信号通路和 Ras/MAPK 信号通路。胰岛素对代谢的调节作用主要是通过 PI3K/Akt 途径介导，Akt 的激活可以调节肌肉和脂肪细胞内胰岛素敏感性葡萄糖转运蛋白（GLUT4）向细胞膜的转位。同时激活的 Akt 可以导致糖原合成酶激酶（GSK3）磷酸化从而失活其功能，继而降低糖原合成酶的磷酸化，最终起到促进糖原合成的作用。另外，GSK3 能够使有关蛋白合成的真核起始因子 2B（eIF-2B）失活，从而使 Akt 激活后最终起到促进蛋白质合成的作用。Akt 下游还有一个关键的靶点为转录因子 FoxO，Akt 对 FoxO 的磷酸化可以阻止其入核，起到抑制细胞凋亡的作用。除此之外，Akt 还可激活 mTOR 和抑制 AMPK 这两个在营养感应和能量代谢中极为关键的调节因子，从而在更加复杂的信号网络中进一步发挥胰岛素促进合成代谢的重要生理功能，在此不再赘述。在 IIS 的另一条主要通路 MAPK 途径方面，衔接蛋白 Grb2 与鸟嘌呤核苷酸交换因子 SOS 连接促进 Ras 激活，进而激活整条 MAPK 通路（即 Ras-Raf-MEK-ERK 通路），被激活的细胞外调节蛋白激酶（ERK）入核，通过磷酸化激活转录调节因子 Elk-1，促进某些基因的转录与表达，从而介导胰岛素促进合成代谢的作用。

（二）营养感应与胰岛素合成和分泌

胰岛素的合成与分泌有着严格而精密的调控过程，从而精确地满足代谢的需要量。为感应外界营养状态，胰岛 β 细胞聚集的胰岛部位与血管系统形成密集的网络结构，从而使胰岛处血流量可达胰岛旁组织的 10 倍左右。胰岛周围的毛细血管上可以形成大量的微小孔洞样结构，称为窗孔（fenestrate），这些结构大大增强了血液中的营养物质与该处组织细胞进行物质交换的能力，使胰岛 β 细胞可以迅速地感知营养状态以调整胰岛素的合成与分泌，也使分泌出的胰岛素能够更快地扩散到毛细血管以至全身。调节胰岛素合成分泌的因子有两大类，第一类为葡萄糖、氨基酸和脂肪酸等营养物质；第二类是神经递质和激素类物质。β 细胞能整合这两大类调节因子的信号作用，使机体的胰岛素水平能适应机体各种不同状态的需要和稳定在一定的水平。本文主要介绍第一类即营养物质对胰岛素的调节，对神经递质和激素类物质的调节在此不再详述。

1. 葡萄糖对胰岛素合成与分泌的调控 在众多影响胰岛 β 细胞合成和分泌胰岛素的因素中，葡萄糖是最重要的调节物。与氨基酸或脂肪酸刺激相比，葡萄糖是更强的诱导因子，比如，口服 75g 葡萄糖使胰岛素分泌从基础水平（20~30pmol/L）在 30 分钟内升高至 250~300pmol/L，而摄入等量的脂肪或脂肪加蛋白质的饮食只能分别将胰岛素浓度提高至 50pmol/L 和 60pmol/L。在胰岛素的合成方面，葡萄糖可以通过胰岛 β 细胞内特异性的顺式调控元件促进胰岛素基因的转录，使细胞内相应的 mRNA 和翻译水平增高。同时，葡萄糖对于维持胰岛素 mRNA 的稳定性具有重要的作用。在胰岛素的分泌调节方面，葡萄糖可通过多种信号途径影响胰岛素的分泌，其中主要是通过 ATP 敏感钾通道途径和第 2 信使途径使胰岛 β 细胞内的钙离子、环磷酸腺苷（cAMP）、三磷酸肌醇（IP$_3$）、蛋白激酶 A（PKA）、蛋白激酶 C（PKC）、一氧化氮等物质含量增加，从而诱导胰岛素的分泌，详细介绍如下。

胰岛 β 细胞没有结合于胞膜结构的葡萄糖受体，葡萄糖本身也并不能刺激胰岛素分泌，而是必须经代谢才能发挥调节作用。GLUT2 是胰岛 β 细胞上唯一的葡萄糖转运蛋白,生理条件下,葡萄糖可经 GLUT2 转运进入细胞内,该蛋白与葡萄糖激酶共同形成葡萄糖感受器,在胰岛 β 细胞分泌胰岛素的过程中发挥极其重要的作用。GLUT2 是一种低亲和力但具有很高转运能力的转运蛋白,具有较高的 Km 值(Km=15~20mmol/L),从而促进细胞膜两侧糖的快速平衡,使得胰岛细胞对细胞外葡萄糖浓度在生理范围内的变化非常敏感。

经 GLUT2 转运进入胰岛 β 细胞的葡萄糖分子首先被葡萄糖激酶磷酸化为 6-磷酸葡萄糖(glucose-6-phosphate,G6P)。葡萄糖激酶是胰岛 β 细胞内另一个重要的葡萄糖感受器,原因首先在于其与葡萄糖有较低的亲和力,Km 值只有 6mmol/L,与体内正常血糖水平基本相当;其次,葡萄糖激酶的催化作用不受其产物的抑制,因而保证其在糖酵解过程中始终保持持续的催化活性。由于葡萄糖激酶的反应速度低于 GLUT2 的转运速度,因此葡萄糖激酶是胰岛 β 细胞摄入葡萄糖的限速步骤。

磷酸化的葡萄糖继续进行糖酵解产生丙酮酸,然后进入线粒体通过三羧酸循环产生 ATP,ATP/ADP 比值升高可引起 β 细胞膜上的 ATP 敏感钾通道关闭,钾离子外流减少,细胞膜去极化,导致电压门控的钙离子通道被激活,钙离子内流,胞内钙离子浓度升高诱导胰岛素贮存小泡的胞吐,释放胰岛素。以上是葡萄糖诱导的胰岛素分泌(glucose-stimulated insulin secretion,GSIS)的主要过程。另外,丙酮酸除了代谢成乙酰辅酶 A 进入三羧酸循环外,还可在丙酮酸羧化酶催化下转化为草酰乙酸,成为三羧酸循环的一个重要回补途径,三羧酸循环的中间产物达到足量时,引起中间产物流失,这一过程中产生的一些产物如辅酶 NADPH、丙二酰辅酶 A 和谷氨酰胺等也会促进 ATP 敏感钾通道依赖的胰岛素分泌。

2. 氨基酸对胰岛素分泌的调控　生理水平的氨基酸浓度并不能刺激胰岛素的分泌,但一些特定的氨基酸组合在达到一定量以后也可以通过 GSIS 过程促进胰岛素分泌。例如,谷氨酰胺和亮氨酸的组合可以增强 GSIS。具体来说,谷氨酰胺进入胞质后被谷氨酰胺酶催化形成谷氨酸,谷氨酸在谷氨酸脱氢酶(亮氨酸可以激活谷氨酸脱氢酶)作用下形成 α-酮戊二酸,进而产生 ATP,促进胰岛素分泌。

另外,某些氨基酸可以间接影响胰岛素的分泌。例如,在饥饿时,骨骼肌里的蛋白质分解代谢产生氨基酸用于产能,其中一些游离氨基酸如丙氨酸和谷氨酰胺进入血液后可以作为胰高血糖素分泌的刺激因子,刺激产生的胰高血糖素可以升高血糖,进而引起 GSIS。除此之外,氨基酸还可以通过肠促胰岛素(incretin)途径刺激胰岛素分泌。抑胃肽(gastric inhibitory polypeptide,GIP)和胰高血糖素样肽-1(glucagon-like peptide-1,GLP-1)是由肠道分泌的两种主要肠促胰岛素,这两种激素通过结合于胰岛 β 细胞上相应的特异性受体,增强 GSIS 作用。

3. 脂肪酸对胰岛素分泌的调控　游离脂肪酸(free fatty acids,FFAs)也能影响胰岛素的分泌,但主要是在 2 型糖尿病产生胰岛素抵抗时作为胰岛素分泌的补充途径。FFAs 可以增强 GSIS。FFAs 通过胰岛 β 细胞表面的游离脂肪酸受体-1(free fatty acid receptor-1,FFAR-1)影响 β 细胞功能。FFAs 在胞内代谢可以产生脂质信号分子如长链脂酰辅酶 A 和甘油二酯,长链脂酰辅酶 A 可以乙酰化修饰突触相关蛋白-25(synaptosomal-associated protein-25,SNAP-25)和突触结合蛋白(synaptotagmin),这两种蛋白在胰岛素小泡胞吐的膜融合过程中具有关键作用;甘油二酯(DAG)能够激活 PKC,同样促进胰岛素小泡的胞吐过程。

二、胰岛素样生长因子与营养感应

1957 年 Salmon 和 Daughaday 在研究生长激素的作用时,首次发现了胰岛素样生长因子(insulin-like growth factors,IGFs)。1976—1978 年 Rinderknecht 和 Humbel 从人的血清中分离出两种活性物质,并进行了结构分析和测序,因为它们在结构和功能上与胰岛素非常相似,且具有调节细胞生长和分化的作用,所以被正式命名为 IGF-1 和 IGF-2。IGFs 在人体内受遗传、激素水平、营养状态、疾病等多方面影响,是机体组织细胞增殖、分化和成熟过程中重要的细胞因子。

(一)胰岛素样生长因子生理功能及其通路概述

1. 胰岛素样生长因子-1 的生理功能　IGFs 由生长激素诱导细胞产生,以内分泌、旁分泌和自分泌的方式来调控细胞的代谢、增殖、分化和凋亡。在人体内,胰岛素样生长因子-1(IGF-1)是 IGFs 的主要成员,除肝细胞是主要的分泌细胞外,肾细胞、脾细胞等多达十几种细胞均可分泌 IGF-1。IGF-1 是由 70 个氨基酸组成的单链多肽,大小为 7.6kDa。在人体内,IGF-1 通过 IGF-1 受体介导发挥其促合成代谢作用,调节细胞内的代谢途径与胰岛素类似,表现为促进组织细胞摄取葡萄糖,促进肌肉组织摄取氨基酸,刺激糖异生和糖酵解。此外,IGF-1 还能与胰岛素受体结合,从而降低血糖。IGF-1 对脂肪组织具有双向调节作用,高浓度的 IGF-1 能激活胰岛素受体,发挥促进脂肪合成、抑制脂肪分解的作用,而低浓度的 IGF-1 则可以促进脂肪分解。

除发挥类胰岛素作用外,IGF-1 还具有促进有丝分裂作用,能刺激 DNA、RNA 的合成和细胞增殖。在哺乳动物的生命阶段中,IGF-1 还发挥了促进胚胎发育、增加和维持肌肉重量、促进骨的合成代谢、增强繁育期繁殖能力等重要作用。在大脑中,IGF-1 作为重要的神经营养因子和神经保护因子之一,对脑神经的发育和认知功能也起一定作用。另外,IGF-1 还能调节胰岛 β 细胞重量,对胰岛素的分泌和胰岛素敏感性也有一定的调节作用。

2. 胰岛素样生长因子-2 的生理功能　胰岛素样生长因子-2(IGF-2)是 IGFs 的另一个成员,它由 67 个氨基酸组成,大小为 7.5kDa,与 IGF-1 有 67% 的同源性。IGF-2 广泛存在于各个组织器官中,肝脏是其主要来源,其他组织器官如大脑、骨骼系统、卵巢等也可分泌 IGF-2,胎儿和胎盘中具有丰富的 IGF-2。

IGF-2 可通过不同通路发挥多种生物学作用。在生长发育方面,IGF-2 属于胚胎期激素,调节胚胎组织的生长发育。胚胎期 IGF-2 水平高于成年动物相同组织,但出生后,IGF-2 水平显著降低,故认为 IGF-2 对出生后的生长作用影响较小。除了在生长发育方面的功能外,IGF-2 也调节肝脏、骨骼肌、脂肪细胞的代谢功能。在肝脏中，IGF-2通过抑制葡萄糖的输出而增加糖原的合成。在外周组织中，IGF-2可增加葡萄糖的摄取，促进葡萄糖的氧化，促进脂质、蛋白质的合成。

3. 胰岛素样生长因子信号通路及其调控　IGFs首先要和相应的胰岛素样生长因子受体(insulin-like growth factor receptor-1/-2,IGFR-1/-2)结合才可发挥其生物学效应。另外，胰岛素样生长因子结合蛋白(insulin-like growth factor binding proteins,IGFBPs)在调控IGFs的生物活性方面也起到重要作用。其中，IGFR-1和IR是同源结构，且都具有内在的酪氨酸激酶活性。尽管它们具有同源性和共同的信号通路，但却具有不同的功能，通过激活和招募不同的对接蛋白和信号通路来完成这些功能。胰岛素受体主要参与调节葡萄糖稳态，而IGFR-1通过与IGF-1结合，激活MAPK信号通路，在细胞的增殖、分化和凋亡中发挥重要作用。IGF-2也可与IGFR-1结合，激活其受体酪氨酸激酶活性，使受体自身及其底物磷酸化，进而通过MAPK途径发挥促进细胞增殖、抑制细胞凋亡的作用。而IGFR-2能够通过受体介导的内吞作用及溶酶体的降解作用调控胞外IGF-2的含量，其与IGF-2的结合造成IGF-2在溶酶体内被降解，最终达到抑制细胞生长和促进细胞凋亡的作用，然而IGFR-2与IGF-2结合的下游信号转导机制目前还没有公认的看法。

(二) 营养感应与胰岛素样生长因子-1

IGF-1在出生时表达量处于较低水平，然后随年龄增长开始增加，在20岁左右达到顶峰，之后又逐渐下降。机体正常的生长发育需要足量的营养作为基础，由于IGF-1能够上调蛋白合成等生物合成代谢过程，因此其释放也与充足的营养水平有密切关系。例如，胰岛素作为指示机体葡萄糖摄入充足的因子，其对肝脏IGF-1的合成也有促进作用。IGF-1属于胰岛素信号通路下游基因之一，其转录和表达直接受到胰岛素的调控，这一调控途径不依赖于生长激素的作用。胰岛素还能抑制肝脏中IGFBP-1和IGFBP-2的表达，降低这两种结合蛋白对游离IGF-1的结合和抑制作用，从而提高IGF-1的生物利用度。

当机体营养不良、饥饿或处于节食状态时，血清IGF-1的含量会降低，使机体在生理上调整代谢以适应能量不足的情况。与低浓度时的胰岛素作用类似，低浓度的IGF-1一方面使骨骼肌的蛋白发生分解代谢，产生的氨基酸进入肝脏进行糖异生，使机体的血糖水平得以维持，另一方面通过脂肪组织的脂解作用产生FFAs，提供能量。

营养状态较差时引起血清IGF-1下降的机制在动物模型中有广泛的研究，但人体水平研究还较少。发生营养不良时，肝脏会出现生长激素抵抗现象，抑制了IGF-1的表达。在严重的饮食限制状况下，肝脏生长激素受体的表达也会降低。如果只是限制蛋白含量的饮食，对生长激素的抑制作用则发生在生长激素受体下游的信号途径。另外，营养状态也能通过相关的一些激素间接地影响IGF-1的表达，如胰岛素和三碘甲状腺原氨酸(T_3)等。

饮食限制还可以通过改变IGFBPs的含量对IGF-1产生影响。例如，在营养不良发生的早期，IGFBP-1和IGFBP-2的水平会升高，与IGF-1的结合后抑制其活性，这也是防

止发生低血糖的途径之一。另外，当营养不良持续下去时，引起IGFBP-3表达水平下降，而IGFBP-3与IGF-1的结合能够使IGF-1停留在毛细血管壁上，延长IGF-1的半衰期。

在膳食能量和蛋白质两种因素中，蛋白缺乏对IGF-1的影响更大。在长期能量仅中度限制(蛋白水平不改变)的情况下，血清IGF-1含量没有下降，但当仅限制部分膳食蛋白含量时，会造成血清IGF-1浓度的显著下降。原因在于肝脏细胞对氨基酸(特别是必需氨基酸)如甘氨酸、苏氨酸、色氨酸、精氨酸和脯氨酸等的利用度对IGF-1、生长激素受体及IGFBPs基因的表达有着重要作用。研究表明，在低营养状态下，肝细胞生长激素受体和IGF-1基因的表达均受到抑制，而补充甘氨酸等氨基酸可以促进肝脏IGF-1和IGFBP-3基因的转录，下调IGFBP-1的表达，提高血清IGF-1的含量和效应。

另外，摄入脂肪的量及种类也能够调节血清IGF-1含量。有研究表明，鱼油和低脂肪膳食可以显著改善烧伤患者治疗过程中血清IGF-1水平的恢复。

由于血清IGF-1水平能够迅速且敏感地反映个体的营养状态，因此在临床上IGF-1被广泛应用于患者特别是婴幼儿营养状况的评估指标，同时利用基因工程生产的重组人IGF-1也在临床营养支持疗法中逐渐得以应用。

第三节　氨基酸感应调控代谢的作用与机制

氨基酸是人体必需的营养物质，具有广泛的生物学功能，它是蛋白质的组成单位，也是能量代谢物质。此外，它还作为信号分子广泛参与多种生理功能的维持与调控，并在转录、翻译、翻译后修饰等多个层面上发挥作用。机体中多个外周脏器和代谢调控中枢下丘脑均可以感应外界氨基酸水平的变化，并调控糖脂代谢。因此准确地感应细胞内和细胞外氨基酸的水平，成为维持细胞内稳态的关键。真核细胞中存在着良好的氨基酸感应因子，能够通过GCN2、mTOR以及味觉受体来完成对氨基酸的感应。本文介绍氨基酸感应的基本特性以及氨基酸如何调控糖脂代谢，为进一步探究氨基酸感应机制以及治疗相关代谢疾病提供参考。

一、氨基酸感应

氨基酸不仅作为蛋白质的基本单位参与蛋白质合成，也可以作为机体的备用能源，它还作为信号分子参与糖代谢以及脂肪代谢的调控，在体内的代谢平衡中起到了重要的作用。近年来，氨基酸作为信号分子参与机体多种生理进程的调控受到了越来越多的关注。细胞内蛋白质合成的过程是最需要能量的过程之一，因此有效地感应氨基酸并触发适当的反应成为维持细胞内稳态的关键。真核细胞中存在良好的氨基酸感应因子，例如mTOR，当氨基酸充足时会激活mTOR，从而为生长启动合成代谢。相反，当机体内某种必需或者非必需氨基酸缺乏时，GCN2能够直接感应它们，通过其与相对应的tRNA结合。此外，体外的氨基酸感应主要是通过味觉受体来感知的。

在蛋白质合成中，没有氨基酸能够补偿另一个氨基酸的缺失，因此，细胞必须有效地检测任何氨基酸的缺乏，以防止肽链合成中的潜在故障。蛋白质合成的基本元件核糖体，能够通过将同源氨基酸与特定 tRNA 共价连接，从而使氨基酸并入新生肽链中。特定氨基酸的氨基酰-tRNA 合成酶（aaRSs）能够促进氨基酸与其同源 tRNA 的结合，当细胞中自由的氨基酸水平很低时，未装载的 tRNA 就会聚集。GCN2 能够检测到任何氨基酸的未装载的 tRNA，并对它有很高的亲和力。当 GCN2 与未装载的 tRNA 结合后，会产生构象变化，从而激活能够抑制蛋白质翻译起始的 EIF2α。EIF2α 激活后会促进一些转录因子的表达，如 ATF4 等。之后 ATF4 会促进一些参与氨基酸代谢的氨基酸转运体以及酶的表达，此外还会促进参与自噬的一些因子的表达，从而适应机体的氨基酸缺乏。

氨基酸能够为生长提供原料，必要时还会提供能量，机体需要有效的感应氨基酸水平的变化，才能为生长提供保障。真核细胞中 mTOR 信号通路是氨基酸良好的感应因子，它能够促进蛋白质、脂类以及核苷酸等的合成代谢，并且抑制类似自噬等分解代谢的发生。1994 年哺乳动物细胞中的 TOR 被发现。TOR 会形成两种结构以及功能不同的复合物即 mTORC1 和 mTORC2。mTORC1 对雷帕霉素敏感，并且是重要的氨基酸感应因子之一。有关 mTOR 如何参与氨基酸的感应在上一章节已有详细的描述，在此不再赘述。

此外，体外的氨基酸感应主要是通过味觉受体来感知。T1R 家族中的成员 T1R1 和 T1R3 形成的异源二聚体能够感应氨基酸。氨基酸与味觉受体结合之后，能够触发跨膜信号转导，之后 G 蛋白被激活，释放神经递质。有趣的是，细胞外的氨基酸被味觉受体感知之后，可以调控 mTOR 信号通路而不影响细胞内氨基酸的浓度。

二、氨基酸感应调控代谢的作用与机制

（一）氨基酸感应调控糖代谢

氨基酸调控糖代谢的研究可以追溯到一个世纪以前，主要是由于氨基酸分解后它的碳骨架可以转变成糖。研究人员在几十年前首次报道在肥胖人群的血清中氨基酸含量显著升高。这也就提示氨基酸可能参与了肥胖人群或饮食诱导的胰岛素抵抗过程。饮食诱导的肥胖动物肌肉中也检测到了氨基酸浓度的增加，但是在遗传所导致的肥胖动物肌肉中则没有这一变化，这说明饮食诱导的胰岛素代谢可能和氨基酸密切相关。近年来，人们对于氨基酸在糖代谢及胰岛素反应方面的调节作用已经有所认识与研究。有研究表明氨基酸的水平与糖尿病密切相关，文章指出糖尿病患者血清中的苯丙氨酸、酪氨酸以及支链氨基酸的含量显著升高，这为糖尿病的诊断和治疗奠定了基础。

肌肉是人体最大的器官，也是与糖脂代谢密切相关的重要外周器官之一，肌肉可以摄取葡萄糖并将其以肌糖原的形式储存在肌肉中。肌肉组织中氨基酸能够调控胰岛素敏感性，此外氨基酸能够抑制肌肉中胰岛素刺激的葡萄糖的吸收。肌肉中氨基酸对胰岛素作用的负调控可能是通过抑制了胰岛素受体底物（IRS-1）的丝氨酸/苏氨酸磷酸化而

导致 PI3K 活性受到抑制，进而影响胰岛素信号通路中关键的下游分子 AKT 以及 PKC 来实现的。氨基酸对胰岛素作用的负调控还反映在肝原代细胞和脂肪细胞中。肌肉中氨基酸负调控胰岛素信号通路在动物和人群实验中均有报道。口服亮氨酸降低了大鼠肌肉组织中的 PI3K 活性。

早期研究发现氨基酸可以直接转化为葡萄糖，但是进一步研究表明，在血浆氨基酸水平增高时血糖水平并无明显变化。后来证明，氨基酸被肝脏通过糖异生转化为了葡萄糖，但因为氨基酸同时还能促进胰岛素分泌发挥降糖效应，所以血糖水平并不会发生太大变化。除了可以促进肝脏糖异生外，支链氨基酸还可以调节肝脏的胰岛素敏感性。在给予动物的高脂饮食中增补支链氨基酸可以提高机体的胰岛素敏感性，但也有研究认为增补支链氨基酸不能提高胰岛素敏感性，甚至还会导致胰岛素抵抗。但在支链氨基酸缺乏时，结论是明确的，即支链氨基酸缺乏会上调机体的胰岛素敏感性。此外，向下丘脑内侧基底部注射亮氨酸后可以降低血糖，这主要是通过降低肝脏糖异生水平来实现的。由此可见，机体内多个组织都能够感应氨基酸，从而调控糖代谢。

（二）氨基酸感应调控脂代谢

近年来肥胖的发病率越来越高，已经成为全球亟待解决的健康问题之一。氨基酸和肥胖也有着密切的关系，许多文章报道肥胖患者的支链氨基酸水平是显著升高的。同时，有证据表明肥胖的 BCAA 水平升高，部分是由肝脏和脂肪组织 BCAA 分解代谢率较低导致的。脂代谢主要分为四个过程，分别为脂质合成、脂质氧化、脂质吸收以及脂质分解。而不同组织的氨基酸感应能够通过信号传导影响脂代谢的不同过程。

氨基酸补充能够调控脂代谢。精氨酸是条件必需氨基酸，它是合成 NO 的前体，在调节循环系统、免疫系统以及生殖系统中发挥着重要的作用。据报道，精氨酸可降低成年哺乳动物白色脂肪的积累，改善代谢状况。甘氨酸是人和动物血浆中丰富的氨基酸，它在调节新陈代谢，维持细胞内氧化还原状态，提高蛋白质周转，增强免疫应答方面起着关键作用。有文章报道，超重、肥胖和糖尿病个体血浆中的甘氨酸浓度显著降低。研究者发现给肥胖小鼠补充甘氨酸能够促进白色脂肪的减少，且体外实验证明甘氨酸能够增强 3T3-L1 脂肪细胞中脂联素和 IL-10 的表达，且不影响脂肪生成和脂肪分解。给患有糖尿病小鼠补充甘氨酸能够提高其胰岛素敏感性。BCAA 是必需氨基酸，它们在体内无法从头合成。高脂饮食诱导的肥胖小鼠给予 BCAA 的补充，能够降低白脂的积累，同时还可以降低肝脏以及肌肉中甘油三酯的含量。此外单独给予肥胖小鼠异亮氨酸的补充，也可以降低白脂的积累和肝脏以及肌肉中甘油三酯的含量。

机体对氨基酸缺乏的感应能够调控脂代谢。研究发现在给予小鼠 7 天亮氨酸缺乏饮食后会出现腹部脂肪快速丢失和褐色脂肪组织产热增高等表型，并且可以通过脑室注射回补亮氨酸来加以阻断。这说明，下丘脑调控代谢的神经元具备感受脑脊液中亮氨酸浓度的能力。此外，亮氨酸缺乏可以激活下丘脑 G 蛋白/cAMP/PKA/CREB 信号通

路,诱导下丘脑促肾上腺皮质激素释放激素(CRH)表达增高,进而通过激活交感神经系统,支配白脂和褐脂分别产生脂解和产热的表型。另一方面,亮氨酸可以抑制下丘脑的mTOR-S6K信号通路,进而调节MC4R的表达来介导CRH的上调。这充分表明,下丘脑可以通过多条信号通路实现对氨基酸的感应和代谢调节。给予小鼠甲硫氨酸缺乏的饲料,小鼠的体重和脂肪显著减少,能量消耗显著增强,研究发现PERK/NRF2在其中起到非常重要的作用。异亮氨酸和缬氨酸缺乏的饲料也能够使小鼠体重降低,脂肪减少,且白脂中的脂解和脂肪氧化过程显著增强,脂质合成过程显著被抑制,褐脂中UCP1表达显著上升,能量消耗水平显著升高。研究者发现血清中半胱氨酸的水平显著升高,在3T3细胞中缺乏半胱氨酸后,通过干扰 Pparγ2 和 Pparγ 靶定的基因表达,能够抑制脂肪前体细胞的分化和甘油三酯的聚集。由此可见氨基酸缺乏感应在调控机体脂代谢中发挥着至关重要的作用。

总之,肥胖和2型糖尿病是全球亟待解决的两大健康问题,主要原因在于人们生活方式和饮食习惯的巨大变化。营养过剩是当今社会最为普遍的代谢病发病诱因,除了脂肪摄入过多之外,蛋白质摄入过多同样常见。很多研究报道肥胖人群和糖尿病人群中支链氨基酸以及其他一些氨基酸的水平是显著升高的。蛋白质饮食和其分解得到的氨基酸是肥胖、糖尿病等代谢性疾病的潜在重要影响因素之一,氨基酸不仅可以作为重要营养元素发挥作用,其作为糖脂代谢调控中的重要信号分子同样发挥着重要作用。因此饮食干预可以作为降低高危人群罹患肥胖和2型糖尿病风险的有效手段。

氨基酸感应能够有效地调控机体的糖脂代谢。真核细胞中存在良好氨基酸感应因子,例如mTOR,当氨基酸充足时会激活mTOR,从而为生长来启动合成代谢。相反,当机体内某种必需或者非必需氨基酸缺乏时,GCN2能够直接感应它们,通过与其相对应的tRNA结合。此外,体外的氨基酸感应主要是通过味觉受体来感知。营养素感应与代谢调控信号网络的紊乱和失调是促发慢性代谢性疾病的根本病因。研究氨基酸的营养感应和其对糖脂代谢的调控机制,将为防治代谢性疾病奠定良好的基础。

第四节　哺乳动物雷帕霉素靶蛋白与营养感应

生物体的正常生长和发育离不开营养物质的协调,对营养供应变化的有效反应是生物生存的关键。雷帕霉素靶蛋白(TOR)是一个非典型的丝氨酸/苏氨酸蛋白激酶,在生物体营养感应过程中起着重要调控作用。TOR最初是在酿酒酵母中被发现,通过产生突变对雷帕霉素的生长抑制产生抗性,在进化上高度保守。在哺乳动物中,为了应对环境中营养水平的变化,哺乳动物雷帕霉素靶蛋白(mTOR)刺激合成代谢,如蛋白质、脂质和核苷酸合成等过程,抑制分解代谢过程,如自噬,最终促进细胞生长。mTOR作为生长调节的中枢,形成了两个结构和功能上不同的保守复合体,称为mTOR复合体1(mTORC1)和mTOR

复合2(mTORC2),但只有mTORC1对雷帕霉素敏感。mTORC1复合体的必要组成成分包括mTOR、Raptor和mLST8。除了这三个核心组成部分之外,mTORC1还包含两个抑制因子:PRAS40和DEPTOR。mTORC2复合体由mTOR、Rictor、mSin1、mLST8和PRR5构成。mTORC2也受DEPTOR调节,同时还受mSin1和Protor1/2的调控。

mTORC1的活性受多种环境因素调节,包括营养物质、生长因子和细胞内能量。其中营养物质是mTORC1最重要的激活剂,可以直接激活mTORC1信号通路,而生长因子信号则需要经过一系列传导再到达mTORC1。相反,mTORC2主要受生长因子调控,从而调控细胞增殖和存活。作为细胞生长的中心控制器,mTOR与多种疾病相关,包括癌症、肥胖和糖尿病等其他疾病。在这里,我们综述mTOR信号通路与营养感应之间的关系,并讨论mTOR信号通路与多种人类疾病的关系,以便更好地发展治疗相关疾病的新策略。

一、哺乳动物雷帕霉素靶蛋白复合体1与营养感应

在营养物质尤其是氨基酸丰富的情况下,哺乳动物雷帕霉素靶蛋白复合体1(mTORC1)信号通路被激活。氨基酸对mTORC1的激活依赖多个不同的机制,但是都需要RAG家族的小GTP酶介导。在哺乳动物中,存在4种RAGs,包括RAGA、RAGB、RAGC和RAGD。RAGs通过与溶酶体五聚体复合物RAGULATOR(由p18、p14、HBXIP、C7orf59和MP1组成)相互作用定位于溶酶体。RAGs以异源二聚体的形式发挥功能,RAGA或RAGB与RAGC或RAGD二聚化。氨基酸充足时,刺激RAGA/B与GTP结合,RAGC/D与GDP结合而使RAGs异源二聚体转为激活状态。激活的RAGs结合Raptor,进而将mTORC1招募到溶酶体。mTORC1一旦被招募到溶酶体,生长Raptor因子激活的GTP结合形式的GTPase RHEB就与之结合并激活它。生长因子通过刺激PI3K/AKT通路激活RHEB。AKT磷酸化TSC使其从溶酶体释放而失活,否则TSC2与TSC1和TBC1D7形成TSC复合体。TSC复合体作为RHEB的GTPase激活蛋白GAP发挥作用,催化RHEB结合的GTP水解为GDP而失活。综上所述,mTORC1的完全激活同时需要氨基酸和生长因子。

继RAG GTPase被发现为mTORC1重要的调控分子之后,一系列的蛋白被鉴定参与了营养感应通路中mTORC1的调控。例如,卵巢滤泡激素(folliculin)和它的结合伴侣FNIP1/2作为激活RAGC/D的GAP蛋白;GATOR1(由DEPDC5、Nprl2和Nprl3组成的三聚体复合物,与GATOR2相互作用)作为RAGA/B的GAP蛋白;KICSTOR复合物(KPTN、ITFG2、C12orf66和含SZT2的mTORC1调控子)被鉴定作为溶酶体上GATOR1的平台蛋白。直到如今,营养感应通路的大部分成员已被鉴定直接参与调节RAG GT-Pase活性或者相关成员的定位。当营养信号传递到mTORC1之后,mTORC1被激活并通过磷酸化一系列的底物开启细胞的合成代谢大门,诸如促进蛋白合成和核酸合成等,同时关闭分解代谢的窗口,如抑制自噬。

氨基酸通过调控 RAGs 的 GTP/GDP 结合状态最终调控 mTORC1。那么，氨基酸信号是如何被感应再传到 RAGs 呢？这是一个需要长期探索的问题，目前的研究提出了几个不同的机制，包括氨基酸是在细胞质、溶酶体和线粒体被感应的。至于有多少种可被感应的氨基酸至今还不清楚，但是研究证明 mTORC1 对亮氨酸和精氨酸水平很敏感。

1. 亮氨酸感应机制　Sestrin1 和 Sestrin2 最初作为应激蛋白被发现，后被证明为亮氨酸感受器。Sestrins 有 3 个同源亚基（Sestrin1~3），一直以来被认为是 mTORC1 的抑制因子。Sestrins 对 mTORC1 的抑制至少通过三个机制：通过激活 AMPK 和 TSC 复合物；通过作为 RAGs 的 GDI 抑制 GDP 从 RAGA/B 的解离；通过结合和抑制 GATOR2 从而阻碍氨基酸刺激时 mTORC1 的溶酶体定位。研究表明 Sestrin2 可直接与亮氨酸结合，亮氨酸的结合改变了 Sestrin2 的构象并破坏了其与 GATOR2 的结合，最终激活 mTORC1。值得注意的是，mTORC1 的活性同时依赖于亮氨酸和 Sestrin2 的水平。

SLC7A5-SLC3A2 异源二聚体是细胞膜上的亮氨酸转运子，SLC1A5 则是谷氨酰胺转运子。细胞质内谷氨酰胺是 SLC7A5-SLC3A2 转运子运输亮氨酸的抗溶质分子。由 SLC1A5 和 SLC7A5-SLC3A2 减少引起的亮氨酸输入减少会抑制 mTORC1 的激活。过表达溶酶体蛋白 LAPTM4b，会将 SLC7A5-SLC3A2 招募到溶酶体，从而增加亮氨酸的溶酶体积累，提示亮氨酸的感应可发生在溶酶体。在哺乳动物细胞中，亮氨酸和谷氨酰胺感应也可发生在线粒体，并通过谷氨酰胺分解以及 α-酮戊二酸（α-ketoglutarate）产物对 RAG 的调控来激活 mTORC1。除此之外，谷氨酰胺还可通过小 GTPase ARF1 和 v-ATPase 来调节 mTORC1 的溶酶体定位及活性。

2. 精氨酸感应机制　SLC38A9 是目前公认的溶酶体上精氨酸的转运子，是 mTORC1 上游的阳性调控因子。SLC38A9 最初是通过对 RAGs 和调节子 REGULATOR 进行免疫沉淀和质谱分析（IP/MS）而鉴定出来的。SLC38A9 通过其 N 端延伸的 119 个氨基酸与 RAGs 和 REGULATOR 结合，敲低 SLC38A9 会造成精氨酸刺激后 mTORC1 激活障碍。

CASTOR1/2 是细胞质内精氨酸的感受器。研究人员通过类似的 IP/MS 分析方法鉴定出 CASTOR1/2 为 GATOR2 相互作用蛋白。CASTOR 在细胞内以 CASTOR1 同源二聚体或者 CASTOR1 和 CASTOR2 异源二聚体的形式存在，可以直接与精氨酸结合。精氨酸与 CASTOR 二聚体的结合，抑制了 CASTOR 与 GATOR2 的结合，从而释放游离的 GATOR2 去抑制 GATOR1 的 GAP 活性，最终激活 mTORC1。

尽管 SLC38A9 和 CASTOR1/2 通过不同的机制感应精氨酸和调节 mTORC1，但研究提示 CASTOR1/2 相对更重要一些。另外，在 SLC38A9 敲除和 CASTOR1 敲低的细胞中，精氨酸仍能轻微激活 mTORC1，提示仍然存在其他的精氨酸感受器，有待进一步探索。

3. 氨基酸感应场所　研究提出氨基酸感应的场所发生在溶酶体。Zoncu 等人提出一个"inside-out"模型。根据这个模型，氨基酸在溶酶体腔内通过 v-ATPase 和 REGULATOR 被传到 RAGs。SLC15A4 是溶酶体上的组氨酸转运蛋白，将组氨酸由溶酶体运到细胞质。SLC15A4 可能通过影响 v-ATPase 功能而影响 mTORC1 的活性，但是机制还不清楚。质子和氨基酸共体 PAT1/SLC36A1 参与了氨基酸对 mTORC1 的激活，主要定位于核内体，可能参与氨基酸从溶酶体运输到细胞质。

Thomas 等人报道，mTORC1 也可以在高尔基复合体不依赖于 RAGs 而被氨基酸激活。氨基酸促进小 GTP 酶 GTPase RAB1A 结合 GTP 而使其激活，随后 RAB1A 促进高尔基复合体上的 RHEB 与 mTORC1 相互作用。质子和氨基酸共体 PAT4/SLC36A4 主要定位于高尔基复合体，与 mTOR、Raptor 和 RAB1A 在高尔基复合体相互作用，参与氨基酸刺激的 mTORC1 的激活。

4. 葡萄糖感应　除了氨基酸之外，另一种营养物质也是生物体不可或缺的，那就是葡萄糖。但是，与氨基酸感应不同的是，mTORC1 不能直接感应环境中葡萄糖水平的变化，而是通过不同的机制传导间接感应。mTORC1 介导的葡萄糖感应需要与腺苷酸活化蛋白酶（AMPK）协作发挥作用。AMPK 被代谢应激激活，比如葡萄糖被剥夺，增加细胞的 ADP/ATP 和 AMP/ATP 比率。AMPK 促进分解代谢，抑制合成代谢过程。

在哺乳动物中，AMPK 至少通过两条途径来抑制 mTORC1。当细胞内葡萄糖缺失，AMPK 被激活，它可以通过磷酸化 TSC2 使其激活，从而使 RHEB 失活间接地抑制 mTORC1；也可以通过磷酸化 Raptor 的 Ser722 和 Ser792 直接抑制 mTORC1。除此之外，一系列研究表明 RAGs 参与了 mTORC1 对葡萄糖的感应。首先，张亚霖等人报道，AMPK 的激活需要 AXIN 作为桥梁，在溶酶体表面连接 AMPK 与它的上游激酶 LKB1。随后的一项研究表明，在葡萄糖饥饿的情况下，AXIN/LKB1 促进 AMPK 磷酸化，并通过 v-ATPase-RAGULATOR 在溶酶体表面激活 AMPK。与此同时，AXIN 抑制了 RAGULATOR 对 RAGA/B 的 GEF 活性，从而抑制 mTORC1 的活性。综上所述，RAGs 参与了葡萄糖感应，并且提示溶酶体表面为 AMPK 和 mTORC1 协作感应葡萄糖提供了合作平台。更好地理解 mTORC1 和 AMPK 在营养感应中的相互作用有助于为探索细胞代谢调控提供新视野。

二、哺乳动物雷帕霉素靶蛋白复合体 2 与营养感应

在营养感应方面，与 mTORC1 不同的是，哺乳动物雷帕霉素靶蛋白复合体 2（mTORC2）主要感应生长因子信号，是重要的胰岛素信号感应器。在相应的功能方面，mTORC1 调节细胞生长和新陈代谢，而 mTORC2 则控制细胞增殖和生存。mTORC2 的 mSin1 亚基有一个磷酸化结合的 PH 结构域，该结构域对于胰岛素依赖的 mTORC2 激活至关重要。在胰岛素缺乏的情况下，mSin1 的 PH 结构域抑制了 mTORC2 的催化活性。当胰岛素存在时，胰岛素信号通过 PI3K/AKT 通路传导到 mTORC2 并使其激活。此外新

的研究表明 AKT 和 mTORC2 之间存在一个正反馈回路，mSin1 可以被 AKT 磷酸化而促进了 mTORC2 的激活，而 mTORC2 反过来又会磷酸化并完全激活 AKT。AKT 被激活之后，通过磷酸化和抑制几个关键的底物，包括 FoxO1/3a 转录因子、代谢调控因子 GSK3β 和 mTORC1 抑制因子 TSC2，从而促进细胞增殖和生存。mTORC2 除磷酸化 AKT 之外，还可以磷酸化 AGC（PKA/PKG/PKC）蛋白激酶家族的成员来控制细胞增殖和生存。

值得注意的是，mTORC1 与 mTORC2 在细胞内并不是完全独立地发挥功能的。由于 mTORC1 和胰岛素/PI3K 信号之间存在负反馈回路，所以 mTORC2 受到 mTORC1 的调控。mTORC1 可以磷酸化并激活 Grb10，而 Grb10 是 AKT 和 mTORC2 的上游 insulin/IGF-1 受体信号的负调节蛋白。并且，mTORC1 下游底物 S6K1 可以通过调控磷酸化依赖的胰岛素受体底物 1（IRS1）的降解来负调控 mTORC2。mTORC1 对 PI3K 和 mTORC2 的负反馈调控在很多以 mTOR 为药理靶标的疾病治疗中得到应用。

总之，当环境中营养供应水平发生变化时，机体新陈代谢需要做出相应的变化来维持体内平衡。mTOR 作为合成代谢和分解代谢的调控中心，其功能的稳定对于维持机体的健康至关重要。mTORC1 参与葡萄糖稳态和脂肪稳态的调节。由于基因或者饮食因素造成的 mTORC1 过度激活，会导致产生胰岛素抵抗并诱发肥胖和 2 型糖尿病。mTORC1 和 mTORC2 均促进脂肪生成，它们的功能失常可导致脂肪代谢紊乱和脂肪肝。

综上可知，mTOR 作为营养感应器，是细胞生长和新陈代谢调节的中心。它控制着细胞的合成代谢和分解代谢过程。其他信号通路，如 AMPK 和 ERK-MAPK，在 mTOR 通路上会聚，从而突出了 mTOR 信号的中心作用。因此，mTOR 信号在许多疾病中起着重要作用，包括代谢和神经障碍以及癌症。目前，mTOR 的抑制剂雷帕霉素类似物已被批准用于癌症治疗。更好地理解营养物质如何被转导到 mTOR 可能会有利于发展针对 mTOR 相关疾病的新的治疗方法。

第五节　腺苷酸激酶与能量感应

AMP 激活的蛋白激酶（AMPK）是几乎在所有真核生物中广泛表达的高保守的异源三聚体，属丝氨酸/苏氨酸蛋白激酶，是细胞的能量感受器，能够感知细胞能量代谢状态的改变。AMPK 的激活主要有三种形式：通过上游激酶（LKB1，CaMKK-β、IKK 等）促进 Thr172 的磷酸化，通过蛋白磷酸酶抑制 Thr172 的去磷酸化，以及变构激活等。此外，AMPK 激活可以引发许多代谢状态的改变，如糖代谢、脂代谢、蛋白代谢、自噬的变化。而且 AMPK 对食欲控制、氧化应激、细胞增殖、昼夜节律也有一定的影响。同时，将 AMPK 作为药物治疗的一个靶标也是一个很好的策略。

一、腺苷酸激酶的结构

AMPK 是由催化亚基（α）和调节亚基（β 和 γ）组成的异源三聚体，在哺乳动物中，分别由不同的基因表达两种亚型的 α-亚基（α1、α2）和 β-亚基（β1、β2），三种亚型的 γ-亚基（γ1、γ2、γ3）。α 亚基的 N 端是起催化作用的核心部位，包含一个保守的丝氨酸/苏氨酸激酶区（kinase domain，KD），该区苏氨酸（Thr-172）位点的磷酸化可激活 AMPK。C 端包含自抑制作用区（autoinhibitory domain，AID），结合 β 和 γ 亚基的区域、α-linker 和丝氨酸/苏氨酸富集区（ST-loop）。AID 可调控 KD 在非活化与活化或半活化状态之间的转变，AID-KD 状态降低了 α 亚基的流动性，使激酶活性下降，AID 可以通过 α-linker 连接到 α 亚基的 C 末端区域（CTD）。β-亚基包含两个保守的区域：一个中间的糖原结合区（结合胞质中的糖原）和一个 C-末端与 β、γ 两个亚基的结合区，其 N 端还包含一个豆蔻酰化位点（AMPK 靶向细胞膜）。γ-亚基包含四个进化保守的胱硫醚 β 合酶序列（CBS）串联重复序列，组成两个 Bateman 结构域。这四个重复序列形成四个潜在的核苷酸结合位点，位点 1 和 3 主要竞争性的和 AMP/ADP/ATP 结合；位点 2 通常不结合核苷酸；位点 4 对 AMP 和 ATP 都有结合，但是对 AMP 亲和能力更强。此外，以人类的 α2β1γ1 复合体的晶体结构为例，此复合体的结构主要由三部分构成：催化模块、糖原结合区和核苷酸结合模块。

二、腺苷酸激酶活性的调节

1. 通过上游激酶促进 Thr172 的磷酸化　肝激酶 B1（liver-kinase-B1，LKB1）是一种丝氨酸/苏氨酸蛋白激酶，是主要促进 Thr172 磷酸化的上游激酶，可直接磷酸化 AMPKα-亚基上的 172 位苏氨酸而激活 AMPK。此外，AMP 的结合可以通过 AMPK 和 LKB1 共定位来促进 AXIN（支架蛋白）-AMPK-LKB1 复合体的装配，从而通过 LKB1 激活 AMPK。对于具体的机制，有研究表明，AMP 的结合可以形成 AXIN-AMPK-LKB1 复合体，这个复合体可通过结合溶酶体蛋白 LAMTOR1 定位到溶酶体上从而激活 AMPK。但是缺少了 LAMTOR1 就不能够促进 AMPK 的激活，说明 AMPK 锚定到溶酶体上对于 AMPK 的激活十分重要。AMPK 还能被另外一种钙调蛋白依赖性蛋白激酶-β（CaMKK-β）激活，其激活并非依赖 LKB1，而是通过增加细胞内钙离子激活 CaMKK-β，进而磷酸化 Thr172，从而激活 AMPK。

2. 通过蛋白磷酸酶抑制 Thr172 的去磷酸化　AMP 或 ADP 结合 γ 亚基可诱导 AMPK 构型改变，稳定了激酶区域和调节机构的结合状态，从而阻止磷酸酶接近 Thr172，抑制 Thr172 的脱磷酸化。虽然 ADP 和 AMP 都可以产生这种效应，但是 AMP 在生理上可能是更为重要的激活剂，因为当细胞处在压力的时候，AMP 的改变程度会比 ADP 更大。

3. 变构效应激活　此外，也可以通过抑制 ATP 的合成间接地激活 AMPK。当细胞处于葡萄糖缺乏、缺氧、缺血等能源缺乏的一些应激状态时，AMPK 作为细胞能量监测器，会使 ADP∶ATP 和 AMP∶ATP 比值升高。当胞内 AMP 积累，就会结合 γ 亚基进而激活 AMPK。AMPK 一旦被激活，就要通过激活分解代谢产生 ATP 并抑制合成代谢消耗 ATP 储存能量。

三、腺苷酸激酶的激活效应

1. 腺苷酸激酶与糖代谢　首先，AMPK 可以促进葡萄糖的摄入，主要通过促进葡萄糖转运体（GLUT）转位或增加葡萄糖转运基因表达，如 AMPK 可以分别控制葡萄糖转运体 GLUT4 和 GLUT1 的运输和细胞表面水平从而促进葡萄糖吸收。同时还有一条重要的通路是胰岛素通路，即胰岛素作用于胰岛素受体，激活胰岛素受体下游底物（IRS），激活 AKT，最终完成 GLUT4 在胞膜上的定位，从而增加葡萄糖摄入。其次，AMPK 可以促进糖酵解。磷酸果糖激酶（PFK）是糖酵解过程中的限速酶，AMPK 可以激活 PFK-2，最终促进葡萄糖向糖酵解方向转化。最后，AMPK 可以抑制糖原合成。AMPK 磷酸化抑制糖原合酶（GS）的活性，减少糖原合成，维持能量代谢。

2. 腺苷酸激酶与脂类代谢　AMPK 能够通过氧化磷酸化脂酶促进脂质吸收和释放；AMPK 可以促进甘油三酯分解为脂肪酸，动员脂肪，进而促进脂肪酸氧化；AMPK 可通过磷酸化形式使乙酰辅酶 A 羧化酶 2 失活，减少胞质内丙二酰辅酶 A 的含量，解除对肉毒碱脂酰转移酶 1 的抑制作用，从而促进脂肪酸的 β 氧化；AMPK 可抑制乙酰辅酶 A 羧化酶及羟甲基戊二酸单酰辅酶 A（HMG-COA）还原酶使脂肪酸和胆固醇合成减少。

3. 腺苷酸激酶与蛋白质代谢　AMPK 可以通过氧化磷酸化抑制转录起始因子抑制蛋白合成；AMPK 也可以通过氧化磷酸化激活真核生物转录延伸因子 2（eEF-2）激酶抑制 eEF-2，从而阻止蛋白的翻译及延长；AMPK 还可以促进 E3 泛素连接酶的表达从而促进蛋白的泛素化降解。

此外，mTOR（哺乳动物雷帕霉素靶蛋白）信号通路是比较保守的一条信号传导通路，可参与体内多条信号通路，也参与细胞蛋白合成的代谢过程。在多个层面上，AMPK 和 mTORC1 在调控细胞代谢的功能上是相反的，可以通过开启或闭合一些有限的主代谢开关控制合成和分解代谢。AMPK 可以通过氧化磷酸化并激活结节性硬化复合物 2（TSC2）抑制 mTORC1，而且可以氧化磷酸化抑制 mTORC1 复合体的一个亚基 Raptor，抑制 mTORC1 的活性，最终抑制蛋白合成。

4. 腺苷酸激酶与细胞自噬　自噬是指吞噬自身蛋白质、受损的细胞器或大分子包裹进入囊泡，并与溶酶体融合形成自噬溶酶体，最终降解包含的内容物，从而维持细胞活性的代谢过程。线粒体自噬指细胞自噬靶向清除线粒体，对线粒体的质量控制起到了重要的作用。蛋白质激酶 ULK1/2 是细胞自噬启动过程中的核心激酶，mTOR 作为自噬启动阶段的关键调节因子，可抑制自噬的发生，是自噬的负调控分子。AMPK 不仅可以氧化磷酸化激活 ULK1，也可以通过抑制 mTOR 间接激活 ULK1 从而促进自噬。因此，AMPK/mTOR 信号通路是与自噬相关的。近来研究表明，射频电磁场激活 AMPK/mTOR 信号通路从而诱导的自噬可以抑制 DNA 损伤。而且，AMPK 激活的蛋白激酶去磷酸化可以被脂蛋白诱导，从而通过依赖 ULK1 介导的自噬增强炎症反应。此外，中性粒细胞明胶酶相关脂质运载蛋白（NGAL）沉默可以通过 LKB1-激活的蛋白激酶（AMPK）-p53-Redd1 信号通路减轻自噬。

5. 腺苷酸激酶与肿瘤　AMPK 与肿瘤的发生、生长、转移等密切相关。作为调节能量代谢的一个重要感受器，AMPK 可调控肿瘤细胞的"Warburg 效应"（肿瘤细胞主要以糖酵解方式摄取能量产生乳酸和 ATP），并通过介导多种信号通路抑制肿瘤的生长。在缺氧时，AMPK 作为能量感受器能快速启动代谢适应，主要通过激活 AMPK 从而促进缺氧诱导因子-1（HIF-1）的表达。AMPK 激活能增加肿瘤的血管生成能力、提高肿瘤细胞能量供应及增加细胞耐药性。但也有研究表明，AMPK 主要发挥肿瘤抑制作用，使用 AMPK 的激活剂联合放射治疗增加了辐射介导的细胞凋亡，提高了肺癌细胞对射线的敏感性；在缺乏肿瘤抑制剂时，使用 IKK 抑制剂联合苯乙双胍可以增强药物的抗肿瘤活性；治疗糖尿病的药物二甲双胍能够活化 AMPK 发挥抗肿瘤的作用。

6. 腺苷酸激酶对于其他生理过程的调控　AMPK 与食欲控制有一定的联系。最主要的食欲控制位点是下丘脑的弓形核，神经肽 Y/刺鼠色蛋白相关蛋白（NPY/Ag RP）能够促进采食，前黑素细胞皮质素原/苯丙胺调节转录物（POMC/CART）抑制采食，当 AMPK 活性增加时可以促进采食行为。研究表明，应激通过改变家禽体内糖皮质激素水平对食欲造成影响，同时激活下丘脑 AMPK 调节能量稳态，影响了食欲因子的表达，提示中枢 AMPK 信号通路可能与糖皮质激素促进采食有关，参与调节机体能量消耗和采食之间的平衡。

另外，AMPK 在调节昼夜节律上也起到一定的作用。AMPK 可以通过隐花色素（CRY1 和 CRY2）的氧化磷酸化和降解调控生物节律，AMPK 可以氧化磷酸化 CRY1，促进它与泛素化连接酶的结合从而降解。而且，AMPK 通过氧化磷酸化一些与生物节律相关的蛋白能够将能量传输与生物钟相耦合。

许多研究证据表明 AMPK 是细胞生长与增殖的抑制剂。然而最近有研究表明，AMPK 可以通过氧化磷酸化一些新的底物抑制细胞增殖。比如，AMPK 可以氧化磷酸化并使转录因子 GLI1（glioma-associated oncogene 1）失去稳定性，抑制 Hedgehog 信号通路；AMPK 可以通过氧化磷酸化并稳定 AMOTL1（angiomotin-like 1）抑制 Hippo-YAP 信号通路；而且，AMPK 的激活能够引发 DNA 复制前的 G1 期阻滞。这个阻滞主要和 p53 在 Ser15 位点的氧化磷酸化以及 p21[WAF1] 表达的上调有关，但目前尚不清楚是否是 AMPK 的直接靶标。此外，姜黄素可抑制人肝癌细胞 HL-7702 增殖，其作用机制可能与激活 AMPK 有关；二甲双胍能通过激活 AMPK 通道抑制界膜中滑膜成纤维细胞（FLSs）的生长增殖并促进其碱性磷酸酶（ALP）的合成以及细胞外钙结节的沉积，且具有时间和浓度依赖性。

总之，AMPK 是属于高度保守的蛋白激酶家族，能够感知细胞能量代谢状态的改变，被认为是细胞的能量感受器。当细胞处于能量缺乏状态时，会打开 ATP 分解代谢并关闭 ATP 合成代谢，从而维持能量稳态。本文主要就 AMPK 的结构介绍了激活 AMPK 的机制以及 AMPK 激活所带来的部分影响，已知 AMPK 可调节许多代谢通路，还有许多通路是没有发现的,需要我们进一步去探索。此外,由于许多药物都是通过调控 AMPK 来发挥作用的,所以我们可以把 AMPK 作为一个靶标研究新的功能,探究出新的治疗策略。

第六节 去乙酰化酶蛋白家族与营养感应调控

去乙酰化酶(sirtuin)蛋白家族是一类高度保守的、NAD^+ 依赖的蛋白去乙酰化酶和(或)ADP 核糖基转移酶,能够对机体在不同的营养状态下感应并进行调控,从而在寿命调控、卡路里限制(calorie restriction)以及多种糖脂代谢和神经调控等过程中起重要作用。而在近些年的研究中发现细胞核中的去乙酰化酶蛋白家族成员 SIRT1、SIRT6 和 SIRT7 在各种刺激、不同的生理状态下以及不同的营养状态下,通过去乙酰化组蛋白和多种转录因子,广泛参与对糖脂代谢的调控,而线粒体中的 SIRT3、SIRT4 和 SIRT5 的营养感应调控则是通过调节多种重要的线粒体内酶的活性,从而维持机体能量平衡。越来越多的研究发现,去乙酰化酶正常活性的维持除了能预防和改善多种代谢相关疾病外,在促进大脑发育、延长寿命等方面也有着不可忽视的作用。

一、去乙酰化酶蛋白家族简介

酵母沉默信息调节子 2(silent information regulator 2, Sir2)蛋白及其在其他原核和真核生物中的同源物(congener)是一类依赖于 NAD^+、核心区域高度保守的蛋白去乙酰化酶和(或)ADP 核糖基转移酶。1979 年研究人员发现 Sir2 基因对于维持端粒的长度、酵母的交配型和 rDNA(核糖体 DNA)编码的 DNA 重复序列的生成具有非常重要的作用。后来发现 Sir2 在寿命调控中有非常重要的作用,因此对去乙酰化酶蛋白家族逐渐重视。Sir2 基因可以通过抑制基因组的不稳定性延长酵母的寿命,敲除 Sir2 基因可以显著地缩短酵母的寿命,而额外的一个 Sir2 基因拷贝则能延长酵母寿命约 40%,在线虫中过表达 Sir2 的同源物 Sir2.1 能够延长线虫 50% 的寿命,果蝇中亦是如此。去乙酰化酶蛋白家族在卡路里限制导致的寿命延长过程中也有着重要作用。去乙酰化酶蛋白家族是一种 NAD^+ 依赖的蛋白去乙酰化酶和(或)ADP 核糖基转移酶,提示去乙酰化酶蛋白家族可能作为 NAD^+ 的一种感受器。后来发现限制饮食能改变 $NAD^+/NADH$ 的比例,对于去乙酰化酶蛋白家族的研究也渐渐成为代谢领域的热点。去乙酰化酶蛋白家族参与了生命体的一系列生理病理过程,如糖脂代谢、应激反应、炎症反应、寿命调控和肿瘤形成等。

哺乳动物去乙酰化酶蛋白家族有 7 个成员(SIRT1~SIRT7),它们都具有高度保守的 NAD^+ 结合域和催化功能域,由于具有不同的 N 端和 C 端,因此能够各自结合不同的底物。去乙酰化酶蛋白家族可以参与多种蛋白的乙酰化修饰和(或)ADP 核糖基修饰,并且不同的去乙酰化酶蛋白具有不同的细胞定位,如 SIRT1、SIRT6 和 SIRT7 主要位于细胞核内,SIRT3、SIRT4 和 SIRT5 定位在线粒体中,而

SIRT2 主要分布在胞质中。这些蛋白的亚细胞定位还取决于细胞类型、状态和分子间相互作用等。

二、去乙酰化酶蛋白家族对卡路里限制的营养感应

不同的去乙酰化酶蛋白家族成员有各自不同的底物,但是该家族所有成员的活性都依赖于细胞能量状态的指示因子 NAD^+。去乙酰化酶的酶活性能够被它催化反应的产物——烟酰胺(nicotinamide)所抑制,NADH 也可能会抑制它们的酶活性,而卡路里限制会降低 NADH 的水平。因此,体内代谢环境和水平的变化会引起去乙酰化酶的活力变化。

在卡路里限制的过程中,会诱发多种防御机制,其中最为常见的是氧化应激反应,能导致去乙酰化酶蛋白家族的表达量升高,对氧化应激产生保护效应,从而促进寿命的延长。在酵母中,卡路里限制能够降低细胞内的 NADH 含量,增加 $NAD^+/NADH$ 的比值来提高 Sir2 的活性,而 Sir2 基因在酵母和线虫中对于延长寿命具有重要的作用。后来的研究发现,在卡路里限制的过程中,小鼠的很多组织如脑、白色脂肪组织、肌肉、肝脏以及肾脏中的 SIRT1 蛋白都有显著的上调。并且在卡路里限制时,褐色脂肪组织中的 SIRT3 表达量增加,并促进了 PGC-1α、AMPK 的磷酸化。小鼠细胞内 NAD^+ 的水平,以及 $NAD^+/NADH$ 的比值在卡路里限制时不同的组织中相差很大,提示不同的组织对于卡路里限制的响应并不相同。SIRT1 的转基因小鼠在很多方面也表现出了和卡路里限制小鼠相类似的表型,例如,体重降低,更强的代谢活力,血液中胆固醇、脂肪因子、胰岛素、葡萄糖浓度的降低等。在限制卡路里时线粒体中间肽酶(MIPEP)能通过活化 SIRT3 来维持肌肉和脂肪细胞中的线粒体功能。白藜芦醇是一种植物来源的多酚类物质,富含于葡萄、蓝莓、花生等食物中,它能够上调 SIRT1 的酶活性。研究结果显示,对肥胖患者进行为期 30 天的干预实验发现在一定程度上产生了和卡路里限制类似的效果。褪黑激素是广泛分布于植物和动物体内的一种激素,它与白藜芦醇对上调 SIRT1 的酶活性、改善代谢异常有非常显著的效果。这些研究结果都表明,去乙酰化酶在卡路里限制介导的改善代谢过程中发挥着重要作用。

三、哺乳动物去乙酰化酶蛋白家族与糖脂代谢

1. 去乙酰化酶蛋白家族 1 的营养感应调控 在过去的十几年中,SIRT1 基因是去乙酰化酶蛋白家族中研究最多的一个成员。SIRT1 除了可以去乙酰化组蛋白,还可以去乙酰化很多重要的转录因子和调节蛋白,从而参与多种生物学过程的调控。其中研究较多的是 SIRT1 在糖脂代谢中的营养感应调控,包括在肝脏、肌肉、脂肪组织、胰岛和脑中非常精细和复杂的对代谢的调控作用。

(1)肝脏中的去乙酰化酶蛋白家族 1 营养感应调控:近来的研究显示,SIRT1 广泛地参与了肝脏中的糖脂代谢。在短期饥饿时,SIRT1 能通过抑制糖异生关键因子活性调节转导子 TORC 来抑制糖异生的过程,降低血糖。而在长期饥饿的情况下,SIRT1 通过去乙酰化来激活 PGC1-α 和

PPARα,促进脂肪酸的氧化,改善葡萄糖稳态。并且通过去乙酰化 FOXO1、STAT3 等促进糖异生,抑制糖酵解来维持稳态。除此之外有研究显示 SIRT1 在缓解脂肪肝的同时还能够改善胰岛素的敏感性。特异性地在小鼠肝脏中敲除 SIRT1 基因的第四个外显子可以让小鼠肝脏表达一种酶活性缺失的 SIRT1,这种小鼠在用高脂饮食诱导肥胖时肝脏的脂肪酸氧化能力变弱,更容易出现高脂饮食诱导的异常脂蛋白血症、脂肪肝、炎症反应和内质网应激等症状。敲除小鼠肝脏中 SIRT1 基因的第五和第六个外显子则导致小鼠在正常饮食的状态下就会出现脂肪肝。

SIRT1 还可以通过调节 LXR、FXR 和 SREBP 等转录因子来调节脂类和胆固醇代谢。LXR 和 FXR 是胆固醇和胆酸的重要感受器,SREBP 是脂质合成和胆固醇合成的关键调节蛋白,它们都能被 SIRT1 去乙酰化而激活。白藜芦醇能够增加 SIRT1 的酶活力,体内和体外实验都表明,这些化合物能够抑制 SREBP 下游基因的表达,并能通过激活 AMPKα-SIRT1 信号通路降低炎症反应改善肝脏变性。总之,这些研究结果都表明肝脏中的 SIRT1 在糖脂代谢中发挥着重要作用,激活 SIRT1 可以用于治疗代谢类疾病。

(2)肌肉中的去乙酰化酶蛋白家族 1 营养感应调控:在肌肉中,SIRT1 也可以通过去乙酰化来活化 PGC1-α 并促进线粒体中的脂肪酸氧化。胰岛素抵抗和 2 型糖尿病患者骨骼肌中 PGC1-α 和线粒体中 OXPHOS 基因的表达下降,猜想 SIRT1 去乙酰化激活 PGC1-α 可能改善胰岛素敏感性。SIRT1 可以通过抑制 PTP1B 的转录和表达而增强胰岛素敏感性。PTP1B 是胰岛素信号通路的负调控蛋白,是一种蛋白酪氨酸磷酸酯酶,PTP1B 缺失的小鼠胰岛素敏感性要高于野生型并且对于高脂诱导的肥胖有抵抗作用。在肌肉细胞中,有研究表明,长期服用白藜芦醇的老龄小鼠 SIRT1-Foxo1 通路被激活后,能显著改善老龄小鼠的行动力衰退,减缓衰老导致的肌肉中细胞凋亡以及减少胰岛素信号通路的不利改变。此外,在卡路里限制的过程中,肌肉组织中的 SIRT1 可以通过去乙酰化 STAT3,增强 PI3K 信号通路,从而增强胰岛素敏感性。

(3)脂肪组织中的去乙酰化酶蛋白家族 1 营养感应调控:白色脂肪组织是储存脂肪和分泌脂肪因子的主要场所。脂肪细胞分泌的瘦素(leptin)和脂联素(adiponectin)调控着能量平衡、葡萄糖和脂肪酸的代谢。在很多与脂肪细胞分化相关的因子中,核受体 PPARγ 在调节脂肪酸的储存和葡萄糖的代谢中扮演着重要的角色。而 SIRT1 可以抑制 PPARγ 活性,减少脂质储存。用白藜芦醇处理小鼠能够抵抗高脂饲料引起的肥胖和代谢综合征。这些研究都显示 SIRT1 可以调节脂质代谢。

褐色脂肪组织是非战栗产热的主要场所,SIRT1 可以通过 PGC1-α 介导的线粒体基因的表达以及抑制 MyoD 介导的成肌基因的表达来促进褐色脂肪的分化;另外,SIRT1 还能够通过非细胞自主的方式来调节褐色脂肪的分化。雌性小鼠的 POMC 神经元细胞中的 SIRT1 选择性地控制性腺旁脂肪组织垫中白色脂肪细胞向褐色脂肪细胞的转化,增加能量消耗。SRT1720 能激活 SIRT1,用 SRT1720 处理小鼠,发现肌肉、肝脏以及褐色脂肪组织中的氧化代谢都增

强了。这些都显示 SIRT1 以细胞自主或非自主的方式参与调控褐色脂肪的代谢。

(4)代谢节律与去乙酰化酶蛋白家族 1 的营养感应调控:地球上几乎所有生物的很多生理过程都具有 24 小时的昼夜节律,哺乳动物节律的调节主要是一个负反馈循环控制,许多节律蛋白参与了这些过程,如转录因子 CLOCK、BMAL1 形成的异二聚体和它们的转录产物 PER、CRY、REV-ERB 和 ROR 等。PER 和 CRY 可以抑制 CLOCK/BMAL1 的活性,而 REV-ERB 和 ROR 可以调节 BMAL1 的表达。血液中的脂肪酸、葡萄糖、甘油三酯以及一些激素都存在着节律的变化,且外周的代谢组织能够迅速地对这种节律变化做出反应。对一些节律基因表达变化的动物模型的研究发现,节律基因表达异常会导致代谢的紊乱,但节律如何影响代谢的具体分子机制还有待于进一步阐明。

SIRT1 参与了对节律的调节。SIRT1 能够与 CLOCK/BMAL1 结合,通过去乙酰化 PER2 和 BMAL1 来调节节律基因的表达,但究竟是 SIRT1 蛋白水平还是它的酶活力具有节律变化还不是十分清楚。NAD$^+$ 生物合成的限速酶 NAMPT 能够被 CLOCK/BMAL1 直接调节,这可能是 NAD$^+$ 和 SIRT1 酶活力节律变化的分子机制。这些研究将 CLOCK/BMAL1、NAMPT、NAD$^+$ 和 SIRT1 联系到一起,为代谢节律的调控提供了可能的分子机制。

胞内 NAD$^+$ 的节律变化是否与 SIRT1 酶活性的节律变化相关还需要进一步研究。在特定浓度的外源 NAD$^+$ 下,免疫沉淀得到的 SIRT1 蛋白酶活力也具有节律变化,提示可能有一些翻译后修饰与 SIRT1 酶活性的节律变化相关。SIRT1 的酶活性可以被磷酸化调控,蛋白激酶 DYRK1A 可以磷酸化 SIRT1 并增强它的活性。DYRK1A 可以通过磷酸化 CRY2 而使其降解,从而参与节律调控,可能 DYRK1A 也参与了 SIRT1 酶活性的节律调控。

2. 去乙酰化酶蛋白家族 2 的营养感应调控 去乙酰化酶蛋白家族 2(SIRT2)主要定位在胞质中,早期发现微管蛋白是比组蛋白 H3 更加适宜的 SIRT2 底物。后续研究发现,SIRT2 可以通过去乙酰化 FOXO1 调控脂肪细胞分化,并可以通过去乙酰化 FOXO3a,从而在氧化应激和卡路里限制中发挥作用。SIRT2 可以通过下调固醇的生物合成而发挥神经保护作用。SIRT2 可以去乙酰化 PEPCK1 并抑制其泛素化降解,从而促进糖异生。SIRT2 还被发现可以去乙酰化 NF-κB 的 p65 亚基,从而调控其下游基因的表达。

3. 线粒体去乙酰化酶蛋白家族的营养感应调控 去乙酰化酶蛋白家族的 SIRT3、SIRT4 和 SIRT5 主要存在于线粒体中。线粒体是产生能量的主要场所,生成了细胞中 90% 的活性氧(reactive oxygen species,ROS)。线粒体还是糖脂代谢许多过程中的中间环节,其功能的紊乱会导致多种代谢疾病的发生。SIRT3 是目前研究最多的线粒体去乙酰化酶,它在代谢旺盛的组织中高表达,如褐色脂肪、肌肉、肝脏、肾脏、心脏和脑。SIRT3 与多种衰老疾病相关。SIRT3 缺失的小鼠线粒体中的很多蛋白高度乙酰化。这些高度乙酰化的蛋白包括氧化磷酸化复合物 I 的亚基、代谢相关的酶,如乙酰辅酶 A 合成酶 2(acetyl coenzyme A synthase 2,AceCS2)、长链乙酰辅酶 A 脱氢酶(long chain acyl-

CoA dehydrogenase, LCAD）、HMG-辅酶 A 合成酶 2（HMG-CoA synthase 2）、异柠檬酸脱氢酶 2（isocitrate dehydrogenase 2, IDH2）、超氧化物歧化酶 2（superoxide dismutase 2, SOD2）等。这些高度乙酰化的蛋白可能造成 ATP 生成减少，脂肪酸氧化和酮体生成的降低，从而导致脂肪肝。线粒体蛋白的高度乙酰化可能造成一系列的代谢紊乱。研究显示，SIRT3 可以抑制衰老相关的心肌肥厚并能抑制肿瘤的形成。SIRT3 还可以去乙酰化激活鸟氨酸氨甲酰基转移酶（ornithine transcarbamoylase, OTC），从而促进尿素循环和脂肪酸氧化。SIRT3 敲除小鼠在用高脂饮食处理时更容易出现肥胖、胰岛素抵抗、高脂血症和脂肪肝等症状。SIRT3 敲除小鼠的肌肉中氧消耗变少，并出现氧化应激、JNK 信号通路活化和胰岛素抵抗。SIRT3 还与适应性产热有关。当受到能量限制和冷刺激时，白色脂肪和褐色脂肪中的 SIRT3 表达量上调，继而 PGC-1α 和 UCP-1 表达量增加，产热增加。

关于 SIRT4 和 SIRT5 的功能，人们还知之甚少。SIRT4 是一种 NAD⁺ 依赖的 ADP 核糖基转移酶，虽然它也具有去乙酰化酶保守区域，但在体外实验中几乎没有检测到其去乙酰化酶活性，当然也不排除是因为没有找到其适当的底物。唯一已知的 SIRT4 底物是谷氨酸脱氢酶（glutamate dehydrogenase, GDH），SIRT4 缺失的小鼠在受到葡萄糖和氨基酸刺激时胰岛素分泌增加，而在体外培养的细胞中过表达 SIRT4 则会抑制胰岛素的分泌。SIRT4 还能够调节脂肪酸氧化，调控肝脏和肌肉线粒体中基因的表达，但是相关的机制还不是十分清楚。有趣的是，SIRT1 和 SIRT4 在调控胰岛素分泌时的作用相反。卡路里限制时 β 细胞中 SIRT4 是下调的，而 SIRT1 则上调。除此之外，SIRT4 能通过抑制结肠癌细胞中谷氨酰胺的代谢从而上调钙黏蛋白的表达，并抑制癌细胞的增殖、转移与浸润。SIRT5 定位于线粒体基质中。SIRT5 有 NAD⁺ 依赖的去乙酰化酶活性，但酶活性较弱。SIRT5 敲除小鼠出生及发育均正常，未见明显的代谢缺陷。卡路里限制的大鼠脑中 SIRT5 表达上升，敲除小鼠在长时间饥饿后限速酶氨甲酰磷酸合成酶 1（carbamoyl-phosphate synthase 1, CPS1）的乙酰化程度升高，氨的水平也升高，而 SIRT5 转基因小鼠 CPS1 的活性则出现了升高，提示 SIRT5 在肝脏中与氨基酸代谢相关。总的来说，SIRT3 可能是线粒体中更重要的去乙酰化酶，在线粒体中大量活性氧生成时，它可以防止大量乙酰辅酶 A 引起的线粒体蛋白高度乙酰化的发生。SIRT5 是赖氨酸丙二酰化的一个总体调控子并且能够通过糖酵解来调控代谢流。过氧化物酶体中的乙酰辅酶 A 氧化酶 1（ACOX1）是脂肪酸氧化的限速酶而且是产生 H₂O₂ 的主要来源，其功能异常会引发肝硬化。ACOX1 是 SIRT5 的底物，SIRT5 介导的去琥珀酰化能抑制 ACOX1 的活性，降低 DNA 的氧化损伤从而有效地抑制肝脏细胞的癌变。SIRT4 和 SIRT5 在线粒体中则有着特异的底物，关于它们在糖脂代谢中的作用还需要进一步的研究。

4. 去乙酰化酶蛋白家族 6 的营养感应调控 SIRT6 是一种核蛋白，N 端和 C 端都较短，并富集于 S 期的端粒染色质上。它与发育密切相关。SIRT6 敲除小鼠在胚胎发育时无明显表型异常，但在出生后 2～3 周代谢平衡被严重破坏，生长迟缓，不到成熟期就死亡，并伴随严重的缺陷，包括淋巴细胞减少、皮下脂肪缺失、骨密度降低、血糖代谢紊乱及胰岛素样生长因子（IGF-1）水平降低等，并出现早衰表型。SIRT6 的雄性转基因小鼠寿命要显著长于野生型，该小鼠的 IGF-1 水平降低，胰岛素样生长因子结合蛋白（IGF-1 binding protein, IGFBP）升高，提示 SIRT6 在寿命调控中起重要作用。尽管早期研究认为 SIRT6 只具有 NAD⁺ 依赖的 ADP 核糖转移酶活性，最近的体外实验却发现 SIRT6 还是组蛋白 H3 高度特异的去乙酰化酶。SIRT6 可以去乙酰化 H3K9 和 H3K56，从而在调控 DNA 修复、端粒功能、基因组稳定性以及细胞衰老方面起重要作用。

最近的研究还发现，SIRT6 与炎症反应和能量代谢稳态密切相关。SIRT6 可以与 NF-κB 的 p65 亚基相结合，去乙酰化相应启动子上的 H3K9，从而抑制 NF-κB 信号通路，并且 SIRT6 缺失的小鼠 NF-κB 下游基因的表达明显上升。SIRT6 能调节 NAD⁺ 的水平，NAD⁺ 的水平升高，促进 TNF-α 的生成，提示 SIRT6 可以通过不同的方式来调节炎症反应。SIRT6 在维持葡萄糖稳态中也有重要作用，SIRT6 能够抑制转录因子 Hif1α 从而抑制葡萄糖的吸收和糖酵解作用。通过对全身性敲除 SIRT6 基因小鼠模型的研究发现，SIRT6 KO 小鼠出现严重低血糖的表型，这种缺陷可能是通过激活胰岛素信号通路的 AKT 等，进而增强了静息和胰岛素刺激状态下葡萄糖的摄取。而在 SIRT6 缺失的细胞中 Hif1α 活性上升，葡萄糖摄取增加，糖酵解增强而线粒体呼吸功能减弱。利用组织特异性的 SIRT6 缺失小鼠模型，人们更深入地研究了 SIRT6 在维持代谢平衡中所起的作用。在肝脏特异性敲除 SIRT6 基因的小鼠模型中，糖酵解增强，甘油三酯合成增加，脂肪酸氧化作用减弱，从而引起脂肪肝。神经元特异性的 SIRT6 敲除小鼠的生长激素和 IGF-1 水平降低，体细胞生长缓慢，生长发育迟缓并最终出现肥胖症状。这些研究提示，外周的 SIRT6 可以直接调节糖脂代谢，而中枢神经系统中的 SIRT6 可以通过调节机体生长而影响外周代谢。

5. 去乙酰化酶蛋白家族 7 目前，对于去乙酰化酶蛋白家族 7（SIRT7）的研究还很少。SIRT7 定位于核仁，与 RNA Pol Ⅰ 和组蛋白有相互作用，过表达 SIRT7 后可以增加 RNA Pol Ⅰ 介导的基因转录，下调 SIRT7 表达则有抑制效应。值得注意的是，SIRT1 通过去乙酰化 TAFI68 调节 RNA Pol Ⅰ，该作用恰与 SIRT7 相反。SIRT7 缺失小鼠会发生退行性心脏肥大和炎症性心肌炎，平均寿命也缩短了约 50%，这可能是由于 p53 的高度乙酰化且对氧化压力的抵抗能力变弱。SIRT7 还参与了细胞生长的调节，在 U2OS 细胞中抑制 SIRT7 会抑制细胞增殖并促进细胞凋亡。

总之，在低等动物中过表达去乙酰化酶蛋白能够延长寿命，这使其成为过去十多年生物学研究领域中炙手可热的明星分子。去乙酰化酶缺失小鼠所表现出的糖脂代谢紊乱、基因组稳定性降低和应激能力变弱都说明去乙酰化酶在调节糖脂代谢和衰老方面起着重要作用。一些可以诱导 SIRT1 活性增加或直接激活 SIRT1 的小分子化合物，如白藜芦醇和其衍生物都可以用于肥胖和代谢综合征的预防和治疗。基于去乙酰化酶在代谢调控中的关键作用和良好的应用前景，后续的深入研究仍有重要意义。

其中的一个关键问题是去乙酰化酶是如何被精细调控，如何感应不同的营养状态，从而在不同的组织和不同的生理病理过程中发挥重要作用。由于去乙酰化酶的酶活性是 NAD$^+$ 依赖的，NAD$^+$ 合成途径和除去乙酰化酶以外的 NAD$^+$ 消耗途径的深入研究，将有助于了解如何从调控 NAD$^+$ 水平来影响去乙酰化酶的活性和生物学功能。目前已经发现有多种 microRNA 和转录因子可以调节 SIRT1 的表达，后续更多的非编码 RNA 和转录因子对于去乙酰化酶的调控作用还有待研究。更多的去乙酰化酶蛋白修饰酶和结合蛋白也还有待于阐明。

另外一个关键问题是去乙酰化酶是如何在不同的组织和不同的生理病理过程中特异性地识别特定的底物，从而发挥其生物学功能。去乙酰化酶的很多底物已经被发现，但相信还有更多的底物没有被发现。随着更多底物被发现，一些去乙酰化酶蛋白和其底物复合物结构会被逐渐解析，去乙酰化酶是如何特异性地识别底物也会在不久的将来被大家所认识。这些对于深入了解去乙酰化酶的调控网络和靶向去乙酰化酶的小分子药物的筛选都至关重要。

（陈雁 郭非凡 翟琦巍）

参 考 文 献

1. Baur JA, Pearson KJ, Price NL, et al. Resveratrol improves health and survival of mice on a high-calorie diet. Nature, 2006, 444 (7117):337-342.

2. Chantranupong L, Scaria SM, Saxton RA, et al. The CASTOR proteins are arginine sensors for the mTORC1 pathway. Cell, 2016, 165 (1):153-164.

3. Chantranupong L, Wolfson RL, Sabatini DM. Nutrient-sensing mechanisms across evolution. Cell, 2015, 161(1):67-83.

4. Cota D, Proulx K, Smith KA, et al. Hypothalamic mTOR signaling regulates food intake. Science, 2006, 312(5775):927-930.

5. Efeyan A, Comb WC, Sabatini DM. Nutrient-sensing mechanisms and pathways. Nature, 2015, 517(7534):302-310.

6. Fu Z, Gilbert ER, Liu D. Regulation of insulin synthesis and secretion and pancreatic Beta-cell dysfunction in diabetes. Curr Diabetes Rev, 2013, 9(1):25-53.

7. Garcia D, Shaw RJ. AMPK: Mechanisms of cellular energy sensing and restoration of metabolic balance. Mol Cell, 2017, 66(6):789-800.

8. Giblin W, Skinner ME, Lombard DB. Sirtuins: guardians of mammali-

an healthspan. Trends Genet, 2014, 30(7):271-286.

9. González A, Hall MN. Nutrient sensing and TOR signaling in yeast and mammals. EMBO J, 2017, 36(4):397-408.

10. Gowans GJ, Hawley SA, Ross FA, et al. AMP is a true physiological regulator of AMP-activated protein kinase by both allosteric activation and enhancing net phosphorylation. Cell Metab, 2013, 18(4):556-566.

11. Hara K, Maruki Y, Long X, et al. Raptor, a binding partner of target of rapamycin (TOR), mediates TOR action. Cell, 2002, 110(2):177-89.

12. Hardie DG, Schaffer BE, Brunet A. AMPK: An energy-sensing pathway with multiple inputs and outputs. Trends Cell Biol, 2016, 26 (3):190-201.

13. Karnani MM, Apergis-Schoute J, Adamantidis A, et al. Activation of central orexin/hypocretin neurons by dietary amino acids. Neuron, 2011, 72(4):616-629.

14. Lam TK, Pocai A, Gutierrez-Juarez R, et al. Hypothalamic sensing of circulating fatty acids is required for glucose homeostasis. Nat Med, 2005, 11(3):320-327.

15. Morton GJ, Meek TH, Schwartz MW. Neurobiology of food intake in health and disease. Nat Rev Neurosci, 2014, 15(6):367-378.

16. Newgard CB, An J, Bain JR, et al. A branched-chain amino acid-related metabolic signature that differentiates obese and lean humans and contributes to insulin resistance. Cell Metab, 2009, 9(4):311-326.

17. Rodgers JT, Lerin C, Haas W, et al. Nutrient control of glucose homeostasis through a complex of PGC-1alpha and SIRT1. Nature, 2005, 434(7029):113-118.

18. Sandoval D, Cota D, Seeley RJ. The integrative role of CNS fuel-sensing mechanisms in energy balance and glucose regulation. Annu Rev Physiol, 2008, 70:513-535.

19. Saxton RA, Sabatini DM. mTOR Signaling in growth, metabolism, and disease. Cell, 2017, 168(6):960-976.

20. Sun C, Zhang F, Ge X, et al. SIRT1 improves insulin sensitivity under insulin-resistant conditions by repressing PTP1B. Cell Metab, 2007, 6(4):307-319.

21. Taguchi A, White MF. Insulin-like signaling, nutrient homeostasis, and life span. Annu Rev Physiol, 2008, 70:191-212.

22. Wolfson RL, Chantranupong L, Saxton RA, et al. Sestrin2 is a leucine sensor for the mTORC1 pathway. Science, 2016, 351(6268):43-48.

23. Xiao F, Huang Z, Li H, et al. Leucine deprivation increases hepatic insulin sensitivity via GCN2/mTOR/S6K1 and AMPK pathways. Diabetes, 2011, 60(3):746-756.

第十八章

营养与肠道菌群

人体的肠道菌群(gut microbiota)是人体消化道系统中栖息的微生物总称,包括细菌、古生菌、病毒、真菌和原生生物等,他们之间存在直接或间接的相互作用,并通过直接接触、分泌蛋白或代谢产物与宿主形成复杂的交互影像的网络,构成一个动态平衡的微生态系统,这个系统与人体营养和健康息息相关。肠道菌群参与机体食物消化吸收、营养素代谢、药物代谢、能量供应、某些维生素的生成、免疫调节、胃肠道稳态的维持等重要生理过程,拥有正常的肠道菌群数量和构成对于维护人体健康具有非常重要的意义。已有的研究提示,肠道菌群失调与肠易激综合征(IBS)、炎性肠病(IBD)、结肠癌、肥胖、糖尿病、阿尔茨海默病、自闭症等疾病的发生均有一定相关性。胃肠道通过膳食与外界产生直接的联系,越来越多的研究表明,膳食会影响肠道微生物的组成及其基因表达,不同代谢底物通常对应的优势菌群差异明显,从而影响肠道菌群的结构和功能。

第一节 人体肠道菌群概述

一、人体主要肠道菌群

自然界中的细菌可以划分为 50 个细菌门,但是健康成人的肠道菌群基本分属厚壁菌门(Firmicutes)、拟杆菌门(Bacteroidetes)、变形菌门(Proteobacteria)、放线菌门(Actinobacteria)、疣微菌门(Verrucomicrobia)和梭杆菌门(Fusobacteria)6 大门,其中拟杆菌门和厚壁菌门为主要优势菌群。肠道菌群以专性厌氧菌为主,数量是兼性厌氧菌和需氧菌的 100~1000 倍,包括拟杆菌属、优杆菌属、双歧杆菌属、梭杆菌属、消化链球菌属和奇异菌属等;而兼性厌氧菌,例如肠球菌、乳酸杆菌、肠杆菌和链球菌等,是肠道菌群的一个次要组成部分。2010 年,欧盟人类肠道宏基因组计划(Metagenomics of the Human Intestinal Tract,MetaHIT)项目组在 Nature 发表了人体肠道微生物菌落的基因目录,其中包含了 330 万个人体肠道元基因组的有效参考基因,约是人体基因组的 150 倍。根据这一基因集估计,人体肠道中至少存在着 1000~1150 种细菌,平均每个宿主体内约含有 160 种优势菌种。还有研究表明,不同年龄、体重、性别及国籍的人群肠道菌群都大致可分为三种类型,即拟杆菌型(Bacteroides)、普氏菌型(Prevotella)及瘤胃球菌型(Ruminococcus)。

肠道菌群与人体存在共生关系,并影响着人体的肠道功能、代谢功能和免疫功能。肠道菌群所需的营养物质来自于宿主的饮食成分、肠道上皮细胞分泌的黏液,以及脱落的上皮细胞。有人认为,肠道及其菌群形成了一个具有强大代谢能力和功能可塑性的器官。微生物组包含的很多基因参与编码生物合成酶,如蛋白酶和糖苷酶,从而极大地扩展了宿主自身的代谢能力。

二、肠道菌群的分布

肠道微生物在消化道内,按照从近端到远端、从组织到内腔的方向密度逐渐增加,大部分的微生物定植于结肠部分。以每克内容物为单位,胃、十二指肠、空肠、回肠中微生物细胞数量依次约为 10、10^3、10^4 和 10^7 个,而结肠内则可达 10^{12} 个。从口腔进入胃的细菌绝大多数会被胃酸杀灭,每克胃或十二指肠内容物仅含 10~1000 个细菌。在回盲部,细菌浓度急剧上升,细菌总量几乎占粪便干重的 1/3,其中厌氧菌为需氧菌的 10^3~10^4 倍。结肠主要菌种为粪杆菌属、双歧杆菌属和真杆菌属。肠壁黏液上层有少量细菌定植,下层黏液则几乎没有定植,大量的细菌存在于内腔中。其次,细菌多样性也按照与微生物密度相同的方式逐渐增加,多数细菌种属存在于内腔里。

三、肠道菌群的代谢产物

肠道菌群含有的基因数量远远超过人体自身基因,因此能够编码大量人体自身不具备的酶类,这些酶参与食物成分、氨基酸、维生素等营养物质的代谢,从而能够利用小肠未消化的多种膳食成分,还能合成某些人体需要但自身又不能合成的维生素、氨基酸等。其主要的物质代谢方式包括发酵(电子在有机碳之间的循环)、甲烷化(电子从有机碳向无机碳流动)和硫还原(电子从有机碳向硫酸盐流动)。肠道菌群可将宿主体内难以消化的碳水化合物分解转化为可吸收的单糖或短链脂肪酸(short-chain fatty acid,SCFA),为结肠细胞提供能量来源,促进肠道上皮细胞发育。肠道菌群还参与调控胰高血糖素样肽 1(glycagon like peptide 1,GLP-1)的分泌,并与宿主之间存在肠肝循环等共代谢关系。SCFA 主要由拟杆菌门和梭菌代谢产生,例如丁酸被认为是肠道上皮细胞主要的能量来源,可以巩固黏膜屏障和抑制炎症反应,而乙酸和丙酸还是胆固醇合成及肝脏糖异生的底物。雌马酚由真杆菌、梭菌代谢产生,具有抗氧化、抗炎、降低骨质流失和调节雌激素的作用;双歧杆菌代谢产生的维生素 B_9 可调节细胞的生长和增殖;罗伊乳杆菌代谢产生的维生素 B_{12} 可刺激神经系统发育;双歧杆菌和长双歧杆菌代谢产生的共轭亚油酸可以调节免疫系统、降低代谢综合征发生的风险;而脆弱拟杆菌代谢产生的多聚糖 A 能够降低促炎因子水平、提高抗炎因子 IL-10 水平,减少中性粒细胞渗透,抑制上皮细胞增殖。上述肠道菌群均代谢产生对人体有益的产物,但另一方面,部分肠道菌群的代谢产物则对人体不利。产甲烷菌产生的甲烷可能会减缓肠转运速度;硫酸盐还原菌和牛磺酸降解菌产生的硫化氢能腐蚀肠黏膜,具有细胞毒性和遗传毒性,可能与儿童自闭症和结肠癌的发生发展有关;硫酸还原菌和牛磺酸降解菌产生的次级胆酸具有致癌、致突变作用;革兰阴性杆菌的胞壁成分脂多糖可通过活化核转录因子 κB(NF-κB)促进炎性反应。

四、重要的肠道菌群

肠道菌群可分为共生菌、条件致病菌和致病菌。共生菌是长期寄居在肠道内组成相对稳定的微生物,占据肠道细菌数量的 99%,在进化过程中通过个体适应和自然选择形成,与宿主相互依存、相互制约,是机体不可分割的一部分,对机体有益无害。条件致病菌,顾名思义,是在一定条件下能够导致疾病的细菌。人体内有益的细菌或真菌通常属于:乳酸菌、乳杆菌、双歧杆菌、酪酸梭菌、放线菌、酵母菌等。这些肠道菌群是人体健康不可缺少的要素,可以合成各种维生素,参与食物的消化,促进肠道蠕动,抑制致病菌群生长,分解有毒有害物质等。

五、影响肠道微生态平衡的主要因素

肠道是肠道菌群一个动态的栖息地,它的生理参数在持续、快速地发生着变化,还有其他多种环境因素的变化都会影响肠道菌群的组成,例如宿主生理状况、生活方式、卫生习惯、饮食、药物等都会影响肠道微生物的种类、数量和功能。

1. 年龄 肠道菌群的定植是在婴儿出生时开始的,母体是主要来源,在生产和哺乳过程中将阴道、皮肤以及母乳的菌群传播给婴儿。由于新生儿胃肠道中高度的无氧环境,兼性厌氧菌(如变形菌门)是主要的定植类别,氧浓度降低可促使厌氧菌(如拟杆菌属以及放线菌门和厚壁菌门细菌)的定植。在出生后的第一年,肠道菌群的组成比较单一,个体间存在较大的差异,断奶或感染可以改变婴儿体内的微生物群组成,在 1~3 岁以后微生物群趋于稳定,逐渐形成与成人类似的结构。美国“微生物组计划”的研究显示,健康成人的肠道菌群以拟杆菌门和厚壁菌门为主,也含有较低比例的放线菌、变形菌和疣微菌,以及产甲烷古菌(史氏甲烷短杆菌)、真核生物(酵母)和多种噬菌体。随着年龄的增长,微生物群的稳态机制出现改变;到老龄阶段(65 岁以上),肠道微生物群则以拟杆菌门为主,同时微生物群相关的代谢产物也减少。老年人的肌肉萎缩可能与微生物群相关的代谢产物,如维生素 B_7 和维生素 B_{12},肌酸和肌酸酐以及他们的生物合成途径随衰老而减少有关。但在百岁以上的老年人肠道菌群中,“健康相关的”分类群(如双歧杆菌、克氏黏寄菌科和阿克曼菌属)增加,这些菌群的增加与长寿的关系仍有待深入研究。

2. 饮食 婴儿饮食对肠道菌群的影响早在分娩之后就开始,即母乳和配方食品。母乳喂养和配方食品喂养的婴儿肠道微生物组成存在很大差异,配方食品喂养的婴儿

与上述母乳喂养者不同,其肠道内主要是肠球菌、肠杆菌、拟杆菌、梭状芽孢杆菌以及其他厌氧链球菌。双歧杆菌和乳酸菌在母乳喂养的婴儿肠道内占主导地位。除了满足婴儿的营养和生理需求,母乳中还含有一些生物活性物质,在肠道菌群的建立、免疫系统发育以及抗菌防御等方面发挥着重要作用。例如,母乳低聚糖(HMOs)选择性促进婴儿肠道双歧杆菌的增殖、抑制病原菌,并与肠道上细胞受体结合促进免疫系统发育。即使在成年以后,饮食仍然是肠道菌群构成、多样性和丰富性的重要影响因素。一般而言,水果、蔬菜和其他富含纤维的食物与肠道菌群的丰度和多样性有关。微生物群与食物营养素互作,直接影响着人体健康。人体肠道中优势菌群与长期膳食结构中蛋白质、脂肪和糖类成分的比例有关。素食者与喜食肉者的肠道菌群结构存在明显差异,素食者的肠道菌群以产气荚膜梭菌(*Clostridium perfringens*)和多枝梭菌(*Clostridium ramosum*)为主,长期高水平食肉者的肠道优势菌群则主要是普拉梭杆菌(*Feacalibacteriumprausnitzii*)。不同国家或地区人群的肠道菌群结构差异明显,可能与膳食结构长期不同相关。饮食因素对肠道菌群的影响非常复杂,有关内容详见本章第四节。

3. 抗生素 抗生素的使用会影响正常肠道菌群的微生态平衡,健康肠道菌群对抗病原体的主要特性之一是能够引起竞争性排斥。抗生素可能会导致竞争性排斥机制的瓦解,最终导致健康的肠道菌群和宿主肠道环境之间共生关系的分离。有研究表明,在服用抗生素之后,肠道内的双歧杆菌、乳酸杆菌、拟杆菌都会大量减少,而一些致病菌如肠球菌则明显增加。

4. 其他 宿主的基因型、性别、生活环境、运动情况、疾病状态等也会影响肠道菌群。

第二节 肠道菌群的健康功能

一、肠道菌群的营养代谢功能

肠道菌群参与了多种营养物质的代谢,有助于维持正常营养物质吸收。膳食碳水化合物是肠道菌群的一个重要营养来源。拟杆菌是作为参与碳水化合物代谢的主要微生物,它们通过表达诸如糖基转移酶、糖苷水解酶和多糖水解酶等来实现这一点。

肠道菌群也可以通过抑制脂肪细胞中脂蛋白脂肪酶活性从而影响脂质代谢。此外,变形拟杆菌可以通过上调脂质消化过程中胰脂肪酶所需辅酶的表达,从而增加脂质水解的特性。

肠道菌群也具有高效的蛋白质代谢机制,通过微生物蛋白酶和肽酶与人类蛋白的酶协同工作。

维生素 K 和 B 族维生素的合成是肠道菌群的另一个主要代谢功能。肠道菌群,尤其是肠拟杆菌、脆弱拟杆菌和大肠杆菌,可以将初级胆汁酸脱水、分解,并在结肠内将其转化为次生胆汁酸脱氧胆酸和石胆酸。正常肠道菌群也可以增加丙酮酸、柠檬酸、富马酸和苹果酸的浓度,这些都是能量代谢的指标。

人类肠道菌群还可参与分解各种膳食中的多酚类化合物，如黄酮和类黄酮。多酚在日常饮食中通常是不活跃的，以糖基化衍生物的形式存在，在肠道菌群去除糖部分后被生物转化为活性化合物。多酚的结构特异性和微生物个体的丰富程度决定了肠道的生物转化水平。最终的活性产物通过门静脉转移至其他组织和器官，发挥抗菌和其他代谢作用，例如，不活跃的异黄酮转化成具有抗雄性激素和降血脂效果的苷元雌马酚。

二、肠道菌群的免疫调节功能

肠道是机体重要的免疫器官，对于机体免疫系统的发育成熟和稳态维持至关重要。肠道菌群对先天免疫和后天免疫系统、对肠道黏膜免疫系统和全身免疫系统的功能均发挥着巨大影响。

研究发现，无菌动物不能建立和维持正常的免疫系统和功能。出生队列研究中发现，剖宫产、非母乳喂养和早期使用抗生素等增加过敏性疾病的发生风险。这些研究表明，肠道菌群与免疫系统的建立和发展密切相关。

肠道菌群对免疫系统的具体作用包括以下几个方面：第一，肠道菌群参与调节肠道免疫系统的发育，如派尔集合淋巴结和肠系膜淋巴组织的发育；第二，调节免疫细胞的成熟和分化，如 IgA 分泌细胞、树突状细胞、自然杀伤细胞和 iNKT 细胞等；第三，调节肠道黏膜免疫系统 SIgA 的免疫应答作用，有些菌表现为促进作用，而有的表现为抑制作用；第四，激活并调节全身免疫系统，如通过调节 Th1/Th2 平衡产生特异性免疫应答；第五，调节口服耐受的形成和维持，使机体既维持对病原体的适度免疫应答，又保证不对正常食物成分和共生菌产生过度反应，维持肠道内环境的稳定和正常免疫功能，等等。目前，其具体作用机制还不是很清楚，可能包括：第一，参与 T 淋巴细胞和 B 淋巴细胞的诱导和分化，通过黏膜淋巴细胞归巢及再分布促进共同黏膜免疫系统的成熟和功能；第二，通过代谢产物或菌体成分调节细胞因子的表达和分泌；第三，调节肠道黏膜免疫细胞的能量和物质代谢，进而影响其功能；第四，维持正常的肠道屏障功能，使免疫系统与潜在致敏原的接触维持在恰当程度，这既包括黏液蛋白和肠上皮细胞的物理屏障，也包括各种活性分泌物的化学屏障功能；第五，与肠道神经内分泌系统相互作用，从而影响黏膜和系统免疫功能，等等。

肠道菌群结构的变化以及肠道黏膜免疫系统发育不健全或功能异常，可能是发生过敏性疾病的重要因素。有研究显示，过敏患儿粪便中双歧杆菌数量减少或者双歧杆菌类别与正常儿童存在明显差异。通过益生菌调节和改善免疫功能已有很多成功的尝试。乳酸杆菌和双歧杆菌等益生菌可以通过改善肠道菌群结构、促进肠道黏膜上皮完整性以及与肠道黏膜免疫系统相互作用等机制，起到降低过敏性疾病风险和缓解过敏症状的作用。

三、肠道菌群维持肠道健康

人体肠道是食物的消化和吸收器官，也是正常菌群定居的主要场所。肠道菌群主要由专性厌氧菌、兼性厌氧菌和需氧菌组成，其中以专性厌氧菌为主，占肠道细菌总数的 99% 以上。在生理状态下，肠道微生物相对稳定，与宿主及肠内环境保持平衡状态，无致病作用，但诸如抗生素、应激及饮食改变等因素可使肠道菌群失衡，引起胃肠道消化食物和吸收营养功能障碍，使机体出现腹痛、腹泻或便秘等症状，长期的肠道菌群紊乱甚至与结肠癌等消化道肿瘤发生相关。

成人功能性便秘是老年人常见的胃肠道疾病，便秘特别是长期便秘患者也存在严重的肠道菌群失衡，大量有害菌繁殖产生胺类、酚类等化学物质，调整肠道菌群，可以有效改善成人功能性便秘。Dimidi 等的 Meta 分析共纳入 14 项（$n=1182$）研究。结果表明，益生菌缩短全胃肠转运时间 12.4 小时/周（95% CI：-22.3，-2.5 小时/周）、增加排便频率 1.3 次/周（95% CI：0.7，1.9 次/周），并有改善大便性状的作用（SMD：$+0.55$；95% CI：0.27，0.82）。

很多证据表明，益生元能够影响肠道功能。一方面，益生元促进了肠道菌群的增殖，另一方面，发酵产物使肠道渗透性压增加，水分增大。菌体和水分都有助于增加粪便量，软化粪便和增加排便频率。也有研究表明，短链脂肪酸（SCFAs）具有促进肠道蠕动的功能，从而缩短肠转运时间。肠转运时间的缩短，有助于降低便秘等风险，也有助于减少远端结肠的腐败发酵，减少多胺、甲酚和吲哚等有害产物。

四、肠道菌群的体重调节功能

肠道微生物的变化可能会在肥胖的发病机制中占有重要地位。研究报道，肥胖、胰岛素抵抗和血脂异常的个体均具有菌群丰富度低的特点。虽然有不一致的变化，肥胖人群的肠道菌群组成不同于偏瘦人群。肥胖人群的拟杆菌门较少，而在其低卡路里饮食的减重过程中，拟杆菌门增加。有研究显示，嗜酸乳杆菌（*Lactobacillus*）和艰难梭菌（*Clostridium*）与胰岛素抗性有关，嗜酸乳杆菌与空腹血糖和 HbA1c 水平正相关，而艰难梭菌与这些参数成负相关。这些数据提示了特定菌门、菌纲或菌种或细菌代谢活动可能会对肥胖症的发病有益或有害。肠道菌群和肥胖症的因果关系证据主要来源于动物实验。尽管无菌（GF）小鼠食物摄入更多，它们对高脂饮食（HFD）引起的肥胖具有抗性。*Nature* 2006 年报道，相比给 GF 小鼠定植"瘦菌群"，定植"胖菌群"导致总体脂量显著增加。值得注意的是，接受肥胖供体来源的粪菌移植（FMT）的 GF 小鼠比接受精瘦供体来源的 GF 小鼠增加更多的体重，这个结果进一步加速建立了肠道微生物在肥胖形成过程中起到的因果作用。肠道菌群促进代谢失调的原理仍未被完全了解，还需要进一步研究。

第三节 肠道菌群与疾病

一、肠道菌群与肠道疾病

腹泻患者肠道内肠杆菌、拟杆菌及双歧杆菌等正常细菌减少，致病菌异常增多，而随着肠道菌群失调的逐渐纠正，被损伤的肠黏膜随之修复，腹泻症状也逐渐好转。Xu

等的 Meta 分析研究了以双歧杆菌为主的多种复合益生菌制剂在防治儿童抗生素相关性腹泻(AAD)中的作用。研究纳入 30 个临床试验(n=7225),结果表明,益生菌制剂与 AAD 发生率下降相关($OR=0.33$,$95\% CI$:$0.29 \sim 0.39$;$P<0.01$)。

炎症性肠病(inflammatory bowel disease,IBD)是因肠道免疫系统紊乱所产生的一种慢性肠道疾病,其致病因素尚不完全清楚,多种因素如遗传、细菌或病毒感染、免疫应答缺失等都与该病有关。肠道菌群分析表明,IBD 患者肠道中的细菌构成与正常人比较有明显的不同,出现明显的结构失调或功能紊乱,肠道微生物多样性减少,肠道菌群在 IBD 的发生中起着非常重要的作用,研究发现,通过将健康人的粪便移植给患者能够成功治愈该病。此外,动物实验显示,只有在肠道菌群存在的情况下,才能使用化学物质成功诱导肠道炎症构建结肠炎动物模型,无菌动物无法诱导成功,而在其肠道重建肠道菌群后又可诱导产生肠道炎症反应。

结肠癌在人体消化道肿瘤中发生率较高,其致病因素多样,其中环境因素与结肠癌的发生密切相关,而环境因素中最重要的是饮食因素。流行病学研究表明,若饮食中富含脂肪,发生结肠癌的风险明显增加,而富含纤维素的饮食则能够预防结肠癌发生,这些因素都会影响肠道菌群的组成、分布或代谢,从而改变大肠内环境,其改变与结肠癌发生发展密切相关。结肠癌患者的粪便微生物中以拟杆菌属的种类明显增加,产丁酸明显减少,增加的拟杆菌属所释放的毒素可能诱发肠道发生炎症和恶性肿瘤,表明结肠癌的发生发展与某些肠道细菌有关。结肠癌癌前病变(如结肠腺瘤性息肉、结肠绒毛状息肉)肠道菌群的变化与结肠癌患者相似,而结肠良性增生(如增生性息肉、炎性息肉)患者体内肠道菌群与正常人肠道无显著差异。动物研究表明乳酸菌等肠道益生菌对结肠癌有抑制作用,其机制包括调节肠道菌群、减少氧化应激反应等因素,但相关临床研究目前并不多。总之,肠道微生物与消化道恶性肿瘤之间关系密切,其机制需进一步研究,但通过调整肠道菌群治疗结肠癌等疾病具有很大的潜力。

二、肠道菌群与糖尿病

糖尿病患者人群的肠道菌群结构与正常人群有差异。Qin 等的肠道元基因组关联分析研究显示,与健康人群比较,糖尿病患者肠道菌群中含有更多的条件致病菌,如梭菌属细菌(如 Clostridium hathewayi 和多枝梭菌),产生短链脂肪酸的细菌较少(如产丁酸盐细菌减少)。Larsen 等发现,糖尿病患者厚壁菌门及梭菌目细菌较健康对照组多;拟杆菌/厚壁菌比值、拟杆菌-普氏菌/拟球梭菌比值与血清葡萄糖浓度成正相关,但与体质量指数无关;其中乙型变形菌纲细菌数量在糖尿病患者中增多,并且与血清葡萄糖浓度成正相关。我国学者利用 PCR-DGGE 指纹图谱分析了糖尿病患者肠道拟杆菌属和双歧杆菌属的多样性及其与健康个体的差异,研究结果显示,糖尿病组与健康组肠道菌群的多样性无明显差异,而糖尿病组的拟杆菌属和双歧杆菌属的平均相似性系数显著低于对照组,提示糖尿病患者肠道拟

杆菌属及双歧杆菌属细菌的个体间差异性大于正常人群。虽然目前大量研究均支持糖尿病患者与健康人群在肠道菌群的结构、种类方面存在差异,但各研究结果在差异菌群的种类上均表现出非常大的异质性,可能与肠道菌群易受饮食、地域、年龄等外界因素的影响有关。

有研究中专门探讨了一类新发现的菌种——阿克曼氏菌(Akkermansiamuciniphila,AKK)与糖尿病的关系。AKK 属疣微菌门中的 Akkermansia 目,为革兰阴性黏膜降解菌,是目前疣微菌门中唯一可被分离培养的菌种。AKK 定居于紧密贴附于肠黏膜表面的黏液层中,在人体结肠腔内含量丰富,占结肠总菌量的 1%~4%。AKK 降解肠黏膜中的黏蛋白,产生单糖和游离脂肪酸,可对肠道其他细菌(机会致病菌)生长微环境产生影响;游离脂肪酸可通过 GPR41(FFA3)和 GPR43(FFA2)受体影响人体代谢平衡和免疫调节。动物实验显示糖尿病小鼠中 AKK 数量减少,肠道 AKK 数量增加似乎对糖尿病有保护作用。Everard 等发现,瘦素缺乏小鼠与野生型小鼠比较、高脂膳食诱导的糖尿病小鼠与正常膳食小鼠比较,AKK 数量均减少(分别为后者的 1/3300 和 1/100);直接以 AKK 活菌液灌肠,可显著改善高脂膳食诱导的 T2D 小鼠的体脂、空腹血糖和 LPS 水平。Shin 等以二甲双胍喂饲高脂膳食诱导的胰岛素抵抗小鼠 6 周后,疣微菌门显著增加。高脂膳食诱导的胰岛素抵抗小鼠口服 AKK 后,糖耐量显著改善,改善程度与二甲双胍处理相当,而灭活的 AKK 无此效果。AKK 还可上调高脂膳食诱导的胰岛素抵抗小鼠内脏脂肪组织 Tregs 细胞,由此减轻炎症反应。

三、肠道菌群与心血管疾病

肠道菌群的构成变化与冠状动脉粥样硬化等心血管疾病(cardiovascular disease,CVD)密切相关。肠道微生物群将膳食营养物质和内源性分子转化成代谢物氧化三甲胺(Trimetlylamine oxide,TMAO),而 TMAO 是 CVD 的重要促进因素,通过干预肠道菌群组成的措施,可以改变循环中 TMAO 的水平,从而影响疾病的发生发展。

肠道菌群在高血压病发生发展过程中也起到了重要作用。研究结果显示,高血压患者肠道微生物的丰富度和多样性都显著降低,在把高血压患者的粪便通过粪菌移植的方式移植到无菌小鼠体内后,发现小鼠血压与健康对照组相比明显升高。高血压是脑卒中、心肌梗死等心脑血管疾病的主要危险因素,了解肠道菌群在高血压发生的作用,对于理解高血压发病机制、对高血压进行早期干预治疗具有重要意义。Khalesi 等的 Meta 分析共纳入 9 个研究。结果表明,益生菌能够降低收缩压 -3.56mmHg($95\% CI$:$-6.46 \sim -0.66$)和舒张压 -2.38mmHg($95\% CI$:$-2.38 \sim -0.93$)。进一步分析发现,如果多个益生菌联用效果更明显;基础血压 BP≥130/85mmHg 与基础血压<130/85mmHg 相比,对舒张压的效果更明显;干预时间在 8 周以上,效果更明显。

四、肠道菌群与神经精神疾病

神经系统主要由中枢神经系统与周围神经系统组成。

目前有文献报道的与肠道菌群相关的本系统疾病主要有：自闭症、抑郁症、精神分裂症、神经性厌食症、多发性硬化症、癫痫、帕金森病等。大量临床研究报道肠道菌群调节能减轻自闭症、抑郁症及其他神经系统疾病的症状。脑-肠轴是中枢神经系统与胃肠道功能相互作用的双向调节轴，由免疫、神经通路和神经内分泌途径构成，负责肠道和大脑之间的联系，在调控肠道功能和影响宿主大脑功能等方面发挥着非常重要的作用。肠道菌群也可能通过迷走神经、神经递质（如5-羟色胺、多巴胺）、神经营养因子（如脑源性神经营养因子）等影响大脑功能。除此之外，肠道菌群也是维持神经系统发育成熟所需。有研究发现，肠道菌群缺乏时，肠道内神经系统（ENS）神经元密度降低、神经元神经节数量减少、肠肌层氮能神经元比例增加。由此可见，正常肠道菌群对维持神经系统正常发育和功能尤为必要，且可能参与了从情感性疾病到神经系统疾病的发生发展。

自闭症谱系障碍（autism spectrum disorder, ASD）患儿大多数合并慢性胃肠道症状，如慢性腹部疼痛和不适感、便秘（20%）和腹泻（19%）等。自闭症儿童与健康儿童相比其肠道菌群的多样性降低，其肠道内的普氏菌属、粪球菌属和韦荣球菌科的数量显著降低，且自闭症儿童肠道菌群多样性和数量的降低均与自闭症程度显著相关，而与肠道症状程度和饮食构成无关。有调查发现，很多自闭症儿童在3岁前曾过度服用抗生素，而抗生素的过度使用会导致肠道菌群失调。动物实验中发现脆弱拟杆菌可以改善自闭症动物肠道黏膜屏障功能及其行为学症状。

阿尔茨海默病（Alzheimer's disease, AD），起病隐匿，病因复杂，研究证实肠道微生态的改变也是AD的诱发因素之一。当肠道微生物发生改变时会导致大脑功能的改变，影响神经系统的发育及认知行为。肠道菌群中多种菌属，如芽孢杆菌、葡萄球菌、链霉菌及大肠杆菌等均可分泌淀粉样蛋白或其降解物，而淀粉样蛋白在AD的发病和发展过程中起着重要作用，它们可以诱发氧化应激反应，进一步激活小胶质细胞，这是脑内主要的炎症反应细胞。目前多项研究表明肠道菌群与AD之间存在明显关联，两者通过免疫、神经内分泌以及迷走神经途径等相互作用、相互影响，而通过菌群移植、益生菌、益生元的补充等途径，改善肠道微生态，降低炎症反应可改善AD的认知功能。尽管改善效果及作用机制尚需更多临床试验证实，但以肠道菌群为靶点不失为AD防治研究的新思路和新方向。

肠道菌群也可能参与了帕金森病（Parkinson disease, PD）的发病。研究显示肠道菌群致病机制包括分子模拟机制和免疫/炎性机制。分子模拟机制是通过细菌中的淀粉类物质，如单核细胞Toll样受体2（TLR2）、TLR1、C14和NF-κB实现。肠道菌群蛋白可以通过模拟这些结构，导致体内α-突触核蛋白（α-synuclein, α-syn）的异常折叠与沉积，参与PD的发生发展。此外，肠道微生物成分的变化会引起肠道防御功能和小肠渗透性的变化，从而影响胃肠道上皮细胞免疫系统，以及包括神经元和神经胶质细胞在内的肠道神经系统。"大脑"和"肠道"通过脑-肠轴的双向作用可以调控促炎和抗炎反应。肠道微生物群落的变化可能导致小肠炎性反应、氧化应激反应以及细胞毒性反应，开启α-syn的错误折叠，启动或影响PD的发展。

肠道是人体最大的一个微生态系统，肠道菌群种类繁多，并且与人体健康建立了密切的联系。肠道菌群与身体各大系统疾病的关系研究还很多，相关的疾病和症状还很多，不再详述。

第四节　膳食营养对肠道菌群的影响

一、碳水化合物

碳水化合物可以分为可消化碳水化合物和不可消化碳水化合物，另外还有糖的替代品——人造甜味剂，它们对肠道菌群具有不同的影响。

1. 不可消化碳水化合物　与可消化的碳水化合物相比，不可消化碳水化合物（如纤维和抗性淀粉）在小肠中没有被酶降解。相反，它们会进入大肠并被肠道微生物发酵分解。膳食纤维是"微生物群可利用碳水化合物（MACs）"的重要来源，可以被微生物利用，为宿主提供能量和碳源。在这个过程中，膳食纤维通过刺激特定微生物群生长和（或）活性的、对宿主产生有益的健康影响。MACs的主要来源包括大豆、菊粉、未精炼的小麦和大麦、未经加工的燕麦以及不可消化寡聚糖[例如果聚糖、聚葡萄糖、低聚果糖（FOS）、半乳糖低聚糖（GOS）、低聚木糖（XOS）和阿拉伯低聚糖（AOS）]等。饮食中膳食纤维摄入量减少会导致肠道菌群丰度的降低。在典型的西方饮食中，不消化碳水化合物的平均摄入量为20~30g/d，内源性碳水化合物（主要为黏液和硫酸软骨素）有2~3g/d。结肠内参与碳水化合物发酵的微生物主要是拟杆菌属、双歧杆菌属、瘤胃球菌属、真细菌属、乳酸菌和梭菌属。

不可消化碳水化合物结肠发酵的主要产物为SCFAs，还有乳酸、丙酮酸、乙醇、琥珀酸、氢气、二氧化碳、甲烷和二氧化硫等。SCFAs降低肠道pH，有助于抑制病原菌，也与肠道蠕动有关。SCFAs生成后，经肠道上皮快速吸收，参与一系列代谢过程。乙酸主要被肌肉、肾脏、心脏和大脑吸收利用；丙酸主要在肝脏吸收利用，可能参与糖异生并抑制胆固醇合成，在脂肪组织形成中也可能发挥一定作用；丁酸主要被肠道上皮细胞作为能量物质吸收利用，同时也参与细胞分化和生长调节，有降低结肠癌风险的作用。

许多研究表明，富含不可消化碳水化合物的饮食可以增加肠道双歧杆菌和乳酸菌的数量。例如，富含全谷物和麦麸的高不可消化碳水化合物膳食与肠道中双歧杆菌和乳酸菌数量的增加有关。其他不可消化碳水化合物，例如抗性淀粉和全谷物大麦，导致瘤胃球菌属、直肠真杆菌和罗氏菌属数量的增加。此外，低聚果糖、聚葡萄糖和阿拉伯低聚糖降低梭状芽孢杆菌和肠球菌的数量。对结直肠腺瘤患者进行的横断面研究表明，与健康对照组相比，患者中，氏菌属和链球菌的数量较低,而肠球菌和链球菌通常较高。腺瘤患者组的饮食习惯含有较少的膳食纤维,短链脂肪酸的产量较低。

目前的研究表明,膳食纤维也有不依赖肠道菌群发挥作用的机制。例如,某些膳食纤维可直接与肠道上皮细胞上特定的模式识别受体结合,不依赖肠道菌群发挥免疫调节作用。当然,依赖和不依赖肠道菌群的作用,往往是同时存在的,具体哪一种作用机制为主,要看具体情况。

2. 可消化碳水化合物　通常,可消化碳水化合物在小肠已被消化吸收,不进入结肠参与发酵。但在实际中,受膳食摄入量、肠转运功能和其他膳食成分的影响,会有少量可消化碳水化合物进入结肠参与结肠发酵。有些研究探讨了可消化碳水化合物对肠道菌群的影响。在一项研究中,受试者通过水果的形式摄入高水平的葡萄糖、果糖和蔗糖可以增加双歧杆菌的相对丰度,并降低拟杆菌的数量。在另一项研究中,饮食中加入乳糖表现出同样的菌群变化,并同时减少了梭状芽孢杆菌的数量。另外,还观察到乳糖补充剂增加了粪便中有益短链脂肪酸的含量。

3. 人造甜味剂　与此相关的人造甜味剂糖精、蔗糖素和阿斯巴甜引发了另一种饮食争议。有部分研究表明,所有类型的人造甜味剂实际上比单纯的葡萄糖和蔗糖更容易引起葡萄糖耐受不良。并且,人造甜味剂被认为通过改变肠道菌群来调节这种影响,例如,糖精饲喂会导致小鼠肠道菌群微生态失调,拟杆菌相对丰度增加,而罗伊乳杆菌数量降低。这些微生物的变化直接与摄入天然糖(葡萄糖、果糖和蔗糖)诱发的疾病大相径庭。这些研究提示,也许与人们普遍认为的相反,人造甜味剂实际上可能比天然糖更不健康。

二、蛋白质

膳食中蛋白质对肠道菌群的影响首次于1977年提出。研究表明,与素食者相比,高牛肉膳食可以降低体内青春双歧杆菌的数量,增加拟杆菌属和梭状芽孢杆菌的数量。结肠每天发酵的蛋白质约为25g,来源包括不消化食物成分、消化液、脱落上皮细胞、细菌碎片和分泌物以及黏液蛋白等。对蛋白质起发酵作用的主要是拟杆菌属和梭菌属。蛋白质结肠发酵则主要生成支链脂肪酸(如异丁酸、异戊酸)以及含硫和含氮化合物等。目前的研究认为蛋白质发酵产生的氨、胺和酚类化合物等对人体是有害的。过度的蛋白质发酵,尤其是在远端结肠的发酵,被认为与炎症性肠病(IBD)和结肠癌有关。

随着肠道菌群研究技术的飞速发展,多项研究开始全面探讨膳食中蛋白质对肠道菌群构成的影响。受试者被给予不同形式的蛋白质,例如肉、鸡蛋、奶酪、乳清蛋白等动物性蛋白或植物性蛋白。研究发现蛋白质的来源和摄入量与肠道菌群的改变相关。例如,研究人员将意大利儿童体内的微生物群与非洲农村地区的儿童进行了比较。意大利儿

童的膳食结构中含有丰富的动物性蛋白,他们体内微生物群中含有大量的拟杆菌属和别样杆菌属,并且在食用高蛋白膳食的受试者粪便中含有较少的短链脂肪酸。进一步研究发现,高蛋白/低碳水化合物膳食受试者肠道内拟杆菌属细菌较高,普雷沃菌属细菌水平较低。一个大型前瞻性研究(n=67 581)发现,高蛋白膳食摄入,尤其是动物性蛋白,可以显著性增加炎症性肠病的风险。此外,与红肉摄入相关的微生物种属可以增加促动脉粥样硬化化合物TMAO的含量,从而增加心血管疾病的风险。

总的来说,蛋白质摄入与肠道菌群之间的关系及其健康效应方面的研究还不多。虽然已有很多研究表明蛋白质的摄入量和来源与健康有关,但这些研究中肠道菌群往往不是主要观察终点,因此,蛋白质的结肠发酵与健康效应之间的关系,还有待更多研究探讨。另外,膳食成分复杂并且各成分往往是同时增减或此消彼长的关系,例如动物性膳食通常是高脂肪的,膳食脂肪也会影响微生物的构成,因此,需要进一步的研究每一种食物成分或个体的大分子对菌群的影响以及它们是如何协同工作的。

三、脂肪

高饱和脂肪酸、高反式脂肪酸、低单不饱和脂肪酸以及低多不饱和脂肪酸是典型的西方国家膳食模式,会使消费者暴露于更多的不健康风险因素。多项人类研究表明,高脂肪膳食会增加厌氧菌群和拟杆菌的数量。已有研究比较了不同种类、不同含量的膳食脂肪对人类肠道菌群的影响,结果表明,与基线相比,低脂肪膳食会增加粪便中双歧杆菌属丰度,降低空腹血糖和总胆固醇含量。另一方面,高饱和脂肪酸膳食增加了普拉梭菌的相对比例。摄入高单不饱和脂肪酸膳食的受试者体内细菌种属的相对丰度没有发生变化,但细菌的总量和血液中总胆固醇、低密度脂蛋白胆固醇含量降低。与这些发现一致的是,鲑鱼中含有丰富的单不饱和脂肪酸和多不饱和脂肪酸,受试者摄入鲑鱼后,粪便中微生物群的构成没有发生改变。

大鼠的研究表明,摄入高脂肪食物会大大减少肠道内的乳酸菌,但增加丙酸和乙酸产物以及梭菌、拟杆菌和肠杆菌。使用小鼠进行的研究还比较了各种脂质对肠道菌群的不同影响。猪油喂养的小鼠体内拟杆菌和嗜胆菌数量增加,而鱼油增加了小鼠体内的放线菌(双歧杆菌和adlercreutzia)、乳酸菌(乳酸杆菌和链球菌)和微疣菌(阿克曼菌)的数量。此外,猪油喂养小鼠增加了系统性Toll样受体激活,白色脂肪组织炎症,以及胰岛素敏感性受损。

四、益生菌

严格地讲,益生菌并不属于一类食物成分,而是作为膳食补充剂或在食物加工过程中增加的一类有益菌群。在目前的研究和共识里,益生菌主要还是通过消化道进入人体发挥作用。它们既可以存在于食品中,也可以定植存活于

肠道里。目前益生菌对人体健康的影响在多种学科中都成为热点研究领域。因此本章也把益生菌作为一种膳食因素,介绍其对肠道菌群和健康的影响。

对益生菌的研究和利用,主要是基于发酵食品和肠道菌群方面的研究和认识。肠道菌群的作用之一,是协助机体分解利用某些膳食成分或合成某些人体所需的营养物质,益生菌在分解、合成和促进某些营养素吸收利用方面也发挥着一定作用,但目前对益生菌的研究应用,主要在于其对肠道功能和免疫系统的调节。具体作用及机制将在下一节详述。

益生菌的作用正得到越来越多的发现与证实。益生菌种类很多,作用机制复杂,其作用还与作用人群、干预时间长短、所用剂量以及个体差异等各种因素有关。需要强调的是,益生菌的作用是菌株特异的。益生菌可以通过多种机制发挥多种功能,但没有证据表明一种益生菌可以具有所有功能。另外,某种微生物是否能称为益生菌,除了菌株鉴定和安全性评价,最终还需要通过临床研究证明其健康功能。

五、植物多酚

膳食中植物多酚(包括儿茶素、黄酮醇、黄酮、花青素、原花青素和酚酸)的抗氧化特性被广泛研究。目前的研究表明,肠道菌群是多酚类物质发挥作用的重要参与者。许多多酚类物质只有经过肠道菌群的分解才能形成活性分子,或者肠道菌群的作用增强了某些多酚的活性。富含多酚的食物包括水果、种子、蔬菜、茶叶、可可制品和葡萄酒,经常食用这些富含多酚的食物可以增加肠道内双歧杆菌和乳酸菌的数量。红酒多酚可以增加肠道内拟杆菌的相对丰度。此外,水果多酚的抗菌活性研究发现肠道致病菌金黄色葡萄球菌和鼠伤寒沙门菌对这些化合物高度敏感。水果、种子、葡萄酒和茶多酚的摄入可以降低致病性梭状芽孢杆菌(产气荚膜梭状芽孢杆菌和溶组织梭状芽孢杆菌)的数量。

六、乙醇

长期大量饮酒会影响肠道微生态。乙醇进入胃肠道后,未经胃和小肠吸收的乙醇可能进入结肠,经肠道菌群代谢为乙醛。但是肠道代谢乙醛的能力较其他组织相比较弱,因此高浓度的乙醛与肠道结构和功能的损害密切相关。已有研究发现,大鼠经过乙醇喂养后,严重破坏了肠上皮细胞紧密连接。乙醛通过乙醛脱氢酶代谢成乙酸,最后被氧化分解为二氧化碳和水。当体内乙醇脱氢酶的含量较低时,高浓度的乙醇将直接损害肠道和肝脏,包括肠道屏障损伤,肠道菌群移位,炎症反应增加以及产生大量内毒素。慢性乙醇灌胃大鼠小肠需氧菌总数高于正常对照组近 10 倍,乳酸杆菌数量降低。研究发现长期大量饮酒者小肠内放线菌门和变形菌门数量增加,而厚壁菌门和拟杆菌门数量降低。另有一项研究也发现慢性酒精摄入导致小肠内肠道菌群比例发生变化,乳酸杆

菌和双歧杆菌等益生菌的比例都逐渐下降。动物实验中小鼠连续灌胃酒精 3 周后,乳球菌属和乳杆菌属丰度下降,而拟杆菌属丰度增加。无论人体还是动物实验,提示长期大量饮酒会抑制乳酸杆菌等益生菌,诱发少数致病菌过度繁殖,从而增加小肠细菌的致病性,不利于维护肠道微生态平衡。综上所述,乙醇可以导致肠道菌群数量和种类的变化,激活炎症细胞分泌产生炎症因子,损伤肠黏膜上皮细胞,进而损害肠道屏障功能;其次,乙醇和乙醛破坏肠上皮细胞间的紧密连接,导致肠黏膜屏障功能损害加重;再有,乙醇导致肠道菌群失衡,减少益生菌数量,进一步加重肠黏膜生物屏障功能。

七、膳食模式

西方饮食、无麸质饮食、杂食、素食和地中海饮食等膳食对肠道菌群的影响不同。研究表明,西方饮食(高脂肪、高动物性蛋白、低纤维)可以引起细菌总数及有益菌双歧杆菌和真杆菌的数量明显下降。西方饮食还倾向于导致肠道内更多产生促进癌症发生的亚硝胺。

无麸质饮食可以降低肠道内的有益菌,增加潜在的有害菌。Sanz 等人招募 10 名健康受试者食用无麸质饮食 30 天后发现,随着多糖摄入的降低,"有益菌"(双歧杆菌和乳酸菌)的数量下降,而潜在的有害菌数量增加,尤其是大肠杆菌和肠杆菌科总数。Bonder 等人的一项相似的研究也表明,短期食用无麸质饮食可以降低瘤胃球菌和罗氏菌的数量,而食物谷球菌科和梭菌科的数量增加。

素食饮食中富含可发酵的植物性食物。研究发现素食者的肠道菌群以产气荚膜梭菌和多枝梭菌为主。另一项研究发现,在严格素食者和杂食者的肠道菌群仅存在非常细微的差别。这两项研究之间的差异可能是由于不同的微生物组分析方法(传统培养法和基于基因组序列)、不同的对照组饮食和(或)宿主的基因不同引起。进一步的研究还需要仔细把控实验设计,以便更深入地了解严格素食和素食对肠道菌群的不同影响。

地中海饮食被认为是一个健康均衡的膳食模式,它的特点是富含单不饱和脂肪酸、多不饱和脂肪酸、多酚和其他抗氧化剂、膳食纤维和血糖生成指数较低的碳水化合物,以及相对摄入更多的蔬菜。具体来说,传统的地中海饮食包括橄榄油、水果、蔬菜、谷类、豆类、坚果类,以及适量的食用鱼类、禽类和红酒,而乳制品、红肉、加工肉类和甜食的摄入较少。De Filippis 等人通过比较习惯性杂食者、素食者和严格素食者,研究地中海饮食的潜在益处,研究表明,大部分的素食者、严格素食者和 30% 的杂食者对地中海饮食有很高的依从性。坚持地中海饮食的程度和粪便中短链脂肪酸、普氏菌以及其他厚壁菌门细菌的数量存在显著相关性。而对地中海饮食低依从性会导致氧化三甲胺的升高,从而引起心血管疾病风险增加。其他几项研究表明,典型的地中海饮食也可以改善肥胖、血脂和炎症。这些变化可能是由肠道内乳酸菌、双杆菌和普氏菌属细菌的增加,以及梭菌属细菌的减少而引起的。

第五节 益生菌、益生元与肠道菌群

肠道菌群在人类营养与健康中发挥着重要的作用,肠道菌群失衡与很多疾病相关。因此,通过调节肠道菌群维持或改善健康成了一种潜力巨大的健康干预措施。本节重点介绍益生菌和益生元等肠道菌群调节剂的定义、种类、主要功能和应用等。

一、益生菌

(一)益生菌的定义

益生菌(probiotics)这个词,拉丁语 pro 是 for 的意思,希腊语 bios 表示 life,意思是"对生命有益"(for life)。人们对益生菌的认识,是与发酵食品的制作食用历史和微生物研究分不开的。其中的里程碑是人们认识到微生物与食品发酵的关系,以及认识到肠道微生物与人体健康的重要性。

1857年,法国微生物学家巴斯德发现鲜牛奶和酸奶都含有乳酸菌,而酸牛奶中的乳酸菌的数量远比鲜牛奶中的多。这一发现说明,牛奶变酸与这些乳酸菌密切相关。1908年,俄国科学家诺贝尔奖获得者伊力亚·梅契尼科夫(Elie Metchnikoff)指出,食用含有乳酸菌的发酵乳制品能够促进健康和延长寿命。因为这些乳酸菌伴随食物进入人体肠道,抑制了有害菌的作用。他认为,通过将外源细菌引入肠道,可能是一种通过肠道调节健康的手段。此后酸奶受到越来越多人的青睐。但直到20世纪80年代,含有益生菌的产品才开始快速增长,这种情况首先出现在日本,并于20世纪90年代扩展到欧洲。1954年,Vergio 引入与抗生素或其他抗菌剂相对的术语 "Probiot-ika",提出抗生素和其他抗菌剂对肠道菌群有害而 "Probiot-ika" 对肠道菌群有利。1965年,Lilly D. M. 和 Stillwell R. H. 在 *Science* 杂志上发表的论文"益生菌——由微生物产生的生长促进因素"中最先使用益生菌 "probiotic" 这个定义来描述一种微生物对其他微生物促进生长的作用。1980年初大连医科大学康白教授首先成功研制出促菌生(蜡杆芽孢杆菌)。

2001年,世界粮农组织(FAO)和世界卫生组织(WHO)对益生菌做了如下定义:益生菌是活的微生物,当摄入充足的数量时,对宿主产生健康益处。国际益生元与益生菌科学协会(ISAPP)在2014年发表的共识中继续认可 FAO/WHO 的定义,并强调了益生菌菌株鉴定和安全性评价的重要性。在 ISAPP 的共识中,发酵食品中的微生物不能直接称为益生菌,肠道中的有益菌、粪菌移植及相关制品也未纳入当前益生菌概念。同时指出,以上食品或制品中的有益微生物,只有在进行分离鉴定、安全评价及功能试验之后符合益生菌概念的,才能称为益生菌。

因为早期对有益菌的认识,主要来自乳酸菌和双歧杆菌,所以目前的益生菌产品多数属于乳酸菌属或双歧杆菌属。其他还有粪链球菌、酪酸梭菌、芽孢杆菌和布拉酵母菌等。肠道菌群及其与疾病和健康的研究进展,促进了益生菌的研究开发。菌株分离鉴定技术不断进步并且成本越来越低,对益生菌有益作用的认识不断深入,菌株安全评价方法不断进步,以及人们健康需求快速增强等因素,正催生出越来越多的益生菌及相关产品。

(二)益生菌的功能

对益生菌健康作用的认识,一方面是来自对肠道菌群功能的认识。如前所述,越来越多的研究发现,肥胖、2型糖尿病和炎症性肠病等很多疾病中都存在菌群失衡的情况。因此,通过额外补充有益菌调节菌群平衡以期恢复和维持健康也就成了一种合理的选择。另一方面,对发酵食品及其健康作用的认识,也促进了益生菌的研究和开发。

益生菌的作用部位,可以是肠腔,也可以是肠道上皮和肠道黏膜固有层,还可以是肝脏和大脑等肠道之外的组织器官。从具体作用和机制来说,第一,益生菌可以维持正常肠道菌群和抑制病原菌,可能的机制包括消耗代谢底物、抢占定植位点以及分泌抑菌活性物质等。虽然目前对于什么是"正常"的肠道菌群还没有共识,但有益菌群的增加、有害菌群的减少以及菌群多样增加被认为是朝着"正常"菌群的改变。第二,改善和维持肠道功能,可能的机制包括发酵产物 SCFAs 为肠道上皮细胞提供能量、维持肠道酸碱度和渗透压,以及缩短肠转运时间等。第三,参与营养和代谢。益生菌能够合成多种维生素(如维生素 K)、多种酶类,以及促进胆酸分解代谢和中和致癌物等。益生菌还可以通过影响肠道上皮细胞内分泌作用调节进食和能量平衡等。第四,调节免疫系统功能,调节内分泌甚至影响神经精神健康。可能的机制包括:益生菌通过与肠道上皮细胞和固有层淋巴细胞等相互作用,发挥免疫调节等作用;益生菌通过产生 SCFAs 等活性产物输送到其他组织器官,发挥神经内分泌调节作用。益生菌也有可能从肠道转移到其他器官和组织。有研究提示,女生殖系统和母乳中的菌群,可能来自肠道。但这方面还缺乏确切证据。

当然,一个益生菌可以通过多种机制发挥多种功能,但没有证据表明一种益生菌可以具有所有功能。需要强调的是,一个微生物是否能成为益生菌,除了菌株鉴定和安全性评价,最终还需要通过研究证明其健康功能。

(三)益生菌的管理

益生菌的功效得到越来越多的研究证实。但如果所选菌株不当、未经严格安全评价或使用不当,也会产生潜在风险,比如增加感染、抗生素耐药质粒的传播和产生有害代谢产物等。同时,益生菌的作用有菌株特异性,也与剂量和使用方式等有关。因此,为了充分发挥益生菌的健康作用,有必要对益生菌进行严格管控。

在中国,用于食品的菌种,应包括在国家卫生健康委员会(原卫生部)2010年第65号公告发布的《可用于食品的菌种名单》中,如乳双歧杆菌、嗜酸乳杆菌、嗜热链球菌等;用于婴幼儿食品的菌株应包括在2011年第25号公告发布的《可用于婴幼儿食品的菌种名单》中,如嗜酸乳杆菌 NCFM,乳双歧杆菌 HN019 及 Bi-07 和鼠李糖乳杆菌 HN001 等。食品用菌种应符合《食品加工用乳酸菌》行业标准(QB/T 4575—2013)的要求。对于益生菌类保健食品,所用菌种应包括在《可用于保健食品的益生菌菌种名单》。

与保健食品有关的是 2005 年 7 月 1 日实施的《保健食品注册管理办法(试行)》及配套文件和《保健食品技术评审要点》,其中《益生菌类保健食品申报与审评规定(试行)》对益生菌的菌种、菌种鉴定单位、申报资料、生产场所以及保健食品保质期内的活菌数 ≥10^6CFU/ml(g)等进行了规定。

但目前,食品法规层面尚未明确"益生菌定义"。对于药品,此类产品归属生物制剂,微生态活菌制品进行管理。已批准上市的微生态活菌制品包括长双歧杆菌、嗜酸乳杆菌等可用于食品的菌种,也包括枯草芽孢杆菌、粪肠球菌等未批准用于食品的菌种。药品法规层面,也尚未明确"益生菌定义"。

二、益生元

(一)益生元的定义

益生元(prebiotics)的概念,最早是由英国的 Gibson 和 Roberfroid 于 1995 年提出的。当时的定义是:"益生元是能够选择性刺激某些肠道菌群的增殖和(或)活性,从而有益于机体健康的不消化食物成分"。此后,相继有人提出新的定义或对既有定义进行修订。

2010 年,益生元的定义被修改为"益生元是能够被选择性地发酵、引起肠道菌群成分和(或)活性的改变,从而有益于机体健康的食物成分"。该定义也获得了 ISAPP 的认可。这个定义不再限制益生元的作用部位为结肠,作用对象也不再局限于一种或数种菌群,而是整个肠道菌群。

据此,一种物质是否属于益生元,要满足三个标准:

1. 不能被消化吸收,益生元必须要能抵抗唾液、胃酸、胰液和胆汁等的消化和分解。

2. 能够被肠道菌群发酵是肠道菌群分解和利用益生元的过程。虽然有些食物成分不能被肠道菌群发酵,也同样可以通过调节粪便量和水分等发挥健康作用,但目前的定义强调益生元必须要能被肠道菌群发酵。

3. 能够调节肠道菌群的成分和(或)活性,并且这种作用有益于机体健康。

此后,益生元的定义又不断被修改。目前最新的定义,也是由 Gibson 等人提出,于 2017 年国际益生菌与益生元科学协会得到认可并被公布。其定义为"益生元是能够被宿主微生物选择性利用从而带来健康益处的物质"。该定义将益生元的范畴扩展到各种物质(a substrate),作用部位扩展到肠道之外,作用对象微生物也不再局限于肠道菌群,应用对象也不限于人类。

目前,已经得到研究开发和应用的益生元并不多。一方面,益生元的严格定义大大限制了目前益生元的种类和数量。另一方面,对益生元定义的争议以及相关法规和标准的缺失不利于相关产品的应用和推广。益生元的定义,

并没有限定益生元必须属于碳水化合物。但目前得到深入研究和广泛应用的益生元,几乎都属于碳水化合物,包括多种多糖、低聚糖和糖醇,如人乳低聚糖(human milk oligosaccharides,HMOs)、菊粉、低聚果糖、低聚半乳糖、聚葡萄糖、抗性糊精、异麦芽酮糖醇、乳糖醇、木糖醇和乳果糖等。随着益生元定义的更新并得到越来越多的认可,更多的益生元可能会出现。

某些益生元天然存在于食物中,如菊苣、谷物、龙舌兰和牛奶等。但食物中的含量较低,所以益生元主要是从天然原料中提取或人工合成(如酶法合成、化学合成或酸法水解等)。

目前,研究较充分的益生元主要是 HMOs、菊粉、低聚果糖(FOS)和低聚半乳糖(GOS)等。FOS 是由果糖和葡萄糖通过 β-2,1 糖苷键连接,平均果糖基 4.8 个;果糖基为 60 个的低聚糖称为菊糖。FOS 的生产可利用菊芋和洋蓟,其根块中含有高聚合度的果寡糖,即菊粉或菊糖。将菊粉经内切菊粉水解酶水解后制得果寡糖和均果寡糖混合物,再经精制获得 FOS 和均果寡糖。FOS 的生产也可以蔗糖为原料,利用黑曲霉发酵产生的 β-呋喃果糖苷酶的转果糖作用,在蔗糖分子上以 β-1,2 糖苷键与 1~3 个果糖分子结合,形成蔗果三糖(GF2)、蔗果四糖(GF3)或蔗果五糖(GF4)。GOS 由几个半乳糖基与一个葡萄糖分子经 β-1,6 糖苷键连接。以乳糖为原料经酶法生产,所用的是曲霉产生的 β-半乳糖苷酶。

需要特别强调的是,各种益生元的作用以及作用机制并不一定相同。一种物质是不是益生元,其对人体有什么有益作用以及作用机制如何,都需要经过严格的研究验证,包括最终通过临床研究证实其功效。

(二)益生元的功能

近年来,益生元的概念得到了越来越多的认可,有关益生元的研究也越来越多。目前最新的益生元概念,广泛适用于人类和畜禽等其他动物,并且作用部位已不再局限于肠道,但本文着重在人类营养的范畴下讨论肠道益生元的生理作用和对健康的影响。

益生元的作用包括调节肠道菌群、调节肠道功能、调节免疫功能、预防肠道感染、增加矿物质吸收和促进骨骼健康、调节能量代谢和维持体重,以及降低肥胖、2 型糖尿病和结肠癌等慢性病风险等。

1. 益生元的小肠消化 益生元能够抵抗胃和小肠的消化吸收作用。虽然从理论上看,唾液淀粉酶、胰酶和小肠内其他酶类都不能分解消化益生元,但由于益生元结构以及消化系统的复杂性,实际上益生元在经口腔到达大肠的过程中,还是会有少量的损失。因此,必须通过人体试验验证益生元的抗消化特性。研究发现,果糖敏感的患者进食长链 FOS 后,没有发现副作用,由此推测,长链 FOS 未被消化或者消化的部分很少。在回肠造瘘的患者中也发现,进食的短链 GOS 可在造瘘口收集到。但是,由于研究的限制,目前还没有研究数据提示,在健康人群进食的益生元究竟有多少完整到达大肠。

另外,根据 HMOs 的研究,约有 1% 的低聚糖在经过小肠时被完整吸收。在尿样中也可以检测到这些低聚糖。

2. 益生元在结肠的发酵 未经消化的食物成分到达结肠后,主要被肠道菌群发酵分解。由于结肠转运慢,因而食糜在结肠停留时间较长,这就给结肠发酵提供了条件。

肠道菌群赖以生存的"食物"主要是来自膳食的不消化碳水化合物(抗性淀粉、非淀粉多糖、寡糖、膳食纤维和糖醇等)和部分蛋白质;另外还包括肠道分泌的黏液蛋白。肠道菌群主要为厌氧菌,所以只能通过发酵获得能量。碳水化合物的发酵有利于产生能量,在结肠中形成梯度性的发酵格局。进入结肠的碳水化合物主要在近端结肠发酵,越往远端,碳水化合物越少,蛋白质和氨基酸成为细菌的主要供能物质。在这些发酵底物中,选择性被某些菌群发酵从而给机体带来益处的物质,即为我们所关注的益生元。

3. 益生元对矿物质吸收的影响 在研究益生元作用的过程中,益生元对矿物质平衡,尤其是对钙平衡的作用理所当然地受到重视。已有研究表明,益生元有助于钙的吸收,改善骨骼健康。

益生元影响钙吸收的机制可能是:益生元在结肠发酵生成 SCFAs 和其他有机酸,降低肠道 pH,pH 的改变可能带来钙的存在形式的改变,增加钙的溶解度,从而增加钙的被动扩散。SCFAs 还可能通过离子交换的机制增加钙的吸收(增加细胞氢离子与肠道钙离子的交换)。另外,益生元也可能通过增加回盲部和结直肠钙结合蛋白 calbindin D9K(胞间载体蛋白,将钙转移到黏膜上皮细胞基底膜)的表达调节细胞间钙离子主动转运。除此之外,益生元的亲水性特征有助于促进细胞生长和增加吸收面积。

除了对钙的影响,益生元还能调节镁、铁和锌的平衡。益生元影响镁、铁和锌吸收的机制可能类似于钙,即 pH 的降低造成溶解度和吸收程度的改变。但具体的机制还不是很清楚。

4. 益生元对体重控制的作用 益生元调节体重的作用,主要是通过降低能量摄入实现的,具体机制包括增加饱腹感、调节胃肠激素分泌、调节血糖和血脂代谢等。研究表明,SCFAs 通过与肠道黏膜内分泌细胞上的受体结合促进 GLP-1 和 PYY 等的分泌,抑制食欲刺激素(ghrelin)的分泌。SCFAs 对血脂和血糖代谢的影响,也参与益生元调节体重的作用。

研究表明,肠道菌群在体重控制中发挥重要作用。益生元对肠道菌群的调节可能也是其控制体重机制。

5. 益生元对免疫功能的影响 益生元也有独立于肠道菌群的免疫功能调节作用。来自 HMOs 的研究表明,益生元可直接与免疫细胞表面的糖基受体结合发挥免疫调节作用。HMOs 对白细胞有趋化作用,增加炎症部位的白细胞数量,并通过选择凝聚素抑制白细胞间的相互作用;而另一些低聚糖则抑制内皮细胞的黏附以及白细胞滚动。除了肠道免疫系统,益生元也有调节整个身体免疫系统的作用。

动物和人体研究资料均表明,益生元对过敏、感染和炎症性疾病均有有益作用。

体外实验中还发现,HMOs、GOS/FOS 和植物胶质来源的酸性低聚糖能够被上皮细胞吸收。在与脐血单核细胞培养研究中发现,这些低聚糖有调节 Th1/Th2 细胞平衡的作用,它们能诱导 INF-γ 和 IL-10 等细胞因子的分泌,而 Th2 型细胞因子的分泌则受到抑制。近来还有研究发现,HMOs 能够与树突细胞的特异受体结合,抑制 HIV-1 的感染。

实际上,某些情况下很难分清是直接作用还是间接通过肠道菌群的作用。比如,肠上皮细胞和免疫细胞等含有 SCFAs 受体,即 FFA2 或 FFA3,这也是益生元调节免疫的机制之一。虽然是 SCFAs 的直接作用,但 SCFAs 的生成是肠道菌群发酵的结果。

6. 益生元在生命早期营养中的作用 益生元对于肠道菌群定植的影响已经在早产儿、足月儿和断奶期婴幼儿中得到了研究证实。在母乳喂养的新生儿中,定植的细菌以双歧杆菌为主,并维持到断奶期。配方食品喂养的婴儿,肠道菌群比母乳喂养婴儿要多样和复杂。与母乳喂养相比,不含益生元的标准配方乳喂养的婴儿,肠道菌群中链状双歧杆菌和青春型双歧杆菌的含量较高,这是两种在成人肠道菌群中常见的细菌;同样地,在这些婴儿的肠道菌群中还发现,德氏乳杆菌的含量较高,而副干酪乳杆菌的含量较少。另外,球形梭菌/直肠真杆菌、梭菌属和大肠杆菌在配方乳组也较高。

母乳中含有的 HMOs,对肠道病原菌有很强的抑制作用。首先,许多肠道病原菌需要与肠道上皮细胞上的抗原决定基结合才能发挥病理作用。某些特异的母乳低聚糖结构类似配体,与肠道上皮细胞表面的多糖抗原决定基结合,从而竞争性抑制肠道病原菌。这些 HMOs 在预防腹泻和呼吸道感染中的作用,已得到研究证实。HMOs 对肠致病性大肠杆菌、沙门菌、阪崎肠杆菌和霍乱弧菌也有抑制作用。更重要的是,HMOs 作为肠道菌群的"食物"而发挥作用,例如常见于婴幼儿远端胃肠道的双歧杆菌。对双歧杆菌属细菌的基因测序发现,两歧双歧杆菌、长双歧杆菌和短双歧杆菌等常见于婴幼儿的细菌富含可利用 HMOs 的基因,而动物双歧杆菌和青春型双歧杆菌等不常见于正常婴幼儿的细菌则缺乏此类基因。此外,除了双歧杆菌属,胃肠道中其他绝大多数微生物不具备分解利用 HMOs 的酶类。

益生元的使用,极大地提高了配方乳与母乳在功能上的相似性。已有研究表明,益生元在降低婴幼儿腹泻、呼吸道感染和异位性皮炎的发病风险中发挥有益作用。目前主要添加于配方乳和婴幼儿辅食的是 GOS 和 FOS。和近来已开始工业化生产应用母乳 HMOs 如 2'-FL 等。

(三)益生元的管理

目前,中国在食品法规层面,尚未明确"益生元定义"。相关产品,如低聚果糖、聚葡萄糖等,按膳食纤维管理并符合"膳食纤维定义"。同时,产品应符合相关标准要求。如果益生元作为保健食品或药物应用,则按相关法规执行。

关于益生元的摄入量,也缺乏相关标准和规定。欧盟委员会在专门针对婴幼儿配方食品的指导性文件 2006/141/EC 中规定 GOS/FOS 在配制好的食品中达到 0.8g/100ml 的量。而 GB14880—2012 中对允许使用于婴幼儿食品中的低聚糖进行总量控制,不能超过 64.5g/kg。由于各种益生元在耐受量、作用机制和作用剂量上存在差异,而且食品中天然存在很多益生元,很难精确界定益生元的用量。

三、其他肠道菌群调节剂

合生元(synbiotics)是指益生菌与益生元联合应用的制剂。选择性的将益生元与益生菌结合应用,益生元可以作为益生菌的"食物"促进益生菌的功能,为益生菌发挥作用提供适宜的肠道环境,而益生菌则作为益生元的作用介质保证益生元作用的发挥,从而产生协同效应。肠道菌群基因测序研究的进展,使得人们能够将特异的益生元结构与某一基因的功能联系起来,从而为探索最佳的合生元组合提供越来越多的证据。

后生元(postbiotics)是较新的概念,是指有益菌产生的有健康功能的菌体成分或代谢产物,其中不含活菌。这类物质包括发酵产物 SCFAs 和益生菌的菌体成分如完整肽聚糖(WPG)等。虽然已有研究表明不含活菌的后生元制剂具有健康功能,由于功能性成分难于分离测定,后生元的概念及相关制剂目前尚未得到广泛的认可。

另外,很多中药既是药物也是食物,即药食两用,如阿胶和枸杞等。这些药食两用食品在调节人体肠道菌群中的作用,近年来已有很多相关研究。研究发现,单味药如枸杞子、五味子、刺五加、云芝、阿胶、黄芪、板竹和猪苓等,以及复方中药如四君子汤、肉蔻四神丸等都对肠道菌群有调节作用。一项体外双歧杆菌生长延长试验表明,刺五加、五味子、枸杞子和阿胶对婴儿双歧杆菌有明显的促进作用。

有关中草药调节肠道菌群的大部分研究显示,中草药主要发挥的是益生元样作用。而且,其中的低聚糖和多糖可能是主要的活性成分,如水苏糖、毛蕊花糖和棉子糖等 α-低聚半乳糖,以及猪苓多糖等。

近年来,肠道菌群已成为国际研究的前沿热点。在世界范围内,众多国家均开展了国家级微生物组领域发展的相关计划。美国国立卫生研究院(NIH)2007 年启动了人类微生物组计划(Human Microbiome Project,HMP),旨在全面研究和分析人体微生物组,特别是肠道微生物组的结构和特性。随后 HMP 进入了第二阶段—人类微生物组整合计划(Integrative Human Microbiome Project,iHMP 或 HMP2)。2019 年 5 月 30 日,Nature 杂志公布了 iHMP 的完成。欧盟于 2008 年启动了人类肠道宏基因组计划(Metagenomics of the Human Intestinal Tract,MetaHIT),8 个国家 14 个研究机构参与,确定了肠道微生物的 330 万个基因,提出了 3 种肠型的概念。2016 年美国再次发起国家微生物组计划(National

Microbiome Initiative,NMI)。我国现阶段还未有类似国家大型计划启动。

虽然肠道菌群正引起越来越多的关注和重视,肠道菌群与人体健康和疾病的关系的研究已发现肠道菌群在营养代谢、肠道健康、代谢、免疫、神经精神和认知等方面都发挥着独特的作用,但到目前为止我们对其具体作用机制的认识还很有限,依然很难确定肠道菌群与疾病和健康之间的因果关系,因此在将肠道菌群作为膳食营养干预(包括益生元和益生元)的靶点方面取得的成就还很有限。因此,有必要开展进一步的研究,探讨肠道菌群在健康和疾病中的具体作用,特别是在营养学范畴下,进一步研究肠道菌群在营养代谢中的作用、肠道菌群与膳食营养素和膳食模式之间的相互作用及其健康意义等。

(向雪松　王红伟　宫照龙　吴婷)

参 考 文 献

1. 黄志华. 实用儿童微生态学. 北京:人民卫生出版社,2014.
2. 李兰娟. 感染微生态学. 第 2 版. 北京:人民卫生出版社,2012.
3. 姜良铎,赵长琦. 中医药与微生态学. 北京:化学工业出版社,2008.
4. 毕玉晶,杨瑞馥. 人体肠道微生物群. 营养与健康. 科学通报,2018,63(1):1-12.
5. Cotillard A,Kennedy S P,Kong L C,et al. Corrigendum:Dietary intervention impact on gut microbial gene richness. Nature,2013,502(7472):580-580.
6. Duda-ChodakA,Tarko T,Satora P,et al. Interaction of dietary compounds,especially polyphenols,with the intestinal microbiota:a review. European Journal of Nutrition,2015,54(3):325-341.
7. Bäckhed F,Fraser C,Sherman PM,et al. Defining a healthy human gut microbiome:current concepts,future directions,and clinical applications. Cell Host Microbe,2012,12:611-622.
8. Deshpande G,Jape G,Rao S,et al. Benefits of probiotics in preterm neonates in low-income and medium-income countries:a systematic review of randomized controlled trials. BMJ Open,2017,7(12):e017638. doi:10. 1136/bmjopen-2017-017638.
9. G. R. Gibson,R. Hutkins,M. E. Sanders,et al,Expert consensus document:The International Scientific Association for Probiotics and Prebiotics (ISAPP) consensus statement on the definition and scope of prebiotics. Nat. Rev. Gastroenterol. Hepatol,2017,14:491-502.
10. Gibson GR,Roberfroid MB. Dietary modulation of the human colonic microbiota-introducing the concept of prebiotics. J Nutr,1995,125:1401-1412.
11. Gilbert J A,Blaser M J,Caporaso J G,et al. Current understanding of the human microbiome. Nat Med,2018,24:392-400.
12. Guarner F,Khan AG,Garisch J,et al. World Gastroenterology Organisation Global Guidelines:probiotics and prebiotics October 2011. J Clin Gastroenterol,2012,46:468-481.
13. KhalesiS,Bellissimo N,Vandelanotte C,et al. A review of probiotic supplementation in healthy adults:helpful or hype? European Journal of Clinical Nutrition,2019,73(1):24-37.
14. David L A,Maurice C F,Carmody R N,et al. Diet rapidly and reproducibly alters the human gut microbiome. Nature,2014,505(7484):559.
15. Le Chatelier E1,Nielsen T,Qin J,et al. Richness of human gut mi-

crobiome correlates with metabolic markers. Nature, 2013, 500 (7464):541-546.

16. Desai M, Seekatz A, Koropatkin N, et al. A dietary fiber-deprived gut microbiota degrades the colonic mucus barrier and enhances pathogen susceptibility. Cell, 2016, 167(5):1339-1353. e21.

17. King S, Glanville J, Sanders M, et al. Effectiveness of probiotics on the duration of illness in healthy children and adults who develop common acute respiratory infectious conditions: a systematic review and meta-analysis. Br J Nutr, 2014, 112(1):41-54.

18. Sender R, Fuchs S, Milo R. Are we really vastly outnumbered? Revisiting the ratio of bacterial to host cells in humans. Cell, 2016, 164:337-340.

19. Zhao L, Zhang F, Ding X, et al. Gut bacteria selectively promoted by dietary fibers alleviate type 2 diabetes. Science. 2018, 359(6380): 1151-1156.

20. Liu R, Hong J, Ning G, et al. Gut microbiome and serum metabolome alterations in obesity and after weight-loss intervention. Nat Med. 2017, 23(7):859-868.

中国营养科学全书

第2版

第二卷　食物营养

FOOD NUTRITION

卷主编

杨月欣　朱蓓薇　张立实

卷编委（以姓氏笔画为序）

王　竹　中国疾病预防控制中心
王瑛瑶　中国营养学会
朱蓓薇　大连工业大学
刘元法　江南大学
孙桂菊　东南大学
杜　明　大连工业大学
杨月欣　中国疾病预防控制中心
张立实　四川大学
张连富　江南大学
罗云波　中国农业大学
周晓燕　扬州大学
郭　军　内蒙农业大学
彭　景　扬州大学
韩军花　国家食品安全风险评估中心
蔡美琴　上海交通大学
糜漫天　陆军军医大学

卷秘书

林松毅　大连工业大学
高　超　中国疾病预防控制中心

前　言

人类的营养来自食物,食物对于人类生命的价值是不可估量的。研究食物的化学组成、营养价值和特点以及烹调、加工和储藏对食物营养的影响,挖掘新食物资源、设计营养化和功能化产品等,对保障人类健康和提高生命质量有重要的理论和实际意义。

食物营养是营养学的重要分支,它起源于食物化学和营养学的发展和进步。18世纪法国化学革命后定量分析化学的发展,为人类认识食物中的营养物质奠定了基础。食物中的氮首先被测定,随后食物氨基酸-蛋白质、粗脂肪、糖等测定方法也相继建立,使人们对食物的化学组成和性质有了越来越多的了解。近年来,基于人类对生命健康和长寿的意识不断加强,食品营养化和功能化等新时代特征的产品得到很大发展,食物营养学也随之发展壮大。食物营养(food nutrition)学,主要研究食物的化学组成、营养和功能特点、食物营养和功能的评价技术,人类食物资源发现和利用,烹饪营养等。食物营养学以营养学的指导思想和理论为基础,通过化学和生物学手段,研究食物营养素和其他化学成分的种类、含量、利用率和评价技术等,研究加工和烹饪带来的营养变化,阐明或设计食物(食品)的营养价值以及对人体的功能作用。食物营养学不但是营养学的重要组成部分和学科建设的基础,同时,也是相关专业技术和产业发展的理论基础。

本卷以食物营养为核心,从食物分类和组成,食品营养、安全和评价技术,烹饪或加工过程中食物营养成分的变化,食物成分数据库等方面,共13章,整体囊括了食物营养的科学内涵和基本理论,营养和安全评价方法、技术手段和实践等内容。在第1版的基础上,第2版增加了油、饮料以及新型设计类食品,烹饪营养和加工损失,以及食物的卫生学评价技术与方法等章节,较好地体现了内容的体系性和完整性;特别增加了特殊食品设计、烹饪或加工过程对食物营养的影响等内容,以深化对食物营养相关基础理论的认识和价值判断,从而为更好地践行营养学的基本思想奠定基础。

本卷作者来自我国营养学和食品科学领域的相关高校和科研院所。本次修订注重其基本思想、理论和相关技术的融合渗透,力求把近年的发展有机统一和归纳,较好地实现了本卷科学性、系统性和指导性的综合提升。

本卷内容对营养学、医学、食品科学等相关学科的教学指导亦有较大的参考价值。

杨月欣　朱蓓薇　张立实

2019年3月

目　录

第一章

食物的化学成分

食物是人类赖以生存的物质,不但为人类提供能量和生长发育、维护健康所必需的营养素,也提供色、香、味等满足食欲和感官需求的物质。

食物和食品,从字面上理解都可看作人类可食之物(品)。从营养学意义上看,食物是为人体新陈代谢功能、提供能源和营养物质的物品总称。常被理解为一切可食用的物质。而食品则专指加工生产的包装类食品;《食品安全法》第一百五十条对"食品"的定义是:食品,指各种供人食用或者饮用的成品和原料以及按照传统既是食品又是中药材的物品,但是不包括以治疗为目的物品。

食物的分类尚没有统一的标准,农业、加工和卫生的分类各有不同。例如我国食物成分表将食物分为 21 个类别;我国食品调加剂使用范围的分类则更多。本章主要描述食物化学组成和营养特点,按植物性食物、动物性食物、饮料和饮品、调味品等类别,在各章分别叙述。

认识食物的组成是营养学的基础工作,也是食物营养价值和评价的基础。本章共分为五节,分别介绍食物中的水和营养成分、植物化合物、色泽物质、风味物质以及食物中的酶类,包括这些物质的含量、营养特点,在食品加工中的用途作用等。

第一节 食物中的水和营养成分

营养成分是指食物中具有的营养素和有益成分,其中营养素是指食物中具有特定生理作用,能维持机体生长、发育、活动、繁殖以及正常代谢所需的物质,包括蛋白质、脂肪、碳水化合物、矿物质及维生素等;除此以外,食物中还存在其他一些重要的成分,如水(分)和膳食纤维等。

本节逐一论述这些成分在食物中的理化特性及作用。

一、水

水(water)是大多数常见食物的主要组成成分(表2-1-1)。食品中水分的含量、分布和存在状态对食品的结构、外观、质地、风味、新鲜程度产生极大的影响,是引起食品化学性质改变及腐败变质的重要原因之一,因而水分直接关系到食品的储藏特性及条件。另外,作为食品生产中的重要原料之一,食品加工用水的水质直接影响到食品的品质和加工工艺。因此,全面了解食品中水的特性及其对食品品质和保藏性的影响,则对食品加工具有重要意义。

表 2-1-1　部分常见食物的水分含量分布/(g·100g^{-1})

食品	含水量
肉类	
猪肉(生分割瘦肉)	53~60
牛肉(生分割肉)	50~70
鸡肉(去皮生肉)	65~74
鱼(肌肉蛋白)	65~81
水果	
浆果、樱桃、梨	80~85
鳄梨、香蕉	74~80
苹果、桃子、橘子、葡萄柚	85~90
草莓、西瓜、梨	90~95
蔬菜	
豌豆(绿)	74~80
甜菜、茎椰菜、胡萝卜、马铃薯	80~90
番茄、菜豆、卷心菜、花菜、莴苣	90~95

(一) 水的定义和存在状态

水可分为液态水、固态冰、气态水蒸气,其区别主要在于分子间距、配位数及稳定性的不同。水在不同温度和压力下,特别是低温环境下会形成不同的晶体状聚合物,最常见的冰为稳定冰-Ⅰ型,它是在 0℃ 和一个标准大气压(101.325kPa)下形成的,是已知 9 种水晶体状聚合物结构中的一种,每一个水分子都通过氢键与其他 4 个水分子相连,构成一个四面体。当冰融化成水时,配位数会增多,最近距离会增大。在 0~4℃ 时配位数增多是主要变化,因此 0℃ 时液态水的密度会高于固态冰。

食品中存在的水,可以分为两种。一种是自然界普通存在的自由水,另一种是以氢键等形式与食品中的一些化合物结合形成不能自由流动的水,称为结合水。自由水存在于细胞间隙或细胞液中以及制成食品的结构组织中,具有溶解溶质的作用,与自然水无本质的区别;在食品中会因蒸发而散失,也会因吸潮而增加,它可以被微生物利用,与食品的腐败变质有密切关系。结合水主要与食品中蛋白质的活性基团(—OH、$=$NH、—NH$_2$、—COOH)或糖类物质的活性基团(—OH)以氢键等方式结合;由于食品中各种有机物的极性基团不同,与水形成氢键的牢固程度也不同。结合水不易结冰(冰点约为-40℃),也不能作为溶质的溶剂或被微生物利用。但也值得注意,结合水不是完全静止的,它们与邻近水分子之间的位置交换作用会随着水结合程度的增加而降低,而一旦结合水与所结合的分子相分离,食品的风味也会改变。

（二）水在生物体内的含量与作用

在人和生物体的各种组织中，水的含量最大。人体的含水量约占体重的60%～70%，婴儿可达70%以上。人体内的水分，除了直接来自饮水部分外，大部分是随食物而摄入的。

水在生物体内各个组织器官中的分布是不均匀的。在脊椎动物中，肌肉、肝、肾、脑等含水量为50%～70%。在植物中，含水量不但与部位有关，还与物种、发育状况有关。一般来说，根、茎、叶等部位含水量较高，约占鲜重的70%～90%，甚至更高。例如，果蔬中的番茄、黄瓜、苹果、梨、葡萄、西瓜、白菜叶、莴苣叶、萝卜等，其含水量是鲜重的90%～95%，某些藻类含水量可达鲜重的98%（表2-1-1）。但植物的繁殖器官（种子）含水量常在12%～15%。在微生物中，随种类不同也有差异，一般来说，营养体的含水量在70%～85%之间，繁殖体如芽孢、孢子等含水量在10%～15%之间。

水分在生物体内具有重要生理作用，主要表现为：调节体温，参与体内各种生化反应，也是许多物质如单糖、氨基酸、磷脂、水溶性维生素、矿物质及体内分泌激素的重要溶剂，起到运送养料、排泄废物以及润滑等功能。

（三）水分活度

人类很早就认识到食物的易腐败性与含水量之间有着密切的联系，这一度也成为日常生活中处理食品保藏问题的重要依据之一。食品加工中无论是浓缩或脱水过程，目的都是为了降低食品的含水量，提高溶质浓度，降低食品易腐败性。随着认识地进步，人们逐渐认识到食品品质和储藏性与水分活度（water activity）密切相关。

1. 水分活度的定义与测定方法　水分活度指食品中水的蒸汽压和同温度下纯水的饱和蒸汽压之比，可以用3种方法进行测量，公式如下：

$$A_w = P/P_0 \qquad (1)$$
$$A_w = f/f_0 = ERH/100 \qquad (2)$$
$$A_w = N = n_1/(n_1+n_2) \qquad (3)$$

式（1）中，A_w 为水分活度；P 为某食品在密闭容器中达到平衡状态时的水蒸汽分压，P_0 是相同温度下的纯水饱和蒸汽压，如果食品中易被蒸发的自由水含量越多，P 值会越高。

式（2）是当前比较常用的方法，其中，f 为食品中水的逸度（溶剂从溶液中逸出的程度），f_0 为相同条件下纯水的逸度，ERH（equilibrium relative humidity）是在密闭容器中样品与周围空气达成平衡状态时的相对湿度。

式（3）适用于理想的溶液，N 为溶剂摩尔分数，n_1 为溶剂摩尔数，n_2 为溶质摩尔数。

n_2 可以通过测定样品冰点，按下式计算求得。

$$n_2 = G\Delta T_t/1000K_t \qquad (4)$$

式中，G 为样品中溶剂质量（g），ΔT_t 为冰点下降温度（℃），K_t 为水的摩尔冰点下降常数（1.86）。

从以上公式可以看出，水分活度从微观上可以反映水与非水组分间作用力的强弱，A_w 越大表示水与非水组分间作用力越小，反之越强，结合越紧密。由于食品中除了水以外还会有非水组分，因此 A_w 介于0～1之间。

鱼、水果、蔬菜等含水量较高的食品 A_w 值为0.98～0.99；然而部分食品（如酱油）尽管水分含量很高，但由于水分中会含有无机盐和有机物，A_w 值会有所降低，为0.60～0.85；谷类、豆类等含水量少的食品 A_w 值较低；微生物得以在食品上繁殖是由于 A_w 值适合。各类微生物得以繁殖的 A_w 条件为：细菌0.94～0.99，酵母菌为0.88，霉菌为0.80；所以，A_w 值偏高的食品易受到微生物的污染而腐败变质，当食品中 A_w 值低于0.60时，各种微生物均无法繁殖。可见 A_w 值对预测食品的耐藏性及控制食品的 A_w 值以达到杀菌保存的目的有重要意义（表2-1-2）。

表 2-1-2　一些常见食物的水分活度

食物	A_w	食物	A_w
稻米、面粉	0.12	果酱	0.28
番茄	0.95	蜂蜜	0.75
莴苣	0.95	牛奶	0.87
卷心菜	0.92	马铃薯	0.78
啤酒	0.90	香蕉	0.75
柑橘	0.87	肉	0.65
苹果汁	0.87	面包	0.35
鸡	0.70	奶粉	0.04

当食物中的水含量较低时，水分活度可作为食物贮存期的指示。

2. 水分活度与食品的稳定性　食品的稳定性与水分活度有着密切的联系。食品中的多种化学反应的反应速度及反应曲线位置与形状是随样品的组成、物理状态及其结构（毛细管现象）的改变而改变的，也随大气组成（特别是氧）、温度以及滞后效应而改变。

（1）水分活度与微生物生命活动的关系：水是一切生物体生命活动不可缺少的成分，微生物需要一定的水分子才能进行一系列正常代谢。影响食品稳定性的微生物主要是细菌、酵母和霉菌。各种食品在一定条件下各有其一定的水分活度，各种微生物及各种生化反应也都有各自一定的 A_w 阈值，掌握了它们的 A_w 值对于控制食品加工的条件和稳定性有重要的指导作用。

微生物在不同的生长阶段都有其适宜的 A_w 范围。细菌形成芽孢时比繁殖生长时要高，例如魏氏芽孢杆菌繁殖生长时 A_w 阈值为0.96；而芽孢形成的最适 A_w 阈值为0.993，若低于0.97则几乎看不到生长；霉菌孢子发芽的 A_w 阈值则低于孢子发芽后的菌丝生长所需的值，如灰绿曲霉发芽时 A_w 值为0.73～0.75，菌丝生长所需 A_w 值在0.85以上，最适 A_w 阈为必须在0.93～0.97之间。有些微生物繁殖中还会产生毒素，微生物产生毒素时所需的 A_w 阈值则高于生长时所需的 A_w 值，如黄曲霉生长时所需的 A_w 阈值为0.78～0.80，而产生毒素时要求的 A_w 阈值达0.83（表2-1-3）。

综上所述，当食品的水分活度降低到一定限度以下时，就会抑制那些要求 A_w 阈值高于此值的微生物生长、繁殖或产生毒素，使食品加工或储藏得以顺利进行。当然，在发酵食品的加工中，就必须把水分活度提高到有利于有益微生物生长、繁殖、分泌代谢产物所需的水分活度值以上。微生物对水分的需要也会受到 pH、营养成分、氧气等共存因素的影响。因此，在选择食品的水分活度时应根据具体情况进行适当调整。

表 2-1-3　水分活度与微生物生长

水分活度 A_w 范围 P/P_0	在此范围内的最低水分活度能抑制的微生物	食　物
1.0～0.95	大肠杆菌、变形杆菌、芽孢杆菌、一些酵母等	蔬菜、水果、罐头、肉、鱼
0.95～0.91	沙门杆菌、肉毒杆菌、乳酸杆菌、芽孢杆菌、一些霉菌和酵母菌等	熟香肠、含蔗糖40%（质量分数）或7%食盐的食品、腌渍肉、一些水果浓缩物，含有蔗糖55%（质量分数）或食盐12%的食品
0.91～0.89	多数酵母菌及小球菌等	含蔗糖65%（质量分数）或15%食盐的食品、人造奶油
0.87～0.80	多数霉菌、金黄色葡萄球菌及多数酵母菌等	大多数浓缩水果汁、甜炼乳、糖浆
0.80～0.65	大多数嗜盐细菌、产毒素的曲霉、耐旱霉菌等	面粉、米、蛋糕，含15%～17%水分的豆类食品，果冻、果酱、糖渍水果、糖果、果干等
0.60 以下	微生物不繁殖	含3%～5%水分的饼干、含2%～3%水分的全脂奶粉、含水5%的脱水蔬菜、玉米片、含5%水分的全蛋粉等

（2）水分活度与食品化学变化的关系：对淀粉老化的影响：在含水量达30%～60%时，淀粉老化的速度最快；如果降低含水量则淀粉老化速度减慢，若含水量降至10%～15%时，则水分基本上以结合水的状态存在，淀粉不会发生老化。

对脂肪氧化酸败的影响：从极低的 A_w 值开始，氧化速度随着水分的增加而降低，而进一步加水就使氧化速度增加，再进一步加水又引起氧化速度降低。这是因为在非常干燥的样品中加水会明显地干扰氧化，这部分水能与脂肪氧化自由基反应中的氢过氧化物结合成氢键，此氢键可以保护过氧化物的分解，因此可降低过氧化物分解时的初速度，最终阻碍了氧化的进行。微量金属元素也可催化氧化作用的初期反应，但当这些金属水合以后，其催化活性就会降低。当水加到一定程度时，所加入的水增加了样品的溶解度并使脂肪大分子肿胀，暴露更多催化部位，从而加速氧化。当 A_w 值较大（>0.8）时，进一步加水可以降低氧化速度，可能是因为水对催化剂的稀释降低了它们的催化效力和反应物的浓度。

对蛋白质变性的影响：蛋白质变性是改变了蛋白质多肽链特有的高级结构，使蛋白质许多性质发生改变。因为水能使多孔蛋白质膨润，暴露出长链中可能被氧化的基团，氧就很容易转移到反应位置。所以，水分活度增大会加速蛋白质的氧化作用，破坏保持蛋白质高级结构的副键，导致蛋白质变性。据测定，当水分含量达4%时，蛋白质变性仍能缓慢进行；若水分含量在2%以下，则不发生变性。

对酶促褐变的影响：当 A_w 值降低到0.25～0.30的范围，就能有效地减慢或阻止酶促褐变的进行。

对非酶促褐变的影响：当食品的水分活性在一定的范围内时，非酶促褐变随着水分活度的增大而加速，A_w 值在0.6～0.7之间时，非酶促褐变最为严重。但如果水分活度大于非酶促褐变高峰的 A_w 值，则由于溶质的浓度下降而导致褐变速度减慢。在一般情况下，浓缩的液态食品和中湿食品位于非酶褐变的最适水分含量范围内。

对水溶性色素分解的影响：葡萄、杏、草莓等水果的色素是水溶性花青素，花青素溶于水时很不稳定，1～2周后其特有的色泽就会消失。但花青素在这些水果的干制品中则十分稳定，经过数年储藏也仅仅是轻微的分解。一般而言，若 A_w 值增大，则水溶性色素分解的速度就会加快。

综上所述，降低食品的 A_w 值，可以延缓酶促褐变和非酶促褐变的进行，减少食品营养成分的破坏，防止水溶性色素的分解。但 A_w 值过低，则会加速脂肪的氧化酸败，还能引起非酶促褐变。要使食品具有最高的稳定性，应将该食品 A_w 值保持在以结合水为主要存在形式的范围内，使化学变化难以发生，同时又不会使食品丧失吸水性和可复原性。

（四）水在食物中的意义

水是食品的主要组成成分，食品中水的含量、分布和状态对食品的结构、外观、质地、风味、新鲜程度产生极大的影响。在食品中，水可以使蛋白质、淀粉等水性强的分子分散于其中，形成凝胶来保持一定形态的膨胀体。可以将石蜡、磷脂类界面活性剂乳化成凝胶粒而分散于水中，例如冰淇淋。面包、糕点变硬，不但因为失水，而且因为失水使淀粉结构发生了变化；香肠、脱水猪肉的口味就与吸水、持水性能密切相关。食品中的水分是引起食品化学变质及微生物变质的重要原因之一，食品加工用水质量直接影响到食品的品质和加工工艺。水分与微生物活动有重要关系，所以有的食品采用脱水干燥方法保藏。因此，全面了解食品中水的特性及水对食品在加工、保鲜、硬软度、气味性、保藏等方面有着极重要的作用。

不同食物中水分含量差别较大，这与食物种类、部位、新鲜程度等密切相关。来自植物种子的谷物、豆类水分含量在10%左右，新鲜蔬菜水果以及菌类水分含量可达80%以上；在动物性食物中脂肪含量高的部位水分含量较低（如肥猪肉），而肌肉中水分含量较高。表2-1-4列出部分常见食物中水分含量。

表 2-1-4　常见食物中水分含量（g/100g 可食部）

食物	水分	食物	水分
小麦粉	12.7	苹果	85.9
稻米	13.3	葡萄	88.7
马铃薯	79.8	杏仁	5.6
黄豆	10.2	猪肉（里脊）	70.3
绿豆	12.3	猪肉（肥）	8.8
胡萝卜	89.2	牛肉	72.8
扁豆	88.3	羊肉	65.7
茄子	93.4	鸡肉	69.0
洋葱	89.2	鸡蛋	74.1
大白菜	94.6	草鱼	77.3
草菇	92.3	扇贝	84.2

引自：杨月欣，王光亚，潘兴昌.中国食物成分表.北京：北京大学医学出版社，2009.

二、碳水化合物

碳水化合物普遍存在于谷物、水果、蔬菜及动物体内，是人类食物中主要组成成分，能量的主要来源，每1g可提供17kJ(4kcal)能量。碳水化合物是一大类复杂的化合物，从分子结构上，可以分为糖、低聚糖和多糖；从形态上，可以分为游离糖、聚合糖、结合糖；从消化特性上，可以分为可利用或不可利用碳水化合物。食物中比较常见的碳水化合物有糖、淀粉和膳食纤维等。

(一) 糖

食物中的糖(sugar)包括单糖、双糖和糖醇。尽管从分子结构上糖可以以聚合形式(如低聚糖、多糖)或结合形式(如糖蛋白、糖脂)存在，但此处所说的糖指的是单糖、双糖和糖醇。

1. 糖的种类、来源及状态

(1) 单糖(monosaccharide)：食物中最常见的单糖是己糖和戊糖。D-葡萄糖(又称D-吡喃葡萄糖)是天然食品中唯一存在的己醛醣，广泛存在于动植物的组织细胞内。果糖主要存在于水果、糖浆中，也是组成蔗糖的单糖之一；果糖与葡萄糖的区别是，葡萄糖在第一碳原子(C_1)上含有醛基，而果糖在C_2上含有酮基；人体摄入后吸收代谢途径不同，从而导致葡萄糖和果糖在升血糖效应和糖脂代谢方面有所区别。另外，己糖中还有甘露糖、半乳糖、阿洛糖、古洛糖等；戊糖比较常见的有D-核糖、D-阿拉伯糖和D-木糖、D-来苏糖等。由于结构中含有醛基或酮基，使单糖具有一定还原性，也被称为还原糖。

(2) 双糖(disaccharide)：双糖指含有2个糖基并通过糖苷键相连的糖。食物中比较常见的有蔗糖、麦芽糖和乳糖。蔗糖系由一分子葡萄糖和一分子果糖结合而成，广泛存在于甜菜、甘蔗等食品中；烹调和食品加工用的白砂糖、绵白糖、红糖等均为蔗糖，是人们日常生活中最熟悉的糖；蔗糖因为没有醛基，无还原性。麦芽糖是由两个葡萄糖通过α(1→4)糖苷键结合而成，自然界中麦芽糖含量较少，大多来自植物淀粉的部分水解，如大麦麦粒发芽时可产生麦芽糖；或者工业上利用来自芽孢杆菌的β-淀粉酶水解淀粉而得，通过α(1→6)糖苷键结合的为异麦芽糖。乳糖是仅存在于乳及乳制品中的双糖，由葡萄糖和半乳糖结合，具有还原性。

(3) 糖醇(sugar alcohol)：除了单、双糖外，自然界中还有少量的糖醇存在，也可通过将糖分子上的醛基或酮基还原成羟基获得。比如，葡萄糖还原生成山梨糖醇，木糖还原生成木糖醇，麦芽糖还原生成麦芽糖醇，果糖还原生成甘露糖醇等。有些糖醇因不直接产生能量且具有较强的甜度，食品工业中可作为甜味剂使用。

在蔬菜、水果、蜂蜜等食物中，葡萄糖、果糖、蔗糖、麦芽糖等常会以游离状态存在于汁液中；动物性来源的乳汁会有乳糖或半乳糖存在，血液或组织液中也可以检测到葡萄糖。天然食品的游离糖由于在储存过程中很容易发生酵解，因此对食物的保鲜是非常重要的。表2-1-5数据来源于国家卫生健康委疾控局食物成分监测项目。

表 2-1-5　部分食物中常见游离糖含量 (g/100g 可食部)

食物	葡萄糖	果糖	蔗糖	半乳糖	乳糖	麦芽糖
柚(文旦)	0.7	0.7	3.0	—	—	—
香梨(新疆)	4.6	2.5	0.3	—	—	—
香蕉(广西)	3.2	3.2	7.4	—	—	—
葡萄(巨峰)	5.1	5.4	0.1	—	—	—
桃	0.9	0.8	7.3	—	—	—
芒果	4.2	1.8	12.0	—	—	—
柿子	5.4	5.8	—	—	—	—
西瓜	0.7	3.4	3.1	—	—	—
菠菜	0.1	—	—	—	—	—
胡萝卜	0.9	0.9	4.2	—	—	—
西红柿	1.1	1.3	—	—	—	—
甘薯	0.3	0.3	3.4	—	—	—
纯牛奶	—	—	0.1	—	5.9	—
调制乳	0.5	0.4	2.6	—	4.7	0.1
舒化奶	2.9	—	—	—	—	3.2
酸乳(原味)	0.2	0.3	6.5	0.7	3.2	—
水果罐头	6.6	6.9	2.2	—	—	—
果脯	25.1	15.8	11.9	—	—	2.3
果酱	27.3	29.0	5.2	—	—	4.4
黑巧克力	—	—	28.8	—	—	—
巧克力	2.2	1.1	27.5	—	10.6	0.6
糖果	1.2	0.2	38.8	—	—	8.5
蜂蜜	32.4	36.4	0.9	—	—	3.3

注：— 表示未检出或低于方法检出限

随着食品工业的发展,为了方便保藏、增加甜味、提升消费愉悦感、增大体积、帮助褐变等目的,很多食品会添加各种糖或糖浆,如蔗糖(白糖、红糖、砂糖)、葡萄糖、果糖、玉米糖浆、果葡糖浆、蜂蜜等。为了区别于天然食品本身存在的糖,人们提出了添加糖(added sugar)的概念。为了减少由过多摄入糖带来的健康风险,很多国家和地区都提出减少添加糖的应用。

2. 糖的理化特性　在理化特性方面,糖的共同特性是亲水性极强,易溶于水,可形成具有高渗透性的高浓度溶液,可用作防腐剂和保湿剂。在相同质量分数下,溶液相对分子质量越小,渗透压越大,因此单糖渗透压约为双糖的2倍,而渗透压越高对食品保存效果越好。糖的来源和含量水平还会影响结晶、黏度、保湿性等特性。甜味是糖独特的风味,以蔗糖为基准物相比较,果糖是最甜的,乳糖甜度最低,但当乳糖水解为葡萄糖、半乳糖时,甜度增高;糖浆同样随着水解度增加甜度也相应升高。糖醇同样具有甜味,但在代谢吸收与糖有所不同。具体各类糖的比甜度见表2-1-6。

表2-1-6　糖的比甜度

物质	比甜度
蔗糖	1.00
果糖	1.50
葡萄糖	0.70
半乳糖	0.60
麦芽糖	0.60
乳糖	0.27
麦芽糖醇	0.68
山梨糖醇	0.50
木糖醇	1.00
果葡糖浆(转化率16%)	0.80
果葡糖浆(转化率42%)	1.00
淀粉糖浆(葡萄糖值42%)	0.50
淀粉糖浆(葡萄糖值52%)	0.60
淀粉糖浆(葡萄糖值62%)	0.70
淀粉糖浆(葡萄糖值70%)	0.80

(二) 低聚糖

低聚糖(oligosaccharide)是由3~10个单糖通过糖苷键连接形成的直链或支链聚合物,如水苏糖、棉籽糖、异麦酮糖、乳酮糖、低聚果糖、低聚木糖、低聚半乳糖、低聚异麦芽糖、低聚异麦芽酮糖、低聚龙胆糖、大豆低聚糖、低聚壳聚糖等。

1. 低聚糖的种类、来源及状态　天然食品中游离低聚糖含量较低,主要来自植物或微生物,比如低聚果糖较多存在于天然植物中,如菊芋、芦笋、洋葱、香蕉、番茄、大蒜等蔬菜水果中,是蔗果三糖、蔗果四糖、蔗果五糖的混合物;动物乳汁也被证明有低聚半乳糖的存在。大多数低聚糖以与蛋白质的氨基酸侧链结合的形式存在,通过N-或O-糖苷键连接的糖基化发挥作用。结合态低聚糖分布十分广泛,即使是比较少见的L-单糖也发现有低聚糖。

低聚糖根据结构、消化特性等有很多种分类:

(1) 根据构成低聚糖结构,可以是来自同一种单糖的聚合物,如麦芽低聚糖、环状低聚糖;也可以是由两种以上单糖构成的杂糖聚合物,如棉籽糖、水苏糖,是蔗糖与半乳糖的聚合。

(2) 根据是否可被人体小肠消化水解,低聚糖可以分为可消化低聚糖和不消化低聚糖。麦芽低聚糖或麦芽糊精是葡萄糖以 α(1→4) 糖苷键聚合的糖,主要来自淀粉水解,较容易被专一性α-淀粉酶和葡萄糖苷酶水解,属于可消化低聚糖。有些低聚糖,如大豆低聚糖,由于人体肠道内没有水解它们(除异麦芽酮糖外)的酶系统,因而它们不被消化吸收而直接进入大肠,因此被认为是不可消化的低聚糖。

(3) 未被消化的低聚糖进入大肠内,根据是否可被肠道菌群(特别是益生菌)发酵利用,分为可发酵低聚糖或不可发酵低聚糖;某些可发酵低聚糖由于可优先为双歧杆菌、乳酸杆菌所利用,被作为益生元,比如大豆低聚糖、低聚半乳糖都被证明有助于构建肠道菌群。由于细菌的再利用可产生一定能量再吸收,因此可发酵低聚糖会有一定能量赋值;由于结构差异、所作用菌群或可发酵程度不同,不同低聚糖能量赋值会有一定差异。不是所有低聚糖都可被发酵,但却可能通过其他途径产生生物学作用,如拟糖效应。

2. 低聚糖的理化特性　低聚糖易溶于水,具有低甜度、保湿吸水等性质。近年来,随着食品工业科学技术的发展,利用物理和生物化学技术,通过提取、分离、变构等工艺可以生产出高纯度的低聚糖,或者利用生物酶转化获得低聚糖并用于食品添加剂或功能性食品研发。通过萃取;一些低聚糖常被用作功能性甜味剂,添加于食品中。另外,低聚糖在预防龋齿、改善糖脂代谢方面也有潜在的功能作用。

(三) 多糖

自然界中90%以上的碳水化合物以多糖(polysaccharide)形式存在,多糖是含有10个及以上糖基的聚合物。大多数多糖的聚合度(DP)为200~3000,DP<100的多糖较为少见。和低聚糖相似,多糖也具有直链或侧链排列的两种结构;由相同糖基组成的多糖为均匀多糖,如比较常见的淀粉、纤维素;由两种及以上糖基组成的多糖为非均匀多糖或杂糖,如瓜尔豆胶、黄芪胶等。多糖中的羟基可以和水分子形成氢键,因此具有改变和控制水分移动的能力,同时水分也影响多糖的物理、化学特性。根据多糖的溶解性、黏(稠)性、凝结性和带电性,不同的多糖可能具有不同的功能特性。

1. 淀粉　来自食物中的淀粉及糖原都是均匀多糖,淀粉是植物体内最常见的葡萄糖储藏形式,也是人类主食的重要成分。根据糖苷键位置和结构特点淀粉分为直链淀粉和支链淀粉,大多数来自谷薯类食物的淀粉含有25%的直链淀粉,蜡质淀粉100%为支链淀粉,也有商品化的高直链玉米淀粉,直链淀粉和(或)支链淀粉分子的径向排列决定了以颗粒形式存在的淀粉结构。不同来源的淀粉,因淀粉颗粒形状、大小各异,影响着其黏稠性、结晶性、易水解性等物化特性。食品工业为满足生产需要通过化学方法生产改性淀粉,目的在于通过调控淀粉结构改善性能(表2-1-7)。

表 2-1-7　部分食物淀粉含量(g/100g 可食部)

食物名称	可消化淀粉	抗性淀粉	食物名称	可消化淀粉	抗性淀粉
小麦粉	77.6	0.7	山药	21.6	—
小麦胚芽	50.2	4.5	玉米淀粉	95.8	—
大米	71.3	10.2	马铃薯淀粉	23.7	76.3
米饭	33.6	—	红薯淀粉	80.3	16.7
玉米面	64.4	13.2	绿豆淀粉	82.2	17.8
玉米面粥	12.1	0.2	绿豆	49.8	—
燕麦粉	64.4	4.9	黄豆	16.8	—
燕麦粥	21.4	0.3	香蕉(青)	7.7	8.1
马铃薯	6.1	8.0	香蕉(熟)	11.2	2.1

注:— 表示未检出或低于方法检出限
引自:王竹,李建文,杨晓莉,等.食物中抗性淀粉的含量分析.中国粮油学报,2007,22(6):82-8.

糖原是动物肝脏或肌肉中储存的多糖,又称动物淀粉,在微生物细胞中也广泛存在。糖原的结构与支链淀粉很相似,不同的是每个分支只含有 6~7 个葡萄糖残基,是分支最多、构造最紧密的多糖;在动物屠宰过程中糖原很容易被降解。

在有水条件下进行加热,淀粉颗粒可逐渐糊化、溶胀、破裂,黏度下降;再经冷却后,部分淀粉分子可重新缔结、老化,形成凝胶。淀粉颗粒的致密程度、直/支链淀粉比例、加工过程、老化程度决定了淀粉的消化特性。大部分淀粉可被人体小肠消化并吸收入血,但是还有一部分不能消化的淀粉或消化速度较慢的淀粉。抗性淀粉(resistant starch)是人体小肠内不能消化的淀粉,由于不能被 α-淀粉酶降解而"逃逸"小肠吸收。天然抗性淀粉主要来自:完整的谷粒、豆类、种子或较大的淀粉颗粒(RS_1);具有特殊晶体结构的淀粉(RS_2),如高直链玉米淀粉;老化淀粉(RS_3),如煮熟的米饭或土豆经冷藏后变硬。另外,为了特殊目的,根据工艺生产需要,通过化学、物理、基因工程等方式改造,使直链和支链淀粉比例或物理性质发生变化,利用其在黏度、稳定性、抗热能力、改善口感等方面的优势用于辅助生产,这些经过修饰的淀粉被称为改性淀粉,由于不被消化,也被作为一类抗性淀粉(RS_4)。FAO 的碳水化合物专家委员会认为,抗性淀粉的发现和研究进展是碳水化合物与健康关系研究中的重要成果。

2. 非淀粉多糖　除了淀粉以外,植物体内还含有很多其他类型的非淀粉多糖,80%~90%来自植物细胞壁的组成成分。纤维素是植物组织中的一种结构性多糖,DP 值可达 7000~15 000;它常常和半纤维素、木质素以及硅酸混在一起,作为叶、茎、种子等细胞壁上机械物理支撑结构,羧甲基纤维素、甲基纤维素、羟丙基甲基纤维素是纤维素衍生物。半纤维素是含 D-木糖的杂多糖,存在于植物木质化部分;中性半纤维素主链上有许多由阿拉伯糖组成,含有 D-葡萄糖、D-半乳糖和 D-甘露糖,这些结构与从小麦、大麦、燕麦中得到的阿拉伯木聚糖很相似。这些来自植物细胞壁的非淀粉多糖不溶于水,属于不溶性膳食纤维。其他非细胞壁物质还有植物胶质物质,如由 D-甘露糖和 D-半乳糖结合而成瓜尔胶,由 D-半乳糖醛酸、D-半乳糖、L-岩藻糖、D-木糖和 L-阿拉伯糖组成的黄芪胶;以及刺槐豆胶、黄原胶、海藻胶、卡拉胶、琼脂、红藻胶等。目前很多商品化的胶质物质,如果胶、结冷胶、凝结多糖、阿拉伯胶等已被开发和应用。

(四)膳食纤维

膳食纤维是一大类化合物,组成成分非常复杂。膳食纤维是植物中天然存在的、提取或合成的碳水化合物的聚合物,是聚合度(DP)≥3 并且不能被人体小肠的酶类水解、难以消化吸收,对人体有健康意义的物质,包括纤维素、半纤维素、果胶、菊粉及其他一些膳食纤维单体成分等。根据此定义,只有来自植物细胞壁的纤维素、半纤维素、木质素、不可消化低聚糖、β-葡聚糖、抗性淀粉、抗性糊精、聚葡萄糖、水溶性胶等才属于膳食纤维;表 2-1-8 列出了不消化碳水化合物组分列表。

表 2-1-8　不消化碳水化合物组分

低聚糖	多糖
果聚糖(低聚果糖、果寡糖、菊粉)	纤维素、半纤维素及其衍生物(羟丙基纤维素、甲基纤维素、阿拉伯木聚糖、阿拉伯半乳聚糖)
棉籽糖	半乳聚糖
水苏糖	β-葡聚糖
低聚半乳糖	聚葡萄糖
低聚木糖	抗性淀粉(包括变性淀粉如乙酰化淀粉)
低聚异麦芽糖	抗性麦芽糊精
	树胶(瓜尔胶、阿拉伯树胶、胶凝糖)
	果胶
	植物黏液(多糖)

膳食纤维有较强的持水性,可以增强肠道蠕动、增加粪便数量、缩短排便时间,防止便秘。根据是否可溶于水,膳食纤维可以分为可溶性和不溶性膳食纤维;或根据进入大肠后是否可被肠道菌群发酵分为可发酵和不可发酵膳食纤维。不同来源及不同性状的膳食纤维在促进益生菌生长、降低血糖或血脂等方面有着不同的功能和作用机制。

因为只有消化水解为单糖时才可被吸收并代谢产生能量,因此膳食纤维的消化特性也决定着能量转换系数。与可消化碳水化合物相比,每克膳食纤维的能量换算系数为 0~12kJ 不等,平均为 8kJ/g。

表 2-1-9 列出了部分常见食物中碳水化合物的含量。

表 2-1-9　部分常见食物中碳水化合物（g/100g 可食部）

食物	碳水化合物	总膳食纤维	糖
小麦粉（全谷物）	71.97	10.7	0.41
小麦粉（白）	76.31	2.7	0.27
麸皮（粗）	64.51	42.8	0.41
稻米（白,长粒）	79.95	1.3	0.12
玉米粒（黄）	74.26	7.3	0.64
小米	72.85	8.5	—
大麦粉	74.52	10.1	0.8
荞麦	71.50	10.0	—
甘薯（去皮,煮熟）	17.72	2.5	5.74
马铃薯（带皮）	17.49	2.1	0.82
黄豆	30.16	9.3	7.33
黑豆	62.36	15.5	2.12
绿豆	62.62	16.3	6.60
花生	16.13	8.5	4.72
芹菜	2.97	1.6	1.34
菠菜	3.63	2.2	0.42
胡萝卜	9.58	2.8	4.74
苹果（去皮）	12.76	1.3	10.10
梨	15.23	3.1	9.75

注：—表示未测定
引自：USDA Nutrition Database

三、蛋白质

食物中的蛋白质多种多样且是复杂的大分子，它们的分子量在 5000 至几百万道尔顿之间。这些大分子聚合物主要由碳、氢、氧、氮、硫构成。1g 蛋白质可以提供能量 17 千焦（17kJ）或 4 千卡（4kcal）。

（一）蛋白质特性和分类

氨基酸是蛋白质构成的基本单位，通过肽键连接而成。蛋白质分子量在 5000 至几百万道尔顿之间，空间构象差异较大。氨基酸一般为无色晶体，熔点超过 200℃，比一般有机化合物的熔点高很多；分子中含有氨基和羧基两种官能团，侧链的疏水性决定其溶解性等物化特性。

两个或两个以上的氨基酸通过肽键（—CONH—）连接，可以结成肽，蛋白质是具有一定立体结构的多肽。氨基酸残基的差异、肽链上氨基酸的位置以及蛋白质的一级结构决定着蛋白质物理化学性质及其与其他物质（如风味物质、脂肪等）结合的能力。

根据不同的性状，蛋白质可以有多个分类方法，比如按食物来源、化学组成、营养价值等，详见第一卷第三章蛋白质部分。

（二）食物蛋白质来源与组成

1. 食物蛋白质　食物蛋白质来源很丰富，总体上分为动物蛋白和植物蛋白。

（1）动物蛋白：主要有来自肉、蛋、乳、水产的蛋白。①肌肉蛋白，主要来自动物的肌肉，是人类最重要的优质蛋白来源，以猪、牛、羊、鸡、鸭等为主，蛋白含量占肌肉组织的 20% 左右。肌原纤维蛋白是肌肉组织的结构蛋白，也是含量最多的蛋白。胶原蛋白是存在于筋、腱、皮、软骨、血管等

部位中的蛋白，在龟板、海参中也含量较高，其氨基酸组成含有丰富的甘氨酸、羟脯氨酸、脯氨酸，而必需氨基酸含量相对较低。②乳蛋白中蛋白质含量可达 25%~27%，主要含有酪蛋白、乳清蛋白以及一些生物活性蛋白。酪蛋白以固体微胶粒形式分散于乳清中，是乳中含量最多的蛋白质；乳清蛋白占乳蛋白 20% 左右，具有 α-螺旋结构，具有较好的吸收特性。③鸡蛋蛋白含有蛋清蛋白和蛋黄蛋白，具有较高的生物学价值，其氨基酸评分复合人体的生理需要。

（2）植物蛋白：大豆蛋白是大豆的主要成分，是最好的蛋白资源。大豆球蛋白是大豆蛋白的主要组成部分，含有糖结合蛋白，可溶于水，易被硫酸铵或卤水沉淀。大豆蛋白赖氨酸含量丰富，可与谷蛋白互补。谷蛋白来自大米、小麦、玉米、大麦、燕麦等，是人类膳食中最主要的蛋白来源，虽然由于氨基酸构成不平衡造成蛋白质质量较低，但由于摄入高，对健康的意义不容忽视。

2. 功能蛋白质　除了日常膳食来源的蛋白质外，在一些特殊情况下需要额外补充蛋白质。近年来一些氨基酸补充剂、具有生物活性的寡肽及蛋白的研发成为食物与健康关系研究的焦点。以优质食物蛋白为底物，通过特异酶剪接、修饰，水解成介于大分子蛋白质和氨基酸之间具有生物活性的寡肽。

（1）氨基酸：参与蛋白质合成的氨基酸有 20 种，有些氨基酸是人体必需氨基酸，必须由食物或外源提供，即赖氨酸、亮氨酸、异亮氨酸、蛋氨酸、苯丙氨酸、苏氨酸、色氨酸、缬氨酸及组氨酸（婴幼儿必需）和精氨酸（条件必需）。非必需氨基酸是指在食物所供给的来源不足情况下，机体可以用简单的氨基酸前体物质合成。除此之外，还有一些特殊氨基酸，它们在结构上均具有氨基和酸基（羧基），但不参与蛋白质的合成，系氨基酸的部分代谢产物，具有特定的生理作用。比如牛磺酸的化学结构为 β-氨基乙基磺酸，以磺基取代了氨基酸上的羧基，是动物细胞内含硫氨基酸代谢的一种终产物，新生儿由于合成牛磺酸的能力低，因此可以进行一定的补充；谷氨酰胺可以刺激肠黏膜的生长，可以辅助化疗和放疗。

（2）寡肽及生物活性肽：肽类是分子质量小于蛋白质的氨基酸聚合物，一般来讲，氨基酸数 2~9 个为寡肽（也称低聚肽、小分子肽），氨基酸数 10 个以上为多肽。相比于大分子蛋白质，寡肽分子量一般在 1000 道尔顿以下，具有分子量小、易吸收且不需额外消耗过多能量、不会增加胃肠道负担、可作为载体携带其他营养物质并输送至组织细胞等特点，具有更强的生物活性。比如，谷胱甘肽是谷氨酸、半胱氨酸和甘氨酸缩合而成的三肽，具有清除体内自由基，对细胞膜起到潜在保护作用。酪蛋白磷酸肽（casein phos-phopeptide, cpp）是由 20~30 个氨基酸链接的多肽，其中丝氨酸磷酸化结构能促进肠道中的钙成为可溶性钙，以促进小肠对钙的吸收。

近年来在蛋白质营养方面提出了生物活性肽一词，指的是具有特殊生理功能的肽。越来越多的研究证明，对于蛋白质与人体健康关系不仅应关注氨基酸的组成，还应该探讨小分子肽在代谢、利用方面的作用及可能机制。目前的研究已经在探讨，抑菌肽、免疫活性肽、抗高血压肽、降胆

固醇肽等,大豆多肽就是大豆蛋白经酶水解所得的以寡肽为主的多肽,食用安全且可以起到降血压的作用。另外还有用于结合矿物质、促生长、抗血栓、抑制肿瘤等方面的肽,海洋活性肽在改善糖脂代谢的研究中也多有报道。

尽管寡肽的转运机制还不全部清楚,但三种通道已被证实:①具有 pH 依赖性的 H^+/Na^+ 交换转运体系;②依赖于 H^+ 或 Ca^{2+} 浓度的主动运转过程;③谷胱甘肽(GSH)运转体系。寡肽的转运需要载体,通过研究寡肽载体的结构和功能,有助于揭示载体与寡肽及各相关离子间的作用关系。

(3)水解蛋白:水解蛋白是食品工业中,以大豆、奶酪素或血纤维等为原料,经酸解或酶解所制得。水解蛋白改变了复杂的蛋白结构,分子量有所降低,能溶于水,方便冲调、更易消化,不仅为机体合成代谢提供必需的氨基酸,也可提高消化利用率,目前已经有产品在婴幼儿奶粉中应用。有关水解蛋白的质量指标和功能特性有待于进一步研究。

表 2-1-10 列出了常见食物中蛋白质的含量。

表 2-1-10 常见食物中蛋白质的含量(g/100g 可食部)

食物名称	蛋白质	食物名称	蛋白质
稻米	7.9	河蟹	17.5
小麦粉	10.3	草鱼	16.6
玉米(鲜)	4.0	河虾	16.4
小米	9.0	鸡蛋(平均)	13.3
黄豆	35.0	鸭蛋	12.6
绿豆(干)	21.6	鹅蛋	11.1
豆腐	6.6	牛乳(平均)	3.0
猪肉(肥瘦)	13.2	酸奶(平均)	2.5
牛肉(肥瘦)	19.9	奶酪(干酪)	25.7
羊肉(肥瘦)	19.0	核桃(鲜)	12.8
鸡	19.3	大白菜(平均)	1.5
鸭	15.5	香菇	2.2

引自:杨月欣.中国食物成分表.北京:北京大学医学出版社,2018.

四、脂类

脂类是一大类不溶于水,而溶于有机溶剂的疏水化合物,在活细胞结构中具有极重要的生理作用。尽管食物和人体中的脂类数量很多,功能也不尽相同,但一般来说分为脂肪、类脂及其衍生物等基本形式。脂类在活细胞结构中具有重要作用。膳食脂肪是供给人类所需能量的重要来源,每1g 脂肪可提供 37 千焦(37kJ)或 9 千卡(9kcal)能量。

(一)脂肪

1. 脂肪的来源与分类 脂肪可以来自动物、植物、微生物,一般在室温下呈现液态的称为油(oil),呈现固态的称为脂(fat)。自然界中,大部分构成食物脂肪和动物体脂的是甘油三酯,即不同脂肪酸与甘油的三个羟基相连形成的酯。不同来源天然食物的脂肪含量和组成差异较大,其中甘油基部分是固定的,而脂肪酸却各有差异。图 2-1-1 给出甘油三酯的通用分子结构式和举例。

脂肪酸是一类含有一个羧基末端(—COOH)的有机酸,根据碳链的长短、碳链中是否含有双键以及双键的位置及其顺反式结构与共轭状态,可以有不同的分类。其中亚油酸和 α-亚麻酸因为是人体无法合成的,必须由食物提供,因此属于必需脂肪酸;如果膳食供给不足会出现生殖障碍、皮肤病变、肝肾功能失调等症状,婴幼儿还会造成生长迟缓。食物中常见的脂肪酸见表 2-1-11。

(1)饱和脂肪酸与不饱和脂肪酸:饱和脂肪酸是碳链中没有双键(不饱和键)的脂肪酸,是构成脂质的基本成分,比较常见的有辛酸、癸酸、月桂酸、豆蔻酸、软脂酸、硬脂酸、花生酸等,其中软脂酸(C16:0)和硬脂酸(18:0)是分布最广的饱和脂肪酸,几乎存在于所有动植物脂肪中。陆生动物油脂以饱和脂肪酸较多,且含有一定量完全饱和的甘油三酯,所以常温下呈现固态或半固态。来自热带的棕榈油、椰子油也是饱和脂肪酸含量较高的植物油,月桂酸占有很高的比例(40%~50%),而在其他植物油中却较为少见。

不饱和脂肪酸是碳链中含有一个或者多个双键的脂肪酸,主要有棕榈酸(也称软脂酸)、油酸和亚油酸等。植物油中不饱和脂肪酸种类和含量多于动物油脂,其组成则在不同来源油脂中呈现一定特征性,比如花生酸在花生油中含量较多,橄榄油中 65%~85%为油酸,亚麻油含有近60%的亚麻酸,红花油含有 65%的亚油酸,传统菜籽油、芥子油含有 50%左右的芥酸等;由于有不饱和键的存在,使油脂对外界环境更为敏感。另外,在鱼油、菌油、藻油、酵母油等油脂也富含不饱和脂肪酸,也是近年来重要的开发资源。

(2)长链、中链和短链脂肪酸:脂肪酸的碳链一般由碳、氢两种元素构成(少数也存在其他官能团),长度范围很广,可由 2 个碳(C_2)到 30 个碳(C_{30})不等,绝大多数是偶碳以直链相连。根据碳链的长短,一般将含碳个数在 5 个(C_5)及以下的脂肪酸称为短链脂肪酸(SCFA),将 C_6~C_{12} 的脂肪酸称为中链脂肪酸(MCFA),将 C_{13}~C_{21} 的脂肪酸称为长链脂肪酸(LCFA),将 C_{22} 及以上的脂肪酸称为超长链脂肪酸(VLCFA)。食物中大部分脂肪酸为长链脂肪

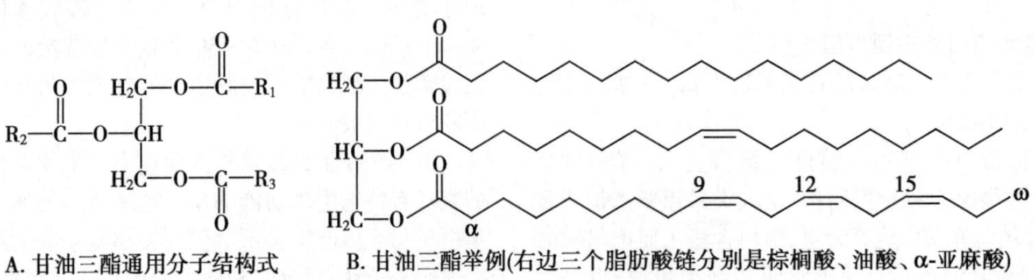

A. 甘油三酯通用分子结构式   B. 甘油三酯举例(右边三个脂肪酸链分别是棕榈酸、油酸、α-亚麻酸)

图 2-1-1 甘油三酯通用分子结构式及举例

表 2-1-11 食物中常见的脂肪酸

名称	英文	日内瓦命名	符号	化学式
丁酸	butyric acid	butanoic acid	C4:0	$CH_3(CH_2)_2COOH$
己酸	caproic acid	bexanoic acid	C6:0	$CH_3(CH_2)_4COOH$
辛酸	caprylic acid	octanoic acid	C8:0	$CH_3(CH_2)_6COOH$
葵酸	capric acid	decanoic acid	C10:0	$CH_3(CH_2)_8COOH$
月桂酸	lauric acid	dodecanoic acid	C12:0	$CH_3(CH_2)_{10}COOH$
豆蔻酸	myristic acid	tetradecanoic acid	C14:0	$CH_3(CH_2)_{12}COOH$
棕榈酸	palmitoleic acid	hexadecanoic acid	C16:0	$CH_3(CH_2)_{14}COOH$
硬脂酸	stearic acid	octadecanoic acid	C18:0	$CH_3(CH_2)_{16}COOH$
棕榈油酸	palmitoleic acid	9-hexadecanoic acid	C16:1,n-7 cis	$CH_3(CH_2)_5CH=CH(CH_2)_7COOH$
油酸	oleic acid	9-octadecaenoic acid	C18:1,n-9 cis	$CH_3(CH_2)_7CH=CH(CH_2)_7COOH$
反油酸	elaidic acid	(E)-9-octadecaenoic acid	C18:1,n-9 trans	$CH_3(CH_2)_7CH=CH(CH_2)_7COOH$
亚油酸	linoleic acid	9,12-octadecadienoic acid	C18:2,n-6,9 all cis	$CH_3(CH_2)_4CH=CHCH_2CH=CH(CH_2)_7COOH$
α-亚麻酸	α-linolenic acid	9,12,15-octadecadienoic acid	C18:3,n-3,6,9 all cis	$CH_3CH_2CH=CHCH_2CH=CHCH_2CH=CH(CH_2)_7COOH$
γ-亚麻酸	γ-linolenic acid	6,9,12-octadecatrienoic acid	C18:3,n-6,9,12 all cis	$CH_3(CH_2)_4CH=CHCH_2CH=CHCH_2CH=CH(CH_2)_4COOH$
松油酸	pinolenic acid i	5,9,12-octatrienoic acid	C18:3,n-6,9,13 all cis	$CH_3(CH_2)_4CH=CHCH_2CH=CH(CH_2)_2CH=CH(CH_2)_3COOH$
花生酸	arachidic acid	eicosanoic acid	C20:0	$CH_3(CH_2)_{18}COOH$
山俞酸	behenic acid	docosanoic acid	C22:0	$CH_3(CH_2)_{20}COOH$
二十碳-烯酸	eicosenoic acid	11-eicosenoic acid	C20:1,n-9 cis	$CH_3(CH_2)_7CH=CH(CH_2)_9COOH$
芥酸	erucic acid	13-docosaenoic acid	C22:1,n-9 cis	$CH_3(CH_2)_7CH=CH(CH_2)_{11}COOH$
神经酸	nervonic acid	15-tetracisaenoic acid	C24:1,n-9 cis	$CH_3(CH_2)_7CH=CH(CH_2)_{13}COOH$
蜜酸	"mead" acid	5,8,11-eicosatrienoic acid	C20:3,n-9,12,15 all cis	$CH_3(CH_2)_7CH=CHCH_2CH=CH(CH_2)_2CH=CH(CH_2)_3COOH$
二高-γ-亚麻酸	dihomo-γ-linolenic acid	8,11,14-eicosatetraenoic acid	C20:3,n-6,9,12 all cis	$CH_3(CH_2)_4CH=CHCH_2CH=CHCH_2CH=CH(CH_2)_6COOH$
花生四烯酸	arachidonic acid	5,8,11,14-eicosatetraenoic acid	C20:4,n-6,9,12,15 all cis	$CH_3(CH_2)_4(CH=CHCH_2)_4-(CH_2)_2COOH$
二十碳五烯酸	timnodonic acid	5,8,11,14,17-eicosapentaenoic acid	C20:5,n-3,6,9,12,15 all cis	$CH_3(CH_2CH=CH)_5-(CH_2)_3COOH$
二十二碳五烯酸	clupanodonic acid	7,10,13,16,19-docosapentaenoic acid	C22:5,n-3,6,9,12,15 all cis	$CH_3(CH_2CH=CH)_5-(CH_2)_5COOH$
二十二碳六烯酸	docosahexaenoic acid	4,7,10,13,16,19-docosahexaenoic acid	C22:6,n-3,6,9,12,15,18 all cis	$CH_3(CH_2CH=CH)_6-(CH_2)_2COOH$

酸,主要为油酸、棕榈酸和硬脂酸;分子质量相对较低的中链脂肪酸主要来自棕榈油、椰子油;短链脂肪酸在动物体内是微生物发酵产生的脂肪酸,比较少见地出现在油脂中。由于分子质量较低,中、短链脂肪酸可直接在肠道内通过毛细血管或门静脉吸收入血。近年来通过对哺乳类动物乳脂的脂肪酸分析,发现除了 C_{16} 和 C_{18} 外,还包括 10%~20% 的中链脂肪酸,而且也被证明含有丁酸,以及高度不饱和脂肪酸、带甲基侧链脂肪酸及奇数个碳原子的不饱和脂肪酸等,成分组合非常独特,适合婴儿吸收和构建肠道微生态。C_{20} 以上的超长链脂肪酸则在天然油脂中仅有少量存在。

(3)n-6 与 n-3 脂肪酸:由于不饱和脂肪酸在体内的合成与双键距离甲基端(n,ω)位置有关,所以不饱和脂肪酸被分为 n-3、n-6、n-9 不同系列,亚油酸和 α-亚麻酸分别是 n-6、n-3 型脂肪酸系列的起源化合物。由于 n-6 脂肪酸在很多油脂中含量相当丰富,而 n-3 脂肪酸含量相对较低,因此得到广泛关注。在大量鱼类及其他海产品中,如鱼油、鲸油,不仅脂肪酸组成以不饱和脂肪酸为主,还含有丰富的二十碳五烯酸(C20:5,又称 EPA)和廿二碳六烯酸(C22:6,又称 DHA);这两种脂肪酸与改善视力、智力发育、提高记忆力、降血脂有关,近年来在婴幼儿食品和保健食品中开发中得到重视。藻油也含有丰富的 DHA,另外在亚麻籽油、紫苏油、大麻子油以及部分坚果中亚麻油含量也较高。

（4）顺式脂肪酸和反式脂肪酸:脂肪酸的顺反式结构指的是不饱和双键上两个氢原子的位置关系。天然不饱和脂肪酸多以共轭顺式双键结构存在,反式脂肪酸相对较少。反刍动物油脂中大概含有 2.5%～4%,乳脂中含 5%～9%,一些蔬菜水果中也发现有较低量反式脂肪。植物油由于不饱和键较多,在高温提取或植物油氢化过程中可能出现顺反式异构,产生一个或一个以上的非共轭反式双键,人造奶油中含有 7.1%～17.7%,起酥油含有约 10%。日常烹调过程中由于长时间煎炸也会产生一定反式脂肪酸。

2. 脂肪的理化特性　由于脂肪酸的相对分子质量可占到甘油三酯的 94%～96%,因此脂肪酸的结构组成和位置关系决定着甘油三酯的特性,包括熔点、硬度、溶解度等物理化学性质。理论上,每种脂肪酸都有各自的熔点,而食物中的油脂由于都是饱和脂肪、单不饱和脂肪、多不饱和脂肪的混合物,因此各种油脂的熔点会有一定波动。总体来说,在饱和度相同情况下,碳链长度越长熔点越高,比如丁酸熔点(-6℃)低于花生酸的熔点(76℃);在碳原子数相同

情况下,脂肪酸不饱和程度越高熔点越低,比如硬脂酸、油酸、亚油酸和γ-亚麻酸的熔点分别是 70℃、13℃、-6℃ 和 -14℃。植物油由于不饱和脂肪酸含量较高,因此熔点较低,即便在相对寒冷条件下也处于液态;而动物油饱和度较高,熔点多在 36～45℃,因此容易呈现固态。油脂的硬度也因熔点而有所区别,同是固体的黄油因熔点稍低而较软,而牛油比鸡油硬度高。

从溶解度看,短链脂肪酸较易溶于水,随着脂肪酸碳链增长,溶解度降低,C_{12} 以上的脂肪酸在水中溶解度极小。不饱和脂肪酸由于含有双键,较为活泼,容易被氧化,而饱和脂肪酸比较稳定;在储存条件下,特别是高温暴露环境下,油脂容易被氧化发生酸败,使游离脂肪酸含量升高,过氧化值上升、双键位移等一系列变化。

表 2-1-12 列出了常见食物中脂肪和部分脂肪酸含量。

（二）类脂

类脂是与脂肪分子结合的复合化合物,它们在人体内的作用不是提供能量,而是具有一定生理活性的物质。类脂主要包括磷脂、固醇和其他衍生脂质。

1. 磷脂　磷脂是含有磷酸根的脂类化合物,是除甘油三酯外普遍存在于动植物体内含量最多的脂类;由于结构

表 2-1-12　常见食物中脂肪及部分脂肪酸含量(g/100g 可食部)

食物名称	脂肪	饱和脂肪酸	不饱和脂肪酸	单体脂肪酸/总脂肪酸/%		
				n-9(C18:1)	n-6(C18:2)	n-3(C18:3)
小麦粉(特一)	1.1	0.2	0.5	22.1	42.5	2.3
黑米	2.5	0.7	1.3	—	31.7	1.4
黄豆	16.0	2.4	12.6	23.2	52.9	8.2
青豆	16.0	2.8	12.1	27.9	49.2	7.4
核桃(干)	58.8	4.8	51.6	14.3	64.0	12.2
松子(炒)	58.5	7.4	48.5	37.7	34.7	11.0
西瓜子仁	45.9	5.8	37.9	9.5	76.9	—
花生(炒)	48.0	9.0	35.2	38.4	37.7	0.9
猪肉(后臀尖)	30.8	10.8	17.0	42.9	10.3	0.9
香肠	40.7	14.8	22.0	46.1	9.6	0.7
牛肉(瘦)	2.3	1.1	1.0	36.9	3.6	0.7
羊肉(后腿)	3.4	1.5	1.6	7.4	7.7	—
鸡肉(均值)	9.4	3.1	5.9	36.5	21.5	2.1
鸡翅	11.8	3.4	7.9	42.2	20.4	0.9
牛乳	3.2	1.6	1.3	28.4	5.3	2.1
鸡蛋(红皮)	11.1	3.3	5.6	41.7	14.2	0.1
草鱼(白鲩)	5.2	3.6	2.4	31.9	17.0	4.7
鳗鲡(鳗鱼)	10.8	2.8	4.5	33.7	1.9	4.1
黄鱼	2.5	1.8	1.4	24.3	1.6	3.6
牛油	92.0	54.4	33.9	28.8	1.9	1.0
猪油	99.6	41.1	54.1	44.2	8.9	—
豆油	99.9	15.2	79.4	22.4	51.7	6.7
花生油	99.9	17.7	75.6	40.4	37.9	0.4
菜籽油	99.9	12.6	56.2	20.2	16.3	8.4
棕榈油	100.0	41.5	54.0	44.4	12.0	—

注:—表示未检出或低于方法检出限

引自:杨月欣,王光亚,潘兴昌.中国食物成分表.北京:北京大学医学出版社,2009.

含有与磷酸连接的"亲水头"（hydrophilic head）以及由脂肪烃基构成的"疏水尾"（hydrophobic tail），因此在非极性溶剂及水中都有很大的溶解度，是具有亲水、亲脂特点的两亲物质，对维持机体正常代谢和生物膜的生物活性具有重要生理作用。

从分子组成上磷脂主要分成两大类，甘油磷脂（phosphoglyceride）是广泛存在于生物体内的主要磷脂，由甘油、脂肪烃、磷酸盐和其他含氮基团构成，结构通式见图2-1-2。食物中比较常见的有磷脂酰胆碱（卵磷脂）、磷脂酰乙醇胺（脑磷脂）、磷脂酰丝氨酸、磷脂酰甘油、二磷脂酰甘油（心磷脂）及磷脂酰肌醇等。广泛存在于大豆等植物以及动物肌肉、脑组织、蛋黄中。由于具有两亲特点，吸水后可形成膨胀的胶体，因此卵磷脂等还具有乳化、软化、分散作用，可作为食品添加剂，用于速溶食品、糖果、焙烤食品和乳制品中。

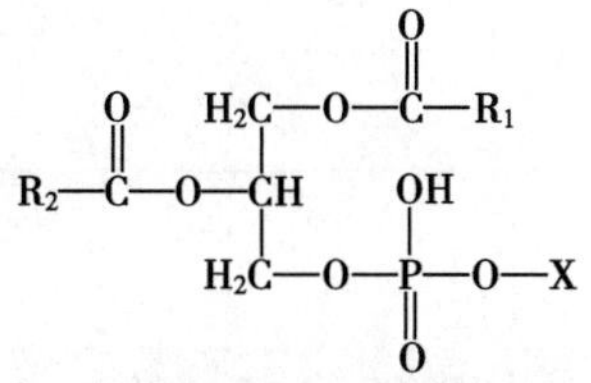

图 2-1-2　磷酸甘油酯通式

图中：R_1 和 R_2：为脂肪烃基（R_1 多为饱和烃基，R_2 常属不饱和烃基）；

X 为含氮碱基或醇类物，比较重要的有：

X=——OH	磷脂酸
X=——$OCH_2CH_2N^+(CH_3)_3$	磷脂酰胆碱（卵磷脂）
X=——$OCH_2CH_2NH_3$	磷脂酰乙醇胺（脑磷脂）
X=——$OCH_2CHCOO^-(NH_3)$	磷脂酰丝氨酸
X=肌醇	磷脂酰肌醇

另一类磷脂是含有鞘氨醇或二氢鞘氨醇的鞘磷脂（sphingolipid），比较典型的有神经鞘磷脂，在动物性食物中，特别是脑髓和血液红细胞中含量丰富，对维持脑健康很重要。许多植物种子中，如谷物、籽仁中也会含有一定鞘磷脂，不过在极性头一端会连接三糖或四糖。表2-1-13列出常见食物中部分磷脂类化合物含量。

2. 固醇类　固醇又称甾醇，广泛分布于生物界，是一类由三个己烷环及一个环戊烷结合而成的环戊烷多氢菲化合物，由于含有醇基，因此属于醇类化合物。根据来源，固醇化合物分为动物来源的胆固醇和植物来源的植物固醇。动物固醇主要为胆固醇，植物固醇有谷固醇、豆固醇等。

（1）胆固醇：胆固醇（cholesterol）是最早发现的甾类化合物，是高等动物细胞的重要组分，以游离形式或者以与脂肪酸结合成酯的形式存在。胆固醇是无色蜡状固体，易溶于有机溶剂。在动物体内，胆固醇主要分布于动物血液、脂肪、脑、神经组织中，是血浆脂蛋白及许多生物膜的主要组成成分，对维持生物膜的结构和功能有重要作用；也是一类固醇维生素或激素的前体，如7-脱氢胆固醇为维生素 D_3 的前体。

在食物中，胆固醇在油炸食品、肉制品、乳制品、卵黄制

表 2-1-13　常见食物中部分磷脂类化合物含量（mg/100g 可食部）

食物名称	卵磷脂	神经鞘磷脂
小麦胚芽（烤）	23.0	2.7
小麦粉（全麦）	13.0	2.9
燕麦粉（全谷物）	18.0	2.5
香蕉	0.4	—
蓝莓	1.8	—
猕猴桃（奇异果）	3.6	—
四季豆（煮）	7.3	—
毛豆（冷冻）	46.0	—
菠菜（冷冻）	24.0	—
杏仁	40.0	—
亚麻籽	36.0	—
大豆	65.0	—
花豆	31.0	—
菜豆	33.0	—
芝麻籽仁（干）	10.0	—
葵花子仁（干）	29.0	0.7
玉米糠（粗）	2.2	0.2
猪肉（里脊）	49.0	6.1
猪肉（肥瘦）	14.0	3.6
牛排（颈脊）	59.0	7.2
羊肉（烤）	81.0	7.9
鸡肉（带皮）	41.0	8.5
鸡肝	120.0	4.7
鸡心（火鸡）	84.0	14.0
鸡胗（火鸡）	24.0	19.0
鲑鱼（大西洋）	22.0	3.0
罗非鱼	30.0	2.7
大马哈鱼（鲑鱼）	23.0	1.5
白鲑鱼籽	220.0	13.0
全脂牛奶	0.6	0.7
奶酪（瑞士）	6.3	4.2
黄油（含盐）	11.0	5.4
鸡蛋	240.0	11.0
蛋黄	630.0	45.0

注：—表示未检出或低于方法检出限
引自：USDA Nutrition Database

品、动物内脏中含量丰富。一般在食品加工中不易破坏，但是在加热过的脂肪中，胆固醇可发生氧化，其产物统称为羟胆固醇。

（2）植物固醇：植物固醇（phytosterol）是来自植物的固醇化合物，与胆固醇不同，其分子结构上五元环取代基不同，侧链仅有 1~2 个碳原子。植物固醇广泛存在于植物的根、茎、叶、果实、种子中，植物种子的油脂中植物固醇含量较高；常见的组分有 β-谷固醇（β-sitosterol）、豆固醇（stigmasterol）。不同来源植物油的固醇含量、分布特征有很大差异，为了有助于品质鉴别，可以计算来自样品的固醇与油菜固醇的比值。在人体代谢中，由于植物固醇与胆固醇有相似的化学结构，可竞争性干扰人体对胆固醇的吸收，因此可用作降低血浆中胆固醇水平的一类保健食品配方中的成分。另一类为

麦角固醇,含于酵母及真菌类食物中;在紫外线照射下,可转变为维生素 D_2(即麦角钙化醇 ergocalciferol)。

常见食物中胆固醇含量见表 2-1-14,部分食物中植物固醇含量见表 2-1-15。

表 2-1-14 常见食物中胆固醇含量(mg/100g 可食部)

食物名称	胆固醇	食物名称	胆固醇	食物名称	胆固醇
猪肉(肥瘦)	80	鸡	106	鸭蛋(咸)	1576
猪小排	146	鸡翅	113	鳊鱼	94
猪肝	288	鸡肝	356	鲳鱼	77
猪脑	2571	鸡腿	162	鲳鱼子	1070
猪舌	158	鸭	112	鳝鱼	126
香肠	59	烤鸭	91	带鱼	76
方腿	45	炸鸡	198	墨鱼	226
火腿	98	牛乳	9	鲜贝	116
牛肉(瘦)	58	牛奶粉(全脂)	71	基围虾	181
牛肉(肥)	133	牛奶粉(脱脂)	28	甲鱼	101
羊肉(瘦)	60	酸奶	15	蛇肉	80
羊肉(肥)	148	豆奶粉	90	田鸡	40
羊肝	349	鸡蛋	585	蚕蛹	155
羊脑	2004	鸡蛋黄	2850		

引自:杨月欣,王光亚,潘兴昌.中国食物成分表.北京:北京大学医学出版社,2009.

表 2-1-15 常见食物中植物固醇含量(mg/100g 可食部)

食物名称	β-谷固醇	菜油固醇	豆固醇	β-谷甾烷醇	菜油甾烷醇	菜籽固醇	总和
全麦粉	48.1	13.5	1.8	14.7	7.5	—	85.5
稻米	6.5	2.3	1.7	2.0	0.4	—	12.9
黄豆	65.0	21.0	16.3	6.5	2.2	—	111.1
黑豆	53.4	13.1	10.3	6.0	1.0	—	83.8
绿豆	38.9	7.0	2.6	10.9	4.6	—	64.1
南豆腐	21.5	8.9	5.4	1.4	—	—	37.2
橘子	21.1	2.5	1.4	0.5	—	—	25.5
芒果	19.4	2.7	1.5	0.8	—	—	24.4
鸭梨	11.3	0.2	0.2	0.9	—	—	12.7
葡萄	12.3	1.2	0.2	1.1	—	—	14.8
花生油	175.4	37.1	23.8	23.3	—	—	259.7
娃娃菜	12.2	0.3	2.5	—	—	—	15.1
姜	9.9	1.4	1.5	2.0	0.3	—	14.9
豆角	8.6	1.4	3.9	0.7	—	—	14.6
芹菜	8.9	0.5	4.2	0.5	0.1	—	14.1
圆白菜	11.6	2.0	10.4	—	—	—	13.6
大豆油	180.9	60.7	58.3	15.9	1.8	—	317.1
菜籽油	341.5	155.0	8.0	11.4	1.2	53.0	570.1
芝麻油	370.6	109.7	42.4	65.8	—	—	588.5
橄榄油	216.4	10.6	4.1	39.1	—	—	270.1

注:—表示未检出或低于方法检出限

引自:杨月欣,王光亚,潘兴昌.中国食物成分表.北京:北京大学医学出版社,2009.

3. 其他 食物中还有一些由简单脂质和复合脂质衍生而来的衍生脂质。这些物质在食物内含量虽不多,但是具有脂质的一般性质,很多具有重要的生物活性作用。糖脂是糖通过糖苷键与脂质连接的一类化合物,可分为鞘糖脂、甘油糖脂以及由类固醇衍生的糖脂,目前在菊科等植物、蓝藻、还有一些微生物中分离到几十种糖脂化合物,鞘糖脂在动物的脑和神经组织中含量最高。另外还有异戊烯醇脂、脂蛋白、聚酮化合物等类脂或衍生脂质,类胡萝卜素、萜类物质等是目前研究相对较多、主要分离自植物、藻类或微生物的脂质物质。

五、维生素

维生素大多存在于新鲜的蔬菜水果、发酵食物中,是维持人的生命活动必不可少的一大类有机物质。这类物质的含量在食物中极微,不能为机体提供能量,也不是构成机体的结构物质,但却是必不可少的微量营养素,与机体内代谢密切相关。大多数维生素不能在人体内合成,必须从食物中获取,如若缺乏会引起营养不良性疾病。

根据溶解性,维生素可分为脂溶性维生素和水溶性维生素两大类。

(一)脂溶性维生素

脂溶性维生素包括维生素 A、维生素 D、维生素 E、维生素 K,这些维生素共同的特点是易溶于脂肪及有机溶剂而不溶于水,在食物中与脂类共同存在,在肠道吸收时随脂肪经淋巴系统吸收,从胆汁少量排出。脂溶性维生素摄入后大部分会储存在脂肪组织中。

1. 维生素 A　维生素 A 是指所有具有视黄醇生物活性的化合物,根据化学结构及生物活性,食物中的维生素 A 可分为视黄醇及其衍生物和维生素 A 原。视黄醇及其衍生物主要来自动物性食物,其中哺乳动物和咸水鱼中主要是分子结构为 β-白芷香酮环不饱和一元醇的全反式视黄醇,也可酯化为视黄酰酯或衍生为视黄醛、视黄酸等形式存在,以肝脏、鱼肝油、鱼卵、全脂牛奶、奶油及禽蛋等含量较高。淡水鱼中主要为脱氢视黄醇,其生物活性为全反式视黄醇的40%。

维生素 A 原是主要存在于植物、微生物和某些动物体内的类胡萝卜素。胡萝卜素在自然界中分布广泛且含量丰富,特别是深色蔬菜和水果中,如西蓝花、菠菜、胡萝卜、豌豆苗、辣椒、芒果及柿子等。食物中胡萝卜素有 4 种主要构

型(即 α、β、γ、δ 型),还含有多种顺反式异构体,其中全反式 β-胡萝卜素是生理活性最大的一种结构,也是大多数植物和微生物中胡萝卜素的主要构成。除此之外,自然界中还有大约有 600 种类胡萝卜素的化合物,其中有 50 多种可在人体内小肠和肝细胞内转变成视黄醇和视黄醛,称为维生素 A 原。目前研究较多的类胡萝卜素有叶黄质、番茄红素、玉米黄质等,在色彩鲜艳的果蔬和植物油中含量丰富。由于在生物转化和生理活性上,不同类型类胡萝卜素与视黄醇不尽相同,因此在计算食物中维生素 A 含量时,常须将类胡萝卜素含量转换为视黄醇当量(RE)或视黄醇活性当量(RAE)。表 2-1-16 列出了常见食物中视黄醇和类胡萝卜素的含量。

2. 维生素 D　维生素 D 是一类具有环戊烯菲环结构的化合物,由类固醇衍生而来。天然维生素 D 有两种具有生物活性的构型,分别是维生素 D_2(麦角固醇或钙化醇)和维生素 D_3(胆钙化醇),其差别在于维生素 D_2 比维生素 D_3 多了一个双键和一个甲基。尽管含量很低,维生素 D 却广泛存在于动物性食物中,主要是维生素 D_3,以肝脏、鱼油含量最高,其次是蛋类、畜肉、奶油和咸水鱼中,牛乳和人乳的维生素 D 量较低。植物性食物几乎不含维生素 D,只有蘑菇、蕈类含有少量维生素 D_2。市售的一些乳及乳制品,特别是婴幼儿配方乳粉常强化维生素 D_3,也有强化维生素 D_2。人体对维生素 D 的需求既依赖于膳食摄入,也与日光照射有关。表 2-1-17 列出部分食物中维生素 D 含量。

表 2-1-16　常见食物中视黄醇和类胡萝卜素的含量(μg/100g 可食部)

食物名称	视黄醇[a]	胡萝卜素[b]		总维生素 A	
		α-胡萝卜素	β-胡萝卜素	RE	RAE
羊肝	20 972	—	—	20 972	20 972
鸡肝	10 414	—	—	10 414	10 414
猪肝	4972	—	—	4972	4972
鸡心	910	—	—	910	910
奶油	297	—	107	315	306
鸡蛋	234	—	10	236	235
猪肉(瘦)	44	—	—	44	44
带鱼	29	—	—	29	29
鲤鱼	25	—	—	25	25
牛奶	24	—	5	25	24
对虾	15	—	—	15	15
胡萝卜(新疆)	—	2379	5739	1155	577.5
甘薯	—	54.8	1006	172	86.1
芥蓝	—	46.3	1034	176	88
菠菜	—	29.7	5364	896	448
韭菜	—	1917	1968	324	162
芹菜	—	50.7	1723	291	145.5
南瓜	—	31.8	969	164	82
大白菜	—	135	4.2	11.9	6.0
彩椒(红)	—	12.7	354	60.1	30.1
番茄	—	—	423	70.5	35.3

注:—表示未检出或低于方法检出限
引自:[a] 杨月欣,王光亚,潘兴昌.中国食物成分表.北京:北京大学医学出版社,2009.
[b] 杨月欣.中国食物成分表标准版.北京:北京大学医学出版社,2018.

表 2-1-17 部分食物中维生素 D 的含量(μg/100g 可食部)

食物名称	含量	食物名称	含量
虹鳟鱼(大马哈鱼,干)	15.6	黄油	1.4
奶酪	7.4	香肠	1.2
蛋黄	5.4	牛内脏	1.2
沙丁鱼(罐头)	4.8	猪肉(熟)	1.1
香菇(干)	3.9	海鲈鱼干	0.8
猪油	2.3	干酪	0.7
鸡蛋(煮、煎)	2.2	奶油(液态)	0.7
鸡蛋	2.0	牛肉干	0.5

引自:USDA Nutrition Database

3. 维生素 E 维生素 E 是所有具有 α-生育酚活性的 6-羟基苯并二氢吡喃环的异戊二烯衍生物,包括生育酚和三烯生育酚(tocotrieno)两类化合物,分为 α、β、γ、δ 四种亚型。维生素 E 在自然界中分布广泛,在不同食物中分布和分型有所差异。动物性食物中维生素 E 含量较低,以α-生育酚为主,如蛋类、动物内脏、水产品等。在植物性食物,由于维生素 E 的生物合成与光合作用有关,因此所有高等植物的叶子和其他绿色部分均含有维生素 E,尤以种子及植物油含量丰富,绿色植物的维生素 E 含量高于黄色植物。葵花子油、橄榄油和胚芽油富含 α-生育酚,而玉米油和大豆油主要含 γ-生育酚和 δ-生育酚;三烯生育酚主要存在于棕榈油中,在大麦、燕麦和米糠中的含量也较高;坚果是维生素 E 的优质来源。绿叶以外的蔬菜、水果及肉类食品中维生素含量很少。由于不同亚型维生素 E 生物活性不同,因此在查阅食物维生素 E 含量数据或是在计算膳食维生素 E 含量时,除了考虑维生素 E 总量,也要考虑其化合物形式,用 α-TE 当量表达。表 2-1-18 列出常见食物中维生素 E 的含量。

表 2-1-18 常见食物中的维生素 E 含量(mg/100g 可食部)

食物名称[a]	α-生育酚	β-生育酚	γ-生育酚	δ-生育酚	总量	α-TE
大豆油	86	18	624	220	948	157.4
葵花子油	362	18	19	2	401	372.9
菜籽油	139	6	393	23	561	181.3
橄榄油	80	6	14	3	103	84.4
花生油	150	22	247	11	430	185.7
茶油	186	7	7	2	202	190.2
棕榈油	142	7	39	15	203	149.4
玉米油	140	10	449	25	624	189.9

食物名称[b]	α-生育酚	(β+γ)生育酚	δ-生育酚	总量
小麦	1.48	0.24	0.10	1.82
粳米	0.39	0.62	—	1.01
黄豆(大豆)	0.90	13.39	4.61	18.90
黑豆(黑大豆)	0.97	11.78	4.61	17.36
芝麻(黑)	—	49.04	1.36	50.40
花生仁(生)	9.73	7.87	0.49	18.09
核桃(干)	0.82	39.4	2.95	43.21
榛子(干)	29.22	6.83	0.38	36.43
南瓜子仁	3.67	9.58	—	13.25
葵花子(炒)	25.04	1.42	—	26.46
松子仁	17.68	14.76	0.35	32.79
山核桃(熟)	0.71	12.48	0.89	14.08
鲢鱼	0.75	—	0.48	1.23
赤贝	4.21	9.01	—	13.22
河虾	0.06	0.43	4.84	5.33
蛤蜊(均值)	1.79	0.48	0.14	2.41
鸡(土鸡)	1.70	0.32	—	2.02
鸡蛋(均值)	1.14	0.39	0.31	1.84

注:—表示未检出或低于检出限;/表示未计算
引自:[a] 黄百芬,谭莹,姚建花,等.浙江省居民常用食用植物油中4种生育酚异构体的含量分析.营养学报,2013,35(1):78-82.
[b] 杨月欣,王光亚,潘兴昌.中国食物成分表.北京:北京大学医学出版社,2009.

4. 维生素 K 维生素 K 是结构中含有 2-甲基-1,4 萘醌的一族同系物,天然来源包括维生素 K_1 和维生素 K_2。维生素 K_1 化学名称为叶绿醌,是唯一在植物中发现的维生素 K 同系物,也是人类膳食中主要的维生素 K 来源,植物绿叶、菌藻中维生素 K_1 含量非常丰富。维生素 K_2,化学名称为甲萘醌(MK),主要来自动物体内和微生物发酵。根据分子结构侧链上不饱和异戊二烯基的个数,维生素 K_2 又可分为不同亚型,表示为 MK-n,其中比较常见的有 MK-4、MK-7、MK-9、MK-11 等,且在不同类型的食物中呈现出一定的分布特征,比如纳豆中富含 MK-7,肉及其制品中以 MK-4 为主,牛肉中可同时发现维生素 K_1 和 MK-4。表 2-1-19 列出部分食物中维生素 K_1 的含量。

表 2-1-19 部分食物中维生素 K_1 的含量(μg/100g 可食部)

食物名称	含量[a]	食物名称	含量[b]
大米	0.1	菠菜	285
玉米	0.1	莲藕	3.2
燕麦片	2.0	豌豆	122.1
面包	2.5	空心菜	232.7
鸡蛋(全)	11.0	西芹	397.3
牛肝	3.0	生菜	196.2
鸡肝	0.3	马铃薯	2.9
碎牛肉	2.4	西红柿	3.7
火腿	0.1	茄子	6.9
小羊排	4.6	黄瓜	38.0
猪里脊肉	0.1	葡萄	40.1
黄油	30.0	芒果	5.2
干酪	2.8	苹果	3.1
牛奶	1.0	梨	3.1
人奶	0.2	草莓	2.2
橄榄油	56.0	香蕉	3.2
大豆油	198.0	醋栗	36.1
玉米油	3.0	樱桃	6.6
红花油	10.0	西瓜	0.8
麦淇淋	30.0	金橘	2.7

引自:[a] Ross AC, Caballero B, Cousins RJ., et al. Modern Nutrition in Health and Disease(11th edition). Baltimore:Lippincott Williams & Wilkins,2012.
[b] Baifen Huang, Zhu Wang, Jianhua Yao, et al. Quantitative analysis of vitamin K1 in fruits and vegetables by isotope dilution LC-MS/MS. Anal Methods. 2016,8:5707-5711.

（二）水溶性维生素

水溶性维生素泛指易溶于水的维生素,主要包括 B 族维生素和维生素 C。在化学结构上,水溶性维生素并不是同一类化合物,每种维生素有各自的结构特征、食物来源和功能特性。B 族维生素主要包括维生素 B_1、维生素 B_2、维生素 B_6、维生素 B_{12} 和烟酸,叶酸、泛酸、生物素、胆碱等 9 种维生素。B 维生素类多是以辅酶或辅基的形式存在,参与酶促反应体系,发挥生理调节作用。维生素 C 则是氧化还原的催化剂,在深色蔬菜水果中含量丰富。

1. B 族维生素 B 族维生素多存在于新鲜的蔬菜水果粮谷类中,维生素 B_{12} 多仅在动物性食品中。B 族大多数是辅酶的前体,与酶蛋白结合在一起,并协同实施催化作用。水溶性维生素主要来源如表 2-1-20。

（1）维生素 B_1 和维生素 B_2

维生素 B_1 化学名为硫胺素,以盐酸硫胺素或与蛋白结合的方式广泛存在于动植物食品中。谷类食物是维生素 B_1 的重要膳食来源,主要存在谷粒外皮中,如麦麸和米糠;由于维生素 B_1 易溶于水且在碱性条件下易受热分解,所以过分淘米或烹调加碱可导致维生素 B_1 大量损失;近年来随着谷物加工精细化,维生素 B_1 丢失非常严重。豆类、干果、动物内脏和禽蛋中含量维生素 B_1 也较为丰富。

维生素 B_2 又称核黄素,最初在天然乳清中发现,广泛存在于动植物性食物中。尤以动物肝脏、肾脏、心脏、乳汁及蛋类含量丰富;植物性食品以绿色蔬菜、豆类含量较高,而谷类含量较少。维生素 B_2 在结构上分为黄素单核苷酸(FMN)或黄素腺嘌呤二核苷酸(FAD),有很多同系物;其水溶性较其他水溶性维生素为低,在生物体内较少以游离形式存在,而是作为辅酶与蛋白酶结合在一起。维生素 B_2 在光照或紫外线照射下分解,在强酸性溶液中相对稳定,在碱性溶液中经光照射可发射出黄光。食物中维生素 B_2 含量最高的为猪肝 2.08mg/100g,麸皮、鸡蛋、肉类和深绿色菜均在 0.1~0.3mg/100g,而常见的萝卜、青椒、土豆和肉类等均在 0.03~0.09mg/100g 之间。

表 2-1-20 水溶性维生素化学组成和主要来源

维生素名称	别称或化学名	富含于
维生素 B_1	硫胺素	葵花子、花生、豆类、全谷物
维生素 B_2	核黄素	肝脏、奶类、蛋类、等
维生素 B_3	烟酸、尼克酸、维生素 PP	蘑菇花生肉类等
维生素 B_4	胆碱	肝脏、蛋黄、大豆等
维生素 B_5	泛酸、烟碱酸	来源广泛
维生素 B_6	吡哆醛,吡哆醇类	动物和植物
维生素 B_7	生物素、维生素 H	来源广泛
维生素 B_9	叶酸、蝶酰谷氨酸	植物类食品
维生素 B_{12}	钴胺素、氰钴胺、辅酶 B_{12}	动物性食品
维生素 C	抗坏血酸	植物性食品

（2）烟酸、胆碱和泛酸

烟酸、胆碱和泛酸,常被称为维生素 B_3、维生素 B_4 和维生素 B_5。

烟酸:溶于水或乙醇中,不溶于乙醚,较为稳定,不为光、空气所破坏,在酸和碱性溶液中也较为稳定,因此采用加小苏打(NaHCO$_3$)的办法可使结合型烟酸释放。乳、蛋中的含量虽然不高,但色氨酸较多,可转化为烟酸,在估计烟酸摄入量时还应考虑食物中所含色氨酸的量,一般采用 60:1 的比例计算。表 2-1-21 列出了常见食物中烟酸含量和烟酸当量。

表 2-1-21 常见食物中烟酸的含量和烟酸当量(/100g 可食部)

食物名称	烟酸/mg	色氨酸/mg	烟酸当量/mgNE	食物名称	烟酸/mg	色氨酸/mg	烟酸当量/mgNE
口蘑	44.3	32	44.8	小麦粉	2.0	139	4.3
花生仁	17.9	229	21.7	鸡蛋	0.2	220	3.9
香菇	20.5	39	21.2	玉米	2.3	80	3.6
鸡胸肉	10.8	226	14.6	蛤蜊	1.5	120	3.5
瘦猪肉	5.3	267	9.8	高粱米	1.6	—	1.6
黄豆	2.1	455	9.7	马铃薯	1.1	29	1.6
瘦牛肉	6.3	162	9.0	海带	1.3	7.0	1.4
瘦羊肉	5.2	223	8.9	豆角	0.9	22.0	1.3
海鳗	3.0	205	6.4	菠菜	0.6	36.0	1.2
带鱼	2.8	207	6.3	甘薯	0.6	24.0	1.0
海虾	1.9	171	4.8	茄子	0.6	10.0	0.8
小米	1.5	178	4.5	大白菜	0.6	10.0	0.8
稻米	1.9	142	4.3	桃	0.7	7.0	0.8

引自:杨月欣.中国食物成分表.北京:北京大学医学出版社,2018

胆碱:食物中的胆碱以游离态和结合态形式存在,结合态胆碱通常与脂质连接在一起,是磷脂和乙酰胆碱的甲基供体,比较常见的有甘油磷酸胆碱、磷酸胆碱、卵磷脂或磷脂酰胆碱以及神经鞘磷脂等。除此之外,胆碱又可以与另一种生物碱——甜菜碱及蛋氨酸共同发挥相互替代的作用。食物中普遍含有胆碱,植物性食物中以胚芽含量较高,花生、麦胚、大豆中含量很丰富,动物性食物中以内脏中总胆碱含量较高,如牛肝 1166mg/100g,花生 992mg/100g,在一些蔬菜中的总胆碱含量差别较大,如莴苣 586mg/100g,花椰菜 260mg/100g,黄瓜 44mg/100g 等。鸡蛋、牛奶、牛肉均在 30mg/100gmg ~ 9mg/100g 之间。

泛酸:又称遍多酸,化学结构为 α,γ-二羟基 β,β-二甲基丁基-β-丙氨酸。泛酸广泛存在于天然食物中,来源最丰富的食物是动物内脏、鸡蛋黄、坚果类、蘑菇、青稞、麦麸等,其次为大豆粉、小麦粉、菜花、鸡肉等,蔬菜与水果中含量相对较少。泛酸在酸性或碱性水溶液中对热不稳定,易分解,在干燥条件下,泛酸盐对空气和光照是稳定的。人工合成的泛酸多以钙盐形式存在,即泛酸钙,泛酸钙不溶于有机溶剂而溶于水和乙醇,常用于配方食品。表 2-1-22 列出了常见食物中泛酸含量。

(3)维生素 B_6 和生物素

维生素 B_6 是一组含氮的 2-甲基-3-羟基-5-羟甲基吡啶衍生物,包括吡哆醇(PN)、吡哆醛(PL)和吡哆胺(PM)三种形式。维生素 B_6 的食物来源很广泛,动物性食物中维生素 B_6 以 PL 和 PM 为主,含量比较高的有白肉、肝脏、禽蛋;另外在动物肝脏、红细胞及一些组织中还含有磷酸化的维生素 B_6,即 5-磷酸吡哆醇(DNP)、5-磷酸吡哆醛(PLP)和 5-磷酸吡哆胺(PMP)。在植物食物中维生素 B_6 以 PN 为多,以谷物胚芽和糊粉层、菠菜、豆类含量较高。维生素

表 2-1-22 常见食物中泛酸含量(mg/100g 可食部)

食物样品	含量	食物样品	含量
牛肝(油炸)	8.80	牛乳	0.41
牛肝(焙烤)	7.60	甘薯	0.41
羊肾	4.50	樱桃	0.40
鲜蛋黄	4.40	土豆	0.38
牛肾	4.00	牛肉	0.35
猪肾	3.20	草莓	0.34
花生仁	2.80	番茄	0.33
蘑菇	2.20	菠菜	0.30
大豆粉	1.75	芹菜	0.30
鸡蛋	1.60	胡萝卜	0.28
腰果	1.30	黄瓜	0.25
干扁豆	1.23	柑橘	0.25
小麦粉	1.10	杏	0.24
菜花	1.00	鲜姜	0.20
鸡肉	0.73	柠檬	0.19
朝天椒	0.69	鲜桃	0.17
杏仁	0.59	青豆	0.15
蛤肉	0.58	苹果	0.11
金枪鱼	0.50	梨	0.07

引自:Marion Eugene Ensminger, Audrey H. Ensminger. Food and Nutrition Encyclopedia. Florida:CRC Press,1993.

B_6 易溶于水及乙醇,在酸性溶液和暴露在空气中稳定,在中性或碱性溶液易被光破坏;食物中大多数维生素 B_6 以共价键形式与蛋白质结合或被糖苷化,因此较难提取利用。表 2-1-23 列出常见食物中维生素 B_6 的含量。

生物素是顺-6-脱氢-2-氧代-1-氢-噻吩-[3,4-2]-咪唑-

表 2-1-23　常见食物中维生素 B_6 的含量(mg/100g 可食部)

食物名称	含量	食物名称	含量
葵瓜子(熟)	0.9	鸡翅	0.3
辣椒(小红尖辣椒)	0.8	猪肉	0.2
榛子(熟)	0.6	松子(熟)	0.2
金枪鱼	0.5	韭菜	0.2
鸡胸脯肉	0.5	香蕉(红皮)	0.2
黄豆	0.5	西蓝花	0.2
花生(熟)	0.4	辣椒(青、尖)	0.2
腰果(熟)	0.4	胡萝卜	0.2
西瓜子(熟)	0.4	大葱	0.2
牛肉	0.3	南瓜	0.2
鲭鱼	0.3	丝瓜	0.1
芹菜	0.3	羊肉	0.1
猪肝	0.3	章鱼	0.1
马铃薯	0.3	鲫鱼	0.1
羽衣甘蓝	0.3	油菜	0.1

引自:杨月欣,王光亚,潘兴昌.中国食物成分表.北京:北京大学医学出版社,2009.

4-戊酸的一系列化合物的总称,已知有 8 种异构物,但天然存在的仅有 α-生物素并具有生理活性。生物素广泛存在于各种食物中,微生物也可合成生物素。含量比较丰富的有动物内脏、酵母、坚果等,植物性食品含量相对较低,生物素微溶于水和乙醇而不溶于有机溶剂,其对热稳定且不受酸和碱的作用而分解。生物素在很多食物中含量丰富,如鸡肝中 $170\mu g/100g$,花生酱 $84.3\mu g/100g$,小麦面粉(标准粉)$7.6\mu g/100g$。

（4）叶酸和维生素 B_{12}

叶酸:是一组含有蝶酰谷氨酸结构且功能相似的一类化合物,自然界中叶酸多由微生物和植物合成,包括还原型的二氢叶酸和四氢叶酸,叶酸多谷氨酸盐多作为其储存形式。叶酸广泛存在于各种动、植物食物中,尤其是生命力旺盛的种子(如大豆)、蛋类,在绿叶蔬菜、藻类中含量均较丰富;在动物性体内由于叶酸主要储存于肝脏等内脏器官中,因此肝、肾中较丰富。叶酸微溶于水,其钠盐易溶,在中性和弱碱性溶液中稳定,烹调中适当加热有助于叶酸释放。

维生素 B_{12}:是一组含钴的类咕啉化合物,称为钴胺素;其化学结构以钴元素为中心,由 4 个还原性吡咯环连接成咕啉环。膳食中的维生素 B_{12} 来源于动物性食品以及发酵食品,尤其是动物内脏也含有较多的维生素 B_{12}。植物性食物中几乎不含维生素 B_{12}。表 2-1-24 列出常见食物中维生素 B_{12} 的含量。

表 2-1-24　常见食物的维生素 B_{12} 含量($\mu g/100g$)

食物名称	含量	食物名称	含量	食物名称	含量
牛肝	87.0	蟹	3.3	龙虾	1.4
羊肝	81.1	鲑鱼	3.2	比目鱼	1.3
猪肝	26.0	牛肉	2.8	鸡蛋	1.1
全谷	20.0	金枪鱼	2.6	猪肉	0.9
鸡肝	16.8	羊肉	2.6	巧克力	0.8
沙丁鱼	9.0	鳕鱼	2.1	虾	0.7
牡蛎	8.7	鸡蛋黄	1.9	脱脂奶	0.5
鸭蛋	5.4	火鸡肉	1.7	全脂奶	0.4
青鱼	4.2	海鲈鱼	1.7	酸奶	0.4
全脂奶粉	4.0	石斑鱼	1.6	鸭肉	0.4
乳酪	3.8	箭鱼	1.6	鸡肉	0.3

引自:USDA Nutrition Database

2. 维生素 C　维生素 C 又被称为抗坏血酸,是含有 6 个碳的 α-酮基内酯的弱酸,根据属性分为 L-型、D-型异构体,天然食品中以 L-型抗坏血酸为主要活性形式。维生素 C 主要来自植物性食物,特别是酸味水果,如柑橘、柠檬、猕猴桃等,新鲜蔬菜中,辣椒、茼蒿、苦瓜、豆角、番茄等含量丰富。动物性食品中含量较低,只有动物肝脏、肾脏、血中含有一定量的维生素 C。维生素 C 易溶于水,其水溶液中呈酸性,微溶于丙酮、乙醇和甲醇中;由于极易被氧化,因此很不稳定,食物在储存和烹调中维生素可以有不同程度的破坏。表 2-1-25 列出了常见食物中维生素 C 的含量。

六、矿物质

食物中含有很多含量不等的矿物质,其中有很多对于高等植物和动物来说是维持生长和代谢所必需的。这些矿物质或者以无机态或者以有机盐类的形式存在,也有些与有机物结合形式存在。食物中某些含量较高的元素,尤其是单价态的,一般以可溶的游离态存在,如钾、钠等阳离子和氯、硫酸根等阴离子;一些多价态的矿物质离子常处于游离的、可溶但非离子化的胶态形式存在。阳离子主要存在于动植物细胞内外,用于维持水盐代谢和酸碱平衡;其中钾、镁、磷主要集中于细胞内,钠和钙主要存在于细胞外液。

表 2-1-25　常见食物中维生素 C 含量(mg/100g 可食部)

食　物	含量	食　物	含量
酸枣	900	草莓	47
枣(鲜)	243	大白菜(白梗)	47
辣椒(红、小)	144	水萝卜(脆萝卜)	45
苜蓿(草头,金花菜)	118	木瓜(番木瓜)	43
萝卜缨(白)	77	荔枝	41
芥蓝(甘蓝菜)	76	蒜苗	35
甜椒(灯笼椒、柿子椒)	72	金橘(金枣)	35
芥菜(大叶、盖菜)	72	橙子	33
番石榴	68	柿子	30
豌豆苗	67	柑橘	28
辣椒(青、尖)	62	葡萄	25
中华猕猴桃	62	柠檬	22
菜花(花椰菜)	61	芦柑	19
苦瓜	56	菠萝(凤梨)	18
红果(大山楂)	53	梨	11
西蓝花(绿菜花)	51	苹果(红香蕉)	3

引自:杨月欣.中国食物成分表.北京:北京大学医学出版社,2018.

食物中矿物质含量变化除受品种基因调控影响外,主要取决于环境因素,比如植物赖以生长的土壤成分、水质,动物生长所需的饲料组成等,体现出食物的生物多样性(food biodiversity)。比如钾含量较丰富的食物有蔬菜、水果、谷物麸皮、豆类、蘑菇及紫菜等。镁可与一价和二价阴离子形成化合物,在植物中可与卟啉形成叶绿素,因此在绿色蔬菜中含量丰富,谷类、豆类等也是镁的良好来源。除了食物外,来自食盐等调味品氯化钠、谷氨酸钠以及各种含钠化合物是钠的主要来源。

食物内的钙质因品种不同存在的形式及其含量水平差异较大,一般来讲,可以以钙结合蛋白、与钙盐和游离钙离子三种形式存在。比较常见的钙盐包括碳酸钙、乳酸钙、葡萄糖酸钙、天门冬氨酸钙、柠檬酸钙等,其中与一价阴离子形成的钙盐易溶于水,而与二价阴离子形成的盐大多难溶于水。来自牡蛎壳的碳酸钙,制成粉末后纯度可高达98%。动物性食物钙含量相对丰富,特别是奶和奶制品是最好的钙源,不仅钙含量较高(85mg/100g)且吸收率较高。植物性食物中大豆及其他豆科作物以及菠菜、油菜等绿叶蔬菜中的钙也相对较高,由于有螯合钙等存在,吸收利用率相对较低。磷对动植物生长也是必需的,广泛存在各种食物中,主要存在形式包括有机磷和无机磷,是构成焦磷酸、核酸、蛋白质、磷脂等重要物质的组成成分。

铁是研究最多和了解最深入的一个微量元素,可以亚铁(Fe^{2+})和高铁(Fe^{3+})形式存在,是动物体内血红素的主要成分;对食物中铁的认识,应该考虑形态、溶解形式和吸收率。铁的食物来源很广,但人体对植物性食物中的铁吸收率很低;母乳中铁含量与牛乳相似但母乳中铁的吸收率可达50%,而牛乳中铁则吸收率较低;动物肉、肝脏、肾脏、血液中的铁由于是血红素铁,其吸收率比非血红素铁的吸收率高2~3倍,是铁的良好来源,此外肉类中有一些因子能促进膳食中铁的吸收。有许多种含铁化合物可允许用于添加在适当的食品中,如柠檬酸铁、富马酸亚铁、葡萄糖酸亚铁、乳酸亚铁、焦磷酸铁、琥珀酸亚铁、硫酸亚铁等,须按照相关的国家食品安全标准执行。

碘在食物中以化合物形式存在,包括碘盐、碘化物、有机碘等,在不同的物种中分布很不均匀;植物性食物中碘含量会受到地球表层中碘分布的影响。总体来讲,由于海水中碘含量较高,因此海洋来源的动植物碘含量高于陆生生物,其中海带、海藻、紫菜、海苔等是含碘量最高的食物;不同水碘地区生产的蔬菜碘含量略有差别,高水碘地区高于低水碘地区。硒和碘同样是受地表含量影响较大的成分,具有-2,0,+4,+6多种化学价,可以构成各种特性的无机硒化合物和有机硒化合物。硒在动物体内绝大部分是以与蛋白质结合的形式存在,称之为"含硒蛋白",因此硒在动物内脏和海产品中含量较多,而在植物中含量较少。不同食物中硒的生物利用率很不同,主要与硒化合物形式有关,有机硒利用率较高且毒性较小;富硒食品,包括富硒大蒜、富硒茶等正是利用了地域环境和食物品种的优势。食品添加剂中的营养剂中有硒蛋白、硒酵母、亚硒酸钠等。

铜在溶液和活的物体中通常以 Cu^{2+} 和 Cu^{3+} 阳离子态存在;在机体中以铜蛋白形式分布在含铜酶和蛋白质中,如铜蓝蛋白、金属硫蛋白中。食物中铜含量差异很大,牡蛎和贝类含量较多,其次是坚果、谷类和豆类,蔬菜中少,糠麸和胚芽中含铜最多。锰是一种过渡元素,其原子价由-3价到+7价;生物体中+2价锰是主要存在形式,在锰超氧歧化酶中也有+3价锰。含锰较多的食物有坚果、粗粮、叶菜类和鲜豆类,在肉、蛋、鱼中含量较少。锌作为2价阳离子,在不同食物品种中含量差异较大;在动物体内多以结合态形式存在,红肉和贝壳类含锌较丰富;植物性食物中,除谷物胚芽外锌含量均较低,且植物中的植酸也影响锌在机体内的吸收。

另外还有一些元素。铬在食物中多以三价存在,有报道显示豆类可能含铬量较多,在鱼、肉、禽类中含量偏低,在蔬菜、水果和谷类中含量也不尽相同。食物中钼含量因地区土壤不同而异,据报道在肉、谷和豆类中钼含量较高,蛋和乳中含量较低。

表 2-1-26 列出了常见食物部分矿物质含量数据。

表 2-1-27 列出了常见食物中碘含量数据。

表 2-1-26 部分常见食物矿物质含量(/100g 可食部)

食物名称	钙/mg	磷/mg	钾/mg	钠/mg	镁/mg	铁/mg	锌/mg	硒/μg	铜/mg	锰/mg
小麦粉(标准粉)	31	188	190	3.1	50	3.5	1.64	5.36	0.42	1.56
稻米	13	110	103	3.8	34	2.3	1.7	2.23	0.3	1.29
玉米(白、干)	10	244	262	2.5	95	2.2	1.85	4.14	0.26	0.51
小米	41	229	284	4.3	107	5.1	1.87	4.74	0.54	0.89
马铃薯	8	40	342	2.7	23	0.8	0.37	0.78	0.12	0.14
黄豆	191	465	1503	2.2	199	8.2	3.34	6.16	1.35	2.26
胡萝卜(红)	32	27	190	71.4	14	1	0.23	0.63	0.08	0.24
豆角(白)	26	40	192	9.5	28	0.8	0.6	1.6	0.1	0.78
茄子	24	23	142	5.4	13	0.5	0.23	0.48	0.1	0.13
番茄	10	23	163	5	9	0.4	0.13	0.15	0.06	0.08
黄瓜	24	24	102	4.9	15	0.5	0.18	0.38	0.05	0.06
油菜	108	39	210	55.8	22	1.2	0.33	0.79	0.06	0.23
菠菜	66	47	311	85.2	58	2.9	0.85	0.97	0.1	0.66
黑木耳(干)	247	292	757	48.5	152	97.4	3.18	3.72	0.32	8.86
苹果	4	12	119	1.6	4	0.6	0.19	0.12	0.06	0.03
柑橘	35	18	154	1.4	11	0.2	0.08	0.3	0.04	0.14
花生(鲜)	8	250	390	3.7	110	3.4	1.79	4.5	0.68	0.65
猪肉(里脊)	6	184	317	43.2	28	1.5	2.3	5.25	0.16	0.03
猪肝	6	310	235	68.6	24	22.6	5.78	19.21	0.65	0.26
牛肉(肥瘦)	23	168	216	84.2	20	3.3	4.73	6.45	0.18	0.04
鸡	9	156	251	63.3	19	1.4	1.09	11.75	0.07	0.03
牛乳	104	73	109	37.2	11	0.3	0.4	1.94	0.02	0.03
鸡蛋	56	130	154	131.5	10	2	1.1	14.34	0.15	0.04
草鱼	38	203	312	46	31	0.8	0.87	6.66	0.05	0.05
带鱼	28	191	280	150.1	43	1.2	0.7	36.57	0.08	0.17
虾(海虾)	146	196	228	302.2	46	3	1.44	56.41	0.44	0.11

引自:杨月欣,中国食物成分表.北京:北京大学医学出版社,2018.

表 2-1-27 常见食物中碘含量(μg/100g 可食部)

食物名称	含量	食物名称	含量
小麦粉(均值)	1.5	火腿肠(洛阳)	46.2
稻米(均值)	1.4	牛肉(瘦)	4.1
高粱米(甘肃)	7.0	羊肉(瘦)	2.9
马铃薯	1.2	羊肝	9.4
胡萝卜	1.2	鸡肉	2.2
扁豆	1.4	鸡蛋	22.5
木耳(黑木耳,云耳)(鲜)	20.0	草鱼(白鲩,草包鱼)	6.4
海带(深海、冷鲜,北京)	4210	带鱼	5.5
海带(干)	36 240	海鳗(浙江)	11.3
紫菜(干,甘肃)	171 465	鳕鱼(广东)	36.9
紫菜(干,北京)	6600	银鲳鱼(浙江)	10.9
海苔(浙江舟山)	2427	鱿鱼(广东)	12.3
海草(浙江舟山)	15 982	海米(干)	394.3
螺旋藻(浙江舟山)	3830	虾米(小对虾,干,广东)	983.0
猪肉(瘦)	1.9	梭子蟹	33.2
猪肝	4.0	赤贝	162.0
猪肾(腰子)	7.4	蛤蜊(浙江)	39.3
培根(切片)	53.0	海参(野生,小)	48.0

引自:杨月欣.中国食物成分表标准版.北京:北京大学医学出版社,2018.

第二节 食物中的植物化学物

来自于植物性食物的植物活性成分,称为植物化学物(phytochemicals)。本节将重点介绍这类物质的结构、理化性质、与食物的关系及含量。该类物质的代谢和生物学功能见第一卷的相关章节。

一、概念和分类

植物化学物是指植物能量代谢过程中产生的多种中间或末端的次级代谢产物。目前认为,这类物质不是维持机体成长发育所必需的营养物质,但对维护人体健康、调节生理功能和预防疾病发挥重要作用。

天然存在的植物化学物种类繁多,按照其化学结构或者功能特点进行分类。其中摄入量较高且功能相对明确的常见植物化学物见表2-1-28。某些植物化学物可以归属为多个分类当中,如花色苷是花青素的糖苷结构,既属于酚类化合物,又属于苷类;绿原酸既属于酚类化合物,又属于有机酸。

表 2-1-28 植物化学物的主要分类及常见种类

名称	按化学结构分类	食物中常见种类
酚类化合物	苯丙烷类	姜黄素、香豆素
	类黄酮	儿茶素、大豆异黄酮、花色苷、槲皮素、葛根素
	酚酸	绿原酸
	单宁	原花青素
	其他(二苯乙烯类、醌类等)	白藜芦醇
萜类化合物	单萜	月桂烯、苧烯
	倍半萜	青蒿素
	二萜	甜菊苷、穿心莲内酯
	三萜	三萜皂苷(人参皂苷、红景天苷、罗汉果甜苷)
	四萜	类胡萝卜素(番茄红素、叶黄素)、虾青素、植物固醇(β-谷固醇、豆固醇)
有机硫化合物	二价硫化合物、高价硫化合物	大蒜素、异硫氰酸盐、硫辛酸、吲哚-3-甲醇
含氮化合物	胺类、硝基化合物、重氮化合物和偶氮化合物	生物碱(辣椒素、甜菜碱)、生氰苷、非蛋白氨基酸
苷类	氧苷、硫苷、氮苷、碳苷	皂苷、芥子油苷
有机酸	芳香族有机酸	苯甲酸、水杨酸、咖啡酸
	脂肪族有机酸	酒石酸、草酸、苹果酸、柠檬酸
	其他(有机磷酸)	植酸

二、常见植物化学物

各类植物化学物在自然界分布广泛,在各种植物中含量丰富。各类植物化学物主要按照化学结构分类,常见有酚类化合物、萜类化合物、有机硫化合物、含氮类化合物、苷类和有机酸。植物中存在的植物化学物往往以某一种类为主,并以该种类的多种形式存在。如大豆中存在的大豆异黄酮包括染料木黄酮、大豆苷元和黄豆黄素,其中染料木黄酮含量最高。也有某些植物含有多种植物化学物,如葡萄中含有白藜芦醇和花色苷等酚类化合物、苹果酸等有机酸、萜类化合物和苷类化合物等。

植物性食物含有的植物化学物不仅使各种食物具有丰富的色泽,还可以使其具有独特的风味,具体内容见本章第三节和第四节内容。此外,多种植物化学物具有抗氧化活性,有助于食物的保鲜和保藏。

植物化学物在体内还可以发挥多种生理功能,如抗氧化、抗炎、抑制肿瘤、调节毛细血管功能、增强免疫功能、预防眼病等,具体内容见第一卷相关章节。

(一)酚类化合物

1. 酚类化合物的类型和特性 酚类化合物是植物众多次生代谢产物中较为重要的一类化合物,它是指芳香烃中苯环上的氢原子被羟基取代所生成的一类化合物。目前已经知道的酚类化合物多达8000余种,并且在植物中有着广泛的分布。可食植物中的酚类化合物一般可分为多酚单体,主要包括苯丙烷类和类黄酮类化合物;低聚或多聚体,称为单宁类物质。较为常见的是类黄酮,其基本结构为二苯基丙烷,包括酮、异黄酮、黄酮醇、黄烷醇和黄烷酮等。常见酚类化合物的化学结构见第一卷第十章。

酚类化合物一般都具有芳香气味,呈弱酸性,在环境中容易被氧化。某些酚类化合物,如茶多酚、花色苷、原花青素和姜黄素具有天然色泽,使食物呈现多种颜色。

酚类化合物在人体内发挥抗氧化、抗炎、抑制肿瘤、调节毛细血管功能等生理功能。此外,大豆异黄酮还具有雌激素样作用。

2. 食物中常见酚类化合物 茶多酚(tea polyphenols)是茶叶水浸物中能与Fe^{2+}发生络合反应的酚类化合物的总称。茶多酚又称茶鞣或茶单宁,是形成茶叶色香味的主要成分之一。茶多酚由几十种含有酚基的物质组成,包括黄烷醇类、花色苷类、黄酮类、黄酮醇类和酚酸类等。主要为黄烷醇(儿茶素)类,儿茶素占60%~80%。儿茶素及其氧化产物都是碳氢氧三元化合物,是由糖类经一系列酶的作用,通过莽草酸途径,形成的苯环化合物,最后合成为儿茶素。儿茶素类化合物主要包括儿茶素(EC)、没食子儿茶素(EGC)、儿茶素没食子酸酯(ECG)和没食子儿茶素没食子酸酯(EGCG)四种物质。儿茶素类一般为白色固体,多能溶于水、甲醇、乙醇、丙酮、乙酸等,微溶于油脂,难溶于氯仿、石油醚。茶多酚类化合物能与金属盐类物质发生颜色反应,如与铁盐反应显紫蓝色,与乙酸铅或氯化铝反应显灰黄色。茶多酚中含有吡喃环,在碱性条件下容易降解、开环。

绿原酸(chlorogenic acid)是一种酚酸,是由咖啡酸和奎宁酸缩合形成的缩酚酸,是反式肉桂酸的主要衍生物之一,系统名为1,3,4,5-四羟基环乙烷羧酸-3-(3,4-二羟基)肉桂酸酯。可以根据奎宁酸单元羟基成酯的数量将绿原酸类大致分为单酯类、二酯类、三酯类及四酯类化合物。天然植物中的绿原酸常伴有异构体。最常见且广泛存在的单一绿原酸是新绿原酸(5-CQA)。绿原酸为白色粉末,易被氧化,半水合物为针状结晶。作为一种极性的有机酸,绿原酸易溶于甲醇、乙醇、丙酮等极性溶剂,微溶于乙酸乙酯,难溶于苯、氯仿等脂溶性溶剂。

白藜芦醇(resveratrol)是含有芪类结构的非黄酮类多酚化合物,化学名称为3,5,4-三羟基二苯乙烯,又称芪三酚。白藜芦醇为无色针状晶体,难溶于水,可溶于乙醇、乙酸乙酯、丙酮等有机溶剂。白藜芦醇很不稳定,常与葡萄糖结合为苷。植物中主要以白藜芦醇糖苷的形式存在。白藜芦醇与其糖苷均有顺式和反式之分,在自然界中主要以反式的形式存在,其反式异构体的生物活性要强于顺式异构体,单体强于糖苷。

大豆异黄酮(soy isoflavone)具有苯并吡喃的化学结构,自然界中主要以糖苷形式存在。其苷元主要有染料木黄酮、大豆苷元、黄豆黄素、鹰嘴豆芽素A和芒柄花黄素。鹰嘴豆芽素A和芒柄花黄素分别是染料木黄酮和大豆苷元的甲基化衍生物。大豆异黄酮经常以葡萄糖苷的形式存在,而葡萄糖苷基团也常常被酯化为乙酰化或丙二酰化葡萄糖苷。大豆异黄酮的化学结构与17β-雌二醇的化学结构相似,可以与雌激素受体结合,发挥类雌激素和调控内源性雌激素的作用,故属于植物雌激素。大豆异黄酮是低分子量脂溶性化合物,与糖苷、葡萄糖醛酸或硫酸盐结合可增加其水溶性。

花色苷(anthocyanin)是具有2-苯基苯并吡喃结构的一类糖苷衍生物,植物界广泛存在的一种水溶性色素。花色苷的基本结构是黄烊盐阳离子苷元,称作花色素或花青素,包含2个苯环,并由1个3碳的单位连接(C6-C3-C6),其含有的共轭双键在465～560nm和270～280nm有最大光吸收,从而呈现一定的色泽。花色苷的颜色会随着周围介质的pH改变而变化。花色苷的苷元有17种,常见的有6种,即矢车菊素、花葵素、芍药素、飞燕草素、矮牵牛素和锦葵素。由于黄烊盐阳离子缺乏电子,导致游离的花色素苷元很不稳定,因此在自然界中一般与糖结合形成糖苷化合物,即花色苷的形式存在。常见糖苷包括单糖苷、双糖苷和酰基衍生物,最为典型的糖苷形式为3-O-β-葡萄糖苷,所以天然花色苷以矢车菊素3-O-β-葡萄糖苷的分布最为广泛。

原花青素(proanthocyanidins)是指一类由不同数量的儿茶素、表儿茶素或没食子酸聚合而成的同源或异源多酚类黄酮化合物。原花青素因其食物来源不同,化学结构各异,其基本结构为黄烷三醇(flavan-3-ol),不同的是聚合度和缩合键位置的差异。其中最常见的是儿茶素和表儿茶素,两者的聚合物是最简单的原花青素。根据聚合度的大小,通常将二聚体至四聚体称为寡聚体原花青素,而将五聚体以上者称为多聚体原花青素。根据缩合键位置的不同,可将原花青素寡聚体主要分为A、B、C、D和T五种类型,每一种类型均可能存在同分异构体。原花青素一般呈红棕色粉末,味涩,可溶于水,在酸性介质中加热可产生花青素。

槲皮素(quercetin)的分子式为$C_{15}H_{10}O_7$,化学结构为3,3′,4′,5,7-五羟基黄酮。槲皮素的分子式中有一个酮式羰基,第一位碳上的氧原子具碱性,能与强酸生成盐。它的分子结构中包含4个基团,即A环间二羟基、B环邻二羟基、C环C2,C3双键、4-羰基,此骨架结构各酚羟基具有一定的活性,属于活性位点。槲皮素为黄色粉末,其二水合物为黄色针状结晶。

姜黄素(curcumin)学名为阿魏酰甲烷姜黄素,即(1E,6E)-1,7-二(4羟基-3-甲氧基苯基)-1,6-庚二烯-3,5-二酮,其分子结构的主链是不饱和脂肪酸及芳香族基团。姜黄素为橙黄色结晶粉末,味稍苦,不溶于水和乙醚,溶于乙醇、丙二醇,易溶于冰醋酸和碱溶液,在碱性时呈红褐色,在中性、酸性时呈黄色。由于姜黄素分子两端具有两个羟基,在碱性条件下发生电子云偏离的共轭效应,所以当pH大于8时,姜黄素会由黄变红。

常见食物来源及含量:日常生活中酚类化合物的常见食物来源及含量见表2-1-29。茶多酚主要来源于各种茶叶及茶饮料。绿原酸广泛存在于植物性食物中,蔬菜、水果和咖啡饮品中含量较多。白藜芦醇广泛存在于葡萄、桑葚、菠萝、花生、虎杖等植物或果实中。大豆和以大豆为基础的食品是大豆异黄酮的主要来源,尤其富含染料木黄酮和大豆苷元。鹰嘴豆芽素A和芒柄花黄素则主要存在于红三叶草和苜蓿属芽菜中。食物中的花色苷主要来源于深色浆果、蔬菜和谷薯类等食物及其加工制品。原花青素广泛存在于水果、蔬菜、坚果、花朵和树皮中,其中葡萄和蔓越橘等食物中含量较为丰富。槲皮素广泛存在于许多植物的茎皮、花、叶及果实中,多以苷的形式存在,经酸水解可得到槲皮素。姜黄素的主要来源为姜科植物郁金块根、姜黄根茎、莪术根茎和天南星科植物菖蒲根茎等。食物中酚类化合物的含量常采用高效液相色谱法、分光光度计法检测,如白藜芦醇(检测方法见GB/T 24903—2010)、大豆异黄酮(检测方法见GB/T 26625—2011)、茶多酚和儿茶素(检测方法见GB/T 8313—2008)。

(二)萜类化合物

1. 类型和特性　萜类化合物是指分子式为异戊二烯单位的倍数的烃类及其含氧衍生物,分子式符合(C_5H_8)n通式的化合物及其衍生物。大多具有异戊二烯结构片段,其骨架以5个碳为基本单位,按照碳原子数可分为单萜(由2个异戊二烯单元头尾相连形成,C10)、半倍萜(C15)、二萜(C20)、二倍半萜(C25)、三萜(C30)、四萜(C40)和多聚萜(C>40)。这些含氧衍生物可以是醇、醛、酮、羧酸、酯

表 2-1-29　酚类化合物的常见食物来源及含量

分类	食物	含量	食物	含量
儿茶素/(mg·g⁻¹)	黄山毛尖	83.57	铁观音	26.24
	大叶青茶	61.65	红茶	8.39
	西湖龙井	51.85	普洱茶	3.76
绿原酸/(mg·100g⁻¹)	绿色咖啡豆(干)	6000~10 000	茄子	60
	菊苣	260	樱桃	15~60
	浓咖啡	150~175	甘薯	10~50
	蓝莓	50~200	朝鲜蓟	45
	向日葵仁	63.0~97.1	苹果	6.2~38.5
白藜芦醇/(μg·100g⁻¹)	桑葚	2688	蒲桃	455
	干葡萄皮(红、白)	2406	假槟榔	218
	新鲜葡萄皮(红)	1845	可可粉	185
	菠萝	912	大蒜叶·	173
	水煮花生	510	冬笋	120
大豆异黄酮/(mg·100g⁻¹)	腐竹	193.88	腐竹(熟)	50.70
	大豆蛋白提取物	97.43	豆腐(炸)	48.35
	豆腐干(冻)	67.49	豆面酱	42.55
	大豆(煮、发酵)	58.93	黄豆芽	40.71
	豆片	54.16	腐乳	39.00
花色苷/(mg·100g⁻¹)	桑葚	668.05	黑豆	125
	黑米	622.58	黑布林	86.95
	紫包菜	256.06	紫苏	80.66
	杨梅(黑)	147.54	黑加仑	71.21
	茄子皮	145.29	红豆	63.64
原花青素/(mg·100g⁻¹)	肉桂(粉)	8108.2	榛子	490.8
	葡萄子(干)	2872.0	红小豆	446.0
	高粱	1893.3	红葡萄酒	293.0
	花豆	756.6	开心果	226.4
	芸豆(红色,豆形)	494.0	李子	204.5
槲皮素/(mg·100g⁻¹)	萝卜叶	70.37	西洋菜	29.99
	香菜叶	52.9	红薯	16.94
	茴香叶	48.8	辣椒	15.98
	野樱桃	42.81	辣椒(绿)	14.7
	洋葱(红)	31.77	芦笋	13.98
姜黄素/(mg·100g⁻¹)	姜黄	3100	咖喱粉	50~580

等。萜类化合物在植物界分布广泛,超过了 22 000 种。

包括番茄红素和叶黄素在内的类胡萝卜素具有天然色泽,使食物呈现黄、橙、红等颜色。

萜类化合物在人体内发挥杀菌、防腐、镇静、抑制肿瘤等生理功能。植物固醇还具有抗炎退热和抑制胆固醇吸收的作用。类胡萝卜素还有抗氧化、增强免疫功能、预防眼病等生理功能。

2. 食物中常见萜类化合物　植物固醇(phytosterol,又称植物甾醇),是植物中存在的一大类化学物质的总称。目前已发现的植物固醇有百余种,其中自然界存在最多的,包括 β-谷固醇、菜油固醇、豆固醇、谷甾烷醇等,他们以环戊烷全氢菲为基本骨架,在结构上与胆固醇很相似,仅侧链不同。纯的植物固醇在常温下为片状或粉末状白色固体,无臭无味。植物固醇不溶于水,溶于氯仿、正己烷、正戊烷

和环己酮等。植物固醇具有疏水性,但因其结构上带有羟基团,因而又具有亲水性。在同一个物质结构中同时具有亲水基团和亲油基团意味着该物质具有乳化性质。各类食物植物中均含有植物固醇,以 β-谷固醇为主。

类胡萝卜素(carotenoids)是一类重要的天然色素的总称,普遍存在于动物、高等植物、真菌、藻类的黄色、橙红色或红色的色素之中。它是含 40 个碳的类异戊烯聚合物,即四萜化合物。典型的类胡萝卜素由 8 个异戊二烯单位首尾相连形成。类胡萝卜素的颜色因共轭双键的数量不同而变化。共轭双键的数量越多,颜色越移向红色。迄今,被发现的天然类胡萝卜素已达 700 多种,根据化学结构的不同可以将其分为两类,一类是胡萝卜素(只含碳氢两种元素,不含氧元素,如 β-胡萝卜素和番茄红素),另一类是叶黄素(有羟基、酮基、羧基、甲氧基等含氧官能团,如叶黄素和虾

青素)。

番茄红素(lycopene)属于不饱和烯烃,分子式为 $C_{40}H_{56}$,是一种不含氧的类胡萝卜素,无环状结构,在人体内不能转变为维生素 A。其分子中有 11 个共轭双键和 2 个非共轭双键,故其稳定性很差,容易发生顺反异构和氧化降解反应。目前已发现番茄红素的异构体有 70 多种,常见构型有全反式番茄红素、5-顺式番茄红素、9-顺式番茄红素、13-顺式番茄红素、15-顺式番茄红素。番茄红素是脂溶性物质,难溶于水、甲醇、乙醇,可溶于乙醚、石油醚等有机溶剂。

叶黄素是一类含氧类胡萝卜素,化学结构为 3,3-二羟基-β,α-胡萝卜素。叶黄素分子结构的碳骨架由中央多聚烯链和位于两侧的六元碳环组成,含多个不饱和双键,两个不同的紫罗酮环,即 β-紫罗酮环和 ε-紫罗酮环,在每个紫罗酮环的 C3 上存在一个功能性羟基,在 C3、C3′ 和 C6′ 处有三个不对称中心,由此形成了多种异构体。大多数水果中叶黄素常与脂质结合形成叶黄素酯,其结构中的两个紫罗酮环各有一个羟基,与脂肪酸发生酯化作用和可生成单酯和二酯的衍生物。叶黄素纯品为橘黄色粉末或深黄棕色液体,不溶于水,微溶于正己烷,易溶于乙醇、氯仿、二氯甲烷等有机溶剂。叶黄素在碱性环境下比较稳定,但对热和紫外线不稳定。

3. 常见食物来源及含量　植物油、豆类、谷类食物中植物固醇含量较高,蔬菜、水果含量相对较少。番茄红素广泛存在于番茄、番茄制品及西瓜、葡萄等水果中,是成熟番茄中的主要色素。叶黄素广泛存在于自然界中,羽衣甘蓝、菠菜等深绿色叶蔬菜是膳食叶黄素的主要来源,桃子、木瓜、葡萄、柑橘的黄色水果中也含丰富的叶黄素和叶黄素酯(表 2-1-30)。食物中叶黄素和番茄红素的含量常采用高效液相色谱法(检测方法见 GB 5009.248—2016 和 GB/T 22249—2008)、植物固醇的检测可以采用气相色谱法。

(三) 有机硫化合物

1. 类型和特性　有机硫化合物(sulfurcompound)指含碳硫键的化合物,可分为含二价硫的化合物和含高价(四价或六价)硫的化合物两大类。食物中常见的含硫化合物有蒜氨酸等。

有机硫化合物多具有刺激气味和辛辣味。如大蒜素具有强烈的大蒜臭味,食之有辛辣感。

有机硫化合物的生物学作用主要是杀菌、抗炎和抑制肿瘤细胞生长。

2. 食物中常见有机硫化合物　蒜氨酸(alliin)的化学结构是 S-烯丙基-L-半胱氨酸亚砜,作为大蒜中独特的非蛋白类含硫氨基酸,占大蒜干重的 0.6%~2%。在水中极易溶解,不溶于纯无水乙醇、氯仿、丙酮、乙醚和苯,以稀丙酮和乙醇结晶可得到白色针簇状结晶。新鲜大蒜中并没有大蒜素,只含有蒜氨酸。当大蒜被切开或粉碎后,大蒜中的内源酶即蒜氨酸酶被激活,催化蒜氨酸分解合成大蒜素。大蒜素是多种烯丙基有机硫化物复合体,最主要的活性成分为二烯丙基二硫化物(也称大蒜辣素)和二烯丙基三硫化物(也称大蒜新素)。大蒜素是淡黄色油状液体。

表 2-1-30　萜类化合物的常见食物来源及含量

分类	食物	含量	食物	含量
β-谷固醇/(mg·100g⁻¹)	玉米胚芽油	661.7	花生油	164.7
	芝麻油	350.7	黄豆	65.0
	菜籽油	341.5	黑豆	53.4
	葵花子油	268.0	全麦粉	48.1
	橄榄油	244.9	菜花	40.8
	大豆油	175.6	橘子	21.1
菜油固醇/(mg·100g⁻¹)	玉米胚芽油	195.72	黄豆	22.6
	菜籽油	155.0	紫米	19.1
	芝麻油	102.8	全麦粉	13.5
	大豆油	58.1	黑豆	13.1
	葵花子油	53.5	橄榄油	12.9
	花生油	35.6	苹果(红富士)	6.2
番茄红素/(mg·100g⁻¹)	番茄酱	29.3	番茄汁	9.3
	调味番茄酱	17.0	番石榴	5.2
	番茄糊	16.7	西瓜	4.5
	意粉酱	16.0	番茄(熟)	4.4
	番茄酱汁	15.9	番茄(生)	2.6
	番茄汤料	10.9		
叶黄素/(mg·100g⁻¹)	万寿菊	18.7	菠菜	6.9
	韭菜	18.2	小白菜	6.7
	苋菜	14.4	空心菜	5.3
	甘栗南瓜	13.3	茴香	4.7
	芹菜叶	12.9	枸杞子	4.6
	香菜	11.4	小葱	3.9

异硫氰酸盐(isothiocyanates,ITCs)是一类通式为 R—N═C═S(R 为取代基)的小分子化合物的总称。天然存在的异硫氰酸盐大多以硫代葡萄糖苷的形式存在。根据取代基的来源不同,可以将硫代葡萄糖苷分为脂肪族、芳香族及吲哚族。不同种类的硫苷侧链结构不同,酶解后可以产生不同的异硫氰酸盐。饮食中常摄入的异硫氰酸盐主要包括烯丙基异硫氰酸盐、苄基异硫氰酸盐、苯乙基异硫氰酸盐和萝卜硫素。异硫氰酸盐在酸性条件中性质稳定,在中性和碱性介质中可发生分解。

硫辛酸(thioctic acid),又称 α-硫辛酸,化学名称为 1,2-二硫戊环-3-戊酸,通常为白色或淡黄色晶体,有异味,分子中含有一个手性碳,因此存在 R-和 D-对映体,但仅 R-(+)-硫辛酸能与赖氨酸残基连接,使其成为生物体系中必要因子,具有很强的生理活性。硫辛酸具有氧化型和还原型形式,两种结构在体内互变,硫辛酸具有脂溶性,而还原型的二氢硫辛酸具有水溶性。硫辛酸是一种既可在水相又可在脂相中溶解的抗氧化剂,其抗氧化能力高于维生素 C 和维生素 E。

3. 常见食物来源及含量　大蒜素主要存在于大蒜的鳞茎中,其他百合科植物中也能发现大蒜素,如青葱、洋葱、大葱、小葱、韭菜和韭黄等百合科植物(表 2-1-31)。异硫氰酸盐主要食物来源是十字花科蔬菜。硫辛酸广泛存在于动植物组织中,动物体内肝脏和肾脏组织含量丰富。在植物中含量较少,其中含量较高的是菠菜和土豆,其次为花椰

表 2-1-31　有机硫化合物的常见食物来源及含量

分类	食物	含量	食物	含量
大蒜素/(mg·100g^{-1})	紫皮大蒜(兰州)	1.05	其他大蒜	0.63~0.89
异硫氰酸盐/(mg·100g^{-1})	水芹	389.5	卷心菜(生)	58.9
	秋芽甘蓝(生)	236.6	西蓝花(冻、生)	50.7
	萝卜(生)	93.0	花椰菜(生)	43.2
	西蓝花(生)	61.7	大白菜	20.6
硫辛酸/(μg·100g^{-1})	鸡肝	500~1000	猪心	107
	牛肉	236	鸡肉	91
	菠菜	170	牛肾	90~130
	土豆	150~420	牛心	70~100
	鸡蛋黄	124	羊肝	70~80

菜、番茄、豌豆、甘蓝和米糠等,且硫辛酸在植物的花叶中含量高于根部。食物中常见有机硫化合物的含量可用液相色谱或气相色谱的方法测定。

(四) 含氮化合物

1. 类型和特性　含氮化合物(nitrogen-containing compound)是指分子中含有 C—N 键的化合物。含氮化合物种类较多,按照化学结构分为胺类、硝基化合物、重氮化合物和偶氮化合物等。食物中常见的含氮化合物主要包括生物碱、生氰苷以及非蛋白氨基酸等。

某些生物碱具有挥发性,少数具有颜色。生物碱大多数为苦味,但辣椒素具有辛辣味,甜菜碱具有甜味,富含生物碱的食物具有相应的味道。生氰苷本身无毒,但植物破碎后会释放出挥发性毒物氰化氢,产生毒性。食用时需经过加工去除后,才能被人食用。

生物碱种类繁多,各种类间的生理功能存在较大差异。γ-氨基丁酸的生理作用有镇静、抗焦虑和降血压等。

2. 食物中常见含氮化合物　生物碱(alkaloid)是存在于自然界(主要为植物,但有的也存在于动物)中的一类含氮的碱性有机化合物。大多数有复杂的环状结构,氮素多包含在环内,有显著的生物活性,是中草药中重要的有效成分之一。已知生物碱约在 10 000 种左右。按照基本结构可分为 60 类左右,主要分为有机胺类、吡咯烷类、吡啶类、

异喹啉类、吲哚类、莨菪烷类、咪唑类、喹唑酮类、嘌呤类、甾体类、二萜类、其他类。大多呈碱性反应;但也有呈中性反应的,如秋水仙碱;也有呈酸性反应的,如茶碱和可可豆碱;也有呈两性反应的,如吗啡和槟榔碱。与酸可以形成盐,有一定的旋光性和吸收光谱,大多有苦味。大多数生物碱是结晶形固体;有些是非结晶形粉末;还有少数在常温时为液体,如烟碱、毒芹碱等。一般为无色,只有少数带有颜色,例如小檗碱、木兰花碱、蛇根碱等均为黄色。大多数生物碱难溶于水,能溶于氯仿、乙醚、乙醇、丙酮、苯等有机溶剂。大多数生物碱含有不对称碳原子,有旋光性,多数呈左旋光性。在常压时绝大多数生物碱均无挥发性。绝大多数生物碱分布在高等植物,尤其是双子叶植物中,如毛茛科、罂粟科、防己科、茄科、夹竹桃科、芸香科、豆科、小檗科等。极少数生物碱分布在低等植物中。同科同属植物可能含相同结构类型的生物碱。一种植物体内多有数种或数十种生物碱共存,且它们的化学结构有相似之处。

生氰苷(cyanogenic glycoside),又称为含氰苷,是一类由脱羧氨基酸形成的 O-糖苷,是植物生氰过程中产生氰化氢的前体,常见种类的结构式见图 2-1-3。在完整植物中,含氰苷存在叶表皮的液泡中,而分解含氰苷的酶——糖苷酶则存在叶肉中,互不接触。当叶片破碎后,含氰苷就与酶混合,含氰苷中的氰醇和糖分开,前者再在羟基腈裂解酶作

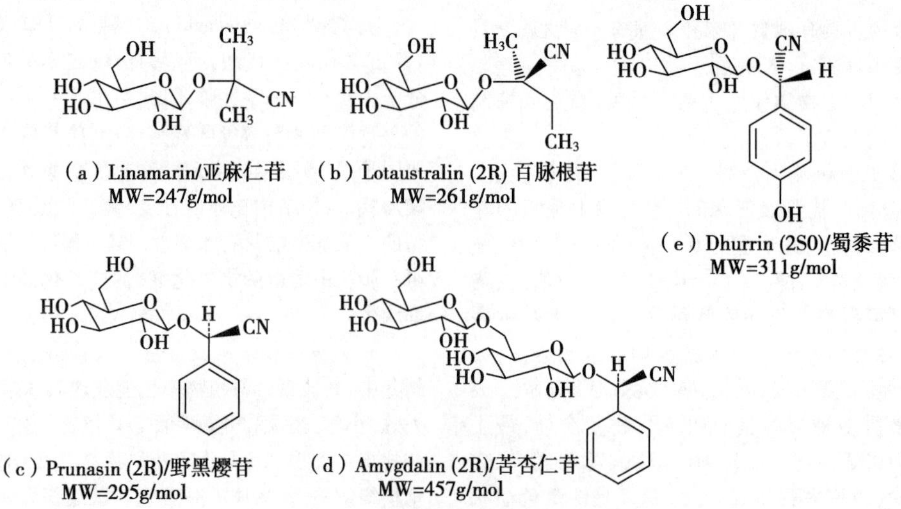

(a) Linamarin/亚麻仁苷　　(b) Lotaustralin (2R) 百脉根苷
MW=247g/mol　　　　　　　MW=261g/mol

(e) Dhurrin (2S0)/蜀黍苷
MW=311g/mol

(c) Prunasin (2R)/野黑樱苷
MW=295g/mol

(d) Amygdalin (2R)/苦杏仁苷
MW=457g/mol

图 2-1-3　常见生氰苷的结构式

用下或自发分解为酮和氰化氢。木薯块茎含较多含氰苷，一定要经磨碎、浸泡、干燥等过程，除去或分解大部分含氰苷后，才能食用。

γ-氨基丁酸（γ-aminobutyric acid）的化学名为4-氨基丁酸，分子式为$C_4H_9NO_2$，结构图见图2-1-4。γ-氨基丁酸为白色或几乎白色的结晶或结晶性粉末，微臭，具有潮解性；极易溶于水，微溶于热乙醇，不溶于冷乙醇、乙醚和苯。

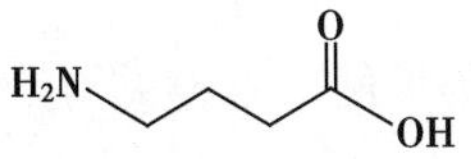

图2-1-4　γ-氨基丁酸的结构式

3. 常见食物来源及含量　生物碱在自然界中广泛存在。生氰苷广泛分布于植物界，其中以豆类、禾谷类和玫瑰一些种类最多。γ-氨基丁酸在食物中广泛存在，在龙眼、绿茶、菠菜、土豆、山药、南瓜、坚果、米糠、全谷物等食物中含量较高（表2-1-32），在动物肝脏也有较高含量。食物中γ-氨基丁酸的测定可采用高效液相色谱法（参见NY/T 2890-2016）。

表2-1-32　γ-氨基丁酸的常见食物来源及含量/（mg·100g^{-1}）

食物	含量	食物	含量
龙眼（脆肉）	180.42	豆芽	3.11
青稞籽粒	29.51	大豆	2.58
裸大麦籽粒	15.28	土豆	1.71
糙米胚芽	7.40	山药	1.33
菠菜	4.27	羽衣甘蓝	1.26
大麦芽	3.36		

（五）苷类

1. 类型和特性　苷类（glycosides）又称配糖体，是糖或糖的衍生物与另一类非糖物质通过糖的端基碳原子连接形成的化合物。根据苷元的结构类型分为氰苷、酚苷、醇苷、蒽苷、黄酮苷、皂苷、强心苷、香豆素苷和环烯醚萜苷等。根据糖的名称分为葡萄糖苷、鼠李糖苷、三糖苷、芸香糖苷等。根据糖的数量分为单糖苷、双糖苷、三糖苷等。根据苷原子不同分为氧苷、硫苷、氮苷、碳苷，自然界中氧苷最为常见。

大多数苷类无色无臭，具苦味。少数苷类有色如黄酮苷、蒽苷、花色苷等。少数具甜味，如甘草皂苷。多数苷类呈中性或酸性，少数呈碱性。

皂苷在人体内可以发挥抗菌及抗病毒作用和增强免疫功能。硫苷具有抗氧化、杀菌、抑制肿瘤发生的生理作用。

2. 食物中常见苷类化合物　皂苷（saponin）是苷元为三萜或螺旋甾烷类化合物的一类糖苷，组成皂苷的糖常见的有葡萄糖、半乳糖、鼠李糖、阿拉伯糖、木糖、葡萄糖醛酸和半乳糖醛酸等。苷元为螺旋甾烷类（C-27甾体化合物）的皂苷称为甾体皂苷，苷元为三萜类的皂苷称为三萜皂苷。皂苷可与蛋白质和脂类（如胆固醇）形成复合物。皂苷为白色至浅黄棕色粉末，具有苦味，一般可溶于水、甲醇和稀乙醇，易溶于热水、热甲醇及热乙醇，不溶于乙醚、氯仿及苯。由于苷元具有不同程度的亲脂性，糖链具有较强的亲水性，使皂苷成为一种表面活性剂。

芥子油苷（glucosinolate）也称为硫代葡萄糖苷或简称硫苷，含有一个R侧链和一个硫原子相连的D-吡喃葡萄糖，通常情况下以钠盐或钾盐的形式存在。芥子油苷主要源于七种氨基酸（丙氨酸、亮氨酸、异亮氨酸、缬氨酸、苯丙氨酸、络氨酸、色氨酸）和一系列的侧链延长同源物。根据其来源氨基酸前体的不同，将芥子油苷分为脂肪族、芳香族和吲哚族三大类。

3. 常见食物来源　甾族皂苷多存在于百合科和薯蓣科植物中，三萜皂苷多存在于五加科和伞形科等植物中。芥子油苷存在于十字花科植物中，如油菜等。油菜籽中硫苷的测定采用分光光度法（参见GB/T 23890—2009）。

（六）有机酸

1. 有机酸的结构、理化性质及对食物特性的影响　有机酸类（organic acids）是分子结构中含有羧基（—COOH）的化合物。常见的植物中有机酸有脂肪族的一元、二元、多元羧酸如酒石酸、草酸、苹果酸、枸橼酸、柠檬酸等，亦有芳香族有机酸如苯甲酸、水杨酸、咖啡酸等。除少数以游离状态存在外，一般都与钾、钠、钙等结合成盐，有些与生物碱类结合成盐。脂肪酸多与甘油结合成酯或与高级醇结合成蜡。有的有机酸是挥发油与树脂的组成成分。

大多数有机酸具有酸味，使食物呈现酸味。柠檬酸具有极强的酸味，而苹果酸具有的酸味令人愉悦。植酸易与金属离子螯合，影响食物中矿物质的吸收。

2. 食物中常见有机酸　苹果酸（malic acid）即2-羟基丁二酸，是一个二羧酸，化学式为$C_4H_6O_5$。分子中含有一个不对称碳原子，因此有两种旋光异构体和一种外消旋体。自然界中以三种形式存在，即D-苹果酸、L-苹果酸和其混合物DL-苹果酸，最常见的是L-苹果酸。苹果酸为无色针状结晶，或白色晶体粉末，无臭，有较强的吸湿性，易溶于水、乙醇。

柠檬酸（citric acid），又名枸橼酸，化学名称为3-羟基-1,3,5-戊三酸，是一种三羧酸。柠檬酸是一种较强的有机酸，有3个H^+可以电离；加热可以分解成多种产物，与酸、碱、甘油等发生反应。在室温下，柠檬酸为无色半透明晶体或白色颗粒或白色结晶性粉末，无臭、味极酸，在潮湿的空气中微有潮解性。它可以以无水合物或者一水合物的形式存在：柠檬酸从热水中结晶时，生成无水合物；在冷水中结晶则生成一水合物。加热到78℃时一水合物会分解得到无水合物。在15℃时，柠檬酸也可在无水乙醇中溶解。

植酸（phytic acid）是从植物种子中提取的一种有机磷酸类化合物，化学名称为肌醇六磷酸。植酸是一种强酸，具有很强的螯合能力，其6个带负电的磷酸根基团，可与钙、铁、镁、锌等金属离子产生不溶性化合物，使金属离子的有效性降低；植酸盐也可与蛋白质类形成配合物，使金属离子更加不被利用。植酸为淡黄色至淡褐色浆状液体，易溶于水、乙醇和丙酮，几乎不溶于乙醚、苯和氯仿。

3. 常见食物来源　苹果酸几乎存在于一切果实中，以苹果、葡萄、山楂等仁果类中最多。柠檬酸主要存在于柑橘果实中，尤以柠檬中含量最多。植酸主要存在于植物的种子、根干和茎中，其中以豆科植物的种子、谷物的麸皮和胚芽中含量最高。食品中有机酸的测定采用高效液相色谱法（参见 GB/T 5009. 157—2003）。

第三节　食物中的色泽物质

食物的质量除营养和卫生安全性外，色泽、香气、滋味和质构也是重要指标。色泽是食物/食品的感观最先感受到的，如果产品的色泽不被消费者接受，即使其具有良好的口感、质构及很高的营养价值，也很难被消费者所接受。另外，色泽也是鉴别食物/食品质量优劣的一项重要指标，因为在食物败坏的过程中，通常会伴随着呈色物质的氧化与降解，进而表现为食品色泽的异常。

一、概念和特点

通常，色泽物质可以是食物原料中原本含有（如辣椒红色素），可以是食品生产过程中添加（如碳酸饮料中加入的日落黄色素），也可以是食品加工时由于成分间发生化学反应而形成（如面包生产中由于含羰基化合物与含氨基化合物在焙烤过程中发生美拉德反应而形成的类黑褐色素）。食品色泽物质决定了产品的视觉特征，对产品的感官特性、消费心理、食用意愿等具有重要影响。

1. 色泽物质的概念　食品色泽物质是指食物中某些特定成分，由于其自身结构特性而对可见光产生选择性的吸收及反射进而赋予食品特定颜色的物质，通常被称为食物色素或食品色素。

食品的色泽主要由其所含的色素物质和多少来决定，例如红色——肉及肉制品的色泽由肌红蛋白及其衍生物决定，绿色蔬菜的色泽主要由叶绿素及其衍生物决定，而黄橙红色主要由胡萝卜素类含量多少决定，黑色多由花青素含量多少决定。

2. 色泽的变化　在食品储藏加工中，常常遇到食品色泽变化的情况。有时向好的方向变化，如水果成熟时变得更加艳丽，面包烤好后变为人们喜欢的褐黄色；但更多的时候是向不好的方向变化，如苹果切开后褐变，绿色蔬菜经烹调后变为褐绿色，生肉在储放中失去新鲜的红色而变色。因此，控制褐变在食品加工和储藏中是重要的。食品褐变现象大多数为食品色素的化学变化所致。因此，认识不同食品色素的稳定性、变化及变化条件对于控制食品色泽具有重要意义。

食品加工中色泽变化和控制是重要内容，包括食品原料中固有的天然色素、食品加工中由原料成分转化产生的有色物质和外加的食品着色剂（添加剂）。食品的色泽是食品中特定成分对可见光波的选择吸收和反射而产生的。

3. 常见用途　食品加工中的食品色泽控制是重要的，常包括护色和染色。从控制影响色素稳定性的内外因素的原则出发，护色就是选择具有适当成熟度的原料，力求有效、温和、快速地加工食品，尽量在加工和储藏中保证色素少经水流失、少接触氧气、避光、避免过强的酸性或碱性条件、避免过度加热、避免与金属设备直接接触和利用适当的护色剂处理等。染色是获得和保持食品理想色彩的另一种

常用方法。由于食品着色剂可通过组合调色而产生各种美丽的颜色，同时一部分食品着色剂的稳定性比食品固有色素的稳定性更高，因此在食品加工中应用起来十分常见。然而，从营养的安全性角度考虑，食品染色并无必要，过量使用还会产生副作用。因此，运用这种工艺时，必须遵照《食品卫生安全国家标准和食品添加剂使用标准》（GB 2760—2014），不允许以掩盖食品品质败坏为目的而使用色素，严防滥用着色剂。

二、常见的天然色素和类别

食品中的天然物质就其来源而言，可分为动物色素、植物色素和微生物色素。其中以植物色素最为缤纷多彩，是构成食物色泽的主体。按照不同的需求，食物色素有几种分类的方法。例如按照来源、化学结构、溶解性质的不同等。下面介绍最主要的两种分类。

（一）按照来源分类

食品色素按来源的不同可分为天然色素和人工合成色素两大类，其中天然色素分为：植物色素，如叶绿素、类胡萝卜素、类黄酮、花青素以及其他多酚类色素等；动物色素，如血红素、卵黄和虾壳中的类胡萝卜素；微生物色素，如红曲色素。此外，按溶解性质的不同还可分为水溶性色素和脂溶性色素。

食品加工中色素的使用是很常见的，通常把其分为天然食品着色剂和合成着色剂。前者指从天然生物原料中得到的提取物，如辣椒红、甜菜红、红花黄、玉米黄等；后者指人工合成的产物，如苋菜红、胭脂红、柠檬黄、日落黄等。有些着色剂既可以直接从食物原料中提取，也可以化学法合成，如番茄红素，其制备方式既可以通过番茄制品、微生物发酵液提取，也可以通过化学法合成，均可以用于食品着色，但其使用剂量及范围会有所不同。有关食品着色剂使用范围及剂量限制可以查询 GB 2760—2014。

（二）按照结构分类

食品色素按化学结构的不同可分为：四吡咯衍生物（或吡啉衍生物）、异戊二烯衍生物、多酚类衍生物、酮类衍生物、醌类衍生物，如虫胶色素、胭脂虫红等（表 2-1-33）。食品中应用的人工合成着色剂中有一些发色团中含有 $-N=N-$ 结构，另一些则无规则结构，由此常将它们分为偶氮化合物，如胭脂红、柠檬黄等；非偶氮化合物，如赤藓红、亮蓝等。

表 2-1-33　常见色泽物质类别

分类	常见色泽化学物	常见色泽
四吡咯衍生物	如叶绿素和血红素	绿和红
异戊二烯衍生物	如类胡萝卜素	橙黄红
多酚类衍生物	如花青素、花黄素等	紫蓝色、黄色
酮类衍生物	如红曲色素、姜黄素等	红和黄
醌类衍生物	如虫胶色素、胭脂虫红素等	红

食物中的天然色素可以是指在新鲜原料中眼睛看到的有色物质，或者是本来无色，在加工过程中由于化学反应而呈现颜色的物质。

这些不同来源的色素，也可按溶解性分为脂溶性和水

溶性色素。化学结构是决定食用色素色泽、呈色效果、溶解性、稳定性、生理活性等的基础。

三、常见色素物质的组成与特点

主要的食品色素都是有机物，具有发色团和（或）助色团结构，常见的发色团是由多个—C＝C—双键构成的共轭体系，其中还可能会有几个—C＝O、—N＝N—、—N＝N—、—N＝O—或—C＝S 等含有杂原子的双键。与发色团直接相连使色素的吸收光向长波方向移动的基团，被称作助色团。不同色素的颜色差异和色素的变色主要是由发色团和助色团的差异和变化引起的。

（一）吡咯类色素

绿和红色色素的代表是叶绿素和血红素，通常都是吡咯类色素母体的分子结构。吡咯类色素母体是由 4 个吡咯环的 α 碳原子通过 4 个次甲基桥连接起来的大环共轭体系，也称四吡咯（tetrapyrrole）色素。这是自然界中存量最大、分布最广的一类色素。叶绿素、血红素均具有四吡咯衍生物类分子结构。这一类分子的色彩与行生物的共轭体系有关，稳定性与中心整合的金属离子有关。

1. 叶绿素 叶绿素是高等植物和其他所有能进行光合作用的生物体所含有的一类绿色色素，它使蔬菜和未成熟果实呈现绿色。叶绿素的生物作用就是作为光合作用的催化剂。生物通过叶绿素吸收太阳能，固定二氧化碳，使其能与水作用转变为有机化合物。

叶绿素是由叶绿酸、叶绿醇和甲醇形成的二酯，吡咯环中间为镁原子。叶绿素在活细胞中与蛋白质结合成叶绿体，细胞死亡后叶绿素即游离出来。游离叶绿素极不稳定，对光、热、酸均敏感：在酸性条件下，叶绿素分子中的镁原子可被氢原子所取代，生成暗橄榄褐色的脱镁叶绿素，加热可加快反应进行。在室温下，叶绿素在弱碱中尚稳定，如果加热则使脂的部分水解成叶绿醇、甲醇及水溶性的叶绿酸，该酸呈鲜红色，而且比较稳定。碱浓度高时，则生成叶绿酸的钠盐或钾盐，也是绿色。如果叶绿素中的镁被铜或铁所替代，生成的绿色盐则更为稳定。绿色蔬菜在加工前，如用 60~75℃ 的热水进行漂烫，使叶绿素水解酶失去活性，则可保持其绿色。在加热达到叶绿素的沸点时，叶绿素容易氧化。经 60~75℃ 热水漂烫后，可排除蔬菜组织中的氧气，即使用高温处理，由于氧化的机会减少，所以仍可保持其鲜绿色。

2. 血红素 血红素是动物血液和肌肉中的色素，在活的肌体中，它是呼吸过程中氧气和二氧化碳的载体。血红素吡咯环中间为铁原子，以复合蛋白质的形式存在：肌红蛋白（Mb）是珠蛋白与一分子血红素相结合，而血红蛋白（Hb）是珠蛋白与四分子血红素相结合。

氧合血红蛋白和氧合肌红蛋白为鲜红色，反应后血红素中的铁原子仍为二价，因此，这种结合不是氧化而是氧合。当氧合肌红蛋白或血红蛋白在有氧的条件下加热，因珠蛋白发生热变性，血红素中的 Fe^{2+} 被氧化为 Fe^{3+}，则生成黄褐色的变肌红蛋白（MMb），或称为肌色质。但在缺氧条件下储存，则因珠蛋白弱氧化作用（其中-SH 参与还原作用）将 Fe^{3+} 又还原为 Fe^{2+}，因而又变成粉红色，称为血色质。

这种现象在煮肉时或在肉类储存过程中均可见到。

在一定 pH 和温度的条件下，一部分变肌红蛋白会重新生成肌红蛋白。若在肌肉中加入还原剂，则可加速肌红蛋白的形成。在肉制品加工和储存中利用还原性肌红蛋白的这种稳定性，对保持肉制品的色泽有重要的意义。

亚铁血红素还可与 NO 结合生成鲜桃红色的亚硝基亚铁血红素。NO 也是以配价键的形式与亚铁原子相连的。亚硝基肌红蛋白或亚硝基血红蛋白（亚硝基亚铁血红素蛋白质）在受热后发生变性，此时成为亚硝基血色原，其色泽仍保持鲜红。故在肉类食品加工中为了保持肌肉的新鲜颜色，常添加一些发色剂和还原剂，如亚硝酸盐、烟酰胺和抗坏血酸等。但过量的亚硝酸根可和肉中存在的仲胺发生反应，生成亚硝胺类致癌物。所以肉制品的发色不得使用过多的亚硝酸盐和硝酸盐。

（二）类胡萝卜素

类胡萝卜素是黄橙红色物质的代表。类胡萝卜素是一类多烯类色素，是主要高等植物及微生物合成的一类呈现黄、橙、红到紫色的色素。植物性原料在同时存在叶绿素的情况下，绿色占有优势，往往掩盖类胡萝卜素颜色的表现。而一旦叶绿素被分解，即呈现此类色素。如成熟了的水果、放久了的菠菜、秋天的枫叶等。

化学机构上，类胡萝卜素是指以异戊二烯残基为单元组成的共轭双键长链为基础的一类化合物。大多数天然类胡萝卜素都可看作是番茄红素的衍生物。类胡萝卜素对 pH 的变化和热较稳定，只有强氧化剂才能使它破坏褪色。食品中类胡萝卜素被破坏主要由于光敏氧化作用，双键发生裂解，使颜色消失。尤其在 pH 和水分含量较低时更易被氧化。提取后的类胡萝卜素对光、热、氧较敏感，以及受热时组织的热聚集或脱水等也较严重影响含胡萝卜素的食品色感，而在细胞中与蛋白质成结合态时却相当稳定。这很可能与细胞的渗透性和起保护作用的成分有关。

由于类胡萝卜素分子中含有较多的共轭双键，所以理论上存在较多的顺反异构体：如番茄红素分子中含有 11 个共轭双键，理论上存在 2^{11} 种即 1024 种立体异构体。现实中能检测到的主要异构体包括全反式（all-E)-番茄红素和其单一顺势异构体，包含（5Z)-、（9Z)-、（13Z)-和（15Z)-番茄红素等几种。一般情况下，食物原料如番茄中，全反式番茄红素占番茄红素总量的 95% 以上，而加工番茄制品如番茄酱、番茄沙司、番茄汁等产品中顺式构型番茄红素可以占到总量的 15%~25%，这是由于番茄加工中热作用促进了部分全反式番茄红素转化为其顺式异构体。其他能够促进番茄红素构型转化的因素还包括酸、碘化钾（单质碘）等。

尽管膳食中类胡萝卜素以全反式构型为主，但人体中却存在较高比例的顺式异构体，如番茄红素，其顺式异构体在人体血液、前列腺及淋巴组织中的含量分别占到番茄红素总量的 58%~73%、79%~88% 和 77.4%，显示顺式构型番茄红素具有更高的生物效价（图 2-1-5)。目前对于顺式构型类胡萝卜素具有更高生物效价的解释是，全反式构型类胡萝卜素在水基环境下以针状结晶形式存在，尺度较大

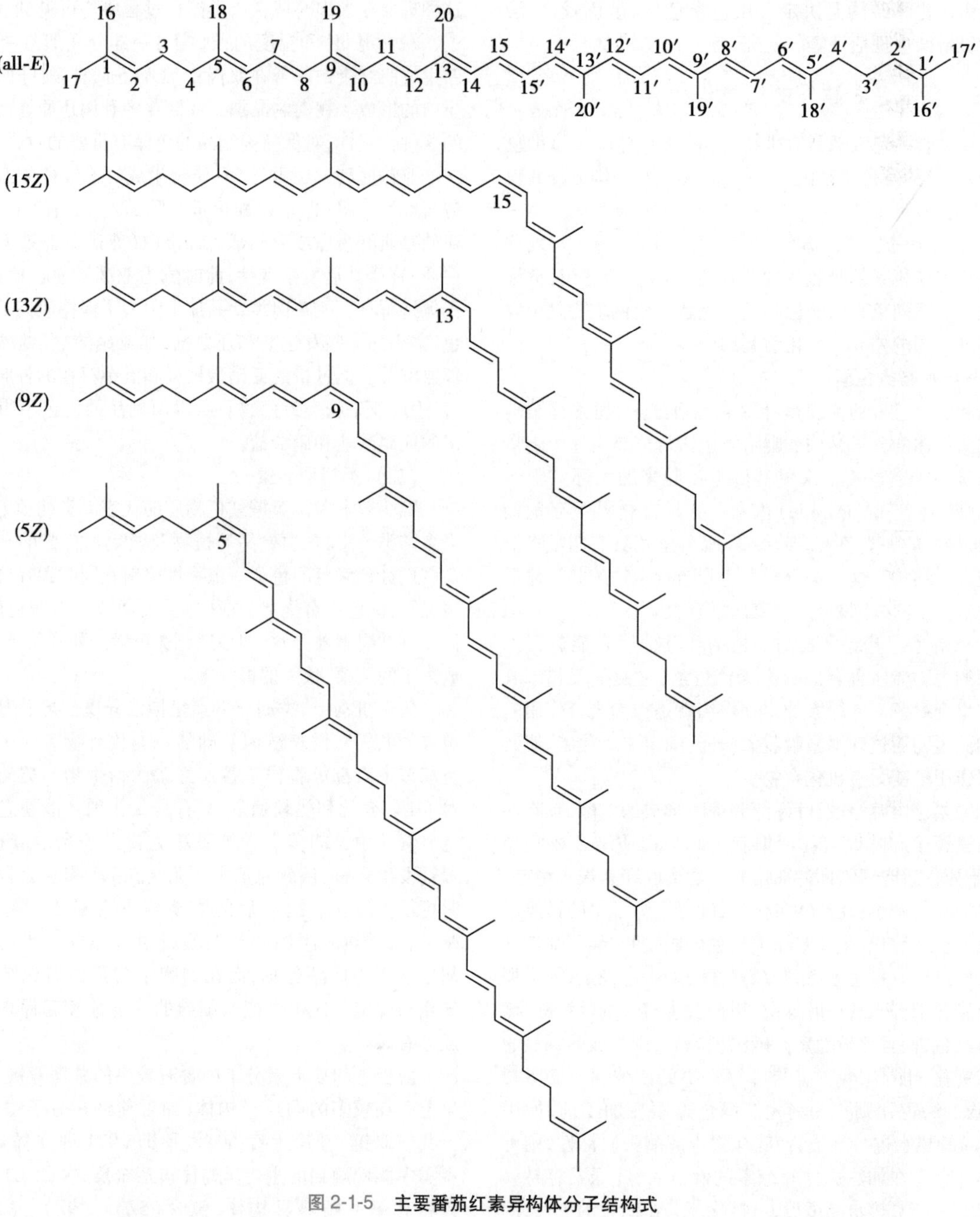

图 2-1-5　主要番茄红素异构体分子结构式

（如全反式番茄红素结晶长度一般为 12~15μm），不容易与油脂一起形成微滴而被携带；而顺式构型一般以无定形颗粒存在，尺度更小，更容易与油脂形成微滴而被携带、吸收（如顺式构型番茄红素的粒径一般为 0.8~1.0μm）。

（三）黄酮类色素

黄酮类化合物多呈浅黄色或橙黄色，同时又具有很宽的溶解特性，既有水溶性的黄酮类化合物，也有脂溶性的黄酮化合物，所以完全可以根据食品加工的需要而选择合适的黄酮类化合物作为着色剂。由于黄酮类化合物毒性低，其使用非常广泛，目前已获准使用的包括含花青苷的杜鹃花科越橘红色素、锦葵科玫瑰茄红色素、葡萄科葡萄皮色素、忍冬科蓝锭果色素、蔷薇科火棘红色素、唇形科紫苏色素，以查尔酮苷为主的有来自菊科的红花黄色素、菊花黄色素。

1. 花青素　花青素是一种黄酮类水溶性天然植物色素，花青素的颜色与连接在母核上的取代基和环境有关，以紫、蓝色为主，且依据含量和酸碱度（pH）的不同呈现相关颜色。花青素广泛存在于植物的根、茎、叶、花和果实中。果实的成熟着色是因细胞中的叶绿素降解，同时伴随或显现类胡萝卜素（黄色和橙色果实）或花青素（紫色或红色果实）的结果。

花色苷由花色素和糖配体经糖苷键缩合而成，很少有游离的花青素存在。花青素为 2-苯基-苯并吡喃阳离子结构的衍生物，具有 C6-C3-C6 的类黄酮骨架，其中包括一个杂合的苯并吡喃环（C 环），一个混合的芳香环（A 环），还有一个苯环（B 环）（图 2-1-6）。目前发现的植物中花色苷的类型主要为天竺葵素、矢车菊素、飞燕草素、芍药色素、牵牛花色素及锦葵色素六种。花青素种类繁多，其母核不同位置上的取代以及糖基化、酰基化程度可以产生不同颜色。B 环上的羟基数量越多，颜色越向蓝移，甲基化水平越高，颜色越向蓝移。花青素发生糖基化后会使颜色略微向红色偏移；而糖基基团通常也会继续被芳香族酰基化使颜色蓝移。

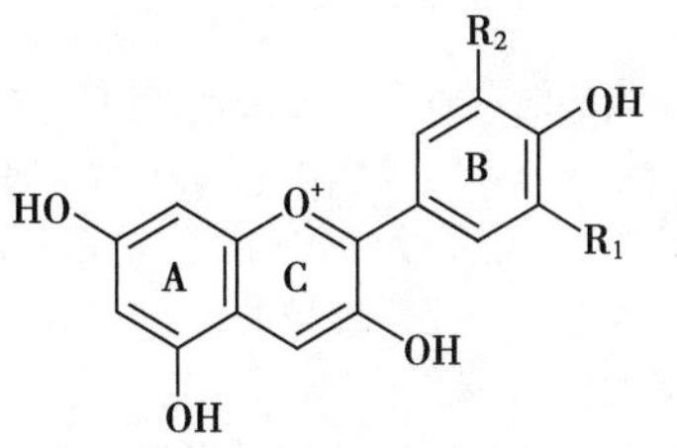

图 2-1-6　花色素的骨架结构

花青素在不同 pH 条件下其分子构型不同，颜色也随之改变：通常情况下，在 pH 很低时，其溶液呈现最强的红色。随着 pH 的增大，花色苷的颜色将褪至无色，最后在高 pH 时变成紫色或蓝色。糖苷酶可水解花色苷得到游离的糖和花色素，并自发转换成无色的物质，使产品失去色泽；多酚氧化酶作用于存在邻-二酚羟基的花色苷，使花色苷氧化及降解；氧可引起花青素的降解，产生无色的或褐色的物质；低浓度的二氧化硫和低温下的抗坏血酸对花青素具有稳定作用，但在实际应用时，亚硫酸盐和抗坏血酸的降解产物都能使其褪色。B 环上含有邻位羟基的花青素与钙、铁、铜、铝、锡或其他金属离子的络合对颜色也能起稳定作用。但在增色同时形成的金属-单宁络合物可导致褪色。在高浓度的糖存在下，由于水分活度降低，花青素转化成假碱式结构的速度减慢，所以花青素的颜色得到了保护；在低浓度的糖存在下，糖本身降解时生成糖醛类化合物使花青素的降解或变色加速。花青素具有较强的抗氧化性，对人体有明显的保健作用。

2. 黄酮及黄酮醇　黄酮和黄酮醇又被称为花黄素，多呈现浅黄和黄色，它们是自然界中最常见的黄酮类色素。黄酮的 3 位键发生羟基取代形成黄酮醇。在 R1、R2、R3 或 R4 位置上经过酰基化、羟基化、甲氧基化和糖苷化等进一步修饰，便产生了自然界多变的黄酮、黄酮醇类化合物。它们呈现白色、淡黄色至黄色。在加工条件下会因为体系 pH 或者金属离子的作用而产生难看的颜色，影响食品的外观从而改变消费者的选择。

3. 黄烷-3-醇　黄烷-3-醇是多酚类物质的一种，常见的黄烷-3-醇结构单元包括儿茶素（catechin, C）、表儿茶素（epicatechin, EC）、表棓儿茶素（epigallocatechin, EGC）和表儿茶素没食子酸酯（epicatechin-3-O-gallate, ECG）。以黄烷-3-醇为结构单元通过 C—C 键聚合而形成的化合物称为原花青素，其结构取决于五个方面：①黄烷-3-醇单元的类型；②单元之间的连接方式；③聚合度（组成单元的数量）；④空间构型；⑤羟基是否被取代（如羟基的酯化、甲基化等）。原花青素根据聚合度分为单倍体（monomer）、低聚体（oligomer）和多聚体（polymer），其中单倍体是指基本结

构单元，低聚体由 2~10 个单倍体聚合而成，多聚体则由 10 个以上的单倍体聚合而成，也成为缩合单宁或鞣质。原花青素的低聚体又称低聚原花青素（oligo proanthocyanidins, OPC），被认为是葡萄汁、葡萄酒等多种饮料、果酒等加工食品、草药和补品中的功能性成分。它们在食物中的存在影响着食物的质量参数，如涩味、苦味、酸味、甜味、唾液黏度、香气和颜色的形成。

4. 黄烷酮　黄烷酮的特点是在 2 号碳位置有一个手性中心，在 2~3 号碳位置之间没有双键。虽然黄烷酮类化合物在植物中含量较少，但许多黄烷酮类物质被证明具有重要的生物活性。柚皮素是柑橘类水果中最丰富的黄烷酮类化合物之一，已被证明具有抗氧化、抗增殖和弱雌激素活性。

5. 异黄酮　异黄酮是指基本结构中苯基的 B 环与 3 号碳有关，而不像其他黄酮类与 2 号碳有关。有近 900 种天然的异黄酮苷类化合物，根据它们的碳架修饰，可分为 14 个类和 23 个子类。异黄酮在豆科植物属植物中尤其丰富，特别是在大豆中。大豆异黄酮被归入所谓的植物雌激素中，因为它们的雌激素活性弱，对某些与激素相关的疾病具有潜在的保护作用。

（四）醌酮色素

1. 红曲色素　红曲色素是由红曲霉属（monascus）丝状真菌生成的天然食用色素，本质上是红曲霉菌代谢过程中产生的一类聚酮体化合物的混合物，已知结构的有 16 种，应用价值主要集中在 6 种醇溶性的色素，如红曲玉红胺（monascrubramine）、红斑红曲胺（monascus amine）、红曲玉红素（mon-ascorubrin）、红斑红曲素（rubropunctatin）、红曲素（monascin）、安卡红曲黄素（ankaflavine）等。

红曲色素中 70%~80% 为脂溶性色素，均能溶于氯仿、乙醚、正己烷、乙腈、醋酸、乙醇等有机溶剂；20%~30% 为水溶性色素，其溶解度与溶液的 pH 有关：在 pH 4.8~8.5 范围内，对色素的色调和极大吸收波长测定结果影响都很小；在含 5% 以上盐溶液中或 pH 为 4.0 以下的酸性范围内，其溶解性呈减弱趋势；当水溶性红曲色素直接用于 pH 低于 3.5 的溶液时，会出现沉淀。红曲色素浓度低时其溶液呈鲜红色，随溶液浓度增加颜色加深，达到一定高度时呈黑褐色并伴有荧光产生。红曲色素与蛋白质有极好的亲和性，一旦着色，虽经水洗亦不褪色。

2. 姜黄色素　姜黄色素是从中药姜黄根茎中提取的一种酚性色素，包括姜黄素、一脱甲氧基姜黄素、二脱甲氧基姜黄素三种成分。姜黄色素在碱性溶液中呈现红褐色，在中性溶液中呈黄色，不易被还原，易与铁离子结合而变色。对光、热稳定性差。着色性好，特别对蛋白质的着色能力较强。姜黄色素常用来对咖喱粉及黄萝卜干等着色和增香，是全球范围内使用量最大的天然色素之一。

3. 甜菜红　甜菜红色素是从藜科红甜菜（Beta vulgaris L. var. cruenta Alef）的块茎中提出的一种水溶性含氮天然色素，色泽鲜红、着色力强，包含甜菜苷、异甜菜苷、前甜菜苷三种糖类衍生物，甜菜红是甜菜中有色化合物的总称。甜菜甙占红色素的 75%~95%，其水溶液呈红至红紫色，pH 3.0~7.0 时比较稳定，pH 4.0~5.0 时最稳

定。pH<4.0时,溶液的颜色由红变紫;pH>10.0时,溶液的颜色迅速变黄。由于绝大多数食品的pH都在3.0~7.0,所以,含甜菜甙食品的色泽比较稳定。水分活性对甜菜甙的稳定性影响较大,甜菜甙的稳定性随水分活性降低而增大,说明甜菜红色素可作低水分含量的食品的着色剂。甜菜红色素可用于糖果、糕点、清凉饮料以及某些乳制品、肉制品的着色。

第四节 食物中的风味物质

食物的风味物质是指食物中能对人的嗅觉、味觉乃至触觉等感觉器官产生刺激,从而引起各种感官反应的化合物统称。食物或食品能否被接受、喜爱,很大程度上取决于其风味。食物中的风味物质不但具有感官效应,而且具有多种生理功能,食物的特定风味分子或组分在控制饮食、降糖、减肥、提神抗郁、促进睡眠等方面的作用,都正在被研究或得到部分验证。现代研究表明,食物的风味物质还会对人的心理、行为等产生重要影响,人群会因地域、种族、基因、宗教文化、年龄、婴幼儿阶段的早期味感经历、进食前的饥饿感、进食环境等诸多差异,而对食物风味产生不同的反应。因此,明晰食物的风味组成、含量及其特点,对研究食物营养与人类健康具有重要意义。

一、概念和分类

食物的滋味、气味、风味是食用最直接的感受,也是人类最初品尝食物、发现食物资源最简单的办法。

(一)风味定义

广义而言,凡是能触发人体风味感受器的化合物都可归入风味物质。狭义上讲,风味(flavour)物质是指能对人的嗅觉、味觉乃至触觉等感觉器官产生刺激,从而引起各种感官反应的化合物的统称。最新关于人体风味受体的研究显示,在人体内的诸多器官都发现了对某种具体风味的感受器,这些风味感受器并不仅仅分布在口、舌、鼻和皮肤等感觉器官。

从分子沸点的角度,风味物质可以分为挥发性风味(volatile flavor)和非挥发性风味(non-volatile flavor)物质两大类。从人体的感官反应判别,风味可分为气味(odour或smell)、滋味(taste)和刺激味(amine)。气味主要由鼻腔感觉,滋味则主要在口腔(包括舌头)获取。刺激味,如麻、辣、凉等,除了造成鼻腔、口腔的显著感受外,还会对人体皮肤、咽喉、食管、胃等带来刺激。必须指出,有的风味物质,气味、滋味兼而有之,典型例子是乙酸,为食醋的主要成分(表2-1-34)。

风味物质在食物及食品加工中的主要特点有:①食物的风味物质种类繁多;②与食物或食品的主要组成相比,风味物质虽然含量或用量极微,但对食品的感官体验影响显著;③大多数风味物质的阈值极低,较易受到温度、介质、pH等外界条件的影响而发生改变;④多数天然风味物质稳定性不高,易在加工、贮藏等过程被破坏。特别是气味物质,热稳定性差、极易挥发,有的在空气中会很快发生自动氧化或分解;⑤风味物质之间的配比、协同和相互影响,在食物

表 2-1-34 风味类型和代表味

风味类型	主要感官	代表性感受	代表性食物
气味	鼻腔	香、酸、臭、腥	臭干子、鱼、桂花糕
滋味	舌和口腔	酸、甜、苦、咸鲜	食盐、食糖、食醋、苦瓜、味精
刺激味	上消化道等各个器官	麻、辣、凉	花椒、辣椒、薄荷

的调味、食品饮料的调香中十分关键,将直接决定其风味特征或可接受性;⑥风味也是食物特征和食品质量安全的重要指标,食品的真实性以及是否新鲜、是否变质,都与风味分子的种类、含量和变化密切相关。

(二)食物的气味

1. 食物气味的来源 气味物质(odorant),即挥发性的、能被人鼻感知的物质。气味是食物或食品饮料能否为人接受的首要因子。在膳食和食物加工中,受欢迎的气味多用香味或香气(aroma)等来描述。

除食用香辛料具有十分明显的气味刺激之外,大多数食物的气味最初多不强烈,有"润鼻细无声"的感觉,它们只有在原料高度成熟、烹调加工或腐败时,由于特征性风味的形成、释放、浓缩或反应等,被人显著意识到气味的存在。通常,当人们大快朵颐的时候,常把整体的饮食快感主要集中在滋味的体验上,使舌头和口腔得到的味觉愉悦感远远超过了嗅觉神经的愉悦作用。但是,气味在进食前、中、后三个过程中贯穿始终,吃之前通过外部空气传播进鼻,咀嚼过程中它们会反冲向鼻腔,产生气味联想,进食之后又会将气味体验存于记忆。为了增强食物或食品的吸引力,专用的天然香料被广泛用于烹调或食品加工,催生了食品香料工业和调香技术。

2. 气味物质的种类与特点 据估计,人类能感知到5000~10 000种气味分子。最常感知的气味有香、臭、酸、腥、酒味等。在人类食物中,迄今已发现了15 000多种挥发性化合物,其中有约3500种能被人鼻感知到。食品中的气味化合物含量通常很低(<1%),多为小分子(分子量<400Da),具有高度的挥发性,气味分子的香味阈值和香气质量取决于分子结构参数,如链长、不饱和度及双键位置、功能团位置、分子的立体特性等。气味分子间的香味阈值范围极大,浓度可低至1ng/L以下,差异可达数万倍以上。

食物的气味往往取决于所含气味化合物的分子结构和官能团。一般来说,无机化合物 SO_2、NO_2、H_2S、NH_3 等是具有较强的电子接受能力的简单分子,具有强烈的刺激性气味,但大部分无机物无气味或气味甚微。食物中有气味的成分,多属于挥发性有机化合物。食物中气味分子呈现什么气味,与其分子中的原子或原子团有关。这些对气味有贡献的原子或原子团称为发香原子或原子团。发香原子分布在化学元素周期表中从Ⅳ族到Ⅶ族,如:F、P、S、As、Sb等。发香团有:羟基、苯基、羧基、硝基、亚硝酸基、醛基、醚、酰胺基、羰基、酯、异氰基、内酯等。气味分子的化学类别主要有醇类、酸类、酯类、酚类、酮类、脂肪族含硫和含氮化合物、杂环化合物、萜类等。

食物中的有些气味物质具有抗氧化性,多因为其中含有还原性成分,如酚羟基、不饱和双键、还原性杂原子等。有些气味物质还可以作为防腐抑菌剂来延缓食品的腐败变质,具有抑菌能力的挥发性风味物质的化学类别较多,主要有酚类、杂环类、烯烃类、醛类、醇类、酯类等。

（三）食物的滋味

1. 滋味的来源与感知　食物的滋味主要有酸、甜、苦、咸、鲜、辣、麻,是滋味成分在人的口腔内对味觉器官的刺激而产生的一种感觉,主要由位于舌表面味觉乳头上的味蕾所感知。食物的滋味主要为非挥发性物质,口腔内的绝大部分感受器只对非挥发性化合物有响应。在挥发性化合物中,只有极少数能被舌头味蕾和口腔深部内侧感知到。

食物的滋味虽然多种多样,但它们使人产生味感的基本途径却是相似的,首先,味感物质只有溶于水后才能进入味蕾的味孔刺激细胞,而唾液是天然的溶剂,呈味物质溶液刺激口腔内的味觉感受体,然后通过一个收集传递信息的神经系统传递到大脑的味觉感觉中枢,经综合分析后,产生味感。

口腔内的味觉感受体主要是味蕾,由40~60个味细胞所组成,大约10~14天更新一次,味蕾最易受到刺激而兴奋。不同的味感物质在味蕾上有不同的结合部位,味感反应在舌头上不同的部位会有不同的敏感区。比如,一般来说,舌前部对甜味敏感,而边缘对咸味敏感。人类味感从刺激味蕾到感受滋味,仅需1.5~4.0毫秒。影响味感的主要因素包括呈味物质的结构、温度、浓度和溶解度,以及呈味物质之间的相互作用等。图2-1-7为五种基本味觉的代表性分子及其在人体内的对应味觉受体。

2. 滋味物质的分类与特点　迄今,国际上对滋味的分类尚未完全一致,但从当前学术界关于滋味的大多数学术专著和国际风味专业学术会议来看,能广为认同、不具争议的食品基本滋味分为五类,即,酸味(sour)、甜味(sweet)、苦味(bitter)、咸味(salt)和鲜味(umami)。对每一种基本滋味的定义是基于一种或一组特定成分的单一刺激及其对应味觉受体。本节除分类阐述公认的五种基本味觉之外,基于学术进展和全面性,对刺激味或其他味感物质(如辣、麻、凉、涩等)也做简要介绍。

在实际生活中,人们感知的食物滋味多是复合性的,只是在咀嚼时,某一种滋味起主导作用而已。滋味物质涵盖了诸多化学类别,如有机酸、糖类、矿物盐、氨基酸、肽、蛋白质、核酸、酚类和杂环化合物等。不同化合物的味觉阈值是有差异的,有时差异十分巨大,甚至可达千倍以上。

二、食物的滋味物质

（一）咸味物质

1. 咸味物质的来源与特点　咸味物质在人类生活中的地位十分重要,人类的生活离不开食盐(氯化钠)。由氯化钠所带来的咸味在膳食调味中也相当关键。食物的咸味来自于中性盐,首要贡献归于中性盐中的阳离子,其中钠离子的咸味阈值最低。但阴离子对咸味的贡献也不容忽视,食用盐(氯化钠)就比其他钠盐要咸,说明阴离子对味蕾感受咸味也有一定效应。大量的文献报道指出,人体咸味感受器为ENaC,至今只有ENaC-α感受器被鉴定为低浓度钠盐存在下咸味必需的感受器。在高浓度钠盐或高浓度其他阳离子盐情况下,可能还会触发苦味或酸味感受器。

目前来看,只有氯化钠才能产生纯粹的咸味,用其他物质来模拟这种咸味是不容易的。一般情况下,无机盐的咸味随着阴、阳离子原子量的增大或两者组成的无机盐分子量增加,咸味感中夹带呈现的苦味会愈来愈强。如,溴化钾、碘化钠除具有咸味外,还带有苦味,属于非单纯的咸味。0.1mol/L浓度的各种盐离子的味感特点如表2-1-35所示。

2. 影响咸味的因素　由于盐类物质在溶液中离解后,阳离子被味觉细胞上的蛋白质分子中的羟基或磷酸基吸附而呈酸味,而阴离子影响咸味的强弱,并产生副味。阴离子碳链越长,咸味的感应能力越低,例如,三种钠盐的咸味由强到弱依次为:甲酸钠>丙酸钠>酪酸钠。

食品调味用的盐,应该是咸味纯正的食盐。食盐中常

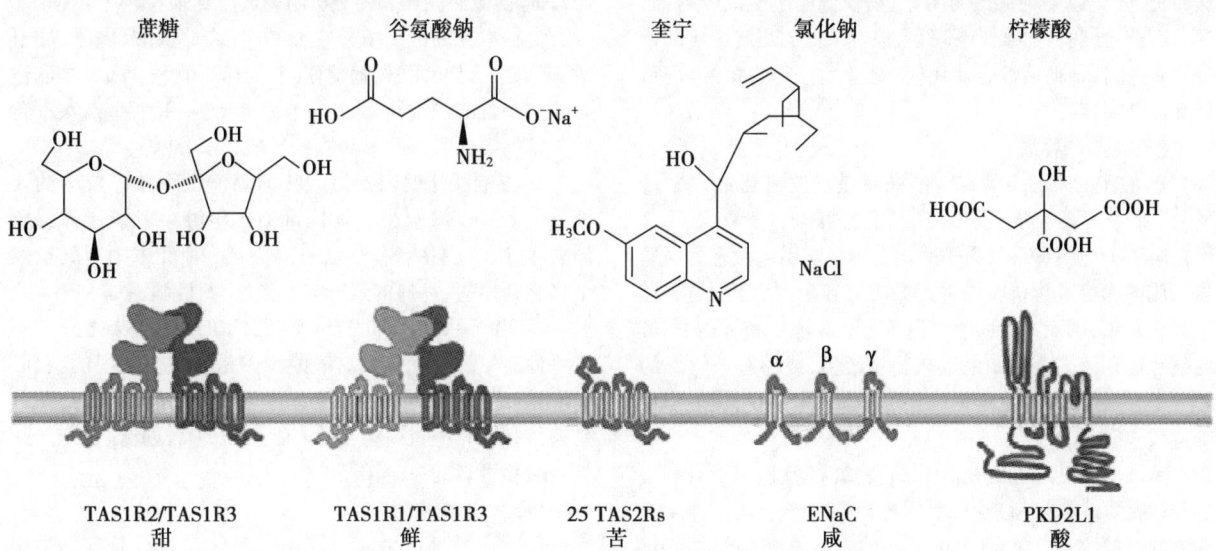

蔗糖	谷氨酸钠	奎宁	氯化钠	柠檬酸
TAS1R2/TAS1R3	TAS1R1/TAS1R3	25 TAS2Rs	ENaC	PKD2L1
甜	鲜	苦	咸	酸

图2-1-7　五种基本味觉的代表性分子及人体味觉受体
（Etie vant P. 等,2016）

表 2-1-35 盐的味感特点

味感	盐的种类			
咸味	NaCl	KCl	NH$_4$Cl	NaBr NaI
	NaNO$_3$	KNO$_3$		
咸苦味	KBr	NH$_4$I		
苦味	MgCl$_2$	MgSO$_4$	KI CsBr	
不愉快味兼苦味	CaCl$_2$	Ca(NO$_3$)$_2$		

含有氯化钾、氯化镁、硫酸镁等其他盐类,食盐制品中氯化钠之外盐类含量的增加,多会带来苦味。因此,不管是岩盐还是海盐,作为食用盐,都需要精制,以除去这些有苦味的盐类,使咸味纯正。但非钠盐的微量存在,对加工或直接食用,均有利于呈味作用。

对于膳食钠离子忌讳的人群,氯化钾有时替代氯化钠用于低钠食品,但其在提供咸味的同时,也会稍带一点苦味。此外,苹果酸盐及葡萄糖酸盐也具有咸味,可用作无钠盐等调味料配方,供限制摄取钠盐的人群(如肾病患者)选用。

(二)甜味物质

1. 甜味物质的来源与特点 甜味(sweet)是普遍受人欢迎的一种基本味感,常用来改进食品的可口性和某些食用性。糖类是甜味物质的最好代表,除了糖及其衍生物外,还有许多非糖类的天然化合物也具有甜味。

来自食物自身的天然甜味物很多,可以分为两类,一类是糖及其衍生物糖醇,如蔗糖、葡萄糖、果糖、乳糖、半乳糖、棉籽糖、山梨醇、甘露醇、麦芽糖、麦芽糖醇等;另一类是非糖天然甜味剂,如甜蜜素、三氯蔗糖、甜叶菊苷、二肽和氨基酸衍生物等。

传统的天然甜味物质来源主要有甘蔗、甜菜、蜂蜜,以及许多水果等,主要成分为蔗糖、果糖和葡萄糖。鉴于糖尿病、高血压、龋齿、肥胖等的高发及相关人群需要,新的天然甜味物质及其资源也渐受重视,如来自甜叶菊中的甜菊苷、甘草中的甘草酸、甜茶悬钩子中的甜茶素、西班牙酸橙果皮中的新橙皮苷、罗汉果中的罗汉果苷、马槟榔中的甜蛋白,以及各类天然糖醇等。一般认为,传统的甜味物质的甜味与糖类含有羟基有关,然而,多羟基化合物的甜味相差很大,再者,许多氨基酸、某些金属盐和不含羟基的化合物也具有甜味。

2. 影响甜味的因素 甜味的强度可用甜度表示,这是甜味剂的重要指标,但目前甜度只能凭人的味感判断。通常是以在水中较稳定的非还原蔗糖为基准物,如以 5% 或 10% 的蔗糖水溶液在 20℃ 时的甜度(甜度倍数)称为比甜度。一些甜味剂的比甜度如表 2-1-36 所示。

表 2-1-36 以蔗糖作为对照的多种糖和糖醇在水溶液中(%,W/W)的甜度比较

甜味剂	比甜度	甜味剂	比甜度	甜味剂	比甜度
α-D-葡萄糖	0.40~0.79	蔗糖	1	木糖醇	0.9~1.4
β-D-果糖	1.0~1.75	β-D-麦芽糖	0.46~0.52	山梨糖醇	0.5~0.7
α-D-半乳糖	0.27	α-D-乳糖	0.16~0.38	甘露醇	0.68
α-D-甘露糖	0.59	β-D-乳糖	0.48	麦芽糖醇	0.75~0.95
β-D-甘露糖	苦味	棉籽糖	0.23	半乳糖醇	0.58
α-D-木糖	0.40~0.70	转化糖浆	0.8~1.3	乳糖醇	0.35

影响甜度的主要因素有:浓度、温度和味感物质之间的相互作用。总的来说,天然甜味物质的甜度随着浓度的增加而提高,尤以葡萄糖最为明显;在较低的温度范围内,温度对蔗糖、葡萄糖甜度影响较小,但对果糖的甜度影响却十分显著;将各种糖液混合使用时,会产生一定的相乘效应,相互提高甜度。

(三)酸味物质

1. 酸味的来源与特点 酸味感是动物进化过程中最早的一种化学感。从化学的角度看,酸味来自于氢离子,几乎在溶液中能解离出氢离子的化合物都能引起酸感。当呈味物质的稀溶液与口腔中舌头黏膜相接触时,溶液的氢离子刺激黏膜,从而产生酸感。由于舌黏膜能中和氢离子,可使酸感逐渐消失。但如果酸味物质较多,或还有未解离的酸分子存在时,酸可继续在口腔内解离出氢离子,使酸味感维持较长时间。

溶液中的氢离子是由酸性化合物解离产生的,而食物中的酸性物质溶解于唾液时,也同样产生氢离子,引起酸感。食物的酸碱性一般在 pH 1.0~8.4 的范围内。人的唾液 pH 在 6.7~6.9。常见大多数食物的 pH 在 5~6.5,这与唾液的 pH 很接近,所以,一般难以察觉出酸味。当 pH 低于 5.0 时,人就会感觉有酸味,当 pH 低于 3.0 以下,就会感到强烈的酸味,并且这种酸味感难以使人适口。与其他基本滋味相比,人体酸味感受器和传导机制仍然需要深入研究。

食物常见的酸味组分主要有醋酸、柠檬酸、乳酸、酒石酸、苹果酸、延胡索酸、葡萄糖酸、抗坏血酸等。人类早已适应了一些含酸的食物,人们喜食的多数水果、某些蔬菜都含有一定种类的酸,如苹果酸、柠檬酸、琥珀酸等。

2. 影响酸味的因素 酸味的阈值比甜味和咸味的要低。很多酸味物质在 0.001mol/L 的溶液中就能让人感觉到酸味,浓度过高就有很强的不快感。神经末梢遇到氢离子将感到疼痛,疼痛的强度与酸强度有直接联系。

不同的酸具有不同的味感,酸的浓度与酸味之间并不是一种简单的相互关系。酸的味感是与酸性基团的特性、pH、滴定酸度、缓冲效应等密切关联,也与其他化合物尤其是糖的存在相关,食物、食品和饮料中的糖酸比是决定产品是否酸甜可口的一个重要指标。

(四)苦味物质

1. 苦味物质的来源与特点 苦味(bitter)是食物中很普遍的味感,许多有机物和无机物都具有苦味。单纯的苦味并不令人愉快,但当它与甜、酸或其他味感调配得当,能

形成一种特殊的风味,例如苦瓜、白瓜、茶、咖啡等,广为人民喜爱。一方面,很多苦味剂具有药理作用,"良药苦口利于病"、"苦尽甘来",都在某一个层面显示了苦味物质可能的生理功能;另一方面,食品和药品工业也有可能包埋苦味物质或者屏蔽苦味感受器,以达到食用或药用效果,尤其针对婴幼儿,当其不能吞咽胶囊化或大粒固体食品或药品时,在保证苦味物质食效或药效的前提之下,屏蔽苦味感受器可能是一种较好的选择。

苦味物质广泛存在于自然界,植物中主要有各种生物碱和藻类,动物中主要存在于胆汁中。常见的苦味物质有嘌呤类和糖苷类苦味化合物,前者包括主要存在于咖啡、可可、茶叶等植物中的咖啡碱、茶碱,后者包括存在于柑橘、桃、杏仁、李子、樱桃等水果中新橙皮苷、柚苷和苦杏仁苷等。有些苦味物质受热或在酶的作用下,会发生分解,导致苦味减弱乃至消失,如啤酒花中的α-酸和异α-酸在煮沸或在碱溶液中煮沸,则会发生分解,苦味消失。必须指出,有些糖苷类苦味物质酶解时,会生成剧毒的氢氰酸,所以杏仁不能生食,而必须在煮沸漂洗之后,方可食用。

2. 影响苦味的因素 虽然苦味物质数量多、结构差异大,但它们都与 *TAS2R* 基因相关。现代基因组学研究推定,动物 TAS2R 苦味感受器差异很大,从 2~70 个不等,人类 *TAS2R* 全基因约含 25 个苦味感受器,它们对苦味物质的感受能力存在差异,即:这些感受器的数量与同源苦味物质的数量并不一致,例如:一项研究表明,用 104 种苦味物质测试三个最普遍的苦味感受器 TAS2R10、TAS2R14 和 TAS2R46,它们中的每个都能感受受测数量的三分之一,三个感受器能感受到的受测苦味物质数量的一半;其中的 TAS2R14 被证实能感知到 121 种苦味化合物,而另有 111 种苦味物质却感知不到。和上述三个"广谱"感受器迥异,TAS2R3、TAS2R5、TAS2R8、TAS2R13、TAS2R41、TAS2R49

和 TAS2R50 却只能感知到极少数苦味化合物。认识到这一点,有助于我们了解人类乃至动物对食物苦味的感觉差异。

苦味物质和甜味物质一样,苦感依赖于分子的立体化学结构,受到分子特性的制约。氨基酸 D-异构体呈甜味,而 L-异构体呈苦味。就化学结构而言,苦味物质一般含有下列几种基团:—NO_2、$N\equiv$、—S—、—S—S—、$=C=S$、—SO_3H 等。无机盐类中的 Ca^{2+}、Mg^{2+}、NH_4^- 等离子也能产生一定程度上的苦味。大量的研究发现,脂类和碳水化合物分子中碳原子数与其分子中所含的亲水羟基数的比值 R 与呈味有关,R 小于 2 呈甜味,R 大于 7 则无味,R 在 2~7 之间呈苦味。例如 R=5.2 的牛黄胆酸,甘氨胆酸味道极苦;R 小于 2 的胆醇、己糖戊糖等则呈现甜味。

(五)鲜味物质

1. 鲜味物质的来源与特点 早在 1908 年,日本学者 Ikeda 分离得到了关键的鲜味刺激物 L-谷氨酸,直到在一个世纪之后的 2002 年,鲜味感受器被发现,鲜味才作为基本味觉被广为认同和接受。鲜味是食品的一种能引起强烈食欲、可口的滋味,呈味成分有核苷酸、氨基酸、肽、有机酸等物质。

就鲜味分子而言,谷氨酸钠和 5'-核苷酸类提供了特征性的愉快鲜味,现今,谷氨酸钠(MSG)、鸟苷酸二钠(GMP)和肌苷酸二钠(IMP)是鲜味剂市场的三大基本化学成分,对应的调味品分别是味精和"I+G"(IMP 和 GMP 的组合)。除了传统的七种基础鲜味物质分子(图 2-1-8)之外,近些年,大量不同分子结构和类别的鲜味分子被鉴定出来,包括一些短肽。

目前,出于经济效益、副作用和安全性的考虑,作为鲜味剂主要有谷氨酸型和核苷酸型。谷氨酸型鲜味剂属脂肪族化合物,在结构上有空间专一性要求,若超出其专一性范

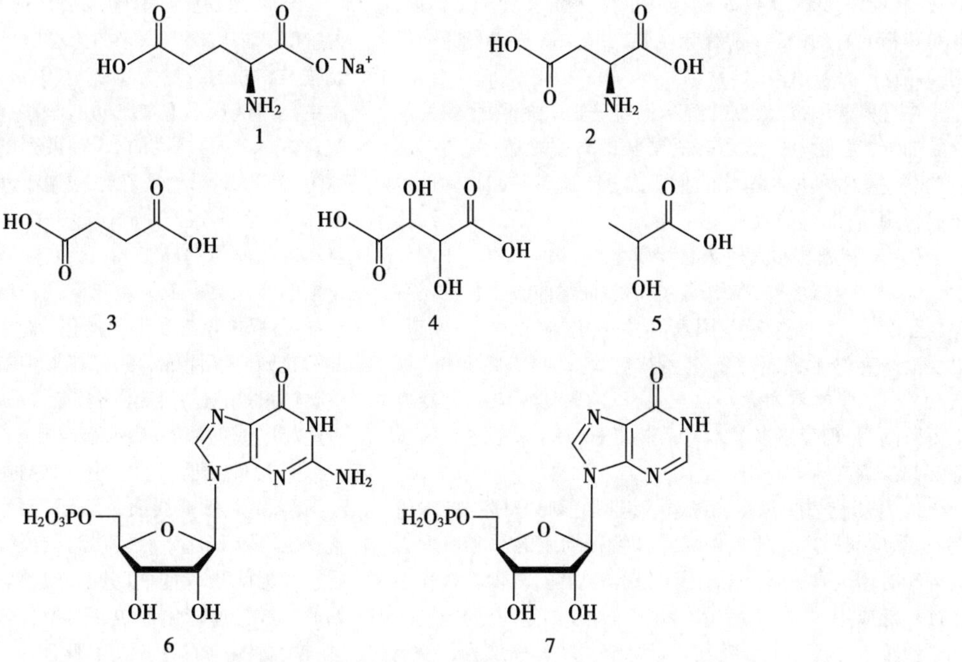

图 2-1-8 基础鲜味物质分子结构
(1:L-谷氨酸钠;2:L-天门冬氨酸;3:琥珀酸;4:酒石酸;5:乳酸;6:5'-鸟苷酸;7:5'-肌苷酸)

围,将会改变或失去鲜味感。它们的定味基是两端带负电的功能团,如—COOH、—SO₃H、—SH、C ＝O 等,助味基是具有一定亲水性的基团,如 α-L-NH₂、—OH 等;凡与谷氨酸羧基端连接有亲水性氨基酸的二肽、三肽也有鲜味,若与疏水性氨基酸相接则将产生苦味。核苷酸型鲜味剂属于芳香杂环化合物,结构也有空间专一性要求,其定位基大的亲水的核糖核酸,助味基是芳香杂环上的疏水取代基。琥珀酸及其钠盐均有鲜味,它在鸟、兽、禽、畜等动物中均有存在,而以贝类中含量最多。

人类对鲜味的感觉是与生俱来的,与富含蛋白食物的摄入密切相关。新生儿天生就能感知 L-谷氨酸,这是母乳中含量较多的氨基酸。鲜味分子 L-谷氨酸和 L-天门冬氨酸代表了各类生物代谢必需的蛋白原氨基酸,因此,食物和调味剂中含有大量的 L-谷氨酸,如肉、奶酪、鱼子酱、酱油、番茄酱、酵母提取物等。

2. 影响鲜味的因素　鲜味是一种复杂的综合味感,甜酸苦咸四原味、香气以及质地协调时,也可感觉到可口的鲜味。鲜味物质的鲜味强度和其分子结构密切相关,含羧基的鲜味分子经过酯化、酰胺化,或加热脱水形成内酯、内酰胺后,均降低鲜味。

在天然氨基酸中,L-谷氨酸钠俗称味精,具有强烈的肉类鲜味。味精的鲜味是由 a-NH₃ 和 γ-COO-两个基团静电吸引产生的,因此在 pH＝6 时,几乎全部解离,鲜味最高;在 pH＝7 以上时,由于形成二钠盐,鲜味消失。食盐是味精的助鲜剂。味精有缓和咸、酸、苦的作用,使食品具有自然的风味。L-谷氨酸的二肽也有类似味精的鲜味。L-天冬氨酸的钠盐和酰胺亦具有鲜味,是竹笋等植物性食物中的主要鲜味物质。

在核苷酸中,能够呈鲜味的有 5′-肌苷酸、5′-鸟苷酸和 5′-黄苷酸,前二者鲜味最强。此外,5-脱氧肌苷酸及 5-脱氧鸟苷酸也有鲜味。这些 5-核苷酸单独在纯水中并无鲜味,但与味精共存时,则味精鲜味增强,并对酸、苦味有抑制作用,即有味感缓冲作用。

在有机酸中,最典型的鲜味代表是琥珀酸,微生物发酵食品如酿造酱油、酱、黄酒等的鲜味都与琥珀酸存在有关,琥珀酸钠是各种贝类鲜味的主要成分。琥珀酸如与其他鲜味料合用,有助鲜的效果。

（六）刺激味和其他味感物质

除上述风味之外,在中国,人们多描述的滋味感觉还有辣、涩、麻、凉等四种;有些国家消费者还描述金属味、碱味;以及近来有学者提出淀粉味、脂肪味、浓厚味(kokumi)等概念。鉴于学术界尚无一致意见,以及人体相应感受器也未得以阐明,现今诸多学术专著将五种基本味觉之外的味感统归入刺激味。

1. 辣味物质　辣感被普遍认识到是刺激口腔黏膜、鼻腔黏膜、皮肤所产生的一种痛觉和特殊灼感的总和。适当的辣味有增进食欲、促进消化液分泌的功能,在食品调味中已被广泛应用。

食物中的辣味分子随其非极性链的增长而加剧,在 C9 左右达到最高峰,然后随之下降,称之为 C9 最辣规律。辣椒素、胡椒碱、丁香、大蒜素、芥子油、生姜素等都是双亲分子,其极性头部是定位基,非极性尾部有助位基。大量研究资料表明,其辣味符合 C9 最辣规律。

一般而言,脂肪醇、醛、酮、酸的烃链也有类似的辣味变化。上述辣味分子尾链如无顺式双键或支链时,在 n-C12 以上将丧失辣味;若链长虽超过 n-C12 但在 ω 位邻近有顺式双键,则还有辣味。顺式双键越多越辣,反式双键影响不大;双键在 C9 位上影响最大;苯环的影响相当于一个 C4 顺式双键。一些极性更小的分子如 BrCH ＝CHCH₂Br、CH₂ ＝CHCH₂X（X ＝NCS、OCOR、NO₂、ONO）、(CH₂ ＝CHCH₂)₂Sn(n＝1、2、3)等也有辣味。

从人的感觉来看,辣味物质分为热辣味、辛辣味和刺激性辣味三类。热辣味物质包括辣椒素、胡椒碱,主要存在于辣椒、胡椒中。

辛辣味物质主要为邻甲氧基酚基烷基酮类,如生姜中的 6-姜酚、8-姜酚和 10-姜酚,生豆蔻和丁香中的丁香酚和异丁香酚;刺激性辣味物质包括蒜素、二烯丙基化物、丙基烯丙基二硫化物和异硫氰酸酯类化合物,这些含硫刺激性化合物在葱、姜、蒜、芥末和萝卜中普遍存在。大蒜和洋葱在烹调受热后,刺激性辣味减弱,甚至消失,产生甜味,是因为含硫化合物中的二硫键破坏所致。

2. 涩味物质　涩感是因舌头黏膜受到刺激后,产生了收敛的感觉。当口腔黏膜蛋白质被凝固,就会产生收敛,此种感觉便是涩味。因此,涩味不是由于作用味蕾所产生的,而是由于刺激触觉神经末梢所产生的。

引起食品涩味的主要化学成分首先是多酚类化合物,其次是铁金属、明矾、醛类、酚类等物质,有些水果和蔬菜中的草酸、香豆素和奎宁酸等也会引起涩感。食物涩味典型例子是未成熟柿子,主要由生柿子里含有的酚类化合物引起,随着柿子的成熟,相应的酚类化合物被氧化,涩味即消失。

3. 麻味物质　麻也被认为是一种刺激性痛觉。食物中麻味物质的典型来源为花椒,有调研分析显示,花椒中酰胺类物质的含量为 1.27～20.11mg/g。花椒中的麻味物质主要为链状不饱和脂肪酸酰胺,目前至少发现有包括山椒素(sanshool)在内的 25 种系列麻味化合物,这类物质被称为"花椒麻味物质"或"花椒麻素",如:羟基-山椒素的 α-、β-、γ-和 ε-四个异构体等。不同麻味分子带来的麻味感及其麻味阈值差异交大,其中,羟基-α-山椒素麻味最强,对花椒的麻味贡献最大。花椒或花椒油在贮藏过程中,因羟基-α-山椒素容易发生异构化、水解以及氧化,麻味会降低。针对花椒麻度评价。除了花椒中的麻味物质外,其他一些植物(如紫花前胡、蜜柑草、艾纳香、小鱼眼草)也鉴定出了一些相同或类似的麻味化合物。

4. 凉味物质　凉感主要来自上皮组织对低温的响应,薄荷醇和 D-樟脑代表一类清凉风味物,它们既有清凉味感,又有清凉嗅感。薄荷醇具有易挥发、不耐高温、凉味作用持续时间短、短期凉感十分强烈等特点。食物和食品中的薄荷醇是凉味化合物的典型代表,天然薄荷醇存在于唇形科植物薄荷的茎、枝、叶和花中,有多种异构体,其中左旋薄荷醇致凉效果最显著。现今食品工业中,凉味剂的研发多以左旋薄荷脑的凉味强度、清凉味感和嗅感的优缺点作为对照。

三、各类食物风味物质的组成与特点

（一）果蔬类食物的风味物质

1. 水果　水果的滋味物质组成主要以糖、酸为主。在风味物质类别上，差异主要表现在香味物质的组成和含量。

一般而言，水果的香气会随着果实的成熟而增强，成熟的水果香气浓郁，总体上表现为清香与芳香的综合。香蕉、苹果、梨、杏、杜果、菠萝和桃子在充分成熟时芳香气味浓而突出，草莓、葡萄、荔枝、樱桃、石榴等在完整鲜果状态时气味并不浓郁，但在打浆或榨汁之后，气味明显，清香味突出。

大多数水果的香气成分以脂肪烃类和酯为主，其次是醛类、醇类、酮类、内酯和挥发酸，这些香气成分在植物自然代谢过程中产生，对人工催熟的果实，其香味成分的含量和组成都不及自然成熟的果实丰富，这是因为果实采摘后离开母体，代谢能力下降等因素所致，有的酯类化合物含量差异甚至达到50%。

柑橘类中萜、醇、醛和酯皆较多，以挥发性萜类最突出，是特征风味的主要贡献者。例如，甜橙中的巴伦西亚橘烯、金合欢烯及桉叶-2-醇，红橘中的香草酚（百里香酚）、长叶烯、薄荷二烯酮、柠檬中的β-甜没药烯、石竹烯和α-萜品烯等。

苹果中的主要香气成分为醇类、酯类、醛类，其特征香气化合物主要有2-甲基丁酸乙酯、已醛、2-己烯醛等。

香蕉中的主要香气成分包括酯、醇、芳香族化合物及羰基化合物。以乙酸异酯低碳链酯构成了香蕉的特征香味，香蕉中的芳香族化合物主要有丁香酚、丁香酚甲醚、榄香素和黄樟脑等。

菠萝中酯类气味物十分丰富，包括酯、内酯、烃类、醛、酸等，其中己酸甲酯、乙酸乙酯、丁酸乙酯等8种直链或支链小分子酯类是其最重要的特征风味化合物，此外，包括γ-辛内酯在内的至少11种内酯、辛醛、香草醛、苯乙酸等也被鉴定为新鲜成熟菠萝的特征风味组成。

桃子中酯、醇、醛和萜烯为主要香气成分，桃子的香气成分中以含有C6~C11的γ-内酯及δ-内酯为特征。γ-十一内酯又叫桃醛，在其他水果很少含有这种化合物。桃醛和苯甲醛为其特征风味物。

葡萄因品种不同而产生极大的香气差别，玫瑰葡萄因含有丰富的单萜醇而特别香。葡萄中特有的香气是邻氨基苯甲酸甲酯，而醇、醛和酯类是各种葡萄中的共有香气类别。如美国的Concord品种主要香气成分是邻氨基苯甲酸甲酯、2-甲基-3-丁烯-2-醇，但在Muscat品种的香气成分未测出邻氨基苯甲酸甲酯，它的香气由芳樟醇和香叶醇等组成。

石榴的挥发性风味组成主要有2-甲基丁酸乙酯、已醛、β-蒎烯、（Z）-3-己烯醛、β-月桂烯、莳烯、β-石竹烯、2(5H)-呋喃酮、2-乙基己醇等。

草莓因品质易变，虽然已先后检测出300多种挥发性物质，并且已知头香成分主要是醛、酯和醇类，但哪些为特征香气成分尚未研究清楚。

西瓜、甜瓜等葫芦科果实的气味由两大类气味物支配，一是顺式烯醇和烯醛，二是酯类。

2. 蔬菜　绝大多数蔬菜的风味没有水果那样浓郁，强度也很弱。但气味却多种多样。百合科蔬菜（葱、蒜、洋葱、韭菜、芦笋等）具有刺鼻的芳香；十字花科蔬菜（卷心菜、芥菜、萝卜、花椰菜）具有辛辣味；伞形花科蔬菜（胡萝卜、芹菜、香菜等）具有微刺鼻的特殊芳香与清香；葫芦科和茄科中的黄瓜、青椒和番茄等具有显著的青鲜气味，马铃薯也属茄科蔬菜，具淡淡的清香气。

百合科蔬菜最重要的气味物是含硫化合物。例如：二丙烯基二硫醚物（洋葱气味）、二烯丙基二硫醚（大蒜气味）、2-丙烯基亚砜（催泪而刺激的气味）和硫醇（韭菜中的特征气味物）。大蒜中的主要风味活性成分是大蒜辣素（化学名为二烯丙基硫代亚磺酸酯），具有强烈的刺激性和特有的辛辣味；但完整的大蒜中不含大蒜辣素，大蒜辣素是在破坏大蒜组织细胞后由大蒜中的蒜氨酸经蒜酶催化反应所得。大蒜辣素不稳定，可降解为大蒜素（化学名为二烯丙基三硫醚）等物质。

十字花科蔬菜最重要的气味物也是含硫化合物。例如：卷心菜以硫醚、硫醇和异硫氰酸酯及不饱和醇与醛为主体风味物，萝卜、芥菜和花椰菜中的异硫氰酸酯是主要的特征风味物。经烹调后的香气成分中含有许多不饱和化合物，经不同的处理方法的洋白菜风味成分有些变化。

葫芦和茄科蔬菜中的黄瓜、番茄具有青鲜气味，有关的特征气味物是C6或C9的不饱和醇类和羰基化合物。例如：青叶醇和黄瓜醛。青椒、莴苣（菊科）和马铃薯等也具有清香气味，有关特征气味物包括吡嗪类。黄瓜的香气成分主要由羟化物和醇类化合物组成，这些风味化合物是以亚油酸和亚麻酸为前体合成的。黄瓜瓜蒂部分成苦味，主要是由葫芦素引起的，日本人认为该成分具有抗癌作用。辣椒中含有的辣味物质是一种香草酰胺类生物碱，辣椒果实中的辣味成分有辣椒素、二氢辣椒素、降二氢辣椒素、高二氢辣椒素及高辣素等，其中辣椒素辣味最强，可达辣椒素组成的69%以上。辣椒中的辣椒素含量越高，辣味越强。

伞形花科蔬菜的胡萝卜、芹菜的风味物中，萜烯类气味物地位突出，它们和醇类及羰基化合物共同组成主要气味贡献物，形成有点刺鼻的清香，其中芹菜的特征香气较为特别，主要是由3-丁烯基苯酞、丁二酮等贡献。

（二）粮油类食物的风味物质

1. 稻米　稻米的香气因品种、产地、气候、加工方式等不同。脱除稻壳后的新鲜大米香味主要由外层的部分挥发性成分引起的，经检测，米糠的挥发成分在250种以上，其中内酯类物质香气温和、甜而浓重，是米糠气味的主要成分。米糠的挥发性成分参与了米饭的香气形成，加工精度不同的大米，在形成米饭香气时的前体物组成发生了变化，因而香气也发生了变化。精度越高的米煮出的米饭其香气越弱。

2. 小麦　小麦挥发性风味成分较为单一，主要为C1~C9的醇类。

3. 玉米　玉米的挥发性成分也主要为C1~C9的小分子醇类。

4. 大豆　干大豆的气味并不强烈，鲜大豆在加工过程

中能产生豆腥味,主要是大豆中脂肪物质。

5. 花生 新鲜花生有豆香气,但不强烈,主要由己醛、辛醛等产生。炒花生的主体风味是由脂肪族羟化物、苯乙醛化合物等为主体的香气,由蛋白质、氨基酸、糖类以及占干重的约50%脂肪所形成的味感,加上由花生仁组织结构所产生的酥脆口感三部分组成。

6. 油脂 对食用油脂而言,绝大多数的精炼植物油因经过脱色和脱臭等加工,挥发性风味基本被脱除,典型的代表即为色拉油。而市场上以风味见长的油脂多为压榨油脂,如芝麻油、花生油和橄榄油等,为了使得芝麻油和花生油的香味突出,加工过程还引入了焙炒工序,使得花生油和芝麻油的浓香不仅仅含有花生、芝麻原有的风味成分。初榨橄榄油的香味主要包括醛、醇、酯、烃、酮和呋喃等,其中最主要的挥发性化合物 C6 和 C5。产自欧洲的绝大多数初榨橄榄油的挥发性香味组成有己醛、反-2-己烯醛、1-己醇和3-甲基-1-丁醇。

(三) 畜禽类食品的风味物质

1. 畜禽肉类 生肉呈现出一种血样的腥膻气味,只有在加热煮熟或烤熟后才具有本身具有特征的香气,肉香通常指的是加热的香气。禽肉类产品的风味主要是动物在宰杀之后肌肉蛋白质、脂肪等变化的基础上形成的。另外,畜禽的种类、品种、年龄、饲养条件等也会影响肉的香气。屠宰前动物精神上的紧张、恐惧也影响到肉中的糖原含量以及代谢状况,从而影响到风味前体的含量,造成风味上的差别。

肉类的肉香主要取决于脂肪的含量,另外不同加工方式得到的熟肉香气也存在一定差别,如煮、炒、烤、炸、熏和腌肉的风味各别具一格。其中猪、羊的脂肪则含有生成特征性香气因子。另外,不同部位的脂肪对肉香的影响也不同,其中从肌肉中提取的脂肪比皮下脂肪含有更多的磷脂和胆固醇,而这些物质在加热和冷冻时容易产生香气物质。生肉嗅感成分主要有硫化氢、甲(乙)硫醇、乙醛等。

各种熟肉中关键而共同风味成分主要有三种:含硫化合物、呋喃类化合物和含氮化合物,另外还有羰基化合物、脂肪酸、脂肪醇、内酯、芳香族化合物等。猪和羊肉的风味物种类相对少于牛排,分别均已鉴定出 300 多种挥发物。

与牛肉相比,猪肉的脂肪含量及不饱和度相对更高,表现了与牛肉风味的一定差别,猪肉的香气物中的内酯、不饱和羰基化合物和呋喃类化合物均比牛肉的含量高。羊肉中脂肪、游离脂肪酸及其不饱和度都很低,但却含有一些特殊的带支链的脂肪酸(如4-甲基辛酸、4-甲基壬酸和4-甲基癸酸),所以羊肉的挥发性羰基化合物比牛肉还少,带有中等碳链长度的含支链脂肪酸特表现出羊肉的膻气。鸡肉香气的特异性与它含有更多的中等碳链长度的不饱和羰基化合物相关,其特征性风味成分主要有(2E,4Z)-癸二烯醛和(2E,5Z)-十一碳二烯醛等风味物。

2. 禽蛋类 蛋中风味物质或味物质前体主要为糖、氨基酸和脂类等,加工之后,因各组分的相互作用产生了特有的香味。已报道的鸡蛋主要挥发性风味物质多达 20 种以上,包括吡嗪类、小分子醛、醇、酮、硫醚、酸、胺、内酯等。

3. 乳类 乳制品均以香气很淡的鲜牛奶作为出发原料,经过加工后形成了每种制品的不同特征性香味。形成乳制品特征性香气的原因主要有两方面:第一,新鲜的香气成分会在加工的过程中伴随着乳脂肪的转移而发生分配。牛乳中的香气成分是由亲油性高的多种成分和亲油性低的多种成分组成,所以随着脂肪的分离程度,这些香气成分也分到不同的制品中。鲜奶、稀奶油和黄油的香气成分的差异就是如此。第二,在加工的过程中形成新的香气成分,在乳类储存和加工过程中存在着变质、走味等负面因素,但也是形成乳制品特征性香气的重要原因,主要由酶促反应、自动氧化和微生物作用催生。

非发酵乳制食品常见的有:鲜奶、稀奶油、黄油、炼乳,主要香气成分包括:酸类化合物、羧基化合物、脂类化合物、硫化物等。脂类化合物中,C4～C12 的低、中级脂肪酸对香气的直接贡献较大,但从香气前体的性质来看,长链脂肪酸则更为重要。有人认为,4-顺庚烯醛是奶油样香气的特征化合物。而乳制品的不良气味主要来自酸败和氧化产生的臭味。

奶粉和炼乳的加工中,奶中固有的一些香气物质因挥发而部分损失,但加热又产生了一些新的风味物。例如,脱脂奶粉中糠醛、丁酸-2-糠醇酯、烷基吡嗪、N-乙基-2-甲酰吡咯、邻甲基苯、苯甲醛和水杨醛的增加,会导致脱脂奶粉不新鲜气味的出现。甲基酮和烯醛等气味成分也在奶粉与炼乳中增加。加热产生这些风味的反应包括美拉德反应、脂肪氧化和一些二级反应。

(四) 水产类食品的风味物质

水产品风味所涉及的风味范围比畜禽类食品更为广泛。这一方面是因为水产品的品种更多,不仅包括动物种类的鳍鱼类、贝壳、甲壳类等不同品属,而且还包括某些水产植物种类。另一方面,水产品的风味性质随新鲜度变化也比其他食品更为明显。

水产动物类食品的风味主要由它们的嗅感香气和鲜味共同组成。其鲜味成分主要有 5'-肌苷酸、氨基酰胺及肽类、谷氨酸钠和琥珀酸钠等。除了氨基酰胺和肽,MSP 由蛋白质水解产生外,5'-IMP 则是由肌肉中的三磷酸腺苷(ATP)降解而来的。ATP 的降解不仅与水产动物的新鲜度有关,而且对鱼和贝类后熟风味的形成至关重要。当水产动物死亡后,体内的 ATP 即发生分解生成 ADP 和 AMP,AMP 进一步降解产生 IMP。一般鱼类完成这个过程的熟化时间很短,如果从死亡到加工或烹调的时间过长时,IMP 会进一步降解为无味的肌苷,甚至会形成有苦味的次黄嘌呤,乌贼、章鱼、贝壳等由于体内不含有 AMP 脱氢酶,故不能产生 IMP。它们的鲜味是由其他成分如氨基酸、肽、酰胺和琥珀酸等综合形成的,这些水产品另有独特的风味。

鱼类常因鲜度、加工方法的不同而呈现不同的嗅感。新鲜鱼有淡淡的清鲜气味,这是因鱼体内含量较高的多不饱和脂肪酸,在内源酶作用下,产生了中碳链的不饱和羰基化合物,如:1,5-辛二烯-3-酮。鱼新鲜度稍差时,鱼的肌肉和脂肪会发出特殊的香臭气味,以腥臭为主。当鱼的新鲜度继续降低时最终会产生一种腐败的臭气,鱼死后,腥气会增加。这是因为腐败菌和酶的作用所致,包括体内固有的氧化三甲胺转变为三甲胺,ω-3 不饱和脂肪酸转化为 2,4-

癸二烯醛和2,4,7-癸三烯醛,赖氨酸和鸟氨酸转化为六氢吡啶及δ-氨基醛等。

与生鱼比,熟鱼的嗅感成分中挥发性酸含氮化合物等的含量都有所增加,产生了熟肉的诱人香气。煮熟的鱼肉中鲜味成分丰富,除了氨基酸类、肌苷酸类鲜味成分外,由高度不饱和脂肪酸转化产生的气味物质也相对丰富,但由于鱼肉质构易受热破坏,加工中受热时间比其他动物的短,所以与畜禽肉的风味差异很大。

(五)真菌类食物的风味物质

真菌类食物的主要代表是食用蘑菇。蘑菇子实体中挥发性化合物组分包含了不同的化学类别,而且浓度各异(相差几个数量级很普遍)。除食用、药用外,许多食用蘑菇因其独特诱人的风味而受到消费者的青睐,也引发了食品科学、香料香精科学界的高度关注。古罗马皇帝Nero之所以将蘑菇命名为"cibus deorum"(上帝的食品),据说就是因为蘑菇愉悦的风味使然。如今,中餐馆中的汤类菜单,几乎少不了菇类,其挥发性香味首先就激发了人的食欲。

在真菌中,就产天然挥发性化合物而言,食用蘑菇很可能是最富开发挥发性风味物质前景的候选族。来自双孢蘑菇的酶工业化生产的天然1-辛烯-3-醇被报道获得了突破,对蘑菇风味特性的鉴别或新的挥发性次级代谢产物的发现,可作为蘑菇香气成分化学分类学的一个突破。

目前发现,已经至少有220种野生蘑菇子实体的挥发性化合物被调查报道。早期研究报道"蘑菇"气味来含有8个碳的脂肪族氧化化合物系列(文献中常简称为C8系列化合物),典型的代表化合物1-辛烯-3-醇由Murahashi首先从松蕈中分离鉴定;此后,除C8系列化合物外,愈来愈多的挥发性化合物被鉴定为不同蘑菇子实体的风味成分,一个里程碑式的例子就是香菇素精,即1,2,3,5,6-亚硫杂环庚烷的分离。香菇中的硫风味生物化学,被认为与葱属植物(如大蒜、洋葱、香葱)类似。为何有些蘑菇能产生如此大量的外源性含硫化合物,仍然是一个谜。此外,蘑菇中也富含诸多挥发性的风味萜。

(六)发酵食品的风味物质

1. **白酒** 白酒是各类谷物通过不同工艺的发酵、再通过蒸馏获得的、乙醇含量较高的酒,被誉为中国的国酒,迄今已有2000多年的历史。白酒外观澄清透明,风味化合物十分丰富。迄今,在各种白酒中,迄今已鉴定出1870多种挥发性化合物,包括醇、酯、酸、芳香族类、酮、含氮化合物、含硫化合物、杂环化合物、酚、萜、内酯等。在白酒的风味化合物中,醇类是白酒中最多的香气成分,其中乙醇含量最多,是形成白酒独特风味的重要成分之一。乙醇和挥发性的直链或支链饱和醇是最突出的醇,乙酸乙酯、乳酸乙酯和己酸乙酯是主要的酯,乙酸、乳酸和己酸是主要的酸,乙缩醛、乙醛、丙醛、糠醛、丁二酮是贡献大的羰基化合物。

2. **果酒** 果酒的香气成分主要是芳香和花香两大类。消费量最大的果酒为葡萄酒。葡萄酒中已经鉴定的挥发性香味物质已不下数百种,但因其中大多数分子的香值低于1,只有60种左右的挥发性化合物对葡萄酒的特征香气形成具有贡献。其中有20种基本香味物质在所有葡萄酒中都存在,而且浓度差异也不大。这些化合物包括:乙醇及高

碳醇系列(如丁醇、异戊醇、己醇、苯乙醇)、酸系列(如乙酸、丁酸、己酸、辛酸和异戊酸)、脂肪酸乙酯系列、乙酸酯类、羰基化合物和二乙酰类化合物。另有约16种化合物属于葡萄酒中的微妙香味物质,也几乎存在于所有的葡萄酒中,它们包括:挥发性酚类(如愈创木酚、丁香酚、异丁香酚、2,6-二甲氧基苯酚和烯丙基-2,6-二甲氧基苯酚),呈现水果味和苹果味的脂肪酸乙酯,高碳醇乙酸酯,环或支链脂肪酸乙酯,C8~C10的直链醛,支链醇(如2-甲基丙醇、2-甲基丁醇和3-甲基丁醇),酮,对一些红酒的桃香有贡献的直链γ-内酯,香草醛及其衍生物,带焦糖香味的呋喃酮、环高呋喃酮和麦芽酚。在其他葡萄酒共性化合物中,有14种为冲击性香味物质(impact aroma),常在一些特定葡萄酒中检测到,这些化合物以极低的香味阈值,即使在极低的浓度下,也能对葡萄酒的特征香气形成显著影响,如:乙基2-甲基-丁酸酯、2-异丙基-3-甲氧基吡嗪、芳樟醇,顺式玫瑰醚、莎草奥酮和一些硫醇。

3. **啤酒** 啤酒的香气成分含量较多,但总的含量较低。啤酒中含有5%二氧化碳,适量的气体有助于啤酒的香味一致。啤酒中高碳醇的含量比葡萄酒中还低。啤酒有独特的苦味,是由酒花所含有的苦味和造酒过程中产生的苦味成分共同形成的。

4. **发酵乳制品** 发酵乳制品是利用一些专门的微生物菌种来制造的。例如,发酵黄油利用乳酸链球菌,在它们作用下,发酵黄油中除产生了较多乳酸外,还产生了二羟丙酮、3-羟丁酮、乙醛等挥发性分子,使风味发生较大变化。又如,酸奶利用了嗜热乳链球菌和保加利亚乳杆菌发酵,脱酯乳在它们的作用下,除慢慢形成凝胶外,还产生了乳酸、乙酸、异戊醛等重要风味成分,其中乙醇与脂肪酸形成的酯给酸奶带来了一些水果香气。酸奶制作中,消毒和杀菌必然也会影响风味,特别会导致羰基化合物含量波动。酸奶在后熟过程中,在酶促作用下产生的丁二酮已被证明是酸奶重要的特征风味成分。

干酪的制作中常使用混合菌发酵,例如嗜热链球菌、乳脂链球菌和干酪杆菌等,混合发酵一方面促进凝乳,另一方面在后熟期间促进香气物的产生。另外,干酪加工中常引入脂酶,目的是水解乳脂,增加脂肪酸对风味的贡献。奶酪的风味在乳制品中最丰富,它们包括:游离脂肪酸、β-酮酸、甲基酮、丁二酮、醇类、酯类、内酯类和含硫化合物等。

5. **酱油和豆酱** 酱油是由大豆、小麦等原料经曲菌酶作用分解后,在18%食盐中长期发酵而成,再经加热发生褐变反应后,其香味得到显著加强。酱油的香气物包括醇、酯、酸、羰基化合物、硫化物和酚类等。酱油的整体风味,由它的特征香气及氨基酸和肽类所产生的鲜味、食盐的咸味、有机酸的酸味等味感共同组成。

豆酱是由豆类在米曲霉、麦芽曲霉为主的微生物的作用下,经蒸、制曲、发酵等工艺制成。豆酱在发酵过程中豆酱会产生含量较高的乙醇,对其香气具有贡献,此外,豆酱中包括戊醇在内的高碳醇含量也是酱的风味品质的重要指标。

6. **食醋** 食醋的原料可以采用米、酒糟、麦芽、果汁、乙醇等,不同原材料制成食醋都具有各自独特的香气。食醋的主要成分是乙酸,含量在3%~3.5%左右,还含有醇类

如乙醇、辛醇等，也是各种酿制醋的共同香气成分。近来出现的各种果醋除含有传统食醋的一些风味组成外，还融合了水果自身的一些特有风味物质。

7. 面包 面包的风味物质首先由酵母发酵面团产生，其次，一些发酵风味物质会在焙烤时损失，但焙烤过程中又产生了大量新的风味物质，形成面包特有的风味，其化合物组成包括醇、酸、酯、羰基化合物、呋喃类、吡嗪类、内酯、含硫化合物及萜烯类等。

（七）其他类食物的风味物质

1. 茶叶 茶的风味是决定茶叶品质高低的最重要因素。茶叶香气与原料品种、产地、生长条件、成熟度以及加工方法等均有很大关系。目前鉴定的茶香成分有 300 种以上，其中醇、酚、醛、酮、酸、酯较多。除了茶香以外，茶水的苦涩感对茶叶的总体风味也有很大的影响，茶叶中的苦味物质主要是咖啡碱，苦味剂的含量相对稳定，在制茶的过程中含量变化不很大。

2. 咖啡 咖啡的总体香味来自于咖啡豆烘烤时形成的特征香气，其滋味物质由咖啡碱、多酚类化合物以及羟氨反应生成的褐变产物、有机酸等共同组成，包括苦涩感和酸味。咖啡所含的挥发性物质很多，有 580 多种，其香气主要由呋喃类、噻吩类等化合物产生。生咖啡中含有大量的脂肪，其中亚油酸占 47%。这些脂肪酸在加热后生成羟化物，这在咖啡的香气中起到重要的作用。

3. 可可 可可豆油脂含量 50%～55%，在烘烤时，脂质发生氧化裂解，会产生特有的羟化物香气组分，同时，可可豆中的氨基酸和糖类互相作用及热降解，也会产生另一类挥发性物质，如杂环化合物和含硫化合物，从而形成可可豆特有的香气。可可豆中的苦味物质是可可碱和环缩二氨基酸。可可豆的主要产品为巧克力，其整体风味由可可粉中的嗅感物质所形成的特征香气、味感物质所产生的苦涩味以及低熔点的可可脂在口中融化时产生的滑腻感组成。

四、风味物质的测定和评价方法

按风味物质的性质，可分为气味分析法、滋味分析法及风味综合分析法，按分析手段可分为仪器分析法、感官分析法以及仪器感官结合分析法三类。

气味分析的手段主要基于气相色谱（GC）对挥发性物质的分离，然后采用质谱（MS）及其数据库加以鉴定，主要仪器有 GC-MS、GC×GC-MS、GC-MS/MS、GC-O，新的分析改进多是基于 GC 和 MS 本身的改进而衍生出多种名称；传感器的发展催生了电子鼻。气味分析的主要前处理方法至少 11 种以上，包括溶剂提取、水蒸气蒸馏、同时蒸馏萃取、连续液液萃取、动态顶空、固相微萃取、搅拌棒吸附萃取、超临界流体萃取等。总体而言，一个挥发性风味化合物的鉴定必须通过最新的可提供的分析技术详细验证。在实际操作中，这意味着，任何一个个体挥发性化合物的鉴定必须使用两种方法。例如，通过与标准样品比对色谱特征和光谱数据，包括其他高精仪器如 NMR、FT-IR 等的使用。在最常用的 GC-MS 分析中，分别采用极性和非极性柱分析并计算给出色谱保留指数，是当前气味物质鉴定普遍使用的做法。

滋味分析的手段主要包括 HPLC、LC-MS、NMR 和电子舌。也有将气味和滋味结合起来进行分析的尝试，包括电子嘴、电子口腔以新型质构仪等。

必须指出，不论仪器分析手段多么先进，目前尚没有方法完全取代人的感官分析，表 2-1-37 归纳了关于食物/食

表 2-1-37 风味测定及评价部分标准方法

标准名称	标准号	实施日期	备 注
《感官分析 方法学 总论》	GB/T 10220—2012	2012-11-01	等同采用 ISO 国际标准：ISO 6658：2005
《白酒风味物质阈值测定指南》	GB/T 33406—2016	2017-07-01	起草单位共 20 家，包括 16 家国内白酒企业等
《感官分析 包装材料引起食品风味改变的评价方法》	GB/T 25006—2010	2010-12-01	等同采用 ISO 国际标准：ISO 13302：2003
《感官分析 方法学 采用三点选配法（3-AFC）测定嗅觉、味觉和风味觉察阈值的一般导则》	GB/T 22366—2008	2009-01-01	等同采用 ISO 国际标准：ISO 13301：2002
《感官分析方法 风味剖面检验》	GB/T 12313—1990	1990-12-01	等效采用 ISO 国际标准：ISO 6564：1985
《粮油检验 粮食、油料的色泽、气味、口味鉴定》	GB/T 5492—2008	2009-01-20	全国粮油标准化技术委员会
《植物油脂 透明度、气味、滋味鉴定法》	GB/T 5525—2008	2008-08-01	全国粮油标准化技术委员会
《辣椒辣度的感官评价方法》	GB/T 21265—2007	2008-03-01	非等效采用 ISO 国际标准：ISO 3513：1995 采标中文名称：辣椒-斯科维尔指数测定方法
《感官分析 方法学 检测和识别气味方面评价员的入门和培训》	GB/T 15549—1995	1995-12-01	本标准等同采用 ISO 国际标准：ISO 5496：1992
《食用植物油料油脂中风味挥发物质的测定 气相色谱质谱法》	NY/T 3294—2018	2018-12-01	农业农村部
《黄浆水中风味物质的分析方法》	DB34/T 2005—2013	2014-01-05	安徽省质量技术监督局
《梨果实主要风味品质的测定——HPLC 法》	DB32/T 2385—2013	2014-01-20	江苏省质量技术监督局

品中风味评价或测定的部分现行标准方法,作为对技术和理论阐述的补充。大多数标准名称已经体现了所采用的分析手段,有些是直接等同采用国际标准方法,可以作为风味测定和评价的重要参考。

第五节　食品中的酶

酶是食物中天然存在的成分,所有的生物都要进行新陈代谢,在各种相应的酶和酶组的催化下,完成生物化学反应和生理活动过程。在实际生活中,食品酶制剂也是食品加工助剂和添加剂,不仅在现代发酵食品生产中不可或缺,而且在各种食品加工、品质改进、贮藏保鲜、功能性食品和食品分析等领域中都有广泛的应用,如制糖、面团增筋、肉品嫩化或增持水性及弹性、果蔬榨汁、奶酪生产、蛋白改性、功能肽和低聚糖生产、油脂加工、护色增鲜、医学特殊食品和食品检验等。

一、酶的概念和分类

酶是生命活动的重要标志物质之一,几乎一切生理活动和绝大多数生物化学反应都必须有酶的参与,酶使生命存在成为可能。迄今为止已经发现生物酶约有3000多种,而且随着生命科学和酶学研究的发展,还会有新酶被发现。天然酶或酶起催化作用的结构几乎都是蛋白质,另外也有酶活性的核酸,称为核酶或核酸酶。一般无特殊说明的酶均指蛋白质酶类。有些蛋白酶还有一些非蛋白质成分,如碳水化合物、磷酸和辅助因子等,蛋白酶分子量通常在12 000~2 000 000。

酶的种类和来源繁多,为避免命名混乱,酶的命名和分类由国际生物化学协会下设国际酶学委员会(International Enzyme Commission,EC)负责,EC推荐了一套系统命名和分类方案,以催化反应类型和作用底物对酶进行分类和命名。自然界存在6种类型的酶催化生物化学反应,因此把酶分成六大类(表2-1-38)。

EC命名酶有两个方案。一是系统名称(systematic name),又称学名,另外酶可有一个习惯名称,也称俗名(trivial name)。每一个酶还有一个国际酶学委员会编号。例如α-淀粉酶的系统命名为α-1,4-葡萄糖-4-葡萄糖水解酶,其编号为EC 3.2.1.1。EC代表国际酶学委员会;第一个数字代表酶的六大分类之一;第二个数字为大类中的亚类,如在氧化还原酶类中表示氢的供体,转移酶中表示转移的基团,水解酶中表示水解键连接的形式,裂解酶中表示裂解键的形式等;第三个数字是亚类中再进行分类,用来补充第二个数字分类的不足,如表示氧化还原酶中氢原子的受体,转移酶的转移基团再进行细分;第四个数字则表示对相同作用的酶进行流水编号。

二、食物中的酶及其分布

生物活细胞都生产或分泌各种各样的酶,以供细胞自身、组织或整个生物个体的需要。一切食物包括加工食品,都直接或间接来源于动物、植物和微生物。因此食物中都或多或少地保留、残留着各种酶,称为内源酶。

表2-1-38　国际酶学委员会对酶的分类

酶　分　类	亚　类
1. 氧化还原酶 oxidoreductase	脱氢酶
	氧化酶
	过氧化酶
	氧合酶
2. 转移酶 transferase	甲基转移酶
	糖基转移酶
	酰基转移酶
3. 水解酶 hydrolase	脂肪酶
	碳水化合物水解酶
	蛋白酶、肽酶
4. 裂合酶 lyase	脱羧酶
	脱氨酶水解酶
	脱氧酶
	脱硫酶等
5. 异构酶 isomerase	消旋酶
	差向异构酶
	分子内裂合酶
6. 合成酶(连接酶) synthatase	乙酰CoA合成酶等

许多食品加工还需要添加食品酶制剂或含特定酶的微生物制剂,以达到提高产量、改善食品品质及延长保质期等目的,这种酶称为外源酶,食品工业和食品添加剂领域称食品酶制剂。

(一)酶的分布特点

酶在动植物食物、发酵食物的生产中起着重要的作用,即使在食物原料被收获后这些酶仍然起着作用,直到食物中酶的底物被耗尽或加工处理(pH、加热和化学试剂等)导致酶变性时它们才失去活性。

在食品原料的保藏和运输过程中,由于细胞结构的破坏往往导致细胞某些酶的释放和活力增高。例如,番茄成熟后由于果胶酶活力的提高而使番茄组织软化。苹果或马铃薯在切开、挤伤或擦伤后由于多酚氧化酶的作用而快速地褐变。这些是由食品内源酶和感染的微生物酶作用所引起的。

许多食物本身就是活的生物,或是生物的产物,原则上来说食物中存在所有上述六种类型的酶,但酶的含量和活性差别很大。绝大多数食物,如采后的水果、蔬菜,宰后的畜禽胴体、水产,在较长一段时间的贮存期内,其水解酶(各种蛋白酶、糖原水解酶、磷酸酶、淀粉酶、纤维素酶、半纤维素酶、果胶酶等)的活力和含量相对较高,由水解酶催化的反应不需要能量,反应过程也相对简单,它们与食物的后熟、衰老、腐败及相关感官和其他品质特性的产生和变化有关。相对而言,绝大多数食物的合成酶、转移酶的含量和活性相对较低或已经失去活力,这些酶催化的反应需要足够的ATP。动物屠宰后,消耗ATP的合成反应链完全关闭,ATP本身在磷酸酶作用下持续地分解。ATP酶分解的低级产物肌苷(HxR)和次黄嘌呤(Hx)占ATP和系列分解产物之和的百分比是评价肉和水产新鲜度的重要指标,在食品卫生检验学中称之为K值:

$$K = \frac{HxR+Hx}{ATP+ADP+AMP+IMP+HxR+Hx} \times 100$$

K 值≤20 则鱼体绝对新鲜,若 K 值>40 则表明鱼体开始腐败。

人们在食品科研和生产实践中最熟知、控制和应用最多的也是水解酶类。

酶的种类和数量在生物体内的分布是不均匀的。特定的组织、器官含有特定种类的酶。动物的消化系统含有能水解淀粉、脂肪、蛋白质和核酸的酶。α-淀粉酶水解淀粉和糖原是从口腔开始而在小肠内完成和结束的。蛋白质的水解从胃部开始而在小肠完成。脂肪被胃脂酶和小肠脂酶水解。核酸在小肠中被核酸酶水解。植物的不同器官也含有不同的酶,如种子中含有相当数量的淀粉酶、蛋白酶和脂肪酶。种子发芽是为了满足营养需要,酶的含量会急剧增加。大麦芽含有丰富的淀粉酶,是良好的糖化剂,应用于酿造啤酒、黄酒及淀粉制糖工业。种子的酶主要集中于它的胚和糊粉层中,因此粮食加工中去掉胚有利于长期贮藏。植物正在生长发育的组织和果实中酶的含量较多。

同一种酶或相同作用的酶在不同的植物中差别很大,如西红柿、水蜜桃和蜜瓜中聚半乳糖醛酸酶(一种果胶酶,可使果蔬成熟软化)含量很高,但在胡萝卜和葡萄中不存在。脂肪氧合酶(lipoxygenase)是大豆豆腥味产生的主要因素,但在小麦和花生中含量和活力很小。虽然过氧化物酶(peroxidase)存在于所有的植物,但在英国绿豆和利马豆之间差 7 倍。

在植物、动物和微生物中找到一种特殊的酶,首先要了解酶发挥作用的场所、存在的部位以及表达的方式。在细胞水平上,酶可分类为胞内酶和胞外酶。胞内酶是指在生物细胞内产生,并在细胞内或细胞膜上发挥作用的酶类,不同的酶或酶系列往往比较集中地分布在特定的细胞器内或生物膜上。胞外酶是指被分泌到细胞外环境中发挥作用的酶类,大多为水解酶类,如人和动物的各种消化酶、微生物分泌的蛋白酶、淀粉酶和纤维素酶等。胞外酶是在细胞内合成的,储存在内质网、高尔基复合体和溶酶体等细胞器内。在表达方式上将酶分为结构酶和诱导酶。结构酶是细胞内以恒定的速率和量生成,受环境影响较小的酶,与生物营养和能量代谢有关,是维持生存所必需的酶。而有些酶需要有诱导物存在的条件下才能产生,这类酶称为诱导酶。

酶在细胞内的分布是不均匀的。一种或一类酶往往仅存在于细胞中的一类细胞器。线粒体含有与氧化磷酸化和生成 ATP 有关的氧化还原酶。溶菌体和胰酶原颗粒主要含有水解酶。细胞中的每一类细胞器专门地执行有些种类的酶催化反应。

(二)食物中常见的酶

1. 水解酶类　这类酶是食物中最常见、对食品品质特性影响最大酶类,同时研究和掌握最多,应用最广泛。水解酶类有淀粉酶(amylase);支链淀粉酶(pullulanase),又称脱支酶、异淀粉酶(isoamylase);还有果胶酶(pectinase)、果胶酯酶(pectin esterase)、纤维素酶、聚糖酶水解酶、半纤维素酶、脂肪酶、蛋白酶等。

2. 氧化还原酶类　这类酶与食物的营养卫生质量和感官、理化品质特征关系密切,日益受到重视和利用。它包括葡萄糖氧化酶、过氧化氢酶、乙醛脱氢酶、过氧化物酶、抗

坏血酸氧化酶、脂肪氧化酶、多酚氧化酶等。

3. 其他　酶包括溶菌酶、超氧化物歧化酶、巯基氧化酶、青霉素酶、单宁酶、葡萄糖异构酶等。

三、酶在食品中的用途

酶与食物的营养和品质特性关系密切,有利与不利作用共存。

(一)食品成熟及品质改善

质构是指食物应有的一系列正常物性,包括硬度、韧度、弹性和黏度等,是食品非常重要的品质特征。水果和蔬菜的质构主要决定于复杂的碳水化合物:果胶物质、纤维素、半纤维素、淀粉和木质素。对于食品重要的每一个复杂的碳水化合物都有一个或几个酶作用于它。蛋白酶在动物组织和高蛋白质植物食品的软化中起着重要的作用。

1. 酶与果蔬成熟　为水果和蔬菜长途运输和贮藏的需要,通常在果蔬未成熟(immature)或完熟(ripening)前采收,上市或食用前则适当给予温度、湿度条件或适宜浓度的乙烯及其他植物激素,进行后熟(post-maturation),即提高果蔬酶的活性和促进呼吸,从而迅速得以成熟,展现出应有的色泽、风味、香气、质构等品质特性和营养物质特征。果蔬的完熟或后熟过程(也称采后生理)中发生许多酶促分解和合成反应,主要有乙烯的合成、淀粉的分解、单双糖增多、果酸类增多或减少、果胶分解为果胶酸、组织软化、香味物质的合成,叶绿素、多酚类色素、胡萝卜素或其他色素的合成和分解等都与酶有关。

乙烯是果蔬采后生理变化过程中的最重要激素,几乎所有植物在成熟和完熟时都合成乙烯,而乙烯又反过来促进成熟。对乙烯作用机制至今还在研究中,其作用的发挥也是多层次的,但对某些酶的分泌、释放和激活作用是肯定的,乙烯提高呼吸跃变水果、蔬菜过氧化物酶、过氧化氢酶、淀粉酶活性,调节纤维素酶、果胶酶的合成和释放。但不同的植物对乙烯的敏感阈值不同,有些植物对内外源乙烯十分敏感,呼吸曲线可陡地发生跃变。另一方面,植物内源性乙烯的合成和释放也是基因调控下酶作用的结果。果蔬乙烯的合成是从蛋氨酸开始的,1-氨基-环丙烷-1-羧酸(ACC)是关键的中间产物,ACC 合成酶和 ACC 氧化酶是乙烯合成的关键酶。如果控制了这两个酶和纤维素酶、果胶酶等活性,就可调节果蔬的成熟,也可控制老化、腐烂,即控制其贮藏时间。

酶在果蔬加工领域作为外源酶也发挥着重要的作用。果胶酶可使果胶溶解,使果蔬汁得以澄清,柚苷酶能够脱除橘汁中的苦味。绿茶杀青的一个目的就是灭活茶叶中多酚氧化酶,而在红茶的加工过程中由茶多酚氧化酶产生的茶黄素则是重要的感官和风味物质。

2. 酶与肉的成熟　酶对动物性食品的成熟和品质也十分重要。俗话说:"隔夜的肉好吃",这是因为家畜屠宰后会发生自身酶促生理变化,先进入僵直;在这一期间不宜食用肉,此时肉的嚼感硬,缺乏滋味和汁液。但宰后在室温或冷藏温度下,6~12 小时内,肌肉细胞内的分解酶活性依然很强,肌糖原发生彻底的分解,产生乳酸,ATP 和 ADP 等分解释放磷酸,使肉的 pH 下降到 5.0 左右,这时肌纤维分

子也在自身蛋白酶作用下开始断裂,分解成小分子蛋白质、肽和氨基酸。此时畜肉胴体不再僵直,是畜肉食用的最佳时期,滋味较浓、嚼感柔嫩、汁液较多且鲜美。这个过程在屠宰和肉品加工业称作"肉的成熟",也称"肉的后熟",因为此期间肉的 pH 降低,也称肉的"排酸"。

3. 酶与加工肉制品改善 肉的嫩化,尤其是牛肉嫩化可用菠萝蛋白酶、木瓜蛋白酶、米曲蛋白酶等酶制剂,水解胶原蛋白,从而使牛羊肉肌肉嫩化。使用方法有两种:一种是宰前肌内注射酶制剂,另一种是用酶制剂溶液涂抹肉片或用酶溶液浸肌肉片或肉块。

谷氨酰胺转氨酶(transglutaminase,TGase,EC2.3.2.13)可以催化蛋白质分子交联、蛋白质和氨基酸交联,增加肉制品的弹性,可达到切碎肉重新形成整块肉的效果,防止氨基酸的流失,提高蛋白质的营养价值。

酶与面制品品质改善:利用酵母的淀粉和糖类水解酶产生二氧化碳,可以获得发面的蓬松效果和发酵的风味。而面筋水解酶可使面团变软,增加延伸性,改善力学特征和焙烤品质。另外在焙烤谷物食品加工中使用的酶种类较多,譬如谷氨酰胺转氨酶可显著提高荞麦等无面筋焙烤食品的品质。

(二)食品的风味

食品中的蛋白质、碳水化合物、脂肪和核酸被分解时,几乎都产生影响食品风味的物质,如氨基酸、脂肪酸、醛类、酮类、酯类等,在发酵食品生产中往往利用特定微生物发酵或添加特定的酶使食品获得特异的风味。

许多食品的主要风味特征由脂肪决定,脂肪在脂肪酶的作用下水解得到游离脂肪酸对食品风味有重要影响。如短链脂肪酸有刺激性气味,中链脂肪酸(C5~C12)有肥皂味,而长链脂肪酸(>C12)形成了油脂香滑口感。胰脂肪酶用于形成短链脂肪酸,曲霉和假丝酵母脂肪酶可以形成长链脂肪酸,青霉菌用于释放丁酸,米曲霉用于释放 C6~C10 的脂肪酸。在风味干酪后熟中,添加脂肪酶或含有脂肪酶的微生物,可以改善风味,缩短成熟期。

蛋白质分解产生氨基酸、羰基化合物、硫醇等可赋予发酵食品特殊的风味,如酸鱼、发酵香肠火腿、黄酒和葡萄酒、腐乳、臭豆腐、酱油和鱼露等。

5'-酸和 5'-鸟苷酸(即 I+G)是广泛使用的风味增强剂,可以由核酸酶催化 RNA 得到,也可以直接向食品中加酶来获得。常用的酶是桔青霉 5'-磷酸二酯酶。

利用酶可以有效释放水果的香气物质,如孢汉逊酵母 β-葡萄糖苷酶可释放水果中的萜烯醇;α-L-吡喃鼠李糖苷酶则释放水果中的沉香醇和香叶醇。β-葡萄糖苷酶或黑曲霉水解酶处理豆荚,可把其中的葡萄糖香草醛转化成香草醛。

糖苷水解物是高品质葡萄酒中重要的香气化合物。用非特异性葡萄糖苷酶水解由葡萄酒和葡萄汁中分离出的糖苷,水解样品与感官分析记录中的"蜂蜜味"、"茶味"、"酸橙味"或"花香"等特征有关,葡萄酒正是由于这些非浆果属性而得到高的品位。这正是许多高档名优葡萄酒的秘密所在。

合成酶也可用于风味物质的合成、分离和纯化,是风味化学工业的重要研究方向,如脂肪酶用于合成各种芳香醇。

这种作用是酒类香味形成的主要途径之一。

酶还可用于消除食品异味。柠檬苦素脱氢酶可以把柠檬苦素氧化成柠檬苦素环内酯,可对柑橘或西柚产品脱苦。双乙酰是衡量啤酒成熟程度的指标,其浓度超过 0.15mg/L 时,会具有馊饭味。细菌双乙酰还原酶可以消除双乙酰,缩短啤酒成熟期。超高温消毒奶易产生蒸煮味,这与蛋白质的巯基释放有关。若在原料奶中加入巯基氧化酶,把巯基转化成二硫化物,再进行高温消毒可以避免蒸煮味的产生。

(三)食品腐败和保鲜

1. 酶与腐败变质 果蔬腐烂、粮食陈化、果汁褐变,及鲜乳、发酵酒和油脂酸败、肉及肉制品的腐败等现象都是日常生活中常见的问题,不仅造成经济损失,还会增加食品安全风险。食品的腐败变质是微生物、食品本身的酶及理化因素共同作用的结果,但有时每种因素可单独主导不同的腐败变质。

(1)粮食的陈化:谷物和干豆类贮藏久了会陈化,这是因为它们是植物的种子,是活的,尽管温度不够高、湿度不够大,但它们的酶在缓慢地活动,缓慢地呼吸。显然如果在潮湿温暖的条件下,陈变就加快。这些种子的酶主要集中在它们的胚中,因此在粮食加工过程中应该将胚去除,尽管它们营养更丰富,但保留胚或胚成分的粮食不利于贮存。

(2)水果、蔬菜的腐烂:西红柿、水蜜桃、蜜瓜等乙烯敏感类型果蔬的自熟、老化、自溃和腐烂都是在自身酶作用下发生的生理过程。当然微生物的污染往往起推波助澜的作用,尤其是中后期起主导作用。果蔬在采摘、包装、运输过程中的碰撞、挤压和破溃都会造成细胞结构的破坏,造成胞内果胶酶、淀粉酶等释放,溶解破坏自身组织,利于微生物侵染,从而促进、加快腐烂的发生。

低温储运、各种干燥、气调贮藏或包装、涂膜保鲜、熏蒸消毒、γ 射线辐射等都是抑止或钝化果蔬酶活、减少呼吸,消灭腐败细菌,以达保鲜、贮藏,减少经济损失的有效措施。

但上述措施作用也都各有利弊,通过遗传育种和基因改造工程技术培育抗腐烂、耐贮藏的优良品种可以说是一劳永逸的设想。我国在转基因耐贮藏西红柿、桃和河套蜜瓜开发育种方面取得了多项成果。内蒙古大学科研人员用基因改造技术使河套密瓜果实内源乙烯合成量被抑制 99%,果胶酶活性也近乎全部消除,使采后仅能贮藏一周的蜜瓜常温下贮藏期达两个月以上,含糖量也显著提高。

(3)微生物酶的作用:日常食物的彻底腐败变质往往是微生物作用的结果,导致腐败变质的微生物种类包括霉菌、放线菌、酵母、细菌等,通常都可分泌各种纤维素酶、果胶酶、蛋白酶、脂肪酶等水解酶,在各自适宜的条件下迅速降解食物。

2. 食品保鲜和防腐

(1)抑酶保鲜:微生物和食品本身的酶,主要是各种水解酶和氧化酶是造成食品腐败变质的最主要原因,因此用各种手段消除和抑制微生物的生长繁殖,钝化酶的活力或使其变性失效是食品保鲜和防止腐败变质发生的总原则。高温、超高压、辐射等原理都可使酶失活或钝化,而低温保藏在没有破坏酶和食品营养素情况下能够延长食品的保藏期。

（2）以酶保鲜：鲜乳中的溶菌酶具有抑制和杀灭革兰阳性细菌的作用，同乳中的乳铁蛋白、过氧化物酶、过氧化氢酶等构成了鲜乳的天然防腐系统，在室温或不同的冷藏条件下维持乳汁数小时到四十八小时的新鲜。蛋清中的溶菌酶也起着同样的作用，一些细菌也能分泌溶菌酶。目前蛋清溶菌酶和细菌溶菌酶已得到商业开发利用，同乳链球菌素（nisin）等作为天然防腐剂用于乳制品、肉制品等的防腐保鲜。

酶的防腐作用目前已发展为独特的天然防腐技术——酶法保鲜，除上述用溶菌酶抑菌保鲜之外，利用酶的催化作用还可抑制理化因素导致的氧化酸败的发生。

葡萄糖氧化酶（glucose oxidase）可催化包装食物中的葡萄糖产生葡萄糖酸和过氧化氢，同时消耗氧气，起到抗氧化作用。葡萄糖氧化酶可加入果汁、啤酒、果酒和水果罐头中防止氧化变质，还可防止金属罐装容器的氧化腐蚀；该酶还用于防止蛋制品，如蛋白片、蛋白粉和全蛋粉等食品原料的氧化褐变，其原理是消除蛋制品中少量的葡萄糖（含量在 0.5%~0.6%），防止葡萄糖的羰基与蛋白质的氨基发生褐变、黑变反应。

异淀粉酶可使支链淀粉变为直链淀粉。直链淀粉具有凝结成块，易形成结构稳定的凝胶物性，甚至可以开发强韧的食品包装薄膜。该薄膜对氧和油脂具有良好的隔绝性，又因涂布展开性好，且淀粉本身就是食品原料，这种薄膜具有可食性。另外由谷氨酰胺转氨酶生产的含胶原蛋白保鲜膜也具有保鲜和可食用性的双重特点。

（四）食品分析

酶催化生物化学反应具有特异、高效和微量等特点和优势，因此也被应用到食品分析领域，形成了一个独特的酶生物化学分析体系。具体应用有两个方面：一是针对食品中酶活力的分析，酶作为某些食品的特征或标志性成分，固然成为其品质、功能及新鲜程度的关键指标，另外也可以作为微生物和其他生物污染或入侵食物的检验检测指标。二是以酶促生化反应设计定性定量分析被检测物质。如利用淀粉水解酶和葡萄糖氧化酶测定食物中的淀粉含量。酶与免疫学原理结合，能放大观测其微量的反应，也使反应特异性更高，派生出了当代微量、痕量分析检测技术的新领域和新的发展方向，即酶联免疫检测技术。

（王竹 郭军 糜漫天 秦玉
吴时敏 张连富 杨月欣）

参考文献

1. Srinivasan Damodaran, Kirk L. Parkin, Owen R. Fennama. Food Chemistry. 4th ed. 江波,杨瑞金,钟芳,等译. 北京:中国轻工业出版社,2013.
2. Guichard E, Salles C, Morzel M, Bon AM. Flavour:from food to perception. Oxford:John Wiley & Sons,2017.
3. 孙宝国. 食品添加剂. 第 2 版. 北京:化学工业出版社,2013.
4. 何国庆,丁立孝. 食品酶学. 北京:化学工业出版社,2016.
5. 阚建全. 食品化学. 北京:中国农业大学出版社,2002.
6. 蒋一鸣. 酶在食品中的应用研究进展. 轻工科技,2018,34(04):13-14+16.
7. 杨月欣,王光亚,潘兴昌. 中国食物成分表. 北京:北京大学医学出版社,2009.
8. 杨月欣. 中国食物成分表标准版. 北京:北京大学医学出版社,2018.
9. 杨月欣,李宁. 营养功能成分应用指南. 北京:北京大学出版社,2011.
10. 中国营养学会. 中国居民膳食营养素参考摄入量 DRIs(2013版). 北京:科学出版社,2014.
11. 孙长颢. 营养与食品卫生学. 第 8 版. 北京:人民卫生出版社,2017.
12. 林晓明. 高级营养学. 第 2 版. 北京:北京大学出版社,2016.
13. USDA Food Composition Databases. https://ndb.nal.usda.gov/ndb/.
14. 高蕾蕾,李迎秋. 纤维素酶及其在食品行业中的应用. 食品工业,2017,38(02):271-274.
15. 周海军,刘淑敏. 酶制剂在焙烤食品中的应用. 食品工程,2014(01):4-9.
16. Attokaran M. Natural food flavors and colorants. 2nd ed. Hoboken:Wiley-Blackwell,2017.
17. Bakker J,Clarke RJ. Wine flavour chemistry. 2nd ed. Oxford:John Wiley & Sons,2012.
18. Etie vant P,Guichard E,Salles C,Voilley A. Flavor:from food to behaviors,wellbeing and health. Duxford:Woodhead Publishing,2016.
19. Wu SM,Xu T,Akoh CC. Effect of roasting on the volatile constituents of Trichosanthes kirilowii seeds. Journal of Food and Drug Analysis,2014,22(3):310-317.
20. Wu SM,Xu T,Huang DF. Chemical compositions of the volatile extracts from seeds of Dendranthema nankingense and Borago officinalis. Journal of Food and Drug Analysis,2015,23(2):253-259.
21. Hong H,Regenstein JM,Luo YK. The importance of ATP-related compounds for the freshness and flavor of post-mortem fish and shellfish muscle:A review. Critical Reviews in Food Science and Nutrition,2017 57(9):1787-1798.
22. 吴时敏. 食用蘑菇产天然挥发性风味化合物研究进展. 食品与生物技术学报,2009,28(1):1-5.
23. 徐婷,吴时敏,梅俊. 天然香味化合物在食品中的抗氧化研究进展. 中国调味品,2010,35(4):24-27.
24. 阚建全,陈科伟,任廷远,等. 花椒麻味物质的生理作用研究进展. 食品科学技术学报,2018,36(1):11-17.

第二章

植物性食物

植物性食物是人类摄取营养物质的重要来源。植物性食物种类繁多,按照膳食指南的分类,植物性食物占据了其中三类,谷薯类、蔬菜水果类、大豆坚果类。我国古代医书《素问》一书中就提出:"五谷为养,五果为助、五畜为益、五菜为充"的食物营养学概念。我国明朝著名的科学家李时珍(1518—1593)在《本草纲目》一书中对于植物性食物的营养意义又作了进一步阐述:"五谷为养、五菜为充,所以辅佐谷气,疏通壅滞也……"提出了植物性食物对于人体多方面的营养作用。本章节叙述了谷类、薯类、豆类、蔬菜类、水果类、坚果类等食物的定义、分类、营养成分与特点以及对人类膳食的贡献和作用等。

第一节 谷 类

谷类是包括稻米、小麦、玉米、大麦、高粱、粟、燕麦、荞麦、糜子等。谷类是我国居民常见的主食,所提供的能量占膳食总能量的一半以上,也是中国人平衡膳食模式的重要特征。谷类食物含有丰富的碳水化合物,是人类最经济的能量来源,也是B族维生素、矿物质、蛋白质和膳食纤维的重要来源,在保障儿童青少年生长发育、维持人体健康方面发挥着重要作用。

一、定义和分类

谷类是亚洲人民的传统主食,是我国的主要粮食作物,品种多达4万种以上。谷类为主是平衡膳食的基础,一日三餐都要摄入充足的谷类食物。

(一)定义

谷类是指以禾本植物为主的粮食作物子实总称,包括稻米、小麦、玉米、大麦、高粱、粟、燕麦、荞麦、糜子等。在作物学上经常把荞麦归入禾谷类作物,但它并不是单子叶禾本科植物,而属双子叶蓼科植物。谷物籽粒一般由颖和颖果两大部分组成(荞麦除外)。图2-2-1、图2-2-2分别为小麦和稻谷籽粒的结构,颖是由外表皮、皮下纤维组织、表皮海绵薄壁组织和内表皮组成。颖果由皮层、胚乳和胚组成。皮层包括果皮、种皮和外胚乳;胚乳则包括糊粉层和淀粉细胞,是颖果的主要组成部分,其储有的充足养分可供种胚发芽长成下一代植物体用。在农业生产中,人们常将颖果直接称为种子。

全谷物指完整的谷物种子或虽经碾磨、粉碎等加工过程但仍保留了与完整颖果一致的胚乳、胚芽与麸皮比例,如糙米、全麦仁、玉米粒、燕麦、小米、高粱、荞麦、青稞等未精加工的整粒"种子"就是100%的全谷物食物,保留了全部可食用组分和天然营养成分。

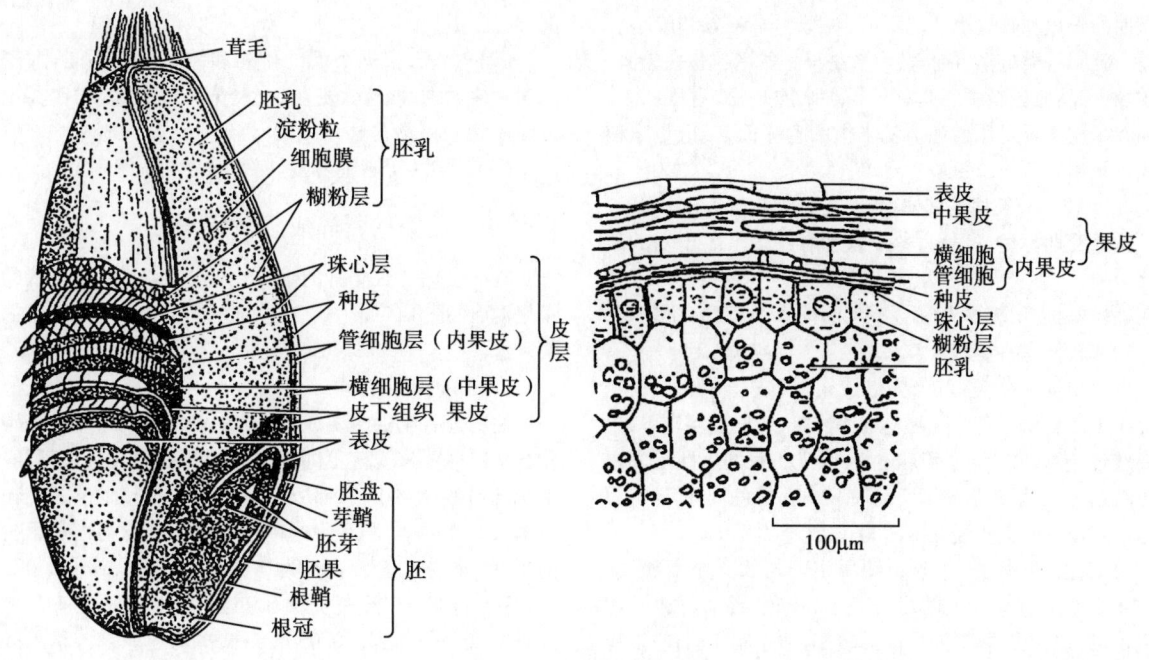

图2-2-1 小麦籽粒的结构

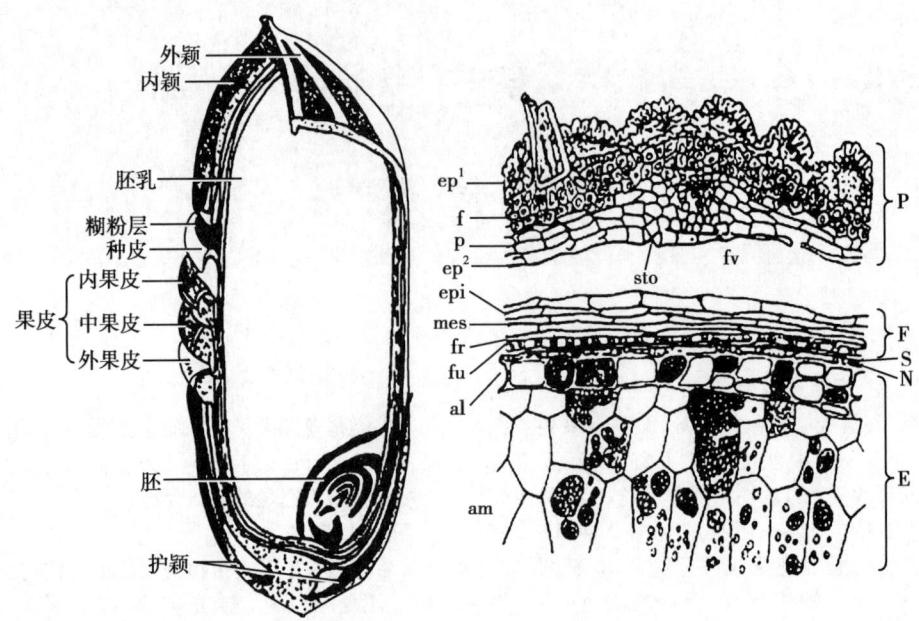

图 2-2-2　稻谷籽粒的结构

P——外颖(ep¹:外表皮;f:中表皮纤维组织;p:表皮海绵薄壁细胞;ep²:内表皮;fv:维管束;sto:气孔);F——果皮(epi:外果皮;mes:中果皮;fr:横列细胞;fu:管状细胞);S——种皮;N——外胚乳;E——胚乳(al:糊粉层细胞;am:淀粉细胞)

（二）分类

谷类的分类既与品种有关,又与产品质量有关。

1. 稻谷　籼稻谷的粒形细长而稍扁平,颖毛短而稀,一般无芒,即使有芒也很短,籽粒强度小,耐压性能差,易折断,加工时容易产生碎米,米质胀性较大而黏性较小;粳稻谷的籽粒短而阔,较厚,呈椭圆形或卵圆形,颖毛长而密,芒较长,籽粒强度大,耐压性能好,加工时不易产生碎米,米质胀性较小,而黏性较大。

国家标准(GB 1350—2014)里规定:稻谷分为早籼稻谷、晚籼稻谷、粳稻谷、籼糯稻谷、粳糯稻谷五类。根据稻谷生长期的长短和收获季节的不同,可分为早稻谷和晚稻谷两类。就同一类型稻谷而言,一般是早稻谷米粒腹白较大,硬质粒少,品质比晚稻谷差。早稻谷米质疏松,耐压性差,晚稻谷米质坚实耐压性强。就米饭的食味而言,也是晚稻谷优于早稻谷。

2. 小麦　一般根据其播种期、皮色或粒质进行分类。

按播种期分类:可分为冬小麦和春小麦。冬小麦的耐寒性较强,一般皮层较薄,出粉率较高,粉色较好;春小麦的耐寒性较弱,皮层较厚,硬质麦多,面筋含量高,品质较好,但出粉率较低,粉色较差。

按麦粒皮色分类:可分为红皮麦、白皮麦、花麦三类。红皮小麦的皮层颜色为红褐色或深红色,一般皮层较厚,出粉率较低,粉色较差,但筋力较好;白皮小麦的皮层呈乳白色可黄白色,一般皮层较薄,出粉率较高,粉色较好,但筋力较差。红皮麦与白皮麦互混时为花麦。

按麦粒粒质分类:可分为硬质小麦与软质小麦两类。麦粒角质率达 50%以上的为硬质麦,皮色较深,籽粒不如软麦饱满,但面筋含量较高,品质较好,适于制作面包;麦粒粉质率达 50%以上的为软质麦,皮色较浅,籽粒饱满,但面筋含量较低,适于制做饼干和糕点。

3. 玉米　按籽粒外部形态和内部结构的不同,可分为硬料型、马齿型、半马齿型、糯质型、爆裂型、粉质型、甜质型和有稃型等八个类型。我国栽培的玉米主要是硬粒型、马齿型和半马齿型,其他类型也有零星种植。

4. 其他谷物

（1）高粱:按籽粒颜色的不同,可分为红壳高粱、黄壳高粱、黑壳高粱、蛇眼高粱(颖果淡褐色,护颖黑色,粒形细长,像蛇眼)、白高粱等;按产地不同,可分为中国高粱、非洲高粱等;按用途不同,可分为食用高粱、糖用高粱和帚用高粱三大类。

（2）大麦:根据小穗的排列和结实性的不同,大麦可分为六棱大麦、四棱大麦、二棱大麦三个类型。每个类型又分为皮大麦和裸大麦。

（3）荞麦:分普通荞麦、鞑靼荞麦和有翅荞麦。

二、谷类的营养成分和特点

谷类食物含有丰富的碳水化合物,是人类最经济的能量来源,也是 B 族维生素、矿物质、蛋白质和膳食纤维的重要来源。

（一）碳水化合物

淀粉是谷物的主要成分,大约占 40%~70%,也是碳水化合物的主要来源。不同谷类淀粉颗粒的大小是不同的,稻米淀粉颗粒最小(3~8μm),平均为 5μm,而玉米淀粉颗粒最大为 26μm。稻米中的单糖几乎全是葡萄糖和很少量的果糖;糙米中全糖含量为 0.83%~1.36%,其中 0.09%~0.13%为还原糖;经过抛光加工后的大米中全糖含量为 0.37%~0.53%,其中 0.05%~0.08%为还原糖。稻米胚部含有 11.6%的还原糖和 9.1%的非还原糖。

普通小麦籽粒中含有 2.8% 左右的糖。这些糖中有属于单糖类的葡萄糖、果糖和半乳糖，有属于二糖类的蔗糖和麦芽糖，有属于三糖类的葡双果糖和棉子糖。此外，还有属于低聚糖的葡果聚糖。正常小麦籽粒中游离态的麦芽糖含量很少，而在小麦发芽过程中，小麦籽粒内的淀粉受淀粉酶的水解作用，产生大量的麦芽糖。因此，可以通过测定小麦籽粒中麦芽糖的含量判断小麦发芽损伤的程度。

麸皮的含糖量约占 5%，主要是蔗糖和棉子糖，其他糖数量很少。葡聚糖集中在胚乳中，而胚芽和麸皮中缺乏。小麦胚芽的含糖量高达 24%，也主要是蔗糖和棉子糖，其中蔗糖居多，占 60%。由于小麦胚芽内含糖量较多，而且糖又具有吸湿性，加工时如将胚芽磨入面粉，不利于面粉的保存。

谷类含有少部分的非淀粉多糖，包括：

1. 纤维素 带有颖壳的谷类（稻谷、大麦和燕麦）含纤维素量较多。果皮和种皮也富含纤维素。胚乳中纤维素的含量一般低于 0.3%。

2. 半纤维素和戊聚糖 半纤维素和戊聚糖广泛分布在籽粒中，它们是构成细胞壁和将细胞连在一起的粘连物质。它们的化学结构很不一致，其成分从简单的糖，如 β-聚糖到可能含有戊糖、己糖、蛋白质和酚类的多聚体，变化多样。

稻米胚乳中半纤维素的含量很低，其成分是一种由阿拉伯糖、木糖、半乳糖、蛋白质和糖醛酸构成的混合物。

（二）蛋白质

谷类中蛋白质是人类食物和动物饲料中的重要营养素，谷类中蛋白质的种类和量决定了其营养作用和功能用途。谷物籽粒中的蛋白质，绝大部分是简单蛋白质，即分子中只含有 α-氨基酸的一类蛋白质。根据其溶解性分成四类。

1. 清蛋白类 溶于水，其溶解度不受盐浓度的影响，加热易凝固，为强碱、金属盐类或有机溶剂所沉淀，能被饱和硫酸铵所盐析，其等电点一般为 pH 4.5~5.5。如小麦清蛋白、大麦清蛋白等。

2. 球蛋白类 不溶于水及高浓度的盐溶液，溶于中性盐稀溶液，加热凝固，为有机溶剂所沉淀。添加硫酸铵至半饱和状态时则沉淀析出，其等电点在 pH 5.5~6.5。这类蛋白质表现出典型的盐溶和盐析特性。如小麦球蛋白、燕麦球蛋白等。

3. 醇溶谷蛋白类 不溶于水及中性盐溶液，可溶于70%~90% 乙醇溶液，也可溶于稀酸及稀碱溶液，加热凝固。仅存在于籽粒中，典型的有小麦醇溶蛋白、玉米胶蛋白和大麦胶蛋白。醇溶谷蛋白水解时产生大量的谷氨酰胺、脯氨酸及少量的碱性氨基酸。玉米胶蛋白完全缺乏赖氨酸和色氨酸。

4. 谷蛋白类 不溶于水、中性盐溶液及乙醇溶液中，溶于稀酸及稀碱溶液，加热凝固。谷蛋白存在于籽粒中，常与醇溶谷蛋白分布在一起，如小麦谷蛋白。

5. 其他蛋白类 另外，有些蛋白质不属于以上四类，如小麦、大麦和黑麦含有的溶于水但受热不凝结的糖蛋白，玉米、高粱和稻谷中含有的不溶于稀酸和稀碱的蛋白质。

大多数具有生理活性的蛋白质均发现于清蛋白类和球蛋白类中。谷物中的清蛋白和球蛋白集中在糊粉层细胞、糠层和胚芽中，胚乳中含量较低。清蛋白和球蛋白氨基酸模式较好，赖氨酸、色氨酸、精氨酸含量较高，这三种氨基酸在谷类蛋白质中的含量都较低。

醇溶谷蛋白和谷蛋白是谷类中的贮藏蛋白质，用于幼苗生长。这些蛋白质基本上局限在谷类的胚乳中，果皮和胚芽中没有。所有谷类的醇溶谷蛋白中，赖氨酸、色氨酸和蛋氨酸的含量都低。谷蛋白的氨基酸组成表现出较大的变化性。在小麦中，谷蛋白的组成与醇溶谷蛋白的组成相似，而玉米谷蛋白中赖氨酸的含量比醇溶谷蛋白中赖氨酸的含量高得多。

（三）脂类

谷类中的脂类可分为淀粉脂类（与淀粉粒结合的脂类）和非淀粉脂类。淀粉脂类存在于淀粉粒内部，处于直链淀粉的螺旋结构之中，十分稳定，一般可用热丁醇-水定量混合液分离出来。淀粉脂类可分成非极性脂类（9%）、糖脂（5%）和磷脂（86%）。磷脂是最主要的淀粉脂类，在淀粉脂类的磷脂中，溶血卵磷脂占有很大的比例（85%）。非淀粉脂类包括淀粉粒以外的谷物籽粒各部分中的脂类，在室温下用一般极性溶剂就可提取出来。根据脂类结构的差别，非淀粉脂类又可分为非极性脂类和极性脂类。非淀粉脂类也包括大量的成员，其中包括约 60% 的极性脂类，25% 的糖脂和 15% 的磷脂。

（四）酶类

1. 淀粉酶 也称水解淀粉酶。谷物中存在的淀粉酶主要为 α-淀粉酶和 β-淀粉酶。

（1）α-淀粉酶：小麦、玉米、稻米、高粱、粟等谷物均含有 α-淀粉酶，其他谷物只在发芽时才会大量产生 α-淀粉酶。大麦芽中 α-淀粉酶活性高，常作为 α-淀粉酶供给剂。α-淀粉酶是一种内切酶，它能几乎随意地裂解 α-1,4-糖苷键，而对淀粉分子的 α-1,6-糖苷键不能水解。

（2）β-淀粉酶：与 α-淀粉酶不同，β-淀粉酶存在于饱满的整粒谷物中，通常其含量并不随着谷物发芽而猛增。β-淀粉酶对热钝化作用比 α-淀粉酶要敏感。

另外，谷类中还可能含有一些其他用于淀粉葡萄糖苷水解的酶，如葡萄糖淀粉酶、脱支酶等。

2. 蛋白酶 小麦、大麦等都含有少量的蛋白酶，在谷物发芽时活力有所增加。籽粒中蛋白酶主要存在于胚及糊粉层内，胚乳部分基本无蛋白酶。谷物发芽过程中，除了 α-淀粉酶活性有所提高外，水解蛋白酶的活性也有显著的增加。水解蛋白酶对面粉食用品质的劣化影响远不如 α-淀粉酶，但也是很明显的。在发芽过程中，小麦蛋白质发生了显著变化：高分子量蛋白组分向低分子量蛋白组分转移，残留蛋白组分降低，醇溶谷蛋白及麦谷蛋白组分相应增加。小麦发芽过程中，胚乳蛋白的降解，不仅限于残留蛋白，其他性质的蛋白质组分也会降解。综合效应表现为大分子量残留蛋白组分数量的降低，小分子量含氮化合物数量的增加。小麦发芽之后，即使水解蛋白酶活性很低，但足够切断某些关键位置的肽键，导致蛋白组分的溶解性发生显著变化。肽键的切断,外加碳水化合物或与某些特定面筋蛋白组分相联系的脂类降解,极有可能破坏面筋蛋白的原始结构,产生分子量小的、溶解性强的蛋白"碎片",从而显著影响小麦面粉形成正常面团的能力。

3. 脂肪酶 是一类裂解三酰甘油的酶。不同谷物脂肪酶活性差异较大,其中燕麦和粟的脂肪酶活性较高。由于研究脂肪酶时采用的技术和不同的基质,结果变化很大,所以对其活性很难进行比较。由于游离脂肪酸对氧化酸败的敏感性高于三酰甘油上相同的脂肪酸,因此,谷物中脂肪酶活性有很重要的意义。

4. 植酸酶 是一种能水解植酸的酶,能使植酸转化为肌醇和游离的磷酸。谷物中约有 70%~75% 的磷以植酸形式存在,而植酸被认为能整合二价金属离子,并使它们不能在肠道中被吸收。植酸酶能将抗营养因子——植酸转化成肌醇,而成为营养素。研究表明,小麦粉中至少有一部分植酸在发酵过程中被水解,底物的溶解度是限制水解的因素。

(五)维生素

谷类所含的维生素种类和数量因品种不同而有所差异。籽粒中维生素含量很少,绝大部分存在于籽粒的胚和糊粉层里。

B 族维生素和维生素 E 是谷物籽粒中最重要的维生素。脂溶性维生素在谷物加工过程中性质相对稳定,不易损失。了解籽粒中维生素的组成和分布对于谷物营养品质评定以及综合利用谷物加工的副产品等都具有重要意义。

1. 脂溶性维生素 谷物中尚未发现有现成的维生素 A,但含有少量类胡萝卜素,能在动物体内受胡萝卜素酶作用变成维生素 A,其含量一般是黄颜色的谷物籽粒比白色籽粒多,如黄色玉米的类胡萝卜素(主要是 β-胡萝卜素)含量较高。小麦籽粒中的类胡萝卜素主要是叶黄素。谷物籽粒中也不含维生素 D,但含有少量的维生素 D 前体物质——维生素 D 原,如麦角固醇和谷固醇。谷物籽粒中维

生素 K 的含量较少,如小麦籽粒维生素 K 含量为 10~100μg/100g,玉米籽粒中的含量小于 10μg/100g。

谷物胚芽中富含维生素 E,以小麦胚芽中含量最高,玉米胚芽次之。小麦胚芽中维生素 E 的含量为 30~50mg/100g,是植物原料中含量最高的,而且维生素 E 又以 α-生育酚为主要成分(占 54%)以及少量的生育三烯酚,这些成分都是化学合成的维生素 E 中没有的。在胚芽脱脂后所获得的胚芽油中保留了大部分的天然维生素 E,其含量为 250~520mg/100g,小麦胚芽成为研究开发天然维生素 E 的主要原料。

2. 水溶性维生素 相比较其他谷类,小麦籽粒中的 B 族维生素含量是比较均衡的,但其分布却是不平衡的,主要集中在胚和糊粉层中,胚乳中的含量很低。小麦粉的加工精度越高,维生素损失就越多。维生素 B_5 除了由食物直接供给烟酸和烟酰胺外,在体内尚可由色氨酸转变为一部分烟酸,通常大约 60mg 色氨酸可转变 1mg 烟酸。这种转变作用是有限的。玉米中缺乏烟酸及色氨酸,长期单食玉米,会有可能患癞皮病。

(六)矿物质

谷类中含有的矿物质多达 30 余种,且随着谷物种类、品种、种植区域、气候条件、施肥状况等不同而不同,矿物质在籽粒中的分布也极不均衡,以糊粉层中的含量最高,内胚乳中的含量最低。

谷类经高温灼烧后,其中的矿物质都完全被氧化变成灰分,谷类颖果的外层其灰分含量很高,内层胚乳的灰分含量较低。谷类加工的目的就是采用不同的方法,实现皮层、胚和胚乳部分最大限度的分离,所以加工精度很高的谷类制品(如面粉、大米、玉米糁等)中的灰分含量,基本上接近于纯胚乳的灰分,只要有部分的皮及胚芽混入或留存在加工制品中,就会明显地增加灰分的含量。谷类加工业以灰分含量作为鉴别谷物加工精度或确定等级的依据。谷类籽粒中矿物质的大致组成如表 2-2-1 所示。

表 2-2-1 谷类籽粒中矿物质的组成(干基)/(mg · 100g⁻¹)

矿物质	黑麦	小麦	大麦		玉米	燕麦		高粱	稻米		小黑麦
			籽粒	麦仁		籽粒	麦仁		稻谷	糙米	
P	380	410	470	400	310	340	400	405	285	290	190
K	520	580	630	600	330	460	380	400	340	120	1210
Ca	70	60	90	80	30	95	66	20	68	67	210
Mg	130	180	140	130	140	140	120	150	90	47	160
I	9	6	6	—	2	7	4	—	—	6	—
Cu	0.9	0.8	0.9	—	0.2	4	5	0.5	0.3	0.4	0.39
Mn	7.5	5.5	1.8	—	0.6	5	4	1.5	6	2	3.7
Zn	3.4	4.4	4.0	—		3.9		0.8	1.5~2.2	1.2~2.1	3.6
Na	3.1	4.6	11.8	—		8.6		0.8	3.1~6.9	2.2~5.1	

资料来源:K. J. Lorenz 等(1991 年).

三、常见谷物及制品

(一)米及其制品

1. 分类 稻谷经脱壳等工艺制成稻米,俗称大米。根据品种、外形、口感,大米分为:①粳米,用粳型非糯性稻谷制成的米;②籼米,用籼型非糯性稻谷制成的米;③糯米,用糯稻制成的米,糯米由于淀粉结构中直链淀粉较少、支链淀粉更多而黏度较高,是制造黏性小吃的主要原料。根据颜色,稻米也可分为白米、红米、紫米、黑米等;其中,黑米是稻米中的珍贵品种,含有锰、锌、铜等矿物质比白米高 3 倍,更

含有白米中稀缺的维生素 C、叶绿素、花青素、胡萝卜素等植物化学物。根据加工强度，大米可以分为糙米、精米等。

米制品是用大米加工制成的食品，通常包括以下几类：

（1）餐品类：米皮、米线、肠粉、河粉、汤圆、八宝饭、寿司、粽子、糍粑、米豆腐、米茶等。

（2）点心类：米糕、发糕、米饼、爆米花、米花糖、大米饴糖、年糕、油炸糕、云片糕等。

（3）零食类：锅巴、雪饼、仙贝、炒米等。

2. 米的营养特点

（1）蛋白质：蛋白质含量为稻米营养品质的主要指标。不同品种、不同类型的稻米蛋白质含量不同；对同一品种，也因产地、种植条件不同而异；甚至同株谷穗上谷粒生长部位不同，其蛋白质含量也略有差异。稻谷中蛋白质含量一般比其他谷物低，其含量分布范围为 4.50%~19.80%。蛋白质换算系数为 5.95。

（2）淀粉：稻米中 70% 左右是淀粉，主要存在于胚乳中。稻谷中直链、支链淀粉含量和比率是稻米的重要品质特性；直链淀粉含量是影响吸水性、膨胀性、蒸煮中固体物质的溶解性、颜色、光泽、黏弹性和米饭柔软性的主要因素。按直链淀粉含量，稻米可分为低含量、中等含量、高含量这几种类型。

（3）脂类：稻米中脂类含量一般为 2.6%~3.9%，其中，游离脂类为 2.14%~3.61%，平均为 2.3%；结合脂类为 0.21%~0.27%，平均为 0.23%；牢固结合脂类为 0.24%~0.32%，平均为 0.26%。脂类在稻米籽粒中的分布是不均匀的，胚中含量最高，其次是种皮和糊粉层，内层胚乳中含量极少。米糠主要由糊粉层和胚芽组成，含丰富的脂类物质。大米中可能只含有 0.3%~0.5% 的脂类，随大米精度的提高而下降。实际上，脂类含量可用来测定大米的加工精度。

糙米中 80% 的脂类物质主要分布在米粒外层和胚部，其余 20% 分布在胚乳中。复合脂类中糖脂由固醇糖脂和甘油糖脂组成，磷脂主要由磷脂酰乙醇胺和卵磷脂组成。皮层的复合脂质以糖脂为主要成分，而胚乳脂质中糖脂和磷脂的含量相等。

（4）其他营养成分：大米中 B 族维生素主要分布于糠层和米胚中，大米外层维生素含量高，越靠近米粒中心含量越低。大米中的维生素主要以衍生物的形式存在，如 75% 的维生素 B_2 以酯化物的形式存在，米糠中 86% 的烟酸以结合形式存在。

（二）面制品

1. 分类 小麦粉是小麦经碾磨粉碎制成的粉。小麦粉的品质是指小麦粉的理化特性、面团物理特性、小麦粉食用品质特性的总和，它是衡量小麦粉的加工质量、精度、营养组成、食品制作性能的综合指标。在我国国家标准中，小麦粉的等级主要按加工精度来区分。GB 1355—86 小麦粉标准将小麦粉分为四个等级，即特制一等、特制二等、标准粉和普通粉。质量指标的评定除加工精度外，还有灰分、粗细度、面筋质、含砂量、磁性金属物含量、水分、脂肪酸值、气味、口味等项目。特制一等粉、特制二等粉和标准粉的加工精度，以国家制订的标准样品为准，普通粉的加工精度标准

样品，由省、自治区、直辖市制订。面制品是指以小麦面粉为主要原料制作的一大类食品。中国的传统面制品从加工手段或者加工特征可分为以下 7 种：

（1）蒸制食品：经过气蒸方式熟制的一类食品，包括：馒头、蒸饺、包子等；

（2）煮制食品：经过水煮方式熟制的一类食品，包括：水饺、馄饨、面条等；

（3）煎制食品：煎饼、锅贴等；

（4）油炸食品：油条、麻花、面窝；

（5）烤制食品：大饼、月饼；

（6）冲调食品：炒面、油茶；

（7）焙烤食品：饼干、面包、蛋糕等。

面制品的生产原料为面粉，生产不同的面制品需要一一对应的符合各种食品品质要求的专用面粉，如馒头专用粉、面条专用粉等，而生产各种不同专用面粉，又需要满足生产专用粉所需品质的专用小麦。为促进我国专用粉的发展，1988 年国家技术监督局颁布了高筋小麦粉（GB 8607—1988）和低筋小麦粉（GB 8608—1988）的国家标准。高筋小麦粉适用于硬质小麦加工，提供作为生产面包等高面筋食品。低筋小麦粉适用于软质小麦加工，提供作为生产饼干、糕点等低面筋食品。为进一步完善我国食品专用小麦粉的质量标准，颁布了面包、面条、馒头、饺子、酥性饼干、发酵饼干、蛋糕、糕点等专用粉标准。

中国疆域广阔，民族众多，各地方的面制品的品种繁多，风格各异，但加工出的成品都有一个共同的特点，不能储存或不宜储存，这是由于中国传统食品的主要加工方式蒸和煮是在水分较大的情况下使淀粉糊化的，糊化后的食品成品如馒头和饺子其成品含水量较高，以此水分成品在常温下淀粉极易回生，淀粉回生会导致产品变硬，口感变差以至很难食用。另外中国传统的烤制食品如大饼、烙饼，由于加入的油脂含量偏小，没有乳化剂的加入，加工出的产品尽管水分较低，回生相对缓慢，但存放后或者冷却后，其柔软度也急剧下降，口感变差。随着科学的发展，食品加工技术的提高，中国目前的面制食品已在传统制作的基础上通过调整配方、改进工艺，使得面制品呈现出品种繁多、口感变好的趋势。

另外，随着生活节奏的加快，方便食品应运而生，从世界范围来看，小麦粉类方便食品发展较迅速，范围也广泛，目前比较成熟的面制方便食品有方便面、速冻水饺、馒头、包子以及速冻比萨、面包、糕点等。

2. 面制品的营养特点

（1）蛋白质：小麦制粉后，保留在面粉中的蛋白质主要是麦醇溶蛋白和麦谷蛋白。

在小麦粉中加水至含水量高于 35% 时，再用手工或机械进行揉合即得到黏聚在一起具有黏弹性的面块，这就是所谓的面团。面团在水中搓洗时，淀粉和水溶性物质渐渐离开面团，冲洗后，最后只剩下一块具有黏合性、延伸性的胶皮状物质，这就是所谓的湿面筋。湿面筋低温干燥后可得到干面筋（又称活性谷朊粉）。在所有谷物粉中，仅有小麦粉能形成可夹持气体从而生产出松软烘烤食品的强韧黏合的面团。小麦蛋白质，更准确地说，面筋蛋白质，是小麦

具有独特性质的根源。

面筋复合物由两种主要的蛋白质组成,即麦胶蛋白和麦谷蛋白。这两种蛋白质可方便地分离,如在稀酸中溶解面筋,添加乙醇配成 70% 的乙醇溶液,然后添加足够的碱以中和酸,在 4℃ 下放置一夜,使麦谷蛋白沉淀,溶液中剩下麦胶蛋白。麦胶蛋白是一大类具有类似特性的蛋白质,其相对分子量大约在 $(30\sim80)\times10^3$,单链,倾向于形成分子内的二硫键,水合时胶黏性极大。利用酸性聚丙烯酰胺凝胶电泳(A-PAGE)可按电荷不同将麦醇溶蛋白分成 α、β、γ、ω 四类亚基。这类蛋白质的抗延伸性小或无,被认为是造成面团黏合性的主要原因。麦谷蛋白是一大类不同组分的蛋白质,其相对分子量在 $(80\sim130)\times10^3$,更高可达上百万,是由多条肽链彼此通过分子间二硫键连接而成的大分子组分,有弹性但无黏性。利用十二烷基硫酸钠聚丙烯酰胺凝胶电泳(SDS-PAGE)将麦谷蛋白分为高分子量(HMW)和低分子量(LMW)两类亚基。麦谷蛋白使面团具有抗延伸性。

小麦的贮藏蛋白质(面筋蛋白)是独特的,它们也是功能蛋白质,不具有生理活性,但具有形成面团的功能,能保持气体从而生产各种松软的烘烤或蒸煮食品。

小麦籽粒中的四种蛋白质组分的含量随小麦品种和抽提条件的不同而有一定的变化。这些蛋白质的氨基酸组成也各不相同。氨基酸的组成表明,面筋蛋白质中谷氨酸含量非常高(约占面筋蛋白质总量的35%),这就是说,在面筋中每三个氨基酸就有一个是谷氨酸。谷氨酸残基在蛋白质中的存在形式是其酰胺——谷氨酰胺,而不是游离的酸。证据是酸解之后发现有高氨型氮以及面筋蛋白质在碱性缓冲液中电泳不发生迁移这一事实,证明在碱介质中的面筋蛋白质分子上实际没有负电荷存在。面筋蛋白质中碱性氨基酸(精氨酸、组氨酸、赖氨酸)的含量很少,因此,面筋蛋白质基本上没有潜在的负电荷,仅有少量的潜在正电荷。据此可知,面筋蛋白质的电荷密度很小,电荷密度小意味着蛋白质中相互排斥力弱,蛋白质链便能很容易地相互作用,这一条件对面团的形成显然是必需的。关于面筋氨基酸组成的另一个最值得注意的问题是脯氨酸水平高,约占蛋白质的14%或残基的1/7。由于脯氨酸的氨基包含在一个环状结构中,故脯氨酸的肽键是不易弯曲的。因此,蛋白质链中,凡是在有脯氨酸存在的地方,都出现一个硬结,使蛋白质不易形成 α-螺旋。测定面筋中的螺旋结构,其值通常是低的。这并不一定意味着面筋蛋白质不具备有序的结构,仅能说明它不是 α-螺旋。

蛋白质在小麦籽粒中的分布,表 2-2-2 列出两种代表性的小麦(软麦和硬麦)籽粒中蛋白质各组成部分的分布。

(2)淀粉:小麦淀粉有两种颗粒,碟片状的 A 淀粉和球粒状的 B 淀粉,其粒度分布受遗传基因的控制,但环境因素也会引起粒度变化。美国各种类型小麦的淀粉粒度按下列顺序逐步降低:软麦淀粉粒、硬麦淀粉粒、杜仑麦淀粉粒。B 淀粉比 A 淀粉多含有 1/3 的单酰基酯类,但少含 2%~3% 的直链淀粉,温度低于 90℃ 时其溶胀力比 A 淀粉粒低,超过 95℃ 后情况相反。即便如此,B 淀粉粒的热糊物黏度仍低于 A 淀粉。

表 2-2-2　小麦籽粒各部分蛋白质组成

籽粒结构各组成部分	占小麦籽粒/%	蛋白质含量[①]/%	蛋白质含量[②]/%
果皮和种皮	8.0	4.1	7.6
种皮和透明层	—	—	15.7
糊粉层	7.0	18.4	24.3
胚轴	1.0	31.1	26.3
胚盾片	1.5	24.9	—
胚乳外层	12.5	12.8	16.2
胚乳中间层	12.5	8.2	—
胚乳内层	57.5	5.8	8.0
全粒小麦	100.0	8.2	12.1

注:[①]软麦,14%水分;[②]硬麦,14%水分
引自:K. J. Lorenz 等(1991 年)

小麦淀粉的增稠力低于玉米淀粉,但糊浆的结构、透明度和强度大致相同。小麦淀粉的糊化温度较低,用它作黏合剂时优于玉米淀粉,能以低于玉米淀粉的温度用于浆洗。小麦淀粉的加工过程中未使用任何化学物,所以它宜用于制作烘烤食品。

从小麦淀粉粒表面可分离出一种蛋白质,称为淀粉粒蛋白。分子量为 15kDa 的小麦淀粉粒表面蛋白与籽粒硬度高度相关($r=0.9239$),用该蛋白评价小麦籽粒硬度是可行的。

小麦胚乳中按重量计有 3/4 是淀粉,作为一项品质决定因素,淀粉在小麦籽粒中所占比例最大,小麦淀粉对面制食品特别是对面条等东方食品的品质影响极大,但对淀粉在各种食品中的功能性的研究,比起对小麦蛋白质,特别是对面筋蛋白的研究则还很不够。

小麦胚乳中水不溶性戊聚糖约占 2.4%,水溶性戊聚糖约占 1.0%~1.5%。水溶性戊聚糖的聚合度和分子量都远远小于水不溶性戊聚糖。长期以来,戊聚糖的应用一直集中在对面粉和面团品质的改良上。戊聚糖具有氧化凝胶的作用,它能够在蛋白质分子之间起连接作用,从而改变面团中蛋白的结构和性质,戊聚糖的加入可以提高面粉的吸水率、延长面团形成时间和稳定时间,并能显著改善面包的烘焙品质,因此戊聚糖作为一种优良的改良剂应用于面粉和食品工业。由于戊聚糖良好的吸水性和吸水后能成为一种黏稠的浆状物,故可以作为增稠剂、赋形剂和填充剂应用于食品和化工业。比较纯净的戊聚糖经处理后其吸水率可以达到 1:100,因而也是一种良好的吸水剂和干燥剂。

(3)脂类:脂类含量与品种、土壤、气候等条件有直接关系。脂类在小麦籽粒中各部分的分布中,胚的脂类含量最高,麦麸次之,胚乳最少。由于小麦胚含有活力很强的脂肪酶,与脂类反应而使之酸败变味,为了避免小麦粉在储藏中因脂类分解产生的游离脂肪酸而影响品质,在制粉时应使胚与胚乳分离,不使其混入小麦粉中。面粉中的脂类含量和类型对烘焙品质都有相当大的影响。

(三)杂粮与其淀粉类制品

1. 玉米及其制品　常见的玉米制品有玉米片、玉米窝头、饼干、炸糕、煎饼等。

（1）蛋白质：玉米醇溶蛋白具有特殊的氨基酸组成，是优良的可食性薄膜制作材料，具有良好的障碍性能。由玉米醇溶蛋白制得的可食性薄膜在无需任何交联剂和鞣制剂的情况下即具有好的阻湿性。此外，玉米醇溶蛋白薄膜具有一般蛋白质薄膜所具有的阻氧特性。

玉米蛋白质含有谷氨酸，但比小麦蛋白质的谷氨酸含量低。此外，玉米蛋白质中氨基氮含量低，表明谷氨酸是以酸而不是以酰胺的形式存在。使人感兴趣的是氨基酸组成中的高亮氨酸含量，特别是玉米胚乳蛋白（醇溶蛋白和谷蛋白）中含亮氨酸非常多。因此，多食用玉米制品有助于糙皮病的发生。水溶和盐溶性玉米蛋白表现出具有良好的氨基酸平衡，这两种蛋白主要存在于玉米胚部。玉米醇溶蛋白（包括交链玉米醇溶蛋白）含赖氨酸少，育种的目标方向是提高玉米胚乳蛋白特别是玉米醇溶蛋组分的赖氨酸含量，而不仅仅限于玉米籽粒。

（2）玉米淀粉：不同类型玉米之间，淀粉含量及直链淀粉和支链淀粉的比例有差异。表2-2-3中列出不同类型玉米中直链淀粉含量。

表2-2-3 不同类型玉米间直链淀粉含量（干基）比较

粒 型	样品数	平均值/%	范围/%
马齿型	200	28.76±2.63	25.65~31.40
硬粒型	200	29.27±2.80	14.33~33.14
蜡质型	151	4.26±5.18	0.35~24.18
甜质型	12	11.55±4.60	5.00~17.00

引自：张玉良（1992年）

（3）脂类：玉米的含油量变化较大。玉米籽粒中胚芽的比率及胚芽中的含油百分率都有一定的变化范围，而且两者都可由遗传控制。在大多数玉米品种中，游离脂类约占4.5%，结合脂类低于1%。玉米胚芽在整个籽粒中占有相当大的比率，约为12%，而小麦和大麦仅占3%左右。玉米胚芽中通常含有约30%的脂类。玉米脂类的脂肪酸组成与高粱和粟相似。

（4）色素：玉米中的类胡萝卜素主要是胡萝卜素和叶黄素，胡萝卜素主要是β-胡萝卜素。胡萝卜素在营养上的重要性归于其转化为维生素的潜能，而叶黄素则被认为玉米作鸡饲料时与蛋鸡皮肤及鸡蛋蛋黄的颜色有关系，玉米中叶黄素含量高，蛋鸡的皮肤及其所产鸡蛋蛋黄的颜色相应地就深。

（5）矿物质：玉米胚中含有丰富的矿物质，仅占玉米籽粒重量10.2%~11.9%，却含有玉米籽粒矿物质总量的72.4%~83.3%。马齿型玉米籽粒中含量最多的矿质元素是磷，且磷主要还是以植酸盐形式存在。

2. 燕麦 又名莜麦，是禾本科燕麦属一年生草本植物。燕麦是适于高寒地区种植的作物。燕麦的品种较多，我国栽培的燕麦多为裸粒燕麦，多制粉食用。常见的燕麦制品有燕麦片、燕麦饼干等。

燕麦的蛋白质含量比小麦高，燕麦的氨基酸模式好，在谷物中是独一无二的。此外，脱壳燕麦的蛋白质含量通常比其他谷物高得多。燕麦中蛋白质组分的分布不同于其他谷物，醇溶谷蛋白仅占总蛋白的10%~15%，球蛋白占优势

的为55%，谷蛋白占20%~25%。

脂类含量高于其他谷物，为3%~12%，大部分为5%~9%。脱壳燕麦中的大部分脂类（80%）存在于胚乳中，而不是在胚芽或糠层中，这一点也是燕麦的独特性质。燕麦脂类比大多数其他谷物脂类含有较多的油酸（18:1），从脱壳燕麦的不同部位提取的脂类中，其脂肪酸组成差异不大。脂肪酸中的亚油酸占38%~46%。

3. 高粱 其中供食用的高粱称为食用高粱，穗头紧凑，籽粒大，通常裸露，易脱落。高粱米中营养成分含量较丰富。糖用高粱，植株高大，分蘖力强，茎内含有丰富的糖分，汁多味甜，是糖厂"新兵"，可用于制糖，也可嚼食甜汁。帚用高粱，粱穗头散长，枝梗多且长而坚韧，茎内髓质完全干燥，无甜味，可制扫帚和其他工艺品。

高粱籽粒的粗蛋白质含量范围为6.10%~16.33%，均值为11.21%。赖氨酸占籽粒0.18%~0.57%，均值为0.29%。赖氨酸占籽粒蛋白1.46%~4.76%，均值为2.68%。高粱醇溶蛋白的氨基酸组成与玉米醇溶蛋白相似，高的总氨基酸含量与玉米也非常相似。高粱含脂类2.1%~5.0%，大约有75%的脂类存在于胚芽中。在谷物籽粒中，高粱是含有单宁的典型代表。高粱籽粒因含单宁而带有酸性和涩味。单宁含量的高低不仅影响高粱的适口性，而且因单宁和蛋白质易于结合，从而影响高粱的营养价值。单宁主要集中于高粱的种皮和果皮中，胚乳中也有一定的含量，高粱糠中含量最高可达4%。

4. 粟 又称小米，是谷子去皮后的结果，谷子是一年生草本植物，禾本科，谷子具有较强的耐旱能力，种植地域很广。粟是中国古代的"五谷"之一，也是北方人喜爱的主要粮食之一。小米分为粳性小米、糯性小米和混合小米。小米的营养价值较高，小米中的蛋白质含量较高，但是必需氨基酸中的赖氨酸含量较低，而亮氨酸过高，所以不能完全以小米为主食，应注意搭配，宜与大豆或肉类食物混合食用。小米富含维生素 B_1 和维生素 B_{12} 以及锌、铜、锰、硒等微量营养素。糯性小米也可酿酒、酿醋、制糖等。

5. 大麦 大麦的蛋白质含量与小麦相近，高于其他谷类作物，其平均含量为13%，皮大麦的蛋白质高于裸大麦。大麦中的赖氨酸含量，远高于其他谷类作物籽粒中的含量，其平均含量为0.47%。大麦醇溶蛋白约占大麦总蛋白的40%，赖氨酸含量很低。而谷蛋白，特别是清蛋白和球蛋白中，赖氨酸含量较高。脂类含量约占籽粒重量的3.3%，约有1/3存在于胚芽中。由于胚芽仅占籽粒重量的3%左右，胚芽中脂类的含量约为30%。整粒大麦的脂类可分成非极性脂（72%）、糖脂（10%）和磷脂（21%）。大麦中的脂类与其他谷物的脂类相类似，其脂肪酸的饱和度比小麦稍高。大麦细胞壁含有70%的β-葡聚糖和20%的阿拉伯木聚糖，以及少量的蛋白质和甘露聚糖。很多酶能迅速地降解细胞壁，特别是在籽粒发芽之后。黑麦的半纤维素（通常又称戊聚糖）与其烘焙特性密切相关。黑麦粉中的戊聚糖含量比其他谷物高得多，含量一般为8%。

6. 荞麦 荞麦又名三角麦，是蓼科一年生草本植物。

荞麦具有生长期短、耐冷冻瘠薄的特性,是粮食作物中比较理想的填闲补种作物。荞麦不属于禾本科,但因其使用价值与禾本科粮食相似,因此通常将它列入谷类。常见的荞麦制品有荞麦面、荞麦饼干等。

荞麦籽粒的化学成分中水分占 14.5%,粗蛋白质占 2.8%,粗纤维占 9.0%,灰分占 1.9%,无氮抽出物占 61.0%。荞麦蛋白质和其他谷类蛋白质不同,荞麦蛋白质主要是谷蛋白、水溶性清蛋白和盐溶性球蛋白等,这类蛋白质的面筋含量很低,近似于豆类蛋白,尤其是苦荞,清蛋白和球蛋白占了蛋白质总量的 50% 以上。无论是苦荞还是甜荞,蛋白质质量都优于大米、小麦和玉米。荞麦含 19 种氨基酸,且含量丰富,尤其是苦荞的氨基酸含量更高,苦荞粉中精氨酸的含量是 1.014g/100g,为小麦含量 0.416g/100g 的 2 倍多,为玉米含量 0.3213g/100g 的 2.6 倍。荞麦种子中的淀粉含量在 70% 左右。荞麦淀粉近似大米淀粉,但颗粒较大。荞麦的脂肪在常温条件下呈固形物,其脂肪含量与其他谷物相似,但脂肪酸的组成较好。

四、谷类对人类膳食的贡献

谷类对膳食营养的贡献,最突出的是谷类食物含有丰富的碳水化合物,是提供人体所需能量的最经济和最重要的食物来源。谷薯类食物提供的能量占膳食总能量的一半以上,也是 B 族维生素、矿物质、膳食纤维和蛋白质的重要食物来源。

谷类是膳食的重要组成部分,谷类为主是平衡膳食的基础,根据中国营养学会制定的《中国居民膳食指南(2016)》,每天的膳食应包括谷薯类、蔬菜水果类、畜禽鱼蛋奶类、大豆坚果类等,食物多样、谷类为主是平衡膳食模式的重要特征,要求每天摄入谷薯类食物 250~400g,全谷物和杂豆 50~150g,薯类 50~100g。

表 2-2-4 2002—2012 年中国城乡居民谷类食物摄入量变化/(g·标准人日⁻¹)

年份	米			面			其他谷类		
	城乡	城市	农村	城乡	城市	农村	城乡	城市	农村
2002 年	204.7	156.5	226.0	135.3	107.8	147.4	25.3	14.4	30.2
2012 年	177.7	130.8	222.7	142.8	134.7	150.4	16.8	15.9	17.6

2012 年我国居民来自谷类的能量占总能量平均为 53.1%,2002 年来自谷类的能量占总能量平均为 57.9%,与 1992 年相比,20 年来,谷类食物的供能比例下降了 20%,特别是大城市的谷类摄入量下降明显(表 2-2-4)。来自谷类的蛋白质占总蛋白质的 47.3%。同时谷类也是维生素 B_1、维生素 B_2、烟酸和矿物质的良好来源。谷类过度精加工可导致 B 族维生素、矿物质和膳食纤维等营养成分的丢失。

谷薯杂豆类食物是碳水化合物、蛋白质、B 族维生素和部分矿物质的良好来源。我国居民谷薯类及杂豆类食物摄入量现状对膳食营养素的贡献率见图 2-2-3。

近三十年来,我国居民的膳食模式正在悄然发生着变化,居民的谷类消费量逐年下降,动物性食物和油脂消费量逐年增多,导致能量摄入过剩;谷类过度精加工导致 B 族维生素、矿物质和膳食纤维丢失而引起摄入量不足,这些因素都可能增加慢性非传染性疾病的发生风险,因此,坚持谷类为主,特别是增加全谷物摄入,有利于降低 2 型糖尿病等慢性病的发病风险以及减少体重增加的风险。

与精制谷物相比,全谷物含有更丰富的膳食纤维、脂肪、维生素、矿物质、多酚及其他植物化学物,对人体有更好的健康益处。全谷物不仅提高了营养素密度,还有助于促进肠道蠕动、降低血糖/血脂,提高抗氧化能力。参照世界卫生组织推荐的证据评价方法及标准对证据进行评价,结果发现,全谷物可降低结直肠癌、2 型糖尿病、心血管疾病发病风险,可减少体重增长风险。中国居民膳食指南要求每天膳食应保证摄入 50~150g 的全谷物。

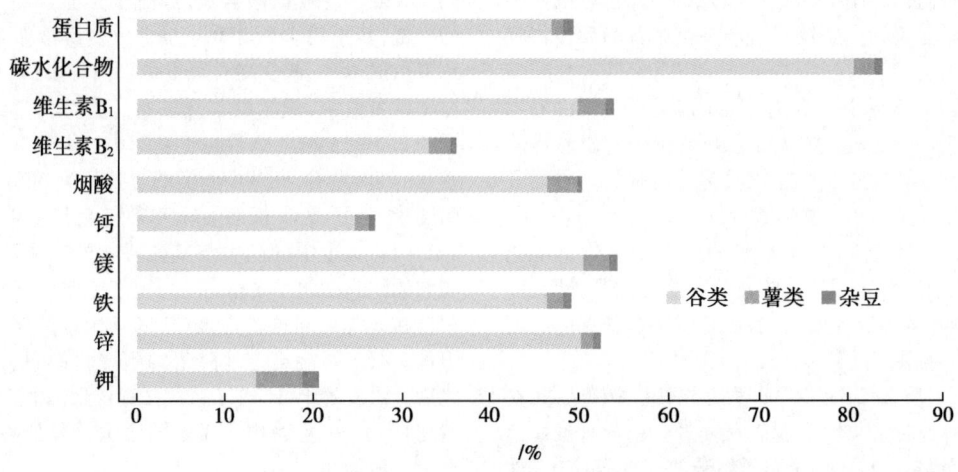

图 2-2-3 2010—2012 年居民谷薯杂豆类食物对总膳食营养素的贡献率

第二节　薯　类

中国的薯类产量居世界第一位。传统中国居民的膳食中马铃薯和红薯经蒸、煮或烤后,可直接作为主食食用,也可以切块放入大米经烹煮后同食。薯类也可作菜肴或当作零食。薯类的血糖生成指数低于精制米面,增加薯类的摄入可改善便秘。

一、定义和分类

中国居民食用的薯类主要是马铃薯、甘薯。薯类除了提供丰富的碳水化合物、膳食纤维外,还有较多的矿物质、B 族维生素和维生素 C,与人类健康密切相关。

1. 定义　薯类(tubers)又称根茎类作物,指具有可供食用块根或块茎类的陆生作物,包括马铃薯、甘薯、木薯、薯蓣(山药)、脚板薯等。

2. 分类　根据薯类的生物学特征和生长习性,分类如下(表 2-2-5):

表 2-2-5　薯类的主要分类

食物名称	俗名	别名	可食部分	分布地带
甘薯	红薯	番薯、地瓜、红苕	块根	热带及温带
马铃薯	土豆	洋芋、土豆、山药蛋	块茎	热带及温带
薯蓣	山药	薯药、薯芋、延章、玉延、淮山	块根	热带及温带
芋芳	芋	芋芳、芋奶、芋鬼、香芋	球茎	温带
蒟蒻	魔芋	芋头	球茎	温带
菊芋	洋姜	生姜芋、鬼芋、鬼子姜	块茎	热带及温带
木薯	木薯	树薯、树番薯	块根	热带及温带
豆薯	豆薯	凉薯、萝沙果、地萝卜、土瓜	块根	热带及温带
菊薯	雪莲果	菊薯、雪莲薯、地参果、雅贡、亚贡	块根	热带及亚热带

二、薯类的营养成分和特点

(一)马铃薯的营养成分和特点

马铃薯又名土豆、山药蛋、洋芋等,属茄科一年生块茎类植物,在我国既可作为蔬菜,也可作为粮食食用。化学组成为,水分含量 63.2%~86.9%,淀粉含量 8%~29%,蛋白质含量 0.75%~4.6%,还含有丰富的铁、维生素等(表 2-2-6)。

1. 淀粉　支链淀粉约占总淀粉量的 80%。马铃薯淀粉的灰分含量比禾谷类作物淀粉的灰分含量高 1~2 倍,且其灰分中平均有一半以上的磷。马铃薯干淀粉中磷含量平均为 0.15%,比禾谷类作物淀粉中磷含量高几倍;磷含量与黏度有关,含磷愈多,黏度愈大。糖分占马铃薯块茎总重量的 1.5% 左右,主要为葡萄糖、果糖、蔗糖等。新收获的马铃薯块茎中含糖分少,经过一段时间的贮藏后糖分增多,尤其是在低温贮藏时对还原糖的积累特别有

表 2-2-6　马铃薯的主要成分/%

成分	最小含量	最大含量
水分	63.2	86.9
淀粉	8	29
维生素	0.2	3.5
糖	0.1	8.0
含氮物质(粗蛋白质)	0.7	4.6
脂肪	0.04	0.1
矿物质	0.4	1.9
有机酸	0.1	1.0

利。糖分多时可达鲜薯重的 7%,这是由于在低温条件下,块茎内部进行呼吸作用所放出的 CO_2 大量溶解于细胞中,从而增加了细胞的酸度,促进了淀粉的分解,使还原糖增加。还原糖增高,会使一些马铃薯制品的颜色加深。如将马铃薯的贮藏温度升高到 21~24℃,经过一个星期的贮藏后,大约有 4/5 的糖分可新结合成淀粉,其余部分则被呼吸所消耗。

2. 蛋白质　马铃薯含氮物质包括蛋白质和非蛋白质两部分,而以蛋白质为主,约占含氮物的 40%~70%。马铃薯块茎中所含的蛋白质主要由盐溶性球蛋白和水溶性蛋白组成,其中球蛋白约占 2/3,这是全价蛋白质,几乎含有所有的必需氨基酸,其等电点 pH 为 4.4,变性温度为 60℃。在马铃薯的含氮物中,有天门冬氨酸、组氨酸、精氨酸、赖氨酸、酪氨酸、谷胱甘肽、亮氨酸、乙酰胆碱等氨基酸。淀粉含量低的块茎中含氮物多,不成熟的块茎中含氮物更多。马铃薯含有淀粉酶、蛋白酶、氧化酶等。氧化酶有过氧化酶、细胞色素氧化酶、酪氨酸酶、葡萄糖氧化酶、抗坏血酸氧化酶等。这些酶主要分布在马铃薯能发芽的部位,并参与生化反应。马铃薯在空气中褐变就是其氧化酶的作用。防止马铃薯变色的方法是破坏酶类或将其与氧隔绝。

3. 脂肪　马铃薯中的脂肪主要是甘油三酸酯、棕榈酸、豆蔻酸及少量的亚油酸和亚麻酸组成,含量为 0.04%~0.94%。

4. 其他　马铃薯有机酸含量为 0.09%~0.3%,主要有柠檬酸、草酸、乳酸、苹果酸,其中主要是柠檬酸。

马铃薯中含有维生素 B_1、维生素 B_2、维生素 B_3、维生素 B_6、维生素 PP 及维生素 C,主要分布在块茎的外层和顶部。维生素 C 含量 25mg/100g。

马铃薯块茎中的灰分约占干物质重量的 2.12%~7.48%,平均为 4.38%。是少有的高钾蔬菜,约占灰分总量的 2/3;磷次之,约占灰分总量的 1/10。马铃薯块茎中的其他无机元素有钙、镁、硫、氯、硅、钠及铁等。其中钙与镁的含量比较固定,互为消长,钙多镁少,或者相反。磷与氯的含量也相似。

马铃薯块茎中的总酚含量以干重计在 0.1%~0.3%,芽中的含量高达 0.8%。其中约 90% 是绿原酸。其他的包括芥子酸、咖啡酸、阿魏酸、单宁、花青素、酪氨酸、香豆酸、7-羟基-6-甲氧基香豆素、6-羟基-7-甲氧基香豆素及黄酮。

(二)甘薯的营养成分和特点

甘薯又名红薯、白薯、山芋、甜薯、地瓜等,是我国人民

喜爱的粮、菜兼用的食品,具有极高的营养和药用价值,也可用作饲料或工业原料。

甘薯的化学组成因其所生长的土质、品种生长期长短、收获季节等的不同而有很大的差异。一般甘薯含60%~80%的水分、10%~30%的淀粉、5%左右的糖分及少量的蛋白质、油脂、纤维素、半纤维素、果胶、灰分等。

新鲜甘薯蛋白质的氨基酸组成与大米相似,其中必需氨基酸的含量高;胡萝卜素、维生素 B_1、维生素 B_2、维生素 C 和烟酸的含量也比其他谷类含量高,钙、磷、铁等矿物质较多,尤其以胡萝卜素(红色薯肉)和维生素 C 的含量丰富。所以甘薯若与米、面混食,可提高主食的营养价值。与马铃薯相比,甘薯含有大约相等的能量值,以及较少的蛋白质、维生素 C 及较多的视黄醇活性当量。

甘薯叶及甘薯嫩芽可以作为蔬菜食用,甘薯叶可清炒、做汤、盐液、凉拌等,鲜嫩可口,别有风味。甘薯叶及其嫩芽是富含营养成分的蔬菜,其中蛋白质、脂肪、糖分、钙、磷、铁的含量比其他叶菜类都高。维生素中,以胡萝卜素含量为最高,其所含维生素 B_2、维生素 PP、维生素 C 也名列蔬菜类前茅。

(三)木薯的营养成分和特点

木薯又称树薯、树番薯、南洋薯等。木薯的化学组成因品种、生长期、土壤、降雨量而有很大的不同。木薯根的干物质含量在24%~52%,平均含量为35%,蛋白质含量在1%~6%,平均含量为3.5%。鲜薯含淀粉32%~35%,蛋白质1%~2%,脂肪0.3%~4.3%,纤维素1%~2%,灰分1%,维生素 C 30mg/100g 左右;还含有少量的维生素 A、维生素 B_1、维生素 B_2 等。木薯块根含淀粉很高,主要用作饲料和提取淀粉。木薯淀粉可制酒精、果糖、葡萄糖、麦芽糖、味精、啤酒、面包、饼干、虾片、粉丝、酱料以及塑料纤维、塑料薄膜、树脂、涂料、胶粘剂等化工产品。

木薯可分为甜种薯和苦种薯。甜种薯适宜作食品原料,苦种薯则因淀粉含量比甜种薯高5%左右,因而适于制作淀粉。苦种薯含有一种有毒物——氰配糖体,约含5/10 000,比甜种薯所含的0.5/10 000高10倍。利用木薯块根和叶子作食物和饲料时,应注意去毒,即浸水、切片干燥、剥皮蒸煮、研磨制淀粉等。切片干燥一般可除去75%的氢氰酸,加工制淀粉后含量甚微。甜品种类型剥皮蒸煮或切片干燥后均可安全使用,苦品种类型去毒处理后,也可食用和做饲料,但主要用于加工淀粉(表2-2-7)。

表 2-2-7　木薯的营养成分/(g·100g^{-1})

名称	水分	淀粉	糖类	蛋白质	脂肪	纤维	灰分
木薯	70.25	21.45	5.13	1.12	0.41	1.11	0.54
木薯干	13.70	72~76	—	2.6	0.80	3.30	2.40

三、常见薯类及制品

(一)马铃薯及其制品

马铃薯因营养丰富,除直接食用外,还可加工成食品、全粉、淀粉等经济价值较高的商品,通过加工可以大幅度提高鲜薯的商品价值。发达国家将马铃薯加工成淀粉和其他食品的数量占马铃薯总产量的40%~50%,我国加工量只占总产量的10%左右,且主要是加工成粉丝、粉条和粉皮等传统产品。马铃薯类制品有:

1. 马铃薯淀粉　马铃薯淀粉颗粒大,直链淀粉聚合度大,含有磷酸基团,具有糊化温度较低,易液化、黏度强的特点,在一些行业中具有其他淀粉不能替代的作用。如在挂面、方便面食品、面包和香肠等,特别是婴儿食品及休闲食品中得到广泛应用。

2. 马铃薯全粉　马铃薯全粉根据加工工艺和产品的外形不同分为马铃薯雪花全粉(potato flakes)和马铃薯颗粒全粉(potato granules)。马铃薯雪花全粉采用滚筒干燥工艺制成,其外形像雪花片。马铃薯颗粒全粉采用回填和热气流烘干工艺制成,外形呈颗粒状。马铃薯全粉是马铃薯加工食品中不可缺少的中间原料,由于它能够长期保存且能够保持马铃薯的风味,便于制作各种食品,因此马铃薯全粉可作为马铃薯深加工的基本原料。

3. 马铃薯薯片、薯条　油炸薯片脂肪含量高达48.4%,与普通薯类食物的营养价值及健康效应存在较大的差异。

4. 其他加工制品　马铃薯蛋白质具有较高的营养价值。在对马铃薯浓缩蛋白制品的功能性质评价中发现,在酸性食品中作乳化剂时,马铃薯蛋白制品相当于大豆分离蛋白,当作为发泡剂应用于食品配方中时,除 HCL 沉淀蛋白外,马铃薯蛋白制品可与价格昂贵的大豆分离蛋白制品相媲美。因此,马铃薯蛋白可用作食品乳化剂和发泡剂。

以马铃薯渣为主要原料,选用黑曲霉、白地霉、热带假丝酵母、酿酒酵母这4个菌株,采用多菌株协同固态发酵技术,经糖化、发酵和干燥等工艺,可以制出优质蛋白饲料,并使原料的霉腐味等异味消除。这为马铃薯渣废物利用提供了开发途径。

(二)甘薯及其制品

目前开发的甘薯食品包括如下3类:①方便食品、快餐食品、方便半成品,如薯米(粒)、薯粉、薯面、脱水薯片(条、泥)等;②休闲食品,如膨化薯片、薯脯等,这类食品具有味美、食用方便、包装精美等特点;③其他,如甘薯饮料、甘薯罐头、甘薯酒等。

甘薯经去皮、切分、烫漂、干燥、破碎、膨化、粉碎等工艺制成的膨化粉,用开水冲调成糊状即可食用,具有甘薯的香甜风味,色泽金黄,口感细腻。用甘薯叶加工成脱水菜、盐渍菜,畅销日本、欧美、东南亚等地市场。我国许多地区,也常以甘薯叶作为夏季蔬菜。

甘薯因其富含淀粉,产量高,价格低,资源丰富,易贮存和加工,近些年来,越来越广泛地成为食品工业和淀粉工业的重要原料之一。与玉米相比,甘薯含蛋白质和脂肪较少,生产淀粉工艺也较为简单。但由于薯块中含有一些不利于淀粉加工的物质,比如果胶、纤维、酚类氧化酶、淀粉酶等,且在加工过程中易产生褐变,因而长期以来淀粉工厂宁愿以玉米为原料而不采用甘薯,以致甘薯资源优势没有得到发挥,所以在甘薯淀粉工业化生产过程中必须去除不利于淀粉加工的这些因素。

（三）木薯及制品

木薯是一种高淀粉作物，块根中含有大量的淀粉。可用鲜薯直接加工淀粉，也可将薯块直接切片，风干加工淀粉和处理后制作食品和其他用途。木薯淀粉细腻，含杂质少，在工业上有广泛的用途。用其他淀粉能加工制得的产品，用木薯淀粉几乎都能制得。目前，用木薯淀粉加工获得的产品近百种，在淀粉糖、食品发酵和淀粉衍生物工业中应用尤其广泛。

对于加工淀粉的木薯，可采用鲜薯直接加工，也可以采用切片晒干后进行加工淀粉，由于木薯块茎上粘有泥土和细沙，在处理和加工中，应加强清理和除杂。

木薯淀粉的颗粒性是它的一个重要特性。颗粒的性状直接影响着淀粉的糊化，并进一步影响淀粉的深入加工。木薯淀粉颗粒的直径在 $5\sim40\mu m$，大多在 $20\mu m$ 以下，颗粒的形状表现为圆球状或圆状，局部向内弯曲，具有光滑的外表，薯类淀粉的颗粒直径见表 2-2-8。

表 2-2-8 薯类淀粉的颗粒直径大小/μm

项目	木薯	马铃薯	甘薯	玉米	大米	小麦
最大	40	100	25	26	8	38
最小	5	15	5	5	3	2
平均	20	65	15	15	3	20

淀粉糊化温度与颗粒的大小有很大关系。而糊化温度即使在同一种淀粉中，因其颗粒大小不同，糊化的难易也不相同，一般来说，颗粒较大的淀粉容易糊化，糊化温度低，反之亦然。由于各个颗粒的糊化温度不一致，通常用糊化开始温度和糊化完成温度表示糊化温度。几种淀粉的糊化温度见表 2-2-9。

表 2-2-9 几种淀粉的糊化温度/℃

项目	木薯	马铃薯	甘薯	玉米	小麦
糊化开始温度	59	56	70	64	65
糊化完成温度	70	67	76	72	67.5

（四）主要薯类加工产品

目前，我国薯类的加工产品主要分为两类，一类是作为食品及工业加工品，另一类是作为饲料。食品及工业加工品主要可分为两大类，一类是非发酵类食品，如：淀粉（旋流法）、粉条、粉丝类、全粉、变性淀粉、薯条、薯片、蜜饯类、果酱类、糕点类、饮料类、天然色素等；另一类是发酵类食品如：淀粉（酸浆法）、酱油、食醋、果啤饮料、乳酸发酵红薯饮料、酒精、柠檬酸及乳酸等。而饲料则主要是由块根、茎、叶及加工后的各种副产物组成，含有丰富的营养成分，是畜禽良好的饲料来源。

大量研究表明薯类淀粉加工废液中的蛋白中含有丰富的氨基酸，具有很高的营养价值。薯类淀粉加工废渣中主要成分是膳食纤维、果胶和糖类，这类成分具有防治肥胖、调节血糖水平、防止糖尿病、调节肠道菌群、润肠通便、防止结肠癌等功效，也具有很高的开发应用价值。

薯类全粉是甘薯脱水制品中的一种，包含了鲜薯中除薯皮以外的全部干物质，全粉复水后具有鲜薯的营养、风味和口感。薯类全粉含水量较低（一般 7%~8%），储藏期长，解决了薯类储藏期间霉烂，储藏期短的问题，且其加工过程中用水少，无废料，产品用途广，在油炸制品、焙烤制品、松饼、面类制品、馅饼、早餐食品、婴儿食品等领域均可应用。紫薯色素主要成分是花青素，是一种很好的天然色素，花青素无毒无味，具有较好的抗氧化和保健功能，其热稳定性较好、对金属离子的耐性及抗还原性较高、在食品、药品和化妆品中均可应用。此外，以甘薯和马铃薯为原料开发的膨化食品、饮料、酒类、糕点等各种方便食品的研发对弘扬我国传统食品文化，丰富人民生活也具有十分重要的意义。

四、薯类对人类膳食的贡献

薯类是膳食的组成部分，它们除了提供丰富的碳水化合物、膳食纤维外，还有较多的矿物质和 B 族维生素，兼有谷类和蔬菜的双重优点。根据中国营养学会制定的《中国居民膳食指南（2016）》，每天的膳食应包括谷薯类，每天摄入谷薯类食物 250~400g。

薯类是膳食能量的来源之一，也是多种微量营养素和膳食纤维的良好来源。薯类中碳水化合物含量 25% 左右，蛋白质、脂肪含量较低。马铃薯中钾的含量丰富，薯类中的维生素 C 含量较谷类高，甘薯中的胡萝卜素含量比谷类高。甘薯中还含有丰富的纤维素、半纤维素和果胶等，增加薯类摄入可降低便秘的发病风险。

第三节 豆 类

豆类是平衡膳食的重要组成部分，在各国的膳食指南中，蔬果奶豆类食物都作为优先推荐摄入的食物种类，推荐经常吃豆制品。

一、定义和分类

豆类作物遍及世界各地，我国主要种植蚕豆、豌豆、绿豆和小豆；俄罗斯主要种植箭舌豌豆和扁豆；美国主要种植小扁豆和豌豆；印度主要种植菜豆和绿豆等。豆类作物对气候条件适应性很强，不仅可以单独种植，还可以与谷类作物间作，其固氮作用在农业上具有维持土壤肥力的价值，是具有粮食、蔬菜、饲料、医药、肥料等多种用途的作物，在农业和食物构成中占有重要地位。

（一）定义

豆类泛指所有能产生豆荚的双子叶显花植物，属于豆科中的蝶形花亚科，多为一年生植物，果实为荚果，某些品种的嫩荚可作蔬菜，成熟后的籽粒即种子，可作粮食。荚果的形状、大小、组织和结构因为不同的种类和品种而有明显的差异。种子由胚珠发育而成，通常无胚乳，主要由种皮和胚两部分组成（图 2-2-4）。

（二）分类

豆类作物主要有大豆、绿豆、赤豆、芸豆、蚕豆、豌豆、豇豆、饭豆、菜豆、鹰嘴豆、扁豆、黑吉豆、利马豆、木豆、刀豆、

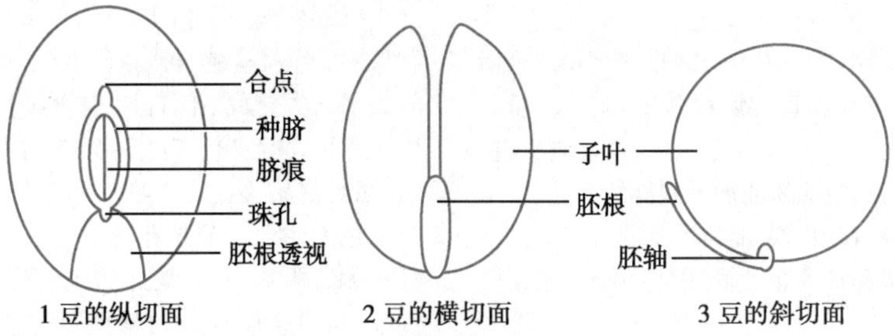

图 2-2-4　豆类种子结构示意图

黎豆和瓜尔豆等。按照营养成分含量的多少可将豆类分为两大类:一类是大豆,包括黄豆、青豆和黑豆,含有较高的蛋白质(35%~40%)和脂肪(15%~20%),而碳水化合物相对较少(20%~30%);另一类是除大豆外的其他豆类,含有较高的碳水化合物(55%~65%),中等的蛋白质(20%~30%)和少量的脂肪(低于5%)。

二、豆类的营养成分和特点

豆类是高蛋白、低脂肪、中等淀粉含量的作物,籽粒中含有丰富的矿物质和维生素,营养价值高,每100g豆类平均可提供340kcal的能量,与谷物相当。豆类含有胰蛋白酶抑制剂、血凝素、多酚化合物、肠胃胀气因子等抗营养物质,在加工不彻底时可能对人体产生不良反应。

1. 蛋白质　豆类蛋白质含量在20%~40%(表2-2-10),显著高于谷类。豆类蛋白质中含有人体所需的各种必需氨基酸,尤其是蛋白质组成中较高的赖氨酸含量可以与谷物蛋白质互补,但是豆类中蛋氨酸等含硫氨基酸含量较低。

表 2-2-10　我国主要食用豆类蛋白质含量*/(g·100g⁻¹)

豆类	蚕豆(带皮)	豌豆	白芸豆	绿豆	赤小豆	豇豆	大豆
含量	24.6	20.3	23.4	21.6	20.2	19.3	35.0

*引自:中国食物成分表(2009)

豆类蛋白质由球蛋白、清蛋白、谷蛋白及醇溶蛋白组成,其中球蛋白含量最高。豆类蛋白具有较好的功能特性。例如,它们具有显著的凝胶形成能力,随加工条件如pH、温度、离子强度和种类而有所不同。它们同样适合作起泡剂和乳化剂,在pH 4~10的情况下,7S球蛋白比11S球蛋白的乳化性要好,部分酸水解也增强豆类蛋白的乳化性能。

豆科植物中含有不同形式的脂氧合酶,对豆类的气味和风味有很大影响。在大豆储存过程中由于脂氧合酶的作用会引起油脂的氧化酸败,产生羰基化合物,是产生豆腥味的主要来源之一;消除此类影响的方法之一是蒸汽加热,使脂氧合酶失活,另外是完全脱去油脂。例如在生产高质量的大豆分离蛋白产品时,豆片用正己烷浸出脱除油脂后,残留油分可用82:18v/v的己烷-乙醇溶剂进一步浸提,使之完全脱脂,提高其风味的稳定性。豆类中还含有少量的其他酶类,如水解尿素的尿素酶,在大豆中含量较高,这些酶类通过热处理可使其失活。

豆类中的蛋白酶抑制剂主要有胰蛋白酶抑制剂和胰凝乳蛋白酶抑制剂,不同的豆类作物所含的抑制剂不同,抑制作用也不同。大豆中的Kuniz抑制剂通过人体胃液后可完全失活,大豆中的Bowman-Birk抑制剂却保留完全活性。有资料表明100g生大豆或200g小扁豆或其他豆类可完全抑制人体每天平均产生的胰蛋白酶和胰凝乳蛋白酶。

蛋白酶抑制剂可通过适当的热加工来使之失活。初始原料性质以及加工参数(时间、温度、压力和水分含量)都非常重要。在100℃条件下蒸煮大豆9分钟可破坏87%的抑制剂活性。浸泡也可降低抑制剂的活性。所以豆类在浸泡后可用稍温和的条件加工。虽然大豆在加工成大豆分离蛋白、组织状蛋白或人造蛋白肉类产品的过程中可降低抑制剂对胰蛋白酶作用的程度,但抑制剂的活性仍然会存在。

在菜豆、小麦和大麦的提取物中发现了一些对热稳定的蛋白质,对胰腺中的淀粉酶有抑制作用。因为耐高温,所以在人们的谷物早餐中仍可检测到这些抑制剂的活性。菜豆中的淀粉酶抑制剂在肠胃中不稳定,它仅在无淀粉的状态下与淀粉酶共存时才显示活性,因此它对人体消化淀粉的影响不大。而且,食物中淀粉酶抑制剂活性的平均数量比存在的淀粉酶的活性数量要低得多。

在以植物为原料的食物中含有一些蛋白质或糖蛋白可以结合血液中的红细胞而使其沉淀或凝集。这些物质被称作血凝素或按照它们对人体血液红细胞反应的专一性不同分为不同的血凝素。红细胞中的特定多糖部位可以与血凝素结合,而且实际上任何具有这样多糖碱基的大分子都可与血凝素识别而使其聚集沉淀。许多血凝素是糖蛋白,当它们的分子量超过30kDa时,则包含好几个亚基。这些亚基受pH和离子强度的变化很容易解离。它们的氨基酸组成特点是酸性的和含羟基的氨基酸较多而蛋氨酸的含量很低。通过对豆类如刀豆中的血凝素Concanvalin A分析,发现它优先与含D-甘露糖的多聚糖结合,但也可结合全部由α-D-吡喃型葡萄糖组成的生物多聚体,如糊精。

血凝素多存在于豆科种籽中。动物实验表明它的毒性与血凝素的活性无特定关系。例如,大豆和菜豆中血凝素有毒性,而豌豆中的则没有毒性。有些血凝素与肠道壁上的皮膜结合,阻碍营养素的吸收,造成营养毒害,而另一些血凝素则作为蛋白质生物合成的抑制剂。经过长时间的蒸煮和干热加工,豆科植物血凝素的活性和毒性可被破坏。

2. 碳水化合物　豆类中碳水化合物的主要成分是淀粉,占碳水化合物总量的75%~80%。大豆中淀粉含量很少,其主要成分是蛋白质和油脂,碳水化合物中阿拉伯半乳聚糖和半乳糖含量分别占了3.6%和2.3%。花生中约1/3的碳水化合物是淀粉。

豆类中寡聚糖的含量比谷物中高。其中主要成分包括水苏四糖和毛蕊花糖等。这些寡聚糖在肠道中厌氧菌的作用下水解为单糖,进一步降解成CO_2、CH_4和H_2,因此会对人体产生肠胃胀气现象。动物饲料实验表明,如果加入酚类物质例如阿魏酸等则会阻碍微生物的代谢从而缓解肠胃胀气现象的发生。

在利马豆和其他一些豆类中存在糖苷氰化物。它的前体主要是缬氨酸、异亮氨酸、苯丙氨酸。乙醛肟首先形成,然后转变为糖苷氰化物。含氰化物的种籽通过碾磨和加温而脱毒。主要是使氰化物降解形成氢氰酸(HCN),经过一定时间保温后加热挥发除去。细胞中存在的β-葡萄糖酶促使糖苷氰化物的降解。在碾磨的过程中种籽细胞被破坏,酶和底物被释放,从而开始反应。水解反应首先形成不稳定的羟基氰化物,然后缓慢降解成相应的羰基化合物和HCN。许多豆类含羟基氰化物酶可进一步促使该反应的进行。

3. 脂类 除了大豆和花生外,豆类中脂肪含量较低,一般为0.5%~2.5%,主要脂肪酸为亚油酸、亚麻酸、油酸及软脂酸,其中不饱和脂肪酸含量高于饱和脂肪酸。

4. 维生素和矿物质 豆类中维生素和矿物质的含量较高,富含维生素B_1、维生素B_2和烟酸,其中维生素B_1及维生素B_2含量均高于禾谷类或某些动物食品,被视为维生素B_1的最佳来源。而发芽籽粒中维生素C含量丰富,可作为一年四季的常备蔬菜。钙、磷、铁、锌等矿物质的含量较高,钠含量低,是人体矿物质的重要来源。

5. 皂苷 豆科植物中含有一系列皂苷,属五环三萜类化合物,在大豆中的含量一般在0.62%~6.12%。很早以前,人们认为大豆皂苷具有溶血作用,对人体健康不利,视其为"抗营养因子"。同时,由于大豆皂苷具有不良的气味而导致大豆制品中具有苦涩味,所以在豆制品加工中要求尽量除去。但近几年国内外的研究表明,大豆皂苷具有多种有益于人体健康的生物学效应。

三、常见豆类及制品

(一)大豆及大豆制品

1. 大豆 大豆籽粒是由种皮、胚根、胚轴、胚芽和子叶所构成的。大豆种皮除糊粉层含有一定量的蛋白质和脂肪外,其他部分几乎都是由纤维素、半纤维素、果胶质等所组成。而胚(胚根、胚轴、胚芽)和子叶则主要以蛋白、脂肪、糖为主。

大豆是蛋白质含量最丰富的植物,含量为40%以上,若以干重计算几乎接近50%,这与动物食品中蛋白质含量很相近。大豆中的蛋白质不仅含量高,而且营养价值高。大豆蛋白质除含硫氨基酸(蛋氨酸、胱氨酸)略低外,所含其他氨基酸比值与人体需求较为接近,虽然比鸡蛋、牛奶略差,但是在植物食品中是最好的。蛋白质组成按生理功能分类,大豆蛋白可分为贮藏蛋白和生物活性蛋白两大类。贮藏蛋白占70%左右,与大豆的加工性质有关;生物活性蛋白虽然量小,但是具有重要的生理功能,包括胰蛋白酶抑

制剂、β-淀粉酶、血凝素、脂肪氧化酶等。

大豆蛋白质的加工性能多种多样,在食品加工中应用其性能可加工成各种各样的食品。大豆蛋白质的加工性能主要有以下几种:

(1)乳化性:大豆蛋白质分子中具有乳化剂的特征结构,即两性结构,在分子中同时含有亲水基团和亲油基团。在油水混合液中,大豆蛋白质分子亲水性多肽部分展开朝向脂相,极性部分朝向水相。因此大豆蛋白质用于食品加工时,聚集于油水界面,使其表面张力降低,并促进形成油水乳化液。

(2)吸油性:大豆蛋白的吸油性,可能是大豆蛋白乳化性与凝胶性的综合效应,乳化液和凝胶基质的形成,阻止了脂肪的表面移动。

(3)吸水性、持水性:大豆蛋白分子中含有许多极性基团,在与水分子接触时,发生水化作用而表现出吸水能力和持水能力,既可改善食品口感,又可保持食品湿润度,改进食品质量。如在面包、糕点及肉制品加工中应用大豆蛋白质,则可提高产品质量和口感。

(4)黏性和凝胶性:大豆蛋白质具有一定的黏度和凝胶特性,在食品加工中可应用这种性质改进食品质量和改善口感,如香肠、午餐肉等肉制品的加工。

(5)泡性:蛋白质溶液在急速搅拌时,有大量空气进入,形成大量的水空气界面,溶液的蛋白质分子吸附到界面上来,可降低界面张力、促进界面形成。如冰激凌、面包的制作等都应用了大豆蛋白质的这种特性。

近年来一些流行病学调查及据此进行的动物实验与临床验证表明:大豆蛋白食品有很多保健、预防相关疾病的功效,诸如调节人体血清胆固醇,从而减少患心血管病的危险,防止胆结石的形成;调节人体钙质的代谢,从而降低患骨质疏松症的危险,防止肾结石的形成;调节性激素效应,从而减轻妇女更年期综合征症状;大豆的各种微量组分具有抗癌活性,可预防某些与老年相关的癌症等。这些功效不仅涉及大豆蛋白,还分别与大豆的一些生物活性物质有关,往往是综合作用的结果。

大豆油脂是存在于种子之中的由脂肪酸与甘油所形成的酯类。构成大豆油脂的脂肪酸多是不饱和脂肪酸,达80%以上。大豆油脂的体内消化率高达97.5%;必需脂肪酸中仅亚油酸的含量就为50.8%,另外大豆油脂中维生素E含量比较丰富,是人们摄取维生素E的主要来源,因此大豆油脂是营养丰富的油脂。大豆油脂长期暴露在空气中还会发生自动氧化作用,会使油脂呈酸臭味,口味发苦,产生低级的醛和羧酸及低级酮类,对人有一定的毒性,因此大豆油脂在贮存中要注意克服油脂的过氧化作用,如温度、水分活度、紫外线、金属离子等都是促进油脂过氧化的因素。大豆油脂不仅有较高的营养价值,而且对大豆的风味、口感等方面也有很大的影响,豆腐、豆乳中都必须含一定量的油脂,才能使口感滑润、细腻、有香气,否则会感到粗糙、口涩。

大豆中的碳水化合物含量约为25%,其组成比较复杂,主要成分为蔗糖、棉子糖、水苏糖、毛蕊花糖等低糖类和阿拉伯半乳聚糖等多糖类,成熟的大豆含淀粉很少,为0.4%~0.9%。大豆中的碳水化合物除蔗糖及淀粉外,其余

均不能被人体利用,因此认为大豆中的碳水化合物不能成为人体需要的主要营养物质。

大豆中的无机盐所占比例为 4.0%~4.5%,其中钙的含量较高,每 100g 含钙约为 376mg,其他如磷、钾、镁、铁等含量也较高,另外还有钠、锰、锌、铝、铜等无机盐类。但是大豆中还含有植酸,能螯合钙、镁等金属离子,严重地影响了对钙、镁的吸收。

大豆中的维生素含量很少,而且在加工中大部分被破坏,有意义的是大豆中含有维生素 E,因为是脂溶性的,所以多随大豆油脂一起被提取出来。

大豆中的其他营养成分主要包括以下几种:

(1) 大豆膳食纤维:大豆中的果胶质、半纤维素、半乳聚糖、纤维素等都属于大豆膳食纤维,主要存在于大豆种皮中,子叶及胚轴中也含有一部分。

(2) 大豆低聚糖:大豆中含有的低分子可溶性糖类,在大豆种子中占 10% 左右,主要成分为水苏糖、棉子糖和蔗糖,还有一些葡萄糖、果糖、右旋肌醇甲醚和半乳糖肌醇甲醚等。大豆低聚糖可由制备分离蛋白后的废水溶液中获得。长期以来,由于人们把食用大豆制品引起的胀气现象归咎于大豆中所含的低聚糖,从而否定了大豆低聚糖的利用价值。但最新研究表明,大豆低聚糖是与人体的生长、机体的新陈代谢乃至生老病死都息息相关的双歧杆菌的最好增殖物质,从而能够抑制病原菌,改善肠胃功能,防止腹泻、便秘等症状,并能起到保护肝脏、降低血清胆固醇、增强免疫功能等作用。

(3) 活性肽:大豆多肽虽然不是大豆种子中原有的成分,但是许多大豆制品尤其是发酵制品,其中的蛋白质已部分水解为多肽类,这些大豆多肽具有一定的活性。大豆蛋白经过酶解之后,依肽链长短不同,经过特殊处理可分离为不同分子大小的活性肽,具有降低胆固醇、抗过敏、抑制血压、提高机体耐力等生物活性作用。

(4) 酶类:大豆含有较多的酶,如脂肪氧化酶、尿素酶、磷脂酶 D 等,在食品加工储存中有一定的作用。

(5) 大豆磷脂:大豆磷脂是一类含磷的类脂物,为甘油和脂肪酸、磷酸酯化后的产物,包括卵磷脂、脑磷脂及磷脂酰肌醇等,在大豆中含量为 1.1%~3.2%,现在已从制油的废弃物油脂中制得磷脂化合物,有的已制成纯度高达98% 以上的粉末状磷脂。大豆磷脂在保护细胞膜、延缓衰老、降血脂、防治脂肪肝等方面有良好的效果。

(6) 不皂化物:脂质与碱加热时,中性脂肪(甘油三酯)皂化,未皂化的残留部分称为不皂化物。不皂化物包括固醇类、类胡萝卜素、植物色素及生育酚等,总含量为0.5%~1.6%。大豆中含微量的胡萝卜素和叶绿素,是大豆呈色的主要原因。维生素 E 也称为生育酚,有很好的药用作用,大豆油中的维生素 E 是我们摄取维生素 E 的主要来源。

(7) 大豆皂苷:是存在于大豆种子中的五环三萜类化合物,其水溶性、醇溶性较强,且不溶于极性弱的有机溶剂中,含量约在 4% 左右,在胚轴中含量可高达 10%。目前发现其具有抗血脂、抗氧化、抗病毒、提高免疫力等生物学活性。

(8) 大豆异黄酮:是大豆生长中形成的一类次级代谢产物,含量仅为 0.1%~0.2%,是具有二羟基或三羟基的黄酮类化合物,自然界中仅存在于大豆、葛根等少数植物中,因其结构与激素己二醇接近,而且具有雌激素作用,也称为植物雌激素。生物活性有降血脂、抗动脉硬化、抗肿瘤、抗骨质疏松等作用,是极有前途的一类物质。

2. 豆类制品及其应用 豆类制品主要指大豆制品,即以大豆为原料经过制作或精炼提取的产品。大豆制品的品种众多,按照生产工艺可分为两类:一类是发酵豆制品,包括腐乳、臭豆腐、豆瓣酱、酱油、豆豉和纳豆等;另一类是非发酵豆制品,包括豆浆、豆腐、豆腐干(丝)、豆腐脑、油豆腐以及卤制、油炸、熏制、冷冻豆制品等。

发酵豆制品的生产均需经过一个或几个特殊的生物发酵过程,产品具有特定的形态和风味;非发酵豆制品的生产基本上都经过清选、浸泡、磨浆、除渣、煮浆及成型工序,产品的物态都属于蛋白质凝胶。

新兴大豆制品又分为油脂类制品(包括大豆磷脂、精炼大豆油、色拉油、人造奶油、起酥油)、蛋白类制品(包括脱脂大豆粉、浓缩大豆蛋白、分离大豆蛋白、组织大豆蛋白、大豆蛋白发泡粉)和全豆类制品(豆乳、豆乳晶、豆乳粉、豆乳冰淇淋、豆乳冰棍),这些产品基本上都是二次世界大战后,即 20 世纪 50 年代初兴起的,其生产过程大都包含着现代科学技术,生产工艺科学合理,机械化自动化程度高。

油脂类产品以大豆毛油为基料,经过特定的工艺加工,各种产品都具有各自特有的工艺性能,可以适应食品工业的各种需要;蛋白类产品,以脱脂大豆为原料,充分利用了大豆蛋白质的物化特性,其产品应用于食品加工中去,不仅可以改变产品的工艺性能,而且可以提高产品的营养价值;全豆类制品主要是指以整粒大豆为原料,而生产出的豆乳类产品及其派生产品,都可直接食用。

(二) 蚕豆

蚕豆中蛋白质平均含量 30% 左右,有的品种可高达42%,是豆类中仅次于大豆的高蛋白作物。蚕豆不仅蛋白质含量高,而且蛋白质中氨基酸种类全,人体内不能合成的8 种必需氨基酸中,除色氨酸和蛋氨酸含量稍低外,其余 6种含量都高,尤其以赖氨酸含量丰富,所以蚕豆被誉为植物蛋白质的新来源。蚕豆中的维生素含量均超过大米和小麦。

蚕豆的加工利用主要包括食品加工原料用、菜用、药用。

1. 食品加工原料用 蚕豆种子食用,已有悠久历史,除煮食外,籽粒磨碎后可以与大米一起做饭或和米煮粥。蚕豆可炒食;可油煎制成兰花豆、开花豆,或加糖、辣椒粉、咖喱粉等制成怪味豆等市场畅销蚕豆制品。蚕豆淀粉是制作粉丝、粉皮和凉粉的上等原料,品质不亚于绿豆制品,远较其他淀粉制品为优;也可做成豆沙加工为糕点,也是受人欢迎的佳品。蚕豆种子经发酵可制成酱油、豆瓣酱、甜酱、豆瓣辣酱等,如驰名全国的四川郫县豆瓣酱。

2. 菜用 鲜嫩的蚕豆,营养丰富,食味甘美,是春末夏初蔬菜中的佳品,价廉物美。如将干蚕豆浸泡 1~2 天,剥去种皮,可做炒菜或做汤,如制成发芽豆(蚕豆芽),其味更鲜美,四季皆宜,尤其是冬季蔬菜淡季时的佳肴。

3. 药用　蚕豆的种子、茎、叶、花、荚壳、种皮均供药用。蚕豆种子含二种糖苷嘧啶,即巢菜碱苷和伴蚕豆嘧啶,还含有磷脂、胆碱、派啶酸、植物凝集素、胰蛋白酶抑制素和胰凝乳蛋白酶抑制素等。可用于健脾、利湿,治膈食、水肿。

(三)其他豆类与其制品

1. 豌豆　豌豆的蛋白质含量较高,富有人体必需的8种氨基酸,是我国人民蛋白质营养来源之一。豌豆籽粒还含有脂肪、碳水化合物、胡萝卜素及多种维生素。此外,在发芽的豌豆种子中还含有维生素E,营养丰富。

豌豆籽粒磨成粉是制作糕点、豆馅、粉丝、凉粉、面条、风味小吃及多种食品工业的原料。豌豆的嫩荚和鲜豆可作为蔬菜食用或制作罐头。豌豆及其加工制品是我国换取外汇的传统出口商品之一。豌豆的鲜嫩茎稍、豆荚和青豆含有25%~30%的糖分、多种维生素和矿物质。

2. 绿豆　绿豆含有丰富的蛋白质、淀粉、各种矿物质和维生素以及各种氨基酸。绿豆中含蛋白质21%~28%,其蛋白质是完全蛋白质,含有较多的赖氨酸。绿豆芽也是营养极为丰富的蔬菜,富含维生素C。每100g绿豆中还含有2.5mg的泛酸和121mg的叶酸。

绿豆淀粉中直链淀粉约占28.8%,支链淀粉约占71.2%。含糖量为2.69%~5.88%。每100g绿豆中,单糖占0.38%~1.00%,蔗糖占1.06%~2.19%,棉子糖占0.38%~0.69%,水苏糖占0.50%~1.50%。绿豆脂肪中,软脂酸占28.1%,硬脂酸占7.8%,花生酸占0.9%,山嵛酸占2.4%,蜡酸占6.3%,油酸占6.4%,亚油酸占32.6%,亚麻酸占14.4%。此外还含有γ-谷氨酰甲基半胱氨酸及其亚砜、胰蛋白酶抑制素及胰凝乳蛋白酶抑制素。

绿豆是深受人民群众喜爱的豆类品种,不仅可作粥饭,还可制成花色多、风味好的绿豆糕、绿豆饼、粉丝、粉皮以及绿豆淀粉、绿豆沙等制品。著名的山东“龙口粉丝”具有入水即软,久煮不化,爽滑可口、柔韧耐嚼等特点。豆芽菜营养丰富,美味可口。绿豆还有很明显的清热解毒、消暑利水的功用,可用于治疗暑热烦渴、丹毒痈肿、水湿泻痢及毒物中毒等症。盛夏酷热之季,以绿豆汤当茶喝,有良好的消暑解热作用。

3. 菜豆　菜豆的籽粒和嫩荚营养丰富,不仅蛋白质含量高,而且还含有各种矿物质、维生素和人体所需的各种氨基酸。

菜豆含有一种特殊香味,在我国有些地区主要与面粉、玉米、大米一起煮作主食。在国外,常配菜作主食用。可制豆沙,做糕点,如宫廷点心“芸豆糕”等。

4. 豇豆　豇豆具有丰富的蛋白质、淀粉、各种矿物质和维生素,其蛋白质含有人体所需的各种氨基酸。必需氨基酸含量各文献分析结果稍有不同,可能是所用样品种间的差异造成的。与其他食用豆类相似,豇豆蛋白质富含赖氨酸而缺乏含硫氨基酸和苏氨酸、色氨酸,其蛋氨酸和胱氨酸含量虽然高于绝大多数其他食用豆类,仍属于限制性氨基酸。

豇豆籽粒中碳水化合物包括淀粉、低聚糖和粗纤维,其淀粉含量45%~55%,直链淀粉占总淀粉的20.85%~

48.72%,低于豌豆(皱粒)和绿豆。低聚糖中非还原糖水苏糖、棉子糖及毛蕊花糖含量在3.0%~7.4%,被认为是造成胃肠胀气的主要因素,但在蒸煮或加工前经过去皮、浸泡、发芽或发酵处理可大大降低其含量。豇豆的粗纤维大部分集中在种皮中,占籽粒的4%~5%,可作为膳食纤维来源。

豇豆种子中脂类物质含量不到2%,除中性脂肪外,还有相当数量的磷脂和糖脂,主要脂肪酸是亚油酸(C18:2)、亚麻酸(C18:3)和棕榈酸(C16:0),不饱和脂肪酸(60%~68%)含量远高于饱和脂肪酸(32%~40%),与其他食用豆类一样具有保健作用。

另外豇豆还是多种矿物元素和维生素的重要来源之一,特别是B族维生素及钙、磷等矿物质,高于谷类和某些动物食品,对补充膳食中微量营养素的不足有重要作用。

豇豆籽粒与大米或糯米搭配炊饭或煮粥是人们喜好的家庭主食之一。豇豆嫩荚和生豆芽是人们广泛食用的蔬菜。豇豆的嫩叶和幼苗在热带非洲均被作为菜用。豇豆是制作蔬菜罐头、豆酱、豆沙及各种糕点的重要原料之一。

5. 鹰嘴豆　蛋白质中富含人体所必需的各种氨基酸,含蛋白质19.4%,脂肪5.5%。它是一种有多种用途的豆类作物。其淀粉具有板栗风味,可同小麦一起磨成混合粉作主食用。鹰嘴豆粉加上奶粉制成豆乳粉,容易吸收和消化,是婴儿和老年人的食用佳品。用鹰嘴豆粉加油和各种调味品,可做各种点心。鹰嘴豆的籽粒可以做豆沙、煮豆、炒豆或油炸豆。

鹰嘴豆的清嫩豆粒、嫩叶均可作蔬菜。籽粒主要制作罐头食品。种子发芽后作豆芽菜,其中的维生素C、烟酸、铁、胆碱、维生素E、泛酸、维生素H、维生素B_6、维生素K和肌醇等的含量均增加。籽粒还是优良的蛋白质饲料,茎秆、残茬也是很好的肥料。

6. 小豆　小豆别名有:赤小豆、赤豆、红小豆。小豆淀粉含量在50%以上,可溶性糖含量在4%左右,粗蛋白含量在20%以上,粗脂肪含量在2.5%以下,粗纤维含量5%~7%,维生素A 0.5~3.3IU/g,维生素B_1 0.2~0.5mg/kg,维生素B_2 1.9~2.6mg/kg。易烂度为18~20分钟。人体必需的氨基酸含量丰富齐全,婴儿期间必需的组氨酸含量为0.57%~0.65%。此外,每100g小豆籽粒含有:钙67mg、磷305mg、铁5.2mg、维生素B_1 0.31mg、维生素B_2 0.11mg、烟酸2.7mg。营养价值较高。

我国人民自古即有食用小豆的习惯,用小豆煮粥炊饭或与大米、面粉、玉米面等掺和做主食,是不可多得的高蛋白、低脂肪营养丰富的杂粮。

7. 小扁豆　小扁豆营养价值较高,除表中成分外,还含有维生素A、维生素E、维生素K等。此外,小扁豆蛋白质中含有赖氨酸、蛋氨酸、亮氨酸、异亮氨酸、苯丙氨酸、苏氨酸、缬氨酸等人体必需的氨基酸。但由于小扁豆蛋白质中蛋氨酸和色氨酸含量低,因此其蛋白质的质量比其他食用豆类稍差。

小扁豆是加工优质粉面、粉条、做淀粉的上等原料,人们也常与米粥一起煮食。小扁豆粉与其他谷类面粉混合做成面包、糕点，并制成婴儿和患者的营养食品，也可做豆汤或制成速溶豆粉。其嫩荚和豆芽也可做蔬菜。籽粒提取淀粉后的残渣（约含40%的蛋白质）及其干茎叶（含水10.2%的干茎叶含有脂肪1.8%、蛋白质4.4%、碳水化合物5%、纤维21.4%和可溶性矿物质10.8%），都是牲畜的优良饲料。其淀粉也可在纺织和印刷工业中被利用。

四、豆类对人类膳食的贡献

豆类是每天膳食的重要组成，豆类是膳食中优质蛋白的重要来源，与人类健康密切相关。豆类食物种类多样，营养丰富，膳食指南推荐每天吃适量的豆类食物。根据2010—2012年中国居民营养与健康状况结果可以看出，我国城乡居民平均每标准人日大豆及其制品摄入量为10.9g。

豆类对膳食营养贡献多种多样，最突出的是豆类含有丰富的蛋白质，2012年我国居民来自大豆类的蛋白质占总蛋白质的5.4%。利用豆类蛋白质赖氨酸含量高、蛋氨酸含量低，而谷类蛋白质缺乏赖氨酸却含较高量蛋氨酸的特点，谷类和豆类食物搭配，二者氨基酸互补，提高蛋白质的利用率。同时豆类也是维生素、矿物质及膳食纤维等的良好来源。

第四节 蔬 菜

新鲜蔬菜是平衡膳食的重要组成部分，膳食指南建议餐餐有蔬菜，且每餐的食物中蔬菜重量应占整体餐盘的1/2。不同蔬菜的营养价值相差很大，只有选择多种多样的蔬菜，合理搭配，才能做到食物多样，享受健康膳食。

一、定义和分类

蔬菜是维生素、矿物质、膳食纤维和植物化学物的重要来源，对提高膳食微量营养素和植物化学物的摄入起到重要作用。

（一）定义

蔬菜是指部分草本植物中适合做菜的可食部分，如根、茎、叶、花和（或）植物的果实，可以直接食用或经过烹调等多种方式加工后食用，包括水生蔬菜、木本蔬菜、菌类和发菜、藻类等。

（二）分类

据统计，目前我国的蔬菜种类（包括种、亚种及变种）共有298种，56个科，其中普遍栽培的有50~60种。按照植物学的分类，蔬菜可分为多种。例如种子、被子植物，单子叶、双子叶植物，十字花科植物（豆科、茄科、葫芦科、伞形、菊科、百合、禾本科等）。按照农学的分类，主要结合种植和使用，蔬菜可分为12种，如表2-2-11所示。也有把野生蔬菜（蕨菜、薇菜、发菜、马齿苋、蓴菜、车前草、蒌蒿、沙芥、马兰、荠菜）、芽菜（绿豆芽、黄豆芽、萝卜芽、苜蓿芽）和芥菜区别开来。为15种。

二、蔬菜的营养成分和特点

蔬菜的组成成分因品种与起源不同差别很大。大部分

表 2-2-11 蔬菜的常见分类

类 别	名 称
根菜类	萝卜、胡萝卜、芜菁、芜菁甘蓝、根芹菜、美洲防风、根甜菜、婆罗门参、牛蒡
白菜类	大白菜、小白菜、乌塌菜、紫菜苔、菜心、苔菜
甘蓝类	结球甘蓝、球茎甘蓝、花椰菜、青花菜、芥蓝、抱子甘蓝
茄果类	番茄、茄子、辣椒、甜椒、酸浆
鲜豆类	菜豆、豇豆、扁豆、蚕豆、刀豆、豌豆、四棱豆、菜用大豆
瓜类	黄瓜、冬瓜、南瓜、笋瓜、西葫芦、西瓜、甜瓜、越瓜、菜瓜、丝瓜、苦瓜、瓠瓜、节瓜、蛇瓜、佛手瓜
葱蒜类	韭菜、大葱、洋葱、大蒜、韭葱、细香葱、分葱、胡葱、楼葱
叶菜类	菠菜、芹菜、莴苣、莴笋、蕹菜、茴香、苋菜、芫荽、叶甜菜、茼蒿、荠菜、冬寒菜、落葵、番杏、金花菜、紫背天葵、罗勒、榆钱菠菜、薄荷、菊苣、苦荬菜、紫苏、香芹菜、苦苣、菊花脑、莳萝
薯芋类	马铃薯、山药、姜、芋、豆薯、魔芋、草石蚕、葛、菊芋
水生蔬菜	莲藕、茭白、慈姑、荸荠、芡实、菱角、豆瓣菜、莼菜、水芹、蒲菜
多年生（及其他）蔬菜	竹笋、香椿、黄花菜、百合、枸杞、石刁柏、辣根、朝鲜蓟、襄荷、霸王花、食用大黄、款冬、黄秋葵、甜玉米
食用菌类	口蘑、榛蘑、平菇、香菇、草菇、猴头菌、木耳、银耳、竹荪

蔬菜的干物质含量在5%~20%，氮含量1%~5%，碳水化合物3%~20%，脂肪0.1%~0.3%，粗纤维约1%，矿物质约1%。还含有维生素类、风味物质和有生理保健作用的重要次生代谢物质。

（一）水分

正常的含水量是衡量新鲜蔬菜鲜嫩程度的重要特征，一般蔬菜中含有65%~95%的水分，多数蔬菜的含水量在90%以上，块茎类蔬菜淀粉含量高，因而干物质含量高。

（二）含氮化合物

蔬菜中的含氮化合物主要是蛋白质，其余为氨基酸、肽和其他化合物。

（1）蛋白质：蔬菜不是人类蛋白质的主要来源，不同品种和种类的蔬菜蛋白质含量相差很大。蔬菜中蛋白质组分在很大程度上由酶组成，这些酶对蔬菜加工产生有利或有害的影响。酶可能构成某种典型风味，也可能产生异味，并引起组织软化或褐色。存在于蔬菜中的主要酶类有：①氧化还原酶类如脂氧化酶、多酚氧化酶、过氧化物酶；②水解酶如糖苷酶、酯酶、蛋白酶；③转移酶如转氨酶；④裂解酶如谷氨酸脱羧酶、蒜氨酸酶、过氧化物裂解酶。在蔬菜中也存在酶抑制剂，如马铃薯中含有抑制丝氨酸蛋白酶的蛋白，某些豆类和瓜类含有抑制果胶酶活性的蛋白。

（2）游离氨基酸：蔬菜中除了构成蛋白质的氨基酸外，还有非蛋白质氨基酸。洋葱风味的重要前体物质S-烷

基半胱氨酸亚砜和2,4-二氨基丁酸都来源自半胱氨酸。新采收的蘑菇含有约1%的蘑菇素,即β-[γ-L-(+)-谷氨酰]-4-羟甲基苯肼。酶的存在能水解蘑菇素,并将所释放的4-羟甲基苯肼氧化成重氮盐。

(3) 胺:胺存在于许多蔬菜中,如菠菜中含有组胺、N-乙酰基组胺和N,N-二甲基组胺。番茄和茄子中含有色胺、5-羟色胺、N-乙酰-5-甲氧基色胺和酪胺。

(三) 碳水化合物

蔬菜中以胡萝卜、洋葱、南瓜等含糖较多,为2.5%~12%,一般蔬菜,如番茄、青椒、黄瓜、洋白菜等含糖量仅为1.5%~4.5%。根和地下茎等储藏器官的碳水化合物含量比较高,如马铃薯为16.5%,藕为15.2%,其中大部分是淀粉。

(1) 单糖:蔬菜中主要的糖类是葡萄糖和果糖(0.3%~4%),还有蔗糖(0.1%~12%)。蔬菜中一些特有的寡糖,如蚕豆糖、芸香糖、昆布双糖、茄双糖、番茄双糖、茄三糖等,则多以苷形式存在于蔬菜中,还有些是以糖衍生物形式存在于蔬菜中。

(2) 多糖:多糖包括淀粉、糖原、纤维素、果胶等,在薯芋类蔬菜和水生蔬菜中淀粉含量很高。在菊科蔬菜中菊粉含量较高,菊粉是可溶性膳食纤维,是体内双歧杆菌及乳酸菌的增强因子,能量低(1.5kcal/g),溶解性好,菊芋是提取高纯度低聚果糖的最佳原料。

魔芋多糖中有一种葡甘露聚糖,具有胶凝性、成膜性、黏着力强,吸胀率达50~100倍。人体中也没有分解葡甘露聚糖的酶,因而不能作为能量的底物,但在食品、医药及工业上开发潜力很大,发展迅速。

蔬菜的成熟度与其含糖量有密切的关系,一般随着成熟度增加而含糖量增加,块茎、块根蔬菜,其含糖量反而随着熟度的增高而下降。

食用菌类如野蘑菇、羊肚菌、鸡腿菇、牛肝菌、香菇、平菇、草菇、银耳、黑木耳、猴头、金针菇、茯苓、竹荪、灵芝等。菇类中的多糖体物质具有免疫功能,能抑制人体癌细胞增殖,如植物固醇类物质"香菇素"具有降血脂功能;双链核糖核酸能刺激人体白细胞释放干扰素,抑制病毒的增殖。

(3) 果胶:蔬菜中果胶质与量的变化直接影响蔬菜的硬度、质地等重要的品质指标,当果胶总含量和钙、镁等矿物元素含量增加以及果胶酯化程度降低时,番茄果实硬度增加。在花椰菜加工时,70℃适宜于保持组织硬度。其原因是蔬菜中果胶甲酯酶的存在,这种酶只有在高于88℃的温度下才完全灭活,而在70℃具有活性,并产生和积累不溶的果胶酸盐。

(4) 膳食纤维:蔬菜中膳食纤维含量较高,叶菜类通常达1.0%~2.2%,瓜类较低在0.2%~1.0%。纤维素与半纤维素在蔬菜的不同部位分布不均匀,主要存在于皮层、输导组织和梗中。纤维素含量少的部位,肉质软嫩,食用质量高,反之则肉质粗、皮厚多筋,食用质量差。在蔬菜组织中,纤维素、半纤维素、木质素、果胶等物质常结合在一起,决定着蔬菜的质地、硬度、脆度、口感等品质指标。

(四) 有机酸

蔬菜中有机酸主要是苹果酸、柠檬酸和酒石酸,其含量比水果少,具有温和的酸味,对人体无害,并能促进消化液的分泌,有利于食物的消化。新鲜蔬菜中一般都含有酒石酸,这种物质能阻止糖类转化为脂肪。某些蔬菜含有大量的草酸。新鲜组织中有机酸含量为0.2~0.4g/100g,相对水果来说很低。因此,蔬菜的pH相对较高(5.5~6.5),只有番茄、大黄等几种例外。三羧酸循环中其他酸类物质在蔬菜中含量极少。

有机酸的存在并不意味着它在体内呈现酸性,因为蔬菜里还含有钾、钠、钙、镁等元素的离子,有机酸往往是呈盐状态存在的。而有机酸盐类进入人体后进行分解代谢,在体内可作为代谢中间物被继续氧化成二氧化碳和水排出体外,或者在肝内合成糖原贮存起来,其结果都会使血中氢离子浓度降低,而原来与有机酸结合的钾(钠)则与碳酸氢根结合,从而增加了血液中的碱性,所以蔬菜被称为碱性食物。

(五) 维生素

蔬菜含有人体需要的维生素C、维生素B_1、维生素B_2、维生素B_6、烟酸及胡萝卜素,尤其是维生素C和胡萝卜素。蔬菜中含量较多的胡萝卜素,主要为α-胡萝卜素、β-胡萝卜素、γ-胡萝卜素和番茄红素。各种胡萝卜素在蔬菜中含量的比例可以因种类、品种和环境不同而有所差异。具有绿、黄、橙等色泽的蔬菜均含有较丰富的胡萝卜素,尤其是深色的蔬菜,如韭菜、苋菜、胡萝卜、茼蒿、雍菜、菠菜、莴笋叶等含量都在2mg/100g以上,浅色蔬菜中胡萝卜素含量较低。

蔬菜中含量最丰富的是维生素C,蔬菜在贮存、烹调和加工过程中,在碱性环境下维生素C易于破坏。光和金属离子(如Fe^{2+},Cu^{2+})可促进维生素C的氧化破坏。各种蔬菜中至少存在五种能催化维生素C氧化破坏的氧化酶,特别是黄瓜和白菜中,当蔬菜被切碎后组织被破坏,维生素C即与空气中的氧接触,氧化酶便迅速促进维生素C的破坏。因此炒菜时切好的蔬菜要立即下锅,不能在空气中放的时间过长。蔬菜中的这些氧化酶活性随温度的升高而增大;但过高的温度会使氧化酶失活(100℃加热1分钟就失去活性),而维生素C本身只要不是在碱性中,对热是稳定的。

维生素C在各种新鲜的绿叶菜中含量丰富,其次是根茎类,一般瓜类含量较少。维生素C含量丰富的有青椒105mg/100g,菜花、雪里蕻、金花菜和苦瓜在80mg/100g以上,而一般的叶菜类及根、茎、菜类均在60mg/100g以下。

蔬菜组织中天然存在的维生素B_1往往以单磷酸盐、焦磷酸盐和过磷酸盐的形式存在。维生素B_1完全溶解于水,易在洗菜中流失。含维生素B_1较多的蔬菜有:金针菜、香椿、芫荽、藕、马铃薯等。绿叶蔬菜和豆类蔬菜中含量丰富的维生素B_2,对热和酸稳定,碱性条件下易被破坏。新鲜的绿叶菜和豆类蔬菜是维生素B_2的重要来源。维生素B_2一般在绿叶蔬菜和花类蔬菜中含量较多,每100g蔬菜含0.1mg左右,如雪里蕻、乌塌菜、油菜、雍菜、菠菜、萝卜缨、苋菜、青蒜、芥菜、花菜、石刁柏、四季豆和毛豆等。

烟酸是蔬菜和其他食物中普遍存在但含量甚微的一种维生素,在组织中有酸和酰胺两种存在方式。烟酸含量较多的蔬菜有蘑菇、酸浆、金针菜、豌豆、茄子、辣椒、香菇、紫菜、芹菜、萝卜干、豇豆、菜豆、青豌豆、苋菜、甜玉米等。

维生素 E(生育酚)和维生素 K 是两类脂溶性维生素，在绿叶蔬菜中有一定的含量。每 100g 鲜重的莴苣含维生素 E 0.29mg，番茄含 0.27mg，胡萝卜含 0.45mg。

维生素的含量既与蔬菜的品种、栽培条件有关，因成熟度和结构部位不同而异。例如野生蔬菜维生素 C 的含量多于栽培蔬菜，而露地栽培的蔬菜又多于保护地栽培的蔬菜；在成熟番茄中，维生素 C 和胡萝卜素含量均高于未成熟的；在胡萝卜直根顶部和外围组织中胡萝卜素又多于直根下部和髓部。

菌类和海藻类蔬菜维生素 C 含量不高，但维生素 B_2、烟酸和泛酸等 B 族维生素含量较高。例如，鲜蘑菇维生素 B_2 和烟酸含量分别为 0.35mg/100g 和 4.0mg/100g，鲜草菇为 0.34mg/100g 和 8.0mg/100g。许多菌类和海藻类都以干制品形式出售，按质量计营养素含量很高；但是它们在日常生活中食用量不大，而且烹调前水发后，水溶性的营养素损失较大。

(六) 矿物质

蔬菜中含有几十种矿质元素，其中以钾、钙、铁、磷的含量较为丰富。以钾含量为最高，占其灰分总量的 50% 左右。由于钾盐能促进心肌的活动，因此蔬菜对心脏衰弱及高血压有一定的疗效。含钾较多的有豆类蔬菜、辣椒、榨菜、蘑菇、香菇等；蔬菜为高钾食品，也是钙和铁的重要膳食来源。不少蔬菜中的钙含量超过了 100mg/100g，如油菜、苋菜、萝卜缨、落葵、茴香、芹菜等。绿叶蔬菜铁含量较高，含量在 2～3mg/100g。部分菌类蔬菜富含铁、锰、锌等微量元素。

钙、磷、铁在蔬菜中含量以雪里蕻、油菜、茴香、苋菜、芹菜、荠菜、青扁豆、毛豆、蘑菇等含量比较高。含钙较多的蔬菜有豇豆、菠菜、蕹菜、冬苋菜、芫荽、马铃薯、芋、莴苣、芹菜、韭菜、嫩豌豆等，这些蔬菜每 100g 鲜重中可利用的钙在 40～160mg；多数绿叶菜每 100g 含有铁 1～2mg，但蔬菜中的铁吸收率很低，易受食物中一些因素干扰。许多绿叶蔬菜都含有较多的钙，一般约在 100mg/100g，某些蔬菜如菠菜、牛皮菜、蕹菜等因含有较多的草酸，对钙和铁等元素的吸收产生不利的影响。

含锌丰富的蔬菜有黄豆、扁豆、茄子、大白菜、白萝卜、南瓜等。锰缺乏也会影响性发育，而植物性食品是锰的主要来源，如甜菜、包心菜、菠菜和干果等含锰都较丰富。含锌较多的蔬菜有大白菜、萝卜、茄子、南瓜、马铃薯等。

蔬菜中含有丰富的钾、钠、钙、镁等，在人体内被氧化后生成碱性物质，中和体内分泌的酸性物质，维持体内的酸碱平衡，并有利于皮肤健美，减少外界对皮肤表层的侵蚀，从而使皮肤洁白柔润、光滑细腻而富有弹性。

蔬菜中的铁为非血红素铁，其吸收利用率受膳食中其他多种因素的影响，生物利用率比动物性食品低。蔬菜中的维生素 C 可促进其吸收，但是一些蔬菜如菠菜、空心菜、茭白等含有较多草酸，会影响钙、铁等矿物质的吸收和利用，在烹调加工时应加注意。

研究发现微量元素硒、锰对人体至关重要，硒可以防癌抗癌，锰与长寿关系密切。大蒜、胡萝卜、洋葱、黄豆等含硒量较高。

钼可抑制人体内亚硝胺类致癌物质的合成和吸收。100g 鲜苜蓿中含 0.014mg 钼，而菠菜中为 0.06mg，萝卜缨中为 1.04mg。人类心肌中含有较高比例的钼，对维持心血管的正常功能也有重要作用。

蔬菜中的矿物质大多与有机酸结合成盐类或成为有机质的组成部分，如蛋白质的硫和磷、叶绿素的镁易为人体吸收。并且钙、铁、镁、钠、钾等都属于碱性物质，可以中和体内产生的酸性物质，对保持体液的酸碱平衡、保持皮肤健美、延缓皮肤衰老、调节人体生理活动具有重要意义。

(七) 植物化学物

蔬菜中除了营养素外，还含有许多对人体有益的物质。这类来自植物性食物的生物活性成分，称为"植物化学物"。植物化学物是植物代谢过程中产生的多种中间或末端低分子量次级代谢产物，除个别是维生素的前体物外，其余均为非传统营养素成分。包括硫代葡萄糖苷、多酚、类黄酮、有机硫化物等。

(1) 硫代葡萄糖苷(glucosinolates)：简称硫苷，是十字花科植物中特有的次生代谢产物(secondary plant substances)也称作生物活性物质(bioactive substances)。

硫苷的降解物质异硫氰酸酯类化合物可以抑制由多种致癌物诱发的癌症。多年的流行病学调查也发现，经常食用十字花科芸薹属蔬菜居民的胃癌、食管癌及肺癌的发病率较低。美国膳食、营养与癌委员会在其编制的防癌指南中，将多吃十字花科蔬菜列为其重要的一条。在已发现的十字花科蔬菜防癌物质中，最主要的是异硫氰酸苄乙酯(phenethyl-ITC)、吲哚-3-甲醇(indole-3-carbinol)、吲哚-3-乙酰腈(indole-3-acetonitrile)和萝卜硫素(sulforaphane)。它们能调节机体关键的 Phase I 酶(P-450 酶)和 Phase II 酶(如 glutathione S-transtarase GST 酶)的活性，使机体的遗传物质免受损伤。特别值得注意的萝卜硫素是 4-甲基硫氧丁基硫苷的降解产物，结构为 (-)-1-异硫氰基-(4R)-(甲基亚硫酰基)丁烷 $[CH_3-SO-(CH_2)_4-NCS]$，是迄今为止发现的最强的 Phase II 酶诱导剂，它能使致癌基因失去作用。

硫苷的降解产物是构成十字花科蔬菜特殊辛香风味的主要来源，不同的异硫氰酸酯构成了十字花科蔬菜特殊风味，如白菜类的清鲜味、甘蓝类的苦味及萝卜的辛辣味主要由于不同硫苷 3-丁烯基硫苷、2-羟基-3-丁烯基硫苷、4-甲基硫基-3-丁烯基硫苷的降解产物形成的。硫苷的降解产物还可作为天然的抗虫、抗菌剂，也和昆虫的繁殖、预测有关。但是，某些硫苷如致甲状腺肿素前体在水解后，重排形成环状的噁唑烷硫酮(5-vinyl-2-oxazolidine thione)。这种物质会抑制动物对碘的吸收而导致甲状腺功能障碍。一些腈类对肝、肾有损害作用。十字花科蔬菜中含有一种以上的 GS，这些 GS 在根、叶、种子中含量各异，除芸薹葡糖硫苷(glucobrassicin，化学名为吲哚-3-甲基 GS)、新芸薹葡糖硫苷(neoglucobrassicin，化学名为 N-甲氧基-吲哚-3-甲基 GS)外，一般 GS 在种子中含量最高。一种植物中常含有类型相同的数种 GS，在这些 GS 中又有 3～4 种含量较为丰富。不同芸苔属蔬菜总硫代葡萄糖苷的含量有很大的差异。

（2）多酚和类黄酮（polyphenols and flavonoids）：多酚是所有酚类衍生物的总称，包括茶多酚、花青素、单宁。多酚类化合物广泛分布于各种植物性食物中。新鲜蔬菜中多酚可高达 0.1%（表 2-2-12）。多酚类化合物具有抗氧化、抗肿瘤、保护血管、抑制炎症反应及抗微生物等作用。

表 2-2-12　常见蔬菜中总多酚含量/（mg·100g⁻¹）

蔬菜	总多酚	蔬菜	总多酚	蔬菜	总多酚
豇豆	141.5	萝卜	57.9	球茎甘蓝	32.2
蒜薹	88.7	香瓜	55.7	番茄	31.5
黄豆芽	73.8	洋葱	54.0	芹菜	31.2
大蒜	76.4	四季豆	47.2	大白菜	29.3
大葱	72.2	卷心菜	45.1	胡萝卜	25.6
青椒	71.7	生菜	40.7	黄瓜	23.0
土豆	63.4	甘薯	36.8	西葫芦	9.2
韭菜	62.0	茄子	33.9		

蔬菜中主要存在五种形式的类黄酮，即山奈黄素（kaempferol）、槲皮素（quercetin）、杨梅黄酮（myricetin）、芹菜苷配基（apigenin）、毛地黄黄酮（luteolin）。前三种属于黄酮醇，后两种属于黄酮。洋葱中主要的黄酮醇为槲皮素衍生物或其单糖苷，不同品种洋葱中黄酮醇糖苷的变化很大（0.21~286mg/kg 鲜重）。某些品种槲皮素含量达到了 286mg/kg 鲜重；红色品种最高含量分别为 202.2mg/kg 和 158.19mg/kg 鲜重，而白色品种鳞茎中槲皮素含量最高才达到 1.41mg/kg 鲜重。黄色、粉色、红色品种鳞茎中槲皮素含量要远大于白色品种。不同采收时期的蔬菜，类黄酮含量差异也很大，夏季采收的生菜、莴苣菜、韭葱中类黄酮含量比其他季节采收的要高出 3~5 倍。不同采收期的桃番茄中槲皮素含量差异明显；但季节对紫甘蓝的类黄酮含量影响很小。

花色苷是最重要的天然水溶性色素之一，普遍存在于蔬菜植物组织中，并且在其中呈亮橙黄、桃红、红、紫红、紫等多种颜色。蔬菜中存在的主要花青素见表 2-2-13。

表 2-2-13　蔬菜中的花色苷

蔬菜	花青苷
茄子	翠雀素-3-(p-香豆酰-L-鼠李糖苷-D-葡糖基)-5-D-葡糖苷
萝卜	花葵素-3-[葡糖基-(1→2)-6-(p-香豆酰)-β-D-葡糖基]-5-葡糖苷
紫甘蓝	花葵素-3-[葡糖基-(1→2)-6-(阿魏酰)-β-D-葡糖基]-5-葡糖苷
	花青苷-3-槐糖苷基-5-葡糖苷（芥子酸酯化的糖部分,1~3mol）
洋葱	花青素葡糖苷、芍药花青素-3-阿拉伯糖苷

引自：Food Chemistry（第 4 版）Belitz, H.-D, W. Grosch, P. Schieberle,德国 Springer 出版社,2009.

（3）有机硫化物：主要存在于葱属蔬菜中，如大蒜、洋葱、大葱、韭菜、韭葱等。葱属蔬菜风味组分并非原本就存在于组织中，大部分是当组织细胞破碎时，由细胞中酶作用而产生。已知葱属辛辣味的主要来源为硫-烷(烯)基半胱氨酸亚砜（S-alk(en)yi-L-cysteine sulfoxide）及 γ-胺盐胜肽（γ-

glutamyl peptides）两种前驱物，经 γ-胺盐基转肽酶（γ-glutamyl transpeptidase）及蒜氨酸酶(alliinase)作用而生成含硫化合物。

葱和蒜在组织被破坏时散发出特有的气味，是它们所含的蒜氨酸在裂解酶-蒜氨酸作用下形成的蒜素引起的。蒜素是一种不稳定、反应性有机硫化物，总称硫代亚磺酸酯（thiosulfinate）。这些硫代亚磺酸酯及其衍生的多硫化物被认为系葱属植物的特殊气味和风味的来源。切洋葱时的催泪物质为(Z)-丙硫醛硫-S-氧化物。大蒜中已发现的一些重要的痕量风味化合物，经用分级蒸馏获得挥发油中最主要成分是二硫化二烯丙基（diallyl disulfide）。葱蒜类蔬菜中的有机硫化物对人体具有特殊的生理效应，如在预防心血管疾病、抗癌作用、调节血糖及免疫调节等方面。

三、常见蔬菜制品

随着市场需求的日益增长和加工技术的不断进步，蔬菜加工的产品越来越多。蔬菜制品按大类划分为一般加工产品和深加工产品。一般加工产品包括鲜制品、速冻制品、干制品、糖渍制品、盐腌制品、罐头制品等；深加工产品包括蔬菜汁、浓缩蔬菜汁、复合果蔬汁以及果蔬饮料、固体果蔬饮料等。此外，还有通过高科技提取蔬菜功能性成分的特殊产品，例如利用番茄提取具有抗氧化作用的番茄红素，用柑橘提取胡萝卜素和柠檬苦素，从南瓜、苦瓜中提取降糖因子等。从蔬菜中分离、提取、浓缩的这些功能成分可添加到食品中，制成功能食品。

1. 脱水蔬菜　脱水蔬菜是把新采收蔬菜通过适宜脱水技术处理后使其自然水分含量降至微生物生长的临界线（12%~15%）以下且不破坏重要营养成分的一类蔬菜制品。蔬菜脱水过程伴随着激烈的变化。首先，主要成分如蛋白质、碳水化合物和矿物质浓缩。这一过程还伴随着一些化学变化，如脂类物质被氧化降解。虽然在蔬菜中脂类的含量很低，但它们的氧化降解会影响味道与风味。维生素含量可能急剧下降。氨基化合物和碳水化合物由于美拉德反应相互作用，颜色变深，并产生新的香味物质。原始香味和风味物质在很大程度上会损失掉。

冷冻干燥脱水可生产高质量的蔬菜产品（保持良好的形态），形成蓬松、多孔的结构，易于复水。一些用作汤粉的蔬菜，如豌豆、花椰菜，就是用这种方法加工制成的。马铃薯脱水产品的生产工序是：块茎削皮、清洗、切成条状、片状或碎粒，蒸煮后进行干燥。薯片或薯粒的生产，在尽可能少破坏细胞壁的前提下，将蒸熟的马铃薯片置于滚轮间挤压。如果细胞壁破裂，凝胶化的淀粉从破碎的细胞中逸出，而后使最终产品具有胶黏结构。

蔬菜粉是通过干燥相应的蔬菜汁而成，加入或不加干燥强化剂，如淀粉或淀粉降解物，其残余含水量约为 3%。所用的干燥工序是喷雾干燥、真空干燥和冷冻干燥。最重要的产品是番茄粉。其他蔬菜粉如菠菜粉、红甜菜粉部分用作食品色素。

2. 罐藏蔬菜　罐藏蔬菜是把新采收的蔬菜经选择、分级、剪切、漂烫、装罐、灭菌等工艺处理后制备的一类蔬菜制品。漂烫不仅为了使酶失活，同时也为了去除异味和植物组织中的空气,还能促使产品收缩与软化,从而增加包装密度。通常以盐水(1%~2% NaCl 溶液)作为填充液。加入适量的糖(豌豆、红甜菜、番茄、甜玉米)、柠檬酸(浓度0.05%,用于芹菜、花椰菜、蚕豆等)。钙盐用于增加植物组织硬度(番茄、花椰菜),还加入谷氨酸钠(100~150mg/kg)以调味。蔬菜主要成分(蛋白质和碳水化合物)的营养价值在这种常规加热消毒的过程中一般不会消失。因氨基酸与还原糖相互作用而带来的破坏只在小范围内发生,也可以忽略不计。只是蔬菜加工过程中维生素会有损失。

胡萝卜素在清洗和烫漂过程中不受影响,可是在实施罐藏时遭到一定的破坏(5%~30%)。胡萝卜和番茄里的维生素 B_1 没有明显减少,但其他蔬菜(青豆、豌豆和芦笋)中则要损失 10%~50%。由于菠菜叶面积大,维生素 B_1 的损失率很高(达60%)。维生素 B_2 在漂烫过程中因渗漏损失 5%~25%,不过在进一步的加工过程中没有明显变化。烟酸的损失与此类似。维生素 C 的损失是由于其水溶性以及酶促和化学降解,尤其在有少量重金属离子存在的情况下。在芦笋、豌豆和青豆制罐过程中,维生素 C 能保持55%~90%。罐藏蔬菜贮藏几年后,通常还会导致 20% 的维生素损失。

3. 速冻蔬菜 速冻蔬菜是将高品质的新鲜蔬菜经分选、漂烫、冷却、冷冻等工艺制备的一类蔬菜制品,成品要求在-20~-18℃下贮藏。菜豆、豌豆、红辣椒、抱子甘蓝、食用菌、番茄果肉和胡萝卜特别适于速冻,萝卜、生菜和整个的番茄果实则不适宜。速冻蔬菜的漂烫时间通常比罐藏食品短,而且因蔬菜的类型、成熟度和大小而异。为防止渗漏,时间应尽可能短。蒸汽漂烫通常优于热水漂烫。酶失活所需的漂烫时间一般通过测定指示酶的灭活率来确定。

速冻在很大程度上保持了蔬菜的营养。菠菜、豌豆、菜豆中的维生素 A 及其前体胡萝卜素得到了良好的保护,芦笋经适度漂烫、速冻、冷藏至解冻到室温的过程中有一定量的损失。B 族维生素的损失量主要取决于初期加工步骤(清洗、漂烫)的条件,其他步骤对它们没有影响。维生素 C 通过水和蒸汽被破坏,它通常在冷冻和解冻过程中得以保持。小心漂烫和低温贮藏是保持维生素 C 的关键。

速冻蔬菜可能发生不可逆转的组织结构变化。其典型症状是软化、坚韧黏结、松弛或不结实(如菜豆、黄瓜、胡萝卜);形成黏结、坚韧的胶状结构(如芦笋),糊状、水浸状结构(如芹菜、球茎甘蓝),或壳状硬化(如豌豆)。

4. 发酵蔬菜 发酵蔬菜是新鲜蔬菜通过乳酸自发产生的一类蔬菜制品,如甘蓝、青豆、黄瓜等。发酵使 pH降低,抑制对酸敏感的不利微生物生长,同时影响细胞和组织软化,因而提高可食性和完整性。盐的使用也起到了保护作用。酸性 pH 介质使维生素 C 得以稳定。

通常应用保存技术的目的是保留原材料的原始风味物质,包括已损失香味物质的再生成。但对泡菜来说并不重要,因为泡菜产生一种新型的风味。未熟的黄瓜加入莳萝,必要时加入其他调味料(葡萄叶、大蒜、月桂叶),放入 4%~6% 的 NaCl 溶液或有时用盐干腌,可腌成酱黄瓜。青豆、胡萝卜、球茎甘蓝、芹菜、芦笋、芜菁等采用与黄瓜类似的方法加工。比如将青豆切片,用盐(2.5%~3%)处理,在 20℃下进行乳酸发酵,以桶、听或玻璃罐罐装出售。有些泡菜,主要是未经漂烫或预煮的,在后来的烹调中不容易煮烂。

5. 腌制蔬菜 通常是指蔬菜在漂烫后用盐腌制的一类蔬菜制品。如腌芦笋是在芦笋中加入约 20% 的食盐而成。菜豆经漂烫或不烫漂,浸入盐中或用干盐处理至含盐量 10%~20%(加盐可通过手工拌或机械撒),并保存在盐水中以待加工成其他产品。花椰菜、甘蓝、胡萝卜、洋葱、乳黄瓜、蘑菇和牛肚菌等蔬菜也可用同样的方法进行腌制。

6. 其他类

(1)蔬菜汁:是新鲜蔬菜经分选、清洗、漂烫、捣碎、匀浆、加热、汁液分离、调配、杀菌等工艺生产的一类蔬菜制品。通常加入 0.25%~1% 的食盐。某些菜汁可与乳酸或柠檬酸混合。常见的蔬菜汁有番茄汁、黄瓜汁、胡萝卜汁、芹菜汁等。

(2)蔬菜酱:是一种细腻、分散的浆状物,最重要的是番茄酱。果皮与种子通过碎浆机和精轧机被除掉。蔬菜酱的干物质含量因品种不同有所差别,一般在 14%~36%,含NaCl 0.8%~2%。番茄沙司的加工是在番茄酱(28%或38%)与醋、水、调味料和稳定剂,必要时通过胶体磨充分混匀。每批样品都是通过板式热交换器(90℃)和排气装置输入热填充装置后冷却。如果热处理时间太长,会造成焦糖化、变色和苦味等缺陷。装好的瓶一般倒置贮藏,以免出现一种称为"黑颈"的缺陷。因瓶颈部空间空气较多而发生的一种褐变,出现的频率相对较高。一些其他的蔬菜酱主要作为婴儿食品。

四、蔬菜对人类膳食的贡献

蔬菜是人类平衡膳食的重要组成部分,也是多种维生素、矿物质和膳食纤维的主要来源。蔬菜以新鲜、天然、味道,决定了在我国城乡居民膳食结构中具有特殊重要的地位。

一般蔬菜中碳水化合物、脂肪含量很少,能量低。此外,许多蔬菜还含有独特的微量元素和多种植物化学物,如类胡萝卜素、硫苷、黄酮类化合物、二丙烯化合物、甲基硫化合物、番茄红素、萝卜硫素等。蔬菜不仅为人体提供多种营养物质,而且能刺激食欲,调节体内的酸碱平衡,促进肠的蠕动,帮助消化,对人体的血液循环、消化系统和神经系统都有调节功能。循证研究发现,提高蔬菜摄入量,可维持机体健康,有效降低心血管、肺癌和糖尿病等慢性病的发病风险。以理想膳食为例,按照2000kcal 能量需要量水平和蔬菜、水果、大豆及其制品、奶类的目标量,计算其所提供的主要营养素,并与成年男性(轻体力活动)的膳食营养素推荐摄入量或适宜摄入量比较,计算其对膳食的贡献率,结果见图 2-2-5。

我国 2010—2012 年中国居民营养与健康状况监测结果显示,城乡居民平均每标准人日蔬菜的摄入量为269.4g,其中深色蔬菜 89.4g,浅色蔬菜 180.0g。城市居民蔬菜的摄入量高于农村居民。

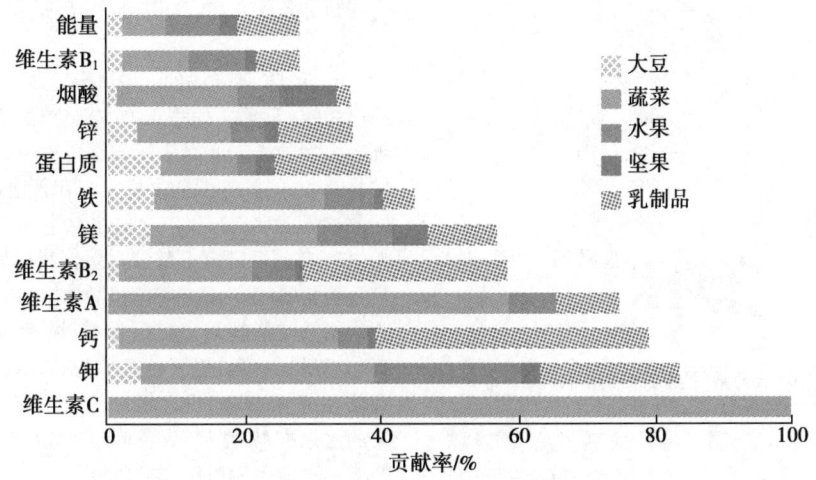

图 2-2-5 2000kcal 平衡膳食模式中蔬果奶豆对膳食部分营养素的贡献率

第五节 水 果

水果是平衡膳食的重要组成部分,膳食指南建议天天吃水果。中国居民膳食指南推荐每天摄入 200～350g 新鲜水果。不同水果的营养价值相差较大,选择多种多样的水果,合理搭配,有利于做到食物多样,享受健康膳食。

一、定义和分类

水果提供丰富的微量营养素、膳食纤维和植物化学物,水果种类很多,成熟水果所含的营养成分一般比未成熟的水果高。红色和黄色的水果中 β-胡萝卜素含量较高。

(一) 定义

水果(fruits)是对部分可以直接食用的植物果实和种子的统称,多数为木本植物的果实,也包括少数草本植物的果实。它们的共同特点是有甜味,可以不经烹调直接食用,为人体提供碳水化合物、钾、维生素 C、胡萝卜素、膳食纤维等营养成分和多种植物化学物。

水果的干制品指利用水果加工制成的产品。如干枣、桂圆等属于水果干品(dried fruits),罐头等,也在本节中加以介绍。

(二) 分类

水果的分类有多种来源。按照植物学发育来源,水果大致可分为 3 类:单花单子房发育而成的简单果,如桃;单花多子房发育而成的聚合果,如草莓;一个花序的多个花共同发育而成的复合果,如菠萝。

按照产地的气候类型,可将水果分为落叶果树果实、常绿果树果实、其他草本果实类,其中,落叶果树所产的水果,按其果实特性分类包括仁果、核果、浆果;常绿果分为:柑橘类、瓜类、热带水果等(表 2-2-14)。结合以上特点和分类,为了消费和使用方便,我国食物成分表把水果分为 7 大类。

1. 仁果类 包括苹果、梨、山楂、刺梨、榅桲等。它们的主要食用部分由植物学上的花和子房壁发育而来,其中心有多数种子,由种皮包裹(图 2-2-6)。

2. 核果类 包括桃、杏、李、梅、樱桃、枣等水果。它们

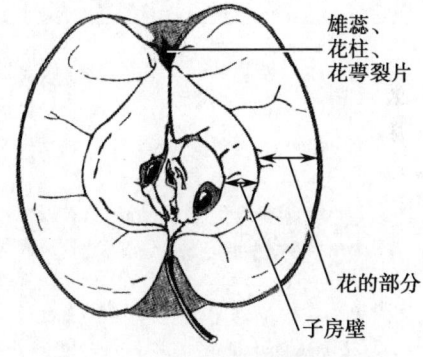

图 2-2-6 仁果的果实结构示意图

的食用部分主要是变态茎,中间的核是外层木质化的瘦果,其中核仁为种子(图 2-2-7)。

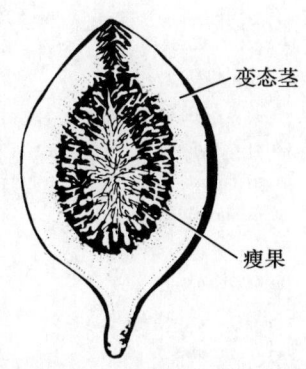

图 2-2-7 核果的果实结构示意图

3. 浆果类 包括葡萄、柿子、无花果、石榴、猕猴桃、桑葚、草莓、蔓越莓等,这里不包括热带水果。浆果属于聚合果,可食部分主要为花托膨大发育而成,表面或中间着生多数瘦果类种子(图 2-2-8)。

4. 柑橘类 包括橘、柑、橙、柚、金橘、柠檬等。其外果皮含有芳香油,中果皮疏松,内果皮成薄膜状合成囊瓣,其中有肉质化的汁胞和种子。除金橘以外果皮为主要食用部分外,汁胞是柑橘类水果的主要食用部分。

5. 亚热带水果 包括芒果、杨梅、橄榄、榴莲、杨桃、椰

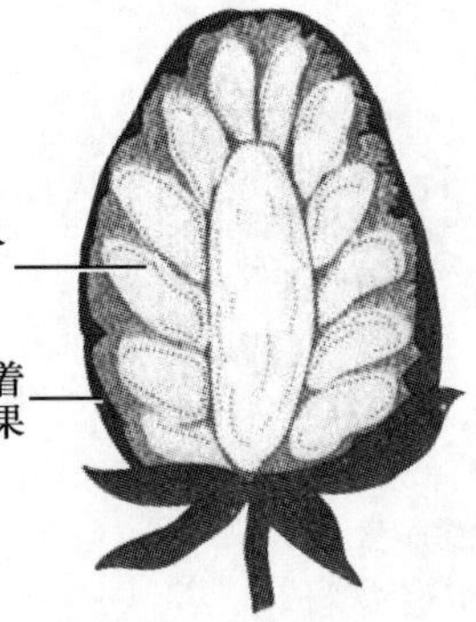

肉质部分为花托

表面附着多数瘦果

图 2-2-8　浆果(聚合果)的果实结构示意图

子、枣椰、毛叶枣、番木瓜、番荔枝、番石榴、番木瓜、菠萝蜜、红毛丹、黄皮、西番莲、人心果、蛋黄果、山竹、莲雾等,其形

态和特性各异。热带草本水果:包括菠萝、香蕉、甘蔗、火龙果等。

6. 瓜类　包括西瓜、甜瓜等。西瓜的主要食用部分是胎座组织(瓜瓤),而甜瓜的主要食用部分是中果皮。它们都有很多种子。瓜类从植物学角度不属于果实,但由于它们具有甜味,日常消费中将它们和其他水果一起购买食用,因此这里将它们归于广义的水果中。

7. 其他　还有一部分水果在我国属于半野生状态,但其营养价值较高,正在逐渐开发栽培或普及中。野生和半野生水果包括刺梨、酸枣、沙棘、树莓、越橘、醋栗、野生蓝莓、金灯果(咕鸟)等。还有一些其他植物的茎、叶柄、根等部位,因为有甜味,也在超市的水果区销售,也可被纳入广义的水果中,如甘蔗、大黄叶柄、雪莲果等。一些甜味较浓的樱桃番茄也被当作水果消费。

表 2-2-14　一些主要水果的种属名和消费方式

类别	拉丁名	种　属	消费方式
仁果类			
苹果	*Malussylvertris*	蔷薇科苹果属	鲜食、果汁、果干、果酱、果脯、罐头、果泥、果酒、果醋
梨	*Pyrus communis*	蔷薇科梨属	鲜食、果汁、果干、果脯、罐头、梨膏
山楂	*Crataegus pinnatifida Bunge.*	蔷薇科楹楂属	鲜食、果汁、果茶、果干、果酱、果脯、果丹皮、果冻、罐头、果酒
核果类			
桃	*Prunus persica*	蔷薇科	鲜食、果汁、果酱、果脯、罐头、果酒
杏	*Prunus armeniaca*	蔷薇科李属	鲜食、果汁、果干、果酱、果脯、蜜饯、罐头、果酒、果醋
李	*Prunus domestica*	蔷薇科李属	鲜食、果汁、果酱、果脯、罐头、果酒
甜樱桃	*Prunus avium*	蔷薇科	鲜食、果汁、果酱、罐头
枣	*Zizyphus jujube Mill*	鼠李科枣属	鲜食、果干、果酱、果脯、蜜饯、果酒、果泥
浆果类			
草莓	*Fragaria vesca*	蔷薇科	鲜食、果汁、果酱、蜜饯、果酒
葡萄	*Vites vinifera ssp. vinifera*	科葡萄属	鲜食、果干、果汁、果酒
桑椹	*Morus spp.*	桑科桑属	鲜食、果汁、果酱、蜜饯、果干、果酒
无花果	*Ficus carica*	桑科无花果属	鲜食、果汁、果酱、果干
猕猴桃	*Actinidai chinensis*	猕猴桃科猕猴桃属	鲜食、果汁、果干、果酱、罐头、果酒
柿	*Diospyros kaki L.*	柿树科	鲜食、果干、果酱、果脯、果酒、果醋
柑橘类			
柑橘	*Citrus reticulata*	芸香科柑橘亚科	鲜食、果汁、果脯、罐头
橙	*Citrus sinensis*	芸香科柑橘亚科	鲜食、果汁
柚	*Citrus maxima*	芸香科柑橘亚科	鲜食、果汁
金橘	*Fortunella margarita*	芸香科柑橘亚科	鲜食、蜜饯
柠檬	*Citrus limon*	芸香科柑橘亚科	果汁
荔枝类			
荔枝	*Litchi chinensis*	无患子科荔枝属	鲜食、果干、果汁、罐头
龙眼	*Euphoria longana*	无患子科龙眼属	鲜食、果干、果汁、罐头
其他热带及亚热带水果			
芒果	*Mangifera indica*	漆树科芒果属	鲜食、果汁、果干、罐头
菠萝	*Ananas comosus*	凤梨科凤梨属	鲜食、果汁、果干、果酱、罐头
香蕉	*Musa nana Lour.*	芭蕉科芭蕉属	鲜食、果干、果酱
番木瓜	*Carica papaya*	番木瓜科番木瓜属	鲜食、果汁、罐头、果脯
榴莲	*Durio zibethinus Murr.*	木棉科榴莲属	鲜食、果干、甜食原料
半野生水果			
刺梨	*Rose sp.*	蔷薇科蔷薇属	果汁、果酱、果酒
沙棘	*Hippophae rhamnoides*	胡颓子科沙棘属	果汁、果酱、果酒
树莓	*Rubus spp.*	蔷薇科悬钩子属	鲜食、果酱、冷冻果、果馅、果汁

水果干是水果经晒干、烘干、红外干燥或真空干燥等工艺脱水加工而成的干制品,其中不加入油脂、精制糖、糖浆等任何其他配料。常见的水果干有:葡萄干(包括提子干)、干枣、杏干、无花果干、苹果干、柿饼、桂圆干、龙眼干、西梅干、蔓越莓干等,桑葚干和枸杞干也可纳入其中。

二、水果的营养成分和特点

水果中可食部分的主要成分是水、碳水化合物和矿物质,以及少量的含氮物和微量的脂肪。多数水果含水分达80%~90%,此外,还含有维生素、有机酸、多酚类物质、芳香物质、天然色素、膳食纤维等成分(表2-2-15),其中包括多种有益健康的植物化学物。

水果干制之后,会显著减少水果原有的维生素C和酚类物质,但水果干保存并浓缩了水果中原有的所有碳水化合物、矿物质成分和膳食纤维,仍然具有重要的健康价值。

表 2-2-15　水果的平均化学组成(单位:可食鲜重的%)

水果	干物质	总糖	滴定酸度	不溶纤维	果胶	灰分	pH
苹果	16.0	11.1	0.6(M)	2.1	0.6	0.3	3.3
梨	17.5	9.8	0.2(M)	3.1	0.5	0.4	3.9
杏	12.6	6.1	1.6(M)	1.6	1.0	0.6	3.7
甜樱桃	18.7	12.4	0.7(M)	2.0	0.3	0.6	4.0
桃	12.9	8.5	0.6(M)	—	—	0.5	3.7
李子	14.0	7.8	1.5(M)	1.3	0.9	0.5	3.3
黑莓	19.1	5.0	0.6(C)	9.2	0.7	0.5	3.4
草莓	10.2	5.7	0.9(C)	2.4	0.5	0.5	—
葡萄	17.3	14.8	0.4(T)	—	—	0.5	3.3
橙	13.0	7.0	0.8(C)	—	—	0.5	3.3
柠檬	11.7	2.2	6.0(C)	—	—	0.5	2.5
菠萝	15.4	12.3	1.1(C)	1.5	—	0.4	3.4
香蕉	26.4	18.0	0.4(M)	4.6	0.9	0.8	4.7
番石榴	19.0	13.0	0.2	—	—	0.9	—
芒果	19.0	14.0	0.5	—	0.5	—	—

滴定酸度按照 M:苹果酸;C:柠檬酸;T:酒石酸来计算。
引自:Belitz H. -D,Grosch,W. Food Chemistry. 2nd ed. Berlin:Springer,1998.

(一) 碳水化合物

水果中碳水化合物含量为5%~20%。是甜味和能量值的主要影响因素。水果干制品的糖含量可高达50%~80%,甚至80%以上。

1. 糖　果实中的甜味来源主要是葡萄糖、果糖和蔗糖,其比例和含量则因水果种类、品种和成熟度的不同而异(表2-2-16)。某些品种的葡萄、枣中所含糖分可超过20%,而柠檬可低至0.5%。

在一些水果中,蔗糖是主要的甜味来源,如桃、杏、李子和菠萝等,其甜味不受温度的影响。而另一些水果如葡萄、西瓜、梨和部分苹果中,以果糖和葡萄糖为主,它们赋予水果清凉的甜味。

一些水果中有极微量的阿拉伯糖和木糖。苹果、桃子和草莓的果肉,以及葡萄柚、桃子和葡萄的果皮中含有少量的庚酮糖。葡萄、香蕉和番石榴中含有少量的麦芽糖。葡萄中还含有少量的蜜二糖、棉子糖和水苏糖。其他低聚糖在水果中的含量都极微少。

蔷薇科水果中富含山梨糖醇。例如苹果汁中的 D-山梨醇的含量达 300~800mg/100ml。浆果、柑橘类、菠萝和香蕉等水果则不含山梨糖醇。一些水果如柿子还含有甘露醇。

多数未成熟水果中含有淀粉,但随着果实的成熟,淀粉逐渐分解为可溶性糖而消失。但成熟香蕉中的淀粉含量可达3%以上。

表 2-2-16　一些新鲜水果中的糖含量/(g·100g⁻¹)

水果	葡萄糖	果糖	蔗糖
苹果	1.8	5.0	2.4
梨	2.2	6.0	1.1
杏	1.9	0.4	4.4
樱桃	5.5	6.1	0
桃	1.5	0.9	6.7
李子	3.5	1.3	1.5
黑莓	3.2	2.9	0.2
草莓	2.6	2.3	1.3
葡萄	8.2	8.0	0
橙	2.4	2.4	4.7
柠檬	0.5	0.9	0.2
菠萝	2.3	1.4	7.9
香蕉	5.8	3.8	6.6
柿子*	6.4	6.2	0.6
枇杷*	3.6	3.5	1.3
蜜橘*	1.1	1.5	6.0

引自:无 * 部分:Belitz H. -D,Grosch, W. Food Chemistry. 2nd ed. Berlin:Springer,1998.
* 部分:李里特.食品原科学. 北京:中国农业大学出版社,2002.

2. 膳食纤维 水果中含有纤维素、半纤维素和果胶，是膳食中果胶的主要来源。果胶是植物细胞壁中的重要成分，基本结构单元为D-吡喃半乳糖醛酸，以α-1,4糖苷键相连接形成高分子。果胶在细胞壁的中胶层中起到细胞间粘着的作用。

果胶以3种形式存在于水果中：①原果胶不溶于水，与纤维素和半纤维素结合存在，经果胶酶水解后形成果胶；②果胶可溶，存在于植物汁液中；③果胶经过果胶酯酶水解，生成果胶酸，它无黏着性，微溶于水，但可与金属离子生成沉淀。未成熟果实中含有大量原果胶，组织呈现坚硬状态；成熟过程中原果胶逐渐水解为果胶，果实变软；过度成熟果实中的果胶被水解为果胶酸，果实过软而无法储存运输。

果胶具有增稠、悬浮、形成凝胶等功能性质。富含果胶的水果食材可以制成果酱，如山楂酱、苹果酱、杏酱、蓝莓酱、枣酱、柑橘皮酱（马墨兰酱）等。果胶在低pH和高糖度条件下可生成弹性极佳、口感细腻的凝胶，山楂冻中的凝胶物质即为山楂中天然存在的果胶。一些水果中的果胶含量见表2-2-17。

表2-2-17 一些水果中的果胶含量/(g·100g⁻¹)

水果名称	果胶含量	水果名称	果胶含量	水果名称	果胶含量
草莓	0.6~0.7	葡萄	0.5~1.6	橘子*	0.7
桃	0.3~1.2	梨	0.5~1.8	甜橙*	0.9
杏	0.7~1.3	苹果	0.5~1.8	柠檬*	1.1
山楂	3.0~6.4	香蕉	0.7~1.2	柿子*	0.9
樱桃*	0.5	葡萄柚	1.6~4.5	柑橘皮	20

引自：无*部分：扈文盛. 常用食品数据手册. 北京：中国食品出版社，1989.
* 部分：李里特. 食品原料学. 北京：中国农业大学出版社，2002.

各种水果干在制作时浓缩了其果胶含量，是果胶的良好来源。

（二）含氮物质

水果的蛋白质含量多在0.5%~1.0%，还有少量其他含氮物。总的来说，水果不是蛋白质的良好来源，因此不宜完全用水果替代主食。

1. 蛋白质 蛋白质组分因水果的品种和成熟度含量差异很大。水果中的蛋白质主要为酶蛋白，除了参与营养素代谢的多种酶类之外，还含有对品质影响较大的果胶酶类和酚氧化酶。

果胶酶类包括果胶酶、果胶酸酶和果胶裂解酶，它们与水果的软化有关，也常用于果汁加工工艺中。酚氧化酶则会催化水果中邻二酚类物质为邻二醌，并进一步氧化缩合成为黑色素，这就是水果切开后颜色很快变褐的原因所在。

在水果产品的加工中，抑制酚氧化酶的活性是非常重要的环节。生产中采用热烫灭酶、添加二氧化硫或亚硫酸盐类酶抑制剂、调整pH、螯合酚氧化酶中金属离子、隔绝氧气等方法来抑制水果原料在加工过程中的酶促褐变。

此外，某些水果含有较丰富的蛋白酶类，如菠萝、木瓜、无花果、猕猴桃等。如木瓜蛋白酶已经成为食品工业和生化行业的重要原料。它们也是引起部分人食用水果后发生食物过敏和消化道不适的原因之一。

2. 氨基酸类 水果中的游离氨基酸约占含氮物的50%，其氨基酸模式可以作为品种鉴定的一个指标。

除去构成蛋白质的20种氨基酸之外，水果中还含有其他氨基酸。例如，荔枝、西非荔枝、红毛丹等水果中含有2-（甲烯基环丙基）-甘氨酸（methylenecyclopropylglycine，MCPG）和2-（甲烯基环丙基）-丙氨酸，后者也称低血糖毒素A（hypoglycin A），它们是荔枝病的诱因。

3. 活性胺类 水果中的一些胺类来自色氨酸代谢产物，如多巴胺、去甲肾上腺素、脱氧肾上腺素、章鱼胺（octo-pamine）、大麦芽碱（hordenine）等（表2-2-18、表2-2-19）。这些胺类是水果调节生理功能的要素之一。

表2-2-18 水果中的胺类

水果种类	所含胺类
苹果	甲胺、乙胺、丙胺、丁胺、己胺、辛胺、二甲胺、精胺、亚精胺
李子/梅子	多巴胺
橙	阿魏酰基腐胺、甲基酪胺、脱氧肾上腺素
葡萄柚	阿魏酰基腐胺
柠檬	酪胺、脱氧肾上腺素、章鱼胺
菠萝	酪胺、5-羟色胺
鳄梨	酪胺、多巴胺
香蕉	甲胺、乙胺、异丁胺、异戊胺、二甲胺、腐胺、精胺、乙醇胺、丙醇胺、组胺、2-苯基乙胺、酪胺、多巴胺、去甲肾上腺素、5-羟色胺

表2-2-19 一些水果中的胺类含量/(mg·kg⁻¹)

名称	5-羟色胺	色胺	酪胺	多巴胺	去甲肾上腺素
香蕉皮	50~100	0	65	700	122
香蕉肉	28	0	7	8	2
红李子	10	2	6	0	0
橙子	0	0.1	10	0	微量
菠萝汁	25~35	—	—	—	—

（三）脂类

水果中脂肪含量多在0.5%以下。因此，多数水果不是膳食中蛋白质和脂肪的重要来源。但少数水果如榴莲、鳄梨（牛油果）和余甘子中含有较为丰富的脂肪。

水果中的脂类物质组成见表2-2-20和表2-2-21。其中富含磷脂和不饱和脂肪酸，如苹果中50%的脂类组分为磷脂，还含有类胡萝卜素、芳香物质等多种微量非脂类成分。此外，果皮多含有果蜡，其成分是高级脂肪酸和高级脂肪醇所成的酯，并含有烃类、游离脂肪酸、醛和酮等物质。

表 2-2-20　苹果果肉中脂类物质的组成

脂类组分	占总脂类含量/%	脂类组分	占总脂类含量/%
三酰甘油	5	固醇和固醇酯	17
糖脂	17	硫脂	1
磷脂	47	其他脂类物质	15

引自：Belitz H. -D, Grosch, W. Food Chemistry. 2nd ed. Berlin：Springer, 1998.

表 2-2-21　苹果果肉中脂肪酸的组成

脂肪酸组分	占总脂肪酸含量/%	脂肪酸组分	占总脂肪酸含量/%
12：0	0.6	18：0	6.4
14：0	0.6	18：1	18.5
16：0	30	18：2	42.5
16：1	0.5	18：3	1

引自：Belitz H. -D, Grosch, W. Food Chemistry. 2nd ed. Berlin：Springer, 1998.

（四）矿物质

水果中的矿物质含量在 0.4% 左右，主要的矿物质是钾，其中钠含量很低。因为水果和水果干食用时无须加盐调味，所以它们是改善膳食中钾钠摄入比例的重要食物类别。

部分水果含有较为丰富的镁和铁，如草莓、大枣和山楂的铁含量较高，而且因富含维生素 C 和有机酸，在非血红素铁中，生物利用率较高。水果中的微量元素含量则因栽培地区的土壤微量元素含量和微肥施用情况不同而具有较大的差异。

经过脱水处理之后，果干中的矿物质含量得到浓缩而大幅度提高（表 2-2-22）。杏干、葡萄干、干枣、桂圆、无花果干等均为钾等矿物质的膳食补充来源之一。

表 2-2-22　部分水果干中的主要矿物质含量/（mg·100g⁻¹）

水果种类	钾	钠	镁	铁	钙
密云小枣	612	9	41	2.7	80
葡萄干	995	19	45	9.1	52
杏干	783	40	55	0.3	147
柿饼	339	6	21	2.7	54
无花果干	898	10	96	4.5	363
桂圆干	1348	3	81	0.7	38
桑葚干	159	28	332	42.5	322
枸杞干	434	252	96	5.4	60

引自：杨月欣. 中国食物成分表. 第 2 版. 北京：人民卫生出版社, 2009.

（五）维生素

水果中最重要的维生素是维生素 C 和胡萝卜素，部分水果中的叶酸和维生素 B₆ 也值得重视。有的含有少量维生素 K 和维生素 E，但不含有维生素 D 和维生素 B₁₂，维生素 B₁ 含量也较低。

柑橘类水果是维生素 C 的良好来源，草莓、山楂、鲜枣、猕猴桃、龙眼等也是某些季节中维生素 C 的优良来源。热带水果多含有较为丰富的维生素 C，半野生水果则维生素 C 含量普遍超过普通栽培水果。然而，苹果、梨、桃等消费量最大的温带水果在提供维生素 C 方面意义不大。

具有黄色和橙色的水果可提供类胡萝卜素，包括芒果、黄桃、黄杏、柿子和黄肉甜瓜等。

水果中维生素的含量受到种类、品种的影响，也受到成熟度、栽培地域、肥水管理、气候条件、采收成熟度、储藏时间等的影响，因此即使同一品种，也可能产生较大的差异。此外，水果不同部位的维生素 C 含量有所差异。对于苹果来说，靠近外皮的果肉部分维生素 C 含量较高，而甜瓜则以靠近种子的部位维生素 C 含量较高。水果加工品中的维生素 C 含量有所下降，但柑橘汁和山楂汁酸性较强，可保留较多的维生素 C。干制水果中的维生素 C 破坏较为严重，仅可保留其中很小一部分。

（六）植物化学物

水果中所含的酚类物质包括酚酸类、黄酮类、花青素类、单宁类等。

1. 酚酸类　水果中的酚酸类主要是肉桂酸衍生物，包括对香豆酸、阿魏酸、咖啡酸等，它们常与奎宁酸成酯，也可与葡萄糖成酯。其中 3-、4-、5-位成酯的咖啡酰奎宁酸酯分别被称为新绿原酸（neochlorogenic acid）、隐绿原酸（cryptochlorogenic acid）和绿原酸（chlorogenic acid）。绿原酸存在于多种水果和蔬菜中，如苹果、梨、樱桃等含有绿原酸。它具有良好的抗氧化性质，也是水果中酶促褐变的主要底物之一。

一些水果中含有羟基苯甲酸，主要以酯化形式存在，包括水杨酸（2-羟基苯甲酸）、4-羟基苯甲酸、龙胆酸（2,4-二羟基苯甲酸），原儿茶酸（3,4-二羟基苯甲酸），没食子酸（3,4-三羟基苯甲酸）和鞣花酸（没食子酸的二聚形式），以及六羟基二酚酸等。这些化合物都是重要的抗氧化物质。

2. 黄酮类　水果中比较重要的黄酮类物质有槲皮素（栎精的糖苷）、圣草素（圣草酚的糖苷）、杨梅素（杨梅酮的糖苷）、橙皮素、柚皮素等。槲皮素在山楂、沙棘、苹果、梨、柑橘中较为丰富，苹果中为 3-半乳糖苷，而柑橘类中为 3-β-芸香糖苷；圣草素存在于柑橘类果实中，为 7-鼠李糖苷；杨梅素存在于杨梅等水果中，为 3-鼠李糖苷；橙皮素存在于柑橘皮中，7-芸香糖苷称为橙皮苷，7-β-新橙皮糖苷称为新橙皮苷；柚皮苷（naringin）大量存在于柚子、柑橘和柠檬皮中，为 7-新橙皮糖苷。

膳食中类黄酮物质约 10% 来自水果，其他则来自蔬菜和茶。但是，如经常摄入山楂、大枣、柑橘、苹果等富含黄酮类的水果，则水果对类黄酮摄入的贡献也不容忽视。黄酮类在碱性环境下表现出较为鲜明的黄色，故水果在碱性水中煮后容易发黄。在空气中存放较长时间后易氧化形成褐色沉淀，是自制果汁易变褐的原因之一。

3. 花青素类　花青素（anthocyanin）为水果提供了红色、紫色和蓝色的美丽色彩。葡萄、草莓、树莓、桑葚、樱桃的红-紫-蓝色调都来自花青素类物质，苹果、桃、杏表皮的美丽色彩也是花青素所赋予的。

葡萄中发现了 21 种花青素，而黑莓中仅发现了一种。桑葚中含有大量的矢车菊色素和飞燕草色素。花青素的含量与颜色深浅相关，深色葡萄中所含的花青素比白色和浅色葡萄高得多;同样,深色红葡萄酒的总酚类物质含量远高于白葡萄酒。富含花青素的水果类食品不宜放在铁铜器中加工和烹调。樱桃、草莓等水果制成罐头后会褪色。室温下储藏后,它也会缓慢地转化为无色的查尔酮形式。

4. 单宁　水果类食品的涩味主要来自其中所含有的单宁物质。香蕉皮、柿子、石榴中的单宁含量最高,因此具有明显的涩味。未成熟水果含有较多单宁,随水果成熟度提高,单宁含量下降,涩味渐渐消除。单宁的涩味与甜、酸等味道配合,可以产生独特的水果风味魅力。单宁的涩味强弱与其缩合度有关。一般 8 个以上单体缩合而成的单宁溶解度下降,涩味能力基本丧失。

5. 类胡萝卜素　类胡萝卜素广泛存在于黄色、橙黄色、橙红色和红色水果中,为脂溶性色素,主要包括 α-胡萝卜素、β-胡萝卜素、γ-胡萝卜素、隐黄素、玉米黄素、柑橘黄素和番茄红素等。

水果产品中的类胡萝卜素含量和种类与水果的种类、品种、成熟度、种植条件、季节气候、加工方式等均有密切关系。如早熟柑橘的颜色较浅,随季节推迟,晚熟品种的颜色逐渐加深。随成熟度的提高,类胡萝卜素总量增加,胡萝卜素与叶黄素的比值也增加。

柑橘类中约 50% 的类胡萝卜素为叶黄素类及其酯。柑橘类水果已经鉴定出了 100 多种不同的类胡萝卜素,其中对柑橘水果颜色较为重要的是 β-柑橘黄素(citraurin)、隐黄素、玉米黄素-5,6-环氧化物、紫黄质(violaxanthin)、番茄红素和 β-阿朴-8′-胡萝卜醛。杏含有相当数量的 β-胡萝卜素,胡萝卜素含量达总类胡萝卜素的 60% 以

上,也含有少量的氧代类胡萝卜素。然而,黄桃中仅有 10% 的类胡萝卜素为胡萝卜素。黄肉甜瓜中富含 β-胡萝卜素、隐黄素和玉米黄素。一些果肉为黄色的热带水果,如芒果、木瓜、菠萝、西番莲等,也是类胡萝卜素的良好膳食来源。西瓜、血橙和粉红色葡萄柚的红色主要来自番茄红素。

在白色或浅黄色的水果中,果肉中类胡萝卜素含量甚少,如苹果、梨、白桃、香蕉等。

在储藏中,由于类胡萝卜素的氧化分解,富含胡萝卜素的杏干等加工品颜色可能变浅。低温真空油炸虽然减少了类胡萝卜素的氧化损失,但因为类胡萝卜素能溶于油脂,油炸水果脆片存在溶油损失。真空冷冻干燥减少了与氧气的接触,可以很好地保存水果干中的类胡萝卜素。蒸煮烹调水果通常不会造成类胡萝卜素的明显损失。

6. 芳香成分　水果的芳香成分多为挥发性精油,包括低级酯类、醇、醛、酮、萜类等,为成熟过程中经生物合成而来。不同水果各有特征芳香物质,果实不同部位和不同成熟度时香味也有所不同。

芳香物质大多存在于果皮中,如柑橘类果实的果皮是芳香油的提取原料,含量高达 1% 以上。但核果类水果的果肉中所含比例较高。在果汁加工中,可以提取果皮和果肉中的芳香物质添加入果汁中,以增强其风味。

7. 有机酸　水果中有机酸含量为 0.2% ~ 3.0%。其中主要种类为柠檬酸、苹果酸、酒石酸和抗坏血酸,多数水果以柠檬酸为主,少数以苹果酸为主,而葡萄中含有较多酒石酸。一些水果中还含有少量的草酸、水杨酸、琥珀酸、奎宁酸等。无花果和蓝莓中含有少量植酸,分别占其总含磷量的 13% 和 16%(表 2-2-23)。

表 2-2-23　一些水果中的有机酸含量

种类	总酸/%	柠檬酸/%	苹果酸/%	草酸/(mg·kg^{-1})	其他有机酸*/(mg·100g^{-1})
苹果	0.2~1.6	少量	0.3~1.6	微量	未成熟果含有奎宁酸
梨	0.1~0.5	0.24	0.12	3	—
杏	0.2~2.6	0.1	1.3	140	奎宁酸2~3
桃	0.2~1.0	0.2	0.5	微量	—
李	0.4~3.5	少量	0.4~2.9	60~120	奎宁酸、水杨酸
甜樱桃	0.3~0.8	0.1	0.5	0	微量奎宁酸和莽草酸
草莓	1.3~3.0	0.9	0.1	100~600	奎宁酸、琥珀酸
葡萄	0.3~2.1	0	0.2~0.9	80	0.21~0.74(酒石酸)

引自:无*部分:扈文盛.常用食品数据手册.北京:中国食品出版社,1989.
* 部分:Belitz H. -D,Grosch,W. Food Chemistry. 2nd ed. Berlin:Springer,1998.

柠檬酸的酸味圆润滋美,而苹果酸后味悠长,各种天然有机酸的不同配比,以及酸与糖的比例,是形成水果特定风味的重要因素。多数有机酸可以提供能量,如每克柠檬酸和苹果酸所提供的热量分别为 2.47kcal、2.39kcal。酒石酸在体内代谢为乙醛酸和羟基丙酮酸而参加代谢,但几乎不产生能量。有机酸对钙、镁、铁等元素可起到螯合和还原作用,影响到多种矿物质的吸收。一些特征有机酸还可以用作水果制品掺伪和稀释的判定指标。

8. 苦味物质　水果的种子中常常含有苦味物质,如杏、桃、苹果、樱桃等的果仁中含有苦杏仁苷。柑橘类水果

的种皮和果肉中也含有苦味物质,如橙皮苷、柚皮苷、柠檬苦素类等。苦杏仁苷是苦杏仁素(扁桃腈)和龙胆二糖所形成的苷类,在苦杏仁酶和酸的作用下,可生成氢氰酸。苦杏仁、李仁和桃仁中由于苦杏仁苷含量高,食用后可能发生中毒。柚皮苷为黄烷酮类化合物,在柑橘类果实的皮中含量较高。例如,葡萄柚果肉中柚皮苷的含量为 0.14% ~ 0.80%,因此可感觉到明显的苦味。含这类苦味物质的产品可以用柚皮苷酶进行水解,水解后生成柚皮素-7,β-葡糖苷和鼠李糖,同时失去苦味。

柠檬苦素类为内酯类化合物,包括柠檬苦素、异柠檬

素、奥己苦素等。其中柠檬素含量较高，如葡萄柚中含量为 0.24%，柠檬中含量为 0.06%。橙的果肉中的柠檬苦素含量随成熟度的提高而降低，但葡萄柚果肉中的含量一直保持恒定。柑橘汁加工中因细胞结构破坏导致环境的 pH 下降，在中性条件下没有苦味的柠檬素单内酯会转变为双内酯柠檬苦素，表现出强烈的苦味。

三、常见水果及制品

1. 蔷薇科水果　蔷薇科木本水果种类繁多，包括苹果、梨、桃、杏、李子、海棠、山楂、樱桃、枇杷等多种，以苹果最为常见。

苹果中的维生素 C 和胡萝卜素含量较低，但富含羟基肉桂酸类（如绿原酸）、二氢查耳酮类（如根皮苷，phlorid-zin）、黄酮醇类（如槲皮素）、黄烷-3-醇类（如表儿茶素和原花青素）等多种多酚类抗氧化物质以及丰富的果胶、钾和有机酸。通常果皮的果胶、维生素 C 和抗氧化物质含量高于果肉。

梨富含果糖、山梨醇和膳食纤维，且不溶性膳食纤维比例高达 71%，还有少量的木质素，这些可能是它能促进肠道运动而造成某些人腹泻的原因。其中富含熊果酚苷（ar-butin）、儿茶素、熊果酸（ursolic acid）和齐墩果酸（oleanolic acid）。梨还富含甲酯化的酚酸，其中高达 70% 为二甲酯化酚酸，而其他水果中这个比例不超过 23%。

在常见蔷薇科水果中，山楂的维生素 C 和果胶含量最高，类黄酮和酚酸也最为丰富，而紫黑色、紫红色樱桃和李子的花青素含量最为丰富。黄桃、黄杏、黄色枇杷中含有胡萝卜素。其营养素和抗氧化成分的具体含量因品种差异、环境条件、栽培措施、储藏方式和时间的不同而有很大差异。

2. 柑橘类水果　柑橘类水果包括橘、柑、橙、柚、柠檬等，是膳食中维生素 C、胡萝卜素和钾元素的重要来源，也是膳食中类黄酮物质的重要来源。其维生素 C 含量在 20~80mg/100g，远高于苹果、梨、桃等柑橘类水果。

3. 莓类水果　莓类水果包括草莓、蓝莓、蔓越莓、黑莓、黑醋栗、红醋栗等质地柔软多汁，没有果核，但可能有小籽的水果。从植物学角度来说，莓类果实是从一朵花的子房发育而来，其子房外壁发育成可食果肉部分。但在生活中，多花聚合发育而成的浆果，如草莓、桑葚、蔓越莓等也被包括在莓类果实中。这类水果的特点是富含花青素类物质（表 2-2-24），也是钾、维生素 C、果胶和膳食纤维的良好来源。研究表明这类水果有利于血糖控制、降低炎症反应和预防心脑血管疾病。

表 2-2-24　莓类水果和其他植物性食品中的花青素含量/（mg·g 鲜重$^{-1}$）

食物来源	总花青素	食物来源	总花青素	食物来源	总花青素
黑莓	0.83~3.26	红莓	0.78	甜樱桃	3.50~4.50
蓝莓	0.25~4.95	草莓	0.07~0.30	红葡萄	0.30~7.50
黑覆盆子	2.14~4.28	黑醋栗	2.50	苹果	0.10
红覆盆子	0.20~0.60	红醋栗	0.12~0.19	洋葱	0.09~0.21

引自：张名位，郭宝江. 果蔬抗氧化作用研究进展. 华南师范大学学报（自然科学版），2001(4)：115-121.

四、水果对人类膳食的贡献

水果是日常膳食的重要组成部分，适量食用水果，对促进健康和防控慢性疾病具有重要的意义。中国居民膳食指南推荐每天摄入 200~350g 水果，根据 2010—2012 年中国居民营养与健康状况结果，目前我国城乡居民平均每标准人日水果摄入量为 40.7g（其中城市居民 48.8g，农村居民 32.9g），大城市居民每天摄入量达到 87.4g。

在不同年龄组人群的膳食中，蔬果奶豆类食物在满足人体对营养素的需要中均占有重要地位。以理想膳食为例，按照 2000kcal 能量水平和蔬菜、水果、大豆及其制品、奶类的目标量，计算其所提供的主要营养素，并与成年男性（轻体力活动）的膳食营养素推荐摄入量或适宜摄入量比较，计算其对膳食的贡献率，结果见图 2-2-5。

水果富含果胶，也富含降低消化酶活性的多酚类物质，水果中的酚酸、类黄酮、花青素和原花青素、类胡萝卜素等多种植物化学物，水果是钾的重要膳食来源，并富含有机酸，对降低炎症反应和预防心脑血管并发症有利。流行病学研究提示，每天摄入 1~2 份水果可降低总死亡风险 21%，降低心脑血管疾病死亡风险 14%。参照世界卫生组织推荐的证据评价方法及标准对证据进行评价，结果发现，增加水果摄入可降低心血管系统疾病和主要消化道癌症的发病风险，预防成年人肥胖及体重增长。

第六节　坚　果

坚果是人们休闲、接待嘉宾、馈赠亲友时的常见食品，是较好的零食和餐饮原料，也可以与大豆、杂粮等一起做成杂粮粥，与主食一起搭配食用，是膳食的有益补充。中国居民膳食指南建议适量吃坚果。

一、定义和分类

坚果属于高能量食物，富含脂类和多不饱和脂肪酸、蛋白质等营养素，坚果还富含矿物质、维生素 E 和 B 族维生素，每周吃适量的坚果有利于心脏健康。由于有些坚果脂肪含量可以高达 40%，故应控制每天的食用量。

（一）定义

按照传统植物学定义，坚果（nuts）是被子植物不裂干果的一个类型，通常由单心皮或合生心皮形成，是成熟时外果皮干燥硬化不开裂的果实的总称，如核桃、栗子、榛子等。但裸子植物中种皮坚硬的种子也被列入坚果中，如松子和银杏等;被子植物的果核或整个果实也纳入坚果中,如杏仁、槟榔等。

广义的坚果定义十分简单:果壁坚硬或坚韧,内含一枚种子即为坚果。这个定义不仅包括了莲子等草本植物的果实,还包括了花生、向日葵、西瓜籽等外被果壳的含油种子,简称油籽(seeds),甚至有人将芝麻也列入坚果。这些果实外有硬壳,整体含水量很低,可食部分多为种子的子叶或胚乳部分。

(二)分类

按照脂肪含量的不同,坚果可以分为油籽类坚果和淀粉类坚果。前者富含油脂,包括核桃、榛子、杏仁、扁桃仁(巴旦木)、阿月浑子(开心果)、松子、香榧、腰果、澳洲坚果(夏威夷果)、巴西坚果(鲍鱼果)、美洲山核桃(碧根果)、花生、葵花子、西瓜子、南瓜子等;后者淀粉含量高而脂肪较少,包括栗子、银杏、莲子、芡实等。

按照其植物学来源的不同,坚果又可以分为木本坚果和草本坚果两类。前者包括核桃、榛子、杏仁、巴旦木、阿月浑子、松子、香榧、腰果、银杏、栗子、澳洲坚果、美洲山核桃等,后者包括花生、葵花子、西瓜子、南瓜子、莲子等。

大多数坚果可以不经烹调直接食用。花生、瓜子等油籽一般经炒熟、烤熟或煮熟后食用。坚果仁常被制成煎炸、焙烤食品,作为日常零食食用,也是制造多种巧克力、糖果和糕点小吃的原料,并用于各种烹调食品的加香。此外,它们被制成坚果酱、坚果油,如杏仁油、芝麻酱;也可以制成含蛋白质饮料,如核桃乳、杏仁露等。

二、坚果的营养成分和特点

坚果是一类营养丰富、低水分含量和高热量、富含各种矿物质和 B 族维生素的食品。从营养素含量而言,富含脂肪的坚果优于淀粉类坚果,由于坚果属于高能量食品,不可过量食用,以免导致肥胖(表 2-2-25)。

表 2-2-25 几种坚果果仁的营养成分(每 100g)

成分	欧榛	巴旦木	开心果	腰果	鲍鱼果	夏威夷果
水分/g	—	4.7	5.3	5.2	4.6	3.0
能/kcal	620	598	594	561	654	691
蛋白质/g	16.4	18.6	19.3	17.2	14.3	7.8
碳水化合物/g	21.4	19.5	19.0	29.3	10.9	15.9
脂肪/g	54.3	54.2	53.7	45.7	66.9	71.6
膳食纤维/g	3.3	2.6	1.9	1.4	3.1	2.5
灰分/g	1.8	3.0	2.7	2.6	3.1	1.7
钙/mg	201	234	131	38	186	48
铁/mg	4.5	4.7	7.3	3.8	693	161
钾/mg	1044	773	972	464	3.4	2.0
维生素 B_1/mg	0.17	0.24	0.67	0.43	0.96	0.34
维生素 B_2/mg	0.44	0.92	—	0.25	0.12	0.11
烟酸/mg	5.4	3.5	1.4	1.8	1.6	1.3

引自:庄馥萃.坚果、坚果作物及营养价值.生物学通报,2000,35(9):14-16.

1. **蛋白质** 坚果是膳食蛋白质的补充来源。富含油脂的坚果蛋白质含量多在 12%~22%,其中澳洲坚果最低,仅 8%~9%。瓜子类的蛋白质含量更高,如西瓜子和南瓜子蛋白质含量达 30% 以上。淀粉类干果中以栗子的蛋白质含量最低,4%~5%,芡实为 8% 左右,而银杏和莲子都在 12% 以上,与其他含油坚果相当。

坚果类的蛋白质氨基酸组成各有特点,如澳洲坚果不含色氨酸,花生、榛子和杏仁缺乏含硫氨基酸,核桃缺乏蛋氨酸和赖氨酸。巴西坚果则富含蛋氨酸,葵花子含硫氨基酸丰富但赖氨酸稍低,芝麻赖氨酸不足。栗子虽然蛋白质含量低,但蛋白质质量较高。总的来说,坚果类是植物性蛋白质的重要补充来源,但其生物效价较低,需要与其他食品营养互补后方能发挥最佳的营养作用(表 2-2-26)。

2. **脂肪** 富含油脂的坚果脂肪含量达 40% 以上,能量很高,可达 500~700kcal/100g。坚果中的脂肪多为不饱和脂肪酸。葵花子、核桃和西瓜子中特别富含亚油酸。榛子、夏威夷果、杏仁、碧根果和开心果中,以单不饱和脂肪酸(油酸)比例最大。花生、松子和南瓜子所含的脂肪酸中,约有 40% 左右来自于单不饱和脂肪酸。鲍鱼果、腰果和榛子中仅有 1/4 的脂肪酸为单不饱和脂肪酸。核桃和松子含有少量 α-亚麻酸。

温带所产坚果的不饱和脂肪酸含量普遍高于热带所产坚果,通常达 80% 以上。然而腰果在热带坚果中不饱和脂肪酸含量最高,达 88%。夏威夷果不仅脂肪含量最高,而且所含脂肪酸种类达 10 种以上,因而具有独特的风味。

3. **碳水化合物** 富含油脂的坚果中可消化碳水化合物含量较少,多在 15% 以下,如花生为 5.2%,榛子为 4.9%。富含淀粉的坚果则是碳水化合物的好来源,如银杏含淀粉 72.6%,干栗子为 77.2%,莲子为 64.2%。它们

表 2-2-26　几种坚果类食品与鸡蛋氨基酸组成的比较

氨基酸	杏仁	巴旦木	核桃	榛子	花生仁	芝麻	鸡蛋	模式
异亮氨酸	3.9	3.0	4.1	3.4	3.3	3.7	4.9	4.0
亮氨酸	7.3	5.8	7.8	7.0	6.5	6.9	8.1	7.0
赖氨酸	3.0	1.5	3.3	3.4	3.5	3.2	6.6	5.5
蛋氨酸	0.4	1.8	2.7	1.1	1.1	3.0	2.8	3.5
胱氨酸	1.1				1.4	3.0	1.9	
苯丙氨酸	5.6	6.3	7.5	7.4	4.9	4.3	4.8	6.0
酪氨酸	2.5				3.5	3.7	3.8	
苏氨酸	2.8	2.3	3.2	2.1	2.5	3.8	4.5	4.0
色氨酸	0.9	—	—	—	0.9	2.0	1.7	1.0
缬氨酸	4.8	5.2	4.3	4.1	3.9	5.1	5.4	5.0

引自：

1. 杨春,卢健明,梁霞,等.杏仁的营养价值与开发利用.山西食品工业,1999(2)：23-25.

2. 李科友,史清华,朱海兰.苦杏仁的氨基酸营养评价.林业科技开发,2001,15(4)：23-24.

可在膳食中与粮食类主食一同烹调,制成莲子粥、芡实粥、栗子窝头等食品。

坚果类的膳食纤维含量较高,例如花生膳食纤维含量达 6.3%,榛子为 9.6%,中国杏仁更高达 19.2%。其中除去纤维素、半纤维素等成分,还包括少量不能为人体吸收的低聚糖和多糖类物质。因此,含油坚果类为堪与豆类媲美的低血糖指数食品。栗子、莲子、芡实等虽然富含淀粉,膳食纤维含量在 1.2%~3.0%,但由于其淀粉结构与大米、面粉不同,其血糖指数也远较精制米面为低,如栗子粉的血糖指数为 65。

4. 维生素　坚果类是维生素 E 和 B 族维生素的良好来源,包括维生素 B_1、维生素 B_2、烟酸和叶酸。富含油脂的坚果含有大量的维生素 E,淀粉坚果含量低一些,然而它们同样含有较为丰富的水溶性维生素。杏仁中的维生素 B_2 含量特别突出,无论是美国大杏仁还是中国小杏仁,均是维生素 B_2 的良好来源(表 2-2-27)。

表 2-2-27　几种坚果的维生素含量(每100g)

坚果名称	维生素 E/mg	维生素 B_1/mg	维生素 B_2/mg	烟酸/mg	维生素 B_6/mg	叶酸/μg
美国杏仁	24.0	0.21	0.78	3.36	0.11	58.5
榛子	23.9	0.50	0.11	1.14	0.61	71.9
美洲山核桃	3.10	0.85	0.13	0.89	0.19	38.9
松子	3.50	1.25	0.21	4.36	0.11	57.1
南瓜子仁	1.00	0.21	0.32	1.75	0.21	57.1
葵花子仁	50.3	2.28	0.25	4.50	0.78	227.8
栗子	1.20	0.24	0.17	1.34	0.50	69.9

引自：Cervera P. Table of Food Composition, Spanish：West-Wadsworth Publishing Company,2000.

其中很多坚果品种含少量胡萝卜素,例如榛子、核桃、花生、葵花子、松子的胡萝卜素含量为 0.03~0.07mg/100g,鲜板栗和开心果达 0.1mg/100g 以上。一些坚果中含有相当数量的维生素 C,如欧榛中含维生素 C 达 22mg/100g,栗子、杏仁为 25mg/100g 左右。不过,由于坚果的平均日摄入量较小,不是膳食中维生素 C 的有效补充来源。

5. 矿物质　坚果富含钾、镁、磷、钙、铁、锌、铜等营养成分,是多种微量元素的良好来源。坚果中钾、镁、锌、铜等元素含量特别高,在其营养价值中具有重要意义。在未经炒制之前,其中钠含量普遍较低。一些坚果含有较丰富的钙,如美国杏仁和榛子都是钙的较好来源。

总的来说,富含淀粉的坚果矿物质含量略低,而富含油脂的坚果矿物质含量更为丰富。芝麻是补充微量元素的传统食品,其中铁、锌、镁、铜、锰等元素含量均高,黑芝麻更高于白芝麻。南瓜子仁也是矿物质的植物性最佳来源之一。

一些坚果具有富集某些元素的特点,如巴西坚果富含硒,而开心果富含碘。每日吃几粒巴西坚果果仁即可满足一日膳食中对硒的需求(表 2-2-28)。

表 2-2-28　几种坚果(未加盐)的矿物质含量/($mg \cdot 100g^{-1}$)

坚果名称	钙	铁	镁	钾	钠	锌
美国大杏仁	266	3.71	296	732	11	2.92
榛子	188	3.27	285	445	3	2.40
美洲山核桃	36	2.13	128	392	1	5.47
松子	7	3.07	232	629	71	4.29
南瓜子仁	43	15.0	536	807	18	7.46
葵花子仁	117	6.78	353	689	3	5.06
白芝麻	132	7.79	347	408	39	10.29
栗子	29	0.88	33	592	2	0.57

引自：Cervera P. Table of Food Composition, Spanish：West-Wadsworth Publishing Company,2000.

6. 植物化学物　坚果是种子类食物,其中富含多种植物化学物。其表皮涩味较浓,果肉也有淡淡的涩味,主要来自于植酸和多酚类物质。此外,其中还含有磷脂、植物固醇、木酚素等。

（1）多酚类物质：坚果中的多酚类物质品种繁多，包括类黄酮、单宁、酚酸等。有的还含有羟基苯甲酸、二苯乙烯等物质。部分坚果中的类黄酮物质类型和含量见表2-2-29。

表2-2-29　坚果类中的类黄酮物质含量/(mg·100g⁻¹)

坚果品种	黄烷-3-醇	黄烷酮	黄酮醇	花青素	总类黄酮
巴旦木	4.47	0.38	7.93	2.46	15.25
巴西坚果	ND	ND	ND	ND	ND
腰果	1.98	ND	ND	ND	1.99
榛子	5.25	ND	ND	6.71	11.99
夏威夷果	ND	ND	ND	ND	ND
碧根果	15.99	ND	ND	18.02	34.01
松子	0.49	ND	ND	ND	0.49
开心果	6.85	ND	1.46	6.06	18.00
英国核桃	ND	ND	ND	2.71	2.74

注：ND：未检出

引自：USDA，2007 Database for the flavonoids contents of selected foods. Release 2.1.

在核桃、巴旦木、榛子、开心果和碧根果中，原花青素以二聚体、三聚体、4-6聚体、7~10聚体和10以上多聚物存在，而腰果仅有二聚体。开心果中还含有异黄酮，含量达到3.63mg/100g；榛子中含量为0.03mg/100g，其他坚果中异黄酮含量均不超过0.01mg/100g。核桃中含有可水解单宁，含量为27.56mg/100g，而大部分坚果中未检出。值得注意的是，核桃仁和开心果去皮之后，多酚类物质的类型会减少，多酚类物质的含量也大幅度下降。

（2）其他植物化学物：坚果中除酚类之外的植物化学物见表2-2-30。核桃中还含有少量的生物碱，含量约为3.5mg/100g。研究表明，坚果中植物化学物的含量受到品种、产地、采收年份、加工方式等多种因素的影响。

作为种子类食物，坚果和油籽中都含有较高水平的植酸。植酸虽然不利于铁、锌等微量元素的吸收利用，但也是一种延缓消化速度的成分，有利于重金属的排出，并具有抗氧化作用（表2-2-31）。

表2-2-30　坚果类中的其他植物化学物含量

坚果品种	萘醌/(mg·100g⁻¹)	类胡萝卜素/(μg100g⁻¹)	酚酸和醛类/(mg·100g⁻¹)	木酚素/(mg·100g⁻¹)	烷基苯类/(mg·100g⁻¹)	固醇类/(mg·100g⁻¹)	神经鞘脂/(mg·100g⁻¹)
巴旦木	ND	2	0.44	595.63	ND	192.37	304.27
巴西坚果	ND	ND	11.35	781.00	ND	160.19	593.21
腰果	ND	31	ND	972.98	144.33	154.00	3.90
榛子	ND	106	1.87	67.05	ND	132.47	15.70
夏威夷果	ND	ND	3.69	ND	ND	105.70	ND
碧根果	41.03	55	2052	21.00	ND	233.52	373.45
松子	ND	26	ND	70.00	ND	190.75	376.93
开心果	ND	22	1.27	113.95	44.00	189.43	0.41
核桃	11.75	21	39.11	656.09	ND	197.89	612.94

注：总酚用GAE计算，原花青素包括了单体；*是用catechin当量计算；ND：未检出

引自：Bolling BW(2011,24：244-275).

表2-2-31　坚果和部分食物中的植酸含量/(g·100g⁻¹)

食物品种	植酸	食物品种	植酸	食物品种	植酸
巴旦木*	2.54	巴旦木	0.35~9.42	全小麦	0.39~1.35
巴西坚果*	0.19	碧根果	0.18~4.52	燕麦	0.42~1.16
腰果*	0.70	腰果	0.19~4.98	大麦	0.38~1.16
榛子*	1.29	榛子	0.23~0.92	玉米	0.72~2.22
夏威夷果*	0.47	芝麻	1.44~5.36	小米	0.18~1.67
碧根果*	0.85	葵花子	3.9~4.3	芸豆	0.61~2.38
松子*	0.20	花生	0.17~4.47	豌豆	0.22~1.22
开心果*	1.56	开心果	0.29~2.83	麦胚	1.14~3.91
英国核桃*	2.07	黄大豆	1.0~2.22	豆腐	0.1~2.90

引自：*部分：Bolling BW(2011)；无*部分：Ulrich Schlemmer(2009).

三、常见坚果的营养特点和营养价值

由于坚果和油籽的油脂含量高，容易受到氧化，其包装真空度越好，其风味品质的保存期越长。

（一）木本坚果

1. 核桃　核桃（walnut）为胡桃科（Juglandaceae）胡桃属（*Juglans* L.）乔木核桃的果实，成熟期为8~9月。核桃含脂肪60%以上，蛋白质含量为15%~22%，但是蛋氨酸和赖氨酸含量不足，其生物效价较低。其脂肪中含亚油酸47%~73%，并含有α-亚麻酸和油酸。同时，核桃富含维生素E、B族维生素、磷脂、多酚类物质和丰富的钾、钙、锌、铁等矿物质。

核桃可作为零食不经烹调直接食用,也可烤制后食用。添加在主食、凉菜中可以增加食物的营养价值和美味感。核桃也是常见的食品加工原料,如琥珀桃仁、核桃糕、果仁巧克力、果仁糕点等。此外,还可用来制作核桃油、核桃乳和核桃酱等。

2. 山核桃　山核桃(hickory)也称小核桃,为胡桃科山核桃属(*Carya Nutt.*)乔木山核桃的果实,原产中国华东地区。它果形比核桃小,倒卵形或椭圆状卵形,表面有四棱,味甜香,油质优良。另一种长山核桃(*Carya illinoinensis Koch.*),也称薄壳山核桃或美洲山核桃(pecan),译名为"碧根果",原产北美洲。

山核桃富含脂肪和维生素 E,并含有较多蛋白质含量与丰富的锌、铁等矿质元素,其不饱和脂肪酸含量高。美洲山核桃脂肪含量高达 64%~74%。山核桃与核桃营养价值相似,富含各种植物化学物,口感更为细腻。

3. 榛子　榛子(hazel nut)为桦木科(Betulaceae)榛属(*Corylus L.*)乔木榛的果实,也称为平榛。榛仁中含有大量维生素 E、多种 B 族维生素和多种矿质元素,其中钾、钙、铁和锌等矿物质含量高于核桃、花生等坚果,为矿物质的良好膳食来源。我国原产的平榛含脂肪 50%~66%,蛋白质含量 17%~26%。欧榛果仁含脂肪 54%~67%,但蛋白质含量稍低于平榛,为 12%~20%。榛子的脂肪中以不饱和脂肪酸为主,其中单不饱和脂肪酸油酸的比例很高,有些品种达 70% 以上。

榛子可作为零食,也常用做多种食品的配料,如果仁巧克力、果仁糕点等。

4. 杏仁和扁桃仁(almond)　杏仁(apricot seed)为蔷薇科(Rosaceae)李属(*Prunus*)乔木杏的种子。扁桃仁商品名称为巴旦木。

杏仁为扁圆心形,较小;巴旦木为长心脏形,较大。果仁均为白色,质脆硬。因品种不同,种仁大小差异较大。杏仁中又分为甜杏仁和苦杏仁两类,供食用者主要为甜杏仁。苦杏仁中含有较高数量的苦杏仁苷,多食会导致氢氰酸中毒,但可用作中药材。野生扁桃仁也含有苦杏仁苷,但市售巴旦木为专门培养的食用品种,其中苦杏仁苷含量极低,不会导致中毒。

杏仁和巴旦木营养价值相近,它们除脂肪和蛋白质,还含有大量维生素 E 和多种矿质元素,特别是其中维生素 B_2 含量极为丰富。根据我国食物成分表数据,每百克杏仁含维生素 B_2 1.25mg,高于其他坚果。同时,杏仁和扁桃仁的脂肪中油酸含量达 60%~70%,是单不饱和脂肪酸的良好来源。

杏仁和巴旦木炒后或烤后即可作为零食食用。其中杏仁也常用来制作中式菜肴、盐渍杏仁小食品,还用作杏仁露、杏仁豆腐等加工品的原料。在西方,巴旦木广泛被用于制作甜点、巧克力、糖果、冰淇淋和焙烤食品的配料。

5. 栗子　栗子(chestnut)又称板栗、大栗、魁栗,为山毛榉科(Fagaceae)栗属(*Castanea Mill.*)乔木栗的果实,果实成熟期为 9~10 月。栗子原产我国,至今食用历史已达近 6000 年,栽培历史 2000 年以上。我国是世界栗子主产国之一,分布广泛,主要产地为河北、湖北、贵州、云南等省市。商售栗子分为板栗、锥栗和毛栗三种,其中绝大多数为板栗,其果实大,味道甜,品质佳。

栗子富含淀粉,干栗子中碳水化合物含量达 70% 以上,蛋白质含量 15%,维生素 E、B 族维生素和多种矿质元素的含量高于白米、白面。其脂肪含量很低。栗子的淀粉消化速度较慢,容易回生变硬,血糖反应低于粮食类主食。因此,一次吃过多栗子容易造成消化不良,适合少量多次食用。

栗子可炒食、煮食、糖渍,也可以用来烹调多种美味菜肴,如栗子炖肉、栗子炖鸡等。此外,栗子也是一些传统加工品的主料,如栗羊羹、栗子窝头、栗子糕、栗蓉馅月饼等。

6. 阿月浑子　阿月浑子(pistache)为漆树科(Toxicodendron Mill)黄连木属(*Pistacia L.*)乔木阿月浑的种子,商品名称为开心果,果实 8 月成熟。起源于西亚和中亚山区,唐代传入中国,至今栽培历史已达 1200 年。其主要产地为土耳其、伊朗等西亚国家,我国新疆也有栽培。

开心果脂肪含量为 54%~68%,蛋白质含量为 20%~25%,碳水化合物为 9%~13%,含有大量维生素 E、B 族维生素和多种矿质元素。和其他坚果相比,开心果特别富含叶黄素、维生素 B_6 和维生素 K。

开心果可以直接食用,也可以烤或炒之后食用,是营养价值很高的零食。它也可以制作糕点和饮料,或用来烹调菜肴。

7. 松子　松子(pine seed)为松科(Pinaceae Lindl.)松属(*Pinus Linn.*)乔木松的种子,我国分布面积较大而经济价值较高的松子为红松和华山松的种子。松子产于松塔中,呈三角状卵形。近年来市场上还有俄罗斯松子、巴西松子等进口产品。

每百克松子含脂肪达 60~70g,在坚果中与夏威夷果同属最高一档。还含有丰富的维生素 E、蛋白质和多种矿质元素。它的维生素 B_1 也比较丰富,其脂肪中含有约 10% 的 α-亚麻酸。

松子口感香甜,可以直接食用或炒、烤后作为零食,也用于糕点、糖果、肉制品的配料,如松子蛋糕、松仁小肚等,并可用来制作菜肴,如松仁玉米、松仁粥、松仁大拌菜、松仁沙拉汁等。

8. 腰果　腰果(cashew nut)又称鸡腰果、树花生,为漆树科(Anacardiaceae)腰果属(*Anacardium L.*)乔木腰果的果实,5~7 月成熟。腰果原产西印度群岛和中美洲,广泛栽培于热带地区。我国栽培历史仅 70 多年,主要集中在海南省和云南省。腰果仁多为肾形,故得名。

腰果蛋白质、脂肪和碳水化合物含量类似于花生,具有香甜味道。它和其他坚果一样,含有较丰富的蛋白质、维生素 E、B 族维生素和多种矿质元素。其中维生素 B_1 含量较高。

腰果可以作为零食,与花生的食用方法类似。烤制、炒食、煮食、油炸均可,可以用来烹调多种美味菜肴,如腰果虾仁等,也可做很多糖果点心的配料。

9. 澳洲坚果　澳洲坚果(macadamia)也称夏威夷果、澳洲核桃、昆士兰坚果,为山龙眼科(Proteaceae)澳洲坚果属(*Macadamia*)常绿乔木澳洲坚果的种子。澳洲坚果原产于澳大利亚昆士兰州东南部和新南威尔州北部的热带雨林，美国夏威夷栽培数量也较大。我国于1910年引种，目前主要产地为云南省和广西壮族自治区。其果仁白色，大小如小粒葡萄，果肉口感细腻，烤熟后酥脆，有清香风味。

澳洲坚果脂肪含量高达70%以上，是坚果中脂肪最高的一种。其维生素E含量丰富，蛋白质含量在坚果中最低。其脂肪中不饱和脂肪酸含量高，油酸比例较高。

澳洲坚果除供鲜食之外，还可用来制作果仁巧克力、糕点、甜食、冰淇淋、小吃等。

（二）草本油籽

1. 花生　花生（peanut）又称落花生、落花参、地豆、番豆等，为豆科（Leguminosae）落花生属（*Arachis* Linn.）草本植物花生的果实。花生原产南美洲，我国引入栽培历史近500年。目前花生分布广泛于全国各地，为重要的油料作物，也是价格最亲民的坚果油籽类食物。

花生含脂肪40%以上，其脂肪中亚油酸和油酸共占70%以上，蛋白质含量超过20%。含有大量维生素E、B族维生素和钾、钙、铁、锌等矿质元素，其中烟酸和维生素B_1含量较为丰富。花生品种较多，榨油用品种脂肪含量较高，而鲜食类品种脂肪略低。

花生可以烤制、炒食、煮食、煎炸、腌渍，是重要的零食和前菜，也可以用来烹调多种美味菜肴，如宫保肉丁等。花生也是许多糕点、零食、糖果的重要原料，如蜜蜂花生、鱼皮花生、花生酥、花生沾、花生糖等。西餐中常用花生酱涂抹面包。花生还可制成花生乳等蛋白饮料。花生油是我国主要烹调油之一。

2. 葵花子　葵花子（sunflower seed），为菊科（Compositae）向日葵属（*Helianthus* L.）草本植物向日葵的种子。向日葵原产北美洲，我国栽培历史200年以上。我国主要产地为黑龙江、内蒙古、吉林、辽宁、河北等省（自治区）。

葵花子脂肪含量在50%左右，蛋白质含量较高，其中含有较多赖氨酸。种子中尚含有大量维生素E、B族维生素和多种矿质元素，锌、铁等微量元素丰富。其脂肪不饱和程度高，亚油酸比例高达60%以上。

葵花子可以烤制，传统上用盐水浸后炒食。炒葵花子是我国居民所喜爱的重要休闲食品之一，也是烹调菜肴和制作糕点的配料。

3. 西瓜子　西瓜子（watermelon seed）为葫芦科（Cucurbitaceae）西瓜属（*Citrullus Schrad.*）草本植物西瓜的种子，为我国特产种子之一。西瓜中有专门用来产瓜子的品种，称为"籽瓜"或"打瓜"，其瓜型较小，种籽粒大饱满。主要产地为我国甘肃省等西北地区和黑龙江省等东北地区。

西瓜子的脂肪含量与花生相当，但其蛋白质含量高于普通坚果，并富含多种矿质元素，特别是铁、锌等元素含量高，是一种营养价值较高的零食。

西瓜子主要用来炒食或腌渍煮食，也可以用做风味配料制作很多食品，如蛋糕、点心等甜食，肉制品和月饼等糕点食品。

4. 南瓜子　南瓜子（pumpkin seed）为葫芦科（Cucurbitaceae）南瓜属（*Cucurbita* Linn.）草本植物南瓜的种子。南瓜也称倭瓜、番瓜、饭瓜和金瓜，原产南美和中美地区，我国栽培历史400年。

南瓜子富含蛋白质和脂肪，膳食纤维含量较高，同时也是维生素B_1和锌的较好来源。其脂肪中的主要成分为油酸和亚油酸，并含有胡萝卜素。在我国，南瓜子传统上炒食后作为零食食用，或用于糕点制作。目前也有冷轧南瓜子油等产品出售。

四、坚果对人类膳食的贡献

坚果类食品不仅能够提供不饱和脂肪酸和多种微量营养素，而且在适量食用时，对于预防慢性疾病非常有益，有证据表明经常食用适量坚果有利于降低全因死亡率。

多国流行病学研究证实，与不摄入坚果的饮食相比，每日摄入24~28g坚果油籽类食物有利于预防心脑血管疾病，降低发病风险。各种坚果均有类似作用。美国一项长达17年的人群研究证实，每周吃少量的坚果有助于心脏的健康。有研究发现，每周吃50g以上坚果的人因为心脏病而猝死的风险比不常吃坚果的人低47%，总的心脏病死亡风险比不常摄入坚果的人低30%。

各国预防心血管疾病的膳食指导中均纳入了适量食用坚果的建议。美国心脏学会建议每周摄入5份坚果，每份大约是28g坚果。中国居民指南推荐平均每周摄入50~70g坚果（平均每天10g左右）。如摄入过多，应减少一日三餐的饮食总能量。这是因为坚果为高脂肪、高能量食物，在额外摄入时可能带来能量摄入过多，从而使体重增加。但是，流行病学调查表明，每日摄入28g坚果并不会带来体重上升，这是由于整粒坚果的饱腹感较强，可以使其他食物摄入减少，身体总的能量维持平衡。

坚果帮助预防心脑血管疾病的保健效果并不能用维生素E制剂或不饱和脂肪酸来代替。坚果中含有丰富的维生素E、叶酸、镁、钾、钙、单不饱和脂肪酸和多不饱和脂肪酸，其中核桃和松子还含有α-亚麻酸；坚果中富含膳食纤维及多种植物化学物，这些因素可能在心脑血管疾病预防中发挥综合作用。

（蔡美琴　何洪巨　范志红　高超）

参 考 文 献

1. 杨月欣,王光亚,潘兴昌.中国食物成分表.第2版.北京:北京大学医学出版社,2009.
2. 杨月欣.食物与健康-科学证据共识.北京:人民卫生出版社,2016.
3. 张名位,郭宝江.果蔬抗氧化作用研究进展.华南师范大学学报（自然科学版）,2001(4):115-121.
4. 扈文盛.常用食品数据手册.北京:中国食品出版社,1989.
5. 杨月欣.食物血糖生成指数.北京:人民卫生出版社,2004.
6. Shrivastava A,Kumar A,Thomas JD,et al. Association of acute toxic encephalopathy with litchi consumption in an outbreak in Muzaffarpur,India,2014:a case-control study. Lancet Glob Health,2017,5:e458-466.
7. Kongkachuichai R,Charoensiri R and Sungpuag P. Carotenoid,flavonoid profiles and dietary fiber contents of fruits commonly consumed in Thailand. International Journal of Food. Sciences and Nutrition,2010,61(5):536-548.

8. Holly Reiland, Joanne Slavin. Systematic review of pears and health. Nutrition Today, 2015, 50(6):301-305.

9. Miller V, Mente A, Dehghan M, et al. Fruit, vegetable, and legume intake, and cardiovascular disease and deaths in 18countries (PURE): a prospective cohort study. The Lancet, 2017. 390(10107):2037-2049.

10. 杨召, 王少明, 梁赫, 等. 新鲜水果摄入可能降低食管癌长期死亡风险. 中国肿瘤临床, 2016, 43(18):808-813.

11. Alperet DJ, Butler LM, Koh W-P, et al. Influence of temperate, subtropical, and tropical fruit consumption on risk of type 2 diabetes in an Asian population. American Journal of Clinical Nutrition, 2017, 105:736-745.

12. Bae J-M and Kim EH. Dietary intakes of citrus fruit and risk of gastric cancer incidence: an adaptive meta-analysis of cohort studies. Epidemiology and Health, 2016, 38:e2016034.

13. Zhu R, Fan Z, Dong Y, et al. Postprandial glycaemic responses of dried fruit-containing meals in healthy adults: results from a randomised trial. Nutrients, 2018, 10:694.

14. 庄馥萃. 坚果、坚果作物及营养价值. 生物学通报, 2000, 35(9):14-16.

15. Cervera P. Table of Food Composition. Spanish: West-Wadsworth Publishing Company, 2000.

16. Bolling BW, Chen OCY, McKay DL, et al. Tree nut phytochemicals: composition, antioxidant capacity, bioactivity, impact factors. A systematic review of almonds, Brazils, cashews, hazelnuts, macadamias, pecans, pine nuts, pistachios and walnuts. Nutrition Research Reviews, 2011, 24:244-275.

17. Schelemmer U, et al. Phytates in food and significance in humans: food source, intake, processing, bioavailability, protective role and analysis. Molecular Nutrition and Food Research, 2009, 53: s330-s375.

18. Schlemmer U, Frølich W, Prieto RM, et al. Phytates in food and significance in humans: food source, intake, processing, bioavailability, protective role and analysis. Molecular Nutrition and Food Research, 2009, 53: s330-s375.

19. Mayhew AJ, de Souza RJ, Meyre D, et al. A systematic review and meta-analysis of nut consumption and incident risk of CVD and all-cause mortality. British Journal of Nutrition, 2016, 115(2):212-225.

20. Hernández-Alonso P, Camacho-Barcia L, Bulló M, et al. Nuts and dried fruits: an update of their beneficial effects on type 2 diabetes. Nutrients, 2017, 9:673.

第三章

动物性食品

动物性食品包括畜禽肉类、蛋类、乳类、水产品类及其制品等,是一类营养价值较高的食品,能够供给人体优质蛋白质、脂肪、脂溶性维生素、B 族维生素和矿物质。本章重点叙述了畜禽肉类、乳与乳制品、蛋与蛋制品、水产与水产制品四类动物性食品的定义、分类、营养成分与特点以及对人类膳食的贡献和作用。

第一节 畜禽肉类

肉食对于人类的营养、生存及发展起着极为重要的作用。人类对肉食的依赖,可追溯至远古时期。在 50 万年前的旧石器时代,原始人捕获动物,生食其肉,茹毛饮血。燧人氏钻木取火是世界上人工取火最早的传说,那时我们的祖先已会使用火而化腥臊为美味,吃被火烧烤过的肉可少疾病,从而完成了人类文明史上第一次飞跃,即由生食转变为熟食。

中国是世界上家畜、家禽驯化和饲养最早的国家之一。据考古资料证实,早在 11 300 年前,猪已成为我国最早被驯化提供肉食的动物。甲骨文的"豕"字即猪。牛、鸡的驯化,约在 9000 年前,最初均作肉食。

据文献记载,肉制品最早起源于公元前 15 世纪的古代巴比伦和中国,至今已有 3000 多年的历史。古希腊诗人荷马(公元前 900—公元前 800 年)在其叙事诗《依利亚特》和《奥德塞》中提到香肠的加工。法兰西的祖先于公元前 1 至 2 世纪发明了火腿。中国早在春秋时代,切片干燥肉、腌肉、咸肉、酱肉(加面粉腌煮)及脍肉(肉片用醋调配)等已经盛行,烤肉也较多见。《吕氏春秋·本味篇》论述了肉的味质特性和加工方法。被堪称为六世纪食品加工的百科全书——北魏的《齐民要术》中详细论述了肉食原料和加工贮藏方法。清代达到鼎盛时期,袁木的《随园食单》中记载了四五十种肉制品的加工方法。

近代,随着人类营养健康意识地不断提高及畜牧业和肉品加工业地迅猛发展,肉类食品在人类膳食中扮演着越来越重要的角色。2015 年,美国、阿根廷和巴西等国家人均肉类消费量均达到 90kg 以上,欧盟等国家人均 70kg 以上,这些国家居民膳食中蛋白质主要来源是肉类。我国居民膳食结构不同于西方国家,蛋白质的主要来源是谷类食物,2015 年人均肉类消费量达到 64kg,超过世界平均水平。在肉类消费量上升的同时,人类也越来越关注到过多摄入动物脂肪给人体健康带来的危害。培育瘦肉型猪以及发展禽类和食草家畜的生产,在近十几年中一直是畜牧业发展的重点,肉类的动物来源正在趋于多样化,肉食消费也正在由数量型向营养健康型转变。

一、定义和分类

从广义上讲,凡可作为人类食物的动物体组织均可被称之为"肉"。从狭义上讲,人们通常所说的肉是指动物的肌肉组织和脂肪组织以及附着于其中的结缔组织、微量的神经和血管。从食物角度讲,肉类是指来源于热血动物且适合人类食用的所有部分的总称。它不仅限于严格意义上的"肉",即:热血动物的骨骼肌肉,实际上还包括许多可食用的器官,如:心、肝、肾、胃、肠、脾、肺等内脏,舌、脑等器官,禽类的胗,以及血、皮和骨。

肉有许多约定俗成的名称,如胴体(carcass),是指畜禽类动物被屠宰放血后,去除头、蹄、尾、皮(毛)、内脏后所剩余的部分,包括肌肉组织、脂肪组织、骨骼组织和结缔组织四类组织;"瘦肉"或"精肉"(lean)是指剥去脂肪的肌肉;"肥肉"或"肥膘"(fat)是指脂肪组织;"下水"(gut)指畜禽类动物的内脏;"热鲜肉"(fresh meat)是指畜禽类动物刚被宰杀后不久体温还没有完全散失的肉;"冷却肉"(chilled meat)是指经过一段时间的冷处理,使肉保持低温而不冻结(−1~4℃)的肉;"冷冻肉"(frozen meat)是指经低温冻结后的肉,其中心温度≤−18℃;"分割肉"(cut meat)是指按照不同部分分割包装的肉;"剔骨肉"(boneless meat)是指被剔除骨头的肉;"肉制品"(meat product)是指以肉或可食用的内脏为原料加工制造的产品。

肉类根据其动物的来源不同,可分为畜肉和禽肉两大类。

二、畜类肉的化学成分和营养特点

畜类肉主要包括猪肉、牛肉、羊肉、兔肉、马肉、骡肉、驴肉、犬肉、鹿肉、骆驼肉等,也就是所谓的"红肉"。

(一)畜类肉的分类

1. 猪肉 猪肉富含蛋白质,猪胴体不同部位新鲜瘦肉的蛋白含量大约 20%,高于一般人类的主食——大部分的谷物源食物蛋白质的含量。从质上评价,猪肉蛋白营养价值优于大部分的植物性食物的蛋白质,猪肉的必需氨基酸组成与酪蛋白的氨基酸组成十分接近。猪肉的氨基酸组成接近"理想蛋白",猪肉蛋白质营养价值远远优于花生蛋白和玉米蛋白。猪肉中含有丰富的磷、钾、铁、镁等元素,是人体营养中的重要矿物质元素。猪肉中含有微量的水溶性维生素,且猪肉是人体摄入水溶性维生素的有效途径之一。猪肉的维生素营养价值全面超过大部分植物性食物,猪肉是良好的维生素营养来源。猪肉还能提供许多人体必需的脂肪酸。猪肉可提供血红蛋白(有机铁)和促进铁吸收的半胱氨酸,能改善缺铁性贫血。

我国各地区都有各自习惯的切割方法和标准,名称也不统一。

(1) 市售带皮鲜猪肉:一般分为四个等级。一等肉:臀腿部和背腰部;二等肉:肩颈部;三等肉:肋腹部和前、后肘子;等外肉:前颈部和修整下来的腹肋部。

(2) 内、外销分割部位肉规格:内销分割肉和外销分割肉均要求每块肉要修去皮、皮下脂肪和骨骼,保留肌膜和腱膜。一般分为Ⅰ~Ⅳ号肉。Ⅰ号肉:从第五、六根肋骨中间斩下的颈背部位肌肉,颈背肌肉>0.8kg;Ⅱ号肉:始从第五、六肋骨中间斩下的前腿部位肌肉,前腿肌肉>1.35kg;Ⅲ号肉:在脊椎骨1~6cm肋骨处平行斩下的脊背部肌肉,脊背大排>0.55kg;Ⅳ号肉:从腰椎与荐椎连接处斩下的后腿部位肌肉,臀腿肌肉>2.20kg。其中,内销分割肉对剔骨后露出的部分脂肪可不修整,而外销分割肉则要求控制其脂肪比例,如Ⅰ号肉为脂肪比例2%,Ⅱ号肉脂肪比例为1%,Ⅲ号肉脂肪比例为0.5%,Ⅳ号肉脂肪比例为0.1%。

2. 牛肉　牛肉的蛋白质含量因牛的品种、产地、饲养方式等不同而略有差别,但一般都在20%以上,比猪肉和羊肉高。牛肉的蛋白质含有人体必需的8种氨基酸,且比例均衡,在摄食后几乎可全部被人体吸收利用。牛肉的脂肪含量比猪肉、羊肉低,在10%左右。此外,牛肉中还富含矿物质(钾、锌、镁、铁等)和B族维生素,包括烟酸、维生素B_1和维生素B_2。

市售牛肉切割分级各地差异很大,部位名称也不统一。

牛肉按切割部位一般分为以下3个等级:一等肉:背腰部、臀腿部、胸部;二等肉:肩部(上脑、哈力巴)、肋条肉;三等肉:颈肉、下腹部肉、小腿和前臂肉。

外销牛肉部位切割规格:将标准的牛胴体二分体首先分割成臀腿肉、腹部肉、腰部肉、胸部肉、肋部肉、肩颈肉、前腿肉、后腿肉共8个部分。在此基础上再进一步分割成牛柳、西冷、眼肉、上脑、嫩肩肉、胸肉、腱子肉、腰肉、臀肉、膝圆、大米龙、小米龙、腹肉13块不同的肉块。

3. 羊肉　羊肉蛋白质含量(12.8%~18.6%)高于猪肉而低于牛肉,脂肪含量(16.0%~37.0%)和能量(38.5%~66.9%)高于牛肉而低于猪肉。羊肉中的矿物质含量(0.8%~0.9%)与牛肉和猪肉相当,同时羊肉中铜、铁、锌、钙、磷的含量高于其他肉类。羊肉脂肪中的软脂肪和油酸含量最低,硬脂酸最高,不饱和脂肪酸高于牛肉,表现较高的营养价值,易于消化吸收,是年老和幼少均宜选择的食品。羊肉中的成年人必需氨基酸与总氨基酸比值均40%以上,符合FAO/WHO的评价标准,是优质的蛋白质食品,人体对它的利用率为100%。羊肉的赖氨酸(8.7%)、精氨酸(7.6%)、组氨酸(2.4%)和苏氨酸(5.3%)的含量较其他肉类高,其他氨基酸的含量与别的肉类相当。

对于羊肉的分割我国现有的主要分为五块法、八块法。

五块法是将羊胴体切割成后腿肉、腰肉、肋肉、肩颈肉和胸下肉5个部分。胸下肉:沿肩端骨水平方向切割下的胴体下部肉,还包括腹下肉无肋骨部分和前腿腕骨以上

部分。肩颈肉:由肩胛骨前缘至第四、第五肋骨垂直切下的部分。肋肉:由第四、五肋骨间至最后一对肋骨间垂直切下部分。腰肉:由最后一对肋骨间,腰椎与荐椎间垂直切下的部分。后腿肉:由腰椎与荐椎间垂直切下的后腿部分。

八块法是将胴体分割成肩背部、腰腿部、颈部、胸部、下腹部、颈部切口、前小腿和后小腿。颈部切口:沿第二与第三颈椎之间垂直于颈椎切下。颈部:沿第五与第六颈椎之间垂直与颈椎切下。前小腿:沿前腿骨的基部并且通过前腿骨与胸部连接的自然缝隙切下。胸部:沿第十三肋骨胸软骨连接点与肘关节的连线切割。后小腿:在后腿部沿后膝关节切下。肩背部:在分割颈部、胸部的半胴体基础上,沿第十二肋骨与第十三肋骨之间垂直于脊椎切下,靠近头部为肩背部。腹部:沿第十三肋骨胸软骨连接点。腰腿部:沿第十二肋骨与第十三肋骨之间垂直于脊椎切下,再切下后小腿和腰部。

(二) 化学成分和营养特点

畜类肉的化学成分主要是指肌肉组织的各种化学物质的组成,包括水分、蛋白质、脂类、碳水化合物、含氮浸出物及少量的矿物质和维生素。畜类肉化学组成见表2-3-1。

1. 水分　畜类的肌肉中水分含量约为75%,以结合水、不易流动的水和自由水的形式存在。结合水约占肌肉总水分的5%,与蛋白质分子表面借助极性集团与水分子的静电引力紧密结合,形成水分子层;不易流动的水约占肌肉总水分的80%,以不易流动水状态存在于肌原丝、肌原纤维及肌膜之间;自由水约占肌肉总水分的15%,存在于细胞外间隙,能自由流动。

猪肉的肌肉中含水量为70%~80%,其中结合水约占肌肉总水分的5%左右,大部分水以不移流动水形式存在,约为80%,自由水占总水分的15%。对于牛肉而言,不同组织水分含量差异很大,其中肌肉含水70%,皮肤为60%,骨骼为12%~15%,脂肪组织中含水量较少,因此,牛越肥,其胴体水分含量越低。牛肉中的水分含量及其保水性与牛肉及其制品的组织状态、品质甚至风味直接相关。

2. 蛋白质　畜类肌肉中蛋白质的含量约为19%,占肉中固形物的80%。根据其功能和溶解性大致可分为三大类,即肌原纤维蛋白质(或称为盐溶性蛋白质)、肌浆蛋白质(或称为水溶性蛋白质)、结缔组织蛋白质及膜蛋白质(或称为不溶性蛋白质)。

(1) 肌原纤维蛋白质:目前已知的构成肌原纤维的蛋白质约有20种,其中主要是肌球蛋白和肌动蛋白,两者之和约占肌原纤维蛋白质的65%~70%。其他蛋白质包括对肌肉收缩起重要作用的原肌球蛋白和肌原蛋白,以及与稳定肌节有关的细胞骨架蛋白质。

肌球蛋白是畜类肉中含量最高也是最重要的蛋白质,为构成肌原纤维粗丝的主要成分,占肌原纤维蛋白质总量的50%~60%。肌球蛋白分子构型如豆芽状,由两条很长的肽链相互盘旋构成,两条肽链各形成一盘旋的球状头部。在构成粗丝时,肌球蛋白分子的尾部相互重叠,有秩序地定向排列,而头部伸出在外。每根粗丝可通过肌球蛋白的头部与周围6根细丝相连接,构成粗丝的横桥。

表 2-3-1　典型畜类肉的化学组成

成分	含量/%
水分	75.0
蛋白质	19.0
（a）肌纤维	11.5
肌球蛋白	5.5
肌动蛋白	2.5
肌联蛋白	0.9
伴肌动蛋白	0.3
原肌球蛋白	0.6
肌钙蛋白	0.6
α、β 和 γ 肌动素	0.5
M 蛋白、肌中线蛋白和 C 蛋白等	0.2
肌间线蛋白等	0.4
（b）肌浆	5.5
磷酸甘油醛脱氢酶	1.2
醛缩酶	0.6
肌酸激酶	0.5
其他糖酵解酶	2.2
肌红蛋白	0.2
血红蛋白及其他未及其他未特别提到的细胞外蛋白质	0.6
（c）结缔组织及细胞器	2.0
胶原蛋白	1.0
弹性蛋白	0.05
线粒体	0.95
脂类（含脂溶性物质）	2.5
碳水化合物	1.2
乳酸	0.90
葡萄糖磷酸	0.15
糖原	0.10
葡萄糖和糖酵解中间产物	0.05
可溶性非蛋白质含氮物和无机物	2.3
（a）含氮物质	1.65
肌氨酸酐	0.55
一磷酸次黄（嘌呤核）苷	0.30
二磷酸嘧啶核苷酸、三磷酸嘧啶核苷酸	0.10
氨基酸	0.35
肌肽、鹅肌肽	0.35
（b）无机物	0.65
可溶性总磷	0.20
钾	0.35
钠	0.05
镁	0.20
钙、锌、微量金属元素	0.03
维生素	微量

引自：Lawrie 等. Lawrie's Meat Science, 2006.

肌动蛋白是构成畜类肉肌原纤维细丝的主要成分，约占肌原纤维蛋白质总量的 15%~30%。肌动蛋白单体由一条多肽链构成，分子构型大体呈球形，称 G-肌动蛋白。在盐或 ATP 和 Mg^{2+} 存在时，许多个（300~400 个）G-肌动白聚合成长链，称为纤维状-肌动蛋白（F-肌动蛋白）。在细丝中，两条 F-肌动蛋白相互扭合形成细丝的主体。在细丝双股螺旋的两条沟中，各有一条原肌球蛋白纤丝。此外，在细丝的 G-肌动蛋白上还结合有肌原蛋白。

（2）肌浆蛋白质：畜类肉的肌浆中所含有的蛋白质占肌肉蛋白质总量的 2%~30%，大约由 50 多种成分组成，它们大部分是酶（表 2-3-2）和肌红蛋白。在肌浆酶中，大部分与糖酵解及磷酸戊糖途径有关。磷酸甘油醛脱氢酶占到可溶性蛋白质总量的 20% 以上。

表 2-3-2　肌肉中肌浆酶蛋白的相对百分比（单位：mg/g）

肌浆酶	含量	肌浆酶	含量
磷酸化酶	2.0	磷酸甘油激酶	0.8
淀粉-1,6-糖苷酶	0.1	磷酸甘油醛脱氢酶	11.0
葡萄糖磷酸变位酶	0.6	磷酸甘油变位酶	0.8
葡萄糖磷酸异构酶	0.8	烯醇化酶	2.4
果糖磷酸激酶	0.35	丙酮酸激酶	3.2
缩醛酶（二磷酸果糖酶）	6.5	乳酸脱氢酶	3.2
磷酸丙糖异构酶	2.0	肌酸激酶	5.0
甘油-3-磷酸脱氢酶	0.3	一磷酸腺苷激酶	0.4

引自：周光宏. 肉品加工学. 北京：中国农业出版社，2008.

肌红蛋白（myoglobin）是畜类肌肉自身所特有的一种色素蛋白质，呈红色，肉红色的深浅与其含量有关。在肌肉固形物中，肌红蛋白平均占 1%，但红肉和白肉中的含量差别很大。肌红蛋白是一种含铁的蛋白质，它由一条多肽链构成的珠蛋白和一个血红素基组成，而血红素基由一个铁离子和卟啉环组成，它结合在珠蛋白的组氨酸残基上。肌红蛋白与氧的亲和力较血红蛋白强，在肌肉缺氧时可放出氧以供肌肉收缩的急需。

（3）结缔组织蛋白质：结缔组织蛋白质是构成肌内膜、肌束膜、肌外膜和腱的主要成分，也是畜类体皮肤和骨中的主要蛋白质。结缔组织蛋白质包括胶原蛋白、弹性蛋白和网状蛋白，存在于结缔组织的纤维和基质中，其中胶原蛋白和弹性蛋白占结缔组织蛋白质总量的 90% 以上。

1）胶原蛋白：胶原蛋白是结缔组织中的主要成分。在哺乳动物机体中，胶原蛋白占蛋白质总量的 20%~25%。胶原蛋白由原胶原聚合而成。原胶原为纤维状蛋白，长度大约 280nm，是最长的蛋白质之一。它由三条螺旋状的肽链组成，犹如三股拧在一起的绳一样。原胶原很有规则地聚合成纤维状的胶原蛋白，每一原胶原分子首尾相接，呈直线排列，同时，大量这样直线连接的原胶原又相互平行排列。

原胶原性质稳定，不溶于水及稀盐溶液，在酸或碱溶液中可以膨胀，不易被一般蛋白酶水解，但可被胶原蛋白酶水解。胶原蛋白遇热会发生收缩，哺乳动物胶原蛋白的热收缩温度为 60~65℃。当加热温度高于热收缩温度时，胶原蛋白就会逐渐变为明胶并且溶于水，若随后冷却，则形成胶冻。明胶易被酶水解，也易消化。胶原蛋白的特点是甘氨酸和脯氨酸含量高，且含有羟脯氨酸和羟赖氨酸，而羟赖氨酸是胶原蛋白中所特有的。另外，胶原蛋白中酪氨酸、组氨酸、色氨酸等必需氨基酸的含量很低,因此,胶原蛋白的氨基酸组成并不全面,不能以此作为膳食蛋白质的主要来源。

2)弹性蛋白:弹性蛋白在结缔组织中的含量比胶原蛋白少,是构成弹力纤维的主要成分。弹性蛋白属硬蛋白,对酸、碱、盐都稳定,煮沸不能分解,且不被胃蛋白酶、胰蛋白酶水解,但可被弹性蛋白酶(存在于胰液中)水解。弹性蛋白中所含的羟脯氨酸比胶原蛋白少。与胶原蛋白相似的是,它所含的色氨酸、酪氨酸等芳香族氨基酸和含硫氨基酸数量很少。

3)网状蛋白:网状蛋白是构成肌内膜的主要蛋白,含有约4%的结合糖类和10%的结合脂。

畜肉中的蛋白质含量为10%~20%,因动物的种类、年龄、肥瘦程度以及部位而异。猪肉的蛋白质含量平均在15%左右;牛肉高达20%;羊肉介于猪肉和牛肉之间;兔肉、马肉、鹿肉和骆驼肉的蛋白质含量也达20%左右;狗肉约17%。

畜类不同部位的肉,因肥瘦程度不同,其蛋白质含量差异较大。例如:猪通脊肉蛋白质含量约21%,后臀尖约为15%,肋条肉约为10%,奶脯仅为8%;牛通脊肉的蛋白质含量为22%左右,后腿肉约为20%,腑肋约为18%,前腿肉约为16%;羊前腿肉的蛋白质含量约为20%,后腿肉约为18%,通脊和胸腑肉约为17%。

一般来说,心、肝、肾等内脏器官的蛋白质含量较高,而脂肪含量较少。不同内脏的蛋白质含量也存在差异。家畜不同的内脏中,肝脏含蛋白质较高,为18%~20%,心、肾含蛋白质14%~17%。

家畜的皮肤和筋腱主要由结缔组织构成。结缔组织的蛋白质含量为35%~40%,而其中绝大部分为胶原蛋白和弹性蛋白。例如:猪皮含蛋白质28%~30%,其中85%是胶原蛋白。骨是一种坚硬的结缔组织,其中的蛋白质含量约为20%。家畜血液中的蛋白质含量分别为:猪血约12%、牛血约13%、羊血约7%。

3. 脂类 脂类是脂肪和类脂(磷脂、糖脂、固醇和固醇酯)的总称。畜类肉中的脂类含量与肌肉间脂肪组织的分布与含量有着密切关系,因脂肪组织的90%为中性脂肪。肉中的脂类含量因畜禽的品种、年龄、肥育状况及部位而有较大差异。然而,肌肉的脂类含量是相对稳定的,占1.5%~3.0%。肌肉所含的脂类中,类脂成分含量较高,尤以磷脂占有较高比例,它和胆固醇、糖脂是构成肌细胞膜及细胞内部膜结构的重要成分。

畜类脂肪可分为蓄积脂肪和组织脂肪两大类。蓄积脂肪是畜类储存能量的主要形式,包括皮下脂肪、肾周围脂肪、大网膜脂肪和肌肉间脂肪;组织脂肪为肌肉及脏器内的脂肪。畜类的蓄积脂肪以油滴微粒的形式存在于脂肪细胞内。脂肪细胞可以单独分布在结缔组织中,也可以成群地构成脂肪组织。脂肪组织90%为中性脂肪,7%~8%为水分,蛋白质占2%~3%,此外还有少量的磷脂、糖脂和固醇酯。

畜肉中的脂肪含量取决于肌肉间脂肪的含量,因肌肉含脂肪很少。肉中的脂肪含量与畜类的品种、部位、年龄、肥育程度等有密切关系。在畜肉中,猪肉的脂肪含量最高,羊肉次之,牛肉最低。例如:猪瘦肉中的脂肪含量为6.2%,羊瘦肉为3.9%,而牛瘦肉仅为2.3%。兔肉的脂肪含量也较低,为2.2%。

家畜内脏中的脂肪含量不高。家畜内脏含脂肪6%以下。畜类脑的脂肪含量高于肌肉和内脏,约10%~11%;血液中的脂肪含量很低,不到0.5%;骨中的脂肪含量为15%~21%,其中骨髓含脂肪90%以上,可用来提取食用油。

家畜年龄的增加对脂肪的含量也会产生影响,老龄畜类肉中的脂肪比例高于幼小畜类。畜类的肥育程度对肉中的脂肪含量影响较大。肥育良好的家畜,其肉中的脂肪含量明显高于肥育不良的家畜。例如:肥育良好的牛肉中脂肪含量可达18%左右,肉的横切面呈现大理石样花纹,其风味和质地均佳;而肥育不良的牛肉含脂肪仅4%,风味和质地欠佳。

4. 矿物质 畜类肌肉中的矿物质含量为1%左右,有钾、钠、钙、镁、磷、硫、氯,铁、铜、锰、钴、锌也以微量存在。肌肉中的钙含量极微;Mg^{2+}有的以游离状态存在,或以螯合物的阳离子状态存在;P、S除以无机盐PO_4^{3-}、SO_4^{2-}的阴离子状态存在以外,还以PO_4^{3-}有机磷酸酯状态存在、SO_4^{2-}和糖蛋白结合存在,还有以含硫的氨基酸形式存在;Na^+、K^+与细胞膜的通透性有直接关系;Ca^{2+}和Mg^{2+}参与肌肉收缩;铁离子为肌红蛋白、血红蛋白的构成成分,参与O_2和CO_2的运输,并在生物氧化还原过程中起重要作用。

畜肉中矿物质的含量为1%~2%,其中钾的含量位居第一,其次是磷。肉制品在加工过程中,由于添加了食盐,因此钠的含量远远高于其他矿物质元素。钠与人体水分平衡和酸碱平衡、神经肌肉的兴奋性、ATP的生成和利用、心血管功能、糖代谢及氧的利用有着密切关系。然而过多地摄入钠会引起高血压,因此食盐的添加量应得到控制,以适当降低肉制品中钠的含量。另外一种解决途径是以氯化钾部分代替氯化钠(约代替40%~50%)。此外,畜肉中含有丰富的铁、锌、铜、硒等微量元素,且其吸收利用率比植物性食品高。家畜的内脏,如肝脏、肾脏和脾脏中也富含多种矿物质,如磷和铁等,其中肝脏含铁量位居各内脏器官之首。例如:猪肝含铁22.6mg/100g,是猪肾的3.7倍、猪脾的2倍。

5. 维生素 畜类肌肉中所含的维生素有维生素B_1、维生素B_2、维生素A、维生素E、维生素B_6、维生素B_{12}、烟酸、生物素、叶酸、泛酸、胆碱等。其中脂溶性维生素很少,而水溶性维生素较多,尤其是B族维生素非常丰富,但维生素C含量极微。

一般来说,畜肉是B族维生素的极好来源,尤其是猪肉中B族维生素含量特别丰富,维生素B_1达0.54mg/100mg,是牛肉的8倍、羊肉的近4倍。不同家畜肉中维生素B_2的含量差别不大,范围在0.1~0.2mg/100mg之间。

畜肉中含有较为丰富的烟酸,其中牛肉含量最高,为6.3mg/100g,此外,牛肉中的叶酸含量较高,为10μg/100g,是猪肉和羊肉的3倍多。肉类含泛酸丰富,是泛酸的最佳来源。

家畜内脏含有多种维生素。其中,维生素B_2、生物素、叶酸、维生素B_{12}及脂溶性维生素(A、D、E)都不同程度地高于畜肉。家畜的肝脏中各种维生素含量均较高,特别是维生素A、维生素D、叶酸和维生素B_{12},含量非常明显地高于畜肉。例如:在猪、牛、羊肉中,猪肉维生素A含量最高,为44μg/100g,但猪肝含维生素A高达4792μg/100g,是猪肉的100倍以上,羊肝则高达20 972μg/100g;牛肉中维生素B_{12}的含量仅为2μg/100g,但牛肝中的含量高达110μg/100g;肝脏中的叶酸含量是肉中的20~100倍。

三、禽类肉的分类和营养特点

禽类肉主要包括鸡肉、鸭肉、鹅肉、火鸡肉、鹌鹑肉、鸵鸟肉、鸽肉等,也就是所谓的"白肉"。

(一)禽类肉的分类

1. 鸡肉　鸡肉以其高蛋白、低脂肪、低胆固醇等特点在各种肉品中脱颖而出,食用广泛。与畜类肉如牛肉、猪肉相比,鸡肉不仅脂肪含量低,还含有较多能降低人体低密度脂蛋白和胆固醇的不饱和脂肪酸,尤其是油酸和亚油酸,其蛋白质含量较牛羊肉及一些鱼类(鲤鱼、带鱼等)高,且含有多种利于人体消化的氨基酸,同时也是铜、铁、锌等矿物质,以及B族维生素、脂溶性维生素的重要来源。此外,鸡肉中含有丰富的磷脂类,对人体发育具有重要作用。鸡肉及传统鸡肉制品具有较好饮食养生文化基础,如强筋骨之功效,对营养不良、虚弱等症状具有很好的食疗作用。

鸡肉的分割要求尚无统一的规定,各地根据当地的具体情况。目前分割方法主要有两种:平台分割法和悬挂分割法。由于鸡的个体较小,一般可分为6件,甚至更少的分割件数,也可按购买者或经营者的要求进行。鸡肉主要分为腿部肉、胸部肉、副产品,有时还可以对腿部肉去骨,鸡胸去骨进行分割。

2. 火鸡肉　和其他肉类相比,火鸡肉在营养价值上具有"一高三低"的优点。"一高"是指蛋白质含量高,火鸡肉中的蛋白质含量比牛、羊、猪肉和鸡肉都高;每100g火鸡肉的蛋白质含量平均达30.4g,火鸡腿肉的蛋白质含量甚至高达34.2g。"三低"是指脂肪含量低、热量低、胆固醇含量低。火鸡肉中的脂肪70%为不饱和脂肪酸,是人体所需的营养成分,长期食用并不会增加血液负担。火鸡肉的胆固醇含量在畜类中最低,对心脑血管、高血压、糖尿病等有很好的防治效果。另外,火鸡肉含有丰富的铁、锌、磷、钾、烟酸、硒及维生素B等营养元素。火鸡胸肉的铁含量也相当高,对于生理期、妊娠期和受伤需调养的人而言,火鸡肉是提供铁质最佳的来源之一。火鸡肉中富含色氨酸和赖氨酸,可协助人体减压、消除紧张和焦躁不安等症,有良好的保健功效,是一种天然的营养滋补佳品。

火鸡肉的分割首先用刀在肩胛骨关节上下两面各切一刀,割断鸡筋,取下双翅。然后,将鸡胸朝上放平,将鸡皮撕开,再用刀贴胸骨两侧将鸡脯肉与胸骨分离,最后用刀将胸肉从三叉骨和背部肋骨处割下。用一只手按住火鸡,另一手将火鸡腿向同侧身后拉,切断腿筋,然后顺着火鸡腰处将腿肉与鸡腰分离,卸下鸡腿。去腿骨时要先用刀尖贴着大腿骨划一刀口,再将关节剥离,然后一手抓小腿,一手按住大腿骨将骨肉分离开。火鸡锁骨间2个卵圆形的肉蛋,可放在胸肉内。分割下来的火鸡肉要按部位包装,速冻定形,存入冷库。

3. 鸭肉　鸭肉的营养价值与鸡肉相仿。鸭肉蛋白质含量比畜肉含量高,可食部分鸭肉中的蛋白质含量16%~25%。鸭肉蛋白质主要是肌浆蛋白和肌凝蛋白。另一部分是间质蛋白,其中含有溶于水的胶原蛋白和弹性蛋白,此外还有少量的明胶,其余为非蛋白氮。肉食含氮浸出物越多,味道越鲜美。鸭肉中含氮浸出物比畜肉多,所以鸭肉味美。鸭肉中的脂肪含量适中,约为7.5%,比鸡肉高,比猪肉低,并较均匀地分布于全身组织中。鸭肉的脂肪中,脂肪酸主要是不饱和脂肪酸和低碳饱和脂肪酸,熔点低约为35℃,易于消化。此外,鸭肉中的脂肪不同于其他动物油,其各种脂肪酸的比例接近理想值,化学成分和橄榄油很像,有降低胆固醇的作用,对患动脉粥样硬化的人群尤为适宜。鸭肉是含B族维生素和维生素E比较多的肉类。100g可食鸭肉中含有B族水溶性维生素约10mg,其中6~8mg是烟酸,其次是维生素B_2和维生素B_1;含维生素E90~400μg。鸭肉中所含B族维生素和维生素E因为较其他肉类多。鸭肉还含有0.8%~1.5%的无机物。与畜肉不同的是,鸭肉中钾含量最高,100g可食部分达到近300mg。此外还含有较高的铁、铜、锌等微量元素。

鸭的个体一般分为6件,头、颈、爪、胸、腿,其中鸭躯干部分分为两块(1号鸭肉、2号鸭肉)。分割时第一刀从跗关节取下左爪;第二刀从跗关节取下右爪;第三刀从下颌后颈椎处平直斩下鸭头,带舌;第四刀从第十五颈椎(前后可相差一个颈椎)间斩下颈部,去掉皮下的食管、气管及淋巴;第五刀沿胸骨脊左侧由后向前平移开膛,摘下全部内脏,用干净毛巾擦去腹水、血污;第六刀沿脊椎骨的左侧(从颈部直到尾部)将鸭体分为两半;第七刀沿胸骨端剑状软骨至髋关节前缘的连线将左右分开,然后分成2块,即1号鸭肉,2号鸭肉。

4. 鹅肉　鹅的蛋白质含量很高,富含人体需要的多种氨基酸。虽然,鹅与鸡、鸭等同为禽类,但其肌肉中蛋白质含量及氨基酸组成均不相同。鹅肉的蛋白质含量高22.3%,稍高于鸡鸭。鹅肉含有人体生长发育所必需的各种氨基酸,其组成接近人体所需氨基酸的比例,具有很好的吸收消化率。鹅肉脂肪含量较低,所含脂肪的化学结构与猪肉也不同,更接近橄榄油,不饱和脂肪酸的含量高达66.3%,特别是亚麻酸含量高达4%,均超过其他肉类,对人体健康有利,能起到保护心脏的作用。鹅肉的各种微量元素非常丰富,研究表明,鹅肉的铁含量是鸡肉的4.1倍,鸭肉的2.2倍。钙的含量是鸡肉的0.5倍、鸭肉的2倍。

由于鹅的个体较大,分割方式与鸭类似,躯干部分分四块(1号胸肉、2号胸肉,3号腿肉、4号腿肉),因此一般可以分为8件,为头、颈、爪、胸、腿等8件。与鸭肉分割的区别在于,第七刀沿胸骨端剑状软骨至髋关节前缘的连线将左右分开,然后分成四块,即1号胸肉,2号胸肉,3号腿肉,4号腿肉。

(二) 化学成分和营养特点

与畜类肉的化学成分类似,禽类肌肉组织也由水分、蛋白质、脂类、碳水化合物、含氮浸出物及少量的矿物质和维生素等物质构成。

1. 水分 一般来说,家禽肉水分在73%左右。水分作为禽肉中含量最多的成分,在不同的组织中含量差异较大,例如,肌肉含水可达70%,皮肤中含水接近60%,骨骼中为12%～15%,脂肪组织含水最少。肉中水分以非游离状态形式存在,分为结合水、不流动水和自由水。

2. 蛋白质 禽肉中蛋白质约占20%,其中肌原纤维蛋白可达总蛋白的40%～60%,肌浆蛋白占20%～30%,结缔组织蛋白约占10%。这些蛋白质的含量因动物种类、解剖部位等不同而有一定的差异。在禽肉中,鸡肉的蛋白质含量较高,约20%;鹌鹑的蛋白质含量也高达20%。对于肌肉来说,鸡胸肉的蛋白质含量约为20%,鸡翅约为17%。禽类的内脏中也含有较多的蛋白质,如,胗的蛋白质含量为18%～20%,肝和心含蛋白质13%～17%。家禽血液中的蛋白质含量分别为:鸡血约8%、鸭血约8%。

3. 脂肪 禽类脂肪是肌肉中仅次于肌肉的另一个重要组织,肌肉中的脂肪多少直接决定肉的多汁性和嫩度。脂肪主要为中性脂肪构成,此外还有少量的磷脂和固醇酯。肉类脂肪含有20多种脂肪酸。其中饱和脂肪酸以棕榈酸和硬脂酸居多,不饱和脂肪酸主要为油酸,其次是亚油酸。在动物油脂中,禽类油脂比畜类油脂的消化率高。脂肪的含量受到品种、解剖部位、年龄等因素的影响。在禽肉中,火鸡和鹌鹑的脂肪含量较低,在3%以下;鸡和鸽子的脂肪含量类似,在14%～17%之间;鸭和鹅的脂肪含量达20%左右。家禽的心脏含脂肪为9%～12%,其他内脏的脂肪含量与家畜相似。

4. 矿物质 禽肉中含钾、钠、钙、镁、磷、铁、锰、锌、铜、硒、硫、氯等多种矿物质,总含量为1%～2%。其中钾的含量最高,其次是磷。与畜肉相同,禽肉中铁、锌、硒等矿物质含量也较高,其中硒的含量高于畜肉。例如:猪、牛、羊瘦肉中硒的含量分别为 9.5μg/100g、10.55μg/100g 和 7.18μg/100g,而鸡、鸭、鹅肉分别为 10.50μg/100g、12.62μg/100g 和 17.68μg/100g。禽肉含钙量不高。禽类的肝脏中富含多种矿物质,且平均水平高于禽肉。肝脏和血液中铁的含量十分丰富,高达 10～30mg/100g 以上,可称铁的最佳膳食来源。禽类的心脏和胗也是矿物质非常丰富的食物。

5. 维生素 禽肉中维生素分布的特点与畜肉相同,脂溶性维生素较少,水溶性维生素较高(除维生素 C),尤其是 B 族维生素含量丰富,与畜肉相当。禽肉中烟酸的含量特别丰富,鸡胸脯肉含 10.8mg/100mg,高于一般肉类。此外,泛酸在禽肉等白色肉类中含量较为丰富(0.4～0.9mg/100mg)。禽肉中含有一定量的维生素 E,约 90～400μg/100mg。由于维生素 E 具有抗氧化、提高运动能力和抗衰老的作用,因此食禽肉对中老年人的健康特别有益。禽类的内脏中各种维生素含量均较高,尤其是肝脏,除其维生素 B₁ 的含量高于禽肉外,还富含维生素 A,维生素 B₂ 的含量也明显高于禽肉。例如:鸡肝中维生素 A 和维生素 B₂ 的含量分别为 10414μg/100mg 和 1.1mg/100mg,鸭肝分别为 1040μg/100mg 和 1.05mg/100mg;鹅肝含维生素 A 6100μg/100mg,维生素 B₂ 含量略低一些,为 0.25mg/100mg。此外,肝脏也是维生素 D 和维生素 E 的良好来源。

四、常见肉制品

肉制品是指以肉类作为主要原料,经过进一步加工而制成的产品。由于世界各国各地区的气候、物产、民族、宗教、经济、饮食习惯和嗜好的不同,肉制品的品种繁多。我国的肉类加工与烹调经过几千年的发展,已形成具有民族特色的中国传统风味肉制品家族。近代,由于西方肉类加工技术和肉制品的传入,使我国肉类制品的种类更加丰富。因此,目前中国的肉制品中既有传统中式制品,也有西式制品及中西式结合的制品(即中式配方,西式加工工艺),根据肉制品的加工工艺不同,一般可分为以下八大门类:

1. 腌腊制品 腌腊制品(cured product)是我国传统风味肉制品之一,是将肉进行腌制、酱渍、晾晒、烘烤或熏烤等工艺(或其中某些工艺)制成的生肉制品或半生肉制品,食用前需经熟制加工,主要包括咸肉、腊肉、酱(封)肉和风干肉制品。咸肉是原料肉经预处理、腌制加工制成的肉制品,如咸猪肉和盐水鸭。腊肉是原料肉经腌制、烘烤或晾晒干燥成熟制成的肉制品,如腊猪肉。酱(封)肉是原料肉用甜酱或酱油腌制加工制成的肉制品,如酱封猪。风干肉是原料肉经预处理、晾挂干燥而成的肉制品,如风鸡、风鹅。

腌腊制品的原料除畜禽的肉以外,猪的心、肝、胃、肾以及禽类的胗等内脏,甚至畜禽带皮带骨的某个部位或整个胴体也经常被用来制作腌腊制品。腌腊制品的显著特点是其含盐量上升,水分含量明显下降。相对而言脂肪和蛋白质含量由于水分减少而增高。在储藏过程中,在由于盐、酱和脂肪氧化作用,产生特殊的风味。

2. 酱卤制品 酱卤制品(sauce pickled product)也是我国传统风味肉制品之一,是指原料肉加调味料和香辛料,水煮而成的熟肉类制品,主要包括白煮肉、酱卤肉和糟肉等。白煮肉是将原料肉经(或不经)腌制后,在水(或盐水)中煮制而成的肉制品,一般食用前再进行调味,如白斩鸡;酱卤肉是将原料肉经预处理后,再添加香辛料和调味料进行长时间煮制而成的肉制品,如烧鸡和酱汁肉;糟肉是将原料肉白煮后,再用酒糟煨制或"香糟"糟制而成的肉制品,如糟鸡和糟鱼。

酱卤制品的原料范围很广,除畜禽的肉以外,内脏和各个部位均被使用,因此产品极多。酱卤制品制作中并不外加脂肪,其中一部分肉中脂肪溶入卤汤当中,使产品的脂肪含量有所减少。长时间的炖煮增加了游离脂肪酸,减少了饱和脂肪酸含量,但也使得 B 族维生素有明显损失。

3. 熏烧烤制品　熏烧烤制品(smoked and roasted product)是指原料肉经腌制或熟制后,再以烟气、高温气体或固体、明火作为介质热加工而制成的一类熟肉制品,包括烟熏烤肉和烧烤肉。熏烤类是肉品熟制后,经烟熏工艺加工而成的肉制品,如熏鸡;烧烤肉是指经预处理后的原料肉,再经高温气体或者固体、明火等煨烤而成的肉制品,如烤鸭、烤乳猪等。

熏烧烤制品的原料除畜禽的肉以外,还包括猪的内脏、舌、脑等器官,禽类一般利用整个胴体进行加工,小动物也经常采用整个胴体进行熏烤。熏制过程中产品表面水分含量下降,并产生酚类、有机酸等物质,提高了肉制品的保藏性。但 300℃ 以上的高温熏制产生较多多环芳烃类致癌物。烤制过程中水分含量下降,脂肪部分流失。同时蛋白质在 200℃ 以上高温可产生杂环胺类致癌物和多种致突变物质。含硫氨基酸、色氨酸等较为敏感的氨基酸部分分解,降低了肉类的营养价值,其中色氨酸和谷氨酸的裂解产物致癌性最强。因此食品加工中应注意降低熏烤温度。

4. 干制品　干制品(dried meat product)是指将瘦肉先经热加工再成型干燥,或先成型再经热加工而制成的一类水分含量很低的熟肉类制品。包括肉松、肉干和肉脯类制品。

干制品是以畜禽的瘦肉作为原料,肉干和肉脯一般采用畜肉加工,而肉松的原料既可为畜肉,也可为禽肉。干制品加工过程中大幅度减少了水分含量,因而产品中蛋白质含量很高。其中不添加脂肪的肉松和肉干都是蛋白质的良好来源,加工过程中,脂肪有部分损失,含量下降。但油酥肉松脂肪含量较高。在炒制和干制过程中,B 族维生素有一定损失,但因为浓缩效应,成品中维生素的绝对含量与原料相当。

5. 油炸制品　油炸制品(deep fried products)是指经过加工调味或挂糊后的肉(包括生原料、半成品、熟制品)或只经干制的生原料,以食用油为加热介质进行高温炸制(或烧淋)的一大类熟肉制品。产品有:炸肉丸子、煎肉饼、酥炸肉、炸鸡、油炸里脊、炸排骨、炸猪皮、炸乳鸽、香酥鸡、油炸猪蹄等。油炸食品的脂肪含量大幅度上升,如果挂糊后油炸,则其碳水化合物含量也有增加,同时吸收脂肪能力更强,产品脂肪含量往往提高 20%~30%,能量大幅度提高。油炸中如果使用富含不饱和脂肪酸的植物油,则油脂在油炸高温下发生热氧化聚合、环化、水解后聚合等反应,可产生大量有毒物质和多环芳烃类致癌物质,必需脂肪酸含量下降;如果使用黄油和牛油、猪油等,则会显著增加产品中的饱和脂肪酸和胆固醇含量。油炸过程中食物中蛋白质过热容易产生致癌物质,脆皮中含有碳水化合物受高热后产生丙烯酰胺致癌物。因此油炸食品的生产和消费中应尽量注意避免高温处理和油脂加热裂变对食物营养价值的不良影响。

6. 肉灌制品　肉灌制品包括香肠制品和火腿制品。

(1) 香肠制品:香肠制品(sausage)是原料肉经腌制(或不腌制)、绞切、斩拌、乳化成肉馅(肉丁、肉粒、肉糜或其混合物),添加调味料、香辛料或再加入填充料,充入肠衣中,经烘烤、蒸煮、烟熏、发酵、干燥等工艺(或其中几个工艺)制成的一大类肉制品,包括中国传统风味的腊肠类(如:广式腊肠、川味香肠、香肚等)、发酵肠类(如:色拉米香肠、图林根香肠等)和熏煮肠类(如:法兰克福香肠、维也纳香肠、火腿肠、粉肠、小肚、肝肠、血肠、水晶肠等)。香肠制品的原料范围极广,除畜禽肉以外,心、肝、肾、舌、血、皮等均被使用,根据营养和风味要求进行搭配,设计出各种配方,因此产品种类繁多。

中式香肠需要加入较多肥肉丁,以在低水分活度下保持较好口感,其脂肪含量往往高达 40% 以上,但蛋白质含量高于西式灌肠,在 20% 以上,各种维生素和矿物质含量与原料肉水平相当。

西式香肠也须加入适量肥肉糜,多数灌肠的水分含量在 50% 左右,脂肪含量在 20%~30%,蛋白质含量在 10%~15%,维生素和矿物质含量略低于原料肉的水平。除少数产品外,脂肪含量低于 20% 和淀粉含量高于 8% 的灌肠制品口感不佳。西式香肠为肉糜乳化体系,其中可添加大豆蛋白、植物胶、香菇、海带、蔬菜泥等多种健康成分,使其营养价值得到一定改善。由于灌肠制品在制作过程中需要用亚硝酸盐进行腌制,企业需要采取添加抗坏血酸等措施控制亚硝酸盐残留量。

(2) 火腿制品:火腿制品(ham)是指用大块肉经腌制和进一步加工而成的生或熟的肉类制品。在我国,火腿制品分中式火腿和西式火腿两大类。中式火腿是用带骨、带皮、带脂肪、带脚爪的整只猪后腿,经腌制、洗晒、风干和长期发酵等工艺制成的中国传统的生腿制品,食用前须热加工。产品有:金华火腿、宣威火腿、如皋火腿等。

西式火腿一般是用经剔去骨、皮、脂肪和结缔组织的大块瘦肉,经腌制、捆扎(或充填入粗肠衣、模具后),再经蒸煮、烟熏(或不烟熏)等工艺制成的熟肉制品。产品有:圆火腿、方火腿等。

中式火腿经长期的细菌和真菌作用,其中游离氨基酸含量大大提高,脂肪中游离脂肪酸含量升高,并有一定程度的脂肪氧化作用,对其独特风味的形成有所贡献。西式火腿脂肪含量较低,蛋白质较为丰富,含盐量也大大低于中式火腿,是营养价值较高的肉制品。

7. 肉类罐头制品　肉类罐头制品(canned meat product)是指用密封容器包装并经高温(如 121℃、100℃ 等)杀菌的肉类制品,包括清蒸类罐头、调味类罐头、腌肉类罐头、烟熏类罐头、香肠类罐头和内脏类罐头。肉类罐头制品的原料范围广泛,畜禽的肉、内脏、舌及某些部位的带骨肉均被使用。肉类罐头须经高温长时间加热处理,其中 B 族维生素溶入汤汁,并有一定破坏损失。含硫氨基酸在加热中可能受到损失,所产生的硫化氢可能与罐头中的金属发生反应而变色。

8. 其他制品　其他制品门类包括肉糕和肉冻两大类产品。肉糕制品是以畜禽的肉、肝脏、血或舌为主要原料,经绞碎、切碎或斩拌,以洋葱、大蒜、西红柿、蘑菇等蔬菜为配料,并添加各种敷料混合,装入模子后,经蒸煮或烧烤等工艺制成的熟食制品。产品有:猪肉糕、牛肉糕、鸡肉糕、肝泥糕、血和舌肉糕等。肉冻制品是以畜禽的肉和皮为主要原料,调味煮熟后充填入模子中,或添加各种经调味、煮熟后切丁的蔬菜,而后用融化的食用明胶作为黏结剂,充填入模子中与原料混合,经冷却后制成的具半透明的凝冻状熟肉类制品。产品有:肉皮冻、猪头肉冻等。一般来说,肉糕、肉冻等产品含水量较高,脂肪中含有蔬菜等配料,相对脂肪含量低。

五、对人类膳食的主要贡献

畜禽肉中含有丰富的各种营养素,是人类蛋白质、矿物质和维生素的重要来源之一。肉类食品对人类的营养起着极为重要的作用,是重要的动物性食品。

(一)提供优质蛋白质和其他营养素

在人类膳食中,推荐成人总膳食的动物性食物的总量在200g左右,其中肉类摄入量为主。肉类主要提供优质蛋白质,其他还包括脂肪和脂溶性维生素等。

1. 提供优质蛋白质　畜禽肉中的蛋白质含量在20%左右,含有人体所必需的各种氨基酸,并且必需氨基酸的构成比例接近人体需要,是人体容易利用、营养价值高的优质蛋白质。但是,以猪皮和筋腱为主要原料的食品(如:膨化猪皮、猪皮冻、蹄筋等),富含胶原蛋白和弹性蛋白,缺乏色氨酸和蛋氨酸等人体必需氨基酸,为不完全蛋白质,营养价值较低。此外,畜血血浆蛋白质含有八种人体必需氨基酸和组氨酸,营养价值高,其赖氨酸和色氨酸含量高于面粉,可以作为蛋白强化剂添加在各种食品和餐菜中。骨胶原为不完全蛋白质,骨可被加工成骨糊添加到肉制品中,以充分利用其中的蛋白质和钙质。

2. 提供多种矿物质和维生素　畜禽肉中含有较为丰富的矿物质。畜肉是膳食铁、锌的重要来源。肉类中的铁以血红蛋白铁的形式存在,生物利用率高,吸收率不受食物中各种干扰物质的影响。肝脏是铁的贮藏器官,含铁量位居各内脏器官之首,例如:猪肝含铁22.6mg/100g,是猪肾的3.7倍、猪脾的2倍。畜血含有多种矿物质,吸收利用率高,也是膳食铁的优质来源。畜肉中锌、铜、硒等微量元素较为丰富,且其吸收利用率比植物性食品高。禽肉中钾的含量也很高。此外,与畜肉相同,禽肉中铁、锌、硒等矿物质含量也较高,其中硒的含量高于畜肉。

畜禽肉类也是多种维生素的来源,如维生素B、维生素A、维生素D的重要来源之一。肝脏类中的维生素A明显高于其他部位,我国中医学很早就懂得用羊肝来治疗因维生素A缺乏引起的夜盲症。此外还有维生素E、胆碱(牛肝0.6%)等。因此,肉类食品对人类的营养起着极为重要的作用,是重要的动物性食品。

3. 提供脂肪和必需脂肪酸　动物类食物脂肪丰富,在饱和脂肪酸占有较大比例,另外有一定含量的胆固醇,这些与植物性食物有很大差别。动物类食物也可提供一定量的必需脂肪酸(图2-3-1)。

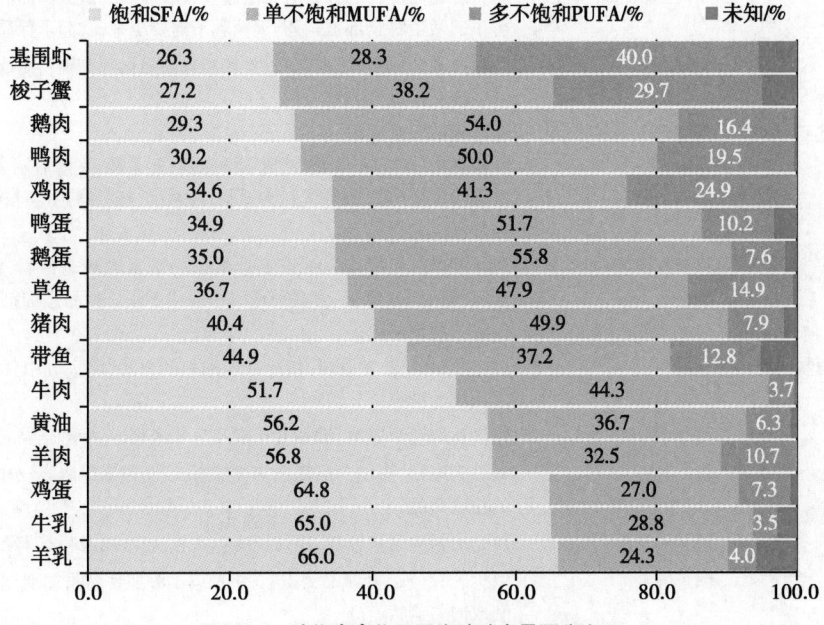

图 2-3-1　动物类食物不同脂肪酸含量百分比/%

(二)畜禽肉类与健康

肉的营养价值主要是提供蛋白质、脂肪和微量元素类。对于幼儿、儿童生长发育有较好价值。鸡肉脂肪含量相对较低,但有报道认为,过量摄入可增加成年男性全因死亡、2型糖尿病和结直肠癌等疾病发生的风险。2014年Meta等人以美国、欧洲、英国、中国、孟加拉国、日本、韩国和中国台湾省的1 440 417人为样本,分析了畜肉与全因死亡的关系,研究结果未发现畜肉摄入量与人群全因死亡的关系。

第二节　乳与乳制品

乳与乳制品营养丰富,成分齐全,容易消化。对于所有的哺乳动物来说,生命的最初几个月中,几乎全靠乳汁供给身体所需的养分。即使在成年之后,许多国家的居民仍然大量消费乳和乳制品,对强健体质、维持营养平衡起到了重要的作用。本节叙述了乳与乳制品的定义与分类、原料乳与常见乳制品的化学成分和营养特点、乳和乳制品对人类膳食的贡献。

一、定义与分类

乳是哺乳动物分娩后由乳腺分泌的一种白色或微黄色的不透明液体。含有幼儿生长发育所需要的全部营养成分,是哺乳动物出生后最适于消化吸收的全部营养物质。随哺乳动物泌乳的进程,乳的组成成分有很大差异,一般可分为初乳、常乳、末乳三种。以牛乳为例说明,牛初乳是母牛产犊后一周内所分泌的乳汁,色黄、浓厚并有特殊气味;常牛乳是母牛产犊7天以后至干奶期(停止产奶前15天)开始之前所产的新鲜乳汁,其成分及性质基本趋于稳定,感官、理化及卫生指标应符合国家标准,是乳制品的生产原料;牛末乳(也称老乳)是母牛停止产乳前15天所分泌的乳汁。

(一)常见乳类

按照哺乳动物来源不同,可将乳类分为牛乳、羊乳、骆驼乳、马乳等,其中牛乳是人类利用最多的动物乳,占乳制品消费量的95%,是占绝对优势的商业化乳制品原料。按品种来划分,牛乳还可分为奶牛乳、水牛乳、牦牛乳等。

近年来,随着人们营养和健康意识的提高,除牛乳和人乳以外其他哺乳动物乳的营养价值受到人们普遍的关注。如在某些地方具有食用传统的水牛奶、羊奶、牦牛奶、山羊奶、马奶等,也是商业化乳制品原料,但消费量远远小于牛奶。羊乳还可分为绵羊乳、山羊乳等;骆驼乳还可分为单峰骆驼乳和双峰骆驼乳。

(二)乳制品的定义与分类

以生鲜牛(羊)乳及其制品为主要原料,经加工制成的产品称为乳制品。乳制品的产品形态多种多样,按照我国食品工业标准体系,可划分为巴氏杀菌乳、灭菌乳和调制乳,发酵乳和风味发酵乳,乳粉和奶油粉及其调制产品,炼乳及其调制产品,稀奶油(淡奶油)及其类似品,干酪和再制干酪及其类似品,以乳为主要配料的即食风味食品或其预制产品(不包括冰淇淋和风味发酵乳)以及其他乳制品(乳清粉、酪蛋白粉)。

乳制品的分类及其定义如表2-3-3所示。

表2-3-3 乳制品的分类及其定义

分类	品种	定义
巴氏杀菌乳、灭菌乳和调制乳	巴氏杀菌乳	仅以生牛(羊)乳为原料,经巴氏杀菌等工序制得的液体产品,经巴氏杀菌后,原料乳中的蛋白质及大部分维生素基本无损,但是没有百分之百的杀死所有微生物,对环境要求严格,需低温冷藏保存,保质期为1~3天
	超高温瞬时灭菌乳	原料经超高温瞬时灭菌后无菌罐装或罐装后二次灭菌而制成的无菌产品,原料乳中的微生物全部被杀死,灭菌乳不需要冷藏,常温下保质期长达几个月
	调制乳	包括以乳为原料,添加调味料、糖和食品强化剂等辅料制成的调味乳,以及为特殊人群制作的配方乳
发酵乳和风味发酵乳	发酵乳	包括发酵乳和酸乳 发酵乳为以生牛(羊)乳或乳粉为原料,经杀菌、发酵后制成的pH降低的产品 酸乳以生牛(羊)乳或乳粉为原料,经杀菌、接种嗜热链球菌和保加利亚乳杆菌发酵制成的产品
	风味发酵乳	风味发酵乳是指以80%以上生牛(羊)乳或乳粉为原料,添加其他原料,经杀菌、发酵后pH降低,发酵前或后添加或不添加食品添加剂、营养强化剂、果蔬、谷物等制成的产品
乳粉和奶油粉及其调制产品	乳粉	以生牛(羊)乳为原料,用冷冻或加热的方法,除去乳中几乎全部的水分,干燥后而成的粉末
	奶油粉	以优质奶油为原料,添加乳化剂及玉米糖浆,经喷雾干燥而成
	调制乳粉	以乳为原料,添加食品添加剂或辅料,脱脂或不脱脂,经浓缩和喷雾干燥后制成的粉状产品
	调制奶油粉	以奶油粉为主要原料,添加调味物质等,经浓缩或喷雾干燥后制成的粉状产品
炼乳及其调制产品	淡炼乳	以生乳和(或)乳制品为原料,添加或不添加食品添加剂和营养强化剂,经加工制成的黏稠状产品
	调制炼乳	以乳为原料,添加或不添加食糖、食品添加剂和营养强化剂,添加辅料,经加工制成的黏稠状产品
稀奶油(淡奶油)及其类似品	稀奶油	以乳为原料,分离出的含脂肪部分,添加或不添加其他原料、食品添加剂和营养强化剂,经加工制成的脂肪含量10%~80%的产品
	调制稀奶油	以乳为原料,分离得到黄油之后除去大部分水分的产品,其脂肪含量不低于98%,质地较硬
	稀奶油类似品	由"植物油-水"乳化物组成的液态或粉状形态的类似于稀奶油的产品

分类	品种	定义
干酪和再制干酪及其类似品	非熟化干酪	又叫未成熟干酪(包括新鲜干酪),是指生产之后可供直接食用的干酪。大部分产品是原味,但是一些产品可能添加调味物质或其他物质(如水果、蔬菜或肉等)
	熟化干酪	熟化干酪生产之后不能直接供食用,必须在特定温度条件下储存一定时间,使该类干酪发生必需的特征性的生化和物理改变。对于发酵熟化干酪,其熟化过程首先必须有干酪内或干酪表面特殊的真菌生长
	乳清干酪	以乳清为原料,添加或不添加乳、稀奶油或其他乳制品,经浓缩、模制等工艺加工成的固体或半固体产品。包括全干酪和干酪皮。不同于乳清蛋白干酪
	再制干酪	以干酪(比例大于15%)为主要原料,加入乳化盐,添加或不添加其他原料,经加热、搅拌、乳化等工艺制成的产品
	普通再制干酪	不添加调味料、水果、蔬菜和(或)肉类的原味融化干酪 添加了调味料、水果、蔬菜和(或)肉类的带有风味的融化干酪产品
	调味再制干酪	乳脂成分部分或完全被其他脂肪所代替的类似干酪的产品
	干酪类似品	由乳清蛋白凝固制得的,含有从牛奶乳清中提取的蛋白质的干酪产品。不同于乳清干酪
	乳清蛋白干酪	以乳为主要配料的即食风味食品或其预制产品(不包括冰淇淋和风味发酵乳)
其他乳制品	乳清粉、酪蛋白粉	如酪蛋白或乳清蛋白浓缩产品等,主要用于食品工业生产的原料,基本上不直接食用

引自:中华人民共和国国家卫生和计划生育委员会.GB2760-2014食品安全国家标准 食品添加剂使用标准.北京:中国标准出版社,2014.

二、乳品化学成分和营养特点

不同来源乳类在营养成分上具有类似性,主要由水分、蛋白质、脂肪、乳糖、矿物质和非脂乳固体组成,但在某些营养素的含量和比例上略有差异。从各种营养成分含量来看,各种原料乳中水分含量约占82%~88%,差异较小。而蛋白质、脂肪、乳糖、矿物质和非脂乳固体含量有一定的差别(表2-3-4)。乳糖对婴幼儿智力和神经系统的发育有重要的作用,人乳中乳糖含量达到6.3%,高于其他原料乳,从而对婴幼儿的生长发育产生重大影响。

表2-3-4 不同乳品的化学成分

组分	奶牛乳	水牛乳	绵羊乳	山羊乳	骆驼乳	人乳
水分/%	87.78	83.81	82.95	87.30	84.81	88.66
蛋白质/%	3.24	4.18	5.25	3.02	4.09	1.97
脂肪/%	3.60	6.75	5.95	4.15	5.32	2.80
乳糖/%	4.45	4.45	4.91	4.21	4.95	6.30
矿物质/%	0.76	0.81	0.94	0.74	0.81	0.27
非脂乳固体/%	8.65	9.44	11.1	7.97	9.87	8.54

引自:李龙柱,张富新,贾润芳,等.不同哺乳动物乳中主要营养成分比较的研究进展.食品工业科技,2012(19):396-400.

乳中含有乳蛋白质、乳脂肪、乳糖、矿物质、维生素、有机酸和其他生理活性物质等。

1. 乳蛋白质 传统上将乳中蛋白质划分为两类:酪蛋白和乳清蛋白。20℃调节脱脂乳的pH至4.6时沉淀的蛋白质被称为酪蛋白,主要包括α_{s1}-酪蛋白、α_{s2}-酪蛋白、β-酪蛋白、k-酪蛋白等。酪蛋白的特点是含有大量的磷酸基,能与钙离子结合,促进钙吸收。乳清中的蛋白质属于乳清蛋白,主要包括α-乳清蛋白、β-乳球蛋白和少量血清白蛋白。此外还含有乳铁蛋白、转铁蛋白、催乳素、叶酸结合蛋白、免疫球蛋白等生理活性物质。

从酪蛋白与乳清蛋白的含量比来看,人乳中的酪蛋白与乳清蛋白的含量比为4:6,奶牛乳、水牛乳、牦牛乳和羊乳中酪蛋白与乳清蛋白的比例相近为8:2;骆驼乳中的酪蛋白含量在52%~87%,但波动较大,不过总体酪蛋白与乳清蛋白比例与反刍动物相近。

从表2-3-5中酪蛋白的组成来看,人乳中酪蛋白含量较低,而绵羊乳中酪蛋白含量几乎是人乳的11倍,其他原料乳为人乳的5~7倍。不同原料乳中四种酪蛋白含量有一定的差异,人乳和骆驼乳以β-酪蛋白为主,乳中β-酪蛋白在人体内消化后可提供大量的酪啡肽,它对人体的内分泌、免疫系统、器官及消化道运动等都有重要的调节作用;奶牛乳、水牛乳、绵羊乳中主要的酪蛋白是α_{s1}-酪蛋白,人乳中几乎不含α_{s1}-酪蛋白,山羊乳中的α_{s1}-酪蛋白含量也很低,只占酪蛋白总量的5.6%。大量研究表明,乳中α_{s1}-酪蛋白是人体主要的过敏原,因此山羊乳可有效降低人体对乳中蛋白质的过敏。

从表2-3-5中乳清蛋白的组成来看,奶牛乳、水牛乳和骆驼乳中含有大量β-乳球蛋白,而人乳中乳清蛋白主要是α-乳白蛋白,几乎不含β-乳球蛋白。山羊乳中的α-乳白蛋白和β-乳球蛋白含量较低,其组成更接近人乳。近年来研究发现β-乳球蛋白是引起婴幼儿的主要过敏原,山羊乳中低β-乳球蛋白对降低婴幼儿蛋白质过敏现象有一定的作用。

2. 乳脂肪 乳脂肪主要以脂肪球的形式存在,每毫升牛乳中约有脂肪球20亿~40亿个,平均直径为3μm。羊奶中的脂肪球大小仅为牛奶脂肪球的1/3,而且大小均一,容易消化吸收。脂肪球表面有一层脂蛋白膜,可防止脂肪球发生凝聚,也阻碍了脂酶对乳脂肪的水解。这层蛋白膜来自分泌细胞的细胞质膜和细胞质膜,主要成分为磷脂和糖蛋白。不同原料乳和人乳中的脂肪含量差异性如表2-3-6所示。

表 2-3-5 不同原料乳和人乳中蛋白质组成及含量

组分	奶牛乳	水牛乳	绵羊乳	山羊乳	骆驼乳	人乳
酪蛋白/$(g \cdot 100ml^{-1})$	2.70	2.05	4.41	2.11	3.01	0.40
α_{s1}-酪蛋白/$(g \cdot 100ml^{-1})$	1.03	0.82	2.29	0.12	0.42	—
α_{s2}-酪蛋白/$(g \cdot 100ml^{-1})$	0.32	0.18	0.22	0.41	0.36	—
β-酪蛋白/$(g \cdot 100ml^{-1})$	0.97	0.72	1.41	1.15	2.11	0.26
κ-酪蛋白/$(g \cdot 100ml^{-1})$	0.38	0.25	0.49	0.43	0.12	0.03
乳清蛋白/$(g \cdot 100ml^{-1})$	0.60	0.65	1.00	0.60	0.83	0.70
α-乳白蛋白/$(g \cdot 100ml^{-1})$	0.11	0.12	0.038	0.11	0.29	0.30
β-乳球蛋白/$(g \cdot 100ml^{-1})$	0.40	0.32	0.153	0.28	0.31	—
血清白蛋白/$(g \cdot 100ml^{-1})$	0.04	0.03	0.022	0.11	0.045	—

引自:李龙柱,张富新,贾润芳,等.不同哺乳动物乳中主要营养成分比较的研究进展.食品工业科技,2012(19):396-400.

表 2-3-6 不同原料乳和人乳中的脂肪含量

原料乳类别	乳脂肪含量/%	原料乳类别	乳脂肪含量/%
奶牛乳	2.0~8.0	山羊乳	2.8~7.9
水牛乳	6.4~12.6	骆驼乳	2.2~7.4
绵羊乳	5.1~9.3	人乳	2.0~5.3

引自:陆东林,王文秀,徐敏,等.不同动物乳脂肪酸组成的比较分析.新疆畜牧业,2014(4):7-10.

从乳中已被分离出来的脂肪酸达 400 种之多,其中包括碳链长度从 2~28 的各种脂肪酸,奇数碳原子和偶数碳原子的脂肪酸,直链的脂肪酸和支链的脂肪酸,饱和、单不饱和、多不饱和的脂肪酸,甚至酮酸、羟酸、环状脂肪酸等。然而,乳脂肪中以偶数碳原子直链中长链脂肪酸占绝对优势,包括肉豆蔻酸、棕榈酸、硬脂酸、油酸等,奇数碳原子、分支的和其他罕见的脂肪酸存在数量极少。

不同来源的乳中脂肪酸组成有较大的差别(表 2-3-7)。牛乳、羊乳是以饱和脂肪酸为主,而骆驼乳和人乳中饱和脂肪酸含量与不饱和脂肪酸含量为 1:1。牛、羊等反刍动物乳中不饱和脂肪酸含量较少,是因为不饱和脂肪酸的合成主要与血液运输和瘤胃中微生物的加氢作用有很大关系。对于饱和脂肪酸,以中碳链饱和脂肪酸(C10:0~C16:0)所占比例最大,其次是长链饱和脂肪酸,最后是短链饱和脂肪酸。山羊乳中短链脂肪酸(C4~C10)的含量较高,也是引起羊乳膻味的主要原因。在不饱和脂肪酸含量上,人乳中的不饱和脂肪酸含量最高,其次是骆驼乳,牛乳、羊乳中不饱和脂肪酸含量接近且较低。其中 C18:1 在不饱和脂肪酸中所占比例最大。原料乳中脂肪酸含量差异较大,主要是由于饲料、季节、品种、泌乳阶段、胎次、外界环境等因素的影响。其中高温环境的影响力要比低温环境强,并且影响乳的风味。

乳脂肪中最主要的单不饱和脂肪酸是油酸,最主要的多不饱和脂肪酸是亚油酸(C18:2)和亚麻酸(C18:3),其中亚油酸和 α-亚麻酸是人体生理需要但自身不能合成,只能依赖从食物中摄取的脂肪酸,称为必需脂肪酸。乳脂肪的营养价值和健康效应主要体现在可消化性、不饱和脂肪酸和必需脂肪酸占总脂肪酸的比例以及脂溶性维生素含量等方面。膳食脂肪的消化率与其熔点密切相关,熔点低于体温的脂肪消化率较高。不饱和脂肪酸所占比例较高的脂肪,熔点较低,因此人乳、骆驼乳脂肪的消化率高于牛、羊乳。牛、羊乳不饱和脂肪酸占总脂肪酸 30%左右,其中必需脂肪酸分别占 3.4%和 4.1%;骆驼乳不饱和脂肪酸占40%,其中必需脂肪酸占 4.5%;人乳不饱和脂肪酸占 50%以上,其中必需脂肪酸约占 12%~24%,显著高于牛、羊乳和骆驼乳。因此,从消化率、不饱和脂肪酸和必需脂肪酸占总脂肪酸的比例等方面考量,人乳的脂肪酸组成优于牛、羊乳和骆驼乳,而骆驼乳则优于牛、羊乳。

表 2-3-7 不同来源乳中脂肪酸组成及含量

单位:占总脂肪酸%

脂肪酸	奶牛乳	水牛乳	山羊乳	骆驼乳	人乳
C4:0	3.7	3.8	3.8	0.8	—
C6:0	2.4	1.4	2.9	0.4	—
C8:0	1.5	0.9	3.4	0.3	—
C10:0	3.2	1.5	8.5	0.4	1.1
C12:0	3.6	2.1	4.9	0.7	4.8
C14:0	11.1	9.4	10.6	11.0	6.7
C16:0	28.3	26.6	21.5	29.1	21.8
C18:0	11.8	16.3	9.4	12.4	7.5
饱和脂肪酸合计	66.8	64.0	68.7	55.6	42.9
C14:1	0.9	0.9	2.1	1.5	0.3
C16:1	1.6	2.2	1.3	10.1	2.7
C18:1	23.0	26.5	20.1	24.5	33.0
C20:1	—	—	—	—	0.6
单不饱和脂肪酸合计	25.5	30.1	24.2	36.3	36.8
C18:2	2.5	2.7	3.1	3.1	10.7
C18:3	0.9	1.8	1.0	1.4	1.2
C20:4	—	—	—	—	0.5
C20:5	—	—	—	—	0.5
C22:6	—	—	—	—	0.2
多不饱和脂肪酸合计	3.4	4.5	4.7	4.5	13.8
不饱和脂肪酸合计	28.9	34.6	28.9	40.8	50.6

引自:陆东林,王文秀,徐敏,等.不同动物乳脂肪酸组成的比较分析.新疆畜牧业,2014(4):7-10.

3. 乳糖　乳糖是由一分子的葡萄糖和一分子的半乳糖通过 β-1,4 糖苷键构成的双糖,是哺乳动物乳中所特有的一种碳水化合物。人乳中的乳糖含量最高,达到 6.3%;骆驼乳和绵羊乳中也含有较高的乳糖,接近 5%;奶牛乳、水牛乳和山羊乳中的乳糖含量基本相似。

乳糖含量一般比较稳定,是原料乳中变化最小的营养成分,但受动物品种、个体、挤奶过程、泌乳期、年龄、疾病、饲料等因素的影响,乳糖含量也会有一定程度的变化。乳糖对婴幼儿神经系统的发育有重要生理作用,还能促进婴幼儿对钙、磷、镁等矿物质的吸收,促进骨骼发育。乳糖也是微生物生长繁殖所需的碳水化合物,尤其在发酵乳制品生产中,微生物能够利用乳糖产生乳酸,从而形成发酵乳制品良好风味和组织状态,因此,乳糖含量较高的原料乳类适宜生产发酵乳制品。

乳糖不能直接被消化系统吸收,在正常情况下当人们饮用牛乳后,由小肠绒毛分泌的自身乳糖酶特异性地分解为一分子葡萄糖和一分子半乳糖。这两个单糖分子可以轻易地被小肠吸收,进入人体,发挥其应有的生理功能。但是,有些人特别是婴儿消化道内缺乏乳糖酶,因而不能消化吸收乳糖。当饮用牛乳时,会发生呕吐、腹胀、腹泻等症状,称为乳糖不耐症或乳糖不适应症。

4. 矿物质　乳中矿物质主要包括钠、钾、钙、镁、氯、磷、硫、铜、铁等,大部分与有机酸结合形成盐类,少部分与蛋白质结合或吸附在脂肪球膜上。其中呈碱性元素略多,因而牛乳为弱碱性食品。不同来源乳中矿物质含量如表 2-3-8 所示:原料乳中矿物元素钙、磷和钾的含量所占比重最大,水牛乳中的钙和磷元素最多;山羊乳次之;人乳中所含钙、磷元素最低。牛乳中含有较高的锌,而锌对促进人体生长发育、伤口和创伤的愈合以及增强免疫力等有重要作用。

乳中的矿物质含量因品种、饲料、泌乳期等因素而有所差异,初乳中含量最高,常乳中含量略有下降。发酵乳中钙含量高并具有较高的生物利用率,为膳食中最好的天然钙来源。牛乳中钠、钾和氯离子基本上完全存在于溶液中,而钙和磷分布在溶液和胶体两相中。Ca^{2+} 的浓度与酪蛋白的稳定性有关。

5. 维生素　乳中含有几乎所有种类的维生素,包括维生素 A、维生素 D、维生素 E、维生素 K、各种 B 族维生素和微量的维生素 C。但这些维生素的含量差异较大(表 2-3-9)。牛乳、羊乳是 B 族维生素的良好来源,特别是维生素 B_2。

表 2-3-8　不同来源乳中矿物质含量

矿物质	奶牛乳	水牛乳	牦牛乳	山羊乳	骆驼乳	人乳
Ca/(mg·100g^{-1})	113	191	129	132~134	95	20.3
P/(mg·100g^{-1})	84	185	106	97.7~121	58	13.0
K/(mg·100g^{-1})	132	112	95	152~181	51	53.9
Na/(mg·100g^{-1})	43	47	29	41~59.4	16	17.6
Mg/(mg·100g^{-1})	10	12	10	15.8~16	7	2.3
Zn/(μg·100g^{-1})	400	500	900	56~370	200	150
Fe/(μg·100g^{-1})	30	170	570	7~60	100	34.1
Cu/(μg·100g^{-1})	30	20	410	5~80	50	33.3

引自:李亚茹,郝力壮,刘书杰,等.牦牛乳与其他哺乳动物乳常规营养成分的比较分析.食品工业科技,2016,37(2):379-388.

表 2-3-9　不同原料乳和人乳中维生素含量

维生素	奶牛乳	牦牛乳	山羊乳	骆驼乳	人乳
V_A/(μg·100ml^{-1})	34.8	44.46	—	10	53.1
V_{B1}/(μg·100ml^{-1})	42	34.71	640	—	16
V_{B2}/(μg·100ml^{-1})	157	179.96	184	57	42.6
V_{B11}/(μg·100ml^{-1})	0.23	4.82	0.24	—	0.18
V_C/(μg·100ml^{-1})	1600	3446	1500	3740	4300
V_E/(μg·100ml^{-1})	60	98.53	—	56	560

引自:李亚茹,郝力壮,刘书杰,等.牦牛乳与其他哺乳动物乳常规营养成分的比较分析.食品工业科技,2016,37(2):379-388.

原料乳中的 B 族维生素主要是瘤胃中的微生物所产生,其含量受饲料影响较小,但叶酸含量受到季节影响,维生素 B_{12} 含量受到饲料中钴含量的影响。维生素 D 含量与牛的光照时间有关,而维生素 A 和胡萝卜素的含量则与乳牛的饲料密切相关。放牧乳牛所产奶的维生素含量通常高于舍饲乳牛所产奶。

由于羊的饲料中青草比例较大,故而羊奶中的维生素 A 和维生素 E 含量高于牛奶。羊奶中多数 B 族维生素含量比较丰富,但其中叶酸及维生素 B_{12} 含量低。如果作为婴幼儿的主食,容易造成生长迟缓及贫血,所以羊奶不适合作为一岁以下婴幼儿的主食。对于成年人来说,由于饮食品种丰富,叶酸及维生素 B_{12} 有充足供应,故而可以放心饮用羊奶。

6. 有机酸　乳中的有机酸中,90% 为枸橼酸,能帮助促进钙在乳中的分散。此外,牛乳中尚含有微量的丙酮酸、神经氨酸、尿酸、丙酸、丁酸、醋酸、乳酸等。羊乳中的丁酸也称酪酸,是乳脂肪中的代表性成分之一。乳脂中的酪酸含量为 7.5~13.0mol/100mol,这意味着大约 1/3 的牛奶三酰甘油酯中含有一个分子的酪酸。

丁酸对包括乳腺癌和肠癌在内的一系列肿瘤细胞的生长和分化产生抑制作用,诱导肿瘤细胞凋亡,预防癌细胞的转移。已知它可促进 DNA 的修复,抑制促肿瘤基因的表达,并促进肿瘤抑制基因的表达。某些肠道细菌发酵碳水化合物可以产生丁酸,对预防大肠癌的发生有益。

丁酸与乳脂中的其他抗癌成分相互作用后有明显增效作用。1,25-二羟维生素 D、视黄酸、白介素-2 和某些酶抑制剂都可与丁酸协同作用,抑制癌细胞增生或使癌细胞发生分化。

7. 其他生理活性物质　乳中含有大量的生理活性物质,其中较为重要的有乳铁蛋白、生物活性肽、共轭亚油酸、激素和生长因子等。

(1) 乳铁蛋白:乳中所含有的乳铁蛋白是一类重要的生理活性物质,在牛乳中的含量为 20~200μg/ml。它除了调节铁代谢、促进生长之外,还具有多方面的生物学功能:强力抑菌杀菌,同时调节巨噬细胞和其他吞噬细胞的活性,抵抗炎症,从而预防胃肠道感染;促进肠道黏膜细胞的分裂更新;阻断氢氧自由基的形成;刺激双歧杆菌的生长;此外还具有抗病毒效应。乳铁蛋白经蛋白酶水解之后形成的片段也具有一定的免疫调节作用。

(2) 生物活性肽:原料乳中含有一些具有生物活性的肽类,它们是乳蛋白质在人体肠道消化过程中产生的蛋白酶水解产物。其中包括具有吗啡样活性或抗吗啡活性的镇静安神肽、抑制血管紧张素 I 转化酶的抗高血压肽、抑制血小板凝集和血纤维蛋白原结合到血小板上的抗血栓肽、刺激巨噬细胞吞噬活性的免疫调节肽、促进钙吸收的酪蛋白磷酸肽、促进细胞合成 DNA 的促进生长肽、抑制细菌生长的抗菌肽等。

(3) 共轭亚油酸:乳脂肪中含有一些抗癌物质,其中最重要的是共轭亚油酸。共轭亚油酸是以共轭双键存在的 18 碳二烯酸的各种异构体,其双键通常在 9 碳、11 碳或 10 碳、12 碳位置上。在反刍动物中,瘤胃中的细菌 Butyrivibrio fibrisolvens 分泌亚油酸异构酶,将亚油酸转变成共轭亚油酸,它是亚油酸生物氢化为硬脂酸过程中的稳定中间体。

乳脂肪是自然界中共轭亚油酸最丰富的来源,其含量为 240~2810mg/100g,夏季比冬季高 2~3 倍。牛奶中的共轭亚油酸几乎全部是顺-9-反-11-十八碳二烯酸。这正是生物活性最高的异构体。

共轭亚油酸具有多种特殊生理活性:预防动脉粥状硬化、调节免疫系统活性、促进生长、提高身体中肌肉的比例、抗糖尿病、抗癌等。动物实验证明,在动物饲料中添加 0.5%~1% 的共轭亚油酸,可以显著地抑制致癌物处理后小鼠上皮细胞癌和大鼠乳腺癌的发生,抑制结肠中癌前损伤的形成。细胞培养实验也证明,共轭亚油酸可以抑制人乳腺癌、肠癌、肺癌、腺癌、黑色素瘤、白血病、间皮瘤、成胶质细胞癌、卵巢癌、结肠癌、前列腺癌和肝癌等细胞株的生长和增生。

(4) 激素和生长因子:原料乳中的激素和生长因子等对新生动物可能具有重要的意义。牛乳中一些生长因子的浓度甚至超过血浆水平,如雌激素、促性腺素释放激素、胰岛素样生长因子等。羊乳中尚含有表皮生长因子。

(5) 神经鞘磷脂:乳脂肪中磷脂的含量为 0.2~1.0g/100g,其中神经鞘磷脂约占 1/3。神经鞘磷脂的代谢产物 N-酯酰基鞘氨醇和神经鞘氨醇在跨膜信号转导和细胞调控中起着重要的作用。

三、常见乳制品

在乳制品中,液态乳类产品和乳粉类产品是我国居民消费量最大的产品,在膳食中具有重要的营养意义。由于冷链运输的普及,液态乳类产品的消费数量正呈快速上升趋势。

(一) 灭菌乳的营养特点

巴氏杀菌乳是以生牛(羊)乳为原料,经巴氏杀菌等工序制得的液体产品。由于巴氏牛乳的处理方法比较温和,较好地保存了牛乳的营养与天然风味。在杀灭牛乳中致病菌的同时,几乎不会对牛乳产生多大的副作用,使牛奶的营养成分能够充分发挥作用。但巴氏杀菌不可能杀死所有细菌,它只能将致病菌的数量降低到对消费者不会造成危害的水平,因此,巴氏杀菌乳需要冷藏保存,且保存时间较短,一般为 3~10 天。超高温(ultra high temperature,UHT)灭菌乳是指以生牛(羊)乳为原料,添加或不添加复原乳,在连续流动的状态下,加热到至少 132℃ 并保持很短时间的灭菌,再经无菌灌装等工序制成的液体产品,在常温下亦可保存,保质期长达 3 个月以上,但营养成分损失较巴氏杀菌乳大。

对于牛乳中的蛋白质来说,乳清蛋白对热不稳定,巴氏杀菌可使 15.4% 的乳清蛋白发生变性,而采用 UHT 灭菌使乳清蛋白变性率高达 71.1%。乳清蛋白中的 β-乳球蛋白受热影响较大,巴氏杀菌乳中 β-乳球蛋白的含量为 2900mg/L,UHT 灭菌乳中 β-乳球蛋白的含量仅为 200~400mg/L。另外,乳清蛋白中具有免疫功能的免疫球蛋白,经 UHT 灭菌,其免疫活性几乎丧失殆尽。

热处理对牛乳中脂溶性维生素影响不大,而对水溶性维生素影响较大。相对于原料乳,巴氏杀菌乳中维生素 B$_1$、维生素 B$_6$、维生素 B$_{12}$ 以及维生素 C 的损失率分别为 11.9%、0~8%、5%、16.6%,而 UHT 乳的损失率分别为 9.4%~18.0%、3.2%~7.3%、18.0%、10.0%~30.1%。另外,维生素 A 和维生素 E 的减少主要是氧化所致,因此 UHT 乳在常温有氧条件下长期贮藏氧化程度较大,损失更多。

另外,牛乳中含有丰富的优质钙,1/3 是可溶性钙,其余部分以胶体状态存在。牛乳经高温特别是 UHT 灭菌后,一部分的可溶性钙变为不溶性钙,不易被人体消化吸收。用 UHT 法还会使杀菌器的内壁产生很多乳石,乳石的主要成分是蛋白质、脂肪以及钙、磷、镁等矿物质,因此 UHT 灭菌不仅使牛乳品质受到影响,而且也使牛乳中多种营养物质的量受到损失。

(二) 发酵乳的营养特点

发酵乳中最普遍的产品为酸奶,为牛奶经保加利亚乳杆菌和嗜热链球菌发酵而成,通常每毫升酸奶中含有活乳酸菌 10^8 cfu/L 左右,不得低于 10^6 cfu/ml。特殊保健酸奶中含有某些特殊有益菌,如各种双歧杆菌、嗜酸乳杆菌、干酪乳杆菌鼠李糖亚种等,它们具有在人体肠道内定植的能力,具有更强的保健效果。一些特殊品种的酸奶还可能添加酵母菌、乳球菌属、明串珠菌属和片球菌属的微生物。

按成品的组织状态不同,酸奶分为凝固型酸奶(set yogurt)和搅拌型酸奶(stirred yogurt)两种。前者发酵形成蛋白质凝胶后未经过搅拌,后者则经过慢速搅拌,并可能添加10%左右的果汁和少量增稠亲水胶体等配料。根据发酵微生物的菌株不同,以及添加的配料不同,酸奶产品的风味和口感略有差异。

按照成品的脂肪含量,酸奶可分为全脂酸奶、部分脱脂酸奶和脱脂酸奶三类,供需要控制脂肪和胆固醇的消费者选择食用。

按照成品的口味,酸奶又分为天然酸乳、调味酸乳和果料酸乳几类。天然发酵乳仅以脱脂或不脱脂的乳本身为原料,不添加其他成分,经发酵制成。其非脂乳固体不低于8.1%,蛋白质不低于2.8%。调味发酵乳用脱脂或不脱脂的乳作为主料,添加调味剂等辅料后发酵而成。其非脂乳固体不低于6.5%,蛋白质含量不低于2.3%。果料发酵乳以脱脂或不脱脂乳为主料,添加天然果料等配料,经发酵制成。其标准与调味发酵乳相同。

按照发酵后的工艺处理,酸奶又可制成浓缩酸乳、冷冻酸乳、充气酸乳、酸乳粉几类产品。浓缩酸乳除去了部分乳清,蛋白质含量上升;冷冻酸乳是添加果料、增稠剂和乳化剂之后冷冻制成的产品;充气酸乳是酸乳中加入稳定剂和碳酸盐类发泡剂均质制成的产品;酸乳粉则是冷冻干燥法或喷雾干燥法除去95%水分制成的粉状产品。

原料乳经发酵制成酸奶时,一部分乳糖水解成半乳糖和葡萄糖,后再被转化为乳酸。半乳糖被机体吸收后可参与幼儿脑苷和神经物质的合成。发酵菌也会释放 β-半乳糖苷酶,以帮助乳糖在小肠中的降解,从而解决一些乳糖吸收障碍问题,减免乳糖不耐症。乳酸发酵过程中蛋白质、脂肪变成易于人体吸收的预备消化状态而使其消化率提高。由19种氨基酸组成的巨大复合体分子的乳蛋白质,被乳酸菌作营养源利用,其本身含有的蛋白酶在发酵过程中把一部分蛋白质水解为易消化的肽和氨基酸。另外,乳酸发酵中不断产生的乳酸等使凝乳块变得细小,因而使蛋白质与消化酶的接触面积变大,有利于消化分解的进行。酸奶中约有1%的蛋白质被水解为游离氨基酸,是牛奶的5倍。虽然乳酸菌的胞内脂酶水解乳脂肪的能力微弱,但酸乳中也有部分脂肪水解成易于消化的脂肪酸。另外,乳酸菌中的许多菌株能够释放活性酶类和维生素 B 类等营养物质。来自人体肠道的双歧杆菌能产生维生素 B_1、叶酸、维生素 B_6、维生素 B_{12} 等多种维生素,数量因种类不同而各异。酸奶中还含有胞外多糖、矿物质、芳香物质、呈味物质等。所有这些营养成分在提供机体营养、调节肠道微生态、促进人体健康等方面起着极其重要的作用。

（三）乳粉的化学成分

乳粉是以生牛(羊)乳为原料,添加或不添加食品添加剂辅料,脱脂或不脱脂,经过浓缩和喷雾干燥后,去除乳中几乎全部自由水分制成的粉状产品。奶粉类产品水分含量在5%以下,具有携带方便、体积小、耐储藏等优势。

按照脂肪含量和配料的不同,奶粉可以分为普通奶粉和调制奶粉。

1. **普通奶粉**　普通奶粉,通常是指全脂或脱脂奶粉,即是把消毒的鲜奶直接(或先脱脂)喷粉生产成奶粉。在全脂奶粉中,每1g牛奶大约相当于7g原料牛乳所含的固体物质。其中全脂奶粉保存了原料乳中的所有脂肪成分,其中脂肪含量不低于26.0%。全脱脂奶粉脂肪含量应不超过2.0%,而半脱脂或低脂奶粉的脂肪含量通常在8%~20%之间不等。脱脂乳粉的原料乳脂肪含量应控制在0.1%左右,预热温度50℃。因脱脂乳中乳清蛋白稳定性差,加热时容易发生热变性而降低产品溶解度,并因为巯基的暴露产生"加热臭"。因而杀菌温度控制在80℃,15秒左右,变性率仅为5%。脱脂乳粉中的乳糖吸湿性强极易结块,储存中应当予以注意。调制乳粉是以乳或乳粉为原料,添加其他辅料,经浓缩干燥或干混制成的粉末状产品。其中包括全脂加糖奶粉、调味乳粉和配方乳粉。

经过奶粉加工后,原料乳中的蛋白质、无机盐、脂肪等主要营养成分损失不大。维生素 B_1、维生素 B_6 等有10%~30%的损失,其中维生素 C 破坏较大。目前市场上的调制乳粉品种繁多,经常添加各种营养素。牛奶可经过营养强化弥补其加工过程中的维生素损失,并改善牛乳本身铁、锌、铜等矿物质含量低的问题。由于牛奶是一个含有多种成分的固体混合物,可以作为良好的营养素载体,便于添加多种生理活性物质。根据消费者人群的不同,奶粉的成分往往进行适当调整和营养强化,以更好地适应各年龄人群的营养需求。

2. **调制型乳粉**　调制型乳粉通常是指针对不同的人群需求添加相应的营养元素的奶粉,是将鲜奶直接(或脱脂后)消毒后添加相应的营养元素,溶解均匀后喷粉,可以达到对应不同的人群需求做营养的设计配比。婴幼儿配方粉原则上属于调制乳粉,适于正常婴儿食用,其能量和营养成分能够满足0~12月龄婴儿的正常营养需要。婴儿配方奶粉的成分通常以母乳成分组成为标准,严格按照国家产品标准设计和完善,例如调整酪蛋白和乳清蛋白的比例,因为牛奶中80%蛋白质为酪蛋白,而母乳中酪蛋白比例较低。因而要用脱盐乳清粉或大豆蛋白调整酪蛋白比例。调整了脂肪的组成,特别是亚油酸和饱和脂肪酸的比例。母乳中亚油酸含量高达12.8%,而牛奶中以饱和脂肪酸为主,亚油酸含量仅2.2%。添加微量营养素等。

（四）乳脂的组成

乳脂类是以乳为原料分离出脂肪成分,经过杀菌、发酵或不发酵等加工处理制成的产品,包括黏稠状的稀奶油、固态的奶油和无水奶油。

稀奶油是以乳为原料,分离出的含脂肪部分,添加或不添加其他原料、食品添加剂和营养强化剂,经加工制成的脂肪含量10%~80%的产品。因其脂肪球保持完整,仍能散射光形成奶白色。原料乳中乳脂比重为0.93,其他成分比重为1.043,故而可根据比重差离心分离。为了保证稀奶油的 pH 接近中性,避免储藏中的水解和残存蛋白质的凝固,分离后须加入熟石灰或碳酸钠中和酸度。此处理增加了稀奶油中的钙含量。经 85~90℃杀菌,经冷却后可用来制造其他奶油产品。

奶油也称为黄油,其脂肪含量不小于 80%。由于奶油中的脂肪以饱和脂肪为主,奶油在室温下呈现固态,由于其中含有类胡萝卜素而呈现淡黄色。如果色泽过浅则需要添加天然色素胭脂树橙,用量为稀奶油量的 0.01%~0.05%。

无水奶油为奶油熔融后经离心和真空蒸发除去大部分水分的产品,其脂肪含量不低于 98%,水分含量可低达 0.1%,质地较硬,其保藏性好,可储藏一年以上(表 2-3-10)。

表 2-3-10 乳脂类产品的成分标准

(单位:g/100g)

	稀奶油	奶油	无水奶油
水分 ≤	—	16.0	0.1
脂肪 ≥	10	80.0	99.8

引自:中华人民共和国卫生部. GB 19646—2010 食品安全国家标准 稀奶油、奶油和无水奶油.北京:中国标准出版社,2010.

乳脂类脂肪含量高,是能量的良好来源。稀奶油中含有较多水相成分,包括蛋白质、B 族维生素、钙等,但奶油和无水奶油的其他营养成分含量较低,B 族维生素绝大部分被除去,但经过浓缩后的乳脂肪是维生素 A 和维生素 D 的良好来源。

(五)干酪的组成

干酪也称为奶酪,为一种营养价值很高的发酵乳制品,是在原料乳中加入适当量的乳酸菌发酵剂或凝乳酶,使蛋白质发生凝固,并加盐、压榨排除乳清之后的产品。其品种超过 2000 种,著名品种为 400 种左右,如农家干酪、切达干酪、荷兰干酪、瑞士干酪、法国浓味干酪等。

干酪制造中需要使用凝乳酶和发酵剂。凝乳酶通常使用小牛皱胃酶,通过水解酪蛋白微胶束表面的 κ-酪蛋白,使酪蛋白微束之间通过钙桥发生凝聚,产生凝胶体。发酵剂中主要菌种包括乳酸链球菌、乳油链球菌、干酪乳杆菌、丁二酮乳链球菌、嗜酸乳杆菌、保加利亚乳杆菌和嗜柠檬酸明串珠菌等。真菌发酵剂包括卡门佩尔干酪真菌、干酪青霉、娄底青霉等。

各种奶酪的含水量和营养素含量差异较大。按制作工艺来划分,产品不经过后熟发酵,称为新鲜干酪;经过发酵后熟,称为成熟干酪。按照是否经过再加工,干酪可以分为原干酪以及用原干酪经再加工制成的再制干酪,也称融化干酪,即用一种或一种以上的天然干酪添加某些成分后经粉碎、混合、融化、乳化制成的产品。按含水率来划分,原干酪又分为特硬质干酪、硬质干酪、半硬质干酪、软质干酪,特硬质干酪的水分含量为 30%~35%,硬质干酪为 30%~40%,半硬质干酪为 38%~45%,软质干酪为 40%~60%。农家干酪的水分含量高达 70%~80%。硬质干酪的能量和脂肪含量高,是钙的最浓缩来源。软干酪所含蛋白质和钙稍低。但总体而言,其蛋白质、脂肪丰富,碳水化合物含量

很低。

奶酪中的蛋白质大部分为酪蛋白,为凝乳酶或酸作用而形成凝块。但也有一部分白蛋白和球蛋白被机械地包含于凝块之中。此外,经过发酵作用,奶酪中还含有肽类、氨基酸和非蛋白氮成分。除少数品种之外,蛋白质中包裹的脂肪成分多占干酪固形物的 45%以上,而脂肪在发酵中的分解产物使干酪具有特殊的风味。奶酪制作过程中大部分乳糖随乳清流失,少量乳糖在发酵中起到促进乳酸发酵的作用,对抑制杂菌的繁殖具有意义。

奶酪中含有乳原料中的各种维生素。其中脂溶性维生素大多保留在蛋白质凝块中,而水溶性的 B 族维生素大部分损失,但含量仍不低于原料乳。原料乳中微量的维生素 C 几乎全部损失。干酪的外皮部分 B 族维生素含量高于中心部分。

硬质干酪是钙的极佳来源,软干酪含钙较低。镁在奶酪制作过程中也得到浓缩,硬质干酪中约为原料乳镁含量的 5 倍。钠的含量也因品种不同而异,农家干酪因不添加盐,钠含量仅为 0.1%;而法国羊奶干酪中的盐含量可达 4.5%~5.0%。

四、对人类膳食的主要贡献

乳类几乎含有人体所需要的所有营养素,是人类良好的蛋白质。500ml 牛奶可供应人体每日全蛋白质需要量的 20%~25%,且全部是优质蛋白质。乳蛋白含有 20 多种氨基酸,包含了人体所需的全部必需氨基酸,且消化吸收率高达 87%~89%,可被人体很好地吸收,保证了人体生长的正常需要。因此,牛乳以其消化吸收率高、营养成分比例适合人类生理需要等特点,被公认为是迄今为止的一种比较理想的完全食品。

乳类含有丰富的矿物质,牛奶含钙量达 1000mg/L,居众多食物之首。牛乳中的钙多以酪蛋白钙的形式存在,钙磷比为 1.4∶1,且有维生素 D、乳糖等促进吸收因子,吸收利用率高,是膳食中钙的良好来源。

乳和乳制品中的乳糖可促进矿物质吸收、调节人体微生态平衡。乳糖几乎是乳中唯一的碳水化合物,主要的膳食贡献是提供热量和促进钙、铁、锌等矿物质的吸收,提高其生物利用率。人体中钙的吸收程度与乳糖数量成正比,所以,牛奶喝的越多,身体对钙的吸收越多。此外,乳糖还能促进肠内乳酸细菌,特别是双歧杆菌的繁殖,改善人体微生态平衡;促进肠细菌合成维生素 B_1、维生素 B_2、维生素 B_6、烟酸等。

乳脂肪是高质量的脂肪,以微脂肪球的形式存在,颗粒细小,呈高度乳化状态,其消化率在 95%以上,容易被人体消化吸收。乳脂肪含有人体所需的必需脂肪酸和磷脂,同时还是脂溶性维生素(包括维生素 A、维生素 D、维生素 E、维生素 K 及胡萝卜素)的重要来源。

第三节 蛋与蛋制品

禽蛋是各种可食用的鸟类蛋的统称,是人类已知天然的最完善的食品之一。禽蛋提供极为均衡的蛋白质、脂类、

糖类、矿物质和维生素,其蛋白质的组成和必需氨基酸的含量与人体所需的接近。另外,禽蛋内含有丰富的磷脂类和固醇类等特别重要的营养素,易被人体吸收利用。我国禽蛋产量连续20年居世界第一,2017年产量为3133.88万吨,占全球产量的39%,其中85%是鸡蛋,其他的禽蛋还包括鸭蛋、鹌鹑蛋、鹅蛋、鸽蛋、鸵鸟蛋、火鸡蛋和海鸥蛋等。

一、定义和分类

蛋是指禽类所产卵,而蛋制品是指以蛋类作为主要原料制作的食品或食品辅料,包括腌制蛋制品、液蛋制品、干燥蛋制品及一些提取出的活性成分,如溶菌酶、蛋黄卵磷脂、蛋清肽等。

(一)禽蛋的分类

通常意义上,禽蛋的分类主要以家禽的品种决定,主要包含鸡蛋、鸭蛋、鹅蛋、鹌鹑蛋、鸵鸟蛋等十余种。

鸡蛋按照颜色分类主要分为:白壳鸡蛋、粉壳鸡蛋、褐壳鸡蛋,还有少量的绿壳鸡蛋。鸡蛋的蛋壳颜色是由沉积到蛋壳上色素的种类和色素量决定的,鸡蛋在子宫上皮分泌的色素均匀涂抹在白底的蛋壳上,形成带颜色的鸡蛋,如原卟啉形成粉色、褐色,胆绿素及其螯合物形成绿色、青绿色。具体分泌什么色素首先取决于母鸡的基因型,白壳蛋鸡主要以白来航鸡为祖代培育而来,褐壳蛋鸡主要以罗岛红培育而来,粉壳蛋鸡则是由白壳蛋鸡与褐壳蛋鸡杂交而成的品系。而绿壳是一种变异型,成型的绿壳蛋鸡品种都是经过纯化的,以保证能较多地产出绿壳蛋。

鸭蛋青色壳居多,鹅蛋白壳为主,鹌鹑蛋杂色较多,也是由于在泄殖腔内色素以不同的比例多层附在蛋壳上,形成杂色图案。

(二)禽蛋的基本结构

各种禽蛋结构类似,主要由蛋壳(shell)、蛋清(albumin)和蛋黄(yolk)三部分组成,各部有其不同形态结构和生理功能,不同品种的禽蛋各组成部分所占的比重也不同。禽蛋多呈椭圆形,小型蛋形状较圆,双黄蛋常为纺锤或圆形。一头较大的称为蛋的钝端,较小的一头为蛋的锐端。

以鸡蛋为例说明其结构(图2-3-2)。蛋壳重量约占整个蛋重的11%~13%,蛋黄和蛋清的比例因鸡蛋大小而略有差别,一般蛋黄约占可食部分的1/3左右,如表2-3-11所示。

表2-3-11 常见禽蛋的重量和所占比例

类别	全蛋重	蛋壳/%	内容物/%	蛋白/%	蛋黄/%
鸡蛋	57.1	12.1	87.9	56.2	31.7
鸭蛋	78.1	14.0	86.0	53.2	32.7
鹅蛋	137.4	12.0	88.0	50.0	38.0
鹌鹑蛋	10.3	10.2	89.8	58.7	31.1

引自:周光宏.畜产加工学.北京:中国农业出版社,2012.

1. 蛋壳的构造 蛋壳是由外蛋壳膜、蛋壳、蛋壳内膜三部分组成。

(1)外蛋壳膜:蛋壳表面,涂布着一层黏液,形成的膜叫外蛋壳膜,也称壳外膜或角质层,是一种无定形结构,无色,透明,具有光泽的可溶性蛋白质,是角质的黏液蛋白质。主要作用是保护蛋不受外界微生物侵入,防止蛋内水分蒸发和 CO_2 逸出。通常在母禽产蛋后几分钟内,黏液迅速变干,肉眼可以看到。

(2)蛋壳:主要由93%~96%的碳酸钙、0.5%~1%的碳酸镁、0.5%~2.8%的磷酸钙和磷酸镁,以及少量黏多糖组成。其质量和厚度与饲料中的矿物质含量,特别是钙含量关系密切。此外,蛋壳厚度与其表面色素沉积有关,色素含量高则蛋壳厚。

(3)蛋壳内膜:在蛋壳内面,蛋白的外面有一层白色薄膜叫蛋壳内膜,又称壳下膜,是由长度和直径不同的角质蛋白纤维交织成网状结构,纤维之间以任何方向随机相交,其纤维较粗,纤维核心直径为 $0.681\sim0.871\mu m$,网状结构粗糙,网间空隙较大,微生物可以直接穿过内蛋壳膜进入蛋内。

2. 蛋清的组成 蛋清是由蛋清蛋白和系带两部分组成。

(1)蛋清蛋白:蛋清蛋白位于蛋白膜的内层,是一种典型的胶体物质,呈白色透明的半流动体,并以不同浓度分层分布于蛋内。蛋清蛋白结构由外向内分为4层:第一层为外层稀薄蛋白,紧贴在蛋白膜上;第二层为中层浓厚蛋白;第三层为内层稀薄蛋白;第四层为系带层浓蛋白。

(2)系带:位于蛋黄的两端各有一条浓厚的白色带状物,称为系带,一端和钝端的浓厚蛋白相联结,另一端和尖端的浓蛋白相联结,蛋尖端系带为右旋,钝端系带为左旋。系带的作用是将蛋黄固定在蛋的中心。系带是由浓厚蛋白构成的,新鲜蛋的系带很粗,有弹性,含有丰富的溶菌酶。

3. 蛋黄的构造 蛋黄是由蛋黄膜、蛋黄内容物、胚盘三部分组成。

(1)蛋黄膜:包在蛋黄内容物外边,是一个透明的薄膜。共有3层:内层与外层由黏蛋白组成,中层由角蛋白组成。蛋黄膜的平均厚度为 $16\mu m$,其中87%为蛋白质,主要是糖蛋白,10%为糖,其余3%为脂类。蛋黄膜中所含疏水氨基酸较多,因而表现出一定的不溶性,起着保护蛋黄和胚盘的作用,防止蛋黄和蛋白混合。

(2)蛋黄内容物:是一种浓稠不透明的黄色乳状液,由深浅两种不同黄色的蛋黄所组成。在蛋黄膜之下为一层较薄的浅黄色蛋黄,接着为一层较厚的黄色蛋黄,再里面又是一层较薄的淡黄色蛋黄。

(3)胚盘:在蛋黄表面上有一颗乳白色的小点,未受

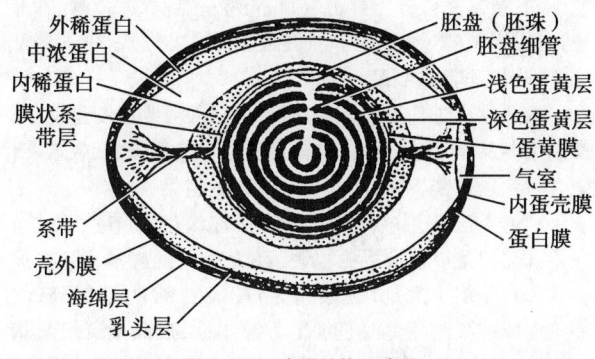

图2-3-2 鸡蛋结构示意图

外稀蛋白
中浓蛋白
内稀蛋白
膜状系带层
系带
壳外膜
海绵层
乳头层
胚盘(胚珠)
胚胎细管
浅色蛋黄层
深色蛋黄层
蛋黄膜
气室
内蛋壳膜
蛋白膜

精的呈圆形,叫胚珠,受精的呈多角形,叫胚盘(或胚胎),直径约2~3mm。当外界温度升至25℃时,胚盘就会发育。

二、化学成分及营养特点

蛋的微量营养素受到品种、饲料、季节等多方面因素的影响,但蛋中宏量营养素含量总体上基本稳定,各种蛋的营养成分有共同之处。下面营养成分的表述中主要以鸡蛋为例。

(一) 蛋白质和脂肪

1. 蛋白质　蛋清蛋白质为优质蛋白质的代表,平均每枚鸡蛋可为人体提供6g蛋白质,其生物价高达94,易被人体消化吸收和利用。鸡蛋中蛋白质的种类和质量基本恒定,受饲料影响较小,常见营养素含量见表2-3-12。

(1) 蛋清蛋白质:蛋清当中所含的蛋白质超过40种,其中主要蛋白质包括卵清蛋白、卵伴清蛋白、卵黏蛋白、卵类黏蛋白等糖蛋白,其含量共占蛋清总蛋白的80%左右。卵清蛋白也是一种含磷蛋白。此外,蛋清中还含有卵球蛋白、卵黏蛋白、溶菌酶,以及9%左右的其他蛋白质。

(2) 蛋黄蛋白质:蛋黄蛋白质通常是指与脂类相结合的脂蛋白脂,主要有低密度脂蛋白65%、高密度脂蛋白

表 2-3-12　鸡蛋的营养成分(每100g可食部)

名称	含量	名称	含量
能量	156kcal	蛋白质	12.8g
脂肪	11.1g	碳水化合物	1.3g
叶酸	113.3μg	胆固醇	510mg
维生素 A	194μg	维生素 B_1	0.13mg
维生素 B_2	0.32mg	烟酸	0.2mg
维生素 E	2.29mg	Ca	56mg
磷	130mg	锌	1.1mg
硒	14.34μg	锰	0.04mg
铁	2mg	碘	27.2μg

引自:杨月欣、王光亚、潘兴昌.中国食物成分表.北京:北京大学医学出版社,2009.

16%、卵黄高磷蛋白4%、卵黄球蛋白10%、蛋黄维生素 B_2 结合蛋白0.4%。

2. 脂类　蛋清中含脂肪极少,98%的脂肪存在于蛋黄当中,其理化常数如表2-3-13所示。蛋黄中的脂肪几乎全部以与蛋白质结合的良好乳化形式存在,因而消化吸收率高。

表 2-3-13　蛋黄脂肪的理化常数

比重	脂肪熔点	凝固点	皂化价	酸价	碘价	脂肪酸熔点
0.918	16~18℃	-7~-5℃	190.2	4.47	69.8~70.3	35~37℃

引自:彭增起、毛学英、迟玉杰.新编畜产食品加工工艺学.北京:科学出版社,2018.

鸡蛋黄中脂肪含量约30%~33%,其中中性脂肪含量约占62%~65%,磷脂占30%~33%,固醇占4%~5%,还有微量脑苷脂类。中性脂肪的脂肪酸中,以油酸最为丰富,约占50%左右,亚油酸约占10%,其余主要是硬脂酸、棕榈酸和棕榈油酸,含微量花生四烯酸和DHA。

3. 碳水化合物　鸡蛋中碳水化合物含量极低,大约为1%左右,分为两种状态存在:一部分与蛋白质相结合而存在,含量为0.5%左右;另一部分游离存在,含量约0.4%。后者中98%为葡萄糖,其余为微量的果糖、甘露糖、阿拉伯糖、木糖和核糖。

(二) 矿物质和维生素

1. 矿物质　蛋中的矿物质主要存在于蛋黄部分,占矿物质总量的1.0%~1.5%,其中磷含量最为丰富,占60%以上,钙13%左右。蛋黄是多种微量元素的良好来源,包括铁、硫、镁、钾、钠等。蛋中所含铁元素数量较高,但由于卵黄高磷蛋白对铁的吸收具有干扰作用,故而蛋黄中铁的生物利用率较低,仅为3%左右。

蛋中的矿物质含量受饲料因素影响较大,饲料中锌和硒的含量极显著地影响蛋中硒的沉积,通过饲料添加硒的方法可生产富硒鸡蛋,每枚鸭蛋中含硒50~100μg。

2. 维生素　蛋中维生素含量十分丰富,且品种较为完全,包括所有的B族维生素、维生素A、维生素D、维生素E、维生素K和微量的维生素C(表2-3-14)。鸭蛋和鹅蛋的维生素含量总体而言高于鸡蛋。此外,蛋中的维生素含量受到品种、季节和饲料中含量的影响。

表 2-3-14　几种禽类蛋白和蛋黄中的维生素含量/(mg·100g^{-1})

	视黄醇当量	维生素 B_1	维生素 B_2	烟酸	维生素 E
鸡蛋黄	0.438	0.33	0.29	0.1	5.06
鸡蛋白	微量	0.04	0.31	0.2	0.01
鸭蛋黄	1.980	0.28	0.62	—	12.72
鸭蛋白	0.023	0.01	0.07	0.1	0.16
鹅蛋黄	1.977	0.06	0.59	0.6	95.70
鹅蛋白	0.007	0.03	0.04	0.3	0.34

引自:杨月欣、王亚光、潘兴昌.中国食物成分表.北京:北京大学医学出版社,2009.

三、常见蛋制品

目前,有关蛋制品的分类方法尚不统一。按照生产工艺不同,蛋制品可分为再制蛋制品、液蛋制品、冰蛋制品、干燥蛋制品、发酵蛋制品和其他蛋制品等。

(一) 再制蛋制品

按照生产工艺不同,再制蛋制品一般分为腌制蛋制品、卤制蛋制品、干制蛋制品等,常见蛋类产品如皮蛋、咸蛋、糟蛋、卤蛋、蛋黄酱、鸡蛋干都属于再制蛋制品。

1. 皮蛋　皮蛋(basified eggs)又称松花蛋、彩蛋、变蛋、泥蛋、碱蛋,是以清洁蛋为原料,经烧碱及食盐、茶叶、水等辅料和食品加工助剂(硫酸铜等)配成的料液或料泥腌制加工而成的蛋制品。由于加工方法不同,成品蛋黄组织状态有异,分为溏心皮蛋(即京彩蛋)和硬心皮蛋(即湖彩蛋)

两类。成熟后皮蛋的蛋白为透明凝胶状,呈现棕褐色或绿褐色;凝胶内有松针状结晶花纹;其蛋黄呈现深浅不同的墨绿或草绿或茶色,凝固或半凝固。

皮蛋的加工原理是蛋白质遇碱发生变性形成凝胶,同时富含脂肪的蛋黄部分同时发生蛋白质变性和脂肪的皂化反应而形成胶体。传统工艺中使用黄丹粉(氧化铅)的作用是与硫化氢形成难溶的硫化铅,堵塞蛋壳膜上的气孔和网孔,从而阻止氢氧化钠向内部渗透,使蛋黄不能完全凝固而形成溏心。由于重金属的危害,目前现代工艺中使用锌、铜等金属代替金属铅,在保证产品品质的同时,提高产品的安全性。

松花状晶体是纤维状 $Mg(OH)_2$ 水合晶体在蛋清凝胶中所形成,其中镁主要来自蛋壳,少量来自蛋内部,在腌渍过程中渐渐释放出来,达到一定浓度后便可与氢氧根离子结合形成松花。

皮蛋中颜色的形成较为复杂。蛋中微量的葡萄糖与蛋白质碱水解产生的氨基酸发生美拉德反应而褐变,同时蛋黄中含硫氨基酸受碱作用分解之后产生硫化氢,与蛋黄内的铁和腌渍配料中的锌、铜发生反应产生黑色。此外,腌渍中往往加入茶汁和草灰等,其中所含的色素也有一定影响。其特殊的风味是一系列生化反应的结果。皮蛋成熟后产生了 40 多种新的挥发性风味物质,其中包括氨基酸分解产生的氨、硫化氢和酮酸,以及茶叶和香辛料的风味。同时,氨基酸、肽类、核苷酸有机酸盐等蛋白质分解产物产生了浓郁的鲜味。

皮蛋中水分和脂肪含量相对减少,而可食部分和矿物质含量相对增多。皮蛋的氨基酸组成与含量与鲜蛋相比差异显著,皮蛋除不含有甲硫氨酸、脯氨酸、赖氨酸外,其他氨基酸含量均比鲜蛋高几倍。由于碱的影响,蛋中维生素全部被破坏。皮蛋能刺激消化器官,增进食欲,也具有中和胃酸和缓解胃病的效用。

2. 咸蛋　咸蛋又称盐蛋、腌蛋及味蛋,是以洁蛋为原料,水、食用盐等为辅料,经腌制、包装等工艺而制成的蛋制品,用鸭蛋制作较多。按照加工方法可分为捏灰咸蛋、灰浆咸蛋、灰浆滚灰咸蛋、泥浆咸蛋、泥浆滚灰浆咸蛋和盐水咸蛋等。品质优良的咸鸭蛋具有"鲜、细、嫩、松、沙、油"六大特点。

咸蛋的加工原理是在腌渍过程中,食盐通过蛋壳的气孔和蛋壳膜渗入鸡蛋当中,越过蛋白膜和蛋黄膜,使蛋中水分含量下降、氯化钠浓度上升、水分活度下降而具备一定的保藏性能。由于盐的作用,蛋黄中蛋白质发生凝固变性并与脂类成分分离,蛋黄中的脂肪聚集形成出油现象。腌渍水中加入白酒可使咸蛋出油量增加,可能是因为酒精促进蛋白质的变性。酒精处理同时可以增加咸蛋的风味。蛋黄中的类胡萝卜色素溶于油脂当中,使蛋黄油呈现鲜艳的色泽。

由于食盐的渗透作用,咸蛋的含水量降低;碳水化合物、矿物质和微量元素有所增加,能量有所上升;维生素 E 含量有所提高,其余维生素略有损失;蛋白质和脂肪变化不显著。咸蛋制作过程中对蛋中钠含量大幅度上升,故需要控制食盐摄入量的高血压、心血管疾病和肾病患者应谨慎

食用咸蛋。

3. 糟蛋　糟蛋(pickled eggs)是用糯米饭做培养基,用酒曲做菌种酿制成的糟腌渍鲜蛋而制成的产品,常用鸭蛋作为加工原料,腌渍配料为糯米酒糟、食盐,有时需要加入红糖。糟蛋根据成品外形可分为软壳糟蛋和硬壳糟蛋,以浙江省的平湖糟蛋和四川的叙府糟蛋两种闻名国内外,远销港澳地区、日本及东南亚各国。

糟蛋的加工原理是酒精和鸡蛋内容物发生作用,使蛋白和蛋黄的蛋白质变性凝固,并抑制微生物生长。加工过程中加入的食盐也具有防腐和调味的作用,促进蛋白和蛋黄的凝固,并帮助蛋黄出油。因此,糟蛋可以不经加热直接食用,其营养素含量与鲜蛋差别不大。由于酒糟中的乙醇和其他物质的作用,使蛋产生独特而浓郁的醇香。酒糟中的酸和醇类物质形成芳香的酯类,而红糖中的糖分使腌渍的蛋类略具甜味。

糟蛋在形成过程中,由于醇、酸、糖和食盐的作用,与咸鸭蛋比,水分含量明显下降,灰分、碳水化合物和氨基酸含量增加。糟蛋营养丰富,醇香可口,易于消化吸收,具有开胃、助消化、促进血液循环等功能。

4. 卤蛋　卤蛋即将新鲜鸡蛋煮熟后,剥去蛋壳浸入配制好的卤料进行卤制而得。因其所用卤料不同而具有不同名称。如用五香卤料加工的是五香卤蛋,用桂花等卤料加工的叫桂花卤蛋,用鸡肉/猪肉卤汁加工的是肉汁卤蛋,卤蛋再经熏烤的是熏卤蛋。卤蛋经过高温加工,使卤汁渗入蛋内,增进了蛋的风味。五香卤蛋常用的辅料是白糖、八角、桂皮、丁香、汾酒、甘草、酱油等。蛋入卤锅后,使卤汁慢慢地渗入蛋内即可。

5. 蛋黄酱　蛋黄酱是利用蛋黄的乳化作用,以精制植物油或色拉油、食醋、蛋黄为基本成分,添加以调味物质加工而成的一种乳化状半固体食品。它含有人体必需的亚油酸、维生素 A、维生素 B、蛋白质及卵磷脂等成分,营养价值较高,可直接用于调味佐料、面食涂层和油脂类食品。

6. 鸡蛋干　鸡蛋干是一种只改变鸡蛋形状的鸡蛋制品。它以新鲜鸡蛋为主要原料,将鸡蛋全蛋液浓缩、定型、卤制加工而制成,产品质地和色泽类似传统豆腐干。鸡蛋干在制作过程中会添加白砂糖、食用盐、酱油、山海椒、花椒、辣椒、五香粉等川味调料,既香又嫩,口感细腻。另外,该产品与鸡蛋营养成分相同,含有丰富的优质蛋白。

(二) 液蛋制品

液蛋制品(liquid egg product)是指禽蛋经打蛋去壳,将蛋液经一定处理后包装冷藏或冷冻,代替鲜蛋消费的产品。液蛋制品主要包括液态蛋与冰蛋。由于蛋液的种类不同又可分为全蛋液、蛋白液、蛋黄液、不同比例的蛋清蛋黄混合液等。

1. 液态蛋　液态蛋(liquid egg)是指新鲜禽蛋经蛋壳处理和打蛋后,将蛋液经一定处理后包装,代替鲜蛋消费的产品,可分为蛋白液、蛋黄液、全蛋液三类,可供家庭、餐馆直接使用或作为食品工厂的生产配料。液态蛋能有效地解决鲜蛋易碎、难运输、难贮藏的问题;能有效避免蛋壳的污染问题,有利于集中处理利用蛋壳和蛋残液;符合食品安全性要求,能有效解决鲜蛋的沙门菌等致病菌隐患。液态蛋

的加工工艺为:打蛋→巴氏杀菌→冷却→灌装→冷冻→包装→冷藏。全蛋和蛋黄液巴氏杀菌温度为 60~67℃,蛋白液杀菌温度为 55~57℃;巴氏杀菌后迅速冷却至 4℃ 左右灌装,保质期一般在 2~6 周左右。

2. 冰蛋 冰蛋(frozen hen eggs)指将蛋液态杀菌后装罐冷冻的蛋类产品,以搅拌过滤后的蛋液经 -30~-25℃ 急冻,中心温度低于 -18℃ 后即成,后续保藏于 -18℃ 下冷库中即可。由于液态蛋的种类不同,冰蛋相应的也分为冰全蛋、冰蛋黄、冰蛋白等产品,其加工原理、方法基本相同。在冰蛋黄的加工工艺中,为预防冻结后蛋黄黏度变化,可能添加 3%~5% 的食盐或 10% 左右的蔗糖。

(三)干燥蛋制品

干燥蛋制品简称干蛋品,是将新鲜蛋液除去水分或剩下水分很低的一类蛋制品。把食物中的水分除去使之达到很低的水平,能阻止微生物的生长和减缓化学反应速度。经干燥后的蛋制品具有体积小、质量稳定、成分均一、便于贮藏和运输等优点。根据加工方法的不同,干燥蛋制品可分为蛋粉和蛋白片两种。蛋粉又可根据种类不同分为蛋白粉、蛋黄粉、全蛋粉。

1. 蛋粉 蛋粉是以蛋液为原料,利用喷雾干燥等方法除去蛋液中的大部分水分而成的粉末,蛋粉按照生产原料不同,可分为全蛋粉、蛋黄粉、蛋清蛋白粉。

蛋粉加工一般包括拣蛋、洗蛋、消毒、喷淋、吹干、打蛋、分离、过滤、均质、巴氏杀菌、发酵、喷雾干燥等十多道生产工序,通常作为鲜蛋的替代品,其优越性主要表现在以下三个方面:①更卫生:鲜蛋经冲洗、消毒、喷淋、吹干、灭菌处理后的成品,在营养成分几乎不受破坏的情况下,可杀灭鲜蛋中 99.5% 以上的有害菌,几乎不含沙门菌,从而使后续产品的质量在生产过程中能够得到有效控制和保证。②更方便:蛋制品相对于鲜蛋,保质期长,更便于运输、贮存和配料使用。③蛋清、蛋黄分离,各取所需:通过对鲜蛋中的蛋清、蛋黄进行有效分离,分别加工成品质优良的蛋黄粉、蛋白粉、全蛋粉,用户完全可以根据产品的特点随意选择使用。

2. 蛋白片 蛋白片(albumen flakes)是指鲜鸡蛋的蛋白液经预处理、发酵、干燥等技术处理而成的薄片状制品。蛋白片的状态呈透明晶片,色泽浅黄,气味正常,无杂质。碎屑不超过 20%,水分不超过 16.0%,水溶物不得低于 79%,酸度不得超过 1.2%,没有致病菌存在。

(四)蛋内活性成分制品

蛋内活性成分制品主要包括溶菌酶、卵白蛋白、蛋黄卵磷脂、蛋清活性肽、透明质酸等。

1. 溶菌酶 溶菌酶是一种专门作用于微生物细胞壁的水解酶,又称细胞壁溶解酶,能专一地作用于肽多糖分子中 N-乙酰胞壁酸与 N-乙酰氨基葡萄糖之间的 β-1,4-糖苷键,从而破坏细菌的细胞壁,使之松弛而失去对细胞的保护作用,最终使细菌溶解死亡。

蛋清是生产溶菌酶的主要来源,特别是蛋清中外层稀液中溶菌酶含量较高。溶菌酶作为食品防腐剂应用广泛,用溶菌酶溶液处理新鲜蔬菜、水果、鱼肉等可以防腐,用溶菌酶与食盐水溶液处理蚝、虾及其他海洋食品,在冷藏条件下贮藏,可起到保鲜作用,鱼糕、糕点、酒类、新鲜水产品等也可用溶

菌酶来处理。工业上生产溶菌酶,主要是从蛋清中提取的,蛋壳也是鸡蛋清溶菌酶的来源。蛋清中提取溶菌酶有直接结晶法、离子交换法、亲和色谱法、反胶束法、超滤法等。

2. 蛋黄卵磷脂 蛋黄卵磷脂中的主成分是磷脂酰胆碱(PC),因此其生理作用也以 PC 的功能为主。据报道,PC 能抑制血清甘油三酯和总胆固醇,而提高高密度脂蛋白。

蛋黄卵磷脂由于其特有优点日益受到人们的关注,对其提取方法的研究也日益成熟,目前工业化提取方法是以有机溶剂提取为基础的,包括己醛、三氯甲烷、甲醇和乙醇,分为单一溶剂提取法和混合溶剂提取法。

3. 蛋清活性肽 蛋清寡肽主要是指通过酶解蛋清中的多种蛋白质,从而生成具有 10 个以内的氨基酸残基的小肽,通过实验发现,这种短肽具有低敏性、易消化吸收、抗氧化性、降血压等多种生理学功效,因此也被称为蛋清活性肽。

目前已在食品、药品等多个领域实现商品化,如一些代谢性胃肠道功能紊乱患者,因其消化吸收功能受损,对蛋白质的消化吸收功能降低引起负氮平衡;还有一些无法自主进食;危重患者都需补充营养。以蛋白质水解物为基料的胃肠道营养制剂在这一领域显出绝对的优势,蛋白质作为必需营养成分,以其水解物形式摄入体内,能被更有效地吸收、利用,既避免了静脉输液的麻烦,又避免了口服氨基酸引起的高渗腹泻,且费用相对较低,更易为广大患者和家属接受。

4. 透明质酸 又名玻尿酸,是一种酸性多聚黏多糖。透明质酸广泛分布于各种动物组织中,迄今为止,已在结缔组织、脐带、人血清、鸡冠、关节滑液、软骨、眼玻璃体等组织中分离得到透明质酸。

蛋壳作为蛋制品的副产物,其中的蛋壳内膜中就含有透明质酸,占湿膜重量的 0.5%~10%。因此,若以蛋壳膜作为提取透明质酸的原料,对蛋壳的深加工利用及提高产品附加值具有重要意义。目前对于透明质酸的加工和提取方法主要采用酶法。在化妆品行业,透明质酸因具有保湿、营养、润肤等作用,现已被广泛应用于膏霜、乳液、面膜、洗面奶、洗发、护发、润肤露等化妆品中。在医学领域,透明质酸因具有高度黏弹性、可塑性、渗透性、独特的流变学特性以及良好的生物相容性,是一种生物可吸收材料。

四、对人类膳食的主要贡献

据分析,每 100g 鸡蛋含蛋白质 12.8g,多为卵白蛋白和卵球蛋白,其中含有人体必需的 8 种氨基酸且含量最高(图 2-3-3),并与人体蛋白的组成极为近似,人体对鸡蛋中蛋白质的吸收率可高达 98%。

每 100g 鸡蛋含脂肪 11~15g,主要集中在蛋黄。蛋黄中含有丰富的卵磷脂、固醇类以及钙、磷、铁、维生素 A、维生素 D 及 B 族维生素,具有促进脑部发育的功能。特别是蛋黄中的铁质含量 7mg/100g,但蛋黄中的铁为非血红素铁,与卵磷脂结合存在。

蛋类的各种营养成分比较齐全,营养价值高,尽管胆固醇含量高,但适量摄入也不会明显影响血清胆固醇水平和成为引起心血管等疾病的危险因素。1 篇纳入 167 项研究(包含 3500 受试者)的系统综述,通过分析得出结果认为,

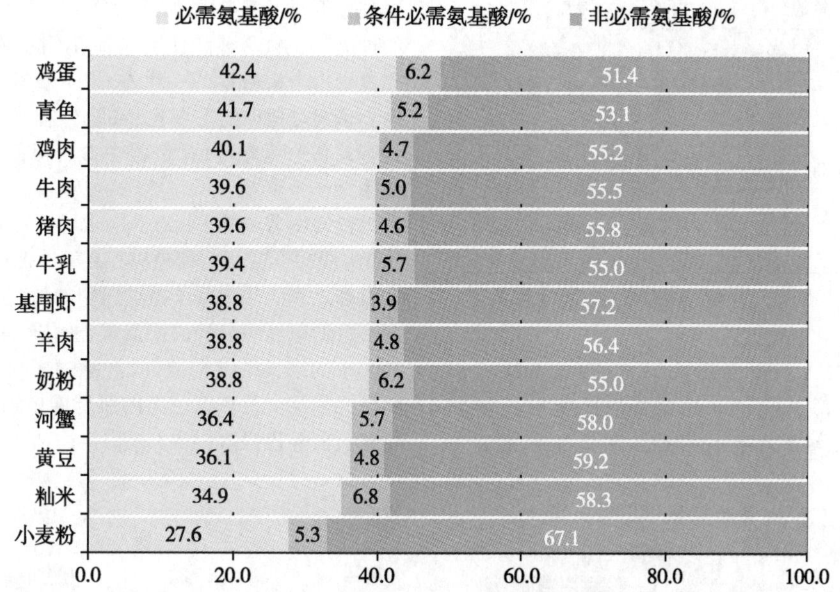

图 2-3-3　常见食物蛋白质必需氨基酸含量比

必需氨基酸/%　　条件必需氨基酸/%　　非必需氨基酸/%

食物	必需氨基酸/%	条件必需氨基酸/%	非必需氨基酸/%
鸡蛋	42.4	6.2	51.4
青鱼	41.7	5.2	53.1
鸡肉	40.1	4.7	55.2
牛肉	39.6	5.0	55.5
猪肉	39.6	4.6	55.8
牛乳	39.4	5.7	55.0
基围虾	38.8	3.9	57.2
羊肉	38.8	4.8	56.4
奶粉	38.8	6.2	55.0
河蟹	36.4	5.7	58.0
黄豆	36.1	4.8	59.2
籼米	34.9	6.8	58.3
小麦粉	27.6	5.3	67.1

每天额外摄入 100mg 膳食胆固醇(相当于每周摄入 3~4 个鸡蛋),仅使血浆胆固醇水平的升高约为 0.056mmol/L。1 篇 2013 年的 Meta 分析对 16 项研究中的 22 个独立的队列进行了系统评价认为,对一般人群而言,与从不吃鸡蛋或者每周吃少于一个鸡蛋(≤1 个/周或从不吃)相比,每天吃一个鸡蛋或者更多(≥1 个/天)与心血管疾病的发病风险无关联[HR(95% CI)为 0.96(0.88~1.05)]。

第四节　水产与水产制品

水产品与水产制品味道鲜美,营养丰富,是人们生活中不可缺少的重要食物来源。我国水域辽阔,渔业资源丰富,2017 年全国水产品总产量 6445.33 万吨,人均占有量 46.37kg。水产品与水产制品多属于高蛋白、低脂肪食品,同时还含有丰富的无机盐、维生素和碳水化合物(壳素),深受消费者的喜爱,对于提高国民营养与健康具有重要意义。本节叙述了水产与水产制品的定义、分类、营养成分与特点,以及对人类膳食的贡献和作用。

一、水产与水产制品的分类

水产品是生活于海洋和内陆水域野生和人工养殖的有一定经济价值的生物种类的统称,包括鱼类、软体动物类、棘皮动物类、甲壳动物类、藻类等。

水产制品是以水产动植物为原料,使用各种机械、物理、化学、生物学等方法,加工获得的产品。水产制品主要包括食用水产制品和其他水产制品。前者指用于人类食用的水产加工制品,按加工方式不同可分为鲜活水产品、冷冻水产品、冷藏水产品、干制水产品、发酵水产品、罐头水产品、鱼糜制品、水产调味品、功能性水产品。后者指非直接食用的水产加工制品,包括生物酶类、生物材料等。

二、鱼类的化学成分和营养特点

世界上鱼的种类约 2 万余种,我国鱼的种类约 3000 种左右,其中海水鱼约 2100 余种,可食性海水鱼约 20 种;淡水鱼约 1010 种左右,可食性淡水鱼约 200 种。是人类膳食重要的蛋白质、脂肪酸的来源。

(一)分类

鱼属于动物界(Animalia),脊索动物门(Chordata),脊椎动物亚门(Vertebrata),鱼纲(Pisce)。鱼纲分为软骨鱼纲(Chondrichthyes)、硬骨鱼纲(Osteichthyes)和圆口纲(Cyclostomata)(少见),常见种类分别如鲨鱼(Mustelus manazo)、鲤鱼(Cyprinus carpio)和七鳃鳗(Lampetra japonicum)。根据生活的水域环境的不同则分为海水鱼、淡水鱼和两合鱼(表 2-3-15);根据其生活环境的温度,可食用的鱼类可分为温水鱼和冷水鱼(表 2-3-16)。

表 2-3-15　鱼的分类(根据生活的水域环境)

分类		常见种类	分布地区
海水鱼	深海鱼	带鱼(Trichiurus haumela)	各沿海省份均有分布
		远东拟沙丁鱼(Sardinops melanostictus)	
		大眼金枪鱼(Thunnus obesus)	日本
		鲈鱼(Lateolabrax japonicus)	日本
	浅海鱼	黄花鱼(Larimichthys)	福建
		石斑鱼(Epinephelussp)	浙江、福建、广东
		比目鱼(Pleuronichthys cornutus)	河北
淡水鱼		鲢鱼(Hypophthalmichthys molitrix)	分布在全国各大水系
		草鱼(Ctenopharyngodon idellus)	黑龙江、广西
		鲫鱼(Carassius auratus)	江苏、辽宁
		鲤鱼(Cyprinus carpio)	分布在全国各大水系
两合鱼		大马哈鱼(Oncorhynchus keta)	山东半岛

引自:鲁中石.鱼 全世界 300 种鱼的彩色图鉴(白金版).北京:中国华侨出版社,2012.

朱蓓薇,曾名湧.水产品加工工艺学.北京:中国农业出版社,2011.

表 2-3-16　鱼的分类（根据生活环境的温度）

分类		常见种类	分布区域
温水鱼	海水鱼	带鱼（*Trichiurus haumela*）	各沿海省份均有分布
	淡水鱼	黄花鱼（*Larimichthys*）	福建
冷水鱼	海水鱼	鳕鱼（*Gadus*）	北极
	淡水鱼	虹鳟（*Oncorhynchus mykiss*）	新疆、青海

引自：朱蓓薇，曾名湧. 水产品加工工艺学. 北京：中国农业出版社，2011.

（二）基本结构

鱼类躯体由头部、躯干部（鳃盖骨后缘至肛门的部分）、尾部（肛门至尾鳍开始部分）和鳍四部分组成，肌肉主要分布于躯干部和尾部（图 2-3-4）。鱼体肌肉的含量因鱼的种类、大小、季节和性别等有所不同，但大部分成鱼的肌肉含量占全鱼质量的一半左右，一般都在 40%~60% 范围内。鱼肉是鱼体的主要食用部位，鱼子、鱼鳔等也可食用，且有较高的营养价值，鱼胆中含有有毒的胆汁毒素，一般不食用。

鱼肉由普通肉（ordinary muscle）和棕色肉（dark muscle）组成（图 2-3-5），棕色肉存在于体侧线的表面及背侧部和腹部之间。鱼肉属于横纹肌中的骨骼肌，与畜肉不同，是由多数的肌隔膜分开的肌节重叠而成。肌节由直径为 $50\sim250\mu m$ 的细长纤维构成，肌纤维中多数为肌原纤维，呈明暗模样相互交替。棕色肉的肌纤维稍细，富含血红蛋白和肌红蛋白等色素蛋白质。

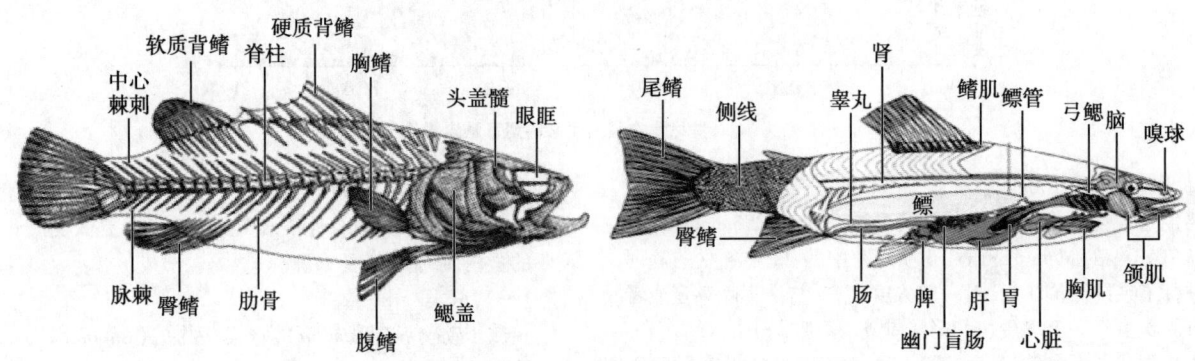

图 2-3-4　鱼的组织结构
摘自：鲁中石. 鱼 全世界 300 种鱼的彩色图鉴（白金版）. 北京：中国华侨出版社，2012.

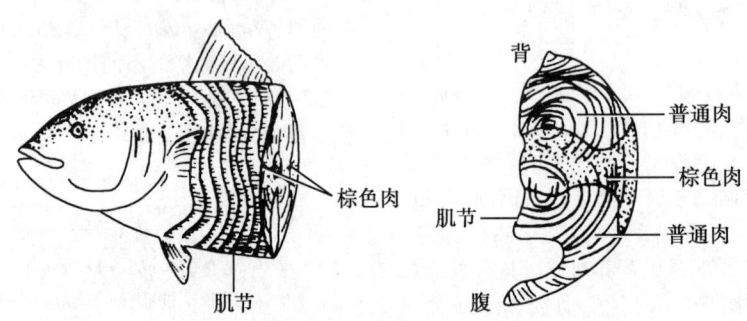

图 2-3-5　鱼肉中普通肉和棕色肉的分布
摘自：朱蓓薇，曾名湧. 水产品加工工艺学. 北京：中国农业出版社，2011.

鱼肉中棕色肉的多少因鱼种而异。一些运动性强的洄游性鱼类，如金枪鱼的普通肉中因含有相当多的肌红蛋白和细胞色素等色素蛋白质，鱼肉呈红色。色素蛋白质含量的不同而导致鱼肉呈现出不同程度的红色，色素蛋白质含量高的鱼被称为红肉鱼（如金枪鱼）；色素蛋白质含量较低，肉色较浅的称为白肉鱼（如真鲷）。

（三）化学成分和营养特点

鱼类是一种高蛋白、低热量的食物来源，其可食用部分为 55%~65%，水分含量为 70%~80%。

1. 蛋白质和脂肪　鱼肉中蛋白质，按其对中性盐的溶解性，可以分为水溶性（指肌浆蛋白，含量为 20%~50%）、盐溶性（指肌原纤维蛋白，含量为 50%~70%）及不溶性（指肌基质蛋白，含量<10%）三种蛋白质组分。鱼肉中肌原纤维蛋白含量丰富，肌基质蛋白含量远低于陆产动物，所以鱼肉组织比陆产动物柔软。鱼肉中粗蛋白含量约 17%~20%，蛋白中氮含量约 2%~3%，富含许多易于消化吸收的优质蛋白质，氨基酸组成优于牛肉或奶酪。烹调过程会造成蛋白质的流失，鱼肉蛋白质的烹调损失率为 15%，低于牛肉的蛋白质损失率。

相对于蛋白质含量，鱼肉中的脂肪含量低于一般动物性食品，但其中 n-3 系列的多不饱和脂肪酸含量相当丰富，占总脂肪酸含量的 9%~45%。鱼的种类不同，脂肪含量变化较大，脂肪含量少于 5% 的为少脂鱼（鳕鱼、鲽鱼），1%~5% 的为中脂鱼（大黄鱼、白鲢鱼），5%~15% 的为多脂鱼（带鱼、沙丁鱼），大于 15% 的为特多脂鱼（金枪鱼）。

鱼肉中的碳水化合物主要为糖原，通常含量在 10% 以下,除了糖原之外,鱼体内还含有黏多糖类。

2. 维生素和矿物质 鱼肉中含有维生素 A 和维生素 E,其中维生素 E 含量大多低于 3%,低于维生素 A 的含量,鱼肉中的磷、钾含量较高,锌、铁、铜、锰的含量较低,每 100g 鱼肉中含有磷 150~300mg,钾 200~30mg,铜、锌、镁、铁、低于 3mg,钙的含量为 40~80mg,镁的含量为 30mg 左右,硒的含量略低于镁的含量,鱼油和鱼肝油是脂溶性维生素 A、维生素 D 的重要来源,也是维生素 E(生育酚)的一般来源。

3. 呈味物质 鱼类的气味大致可以分为生鲜品的气味、加工过程中的香气以及贮藏过程中的臭气。一般认为,鱼类气味有关的挥发性物质主要有胺类(含氮化合物)、酸类、羰基化合物、含硫化合物以及烃、醇、酚等化合物。与鱼类呈味相关的物质主要包括游离氨基酸、低肽、核苷酸、有机碱、糖类及无机盐等。

三、软体动物类化学成分和营养特点

贝类属软体动物门(*Mollusca*),现存种类 11.5 万种(其中化石种类 3.5 万种),仅次于节肢动物,为动物界第二大门类。我国贝类以海水养殖贝类为主,能形成规模海水养殖的贝类现有 20 多种,包括牡蛎、鲍、螺、扇贝、贻贝等。据 2018 中国渔业统计年鉴统计,2017 年我国贝类产量 1458.61 万吨,其中海水养殖产量为 1437.13 万吨。

(一)常见贝类

贝类有多种,常见的有毛蚶、蛤蜊、牡蛎、文蛤以及经济价值高的鲍鱼等。

1. 分类 依据软体动物的体质是否对称,以及贝壳、鳃、外套膜和神经等方面不同分为 7 个纲,分别为无板纲(*Aplacophora*)、单板纲(*Monoplacophora*)、多板纲(*Polyplacophora*)、掘足纲(*Scaphopoda*)、腹足纲(*Gastropoda*)、瓣鳃(双壳)纲(*Lamellibranchia*)和头足纲(*Cephalopoda*)。其中常见的贝类有瓣鳃(双壳)纲、腹足纲。不同纲贝类的贝壳数量、形状均有不同(表 2-3-17)。

表 2-3-17 常见贝类的种类和分布

种类	生物学分类	分布省份
虾夷扇贝(*Patinopecten yessoensis Jay*)	瓣鳃纲(双壳)	辽宁、山东
牡蛎(*Ostrea gigas thunberg*)		福建
鲍鱼(*Abalone*)	腹足纲(单壳)	辽宁
海螺(*Busycon canaliculatu*)		台湾

引自:朱蓓薇.海珍品加工理论与技术的研究.北京:科学出版社,2010.

2. 基本结构 贝类身体柔软,左右对称,不分节,由躯体、外套膜、贝壳、消化系统、体腔和循环系统、呼吸器官、排泄器官、神经系统 8 个部分组成。内脏团位于身体背部,包括心脏、肾脏、胃、肠、消化腺和生殖腺等内脏器官;外套膜包被于身体的外面,系由内外两层表皮及其间的结缔组织、少许肌肉组成;消化系统分为口、胃、肠、肛门;外套膜和贝壳都是贝类的保护器,图 2-3-6 和图 2-3-7 以鲍鱼和贝壳为例说明。

贝类的可食部位和整贝间的质量之比,因贝的种类、贝体大小、季节等存在差异(表 2-3-18)。

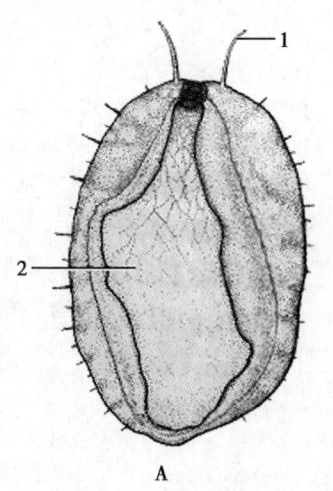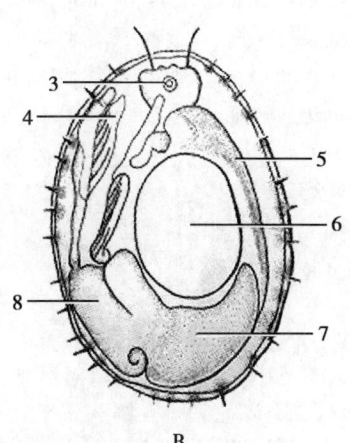

图 2-3-6 鲍鱼的主要内部构造
A. 正面;B. 反面
1. 头触角;2. 足;3. 口;4. 鳃;5. 外套膜;6. 右壳肌;7. 生殖腺;8. 胃
摘自:朱蓓薇.海珍品加工理论与技术的研究.北京:科学出版社,2010.

表 2-3-18 常见贝类的质量组成/%

部位\品种	鲍鱼	贻贝	杂色蛤	毛蚶	牡蛎	文蛤	栉孔扇贝
可食用部位	70~80	20~40	20~45	18~24	10~20	16~24	35~44
贝壳	20~30	35~47	45~50	70~76	78~85	70~80	48~52
外套膜	—	20~25	20~25	6~8	5~8	3~6	9~12

引自:章超桦,秦小明.贝类加工与利用.北京:中国轻工业出版社,2014.

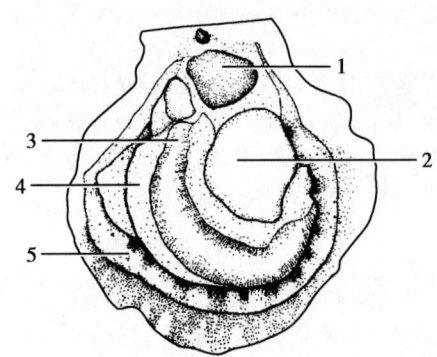

图 2-3-7 扇贝的主要内部构造
1. 中肠腺；2. 闭壳肌；3. 鳃；4. 生殖腺；5. 外套膜
摘自：朱蓓薇.海珍品加工理论与技术的研究.北京：科学
出版社，2010.

3. 化学成分和营养特点 水产贝类蛋白质含量高，必需氨基酸种类齐全，数量均衡，易吸收，属于优质蛋白源，除此之外，还含有脂肪、碳水化合物、维生素、无机盐类和挥发性成分组成等，常见贝类的主要化学成分见表 2-3-19。与水产鱼类相似，水产贝类的大部分蛋白质含量在 15% ~ 25%，占干物质的 60% ~ 90%。贝类的肌肉蛋白根据溶解度差异分为水溶性蛋白（主要为肌浆蛋白）、盐溶性蛋白（主要为肌原纤维蛋白）和水不溶性蛋白（主要为肌质蛋白）。还可以简单分为细胞内蛋白和细胞外蛋白；水产贝类的脂质组成分为甘油酯（包括甘油和不同类型脂肪酸形成的重型脂质混合物）和非甘油酯成分（包括固醇、烃类、高级醇及蜡等）；挥发性物质主要有挥发性羰基化合物、挥发性胺类化合物、醛酮类化合物等，这与气味有关；贝类体内含有的糖主要为糖原，而且许多贝类多糖具有生物活性；

表 2-3-19 常见贝类的主要化学组成（以每 100g 可食部分计）

种类	水分/g	蛋白质/g	脂肪/g	总糖/g	灰分/g	钙/mg	磷/mg	铁/mg	锌/mg	VA（国际单位）	核黄素/mg	备注
牡蛎	82	5.3	2.1	8.2	2.4	131	115	7.1	9.39	27	0.13	
扇贝	84.2	11.1	0.6	2.6	1.5	142	132	7.2	11.69	—	0.10	山东
贻贝	79.9	11.4	1.7	4.7	2.3	63	197	6.7	2.47	73	0.22	
文蛤	84.2	10.4	0.9	1.9	2.6	140	110	5.1		10	0.3	
蛤蜊	84.1	10.1	1.1	2.8	1.9	133	128	10.9	2.38	21	0.13	
杂色蛤蜊	87.7	7.5	2.2	0.7	1.9	177	161	12.7	5.13		0.21	山东
杂色鲍	77.5	12.6	0.8	6.6	2.5	266	77	22.6	1.75	24	0.16	山东
蛏子	88.4	7.3	0.3	2.1	1.9	134	114	33.6	2.01	59	0.12	
泥蚶	81.8	10.0	1.0	6.0	1.4	59	103	11.4	11.59	6	0.07	福建
东风螺	70.7	19.8	1.0	4.5	4.0	55	140	3.3	2.21	2	1.02	福州
红螺	68.7	20.2	0.9	7.6	2.6	539	152	5.3	3.34	50	0.46	山东
田螺	82.0	11.0	0.2	3.6	3.2	1030	93	19.7	2.71	—	0.19	上海
河蚌	85.3	10.9	0.8	2.3	0.7	248	305	26.6	6.23	2.43	0.18	
河蚬	88.5	7.0	1.4	1.7	1.4	39	127	11.4	1.82	37	0.13	福州

引自：杨月欣.第 2 册中国食物成分表(04).北京：北京大学医学出版社，2014.

贝类含有多种人体所需维生素，但贝肉中维生素 A 含量较少，维生素 D 和生物素含量较高。

（二）头足类

1. 分类 头足类属无脊椎动物中的软体动物门(Mollusca)、头足纲(Cephalopoda)。现生头足纲包括鹦鹉螺亚纲(Nautiloidea)和鞘亚纲(Coleoidea)，两个亚纲下分 8 个目、6 个亚目、46 个科、13 个亚科、147 个属、756 种。头足类是温、热带海域主要经济水产品之一，被视为世界海洋食用蛋白的后备力量，资源十分丰富。据 2018 中国渔业统计年鉴统计，2017 年全国头足类产量达 61.66 万吨。几种常见经济头足类如表 2-3-20 所示。

2. 基本结构 头足类动物两侧对称，分为头部、足部和胴部三部分。头部和躯干部发达。长得很明显的足在位于头的前方，环形排列，神经系统高度发达，有软骨保护，多数种类有墨囊。两侧具有发达的大眼睛，中央有口，口内有角质的颚片，口的周围环列着一圈能够用来捕食其他动物的腕。以中国枪乌贼为例，其形态结构如图 2-3-8 所示。

3. 化学成分和营养特点 胴体是头足类生物的最大

表 2-3-20 中国几种主要经济头足类

种类	生物学分类	分布省份
中国枪乌贼(Lollgo chinensis)	枪形目、枪乌贼科	福建南部、台湾、广东和广西近海
剑尖枪乌贼(Loligo edulis Hoyle)	枪形目、枪乌贼科	东海
金乌贼(Sepia esculenta)	十腕目、乌贼科	沿海各地均有分布，以黄渤海产量最多
太平洋褶柔鱼(Todarodes pacificus)	枪形目、柔鱼科	东海海域、黄海北部
鸢乌贼(Symplectoteuthis oualaniensis)	枪形目、柔鱼科	主要分布东海、南海、台湾省

引自：朱蓓薇.海珍品加工理论与技术的研究.北京：科学出版社，2010.
宋海棠，丁天明，徐开达编著.东海经济头足类资源.北京：海洋出版社，2009.

组成部分，蛋白质含量高，氨基酸种类齐全。头足类动物不但富含蛋白质、钙、磷、铁，以及钙、硒、碘、锰等微量元素，还含有丰富的 DHA、EPA 等高度不饱和脂肪酸。头足类动物的活性物质(如鱿鱼墨黑色素)具有抗肿瘤、降血压和血脂、免疫调节、抗氧化、抗疲劳等功能特性。常见头足类化学组成见表2-3-21。

四、棘皮动物类化学成分和营养特点

棘皮动物类常指海参、海胆、海棒槌等,这类动物全部为海生,身上一般带有刺、棘或疣,是海洋中重要的底栖动物。目前,世界现存种类约5700种。

(一)海参

1. 分类 海参(holothurian)在生物学分类上属于棘皮动物门(Echiondermata),海参纲(Holothuroidea),是海洋中常见的无脊椎动物。海参种类很多,已发现有1100余种,但可供食用的约有40种。其中我国海域约有140余种,可食用的约20余种。海参所属5个目,分别为楯手目(Aspidochirotida)、平足目(Elasipodida)、枝手目(Dendrochirotida)、芋参目(Molpadida)和无足目(Apodida),其中可食用海参多属于楯手目(表2-3-22)。

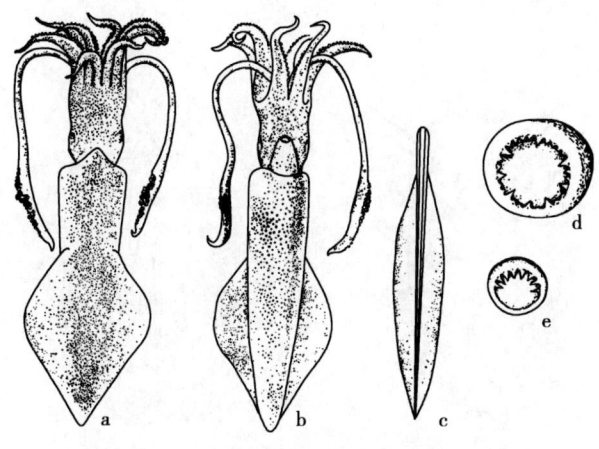

图 2-3-8 中国枪乌贼外部形态与内部构造
a. 雌体背面;b. 雌体腹面;c. 内壳;d. 触腕穗大吸盘;
e. 腕吸盘
摘自:董正之. 世界大洋经济头足类生物学. 济南:山东科学技术出版社,1991.

表 2-3-21 常见头足类的主要化学组成(注:以每100g可食部分计)

种类	热量/kcal	蛋白质/g	脂肪/g	碳水化合物/g	镁/mg	钙/mg	磷/mg	铁/mg	锌/mg	维生素E/mg	维生素B_2/mg	胆固醇/mg
乌贼(鲜)[鱿鱼,台湾枪乌贼,枪乌贼]	84	17.4	1.6	0	42	44	19	0.9	2.38	1.68	0.06	268
鱿鱼(干)[台湾枪乌贼]	313	60	4.6	7.8	192	87	132	4.1	11.24	9.72	0.13	871
墨鱼[曼氏无针乌贼]	83	15.2	0.9	3.4	39	15	165	1	1.34	1.49	0.04	226
墨鱼(干)[曼氏无针乌贼]	287	65.3	1.9	2.1	359	82	413	23.9	10.02	6.73	0.05	316
章鱼(八爪鱼)[八角鱼]	135	18.9	0.4	14	50	21	63	0.6	0.68	1.34	0.06	0
章鱼[真蛸]	52	10.6	0.4	1.4	42	22	106	1.4	5.18	0.16	0.13	114

引自:杨月欣. 第2册中国食物成分表(04). 北京:北京大学医学出版社,2014.

表 2-3-22 中国主要可食用海参各种类分布

种类	生物学分类	分布	种类	生物学分类	分布
刺参(Stichopus japonicus)	楯手目、刺参科	辽宁、山东、河北等地	白底辐肛参(Actinopyga mauritiana)	楯手目、海参科	海南岛、西沙群岛
花刺参(Stichopus variegatus)	楯手目、刺参科	西沙群岛、海南岛、雷州半岛沿岸浅海	长尾蝶参(Psychropotes longicauda)	平足目	南海
糙花参(Stichopus horrens)	楯手目、刺参科	台湾、海南岛、西沙群岛	刺瓜参(Cucumaria, echinatav, Marenzeller)	枝手目	福建、广东沿海
绿刺参(Stichopus chloronotus)	楯手目、刺参科	海南岛、西沙群岛	海棒槌(Paracaudina chilensis)	芋参目	辽宁、广东
梅花参(Thelenota ananas)	楯手目、刺参科	海南、广东、西沙群岛	海地瓜(molpadioides)	芋参目	山东、海南岛
黑乳参[Holothuria (Microthele) mobilis]	楯手目、海参科	海南、海南岛、西沙群岛	纽细锚参(Leptosynapta inhaerens)	无足目	山东、美洲大西洋和太平洋
蛇目白尼参(Bohadschia argue)	楯手目、海参科	海南岛、西沙群岛	棘刺锚参(Protankyra bidentata)	无足目	渤海沿岸;朝鲜半岛、日本、菲律宾
玉足海参(Holothuria leucospilota)	楯手目、海参科	福建、西沙群岛			

引自:朱蓓薇. 海珍品加工理论与技术的研究. 北京:科学出版社,2010.

2. 基本结构　绝大多数海参的体形呈扁平圆筒状,两端稍细,体分背、腹两面,具有辐射及左右对称结构(图2-3-9)。海参背部略隆起,具有圆锥状肉刺,又称为疣足,其腹面较平坦,有密集的管足,管足呈空心状,末端有吸盘,是海参的附着器官和运动器官。口在前端,肛门在后端,触手在口的周围,有10~30个,常为5的倍数。体前端背部,距头部约2cm处,有一凹陷孔,为生殖孔,在非生殖季节,生殖孔常常难以看清。从构造来分,海参可分为体壁和内部结构(图2-3-10),体壁柔软、富含胶质,是食用的主要部分,该部分由皮层、肌肉层和体腔膜组成,其中皮层由角质层、上皮、结缔组织和无数小型骨片构成,皮层里面是肌肉层,由环肌和纵肌组成,体腔膜在环肌和纵肌之下,附在体腔表面,体腔内有体腔液;内部结构构造复杂,咽部有石灰环和收缩肌,石灰环是一个膨大、不透明的球状体,用于支持咽部、保护消化道。收缩肌的收缩常把触手及翻颈部完全吸收至体内。另外海参具有完整的水管系统、呼吸系统、消化系统、循环系统、生殖系统及神经系统。

3. 化学成分和营养特点　海参具有高蛋白质、低脂肪的特点,含有多种人体所需的微量元素,并含有酸性黏多糖、皂苷及糖脂等特殊成分,对人体具有营养、滋补作用。海参体壁作为主要的可食部分,以胶原蛋白为主;海参中碳水化合物以多糖为主,主要存在于海参的体壁及内脏中;海参中脂肪含量较低,新鲜海参体壁中脂肪含量约为0.2%;海参中含有18种氨基酸,其中精氨酸含量很高,可改善脑神经传导作用;海参含有的活性物质皂苷可用于抗癌药物的研究和开发;海参中也含有钙、铁、碘等10余种矿物质以及维生素B_1、维生素B_2等多种维生素。

海参中含有的自溶酶,使海参正常生命活动变得紊乱时,产生强烈的自溶现象。因此,在海参加工过程中要考虑两方面因素,一方面要调整环境因素,减缓或抑制海参体壁蛋白质的降解作用,减少海参品质的降低;另一方面要激活

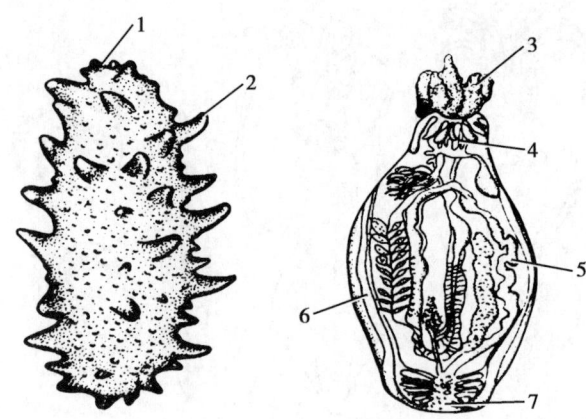

图2-3-9　海参外部形态与内部构造
1. 口;2. 疣足;3. 触手;4. 石灰环(喉壁);5. 肠道;6. 收缩肌;7. 肛门
摘自:朱蓓薇.海珍品加工理论与技术的研究.北京:科学出版社,2010.

自溶酶,促进其降解作用,用于制备海参活性多肽等生理活性物质。

(二)海胆

1. 分类　海胆在动物系统分类学上属于棘皮动物门(*Echinodermata*)、游在亚门(*Eleutherozoa*)、海胆纲(*Echinoidea*)。目前国内比较常见的分类方法主要有两种,一种是根据海胆的外形将海胆分为正形海胆类和歪形海胆类,再根据其他方面的特征分为若干个目及科。另一种是以海胆的外部形态特征为主要分类依据,将海胆纲分为三个目,即正形目(*Centrochinoida*)、楯形目(*Clypeasteroida*)和心形目(*Spatangoida*)。

全世界现有海胆种类繁多,约850种,但可食用的种类较少,目前已被开发利用并形成一定规模的仅30种左右,全部为正形海胆大中型可食用的种类。海胆主要生活在浅

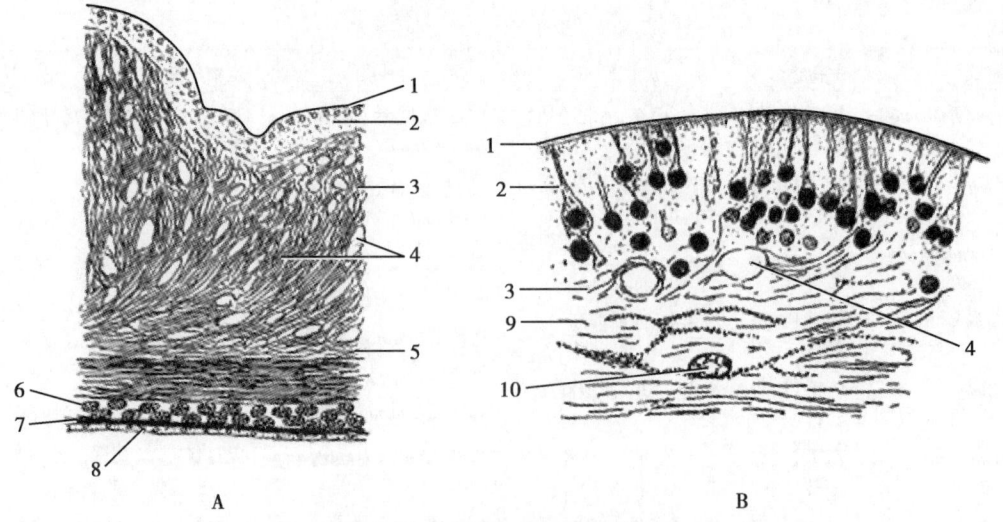

图2-3-10　海参体壁结构
A. 海参体壁的切面图;B. 海参上皮的扩大观察
1. 角质层;2. 上皮;3. 真皮的外层疏松结缔组织;4. 骨片腐蚀后留下的空洞;5. 真皮层的密集组织;6. 充有体腔细胞的空隙;7. 环肌层;8. 体腔衬里上皮组织;9. 色素细胞;10. 体腔细胞
摘自:Hyman L H. The invertebrates:Echinodermata. New York:McGraw-Hill Press,1955.

海的岩礁、砾砂石等海底,我国现存海胆的种类约100种,其中能形成生产规模的经济种类仅3~5种,在我国沿海有广泛的分布,如表2-3-23所示。

表2-3-23 中国海胆各种类分布

种类	分布省份
光棘球海胆(*Strongylocentrotus nudus*)	辽宁、山东
紫海胆(*Anthocidaris crassispina*)	广东、福建、浙江
马粪海胆(*Hemicentrotus pulcherrimus*)	辽宁、河北、山东、广东、福建、台湾
虾夷马粪海胆(*Strongylocentrotu intermedius*)	辽宁、山东(引进种)
海刺猬(*Glyptocidaris crenularis*)	辽宁
白棘三列海胆(*Tripneustes gratilla*)	广东、海南及中国台湾省

引自:朱蓓薇.海珍品加工理论与技术的研究.北京:科学出版社,2010.

2. 基本结构 海胆呈半球形或近似于半球形,呈两侧对称及五辐射对称结构,形如刺猬(图2-3-11)。海胆的外壳是由许多连接紧密、排列规则、被称为壳板的多角形小型石灰质小片构成。构成外壳的壳板数量可达上千片,有些种类高达3000片以上。多数壳板上都生有若干个称为疣的圆丘状小突起,棘着生于疣上。海胆的外壳内有一很大的空腔,称为体腔。在体腔内充满体腔液,体腔液中含有许多无色细胞,可游走于各个组织器官之间,具有营养输送、协助排泄等功能。体腔隔膜将体腔分成若干个小部分,分别形成食管腔、围肛腔及生殖腔等。海胆的大部分组织器官,如消化系统、神经系统、循环系统、步管系统及生殖系统等都包含在体腔内部。

海胆为雌雄异体,在外观上很难区分。海胆的生殖腺紧贴在壳内侧,呈纺锤状。生殖腺通常为黄色、橘黄色、土黄色或白色等,雄性个体的性腺色淡,偏白。精液呈乳白色,排出时呈线状,后散开呈白色雾状;卵呈黄色,排出后呈颗粒线状。正形海胆有生殖腺5对,成熟良好的海胆,生殖

腺可膨大到几乎充满整个体腔。生殖腺是海胆的主要食用部分。

3. 化学成分和营养特点 海胆可食部分为生殖腺,也称海胆黄。我国的主要海胆的生殖期在5~7月份,在此季节生殖腺指数较高。海胆黄的组成成分受季节影响波动较大。研究发现,该季节辽宁所产的三种海胆——光棘球海胆(大连紫海胆,*Strongylocentrotus nudus*)、虾夷马粪海胆(中间球海胆,*Strongylocentrotus intermedius*)及黄海胆(海刺猬,*Glyptocidaris crenularis*)均含有丰富的蛋白质、脂肪及碳水化合物(表2-3-24)。此外,海胆黄中还含有类胡萝卜素、多糖及各种微量元素等对人体有益的营养成分。现代研究发现,海胆黄含有大量动物性腺特有的结构蛋白、卵磷脂等生物活性物质,具有雄性激素样的作用。

表2-3-24 海胆黄的基本成分组成

成分	种 类		
	光棘球海胆	虾夷马粪海胆	黄海胆
水分/%	74.9	70.8	76.5
粗蛋白质/%	11.1	13.3	11.0
粗脂肪/%	7.1	5.0	4.4
碳水化合物/%	5.3	5.6	4.6
灰分/%	1.5	2.1	2.4

引自:朱蓓薇.海珍品加工理论与技术的研究.北京:科学出版社,2010.

五、甲壳类动物的化学成分和营养特点

甲壳类动物包括虾类、蟹类及鳃足亚纲、介形亚纲动物等,尤其是虾、蟹等甲壳动物营养丰富,味道鲜美,在日常的食用和加工中应用广泛。

(一)分类

虾在生物学中隶属于节肢动物门(*Arthropoda*)、甲壳亚门(*Crustacea*)、软甲纲(*Malacostraca*)、十足目(*Decapoda*)。目前已发现的虾有2000多个品种,我国目前较常见的可食用虾包括对虾、九节虾、蚕虾、虾蛄、河虾、白虾等。蟹隶属于节肢动物门(*Arthropoda*),甲壳纲(*Crustacea*),十足目(*Decapoda*),爬行亚目(*Reptantia*),短尾下目(*Brachyura*)。

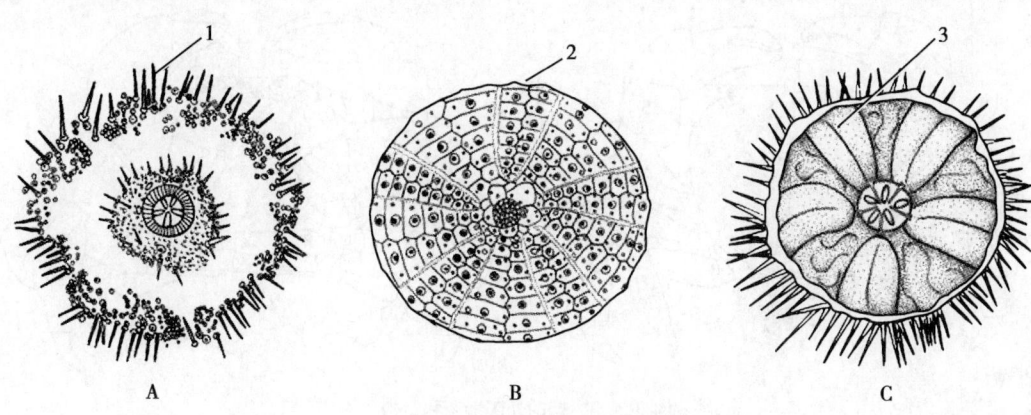

图2-3-11 海胆的外部形态和内部构造
A.口面;B.反口面;C.内部构造
1.棘;2.疣;3.性腺(海胆黄)
摘自:朱蓓薇.海珍品加工理论与技术的研究.北京:科学出版社,2010.

世界上约有蟹类 4700 种,中国约有 800 种。蟹类因分布的地理位置不同,分为淡水蟹与海蟹。中国淡水蟹类约有 300 种,其中可食用蟹类以中华绒螯蟹为主,著名的大闸蟹就是其中一种。我国海蟹约有 600 种,其中可食性蟹类主要为花蟹、青蟹和梭子蟹。常见可食用虾、蟹的种类分布(表 2-3-25)。

表 2-3-25 常见可食用虾蟹的种类分布

种类	生物学分类	分布地区
对虾(*Faroily penaeidae*)	对虾属	东、南海或台湾、香港等亚热带海域
真虾(*Eucarida calman*)	真虾目	浅海、淡水水域,黄海
龙虾(*Spiny lobster*)	龙虾属	江苏、江西、湖北部分地区
锯缘青蟹(*Scylla serrate*)	青蟹属	南海、东海
梭子蟹(*Portunus trituberculatus*)	海蟹属	南海、东海、黄渤海
中华绒螯蟹(*Eriocheir sinensis H. MilnEdwards*)	绒螯蟹属	江苏、辽宁等

引自:王红勇,姚雪梅.虾蟹生物学.北京:中国农业出版社,2007.

(二) 基本结构

1. 虾 虾的可食用部分为虾肉,下腹有适于游泳的游足,头胸甲呈圆柱形,触角往往都很长,在个别品种上甚至能超过其体长的两倍(图 2-3-12)。

虾的外骨骼有石灰质,分头胸和腹两部分。头胸由甲壳覆盖。腹部由七节体节组成。头胸甲前端有一尖长呈锯齿状的额剑及一对能转动带有柄的复眼。虾以鳃呼吸,鳃位于头胸部两侧,为甲壳所覆盖。虾的口在头胸部的底部。头胸部有两对触角,负责嗅觉、触觉及平衡,亦有由大小颚组成的咀嚼器。头胸部还有三对颚足,帮助把持食物,有五对步足,主要用来捕食及爬行。腹部有五对游泳肢及一对粗短的尾肢。尾肢与腹部最后一节合为尾扇,能控制虾的游泳方向。

2. 蟹 蟹类身体分成头、胸、腹三部分(图 2-3-13)。头胸部盖以甲壳,腹部扁平。紧贴于胸的腹部因形态结

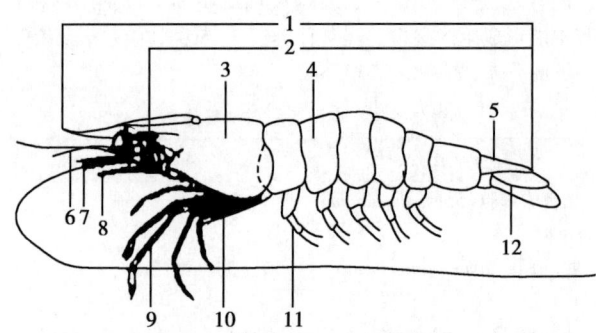

图 2-3-12 虾的外部形态和结构

1. 全长;2. 体长;3. 头胸部;4. 腹部;5. 尾节;6. 第一触角;7. 第二触角;8. 第三颗足;9. 第三步足(螯状);10. 第五步足(爪状);11. 游泳足;12. 尾节虾类外部形态图
摘自:王红勇,姚雪梅.虾蟹生物学.北京:中国农业出版社,2007.

构各异,可辨雌雄,腹部成三角形状为雄性,圆形状则为雌性。螃蟹中不可食性部位为蟹胃(淡黄色三角包状,位于蟹黄中),蟹腮(灰白色眉毛状,位于蟹腹部),蟹心(白色片装,位于黄膏与黑色膜衣之间),蟹肠(黑色长条状,位于蟹黄、蟹肉处)。螃蟹除上述脏器外,其余部分中的肉组织均可食用,并且母蟹有味道鲜美的蟹黄,公蟹则有洁白的蟹膏。

(三) 化学成分和营养特点

虾和蟹都是蛋白质含量丰富、营养价值很高的食物,其脂肪含量较低,且多为不饱和脂肪酸。虾中含有丰富的镁,对心脏活动具有重要的调节作用,能很好地保护心血管系统;其富含的磷、钙,对小儿、孕妇尤有补益功效。蟹类含有多种维生素,维生素 B_2 的含量是畜肉类的 5~6 倍。维生素 B_1 及磷的含量比一般鱼类高出 6~10 倍。除此之外,河蟹肌肉部分含有 10 余种游离氨基酸,其中谷氨酸、脯氨酸和精氨酸含量高于一般动物性食物。甘味是甲壳类食品特有的风味,主要来自于肌肉中的甘氨酸、丙氨酸、脯氨酸、甜菜碱等甜味成分,其中主体呈味成分为甘氨酸。常见虾类、蟹类的基本营养成分见表 2-3-26 和表 2-3-27。

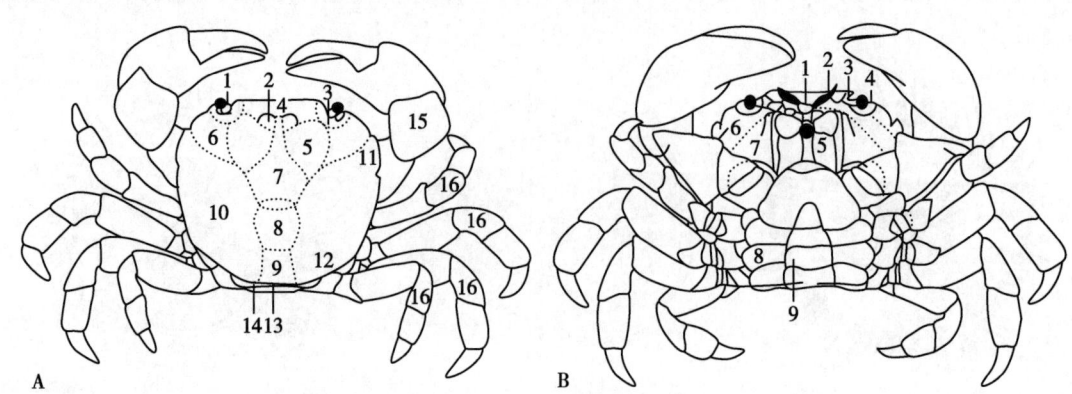

图 2-3-13 蟹的外部形态和结构

A. 背面图解:1. 眼柄;2. 前胃区;3. 眼区;4. 额区;5. 侧胃区;6. 肝区;7. 中胃区;8. 心区;9. 肠区;10. 鳃区;11. 前侧缘;12. 后侧缘;13. 后缘;14. 腹节;15. 大螯;16. 步足。

B. 腹部图解:1. 口前部;2. 第一触角;3. 第二触角;4. 下眼区;5. 第三颚足;6. 下肝区;7. 颊区;8. 胸部腹甲;9. 腹部(雄性)

摘自:王红勇,姚雪梅.虾蟹生物学.北京:中国农业出版社,2007.

表 2-3-26 虾的营养价值(100g 虾中的营养素含量)

营养素种类	含量	营养素种类	含量
碳水化合物	2.8g	铁	1.5mg
蛋白质	18.6g	锌	2.38mg
脂肪	0.8g	硒	33.72mg
烟酸	1.7mg	磷	228mg
维生素 A	15μg	钠	165.2mg
维生素 B$_1$	0.01mg	镁	46mg
维生素 B$_2$	0.07mg	钾	215mg
维生素 D	0.1mg	铜	0.44mg
维生素 E	0.62mg	锰	0.27mg
钙	62mg	胆固醇	193mg

引自:孙志慧.食物营养速查全书.天津:天津科学技术出版社,2013.

杜荷.食物营养安全与国民健康.北京:军事医学科学出版社,2013.

张家林.第一营养全书.北京:中医古籍出版社,2006.

王红勇,姚雪梅.虾蟹生物学.北京:中国农业出版社,2007.

表 2-3-27 每 100g 螃蟹可食性部分的基本营养成分

成分	种 类	
	河蟹	海蟹
热量	431kJ	397.7kJ
蛋白质	17.5g	13.8g
脂肪	2.6g	2.3g
碳水化合物	2.3g	4.7g
膳食纤维	0g	0g

引自:杨月欣.第 2 册中国食物成分表(04).北京:北京大学医学出版社,2014.

除此之外,虾蟹中存在各种活性物质,如虾青素具有抗肿瘤、抗氧化、预防癌症、增强免疫力的功效。虾、蟹等甲壳类动物的外壳含有大量的壳多糖和甲壳胺,具有免疫活化作用,能够防止癌细胞转移、改善糖尿病、增加肠内有益菌等。

六、藻类的化学成分和营养特点

(一)分类

藻类并不是一个自然分类群,其包含的物种繁多,目前已知约有 2100 属、3 万种左右,分布的地域极广,从热带到两极,凡潮湿的地区,都可找到它们的足迹。据 2018 中国渔业统计年鉴统计,2017 年全国藻类产量达 225.54 万吨。中国藻类学者们根据其营养细胞中色素的成分和含量及其同化产物、运动细胞的鞭毛以及生殖方法等将藻类分为 12 个独立的门。常见藻类如表 2-3-28 所示。

一些藻类是单细胞的生物,而另一些藻类则聚合成群体。蓝藻门中的蓝球藻细胞是球形或半球形。一般是由 2、4、8、16 或更多细胞所组成的群体,单个的较少见。

(二)基本结构

褐藻门中的可食用藻类海带孢子体长度可达到 5~6m,但一般为 2~4m,褐色,有光泽,藻体由"叶""茎"与固着器所组成。茎部圆柱状或扁圆柱状,长一般 5~6cm,海带幼小时"茎"下端只有一吸盘,后因藻体生长,在初生

表 2-3-28 常见藻类分类

常见藻类	分类	分布
海带(Laminaria japonica)	褐藻门、褐藻纲、海带目、海带科、海带属	我国渤海、黄海及东海沿岸均有分布
裙带菜(Undaria pinnatifida Suringar)	褐藻门、褐藻纲、海带目、翅藻科、裙带菜属	主要分布在浙江省的舟山群岛及嵊泗岛,现在青岛和大连地区也有分布
紫菜(Porphyra)	红藻门、原红藻纲、红毛菜目、红毛菜科、紫菜属	广泛分布于世界各地,在我国北起辽宁,南至南海均有分布
江蓠(Gracilaria)	红藻门、真红藻纲、杉藻目、江蓠科、江蓠属	我国主要产地在东海和南海,黄海较少
麒麟菜(Eucheuma)	红藻门、真红藻纲、杉藻目、红翎菜科、麒麟菜属	产量最多的国家为菲律宾,我国主要产于海南及台湾
螺旋藻(Spiullna)	蓝藻门、蓝藻纲、颤藻目、螺旋藻属	广泛分布于世界各地,我国的海南沿海和云南省内陆均有养殖和加工

引自:朱蓓薇,曾名湧.水产品加工工艺学.北京:中国农业出版社,2011.

"根"的上方逐渐生出放射状的后生"根",后生"根"的上侧随藻体长大,再生出新"根"。因此大型藻体的固着器,有许多分枝,枝端各有一吸盘,以附着于生长基质上;叶片生在茎的上部,单一无分枝,扁且宽,中央有两条浅沟为中带部,厚度较厚,为 2~5mm,边缘波褶状较薄,成熟时一般为 25~26cm 宽,最宽可达 50cm,长 2~4m。"茎""叶"相接的地方,很难有明显的界限。

(三)化学成分和营养特点

藻类中含有多种多糖,尤其是褐藻拥有的多糖种类最齐全,有褐藻胶(褐藻酸)、褐藻糖胶和褐藻淀粉。其中褐藻胶和褐藻糖胶是褐藻细胞壁的填充物质,褐藻淀粉则存在于细胞质中。褐藻胶在藻体中的含量高,褐藻糖胶和褐藻淀粉在藻体中的含量较低。含有人体所需的 18 种重要氨基酸,包括 8 种人体不能合成的必需氨基酸。其中的必需氨基酸是很多陆生植物不具备的,若与陆生植物一同食用能够达到必需氨基酸的协调补充。脂肪含量较少,一般占干重的 1%~1.7%,但这些脂肪酸中含有相当比例的花生四烯酸、二十碳五烯酸(EPA)和二十二碳六烯酸(DHA)。藻类中的膳食纤维含量极为丰富,以羊栖菜所含最高,达 41%,海带的含量最低,为 12%。羊栖菜中含量能与麸皮、小麦胚芽和米糠的含量相比。藻类中含有的脂溶性维生素主要为维生素 A 和维生素 D 的前体,以及维生素 E、维生素 K;水溶性维生素主要为 B 族维生素,还有维生素 C、硫辛酸等。藻类中所含的无机盐有磷、镁、钠、钾、钙、硅、铁、锰、锌、铜、铝、砷、硒、碘、钴和氟等。还有钼、铬、锡、钯和镍等必需的无机盐。此外还含有其他化合物,色素类的叶绿素、类胡萝卜素和藻胆蛋白。萜烯类化合物、单酚类

化合物、多酚类化合物等。

七、其他水产原料的化学成分和营养特点

除了以上水产原料外,还存在其他各类水产原料如肛肠动物门中的海葵、海肠、海蜇等,另外海洋爬行动物中的海蛇、海龟有一定的食用、药用价值,其中在生产实践中应用最广泛的是海蜇。

(一) 分类

海蜇是生长在海洋中的水母类动物,隶属于腔肠动物门,钵水母纲,根口水母目,根口水母科,海蜇属。目前世界上已发现并记录的钵水母纲海蜇种类约有 200 多种,其中根口水母目约有 70 种,但能够食用的海蜇种类颇少,仅有海蜇属中的海蜇、黄斑海蜇、棒状海蜇和疣突海蜇等。除此之外,水母中口冠水母科的沙海蜇,叶腕水母科的叶腕海蜇和拟叶腕海蜇等可作为水产原料使用。海蜇盛产于我国沿海地区,资源丰富,尤其在渤海海区的辽东湾海域以及浙江沿海地区。我国常见可食用海蜇的分类(表 2-3-29)。

表 2-3-29 常见可食用海蜇分类表

种类	生物学分类 (属)	分布省份
海蜇(*Rhopilema esculentum Kishinouye*)	海蜇属	南到北沿海地区
黄斑海蜇(*Rhopilema hispidum Vanhoffen*)	海蜇属	闽南、广东、香港
沙海蜇(*Nemopilema nomurai Kishinouye*)	口冠水母属	黄海至浙江舟山沿海
叶腕海蜇(*Abonema smithi Mayer*)	叶腕海蜇属	福建厦门以南至广东沿海
拟叶腕海蜇(*Lnbonemoides gracilis Light*)	拟叶腕海蜇属	福建厦门以南至广东沿海

引自:姜连新,叶昌臣,谭克非.海蜇的研究.北京:海洋出版社,2007.

(二) 基本结构

海蜇整体呈"蘑菇形",而海蜇外部结构分为伞部和口腕两部分(图 2-3-14 和图 2-3-15)。其中,伞部为人们俗称的"海蜇皮",它是海蜇个体的上半部分,略超半球形。直径在 300~600mm 之间,最大直径长达 1m。伞部分为三部

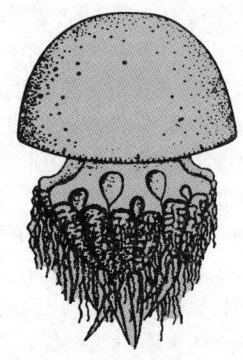

图 2-3-14 海蜇的外部形态
摘自:姜连新,叶昌臣,谭克非.海蜇的研究.北京:海洋出版社,2007.

分:外伞层、中胶层、内伞层。外伞层表面光滑,上面有 8 个伞缘感受器,每八分之一伞缘有缘瓣 16~22 个左右。中胶层厚、较硬、晶莹剔透。内伞层具有发达的环状肌,环状肌不仅可以作为海蜇的运动器官,还可以输送体液,把营养物质输送到口腕。口腕即人们所说的"海蜇头",口腕部是由内伞中央下垂的口柄所组成,口腕经过不同时期的变态发育部分形成三翼,翼的边缘有许多与外界相通的小口,这就是海蜇的吸口。吸口能够捕获食物,是胃腔与外界的通道。海蜇的内部存在消化循环系统、生殖系统、神经和感觉系统,这些系统相互作用维持着海蜇的正常生长发育和新陈代谢。

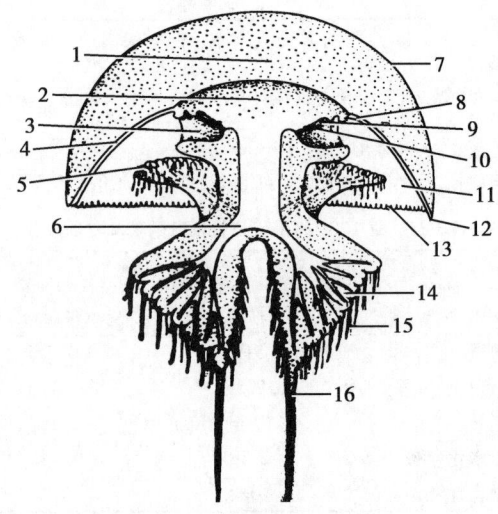

图 2-3-15 海蜇纵切面图
1. 中胶层;2. 胃腔;3. 生殖;3. 生殖下穴;4. 间辐管;5. 肩板;6. 口腕管;7. 外伞;8. 生殖乳突;9. 生殖腺;10. 胃丝;11. 内伞;12. 感觉器;13. 缘瓣;14. 口腕;15. 丝状附属器;16. 棒状附属器
摘自:陈大元,潘星光,陈介康,等.海蜇的生殖与受精.水产科学,1987,11(6)143-147.
姜连新,叶昌臣,谭克非.海蜇的研究.北京:海洋出版社,2007.

(三) 化学成分和营养特点

新鲜的海蜇蛋白质和无机盐含量丰富,脂肪含量极低,含水量高达 96%,海蜇皮和海蜇头均可食用。海蜇头中除含有基本的几大营养素外,还含有微量元素钙、铁、磷、碘,此外还含烟酸、胆碱等。海蜇皮中除了含有核黄酸、维生素 E、胆固醇、维生素 B_1、胡萝卜素外,还含微量元素钙、锰、硒、钾、磷、镁、锌、铁等。另外海蜇中含有碘、胶原蛋白等活性物质,其中存在的黏液糖蛋白具有强抗氧化性,海蜇中含有的部分活性肽对于降血压有一定的功效,丰富的甘露多糖等胶质对防治动脉粥样硬化同样有一定的作用。因此海蜇有着极高的营养价值和药用价值。在食用海蜇时,不宜直接食用未经处理的海蜇,鲜海蜇未脱水前,体内含有组胺和有毒的蛋白质及肽类,会导致呕吐等中毒症状。

八、常见的水产制品

水产制品是指以水产品为主要原料,经过进一步加工而制成的产品。全球的海域与内陆水域面积辽阔,水产资

源丰富,水产品种类繁多,水产制品也琳琅满目。根据其加工工艺及原料特征,将水产制品主要分为以下7类:

(一)鱼糜制品

将原料经采肉、漂洗、精滤、脱水、搅拌、冻结加工制成的产品称为冷冻鱼糜(鱼浆),将其解冻或直接由新鲜原料制得的鱼糜在经擂溃或斩拌、成型、加热和冷却工序制成的即为鱼糜制品。鱼糜制品作为历史悠久的传统食品,在许多国家和地区广为流传,如我国广负盛名的潮州鱼丸、台湾贡丸和云梦鱼面等。用于加工成鱼糜制品的主要原料有狭鳕、海鳗、石首科鱼类(包括小黄鱼、梅童鱼和白姑鱼等)、带鱼、鲐、马鲛及其他淡水鱼类等。

鱼糜制品营养价值高,携带、食用方便,原料来源丰富,不受鱼种、大小的限制,可以将商品价值低但营养价值高的鱼类资源,充分而合理地利用。根据消费者的喜好,进行不同口味的调配,形状也可任意选择,产品形状、外观、滋味与原料鱼截然不同,较其他水产食品更具灵活性和可开发性。

(二)干制水产品

干制水产品是除去水产品中微生物生长发育所必需的水分,同时原料中的各种酶类也因干燥作用而活性被抑制,因此多数生化反应减缓,从而延长了产品保质期。干制作为一种传统的储藏食品的加工方法延续至今并蓬勃发展,而其产品的营养和风味的损失都减少到最低限度。干制水产品主要包括四大类:①淡干品又称生干品,如鱿鱼干、墨鱼干、鱼翅等;②盐干品,如盐干带鱼、盐干鲐鱼、盐干海参等;③煮干品又称熟干品,如干鲍鱼、虾皮、虾米等;④调味干制品,如鱼松、鱼柳、鱿鱼丝等。

干制水产品具有体积小、质量轻、表面硬化和多孔性等物理特征,且干制后食品失去水分,单位质量干制品中营养成分的含量相对增加,但水溶性维生素会因不同的脱水方法及条件有一定程度的损失。在储藏过程中,脂肪在空气中易发生氧化,外观变成似烧烤后的橙色或赤褐色,即"油烧"现象。

(三)腌制水产品和熏制水产品

腌制水产品主要指利用食盐腌制的各类水产品,以达到保藏的目的,包括盐渍和成熟两个阶段。盐渍过程就是食盐向水产品中渗入的过程,内部盐分逐渐增加,水分不断减少,这样就在一定程度上抑制了细菌的生长和酶的活性。成熟是一种生化过程,水产品组织中的蛋白和脂肪分解,成为成熟的腌制品。常见的腌制水产品有咸黄鱼、盐渍海蜇、鲱鱼子等。

腌制水产品如咸鱼,与鲜鱼的肉质相差较大,特别是高盐腌渍的咸鱼变得较硬,且其表面有时会有白色的结晶性物质,主要是正磷酸盐($Na_2HPO_4 \cdot 2H_2O$)。腌渍时原料在微生物酶的作用下,蛋白质、脂质被分解,游离氨基酸和脂肪酸增加,产生芳香气味,尤其高品质的腌渍鱼有一种独特的新鲜鱼香风味,与新鲜的、类绿色植物的风味相似。

熏制水产品是腌制后经过脱盐、烟熏、干燥等工艺而制成的水产品。生产熏制水产品的国家很多,各国都以自己独特的方式生产,品种繁多。主要的原料有鲑、鲱、鲐、金枪鱼、贝类等。熏制水产品的水分含量在50%左右,具有特殊的烟熏风味、特殊的色泽,及良好的保藏性。

(四)罐藏水产品

罐藏水产品又称罐头水产品是以鱼、虾、蟹、贝等海产品及淡水鱼类为主要原料,经初加工后装入罐头容器内,经过杀菌等过程生产的水产制品,可以长期保藏。根据罐头容器的不同,可分为刚性罐头和软罐头两种。刚性罐头主要采用玻璃容器、金属罐容器,主要工艺包括装罐、排气、密封、杀菌和冷却等;软罐头是采用塑料薄膜、铝箔或其他多层复合薄膜制成,主要工艺包括装袋、封口、杀菌和冷却等。典型的罐藏水产品如清蒸鲭鱼罐头、茄汁沙丁鱼罐头、油浸鲅鱼罐头、腌鱼软罐头、调味蛤蜊软罐头等。

罐藏水产品以鱼类罐头为例,以带骨装罐,鱼骨加热时发生软化,便可与肉一起食用,且装罐时鱼皮连同鱼肉,杀菌时鱼皮中的胶原蛋白可变成水溶性的明胶。加热杀菌时,蛋白质产生凝固、变性且有部分分解溶于汤汁中,氨基酸氮含量增加,必需氨基酸保存率高达90%以上,同时,脂肪容易发生水解、氧化。在贮藏过程中,蛋白质略较少、挥发性盐基氮略增加、油脂也会发生一定氧化,但某些鱼类罐头经适当时间的贮藏,可提高感官品质,如清蒸鱼类和油浸鱼类罐头。

(五)海藻食品

海藻食品营养丰富,味道鲜美,是具有较高经济价值的海味食品。目前可供食用的经济藻类主要有海带、紫菜、裙带菜和羊栖菜等品种,可加工成淡干、盐渍、调味海藻食品等,也可提取其中的有效成分作为添加剂做成的食品。海藻中蛋白质、可溶性纤维素与不可溶性纤维素含量高,脂肪含量低,是一类良好的低热量食品。海藻食品产量很大,种类繁多,据报道在日本海藻食品(直接加工)有200多种,形式多种多样,包装精美,深受人们喜爱。由于海藻中的多糖类、纤维素、脂肪酸、矿物质、微量元素、维生素的生理保健作用,人们在积极地开发研制海藻保健、海藻疗效、海藻仿生食品。如减肥和降压、健胃作用的海藻茶、海藻饮料、海藻酒、海藻豆腐、海藻糖果、海藻糕点、海藻面包、海藻挂面、海藻色拉、海藻罐头等。

(六)水产调味料

水产调味料亦称海鲜调味料,是以新鲜水产品为原料,采用抽出、分解、加热、浓缩、干燥及造粒等工艺手段制造的特色调味料。用于生产的水产调味料的原料很多,虾、蟹、贝类均可,还可以利用低值小杂鱼和水产品加工中副产品、下脚料等生产。典型的水产调味料有鱼露、虾酱、蚝油及氨基酸调味基料等。

水产调味料富含氨基酸、多肽、糖、有机酸、核苷酸等风味物质呈现出浓郁而独特的海鲜风味,并且含有牛磺酸等对人体健康有益的生理活性物质及微量元素,赋予了海鲜调味料特殊的营养保健功能。同时,作为一种天然调味料,水产调味料迎合了人们对食物回归自然的需求,得到了广泛的应用。

(七)海洋功能食品

水产品中具有多种功能性的食物成分,如不饱和脂肪酸、磷脂、活性多糖、皂苷、维生素、矿物质等,可开发具有健脑益智、预防肿瘤、预防心脑血管疾病、调节血压、调节血糖、调节免疫力、抗菌、抗病毒、抗衰老、抗疲劳等功能的食品。目前国内外开发的海洋功能食品主要有鱼油类、海洋蛋白类、甲壳素类、海藻类和贝类功能食品等。

鱼油类功能食品是以鱼油为主的海产油脂，其中的ω-3多不饱和脂肪酸（DHA、EPA等）具有防止心血管系统疾病等功能。鱼蛋白类功能食品一般由海洋鱼、虾、贝类及其加工下脚料制成，包括浓缩鱼蛋白、水解鱼蛋白等，广泛用作营养、保健食品的添加剂。甲壳素通常从虾、蟹壳中制取，具有抑菌杀菌功能，口服羧甲基壳聚糖具有促进肠内共生有益菌群的繁殖，提高机体免疫力，显著降血脂及胆固醇的作用，能清除机体内的铅和汞。海藻功能食品主要利用其中的海藻多糖、锌、碘、硒、维生素等，具有防止肥胖、胆结石、便秘、肠胃病等代谢性疾病。贝类功能食品主要以牡蛎、扇贝、马氏珠母贝等为原料，开发富含牛磺酸、多种人体所需微量元素等成分，具有改善血脂、抗肿瘤、增智助长等功能。

九、对人类膳食的贡献

水产品含有多种营养物质，是蛋白质、无机盐和维生素等的良好来源。水产品作为动物性食物，对调节和改善食物结构，供应人体健康所必需的营养素起重要作用。

1. 提供优质蛋白质和氨基酸　从氨基酸组成、蛋白质的生物效价来看，鱼贝类蛋白质的营养价值并不逊于鸡蛋、肉类等优质蛋白质。一些鱼类蛋白质的生理价值（BV）和净利用率（NPV）的测定值为75～90，和牛肉、猪肉的测定值相当。以食物蛋白质中必需氨基酸的化学分析数值为依据，FAO/WHO在1973年提出的氨基酸计分模式（AAS）对各种鱼、虾、蟹、贝类蛋白质营养值的评定结果显示，多数鱼类的AAS值均为100，与猪肉、鸡肉、禽蛋的数值相同，而高于牛肉和牛奶，但鲣、鲐、鲆、鲽等部分鱼类以及部分虾蟹、贝类的AAS值低于100，为76～95。另外，鱼类蛋白质的消化率为97%～99%，与蛋、奶相当，高于畜产肉类。

鱼贝类的第一限制性氨基酸多为含硫氨基酸，这一点也与鸡蛋、肉类等相似。海带中的第一限制性氨基酸是赖氨酸，这一点与陆生植物，如大米和小麦相似。而且，不论鱼类在分类学上相差多远，其蛋白质都具有相似的氨基酸组成，特别是丝氨酸、苏氨酸、蛋氨酸、氨酸、苯丙氨酸、色氨酸、精氨酸等含量，几乎无鱼种间的差异。甲壳类因种类不同，色氨酸及精氨酸含量略有差异。软体动物中贝类和鱿鱼在甘氨酸、酪氨酸、脯氨酸、赖氨酸等的含量上有所不同。甲壳类、贝类的肌肉蛋白质和鱼类相比，缬氨酸、赖氨酸和色氨酸等含量亦有不同。水产品中各类氨基酸的存在赋予了其很高的营养价值，并对人体健康有重要的生理功能。

2. 提供多不饱和脂肪酸　水产动物的脂质在低温下具有流动性，并富含多不饱和脂肪酸和非甘油三酯等脂质，与陆生动物的脂质有较大差别。鱼贝类富含ω-3系的多不饱和脂肪酸，这种特征在海水性鱼贝类中表现更为显著。二十碳五烯酸（eicosapentaenoic acid，EPA）和二十二碳六烯酸（docosahexaenoic acid，DHA）对人类的健康有着极为重要的生理保健功能。鱼类中的不饱和脂肪酸含量比畜肉高，且不同种类之间在数量及性质上的差异较大。同一种鱼，养殖品种与天然成长的品种之间脂肪酸组成不尽相同，

这可能与喂养的饲料有关。例如，香鱼背肌的脂肪酸组成中，天然鱼中18∶1、18∶2、20∶4、22∶6脂肪酸含量高，而养殖鱼14∶0、16∶0、18∶3及20∶5脂肪酸含量高。另外，还含有较多的n-3系列多不饱和脂肪酸，有些水产动物还富含EPA和DHA，对降低心血管疾病、卒中等疾病的发病风险有重要作用。1篇2013年纳入5项队列研究的系统评价，样本量为170 231人，其中心力衰竭人数为4750人，剂量-反应关系结果显示，每天每增加鱼海产品20g摄入，心力衰竭发病的危险度可降低6%左右［RR（95% CI）为0.94（0.90～0.97）］。另1篇2011年纳入15项队列研究的系统评价，样本量为383 838人，卒中患者为9360例，剂量-反应关系结果显示，鱼肉摄入量与卒中的总发病风险成负相关，每周鱼肉摄入增加300g，发生卒中的危险度降低6%［RR（95% CI）为0.94（0.89～0.99）］。

3. 其他活性物质　在水产原料中，鱼贝类体内最常见的糖类为糖原，贮存于肌肉和肝脏中，是能量的重要来源。除了糖原之外，鱼贝类中还有多糖类物质，例如黏多糖（glycosaminoglycan），主要存在于结缔组织中，常见的黏多糖除甲壳类的壳和乌贼骨中所含的甲壳质（chitin）外，还有鲸软骨和鲨鱼皮中的透明质酸（hyaluronic acid），鱿鱼和章鱼等皮内的软骨素（chondroitin），鲸和板鳃类、乌贼类的皮或软骨中的硫酸软骨素（chondroitin sulfate）等。糖类是海藻中的主要成分，一般占其干重的50%。其中，红藻中的糖类包括琼胶、卡拉胶、红藻淀粉和一些低聚糖及单糖，如木聚糖、甘露聚糖、糖醇等；褐藻中的糖类包括褐藻胶、褐藻淀粉、褐藻糖胶和甘露醇等低分子单糖；绿藻中的碳水化合物包括木聚糖、甘露聚糖、葡聚糖和硫酸杂聚糖等。研究已经发现，许多海藻多糖具有多种生理活性功能，是海洋生物活性物质的研究热点之一。

（朱蓓薇　董秀萍　林松毅　林心萍　孙娜）

参 考 文 献

1. Norman N. Potter and Joseph H. Hotchkiss. 美国现代食品科技系列之食品科学. 第5版. 王璋，译. 北京：中国轻工业出版社，2002.
2. M. D. Ranken, R. C. Kin, and C. G. J. Baker. 美国现代食品科技系列之食品工业手册. 第2版. 张慜，译. 北京：中国轻工业出版社，2002.
3. 孔保华，韩建春. 肉品科学与技术. 北京：中国轻工业出版社，2011.
4. 中华人民共和国国家卫生和计划生育委员会. GB2760-2014 食品安全国家标准 食品添加剂使用标准. 北京：中国标准出版社，2014.
5. 中华人民共和国卫生部. GB 19302-2010 食品安全国家标准 发酵乳. 北京：中国标准出版社，2010.
6. 中华人民共和国卫生部. GB 19646-2010 食品安全国家标准 稀奶油、奶油和无水奶油. 北京：中国标准出版社，2010.
7. 李龙柱，张富新，贾润芳，等. 不同哺乳动物乳中主要营养成分比较的研究进展. 食品工业科技，2012（19）：396-400.
8. 陆东林，王文秀，徐敏，等. 不同动物乳脂肪酸组成的比较分析. 新疆畜牧业，2014（14）：7-10.
9. 李亚茹，郝力壮，刘书杰，等. 牦牛乳与其他哺乳动物乳常规营养成分的比较分析. 食品工业科技，2016，37（2）：379-388.

10. 周光宏. 畜产加工学. 北京：中国农业出版社，2012.
11. 彭增起、毛学英、迟玉杰. 新编畜产食品加工工艺学. 北京：科学出版社，2018.
12. 章超桦，秦小明. 贝类加工与利用. 北京：中国轻工业出版社，2014.
13. 姜连新，叶昌臣. 海蜇的研究. 北京：海洋出版社，2007.
14. 王红勇，姚雪梅. 虾蟹生物学. 北京：中国农业出版社，2007.
15. 朱蓓薇. 海珍品加工理论与技术的研究. 北京：科学出版社，2010.
16. 杨月欣. 中国食物成分表. 第6版. 北京：北京大学医学出版社. 2018.
17. 鲁中石. 鱼，全世界30种鱼的彩色图鉴. 北京：中国华侨出版社，2012.
18. 李明德. 鱼类分类学. 第2版. 北京：海洋出版社，2011.
19. 朱蓓薇，曾名湧. 水产品加工工艺学. 北京：中国农业出版社，2011.
20. Lawrie R A. Lawrie's Meat Science. 7th ed. Abington：Woodhead Publishing Limited，2006.
21. 孙志慧. 食物营养速查全书. 天津：天津科学技术出版社，2013.
22. 杜荷. 食物营养安全与国民健康. 北京：军事医学科学出版社，2013.
23. 张家林. 第一营养全书. 北京：中医古籍出版社，2006.
24. 石彦国. 食品原料学. 北京：科学出版社，2016.
25. 宋海棠，丁天明，徐开达. 东海经济头足类资源. 北京：海洋出版社，2009.
26. 《世界大洋性渔业概况》编写组. 世界大洋性渔业概况. 北京：海洋出版社，2011.
27. 陈新军. 世界头足类资源及其渔业. 北京：科学出版社，2013.
28. 董正之. 世界大洋经济头足类生物学. 济南：山东科学技术出版社，1991.
29. 马美湖，葛长荣. 动物性食品加工学. 北京：中国轻工业出版社，2006.

第四章

其 他 食 品

除前面章节介绍的植物性和动物性食物外,人们日常生活经常食用和使用的食物还包括油脂、糖和糖制品、盐和其他调味料、饮料和酒类等。油脂是天然有机化合物的一类,其化学组成为脂肪酸甘油三酯的混和物(脂肪),脂肪与蛋白质、碳水化合物组成自然界的三大营养成分。油脂来源途径包含植物、动物及微生物,它们在化学组成上有很大的差异,因此从营养的角度,了解油脂的特点,对健康至关重要。再者,我国食品工业中,糖和糖制品、盐和调味料、饮料、酒类行业发展迅速,其营养健康特性被消费者广泛关注。如,中国的调味品不同于欧美等国家,也不同于亚洲的其他国家;我国的发酵类食品品种很多、各具特色;同时,我国茶的品种、分类和制作方法具有悠久的历史和文化。本章对上述食品的定义、分类、性质、加工、营养特性或功效成分进行了阐述。

第一节 油 脂

油脂是自然界存在的三大重要物质之一,也是人类能量的一大来源。在日常生活中,油脂是家庭烹调的原料,同时,油脂也是重要的食品工业原料,作为热媒介质,提供食品风味,方便食品制作。如,煎炸烹调食品等均靠油脂传热;塑性脂肪制作的起酥油还可使食品产生酥性,对食品的口感和质地具有重要意义。油脂还赋予食品良好的风味,并帮助香气散发,增加消费者的食欲。

一、常见油脂及其组成

(一)油脂定义和分类

油脂(oils and fats)是一大类天然有机化合物,它是混脂肪酸甘油三酯的混合物(the mixtures of mixed triglycerides)。在常温下呈液态的称为"油"、呈固态或半固态的称为"脂"。从植物种子及果实、动物或微生物的组织中提取出的油脂称为天然油脂(natural oils)或粗油(crude oils),一般也简称为油脂。天然油脂中除含有主要成分甘油三酯(占95%以上)外,还含有少量溶于油脂并与油脂有某些共性的成分,通常称这些少量成分为类脂物(表2-4-1)。

表 2-4-1 天然油脂的组成

天然油脂	油脂(甘油三酯的混合物),占油脂成分的95%以上		
	类脂物,占油脂成分的1%~5%	可皂化类脂物	游离脂肪酸(降低油脂烟点等影响品质)
			甘油一酯及甘油二酯
			蜡
			固醇酯类等
			磷脂(降低油脂烟点、易沉积而影响油脂外观,使煎炸食品易起泡溢锅等)
			醚酯
		不可皂化的类脂物	固醇、脂溶性维生素、色素、脂肪醇
			烃类及个别油脂中含有的棉酚、芝麻酚等

油脂来自于各种油料,油料的种类繁多,分类方法不一,既可以按照来源分为动物油料、植物油料和微生物油料,也可以按照产量分为大宗油料和特种油料(小油料),或按照含油量高低分为高含油油料和低含油油料,还可以按照其油脂中的脂肪酸特征进行分类。油脂的分类目前没有统一的标准,本章根据油脂中脂肪酸类型的不同可分为如下4类:①油酸-亚油酸类:玉米油、棉子油、花生油、橄榄油、油茶籽油、葵花子油、芝麻油、红花籽油和米糠油等;②亚麻酸类:亚麻籽油、卡诺拉油等;③月桂酸类:椰子油、棕榈仁油等;④芥酸类:菜籽油、芥子油等。根据油脂来源的不同,又可分为如下4类:①植物脂类:可可脂等;②陆地动物脂类:猪脂、牛脂、羊脂等;③海产动物油类:鱼油、鱼肝油、南极磷虾油等;④微生物油脂类(即单细胞油脂):藻油等。

(二)天然油脂

天然油脂种类繁多,但出油率10%以上的油脂原料并不多。油脂的分类方法有几种,本节在上述基于油脂中脂肪酸类型及来源的不同,把油脂分为八大类的基础上,对每类油脂的主要成分和特征做一简单介绍。

1. 油酸-亚油酸类 以不饱和脂肪酸为主要组分的油脂中大部分属油酸-亚油酸类油脂。一年生草本植物油料和木本油料的油脂大部分是油酸-亚油酸类。

商业上最主要的油酸-亚油酸类油脂有橄榄油、花生油、油茶籽油、棉籽油、玉米油、葵花子油、芝麻油、红花籽油和米糠油等。这类油脂中的新成员还包括高油酸葵花子油和高油酸红花籽油。其他一些产量不太高的油脂如罂粟籽油、杏仁油、山核桃油、番茄籽油等也属于油酸-亚油酸类油脂。部分油酸-亚油酸类油脂的脂肪酸组成如表2-4-2所示。

表 2-4-2　油酸-亚油酸油脂的主要脂肪酸及其含量/%

脂肪酸	橄榄油	花生油	油茶籽油	棉籽油	玉米油	番茄籽油	葡萄籽油	杏仁油	山核桃油
油酸 $C_{18:1}$	55.0~83.0	35.0~67.0	74~87	14.7~21.7	20.0~42.2	34.1	15.6	44.5	66.9
亚油酸 $C_{18:2}$	3.5~21.0	13.0~43.0	7~14	46.7~58.2	34.0~65.6	27.1	72.2	40.5	22.1
饱和脂肪酸	8.0~21	12.0~29.5	7~11	23.7~31.0	8.6~16.5	—	12	—	—

此类油脂的饱和脂肪酸含量通常少于20%，几乎不含三饱和的甘油三酯分子。油酸-亚油酸型油脂有理想的抗氧化性，且没有回味现象，宜于食用。

2. 亚麻酸类　亚麻酸类油脂中含有40%以上的亚麻酸，均来自一年生草本植物，包括亚麻籽油、紫苏籽油、大麻籽油等。亚麻籽油和紫苏籽油的脂肪酸组成见表2-4-3。

表 2-4-3　亚麻籽油、紫苏籽油的脂肪酸组成/%

项　　目		亚麻籽油	紫苏籽油
棕榈酸	$C_{16:0}$	3.7~7.9	7.9
硬脂酸	$C_{18:0}$	2.0~6.5	2.6~2.7
油酸	$C_{18:1}$	19.3~29.4	11.8~20.4
亚油酸	$C_{18:2}$	14.0~18.2	11.9~18.6
亚麻酸	$C_{18:3}$	44.6~51.5	55.2~57.4

亚麻酸类油脂用作食用油时极容易氧化，即使氧化程度很小也会产生常见的回味现象。如亚麻籽油即使经过脱臭，仍然会产生特殊的气味，因而限制了它在食品中的使用。亚麻酸类油脂通常具有好的干燥特性，可用于油漆和涂料。

卡诺拉油是最近增加的亚麻酸类油脂。这种低芥酸菜籽油是将 Brassica napus 和 Brassia campestris 杂交选择性培育的结果，其亚麻酸含量为9%~12%。

3. 月桂酸类　月桂酸类油脂主要包括椰子油、棕榈仁油和巴巴苏油。此类油脂的中链脂肪酸含量较高（表2-4-4），其中月桂酸的含量大约为40%~50%。所含不饱和脂肪酸主要是油酸、亚油酸，长链饱和脂肪酸是棕榈酸、硬脂酸，但它们的含量较低。

月桂酸类油脂常温下通常为固态或半固态，非常稳定。基于它的氧化稳定性和适宜的熔点特性，月桂酸油在食品中具有广泛的应用。熔点为33℃的全氢化椰子油与熔点为24℃的天然椰子油相比稳定性更好，用于烘焙坚果及谷物食品中，可以使产品有较长的保质期。在全氢化椰子油中添加从棕榈油或棉子油中提取的固体脂肪，产品的熔化特性使其非常适宜用作糖果用油脂和奶油。酯交换和分提改性后的月桂酸油脂常被用作涂抹脂配料。

4. 芥酸类　油菜、甘蓝、芥菜等十字花科植物，其籽统称为菜籽，含油30%~50%，所提取的油叫菜籽油。和卡诺拉菜籽油不同，传统菜籽油为芥酸类油脂，它的主要生产国是中国、印度、欧洲大陆（瑞士、波兰、法国）和加拿大。

表 2-4-4　椰子油和棕榈仁油的典型脂肪酸组成/%

脂肪酸	椰子油	棕榈仁油
饱和脂肪酸		
己酸 $C_{6:0}$	0.5	0.2
辛酸 $C_{8:0}$	8.0	4.0
癸酸 $C_{10:0}$	7.0	3.9
月桂酸 $C_{12:0}$	48.0	50.4
豆蔻酸 $C_{14:0}$	17.0	17.3
棕榈酸 $C_{16:0}$	9.0	7.9
硬脂酸 $C_{18:0}$	2.0	2.3
不饱和脂肪酸		
棕榈油酸 $C_{16:1}$	0.2	
油酸 $C_{18:1}$	6.0	11.8
亚油酸 $C_{18:2}$	2.3	2.1

传统菜籽油不饱和脂肪酸含量在90%以上，但其脂肪酸组成与其他油脂不同的是含有大量的芥酸，一般可达20%~60%。芥酸即顺-13-二十二碳一烯酸（$C_{22:1}$），传统菜籽油的芥酸均分布在甘油三酯的1位、3位，2位很少发现有22:1存在。应注意的是，菜籽油磷脂的脂肪酸组分中并不含芥酸。菜籽油中含有较丰富的不皂化物，其中约一半为固醇，其次是烃类和脂醇等。菜籽油中维生素E含量不高，毛油中仅有0.06%左右，但由于菜籽油中多不饱和脂肪酸含量不高，仍有较好的氧化稳定性，其稳定性与玉米油相近，AOM（active oxygen method）值可达到19小时。菜籽饼中含有21%~27%的蛋白质，可作为饲料。但由于其中含有硫代葡萄糖苷，需要预先进行脱毒处理，才能应用。低芥酸菜籽油中芥酸含量低于5%，同时其饼粕的含硫量远远低于传统菜籽的饼粕，是优良的蛋白资源，省去了传统菜籽饼粕须脱毒的麻烦。

5. 植物脂类　植物脂类除了可可脂之外，还有婆罗树脂、立泼脂、牛油树脂、乌桕脂等，婆罗树脂与可可脂最为相似。植物脂类主要来自热带树木的种子，其狭窄的熔点范围与月桂酸型油脂类似，大部分具有很特别的脂肪酸组成和甘油三酯分布。植物脂类含有 50% 甚至更多的 $C_{14} \sim C_{18}$ 饱和脂肪酸，是由单一类型的或有限几种类型的甘油三酯组成的简单混合物。简单的甘油三酯种类赋予植物脂类独特的结晶性质，如可可脂独特的同质多晶现象。通常，植物脂的价格昂贵，它们主要用于巧克力、糖果和药物中。

可可脂（cocoa butter）是可可豆经压榨法制得的，脱皮可可豆含油 50% ~ 55%。可可豆盛产于热带，主要为赤道南北 20 纬度以内地区，全世界可可脂产量非洲占 60%，美洲巴西等占 30%，其他地区如印度、印度尼西亚（东南亚）约 10%。可可脂在常温下为乳黄色固体，具有芳香气味。主要用于制造巧克力、糖果外衣和点心，也少量用于制造防晒霜。可可脂的典型脂肪酸组成如表 2-4-5 所示。

表 2-4-5　可可脂的典型脂肪酸组成/%

脂肪酸	棕榈酸 $C_{16:0}$	硬脂酸 $C_{18:0}$	油酸 $C_{18:1}$	亚油酸 $C_{18:2}$	其他
含量	25.5	34.0	35.1	3.4	2.0

可可脂的最显著特点主要表现在以下两个方面：

第一，可可脂的塑性范围很窄，在低于熔点温度时，可可脂具有典型的表面光滑感和良好的脆性，有很大的收缩性，具有良好的脱模性，不粘手，不变软，无油腻感。

第二，在最稳定的结晶状态下熔点范围为 34~36℃，即在一般室温下呈固态，而进入人体后完全熔化。正是由于它的特殊物理性质及原料（可可豆）的产量有限，可可脂的价格是一般油脂的 3~4 倍。

可可脂具有上述特点的主要原因与其甘油三酯结构的单一性有关。其甘油三酯的主要组分是油酸-二饱和脂肪酸甘油酯（POP+POSt+StOSt），其含量接近 80%，而且油酸主要分布在甘油三酯的 2-位上。由于可可脂价格十分昂贵，目前代可可脂和类可可脂的生产技术也发展成熟。代可可脂和类可可脂已广泛地应用于食品加工中。

6. 陆地动物脂类　猪脂（猪油）是主要的陆地动物油脂，是我国食用量最大的一种动物油脂。猪脂是指从猪的特定内脏的蓄积脂肪（猪杂油，pork fat）及腹背部等皮下组织中提取的油脂（猪板油，lard）。内脏蓄积的脂肪一般较硬，腹背部等皮下组织中的脂肪较软。前者的熔点高（35~40℃），后者的熔点低（27~30℃）。

从猪的含脂肪组织中提取脂肪的方法，一般有干法和湿法两种。干法即是在 120℃ 熬煮；湿法是在加少量水、在稍低温度（105℃ 左右）下熬煮的油。湿法提取的油质量比干法要好。采用湿法得到的油通常称为优质蒸煮猪油，即国际上所称的 Prime steam oil。

猪油具有独特的风味，一般无须精制。经过精制的猪油，称为精制猪油。猪油具有独特的香味，在我国主要用于烹调食用。在西方，猪油早期主要用作煎炸油和糕点起酥油使用。但是由于构成的甘油三酯非常特殊（2-棕榈酸甘油三酯占 75%，油酸和亚油酸分布于 1，3 位）及单一不饱和脂肪酸，使猪油的结晶多为 β 型，结晶颗粒粗大。对焙烤食品如面包等而言，它不是良好的起酥油。但 β 型结晶的猪油对馅饼及酥皮等层状食品的起酥性有很好的作用。通过酯交换后的改性猪油是一种性能良好的起酥油，已广泛应用于食品工业。猪油中含有 100mg/100g 左右的胆固醇，精制猪油中胆固醇的含量要降低一半。同时猪油中的饱和脂肪酸的含量很高。要解决这两点，可以通过配以植物油脂（高含亚油酸）共同食用解决。另外，猪油中的天然抗氧化剂的含量很低（1~2mg/L 的维生素 E），致使其保质期很短，但可以通过添加维生素 E 等抗氧化剂来延长其储存期。

乳脂（milk fat）是动物奶中所含有的油脂，是另一大类动物油脂。乳脂（黄油）与奶油的制作是不同的。奶油是从动物如牛乳液中分离出来的，鲜乳静置后撇出上层的膜，聚集后以离心机将油与乳清分离，所得到的油称为鲜奶油（也称稀奶油），鲜奶油含有大量的水分，是 O/W 型（水包油型）的乳状液，有时又称鲜奶油为 cream。鲜奶油经过搅打（剧烈搅拌），脂肪球间相互冲突，乳化状态受到破坏，脂肪球凝聚呈固态，分出水分。这种经过搅打处理的油，常称为黄油，含有少量水分。在搅打过程中，稀奶油的 O/W 型乳状液转化为黄油的 W/O 型（油包水型），黄油称为 butter 或 butter fat。鲜奶油为膏状物，而黄油则为固状物。

乳脂脂肪酸组成非常复杂，下表列出了常见乳脂的脂肪酸组成（表 2-4-6）。

另外，乳脂具有独特的奶油香味，其主要的香味成分是 γ 及 δ 内酯。其中 δ-十碳内酯与 δ-十二碳内酯为芳香味的来源。

优质牛脂（也称牛油）是由牛体腔内的新鲜脂肪经低温湿法熬制而成，色泽浅黄，气味柔和，酸价低于 0.4，碘价 36~40，凝固点 44~46℃，熔点约 48℃。经过压榨或干法分提取得到液体牛油（熔点 32~34℃、含大多数的胡萝卜素）和固体牛硬脂（凝固点 50℃），液体牛油可用作深度煎炸的流动性牛油起酥油等，固体用作代可可脂、糖果和人造奶油。羊脂一般比牛脂略硬，碘价略低。山羊脂碘价在 32.4~38.6。羊脂中令人不愉快的气味很难消除，因此也限制了其作为食用油脂的应用。

7. 海产动物油类　海产动物油脂，包括海洋哺乳动物（如鲸类）油脂和鱼类油脂，主要的原料是那些含油量高的工业用鱼，如鲱鱼、步鱼、提鱼、沙丁鱼和鲐鱼等。这些鱼大多数是大骨骼油性鱼种。受鱼类品种、组织位置、生长年限、水质、食料、气温等多种因素的影响，海产动物油成分非常复杂。鱼油脂肪酸多达数百种，含大量长碳链多不饱和脂肪酸及其异构体。海洋动物油脂主要脂肪酸的第一个双键的位置往往在碳链末端的第 3 位、4 位之间，即 ω-3 位，而陆地植物和动物不饱和脂肪酸第一个双键在第 6 位、7 位之间，即 ω-6。鱼油含有重要的 ω-3 多不饱和脂肪酸（PUFA），如 EPA（20:5n-3）和 DHA（22:6n-3）。一些海产动物油脂的主要脂肪酸组成见表 2-4-7。

表 2-4-6 不同种类乳脂中脂肪酸含量的比值/%

脂肪酸	牛脂	山羊脂	绵羊脂	水牛脂	骆驼脂	马脂
$C_{4;0}$	3.6	3.0	2.8	4.1	2.1	0.4
$C_{6;0}$	2.0	2.5	2.6	1.4	0.9	1.9
$C_{8;0}$	0.5	2.8	2.2	0.9	0.6	2.6
$C_{10;0}$	2.3	10.0	4.8	1.7	1.4	5.5
$C_{12;0}$	2.5	6.0	3.9	2.8	4.6	5.6
$C_{14;0}$	11.1	12.3	9.7	10.1	7.3	7.0
$C_{16;0}$	29.0	27.9	23.9	31.1	29.3	16.1
$C_{18;0}$	9.2	6.0	12.6	11.2	11.1	2.9
$C_{18;0}$ 以上	2.4	0.6	1.1	0.9		0.3
饱和脂肪酸总量	62.6	71.1	63.6	64.2	57.3	41.3
$C_{10;1}$	0.1	0.3	0.1			0.9
$C_{12;1}$	0.1	0.3	0.1			1.0
$C_{14;1}$	0.9	0.8	0.6			1.8
$C_{16;1}$	4.6	2.6	2.2			7.5
$C_{18;1}$	26.7	21.1	26.3	33.2	38.9	18.7
$C_{18;2}$	3.6	3.6	5.2	2.6	3.8	7.6
C_{18} 以上不饱和脂肪酸总量	1.4	0.2	19			2.5
不饱和脂肪酸总量	37.4	28.9	36.4	35.8	42.7	58.7

表 2-4-7 几种海产动物的脂肪酸组成/%

脂肪酸	鲸鱼(长须鲸)油 外部脂肪	鲸鱼(长须鲸)油 内部脂肪	步鱼油	鲱鱼油	鳕鱼肝油(大西洋鳕鱼)
$C_{14;0}$	5.7	5.1	7.2	5.5	2.8
$C_{15;0}$	0.2	0.3	0.5	6.4	0.4
$C_{16;0}$	7.1	12.1	17.0	17.7	10.7
$C_{16;1}$	8.4	7.1	7.9	7.1	6.9
$C_{17;0}$	0.4	0.8	1.0	0.6	1.2
$C_{18;0}$	1.4	3.0	4.0	3.0	3.7
$C_{18;1}$	28.9	27.9	13.4	18.1	23.9
$C_{18;2}$	2.0	1.6	1.2	4.3	1.5
$C_{18;3}$	0.8	0.6	0.9	3.4	0.9
$C_{18;4}$	0.5	0.7	1.9	1.8	2.6
$C_{20;1}$	19.6	14.9	0.9	1.2	8.8
$C_{20;4}$	0.6	0.8	1.2	3.4	1.0
$C_{20;5}$	0.9	4.1	10.2	5.9	6.0
$C_{22;1}$	17.9	11.0	1.7	2.8	5.3
$C_{22;5}$	0.7	2.5	1.6	3.3	1.3
$C_{22;6}$	1.1	5.2	12.8	13.3	14.3

在鱼油甘油三酯中,EPA 和 DHA 主要分布于 sn-2 位。

某些鱼(如鳕鱼、鲨鱼)有大而含油的肝脏,含油可达 50%以上。鱼肝油中含有丰富的维生素 A 和维生素 D,并且不皂化物含量很高,其中烃类物质主要成分为姥鲛烷和角鲨烯,因此鱼肝油主要为药用。几种鱼肝油的特性和组成见表 2-4-8。

8. 微生物油脂类 微生物油脂(microbial oils)又称单细胞油脂(single cell oils),是酵母、真菌和藻类等产油微生物在一定条件下将碳水化合物转化并储存在菌体内的油脂。微生物油的主要成分是甘油三酯,还含有少量的磷脂、固醇、游离脂肪酸、一酰基甘油、二酰基甘油等。微生物油脂的脂肪酸组成与一般植物油脂没有显著差异,仍以 C_{16}、C_{18} 脂肪酸为主,但因菌种差异也可使少数微生物油脂含少量的奇数碳脂肪酸及一些比较少见的多烯酸、支链酸等。微生物油脂的甘油三酯组成亦与植物油脂相差不大。

开发微生物油脂具有较好的社会效益和经济效益。微生物的生长周期短,繁殖力强,微生物干菌体含油量高;微生物可以利用多种碳源,诸如淀粉、糖类,特别是食品工业的废料等;用微生物方法生产油脂比农业生产所需劳动力少,微生物培养可以在占地有限的设备上进行而得到高产,不受季节和气候变化的限制,能精确地计划微生物的产量,而且能连续生产;可以通过有效的菌株,生产出高食用价值或高工业价值的微生物油脂,诸如亚油酸、γ-亚麻酸、二十碳五烯酸、二十二碳六烯酸等脂肪酸油脂。

表 2-4-8　几种鱼肝油的特性与维生素含量

鱼肝油	碘值/(g·100g⁻¹)	不皂化物含量/%	维生素 A/(IU·g⁻¹)	维生素 D/(IU·g⁻¹)
鳕鱼	160~175	0.6~1.3	800~1500	60~120
长身鳕鱼	136~160	1.0~2.2	2000~5000	100~200
黑线鳕鱼	160~180	0.6~1.5	800~1200	50~100
角鲨鱼	110~145	8~13	1000~2000	10~30
大比目鱼	150~165	5~10	20 000~200 000	1000~2000
鼠鲨鱼	179~190	1~3	1000~1500	50~100

（三）食品专用油脂

食品专用油脂是指精炼的动植物油脂、氢化油、酯交换油脂或上述油脂的混合物，经急冷单元和捏合单元而制成的固态或流动态的油脂制品，主要包括人造奶油、起酥油、氢化油及代可可脂等。食品专用油脂在食品生产中主要用于烘焙食品、煎炸食品、休闲食品、速冻食品、糖果、冷饮、咖啡伴侣、奶粉、色拉调味品及蛋黄酱等方面。按产品划分，食品专用油脂主要包括起酥油和人造奶油；按照用途分，可分为焙烤专用油、巧克力糖果专用油、冷饮专用油、速冻专用油、植脂末专用油、植脂鲜奶油专用油、婴儿配方奶粉专用油及煎炸专用油等多种产品（表2-4-9）。

表 2-4-9　食品专用油脂的种类和功能

序号	种类	主要基料油	功　能
1	焙烤专用油	大豆油、菜籽油、棕榈油、椰子油、动物油脂、月桂酸类油脂	改善面筋结构和打发过程的骨架、产品外型、表皮色泽（美拉德反应、色素）、口感；掩盖蛋腥味
2	巧克力糖果专用油	月桂酸类油脂、棕榈油、动物油脂、可可脂	保证产品良好的口融性和滑腻感；具有良好的保型性，避免巧克力起霜等品质缺陷
3	冷饮专用油	椰子油、棕榈油	良好的抗融性及良好的口融性；油脂融化后清亮、透明、无异味
4	速冻专用油	棕榈油、大豆油	防止产品开裂；改善口感；良好的风味，产品成熟后外观细腻、润滑
5	植脂末专用油	大豆油、月桂酸类油脂、氢化油脂	保护热敏性、光敏性成分；制品的营养性和风味稳定性；方便计量；可与其他亲水性物料均匀混合
6	植脂鲜奶油专用油	月桂酸类油脂、棕榈油、乳脂	操作条件下优良的稠度；易于形成稳定的骨架；抗融性好；无异味；融化后清亮透明；融口性好；稳定不易氧化劣变
7	婴儿配方奶粉专用油	大豆油、高油酸油脂、棕榈油、椰子油	提供和满足能量与特殊脂肪酸需求，具有可添加性
8	煎炸专用油	棕榈油、液体油等	提供传热介质；赋予成品风味；具有良好的耐煎炸性能；氧化稳定性好
9	月饼/中式糕点专用油	大豆油、菜籽油、棕榈油、椰子油、动物油脂、月桂酸类油脂	月饼皮料专用油：提高月饼皮稳定性、延展性；易脱模；延长保质期馅料专用油：使月饼稳定性好、品质优良、保质期长；易操作；色泽金黄，具有宜人的天然奶油香味

二、油脂适度加工及合理使用

（一）油脂适度加工

食用油脂的生产主要包括油脂制取、油脂精炼和油脂改性三个方面。油料经熬制（通常用于动物油制取）或压榨或浸出法而得到毛油，再经过精炼各个工序将毛油中油脂和某些伴随物分离开来，从而得到高品质的食用油脂。食用油脂经改性而制备出多种专用油脂制品（如人造奶油、起酥油及代可可脂等）。油脂加工从作坊式操作到现代化精深加工经历了漫长的岁月，期间伴随着科技进步，生产工艺与设备不断完善，现在的油脂加工企业在生产规模与效益、产品质量与品种、资源开发与利用等方面均已有很大发展。

在油脂工业迅速发展的同时，业内人士也认识到了其存在的过度加工现象以及由此产生的食用安全等问题。研究人员通过分析油脂伴随物与健康的关系，提出了长期摄入过度加工的食用油是造成目前慢性病高发的主要原因之一的论断。因此，油脂专家最近提出了最大限度保留营养素、去除有害物和避免其形成的"食用油精准适度加工"的理论。食用油的适度加工是基于对油料与油脂中常量与微量成分的组成、分布、迁移规律和量效关系的科学认识，在满足食品安全要求前提下，兼顾成品油营养、口感、外观、出品率和成本而实施的先进合理加工过程。通过精准适度加工，油脂中的固形物和多种不需要的脂肪伴随物可大部分除去，大幅度降低至食品安全许可范围之内，又不产生新的风险因子，而其中宝贵的各种有益脂肪伴随物损失不大，大部分得以保留。

（二）油脂合理使用

在持续高温条件下，如煎炸过程中，油脂易发生热聚合、热分解、热水解等反应，形成极性组分、氧化甘油三酯聚合物、多环芳烃、三氯丙醇酯、反式脂肪酸等有害成分。这些成分不仅会对油脂本身的品质、油炸食品的风味和营养价值产生不良影响，而且有的会对人体健康有害，如会导致动物生长停滞、肝脏肿大、生育功能和肝功能发生障碍，人体淋巴细胞畸变等。因此，越来越多的研究关注油脂热加工过程中危害物形成的机制和防控，希望通过深入了解食品煎炸过程中油脂裂变、品质变化及对人体的危害情况，积累煎炸油的质量控制科学数据，逐步建立起煎炸油质量控制方法及手段。

三、油脂的营养特征

（一）提供必需的脂肪酸

油脂提供人体必需脂肪酸，必需脂肪酸主要包括两种，一种是 ω-3 系列的 α-亚麻酸(18:3)，一种是 ω-6 系列的亚油酸(18:2)，它们都是多不饱和脂肪酸。事实上，n-6 和 n-3 系列中许多脂肪酸，如花生四烯酸(AA)、二十碳五烯酸(EPA)、二十二碳六烯酸(DHA)等都是人体不可缺少的，但人体可利用亚油酸和 α-亚麻酸合成这些脂肪酸。

单不饱和脂肪酸也是食用油中重要的成分，它有良好的降低低密度胆固醇(坏胆固醇)，提高高密度胆固醇(好胆固醇)的作用，例如茶油、橄榄油都是单不饱和脂肪酸较高的油脂。

食用油还含有维生素 A、维生素 E、植物固醇等。

（二）提供能量

油脂是高热能食物，为人体重要的热能来源，每 100g 可以提供 3765.6kJ(900kcal)的热能。中国居民膳食参考摄入量推荐，成人能量来源不高于 30%。对于需要较高热能的体力劳动者，在膳食油脂的选择和实际供给量上，可适量提高。

饮食中的油脂经过消化吸收后部分转化为体脂。适量的体脂起到支撑和保护机体器官、减缓冲击和震动、调节体温、保持水分等作用，并有助于其他脂质在细胞内外的运输。其中，磷脂还是细胞膜结构的重要组成部分。

ω-3 不饱和脂肪酸是大脑和脑神经的重要营养成分，摄入不足将影响记忆力和思维力。油脂主要是由饱和脂肪酸、不饱和脂肪酸构成。膳食脂肪酸的合理比例，具有调节血脂等作用。

摄入太多油脂会导致血液中的脂肪酸过多，将主要以甘油三酯的形式贮存在体内，从而造成血脂增高，容易导致超重或肥胖，可引发一系列健康问题，使包括高血压、高血脂、糖尿病、冠心病、脑梗死、脂肪肝等慢性病的发病风险增大。因此，油脂摄入量过多以及油脂摄入不均衡都将威胁健康。

（三）脂溶性物质

目前，油脂科学已不仅是以脂肪酸营养为研究内容的阶段，进入了对生理活性与结构关系研究的更高层次，并扩展到脂肪酸与甘油结合位置相关的结构脂和微量伴随物的功能研究领域，关注整体饮食模式与慢性病之间的相关性。2013 版《中国居民膳食营养素参考摄入量》(DRIs)对脂质营养与功能提出了新认识，一是对脂肪、脂肪酸、胆固醇、脂溶性维生素等相关内容有多处修订，重新审视和评价了脂肪酸的种类、比例及甘油三酯结构与营养的关系；二是首次增加了"植物化合物对人体的作用"的内容，其中对已有充分科学依据的多个植物化合物，包括植物固醇、固醇酯、叶黄素、番茄红素等脂溶性成分，提出了推荐摄入量，通过在膳食中增加植物化合物的摄入，指导现代人预防慢性病、肥胖等问题。

植物油中较为丰富的脂肪伴随物-维生素 E、固醇、胡萝卜素等天然抗氧化剂对人体健康具有一定的保护作用。几乎所有的食用植物油都天然含有益于人体健康的油脂伴随物，目前已经发现近百种。不同种类油的油脂伴随物的种类和含量不同(表 2-4-10)。

表 2-4-10　常见食用植物油的油脂伴随物含量(ppm,mg·kg⁻¹)

	维生素 E	多酚	木质素	固醇	谷维素	角鲨烯
豆油	1000~1500			>3000		
菜油	500~1000			>5000		
花生油	<500			>2000		
芝麻油	500~1000	>300	4440~17 300	>5000		
玉米油	1000~1500			>10 000		
葵花子油	500~1000			>2000		
稻米油	>1500			>10 000	1000~20 000	
亚麻油	<500		1100~4400	>5000		
橄榄油	<500	200~500		>2000		500~3000
茶油	<500	<50		>2000		

油脂作为一种高能食品，如果摄入的油脂含有丰富、营养全面的有益油脂伴随物，其对健康的危险性会大大降低。所以，尽量少吃油或不吃油的观点是片面和错误的，适量摄入营养全面的油脂，才是油脂营养的关键所在。

油脂营养评价不仅要看脂肪酸构成，还要了解对人体有益的油脂伴随物方面。首先，脂肪酸的平衡和多不饱和脂肪酸含量是评价油脂营养价值的重要内容，其次，探明不同油种的油脂伴随物种类含量，明确各油种各自的优势。不同品种的油脂除了脂肪酸和甘油酯组成不同以外,脂肪伴随物的种类和含量差别也很大。如由两种以上油脂经过科学调制而成的调和油,原料油品种也要多样。

第二节 糖类和糖制品

糖果是以食糖或糖浆或甜味剂等为主要原料,经相关工艺制成的甜味食品。巧克力是一种制作精良的糖果,由于巧克力具有浓郁而优美的香气,口感细腻润滑,受到世界各国的欢迎和喜爱,成为消费量最大的糖果之一。蜂蜜的主要成分为果糖和葡萄糖,也是一种极其重要的糖制品。近年来,由于蜂蜜的诸多功效以及人们对健康饮食的日益关注,蜂蜜的消费量呈不断增加趋势。

一、定义和分类

(一)定义

糖类物质是多羟基的醛类(aldehyde)或酮类(ketone)化合物,或在水解后能变成以上两者之一的有机化合物。在化学上,由于其由碳、氢、氧元素构成,在化学式的表现上类似于"碳"与"水"聚合,故又称之为碳水化合物。

糖果是以砂糖和液体糖浆为主体,经过熬煮,配以部分食品添加剂,再经调和、冷却、成型等工艺操作,构成具有不同物态、质构和香味的,精美耐保藏的甜味固体食品。经过包装后可成为一种既卫生又美观,并便于携带的糖食品。

巧克力是一种由可可脂、可可质和结晶蔗糖为基本组成的、添加乳固体或香味料,具有独特的色泽、香气、滋味和精细质感、精美而耐保藏,并具有很高热值的甜味固体食品。

蜂蜜是指蜜蜂采集植物的花蜜、分泌物或蜜露,与自身分泌物混合后,经充分酿造而成的天然甜物质,由葡萄糖、果糖、蔗糖、糊精、有机酸、蛋白质、挥发油、蜡、花粉粒、维生素 B_1、维生素 B_2、维生素 C、维生素 K、生物素、烟酸、泛酸、胡萝卜素、淀粉酶、过氧化酶、酯酶、生长激素、乙酰胆碱、微量元素钙、硫、磷、镁、钾、钠、碘等组成。

(二)糖的分类

糖有广义和狭义之分。广义的糖又称为碳水化合物。狭义的糖指日常生活中的"食用糖",按现行的农业行业标准 NY/T 422—2016 绿色食品食用糖,食用糖主要以甘蔗或甜菜为直接或间接原料生产,包括以下商品糖类:白砂糖、绵白糖、冰糖、方糖、砂糖、红糖、液体糖、糖霜。

(三)糖果的分类

糖果可分为两大类:以糖做主要成分的糖基糖果和以巧克力为主要成分的巧克力制品。按照糖果的软硬程度可将糖果分为:硬糖,含水量在 2% 以下;半软糖,含水量在 5%~10%;软糖,含水量在 10% 以上。按照糖果的组成可以分为:硬糖、乳脂糖、蛋白糖、奶糖、软糖和夹心糖等,这是我国常用的习惯分类方法。按照加工工艺特点进行分类有:熬煮糖果(硬糖)、焦香糖果、充气糖果、凝胶糖果、巧克力制品和其他。

二、糖制品的主要成分

(一)糖制品的主要成分

甜味剂是糖基糖果中的主要成分。常用的甜味剂有各种糖类、糖浆等,属于天然甜味剂,亦称营养甜味剂。人工甜味剂用得较少,只在特殊用途的糖果中应用。

1. 蔗糖 蔗糖是最常见的甜味剂,是从甘蔗或甜菜中提取得到的。在室温下 100g 水中能溶解约 200g 蔗糖,生成 67% 的溶液。在不经搅拌情况下冷却,溶液呈过饱和状态;再继续冷却特别是搅拌后,就开始结晶。

提高水温能得到更高浓度的糖液。蔗糖浓度越高,溶液的沸点也越高。糖果制造者利用沸点与蔗糖浓度的紧密关系来控制糖果的最终含水量。

通过向糖液中添加其他辅料和控制工艺条件,在糖液的冷却过程中,来控制蔗糖最终的结晶状态,是决定糖体质构的关键。

2. 转化糖 转化糖(invert sugar)与蔗糖有关,在糖果中应用广泛。蔗糖可被酸或酶水解为两种单糖——葡萄糖和果糖。

在糖果行业中,葡萄糖被称为右旋糖,而果糖被称为左旋糖。右旋糖与左旋糖的水解混合物称为转化糖。转化糖能防止或有助于控制蔗糖的结晶,其原因有:第一,右旋糖与左旋糖的结晶都比蔗糖慢得多,因而如果用转化糖部分代替蔗糖,那么在大部分结晶已经形成的糖浆冷却期,以及随后的结晶进一步沉淀和长大期,所留下的能快速结晶的蔗糖就少了。第二,蔗糖和转化糖的混合物在水中的溶解度比单纯蔗糖大,增加溶解度等于减少结晶。

3. 玉米糖浆 玉米糖浆(corn syrup)是含有葡萄糖、麦芽糖、高糖和糊精的黏性液体,也称为淀粉糖浆,它们是用酸或酸-酶水解玉米淀粉而制成的。玉米淀粉被水解或转化成较低相对分子质量物质的程度受时间、温度、pH和所用酶的影响和制约。其水解程度用葡萄糖值(dextrose equivalent,DE)表示,即右旋糖当量。DE 值越高,则水解越彻底。现已有各种不同 DE 值的玉米糖浆商品出售。

玉米糖浆也可以阻碍蔗糖的结晶,其吸水趋势比转化糖低。玉米糖浆还可以增加糖果的黏性,减少因温度或机械振动而引起的糖结构的变脆,减缓糖果在口中的融化速度,并增加糖果的咀嚼性。一些碳水化合物的甜度见表 2-4-11。

4. 糖的代用品 蔗糖能导致龋齿并且具有较高的能量,因而在一些糖果中需要使用蔗糖代用品。这些代用品包括填充甜味剂和高强度甜味剂两种。

填充甜味剂是糖的醇类衍生物(sugar alcohols),由蔗糖化学还原成醇而制成。糖醇不被口腔中的细菌发酵,因此不会导致龋齿。依糖醇的种类不同,其甜度比蔗糖低 50%~75%。常用的糖醇有山梨糖醇(sorbitol)、木糖醇(xylitol)和甘露糖醇(mannitol)。使用这些甜味剂的糖果通常有"无糖"标签,但这不意味着它们不含能量。木糖醇含有的能量和蔗糖类似,而山梨糖醇和甘露糖醇比蔗糖低(表2-4-11)。

表 2-4-11 一些碳水化合物的甜度

糖类	相对甜度	糖类	相对甜度	糖类	相对甜度
蔗糖	1.0	麦芽糖醇	0.7~0.9	果葡糖浆(42%)	0.9~1.0
果糖	1.2~1.7	山梨糖醇	0.5~0.7	果葡糖浆(55%)	1.0~1.1
葡萄糖	0.7~0.8	半乳糖醇	0.6	果葡糖浆(90%)	1.2~1.6
麦芽糖	0.4~0.5	甘露糖醇	0.7	淀粉糖浆(30DE)	0.3~0.35
甘露糖	0.6	木糖醇	0.9~1.2	淀粉糖浆(42DE)	0.45~0.5
半乳糖	0.5	棉子糖	0.23	淀粉糖浆(54DE)	0.5~0.55
乳糖	0.2~0.4	转化糖	1.0	淀粉糖浆(62DE)	0.6~0.7

在糖果中使用高强度甜味剂(表 2-4-12)可以降低糖果的能量。高强度甜味剂包括糖精、甜蜜素、索马甜(thaumatin)、阿斯巴甜、甘草甜、甜叶菊糖等。高强度甜味剂用量甚少,通常不能提供甜味以外的其他功能性质,如蔗糖的口感和黏度,于是需要使用其他添加剂来获得期望的性质。

表 2-4-12 一些非糖甜味剂的甜度

名称	来源	甜度	味感特点
甜叶菊苷	甜叶菊	200~300	近蔗糖,含能量
甘草苷	甘草	100~300	与蔗糖不同
蛋白糖	氨基酸	50~200	近蔗糖但不耐热
三氯蔗糖	化学衍生	600	接近蔗糖
糖精钠	化学合成	300~500	过量有苦味
甜蜜素	化学合成	30	类似蔗糖
安赛蜜	化学合成	200	近蔗糖,口感好

近 10 年来,非糖甜味剂的研究与开发有了很大的发展,有些材料除了替代甜味功能和其他理化功能外,还具有调节和提高人体生理活动等功能,例如低聚糖。这种新一代的功能保健糖果有润喉糖、除口臭糖、戒烟糖、保肝糖、提神糖、养颜糖和低热糖等。此外,无糖巧克力、低脂、脱脂巧克力等也有问世。

(二)糖制品中的其他成分

为了使糖制品具有人们所期望的色泽、香气、滋味、形态和质构,还须向糖果中添加其他辅料。如为了增加糖果的韧性和弹性而添加明胶和树胶,为增加稠度而添加淀粉及改性淀粉,为增加润滑性和搅打性而添加蛋清和油脂。通过加入其他食品,如牛奶、水果、坚果、巧克力、可可、茶等来增加糖果的花色和改善糖果的风味。同时这些成分也影响到糖果的营养价值,如牛奶糖含有较多的蛋白质和钙,而巧克力中含有较多的脂肪,加入坚果可提供脂肪、蛋白质和多种矿质元素。

根据加工工艺,还要用到乳化剂、发泡剂、着色剂、香精香料、防腐剂、抗氧化剂、缓冲剂、保湿剂、强化剂等。其中一些成分也会影响到蔗糖的结晶,虽然这些影响并不是在糖果中应用它们的主要原因。

巧克力是一种营养成分比较全面和能量比较高的糖果制品,可以作为成年人的营养和能量的补充。巧克力中的酚类化合物主要包括 3 种:儿茶素(约 37%),花色素(约 4%)和无色花青素(约 58%)。近年来,类黄酮物质已成为巧克力研究的热点。巧克力中含量最丰富的类黄酮物质是黄烷醇(flavanol),包括单体形式如儿茶素(catechin)、表儿茶素(epicatechin)和低聚体形式如原花青素。此外还有可可碱(theobromine)与咖啡因(caffeine)均属于甲基嘌呤类化合物,可可碱占巧克力总成分的 1.2% 左右,远远超过咖啡因(0.2%),实际上,咖啡因主要存在于咖啡中,在巧克力中的含量是可以被忽视的,例如一块 50g 的 DOVE 巧克力和一杯普通咖啡中分别含咖啡因 4mg 和 22mg。相比之下,巧克力中主要的刺激成分是可可碱(表 2-4-13)。

表 2-4-13 饮料和糖果中咖啡因与可可碱含量

食品名称	咖啡因/mg	可可碱/mg
可可 50g	13±4	128±9.5
牛奶巧克力 50g	2~30	85
黑巧克力 50g	10~60	250
咖啡 150ml	40~180	NA
可乐 150ml	18	NA
茶 150ml	20~90	1

巧克力具有浓郁而优美的独特香味,借助于现代气相质谱联机分析手段,现已鉴定出巧克力香气物质多达 260 种,其中吡嗪类化合物(pyrazines)是巧克力独特香气的主要成分。此外,一些游离氨基酸、多元酚和有机酸也会影响巧克力的香味。

巧克力香味的品质依赖于可可豆的品种和产地,还与可可豆的发酵、干燥等操作工艺有关,也会受到巧克力加工工艺的影响。总之,巧克力香气的形成是一个复杂的过程。这一过程由可可豆发酵开始,发酵形成香味前体,经焙炒转化为香气,通过精炼进一步使巧克力香气品质丰满与完善。

三、蜂蜜

我国是世界养蜂和蜂蜜生产第一大国,养蜂历史悠久。1983 年在山东省莱阳市北泊子与临朐县发现的蜜蜂化石,证实 2000 万年前我国东部温带地区存在蜜蜂。公元前 16 世纪至公元前 11 世纪殷商甲骨文中就有"蜜"字的记载,说明我国蜂业至今已有 3000 多年的历史。近年来,随着人们生活质量的提高,人们对健康食品的要求也越来越高,蜂蜜由于其具有多种生理保健和药用价值,逐渐受到更多人的重视。

(一)蜂蜜来源和种类

凡是经蜜蜂所采集酿造的蜜,统称为蜂蜜,但追溯其来源可分为 3 种:一是蜜蜂采集植物花蜜酿造而成的蜂蜜;二是蜜蜂采集植物蜜露酿造而成的蜂蜜;三是蜜蜂采集昆虫分泌的甘露酿造而成的蜂蜜。

花蜜来源于植物的韧皮部、木质部,经植物花内蜜腺转化、分泌而成。植物花内蜜腺大多位于雌碗、花柱、花萼的基部或花盏、花托上等,是蜜蜂采集的主要对象。人们通常所说的蜂蜜,主要是指以这种花蜜酿造成的。这一类蜂蜜的主要特点是蜜味芳香、浓郁,质地优良,如刺槐蜜、荔枝蜜、向日葵蜜、紫云英蜜、油菜蜜等。

蜜露是植物花外蜜腺分泌的汁液。花外蜜腺在双子叶植物是较为常见,多位于植物的叶柄、叶脉、叶面、叶背、叶缘或托叶等处。花外蜜腺分泌的蜜露,与花内蜜腺分泌的花蜜一样,对蜜蜂生活和养蜂生产具有重要价值。我国以蜜露酿成的蜂蜜,主要有棉花蜜和橡胶树蜜。蜜露的成分与花蜜大致相同,有时在干旱高温、昼夜温差较大的年份,有一些植物的枝叶能分泌大量的蜜露,其糖的含量要超过花蜜,灰分大,颜色深极易结晶,蜜几乎无香味或香味很淡,通常不为蜜蜂所采食。

甘露是寄生在松树、柳树、高粱、玉米等枝叶上的蚜虫、介壳虫、叶蝉、木虱等昆虫,在采集这些植物汁液后,排泄出来一种含糖的甜汁。当外界蜜源缺乏时,蜜蜂就会采集甘露,并以这种甘露酿造成蜂蜜,又称甘露蜜。目前,我国无此商品蜜种,而在北欧却是主要蜜种之一。

蜂蜜可以根据不同方式进行分类,如来源、物理状态、生产方式、颜色等。

1. 根据来源分类 蜜蜂酿造蜂蜜时所采集的"加工原料"主要是花蜜,但在蜜源缺少时,蜜蜂也会采集甘露或蜜露。因此,我们把蜂蜜分为天然蜜和甘露蜜。

天然蜜就是蜜蜂采集花蜜酿造而成的。它们来源于植物的花内蜜腺或外蜜腺,通常我们所说的蜂蜜指的就是天然蜜,又因来源于不同的蜜源植物,又分为某一植物花期为主体的各种单花蜜,如荔枝蜜、刺槐蜜、紫云英蜜、油菜蜜、枣花蜜、野桂花蜜、椴树蜜等。在一般情况下,蜂蜜是以一种或几种主要来源的花名来命名的。一般地说,某单花蜜就是该蜜源植物的花粉比例占绝对优势,例如在东北的椴树蜜中,椴树花粉应占绝对优势。但也有许多植物同时开花而取到的蜜,因它有两种以上的花粉混杂在一起,一般称为杂花蜜,或百花蜜。当人们对蜂蜜蜜源植物不了解之前,只以生产季节把蜂蜜分为春蜜、夏蜜、秋蜜和冬蜜。

甘露蜜是蜜蜂从植物的叶或茎上采集蜜露或昆虫代谢物——甘露所酿制的蜜。蚜虫吸取了植物的汁液经过消化系统的作用,吸取了其中的蛋白质和糖分,然后把多余的糖分和水分排泄出来,洒在植物的枝叶上,蜜蜂就以它为原料酿造成甘露蜜。

2. 根据物理状态分类 蜂蜜在常温常压下,具有两种不同的物理状态,即液态和结晶态。一般情况下,刚分离出来的蜂蜜都是液态的,澄清透明流动性良好,经过一段时间放置以后,或在低温下,大多数蜂蜜形成固态的结晶。因此,人们通常把蜂蜜分为液态蜜和结晶蜜。结晶蜜由于晶体的大小不同,可分为大粒结晶、小粒结晶和腻状结晶。结晶颗粒直径大于 $0.5\mu m$ 的为大粒结晶;颗粒直径小于 $0.5\mu m$ 的为小粒结晶;结晶颗粒很小的,称为腻状结晶或油脂状结晶。

3. 根据生产方式分类 按生产蜂蜜的不同生产方式,

可分为分离蜜与巢蜜等。分离蜜(又称离心蜜或机蜜)是把蜂巢中的蜜取出,置于摇蜜机中,通过离心力的作用摇出,并经过滤的蜂蜜,或用其他方法从蜜脾中分离出来的蜜。有些分离蜜经过一段时间就会结晶,例如油菜花蜜等。有些分离蜜则需要在低温下或经过一段时间才会出现结晶。巢蜜(又称格子蜜)是利用蜜蜂的生物学特性,在规格化的蜂巢中,酿造出来的连巢带蜜的蜂蜜块。巢蜜既具有分离蜜的功效,又具有蜂巢的特性。被誉为最完美、最高档的天然蜂蜜产品。人们根据蜜源植物的流蜜规律及蜜蜂封盖蜜脾的习性,可以按照不同的模式生产巢蜜。

4. 根据颜色分类 蜂蜜随着蜜源植物种类不同,颜色差别很大。无论是单花还是混合的蜜种,都具有一定的颜色。一般来说,颜色浅淡的蜜种,味道和气味较好。因此,蜂蜜的颜色,既可以作为蜂蜜分类的依据,也可作为衡量蜂蜜品质的指标之一。

一般认为,浅色蜜在质量上大多优于深色蜜。在国际市场上按照蜂蜜的色泽差异,将其分为水白色、特白色、白色、特浅琥珀色、浅琥珀色、琥珀色及深琥珀色 7 个等级。根据比色仪数值对其进行分级:水白色:8MM;特白色:8~17MM;白色:17~34MM;特浅琥珀色:34~50MM;浅琥珀色:50~85MM;琥珀色:85~114MM;深琥珀色:114~140MM。

(二)蜂蜜的营养特点

1. 营养价值 蜂蜜因蜂种、蜜源、环境的不同,其化学组成有很大差异。其主要含碳水化合物、蛋白质、矿物质、维生素和多酚类物质等,这些成分构成了蜂蜜独特的生理保健功能。

蜂蜜中最主要的碳水化合物为糖类,蜂蜜中的单糖主要包括果糖、葡萄糖和阿拉伯糖。其中果糖和葡萄糖的总含量占蜂蜜糖类总量的85%~95%,这两种糖均可以被人体直接所吸收利用;此外,研究表明蜂蜜中也存在少量的低聚糖,如:麦芽糖、蔗糖、异麦芽糖、棉子糖、蔗果三糖和潘糖等。

蜂蜜中的蛋白质主要包括一些酶和游离的氨基酸,大约占总量的 0.5%。蜂蜜中的蛋白质几乎包括了营养、生理学方面的主要氨基酸,其中绝大多数蜂蜜中脯氨酸占总游离氨基酸量的 50%。蜂蜜中的酶类成分主要有淀粉酶、蔗糖转化酶、葡萄糖氧化酶、过氧化氢酶、酸性磷酸脂酶等。其中淀粉酶和蔗糖转化酶是蜂蜜中比较常见的两种酶。蜂蜜之所以具有抗氧化活性,与蜂蜜中所含有的酶类物质有关。

蜂蜜中最主要的多酚类物质包括酚酸类化合物和黄酮类化合物,它们被认为是蜂蜜植物来源的潜在标志物。蜂蜜中酚酸类化合物含量丰富,主要包括羟基肉桂酸类和羟基苯甲酸类两大类。其中,阿魏酸、咖啡酸和p-香豆酸等是比较常见的羟基肉桂酸类,而丁香酸、香草酸和羟基苯甲酸等是比较常见的羟基苯甲酸类。蜂蜜中的黄酮类化合物包括黄酮、黄酮醇和黄烷酮等。其中,较常见的有:黄芩素、芹菜素和槲皮素等黄酮类;橙皮素和乔松素等二氢黄酮类;染料木素等异黄酮类;白杨素、桑色素、山柰酚和高良姜素等黄酮醇类;柚皮素、短叶松素和儿茶素等黄烷类。

蜂蜜中主要包括 B 族维生素、维生素 C 和维生素 K 等（表 2-4-14）。B 族维生素主要参与神经传导和能量代谢等过程，具有维持免疫功能、预防机体衰老、提高机体活力和增强记忆力等作用；维生素 C 能够促进伤口愈合、抗疲劳和提高抵抗力等作用；维生素 K 能够参与骨骼代谢并且具有凝血功能。

表 2-4-14　蜂蜜的营养成分列表（可食部%）

成分名称	含量	成分名称	含量
能量/kJ	1343	(β-γ)-E	0
碳水化合物/g	75.6	磷/mg	3
灰分/g	0.1	镁/mg	2
维生素 A/mg	0	硒/μg	0.15
烟酸/mg	0.1	碘/mg	0
a-E	0	能量/kcal	321
钙/mg	4	脂肪/g	1.9
钠/mg	0.3	胆固醇/mg	0
锌/mg	0.37	胡萝卜素	0
锰/mg	0.07	维生素 B$_2$/mg	0.05
水分/g	22	维生素 E/mg	0
蛋白质/g	0.4	δ-E	0
膳食纤维/g	0	钾/mg	28
维生素 A/mg	0	铁/mg	1
维生素 B$_1$/μg	0	铜/mg	0.03
维生素 C/mg	3		

国内外研究报道蜂蜜中包含 54 种矿物质，主要的矿物质包括钠、钾、钙和镁等。

2. 作用功效　蜂蜜的生理功能主要表现在以下几个方面：

（1）抗菌作用：蜂蜜之所以能够长时间保存而不变质的主要原因是其强抗菌性。早在公元前 300 年，古希腊就有利用蜂蜜来保存尸体，以防止其腐烂的习俗。此外，国内外众多学者的研究证明了蜂蜜具有良好的抗菌效果。蜂蜜具有抗菌作用的主要原因有：①蜂蜜的高渗透作用。蜂蜜的主要成分是糖，实际上是一种过饱和的糖溶液，具有很高的渗透压，能够从微生物体内夺走大部分的水分，进而导致其脱水死亡。②蜂蜜的酸度。蜂蜜的 pH 在 3.2~4.5 之间，远低于绝大多数微生物所要求的 pH 环境。此外，过酸的环境还能够导致微生物的膜破裂进而导致其死亡。③蜂蜜中的微量成分。蜂蜜中含有极为丰富的抑菌性物质，如溶菌酶以及黄酮类化合物等。

（2）抗氧化：蜂蜜所具有的抗氧化活性成分，清除体内产生的过多自由基，辅助降低人体的高血脂和高血压。国内外很多研究报道了有关蜂蜜中多酚类成分具有清除体内过多自由基的作用。

（3）调节便秘：蜂蜜对胃肠紊乱有很好的调节作用，能够促进人体肠道的蠕动，缩短排便的时间，也能够抑制腹泻。蜂蜜能够调节人体的便蜜、胃肠道功能，可能与其低聚糖的含量有关。

第三节　盐和其他调味料

调味品是人类用来调味增味的一类食品，指以粮食、蔬菜等为原料，经发酵、腌渍、水解、混合等工艺制成的各种用于烹调调味、食品加工的产品以及各种食品添加剂。较之传统意义上的调味品，现代调味品的概念范畴已大大扩展，许多改善食品口味、色泽、质地的产品、小菜以及部分食品添加剂等都归入调味品类别中。

在我国的食品工业中，将发酵产品、腌咸菜、香辛料及鲜味剂均归入调味品类。中国的调味品不同于欧美等国家，也不同于亚洲的其他国家。我国的发酵类食品独具特色，如腐乳（北方称为酱豆腐）品种很多，各具特色，可与西方国家的乳酪（cheese）相媲美。这些调味品不仅味美且富含营养物质。

我国将调味品大致分为如下 5 个大类：

（1）发酵调味品：包括酱油、酱类、食醋类。这一类是以谷类和豆类为原料，经微生物的酿造工艺而生产的调味品。其中又包括酱油类、食醋类、酱类、腐乳类、豆豉类、料酒类等多个门类。其中每一门类又包括天然酿造品和配制品。

（2）酱腌菜类：包括酱渍、糖渍、糖醋渍、糟渍、盐渍等各类制品。

（3）香辛料类：以天然香料植物为原料制成的产品，包括辣椒制品、胡椒制品、其他香辛料干制品及配制品等。大蒜、葱、洋葱、香菜等生鲜蔬菜类调味品，放在蔬菜部分介绍。

（4）复合调味品类：包括固态、半固态和液态复合调味料。也可以按用途划分为开胃酱类、风味调料类、方便调料类、增鲜调料类等。

（5）其他调味品：包括味精、盐、糖、调味油，以及水解植物蛋白、鲣鱼汁、海带浸出物、酵母浸膏、香菇浸出物等。

一、盐

咸味是食物中最基本的味道，而膳食中咸味的来源是食盐，也就是氯化钠。钠离子可以提供最纯正的咸味，而氯离子为助味剂。钾盐、铵盐、锂盐等也具有咸味，但咸味不正而且具有一定苦味。

（一）盐的分类

按加工精度，可以分为粗盐（原盐）、洗涤盐和精盐（再制盐）。粗盐中含有氯化镁、氯化钾、硫酸镁、硫酸钙以及多种微量元素，因而具有一定的苦味。粗盐经饱和盐水洗涤除去其中杂质后称为洗涤盐，经过蒸发结晶可制成精盐。精盐的氯化钠含量达 90% 以上，色泽洁白，颗粒细小，坚硬干燥。按来源不同，盐可以分为海盐、池盐、井盐、崖盐和砂石盐等；按加工工艺可以分为原盐、洗涤盐、再制盐等；从味型角度又可分为辣味盐、胡椒盐、五香盐、汤料盐、香菇盐、花椒盐等风味盐；从营养角度则又可分为加碘盐、加锌盐、加硒盐、低钠盐等营养盐。

食盐质量的优劣直接影响人体健康，国家有针对各类食盐的标准，所以在选购的时候应该注意。为了精确掌握加盐量,应掌握不同等级的盐中氯化钠的含量。精制盐的氯化钠含量优级为 99.30%,一级为 98.50%,二级为 97%;粉碎洗涤盐中氯化钠的含量一级为 96.5%,二级为 95.5%;普通盐氯化钠的含量一级为 94%,二级为 92%,三级为 89%,四级为 86%。

（二）盐的主要作用

食盐提供咸味,食盐在烹调中的主要作用如下:

（1）赋味作用:是食物中添加食盐可赋咸味,并能够增强食物的其他风味。同时还可调节酸、甜、苦及辛辣味的强弱。

（2）增鲜作用:鲜味物质必需在咸味基础上才能呈现突出的鲜味。若无咸味则不但无鲜味,还会有一种令人不快的腥味。这主要是味精解离后的阴离子虽然有一定程度的鲜味,但不明显,只有钠离子作用下才可呈现出鲜味,而钠离子主要靠食盐提供。

（3）增强黏稠度:在含蛋白质的原料中加入适量的食盐,可使原料黏稠度增加。如在制肉馅、和面团时加盐,可使原料“上劲”。所谓“盐是骨头碱是筋”,就是指在调制面团时加入适量的盐(一般为 1%~1.5%),可以增加面团面筋的弹性;而加入碱则可以软化面筋,降低弹性,增加延伸性。另外,在挂糊、上浆菜肴中,事先用盐码味,可使糊、浆与原料黏接紧密,不致在加热时发生“脱糊”“脱浆”现象。盐之所以有此作用,主要是因为盐是电解质,其离子(Na^+,Cl^-)可吸附于蛋白质分子表面,增加蛋白质周围水化层厚度,从而使其黏稠度增加,成为胶状体。

（4）调节原料的质地和口感:盐有较强的渗透作用,可增加动物性原料的软嫩度,同时也可改变植物性原料的脆嫩度。

（5）杀菌防腐作用:不仅提供咸味,也是食品保存中最常应用的抑菌剂。

食盐具有很高的渗透压,有使微生物细胞发生强烈脱水的作用,导致其质壁分离,从而抑制生理代谢活动,使微生物停止生长或死亡。一般杂菌在 5% 的食盐浓度下,病原菌在 7%~10% 的食盐浓度下,酵母菌在 20% 左右的食盐浓度下即停止生长,所以食盐的杀菌防腐作用需在一定浓度下方能有效。

（6）调节面团发酵速度:发酵面团中酵母的生长和繁殖需要无机盐作为营养素,添加适量的食盐就可增快发酵速度,而过量的食盐则会造成酵母菌脱水、萎缩,降低发酵速度。

（7）可作传热介质:加热食盐可用于有些干货原料的涨发(盐发),还可用于盐焗类菜肴(如盐焗鸡)及盐炒类食品。

每一类食品都具有被普遍认同的食盐浓度。在食品加工中,单独食用的食物食盐浓度较低,与主食配合食用者则相对较高;低温或常温食用的食物食盐浓度较低,高温食用者食盐浓度较高。

此外,食盐浓度也需要与甜味剂、酸味剂、鲜味剂的浓度相协调。健康人群每日摄入 6g 食盐即可完全满足机体对钠的需要。摄入食盐过量,与高血压病的发生具有相关性。由于我国居民平均摄盐量远高于推荐数值,因此在日

常生活中应当注意控制食盐数量,已经患有高血压、心血管疾病、糖尿病、肾脏疾病和肥胖等疾病的患者应当选择低钠盐,并注意调味清淡。

一个需要注意的问题是,咸味和甜味可以相互抵。在 1%~2% 的食盐溶液中添加 10% 的糖,几乎可以完全抵消咸味。因而在很多感觉到甜咸两味的食品当中,食盐的浓度要比感觉到的水平更高。另一方面,酸味则可以强化咸味,在 1%~2% 的食盐溶液中添加 0.01% 的醋酸就可以感觉到咸味更强,因此烹调中加入醋调味可以减少食盐的用量,从而有利于减少钠的摄入。

（三）盐产品

精制食盐经过调味或调配,可以制成各种盐产品。

（1）风味盐:风味型食盐是在食盐中添加其他调料或增味剂制成的具有特殊风味的食盐。如蒜味盐是以占 18%~21% 的蒜粉与占 79%~82% 的精盐混合,再加入其他增味剂及调味料配制而成,具有浓郁的蒜香;芹菜籽盐是以占 25% 的芹菜籽粉和精盐配制而成,具有浓郁的芹菜香气;麻辣盐是以精盐、花椒、胡椒或辣椒及增味素等配制而成,具有突出的麻辣味;海味盐是以精盐、海米、淡菜、味精等配制而成,具有诱人的海鲜鲜味。另外还有椒盐、胡椒盐、五香盐、芝麻盐、芫荽盐等多种。风味盐因具有所添加调料的特殊风味,广泛应用于菜点调味,可赋予菜点丰富味型。

（2）营养盐:营养盐是在食盐中添加人体必需的营养素而制成的具有一定食疗、保健作用的盐。如加碘盐是将氯化钠与碘化钾(或碘酸钾)按一定比例配制而成,具有防止人体缺碘的作用;加锌盐是将氯化钠与锌强化剂按一定比例配制而成,具有防止人体因缺锌而引起生长发育迟缓、智力减退等症状的作用;加硒盐是将氯化钠与硒强化剂按一定比例配制而成,具有防止人体因缺硒而引起的代谢受阻、心脏病、高血压、中风等症的作用;维生素 B_2 强化盐是将氯化钠与药用维生素 B_2 按一定比例配制而成,具有防止人体因缺乏维生素 B_2 而引起的舌炎、口角炎、结膜炎等症的作用。另外,低钠盐也属于营养盐,它是由 65% 的氯化钠、25% 的氯化钾、10% 的氯化镁或硫酸镁配制而成,具有防止人体因摄取氯化钠过多而引起的高血压、脑血管病、心脏病等症的作用。在使用营养盐时应注意,通常在烹调结束时添加营养盐调味,以避免因长时间加热造成营养素被破坏。

二、酱油

（一）定义和分类

1. 定义　酱油是以小麦、大豆及其制品为主要原料,接种曲霉菌种,经发酵酿制而成。豆、麦等原料经过微生物和酶的作用,原料中的蛋白质降解生成氨基酸、多肽等含氮物质;淀粉分解为双糖和单糖;部分糖类发酵产生醇和有机酸,并进一步生成具有芳香气味的酯类;氨基酸与糖类通过美拉德反应生成芳香物质和类黑素,使其具有较深的颜色。

2. 分类　酱油按照品种不同可分为风味酱油、营养酱油、固体酱油三大类。风味酱油中的日式酱油加入了海带汁、鲣鱼汁,另一些中式风味酱油加入了鸡精、鱼露、香菇

汁、香辛料等，不仅增加鲜味，也使营养价值有所提高。营养酱油起步较晚，主要包括减盐酱油和铁强化酱油两类。铁强化酱油中添加了 EDTA 铁。固体酱油是将酱油真空浓缩后再加入食盐和鲜味剂制成的产品。

我国行业标准中酱油分为酿造酱油、再制酱油、酱油状调味汁三大类。

（1）酿造酱油：是以豆、谷类或其他粮食为主要原料，经曲菌酶分解，使其发酵熟制的调味汁液，包括高盐发酵酱油、低盐发酵酱油和无盐发酵酱油三类。

1）高盐发酵酱油：是指原料在生产过程中应用高盐发酵工艺酿制的调味汁液，分为高压固态发酵酱油、高盐固稀发酵酱油、高盐稀态发酵酱油三种。

2）低盐发酵酱油：指原料在生产过程中应用低盐发酵工艺酿制的调味汁液，可分为低盐固态发酵酱油、低盐固稀发酵酱油两种。

3）无盐发酵酱油：指原料在生产过程中不添加食盐，采用固态发酵工艺以进行酿制的调味汁液。

（2）再制酱油：是指以酿造酱油为基料，添加其他调味品或辅助原料进行加工再制的产品，其体态有液态和固态两种。

1）液态再制酱油：指各种酿造型调味汁液的直接配置品或经简易再加工的复制品。

2）固态再制酱油：指以酿造酱油为基料，经加热或以其他方式浓缩并加入适量充填料制成的产品，稀释后用于调味。可分为酱油膏、酱油粉和酱油块。

（3）酱油状调味汁：酱油状调味汁是指以主要原料的水解液再经发酵后熟制成的调味汁液。

（二）生产工艺及常见产品

1. 生产工艺

（1）酱油生产的原料：分为蛋白质原料、淀粉类原料、食盐和水。传统的蛋白质原料为大豆，现在主要用豆粕，其蛋白质含量高达 50%，是酱油中氨基酸氮的主要来源。其他的蛋白质原料代用品有蚕豆、豌豆、花生饼、菜籽饼及糖糟等。食盐和水使酱油具有适当的咸味并与氨基酸共同给以鲜味，起到调味的作用。在发酵过程及成品中有防止腐败的功能。酿造酱油要求食盐质量好，酿造用水应清洁，符合生活饮用水的水质标准，否则会影响酱油的品质。

（2）制曲：首先要选择原料，给予适当的配比，并经过合理的处理，然后在蒸熟原料中混和种曲，使米曲霉充分发育繁殖，同时分泌出大量的酶（蛋白酶、淀粉酶、氧化酶、脂肪酶、纤维素酶等）。这些酶不仅在制曲时使原料发生变化，而且也是发酵期间发生变化的根源。所以曲的好坏，直接影响酱油品质和原料的利用率。

（3）液化糖化：酱油酿造中应用液化及糖化法生产，是 20 世纪 70 年代后期的一项重大工艺革新。新工艺利用 α-淀粉酶和麸皮中的 β-淀粉酶，直接将淀粉转化为糖浆，其机械化程度高。不仅解决了曲料需要加水大的矛盾，改善了劳动条件，而且能在增加酱油糖分的基础上大量节约粮食，提高了劳动生产率与原料利用率，并扩大了淀粉原料的来源，有利于因地制宜地选择加工原料。糖化后的糖浆可立即供作发酵，如不立即使用，则应在 60~70℃保存或与盐水混合，以防变质。

（4）制醅（醪）发酵：发酵是先将成曲拌入多量的盐水，使呈浓稠的半流动状态的混合物，称为酱醪；或将成曲拌入少量的盐水，使呈不流动状态的混合物，称为酱醅。再装入缸、桶或池内，然后进行保温（也有不保温），利用微生物所分泌的酶，将酱醅（醪）中的物料分解成我们所需要的新物质的过程。

（5）浸泡滤油：根据低盐固态发酵法的新工艺，采用浸泡滤油法（也称浸淋法）可以代替人工压榨的落后工艺，提高酱油加工效率，减轻劳动强度，减少酱渣中的有效成分含量，提高了原料利用率。

（6）加热和配制：将滤出的头油按酱油中食盐含量的标准要求进行补加食盐后，输入到加热设备中进行加热，以灭除杂菌，增色增香和去除悬浮物。为了增加品种和提高质量，酱油加热后可作适当配制，如有些品种加入甜味剂和助鲜剂。甜味剂有砂糖、饴糖和甘草之类。助鲜剂有谷氨酸钠、鸟苷酸、肌苷酸及核苷酸等。为了防止酱油发白花变质以及抑制酱油中的酵母、真菌和其他杂菌的生长繁殖。按国家有关添加剂标准规定可以添加苯甲酸及其盐类、维生素 K、山梨酸及其盐类和羟基苯甲酸酯类等添加剂。

（7）检验及包装：加热配制的酱油经静置澄清、取样检验合格后方可分级包装为成品。包装容器可以用玻璃瓶、塑料桶或塑料袋以及其他符合食品卫生要求的包装容器，但均需洗净消毒后方可使用。

2. 常见的酱油产品　在商业流通中常见酱油产品，有的按生产方式分类，有的按添加风味物质分类，还有的按形态分类，现将常见产品种类介绍如下：

（1）抽油：即通常所说的酱油。古法提取酱油，以有蜂眼的管子插入酱缸中，酱油渗入管内，抽取而出。第一次抽取的质量最好，称"头抽"；第二次抽取的称"二抽"，质量次之；第三次抽取的称"三抽"，质量最差。

（2）生抽：是一种不用焦糖增色的酱油，以精选的黄豆（7 份）和面粉（3 份）为原料，用曲霉制曲，经暴晒、发酵成熟后提取而成，并以提取次数的先后分为特级、一级和二级。其成品色泽较一般酱油浅，风味基本相同，用法亦基本相同，只是多用于色泽要求较浅的菜肴。

（3）老抽：是在生抽中加入用红糖熬制的焦糖，再经加热搅拌，冷却，澄清而制成的浓色酱油。按生抽的级别相应分为特级、一级和二级。其风味、使用方法与酱油基本相同，尤其适用于色泽要求较深的菜肴。

（4）复制红酱油：是在酱油中加入红糖、八角、山奈、草果等调味品，用微火熬制，冷却后加入味精制成的酱油。可用于冷菜及面食调味。

（5）白酱油：是未调酱色或酱色较浅的化学酱油。风味与普通酱油相同，只是色泽呈浅黄色或无色。多用于要求保持原料原色的菜肴，如白蒸、白煮、白拌等。

（6）甜酱油：是以黄豆制成酱胚，配加红糖、饴糖、食盐、香料、酒曲酿造而成的酱油，色泽酱红，质地黏稠，香气浓郁，咸甜兼备，咸中偏甜，鲜美可口。用法同普通酱油，尤以浇拌凉菜为宜。

（7）美极鲜酱油：用大豆、面粉、食盐、糖色、鲜贝等加工制成的浅褐色酱油,其味极鲜,多用于清蒸、白煮、白焯等菜肴的浇蘸佐食,或用于凉拌菜肴。

(8) 辣酱油:是在酱油中加入辣椒、生姜、丁香、砂糖、红枣、鲜果及上等药材,经加温、浸泡、熬煎、过滤而成的酱油。其色酱红,具有咸、鲜、辣、甜、酸、香等多种味感。多用于蘸食及调拌冷菜。另外,在西餐中也较多使用。

(9) 加料酱油:此类酱油是在酿造过程中加入动物或植物性原料,制成具有特殊风味的酱油。如草菇老抽王、香菇酱油、虾子酱油、蟹子酱油、五香酱油等。

(10) 铁强化酱油:此类酱油是以强化营养为目的,按照标准在酱油中加入一定量的乙二胺四乙酸铁钠(NaFeEDTA)制成的营养强化调味品。它能够控制铁缺乏和缺铁性贫血,改变目前中国人群的缺铁现状。

目前市场上酱油品牌繁多,其质量亦有较大差异,消费者在选购时应认准信誉较好的厂家及品牌。酱油按国家规定应注明"凉拌""烹调"字样。有"凉拌"等字样的说明此酱油卫生指标较高,可直接调拌凉菜;而有"烹调"等字样或无标注者,则应加热后方可调拌凉菜,或直接用于加热菜品。另外,在选购酱油时应注意,普通酱油色泽红褐色或浅褐色(棕褐色、酱红色)、鲜艳有光泽、不发乌,具有酱香和酯香,无不良气味,入口鲜美,鲜甜醇厚,澄清,浓度适当,无沉淀异物。按国家规定,一级酱油含盐量≥19%,二级酱油含盐量≥17%,三级酱油含盐量≥16%。消费者在使用时应注意折算合理添加量。

(三) 调味作用及营养价值

1. 调味作用

(1) 赋味作用:酱油可赋予食物咸味、鲜味及较弱的甜味。

(2) 增色作用:酱油本身可赋予食物酱红颜色,同时其成分中的糖、氨基酸等物质,在加热到一定温度时会发生羰氨反应(美拉德反应),使食物颜色变褐。

(3) 增香作用:酱油中含有较为复杂的芳香物质,加热后可赋予食物特殊香气。

(4) 除异解腻作用:酱油中所含有的乙醇、醋酸、糖类等物质与原料一起加热后,可去除腥膻异味,解除油腻。

2. 营养价值 酱油是以大豆、小麦等原料,经过原料预处理、制曲、发酵、浸出淋油及加热配制等工艺生产出来的调味品,营养极其丰富,主要营养成分包括氨基酸、可溶性蛋白质、糖类、酸类等。酱油营养素种类和含量与其原料有很大的关系。

(1) 氨基酸:氨基酸是酱油中最重要的营养成分,氨基酸含量的高低反映了酱油质量的优劣。优质酱油的总氮含量多在 1.3%~1.8%;氨基酸态氮≥0.7%。其中谷氨酸含量最高,其次为天冬氨酸,这两种氨基酸均具鲜味。此外,增鲜酱油中添加了 0.001%~0.1%的 5′-肌苷酸钠和 5′-鸟苷酸钠,使氨基酸的鲜味阈值更低,鲜味更加鲜明和自然。酱油中氨基酸有 18 种,包括了人体 8 种必需氨基酸。

(2) 抗氧化成分:酱油能产生一类天然的抗氧化成分,它有助于减少自由基对人体的损害,其功效比常见的维生素 C 和维生素 E 等防氧化剂高十几倍。用一点点酱油所达到抑制自由基的效果,与一杯红葡萄酒相当。更令人惊奇的是,酱油能不断地消灭自由基,不像维生素 C 和维生素 E 只能消灭一定量的自由基,这一发现说明,酱油内含有两种以上的抗氧化成分,而且各种成分消灭自由基的时间长短也不一样。

(3) 碳水化合物和甜味物质:还原糖也是酱油的一种主要营养成分。淀粉质原料受淀粉酶作用,水解为糊精、双糖与单糖等物质,均具还原性,它是人体热能的重要来源,人体活动的热能 60%~70% 由它供给,它是构成机体的一种重要物质,并参与许多细胞的许多生命过程。一些糖与蛋白质能合成糖蛋白,与脂肪形成糖脂,这些都是具有重要生理功能的物质。

(4) 维生素和矿物质:酱油中含有一定数量的 B 族维生素,其中维生素 B_1 含量在 0.01mg/100g 左右,而维生素 B_2 含量较高,可达 0.05~0.20mg/100g,烟酸含量在 1.0mg/100g 以上。此外,经过发酵还产生了植物性食品中不含有的维生素 B_{12},对素食者预防维生素 B_{12} 缺乏具有重要意义。

(5) 有机酸和芳香物质:酱油中有机酸含量约 2%,其中 60%~70% 为乳酸,还有少量琥珀酸,其钠盐也是鲜味的来源之一。酱油的香气成分主体为酯类物质,包括醋酸己酯、乳酸乙酯、乙酸丙酯、苯甲酸丙酯、琥珀酸乙酯等 40 种酯类,此外还有醛类、酮类、酚类、酸类、呋喃类、吡啶类等共 200 余种呈香物质。其中酱油的特征香气成分被认为是 4-羟基-2(5)-乙基-5(2)-甲基-3(2H)-呋喃酮,含量仅为 0.02%左右。酱油的有机酸具有成碱作用,可消除机体中过剩的酸,降低尿的酸度,减少尿酸在膀胱中形成结石的可能。

酱油的咸味来自氯化钠。酱油中所含的氯化钠在 12%~14%之间,是膳食中钠的主要来源之一。减盐酱油氯化钠含量较低,含盐量约为 5%~9%。

三、食醋

(一) 定义和分类

1. 定义 醋是以粮食为原料酿造成的含醋酸液态酸味调品,其色泽为琥珀色、红棕色(不包含人工合成醋),酸味柔和,稍有甜味,澄清,浓度适当,无悬浮物、沉淀物,具有特殊香气。一级品总酸含量≥5.00g/100ml,二级品总酸含量≥3.50g/100ml。与酱油相比,醋中蛋白质、脂肪和碳水化合物的含量都不高,但却含有较为丰富的钙和铁。我国优质酿造食醋的 pH 在 3~4 之间,总酸含量在 5%~8%之间,其中老陈醋总酸含量可达 10%以上。醋的总氮含量在 0.2%~1.2%之间,其中氨基酸态氮占一半左右。碳水化合物含量差异较大,多数在 3%~4%之间,而老陈醋可高达 12%,白米醋最低为 0.2%。氯化钠含量在 0~4%之间,多数在 3%左右。水果醋含酸量约 5%,还原糖 0.7%~1.8%,总氮 0.01%左右。

2. 分类 醋的种类繁多,市售品种有按品牌分类,也有按行业标准分类,一般情况下将醋分为两大类。

(1) 酿造醋:是将各种含有淀粉、糖或酒精的原料单独或混合使用,经发酵工艺酿造而成的食醋。

1) 粮谷醋:粮谷醋的主要原料是大米、高粱、麦芽、豆类等加上麸皮。通过蒸煮使淀粉糊化,在真菌分泌的淀粉酶作用下转变为小分子糊精、麦芽糖和葡萄糖,在经酵母发酵,转变成酒精,再经醋酸发酵产生有机酸。其中加入少量盐、糖、鲜味剂和各种香辛料,可以制成各种调味醋。

粮谷醋的主要酸来源是醋酸,但醋酸菌发酵还可产生多种有机酸,包括乳酸、丙酮酸、苹果酸、柠檬酸、琥珀酸、α-酮戊二酸等。发酵过程中未被氧化成酸的糖类,包括葡萄糖、蔗糖、果糖、鼠李糖等,以及甘氨酸、丙氨酸、色氨酸等氨基酸可提供甜味。在醋的储藏后熟期间,羰氨反应和酚类氧化缩合产生类黑素,使醋的颜色逐渐加深。各种有机酸与低级醇类产生多种酯类物质,辅以少量醛类、酚类、双乙酰和3-羟基丁酮等,构成醋的复杂香气。

陈醋:是以高粱为主要原料,大曲为发酵剂,采用固态醋酸发酵,经陈酿而成的粮谷醋。

香醋:是以糯米为主要原料,小曲为发酵剂,采用固态分层醋酸发酵,经陈酿而成的粮谷醋。

麸醋:是以麸皮为主要原料,采用固态发酵工艺酿造而成的粮谷醋。

米醋:是以大米(糯米、粳米、籼米)为主要原料,采用固态或液态发酵工艺酿制而成的粮谷醋。

熏醋:是将固态发酵成熟的全部或部分醋醅,经间接加热熏烤成为熏醅,再经浸淋而成的粮谷醋。

谷薯:是以谷类(大米除外)或薯类为原料,采用固态或液态发酵工艺酿制而成的粮谷醋。

2)酒精醋:是以酒精为主要原料制成的酿造醋。

3)糖醋:是以各种糖类为主要原料制成的酿造醋。

4)酒醋:是以各种酒类为主要原料制成的酿造醋。

5)果醋:是以各种水果为主要原料制成的酿造醋。其中的糖分经过乙醇发酵、醋酸发酵而产生各种有机酸类。苹果醋中除了醋酸之外,还含有柠檬酸、苹果酸、琥珀酸、乳酸等成分;葡萄醋含有酒石酸、琥珀酸和乳酸。水果醋与普通醋相比,酸味丰富而柔和,还有浓郁果香。苹果醋常用于番茄酱、蛋黄酱、泡菜和西餐的制作中。

6)再制醋:是在酿造醋中添加糖类、酸味剂、调味料、香辛料等制成的酿造醋。

(2)调配醋(合成醋):在冰醋酸或醋酸的稀释液里添加糖类、酸味剂、调味料、食盐、香辛料、食用色素、酿造醋等制成的食醋。比如白醋是用醋酸为主料,配以其他有机酸,再加入水、蔗糖、食盐、谷氨酸钠和酯类香精,使醋味柔和而制成。

(二)生产工艺

食醋的加工工艺依据醋酸发酵方式可分为固态发酵和液态发酵两大类。我国食醋的传统酿造大多是采用固态发酵,产品风味好、品质优良、色香俱佳,但存在着需要辅料多、生产周期长、原料利用率低及劳动强度高的缺点。近年来,我国食醋工业通过技术革新和新技术的推广应用,在广开原料来源、选育纯培养优良菌种、推广麸曲酒母、液体曲、酶制剂等方面取得了较大的进展,工艺设备不断改进,食醋的产量、质量和原料利用率不断提高。

(三)营养与功能

食醋的主要成分是醋酸,还含有丰富的钙、氨基酸、琥珀酸、葡萄酸、苹果酸、乳酸、B族维生素及盐类等对身体有益的营养成分(表2-4-15)。烹调菜肴时可增加菜肴的鲜、甜、香等味道。在炒菜时加点醋,不仅使菜肴脆嫩可口,去掉腥膻味,还能保护其招牌营养素。醋还有使鸡骨鱼刺软化,促进钙吸收的作用。

醋有很好的抑菌和杀菌作用,能有效预防肠道疾病、流行性感冒和呼吸道疾病。醋可消化脂肪和糖,适当地喝醋,不仅可以减肥,还可以促使营养素在体内的燃烧和提高热能利用率,促进身体健康。醋能抑制和降低人体衰老过程中过氧化脂质的形成,减少老年斑,延缓衰老;醋有利尿作用,能防止尿潴留、便秘和各种结石疾病;醋能降低血压,软化血管,减少胆固醇的积累和降低尿糖含量,防止心血管疾病和糖尿病。

表2-4-15 食用醋营养成分含量

成分	含量	成分	含量	成分	含量
热量/kcal	30.00	钠/mg	262.20	维生素D/mg	0.00
胆固醇/mg	0.00	铜/mg	0.04	维生素E/mg	0.00
脂肪/g	0.30	镁/mg	13.00	维生素K/mg	0.00
膳食纤维/g	0.00	锌/mg	1.25	维生素P/mg	0.00
蛋白质/g	2.10	硒/mg	2.43	叶酸/mg	0.00
碳水化合物/g	4.90	维生素A/mg	0.00	泛酸/mg	0.08
钙/mg	17.00	维生素B$_1$/mg	0.03	烟酸/mg	0.70
铁/mg	6.00	维生素B$_2$/mg	0.05	生物素/mg	0.02
磷/mg	96.00	维生素B$_6$/mg	0.02	胡萝卜素/mg	0.01
钾/mg	351.00	维生素B$_{12}$/mg	0.10		

四、其他常用调味品

(一)味精及鸡精

味精即谷氨酸单钠(monosodium glutamate,MSG)结晶而成的晶体,是以粮食为原料,经谷氨酸细菌发酵生产出来的天然物质,作为蛋白质的氨基酸成分之一,存在于几乎所有食品中(表2-4-16)。味精是最主要的鲜味调味品,它是咸味的助味剂,也有调和其他味道、掩盖不良味道的作用。1987 年联合国食品添加剂委员会认定,味精是一种安全的物质,除了 2 岁以内婴幼儿食品之外,可以添加于各种食品中,其阈值浓度为 0.03%,最适呈味浓度为 0.1%~0.5%。

表 2-4-16　一些动植物食品中的 L-谷氨酸钠含量/(mg·100g^{-1})

食品名称	L-谷氨酸	食品名称	L-谷氨酸	食品名称	L-谷氨酸
猪肉(腰部)	23	干鱿鱼	42	蚬	23
牛肉(腰部)	33	鲫鱼	16	蛤仔	233
小鸡肉	44	泥鳅	22	扇贝	151
金枪鱼	4~9	鳗鱼	10	沙丁鱼	280
鲱鱼	7	对虾	51	牡蛎	264
秋刀鱼	36	文蛤	249	大鲍鱼	109
胡萝卜	3.0	柑橘	9.7	菠菜	3.85
番茄	4.0	葡萄	34.3	苹果	3.6
茄子	0.84	海带(干)	1780	紫菜(干)	640

味精在以谷氨酸单钠形式存在时鲜味最强,二钠盐形式则完全失去鲜味。故而,它在 pH 6.0 左右鲜味最强,pH<6 时鲜味下降,pH>7 时失去鲜味。目前市场上销售的"鸡精"、"牛肉精"等复合鲜味调味品中含有味精、鲜味核苷酸、糖、盐、肉类提取物、蛋类提取物、香辛料和淀粉等成分,调味后能赋予食品以复杂而自然的美味,增加食品鲜味的浓厚感和饱满度,消除硫黄味和腥臭味等异味。需要注意的是,核苷酸类物质容易被食品中的磷酸酯酶分解,最好在菜肴加热完成之后再加入这类含有鲜味核苷酸的调味品。

(二) 豆豉

豆豉是大豆(黄大豆或黑大豆)接种曲进行发酵而制成的整粒发酵豆制品,为我国南方多个省份的风味调味品。原料豆经浸泡和蒸煮,然后接种种曲,水洗后加盐、白酒、香辛料等调配发酵,再经一段时间后熟即为成品。四川、湖南、江西等地都有豆豉名产。

按是否加入食盐,豆豉有淡豆豉和咸豆豉之分;按水分含量高低,有油润光亮的干豆豉和柔软的水豆豉之分;按发酵微生物的不同,有曲霉豆豉、毛霉豆豉和细菌发酵豆豉之分,以前两者居多;按照加入的香辛料不同,又有不同风味之分。

含盐干豆豉占产品的大部分。其水分含量在 20%~45% 之间,蛋白质含量在 20% 以上,氨基酸态氮约 0.6%,使之具有鲜美滋味。发酵中多糖分解产生还原糖和有机酸。豆豉成品中含有机酸约 2%,还原糖 2%~2.5%,含盐约12%。豆豉有浓郁的酯香气,为大豆中有机酸和脂肪酸与发酵中产生的醇类结合产生。

(三) 酱

酱类包括了以豆类和面粉、大米等为原料发酵制成的各种半固体咸味调味料。按照原料的不同,豆酱可分为以豆类为主制成的豆酱(大酱)、豆类和面粉混合制作的黄酱、以面粉为主的甜面酱、以蚕豆为主的蚕豆酱和豆瓣酱、大豆和大米制成的日本酱等。此外,在酱中加入其他成分可以制成各种花色酱,如加入肉末和辣椒的牛肉酱等。

(四) 腐乳类

豆腐乳是以大豆为主要原料,先制成豆腐坯,然后接种真菌发酵,利用微生物酶分解豆腐中的蛋白质、脂肪和多糖,成为毛坯,产生香气物质。此后搓去菌丝进行腌制,使其含水量降低,然后进行后熟发酵,即为成品。

不同菌种、不同配料、不同腌制时间和后熟时间,产生不同品种的腐乳,主要分为红腐乳、白腐乳、酱腐乳、青腐乳等。其中红腐乳的红色来自红曲菌所产生的红曲色素,白腐乳的乳黄色则来自黄酮类物质,它们在真菌所产生的儿茶酚氧化酶作用下缓慢氧化产生黄色。臭腐乳的淡青色来自氨基酸分解产生的硫与金属离子结合所产生的色泽。腐乳具有丰富的风味,其中轻微的酸味来自发酵过程中产生的乳酸和琥珀酸,淡淡的甜味来自淀粉水解产生的还原糖和脂肪水解产生的甘油,有的品种外加蔗糖和糖精。鲜味主要来自豆类蛋白质分解产生的氨基酸和微生物菌体分解产生的核苷酸钠盐。

(五) 香辛料及复合香辛料

按照味道不同,分为烹调香草和香辛料两大类。前者提供特殊的芳香气味,包括薄荷、留兰香、桂花、香荚兰、百里香等,主要用于甜食和饮料等;后者则广泛地用于菜肴烹调。它们有明显芳香气味、精油含量较高,常以干燥状态使用(表 2-4-17)。

表 2-4-17　天然香辛料的使用部位

植物学部位	代表性的香辛料植物	植物学部位	代表性的香辛料植物
果实	小茴香、大茴香、辣椒、胡椒、草果、葛缕子等	果荚	香荚兰
种子	豆蔻、芹菜、芫荽、蒔萝、芥菜子等	地下茎	姜、姜黄、辣根、白芷等
茎叶	月桂、薄荷、百里香、留兰香、迷迭香等	假种皮	肉豆蔻
花和花蕾	丁香、桂花、玫瑰、辛夷等	柱头	番红花
树皮	肉桂	鳞茎	大蒜、洋葱

我国传统上用辛香料作为肉制品调料,包括大茴香、肉桂、陈皮、肉豆蔻、丁香、山柰、白芷、良姜、砂仁、草果等。它们在食品中起着遮盖异味、增加香味的作用,并赋予食物以独特的风味。这些香辛料配合使用还可以制成咖喱调料、五香粉、十三香调料等常用复合调味品。

香辛料的特殊味道来自其中所含的芳香油类,可提取之制成液体、粉末状、油状和微胶囊化的香辛料产品。这些芳香油中富含丁香酚、芳樟醇、蒎烯、茴香醇等芳香化合物,而这些化合物具有一定的生理活性,故而除去调味之外,香辛料往往具有防腐、抗氧化等附加功能。在我国传统医学中,香辛料往往具有一定药效(表2-4-18)。

表 2-4-18　不同香辛料对不同原料的不同作用

原料	赋香作用	脱臭作用	增进食欲	着色作用
畜肉	肉豆蔻、丁香、芹菜、莳萝、芫荽、芹菜、肉桂、茴香、小茴香、桂皮	姜、葱类、月桂、紫苏叶、甘牛至、麝香草、葱类、姜、花椒、茴香、花椒	辣椒、辣椒末、咖喱粉、胡椒、辣椒、胡椒	辣椒
鸡肉	芹菜、葛缕子、茴香	月桂、葱类、甘牛至、紫苏叶、麝香草	咖喱粉	姜黄
鱼贝类	芹菜、莳萝、茴香	月桂、大蒜、葱类、麝香草、甘牛至	辣椒、芥末、胡椒	辣椒
蔬菜	肉豆蔻、芹菜、黄蒿、莳萝、茴香、芫荽、茴香	月桂、葱类、紫苏叶、麝香草、芥末、胡椒	咖喱粉、辣椒末	姜黄、芥末

香辛调料用于调味,除少数种类可单独使用外,绝大部分需根据不同原料、不同烹饪方法及不同口味要求等进行配合使用,以达到应有的感官要求。复合香辛调料是采用多种香辛调料,按传统或科学的配方组合而成,具有特殊香气、味感和色泽的调味品。目前市售复合香辛调料,常见品种有咖喱粉、五香粉、十三香、调馅王和炖肉料等。

(六)复合调味料

复合调味品,是指由多种调味品根据传统或固定配方,经一定工艺手段,进行加工、复合调配出具有多种味感的调味品。复合调味品广泛应用于中西餐烹饪中,如柱候酱是粤菜柱候鸡、柱候牛肉的主要调味品,番茄汁是制作茄汁牛肉所不可缺少的调味品等。

第四节　水和饮料类

水是人体所需基本营养素之一,被称为人类生命的源泉,它是构成生命的基本营养素。水是体液的主要组成部分,是构成细胞、组织液、血浆等的重要物质。水作为体内一切化学反应的媒介,是各种营养素和物质运输的平台,也参与机体的各种代谢反应。饮料是经过加工而成供饮用的液体,其中水是饮料的最主要和最重要的成分。随着社会发展,人们对于饮料的追求也趋于多样化,除了传统的咖啡、茶,种类繁多,具有特定用途的饮料随之出现。本节主要介绍饮料、咖啡和茶等水饮品的分类、组成、加工和功能等内容。

一、水

饮用水包括干净的天然泉水、井水、河水和湖水,也包括经过处理的矿泉水、纯净水等。饮用水有瓶装水、桶装水、管道直饮水等形式。国家颁布的食品安全国家标准 GB 19298—2014 规定,包装饮用水可以分为两大类,即饮用纯净水和其他饮用水(图2-4-1)。

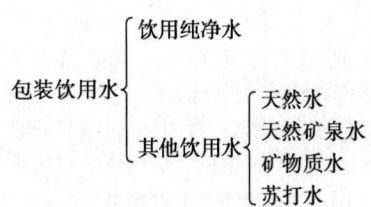

图 2-4-1　包装饮用水的分类

1. 饮用纯净水　纯净水是通过蒸馏法、电渗析法、离子交换法、反渗透法及其他适当的加工方法等将符合生活饮用水卫生标准的水处理为不含任何添加成分的纯水。密封于容器中,不含任何添加物,可直接饮用的水。目前是市面上占比最多的水种。纯净水在加工过程中不仅滤去了有害细菌和杂质,也滤去了有益微生物和微量元素钙、镁、氟、硒等。

2. 天然水　天然矿泉水、矿物质水、天然水中均含有矿物质。但是三者矿物质的含量和种类均不同。天然水是指以地表水或地下水[主要包括井水、泉水、山洞水、深层水库(湖)水]为原料,仅经过必要的过滤、臭氧处理或其他相当的消毒过程处理,不含任何化学添加物,密封于容器中可直接饮用的水,该类水的水源不得经过公用城市供水系统或市政供水系统的任何化学处理(如添加氯气、漂白粉等)。天然水含有一定量的矿物质,但是含量并不稳定在某一范围。且天然水没有相应的国标,水质安全也是一大隐患。国家颁布食品安全国家标准 GB 19298—2014,天然水已被归为其他饮用水。

3. 天然矿泉水　天然矿泉水是指从地下深处自然涌出的或钻井采集的,含有一定量的矿物质、微量元素或其他成分,在一定区域未受污染并采取预防措施避免污染的水,其化学成分、流量、水温等动态指标在天然周期波动范围内相对稳定。按照国际规定的 9 项限量指标,天然矿泉水必须有一种或几种达到界限指标要求,9 项指标包括:锂、锶、锌、硒、碘、溴化物、偏硅酸、游离二氯化碳和溶解性总固体。

4. 矿物质水　矿物质水是在纯净水基础上添加少量矿物质等食品添加剂的水。矿物质水没有国家标准，它的质量只能由企业自己制定企业标准来控制。主要目的是补充水分，而不是补充营养。由于没有国家标准，不同企业生产的矿物质水的矿物质种类和含量都不同。山泉水，顾名思义，就是山上泉眼产生的天然水。这是我国民间特别认知的一种饮用水。普遍认为山泉水是饮用水中的极品，纯净、天然，一般呈弱碱性，富含天然微量元素，且比例均衡，人体饮用后不会给代谢造成负担。

5. 苏打水　苏打水是碳酸氢钠（$NaHCO_3$，俗称小苏打）的水溶液，也叫弱碱性水，是带有弱碱性的饮料。天然苏打水除含有碳酸氢钠外，还含有多种微量元素成分。

二、饮料

（一）定义和分类

按照《饮料通则》（GB 10789—2015），饮料定义为：经过定量包装的，供直接饮用或用水冲调饮用的，乙醇含量不超过质量分数为 0.5% 的制品。

广义的饮料又可分为含酒精饮料和非酒精饮料。通常酒精饮料又称为酒类，其包括白酒、啤酒、葡萄酒、果酒和黄酒等；非酒精饮料传统上又称为软饮料。对于软饮料，国际上无明确规定，一般认为不含酒精的饮料即为软饮料（soft drink），但各国规定有所不同。美国软饮料法将其规定为：软饮料是人工配制的，酒精（用作香精等配料的溶剂）含量不超过 0.5% 的饮料。但不包括果汁、纯蔬菜汁、乳制品、大豆乳制品、茶叶、咖啡、可可等以植物性原料为基础的饮料。日本没有软饮料的概念，而称为清凉饮料。包括：碳酸饮料、水果饮料、固体饮料，天然果汁列入饮料，但又不包括天然蔬菜汁。英国和欧盟定义为：任何供人类饮用而出售的需要稀释或不需要稀释的液体产品。

根据《饮料通则》（GB 10789—2015），按照原料或产品形状不同，将饮料分为 11 个类别及相应的种类。如图 2-4-2，列出饮料部分的 10 个种类。

果蔬汁及其饮料：以水果和（或）蔬菜（包括可食的根、茎、叶、花、果实）等为原料，经加工或发酵制成的液体饮料。包括果蔬汁（浆）、浓缩果蔬汁（浆）和果蔬汁（浆）类饮料三类。

蛋白饮料：以乳或乳制品，或其他动物来源的可食用蛋白，或含有一定蛋白质的植物果实、种子或种仁等原料，添加或不添加其他食品原辅料和（或）食添剂，经加工或发酵制成的液体。包括含乳饮料、植物蛋白饮料、复合蛋白饮料和其他蛋白饮料。

碳酸饮料（汽水）：以食品原辅料和（或）食品添加剂为基础，经加工制成的，在一定条件下充入一定量二氧化碳气体的液体饮料，如果汁型碳酸饮料、果味型碳酸饮料、可乐型碳酸饮料、其他型碳酸饮料等，不包括由发酵自身产生二氧化碳气的饮料。

特殊用途饮料：加入具有特定成分的适应所有或某些人群需要的液体饮料，包括运动饮料、营养素饮料、能量饮料、电解质饮料和其他特殊用途饮料。

风味饮料：以糖（包括食糖和淀粉糖）和（或）甜味剂、酸度调节剂、食用香精（料）等的一种或者多种作为调整风味的主要手段，经加工或发酵制成的液体饮料，如茶味饮料、果味饮料、乳味饮料、咖啡味饮料、风味水饮料、其他风味饮料等。注：不经调色处理、不添加糖（包括食糖和淀粉糖）的风味饮料为风味水饮料，如苏打水饮料、薄荷水饮料、玫瑰水饮料等。

茶（类）饮料：以茶叶或茶叶的水提取液或其浓缩液、茶粉（包括速溶茶粉、研磨茶粉）或直接以茶的鲜叶为原料，添加或不添加食品原辅料和（或）食品添加剂，经加工制成的液体饮料，如原茶汁（茶汤）/纯茶饮料、茶浓缩液、

图 2-4-2　饮料的分类

茶饮料、果汁茶饮料、奶茶饮料、复(混)合茶饮料、其他茶饮料等。

咖啡(类)饮料:以咖啡豆和(或)咖啡制品(研磨咖啡粉、咖啡的提取液或其浓缩液、速溶咖啡等)为原料,添加或不添加糖(食糖、淀粉糖)、乳和(或)乳制品、植脂末等食品原辅料和(或)食品添加剂,经加工制成的液体饮料,如浓咖啡饮料、咖啡饮料、低咖啡因咖啡饮料、低咖啡因浓咖啡饮料等。

植物饮料:以植物或植物提取物为原料,添加或不添加其他食品原辅料和(或)食品添加剂,经加工或发酵制成的液体饮料,如可可饮料、谷物类饮料、草本(本草)饮料、食用菌饮料、藻类饮料、其他植物饮料,不包括果蔬汁类及其饮料、茶(类)饮料和咖啡(类)饮料。

固体饮料:用食品原辅料、食品添加剂等加工制成的粉末状、颗粒状或块状等,供冲调或冲泡饮用的固态制品如风味固体饮料、果蔬固体饮料、蛋白固体饮料、茶固体饮料、咖啡固体饮料、植物固体饮料、特殊用途固体饮料、其他固体饮料等。

其他类饮料:以上分类之外的饮料,其中经国家相关部门批准,可声称具有特定保健功能的饮料为功能饮料。

(二) 饮料的组成和特点

1. 主要原料

(1) 水:饮料中80%～90%是水,其是生产各类饮料的最主要原料,水质的好坏直接影响饮料的质量。饮料生产中的水源一般来自于淡水,包括地上水、地下水和城市自来水,也称作天然水。天然水经过澄清、过滤、软化与除盐后才用于饮料的制作工艺。

(2) 二氧化碳:常温下二氧化碳是一种无色稍有刺激性气味的气体,与水混合可生成碳酸,这种弱酸对人舌头有轻微刺激作用,且易挥发。由于其挥发吸热,则给人以清凉的感觉。饮料工业中所用的二氧化碳,主要来源于发酵工业副产品、天然二氧化碳、碳酸氢钠与硫酸反应产生的二氧化碳,以及煅烧石灰石的副产品等。二氧化碳需要经过水洗、碱洗、活性炭吸附,采用质量分数为1%～3%的高锰酸钾溶液氧化和5%～10%硫酸亚铁溶液还原等方法去除杂质等净化处理步骤后,才能用于饮料生产。

(3) 甜味料:甜味料能赋予饮料甜味。给人以可口感,增加食欲效果。绝大多数饮料都有甜味。甜味料是饮料生产中的基本原料,其可以分为天然甜味料(如蔗糖和果葡糖浆等)和人工合成甜味料(如糖精钠、甜蜜素或糖蜜素、蛋白糖等)两类。

(4) 酸味料:酸味料是饮料生产中用量仅次于甜味料的一种重要原料。通过酸味的调节,可以得到适宜的、风味优良的饮料制品。其可以使饮料产生特定的酸味,改进饮料的风味,促进蔗糖的转化,通过刺激产生的唾液,可加强饮料的解渴效果,同时还具有一定的防腐效果。常用的酸味料有柠檬酸、酒石酸、苹果酸、磷酸和乳酸。

(5) 香味料:香味料包括香精和香料。按来源不同,可分为天然香料和人造香料两类。天然香料包括动物、植物香料,饮料中多用植物香料;人造香味料包括单体和合成香味料。而香精是用几种或几十种香料中添加稀释剂调配而成的。香料是配制香精的原料。常用香料有:橘子油、柠檬油和甜橙油;常用香精有:水溶性香精、油溶性香精、乳浊香精和粉末香精。饮料汇总添加香精,对饮料的香气和气味起着决定性作用。加香时应特别注意用量、均匀性、温度、时间、酸甜度和环境条件等因素。

(6) 着色料:颜色是影响饮料感官性状的重要因素之一,其颜色是否悦人,可满足人们的视觉,增进食欲。着色料按其来源不同可分为天然着色料和人工合成着色料两类。通常也称为色素。天然色素是来源于天然动植物及微生物培养的色素,是多种不同成分的混合物。安全、无毒,但稍有异味,易褐变,价格较高,常见的有紫胶色酸、胭脂虫红、焦糖色素和姜黄素。人工合成色素来自于化工产品,以煤焦油为原料,具有色泽鲜艳、着色力强、稳定、使用方便、廉价等特点,但其具有一定毒性,故使用时应有一定限量,常见的有苋菜红、胭脂红、柠檬黄、靛蓝、日落黄和亮蓝。饮料生产中使用最多的还是人工合成色素。

2. 添加剂

(1) 防腐剂:各类饮料中可能会带有一定量的微生物,这使饮料在一定保存时间内发生腐败现象。因此,应加入适量的防腐剂。饮料中常用的防腐剂有苯甲酸及其钠盐(其抑菌最适pH为2.5～4.0,最大使用量为0.1%),山梨酸及其钾盐(其抑菌最适pH为5.0～6.0,最大使用量果汁中为0.06%,碳酸饮料中为0.02%)。

(2) 抗氧化剂:饮料中使用的抗氧化剂主要是水溶性,以减少氧化作用的发生。一般使用抗氧化剂时,常常同时使用金属离子螯合剂,以提高其抗氧化效果。一般称其为抗氧化剂的增效剂。常用的有抗坏血酸及其钠盐、异抗坏血酸及其钠盐。抗氧化剂使用应根据实际情况,选择适应品种,而且抗氧化剂只能阻碍氧化作用,而不能改变已变坏的结果,因此,应当尽早使用,且添加量应适当。

(3) 稳定剂:为改善或稳定食品物理性质或组织状态而加入食品中的添加剂,常用增稠剂和乳化剂。增稠剂可以改善食品的物理性质或组织状态,使食品黏滑适口,饮料常用增稠剂有阿拉伯胶、海藻酸钠、羧甲基纤维素钠和黄原胶。乳化剂能使互不相容的油和水形成稳定的乳液,饮料中常有的乳化剂有蔗糖脂肪酸酯、山梨醇酐脂肪酸酯和木糖醇酐脂肪酸酯。

饮料都具有一定的滋味和口感,而且十分强调色、香、味。它们或者保持天然原料的色、香、味,或者经过加工调配加以改善,以满足人们各方面的需要。饮料不仅能为人们补充水分,而且还有补充营养的作用,有的甚至还有食疗作用,有些饮料含有特殊成分,对人体起着不同的作用,如碳酸饮料,饮用时有清凉爽口感,具有消暑解渴作用;茶和咖啡是传统的嗜好饮品,由于含有咖啡碱,饮用时有提神作用;果蔬汁饮料中则含有较多的维生素、无机盐等;强化饮料、功能性饮料、固体饮料等都具有一定的营养作用;酒类作为嗜好饮品有悠久的历史,适当饮用可使人醒神兴奋,消除疲劳,但过量饮用则使人致醉伤身等。

三、咖啡

咖啡是世界三大饮料作物(咖啡、茶叶、可可)之一,其产量、产值和消费量均居三大饮料作物之首。全世界喝咖啡的人数已超过 15 亿，每年消费咖啡 500 余万吨。全世界有 2/3 的人喝咖啡，饮用最多的则属芬兰、瑞典等欧洲国家。在有些国家这个数字高达 94%。2016 年，全球咖啡豆总产量达到 909.74 万吨，2001—2016 年间，咖啡豆产量虽有波动，但总体呈增长趋势，年均增长 2.12%。

咖啡的起源地是埃塞俄比亚，最早有关咖啡的记录出现在公元 900 年左右波斯名医拉齐的医学文献中。阿拉伯人首先对咖啡进行焙炒、加工，但最初只作为一种药来使用。约一个世纪后，它才逐渐成为一种饮料。由于宗教原因，这种被称为"阿拉伯酒"的饮料在最初被介绍到欧洲时，并不受欢迎。直到教皇克雷芒八世撤销了有关基督徒饮咖啡的禁令，咖啡才逐渐风靡欧洲。欧洲商人也打破了阿拉伯人种植咖啡的垄断，从加勒比到北非，从南美到东南亚，大大小小的殖民地布满了咖啡种植园。欧洲人也把咖啡提升到了一种艺术层次，使咖啡成为一种文化融入其日常生活。今天，咖啡已成为世界上许多地方重要的经济来源。在国际贸易中，咖啡是继石油之后的第二大原料产品，排在小麦、钢铁、糖和可可的前面。近几年，包括我国在内的亚太地区，咖啡消费量每年以 20% 的速度增长，中国有望成为继美国之后的第二大咖啡消费国。

（一）咖啡树和咖啡原生种

咖啡树为茜草科（Rubiaceae）咖啡属（coffea）常绿植物，生长在以赤道为中心的带状地区北纬 25 度至南纬 25 度之间，属于热带和亚热带，此地区被称为"咖啡地带"，约有 500 属 6000 种茜草科植物分布于此。咖啡属的植物约有 40 种，但能够生产出具有商品价值的咖啡仅有阿拉比卡种（Coffea arabica）、罗布斯塔种（Coffea robusta Linden）和利比里亚种（Coffea liberica），这三种称为"咖啡三大原生种"。所有的咖啡中，阿拉比卡种的咖啡占 75%~80%，它的绝佳风味与香气，使它成为这些原生种中唯一能够直接饮用的咖啡，主要产地为南美洲、中美洲、非洲、亚洲。罗布斯塔种具有独特的香味与苦味，仅占混合咖啡的 2%~3%，整杯咖啡就成了罗布斯塔味，主要生产国是印度尼西亚、越南、安哥拉等西非国家。西部非洲是利比里亚种咖啡的原产地，利比里亚种咖啡对于高温、低温、潮湿、干燥等各种环境皆有很强的适应能力。世界咖啡生产国有 60 多个，咖啡带年平均气温都在 20℃ 以上，且没有霜期。咖啡树多数生长在海拔 300~400m 的地方，也有一些优良品种生长在海拔 2000~2500m 高地上、海拔 1500m 以上山坡上。

（二）咖啡豆分级和种类

1. 咖啡豆的分级 咖啡豆分级的方法很多，大多数国家采用质量标准，即根据欠点数对咖啡豆进行分级。巴西、埃塞俄比亚、古巴等国制定了欠点数基准。欠点数越小，咖啡的品质越好。

咖啡豆还可以根据产地海拔高度分级，一般海拔高的地区出产的咖啡豆比海拔低的质量好，加上搬运费，价格也较昂贵。按栽种地海拔高度划分咖啡豆等级，各国都有自己的标准。如墨西哥、洪都拉斯分 3 个等级，危地马拉分 7 个等级。

巴西、哥伦比亚、坦桑尼亚等国同时采用筛选分类法。

豆的大小与质量联系不大，主要是通过筛网来判断生豆的大小是否均匀。生豆大小越整齐一致，则豆的等级越高。

2. 咖啡豆的分类 按形状分，咖啡豆可分为平豆、圆豆和象豆。

按照颜色分，咖啡豆可分为白色型、绿色型、青色型和深绿色型。白色型酸味弱，香气少，水分含量少，成熟度高；绿色型肉质较厚，表面凹凸少，味香质优；青色型表面凹凸不平，成熟度高、含水量、豆子大小等数值不均；深绿色型肉质厚，含水量多，表面凹凸不平。

按照味觉分类，可分为酸味、苦味、甜味、中性味和香醇。一般来说，酸味系的咖啡，尤其以高质量的新豆居多，烘焙程度最好深些；苦味系的咖啡豆则烘焙程度要浅些；甜味系的咖啡豆则多属高地产水洗式精选豆，烘焙时能否融入柔和的苦味，是被人品尝出来的关键；中性味就算不是高地产的咖啡豆，也要经过处理后才能出香醇效果的咖啡豆。

按照海拔标高分类，依照栽培地的标高，可分三、四、七等各等级。如墨西哥、洪都拉斯等采用三等级；危地马拉采用七等级。一般而言，高地咖啡豆较低地咖啡豆的品质佳。

（三）咖啡的加工

1. 预混 为了补充各种豆子的不足，或使过强的味道得到平均，就需要将多种咖啡豆混合起来，以发挥味道的立体感。一般调和的原则是以巴西豆和哥伦比亚豆作为基准豆，为表现风味、香味和特别味道可加入危地马拉豆，为加重个性再加入摩加豆和曼特宁豆。

2. 焙炒 焙炒是咖啡加工中最重要的阶段。生咖啡豆无香味，咖啡的香气和滋味成分来源于咖啡豆焙炒过程中化学成分的变化，其中蔗糖、绿原酸、蛋白质、葫芦巴碱是咖啡香气的重要前体物质。咖啡味道的 80% 是由焙炒来决定的。

在焙炒过程中，咖啡豆要经历复杂的物理化学变化，主要是通过一系列美拉德反应，咖啡豆中的蛋白质和糖类发生反应，生成芳香物质和棕色化合物，之后发生的 Strecker 降解，使美拉德反应中的产物进一步分解，形成了新的味道和更深的颜色。焙炒使咖啡豆的重量减少 20%，体积增加了 60%，在热力作用下，CO_2 被释放出来，产生爆裂声。另外，脂肪含量会从 12% 增加到 16%。焙炒程度可分为浅度焙炒、中度焙炒、中深度焙炒、深度焙炒四种，由于焙炒过程中温度、热量等各种微小的变化便可改变咖啡豆的味道，不同的咖啡豆又具有不同的特点，而且焙炒是一项在短时间内快速操作的工作，所以要求在焙炒不同咖啡豆的过程中准确预算焙炒时间并适时调整。

3. 研磨 咖啡豆经焙炒后随即进行冷却和研磨，根据所研磨出来的咖啡粉颗粒粗细程度可分为粗研磨、中研磨、细研磨和极细研磨 4 种。咖啡研磨的最终颗粒度大小取决于其最终用途和所用煮泡咖啡的装置，例如：滤纸冲泡方式需要粗研磨的咖啡，美式咖啡冲泡方式需要中研磨的咖啡，水滴式咖啡器（荷兰咖啡）则采用细研磨的咖啡，意大利式浓缩咖啡则采用极细研磨的咖啡。磨得越细，水通过时所用的时间越长，它带走的微粒也越多，使咖啡味道更浓、更稠、更苦。如果磨得粗，水通过的速度增快，使咖啡味淡。

研磨过的咖啡,其芳香和风味耐氧性很差,且易损失挥发性物质,因此研磨好的咖啡要立即消费,如果需要长期储藏,则要包装在抽成真空或充入惰性气体的瓶罐中。

4. 煮泡　煮泡是指用热水浸提植物成分的方式。不同的国家有其独特的制作咖啡方式。在土耳其人们采用传统的土耳其咖啡壶,在法国,人们多采用法式滤压壶,意大利人则更偏爱蒸汽加压浓缩式咖啡机。煮泡方式随着人们饮用咖啡的历史和传统而变化,不同煮泡工具制作的咖啡,其味道也不同。

5. 去咖啡因　咖啡因会在某些人群中引起失眠、神经紧张及其他生理反应,人们可以对咖啡进行脱咖啡因处理。经过处理后的咖啡,咖啡因含量仅为3mg/杯(150ml),而普通咖啡的咖啡因含量为75~150mg/杯。国际上常用的脱咖啡因方法有两种。一种是用水蒸气熏蒸生咖啡豆,接着用水浸提;另一种工艺使用超临界CO_2萃取法。

6. 咖啡速溶　咖啡速溶是从焙炒后磨成粉的咖啡中提取有效成分后经干燥生产而成的。此过程不免会有一部分芳香物质散失而使成品的风味、口感比不上现炒现磨泡咖啡的浓郁纯正。为追求炒磨咖啡的风味和口感,逐步诞生了"喷雾干燥咖啡"和"冻干咖啡"等速溶咖啡产品。喷雾干燥速溶咖啡技术,是把炒过的咖啡豆转化成一种超浓缩汁液,然后用250℃的热气流将其脱水制成粉末。冷冻干燥咖啡技术,是将咖啡浓缩液在低温中冻结,其中的水分被冻结成细小的冰晶微粒,然后再高真空条件下加热升华,从而达到低温干燥的目的。利用真空冷冻干燥技术生产的冻干咖啡是目前世界上品质最佳、风味和口感最好的速溶咖啡,它避免了"喷雾干燥咖啡"生产中高温干燥过程对咖啡品质的影响,完好地保留了现炒现磨咖啡的风味和口感。

(四) 咖啡的营养特点

新鲜咖啡豆中含有丰富的蛋白质、碳水化合物、脂肪、维生素、氨基酸和矿物质。但在焙炒过程中,会发生蛋白变性、糖类糊化并伴随着热降解反应而损失部分维生素。

在煮泡咖啡的时候,大部分营养成分没有被浸提出来,而大多残留在咖啡渣中,咖啡液中只含少量的营养素,其99.5%是水分,因此一杯咖啡的能量只有12.5~20.9J,仅相当于1mg薯条所提供的能量。咖啡液中含有的矿物质种类很多,包括Ca、Cr、Fe、K、Mg、Mn、Ni、Sr、Zn、Pb、Cd、Cu,如果按每人每天喝3杯咖啡,则每天的摄入量分别为1.4mg、1.58μg、124μg、41.5mg、4.9mg、17.9μg、2.9μg、3.8μg、12.5μg、0.2μg、0.03μg和15.5μg。仅占每日矿物质摄入量的1%~3%。

由于焙炒过程中的高热、高氧,造成了咖啡豆中维生素的破坏,但烟酸是个例外,生咖啡豆中含有丰富的烟酸前体物,含量最多的圣多斯(Santos)咖啡豆可达到1g/100g。这种前体物在200℃中加热约20分钟,最易转换成烟酸,这刚好符合焙炒咖啡的条件。每100ml咖啡液中就含0.2~1.6mg的烟酸,因此,咖啡是很好的烟酸补给的来源。

咖啡的香味成分复杂而多样,它含有1000多种不同的香味物质,因此其化学组分相当的复杂,包括挥发性的烃、醇、醛、酮、酸、酯、内酯、酚、呋喃、噻吩、吡咯、噻唑、吡啶、吡嗪类化合物等。到目前为止,全球一共10个科研团队鉴定

出焙炒咖啡挥发性风味物质超过600种。据报道,在咖啡挥发性香气成分中,首先是呋喃类、噻吩类化合物起着重要作用,它们形成咖啡特有的甜香气味,其次是吡嗪类、噻唑类等碱性组分。实验证明咖啡的香味成分可明显增加大脑下视丘的血流量,这正是控制右脑的快感区域,所以咖啡的香味有提高愉快感的功能。此外这些芳香物质还能使脑电波的振幅变大,证明咖啡香味有集中注意力,提高工作效率的作用。

四、茶及其制品

茶是古老的经济作物,经历了药用、食用直至成为世界三大无酒精饮料之一。追本溯源,茶已有数千年的历史,据文献记载,茶树诞生于中国西南地区,另外也有人认为茶树最早出现在云南的西双版纳,因为西双版纳的地理条件极为适合茶树生长。根据世界第一部茶叶专著记载"茶之为饮,发于神农,闻于鲁公",中国是茶树的原产地,也是茶文化的发源地。世界上最古老的茶树在中国的西南地区孕育而生,随后以此为中心向其他地区扩散。当前,全世界山茶科植物共有23属,380余种,我国有15属,260余种。我国的茶叶产区辽阔,北起山东蓬莱,南至热带海南岛,西到西藏林芝,东至台湾岛,总共包括20个省和1019个县市,横跨了热带、亚热带和暖带三个气候区。

(一) 茶叶的分类

茶树属被子植物门、山茶目、山茶科、山茶居植物,它的学名为 Camellia Sineise(L)Kuntze。茶树属于不完全叶,有叶柄和叶片,叶柄的长短、色泽、凹槽和叶迹的形状是茶树分类的依据之一。叶片是茶树生命最活跃的营养器官,叶片分为鳞片、鱼叶和真叶,真叶的大小、色泽、厚度和形态各有不同,叶片的叶尖,有急尖、渐尖、钝尖和圆尖之分,叶尖的形态也是茶树分类的重要特征之一,叶片质量一般以厚度或比叶重表示。叶片上有茸毛,是茶树叶片形态的又一特征,鲜叶细嫩茸毛多,是品质良好的标志,随着叶片茸毛渐稀,短而逐渐脱落,一般第四叶片已无茸毛可见。

中国茶自古至今有多种不同的分类方法(图2-4-3),以加工工艺的不同,茶叶中的茶多酚氧化程度不同,品质也不同,可分为绿茶、红茶、乌龙茶、黄茶、白茶和黑茶;按产地可非为浙茶、闽茶、台茶、滇茶、赣茶、徽茶;按产茶时令可分为春茶、夏茶、暑茶、秋茶和冬茶;按照质量级别可分为特级、一级、二级、三级、四级、五级;按照茶叶的外形可分为针形茶、曲螺形茶、片形茶、兰花形茶、单芽形茶、直条形茶、曲条形茶和珠形茶;以茶叶加工过程中发酵程度的不同,而分为后发酵茶、全发酵茶、半发酵茶、轻发酵茶和不发酵茶;以茶叶商品形式而分为条茶、碎茶、包装茶、速溶茶和液体茶。

(二) 各类茶的特点

1. 绿茶类　绿茶属不发酵茶,制造过程包括杀青(蒸青或炒青)、揉捻和干燥3个步骤。杀青的目的有3个,一是钝化茶叶中氧化酶的活性,在短时间内抑制茶叶内化学物质的酶促氧化、分解,以保持绿茶所特有的色、香、味;二是蒸发水分,使茶叶变软,为茶叶的揉捻成形做准备;三是散发鲜茶叶的刺激性气味,以促进茶香的形成。揉捻的目的是给茶叶造型,同时在揉捻的过程中,会有部分茶汁渗透

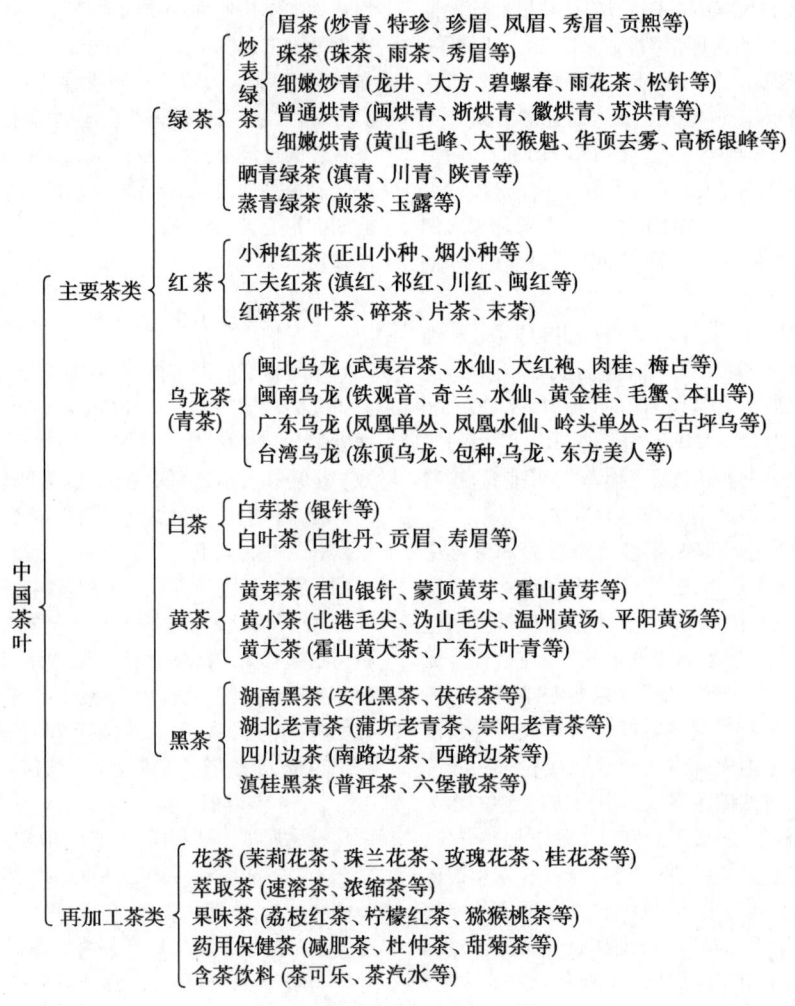

图 2-4-3 茶叶的分类

出来，也可起到进一步增进茶香的作用。绿茶没有经过发酵，因而最好地保持了茶叶中的茶多酚、维生素等天然有效成分，所以，绿茶具有了很多较其他茶类更胜一筹的保健功效，主要体现在延缓衰老、抗菌消炎、降脂减肥、护齿明目等方面。

2. 红茶类　红茶属全发酵茶，是酶性氧化最充分的茶叶，发酵过程中水溶性茶多酚的保留量一般在 50%~55%，其特点是红叶、红汤，滋味甘甜醇厚。红茶发酵过程的实质是使茶叶中原本无色的多酚类物质在多酚类氧化酶的作用下，形成红色的氧化聚合物——红茶色素。红茶色素的一部分能够溶于水中，形成红色的茶汤，另一部分仍留在叶片中，形成红色的底叶。红茶茶坯经高温烘焙后，茶中特有的一些高沸点的芳香类物质被保留在茶叶中，形成了红茶所特有的醇厚、香甜的味道。红茶性暖，具有暖胃，有助于胃肠消化和促进食欲的作用，饮用陈年红茶还可以辅助治疗哮喘。

3. 乌龙茶类　乌龙茶是介于绿茶和红茶之间的一种半发酵茶，既有红茶的浓鲜味，又有绿茶的清香味。乌龙茶的汤色由发酵程度而决定。发酵程度越低，干茶的颜色越绿，汤色就越浅；反之，发酵程度越高，干茶的颜色就越向乌龙、红色靠近，汤色就越深。按发酵程度由低到高，乌龙茶的汤色会呈现出浅黄色、明黄色、橙黄色、橙红色等色彩的差异。乌龙茶的制作工艺包括萎凋、摇青、炒青、揉捻、烘焙过程。其中炒青主要是破坏茶叶中的茶酵素，阻止茶叶的进一步发酵，同时进一步增加茶叶的香气。

4. 黑茶类　黑茶茶色黑褐或油黑，汤色橙黄，香味醇厚，并有扑鼻的松烟味。因为黑茶是深度发酵茶，所以存放的时间越久，反而会变得越香。黑茶的制作包括杀青、揉捻、渥堆、干燥四道工序，由于黑茶叶质粗老，因此必须趁热捻揉，同时要注意轻压、慢揉。渥堆是黑茶色香味品质形成的关键，渥堆的目的是使粗老鲜叶原料通过一定形成的发酵作用，形成叶黑润，滋味醇和、香气纯正或带陈香。汤色红黄明亮的品质特点。黑茶因为经过了独特的发酵过程，所以产生了一些独特的成分，这些成分在降低胆固醇、抑制动脉硬化方面具有一定的效果。

5. 黄茶类　黄茶属轻微发酵茶，集绿茶的清香、白茶的愉悦、黑茶的厚重和红茶的香醇于一体。黄茶制作工序包括杀青、闷黄、干燥过程。其中，闷黄是制作黄茶很重要的程序。闷黄的实质是让茶叶在湿热条件下发酵，从而产生黄叶黄汤的效果。由于黄茶是轻发酵茶，因而较多地保留了鲜茶叶中的各种有效成分，具有一定的降脂减肥、美容养颜、增强免疫力等多重保健功效。

6. 白茶类 白茶属轻微发酵茶,发酵度为10%,以叶上披满白毫和汤色清淡、味道鲜醇为特点。传统的白茶初制有萎凋与干燥两道工序,加工的突出特点是经长时间的萎凋工序而发生一系列复杂的理化变化,逐步形成白茶特有的品质,芽变成银针状,叶变成垂卷形,嫩芽白毫银光,叶片色泽正面灰绿,背面白色,毫香显露,汤色杏黄,滋味鲜醇。白茶性清凉,具有较好的清热降火功效,从而能够起到降暑、解毒、减轻牙痛等作用。

7. 再加工茶

(1) 浓缩茶:成品茶或半成品茶经萃取、浓缩而成的萃取茶。干物质含量可达20%~40%,最浓者可达60%。加水稀释后可直接饮用。

(2) 速溶茶:又称可溶茶,用成品茶或半成品茶经萃取、浓缩、干燥而制成的萃取茶。能在热水或冷水中快速溶解。颗粒状或粉末状。速溶茶成品必须密封包装,以防吸湿。

(3) 果味茶:在茶叶成品或半成品加入果汁后制成的再加工茶,这类茶即有茶味又有果味。我国生产的果味茶有荔枝红茶、柠檬红茶、猕猴桃茶、橘汁茶、椰汁茶、山楂茶等。

(4) 超微粉茶:200目以下的粉末状茶,使用茶树鲜叶按茶粉工艺要求脱水处理,瞬间粉碎成200目以下的粉末状。纯天然食品,可直接饮用,并可广泛添加于各种食品中。

(5) 药用保健茶:用茶和某些中草药或食品拼和调配后制成的具有防病治病功效的再加工茶。种类繁多,功效各异。例如,产于陕西紫阳的富硒绿茶,平均含硒0.653mg/kg,具有一定的防癌、抑癌和抗衰老作用;产于广东、广西和海南的苦丁茶,具有清热解毒、降血压、降血脂、降胆固醇的作用。

(三) 茶叶中的化学成分与功能

茶叶中经分离鉴定的已知化合物700多种(图2-4-4),其中包括初级代谢产物蛋白质、糖类、脂肪及茶树中的二级代谢产物——多酚类、色素、茶氨酸、生物碱,芳香物质,皂甙等。茶叶中的无机化合物总称灰分,主要是矿物质及其氧化物。

1. 茶叶中的多酚类物质 茶鲜叶中多酚类的含量一般在18%~36%(干重)之间,茶多酚类亦称"茶鞣质""茶单宁"其中最重要的是以儿茶素为主体的黄烷醇类,含量约占多酚总量的70%~80%,是茶树次生物质代谢的重要成分,也是茶叶具有保健作用的重要成分,对茶叶的色香味品质的形成起重要作用。

(1) 儿茶素:茶叶中的儿茶素属于黄烷醇类化合物,在茶叶中含量12%~24%(干重)是茶叶中多酚类物质的主体成分(占多酚类总量的70%~80%),根据儿茶素B环、C环上连接的基团不同,儿茶素又分4种类型,即表儿茶素(简称EC)、没食子儿茶素(简称EGC)、表儿茶素没食子酸酯(简称ECG)和表没食子儿茶素没食子酸酯(简称EGCG)。

(2) 黄酮及黄酮苷类:黄酮类也称花黄素,约占茶叶干重的3%~4%,茶叶中已发现20多种黄酮类物质,经茶鲜叶中分离出三种主要的黄酮醇,其中山柰素含量为1.42~3.24mg/g,槲皮素为2.72~4.83mg/g,杨梅素为0.73~2.00mg/g。茶叶中的黄酮醇多与糖结合形成黄酮苷类物质,由于结合的糖不同(有葡萄糖、鼠李糖、半乳糖、芸香糖等),连接的位置亦有不同,因而形成不同的黄酮醇苷。其中芸香苷(占干物质重的0.05%~0.15%)、槲皮苷(占干物质重的0.2%~0.5%)、山柰苷(占干物质重的0.16%~0.35%)含量春茶高于夏茶。总之茶叶中的黄酮醇及苷类的含量约占干物质重的3%~4%,黄酮苷被认为是绿茶汤色的重要来源。

(3) 花青素和无色花青素类:花青素又称花色素,一般在茶叶中占干物质重的0.01%左右,无色花青素又称隐色花青素或"4-羟基黄烷醇",在茶鲜叶中含量为干物质重的2%~3%。

(4) 酚酸和缩酚酸类:酚酸是一类具有羧基和羟基的芳香族化合物,而缩酚酸是由酚酸上的羧基与另一分子酚酸上的羟基相互缩合而成,茶没食子素是一类重要的酚酸衍生物,在茶叶中的含量约1%~2%(干重)、没食子酸0.5%~1.4%(干重)、绿原酸约0.3%(干重)。

近年来许多国内外研究表明,天然茶多酚有增加胰岛素敏感性的作用,在治疗糖尿病方面有积极作用。同时,茶多酚还具有保护神经系统和防癌、抗癌作用。

2. 色素 是一类存在于茶树鲜叶或成品茶中的有色

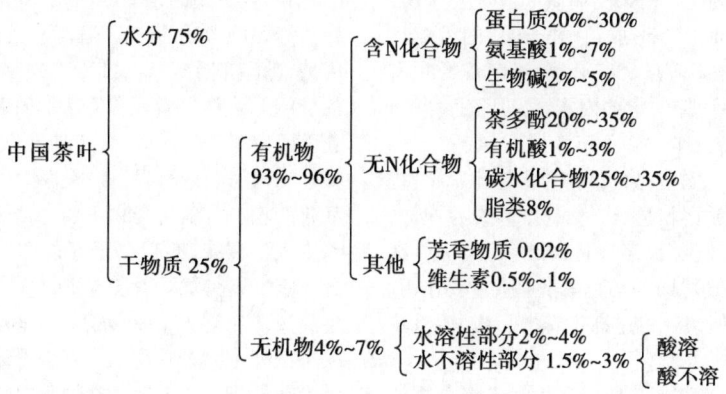

图2-4-4 茶鲜叶的化学组成

物质,是构成茶叶外形、色泽、汤色及叶底色泽的成分,其含量及变化对茶叶品质起着重要作用。

(1)茶叶中的脂溶性天然色素:茶叶中溶于脂肪溶剂的色素物质,脂溶性色素是形成干茶色泽和叶底色泽的主要成分,包括叶绿素和类胡萝卜素,不溶于水,易溶于非极性有机溶剂中。

叶绿素类:叶绿素是一种双锁酸酯化合物,分为叶绿素 a 与叶绿素 b 两种。鲜叶中的叶绿素占茶叶干重的 0.3%~0.8%,是形成绿茶外观色泽和叶底颜色的主要物质,而红茶、乌龙茶、白茶、黄茶等对叶绿素含量要求比绿茶低,如含量高会影响干茶和叶底色泽。

类胡萝卜素:是一类具有黄色到橙红色的多种有色化合物,茶叶中已发现 17 种,可分为胡萝卜素和叶黄素两大类。胡萝卜素又分为 α-胡萝卜素、β-胡萝卜素、γ-胡萝卜素、δ-胡萝卜素、ζ-胡萝卜素和八氢番茄红素等,茶叶中含量约 0.06%,成熟叶比嫩叶含量高,主要以 β-胡萝卜素为主,约占胡萝卜素总量的 80%。

叶黄素:其也称为黄体素,是共轭多烯烃的加氧衍生物或环氧化合物,每克茶叶干重中约含 0.14~0.80mg,是形成茶叶外形色泽和叶底色泽重要色素,对红茶香气的形成有重要影响。另外玉米黄素、隐黄素、环氧隐黄素、环氧黄体素、紫黄素、新黄素等均参与了茶叶香气形成,尤其红茶香气的形成。

(2)茶叶中的水溶性天然色素:茶的水溶性色素包括存在于茶鲜叶中的天然色素(花青素和花黄素等)。花青素类,又名花色素,是水溶性植物色素,一般茶叶中的花青素占干物质重的 0.01%,花青素对茶叶的叶底色泽、汤色及干茶色泽均有较大影响;花黄素类,亦称黄酮类,主要包括黄酮醇和黄酮两类化合物,是茶多酚类的组成成分,在鲜叶中的含量约占干物子重的 3%~4%。由于结合的糖种类不同,连接位置不同,因而形成各种各样的黄酮醇苷,它是茶叶水溶性黄色素的主体物质,是绿茶汤色的重要组成。

(3)茶叶加工过程中形成的色素:茶黄素类:茶黄素是红茶中的主要成分之一,是多酚类物质氧化形成的一类能溶于乙酸乙酯、具有苯并草酚酮结构的化合物总称。茶黄素是红碎茶中色泽橙红,具有收敛性的一类色素,其含量占红茶固形物的 1%~5%,是红茶滋味强度和鲜度以及汤色的主要品质成分,对红茶色、香味及品质起着重要作用,是红茶中的主要成分,同时也是形成茶汤"金圈"的重要物质。茶黄素、咖啡碱、茶红素等形成络合物,温度较低时出现乳凝现象,是茶汤"冷后浑"的重要因素之一。茶黄素含量能直接决定红茶滋味。

茶红素类:茶红素是一类复杂的红褐色酚性化合物,是红茶氧化产物中最多的一类物质,红茶中含量约为 6%~15%(干重)。该类为棕红色,水溶液是深红色,是构成红茶汤色的主体物质,对茶汤滋味与汤色浓度起极重要作用。参与"冷后浑"的形成。但茶红素过高也有损品质,使滋味淡薄、汤色变暗。

茶褐素类:茶褐素是一类水溶性非透析性高聚合物的褐色物质,由茶黄素和茶红素进一步氧化聚合而成,其含量一般为红茶干物质的 4%~9%。茶褐素含量与红茶品质高度负相关,是造成红茶茶汤发暗的主要原因,其含量越高,红茶等级越下降。

茶色素具有抗脂质过氧化、增强免疫力功能、降血脂、双向调节血压血脂、抗动脉粥样硬化、降低血黏度、改善微循环、抑制实验性肿瘤等药理作用。

3. 茶叶中的生物碱 茶叶生物碱是指传统茶叶植物体内富含的一类含氮杂环结构的有机化合物,该类化合物主要为嘌呤碱,也含有少量的包括尿嘧啶、胸腺嘧啶、胞嘧啶及 5-甲基胞嘧啶等在内的嘧啶碱类化合物。茶叶生物碱是茶叶中重要的化学成分之一,特别是嘌呤碱中的咖啡碱,易溶于水,是形成茶叶滋味的重要物质。茶叶生物碱不仅是茶叶中化学成分的特征物质,也是茶叶区别于其他植物而成为饮料的主要原因。现代科学研究结果证明,茶叶生物碱对中枢神经系统、心血管系统、消化系统、呼吸系统、生殖系统、内分泌及代谢系统等方面的生理活性都有显著的影响,但过量摄取咖啡因等茶叶生物碱不仅容易引起心悸、震颤、胃肠生理功能失调、血压升高等不良反应,也可能表现出焦虑、失眠等中枢神经系统的不良反应。

4. 茶叶中的芳香物质 茶叶香气是决定茶叶品质的重要因素之一,但香气物质在茶叶的绝对含量很少,一般只占干物质重的 0.02%,在绿茶中占 0.05%~0.02%,在红茶中占 0.01%~0.03%,在鲜叶中占 0.03%~0.05%。茶鲜叶中含有的香气物质种类大约 80 余种,大部分是在茶叶加工过程中形成的,绿茶中有 260 余种,红茶则有 400 多种。芳香物质的组成包括碳氢化合物、醇类、酮类、酸类、醛类、酯类和内酯类、酚类、过氧化物类、含硫化合物类、吡啶类、吡嗪类、喹啉类、芳胺类等。

脂肪族醇类一般在春茶中含量较高,是新茶香气代表物质之一。萜稀醇类是茶叶中含量较高的香气物质之一,醛类红茶高于绿茶。芳香族醛类如苯甲醛具杏仁香气,橙花醛有浓厚的柠檬香,主要存在于红茶中。苯乙酮具有强烈而稳定的令人愉快的香气,存在于成品茶中。β-紫罗酮与红茶香气形成关系较大,茉莉酮是构成新茶香气的重要成分。成品茶含量较鲜叶羧酸类物质高,尤其是红茶中占精油总量的 30% 左右,绿茶中仅有 2%~3%,是形成红、绿茶香型差别的因素之一。酯类在茶具有强烈而令人愉快的花香,较重要的是醋酸与萜烯醇形成的萜烯族酯类及醋酸与芳香族形成的芳香族酯类。迄今尚未在茶鲜叶中发现内酯,内酯来源于茶叶加工中羟基酸的脱水以及胡萝卜素的分解。茉莉内酯具有特殊的茉莉香味,是乌龙茶和茉莉花茶的主要香气成分,含量的高低与乌龙茶的品质成正相关。二氢海葵内酯呈甜桃香,是 β-胡萝卜素的热降解或光氧化产物。含硫化合物主要是二甲硫具有清香,日本蒸青茶中大量存在,亦存在于红茶中,是绿茶新茶香的重要成分。噻唑则具烘炒香。含氮化合物大多是在茶叶加工过程中经过热化学作用而形成,具有烘炒香的成分。

茶叶中的芳香物质可刺激胃黏膜,增加支气管的分泌,可用作祛痰剂。茶叶芳香物质的酚,有沉淀蛋白质的效能,可杀灭病原菌;对中枢神经有先兴奋后抑制的作用,有镇痛效果。其中的甲酚,可作为刺激祛痰药物,也可作为消毒防腐药物。茶叶芳香物质中的酯类,如水杨酸甲酯有消炎镇痛的效能,对于治疗急性风湿性关节炎有效;它能使动物肾上腺皮质中维生素 C 和胆固醇的含量减少,在一定的条件下又能使血液中嗜酸性粒细胞数量减少,它还能抑制与炎症有关的透明质酸酶和纤维蛋白溶酶,对炎症有治疗作用。

5. 茶叶中的糖类　茶鲜叶中的糖类物质包括单糖、寡糖、多糖及少量其他糖类,茶叶中单糖和双糖是构成茶叶可溶性糖的重要成分,茶叶中多糖物质主要包括纤维素、半纤维素、淀粉和果胶等,茶叶中具有生物活性的复合多糖,一般称为茶多糖,是一类与蛋白质结合在一起的酸性糖或酸性糖蛋白。茶多糖的组成和含量因茶树品种、管理水平、采摘季节、原料老嫩及加工工艺不同而不同,乌龙茶的茶多糖含量约占干重的 2.63%,高于绿茶和红茶(表 2-4-19)。

表 2-4-19　茶多糖中各单糖的含量及相对百分率

单糖	阿拉伯糖	木糖	岩藻糖	葡萄糖	半乳糖	总量
含量/mg	0.1	0.04	0.11	0.80	0.76	1.81
百分率/%	5.52	2.21	0.08	44.20	41.99	100

绿茶饮料中,茶多糖总量是绿茶饮料固形物含量的 3.5%,游离多糖和复合多糖分别为 1.9% 和 1.6%,这其中包括了 6 种糖类,即鼠李糖、木糖、阿拉伯糖、葡萄糖、半乳糖和甘露糖,而半乳糖和阿拉伯糖二者之和在游离糖和复合糖中分别占 88.6% 和 82.1%。

茶叶中糖苷已从茶鲜叶中分离纯化了十多种,以樱草糖苷和葡萄糖苷为主要形式的芳香族醇和单萜烯醇糖苷,是茶树在生长过程中形成的。是构成茶叶香气品质的物质基础。

茶叶中皂苷是由皂素元结合了当归酸和配糖体的化合物,它的基本结构由皂苷元、配糖体和有机酸三部分组成。

综上所述,茶汤中呈味成分可归纳为糖类、氨基酸、酸性物质及其氧化产物、嘌呤碱、有机酸、儿茶素等。酸性物质特别是其中的儿茶素及其氧化物是涩味的主要成分,特别是有些带刺激性的涩味与茶黄素有关。呈苦味的物质有嘌呤碱,特别是其中的咖啡碱,以及花青素、花皂素等。氨基酸在绿茶中占有非常重要的地位,是鲜味的来源。可溶性糖、部分氨基酸,特别是低分子的氨基酸是产生甜味的要素。酸味物质主要来自有机酸和部分氨基酸,特别是谷氨酸、天冬氨酸等二元氨基酸和它们的酰胺化合物,以及儿茶素。黄茶素和咖啡碱的络合物在红碎茶中很重要,是红碎茶"浓、强、鲜"的根源,鲜爽主要是氨基酸(特别是茶氨酸)、儿茶素、茶黄素、咖啡碱络合物的作用。茶汤中可溶性物质和果胶含量高带来味浓感,儿茶素及其氧化物达到一定含量后刺激神经达到愉悦感觉。花青素是形成茶汤苦味的重要成分,当 150ml 茶汤中有 15mg 的茶青素时,就有明显的苦味。

茶多糖能够降低 2 型糖尿病小鼠血糖、甘油三酯及总胆固醇含量,并且能够改善实验小鼠脂类代谢。茶多糖对胃癌小鼠有抗氧化活性,发现茶多糖能降低胃免疫因子水平,还可以提高胃癌小鼠胃部抗氧化酶活性。茶多糖清除自由基的作用近年来也常有报道。

6. 茶氨酸　茶氨酸是茶树中含量最高的游离氨基酸,在鲜茶叶中,一般茶氨酸的含量占干重的 1%~2%,某些名特优茶含量可超过 2%。茶氨酸又称谷氨酰乙胺,是由一分子谷氨酸与一分子乙胺在茶氨酸合成酶作用下合成的。刚萌发的新梢芽叶中 70% 氨基酸为茶氨酸,茶氨

酸在茶汤中的浸出率可达 80%。茶氨酸是影响茶叶品质的一种重要鲜味剂,与茶叶品质的形成和茶树碳、氮代谢的调节和控制有关,其对绿茶滋味具有重要作用。茶氨酸还能缓解茶的苦涩味,增强甜味,可作为红茶品质的重要评价因子。

茶氨酸可以通过抑制肿瘤细胞增生、诱导肿瘤细胞凋亡、调节细胞信号转导等机制发挥防癌抗癌作用。茶氨酸因其具有与谷氨酸类似的化学结构,所以在神经系统保护方面具有一定作用。茶氨酸还被认为具有降低心血管疾病以及改善血管的功能。

7. 茶皂素　茶皂素属于五环三萜类齐墩果烷型,是一类由配基、糖体和有机酸组成的结构复杂的混合物。茶籽、茶叶、茶树根系和茎中都含有茶皂素。

现代医学研究表明,茶皂素具有如下功效:

(1) 茶皂素具有较好的抗渗漏与抗炎作用,可用于调节血糖,降低胆固醇,预防心脑血管疾病,化痰止咳等功效。

(2) 茶皂素不仅是良好的表面活性剂,还有较强的抗菌活性,特别对皮肤致病菌有良好的抵制作用。

(3) 茶皂素还同时具有抵制胃排空和促进胃运转的双重功能,在恢复胃肠道的自主工作能力方面有较好的效果。

第五节　酒　类

酒,有着悠久历史渊源,以我国和古埃及为例,都至少有 5000 年的酿造饮用历史,酒与人类的社会、文化和生活密切交融,形成了独特的酒文化,甚至在有些国家和地区成为生活必需品。酒类的成分十分复杂,具有丰富的营养价值和生理活性成分,即使是白酒,除了 98% 的乙醇和水,还发现了 300 余种其他物质,形成了酒的香气、口味和其他特质;酒中含有氨基酸、蛋白质、维生素、矿物质等,都是人体必需的。传统认为白酒有活血通脉、助药力、增进食欲、消除疲劳、陶冶情操,使人轻快并有御寒提神的功能。适量的乙醇具有促进血液循环,提高机体代谢效率的功能。从现代营养学角度来说,每克乙醇含有 7.1kcal(29.7kJ)可被机体充分利用的能量,远高于同质量的碳水化合物和蛋白质

的能量值。而啤酒、葡萄酒、黄酒、奶酒等发酵酒富含小分子的碳水化合物、氨基酸和肽类；发酵酒类含有丰富的 B 族维生素、矿物质和水分，以及乙醇、多酚等生理活性物质。酒的主要成分是酒精，进入人体能产生多方面的不良作用。血液中的乙醇浓度达到 0.4% 时，人就可失去知觉，昏迷不醒，甚至有生命危险。过量的饮酒就是损害肝脏。慢性酒精中毒，则可导致酒精性肝硬化。

一、酒的分类

酒是人们利用谷物、水果等原料通过一些特殊的酿造工艺制成的一种含有酒精的饮料，与其他食品一样，因人类居住环境、民族、风土、气候、物产、嗜好等不同而存在诸多差异。

按酿造方法分类，酒可分为以下几类(图 2-4-5)：

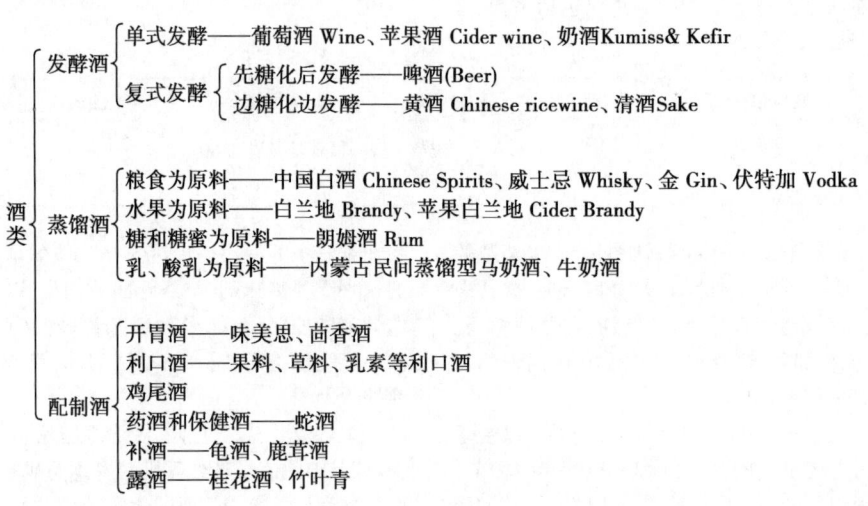

图 2-4-5 酿造方法和酒特性总分类

1. 发酵酒 此类酒在发酵后，只经过简单澄清、过滤、贮藏以后即作为成品。黄酒、葡萄酒、啤酒、果酒均在此列，另外，还有发酵型马奶酒、牛奶酒、醪糟等民间发酵的、不经过蒸馏工艺的含酒精饮食。此类酒特点：酒精度数低，一般在 3%~18%(V/V)，酒中除酒精以外，富含有糖、氨基酸和多肽、有机酸、维生素、核酸和矿物质等营养物质。由于营养成分丰富，所以保质期短，不宜长期贮存。此类酒产量占世界酒类总量的 70% 以上。

2. 蒸馏酒 此类酒是用各种原料的发酵液、发酵醪或酒醅等，经过蒸馏、冷凝工艺，提取其中酒精等易挥发性物质，再经过勾兑和陈酿等技术制成。中国白酒、威士忌、俄得克、白兰地、金、朗姆号称世界六大蒸馏酒系列。我国北方民间还有蒸馏型马奶酒、牛奶酒，但酒精度数较低，通常在 30%(V/V)以下。此类酒的共同特点是：含酒精高，一般在 30%(V/V)以上；酒中其他成分均是易挥发的组分如醇类、酯类、醛酮类、挥发酸类等；能量密度至少在 2300kcal/100mL 以上，但几乎不含人类必需的营养成分。此类酒蒸馏冷凝后的原酒，必须经过长期陈酿，短则 2~3 年，长的达 8~15 年以上，酒的芳香更强烈，致醉性强。

3. 配制酒 此类酒品种特别多，制造技术也相差较大，它是以发酵酒(如黄酒、葡萄酒)或蒸馏酒或食用酒精为酒基，用混合蒸馏、浸泡、萃取等各种技术、工艺，混入香料、药材、动植物、花等组成，使之形成独特的风格。此类酒共同特点是：经过风味物质、营养物质或药性物质等的强化。在我国配制酒划分为露酒和调配酒两类。我国著名的露酒有竹叶青、蛇酒、鹿心血酒、麝香酒、参茸酒都属露酒之列。鸡尾酒则是典型的调配酒。此类酒酒精浓度通常介于发酵酒和蒸馏酒之间，一般在 18%~38%(V/V)，个别品种更低或更高。

二、酒的成分

酒的成分以酒的种类、酿酒的原辅料、糖化发酵剂、酿造、勾兑工艺技术不同而情况也各异，与酒的种类、品位、香型、口味、色泽等个性品质特征，以及营养、保健作用，乃至副作用等营养卫生特性密切相关。

发酵酒类营养成分比较丰富，能量密度也较高；蒸馏酒 98% 的成分是乙醇和水，还含有约 2% 的其他约 300 多种成分，但几乎不含蛋白质、氨基酸、糖类、维生素等重要营养素。酒类的其他成分有酸类、酯类、醛类、酮类、高级醇、糖甙、多酚、糖醇、单宁、双乙酰、甲醇、硫醇类等。配制酒的成分及营养和保健功效则由酒基和配料共同决定，情况更为复杂，本书不作重点介绍。

酒类还有一些嫌忌成分、污染成分，降低酒的色、香、味、口感等品质，而且威胁人体健康，如甲醇、甲醛、糠醛、杂醇油、含氰糖苷、双乙酰、铅等。

经常适量、适时地饮用酒类对健康是有益的，尤其是发酵酒和一些特殊的营养酒、药酒。过量饮酒则对机体十分不利，这是因为过量的乙醇和酒中的一些嫌忌成分或不符合卫生指标的酒对机体有毒副作用的缘故。

(一)酒的营养成分

1. 酒中的糖类 糖是发酵酒类的主要营养成分，也是这类酒能量的主要来源。酒中的糖不仅具有营养作用，也影响和决定酒的口味。如在葡萄酒中糖可增加甘甜、醇厚的味感，如果糖度高而酸度低，则呈现甜得发腻。酒精、酸、糖三者的比例恰当，干浸出物(除糖类之外的其他不挥发的物质)再配合得好，则其味协调，使人感到爽顺、舒适。

酒中的糖来源于酿酒的原料,而酿酒的原料都是含淀粉或糖十分丰富的食物,如粮食,经过酒曲或麦芽糖化酶分解转化为葡萄糖、麦芽糖、麦芽三糖、麦芽四糖、糊精等,因此酿白酒的酒糟、酿黄酒的酒醅、酿啤酒的麦芽汁中多含有大量的糖类;而果酒类的原料,如葡萄汁、苹果汁、红豆等含有很高的葡萄糖、果糖等,另外还有阿拉伯糖、木糖、鼠李糖、棉子糖、蜜二糖、半乳糖等,加糖发酵时也残留下蔗糖。葡萄汁和其他果汁不经糖化可直接被酵母发酵利用,发酵后一部分糖会转化为乙醇等物质,而剩余的糖在发酵液或酒中大量存在。

发酵酒类酿造后只经过压榨和过滤,不经过蒸馏工艺,因此酒液中含有较多的发酵残余糖分,有些甜酒、蜜酒还可能被添加蔗糖、糖浆或蜂蜜。

通常糖的检测结果均以葡萄糖计。糖是甜葡萄酒和其他果酒甜味的主要来源,在水中的滋味阈值果糖为 1.3~1.5g/L,葡萄糖为 4.0~4.4g/L。乙醇在 1%~15% 范围内有加强糖的甜味的作用,但在 pH 为 2.55~3.44 时,对糖的滋味阈值几乎无影响。

2. 蛋白质、肽和氨基酸 黄酒、葡萄酒、啤酒等发酵酒类相对含有较多的蛋白质、肽和氨基酸,是这类酒的主要含氮物质,对酒的口味、澄清度都有较大影响。

黄酒和啤酒都以粮食为原料,且经过糖化和发酵双重工艺,蛋白质类营养成分比较丰富,并发生了较为彻底的降解,主要是以氨基酸和短肽的形式存在于酒液中。而葡萄酒和其他果酒以果汁为原料,通常是不经过糖化工艺,直接以酵母发酵,因此由于原料和工艺的原因,蛋白质类营养成分相对不够丰富,而且,葡萄酒等果酒通常不能含有较多的蛋白质,否则易造成混浊和沉淀产生,降低葡萄酒应有的品质特征。蒸馏酒类几乎不含氨基酸。配制酒同样因酒基和配料不同而蛋白质、氨基酸含量各异。

(1) 黄酒:黄酒的氨基酸种类比较齐全,至少 18 种,其中赖氨酸、色氨酸和苏氨酸是粮食及许多植物性食物所缺乏的。但与人体氨基酸需要模式和人乳氨基酸模式比较,其赖氨酸、蛋氨酸相对不足,其他氨基酸则接近或超过了人乳。

(2) 啤酒:每升啤酒内约含蛋白质 4.1g。根据日本酿造协会的分析,除色氨酸外,其他人体所需的 8 种必需氨基酸(包括组氨酸)啤酒皆有。啤酒中共分析出氨基酸 18 种。其中含硫氨基酸中的蛋氨酸按比例相对低一些。按平均数计算,中国啤酒氨基酸含量约为 1.8g/L。

(3) 矿物质:酒类所含的矿物质元素与酿酒的原料、水质和工艺有着密切的关系。据食物成分表资料,必需元素在发酵酒中含量较高,但微量元素受酿酒和勾兑时水质的影响较大。常量矿物质和微量元素,尤其是钙和镁,对酿造过程中的微生物生长和化学反应有着重要意义,对酒的澄清和风味也产生着影响。钾是葡萄酒、啤酒含量最多的矿物质元素,占阳离子的 50% 以上,在黄酒中通常也是含量最高的矿物质。一般发酵酒中钾含量为 0.3~0.8g/L,也有资料认为葡萄酒中的钾通常在 1g/L。钠的含量为 0.1~0.3g/L。葡萄酒中的钙、镁离子来自果实、土壤及含钙的助滤剂、澄清剂。发酵酒中钙离子含量一般为 20~900mg/L,

食物成分表中记录的钙、镁含量数值变化较大。锌主要来自酿酒原料和水,含量在 0.2~7.4mg/L。酒中的铁离子除原料带入外,酿造过程中与铁器接触也有很大关系。酒中的铜离子主要来自使用硫酸铜农药及与铜器的接触。高价铜和铁离子都可以使葡萄酒发生混浊、变色等品质劣变。酒中的锰通常在 0.1~5.0mg/L。酒中锰的含量不应过高,它们虽然都是人体必需的微量元素,但过多的摄入对人体是有害的,而且还影响酒质,我国白酒卫生标准中规定锰含量 ≤2mg/L,白酒中过量的锰是在以高锰酸钾处理甲醛含量高的白酒或铁混浊的白酒时残留而造成的。

(二) 酒的其他成分

酒类除了上述常见营养成分还有很多其他化学成分,虽然含量较少,但这些成分一方面直接或间接赋予酒的色泽、香型、风味、口感等各种品质特性,从而决定着酒类的种类、亚类、档次和质量;而另一方面也影响和决定着酒的营养作用、保健作用或其他生理作用。

通常酒类中的成分笼统地分类为"挥发性物质""不挥发物质""浸出物"和"糖分"等。挥发性物质有低级醇、低级酸、低级醛和酮等,仅葡萄酒中挥发性物质就有 150 种以上。其他一些能和水蒸气一道被蒸馏出来的物质通常不包括在挥发性物质中。浸出物是指发酵酒中除了糖分以外的不挥发成分。浸出物含量的多少,表现为口味上的浓淡,直接影响酒的典型性和醇厚感。当含量高时,在滋味上多出现浓的感觉和滋味感觉的持久,反之则感觉为淡薄。但也不是含量越高越好,而要与酒精、酸、单宁等成分配合好。例如在酒精含量和干浸出物含量都略低的情况下,滋味上有清淡的感觉,但却不是平淡如水。而如果酸度低、酒精度低,但浸出物含量高,酒会显得粗糙。对干酒而论,酒精度一般,总酸略高,单宁较低而有足够浸出物时,再有挥发酸、酯等的配合,则会给人浓淡适口和舒适愉快的感觉。葡萄酒的干浸出物含量一般在 18~20g/L,有的可高达 40g/L。

目前酒类中发现的其他成分有以下几类或个别物质。

1. 酒中的有机酸 无论是发酵酒、蒸馏酒都含有很多种类的有机酸,它们是在酿酒过程中由糖类和氨基酸分解而产生的。许多有机酸可以和乙醇一同蒸馏出来,是赋予蒸馏酒特殊香型和口味的主要物质之一。而不挥发酸在发酵酒的口味方面起着重要作用。

(1) 不挥发酸:是指发酵酒类中不随水蒸气挥发的有机酸。如天然存在于葡萄汁的酒石酸、苹果酸和少量柠檬酸,发酵过程中产生的琥珀酸、乳酸等。酒石酸是葡萄酒中含量较大的酸,占总酸的 1/4~1/3,其含量为 1.5~4.0g/L。琥珀酸系酒精发酵副产物(在葡萄酒中含量为 0.2~0.5g/L)。乳酸在发酵过程中产生(一般在葡萄酒中为 0.5~18g/L)。

(2) 挥发酸:挥发酸指能随水蒸气而挥发的脂肪酸,如乙酸、甲酸、丁酸、丙酸等,不包括用水蒸气蒸馏的乳酸、琥珀酸和山梨酸。挥发酸对各类酒的香味和滋味有很大的影响。对葡萄酒来说,一般含量为 0.5~0.8g/L 为宜,少于 0.65g/L 不容易感觉出来,少于 0.2~0.28g/L,则感到酒性不柔,酒体不软。葡萄酒的挥发酸各国均有严格标准,超出标准说明葡萄酒已受到杂菌的感染,超标物主要为乙酸。

2. 酒中的酯类 酯类是酒类重要香气成分,作为口味的构成物质也起到重要作用,在酒中含量较少。酯的种类和含量决定于酒的品系、成分与年限。新酒一般含量较少(如新鲜葡萄酒 176～264mg/L),老酒含量有所增加。酒中的酯可分为中性酯与酸性酯。酒中的酯类种类很多,仅白酒中发现的就多达 99 种,主要的酯类有乙酸乙酯、乳酸乙酯、琥珀酸乙酯、酒石酸乙酯、酸性酒石酸乙酯等。乙酸乙酯为最主要的酯,含量在 200mg/L 以下时有很好的香味,超过此限,会产生酸败味。

3. 酒中的一元醇类 酒中除了乙醇还有许多其他一元醇类,如甲醇、丙醇和各种高级醇(杂醇油)等,详见表 2-4-20。

表 2-4-20 酒中的一元醇类

名称	沸点/℃	特征、作用
甲醇	64.7	有温和的酒精气味,有烧灼感
异丙醇	82.3～82.4	略有讨厌的酒精气味,味辣
正丙醇	97.2	似醚臭味,带麻味
正丁醇	117～18	微刺激臭,微苦涩,刺激感
异丁醇	108.4	微弱戊醇味,苦味
叔丁醇	82.8	似酒精气味,有糖蜜感
异戊醇	132	杂醇油气味,刺舌,稍涩,香蕉味
正戊醇	138.06	略有奶油味,灼烧味,略小于酒精气味
环戊醇	128	类似杂醇油,酒精,稍有芳香,味甜
正己醇	157.2～158	强烈芳香,香持久,有浓厚感
庚醇	175	淡芳香,脂肪气息,辛辣味
辛醇	194～195.2	新鲜柑橘味,香甜,有油质感,略带药草味
壬醇	179～182	有甜香,可使酒发甜,稍带苦味
糠醇	178～179	微弱,浓的油质焦香气味,极稀咖啡味
癸醇	231	似橙花的花香气,淡的有油脂味
β-苯乙醇	220～222	玫瑰香气,先微苦后甜的桃子味
月桂醇	150(9.67kPa)	脂肪气味,高浓度时令人不快;花香
肉桂醇	257.5	令人愉快的花香,苦味

4. 酒中的醛类 酒中的醛类物质是在发酵过程中由糖和氨基酸等转变而来的。酒中的醛类主要为甲醛、乙醛、糠醛、丁醛、戊醛、乙缩醛等。羰基化合物含量不宜太高,甲醛、糠醛也是酒中的嫌忌成分。白酒的羰基化合物有 30 余

种,缩醛有 20 余种。

(1)乙醛:白酒中含少量乙醛,是有益的香气成分。一般白酒每 100ml 乙醛含量都超过 20mg,在优质白酒中可达到 100mg 以上。乙醛和乙醇在陈酿或贮存过程中可缩合成乙缩醛,有清香味,可增强口感。乙醛是葡萄酒的香味成分之一,是酒精发酵的副产物,是乙醇的前体物质。乙醛含量高给酒以不好的滋味(苦味和氧化味)。新发酵的葡萄酒中乙醛含量一般在 75mg/L 以下。酒中乙醛大部分与二氧化硫结合成乙醛-亚硫酸化合物。贮存时由于氧化或产膜酵母作用,乙醛含量渐渐增多。

(2)乙缩醛:乙醇与乙醛作用生成乙缩醛,是酒的香味成分之一,一般在 5mg/L 以下。

(3)双乙酰:是挥发性、有强烈刺激性的化合物,又是酒类多种香味物质的前体物质,不仅是各种酒的香味物质,而且是黄油、奶酪等乳制品的重要香味物质。双乙酰也是啤酒发酵成熟的重要指标物质,列入啤酒质量标准中。

5. 酒中的酚类化合物 酒中含有一定量的酚类,并且多数是多酚化合物。许多多酚物质具有很强的抗氧化性,如黄酮类,具有预防心血管疾病的功能。酒中的酚类含量很不一致,葡萄酒的酚类物质最为丰富,我国白酒有 13 种以上酚类化合物,用橡木桶储存和陈酿的白兰地也有酚类。黄酒和啤酒的酚类在资料中未见描述。葡萄酒中的酚类通常被分成色素物质(包括黄酮类)和单宁两部分。

(三)酒类的嫌忌成分和毒副作用

1. 乙醇 乙醇是酒类的主要成分,因其强烈的神经及其他生理作用使人昏醉,并可引发各种酒精中毒等不良后果,经常性过度饮酒可造成慢性中毒和精神性或生理性成瘾。乙醇在烈性白酒中的含量为 50%～60%(V/V),在黄酒中为 10%～20%(V/V),在啤酒中为 3%～6%(V/V)。乙醇是小分子化合物,少部分乙醇可直接在胃中吸收,饮后很快进入血液循环,80%以上在小肠内吸收。

血液中的乙醇浓度在饮酒后 1～1.5 小时为最高峰,以后逐渐下降,分布在全身各组织中的乙醇,大部分(约90%)在肝脏中氧化分解,只有很少一部分在其他组织中分解,约 10%乙醇直接从肺呼出或尿中排出。如每 100ml 血液内乙醇含量在 40mg 以下,尿及脑脊液未必发生影响,超过 40mg 以上,尿及脑脊液皆含有大量乙醇,就会对身体产生不良影响,乙醇在体液内含量对人产生的影响见表 2-4-21。

表 2-4-21 体液乙醇含量与临床症状

体液乙醇含量/(mg·100ml⁻¹)			症 状
血液	尿	脑脊液	
20			头胀、愉快而健谈
40			精神振作、说话流利、行动稍笨、手微震颤
60～80	100	70～90	谈话絮絮不休、行动笨拙
80～100	100	100～120	情感冲动、自言自语、反应迟钝、步履蹒跚
120～160	135～250	130～175	嗜睡,呈明显酒醉状态
200～400	250～500	220～440	意识朦胧,言语含糊,大多数呈木僵状
400～500	500～700	450～550	深度麻醉,少数致死亡

2. 甲醇　蒸馏酒的甲醇主要来自酿酒原料含有的果胶物质,果胶物质受糖化和发酵微生物的作用发生分解,最终产生甲醇,而甲醇几乎可以完全被蒸馏到成品酒中。薯干类酒的果胶质含量高,因此这类酒中甲醇含量也较高。葡萄酒中的甲醇是葡萄中的果胶质在甲酯酶的作用下产生的。葡萄中的果胶质大部分集中在果皮上,带皮发酵的红葡萄酒中甲醇含量高于不带皮发酵的白葡萄酒。甲醇的另一个来源是甘氨酸脱羧。

甲醇在人体的氧化分解很慢,在人体内可经呼吸道、胃肠道吸收。甲醇在水和液体中的溶解度极高,当甲醇被人体吸收后,可迅速分布在机体组织内。其含量与该组织内的含水量成正比,在脑脊液、血、胆汁和尿中甲醇含量最高,骨髓和脂肪组织中含量低。由于甲醇氧化分解慢,从体内排出也慢,因此在人体内有蓄积毒作用。未被氧化的甲醇可经呼吸道及胃脏排出体外,另一部分可经肠道排出体外。

甲醇具有明显的麻醉作用,故甲醇在体内蓄积呈现出来的中毒症状作用,比乙醇大得多。严重中毒时,脑部血管扩张或痉挛,引起出血使脑组织功能紊乱发生病变,直至局部瘫痪、失明、深度麻痹、体温下降、衰竭死亡。

3. 甲醛　酒中也可能含有甲醛,白酒中含量相对较高,但很少有人对此进行化验。如含有甲醛,则对人体是有害的。甲醛和甲酸都是甲醇氧化后的产物,都含有毒性。甲醛为无色可燃性气体,有辛辣窒息臭味,对黏膜有强烈刺激性。甲醛毒性比甲醇高。

甲醛轻度中毒,有烧灼感、头晕、意识丧失,酸中毒为小便中甲酸、乳酸及乙酰乙酸占排出有机酸的25%,也是急性甲醇中毒的主要症状之一。轻度酸中毒会降低二氧化碳结合力,但无临床症状表现。严重中毒,会出现深而快呼吸,二氧化碳结合力常在30%以下。

4. 杂醇油　杂醇油是较高级醇类化合物的统称,包括异戊醇、正丁醇、异丁醇、丙醇、异丙醇等。因其在液体里以油状出现,所以叫杂醇油。在酒精发酵过程中,除由糖类产生外,氨基酸分解也能产生杂醇油。

杂醇油含量多少及各种醇之间的组成比例,直接影响白酒的风味。除了异戊醇微甜以外,其他如异丁醇、正丙醇、正丁醇都是苦的。适量的杂醇油是酒类的香味物质,但白酒中的杂醇油不能过高,否则带有较重的苦涩味。如缺少杂醇油,则使酒的味道淡薄。故醇与酯的比例非常重要。一般高级醇与酯的比例应小于1。试验证明酸:酯:高级醇比例为1:2:1.5较为适宜。常见酒类中高级醇含量见表2-4-22。

表2-4-22　酒类中高级醇含量范围

酒名称	啤酒	黄酒	葡萄酒	威士忌	白兰地	中国白酒
高级醇含量/(mg·L^{-1})	40~150	100~300	140~500	500~1100	1000~2000	600~1200

杂醇油的毒性比乙醇大,其中丙醇的毒性相当于乙醇的8.5倍。异丁醇为乙醇的8倍。杂醇油能抑制神经中枢,饮后有头痛、头晕症状,故对人是有害的,按我国国家标准规定(GB 2757),蒸馏酒及配制酒的杂醇油含量(以异丁醇和异戊醇计)应≤0.2g/100ml(2g/L)。各类酒中,蒸馏酒的杂醇油含量最高,如中国白酒、白兰地、威士忌等。

（刘元法　孟宗　林松毅　赵洪静　郭军　王瑛瑶）

参考文献

1. 王兴国. 油脂化学. 北京:科学出版社,2012.
2. 刘元法. 食品专用油脂. 北京:中国轻工业出版社,2017.
3. 刘玉兰. 现代植物油料油脂加工技术. 郑州:河南科学技术出版社,2015.
4. 周瑞宝. 特种植物油料加工工艺. 北京:化学工业出版社,2010.
5. 张洁. 咖啡技艺. 北京:北京交通大学出版社,2015.
6. 陈宗懋,杨亚军. 中国茶叶词典. 上海:上海文化出版社,2013.
7. 王光亚. 中国食物成分表. 北京:北京大学医学出版社,2009.
8. 杨晓萍. 功能性茶制品. 北京:化学工业出版社,2005.
9. 蒲彪,胡小松. 饮料工艺学. 北京:中国农业大学出版社,2009.
10. 刘俊英,李金玉. 饮料加工技术. 北京:中国轻工业出版社,2010.
11. 屠幼英. 茶与健康. 北京:世界图书出版公司,2011.
12. 巢强国. 食品检验——粮油及其制品、酒类、调味品酱货腌制品. 北京:中国质检出版社,2013.
13. 朱海涛. 最新调味品及其应用. 济南:山东科学技术出版社,2011.
14. Arne Astrup,Jørn Dyerberg,Peter Elwood,et al. The role of reducing intakes of saturated fat in the prevention of cardiovascular disease:where does the evidence stand in 2010. American Journal of Clinical Nutrition,2011,93(4):684-688.
15. Md. Solayman Md,Asiful Islam Sudip Paul Yousuf Ali Md,Ibrahim Khalil Nadia Alam Siew Hua Gan,et al,Physicochemical Properties,Minerals,Trace Elements,and Heavy Metals in Honey of Different Origins:A Comprehensive Review. Comprehensive Reviews in Food Science and Food Safety,2016,15(1),219-233.
16. 申雯,黄建安,李勤,等. 茶叶主要活性成分的保健功能与作用机制研究进展. 茶叶通讯,2016,43(1),8-13.

第五章

食物营养学评价和技术方法

食物种类繁多,对人类而言有着不同的营养价值(nutrition value)和健康意义。要判断一种(类)食物或膳食是否含有丰富的营养素、是否适合于某类人群、可能的健康益处等都需要利用一定的理论体系和技术手段。随着科学技术的提高,食物营养评价的理论方法不断完善,技术方法进一步规范、统一。总体上,包括对食物及其所含营养物质的组成结构和含量水平进行分析,对其代谢吸收、生物利用率进行评价,对其生理效应、健康效益及风险等内容进行测定和评价等。

第一节　食物营养评价的基本内容

食物营养评价一直以来都是营养学研究关注的重点内容,从农业生产、食品工业加工,到居民消费以及营养相关的卫生保障,都非常关注食物的营养价值。在判断一种食物是否适合人体消费时,常需要回答一些这样的问题,即食物中含有什么,由食物提供的营养素是否满足了人体生理的、功能的以及疾病预防的需求,食物中的营养物质在人体内是如何代谢的,对人体的健康益处是什么等。

食物成分的含量分析是食物营养评价的基础。面对一种新的食物,首先需要明确其所含各种营养素(宏量、微量、必需、非必需等)及其他成分的含量水平是多少;然后根据构成这些物质的分子结构、组分构成及其生物学活性进一步评价其营养质量,以了解该食物所提供的营养素与能量的关系、各种营养素之间的平衡关系。在此基础上,根据食物属性及营养特性,还可以进一步探讨该食物的生理效应以及短期或长期摄入后可能的功能作用和健康效益。不同的个体对营养的需求千差万别,因此不同的食物对不同的个体而言所体现的营养价值也会有所区别。利用一定手段获得一些评价资料后,还需要进行客观的科学解释。

目前,食物营养评价的技术手段发展很快,既有传统的分析化学,也会结合应用体外实验、动物或人体实验等多种研究方法,近年来多组分特征分析以及组学技术的应用为建立化学物质与生物学效应的关系提供了更多的可能。基于临床对照实验和流行病学研究的循证医学也为建立食物健康效益的证据链奠定了基础。从"全"食物或"整体"角度看待食物营养价值已经成为未来食物营养评价的发展趋势之一。

具体到每一种(类)食物的评价过程则需要根据目标和食物种类而定(图2-5-1)。

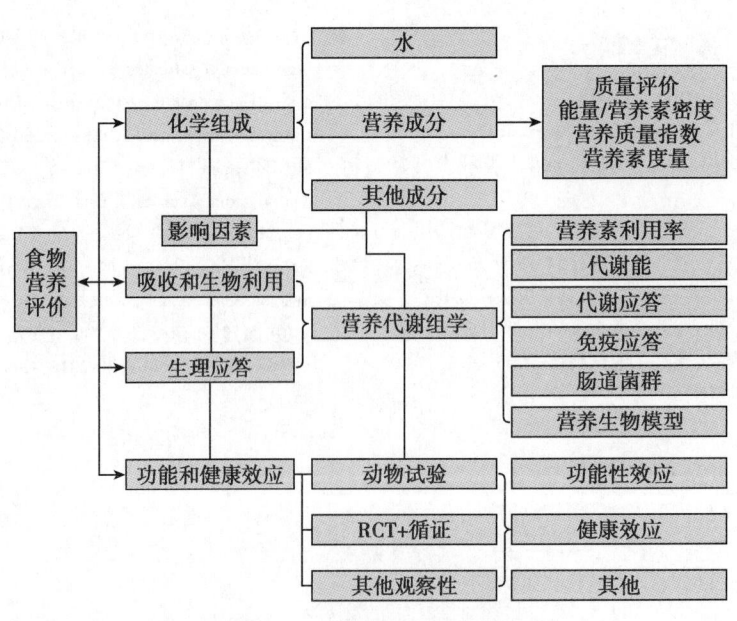

图2-5-1　食物营养评价方法概览

一、食物成分含量分析和评价

食物成分包括但不限于营养素、食物生物活性物质（如植物化学物）、抗营养成分等，建立准确、灵敏、特异性高的检测技术，分析各种营养素在食物中的存在形式和含量水平，是营养学家和食品化学家关注的共同目标。食物成分分析不仅用于了解食物的基本营养特征，也常用于比较不同品种、不同地域、不同生产环境等条件下食物成分的差异；分析烹调、加工过程中营养的损失，保质期内的营养变化，以及从农田到餐桌整个链条中的产品质量溯源和控制等。而食物成分分析获得的数据反过来又可以影响到食物供给政策、营养健康政策及指导性文件的制定，以及营养相关慢性病干预措施的制订等。

（一）食物成分分析

具体到一种食物的成分分析，一般包括采样-样品制备-成分分析-数据转化及科学表达等一系列过程，过程中的每一步都决定了检测结果的准确性和客观代表性。

1. 采样代表性　受到品种、遗传背景的影响，食物表现了各具特色的生物多样性（food biodiversity），加上养种植环境（如水土、气温、肥料、日照、季节等）、加工、储藏情况等因素，使食物成分富集状况存在较大的变异，即便是同一食材不同部位也可能存在不同的成分分布，因此在开展食物成分分析时应兼顾样品的代表性并保证采样数量的充足性。采样前需要制订详细的采样方案，将影响食物成分含量的主要因素作为因变量纳入采样设计。

为说明所采样品的代表性，在 FAO/WHO/UNU 联合建立的国际食物成分数据网络中心（INFOODS）的指导性文件，以及由中国疾病预防控制中心营养与健康所负责的食物成分监测工作文件中都明确指出，所采样品应详细记录描述性信息，包括食物品种、名称/俗称、产地、采样时间、采样数量及其他必要的信息，具体到每一种类的样品应采用适当的采样手段等。

2. 样品制备　由所采样品到待测的试验样品是一个匀质化缩分的过程，在这个过程中应该兼顾样品的形态、来源，充分混合后形成初级的均匀性样品；去除不可食部分并记录质量变化，再根据部位、形态等影响因素的均匀程度采用几何法进行缩分及匀质化处理，直到制成适宜的待测试样。

在进行样品检测之前，为尽可能降低抽样误差，至少有 2 个参数需要明确，即①每个待测试样是由几个抽取样品（k）混合成的；②一共有多少个这样混合的待测试样（n）进行了最终的成分检测。很显然，如果 k 值足够大，可以说明试样的代表性足够强；而 n 值足够大，则可以反映试样的离散程度。图 2-5-2 反映了由采样到待测试样制备的大致过程。

3. 食物成分检测分析　食物成分分析应该符合《中华人民共和国计量法》及相关管理规定，在严格的质量控制体系之下，由有食物成分检测资质的实验室按照国际公认的分析方法（AOAC、AACC、ISO 等）或我国现行的国家标准、其他行业标准或地方标准，采用适宜的分析技术开展目标成分定性、定量测量。检测结果应确保数据的准确性、重

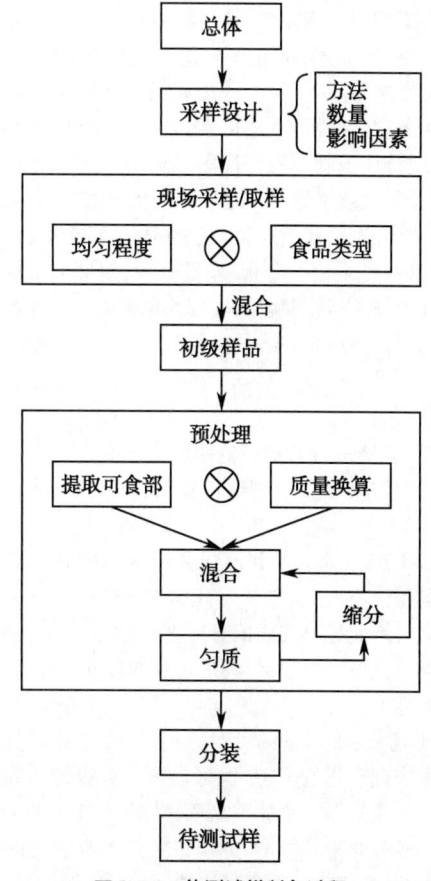

图 2-5-2　待测试样制备过程

现性、可塑源性及不确定度。

待检的目标成分视食物营养评价目的而定，一般来说，基本指标包括水分、灰分、蛋白质、脂肪、碳水化合物、矿物质、维生素等；必要时，也可进一步分析各营养素的组成和结构特征，以及除营养素以外的成分。有关各营养素的检测方法可参考本章第二节至第六节，以及第三卷第十章。

4. 数据表达　受到方法原理和适用范围的影响，同类成分可能有多种检测方法，而不同方法所获得的检测结果因特异性和灵敏性不同可能会存在一定差异，并由于所测指标的覆盖范围而衍生出一些检测技术层面的概念或术语，比如采用凯氏定氮法测定的"粗蛋白"，索氏提取法获得的"粗脂肪"，酸或碱水解法获得的"总脂肪"等，因此在结果表达时除了要考虑质量控制以外，要明确说明检测方法。另一方面，由于食物成分的性质及各成分之间的关联性，有些指标（如能量、碳水化合物等）需要通过计算获得，有些指标需要按照生物活性进行换算（如胡萝卜素与视黄醇、维生素 E 与 α-生育酚、叶酸与叶酸当量等），因此检测获得的原始数据需要进行一定的换算，以保证数据的科学表达。

（二）食物特征谱图的建立

每种食物由于组织结构、代谢特点等因素都有自己独特的成分组成，包括营养成分及其同系物或衍生物、生物活性物质、次级代谢物等。这些成分尽管受到多种因素的影响会有一定变化，但由于它们之间的关联性，可以形成特

有的性状品质，因此可以建立一组成分的特征图谱，比较经典的有食物的脂肪酸谱图、氨基酸谱图。近年来，随着色谱技术、质谱技术、近红外扫描技术、磁共振技术的发展，以及计量学的发展与渗入，除了考虑利用标准物质对每组组分进行定性和定量分析外，还可通过统计分析建立各成分的关联，实现特征识别。特征谱图或称指纹图谱已经呈现了多样化发展，被越来越广泛地用于评价食物的质地、风味物质、营养指标、次级代谢产物、安全指标等各个方面，并通过多元线性回归、主成分分析、聚类分析、偏最小二乘回归等统计学方法，建立预测模型，实现快速检测和产品鉴别。而食物组学与代谢组学技术的联合应用为建立食物与生理功能的关系提供了可能，也为未来建立食物营养价值的综合评价提供可能。

（三）食物成分含量评价中注意事项

利用食物成分数据在进行食物营养评价时需要注意的是：

1. 误差来源分析　利用成分检测结果数据比较不同食物间营养价值差异时，只用一次测量结果进行评判显然风险较大。因此需要按照成分检测流程充分考虑抽样误差和检测误差，以及构成测量不确定性的各种因素，以保证结论的严谨性。

2. 干物质（dry matter，DM）计算　食物的水分含量不仅可以影响到食物的形态，也可以影响食物的营养成分含量水平。在比较不同食物因品种、来源、加工工艺等因素造成的营养成分含量差异时，除考虑食物本身固有的特征属性外，也应该考虑水分含量的影响，因此常需转换成每百克干物质中成分的含量水平，以保证结果比较的客观性。

3. 质量保留因子（retention factor）　食物在加工过程中可能会因为泡发、干制、烹调等因素导致样品质量发生变化，比如菠菜作为原料时为 500g，烹制为菜肴后变为 400g，因此在分析加工过程导致的营养成分损失，应注意纠正样品质量变化导致的结果偏移。质量保留因子计算的通用公式如下。

$$质量保留因子 = \frac{处理后食物的质量}{处理前食物的质量}$$

具体到不同食物，此公式可能会存在一定变化，比如：

有的干制食物（如木耳）在加工之前需要用水进行一定泡发，泡发前后的质量变化为泡发率。

$$泡发率 = \frac{泡发后食物质量}{泡发前食物质量} \times 100\%$$

有的食物制成可食用状态前，需要一定的调配、烹调等加工工艺和手段，由此产生一定的质量变化。比如大米制成米饭，由不同配料烹制成的菜肴，等等，在进行食物营养评价时也应该对由此产生的质量变化因子进行评估并校正。

$$质量变化因子 = \frac{加工后食物质量}{加工前各配料质量和} \times 100\%$$

4. 成分之间的关联分析　除了每种食物成分含量水平高低的分析和评价外，成分之间的关联分析也需引起注意，比如氨基酸总和与蛋白质含量，脂肪酸总和与脂肪含

量，灰分与矿物质含量之间的逻辑关系；某些成分之间的相关性，如不同加工精度下谷物纤维与多酚类物质及微量营养素的关系，都可以为解释食物成分检测结果提供依据。

二、食物营养质量评价

食物营养学评价是对食物营养价值的一个综合性分析，除了食物中营养素的"量"外，还要判断食物中所存在的营养素是否齐全、比例是否合适、消化吸收特征和转化结果，以及相互间的协同和阻抗作用如何等。全面的食物营养学评价常需要经过动物或人体实验才能获得。常见的方法有食物能量和营养素密度、营养质量指数、食物利用率、营养素度量等。用不同的方法或指标评价食物，对一些食物而言可能获得一致性的评价结果，也可能会有不一致的结果，因此要注意评价的目的和评价的依据，以及支撑这些评价的前提假设。开展食物营养质量的评价是建立在严谨的食物成分含量分析基础之上的。

（一）能量密度和营养素密度

一种食物的能量和不同营养成分含量水平差异很大，也常常采用不同的计量单位，如何能很快地判断这种食物营养价值的高低是需要关注的。美国营养机构于 20 世纪 80 年代提出了能量密度（energy density）和营养素密度（nutrient density）理论基础，即与某类人群需要的供给量标准（推荐的参考摄入量）相比，一定量食物所提供的能量或营养素所占的比例，计算公式为：

$$能量密度 = \frac{一定量食物提供的能量}{能量推荐摄入量标准}$$

$$营养素密度 = \frac{一定量食物中某种营养素含量}{该营养素推荐摄入量标准}$$

公式中，一定量食物通常指每百克或每份食物，能量和营养素推荐摄入量标准则依照各国制定的居民每日膳食推荐的营养素参考摄入量（如 DRIs、DV、RDA 等）。很显然，由于不同性别、年龄和不同体力活动人群能量及营养素参考摄入量有所不同，同一食物对于不同的人群而言，能量和营养素密度是不同的。

能量密度和营养素密度可以直观地表示食品所提供的能量或营养素满足一日所需的程度，这对了解不同食物能量或某种营养素的水平高低是较为简易的方法。比如单位质量的油脂、油料种子干果、肉类、高淀粉类食物都属于能量密度相对较高的食物。

能量密度和营养素密度的概念单独应用于食物营养评价范围较少，但在预包装食品营养标示中却得到较广泛地应用。为了规范食品标签，促进食品贸易健康发展，国际食品法典委员会（Codex Alimentarius Commission，CAC）分别在 1985 年和 1993 年制定和修改了《食品营养标签指南》，第一次提出食品标签专用的营养素参考值（nutrient reference values，NRV）。NRV 是在 RNI 和 AI 基础上建立的，适用于 4 岁以上的人群，每种营养素只给出一个参考摄入量数值，而没有像 RNI 和 AI 那样细致地区分不同年龄、性别、体力活动的差异。根据食物中营养成分含量，可以计算占 NRV 的百分比。我国于 2011 年 10 月颁布的《食品安全国家标准 预包装食品营养标签通则》（GB 28050）中也制

定了各种营养素的 NRV。

$$NRV\% = \frac{\text{食品中某营养素含量}}{\text{该营养素的营养素参考值}} \times 100\%$$

（二）营养质量指数

各类食物为人体同时提供能量和营养素,如能量摄入过多,会导致肥胖和各种慢性病的发病率增加等,而过少的营养素摄入也会带来营养缺乏的风险。因此在综合评价一种食物时,常需要把食物中营养素含量结合该食物所能提供的能量来进行综合判断,这就是营养质量指数(index of nutritional quality,INQ),INQ 的概念结合了人体实际需要,并能明确指出各类食物的营养特征,常用于评价一种食物、一份餐食或一套膳食的营养质量(表 2-5-1)。

INQ 的计算公式如下:

INQ = 营养素密度/能量密度

这一指数比能量密度和营养素密度更直观和实际,从

INQ 值的大小可以很直观看出该食物提供能量的能力和提供营养素的能力高低,以反映该食物营养质量,所以在美国已得到较广泛的应用。

评价标准如下:

INQ = 1,表示食物提供营养素的能力与提供能量的能力相当,二者满足人体需要的程度相等;

INQ < 1,表示该食物提供某营养素的能力小于提供能量的能力;

INQ > 1,表示该食物提供营养素的能力大于提供能量的能力。

INQ 最大的特点就是可以根据不同人群的营养需求来分别计算。也就是说,同一个食物对一组人群可能是合适的,而对另一组人群可能是不合适的,由此能做到因人(群)而异。

举例:评价以下 3 种食物对一个 30 岁、男性、中体力劳动者的 INQ 值,结果如表 2-5-1:

表 2-5-1 食物营养成分及营养质量指数对比(举例)

营养素	RNI 或 AI*	面条(富强粉,煮)		大白菜		猪瘦肉	
		含量/100g	INQ	含量/100g	INQ	含量/100g	INQ
能量/kcal	2600	109	1.00	17	1.00	143	1.00
蛋白质/g	65	2.7	0.99	1.5	3.53	20.3	5.68
钙/mg	800	4	0.12	50	9.56	6	0.14
铁/mg	12	0.5	0.99	0.7	8.92	3.0	4.55
锌/mg	12.5	0.21	0.40	0.38	4.65	3.0	4.36
维生素 A/μg RAE	800	—		20	3.82	44	1.00
烟酸/mg	15	1.8	2.86	0.6	6.12	5.3	6.42

* 引自:中国居民膳食营养素参考摄入量(2013)

（三）营养素含量的分级判断

评价和判断食物中某种营养素含量是"高"或"低"通常需要 3 个方面的考虑,一是与同类食物相比,看其含量的变化;二是与推荐的参考摄入量相比,看其所提供的比例;三是与特定标准需要相比,看其所提供的必需营养素种类是否符合要求。

在国际食品标准法典委员会制定的《食品营养标签指导通则》中,对有关判断的参考标准做出了详尽规定,为指导和规范市场产品标示提供了依据。例如,根据分析结果,如果每 100g 固体食物提供的能量低于或等于 170kJ,可判断是低能量食物。同类食物营养素相比相差 25% 的含量时,可以说减少或提高了该营养素含量。在借鉴国际组织和各国相关指导性文件和经验基础上,我国在《食品安全国家标准 预包装食品营养标签通则》(GB 28050)中也给出了各种营养素含量评价的参考条件(表 2-5-2)。

（四）营养素度量法

营养素度量或称营养度量(nutrient profiling 或 nutrition profile,NP)作为一种评估食物营养质量的科学方法被提出并逐渐得到认可和应用。2010 年世界卫生组织和国际肥胖研究联合会秘书处(WHO/IASO)专门就 NP 发布了技术报告。NP 概念的发展起源于营养素富集食物(nutrient-dense food)概念的延展,用来描述相对于能量而言食物的综合性评价,营养素度量专指用来评价食物中正向营养

素和负向营养素综合富集程度。NP 以促进健康预防慢性病为目标,根据食物成分含量水平,通过一套评分体系将食物进行归类分级的评分,其目的在于实现对食物的综合评价,并帮助消费者快速识别出"微量营养素丰富"还是"脂肪、盐、糖过多"。

与 INQ 相比,尽管两种方法都可用于评价食物的营养质量,但 INQ 往往只能针对某一成分;而 NP 更关注一种食物或膳食的多营养素/成分构成。由于不同营养素/成分的生理作用和对健康风险的影响不同,比如有些营养素/成分(如脂肪、反式脂肪、糖、盐等,常称为负向成分)过多摄入会增加慢性病发生风险,而有些营养素/成分(如膳食纤维、维生素、铁等,常称为正向成分)适当增加摄入可以防止营养缺乏症的发生或对预防慢性疾病有益。因此 NP 采用了多维的营养评价评分系统(nutritional rating systems),以综合考虑食物中各种成分的含量水平(推荐性营养素/限制性营养素的平衡)及其对健康的正负效应。在 NP 评估系统之上建立的整体营养质量指数(overall index of nutritional quality,简称 OINQ)则适用于级别的划分。

目前,FAO 正在组织工作组试图制定国际一致的评价原则和方法。包括确定纳入评价的限制性和推荐性营养指标,制定不同类别食品基准营养和膳食营养素摄入水平,制定每种指标的评分阈值等。总体来讲,NP 评价经过 4 个程序(图 2-5-3),即:

表 2-5-2 营养素含量评价参考

成分	声称方式	条件
能量	"低"	≤40kcal(170kJ)/100g 固体；≤20kcal(80kJ)/100mL 液体
脂肪	"低"	≤3g/100g 固体；≤1.5g/100ml 液体
	"无"或"不含"	≤0.5g/100g 固体；≤0.5g/100ml 液体
饱和脂肪酸	"低"	≤1.5g/100g 固体；≤0.75g/100ml 液体 且饱和脂肪供能比例不超过 10%
	"无"或"不含"	≤0.1g/100g 固体；≤0.1g/100ml 液体
胆固醇	"低"	≤20mg/100g 固体；≤10mg/100ml 液体
	"无"或"不含"	≤5mg/100g 固体；≤5mg/100ml 液体 声称胆固醇低或无时，同时要求饱和脂肪不超过：1.5g/100g 固体；0.75g/100ml 液体；且饱和脂肪的能量占总能量的比例不超过 10%
糖	"无"或"不含"	≤0.5g/100g 固体；≤0.5g/100ml 液体
钠	"低"	≤120mg/100g
	"很低"	≤40mg/100g
	"无"	≤5mg/100g
膳食纤维	"来源"或"含有"	≥3g/100g 固体或 1.5g/100ml 液体
	"高"或"富含"	≥6g/100g 固体或 3g/100ml 液体 膳食纤维总量符合其含量要求；或者可溶性膳食纤维、不溶性或单体成分任一项符合含量要求
蛋白质	"来源"或"含有"	≥10%NRV/100g 固体；≥5%NRV/100g 液体； 或 ≥5%NRV/420kJ
	"高"或"富含"	≥20% NRV/100g 固体；≥10% NRV/100g 液体； 或 ≥10% NRV/420kJ
维生素和矿物质	"来源"或"含有"	≥15% NRV/100g 固体；≥7.5% NRV/100g 液体； 或 ≥5% NRV/420kJ
	"高"或"富含"	≥30% NRV/100g 固体；≥15% NRV/100g 液体； 或 ≥10% NRV/420kJ

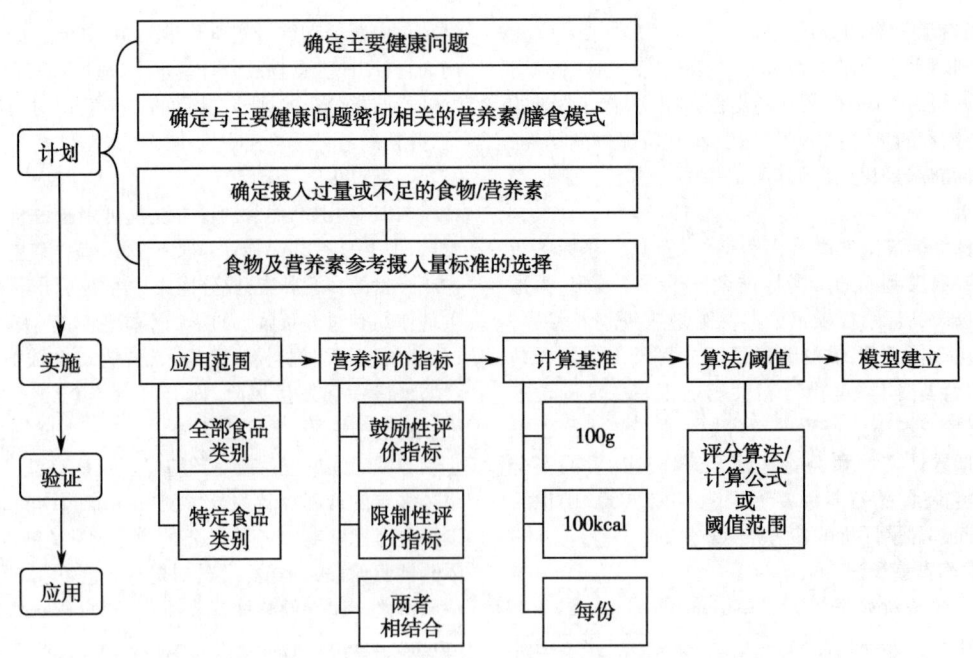

图 2-5-3 营养素度量评价程序框架图

1. 建立 NP 模型 在构建 NP 模型时，首先要确认建立模型的目的，关注的目标人群、疾病种类、食物/膳食模式等。其次，确定原则及框架，一个好的 NP 模型应该是基于

科学证据的、可实现的以及定期复审的；应与膳食指南、营养学界的共识相吻合。

2. 按步完成 NP 模型制定程序 模型的建立大体可以

分为以下几个步骤：

（1）应用范围：食物营养素度量评价模型的应用范围，一般有两种类型，一种为针对全部食品，即对全部的食物制定统一的 NP 标准；另一种是针对特定食品类别，即在对食品分类后，根据每一类食品的特点制定不同的 NP 标准。

（2）营养评价指标：在构建 NP 模型时，需要确定"关键"的营养成分作为营养评价指标，并以此为基础来得出 NP 的评价结论。所谓的"关键"的营养成分，应该是对 NP 模型拟针对的人群具有重要意义的营养成分，并能够代表食物的差别，应该符合以下 3 个条件：①与推荐摄入量相比，实际摄入常常过多或过少的营养成分；②与目标人群目前主要的健康问题相关的营养成分；③是食物对健康产生不同效应的主要影响因子。关键性成分可以分为两类，一类为推荐性营养评价指标，另一类为限制性营养评价指标。前者被认为是有益的、正面的、推荐性的、需要的或易缺乏的；而后者则被认为是相对负面的、限制性的、或一定程度上应避免的。

（3）计算基准：计算基准是指营养素的含量以何种单位进行计算或表达，常见的单位包括 3 种：①以重量/体积为单位，100g/ml；②以能量为单位，100kcal/kJ；③以份为单位，并规定每份的质量。

（4）评价标准及阈值确定：NP 模型的构建，需要建立 NP 的算法。算法是 NP 模型得出结论的途径，不同类型的算法可产生不同类型的 NP 模型。NP 模型一般有 3 种类型，即阈值模型、评分模型和阈值评分相结合模型。

1）阈值模型，即是对每一种营养评价指标制定阈值，推荐性营养评价指标高于某一值，或限制性营养评价指标低于某一值时，则称该食品符合该模型标准。

2）评分模型是将食品的各个营养评价指标经特定公式算法计算后得出一个综合的评分，其中常涉及较为复杂的计算公式或算法。

3）阈值与评分相结合的模型通过对每种营养评价指标设定不同等级阈值标准，根据不同等级所赋予的分值，最终得到食品的评分。

3. 验证 NP 模型　NP 模型的验证包括可行性验证和科学性验证，即 NP 模型是否合理，数据是否可得，是否可以有助于解决目标人群的健康问题，是否能够实现其应用目的，是否符合营养学界的共识等。

4. 完善和评估 NP 模型的应用　NP 模型在应用的过程中需要定期复核模型算法/评价标准的合理性，根据市场产品配方改良情况、消费者摄入状况、膳食模式以及健康问题变化等方面，调整和完善 NP 模型。

5. 应用　营养素度量在消费者健康指导和教育、营养政策及法规的补充和支持、产品企业研发的自控等方面发挥了重要作用。①筛查工具：食品标签应用，在进行营养和健康声称前，需要经过营养素度量评价。保障"健康声称"的前提是营养素平衡（限制了负向营养素如盐、糖含量等）合理的产品。营养素度量法还可以应用于评价食品能否面向儿童群体进行广告宣传和销售活动，作为儿童食品广告前的筛查工具。②新品研发和上市前的核查工具，食品生产和销售企业对产品自我评估和创新管理的工具。③营养教育的工具，发挥着膳食推荐和消费指导的作用，以及通过将营养素度量评价结论以一个特定图标的形式标示在食品包装或货架上，帮助消费者快速识别出"营养丰富"的食品或膳食，对促进消费者交流发挥着重要的作用。

目前，NP 作为一种综合评价方法，在研究和实践中已经逐渐被接受。例如，美国华盛顿大学针对天然食物建立了天然营养素富集评分（naturally nutrient rich score，NNR）模型；我国疾病预防控制中心营养与健康所不仅建立了 NP 模型，并在此基础上，还建立了用于预包装食品正面标示（front-of-package labeling，FOP）的评价指南。

三、食物消化和生物利用

人体在摄入食物后，需要经过胃肠道的消化，使营养物质转化成可被机体吸收的小分子化合物和形态，再吸收入血运送到组织器官中进行代谢、利用，并产生一系列的后续效应。受到食物基质、物化形态和机体本身生理状态等因素的影响，不同食物/成分在体内的消化吸收和组织获取状况有所差别，所产生的生理、生化、微生态、神经激素等变化也千差万别，因此需要一定的技术手段对食物/成分引起生理效应的程度/尺度进行评价。

由于食物构成非常复杂，而且不同组分之间可能存在一定交互作用，因此目前对食物的评价大多集中在某种（类）成分上，包括营养素、植物化学物、中草药成分、污染物等，所采用的方法包括体外实验、体内实验和人体研究，理论体系沿袭药理学评价基础。

（一）食物利用率

食物利用率是经典的食物营养评价方法，是指食物进入体内后经机体消化、吸收和利用的程度。常用于整体食物或混合饲料的营养评价。一般用动物饲养方法来测定，常选用成长期的大鼠或小鼠，计算饲料摄入和体重增加的关系，即摄入的食物有多少转化成动物的体重。食物利用率越高，说明该食物在体内越能够充分利用，具有较高的营养价值，反之，则该食物的食物营养价值较低。食物利用率代表了对体重起主要作用的能量和宏量营养素的水平，常被用作为新食物资源/新食品原料、婴幼儿食品的评价方法。

计算公式如下：

$$食物利用率 = \frac{饲养期间动物的增重值(g)}{饲养期间总的饲料消耗量(g)} \times 100\%$$

代表意义是动物每增加 1g 体重，需要消耗饲料的量。在同样体重增长的基础上，饲料消耗越少，说明这种饲料的营养价值越高。

（二）营养素消化率

营养素消化率是帮助判断营养素摄入后能够在机体内被消化酶降解并吸收的情况。在消化道中营养素经过消化道蠕动、混合，以自由扩散、协助扩散、主动运输等方式吸收入血，没被吸收的营养素会随粪便排出，因此通过测量机体摄入的营养素总量和粪便中排出的营养素量可以推算出营养素的消化率。

营养素消化率多用于评价蛋白质、矿物质的可吸收性。在蛋白质评价过程中由于粪便中的氮也包括由消化道脱落的肠黏膜细胞、肠道微生物及由肠黏膜分泌产生的代谢氮,因此要精确计算消化率还需要额外扣除这部分氮。根据是否扣除代谢产生的粪便废弃物,营养素消化率分为表观消化率(apparent digestibility,AD)和真消化率(true digestibility,TD)。

$$表观消化率(\%)=\left(1-\frac{粪便排出量}{食物中总含量}\right)\times100\%$$

$$真消化率(\%)=$$
$$\frac{吸收量}{食物中总含量}=\left(1-\frac{粪排出量-粪代谢量}{食物中总含量}\right)\times100\%$$

公式中的"量"都特指某营养素的质量,为方便书写有所简化。

营养素消化率的评价分为直接法、指示剂法。直接法多采用动物实验开展研究,也有少数人体研究;指示剂法也称间接法,即考虑到粪便收集困难以及粪代谢量测定困难,采用指示剂方法加以校正,根据饲料和粪便中指示剂含量和目标营养含量计算消化率。将某营养素用"*"表示,公式为:

$$消化率(\%)=$$
$$100-\frac{饲料中指示剂含量}{粪便中指示剂含量}\times\frac{粪中*含量}{饲料中*含量}\times100$$

由于体内实验不可控因素较多,现在利用模拟肠道消化实验设备开展消化率体外测量,用于预测营养素消化率不失为可行的方法。

(三) 营养素生物利用

有关营养素生物利用的研究理论和实验技术起源于临床药物的代谢动力学评价,特别是近年来对膳食补充剂的研发促进了对维生素、矿物质生物活性的认识。

无论是药物、膳食补充剂来源的营养素,还是基质复杂的食物来源营养素,尽管生物利用效果可能有所不同,但是进入体内所经历的消化、吸收、转化、利用的过程是一致的,因此评价方法基本相似。简单讲,生物利用率(bioavailability)用来评价营养素经口摄入后被肠道吸收、在代谢过程中所起的作用或在体内被利用的程度。

这里应该明确的是,药物或营养素经口服后,从肠腔进入肝门静脉的过程为吸收(absorption),然后首次经过肝脏发生代谢和(或)胆汁排泄过程才能被机体利用,因此对生物利用率的评价包括了吸收和利用两个方面(图2-5-4)。

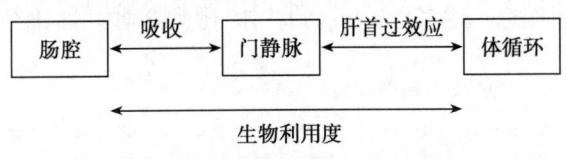

图 2-5-4 药物的吸收与生物利用度

1. 生物吸收率(bioabsorptivity) 是用于评价营养素被机体吸收状况的指标,即营养素实际吸收的质量占所摄入食物中该营养素质量的百分比。用公式表示:

$$生物吸收率=\frac{吸收的营养素质量}{食物中该营养素总质量}\times100\%$$

由于营养素可吸收并不意味着可利用,因此还需要其他指标加以评价。

2. 生物可给性(bioaccesibility) 生物可给性可以说是生物利用度评价的前奏,其定义包括中文翻译都有着不同的解释。生物可给性反映的是一种物质被组织器官吸收、降解或发挥功能作用的可能性,可以通过化学分析或体外实验进行评价。对于营养素而言,生物可给性指的是能够被吸收进入循环系统的营养素部分占食物中该营养素总量的百分比。用公式表示为:

$$生物可给性=\frac{某营养素可吸收入血的部分}{食物中该营养素总量}\times100\%$$

从这个定义可以看出,如果某营养素通过静脉注射,那么它的生物可给性是100%,但如果经口摄入由于吸收不完全或肝首过效应,吸收率可能降低或者因人而异。如果营养素有不同的亚型(如同系物/衍生物)或不同的形态,吸收率可能不一样;通过分析吸收率较高的亚类质量占该营养素总质量的百分比,也在一定程度上预估该营养素的生物可给性。有的研究探讨包埋的β-胡萝卜素生物可给性,则是利用了体外模拟实验方法,观测β-胡萝卜素的释放量占总量的百分比。

3. 生物利用率(bioavailability) 是药物评价的重要参数,反映了化合物从特定给药部位转运入人体循环效能,只能通过体内实验进行评价,尽管目前有了一些预测模型。生物利用率涵盖了吸收和首过效应,评价方法基于口服待测物后一段时间内血浓度曲线下面积(AUC)进行计算。根据技术方法和推算公式,生物利用度分为绝对生物利用度和间接生物利用度。

(1) 绝对生物利用率(absolute bioavailability):指的是某化合物经非静脉给予所引起的一段时间内血浓度曲线下面积(AUC)与静脉给予后血浓度AUC之比,考虑非静脉给予和静脉给予的剂量可能不同,因此需要必要的校正。公式为:

$$绝对生物利用度=\frac{AUC_{po}}{AUC_{iv}}\times\frac{剂量_{iv}}{剂量_{po}}\times100$$

公式中,AUC代表药-时曲线下面积,po和iv分别代表口服和静脉给予,其中口服药物生物利用度亦可认为是进入体循环过程中不同阶段损失情况综合反映。

由于此法需要有静脉给药的参考实验,必需有前期的安全性评价,真正做到应用还比较少。目前利用放射性核素标记技术可以更为简便但能可信地反映化合物在体内度吸收、分布、代谢、排出及药代动力学,质谱分析技术的加入加速了生物利用度的评价效度。

(2) 相对生物利用度(relative bioavailability):指的是和已经经过生物利用度评估的"参比"药物相比,不同配方或不同服用方法度同种药物的生物利用度比值。

$$相对生物利用度=\frac{AUC_A}{AUC_B}\times\frac{剂量_B}{剂量_A}\times100$$

公式中,A、B 应指的是相同药物的不同剂型或不同配方,可以通过相同的给药途径进行研究,或者如果 B 是静脉给药,其结果也相当于绝对生物利用率。和绝对生物利用率相比,相对生物利用率不仅会受到 A、B 药物本身吸收利用差异的影响,也会受到受试个体差异的影响,因此应该给出根据 AUC 和用药后最大响应峰值(C_{max})计算的平均值的 90% 可信区间。

对营养学而言,营养物质基本都是经口摄入。但和药物相比,由于营养素和许多其他非药物成分不仅存在于食物内,也储藏在机体内,因此并不能引起机体产生明显的剂量反应关系,所带来的健康效应变异更大,且因缺少有效的生物标记物而难以定量,加上评价手段的限制,因此在评价技术方法上和生物利用率的定义上有一定差别,且并不十分清晰,需要更多研究加以完善。对于营养素,生物利用率也可理解为吸收并用于维持正常生理功能或用于贮存的营养素部分占该营养素摄入总量比例。用公式表示为:

$$生物利用率 = \frac{吸收并得以应用或储存的营养素量}{该营养素摄入总量} \times 100\%$$

除了营养素本身化学结构和形态外,影响营养素生物利用率的因素还包括:①膳食的组成,可以影响肠道停留时间、黏度、乳化特性和 pH 等;②特定营养素与膳食组分(如蛋白质、淀粉、膳食纤维、脂肪)的相互作用,可影响营养素的肠道吸收;③摄入方法;④受试者健康状况、胃肠道动力及个体差异等。随着有关食物营养,特别是营养素补充剂和强化食品研究的深入,更多需求需要对营养素生物利用率做出正确的估计和评价,而这对于指定膳食参考摄入量(DRIs)值而言都有着重要意义。

(四) 营养素生物转化率

由于食物中有的营养素有多种不同的亚型,有的营养素存在非活性形式,需要转成活性形式才能发挥生物功能,因此对于生物利用度的评价还应包括生物转化率以及生物效力等指标。

1. 生物转化率(bioconversion)　是指吸收入体内的营养素,由非活性形式转化为活性形式的量占到吸收总量的百分比。

$$生物转化率 = \frac{某营养素转化为活性形式的量}{该营养素吸收的总量} \times 100\%$$

2. 生物效力(bioefficacy)　是指食物某营养素总量中由非活性形式经消化吸收并被转化成活性形式的比例。生物效力综合考虑了营养素吸收、生物转化和生物利用,100% 的生物效力意味着食物中某营养素可以全部吸收并转化为活性形式。生物效力目前比较成熟地应用于维生素,特别是类胡萝卜素生物活性的评估。以 β-胡萝卜素转化为视黄醇为例,可用下式表示:

$$生物效力 = \frac{转化的视黄醇}{食物中 β-胡萝卜素总量}$$

四、食物的生理应答

机体摄入一定量食物后会产生一定的生理反应,称为生理应答(biological response),生理应答的发生、发展和最终效应是一个相当复杂、但又规律有序的生理过程。根据食物或营养物质性质和多少,可以直接或间接地反映食物的生理反应以及对机体的功能作用。目前相对常见的方法有血糖生成指数、胰岛素指数、饱腹感指数等。

(一) 食物血糖应答

人体进食一定量受试食物后所引起的餐后血糖浓度的变化,称为血糖应答(glucose response)。通过观测餐后一段时间内血糖的动态变化可以预测食物的吸收速度及其对血糖调控的影响。受到食物组成、物理状况、加工方法等因素的影响,体内出现的血糖升高状况也有所差别,因此血糖应答常用来反映食物对血糖的即时影响和可能的远期健康效应。

1. 血糖生成指数　食物成分中影响血糖的最主要因素是碳水化合物,其消化特性与血糖生成的关系十分密切。1981 年加拿大多伦多大学的营养学教授大卫·靳克斯(David Jenkins)博士首先提出了食物血糖生成指数(glycemic formation index,GI)的概念。并用于糖尿病膳食管理。

当前对 GI 比较一致的定义为:进食含一定量可利用碳水化合物的受试食物后,所引起的一段时间内血糖应答曲线下面积相比空腹时的增幅(IAUC)与进食含等量碳水化合物的参考食物 IAUC 比值,以百分数表示。此定义中,①"一定量"通常指 50g,也可称为目标量,考虑到食物性状和志愿者可接受性也可作一定调整,如 25g,但不可少于 10g,并保证测试全过程受试食物和参考食物目标量完全一致;②参考食物通常为纯葡萄糖,也可根据地方饮食习惯选用白面包等高碳水化合物食物,但应保证参考食物的制作工艺明确,且经过多次测量其 GI 值稳定。

测定一个食物 GI 值,通常需要 10 个以上志愿者,第一天晚餐后禁食;第二天早晨抽取空腹血,由于每个人的血糖水平会有一定的波动,因此为了保证 GI 的准确测定,确定空腹血糖的基础水平,因此空腹血通常抽取 2 次,以 2 次空腹血糖测定结果的均值作为基础值;然后每人食用一份计算好的食物(含 50g 可利用碳水化合物),分别于餐后 5 分钟、15 分钟、30 分钟、45 分钟、60 分钟、90 分钟和 120 分钟抽取血样(也可根据情况延长至 180 分钟或更长),并准确测定血糖含量,计算高于空腹血糖平均水平的应答曲线下面积(IAUC)。参考食物(葡萄糖或白面包)至少进行 2 次试食实验,以其 IAUC 平均值作为基础,计算待测食物的 GI 值。公式如下:

$$食物 GI 值 = \frac{待测食物血糖 IAUC}{参考食物血糖 IAUC} \times 100\%$$

GI 作为一个生理学指标,能在一定程度上反映升高血糖的速度和能力。由于个体对食物血糖应答的差异很大,因此常采用分级的方法对食物 GI 的高低水平进行判定:GI≤55 为低 GI 食物;56~69 为中 GI 食物;>70 为高 GI 食物。

由于食物 GI 相对简单易懂和易于接受,更受到糖尿病患者的欢迎;许多研究显示,长期食用低 GI 食物可降低血脂和减少心脏病的发病率;对肥胖和体重控制也有明显作用。将 GI 引入运动员膳食,对提高运动耐力和持久力也有一定帮助。

任何不以探讨可利用碳水化合物升血糖作用为目的的研究应视为血糖应答,血糖应答的研究方法可以参照 GI。碳水化合物的血糖效应,是衡量富碳水化合物食物引起餐后血糖反应的一个生理学指标,能确切反映食物摄入后人体的生理状况。

2. 食物血糖负荷　GI 评价了一个食物中碳水化合物转变成葡萄糖的速率和能力。实际上这个能力的高低不仅与碳水化合物的消化特性有关,还与碳水化合物的摄入量有关。因此又提出了血糖负荷(glycemic load, GL)的概念。GL 指摄入一定量某食物后,该食物可利用碳水化合物含量与 GI 值的乘积,表示了摄入该食物后对血糖的综合影响,即:

$$GL = m \times GI / 100$$

式中,m 表示每百克或每份食物中可利用碳水化合物的克数。

食物 GL 的判断常常为 GL>20 为高;11~19 为中;<10 为低。GL 是兼顾食物碳水化合物升血糖能力和摄入量的综合评价指标。

(二) 食物胰岛素指数

食物胰岛素指数(insulin index, II)是 1997 年澳大利亚 Susanne HA Holt 提出的,用于度量特定食物的胰岛素响应,反映了摄食 2 小时内食物引起血胰岛素升高的情况。由于胰岛素分泌不足或胰岛素分泌过量均可影响血糖调控,因此在关注食物 GI 同时也应关注 II 值。

II 和 GI 有些相像,但是并不依赖于血糖水平,而是基于血液胰岛素水平,在操作上与 GI 略有差异。食物中除了碳水化合物外还含有很多其他成分,如蛋白质、脂肪,这些成分对血糖和对胰岛素分泌的影响并不是完全一致的。总体来说,碳水化合物总量和糖可促进胰岛素分泌,使 II 值升高;而脂肪与蛋白质与 II 值呈现一定负相关趋势,高蛋白食物和富含脂肪与精细碳水化合物的面包类食物有着更强的 II 值,也就是说相比血糖升高,胰岛素分泌水平更高。为了方便应用指导,对食物 II 值的评估强调了提供 250kcal 或 1000kJ 能量的受试食物所引起的胰岛素应答与参考食物胰岛素应答之比值。可以看出,II 比 GI 有更大的应用范围,除评价可利用碳水化合物外,还可应用于不含碳水化合物的特定食物(例如瘦肉或蛋白质)引起的胰岛素响应等。

HOLT 等人发现,受到食物组成的影响,食物 GI 值和 II 值并不总是一致趋势,可能存在低 GI 高 II 的食物,这对胰岛素有不同需求的个体来说是非常重要的信息;而另一方面,长期处于高 II 膳食下,是否会由于高胰岛素血症造成血糖控制不利,或者青春期出现的生理性胰岛素抵抗是否受到体脂成分的影响,都还需要相当深入的研究。目前有关食物 II 的研究和数据还相当有限。

表 2-5-3 中列出了部分食物的胰岛素指数和血糖生成指数。

(三) 饱腹感值

由于肥胖的预防和控制越来越受到重视,以食欲和饱腹感来调控体重增长的策略开始受到关注。食物和一些成分例如膳食纤维因其独特的物化性质,能够促进饱腹感的产生。在人的下丘脑中,有控制食欲的神经中枢,分为饱腹中枢和摄食中枢两部分。葡萄糖和游离脂肪酸是刺激这两个中枢的物质。当吃完饭后,血中的葡萄糖增多,饱腹中枢因受到刺激而兴奋,人就产生了饱腹感。当血中葡萄糖减少时,机体动员脂肪分解来供应能量,这样血中的游离脂肪酸增多,刺激摄食中枢,产生饥饿感。

表 2-5-3　部分食物的胰岛素指数和血糖生成指数

食物	类型	GI	胰岛素指数
白面包	标准食物	100±0	100±0
麦麸	碳水化合物丰富	40±7	32±4
粥	碳水化合物丰富	60±12	40±4
玉米片	碳水化合物丰富	76±11	75±8
谷物面包	碳水化合物丰富	60±12	56±6
糙米	碳水化合物丰富	104±18	62±11
炸薯条	碳水化合物丰富	71±16	74±12
白米饭	碳水化合物丰富	110±15	79±12
土豆	碳水化合物丰富	141±35	121±11
鸡蛋	蛋白质丰富	42±16	31±6
奶酪	蛋白质丰富	55±18	45±13
牛肉	蛋白质丰富	21±8	51±16
鱼	蛋白质丰富	28±13	59±18
苹果	水果	50±6	59±4
橘子	水果	39±7	60±3
香蕉	水果	79±10	81±5
葡萄	水果	74±9	82±6
花生	小吃	12±4	20±5
爆米花	小吃	62±16	54±9
土豆条	小吃	52±9	61±14
冰淇淋	小吃	70±19	89±13
酸奶	小吃	62±15	115±13
甜甜圈	烘焙食品	63±12	74±9
羊角面包	烘焙食品	74±9	79±14
蛋糕	烘焙食品	56±14	82±12
饼干	烘焙食品	118±24	87±12
曲奇	烘焙食品	74±11	92±15

饱腹感值(satiety index, SI)是反映摄取一定量食物后,通过量表评估人体对食物抵抗饥饿的满意程度。这个指标同样是由 Susanne HA Holt 提出的。SI 值越高越说明食物在胃内停留时间以及发挥功能活性的时间较长。

Holt 的饱腹感评价方法,是选择健康志愿者 10~15 名,用同样能量(一般 300kcal)的食物或 50g 碳水化合物的食物为试验食物,记录志愿者进食物和时间,记录进食开始后 0、15 分钟、30 分钟、60 分钟、90 分钟、120 分钟的饱腹感。并对样品进行喜好度、厌恶度评价(每项 0~10 分)。一般含膳食纤维、全谷物饱腹感更高。提高饱腹感,对控制食欲,是进而限制能量摄入和控制体重的一种有效手段。

五、食物的功能和健康评价

食物对机体的作用主要包括 3 个方面,即提供满足人体生长及代谢功能的养分,获得愉悦的口味和心理满足,有助于维持或调节身体的健康状况。随着经济的发展,当物质已丰富到可以满足温饱的时候,食物对健康的影响越来越得到重视,食物的功能和健康评价及其可能的作用机制成为研究者们关注的领域。

除了每一种营养成分所具备的功能作用外,作为一个整体食物的功能也是值得探讨的。根据食物的来源、研发目的,食品分为天然食品、强化食品、功能食品、特殊用途食品等。和药物不同,这些食品不能声称具有治疗疾病的作用。近年来,营养科学的研究重点已从传统的研究单一食物和营养素的生理、生化功能,发展到全面地研究膳食结构和营养成分对人体生理、代谢、健康和疾病的关系,以及行为和经济社会发展对营养和健康的影响。

1. 体外筛查技术 为了能有针对性地筛出可能的功能作用和潜在机制,可以利用体外化学实验、细胞实验、高通量筛查技术,尝试建立食物健康作用的关联。

以食物抗氧化能力为例。研究表明,很多慢性疾病的发生与体内氧化损伤有关,因此食物抗氧化特性与疾病预防的关系引起关注。膳食抗氧化物(dietary antioxidants)的概念是20世纪90年代提出的,2000年美国食物营养委员会给出了明确的定义——存在于食物中能明显降低活性基团(如活性氧、活性氮)对人体正常生理功能有害影响的物质。之所以提出这样的概念,是由于很多研究发现组织器官和细胞在代谢活动中,会发生一些氧化反应,而过度氧化损伤可导致蛋白变性、酶失活、DNA损伤及自由基的产生。为了保证生命活动的正常运转,机体有一个抗氧化系统,来控制可能给机体造成危害的氧化反应并维持体内平衡。食物中的很多成分,包括部分维生素、微量元素以及植物化学物都是天然抗氧化物的重要组成部分。

2. 体内验证实验 为了证实食物对机体的健康效应,需要设计完成体内随机对照试验,而人体的临床对照研究(RCT)是公认的证据力度最强的实验方法。我国对于保健食品的功能评价更强调了个案评价的原则。在体内实验中,受试物应在完成安全性评价基础之上,考虑剂量反应关系,有明确的生物标记物或健康结局做指标。

为了探讨食物对健康影响的作用机制,国际营养科学的前沿集中在运用营养基因组学,多种组学的整合,研究食物与基因组相互作用对个体代谢表型和营养需求的影响。而开展这类研究的重要前提是建立大规模的分子流行病研究,并逐渐向人群的干预研究过渡。同时还强调了食物中多种营养素和活性物质对不同组织器官与代谢相关蛋白质和代谢产物的整体性的影响;以及发展现能客观反映人体"健康"和营养状况的生物标记物的重要性。此外,目前营养科学研究的热点还包括:机体对营养适应性;肠道菌群与营养健康的关系;以及表观遗传学与营养的关系,以系统地研究食物体系及其营养成分在生物体内的作用和机制,以及食物体系、相关生物体、社会和环境系统之间的复杂相互作用对健康的影响,其最终目的是通过科学的个体化营养促进健康和预防疾病。

3. 食物和膳食健康作用循证评价 和药物不一样,由于食物对健康的作用是潜移默化的,因此并不能产生"强烈"的健康效应,而且由于基质间的相互作用,使得对食物健康效应的评价更为复杂。利用大量的流行病学研究和RCT研究数据,通过循证医学的方法,评价证据的力度、证据一致性,并以此获得健康评价的证据等级。WHO为此建立了食物健康效应系统评价的指导原则。中国营养学会利用系统评价方法完成不同类别食物对健康影响的循证评价。

六、食物的综合评价

食物营养的评价还离不开其他综合信息的评价,这些指标关系着产品的理化性状、感官特性、稳定性,以及食品因一些处理加工带来的质量变化等。同样,食品安全指标的评价与监测也是食物营养的基本保障。

(一)理化性质评价与检验

食物固有的一些物化特性以及在生产加工过程中出现的性状变化,与食物质量密切相关,因此在开展食物营养评价的同时,不能忽略这部分内容。

由于食物中含有无机物、有机物,甚至是含有细胞结构的生物体,因此食物的物理性质复杂多样,表现出不同的形状、色泽、密度、硬度、黏性、弹性;液体或半流质固体还会涉及溶解性、流动性、渗透性等不同指标。食物在保藏过程中,这些特性可能会发生变化。

食品理化检验,是指借助物理、化学的方法,使用某种测量工具或仪器设备对食品所进行的检验。食品理化检验的主要内容是各种食品的营养成分及化学性污染问题。食品理化检验的目的在于根据测得的分析数据对被检食品的品质和质量做出正确客观的判定和评定。

(二)食物的感官评价

食物的感官评价是建立产品性质和人的主观感知之间的测量技术,包括一系列精准测定人体视觉、触觉、味觉和听觉对食品反应的技术指标和方法,起到唤起、测量、分析、解释产品的作用。目前我国在很多产品的质量标准中都加入了感官评价的内容。

食物感官评价的目的主要在于回答:①不同类型产品间是否存在不同;②利用感知强度可量化的检测方法描述和发现产品感官性状的变化;③分析反映对产品好恶程度的量化指标等。

感官评价的内容一般包括质地评价、颜色和外观评价、气味和风味评价、接受性和偏爱检验等。所采用的方法可以有问卷调查法、人体试食实验;利用电子鼻、电子舌等感官仪器设备进行风味物质的快速筛查也是非常有效的测量手段。

(三)稳定性评价

由于很多营养成分在储存运输过程中会由于内源酶、紫外线、水分流失等因素发生降解、氧化、破坏,因此有必要开展营养素稳定性评价,考察食物营养在温度、湿度、光线等影响下随时间变化的规律,并以此作为确定保质期的主要依据。

一般来讲,稳定性实验包括影响因素实验、加速实验和长期实验。加速实验是在温度40℃、相对湿度75%条件下进行保存,通过对比3批待测物0个月、1个月、2个月、3

个月营养成分或其他功能性成分的含量水平,判断待测物的稳定性和变化范围。长期实验是在接近待测物实际储藏条件下开展,通常是在温度25℃、相对湿度60%条件下观测12个月甚至更长,每隔3个月对3批待测物进行评估,对于温度敏感的营养素也可根据实际情况进行调整。影响因素实验是在比加速实验更为严酷的条件下开展,目的是探讨其影响稳定性的主要因素以及可能的防范措施。

(四) 食物抗氧化性评价

食物中的很多成分,包括部分维生素、微量元素以及植物化学物都是天然抗氧化物的重要组成部分。食物抗氧化活性(antioxidants)的概念是20世纪90年代提出的,2000年美国食物营养委员会给出了明确的定义——存在于食物中能明显降低活性基团(如活性氧、活性氮)对人体正常生理功能有害影响的物质。

1. **分类** 根据来源、性质,人类膳食中的抗氧化物大致可分为三类:

(1) 膳食抗氧化营养素:主要包括维生素E、维生素C、β-胡萝卜素等,这些营养素可直接清除和淬灭体内的活性氧自由基,其他微量元素如Se、Cu、Fe、Zn、Mn可与抗氧化酶结合间接构成体内的内源性抗氧化物。含有膳食抗氧化营养素的食物主要包括蔬菜、水果、坚果、豆类等植物性食品。

营养素的化学形式不同,各种营养素的抗氧化机制也千差万别。维生素E主要在细胞膜上发挥抗氧化作用,可直接淬灭自由基;β-胡萝卜素则可阻断脂质过氧化的链式反应;维生素C本身具有淬灭自由基的作用,并可还原维生素E而使后者进一步发挥抗氧化作用;微量元素如Se、Cu、Fe、Zn、Mn等元素作为抗氧化酶的组成成分或激活剂,间接地发挥着抗氧化功能。

(2) 膳食非营养素抗氧化物:主要包括大量的植物化学物,它们本身不是人体必需的营养素,但在机体内可发挥重要的抗氧化作用。如非维生素A原的类胡萝卜素、生物类黄酮、酚类物质等。其作用机制可以是直接清除自由基,或减少自由基的生成,或消除其前体(如H_2O_2),或与金属螯合,或抑制氧化酶,或增加内源性抗氧化物与抗氧化酶活性等。

(3) 其他合成或提取的抗氧化物:包括各种食物添加剂、食物强化剂和营养素补充剂等,如合成维生素E、BHA、BTA、维生素C、柠檬酸、卵磷脂等。可用于食物本身抗氧化和增强机体的抗氧化能力。

由于一种食物常常存在多种抗氧化成分,如果单独或分别测定每一种抗氧化物质的含量是相当烦琐和困难的,因此建立一个能测定食物中总的抗氧化能力的方法对食物的营养评价是非常重要的。

2. **测定方法** 尽管有一定争议,目前测定食物抗氧化活性的方法大致有三种,即黄嘌呤氧化酶法、ORAC法(oxygen radical absorbance capacity)、FRAP法(ferric reducing/antioxidant power assay)。

(1) 黄嘌呤氧化酶法:是最早和普遍使用的方法,主要测定样品对O_2^{-}的清除能力,但并不能反映样品对其他自由基的清除能力和总的抗氧化活性。

(2) ORAC法:采用藻红蛋白(PE)作为指示蛋白,该蛋白在自由基的攻击及一定波长下的荧光强度不断衰减,直至降低至本底水平,而具有自由基清除能力的样品可以保护PE免受自由基的攻击,导致PE荧光强度衰减曲线的差异,根据PE荧光强度衰减曲线下面积变化计算出被测样品的自由基清除能力。

(3) FRAC法:原理为Fe^{3}-三吡啶三丫嗪(TPTZ)可被样品中的还原物质还原为二价铁形式,呈现出蓝色,并于593nm处具有最大吸光度值。该方法操作简便,易于标准化,测定不需要昂贵的仪器,而且反映的不是针对某一种自由基的清除能力,而是样品总的还原能力。因此多数学者认为FRAP法测定的结果可用来反映样品总的抗氧化活性,已经被广泛应用于测定不同抗氧化物质、食物样品、生物样品等的抗氧化活性。我国学者采用FRAP法测定了常见蔬菜、水果的抗氧化活性,结果表明,在所测的蔬菜中,抗氧化活性以藕姜、油菜、豇豆、芋头、大蒜、菠菜等较强,水果中抗氧化活性以山楂、冬枣、番石榴、猕猴桃、桑葚等较强(表2-5-4)。

表 2-5-4 一些蔬菜和水果的 FRAP 值(mmol/100g 鲜重)

蔬菜类		水果类	
名称	FRAP 值	名称	FRAP 值
姜	2.24±0.15	山楂	13.42±0.74
油菜	1.55±0.13	冬枣	6.98±0.29
豇豆	1.43±0.07	番石榴	6.07±0.69
芋头	1.03±0.04	猕猴桃	4.38±0.20
大蒜	0.87±0.08	桑葚	4.11±0.25
菠菜	0.84±0.03	草莓	3.29±0.30
甜椒	0.82±0.03	芦苷	2.29±0.13
豆角	0.75±0.05	无籽青皮橘子	2.19±0.08
西蓝花	0.71±0.04	橙子	1.89±0.19
青毛豆	0.71±0.04	柠檬	1.43±0.07
大葱	0.69±0.05	樱桃	0.99±0.21
白萝卜	0.60±0.04	龙眼	0.94±0.05
香菜	0.59±0.02	菠萝果	0.87±0.06
胡萝卜	0.55±0.01	红香蕉苹果	0.80±0.05

第二节 食物能量的评价

能量的评估是开展食物营养评价的第一步,也是评价一个国家、地区居民营养状况、生活水平及社会经济发达程度的重要指标,也是食物营养学基础研究和健康教育的重要参考,因此食物能量评价系统是值得关注的内容。

一、食物能量换算系统

目前国际上至少有6~7种食物能量评价系统同时在使用,比较常见的有如下几种:

1. **经典的Atwater换算系数** 人体所需要的能量主要来源于动物性和植物性食物中的碳水化合物、脂肪和蛋白质三种产能营养素,早期的研究认为通过体外燃烧热的测量可以推算宏量营养素的能量。1892年美国农业化学家阿特沃特 Atwater 和物理学教授 Rose 制成了一台 Atwater-

Rose 热量计,使测量不同食物的热值成为可能。

考虑到食物中的营养素在人体不能 100% 消化和吸收,会有一些能量通过尿液或粪便排出体外,这不仅与营养素的含量、食物基质等有关,也与人体的生理状态有关,因此,能量的换算是根据产能物质的含量,而非食物本身而定。蛋白质、脂肪、碳水化合物的能量换算系数分别为 17kJ/g(4.0kcal/g)、37kJ/g(9.0kcal/g)、17kJ/g(4.0kcal/g),另外酒精也定为 29kJ/g(约 7.0kcal/g)。Atwater 系数简单方便,在很多国家一直沿用至今。

2. 改进的能量换算系数　由于食物各成分之间的能量吸收利用存在内在联系和相互影响,比如,随着对碳水化合物分类、消化吸收率和大肠发酵特点等认识的增加,碳水化合物已被划分为可利用碳水化合物和膳食纤维,能在大肠内发酵的膳食纤维由于可产生短链脂肪酸并通过重吸收提供一定能量,因此在人体实验的基础上对 Atwater 系数进行了一定改进和扩充。这套系数中注意到了因碳水化合物计算方法导致的能量换算差异,按照单糖计算可利用碳水化合物的能量换算系数为 16kJ/g(3.75kcal/g),膳食纤维为 8kJ(2kcal)。另外,也给出了酒精[29kJ/g(7.0kcal/g)]、有机酸[13kJ/g(3.0kcal/g)]和糖醇[10kJ/g(2.4kcal/g)]的能量换算系数。

3. 特殊的能量换算系数　由于不同食物原料中的各产能营养素的燃烧热及消化率会有一定的变化范围,因此按照统一的 Atwater 系数不利于能量的精确评估。例如,由于氨基酸组成不同,不同来源蛋白质的燃烧热是不同的,土豆中蛋白燃烧热比大米蛋白低将近 20%;而谷物研磨的粒度不同,也会影响其消化率,等量的全麦粉(100% 出粉率)和富强粉(70% 出粉率)相比,其可利用的能量是不同的。

这些差异应该在能量系数上加以体现,因此美国 Merrill 和 Watt 在 1955 年提出了特殊的 Atwater 换算系数(specific atwater factor),对不同的类别的食物原料(如谷类、蔬菜类)、加工食品(如快餐)采用单独的能量系数。美国的食物成分表采用了这套系统,即不同食物来源的蛋白、脂肪和碳水化合物的能量系数均有差别,以蛋白质为例,蛋类蛋白为 18.2kJ/g(4.36kcal/g),水果蛋白为 14.1kJ/g(3.36kcal/g),块茎类蔬菜蛋白为 11.6kJ/g(2.78kcal/g),其他蔬菜蛋白为 10.2kJ/g(2.44kcal/g),最低的是高粱蛋白,为 3.8kJ/g(0.9kcal/g),脂肪的能量换算系数在 35.0~37.2kJ/g(8.37~8.9kcal/g)之间。这套系统对于计算食物能量较为精确,但相对复杂。

4. NME 食物能量评价系统　以上 3 种换算系统都是基于代谢能。20 世纪 90 年代初,Livesey 等用双标水示踪技术等手段,研究了能量在机体内的流程,对食物能量的消耗、机体能量平衡和净能量系数提出了不同的认识,给出了净代谢能(net metabolisable energy,NME)的概念,即最大限度转化为 ATP 的那部分食物能量。也就是说人体真正可有效利用的食物能量是与机体能量需要(消耗)的相互平衡,因此食物能量的换算应该去除食物的各种必然生热作用。由此,Livesey 等建立了以净代谢能为基础的能量系数求导系统(NME system),最终确定,蛋白质 NME 为 13kJ/g(3.2kcal/g),脂肪为 37kJ/g(9.0kcal/g),可利用碳水化合物为 16kJ/g(3.8kcal/g),膳食纤维为 6kJ/g(1.4kcal/g),酒精为 26kJ/g(6.3kcal/g)。

FAO/WHO 在 2003 年出版的《食物能量分析方法及换算因子》一书中总结了各种换算系数并进行了比较,见表 2-5-5。

表 2-5-5　食物能量换算系数的比较,kJ/g(kcal/g)

营养素名称	代谢能		净代谢能(NME)
	Atwater 系数	改进的换算系数	换算系数
蛋白质	17(4.0)	17(4.0)	13(3.2)
脂肪	37(9.0)	37(9.0)	37(9.0)
碳水化合物			
可利用(按单糖计)	16(3.75)	16(3.75)	16(3.8)
可利用(加法或减法)	17(4.0)	17(4.0)	
总的	17(4.0)	17(4.0)	
膳食纤维			
可发酵		11(2.6)	8(1.9)
不可发酵		0	0
普通食物		8(2)	6(1.4)
酒精	29(7)	29(6.9)	26(6.3)
糖醇		10(2.4)	
有机酸		13(3)	9(2.1)

二、各国食物能量换算系统应用现状

具体到不同国家,所采用的能量换算系统又有所不同(表 2-5-6),而且因为碳水化合物的定义及其计算方法,以及膳食纤维的可发酵性,也使其能量赋值有所不同,因此同一类食物在各国食物成分表中的能量数值存在一定差异,

在进行食物能量评价和摄入量计算及比较时需要加以注意。

INFOODS 按表 2-5-7 给出了食物中蛋白质、脂肪、可利用碳水化合物和酒精等成分的折算系数,目前我国参照了 INFOODS 的建议制定了食物成分数据库表达规范,并应用于《中国食物成分表》。

表 2-5-6 部分国家和地区食物能量换算系统

国家或地区	采用的食物能量换算系统、系数及公式
美国	特殊能量换算系数系统
日本	①特殊能量换算系数系统,部分食物的能量系数根据本国人体试验确定;②菌藻类采用经验公式 ME (kcal/100g) = (4×P+9×F+4×TC)×0.5;③混合食物采用 Atwater 换算系数
韩国、中国台湾	①特殊能量换算系数系统,部分食物采用日本系数;②混合食物采用 Atwater 换算系数
欧洲	欧洲式通用能量系数:ME=4×P+9×F+4×AC (单位:kcal/100g)
中国、德国	改进的能量换算系统
英国	改进的能量换算系统,碳水化合物按单糖算
意大利	改进的能量换算系统,碳水化合物按加法算 (3.75cal/g),按减法算(4cal/g)

表 2-5-7 常用的食物成分的能量换算系数

成　分	(kcal · g⁻¹)	(kJ · g⁻¹)
蛋白质	4	17
脂肪	9	37
可利用碳水化合物[a,b]	4	17
膳食纤维	2	8
酒精	7	29

[a] 如果能量不来自膳食纤维,可利用碳水化合物相当于总碳水化合物。

[b] 如果可利用碳水化合物是按单糖计,则能量换算系数为 3.75kcal/g(16kJ/g)

第三节　食物蛋白质的营养评价

蛋白质是人类生命中不可缺少的成分,最早的食物营养学评价大都集中在蛋白质的评价上。蛋白质营养价值一方面取决于"量"的水平,另一方面还涉及必需氨基酸所占比例、生物利用特征等"质"的方面。如果食物中所含氨基酸接近于人体需要的模式且含量较高,则蛋白质营养价值较高。食物蛋白质的营养评价所用到的评价手段可概括为生物学法和化学分析法,生物学法主要是通过动物或人体试验测定食物蛋白质在体内的消化率和利用率,化学分析法则主要是通过对食物中的蛋白质和氨基酸含量的分析,并与参考蛋白质相比较进行评价。

一、蛋白质含量测定

食物蛋白质总的含量水平、某些特定的蛋白结构和氨基酸组成都是衡量食物蛋白质营养价值的基本指标。具体的食物中蛋白质含量的测定方法可参照第三卷第十章食物成分测定方法。

(一) 粗蛋白的测定

蛋白质与其他宏量营养素显著不同之处在于其含有一定量的氮元素,且在不同蛋白质中氮元素所占比例大致相同,因此通过测定氮含量,再经适当的折算系数转换,就可以得到食物中蛋白质的大致含量,称为粗蛋白(crude protein)。凯氏定氮法是长期以来应用较多的检测方法,另外

还可采用杜马斯(Dumas)燃烧法。多数食物中总氮含量占蛋白质的16%左右,所以折算系数一般为100/16=6.25。但有些食物中因含有较多的游离氨基酸或非蛋白氮(如硝酸盐)等,因此折算系数稍有不同。联合国粮农组织和世界卫生组织(FAO/WHO)1973年推荐了各类食物的蛋白质换算系数表(表2-5-8),至今还在广泛采用。而通过非蛋白氮的测定,有可能对更准确地计算蛋白质含量提供支持。

表 2-5-8 氮折算蛋白质的折算系数

食物	折算系数	食物	折算系数
全小麦	5.83	芝麻、葵花子	5.30
小麦胚芽	6.31	杏仁	5.18
大米	5.95	花生	5.46
燕麦	5.83	大豆	5.71
大麦及黑麦	5.83	鸡蛋(全)	6.25
玉米	6.25	肉类和鱼类	6.25
小米	6.31	乳及乳制品	6.38

引自:FAO/WHO (1973) Energy and Protein Requirements. Report of a Joint FAO/WHO Adhoc Expert Committee. FAO Nutritional Meeting Report Series No. 52, Technical Report Series No. 522 Food and Agriculture Organization of the United Nation, Rome.

(二) 氨基酸的测定

构成蛋白质的主要氨基酸有20种(美国等国亦有建议将硒代半胱氨酸列为第21种氨基酸),但每种蛋白质含有的氨基酸种类和数量不尽相同,故仅根据蛋白质的含量不能评价其蛋白质营养价值的高低,食物蛋白质的氨基酸组成和含量也同样重要。

氨基酸含量分析的原理是食物中蛋白质经盐酸水解将肽链的酰胺键切断,使蛋白质解离成游离氨基酸,通过与茚三酮试剂的呈色反应,再经比色测定。尽管有很多方法尝试探讨利用HPLC法、GLC、离子色谱法测定氨基酸含量,但相比而言,还是氨基酸自动分析仪的检测结果更令人满意。根据流动相和离子交换柱等条件的不同,可测定天冬氨酸、苏氨酸、丝氨酸、谷氨酸、脯氨酸等16~18种氨基酸。另外含胱氨酸需要采用过甲酸氧化法进行前处理,而色氨酸需要碱水解再采用荧光分光光度计法进行分析。

(三) 特定蛋白和肽的测定

随着食物科学和食物营养评价技术的发展,越来越多的研究发现,某些特定的蛋白组分或分子量更小的蛋白水解物/肽类物质有着明确的健康功效,可帮助机体完成各种复杂的生理活动,比如α-乳清蛋白、乳铁蛋白、酪蛋白磷酸肽、谷胱甘肽、海洋鱼低聚肽、大豆肽等都已被用于食品添加。综合利用电泳、免疫化学法、亲和层析、凝胶过滤,并结合色谱技术已可实现这些组分的定性、定量分析。最新的技术显示,通过对比DNA库可以找到特定蛋白的表达序列,利用特异性蛋白酶进行定点酶切,再用质谱检测特异氨基残端,由此可以建立灵敏度高、特异性强的检测技术。

二、氨基酸评分

(一) 氨基酸评分模式

要评价一种食物蛋白质质量的优劣,除了测定其中的

氨基酸组分外,各种氨基酸的比例尤其是必需氨基酸的比例十分重要。这需要有一个标准的氨基酸含量或比例作为参考,这就是氨基酸评分模式(amino acid scoring pattern)。

氨基酸评分模式的发展经历了很长一段时间。1946年 Block 和 Mitchell 首先建议将鸡蛋中的氨基酸组成作为标准,用来评价蛋白质的质量。FAO 于 1957 年首次采用,并在 1965 年进行了修改。但是由于鸡蛋中必需氨基酸含量相对较高,导致许多食物的氨基酸评分值偏低。1973年 FAO/WHO 联合专家委员会在 1965 年的基础上结合氮平衡实验、放射性核素测定等技术,并考虑其他一系列因素,提出了以人体氨基酸需要量为基础的氨基酸评分模式。

FAO/WHO 联合专家委员会在 1973 年建议的氨基酸评分模式被各个国家广泛采用,但随着应用的增加和方法的进展,也显示了其部分局限性,由于该模式是各个不同的年龄组用同一个模式,而没有考虑到学龄儿童对必需氨基酸的需要量要高于成年人这一事实,结果低估了一些食物的蛋白质质量。1985年 FAO/WHO/UNU 专家组报道了不同年龄组的不同氨基酸评分模式,并分别建议了婴儿、学龄前儿童、学龄儿童和成人的氨基酸模式(表 2-5-9),这表明一种食物的蛋白质质量可因消费者的年龄段不同而不同。FAO/WHO/UNU 专家组还认为满足儿童氨基酸模式的膳食和蛋白质同样可很好地满足成年人的需要,反之则不然。

表 2-5-9　人体氨基酸评分模式/(mg·g 蛋白$^{-1}$)(1985 年)

必需氨基酸	婴幼儿均值(范围)[a]	2~5 岁学龄前儿童[b]	10~12 岁学龄儿童[b]	成人[b]
组氨酸	26(18~36)	19	19	16
异亮氨酸	46(41~53)	28	28	13
亮氨酸	93(83~107)	66	44	19
赖氨酸	66(53~76)	58	44	16
蛋氨酸+胱氨酸	42(29~60)	25	22	17
苯丙氨酸+酪氨酸	72(68~118)	63	22	19
苏氨酸	43(40~45)	34	28	9
色氨酸	17(16~17)	11	9	5
缬氨酸	55(44~77)	35	25	13
总和				
包括组氨酸	460(408~588)	339	241	127
不包括组氨酸	434(390~552)	320	222	111

a:人乳中的氨基酸组成;b:氨基酸需要量/kg 体重是根据参考蛋白质安全摄入量/kg 体重而来,2~5 岁儿童蛋白质安全摄入量为 1.10g/kg 体重,10~12 岁儿童为 0.99g/kg 体重,成人为 0.75g/kg 体重

由表 2-5-9 可以看出,由于使用人群的不一样,同一种食物的氨基酸评分因食用者年龄组的不同,可以有不同的评分,专家组认为学龄前儿童的评分模式可以运用于除婴儿之外的所有年龄组,但有可能低估蛋白质质量从而高估蛋白质需要量。2007 年 WHO/FAO/UNU 专家委员会修订了不同年龄组的氨基酸评分模式,详见表 2-5-10。

表 2-5-10　不同年龄组的氨基酸评分模式/(mg·g 蛋白$^{-1}$)

必需氨基酸	年龄/岁					
	0.5	1~2	3~10	11~14	15~18	>18
组氨酸	20	18	16	16	16	15
异亮氨酸	32	31	30	30	30	30
亮氨酸	66	63	61	61	60	59
赖氨酸	57	52	48	48	47	45
蛋氨酸+胱氨酸	27	25	23	23	23	22
苯丙氨酸+酪氨酸	52	46	41	41	40	38
苏氨酸	31	27	25	25	24	23
色氨酸	8.5	7	6.6	6.6	6.3	6.0
缬氨酸	43	41	40	40	40	39

注:2007 年 WHO/FAO/UNU 报告中数据有误,2013 年 FAO 报告进行了更正

(二)氨基酸评分法

运用氨基酸评分法(amino acid score, AAS)可以较直观地对食物蛋白质进行质量评价。评分结果可以用商值来表示,也可以用百分数表示。一般是测定食物中比较容易缺乏的氨基酸,特别是赖氨酸、含硫氨基酸、苏氨酸和色氨酸等。评分最低的氨基酸称为限制氨基酸,并可按评分高低分为第一、第二、第三限制氨基酸。通过计算氨基酸评分,可以评价此食物氨基酸组成的缺陷,并采取互补的方式来提高混合膳食中蛋白质质量。

氨基酸评分(AAS)的计算公式如下:

$$AAS(\%)=\frac{每克待测蛋白质中必需氨基酸含量(mg)}{每克参考蛋白质中必需氨基酸含量(mg)}\times100$$

(三) 蛋白质消化率校正后的氨基酸评分法

氨基酸评分法比较简单,只要有食物蛋白质氨基酸资料,即可通过与理想或参考蛋白质氨基酸模式进行比较计算氨基酸分,对蛋白质的营养价值做出评价;但这种方法的缺点是没有考虑食物蛋白质的消化率。故1989年FAO/WHO将食物蛋白质消化率纳入氨基酸评分,建立了一种新方法,称经消化率校正氨基酸评分法(protein digestibility corrected amino acid score method,PDCAAS)。这种方法可以取代蛋白质功效比值(PER)对除了孕妇和婴儿以外所有人群的食物蛋白质进行评价。计算公式:PDCAAS=氨基酸评分×真消化率。

几种常见食物蛋白质的AAS和PDCAAS,见表2-5-11。

表2-5-11 几种常见食物蛋白质的AAS和PDCAAS

食物蛋白质	真消化率/%	AAS	PDAAS
酪蛋白	99	1.19	0.99
蛋清	100	1.19	1.00
牛肉	98	0.94	0.92
豌豆粉	88	0.79	0.69
菜豆	83	0.82	0.68
浓缩大豆蛋白	95	1.04	0.95
大豆分离蛋白	98	0.94	1.00
向日葵籽蛋白	94	0.39	0.37
小麦麦麸	96	0.26	0.25
花生粉	94	0.55	0.52
全麦	91	0.44	0.40
燕麦片	91	0.63	0.57

(四) 可消化必需氨基酸评分法

2013年FAO膳食蛋白质质量评估的专家咨询会认为蛋白质消化率和氨基酸消化率存在较大的差别,建议采用可消化必需氨基酸评分(digestible indispensable amino acid score,DIAAS)替代PDCAAS来评价蛋白质质量。必需氨基酸消化率应来自人体回肠必需氨基酸真消化率,在人体资料不易获取的情况下,可采用以生长期的猪为研究对象获得的回肠必需氨基酸消化率,其次可采用生长期的大鼠来测定。

针对不同人群提出的DIAAS氨基酸评分模式见表2-5-12,其中出生半年内的婴儿氨基酸评分模式采用2007年WHO/FAO/UNU报告中母乳必需氨基酸含量;0.5~3岁儿童氨基酸评分模式采用0.5岁儿童的氨基酸评分模式;其他人群采用表中3~10岁儿童的氨基酸评分模式。混合膳食中DIAAS的计算方法详见表2-5-13。

$$DIAAS(\%)=\frac{每克膳食蛋白质中可消化的必需氨基酸含量(mg)}{每克参考蛋白质中相同的可消化的必需氨基酸含量(mg)}\times100$$

表2-5-12 不同人群DIAAS评分模式/(mg·g蛋白$^{-1}$)

必需氨基酸	婴儿 出生~6个月	儿童 6个月~3岁	其他人群
组氨酸	21	20	16
异亮氨酸	55	32	30
亮氨酸	96	66	61
赖氨酸	69	57	48
蛋氨酸+胱氨酸	33	27	23
苯丙氨酸+酪氨酸	94	52	41
苏氨酸	44	31	25
色氨酸	17	8.5	6.6
缬氨酸	55	43	40

表2-5-13 计算混合膳食的DIAAS值

	成分含量					结肠真消化率					结肠消化后的必需氨基酸含量			
质量/g	蛋白质/(g·100g^{-1})	Lys	SAA	Thr	Trp	Lys	SAA	Thr	Trp	蛋白质总量/g	Lys	SAA	Thr	Trp
		/(mg·g蛋白质$^{-1}$)									/(mg·g蛋白质$^{-1}$)			
A	B	C	D	E	F	G	H	I	J	A×B	A×B×C×G	A×B×D×H	A×B×E×I	A×B×F×J
小麦 400	11	28	38	29	12	0.82	0.895	0.86	0.91	44	1010	1488	1097	480
豌豆 100	21	71	25	37	9	0.79	0.69	0.73	0.66	21	1178	362	567	125
奶粉 35	28	78	35	44	13	0.95	0.94	0.90	0.90	10	726	322	388	115
合计 535										75	2914	2172	2052	720

| 氨基酸含量/(mg·g蛋白质$^{-1}$) | 38.9 | 29.0 | 27.4 | 9.6 |

年龄(y)	评分模式				DIAAS评分值			
	Lys	SAA	Thr	Trp	Lys	SAA	Thr	Trp
婴儿(出生~6个月)	69	33	44	17	0.56	0.88	0.62	0.56 56(Lys)
儿童(6个月~3岁)	57	27	31	8.5	0.68	1.08	0.88	1.13 68(Lys)
大龄儿童/青少年/成人	48	23	25	6.6	0.82	1.26	1.10	1.45 82(Lys)

注:因为举例说明,故只选择了四种氨基酸。实际应用中应包括所有的必需氨基酸。Lys 赖氨酸,SAA 含硫氨基酸(蛋氨酸+胱氨酸),Thr 苏氨酸,Trp 色氨酸

三、蛋白质和氨基酸消化率

在评价蛋白质质量方面,蛋白质和氨基酸消化率测定的重要性仅次于必需氨基酸的含量和比例的分析。因为并不是所有蛋白质在体内消化、吸收、利用的程度都一致,可能与蛋白质来源、非蛋白成分的影响(膳食纤维、胰蛋白酶抑制剂、单宁和植酸等)、生理因素等有关。

(一) 蛋白质消化率的测定方法

1. 体内测定方法　测定粪便中排出的氮含量并计算其在摄入氮中所占的比例,主要反映蛋白质在机体内消化酶作用下被分解的程度,所得结果为蛋白质的真消化率(true digestibility, TD)。公式如下:

$$蛋白质真消化率(\%)=$$
$$\frac{吸收氮}{食物氮}=\frac{食物氮-(粪氮-粪代谢氮)}{食物氮}\times100\%$$

粪氮绝大部分来自未被消化吸收的食物氮,也包括消化道脱落的肠黏膜细胞和肠道微生物及由肠黏膜分泌的消化液氮,后者总称为粪代谢氮。粪代谢氮的测定传统上是在受试者进食无蛋白膳食时测得,但由于无蛋白膳食会引起机体的应激反应,影响结果的准确性,现在倾向于食用高消化率的低蛋白膳食,如含5%酪蛋白的膳食。如果不计粪代谢氮,所得结果为表观消化率(apparent digestibility, AD)。由于表观消化率的测定方法简单易行,所以应用较广,但所得结果对蛋白质消化吸收做了较低的估计,导致推荐的蛋白质摄入量增加,真消化率则较为精确,并且不受蛋白质摄入量的影响。表2-5-14中列出了部分食物中蛋白质的真消化率值。

表2-5-14　几种食物蛋白质的 TD 值/%

食物名称	TD	食物名称	TD
鸡蛋	97	小麦粉,白	96
牛奶,奶酪	95	豆粉	86
肉,鱼	94	分离大豆蛋白	95
玉米	85	大豆	78
大米,刨光	88	豌豆(熟)	88
棉籽	90	花生	94
葵花子	90	燕麦片	86
小麦,整粒	86	小米	79

食物蛋白质消化率的高低与以下一些因素有关:

(1) 蛋白质构象:蛋白质的结构状态影响其酶水解的速度。天然蛋白通常比部分变性的蛋白质难消化,一般不溶性纤维状蛋白和广泛变性的球状蛋白难以被酶水解,消化率较低。

(2) 抗营养因子的影响:大多数的植物蛋白含有胰蛋白酶抑制剂和胰凝乳蛋白酶抑制剂,这些抑制剂使豆类和油料种子中的蛋白质不能被酶完全水解;外源性凝集素是糖蛋白,它与肠黏膜细胞结合妨碍了氨基酸的吸收;单宁是多酚的缩合产物,能与赖氨酸残基共价结合,从而抑制肽键的断裂。这些抗营养因子经加热处理后可部分失活,因此

加工后的蛋白质比天然的易消化。

(3) 与其他成分作用:蛋白质与多糖和食用膳食纤维相互作用也会降低其水解的速度和彻底性。

(4) 加工:蛋白质经高温和碱处理会导致一些氨基酸残基发生化学变化,可降低蛋白质消化率。蛋白质与还原糖发生美拉德反应也会降低赖氨酸残基的消化率。

2. 回肠末端消化率的测定方法　通过测定粪便中氮含量来评价蛋白质消化率已经受到了许多质疑。主要原因是因为大肠中的微生物对未消化产物的发酵作用,肠道内细菌可以分解未消化的肽段,主要转变为氨被机体吸收或构成微生物的结构蛋白等,从而影响了氮的排出量,Mason认为粪便中62%~76%的氮来自细菌,结果可能高估了蛋白质的消化率和氨基酸的生物利用率(约高5%~10%)。回肠末端取样法可以解决这一方法上的缺陷。该法是通过外科手术在回肠末端造口或施以回-直肠吻合术,收集回肠食糜进行测定。一般选用的实验动物是猪,在回肠末端做T型管,并开口于体表,收集回肠消化产物进行测定;也有研究在回肠末端造口术患者中进行。

3. 指示剂法　上述无论是收集粪便还是回肠末端的食糜,都需要收集动物的全部粪便进行分析。但通常收集动物的全部粪便比较麻烦,有时不容易实现。指示剂法可避免全收粪带来的麻烦,比较省时省力。用做指示剂的物质必须不为动物消化和吸收,均匀分布并且有很高的回收率。可分为外源性指示剂和内源性指示剂。最常用的外源指示剂是三氧化二铬(Cr_2O_3)。但由于在试验的具体操作过程中存在着收集不完全和测定准确性等方面的原因,用Cr_2O_3做指示剂的回收率一般达不到100%。国内外学者测定不同饲料中Cr_2O_3的回收率在85%~110%之间;内源性指示剂法是指用食物中自身所含的不可消化、吸收的物质做指示剂,如盐酸不溶灰分,缺点是粪便的收集不能污染含不溶灰分的砂粒等。

一般可用下式来计算食物中营养成分的消化率:

$$消化率(\%)=$$
$$100-\frac{饲料中指示剂含量}{粪便中指示剂含量}\times\frac{粪中氮含量}{饲料中氮含量}\times100$$

4. 体外测定法 (in vitro)　由于体内测定蛋白质消化率的方法比较费时费力,体外消化实验可用来预测蛋白质的消化率。该法是在体外几种酶(胰蛋白酶、糜蛋白酶、肽酶和细菌蛋白酶)的作用下,测定蛋白质上清液中的成分来估计蛋白质的消化率。一些微生物也被用来测定蛋白质的营养价值。如粪链球菌、产气荚膜梭状芽孢杆菌、梨状四膜虫等。由于梨状四膜虫对氨基酸的需求类似于大鼠和人类,因此是最常用的微生物。体外消化的方法还可以直接取动物消化道的消化液进行实验。该方法的缺陷是所收集的消化液保存比较困难,可影响结果的准确性。

(二) 氨基酸消化率

各种氨基酸消化率的测定与蛋白质类似,也是通过测定粪便中或回肠末端消化产物中的氨基酸含量并进行计算。大量的数据结果显示,在部分食物中蛋白质的消化率与氨基酸的消化率并不一致。Sarwar的结果显示对某些限

制性氨基酸的消化率与该食物蛋白的消化率差别较大。如在大豆、豌豆和小扁豆中蛋氨酸、半胱氨酸和色氨酸的真消化率要显著低于其蛋白质消化率。表 2-5-15 中是一些代表性食物中蛋白质和某些氨基酸消化率的数据。

表 2-5-15　部分食物中蛋白质和氨基酸的消化率/%

食物名称	蛋白质	赖氨酸	蛋氨酸	半胱氨酸	苏氨酸	色氨酸
酪蛋白	99	100	99	100	100	100
脱脂奶	95	96	92	94	95	98
烤牛肉	100	100	100	100	100	100
香肠	94	94	91	95	92	93
凝固鸡蛋白	98	97	98	97	96	97
金枪鱼	97	97	95	96	98	97
大豆	90	87	82	82	84	89
大豆分离蛋白	98	98	94	94	96	98
花生	96	90	85	89	89	94
小麦	93	83	94	97	91	96

四、蛋白质利用率的评价

测定蛋白质的利用率从而对蛋白质质量做出正确的评估,有利于指导膳食蛋白质营养,利用和发现新的蛋白质资源。生物利用率高的蛋白质质量较高,可被人体很好地消化和吸收利用,摄入较少量就能达到人体最佳发育状态。

常用的评价蛋白质利用率的方法有以下几种:

(一) 蛋白质的功效比值

1. 生物法　蛋白质功效比值(protein efficiency ratio,PER)最早是由美国 AOAC 推荐的测定食物蛋白质营养效应的推荐标准方法之一,自从 1919 年以后,就在国际上广泛应用。其定义是在严格规定的条件下,动物每摄取 1g 待测蛋白质所能增加的体重克数。本方法方便易行,虽然动物摄取的蛋白质克数与体重增加之间并不一定成线性关系,但仍不失为评价蛋白质质量的较好方法。

该方法一般用雄性断乳大鼠,用含 10% 蛋白质的饲料喂饲 28 天,然后计算 PER。计算公式为

$$PER = \frac{\text{动物增加的体重(g)}}{\text{摄入蛋白质(g)}}$$

为了便于结果的互相比较,常设一个酪蛋白对照组作为参考标准,以酪蛋白的 PER 为 2.5,将其他待测蛋白换算后求得相应蛋白质的 PER 值,也有用与酪蛋白比较的百分数来表示。表 2-5-16 是几种常见食物蛋白的 PER 值:

表 2-5-16　几种常见食物蛋白的 PER 值

食物名称	PER	食物名称	PER
鸡蛋	3.92	全粒小麦	1.50
全牛奶	3.09	全粒玉米	1.12
鱼	3.55	精面粉	0.60
牛肉	2.30	大豆	2.32

随着对蛋白评价方法研究的深入,越来越多的研究提示了 PER 在使用上的局限性,其主要表现在以下几个方面:

(1) 首先 PER 值与受试蛋白的营养价值并不成比例。例如功效比值为 1.5 的蛋白质,其营养价值并不相当于功效比值为 3.0 蛋白质的 50%。

(2) 与人体实验结果相比,大鼠实验测得的 PER 值可能高估了一些动物性蛋白质的营养价值而低估了一些植物蛋白质的营养价值。造成结果不一致的原因是大鼠的生长速度比人类要快,从而增加了对必需氨基酸的需要量。

(3) 另外,大鼠和人类的必需氨基酸需要模式不同,如大鼠对含硫氨基酸的需要比人类要多,除此之外,组氨酸、异亮氨酸、苏氨酸和缬氨酸的需要量也比人类要高。

(4) PER 不能正确反映维持氮平衡所需的蛋白质营养价值。如果一种蛋白质可以维持人体的氮平衡,但如果不能促进生长,则其 PER 值就可能为零,这从营养的角度上讲也不合理。

目前虽然 PER 在应用上有其局限性,但由于其简便易测,仍然在许多研究中广泛使用。

2. 计算法　以数理统计为基础的回归分析法来测定蛋白质功效比值是建立在蛋白质中蛋氨酸、亮氨酸、组氨酸和酪氨酸与蛋白质的功效比具有显著数学关系的基础上,准确性与生物法相当,并且经济、省事、省力。有学者进行了比较后认为化学法和生物法两者之间的误差为 ±2%。

(二) 蛋白质生物价

蛋白质的生物价(biological value,BV)是用以表示蛋白质吸收后被机体储留的程度。公式如下:

$$BV = \frac{\text{储留氮}}{\text{吸收氮}}$$

$$= \frac{\text{吸收氮} - (\text{粪氮} - \text{粪代谢氮}) - (\text{尿氮} - \text{内源尿氮})}{\text{食物氮} - (\text{粪氮} - \text{粪代谢氮})} \times 100$$

同粪代谢氮相似,尿内源性氮是在机体不摄入蛋白质

时尿中所含的氮,主要来源于组织分解。粪代谢氮和尿内源性氮可以在实验开始第一阶段进食无氮膳食期间测定。蛋白质的生物价也常用来评价蛋白质质量,表 2-5-17 是常见食物蛋白质的生物价:

表 2-5-17　常见食物蛋白质的生物价/%

蛋白质	BV	蛋白质	BV
鸡蛋蛋白质	94	熟大豆	64
鸡蛋白	83	扁豆	72
鸡蛋黄	96	蚕豆	58
脱脂牛奶	85	白面粉	52
鱼	83	小米	57
牛肉	76	玉米	60
猪肉	74	白菜	76
大米	77	红薯	72
小麦	67	马铃薯	67
生大豆	57	花生	59

（三）蛋白质净利用率

蛋白质净利用率（net protein utilization,NPU）是反映被测食物蛋白质利用程度的另一项指标,由于考虑了被测食物蛋白质消化和利用两个方面,所以能更全面地反映被测食物蛋白质的实际利用程度。公式如下:

$$NPU = 生物价 \times 消化率$$
$$= (储留氮/吸收氮) \times (吸收氮/摄入氮)$$
$$= (储留氮/摄入氮) \times 100$$

表 2-5-18 是部分食物中蛋白质的净利用率:

表 2-5-18　几种食物蛋白质的净利用率/%

食物名称	NPU	食物名称	NPU
全鸡蛋	94	大豆	66
全牛奶	82	精面粉	51
鱼	81	大米	62
牛肉	73	土豆	60

（四）净蛋白质比值

净蛋白质比值（net protein ratio,NPR）也是以动物的体重改变作为衡量依据,原理与功效比值的测定类似。公式如下:

$$NPR = \frac{实验动物增重(g) + 对照动物失重(g)}{实验动物蛋白质消耗量(g)}$$

本方法中对照动物摄取无蛋白质饲料,实验组饲料中蛋白质水平为 10%。

（五）氮平衡指数

氮平衡指数（nitrogen balance index,NBI）是以氮平衡为指标评价食物蛋白质营养价值的方法。此法可避免蛋白质摄入水平对蛋白质利用程度的影响。方法是给予成人或实验动物,从低到高不同水平蛋白质;测定实验期内摄入氮、尿氮和粪氮;根据测定结果求出直线回归方程式,并以其斜率与氮平衡水平线间的截距获得一个指数,即氮平衡指数。不同质量蛋白质的氮平衡指数不同。优质蛋白质能达到氮平衡的数量比劣质蛋白质所需要的数量要少。例如,全鸡蛋蛋白质的氮平衡指数,见表 2-5-19。根据摄入氮和排出氮数据计算直线回归方程式为 $Y = -35.22X + 0.59$,此直线与氮平衡的交叉点为 $35.22 \div 0.59 = 59.69$;59.69 即为全鸡蛋蛋白质的氮平衡指数。

表 2-5-19　全鸡蛋蛋白质氮平衡指数

蛋白质水平/ (g·kg 体重⁻¹)	氮/[mg·(kg·d)⁻¹]				
	摄入氮	尿氮	粪氮	吸收氮	储留氮
0.0	14.4±0.5	37.7±1.0	23.1±2.5	8.7±2.3	46.5±2.8
0.2	48.3±0.7	37.6±2.4	21.1±1.5	27.2±1.5	10.8±3.0
0.4	83.0±0.8	56.5±6.5	19.2±2.5	63.8±1.7	7.2±6.7
0.6	113.6±0.7	78.0±3.0	24.2±2.3	89.4±1.8	11.4±3.8

（六）非蛋白氮含量测定

食品中的含氮化合物除蛋白质外,还有磷脂、氨、游离氨基酸及含氮碱等,这部分物质中所含的氮称为非蛋白氮。非蛋白氮的含量和比例关系到食物的贮存性能和食用品质,因此测定非蛋白氮的含量对评价食物的蛋白质质量有一定意义。测定原理是加入某些试剂使蛋白质沉淀而与非蛋白质分离,再用凯氏定氮法测定氮含量。

五、其他

蛋白质的其他评价方法还包括对个体氨基酸的评价和互补作用评价。在自然界中,有些食物存在许多活性肽段和氨基酸,它们除了作为蛋白质的营养功能外,还发挥着其他的重要生理功能。如大豆多肽（soy peptide）、多肽类激素、活性氨基酸牛磺酸（taurine）等。它们有调节机体功能、

促进新陈代谢、减少慢性病发病率等。随着生物工程技术的发展,活性肽和氨基酸的开发和应用将会有广泛的前景,分析和评价这些活性多肽类也将成为新的方向。

中国人作为主食的植物性蛋白质往往相对缺少赖氨酸、蛋氨酸、苏氨酸和色氨酸等必需氨基酸,故其营养价值相对较低。例如在大米与面粉的蛋白质中赖氨酸的含量最少。为了提高植物性蛋白质的营养价值,往往将两种或两种以上的食物混合食用,从而达到以多补少的目的,提高膳食蛋白质的营养价值。这种相互补充必需氨基酸不足的作用叫蛋白质互补作用（protein complementary action）。如谷类、豆类、奶粉单独食用时氨基酸评分值分别为 44、68、83,而以谷类 67%、豆类 22%、奶粉 11% 混合后可达 88 分。我国民间有吃八宝粥的习惯,实际上八宝粥就是一种很好的蛋白质互补作用。它用豆类食物中含有较高的赖氨酸补充

谷类食物中赖氨酸的不足，而谷类食物中蛋氨酸又可补充豆类食物中蛋氨酸的不足。在谷类蛋白质必需氨基酸含量中，赖氨酸的含量较低，尤其是小米和小麦中赖氨酸最少。马铃薯的蛋白质中赖氨酸很丰富。玉米蛋白质中缺乏赖氨酸和色氨酸，而小米和马铃薯中色氨酸较多。因此，把多种粮食混合食用，可以起到蛋白质的互补作用，强化食品也可利用补充限制氨基酸来提高谷类蛋白质的营养价值。

第四节　食物脂类的营养评价

一、脂类的含量测定

脂类是脂肪和类脂的总称，主要包括总脂肪、脂肪酸、固醇、磷脂等成分，其共同特点是难溶于水而易溶于有机溶剂。脂肪又称甘油三酯，是由一分子甘油和三分子脂肪酸结合而成，根据检测方法不同，所获得的检测目标物也不尽相同，尽管在含量表达上统称为"脂肪"。

1. 粗脂肪　脂肪在食物中大多以游离脂肪形态存在，如动物性脂肪和植物性油脂，也会有少量以结合态脂肪存在，如天然存在的磷脂、糖脂、脂蛋白及某些加工食品中的脂肪。由于脂肪具有易溶于有机溶剂的特性，因此常采用单一溶剂（无水乙醚或石油醚）进行连续提取，如索式提取法，通过测定蒸去溶剂后所得的物质质量，可以计算出脂肪的含量，比较适合于脂肪含量高、水分含量较少的样品；蔬菜、水果等水分含量较高的样品通过干燥处理后也可采用此测定方法。由于提取过程中除游离脂肪以外，其他脂溶性成分，如磷脂、固醇、色素、脂溶性维生素等也会含在检测结果中，因此也被称为"粗脂肪"。

2. 总脂肪　总脂肪在食品分析中有两个层面的含义，一方面，总脂肪是饱和脂肪与不饱和脂肪之和；另一方面，从分析技术的角度讲，利用酸或者碱水解的方法将结合态脂肪释放，再通过有机溶剂进行提取，可以获得包括游离脂肪和结合脂肪的"总"脂肪，其结果略高于粗脂肪。高糖食品由于在酸水解条件下能发生碳化，而乳制品因磷脂较高会造成结果偏差较大，因此对这些产品常采用碱水解处理。

当使用索氏提取法测定粗脂肪含量时，可使用以下公式和脂肪酸折算系数来计算食品中总脂肪的含量。总脂肪含量（g/100g）= 该食品中粗脂肪的含量（g/100g）×脂肪酸转换系数（表 2-5-20）。

3. 脂肪酸　由于脂肪酸是构成脂肪的重要组成部分，因此脂肪也可根据脂肪酸的测定结果计算而得。当前比较常用的脂肪酸测定方法有气相色谱法或气质谱法，即样品经水解-乙醚溶液提取后，在碱性条件下进行皂化和甲酯化，生成脂肪酸甲酯，利用气相色谱进行定量测定。

4. 其他类脂　除脂肪外，类脂成分——包括胆固醇、植物固醇及其酯、磷脂等分析技术也是非常重要的，在这些方法中利用固相萃取和色谱分离的技术可得到很好的测定效果。

表 2-5-21 列出了我国国家标准中有关脂肪、脂肪酸、胆固醇等脂类物质的测定方法。

表 2-5-20　不同食物的脂肪酸转换系数

食物名称	转换因子	食物名称	转换因子
小麦	0.720	牛肉（瘦）	0.916
小麦面粉	0.670	牛肉（肥）	0.953
麦麸	0.820	羊肉（瘦）	0.916
大麦	0.720	羊油	0.953
燕麦	0.940	猪肉（瘦）	0.910
大米、小米	0.850	猪肉（肥）	0.953
大豆及制品	0.930	家禽类	0.945
其他豆类	0.775	脑	0.561
蔬菜和水果类	0.800	心	0.789
鳄梨	0.956	肾	0.747
坚果	0.956	肝	0.741
花生	0.951	乳及乳制品	0.945
莲子	0.930	蛋类	0.830
油脂类（椰子油除外）	0.956	含油多的鱼	0.900
椰子油	0.942	鱼肉	0.700

表 2-5-21　我国国家标准中有关脂肪、脂肪酸、胆固醇等脂类物质的主要分析测定方法

国标号	名　　称
GB 5009.6	食品中脂肪的测定
GB 5009.168	食品中脂肪酸的测定
GB 5009.257	食品中反式脂肪酸的测定
GB 5413.36	婴幼儿食品和乳品中反式脂肪酸的测定
GB/T 5510	粮油检验 粮食、油料脂肪酸测定
GB/T 29405	粮油检验 谷物及制品脂肪酸测定 仪器法
GB/T 24870	粮油检验 大豆粗蛋白质、粗脂肪含量的测定 近红外法
GB/T 24902	粮油检验 玉米粗脂肪含量测定 近红外法
GB/T 21495	动植物油脂 具有顺，顺1,4-二烯结构的多不饱和脂肪酸的测定
GB/T 24894	动植物油脂 甘油三酯分子 2-位脂肪酸组分的测定
GB/T 32782—2016	冰淇淋和冷冻甜食品中的脂肪测定 哥特里-罗紫法
GB 5009.128—2016	食品中胆固醇的测定

二、食物脂肪质量评价

评价一种食物脂肪营养价值的高低，可从以下几个方面来综合判断。

（一）脂肪酸在甘油三酯中的分布评价

脂肪是甘油三酯的混合物，构成甘油三酯的脂肪酸饱和度、链长及脂肪酸在甘油三酯中的分布情况对脂肪的性质起着重要作用。例如羊脂和可可脂所含的脂肪酸种类和数量非常接近，但其性质却不同，表 2-5-22 列出了两者的熔点、脂肪酸及甘油三酯组成。可可脂熔点低、易为人体消化吸收，是巧克力极好的原料。而羊脂熔点高、不易消化吸收，食用价值低。导致两者性质差异的原因是羊脂含有大量的三饱和酸甘油酯（SSS，26%），而可可脂中主要含有一不饱和酸甘油三酯（SSU，77%）及二不饱和酸甘油三酯（SUU）。

表 2-5-22　可可脂和羊脂的熔点、脂肪酸及甘油三酯组成

脂肪	熔点/℃	脂肪酸组成/mol%					甘油三酯组成			
		豆蔻酸	软脂酸	硬脂酸	油酸	亚油酸	SSS	SSU	SUU	UUU
可可脂	32~36		23~24	34~35	39~40	2	2.5	77	16	4
羊脂	40~55	2~4	25~27	25~31	36~43	3~4	26	35	35	4

脂肪酸在甘油三酯中的分布具有选择性。植物油脂中的油酸、亚油酸和亚麻酸具有选择性的分布在 sn-2 位,饱和脂肪酸与长碳链不饱和脂肪酸(碳数>18)集中在 sn-1 位与 sn-3 位上。许多动物油脂中,饱和脂肪酸集中在 sn-1 位,短链脂肪酸和不饱和脂肪酸在 sn-2 位上,长链不饱和脂肪酸(碳数>18)在 sn-3 位。对所有脂肪,不常见的脂肪酸大多连接在甘油的 sn-3 位羟基上。母乳甘油三酯的饱和脂肪酸中大约 70% 分布在 sn-2 位上,不饱和脂肪酸主要在 sn-1,3 位,这种结构的甘油三酯与婴幼儿的消化、吸收及代谢有密切的关系。

甘油三酯种类和组成分析中,常用非水反相高效液相色谱(RP-HPLC)、银离子高效液相色谱、高温气相色谱法、超临界流体色谱(SFC)等对甘油三酯不同组分进行分离,然后用蒸发光散射检测器(ELSD)、质谱(MS)等检测器进行定性和定量。SFC 串联四级杆-飞行时间质谱(SFC-Q-TOF-MS)、超高效液相色谱串联四级杆-飞行时间质谱(UPC^2-Q-TOF-MS)等已成功应用于复杂的甘油三酯分离鉴定和脂肪酸分布评价。

(二) 脂肪酸的含量评价

不同食物中脂肪酸的比例不同,如植物和鱼类中多不饱和脂肪酸的含量高于畜类,而细菌所含的不饱和脂肪酸全部为单不饱和。近年来,流行病学研究发现,心血管疾病、恶性肿瘤等慢性病的发生与一种或多种脂肪酸摄入不平衡有关,所以膳食中脂肪酸的含量和比例对评价脂肪的质量至关重要。一般植物油和鱼类中含不饱和脂肪酸较多,而动物油脂中饱和脂肪酸较多,表 2-5-23 中列举了一些食物中脂肪酸的百分比。

表 2-5-23　各类脂肪酸在总脂肪酸中的百分比/%

食物	饱和脂肪酸	单不饱和脂肪酸	多不饱和脂肪酸
牛油	51	44	4
黄油	54	30	4
鸡脂肪	30	47	22
椰子油	77	6	2
玉米油	13	25	62
棉籽油	27	19	54
亚麻籽油	9	18	73
猪油	41	47	12
橄榄油	14	77	9
棕榈油	51	39	10
花生油	13	49	33
红花油	10	13	76
芝麻油	13	46	41
葵花子油	11	20	69
核桃油	16	28	56

关于饱和脂肪酸(S)、单不饱和脂肪酸(M)和多不饱和脂肪酸(P)之间的摄入比例,仍需要进一步的研究。按脂肪酸提供的能量占总能量的百分比表示(%E),认为多不饱和脂肪酸占 3%~7%,单不饱和脂肪酸和饱和脂肪酸的比例各为 5%~6% 比较适宜。我国 2013 年提出的居民膳食脂肪的 AMDR(宏量营养素可接受范围)规定:成人及 60 岁以上老年人脂肪提供能量占 20%~30%,其中,饱和脂肪酸的 U-AMDR 占总能量<10%。

n-6 和 n-3 系列脂肪酸分别代表两个不同系列的多不饱和脂肪酸,n-3 系列主要包括:α-亚麻酸、二十碳五烯酸(EPA)、二十二碳六烯酸(DHA);n-6 系列主要包括:亚油酸、γ-亚麻酸、花生四烯酸(AA)。加拿大在 1991 年的 RDA 中列出了不同年龄(0~75 岁)人群的每日 n-6 和 n-3 脂肪酸的适宜摄入量,是最先提出 n-3 和 n-6 多不饱和脂肪酸推荐膳食供给量的国家,随后各国根据本国实际情况提出了各国的推荐量。我国 2013 年提出的居民膳食脂肪适宜摄入量(AI)推荐:成年人和老年人 n-6 的 AI 为 4% E,AMDR 为 2.5%E~9%E;我国成年人和老年人 n-3 的 AI 为 0.60%E,AMDR 为 0.5%E~2.0%E。

必需脂肪酸(essential fatty acid,EFA)是指人体不可缺少且自身不能合成,必须通过食物供给的脂肪酸。包括亚油酸(十八碳二烯酸)和 α-亚麻酸(十八碳三烯酸)。植物油中必需脂肪酸的含量较高,在动物肉中禽类的必需脂肪酸含量高于畜类,内脏的含量高于肌肉,瘦肉又比肥肉中的含量高。表 2-5-24 列举了一些食物中亚油酸的含量。

表 2-5-24　食物中亚油酸的含量(占总脂肪量的%)

食物名称	亚油酸含量	食物名称	亚油酸含量
棉籽油	55.6	牛油	3.9
大豆油	52.2	羊油	2.0
玉米胚芽油	47.8	鸡油	24.7
芝麻油	43.7	鸭油	19.5
花生油	37.6	猪肉(瘦)	13.6
米糠油	34.0	猪肉(肥)	8.1
油茶籽油	7.4	牛肉	5.8
菜籽油	14.2	鸡肉	24.2
猪油	6.3	鲤鱼	16.4

(三) 脂肪消化率

脂肪的消化吸收过程主要是在小肠内,在脂酶的作用下被分解成甘油和脂肪酸,而少量未被分解的脂肪则随胆汁酸盐由粪便排出体外。不同脂肪的消化率与其熔点密切相关,一般来讲,熔点低于体温的脂肪消化率可高达 97%~98%;高于体温的脂肪消化率约为 90%;熔点高于 50℃ 的脂肪较难消化,动物脂肪多属于后者。另外,含不饱和脂

肪酸和短链脂肪酸越多的脂肪,熔点越低,也越容易消化,多见于植物脂肪。一些常用油的熔点及消化率见表2-5-25。

表2-5-25　常用食用油的熔点及消化率

油脂名称	熔点/℃	消化率/%
羊脂	44~55	81
牛脂	42~50	89
猪脂	36~50	94
椰子油	28~33	98
花生油	室温下液状	98
菜油	室温下液状	99
棉籽油	室温下液状	98
大豆油	室温下液状	91
橄榄油	室温下液状	98
葵花子油	室温下液状	96.5

（四）油脂质量评价

一般将常温下呈液态的脂肪称为"油",呈固态的脂肪称为"脂"。评价一种食用油脂的质量,除上述脂肪酸在甘油上分布(即甘油三酯种类)、消化率、各种脂肪酸的含量和比例等营养指标外,可结合测定酸价、过氧化物值、油脂稳定性、皂化值,以及相对密度、折射率、凝固点等反映油脂质量的理化指标。

1. 酸价　酸价是指中和1克油脂中的游离脂肪酸所需要氢氧化钾的毫克数。油脂的贮存过程中,由于水分及温度的因素会产生缓慢的水解作用,生成一部分游离脂肪酸,所以测定油脂的酸价可判定油脂品质的好坏和储藏方法是否恰当,酸价越高,质量越差。我国现行国家标准《GB 2716—2018 植物油》规定,食用植物油(包括调和油)的酸价应≤3mgKOH/g,煎炸过程中的食用植物油的酸价应≤5mgKOH/g。

酸价测定方法(GB 5009.229—2016)是用有机溶剂将油脂试样溶解成样品溶液,再用氢氧化钾或氢氧化钠标准滴定溶液中和滴定样品溶液中的游离脂肪酸,以指示剂相应的颜色变化来判定滴定终点,最后通过滴定终点消耗的标准滴定溶液的体积计算油脂样品的酸价。

2. 过氧化值　油脂暴露在空气中时会发生自动氧化,生成初级氧化产物过氧化物,继续分解可产生低级的醛和酮等,使油脂酸臭,变苦,也即俗称的"哈喇味",这种现象称油脂的"酸败"。过氧化值(POV)是显示油脂自动氧化程度的一个重要指标,其测定方法(GB 5009.227—2016)的原理是根据过氧化物与碘化钾反应生成游离碘,用硫代硫酸钠标准溶液滴定析出的碘。过氧化值增高则说明油脂已开始酸败。另外根据过氧化后产生的次级氧化产物醛、酮类物质,测定"羰基价"也可以反映油脂的酸败程度。

《GB 2716—2018 植物油》规定食用植物油(包括调和油)的过氧化值≤0.25g/100g。

3. 烟点　烟点是油脂接触空气加热时对它热稳定性的一种量度。油脂中含游离脂肪酸、不皂化物等相对分子量较低的物质时可使烟点降低,因此烟点可作为植物油精炼程度的参考指标。

烟点的测定:在GB/T 20795—2006标准规定的测定条件下,油脂加热至开始连续发蓝烟时的温度,即为烟点。

4. 皂化值　皂化值是指皂化1g油脂所需的氢氧化钾毫克数。皂化值的大小与油脂中所含脂肪酸的相对分子质量有关。平均相对分子质量越大,皂化值越小。油脂中还含有一些不能皂化的物质,所以这一指标可以用来鉴定油脂的种类和判断油脂的纯度。皂化值越高,油脂越纯。

皂化值的测定方法(GB/T 5534—2008)是测定油和脂肪酸中游离脂肪酸和甘油酯的含量。在回流条件下将样品和氢氧化钾-乙醇溶液一起煮沸,然后用标定的盐酸溶液滴定过量的氢氧化钾,计算皂化值(KOH/g)。

5. 碘值　油脂中含有的不饱和脂肪酸无论在游离状态或是甘油三酯的形式存在,都能在双键处与卤素起加成反应,油脂吸收卤素的程度常以碘值(也叫碘价)来表示。

碘值是指在油脂上加成的卤素的百分率,即100g油脂所能吸收碘的克数。碘值在一定程度上反映了油脂的不饱和程度。碘值的测定方法(GB/T 5532—2008)是在油中加入韦氏碘液,碘与油脂中不饱和脂肪酸发生加成反应,再对碘进行滴定。常见油脂的碘值和变化范围见表2-5-26。

表2-5-26　常见油脂的碘值

植物油	碘价/(g·100g^{-1})
大豆油	123~142
菜籽油	94~120
花生油	80~106
棉籽油	99~123
葵花子油	110~143
米糠油	92~115
蓖麻籽油	80~88
玉米胚油	109~133

6. 油脂稳定性　油脂氧化稳定性是油脂品质的一个重要指标,它直接关系到油脂和含油脂食品的货架寿命。油脂氧化稳定性测定是使油脂在一定条件下发生自动氧化反应,并动态测定油脂的某些理化指标(如吸氧量、过氧化值等),当测定的指标达到某一规定值时,氧化进行的时间即作为判断油脂稳定性的依据。常见的油脂稳定性测定方法有Schaal烘箱法、活性氧法等。

7. 油脂中的极性组分　油脂的极性组分,是油脂的主要成分甘油三酯发生氧化或降解后产生的极性较强的脂质化合物的统称。极性组分的含量是目前国内外评价食用油脂在煎炸过程中劣变程度的重要指标。在食物煎炸过程中,当食物未发生明显变化时,煎炸油已经历多种期望和非期望的物理、化学变化,同时,煎炸油渗入食物成为其组成成分,从而影响食物的品质和营养价值。

我国国家标准规定煎炸过程中的食用植物油极性组分≤27%。极性组分测定(GB 5009.202—2016)采用制备型快速柱层析法。氧化甘油三酯聚合物(TGP),主要包括氧化甘油三酯寡聚物(TGO)、氧化甘油三酯二聚物(TGD)等。高效空间排阻色谱法是检测TGP的常用方法,通过自动制备型快速柱层析技术的分离,油脂试样被分为非极性组分和极性组分两部分,其中极性组分用高效空间排阻色谱进行分析,采用面积归一化法进行定量。

三、食物脂类中的特殊成分

评价食物脂肪或者油脂的优劣,除风味、提供必需脂肪酸外,所含的其他一些特殊成分也值得关注,如胆固醇、植物固醇、反式脂肪酸、维生素E、β-胡萝卜素的含量等。

(一)固醇

固醇是具有环戊烷多氢菲的骨架的衍生物,属于大分子的醇类,存在于脂质的不皂化物中。胆固醇($C_{27}H_{45}O_{11}$)是所有动物细胞的必需成分,在神经组织中含量最高。植物固醇广泛分布在植物界,代表了植物代谢的一个终产物。代表性的植物固醇有玉米油中的谷固醇和大豆油中的豆固醇等。麦角中的麦角固醇经处理有抗佝偻病的作用,是维生素D原。

1. 胆固醇 胆固醇是所有动物和人体组织中的一种主要固醇,它与胆甾烷等其他固醇一起分布在动物脂质的不皂化部分中。机体内胆固醇的合成和降解均受膳食组成的控制。胆固醇是许多生物膜的组成成分,对维持生物膜的结构和功能有重要作用。胆固醇在体内还可转变为各种类固醇激素,如肾上腺皮质激素、性激素等,也是合成维生素D及胆汁酸的前体。但另一方面,高胆固醇血症又是动脉粥样硬化的重要因素。随着人群冠心病发病率的增加,评价食物或油脂中胆固醇含量有重要意义。胆固醇的主要来源是动物性食物,动物内脏、脑、蛋类、鱼子、蟹子含量也较高。各种动物脂肪中的胆固醇含量见表2-5-27。

表2-5-27 部分动物性食物中胆固醇的含量

食物名称	胆固醇含量/ (mg·100g⁻¹)	食物名称	胆固醇含量/ (mg·100g⁻¹)
火腿肠	57	猪肉(肥瘦)	80
腊肠	88	鸡肝	356
酱驴肉	76	牛乳	9
酱羊肉	92	鹌鹑蛋	515
羊肝	349	鸡蛋	585
羊脑	2004	鳝鱼	126
猪肝	288	带鱼	76
猪脑	2571	基围虾	181

2. 植物固醇 又称植物固醇,是一类主要存在于各种植物油、坚果、种子中的植物性甾体化合物,具有降低胆固醇、抗癌、调节免疫及抗炎等生物学作用。

植物固醇以环戊烷全氢菲为主架结构,主要包括β-谷固醇、豆固醇、菜油固醇等及其相应的烷醇。固醇的双键被饱和后称为烷醇。植物固醇在结构上类似于胆固醇,其区别在于前者多了一个侧链。机体对植物固醇的吸收率很低,为5%左右。人体植物固醇的每日摄入量为150～400mg,与胆固醇摄入量相当。2013版DRIs提出我国居民植物固醇的SPL为0.9g/d,UL为2.4g/d。

(二)顺式与反式脂肪酸

不饱和脂肪酸中的双键大多数是顺式构型,即氢原子在双键的同一侧,如油酸为顺-9-十八碳烯酸、亚油酸为顺-9,顺12-十八碳二烯酸等。在油脂的加工过程中,会发生氢

化反应,使油中的多不饱和脂肪酸减少而单不饱和脂肪酸增多。但部分氢化过程中可使脂肪酸的顺式双键变成反式的副产物,反式脂肪酸的键角小于顺式脂肪酸,熔点增高。

植物油的氢化能使液体油的熔点提高,生成固体脂,使油脂的硬度、朔性和氧化稳定性增强。当以富含多不饱和脂肪酸(PUFA)的植物油为原料,进行氢化反应制造人造奶油及其起酥油和涂抹型脂肪的基料油时,油脂的部分氢化过程会使不饱和脂肪酸残余的双键发生移位和异构化,形成反式的几何异构体——反式脂肪酸。氢化后植物油反式脂肪酸的多少,取决于饱和程度、异构化程度、位移程度等参数。

一般食物中的反式脂肪酸主要来自以部分氢化植物油制成的人造奶油和起酥油,植物油的高温加热处理也会产生反式脂肪酸。在一些反刍动物中,不饱和脂肪酸可在动物瘤胃中被细菌部分氢化产生反式脂肪酸。所以如牛乳、乳脂、牛肉和羊肉中也含有少量的反式脂肪酸,并且其含量随季节而变化,一般可占到脂肪总量的2%～9%。鸡和猪产品也通过饲料吸收部分反式脂肪酸。有研究表明,亚油酸顺-反、反-反式异构体失去必需脂肪酸的活性,给大鼠喂养高反式脂肪酸含量的氢化橄榄油饲料,可出现红细胞和肝脏线粒体膜发生改变,进而改变细胞膜流动性和渗透性,这与反式脂肪酸的刚性结构和高熔点性质有关。大量摄入人造反式脂肪酸被认为会升高血液中的胆固醇水平,与冠心病、癌症的发生和幼儿发育过程不良反应有关。据估计,美国人群每日反式脂肪酸的摄入量为7.6～8.1g/d;英国人群的摄入量每天估计范围为5～27g/d(平均为7g/d);而在印度人群的平均摄入量仅为2.04g/d。这些差异与各地的食品加工、饮食习惯不同有关。2013版我国DRIs提出2岁以上儿童及成人膳食中来源于食品工业加工产生的反式脂肪酸的UL为<1%E。

除此之外,食物脂类中还含有磷脂、维生素A、维生素D以及β胡萝卜素等脂质伴随物。磷脂是含有磷酸根的脂类化合物,是除甘油三酯外在人体内最多的脂类,普遍存在于动植物细胞的原生质和生物膜中,对机体正常代谢和生物膜的生物活性具有重要生理作用;与促进神经传导,促进脂质代谢,降低血液胆固醇有关。一般来说,脂溶性维生素含量高的脂类其营养价值也相对较高。植物油中富含维生素E,特别是谷类种子的胚油(如麦胚油)维生素E的含量非常丰富。动物皮下脂肪几乎不含维生素,而器官脂肪如肝脏脂肪中含有丰富的维生素A、维生素D,某些海产鱼类肝脏脂肪中维生素A、维生素D含量更高。

第五节 食物碳水化合物的营养评价

碳水化合物是人类膳食中主要的成分,是能量的最主要来源,碳水化合物还具有其他重要的生理功能。我国2013版《中国居民膳食营养素参考摄入量》推荐的碳水化合物摄入量占供能比50%～65%,并建议提高膳食纤维的摄入量。碳水化合物的分类测定、可消化吸收性、血糖和胰岛素应答性、大肠发酵性等都是评价其营养价值的重要方面。

一、碳水化合物的含量计算

食物碳水化合物种类繁多、结构复杂,不同的碳水化合物因其不同的理化特性而可能具有不同生理作用,而且碳水化合物的分析也一直是世界性难题。随着对碳水化合物化学结构和营养生理作用认识加深,对碳水化合物的定义和分类评价的需求更加迫切。

食物中碳水化合物虽然是一个简单、明确的概念,但对"量"的确定却一直比较混乱。世界各国对碳水化合物的定义和计算方法差别较大,由于碳水化合物的含量牵涉到能量的计算,因此在对比各国食物成分数据时应了解其测算依据。

(一)总碳水化合物

在各国的食物成分表中,碳水化合物通常指的是总碳水化合物(total carbohydrate)的概念。碳水化合物的计算方法主要通过两种方法计算获得,一种是减法,另一种是直接测定法(或称加和法)。减法是比较常用的方法,由食物总质量减去蛋白质、脂肪、灰分和水分含量后,剩余部分则为食物总碳水化合物含量(Henneberg, 1860; Southgate, 1991)。计算公式为:

每百克食物中碳水化合物质量(g)= 100-水分-灰分-蛋白质-脂肪

在19世纪中期,由于食物分析技术相对落后,食物中碳水化合物含量基本都是通过减法计算获得的,而且一直沿用至今。减法得到的"总碳水化合物"除碳水化合物外还包括很多非碳水化合物成分,如木质素、有机酸、鞣酸及其他未知化合物等,而且在计算过程中也累积了所减成分的检测误差,因此"总碳水化合物"数值常常偏高,且难以反映各种碳水化合物的类型和化学特性的不同。直接测定法(加和法)指的是直接测定各类碳水化合物组分,通过加和获得总碳水化合物总量,由于碳水化合物组分繁多,因此加法更适用于明确知道食物中碳水化合物组成,并可以采用相应检测方法直接测量的样品。和减法相比,直接测定法更为准确,但有一定难度。

(二)可利用碳水化合物

随着对碳水化合物生理作用认识的提高,人们越来越认识到,碳水化合物的消化特性不仅影响到能量的利用,也会影响到对血糖、血脂、肠道健康等多种功能作用。因此近些年来越来越多的研究或国家开始使用可利用碳水化合物的概念,并应用于食物成分表中;尽管在名称上仍会使用"碳水化合物"一词,但在描述中则体现了"可利用"(available)的含义。

可利用碳水化合物的计算主要包括两种方法:①减法,不过公式中需额外扣除膳食纤维。②加法,其原理是在分别检测食物中各种碳水化合物(主要是糖和淀粉)基础上,通过加和计算碳水化合物的总量。和减法相比,加法没有包含来自非碳水化合物的未知组分,也减少了测定水分、灰分、蛋白质、脂肪过程中引入的不确定度叠加,因此更为准确,也更适用于已知配料配方、碳水化合物来源明确的食物样品。

减法公式为:

每百克食物中碳水化合物质量(g)= 100-水分-灰分-蛋白质-脂肪-膳食纤维

加法公式为:

每百克食物中碳水化合物质量(g)= 糖+淀粉

二、碳水化合物的分类测定

碳水化合物的化学特性因糖基构成、链的长度(即聚合度)、结合键类型等因素的不同而异,碳水化合物的化学特性也决定其在胃肠道中的代谢结局。1998年WHO/FAO膳食碳水化合物营养作用的专题研讨会上,建议膳食碳水化合物根据其糖聚合度、化学性质和生理特性分为三大类:即糖、寡糖和多糖(详见第一卷基础部分),用糖最小单位聚合度(degree of polymerization, DP)来分类。

英国学者Englyst在WHO/FAO分类基础上,进行了很多化学和生理学研究,重点研究探讨了碳水化合物消化吸收特性与血糖应答的关系,并建议进行更细致的分类(表2-5-28),以更加细致地评价食物的碳水化合物营养价值。

(一)糖的测定

从科学分类上看,糖分为单糖、双糖和糖醇,但从化学结构、理化性质、代谢特征和分析技术上,糖的测定又衍生出不同的概念。

1. 还原糖与转化糖　糖的分析方法早在20世纪30年代就已经建立,但在实际应用中存有一定困难。早期的方法多利用糖的还原特性采用费林法或其他类似方法进行测定。由于具有酮基或醛基,葡萄糖、果糖、半乳糖、麦芽糖、乳糖都属于还原糖。蔗糖不是还原糖,但在酸水解条件下可转化为单糖而被检出,因此被视为转化糖。

2. 游离糖　随着色谱技术的推广,各种糖的分离检测成为可能,比较成熟的方法有HPLC-示差仪法或离子色谱法。游离糖的概念,顾名思义是区别于结合态或聚合态存在的碳水化合物,指的是以游离形式存在且易被水或80%乙醇提取的单糖和双糖。这些糖既可通过色谱技术进行分析,也可通过酶法测定各种单体糖再加和计算,显然色谱在线检测技术更方便且成本较低。游离糖无法区分天然食物中存在的糖和食品加工过程中添加的糖。

3. 糖醇　糖醇包括山梨糖醇、木糖醇、甘露糖醇、麦芽糖醇等,由于糖基结构上含有羟基,其代谢过程和可利用率与单、双糖有着明显的区别。由于易溶于水和乙醇,且极性较大,多采用HPLC法进行测定。由于糖醇的摄入量、消化吸收、生物利用率以及功能作用及其对健康的影响与单糖和双糖有很大不同,因此在有关碳水化合物的评价、糖的推荐摄入、营养标签等指导性文件中并不包括糖醇的内容,或另作考虑。

(二)淀粉的测定

淀粉是碳水化合物中的一大类化合物,以往从分析方法和营养学概念都把其看作一类。目前随着碳水化合物对血糖反应研究地深入,对淀粉的评价可根据在小肠内消化吸收的速率可以将淀粉分为可消化淀粉和抗性淀粉。而可消化淀粉又根据消化速度分为快消化淀粉、慢消化淀粉。

表 2-5-28　食物碳水化合物的分类

分　类	主 要 成 分	主 要 性 质
糖（sugar）		
- 单糖和双糖	≤2 个 DP，如葡萄糖、果糖、蔗糖、麦芽糖、乳糖	溶于 80% 乙醇 葡萄糖、麦芽糖、蔗糖可快速消化，部分果糖和乳糖可逃避小肠的消化而到达大肠
- 糖醇	≤2 个 DP，如山梨糖醇、木糖醇、甘露糖醇、麦芽糖醇等	溶于 80% 乙醇 在小肠中吸收差，可到达大肠
寡糖（oligosaccharide）	3~9 个 DP，	溶于 80% 乙醇
- 可消化吸收寡糖	α-葡聚糖、麦芽糊精	可部分水解，容易消化吸收，在淀粉含量的测定中常常将这部分包含进去
- 抗性寡糖	低聚果糖、低聚半乳糖、棉子糖、水苏糖等	小肠中较难消化吸收，到达大肠可进行不同程度的发酵，部分降解产物可促进肠道菌群的增长 许多生理学功能还未知
多糖（Polysaccharides）	≥10DP	不溶于 80% 乙醇
- 淀粉		
快消化淀粉	释放快速的葡萄糖	膳食中最丰富的碳水化合物，在小肠内快速消化
慢消化淀粉	释放缓慢的葡萄糖	在小肠中能被完全消化吸收但速度较慢的淀粉
抗性淀粉	RS_1、RS_2、RS_3（有许多不同的类型）	这三类淀粉能逃避小肠的消化，在大肠内进行不同程度的发酵许多生理功能还未知
- 非淀粉多糖		小肠不能消化，在大肠进行不同程度的发酵分解
	80%~90% 的非淀粉多糖由植物细胞壁成分组成，包括纤维素、半纤维素、果胶等	可将营养素包裹胶囊化而降低其吸收速率
	其他非淀粉多糖	多为食品添加剂。在人类膳食中含量很少

1. 淀粉　根据 AOAC 和 AACC 的测定方法，淀粉的测定多采用酶解法或酸水解法将淀粉降解为葡萄糖，再通过测定葡萄糖总量，乘以 0.9 后换算为淀粉含量。

2. 抗性淀粉　抗性淀粉指的是人体小肠内不消化的淀粉，1992 年由 Englyst 提出概念及分析方法，随后来自不同实验室的科学家在反复比较基础之上建立 AOAC2002.02 方法。样品在建立的 α-淀粉酶体系下温育 16 小时，用 50% 乙醇去除可消化淀粉后，沉淀经氢氧化钾糊化，再经淀粉葡萄糖苷酶水解产生葡萄糖，测定后计算抗性淀粉含量。

3. 可消化淀粉　可以分为两种方法进行定量，一种是按照抗性淀粉测定的实验条件，测定 16 小时内被消化的淀粉总量，也可通过计算淀粉总量与抗性淀粉的差值获得。Englyst 在探讨淀粉消化速度时，模拟食物摄入、咀嚼、胃肠道消化过程，采用酶法水解（胃蛋白酶、转化酶、α-胰淀粉酶和淀粉转葡萄糖苷酶）对样品进行降解处理，并将 20 分钟内消化的淀粉定义为快消化淀粉（rapid digestible starch，RDS），将 20~120 分钟之间消化的淀粉定义为慢消化淀粉（slow digestible starch，SDS）。

（三）膳食纤维及其单体成分的测定

膳食纤维的测定方法是近年来发展较快的检测技术，与概念、分类一样，也经历了较大的变化。从概念上，膳食纤维最早被认为是来自植物细胞壁的组分，包括纤维素、半纤维素等，属于粗纤维；后来逐渐演变为现在定义的人体内不消化的碳水化合物，其内涵逐步涵盖了不消化的低聚糖、非淀粉多糖、抗性淀粉及各种聚合糖单体成分。

1. 总、可溶性、不溶性膳食纤维　膳食纤维的测定方法由早期的粗纤维法，发展到洗涤剂法，再到现在比较公认的酶重量法，以及酶重量-色谱法。按照是否可溶于水，膳食纤维可以分为可溶性膳食纤维和不溶性膳食纤维，二者之和称为总膳食纤维。

表 2-5-29 列出了现行的国际上比较通用的膳食纤维测定方法，其中酶重量法适用于大多数天然植物性食物膳食纤维的测定，是比较通用的方法；可分别检测可溶性和不溶性膳食纤维，但未包括低分子质量可溶性膳食纤维以及大部分抗性淀粉。中性洗涤剂适用于粮谷类作物的不溶性纤维测定，尽管此法与酶重量法有一定差距，但在行业内部作为日常监测还是相对较为方便的。酶重量色谱法（AOAC2009.1）因为调整了酶解温度和色谱条件，适用范围更广。

2. 单体成分　随着食品工业的发展和检测技术的提高，一些膳食纤维单体成分的检测技术也已建立并逐渐成熟。这些方法主要利用了酶法联合离子色谱/液相色谱等分析技术，可以实现果聚糖、β-葡聚糖、多聚葡萄糖、低聚半乳糖、抗性糊精、抗性淀粉等寡糖和多糖的定性定量检测，以补充酶重量法在评估总膳食纤维含量时的不足。

有关膳食纤维分析方法见表 2-5-29。

为方便查找，表 2-5-30 列出我国有关食品中糖、淀粉和纤维的测定方法。

表 2-5-29　膳食纤维的分析方法

检测目标	方法原理	方法来源	说　明
不溶性膳食纤维	中性洗涤剂法	AACC,1981	不能测定可溶性 NSP,适用于可溶性 NSP 含量少的小麦制品
总、可溶、不溶性膳食纤维	酶重量法	AOAC 985.29	适用于植物性食物,不包括或部分包括某些单体成分
		AOAC 991.43	
	酶重量-色谱法	AOAC 2009.1	适用于所有食物,包括含高或低分子质量的 DF 组分
		AOAC 2011.25	
β-葡聚糖	色谱法	AOAC995.16	适用于谷物和饲料
果聚糖	色谱法	AOAC997.08	适用于所有食物
		AOAC999.03	
多聚葡萄糖	色谱法	AOAC2000.11	适用于所有食物
反式低聚半乳糖	色谱法	AOAC2001.02	有选择性食物产品
抗性淀粉	酶法	AOAC2002.02	适用于加工,贮藏或烹调食品

注:AOAC,Association of Official Analytical Chemists.

表 2-5-30　碳水化合物检测方法国家标准

国标号	方法名称
GB/Z 21922—2008	食品营养成分基本术语
GB 5009.7—2016	食品中还原糖的测定
GB 5009.8—2016	食品中蔗糖的测定
GB 9695.31—2008	肉制品总糖含量测定
GB 5413.5—2010	婴幼儿食品和乳品中乳糖、蔗糖的测定
GB 5009.8—2016	食品中果糖、葡萄糖、蔗糖、麦芽糖、乳糖的测定
GB 5009.279—2016	食品中木糖醇、山梨醇、麦芽糖醇、赤藓糖醇的测定
GB 5009.258—2016	食品中棉子糖的测定
GB 5009.245—2016	食品中聚葡萄糖的测定
GB 5009.255—2016	食品中果聚糖的测定
GB 5009.9—2016	食品中淀粉的测定
GB 5009.88—2014	食品中膳食纤维的测定

三、碳水化合物的消化吸收与生物利用

碳水化合物消化特性与生理功能的关系是近年来研究比较多的内容。

(一)体外评价方法

1. 可利用碳水化合物消化速度　Englyst 较早利用分析化学手段,模拟食物摄入、咀嚼、胃肠道消化过程,采用酶法建立了体外碳水化合物消化特性测试模型。从葡萄糖可及性角度,探讨了碳水化合物释放葡萄糖快慢程度与血糖应答的关系。利用酶法-液相色谱/离子色谱技术,Englyst 开展了大量化学和生理学研究,对碳水化合物进行了更细致的分类,进一步提出了快利用糖(rapid available glucose, RAG)和慢利用糖(slow available glucose, SAG)的概念;从组分组成上看,RAG 包括了 RDS 和释放葡萄糖快的游离糖,而 SAG 包括了 SDS 和释放慢的游离糖。

可利用碳水化合物与可利用葡萄糖的关系见图 2-5-5。

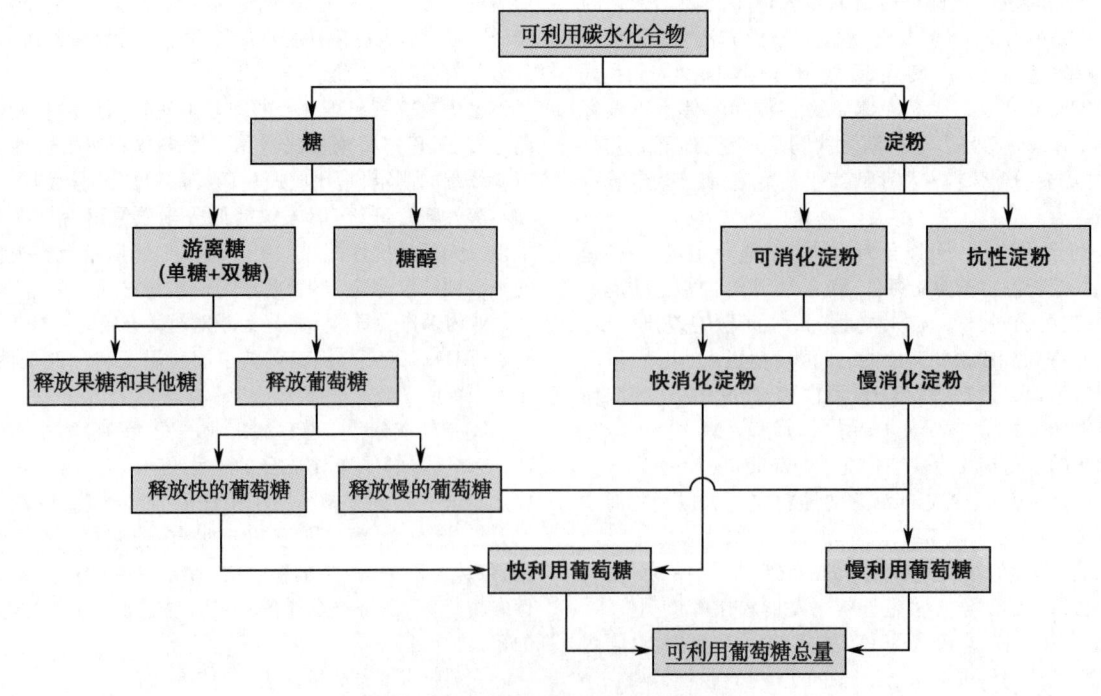

图 2-5-5　碳水化合物消化特性分类测定图
注:加黑部分为可测定的值,下划线部分为可计算的值

对碳水化合物消化速度的分析,包括 RAG 和 SAG 的测定,可间接反映机体胃部和小肠中淀粉和糖释放葡萄糖的速率和程度,为探讨可能的生物利用率以及潜在生理学效应提供可能。通过对含糖的富淀粉类食物(如面包、饼干、谷物早餐等)RAG 和 SAG 测定,Englyst 等分析了可利用碳水化合物释放葡萄糖的速率与血糖应答的关系,证明 RAG 的含量与食物的血糖反应成高度相关($R=0.98,P<0.001$),即食物中 RAG 的含量越高,其升高血糖的能力越强。

表 2-5-31 列出了部分食物中 RAG 和 SAG 的含量,可看出,许多早餐谷物中 RAG 的含量较高,这有助于快速补充血糖,而一些面条等食品中 SAG 含量相对较高,故有较长时间的饱腹感。

2. 非淀粉多糖包裹作用 非淀粉多糖(non-starch pol-ysaccharides,NSP)包括除淀粉之外的所有植物多糖。非淀粉多糖包括:Ⅰ类,为细胞壁和细胞间质成分的非淀粉多糖,即平常所说的粗纤维或不溶性膳食纤维部分;Ⅱ类,为其他非淀粉多糖,一般以添加剂的形式添加到食物中。由于人体内不存在水解非淀粉多糖的酶类,所以这类碳水化合物不被消化吸收,但部分可到达大肠进行发酵。2002 年 FAO/WHO 在瑞士"膳食、营养与慢性病预防"的专家委员会上,肯定了增加非淀粉多糖的摄入可减少糖尿病等慢性疾病的发生。

Ⅰ类 NSP 不在可评价食物 GI 的可利用碳水化合物范畴,但是含有 Ⅰ类 NSP 的食物,由于植物细胞壁的包裹作用可起到限制和减慢可利用碳水化合物消化吸收的速度(表 2-5-32),使得 GI 降低。由于原粮过度加工会减少 NSP 并破坏这一"包裹"作用,即使利用回添的方法也恢复不到"包裹"的效果。表 2-5-32 显示一些植物性食物中的 NSP 含量:

表 2-5-31 部分食物中 RAG 和 SAG 含量

食 物	果糖(包括来自蔗糖的果糖)	RAG	SAG
早餐谷物			
玉米片	3.8	81.7	2.5
整粒谷物			
长粒大米	0.0	21.0	8.3
半煮熟的大米	0.0	19.4	16.3
保加利亚大米	0.2	11.5	7.5
珍珠大麦	0.2	8.5	9.3
面包糕点类			
白面包,小麦	0.3	43.5	3.3
粗面粉面包	0.4	35.5	1.5
黑面包	1.7	27.5	5.1
松软的蛋糕	16.4	41.5	1.0
蓝莓松饼	12.2	33.6	0.1
面条			
实心面条	0.3	18.1	9.4
意大利通心粉	0.3	23.3	10.5
鸡蛋面	0.2	21.1	11.7
饼干和脆饼			
奶油脆饼	0.4	67.8	3.5
消化饼	4.8	44.2	11.4

表 2-5-32 一些植物性食物中的部分膳食纤维含量[a]/(g·100g 干重$^{-1}$)

食物		总 NSP	NSP 组成							
			鼠李糖	岩藻糖	阿拉伯糖	木糖	甘露糖	半乳糖	葡萄糖	糖醛酸
谷类										
粗面包	可溶性	2.3	Tr	Tr	0.7	0.8	0.1	0.2	0.4	0.1
	不可溶性	6.9	Tr	Tr	1.8	2.7	0.1	0.1	2.0	0.2
	总量	9.2	Tr	Tr	2.5	3.5	0.1	0.2	2.4	0.3
黑面包	可溶性	6.7	Tr	Tr	1.7	3.2	Tr	0.2	1.6	Tr
	不可溶性	6.6	Tr	Tr	1.8	2.6	0.1	0.1	1.9	0.1
	总的	13.3	Tr	Tr	3.5	5.8	0.1	0.2	3.5	0.1
白面包	可溶性	1.6	Tr	Tr	0.5	0.8	Tr	0.1	0.2	Tr
	不可溶性	1.1	Tr	Tr	0.3	0.4	0.1	Tr	0.3	Tr
	总的	2.7	Tr	Tr	0.8	1.2	0.1	0.1	0.5	Tr
玉米片	可溶性	0.4	Tr	Tr	Tr	0.2	Tr	Tr	0.1	0.1
	不可溶性	0.5	Tr	Tr	0.1	0.1	Tr	Tr	0.3	Tr
	总的	0.9	Tr	Tr	0.1	0.3	Tr	Tr	0.4	0.1
燕麦片	可溶性	5.0	Tr	Tr	0.3	0.3	Tr	0.1	4.3	Tr
	不可溶性	3.5	Tr	Tr	0.8	1.1	Tr	0.1	1.2	0.2
	总的	8.5	Tr	Tr	1.1	1.4	0.1	0.2	5.5	0.2
水果类										
苹果	可溶性	5.8	0.2	0.1	1.2	0.1	Tr	0.3	0.1	3.8
	不可溶性	7.5	0.1	0.1	0.9	0.7	0.3	0.6	4.5	0.3
	总的	13.3	0.3	0.2	2.1	0.8	0.3	0.9	4.6	4.1

续表

食物		总 NSP	NSP 组成							
			鼠李糖	岩藻糖	阿拉伯糖	木糖	甘露糖	半乳糖	葡萄糖	糖醛酸
橘子	可溶性	9.8	0.3	Tr	1.9	0.1	0.1	1.4	0.1	5.9
	不可溶性	5.2	Tr	Tr	0.3	0.5	0.3	0.4	3.4	0.3
	总的	15.0	0.3	Tr	2.2	0.6	0.4	1.8	3.5	6.2
桃	可溶性	7.1	0.2	Tr	1.9	Tr	0.2	0.9	Tr	3.9
	不可溶性	6.4	Tr	Tr	0.6	0.8	0.2	0.4	4.2	0.2
	总的	13.5	0.2	Tr	2.5	0.8	0.4	1.3	4.2	4.1
菠萝	可溶性	0.8	Tr		0.1	Tr	0.3	0.1	Tr	0.3
	不可溶性	8.3	0.1		1.1	2.1	Tr	0.6	4.0	0.4
	总的	9.1	0.1		1.2	2.1	0.3	0.7	4.0	0.7
草莓	可溶性	5.1	0.2		0.6		0.2	0.3	Tr	4.0
	不可溶性	6.8	Tr		0.2	1.4		0.2	4.5	0.3
	总的	11.9	0.2		0.8	1.4		0.5	4.5	4.3
蔬菜类										
卷心菜	可溶性	16.6	0.7		4.4	0.2		2.3	0.2	8.5
	不可溶性	20.8	Tr	0.1	1.3	1.8	0.8	1.3	14.7	0.8
	总的	37.4	0.7	0.1	5.7	2.0	1.1	3.6	14.9	9.3
胡萝卜	可溶性	14.9	0.8	Tr	2.4	Tr	Tr	4.0	Tr	7.7
	不可溶性	11.1	Tr	Tr	0.4	0.4	Tr	0.6	8.9	0.3
	总的	26.0	0.8	Tr	2.8	0.4	Tr	4.6	8.9	8.0
豌豆	可溶性	5.9			1.9	0.3	0.1	0.6	Tr	2.8
	不可溶性	15.0	0.1		1.0	0.5	Tr	0.2	12.6	0.6
	总的	20.9	0.3	Tr	2.9	0.8	0.1	0.8	12.6	3.4
马铃薯	可溶性	3.5	0.1	Tr	0.4	Tr	Tr	1.5	0.4	1.1
	不可溶性	3.2	Tr	Tr	0.1	0.1		0.2	2.7	0.1
	总的	6.7	0.1	0.5	0.1	0.1		1.7	3.1	1.2
西红柿	可溶性	7.4	0.2		0.5	0.1		1.0	Tr	5.4
	不可溶性	11.4	0.1	Tr	0.4	0.9	1.3	0.7	11.6	0.3
	总的	18.8	0.3	Tr	0.9	1.0	1.3	1.7	11.8	5.7

[a]Tr 表示痕量

(二) 体内评价方法

利用自然界 C_4 植物在光合作用中天然富集稳定放射性核素 ^{13}C 的特性，将 ^{13}C 作为碳水化合物的标记物。给予志愿者一定量不同类型的 ^{13}C-碳水化合物，采用质谱技术观测餐后一段时期血中 ^{13}C-葡萄糖水平（一般为 2～4 小时）和呼气中 $^{13}CO_2$ 浓度（一般为 10～30 小时）。由于血糖水平是葡萄糖吸收、葡萄糖转运和内源性葡萄糖生成（如糖异生）的平衡结果，而 ^{13}C-葡萄糖仅来自外源性摄入，因此血中 ^{13}C-葡萄糖的变化不仅可以反映碳水化合物的消化吸收特性；也可以通过计算 ^{13}C-血糖 AUC 与血糖 AUC 的差值推算出进食后葡萄糖向组织内转运的趋势。葡萄糖经过体内代谢后，会转化成 CO_2 由呼气中排出，监测一段时间内呼气中 $^{13}CO_2$ 浓度，结合呼气量和 ^{13}C 摄入量可以计算得到累积的呼气 $^{13}CO_2$ 回收率；再通过比较待测物与参考物葡萄糖的回收率比值得到待测物的生物利用率（图 2-5-6）。

按照此方法，王竹等比较了玉米来源的可消化淀粉和抗性淀粉消化吸收状况及生物利用率，证明抗性淀粉吸收较慢，使餐后血 ^{13}C-葡萄糖升高缓慢，对胰岛素分泌的刺激作用降低，导致餐后血葡萄糖向组织内转运下降；从呼气

中 ^{13}C 转归程度看，到餐后 30 小时，抗性淀粉生物利用率可达 94% 以上，与葡萄糖和可消化淀粉没有统计学差异显著性，并提示与结肠发酵代谢有关。

四、碳水化合物的功能评价

(一) 碳水化合物的血糖调节效应

1. 血糖生成指数　自 1981 年 Jankins 提出了血糖生成指数（GI）概念后（表 2-5-33），各国展开了一系列有关各类食物 GI 及其影响因素的研究。由于低 GI 食物可以缓慢吸收、持续释放能量、有助于维持血糖稳态，食物血糖生成指数得到世界卫生组织（WHO）和联合国粮农组织（FAO）的广泛认可。美国、欧盟、加拿大和澳大利亚等西方国家都对食物 GI 进行了广泛的测定，并应用到居民的膳食指导中。我国在 2000 年前后开始研究食物 GI，数据列于 2002 版《中国食物成分表》。

国内外很多研究显示，影响食物血糖应答的因素有很多。目前被证明的影响因素包括但不限于：

（1）食物中碳水化合物含量和类型。比如单糖的类型，果糖由于吸收和代谢途径不同葡萄糖，其 GI 明显低于

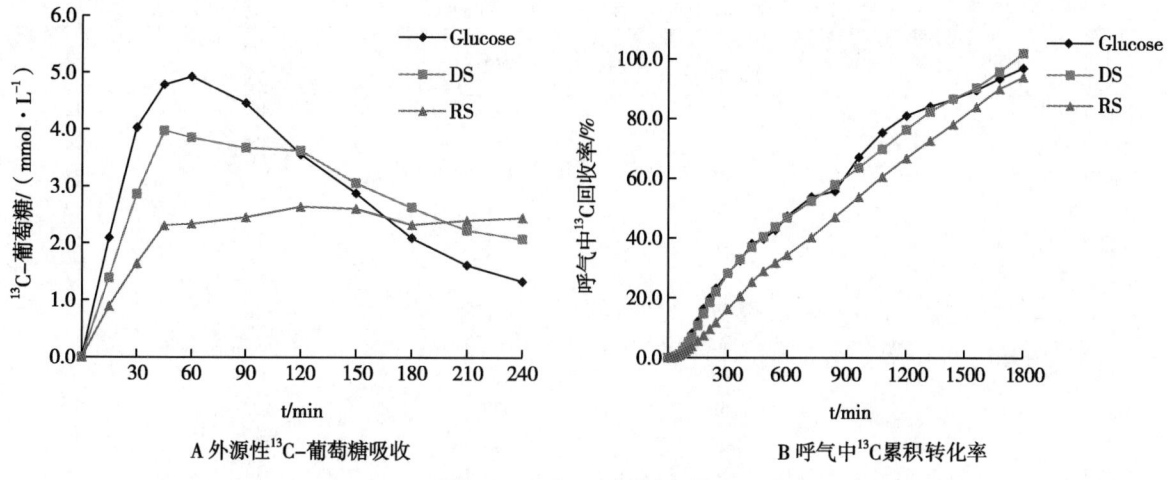

A 外源性^{13}C-葡萄糖吸收   B 呼气中^{13}C累积转化率

图 2-5-6 碳水化合物吸收利用率
（DS:可消化淀粉,RS：抗性淀粉）

葡萄糖,蔗糖 GI 值介乎葡萄糖与果糖之间;糖聚合度,相较于多糖,结构较简单的糖由于可直接吸收,因此 GI 值较高;淀粉糖苷键的位置和淀粉结构,支链淀粉由于易被破坏比直链淀粉消化更快,因此 GI 值较高。

表 2-5-33 常见食物的血糖生成指数

食物	GI	食物	GI
葡萄糖	100	马铃薯(煮)	66
果糖	23	马铃薯粉条	14
蔗糖	65	甘薯(山芋)	54
乳糖	46	芋头(蒸)	48
大米饭	83	藕粉	33
黏米饭(高直链淀粉)	50	苕粉	35
馒头(富强粉)	88	苹果	36
油条	75	桃	28
白面包	88	菠萝	66
面包(全麦粉)	69	西瓜	72
玉米糁粥	52	甜菜	64
甜玉米(煮)	55	芋头	48
荞麦面馒头	67	馒头+芹菜炒鸡蛋	49
燕麦片(散)	55	米饭+鱼	37
小米	71.0	饺子	28

（2）食物的物化特性,主要包括食物基质组成、淀粉颗粒大小、含水量、酸碱度等。比如包埋紧致的淀粉比膨化松散的淀粉 GI 低,不溶性淀粉比可溶性淀粉更耐消化,加碱糊化会加速淀粉降解等。

（3）食物的加工烹饪方法。一般来说,加工越细的食物,越容易被吸收,升糖作用也越大;而同样的原料烹调时间越长,食物的 GI 也越高。

（4）食物其他成分含量,如脂肪、蛋白质、膳食纤维、抗营养素以及有机酸等。比如在提供等量可利用碳水化合物前提下,增加蛋白质可刺激更高的胰岛素应答,脂肪有助于延缓胃排空,膳食纤维通过包裹作用延缓淀粉降解等。当主食与肉、菜混合进食 GI 有所降低。

杨月欣团队采用多因素多水平正交试验、多因素 lo-

giest 回归等方法系统研究了这些因素对 GI 的影响(图 2-5-7),除了碳水化合物消化速率是影响 GI 的决定因素外,物理因素按大小排序为食物颗粒>食醋添加量>食物密度,另外高蛋白和高脂肪膳食会通过不同途径影响 GI。

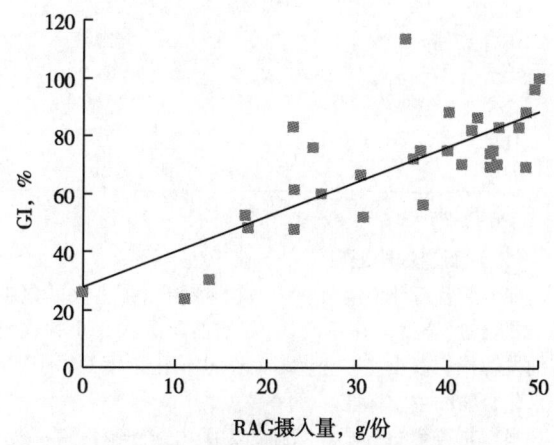

图 2-5-7 快利用葡萄糖摄入水平与 GI 值的相关性

2. 血糖负荷 食物对血糖的影响除了 GI 外还与碳水化合物摄入量有关,用 GI 乘以每百克或每食用份中所含可利用碳水化合物的量可以求得血糖负荷(GL)值。例如:西瓜 GI 为 72%,是高 GI 食物,如果摄入量只吃一块,为 100g (净重),查食物成分表可知碳水化合物为 5.8g/100g,则 GL= 5.8×72/100≈4,属于低 GL,可以认为对血糖影响不大;但如吃了 500g 以上,则 GL= 29×72/100＝21,则会对血糖影响较大。反过来,黑米饭 GI 为 55%,属于低 GI 食物,每百克碳水化合物含量为 22g,当一次摄入量达到 165g 时,GL 值接近高 GL 边缘(36.3×55/100≈20)。

可以看出,当食物 GI 值为低时,GL 相对较低;但对于中高 GI 食物却常有 GL 从低到高的较宽变化范围。可以看出,GI 和 GL 的联合应用,有助于管理膳食摄入量和调控升血糖效应。为了便于理解,表 2-5-34 列出一些食物血糖 GI 和 GL 值,需要注意的是,食物 GL 是随着摄入量变化而变化的,而 GI 值是相对固定的。

表 2-5-34　部分食物的 GI 和 GL

食物	GI（以葡萄糖计）	一份质量	CHO实际含量/g	GL
干枣	103	60g	40	42
烤土豆	85	150g	30	26
玉米早餐片	81	1 杯,30g	26	21
绿豆果冻	78	30g	28	22
发面米糕	78	3 个,25g	21	17
油炸圈饼	76	47g	23	17
苏打饼	74	4 片,25g	17	12
白面包	73	1 片,30g	14	10
方糖(蔗糖)	68	2 块,10g	10	7
蛋糕	67	80g	58	39
白米饭	64	1 碗,150g	36	23
黑米饭	55	1 碗,150g	33	18
意大利面条,煮 10~15min	44	1 碗,140g	40	18
意大利面条,煮 5min	38	1 碗,140g	40	15
裸麦黑面包	41	1 片,30g	12	5
橘子	42	1 个,120g	11	5
梨	38	1 个,120g	11	4
苹果	38	1 个,120g	15	6
全麦	38	1 碗,30g	23	9
脱脂奶	32	250ml	13	4
干扁豆(煮)	29	1 碗,150g	18	5
大豆(煮)	28	1 碗,150g	25	7
珍珠大麦(煮)	25	1 碗,150g	42	11
腰果	22	30g	9	2
花生	14	30g	6	1

引自:B. miller,美国临床营养杂志(1998)

(二)肠道健康效应

随着膳食纤维(包括 NSP、抗性淀粉、抗消化低聚糖等)对人体肠道健康作用的认识,不消化碳水化合物在肠道的发酵作用以及促进益生菌生长的作用成为评价不消化碳水化合物的主要标准。

根据是否可"逃逸"小肠到达大肠内被细菌发酵,碳水化合物可被分为可发酵碳水化合物和不发酵碳水化合物。碳水化合物的发酵有利于产生能量,在结肠中形成梯度性的发酵格局。进入结肠的碳水化合物主要在近端结肠发酵,越往远端碳水化合物越少,蛋白质和氨基酸成为细菌的主要供能物质。正常人类肠道微生物的取样困难意味着肠道微生物研究必须做大量体外研究,肠道体外模型对于研究微生物对底物的反应过程非常有用。1993 年,MOLLY 等设计了一个五相反应器,命名为人类肠道微生态模拟器。该系统温度保持在 37℃,通过模拟人体的胃、小肠、升结肠、横结肠、降结肠的反应体积、pH、消化液、保留时间等胃肠道的生理生化过程,被认为能够全方位、更好地模拟人体肠道内的微环境。此后,也有许多其他学者提出类似的体外肠道模型。国内外许多学者已经利用这些体外肠道模型研究碳水化合物的结肠发酵,MOLLY 等通过阿拉伯糖、果胶、木聚糖、糊精、淀粉 5 种不同碳源的培养基,测定了菌群数量、挥发性脂肪酸、19 种酶活性等数据,探讨研究了不同碳水化合物对肠道的影响。

碳水化合物结肠发酵的主要产物为 SCFAs,还有乳酸、丙酮酸、乙醇、琥珀酸、氢气、二氧化碳、甲烷和二氧化硫。SCFAs 降低肠道 pH,有助于抑制病原菌,也与肠道蠕动有关。SCFAs 生成后,经肠道上皮快速吸收,参与一系列代谢过程。乙酸主要被肌肉、肾脏、心脏和大脑吸收利用;丙酸主要在肝脏被吸收利用,可能参与糖异生并抑制胆固醇合成,在脂肪组织形成中也可能发挥一定作用;丁酸主要被肠道上皮细胞作为能量物质吸收利用,同时也参与细胞分化和生长调节,有降低结肠癌风险的作用。不同的可发酵碳水化合物对 SCFAs 生成的作用不同,因此可以对比乙酸:丙酸:丁酸的比例关系,丁酸比例较高,有利于维持肠道健康(表 2-5-35)。

表 2-5-35　膳食纤维在人结肠中的发酵率

膳食纤维	发酵率
纤维素	20~80
半纤维素	60~90
果胶质	100
瓜尔豆胶	100
Ispaghula	55
麦麸	50
抗性淀粉	100
菊粉,低聚糖	100(如果摄入量不过剩)
藻酸盐(Alginates)	0~
角叉(菜)胶(carragenans)	0~

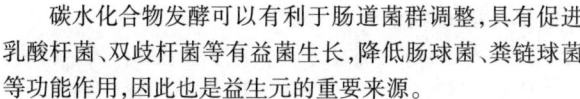

碳水化合物发酵可以有利于肠道菌群调整,具有促进乳酸杆菌、双歧杆菌等有益菌生长,降低肠球菌、粪链球菌等功能作用,因此也是益生元的重要来源。

（三）其他

碳水化合物功能研究还包括:①不同来源糖与淀粉葡萄糖苷酶活性的关系,比如阿拉伯糖竞争抑制蔗糖酶活性,可以延缓蔗糖降解;②不消化糖对肠-胰岛-神经轴的影响,由于消化慢的碳水化合物可在小肠远端刺激类胰高糖素-1(GLP-1)分泌,从而影响胰岛素的分泌时长,以及食欲;③碳水化合物与氧化应激的关系,等等。

第六节　维生素的营养评价

现已知的维生素共有十多种,根据它们在脂肪或水中溶解的性质,分为脂溶性维生素和水溶性维生素。作为膳食补充剂的重要组成,对维生素的营养评价得到广泛关注,主要包括含量分析、生物活性评价两个方面。

一、维生素的含量分析

（一）脂溶性维生素的含量分析

1. 胡萝卜素的测定方法　胡萝卜素主要存在于植物食物中,如绿色蔬菜和胡萝卜等。有 α、β、γ、δ、ε 等多种结构形式,其中 α-胡萝卜素和 β-胡萝卜素在大多数有色植物中可被检出,而 β-胡萝卜素含量最高且活性最强。目前胡萝卜素的测定方法主要是高效液相色谱法,我国国家标准中同样采用高效液相色谱法,其基本原理是试样经皂化使胡萝卜素释放为游离态,用石油醚萃取二氯甲烷定容后,采用反相色谱法分离,外标法定量。利用胡萝卜素专用 C_{30} 色谱柱,可有效分离 α-胡萝卜素和 β-胡萝卜素顺反异构体以及其他类胡萝卜素。

2. 维生素 A 的测定方法　维生素 A 又名视黄醇,主要存在于动物性食物中,它溶于脂肪及大多数有机溶剂中,不溶于水,天然存在于食物(多为动物性食物)中的维生素 A 多数为棕榈酸酯,在加工和烹调过程相对稳定。目前维生素 A 的测定方法多用高效液相色谱法。其原理是食物中的维生素 A 经皂化提取后,使用石油醚等有机试剂萃取、净化、浓缩,运用高效液相色谱法测定其中的维生素 A 含量。

3. 维生素 D 的测定方法　维生素 D 是具有胆钙化醇生物活性的一类化合物,主要是影响体内的钙、磷代谢。其基本结构是环戊烷多氢菲,它溶于脂肪及脂溶剂,对热、碱较稳定。自然界中的维生素 D 以多种形式存在,但

对人和动物有重要营养意义的只有维生素 D_2 和维生素 D_3。目前维生素 D 的测定方法主要是用高效液相色谱法和高效液相色谱-串联质谱法。高效液相色谱-串联质谱法的原理是试样中加入维生素 D_2 和维生素 D_3 的放射性核素内标后,经氢氧化钾乙醇溶液皂化(含淀粉试样先用淀粉酶酶解)、提取、硅胶固相萃取柱净化、浓缩后,反相高效液相色谱 C_{18} 柱分离,串联质谱法检测,内标法定量。高效液相色谱法基本原理是维生素 D_2 或维生素 D_3 经氢氧化钾乙醇溶液皂化(含淀粉试样先用淀粉酶酶解)、提取、净化、浓缩后,用正相高效液相色谱半制备,反相高效液相色谱 C_{18} 柱色谱分离,经紫外或二极管阵列检测器检测,内标法(或外标法)定量。如测定维生素 D_2,可用维生素 D_3 作内标;如测定维生素 D_3,可用维生素 D_2 作内标。

4. 维生素 E 的测定方法　维生素 E 又名生育酚,有多种形式,具有维生素 E 生理活性的共有 8 种,分别为 α、β、γ、δ-生育酚和 α、β、γ、δ-三烯生育酚,天然食物中有 α、β、γ、δ-生育酚和 α-三烯生育酚共同存在。其中生物活性最高、分布最广的为 α-生育酚。维生素 E 的测定方法原理与维生素 A 相似,也是经皂化、提取,必要时可增加一步淀粉酶酶解,以去除多余的淀粉;净化、浓缩后再用高效液相色谱法测定。维生素 E 的测定方法目前比较成熟,除常规采用的 C_{18} 反相色谱柱外,也可采用反相 C_{30} 或正相酰胺柱以有效分离 α、β、γ、δ-生育酚并进行定量测量。维生素 A 与维生素 E 可采用同一方法同时测定。

5. 维生素 K 的测定方法　维生素 K 也是脂溶性维生素,具有多种衍生物,自然界中有维生素 K_1 和维生素 K_2 两种类型,其中植物来源食物中多为维生素 K_1,而维生素 K_2 则主要来自细菌合成,动物体内可将维生素 K_1 部分转化为维生素 K_2。维生素 K_2 根据侧链异戊二烯基的个数分为不同的亚型,以 MK4、MK7 和 MK9 为主。人工合成的主要为维生素 K_3、维生素 K_4,多用于饲料中。从营养的角度来看,测定维生素 K_1 和维生素 K_2 更有意义。由于天然维生素 K 的测定可采用高效液相色谱-荧光检测法和高效液相色谱-串联质谱法测定。由于维生素 K 遇碱极易分解,所以不能采用常用的皂化法进行样品前处理,而是通过有机溶剂提取后,经层析柱净化,去除叶绿素等干扰物质后,再用色谱法将维生素 K 同系物分离;检测器可选择串联质谱直接测定,也可经柱后衍生(锌粉柱)产生荧光物质后采用荧光检测器测定。

脂溶性维生素的测定方法及各方法的优缺点总结见表 2-5-36。

表 2-5-36　脂溶性维生素的分析方法

维生素	方法	参考方法	说明
胡萝卜素	HPLC	AOAC,2005	可区分 α-β 胡萝卜素
维生素 A	HPLC	AOAC,2013	可与维生素 E 同时检测
维生素 D	LC-MS/MS	AOAC,2012	
维生素 E	HPLC	AOAC,2013	
维生素 K	HPLC-柱后衍生	AOAC,2000	可用于维生素 K_1、维生素 K_2 测定

（二）水溶性维生素的含量分析

1. 维生素 B_1 的测定方法　维生素 B_1 的化学名称是硫胺素，其基本结构是一个吡啶和一个噻唑通过亚甲基连接而成。它溶于水，在酸性溶液中比较稳定，加热不易分解，烹调加工过程中损失不多，但在碱性环境中极不稳定，紫外线可使维生素 B_1 降解。

实验室常用的测定食物中维生素 B_1 的方法有荧光法、高效液相色谱法，目前我国国标中也采用的是这两种方法。高效液相色谱法的基本原理是样品在稀盐酸介质中恒温水解、中和，再酶解，水解液用碱性铁氰化钾溶液将维生素 B_1 衍生产生噻嘧色素，正丁醇萃取后，经 C18 反相色谱柱分离，用高效液相色谱-荧光检测器检测，外标法定量。荧光法的基本原理与高效液相色谱法相同，样品在稀盐酸介质中恒温水解、中和，再酶解，经活性人造沸石过滤后，正丁醇萃取，荧光分光光度计测定。测定过程中须全程避光，以避免维生素 B_1 降解。

2. 维生素 B_2 的测定方法　维生素 B_2 又称核黄素，由一个咯嗪环与一个核糖衍生的醇连接而成。维生素 B_2 溶于水，酸性条件下稳定，在碱性条件下较不稳定，光照或紫外线可引起分解。一般的食物加工烹调过程中维生素 B_2 的损失很少。

目前常用的测定食物中核黄素的方法是用高效液相色谱法和荧光法，我国国标采用的也是这两种方法。高效液相色谱法的原理是试样在稀盐酸环境中恒温水解，用木瓜蛋白酶和高峰淀粉酶酶解，定容过滤后，滤液经反相色谱柱分离，高效液相色谱荧光检测器检测。荧光法的原理是维生素 B_2 可激发产生荧光，在稀溶液中其荧光强度与维生素 B_2 的浓度成正比。在波长 525nm 下测定其荧光强度。试液再加入连二亚硫酸钠，将维生素 B_2 还原为无荧光的物质，然后再测定试液中残余荧光杂质的荧光强度，两者之差即为试样中维生素 B_2 所产生的荧光强度。测定过程中须全程避光，以避免维生素 B_2 降解。

3. 维生素 B_6 的测定方法　维生素 B_6 包括 3 种天然存在的、性质相近的化合物，即吡哆醇（主要存在于植物性食物中）、吡哆醛和吡哆胺（主要存在于动物性食物中），维生素 B_6 易溶于水，在空气中稳定，在酸中也较稳定，但易被碱破坏。

测定食物中维生素 B_6 的经典方法是微生物法，其基本原理是，指示细菌在专门培养液中的繁殖数（可用浊度或产酸量表示）与维生素 B_6 含量在一定限度内成正比关系。该种方法虽然耗时长，试剂较贵，但由于不需要特殊的仪器和设备，因而被普遍使用，其他方法还有高效液相法等，但由于灵敏度和分离度问题，尚仅限于强化食品或膳食补充剂的测定。维生素 B_6 普遍存在于动植物性食物中，但一般含量不高；在豆类、畜禽肉类、肝脏、鱼类等食物中含量相对较高。

4. 维生素 B_{12} 的测定方法　维生素 B_{12} 又称钴胺素，是一类含钴的类卟啉化合物。也是目前所知的唯一一个含金属元素的维生素。维生素 B_{12} 为红色晶体，可溶于水和乙醇，在 pH 4.5~5.0 的弱酸条件下最稳定，强酸或碱性溶液中易分解，遇热和光可被破坏。

目前常用的测定维生素 B_{12} 的方法主要有微生物法、高效液相色谱法等。微生物法的基本原理与维生素 B_6 的微生物测定法相似。维生素 B_{12} 主要来源于动物性食物如肝脏、瘦肉等。

5. 叶酸的测定方法　叶酸是由蝶啶、对氨基苯甲酸和谷氨酸三种成分组成，外观为淡黄色结晶粉末，不溶于冷水、酒精、乙醚和其他有机溶剂，但其钠盐易溶于水。叶酸在水中易被光破坏，在酸性溶液中不稳定，在中性和碱性溶液中很稳定。

叶酸的测定方法主要有微生物法、高效液相色谱法、液质联用法、荧光法和放免法等。微生物法是测定叶酸的经典方法，其基本原理也同维生素 B_6 和维生素 B_{12} 的测定方法；高效液相色谱法适用于基质比较单一、叶酸含量相对较高的配方食物，但由于灵敏度较低，加上叶酸衍生物众多，此法应用一致受到一定限制；液质连用的方法为叶酸测定打开一个窗口，目前技术尚须进一步完善。天然食物、强化食品和膳食补充剂中叶酸的吸收利用程度并不一致，因此计算膳食叶酸的总摄入量并不能单纯将含量相加，而是用膳食叶酸当量来表示。

6. 烟酸的测定方法　烟酸也叫尼克酸，在体内的主要形式是烟酰胺。烟酸为白色晶体，性质比较稳定，一般在酸、碱、光、氧、热等条件下均不易被破坏，一般的加工和烹调方法对食物中叶酸的含量影响很小。烟酸的测定方法有微生物法、比色法等。目前常用的方法是微生物法。色氨酸在体内也可转化为烟酸。一般以烟酸当量来表示膳食中的烟酸供给量。烟酸及其衍生物存在于动植物性食物中，动物性食物中以烟酰胺为主，植物性食物中则主要是烟酸，两者的活性相同。烟酸在肝脏、畜肉、鱼类、花生中的含量很丰富，粮谷类中烟酸含量也较高，但加工精度可影响其含量。

7. 维生素 C 的测定方法　维生素 C 又名抗坏血酸，为 6 碳多羟化合物，它溶于水，微溶于乙醇，不溶于乙醚、氯仿等脂溶剂。在酸性溶液中稳定，在中性及碱性溶液中极易受热和氧的破坏，特别是在有金属离子存在时更易氧化失活。天然存在单位维生素 C 有 L-型与 D-型，仅 L-型具有生物活性。目前用于测定食物中维生素 C 含量的方法主要有高效液相色谱法、荧光法和 2,6-二氯酚靛酚滴定法等。高效液相色谱法可用于 L(+)-抗坏血酸、D(+)-抗坏血酸和 L(+)-抗坏血酸总量的测定，其原理是试样中的抗坏血酸用偏磷酸溶解超声提取后，以离子对试剂为流动相，经反相色谱柱分离，其中 L(+)-抗坏血酸和 D(+)-抗坏血酸直接用配有紫外检测器的液相色谱仪（波长 245nm）测定；试样中的 L(+)-脱氢抗坏血酸经 L-半胱氨酸溶液进行还原后，用紫外检测器（波长 245nm）测定 L(+)-抗坏血酸总量，或减去原样品中测得的 L(+)-抗坏血酸含量而获得 L(+)-脱氢抗坏血酸的含量。以色谱峰的保留时间定性，外标法定量。

表 2-5-37 总结了各种水溶性维生素的分析方法和各方法的优缺点。

表 2-5-37 水溶性维生素的分析方法

维生素	方法	参考文献	说　明
维生素 C	HPLC 荧光法	GB 5009.86	只测定维生素 C;有色素干扰
维生素 B₁	荧光测定法	AOAC,1984	
	HPLC-荧光法	GB 5009.84	
烟酸	微生物法	AOAC,1984	费时
	比色法	AOAC,1984	使用有害试剂
维生素 B₆	微生物法	AOAC,1984	费时,对各种类维生素的反应可能不相同
维生素 B₁₂	微生物法	AOAC,1984	
叶酸	微生物法	AOAC,1984	对各种类维生素的反应可能不相同
泛酸	微生物法	AOAC,1984	
	LC-MS/MS	AOAC,2013	
	HPLC 法	GB 5009.210	强化食品
生物素	微生物法	AOAC,1984	
	HPLC-荧光分光光度计	AOAC,2017	

二、维生素的生物活性

评价一种食物中维生素的营养价值,除了食物维生素含量外,所含营养素的化学形式和摄入后的生物利用率是最重要的指标。食物中维生素化学存在形式是评价这些营养素营养价值的重要方面,例如维生素 E 和维生素 A,这两种维生素都存在许多同系物或立体异构体,其生物活性各不相同。

(一)维生素的吸收代谢率

食物中维生素 A 和胡萝卜素都是脂溶性的,在小肠内与其他脂类一起经胆汁和胰脂酶的作用而吸收。一些因素如脂肪、维生素 E 和卵磷脂有利于维生素 A 和胡萝卜素的吸收,服用矿物油、肠道寄生虫则不利于其吸收。

但维生素 A 和胡萝卜素在吸收利用方面还存在有较大差别。维生素 A 主要存在于动物性食品中,主要以主动吸收的方式,需要载体和能量,但吸收率很高,可达 60%~80%,吸收速率也很快;而胡萝卜素主要存在于植物性食物中,以肠道扩散的形式吸收,对胆盐的依赖性比维生素 A 更强,其吸收率一般在 20%~50%,并且吸收量与摄入量成相反的关系,摄入量增加其吸收率可明显下降,甚至低至 10% 以下。有报道称,维生素 A 的吸收速率比胡萝卜素快 7~30 倍。

(二)维生素的生物转化

1. 维生素 A　维生素 A 包括视黄醇及相关化合物和一些类胡萝卜素。对任何一个具有维生素 A 或维生素 A 原活性的物质,必须与视黄醇具有结构类似性。

各种维生素 A 和类胡萝卜素的相对生物活性显著不同,见表 2-5-38。

类胡萝卜素的各种不同类型其维生素 A 活性也明显不同,不仅如此,胡萝卜素立体异构体的维生素 A 相对活性也各不相同,见表 2-5-39。

表 2-5-38 视黄醇衍生物各类立体异构体的维生素 A 相对活性

异构体	维生素 A 相对活性[a]	
	视黄醇乙酸酯	视黄醇
全反式	100	91
13-顺式	75	93
11-顺式	23	47
9-顺式	24	19
9,13-二顺式	24	17
11,13-顺式	15	31

[a] 用大鼠生物测定法得到的相对于全反式视黄醇乙酸酯的摩尔维生素 A 活性

表 2-5-39 胡萝卜素立体异构体的相对活性

化合物	相对活性[a]	化合物	相对活性[a]
β-胡萝卜素		α-胡萝卜素	
全反式	100	全反式	53
9-顺式	38	9-顺式	13
13-顺式	53	13-顺式	16

[a] 用大鼠生物测定法得到的相对于全反式 β-胡萝卜素的活性

2. 维生素 E　维生素 E 是生育酚和生育三烯酚的总称,天然存在的维生素 E 共 8 种,包括 α、β、γ、δ-生育酚和 α、β、γ、δ-生育三烯酚。两者的区别在于甲基的数量和位置,这也是造成维生素 E 活性显著不同的原因(表 2-5-40)。

其他几种生育酚相对于 α-生育酚的生物活性如下(表 2-5-41)。

表 2-5-40　生物测定法测得的维生素 E 相对生物活性

化合物	鼠胎儿的再吸收	鼠红细胞溶血	营养不良导致的肌肉萎缩(鸡)	营养不良导致的肌肉萎缩(大鼠)
α-生育酚	100	100	100	100
β-生育酚	25~40	15~27	12	
γ-生育酚	1~11	3~20	5	11
δ-生育酚	1	0.3~2		
α-生育三烯酚	27~29	17~25		28
β-生育三烯酚	5	1~5		

表 2-5-41　不同生育酚的相对生物活性

化合物名称	生物学活性比值
α-生育酚	100
β-生育酚	50
γ-生育酚	10
δ-生育酚	3
α-生育三烯酚	30
β-生育三烯酚	5
γ-生育三烯酚	未知
δ-生育三烯酚	未知

天然存在的 α-生育酚只有一种构型,以前曾命名为 d-α-生育酚,现倾向于用 RRR-α-生育酚。合成的 α-生育酚则是 8 种立体异构体的混合物,为了与天然的形式相区别,以前曾表示为 dl-α-生育酚,现根据其旋光特性命名为全-消旋-α-生育酚。与乙酸反应酯化后形成 α-生育酚乙酸酯可极大地改善化合物的稳定性,所以广泛用于食品强化和饲料的添加中。α-生育酚乙酸酯的各异构体的生物活性差异很大,如表 2-5-42 所示。

表 2-5-42　α-生育酚乙酸酯不同异构体的相对生物活性

α-生育酚乙酸酯形式	维生素 E 相对活性/%	α-生育酚乙酸酯形式	维生素 E 相对活性/%
RRR	100	SSS	60
完全外消旋	77	RSR	57
RRS	90	SRR	31
RSS	73	SSR	21

注:R 和 S 是指分别在 2,4' 和 8' 位置上的手性碳构式,R 为天然存在的手性碳构式。

对于能正常消化和吸收脂肪的个体而言,维生素 E 类的生物利用率通常相当高,而且有实验表明,α-生育酚乙酸酯的生物利用率以 mol 为单位计,与 α-生育酚的生物利用率几乎相同。

3. 其他微量营养素的化学形式与活性　其他的微量营养素如维生素 C、维生素 K,以及矿物质钙、铁、锌等都有化学形式和利用率的问题。例如,抗坏血酸有 L-型和 D-型,但 D 型的抗坏血酸无生物学活性。L-抗坏血酸(AA)双电子的氧化和脱氢可将 L-抗坏血酸转化为 L-脱氢抗坏血酸(DHAA),DHAA 所显示的维生素 C 活性几乎与 AA 相同,因为其在体内可几乎完全被还原为 AA。但当 DHAA 继续氧化或加水分解后则丧失维生素活性。维生素 K 是含有 2-甲基-1,4-萘醌基团的一组化合物。植物来源的维

生素 K 为叶绿醌(K_1),是人类食物中维生素 K 的主要来源。细菌来源的为甲萘醌类(K_2),动物组织既含有叶绿醌又含有甲萘醌,其水溶性衍生物在肝脏甲基化,形成人体内具有生物活性的 MK-4。

三、维生素的生物利用率

生物利用率是指一种所摄入的营养素被肠道吸收、在代谢过程中所起的作用或在体内被利用的程度。生物利用率包括所摄取的营养素吸收和利用两个方面。除了营养素的化学形式外,影响营养素生物利用率的因素包括:膳食的组成,它可以影响肠道停留时间、黏度、乳化特性和 pH 等;特定维生素与膳食组分(如蛋白质、淀粉、膳食纤维、脂肪)的相互作用,可影响维生素的肠道吸收。随着营养补充剂和强化食品越来越普遍,对微量营养素的生物利用率做出正确的估计和评价,无论对食物成分和营养的正确评价,还是对膳食参考摄入量(DRIs)值的制定都有着重要意义。

营养素的生物利用率研究中,维生素 A 和类胡萝卜素生物利用率的研究有着鲜明的特点和成就。

视黄醇活性当量(RAE)是于 2001 年由美国医药学会(the U. S. Institue of Medicine,IOM)首先提出的。它的提出是基于在健康人群中所做的分为两步的实验,第一步是证实了油中 2μg β-胡萝卜素的生物活性相当于 1μg 视黄醇的生物活性;第二步是证实了食物中 β-胡萝卜素的生物活性与油中的 β-胡萝卜素生物活性比是 1:6。这样油中 2μg 的 β-胡萝卜素或混合膳食中 12μg 的 β-胡萝卜素的生物活性相同,均相当于 1μg 视黄醇的生物活性。用公式表示为:

$$1μg \text{ RAE} = 1μg \text{ 全顺式视黄醇}$$
$$= 12μg \text{ 全顺式 β-胡萝卜素}$$
$$= 24μg \text{ 其他有生物活性的类胡萝卜素}$$

以上的有关类胡萝卜素的生物利用率的研究打破传统转化因子(1μg 视黄醇 = 6μgβ-胡萝卜素),虽然目前并没有被国际食品标准委员会得到确认,但是此研究结果已经在许多学者的研究和部分国家食物成分数据库得到应用。

叶酸生物利用率的研究也获得了很大的成果。食品中的叶酸有游离形式的叶酸(folate)和结合形式的叶酸(folic acid)。folate 是自然存在于食物中的叶酸形式,多存在于动物内脏、蛋类、绿叶蔬菜和一些水果中。folic acid 是叶酸的结合形式,多来源于膳食补充剂和强化剂。叶酸的存在形式是影响其生物利用的最基本也是最重要的因素。folate 大都是以多谷氨酸的形式存在的,而 folic acid 大多为

小分子的单谷氨酸形式。小分子的单谷氨酸形式较大分子的多谷氨酸更加容易吸收。因此在天然食物、强化食品以及补充剂中叶酸的吸收程度是不同的。而吸收的不同会影响生物利用率，因此膳食补充剂和强化食品等人工合成的叶酸制剂较天然食物中叶酸的生物利用率更佳。据1998年美国食品与营养委员会（The Food and Nutrition Board，FNB）关于B族维生素DRIs值的最新报告，新的叶酸推荐摄入量应该用膳食叶酸当量（DFE）来表示，而不用叶酸的含量μg来表示。这是为了区分合成叶酸和自然存在于食物中的叶酸生物活性的差别。

天然食物中叶酸的生物利用率为50%，而膳食补充剂和强化食品中的叶酸比单纯来源于食物的叶酸利用率高1.7倍。因此DFE的计算公式为：

$$总的膳食叶酸 DFE(\mu g)=$$
$$天然食物叶酸(\mu g)+1.7\times强化食品叶酸(\mu g)$$

第七节 矿物质的营养评价

一、灰分及矿物质的含量分析

食物种类或来源不同，各种元素的含量也有所不同。对各种食物中的无机元素进行分析可以指导居民消费食物，下面主要介绍一些与人类营养有密切关系的常量和微量元素的测定方法。

（一）灰分

食物中除含有大量的有机物质外，还含有较丰富的无机成分。一般将食物经高温灼烧后残留的无机物称为灰分。它代表食物中所有的无机成分。

食物组分的不同，灼烧条件不同，残留物也各不相同，例如，食物在灰化时，如果与磷酸盐相对应的阳离子不足，磷酸将过剩，残渣呈酸性，这时有一部分氯离子挥发散失，原有的无机成分就减少；阳离子如过剩，则残渣呈碱性，吸收二氧化碳而形成碳酸盐，无机灰分就增多。因此严格地讲，应该把灼烧后的残留物称为粗灰分。

灰分的测定可以包括以下几方面：即总灰分、水溶性灰分、水不溶性灰分、酸溶性灰分以及酸不溶性灰分等。水溶性灰分大部分是钾、钠、钙、镁等的氯化物及其他可溶性盐类；水不溶性灰分有铁、铝等的氧化物和碱土金属和碱性磷酸盐；酸不溶性灰分大部分为存于粮食等食物组织中的二氧化硅。

灰分的测定大部分用的是灼烧称量法，原理是食物中的有机成分在高温下与氧结合成二氧化碳和水而挥发，残留下来的灰状氧化物即为灰分。一般在谷类及其制品中，磷酸多于阳离子，形成的磷酸二氢钾包裹未灰化的炭造成灰化不完全。可以采用添加灰化辅助剂——乙酸镁的方法进行。2016年，我国国家标准进行了一系列的整合，目前在各项国家标准中，共有8项有关食品或谷物、饲料、茶、添加剂等灰分的测定方法。

灰分的测定本身没有营养学意义。它可以用来计算宏量营养素如碳水化合物的总含量和对元素的含量进行校正。另外灰分还可用来判断一些粮谷类食物的加工精度，如我国小麦粉标准中规定了各等级粉的灰分指标：特制一等<0.7%；特制二等<0.85%；标准粉<1.10%；普通粉<1.40%等。

（二）矿物质

食物中的矿物质主要以阳离子或阴离子形态存在，阳离子包括钠、钾、钙、镁、铁、锌、锰、铜等元素；阴离子包括磷、氯、碘、氟、硫和一些负价酸根（如硝酸根和亚硝酸根）等。矿物质的分析方法相对比较成熟，早期的方法主要有比色法、滴定法，利用离子的氧化还原特性或者化学呈色反应进行定量分析；后来发展到原子吸收分光光度法，近年来电感耦合等离子体质谱法和等离子发射光谱测定法的建立，不仅可以实现多元素快速分析，甚至可以获得同一元素不同价位形态，具有灵敏度高、背景低、检出限低、线性动态范围宽、干扰较少的优点。对于氟、氯等离子测定还可以采用电极法。

一般来讲，矿物质的测定步骤，首先是进行消化（酸化、灰化、微波酵解等），将矿物质由化合物中解离出来，然后再通过仪器或定量反应进行分析，结果以某元素总量进行表达，除非有必要对个别元素进行形态区分。由于矿物质分析方法和结果表达基本一致，因此这里不再详细列出各种元素的分析方法及说明。

二、矿物质的生物利用率

对于矿物质而言，其营养学评价相对维生素要简单，但同样存在不同化学形式问题。如铁紧密地与一些螯合剂结合，即使被吸收以后，也不能将铁释放到细胞中，但这种情况在矿物质中并不普遍。

矿物质的生物利用率研究有传统代谢法和放射性核素示踪法，不同矿物质生物利用率的变化范围较大，从<1%（如一些形式的铁）到>90%（如钠和钾）不等。许多因素可影响到矿物质的生物利用率，包括：①食物中矿物质的存在形式和状态、溶解度。②食物配位体的存在，如与金属形成可溶性螯合物的配位体可促进一些食品中矿物质的吸收（如EDTA能促进铁的吸收）；难消化的高分子质量的配位体会妨碍矿物质的吸收（如膳食纤维和一些蛋白质等）；与矿物质形成难溶性螯合物的配位体也妨碍矿物质的吸收（如草酸抑制钙吸收、植酸影响铁、锌、钙的吸收）。③食品成分的氧化还原活性，如还原剂（如抗坏血酸）促进铁的吸收，但对其他矿物质的吸收影响不大；氧化剂抑制铁的吸收。④矿物质之间的相互作用，膳食中高浓度的矿物质会抑制其他矿物质的吸收（如钙抑制铁的吸收、铁抑制锌的吸收、铅抑制铁的吸收等），等等。

测定矿物质吸收利用率的方法目前国际上使用最多的是放射性核素标记，利用示踪技术可较准确地反映其在小肠的吸收状况和在体内的储存状况。测定中所用的放射性核素有稳定性放射性核素和放射性放射性核素两种，稳定性放射性核素的最大优点是安全、对人体无害，甚至可在孕妇和婴幼儿中使用，多种示踪物可在同一天内给予任一研究对象，而不影响随后进行的示踪物的动力学监测。样品可经过较长时间的放置而不影响测定结果，因此在目前的代谢研究中应用日益增多。缺点是稳定放射性核素的购买非常昂贵,并需要特殊的检测仪器(如热离子质谱仪)等。放射性放射性核素检测成本较低、易测量,但缺点是放射性对人体健康有威胁,一次只能使用一种放射性核素等,因此使用越来越受到限制。

(王竹　高超　向雪松　李敏　杨月欣)

参 考 文 献

1. FAO. Dietary protein quality evaluation in human nutrition. FAO expert consultation,2013.
2. WHO/FAO/UNU. Protein and amino acid requirements in human nutrition. Report of a Joint.
3. WHO/FAO/UNU Expert Consultation (WHO Technical Report Series,No. 935),2007.
4. WHO/FAO 2002 Joint WHO/FAO Expert Consultation on diet,nutrition and prevention of chronic disease. Geneva:Switzerland,2002.
5. Foster-Powell K,Holt SH,Brand-Miller JC. International table of glycemic index and glycemic load values:2002. Am J Clin Nutr,2002,76(1):5-56.
6. WHO. Nutrient profiling:Report of a WHO/IASO technical meeting. London:World Health Organization,2010.
7. WHO. Regional Office for the Western Pacific. WHO nutrient profile model for the Western Pacific Region:a tool to protect children from food marketing. Manila:WHO Regional Office for the Western Pacific,2016.
8. WHO Regional Office for Europe nutrient profile model. Copenhagen:WHO Regional Office for Europe,2015.
9. WHO Regional Office for South-East Asia. WHO nutrient profile model for South-East Asia Region. WHO Regional Office for South-East Asia,2016.
10. WHO Regional Office for the Eastern Mediterranean,Rayner,Mike,Jewell,Jo & Al Jawaldeh,Ayoub. Nutrient profile model for the marketing of food and non-alcoholic beverages to children in the WHO Eastern Mediterranean Region. World Health Organization. Regional Office for the Eastern Mediterranean,2017.
11. 王竹,杨月欣,周瑞华,等. 抗性淀粉的代谢及对血糖的调节作用. 营养学报,2003,25(2):190-194.
12. Englyst HN,Veenstra J,Hudson GJ. Measurement of rapid available glucose (RAG) in plant foods:A potential in vitro predictor of the glycemic response. Br J Nutr,1996,75(3):327-337.
13. 中国营养学会. 食物与健康:科学证据共识. 北京:人民卫生出版社,2016.
14. 郭长江,韦京豫,杨继军,等. 66 种蔬菜水果抗氧化活性的比较研究. 营养学报,2003,25(2):203-207.
15. 杨月欣,王光亚. 实用食物营养成分分析方法手册. 北京:中国轻工业出版社,2002.
16. GB 28050 国家食品安全标准 预包装食品营养标签通则.
17. 杨月欣,王光亚,潘兴昌. 中国食物成分表. 第 2 版. 北京:北京大学医学出版社,2009.
18. 杨月欣. 中国食物成分表标准版. 第一册. 北京:北京大学医学出版社,2018.
19. 杨月欣. 食物血糖生成指数. 北京:北京医科大学出版社,2004.
20. Germain J. Brisson. Lipids in Human Nutrition:An Appraisal of Some Dietary Concepts. New York:Springer,2012.
21. 中国营养学会. T/CNSS001-2018 预包装食品"健康选择"标识规范[S]. 北京:中国标准出版社,2018.
22. 杨月欣,R. Vonk,F Stellaard. 三种类型玉米淀粉在小肠中消化吸收的研究. Acta Nutrimenta Sinica. 1999,121(3):284-287.

第六章

食物卫生学评价和技术方法

"国以民为本,民以食为天,食以安为先"。食品安全与人民的身体健康、生命安全,乃至社会经济发展、稳定息息相关。食品从原料生产、加工、贮运、销售直到消费的各个环节都可能存在物理、化学、生物性危险因素;而随着新食品资源的不断开发,食品及食品相关材料的品种不断增加,食品中有害因素的分析/评估的重要性日益凸显。食物中的有害成分种类较多,来源广泛,分析检测方法也多种多样;营养强化和膳食补充剂的推广也使营养素过量的问题日益凸显;食品安全性评价和风险分析相关理论和技术快速发展,成为评价食品中的危害与人体健康风险相关性的关键原则。本章主要针对食物中有毒有害理化因素的分析检测、微生物学的评价(包括益生菌分析)、食品安全性评价及风险分析方法(包括营养素过量及可耐受最高摄入量)、营养素过量及食品安全事故的调查处理等方面进行介绍。

第一节　食物中有害成分的理化分析

食物中天然存在的、环境中的有毒物质进入食物、生产过程中施用农药、兽药产生残留,加工过程中违规使用食品添加剂以及运输与贮存过程中食品包装材料中有害物质掺入,均可能危害人体健康。对这些有害物质进行检测分析,一方面可了解食物中有害成分的种类及含量,防止其对人体健康造成危害;另一方面也可为加强食品安全和卫生管理提供依据。食物中的有害成分种类较多,来源广泛,分析检测方法也多样。本节主要针对食物中天然有毒有害成分、重金属污染物、农药兽药残留量、持久性有机污染物、食品添加剂和包装材料迁移量的理化检测分析方法进行介绍。

一、食物中天然有毒有害成分检测分析

食物中天然有毒有害成分系指某些食物本身所固有,可对人体健康产生不良影响的一些非营养性天然物质或成分;或者因贮存方法不当,在一定条件下产生的某种有毒成分。主要存在于一些植物性和动物性食物中。

(一) 植物性食物中天然有毒有害成分

1. 苷类　氰苷和皂苷为植物性食物中常见的天然有毒有害成分。氰苷在植物中分布较广,禾木科、豆科和一些果树的种子、幼枝、花、叶等部位含有氰苷,尤其是苦杏仁、苦桃仁、枇杷仁、樱桃仁等含量较多。皂苷又称皂苷或皂素,代表物质如大豆皂苷。

2. 生物碱　如茄子、马铃薯等茄属植物中的茄碱和鲜

黄花菜等植物中的秋水仙碱。

3. 酚类及其衍生物　主要包括简单酚类、黄酮、异黄酮、鞣酸等多种类型化合物,是植物中最常见的成分。其中,鞣酸可与钙、铁和锌等金属离子化合形成沉淀,也可与维生素 B_{12} 形成络合物而降低其利用率。粗制生棉籽油中的游离棉酚可引起棉酚中毒。

4. 有毒植物蛋白　某些豆科、大戟科等蔬菜中的蓖麻毒素、巴豆毒素、大豆凝集素和菜豆毒素等均属此类。

5. 其他有毒有害成分

(1) 亚硝酸盐(nitrite):叶菜类蔬菜中含有较多的硝酸盐和少量的亚硝酸盐。硝酸盐可转化为亚硝酸盐。亚硝酸盐能使血液中正常的血红蛋白氧化成高铁血红蛋白而失去携氧能力,引起组织缺氧。亚硝酸盐还能在体内转化为致癌物 N-亚硝基化合物。

(2) 草酸和草酸盐:菠菜等蔬菜含草酸较多。草酸具有较强的酸性,对钙、铁、锰、锌等金属离子具有较强的螯合力,容易生成难吸收的草酸盐而影响这些必需微量元素的吸收。

6. 毒蕈所含毒素　毒蕈含有多种类型的毒素,如胃肠毒素、神经/精神毒素、溶血毒素、肝肾毒素和类光敏毒素等。

(二) 动物性食物中天然有毒有害成分

1. 河豚毒素　河豚毒素(tetrodotoxin, TTX)是一种非蛋白质神经毒素,毒素集中于卵巢、肝脏、肾脏、血液、眼睛、鱼鳃及皮肤中,其中以卵巢中毒素含量最高。

2. 组胺(histamine)　海产鱼中的青皮红肉鱼类,如鲐鱼、金枪鱼、刺巴鱼、沙丁鱼等含有较高量的组氨酸,经脱羧酶作用强的细菌作用后,产生组胺,主要导致过敏性食物中毒。一般认为当鱼体中组胺含量超过 200mg/100g 即可引起中毒。

3. 贝类毒素　贝类毒素主要来源于海水中的藻类。双壳贝类可通过食物链在体内富集大量海藻毒素,如贻贝、蛤蜊、扇贝和牡蛎等。常见的贝类毒素如:麻痹性贝类毒素(paralytic shellfish poison, PSP)、腹泻性贝类毒素(diarrhetic shellfish poison)、神经性贝类毒素(neurotoxic shellfish poison)和记忆丧失性贝类毒素。

(三) 贮存过程中产生的有毒有害成分

1. 细菌毒素

(1) 内毒素:内毒素的毒作用无特异性。可使人和动物发热,引起微循环障碍和休克。

(2) 外毒素:常见细菌产生的外毒素有葡萄球菌肠毒素、肉毒梭状芽孢杆菌毒素、志贺菌毒素、副溶血性弧菌毒

素等。

2. 真菌毒素(mycotoxins)

(1) 黄曲霉毒素:黄曲霉毒素(aflatoxin, AF 或 AFT)是由黄曲霉、寄生曲霉、特曲霉等多种真菌产生的一类具有较强毒性的次生代谢产物。以黄曲霉毒素 B$_1$(AFB$_1$)污染最常见,主要污染玉米、花生等食物及其制品。国际癌症研究机构(International Agency for Research on Cancer, IARC)将 AFB$_1$ 列为 I 类致癌物,可导致人和动物肝癌。

(2) 赭曲霉毒素 A:赭曲霉毒素 A(ochratoxin A, OTA)是由曲霉属和青霉属产生的真菌毒素,主要存在于小麦、玉米、可可豆等农作物中。OTA 可产生各种严重的毒性,例如胚胎毒性、致畸性、致癌性、免疫毒性、肝毒性等,已被 IARC 确定为 IIB 类癌物。

(3) 玉米赤霉烯酮:玉米赤霉烯酮(zearalenone, ZEN)又称 F-2 毒素,是主要由镰刀菌产生的一种雌激素,主要污染玉米、小麦等谷物及其制品。玉米赤霉烯酮具有类雌激素作用,主要作用于生殖系统。

(4) 脱氧雪腐镰刀菌烯醇:脱氧雪腐镰刀菌烯醇(deoxynivalenol, DON),也称呕吐毒素,主要是由禾谷镰刀菌、黄色镰刀菌和雪腐镰刀菌等真菌产生。

(四) 食物中天然有毒有害成分检测分析方法

食物中天然有毒有害成分检测分析方法主要包括色谱/质谱法和免疫分析法,目前采用的主要方法见表 2-6-1。其中色谱/质谱法主要包括高效液相色谱法(high performance liquid chromatography, HPLC)、液相色谱质谱联用(liquid chromatography-mass spectrometry, LC-MS)、液相色谱-串联质谱法(liquid chromatography-tandem mass spectrometry, LC-MS/MS)。免疫分析法则主要是酶联免疫吸附法(enzyme linked immunosorbent assay, ELISA)。

1. 色谱/质谱法

(1) HPLC:HPLC 是以液体为流动相,液体或固体为固定相,由高效分离柱、高压输液泵和高灵敏度检测器组成的液相色谱法。大多数食物中的天然有毒有害成分都可用 HPLC 法进行检测分析,但检测时间较长。我国《食品安全国家标准-食品卫生检验方法理化标准系列》(GB 5009)中规定的对食品中组胺、麻痹性贝类毒素、AFB$_1$、OTA、ZEN和 DON 的检测方法均包含了 HPLC。

(2) LC-MS:LC-MS 是以液相色谱为分离系统,质谱为检测系统。样品在质谱部分和流动相分离,被离子化后,经质谱的质量分析器将离子碎片按质量数分开,经检测器得到质谱图。该方法所需样本量少、选择性好、特异性强、灵敏度高,适用于多种食物中的天然有毒有害成分检测分析。我国 GB 5009 系列标准中规定的对食品中河豚毒素、ZEN的检测方法均包含了 LC-MS。

(3) LC-MS/MS:LC-MS/MS 利用色谱对复杂样品的高分离能力,与质谱或光学仪器的高选择性、高灵敏度的特点,将分离技术与目标物分子结构信息相结合的方式成功地应用于多种毒素的定性、定量分析工作中。我国 GB 5009 标准系列中规定的对食品中河豚毒素、麻痹性贝类毒素、OTA、DON 的检测方法均包含了 LC-MS/MS。

2. 免疫分析法

ELISA 指将可溶性的抗原或抗体结合到某种固相载体上,利用抗原抗体结合专一性进行免疫反应的定性和定量检测方法,主要适用于检测具体抗原特性的蛋白等。其操作简单快速、不需要使用昂贵仪器。我国 GB 5009 标准系列中规定的对食品中河豚毒素、麻痹性贝类毒素、AFB$_1$、OTA、DON 的检测方法均包含了 ELISA。

表 2-6-1　食物中主要天然有毒有害成分的理化分析方法

有害成分	检测方法	方法来源
游离棉酚	HPLC	GB 5009.148—2014
亚硝酸盐	离子色谱法、分光光度法、紫外分光光度法	GB 5009.33—2016
河豚毒素	LC-MS/MS、LC、ELISA	GB 5009.206—2016
组胺	LC、分光光度法	GB 5009.208—2016
麻痹性贝类毒素	ELISA、LC、LC-MS/MS	GB 5009.213—2016
腹泻性贝类毒素	ELISA、LC-MS/MS	GB 5009.212—2016
失忆性贝类毒素	ELISA、LC、LC-MS/MS	GB 5009.198—2016
AFB$_1$	LC-MS/MS、HPLC、ELISA、薄层色谱法	GB 5009.22—2016
OTA	LC、HPLC、LC-MS/MS、ELISA、薄层色谱法	GB 5009.96—2016
ZEN	LC、荧光光度法、LC-MS	GB 5009.209—2016
DON	LC-MS/MS、HPLC、ELISA、薄层色谱法	GB 5009.111—2016

二、重金属污染物检测分析

(一) 概述

有毒重金属(toxic heavy metal)是指较低剂量摄入即可对人体产生危害的金属。从食品卫生污染方面来看主要是指汞(mercury, Hg)、镉(cadmium, Cd)、铅(lead, Pb)和类金属砷(arsenic, As)等,人和动物体通过食物吸收和富集重金属,严重时可出现中毒症状。我国《食品安全国家标准 食品中污染物限量》(GB 2762—2017)规定了食品中铅、镉、汞、砷的限量指标。

1. 污染来源　重金属的污染来源于多方面,一是人为因素造成的,如工业"三废"排放、施用农药化肥如有机粪肥和磷肥等带来重金属污染;二是食品在生产、加工和包装过程中的污染;三是自然环境中的高本底含量。

2. 作用特点　重金属污染具有环境中迁移性小、残留性高,并且在食物链中不断积累、传递和不易降解等特点。

重金属对人体的危害具有隐蔽性和滞后性、长期性和不可逆性。

3. 健康危害　食品中的金属汞几乎不被吸收，无机汞吸收率亦很低，而有机汞的消化道吸收率很高。汞进入大脑后导致脑和神经系统损伤。甲基汞还具有致畸作用和胚胎毒性。20世纪50年代日本发生的典型公害病——水俣病，就是食用被污染的鱼类而引起的甲基汞中毒事件。镉主要损害肾脏、骨骼和消化系统，也具有一定的致畸、致癌和致突变作用。日本镉大米污染引起的"痛痛病"就是慢性镉中毒事件。铅主要损害造血系统、神经系统和肾脏。砷可引起多器官病变。急性砷中毒主要是胃肠炎症状，严重者可致中枢神经系统麻痹而死亡。慢性砷中毒主要表现为神经衰弱综合征及皮肤色素异常、手掌和足底皮肤过度角化。

通过食物摄入的重金属还与一些人体必需营养素存在交互作用。研究发现，在机体缺铁的情况下，机体对铅、镉摄取量增加，铅和镉的毒作用机制也与体内钙的转运通路有关。

（二）检测分析方法

目前食品中的金属元素限量的检测方法有电化学分析法、色谱法、光谱法等。

1. 电化学分析法　电化学分析方法（electrochemical analysis）是根据金属离子在溶液中的电化学性质差异而建立的，常见的电化学分析法有极谱分析法和电位滴定法等。极谱电极法以滴汞电极为工作电极，通过测定电解过程中的电流-电压曲线而进行定量分析。电位滴定法是靠电极电位的突跃来指示滴定终点，普通滴定法是依靠指示剂颜色变化来指示滴定终点，如果待测溶液有颜色或浑浊时，终点的指示就比较困难，电位滴定优于普通滴定。虽然电化学分析方法具有仪器设备简单、价格低廉、容易操作等优点，但由于电化学分析的选择性差较、检测限高、灵敏度较低，若样品中多组分共存时，无法实现多组分同时测定，且存在相互影响，故在重金属的检测中具有很大的局限性。而色谱法和光谱法及其联用技术可以实现食品中从痕量到常量重金属离子的研究。

2. 色谱法（chromatography）　重金属本身并不具有紫外或荧光吸收，因此需要进一步的衍生化，即重金属离子和有机化合物（如二硫腙与铅，半胱氨酸与甲基汞等）反应形成络合物，生成有色分子团，且溶液颜色深浅与浓度成正比。该方法具有高度选择性和灵敏度，且色谱干扰低、分离度好、峰对称性好、专一性强，适用于杂质较多、干扰较大、重金属离子含量低的样品。

3. 光谱法　光谱法（spectral analysis）在重金属的检测中最为常用，具有选择性较好、灵敏度较好、操作简便等优点，且省去了衍生反应这一繁琐的操作步骤。为保证食品安全，重金属限量越来越低是全球趋势，故出现了灵敏度更高、选择性更强的联用技术：高压液相色谱-原子荧光光谱（high performance liquid chromatography-atomic fluorescence spectroscopy，HPLC-AFS）、电感耦合等离子体原子发射光谱法（inductively coupled plasma-atomic emission spectroscopy，ICP-AES）和电感耦合等离子体质谱法（inductively coupled plasma-mass spectrometry，ICP-MS）等，该技术在测定微量或痕量重金属上具有更大的应用前景，也是主要的研究方向。目前的主流检测方法是光谱法，一方面光谱技术的发展已经比较成熟，使得精密度、准确度和自动化程度大大提高；另一方面常用的原子吸收、原子荧光和电感耦合等离子体质谱及其相关联用技术等不仅线性范围宽、重复性高、检出限低，且进样前不需衍生化，消化后可直接进样检测。

HPLC-AFS是利用原子荧光谱线的波长和强度进行物质的定性与定量分析的方法，其检测范围仅限于具有荧光发射的原子，如Hg、As、Cd等。ICP-AES是根据物质在热激发下，每种元素发射特征光谱来判断物质的组成，从而进行元素的定性与定量分析，可对多元素同时测定，极大地提高了工作效率。ICP-MS利用质谱作为检测器，适用于痕量及超痕量多元素分析和放射性核素比值分析，可分析的元素种类较多，且检测速度快，能在几分钟内同时完成多个元素的测定。《食品安全国家标准　食品接触材料及制品　砷、镉、铬、铅的测定和砷、镉、铬、镍、铅、锑、锌迁移量的测定》（GB 31604.49—2016）中即规定了采用ICP-MS和ICP-AES同时测定食品模拟液中上述多个重金属元素。

三、农药兽药残留量检测分析

（一）概述

农药残留（pesticide residue）指任何由于使用农药而在农产品及食品中出现的特定物质，包括被认为具有毒理学意义的原药及其衍生物，如农药转化物、代谢物、反应产物以及杂质。

兽药残留（veterinary drug residue）是指食用动物在应用兽药（包括药物添加剂）后，蓄积或储存在细胞、组织或器官内，或进入泌乳动物的乳汁或产蛋家禽的蛋中的药物原型及其有毒理学意义的代谢物和药物杂质。

（二）食品中农药和兽药残留的危害

常见的农药残留及其毒性：①有机氯农药：在环境中不易降解，脂溶性强，主要蓄积在脂肪组织，且生物富集作用强，是残留性较大的农药之一。急性毒性主要是神经系统和肝、肾损害的表现，慢性中毒主要表现为肝脏病变、血液和神经系统损害。②有机磷农药：是目前使用量最大、也是毒性较大的一类农药。急性毒性主要是抑制血液及组织中胆碱酯酶的活性，导致体内乙酰胆碱蓄积，使神经传导功能紊乱而出现相应的中毒症状。慢性毒性主要是神经系统、血液系统和视觉损伤的表现。

兽药残留的危害主要分为两个方面：①对人体健康的影响：人体摄入过量兽药残留的食物，会导致机体产生中毒反应，如急性中毒、慢性中毒和一些特殊的毒性作用等。抗生素类兽药的大量使用可能导致人体食用后在体内产生耐药菌株，从而影响抗生素对人类疾病的治疗效果，并影响肠道菌群的平衡。某些兽药中的抗菌药物（如青霉素、四环素等）可引起过敏反应。②对环境的影响：大多数兽药会随动物排泄物进入污水或直接排入环境，导致环境中药物残留量超标。兽药残留进入农田，影响土壤微生物的正常生命活动及土壤酶的活性，进而对植物生长发育造成影响。

（三）食品中农药、兽药残留检测技术

1. 色谱/质谱法　目前最主要的检测方式是运用质谱

仪或色谱仪等精密大型分析仪器检测食品中农药、兽药残留量,该检测方法重现性好、精密度高。质谱分析法可对不同物质的质荷比进行分析,在多残留的定量定性分析方面具有突出优势。气相色谱和液相色谱具有选择性好、灵敏度高、定量定性分析同时开展等特点,是农药、兽药残留检测的重要方法。有学者运用 ODS-C18 固体萃取柱基质净化蜂花粉,且衡量富集了 10 种有机磷、9 种有机氯和 7 种拟除虫菊酯类杀虫剂,利用固相萃取基质的净化和富集作用,有效提升了检测的准确度和灵敏度。目前我国《食品安全国家标准 食品中有机磷农药残留量的测定 气相色谱-质谱法》(GB 23200. 93—2016)即规定了进出口动物源食品中 10 种有机磷农药残留量(敌敌畏、二嗪磷、皮蝇磷、杀螟硫磷、马拉硫磷、毒死蜱、倍硫磷、对硫磷、乙硫磷、蝇毒磷)的气相色谱质谱联用(gas chromatography-mass spectrometry,GC-MS)检测方法。

2. 免疫分析法　免疫分析法是以抗体-抗原间可逆特意结合反应为基础开发出来的一种快速分析和筛选的方法,该方法特异性强、灵敏度高、安全快速、分析通量大。目前较为常用的免疫分析法主要有荧光免疫测定法、化学发光免疫分析法、酶联免疫测定法、免疫层析测定法等。有学者经过对荧光示踪剂浓度、结构、抗体稀释等参数的考察,针对蔬菜样品中 5 种有机磷农药开发了荧光偏振免疫分析方法。有学者基于荧光微球免疫层析法开发的免疫层析试纸条,将包被抗原和羊抗鼠 IgG 分别作为检测限和质检限,可对牛奶中的泰乐菌素残留进行检测。该方法简便快速、特异性良好、无须样本前处理,适用于基层奶站和现场快速筛选。

3. 生物分析检测技术(传感分析技术)　生物传感器是把生物活性物质,如抗体、酶、适配体、生物组织等利用一定措施固定在换能器表面,然后把活性物质与分析物之间经某种特异性反应所生成的信号转换成可识别信号,从而完成对分析物浓度和含量的测定。有学者利用绝缘硅基底上二维气孔形成的光子晶体微腔作为生物传感器,成功检测到分子量仅为 478g/mol 的庆大霉素。

四、持久性有机污染物检测分析

(一) 概述

持久性有机污染物(persistent organic pollutants,POPs)是指可以通过各种环境介质(大气、水、土壤等)远距离迁移,具有长期残留性、生物蓄积性、半挥发性和高毒性,对人类健康和环境造成严重危害的天然或人工合成的有机化合物。

2001 年 5 月,127 个国家的代表在斯德哥尔摩通过了旨在通过全球努力共同淘汰和消除 POPs 污染、保护人类健康和环境免受 POPs 危害的《关于持久性有机污染物的斯德哥尔摩公约》,将艾氏剂、二噁英、多氯联苯等 3 大类共 12 种化合物列入公约控制范围。该公约已于 2004 年 5 月 17 日正式生效。2009 年 5 月举行的斯德哥尔摩公约缔约方大会第四届会议决定将全氟辛基磺酸及其盐类和全氟辛基磺酰氟等 9 类化学物质新增列入公约,标志着这些化合物也将在全球范围内被缔约方禁止生产和使用。随着对持久性有机污染物的不断认识,还有一些具有相同或类似性质的化学品正在被评估是否进入公约名单。

持久性有机污染物具有生物蓄积性、高毒性、半挥发性、长期残留性等特点。POPs 在水中的半衰期大于 2 个月,在土壤中半衰期则大于 6 个月甚至更长的时间。这些存在于环境中的 POPs 通过食物链进入生物体,逐渐蓄积。POPs 的危害包括神经毒性、生殖发育毒性、内分泌干扰活性及致癌性等。且 POPs 与内分泌与代谢性疾病的相关性也越来越引起重视。

(二) 检测分析方法

目前关于 POPs 的分析方法,主要有色谱/质谱法和生物分析检测技术。

1. 色谱/质谱法　气相色谱法(gas chromatography,GC)、HPLC 及其与质谱联用技术目前是 POPs 分析最有效和最主要的方法。

气相色谱质谱联用(gas chromatography-mass spectrometry,GC-MS)是将气相色谱仪与质谱仪相结合,借助计算机技术,进行联用分析的技术。适宜于分析小分子、易挥发、能气化的样品,样品分析过程简单易行,大体积进样 GC-MS 技术在水质量、农副产品有害残留检测领域应用广泛。我国《食品安全国家标准 食品中多环芳烃的测定》(GB 5009. 265—2016)推荐 GC-MS 以及 HPLC 作为分析多环芳烃(PAHs)的标准分析方法。美国环保局(EPA)也推荐 GC-MS 作为分析多环芳烃(PAHs)、二噁英等污染物的标准分析方法。

LC-MS 适用于分析大分子、热不稳定、无法气化的样品。由于大多数 POPs 在水中溶解度很低,比如,目前已知的致癌作用较大的苯并芘在水中的溶解度只有 $14\mu g/L$。POPs 在环境介质中的浓度多处于痕量或超痕量水平。也因为环境样品成分复杂,环境样品通常需要经过预分离富集和严格的分离净化处理,才能进行色谱-质谱分析。近年基于色谱分析的主要研究也因此集中在样品前处理上。如有学者利用选择性加压液相萃取技术,配合 GC-MS 联用仪成功从绵羊肝脏中同时检测出多氯联苯(PCBs)与多溴联苯醚(PBDEs),对二者的检测下限分别达到了 $2\sim29pg/g$ 和 $5\sim96pg/g$。同样地,通过采用微波辅助控温顶空液相微萃取技术从复杂的水溶液样品中一次性成功萃取出六氯环己烷(HCH)以及利用超声辅助乳化微萃取技术来萃取水体中的有机氯杀虫剂。

2. 生物分析检测技术(传感分析技术)　基于生物分析的快速检测技术主要是通过利用生物细胞培养来测量特异的生物学反应。如使用电化学寡核苷酸传感器对 Quantera SXM 五氯苯进行检测,此项技术通过使用可以与双链 DNA(dsDNA)特异性结合的电活性物质亚甲基蓝(MB)对检测事件进行信号放大,使得响应灵敏度大幅度提高;以芳香烃受体为基础的生物分析法,通过检测 7-乙氧基异吩噁唑酮脱乙基酶(EROD)这一信号物的含量实现对样品中 PCBs 的含量间接测定;采用表面等离子共振(surface plasmon resonance,SPR)技术测定 POPs,将抗体与 SPR 传感器结合,检测 DDT,检测下限可达 15pg/ml,实验过程耗时短,并可进行实时检测,此方法开辟了快速准确检测 DDT 的新道路。

上述各种生物分析检测技术从不同的角度出发检测POPs,以操作简便、快捷和特异性好为特点满足了大批量样品的筛查和常规环境检测,这是其他方法所不具有的优点,但同时生物分析检测技术也同时具有样品前处理复杂、操作技术性强等缺点使得其无法广泛推广。

但值得一提的是,SPR技术从成本、便捷性以及灵敏性上找到了突破口,为批量样品的实时检测开辟了新的道路。

3. 展望　近年来多方的努力极大地推进了POPs的分析检测方法发展,在仪器联用技术、样品前处理等方面都有了可观的进展,但在POPs生物分析方法的研究上依然不能满足实际需要,今后的研究应加强超痕量POPs的检测、POPs抗体制备方面和适体筛选技术的研究,如开展相应的试剂盒和快速分析方法等。

食品中主要化学污染物理化分析方法见表2-6-2。

表2-6-2　食品中主要化学污染物理化分析方法

有害成分	检测方法	方法来源
汞	总汞:AFS、冷原子吸收光谱法;甲基汞:LC-AFS	GB 5009.17—2014
镉	石墨炉原子吸收光谱法	GB 5009.15—2014
铅	石墨炉原子吸收光谱法、ICP-MS、火焰原子吸收光谱法、二硫腙比色法	GB 5009.12—2017
砷	总砷:ICP-MS、氢化物发生原子荧光光谱法、银盐法;无机砷:LC-AFS、LC-ICP/MS、	GB 5009.11—2014
有机磷农药多组分残留	GC-MS	GB 23200.93—2016
有机氯农药多组分残留	毛细管柱气相色谱-电子捕获检测器法、填充柱气相色谱-电子捕获检测器法	GB/T 5009.19—2008
多环芳烃	HPLC、GC-MS	GB 5009.265—2016
二噁英	GC-MS	GB 5009.205—2013
多氯联苯	GC、GC-MS	GB 5009.190—2014
全氟辛烷磺酸和全氟辛酸	LC-MS/MS	GB 5009.253—2016

五、食品添加剂和包装材料迁移量检测分析

(一)食品添加剂检测分析

食品添加剂(food additive)对于改善食品色、香、味,提高食品档次,延长食品保质期具有重要意义。但另一方面,食品添加剂也可能具有一定的毒副作用。

食品添加剂的常见检测技术有滴定法、比色法、薄层色谱法、色谱/质谱法、离子色谱法等,举例见表2-6-3。这里主要介绍色谱/质谱法。

1. GC　GC是指用气体作为流动相的色谱法,利用物质的沸点、极性及吸附性质的差异来实现混合物的分离。GC具有样品传递速度快、分离效率高、样品用量少、多组分同时分析、易于自动化等优点。GC的不足之处在于其分析对象限于气体和沸点较低的化合物,而符合条件的物质仅占有机物总数的20%;其次,GC采用的流动相是惰性气体,对组分没有亲和力,仅起运载作用;GC分析一般在较高温度下进行,会造成热敏性成分缺失;GC的定性能力较差,往往需要结合质谱分析法组成气质联用技术以克服这一缺陷。该方法主要应用于酸性防腐剂、酯型防腐剂,如苯甲酸、山梨酸等的检测。

表2-6-3　主要食品添加剂理化分析方法

有害成分	检测方法	方法来源
阿斯巴甜和阿力甜	LC	GB 5009.263—2016
抗氧化剂	HPLC、LC-MS/MS、GC-MS、GC、比色法	GB 5009.32—2016
乙酸苄酯	GC	GB 5009.264—2016
诱惑红	纸色谱法	GB 5009.141—2016
栀子黄	HPLC	GB 5009.149—2016
红曲色素	HPLC	GB 5009.150—2016
叶黄素	LC	GB 5009.248—2016
合成着色剂	HPLC	GB 5009.35—2016
二氧化硫	滴定法	GB 5009.34—2016
环己基氨基磺酸钠	GC、HPLC、LC-MS/MS	GB 5009.97—2016
抗坏血酸	HPLC、荧光法、2,6-二氯靛酚滴定法	GB 5009.86—2016
对羟基苯甲酸酯类	GC	GB 5009.31—2016
苯甲酸、山梨酸和糖精钠	LC、GC、	GB 5009.28—2016
葡萄糖酸-δ-内酯	分光光度计法、HPLC、	GB 5009.276—2016
双乙酸钠	LC	GB 5009.277—2016
乙二胺四乙酸盐	LC	GB 5009.278—2016
木糖醇、山梨醇、麦芽糖醇、赤藓糖醇	HPLC	GB 5009.279—2016

2. GC-MS　GC-MS 兼具色谱的分离效率高、定量准确以及质谱的选择性高、鉴别能力强等优点,可用于同时检测复杂基质食品中多种食品添加剂。

3. HPLC　HPLC 可同时快速测定食品中多种添加剂,如采用梯度洗脱、变波长的方法,反相 HPLC 可同时测定饮料中甜味剂、防腐剂、人工合成色素及咖啡因等 12 种食品添加剂。

4. LC-MS　LC-MS 将色谱对复杂样品的高分离能力与质谱法具有的高选择性、高灵敏度及能够提供相对分子质量与结构信息的优点结合起来,在食用植物油和调味油中添加剂的检测、面粉添加剂偶氮甲酰胺代谢物联二脲及三聚氰胺等的检测有具体的应用。

(二) 包装材料迁移量检测分析

食品包装材料(food packing material)的迁移指食品包装材料接触食品时,材料本身含有的化学物质扩散至食品中,成为内装食品的“特殊食品添加剂”。例如,苯乙烯可从塑料包装迁移进入食品;采用陶瓷器皿盛放酸性食品时,其表面釉料中所含的铅可能被溶化,随食品进入人体而造成对人体的危害。对于迁移量的定义目前有两种,一种称为“总迁移量”,指的是在食品包装材料与食品接触过程中,进入食品中的物质总量。另一个定义为“特定迁移量”,指的是某个特定的物质从材料中迁移进入食品的量。“总迁移量”的值决定该产品与食品接触后对食品产生影响的程度,总迁移量超过一定的限值,将对食品的品质产生不可逆的负面影响;而“特定迁移量”关注的是某个或某类已知其毒性的物质,当其迁移进入食品的量超过一定的限值,则将对人体产生潜在的健康危害和损伤。

食品包装材料测试是为了通过测试确认产品已经达到了食品级安全的要求,从而保护人体健康。测试要求在正常条件或可预见的使用条件下,食品包装材料及其制品不得危害人体健康,或造成食品成分发生无法接受的变化,或造成食品发生感官的劣变。食品包装材料测试可分为:①物理测试:密度、熔点、透氧率、透水率、老化试验等;②微生物测试:微生物测试和细胞毒性测试;③化学测试:有毒有害物质的化学迁移分析。由于食品本身以及食品-包装系统的复杂性,直接分析各类食品中的迁移物质是十分困难的,所以通常选择用适当的食品模拟物来替代食品本身,在一定的温度和时间条件下开展迁移试验研究。迁移试验条件的选择一般包括食品模拟物、试验温度和时间三个主要参数。

1. 食品模拟物的选择　食品模拟物是能够接近真实地反映食品包装材料中组分向与之接触的食品中的迁移,具有某类食品的典型共性。食品模拟物的选择是最为重要的一个参数。食品模拟物应能最大限度地模拟真实食品在可预见的使用条件下所表现的迁移特性,从而为包装材料化学物迁移研究提供便捷、可靠的途径。对不同的食品选择其合适的模拟物时,首先是对食品进行分类。国内外各项食品包装材料迁移试验的相关法规和标准都规定了相应的食品模拟物,主要都是将食品分为 4 个类别:水性、酸性、含酒精和脂肪性食品。对模拟物选择的原则有二:一是食品模拟物应能尽量真实地反映所替代食品的特性;二是使

用食品模拟物可使迁移物的分析简单化和准确化。

2. 迁移试验温度和时间的选择　对于迁移试验的温度和时间,不同国家的这两项条件的选择差异也比较大。欧盟是根据食品包装材料本身的实际使用条件来选择时间和温度条件的,例如,对于冷藏储存的迁移试验条件,由于冷藏的温度一般不超过 5℃,且储存的时间以天计,故选择迁移温度、时间条件为在 5℃放置 10 天。而日本、韩国、美国和我国都是根据食品包装材料的不同材质来确定迁移试验条件。例如,聚乙烯(PE)材质的材料使用温度相对较低,迁移试验条件为 60℃放置 2 小时,而聚碳酸酯(PC)材质使用温度相对较高,则迁移试验条件也相对苛刻,设定为 95℃放置 6 小时。迁移试验条件的选择应尽可能反映实际使用条件,在可预见的使用情形下应选择最严苛的试验条件[如最高使用温度和(或)最长使用时间];在尚无法确定使用时间和温度的情形下应选择有科学证据支持的最严苛的测试温度和时间。

第二节　食品微生物学评价

食品微生物学评价是食品安全监督监测工作中不可缺少的重要手段,是衡量食品卫生质量的重要指标之一。通过食品微生物学评价,可以对食品被细菌污染的程度做出判断,评价食品的卫生情况。目前,我国的食品微生物学评价采用的卫生指标主要有 4 类:菌落总数、大肠菌群数、致病菌和真菌、酵母菌总数。食品微生物的种类众多,检测评价的方法也多种多样。近年来,随着科技的进步,一些新技术也被运用到了食品微生物学评价中,灵敏度和特异度都有所提高。

一、菌落总数测定及大肠菌群计数

(一) 概念

食品中的菌落总数(aerobic plate count)是反映食品细菌污染的常用指标之一,可作为食品被细菌污染程度的标志,反映其卫生状态,一般指单位质量 g、容积 ml 或表面积 cm² 的被检测食物内所含有的可在规定条件下(培养基及其 pH、培育温度及时间、湿度、技术方法等)培养出的细菌菌落总数,常用菌落形成单位(colony forming unit,CFU)表示。菌落总数的卫生学意义:首先是作为判定食品被细菌污染程度的标志,可以应用这一方法观察食品中细菌的性质以及细菌在食品中的繁殖动态,以便对被检样品进行卫生学评价。另外,依据食品中的菌落总数也可对这种食品的质量及其耐保藏性做出预测。

大肠菌群(coliforms)是一群能在 35~37℃、24 小时内发酵乳糖产酸产气、需氧和兼性厌氧的革兰阴性无芽孢杆菌。大肠菌群主要来源于人畜粪便,故以此作为粪便污染指标来评价食品的卫生质量,其卫生学意义是反映食品是否被粪便污染,并间接反映食品是否有肠道致病菌污染的可能性。

(二) 传统测定方法

1. 平板菌落计数法　平板菌落计数法是最为经典的菌落计数方法,也是 GB 4789.2—2016《食品安全国家标准

食品微生物学检验 菌落总数测定》规定的菌落总数测定方法。此方法因需要对样品进行梯度稀释，故所得计数效果线性范围大，同时又由于是菌悬液涂布，所以比较均匀，能较好地反映菌落的疏密程度，具有良好的重复性。

将待测样品稀释后便可进行培养，温度36℃，时间(48h±2)小时。水产品(30±1)℃培养(72±3)小时。如果样品中可能含有在琼脂培养基表面弥漫生长的菌落时，可在凝固后的琼脂表面覆盖一薄层琼脂培养基（约4ml），凝固后翻转平板，按上述条件进行培养。在菌落计数时须有以下几项注意：①可用肉眼观察，必要时用放大镜或菌落计数器，记录稀释倍数和相应的菌落数量。菌落计数以菌落形成单位表示。②选取菌落数在30~300CFU之间、无蔓延菌落生长的平板计数菌落总数。低于30CFU的平板记录具体菌落数，大于300CFU的可记录为多不可计。每个稀释度的菌落数应采用两个平板的平均数。③其中一个平板有较大片状菌落生长时，则不宜采用，而应以无片状菌落生长的平板作为该稀释度的菌落数；若片状菌落不到平板的一半，而其余一半中菌落分布又很均匀，即可计算半个平板后乘以2，代表一个平板菌落数。④当平板上出现菌落间无明显界线的链状生长时，则将每条单链作为一个菌落计数。

2. 大肠菌群数计数　大肠菌群数可通过两种方法测定，即最可能数(maximum probable number, MPN)法和平板计数法。具体操作步骤见国标《食品安全国家标准 食品微生物学检验 大肠菌群计数》(GB 4789.3—2016)。两种方法相同之处在于都采用了复发酵试验（证实试验），并把将培养物或可疑菌落移种于煌绿乳糖胆盐肉汤(BGLB)管中是否产气为指标，若产气则报告为大肠菌群阳性。二者的区别在于：①MPN法适用于大肠菌群含量较低的食品中大肠菌群的计数，平板计数法适用于大肠菌群含量较高的食品中大肠菌群的计数，这里所说的含量高低通常以100CFU为准，即含量低于100CFU采用MPN法，含量高于100CFU采用平板计数法；②MPN法是一种应用概率理论来估算细菌浓度的方法，而平板计数法是样品经过处理培养后，来数平板上所生长出的菌落个数，根据稀释度从而最终计算出每毫升或每克待检样品的大肠菌群数，以CFU/ml或CFU/g报告。

MPN法是统计学和微生物学结合的一种定量检测法，它的检验原理是待测样品经系列稀释并培养后，根据其未生长的最低稀释度与生长的最高稀释度，应用统计学概率论推算出待测样品中大肠菌群的最大可能数。食品中的大肠菌群数以100g或100ml检样内大肠菌群最可能数(MPN)表示。

（三）菌落总数的其他检测方法

菌落总数的检测通常采用琼脂平板培养法，一般需要2~3天，也就是至少需要48小时左右才能完成，而且其实验操作繁琐、检测周期长、灵敏度较低。若检测一些易腐败变质的食品，如三文鱼、鲜牛奶等，则具有较大的滞后性，从而影响产品的生产和流通，降低监督执法的时效性，甚至威胁消费者的健康。近年来，随着科技的进步，发展了一些操作更为简单的检测方法，可不同程度缩短检测时间。

1. 菌落总数测试片检测法　菌落总数测试片是一种进行菌落计数的干膜，多采用可再生的水合物材质，由上下两层薄膜组成。上层聚丙烯薄膜含有黏合剂、指示剂及冷水可溶性凝胶；下层聚乙烯薄膜含有细菌生长所需的营养琼脂培养基。细菌在测试片上生长时，细胞代谢产物与上层的指示剂氯化三苯四氮唑发生氧化还原反应，将指示剂还原成红色非溶解性产物，从而使细菌着色。故测试片上红色菌落判断为菌落总数。

此法样品的制备方法及所需器材与稀释方法同平板菌落计数法大概一致。培养过程较为简便，菌落在测试片上的分布较传统培养基上的分布更为均匀，更因其菌落颜色呈红色，故更利于菌落准确计数，灵敏性较高。同时避免了热琼脂法不适宜受损细菌恢复的缺陷，适合于实验室及现场检测。

2. 微菌落计数法　微菌落计数法具有简单、快速、容易建立等优点，其研究始于20世纪50年代，定量测定从70年代开始。国内外的学者们运用该方法检测水、食品中的菌落总数。其主要原理是观察和记录微生物生长繁殖早期在固相载体上形成的，须借助显微镜观察的微小菌落。

显微镜下的菌落特征：经12小时培养后的微菌落生长较好，在10倍物镜下可清楚记数，用油镜观察可见菌落形态各异，因此可根据微菌落形态，对样品中细菌进行粗略分类。

微菌落计数法十分经济便捷，一个普通营养琼脂平板可贴7张膜，每张膜至少可加两个点样斑，即一个营养琼脂平板的膜至少相当于14个平板，故可节约大量培养基，减少了制备琼脂平板和消毒处理的人力消耗。同时该技术能在13小时内报告结果，比常规平板计数法快近1倍，且结果可长期保存，膜上的微菌落放置半年后，仍可清楚计数。但由于采用大面积加样和显微因子的计数计算方式，使该方法的最低检出限一般在10^3CFU/ml以上，但如通过特殊的抽滤加样系统使加样量增至每个加样斑1ml，则可计数全部加样斑菌落数即得到每毫升样品中菌落总数，已使该技术的检出限与常规平板法相当。

3. 电阻抗法　电阻抗法是通过测量微生物代谢引起培养基电特异性的变化来测定样品中微生物含量的一种快速检测方法。微生物在培养过程中，可将培养基中的大分子（如碳水化合物、脂类、蛋白质等）代谢成小分子或活性底物，改变培养基的导电性能，从而导致培养基的阻抗值发生改变。通过分析阻抗曲线来推算出微生物的原始菌量。电阻抗法具有操作简单、反应快速、灵敏度高、特异性强等特点，可用于临床样本细菌检测、食品质量与病原体检测、工业生产中的微生物过程控制及环境卫生细菌学研究。但电阻抗法需要在微生物培养过程中保持温度的稳定。

4. ATP生物荧光法和近红外线光谱技术　ATP生物荧光法的反应机制是：荧光素酶以荧光素、ATP和O_2为底物，在Mg^{2+}的催化下，将化学能转化成光能，发出光量子。在一定范围内，ATP的浓度与发光强度成线性关系。通过发光光度计就可以检测出样品（溶液）中的ATP的含量，进而推断菌落总数。这种方法可以在不增菌的情况下，在5~10分钟内检测出10^4CFU/ml的细菌，最短的可在几十秒内完成一个样本的测定。ATP 生物荧光法虽然检测迅速、操作简便、重现性好、灵敏度高，但是会受到试剂中某些离子的干扰、抑制，还会受 pH、温度、色素等因素的影响。

近红外线（波长在 780～2526nm 范围内的电磁波）主要对含有氢基团振动的倍频和合频吸收。当近红外线照射待测物质时，频率相同的光线和基团将发生共振现象，光的能量通过分子偶极极矩的变化传递给分子；但当近红外线的频率和样品的振动频率不同时，该频率的红外线就会被吸收。因此，通过监测分析连续改变频率的近红外线照射样品的透射或反射光线，就可确定该组分的含量，从而确定其菌落总数。

ATP 生物荧光法和近红外线光谱技术法检测食品中菌落总数所需时间最短。但这些方法所使用的仪器还处在开发阶段，尤其是国内开发的检测仪器在性能稳定性、检测精度等方面参差不齐，还有待进一步的验证和评价。

（四）大肠菌群快速检测方法

目前我国对食品中大肠菌群的检测一般采用的是国家标准中的 MPN 法或平板计数法，这两种检测方法的准确性、灵敏度均较高，但是操作繁杂、耗时较长、成本较高，且无法在现场进行快速检测。因此，大肠菌群的快速检测方法具有很大的研究和应用前景。目前，大肠菌群的快速检测方法主要有免疫学检测技术、酶活性检测技术、分子生物技术、基因芯片技术和传统检测方法改进技术等。

1. 免疫学检测技术　免疫学检测技术的原理是抗原与抗体的特异性反应。目前，常用的免疫学检测技术有酶联免疫吸附检测法、荧光免疫检测法、免疫血清法、免疫磁珠检测法等。免疫学检测法的共同优点是检测的效率高，通常在几个小时之内就能得到检测结果，有些甚至在几十分钟内就能检测出结果。其缺点是容易受到其他细菌等微生物共同抗原的影响，使得大肠菌群的检测中出现假阳性的结果。

2. 酶活性检测技术　酶活性检测技术的原理是培养基含有的荧光或显色底物在细菌特异性酶的作用下，产生荧光或显示一定颜色，从而完成目标菌的检测、计数和鉴定。与传统多管发酵法相比，酶活性检测法具有特异性强、反应快速、灵敏度高且环保的优点。

3. 分子生物技术　分子生物技术的优点在于不需要培养的过程，可以极大地缩短检测的时间。目前，最常使用的分子生物技术有原位杂交技术和聚合酶链式反应技术。原位杂交技术是利用分子杂交融合原理的一种检测手段，通过大肠菌群的 RNA 与 DNA 序列互补结合，对大肠菌群进行杂交培养，从而检测出检测物中的大肠菌群数量。聚合酶链式反应是利用 DNA 聚合酶的作用，通过变性、复性等过程，对 DNA 进行快速复制，然后利用电泳法或特异性核酸探针检测扩增的 DNA 序列。

4. 基因芯片技术　基因芯片技术是近年来兴起的一种分子生物检测技术，它融合了计算机、化学、物理等多学科先进技术，具有很强的学科交叉性和综合性，是目前大肠菌群检测研究的主要方向。基因芯片的检测原理是将经过选择的基因片段按照一定的顺序放置在芯片上，并与芯片上的核酸进行组合，然后通过荧光扫描仪检测出样品中的

大肠菌群数量。

5. 传统检测方法改进技术　传统的检测方法改进技术包括膜过滤技术、快速测试片法、试剂盒法和电阻抗法等。这些改进的检测方法都具有能快速检测大肠菌群且灵敏度较高的优点，但同时也具有一些如不稳定、受样品种类影响大的缺点。

综上，目前大肠菌群的快速检测方法各有各的优势，同时在特异性、灵敏度、重复性以及检测时间、成本、可操作性上存在各自的缺点，因此，大肠菌群的快速检测方法依然有待进一步研究和完善。

二、食品中常见致病菌检测

（一）概述

食品致病菌是可以引起食物中毒或食源性疾病的细菌。污染食品的常见致病菌包括沙门菌、单核细胞增生李斯特菌、金黄色葡萄球菌、副溶血性弧菌、大肠埃希菌 $O_{157}：H_7$ 等。

（二）检测方法

1. 传统检测方法　传统的致病菌检验方法是生化培养分离法，依靠培养基进行培养、分离及生化鉴定，通过革兰染色、菌落培养形态、生理生化特性等基于微生物及其生长代谢所表现的性状来识别致病菌。此法检验过程耗时较长，包括预增菌、选择性增菌、分离、生化试验以及血清学鉴定等一系列的检测程序，需耗时 1 周左右。

《食品安全国家标准 食品中致病菌限量》（GB 29921—2013）中规定了食品中主要致病菌的指标、限量要求和检验方法。检验方法主要参照《食品安全国家标准 食品微生物学检验 沙门菌检验》（GB 4789.4—2016），《食品安全国家标准 食品微生物学检验 单核细胞增生李斯特菌检验》（GB 4789.30—2016），《食品安全国家标准 食品微生物学检验 金黄色葡萄球菌检验》（GB 4789.10—2016）第二法，《食品安全国家标准 食品微生物学检验 副溶血性弧菌检验》（GB 4789.7—2013），《食品安全国家标准 食品微生物学检验 大肠埃希菌 O157：H7/NM 检验》（GB 4789.36—2016）等。

例 1：沙门菌检验。

（1）预增菌：无菌操作称取样品，与缓冲蛋白胨水混合培养。

（2）增菌：样品混合物转种于增菌液内培养。

（3）分离：取增菌液划线接种于 BS 琼脂平板和 XLD 琼脂平板（或 HE 琼脂平板或沙门菌属显色培养基平板），观察各平板上生长的菌落特征。

（4）生化试验：挑取 2 个以上典型或可疑菌落，接种于三糖铁琼脂和赖氨酸脱羧酶试验培养基，沙门菌属的反应结果见表 2-6-4。

（5）血清学鉴定：检查培养物有无自凝性。对无自凝的培养物依次进行多价菌体抗原（O）、多价鞭毛抗原（H）的血清学鉴定。

（6）血清学分型（选做项目）

依次进行 O 抗原的鉴定、H 抗原的鉴定、Vi 抗原的鉴定，根据血清学分型鉴定的结果，按照有关沙门菌属抗原表判定菌型。

表 2-6-4 沙门菌属在三糖铁琼脂和赖氨酸脱羧酶试验培养基内的反应结果

三糖铁琼脂				赖氨酸脱羧酶试验培养基	初步判断
斜面	底层	产气	硫化氢		
K	A	+(−)	+(−)	+	可疑沙门菌属
K	A	+(−)	+(−)	−	可疑沙门菌属
A	A	+(−)	+(−)	+	可疑沙门菌属
A	A	+/−	+/−	−	非沙门菌
K	K	+/−	+/−	+/−	非沙门菌

注:K:产碱,A:产酸;+:阳性,−:阴性;+(−):多数阳性,少数阴性;+/−:阳性或阴性
引自:《食品安全国家标准 食品微生物学检验 沙门菌检验》(GB 4789.4—2016)

例2:单核细胞增生性李斯特菌检验

生化培养特征鉴定:(或选择生化鉴定试剂盒或全自动微生物鉴定系统等)

(1)染色镜检:李斯特菌为革兰阳性短杆菌,大小(0.4~0.5μm)×(0.5~2.0μm);用生理盐水制成菌悬液,在油镜或相差显微镜下观察,该菌出现轻微旋转或翻滚样的运动。

(2)动力试验:挑取纯培养的单个可疑菌落穿刺半固体或 SIM 动力培养基,李斯特菌有动力,在半固体或 SIM 培养基上方呈伞状生长。

(3)生化鉴定:挑取纯培养的单个可疑菌落,进行过氧化氢酶试验,过氧化氢酶阳性反应的菌落继续进行糖发酵试验和 MR-VP 试验。

(4)溶血试验:挑取纯培养的单个可疑菌落刺种到羊血平板上培养,于明亮处观察,单增李斯特菌呈现狭窄、清晰、明亮的溶血圈,斯氏李斯特菌在刺种点周围产生弱的透明溶血圈,英诺克李斯特菌无溶血圈,伊氏李斯特菌产生宽的、轮廓清晰的β-溶血区域。

(5)协同溶血试验 cAMP(可选项目):单核细胞增生李斯特菌在靠近金黄色葡萄球菌处出现约 2mm 的β-溶血增强区域,斯氏李斯特菌也出现微弱的溶血增强区域,伊氏李斯特菌在靠近马红球菌处出现约 5~10mm 的"箭头状"β-溶血增强区域,英诺克李斯特菌不产生溶血现象。

2. 快速检测方法

(1)免疫学检测:免疫学检测是近些年来食源性致病菌检测中较常用的方法,致病微生物的免疫学检测方法比较常用的有:酶联免疫吸附法、荧光免疫检测法等。

1)酶联免疫吸附法:酶联免疫吸附法(enzyme-linked immunosorbent assay,简称 ELISA)是利用酶复合物对抗体的高效催化性能,将两者的反应现象放大观察,更清晰地检测出致病菌。在进行检测之前,将酶与待测菌按照一定比例放置在载体上,然后加入酶的催化底物,检测发生反应的酶与待测菌的量,就可以确定待测菌是否是致病菌,这种检测方法中酶的催化反应放大了微生物的反应现象,从而快速得到检测结果。

酶联免疫吸附法检测沙门菌:以福尔马林灭活的鼠伤寒沙门菌作为免疫抗原,免疫雌性日本大耳兔,从而制备抗沙门菌多克隆抗体,再采用辛酸-硫酸铵法纯化多抗。抗体中依次加入含沙门菌的样品和酶标抗体,形成抗原抗体复合物,经洗涤去除反应液中其他物质,加入酶反应底物后,底物酶催化变为有色产物,颜色反应的深浅与样品中沙门菌的含量成正相关。故可根据呈色的深浅进行定性分析或通过酶标仪进行定量测定。由于酶的催化效率很高,间接地放大了免疫反应的结果,使测定方法达到很高的敏感度。

ELISA 法与传统方法相比,具有操作简单、周期短、灵敏度和特异性好的优点,与 PCR 相比费用低、操作简便、操作时的残留污染不易导致假阳性和假阴性,而且不需要专门仪器设备,对基层检验人员来说可操作性较高,但目前仍有许多不足之处,如制备抗体较困难、对试剂的选择性高、不能同时分析多种成分等,因此还须进一步探索和研究。

2)荧光免疫检测法:荧光免疫检测法是通过对检测物进行荧光成像或荧光光度计检测,标记检测物的荧光信号,对荧光信号进行分析从而判定检测物中是否含有致病菌。检测物中一般都含有一定的荧光活性分子,检测物中的成分不同,荧光信号也不尽相同,这种通过荧光信号来检测致病菌的方法属于"可视化检测"。目前已研制出基于万古霉素建立荧光酶联免疫吸附法检测金黄色葡萄球菌的方法,即以猪 IgG 作为捕获抗体固定金黄色葡萄球菌,以修饰有万古霉素的量子点荧光微球作为"检测抗体",利用万古霉素能与革兰阳性菌细胞壁表面的 D-丙氨酰-D 丙氨酸的部分片段以五氢键产生特异性识别,以及猪 IgG 的 Fc 片段可与金黄色葡萄球菌上的蛋白 A 结合的特点,选用量子点荧光微球作为标记物,通过荧光强度检测金黄色葡萄球菌。

(2)分子生物学检测技术:分子生物学检测技术也是目前微生物检测领域应用较广的检测技术之一,通过将被检物中的核酸进行扩增反应,增强其反应信号,使得能够更清楚明显地识别出微生物的种类。例如用实时荧光定量 PCR(real-time PCR,RT-PCR)技术检测食品中常见食源性致病菌。RT-PCR 通过对 PCR 过程的实时监控,可专一、灵敏、快速、重复地精确定量起始模板浓度,真正实现了 PCR 从定性到定量的飞跃。该技术拥有特异性强、灵敏度高、重复性好、定量准确、速度快、全封闭反应等优点,已成为分子生物学研究的重要工具。

三、真菌和酵母计数

(一)真菌和酵母概述

真菌(fungus)是真核细胞型的微生物,其形态多样,最简单的真菌是单细胞真菌,从营养到繁殖的所有功能和过程均由单个细胞完成;但大多数真菌为多细胞。霉菌是真菌中的一大类,是由菌丝以缠结的形式生长的丝状真菌,即菌丝体比较发达而且没有较大实体的一部分真菌。霉菌可

迅速地蔓延,有时可在 2~3 天内布满几英寸。真菌(霉菌)按其产毒性可分为产毒菌株和非产毒菌株,产毒真菌产生毒素需要一定的条件,产毒菌株产生真菌毒素不具有严格的专一性,即一种菌种或菌株可以产生几种不同的毒素,而同一真菌毒素也可由几种真菌产生,另外,同一产毒菌株的产毒能力可有可变性和易变性。目前已知的产毒真菌主要是曲霉菌属、青霉菌属、镰刀菌属中的部分菌种或菌株等。常见的真菌毒素如黄曲霉毒素、赭曲霉毒素、杂色曲霉素、单端孢霉烯族毒素等。酵母属于单细胞真菌,其菌落特征与细菌相似,但比细菌菌落大而厚,菌落表面光滑、湿润、黏稠,容易挑起,菌落质地均匀。

真菌和酵母(yeast)广泛分布于自然界,也是食品中正常菌相的一部分。但在某些情况下,霉菌和酵母也可造成腐败变质。由于它们生长缓慢、竞争能力不强,故常出现在不适于细菌生长的食品中,如 pH 低、湿度低、含盐和含糖高的食品、低温贮藏的食品、含有抗生素的食品等。真菌和酵母污染食品后,在基质及环境条件适宜时,可引起食品的腐败变质,可使食品呈现异样颜色、产生霉味等异味,食用价值降低。此外,食品中产毒真菌能够合成有害代谢产物——真菌毒素,人一次性摄入含大量真菌毒素的食物可发生急性中毒,长期摄入含少量真菌毒素的食物也会导致慢性毒性(包括致癌、致畸和致突变等)。

(二)真菌和酵母计数

真菌和酵母可以作为评价食品卫生质量的指示菌,而真菌和酵母计数通常用来评价食品被污染的程度。在对真菌进行计数时,丝状真菌因其菌丝发达,且有有隔菌丝和无隔菌丝之分,有隔菌丝中每一间隔所含细胞核数量也不一,因此,对丝状真菌计数主要是计其孢子数。酵母属单细胞真菌,可直接对细胞进行计数。

真菌和酵母菌数的测定是指食品检样经过处理,在一定条件下培养后,所得 1g(ml)检样中所含的真菌和酵母菌落总数。计数方法主要有真菌和酵母平板计数法和真菌直接镜检计数法。

1. 真菌和酵母平板计数法 平板菌落计数法是将待测品经适当稀释后,其中的微生物充分分散成单个细胞,取一定量的稀释样液接种到平板上,经过培养,由每个单细胞生长繁殖而形成肉眼可见的菌落,即一个单菌落应代表原样品的一个单细胞。统计菌落数,根据其稀释倍数和取样接种量即可换算出样品中的含菌数。平板菌落计数法虽然操作较繁琐,结果需要培养一段时间才能取得,而且测定结果易受多种因素的影响,但是,由于该计数方法最大的优点是可以获得活菌的信息,所以广泛用于生物制品检验,以及食品、饮料和水等的含菌指数或污染程度的检测。

2. 真菌直接镜检计数法 直接镜检计数法是将小量待测样品的悬浮液置于一种特定的具有确定面积和容积的载玻片上,于显微镜下直接计数,然后推算出含菌数的一种方法。

真菌和酵母平板计数法适用于各类食品中真菌和酵母的计数,真菌直接镜检计数法适用于番茄酱罐头、番茄汁中霉菌的计数。以上两种计数方法为我国食品安全国家标准的标准检验方法。

3. 血细胞计数板法 血细胞计数板法是显微镜直接计数法的一种,其将样品置于血细胞计数板上,于显微镜下直接计数。使用血细胞计数板计数时,先要计数每个小方格中微生物的数量,再换算成每毫升菌液(或每克样品)中微生物细胞的数量。血细胞计数板法简便快捷,但在计数时死活细胞均被计算在内,可能还有微小杂物的干扰,故得出的结果往往偏高,因此较适用于对形态个体较大的菌体或孢子进行计数。

4. 比浊法 比浊法又称浊度测定法,为测量透过悬浮质点介质的光强度来确定悬浮物质浓度的方法,是一种光散射测量技术。在生物化学中,比浊法广泛用于测定液体食品中微生物的生长量。比浊法适用于密度大、非动物细胞的测量,但精确度较低。

5. 荧光定量 PCR 快速检测法 传统的平板培养法检测周期一般较长,有时还须配合其他生化反应试验做进一步鉴定,这无疑又增加了检测周期。作为一种快速、准确的检测方法,荧光定量 PCR 技术可快速检测微生物,主要过程包括:菌种分离、菌种鉴定、DNA 条形码确定、荧光定量 PCR 检测。在酵母菌的荧光定量 PCR 检测方法中,其检测对象为纯化后的酵母菌。

四、益生菌检测

(一)益生菌的概念及生理功能

世界卫生组织将益生菌定义为适当摄取后能对机体产生有益作用的活性微生物。益生菌可分为三大类:双歧杆菌类(长双歧杆菌、嗜热双歧杆菌等)、乳杆菌类(嗜酸乳杆菌、乳酸菌等)、革兰阳性球菌(粪链球菌、嗜热链球菌等),此外也包括一些酵母菌等。益生菌主要通过改善宿主肠道内菌群平衡来发挥其有益作用,其主要生理功能是:①保护肠道生物屏障:益生菌不仅在人体肠道中形成优势菌群,还能够紧密结合在肠黏膜上构成天然生物屏障,一些益生菌可通过分泌有机酸来降低肠道 pH 或与肠道中有害细菌竞争性获得营养物质来抑制致病菌的生长,保护肠道生物屏障,也可增加肠道黏附素的分泌从而增加肠上皮细胞屏障的完整性。②抗菌效应:益生菌具有直接抗菌效应,有些益生菌可生成抗菌物质,抑制肠道内致病菌的生长及产毒。益生菌可与胃肠道的上皮细胞发生反应,其表层蛋白与上皮细胞黏附,进而发挥定植效应,阻止病原菌与肠道黏膜受体结合。③免疫调节作用:益生菌可调节免疫系统,并控制炎症发展,主要通过调节参与吞噬功能的一系列细胞因子的分泌来实现。④营养作用:益生菌在肠道内能合成多种维生素,如氨基酸、维生素 B_1、维生素 B_2、叶酸、泛酸、维生素 K 等,有利于钙铁锌铜及维生素 D 的吸收,促进生长和发育。⑤其他作用:乳杆菌等益生菌可降低血胆固醇水平,预防高血脂引起的冠状动脉硬化;益生菌可缓解乳糖不耐受患者的症状,对细菌性阴道炎也有一定的治疗作用。

(二)益生菌的检测方法

1. 乳酸菌(lactic acid bacteria) 《食品安全国家标准 食品微生物学检验 乳酸菌检验》(GB 4789.35—2016)中规定了含乳酸菌食品中乳酸菌的检验方法,适用于含活性乳酸菌的食品中乳酸菌的检验。这里的乳酸菌是指一类可发酵糖主要产生大量乳酸的细菌的通称,主要为乳杆菌属(*Lactobacillus*)、双歧杆菌属(*Bifidobacterium*)和嗜热链球菌属(*Streptococcus*)。

样品处理后,样品匀液接种于不同培养基,挑取 3 个或以上单个菌落,嗜热链球菌属接种于 MC 琼脂平板,乳杆菌属接种于 MRS 琼脂平板,置(36±1)℃厌氧培养 48 小时。其中,双歧杆菌的鉴定按《食品安全国家标准 食品微生物学检验 双歧杆菌检验》(GB 4789.34—2016)的规定操作。

(1) 涂片镜检:乳杆菌属菌体形态多样,呈长杆状、弯曲杆状或短杆状。无芽孢,革兰染色阳性。嗜热链球菌菌体呈球形或球杆状,直径为 0.5~2.0μm,成对或成链排列,无芽孢,革兰染色阳性。

(2) 常见乳杆菌属的主要生化反应见表 2-6-5 和表 2-6-6。

表 2-6-5　常见乳杆菌属内菌种的碳水化合物反应

菌　　种	七叶苷	纤维二糖	麦芽糖	甘露醇	水杨苷	山梨醇	蔗糖	棉子糖
干酪乳杆菌干酪亚种(*L. casei subsp. casei*)	+	+	+	+	+	+	+	+
德氏乳杆菌保加利亚种(*L. delbrueckii subsp. bulgaricus*)	−		−		−	−	−	−
嗜酸乳杆菌(*L. acidophilus*)	+	+	+		+	−	+	d
罗伊乳杆菌(*L. reuteri*)	ND	−	+		−	−	+	+
鼠李糖乳杆菌(*L. rhamnosus*)	+	+	+	+	+	+	+	−
植物乳杆菌(*L. plantarum*)	+	+	+	+	+	+	+	+

引自:《食品安全国家标准 食品微生物学检验 乳酸菌检验》(GB 4789.35—2016)

表 2-6-6　嗜热链球菌的主要生化反应

菌种	菊糖	乳糖	甘露醇	水杨苷	山梨醇	马尿酸	七叶苷
嗜热链球菌(*S. thermophilus*)	−	+	−	−	−	−	−

注:+表示 90%以上菌株阳性;−表示 90%以上菌株阴性
引自:《食品安全国家标准 食品微生物学检验 乳酸菌检验》(GB 4789.35—2016)

2. 双歧杆菌(bifidobacterium)　双歧杆菌是一种不产芽孢、无运动性、严格厌氧的革兰阳性菌,细胞形态多变,常呈 Y 或 V 状分叉,也有棍棒状和匙状。双歧杆菌不能还原硝酸盐,过氧化氢酶阴性,吲哚反应阴性,联苯胺反应阴性;其最适生长温度为 37~41℃。双歧杆菌广泛存在于人和动物的消化道,此外,在人的口腔、母乳、阴道以及原料乳和污水等环境中也有少量存在。由于双歧杆菌有多方面的益生功能,在食品中的应用越来越多。

双歧杆菌的检验方法包括传统检验法和分子生物学检测方法。

(1) 传统检验法:《食品安全国家标准 食品微生物学检验 双歧杆菌检验》(GB 4789.34—2016)中双歧杆菌的传统检测方法主要通过选择性培养基实现双歧杆菌的检测。该方法具有成本低、对设备要求低的优点。在样品处理和接种培养后,菌种鉴定主要通过涂片镜检(双歧杆菌平板或 MRS 平板上生长的双歧杆菌革兰染色阳性,呈短杆状、纤细杆状或球形,可形成各种分支或分叉等多形态,不抗酸,无芽孢,无动力)、生化鉴定(过氧化氢酶试验为阴性)、有机酸测定等方法鉴别。

传统培养法仅能检测可培养细菌,而不能检测许多无法培养的细菌,方法敏感性低、特异性较差、效率低、受操作方法影响较大。

(2) 分子生物学检测方法

1) 核酸分子杂交技术:有研究对 32 种双歧杆菌的 16S rRNA 基因序列进行比较发现,双歧杆菌 1412~1432 位的核苷酸序列在所有双歧杆菌中具有高度保守性,该区域可作为双歧杆菌属特异核苷酸片段,取名为 lm3,核酸探针

lm3 是双歧杆菌属的特异性探针,可用于双歧杆菌属中不同个体的检测。此后,针对人粪便中 7 种主要的双歧杆菌设计种特异性探针,利用多色荧光原位杂交技术对双歧杆菌进行检测,结果发现,该技术能有效区分人粪便中这 7 种主要的双歧杆菌。

2) 基因芯片技术:基因芯片有一定的特异性,同时可以实现高通量检测,在双歧杆菌检测中有一定的应用。用基因芯片技术检测人体肠道中包括双歧杆菌在内的常见 20 种细菌,结果显示,基因芯片技术是一种检测人肠道中主要菌群的可靠技术,但还存在设备成本高、灵敏度低和操作繁琐等不足。

3) PCR 技术:目前,PCR 技术包括实时荧光定量 PCR 技术、多重 PCR 技术等已被用于双歧杆菌的检测中。例如,把人源的 9 种双歧杆菌和常被用于益生菌制品的乳双歧杆菌分为两组进行多重 PCR 扩增和检测,结果显示,该方法对双歧杆菌有很好的检测效果。设计针对婴儿双歧杆菌、短双歧杆菌和长双歧杆菌的 rRNA 靶特异性引物,利用实时荧光定量 PCR 技术定量检测益生菌制剂中的双歧杆菌,结果显示,该方法可有效的定量检测双歧杆菌。

4) 高通量测序技术:随着分子生物学技术的发展,第二代高通量测序技术蓬勃发展,以 16S rRN 基因、ITS(internal transcribed spacer)序列和蛋白编码基因为基础的测序技术为双歧杆菌的检测开辟了新思路。

第三节　食品安全性评价与风险分析

食品从原料生产、加工、贮运、销售直到消费的各个环

节都可能存在物理、化学、生物危险因素。随着新食品资源的不断开发,食品及食品相关材料的品种不断增加,食品安全性评价的重要性日益突显。为满足日益增长的国内食品安全和国际贸易需求,食品安全性评价和风险分析相关理论和技术快速发展,逐渐成为评价食品中的危害与人体健康风险相关性的主要方法。

一、食品安全性毒理学评价程序和方法

安全性评价(safety evaluation)是利用规定的毒理学程序和方法评价化学物和其他有害因素(如放射线、生物因素等)对机体产生的有害效应(包括损伤、疾病和死亡等),并外推在特定条件下暴露于化学物或其他有害因素对人群健康的效应。在食品领域,安全性评价常应用于评价食品生产、加工、保藏、运输和销售过程中涉及的可能对健康造成危害的化学、生物和物理因素,检验对象包括食品及其原料、食品添加剂、新食品原料、辐照食品、食品相关产品(包装材料、容器、洗涤剂、消毒剂及用于食品生产经营的工具、设备)、食品污染物等。

(一) 安全性评价毒理学试验选择原则

目前,各国的食品安全性评价多以分阶段或分层测试的策略进行。分阶段或分层策略可根据上一层或上一阶段的试验结果,判断是否需要进行下一层或下一阶段的试验内容。使用分阶段或分层测试策略是由于安全性评价的毒理学试验大多是有关联的,一些初步的试验是其他试验的基础。此外,对于试验周期短、费用低、预测价值高的试验予以优先安排,有利于尽量减少动物和资源的消耗,提高筛选的效率。如某些物质在进行了部分毒理学试验后未出现毒性反应或仅表现出轻微毒性,则可进行下一阶段的试验;若表现出遗传毒性或是较强的一般毒性,则不必进行后阶段试验。我国《食品安全国家标准 食品安全性毒理学评价程序系列标准》(GB 15193)对食品安全毒理学评价程序、实验室操作规范、各项试验方法和具体操作等做出了详细规定。图2-6-1展示了我国食品安全性评价毒性试验选择的基本程序和试验原则。

(二) 毒理学试验项目及其主要目的

1. 急性毒性试验 是一项最基础的毒性试验,即经口一次性或24小时内多次给予受试物后,在短期(1~2周内)观察动物所产生的毒性反应、中毒体征和死亡。试验目的是了解受试物的急性毒性强度、性质和可能的靶器官,测定半数致死剂量(median lethal dose, LD_{50}),为下一步毒性试验的剂量设置和毒性观察指标的选择提供依据,并可根据 LD_{50} 进行急性毒性剂量分级。

2. 遗传毒性试验 目的是了解受试物的遗传毒性和致突变性,并筛查受试物的潜在致癌作用。目前各国常采用遗传毒性试验配套组合和分阶段测试的方法进行试验。我国推荐可采用两种试验组合,即组合1:Ames试验+体内哺乳动物红细胞微核试验或体内哺乳动物骨髓细胞染色体畸变分析+小鼠精原细胞或精母细胞染色体畸变分析或啮齿类动物显性致死试验;组合2:Ames试验+体内哺乳动物红细胞微核试验或体内哺乳动物骨髓细胞染色体畸变分析+体外哺乳类细胞染色体畸变分析或体外哺乳类细胞TK基因突变试验。

3. 28天经口毒性试验 在急性毒性试验的基础上,确定实验动物在28天内经口连续接触受试物后引起的毒性效应。进一步了解受试物毒作用性质、剂量-反应关系和可能的靶器官,得到28天经口未观察到有害作用剂量(no observed adverse effect level, NOAEL)和(或)观察到有害作用最低剂量(lowest observed adverse effect level, LOAEL),初步评价受试物的安全性,为下一步亚慢性毒性和慢性毒性试验剂量、观察指标、毒性终点的选择提供依据。

4. 90天经口毒性试验 确定实验动物在较长时期内(一般不超过其最大寿命的10%,大鼠为90天)经口连续接触受试物后引起的毒性效应。观察受试物的毒作用性质、强度和可逆性、剂量-反应关系和靶器官,得到NOAEL和LOAEL,初步确定受试物的经口毒性,为慢性毒性试验剂量选择、观察指标、毒性终点的选择以及推导人体健康指导值提供依据。

5. 致畸试验 母体在孕期受到可通过胎盘屏障的有害物质作用,影响胚胎的器官分化与发育,导致结构异常,出现胎仔畸形。因此,在受孕动物胚胎的器官形成期给予受试物,可检测该物质对胎仔的致畸作用和发育毒性,并可

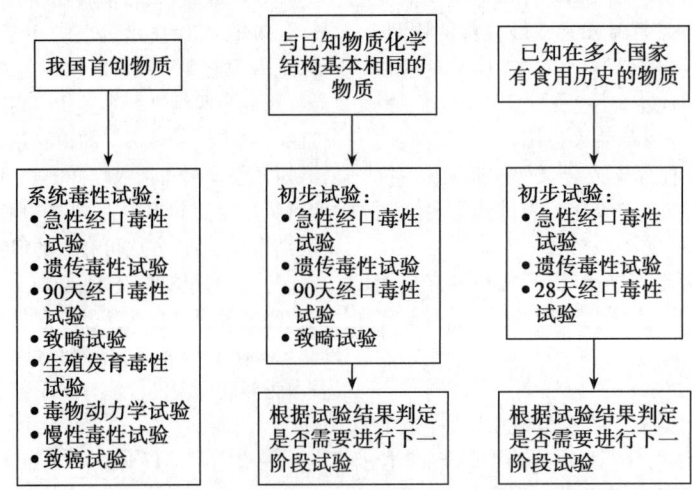

图2-6-1 我国食品安全性毒理学评价程序对受试物毒性试验选择的要求

得到致畸作用的 NOAEL。通过受试物引起实验动物的致畸性而预测其对人体可能的致畸性。

6. 生殖毒性试验和生殖发育毒性试验　生殖毒性试验包括一代、二代、三代生殖毒性试验，如果在两代生殖试验中观察到受试物对子代有明显的生殖毒性作用，则需要进行第三代生殖毒性试验。生殖发育毒性试验通常是 F0 或(和)F1 代给予受试物观察生殖毒性，F1 和 F2 代观察功能发育毒性。试验目的是了解受试物对实验动物繁殖及对子代的发育毒性，如性腺功能、发情周期、交配行为、妊娠、分娩、哺乳和断乳以及子代的生长发育等，得到受试物的生殖/发育毒性 NOAEL。

7. 毒物动力学试验　对实验动物通过适当的途径一次或在规定的时间内多次给予受试物，测定体液、脏器、组织、排泄物中受试物和(或)代谢产物的量或浓度的经时变化。试验目的是了解受试物在体内的吸收、分布和排泄速度等相关信息，为选择慢性毒性试验的适宜动物种属、品系提供依据，并可了解代谢产物的形成情况。

8. 慢性毒性试验和致癌试验　慢性毒性试验和致癌试验的检测周期长、耗费资源多，故常将两者结合进行。慢性毒性和致癌合并试验可确定实验动物在大部分生命期间，经口重复给予受试物引起的慢性毒性和致癌效应，了解受试物慢性毒性的剂量-反应关系、靶器官、肿瘤发生率、肿瘤性质、肿瘤发生时间和每只动物肿瘤发生数等，确定慢性毒性的 NOAEL 和 LOAEL，最终评价受试物能否应用于食品，并为制定健康指导值提供依据。

（三）安全性评价需要注意的问题

1. 在毒性试验中，原则上应尽量使用与人具有相同毒物动力学或代谢模式的动物种系来进行试验。然而动物外推至人类往往存在较多的不确定性，在进行结果分析时，还应结合受试物在人体的吸收、分布、代谢、排泄方面的数据和人群接触资料等进行综合考虑，尽量降低将动物试验数据外推至人时的不确定性。

2. 在进行综合评价时，应全面考虑受试物的理化性质、结构、毒性大小、代谢特点、蓄积性、接触人群范围、食品中的使用量与使用范围以及人的推荐摄入量等因素。若有可获得的人群流行病学研究资料，应结合进行分析。安全性评价的依据不仅应包括毒理学试验的结果，还与当时的科学水平、技术条件以及社会经济、文化因素等有关。因此，随着社会经济的发展及科学技术的进步，某些已通过安全性评价的受试物可能需要重新进行评价。

二、人体健康指导值的确定

食品中可能对健康造成危害的化学、生物和物理因素可能是人为添加到食品中的物质(如食品添加剂、农药、兽药等)，也可能是某些污染物，前者的暴露是可控的，后者则常常是"不可避免"的。因此，在获得这些物质毒效应信息和剂量-反应关系特征后，可通过设定健康指导值对其暴露风险进行控制。

健康指导值(health-based guidance value，HBGV)是一个推导值，指人类在一定时期内(终生或 24 小时)摄入某种(或某些)物质，不会产生可检测到的对健康产生危害的

量。作为食品中化学物质危害特征描述的一个主要量化指标，主要用途是通过其与膳食暴露量的比较来进行风险特征描述。

（一）食品中几类常用的健康指导值

1. 日允许摄入量(acceptable daily intake，ADI)　ADI 指人类终生每日摄入正常使用的某种化学物质，不产生可检测到的对健康产生危害的量。该数值主要是针对人为加入到食品中的物质，如食品添加剂、农药和兽药残留而设定，以每千克体重可摄入的量表示，即 mg/kg 体重(body weight，bw)，通常用零到上限值的数值范围来描述[如食品添加剂硝酸钠的 ADI 值为 0 ~ 3.7mg/(kg · bw)]。根据物质特性和获取资料情况，制定 ADI 时还包括如下几种情况，即类别 ADI、暂定 ADI、无 ADI 规定和不能提出 ADI。

2. 耐受摄入量(tolerable intake，TI)　TI 指人类终生经食物或饮水摄入某种化学物质，不产生可检测到的不良健康效应的量。该数值主要是针对食品中的污染物而设定的，通常是不可避免的(如汞、铅、镉等)。这些物质可从环境和食品包装材料中迁移进入食品，且迁移量是相对微量的，在一定范围内对人体不会造成损害，因此考虑到环境中的自然暴露因素，可设定一个"可耐受的"限值。该限值以每千克体重可摄入的量表示，即 mg/(kg · bw)。根据物质的作用特征、有无蓄积性和获取资料情况等，常用 TI 包括日耐受摄入量、暂定最大日耐受摄入量、暂定每周耐受摄入量和暂定每月耐受摄入量。

3. 急性参考剂量(acute reference dose，ARfD)　指人类在 24 小时或更短的时间内摄入某化学物质，而不产生可检测到的对健康产生危害的量。该概念主要是针对农药暴露的特殊性而提出的。

（二）健康指导值的制定

为说明健康指导值的推导过程，需要先了解以下几个概念。

1. 未观察到有害作用剂量(no observed adverse effect level，NOAEL)　指通过人体资料或动物试验资料，以现有的技术手段和检测指标未观察到任何与受试物有关的有害作用的最大剂量。

2. 最小观察到有害作用剂量(lowest observed adverse effect level，LOAEL)　指通过人体资料或动物试验资料所观察到的受试物引起人或实验动物组织形态、功能、生长发育等产生有害效应的最低剂量。

3. 基准剂量(bench mark dose，BMD)　指损害效应的风险在特定低发生率(通常为 1% ~ 10%)所对应的剂量，该剂量与特定生物学效应的剂量-反应关系曲线有关。其 95% 可信限区间下限值称为基准剂量下限(bench mark dose lower confidence limit，BMDL)。

4. 起始点(point of departure，POD)　指从人群资料或实验动物的观察指标的剂量-反应关系得到的剂量值，即剂量-反应曲线上的效应起始点或参考点，用于外推健康指导值，如 NOAEL、BMD 等。

5. 不确定系数(uncertainty factor，UF)　指在制定健康指导值时，用于将实验动物数据外推到人或将部分个体数据外推到一般人群或敏感人群时所采用的系数。

健康指导值的确定均是基于一定的阈值和特定的不确定性进行外推,计算公式为:

$$HBCV = POD/UFs$$

目前制定健康指导值常采用 NOAEL 法或 BMD 法,也可将其他阈值作为 POD 使用。不论使用哪一种方法推导健康指导值,其主要制定步骤是相同的,包括以下 4 步。

(1)收集相关数据:收集相关毒理学资料时需要制定系统的文献检索方案。对收集的毒理学资料一般使用特定的研究资料分级标准,基于证据权重进行筛选。不同研究类型的资料一般按如下权重顺序采用:人群流行病学资料>动物毒理学实验研究>体外试验>定量构效关系分析。

(2)确定临界效应及起始点:起始点可使用 NOAEL、BMDL 等阈值,取决于测试系统和测试终点的选择、剂量设计、毒作用模式和剂量-反应关系模型等。实验时最敏感的物种出现的"最初的有害效应"被称为"临界效应",以临界效应确定 POD 是制定健康指导值的关键。当一个试验系统获得多个基于不同观察终点的阈值时,原则上应选择公认的最敏感物种的敏感终点的阈值或该系统中最低的阈值。对于证据权重相同的不同试验系统获得的基于相同观察终点的阈值,可基于保守原则选择最低的阈值,也可参照相关国际组织的原则和方法剔除明显偏高的阈值。

(3)选择不确定系数:动物试验结果外推至人时,存在一定的不确定性。最基本的 UF 为 100,包含物种之间差异 10(毒代动力学×毒效动力学,即 4×2.5)和同一物种不同个体之间的差异 10(毒代动力学×毒效动力学,即 3.16×3.16)。如将短期暴露研究结果外推到慢性暴露,或实验动物数不足以及有某些实验条件限制、毒物动力学资料不足的情况下,则需考虑其他附加 UF,不同特征的人群的外推可能也需要设置适宜的 UF。

(4)计算健康指导值:在确定相应的 POD 和 UFs 后,根据公式 HBCV = POD/UFs 计算健康指导值。例如,一项高质量的大鼠慢性毒性试验结果显示,某化合物对动物肾功能有损伤作用,且该作用也是最敏感毒的毒效应,其 NOAEL 值为 10mg/(kg·bw),取种间差异和种内差异的 UF 各为 10,则该物质的 ADI 值 = NOAEL/UFs = 10mg/(kg·bw)/100 = 0.1mg/(kg·bw)。

(三)营养素可耐受最高摄入量的制定

随着强化食品、膳食补充剂、特殊配方食品以及功能性食品在全球应用的日益增多,与之相应的,营养素可能引发风险的摄入水平引起了国际上越来越多的关注。膳食中各营养素过量不仅可能造成急慢性中毒,而且与许多慢性病(如癌症、骨质疏松、心血管疾病、糖尿病等)的发生有密切关系。1994 年,美国国家医学院首次将营养素可耐受最高摄入量(upper levels of intake,UL)纳入了营养素参考摄入量的范畴,并使用针对营养素特殊风险曲线的评估方法制定相应参考值。近年来,能量与营养素过量导致的健康危害得到了广泛重视。在过去的几十年里,国内外已使用相关理论和方法制定/修订了多种维生素、矿物质等营养素的 UL 值。

UL 定义为"所有来源的营养素或相关物质,不可能引起人类不良健康效应的习惯摄入量的最高水平"。习惯摄入量是指某一营养素长期的平均日摄入量。由于人体对营养素的需求在不同时期具有不同稳态,受到年龄、性别和生命阶段等因素的影响,因此 UL 通常包括一系列数值。UL 不是推荐摄入量水平,而是不带来任何可觉察到不良作用风险的习惯摄入量最高水平的估计值,超过 UL 并非表示完全风险。

1. 营养素过量的不良健康效应　不同于一般外源性化学物的风险曲线,营养素类物质摄入与风险的关系呈现双曲线特征,即在营养素缺乏和营养素高水平摄入情况下有两条不同机制的摄入量-反应关系曲线,见图 2-6-2。对于大多数必需营养素,在一定的生理状态下,营养素可在一定范围内保持内稳态,如血钙、血锌等指标并不随着膳食摄入量的改变而明显变化。营养素的稳态主要通过营养素的吸收、重吸收和再利用而调节,如胃肠铁的吸收率随机体铁储存而有所变动,钙稳态可通过小肠吸收、骨沉积及释放、尿钙排泄及维生素 D 的活化来进行调节等。然而,内稳定适应能力有限,会因持续缺乏或过量摄入而被打破,机体即

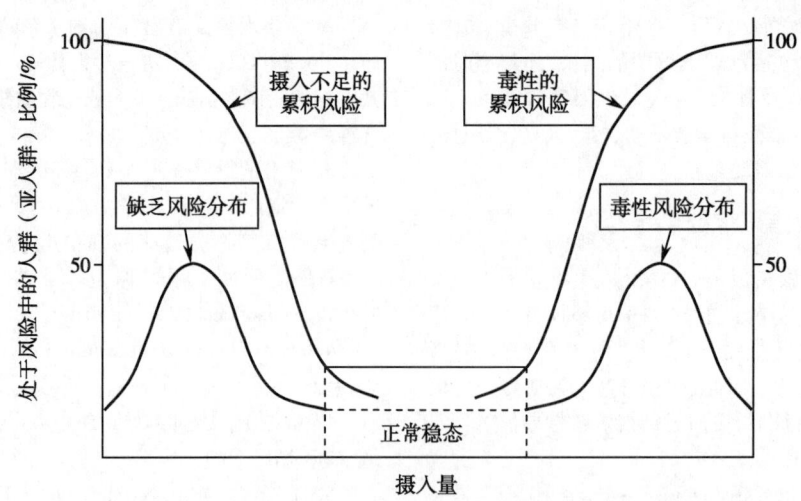

图 2-6-2　营养素风险关系双曲线

注:本图来源于 Principles and Methods for the Risk Assessment of Chemicals in Food,FAO/WHO,2009

会产生缺乏或过量的不良健康效应,或加大不良作用的影响,例如过量钙的摄入可能增加肾结石发生的风险。非必需性营养物质也可能出现双重曲线,左侧曲线表示不能达到最佳健康状态。

不良健康效应指生物机体出现形态、生理、生化、生长发育、生殖能力或寿命的改变,导致机体功能受损、对额外应激的代偿能力降低,且对其他损害的敏感性增加。可用于推导 UL 的不良健康效应的标志物,包括未产生不良健康效应的生化改变到机体功能的不可逆病变。在实践中,由于现有人类不良作用的资料有限以及难以获得不良作用的生化标志物,在建立 ULs 时,可选择图 2-6-3 中指出的所有范围,包括临床结果。

a 在内稳态范围内的生物化学变化,没有已知的不良效应

↓

b 超出内稳态的生物化学变化,没有已知的不良效应

↓

c 超出内稳态的生物化学变化,表现为由于过量摄入而造成的对于某个生物标志物的潜在不良效应

↓

d 出现轻微临床体征但可恢复

↓

e 出现严重临床体征但可恢复

↓

f 出现严重临床体征,可恢复的器质性损伤

↓

g 出现严重临床体征,不可恢复的器质性损伤

图 2-6-3　营养素的不良健康效应(按严重性排序)

注:本图来源于 Principles and Methods for the Risk Assessment of Chemicals in Food,FAO/WHO,2009

图 2-6-3 中,d~g 显示了不良健康作用的特定临床特征(如症状和体征),可用常规方式对其进行风险评估。而在 d 之前出现的一些效应,可选定适当的"生物标志物",因这些特定的效应能反映"关键结果",可作为不良健康作用的标志或生物学标志物。但必须注意的是,无功能意义的生化结果不应视为不良健康作用。制定 UL 的最佳终点是 c,也可是 b 中存在的某种效应,这种效应可体现于 d~g 的临床特征中。若有充分资料表明,当不伴随已知有害效应的超出某种内稳态范围的变化与某种不良健康作用有关时,b 也可能适用。

2. 营养素可耐受最高摄入量值的制定　UL 的制定主要依据风险评估的原则,评估过程的关键是选择临界不良健康作用。其不良健康效应定性与定量的描述在某一层面上即是营养素风险评估中的危害识别与危害特征描述步骤。由于两个步骤联系紧密、难以分割,在文献研究中通常将其共同叙述。UL 值制定的关键步骤包括:

(1) 关键不良健康效应的描述:选择临界不良健康效应是营养素风险评估的关键,是制定一系列不同年龄、性别和生命阶段亚人群 UL 的基础。临界不良健康效应通常是所关注亚人群最低过量摄入水平下出现的效应,或仅有动物实验数据可用时最低实验剂量下出现的效应。对于给定的营养素,由于不同亚人群代谢和生理差异,其不良健康效应的表现可能有所不同,故在不同年龄、性别及生命阶段,可选择不同的不良健康效应。

(2) NOAEL、LOAEL 及基准剂量的推导:确定临界不良健康效应后可进入 UL 的推导过程,这一过程与化学物危害特征描述的过程类似。首先是针对不同年龄、性别和生命阶段亚人群的现有数据,描述营养素类物质摄入量与不良健康效应发生之间的关系,即摄入量-反应评估,以确定 BMD、NOAEL 或 LOAEL。

(3) 确定相应的不确定系数:在确定不确定系数时,应根据风险评估的原理进行推导。在可行的情况下,应对不确定性进行定量分析。

(4) 对一定年龄、性别、生命阶段的人群制定 UL 值:营养素 UL 值的描述时应包括以下几点:关键不良健康效应的性质(严重性、可逆性、敏感亚人群);不良健康效应是否与营养素的形式相关(如叶酸补充剂较膳食来源的风险大或已形成的维生素 A 较其前体值得关注等);特定年龄、性别、生理状态人群的 UL 值(总膳食摄入或一定形式摄入);其他的风险人群(如营养不良者、特定药物服用者或特定的疾病患者)的特征及其风险。

(5) 将 UL 值推导到其他年龄、性别、生命阶段的人群:将对某一特定人群所制定的 UL 值推导至其他年龄、性别、生理状态的亚人群时,需要在充分理解相应人群的生理特征和代谢异同性的基础上进行。当儿童的 UL 值制定资料不足、需要从正常成人的 UL 值进行推导时,要考虑成年人与儿童的代谢、稳态、毒物动力学的相关数据。

3. 营养素 UL 制定的其他方法　采用 UL 风险评估法的前提是该营养素或相关物质具有已知的不良作用、能得出 LOAEL/NOAEL 或其他毒性阈值。但有些营养素物质即使在最高的使用或观察剂量下,都未观察到不良健康作用,如维生素 B_2、维生素 B_{12}、生物素等,但不表示此类营养素无论多高剂量长期摄入都不会产生健康风险。FAO/WHO 营养素风险评估技术小组建议采用观察到的最高摄入量(highest observed intake, HOI)作为参考值。即现有充分资料表明,摄入量达到 HOI 都未观察到不良健康作用。观察到的安全水平(observed safe level, OSL)与 HOI 含义相似,指有足够证据表明安全的最高摄入量。但 OSL、HOI 并不意味着待评价物质在任何可能的摄入量水平都安全。HOI/OSL 法适用于尚未发现有不良健康作用的营养素及"非传统性营养素"。HOI/OSL 法已用于维生素 B_{12} 及一些生物活性成分(如肉碱、辅酶 Q_{10}、氨基葡萄糖、肌酸、叶黄素和番茄红素)及牛磺酸、L-谷氨酰胺、L-精氨酸等的风险评估。

三、食品安全风险评估与风险分析

食品安全风险分析是一个概念性框架,是关于食品安全问题的科学决策过程,其主要目的是利用所有相关数据,确定食品中某种危险因素的来源和大小,并利用有效手段对风险进行管理和控制,最终达到保护人群健康的目的。

风险分析(risk analysis)由风险评估、风险管理和风险

交流三部分有机组合而成。国际食品法典委员会（Codex Alimentarius Commission，CAC）提出的风险分析框架见图2-6-4。风险评估、风险管理和风险交流三个组成部分的职能分离，但同时要求每一部分之间需要进行交流和沟通。在风险分析中，风险评估者与风险管理者之间的职能分离是风险评估过程中的科学性和客观性的重要保证。

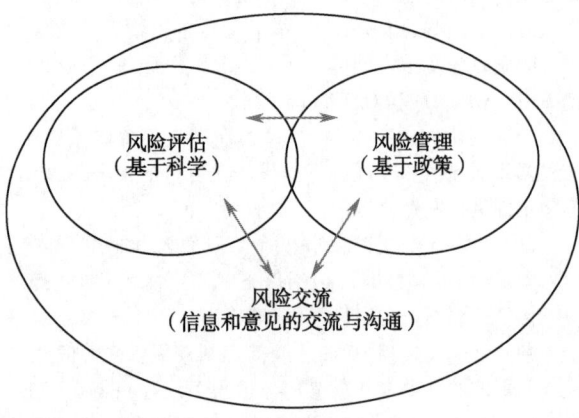

图2-6-4　风险分析框架

注：本图来源于 Risk management and food safety，FAO/WHO，1997

（一）术语和定义

1. 危害（hazard）　食品中可能引起生物、系统或（亚）人群不良健康效应的生物性、化学性或物理性因素或条件。

2. 风险（risk）　生物、系统或（亚）人群在特定情况下暴露于食品中的危害因素而产生的不良健康效应。

3. 风险评估（risk assessment）　对人类在特定时期内暴露于食品中的有害因素所产生的可能不良健康效应的系统评价。风险评估是风险分析过程的第一个部分，包括四个步骤：危害识别、危害特征描述、暴露评估和风险特征描述。

4. 风险管理（risk management）　涉及与某一危害因素的风险评估相关的政治、社会、经济和技术因素的决策制定过程，并针对某危害选择和实施适宜的监管措施。

5. 风险交流（risk communication）　风险评估者、风险管理者、新闻媒体、利益相关团体以及普通大众之间关于风险信息的互动交流。

（二）风险评估

风险评估是风险分析的核心，旨在为制定风险管理措施提供科学依据。风险评估考虑所有可用的相关科学数据，并在现有知识的基础上发现相应的不确定因素。风险评估由危害识别、危害特征描述（包括剂量-反应评估）、暴露评估和风险特征描述四个步骤组成（图2-6-5）。

1. 危害识别（hazard identification）　是风险评估的第一步，是确定一种因素能引起生物、系统或（亚）人群发生不良效应的类型和属性的过程，其主要内容是根据现有毒性和毒作用模式研究数据，在证据权重的基础上对不良健康效应进行评价。危害识别主要解决两个问题，一是识别任何可能引起人体健康的危害因素特征，二是明确可能出现危害的条件。危害识别应基于对多种数据的分析，这些数据可来源于人类流行病学研究、动物研究、体外研究、化学物构效关系分析等。

2. 危害特征描述（hazard characterization）　是风险评估的第二步，是对一种因素引起的潜在不良效应进行定性或者定量描述。应尽量包括剂量-反应及其伴随的不确定性评估。如毒效应有阈值，危害特征描述通常可得出化学物的健康指导值，如添加剂或残留物的 ADI 或污染物的 TI。

3. 暴露评估（exposure assessment）　是风险评估的第三步，是对一种生物、系统或（亚）人群暴露于某有害因素所进行的评价。对于食品中的化学物，膳食暴露评估时要考虑该化学物在膳食中是否存在、存在的浓度、含有该化学物的食物的消费模式等。通常情况下，暴露评估可得出一系列（如针对一般消费者和高端消费者）暴露量的估计值，也可根据不同年龄性别组的人群进行分组评估。

4. 风险特征描述（risk characterization）　是风险评估

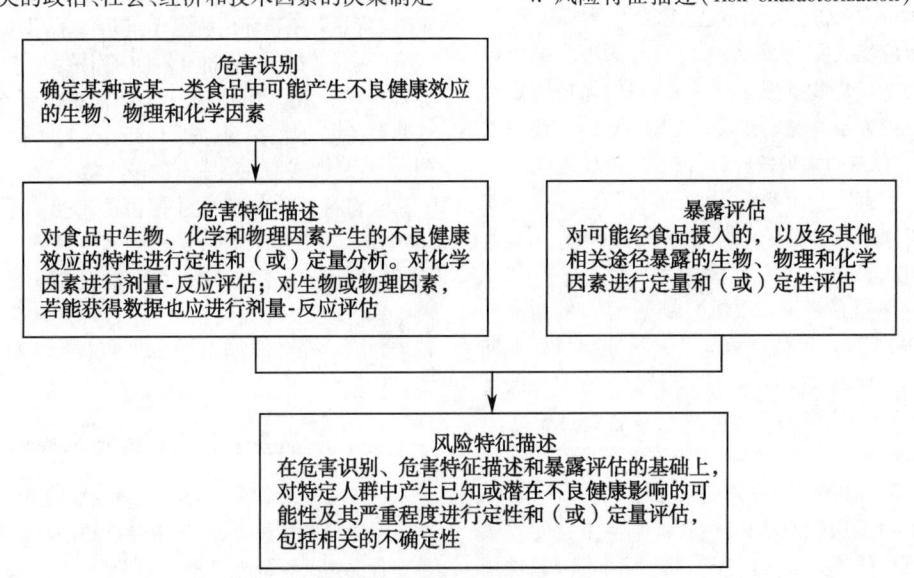

图2-6-5　风险评估的四个步骤

注：本图来源于 Food Safety Risk Analysis-a Guide for National Food Safety Authorities，FAO/WHO，2006

的最后一步。旨在阐明某种因素对特定生物、系统或（亚）人群在确定的暴露情形下所产生的已知或潜在不良健康效应的可能性及其相关的不确定性进行定性,并尽可能进行定量描述。风险特征描述能给出不同暴露情形下可能发生的人类健康风险的估计值,包括所有的关键假设以及描述任何人类健康风险的特征、相关性和程度。风险特征描述最终需要将暴露评估和危害特征描述的信息整合为提供给风险管理决策者的建议。

需要注意的是,根据风险评估的主要目的(设定亚人群健康指导值、确定人群暴露水平等)、食品安全问题的特点(新出现的危害、关注度高的已知危害等)、危害的类型(化学性、生物性或物理性)以及有限的时间和资源,所采用的风险评估方法和步骤也不尽相同。例如在进行特定目的的评估时,暴露评估可独立于风险评估过程进行;又如在评估营养强化食品或鱼类等水产品的风险时,常使用风险-收益评估方法。此外,由于微生物与化学物危害的特性有显著不同,二者在风险评估时所用方法也有显著差异,目前化学物风险评估通常采用的是基于"安全性评价"的方法,而微生物风险评估通常采用的是从"生产到消费"环节的分析。

（三）风险管理

风险管理是一个在与各利益相关方磋商过程中权衡各种措施、方案最终进行风险相应决策的过程,该过程需要考虑风险评估的结果、保护消费者健康及促进公平贸易活动相关的因素,必要时选择适当的预防和控制方案。风险管理是一个科学性、系统性的过程,并且具有可重复、公开、透明等性质。政府食品安全监管机构通常扮演着风险管理者的角色,他们不仅对风险分析的实施负有全面责任,也承担选择和实施食品安全控制措施的职责。

风险管理大致可分为4个部分:①初步风险管理活动;②确定风险管理方案;③实施风险管理措施;④全过程的监控与评估。各个国家政府组织可依据自身的组织架构及所应对食品安全问题的性质,进行相应的食品安全风险管理活动。

（四）风险交流

风险交流在风险分析过程中具有重要作用。风险交流指在风险分析全过程中,就危害、风险、风险相关因素和风险认知等在风险评估人员、风险管理人员、消费者、产业界、学术界和其他感兴趣各方中对信息和看法的互动式交流,内容包括但不限于对风险评估结果的解释和风险管理决策的依据。即从广义上讲,风险分析涉及到的所有人及社会团体都是风险交流的参与者,包括政府管理者、风险评估专家、消费者、企业、媒体、非政府组织等。风险交流应是风险管理框架中事先计划的有序部分,也是辅助解决食品安全问题的有效方法。成功的风险交流是有效的风险管理和科学的风险评估的前提,也有助于风险分析过程的透明化,可促进大众理解和接受风险管理的决策。

（五）营养素过量的风险评估框架

WHO依据风险分析的基本原则,也对营养素过量的风险评估制定了相应的原则,见图2-6-6。

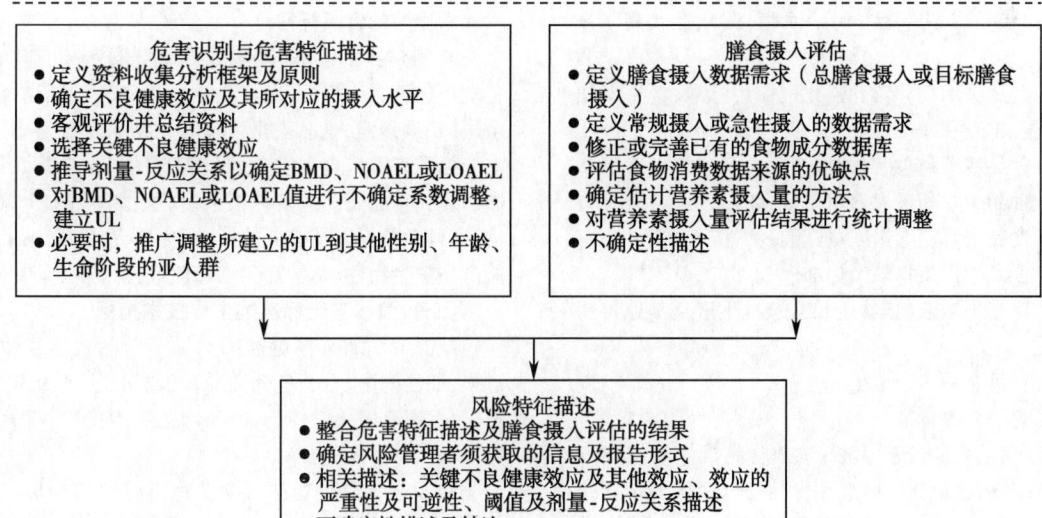

图 2-6-6　营养素风险评估模型

注:本图来源于 Food Safety Risk Analysis-a Guide for National Food Safety Authorities,FAO/WHO,2006

四、食品安全标准制定和修订

食品安全标准(food safety standard)是指对食品中具有与人类健康相关的质量要素和技术要求及其检验方法、评价程序等所做的规定,是食品安全法律法规体系的组成部分。制定食品安全标准,并依据食品安全标准实施监督管理是保障食品安全的重要手段。

依据《中华人民共和国食品安全法》(2015)(以下简称

《食品安全法》),"食品安全国家标准由国务院卫生行政部门会同国务院食品药品监督管理部门制定和公布;食品安全地方标准由省、自治区、直辖市人民政府卫生行政部门制定并公布,并报国务院卫生行政部门备案"。《食品安全法》还规定,食品安全标准是强制执行的标准。而其他一般性的食品质量标准可以是推荐性标准。

(一) 食品安全标准的分类

根据不同的分类原则,食品安全标准可分为不同的类型。

1. 按照制定标准的主体分类

(1) 食品安全国家标准:对需要在全国范围内统一的食品安全质量要求所制定的标准。由国务院卫生行政部门会同国务院食品药品监督管理部门负责制定、公布,国务院标准化行政部门提供国家标准编号。

(2) 食品安全地方标准:对于没有食品安全国家标准,但需要在省、自治区、直辖市范围内统一实施的,可制定食品安全地方标准。由省、自治区、直辖市人民政府卫生行政部门负责制定、公布、解释食品安全地方标准。国务院卫生行政部门负责食品安全地方标准备案。食品安全国家标准制定后,该地方标准即行废止。食品添加剂、食品相关产品、新资源食品、保健食品等不得制定食品安全地方标准。

(3) 企业标准:企业生产的食品,如果没有相应的食品安全国家标准或地方标准,则应制定企业标准,作为组织生产的依据。国家也鼓励食品生产企业制定严于食品安全国家标准或地方标准的企业标准。企业标准应报省、自治区、直辖市人民政府卫生行政部门备案,在本企业内部适用。

2. 按照食品安全标准的适用对象分类

(1) 食品原料与产品安全标准:此类标准又可按食品的类别(如粮食及其制品、食用油脂、调味品类等)分为21类;

(2) 食品添加剂和营养强化剂使用标准、食品添加剂产品安全标准;

(3) 食品容器与包装材料标准;

(4) 食品中农药最大残留限量标准;

(5) 食品中真菌毒素限量标准;

(6) 食品中污染物限量标准;

(7) 食品中激素(植物生长素)、抗生素及其他兽药限量标准;

(8) 食品企业生产卫生规范;

(9) 食品标签标准;

(10) 食品检验方法标准:包括食品微生物检验方法标准、食品理化检验方法标准和食品安全性毒理学评价程序与方法标准;

(11) 其他:如食品餐饮具洗涤剂、消毒剂标准等。

(二) 食品安全标准的制定原则

1. 法律依据 《食品安全法》和《标准化法》是制定食品安全标准的主要法律依据。

(1) 国家食品安全标准与地方食品安全标准的制定、批准与修订:《食品安全法》对食品安全标准的制定与批准做出了明确规定。卫生部2010年发布《食品安全国家标准

管理办法》,2011年发布《食品安全地方标准管理办法》,对食品安全国家标准的规划、计划和立项、起草、审查、批准和发布、修改和复审,以及食品安全地方标准的制定、公布、备案等做出了明确的规定。

(2) 食品安全标准的适用范围及技术内容:按《食品安全法》的定义,食品安全(food safety)指食品无毒、无害,符合应当有的营养要求,对人体健康不造成任何急性、亚急性或者慢性危害。因此,食品安全标准的适用范围及技术内容应包括安全和营养相关的质量技术要求。根据《食品安全法》规定,食品安全标准应当包括下列内容:食品、食品添加剂、食品相关产品中的致病性微生物、农药残留、兽药残留、重金属、生物毒素等污染物质以及其他危害人体健康物质的限量规定;食品添加剂的品种、使用范围、用量;专供婴幼儿和其他特定人群的主辅食品的营养成分要求;对与卫生、营养等食品安全要求有关的标签、标识、说明书的要求;食品生产经营过程的卫生要求;与食品安全有关的质量要求;与食品有关的食品检验方法与规程;其他需要制定为食品安全标准的内容。

2. 与国际标准协调一致性 世界贸易组织(WTO)在其"卫生和植物卫生措施协定(SPS)"中规定:其成员国应按照两种形式制定国家食品标准,一是按照食品国际法典委员会(CAC)的法典标准、导则、卫生规范和推荐指标,制定食品标准或等同采用进口国标准。二是如出于对本国国民实施特殊的健康保护目的,需自行制定本国食品标准时,要求必须首先对以下两种危害进行评价:①某种疾病在本国的流行及其可能造成的健康和经济危害;②食品、饮料或饲料中的添加剂、污染物、毒素、致病菌对人或动物健康的潜在危害。WTO认为只有在上述评价的基础上才能制定既能保护本国国民身体健康又不致对食品国际贸易产生技术壁垒作用的食品标准。

3. 科学技术依据 在标准的制定过程中,应当以保障公众身体健康为宗旨,做到科学合理、安全可靠。《食品安全法》明确规定,食品安全风险评估结果是制定、修订食品安全标准和实施食品安全监督管理的科学依据。目前,我国已建立食品安全风险评估制度,根据食品安全风险监测信息、科学数据以及有关信息,对食品、食品添加剂、食品相关产品中生物性、化学性和物理性危害因素进行风险评估。

(三) 食品安全标准的主要技术指标

1. 严重危害人体健康的指标 包括致病性微生物与毒素,如沙门菌、金黄色葡萄球菌及其产生的毒素、真菌毒素等;有毒有害化学物质,如砷、铅、汞、镉、多环芳烃类化合物等;放射性污染物等。

2. 反映食品可能被污染及污染程度的指标 如菌落总数、大肠菌群等。

3. 间接反映食品安全质量发生变化的指标 如水分、含氮化合物、挥发性盐基氮等。

4. 营养指标 包括碳水化合物、脂肪、蛋白质、矿物质、维生素等营养素和能量、膳食纤维等指标。专供婴幼儿和其他特定人群的主辅食品的营养成分要求尤其重要。

5. 商品质量指标 有些食品的质量规格指标与食品安全质量无直接关系,但又往往难以截然分开。例如酒类

中的乙醇含量、汽水中的二氧化碳含量、食盐中的氯化钠含量，味精中的谷氨酸钠含量等，这些指标不仅反映了食品的纯度、质量，可协助判断食品有无掺假、掺杂，还能说明其卫生状况和杂质含量等，对保证食品安全也有重要作用。

（四）食品中有毒有害物质限量标准的制定

食物中可能存在多种污染物和天然有毒有害成分，如重金属、农药兽药残留、持久性有机污染物、动植物毒素等。为保障消费者健康，这些有毒有害物质需控制在一定的水平。这类控制限量标准即称为食品中有毒有害物质的限量标准，其制定应基于风险评估的基本原则。健康指导值和有毒有害物质限量是风险分析框架的两个不同产出终点，但二者密切相关。不同类型的物质制定限量时的方法有所差异。

1. 化学污染物最高限量（maximum level，ML）的制定　化学污染物 ML 的制定是基于食品中能够达到的最低污染水平，需要与该污染物的可耐受摄入水平相匹配。进行风险评估时，膳食暴露估计值应低于其相应的健康指导值；若膳食暴露估计值高于相应的健康指导值，应进行更精确的膳食暴露估计或修改建议 ML。

2. 食品添加剂最大添加量/最大残留量的制定　食品添加剂最大添加量/最大残留量来源为生产商预期使用的水平，在良好生产操作规范（good manufacturing practice，GMP）条件下所得数据。食品添加剂的暴露评估可采用预算法，还可根据材料类型使用膳食模式数据、食物负债表、零售调查等。膳食暴露估计值最终与 ADI 进行比较。

3. 农药最大残留限量（maximum residue limit，MRL）的制定　农药残留量的计算主要取决于在良好农业操作规范（good agricultural practice，GAP）框架内符合注册最大使用量（最大使用频率、最小收获前间隔等）实施的田间监管残留试验数据。慢性暴露评估时，食品中农药残留水平可能的估计是基于田间监管试验残留中值、食品加工研究以及长期食物消费量，慢性摄入量是计算每种食物摄入量的总和（残留量×食物消费量），最后与 ADI 进行比较。急性暴露评估中，单日农药残留的高摄入量估计是基于来自监测结果的最大残留值，针对每种食物需单独计算短期摄入量（食物高端消费量×最大残留值×某些情况下的变异因子），最后与 ARfD 进行比较。

第四节　食品安全事故和食源性疾病调查处理

食品从种植、养殖到生产、加工、贮存、运输、销售、烹饪直至餐桌的整个过程中均有可能受到某些有毒有害物质的污染而导致食品安全事故。《中华人民共和国食品安全法（2015）》中对食品安全事故（food safety accident）的定义为"食源性疾病、食品污染等源于食品，对人体健康有危害或者可能有危害的事故"。食品安全事故的影响涉及面广、发病人数多，对人体健康和社会经济的影响较大，是当前世界范围内最为突出的公共卫生问题之一。

常见的食品安全事故主要是因为食品受到生物性、化学性、物理性因素的污染而导致人体健康损害。在食品安全事故中，最常见的是食源性疾病。WHO 把食源性疾病（foodborne diseases）定义为"通过摄入食物进入人体的各种致病因子引起的、通常具有感染性或中毒性质的一类疾病"。《中华人民共和国食品安全法（2015）》中对食源性疾病的定义为"指食品中致病因素进入人体引起的感染性、中毒性等疾病，包括食物中毒"。食物中毒（food poisoning）是食源性疾病中最为常见者，指摄入含生物性、化学性有毒有害物质的食品或把有毒有害物质当作食品摄入后所出现的非传染性的急性、亚急性疾病。

食品安全事故发生后，调查处理原则是坚持统一领导、协同配合、分级负责、属地管理、依法科学和实事求是，及时、准确查明事故原因，确认事故性质，认定事故责任，提出处理意见以及防范应对和整改措施建议。食品安全事故的调查处理一般应遵循以下程序开展。

1. 食品安全事故报告　发现食品安全事故的单位或个人应及时向所在地的食品安全监督管理、卫生行政等部门报告；相关部门接到报告后应及时向政府相关部门上报，并向社会通报。

2. 食品安全事故调查

（1）初步按照食品安全事故严重程度，将事故进行分级并明确事故调查主体。涉及的单位包括食品安全监督管理、公安、农业行政、海洋渔业、卫生行政、食品检验、疾病预防控制等有关部门。

（2）开展流行病学调查。调查内容包括：食品安全事故发生单位情况；食品安全事故发生的时间、地点、原因和事故经过；食品安全事故造成的人员健康损害情况；以及可疑食品的基本情况等。同时应对可疑食品（包括原辅料、半成品等）和患者的相关标本进行采样检测。

（3）明确事故原因和传播环节，提出控制措施。根据流行病学调查结果，明确事故原因、致病因素、污染食品及污染原因等，提出相应的预防控制措施。

一、细菌性食物中毒和食源性感染的病原学与流行病学调查

（一）细菌性食物中毒

细菌性食物中毒是指因摄入被致病性细菌或（和）其毒素污染的食品而引起的中毒，是最常见的食物中毒类型，常见种类的菌属特点、中毒食物及来源、流行特点及临床表现等简述如下。

1. 沙门菌食物中毒

（1）病原特点：沙门菌为革兰阴性杆菌，需氧或兼性厌氧；绝大部分具有周身鞭毛，能运动；不耐热，55℃ 1 小时、60℃ 15～30 分钟或 100℃数分钟即被杀死。

（2）中毒食物及其来源：主要为动物性食品，特别是畜肉类及其制品，其次为禽类、蛋类、乳类及其制品，而较少由植物性食品引起。畜肉类及其制品中沙门菌主要来源于家畜和家禽的生前感染和宰后污染，此外烹饪后的熟制品可再次受到带菌的容器、烹饪工具或食品从业人员带菌者污染。

（3）流行特点及临床表现：全年皆可发病，但季节性较强，多见于夏、秋两季；发病潜伏期较短，一般为 4～48 小

时,长者可达72小时。临床表现以胃肠炎型最为常见,开始表现为头晕、头痛、恶心、食欲缺乏,随后出现呕吐、腹痛、腹泻(大便黄色或绿色、水样便、并带脓血黏液),体温升高、可达38～40℃,轻者3～5天症状消失,预后较好,重症死亡率约为1%。

2. 副溶血性弧菌食物中毒

(1)病原特点:副溶血性弧菌为革兰阴性杆菌,呈弧状、杆状或丝状,无芽孢;典型嗜盐菌,存在于海产品和盐腌盐渍品中;不耐热,不耐酸。

(2)中毒食物及其来源:主要是海产品,其中以墨鱼、带鱼、黄花鱼、虾、蟹、贝、海蜇最为多见,其次为盐渍食品(如咸菜、腌肉等)。食品中副溶血性弧菌的来源主要为海产品受到污染,此外还有熟制品受到带菌者、带菌的生食品、容器及工具等污染。

(3)流行特点及临床表现:沿海地区多见,内地也有发生;夏、秋季节多见,7～9月高发;青壮年多发。发病潜伏期为2～40小时,多为14～20小时;发病初期主要为上腹部疼痛或胃痉挛,继之出现恶心、呕吐、腹泻(水样、血水样、黏液或脓血便,里急后重不明显)、腹痛(脐部阵发性绞痛)加剧,体温一般为37.7～39.5℃,病程3～4天,预后较好。但重症患者可出现脱水、意识障碍、血压下降等。

3. 单增李斯特菌食物中毒

(1)病原特点:李斯特菌为革兰阳性、短小的无芽孢杆菌,包括格氏李斯特菌、单核细胞增生李斯特菌、墨氏李斯特菌等8个种,引起食物中毒的主要是单核细胞增生李斯特菌,此菌可在血液琼脂上产生β-溶血素(李斯特菌溶血素O)。5～45℃均可生长;58～59℃10分钟可被杀死,-20℃可存活1年;耐碱不耐酸;可在潮湿的土壤中存活295天或更长时间。

(2)中毒食物及其来源:主要有乳制品、肉类制品、水产品、蔬菜及水果,尤以在冰箱中保存时间过长的乳制品、肉制品最为多见。由于李斯特菌分布广泛,在土壤、动物粪便、江河水中均可分离出该菌,因此在食品生产、加工等过程中均可能受到污染。

(3)流行特点及临床表现:春季可发生,在夏、秋季发病率呈季节性增高;孕妇、婴幼儿、50岁以上人群、因患病而体虚或免疫功能低下者易感。临床表现主要有两种类型:侵袭型(潜伏期2～6周,开始常有胃肠炎症状,同时表现有败血症、脑膜炎、发热等,孕妇、新生儿易感,死亡率可达20%～50%)和腹泻型(潜伏期8～24小时,主要症状为腹泻、腹痛和发热)。

4. 大肠埃希菌食物中毒

(1)病原特点:埃希菌属俗称大肠杆菌属,革兰阴性杆菌,多数菌株有周身鞭毛,能发酵乳糖及多种糖类,产酸产气。主要存在于人和动物的肠道内,属于肠道正常菌群,通常不致病。当人体抵抗力下降或食入大量的致病性大肠埃希菌(血清型主要为$O_{157}:H_7$、$O_{111}:B_4$、$O_{55}:B_5$、$O_{86}:B_7$、$O_{124}:B_{17}$等)活菌污染的食物时,可引起食物中毒。

(2)中毒食物及其来源:主要中毒食物与沙门菌相同,来源主要为食物受粪便污染和带菌者。

(3)流行特点及临床表现:多发于夏秋季。临床表现主要有三种类型:急性胃肠炎型(由肠产毒性大肠埃希菌引起,易感人群为婴幼儿和旅游者,潜伏期为10～15小时,临床表现为水样腹泻、腹痛、恶心,体温可达38～40℃)、急性菌痢型(主要由肠侵袭性大肠埃希菌和肠致病性大肠埃希菌引起,潜伏期48～72小时,临床表现为血便或脓黏液便、里急后重、腹痛、发热)和出血性肠炎型(由肠出血性大肠埃希菌引起,潜伏期3～4天,临床表现为突发性剧烈腹痛、腹泻,先水便后血便,严重者出现溶血性尿毒综合征、血栓性血小板紫癜,病死率3%～5%,老人、儿童多见)。

5. 变形杆菌食物中毒

(1)病原特点:变形杆菌为革兰阴性杆菌;腐败菌,一般不致病,需氧或兼性厌氧;低温菌,4～7℃可生长;对热的抵抗力不强,55℃1小时即可杀灭。引起食物中毒的变形杆菌主要为普通变形杆菌、奇异变形杆菌。在自然界中分布广泛,在土壤、污水和垃圾中均可检出。

(2)中毒食物及其来源:主要是动物性食物,特别是熟肉及内脏的熟制品。变形杆菌通常与其他腐败菌同时污染生食物,使其感官上发生改变,但熟制品被变形杆菌污染后通常无感官性状的变化,极易被忽视。

(3)流行特点及临床表现:全年均可发生,但多发于7～9月。发病潜伏期一般为12～16小时,临床表现为恶心、呕吐、发热、发冷、头晕、头痛、乏力和脐周阵发性剧烈绞痛,腹泻物为水样便,常伴有黏液、恶臭,一日数次,预后较好。

6. 金黄色葡萄球菌食物中毒

(1)病原特点:金黄色葡萄球菌为革兰阳性、兼性厌氧菌;化脓性病菌;最适生长温度为30～37℃;自然界分布广泛,抵抗能力较强,较耐热(70℃需1小时方可灭活),耐盐和耐较低的水分活性(0.86);50%以上的菌株可产生肠毒素(蛋白质类毒素,抗蛋白酶水解,100℃下可耐受30分钟,食物100℃加热2小时才能被完全破坏)。

(2)中毒食物及其来源:种类较多,主要为营养丰富且含水分较多的食品,如奶及奶制品、肉类、剩饭等,其次为熟肉类,偶见鱼类及其制品、蛋制品等。人和动物化脓性感染部位为主要的污染来源,其次为带菌从业人员(人和动物的鼻腔、咽、消化道带菌率较高)。肠毒素的形成与温度、食品受污染的程度、食品种类及性状有密切的关系。一般来说,在37℃以下,温度越高,产生肠毒素需要的时间越短(在20～37℃时,经4～8小时即可产生毒素)。

(3)流行特点及临床表现:全年均可发生,但多发于夏秋季;发病潜伏期较短,一般为2～5小时,极少超过6小时。临床表现为恶心、反复呕吐(常含胆汁或含血与黏液)、中上腹部疼痛、腹泻等胃肠道症状;体温正常或低烧;儿童对肠毒素比成人敏感,发病率高,病情重;预后一般良好。

7. 肉毒梭菌食物中毒

(1)病原特点:肉毒梭菌为革兰阳性粗短杆菌,可形成芽孢;芽孢耐湿热,100℃、5小时或干热180℃、5～15分钟或高压蒸汽121℃、30分钟方可致死;专性厌氧,可产生毒素。肉毒毒素是一种毒性很强的神经毒素,对消化酶、酸和低温稳定,但对碱和热敏感;自然界分布广泛,在土壤中半永久性生长。肉毒毒素根据血清反应特异性的不同,可分为8个血清型(A、B、C_α、C_β、D、E、F、G),其中A、B、E、F型均导致人类食物中毒。

(2)中毒食物及其来源:在中国以家庭自制植物性发酵食品最为多见;在欧美国家多为火腿、腊肠及其他肉类制品;在日本多为鱼制品。主要来源于带菌的土壤、尘埃及粪便。在家庭自制发酵和罐头食品的生产过程中,加热的温度或压力不足以杀死存在于食品原料中的肉毒梭菌芽孢,为芽孢的形成、萌发及其毒素的产生提供了条件。

(3)流行特点及临床表现:全年都可发生,4~5月高发。发病潜伏期数小时至数天,一般为12~48小时;以运动神经麻痹的症状为主,胃肠道症状少见,临床表现为对称性脑神经受损,早期表现为头痛、头晕、乏力、走路不稳,以后逐渐出现视力模糊、眼睑下垂、瞳孔散大等神经麻痹症状;婴儿肉毒中毒的主要症状为便秘、头颈部肌肉软弱、吮吸无力、吞咽困难、眼睑下垂、全身肌张力减退,可持续8周以上,大多数在1~3个月自然恢复,重症者可因呼吸麻痹猝死。

8. 志贺菌食物中毒

(1)病原特点:志贺菌通称为痢疾杆菌,革兰阴性杆菌;无芽孢,无荚膜,无鞭毛,多数有菌毛。根据O抗原的性质分为4个血清组:A群(痢疾志贺菌)、B群(福氏志贺菌)、C群(鲍氏志贺菌)和D群(宋氏志贺菌),其中痢疾志贺菌也为细菌性痢疾的病原菌。

(2)中毒食物及其来源:主要是凉拌菜;污染来源主要痢疾患者或带菌者的手。

(3)流行特点及临床表现:多发于7~10月。发病潜伏期一般为10~20小时;常突然出现剧烈腹痛、呕吐及频繁腹泻,并伴有水样便,便中混有血液和黏液,里急后重、恶寒、发热,体温高者可达40℃以上。

9. 空肠弯曲菌食物中毒

(1)病原特点:空肠弯曲菌属螺旋科,革兰阴性,微好氧菌;在细胞的一端或两端生有单极鞭毛;氧化酶和触酶阳性菌,在25℃、含3.5% NaCl的培养基中不能生长。

(2)中毒食物及其来源:主要为牛乳及肉制品等。食物中主要来源为动物粪便和健康带菌者。

(3)流行特点及临床表现:多发于5~10月,尤以夏季最多。发病潜伏期一般为3~5天;临床表现以胃肠道症状为主,突然腹痛(可呈绞痛)和腹泻(水样便或黏液便,重症可有血便腹泻次数可达10余次,并带有腐臭味);体温可达38~40℃,特别是有菌血症时常伴有发热。集体暴发时,各年龄组均可发病,而在散发病例中,儿童较成人多发。

10. 蜡样芽孢杆菌食物中毒

(1)病原特点:蜡样芽孢杆菌为革兰阳性,需氧或兼性厌氧杆菌;有鞭毛、无荚膜;繁殖体不耐热;生长6小时即可形成芽孢,发芽的末期可产生引起人类食物中毒的肠毒素腹泻毒素(不耐热,毒性作用类似于大肠埃希菌和霍乱弧菌毒素)和呕吐毒素(低分子耐热毒素,126℃加热90分钟仍不失活,且对酸碱、胃蛋白酶和胰蛋白酶均不敏感,常产生于米饭类食物中)。

(2)中毒食物及其来源:中毒食物品类繁多,包括乳类及其制品、肉类制品、蔬菜、米粉和米饭等,在中国以米饭、米粉最为常见。主要污染源为泥土、尘埃和空气,其次为昆虫、苍蝇和不洁的用具与容器。

(3)流行特点及临床表现:季节性明显,以夏、秋季,尤以6~10月最多见。潜伏期长短不一。多为自限性,持续4~24小时恢复。如以摄入活菌为主,约为食后6~14小时发病;骤起腹痛、腹泻、水样便,恶心、呕吐较少,少数患者有发热。如摄入细菌毒素为主者,潜伏期较短,1~5小时,甚至可短至数十分钟,以呕吐为主,伴有腹痛;少数继以腹泻,无明显发热。

(二)其他食源性感染性疾病

其他常见食源性感染性疾病的病原体如下:①细菌:霍乱弧菌、痢疾杆菌、小肠结肠炎耶尔森菌等。②病毒:诺如病毒、甲肝病毒、B组轮状病毒及腺病毒、星状病毒、某些呼吸道病毒等。③寄生虫:贾第鞭毛虫、溶组织内阿米巴、隐孢子虫、环孢子虫等。《中华人民共和国传染病防治法》中将霍乱定为甲类传染病,将细菌性和阿米巴性痢疾、伤寒和副伤寒定为乙类传染病,除上述以外的感染性腹泻定为丙类传染病。此外炭疽杆菌、结核杆菌、布鲁菌以及病毒和寄生虫等也均可导致不同的食源性感染性疾病。不同病原体引起的疾病的潜伏期、主要临床症状及食物来源如表2-6-7所示。

表2-6-7　其他食源性感染的潜伏期、临床主要症状及食物来源

致病原	潜伏期	临床主要症状	常见食品来源
炭疽杆菌	胃肠炎型12~18小时;急腹症型起病急骤	肠炭疽临床症状不一;急性胃肠炎型:严重呕吐、腹痛、水样腹泻,多于数日内迅速康复; 急腹症型:严重毒血症状,持续性呕吐、腹泻、血水样便、腹胀、腹痛等,腹部有压痛或呈腹膜炎征象,若不及时治疗,并发败血症和感染性休克可于起病后3~4日内死亡。	牛肉、羊肉等,少数见于猪肉
结核杆菌	4~8周	①胃部结核:临床表现不一致,有些无症状或很轻微,有些类似慢性胃炎、胃癌、多数似溃疡病;除胃部症状外还可伴全身结核症状,如乏力、体重减轻、下午发热、夜间盗汗等。②肝结核:最常见的症状为发热和乏力,其他症状有食欲不振、恶心、呕吐、腹胀、腹泻。③肠结核在早期多不明显,多数起病缓慢,病程较长,如与肠外结核并存,其临床表现可被遮盖而被忽略	牛肉、禽肉,牛奶
布鲁斯杆菌	7~60天,平均两周。少数可长达数月或1年以上	乏力、全身软弱、食欲减退、失眠、咳嗽,有白色痰、发热、盗汗或大汗、睾丸肿大、关节无红肿热的疼痛、肌肉酸痛	羊肉、牛肉、猪肉

致病原	潜伏期	临床主要症状	常见食品来源
猪链球菌	4小时~7天	畏寒和发热,多为高热,伴全身不适、头痛、身痛;部分患者出现恶心、呕吐、腹痛、腹泻;皮肤可有出血点、淤点、淤斑;血压下降,脉压差缩小,很快出现休克。因细菌侵入部位不同而有不同的临床表现,临床分为普通型、脑膜炎型、休克型、混合型四种。	猪肉,羊肉、家禽肉等
牛带绦虫,猪带绦虫	3~6个月	情绪不安、失眠、饥饿、食欲不振、体重减轻、腹痛,可伴有肠胃炎	猪肉,牛肉
溶组织阿米巴原虫	1~数周	腹痛、腹泻、便秘、头痛、嗜睡、溃疡,症状轻重不一,有时无症状	被污染的水与食物
诺如病毒	12~72小时(24~48小时多见)	恶心、呕吐、发热、腹痛、水样无血腹泻、脱水;也可见头痛、寒战和肌肉痛等	
甲肝病毒	15~45天	疲乏、食欲不振,继而出现肝肿大、小便颜色加深,有时伴有发热等症状	
戊肝病毒	10~60天,平均40天	一般起病急,黄疸多见;半数有发热,伴有乏力、恶心、呕吐、肝区痛;约1/3有关节痛;常见胆汁淤积状,如皮肤瘙痒、大便色变浅较甲型肝炎明显;多数肝大,脾大较少见	
朊病毒	2~30年	典型临床症状为出现痴呆或神经错乱、视觉模糊、平衡障碍、肌肉收缩等。感染者最终因精神错乱而死亡	

(三) 细菌性食物中毒和食源性感染的流行病学调查

1. 接到报告后的准备

(1) 接到事件(食物中毒或食源性感染)报告、举报或投诉时应进行详细登记,内容包括:时间、姓名、单位、联系电话,可疑肇事单位的名称、地址,可疑食物,感染或中毒发生地,发病时间,发病人数,症状体征,就诊单位等,同时根据报告者提供的信息,对事件进行核实,随后按规定通知有关人员,报告相关部门,并作具体记录。

(2) 告知报告人或投诉人保护好现场,留存患者粪便和呕吐物及可疑食物以备取样送检。

(3) 协调各部门成立突发食品安全事件应急队伍,携带事先准备好的物资或设备奔赴现场。

2. 流行病学调查 现场流行病学调查,首先应了解事态基本情况,根据调查内容进行必要的人员分组和分工,各方面调查应尽可能同时进行。

(1) 场所调查:场所包括食物中毒或食源性感染发生地、患者治疗所在地、涉及食品流入地和其他与事件发生有关的地点。所在地与事件发生地跨辖区的,应及时将事件情况通报有关辖区,请求相关单位参与或配合调查。

(2) 涉及人群调查:①对接报的情况进行核实,进一步了解事件发生的经过和简要情况,包括进食时间、进食食品、进食人数、中毒人数、中毒的主要症状、事件的进展情况、已采取的措施等。②通过个案调查情况初步判断可疑中毒餐次、食品、来源及其病因。调查对象应尽可能是调查事件所涉及的所有对象,包括有共同饮食史的患者和非患者;与事件发生有流行病学关系的其他人员,如厨师、原料处理人员和食品采购人员等。如发病人数较多,可先随机选择部分人员进行调查。③调查患者发病经过,尤其是首发病例。重点观察与询问患者的自觉症状、精神状态、发病时间、可疑餐次的进餐时间、可疑中毒食品及食用量、呕吐、排泄物的性状、临床表现及实验室检验结果、病程及救治情况等。

(3) 可疑食品调查:根据事件发生的特点和个案调查资料初步判断病因,围绕可疑食品调查。

1) 基本情况调查包括饮用水、食品原料的来源、可疑食品的工艺配方、食品生产至食用前的整个加工过程和现场环境等。尤其应注意样品分装、储存的条件、时间及使用的工具和用具,并同时检查接触可疑食品从业人员的健康状况(有无健康证、近期病史等)、培训情况及卫生习惯、其他与可疑中毒食品有关的生产经营环节和情况。

2) 沿着生产的流程,对可疑食品加工制作过程进行现场勘察,重点检查食品原料的来源、成分、质量、使用方法、保质期、包装完好程度、贮存环境等;检查配料、加工、包装、运输、储存等生产过程是否存在直接或间接的污染环节;检查加工方法是否能够杀灭或消除可能的致病因素;检查食品的贮存条件是否符合卫生要求;检查生产车间的消毒隔离和其他卫生管理制度;查阅生产过程中的相关记录等。

3) 选择最了解事件情况的有关人员(包括患者),请他们回忆可疑食物的生产加工过程是否存在工艺或方法改变情况,是否发现原料、辅料、水或食品在制作中出现过变色、变质、异味或其他异常情况,是否发现原料和食品受到过污染,是否发现生产过程中的压力、温度出现异常,仪器设备、工具、环境的消毒过程是否按规定进行等。必要时对可疑食品加工制作环节进行危害分析。

(4) 样品采集及实验室检测:根据已经得到的事件流行病学特点和临床症状,初步确定应进行现场或实验室检验的项目,有针对性地采集现场样品,以便能够尽快找到事件发生的因素。

采集样品种类包括:可疑食品的剩余部分、半成品和原料,生产设备上的残留物,食品加工工具、用具及食品容器、餐饮具、抹布、操作人员双手等接触食品物品的涂抹样,患者的大便、血液、尿液、呕吐物或洗胃水等,从业人员粪便、肛拭子、咽拭、疮疖脓液等,以及其他与食物中毒有关的可疑样品。

样品实验室检测:根据患者临床特点和流行病学资料分析结果,尽快推断可疑致病因素范围,确定检验项目;按照国家标准或行业标准及时对采集的样品进行检验;检出致病菌或毒素的,应对致病菌及毒素进行分型,并按规定进行鉴定并长期保存菌株。

3. 流行病学资料分析

(1)分析患者特征性的临床表现:根据已得到的进食了可疑食品患者的资料,统计分析发病的潜伏期,计算各种临床症状与体征的发生频率,确定患者特征性的临床表现,作为确定病例的主要依据之一。

(2)分析事件的流行病学特点:①将病例发病时间制作成频数分布图或表,分析病例发病时间的分布特点,用于确定可能的致病因素;②按照患者的性别、年龄、职业等因素分组,分析发病的人群间分布特点,用于进行诊断和鉴别诊断;③将病例发病场所或地点制作成区域分布图,分析病例发病地区分布特点及其联系,用于确定发病的波及范围。

(3)分析事件可能的发生原因:根据现场卫生学调查资料、患者的临床表现及实验室检测结果以及流行病学分析结果,分析和确定致病因素、可疑食品及其来源、事件发生原因、时间、地点和影响范围等。

4. 事件的控制和处理

(1)卫生行政部门负责开展应急救援工作,组织医疗机构救治因事件导致人身伤害的人员;组织疾病预防控制机构对事件现场进行卫生处理,若涉及传染性疾病,应按照《中华人民共和国传染病防治法》组织开展传染病疫情防控工作。

(2)市场监督管理相关部门负责封存可能导致事件的食品、食品添加剂及食品相关产品,并立即进行检验;查封可能导致事件的生产经营活动的场所;对确属食品安全问题的,责令相关食品生产经营者暂停涉事食品、食品添加剂及食品相关产品的生产经营和使用,并将问题产品予以下架、退市、召回。

(3)公安机关负责食品安全事件现场的社会稳定维护工作。

二、化学性食物中毒和食品化学污染事件的调查分析

(一)概述

化学性食物中毒,主要指食入含有化学性中毒物质的食品而引起的食物中毒。化学性食物中毒发生的主要原因有:①有毒有害的化学物质直接污染食品,如误食刚喷洒农药的蔬菜水果,农药拌种粮食或间接污染食品,工业生产产生的"三废"通过水、土壤甚至空气造成的有害元素(如铅、镉、汞、砷等)和有机污染物(如多氯联苯和二噁英等)的污染;②误用被化学物污染的容器或食品容器、包装材料、运输工具等接触食品时迁移到食品中的有害物质;③误将化学毒物当调味剂或添加剂;④在食品加工、贮存过程中产生的物质,如腌渍、烟熏、烘烤类食物产生的亚硝胺、多环芳烃、杂环胺、丙烯酰胺等以及酒中有害的醇类、醛类等;⑤无毒或毒性小的化学物在体内转化为毒性强的物质,如硝酸盐变亚硝酸盐;⑥掺杂掺假和非法添加。

(二)常见化学性食物中毒表现

常见化学性食物中毒表现如表2-6-8所示。

表2-6-8 常见化学性食物中毒的致病原、潜伏期、主要症状及食物来源

致病原	潜伏期	临床特点	常见中毒食品
有机磷农药	0.5~5 小时	头晕、头痛、恶心、呕吐和腹痛等,继之出现瞳孔缩小、大量出汗、流泪,情绪激动,烦躁不安,最后患者进入昏迷状态,全身抽搐,大小便失禁,呼吸极度困难、发绀。可因呼吸中枢衰竭,呼吸肌麻痹或循环衰竭死亡	农药残留过量的蔬菜水果
氨基甲酸酯类农药	10~30 分钟	头晕、头痛、乏力、视物模糊、恶心、流涎、多汗、瞳孔缩小等,少部分患者可出现面色苍白、上腹部不适、呕吐和胸闷以及肌束颤动等。严重者可出现肺水肿、脑水肿等	农药残留过量的蔬菜水果
毒鼠强	数分钟~1 小时	轻者仅感头晕、头痛、恶心、呕吐及肢体乏力;重者阵发性抽搐(惊厥),甚至昏迷,可因剧烈的强直性惊厥导致呼吸衰竭死亡,病死率极高	污染食品或投毒
抗凝血类杀鼠剂	一般为1~3 天	鼻出血、牙龈出血、皮肤瘀斑及紫癜等症状;中毒明显者可进一步出现血尿、便血、阴道出血、球结膜出血等;严重者可出现消化道大出血、颅内出血、咯血等	污染食品或投毒
亚硝酸盐	一般为10~20 分钟(腌制不当或变质蔬菜而致,多为 1~3 小时)	口唇、耳廓、舌及指(趾)甲、皮肤黏膜等出现不同程度发绀,可伴有头晕、头痛、乏力、恶心、呕吐;中毒明显者可出现心悸、胸闷、呼吸困难、视物模糊等症状;严重者可出现嗜睡、血压下降、心律失常,甚至休克、昏迷、抽搐、呼吸衰竭	腐烂、存放或腌制过久的蔬菜;腊肠、腊肉、火腿等;误食
甲醇	12~24 小时,口服纯甲醇中毒最短仅40 分钟	轻者可出现头痛、头晕、乏力、视物模糊等症状;较重者可表现为轻至中度意识障碍、视乳头充血、视乳头视网膜水肿或视野检查有中心或旁中心暗点,轻度代谢性酸中毒;严重者则出现重度意识障碍,视力急剧下降甚至失明或视神经萎缩,严重代谢性酸中毒	假酒、自制酒
砷化物	10分钟~数小时	口内金属味、烧灼感、恶心、呕吐、剧烈腹痛、顽固性腹泻、米泔样便,严重者脱水,昏迷、循环衰竭死亡	受污染食品

（三）化学性食物中毒调查处理

1. 核实诊断和抢救患者　首诊医生通过询问病史和体检,初步确定是否为化学性食物中毒,可能由何种食物引起,并将情况及时向当地疾病预防控制中心报告,通知有关食堂、餐馆暂时封存可疑食物,保护好现场;同时尽早及时地抢救患者。对已摄入可疑食物而无症状者应严密观察。

2. 流行病学调查

（1）病例搜索

1）确定病例定义:病例定义可分为疑似病例、可能病例和确诊病例,包括时间、地区、人群、症状体征、临床辅助检查阳性结果、特效药物治疗有效、致病因子检验阳性结果。

2）开展病例搜索:根据具体情况选用适宜的方法开展病例搜索。对可疑餐次明确的事故,可通过收集参加聚餐人员名单搜索全部病例;对发生在工厂、学校、托幼机构或其他集体单位的事故,可要求集体单位负责人或校医等通过收集缺勤记录、晨检和校医记录,收集可能发病的人员;事故涉及范围较小或病例居住相对集中,或有死亡或重症病例发生时,可采用入户搜索的方式;事故涉及范围较大或病例人数较多,应建议卫生行政部门组织医疗机构查阅门诊就诊日志、出入院登记、检验报告登记等,搜索并报告符合病例定义者;事故涉及市场流通食品,且食品销售范围较广或流向不确定,或事故影响较大等,应通过疾病监测报告系统收集分析相关病例报告,或建议卫生行政部门和食品监督管理相关部门向公众发布预警信息,通过督促类似患者就诊来搜索病例。

3）进行个案调查:根据病例的文化水平及配合程度,并结合病例搜索的方法要求,可选择面访调查、电话调查或自填式问卷调查。个案调查可与病例搜索相结合同时开展。个案调查应收集的信息主要包括:人口统计学信息;发病和诊疗情况;饮食史;其他个人高危因素信息。

4）描述性流行病学分析:统计病例中各种症状、体征等的人数和比例,并按比例的高低进行排序;确定病例的三间分布(时间、空间及人群)。

（2）食品卫生学调查

1）访谈相关人员:访谈对象包括可疑食品生产经营单位负责人、加工制作人员及其他知情人员等。访谈内容包括可疑食品的原料及配方、生产工艺,加工过程的操作情况等。

2）查阅相关记录:查阅可疑食品进货记录、可疑餐次的食谱或可疑食品的配方、生产加工工艺流程图、生产车间平面布局图等资料,可疑食品销售和分配记录等。

3）现场勘查:重点围绕可疑食品从原材料、生产加工、成品存放等环节存在的问题进行。勘查是否与有毒有害物质混放,是否误用有毒有害物质或含有有毒有害物质的原料;是否添加使用有毒有害物质等。

（3）化学性食物中毒样本采集:根据中毒者的有关详细情况初步推断导致中毒的可疑化学毒物,然后进行有针对性的标本采集。收集分析用的标本可以从以下几个方面考虑:中毒者吃剩的食物以及怀疑有毒的食物等;中毒者服用的药物或煎药剩下的药渣;中毒者的血液、洗胃液、呕吐物和排泄物等;现场可疑的纸片、布片、注射器、破碎的小瓶和器皿等。

采集样本应注意以下几个问题:样品采集要注意盛器等包装容器,一定要用筛选过的玻璃器皿,盖口要严密,切勿使用金属或陶土器皿;采集样品应密封,并贴上写明样品名称、来源、数量、采样日期时间和地点、采样人、对样品的处理等信息的标签;采样后,除要用同一品种无毒样品作对照还要采取可能引起此次中毒的毒物作对照。做阴性和阳性对照实验;如为动植物样品,还需要注意品种、产地等差异;生物标本的采集要结合中毒时间、可疑毒物在体内代谢、分布情况来确定采样方案。

（4）样品检测:化学毒物分析工作比较复杂,要求检验人员在化验之前对情况作周密的研究和分析,拟定检验程序、样品的处理程序、可靠的检测方法、空白实验和对照实验。从中探索化学毒物分析的方向和缩小检验范围,以便合理地使用检样,准确迅速地完成检验任务。

3. 流行病学资料分析　在综合分析流行病学调查、食品卫生学调查和实验室检验三方面结果基础上做出调查结论。

4. 食物中毒事件的控制和处理

（1）确定食物中毒致病食物后,针对原因立即对现场进行处理并对流出食品进行召回,以防止事件扩大蔓延:①及时处理引起中毒的食物;②针对污染原因及时督促改进。

（2）对救治方案进行必要的纠正和补充。

（3）对违法者实施相应处罚。

（四）掺杂掺假伪造食品的调查与检验

1. 现场调查　现场调查和检查是为了对食品掺假做出初步判断,为确定检验项目和检验方法提供线索,缩小范围,了解掺入物对人体健康影响程度,以明确该食品掺假问题的卫生学意义。

（1）感官检查:①检查食品的颜色:食品颜色有无异常;②气味:闻味和品尝是否有异味;③组织状态:通过组织状态观察,检查食物是否有掺假。

（2）了解食品的正常成分:食品掺假会影响食品的正常成分含量,改变食品的理化指标。

2. 实验室检验　在现场调查和初步检查的基础上,通过对食品特征、生产工艺的了解,从物理、化学特性、形态学、生物特征等几个方面来确定检验项目。食物掺假的种类繁多,变化多端,要找出食物本身和掺假物的差别,灵活地应用各种方法进行检测。①物理学方法:如测比重、导电率和溶解性,比旋光度、荧光检查法等。②化学方法:如离子反应,有机化合物功能团定性试验,有机化合物特异反应,薄层层析、纸层析和气象色谱等。③形态学检验。

三、有毒动植物中毒和真菌毒素污染食品的调查分析

（一）有毒动植物中毒

有毒动植物中毒是指一些动植物本身含有某种天然有毒成分或由于贮存条件不当形成某种有毒物质,被人食用后所引起的中毒。有毒动植物中毒的主要原因有:①误食有毒动植物及其加工制品;②因烹调加工方法不当,在加工

过程中未能破坏或除去动植物中的有毒成分;③可食动植物性在一定条件下产生大量有毒成分。常见的易中毒动植物性食物有:河豚、含高组胺鱼类、鱼胆、某些贝类、甲状腺素、毒蘑菇、发芽马铃薯、豆浆、菜豆、曼陀罗、白果、桐油、苦杏仁等,常见动物性食物中毒和植物性食物中毒的潜伏期和中毒表现分别见表 2-6-9 和表 2-6-10。

表 2-6-9　常见动物性食物中毒潜伏期、主要症状及食物来源

动物性食物	潜伏期	临床特点	常见中毒食品
河豚	10 分钟~3 小时	早期表现为手指和脚趾刺痛或麻痛,口唇、舌尖以及肢端感觉麻木,继而全身麻木,严重时出现运动神经麻痹、四肢瘫痪、共济失调、言语不清、失声、呼吸困难、循环衰竭、呼吸麻痹;还可有恶心、呕吐、腹痛、腹泻、血压下降、心律失常等	河豚
含高组胺鱼类	10 分钟~3 小时	类似过敏性症状,如脸红、头晕、心跳、呼吸急促、心慌、脉快、胸闷和血压下降等,部分患者眼结膜充血、瞳孔散大、视力模糊、口舌及四肢发麻、恶心、呕吐、腹痛、荨麻疹	(鲭亚目鱼)青皮红肉鱼类,如鲭鱼、鲐鱼、金枪鱼、黄鳝等
甲状腺素	12~24 小时	恶心、呕吐、腹痛、腹泻、头痛、心慌、气短、烦躁、全身无力、四肢酸痛、心律失常、便秘、失眠、多汗、发热、视力模糊等	未摘除甲状腺的血脖肉、喉头气管、混有甲状腺的碎肉等
雪卡毒素	1~6 小时	刺痛和麻木、肠胃炎、温度感觉异常、头晕、口干、肌肉痛、瞳孔散大、视物模糊、手足麻木、冷热感觉倒错	红斑鱼、石斑鱼、波纹唇鱼、红鳍笛鲷、褐篮子鱼等
麻痹性贝类	数分钟~20 分钟	唇、舌、指尖、腿、颈麻木,运动失调、头痛、呕吐、呼吸困难,重症者呼吸肌麻痹死亡	贝类
神经毒性贝类	数分钟~数小时	唇、舌、喉咙和手指麻木,肌肉痛,头痛;冷热感觉倒错,腹泻,呕吐	贝类
腹泻性贝类	30 分钟~3 小时	恶心、呕吐、腹泻、腹痛、寒战、头痛、发热	贝类
失忆性贝类	24~48 小时	呕吐、腹泻、腹痛、神志不清、失忆、失去方向感、惊厥、昏迷	贝类

表 2-6-10　常见植物性食物中毒潜伏期、主要症状及食物来源

植物性食物	潜伏期	临床特点	常见中毒食品
菜豆(皂苷,植物凝集素)	2~4 小时	上腹部不适、恶心、呕吐、腹痛,部分患者头痛、出汗、畏寒、四肢麻木、胃部烧灼感、腹泻,甚至电解质紊乱。病程数小时至 2 天	菜豆(又叫扁豆、四季豆、芸豆、刀豆等)
发芽马铃薯(龙葵素)	1~12 小时(一般 2~4 小时)	咽喉烧灼感、胃肠炎症状、有溶血性黄疸,重者有头晕、头痛、烦躁不安、瞳孔散大、视力模糊、多汗、抽搐等,可因心脏和呼吸麻痹死亡	马铃薯(土豆)
生豆浆	0.5~1 小时	胃肠炎症状,伴头晕、乏力等	豆浆、生大豆
黄花菜(金针菜、萱菜)	1~3 小时	开始多感咽喉及胃部不适,有烧灼感,继而出现恶心、呕吐、腹痛、腹泻等症状,腹泻频繁剧烈,多呈水样便或血性便。还可伴头晕、头痛、发冷、乏力、甚至麻木、抽搐等神经症状,并可因呼吸抑制死亡	新鲜黄花菜史
含氰苷类植物	0.5~12 小时(一般 1~2 小时)	一般在食后 1~2 小时内出现症状,初觉苦涩,有流涎、恶心、呕吐、腹痛、腹泻、头痛、头晕、全身无力、呼吸困难、烦躁不安和恐惧感、心悸,严重者昏迷、意识丧失、发绀、瞳孔散大、惊厥,可因呼吸衰竭致死。部分患者还可出现多发性神经病,主要为双下肢肌肉弛缓无力、肢端麻木、触觉痛觉迟钝等症状	苦杏仁、桃仁、李子仁、枇杷仁、苹果仁、杨梅仁、樱桃仁、亚麻仁、木薯等
白果(银杏)	1~12 小时	除胃肠症状外,头痛、恐惧感、惊叫、抽搐,重者意识丧失,1~2 小时内死亡	生白果
毒蘑菇	0.5~6 小时	胃肠炎型;神经精神型;多脏器损害型;溶血型	毒蘑菇
粗制棉籽油	数小时~数天	恶心、呕吐、腹胀、口干、无汗、乏力、心慌、皮肤烧灼感。重者头晕、嗜睡、四肢软瘫	棉子油
曼陀罗(莨菪碱)	0.5~3 小时	口干、皮肤干燥呈猩红色,尤其在面部显著,偶见红斑疹;头晕、心跳过速、呼吸加深、血压升高、极度躁动不安,甚至抽搐;多语、好笑或好哭、谵妄、幻觉、幻听、痉挛。有时体温升高,可达 40℃,瞳孔散大、视力模糊、对光反应消失或减弱;重者由躁狂、谵妄进入昏迷、血压下降、呼吸减弱,最后可死于呼吸衰竭	曼陀罗叶子、花朵、果实和种子

(二) 真菌及其毒素食物中毒

真菌广泛分布于自然界,数量庞大,约有十万种之多。真菌在粮食或其他食品中生长繁殖产生有毒的代谢产物称为真菌毒素。真菌毒素是一类由真菌产生的二次代谢产物,广泛污染农作物、食品及饲料等植物性产品。食品一旦被真菌污染,一般的烹调和加热处理不能破坏食品中的真

菌毒素。人体在一次性大量进食被真菌毒素污染的食品后可引起急性中毒，而长期摄入含少量真菌毒素的食物则会导致慢性中毒和癌症，其毒性还可表现为致畸作用、遗传毒性、肝细胞毒性、中毒性肾损害、生殖紊乱和免疫抑制。目前已知的产毒真菌主要有曲霉菌属（黄曲霉、赭曲霉等）、青霉菌属（岛青霉、扩展青霉等）、镰刀菌属（河谷镰刀菌、雪腐镰刀菌等）和其他菌属（绿色木霉、黑色葡萄状穗霉等）。

有毒动植物中毒和真菌毒素污染食品的调查分析主要基于流行病学调查资料（调查和采样等参见细菌性食物中毒和食源性感染的病原学与流行病学调查部分）和患者的潜伏期和特有的中毒表现进行综合判断，对疑似有毒动植物中毒应重点对疑似中毒食物进行形态学或生态学鉴定，若有必要时，可进行简易动物毒性试验或急性毒性试验。

四、营养素过量的中毒及其调查分析

随着全球范围内食物生产和供给的多样化以及消费者食物及健康相关产品（如保健食品、膳食补充剂和营养强化食物等）消费水平的提高，人群发生营养素过量的风险急增。营养素过量不仅可导致急慢性中毒，也与多种慢性病（心血管疾病、糖尿病等）的发生密切相关。

（一）营养素过量

1. 宏量营养素过量　宏量营养素过量多与代谢相关的慢性疾病有关，但极少出现中毒。宏量营养素过量的不良健康效应如下。

（1）蛋白质：蛋白质摄入过多增加肝肾负担；蛋白质摄入与钙、磷和骨代谢相关，摄入过多可对钙平衡和骨组织钙含量起负性调节作用，易产生骨质疏松症；蛋白质摄入过多可能同一些癌症有关，尤其是结肠癌、乳腺癌、胰腺癌和前列腺癌。

（2）脂类：摄入过多的饱和脂肪酸可导致血液中胆固醇、甘油三酯、低密度脂蛋白胆固醇升高；反式脂肪酸摄入过量可导致心血管疾病发病率升高。

（3）碳水化合物：简单碳水化合物如易消化的单糖、双糖等添加糖加工食品摄入过多与2型糖尿病等慢性疾病的风险有关。

2. 维生素过量　人体对水溶性维生素的吸收和代谢有一定的调节机制，超过人体需要量可经尿液排出体外，但部分水溶性维生素大剂量服用（主要是通过膳食补充剂形式摄入），仍可产生一定的毒性作用。而脂溶性维生素可在体内蓄积，因此摄入过多易出现毒性作用：

（1）维生素A：视黄醇类物质可在体内蓄积，因此过量摄入可出现急性中毒症状，如腹痛、厌食、呕吐、视觉模糊、易激惹、头痛（新生儿和婴儿可能出现囟门突起、严重皮疹、头痛、昏迷和死亡等）、脱发、肝大和长骨末端外周部疼痛等。此外维生素A过量也可导致出生缺陷，主要有颅面畸形、中枢神经系统畸形和心脏畸形等。

（2）维生素D：维生素D过量可导致食欲缺乏、体重减轻、恶心、呕吐、腹泻、头痛、多尿、烦渴等症状。严重时血清钙、磷升高，并可造成动脉、心肌、肺、肾等软组织钙化、弥散性骨矿物质丢失和肾结石等。如得不到及时治疗，严重

时可导致死亡。

（3）维生素E：维生素E毒性相对较小，但摄入过多仍可出现肌无力、视觉模糊、复视、恶心和腹泻，同时还可抑制维生素K的吸收、提高抗血凝素的活性而干扰血液的正常凝固过程，导致出血倾向。

（4）维生素B_6：维生素B_6毒性相对较低，但长期大量服用仍容易出现血小板聚集、血栓形成、感觉神经异常（头痛、恶心、眩晕、疲劳和视力模糊等）、光敏感反应、月经过多、低血糖、血栓性静脉炎、血清胆固醇升高和肌无力等。

（5）维生素C：维生素C摄入过多可导致草酸盐（维生素C的主要代谢产物之一）排泄量增加，可能会引起泌尿系统结石。

（6）烟酸：烟酸对人体的毒性报道主要见于服用烟酸补充剂以及临床使用大剂量烟酸治疗高脂血症的副作用，这些不良反应可随剂量的减少或停药而缓解。口服30~100mg/d烟酸短时间内可出现血管舒张，如颜面潮红、头晕眼花、皮肤瘙痒等。大剂量服用烟酰胺治疗高脂血症时常伴有非特异性胃肠道反应，如消化不良、腹泻、便秘、恶性和呕吐等，严重时刻出现黄疸、血清转氨酶升高、急性重型肝炎和肝性脑病等。

（7）叶酸：大剂量服用叶酸可产生副作用，表现为影响锌的吸收而导致锌缺乏，胎儿发育延缓，低出生体重儿增加；干扰抗惊厥药物的作用而诱发患者惊厥；掩盖维生素B_{12}缺乏的症状，干扰其诊断。

3. 矿物质和微量元素过量　矿物质和微量元素过量多见于服用膳食补充剂或口服相应临床制剂，也可见于食物受环境污染影响而导致人体摄入过多而出现损害作用。

（1）钠：钠摄入过量是高血压发病的重要危险因素。此外，钠过量还可加重肾脏负担、引起体内钾随尿液大量流失、导致骨质疏松等。

（2）钙：钙过量可出现高钙血症、高钙尿、血管和软组织钙化以及肾结石风险增加。

（3）镁：镁中毒多见于肾功能不全者或接受镁剂治疗者，过量镁可导致腹泻、恶心、胃肠痉挛等胃肠道反应，重者可出现嗜睡、肌无力、膝腱反射弱、肌麻痹等症状。

（4）铁：人体内的铁含量基本由吸收控制，缺乏将过多铁排出体外的调节机制，导致铁排泄能力有限。摄入大剂量治疗铁和误服大量的铁补充剂可出现急性铁中毒，铁盐直接腐蚀胃黏膜并导致血液循游离铁过量，表现为呕吐、腹泻、消化道出血、急性肝坏死、休克甚至死亡；肝脏作为铁过量毒性的主要靶器官，有研究报道肝脏铁过负荷是肝纤维化的重要因素；超负荷的铁在动脉壁沉积，致使动脉钙化或形成动脉瘤；铁催化羟基自由基形成，增加脂质过氧化损伤或代谢紊乱，引起动脉粥样硬化；此外，铁过量可能引发和加剧糖尿病及其并发症。

（5）锌：成人一次性摄入2g以上锌可发生急性中毒，主要表现为锌对胃肠道的直接刺激所致的恶心、呕吐、上腹疼痛、腹泻等。长期补充大量的锌可发生慢性中毒，主要表现为贫血、免疫力下降、高密度脂蛋白胆固醇降低等。

（6）硒：硒对人体的营养必需剂量和毒性剂量之间的范围很窄，极易过量引起中毒。当人体摄入极高剂量硒时，

可产生明显的急性毒性,主要表现为呼吸窘迫、运动失调、呕吐、腹泻、腹痛,严重时可死亡。长期食用高硒食物可出现亚急性硒中毒(神经系统症状,最后可因神经麻痹、虚脱和呼吸衰竭而死亡)和慢性硒中毒(头发或指甲脱落、指甲变脆、胃肠道紊乱、皮疹、呼出大蒜臭味以及神经系统异常)。

(7)碘:一次大量摄入碘可引发急性碘中毒,表现为胃肠道刺激症状(如腹痛、恶心、呕吐和腹泻)及神经系统症状(如昏迷)。在极少的情况下,碘摄入过量可引起急性碘血症(以痤疮、瘙痒及荨麻疹为特征的皮肤性疾病)。长期高碘摄入(饮水或食物)可导致高碘性甲状腺肿、碘性甲状腺功能亢进、甲状腺功能降低、桥本甲状腺炎等。

(8)铜:铜为人体必需微量元素,但饮用与铜容器或铜管道长时间接触的酸性饮料或误服大量铜盐可导致急性中毒,表现为恶心呕吐、上腹部疼痛、腹泻、头痛、眩晕及口中有金属味等临床症状,过量铜中毒最常见的受损器官是肝脏,严重者可出现黄疸、溶血性贫血、血尿、尿毒症甚至死亡。

(9)氟:急性氟中毒多见于特殊职业环境。慢性氟中毒多见于高氟地区居民长期饮用含氟较高饮水所致,主要表现为氟骨病(腰腿及关节疼痛、脊柱畸形、骨软化或骨质疏松等)和氟斑牙(牙齿失去光泽,出现白垩色、黄色、棕褐色或黑色斑点,牙面凹陷剥落、牙齿变脆、易于碎落等)。此外氟过量还可引起神经系统损害,主要表现为记忆力减退、精神不振、失眠和易疲劳和智力障碍(儿童)等。

(二)营养素过量的调查处理

营养素过量的调查分析过程中,应结合疑似患者职业、临床症状及体征、疾病状态和用药情况(包括膳食补充剂)、食物史以及其他家庭成员或长期共餐者等情况综合分析,同时也需考虑当地特殊情况(如是否为高碘、高硒或高氟区域和当前或历史上采矿、冶炼、印刷等化工企业分布情况等)。

宏量营养素中脂类和碳水化合物较易因长期摄入过量而导致心血管或代谢相关的慢性疾病。而维生素和一些人体必需矿物质,如铁、钙、镁、锌、碘等过量常与短时间内大量摄入有关,且多为个体散发。调查处理原则主要结合患者临床症状与体征,以及疾病状态和用药情况、食物史(包括膳食补充剂),同时辅以相关临床检查明确诊断,切断营养素过量来源并积极开展相应的临床治疗。此外,硒、铜和氟中毒多为环境相关的地方性或职业性散发/多发,调查处理原则是:①结合患者临床症状与体征及临床检查结果,患者职业以及当地特殊情况(如是否为高硒或高氟地区,以及当前或历史上采矿、冶炼、印刷等化工企业分布情况等)进行初步诊断;②开展相关流行病学调查并进一步搜索相关病例;③对确诊病例进行及时的医疗救助;④加强宣教,增强当地居民或工人的个人防护意识;⑤针对职业暴露,应督促企业改善工艺,安排职工体检,建立完善的职工健康档案;⑥采取有效措施,改善环境或居民卫生状况,减少居民暴露。

举两个典型案例如下:

1. 维生素 A 过量　患儿,男,4 周龄,足月顺产,自出生后 2 周开始服用浓缩鱼肝油,14 天后出现精神萎靡、表情冷漠、面色苍白、出冷汗、囟门隆起、双眼内斜、伴阵发性抽搐、吐白沫。查血常规、血生化及便常规均正常。

案例分析:患儿出现囟门隆起并伴有阵发性抽搐、吐白沫,可初步考虑为脑部疾病,血常规正常可初步排除感染性疾病,再结合食物史:连续 14 天服用浓缩鱼肝油(富含维生素 A),即该患儿出现维生素 A 中毒的可能性极大,应进一步进行血清视黄醇或血浆视黄醇结合蛋白水平的检测以明确诊断。

2. 氟中毒　某男,湖北省某山区农民,45 岁,因全身关节和骨骼疼痛 1 个月,前来就诊。患者称早上起床时,感觉全身关节和骨骼疼痛,外出活动和劳动后减轻。无重大疾病史,家族中无相似病例。患者轻微驼背,牙齿有少量的断裂和缺损,釉面有色素(深褐色)沉着。X 线检查显示:腰椎体小梁均匀变粗、致密、骨皮质增厚,骨髓腔变窄或消失;膝关节软骨发生退行坏死,关节面增生凹凸不平,关节间隙变窄,关节边缘呈唇样增生。血液和尿液常规检查未发现异常。试分析该男子病因以及所需采取措施。

案例分析:根据患者轻微驼背,牙齿有少量的断裂和缺损,釉面有色素(深褐色)沉着的症状、体征,并结合 X 线检查结果(腰椎体小梁均匀变粗、致密,骨皮质增厚,骨髓腔变窄或消失;膝关节软骨发生退行坏死,关节面增生凹凸不平,关节间隙变窄,关节边缘呈唇样增生),可初步判定为氟中毒所致的氟斑牙和氟骨病。

采取措施:①检测患者尿氟水平,明确诊断。②开展流行病学调查,并搜索相关病例。调查内容主要包括职业(是否存在职业暴露)、家庭的燃料类型(是否烧煤)、当地饮用水情况、家庭食物情况以及其家庭和当地是否有类似的病例。③了解本地是否为高氟地区,并对当地居民饮用水、土壤、河流及地下水中氟含量进行测定。④积极救治相关病例。⑤加强宣传教育,对氟中毒的来源、症状等进行科普。⑥改善当地居民饮用水状况(高氟水净化后饮用)或改变饮食习惯(煤烟型氟污染,应避免含氟高的煤烘烤粮食及食品)。

(张立实　陈锦瑶)

参 考 文 献

1. 国家卫生和计划生育委员会. GB 15193—2014~2015 食品安全国家标准-食品安全性毒理学评价程序. 2014-2015.
2. 王心如. 毒理学基础. 第 6 版. 北京:人民卫生出版社,2012.
3. 张立实,李宁. 食品毒理学. 北京:科学出版社,2017.
4. 第十二届全国人民代表大会常务委员会. 中华人民共和国食品安全法(2015 年修订). 2015.
5. 孙长颢. 营养与食品卫生学. 第 8 版. 北京:人民卫生出版社,2017.
6. World Health Organization/Food and Agriculture Organization of the United States (WHO/FAO). Principles and methods for the risk assessment of chemicals in food. 2009. http://www. who. int/foodsafety/publications/chemical-food/en/.
7. 国家卫生和计划生育委员会. GB4789 食品安全国家标准-食品微生物学检验. 2015-2017.
8. 国家卫生和计划生育委员会. GB5009 食品安全国家标准-食品理化指标检验标准. 2015-2017.

9. 张朝武. 卫生微生物学. 第 5 版. 北京:人民卫生出版社,2012.

10. 食品安全事故流行病学调查技术指南(2012 版),卫办监督发〔2012〕74 号.

11. Tõnu Püssa. Principles of food toxicology (second edition). Boca Raton:CRC press,2014.

12. World Health Organization/Food and Agriculture Organization of the United States (WHO/FAO). A model for establishing upper levels of intake for nutrients and related substances: report of a Joint FAO/WHO Technical Workshop on Food Nutrient Risk Assessment. Switzerland:WHO Headquarters,2005.

13. Codex Alimentarius Commission. 2010. Procedural Manual 19th edition,Section 4:Risk Analysis. Nutritional risk analysis:principles and guidelines for application to the work of the Committee on Nutrition and Foods for Special Dietary Uses. Rome: WHO/FAO.

14. 曲萌,孙立伟,王艳双. 分子生物学实验技术. 上海:第二军医大学出版社,2012.

15. World Health Organization/Food and Agriculture Organization of the United States (WHO/FAO). 2006. Food safety risk analysis-a guide for national food safety authorities. http://www. fao. org/3/a0822e/a0822e00. htm.

16. World Health Organization/Food and Agriculture Organization of the United States (WHO/FAO). 1997. Risk management and food safety. https://www. who. int/foodsafety/publications/risk-management-food/en/.

第七章

食物新资源及其评价

在人类 100 多万年的进化和发展过程中,人们曾尝试过食用众多的植物和动物,包括有毒动植物,目前我们的食物种类是古人甚至用生命换来的经验总结。某种动植物之所以成为食物资源,本质无疑是其含有人体必需的营养素,能解决人类饥饿问题,提供人类生存、生长与活动所需营养和能量而且无毒或低毒。人类食物除少数物质如盐类外,几乎全部来自动物、植物和微生物,属于自然界中的生物资源。自然界中存在的生物种类繁多、形态各异、结构千差万别、分布极其广泛。据估计,目前在自然界生活着的生物约有 2000 万~5000 万种,目前已经鉴定的生物物种约有 174 万余种,构成了人类现在和未来生活中的食物资源库。本章就食物新资源的评价和管理,以及不同种类的新食物资源给予介绍。

第一节 概 述

食物是人类赖以生存的必要条件。随着全球人口的不断增加以及耕地面积的减少,食物短缺与需求的矛盾问题日趋严重,全球食物匮乏仍是亟待解决的问题。人类为了获取充足的食物,必须开发和利用新的食物资源。我国虽然国土面积大,但去除不能利用的沙漠、冰川、沼泽、城镇和道路建设用地等土地,实际能用于农林牧生产的只占 64%,而世界平均为 66%,美国和印度更是达到 87% 和 84%。要从根本上保障国家的食物供给,满足现代食品工业的发展和人民日益增长的物质需求,开发利用新的食物资源势在必行。另外,随着现代物流的发展和经济全球化,许多原来只在局部地区有食用习惯的食物在全球范围内迅速推广;同时,近年来由于经济和食品科技的迅猛发展,食品新工艺、新的生物技术不断涌现,出现了大量的新型食品,因此加强对食物新资源的开发应用和评价,对于人类食物保障、食品行业的发展具有重要意义。

一、食物新资源的性质、定义和类别

从古到今,人类主要是通过采摘、狩猎、捕捞等从自然界中来获得食物,随后则发展到种植、饲养,甚至通过微生物繁殖。现代的食品工业,将这些食物经过加工处理,以便于保藏和运输,或满足人类各种嗜好和营养需要。

食物新资源具有科学意义上和法律层面上的概念。在不同国家和地区,为了食品安全和保障的目的,对新资源食品定义都是法律意义上的,因此定义的内涵各有差异,但其基本原则是共同或相近。随着新技术的应用,科学意义上,纳米技术、生物工程、克隆技术等也逐渐进入新资源食品领域,但这些在法律层面并非一致。

(一)食物新资源概念和特性

作为食物新资源,寻觅"新"食物和利用"新"食物是其特点。发现和利用新资源主要目标是满足不断增长的人类营养、食用和经济发展等需要。因此,在研究和科学层面上,大多数食物新来源应具有以下特性:

1. 营养性 食物新资源均具有营养特点,通常挖掘"新食物"的过程,既是主要营养性发现的过程。本质上,新食物资源都由化学成分组成,主要成分有蛋白质、脂肪、碳水化合物、维生素、矿物质、膳食纤维和水等营养素。这些对人体有着特别营养意义的成分,也就是通常说的新蛋白资源、富含维生素 A 等新食物资源等。除营养素外,食物中还含有一些非传统营养素的活性成分,它们具有重要的生理活性或保健作用,这也是食物新资源开发中经常关注的内容。

2. 系统性 食物新资源均处于生态系统中,各生物物种之间相互依赖,彼此制约,协调进化,使整个生态系统成为协调的整体。因此,我们在利用生物资源时,必须从整体出发,坚持全局的观点,进行综合评价、合理开发及综合利用。根据其在生态系统食物链中所处的位置制定不同的利用对策。

3. 再生性 食物新资源属于可再生资源,可通过繁殖而使其数量和质量恢复到原有的状态。对动物资源来说,还能通过从未开发或轻度开发区向开发区或重度开发区的迁移来恢复其资源数量和质量,供人类重复开发利用。

4. 地域性 食物新资源通常具有地域性,而非处处存在的广识普通食物。由于在地球表面所处的地理位置差异,导致地球形成了各种各样的环境条件,如森林、灌丛、草原、沙漠和湿地等。使得生物资源的分布也形成了明显的地域性,因此不同地区常发现和挖掘不同的食物新资源。

5. 周期性 食物新资源数量的周期性表现为,随着时间的变化,食物资源的数量发生变化,如秋季大量水果成熟,而冬季水果数量很少;食物新资源质量的周期性表现为随着时间的变化,食物资源的成分发生变化,如银杏叶中黄酮的含量在一年内不同时间发生周期性的变化,在 9~10 月黄酮含量达到最高。

6. 有限性 食物新资源虽然具有再生性,但其更新的能力有一定限度,并不能无限制地增长,如果人类的开发利用超过了其所能负荷的极限,可能导致其资源枯竭,破坏自然界的生态平衡;其次,由于人类的活动,致使自然界许多生物的生存环境恶化,以及环境污染和气候变化等,都会引起一些生物物种灭绝或濒临灭绝,因而生物资源是有限的。

7. 增殖性　一些作为食物资源的生物资源在一定的条件下其利用价值不断提高,如家禽、家畜和栽培植物,它们的资源价值均不同程度地比其野生祖先物种要高。一些新发现的野生动植物资源通过人工驯化、育种以及不同地区和国家引进的新品种,一旦优选或培育成功和推广,每年可创造巨大的经济效益。

8. 发展性　事实上,食物新资源的概念是相对的,过去一些被称为"新"的资源,一旦成为食品被消费后,就成为日常的或普通的资源;而过去一些传统的食物或资源,由于受科学技术或方法的限制,不能认识到或无法制备出相应的食品或食品配料,而现在通过应用高新技术使其成为可能,特别是一些新的食品功能性成分,如从大豆中通过膜分离技术加工得到大豆低聚糖;还有一些非传统资源或具有很大潜力但尚未被很好开发的资源,现在将有可能开发成为食物新资源,如某些昆虫和微生物等;另一方面,以前一些高蛋白、高营养的食物,由于经济生活水平或资源量所限,不被大量消费,而今天则成为时尚,如鳖、螃蟹等。特别是随着社会经济的发展和文化文明程度的提高,人类对食品的需求不仅要求提供营养、满足嗜好,而且还要求能够调节机体生理功能、起到保健作用,给食品赋予了新的功能和"属性",这样的食品被称为功能性食品,在我国又叫保健食品。开发和挖掘食品新资源、新原料应重视这些类别新食品。

（二）法律层面食物新资源的定义

食品工业的进步,使应用非传统来源的原料(例如,真菌菌丝体和酵母细胞)生产食品成为可能。另外食品国际贸易不断发展,所谓的"外来"水果和蔬菜也正由原产地引入其他地区。一个国家或地区为大家所熟知的或传统的食物,对于其他国家或地区来说,可能并不为人所知,因而在其他国家及地区属于新资源食品。因此,从食品安全和食品贸易双方面考虑,各国都制定了食物新资源(novel food)审查标准或管理办法。

1. FAO/WHO 新资源食品的定义　为指导和统一各国食物新资源的商业往来,保护消费者利益,FAO/WHO 在 2012 年的《食品中化学物风险评估原则和方法》中对新资源食品(novel food)的定义是:以非大众常规消费的原材料生产的食品或用以前在食品生产过程中未使用过的新工艺严格改良的食品。属于非传统食品(non-traditional foods),包括由通常不作为食物食用的原料生产的食品或食品成分,或引入先前未用于食品生产的新工艺得到的发生了显著改变的食品。非传统食品定义为没有作为普通膳食在较大范围内被几代人长期消费的食品。

2. 中国新资源食品/新食品原料定义　1987 年,我国原卫生部制定了《食品新资源卫生管理办法》,1990 年对其进行了修订。该办法将食品新资源定义为在我国新研制、新发现、新引进的无食用习惯或仅在个别地区有食用习惯的,符合食品基本要求的物品。以食品新资源生产的食品称新资源食品(包括新资源食品原料及成品)。但并未对新资源食品的范围做出具体规定。2007 年 7 月 2 日原卫生部发布《新资源食品管理办法》(卫生部令第 56 号),并于 2007 年 12 月 1 日起实施。该管理办法首次清晰明确了新资源食品的定义和范围,见表 2-7-1。

表 2-7-1　我国新资源食品概念的变迁

年代	法规名称	定　　义
1987 年制定 1990 年修订	《食品新资源卫生管理办法》	在我国新研制、新发现、新引进的无食用习惯或仅在个别地区有食用习惯的,符合食品基本要求的物品。以食品新资源生产的食品称新资源食品(包括新资源食品原料及成品)
2007 年	《新资源食品管理办法》(卫生部令第 56 号)	①在我国无食用习惯的动物、植物和微生物;②从动物、植物、微生物中分离的在我国无食用习惯的食品原料;③在食品加工过程中使用的微生物新品种;④因采用新工艺生产导致原有成分或者结构发生改变的食品原料
2013 年	国家卫计委第 1 号《新食品原料安全性审查管理办法》	新食品原料是指在我国无传统食用习惯的以下物品①动物、植物和微生物;②从动物、植物和微生物中分离的成分;③原有结构发生改变的食品成分;④其他新研制的食品原料

2013 年 2 月 5 日原国家卫生和计划生育委员会令第 1 号发布《新食品原料安全性审查管理办法》,又一次对定义进行修改。特别对原有结构发生改变的食品成分,其他新研制的食品原料提出了审核要求。《新食品原料安全性审查管理办法》强调新食品原料应当具有食品原料的特性,符合应当有的营养要求,且无毒、无害,对人体健康不造成任何急性、亚急性、慢性或者其他潜在性危害。从范围上增加了更具有概括性的规定"其他新研制的食品原料",为新食品原料的发展扩展了空间。

3. 国外关于"新资源食品"的定义

(1) 美国:对于新资源食品/新食品原料主要是通过美国食品药品管理局 1997 年提出的"一般公认为安全"(generally recognized as safe,GRAS)模式进行管理。新原料在对拟定用途完成 GRAS 确定后即可进入市场。而 GRAS 物质的定义是指基于具备科学培训和丰富经验的专家评估其安全性,且通过科学程序(或对于 1958 年 1 月 1 日前用于食品中,通过科学程序或者基于普通使用的经验)在预期用途条件下一般认为是安全的物质。

(2) 欧盟:新资源食品的定义为"在 1997 年 5 月 15 日以前没有在欧盟市场内大量消费的食品或食品成分",2018 年 1 月修订的"(欧盟)2015/2283 条例"中包括 10 类:

1) 具有新的或有意修改了分子结构的食物;

2) 由微生物、真菌或藻类组成、分离或生产的食物;

3) 由矿物原料组成、分离或生产的食品;

4) 由植物或植物的某部分组成、分离或生产的食品,但不包括在欧盟内有安全食用历史,且由以下途径获得的植物或其变种组成、分离或生产的食品:①采用 1997 年 5 月 15 日之前在欧盟内用于食用性植物的传统种植方式种植的;②采用 1997 年 5 月 15 日之前在欧盟内未用于食用

性植物的非传统方式种植的,但该方式不会导致食品成分或结构发生重大变化而影响其营养价值、代谢或不良物质水平;

5) 由动物或动物的某部分组成、分离或生产的食品,但不包括使用 1997 年 5 月 15 日以前在欧盟内用于食用性动物的传统育种方式培育的,且在欧盟具有安全食用历史的动物;

6) 由动物、植物、微生物、真菌或藻类来源的细胞培养物或组织培养物组成、分离或生产的食品;

7) 采用 1997 年 5 月 15 日以前未在欧盟内用于食品的生产工艺,导致食品成分或结构发生重大变化,影响其营养价值、代谢或不良物质水平的新食品或食品成分;

8) 由工程纳米材料组成的食物;

9) 根据 2002/46/EC 指令、(EC)1925/2006 条例或(EU)609/2013 条例中使用的维生素、矿物质和其他物质,但属于 7)、8)所述的 1997 年 5 月 15 日以前欧盟范围内未用于食品的生产工艺以及含有工程纳米材料或由工程纳米材料组成的食品;

10) 在 1997 年 5 月 15 日之前,欧盟范围内仅用于食品补充剂,现计划扩大除第 2002/46/EC 号指令第 2 条第(A)款所界定的食品补充剂以外的其他食品。

此外,欧盟的新资源食品不包括其他法规管理的食品或食品成分,如食品添加剂、调味剂和提取溶剂在欧盟受专门的法规管理,它们不属于新资源食品。

(3) 加拿大:2016 年 8 月修订的加拿大食品药品条例(Food and Drug Regulation)将新食品原料定义为:①包括微生物在内的无食用历史的食品;②用以前没有应用于食品的生产、制备、储存、包装过程进行食品的生产、制备、储存和包装,并导致食品发生重大改变;③来源于经过基因修饰的植物、动物、微生物的食品,且具有原来没有的特征,或不再具有原来的特征,或所具有的特征超出了原来的特征变异范围。

(4) 澳大利亚/新西兰:在《标准 1.5.1-新资源食品》中给出的新资源食品范围是无传统食用习惯的食品,其类别包括但不限于:植物或动物及其成分、植物或动物提取物、草本植物及其提取物、膳食宏量组分、单一化合物、微生物(包括益生菌)、利用新资源或以往未使用过的工艺生产的食品。不包括转基因食品。

总之,为了保障消费者健康和贸易往来,每个国家在管理层面几乎都有对食物新资源的定义和管理,且在概念和种类范围方面,随之有不同变化和发展。

(三) 食物新资源的范围

无论从研究还是管理层面,通常食物新资源的定义常指新发现、新引进、新研制的无食用习惯或仅在个别地区有食用习惯,符合食品基本要求的物品。其来源可以分为动物性、植物性和微生物性和其加工或提取制品。动物性食物新资源包括畜禽类动物、水生动物及昆虫等,植物性食物新资源包括各种谷类、豆类、叶菜类、根茎类、瓜果类等,尤其是原来一般不食用或仅在局部地区食用的某些野生植物,包括药食两用植物或某些不知名的植物等。自 1987 年以来,我国批准的食品新资源超过 200 种。近年来,提取物

类、微生物来源类、新加工方式生产的食品新资源等更是受到广泛关注。

二、食物新资源研究开发利用的意义

(一) 食物新资源开发在人类营养供给中起重要作用

足量营养素的供给是人类健康的基础。在全球耕地面积不断下降、人口不断上升的严峻形势下,研究和发现新的食物营养资源对保证和促进人类健康具有重要作用。如研究开发富含蛋白质类的食物新资源可提高蛋白质的食物供应,有助于提高人群蛋白质营养和健康水平。

(二) 食物新资源的发现和扩大是丰富食物来源和食品种类的重要方面

随着科技发展和营养学的进展,发现一些植物、动物和微生物来源的食品具有改善健康的作用,而这些食品可能尚无食用历史。在经济发展、生活水平日益提高的今天,人们对健康也更重视,因此传统食物资源已逐渐不能满足需要。通过扩大食物的资源、开发各种不同功能特性的新食物资源,能满足人类健康的需求。近年来,过去一些药用植物以及野生植物也已作为新食品原料进行了开发和利用(如玛咖、辣木叶等),也开展了某些功能性油脂的开发利用(如乳木果油、水飞蓟油等),这些食物新资源的发现和应用对促进功能性食品的研发以及扩大新资源食品的来源和种类也有重要作用。

(三) 食物新资源对促进人类健康具有重要意义

食物新资源/新资源食品健康产业以新食品原料为核心、以食品制造业为产业支撑、以提高国民营养健康水平为目标,基于新原料,开发新产品,培育新业态,具有构建健康食品新兴产业的"三新"特质。依靠科技创新发展新食物资源及新资源食品健康产业,有利于推进供给侧结构性改革,能够更好地适应新常态新需求变化,不断满足国民营养健康高水平的供需平衡,符合国家农业现代化、食品健康化、服务全面化的大健康产业发展战略。对促进新资源食品和功能性食品的研发,促进人类健康可起到重要作用,有助于食品大健康产业的形成与发展。

第二节　常见的食物新资源

食物新资源按照其来源可分为动物、植物和微生物新资源,按照营养成分可分为蛋白质、油脂、碳水化合物和其他食品新资源。本节主要简述近年来开发比较成熟的食品新资源。目前我国已经公告的新资源食品/新食品原料见本章附录。

一、植物来源

植物种类繁多,植物性新资源是食物新资源的重要来源。不同国家和地区有着不同的植物性食物资源值得开发和利用。

(一) 整株植物

1. 芦荟　芦荟(aloe)是百合科芦荟属多年生常绿肉质草本植物,大约有 300 多个品种,分布极广。芦荟原产非洲热带干旱地区,由于人类的干预和迁移,现在芦荟几乎遍布

世界各地。我国云南元江地区,也有野生状态的芦荟存在。按用途可分为食药用芦荟和观赏芦荟,主要的食药用芦荟有库拉索芦荟、开普芦荟、索哥德林芦荟、木芦荟、中华芦荟、皂草芦荟等。

芦荟营养丰富,蛋白质含量占总固形物的9%。蛋白质一部分与多糖结合成为糖蛋白,一部分以酶的形式存在,已发现的酶有:缓激肽酶、羧激肽酶、纤维素酶、淀粉酶、过氧化氢酶和氧化酶。芦荟中含有多种氨基酸及有机酸和树脂,有机酸主要为柠檬酸、酒石酸、苹果酸等;还含有一系列脂肪酸,如己酸、辛酸、癸酸棕榈酸、十七烷酸、油酸、花生四烯酸等。芦荟中有众多矿物质,如钾、钙、硅、铁、钴、磷、锶、镍等。芦荟中还含有丰富的B族维生素。芦荟含有芦荟素、芦荟大黄素、芦荟多糖、蒽醌类物质(如芦荟苷、异芦荟苷等蒽类化合物)。其中芦荟多糖是芦荟的主要有效成分之一,芦荟多糖主要以β-(1→4)连接的D-甘露聚糖和β-(1→4)连接的葡萄甘露聚糖形式存在,具有提高生物体的免疫力、抗肿瘤和抗艾滋病等功效。

早在5000年以前,埃及民间就开始把芦荟用作止泻剂、镇定安眠剂和苦味剂。作为天然药用植物,芦荟已有几千年的药用历史。我国唐代《本草拾遗》记载了芦荟的药用价值,被誉为世界标准药典的《英国药典》对其也有入药记载。我国隋末唐初的甄权编著的《药性论》中写到:"芦荟……杀小儿疳蛔,主吹鼻,杀闹病,除鼻痒";明朝医学家和药物学家李时珍对芦荟作了详尽的研究和考证,特别是关于护齿、美齿、治癣护肤等方面功效进行了精辟论述和总结。近几年来有关芦荟功能和药理的研究异常活跃,芦荟的功能可分为以下几类:泻下作用、抗肿瘤作用、抗菌、抗炎作用、增强免疫功能、促进伤口愈合、降血糖、保护心血管、抗辐射等作用。

1981年1月,美国国际芦荟协会正式诞生。美国是当今芦荟产业最发达的国家之一,生产各种芦荟产品,从芦荟果肉到凝胶,从低温干燥喷雾芦荟干粉到芦荟全粉,国际市场上已开发出的芦荟新产品有芦荟饮料、芦荟酸奶、芦荟加蜜饮料、芦荟纤维饮料等,还有芦荟纤维食品、芦荟口香糖、芦荟面包、芦荟罐头等。在日本芦荟已被广泛应用于一些保健饮料和食品中。我国大规模种植芦荟始于20世纪70年代末80年代初,近年来芦荟产业有了长足的发展,对芦荟产品的开发利用也得到了相应的发展,目前我国芦荟产品主要用于化妆品、护肤品、洗涤用品行业。

我国2008年批准库拉索芦荟凝胶为新资源食品,来源于库拉索芦荟叶片的可食用部位凝胶肉,是以库拉索芦荟叶片为原料,经沥醌清洗、去皮、漂烫、杀菌等步骤制成的无色透明至乳白色凝胶,推荐摄入量≤30g/d。芦荟产品中仅有库拉索芦荟凝胶可用于食品生产加工。添加库拉索芦荟凝胶的食品必须标注"本品添加芦荟,孕妇与婴幼儿慎用"字样,并应当在配料表中标注"库拉索芦荟凝胶"。另外还应注意如过量摄入芦荟,其中的蒽醌类化合物可能产生一定的毒副作用。

2. 蒲公英 蒲公英(tayaxacum mougo)又名黄花地丁、黄花苗、黄花三七等,为菊科多年生草本植物。《唐本草》和《本草纲目》均称为黄花地丁。几千年来,蒲公英一直是人们普遍食用的时令野菜,现今随着对其开发利用价值的深入研究,已广泛引起医学专家和营养专家的重视,加之传统中药上的应用,蒲公英极大的经济价值正在得到体现。

蒲公英营养丰富,每100g蒲公英嫩叶含水84g、蛋白质4.8g、脂肪1.1g、碳水化合物5g、粗纤维2.1g、灰分3.1g、能量205.02kJ、钙216mg、磷93mg、铁10.2mg、胡萝卜素7.35mg、维生素B_1 0.03mg、维生素B_2 0.39mg、烟酸1.9mg、维生素C 47mg。

蒲公英根含蒲公英固醇、蒲公英萜醇、蒲公英醇、伪蒲公英固醇、Δ7-固醇、皂苷等成分。花含蒲公英黄素、隐黄素、环氧隐黄素、玉蜀黍黄素、叶黄素、花药黄素、蝴蝶梅黄素及新黄素等色素。以上各种色素均与长链饱和脂肪酸,如肉豆蔻酸、月桂酸、棕榈酸、硬脂酸等相结合成单酯或双酯存在;此外,花中还含有山金车二醇、毛茛黄素、β-谷甾醇、β-香树脂醇、β-(3,4-二羟苯基)-L-丙氨酸。叶含叶黄素、蝴蝶梅黄素、叶黄醌、木犀草素-7-O-葡萄糖苷、磺基氨基酸、r-氨基丁酸、鸟氨酸等。萼片含叶绿醌。花粉中含β-谷固醇、5d-豆甾-7-烯-3-β-醇、叶酸、维生素,脂质经皂化水解得乙酸、葵酸、肉豆蔻酸、辛酸、油酸、硬脂酸、山嵛酸、月桂酸、亚油酸、棕榈酸及亚油烯酸。蒲公英全草含胆碱、葡萄糖、果胶、咖啡酸、蒲公英素、蒲公英苦素、挥发油、豆固醇、黄酮类、槲皮素和绿原酸等,具有多种保健作用和药理作用。

3. 绞股蓝 绞股蓝(gynostemma pentaphyllum Makino)为葫芦科绞股蓝属植物,分布于我国秦岭长江以南各省及日本、朝鲜、东南亚等地,我国北方引种已成功。绞股蓝共13个亚种,我国有11亚种2变种。其根茎或全草入药,别名七叶胆、小芍药云、罗锅底、遍地生根等。味苦、性寒、无毒,有消炎解毒、止咳祛痰之功效,主要用于慢性支气管炎,也用于传染性肝炎。

绞股蓝茎、叶均含有一定的蛋白质,粗蛋白含量平均为15.45%;含有17种氨基酸,包括赖氨酸、亮氨酸、异亮氨酸、蛋氨酸、苏氨酸、缬氨酸、苯丙氨酸等7种人体必需氨基酸和天门冬氨酸、赖氨酸、亮氨酸、胱氨酸、谷氨酸、蛋氨酸、甘氨酸、精氨酸、苯丙氨酸等10种氨基酸。绞股蓝叶和茎中平均水解氨基酸的总含量为12.86%,其中谷氨酸含量最高,其次是天门冬氨酸、亮氨酸和丙氨酸。

绞股蓝茎叶中宏量元素钾、钠、钙、镁的含量均很丰富,也含有一定量的人体必需微量元素,如锌、铜、铁、锰、锶等。

此外,绞股蓝叶和茎中均含有一定量的皂苷,绞股蓝叶中皂苷的含量高于茎,叶和茎中皂苷含量平均为1.675%。

研究证明,绞股蓝有抗肿瘤、抗溃疡、抗疲劳、降血脂、免疫调节等保健作用,可开发为相应功能的保健食品。

4. 夏枯草和凉粉草(仙草) 夏枯草(prunella vulgaris L),别名:麦穗夏枯草、铁线夏枯草、麦夏枯等;为多年生草本植物,匍匐根茎,节上生须根。夏枯草生长在山沟水湿地或河岸两旁湿草丛、荒地、路旁,广泛分布于我国各地,以河南、安徽、江苏、湖南等省为主要产地。有清火明目之功效,能治目赤肿痛、头痛等,在《神农本草经》和《本草纲目》中均有记载,含三萜皂苷、芸香苷、金丝桃苷等苷类物质及熊果酸、咖啡酸、游离齐敦果酸等有机酸;花穗中含飞燕草素、矢车菊素的花色苷、d-樟脑、d-小茴香酮等。

凉粉草（拉丁学名 Mesona chinensis Benth.）又名仙草、仙人草，属一年生草本宿根植物，一年种植可多年受益，生于水沟边及干沙地草丛中。具有清暑、解热利尿的功能。产于台湾、浙江、江西、广东、广西等地。植株晒干后可煎汁与米浆混合煮熟，冷却后即成黑色胶状物，质韧而软，以糖拌之可作暑天的解渴品，广东、广西常有出售，广东、广西一带称为凉粉，广东梅州一带称作仙人粄、仙牛粄、草粄。

我国市场有采用夏枯草和仙草为原料的凉茶销售，2010 年原卫生部第 3 号文，允许凉粉草（仙草）作为普通食品生产经营，允许夏枯草作为凉茶饮料原料使用。

（二）植物叶类

近年来有许多在少数地区特殊情况下食用或国外食用的植物引种到我国的植物叶类作为食物新资源开发利用，多数以泡茶形式饮用，也可直接用于食材，有的因特殊功效作用而被用作保健食品的原料，如我国已经批准为新资源食品或新食品原料的枇杷叶、湖北海棠（茶海棠）叶、显齿蛇葡萄叶、狭基线纹香茶菜、青钱柳叶、乌药叶、辣木叶、金花茶、白子菜等，在此仅举两例。

1. 辣木叶　辣木，学名鼓槌树。是原产于热带和亚热带的一种木本植物。我国大部分辣木的种植都是从印度和非洲引进而来，主要分布在云南、海南和广东等地。嫩叶和茎能够当作新鲜的蔬菜供人食用，且含有丰富的维生素和矿物质，辣木叶中维生素 C、胡萝卜素、叶酸、泛酸和生物素等含量丰富，有研究表明，辣木叶中的维生素 C 含量是柑橘的 7 倍，胡萝卜素是胡萝卜的 4 倍。树皮和根茎则是重要的医药来源，种子中还富含植物油成分，提炼出来的植物油含有多种单不饱和和多不饱和脂肪酸。

原卫生部 2012 年第 19 号公告批准辣木叶为新资源食品。

2. 青钱柳叶　青钱柳［Cyclocarya paliurus（Batal）Iijinskaja］叶为胡桃科植物青钱柳的叶子，常生长在海拔 500～2500m 的山地森林中，多产于江西、湖北、湖南、浙江、江苏、安徽等地。青钱柳叶中的无机化学成分有钾、镁、钙、锰、铁、铝、锌、铜、钠、铬、镍、钒、硒等元素，有机化学成分有青钱柳苷、青钱柳酸、胡萝卜苷、β-L-吡喃阿拉伯糖、黄酮苷等，其中青钱柳苷（一种三萜皂苷）具有甜味，黄酮及多糖类成分具有降血糖作用。

原卫生部 2013 年第 10 号公告批准青钱柳叶为新食品原料，市场上还有含青钱柳叶的辅助降血糖产品销售。

（三）植物根块类

1. 葛根　葛根（Pueraria lobate）为豆科植物葛的根，分布在亚洲温热带的有 30 余种，在我国大部分省、自治区均有出产，我国葛根品种约有 10 多种，以野葛和粉葛分布最广、产量最高。

葛根中含有丰富的必需氨基酸，以 100g 干物质计，其含量为：苏氨酸 7.54mg、苯丙氨基酸 9.65mg、亮氨酸 7.54mg、异亮氨酸 11.54mg、缬氨酸 11.24mg、组氨酸 6.74mg。葛根中含有较多的淀粉，且这种淀粉具有糊化温度低、淀粉糊透明度高、黏度稳定性强特点，是加工各种淀粉类产品的优质原料。葛根中的微量元素硒、锰、锗含量也

相当高，此外，其根中还含有异黄酮类、葛根苷类、三萜皂苷类和生物碱类等成分，对改善高血压、动脉硬化者的脑血流，增加冠状动脉血流量，调节血液循环都具有显著效果，是一种较为常用的心肌保护物质。以葛根为原料可开发出许多葛根产品，如葛粉、葛片、葛饮料等。

2. 玛咖粉　玛咖（Lepidium meyenii Walp.，Maca），是一年生或两年生草本植物，属十字花科（Brassicaceae）独行菜属（Lepidium L.），原产于秘鲁中部基宁（Jinin）及帕斯科（Pasco）附近的安第斯山区，后发现在南美洲玻利维亚、巴拉圭和阿根廷也广泛分布，有"秘鲁人参"和"南美人参"之称。近年来，我国的新疆和云南等地区也开始种植玛咖。主要的可食部位是它的根茎。传统的秘鲁食用方法是做茶饮，或与奶和酒混合食用等。以玛咖为原料，经切片、干燥、粉碎、灭菌等步骤制成的玛咖粉，我国已于 2011 年批准为新资源食品。

目前大量的研究表明玛咖具有抗疲劳、抗氧化、改善性功能、增加骨密度、改善记忆力等多种功效。市场上有多种含玛咖粉的保健食品销售。

3. 魔芋　魔芋（Amorphophallus konjac），又名蒟蒻（jǔ ruò），俗称魔芋，又作磨芋，天南星科磨芋属多年生草本植物，中国古代又称妖芋。魔芋全株有毒，以块茎的毒性最强，不可生吃，需加工后才能食用。据《本草纲目》记载，2000 多年前我们祖先就用魔芋来治病。魔芋含淀粉 35%，蛋白质 3%，以及多种维生素和钾、磷、硒等矿物元素，还含有对人体健康有益的魔芋多糖，即葡甘露聚糖高达 30%。魔芋具有降血糖、降血脂、降压、减肥、通便等多种功能。

早在原卫生部 2004 年 17 号公告就把魔芋作为普通食品。魔芋可做成菜食用，也可做成加工食品，如魔芋面、魔芋豆腐、魔芋干、魔芋曲奇、纯魔芋饼干等。目前已经形成了魔芋产品的产业。

（四）花卉类

食用花卉，在我国源远流长。在食用花卉中，有些花卉同时也是中药。药食两用花卉因本身所含不同的维生素、无机盐、植物化学物等而具有不同的药效或功效，从而对人的健康起着一定程度的作用。在原卫生部的《既是食品又是药品的物品名单》和《可用于保健食品的物品名单》中包含了代代花、槐花、金银花、菊花、丁香、栀子、红花、厚朴花、野菊花、玫瑰花，近年来其他的一些花卉类也引起食品研发者的重视，我国已经批准的花类新食品原料包括线叶金雀花、柳叶蜡梅、杜仲雄花、丹凤牡丹花、茶树花、金花茶、显脉旋覆花（小黑药）等。

1. 玫瑰花　玫瑰（Rosa rugosa Thunb.）是蔷薇科蔷薇属的落叶灌木，花瓣有单瓣与重瓣之分，花冠直径差异很大，玫瑰的花蕾、鲜花以其香气香甜、浓郁丰满而自成风格。玫瑰花既是优质的美化、绿化环境的观赏资源，又是香甜的食品、珍贵中药材和芳香工业的重要原料。

玫瑰花含有丰富的挥发油、多糖、多酚类和黄酮类物质，还含有亚油酸、生物碱、维生素、氨基酸、糖、蛋白质、膳食纤维和微量元素等，具有很高的药用价值和营养价值。原卫生部 2010 年第 3 号文，将玫瑰花（重瓣红玫瑰）作为普通食品。

食用玫瑰的蛋白质含量为 2.36% ~ 3.01%,氨基酸含量为 1.22% ~ 1.44%。玫瑰花中含有天冬氨酸、苏氨酸、谷氨酸、甘氨酸、脯氨酸、丙氨酸、蛋氨酸、异亮氨酸、亮氨酸、苯丙氨酸、胱氨酸等 18 种氨基酸。玫瑰花中可检出 4 种不饱和脂肪酸,包括亚油酸、亚麻酸和油酸,三者之和占总不饱和脂肪酸的可达 99.75%。玫瑰花含的微量元素中铁含量最高,锰、锌含量较高,铜、铅、钴、硒含量次之。另外玫瑰花中也含有维生素 C。玫瑰花中含有丰富的多酚类和黄酮类物质。其中黄酮类化合物含量高达 3.3%(干花)。主要有芦丁、槲皮素、黄酮醇、二氢黄酮和五倍子酸衍生的多酚类物质等。黄酮类具有显著的抗氧化和降血糖作用。花色素苷是植物多酚类化合物,也属于类黄酮化合物,其配基称花色素。玫瑰花色素包括没食子单宁类、鞣花单宁类、橡黄素、橡黄素苷、天然葵色素等。

玫瑰花可做糕点、蜜饯等食品的配料,具有为食品提香增色、去腻增鲜的独特效果。传统医学认为常食玫瑰制品可以养肝醒胃,舒气活血,美容养颜。目前市场有玫瑰花糕点、玫瑰花饮料、玫瑰花茶、玫瑰花酒、玫瑰花酱、玫瑰花凝胶软糖等销售。

2. 菊花　菊花(Chrysanthemum morifolium Ramat.)为菊科植物菊的干燥头状花序。菊科植物是被子植物第一大科,全世界菊科植物约有 1000 属 30 000 种,广布于世界各地,主要分布于温带。我国约有 227 属 2300 余种,已知药用菊花有 780 种,约 155 属。我国菊属植物资源丰富,分布范围广泛。菊花在中国作为药材和食材至少已经有两千多年历史。

菊花品种多样,其用途各异,有观赏菊、茶用菊、药用菊和食用菊。药用菊花主要分布于我国的安徽、浙江、江苏、河南、河北及四川等的丘陵、山地及平原地区,其中安徽的黄山、滁州及亳州、浙江的桐乡、江苏的射阳、河南的武涉、河北的安国等地栽培种植较多。《中国药典》2015 年版一部收载了亳菊、滁菊、贡菊、杭菊和怀菊。由于菊花的产地及种属的差异,其化学成分及含量各不相同。典型的药用菊具有清热明目、抗菌消炎、降血压、抗肿瘤等作用,对头痛眼花、风热感冒、高血压等疾病具有明显的疗效。茶用菊,是指经窨制后既可与茶叶混用,也可单独饮用的菊花品种,具有清香、甘甜的口感。食用菊又称为真菊,可用来做汤、炒食或作为食物配料,常被归类为蔬菜。将菊花做成药膳食用,具有平肝明目、清风散热、抗肿瘤、降血压的药食同源功效。食用菊作为一种药食同源植物,兼具药用价值和食用价值,有良好的医疗保健效果。

菊花是在中国为仅次于茶叶和咖啡的第三大饮品。实验研究证明,菊花中含有的蛋白质、维生素、氨基酸、微量元素、黄酮类、菊甙、腺嘌呤、绿原酸、挥发油等物质,具有抗氧化、抗菌消毒、镇痛等医学功效,且对免疫系统、心血管系统以及胆固醇代谢具有一定的作用。食用菊花中含有人体必需的铜、铁、锌、钴、锰、锶、硒等微量元素,各种菊花中锰、锌、硒的含量均较高。此外菊花中还含有 17 种氨基酸,其中含量较高的有天门冬氨酸、谷氨酸、脯氨酸。

3. 线叶金雀花　线叶金雀花[Aspalathus linearis(Brum. f.) R. Dahlgren]为南非豆科植物的叶子和细茎。

线叶金雀花生长在南非 200 公里以北的赛德伯格地区,又称为南非茶或者南非博士茶。早在 200 年前,路易波士茶在南非土著居民(科伊人)中已经开始被加工和饮用,并且被当地的一些医生用来治疗疾病。2014 年,原国家卫计委发布了关于批准线叶金雀花为新食品原料的公告。

研究发现,线叶金雀花中因含有大量多酚以及黄酮类等成分具有显著的抗氧化活性。线叶金雀花富含的抗氧化物质,能促进胶原蛋白的合成,有利于改善肤质,具有一定的美容效果;降低体内的氧化损伤,在一定程度上有调节血压、降低血脂和改善血管功能的作用。线叶金雀花有缓解皮肤过敏的效果,对皮肤瘙痒、湿疹、尿布疹、痤疮等皮肤过敏症状都可以在一定程度上得到缓解和减轻。线叶金雀花不含咖啡因和草酸,有镇静作用。线叶金雀花还有助于维持人体健康、延缓衰老和增强系统免疫的功能。

4. 金花茶　金花茶[Camellia chrysantha(Hu) Tuyama]属山茶科、山茶属、金花茶组植物。1960 年在广西首次发现,由于其花蜡质金黄、金瓣玉蕊、鲜丽俏致,1965 年我国著名的植物学家胡先骕博士将其命名为金花茶,并作为新种山茶科植物(学名 Theopsischrysantha Hu)发表于《植物分类学报》。后来其学名更改为 Camellia chrysantha(Hu) Tuyama,并沿用至今。

金花茶作为一种珍稀植物资源(仅分布于广西与越南边境一带),在当地一直被作为传统民间中草药,用于治疗咽喉炎、痢疾、高血压、预防肿瘤、便血、月经不调等疾病。2014 年,原国家卫计委批准线叶金花茶为新食品原料。

金花茶化学成分和药理作用研究发现,金花茶含有多种天然活性成分,包括黄酮、多糖、植物多酚、皂苷等,但这些活性物质在金花茶各部位的分布差别很大,花蕾醇提物总黄酮含量数倍于种子、叶子。金花茶花朵中含多种矿物元素,钾、镁、钙、磷等元素含量非常丰富,还含有人体必需微量元素铜、铁、锌、锰、镍等。各元素含量在金花茶的花瓣、花蕊、花粉之中差异较大,花粉中钾、镁、钙、磷、铁、锌、锰、镍等元素含量数倍于花瓣、花蕊,花粉的保健价值最大。金花茶和显脉金花茶叶片含有 18 种氨基酸,包括人类必需的 7 种氨基酸。

体内外药理实验证明,金花茶具有抗肿瘤、抗氧化、降血脂、降血糖、抗过敏、抗皮肤光老化以及抑菌等方面表现出潜在的药用价值,其中抗肿瘤和抗氧化作用备受研究关注,研究发现金花茶水层部分可能是金花茶抗肿瘤作用的主要活性部位,而抗氧化作用则与黄酮、多酚和皂苷等成分相关。

(五)植物种籽类

1. 菰米　菰米在世界范围内共有 4 个亚种,分别是 Zizania latifolia(Griseb) Turcz、Zizania. aquatical L、Zizania palustris L 和 Zizania texana Hitche,其中 Zizania texana Hitche 非常少见。Z latifolia 是多年生植物,广泛生长在东南亚。亚洲品种通过相互共生或感染的真菌 Ustilago esculenta 能形成特有植物茭白。Zizania aquatical L 为北美野生菰米,目前主要分布在纬度较高的美国苏必利尔湖区域和加拿大马尼托巴水域,产量相对较低,受气候影响较大,约占市场菰米产量的 20%。Zizania palustris L 菰米经过驯化后,大量种植在美国五大湖区域,产量高,约占市场份额的80%。我国野生菰米资源丰富,尤其是华北、华东的沟塘、湿地和湖泊生长着大量的野生菰米,但尚无商品化生产。

菰米富含蛋白质,脂肪含量低,同时富含膳食纤维、矿物质和维生素,并且可能含有多种植物化学物。2006年,菰米被美国食品和药物管理局认定为全谷物,在北美市场被作为促进健康的食物出售。菰米的蛋白质含量是10%~18%,同时必需氨基酸含量较其他谷物丰富。菰米的脂肪含量小于1%,主要为多不饱和脂肪酸,包括亚麻油酸和α亚麻酸。菰米富含维生素B$_1$、维生素B$_2$、烟酸、维生素E。与其他谷物相比,菰米是钙、铁、镁、钾、磷、锌很好的食物来源,尤其是菰米的锌含量高于燕麦、小麦和玉米。菰米还含有丰富的酚类化合物、黄酮类化合物、植物固醇、膳食纤维和芥子酸。菰米含有大量的植物固醇,是糙米、米糠、麦麸、胚芽的2.6倍。菰米富含膳食抗氧化剂包括酚类化合物,菰米的抗氧化酚类化合物大约是传统白米的9~13倍。亚洲菰米品种(Z. latifolia)的茎秆和茭白含大量的维生素C和蛋白质。菰米具有很多生理功能,能够降低总胆固醇、甘油三酯,抑制高密度脂蛋白的降低,同时菰米具有抗氧化功能,能够改善氧化应激和炎性水平,具有抗动脉粥样硬化和保护心血管的功能。研究表明,菰米是低血糖生成指数食物,对血糖的影响远远小于精米面,可改善糖代谢紊乱,缓解胰岛素抵抗的发生发展。此外,菰米对肠道菌群也有良好的调节作用。

菰米由于烹饪时间需要较长,因此为了方便食用,对菰米进行了抛光处理,从而缩短其烹饪时间。菰米被使用制成各种各样的美味食品。通常被制成菰米或其他米制成混合谷物,此外可以做汤、早餐麦片、松饼或沙拉的配食等。我国从2002年开始进口北美菰米,包括北美野生菰米和驯化菰米,由于价格昂贵,主要用于高档菜肴的配料。

2. 奇亚籽 奇亚,学名芡欧鼠尾草(Salvia Hispanica L),属于唇形科,是一年生的夏季草本植物,其植株高度大多在1~1.5m之间,茎为四边形上覆白色绒毛。奇亚的种子为奇亚籽(chia seed),奇亚籽的个头较小,通常为长1.77~1.97mm、宽1.13~1.29mm、厚0.84~0.92mm,椭圆形,外表光滑有光泽同时带有小黑点,其颜色范围为深咖啡色到米黄色。

奇亚籽有记载的食用时间超过5000年,早在公元前3500年,奇亚籽就广泛流行于阿兹特克人和玛雅人所在的古代中美洲地区,16世纪的门多萨提供的证据表明,奇亚籽在当时是当地人民三大粮食作物之一,但由于西班牙的殖民,当地奇亚籽种植业遭到破坏。随着人们生活品质的进步,各国人民保健意识的不断提高和对健康的向往愈发强烈,在大约25年前,奇亚籽作为食品在欧美再次被发掘,2005年,美国食品药品管理局将奇亚籽列为可食用的安全食品,2009年欧盟也许可奇亚籽添加到面包中,2014年我国卫生和计划生育委员会批准奇亚籽为新食品原料,但目前我国奇亚籽的食用都依赖进口。

由于芡欧鼠尾草产地、品种的不同,奇亚籽内的营养成分含量并不完全相同。研究发现奇亚籽内水分极少,干物质含量达到90%~93%;蛋白质含量15%~25%,球蛋白含量占52%;碳水化合物含量41%,灰分含量4%~5%。奇亚籽中矿物质含量丰富,富含钙(相当于牛奶的6倍)、钾、镁、磷、铁(是动物肝脏的2.4倍);脂肪含量30%~33%,其中不饱和脂肪酸含量高于80%,含丰富的α-亚麻酸、亚油酸和油酸;膳食纤维含量34%~40%,每100g含量就可满足成年人每日膳食纤维建议摄入量。奇亚籽的氨基酸组成齐全,必需氨基酸总量达到35%左右。奇亚籽油中的多不饱和脂肪酸含量远高于绝大多数食用油,α-亚麻酸和亚油酸的含量极高,这两个必需脂肪酸占脂肪酸组成的80%以上,远高于亚麻籽油、菜籽油、大豆油和葵花子油。目前的研究证实,奇亚籽油能够预防心脑血管疾病的发生、降低血压、预防血栓的生成、预防与改善糖尿病、治疗炎症和过敏性疾病、抗肿瘤、增强骨骼、抑制肥胖,并能够保护脑细胞、保护视网膜。

奇亚籽的营养和应用价值不仅因其脂肪酸组成,也因为奇亚籽中含有的不溶性膳食纤维、植物蛋白、矿物质、多酚物质和其具有的高抗氧化活性,这令奇亚籽的需求在功能性食品市场显著增加,因此目前奇亚籽在全球许多地区和国家都有种植生产。如何最大化地利用奇亚籽油中的营养物质,探索不同的加工技术对奇亚籽油营养价值的影响,将会是未来奇亚籽油的重要研发方向。

(六)瓜果类

1. 莓类 在我国,通常将含有"berry"的英文单词命名的水果称之为"莓",如草莓"strawberry"、黑莓"blackberry"、蓝莓"blueberry"、树莓"raspberry"、蔓越莓"cranberry"等。莓类果实植物主要集中在蔷薇科的悬钩子属、草莓属以及杜鹃花科的越橘属。栽培学上,莓类果实被划入小浆果内。一般而言,莓类植物都属于草本植物或低矮灌木,环境适应性较强,果实小巧、色彩浓艳、形状独特,肉软多汁。常见的莓类水果有草莓、黑莓、蓝莓、蛇莓、树莓、红莓和蔓越莓。

莓类水果口味出众,香气浓郁,果汁含量高,而且营养价值十分高(表2-7-2)。据研究统计,莓类水果不仅含有丰富的多糖、有机酸,还含有各种维生素、纤维素、果胶以及丰富的钾、磷、铁、锌等人体所需的矿质营养元素。莓类水果还有着丰富的药用价值,这主要与草莓、蓝莓等富含的维生素E以及一些黄酮类、多酚类等植物化学物有关。因此莓类水果可以有效地消除体内的自由基,有效防治心血管病,降低血压,与肝脏的健康密切相关,同时还可抑制细胞突变,预防癌症。不同莓类果实所含的营养成分和植物化学物的含量高低有所不同。

莓类水果最普遍的利用方式是鲜食,但是莓类水果的贮藏性较差,因此果酱、果汁和果酒等加工产品逐步进入市场。近年来,由于人们对身体健康与养身保健的重视,莓类特殊的药用价值也得到了广泛的关注,一些保健食品中也加入了莓类水果活性提取物质。

2. 刺梨 刺梨(Rosa roxburghii Tratt),又名文先果、送春归,系蔷薇科蔷薇属多年生落叶小灌木,广泛分布于暖温带及亚热带地区。在我国主要分布于贵州、四川、广西、湖北、西藏等地,近年已北移河南栽植成功。其中,贵州的刺

梨品种最多,刺梨果实产量居全国之首,年产量超过1.5万吨。刺梨是一种野生水果,集药用、保健、食用为一体,鲜食

有浓郁香味,果肉质脆、略酸,带涩味,可加工果汁、制作食品,亦可晒干泡茶饮用。

表2-7-2 莓类营养成分含量/(mg·100g⁻¹)

常见莓类	维生素C	维生素E	原花青素	酚酸	纤维素	K	Ca	P
草莓	14	0.93	162	244	2.4	92	32	98
蓝莓	47	0.71	14	140	1.1	131	18	27
蔓越莓	64	○	34.3	○	4.6	85	8	13
树莓	28	○	45	480	4.6	168	22	22
茅莓	22	○	○	○	○	○	200	15.3
黑莓	69	0.43	92	○	6.9	220	○	○

○表示含量较低或尚不明确

引自:朱传根,陆俊,刘丹,等.莓类果实植物的栽培与利用.江苏林业科技,2015,42(6):40-44.

刺梨营养丰富,除含有糖类、蛋白质、维生素、无机盐及多种人体必需氨基酸等主要营养成分外,还含有丰富的黄酮、有机酸及抗坏血酸、多糖、超氧化物歧化酶(superoxide dismutase,SOD)、多酚、三萜类、固醇等生物活性物质,具有增强机体免疫力和抗氧化能力、防治癌症、抗炎、增加免疫力、延缓衰老和预防动脉粥样硬化等功能。

随着人们对刺梨研究的深入,刺梨的药食两用价值逐渐受到人们的重视。目前刺梨的开发食品有刺梨复合饮料、刺梨乳酸、刺梨果醋、刺梨酒、刺梨果脯、刺梨果酱;也有以刺梨为原料开发的药品和保健食品上市。

3. 沙棘 沙棘(Hippophae rhamnoides Linn.),也叫酸柳、酸刺、黑刺、醋刺柳、沙枣,内蒙古叫酸溜溜等,是一种用途广泛的野生植物,属胡颓子科(Elaeagnaceae)沙棘属(Hippophae),我国分布有7种、7亚种,世界有7种11亚种。沙棘广泛分布于我国华北、西北、东北、西南等地区,是我国西部地区最具代表性的一种经济植物。

沙棘含有的化合物种类多达百种以上,这些物质包含了人体必需但又不能自身合成的氨基酸、维生素、微量元素、生育酚、类胡萝卜素、多酚、黄酮等其他一些对身体有益的脂肪酸等活性物质。其中,黄酮类化合物在沙棘叶中含量最高,维生素、长链醇、酯类、固醇类、五环三萜类化合物、挥发性单萜烯等在沙棘油里含量较高。这些化合物对人体的健康非常重要。研究证实沙棘能够保护心脑血管系统、治疗胃肠道疾病、保护肝脏、抗肿瘤、抗氧化、调节免疫功能,沙棘还具有抗辐射、抗突变能力。

目前国内市场上的沙棘产品包括了食品、药品和化妆品在内的上百个品种,创造了巨大经济效益。以沙棘的果实、种子、枝叶为原材料的药品、化妆品等具有抗紫外线、抗衰老、抗辐射、提高免疫力的功效。

二、动物来源

(一)畜禽类动物

1. 黑豚 黑豚(black guinea pig)原名豚狸,又称中华黑豚,是由我国有关专家经过5年多时间选育而成,是一种小型哺乳动物(1~1.5kg),全身黑色,属哺乳纲啮齿类珍贵动物。黑豚原产于云南、广西等地,形似小熊猫,多在黄昏出洞采食,以各种植物为食。现在经人工驯化养殖,已在各

地推广。

黑豚是哺乳类草食动物,肉质细微,香味浓郁,富含人体所需的氨基酸、维生素、黑色素及铁、钙、磷、锌、硒等多种微量元素。黑豚肉谷氨酸含量特高,占氨基酸总量的17%,口感鲜美;天门冬氨酸占氨基酸总量的10%。蛋白质生物价为82,属高蛋白、低脂肪、低胆固醇的天然黑色食品。黑豚含铁质是鳖的3倍,还含有丰富的锌和硒,因而可延缓衰老,对胃病、高血压、冠心病等有明显的食疗作用。黑豚所含黑色素对人体有特殊双向调节功能。另外,黑豚膘皮胶质丰富,胜过甲鱼裙边。豚睾丸及胆和血是药品原料。

2. 鹌鹑 鹌鹑(coturnix),分类学上属于鸟纲、鸡形目、雉科、鹌鹑属的禽类。鹌鹑原是一种野生鸟类,分布广,在我国、俄罗斯、日本及中东地区均有它的足迹,经过多年的驯化和人工选育,已成为生长快、产蛋多的特种家禽之一。

鹌鹑不仅肉嫩味香,而且营养极为丰富。鹌鹑肉含蛋白质22.2%、脂肪3.4%、碳水化合物0.7%,铁、钙、磷都较鸡肉高,胆固醇含量较低。鹌鹑肉脂少,食而不腻。尤其含有较高的人体所必需的氨基酸,如苯丙氨酸、酪氨酸、亮氨酸等,对合成体内甲状腺素和肾上腺素、组织蛋白都有较好的作用。鹌鹑肉由于谷氨酸含量较其他的畜禽肉高几倍到几十倍,所以格外鲜美,吃起来芳香爽口。

3. 火鸡 火鸡(turkey),是由野生驯化成家养已有400多年的历史。在美国火鸡是主要的食用禽类品种。我国饲养火鸡历史较短,大约在19世纪中叶传入我国,饲养量不多,多数放在动物园作为观赏动物,仅少数被食用。近年来,我国各地也已开始一定规模的饲养。

火鸡营养丰富,肉中蛋白质含量高达30.4%,高于猪、鸡、牛、羊肉;肉中还富含维生素,脂肪及能量含量较低,脂肪中富含不饱和脂肪酸和亚油酸;另外,胆固醇含量在所有禽肉中是最低的。这对人类的身体健康非常有利。因此,火鸡是一种理想的禽肉,尤其适合老年、儿童、高血压、冠心病患者等食用。

4. 鸵鸟 鸵鸟(ostrich),原产于南部非洲,在动物分类学上属于脊索动物门、鸟纲、平胸总目、鸵形目中唯一的一种,是现在世界上公认最大的不会飞翔的鸟类。雄鸟高

2.3~2.7m,体重100~135kg,雌鸟略小些。

鸵鸟肉味道鲜美、无异味,嫩滑可口。其肉中蛋白质含量19.8%,脂肪1.2%。鸵鸟肉含有21种氨基酸,8种必需氨基酸含量均衡,其中亮氨酸、苯丙氨酸和赖氨酸含量丰富。鸵鸟肉的脂肪含量低,脂肪酸主要由棕榈酸、硬脂酸、油酸和亚油酸组成,亚油酸一般达16.5%,生鸵鸟肉的胆固醇含量为37.6~62.0mg/100g,较鸡肉的胆固醇(70~98mg/100g)低。此外,鸵鸟中还含有大量矿物质和维生素。

5. 鸽　鸽(nursery doves)在古代主要用于赏玩和通信,肉鸽的培养和饲养,则是近百年的事。肉鸽的食用,主要是以乳鸽的方式食用。乳鸽是种鸽产蛋后自己孵化出来,又在双亲鸽喂养28天左右的雏鸽。美味可口,含有丰富的营养物质。

乳鸽的能量与蛋白质含量明显高于鸡、甲鱼、鸵鸟等肉食,而脂肪含量又低于鸡、甲鱼、鸵鸟等肉食,并且鸽肉的消化吸收率高达97%。开发乳鸽的养殖和加工,具有广阔的前景。

(二) 水生动物

1. 鳗鱼　鳗鱼(Anguilla japonica Temmincket Schlesel)学名海鳗,别名狼牙鳝、门鳝、即勾鱼等,属于纲鳗鲡科,为暖水性、溯河性的名贵高级食用鱼类,营养价值很高,也是药用鱼类,有"水中人参"之美称,在国内外享有盛名。

鳗鱼营养丰富,每100g鱼肉含蛋白质18.6g、脂肪10.8g,富含维生素和矿物质等,其中维生素E的含量在水产食物中是较高的,含量达3.60mg/100g。鳗鱼脂肪大部分为软脂酸,其他尚有肉豆蔻酸、硬脂酸、十六烯酸(或鳕酸)及十四烯酸等。鳔中含蛋白质、脂肪及胶体物质,从鳗鲡鱼肌中还分离到肌肽和鹅肌肽。鱼身黏滑液中还有多糖,其中有葡萄糖胺、半乳糖胺、葡萄糖醛酸。每100g肝含维生素 A_1 5000IU(国际单位)、维生素 B_1 300mg、维生素 B_2 500mg。

鳗鱼可加工成多种产品,如速冻鳗鱼、鳗鱼干、鳗鱼酱、鳗鱼罐头、鳗鱼火腿、鳗鱼酱油等多种产品。

2. 南极磷虾　南极磷虾(euphausia superba),节肢动物门,磷虾属,又名大磷虾或南极大磷虾,是一种生活在南冰洋的南极洲水域的磷虾。

南极磷虾具有典型的高蛋白、低脂肪的特点,含量分别为16.31%和1.3%。并且磷虾矿物质含量丰富,为2.76%,高于多种海产品。且其蛋白水解产物中氨基酸种类丰富,含有18种氨基酸,其中包含人体所需的8种必需氨基酸。其中,谷氨酸含量最高,赖氨酸次之。磷虾脂类中,以极性脂含量最高,甘油三酯次之,分别为总脂肪的56%~81%和12%~38%。南极磷虾不但营养物质丰富,还含有多种活性物质,如蛋白消化酶、类胞菌素氨基酸等。

磷虾甲壳中含有大量的甲壳素。并且磷虾个体小、虾壳薄,易于从中提取出甲壳素。甲壳素具有多种医药功能,如强化免疫功能、抑制癌细胞、降低胆固醇、降血压及降血糖等作用。磷虾体内含有一定量的虾青素,主要在甲壳中,约3~4mg/100g。它在磷虾中主要以虾青素、虾青素单酯、虾青素双酯的形式存在。虾青素具有抗氧化活性,还可预防糖尿病、肾病、增强免疫力、促进生长繁殖。南极磷虾油中,含有EPA和DHA,研究发现,磷虾油能有效降低大鼠血清总胆固醇、甘油三酯和低密度脂蛋白胆固醇水平,从而达到降低血脂,预防冠心病、动脉粥样硬化等疾病的作用。

国内的南极磷虾产业目前主要集中在山东、辽宁、上海等地,多以加工虾丸、虾肉肠等食用产品为主。

3. 泥鳅　泥鳅(misgurnus anguillicaudatus)又名鳅、鳗尾鳅、真泥鳅等,为鳅拉鱼类的统称,在动物分类学上属于鱼纲(Pisces)。常见的品种有泥鳅、花鳅两种。我国除西北高原地区外,各地湖泊、河川、沟渠、沼泽等均产。目前已可人工养殖,其中长薄鳅为最大品种,可达1~1.5kg,主产长江上游。

泥鳅肉质细嫩、味道鲜美、营养丰富,是优质蛋白质的来源,富含矿物质和维生素,尤其钙、锌和硒含量在水产品中属于较高的,每100g泥鳅中钙、锌和硒的含量分别为299mg、2.76mg和35.40μg。现代医学研究表明,泥鳅中的泥鳅多糖,具有提高人体免疫力的作用。

4. 鳖　鳖(pelodiscus sinensis)又名甲鱼、团鱼,属于脊椎动物的爬行纲。躯体扁平,成椭圆形或近圆形。我国养殖的鳖有中华鳖和山瑞鳖两种。中华鳖在我国分布较广,除宁夏、新疆、青海、西藏外,其他各省都有分布。

鳖类的食用除了考虑摄取营养素外,民间多源自我国中医的认识,中医认为鳖具有诸多滋补药用功效,有清热养阴、平肝熄风、软坚散结。现代药理研究表明,鳖具有抑制肝脾的结缔组织增生,提高血浆蛋白水平。用于治疗肝脾大及肝炎合并贫血、肝功能中血清白球蛋白倒置的患者。此外,鳖还具有提高人体免疫力、防癌、抗肿瘤、抗疲劳等功效。

鳖除可烹调食用外,还可加工成多种食品,如鳖粉、鳖口服液、鳖浸汁、鳖保健饮料等。

5. 田螺　田螺(viviparus)属于软体单位门腹足纲田螺科,在我国长江南北的江河、湖泊、泥塘、水田、沼泽等地方均有分布。

田螺肉中含有人体必需的8种氨基酸、维生素A、维生素 B_1、维生素 B_2、维生素D和多种微量元素,是营养价值较高的动物性天然食品,其营养成分的含量和组合,优于鸭肉、鹅肉、鸡肉等,在常见的60多种水生动植物中其营养价值仅次于虾。田螺肉中的蛋白质及钙质的含量丰富,每100g田螺肉中含蛋白质11.0g,高于牛肉;钙含量高达1030mg/100g,明显高于大豆、鸡肉、牛肉和猪肉;脂肪含量为0.2g/100g,远远低于瘦猪肉和牛肉。此外,田螺肉中还含有一定量的其他矿物质和维生素。

田螺可直接作为菜食食用,也可加工成速冻螺肉、田螺罐头和螺肉水解液等。

(三) 昆虫

1. 蜂体　蜂体(honeybee body)作为一种食品,主要是指蜜蜂的幼虫和蛹。我国民间早就有利用蜂王幼虫泡酒、煲汤、煎蛋等传统食法。蜜蜂的幼虫具有很高的营养价值和良好的保健医疗作用。蜂幼虫及蜂蛹含有丰富的蛋白质、多种游离的氨基酸、维生素、脂类、糖类。还含有胆碱、激素和多种酶类等活性物质。工蜂蛹干制品中含有:粗蛋白 44.75%、粗脂肪 16.08%、粗纤维 1.5%、人体必需氨基酸 19.72%(其中赖氨酸 4.45%,异亮氨酸 2.7%),可溶性无氮浸出物 33.34%、灰分 4.33%。蜂蛹中维生素 A 的含量仅次于鱼肝油,大大超过牛肉和鸡蛋的含量。维生素 D 的含量则超过鱼肝油的近 20 倍。蜂蛹中含有丰富的矿物质,其中锌的含量是蜂王浆的 2 倍,是花粉的 4 倍。硒的含量达到 2.4~2.8μg/100g。

有人认为,在蜂王幼虫体内含有较为丰富的保幼激素和蜕皮激素,人体食用后能通过刺激环状磷酸腺苷的合成促使蛋白质螺旋结构和氨基酸序列正常化,从而有助于破坏肿瘤使细胞的结构正常化,因而蜂王幼虫具有一定的抗肿瘤作用。

2. 蝇蛆 家蝇(musca domestica)属昆虫纲、双翅目、环裂亚目、家蝇科,是我国也是世界大部分地区最常见、数量最多的一种昆虫。家蝇的生长发育过程包括卵、幼虫(即蝇蛆)、蛹、成虫 4 个阶段(即一个世代),每个世代约需 12~15 天,蝇蛆是其生长的一个阶段。

蝇蛆(干基)含粗蛋白 59%~65%,脂肪 10%~14%,甲壳素 8%~10% 和维生素、微量元素等,营养成分较全面。在蝇蛆蛋白质中氨基酸比较齐全,所提供的氨基酸均能满足儿童和成人建议的氨基酸需要量,氨基酸较高,限制氨基酸为亮氨酸。蝇蛆油脂中不饱和脂肪酸占 68.2%,必需脂肪酸占 36%(主要为亚油酸)。蝇蛆油中含有较多的亚油酸和亚麻酸,高于花生油、菜籽油。蝇蛆皮中的甲壳素是一类品质极高的壳聚糖资源。同时,蝇蛆体内还含有维生素 A、维生素 D 和 B 族维生素,以及多种微量元素如铁、锌、锰、磷、钴、镍、硼等。此外,据研究,蝇蛆中还含有多种生物活性成分如抗菌活性蛋白、凝集素、溶菌酶等。

动物实验研究表明,蝇蛆蛋白粉具有免疫调节作用、抗疲劳作用、抗辐射作用、护肝作用及延缓衰老作用等多种保健功能。因此蝇蛆具有巨大的开发和应用前景。

3. 蚕蛹 蚕蛹(silkworm pupa)又名小蜂儿,为蚕蛾科昆虫蚕蛾的蛹,是缫丝工业的主要副产物。目前利用率比较低,浪费较大。

蚕蛹的营养成分含量高,含 18 种氨基酸。在水分 4.2% 的春蚕蛹中,蛋白质含量为 59.90%。春蚕的脂肪占蚕蛹的 33.17%,其中 8%~10% 为游离脂肪酸。蚕蛹中灰分占 2.70%,含钾、钙、磷、锰、铜、钠、镁、铁、锌等微量元素。

此外,蚕蛹中还含有磷脂、多糖、胆固醇、植物固醇、麦角固醇、肾上腺素、去甲肾上腺素、腺嘌呤、次黄嘌呤、胆碱和多蛋白激素,以及维生素 A、维生素 E、维生素 D、叶酸等。在脱脂蛹皮中,甲壳素含量占 8%~9%。

蚕蛹具有降血脂、抗氧化、提高免疫功能、抗肿瘤、护肝、降血糖等生理功能,将蚕蛹加工成保健食品,具有广阔的发展前景。

4. 蚂蚁 蚂蚁(ant)在动物界中属于节肢动物门昆虫纲膜翅目蚁科。我国民间常作食疗用的蚂蚁主要是蚁亚科、多刺蚁属中的拟黑多刺蚁或称鼎突多刺蚁。这类蚂蚁分布于华南、西南及长江中下游地区,并以热带、亚热带地区的密度最高。

东北拟黑多刺蚁蛋白质含量为 42.56%,其氨基酸含量丰富。拟黑多刺蚁含铜、锌、锰、铁、钾、钙、镁、铅、砷、锗、硒、氮、磷等微量元素,还含有维生素 A、维生素 D、维生素 E、维生素 B₁ 维生素 B₂ 等多种维生素。在蚂蚁的脂肪酸组成中,含有油酸、棕榈酸、硬脂酸、棕榈油酸、亚油酸、亚麻酸、豆蔻酸等。此外,蚂蚁中还含有蚁酸、激素、酶等。

蚂蚁具有抗衰老、抗炎、镇痛、促进免疫功能等作用。

三、微生物来源

可以作为微生物新资源食品的主要是一些藻类、真菌类和细菌类。

(一)微藻

微藻(microalgae)是一种分布最广、蛋白质含量很高的微型光合水生生物。藻类分 11 个门,有 3 万多种,目前利用较多的主要是螺旋藻。

螺旋藻(spirulina platensis)属于蓝藻门、蓝藻纲、段殖藻目、颤藻科、螺旋藻属。淡水、海水中均有分布。目前世界上用于生产的主要有两种,即钝顶螺旋藻和巨大螺旋藻。这两个种在生产特性和营养组成上基本相同,只是形态上有些差异。螺旋藻的体长 200~500μm,宽度在 5~10μm 之间,因藻体呈螺旋状而得名。螺旋藻能够充分利用空间,其光能利用率可高达 18%。这是其他任何高等植物所无法相比的。这种藻在 25~35℃ 的条件下,只要阳光充足,3~5 天即可增殖一倍。

螺旋藻蛋白质含量可达到藻体干重的 58.5%~71.0%,高于大豆、小麦、玉米、大米等农作物,且氨基酸比例适宜,赖氨酸、苏氨酸和含硫氨基酸含量较高,螺旋藻与谷类食品混合食用时,可以提高蛋白质的营养价值。螺旋藻脂肪含量较低,亚油酸和亚麻酸比例高。

螺旋藻极易被消化吸收,螺旋藻的细胞壁是以蛋白质和胶原物质为主组成的,与其他藻类和食物相比所含的纤维素很少,所以螺旋藻及其制品极易被人体和其他动物消化吸收,消化率一般可达 80% 以上。它还含有多种生理活性物质如螺旋藻多糖,它是一种广谱免疫系统促进剂。

(二)菌菇类

1. 猴头菌 猴头菌(hericium erinaceus)可以食用,是我国人民素来喜食的山珍。新鲜的子实体为白色,干后由白变黄,再由黄变为黄褐色,最后至黑褐色,形似猴子的头,故名"猴头菌"。子实体柔软细嫩,香醇可口,与熊掌、海参、燕窝并列为"四大山珍海味"。

猴头菌富含蛋白质、多糖类、挥发油、氨基酸等多种营养素。每 100g 干品中含蛋白质 26.38g,脂肪 4.2g,碳水化合物 44.9g,粗纤维 6.4g,钙 2mg,维生素 B₁ 0.69mg,维生素 B₂ 1.89mg,胡萝卜素 0.01mg。另外,猴头菌中含有 16 种氨基酸,其中 7 种是人体必需氨基酸。

猴头菌不仅是名贵美味的食用菌,而且还具有重要的药用价值,其抗肿瘤作用居食用菌之首,对胃癌、食管癌、肝癌具有一定疗效,且没有不良反应。

2. 茶树菇 茶树菇(agrocybe cylindracea),亦称茶菇、

茶薪菇、仙菇、神菇等，原产于闽西北，天然生于油茶树的枯干、树桩上，被人们称之为"菇中珍品"。它是担子菌纲、伞菌目类、绣伞科的真菌微生物，中医用于利尿、渗湿、健脾、止泻。民间用于治疗腰酸痛，经常食用，能增强记忆力、提高智力，还有抗肿瘤、防癌功效。近年从野生菇驯育成栽培品种，已在福建、江西等省推广栽培。

茶树菇营养丰富，含有钾、钠、钙、镁、锌、铜、铁、锰、锡等十余种矿物质，还含有丰富的 B 族维生素，茶树菇粗蛋白含量为 23.1%，纤维素 14.4%，多糖 9.9%，粗脂肪 6.5%，还含有超氧化物歧化酶，茶树菇含人体所需的 17 种氨基酸。茶树菇具有补益、降压、安心、醒脑和中老年防衰老等功能，茶树菇提取物对小白鼠肉瘤和艾氏腹水癌的抑制率高达 80%~90%。

茶树菇可加工为茶树菇罐头、茶树菇原汁酱油、茶树菇浓缩液和茶树干菇等产品。

3. 灰树花　灰树花（grifola frondosa）又名贝叶多孔菌、栗子蘑、舞茸（日本）等，属层菌纲、非褶菌目、多孔菌科、树花属。子实体由多次分级的菌柄和匙状、扇状或舌状的菌盖重叠而成，肉质柔软，脆如玉兰，味如鸡丝，口感鲜美，香味独特，而且营养十分丰富。近年来，作为一种高级保健食品风行日本、新加坡等市场。我国山区采食灰树花有历史悠久，我国的长白山区、河北、四川、浙江、福建、江西、安徽等地均有分布，20 世纪 80 年代初开始人工驯化栽培。

100g 灰树花（干）富含蛋白质 31.5g（含 18 种氨基酸，必需氨基酸占 45.5%），同时多种矿物质和维生素含量也非常丰富。现代营养学研究证明，灰树花具有重要的医疗保健作用，如抗艾滋病、抗癌、防肿瘤、降糖作用等。在日本，灰树花用于治疗胃癌、食管癌、乳腺癌、前列腺癌，灰树花的抑制肿瘤作用是由于所含多糖激活细胞免疫系统中的巨噬细胞和 T 细胞而产生，这种抑癌多糖主要是 β-D-葡聚糖，在灰树花中占 8%左右。灰树花口服还能美容和滋润皮肤，延缓老年斑出现，增加食欲，提高记忆力等。大量研究表明，灰树花发酵菌丝体和发酵液具有与其子实体相似的营养成分、药理作用和保健效果。

灰树花的加工利用可采取多种形式，如子实体冷藏保鲜、脱水干制、盐渍、加工成灰树花保健饮料等。

4. 羊肚菌　羊肚菌（Morchellaesculcuta），俗称羊肚菜、羊肚蘑、羊素肚、阳雀菌、编笠菌等，为子囊菌纲、盘菌目、羊肚菌科，其外形略似一般的伞菌。子囊盘呈圆锥形，表面有蜂窝状的凹陷，像滚翻转的羊肚，故得此名。羊肚菌多生长在潮湿阔叶林中或河边沼泽地带，特别是在杨树林中多有出现。羊肚菌分布广泛，我国分布广泛，国外分布于法国、德国、美国、印度等地。据英国罗尔夫《菌类掌故》记述：古罗马人喜食羊肚菌。现代欧洲人视羊肚菌为珍稀之菌，认为是仅次于块菌的美味食菌，营养价值很高。我国民间常用于治疗消化不良和痰多气短以及其他呼吸道疾病，疗效显著。

羊肚菌子实体营养成分为：粗脂肪 3.82%（比美味牛肝菌略高，且其脂肪酸组成以油酸含量占优势）；蛋白质 22.06%（是木耳的 2 倍、香菇的 1.3 倍）；含 19 种氨基酸，8

种必需氨基酸占氨基酸总量的 47.47%。羊肚菌的矿物质和维生素含量均较丰富。此外，羊肚菌中还含有稀有氨基酸，如 C-3-氨基-L-脯氨酸、α-氨基异丁酸、2,4-二氨基异丁酸，因此风味独特奇鲜。

羊肚菌是珍贵的食药两用菌，有很好的医疗保健作用，早在《本草纲目》记载：具有补肾、壮阳、补脑、提神的功能，主治精肾亏损、阳痿不举、性欲淡漠，对头晕、失眠、肠胃炎症、脾胃虚弱、消化不良等具有治疗作用；还可防癌、抗肿瘤、预防感冒，羊肚菌能增强人体应激能力，促进肾上腺皮质激素的分泌，降低胆固醇，预防动脉硬化。羊肚菌经发酵制成的营养液也有增强免疫作用、抑癌作用、抗疲劳作用、抗辐射作用、抗诱变（抗肿瘤）作用等。

羊肚菌可加工为盐渍羊肚菌、羊肚菌保健饮料和羊肚菌小吃食品等。

5. 姬松茸　姬松茸（agaricus blazei murrill），译名为柏氏蘑菇或阿加里斯茸，别名小松口蘑，是我国华东地区近年来兴起栽培的新菇种，属于蘑菇科草腐型菌类。该菇原产北美南部和巴西、秘鲁等地的草原上。1956 年，日本古本隆夫在巴西采集野生种进行菌种分离，栽培实验和推广应用，因其原始种取自巴西。我国从日本引种栽培初期，曾称之为姬松茸，"姬松茸"在日本已被注册为商标名。1992 年福建农科院从日本引进该菌种，经多点示范栽培，目前已在各地逐渐推广。姬松茸菇盖半球形，表面有灰褐色至褐色纤维状鳞片，平展后直径 4~10cm 不等，厚 2~3cm。姬松茸是一种食药兼用的珍贵食用菌，不但菇体脆嫩滑爽，具杏仁味，鲜美可口，而且营养物质丰富。特别值得指出的是，其提取物中的主要成分具有很强的抗肿瘤活性，同时还有降血脂、降胆固醇、抗血栓作用，对痔疮、神经痛、增强精力等都有独特的功效。因此，广泛受到美食保健和医药学界的关注。

姬松茸鲜菇子实体含水分 85%~87%。每 100g 干菇中，粗蛋白占 40%~45%，碳水化合物占 38%~45%，纤维占 6%~8%，粗灰分占 5%~7%，粗脂肪占 3%~4%。姬松茸维生素含量丰富，其中每 100g 干菇含维生素 B_1 0.3mg、维生素 B_2 3.2mg、烟酸 49.2mg。此外，因姬松茸含有丰富的麦角固醇（0.1%~0.2%），经过光照和加热，麦角固醇（维生素 D 原）可变成维生素 D_2。这对改善和防治骨质疏松症有重要的作用。姬松茸干品的矿质元素总含量占干菇的 6.64%，种类齐全，其中大部分为钾元素（2.97%）。姬松茸的脂肪主要由亚油酸、不饱和脂肪酸组成。

研究表明姬松茸具有预防和抑制肿瘤，降低血压、胆固醇、血糖，据日本东京大学医学部、国立癌症研究中心报道，姬松茸的抗肿瘤作用明显优于其他 14 种有抗肿瘤作用的大型真菌，位居抗肿瘤真菌首位。而且具有用量少、抗肿瘤作用强等特点。

姬松茸可作为菜肴直接食用，也可加工为姬松茸咀嚼片等食品，还可提取姬松茸多糖。

（三）益生菌类

益生菌是一类对宿主有益的活性微生物，是定植于人体肠道、生殖系统内，能产生确切健康功效从而改善宿主微生态平衡、发挥有益作用的活性有益微生物的总称。FAO和WHO把益生菌定义为：当给予足够数量、活的微生物时，对宿主健康产生有益作用的微生物。大致可分为三类：①乳杆菌类，如嗜酸乳杆菌、鼠李糖乳杆菌等。②双歧杆菌属，如动物双歧杆菌、长双歧杆菌等。③革兰阳性球菌，如乳酸链球菌等。

益生菌具有很多对人体有益的生理功能，已有科学依据的功能包括促进营养成分吸收、抑制病原微生物生长、改善胃肠道功能、调节机体免疫功能、降低血清胆固醇等。益生菌在人体肠道内生长繁殖，能够帮助宿主消化吸收食物中的营养物质。益生菌能够产生多种消化酶，通过酶解作用使蛋白质、脂肪及糖分解，促进食物降解成人体必需的成分，如氨基酸、短链脂肪酸等。此外，研究表明，乳酸菌能够提高酸奶、酪乳等乳酸的含量，并能提高奶酪中维生素 B_6 和维生素 B_{12} 的含量等。益生菌在儿童生长发育过程中也发挥重要的作用。儿童特别是婴幼儿期是正常菌群建立的关键时期。正常菌群对机体的重要功能如免疫、代谢、营养等的发育成熟作用起着重要的作用。因此，针对存在菌群紊乱的儿童疾病，针对性合理使用益生菌，不仅发挥短期作用，而且可能对机体的生长发育产生有益的影响。除了上述功能特性外，益生菌在结直肠癌、糖尿病、龋齿、过敏、乳糖不耐受症等预防或治疗方面也能够起到积极作用，如保加利亚乳杆菌等在缓解乳糖不耐受症方面具有显著效果，在防治肥胖与糖尿病中也表现出良好的效果。随着对肠道菌群-肠-脑轴研究的不断深入，发现益生菌可通过迷走神经、神经免疫系统、神经递质、微生物代谢产物等途径调节肠道菌群组成，从而缓解神经性疾病。临床试验已经证实通过益生菌、益生元以及粪菌移植治疗可以调节肠道菌群组成，不同程度改善抑郁、自闭症等神经性疾病。

我国市场上添加益生菌的食品包括奶酪、饮料、酸乳等。益生菌酸奶是在市面上常见的食品，大多数酸奶中含有嗜热链球菌和保加利亚乳杆菌。另外市场上也有一些益生菌乳饮料。益生菌奶酪包括瑞士干酪、荷兰干酪等。

在食品和保健食品方面，在2010年4月原卫生部办公厅印发了关于《可用于食品的菌种名单》和《可用于婴幼儿食品的菌种名单》的通知，规定了可用于食品的菌种名单和可用于婴幼儿食品的菌种名单，如果不在这些名单中菌种用于食品中则需要按照新资源食品/新食品原料进行安全性评价。目前我国已批准的益生菌类保健食品涉及硬胶囊、片剂、口服液、饮料、粉、颗粒、酸奶等多种产品剂型与形态，其功能声称主要是调节肠道菌群、增强免疫力和通便功能，此外，根据配方配伍不同，批准的功能声称还有促进消化、对胃黏膜有辅助保护功能等。

截至2017年，允许用于食品的菌种名单见表2-7-3。

另外我国卫生行政部门还颁布了《可用于保健食品的益生菌菌种名单》（卫法监发〔2001〕84号附件）、《可用于婴幼儿食品的菌种名单》和《可用于保健食品的真菌菌种名单》，分别见表2-7-4、表2-7-5、表2-7-6。

以药品形态为主的益生菌制剂保健品包括粉剂、硬胶囊、软胶囊、颗粒、口服液、微胶囊等剂型，原国家食品药品监督管理（总）局已批准了一些益生菌活菌制品。

表2-7-3　可用于食品的部分菌种名单（截至2017年）

序号	名称	拉丁学名
	双歧杆菌属	Bifidobacterium
1	青春双歧杆菌	Bifidobacterium adolescentis
2	动物双歧杆菌（乳双歧杆菌）	Bifidobacterium animalis（Bifidobacterium lactis）
3	两歧双歧杆菌	Bifidobacterium bifidum
4	短双歧杆菌	Bifidobacterium breve
5	婴儿双歧杆菌	Bifidobacterium infantis
6	长双歧杆菌	Bifidobacterium longum
	乳杆菌属	Lactobacillus
1	嗜酸乳杆菌	Lactobacillus acidophilus
2	干酪乳杆菌	Lactobacillus casei
3	卷曲乳杆菌	Lactobacillus crispatus
4	德氏乳杆菌保加利亚亚种（保加利亚乳杆菌）	Lactobacillus delbrueckii subsp. Bulgaricus（Lactobacillus bulgaricus）
5	德氏乳杆菌乳亚种	Lactobacillus delbrueckii subsp. Lactis
6	发酵乳杆菌	Lactobacillus fermentum
7	格氏乳杆菌	Lactobacillus gasseri
8	瑞士乳杆菌	Lactobacillus helveticus
9	约氏乳杆菌	Lactobacillus johnsonii
10	副干酪乳杆菌	Lactobacillus paracasei
11	植物乳杆菌	Lactobacillus plantarum
12	罗伊乳杆菌	Lactobacillus reuteri
13	鼠李糖乳杆菌	Lactobacillus rhamnosus
14	唾液乳杆菌	Lactobacillus salivarius
15	清酒乳杆菌	Lactobacillus sakei
	链球菌属	Streptococcus
16	嗜热链球菌	Streptococcus thermophilus
	乳球菌属	Lactococcus
17	乳酸乳球菌乳酸亚种	Lactococcus Lactis subsp. Lactis
18	乳酸乳球菌乳脂亚种	Lactococcus Lactis subsp. Cremoris
19	乳酸乳球菌双乙酰亚种	Lactococcus Lactis subsp. Diacetylactis
	丙酸杆菌属	Propionibacterium
20	费氏丙酸杆菌谢氏亚种	Propionibacterium freudenreichii subsp. Shermanii
21	产丙酸丙酸杆菌	Propionibacterium acidipropionici
	明串球菌属	Leuconostoc
22	肠膜明串珠菌肠膜亚种	Leuconostoc mesenteroides subsp. Mesenteroides
	马克斯克鲁维酵母	Kluyveromyces marxianus
	片球菌属	Pediococcus
23	乳酸片球菌	Pediococcus acidilactici
24	戊糖片球菌	Pediococcus pentosaceus
	葡萄球菌	Staphylococcus
25	小牛葡萄球菌	Staphylococcus vitulinus
26	肉葡萄球菌	Staphylococcus xylosus
27	木糖葡萄球菌	Staphylococcus carnosus
	芽孢杆菌	Bacillus
28	凝结芽孢杆菌	Bacillus coagulans

表 2-7-4　可用于保健食品的益生菌菌种名单

序号	名称	拉丁学名
	双歧杆菌属	Bifidobacterium
1	两歧双歧杆菌	Bifidobacterium bifidum
2	婴儿双歧杆菌	Bifidobacterium infantis
3	长双歧杆菌	Bifidobacterium longum
4	短双歧杆菌	Bifidobacterium breve
5	青春双歧杆菌	Bifidobacterium adolescentis
	乳杆菌属	Lactobacillus
6	保加利亚乳杆菌	Lactobacillus bulgaricus
7	嗜酸乳杆菌	Lactobacillus acidophilus
8	干酪乳杆菌干酪亚种	Lactobacillus casei subsp. Casei
9	罗伊乳杆菌	Lactobacillus reuteri
10	鼠李糖乳杆菌	Lactobacillus rhamnosus
11	链球菌属	Streptococcus
12	嗜热链球菌	Streptococcus thermophilus

表 2-7-5　可用于婴幼儿食品的菌种名单

序号	菌种名称	拉丁学名	菌株号
1	嗜酸乳杆菌*	Lactobacillus acidophilus	NCFM
2	动物双歧杆菌	Bifidobacterium animalis	Bb-12
3	乳双歧杆菌	Bifidobacterium lactis	HN019
			Bi-07
4	鼠李糖乳杆菌	Lactobacillus rhamnosus	LGG
			HN001
5	罗伊乳杆菌	Lactobacillus reuteri	DSM17938
6	发酵乳杆菌	Lactobacillus fermentum	CECT5716

* 仅限用于 1 岁以上幼儿的食品。

表 2-7-6　可用于保健食品的真菌菌种名单

序号	中文名	英文名
1	酿酒酵母	Saccharomyces cerevisiae
2	产朊假丝酵母	Cadida atilis
3	乳酸克鲁维酵母	Kluyveromyces lactis
4	卡氏酵母	Saccharomyces carlsbergensis
5	蝙蝠拟青霉	Paecilomyces hepiali Chen et Dai, sp. Nov
6	蝙蝠蛾被毛孢	Hirsutella hepiali Chen et Shen
7	灵芝	Ganoderma lucidum
8	紫芝	Ganoderma sinensis
9	松杉灵芝	Ganoderma tsugae
10	红曲霉	Monacus anka
11	紫红曲霉	Monacus purpureus

近年来,益生菌的研发和应用得到很大发展,益生菌作为保健食品原料,除应满足食品的一般要求外,必须含有一定数量的活菌。益生菌经过胃酸、胆汁以后到达肠道,酸性较低的条件对益生菌具有极大的破坏力,使得这些菌群在到达小肠或者结肠发挥作用之前大部分就已死亡。因此,采取有效措施保护益生菌的活力成为益生菌制剂研究的热点,而微胶囊包埋技术可以抵抗胃酸、胆汁及消化液的破坏,保证益生菌足量到达肠道,因此益生菌微胶囊技术得到

了极大的发展。目前,乳酸杆菌和双歧杆菌的作用机制研究得比较全面,尚需要开发出更多的复合益生菌制剂。

四、提取物类新资源

在食物新资源中,从植物、动物和微生物中提取得到的物质占有较大的比例,往往因营养成分或功效成分浓缩,含量升高,具有更高的食用和保健价值。

(一)蛋白质新资源

1. 种籽蛋白

(1)菜籽蛋白:油菜籽饼是油菜籽加工菜油的饼粕,含粗蛋白质 29.6%~37.6%,粗脂肪 5.5%~10.8%,无氮浸出物 19.6%~40.4%,粗纤维 8.7%~21.0%,钙 0.7%,有效磷 0.4%。所含氨基酸组成与豆饼相似,只是蛋白质含量和能量比豆饼低,缺赖氨酸。当前我国蛋白质资源紧缺,加速菜籽饼蛋白质资源的开发利用具有巨大的经济效益和社会效益。

(2)棉籽蛋白:棉籽蛋白(cotton seed protein)是指棉籽去壳、经溶剂浸出油脂并同时降低了其棉酚等毒性物质后的棉籽粕。棉籽经溶剂浸出油脂后,蛋白质含量大大增加,是一种新的蛋白质资源。

棉籽蛋白的主要成分是球蛋白(含90%左右),其次是谷蛋白,其氨基酸组成除蛋氨酸含量稍低外,其余必需氨基酸含量均达到 FAO 推荐的标准。但是,生棉籽中含有毒性的物质棉酚和环丙烯脂肪酸。在将棉籽饼粕作为人类食品或单胃动物饲料前,必须予以除去。

棉籽蛋白已广泛地应用于食品工业,在肉馅饼中添加可降低油煎时的损失,在肉丸中添加可提高水分含量,在饼干中添加可代替部分小麦面粉。此外还可以生产膨化食品等。

2. 植物叶蛋白　叶蛋白(leaf protein)也称维生素-蛋白质胶(vitamin-protein colloid,VPC)。蛋白含有极为丰富的营养成分,据测定叶蛋白产品中蛋白质含量一般为45%~65%;氨基酸组成齐全而且配比合理,含量十分丰富,其中苏氨酸和赖氨酸的含量较高。叶蛋白有很高的生物学价值,叶蛋白的消化率为 62%~72%,生物价为 73%~79%,富含胡萝卜素和叶黄素,碳水化合物为 5%~10%,矿物质为 3%~8%,多不饱和脂肪酸为 3%~7%,以及含有脂溶性维生素 E 和维生素 K、水溶性维生素 C、维生素 B 等。研究表明,不同的植物叶蛋白的氨基酸组成和配比极为相似,这种相似可能是绿叶中构成叶蛋白质的酶和结构蛋白都进行同样的功能所致。但是叶蛋白中比较缺乏含硫氨基酸。

我国植物叶蛋白资源丰富,如低酚棉叶粉、大豆叶粉、苎麻叶粉、荷叶粉、艾叶粉、松叶粉、甘薯叶粉、杜仲叶粉、桑叶粉等,不同来源的叶蛋白有各自的营养价值。

3. 单细胞蛋白　细菌、真菌和某些低等藻类,在其生长过程中创造了丰富的微生物菌体蛋白,简称微生物蛋白,又习惯称为单细胞蛋白(single-cell protein,SCP)。这里微生物一词并非微生物分类学意义上的名词,而是指自然界一切微小低等生物的总称,包括细菌、酵母菌、霉菌和藻类植物中的微藻等。

根据生产单细胞蛋白所用微生物的不同,可将单细胞

蛋白分为以下几种。

（1）真菌蛋白：真菌蛋白（mycoprotein）是由丝状真菌通过发酵工程而产生的一种多细胞菌丝体蛋白，习惯上也归于 SCP 范畴。英国 DHM 公司从 1964 年开始研究食用真菌蛋白，最后筛选出一株无毒、生长迅速和蛋白质含量高的禾谷镰刀菌（Fusarium graminearum A3/5），采用该菌生产食用真菌蛋白。目前真菌生产的真菌蛋白主要是指该菌生产的真菌蛋白。

禾谷镰刀菌所产真菌蛋白的组成如表 2-7-7 所示。

表 2-7-7　禾谷镰刀菌所产真菌蛋白的组成

组成		干基/ $(g \cdot 100g^{-1})$	湿基/ $(g \cdot 100g^{-1})$
水分		0	75
粗蛋白（总 N×6.25）		56	14
脂肪		12	3
脂肪酸	16:0	1.6	0.40
	18:0	0.3	0.08
	18:1	1.4	0.35
	18:2	4.3	1.08
	18:3	1.0	0.25
膳食纤维		25	6
碳水化合物		12	3
能量/$(kcal \cdot 100g^{-1})$		348	87

根据干细胞重，真菌蛋白约含 50% 的蛋白、13% 的脂类和 25% 的纤维，是一种优质的蛋白质和纤维资源。真菌蛋白质氨基酸组成比例与鸡蛋相近；真菌蛋白质中含有丰富的矿物质和维生素，而且在真菌蛋白质中不含植酸和植酸盐，对钙、镁、磷、锌或铁的吸收没有显著的影响。但真菌蛋白中，含有大量的核酸，一般可达 8%～25%，大部分为核糖核酸，故真菌蛋白必须经过一定的加工方式将其中的核糖核酸降低。

研究表明，真菌蛋白具有降血脂、将血糖、调节食欲和体重等作用。

（2）酵母蛋白：酵母菌（yeast）同一般真菌相比，蛋白质含量较高，干菌体中含有 35%～60% 的蛋白质，此外，还含有糖类 25%～50%、脂类 2%～50%、核酸 5%～10%、灰分 3%～9% 和各种维生素。酵母蛋白质含有几乎所有的氨基酸，尤其是赖氨酸、苏氨酸、亮氨酸、苯丙氨酸等必需氨基酸含量高。但酵母菌含有的核酸对人体有害，食用时必须降低。

酵母蛋白质生产主要是利用石油酵母、糖蜜原料、木薯原料固体发酵、食品厂的废渣（如甘蔗渣、甜菜渣、酒糟渣、果渣等）来生产。

酵母蛋白质具有良好的功能性质和营养价值，可广泛应用于食品工业，可用于改变食品的物理性能、营养强化剂、提高谷类产品蛋白质的生物价、食品添加剂、食品发酵剂等。

4. 活性肽类　近年来经蛋白水解酶水解制得的各种动植物蛋白肽类产品已经上市，尤其是分子量小于 1000 道尔顿的低聚肽类在保健食品中得到了广泛应用，也有将具有生物活性的低聚肽类通称为生物活性肽。生物活性肽（bioactive peptides，BAP）就是对生物机体的生命活动有益或是具有生理作用的肽类化合物，是一类相对分子质量小于 6000Da，具有多种生物学功能的多肽。其分子结构复杂程度不一，是介于氨基酸与蛋白质之间的分子聚合物，小至由两个氨基酸组成的二肽，大至由数十个氨基酸通过肽键连接而成的多肽，而且这些多肽可通过磷酸化、糖基化或酰基化而被修饰。多数生物活性肽是以非活性状态存在于蛋白质的长链中，当用适当的蛋白酶水解时，其分子片段与活性肽被释放出来。

生物活性肽的生理活性涉及人体的消化、吸收、营养代谢调控、生长发育、免疫、神经调节等各个环节。在 Biopep 肽库中，列出了近 2000 种具有各种不同生物活性的肽段，包括具有阿片类活性，具有降血压、镇静安眠、抗炎、降胆固醇、降甘油三酯、抗氧化，抑菌、抗肿瘤、抗肥胖症、改善免疫调节、改善激素调节、恢复体能、提高人体耐力等各种功效。在吸收方面，小肽具有无抗原性，易于吸收及透过血脑屏障的优点。此外，大多数活性肽还具有良好的加工特性。生物活性肽是极具潜力的一类兼具营养性及功能性的食品基料，它将为有效利用蛋白质，节约蛋白质资源开辟新的途径。生物活性肽也是医药、食品中的一种新原料、新材料。

目前一些蛋白肽类用于辅助降血压、对化学性肝损伤有保护作用、增强免疫力、改善胃肠道功能、辅助降血脂等保健食品原料，以及增强运动力产品中。另外随着特殊医学用途配方食品的发展，肽类也广泛应用于特殊医学配方食品中。

近年来大豆肽、玉米肽、小麦肽、菜籽肽、海鱼肽等都得到了广泛应用。这些肽类产品因来源不同、结构不同，而具有独特的生理功能。研究表明，大豆肽具有抗氧化、降血压、抗疲劳、降血脂、减肥等功效。玉米肽具有降血压、醒酒、护肝、增强免疫力和运动能力、降血脂等作用，玉米肽的氨基酸组成中，支链氨基酸（亮氨酸、异亮氨酸、缬氨酸）含量很高。有报道，肝昏迷、肝性脑病患者血中支链氨基酸含量下降，输入高含量支链氨基酸可使病情得到缓解，高支链氨基酸输液广泛应用于肝昏迷、肝硬化、重症肝炎和慢性肝炎的治疗。玉米肽中高支链氨基酸含量在此方面可能具有很高的应用前景。小麦活性肽可通过血脑屏障进入大脑，与脑中的阿片受体结合，发挥阿片活性。Matsui 等发现静脉注射小麦活性肽对自发性高血压大鼠有很好的降血压功效，并分离出发挥主要降压作用的三肽，序列为 Ile-Val-Tyr。另外小麦低聚肽中谷氨酸含量（谷氨酸+谷氨酰胺）最高，研究表明一定剂量的小麦低聚肽能促进大鼠胃肠道上皮细胞的生长，上调胃蛋白酶、小肠黏膜氨基肽酶、Na^+-K^+-ATP 酶活力，提高大鼠对于蛋白质的吸收与利用，小麦低聚肽有效减少非甾体类药物诱导的大鼠胃损伤，保护途径与其能上调抗氧化应激酶活力，抑制胃体的组织中 NO 的生成，下调 mu-阿片受体 mRNA 的表达有关。另外菜籽蛋白肽产品近年来也已经上市，研究表明菜籽蛋白肽具有增强免疫力、抗氧化、降血压等作用。

（二）食物油脂新资源

油脂新资源主要包括某些原来仅在少数地区或人群食用或无人食用的小油种，如牡丹籽油、水飞蓟油等，另外就是通过改变油脂结构的油脂,如中长链脂肪酸油脂。我国已经批准了一些油脂类新资源食品/新食品原料,如杜仲籽油、茶叶籽油、甘油二酯油、鱼油及提取物、HAD 藻油、牡丹籽油、乳木果油等。

1. 植物油脂

(1) 草本

1) 月见草油:月见草(Qeneherabitnwis L)又名夜来香,月见草是柳叶菜科、柳叶菜属多年生植物,产于东北的长白山区、大小兴安岭及内蒙古、辽宁等地。月见草的种子含有丰富的油脂,其主要成分有油酸、亚油酸、γ-亚麻酸等,这些物质是医药、化妆品、保健食品的重要添加剂,具有重要的研究和应用价值。月见草油的不饱和脂肪酸占91.2%,其中亚油酸74.1%、γ-亚麻酸占9.2%,是其他植物油极为少见的。

2) 牛蒡籽油:牛蒡(Arctium. Lappa. L)又名死实、大力子,为菊科牛蒡属植物,二年生草本,高1~2m。主根肉质,长30~60cm,根和嫩叶可作蔬菜,其果实牛蒡籽和根可入药,叶含挥发油。牛蒡籽中含有 26.1%油脂、24.7%的蛋白质。种子中脂肪酸含量与葵花子全籽含油量接近,蛋白质含量也较高,是一种有潜力的油脂和蛋白资源。

3) 玫瑰茄籽油:玫瑰茄(Hibiscussabdariffalinn)是锦葵科木槿属一年生草本植物。国外已有几百年的栽培、利用历史。种子含油加工后可食用,油酸与亚油酸总和为72%~83%。20 世纪 80 年代,印度等国家为解决食用油供求矛盾,开发利用新的植物油源对玫瑰茄籽做了大量研究,玫瑰茄种子油被认为是良好的油脂来源。

(2) 木本油

1) 沙棘油:沙棘(Hippophal rham nvides Lim),又叫酸柳、酸刺、黑刺,藏文名称为达日,属胡颓子科、酸刺属。是落叶灌木或亚乔禾,广泛分布于我国"三北"及西南地区,具有较高的生态效益和经济效益。由沙棘果实中根据原料及制备方法不同可获得 4 种油脂,统称为沙棘油,包括①由沙棘种子提取沙棘籽油;②由果汁中借助离心分离制得沙棘果肉油;③由榨汁后果皮提取沙棘果渣油;④由自然风干沙棘全果实提取沙棘全果油。表 2-7-8 中给出了以上几种沙棘油的脂肪酸组成分析结果。

表 2-7-8　沙棘油的脂肪酸组成/%

	C12:0	C14:0	C16:0	C16:1	C18:0	C18:1	C18:2	C18:3	其他
全果油	0.1	0.8	26.9	30.5	1.7	24.4	8.2	7.1	0.3
果肉油	0.1	1.0	31.2	35.0	0.5	25.2	4.5	2.1	0.4
籽油	0.1	0.2	8.7	0.6	2.0	23.7	37.0	27.6	0.1

从表 2-7-8 中可见,沙棘油来源的部位不同,其脂肪酸的组成差别很大。虽然沙棘油含有丰富的必需脂肪酸,是一种品质极佳的食用植物油,沙棘油含有大量的生物活性物质,如:柠黄醇、维生素 E、花青素化合物、儿茶素、类胡萝卜素等。这些成分在制油过程中被富集于沙棘油中,它的抗肿瘤、抗炎症、抗溃疡及治疗妇女宫颈炎、降低血中胆固醇、防止冠心病及医治口腔溃烂的功效已被临床学所证实。国内外对沙棘果的开发利用较为普遍,特别是沙棘制油工业发展较快。一般采用的方法是:鲜果采用挤压的方法把果皮、果肉压成汁,分离出种子,果汁做饮料和其他食品,种子干燥后取油。近年来采用超临界二氧化碳流体萃取的方法克服了现有萃取方法所存在的缺点,是一种工艺流程先进、操作方便、萃取效率高、产品无溶剂残留的分离技术。

2) 樟树籽油:樟树(Cinnamomum Camphora)是樟科属的常绿乔木植物,高 20~30m。主要生长在热带和亚热带地区,全世界有 45 个属约 2500 余种,在我国有约 20 个属近 430 种,其中我国特有的有 355 余种。成熟的樟树籽呈扁球形,直径大约 5~9mm,果皮肉质薄,能散发出芬芳的清香。近年来,对樟树籽的利用研究发现,其核仁含脂肪油,含油率高达 40%以上。油脂中脂肪酸组成以 C_{10}、C_{12} 脂肪酸为主,占 90%左右。樟树籽核油脂的主要成分(%):辛酸 0.40、癸酸 54.06、月桂酸 38.50、硬脂酸 3.83、油酸 0.70、棕榈油 0.40、肉豆蔻酸 1.16,癸酸和月桂酸两者含量达到 92%以上,属"月桂酸型油",樟树籽核油脂的性能与椰子油的性能基本相同,可以替代国内短缺、依赖进口的椰子油。我国很早就将樟树籽作为药物用于治病,并认为樟树籽有祛风散寒、行气止痛之功效。癸酸(C_{10})已应用于医药行业合成鱼腥草素等消炎药,主要含有癸酸(C_{10})的樟树籽脂肪油已被试制成碳酸甘油酯,用于治疗脂肪代谢紊乱病症,并能降血脂及胆固醇。

3) 杜仲籽油:杜仲(eucommia ulmoides)是我国特有的经济林树种,既是贵重的中药材,作为药用和工业用的主要部位是杜仲皮和叶,目前开发较为广泛。杜仲籽(籽出仁率约为 28%,种仁出油率约为 27%),杜仲籽油的总脂肪酸含量达 82.10%、甘油 14.91%、不皂化物 2.92%。杜仲籽油脂肪酸中的 α-亚麻酸含量极其丰富(高达 61%),还含有较高的亚油酸(12.6%)和油酸(17.6%),这种富含 α-亚麻酸的油,由于其在人体内所具有的独特功效而引起人们的广泛重视。杜仲籽油具有降血压、降低血脂、预防老年痴呆症和过敏症、血小板凝固、抗肿瘤作用。

4) 茶油:油茶(oil-tea camellia)属山茶科,多年生常绿灌木或小乔木。我国南方各省都有生长,以湖南为最多。茶油取自油茶籽(含油 58%~60%),是我国特产油脂之一。

茶油呈浅黄色,澄清透明,气味清香。茶油的主要脂肪酸为软脂酸约 6%、硬脂酸 1.3%、油酸 85.3%、亚麻酸 6.7%。精炼后的茶油是良好的食用油脂。油酸含量与橄榄油相近,有东方"橄榄油"之称。

2. 动物油脂

(1) 海产动物油脂:水生动物的脂质含量因种类、部位不同而有相当大的差异,还会受到季节、地区、生理条件等因素的影响。不同的海产动物(鱼类)中的脂质含量差别较大,而在肝脏中含量更高。海产动物脂质中,许多成分具有重要的功能作用,如二十碳五烯酸(EPA)、二十二碳六烯酸(DHA)、维生素 A、维生素 D、维生素 E、鱼鲨烯、鲛肝醇、鲨肝醇、鲨鱼醇等,尤其是 EPA、DHA 由于对心血管疾病的防治作用,近年来成为世界范围内的研究热点。一些海产动物脂质中 EPA 和 DHA 的含量见表 2-7-9。

表 2-7-9　一些海产动物油脂中 EPA 和 DHA 的含量

种类	EPA 含量/%	DHA 含量/%	备注
远东拟沙丁鱼油	8.2	34.4	2 月
鲐鱼油	9.5	11.5	1 月,肉、皮
鲐鱼油	8.4	14.6	11 月,全鱼油
秋刀鱼油	4.9	10.5	大,11 月,皮、肉
秋刀鱼油	4.8	7.3	大,11 月,废弃部分
秋刀鱼油	5.1	11.4	中,11 月,全鱼油
秋刀鱼油	6.4	15.4	小,11 月,全鱼油
狭鳕肝油	12.6	6.0	1~2 月
墨鱼肝油	10.2	15.2	
南极磷虾油	16.5	7.3	大,中
南极磷虾油	18.7	9.3	大
温鲸	1.2	4.5	皮
温鲸	2.8	5.0	肋肉全鱼油
温鲸	2.3	6.4	

从表 2-7-9 中可见,EPA 含量高的有:南极磷虾油、狭鳕鱼肝油、墨鱼肝油、鲐鱼油、远东拟沙丁鱼油;DHA 含量高的有:远东拟沙丁鱼油、墨鱼肝油、鲐鱼油、秋刀鱼油、南极磷虾油。EPA 和 DHA 对人体具有许多生理功能,如降血脂、降血压、抑制血小板凝集、降低血液黏度、增强红细胞可塑性等。

(2) 淡水动物油脂:近年来,中国水产行业获得很大发展,淡水鱼产量大幅度上升。表 2-7-10 列出了一些淡水鱼中 EPA 和 DHA 含量。

表 2-7-10　一些淡水鱼中 EPA 和 DHA 含量

原料	含量/%(占总脂肪酸)	
	EPA	DHA
鳙鱼	18.8	
鲢鱼	11.1	
青鱼	2.7	
草鱼	2.1	
编鱼	5.8	
鲤鱼	1.8	
鲫鱼	3.9	
鲫鱼卵	3.9	12.2
乌鳢	2.2	12.5
鳜鱼	3.7	12
塘鳢	6.1	14.4
鲶鱼	2.6	5.3
河鳗	3.3	7.6
黄鳝	1.5	3.7
泥鳅	4.8	8.6
白虾	17.2	12
田螺	12.3	2.4
黄蚬	5.2	7.2
白玉蜗牛	3.9	2.1
多刺裸腹蚤	11.3	1.8

淡水鱼油的脂肪酸组成和海产鱼油基本相似。一般来说,淡水鱼脂质中 16:1、18:2 及 18:3 脂肪酸较海产鱼油高,而 20:1 及 22:6 脂肪酸含量低于海鱼。总体来说,海产鱼类中 EPA 和 DHA 含量要高于淡水鱼类。

(3) 昆虫油脂:目前世界上已经知道的昆虫种类已超过 100 万种,其中已确定 3650 余种昆虫可供食用,我国食用昆虫种类据推测有 800 多种,昆虫脂质是昆虫体内的重要成分,开发昆虫脂质具有重要意义。

昆虫体内脂质的含量,随昆虫的生活史而变动,但总的来说,昆虫的脂肪含量丰富,许多昆虫的脂肪比例达 30% 甚至 40% 以上。此外,昆虫体内也包含一些脂溶性维生素(如维生素 A、维生素 D、维生素 E),还含有一些其选择性吸收的脂溶性活性物质。

昆虫油脂的脂肪酸组成受饲料、发育、种类等条件的影响,但总的说来,昆虫油脂中不饱和脂肪酸含量较高,大部分昆虫中不饱和脂肪酸总量是饱和脂肪酸总量的 2.5 倍以上,在某种程度上,昆虫油脂的脂肪酸组成更接近于鱼油。一些昆虫油脂如家蟋雌成虫、家蚕雄蛹、家蝇幼虫等的饱和脂肪酸、单不饱和脂肪酸和多不饱和脂肪酸的比例相对合理,具有较合理的脂肪酸组成。此外,昆虫油脂中含有奇数碳脂肪酸,这是一个值得关注的问题。

(三) 碳水化合物新资源

1. 糖醇类新食品资源　糖醇(sugar alcohol)是一类多羟基化合物的统称,是由相应的糖经镍催化加氢制得,主要产品有木糖醇、山梨醇、甘露醇、麦芽糖醇、乳糖醇、异麦芽糖醇和氢化淀粉水解物。这类糖醇除木糖醇外,甜度都较蔗糖低,部分能被人体小肠吸收进入血液代谢,产生一定的能量,有一些进入大肠,被肠内有益菌利用,对调理肠道功能、预防便秘、预防结肠癌有一定的作用。此外,这些糖醇吸湿性大,不易参与美拉德反应,可适合软性食品和加工色泽要求较高的食品。是一类功能性食品添加剂。

(1) 赤鲜糖醇:又名原藻醇(erythritol),存在于苔藓、藻类等低等植物,为最简单的直链糖醇。现以短梗霉属(Aureobasidium)等微生物发酵制取,后经强酸性离子交换树脂纯化,吸收率可达 47%。赤鲜糖醇为无色晶体,可溶于水和醇。

赤鲜糖醇在食品和药品中为抗高血压的甜味剂,有强烈的吸湿和保湿性。

(2) 木糖醇:木糖醇(xylitol)为五碳直链糖醇,木糖醇广泛见于动植物体内,是新陈代谢活动的中间产物。木糖醇可用微生物发酵制取,但也可以木糖为原料加氢还原生产。在 pH 5~8 之间,以 Raney Ni 为催化剂,H_2 压力 5MPa 左右,氢化温度 100~120℃,木糖的转化率可达 99%。木糖醇有清凉甜味,易溶于水,微溶于乙醇。木糖醇不受酵母和细菌作用而生成酸性物质,有防龋的作用。

(3) 其他功能性低聚糖:目前还有许多功能性低聚糖正在被人类开发、研究,如棉实糖、龙胆低聚糖、乳酮糖、低聚乳果糖、低聚半乳糖、葡萄糖基蔗糖、水苏糖、耦合糖、异构乳糖、低聚琼脂糖、低聚甘露糖、果胶寡糖、磷酸寡糖等。其中它们有的正在进行相关酶的研究,有的正进行功能性开发利用。

2. 多糖

（1）植物多糖：植物多糖（plant polysaccharide）是植物细胞代谢过程中产生的生物大分子，一般由 10 种以上的不同单糖分子通过糖苷键聚合、脱水形成的含酮基或醛基的多羟基聚合物。植物多糖分子可由成百上千个单糖分子构成，无甜味，其性质与单糖有很大不同。来源不同的植物多糖，其结构、性质与生物学作用既有诸多相似之处，又各有自身的特点。植物多糖除来自植物（如枸杞多糖、人参多糖、海带多糖、黄芪多糖、绞股蓝多糖等）外，还包括真菌类多糖（如香菇多糖、灵芝多糖、木耳多糖、银耳多糖等）。植物多糖提取的方法有热水提取法、微波提取法、酶解提取法、超声波提取法、超临界流体萃取法等，粗多糖的纯化包括物理分离纯化法（如膜分离法、分步沉淀和盐析纯化法）、柱层析分离纯化和化学沉淀法等。

植物多糖的来源和种类很多，有些广泛分布在人类的食物中，如木耳多糖、银耳多糖、香菇多糖、海带多糖、苹果多糖、南瓜多糖、枣多糖、茶多糖、魔芋多糖、山药多糖等；有些存在于可食药类植物及某些植物药类或传统的中药中，如枸杞多糖、人参多糖、黄芪多糖、灵芝多糖、甘草多糖、当归多糖、五味子多糖、芦荟多糖、桑叶多糖、石斛多糖等。尽管它们来源不同，其结构、性质与生物学作用有各自的特点，但又存在诸多相似之处。植物多糖的生物学功能包括增强免疫力与抑制肿瘤、降血糖、降血脂、抗氧化、保护肝脏、抗病毒、抗炎、抗辐射等作用。植物多糖抑制肿瘤作用的研究报道较多，如香菇多糖可通过激活免疫系统、增强免疫反应间接抑制和杀伤肿瘤细胞，包括增强 T、B 淋巴细胞、巨噬细胞、NK 细胞、LAK 等多种免疫细胞的作用，在增强机体免疫功能的同时达到抑制肿瘤的目的，香菇多糖亦可改变肿瘤细胞内信号的表达，影响细胞周期，促进其凋亡，产生抑制肿瘤作用。多种来源的植物多糖具有降血糖作用，如茶叶多糖、山药多糖、人参多糖、枸杞多糖、灵芝多糖、南瓜多糖、黄芪多糖和海带多糖等。另外研究表明枸杞多糖对于糖尿病肾病的防治具有较好的效果，能减少药物的使用剂量和不良反应，在降糖的同时改善肾功能。

有的植物多糖已经用于各种保健食品、食品的配料，有的已经用于临床。如香菇多糖已用于临床，主要用于肺癌、肝癌、胃癌以及循环系统肿瘤等的辅助治疗，主要结合放疗和化疗，以缓解症状，提高患者的免疫力，纠正微量元素的代谢失调。糖尿病并发感染的患者在口服降糖药物或注射胰岛素控制血糖的同时，应用香菇多糖可改善全身状况，增强机体免疫力，从而使感染得到有效控制，加快疾病的康复。

（2）动物多糖：相对于植物多糖，动物多糖种类及其研究较少，常见的有以下几种：

1）海参多糖（sea cucumber polysaccharides）：是海参的一个重要成分，有两种：一种为海参黏多糖（HG），另一种为海参岩藻多糖（HF）。其多糖含量>6%，硫酸化程度高达32%，是其他传统补品所不及的。HG 可提高机体细胞免疫力，对抗多种实验动物肿瘤的生长，对 MA-373 乳腺癌和T795 肺癌生长抑制率分别高达 79% 和 60% 以上，同时还能抑制 M737 乳腺癌的人工肺转移和 Lewis 肺癌自然转移，

HG 对抗新血管形成，包括移植性肿瘤诱发的新生血管生成；同时泼尼松可以加强 HG 对肿瘤血管形成的抑制作用。HG 能对抗单纯疱疹病毒（HSV）所引起的组织培养细胞特异性病变，HF 则明显抑制 HIV 对培养细胞的感染率，有抗放射和抗炎活性。

2）壳聚糖（chitosan）：又名脱乙酰甲壳质、可溶性甲壳素、聚氨基葡萄糖，化学名为 β-（1,4）-2-氨基-2-脱氧-D-葡聚糖，是甲壳素（chitin）经脱乙酰基反应后的产物。甲壳素/壳聚糖的化学结构与纤维素十分相似，壳聚糖广泛存在于甲壳动物虾、蟹、昆虫和真菌的细胞壁中。

壳聚糖是一种生物材料，与人体有生物相容性，与纤维素相比，因含有氨基，除了具有一般膳食纤维的生理功能外，还由于结构不同，即脱乙酰度（DD）和分子量大小的不同，则在体内产生多方面的生理活性，使壳聚糖及其衍生物在食品、医药等方面有重要的应用价值。

已有大量报道，壳聚糖可降低血清和肝脏组织中胆固醇含量和脂肪水平。据推测可能是壳聚糖包埋了含有胆固醇的胶团，当壳聚糖到达小肠时，沉淀析出，从而阻止了胆固醇在小肠中的吸收。同时，壳聚糖的降血脂作用，往往还会被坏血酸所增强。壳聚糖的这个特性使得它在降血脂、减肥、防止高血压等方面发挥了重要的保健作用。

壳聚糖还有增强免疫、抗肿瘤作用，对真菌和微生物有抑制作用。壳聚糖因带正电荷而发挥抗菌活性。壳聚糖这种抗菌特性，对开发食品防腐剂和防腐保鲜剂应用于食品加工是十分有利的。因此，壳聚糖是一种有发展前景的功能性食品添加剂。壳聚糖还有排除肠道毒素和降低重金属对人体的毒害、抗辐射、防龋齿和牙病等方面的保健作用。

（3）微生物多糖

1）黄原胶：黄原胶又称黄胶、汉生胶，黄单胞多糖，是一种由假黄单胞菌属发酵产生的一种 1,4-键直链酸性胞外杂多糖。黄原胶具有悬浮性和乳化性、良好的水溶性、增稠性，对热、酸碱、盐及酶解反应均稳定，黄原胶是目前国际上集增稠、悬浮、乳化、稳定于一体，性能最优越的生物胶。在工业中用作多种目的的稳定剂、稠化剂和加工辅助剂，包括制作罐装和瓶装食品、面包房食品、奶制品、冷冻食品、色拉调味品、饮料、酿造、糖果、糕点花色配品等。

2）凝结多糖（curdlan）：亦称可德兰多糖，是由微生物产生的、以 β-1,3-葡萄糖苷键构成的水不溶性葡聚糖，也是一类将其悬浊液加热后既能形成硬而有弹性的热不可逆性凝胶，又能形成热可逆性凝胶的多糖类的总称。它是 1964 年由原田等从土壤中分离出的一种名为 Alcalin genesfaeca-lisvar myxogenes10C3 的细菌产生的，从 1989 年起在日本、韩国、中国台湾广泛使用。美国 FDA 于 1996 年准许将其作为食品的稳定剂、增稠剂用于食品配料中，日本、加拿大等国已有生产。

（4）改性多糖

1）环状糊精（cydodextrin）：是由环糊精糖基转移酶作用于淀粉生成的环状多糖。其结构为空心球状，内部为疏水键，易于包合疏水性强的物质。这种结构很稳定，不易受酸、碱和酶的作用而分解。

环状糊精具有无毒无味、在人体内易消化的特点。在

食品加工保藏过程中,环状糊精易于与食品中的某些成分形成包合物,可增强这些成分的抗氧化、抗光照以及热稳定性,如防止香料的挥发、色素的分解和脂肪酸、维生素的氧化等。

2)交联淀粉(cross-linked starches):淀粉与具有两个或多个官能团的化学试剂起反应,在不同淀粉分子的羟基间形成醚键或酯键而交联起来,所得的衍生物称为交联淀粉。

交联后的淀粉不再那么脆弱易碎,对剪切、高温、酸碱导致的破坏作用有较强的抗性。交联淀粉可用作色拉调味汁的增稠剂,在低 pH 和高速均质过程中,其黏度不降低。交联淀粉还广泛用于汤料罐头、色拉调味料、婴儿食品、水果馅料、布丁和焙烤食品中。当淀粉糊要在高温、高剪切作用或低 pH 条件下操作而要求其黏度不降低时,一般多采用交联淀粉糊液。

3)羟丙基淀粉(hydroxypropyl starch):原淀粉在碱性溶液中与环氧丙烷反应可生成羟丙基淀粉。淀粉经羟丙基化后,其冻融稳定性、透光率均有明显提高。羟丙基是亲水性基团,被引入淀粉颗粒后,削弱了淀粉分子间的氢键结合力,降低了淀粉糊老化析水的倾向。

羟丙基淀粉的最广泛应用是在食品中用作增稠剂。它良好的冻融稳定性使它在食品工业中独占鳌头。羟丙基淀粉在肉汁、沙司、果肉布丁中用作增稠剂,可使之平滑、浓稠透明、无颗粒结构,并具有良好的冻融稳定性和耐煮性、口感好。羟丙基淀粉也是良好的悬浮剂,如用于浓缩橙汁中,流动性好,静置也不分层或沉淀。由于它对电解质和低 pH 的稳定性高,故适于在含盐量高和酸性食品中使用。羟丙基高直链淀粉具有良好的成膜性,可制得能食用的水溶性薄膜,用作食品的包装材料。

3. 膳食纤维 膳食纤维在人体健康方面重要性逐步被认识,近年来膳食纤维类食品资源的研发成为热点。膳食纤维的提取方法包括粗分离法、化学分离法、酶法、化学试剂和酶试剂结合法、膜分离法等。

(1)几种重要的膳食纤维来源

1)小麦麸:小麦麸皮是一种浓度较高的不溶性纤维源(约为45%),其风味和色泽根据来源不同而变化。小麦麸在烘焙食品和快餐谷物中应用最为广泛,并且在面包中可作为面粉的代用品,其最高用量可高达约71%。

2)燕麦麸:利用脱壳后的燕麦制成的燕麦麸中含有22%~30%的纤维素,其中有一半为可溶性纤维,这些可溶性纤维中大多数成分为半纤维素。它具有较高的吸水性,其提纯成分可得到80%~90%的膳食纤维。最初是在热冷快餐谷物中作为一种配料而得到应用,但现在已研制成功了单独用燕麦麸通过成型、干燥至水分不超过10%的即食谷物食品。

3)玉米麸:玉米麸皮是一种浓度很高的纤维源,其中纤维含量为90%,色泽棕黄,气味很淡。因此在高纤维/低能量快餐食品、面包、谷物、保健品、加工肉类、面糊、面团、薄脆饼及饼干中已得到了应用。

(2)纤维在食品工业中的应用

1)主食食品中的应用:膳食纤维可用于制作馒头、面条等,其加入量是面粉量的 5%~6%。面条中加入膳食纤维,虽对面条强度有所影响,但面条煮熟后其强度反而增加,韧性良好,耐煮耐泡,唯一缺陷是颜色较深。馒头中加入膳食纤维后,强化了面团筋力,成品颜色及味道如同全麦粉做成的馒头,且有特殊香味,无发干和粗糙之感。

2)焙烤食品中的应用:膳食纤维在焙烤食品中的应用比较广泛,比如用在面包、饼干、蛋糕、桃酥、罗汉饼等焙烤食品中。添加膳食纤维后,提高了此类食品的保水性,增加了食品的柔软性和疏松性,防止贮存期变硬。且产品的加工工艺、外观、弹性、色泽和筋力等基本不受影响。

3)其他食品中的应用:在糖果、饮料、汤料、馅料等食品中也可添加膳食纤维。如加到口香糖中,可利用膳食纤维吸收唾液膨胀从而增大口香糖与牙齿的接触面,达到提高洁齿效果的目的。人们将膳食纤维与焦糖色素、动植物油脂、山梨酸、水溶性维生素、微量元素等营养成分以及木糖醇、甜菊苷等甜味剂混合后,加热制成馅料,可用于牛肉馅饼、点心馅、汉堡包等面食制品。也有将膳食纤维添加到汤料之中以补充摄入膳食纤维量的。另外还有添加入油炸食品和果酱、果冻食品之中,口感较好。

4. 益生元类 2016 年 12 月,国际益生菌与益生元科学协会(ISAPP)发布共识声明,将益生元定义为能够被宿主体内的菌群选择性利用并转化为有益于宿主健康的物质。最基本的益生元为不消化碳水化合物,包含了多种结构和形式的碳水化合物,但益生元的概念并不排除被用作益生元的非碳水化合物物质。现已被广泛应用的益生元包括寡糖(如菊粉、低聚果糖、低聚半乳糖、葡聚糖),二糖和三糖(如棉子糖、乳果糖),单糖(如 L-鼠李糖、阿拉伯糖)等(表 2-7-11)。

益生元作为微生物选择性利用的营养成分,能够提高有益菌的新陈代谢、促进有益菌的增殖,调节肠道菌群组成、丰度和活性,维持肠道微生态平衡。作为代谢底物,益生元被肠道菌群代谢生成短链脂肪酸(如乙酸、丙酸、丁酸、乳酸)和大量气体。短链脂肪酸能够降低肠道 pH,增加矿物质吸收,促进肠蠕动。产生的气体物质能够增大肠体积,缩短食物在胃肠道的停留时间。同时,短链脂肪酸中的丁酸盐还可以发挥促进肠上皮细胞生长,中和结肠内的毒性物质,保护肠道屏障的作用,对结肠癌、炎症性肠道疾病和急性感染具有有益的影响。研究证明益生元能够调节人体整体的免疫功能,降低外来刺激对人体的影响。益生元对特异性皮炎、慢性炎症、特定病原体的干预治疗显示出积极效果,研究显示补充益生元可以增强免疫接种者或病菌感染者的免疫记忆,提高其二次免疫/感染时的免疫反应,益生元在过敏性疾病中也有一定的应用价值。

低聚果糖和低聚半乳糖的摄入能够降低慢性应激导致的皮质酮、促炎性细胞因子水平,缓解抑郁和焦虑心理,还可以让压力下的菌群恢复正常。摄入低聚果糖和菊粉能够在一定程度上改善焦虑情绪,提高记忆力,缩短反应时间。益生元能提高肠道对钙、镁等矿物质的吸收能力,从而提高骨再生能力,改善骨质疏松症。每天摄入 15g 低聚果糖可以促进青少年钙吸收明显增加,10g/d 的乳果糖摄入可以增强绝经期妇女对钙的吸收。研究还表明,摄入益生元及

表 2-7-11　几类常见的益生元

分类	结构	分布	制备	代表物质
低聚寡糖	由2~20糖单元组成的一组短链不易消化的多糖	广泛分布在植物如洋葱、芦笋、菊苣、大蒜、小麦、燕麦、大豆、芦笋中	通过多糖(例如膳食纤维、淀粉)的水解或通过来自较低分子量糖的酶转移反应来商业生产	乳果糖、低聚半乳糖(GOS)
菊粉	由2~60左右糖单元组成的一组β-(2,1)果聚糖,果糖链的末端常见葡萄糖分子	广泛分布在自然界中,存在于超过36 000种植物物种中	从菊苣根中提取	菊粉
低聚果糖	是由1~3个果糖基通过β-(2,1)糖苷键与蔗糖中的果糖基结合生成的蔗果三糖、蔗果四糖和蔗果五糖等的混合物	广泛分布在不同的植物中,其中大蒜、洋葱、芦笋、菊苣、朝鲜蓟和小麦特别丰富	菊粉可以通过酶菊粉酶水解以产生短链FOS	低聚果糖(FOS)
低聚异麦芽糖	葡萄糖分子间以α-1,6糖苷键结合的异麦芽糖、潘糖、异麦芽三糖及四糖以上的低聚糖	存在于发酵食品如豆酱、大豆、酱、清酒和蜂蜜中	通过发酵获取	低聚异麦芽糖(IMO)

富含益生元的食物能够预防心血管疾病及肥胖。然而,益生元的临床证据表明相同益生元对不同人群效果不一,这可能是由于不同人群的肠道菌群具有特异性,益生元不仅能特异性增殖双歧杆菌、乳酸杆菌,还能改变整个肠道菌群微生态,致使存在个性化效应。同时,大部分益生元为混合物,对人体有健康效益的具体成分及作用机制还不明确,需要进一步研究。

全球市场上有多个作为益生元的碳水化合物产品,但只有菊粉、低聚果糖、低聚半乳糖和合成二糖——乳果糖具有良好人体实验数据支持。目前市售及使用较多的菊粉是聚合度为2~60的果聚糖混合物;蔗果型低聚果糖含有蔗果三、四、五糖及新蔗果三糖和新蔗果四糖等。

益生元在乳制品中的应用比较广泛,包括纯乳制品、发酵酸乳、婴幼儿奶粉、孕妇奶粉和青少年奶粉。益生元已成为婴幼儿配方奶粉的基本成分之一。对于婴幼儿配方奶粉,益生元既是提升免疫力、改善肠道菌群的主要成分,又是促进智力和视力发育,促进营养吸收和预防便秘的重要成分。

由于低聚糖类益生元多具有纯正清爽的甜味,具有优良的生理活性和保健功能,易于加工,且保湿性好,可广泛应用于糖果、饼干、饮料、饮料、水、点心及各种保健食品中,如在饼干中采用低聚糖替代蔗糖,生产出风味和色泽良好的低能量益生元饼干。在早餐谷物中添加适量低聚果糖、低聚糖等益生元,能进一步强化其营养价值和保健功能。由于双歧杆菌和低聚果糖极佳的协同效用,加上低聚果糖的良好风味和安全性,使二者的组合被广泛应用于保健食品、发酵乳制品、婴幼儿食品、饮料以及巧克力糖果等产品中。

研究发现益生元的种类及糖链的链长对人体健康的有益作用存在差异,如菊粉的聚合度对乳酸杆菌和长双歧杆菌的生长影响很大,随着菊粉的聚合度增加,乳酸杆菌的生长效果逐渐变差。这说明益生元干预、治疗疾病的研究应细化至单一组分益生元的作用研究,逐步建立起"结构-菌群-功能"的对应关系,从而促进益生元的发展和应用。

另外,有的低聚糖具有特殊的作用,如海藻糖(trehalose)是由二个葡萄糖基通过α,α-1→1键所形成的非还原性二糖,广泛存在于昆虫、霉菌、酵母、地衣、显花植物、无脊椎动物等生物体内。海藻糖已获得美国FDA的认可,正式作为食品中的配料成分。海藻糖的作用包括:①海藻糖是一种新型甜味剂,海藻糖的甜度仅为蔗糖的45%,口感柔和,而且海藻糖不能被口腔病原菌所分解而生成会导致龋齿的酸性物质,因此用它来代替常用的甜味剂,对预防龋齿起着积极的作用,可添加于口香糖、饮料等,因能量低还可用于添加在糖尿病患者的专用食品中。②海藻糖是一种天然的食品保护剂,由于海藻糖不具有还原性,耐酸、耐热,因此,在食品加工过程中,添加一定量的海藻糖,可抑制淀粉类食品的淀粉老化,对蛋白质含量丰富的食品可抑制蛋白质变性,对于肉类、油炸类等含脂肪较多的食品,可有效抑制脂肪的酸化,海藻糖可降低固体饮料、粉末调味料、干燥食品的吸湿性,从而延长食品的保质期。③海藻糖是一种多功能调味剂,在食品中添加一定量的海藻糖可使甜味、咸味、酸味等良好的味道得以保持,且有加强、改善作用,可使口感更好;而对苦味、涩味等不良味道及某些刺激性味道,海藻糖具有减轻和掩盖作用。如对干馏类食品及畜肉所特有的臭味,海藻糖具有显著的改善作用。④海藻糖的保健功能:海藻糖是体内双歧杆菌的增殖因子,可改善肠道微生态环境,加强胃肠道消化吸收功能,有效排除体内毒素,增强机体免疫抗病能力,还具有较强的抗辐射作用。

(四)植物提取物

植物提取物是以植物为原料,按照对提取的最终产品用途的需要,经过物理化学提取分离过程,定向获取和浓集植物中的某一种或多种有效成分,而不改变其有效成分结构而形成的产品。目前,植物提取物的产品概念比较宽泛。按照提取植物的成分不同,可形成以苷、酸、多酚、多糖、萜类、黄酮、生物碱等一种或多种活性成分为主的提取物。按照最终产品的性状不同,又可将提取物分为植物油、浸膏、粉、晶状体等。

我国的植物提取物总体上是属于中间体的产品,目前的用途非常广泛,主要用于药品、保健食品、烟草、化妆品的原料或辅料等。目前市场上可见的植物提取物品种有近百种,销售额较大,提取技术较为成熟且应用较广的也有几十种,主要包括银杏提取物、大豆异黄酮、当归提取物、葛根提取物、枸杞子提取物、贯叶连翘提取物、红豆杉提取物、红景天提取物、虎杖提取物、黄芪提取物、绞股蓝提取物、灵芝提取物、葡萄籽提取物、千层塔提取物、人参提取物、五味子提取物、缬草提取物、月见草提取物等。这些提取物大多是来自中药材，具有较高的药用价值，另外也有一些属国外开发较早、较热的品种，如红豆杉提取物、贯叶连翘提取物等。

按照提取物的性质分类，主要集中在以下几类：①生物碱：是一类复杂的含氮有机化合物，具有特殊的生理活性和医疗效果。如麻黄中含有治疗哮喘的麻黄碱、莨菪中含有解痉镇痛作用的莨菪碱等。②苷类：由糖和非糖物质结合而成。苷的共性在糖的部分，不同类型的苷元有不同的生理活性，具有多方面的功能。如洋地黄叶中含有强心作用的强心苷，人参中含有补气、生津、安神作用的人参皂苷等。③挥发油：又称精油，是具有香气和挥发性的油状液体，由多种化合物组成的混合物，具有生理活性，在医疗上有多方面的作用，如止咳、平喘、发汗、解表、祛痰、驱风、镇痛、抗菌等。药用植物中挥发油含量较为丰富的有侧柏、厚朴、辛夷、樟树、肉桂吴茱萸、白芷、川芎、当归、薄荷等。④单宁：多元酚类的混合物，存在于多种植物中，特别是在杨柳科、壳斗科、蓼科、蔷薇科、豆科、桃金娘科和茜草科植物中含量较多。药用植物盐肤木上所生的虫瘿药材称五倍子，含有五倍子鞣质，具收敛、止泻、止汗作用。⑤其他成分：如糖类、氨基酸、蛋白质、酶、有机酸、油脂、蜡、树脂、色素、无机物等。植物提取物由于其有效的生物活性物质不同，因此各具有特殊的生理功能，其中很多是临床上的重要药物，下面举例说明植物提取物的功能和利用。

1. 银杏提取物　银杏在我国分布广泛，我国的银杏资源拥有量约占世界总量的 70%。从银杏叶中提取有效成分主要为黄酮类、银杏内酯、烷基酚和烷基酚酸类。其作用各异，其中：银杏黄酮醇甙为血管动力学因子，增加脑血流量，扩张动脉血管，可有效地防治心血管疾病，对治疗心绞痛、心肌梗死等有特殊疗效，黄酮醇甙还是一种过氧化自由基的清除剂，能消除对心、脑血管内皮细胞有毒害作用的自由基，具有抗衰老、防癌等保健作用。银杏萜内酯为血小板凝聚因子，可治疗气喘、肺过敏、心力衰竭等疾病。白果内酯为神经系统疾病的有效药物，对老年痴呆症有显著的疗效；它还具有抗神经末梢衰老的功能，因而具有抗衰老作用。

2. 葛根提取物　中国大部分省区均产，以湖南、河南、广东、浙江、四川为主产地。含多种黄酮类成分，主要活性成分为大豆素（daidzein）、大豆甙（daidzin）、葛根素（puerarin）、葛根素-7-木糖甙（puerarin-7-xyloside）等。葛根素是野葛的提取物，异名葛根黄素，分子式为 $C_{21}H_{20}O_9$，分子量为 416.37，在甲醇-醋酸中为白色针状晶体。葛根总异黄酮有增加冠状动脉血流量及降低心肌耗氧量，大豆素具有类似罂粟碱的解痉作用。此外葛根提取物还有抗心血管疾病、降脂、降糖、抗氧化、抗肿瘤、神经性耳聋、视网膜动静脉血管硬化、阻塞等作用。葛根的开发与利用，主要在以下几个方面：①在食品工业方面：加工产品有葛粉、葛根片、葛花茶、葛根饮料。葛粉深加工后制成十几种保健食品，如：葛粉丝、葛饮料、葛凉点、葛糕点、葛冻，葛根粉丝等；葛根片深加工可以酿制葛酒；残渣还能制成上等浆糊等。②在医药

方面：葛根片有去热解毒功能，是一种纯天然药材，可以治疗高血压、冠心病、心绞痛、糖尿病、肥胖以及眼底病和早期突发性耳聋等疾病；葛花则有特殊的强解酒功能；葛根素（从葛根中提取的葛根素）更是调节和增强人体免疫功能，抗肿瘤治癌的新特药物。

3. 枸杞子提取物　枸杞为多年生灌木，生长于土层深厚的黄土沟边及山坡。野生分布于青海至山西黄河两岸的黄土高原、山麓地带。近年来，枸杞子作为药食兼用的名贵资源已为国内外学者所瞩目，特别是国内的许多学者在枸杞的研究领域中如枸杞子的化学成分、结构以及功能评价等方面进行了许多卓有成效的工作，用现代医学理论和仪器方法研究了枸杞子的化学成分及功能因子，这些研究资料表明枸杞子不仅营养丰富而且确实具有多方面的保健功能作用。用分离得到的纯品（纯级分）枸杞多糖（LBP-1,2,3,4）进行的功能学评价实验进一步表明：枸杞多糖确实是枸杞子具有许多药理作用的重要功能因子之一。目前的应用主要是制成食品饮料，如枸杞汁、枸杞酒等，更广的应用是在中药制剂的生产上，如枸杞降糖胶囊（含枸杞提取物）。

（五）其他

1. 重构脂质　重构脂质（structured lipid）是指通过新的脂肪酸修饰、结合以对原有的天然甘油三酯分子上的脂肪酸位置或分布进行再结构，或者通过合成的方法生产的新型甘油三酯。狭义来说，重构脂质是指短链脂肪酸（S）或中链脂肪酸（M）以及长链脂肪酸（L）酯化到甘油部分特别是同一个甘油分子上而形成的甘油三酯。

重构脂质常常被称为新一代脂肪，它不同于三短链脂肪酸甘油酯、三中链脂肪酸甘油酯、三长链脂肪酸甘油酯的机械混合。将三种甘油三酯结合，可以达到平衡补充的目的。研究表明以中链脂肪酸甘油酯油脂或中长链脂肪酸甘油酯油脂取代膳食中常量脂肪酸甘油酯油脂对维持健康体重、降低血脂等方面具有有益作用，这也是开发结构油脂的意义所在。

重构脂质的合成方法主要有化学合成法和酶法。目前，已有一些商品化重构脂质上市。如 Caprenin 是癸酰辛酰山嵛酰基甘油的俗称，是甘油分子随机分布 8:0、10:0 和 22:0 脂酰基的一种重构脂质，是由椰子油、棕榈仁油和菜籽油经化学酯交换而成，8:0 和 10:0 占总脂肪酸的 43%~45%，22:0 占 40%~54%。产品清淡，室温下呈液体或半固体状态，热稳定，可作为可可脂代用品。这种混合脂肪酸甘油酯的能量只有普通脂肪的一半，约 20.9kJ/g，目前该产品已为 FDA 批准。

原卫生部 2012 年第 16 号公告批准了以食用植物油和中链甘油三酯（来源于食用椰子油、棕榈仁油）为原料，通过脂肪酶进行酯交换反应，经蒸馏分离、脱色、脱臭等工艺而制成的中长链脂肪酸食用油为新资源食品。

2. 脂肪替代品

（1）蔗糖聚酯（sucrose ployester）：蔗糖聚酯是蔗糖与 6~8 个长链脂肪酸酯化的产物，Olestra 是蔗糖与 8~22 碳链长度的饱和或不饱和脂肪酸酯化的产品，这些脂肪酸主要是从植物油脂中得到的。1996 年 1 月美国 FDA 已经批准在休闲食品和油炸食品中可以 100% 的替代常规油脂。

由于蔗糖聚酯既不能被消化又不能被吸收，可直接从消化系统排出，所以可以降低人体的能量摄入，防止肥胖疾病；降低胆固醇。但 Olestra 对消化道有一定潜在的影响，如腹痛、大便变软或腹泻、减少脂溶性维生素和一些营养物质的吸收。因此 FDA 规定在含有 Olestra 的食品标签上一定要注明："本产品含有 Olestra，可能引起腹痛和腹泻，Olestra 抑制一些维生素和营养素的吸收"。

FDA 认为 Olestra 是无毒、无致癌、无致畸形、无基因变异，有足够据证明 Olestra 在休闲食品中使用是安全无害。然而对 Olestra 的使用一直是争论的焦点，CSPI（美国公共科学研究中心）则持相反的观点，他们认为一个不可忽视的事实就是 Olestra 引起消化道平衡失调，请求 FDA 撤销对 Olestra 使用的批准。我国于 2010 年 10 月（卫生部公告 2010 年第 15 号）批准蔗糖聚酯为新资源食品，并于2012 年 11 月（卫生部公告 2012 年第 19 号）有所更新。

（2）戊糖脂肪酸酯（SFE）：SFE 是脂肪代用品中的第二类，其是蔗糖与脂肪酸发生一、二、三级酯化的产物。合成方法与蔗糖脂肪酸聚酯相似。与 Olestra 不同，SFE 在胃中很容易被脂肪分解酶分解和吸收，因此能产生能量。在 SFE 分子中 5~7 个游离的羟基与 1~3 个脂肪酸的结合，使得 SFE 具有亲水和亲脂的特性。因此，SFE 是极好的乳化剂和表面活性剂。在美国，许多食品中都允许使用 SFE 作为食品乳化剂和稳定剂，并且用于许多新鲜水果的涂层，防止水果萎蔫和腐烂。此外，SFE 又是极好的润滑剂、抗菌剂、稀释剂、抗凝剂。

（3）其他脂肪酸酯和多元糖醇脂肪酸酯：这类化合物是很有发展潜力的脂肪代用品。多元糖醇脂肪酸酯的制备是在碱性条件下，一个或几个脂肪酸同至少含有四个羟基的多元糖醇反应，如山梨醇、海藻糖、水苏糖、棉子糖等。例如，Sorbestrine 或叫山梨醇聚酯就是山梨醇或山梨醇酐同脂肪酸反应生成的三、四或五个山梨醇聚酯的混合物。Sorbestrine 不但可以作为商品销售，而且正趋向在色拉酱、焙烤食品和油炸食品中替代脂肪。

第三节　食物新资源评价和管理

从研究角度，新资源食物的首次推广应用，应根据目的选择本卷第五章、第六章提供的手段方法。从法规角度，不同地区和国家对食物新资源/新资源食品的安全性都给予了高度重视，具体安全监管手段程序也不尽相同，但有一些理念很相似，比如安全性评价和风险评估，上市前的评估许可程序等。一个"新资源"最终能够成为食物，供大众食用，须具备食物的两个基本特性，即安全性和营养性。食品新资源的评价也主要是通过安全性和营养性评价两方面进行的。

一、食物新资源的安全性评价

食物新资源的安全性评价首先应遵循食品安全性风险分析的原则，根据新资源食品的自身特点及使用目的，可能需要开展食品安全性毒理学实验评价，并开展风险评估。由于新资源食品需要从建议的用途来进行暴露评估或食用

历史调查，但准确预测可能的市场销量进而得到摄入量特别困难，因此，为确证风险特征描述对该暴露是否适宜，投产后的监测是必需的。暴露评估还应考虑植物性新资源食品的制备及烹调方式，因为这会影响新资源食品中固有的毒性成分、宏量营养素、微量营养素的含量及消化利用。新资源食品的风险特征描述可以采用暴露限值（MOE）方法。

除遵循安全评估的一般原则外，各国在新资源食品的注册审批中，特别注重食用历史的评价，包括人群食用的区域范围、食用人群、食用量、食用时间以及不良反应信息等。但人类食用历史数据通常不是正式的人类科学实验，通常仅仅是经验观察，目标食品已经被该区域内的几代人所食用，科学性上并非有案可查，仅是一种"使用"的历史；但由于没有健康方面的评估，并非是"安全使用"的历史。而在FAO/WHO 在 2012 年的《食品中化学物风险评估原则和方法》称之为食物安全使用史，用于定性预测安全性的术语。食品的安全性证据可以分别来自食品的成分构成数据和当地食用经验（某种食物持续作为膳食的一部分，已经被多年食用）。这种假设是基于某种使用背景的（使用条件，用植物特定的部分并需要加工），并且考虑了少数易感人群，如不耐受和致敏人群。

在市场推出某种新资源食品后，上市后的监测研究可有助于为预期的使用模式和暴露水平提供佐证。当新资源食品的成分（例如其蛋白质含量很高）或动物实验或人类试食试验结果表明这种食品可能引起某些人过敏时，则需要开展新资源食品的致敏性实验。

二、食物新资源的营养学评价

对于一些物质，特别是新资源食品，必须进行营养学研究，以预测引入这些物质可能对消费者营养状态造成的影响。当新资源食品旨在取代膳食中大部分传统食品时，则这些新资源食品很可能会影响有特殊需求的消费者营养状况。应明确所引入的新物质对整体膳食营养成分的影响，特别是对于儿童、老年人以及医院患者和学生的影响。

食品新资源因种类繁多形式多样，对其营养学评价的要求分类进行。对食物类，第一是有必要进行全成分分析，包括三大宏量营养素和微量营养素及其他标志性成分。第二是理化分析，包括选择的化学和标志指标。申请新食品原料安全性评估意见时应提交成分分析的资料，成分分析应包括申报物品中主要营养成分、生物活性成分、可能的天然有害物质（动物、植物中可能含有的天然毒素或抗营养因子或微生物可能产生的毒素和次级有害代谢产物等）、生产加工过程可能的主要杂质包括可能的副产物或溶剂残留的检测结果（包括检测方法、检测值和检测限）或有关成分组成和含量的科学文献以及相关报告。原有结构发生改变的食品成分还应提供与原物比较的资料。若新资源食品旨在成为替代大量蛋白质供应的物质，还要开展蛋白质质量方面的实验评估。

不同的食品新资源其生物活性成分不同，是评价食品新资源质量的重要指标，如原卫生计生委 2017 年第 7 号公告的西蓝花种子水提物，要求萝卜硫苷含量为 13~20g/100g，带来食品的研发高潮。

三、国内外食物新资源/新食品原料的管理政策

由于各个国家对食品新资源的定义和范畴不一样,不同国家对食品新资源的管理不尽相同。

(一)我国新资源食品/新食品原料的管理

2013年2月原国家卫生和计划生育委员会发布《新食品原料安全性审查管理办法》,规定新食品原料提交的材料包括安全性评估报告。随后2013年11月印发《新食品原料申报与受理规定》和《新食品原料安全性审查规程》,对新食品原料的申报审查等做了具体规定。

1. 安全性评估报告的内容　《新食品原料申报与受理规定》中规定安全性评估报告的内容包括成分分析报告、卫生学检验报告、3批有代表性样品的污染物和微生物的检测结果及方法、毒理学评价报告、微生物耐药性试验报告和产毒能力试验报告、安全性评估意见。按照危害因子识别、危害特征描述、暴露评估、危险性特征描述的原则和方法进行。

2. 新食品原料安全毒理学评价试验的选择原则和方法　新食品原料安全毒理学评价试验的选择原则和方法按照食品安全国家标准《食品安全性毒理学评价程序和方法》(GB15193)规定的方法进行。

3. 新食品原料的申请与评审

(1) 申报新食品原料须提交的材料:新食品原料申请材料应当包括申请表、新食品原料研制报告、安全性评估报告、生产工艺、执行的相关标准(包括安全要求、质量规格、检验方法等)、标签及说明书、国内外研究利用情况和相关安全性评估资料、申报委托书(委托代理申报时提供)、有助于评审的其他资料。另附未启封最小包装的样品1件或者原料30g。申请进口新食品原料的还应提交进口新食品原料出口国(地区)相关部门或者机构出具的允许该产品在本国(地区)生产或者销售的证明材料。

(2) 审核与受理:由国家卫生健康委员会(原卫生计生委)卫生监督中心接收新食品原料申请材料,并向申请人出具"行政许可申请材料接收凭证",于5个工作日内做出是否受理或须提供补正的通知。申请人接到《行政许可技术评审延期通知书》后,应当在1年内一次性提交全部补充材料原件1份。补充材料应当注明提交日期。

(3) 新食品原料安全性审查:新食品原料安全性审查目前由国家卫健委委托国家食品安全风险评估中心承担,即对受理的新食品原料安全性评估材料组织开展专家评审和现场核查,以及技术评审结论的审核、报批等相关工作,国家卫健委根据技术评审结论作出是否批准的许可决定。

技术评审结论分为4类:延期再审、建议不批准、终止审查和建议批准。申请人对专家评审委员会"建议不批准"的技术评审结论有异议的,可在30日内提出复核申请。"终止审查"主要见于:①经审核为普通食品或与普通食品具有实质等同的;②与已公告的新食品原料具有实质等同的;③其他终止审查的情况。

实质等同,是指如某个新申报的食品原料与食品或者已公布的新食品原料在种属、来源、生物学特征、主要成分、食用部位、使用量、使用范围和应用人群等方面相同,所采用工艺和质量要求基本一致,可以视为它们是同等安全的,具有实质等同性。

(4) 标签与公告:标签及说明书应当包括新食品原料名称、主要成分、使用方法、使用范围、推荐食用量、保质期等;必要的警示性标示,包括使用禁忌与安全注意事项等。进口新食品原料还应提供境外使用的标签及说明书。

根据新食品原料的不同特点,公告可以包括以下内容:①名称;②来源;③生产工艺;④主要成分;⑤质量规格要求;⑥标签标识要求;⑦其他需要公告的内容。

(二)国外食品新资源的管理

美国没有专门的食品新资源定义,但实施"公认安全物质(generally recognized as safe,GRAS)"认证,申请材料包括基本信息、该物质的应用(范围、使用量、人群)和判定GRAS的依据(包括毒理资料、可接受的每日最高摄入量和实际估计摄入量)等相关资料。评估的主要依据是科学依据(公开文献发表的资料)以及过去的使用历史(1958年1月1日前开始使用,或已在食品中普遍使用)。

欧盟食品新资源安全性评估需要提交的资料与我国相似,包括名称、来源(动物、植物和微生物或化学合成)、生产和加工方法、食用史、质量标准、成分分析包括营养成分分析、目的和预期用途、营养评价(包括生物利用度、营养素摄入水平)、毒理资料(包括毒物动力学、遗传毒性、致敏性、微生物致病性、90天喂养试验、繁殖和致癌研究、人群试食试验)。

加拿大食品新资源的审批由加拿大卫生部负责,安全性评价所需要提供的资料包括安全食用历史、膳食暴露水平、来源的使用历史、亲本信息、转基因修饰信息、营养学信息、毒性和致敏性、化学成分等信息。

澳新食品标准局负责新西兰/澳大利亚食品新资源的审批,安全性评估重点考虑的内容包括对人体的潜在毒性作用、食品的成分及其结构、生产工艺、来源、使用范围和使用量等相关内容。

部分国家对于具有传统食用习惯或食用历史的界定见表2-7-12。

表2-7-12　部分国家对于具有传统食用习惯或食用历史的定义

国家	传统食用习惯或食用历史的定义
美国	1958年1月1日之前,有相当数量人群安全食用历史(GRAS物质认定)
欧盟	1997年5月15日之前,欧盟范围内有相当数量人群食用历史
加拿大	在加拿大有多代及大量具有遗传多样性人群中广泛食用
澳大利亚和新西兰	在澳大利亚和新西兰有10~20年及以上的食用历史,但需要综合考虑食用范围、食用量和使用目的等因素
中国	在省辖区域内有30年以上作为定型或者非定型包装食品生产经营的历史,并且未载入《中华人民共和国药典》

(孙桂菊　夏文水)

参 考 文 献

1. 联合国粮农组织,世界卫生组织.食品中化学物风险评估原则和方法.刘兆平,译.北京:人民卫生出版社,2012.

2. 国家卫生和计划生育委员会.新食品原料安全性审查管理办法.2013.

3. 欧盟 http://ec.europa.eu/food/food/biotechnology/novelfood/index_en.htm

4. 加拿大 2006 年《新资源食品安全性评估指南》.http://www.hc-sc.gc.ca/fn-an/legislation/guide-ld/nf-an/guidelines-lignesdirectrices-eng.php;http://www.hc-sc.gc.ca/fn-an/gmf-agm/appro/index-eng.php.

5. 澳大利亚/新西兰《标准1.5.1-新资源食品》.http://www.foodstandards.gov.au/industry/novel/Pages/default.aspx.

6. 中华人民共和国国家卫生和计划生育委员会 2013-11-12 国卫食品发〔2013〕23 号,国家卫生计生委关于于印发《新食品原料申报与受理规定》和《新食品原料安全性审查规程》的通知.

7. 国家食品安全风险评估中心关于申请新食品原料安全性评估意见的公告 http://www.cfsa.net.cn/Article/News.aspx?id=5DF707CFB74C2E41877723B9D6F6CA777A7A2ABBB6D09244.

8. 中华人民共和国国家卫生和计划生育委员会,关于批准 DHA 藻油、棉籽低聚糖等 7 种物品为新资源食品及其他相关规定的公告(2010 年第 3 号).

9. 陈忠秀,李嘉文,赵扬,等.益生菌的应用现状和发展前景.中国微生态学杂志,2016,28(4):493-497.

10. Lenfestey MW,Neu J. Probiotics in new borns and children. Pediatr Clin North Am,2017,64(6):1271-1289.

11. 孙庆申,周丽楠.益生菌类保健食品研究进展.食品科学技术学报,2018,36(2):21-26.

12. Gibson GR,Hutkins R,Sanders ME,et al. Expert consensus document:The international scientific association for probiotics and prebiotics(ISAPP) consensus statement on the definition and scope of prebiotics. Nature Reviews Gastroenetrology and Hepatology,2017,14(8):491.

13. Paulina M,Katarzyna S. Effects of Probiotics,Prebiotics,and Synbiotics on Human Health. Nutrients. 2017,9(9):doi:10.3390/nu9091021.

14. 王德胜,黄艳梅,石岩,等.菊花化学成分及药理作用研究进展.安徽农业科学,2018,46(23):9-11.

15. 何春兰,王继华,饶夏莉,等.线叶金雀花对糖尿病肾病大鼠保护作用及可能机制研究.中国中西医结合肾病杂志,2018,19(2):140-143.

16. 贺栋业,李晓宇,王丽丽,等.金花茶化学成分及药理作用研究进展.中国实验方剂学杂志,2016,22(3):231-234.

17. 岳昊,徐志祥,刘翠平,等.奇亚籽油的健康功效.中国油脂,2018,43(7):124-127.

18. 唐玲,陈月玲,王电,等.刺梨产品研究现状和发展前景.食品工业,2013,34(1):175-178.

19. 刘勇,廉永善,王颖莉,等.沙棘的研究开发评述及其重要意义.中国中药杂志,2014,39(9):1547-1552.

20. 朱传根,陆俊,刘丹,等.莓类果实植物的栽培与利用.江苏林业科技,2015,42(6):40-44.

21. 谭楅新,叶涛,刘湘新,等.植物提取物抗氧化成分及机理研究进展.食品科学,2010,31(15):288-292.

附录　我国公告的新食品原料(新资源食品)名单

1. 国家卫生计生委公告批准的新食品原料(新资源食品)名单(2008—2018)

序号	名称	拉丁名/英文名	公告号
1	低聚木糖	Xylo-oligosaccharide	2008 年 12 号公告
2	透明质酸钠	Sodium hyaluronate	2008 年 12 号公告
3	叶黄素酯	Lutein esters	2008 年 12 号公告
4	L-阿拉伯糖	L-Arabinose	2008 年 12 号公告
5	短梗五加	Acanthopanax sessiliflorus	2008 年 12 号公告
6	库拉索芦荟凝胶	Aloe vera gel	2008 年 12 号公告
7	低聚半乳糖	Galacto-Oligosaccharides	2008 年 20 号公告
8	水解蛋黄粉	Hydrolyzate of egg yolk powder	2008 年 20 号公告
9	异麦芽酮糖醇	Isomaltitol	2008 年 20 号公告
10	植物甾烷醇酯	Plant stanol ester	2008 年 20 号公告 / 2014 年 10 号公告
11	珠肽粉	Globin peptide	2008 年 20 号公告
12	蛹虫草	Cordyceps militaris	2009 年 3 号公告 / 2014 年 10 号公告
13	菊粉	Inulin	1. 2009 年 5 号公告 2. 增加菊芋来源
14	多聚果糖	Polyfructose	2009 年 5 号公告
15	γ-氨基丁酸	Gamma aminobutyric acid	2009 年 12 号公告
16	初乳碱性蛋白	Colostrum basic protein	2009 年 12 号公告
17	共轭亚油酸	Conjugated linoleic acid	2009 年 12 号公告

注:菌种类除外,见表2-7-3。

续表

序号	名称	拉丁名/英文名	公告号
18	共轭亚油酸甘油酯	Conjugated linoleic acid glycerides	2009 年 12 号公告
19	杜仲籽油	Eucommia ulmoides Oliv. seed oil	2009 年 12 号公告
20	茶叶籽油	Tea Camellia seed oil	2009 年 18 号公告
21	盐藻及提取物	Dunaliella salina(extract)	2009 年 18 号公告
22	鱼油及提取物	Fish oil(extract)	2009 年 18 号公告
23	甘油二酯油	Diacylglycerol oil	2009 年 18 号公告
24	地龙蛋白	Earthworm protein	2009 年 18 号公告
25	乳矿物盐	Milk minerals	2009 年 18 号公告
26	牛奶碱性蛋白	Milk basic protein	2009 年 18 号公告
27	DHA 藻油	DHA algal oil	2010 年 3 号公告
28	棉籽低聚糖	Raffino-oligosaccharide	2010 年 3 号公告
29	植物固醇	Plant sterol	2010 年 3 号公告
30	植物固醇酯	Plant sterol ester	2010 年 3 号公告
31	花生四烯酸油脂	Arochidonic acid oil	2010 年 3 号公告
32	白子菜	Gynura divaricata(L.) DC	2010 年 3 号公告
33	御米油	Poppyseed oil	2010 年 3 号公告
34	金花茶	Camellia chrysantha(Hu) Tuyama	2010 年 9 号公告
35	显脉旋覆花(小黑药)	Inula nervosa wall. ex DC.	2010 年 9 号公告
36	诺丽果浆	Noni puree	2010 年 9 号公告
37	酵母 β-葡聚糖	Yeast β-glucan	2010 年 9 号公告
38	雪莲培养物	Tissue culture of Saussurea involucrate	2010 年 9 号公告
39	玉米低聚肽粉	Corn oligopeptides powder	2010 年 15 号公告
40	磷脂酰丝氨酸	Phosphatidylserine	2010 年 15 号公告
41	雨生红球藻	Haematococcus pluvialis	2010 年 17 号公告
42	表没食子儿茶素没食子酸酯	Epigallocatechin gallate(EGCG)	2010 年 17 号公告
43	翅果油	Elaeagnus mollis Diels oil	2011 年 1 号公告
44	β-羟基-β-甲基丁酸钙	Calcium β-hydroxy-β-methyl butyrate(CaHMB)	2011 年 1 号公告
45	元宝枫籽油	Acer truncatum Bunge seed oil	2011 年 9 号公告
46	牡丹籽油	Peony seed oil	2011 年 9 号公告
47	玛咖粉	Lepidium meyenii Walp	2011 年 13 号公告
48	蚌肉多糖	Hyriopsis cumingii polysaccharide	2012 年 2 号公告
49	中长链脂肪酸食用油	Medium-andlong-chain triacylglycerol oil	2012 年 16 号公告
50	小麦低聚肽	Wheat oligopeptides	2012 年 16 号公告
51	人参(人工种植)	Panax Ginseng C. A. Meyer	2012 年 17 号公告
52	蛋白核小球藻	Chlorella pyrenoidesa	2012 年 19 号公告
53	乌药叶	Linderae aggregate leaf	2012 年 19 号公告
54	辣木叶	Moringa oleifera leaf	2012 年 19 号公告
55	蔗糖聚酯	Sucrose ployesters	2010 年 15 号公告 2012 年 19 号公告
56	茶树花	Tea blossom	2013 年 1 号公告
57	盐地碱蓬籽油	Suaeda salsa seed oil	2013 年 1 号公告
58	美藤果油	Sacha inchi oil	2013 年 1 号公告
59	盐肤木果油	Sumac fruit oil	2013 年 1 号公告
60	广东虫草子实体	Cordyceps guangdongensis	2013 年 1 号公告
61	阿萨伊果	Acai	2013 年 1 号公告
62	茶薰子叶状层菌发酵菌丝体	Fermented mycelia of Phylloporia ribis(Schumach：Fr.) Ryvarden	2013 年 1 号公告

序号	名称	拉丁名/英文名	公告号
63	裸藻	Euglena gracilis	2013 年 4 号公告
64	1,6-二磷酸果糖三钠盐	D-Fructose 1,6-diphosphate trisodium salt	2013 年 4 号公告
65	丹凤牡丹花	Paeonia ostii flower	2013 年 4 号公告
66	狭基线纹香茶菜	Isodon lophanthoides（Buchanan-Hamilton ex D. Don）H. Hara var. gerardianus（Bentham）H. Hara	2013 年 4 号公告
67	长柄扁桃油	Amygdalus pedunculata oil	2013 年 4 号公告
68	光皮梾木果油	Swida wilsoniana oil	2013 年 4 号公告
69	青钱柳叶	Cyclocarya paliurus leaf	2013 年 4 号公告
70	低聚甘露糖	Mannan oligosaccharide（MOS）	2013 年 4 号公告
71	显齿蛇葡萄叶	Ampelopsis grossedentata	2013 年 10 号公告
72	磷虾油	Krill oil	2013 年 10 号公告
73	壳寡糖	Chitosan oligosaccharide	2014 年 6 号公告
74	水飞蓟籽油	Silybum marianum Seed oil	2014 年 6 号公告
75	柳叶蜡梅	Chmonathus salicifolius S. Y. H	2014 年 6 号公告
76	杜仲雄花	Male flower of Eucommia ulmoides	2014 年 6 号公告
77	塔格糖	Tagatose	2014 年 10 号公告
78	奇亚籽	Chia seed	2014 年 10 号公告
79	圆苞车前子壳	Psyllium seed husk	2014 年 10 号公告
80	线叶金雀花	Aspalathus Linearis（Brum. f.）R. Dahlgren	2014 年 12 号公告
81	茶叶茶氨酸	Theanine	2014 年 15 号公告
82	燕麦 β-葡聚糖	（英文名称）Oat　β-glucan	2014 年第 20 号
83	竹叶黄酮	（英文名称）Bamboo leaf flavone	2014 年第 20 号
84	湖北海棠（茶海棠）叶	Malus hupehensis（Pamp.）Rehd. Leaf	2014 年第 20 号
85	枇杷叶	Eriobotrya japonica（Thunb.）Lindl.	2014 年第 20 号
86	番茄籽油	（英文名称）Tomato Seed Oil	2014 年第 20 号
86	木姜叶柯	Lithocarpus litseifolius folium	2017 年第 7 号
87	β-羟基-β-甲基丁酸钙	Calcium β-hydroxy-β-methyl butyrate（CaHMB）	2017 年第 7 号
88	γ-亚麻酸油脂（来源于刺孢小克银汉霉）	Gamma-linolenic Acid Oil	2017 年第 7 号
89	米糠脂肪烷醇	Rice bran fatty alcohol	2017 年第 7 号
90	西兰花种子水提物	Aqueous Extract of Seed of Broccoli	2017 年第 7 号
91	顺-15-二十四碳烯酸	Cis-15-Tetracosenoic Acid	2017 年第 7 号
92	N-乙酰神经氨酸	Sialic acid	2017 年第 7 号
93	宝乐果粉	Borojo powder	2017 年第 7 号
94	乳木果油	Shea butter（Sheanut oil, Shea oil）	2017 年第 7 号
95	黑果腺肋花楸果	Black chokeberry	2018 年第 10 号
96	球状念珠藻（葛仙米）	Nostoc sphaeroides	2018 年第 10 号

2. 原卫生部和国家卫生计生委以公告、批复、复函形式同意作为普通食品或食品原料名单（2004—2007）

序号	名称	拉丁名/英文名	备注
1	油菜花粉	Rape pollen	2004 年 17 号公告
2	玉米花粉	Corn pollen	2004 年 17 号公告
3	松花粉	Pine pollen	2004 年 17 号公告
4	向日葵花粉	Helianthus pollen	2004 年 17 号公告
5	紫云英花粉	Milk vetch pollen	2004 年 17 号公告
6	荞麦花粉	Buckwheat pollen	2004 年 17 号公告

续表

序号	名称	拉丁名/英文名	备注
7	芝麻花粉	Sesame pollen	2004 年 17 号公告
8	高粱花粉	Sorghum pollen	2004 年 17 号公告
9	魔芋	Amorphophallus rivieri	2004 年 17 号公告
10	钝顶螺旋藻	Spirulina platensis	2004 年 17 号公告
11	极大螺旋藻	Spirulina maxima	2004 年 17 号公告
12	刺梨	Rosa roxburghii	2004 年 17 号公告
13	玫瑰茄	Hibiscus sabdariffa	2004 年 17 号公告
14	蚕蛹	Silkworm chrysalis	2004 年 17 号公告
15	酸角	Tamarindus indica	2009 年 18 号公告
16	玫瑰花(重瓣红玫瑰)	Rose rugosa cv. Plena	2010 年 3 号公告
17	凉粉草(仙草)	Mesona chinensis Benth.	2010 年 3 号公告
18	夏枯草	Prunella vulgaris L.	1. 2010 年 3 号公告 2. 作为凉茶饮料原料
19	布渣叶(破布叶)	Microcos paniculata L.	1. 2010 年 3 号公告 2. 作为凉茶饮料原料
20	鸡蛋花	Plumeria rubra L. cv. acutifolia	1. 2010 年 3 号公告 2. 作为凉茶饮料原料
21	针叶樱桃果	Acerola cherry	2010 年 9 号公告
22	水苏糖	Stachyose	2010 年 17 号公告
23	平卧菊三七	Gynura procumbens (Lour.) Merr	2012 年 8 号公告
24	大麦苗	Barley leaves	2012 年 8 号公告
25	抗性糊精	Resistant dextrin	2012 年 16 号公告
26	梨果仙人掌(米邦塔品种)	Opuntia ficus-indica(Linn.) Mill	2012 年 19 号公告
27	沙棘叶	Hippophae rhamnoides leaf	2013 年 7 号公告
28	天贝	Tempeh	1. 2013 年 7 号公告 2. 天贝是以大豆为原料经米根霉发酵制成
29	海藻糖	Trehalose	2014 年 15 号公告
30	纳豆	Natto	《卫生部关于纳豆作为普通食品管理的批复》(卫法监发〔2002〕308 号)
31	木犀科粗壮女贞苦丁茶	Ligustrum robustum(Roxb.) Blum.	《卫生部关于同意木犀科粗壮女贞苦丁茶为普通食品的批复》(卫监督函〔2011〕428 号)
32	养殖梅花鹿副产品(除鹿茸、鹿角、鹿胎、鹿骨外)	By-products from breeding sika deer (Cervus Nippon Temminck) except Pilose antler (Cervi Cornu Pantotrichum), Antler (Cervi cornu), Deer fetus and Deer bone	《卫生部关于养殖梅花鹿副产品作为普通食品有关问题的批复》(卫监督函〔2012〕8 号)
33	柑橘纤维	Citrus fibre	《卫生部办公厅关于柑橘纤维作为普通食品原料的复函》(卫办监督〔2012〕262 号)
34	玉米须	Corn silk	《卫生部关于玉米须有关问题的批复》(卫监督函〔2012〕306 号)
35	小麦苗	Wheat seedling	《卫生部关于同意将小麦苗作为普通食品管理的批复》(卫监督函〔2013〕17 号)
36	冬青科苦丁茶	Ilex kudingcha C. J. Tseng	《关于同意将冬青科苦丁茶作为普通食品管理的批复》(卫计生函〔2013〕86 号)
37	牛蒡根	Arctium lappa root	《国家卫生计生委关于牛蒡作为普通食品管理有关问题的批复》(国卫食品函〔2013〕83 号)
38	中链甘油三酯	Medium chain triglycerides	《国家卫生计生委办公厅关于中链甘油三酯有关问题的复函》(国卫办食品函〔2013〕514 号)

序号	名称	拉丁名/英文名	备注
39	蔬菜水果种子	Vegetable and fruit seeds	《国家卫生计生委食品司关于蔬菜、水果种子有关问题的复函》(国卫食品评便函〔2014〕148号)
40	五指毛桃	Ficus hirta Vahl	《国家卫生计生委办公厅关于五指毛桃有关问题的复函》(国卫办食品函〔2014〕205号)
41	耳叶牛皮消	Cynanchum auriculatum Royle ex Wight	《国家卫生计生委办公厅关于滨海白首乌有关问题的复函》(国卫办食品函〔2014〕427号)
42	黄明胶	Oxhide gelatin	《国家卫生计生委办公厅关于黄明胶、鹿角胶和龟甲胶有关问题的复函》(国卫办食品函〔2014〕570号)
43	酪蛋白酸钾(钙、镁、钠)	Potassium caseinate (calcium, magnesium, sodium)	《国家卫生计生委办公厅关于酪蛋白酸钾(钙、镁、钠)有关问题的复函》(国卫办食品函〔2014〕897号)
44	白毛银露梅	Potentilla glabra Lodd. var. mandshurica (Maxim.) Hand. -Mazz	《国家卫生计生委办公厅关于"华西银腊梅(药王茶)"有关问题的复函》(国卫办食品函〔2014〕1075号)
45	苦水玫瑰	Rosa rugosa×Rosa Sertata	《国家卫生计生委食品司关于中国苦水玫瑰有关问题的复函》(国卫办食品函〔2016〕39号
46	墨鱼汁(干燥制成的墨鱼粉)	Cuttlefish meal made from cuttlefish juice by drying and crushing	《国家食品安全风险评估中心关于墨鱼汁有关问题的复函》(国食评函〔2016〕198号)

第八章

营养强化食品及其评价

控制和干预微量营养素摄入不足的手段包括食物多样、食品营养强化、营养素补充和公共卫生措施等,国际组织建议,不同国家和地区应根据当地的营养素缺乏状况及经济水平,采取上述一种或多种控制措施。

食品营养强化是将一种或多种微量营养素添加到食品中,从而提高食用人群相应微量营养素摄入的方法,强化营养素的食品一般称为营养强化食品。在众多营养改善方法中,食品营养强化能以合理的成本快速改善人群微量营养素状况,特别是当强化技术和配送网络较为完善时,效果更为明显。食品营养强化有着巨大的潜在收益,是具有良好的成本-效益的公共卫生干预方式。

本章主要内容包括食品营养强化概述、目的和意义、分类、基本原则、球化剂和载体的选择和评价、强化技术与方法等内容。

第一节 食品营养强化概述

食品营养强化已经有近 200 年历史,并于 20 世纪在全球得到了广泛应用,目前也是国际上常用的改善微量营养素摄入不足的重要手段之一。本节重点阐述食品营养强化的定义、发展历史、社会意义等。

一、起源与发展

食品营养强化最早起源于 1833 年,当时法国化学家 Bou-ssingault 提出向食盐中加碘,防止南美的甲状腺肿。1900 年食盐加碘在整个欧洲实施。第一次世界大战期间,丹麦出现明显缺乏维生素 A 的症状,于是用维生素 A 强化人造黄油用以预防这种缺乏病的发生和发展。美国在 1931 年用维生素 D 强化鲜乳以预防儿童佝偻病的发生。

食品营养强化真正得到普遍的认可和应用是在第二次世界大战之前。当时美国的营养缺乏病增多的现象受到社会各界的重视,美国食品和药品管理局(FDA)于 1941 年底提出了一个强化面粉的标准和实施办法,与此同时公布了食品强化的法规,规定了食品强化的定义、范围和强化标准等。此后,美国又颁布了其他若干食品的强化标准,如 1943 年对玉米粉的强化,1953 年对面包的强化,1958 年对大米的强化等。到 1969 年,食用的谷类产品中已经有约 11% 进行了强化。目前,美国主要通过《联邦法规》第 21 卷 104 部分(21CFR Part104)的"强化政策"加上系列产品标准对食品强化进行管理。"强化政策"则作为无特定产品标准的强化行为的指导,但不鼓励随意在食物中添加营养素,生鲜产品,肉、家禽或鱼产品、糖、休闲食品

如糖果和碳酸饮料等不宜进行强化。有产品标准的强化食品,生产企业须严格按照产品标准执行,如强化面包或面包圈强化维生素 B_1、维生素 B_2、烟酸、叶酸、铁,每份食品中营养素的含量分别不得低于 1.8mg、1.1mg、15mg、0.43mg、12.5mg。上述两种措施结合,既有助于改善人群营养状况,也有助于企业创新。

欧盟关于食品营养强化的法规主要为《食品中添加维生素和矿物质及某些营养物质的法规》(EC 1925/2006),该法规规定了可以加入普通食品中的维生素、矿物质及其他物质的要求;有些国家还法定对某类食品进行强制添加一定的营养素,例如英国规定面粉中至少应添加维生素 B_1(2.4mg/kg)和烟酸(16.5mg/kg),人造奶油中必须添加维生素 A 和维生素 D。丹麦也规定人造奶油及精白面粉中必须进行营养强化。其他国家包括加拿大、澳大利亚、新西兰、日本等各国均制定有相应的食品营养强化的法规标准。

我国的营养强化工作起步相对较晚,但也已取得了很大进展。如 20 世纪 90 年代开展的食盐加碘工作,近年来开展的面粉强化、铁强化酱油项目等,对人群营养状况的改善都起到了重要作用。我国于 1994 年发布了《食品营养强化剂使用卫生标准》(GB 14880—94),2012 年修订为《食品安全国家标准 食品营养强化剂使用标准》(GB 14880—2012),在促进和规范食品营养强化方面取得了积极作用。

二、食品营养强化的定义

不同国家或地区对食品营养强化的定义不完全一致。如国际食品法典委员会在《食品中添加必需营养素的通用原则》中,将"食品营养强化"(fortification)或其同义词"营养强化"(enrichment)定义为"在一种食品中添加一种或几种该食物中原有或没有的必需营养素,以预防或纠正一般人群或特殊人群中存在的一种或多种微量营养素缺乏"。许多国家和地区的定义基本参照这一定义修改而成。一般认为,食品营养强化通常是将一种或多种微量营养素有意添加到特定食物中,以增加人们对这些微量营养素的摄入量,从而纠正和预防微量营养素缺乏,使公众健康受益。

世界卫生组织在《微量营养素食物营养强化指南》中将食品营养强化定义为:在承担最小安全风险的前提下,为使公众健康受益,有意提高食品中必需营养素包括维生素和矿物质含量的实践活动,以预防和降低一般人群或特殊人群中发生微量营养素缺乏的风险。与国际食品法典的定义相比,该指南中的食品营养强化定义更为宽泛,也包括了在科学知识新进展的基础上,增加微量营养素摄入可能给公共卫生带来的益处(不仅是经过证实的益处)。

我国一般采用与国际上类似的定义:食品强化是指向食品中添加营养素,以增强其营养价值的措施。

三、食品营养强化的作用和意义

食品营养强化的主要作用是增加食物的营养价值,尤其是微量营养素的含量,具体的作用主要包括以下几个方面:

1. 弥补天然食物的营养缺陷　除了母乳可以为健康婴儿提供 6 个月之内的几乎所有的营养素(维生素 D 和维生素 K 有部分不足)外,没有一种天然食品是营养齐全的、能满足人体的全部营养需要。例如, 米、面等主食中多种维生素、矿物质含量较低,新鲜果蔬含有丰富的维生素 C,但其蛋白质和能量远远不足;含有丰富优质蛋白质的乳类、肉、禽、蛋等食物,其维生素含量则多不能满足人类的需要。有些地区由于土壤和水中某些矿物元素(如碘、硒等)的缺乏,从而导致当地食物中该营养素的普遍缺乏,这些地区的居民常可因此患有碘、硒缺乏病。

因此,有针对性地进行食品强化、增补天然食物缺少的营养素,可大大提高食品的营养价值,改善人们的营养和健康水平。

2. 弥补食品在加工、储存及运输过程中营养素的损失
多数食品在消费之前需要储存、运输、加工、烹调,才能到达消费者手中。在这一系列过程中,机械的、化学的、生物的因素均会引起食品中部分营养素的损失,有时甚至造成某种或某些营养素的大量损失。例如在碾米和小麦磨粉时有多种维生素、矿物质的损失,加工精度愈高,这种损失愈大,有的营养素损失可高达 70%;新鲜果蔬含有丰富的维生素,由于其本身存在的氧化酶系统的作用,如抗坏血酸氧化酶、多酚氧化酶、细胞色素氧化酶等,在水果蔬菜储存、运输过程中酶可造成果蔬中维生素 C 不同程度的破坏。而在果蔬的加工过程中,如加工水果、蔬菜罐头时,很多水溶性和热敏性维生素均可损失 50% 以上;果汁饮料若存放在冰箱中,7 天后维生素 C 可减少 10%~20%。因此,为了弥补营养素在食品加工、储存等过程中的损失,满足人体的营养需要,在上述各食品中适当增补一些营养素是很有意义的。

3. 适应不同生理及职业人群的需要　不同年龄、性别、工作性质以及处于不同生理、病理状况的人,其营养需求各不相同,对食品进行不同的营养强化可满足不同人群的需要。

如婴儿是人一生中生长、发育最快的时期,1 岁婴儿的体重为出生时的 3 倍,这就需要有充足的营养素供给。婴儿最好的食物是母乳,但如果母乳不足或者由于各种原因不能母乳喂养,则需要有强化了各种营养素的"配方食品"。同样,孕妇、乳母等其他特殊人群,由于其特殊的营养需要,除应全面增加高质量膳食供应外,尚需注意对她们最易缺乏的营养素如铁、叶酸等进行适当的强化。

4. 预防营养不良及其他　世界卫生组织数据显示,超过 20 亿人患有微量营养素缺乏症,尤其是缺乏维生素 A、碘、铁和锌等。从预防医学的角度看,食品营养强化对预防和减少营养缺乏病,特别是某些地方性营养缺乏病具有

重要的意义。例如对缺碘地区的人采取食盐加碘可大大降低当地甲状腺肿的发病率(下降率可达 40%~95%),此外,强化维生素 B₁ 防治食米地区的脚气病,强化维生素 C 防治坏血病等早已人所共知。尤其是在地区性营养不良疾病和居民健康的改善工作中,食品营养强化是很有成效的。

5. 其他健康效应　除了上述预防人群微量营养素缺乏的作用外,食品营养强化在预防和控制传染性疾病和一些慢性非传染性疾病时也有重要意义。一些急性或慢性感染会增加人体对于微量营养素的需要量,通过强化补充营养素则有助于疾病的恢复;另外还有证据表明,部分微量营养素由于其具有抗氧化等方面功能,在慢性病预防方面也有重要作用。

此外,某些食品营养强化剂尚可提高食品的感官质量。如 β-胡萝卜素和核黄素既具有维生素的作用,又可作为食品着色剂使用,达到改善食品色泽的目的。维生素 C 和维生素 E 在食品中还具有良好的抗氧化性能,在食品加工中可作为抗氧化剂使用。此外,维生素 C 在肉制品中与亚硝酸盐并用时还具有阻止亚硝胺生成的作用。

尽管食品营养强化有一定的局限性,但食品营养强化通常是实现特定营养目标最为廉价的方式,如食品营养强化是降低贫血、碘缺乏或亚临床维生素 A 缺乏发生率最为经济的方式。一些研究证明,与其他可获得相同健康或营养效果的公共卫生干预方式如营养素补充剂相比,食品营养强化具有更好的成本-效果,而且具有很高的成本-效益比率(如食品营养强化是可盈利的投资项目)。据资料报道,美国 1938 年强化面粉后,其居民烟酸缺乏死亡率由每年 3000 人以上,下降到 1952 年的可忽略人数。1944 年新西兰开始强化面粉,4 年后 B 族维生素缺乏人群从 20% 下降到可忽略水平。

第二节　食品营养强化的分类及原则

食品营养强化有多种方式,根据其强化目的、目标人群、覆盖范围、实施主体(政府强制还是企业自愿)可以有不同分类方式,同时,各国在改善公众营养时,可能会采取多种强化方式相结合。

在食品中营养强化必须遵循一定的原则,综合考虑营养、安全、当地缺乏情况、经济效应等方面的因素,达到最佳强化效果。本节主要阐述强化的分类、应当遵循的主要原则等内容。

一、食品营养强化的分类

食品营养强化可以采取多种形式,一般包括对普通人群广泛消费的食物进行强化(大众强化),以及针对特殊人群的食品营养强化(目标强化),如婴幼儿或流动人口的配给食品,还包括食品企业根据市场需求的自愿强化(市场驱动的强化)。

一般来说,大众强化通常是强制性强化;目标强化可为强制性或自愿性强化,主要决定于所解决的问题在公共卫生方面的重要程度;而市场驱动的强化通常是自愿的,

应符合相关的法律法规。各国应根据本国情况选择强制性或是自愿性的食品营养强化。例如，在食物主要由小型工厂生产的国家，强制性强化很难实施，而较易推行的是自愿性强化，即小型工厂根据法规要求，自主对其产品进行强化。

1. 大众强化 大众强化（mass fortification）是指公众普遍消费的食物中（如谷类食品、调味品和牛奶）中添加一种或多种微量营养素。大众强化通常由政府部门进行策划、授权和监管。

当一个国家或地区的大部分人群出现或即将出现某种微量营养素缺乏，（可能）导致严重的公共卫生问题时，大众强化通常是最好的选择。微量营养素缺乏可通过过低的营养素摄入量和（或）生化诊断判定。对于营养素摄入量以及生化诊断正常的人群，也可能从食品营养强化中受益，例如，美国、加拿大和许多拉美国家实施的以降低出生缺陷为目的的叶酸强化面粉项目。

2. 目标强化 目标强化（targeted fortification）是针对于特殊人群进行的食品营养强化，目的是增加这些特殊人群而不是所有人群的营养素摄入量。例如，婴幼儿辅食、儿童和孕妇专用饼干、救援和流动人口用食品等。部分情况下，强化食品提供的微量营养素可以满足目标人群需要量的很大比例。

以世界粮食计划署（WFP）推行的供难民和流动人口食用的混合食品为例，混合食品基本可以满足这一人群的能量及蛋白质需求，特别是灾难早期，但这类食物并不能完全满足所有微量营养素需求，需有其他方式来补充。目前 WFP 已颁布混合食物（包括小麦大豆混合食物和玉米大豆混合食物）的强化指南，尤其是针对儿童、孕妇或哺乳期妇女的食物进行强化。

3. 市场驱动的强化 食品企业出于商业目的，在加工食品中添加特定量的一种或几种微量营养素，一般称为市场驱动的强化（market-driven fortification）。虽然市场驱动的强化是企业的自愿行为，但也要受政府相关法规标准的限制。

市场驱动的强化在公共卫生工作中也起着积极的作用，此种强化有助于满足人群营养素的需求，降低微量营养素缺乏的风险。在欧盟国家，强化食品成为铁、维生素A、维生素 D 等微量营养素的重要来源。由于食品安全、技术和成本因素的限制，通过大众强化很难在食品中添加足够量的微量营养素，这部分营养素可通过市场驱动的强化补充，如矿物元素铁、钙，以及维生素类如维生素 C 和维生素 B_2 的强化。

市场驱动型强化在发达国家中比较广泛，但在发展中国家，此类营养强化对公共卫生的影响还十分有限，但随着城市化进程不断加快和食品加工业的发展，强化食品的应用将越来越广，市场驱动强化的作用也会越来越大。

4. 其他方式 一些国家正努力进行家庭水平的微量营养素强化产品的开发和可行性试验，称为"家庭强化（household fortification）"，尤其是在婴幼儿辅食强化方面，家庭制作时将补充剂和食品结合，被称为"辅食营养补充品"。目前，针对一些不同类型产品如可溶片、可碎片、微

量营养素粉（即为散剂）和富含微量营养素的涂抹料，已完成家庭强化干预的效果评估。与大众强化相比，可碎片与微量营养素粉的成本比大众强化相对要高，但对于大众强化不能达到的家庭中，可有效改善其食品的营养质量。如在非洲部分地区，最受儿童喜欢的是富含微量营养素的涂抹料。

社区强化（community fortification）指社区水平上的食品营养强化，目前还在试验阶段。如磨粉时在小批量面粉中添加小袋装的市售微量营养素预混料，在一定社区内进行销售。这种方法在理论上是可行的，但实施时存在如下困难：混合设备的初期成本投入；预混料的价格（预混料大多数情况下需要进口）；质量控制及适宜标准（比如混合均匀度）等。

二、食品营养强化的基本原则

食品营养强化过程必须从营养、卫生及经济效益等方面全面考虑，并需适合各国的具体情况。进行食品营养强化时应遵循的基本原则归纳起来有以下几个方面。

1. 有明确的针对性 进行食品营养强化前必须对本国、本地区的食物种类及人们的营养状况作全面细致的调查研究，从中分析缺乏哪种营养素，然后根据本国、本地区人们摄食的食物种类和数量选择需要进行强化的食品载体以及强化剂的种类和用量。例如，日本多以大米为主食，其膳食中缺少维生素 B_1，他们根据其所缺少的数量在大米中增补。我国南方亦多以大米为主食，而且由于生活水平的提高，人们多使用精白米，可能导致维生素 B_1 的摄入较低。因此，除了提倡食用标准米以防止脚气病外，在有条件的地方也可考虑对精米进行适当的维生素强化。对于地区性营养缺乏症和职业病等患者的强化食品更应仔细调查，针对所需的营养素选择好适当的载体进行强化。

缺乏针对性地进行食品营养强化可能起不到相应效果。例如，虽然动物实验和人体研究结果表明，用赖氨酸强化的面包可大大提高小麦蛋白质的生物价，但对能够供给大量优质蛋白质（肉、蛋、奶等）的国家来说，这种强化是没有必要的。

2. 符合营养学原理 人体所需要各种营养素在数量之间有一定的比例关系，因此，所强化的营养素除了考虑其生物利用率之外，还应注意保持各营养素之间的平衡。这些平衡关系大致有：必需氨基酸之间的平衡，产能营养素之间的平衡，维生素 B_1、维生素 B_2、烟酸与能量之间的平衡，以及钙、磷平衡，等等。食品强化的主要目的是改善天然食物存在的营养素不平衡关系，亦即通过加入其所缺少的营养素，使之达到平衡，适应人体需要。强化的剂量应适当，如强化不当，不但无益，甚至反而会造成某些新的不平衡，产生不良影响。

3. 符合国家法律法规和标准 食品营养强化剂的卫生和质量应符合国家标准，同时还应严格进行卫生管理，切忌滥用。特别是对于那些人工合成的营养素化合物或衍生物，更应通过一定的安全性评价后方可使用。

在食品中经常强化的营养素有 10 余种。其强化剂量各国多根据本国人民摄食情况以及每日膳食中营养素供

给量标准确定,由于营养素为人体所必需,往往易于注意到其不足或缺乏的危害,而忽视过多时对机体产生的不良作用。如脂溶性维生素、部分矿物质等,这些物质可在体内积累,若用量过大则可使机体发生中毒性反应。因此强化剂量的制定应该参照各国的营养素推荐摄入量和最高耐受量,并符合本国的法律法规和标准。

4. 易被机体吸收利用 食品强化用的营养素应尽量选取那些易于吸收和利用的强化剂。例如可作为钙强化用的强化剂很多,有氯化钙、碳酸钙、磷酸钙、磷酸二氢钙、柠檬酸钙、葡萄糖酸钙和乳酸钙等。其中人体对乳酸钙的吸收最好。在强化时,尽量避免使用那些难溶和难吸收的化合物如植酸钙、草酸钙等。此外,钙强化剂的颗粒大小与机体的吸收、利用性能密切相关。胶体碳酸钙颗粒小(粒径 $0.03\sim0.05\mu m$),可与水组成均匀的乳浊液,其吸收利用比轻质碳酸钙(粒径 $5\mu m$)和重质碳酸钙(粒径 $30\sim50\mu m$)好。在钙强化时尚可使用某些含钙的天然物质,如骨粉及蛋壳粉。它们分别由脱胶骨和鸡蛋壳制成,生物有效性很高。通常,骨粉含钙 30% 左右,其钙的生物利用率为 83%;蛋壳粉含钙约 38%,其生物利用率为 82%。

5. 尽量减少营养强化剂的损失 许多食品营养强化剂遇到光、热和氧等会引起分解、转化而遭到破坏,因此,在食品的加工及储存等过程中会发生部分损失。为减少这类损失,可通过改善强化工艺条件和储藏方法,也可以通过提高强化剂的稳定性或添加稳定剂、保护剂来实现。同时,考虑到营养强化食品在加工、储藏等过程中的损失,进行营养强化食品生产时,需适当提高营养素的添加量。

6. 保持食品原有的色香、味等感官性状 食品大多有其特有的色、香、味等感官性状。而食品营养强化剂也多具有本身特有的色、香、味。食品强化的过程,不应损害食品的原有感官性状而影响消费者的接受性。如维生素 B_2 和 β-胡萝卜素呈黄色,铁剂呈黑色,维生素 C 有酸味,维生素 B_1 即使有少量破坏亦可产生异味等。如果根据不同强化剂的特点,选择良好的强化对象(载体食品)与之匹配,则不但无不良影响,而且还可提高食品的感官质量和商品价值。例如人们可以用 β-胡萝卜素对奶油、人造奶油、干酪、冰激凌、糖果、饮料等进行着色。这既有营养强化作用,又可改善食品色泽,改善感官性状;铁盐呈黑色,若用于酱或酱油的强化时,因这些食品本身就有一定的颜色和味道,在一定的强化剂量范围内,可以完全不致使人们产生不快的感觉;用维生素 C 强化果汁饮料可无不良影响,将其用于肉制品的生产,还可起到发色助剂的作用。当然,不允许利用营养强化来掩盖食品的质量缺陷。

7. 经济合理、有利于推广 食品营养强化的目的主要是提高人们的营养和健康水平。通常,食品的营养强化需要增加一定的成本。但应注意价格不能过高,否则不易推广,起不到应有的作用。要使营养强化食品经济上合理和便于推广,科学地选择载体食品是关键。食品营养强化时,必须选择大众买得起、比较常用的食品作为载体食品。

第三节 强化载体和强化剂选择与评价

为达到改善人群微量营养素缺乏状况的作用,选择合适的食物载体以及强化剂和剂量是食品营养强化的关键。

为了规范强化食品的生产,各国都有相应法规或标准,规定了可以强化的食物载体、可以使用的营养强化剂化合物形式,绝大部分国家还规定了强化的量。本节从载体选择、强化量确定和强化剂化合物选择等方面进行阐述。

一、食品营养强化载体的选择与评价

食品载体的选择除了经济上合理和便于推广外,覆盖率高、接受性好等也是科学选择载体食品的关键,当地环境、膳食习惯是考虑接受性和覆盖率的重要方面。

1. 食物载体的选择原则

(1) 食物的消费覆盖率高。载体食物的消费覆盖率指应用人群广泛与否的程度,特别是能覆盖营养素缺乏最普遍的农村和贫困人群,而且这种食物应该是可以工业化生产的。

(2) 食物的摄入量均衡、稳定。稳定的或者相似的消费量是便于比较和方便准确地计算营养素添加量的基础,尤其是同时能避免由于大量摄入(如软饮料、零食)而发生过量的可能性。

(3) 个体变异小。地区间和个体间变异小,指制作方式和食用方法相对变化较小,利于考虑强化食品中营养素的损失、变化和相互作用。

(4) 不因强化而改变品质。注意载体食物和强化营养素之间的匹配,防止由于食品强化所造成的强化剂或者载体食物在质量上的改变。

(5) 能达到较好的均匀度。一般不鼓励在生鲜食品中强化营养素,就是因为没有加工的食品无法实现均匀的强化。

2. 食物载体应用现状 下列强化载体在全球已得到广泛应用与发展。

(1) 食盐:在许多国家,食盐普遍用作碘强化的载体。食盐的主要优点是摄入一致、普遍食用和可接受性强,另外方法简单、技术费用低。食盐加碘是世界卫生组织推荐的控制碘缺乏的策略。目前碘盐在全世界 130 多个国家广泛应用,近 100 个国家立法使用碘盐。

(2) 小麦粉:小麦粉是全球消费广泛的谷类食物。世界上有 43 个国家、占全球 35% 的人口以小麦为主食。截至 2017 年,全球共 87 个国家立法强制强化小麦粉或大米,如小麦粉基本都强化了铁和叶酸。

(3) 油脂:动物油、植物油等常用来强化维生素 A,如许多国家在人造奶油、氢化油、短链脂肪酸油脂中强化维生素 A 的棕榈酸盐。

(4) 谷氨酸钠(味精):味精在很多东南亚国家是一种广泛食用的调味剂,故在味精中强化维生素 A 也是一种较好的选择。

（5）食糖：加勒比海和中美洲的产糖地区，常常在蔗糖中进行铁强化，即糖也是一种在当地很容易被接受的强化载体。

（6）大米：因为对于一半以上的世界人口来说，大米都是主要的食物，并且，在缺铁性贫血患病率高的国家，主食通常都是大米，因此对大米进行铁强化也应是一种较理想的选择。20世纪人们对大米的铁强化做了很多努力，但至今仍没有大规模的应用。目前的研究主要集中在对大米进行铁和维生素A的复合强化。

（7）咖喱粉、鱼子酱和酱油：由于铁来源本身带有轻微的颜色和金属味，所以深色带有强烈气味的食物如咖喱粉、鱼子酱和酱油特别适合铁强化。

（8）其他：牛奶、奶粉、花生酱、婴儿食品、焙烤食品、饮料、饼干、巧克力、小麦面粉等，目前在一些国家也被选择性作为强化的载体。

二、营养强化剂的种类和评价

常用的食品营养强化剂主要包括维生素类、矿物质类、必需氨基酸类和功能因子四类。各类强化剂在不同的食品中使用，可以改善目标人群的营养状况。对某一种强化剂进行评价时，其外观、形态、纯度、理化特性、色泽、气味、微生物指标等都是影响食品强化成败的指标。同样，营养强化剂的形式和吸收利用率也是需要关注的问题。

（一）营养强化剂种类

1. 维生素类　维生素是人体必不可少的微量营养素，当膳食中长期缺乏某种维生素时，可引起代谢失调、生长停滞，以致进入缺乏和病理状态。维生素类强化剂在强化食品中占有重要的地位。

（1）维生素A：维生素A是所有具有视黄醇（retinol）生物活性的β-紫罗宁（Ionine）衍生物的统称。维生素A包括视黄醇、视黄脂、棕榈酸视黄醇等形式。如各国强化时使用的主要包括醋酸视黄酯、棕榈酸视黄酯、全反式视黄醇等，也有使用维生素A的前体即β-胡萝卜素的。醋酸视黄酯、棕榈酸视黄酯等是最普遍采用的维生素A强化剂，后者的稳定性更好。β-胡萝卜素，也称为维生素A原，是在许多植物性食品中含有的色素物质，食品中强化β-胡萝卜素既具有维生素A的功效，又可作为食用天然色素使用。

由于维生素A是脂溶性化合物，因此易于在脂肪为基础食物或油性食物中添加。当食物载体是固体粉状食物或水性食物时，通常使用微胶囊化的维生素A干粉。

（2）维生素E：维生素E（vitamin E）是一种脂溶性维生素，是最主要的抗氧化剂之一，具有多项生理功能。目前各国作为强化剂使用的维生素E既有天然维生素E，也有人工合成的维生素E，一般以醋酸酯或者棕榈酸酯的化合物形式存在。主要的化合物包括d-α-生育酚、d-α-醋酸生育酚、d-α-琥珀酸生育酚、dl-α-生育酚、dl-α-醋酸生育酚、dl-α-琥珀酸生育酚等。

（3）B族维生素：B族维生素包括维生素B₁、维生素B₂、维生素B₆、维生素B₁₂、烟酸、叶酸、泛酸、生物素等都用作强化剂加入到食品中，尤其是一些调制乳粉、饮料中加

入较常见。由于B族维生素为水溶性维生素，可随尿液排出体外，在体内不易蓄积，但又具有重要的生理功能，因此各国也都允许在不同食物载体中强化B族维生素。

各种B族维生素的具体生理功能不同，其所能使用的化合物来源也各异。如维生素B₁又称硫胺素，其可使用的强化剂化合物形式主要包括盐酸硫胺素和硝酸硫胺素；烟酸（尼克酸）的来源主要包括烟酸和烟酰胺；泛酸的主要来源包括D-泛酸钙和D-泛酸钠等。随着工业的发展，各国也在积极探讨新的化合物来源。

（4）维生素C：维生素C作为重要的维生素在体内具有多项生理功能。同样，各国允许将维生素C强化在食品中，一般包括发酵乳、乳粉、水果汁或果泥、饮料等产品中。常用的维生素C强化剂的化合物来源主要有L-抗坏血酸、L-抗坏血酸钙、L-抗坏血酸钠、L-抗坏血酸钾、维生素C磷酸酯镁、L-抗坏血酸-6-棕榈酸盐（抗坏血酸棕榈酸酯）等。

由于维生素C也有明显的抗氧化作用，在食品中还广泛作为食品添加剂使用，用于防止氧化、保持鲜度以及作为肉类的发色助剂等使用。

2. 矿物质类　食品中经常强化的矿物质包括钙、铁、锌、碘等。与维生素类强化剂相比，矿物质的强化剂来源更多，如国际上通用的铁和钙的化合物来源都有十种以上。以钙为例，大致可分为无机和有机类两种，如葡萄糖酸钙、乳酸钙、骨粉等为有机钙，碳酸钙、磷酸氢钙、氧化钙等为无机钙。

（1）碘：碘、铁和维生素A缺乏被FAO/WHO认为是全世界消灭微量营养素缺乏病的主要任务，2014年第二届国际营养大会的成果文件《营养问题罗马宣言》中再次强调了这一严重问题，呼吁各国政府采取行动，降低上述微量营养素缺乏的发生率。

世界上碘的生产局限于少数几个国家，其中智利和日本是主要的碘出口国，另外中亚共和国、土尔曼斯坦、阿尔巴尼亚是少量出口国。碘缺乏的控制中，各国均采取食盐加碘的方式进行强化和干预。在食盐中强化碘一般使用碘化钾和碘酸钾，其中碘酸钾的稳定性更好。我国还批准使用海藻碘作为食盐中强化碘的来源。

（2）铁：可以使用的铁强化剂的化合物来源很多，如硫酸亚铁、葡萄糖酸亚铁、富马酸亚铁、乳酸亚铁、焦磷酸铁、甘氨酸亚铁、乙二胺四乙酸铁钠、碳酸亚铁、琥珀酸亚铁等，一些国家还使用血红素铁。

国际上推荐当选择一种铁化合物来强化食物时，必须考虑该含铁化合物对强化食品中其他元素的影响、该铁化合物是否有足够的生物利用率、在储藏或混合过程中是否会发生分离以及对食物性状产生的影响等。

（3）锌：锌也是人体极易缺乏的微量元素，世界许多国家和地区都普遍缺锌，尤其是在许多发展中国家，大多锌来源于谷物和豆类等植物性食物，这些食物植酸含量高，抑制了锌的吸收。

目前，常用的锌强化剂有硫酸锌、葡萄糖酸锌、甘氨酸锌、氧化锌、乳酸锌、柠檬酸锌、氯化锌、乙酸锌等。由于锌的无机酸盐对胃黏膜刺激性很大，且人体吸收也很困难，大多数锌离子未经吸收就排出体外，故补锌效果差。而许

多研究和实践都证明葡萄糖酸锌的补锌效果优越,故我国和其他许多国家都将葡萄糖酸锌作为强化锌的主要化合物来源。

3. 必需氨基酸类　蛋白质中各氨基酸之间的平衡与该蛋白质在人体吸收利用的比例直接有关,氨基酸评分等方法广泛用于蛋白质质量的评价,评分最低的氨基酸被称为第一限制性氨基酸。很多实例已证明,如在质量较差的蛋白质中强化其限制性氨基酸,可大大提高其功效比值和利用率。

氨基酸的强化,不但具有营养意义,而且还具有经济意义,例如在谷物类食品中强化所缺乏的氨基酸,提高蛋白质的生物效价,这样就等于增产了粮食。目前国际上大规模生产氨基酸,用于人类食物、药品及家畜饲料的氨基酸添加和强化。

目前国际上生产氨基酸的主要方法有:①水解动植物蛋白质(主要为小麦、面筋及脱脂豆粒);②由甜菜及糖蜜废液中回收;③化学合成法;④发酵法。以上四种方法中,前两种方法沿用已久,产量也极高。化学合成法在19世纪已获得成功,但由于所获得的产品为消旋型(DL),其中一半无生物活性,难以分离,再加上设备条件复杂,成本高,目前推广尚有一定困难;发酵法则利用现代工程微生物或转基因微生物在糖类培养液中蓄积或菌体内积累氨基酸,然后采取适当的后续工艺分离提取氨基酸。发酵法具有原材料要求和消耗低、易于控制、成本低等优点,适合大规模、低成本的现代工业化生产,这是目前许多国家大力投入和迅速发展的氨基酸生产方法。

目前可以工业化生产的氨基酸有:L-谷氨酸、L-赖氨酸、L-色氨酸、L-缬氨酸、L-异亮氨酸、L-天门冬氨酸等。我国赖氨酸、蛋氨酸、色氨酸、苏氨酸等氨基酸已有大规模生产和出口。如赖氨酸是几乎所有谷类蛋白质和大多数其他植物性蛋白质中的"第一限制性氨基酸",谷类食品中按人体氨基酸需要模式添加赖氨酸可显著提高其蛋白质的生物价值。常用的赖氨酸强化剂的化合物来源有L-盐酸赖氨酸、L-赖氨酸-L-天门冬氨酸盐、L-赖氨酸-L-谷氨酸盐等。

牛磺酸目前受到科学界关注,虽然不参与人体内蛋白质的合成,但它是人和哺乳动物体内半胱氨酸代谢的最终产物,被视为人体条件必需氨基酸,尤其是对婴幼儿的发育关系重大。已证明牛磺酸可促进人脑神经细胞的成熟和分化,维持视网膜正常形态和功能,并通过维持和促进淋巴细胞活力而提高免疫力。多个国家已在人工喂养和断乳婴幼儿食品中强化牛磺酸。还有研究认为牛磺酸也是成年人不可或缺的营养物质。

氨基酸强化应注意以下几点:

(1) 如果在食品中仅增加一种氨基酸(第一限制),则会发生第二种氨基酸的不足;如果仅增加第二限制氨基酸,则会加剧第一限制性氨基酸的不足。

(2) 过量增加任何一种氨基酸,均会导致其他氨基酸生理价值的降低。

(3) 过量增加一种氨基酸可能会使其他某些营养素的需求量增加,如维生素 B_6。

总之,必须避免在食物中随意添加氨基酸,仅在某些氨基酸显著缺乏时才给予合理强化。如果食物中氨基酸量均已足够,增补单一氨基酸无助于生理价值的增加,反而会出现氨基酸的不平衡而对人体产生不良后果。

4. 功能因子类　关于这类物质,虽然很多国家都允许加入食品中,尤其是在婴幼儿配方食品,但不同国家的管理方式不同,很多国家将部分非必需营养素作为食品原料管理,也有一些国家作为强化剂管理,还有一些国家仅作为保健食品(功能食品)的原料来管理。我国目前将这类物质作为强化剂管理,常用的包括脂肪酸类、核苷酸类、促进矿物质吸收的物质以及部分低聚糖类等。

(1) 特定脂肪酸类:目前大部分国家允许使用的脂肪酸类包括二十二碳六烯酸(DHA)、花生四烯酸(AA 或 ARA)。我国目前批准的 DHA 来源主要包括裂壶藻(*Schizochytrium sp*)、吾肯氏壶藻(*Ulkenia amoeboida*)、寇氏隐甲藻(*Crypthecodinium cohnii*)等藻类以及金枪鱼油(*Tuna oil*),AA 的来源主要包括高山被孢霉(*Mortierella alpina*)等。

(2) 低聚糖类:主要包括低聚果糖、低聚半乳糖、多聚果糖等物质,这类物质多允许用于婴幼儿配方食品中,主要来自菊苣或者其他糖的转化和合成,作为功能性低聚糖,调节婴幼儿肠道健康。部分国家将其作为食品配料(原料)管理,我国目前作为强化剂管理。

(3) 核苷酸类:核苷酸类物质也在许多国家批准用于婴幼儿配方食品,我国也作为强化剂管理。目前我国允许使用的核苷酸化合物来源包括:5′单磷酸胞苷(5′-CMP)、5′单磷酸尿苷(5′-UMP)、5′单磷酸腺苷(5′-AMP)、5′-肌苷酸二钠、5′-鸟苷酸二钠、5′-尿苷酸二钠、5′胞苷酸二钠等。

(4) 促进其他营养素吸收的物质类:如乳铁蛋白、酪蛋白磷酸肽等,可促进产品中矿物质的吸收利用。同样,各国关于这类物质的管理不完全一样,我国目前作为强化剂管理,允许用于婴幼儿配方食品等产品中。

(二) 营养强化剂的选择和评价

选择使用强化剂时必须注意的原则,首先应不损害食品原有的风味或使食品的品质下降。其次,应注意维生素和某些氨基酸等在食品加工及制品的保存过程中易损失,故应尽可能减少其在消费者食用前的分解和损失;其他如颜色和价格等也是应该考虑的。

世界卫生组织(WHO)的强化指南中,列出了选择强化剂应注意的事项:

1. 选择强化剂的一般原则

(1) 能否集中式加工;

(2) 强化的营养素和强化工艺应该是低成本和技术简便的;

(3) 在强化过程中,不改变食物原有感官性状(用载体的深色与强烈气味来掩盖强化剂带来的轻微颜色与气味改变);

(4) 终产品中微量营养素的高稳定性与生物利用率;

(5) 强化剂与载体高亲和性;

(6) 储藏过程中的良好稳定性;

(7) 微量元素间不发生相互作用;

（8）包装运输对于强化剂的质量也是一个重要环节，如合适的外包装以确保稳定性；标签上应描述各种相关标准，并明示注意事项等。

2. 强化剂的稳定性　饮食或强化食品中强化剂的稳定性取决于所选择的化合物、加工条件、食物特性、运输和储藏条件，以及消费者的食物烹调和储藏习惯等。举几个例子说明如下。

（1）碘：经常以碘化物、碘酸钾、钙或者钠的形式存在。碘化钾是经济但不稳定的化合物，在潮湿的环境、日照、受热、酸性环境、与氧气接触，以及食盐不纯的情况下碘化钾很容易丢失。通过加入稳定剂如硫代硫酸钠、碳酸氢钙后能减低碘化钾由于氧化而产生的副作用。然而，在大多数情况下，碘酸钾是最合适的化合物，它不需要加入稳定剂且具有抗氧化的特点。碘酸钾比碘化钾不易溶解，因此不易损失。碘酸钙在不纯的食盐中较稳定，但目前尚未广泛应用于食盐的强化。

（2）铁：一般来说，铁化合物的溶解度与储藏时间成反比。其溶解度越大，化学分解速度就越快。尽管从生物利用率和经济的角度来看，硫酸亚铁作为铁的强化剂最合适，但它不稳定。加入稳定剂后，预期结果证明不影响铁的生物利用率。磷酸铁和其他不溶的铁化合物都非常稳定，但铁的吸收相当低，尤其和食物一起消化吸收时更是如此。有人认为可寻找或选择吸收促进剂，在保证食物质量的前提下提高铁强化剂的生物利用率。

在提高非血红素铁化合物的吸收方面，维生素C（抗坏血酸）是一种很强的促进剂，并且能够拮抗鞣酸对铁吸收的抑制作用。在控制缺铁性贫血（IDA）的试验项目中，应用维生素C的主要困难是高费用和食物储藏过程中的不稳定性。维生素C被证明在铁吸收代谢过程中有重要作用，是目前最熟悉的铁促进因子。大量研究表明，维生素C缺乏可能造成人体贫血，可能与膳食中铁的吸收率极低有关。目前，维生素C和铁营养素之间的相互关系已得到证明。在发展中国家，对营养水平低下儿童补充维生素C的摄入，可提高体内铁储备水平。

（3）维生素A：维生素A和胡萝卜素在中等温度、暗光、惰性环境中结构稳定，但易被氧化和受紫外线破坏。维生素A在碱性环境中相对稳定。食品强化工业界已研制了酯化后的维生素A，其抗氧化和稳定性大大增加。如在巴西的试验表明，把酯化后的维生素A加入大豆油中，密封保存9个月，视黄醇的稳定性达到99%；用强化的大豆油在170℃的高温下反复煎炸土豆的实验中，尽管随着煎炸次数的增多，维生素A损失逐渐增多，但在同一煎炸油中将土豆经反复四次煎炸后，仍保留有58%的视黄醇。

3. 强化剂的生物利用率　生物利用率（bioavailability）一般指某种营养素在体内被充分吸收和被机体利用的程度。营养素的吸收利用率在很大程度上与消化系统的功能、营养素消化形式、相同营养素在体内浓度的大小（如生理或药理剂量）、食物载体的组成成分之间的相互影响（抑制或促进）、肠道动力因素，以及与此同时摄入的某些药物等因素有关。其他影响因素还有个体的健康状况和生理功能是否有问题，如肠胃动力不足、婴儿的消化系统功能

不完善或者随着年龄的增加吸收效率的改变等，都可能影响营养素的生物利用率。

在营养学的研究中，生物利用率是关键指标，食物成分间的相互影响，机体对饮食中营养素的反应都影响生物利用率。有些微量营养素的缺乏，尤其缺铁性贫血，可能是由于饮食和生理机制所引起，是微量营养素的生物利用率或生物转化率降低所致，而并不是膳食中缺乏铁。缺铁性贫血也可在吸收正常的情况下，生理需要显著增加而引起，如怀孕时。

表2-8-1列举了不同类型的铁化合物的铁含量和生物利用率等指标。

表2-8-1　常用铁营养强化剂的比较

化合物	铁含量/%	相对生物利用度[a]	相对成本[b]/(mgFe)$^{-1}$
水溶性			
七水合硫酸亚铁	20	100	1.0
无水硫酸亚铁	37	100	1.0
葡萄糖酸亚铁	12	89	6.7
乳酸亚铁	19	67	7.5
甘氨酸亚铁	20	>100[c]	17.6
柠檬酸铁铵	18	51	4.4
乙二胺四乙酸铁钠	14	>100[c]	16.7
难溶于水，易溶于稀酸			
富马酸亚铁	33	100	2.2
琥珀酸亚铁	35	92	9.7
蔗糖铁	10	74	8.1
不溶于水，难溶于稀酸			
磷酸铁	28	25~32	4.0
焦磷酸铁	25	21~74	4.7
元素铁	—	—	—
氢还原铁	96	13~148[d]	0.5
雾化铁	96	(24)	0.4
一氧化碳还原铁	97	(12~32)	<1.0
电解质铁	97	75	0.8
羰基铁	99	5~20	2.2
微胶囊剂			
硫酸亚铁	16	100	10.8
富马酸亚铁	16	100	17.4

a 含水硫酸亚铁（$FeSO_4 \cdot 7H_2O$）在成人中相对吸收率来源于大鼠研究；

b 无水硫酸亚铁的成本，与含水硫酸亚铁每毫克铁成本接近；

c 植酸含量高的食品载体中，吸收率比硫酸亚铁高2~3倍；

d 高吸收率值是由于用于实验性研究的极细颗粒度铁粉而得到的

三、强化量的确定原则和方法

国际上对各种不同营养素的强化量没有统一规定，由各国根据本国人群营养状况、微量营养素缺乏现况等因素综合考虑，但许多国家都有强化营养素的使用范围和使用量的标准或者法规。制定的强化剂推荐标准受很多因素的影响，具体添加的剂量则主要依据各国和地区的营养调查结果，其他依据还包括：

（1）本国微量营养素的推荐摄入量（RNI）和最高耐受量（UL）；

（2）微量营养素缺乏的发生率；

（3）在食物加工、转运、储藏和食物准备过程中的营养素损失率；

（4）目标人群食物载体的消费量；

（5）其他食物成分是否影响强化微量营养素的吸收和生物利用率等。

不同国家在其标准/法规中，对营养素强化量的规定不同。有些国家只规定最大强化量，有些国家规定最大/最小强化量，有些国家则只有原则性的添加规定。

目前各国在确定营养素的最小强化量时，多考虑缺乏情况和食品营养声称要求，如部分国家要求强化的最小量达到"含有"的声称要求，有些国家则根据当地居民缺乏或不足的程度，针对不用类别食品中，逐个营养素进行评价和确定其强化量。

近年来，国际上越来越多的国家关注到由于强化导致的过量摄入微量营养素可能会带来的危害，因此提出进行食品营养强化时需对营养素的最高强化水平进行限制。如通过最大强化量的风险评估模型，来计算不同营养素在本国或地区的最大强化量，在保证改善缺乏的同时，也尽可能减少摄入量较高的那部分人群发生过量的风险。

目前国际上已建立了多种食品中微量营养素最高安全强化水平的评估方法，比较有代表性的包括世界卫生组织、国际生命科学学会、荷兰、爱尔兰等所采用的几种评估模型。以下结合各评估模型的公式以及公式中涉及的参数、特点进行阐述。

1. 世界卫生组织/联合国粮农组织（WHO/FAO）

WHO/FAO推荐用以下模型方法进行最大强化量的计算：

$$安全限值 = \frac{UL - CI_{95}}{P_{95}}$$

公式中各项的含义如下：

安全限值：每1kg食品中可强化营养素的最高水平。

UL：可耐受最高摄入量。

CI_{95}：通过膳食和营养素补充剂摄入营养素的第95百分位数。

P_{95}：食物消费量的第95百分位数。

2. 国际生命科学学会（International Life Sciences Institute, ILSI）

ILSI推荐的最大强化量风险评估模型如下：

$$FAn = \frac{UL - CI_{95}}{0.5 \times (3600/100) \times PFFn*}$$

公式中各项的含义如下：

FAn：每100kcal食品中可强化营养素的最高水平。

UL：可耐受最高摄入量。

CI_{95}：通过膳食摄入营养素的第95百分位数。

0.5：每日摄入总能量的50%可能被强化。

3600：成人每日能量摄入量第95百分位数为3600kcal。

PFFn*：每日通过强化食品摄入的能量占可强化食品能量的比例。

3. 荷兰在进行本国营养强化时所采用的强化模型如下：

$$MSFL = \frac{UL - (CI_{95} + SI)}{(EI_{95}/100) \times PFFn}$$

公式中各项的含义如下：

MSFL：每100kcal食品中可强化营养素的最高水平。

UL：可耐受最高摄入量。

CI_{95}：通过膳食摄入营养素的第95百分位数。

SI：通过营养素补充剂摄入的营养素量。

EI_{95}：每日能量摄入量的第95百分位数。

PFFn：强化比例系数，人群每日通过强化食品摄入的能量占摄入总能量的比例。PFFn分为两部分，第一部分为每日摄入总能量可能被强化的比例，相当于ILSI模型中的"0.5"；第二部分为每日实际摄入强化食品的能量占可强化食品能量的比例，相当于ILSI模型中的"PFFn*"。

4. 爱尔兰2016年推荐用以下模型，重新评估了本国强化食品的最大强化量，其计算公式如下：

$$SML_f = \frac{UL - (CI + SI)_{95}}{EFF_{95}/100}$$

公式中各项的含义如下：

SML_f：每100kcal食品中可强化营养素的最高水平。

UL：可耐受最高摄入量。

$(CI + SI)_{95}$：通过膳食和营养素补充剂摄入营养素之和的第95百分位数。

EFF_{95}：通过强化了某种营养素的食品摄入能量的第95百分位数。

上述几个模型中，WHO/FAO模型则使用食物重量作为强化水平的衡量单位，主要用于大众食品营养强化水平的评估，对于食品种类繁多、人群膳食结构复杂的地区或国家并不适用；相比之下，ILSI、荷兰以及爱尔兰的模型均以能量作为营养素强化水平的衡量单位，人群每日能量摄入量的变化比食物摄入量的变化更小，故这类模型对于强化水平的评估更加准确。在实际应用中，可以根据实际情况综合考虑模型的适用性。

5. 我国地域广阔、食物种类繁多、居民的膳食结构多样、不同人群营养水平差别较大，因此在评估我国的最大强化量时，以能量为基础可能更适用。我国学者根据现有数据情况并综合爱尔兰及荷兰模型，初步建议可用于我国微量营养素最高安全强化水平评估模型如下：

$$MSFL(100kcal) = \frac{UL - (CI + SI)_{95}}{(EI_{95}/100) \times PFFn}$$

模型中各项的含义如下：

MSFL：每100kcal食品中可强化营养素的最高水平。

UL：可耐受最高摄入量。

$(CI + SI)_{95}$：通过膳食和营养素补充剂摄入营养素之和的第95百分位数。

EI_{95}：每天能量摄入量的第95百分位数。

PFFn:强化比例系数,人群每天通过强化食品摄入的能量占摄入总能量的比例。PFFn 分为两部分,第一部分为每日摄入总能量可能被强化的比例;第二部分为可强化能量中实际被强化的比例。

通过上述模型,我国学者计算了维生素 A、烟酸、钙、铁、锌、硒等的 MSFL 值并折算出了各营养素的最大强化水平,已作为现行国家标准《食品营养强化剂使用标准》(GB 14880—2012)修订的科学依据。

第四节 食品营养强化技术及评价

食品的营养强化基本上就是一个将强化剂混入载体食品的过程。其目标和要求主要是把加入的微量营养素混合均匀,并对载体的特性不应有大的影响。这看上去很简单,然而要在食品生产过程中找到一整套正确的加工工艺来完成特定的营养素添加(强化),同样也需要作相应的技术评价。

一、强化技术和方法

食物载体不同,添加方法也可能不同。例如:干性混合,用于谷类面粉及其产品、奶粉、固体饮料等;水溶解后混合,用于液体奶、饮料、水果汁,并且可以溶解在制作面包、比萨和小甜饼的水中;针对在烹调或压榨等过程中维生素可能被破坏的情况,可以采取像食盐和玉米片碘化那样的喷洒技术;油溶解,用于脂溶性维生素强化,如人造奶油这样的油脂产品;附着,用于维生素 A 粉末用植物油包裹后附着在食糖晶体表面的食糖强化;包衣,如像大米,将维生素 A 制剂挤压到颗粒表面,形成牢固的包衣;微胶囊化,可以将一种或多种微量营养素加到食品中,是一种强化过程比较简单且目前比较常用的技术。

根据混合成分的性质,强化技术可分为固-固,液-固和液-液三种方式,此外,近年来还发展了一些较新的技术如微胶囊化和谷粒重组等。

1. 固-固混合(干性混合) 食品微量营养素强化最常用的方法是干性混合,即成批混合或是连续混合或者两者的结合。混合效果与食物组分的特性如大小、形状、密度、稀释性、带电性以及被混合成分的性质有关。为了混合均匀并且在生产、包装、储存和销售中保持混合的均一性,所有添加物和载体、添加物和添加物之间的特性应当尽可能地接近。差异越大,越容易发生分离。

混合设备的选择要根据强化食品的物性和混合方式。混合设备性能包括功率、对物料颗粒产生的摩擦强度、批承受量或物料连续流量、混合时间等,设备性能对混合效果有极大的影响。混合机和搅拌机等被广泛地应用在食品工业和制药行业中,并且根据不同需要有不同的设计和结构。混合设备可以简单划分为间歇式(分批)和连续式两大类。逐级分批混合是将少量添加物混入大量物料的最常用方案或技术,微量营养素首先添加到一小部分载体中,然后逐步增加载体食物的量,并且每一批都加入特定的量,这类混合方法对混合的均匀程度好把握,机制也不复杂。与之相对应的是连续式混合。

2. 固-液混合 如果强化剂或预混料是液态的,强化剂常以喷洒方式加入食品载体中。在螺旋混合机或螺条混合机中都装有喷嘴,用来将少量液体混合在固体中。因此固-液混合通常不需要特殊设备。

对于食盐晶体的碘化,将强化剂以溶液形式加到干盐上的滴注法仍然常用,但喷洒混合是目前主流方法。

3. 液-液混合 对液体和半湿性食物,微量营养素先被溶解或扩散到一个液体介质中(水或油),然后通过搅拌和匀质的工艺添加到载体中去。使用的关键设备是搅拌机和均质机,而这两种设备是乳制品和饮料加工企业的常用设备。液-液混合的效果与许多因素有关,如混合组分的黏性、流动性和亲和力,以及被混合组织的性质。对于一些易被氧化的微量营养素,如维生素 A、维生素 C 和 B 族维生素应在预混料中加入抗氧化剂,而且要尽量减少对氧气和二价金属的暴露。

4. 胶囊化 微胶囊化工艺最早可以追溯到 1927 年。目前常用胶囊大小可在 1~1000μm。大于 1000 的是巨型胶囊,小于 1 的是纳米胶囊。胶囊化是对干性、自由流动的粉粒进行包衣的过程。根据这些颗粒的大小,该技术被称为微胶囊化(包装 50μm 及以下的超细颗粒液体)或宏观胶囊化(包装 500μm 及以上的大颗粒),包装的粉粒大小介于其间的(50~500μm)常被简单地称为胶囊化(没有微观和宏观的前缀)。胶囊化的基本目的是通过将强化剂在释放前与载体组织和外环境的隔离来延长销售时间和提高产品质量。胶囊化技术在近年里发展很快,而且在食品工业中的应用正在快速地增加。

胶囊化被用来掩盖令人不悦的气味以及与活性组织隔离来防止营养素的降解。在强化中,胶囊化的应用提供一个保护屏障来使营养素相互分离,从而避免互相反应。制作维生素胶囊时,处理过的食物淀粉和蔬菜脂可用来做包衣材料。胶囊化的维生素可以减少回味和掩盖气味,并保护维生素不因吸湿、受热和氧化而被降解,可延长销售时间,具有更好的流通能力和最小的损失。在发展用铁和碘同时强化食盐的稳定模式中,多伦多大学的一项研究已运用糊精微胶囊法的新技术在二价形式的铁和碘化钾之间建立屏障,这种方法对微量元素的吸收性和生物利用率影响的实验研究还应加强。

5. 谷粒重组 谷粒的重组是由谷粒破碎、混合强化、重新组成完整的谷粒的一个过程。例如维生素 A 的强化重组,在这个生产工艺中,由破碎的米粒与视黄酸酯、少量的玉米油、食品级的猪油混合。新近配方是用其他形式的油,如可可油、花生油代替猪油,再在预混合料中按 1mg/g 的比例加入 α-生育酚和抗坏血酸,然后把被强化的米粒重塑成大米粒那样的性状,并且与普通大米以 1∶100 到 1∶200 的比例混合,这个比例由维生素 A 缺乏的人群消费情况决定。谷粒重组工艺中会使用到特定的黏合剂,其目的是在洗涤和烹调过程中保护强化剂。

6. 强化新技术 随着食品科技和工艺的发展,食品强化的概念也有所扩展,目前已经不仅仅是通过添加来增加食物中一种或多种微量营养素的含量,许多新技术也不断被发展和使用。生物强化(biofortification)便是其中之一。

目前在国际上还没有对生物强化统一的或官方的定义，一般认为是通过植物选种、育种或转基因技术等来提高某种营养素含量和（或）促进营养素吸收的一种新的食品营养强化方法。通过育种可增加各种谷类、豆类和薯类中微量营养素的含量，例如，可以选育某些铁含量高的谷物（如大米）和豆类，富含 β-胡萝卜素的胡萝卜和红薯，肌醇六磷酸含量较低的玉米（从而可改善铁和锌的吸收）等。

对于生物强化技术，目前国际组织和各国的看法和态度还不一致，尤其是部分国家出于对转基因技术的反对，导致生物强化的定义中是否包含转基因技术成为目前争论的一个焦点。另外，目前生物强化后的食品在人群营养缺乏中的干预效果还没有得到强有力的证据支持，该类食物的安全性、成本以及对环境的影响，也是应该考虑的问题。

二、关键技术要点

微量元素添加的方法常常依赖于生产工艺系统、包装和食品保藏技术、载体食物的特性、强化剂的特性以及生产者的偏爱。为了更加稳定，像麦片、玉米片类的食品中强化剂应在生产后加入。而在某些情况下，如罐头食品的强化剂必须在包装工艺前加入。为了确定强化剂最经济、最方便的关键加入点，必须对整个产品的生产工艺和消费者的购买力等进行研究。

1. 加工过程　影响微量元素或预混料添加关键点的最重要因素之一是微量元素的稳定性。像清洗、烹调、暴露空气、加热、积压以及干燥等操作可能会显著地影响强化剂的生物活性和稳定性。如碘，若在生产过程中暴露在过热的环境中很容易因升华而损失；金属化合物则容易氧化和变色；维生素 A 容易氧化、发生生化反应，这些都能使其减低效能。因此强化剂宜在加热、空气暴露、洗涤等加工单元之后加入。作为一般准则，强化过程应能做到以下几点：充分的搅拌以确保营养素能够完全分散均匀；了解强化食品将由哪些食物或成分混合而成，各组分已知的容量或重量；尽可能地减少不利的操作条件。表 2-8-2 总结了几类食品的推荐添加方式。

2. 包装和储存　为了使微量营养素在储存中损失最少，强化食品应该有合适的包装。食品中微量营养素的保留率与所用的强化剂、主要环境温度条件、强化和实际销售、食用的时间等有关。

强化食品的销售点也应该有合适的预防措施，以保证最终到达消费者手中时仍然是希望的强化水平。如面粉和食盐等吸湿性产品，在潮湿条件下运输和贮存极易受潮，造成食品中营养素在生物和化学性质上的改变。

包装材料一般有两种：硬容器和软包装。硬容器包括玻璃瓶、金属罐、陶瓷、木头、盒子、筒、锡器、塑料容器和复合膜等。硬包装材料在不同程度上对内部食品起到物理保护作用，这是软包装所不能提供的。软包装主要有塑料、纸、箔、一些植物纤维和布等。

为了监督需要，强化食品在外包装上应标明产品内容物、生产日期、保质期和合适的包装存放方式。

表 2-8-2　常见食物载体微量元素的加入方式

载体	微量元素的形式	最佳加入方式
焙烤食品	包衣、喷洒或干性预混料	水-面混合
饮料	溶解或干性预混料	巴氏消毒前
面包	制成片剂或干性预混料	水-面混合
早餐谷类（干）	包衣或喷洒	焙烤后
谷类制品（熟的）	干性预混料	最后步骤混合
奶酪（加工过的）	溶解或干性预混料	调和过程中
奶酪（原味的）	溶解或干性预混料	凝结前
玉米粗粒	干性预混料	碾磨后
玉米粗粉	干性预混料	碾磨中
小麦粉	干性预混料	碾磨中
果汁	溶解	巴氏消毒前
婴儿食品（干）	干性预混料	混合过程中
婴儿食品（湿）	干性预混料	混匀前
人造奶油	乳化	搅拌前
奶	乳化	混匀前
奶粉	干性预混料	速溶化前
糊状产品	干性预混料	水-面浆混合中
花生浆	干性预混料	加盐时
土豆片	干性预混料	烘烤后包衣时
大米	包衣、喷洒或干性预混料	碾磨后
食盐	喷洒或干性预混料	碾磨后
点心	包衣、喷洒或干性预混料	热加过程后
汤料（干的）	干性预混料	混合中
汤料（加工过的）	干性预混料	巴氏消毒前
大豆粉	干性预混料	混合中
食糖	干性预混料	调和中（中性）
茶叶	干性预混料	调和中
植物油	直接强化	调和后

三、强化食品的质量保证与控制

确保强化食品从生产到消费者手中的质量是食品强化项目中最重要的一个环节，与生产任何食品一样，食品企业是保证食品质量的第一责任人。企业应采取各种措施，保证其强化食品符合一定的质量要求，并且各项营养素指标与预期强化的目标量基本保持一致。

1. 符合良好生产规范要求　食品良好生产规范（Good Manufacture Practice，GMP）是保证产品质量的重要依据。GMP 涉及所有可能影响和决定产品质量的各个环节，包括原料采购、存放、生产过程的控制、采集样品、检测及相应各项规范和标准，以及管理组织、记录和文件档案等，以确保产品经过严格检验和审核后才投放市场。

一般没有专门针对营养强化食品的良好生产规范要求，不同的营养强化食品应符合其各自的良好生产规范要求，如强化液态乳类产品应符合液态乳的生产规范要求，强化面粉应符合面粉生产的相应要求。

2. 质量保证体系 除了食品生产基本的质量体系要求,在营养强化食物生产质量控制和保证体系建立和实施中,还有一个基本的要求,就是营养素强化上限和下限的质量控制,这两个质量控制限量既来自设计时的基本要求,也取决于检测和动态数据记录分析。以碘强化盐为例,有了这两个基本控制限量,就可以防止成批的质量不符合控制标准或质量保证要求的碘盐被投放到市场。

质量保证体系也应保证营养强化不会影响载体食物的感官属性、保证食用安全、保证产品和生产工艺条件符合企业质量标准和国家质量检验、监督标准,以保障消费者的利益;质量保证体系使强化食品的营养价值和其他属性高于一般食品,从而使企业获得更多的利润。但是,质量保证体系在一般企业的实施并达到认证要求是有难度的,最关键的是要让企业决策者、高级经营管理者及每一位普通员工都从根本上认识到质量控制项目和保证体系建立完善的投入是完全值得的,而且是必要的,而不是浪费和增加产品的成本。

营养强化食品生产企业落实、执行质量保证体系的基本程序步骤如图 2-8-1 所示。

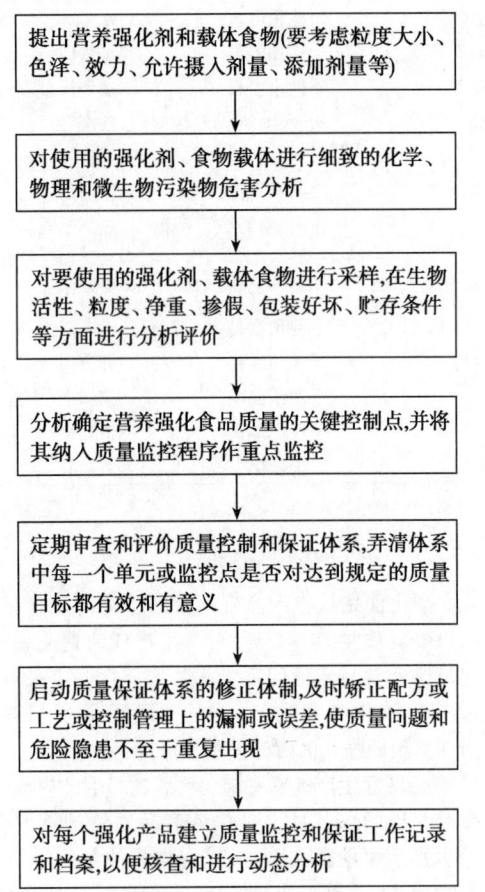

图 2-8-1　强化食品质量保证体系实施基本程序示意图

3. 强化食品质量控制的外界力量 外界质量控制主要指政府机构和消费者的监督。虽然质量控制和保证的切实施行主要依靠食品企业的内部动力,但是,政府监督和由广大消费者的舆论监督是激发企业施行质量体系的决定性外部动力。政府有关部门依法实施监督、管理是提高质量保证的关键因素,政府部门发挥的具体职能应包括以下几个方面:

（1）制定强化食品标准及确保标准实施的管理方法;

（2）制订抽检、监督计划;

（3）建立、验收、修订强化食品相关指标的标准检测分析方法;

（4）执行监督和监测,包括强化食品及其生产环境、工艺、设备条件等。

国家质量控制的责任主要依赖于公共卫生部门,但非政府组织(如消费者协会)也是质量监督的重要力量。检测活动的目的是产品标识或声明功效与实际情况的一致性。例如,在印度的北方邦有几个严重缺碘的地区,已成立了三个非政府组织在家庭和零售水平进行食盐检测。从当地零售商店每月获取样品,并把结果向社区和政府部门公布。

第五节　食品营养强化效果评价

与其他营养干预方法相比,食品营养强化被认为是最好的改善人群微量营养素状况的方法之一。除此之外,食品营养强化还被公认为具有较高的成本-效果和成本-效益的公共卫生策略。

一、常见评估方法和内容

（一）显著改善人群营养状况

针对大众强化和目标强化,常常采取的方式是人群营养状况的短期评估和长期效果评估。短期评估,常根据强化种类,评估一定时期内(如 3 个月、6 个月),抽样人群血液生化指标的变化、症状的减少等;中长期评估,是指一年或若干年后,覆盖人群、解决实际问题的调查分析,例如人群缺乏病减少、生化指标正常化的比例提高等。

在不同国家实施的不同营养素强化项目大多取得了较好的结果。迄今为止国际上和各个国家最行之有效的食品营养强化措施莫过于食盐加碘。世界卫生组织数据显示,普遍食盐加碘政策是安全、有效的预防碘缺乏病的控制措施。实施普遍食盐加碘政策后,世界范围内甲状腺肿流行地区儿童和青少年的甲状腺肿患病率明显降低、儿童智商明显提高。

我国多数地区属于程度不同的缺碘地区,是受碘缺乏病严重威胁的国家之一。20 世纪 70 年代粗略统计,我国约 3500 万人患 II 度地方性甲状腺肿,约 25 万人患典型地方性克汀病。1995 年监测结果表明,我国 8～10 岁儿童地方性甲状腺肿患病率高达 20.4%。我国政府于 1995 年开始推行普遍食盐加碘政策,20 多年来已在预防和控制碘缺乏病方面取得了显著成绩。全国碘缺乏病监测结果显示,我国 8～10 岁儿童地方性甲状腺肿患病率由 1995 年的 20.4%降至 2005 年的 4.0%,智商总体较补碘前提高了近 12%;2011 年和 2014 年监测结果表明,8～10 岁儿童甲状腺肿大率呈继续下降趋势,2014 年甲状腺肿大率为 2.6%(B 超法)。

我国已于2000年在总体水平上消除了碘缺乏病。2010年的碘营养状况评估结果表明,目前继续实施实验加碘措施,我国居民碘营养状况总体处于适宜和安全水平。因此,继续实施科学补碘策略是进一步巩固碘缺乏病消除的有效途径。2012年3月,我国按照"因地制宜、分类指导、科学补碘"的原则,实施新的食品安全国家标准《食用盐碘含量》,将食用盐中碘含量的平均水平(以碘元素计)调整为20~30mg/kg,各省级卫生行政部门根据当地人群碘营养水平的实际情况,选择适合本地情况的碘含量的平均水平,碘盐中碘含量的允许波动范围为所确定的加碘水平的±30%。

除了食盐加碘外,我国普遍推广的铁强化酱油、面粉强化等多项措施,也都取得了满意的效果,为我国进一步开展食品强化、改善人群营养状况积累的数据和经验。

(二)成本-效果评估

国际上已经总结了关于食品营养强化成本-效果、成本-效益的几个经典案例。其中,成本-效果的定义为,达到某种特定结果的成本。就食品营养强化来说,期望的结果如:亚临床维生素A缺乏病的减少、贫血症的减少、甲状腺肿大的预防及碘缺乏症的减少等。

卫生干预的成本-效果通常运用两种方法来评估,一是死亡避免成本,二是节省伤残调整生命年(DALY)成本。死亡避免成本已经成功地应用在多个强化项目和营养素补充剂干预项目的成本-效果评估中。例如,已评估的儿童维生素A补充和孕妇铁补充(儿童和孕产妇对营养素缺乏特别敏感,因此通常作为干预项目中目标人群)等死亡避免成本。但该方法关联因素较多,需要进行各种临界假设,且对于某些强化项目(如碘)并不适用,因为缺碘造成的死亡十分罕见,补碘的效果主要表现为生产力的提高。

节省伤残调整生命年成本作为普遍使用的效果衡量方法,其优势在于将死亡率和发病结果合并为一个简单的指标。该方法已用于WHO的CHOICE项目的健康干预工作中(包括食品营养强化和营养补充剂)并且取得了很好的评估效果。CHOICE(Choosing Interventions that are Cost-Effective)代表"选择成本-效果好的干预方式",其目的是作为WHO帮助政策制定者在选择营养干预方式的工具,该工具使干预项目在有限资源条件下效益最大化。使用CHOICE模型进行成本-效果分析,可计算出经费价值最高的营养干预方式。

成本-效果分析通常特别适用于对不同干预方式而获得相同结果的比较,例如维生素A补充剂与维生素A食品营养强化的比较,两种干预均可获得降低死亡人数的结果。计算成本-效果需要两方面的信息:一是营养干预的单位成本(如每个人每年所花费的干预成本),二是衡量干预效果的方法(例如达到效果的目标人群的比例)。

CHOICE模型的应用已经得到了WHO非洲地区(主要在非洲西部)的数据支持。结果显示,微量营养素干预可能具有较好的成本-效果。图2-8-2分别比较了5岁以下儿童锌补充剂(覆盖了80%目标人群),孕妇铁补充剂(覆盖了50%的孕妇),维生素A和锌食品营养强化(覆盖80%的普通人群),及铁食品营养强化(覆盖80%普通人群)前瞻性干预项目节省的DALY成本。两个食品营养强化项目得到相对较低的节省DALY成本。图2-8-3比较了相同的铁强化项目和维生素A/锌强化项目,并同时进行如下干预:口服液补充(覆盖80%的目标人群),肺炎病例管理(覆盖目标人群80%),自来水消毒结合饮用水的健康普及教育(覆盖100%目标人群)。结果显示,以上这些干预手段均具有很好的成本-效果,但食品营养强化项目的成本-效果最为显著。

(三)成本-效益评估

成本-效果分析是比较可达到相同目标的不同干预手段的有效工具。但如果旨在比较具有不同效果的不同干预方式,或者旨在比较不同干预方式的健康效果或潜在效益时,则需要成本-效益分析。以其最简单的形式来看,成本-效益分析比较干预项目的货币成本和最后获得的货币价值(如效益)。收益或效益可以提高生产力(例如铁营养强化项目可以使成人的贫血率降低,进而提高其劳动能力)或降低健康保障系统的支出(如降低母亲的贫血率可以减少母亲生育过程中的各种并发症)。由于成本-效益分析可以比较政府对各类健康干预投入所产生的相对业绩,对说服政府部门增加营养健康的经费支持特别有帮助。

成本-效益比率的计算需要与成本-效果分析十分相似的成本和结果的数据。与结果的数据相比,成本数据相对廉价易得。此外,健康干预的收益和成果(例如减少甲状腺肿大发病率或人群平均尿碘变化)需要用财务术语表达,即需要赋予货币数值。大多数成本-效益研究不能直接进行货币赋值,而是依靠其他将健康收益与财务收益数据相关联的研究成果。例如碘干预项目的成本-效益分析,可以从估算减少一例甲状腺肿大而获得的财政收入(作为中间产出),转化为估算由患甲状腺肿的母亲生出的每个婴儿丧失掉的劳动力成本。

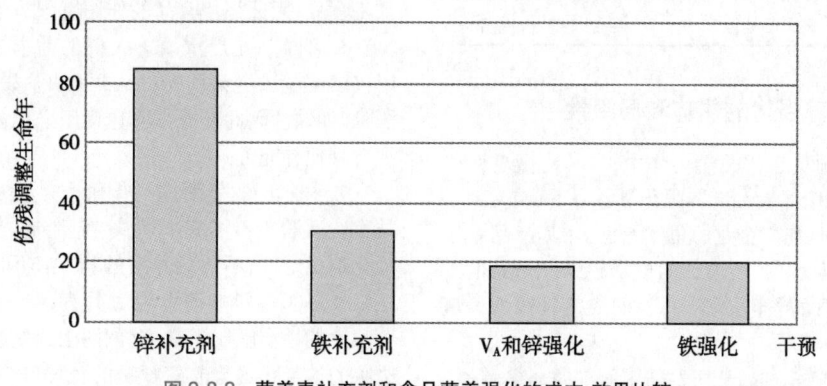

图2-8-2 营养素补充剂和食品营养强化的成本-效果比较

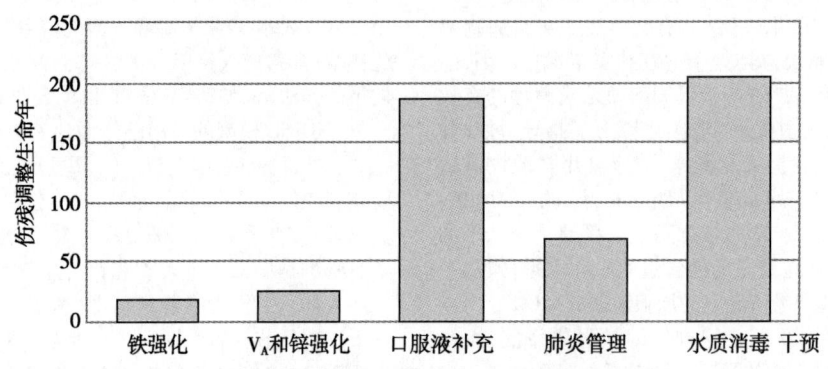

图 2-8-3 所选择的营养干预方式的成本-效果比较

营养素补充方法也是一种大众和个体营养干预有效措施。与食品营养强化相比,营养素补充剂更适合经济发达地区的个体化预防和干预。因为就成本和公共效益而言,营养素补充剂无疑是在消费和监督上都是增加成本的,且不易控制的。有研究数据显示营养素补充剂的单位成本均高于相应的食品营养强化项目,如计算的碘补充剂项目是碘强化项目单位成本的 10~30 倍,铁补充剂是铁强化的 3~30 倍,维生素 A 补充剂比维生素 A 强化高 1.5~3 倍。很大程度上,成本的差距取决于在整个人口数量中目标人群所占的比例。也就是说,越是大人群的高覆盖率的营养干预,就越是突现现实基于食品的营养强化的优势。表 2-8-3 总结了食品营养强化和膳食补充剂对控制微量营养素缺乏的特点。

表 2-8-3 食品强化和膳食补充剂对控制微量营养素缺乏的特点

	膳食补充剂	食品强化
效果和时间	产生效果快,短期内达到目的	产生效果较慢,中、长期效果好
投放要求或方式	需借以医药卫生系统或保健食品销售渠道,有指导地摄入	需要一种合适的食品作载体,需要有组织地生产
覆盖率	覆盖率低,只涉及可以得到服务的地区和人群	覆盖率高,能涉及所有目标人群
维持费用	高	相对低
外部资源	可能需要外来资金和技术援助	技术难度相对低,易于引进、转化
可持续性	需要目标个体的依从性和补充的持续性	目标人群无意识地接受,容易长期进行

二、食品营养强化的优势和局限性

在以食物为基础的营养改善工作中,与其他微量营养素预防和控制措施相比,食品营养强化具备以下优势:

1. 成本低廉 从加工企业的角度考虑,在其产品中添加一种或几种微量营养素,所增加的成本较少。与其他干预策略相比较,当食品营养强化项目技术成熟且销售渠道完善时,其成本收益较高。

2. 容易接受 强化食品是在食品中添加微量营养素,而强化载体(食品)本身每天都会食用,不需要改变日常饮食习惯,容易被目标人群所接受。

3. 方便普及 强化食品在贫困和富裕的人群中都能广泛普及,不存在个人喜好问题。随着食品加工业的发展和全球化趋势,很多国家包括发展中国家的人们都在大量食用加工食品。因此,以加工食品为载体的食品营养强化项目应用范围也在逐渐扩大。

4. 效果持久 由于食品强化不改变人群饮食习惯,也不需要额外服用,因此只要持续提供某种强化食品,其营养改善效果就持续存在;因此对于由于食物季节性缺乏造成的营养素缺乏风险,能够更有效、更持久地维持机体营养素正常水平。

5. 过量风险低 食品营养强化是以食品为基质加入微量营养素,这些食物本身提供一定的能量和其他营养素,因此与营养素补充剂相比,由于消费者误食或大量食用强化食品所造成的过量风险极低。

尽管食品营养强化在公共卫生改善方面起到许多积极作用,但也存在其局限性,主要表现在以下几个方面:

1. 不能代替高质量膳食 高质量的膳食含有充足的能量、蛋白质、必需脂肪酸和其他有益健康的多种食物成分。强化食品虽然增加了特定微量营养素的含量,但仍然不能代替高质量的膳食。

2. 无法做到差异化营养干预 一方面,由于强化项目覆盖面较广,无论个体是否缺乏营养素,覆盖范围内所有人都会增加其微量营养素摄入水平;另一方面,营养素缺乏最为严重的人群是与市场经济脱节、过着自给自足生活的人群,这类人群由于购买力及食品供应受限,很少食用加工食品,因此强化食品的作用有限。

3. 不能满足严重缺乏人群的需求 营养强化食品有时仍然不能满足某些特殊人群(如孕妇)对特定营养素的需求,如铁。因此部分人群在食用强化食品的同时,仍需要配合其他补充方式。

4. 技术问题仍须进一步研究 食品营养强化相关的技术性问题还不能完全解决,特别是营养素适宜添加量、强化剂稳定性、不同营养素的相互作用、物理特性、烹饪方法以及口味等影响消费者对其食用等。食物载体和强化营养素的性质限制了许多强化剂的添加。例如,许多高效吸收的铁强化剂会改变食物的色泽和口味,而且还可能破坏维生素 A、碘的强化效果。

　　无论如何,公众营养教育、营养强化、营养素补充剂常被称为三大营养干预措施,食品营养强化仍不失为实现特定营养目标最为简便、廉价和有效的方式。与其他可获得相同健康或营养效果的公共卫生干预方式相比,食品营养强化具有更好的成本-效果和很高的成本-效益比率。今天,全球处在社会现代化和人群慢性病增长为主要特征的社会问题阶段,新的营养强化技术和干预手段仍待发明和创新。

（韩军花　杨月欣）

参考文献

1. WHO. Global health risks:mortality and burden of disease attributable to selected major risks. Geneva:WHO,2009.

2. Allen L,Benoist DB,Dary O,et al. Guidelines on food fortification with micronutrients. WHO/FAO,2006. https://www. who. int/nutrition/publications/micronutrients/9241594012/en/.

3. WHO. Guideline:Fortification of maize flour and corn meal with vitamins and minerals. Geneva:WHO,2016.

4. WHO. Guideline:fortification of food-grade salt with iodine for the prevention and control of iodine deficiency disorders. Geneva:WHO,2014.

5. WHO. Guideline:Fortification of rice with vitamins and minerals in public health Geneva:WHO,2018.

6. 中华人民共和国卫生部. GB 14880—2012 食品安全国家标准食品营养强化剂使用标准. 北京:中国标准出版社,2012.

7. 中国营养学会. 中国居民膳食指南(2016). 北京:人民卫生出版社,2016.

8. 中国营养学会. 中国居民膳食营养素参考摄入量(2013 版). 北京:科学出版社,2014.

9. 韩军花,李晓瑜,李艳平. 我国食物维生素 A 强化水平的风险评估. 中华预防医学杂志,2012,46(4):294-298.

10. 钟伟,李湖中,韩军花,等. 微量营养素最高强化量评估模型比较研究. 现代预防医学,2018,45(08):1384-1387.

11. WHO. Effect and safety of salt iodization to prevent iodine deficiency disorders:a systematic review with meta-analyses,2014.

12. 国家食品安全风险评估专家委员会. 中国食盐加碘与居民碘营养状况风险评估. 2010.

13. 中华人民共和国卫生部. GB 26878-2011 食用盐碘含量. 2011.

14. 魏艳丽,霍军生,殷继永,等. 2004—2013 年铁强化酱油对我国贫血预防控制作用的评估. 卫生研究,2017,46(01):136-142.

15. 毛雪丹,樊永祥,韩军花,等. 市售乳品、饮料、焙烤食品强化维生素 A、D 的调查报告. 中国食品学报,2017,17(02):288-294.

16. 孙静,霍军生,李文仙,等. 营养强化面粉改善西部农村妇女营养状况研究. 中国食品卫生杂志,2008(02):117-121.

17. Aburto N,Abudou M,Candeias V,Wu T. Effect and safety of salt iodization to prevent iodine deficiency disorders:a systematic review with meta-analyses. WHO eLibrary of Evidence for Nutrition Actions(eLENA). Geneva:World Health Organization,2014.

18. De-Regil LM,Peña-Rosas JP,Fernández-Gaxiola AC,et al. Effects and safety of periconceptional oral folate supplementation for preventing birth defects. Cochrane Database of Systematic Reviews 2015,Issue 12. Art. No.:CD007950. DOI:10. 1002/14651858. CD007950. pub3.

19. Shah D,Sachdev HS,Gera T,et al. Fortification of staple foods with zinc for improving zinc status and other health outcomes in the general population. Cochrane Database Syst Rev,2016,(6):CD010697. DOI:10. 1002/14651858. CD010697. pub2.

20. Das JK,Salam RA,Lassi ZS,et al. Food fortification with calcium and vitamin D:impact on health outcomes. Cochrane Database Syst Rev,2012,(11):CD010201. DOI:10. 1002/14651858. CD010201.

21. Garcia-Casal MN,Peña-Rosas JP,Pachón H,et al. Staple crops biofortified with increased micronutrient content:effects on vitamin and mineral status,as well as health and cognitive function in the general population. Cochrane Database of Systematic Reviews 2016,Issue 8. Art. No.:CD012311. DOI:10. 1002/14651858. CD012311.

第九章

特殊人群食品及其评价

当前,健康中国建设已经上升为国家战略,而人口老龄化、全面二孩政策、慢性病的快速增长等客观因素,使国民更加注重营养与健康,社会对营养和健康食品的需求快速上升且越来越精细。消费者不但需要大众食品,而且,针对其自身的各种情况(如慢性疾病、运动、婴幼儿、临床患者等),有各自不同的需求。

我国对特定人群的定义和所包含的人群类别尚无统一的官方权威解释,《中华人民共和国食品安全法》第二十六条第(三)款提到食品安全标准应当包括"专供婴幼儿和其他特定人群的主辅食品的营养成分要求"。从此条款看,除了提供给婴幼儿食用的食品,其他如包括疾病人群、慢性病人群、运动人群等,也应包括在特定人群的范畴之内。同时,《食品安全法》第四章第四节"特殊食品"第七十四条"国家对保健食品、特殊医学用途配方食品和婴幼儿配方食品等特殊食品实行严格监督管理",表明"特殊食品"包括(但不限于)保健食品、特殊医学用途配方食品和婴幼儿配方食品。

近年来,特定人群食品、特殊食品成分的研究越来越多,从营养需求、有效成分、评价方法、应用效果等已积累了大量文献资料。同时,所有食品,尤其是特殊食品的研发都需要法规标准的支持,目前我国也陆续出台了多项法规、标准和相关管理制度,以满足特定人群日益增长的需求,使特殊食品产品得以多元化、个性化地迅猛发展。

本章将分节阐述功能性食品和膳食补充剂、婴幼儿配方食品、婴幼儿辅助食品、特殊医学用途配方食品、运动营养食品等针对特定人群食品的基本概念、分类、配方原理和产品现状、产品的评价方法和应用、国内外法规进展等方面内容,并展望未来发展趋势,以期为特定人群食品产品的研发、使用、管理提供技术依据。

第一节 功能性食品和膳食补充剂

从人类文明早期开始,人们就认识到某些食物会给人类带来额外的健康益处,包括对疾病的预防和治疗作用,这是现代功能性食品的重要理论基础。强调了食物在疾病预防中有重要作用。

功能性食品因管理和体制的不同,在各国引申出不同的定义和内涵,如我国的保健食品(function food)和美国等一些国家的膳食补充剂(dietary supplement)和标签上的功能声称(function claim)等。

由于各种原因,人们的膳食不一定能做到完全合理,膳食中的营养素摄入量也不一定能满足机体的全部需要。随着生活水平提高,人们对健康的重视程度也越来越高,

为了补充膳食中营养素的不足或达到某种特殊功能目的的膳食补充剂/功能性食品在世界范围内得到迅猛发展,在居民膳食中的地位也逐渐提升。

一、基本概念和性质

不同国家功能性食品和膳食补充剂的定义和种类不尽相同,美国的膳食补充剂包括了营养素补充剂和其他具有调节机体作用的补充物质,我国保健食品管理中分为营养素补充剂和功能性食品两类。

(一)功能性食品的概念

功能食品科学概念基本相同,而法律定义,基于各国管理体制等不同,尚未统一。较公认的定义为:功能性食品是指对人体具有增强机体防御功能、调节生理节律、预防疾病和促进康复等有关生理调节功能的食品。

早在1985年,国际食品法典委员会(CAC)发布《预包装特殊膳食用食品标签声明的通用标准》,食品《营养标签导则》,首次提出了营养声称(nutrition claim)、含量声称(content claim)和功能声称(function claim)。1997年,又发布了《营养和功能声称使用准则》。CAC对健康声称(health claims)的定义是任何在标签中说明、提示或暗示某种食物或成分与疾病或健康状况之间关系的文字。1991年,《控制体重用配方食品》标准发布;2005年,发布了《CAC/GL 55维生素和矿物质食物补充剂导则》,为各国的食物功能化打下基础(表2-9-1)。

食品营养和功能的研究开始较早,如我国"药食同源"的思想、食物(中药)治疗作用研究。1989年,日本厚生省最先提出功能性食品概念,并定义为具有与生物防御、生物节律调整、预防疾病、恢复健康等有关功能因子,经设计加工,对生物体有明显调节功能的食品。1990年11月日本厚生省将功能性食品命名为"特殊保健用途食品"(food for specified health use),属于特殊营养食品的一部分;后又提出"营养机能食品"并行管理。1996年,中国的"功能食品"走向法规化,包括了营养素补充剂和带有声称的保健食品,欧洲从1996年开始大规模研究功能食品。在欧盟,功能性食品一般称为健康食品(health food)或营养食品(nutritional food),定义为一种可以满足其所宣称的对人体某个或多个组织具备有益影响的、超越仅仅满足营养需要水平的食品;而且在某种程度上,它具备改善人类健康与生命质量,减少疾病风险的能力。在美国和加拿大,功能性食品定义为一种经过加工而具有生理益处,或可降低慢性疾病风险、超过传统食物营养功能的食品类型。值得说明的是,欧美通常基于食品的功能声称"function claim"的管理,属于标签管理,而非产品管理。

表 2-9-1　国际组织的功能声称的相关定义

来源	名称	内容
CAC	《营养标签准则》	营养声称、含量声称、功能声称 CAC/GL 2-1985 营养标签准则 CAC/GL 23,1997 营养和功能声称
CAC	维生素和矿物质食物补充剂	以单一或混合的浓缩营养素形式存在,在市场上以可测定的小单位量的胶囊、片剂、粉剂或液态产品等多种形式出售,以非传统食物摄入的方式食用,其目的在于补充正常饮食中的维生素和(或)矿物质 ——《CAC/GL 55 维生素和矿物质食物补充剂指南》
	控制体重用配方食品	作为"即食"食品或按照用途制备的食品,全部或部分替代日常饮食。该类食品是配方食品,包括降低卡路里含量的食品,如低蔗糖和(或)低脂肪、无糖或脱脂,或者替代品等 ——《CODEX STAN 181》
欧盟	食品补充剂	食品补充剂属于食品,由维生素、矿物质及其他物质组成,不含过多的热量,目的是补充正常膳食供给的不足,但不能替代正常的膳食,其销售的剂量形式上可以是胶囊、锭剂、片剂、丸剂或其他相似形式,如包装粉剂、液体安培剂和滴剂等小单位量形式的一类物质 ——《欧盟指令 2002/46》
	健康声称食品	健康声称是指阐述、建议或暗示某食品类别、某种食品或其中某成分与健康之间存在关系的声称;分为功能促进声称和降低疾病风险声称 ——《欧盟法规 食品营养和健康声称 1924/2006》

尽管各国法规和要求不同,但通常功能性食品共有特点包括:

1. 营养性　功能性食品本身由食物、营养素或功能性成分所组成,其营养性成为基础特征。

2. 特定调节功能　功能性食品有别于普通食品,具有明确功能。功能性食品含有对健康有益或起到功能作用的功能因子。功能因子是功能性食品中含有的对机体生理功能有调节作用的活性成分,对机体组织有益,能有效降低人体疾病的风险。功能性食品具有明确功能,并经科学验证,通常是针对需要调整身体某方面机体功能的特定人群而研制生产的。

3. 安全性　功能性食品应安全无毒,对人体不产生任何急性、亚急性或慢性危害。

4. 有别于药品　尽管功能性食品具有明确的调节功能,但不以治疗疾病为目的,这是功能性食品与药品的重要区别。另一个区别是药物允许有副作用,而功能性食品则不允许有毒副作用,但有特定的适宜人群。

(二)我国保健食品的定义

按照 GB 16740—2014 食品安全国家标准《保健食品》中的定义,保健食品是指声称并具有特定保健功能或者以补充维生素、矿物质为目的的食品。即适用于特定人群食用,具有调节机体功能,不以治疗疾病为目的,并且对人体不产生任何急性、亚急性或慢性危害的食品。《中华人民共和国食品安全法》将保健食品作为特殊食品中的一类,强调国家对其实行严格监督管理,保健食品声称保健功能,应当具有科学依据,不得对人体产生急性、亚急性或者慢性危害。

保健食品是一类特定的产品,其主要特点包括:①保健食品属于食品的范畴,是特殊食品的一个种类,但允许使用胶囊、片剂、冲剂、口服液等剂型;②保健食品必须具有功效作用;③保健食品的适宜人群不同于一般食品,只适于特定人群食用;④保健食品与药品有严格的区别,即保健食品不是为治疗疾病而设计的产品,与药品的另一个区别是在现有的科技水平条件下,保健食品不允许有副作用,而药品多有明确的副作用;⑤保健食品不能替代合理膳食,也不能替代药物。

我国的保健食品的声称一直遵循实验证据的评审和注册方法,需要申报者提供在产品理化、功能因子测定、功能和毒理评价等方面的有效资料,方可申报。2017 年开始注册和备案双轨制度。

(三)膳食补充剂的定义和特点

欧美等国家把基于食品的功能声称,仅当作标签"声称"来管理,而把胶囊、片剂、冲剂、口服液等非食品剂型的某些特殊食品称为膳食补充剂(表 2-9-2)。"膳食补充剂"名称,非常确切地表达了这类产品的功能,即是膳食的补充功能,自从美国 FDA 1994 年公布了《膳食补充剂健康与教育法》(Dietary Supplement Health and Education Act,DSHEA)以来,一直流行。膳食补充剂定义为含一种或多种膳食成分,维生素、矿物质、氨基酸、草药或其他植物,用以增加每日总摄入量以补充上述成分的浓缩品、提取物或这些成分的混合物,不能代替普通食品或作为餐食的唯一品种。

膳食补充剂具有如下性质:

1. 属于食品属性,是食品的一大类,不属于药品。

2. 产品形式可以使用丸剂、胶囊、片剂或液体,但强调不能是注射剂。

3. 产品不能代替普通食物或作为膳食的唯一品种,产品标识为"膳食补充剂",不能以"代餐"或"普通食品"形式出现。

二、功能食品的分类和基本原则

(一)分类

科学上,功能性食品根据原料、组分、形态、功能等可以分成很多类,各国法律规定分类通常如下:

1. 按功能分类　可分为补充营养素的营养素补充剂和具有调节机体功能的功能性食品,后者可再细分为抗氧化、调节免疫功能等。例如中国的保健食品。

表 2-9-2　代表性国家保健食品及类似产品法规定义

国家	产品	定义
中国	保健食品 包括特定保健功能食品和营养素补充剂	声称并具有特定保健功能或者以补充维生素、矿物质为目的的食品。即适用于特定人群食用，具有调节机体功能，不以治疗疾病为目的，并且对人体不产生任何急性、亚急性或慢性危害的食品 ——《GB 16740—2014 保健食品》
美国	膳食补充剂	一种旨在补充膳食的产品(而非烟草)，可能含有一种或多种如下膳食成分：维生素、矿物质、草本(草药)或其他植物、氨基酸、以增加每日总摄入量而补充的膳食成分，或是以上成分的浓缩品、代谢物、提取物或组合产品等。以片剂、胶囊、粉剂、软胶囊或口服液形式摄入；不能以传统食品、一餐或饮食中的唯一组成食品形式出现 ——《膳食补充剂健康教育法案》
	健康声称食品	健康声称是在食品、包括膳食补充剂的标签上或标识内容中表述或暗示某种物质与某种疾病或健康相关状况有关联特征的声称，这种表述或暗示的形式包括引用"第三方"的陈述、文字陈述(如含有诸如"心"用语的商标名)、符号(如心脏符号)和图形。暗示性健康声称所提供的综合信息表述食品中某种物质的存在或含量与某种疾病或健康相关状况的关联，形式包括文字陈述、符号、图形和任何拟使用的传播形式。而且，健康声称仅限于表述疾病风险的降低，不得涉及疾病的诊断、痊愈、缓解和治疗。使用健康声称前需要 FDA 的审查和评估 ——《美国食品标签指南》
加拿大	天然健康产品 包括三个类别，第Ⅰ、Ⅱ、Ⅲ类天然健康产品	天然健康产品是指使用规定的物质、药材成分为原料的，以顺势疗法药物、传统药物，加工而成并销售作为以下用途的产品：(一)诊断、治疗、缓解疾病，或预防疾病、紊乱、异常身体状态以及身体症状；(二)恢复或纠正人体的正常功能；(三)改善人体正常功能，比如通过改善相应功能可以维持或促进健康 ——《天然健康产品条例》
日本	保健功能食品 包括特定保健用食品、营养机能食品、功能标示食品三个类别	一、特定保健用食品是指日常饮食生活中因特定保健目的而摄取、摄取后能够达到该保健目的，并加以标示的食品 ——《健康增进法》
		二、营养机能食品是指日常饮食中以补充食品标示基准规定的营养成分(但在片剂、胶囊等加工食品中除去钾)为目的的，声称具有符合食品标示基准中营养成分的食品。
		三、功能标示食品是指由企业等负责，以未患病者[除未成年人、孕产妇(包括备孕)及乳母外]为对象，基于科学理论依据、在包装上声称具有可期待的特定保健目的的食品。但不包括特别用途食品、营养功能食品、含酒精及高含量钠、糖的食品。 ——《食品标示基准》
韩国	健康功能食品 包括一般健康功能食品和特定健康功能食品两个类别	一、一般健康功能食品：又称为日常健康功能食品，是根据不同健康水平的消费群体(如婴幼儿、老年人和学生等)的生理特点与营养需求而设计的，主要功能是促进成长发育、维持身体的活力与精力、提高身体的免疫功能和调节生理节律等的食品。 二、特定健康功能食品：针对特殊消费群体(如糖尿病患者、肿瘤患者、心血管患者、便秘患者和肥胖患者)的特殊身体情况，强调预防疾病和促进康复方面的调节功能食品 ——《健康功能食品法案》
澳大利亚	补充药品 包括列表补充药品和注册补充药品两个类别	补充药品是指全部或主要含有一种或多种特定功效原料的治疗产品，其中每一种特定功效原料都已明确其特性以及具有传统使用历史 ——《治疗产品条例》

2. 按照等级分类　CAC 导则分为营养声称、功能声称、健康声称。例如我国营养标签管理，已经有营养和功能声称。欧盟按照健康声称审批的要求，分为通用声称和产品声称，其中两个等级包括促进功能类声称、降低疾病风险的声称。

3. 按产品形态分类　可分为食品形态的功能性食品和药品形态的功能性食品。目前市场上常见的功能性食品多为药品形态，如胶囊、片剂、冲剂、口服液等。

（二）常见的功能因子

功能因子也称为功效成分，是功能性食品发挥调节机体功能的关键成分。功能因子的种类繁多。

1. 功能性碳水化合物　活性多糖包括植物多糖、藻类多糖、细菌多糖、真菌多糖等，常见的有香菇多糖、灵芝多糖、枸杞多糖等，大多数多糖具有免疫调节、抗肿瘤等作用，有些多糖还具有降血糖作用，如枸杞多糖。膳食纤维作为功能性碳水化合物，具有预防肥胖、降血糖、降血脂、润肠通便、预防结肠癌、改善肠道菌群等作用。近年来功能性低聚糖的研究取得了重要进展，常见的有低聚果糖、大豆低聚糖、低聚木糖、低聚甘露糖和海藻低聚糖等。另外一些功能性单糖、多元糖醇等作为功能性甜味剂也在功能性食品中得到应用,既能满足人们对甜食的偏爱,对糖尿病、肝病患者也有一定的辅助治疗作用。

2. 蛋白质、活性肽和氨基酸　各种蛋白质和氨基酸可以作为功能性食品的原料和功效成分,多用于调节免疫功能食品,尤其必需氨基酸的应用较多。另外还有几种具有特殊生理活性的氨基酸也得到广泛应用。牛磺酸具有促进婴儿的生长和智力发育、保护心血管系统、保护视网膜、提高机体免疫力等作用,人体母乳中的含量远高于牛乳,因此常用于婴儿配方食品中,也可用于保健食品、食品和饮料中。精氨酸可以增强肝脏中精氨酸酶的活性,对高氨血症和肝脏功能障碍有缓解作用,还有免疫调节、抑制肿瘤、促进伤口愈合等作用,可用于肝性脑病及其他原因引起的血氨增高所致的精神症状防治,或用于开发免疫调节和抑制肿瘤的功能性食品。

寡肽指的是一类分子量小于5000D,由不超过10个的氨基酸以不同组成和排列方式构成,具有多种生物学功能的小分子多肽,近年来在功能性食品中也得到广泛应用,常见的如谷胱甘肽(GSH)、酪蛋白磷酸肽(可促进钙吸收,多用于补钙补铁的功能性食品中)、大豆低聚肽(可作为过敏体质者、营养相关慢性病患者的蛋白质来源)、高支链氨基酸低聚肽(多用于运动员食品)、抗菌肽、小麦低聚肽、海洋鱼胶原肽等。除活性肽外,一些活性蛋白质(指除具有一般蛋白质的营养作用外,还具有某些特殊生理功能的一类蛋白质)也受到关注,常见的如免疫球蛋白、乳铁蛋白、金属硫蛋白等,如乳铁蛋白具有促进肠道对铁的吸收、抑菌、抗病毒、提高机体免疫力等作用,可用作相关功能性食品的原料。

3. 功能性脂类　主要包括多不饱和脂肪酸(亚油酸、花生四烯酸、α-亚麻酸、二十碳五烯酸和二十二碳六烯酸)、单不饱和脂肪酸(油酸、神经酸)、磷脂类等。

4. 其他植物成分　许多植物化学物,如酚类、黄酮类化合物、皂苷、生物碱类、类胡萝卜素、大蒜素等,也是许多功能性食品的功能因子。此类植物成分也是我国传统的药食两用中草药的主要活性成分。

5. 益生菌类　近年来益生菌与健康关系研究已成为热点,研究发现益生菌类与人类许多疾病的发生发展有关,对健康起着重要的作用,益生菌类功能性食品的研发也成为热点,如常用的嗜酸乳杆菌、干酪乳杆菌、保加利亚乳杆菌、长双歧杆菌、乳球菌、嗜热链球菌等。

(三) 功能性食品的基本原则及特点

无论从产品管理还是从标签管理的角度,科学上,功能性食品均是在营养功能以及食物成分与人体健康关系上的一种说明。

1. 营养素补充类产品的配方原则　膳食营养素为维持机体繁殖、生长发育和生存等一切生命活动和过程所必需,人体每天摄入的各种营养素的量及其相互间的比例应该满足机体在不同生理阶段、不同劳动环境及不同劳动强度下的需要,并使机体处于良好的健康状态。由于各种原因,因膳食不合理,导致膳食营养素摄入不足时,营养素的补充可补充其摄入不足。因此营养素补充类功能性食品的配方原理应遵循人体对各种营养素的需求量及各种营

养素之间的平衡。一般而言,应根据居民膳食营养素参考摄入量(DRIs)进行配方设计,并参考营养素在预防疾病中的作用和剂量。

2. 健康(功能)声称类产品的基本原则　功能性食品区别于普通食品的重要特性就是其具有调节机体功能的特点,即功能性食品超越营养的某种健康作用。

(1) 营养成分功能声称:指对营养素在机体生长发育以及维持基本功能方面发挥生理作用的说明。原则上是传统营养素的功能和配比原则。

(2) 健康声称:或者称为其他功能声称,指关于食物或食物成分对维持或提高机体功能或生理活动的说明,描述对机体正常结构和功能具有促进作用,另有某食物或成分降低疾病风险的说明,降低疾病风险通常是指能显著地拮抗与疾病或健康相关的主要危险因素。

通常对产品原料使用名单制,以确保安全方面的要求;另一方面,由于这些成分通常不是传统营养成分,而是近年认识的食物或成分,在原料选择和功能声称确定上,需要科学系统综述,来确定健康关系的可能性和证据强度。

例如,叶酸可以降低神经管畸形、多不饱和脂肪酸可以降低心脏病发生的风险等。另外功能性食品也可能包含非营养性成分如植物化学物,研究表明这些成分具有一定的生理功效。例如,糖醇可以降低龋齿发生的危险性;植物固醇/固醇酯可以降低LDL胆固醇;益生菌可以减少婴儿轮状病毒感染性腹泻等。

应用现代医学和营养学理论及研究成果,配方应有充足的相关科学文献资料,应根据相应功能因子的作用设计产品配方。目前市场上常见的有:

1) 增强生理功能的功能性食品:由于生活或工作性质特殊或特殊环境的需要,人们需要增强某一方面的生理功能,以更大限度地提高工作效率或减轻机体损伤,维持身体健康。如我国的具有增强免疫力、辅助改善记忆、抗氧化、缓解体力疲劳、改善睡眠、调节肠道菌群、促进消化等功用的保健食品即属此类。

2) 预防或辅助治疗慢性疾病的功能性食品:高血压、冠心病、脑卒中、糖尿病、骨质疏松、肥胖等许多慢性病的发生发展与不合理饮食密切相关,因此开发具有辅助降血脂、降血糖、降血压、减肥、增加骨密度等功能的食品,在降低这类慢性病的发生风险和控制其发生发展方面具有一定作用。如膳食纤维可用于改善便秘、降低血脂的产品中,而二十碳五烯酸和二十二碳六烯酸可用于降低血脂的产品中。

3) 增强对抗外界有害因素能力的保健食品:针对目前全球环境污染的状况,人们开发了促进排铅、抗辐射等许多能够增强对外界有害因素抵抗力的保健食品。

3. 传统医学的功能性食品配方原则　按传统中医药理论研制的功能性食品,在中国、澳大利亚、韩国等有涉及和规定。应有配方中所用原料以及多种原料配合的依据,原料间应无配伍禁忌,对人体安全性不产生影响,并尽可能有现代医学理论的支持或科学文献依据。我国的保健食品研发中,源自传统医学原理和组方的产品较多,我国在管理中也做出了相应的规定。

例如《卫生部关于进一步规范保健食品原料管理的通知》(卫法监发〔2002〕51号)给出了三个名单,既是食品又是药品的物品名单(87种,附件1)、可用于保健食品的物品名单(114种,附件2)和保健食品禁用物品名单(59种)。

三、功能性食品的评价和应用

通常注册审批的功能性食品/保健食品的评价涵盖很多内容,来证明其功能性效果和长期的安全性。例如理化分析、功能成分和配方原则说明、产品安全性评价、功能成分或产品的功能性评价、相关文献系统综述等。作为科学研究的内容,最关注的部分是安全性评价、功能性评价以及系统综述(systematic review)。

(一)主要评价方法

1. 安全性评价　功能性食品安全性评价和其他食品的安全性评价要求相似。在我国,保健食品的安全性评价首先应遵循GB 15193《食品安全性毒理学评价程序和方法》的相关要求。对不同受试物选择毒性试验的原则遵循GB 15193《食品安全性毒理学评价程序和方法》的原则。保健食品安全性评价的方法包括急性经口毒性试验、遗传毒性试验、28天经口毒性试验、90天经口毒性试验、致畸试验、生殖毒性试验和生殖发育毒性试验、慢性毒性试验和致癌试验。具体试验项目的选择和目的详见本卷第六章第三节。

但须注意,功能性食品的安全性毒理学评价还有不同于普通食品安全性毒理学评价的许多特点,在实验设计、实施和结果评价等过程中均应予以足够的重视。第一,我国保健食品都是对终产品进行安全性毒理学评价,而不是对其功效成分或主要标志性成分进行评价,对于某些中草药原料或药食两用植物中可能存在的有毒有害成分,甚至是已被证实具有较大毒性的成分(如蒽醌类、马兜铃酸、银杏酸等),由于其在终产品中的含量较低,且可能受到其他成分的作用或影响,加之试验时间有限等,故对终产品的毒理学评价试验可能得不出阳性结果,这可能使得含此类成分的保健食品对人体产生危害的潜在风险增加。第二,具有某些保健功能的食品(或成分)在产生保健功能的同时,在其毒理学评价试验中也可能造成相关指标的异常,如具有减肥功能的功能性食品在28天、90天喂养试验中可能出现较高剂量组动物的体重(增长)低于对照组;具有降脂、降糖、降压等功能的功能性食品也可能影响正常动物的血脂、血糖、血压等,这可增加在对此类功能性食品毒理学结果进行评价时的复杂性和"不确定性"。第三,在评价方法方面,可以利用已得到国内外公认的动物替代试验和快速筛检方法,针对特殊原料、成分进行特殊毒性的检测与评价。还应结合配方和原辅料分析及其化学成分分析、暴露量评估和食品安全风险分析、上市后的人群不良反应观察与分析、相关不良反应文献报告的系统分析等综合手段,以对功能性食品的食用安全性做出较全面准确的评价。最后,可以把基因组学、蛋白质组学、代谢组学、细胞毒理学等应用于功能性食品安全评价中,以更加全面地评价功能性食品或成分的安全性。

2. 功能性评价　功能性食品的功能学评价应根据不同的功能因子及功能进行论证,评价方法方面最佳最直接的方法是人群试食试验,但由于开展人群试食试验有一定难度,并且在功能性因子筛检及功能学食品功能筛检等研究的初期阶段,不可能直接开展人体试食试验,并且许多试验在道义上和方法上受到限制,不可能进行人体试食试验。而借助于动物模型的间接研究,可以有意识地改变一些在自然条件下不可能或不易排除的因素,以便更准确地观察模型的试验结果,并与人类疾病进行比较研究,有助于方便有效地认识功能性食品对某些疾病的预防和治疗作用。动物试验是功能性食品功能学评价的重要手段。

有的动物试验模型是通过相应饲料喂养或化学物质诱导而产生相应的疾病动物模型,如链脲佐菌素诱导的1型糖尿病模型,高脂饲料喂养诱导的肥胖模型、2型糖尿病模型、脂肪肝模型、高脂血症模型,低钙饲料诱导的低骨密度动物模型,低铁饲料诱导的缺铁性贫血模型等,而有的动物模型是通过自发性或基因敲除的疾病模型,如SHR大鼠高血压模型、KK-Ay小鼠(轻度肥胖型2型糖尿病动物)、ob/ob小鼠(肥胖合并2型糖尿病动物模型)、db/db小鼠(2型糖尿病小鼠)、Zucker fa/fa大鼠(自发性肥胖动物模型)等,利用这些疾病动物模型,给予拟评价的功能性食品或功能因子,评价其预防和改善疾病的功能。

近年来功能性因子和功能食品研究成为热点,种类也越来越多,常用体外细胞模型对众多功能因子和功能性食品功能进行快速筛检,如HepG2胰岛素抵抗模型研究功能性因子对胰岛素抵抗的作用,利用各种癌细胞株研究功能性因子的抗癌作用,利用细胞试验研究抗氧化作用等。

在通过安全性评价证明功能性食品的安全性以及动物功能性评价试验中功能有效性的前提下,开展功能性食品的人体功能性试食评价。人体试食试验应遵循随机对照试验的基本原则,在评价是否具有功能的同时,也要观察受试的功能性食品对人体有无毒副作用。

日本已经建立了功能性食品的多种复杂测定方法,其中包括XYZ光子释放系统、功能性评价数据库建立及DNA芯片测定技术,而这些技术革新也促进了日本功能性食品的发展。目前也有越来越多的新技术和评价模型用于我国的功能性食品评价,以期更加全面综合的评价功能性食品,促进其发展。代谢动力学研究是通过体外和动物体内的研究方法,揭示受试物在体内的动态变化规律,获得受试物的代谢动力学参数,可进一步深入阐明受试物作用机制,可提供受试物对靶器官效应的依据。

还有学者提出,将细胞因子的检测纳入功能性评价试验将会是应对功能性食品评价较好的方法,例如日本的功能性食品就要求进行IL-6的检验。同时,食品的功能性评价一直以来充满争议,这主要是因为体外试验和动物试验到底在多大程度上代表人体功能,动物的功能性试验结果外推到人体存在不确定性。

3. 系统综述　随着循证医学的兴起,如何系统的总结以往的研究成果,为功能性食品声称循证决策提供高质量证据日益受到重视,成为食物成分和人体健康关系、功能声称的证据的最佳手段,通常被视为最高级别的证据。美国FDA已经有了系统科学综述方法和报告,其他国家也已经开始重视对以往文献的 Meta 分析,以客观评价特定问题的研究证据。

在第三卷第六章循证营养学已经明确研究方法,包括收集、选择、评价临床研究资料以及统计方法等,保证结论的真实性和可靠性。

（二）功能性食品的应用

功能性食品是针对特定人群而研制的,每种功能性食品有特定的适宜人群。关于功能性食品、膳食补充剂、保健食品如何应用,并没有权威的使用指南。如尽管复合维生素、矿物质补充剂的使用日渐普遍,但全球一直没有关于营养素补充剂使用的推荐指南。

1. 营养素补充剂的使用　2018 年美国 Tufts 大学的 Jeffrey Blumberg 和意大利 Pavia 大学的 Hellas Cena 博士作为联合主席,根据研究领域和所在地域召集了全球 14 名在营养和健康研究领域的顶级专家,采用改良的德尔菲循证医学方法(Delphi Process),经过了几轮的在线会议和最终的现场圆桌会议,起草了《关于维生素/矿物质(MVMS)使用的专家共识》,主要要点包括:①如果 MVMS 应用于一般人群,应该至少包含应用地区普遍摄入缺乏(即低于推荐摄入量)的微量营养素。补充的维生素和矿物质含量应与推荐摄入量(RDA 或 AI)相当,并且不超过耐受摄入量上限(UL),MVMS 应该作为补充膳食上的不足来使用,不应该成为平衡饮食的替代。②人体微量营养素的状态受到很多因素,诸如代谢、生理、健康状况等的影响。对于某些微量营养素,较高的摄入对于健康有积极作用。③在人群层面和个体水平上使微量营养素的摄入水平达到推荐量是公共健康领域的明确目标。④每日服用 MVMS 是使众多微量营养素达到推荐摄入水平,以维持机体正常代谢和生理功能的一种有效途径。⑤在人群水平,每日服用MVMS 能够降低微量营养素摄入不足的流行率。⑥健康成年人长期服用不超过耐受摄入量上限(UL)的 MVMS 是安全的。⑦利用 MVMS 来预防慢性疾病的证据仍然不够充分。⑧对于容易缺乏微量营养素或者微量营养素需求相对较高的健康人群,诸如孕妇、儿童和老人等,服用 MVMS有一定益处。⑨一些因慢性疾病而导致营养缺乏的人可以通过饮食和 MVMS 来避免缺乏。

为正确引导广大居民的营养素补充行为,中国营养学会设立了"居民营养素补充剂使用科学共识研究专项",成立了共识研究工作组,按照循证医学原则,经过多次讨论,最终形成了居民营养素补充剂使用科学共识专业版和普及版,专业版对具体的营养素与疾病的关系给出了营养素与具体疾病的关系及其证据等级。普及版的具体内容包括:①满足营养需求,是每个人保持良好营养状况的必需条件。2 岁以上健康个体,按照《中国居民膳食指南》践行平衡膳食原则,能够满足充足营养,维持良好身体健康状况,不推荐额外补充。②确定自己膳食是否满足营养需要,须经过膳食、营养状况指标和体征等来评估。由于各种原因,无法通过膳食满足营养需要的个体,应咨询营养专业人员(营养师、营养专家或医生),合理进行膳食调整或营养素补充,预防营养缺乏。③对于营养素缺乏的个体,补充营养素是简便有效的方法。同时应积极采取膳食

改善措施,包括选择强化食品、营养素补充剂作为营养素补充的来源,以弥补不足、纠正营养素缺乏状况。④孕妇、乳母、幼儿、老年人等,由于特殊生理时期的某些营养素需求高,应常常咨询(医院、保健中心)营养师或医生,合理进行营养调理,以保障特殊生理时期的营养需要。营养调理的手段包括膳食、营养素补充、合理运动等措施。⑤特殊环境或特殊职业的人群,如高原、高温、低温、低日照、高强度运动和体力活动等,根据工作性质使用营养素补充剂很有必要。建议咨询营养专业人员(营养师、营养专家或医生)个体辅导或诊疗。⑥疾病状态人群或高危人群,应在医生和营养师的指导下,有针对性地进行营养诊断、评估和营养治疗。营养改善是促进身体康复、提高生命质量的重要保障。⑦营养素的补充剂量,应根据中国居民膳食营养素参考摄入量进行,过量补充不一定增加健康益处,可能带来负面效应,甚至增加疾病风险。

2. 功能食品使用　保健食品的选服原则应因人而异,如年老体弱者,可选用抗氧化、调节免疫等保健食品;青少年根据需要选用改善记忆、改善视力及有助于生长发育的保健食品;重体力及脑力劳动者,根据需要选择缓解体力疲劳、改善记忆等保健食品;肥胖者可选减肥功能的保健食品,等等。选用保健食品应认真阅读其标签和说明书,保健食品或功能性食品不能代替药物。

四、功能性食品的管理和法规

正如功能性食品在各个国家的定义和释义不同,各国对功能性食品的管理也有所不同。

目前我国针对保健食品管理的法规主要为 2016 年 2月 26 日国家食品药品监督管理总局第 22 号令发布的《保健食品注册与备案管理办法》。保健食品注册是指食品药品监督管理部门根据注册申请人申请,依照法定程序、条件和要求,对申请注册的保健食品的安全性、保健功能和质量可控性等相关申请材料进行系统评价和审评,并决定是否准予其注册的审批过程;保健食品备案是指保健食品生产企业依照法定程序、条件和要求,将表明产品安全性、保健功能和质量可控性的材料提交食品药品监督管理部门进行存档、公开、备查的过程。

（一）原料和辅料的管理

保健食品原料是指与保健食品功能相关的初始物料,保健食品辅料是指生产保健食品时所用的赋形剂及其他附加物料。保健食品所使用的原料和辅料应当符合国家标准和卫生要求。

1. 注册保健食品的原料　应符合《卫生部关于进一步规范保健食品原料管理的通知》(卫法监发〔2002〕51 号)(见附件 1~2)以及原卫生部/食药总局发布的《真菌类保健食品申报与审评规定(试行)》《益生菌类保健食品申报与审评规定(试行)》《核酸类保健食品申报与审评规定(试行)》《野生动植物类保健食品申报与审评规定(试行)》《氨基酸螯合物等保健食品申报与审评规定(试行)》《应用大孔吸附树脂分离纯化工艺生产的保健食品申报与审评规定(试行)》《保健食品申报与审评补充规定(试行)》等规定,如《真菌类保健食品申报与审评规定(试行)》规定真

菌类保健食品系指利用可食大型真菌和小型丝状真菌的子实体或菌丝体生产的产品,并给出了可用于保健食品的11种真菌菌种名单。《益生菌类保健食品申报与审评规定(试行)》规定益生菌类保健食品系指能够促进肠道菌群生态平衡,对人体起有益作用的微生态产品,给出了可用于保健食品的10种益生菌菌种名单。野生动植物类保健食品是指使用了国务院及其农业(渔业)、林业行政主管部门发布的国家保护的野生动物、植物名录中收入的野生动物、植物品种生产的保健食品,《野生动植物类保健食品申报与审评规定(试行)》对使用野生动物、植物品种生产保健食品做了规定。

我国原卫生部/卫生计生委公告的新食品原料(2013年前称为新资源食品)也可作为保健食品原料应用。

关于保健食品禁用物品,在原卫生部卫法监发〔2002〕51号中给出了保健食品禁用物品名单(59种),以及在2014年国卫办食品函〔2014〕975号(8个法规)中提到的濒危药材、国家一级和二级保护野生动植物及其产品,人工驯养繁殖或人工栽培的国家一级保护野生动植物及其产品均为禁用,禁用经过基因修饰的菌种和单一的DNA或RNA(须RNA和DNA混用)作为原料申报保健食品。另外限制使用野生甘草、苁蓉、雪莲及其产品,不得使用肌酸、熊胆粉、金属硫蛋白。

对于采用保健食品新原料生产的保健食品,需要根据原国家卫生计生委关于印发《新食品原料申报与受理规定》中对新食品原料的要求进行毒理学安全性评价。保健食品新原料(以下简称新原料)是指不在国家食品药品监督管理局公布的可用于保健食品、卫生部公布或批准可以食用以及生产普通食品的范围内,拟用于保健食品的原料。

2. 备案保健食品的原辅料 应符合2016年12月原食药总局发布的《保健食品原料目录(一)》的规定,该目录对营养素补充剂允许应用的原料名称(含化合物名称、标准依据、适用范围)、每日用量(含功效成分、适宜人群、最低值、最高值)和功效等做了规定。同时发布的《允许保健食品声称的保健功能目录(一)》也只有"补充维生素、矿物质"一项功能。所以目前实施备案的保健食品仅包括旨在补充维生素和矿物质的营养素补充剂类的保健食品。

(二)健康声称的管理

我国只允许保健食品可以声称功能,营养素补充剂类产品声称为"补充某某营养素",功能型保健食品目前允许27项功能的声称,目前国家市场监管总局正在对保健食品的功能声称组织修订,将发布新的功能声称目录。另外根据GB 28050食品安全国家标准《预包装食品营养标签通则》允许使用营养素功能声称,如"维生素D可促进钙的吸收""膳食纤维有助于维持正常的肠道功能"等。

健康声称中各国争议较大的是"减少疾病风险"声称,相当大一部分国家对于此类声称是否具有充分科学依据持保留态度,不允许提及任何与疾病相关的声称。而一些国家从公共卫生的角度出发,允许标示"减少疾病风险"声称。另外,营养与特殊膳用食品法典委员会制定的法典标准和许多国家均禁止在婴幼儿食品中使用"健康声称"。

(三)国外功能性食品的管理

1. 美国 美国于1994年制定了《膳食补充剂健康与教育法》(DSHEA),由食品药品监督管理局(FDA)负责膳食补充剂的监督管理,主要包括原料、功能声称、生产等方面的监督管理。但使用1994年10月15日《膳食补充剂健康与教育法》实施前上市的食物成分以外的新的膳食补充剂成分应当在上市前至少75天向FDA备案,需提交安全性资料表明产品成分是安全的。同时,生产商也可以委托FDA请有关单位对新的膳食补充剂成分进行安全性评价。虽然FDA不对膳食补充剂进行注册管理,但对膳食补充剂的安全性有质疑的权利。

美国是对健康声称规范较早的国家之一,根据美国食品标签法(21CFR101),膳食补充剂标签可以使用三种声称,即健康声称(health claims)、营养素含量声称(nutrient content claims)和结构/功能声称(structure /function claims)。

健康声称需经FDA审核或批准;而结构/功能声称不需经FDA批准,但制造商应对其使用的结果/功能声称持有真实可靠的科学依据,并在产品首次上市后30天内通告FDA。健康声称是指某一食品(含膳食补充剂)标签上以明示或暗示方式给出的包含能够表明某一物质与某一疾病或健康状况相关关系的"第三方"生产商声称一种膳食补充剂可解决营养缺乏问题、增进健康,或与特定机体功能推荐信息、书面声明、标志或小插图。健康声称又分为"具有明确科学共识的健康声称"和"限制性健康声称",前者需经FDA事先批准,后者需向FDA申请,FDA审核后颁发强制函后方可使用。这两种健康声称都强调某一物质(具体的食品成分或某一具体食品)和某一疾病(如肺癌或心脏病)或健康相关问题(如高血压)的关系且提供科学依据。此外,限制性健康声称与具有明确科学共识的健康声称不同,它们还必须附有免责声明或必须符合的要求。

除了健康声称,DSHEA规定膳食补充剂允许声称结构/功能声称,这类声称是指:膳食补充剂对改善典型营养缺乏疾病的作用并阐明该疾病在美国的流行情况;描述营养素或膳食补充剂原料在调节人体结构或功能中的作用;阐述营养素或膳食补充剂原料在维持人体结构或功能方面得到认可的作用机制;摄入营养素或膳食补充剂原料的总体健康作用。根据DSHEA规定,膳食补充剂使用结构/功能声称需在产品上市后30天内向FDA备案。

根据美国现行法规,膳食补充剂的配方可分为膳食成分(功效成分)与辅料,美国FDA允许膳食补充剂的膳食成分配方进行复配,只要配方中所用的原辅料符合美国现行法规要求,以上概念中的"组合"就视为合法,即对于美国膳食补充剂的复配产品,其配方中选用的原辅料及用量应符合美国现行法规要求。

2. 日本 日本的功能性食品包括以下两类:①特定保健用食品:是指适用于特定人群食用,具有调节机体功能的保健机能食品;②营养机能食品:是指以补充特定的营养成分为目的的保健机能食品。2015年4月《机能性标示食品制度》实施新增了技能标示食品。2009年日本设立了消费者事务厅,负责原厚生劳动省对特定保健用食品的监督管理。

（1）特定保健用食品：指可用于维持增进健康以及保健的食品，要求产品含有影响身体生理学功能以及生物学活性的功能性成分。特定保健用食品可分为常规型、降低疾病风险型、规格基准型、条件限制型四种；由消费者厅进行个别许可制（即审批制注册），按照特定保健食品的4种不同类别，要求提供的资料、审批的难易程度、审批的时间周期不同；这4种特定保健用食品中，降低疾病风险型和规格标准型可通过简化注册获得许可。根据企业所提出的食品在动物试验以及人体临床试验中获得的科学性资料依据，在审查其安全性和有效性的基础上，对产品予以许可。

（2）营养机能食品：只要符合相应规定标准即可自行认证（自行合规）上市销售，无需审批或备案。

（3）机能标示食品：与特定保健用食品（特保）、营养机能食品不同，采用新的食品机能标示制度。它是以企业的责任为主，科学依据为基础，向消费者厅提出申请，在商品包装上标示机能的食品。

特定保健用食品和营养机能食品的成分必须是食品成分，并保持食品原营养成分及含量比例。使用新原料必须经安全性毒理学评价证实安全无害。日本1991年就对"特殊健康用食品"（FOSHU）上的健康声称进行了规范，此外还批准了13条营养素功能声称并实行备案制。特定保健用食品的主要声称包括具有调节肠胃、降低胆固醇吸收、降低血压、抑制血糖上升、改善贫血、有助于矿物质吸收、防龋齿等功能。没有制定具体功能评价规范，申请企业自行进行研究。

3. 加拿大　加拿大功能性食品称为天然健康产品，包括草药、顺势疗法产品、维生素、矿物质、传统药物及氨基酸等。加拿大制定了《天然健康产品条例》，由卫生部负责监督管理。

天然健康产品必须符合以下两方面的要求：一是产品的功效；二是产品的原料。功效包括如下几个方面内容：诊断、治疗、减轻或预防人体疾病、功能失调等症状；恢复或纠正人体的器官功能；调整人体的器官功能，以维持或促进健康。天然健康产品在申请注册时，必须提供产品有效性方面的相关证据。在原料管理方面，加拿大卫生部对可用于天然健康产品的功效成分和非功效成分建立起目录名单，并依据目录对原料实施管理。并依据已掌握的资料进一步建立了原料及其功能相结合目录，即天然健康产品专论。

加拿大允许天然健康产品进行健康声称，其须在申请天然健康产品许可过程中同时进行申报。健康声称管理的重点放在申请产品安全性和功能声称的科学性和真实性评价上。申请者需依据规定针对申请产品的健康声称提供相应的安全性和功效性支持证据。以上涉及的法规信息包括：天然健康产品专论、《进行现代健康声称的天然健康产品许可办法》《作为传统药物使用的天然健康产品许可办法》。基于不同分类依据，现代健康声称可划分为三类，包括①针对严重、一般性、轻微疾病等不同的健康状态的声称。②针对诊断、治疗、治愈、降低风险、预防、一般健康维持/支持/促进和抗氧化等不同健康作用的声称。③针对低疗效作用的一般健康声称，其中包括：a）来源/提供/含有声称；b）基于组分的声称；c）维持良好健康的声称；d）有助于/支持/维持/促进健康的一般声称；e）基于作用机制的一般声称；f）缓解的低疗效影响一般声称；g）风险降低的低疗效影响一般声称。

4. 欧盟　在欧盟，食品补充剂属于食品类别，应当具有营养或者生理作用的营养素及其他营养成分，不含有太多的热量。目的是补充正常膳食供给的不足，但不能替代正常的膳食，以一定的剂量、形式生产销售，其形态应该是片、胶囊、滴剂和粉。食品补充剂的安全和功能评价主要由欧盟食品安全局（EFSA）负责，具体监督管理由欧盟各成员国负责。欧盟地区主要针对功能性声称的法律法规是《欧盟法规1924/2006食品营养与健康声称》及《欧盟指令2002/46》整合成员国食品补充剂法律。

食品补充剂实行上市前备案制。欧盟制订允许补充的营养素名称及相应的原料名单。使用名单外的原料要提供额外相关的资料。功能声称主要包括"营养声称"和"健康声称"，其中"健康声称"又分为"一般健康声称""降低疾病风险声称"和"儿童生长发育健康声称"等，并分别制定了相关程序和规定，实行列表与行政许可相结合的制度。除降低疾病风险声称和促进少年儿童生长与健康相关的声称需要行政许可外，其他一般性声称均采用列表制度，并在一定条件下对首家申请者技术资料给予7年保护。

附件1：既是食品又是药品的物品名单（见法监2002—51号文）

丁香、八角茴香、刀豆、小茴香、小蓟、山药、山楂、马齿苋、乌梢蛇、乌梅、木瓜、火麻仁、代代花、玉竹、甘草、白芷、白果、白扁豆、白扁豆花、龙眼肉（桂圆）、决明子、百合、肉豆蔻、肉桂、余甘子、佛手、杏仁（甜、苦）、沙棘、牡蛎、芡实、花椒、赤小豆、阿胶、鸡内金、麦芽、昆布、枣（大枣、酸枣、黑枣）、罗汉果、郁李仁、金银花、青果、鱼腥草、姜（生姜、干姜）、枳椇子、枸杞子、栀子、砂仁、胖大海、茯苓、香橼、香薷、桃仁、桑叶、桑葚、桔红、桔梗、益智仁、荷叶、莱菔子、紫苏、紫苏籽、葛根、黑芝麻、黑胡椒、槐米、槐花、蒲公英、蜂蜜、榧子、酸枣仁、鲜白茅根、鲜芦根、蝮蛇、橘皮、薄荷、薏苡仁、薤白、覆盆子、藿香。

附件2：可用于保健食品的物品名单（见法监2002—51号文）

人参、人参叶、人参果、三七、土茯苓、大蓟、女贞子、山茱萸、川牛膝、川贝母、川芎、马鹿胎、马鹿茸、马鹿骨、丹参、五加皮、五味子、升麻、天门冬、天麻、太子参、巴戟天、木香、木贼、牛蒡子、牛蒡根、车前子、车前草、北沙参、平贝母、玄参、生地黄、生何首乌、白及、白术、白芍、白豆蔻、石决明、石斛（需提供可使用证明）、地骨皮、当归、竹茹、红花、红景天、西洋参、吴茱萸、怀牛膝、杜仲叶、沙苑子、牡丹皮、芦荟、苍术、补骨脂、诃子、赤芍、远志、麦门冬、龟甲、佩兰、侧柏叶、制大黄、制何首乌、刺五加、刺玫果、泽兰、泽泻、玫瑰花、玫瑰茄、知母、罗布麻、苦丁茶、金荞麦、金樱子、青皮、厚朴、厚朴花、姜黄、枳壳、枳实、柏子仁、珍珠、绞股蓝、胡芦巴、茜草、荜茇、韭菜子、首乌藤、香附、骨碎补、党参、桑白皮、桑枝、浙贝母、益母草、积雪草、淫羊藿、菟丝子、野菊花、银杏叶、黄芪、湖北贝母、番泻叶、蛤蚧、越橘、槐实、蒲黄、蒺藜、蜂胶、酸角、墨旱莲、熟大黄、熟地黄、鳖甲。

第二节 婴幼儿配方食品

母乳是婴儿最好的食物。世界卫生组织推荐 0~6 月龄的婴儿应该进行纯母乳喂养，并建议持续母乳喂养至 24 月龄及以上。但是由于母亲或婴儿的身体状况等各种原因，许多婴儿得不到母乳喂养或者母乳不够，婴幼儿配方食品成为满足这类婴儿营养需求的重要食品。从 19 世纪开始，关于婴幼儿配方食品的研究逐渐增多，且逐渐成为热点的研究方向之一。

虽然婴幼儿配方食品对于不能母乳喂养婴儿来讲是一种重要的营养来源，但由于近年来各国母乳喂养率的下降，当前世界卫生组织和各国政府都强调要对婴幼儿配方食品进行严格管理，并加强广告限制等方面要求。因此，科学看待婴幼儿配方食品的作用，在全社会营造母乳喂养的氛围，在当前有重要意义。

一、基本概念和分类

通常意义上讲，婴幼儿配方食品是一种母乳代用品，是不能母乳喂养时的无奈选择。

各国对婴幼儿配方食品的概念不尽相同，一般是指以母乳的营养成分为依据，通过添加婴幼儿生长发育必需的多种营养素以调整动物乳(主要是牛乳或者羊乳)的营养成分构成和含量，使其尽可能接近母乳的一种食品。另外，由于婴幼儿不同年龄阶段的营养需要量不同，所以一般都将其按照婴儿配方食品、较大婴儿配方食品、幼儿配方食品来分别定义(通常将后两者合并)。

国际食品法典委员会(CAC)标准《CODEX STAN 72-1987》中，婴儿配方食品指一类可满足婴儿从出生至可适当辅食喂养的最初几个月的营养需求而特别配制的母乳替代品。这类产品仅通过物理方法加工，其包装能在产品销售国的所有正常处理、贮存和销售的条件下防止变质和污染。《CODEX STAN 156-1987》中定义的较大婴儿和幼儿配方食品是指可用作 6 月龄以上的婴幼儿断奶期膳食的液态食品部分；特殊医学用途婴儿配方食品是指母乳或婴儿配方食品的替代品，专门用于满足在生命最初几个月直至适当补充喂养期间患有特殊紊乱、疾病或医疗状况婴儿的自身特殊营养需求。

根据我国有关标准，婴幼儿配方食品包括了婴儿配方食品、较大婴儿和幼儿配方食品以及特殊医学用途婴儿配方食品。婴儿配方食品及较大婴儿和幼儿配方食品都是以乳类及乳蛋白制品和(或)大豆及大豆蛋白制品为主要原料，加入适量的维生素、矿物质和(或)其他辅料，仅以物理方法生产加工制作成的液态或粉状产品，其适用人群分别为 0~12 月龄、6~36 月龄的健康婴儿；特殊医学用途婴儿配方食品是针对患有特殊紊乱、疾病或医疗状况等特殊医学状况的 0~12 月龄婴儿的营养需求而设计制成的粉状或液态配方食品。由于该类产品的适用人群特殊，因此须在医生或临床营养师的指导下使用。

二、配方原理和营养特点

婴幼儿配方食品的配方原理及其营养特点，必须以满足婴幼儿的营养健康需求为目的、并考虑所有原料的安全性、有效性，营养成分含量既不能太低影响生长发育，也不能过高造成代谢负担。所使用的原料，除非证明对婴幼儿有特别的益处或者对产品制作有特别的作用且对婴幼儿无害，否则应慎重添加，避免带来风险。

婴幼儿配方的设计原理主要考虑每一个营养素的含量、所使用的营养素来源、所添加的其他物质的安全性(如食品添加剂等)，以下将分别简要阐述。

(一)营养素含量

母乳是婴儿最理想的食物，可以为婴儿提供最全面的营养支持。婴幼儿配方食品是一种母乳代用品，是无法母乳喂养时的无奈选择。

国内外科学界一致认为，健康的、营养充足的乳母分泌的母乳中营养素种类和含量是确定婴幼儿配方食品中营养素含量的重要参考，俗称"金标准"。但考虑到母乳中营养素会随饮食等因素的变化而变化，因此其营养素含量可能是乳母饮食摄入而不是婴儿需要量的真实反映和指示，此外，配方食品中营养素的吸收利用率与母乳也有一定差异，因此母乳并不是配方食品中营养素含量的唯一参考因素。

国际上认为更好地评估婴幼儿配方食品中各种营养素适宜含量的科学证据是喂养结局，即与母乳喂养的婴儿有相同或相似的喂养结局，包括生长、体重、生化指标、智力发育等。对于目前尚未有充分的依据证实对婴幼儿发育有益处的营养素或其他物质则不应该加入到产品中。

目前婴幼儿配方食品标准中营养素最小值是以满足相应年龄段正常婴儿的营养需求为目标而设定的，鼓励企业在实际生产时作为产品配方设计的目标值；最大值则是在充分保证安全性的基础上，考虑实际生产需要、货架期衰减等各方面因素后设定的，一般不鼓励作为产品配方的目标值。

(二)营养素来源

1. 蛋白质来源 婴幼儿配方食品是以乳类及乳蛋白制品和(或)大豆及大豆蛋白制品为主要原料(基质)，添加适量的维生素、矿物质等成分加工而制作成的产品。因此，乳类及乳蛋白制品、大豆及大豆蛋白制品是其最主要和最重要的原料，主要提供优质蛋白质、部分脂肪和乳糖等。

乳类及乳蛋白制品，一般为牛乳(粉)、羊乳(粉)，或是从牛乳、羊乳中提取的乳清蛋白粉等；大豆及大豆蛋白制品，主要为大豆分离蛋白、浓缩大豆蛋白等。如单纯以乳及乳制品作为蛋白质来源，则该配方食品为乳基婴幼儿配方食品，相反则为豆基婴幼儿配方食品。目前我国市售产品大多数为乳基产品。

2. 脂肪来源 除基质中含有的脂肪外，婴幼儿配方食品中一般还会额外添加油脂，主要是植物油，如葵花子油、菜籽油、椰子油、玉米油、大豆油、棕榈油等。不同植物油中含有的脂肪酸不同，经过一定配比后可满足标准中对婴幼儿配方食品脂肪含量及必需脂肪酸，如亚油酸、α-亚麻酸的要求。有部分产品中也会添加一些天然乳脂,如从牛乳、羊乳中分离得到的稀奶油用于脂肪含量和结构的调整。

此外,对于选择添加 DHA 和 ARA 的产品,还会添加二十二碳六烯酸油脂、金枪鱼油、二十碳四烯酸油脂等,其来源应符合 GB 14880 附录 C 以及相应质量规格的要求。

3. 碳水化合物来源　对于乳基婴幼儿配方食品,碳水化合物的来源首选乳糖,可在此基础上添加葡萄糖聚合物。母乳中碳水化合物含量非常丰富,90% 以上以乳糖形式存在,其余为低聚糖。而牛乳和羊乳中乳糖的含量较低。因此,我国乳基婴幼儿配方食品中绝大多数都添加了乳糖,以增加产品中乳糖的含量。在此基础上,可适当添加葡萄糖聚合物,如预糊化淀粉等,以满足对碳水化合物的要求。对于蔗糖、葡萄糖浆等,少数产品添加可以有调味的作用,但是添加量都很少。此外,很多产品中还添加了低聚果糖、多聚果糖、低聚半乳糖等,作为膳食纤维的来源,有助于维持婴幼儿正常的肠道功能。

4. 维生素和矿物质　婴幼儿配方食品中的维生素和矿物质除了从食物原料中带入,更多需要添加一些化合物来满足婴幼儿需求和标准要求。允许加入到婴幼儿配方食品中的维生素、矿物质化合物都是经过安全性评估后列入我国相应标准中的。如针对每一种维生素、矿物质,都会列出集中化合物来源供生产者选择。

5. 其他物质　婴幼儿配方食品中还可以添加一些其他原料,如部分产品中允许添加的氨基酸、叶黄素、低聚糖类,以及批准的允许在婴幼儿配方食品中使用的新食品原料、益生菌等。这些物质的添加也都必须符合相应的标准及法规要求。

(三) 食品添加剂

为充分保证婴幼儿配方食品在整个货架期的安全性、稳定性、冲调性,以及产品的正常性状,需要在婴幼儿配方食品中加入一些必要的食品添加剂。

与营养强化剂相似,我国目前批准的允许在婴幼儿配方食品中使用的食品添加剂都是经过针对婴幼儿的风险评估,充分保证其安全性的,不会对婴幼儿的生长发育产生不利影响。

三、婴幼儿配方食品的评价

婴幼儿配方食品涉及的评价一般涉及两个方面,安全性评价和营养性评价。

(一) 安全性评价

目前婴幼儿配方食品的安全性评价,主要是针对其中所含有的物质,如污染物、真菌毒素、食品添加剂等,而不是针对产品本身。因此,对于有害物质的评价也遵循风险评估的一般原则,包括了危害识别、危害特征描述、暴露评估以及风险特征描述四个步骤。但由于婴幼儿的特殊性,部分评价程序与普通人群有所不同。

欧盟于 2017 年发布了《16 周以下婴儿食品中含有的物质安全性评估指南》,内容涵盖了 16 周以下婴儿食品中食品添加剂、营养强化剂、农药、污染物以及食品接触材料等物质的安全性评估的内容。

指南中指出刚出生的婴儿胃、胰腺和胆道功能还没有完全成熟。16 周以下婴儿对食物中添加的物质吸收可能比大婴儿的慢。此外,由于体成分随着年龄的变化,这些物质吸收后的分布和利用等也与成人有所不同。此外,免疫系统、内分泌系统、性发育等参数都在出生后的成熟过程中发生变化。因此,对婴儿食品中相关物质的评估策略需要考虑其器官系统发展阶段的差异及人和动物之间敏感度的差异等因素。

对 16 周以下婴儿食用的食品中可能存在(有意添加或本身含有)的物质的安全评价可参照成人和大婴儿的安全评估程序,并可利用相关研究数据。如可以参考成人的ADME、亚慢性和慢性毒性、基因毒性、致癌性和生殖毒性等信息。同时,考虑到潜在的更大的敏感性,对婴幼儿配方食品还应进行额外的风险评估研究。

一般来说,在有证据支持的情况下,假设观察到的对成年人的影响也会发生在婴儿身上,婴儿和成人之间的大多数差异都具有数量关系,即影响剂量可能比成人低或高。适当的发育研究可能揭示这种效应。在评价过程中其主要通过以下三个方面进行评估,一是毒性,二是营养需求,三是生理和生化方面,具体又包括肠道生理功能、与消除化学物质有关的代谢和分泌能力、神经系统、免疫系统、生殖系统和内分泌系统等。

考虑到不同物质的代谢机制等情况的不同,开展安全性评价时必须遵循个案评估的方法,对不同物质进行逐一评价。

(二) 营养性评价

婴幼儿配方食品营养性评价主要是对婴幼儿配方食品中营养素适宜性的评价,评估其中营养素的含量及质量是否能满足婴幼儿的正常生长和发育需要。

婴幼儿配方食品营养评价中母乳营养素种类和含量是其重要参考。但考虑到母乳中营养素会随饮食等因素的变化而变化,配方粉中营养素的吸收利用率与母乳也有一定的差异,因此母乳并不是配方粉中营养素含量的唯一参考因素。更好地评估婴幼儿配方食品中的营养素适宜程度的科学证据是健康结局,即与母乳喂养的婴儿有相同或相似的喂养结局,包括生长、体重、生化指标、智力发育等。

目前,全球尚没有统一的关于婴幼儿配方食品营养评价的方法。我国和欧盟在开展婴幼儿配方食品中营养素评价时共同遵循的原则为:①婴儿配方食品作为非母乳喂养 0~6 月龄婴儿唯一的营养来源,其营养素含量应能满足 0~6 月龄婴儿全部的营养需求;②婴儿配方食品中营养素含量可以参考母乳,但并不是唯一的决定因素。

根据以上原则,婴幼儿配方食品营养性评价主要考虑以下几个方面的内容:①是否符合国家标准及法律法规要求;②母乳中对应营养素的含量及质量;③婴幼儿的需要量;④婴幼儿对该营养素的实际摄入量,通过收集科学证据明确是否有过量摄入或缺乏情况;⑤健康结局,国内外权威的关于营养素缺乏或者过量对婴幼儿的健康影响,或配方粉喂养与母乳喂养比较研究的结果等。在综合考虑和分析以上因素后,方可对婴幼儿配方食品中营养素含量做出科学的评价。

四、婴幼儿配方食品管理与法规

由于婴幼儿配方食品针对的人群特殊，其安全和营养备受政府、社会、公众的关注。国际组织和各个国家均出台了相应的法规和标准，如国际食品法典委员会、美国、欧盟、澳大利亚、新西兰等。

（一）国际及其他国家

1. 国际食品法典委员会（CAC）　国际食品法典委员会（Codex Alimentarius Commission，CAC）是由联合国粮农组织（FAO）和世界卫生组织（WHO）共同建立的政府间组织，其宗旨是制定国际食品标准，以保障消费者的健康和确保食品贸易公平，消除贸易壁垒。经过几十年的发展，国际食品法典已成为各国食品管理机构和国际食品贸易重要的基本参照标准。

国际食品法典委员会（CAC）1981年发布了CODEX STAN 72-1981《婴幼儿配方食品与特殊医用婴儿配方食品标准》，1987年发布了《较大婴儿和幼儿配方食品标准》。目前，国际食品法典委员会正在修订CODEX STAN 156-1987，多国科学家经过长期讨论，已经修改确定了标准中大部分营养素含量。

国际食品法典委员会标准是各国制定本国婴幼儿配方食品法规、标准的重要参考依据。美国、加拿大、欧盟、澳大利亚、新西兰、日本、中国等国家和地区都制定有婴幼儿配方食品相关法规、标准，并根据最新科学进展定期进行更新。

2. 欧盟　欧盟关于婴幼儿配方食品的法规，原先名称为"指令"（Directive of 2006/141/EC），而新的名称则为"法规"［Regulation of（EU）2016/127］。新的关于婴幼儿配方食品的法规，不仅修订了大多数营养素的含量要求，而且从其约束力上也比原先的指令要强，在所有成员国直接适用。即各成员国不需要将法规的规定在国内进行转化，直接适用法规规定即可。由此可见，在新法规要求下，欧盟各成员国无须再转化为国家层面的标准，自执行日起在各成员国境内直接适用新的标准规定，按照其规定及要求对婴儿及较大婴儿配方食品进行统一管理，适用同一规定，也可避免各成员国理解不一，导致贸易壁垒等情况。

3. 美国　美国的婴儿配方食品标准规定在美国联邦政府的一系列法案中，是法律体系的组成部分。《联邦食品、药品和化妆品法案》（FDC&A，以下简称《联邦食药法案》）是美国食品监管法规的核心，在此基础上，又制定了《婴儿配方食品法案》，专门针对婴儿配方食品提出了法规要求，成为《联邦食药法案》第412部分（Section 412 of the FDC&A）。《婴儿配方食品法案》为美国婴儿食品法规奠定了基础，该法案赋予美国食品药品管理局定期对产品营养成分和质量进行测试的权力，并可以颁布相应的监管法规。根据该法案美国食品药品管理局制定颁布了相应的实施规章：即《美国联邦法规》第21章107部分（21 CFR 107）。该部分内容主要规定有婴儿配方食品的定义、标签、使用方法、特殊婴儿配方食品、营养要求及召回等。

4. 澳大利亚和新西兰　澳大利亚和新西兰的婴儿及较大婴儿配方食品标准是由澳新食品标准局（Food Standards Australia New Zealand，FSANZ）制定的，该标准是《澳大利亚新西兰食品标准法典》（Australia New Zealand Food Standards Code，ANZFSC）的一部分，在澳新两国各州强制执行，是国家法律体系的组成部分。

《澳大利亚新西兰食品标准法典》包括一般食品标准、食品产品标准、食品安全标准及初级生产标准计四章内容。而婴儿配方食品标准被规定在第二章食品产品标准中，属于该章第九部分特殊用途食品的内容。婴儿配方食品标准在澳大利亚各州及新西兰强制执行，由各州各地区政府负责执行和监督检验。

（二）我国相关法规

中国在20世纪80年代就出台了一系列婴幼儿配方食品的标准，包括《婴儿配方乳粉Ⅰ》（GB 10765—89）、《婴儿配方乳粉Ⅱ》（GB 10766—89）、《婴儿配方代乳粉》（GB 10767—89）和《"5410"配方食品》（GB 10768—89）。1997年修订为《婴儿配方乳粉Ⅰ》（GB 10765—1997）、《婴幼儿配方乳粉Ⅱ、Ⅲ》（GB 10766—1997），《婴幼儿配方粉及婴幼儿补充谷粉通用技术条件》（GB 10767—1997），废止了《"5410"配方食品》（GB 10768）。

根据2009年《中华人民共和国食品安全法》的要求，国家卫生计生委（原卫生部）于2010年正式修订和发布了《食品安全国家标准 婴儿配方食品》（GB 10765—2010）、《食品安全国家标准 较大婴儿和幼儿配方食品》（GB 10767—2010），并制定了旨在满足疾病状况和功能紊乱等特殊婴儿营养需求的一项新标准，即《食品安全国家标准 特殊医学用途婴儿配方食品通则》（GB 25596—2010）。

此外，根据2015年修订发布的《中华人民共和国食品安全法》要求，为了进一步严格婴幼儿配方乳粉监管，原国家食品药品监管总局发布了《婴幼儿配方乳粉产品配方注册管理办法》，以及配套文件《婴幼儿配方乳粉产品配方注册申请材料项目要求（试行）》和《婴幼儿配方乳粉产品配方注册现场核查规定（试行）》等，在标准的基础上，对中国的婴幼儿配方乳粉进行配方注册管理。以下将分别介绍标准的注册管理办法等相关内容。

1. 食品安全国家标准

（1）标准概况：现有的食品安全国家标准包括《婴儿配方食品》（GB 10765—2010）、《较大婴儿和幼儿配方食品》（GB 10767—2010）和《特殊医学用途婴儿配方食品》（GB 25596—2010）。

三个标准均对婴儿生长发育所必需的必需成分进行了详细的规定，包括能量、蛋白质、脂肪、碳水化合物、维生素和矿物质的来源、含量范围、对应的检测方法和（或）计算方法。同时，还规定了可选择性成分的含量范围、检测方法，产品标签标识等方面的内容。

对于《婴儿配方食品》和《较大婴儿及幼儿配方食品》，两者对技术要求的规定较为相似。根据其适用范围不同，考虑到较大婴儿和幼儿有辅助食品的能量和营养补充，两者在营养成分的含量和个别种类营养素的要求上略有不同（如碳水化合物，在较大婴儿和幼儿配方食品中没有进行规定）。

《特殊医学用途婴儿配方食品通则》规定："特殊医学

用途婴幼儿配方食品的配方应以医学和营养学的研究结果为依据,其安全性、营养充足性以及临床效果均需要经过科学证实,单独或与其他食物配合使用时可满足0~6月龄特殊医学状况婴儿的生长发育需求",这是根据特殊医学用途婴儿配方食品特点做出的具体规定,突出此类产品的配方设计应该经过科学证实,能提供终产品的安全性、营养充足性、针对性的资料,以及产品临床喂养评价结果。

特殊医学用途婴儿配方食品的必需成分参照正常足月婴儿营养要求制定。由于特殊医学状况婴儿的能量、营养素需求与正常足月婴儿相比有较大差别,因此按照该标准附录A对能量、营养素进行适当调整。同时,针对该标准比较复杂,为方便监管,我国原卫生部于2012年2月配套发布了该标准的官方问答,基本解决了生产或使用等过程中遇到的主要问题。

目前,我国正在开展婴幼儿配方食品系列标准的修订工作。修订后将从原有的三个标准修订为《婴儿配方食品》《较大婴儿配方食品》《幼儿配方食品》以及《特殊医学用途婴儿配方食品》四个标准,产品间的划分更加明确,标准体系更加清晰。在标准修订中,根据最新的科学证据,充分结合我国母乳营养成分含量、婴幼儿实际摄入量以及最新膳食参考摄入量等数据,开展全面的评估工作。根据评估的结果,进一步完善标准中营养素和安全性指标,更好地满足我国婴幼儿的营养需求,保证婴幼儿配方食品的营养和安全。

(2) 安全性指标:为了充分保证婴幼儿配方食品的安全,GB 10765—2010、GB 10767—2010以及GB 25596—2010中对污染物限量、真菌毒素限量、微生物限量进行了严格的规定。污染物限量中对铅、亚硝酸盐和硝酸盐进行了规定。真菌毒素限量规定了黄曲霉毒素M1和B1的限量要求;微生物限量规定了菌落总数、大肠菌群、金黄色葡萄球菌、阪崎肠杆菌和沙门菌。此外,我国基础标准,如《食品中污染物限量》(GB 2762—2017)中也有关于婴幼儿配方食品的相关规定。

(3) 食品添加剂和营养强化剂:婴幼儿配方食品中所使用的食品添加剂应符合我国GB 2760《食品添加剂使用标准》以及卫生计生委/卫生健康委增补公告的相关规定。在GB 2760的分类系统中,13.1是婴幼儿配方食品(亚类),批准在该亚类下的食品添加剂均可以在婴幼儿配方食品中使用。有个别食品添加剂是批准在次亚类中,如13.01.02较大婴儿和幼儿配方食品,则该食品添加剂仅适用于该次亚类食品。

对于营养强化剂,《食品营养强化剂使用标准》(GB 14880)附录C是关于"允许用于特殊膳食用食品的营养强化剂及化合物来源"的规定。婴幼儿配方食品中各营养素的含量应符合相应产品标准的要求,可使用的化合物来源应符合GB14880中附录C的要求。

(4) 标签标识:婴幼儿配方食品属于特殊膳食用食品,我国特别制定了《预包装特殊膳食用食品标签》(GB 13432—2013)的规定,婴幼儿配方食品应符合该标准要求。此外,还应符合相应的产品标准对标签的规定。如,婴幼儿配方食品需要标识每100千焦产品中各营养成分的含量;应注明产品的类别、属性(如乳基或豆基产品以及产品状态)和适用年龄。对于不同产品的特点及目标人群,标准中也有特别的要求,如对于婴儿配方食品要求标明"对于0~6月龄的婴儿理想的食品是母乳,在母乳不足或无母乳时可食用本产品";对于较大婴儿和幼儿配方食品,标签中表明"须配合添加辅助食品"。对于特殊医学用途婴儿配方食品须标识适用的特殊医学状况等信息。

(5) 良好生产规范:为了严格要求婴幼儿配方食品的生产,我国还发布了食品安全国家标准《粉状婴幼儿配方食品良好生产规范》(GB 23790—2010)。

标准主要适用于以乳类或大豆及其加工制品为主要原料加工而成的粉状婴幼儿配方食品的生产。标准中对选址及厂区环境、厂房和车间、设备、卫生管理、原料和包装材料要求、生产过程的食品安全控制、检验、产品贮存和运输、产品追溯和召回、培训、管理机构和人员、记录和文件的管理、食品安全控制措施有效性的监控与评价、环境监控指南(附录A)等生产的各个环节进行了严格规定。GB 23790—2010是强制性的食品安全国家标准,粉状婴幼儿配方食品的生产必须符合该标准的要求。

2. 注册管理规定 我国2015年4月24日修订通过的《中华人民共和国食品安全法》第八十一条规定:婴幼儿配方乳粉的产品配方应当经国务院食品安全监督管理部门注册。注册时,应当提交配方研发报告和其他表明配方科学性、安全性的材料。

根据食品安全法的要求,我国原国家食品药品监督管理局(CFDA)于2016年8月发布了《婴幼儿配方乳粉产品配方注册管理办法》(以下简称注册管理办法),并于2016年10月1日起正式施行。《婴幼儿配方食品注册管理办法》一共有六章49条,规定了相关定义、适用范围、注册原则、注册职责、配方要求、注册程序实现、监管和法律责任7个方面的重点及主要内容。

注册管理办法的适用范围是针对在中华人民共和国境内生产销售和进口的婴幼儿配方乳粉,其产品配方需经食品药品监管总局注册批准。注册管理办法规定,食药总局负责婴幼儿配方乳粉产品配方注册管理工作。总局行政受理机构(总局行政事项受理服务和投诉举报中心)负责注册申请的受理工作;总局食品审评机构(总局保健食品审评中心)负责注册申请的审评工作;总局审核查验机构(总局食品药品审核查验中心)负责注册的现场核查工作;省级食品药品监管部门负责配合开展本行政区域婴幼儿配方乳粉产品配方注册的现场核查等工作。

在发布注册管理办法的基础上,CFDA又于2016年11月16日发布了相应配套文件《婴幼儿配方乳粉产品配方注册申请材料项目要求(试行)》和《婴幼儿配方乳粉产品配方注册现场核查规定(试行)》,从而形成了一套相对比较完善的婴幼儿配方乳粉配方注册管理制度。

(三) 产品现况

我国一直是婴幼儿奶粉的消费大国,消费量逐年上涨,近年来随着二胎政策实施以及工作节奏加快,对婴幼儿奶粉的需求更加旺盛。

自原国家食品药品监管总局2016年开始婴幼儿配方

食品注册以来,截至 2018 年年底,我国已公布了 46 批配方注册目录信息。已有 148 个工厂 385 个系列的 1156 个配方通过配方注册;其中国内工厂 102 个,289 个系列,占系列总数的 75%;国内已获婴幼儿配方食品生产许可企业 104 家;海外工厂 46 个,96 个系列,占系列总数的 25%。

因此,我国市场婴幼儿配方食品品牌、种类、数量都已有一定规模,各生产企业根据其研发能力和特点,生产不同的配方食品以满足不同婴幼儿营养需求,国内市场产品供应充足、稳定,基本能满足我国婴幼儿的需要。

第三节 婴幼儿辅助食品

婴幼儿辅助食品是指除母乳/配方奶以外为满足全面营养需求而添加的食品。对于满 6 月龄的婴幼儿,母乳仍然是重要的营养来源,但母乳喂养已经不能满足婴儿对营养的需求,此时须引入其他丰富的营养物质以满足其生长发育需求,充分利用辅食来消除营养摄入的差距。同时随着婴幼儿消化器官的发育、感知觉和认知行为能力的发展,逐步尝试和体验多样化的食物,对于其营养状态和饮食行为也是十分有益的。

一、基本概念和分类

各国关于婴幼儿辅助食品的分类及概念差别较大,主要与法规管理理念以及各种科学素养有关。有些国家根本没有辅助食品这一概念。

国际食品法典委员会 1981 年制定了婴幼儿加工谷类食品标准(CODEX STAN 74-1981)和罐装婴幼儿食品标准(CODEX STAN 73-1981),其中婴幼儿加工谷类食品标准(CODEX STAN 74-1981)规定,谷类辅助食品适用于 6 月龄以上婴儿,作为逐渐多样化膳食的一部分。产品主要分为 4 类,分别是婴幼儿谷物辅助食品、高蛋白婴幼儿谷物辅助食品、婴幼儿生制类谷物辅助食品和婴幼儿饼干等;罐装婴幼儿食品标准(CODEX STAN 73-1981):在原料质量要求、添加剂类别和使用限量、污染物(包括重金属、真菌毒素、微生物、农药等)、包装、标签、存储、使用说明等方面与婴幼儿加工谷类食品标准(CODEX STAN 74-1981)基本相似,对营养成分没有具体的要求,但对钠进行了明确的限量规定。

欧盟现行的关于婴幼儿辅助食品的指令为 2006/125/EC。在该指令中,欧盟将婴幼儿辅助食品分为 2 类,谷物辅助食品和非谷物辅助食品。谷物辅助食品类别也分为 4 类,与 CAC 婴幼儿辅助食品分类相同。

澳新食品标准局于 2016 年在澳大利亚和新西兰公报公布了婴幼儿辅助食品 STANDARD2.9.2,该标准是《澳大利亚新西兰食品标准法典》的一部分,在澳新两国强制执行。需要特别说明的是,澳新将谷物制品分为适用于 4 月龄和 6 月龄两个阶段产品,每个阶段的营养成分有不同的要求,特别强调适用于 4 月龄的谷物辅助食品要注意产品的质地和均匀性。

我国目前现行标准与 CAC 类似,婴幼儿辅助食品分为两大类,即婴幼儿谷类辅助食品和婴幼儿罐装辅助食品。

我国标准定义中,婴幼儿谷类辅助食品是以一种或多种谷物(如:小麦、大米、大麦、燕麦、黑麦、玉米等)为主要原料,且谷物占干物质组成的 25% 以上,添加适量的营养强化剂和(或)其他辅料,经加工制成的适于 6 月龄以上婴儿和幼儿食用的辅助食品。包括婴幼儿谷物辅助食品、婴幼儿高蛋白谷物辅助食品、婴幼儿生制类谷物辅助食品和婴幼儿饼干或其他婴幼儿谷物辅助食品;婴幼儿罐装辅助食品指食品原料经处理、灌装、密封、杀菌或无菌灌装后达到商业无菌,可在常温下保存的、适于 6 月龄以上婴幼儿食用的食品。包括泥(糊)状罐装食品、颗粒状罐装食品、汁类罐装食品

二、婴幼儿辅助食品配方原理和营养特性

婴幼儿的生长速度较快,其对能量、蛋白质等营养素的需求相对较高,单一的母乳喂养不足以满足其生长发育的需求。因此婴幼儿辅助食品作为 6 个月以上婴幼儿断奶期的重要食物来源之一,其营养和质量备受关注。

WHO 的数据表明:母乳喂养的婴儿在 6~8 个月时总能量需求约为 615kcal/d;9~11 个月时约为 686kcal/d;12~23 个月时约为 894kcal/d。其中发展中国家婴幼儿辅助食品提供的能量在 6~8 个月时约为 200kcal/d;9~11 个月时约为 300kcal/d;12~23 个月时约为 550 kcal/d。同时 WHO 喂养指南中还指出,辅助食品中脂肪的能量百分比需要达到总饮食中脂肪能量的 30%~45%,在 6~8 个月时为 0~34%;在 9~11 个月时为 5%~38%,在 12~23 个月时为 17%~42%。据估算,继续母乳喂养的 7~12 月龄的婴儿,其所需的部分能量,以及 99% 的铁、75% 的锌、80% 的维生素 B_6、50% 的维生素 C 等必须从添加的辅食获得。WHO 推荐婴儿出生后的前 6 个月应纯母乳喂养,满 6 月龄后,在母乳喂养的基础上添加多样化的辅食以满足婴幼儿对各种营养素的需要。

因此,婴幼儿辅助食品除了保证婴幼儿适应未来多样化饮食的需求外,还承载着重要的营养功能。辅食的配方原理和制作原则主要包括以下几点:

(一) 低糖低盐,口味清淡

从产品设计上,辅食应保持原味,不加盐、糖及刺激性调味品,保持淡口味,这将有利于提高婴幼儿对不同天然食物口味的接受度,减少偏食挑食的风险。同时,研究表明过量的钠摄入与成人高血压、心脏病等密切相关,所以减少婴幼儿盐的摄入量可降低其儿童期和成人期心血管疾病的风险。同样,婴幼儿辅食产品应保持低糖原则。食物中额外添加的糖,除了增加能量外不含任何的营养素,若婴幼儿的糖过量摄入将会增加其患龋齿、肥胖及糖尿病的风险。

(二) 营养成分含量适宜

辅食中的营养成分必须严格控制含量。有研究观察到,出生早期配方食品喂养婴儿的肾脏稍大于母乳喂养婴儿,推测与配方食品喂养的婴儿肾负荷较高有关。因此,从婴幼儿的需要量和器官发育情况考虑,婴幼儿辅食中的蛋白质和部分矿物质不宜过高,过量摄入将会增加其在婴幼儿体内的代谢负担。

（三）与婴幼儿口感相适宜

有研究发现，出生17~26周的婴儿对不同口味的接受度较高，而26~45周的婴儿对不同质地食物的接受度较高。因此除了满足婴幼儿的营养需求，婴幼儿辅助食品也应注重口感和质地，这将促进婴幼儿味觉、嗅觉等感知觉的发育，还可锻炼其口腔运动能力，并有助于其神经、心理和语言能力的发展。

（四）保证重要营养素含量

目前我国7~24月龄婴幼儿缺铁性贫血的发生率仍处于较高水平。虽然母乳中的铁吸收率可达到50%，但由于母乳铁含量较低，6月龄内的婴儿主要依靠胎儿期肝脏储存铁来维持需要。满6月龄后，随着婴儿的生长发育，其铁的需要量也随之增高。因此摄取辅食中的铁对于婴幼儿的营养状态十分有益，保证其正常发育的同时可以避免缺铁及缺铁性贫血的发生。目前强化铁的婴幼儿辅助食品较为广泛。

碳水化合物是婴幼儿辅食中的主要供能物质，常见的有米粉、肉粥、软饭、面条等。婴幼儿的辅食量一般以其所需能量来确定。从平衡婴幼儿的能量需要量及胃容量的目的考虑，不同月龄的婴幼儿辅食需要量不同。除母乳外，如前所述，7~9月龄婴儿需要从辅食中获得200kcal能量，10~12月龄婴儿需要300kcal能量，而13~24月龄幼儿需要550kcal。理想的辅食功能标准应达到每100ml或100g提供能量在80kcal以上。

不同种类的食物提供不同的营养素，婴幼儿辅食产品涉及的食物及营养素较为全面、均衡。尤其是动物性食物和植物蔬果类，如含有鸡蛋、瘦肉、鱼类等的婴幼儿辅食富含有优质蛋白、铁、锌、维生素A等，是婴幼儿生长不可缺少的食物；而以蔬果作为原料的辅食是婴幼儿维生素、矿物质及纤维素的重要来源，而且具有多种口味和质地的蔬果对婴幼儿学习和适应食物多有益处。

关于辅食中的必需营养成分，目前各个国家、组织和地区不完全一样。我国产品与国际食品法典委员会的推荐标准基本保持一致，将蛋白质含量和添加的蛋白质的质量、脂肪含量，以及维生素A、维生素D、钙、钠的量等均作了明确的要求，并增加了铁和锌的含量要求；对于添加的碳水化合物的具体种类和含量也作了明确的规定。

三、婴幼儿辅助食品的管理与法规

婴幼儿辅助食品属于特殊膳食用食品的一类，由于其针对的人群为婴幼儿，所以产品标准有其特殊性而备受社会关注。世界卫生组织、联合国儿童基金会等国际组织呼吁加紧对较大婴儿和幼儿辅助食品标准的研究和推进。国际食品法典委员会、欧盟、美国、日本、中国均制定了婴幼儿辅助食品标准法规。

国际食品法典委员会营养与特殊膳食用食品法典委员会1981年制定了婴幼儿加工谷类食品标准（CODEX STAN 74-1981）和罐装婴幼儿食品标准（CODEX STAN 73-1981），分别经过2次和5次修订，现行版本是2017版。该法规虽然对各国没有强制约束力，但已成为世界贸易中衡量一个国家食品措施和法规是否一致的基准，以及各国制

修订本国法规标准的参考依据。

欧盟1996年制定了加工谷类食品和婴幼儿食品指令96/5/EC，2006年将指令修订为2006/125/EC，2013年在欧盟官方公报公布了特殊膳食用食品法规609/2013/EU，代替了指令2006/125/EC，并先后3次对部分内容进行了修订。现行使用的法规为强制性法规，适用于各成员国。

美国FDA在《美国联邦法规》第21卷中没有涉及婴幼儿辅助食品法规，美国农业部于2005年制定了婴幼儿即食谷物食品规定，主要用于贸易协议使用。

日本婴幼儿食品协会于2008年修订了《婴幼儿食品推荐性标准》，为推荐性标准。中国台湾经济部标准检验局于1983年发布了婴幼儿谷物类辅助食品CNS9906 N5201，为强制性标准。

我国卫生部结合我国基本国情和行业实际，于2010年颁布了《食品安全国家标准 婴幼儿谷类辅助食品》（GB 10769—2010）、《食品安全国家标准 婴幼儿罐装辅助食品》（GB 10770—2010），均为强制性执行标准。标准的内容基本遵循了国际食品法典委员会的推荐要求，并参照了发达国家的相关标准，对原料要求、主要营养成分、污染物限量等作了规定。

第四节　特殊医学用途配方食品

在发达国家，临床营养治疗已经成为一种规范的医疗行为，在诊疗救治过程中起重要作用。研究显示我国30%~50%的住院患者存在营养不良或营养不良风险，营养不良的患者所带来的隐患除了增加住院时间、延缓伤口愈合、增加并发症的发生外，还会增加死亡率，并最终导致医疗成本增加。

随着临床营养需求的变化和食品工业的发展，在传统食品基础上，发展出一类专门供临床患者食用的食品，即特殊医学用途配方食品（food for special medical purpose，FSMP），这类食品属于"肠内营养"范畴。与"肠外营养"相比，这类食品在临床上使用具有明显优势，包括对患者肠道功能的保护作用、产品使用简单方便、并发症相对较少等。特殊医学用途配方食品在国外已有很长时间的使用历史，但在我国起步相对较晚。

一、基本概念和分类

（一）定义和性质

特殊医学用途配方食品在不同国家和地区的名称不完全一致，其定义也不完全相同。大部分国家参考了国际食品法典委员会的定义并根据本国的实际执行情况做了相应修改。

国际食品法典委员会（CAC）在其标准《特殊医学用途配方食品标签和声称标准》（CODEX STAN 180-1991）中，对特殊医学用途配方食品的定义为：对为患者进行膳食管理并仅能在医生监督下使用的，经特殊加工或配制的用于特殊膳食的一类食品。这种食品用于进食、消化、吸收或代谢普通食品或其中某些营养素的能力受限或存在障碍的患者，或作为其他特殊营养需求患者的全部或部分营养素

来源。这类患者的膳食要求无法通过改变普通膳食,或使用其他特殊膳食用食品,或以上两者的结合来达到。

该定义明确了特殊医学用途配方食品的定位,是特殊膳食用食品的一种;明确了产品的目标人群,是患者或在医学上有特殊营养需求的人;强调了该类产品的使用,必须在医生指导下,以充分保证其安全性和使用的合理性。

各国在制定特殊医学用途配方食品标准、法规时,不同程度上采用了国际食品法典委员会的定义。如美国将其称为"医用食品",指在医生指导下食用,或提供肠内营养支持的、基于公认的科学原理、根据医学评价专门加工配制而成的配方食品,其目的是为满足某种疾病或症状的特殊营养需要而提供专门的膳食管理;欧盟的定义为:一类经特殊加工或配制的食品,该类食品用于患者(包括婴儿)的膳食管理并需要在医生的监护下使用。这类食品用于进食、消化、吸收、代谢或者排出普通食品及其中某些营养素或代谢物的能力受限或存在障碍的患者;或用于有其他特殊营养需求的患者,这类患者的膳食管理无法仅通过普通膳食的改变来实现;澳大利亚/新西兰的定义为:为了个体的膳食管理经特殊配方而成的,用于患有某类疾病、代谢紊乱或其他医疗状况患者的膳食管理的一类食品,需在医师监督指导下使用,该类食品不得有声称与疾病预防、诊断、治疗或减轻某疾病,紊乱或状况或者与治疗用途相关的任何用语;而日本称之为病患用特别用途食品,属于特殊用途食品的一类,但并没有给出一个明确的定义。

根据我国食品安全国家标准中的定义,特殊医学用途配方食品是为了满足进食受限、消化吸收障碍、代谢紊乱或特定疾病状态人群对营养素或膳食的特殊需要,专门加工配制而成的配方食品。定义中还强调了该类产品必须在医生或临床营养师指导下,单独食用或与其他食品配合食用。

国外长期的使用资料表明,特殊医学用途配方食品在患者治疗、康复及机体功能维持过程中起着重要的营养支持作用。特殊医学用途配方食品本身不具有治疗疾病作用,因此,国内外都认为其属于食品,各国政府都将其按照食品管理,但这类食品又与普通食品和保健食品有所区别,从使用人群角度看,一般是患者,并且需要在医生或临床营养师的指导下、在合理用药的基础上使用,以达到对患者的营养支持效果。

(二)分类

国际食品法典委员会没有关于特殊医学用途配方食品的产品标准,因此也没有相应的分类。目前各国关于特殊医学用途配方食品的分类主要根据各国的管理要求、疾病需要、产品现状而采取不同的分类模式。

美国将医用食品分为以下类别:①全营养配方食品;②非全营养配方食品,包括可在食用前与其他产品混合的组件产品(如蛋白质、碳水化合物或脂肪组件);③用于1岁以上的代谢紊乱患者的配方食品;④口服补水产品。

欧盟在最新修订的关于特殊医学用途配方食品条例(EU)2016/128中,沿用了其以往的分类方式,即将特殊医学用途配方食品分为三类:①全营养配方食品(标准营养配方),按照生产者的说明使用,可以作为单一营养来源为目标人群提供营养;②特定全营养配方食品(为特殊疾病、紊乱或医学状况专门调整部分营养素的配方),按照生产者的说明使用,可以作为单一营养来源为目标人群提供营养;③非全营养配方食品(标准营养配方/为特定疾病、功能紊乱或医学状况专门调整部分营养素的配方),不适合作为单一营养来源。

澳新对特殊医学用途配方食品并没有明确的分类,但是在营养素的规定上,澳新以是否作为单一营养来源为标准,规定了适合作为单一(唯一)营养来源使用的食品的成分要求,对于特定疾病的全营养配方食品,澳新允许其在全营养配方的基础上,在有充足科学依据的前提下,调整个别营养素的含量(最大量或最小量的变化)。

日本病患用食品可分为许可标准型病患用食品和个别评估型病患用食品。其中许可标准型病患用食品又包括低蛋白质食品、去过敏食品、无乳糖食品和综合营养食品四种。

我国关于特殊医学用途配方食品的分类主要参考了欧盟的分类,将其分为全营养配方食品、特定全营养配方食品和非全营养配方食品三类。其中全营养配方食品指的是可作为单一营养来源满足目标人群营养需求的特殊医学用途配方食品。考虑到不同年龄段人群对营养素的需求量不同,参照国外模式,又将全营养配方食品分为适用于1~10岁人群的全营养配方食品和适用于10岁以上人群的全营养配方食品;特定全营养配方食品是可作为单一营养来源,能够满足目标人群在特定疾病或医学状况下营养需求的特殊医学用途配方食品。与全营养配方食品不同,该类食品针对的是特定疾病状态下的人群,因此,特定全营养配方食品是在相应年龄段全营养配方食品的基础上,依据特定疾病的病理生理变化而对部分营养素进行适当调整的一类食品,单独食用时也可满足目标人群的营养需求。我国标准中列出了13种常见的特定全营养配方食品名称,包括糖尿病全营养配方食品,呼吸系统疾病全营养配方食品,肾病全营养配方食品,肝病全营养配方食品,肌肉衰减综合征全营养配方食品,创伤、感染、手术及其他应激状态全营养配方食品,炎性肠病全营养配方食品,食物蛋白过敏全营养配方食品,难治性癫痫全营养配方食品,胃肠道吸收障碍、胰腺炎全营养配方食品,脂肪酸代谢异常全营养配方食品和肥胖、减脂手术全营养配方食品。非全营养配方食品是指可满足目标人群部分营养需求的特殊医学用途配方食品,不适用于作为单一营养来源。非全营养配方食品中含有的营养素比较单一,产品设计目的是为了满足目标人群某一方面或者某几方面的营养需求,因此该类产品应在医生或临床营养师的指导下,按照患者个体的特殊医学状况要求,与其他食品配合食用。我国标准中非全营养配方食品涵盖了营养素组件、电解质配方、增稠组件、流质配方和氨基酸代谢障碍配方等。

二、特殊医学用途配方食品的配方原理和营养特性

(一)配方设计基本要求

住院患者的营养不良常与疾病的状态相关,常见于消化道疾病、肝胆胰腺疾病、癌症、创伤、感染、慢性消耗性疾病、接受手术治疗的患者。特医食品的配方设计,首先应当符合国家法规标准要求,同时还应考虑特定疾病类型目标人群的营养特殊需求,确保可以为特定目标人群起到营养支持作用。

全营养配方食品应包含人体所需的全部营养素,包括能量、蛋白质、脂肪、碳水化合物及各种维生素、矿物质等;特定全营养配方食品应当在全营养配方的基础上,根据相应年龄段人群特定疾病的病理生理变化而对部分营养素进行适当调整,以便能更好地适应特定疾病状态或疾病某一阶段的营养需求,为患者提供有针对性的营养支持,也是进行临床营养支持的一种有效途径;非全营养配方食品含有的营养素比较单一,不能作为单一营养来源满足目标人群的营养需求,故对营养素含量未作特别要求,但产品应在充分临床需求调研的基础上,提出设计理念和所具备的营养支持作用,以及如何与其他食品配合使用。

在配方技术要求方面,国家标准中对该类食品的最基本要求是配方应以医学和(或)营养学的研究结果为依据,其安全性及临床应用效果均需要经过科学证实。因此生产企业应充分掌握与产品配方和临床应用有关的安全性及科学性的依据,了解疾病的发病机制、引起的代谢问题、可能的营养不良风险以及有助于疾病营养支持的各种营养成分的最适宜含量等,以确保该类产品可起到为目标人群提供适宜的营养支持的作用。这就要求产品研发时,应重复查阅现有文献资料,了解目标人群的一般营养需求和特殊营养需求。特殊医学用途配方食品的配方设计和临床应用有关的安全性和科学性参考文献可包括以下一种或多种来源:①国内相关法规和标准、国际组织和其他国家法规和标准;②国内外临床应用研究证明材料,或国内外临床研究发表的权威论文;③国内外权威医学、营养学机构发布的指南、专著、专家共识等,国内的包括中华医学会及相关营养有关的专业分会(如肠外肠内营养学分会等)、中国营养学会及有关分会、中国医师协会营养医师专业委员会等,国际和国外的包括联合国粮农组织/世界卫生组织(FAO/WHO)的有关研究报告、欧洲食品安全局(EFSA)的有关评估报告,以及国外权威的学术团体的专家共识如欧洲儿科胃肠肝脏病营养学会(ESPGHAN,European Society of Pediatric Gastroenterology Hepatology and Nutrition)、美国儿科学会(AAP,American Academy of Pediatrics)、欧洲肠外肠内营养学会(ESPEN,European Society for Parenteral and Enteral Nutrition)、北美儿科胃肠肝病营养学会(NASPGHAN,North American Society of Pediatric Gastroenterology Hepatology and Nutrition)、美国肠外肠内营养学会(ASPEN,American Society for Parenteral and Enteral Nutrition)、美国营养及膳食研究院(AND,Academy of Nutrition and Dietetics)等。

全营养配方食品的产品设计一般是以人群的营养素需要量作为依据,按照中国居民膳食营养素参考摄入量(DRIs)以及目标人群的营养状况进行设计。产品一般选用优质蛋白质(乳蛋白、大豆蛋白等)作为蛋白质来源,并按照目标人群的能量和各种营养素的需要量来折算。

(二) 根据疾病状况适当调整

针对不同病种的特定全营养配方食品,往往需要结合不同年龄段人群的特定疾病状况以及对营养素的需求进行考虑,需要了解疾病的原理和发病进程、营养支持的基本原则和要求来设计产品配方。

以糖尿病全营养配方食品为例,阐述特定全营养配方食品的配方设计原理。

1. **疾病概况** 糖尿病是指由遗传因素、内分泌功能紊乱等各种致病因子作用,导致胰岛功能减退、胰岛素抵抗等而引发的糖、蛋白质、脂肪、水和电解质等一系列代谢紊乱综合征。临床上以高血糖为主要特点。分为1型糖尿病、2型糖尿病、妊娠糖尿病以及其他特殊类型糖尿病四种类型,以2型糖尿病为主。

糖尿病是严重危害人类生命健康的慢性代谢性疾病,其患病率呈现逐年增长的趋势。国际糖尿病联盟预测2030年全世界糖尿病患者将达到5.52亿,其中95%是2型糖尿病患者。

糖尿病的主要临床表现是多饮、多食、多尿、体力及体重下降;餐前低血糖;皮肤瘙痒及感染;视力下降;神经系统病变表现。通常还会合并有感染、糖尿病酮症酸中毒,心、脑血管、下肢血管及眼底病变等。

2. **糖尿病患者营养支持的基本原则和要求** 合理有效的营养支持,可以为糖尿病患者提供适当的营养物质和热量,将血糖控制在基本接近正常水平,降低发生心血管疾病的危险因素,预防糖尿病的急、慢性并发症,并改善整体健康状况,提高患者的生活质量。

能量:能量控制对于糖尿病乃至预防糖尿病相关风险均至关重要。能量摄入的标准,在成人以能够达到或维持理想体重为标准;儿童青少年则保持正常生长发育为标准;妊娠期糖尿病则需要同时保证胎儿与母体的营养需求。最理想的基础能量需要量可以使用间接能量测定法、多元回归的经验公式或者采用通用系数方法,即按照$25\sim30kcal/(kg\ IBW\cdot d^{-1})$计算。

碳水化合物:碳水化合物的选择一般要考虑该食物的血糖生成指数(GI)。GI是指食用含糖类50g的食物和相当量的标准食物(葡萄糖或白面包)后,2小时内体内血糖水平应答的比值(用百分数表示)。糖尿病患者要尽量选择GI值低的食品,因为低GI食品在胃肠道中缓慢消化吸收,缓慢释放能量,能较长时间保持饱腹感,有利于控制血糖的波动。我国卫生行业标准WS/T 429-2013《成人糖尿病患者膳食指导》推荐"多选择低GI食物,限制精制糖摄入"以及"膳食纤维摄入量14g/4200kJ(1000kcal)";美国糖尿病协会推荐采用适当的低碳水化合物配方,即碳水化合物供能比为30%~40%。

蛋白质:蛋白质摄入量应当适宜,以满足正常生长、发育以及维持机体的功能。纯蛋白质食品不能用于治疗急性低血糖或预防夜间低血糖;目前不建议采用高蛋白饮食。蛋白质摄入超过20%能量时对糖尿病管理及其并发症的长期影响目前尚不清楚;在控制糖尿病患者血脂相关指标方面,植物蛋白质较动物蛋白质更有优势;乳清蛋白有助于降低超重者的体重和餐后糖负荷,降低肥胖相关性疾病发生的风险。

脂肪：高脂肪摄入量与超重和肥胖的关系密切，后者都与2型糖尿病的发病率相关。应采用合理的脂肪组合，即比例较大的单不饱和脂肪酸和比例较小的饱和脂肪、反式脂肪酸和胆固醇组合。美国糖尿病协会推荐饱和脂肪酸占总能量的比例应该在10%以下。中国糖尿病医学营养治疗指南（2010）推荐，应限制饱和脂肪酸、反式脂肪酸的摄入量，饱和脂肪酸和反式脂肪酸占每日总能量比不超过10%。

膳食纤维：可溶性膳食纤维在胃肠道遇水后与葡萄糖形成黏胶而减慢糖的吸收，使餐后血糖和胰岛素的水平降低。不可溶性膳食纤维可在肠道吸附水分，形成网络状，使食物与消化液不能充分接触，故淀粉类消化吸收减慢，可降低餐后血糖、血脂，增加饱腹感并软化粪便。

微量营养素：糖尿病患者碳水化合物、脂肪、蛋白质的代谢紊乱会影响这些人群对微量营养素的需要量，调节部分维生素和矿物质的含量有利于糖尿病患者纠正代谢紊乱并防治并发症。如维生素中的维生素D可显著增加胰岛素敏感性；维生素C可以清除活性氧（ROS）和活性氮（RNS），防止脂质过氧化，改善空腹血糖、糖化血红蛋白、总胆固醇和三酰甘油水平；维生素E能减轻糖尿病引起的血管损害，预防并延缓糖尿病并发症尤其是心血管并发症的发生；长期应用甲钴胺对糖尿病大血管并发症亦有一定作用；矿物质如硒可改善机体糖耐量异常，有一定程度的调节血糖作用；铬作为葡萄糖耐量因子（GTF）的主要成分参与体内糖脂代谢，可协助或增强胰岛素的作用，抑制脂质代谢，同时降低血清胆固醇的含量；锌可以影响胰岛素的合成、贮存、分泌以及结构的完整性，调节胰岛素和受体水平，在物质代谢中起胰岛素样作用；钠与糖尿病的发生、并发症的发展之间有密切关联，适当降低产品中钠的含量可减轻心力衰竭症状；联合补充钙与维生素D可有助于改善糖代谢，提高胰岛素的敏感性。另外，文献显示其他一些营养物质如肉碱、牛磺酸和肌醇等，也有益于减轻糖尿病症状、减少糖尿病并发症等。

3. 糖尿病全营养配方食品设计要求 营养支持是所有类型糖尿病治疗的基础，是糖尿病自然病程中任何阶段预防和控制所必不可少的措施。针对单纯糖尿病患者，有以下产品配方设计要求。

（1）低食物血糖生成指数（GI）配方，GI≤55。

（2）饱和脂肪酸的供能比应不超过10%。

（3）碳水化合物供能比应不低于30%，膳食纤维的含量应不低于0.3g/100kJ（1.4g/100kcal）。

（4）钠的含量应不低于7.2mg/100kJ（30mg/100kcal），不高于42mg/100kJ（175 mg/100kcal）。

（5）维生素、矿物质在满足目标人群的需要量基础上，需要根据代谢情况适当增加，如一些抗氧化的维生素包括维生素E、维生素C等；另外，补充铬也是许多专家共识中推荐之一。

综上，糖尿病全营养配方粉食品需要提供能有效控制糖尿病患者血糖的营养素，如用量和类型适当的碳水化合物、蛋白质的适量摄入、脂肪的合理摄取如用单不饱和脂

肪酸来替代饱和脂肪、胆固醇和反式脂肪酸，以及提供人体所需的各种维生素和矿物质。该糖尿病全营养配方食品适用于单纯性糖尿病患者，对于合并并发症的糖尿病患者是否能够选用，应由医生或临床营养师根据患者的具体情况决定。

其他针对不同疾病的特定全营养配方食品，也需要根据特定疾病的营养需求进行调整，总体是应能满足目标人群的营养需求并对疾病的康复产生积极效应。

三、特殊医学用途配方食品的评价和应用

临床上存在营养不良的患者，越早进行营养干预效果越好。随着我国人口老龄化和医疗压力的增大，特殊医学用途配方食品的需求日益增加。国内外大量研究表明，特殊医学用途配方食品可以使患者更好、更快康复，减少医疗费用和加快病床周转，是具有高成本-效益的食品。

（一）成本-效益评价

关于特殊医学用途配方食品的评价，目前研究有较多的成本-效益评价。QALY是一种用于评价和比较健康干预效果的重要指标，常用于评价患者生活质量，涵盖了患者生活的数量（寿命/死亡率）和质量（疾病、心理、功能、社会及其他因素）因素。

英国国家卫生与临床优化研究所（NICE）2006年使用QALY的费用经济模型评估了口服营养补充剂（增加能量/蛋白质摄入的膳食补充品，是欧盟特殊医学用途食品中的一类产品）的成本效益，结果显示，口服营养补充剂具有很高的成本-效益，"物超所值"；而雅培、百特、布朗、雀巢等几家公司共同开展的一项全球性临床实验证实，营养支持使得住院患者的费用大大降低；巴西卫生部也做过卫生经济学评估，结论是患者每花1块钱在营养支持上，整体治疗费用就能降8块钱。

（二）产品应用效果评价

关于特殊医学用途配方食品产品，由于其是食品，因此很难用单独的程序来评价其所发挥的主要功能。大多国家通过标准、法规等进行管理，对产品中的营养素进行明确规定，或者在标准的基础上允许企业根据疾病状况进行适当调整，但尚无一个权威的产品评价程序或规范。

欧洲的特殊医学用途配方食品法规较为完善，产品发展也较早，市场产品丰富。但随着市场产品的增加，欧盟委员会认为有必要规定对产品的评价要求。因此欧洲食品安全局根据欧盟委员会要求，于2015年发布了关于特殊医学用途配方食品的相关资料的科学和技术指导性文件，对该类产品进行评价。

该科学和技术指导性文件的主要内容包括如下：

1. 产品充分表述的程度，即所提供的信息能够准确地描述该产品的特征，尤其是对了解该产品的分类是重要的（全营养或非全营养）。

2. 针对特定产品对疾病、紊乱、医疗条件的充分了解程度，即所提供的信息能够区分特定食物产品的患者和其他个体的程度，以及哪些人群不适合。

3. 患有特定疾病/紊乱/医疗条件的患者对该类产品的需要程度：①不可能或难以接受、消化、吸收、代谢或排泄

普通食品,或某些原料中天然含有不能代谢的物质,或②具有特定的医学上所确定的营养需求,典型的疾病、紊乱、医学状况不能通过合理的饮食来合理或现实地满足,即对患者来说是不可能的、不实用的或不安全的。

4. 该产品在疾病、紊乱、医疗条件下的饮食管理中的特定作用,特别是特定产品与非 FSMP 食品不同的程度,考虑到其组成、目标人群、使用和建议的使用说明(包括消费模式),即与普通食品相区别(包括食品补充剂和强化食品)的程度,且使用该产品的患者在饮食管理中所需的程度是必要的或更实际的或更安全的,和(或)它对患者具有营养或临床优势等。

综上,特殊医学用途配方食品主要应该从其标签的准确性、目标人群的特殊性等方面进行评价。

四、特殊医学用途配方食品的管理与法规

我国 2010 年发布了《食品安全国家标准 特殊医学用途婴儿配方食品》(GB 25596—2010),2013 年发布了《食品安全国家标准 特殊医学用途配方食品通则》(GB 29922—2013)和《食品安全国家标准 特殊医学用途配方食品良好生产规范》(GB 29923—2013)。

GB 29922 标准参考了国际分类方法,列出产品的三种分类及每类食品的技术要求(包括各种营养素含量,对应的检验方法等)。三类食品包括全营养配方食品、特定全营养配方食品和非全营养配方食品。GB 29923 则对特殊医学用途配方食品的生产过程提出了要求,规定了原料采购、加工、包装、贮存和运输等环节的场所、设施、人员的基本要求和管理准则。

2015 年 10 月 1 日修订的《中华人民共和国食品安全法》(以下简称《食品安全法》)中,将特殊医学用途配方食品与婴幼儿配方食品、保健食品一起称为特殊食品,从法律层面进一步明确了这类产品的食品属性,并要求对其实施严格的监督管理。

(一)食品安全国家标准

1.《特殊医学用途配方食品通则》(GB 29922—2013)主要针对 1 岁以上人群的特殊医学用途配方食品。

(1)标准概况:该标准重点对三类食品的营养和食品安全要求进行了规定,主要包括全营养配方食品(可作为单一营养来源满足目标人群的营养需求)、特定全营养配方食品(可作为单一营养来源满足目标人群在特定疾病或医学状况下的营养需求)和非全营养配方食品(可满足目标人群的部分营养需求)。全营养配方食品主要针对有医学需求且对营养素没有特别限制的人群,如体质虚弱者、严重营养不良者等。患者可在医生或临床营养师的指导下,根据自身状况,选择使用全营养配方食品;特定全营养配方食品是在满足上述全营养配方食品的基础上,依据特定疾病对部分营养素的限制或需求增加而进行适当调整后的产品;非全营养配方食品仅提供部分营养素,如蛋白质、脂肪、碳水化合物、电解质等。

(2)营养素含量要求:标准中对于全营养配方食品,规定了适用于 1~10 岁、10 岁以上人群的产品中能量、蛋白质、脂肪、碳水化合物、各种维生素矿物质等的所有必需营

养素含量的最大值和最小值要求,各个营养素含量的要求是在参考《中国居民膳食营养素参考摄入量》基础上,考虑我国已经颁布实施的标准《较大婴儿和幼儿配方食品》(GB 10767—2010)、《特殊医学用途婴儿配方食品通则》(GB 25596—2010)等对营养素的要求而制定的;对于特定全营养配方食品,则要求其能量和营养成分含量应以全营养配方食品为基础,依据疾病或医学状况对营养素的特殊要求适当调整,以满足目标人群的营养需求。如糖尿病全营养配方食品需要调整宏量营养素的比例、部分微量营养素的限量,并强调产品应为低血糖生成指数的配方;非全营养配方食品由于不能作为单一营养来源满足目标人群的营养需求,需要与其他食品配合使用,故在标准中对营养素含量不作要求,而应在医生或临床营养师的指导下,按照患者个体的特殊状况或需求而使用。

(3)污染物、真菌毒素以及微生物等方面要求:为了充分保证特殊医学用途配方食品的食用安全,标准中对污染物限量、真菌毒素限量和微生物限量进行了严格的规定。污染物限量中标准对铅、亚硝酸盐和硝酸盐进行了规定。真菌毒素限量规定了黄曲霉毒素 M_1 和 B_1 的限量要求;微生物限量规定了菌落总数、大肠菌群、沙门菌、金黄色葡萄球菌。此外,我国基础标准,如 GB 2762—2017《食品中污染物限量》中也有相关规定。

(4)食品添加剂和营养强化剂的使用规定:特殊医学用途配方食品中食品添加剂的使用方面,1~10 岁人群的产品可参照 GB 2760 婴幼儿配方食品中允许使用的添加剂种类和使用量,10 岁以上人群的产品可参照 GB 2760 中相同或相近产品中允许使用的添加剂种类和使用量。

特殊医学用途配方食品中使用的营养强化剂化合物来源应符合 GB 14880—2012《食品营养强化剂使用标准》附录 C.1 和相关规定,核苷酸和膳食纤维的化合物应按照 GB 14880 附表 C.2 的规定,其使用量需要符合 GB 29922 标准要求。并可根据目标人群的特殊营养需求,在特殊医学用途食品中选择添加一种或几种氨基酸,所使用的氨基酸来源应符合 GB 29922 标准附录 B 和(或)GB 14880 的规定。

(5)标签标示方面:特殊医学用途配方食品的标签应符合《预包装特殊膳食用食品标签》(GB 13432—2013)的一般要求。同时,特殊医学用途配方食品标签中应对产品的配方特点或营养学特征进行描述(如对产品与适用人群疾病或医学状况的说明、产品中能量和营养成分的特征描述、配方原理解释等),并应标示产品的类别和适用人群,同时还应标示"不适用于非目标人群使用"。为防止产品滥用、使用不当或误用,特别要求标签中应在醒目位置标示"请在医生或临床营养师指导下使用"和"本品禁止用于肠外营养支持和静脉注射"。

2.《特殊医学用途配方食品良好生产规范》(GB 29923—2013) 为了严格控制特殊医学用途配方食品的质量和安全,GB 29923 对特殊医学用途配方食品的生产过程提出了要求,规定了原料采购、加工、包装、贮存和运输等环节的场所、设施、人员的基本要求和管理准则,并重点关注整个生产过程中微生物的控制。

(二)注册管理规定

原国家食品药品监督管理总局根据《食品安全法》的

要求,针对特殊医学用途配方食品的注册、审批工作,发布了一系列配套文件。包括1个管理办法(《特殊医学用途配方食品注册管理办法》,以下简称《注册管理办法》)和6个配套文件构成的注册管理体系。

1.《特殊医学用途配方食品注册管理办法》 《注册管理办法》共7章52条,主要规定了特殊医学用途配方食品申请与注册条件和程序、产品研制要求、临床试验要求、标签和说明书要求,以及监督管理和法律责任等方面内容。《注册管理办法》规定注册申请人应当为拟在我国境内生产并销售特医食品的生产企业和拟向我国境内出口特医食品的境外生产企业。规定申请特医食品注册的企业应具有相应的研发能力,申请注册时应当提交注册申请书、产品研发报告和产品配方设计及依据、生产工艺资料等材料,并对其真实性负责。《注册管理办法》还规定了注册申请及批准时限、临床试验、监督检查、现场核查与技术审查的相关要求,以及产品标签、说明书要求和注册注销证书和相关违法行为的法律责任等内容。

2. 配套文件 6个配套文件包括:《特殊医学用途配方食品注册申请材料项目与要求(试行)》《特殊医学用途配方食品标签、说明书样稿要求(试行)》《特殊医学用途配方食品稳定性研究要求(试行)》《特殊医学用途配方食品注册生产企业现场核查要点及判断原则(试行)》《特殊医学用途配方食品注册审评专家库管理办法(试行)》《特殊医学用途配方食品临床试验质量管理规范(试行)》。这些配套文件从不同方面对特医食品的注册进行了详细规定。

我国目前的特殊医学用途配方食品的法规标准体系,可较好地满足生产和监管需求。从标准体系看,已经与国际和发达国家很好地接轨。

(三)市场产品现状

目前,全球每年消费特殊医学用途配方食品约560亿~640亿元,市场每年以6%的速度递增。其中,北美的市场规模为270亿~300亿元,增速为3%;欧洲的市场规模约为130亿~150亿元,增速为5%;日本的市场规模为100亿~120亿元,增速为7%。

与欧美市场形成明显对比,我国特殊医学用途配方食品规模小、品种少,消费量远远落后于欧美发达国家。我国特殊医学用途配方食品市场处于早期发展阶段,但近几年发展迅速。随着中国老龄化进程的加快以及特殊医学用途配方食品法规的不断完善,越来越多的国内企业投入到特殊医学用途配方食品的研发和生产领域。

第五节 运动营养食品

我国的运动营养科学起始于20世纪50年代,当时仅限于解决运动员的营养需求,还并未形成运动营养食品的市场。随着改革开放带来经济的发展,人们的运动及健康需求不断提高,相应的运动营养食品也在近几十年的发展中成为食品行业的新星。特别是当前健康中国建设已上升为国家战略,运动营养食品应具有更好的市场前景。

一、基本概念和分类

依据《食品安全国家标准 运动营养食品通则》(GB 24154—2015)中的定义,运动营养食品是指为满足运动人群(指每周参加体育锻炼3次及以上、每次持续时间30分钟及以上、每次运动强度达到中等及以上的人群)的生理代谢状态,运动能力及对某些营养成分的特殊需求而专门加工的食品。

当前市场上的运动营养食品种类很多,但我国与国外相比差别还较大。目前国内的产品主要包括补充能量、控制能量、补充蛋白质、提高耐力、提高速度和运动后恢复等类别,国外则还有对骨骼、关节有一定保护作用或减少运动损伤方面的产品,或以补充某一类物质为主要目的的产品。

二、配方原理和营养特点

运动营养食品由于其针对的人群和运动目的不同,种类很多,因此,各类产品的配方设计和营养特点需要根据所使用的人群和所要达到的目的来综合考虑。以下重点阐述市场常见几类运动营养食品产品的配方原理和营养特点。

(一)补充能量类

此类产品是为有补充能量需求的运动人群设计与开发的。补充能够平衡运动能量消耗以维持身体形态、结构、生理功能以及正常运动的能量水平是这类产品的设计要求。不同项目的能量消耗差异很大,补充能量类产品应根据不同运动项目特点确定碳水化合物、蛋白质和脂肪的补充比例以及能够促进能量代谢的营养素的使用量。

运动人群补充能量的食品中,碳水化合物应是主要的供能物质,该类产品的碳水化合物提供的能量占总能量的比例应不低于60%。碳水化合物是运动的主要能源,它的产能速度快,氧的价效高,既可以在有氧条件下氧化,又可以在缺氧情况下通过糖酵解释放能量,这对从事高强度运动、机体相对缺氧的运动人群是非常有益的。有关研究证明,在补充能量类食品中以碳水化合物为主要功能物质能在一定程度上增加运动能力。运动营养食品中的碳水化合物多是单糖、双糖以及低聚糖。运动前补糖可增加体内糖原储备,保持血糖浓度。运动后补糖可促进体力恢复,加强肝糖原和肌糖原的合成与储存。

我国标准规定,对于补充能量类产品,固态每100g产品的能量不能低于1500kJ,半固态或液态每100g产品的能量不能低于150kJ,而碳水化合物提供的能量占总能量的比例不得低于60%。

(二)控制能量类

控制能量类运动营养食品是针对运动减控体重人群需求而专门配制的。控制能量的途径主要有促进机体能量消耗和通过降低食物能量密度而降低能量摄入两种。该类产品进而可分为促进能量消耗和能量代替类。

促进能量消耗产品是根据人体代谢机制,添加具有促进能量消耗的成分,加快能源物质代谢速率,增加能量输出,使机体处于能量负平衡,进而避免因控制进食量而影响机体能量供应,又能使减控体重给运动人群运动能力的影响减少到最低。目前运动营养食品中运用比较广泛的促进能量消耗类的成分主要是左旋肉碱等。我国标准在确定固态的促进能量消耗食品能量值时,一方面参考了现有产品的检测情况,另一方面参考了几种常见运动方式的耗能情况,常见运动15分钟即可消耗热量约300kJ,因此标准中将固态产品促进能量消耗食品的能量控制在≤300kJ/100g。半固态或液态产品则参考CAC/GL23-1997《Guidelines for use of nutrition claims》的规定,"低能量液体食品能量值不高于80kJ/100g",标准中将半固态或液态促进能量消耗食品的能量设定为≤80kJ/100g。

能量代替产品是不含或含较低脂肪、可部分或完全代餐,以降低总能量的摄入,其用低能量密度食物代替高能量密度食物,在保证各种维生素和矿物质充足的情况下降低能量摄入,使机体处于能量负平衡的状态,避免运动人群因单纯限制饮食而营养不良,影响正常运动和身体健康。目前运动营养食品中运用较广的能量代替类的主要产品是蛋白代餐粉、果蔬代餐粉、代餐饮料等。目前我国能量替代产品的标准指标采用了国际食品法典委员会CODEX STAN 181-1996《控制体重用配方食品标准》中能量及蛋白质的指标。作为完全替代每日能量的配方食品,其日能量供给应不低于800kcal(3350kJ),同时不超过1200kcal(5020kJ)。如每日产品的推荐包装数或份数分别为3或4,这些产品的单个包装或每份产品应提供产品总能量的1/3或1/4。作为部分替代饮食的配方食品,每餐所提供的能量应不低于200kcal(835kJ)和不高于400kcal(1670kJ)。当产品作为替代饮食的主要部分时,总能量摄入水平应不超过1200kcal(5020kJ)。

（三）补充蛋白质类

这类产品是为有机体组织生长和修复需求的运动人群设计与开发的。补充能够满足机体组织修复的优质蛋白是这类产品的设计要求。大强度运动训练过程中蛋白质分解代谢加快,机体出现负氮平衡,为保证机体正常的运动能力,需要补充适量的优质蛋白才能维持正氮平衡。

从事大强度运动的运动人群对蛋白质的需要量为一般脑力劳动者的2~3倍,这是因为高强度运动会不同程度地引起肌肉蛋白分解和肌肉细胞微结构改变,及时补充蛋白质能使肌肉蛋白质由分解状态转入合成状态,加速肌肉疲劳的消除,还能够及时修复肌肉细胞微结构,减轻或缩短运动后的延迟性肌肉酸痛,从而产生超量恢复,使肌肉得到增长,力量得到提高。相反补充不及时,可能造成抗病能力下降。

乳清蛋白是一种从牛奶中提取的一种优质蛋白,它是人体中必需氨基酸的重要来源,主要分为三种:①乳清浓缩蛋白:主要由乳清超滤作用制成的,含大约80%的蛋白质(剩下的由乳糖、脂肪和水组成);②乳清分离蛋白:蛋白质含量超过90%;③乳清水解蛋白:将乳清分离蛋白和乳清浓缩蛋白进行水解后的产物,因此消化和代谢的速率较前两者更高。乳清蛋白的吸收较快,并含有丰富的支链氨基酸,而其中的亮氨酸至关重要,因为它能在运动过程中为肌肉提供能量。

根据国际体育营养协会(ISSN)的推荐,19岁以上的非运动人群每天需要0.8g/kg体重的蛋白质来维持日常活动,这对于专业运动员或经常锻炼的人群是远远不够的。

长期接受重量训练的运动员需要1.4~2.0g/kg体重,而耐力训练1.0~1.6g/kg体重。补充蛋白质类产品要求其中优质蛋白质所占比例不得低于50%,作为固态产品,每100g蛋白质含量不低于15g,半固态或液态产品不低于4g,而对于须冲调后食用的粉状产品,蛋白质含量应不低于50g。

（四）速度力量类

速度力量型项目往往要求运动员有灵敏的反应(神经调节能力)、较高的力量素质(特别是爆发力)和机体快速供能能力。此类产品主要目的是提高机体快速供能能力,从而确保运动员在需要时可以快速动员体内的能源物质。补充能够被肌肉快速利用的能量源是这类产品的设计要求。

速度、力量型项目主要供能物质是磷酸肌酸和三磷酸腺苷(ATP)。肌酸在体内与磷酸结合生成磷酸肌酸,磷酸肌酸可以快速分解并促进ATP再合成,从而使ATP始终处于动态平衡状态,补充肌酸可直接提高体内能量储备,提高机体爆发力。因此肌酸是作为此类产品的特征营养素。

目前运动营养食品中运用比较广泛的提高速度力量素质的成分主要是肌酸、谷氨酰胺、β-羟基-β甲基丁酸钙和1,6-二磷酸果糖,这些成分可以快速被机体利用,并对提高运动人群的速度力量有决定性的作用。

当前我国的标准GB24154要求,肌酸的每日使用量是1~3g。同时附录B对肌酸的质量要求和检验方法进行了规定。谷氨酰胺的建议摄入量为每日3.5~15g,β-羟基-β甲基丁酸钙的建议摄入量为每日1~3g,1,6-二磷酸果糖的建议摄入量为每日小于等于0.3g。

（五）耐力类

中长跑、慢跑、快走、骑行等需要长时间持续功能,这对身体的血糖水平、糖原储备、心脏泵血功能、肺通气能力、血液载氧能力和有氧氧化及电子转移链的调节酶类有极高的挑战。当有氧氧化的限速酶活性下降时,机体产生能量的速度不足以弥补持续运动消耗的能量,导致机体能量入不敷出。补充B族维生素、左旋肉碱、咖啡因等可以提高新陈代谢,提高有氧氧化酶类的活性,进而促进三大能源物质参与有氧氧化,加快机体产生能量的速度。肽类一方面可以调节新陈代谢,促进肌肉合成;另一方面,当糖原和脂肪酸不足时,肽类还可以分解为氨基酸,作为能源物质通过三羧酸循环来产生ATP。

维生素B族(如维生素B_1、维生素B_2)作为辅酶因子在糖酵解、三羧酸循环、氧化磷酸化、脂肪β-氧化和氨基酸降解供能中起到调控和限速作用。耐力运动对线粒体内调控有氧氧化代谢及电子转移链的酶有极高的挑战,当影响耐力运动的关键营养物质(如维生素B族)补充不及时或者不足的情况下,调控有氧氧化和电子转移链的酶的活性降低,有氧氧化供能速度下降,导致运动员无法及时补充能量,进而影响运动能力。补充维生素B族可以提高新陈代谢,提高有氧氧化酶类的活性,进而促进三大能源物质参与有氧氧化,加快机体产生能量的速度。

左旋肉碱,是一种类氨基酸,作为脂肪酸运输的载体,可以将中长链脂肪酸转移至线粒体内,进而参与氧化还原供能。因此,左旋肉碱可以调控脂肪的 β-氧化,为运动员提供充足的左旋肉碱可以维持新陈代谢水平,从而提高运动耐力。补充左旋肉碱,有助于促进脂肪氧化供能,减少乳酸在肌肉细胞中的堆积,延缓疲劳的发生。有研究表明,比赛前一小时补充 2g 左旋肉碱,可提高最大耗氧量和运动时的能量输出。训练有素的运动员每天口服 3g 左旋肉碱,连服 3 周,可以提高最大摄氧量 6%～11%;补充左旋肉碱后,定量亚极量运动时的心率、呼吸商都略有下降,CO_2 产生明显减少。

目前我国的标准要求,维生素 B_1 的每日可添加量是 0.2～4mg,维生素 B_2 是 0.2～2mg,维生素 B_6 是 0.2～2mg,肽类是 1～6g,左旋肉碱是 1～2g,咖啡因是 20～100mg。

(六) 运动后恢复类

这类产品是为有运动后恢复身体功能的运动人群设计与开发的,补充促进运动后恢复体能和消除疲劳的营养物质是开发这类产品的设计要求。

大强度、长时间运动后,经常会因恢复不佳导致体能下降,甚至出现免疫力持续低下等问题;大强度负重训练会使肌肉受到强烈的刺激,如果损伤的肌肉未能得到及时和有效的恢复,继续大强度训练会使肌肉损伤累积,长此以往会产生过度训练的现象。

对于运动人群来说,运动后及时补充促进恢复的营养物质对于提高其身体素质有极为重要的作用。目前运用较为广泛的成分主要是肽类、谷氨酰胺等。

肽类除了有助于耐力类运动外,还可以抑制或缩短体内负氮平衡。运动后及时、快速补充氮源,对减少肌肉蛋白质降解,促进肌肉快速修复和运动疲劳的消除,将产生良好的作用,而且不增加胃肠负担。

谷氨酰胺除了促进蛋白合成作用外,其作为免疫细胞的重要燃料,可以氧化分解为免疫细胞提高能量,抑制大强度长时间运动后的免疫功能下降。同时谷氨酰胺是一种很有效的抗分解代谢剂,可以缓解疲劳。在应激反应后补充谷氨酰胺可以保持并提高骨骼肌的水合状态,促进生长激素的分泌,促进蛋白质的合成代谢,减少肌肉组织的分解。

支链氨基酸包含 L-亮氨酸、L-异亮氨酸和 L-缬氨酸三种必需氨基酸。与代谢和运动能力密切相关,其能够参与长时间持续运动的代谢供能,减少肌糖原消耗,促进肌肉蛋白合成。同时,补充外源性支链氨基酸可降低运动引起的血清酶活性增高、脂质过氧化并且可以防止钙超载的发生,从而缓解外周疲劳感。因此,支链氨基酸对运动恢复有着重要作用。通过服用支链氨基酸可以使机体新陈代谢趋向于合成代谢,促进运动后身体的恢复。根据目前的研究,支链氨基酸的功效主要集中在以下四个方面:①减少肌肉蛋白的分解,增加肌肉瘦体重;②促进合成代谢;③缓解运动后的疲劳;④减轻肌肉的分解。因此作为一种运动营养补剂,在运动训练中得到了广泛的应用。

目前我国的标准要求,肽类的每日使用量是 1～6g,谷氨酰胺为每日 3.5～15.0g,L-亮氨酸为每日 1.5～3g,L-异亮氨酸为每日 0.75～1.5g,L-缬氨酸为每日 0.75～1.5g。

三、运动营养食品的法规与管理

随着大众健康意识的提高,全球的运动营养食品在过去几十年中迅速发展。基于科学家对于运动与营养的广泛研究,不断发现了营养素对于提高或帮助人们通过运动或锻炼身体所带来的积极作用,因此,运动营养食品已经被世界各国广泛应用,与之相关的标准、法规等配套管理措施也逐渐成熟。

运动营养食品在美国已有近 50 年的发展历史,被纳入膳食补充剂进行管理,因此美国关于膳食补充剂的所有管理及法规同样适用于运动营养食品。其相关法规标准包括《美国膳食补充剂健康与教育法》《食品药品管理现代化法案》等。

运动营养食品在欧盟有近 30 年历史,应用比较普遍,其中以蛋白补充、能量补充和提升运动能力的运动营养食品种类较多。根据欧盟的法规《特殊营养用途食品》,将提供运动营养为目的的食品纳入特殊营养目的用食品进行管理。其相关法规包含《特殊营养目的用食品》和《食品补充剂规定》。规定除普通食品原料可以使用外,所有的添加剂须符合《欧盟的食品添加剂通用标准》,所使用的营养强化剂必须符合欧盟标准《可用于特殊营养目的用食品中的添加物质》。其标签和广告等标示内容应符合《关于提供消费者的食品信息规定》的相关规定。

我国运动营养食品早期主要用于专业的运动员,至今超过 30 年的历史。现行《食品安全国家标准 运动营养食品通则》(GB 24154—2015)于 2015 年 11 月 3 日发布,并于 2016 年 11 月 13 日实施,其允许使用物质除普通食品原料可以使用外,食品添加剂应参照 GB 2760 中相近食品类别中允许使用的添加剂种类和使用量要求,营养强化剂的实用类别和使用量符合 GB 24154 的要求,其化合物来源应符合 GB 14880 附录 C 的规定。同时,在 GB 24154 中规定了允许在特定类别的运动营养食品中添加一些较为特殊的营养成分,如肌酸、谷氨酰胺和咖啡因等。产品标签应符合 GB 13432 的规定,标签中应在主要展示面标示“运动营养食品”及所属分类,如果有不适应人群,应在标签中标示。

第六节　新技术与发展趋势

如前所述,特定人群食品其原料特殊、营养素含量要求特殊、功能成分特殊、所使用的人群特殊,因此上述产品的核心竞争优势也是体现在“营养素和(或)食品功能因子的含量明显高于普通食品”这一点上。为实现这一目标,需要在营养素和(或)食品功能因子的发掘、制备过程以及特殊膳食食品制造、贮藏、运输等环节采取一些新技术,以保障特殊膳食食品的食用有效性,这些新技术的运用及推广将促进特殊膳食食品制造产业的健康、快速发展。

(一) 营养素与食品功能因子制备新技术

1. 超临界二氧化碳萃取技术　超临界二氧化碳萃取技术是一种提取分离技术,与通常的萃取、精馏、吸收等化工单元操作相比,其操作温度度低,萃取剂回收方便,有某些特殊的分离性能,并成为一种节省能源、保护环境的化工分离方法。和常用的蒸馏、萃取、吸收等单元操作相比，超临界二氧化碳萃取技术有：①萃取收率高、产品质量好；②适合于分离含热敏性组分的物质和生理活性物质；③节省能耗；④环境友好等特点。

2. 亚临界水萃取技术　亚临界水萃取（sub-critical water extract ion，SWE）是采用水作为提取溶剂，温度在100～374℃（水的临界点：374℃，22MPa），压力足够高使水保持在液体状态的一种新型提取技术。与超临界二氧化碳萃取相比的优势：①原料无需预处理，工序简化；②选择性更强；③压力要求较低，设备更易获得：亚临界水萃取不需要太高的压力，萃取装置相对比较简单，提取时间可以在数十分钟内完成。亚临界水萃取技术是一种很有前景的变革性技术，显示出巨大和决定性的优势。

3. 双水相萃取技术　当两种不同水溶性聚合物的水溶液（或聚合物与盐溶液）相互混合时，如果聚合物（或盐）溶液的浓度合适，体系会自动分成互不相溶的两相，这就是双水相体系（Aqueous two-phase system，ATPS）。双水相体系的形成主要是由于两种溶液之间不相溶，使两者之间无法相互渗透，不能形成均一相，从而在一定条件下形成了两相。双水相萃取体系与传统液-液萃取方法相比，双水相有其独特之处在于：①设备投资较低、操作简单，不存在有机溶剂残留问题；②分离速度快；③选择性强；④产物收率高；⑤被萃取物质在两相的分配受多种因素的影响，因此可以利用调节各种可变因素来达到最佳的萃取条件。

4. 高速逆流色谱技术（HSCCC）　在植物提取物纯化过程中，柱色谱在分离纯化方面有全面、系统的优势，但操作繁琐、周期长；大孔吸附树脂和膜分离技术都难以分离得到高纯度的产物；而超临界流体萃取仅适于分离纯化小极性或者非极性的物质；高效液相制备色谱可以得到高纯度的产物，但其成本高，难以实现工业化。与传统的分离技术相比，新近出现的高速逆流色谱技术（high-speed counter-current chromatography，HSCCC）具有显著的技术优势，主要体现在以下几个方面：①不用固体载体，无样品的不可逆吸附、降解和失活；②操作简便，回收率和产品纯度高；③可采用不同物化特性的溶剂系统和多样性的操作条件，具有较强的适应性；④分离效率高，样品分离量大；⑤适宜放大，便于工业化生产。

（二）食品功能因子活性提高技术

营养素及食品功能因子大多具有比较多的异构体，各个异构体的生物可给率及生物有效性存在很大差异，而各个异构体之间（尤其是空间异构体）却可以在一定条件下发生构型转化。因此，通过适当处理，可以促进食品功能因子发生有利于增强其审过活性的转变，提高生物活性。如番茄红素、β-胡萝卜素、虾青素、叶黄素等都存在多种空间异构体。由于顺式构型的化合物空间位阻增大，其在非相似极性溶剂（水）中更易稳定悬浮而不易发生沉降或结晶析出，因而其生物效价会大幅提高。因此，对天然存在的生物活性成分进行构型转化，可以在不消耗更多原材料的前提下，大幅提高生物活性成分的生物效价，意义重大。

1. 热致异构化技术　一般而言，含有一个或多个双键的天然植化活性分子能量较低，处于较稳定状态。当外界给予该活性分子能量时，例如在有机相中加热回流，或者在一定条件下直接加热，该活性分子都能够发生位于双键位置基团的顺-反构型的转化。所以大多数含双键的化合物可以通过将其溶解在适宜的溶剂中进行回流加热的方法来促进其空间构型转化，进而获得具有理想空间构型占比的生物活性成分。

2. 光致异构化技术　光致异构化包括直接光构技术和碘促光构技术。直接光构即在一定温度和一定波长范围的光照条件下，采取避氧措施而使活性成分分子中与双键碳原子相连的基团空间位置转化，由此发生活性成分空间构型的顺式-反式转化。碘促光构即在光照条件下，以碘或含碘化合物为催化剂，由于碘最外层电子易于与活性分子双键上的 II 键电子云发生作用，降低了顺-反构型转化的活化能，从而提高了其构型转化的速率。

3. 催化剂致异构化技术　对于含有共轭双键的脂肪酸，其不同空间构型异构体的生理活性存在明显差异。为获得理想的构型组合，一般通过碱异构和酶促异构方法来实现。

碱异构法：通常选用氢氧化钾、氢氧化钠或固体碱为催化剂，甲醇、丙二醇等为溶剂，一定条件下加热反应。这种传统的化学有机合成法制得的产物往往是多种异构体的混合物，并存在环化的副产物，从而影响共轭亚油酸（CLA）和共轭亚麻酸（CLN）产品在食品中的应用。

酶促异构法：亚油酸异构酶是微生物工业化培养后经分离、纯化获得的酶产物。亚油酸异构酶的最适底物是亚油酸，而硬脂酸、油酸、醇化的亚油酸和酯化的亚油酸均不能作为亚油酸异构酶的底物。由于该酶促反应的专一性和温和性，可获得单一的 CLA 活性异构体，从而可更好地满足人们对食品安全的需要。

（三）营养强化成分与膳食补充剂稳态化载运体系制备技术

许多营养素及食品功能因子具有水溶性、光（紫外线）、热稳定性差等特点，常规食品制造条件下易被氧化破坏或发生降解进而失去增补的意义，甚至可能由于氧化降解产物的毒性而对人体产生毒害作用。因此，开发可有效提高膳食增补剂在制备、贮藏、食品加工过程中稳定性，提高其人体食用后的吸收效率进而增强有效性的加工技术至关重要。

固体脂质纳米颗粒：20世纪90年代初，以室温下为固态的脂质为基质，通过表面活性剂将生物活性物质或营养成分包埋于水相中，形成纳米级乳液，然后温室或低温下重结晶形成固体脂质纳米颗粒（solid lipid nanopaticles，SLN）。SLN 也被称为"第一代脂质纳米颗粒"。

纳米结构脂质载体：纳米结构脂质载体（nanostructure lipid carriers，NLC）是20世纪末出现的新型食品、药品及保健品的运载体系，被称为"第二代脂质纳米载体"。纳米结构脂质载体采用固液两种脂质或固液多种脂质，经过加热后结晶制备而成。NLC 制备过程中，两种性质不同的脂质（常温下为液态、固态）在加热后熔融并混合在一起构成了药物载体的基质。由于固液脂质在结构上存在一定的差别，在冷却重结晶过程中混合脂质基质不能良好吻合，因此形成的晶型并不像单纯的固体脂一样,基质中产生大量的非完美晶格,这种无序晶格结构具备更多的容纳生物活性物质的空间,因此可以提高生物活性物质的包封率和载量。

(四)食品脱敏技术

过敏是指机体对某些抗原初次免疫后产生淋巴细胞和特异性抗体,当再次受到相同抗原刺激时,产生生理紊乱和组织细胞损伤的病理反应。食物过敏是指进食了某种食物或食物组分引起的免疫反应,进而引发消化系统、呼吸系统、皮肤及全身的变态反应。对人类健康构成威胁的食物过敏原主要包括食物中含有致敏蛋白质、食品加工储存中使用的食品添加剂和含有过敏原的转基因食品等。针对食物过敏,采用避免摄入、替代疗法和脱敏治疗,并不能达到真正脱除过敏原的目的,而在食品加工过程中,采用适宜的脱敏技术,可以大幅降低其致敏的概率。常用的脱敏技术主要包括以下几种:

1. 热处理 热处理是常见的食品加工技术,包括煮沸、烘焙、烘烤、油炸、烤炙,巴氏杀菌和灭菌,热加工能够减少食品中病原体数量,提高食品的货架期和质量。热处理的作用原理是蛋白质分子在热处理的条件下会相互作用形成聚合物,在生成热诱导性聚合物的同时,也在某种程度上使蛋白质的抗原表位隐藏于分子内部,导致蛋白的致敏性下降;热处理有可能改变食物蛋白质结构并随后改变其免疫原性,而免疫原性的改变可能会对抗原性和过敏原性的表达产生不同的影响,如增加、减少或保持不变,经过适宜的筛选,可以得到有效降低过敏风险的产品。

2. 超高压处理 超高压处理是一种新兴的非热加工技术,其方法是用水作为介质,通过加压的方式对食品进行处理,其工作压力通常为400~600MPa,可达到灭菌、钝酶和改变食品理化特性的效果。超高压处理通过对蛋白质分子中的非共价相互作用(氢离子和疏水性键)影响其二级和三级结构,从而调节其消化性和免疫原性;通过高压蛋白质晶体学,可识别过敏原中最具压力敏感性的片段,对低过敏性食品的开发起到支持作用。

3. 辐照处理 辐照是一种食品保藏技术,辐照后食物的营养和感官特性变化不大,但它能引起食物中蛋白质的构象变化,如裂解、聚集、交联和氨基酸修饰,可以调节其免疫原性。

4. 超声处理 超声处理是食品行业的一个新兴的技术,经常用于均质(沙拉酱)、过滤(乳清溶液和果汁)、嫩化(肉)、脱水(水果和蔬菜)的过程。功率超声是通过高能量的机械波(20~100kHz)使液体产生空穴(超声波气泡)并且不断地生成和崩溃,随后空穴内部地区呈现高压和高温,导致食品蛋白构象的变化从而影响其致敏性。

5. 发酵 发酵是食品加工和保藏的传统方法之一。发酵过程中蛋白质被微生物酶水解,不但蛋白质的二、三级结构被破坏,其一级机构也被打断而转变为更小的蛋白片段,可以有效破坏某些抗原结构进而降低其致敏性。

6. 酶解处理 食物过敏蛋白通常对胃肠道消化的抵抗力强,因此用酶预水解是改变食物蛋白免疫原性的最有效方法之一。水解导致构象表位迅速倒塌、线性表位裂

解,抗原表位是否继续存在取决于酶的水解程度和所用酶的类型。最常用蛋白酶有来自于动物的胰蛋白酶、胰凝乳蛋白酶、胃蛋白酶;来自于植物的木瓜蛋白酶;来自于微生物的嗜热菌蛋白酶、碱性蛋白酶和其他细菌、真菌的蛋白酶均已被用来降解蛋白产生活性肽。固定化碱性蛋白酶水解乳清分离蛋白降低致敏性的效果不如游离酶,但仍有一定的应用前景。

7. 糖基化处理 基于美拉德反应的蛋白质糖基化(将还原糖以共价键与蛋白质分子或氨基酸分子上的 α-或 ε-氨基相连接而形成糖蛋白的化学反应)可以改变蛋白质的分子结构,影响蛋白质的免疫原性。

8. 动态高压微射流均质处理 动态超高压微射流均质技术是一种高效的超微细化技术,以超高压理论、流体力学理论、撞击流理论为基础,集输送、混合、超微粉碎、加压、膨化等多种单元操作于一体,在均质过程中,对物料进行剧烈处理,复合了液体高速撞击、强烈剪切、空穴爆炸、高速振荡等作用,能有效地改善蛋白的溶解性、稳定性、起泡性、乳化性和致敏性等,提高酶的活性和稳定性,同时改变蛋白质和酶的结构和构象。

(五)销售模式创新

相比于传统的店销和商超等销售方式,直销、微信营销、电子商务等新型销售方式渐成主流,销售手段日趋多样。随着消费者的变化("80后"、"90后"成为消费主力)、用户需求的转变(生活节奏的加快和生活水平的提高使消费者从追求低价特性转向追求便利性)和企业的推动(特殊膳食食品的巨大市场潜力、线上的低渗透率和消费者的成长让电商企业看到了该产业的巨大商机),特别是2015版食品安全法实施后,特殊食品的生产销售更加规范,产品质量更有保障,必将进一步促进新销售模式的发展。

(韩军花 孙桂菊 张连富 张立实 杨月欣)

参 考 文 献

1. 第十二届全国人民代表大会常务委员会. 食品安全法. 2015.

2. Yuexin Yang. Scientific Substantiation of Functional Food Health Claims in China. The Journal of Nutrition, 2008, 138:6, 1199S-1205S.

3. Rotimi E. Aluko. Functional Foods and Nutraceuticals. London: Springer New York Dordrecht Heidelberg, 2012.

4. Taylor C. Wallace, Douglas Mackay, Rend Al-mondhiry, et al. Dietary Supplement Regulation in the US. Berlin: Springer, 2013.

5. Guidance for Industry: Evidence-based Review System for the Scientific Evaluation of Health Claims. 2009.

6. FDA. Dietary Supplement Health and Education Act. 1994. https://www.fda.gov/Food/DietarySupplements/default.htm.

7. Government of Canada, 2004. (last amended on 2018) Natural Health Products Regulations. https://laws-lois.justice.gc.ca/PDF/SOR-2003-196.pdf

8. 保健功能食品制度. http://www.mhlw.go.jp/english/topics/food-safety/fhc/index.html.

9. 付婷, 杨月欣. 食物健康声称现状和展望, 中国卫生杂志, 2009, 21, 55-59.

10. CAC CODEX STAN 72-1981(Rev 2007)Standard for Infant Formula and Formulas for Special Medical Purposes Intended for In-

fants.

11. FDA. Guidance for Industry: Frequently Asked Questions about FDA's Regulation of Infant Formula. 2018.

12. 中国营养学会. 中国居民膳食营养素参考摄入量 2013. 北京: 中国科技出版社, 2014.

13. 韩军花, 李晓瑜. 特殊食品国内外法规标准比对研究. 北京: 中国医药科技出版社, 2017.

14. 韩军花. 中国特殊医学用途配方食品标准法规——现状及展望. 营养学报, 2017, 39(06): 543-548.

15. 韩军花. 特殊医学用途配方食品系列标准实施指南. 北京: 中国质检出版社, 2015.

16. Standard 2.9.5 Food for special medical purposes. Food Standards Australia New Zealand(FSANZ), 2018.

17. 厚生労働省. 特别用途食品の许可基准等. 2018. http://www. mhlw. go. jp/shingi/2007/11/dl/s1121-13m. pdf

18. 国家食品药品监督管理总局.《特殊医学用途配方食品注册管理办法》(国家食品药品监督管理总局令第 24 号) [EB/OL]. (2016) [2016-03-01]. http://www. sda. gov. cn/WS01/CL0053/146741. html.

19. 韩军花. 我国婴幼儿辅助食品标准: 现状、问题及展望. 食品科学技术学报, 2017, 35(5): 7-11.

20. WHO. Global strategy for infant and young child feeding. Geneva: World Health Organization, 2003.

21. Codex Alimentarius. standard for processed cereal-based foods for infants and young children: codex stan 74-1981.

22. 杨则宜, 韩军花. 运动营养食品通则实施指南. 北京: 中国质检出版社, 2017.

第十章

转基因食品及其安全评价

为了解决传统农业所造成的环境污染问题,增加生物多样性,降低生产成本,人类将最新的生物技术应用于农业和食品领域,进而建立了转基因技术。自1983年世界上第一例转基因烟草问世以来,转基因植物的种植在30余年时间内得到迅猛发展。有关统计资料显示,转基因作物商业化21年之后的2016年,共26个国家种植了1.898亿公顷转基因作物,比2015年的1.851亿公顷增加了470万公顷,增长达3%,自1996年以来增长约112倍,累计种植面积达到了23亿公顷。转基因农作物之所以能够获得如此迅速的发展,不仅是因为它能够解决人们目前所面临的人口增长与耕地面积减少等难题,而且也是优化物种,培育良好粮食作物及重要经济食物的一个途径。

转基因技术以减少污染,提高产量,改善食品品质,缓解粮食供应问题为主要目的,极大地提高了农业的劳动生产率,增强了农产品的国际竞争能力,因此被科学和产业界视作改善农业技术,提高农业经济效益的先进技术。

本章对目前转基因食品的发展状况、安全评价方法及管理现状加以介绍。

第一节 转基因食品的定义和分类

利用现代分子生物技术,将某些生物的基因转移到其他物种中,以改造目标生物的遗传物质,使其在性状、营养品质、消费品质等方面向人们所期望的目标转变,如增强动植物的抗病虫害能力、提高营养成分、增加产量、延长货架期以及培植新物种等。这样产生的新动植物或微生物,称为转基因生物(genetically modified organism,GMO)。以转基因生物为直接食品或为原料加工生产的食品就是转基因食品(genetically modified foods,GMF)。根据转基因食品来源的不同可分为植物性转基因食品、动物性转基因食品和微生物性转基因食品。

按照最终产品的类型和特征,转基因食品包括:①转基因动物、植物和微生物产品;②转基因动物、植物和微生物直接加工品;③以转基因动物、植物、微生物或者其直接加工品为原料生产的食品和食品添加剂。此定义涵盖了供人们食用的所有加工、半加工或未加工过的各种转基因物品和所有在食品的生产、加工、制作、处理、包装、运输或存放过程中由于工艺原因加入食品中的各种转基因物品。可以看出,转基因食品主要涉及农业基因工程和食品基因工程,前者强调提高农作物产量和改善农作物的抗虫、抗病、抗除草剂和抗旱的能力;而后者则强调改善食品的营养学价值和食用风味,如营养素含量、风味品质、储藏、保存性质,以及用食品工程菌生产食品添加剂、酶制剂和功能因子等。

第二节 基因工程技术以及产品特征

过去近百年间,传统的育种技术培育了大量作物新品种,创造了巨大的经济效益和社会效益。但传统育种技术存在多方面的不足,例如培育时间长、耗费人力物力大、受亲本材料限制大等。相比之下,转基因技术是更高层次的遗传操作,它目的性更强、精确性更好、效率更高,可以突破物种的限制,其结果也可以更加精确的预测。从本质上讲,转基因作物和常规育成的品种没有差别。常规育种一般是通过有性杂交来实现,而植物基因工程则是用农杆菌介导、基因枪、电激、微注射等技术将外源重组DNA导入植物基因组中。

一、基因工程技术特征

地球上的生物是多种多样的,大到鲸鱼、大象,小到昆虫、细菌。然而它们都有一个共同点,就是几乎都以DNA(或RNA)来储存遗传信息,而且这些生物的DNA基本结构是非常近似的。在这样的基础上,现代生物工程技术可以使人们像连接不同颜色的绳索一样把不同生物的DNA连接到一起。转基因技术简单地说就是把人工分离或修饰的一种生物的DNA(基因)片段连接到另一种生物的基因组中,使之成为后一种生物遗传物质的一部分。

基因工程的主要技术特点是:①利用载体系统的重组DNA技术;②利用物理、化学和生物等方法把重组DNA导入植物、动物或微生物体内的技术。使产品的基因组构成发生了改变并存在外源DNA,或者产品的成分中存在外源DNA的表达产物及其生物活性,获得基因工程所设计的性状和功能。在转基因食品中常用的手段有蛋白质工程、碳水化合物工程(基因调控技术)、油脂工程(基因调控技术)和微生物工程。

蛋白质工程常常通过合成基因、同源基因或异源基因的导入和表达,把目的基因转移到农作物细胞中,获得高产表达的特种产品,如大豆中编码蛋白质基因对水稻的改造;将合成β-胡萝卜素的异源基因植入水稻而制成的"黄金水稻";固型物增加的番茄新品种。而碳水化合物和脂肪工程常常利用基因调控技术,控制代谢途径中的关键酶,从而改变代谢途径、方向或强度,增加或减少转基因作物的代谢产物。如土豆和番茄中糖的含量改变,淀粉组成(直链和支链含量变化),控制脂肪酸链的长短或饱和度

654

等。例如,北极一种鱼类具有防冷冻的性能,将其基因分离提取,再植人番茄内,制成耐寒番茄新品种。转基因作物最常见的是抗虫、抗除草剂以及抗旱为目的的品种。

二、转基因食品的特征

目前多数的转基因食品来自植物性转基因作物,而转基因动物和微生物方面的研究和产品都在植物性作物之后。概括起来,转基因食品以提高产量、改善品质为主要目标,其主要特点有以下五点:

1. 耐受除草剂　除草剂是一类农业上应用广泛的化合物。耐除草剂植物的获得常有如下策略:①抑制除草剂的吸收与转运;②除草剂敏感的靶蛋白代偿性增加;③使靶蛋白改变成为不敏感的形式;④使除草剂代谢失活,将从牵牛花中分离的 5-烯醇丙酮酸莽草酸酯-3-磷酸酯合成酶(5-enolpyruvylshikimate 3-phosphate synthase, EPSPS)的基因导入受体植物中,可增加非选择性除草剂草甘膦(抑制 EPSPS 进而阻断植物中芳香氨基酸的合成)的耐受性。而从鼠伤寒沙门菌和大肠杆菌中分离的 EPSPS 是对草甘膦抵抗型,已经将其转入烟草、西红柿、牵牛花和大豆中,这些转基因植物均表现出能够耐受草甘膦的特性。磺酰脲和咪唑啉类除草剂抑制植物呼吸链和氨基酸合成途径中的乙酰乳酸合成酶(acetolactate synthase, ALS)。从烟草和拟南芥中分离出 ALS 的两个天然突变基因可以耐受磺酰脲和咪唑啉类除草剂。另外,已从土壤细菌上分离出几个除草剂失活酶基因。

2. 抗病虫害　农药的使用曾经有效地控制了病虫害,但杀虫剂的使用不仅污染了我们赖以生存的环境,也由于有害生物对其产生抗药性而使其效果大大降低。转基因植物的一个主要应用领域即是生物防治病虫害。苏云金芽孢杆菌(Bacillus thuringiensis, Bt)产生的特有蛋白质,对螟虫具有天然的杀虫作用,将 Bt 中抑菌基因 crylAb 分离出来,并成功地转入棉花、玉米和大豆等,就能发挥特有的抗虫作用。此外,我国已经将抗黄瓜花叶病病毒的基因导入青椒和西红柿中,取得良好效果。

3. 改善食物成分　遗传工程为改善食物成分提供了新的可能,特别是改善谷物和豆类蛋白质品质。例如通过遗传工程技术增加某些缺乏氨基酸的含量,从而改善植物性食品的氨基酸不平衡问题。此外,利用转基因技术减少大米中米胶蛋白含量,以减少对大米食物不耐受症状的发生。增加油料植物中某些脂肪酸的含量或改进其组成成分也是转基因食品改善食物成分的有效途径。

4. 改善品质、增加产量　对于解决人口增长和土地缺少的问题来说,改进农业生产品质是一个良好的途径,如动物和植物增加产量、增强耐热或耐寒冷的能力、植物抗干旱能力以及耐受盐碱地的能力。目前这样的转基因食物也比较常见。

5. 延长食品的货架期　通过转移或修饰与控制成熟期有关的基因可以使转基因生物成熟期延迟或提前,以适应市场需求。在西红柿的聚半乳糖醛酸苷酶基因上导入一个控制活性的 DNA 序列,从这个序列转录的信使 RNA(mRNA)可以抑制西红柿中聚半乳糖醛酸苷酶的表达。这样转基因西红柿就可以抵抗软化和微生物感染,成为延熟西红柿,可以保持较长的货架期。

三、植物性转基因食品

1996 年转基因技术商业化之前,曾有言论称转基因作物只适用于发达国家。然而,自 2012 年起,发展中国家转基因作物的种植面积与累计效益已然超越发达国家,据统计,2017 年拉丁美洲、亚洲和非洲的农民共计种植转基因作物 1.014 亿公顷,占全球转基因作物种植面积(1.898 亿公顷)的 53.4%,且这一趋势还将持续,这说明转基因技术正在被发展中国家特别是资金薄弱而贫穷的农民所接受。下表列出了转基因作物及其所在各地区种植面积分布情况(表 2-10-1)。

表 2-10-1　转基因作物及其在各地区的种植面积

地区	国家	种植面积/万公顷	转基因作物
北美	美国和加拿大	8810	玉米、大豆、棉花、油菜、甜菜、苜蓿、木瓜、南瓜、马铃薯、苹果
拉丁美洲	巴西、阿根廷、巴拉圭、乌拉圭、玻利维亚、墨西哥、哥伦比亚、洪都拉斯、智利、哥斯达黎加	7940	大豆、玉米、棉花、菠萝
亚太	印度、巴基斯坦、中国、澳大利亚、菲律宾、缅甸、越南、孟加拉国	1910	棉花、玉米、油菜、茄子
欧盟	西班牙、葡萄牙	>13	玉米
非洲	南非、苏丹	290	玉米、大豆、棉花

引自:James C. Global status of commercialized biotech/GMcrops in 2017:Biotech crop adoptionsurges as economic benefits accumulate in 22 years. ISAAA Brief No. 53. Ithaca. NY. 2017.

目前,已被广泛应用于商业化种植的主要有玉米、大豆、棉花、油菜、甜菜、木瓜、茄子和马铃薯,以及 2018 年将要上市的转基因水稻。另外,包括水稻、香蕉、小麦、鹰嘴豆、大豆、荠菜和甘蔗在内的研究已经进入评估晚期,有望为消费者特别是发展中国家的消费者提供更多的选择。表 2-10-2 列出了美国食品和药物管理局(FDA)在 2009—2018 年间批准的转基因植物食品和动物饲料。

表 2-10-2　美国 FDA 批准的转基因食品和动物饲料

品种	转基因	来源	功能	批准时间
大豆	微生物 n-6 脂肪酸脱氢酶基因	大豆	提高单不饱和脂肪酸（油酸）含量、降低多不饱和脂肪酸含量（亚麻酸）	2009-01-15
李子	李痘病毒外壳蛋白基因（ppv-cp）	李痘病毒	抗李痘病毒	2009-01-16
棉花	Cry1Ab 全长基因	苏云金芽孢杆菌	抗鳞翅目昆虫	2009-02-13
大豆	Cry1Ac 基因	苏云金芽孢杆菌	抗鳞翅目昆虫	2010-08-18
玉米	冷激蛋白基因	枯草杆菌	干旱时保收	2010-12-10
大豆	Fatb 1-a、Fad2-1a 基因片段	大豆	提高油酸含量、降低亚油酸、棕榈酸、硬脂酸含量	2011-01-20
玉米	芳氧基链烷酸酯双加氧酶（AAD-1）		抗 2,4-二氯苯基乙酸（2,4-D）	2011-04-13
棉花	Cry1Ab	苏云金芽孢杆菌	抗鳞翅目昆虫	2011-08-19
	Cry2Ae	苏云金芽孢杆菌	抗鳞翅目昆虫	
大豆	麦草畏单加氧酶（DMO）基因	嗜麦芽寡养单胞菌	提高对除草剂 Dicamba 的耐受	2011-10-11
大豆	芳氧基链烷酸酯双加氧酶（AAD-12）	代尔夫特食酸菌	抗 2,4-二氯苯基乙酸（2,4-D）	2011-11-14
	磷丝菌素乙酰转移酶（PAT）基因	绿色产色链霉菌	提高对除草剂 Glufosinate 的耐受	
大豆	At-AHAS-L 基因	拟南芥	提高对除草剂咪唑啉酮的耐受	2012-02-01
玉米	5-烯醇式丙酸基莽草酸-3-磷酸合成酶（EPSPS）基因	土壤杆菌 CP4 株	提高对除草剂 Glyphosate 的耐受性	2012-04-13
油菜	5-烯醇式丙酸基莽草酸-3-磷酸合成酶（EPSPS）基因	土壤杆菌 CP4 株	提高对除草剂 Glyphosate 的耐受性	2012-04-23
油菜	磷丝菌素乙酰转移酶（PAT）基因	地衣芽孢杆菌	提高对除草剂 Glyphosate 的耐受	2012-04-01
大豆	Δ-6 去饱和酶基因	樱草	促进 α-亚麻酸向十八碳四烯酸转变	2012-07-30
	Δ-15 去饱和酶基因	粗糙脉孢菌	促进亚油酸向 α-亚油酸转变	
玉米	5-烯醇式丙酸基莽草酸-3-磷酸合成酶（EPSPS）基因	玉米	提高对除草剂 Glyphosate 的耐受	2012-07-31
大豆	5-烯醇式丙酸基莽草酸-3-磷酸合成酶（EPSPS）基因	玉米	提高对除草剂 Glyphosate 的耐受	2012-08-07
	HPPD 基因	荧光假单胞菌	提高对除草剂 isoxaflutole 的耐受	
玉米	Cry1F	苏云金芽孢杆菌	抗鳞翅目、鞘翅目昆虫	2013-03-25
	Cry34Ab1、Cry34Ab2	苏云金芽孢杆菌	抗鳞翅目、鞘翅目昆虫	
	磷丝菌素乙酰转移酶（PAT）基因	绿色产色链霉菌	提高对除草剂 Glufosinate 的耐受	
棉花	磷丝菌素乙酰转移酶（PAT）基因	绿色产色链霉菌	提高对除草剂 Glufosinate 的耐受	2013-04-24
	Dicamba 单加氧酶基因	嗜麦芽寡养单胞菌	提高对除草剂 Dicamba 的耐受	
玉米	5-烯醇式丙酸基莽草酸-3-磷酸合成酶（EPSPS）基因	球状节杆菌	提高对除草剂 Glufosinate 的耐受	2013-04-07
大豆	芳氧基链烷酸酯双加氧酶（AAD-12）	代尔夫特食酸菌	抗 2,4-二氯苯基乙酸（2,4-D）	2013-12-16
	5-烯醇式丙酸基莽草酸-3-磷酸合成酶（EPSPS）基因	玉米	提高对除草剂 Glyphosate 的耐受性	
	磷丝菌素乙酰转移酶（PAT）基因	绿色产色链霉菌	提高对除草剂 Glufosinate 的耐受	
大豆	BBX43 转录调控蛋白基因	拟南芥	调节昼间代谢模式	2013-12-24
苜蓿	CCOMT 基因片段	苜蓿	改良木质素组分	2013-12-27
大豆	Cry1F 基因	苏云金芽孢杆菌	抗鳞翅目昆虫	2014-02-07
	Cry1Ac 基因	苏云金芽孢杆菌	抗鳞翅目昆虫	
	磷丝菌素乙酰转移酶（PAT）基因	绿色产色链霉菌	提高对除草剂 Glufosinate 的耐受	
大豆	Avhppd-03 基因	燕麦	提高对 HPPD 抑制型除草剂的耐受	2014-03-28
	磷丝菌素乙酰转移酶（PAT）基因	绿色产色链霉菌	提高对除草剂 Glufosinate 的耐受	
土豆	颗粒结合型淀粉合成酶（GBSS）基因	马铃薯	降低直链淀粉含量	2014-07-02
玉米	以 Snf7 为基的双链 RNA	玉米根虫	抗玉米根叶甲	2014-10-17
	Cry3Bb1	苏云金芽孢杆菌	抗玉米根叶甲	
	5-烯醇式丙酸基莽草酸-3-磷酸合成酶（EPSPS）基因	农杆菌属细胞色素 P450 还原酶	提高对除草剂 Glyphosate 的耐受性	
棉花	芳氧基链烷酸酯双加氧酶（AAD-12）	代尔夫特食酸菌	抗 2,4-二氯苯基乙酸（2,4-D）	2014-11-14
	磷丝菌素乙酰转移酶（PAT）基因	绿色产色链霉菌	提高对除草剂 Glufosinate 的耐受	

品种	转基因	来源	功能	批准时间
土豆	多酚氧化酶基因片段	Verrucosum	抑制黑斑病的发生	2015-03-20
	天冬氨酸合成酶基因片段	马铃薯	抑制天冬氨酸的合成	
	R1 与 PhL 的部分启动子序列	马铃薯	降低还原糖含量	
苹果	4 条多酚氧化酶基因片段	苹果	抑制酶促褐变的发生	2015-03-20
大豆	Cry1A.105 基因	苏云金芽孢杆菌	抗鳞翅目昆虫	2015-05-27
	Cry2Ab2 基因	苏云金芽孢杆菌	抗鳞翅目昆虫	
玉米	ATHB17Δ113	拟南芥	增加玉米生长阶段的穗生物量	2015-06-19
土豆	多酚氧化酶基因片段	Verrucosum	抑制黑斑病的发生	2016-01-12
	天冬氨酸合成酶基因片段、R1 与 PhL 的部分启动子序列	马铃薯	抑制天冬氨酸合成、降低还原糖含量	
	Rpi-vntl 基因	Venturii	抗晚疫病	
玉米	5-烯醇式丙酮酸基莽草酸-3-磷酸合成酶（EPSPS）基因	玉米	提高对除草剂 Glyphosate 的耐受	2016-02-23
	磷丝菌素乙酰转移酶（PAT）基因	绿色产色链霉菌	提高对除草剂 Glufosinate 的耐受	
玉米	麦草畏单加氧酶（DMO）基因	嗜麦芽寡养单胞菌	提高对除草剂 Dicamba 的耐受	2016-03-11
	磷丝菌素乙酰转移酶（PAT）基因	绿色产色链霉菌	提高对除草剂 Glufosinate 的耐受	
玉米	eCry3.1Ab 基因	苏云金芽孢杆菌	抗鞘翅目昆虫	2016-04-29
	mCry3A	苏云金芽孢杆菌	抗鞘翅目昆虫	
	磷丝菌素乙酰转移酶（PAT）基因	绿色产色链霉菌	提高对除草剂 Glufosinate 的耐受	
土豆	多酚氧化酶基因片段	Verrucosum	抑制黑斑病的发生	2016-08-19
	天冬氨酸合成酶基因片段	马铃薯	抑制天冬氨酸的合成	
	R1 与 PhL 的部分启动子序列	马铃薯	降低还原糖含量	
菠萝	番茄红素合成酶基因	蜜柑	提高番茄红素含量	2016-12-14
	抑番茄红 β、ε-环化酶基因	菠萝	抑制番茄红素的转变	
	抑氨基丙烷羧酸合酶基因	菠萝	抑制采后开花	
土豆	Vinv 基因片段	马铃薯	降低还原糖含量	2017-02-21
	Rpi-vnt1 基因	Venturii	抗致病疫霉菌感染	
大豆	HAHB4 蛋白基因	向日葵	抗环境不利因子,提高作物产量	2017-08-02
油菜	芽孢杆菌 RNA 酶基因	解淀粉芽孢杆菌	雄性不育	2017-10-20
	磷丝菌素乙酰转移酶（PAT）基因	吸水链霉菌	提高对除草剂 Glufosinate 的耐受	
水稻	Cry1Ab/Cry1Ac 杀虫蛋白	苏云金芽孢杆菌	抗鳞翅目昆虫	2018-01-09

改良目的是植物性转基因食品的分类依据之一。通过转移或修饰相关的基因达到增产效果,如抗病虫害功能、耐涝耐寒耐旱等;控制成熟期;增加和改善营养品质;增加生物多样性。通过不同品种间的基因重组可形成新品种,由其获得的转基因食品可能在品质、口味和色香方面具有新的特点。

(一) 改善性状的转基因植物

1. 控制果实成熟期 蔬菜和水果成熟后,其组织呼吸速度和乙烯合成速度普遍加快,并迅速导致果实皱缩和腐烂。控制蔬菜水果细胞中乙烯合成的速度,能有效延长果实的成熟状态及存放期,为其长途运输提供了有利条件,具有重要的经济价值。

植物细胞中的乙烯由 S-腺苷甲硫氨酸经氨基环丙烷羧酸合成酶 ACC 和乙烯合成酶 EFE 催化裂解而成(图2-10-1)。20 世纪 90 年代初,采用反义核酸技术抑制番茄细胞中上述 2 个酶的编码基因表达,由此构建出重组番茄的乙烯合成量分别仅为野生植物的 3% 和 0.5%,明显延长了番茄的保存期。目前,类似的研究已扩展到了草莓、苹果、香蕉、芒果、甜瓜、桃子以及梨等多种水果。

另一方面,植物尤其是成熟果实细胞中往往会表达大量的半乳糖醛酸酶(PG),它能水解果胶而溶解植物的细胞壁结构,使成熟果实易于损伤,因此降低细胞中 PG 的合成速度,也能有效防止果实的过早腐烂。根据这一原理可构建保质期长的转基因植物。

2. 改变花型花色的转基因植物 全世界每年花卉产业的产值高达上百亿美元,通过插花工艺装饰花束和花篮需要培育各种花卉植物。花卉的颜色是由花冠中的色素组成成分决定的。大多数花卉的颜色为黄酮类物质,由苯丙氨酸通过一系列的酶促反应合成,而颜色主要取决于色素分子侧链取代基团的性质和结构,如花青素衍生物呈红色,翠雀素衍生物呈蓝色等。在黄酮类色素的生物合成途径中,苯基苯乙烯酮合成酶(CHS)是一个关键酶。利用反义核酸技术可有效抑制矮牵牛花属植物细胞内的 CHS 基因表达,使转基因植物花冠的颜色由野生型的紫红色变成了白色,并且对 CHS 基因表达抑制程度的差异还可产生一系列中间类型的花色。相同的实验程序也可在其他花卉中完成。目前构建具有不同花型和花色特征的转基因植物研究,主要集中在世界最大的花卉出口国荷兰。

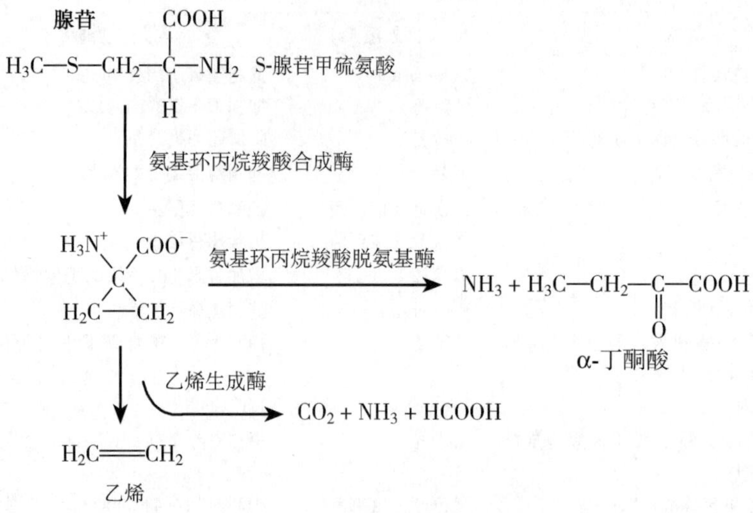

腺苷　COOH

$H_3C-S-CH_2-\overset{\displaystyle |}{\underset{\displaystyle |}{C}}-NH_2$　S-腺苷甲硫氨酸

H

↓ 氨基环丙烷羧酸合成酶

H_3N^+　COO^-

$\overset{\displaystyle |}{\underset{\displaystyle }{C}}$　氨基环丙烷羧酸脱氨基酶

$H_2C \diagdown\diagup CH_2$　→　$NH_3 + H_3C-CH_2-\overset{\displaystyle }{\underset{\displaystyle \|}{C}}-COOH$

O

α-丁酮酸

↓ 乙烯生成酶 → $CO_2 + NH_3 + HCOOH$

$H_2C{=\!=}CH_2$

乙烯

图 2-10-1　植物细胞中乙烯的生物合成

（二）增高产量的转基因作物

增产的途径很多如提高抗病虫害的能力、抗旱、抗涝等,最初的转基因植物多数是这样以增产为目的的食物产品。

1. 抗虫害的转基因植物　昆虫对农作物的危害极大,目前对付昆虫的主要武器仍是化学杀虫剂,它不但严重污染环境,而且还诱使害虫产生相应的抗性。利用某种植物、昆虫和细菌基因的天然抵抗某些病虫害的作用,使其基因在植物细胞中高效表达从而达到防治病虫害的目的,如苏云金芽孢杆菌晶体蛋白编码基因,一种广谱抗虫基因-豇豆胰蛋白抑制剂(CpTI)基因等。

此外,有种蛋白型丝蛋白酶抑制剂可有效干扰昆虫的消化功能并将其置于死地,它在番茄和马铃薯等植物细胞中只有痕量存在。转基因烟草的实验结果表明,这种抑制剂的高效表达可赋予植物广谱的抗虫害能力,若将细菌毒素蛋白和丝蛋白酶抑制剂编码基因双双整合到植物染色体上,则转基因植物的抗虫害能力比只含毒素蛋白基因的植物提高 20 倍。

2. 抗病毒的转基因植物　农作物病毒感染是一个严重的问题,它可导致农作物生长缓慢、产量降低和质量减退。在经典植物遗传学中,通常利用交叉保护原理筛选抗病毒的优良品种,即用一种较为温和的病毒感染植物,培育出来的子代植物一般能抵御更为严重的同类病毒的侵袭。这种类似于动物疫苗接种的现象表明,病毒的包装蛋白对免疫保护作用十分重要。因此在植物细胞中克隆表达病毒包衣蛋白基因,有可能构建出抗病毒的优良品种。最早的实验是在烟草中进行的,烟草花叶病毒(TMV)是一种双链 RNA 病毒,高效表达 CP 基因的转烟草植物在 TMV 存在时,能维持抗病毒状态 30 天左右,而正常植物 3~4 天后便出现感染症状。这种 CP 转基因技术在马铃薯、番茄和苜蓿等植物中也已获得成功。另外抗黄瓜病毒的基因也已经构建成功。

3. 抗除草剂的转基因植物　目前使用的除草剂特异性不强,或多或少会影响农作物的生长,因而除草剂的大量使用受到限制。利用转基因技术构建抗除草剂的重组植物可望解决这一问题,其主要技术是抑制农作物对除草剂的吸收;高效表达农作物体内对除草剂敏感的靶蛋白,使其不因除草剂的存在而丧失功能;降低敏感性靶蛋白对除草剂分子的亲和性;向农作物体内导入除草剂的代谢灭活能力等。除草剂中使用最广泛的是草甘膦(glyphosate),其除草机制是强烈抑制植物叶绿体芳香族必需氨基酸生物合成途径中的 5-烯醇式丙酸基莽草酸-3-磷酸盐合成酶(EPSPS)活性。将来自矮牵牛花 EPSPS 的 cDNA 导入植物中,转基因植物细胞内的 EPSPS 活性提高了 20 倍,对除草剂的耐受性也相应增加,但转基因植物生长缓慢。另外,从一种抗草甘膦的大肠杆菌突变株中也分离出 EPSPS 基因,由此构建的转基因烟草、番茄、马铃薯、棉花以及矮牵牛花能合成足够量的 EPSPS 变体蛋白,以取代被草甘膦抑制了的植物酶系,从而表现出较高水平的除草剂抗性。

4. 抗环境压力的转基因植物　与动物不同,植物难以阻挡不利环境因素(如强光、紫外辐射和干旱等)的侵袭,它们对付这些不利环境因素影响的唯一措施是体内的自我生理调节机制。在分子水平上,这一生理调节过程的副作用是在体内产生大量的氧自由基(即超氧化物负离子),后者对植物的损伤也相当严重。在生理状况下,植物体内的超氧化歧化酶(SOD)能将之转化为过氧化氢,后者经氧化酶作用分解出水和氧气,但这种保护作用相当有限。目前,将 SOD 编码基因置于花椰菜花斑病毒 35S 启动子的控制之下,并转入烟草中获得高效表达。此外,将 SOD 编码基因转入花卉等观赏性植物中,可有效节省植物对氧气的需求量,延长花卉的存放期。另一方面,长期的植物生理学研究结果表明,植物对盐、碱、旱、寒和热等环境不利因素的自我调节能力很大程度上取决于细胞内的渗透压,提高渗透压往往能改善植物对上述环境不利因素的耐性。目前各种抗盐、抗碱、抗寒、抗旱以及抗热的转基因植物正在研究之中。

（三）提高营养学品质的转基因植物

1. 淀粉酶基因工程　淀粉由直链分子和支链分子组成，淀粉的质量、性状与其直链/支链比例有关。不同的用途对淀粉性状的要求也不同，如易消化的淀粉、黏性淀粉或高韧性淀粉等。工业上一般用直链成分尽可能少的淀粉较多。植物细胞内的淀粉合成酶（GBSS）和分解酶（BE）分别控制直链淀粉和支链淀粉的合成。近年来，科学界已将内源和外源的 GBSS 反义基因成功地导入马铃薯中，使其 GBSS 的活性降低，以此来抑制淀粉总量不变的前提下直链淀粉的合成。经转基因方法培育出的还有"超甜玉米""甜番茄"等。此外，新型生物技术的出现，如基因组编辑技术（CRISPR）提供了一种用来改变基因的简单、精确的方法。例如利用 CRISPR 工具，不需要经过多代繁育筛选，也不需要引入任何外源基因，只是部分敲除了一些能够产生直链淀粉酶的编码基因，就创造出了支链淀粉含量在 97% 以上的糯玉米品种，而普通玉米中支链淀粉含量只有 75% 左右。

2. 脂肪酶基因工程　人造黄油的制作是通过催化加氢使植物油熔点上升，这种工艺不但加工成本很高，而且还会导致顺式双键转变为对健康不利的反式双键。利用反义 RNA 技术特异性灭活植物体内硬脂酰-ACP 脱饱和酶的结构基因，即可提高转基因油料作物中饱和脂肪酸的含量，使"植物油"在室温下呈固态。类似的研究还有某些植物油中减少饱和脂肪酸的含量（如棕榈酸和肉豆蔻酸的含量）；提高必需脂肪酸的含量；减少菜籽油中芥酸的含量等。

3. 蛋白质工程　蛋白质工程常常通过合成基因、同源基因或异源基因的导入和表达，把目的基因转移到农作物细胞中，获得高产表达的特种产品，如大豆中编码蛋白质基因对水稻的改造。一般粮食种子的储存蛋白中几种必需氨基酸的含量较低，直接影响到人类主食的营养价值。将蚕豆中一种富含赖氨酸和甲硫氨酸的蛋白基因植入玉米中，可显著提高其营养价值。莫内林是一种西非灌木植物合成的甜味蛋白，其甜度为蔗糖的十万倍，整个分子由非共价键相连的 A 链和 B 链组成，两条链分开后甜味即消失，因此作为食品添加剂其使用受到很大限制。目前科学家们根据 AB 两条链的氨基酸残基序列人工合成了一个融合基因，现已转入番茄和生菜中并获得表达。

4. 微量营养素　目前已知的研究有 β-胡萝卜素基因和铁在大米中的表达，以及通过转 *CCOMT* 基因以调控苜蓿中木质素含量的研究。

（四）新型转基因植物

现代分子生物技术的快速发展，促进了新型转基因作物的研制，其中，以复合性状转基因植物的开发效果最为显著。

复合性状转基因技术是把两个或多个能表现相应性状的外源基因利用基因工程技术或杂交育种技术整合到同一植物的基因组中，使植物能够表达出，并在后代可稳定遗传的新技术。目前，主要通过将两个已获得审批的转基因植物经杂交育种使多个性状得以累加来获得复合性状转基因植物新品种。2010 年，美国和加拿大市场投放转基因玉米，具有 8 种不同的新型编码基因，呈现 3 种性状，其中两种表现为抗虫性，另一种表现为抗除草剂。据统计，截至 2017 年，复合性状转基因作物占全球转基因作物种植面积的 41%。复合转基因策略拓展了转基因作物功能，满足了种植者多元化的需求，提高了资源利用效率，有良好的应用前景。我国对复合性状转基因植物的研究和开发还处在起步阶段，研究和开发具有自主知识产权复合性状转基因植物必将成为我国今后转基因技术领域的必然趋势。

四、动物性转基因食品

转基因动物（transgenic animal）是指在基因组内稳定地整合以实验方法导入的外源基因，且外源基因能稳定地遗传给后代的遗传工程动物。1981 年，科学家第一次成功地将外源基因导入动物胚胎，创立了转基因的动物技术。1982 年获得转入大鼠生长激素基因的"超级小鼠"。1997 年，借助体细胞核移植技术，科学家获得世界上首例克隆羊（多莉）。在后续 10 余年间，还报道过转基因猪、牛、绵羊、山羊、大鼠、兔、鱼等多种转基因动物的成功。2015 年，美国食品药品管理局（FDA）批准了水丰技术公司（AquaBounty Technologies）研发的转"全鱼"生长激素基因的大西洋鲑（aquAdvantage salmon，即水优三文鱼）为第一种可供食用的转基因动物产品，这将促进转基因动物在全世界向着产业化方向发展。到目前为止，除了上述美国 FDA 批准转生长激素基因的水优三文鱼可以进行商业化生产之外，其他动物性转基因食品还都处在研发阶段。

动物转基因技术的应用打破了生物界种间不育的自然规律，可以按照人们的构想通过基因修饰技术在较短时间内培育出所需特性的动物，因此对整个生命科学领域产生全局性影响。与植物性转基因不同的是，动物转基因技术面临着更多的问题，诸如生产周期长、效率低、成本高、转基因动物死亡率高，常出现不育导致转基因难以传代，无法大规模生产等问题。但仍然有不少成功的研究和实例。

1. 转基因鱼　随着天然鱼种的大批灭种，利用转基因技术改良食用鱼品质的研究日益显示其重要性。目前采用受精卵的 DNA 显微注射技术转基因已在鲤鱼、鲶鱼、鲑鱼和罗非鱼等种属中获得成功。

转基因鱼的起始研究均集中在观察各种动物来源的生长激素对其生长速度的影响上。在一项研究中，含有鲑鱼生长激素 cDNA、鳕鱼抗冻蛋白基因所属启动子以及 polyA 化信号序列的重组分子被注射到大西洋鲑鱼卵中，构建出的转基因鱼生长迅速且体重大幅度增加。进一步的研究是将抗病、耐环境压力以及其他优异的生物性状引入温热带鱼种体内。

2. 转基因猪　提高猪的生长速度及改善猪肉的营养价值是培育和研究转基因猪的主要目标。如将人的生长激素基因导入猪的受精卵中所获得的转基因猪的生长速率明显比同窝其他猪快,饲料利用率明显提高,同时胴体脂肪率显著降低。此外通过培育转有脂肪酸去饱和酶基因的转基因克隆猪,可使转基因猪体内不饱和脂肪酸含量增加 20% 左右。

3. 转基因牛 目前转基因牛主要限于转基因奶牛,其目的之一是改变牛奶的成分。从牛奶生产奶酪的产率正比于牛奶中 κ-酪蛋白的含量,κ-酪蛋白转基因的高效表达可显著提高牛奶中 κ-酪蛋白组分的比率。乳糖酶基因在牛乳腺细胞中的表达能导致产生无乳糖牛奶,这种牛奶对那些对乳糖过敏或消化不良的人群是良好的乳品。上述两种转基因奶牛均已问世。转基因牛的另一目的是借助于转抗体基因和转病毒细菌蛋白基因培育抗菌、抗病毒和抗寄生虫的新品系。现在的大型养牛场仍采用疫苗免疫、物理隔离和药物治疗的传统方法控制大面积的感染,其花费高达饲养总成本的 20%,由此可见这种转基因牛构建具有重要的经济价值。除了上述事例,利用转基因动物作为"反应容器"进行外源蛋白的表达是转基因动物研究的另一热点。这些蛋白主要通过动物的血液、乳液、禽卵等获得,如人血清蛋白、乳铁蛋白、生长激素等。2006 年,科学家成功培育出转基因牛,其乳汁中含有人乳铁蛋白、人 α-乳清蛋白、人溶菌酶。

开发与完善相关研究方法与研究手段是促进转基因技术发展的必要条件。转基因动物的发展方向不仅要取决于科学技术的引领以及经济利益的驱动,还要注重人类社会的健康与安全。从目前的发展趋势可以看出,转基因动物的研究和应用将是 21 世纪生物工程技术领域最活跃、最具有实践应用价值的内容之一。

五、微生物性转基因食品

在食品工业中,转基因微生物可用来生产酶制剂、氨基酸、有机酸、维生素、色素、香料等食品添加剂,其中主要以生产酶制剂为主。利用转基因菌种生产的酶制剂在品种、生产和应用技术等方面不断进步和发展,其在油脂、焙烤、饮料及果蔬加工等领域的应用不断成熟和深入。与普通酶制剂相比,转基因菌种生产的酶制剂具有成本低、专一性强、性能稳定、生产效率高以及环境友好等特点。

利用基因工程技术改良菌种而生产的第一种食品酶制剂是凝乳酶。1989 年,科学家利用基因工程手段,实现了利用细菌、酵母和大肠杆菌获得重组凝乳酶。此后,凝乳酶基因在大肠杆菌、啤酒酵母、黑曲霉和乳酸克鲁维酵母等微生物宿主获得成功表达。1990 年美国 FDA 批准大肠杆菌生产的重组凝乳酶可应用于干酪的生产,在产品上也无须标示。

目前生产食品酶制剂的转基因微生物包括浅青紫链霉菌、锈赤链霉菌、枯草芽孢杆菌、地衣芽孢杆菌、特氏克雷伯菌、解淀粉芽孢杆菌、米曲霉和黑曲霉、酵母菌等。上述微生物菌种可用来生产各类蛋白酶、淀粉酶、酯酶等。例如以解淀粉芽孢杆菌为宿体生产的 α-乙酰乳酸脱羧酶、α-淀粉酶,以枯草芽孢杆菌为宿体生产的半纤维素酶、中性蛋白酶,以及以地衣芽孢杆菌为宿体生产的普鲁兰酶、木

聚糖酶等应用于食品工业的商业酶相继问世,可应用于面包、饮料等食品加工与生产中。

第三节 转基因食品的安全和营养评价方法

面对转基因食品,食用安全是人们首先考虑的问题,例如插入基因表达产物的毒性和致敏性等。已有许多研究使转基因食品的安全评价工作有了一定的基础,并在实际工作中得到应用。除了安全性外,转基因食品的营养价值、食物和营养素生物利用率等是食品评价的另一重要方面。

转基因食品的安全性评价是安全管理的核心和基础,其主要目的是从技术上分析转基因生物及其产品的潜在危险,确定安全等级,制订防范措施,防止潜在危害。安全性评价的主要作用有如下几个方面:

1. 为转基因食品的研究和发展提供科学决策的依据。

2. 避免和减少转基因食品对人和环境的危害,保障人类的健康。

3. 科学、客观地回答公众对转基因食品安全问题存在的疑问,消除公众由于缺乏全面了解产生的种种误解,形成对转基因食品安全性正确的认识。

4. 为进出口转基因食品的管理提供科学、公正和国际多边互认的数据,促进国际贸易,维护国家利益。

5. 促进转基因食品产业的可持续发展。

但安全性评估是一项复杂、精细的综合性工作。目前,国际上进行转基因食品的安全性评估时多采用三个原则,即风险评估原则、实质等同性原则、个案分析原则。这些原则得到了世界经济发展合作组织(OECD)、世界粮农组织(FAO)、世界卫生组织(WHO)以及多数国家的认同。

一、安全性评价的原则

转基因食品的评价方法在研究和争论中不断发展,目前较为统一的评价原则包括三个方面:风险评估原则、实质等同性原则、个案分析原则。这些原则是制定相应的评价方法、标准和控制措施的依据。

(一)风险评估原则

风险评估原则是国际食品法典委员会(CAC)于 1997 年系统提出的用于评价食品、饮料、饲料中的添加剂、污染物、毒素或病原菌对人群或动物潜在副作用的科学程序。现已成为国际上开展食品危险性分析、制定标准和管理办法以及进行危险性信息交流的基础和通用方法。风险评估的定义是指按照一定的程序,对已知的危害人类健康的因素在食品中的存在、含量、来源和危害性进行评价,以确定该危害因素的危险性。

风险评估(或称危险性评价)由危害识别、危害特征描述、暴露量评估和危险特征描述等几个环节构成(图 2-10-2)。根据该原则,在转基因食品中主要的风险是来自于转入基因及其表达产物的安全性,因此后续的安全评价过程主要是针对新表达产物进行。

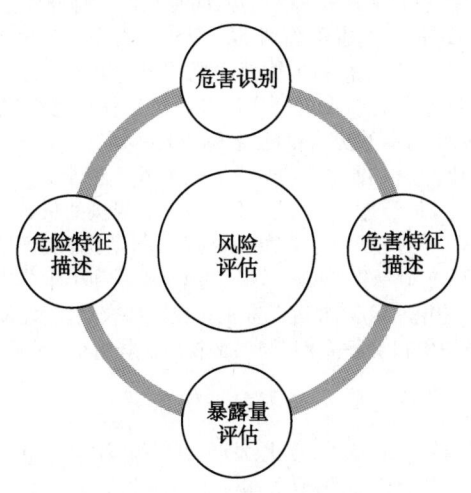

图 2-10-2 风险评估包含内容

容:①表型性状等同,如植物的形态、生长、产量、抗病性及育种的农艺性状。②成分等同,包括主要营养成分和有害物质。③插入性状安全,指 GM 食品与原型食品具有以上等同性外,特定插入基因的安全性如过敏、抗性、基因转移等分析。如果一种新食品或成分与已存在的食品和成分实质等同,就安全而言,它们可以等同对待,认为新食品是安全的。在 1996 年的第二届 FAO 和 WHO 专家咨询会上,此概念又一次得到认同和接受。现在实质等同性的基本原则已广泛被欧美和国际组织所推荐,用于食品质量与安全的监控,同时已经成为许多国家生物工程食品和添加剂安全性评价的基础。

根据实质等同性分析的结果,可将转基因作物归纳为以下 3 类:①转基因作物与对照物具有实质等同性。在这种情况下,转基因作物就被认为与对照物具有同等安全性,不需要进行进一步的安全性分析。②除了一些明确的差异外,转基因作物与对照物具有实质等同性。对此类产品的进一步安全性分析主要应围绕这些差异(即新表达产物或其他新物质)进行。③在许多方面转基因作物与对照物不具有实质等同性,或找不到可进行比较的传统对照物,当然这并不能说明此转基因作物就是不安全的,但在这种情况下,需要对该转基因作物进行全面彻底的安全性分析(图 2-10-3)。

(二) 实质等同性原则

1993 年,国际经济合作与发展组织(OECD)在"现代生物技术食品的安全性的评价:概念和原则"的报告中首次提出了实质等同性(substantial equivalence)的概念。按照原始的记载,GM 食品实质等同性分析包括几个层次的内

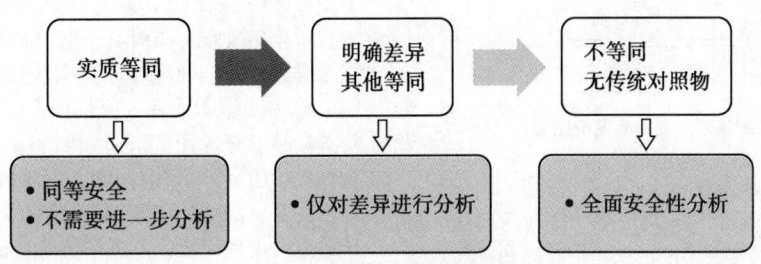

图 2-10-3 实质等同性分析的三种情况

(三) 个案分析原则

个案分析是目前国际上用于转基因食品安全性评价的另一个重要的原则,其精髓是强调产品和管理的"个性化"。个案分析的定义是对接受评价的每一个转基因食品个体,根据其生产原料、工艺、用途等方面的特点,借鉴现有的已经通过评价的相应案例,通过科学的分析,发现其可能发生的特殊效应,以确定其潜在的安全性问题,为安全性评价和验证工作提供目标和线索。个案分析为评价和验证各类采用不同的原料、不同的工艺和具有不同的特性、不同的用途的转基因食品的安全性提供了有效的指导,尤其是在发现和确定某些不可预见的效应及危害中起到了独特的作用。

个案分析原则主要内容与研究方法包括:

1. 根据每一个转基因食品个体或者相关的生产原料、工艺、用途的不同特点,通过与相应或相似的既往评价案例进行比较,应用相关的理论和知识进行分析,提出潜在安全性问题的假设。

2. 通过制订有针对性的验证方案,对潜在安全性问题的假设进行科学求证。

3. 通过对验证个案的总结,为此后的评价和验证工作提供可资借鉴的新案例。

一个个案分析原则应用的案例是 1993 年 WHO 关于抗生素抗性标记基因的安全性评价。由于怀疑当时所用的选择标记基因氨基糖苷类的抗生素抗性标记(抗卡那霉素的npt II 基因),可能会由植物向自然界中的微生物水平转移,其广泛使用可能导致环境、人体中的微生物产生抗性。研究根据其特性,通过提出潜在安全性问题的假设,制订有针对性的验证方案,对潜在安全性问题的假设进行科学求证。结果认为标记基因由植物向微生物水平转移的可能性极小。主要的依据是目前尚不知有基因自植物向微生物转移的机制,也没有充分证据说明存在水平转移的可能性。最后得出结论:抗卡那霉素的npt II 作为标记基因,无论其基因本身,还是其编码产物(NPT II 蛋白)的各种特性都是安全的。因而批准作为第一个安全使用的标记基因。

(四) 其他原则

除以上几个原则外,转基因食品的安全评价原则还有预先防范原则、风险效益平衡原则、熟悉性原则和逐步评估原则等。

1. 预先防范原则 由于转基因技术的特殊性,必须对转基因食品采取预先防范(precaution)作为风险性评估的原则。必须采取以科学为依据,对公众透明,结合其他评价

的原则,对转基因食品进行评估,防患于未然。

2. 风险效益平衡原则 我们既要看到转基因食品的健康效益以及经济和社会效益,也要看到它可能存在的风险,需要对其风险和效益进行综合评估,再制定管理决策。

3. 熟悉性原则 所谓的熟悉是指了解转基因食品的有关性状、与其他生物或环境的相互作用、预期效果等背景知识。一旦对某一类作物或者某个基因的特点比较熟悉了,可以适当减少评估要求。

4. 逐步评估原则 我国在转基因生物的安全监管中采取的就是逐步评估的原则,包括实验室阶段、中间实验、环境实验、生产性实验和安全证书,每一步都有具体的评估要求。

目前用于转基因生物安全评价的原则,见图 2-10-4。

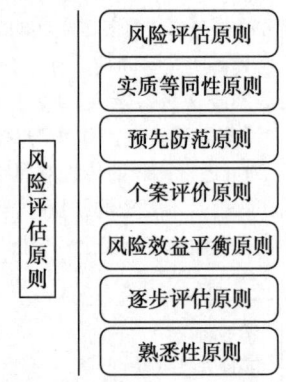

图 2-10-4 转基因生物安全评价原则

(五) 评价原则的局限性

转基因食品的安全评价对我们仍是一个新的问题。与其他的新技术一样,仍需要在不断的认识中提高和发展。面对转基因技术的飞速发展和农业发展的需要,以上评价原则将面临更多的问题和挑战。目前的批评或建议仍有很多,这些批评和建议对于更广泛和深入的思考转基因食品的评价,进一步促进其安全评价体系的完善是有益的。

风险评估结果的可靠性在很大程度上取决于数据的数量和质量。如果具有比较完整的数据,如各种动物毒性试验、体外机制研究、毒物代谢动力学研究、流行病学调查等,并且同一项研究又有不同国家、单位和专家的报告,而且结果比较一致,则危险性评价的结果就比较可靠。然而在实际工作中,往往数据不足,特别是缺少流行病学数据,而且不同研究报告的结果不尽一致,就给风险评估带来许多不确定性和变异性。而且由于外源基因的表达量一般极其微量,实际上很难用现成的技术和已有的数据来确定和描述其危险性。

食物成分的等同程度不能完全代表安全性的等同程度,例如,一种转基因食品与一种已知食品的食物成分基本相同,即便有 99%或者以上的成分相同,但如果其增加了一种新的成分,虽然该新成分含量极低,但仍可能产生风险。而另一种转基因食品与其对应的原食品的食物成分虽然只有 70%的相同,但差异之处在于某些营养成分,而这一差异可被其他食物所替代,不会有任何危害问题。目前,还不能令人信服地用已知有关转基因食品的化学成分来预测转基因食品的生化或毒理学效应。因为存在于生物体内的化学成分,尤其是具有某些生物活性的化学成分,其存在的状态、

乃至其生物效应的机制都与共同存在的其他化学成分有着密切的关系。同样,新增的某个化学成分也会对其他化学成分的存在状态和生物效应机制产生影响。另外实际上对某些转基因食品进行实质等同性分析时,难以得到真正的对照产品,成分含量的变化则难“等同”。

与风险评估原则和实质等同性原则相比,个案分析原则并不是一种相对固定的模式和方法。它提供的只是分析处理问题的指导思想,而问题的解决必须借助其他的原则和技术。因此,风险评估原则、实质等同性原则和个案分析原则的作用是相辅相成、相互补充的。只有综合运用,才能全面客观地评价和验证转基因食品的食用安全性和营养质量。

二、转基因食品安全评价内容

为保障生物技术的健康发展,制定各国认可的转基因植物的安全性评价框架,有关国际组织如世界卫生组织、世界粮农组织、国际生命科学学会(ILSI)及世界经济合作发展组织等多次召开专家咨询会议,研究制定有关条例。目前,得到各国政府普遍认可的是国际食品法典委员会(Codex Alimentarius Commission CAC)的标准。CAC 是政府间协调各成员国食品法规标准和方法并制定国际食品法典的唯一的国际机构。具有高度的权威性,WTO 的有关协议规定 CAC 的标准为贸易争端裁决的依据。CAC 高度重视转基因食品安全性评价工作,于 1997 年成立了“国际食品法典委员会生物技术食品政府间特别工作组”,2003 年制定了《现代生物技术食品的安全性风险评估原则》,之后又相继制定了《重组 DNA 植物及其食品安全性评价指南》《重组 DNA 微生物及其食品安全性评价指南》和《重组 DNA 动物及其食品安全性评价指南》。目前国际上对转基因植物的食用安全性评价主要从营养学评价、新表达物质毒理学评价、致敏性评价等方面进行评估。主要评估内容包括:毒理学评价;致敏性评价;关键成分分析;全食品安全性评价;营养学评价;生产加工对安全性影响的评价;其他安全性评价(图 2-10-5)。

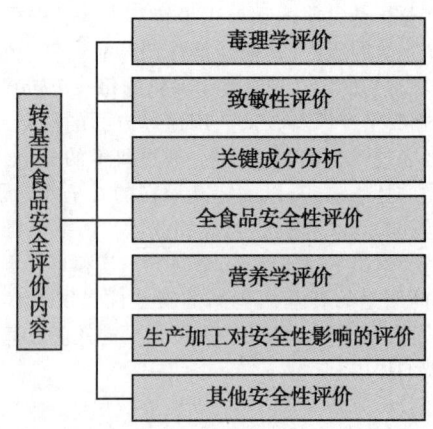

图 2-10-5 转基因食品食用安全评价内容

(一) GMO 的检测

从研究、种植到最终产品的评价,转基因食品的转基因特性检验如外源基因检测、目的基因表达产物活性、转基因成分定量检测等是开展工作的第一步。特别是随着各国管理法规的出台,一些国家如欧洲联盟、日本、加拿大、澳大利亚和我国均要求在销售转基因食品时必须在标签

上予以标明,使消费者有知情权能够自愿选择是否食用转基因食品,同时食品安全监督管理部门能够追踪转基因食品对健康的影响。欧盟判定是否标注为转基因食品的依据是 GMO 的含量在 0.9% 以上。这是为了管理而建立的概念,而与从研究和安全性角度提出的"实质等同性"完全不同,它仅仅表明这个食品含有遗传修饰成分。

转基因食品一般通过导入一个特定功能的基因产生特定作用,通常可以产生新的蛋白质表达,因此可以用 ELISA 法和 Western-blot 法等,通过鉴定表达的特定修饰蛋白质来检测(如大豆中导入的 CP4 EPSPS 蛋白)。但是,并不是所有转基因食品都能够表达足量的蛋白质达到目前方法的检测限,并且在食品加工过程中可能会发生蛋白质变性或分离(如大豆油)。鉴于此,定量 PCR 方法是一种更加广泛使用的方法。转基因食品的 DNA 被提取后,用 GMO 中插入的 DNA 特定序列设计的引物进行 PCR 扩增。以不同加入量的 GMO 中目标 DNA 循环阈值(Ct 值)与目标 DNA 浓度作回归曲线图,可以得到定量 PCR 标准曲线。随后对待检食品提取 DNA,进行定量 PCR,就可以判断该食品是否含有 GMO 及其含量。

(二) 营养学评价

对转基因植物的安全评价主要进行的实质等同性评价。实质等同性评价在营养学上需要比较的主要内容有:主要营养因子、抗营养因子、毒素、过敏原等。主要营养因子包括脂肪、蛋白质、碳水化合物、矿物质、维生素等;抗营养因子主要是指一些能影响人对食品中营养物质吸收和对食物消化的物质,如豆科作物中的一些蛋白酶抑制剂、脂肪氧化酶、植酸等;毒素是对人有毒害作用的物质,例如马铃薯茄碱、番茄碱等;过敏原是指能造成某些人群食用后产生过敏反应的一类物质。这些天然的有毒有害物质在传统食品中也是存在的,评估的要点是转基因食品与非转基因食品相比,是否出现新的有毒有害物质,或者原有的天然有害物质的含量是否增加。需要注意的是,评价过程中对样品的选择非常重要,转基因植物需要与同等条件下生长和收获的受体品种(对照)进行成分等同性分析比较,一般选取同一种植地点至少三批不同种植时间的样品,或三个不同种植地点的样品,以减少由于气候与环境的差异造成的统计分析误差。

(三) 毒理学评价

转基因食品的毒理学评价主要包括对外源基因表达产物的评价和全食品的毒理学检测。对于转基因食品外源基因表达产物的评价主要包括:通过生物信息学分析与已知的毒性蛋白的氨基酸序列进行比对查看是否有同源性,随后进行模拟肠胃液消化试验和热稳定性试验,以及经口急性毒性试验(啮齿动物)。根据外源基因产生的表达产物情况,必要时可以进行遗传性毒性试验(三致试验:睾丸染色体畸变试验、骨髓微核试验、Ames 试验等)、亚慢性毒性试验以及慢性毒性试验、免疫毒性试验等。

对于转基因食品全食品的毒理学评价主要采用 90 天动物喂养实验来观察转基因食品对人类健康的长期影响。目前所用到的动物一般有大鼠、小鼠、猪、羊、鸡、猴等,由于饲养条件与动物价格比较,通常选用大鼠进行 90 天亚慢性毒性试验。一般来讲,转基因食品的亚慢性毒性试验如果无特殊异常反应的话,就可以认为此种食品不会在长期的

使用过程中对人体健康造成不良影响。

研究人员用 SD 大鼠 90 天喂养试验研究了转 *sb401* 基因高赖氨酸玉米全食品安全性,对实验组大鼠饲喂转基因玉米饲料(转基因玉米含量为 30% 及 76%),对照组饲喂相同剂量的传统非转基因玉米饲料。动物临床行为学、食物利用率、脏器系数、血常规及血生化检测、组织病理检测等数据均未发现与受试物相关的显著性差异。在对药用转基因品种——转人血清白蛋白水稻的 90 天喂养试验中,血液学、食物利用率和脏器系数发现了一些差异性指标,但是所有变异不存在剂量相关性和性别同现性,并且均在历史正常参考范围内,不存在生物学意义。研究人员对高不饱和脂肪酸转基因大豆进行了全食品安全评价,与非转基因对照相比脏器系数及血液学指标发现了少数显著性差异,但是与空白对照间不存在显著性差异,并且均在历史正常范围内,该转基因大豆与传统非转基因对照具有相同的安全性。

动物实验的方法还可以继续改进,以适应对新的转基因食品的安全性评价需要。模型动物的选择应有广泛代表性,而不仅限于哺乳动物。将来的研究应侧重于对某些特定的毒理学临界点敏感参数的识别,例如转基因食品检测的免疫毒性、神经毒性、致癌性与遗传毒性;多种模型动物的建立等。此外,对 GMO 毒性的评价还应当考虑其环境生态效应。

(四) 致敏性评价

食物过敏是一个全世界关注的公共卫生问题。食物过敏是指接触或摄入某种食物成分导致的免疫学反应。引起过敏的成分称为致敏原。食物过敏主要是由免疫球蛋白 E (IgE)介导的速发过敏反应。其过程首先是 B 淋巴细胞分泌致敏原特异的 IgE 抗体,敏化的 IgE 抗体和致敏原在肥大细胞和嗜碱性粒细胞表面交联,使肥大细胞释放组胺等致敏介质,从而产生过敏反应。致敏蛋白具有对 T-细胞和 B-细胞的识别区,产生专一性的 IgE 抗体。因此致敏原含有两类抗原决定簇,即 T-细胞抗原决定簇和 B-细胞抗原决定簇。抗原决定簇一般为小于 16 个氨基酸残基的短肽。典型的抗原分子或致敏原是一类能刺激某些个体 IgE 反应的蛋白质。食物致敏原的共同特点可概括为:具有酸性等电点的蛋白质或糖蛋白,一般分子量在 10~80kDa,耐受食品加热和烹调,能抵抗肠道消化酶的作用。通过已知的基因序列库、蛋白序列库,根据对过敏性物质的蛋白质和 DNA 序列的查询分类,目前共发现致敏性物质 93 种,已列入各种数据库中的主要致敏原有 198 种。食物过敏反应的症状往往在摄入致敏原后几分钟内发作,过敏的症状为皮肤出现湿疹和神经性水肿、哮喘、腹痛、呕吐、腹泻、眩晕和头痛等,严重者可能出现关节肿和膀胱炎,较少有死亡报道。

致敏性食物有很多,1995 年,FAO 报道在儿童和成人中,90% 以上的过敏反应是由 8 类食物引起的。这些食物包括:蛋、鱼、甲壳类、奶、花生、大豆、核果类和小麦。另外大约还有 160 种食物也能引起一些个体的过敏反应。细菌和真菌及其代谢产物往往具有较强的致敏原性。有资料表明有近 2% 的成年人和 4%~6% 的儿童患有食物过敏。所以转基因食品的过敏性检测和评价常常被认为是非常重要的。

转基因食品外源基因表达产物致敏性的验证和评价一般包括:

1. 外源基因的来源研究和检测 如果转基因食品的目的基因来自以上致敏食物生物，该转基因食品有可能引入新的致敏性成分。

2. 表达产物分子特性研究和检测 如果外源基因的表达产物与已知的食物致敏原具有相似的分子量、氨基酸序列和特性，其可能具有致敏危险性。

3. 序列同源性和结构相似性检测 对外源基因表达的蛋白质进行氨基酸序列分析，与数据库中的已知致敏原进行比较。

4. 消化及加工稳定性 可以进一步应用物理及化学试验确定该蛋白质对消化及加工的稳定性。蛋白质对消化及加工的稳定性越高，其潜在风险越高。

5. 血清学试验 应用食物过敏者的血清对该蛋白质进行识别试验，并利用统计学方法来估计试验所需的实验血清样本的数量，以及确定主要和次要致敏原在转基因食品中存在的概率（显著性水平 95%~99.9%）。如果外源基因来自一种常见致敏性生物，必须用 14 种针对该生物的免疫血清进行血清学试验。若免疫分析结果为阴性，则可判定外源基因供体的某种主要致敏原未转入转基因食品的概率大于 99.9%，某种次要致敏原未转入转基因食品的概率大于 95%。如果外源基因来自一种非致敏生物，则须用 5 种血清进行血清学试验。如免疫分析结果为阴性，则可判定供体的某种主要致敏原未转入转基因食品的概率大于 95%。血清学试验结果若为阳性，则已经充分证明转基因食品有高度致敏危险性。FAO/WHO（2001 年）提出了新的转基因食品潜在致敏性评价的决策树（图 2-10-6）。

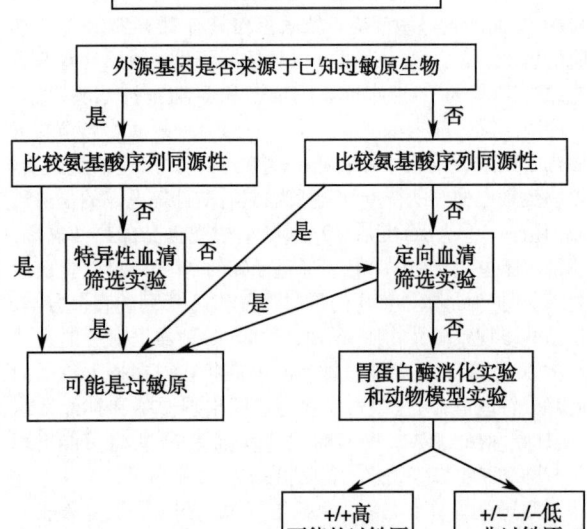

图 2-10-6 转基因食品潜在致敏性评价的决策树

在决策树中还提到可以采用动物致敏模型来评估转基因食品的安全性，目前常用于评估转基因食品的致敏性动物模型有 BALB/c 小鼠注射模型和 BN 大鼠灌胃模型。曹思硕等对转基因水稻中 Cry1C 蛋白进行了挪威棕色大鼠（*Rattus norvaegicus*，BN 大鼠）的致敏性评价。采用花生凝集素（PNA）及卵白蛋白（OVA）作为致敏性阳性对照物。实验发现 PNA 和 OVA 均能迅速诱导动物体内特异性 IgG2a 和 IgE 抗体的产生，且组胺水平和细胞因子的表达水平都有显著升高，与 PNA 和 OVA 处理组相比，Cry1C 蛋白未能引起 BN 大鼠体内特异性 IgG2a 的升高（$P>0.05$）。Cry1C 处理组动物血液中细胞因子表达水平、血清特异性 IgE 水平和组胺水平，以及嗜酸性粒细胞和肥大细胞的数量均与阴性对照组动物的水平相似（$P>0.05$）。

未来还可以研究构建基于营养学、致敏性、毒性和非期望效应检测的农业转基因生物食用安全检测和评价技术体系，为转基因生物风险识别和预警体系奠定基础。具体包括：完善转基因生物营养学检测与评价技术体系，构建作物营养数据库；优化转基因生物致敏性检测与评价技术体系，建设致敏原数据库；构建转基因生物毒理学检测与评价技术体系，建设毒蛋白数据库；探索转基因生物非期望效应检测与评价技术，构建体外细胞评价模型等。

三、转基因食品营养学评价内容和方法

对转基因食品的营养学评价主要包括成分分析、表型性状物质分析、对加工烹调的稳定性、食物和营养素的生物利用率等。除转基因产品的成分分析外，也可以通过转基因产品饲喂动物，检测实验动物的生长情况、血液学及脏器重等营养学指标，评价转基因产品在营养方面的变化，为转基因产品进一步应用于人类食品提供参考。

1. 成分分析 根据不同类型的转基因食品，选择与其相关的主要营养成分如蛋白质及氨基酸、脂肪及脂肪酸、碳水化合物、脂溶性维生素及水溶性维生素、常量元素及微量元素等全成分分析和特征成分分析，改善的营养成分及含量如氨基酸类、维生素类、碳水化合物类、脂肪类等。成分分析也包括毒素、抗营养因子和其他非预期效应成分（图 2-10-7）。

（1）主要营养物质：抗虫害、抗除草剂农作物是目前全球种植最多的转基因食品，这些转基因食品与原始品种在营养成分、抗营养因子和化学性质方面的一致性是保证其食用安全性和营养学等同的第一步。许多研究结果证明，抗虫害、抗除草剂基因修饰的食品中营养成分改变不大。有学者对转 *Cry34Ab1* 和 *Cry35Ab1* 基因玉米的主要营养素的分析发现，转基因组的水分、灰分、蛋白质、脂肪、碳水化合物、矿物质等成分与对照组相比不存在统计学差异。研究人员对转人血清白蛋白水稻的关键成分分析发现，转基因组大部分营养素与对照间不存在统计学差异，但是蛋白水平、胰蛋白酶抑制剂与对照相比显著性升高，锌离子、维生素 E 及无机磷与对照相比显著性降低。但是所有指标均在自然变异范围内，不具有生物学意义，同时对其进行的毒理学及致敏性安全评价也证实了这种差异不存在安全隐患。无论如何，从目前的文献资料来看，转基因操作对食物营养成分的影响不大。但如何针对其特点，对营养素分析作更细致的研究比较，仍然对营养学是一个挑战。

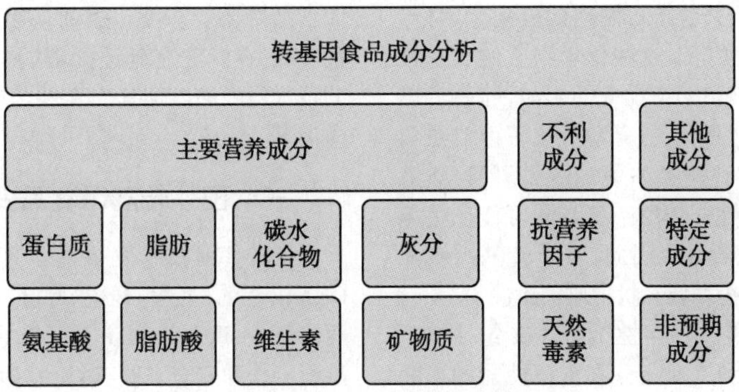

图 2-10-7　转基因食品成分分析内容

（2）抗营养因子和天然毒素：许多食品本身就能产生天然的毒性物质和抗营养因子以抵抗病原菌和害虫的入侵，如蛋白酶抑制剂（proteinase inhibitor，PI）、溶血剂、神经毒素等。如大多数谷类食品含有蛋白酶抑制因子，芋头和小麦中含有可以抑制胰蛋白酶和淀粉酶活性的酶抑制剂；存在植物性食物中的酚类和生物碱类，菜籽油中的芥酸；叶类蔬菜中的亚硝酸盐类以及动物食品毒素；许多豆类含有相对较高水平的凝集素和生氰糖苷（cyanogenic glycosides），等等。

因此，毒素和抗营养因子检验是转基因食品研究中必须考虑的问题。根据转基因食品所采用的受体生物类型，选择与基因改造及食品加工活动有关的抗营养因子进行检验和分析。根据目的基因产生的抗营养因子，选择相关产物的抗营养特性进行检验。Novak WK 等总结了近年来20 余项有关的研究，认为从食品本身的多样性考虑，转基因食品中天然有毒物质和抗营养因子的含量范围与其相应的原始品种可以认为基本一致。但即便如此，检测抗营养因子还是必须的。

（3）特定营养成分：此外，对营养改良型作物进行目标营养物质的检测也是衡量作物品质改善程度的重要环节。目前，营养改良的主要研究方向有提高维生素含量、提高必需氨基酸含量、改良脂肪酸组成、提高矿物元素含量、降低食品中有害因子等。例如在提高维生素含量方面，为解决发展中国家儿童缺乏维生素 A 而致盲的现象，从 2000 年初开始，科学家们经过反复努力成功将维生素 A 合成的前体——β-胡萝卜素的基因导入水稻，这些基因的产物能够在稻米主要食用部分胚乳中富集，使大米带有胡萝卜素的金黄色，故被人们称作“金大米”。再比如，通过营养物质检测可知，与普通食用大豆油相比较，硬脂四烯酸（SDA）Omega-3 脂肪酸大豆中 SDA 含量高达 20%，可大幅提高人体内二十二碳六烯酸（DHA）的转化效率。国内有研究采用 RNA 干扰技术，抑制抗坏血酸氧化酶（AO）及抗坏血酸过氧化物酶（APX）表达，使番茄果实中抗坏血酸含量分别提高 155%（抑制 AO 表达）及 1.4～2.2 倍（抑制 APX 表达）。在提高必需氨基酸含量方面，经过改良的高赖氨酸玉米 LY038 与普通玉米相比，除赖氨酸及相应的两种代谢产物含量有所提高外其他方面没有差异。在改良植物中脂肪酸组成方面，国外研究者已成功研制出高 EPA

表达量大豆，使 EPA 含量提高 19.6%。因此，在针对营养改良型作物进行评价时，应重点分析其改良的营养成分含量变化，以及与之相关的代谢产物变化情况。

（4）非预期效应：从理论上讲，任何基因转入的方法都可能导致 GMO 产生不可预知的或意外的变化，这些变化可能是有益的，也有可能是有害的。对于转基因食品，首先应判断其与现有食品有无实质等同性，对关键营养素、抗营养因子和其他成分进行比较。若受体生物有潜在的毒性，还应检测其毒素成分有无变化，插入基因是否导致了毒素含量的变化或产生了新的毒素。以上方法可以称之为“定向检测”。在此基础上，可以采用蛋白质组学、代谢组学等方法，对转基因食品进行“非定向检测”，从而发现基因操作对其他组分可能造成的非预期的影响。

此外，非期望效应还包括采用转基因食品饲喂动物时，对动物机体产生的非预期的影响。研究人员利用代谢组学和宏基因组学相结合的方法研究了转人血清白蛋白水稻的非期望效应，对 SD 大鼠饲喂含 50% 的转基因和非转基因水稻基础饲料，通过磁共振检测尿液代谢组，利用大鼠粪便结合变性梯度凝胶电泳（DGGE）和短链脂肪酸（SCFAs）测定等研究肠道微生物群落变化情况。研究发现转基因组与非转基因组间存在少数显著性差异，但是转基因组与空白对照组（基础饲料喂养组）不存在差异，并且肠道菌群和血液学及尿液代谢等参数的变化保持一致，认为转基因水稻与传统非转基因水稻具有相同的安全性。

2. 表型性状物质　对作物而言，实质等同性常指作物形态、生长、产量和抗病能力等。而对于食品主要是风味、色泽和质构等。如改变风味的转基因土豆、超甜玉米和增加风味的番茄等。对具体的食品而言，这些因素对其质量影响的程度可能不同。色泽是影响食物选择和感官质量的重要指标，食品中天然色素就其来源分类有植物色素、动物色素和微生物色素；按其化学结构分为吡咯色素、多烯色素、酚类色素和醌酮色素。色泽的改变除了外界物理的促进外，自身含有某些反应底物（如多酚氧化酶）会加快发生酶促褐变；羰氨反应（美拉德反应），等等。这些多是蛋白质、氨类的反应。因此，基因的插入或代谢过程酶的调节变化可能对其产生影响。

食物的香味或风味是食品的又一个重要性质。蔬菜中的香气多是含硫的化合物；水果多以有机酸酯和萜类为主;肉类产生的香味主要来自氨基酸;而乳类的则是由短链脂肪酸引起。食物的酸味来源于可解离的氢离子,鲜味来自氨基酸、酰胺、肽、有机酸等。这些化学物质的表达极易受物质间的相互作用影响和酶类反应的影响,味感的增强或变淡、有的甚至变味。如脂肪的自动氧化不但对蛋白质有沉淀作用,还可抑制多种酶类如琥珀酸脱氢酶、唾液淀粉酶、马铃薯淀粉酶的活性。作用于氨基酸可使产生氨类,降低营养学价值或产生毒性。因此,对于转基因食品的营养学评价,还应关注这些表型性状物质的检测。

3. 对加工烹调的稳定性 稳定性试验主要包括加工稳定性和贮藏稳定性试验,加工对成分和食用性能的影响也是一个重要的问题。有研究比较了不同的加工过程对40-3-2 号大豆和原始大豆中各种营养素含量和抗营养因子的影响。结果证明,大豆经提纯、漂白和脱臭或脱脂,制成的大豆油中脂肪酸的含量、分离的大豆蛋白和大豆浓缩蛋白中各种营养素的含量,在两种大豆中很接近。经烘烤加工后,两种大豆中的水苏糖、棉子糖、抗胰蛋白酶因子的含量基本一致,植物血凝素的含量均下降到检出限以下。这些都说明抗除草剂的 40-3-2 号大豆在加工过程中各种营养成分和抗营养因子含量的变化与原始大豆相似,抗除草剂基因的插入并没有影响大豆在加工过程中的营养素含量的变化。尽管如此,按照个例进行评价,高压、高温等物理条件和酶解、发酵等化学变化是否对其他 GM 食品有所影响,仍不可忽视。

4. 食物和营养素的生物利用率 通过转基因手段提高食物中一些特定营养素的含量是目前 GMO 产品提高食品品质的一个主要手段,另外降低抗营养物质对营养素的限制也是基因转入的目标之一。因此 GM 食品营养评价中对特定营养素的生物利用率评价非常必要,如采用动物喂养试验或者人体吸收利用试验评价单个营养素或者整体食物的生物利用率。已有研究表明,用 Bt 玉米饲喂奶牛、猪、绵羊、鸡和鹌鹑,在动物生长率、消化率、肉质特征方面没有显著差别。同样,用 Bt 大豆饲喂鸡,鸡的体重、鸡肉得率等方面也没有显著性差异。

今后的研究中,传统评价方法如蛋白质营养质量评价功效比(protein efficiency ratio)、生理价值(biological value),氨基酸分值(amino acid score)也是很有价值的 GM 食品营养学评价的方法;一些研究方法如消化吸收实验、对胃消化酶和胃酸的影响、稳定放射性核素追踪技术等也将发挥更大的作用。

第四节 转基因食品的管理现状

对于转基因食品的管理,目前国际上有两种较具代表性的指导原则,一种是实质等同性原则,另一种是预防原则。前者的指导思想是:如果没有证据表明转基因食品是不安全的,那么它就可能是安全的;后者的指导思想是:如果没有证据表明转基因食品是安全的,那么它就可能是不安全的。前者是对转基因食品持认同态度。通过安全性评价和管理,确认其安全等级,描述其安全性;如果发现其危害因素,采取适当的措施防止和减轻其对人类健康和环

境的危害,扶持其健康发展,使其造福人类;后者则对转基因食品持怀疑态度。强调基因工程技术本身具有的潜在危险性,在没有充分证据证明其安全性之前,在没有完善的技术检测和验证其安全性之前,限制这一技术及产品的应用。

一、国外转基因食品安全管理的现状

在转基因技术发展的早期,科学家就开始讨论重组DNA 潜在的(假设)风险,呼吁在科学界建立安全标准。阿西洛马(Asilomar)会议于 1975 年举行,科学家综述了 DNA重组工作和安全经验,讨论并建立了指导如何安全使用这项技术进行试验的原则。目前,全球许多国家均已制定了转基因生物及其产品安全管理法规和条例,一个全球性的监督管理网络正在逐步形成并发挥着日益重要的作用。但是由于各个国家对生物技术,特别是基因工程技术的认识和理解上存在较大的差距,导致各国转基因食品安全管理的指导思想和行动策略都有较大的差异。目前国际上对转基因食品有两种较具代表性的管理模式:一种是以产品为基础的管理模式,以美国、加拿大等转基因食品生产和出口大国为代表。认为基因工程技术与传统生物技术无本质区别,管理应针对生物技术产品,而不是生物技术本身;另一种是以技术为基础的管理模式,以欧盟为代表。认为基因重组技术本身具有潜在的危险性,只要与基因重组相关的活动,都应进行安全性评价并接受管理。不同的管理模式直接影响到各个国家以及广大消费者对转基因食品的接受、准入、管理的政策和态度。

联合国环境署和《生物多样性公约》秘书处于 1996 年开始就《生物安全议定书》组织了多轮谈判,终于在 2000年得以通过。共有 130 多个国家参加,我国是第 70 个签署国。该议定书的生效实施,对世界各国生物多样性保护和生物技术的发展及其产品贸易产生了重要的影响。

2000 年 3 月,在日本召开了"国际食品法典委员会生物技术食品政府间特别工作组第一次会议"。标志着制定转基因食品标准的工作已提到各国有关部门的议事日程。会议还确定建立食品转基因的控制、监督机制和标识,将转基因食品成分检验方法纳入其工作范围。参加会议的中国代表团建议加快引进、研究和开发转基因生物及其产品的检测技术,特别是定量检测技术。应该投入资金并购置必要的仪器设备,组织联合攻关,尽快研究出精确可靠的定量检测技术和方法。

2000 年 3 月,中国科学院和英国皇家学会、美国、巴西、印度、墨西哥科学院以及第三世界科学院就"转基因植物与世界农业"发表联合声明,指出转基因技术在消除第三世界的饥饿和贫穷方面具有不可替代的作用。同时认为应加强转基因生物的安全性研究,以保证转基因生物研究与应用的健康发展以及环境和食用的安全性。

概括来讲,随着对转基因生物技术带来的巨大利益和安全性问题认识的逐步深入,不少国家已从一开始的恐惧和极其严格的限制,逐步转向通过科学的安全性检测和评价,强化对转基因生物的安全性管理,控制转基因生物可能带来的负面影响。因此,严格管理和正确引导转基因生

物的健康发展代表了目前和今后转基因食品安全管理的方向。

二、我国对转基因食品安全管理的现状

我国从 1989 年开始着手制定重组 DNA 工作的安全管理条例，经过反复讨论和修改，于 1993 年 12 月 24 日以中华人民共和国国家科学技术委员会第 17 号令颁布了《基因工程安全管理办法》，这是我国第一部基因工程安全管理的法规。农业部依此为基础，于 1996 年颁布了《农业生物基因工程安全管理实施办法》。2001 年，中华人民共和国国务院颁布了《农业转基因生物安全管理条例》，并在 2011 年 1 月和 2017 年 10 月分别对其进行了修订，该条例对在我国境内从事农业转基因生物的研究、试验、生产、加工、经营和进口、出口活动的管理做出了全面的规定。规定了国务院农业行政主管部门负责全国农业转基因生物安全的监督管理工作。

县级以上地方各级人民政府有关部门依照《中华人民共和国食品安全法》的有关规定，负责转基因食品安全的监督管理工作。该条例明确国家建立农业转基因生物安全评价制度。农业转基因生物安全评价的标准和技术规范，由国务院农业行政主管部门制定。2002 年农业部发布了《农业转基因生物安全评价管理办法》。2016 年公布经过修订的《农业转基因生物安全评价管理办法》，对于转基因食品的安全性等方面提出了更高的要求。条例还明确国家对农业转基因生物实行标识制度。实施标识管理的农业转基因生物目录，由国务院农业行政主管部门商国务院有关部门制定、调整并公布。2002 年，我国农业部发布了《农业转基因生物标识管理办法》，2017 年 11 月 30 日发布了《农业转基因生物标识管理办法》（2017 年 11 月 30 日修订版），规定不得销售或进口未标识和不按规定标识的农业转基因生物，其标识应当标明产品中含有转基因成分的主要原料名称，有特殊销售范围要求的，还应当明确标注，并在指定范围内销售。规定列入转基因标识目录的转基因产品必须进行标识，第 1 批标识目录包括大豆、玉米、棉花、油菜、番茄等 5 大类 17 种转基因产品，分别是：①大豆种子、大豆、大豆粉、大豆油、豆粕；②玉米种子、玉米、玉米油、玉米粉；③油菜种子、油菜籽、油菜籽油、油菜籽粕；④棉花种子；⑤番茄种子、鲜番茄、番茄酱。根据情况，有以下 3 种标识形式："转基因××"、"含有转基因××"及"由转基因××加工，但已不含有转基因成分"。

对转基因食品安全管理相关法律法规的颁布和相关工作程序、方法的不断完善，标志着我国转基因食品安全管理已进入法制化、程序化管理的时代。

三、转基因食品安全性管理的发展趋势

未来转基因食品的生产无疑为解决贫困国家和地区温饱难题提供了一条重要途径。转基因技术是现代生物科技前沿技术，在农业的节本增效、资源高效利用、抗虫抗旱、减少农药的施用量，推进绿色发展等方面有独特的作用和巨大的潜力。

基因工程技术是一柄双刃剑，在为人类生活和社会进步带来巨大利益的同时，也可能对人类健康和环境安全造成负面的影响。安全性评价可以利用科学系统的方法和技术，发现转基因生物及其产品潜在的安全性问题，反过来又指导在研发、生产、消费和管理过程中采用适当的措施消除或降低危害性。保证以较小的代价，赢取最大的利益。同时，基因工程技术实现了任何物种间基因的无障碍转移。大量的异源基因介入生物体及转基因生物介入自然界的速度超过了自然进化速度的千百万倍。其带来的危险，或者风险将会是长期的，很多影响需要足够的应用时间和空间才能显现出来。因此，转基因食品的安全性评价必须充分认识和针对基因工程技术的这一显著特点。人类历史上任何一项新技术，包括在现在看来已经相当成熟的技术，在其产生的初期都会产生正负两方面的效应。人类借助于有效的安全性评价，不断发现和消除其存在的安全性问题，趋利避害，从而促进了新技术的不断完善和发展，使之造福人类。

转基因食品安全卫生管理的指导思想，应体现对消费者的健康权、知情权的保障，对人类社会可持续发展权的保护，对国家利益的维护。同时应体现对转基因食品安全性评价的科学性和公正性，能客观地回答公众对转基因食品安全问题存在的疑问，能为转基因食品的国际贸易提供多边互认的数据，促进食品产业的可持续健康发展。

（罗云波　梅晓宏　贺晓云）

参 考 文 献

1. 罗云波. 生物技术食品安全的风险评估与风险管理. 北京：科学出版社，2016.
2. 农业部. 农业部 1782 号公告-13-2012 转基因生物及其产品食用安全检测棕色挪威大鼠致敏性试验方法. 北京：中国标准出版社，2012.
3. 农业部. 转基因植物安全评价指南. 北京：中国标准出版社，2010.
4. 黄昆仑，许文涛. 转基因食品安全评价与检测技术. 北京：科学出版社，2009.
5. 杨月欣，王光亚. 实用食物营养成分分析手册. 北京：中国轻工业出版社，2006.
6. 张惠展. 途径工程：第三代基因工程. 北京：中国轻工业出版社，2002.
7. 刘谦，朱鑫泉. 生物安全. 北京：科学出版社，2001.
8. 赵锁花. 转基因动物的研究现状及社会效应. 畜牧与饲料科学，2017，38(5)：44-46.
9. 高炜，罗云波. 转基因食品标识的争论及得失利弊的分析与研究. 中国食品学报，2016，16(1)：1-9.
10. 达赖，王凤武，李向宇. 畜牧业领域中转基因动物技术的应用. 畜牧与饲料科学，2016，37(9)：105-107.
11. 盛耀，贺晓云，祁潇哲，等. 转基因植物食用安全评价. 保鲜与加工，2015(4)：1-7.
12. 刘升，罗云波，黄昆仑. 营养改良型转基因植物研究进展. 核农学报，2015，29(2)：337-343.
13. 王友华，孙国庆，连正兴. 国内外转基因生物研发新进展与未来展望. 生物技术通报，2015，31(3)：223-230.
14. 包琪，贺晓云，黄昆仑. 转基因食品安全性评价研究进展. 生物安全学报，2014，23(4)：248-252.

15. 梅晓宏,许文涛,贺晓云,等. 新型转基因植物及其食用安全性评价对策研究进展. 食品科学,2013,34(5):308-312.

16. 李然. 中国转基因食品安全管理的比较制度分析. 农村经济与科技,2010,21(6):20-21.

17. 中国生物工程开发中心. http://www.cncbd.org.cn.

18. 美国 FDA 药品数据库(U. S. FDA Drugs Database). https://www.fda.gov/default.htm.

19. Brookes G, Barfoot P. GM Crops:global socio-economic and environmental impacts 1996-2016. UK Dorchester,2018.

20. Gao W, Xu W T, Huang K L, et al. Risk analysis for genome editing-derived food safety in China. Food Control, 2017, 84: 128-137.

21. James C. Global status of commercialized biotech/GMcrops in 2017:biotech crop adoption surges as economic benefits accumulate in 22 years. ISAAA Brief No. 53. Ithaca. NY. 2017.

22. Yuan Z, Wang Y, Chao L, et al. Precise base editing in rice, wheat and maize with a Cas9-cytidine deaminase fusion. Nature Biotechnology,2017,35(5):438-440.

23. Chao F, Jing Y, Rui W, et al. Efficient targeted genome modification in maize using CRISPR/Cas9 system. Journal of Genetics and Genomics,2016,43(1):37-43.

24. Malnoy M, Viola R, Jung M H, et al. DNA-free genetically edited grapevine and apple protoplast using CRISPR/Cas9 ribonucleoproteins. Frontiers in Plant Science,2016,7(e188):1904.

25. Waltz E. CRISPR-edited crops free to enter market, skip regulation. Nature Biotechnology,2016,34(6):582.

26. Waltz E. Gene-edited CRISPR mushroom escapes US regulation. Nature,2016,532(7599):293.

27. Jones H D. Regulatory uncertainty over genome editing. Nat Plants,2015,1(1):14011.

28. Qi X Z, He X Y, Sheng Y, et al. Safety assessment of genetically modified rice expressing human serum albumin from urine metabonomics and fecal bacterial profile. Food and Chemical Toxicology,2015,76:1-10. 33.

29. Goodman, R. E. In international workshop on global status of transgenic crops 2014.

第十一章

加工及储藏过程对食品营养的影响

为了便于运输及储藏,或者改善食品的口感和风味使其适应人们的饮食习惯,人们通常要将各种动植物性食品原料,经过不同的配制和加工处理过程,制成形态、风味、营养价值各异的加工制品。总体上加工使食品更易于消化吸收、更加适口、美观、方便、安全,然而加工和储藏过程会对食品的营养成分及其生物利用性产生重要影响。

加工食品作为商品应符合如下要求:

1. 外观(appearance) 即色泽和形态。食品的外观直接影响消费者的选购意向,因此,在生产加工中常选用适当的加工工艺或配方,力求保持或改善食品的原有色泽与形态。

2. 风味(flavor) 即气味和口感。食品中的香气系挥发性物质,在加工过程中极易挥发损失,生产中常采用适当的加工方法减少香气损失,或加入香料使之得到改善。

3. 营养和易消化性 营养和易消化性是人们对食品最基本的要求,也是人们对食品原料进行加工保藏的依据和前提。

加工过程的去粗存精,是提高食品营养价值和易消化性的重要措施,但也应适度,否则会增加营养素的流失。例如,生鸡蛋中的蛋白部分不易消化吸收,经过加热处理,使蛋白熟化变性之后,蛋白质的消化吸收率提高,营养价值也随之增高;糙米中维生素含量高于精白米,长期偏食精白米可能发生维生素 B_1 缺乏症;而富含维生素的水果,生食时维生素破坏少,但加热煮食,维生素 C 破坏严重,营养价值反而降低。除此以外,食品的营养与易消化性还要根据具体情形而定。总之,食品加工程度或方式要适当,才能达到理想的营养摄取效果。

4. 卫生和安全 任何食品原料都可能受到各种微生物(如腐败菌、致病菌、产毒菌等)、有害金属、化学毒素等污染,或可能有农药、兽药(如激素、抗生素)及禁用添加剂等残留,为了保证安全要采取必要的措施,如漂洗、干燥、消毒灭菌、碱炼或吸附脱毒等工艺除去有害物质。

5. 方便性 方便贮运、即食、休闲是现代食品的主要商品特征。食品作为日常的快速消费品,应从消费者的实际出发,具有方便实用性,便于食用、运输及保藏。如液体食品的浓缩、干燥处理就可以简化包装要求,为运输和贮藏提供方便。近年来伴随着食品科技的发展,食品的食用方便性得到了快速发展,在包装容器以及外包装上均反映了方便性这一特性。食品的方便性充分体现了食品人性

化的一面,将直接影响食品的可接受性,是食品不容忽视的重要方面。

6. 耐藏性 食品营养丰富,极易腐败变质,食品的生产和销售过程中必须注意耐藏性,包括原料的贮藏和食品的货架寿命两方面问题。最初的食品加工起源于对食品的保藏,为了保证持续供应和地区间交流以及最重要的食品品质和安全性,食品必须具有一定的保藏性,即在一定的时期内食品应该保持原有或加工时的品质。食品的品质降低到不能被消费者接受的程度所需要的时间为食品货架寿命或货架期。

一种食品的货架寿命取决于加工方法、包装和贮藏条件等许多因素,如牛乳在低温下比室温贮藏的货架寿命要长;罐装和高温杀菌牛乳可在室温下具有更长的货架期。食品货架寿命是生产商和销售商必须考虑的指标以及消费者选择食品的依据之一。

为了获得实现食品的以上特性,生产上常采用两大类措施:一类是以延长原料或商品的保存期而采取的加工工艺,也称之为保藏工艺,如冷冻冷藏工艺、干燥脱水工艺、罐藏杀菌工艺、辐射保藏工艺、腌渍和烟熏工艺。保藏工艺的显著特点是延长保藏保质期,但同时也会引起食品原有营养素的损失,不同的保藏工艺造成营养损失的程度不同;另一类措施称之为加工工艺,其主要目的不是保藏,是赋予食品新的口感、风味。与保藏工艺不同的是,通过加工工艺处理可能引起某些营养元素的损失,也可能增强食品某方面的营养特性。发酵过程是典型的加工过程,它的主要目的不仅是延长食品的保藏期,而是使处理过的食品原料增加新的物质、新的风味口感和新的营养成分。如酒类发酵产生新物质——醇类、酯类等赋香风味物质;酱油发酵产生鲜味物质——氨基酸;大豆发酵后,其中的糖苷型异黄酮变为了更具生理活性的游离型异黄酮;果汁发酵后,B族维生素的含量增加,使之更富营养。

食品加工及保藏工艺在一定程度上影响食品的营养价值。因此,本章主要讲述加工及储藏过程对食品营养的影响。

第一节 食品加工及保藏技术

一、定义和分类

现代食品加工是指利用相关技术和设备,对可食资源

进行处理,以保持和提高其可食性和利用价值,开发适合人类需求的各类食品和工业产品的全过程。虽然每一类食品都具有针对其原料特点而设定的系统加工技术,但是从加工单元的操作方式进行分类的方法,通常不考虑所处理的原料种类,而是根据加工方式的特性进行分类,这类分法主要将食品加工技术分为浓缩技术、加热技术、低温技术、腌制技术、发酵技术以及特殊工艺技术等。

食品保藏指人们对可食资源进行相关处理,以阻止或延缓其腐败变质的发生,从而达到延长货架期的目的。食品保藏技术分为化学保藏和物理保藏两类。化学保藏是指在食品生产和储运过程中适当采用化学方法来提高食品的耐藏性和尽可能保持食品原有品质的方法,如腌渍、烟熏和涂膜等。物理保藏是通过控制环境温度、气体或利用电磁波等物理手段来实现食品的长期保质储存,如冷冻保藏和辐射保藏等。

二、常见食品加工技术

常见的食品加工技术有粉碎、蒸煮、烘焙、发酵、腌渍、烟熏、浓缩、杀菌等。这些技术的含义简述如下:

1. 粉碎 粉碎指对固体物料施加外力,使其分裂为尺寸更小的颗粒,一种属于粉体工程的单元操作。

2. 蒸煮 蒸和煮均是常见的加工方法。蒸是指把食品原料放在器皿中,再置入蒸笼利用蒸汽使其成熟的过程。煮是指将食品及其他原料一起放在多量的汤汁或清水中,用武火或者文火先煮沸再煮熟。

3. 烘焙 烘焙又称为烘烤、焙烤,是指在物料燃点之下通过干热的方式使物料脱水变干变硬的过程。

4. 发酵 发酵指借助微生物在有氧或无氧条件下的生命活动来制备微生物菌体本身或者直接代谢产物或次级代谢产物的过程。

5. 腌渍 腌渍是指让食盐或食糖渗入食品组织内,降低它们的水分活度,提高它们的渗透压,借以有选择地控制微生物的活动和发酵,抑制腐败菌的生长,从而防止食品腐败变质,保持它们的食用品质,这样的保藏方法称为腌渍食品。

6. 烟熏 烟熏是利用燃料没有完全燃烧的烟气对食品进行烟熏,以烟熏来改变产品的口味、提高品质并延长保质期的一种加工方法。经过烟熏的食品被称为烟熏食品。烟熏主要用于鱼类、肉制品的加工中。

7. 浓缩 浓缩指使溶剂蒸发而提高溶液的浓度,泛指不需要的部分减少而需要部分的相对含量增高。比如乳粉加工中,通过闪蒸的方式进行物料浓缩,去除液体乳中的一部分水分,进而方便进行下一步的喷雾干燥。

8. 杀菌 杀菌也称为灭菌,指杀灭食品或者原料中的致病菌、芽孢等影响食品安全性或品质特性的微生物的过程。

三、常见食品保藏技术

我国的食品保藏技术历史悠久,数千年来,劳动人民在长期的劳动实践中创造了许多优良的食品保藏方法,积累了丰富的经验。随着科学技术的日益发展,不断出现新的食品种类的同时,新的保藏方法也不断得到探索和实践。常见的食品保藏方法大致分为以下七类:干藏工艺或称脱水干制工艺、冷冻保藏工艺或称冻制保藏工艺、罐藏工艺或称罐头生产工艺、辐照保藏工艺、腌渍和烟熏工艺、发酵保藏工艺、化学保藏工艺等。

(一) 食品干藏

干藏(drying technique)是一种古老的食品保藏方法。我国古书中常见的"焙"字,即用火干五谷之意。北魏《齐民要术》中也提到用阴干制造肉脯。食品干藏就是经过脱水干燥处理,使得食品的水分降低到足以防止腐败变质的水分含量以下,始终保持低水分含量,并进行长期贮藏的过程。

食品干藏过程中水分降低通常采用的是自然干燥和脱水两种工艺方法。干燥(drying)是在自然条件下促使食品中水分蒸发的工艺过程,包括晒干、风干等;脱水(dehydration),即人工干燥,如烘房烘干、热空气干燥、真空干燥等。

1. 自然干燥 自然干燥是食品生产中广泛采用的干制方法,不少著名土特产品都是自然干燥制成的。它的特点是:设备和方法粗放、简单,生产费用低,干燥过程中可使尚未成熟的原料进一步成熟。目前无论是在发达国家还是发展中国家,自然干燥仍是常见的干燥方法。但自然干燥也存在明显缺点,如干燥速度缓慢,干燥环境条件不易精确控制,难以制成优质产品,受气候条件限制,需要空间场地大、劳动强度大、生产效率低等。

2. 脱水 脱水是指在人工控制条件下促使食品中水分蒸发的工艺过程。脱水干燥食品不仅能达到耐久贮藏的要求,而且复水后基本能恢复原状。脱水是在室内人为控制条件下进行,其优点包括不受气候限制、干制时间缩短、产品质量提高、卫生条件可靠。同时也存在需要专用设备,能耗大、费用高的缺点。脱水不仅要求达到耐藏的水分极限,而且要求尽可能保持原有食品品质,两者在技术上难以兼顾,有待进一步发展。

(二) 食品冷藏

食品冷冻保藏(cold storage)就是利用低温条件保藏食品的过程。即降低食品温度,并维持低温水平或冰冻状态,以阻止或延缓食品腐败变质的速度,从而实现远途运输或长期贮藏的工艺方法。

利用低温保藏食品是人类在实践中所取得的成就。我国使用天然冰来贮存食品有悠久的历史,在《诗经》中就记载了使用天然冰的经验。1875年人工制冷的出现,为大量易腐食品的长期贮藏、运输创造了良好条件。鱼、肉、禽一类冻制品的出现,可以追溯到19世纪下半叶。其后,速冻技术和设备不断改进,直至1945年冷冻浓缩技术的成功,使得大部分的冷冻食品能够保留新鲜食品原有的风味和营养价值,受到消费者的欢迎。

食品的低温保藏是一个广义的工艺过程,从保藏温度范围或食品原料是否冻结来区分,可分为食品冷藏和冷冻保藏两种方法。

1. 食品冷藏 食品冷藏(chilled storage)是低温保藏

中一种行之有效的保藏方法,其特点是将预冷后的食品,在稍高于冰点温度(0℃)的条件下进行贮藏。冷藏温度一般为-2~15℃,最常用的冷藏温度是4~8℃。若冷藏处理妥当,在一定的贮存期内,对食品风味、质地、营养价值的不良影响,明显低于热处理、脱水干制、辐照等贮藏方式。

冷藏是一种效果较弱的保藏技术,对大多数食品来说,只能减缓食品的变质速度,而不能像热处理、脱水干燥、发酵或冻藏那样长期而有效地阻止食品腐败变质。因此,冷藏仅适用于食品的短期贮藏,对适当延长易腐食品及其原料的供应时间,缓和季节性产品的加工高峰起到一定的调节作用。

冷藏技术在食品工业中主要用于延长食品及其原料的贮存时间,保持原始品质,但并不能提高其原始品质或使其从易腐食品变为耐贮食品。食品冷藏不仅有利于保持食品的外观、风味和营养价值,还有利于减少鼠害和寄生虫,提高食品安全性。冷藏技术常用于控制食品生产过程中的某些化学和生物酶的反应率,以及有益微生物的新陈代谢速度,如干酪成熟、牛肉嫩化、肉类腌制、酒类陈酿等。此外,还被应用于罐头加工、肉类切割和面包切片生产。

2. 食品冷冻　食品冷冻(refrigerated storage or freezer storage)是低温贮存的另一个实施工艺,其特点是采用缓冻或速冻方法,先将食品冻结,而后在能保持食品冻结状态的温度下贮藏的保鲜方法。常用的贮藏温度为-23~-12℃,而以-18℃最为适用。冷冻适用于长期贮藏,合理冻藏的食品在大小、形状、质地、色泽和风味方面,一般不会发生明显变化,而且能保持原始的新鲜状态。冷冻贮藏分为缓冻冷藏和速冻冷藏两种类型。

缓冻冷藏是指食品在绝热的低温室内(室温一般为-40~-18℃,常用的为-29~-23℃)并在静止的空气中进行冷冻的方法。缓冻方法自1861年发明一直沿用至今,它的优点是保藏成本低,但缺点非常突出:冻结速度慢、缓冻食品的质量远低于速冻食品。常在缓冻室内冻结的食品有:牛肉、猪肉(半胴体)、箱装家禽、盘装整鱼等。

速冻冷藏方法又可以分为冷风冻结、间接接触冻结和浸液式冻结3种:①冷风冻结是指利用低温和高速流动的空气冻结处理食品,达到迅速冻结的目的。②间接接触冻结法是用冷却剂或低温介质(如冷盐水)缓缓流过预先冷却过的金属板,金属板与食品密切接触,从而迅速冻结的目的。这是一种完全依靠热传导方式进行冻结的方法,冷冻效率取决于食品与金属板的接触面积和接触紧密程度。③浸液式冻结法是采用无毒且沸点低的液化气体(如沸点为-196℃的液氮和-79℃的二氧化碳等),直接喷浸到食品表面,这些液化气体在极低温度下(如液氮在-196℃下)气化挥发,并迅速带走大量热量,起到快速冷冻的效果。国外还创造了高纯度食用级氟利昂作为超低温食品冷冻剂,目前尚在不断改进中。

(三) 食品罐藏

食品罐藏(canning storage)指将食品密封在罐状容器中,经高温处理,将其中绝大部分微生物杀灭,并且在防止外界微生物再次侵入的条件下,借以获得在室温下长期贮藏的保藏方法。它的生产过程是由预处理(包括清洗、原料切割、修整等)、预煮、调味或干装,以及最后经排气密封和杀菌冷却等工艺组成。

罐藏食品的核心工艺,是容器装填食品后的密封和杀菌,这两个工序操作的成功与否,直接关系到罐装食品保藏的效果。宋朝朱翼中在《北山酒经》(1117年)曾提到瓶装酒加药密封、煮沸,再放置在石灰上贮存的方法,这应是食品罐藏的雏形。罐藏食品的正式出现,应归功于阿培尔,他于1810年发明了能长期贮存的食品工艺——阿培尔技术,将严密密封的瓶装食品用水煮沸,可以长期贮存。

阿培尔虽然发明了食品罐藏技术,但对食品腐败变质,以及阿培尔工艺防止食品腐败的科学道理的揭示,却是在50多年以后由法国科学家巴斯德(Louis Pasteur)完成的。他最早证实了饮料酒和啤酒的变质起因于微生物的生长繁殖,并且成功地证明了用棉花封闭容器,足以隔绝外界微生物的入侵,防止煮沸的饮料酒变质,并提出了著名的"巴氏消毒"(pasteurization)法。其后,随着所用罐藏容器的改进,密封和传热效果的加强,尤其是微生物杀灭知识的增加,罐藏工艺技术趋于完善。1920年鲍尔(Ball)在不断研究中积累了微生物耐热性和食品传热性的资料,提出了用数学方法确定罐藏食品的合理杀菌温度和时间的关系,从而用科学方法确定罐藏食品合理的杀菌强度。

罐装食品特点是可以长期保藏,便于运输携带,并可以直接食用。1938年有人曾研究过贮存了114年、在1824年由阿培尔加工的兔肉罐头,依然完好无毒。罐藏食品虽风味稍逊于新鲜食品,但很大程度地保留了食品的风味和营养价值,有些罐藏食品的风味,如菠萝罐头,甚至胜于鲜食。基于以上优点,罐藏食品成为优秀的战备物资,数百年来不受季节影响,常年供应市场。

(四) 辐射保藏

辐射保藏(radiation preservation)是利用原子能射线的辐射能量,对新鲜肉类及其制品、水产及其制品、蛋及其制品、粮食、水果、蔬菜、调味料以及其他食品进行杀菌、杀虫、酶活性钝化、延迟后熟等处理,使食品在一定时期内保持良好的品质和风味,由此增加食品的供应量,延长食品的货架期。可采用辐射保藏的食品有肉类、水产品、水果、干果、蔬菜、粮食、蛋类、调味品等。

辐射保藏技术与化学药物保藏法比较,没有化学物质的有害残留;与干藏和罐藏方法比较,避开了食品的受热破坏过程,能较好地保持食品原有的新鲜风味、口感和营养;与冻藏方法比较,能够节约能源,是一种良好的物理保藏方法。但辐射保藏也有其自身的缺陷:建设辐照中心需巨大的资金投入和专业技术人员投入;而且,辐照方法不完全适用于所有食品,使用上具有选择性,辐射保藏的规律和效果需要依靠大量的研究基础。

(五) 腌渍保藏

腌渍保藏(curing,preserves,pickling)是指让食盐或食糖渗入食品组织内,降低食品的水分活性,提高其渗透压,借以有选择地控制微生物的生长和发酵活动,抑制腐败菌的生长,从而防止食品腐败变质,保持它们的食用品质。

我国食用腌渍食品历史悠久,古书记载甚多。《诗经》

中有"田有庐,疆场有瓜,是剥是菹"的记载,菹即酸菜心亦即腌菜。长期以来,经过我国劳动人民的不断改进,也出现了各种加工方法和品种繁多的腌渍食品,可谓咸、酸、甜、辣,应有尽有,充分满足了不同口味的人群需要。

国外也有悠久的腌渍食品历史,西方国家的腌肉称之为"curing"。果蔬腌制过程常用酸味剂浸之,英文为pickling,其制品也因有酸味而称为酸渍品(pickles)。以糖腌制的过程称糖渍,其制品称为糖渍品或糖藏食品(preserves)。

(六) 烟熏保藏

烟熏保藏(smoking preservation)是指利用木屑等各种材料焖烧时所产生的烟气来熏制食品,以利于延缓食品腐败变质的方法。这种方法仅适用于鱼、肉等从口味上不宜用糖保藏的食品,并常与腌渍相结合使用。烟熏不仅能提高食品防腐能力,而且还能赋予食品独特的香味,长期食用后,逐渐可养成食用烟熏制品的嗜好。我国四川、湖南等地加工的腊肉,浙江生产的竹叶熏腿、金华火腿,上海名产熏鱼等都是著名的烟熏食品。

由于烟熏过程中产生的烟气中,含有强致癌物质3,4-苯并芘,容易污染烟熏食品。因此,近年来利用干馏工艺,由山楂核中开发了新型烟熏食品添加剂——"食用烟熏香味料",这种香味料不含3,4-苯并芘,添加于食品配料中,既能使食品具有浓郁的烟熏风味,又避免了有害物质对食品的污染。

(七) 发酵保藏

发酵保藏(fermentative preservation)发酵是指微生物在其生命活动中,一边利用基质中的营养,一边向基质中产生其代谢产物。在食品加工中,发酵的主要作用是通过微生物的活动提供花色品种繁多的食品,以满足人们的口感和营养需求。与此同时,许多微生物的最终代谢产物如有机酸、酒精等还能阻止腐败菌的生长,抑制混杂在食品中的一般病原菌的生长(如肉毒梭菌在pH 4.5以下难以生长和产毒,因而发酵产酸形成的食品中无肉毒杆菌生长),提高了食品的耐贮性,所以发酵过程也起到防腐保藏的作用。

(八) 化学保藏

化学保藏(chemical preservation)是在食品生产和贮运过程中使用化学添加剂,来提高食品的耐藏性,尽可能保持食品原有品质的措施。

食品保藏中,凡能抑制微生物生命活动(但不一定杀灭微生物),并能起到延缓食品腐败变质的化学制品或生物代谢制品,都称为化学防腐剂(chemical preservatives)。传统的腌渍保藏,实际上也是化学保藏的一部分。防腐剂中有许多化学制品对人无害或危害性较低,如盐、糖、有机酸、酒精等,这些物质在食品生产与保藏中经常使用。实际生活实践表明,食品的变质腐败不一定只和微生物有关,氧化作用也能引起食品变质。因此,抗氧化剂也属于化学保藏的范畴。

食品化学保藏的优点是加入食品防腐剂就可以延长保藏期,与其他方法相比,具有简便经济的特点。但是化学保藏只能实现暂时性的保藏,并且不能延缓食品品质劣变。此外防腐剂的使用是有限量的,任意使用防腐剂极易造成危害。因此,化学防腐不能取代传统的保藏方法,只

能作为辅助性保藏方法,为提高传统保藏方法的有效性而有限地使用。

从现代食品工业来看,食品加工技术与食品保藏技术没有严格的界限,因此通常称之为食品加工及保藏技术。

第二节　食品主要组分在加工和贮藏中的变化

一、蛋白质在食品加工和贮藏中的变化

(一) 蛋白质溶解度的变化

食品中蛋白质的溶解度与其多种理化特性相关,特别是增稠、起泡、乳化和胶凝作用等,也与其功能特性有关,目前不溶性蛋白质在食品中的应用非常有限。

蛋白质中氨基酸的疏水性和离子性是影响蛋白质溶解性的主要因素。疏水基团相互作用增强了蛋白质与蛋白质的相互作用,使蛋白质在水中的溶解度降低。离子相互作用则有利于蛋白质-水相互作用,可使蛋白质分散在水中,从而增加了蛋白质在水中的溶解度。

食品加工中pH的变化会影响蛋白质分子的解离和净电荷量,因而可改变蛋白质分子间的相互吸引力、排斥力及蛋白质分子与水缔合的能力。在等电点时,蛋白质-蛋白质相互作用最强,蛋白质的水合作用溶胀最小。

食品加工过程中,温度的升高会降低氢键作用和离子基团结合水的能力,一方面使蛋白质的水合能力下降;另一方面,蛋白质遇热变性,紧密的高级结构被破坏,内部的肽键和侧链极性基团外露,又会增强蛋白质的水合能力。

食品体系中的离子对蛋白质的吸水性、溶胀和溶解度也有很大影响。盐类、氨基酸侧链基团与水会发生竞争性结合。在低盐浓度时,蛋白质的水合作用增强。高盐浓度时,水盐之间的相互作用超过了水和蛋白质的水合作用,因而可引起蛋白质脱水产生盐析。加工及保藏中,食品蛋白质水合作用的改变,将会影响其营养特性。

(二) 蛋白质的分解

在动植物组织酶以及微生物分泌的蛋白酶等的作用下,蛋白质水解成多肽,进而分解形成氨基酸。氨基酸通过脱氨基、脱羧基和脱硫等作用,进一步分解成相应的氨、胺类、有机酸和碳氢化合物。

蛋白质分解后所产生的胺类是碱性含氮化合物,如伯胺、仲胺及叔胺等具有挥发性和特异的臭味。各种不同的氨基酸分解产生的腐败胺类和其他物质各不相同。甘氨酸产生甲胺、鸟氨酸、精氨酸产生腐胺,赖氨酸产生尸胺进而又分解为吲哚,含硫氨基酸分解产生硫化氢和氨、乙硫醇等。这些物质都是蛋白质腐败产生的主要臭味物质。

在食品贮藏过程中,蛋白质经过复杂的变化,还可生成氨、硫醇和甲胺等有害物质。例如,腐败中生成的胺类通过细菌的胺氧化酶被分解,最后生成氨、二氧化碳和水。

$$RCH_2NH_2(胺)+O_2+H_2O \longrightarrow RCHO+H_2O_2+NH_3 \longrightarrow NH_3+CO_2+H_2O$$

然而,硫醇是通过蛋白质等含硫化合物的分解而生

成的。

$$CH_3SCH_2CHNH_2COOH(甲硫氨酸)+H_2O \longrightarrow CH_3SH$$
$$(甲硫醇)+NH_3+CH_3CH_2COCOOH(\alpha\text{-酮酸})$$

另外,鱼、贝、肉类的正常成分三甲胺氧化物可被细菌的三甲胺氧化还原酶还原生成三甲胺。此过程需要有机酸、糖、氨基酸等作为供氢体,使细菌进行氧化还原代谢。

$$(CH_3)_3NO+NADH \longrightarrow (CH_3)_3N+NAD^+$$

（三）氨基酸的分解

1. 氨基酸的脱氨反应　在氨基酸脱氨反应中,通过氧化脱氨生成羧酸和 α-酮酸,直接脱氨则生成不饱和脂肪酸,若还原脱氨则生成有机酸。例如:

$$RCH_2CHNH_2COOH(氨基酸)+O_2 \longrightarrow$$
$$RCH_2COCOOH(\alpha\text{-酮酸})+NH_3$$
$$RCH_2CHNH_2COOH(氨基酸)+O_2 \longrightarrow RCOOH$$
$$(羧酸)+NH_3+CO_2$$
$$RCH_2CHNH_2COOH(氨基酸) \longrightarrow RCH=CHCOOH$$
$$(不饱和脂肪酸)+NH_3$$
$$RCH_2CHNH_2COOH(氨基酸)+H_2 \longrightarrow$$
$$RCH_2CH_2COOH(有机酸)+NH_3$$

2. 氨基酸的脱羧反应　氨基酸脱羧基生成胺类;有些微生物能脱氨、脱羧同时进行,通过加水分解、氧化和还原等方式生成乙醇、脂肪酸、碳氢化合物和氨、二氧化碳等。例如:

$$CH_2NH_2COOH(甘氨酸) \longrightarrow$$
$$CH_3NH_2(甲胺)+CO_2$$
$$CH_2NH_2(CH_2)_2CHNH_2COOH(鸟氨酸) \longrightarrow$$
$$CH_2NH_2(CH_2)_2CH_2NH_2(腐胺)+CO_2$$
$$CH_2NH_2(CH_2)_3CHNH_2COOH(赖氨酸) \longrightarrow$$
$$CH_2NH_2(CH_2)_3CH_2NH_2(尸胺)+CO_2$$
$$(CH_3)_2CHCHNH_2COOH(缬氨酸)+H_2O \longrightarrow$$
$$(CH_3)_2CHCH_2OH(异丁醇)+NH_3+CO_2$$
$$CH_3CHNH_2COOH(丙氨酸)+O_2 \longrightarrow CH_3COOH$$
$$(乙酸)+NH_3+CO_2$$
$$CH_2NH_2COOH(甘氨酸)+H_2 \longrightarrow CH_4(甲烷)+NH_3+CO_2$$

食品加工及保藏中,氨基酸的这些反应与产品的风味、滋味和营养特性紧密关联。

如上所述,蛋白质在食品加工及保藏中会发生多种物理、化学和生物变化,在不同的食品体系中也有不同的表现。例如,在高温下加工时,蛋白质经受一些化学变化,这些变化包括外消旋、水解、去硫和去酰胺,这些变化大都是不可逆的,有些变化形成了可能有毒的成分。蛋白质在碱性条件下经受热加工,例如制备组织化食品,不可避免地导致 L-氨基酸部分外消旋至 D-氨基酸。蛋白质水解也造

成一些氨基酸的外消旋。由于含有 D-氨基酸残基的肽键较难被胃和胰蛋白酶水解,因此氨基酸残基的外消旋使蛋白质的消化率下降,从而导致蛋白质的营养价值损失。在煎炸和烧烤时,食品表面的蛋白质会经受 200℃ 以上的高温,此时蛋白质和氨基酸会热解产生一些具有致突变致癌的杂环胺类化合物,如氨基咪唑氮杂芳烃、氨基咔啉等。食品加工中的漂烫、沥滤可使食品中的矿物质有所损失,而食品加工用水和所用设备、容器等又会增加食品中矿物质的含量。

豆类加工的方法有浸泡、磨浆、发酵、粉碎、煮沸、保温孵芽及加盐类豆制品等传统工序。由于天然大豆有厚实的植物细胞壁,影响了人体对大豆营养素的消化、吸收和利用,因此豆类原料的加工制作对其营养价值的提升尤为重要。经过加工的豆类蛋白质,其消化率和利用率都有所提高。例如大豆经浸泡、磨浆、加热、凝固等多道工序后,不仅除去了大豆中的纤维素、抗营养因子,而且还使大豆蛋白质的结构从密集变成疏松状态,蛋白酶容易进入分子内部,从而提高了蛋白质的消化率。如干炒大豆蛋白质消化率只有 50% 左右,整粒煮熟大豆的蛋白质消化率为 65%,加工成豆浆后蛋白质消化率为 85%,制成豆腐后蛋白质的消化率可提高到 92%~96%,明显提高了大豆蛋白质的营养价值。

大豆经发酵工艺可制成豆腐乳、豆瓣酱、豆豉等;乳品经过发酵可以制成酸奶和奶酪等产品。在这些过程中,蛋白质因生物酶的作用而部分或者全部分解,形成多肽、寡肽或者氨基酸,进而容易消化吸收。发酵过程中,蛋白质的营养价值明显提高。

加工温度不超过 100℃ 时对蛋制品的营养价值影响很小。煮蛋时,加热不仅具有杀菌作用,还可使生蛋清中的抗生物素和抗胰蛋白酶受热破坏,同时,使蛋白质结构变得柔软松散易于消化吸收,提高蛋白利用率。

二、脂类在食品加工和贮藏中的变化

1. 脂类水解　脂类化合物在有水或潮湿空气存在的条件下,经酶作用或加热条件下发生水解,脂肪分解为甘油和游离脂肪酸。游离脂肪酸的形成是脂肪酸败(丁酸)的先决条件。受热、光照和催化剂的作用会加速脂肪水解。除纯化学水解外,脂肪还发生生物化学和微生物化学水解,这是由生物酶作用引起的。

活体动物组织中的脂肪不存在游离脂肪酸,在宰杀后由于酶的作用可生成游离脂肪酸,动物脂肪在加热精炼过程中使脂肪水解酶失活,从而减少游离脂肪酸的生成。

乳脂水解释放出短链脂肪酸,使生牛乳产生酸败味。但添加微生物和乳脂酶能产生某些典型的干酪风味。控制和选择性酶解也应用于酸奶和面包等食品的加工。

与动物脂肪相反,成熟的油料种子在收获和储存时油脂将发生明显水解,并产生游离脂肪酸,因此大多数植物油在精炼时需用碱中和。在油炸食品时,食品中大量水分进入油脂,油脂又处在较高温度条件下,因此脂类水解成为较重要的反应。在油炸过程中,由于游离脂肪酸含量的增加,通常引起油脂发烟点和表面张力降低,以及油炸食

品品质劣变。

2. 脂类氧化　脂类氧化是食品品质劣变的主要原因之一,它使食用油脂或富含脂肪的食品产生各种异味和臭味,统称为酸败。氧化反应容易降低食品的营养价值,某些氧化产物可能具有毒性。而在某些加工过程中,需要脂类进行有限度的氧化,例如产生典型的干酪或油炸食品香气。

酸败过程包括化学反应和酶催化的生物化学反应。这两个过程的反应往往同时发生,并皆以水解过程和氧化过程为基础。脂肪自身氧化以及水解作用所产生的复杂分解产物,使油脂或脂肪出现明显特征,包括:过氧化值上升,是脂肪酸败最早期的指标;酸度上升,羰基(醛酮)反应阳性。脂肪酸败过程中,由于脂肪分解,其固有的碘价(值)、凝固点(熔点)、密度、折光指数、皂化价等也必然发生变化。

在食品流通的各个环节几乎都存在氧,因此食品氧化变质的可能性普遍存在。食品中最容易受氧影响的是脂质。特别是不饱和脂肪酸含量高的油脂,会结合比较稳定的游离基氧分子,成为活性氧。因此,在考虑食品氧化时,应重点考虑对油脂的影响。

油脂氧化包括酶氧化及非酶氧化。油脂氧化最重要的是自动氧化。油脂的自动氧化是指常温下空气中的氧与油脂中的脂肪酸发生的分解、聚合反应。主要是脂肪水解的游离脂肪酸,特别是不饱和游离脂肪酸的双键容易被氧化,生成过氧化物并进一步分解。这些过氧化物大多数是氢过氧化物,同时也有少量的环状结构的过氧化物,若与臭氧结合则形成臭氧化物。它们的性质极不稳定,容易分解为醛类、酮类以及低分子脂肪酸类等,使食品带有哈喇味。在氧化型酸败变化过程中,氢过氧化物的生成是关键步骤,其性质很不稳定,容易分解和聚合而导致脂肪酸败,而且一旦生成氢过氧化物后,氧化反应以连锁方式使其他不饱和脂肪酸迅速变为氢过氧化物,因此脂肪氧化型酸败是一个自动氧化的过程。氧化酸败的基质基本上是不饱和脂肪酸。植物油含有较多的不饱和脂肪酸,所以植物油较易氧化。

除化学性氧化外,脂肪还会发生生物化学氧化分解,这是由动植物组织的酶和微生物产生的酶的作用引起的。例如普遍存在于豆类和谷类中的酶,可使亚油酸、亚麻酸等不饱和脂肪酸氧化的现象。氧化的结果生成带异味、异臭的醛等低分子物质,使食品失去商品价值。

油脂的自发氧化速度决定了含油脂食品的货架寿命,所以常常要在此类食品中添加抗氧化剂,以阻止或延迟油脂的自动氧化进程。脂肪酸败过程受脂肪饱和度、紫外线、氧、水分、天然抗氧化剂以及铜、铁、镍离子等触媒的影响。油脂中脂肪酸不饱和度、油料中动植物残渣等,均有促进油脂酸败的作用;而油脂的脂肪酸饱和程度,维生素C、维生素E等天然抗氧化物质及芳香化合物含量高时,则可减慢氧化和酸败。

3. 油脂的热分解　油脂经长时间加热会发生黏度增高、酸价增高的现象。在高温下,脂肪可先发生部分水解,然后聚集或缩合成分子质量更大的物质,不仅味感变劣,

丧失营养,甚至还有致癌毒性。因此对于食品加工过程中,尤其是煎炸食品来说,油的加热温度和使用时间都必须加以控制,防止有毒有害物质的产生。

4. 油脂的乳化　油脂属于非极性分子,一般情况下不溶于水。但在加入蛋白质、卵磷脂、固醇、单硬脂酸甘油酯等分子中兼有极性和非极性基的成分时,则脂肪可以以微粒形式分散于水中,这种现象称为乳化。食品加工及贮藏中,利用流体剪切、超声波等物理方法,也能产生乳化现象,但得到的乳浊液不稳定。乳化的相反过程称为破乳。油脂乳化有利于人体的消化与吸收,有利于促进油脂营养品质的提升。

如上所述,脂类在食品加工及保藏中会发生多种变化,在特定的食品体系中也有特定的表现。例如,水产品是膳食中 ω-3 脂肪酸的主要来源。但水产品中的营养成分在加工过程中会受到不同程度的影响,尤其是脂肪酸及维生素对烹调加工中的高温非常敏感,容易受到损失。同时,水产中富含胆固醇,烹调加工会使胆固醇发生氧化,生成的氧化产物易引起某些不良的生理反应,如:干扰固醇类代谢、导致动脉粥样硬化、致突变性等。影响胆固醇氧化的因素主要为温度、时间、烹调油等。因此,鱼肉经烹调加工后,产生的胆固醇氧化物对人体的影响值得关注。

不同加工方式对脂肪含量的影响程度不同,与清蒸、微波、水煎等方法相比,经过油炸之后,干物质所含脂肪比例最高,水产品的脂肪组分中,二十碳五烯酸(EPA)和二十二碳六烯酸(DHA)等 ω-3 脂肪酸的比例较高,具有防止血小板聚合、抗炎症、抗血栓等重要生物学作用,因此,在加工处理中应重视烹调方式对这两种 ω-3 脂肪酸的影响。

三、碳水化合物在食品加工和贮藏中的变化

1. 碳水化合物的分解　食品中的碳水化合物包括纤维素、半纤维素、淀粉、糖原以及双糖和单糖等。含这些成分较多的食品主要是粮食、蔬菜、水果及糖类及其制品。在微生物及动植物组织中各种酶及其他因素作用下,这些食品组分被分解成单糖、醇、醛、酮、羧酸、二氧化碳和水等产物。由微生物引起糖类物质发生的变质,习惯上称为发酵或酵解。在分解糖类的微生物作用下,碳水化合物转化成有机酸、乙醇和气体等。

碳水化合物含量高的食品变质的主要特征为酸度升高、产气和稍带有甜味、醇类气味等。食品种类不同也表现为糖、醇、醛、酮含量升高或产气(CO_2),有时常带有这些产物特有的气味。水果中果胶可被一种曲霉所产生的果胶酶分解,并可使含酶较少的新鲜果蔬软化。

2. 淀粉糊化　淀粉在水中加热到一定温度时,形成有黏性的糊状体,此现象称为糊化。淀粉发生糊化时所需的温度称为糊化温度。糊化作用的本质是淀粉颗粒中有序态(晶态)和无序态(非晶态)的淀粉分子之间的氢键断裂,分散在水中形成亲水性胶体溶液。食品加工中用淀粉挂糊、上浆、勾芡以及煮水饺、蒸馒头、烤面包等,这些过程都涉及淀粉的糊化。

3. 淀粉老化　在食品食用和保藏过程中,经常遇到食味不可口,如新鲜蛋糕放置 1~2 天后变硬,这种在常温或低温条件下,长期放置已经糊化的淀粉逐渐变硬的现象称为淀粉老化。如面包、馒头等在放置时变硬、干缩,主要就是因淀粉老化的缘故。由于淀粉本身的特点,老化的淀粉分子会细密地聚集起来恢复接近 β 型淀粉状态,β 型淀粉不能溶于水,也不能被酶分解。淀粉发生老化的本质是,在温度逐步降低的情况下,糊化的淀粉分子运动减弱,分子成序排列,相互靠拢,经氢键紧密聚集,微晶束不再呈现原有状态而是凌乱组合。由于淀粉羟基很多,结合得十分牢固,所以不能溶于水,也不能被酶分解,结果形成一种致密的不溶于水的高晶化淀粉分子微晶束。

这种发生淀粉老化的面包和蛋糕吸水率减小,从而消失了原有的柔软度,可口性也差。

四、维生素在食品加工和贮藏中的变化

食品在运输和贮存中受到多种因素的影响,维生素可被降解、氧化或完全破坏。维生素对各种影响因素的敏感程度是不同的。对热不稳定的维生素都会在高热下被破坏,食品在贮存时可能发生这种损失,加热保藏食品(巴氏消毒)亦可造成这种损失。对氧敏感的维生素在食品贮存中特别容易被破坏。合适的包装、贮存在保护性气体(如氮气)中,对食品中维生素有保护作用。在食品贮存过程中,主要是紫外线对维生素有破坏作用,因此包装和避光保藏可减少这种损失。

1. 加工前处理对食品加工中维生素的影响　加工前处理与维生素的损失程度关系很大。在工业生产和家庭烹调中,水果和蔬菜往往要进行去皮、修整等加工前处理,而许多维生素在表皮或老叶中含量丰富,因而修整后使原料的营养价值降低。水果加工中的碱液去皮法会破坏表皮附近的维生素,包括维生素 C、维生素 B_1 和叶酸,但对水果内部的维生素含量影响不大。

维生素 C 和 B 族维生素易溶于水,在清洗、盐水浸泡时,破损的动植物组织会发生流失。损失的程度大小与溶液的 pH、离子强度、水温、食品组织的表面以及食品与水溶液的体积比等因素有关。家庭烹调中,先切后洗、挤去菜汁均会造成维生素的严重损失。

对一些化学稳定性较好的 B 族维生素,如泛酸、烟酸、维生素 B_2 等来说,因溶解在水中而流失是最主要的损失途径。

2. 精制加工对维生素的影响　谷类精制加工的主要方式是适当碾磨,去除杂质和糠皮,使其便于烹调并改善口感,利于消化吸收。由于谷类的表面有糠层,妨碍淀粉的糊化,使蒸煮困难,也影响咀嚼和消化。经过碾磨之后,谷类的感官质量提高,口感改善,消化吸收率也得到改善。然而,谷物中维生素、矿物质和含赖氨酸较高的蛋白质集中在谷粒的外部,向胚乳内部则逐渐降低。因而这些营养素的存留程度与加工方法和精度有密切关系。精制后谷物的 B 族维生素含量甚至可降低到原来的 15% 以下。精制程度越高则损失越严重,如小麦粉和大米进行精制加工时,维生素 E 的损失约达 70%。

3. 热烫和热加工对维生素的影响　热烫是水果和蔬菜加工中的一个重要步骤。热烫处理可钝化对产品品质有不良影响的酶类,降低微生物的数量,除去组织中的氧气,为进一步的加工做准备。一些氧化酶被钝化有利于产品中维生素保存,但热烫中维生素损失较大,主要原因是氧化和流失,其次是热降解。

热加工使在常温下速度缓慢的维生素降解反应速度加快。高温造成维生素损失受到许多因素的影响,包括食品的化学环境(如 pH、相对湿度、金属离子、反应活性物质和溶氧浓度等)和维生素的具体存在状态等。

高温短时加热方式可以在杀灭微生物的同时较多地保存营养素,因而已经为现代食品加工所广泛采用。

4. 热加工后贮藏中发生的维生素损失　热加工完成之后的维生素损失通常比较小,主要是因为在常温下化学反应的速度较慢,而且原料中的溶氧已经基本除去;在果蔬加工中,往往要添加酸性物质,这些因素有利于维生素的保存。

在贮藏中,产品的维生素保存率与贮藏温度有密切的关系。在低水分食品中,维生素的稳定性受到水分活度的强烈影响。相当于单分子层吸附水的水分活度条件下,维生素的降解很少发生,而高于或低于这个点时降解率都上升。在多分子层吸附水条件下,降解率与水分活度的上升成正比;而食品受到过度干燥时会引起维生素的大量损失。

5. 化学添加物对维生素的影响　加工中常用的化学物质包括氯气、二氧化硫、亚硝酸盐、化学消毒剂、酸碱性物质等。总的来说,氧化性物质会造成维生素 C、胡萝卜素、维生素 E 和叶酸等维生素的损失,而还原性物质会保护这些维生素;果蔬加工中常用的有机酸会增加维生素 C 和维生素 B_1 的保存率,碱性物质则会降低维生素 C、维生素 B_1、泛酸等的保存率。

如上所述,维生素在食品加工及保藏中比较容易损失,在不同的食品体系中也有不同的表现。例如,蔬菜和水果在加工储藏中主要损失的是水分、维生素、矿物质和膳食纤维。蔬菜加工方法不同,对维生素营养价值的影响程度也有所不同。一般来说,真空冷冻干燥法的损失最小;脱水会造成维生素 C 的部分损失;腌制会造成维生素和矿物质的严重损失;速冻会损失水溶性维生素,但对胡萝卜素影响不大;水溶性维生素和矿物质在罐藏过程中可能受热降解和随水流失;蔬菜中的大部分膳食纤维在榨汁过程中流失;干制过程中维生素 C 损失较大,但矿物质得到了浓缩。

大豆经过发酵,某些维生素含量也会增加,如豆豉在发酵过程中,由于微生物作用可合成维生素 B_2,明显高于其他豆类食品。大豆经浸泡和保温发芽后制成豆芽,在发芽的过程中经各种水解酶的作用使生物大分子或以复合物形式存在的各种营养素分解成可溶性小分子有机物,有利于人体吸收,特别是维生素 C 从含量为零增至每 100g 豆芽中含 5~10mg。近来还发现每 100g 黄豆芽中维生素 B_{12} 的含量达 20mg 左右。

乳品的不同加工方式,对营养价值产生不同的影响。其中的加热和发酵是应用最广泛的处理方式。加热处理

主要出现在均质和杀菌工艺中,均质工艺一般要求牛奶温度在50~75℃范围内;杀菌工艺包括60~70℃低温长时巴氏杀菌,80~90℃高温短时杀菌,90~120℃超高温瞬时杀菌,有的产品甚至要经过加工前和加工后二次杀菌处理。加热处理经常会造成维生素的损失。

乳制品的发酵处理通常为乳酸菌发酵,如酸奶、奶酪等。乳酸发酵可以降低食品内有害细菌繁殖的速度,延长保质期;可以增加某些B族维生素的含量,特别是植物性食品中不存在的维生素 B_{12}。

在皮蛋的制作过程中,由于烧碱的作用,皮蛋中B族维生素被破坏,但维生素A和维生素D损失较小。

第三节 食品保藏技术对食品营养的影响

一、干藏对食品营养的影响

食品干藏使得制品的水分降低到足以防止腐败变质的含量后,得以长期贮藏。由于水分的丢失,干制品中营养成分相对于干制前的物料,各项营养成分含量都相对增加(表2-11-1)。但对干制品进行复水还原后再与新鲜食品相比较,却发现其营养成分低于鲜制品,这是因为除了干燥过程的损耗外,复水过程也要流失部分营养。总的来讲,低温和真空干燥对营养成分的损失相对较少。

表2-11-1 新鲜和脱水干制食品营养成分比较/%

营养成分	牛肉		青豆	
	新鲜	干制品	新鲜	干制品
蛋白质	20	55	7	25
脂肪	10	30	1	3
碳水化合物	1	1	11	65
灰分	1	4	1	2

食品干燥脱水过程中,除了发生一系列的物理变化,如干缩、干裂、表面硬化和多孔性外,同时也会发生一系列的化学变化。这些变化因不同的食品和营养成分对工艺条件的敏感性而有所差异,各具特点,但也有一些规律可循。

1. 干燥工艺对蛋白质的影响 富含蛋白质的食品脱水后,再复水还原时,其外观、水分含量及硬度等均不能回复到原有状态,其主要原因是蛋白质脱水变性。同时,干燥过程中,氨基酸也因与脂肪自动氧化的产物发生反应或者参与美拉德反应而损失。

干燥导致蛋白质变性的原因有两个:其一是在热的作用下,维持蛋白质空间结构稳定的氢键、二硫键等被破坏;其二是干燥脱水增加了蛋白质所处环境中的离子浓度,蛋白质因盐析作用而变性。

蛋白质脱水变性程度受干燥温度、时间、水分活度、pH、脂肪含量及干燥方法等因素的影响。干燥温度和干燥时间对蛋白质在干制过程中的变化起着重要作用。一般情况下,干燥温度越高,蛋白质变性速度越快;热风干燥初期蛋白质的变性速度较慢,而后期较快。但是,蛋白质在

冷冻干燥过程中的变性与此相反,呈初期快而后期慢的模式。蛋白质在干燥过程中的变化与含水量之间有密切的关系。水分含量高,易变性。通常认为脂质对蛋白质稳定性有一定的保护作用,但是脂质氧化的产物也将促进蛋白质的变性。干燥方法对蛋白质变性有明显的影响,冷冻干燥法引起的蛋白质变性程度要轻微得多。

2. 干燥工艺对脂肪的影响 含油脂的食品,尤其是不饱和脂肪酸含量高的食品,其油脂在干燥过程中极易变质,也常成为影响干制品品质的重要问题。高温脱水时,脂肪的氧化就比低温时严重得多,若事先添加抗氧化剂,就能一定程度上控制脂肪氧化,关于油脂氧化损失的详细讨论,请见油脂部分,在此不再赘述。

3. 干燥工艺对碳水化合物的影响

(1)高温快速脱水对食品中碳水化合物的影响:食品中含有的碳水化合物主要是淀粉类、纤维类和糖类。水果中含有丰富的碳水化合物,葡萄糖、果糖等糖类不稳定,高温长时间作用下,因焦糖化反应及美拉德反应而损失。

高温快速干燥中,一般而言,淀粉和纤维素在干制过程中相对稳定,不易损失。而糖类,尤其是水果中含量丰富的果糖和葡萄糖非常不稳定,易于分解,长时间的加热脱水干制导致糖分损耗(表2-11-2)。受热时,尤其是加热温度较高时,还原糖含量较高的食品易于发生焦糖化反应,导致糖的损失。

表2-11-2 干制工艺条件对葡萄糖损耗的影响

热空气温度/℃	不同脱水干制条件下的糖分损失/%		
	8 小时	16 小时	32 小时
60	0.6	0.8	1.0
85	8.7	12.2	14.9

(2)自然干燥对食品中碳水化合物的影响:缓慢晒干(即温度较低的干燥过程)中,淀粉类、纤维类和糖类都发生不同程度的变化。一方面,干燥初期,水果自身的呼吸作用会导致制品体内单糖的分解消耗,使糖的含量降低;另一方面,淀粉、纤维类在水解酶类的作用下,产生糖类,最终结果是淀粉、纤维类等大分子多糖类含量降低,引起干制品中含糖量的升高。尤其是成熟度低的水果中,纤维素、淀粉、生果胶含量高,水果口感差,甜度低。随着缓慢干燥的进行,水果体内的温度逐渐升高,淀粉酶、纤维素酶、果胶酶活性增加,催化水果熟化,水果中的大分子碳水化合物转化为糖。最终结果是,干制品的绝对含糖量高于鲜果。糖类的变化损失,主要出现在水果蔬菜等植物性食品中,而动物性食品碳水化合物含量低,除乳蛋制品之外,碳水化合物的变化不会成为干制过程中营养变化损失的主要问题。

4. 干燥工艺对维生素的影响 大部分维生素的性质不太稳定,许多理化因素都可以引起维生素的破坏。加热、光照、氧气的存在,都可使维生素分子裂解、环键氧化、环状结构打开,从而丧失活性,造成损失。

(1)对水溶性维生素的影响:水溶性维生素包括维生素C(抗坏血酸)和B族维生素。脱水时,维生素C最不稳

定,对加工温度和氧的存在非常敏感。黏度也是抑制维生素C降解的重要因素,黏度越高,损失率越低;维生素C易因氧化而遭受损耗,单纯湿热条件下,维生素C相对稳定;维生素C在迅速干燥时的保存量远大于缓慢干燥,在缓慢日晒干燥中,维生素C几乎完全损失。据资料,无论是在传统的日光干燥,还是在人工的烘房干燥、隧道式干燥、滚筒干燥和喷雾干燥的过程中,维生素C都不稳定,损失量约为10%~100%。至于冷冻干燥和冷冻升华干燥,因其在低温和高真空条件下进行,故食品中的维生素基本无损失。

B族维生素中维生素B_1(硫胺素)最不稳定,对温度较为敏感,预煮处理时,蔬菜中的维生素B_1损耗量达15%;在中性和碱性环境下稳定性也较差;牛奶在喷雾干燥时,维生素B_1的损失与成品水分含量有关,水分高则损失大。表2-11-3显示干制过程中,牛奶、蔬菜和肉类中的维生素B_1的损失率。

表2-11-3　水溶性维生素B_1在干制中的损失

食品名称	喷雾干燥/%	滚筒干燥/%	空气干燥/%	冷冻干燥/%
牛奶	10	15	—	—
豆类	—	—	5	—
马铃薯	—	—	25	—
胡萝卜	—	—	29	—
鸡	—	—	—	5
猪肉	—	—	—	5
牛肉	—	—	—	5

其他水溶性维生素在不同的脱水干燥过程中也有一定程度的损失。维生素B_2易被紫外线破坏,遇碱容易被热分解,因此在日光下暴露干燥脱水对食品中维生素B_2破坏严重,尤其是干燥前如用碱性溶液漂烫,破坏更严重。维生素B_{12}尽管对热稳定,但是遇到强光或紫外线也不稳定,因此,自然干燥时破坏较严重,而快速烘干脱水破坏较少。泛酸对酸碱敏感,但是对热和氧气稳定,干燥过程中,避免用强碱液漂洗。叶酸在无氧条件下稳定,但日晒干燥对其影响较大。维生素B_6、烟酸、生物素是较为稳定的维生素,在加热条件下损失较少。

(2)对脂溶性维生素的影响:在脱水干燥工艺中,脂溶性维生素的稳定性要好于水溶性维生素,其破坏机制与脂类氧化相似。维生素D是最稳定的维生素之一,乳在喷雾干燥、滚筒干燥或蒸发浓缩时维生素D损失很少或几乎没有损失;同样,蛋类在喷雾干燥时维生素D损失也很小。维生素A、维生素E和胡萝卜的损失程度受脱水影响,因产品特性而异。维生素A和胡萝卜素的生物活性以反式构型最大,加热或其他能引起由反式转变为顺式异构体的理化因素都可影响其生物活性。此外,其分子结构中高度不饱和的环键也使其对氧化的破坏作用非常敏感。脱水过程中维生素A的破坏损失约为10%~20%,因干燥方式而异,冷冻干燥的橘子汁、喷雾干燥的强化乳粉,其维生素A和胡萝卜素的损失小于10%。维生素E在脱水期间的损失报道不多,维生素E与乙酸反应酯化后形成生育酚乙酸酯可极大地改善化合物的稳定性,所以广泛用作于食品强

化和抗氧化剂。

胡萝卜素受干燥处理的影响较为复杂。由于胡萝卜素对紫外线敏感,因此在日晒干制中的损失较大,而在人工脱水(如喷雾干燥)损耗较少。β-胡萝卜素在冷冻干燥过程的保留率为85%,普通空气干燥的保留率为80%,鼓风干燥只保留72%。浅盘空气干燥、喷爆干燥和冷冻干燥脱水所引起的β-胡萝卜素损失见表2-11-4。脱水后产品的β-胡萝卜素的稳定性还与产品的水分活度(A_w)有关,在水分活度$A_w = 0.43$时,类胡萝卜素最稳定。

表2-11-4　不同干制条件下胡萝卜中的β-胡萝卜素的损失

成分名称	浅盘干燥/%	喷爆干燥/%	冷冻干燥/%
总β-胡萝卜素	26	19	15
反式β-胡萝卜素	40	40	20

不同食品原料由于含维生素的种类、数量不同,干制过程中维生素的损失情况不同。比如肉类加工过程中维生素B_1的损耗较大,而维生素B_2和烟酸的损耗则较少。乳制品喷雾干燥时,维生素A的保存效果很好,而维生素B_1、维生素B_2会有所损失,但比果蔬干制中的损失要低得多。

5. 干燥工艺对微量元素的影响　干燥过程对食品中微量元素含量的影响主要表现在两个方面:其一,在干燥前的漂烫过程中,水溶性较好的微量元素营养会溶于漂烫水中而流失;其二,一些还原性较强的金属元素易被氧化,如二价铁离子等,在热干燥过程中因氧化作用而变为三价铁,降低了营养价值。

尽管干燥过程对微量元素营养的影响不大,一般可以忽略不计。但是干制品的复水过程中,微量元素营养的损失依旧需要引起重视。因为干制过程中,尤其缓慢干燥过程,对蔬菜类的细胞损伤比较严重,复水时损伤细胞中的水溶性内容物将溶出而流失掉。

6. 其他　干藏除了对营养成分产生影响外,还会引起食品色泽、风味等改变。

(1)食品色泽:新鲜食品的色泽一般都比较鲜艳。干燥会改变其物理和化学性质,使食品反射、散射、吸收和传递可见光的能力发生变化,从而改变了食品的色泽。

高等植物中存在的天然绿色是叶绿素a和叶绿素b的混合物。叶绿素呈现绿色的能力和色素分子中的镁有关。湿热酸性条件下叶绿素将失去镁原子而转化成脱镁叶绿素,呈橄榄色,而微碱条件下能控制镁的转移。干燥过程中温度越高,处理时间越长,色素变化越严重。类胡萝卜素、花青素也会因为干燥处理有所破坏。

植物组织受损伤后,组织内氧化酶活动能将多酚或其他如鞣质、酪氨酸等物质氧化成有色物质,这种酶促褐变会给干制品品质带来不良后果。为此,干燥前须进行酶钝化处理以防止变色。

糖分焦糖化和美拉德反应是干制过程中常见的非酶褐变反应,常出现于水果脱水干制品中。脱水干制时高温和残余水分中反应物质的浓度对美拉德反应有促进作用。美拉德褐变反应在水分下降到20%~25%时最迅速,水分

继续下降则它的反应速率逐渐减慢,当干制品水分低于1%时,褐变反应可减慢到甚至长期储藏也难以觉察的程度。

维生素C能自动向形成有色物质方向变化,温度越高、时间越长,这种转化进程就越快。如果有氨基酸的存在,则R基团首先与维生素C进行反应生成褐色物质,R基团中含氨基或苯环的氨基酸反应最快。

(2) 食品风味:脱水过程也会造成一些挥发性成分的去除,从而导致风味变差。比如牛乳失去极微量的低级脂肪酸,特别是硫化甲基,虽然其含量极其微量,但其制品却已失去鲜乳风味。

在热干燥中,醇、醛、酮、醋等风味物质比水沸点更低,更易挥发。干制品的风味物质比新鲜品要少,同时在干燥中还会产生特殊的蒸煮味。

食品失去挥发性风味成分是脱水干制时常见的一种现象。要完全防止干制过程风味物质损失比较困难。解决的有效办法是从干燥设备中回收或冷凝外逸的蒸气,再回添到干制食品中,以便尽可能保存其原有风味。此外,也可从其他来源取得香精或风味制剂补充到干制食品中,或干燥前在液体食品中添加树胶等包埋物质,将风味物质微胶囊化以减少风味损失。

二、冷冻保藏对食品营养的影响

冷冻通常被认为是保持食品的感官性状、营养质量以及长期保藏食品的最好方法。冷冻、冻藏的全过程,对食品中的蛋白质、碳水化合物、脂肪、微量元素等营养的影响很小,几乎可以忽略不计。然而这并不意味着冷冻法最完美,因为某些产品在冷冻过程中均不可避免有维生素损耗,在解冻期间各种水溶性的营养素(如糖类、水溶性蛋白、氨基酸、维生素和微量元素等)也有不同程度的溶出流失。

1. 预冻结处理对食品营养的影响

(1) 对碳水化合物的影响:预冻结处理是对蔬菜冻结前的漂烫。水果和肉类不需要漂烫。蔬菜中含有的碳水化合物主要是纤维素和淀粉,水溶性的糖类很少,因此,预冻结处理对碳水化合物含量影响很小。

(2) 对蛋白质和脂肪的影响:漂烫过程中部分水溶性蛋白流失,但可能有少部分脂肪流失,但整体来看果蔬原料漂烫中对蛋白质和脂肪的影响较小。

(3) 对矿物元素的影响:食品在漂烫时与水接触,矿物元素损失较大,这主要是漂烫后沥滤的结果。至于矿物元素损失程度的差别,则与它们的溶解度有关。菠菜在漂烫后矿物元素的损失如表2-11-5所示。

表2-11-5 漂烫对菠菜矿物元素的影响/(g·100g⁻¹)

名称	未漂烫	漂烫	损失率/%
钾	6.9	3.0	56
钠	0.5	0.3	43
钙	2.2	2.2	0
镁	0.3	0.2	36
磷	0.6	0.4	36

(4) 预冻期间的维生素损耗:大多数蔬菜冻结前要进行预冻处理,即漂烫等处理,此时水溶性维生素可有较大量的损失,脂溶性维生素几乎不损失。漂烫的目的因不同的产品和保存方法而有所不同,有的是为了钝化原料中的酶,以防止加工过程中由于酶的作用引起的产品质量下降;有的是为了驱除原料组织的气体,防止杀菌时胀包。预冻结过程中维生素的损失大小与以下5个因素有关:

1) 食品单位质量的表面积:食品单位质量的表面积越大,与水接触的面积越大,漂烫时水溶性的维生素损失量越大。

2) 原料成熟度:原料的成熟度越高,漂烫时的维生素损失越小,如成熟度高的青豆,漂烫时维生素C和维生素B₁的损失比成熟度低的要小。

3) 漂烫类型:漂烫主要有沸水漂烫、蒸汽漂烫和微波漂烫三种类型。沸水漂烫时,在简单的开放型设备中进行,用水量较大,水溶性维生素损失大。蒸汽漂烫在密闭的容器中进行,受热时间短、用水量少,水溶性维生素损失相对小,尤其是在此过程中用空气冷却时,无须喷淋或浸渍,其沥滤损失可以减低到最小。微波漂烫过程中,利用设备产生的高能微波,使食品原料中的水分子产生振荡,从而产生能量。微波漂烫过程中不需要用水传热加热,水溶性维生素几乎没有损失。因此,就漂烫类型而言,维生素的损失顺序依次为:沸水烫漂 > 蒸汽漂烫 > 微波烫漂。

4) 漂烫温度和时间:通常高温短时漂烫效果比较好,漂烫的时间越长,维生素的损失越大。

5) 冷却方法:漂烫过程中,利用空气冷却的维生素损失比用水冷却要少。

2. 冻藏期间食品营养的损失 食品冻结后的冻藏期间,蛋白质、碳水化合物、脂肪和矿质元素等损失较小,但维生素损失较多。冷藏温度对维生素C的损失影响很大,温度在-18~-7℃范围内,每上升10℃,可引起青豆、花椰菜、青豌豆和菠菜等蔬菜中的维生素C以降解因素6~20倍($Q_{10}=6\sim20$)的速度加速降解。水果中某些品种,如桃和草莓等中的维生素C,在-18~-7℃范围内,每上升10℃,降解因素可高达30~70倍($Q_{10}=30\sim70$)。通常将食品冻结到-18℃以下,并在该温度下贮藏,可大大降低其中维生素C的损失,较好地保持食品的原始品质,同时可有较长的贮存期。新鲜蔬菜经漂烫、冷冻和在-18℃贮存6~12个月维生素C的损失如表2-11-6所示。

表2-11-6 某些蔬菜冻藏期间维生素C的损失

种类	新鲜蔬菜中维生素C含量/ (mg·100g⁻¹)	-18℃贮存6~12个月的损失率 均值/范围/%
芦笋	33	12(12~13)
青豆	19	45(30~68)
青豌豆	27	43(32~67)
菜豆	29	51(39~64)
嫩茎花椰菜	113	49(35~68)
花椰菜	78	50(40~60)
菠菜	51	65(54~80)

水果和果汁在冻藏期间的维生素 C 损失取决于品种、产品类型(有无糖浆)、汁液的固形物含量和包装形式等,多数水果中维生素 C 的损失发生在冻藏期间,一般损失不超过 30%,有些果汁如浓缩橘汁冻藏中损失率仅为 1%,如表 2-11-7 所示。

表 2-11-7 水果于 $-18℃$ 下冻藏期间维生素 C 的损失

项目	贮存期/月	维生素 C 损失率/%
草莓制品		
加糖草莓片	5	17(0~44)
草莓酱加糖量 5:1	6	16
整草莓	10	34
切片草莓加糖量 6:1	10	42
柑橘制品		
浓缩橘汁	9	1
橘汁	6	32
橘瓣	6	31
浓缩葡萄柚汁	9	5
葡萄柚瓣	9	4
糖水杏	5	19
糖水杏(加维生素 C)	5	22
桃制品		
糖水桃片加维生素 C	8	23(12~40)
樱桃制品		
去核糖水樱桃	10	19(11~28)

3. 解冻期间食品营养的损耗 解冻期间食品中维生素和溶解性矿物质损失较多。不同的食品,解冻期间的维生素损失有所不同。解冻对果蔬中的维生素损失影响较小,但水溶性维生素随解冻时的渗出物流失,其损失量与渗出的汁液量成正比。矿物质元素的损失,主要发生在渗出的流失过程,损失的程度与其水溶性大小有关。动物组织解冻期间流失的水溶性维生素可多达 30%,这也取决于冷冻速率、冷藏温度和解冻操作。从解冻时渗出的固形物成分分析,动物组织损失的蛋白质、氨基酸量不大,主要损失的是 B 族维生素和矿物质。

总的来说,冷冻食品的维生素损失较其他方法加工的食品损失要小,但在冷冻前的烫漂或肉类的解冻过程中可发生维生素和矿物质的损失,有时维生素损失可达 10%~44%。

三、罐藏对食品营养的影响

如前所述,罐藏工艺的两个主要操作单元是包装容器的密封包装和加热灭菌处理。罐装食品的工艺关键是杀菌,杀菌的目的是杀死食品中污染的致病菌、产毒菌、腐败菌,并破坏食品中的酶,使食品耐藏而不变质。加热强度的高低对罐藏食品营养的影响非常显著。罐藏对食品营养价值的影响集中表现在加热杀菌条件对食品营养的影响。食品的其他加工处理和烹调中几乎都有加热工序,应掌握在使食品原料加工成熟、改善食品品质或消毒灭菌的同时,尽可能保存食品的原有品质和营养价值的科学原

则。下面主要介绍罐藏加热杀菌工艺(热加工)对食品营养素的影响。

1. 罐藏加热杀菌对蛋白质的影响 加热杀菌,通常是为了杀灭微生物或钝化食品中的酶进而延长食品保质期,破坏某些营养抑制剂和有毒物质,提高消化率和营养价值等。但进行热加工的同时,常常带来了一些加工损害(processing damage)的不良影响。作为人体重要营养物质的蛋白质,特别是人体必需氨基酸,在热加工过程中尤应注意。加热对蛋白质的影响具有两重性,既有有利的一面,也有不利的一面。

(1) 热加工的有益作用:热加工处理可以直接提高蛋白成分的消化率,控制加热程度,使蛋白适度地变性,可以提高食品蛋白质的消化吸收率。这是由于蛋白质适度变性后,其原来被包裹的有序结构遭到破坏,从而有利于蛋白酶的水解作用。生鸡蛋、胶原蛋白以及某些来自豆类和油料种子的植物蛋白,若不先经加热使蛋白变性则难以消化吸收。蔬菜和粮谷类的热加工,除了软化纤维多糖、改善口感外,也使蛋白变性,提高了消化率。

据报道,富含蛋白质的大豆经过热处理后,其营养价值远远超过了生大豆(表 2-11-8)。实验证明,大豆加热处理 $100℃$ 1 小时或 $121℃$ 30 分钟,其营养价值保留最好。

表 2-11-8 热处理和添加蛋氨酸对大豆蛋白功效比值的影响

项目	蛋白质功效比值
生大豆	1.4
115℃热处理大豆20分钟	2.63
生大豆+0.6%蛋氨酸	2.42
热处理大豆+0.6%蛋氨酸	2.99

引自:Tannebnm·S·R. 1979.

热加工可以间接提高蛋白的消化率。某些含蛋白质的食品原料(如大豆)中,常含有一些抗营养物质,这些成分通常是某些毒性物质、消化酶抑制剂和抗生素等,这些物质的存在影响了食品中蛋白的消化吸收率,将其加热破坏后可使蛋白消化率提高,间接提高了食品蛋白的营养价值。例如存在于大豆中的胰蛋白酶抑制剂(trypsin inhibitor)和植物血凝集素(plant agglutinin)等都对热不稳定,容易热变性、钝化而失去作用。许多谷类食品如:小麦、黑麦、荞麦、蒸麦、大米和玉米等也都含有一定的胰蛋白酶抑制剂和天然毒物,均可因加热而被破坏。此外,加热还可以破坏大米、小麦和蒸麦中的抗代谢物(antimetabolite)。将花生仁加热可使其脱脂后的蛋白质功效比值(PER)增加,并降低被污染的黄曲霉毒素的含量。

总之,适当的热加工可以提高食品蛋白质的营养价值。这主要是使蛋白质变性、易于消化和钝化毒性蛋白质等作用。

(2) 热加工对蛋白质营养的不利影响:加热可影响天然蛋白质的空间排列,从而影响其在人体内的营养价值。研究表明,未加热的蛋白质在进行酶促水解、消化时,主要产生游离氨基酸,仅有少量小肽。长时间加热后的蛋白质水解时产生的游离氨基酸很少。说明在食品加工时,长时间处理可能降低蛋白质的消化性能,抑制了氨基酸的释放

和利用,因而降低了蛋白质的营养价值。

当以生豆喂动物时,因其中的胰蛋白酶抑制剂和植物凝集素的毒性作用,动物全部死亡。将该豆加压蒸煮后,由于抗营养物质的破坏,毒性减少甚至无毒,且蛋白质的消化率、功效比值随加热时间的延长显著上升,但当过度加热,蛋白质过度变性后,其 PER 值逐渐变小,营养价值明显降低(表 2-11-9)。同样发现,向日葵籽蛋白质中等加热强度处理(100℃,1 小时)时,蛋白质的营养价值、功效比值 PER 增加,而高温处理则有所下降。因此,适当地加热可提高蛋白质的营养价值,但是加热过度可引起如胱氨酸等不耐热的氨基酸含量下降,赖氨酸等氨基酸的可利用性降低等,从而降低蛋白质的营养价值。

表 2-11-9 热加工对菜豆蛋白质质量的影响

121℃下蒸煮时间/分钟	蛋白质功效比值 PER
0(生豆)	动物全部死亡
10	1.31
20	1.35
30	1.29
40	1.20
60	0.80
90	0.92
120	0.88
150	0.78
180	0.63

(3) 加热杀菌对氨基酸的破坏:乳在高温灭菌(110℃ 2 分钟或 150℃ 3 秒)时不影响氨基酸的利用率,但是传统的杀菌方法可使其生物效价下降约 6%,同时,赖氨酸与胱氨酸的含量分别降低 10% 和 13%。传统的加热杀菌方法生产的淡炼乳,其中赖氨酸的损失可达 15%~25%。奶粉在喷雾干燥时对氨基酸几乎不产生不良影响,但用滚筒干燥时,其损失则与干燥时滚筒的工作方式与生产条件有关,烧焦了的奶粉,其中赖氨酸的有效性可降低 70%。肉类罐头加热杀菌时,由于加热时间长,损失量比乳更严重,据报道肉罐头杀菌后,胱氨酸损失达 44%。

2. 罐藏加热杀菌对脂肪的影响 油脂在高温(200℃)时的氧化作用与常温不同,高温时不仅氧化速度增加,而且可以发生完全不同的反应。常温时脂肪氧化可以因碳键断裂,产生许多短链的挥发性和不挥发性物质,即氧化酸败,影响食品感官质量,降低食品营养价值。高温氧化时,则可产生大量的反式和共轭双键体系,以及环状化合物、二聚体和多聚体。

脂肪类高温氧化的热聚合反应可以分为两个不同阶段。第一阶段是吸收氧,同时将非共轭脂肪酸转变为共轭脂肪酸。油脂的羰基值明显增加,而折射指数和黏度变化很小;第二阶段共轭酸"消失",羰基值下降,折射指数和黏度值增加,表明聚合物形成。热氧化作用可以降低胆固醇含量,将其转变成挥发性或多聚产物。

高温氧化的脂类不仅营养价值降低,而且可对机体产生多种危害。高温氧化可产生甘油酯分子内环单体,它对实验动物有毒性反应。连续的油炸用油和反复高温氧化

的油脂,可以产生有毒的己二烯环状化合物。

3. 罐藏加热杀菌对碳水化合物的影响

(1) 加热杀菌对淀粉的糊化作用:有水条件下加热,可使淀粉产生半透明胶状物质,这个过程为糊化。糊化淀粉,即所谓的 α-淀粉,由于多糖分子吸水膨胀、并在热力的作用下产生氢键断裂,因而更易被淀粉酶降解,形成大量可以被直接消化吸收的寡糖和还原性单糖,可消化性增加。

(2) 加热杀菌对单糖的影响:加热杀菌过程,可发生单糖降解和差向异构反应(epimerization reaction),而使之丧失营养价值,例如戊糖受热后可形成糖醛,己糖加热可形成羟甲基糖醛。高温下(加热到其熔点以上,一般指 135℃ 以上)还原糖的焦糖化反应,在加工中控制适当,可以使食品产生令人愉悦的色泽与香味。

羰氨反应或美拉德反应是受高温条件下单糖与氨基化合物发生的反应,随热加工或长期贮存而有所增强。羰氨反应生成的高分子量褐色聚合物,在消化道中不能被水解利用,为了保持特殊而诱人的色泽与香味也要注意控制。在单糖类中,戊糖比己糖更易于发生羰氨反应,非还原糖只有在加热或酸性介质中水解为葡萄糖和果糖等还原糖后,才发生此反应。

4. 罐藏加热杀菌对维生素的影响 罐藏工艺中的热加工主要包括:漂烫、巴氏消毒和杀菌等几类。热加工期间都有维生素的损失。损失的程度取决于食品和维生素的种类、受热温度和时间、传热速度、食品的 pH、受热期间的氧气量和是否存在金属离子催化剂等。

(1) 工业热加工过程中的维生素损失:食品种类不同,其所含维生素在加工中的受热损失不同。如表 2-11-10 中,显示了不同蔬菜在加工中的维生素损失。

表 2-11-10 某些蔬菜罐头制造期间维生素的损失/%

产品名称	维生素 C	维生素 B_1	维生素 B_2	维生素 B_6	烟酸	叶酸	胡萝卜素
芦笋	54.5	66.7	55.0	64.0	46.6	75.2	43.3
菜豆	75.9	83.3	66.7	47.1	64.2	61.8	55.2
青豆	78.9	62.5	63.3	50.0	40.0	57.1	51.6
青豌豆	66.7	74.2	64.3	68.8	69.0	58.5	29.7
甜菜	70.0	66.7	60.0	9.1	75.0	80.0	50.0
胡萝卜	75.0	66.7	60.0	80.0	33.3	58.8	9.1
玉米	58.3	80.0	58.3	0	47.1	72.5	32.5
蘑菇	33.3	80.0	45.6	—	52.3	83.8	—
菠菜	72.5	80.0	50.0	75.0	50.0	34.7	32.1
番茄	26.1	16.7	25.0	—	0	53.4	0

维生素的种类不同,在热加工中的损失量也不同。热加工造成的维生素损失可很少,亦可达 90% 以上。其中维生素 C 和维生素 B_1 最不稳定。维生素 B_2、烟酸、生物素、维生素 K 等一般比较稳定,但是也有一定的损失。

(2) 罐头杀菌方式对维生素的影响:超高温(UHT)杀菌、巴氏杀菌、高温短时(HTST)巴氏杀菌等不同工艺下,维

生素的损失不同。牛乳和果汁通常用超高温（UHT）杀菌，脂溶性维生素（A、D、E、K）损失很少。牛乳中的水溶性维生素在 HTST 巴氏消毒时仅维生素 B_1、维生素 B_{12}、叶酸有一定损失（0~10%）；但是，采用 UHT 杀菌时，维生素 B_2、维生素 B_6 的破坏增加。

（3）热处理温度与时间的影响：热处理温度越高、加热时间越长，某些维生素如维生素 B_1、维生素 B_2、维生素 C 的损失越大。其他维生素如维生素 B_2、维生素 B_6、烟酸、生物素、维生素 A、维生素 D 等在一般加工条件下，受到的影响很小（表 2-11-11）。

表 2-11-11　不同热加工条件下牛乳维生素的损失/%

名称	维生素 B_1	维生素 B_2	维生素 B_6	烟酸	泛酸	叶酸	生物素	维生素 B_{12}	维生素 A	维生素 D
低温巴氏消毒	10	0	20	0	0	10	0	0	0	0
HTST 巴氏消毒	10	0	0	0	0	10	0	0	0	0
UTH 杀菌	0	10	20	0	●	●	0	0	0	0
瓶装杀菌	35	0	*	0	●	50	0	0	0	0
浓缩	0	0	*	●	●	●	10	0	0	0
加糖浓缩	0	0	0	●	●	●	0	0	0	0
滚筒干燥	5	0	0	0	●	●	10	0	0	0
喷雾干燥	0	0	0	0	●	●	10	0	0	0

● 表示可能有光引起的损失；* 表示生物利用度有显著损失

四、辐射保藏对食品营养的影响

辐射是新近发展起来的新的食品保藏方法，现已确认，任何食品辐照的总剂量只要不超过 10kGy 时，就不存在食品安全问题，而且也不会带来特殊的营养损失问题。

辐照对食品成分的影响，即由辐射所能引起的化学变化，始终是人们关注的重大问题。食品在电离辐射下，其分子会产生电子、离子、自由基等各种活性粒子。由这些活性粒子引起的化学反应，会影响食品成分的分子结构变化。

1. 辐射对食品中蛋白质的影响　食品中的蛋白质经辐照后能发生变性现象，使得蛋白质的溶解度、溶液的黏性、蛋白质的电泳性质和吸收光谱性质都发生变化，其免疫反应、对酶的反应也有变化。这些变化大多与蛋白质大分子裂解及裂解后的小分子聚结有关。经辐照后能引起的化学变化，可用裂解后产生氨基酸的辐射变化来说明，主要变化有：

（1）脱氨作用：它可能有以下 3 种变化。

$$氧化脱氨\quad 2CH_2(NH_2)COOH \xrightarrow{O_2} 2CHOCOOH+2NH_3$$

$$还原脱氨\quad 2CH_2(NH_2)COOH \xrightarrow{H_2} 2CH_3COOH+2NH_3$$

$$脱羧氧化\quad 2CH_2(NH_2)COOH \xrightarrow{O_2} 2HCHO+\\2CO_2+2NH_3$$

上述反应实际上是很复杂的，它取决于蛋白质的结构、浓度、pH、氧的存在与否等因素。

（2）脱羧反应：放出 CO_2。

$$CH_2(NH_2)COOH \longrightarrow CH_3NH_2+2CO_2$$

（3）巯基氧化：硫氢基本身易被氧化，对射线非常敏感。如半胱氨酸水溶液经辐照后产生脱氨酸、硫化氢和过氧化氢等。

（4）交联作用：蛋白质分子的辐射交联，主要是巯基的氧化生成分子内或分子间二硫键所致，交连作用导致蛋白质发生凝聚，甚至出现不溶解的聚集体。

（5）降解：随着辐射交联的出现，同时发生了部分蛋白质的降解，产生较小的碎片。这些反应的发生，使蛋白质发生了部分降解反应，生成了氨基酸，进而一些氨基酸继续分解，与未辐照样品相比产生了少量的蛋白质损失。

2. 辐射对食品中脂肪的影响　食品中的脂肪经照射后会发生氧化、脱羧、氢化、脱氢等作用，这些作用主要由于辐射使食品中的水分在电离辐射作用下产生游离的自由基，这些自由基直接参与氧化还原反应所致，从而产生典型的氧化物、过氧化物等。它取决于脂肪的类型、不饱和程度、照射剂量、氧的存在与否。一般来说，饱和脂肪是稳定的，不饱和脂肪易氧化。

3. 辐射对碳水化合物的影响　碳水化合物经照射相对比较稳定，只是在大剂量照射下才引起氧化和分解，如多糖分解后会放出 CO_2、H_2 等气体，而且变得易于水解，黏度也下降。

4. 辐射对维生素的影响　相对来说辐射对维生素有的影响较大。水溶性维生素对辐射的敏感性，主要取决于它们所处的食品体系中的组分及其含量。其中包括维生素之间彼此的保护作用。由于辐射而产生的自由基、过氧化物和羰基，可与维生素反应，并起到破坏作用。

维生素 C 对辐射很敏感，其损害程度随辐射剂量的增大而加剧。这主要是维生素 C 与水受辐射时分解的自由基发生反应的结果。食品在冷冻状态下辐射时，由于水分子产生的自由基流动性小，故维生素 C 的破坏小。当辐射剂量在 5kGy 以下时，维生素 C 的损失率通常不超过 20%~30%，同时由于维生素 C 经辐射后转变而成的脱氢抗坏血酸也有一定的活性，因此，实际对维生素 C 活性破坏比这个数据还要低。

B 族维生素中维生素 B_1 对辐射的稳定性最差，同样，它在冰冻状态下破坏最小，一般而言这种辐射时所受的破坏程度与其受热加工时相当。据报道，维生素 B_1 在热加工食品中损失 65%，在辐射加工过程中约损失 63%。其他 B 族维生素中，维生素 B_2 受辐射的影响要远小于维生素 B_1，再其次是烟酸，其损失率比维生素 B_1、维生素 B_2 要小得多。对多种食品而言，即使辐射剂量达到 55kGy，对单独存在的烟酸也没有太大影响，但当它与维生素 C 一起存在时，可迅速被降解破坏，例如烟酸在桃中的辐射损失率高达 50%。

脂溶性维生素对辐射也敏感，其中以维生素 E 最为显著，脂溶性维生素对辐射的敏感性大小秩序为：维生素 E>胡萝卜素>维生素 A>维生素 D>维生素 K。

维生素 A 在辐射时的损失率不仅与辐射剂量有关，而且与食品成分有关。牛肉经 4.8kGy 辐射时，维生素 A 损失较大，鲜牛奶的损失比干酪、奶油等乳制品要高，这可能与水分含量有关。鲜奶中含水量大，辐射时产生的电子、离子、自由基等各种活性粒子多。这些活性粒子引起的化学反应，会影响食品成分的分子结构变化，从而引起维生素的损失增加。

关于辐射时其他物质（包括维生素）对维生素的保护（或破坏）作用，在维生素 C 与烟酸共存时非常明显。当二者分别接受大剂量辐射时，维生素 C 损失严重，而烟酸则非常稳定；当二者共存时，烟酸竞争性地与被活化的水分子结合、破坏增大，从而保护了维生素 C 免遭破坏。另外，维生素 C 对维生素 B_2 也有保护作用，维生素 C 和维生素 E 可使 β-胡萝卜素的破坏减少（表 2-11-12）。

表 2-11-12 维生素 C 和烟酸溶液在不同辐射剂量时的敏感性

名称	辐射剂量/kGy	维生素浓度/（μg·ml⁻¹）	保存率/%
维生素 C	0.1	100	98
	0.25	100	85.6
	0.5	100	68.7
	1.5	100	19.8
	2.0	100	3.5
烟酸	4.0	50	100
	4.0	10	72.0
烟酸+维生素 C	4.0	10	烟酸 14.0 维生素 C 71.8

5. 辐射对食品中矿物质的影响 就目前所知，电离辐射对食品作用，使得食品中的组成分子产生电子、离子、自由基等各种活性粒子。由这些活性粒子引起的化学反应，会影响食品中矿物质元素的存在形式，降低矿物质的生物有效性。矿物质的生物有效性指的是食品中的矿物质实际被机体吸收、利用的可能性。这种可能性不仅与食品中的矿物质总量有关，而且与矿物质在食品中的存在状态，即化学形式有关。辐射影响食品中矿物质营养价值，不是使得其中的总量减少，而是改变其存在状态，从而减低其生物有效性。比如，辐射作用于食品中的水分子，水分子在电离辐射作用下所产生的自由基，将直接参与氧化还原反应，使食品中高生物效价的二价铁或亚铁盐（Fe^{2+}）转化为不易为人体吸收、生物效价低的三价铁盐。

五、化学保藏对食品营养的影响

1. 化学保藏食品 食品化学保藏是在食品生产、贮藏和运输过程中使用化学品（化学保藏剂）来提高食品的耐藏性和尽可能保持食品原有质量的措施。食品化学保藏的优点在于，只要向食品中添加少量的化学制品，如防腐剂、抗氧化剂、保鲜剂等物质，能在室温条件下延缓食品的腐败变质。与其他食品保藏方法相比，化学保藏具有简便经济的特点。

化学保藏剂仅能在有限时间内保持食品原来的品质状态，属于暂时性的保藏，是食品保藏的辅助措施。化学保藏剂只能推迟微生物的生长，并不能完全阻止它们的生长或只能短时间内延缓食品内的化学变化。化学保藏剂用量愈大，延缓腐败变质的时间也愈长，但也可能为食品带来明显的异味及其他卫生安全问题。因此，化学保藏剂，必须严格按照食品卫生标准规定控制其用量，以保证食品的安全性。

按照化学保藏剂的保藏机制，将其大致可以分为三大类，即防腐剂、抗氧化剂和保鲜剂。

2. 食品添加剂对食品营养的影响 化学保藏中，常常加入一定量的食品添加剂。其中有的添加剂成分对维生素和其他营养有一定的影响。例如氧化剂通常对维生素 A、维生素 C 和维生素 E 有破坏作用。因此，在面粉中加入一些具有氧化性的改良剂时，可因其所具有氧化作用而使某些维生素受到破坏。同样，经过自然氧化的陈年面粉中的维生素也会有这样的氧化损耗。

在食品中添加了某些化学成分，有时对其中某一种维生素具有保护作用，而这时对另一种或几种维生素具有破坏作用。例如亚硫酸盐（或 SO_2）可防止水果蔬菜的酶促褐变和非酶促褐变。作为还原剂它可以保护果蔬中维生素 C 的氧化破坏，但作为亲核试剂（nucleophile）则对维生素 B_1 有破坏作用，它可以破坏维生素 B_1 分子中噻唑和嘧啶部分之间的甲烯结构。

亚硝酸盐常用于肉类的发色和保藏，亚硝酸可迅速与维生素 C 反应，使维生素 C 遭到破坏，并且也能引起胡萝卜素、维生素 B_1 以及叶酸的破坏。

亚硝酸盐与维生素 C 的反应与 pH 密切相关，pH≤3.14，则反应速度很慢，在 pH>6 的中性或偏碱性条件下，则其破坏程度可以忽略不计。尽管维生素 C 遭到了破坏，但同时可以防止亚硝酸盐向强烈致癌物亚硝胺的转化，因此在亚硝盐腌制的食品中，常添加维生素 C。

六、发酵保藏对食品营养的影响

（一）发酵食品

发酵不仅为人类提供了花色品种繁多的食品，改善了人类的食欲，主要还延长了食品的保藏时间。许多食品的最终发酵产物，特别是酸和醇，能抑制引起食品腐败变质的菌种生长，同时还能阻止或延缓混杂在食品中的致病微生物和产生有毒化合物的微生物生长活动。但是，食品发酵过程所使用的温和条件很少产生像其他食品加工单元那样的风味和营养品质方面的剧烈变化。一般情况下，物料蛋白质和碳水化合物的变化还会使发酵食品质构变软,发酵食品的风味和口感的变化通常也很复杂。

食品原料经过发酵处理,成为一种特殊食品,本质上形成了蛋白质、糖类、脂肪同时变化后的复杂混合物,或在各种微生物和酶依照某种顺序作用下形成的复杂混合物。发酵不仅提供花色品种繁多的食品,提高它的耐贮性,而且对食品的营养成分也产生一定的影响。

发酵的本质是酶的催化作用在原料上的体现,酶催化是一种物质向另一种物质的转化。对蛋白质的影响主要是降解作用,使得大分子的蛋白水解为胨、肽等更易于消化吸收的短链成分,实际上起到一种预消化作用。虽然没有提高体系中的氨基酸含量,但是提高了原有蛋白的生物效价。总体上而言,使得碳水化合物的含量降低。一方面,原料中的大分子碳水化合物,如纤维素、淀粉等分别被相应的酶水解为可利用的单糖,多糖的含量减少了;另一方面,发酵中的微生物需要能量的供应,利用各种糖类产生能量,如果转化彻底,则完全变成二氧化碳;如果不彻底,则变成了其他非糖类物质如乙醇、有机酸等,单糖含量也减少了。

发酵过程对营养的特殊作用,虽然发酵过程消耗了原料中的一些营养,如碳水化合物等,但是实际上与未发酵食品相比,发酵食品还提高了原有的某些营养价值。

(二)发酵过程对食品营养及风味的影响

1. 提高营养价值 食品发酵时,微生物能够利用它所发酵的成分来获得能源,为此,食品的成分就要受到一定的氧化,以致食品中能供人体消化利用的能量减少。发酵时还会产生发酵热,使介质温度略有升高,也相应地分解掉一些物质成分。发酵使食品的营养价值通常会有所提高,原因如下:

(1)经微生物发酵后,食物或原料会在最终产品中形成许多种对人体生长、发育、健康起一定作用的营养物质,甚至其中有些营养成分是其他食品中没有或含量很低的。通过发酵,有些人体不易消化吸收的大分子物质发生降解,提高了其消化吸收率,如蛋白酶对蛋白质的分解、淀粉酶对淀粉的分解、脂肪酶对脂肪的分解、纤维素酶对纤维素和类似物质的分解等,而且可以消除一些食品中的抗营养因子。

(2)发酵能将封闭在植物结构和细胞中不能消化物质的营养组分释放出来,这种情况在谷类和种子类食品加工中尤为明显。研磨过程能将许多营养组分从被纤维或半纤维结构环绕的内胚乳中释放出来,后者富集着可消化的碳水化合物和蛋白质。发酵作用,尤其是由某些霉菌产生的发酵作用能分裂在物理和化学意义上不可消化的外壳和细胞壁。霉菌富含纤维素裂解酶,此外,霉菌生长时它的菌丝能穿透食品结构,于是改变了食品的结构,使煮制水和人体消化液更易透过此结构。酵母菌和细菌的酶作用也能产生类似的现象。

(3)发酵过程中一些益生菌由于生长条件适宜而大量生长繁殖,如乳酸菌、双歧杆菌等。乳酸菌在肠道中的繁殖可以抑制病原菌的生长繁殖,促进人体分泌消化酶和肠道蠕动,降低血清胆固醇的含量,活化 NK 细胞增强人体免疫力;双歧杆菌在肠道中的代谢产生醋酸和 L 型乳酸,易消化吸收和促进胃肠道蠕动,防止便秘和消化不良,有机酸降低肠道 pH,抑制腐败菌的生长,减少致癌物的产生和肝脏对吲哚、甲酚、胺等的解毒压力,促进人体正常的代谢。

2. 改善食品的风味和香气 在发酵食品生产过程中,适当的微生物发酵会产生许多给产品带来良好风味的呈味成分和香气成分,如:泡菜生产中产生的乳酸,蛋白质水解产生多肽和氨基酸,酒类生产中产生的醇、醛、酯类物质等。这些呈味成分和香气成分使发酵食品比其所用的原料更富有吸引力。

3. 改变食品的组织结构 在某些发酵食品中,微生物的活动也能改变食品的组织结构。面包和干酪便是这方面的两个主要实例,酵母发酵所产生的二氧化碳可使焙烤面包形成蜂窝状结构。在制造某些干酪时,由于乳酸菌产生的二氧化碳不断地滞留在凝乳中,便使干酪出现了许多小孔。当然,上述这些伴随着原始食品材料的结构和外形的重大变化,正如所有发酵食品与它们为发酵的母体相比发生了显著的改变一样,这样的变化不能被认为是质量上的缺陷,恰恰相反,由于这些变化使得发酵食品更受消费者的欢迎。

4. 改善食品的营养 发酵过程改善食品营养的途径主要有四种。第一是增加营养素,发酵过程的微生物不只是将复杂物质进行分解,同时进行新陈代谢,合成维生素和其他生长素,如维生素 B_2、维生素 B_{12}、维生素 C 的原始化合物等,使得体系中营养更丰富。第二,通过微生物的作用可以提高原料中原有成分的生理活性。比如糖苷型异黄酮是在大豆原料中低活性的结合态,经过发酵成为高抗氧化活性的游离态异黄酮,使得营养保健作用相对增加。第三,通过发酵作用释放营养素,就是将封闭在不易消化物质构成的植物结构和细胞内的营养物质释放出来,从而增加了食品的营养价值,对植物和谷物更是如此。第四,通过酶的水解作用,提高营养素的生物利用率。食品中含有的人体不易消化的纤维素、半纤维素和类似的聚合物,在发酵过程中,通过微生物酶的水解作用,裂解成为可以为人体吸收利用的简单糖类和糖的衍生物,从而增加了食品的营养价值。发酵还可以利用乳酸菌中的乳糖消化酶,消除牛奶中的胀气因子,增加牛奶的消化利用率。

七、腌制和糖制保藏对食品营养的影响

(一)腌制食品

1. 腌制方法的分类 按照用盐方式的不同,可将腌制方法分为干腌、湿腌、混合腌制及肌肉或动脉注射腌制等,其中干腌和湿腌是基本的腌制方法,肌肉或动脉注射腌制仅适合于肉类腌制。不论采用何种方法,腌制时都要求腌制剂渗入到食品内部深处并均匀地分布在其中,这时腌制过程才基本完成,因而腌制时间主要取决于腌制剂在食品内进行均匀分布所需要的时间。

2. 腌制剂的主要成分 腌制剂通常为食盐。肉制品的腌制剂除食盐外,还经常用到糖、硝酸钠、亚硝酸钠及磷

酸盐、维生素C或异抗坏血酸盐等,用来改善肉类的色泽、持水性、风味等。其中硝酸盐、亚硝酸盐除了可改善色泽及风味外,还具有抑制微生物尤其是肉毒杆菌的作用,不过研究表明亚硝酸盐具有致癌危险,因此要严格控制用量。醋有时也用作腌制剂成分。腌制保藏对食品营养影响的相关研究报道较少,主要表现为蛋白质和水溶性维生素的流失。

3. 腌制对食品营养与品质的影响 食品腌制的主要目的是防止腐败变质,改善食用品质,同时也为消费者提供具有独特风味的腌制食品,因此,应对腌制过程进行合理的控制。腌制剂的扩散速度是影响品质的关键,而发酵是否正常进行则是影响发酵型腌制品质量的关键,如果对影响这两方面的因素控制不当就难以获得优质腌制食品。这些因素主要有食盐的纯度、食盐的浓度、原料的性质、温度和空气氧化等。食品经过腌制后会产生独特的颜色和风味,在腌制过程中始终伴随着腌制剂的扩散、渗透和吸附。腌制剂进入食品组织内会发生一系列化学和生物化学变化,同时还伴随着复杂的微生物发酵过程,这些都有助于改善和提高腌制品的色泽和风味。

(1) 腌制品色泽的形成:色泽是评价食品品质的重要指标之一。虽然食品的色泽本身并不影响食品的营养价值和风味,但是色泽的好坏将直接影响消费者对食品的选择。在食品的腌制加工过程中,色泽主要通过褐变作用、吸附作用以及添加发色剂的作用而产生。

1) 褐变作用产生的色泽:食品的褐变作用按其发生机制分为酶促褐变和非酶促褐变两种类型。果品蔬菜中因含有多酚类物质、多酚氧化酶以及过氧化物酶等,在有氧气存在的情况下,多酚类物质会在氧化酶的作用下形成醌,醌进一步聚合形成褐色物质,聚合程度越高颜色越深,最终可呈现黑褐色,这一反应即为酶促褐变。酶促褐变在蔬菜腌制中较为普遍,产生的色泽是某些腌制品良好品质的表现。

食品腌制中的非酶促褐变主要是美拉德反应,它是由原料中的蛋白质分解产生的氨基酸与原料中的还原糖反应生成褐色至黑色的物质。褐变的程度与温度及反应时间的长短有关,温度越高时间越长则色泽越深,如四川南充冬菜成品色泽乌黑有光泽,与其腌制后熟时间长并结合夏季晒坛是分不开的。

蔬菜原料中的叶绿素在酸性条件下会脱镁生成脱镁叶绿素,失去其鲜绿的色泽,变成黄色或褐色。蔬菜腌制过程中乳酸发酵和醋酸发酵会加快这一反应进行,所以发酵型的蔬菜腌制品(如酸菜、泡菜)腌制后蔬菜原来的绿色会消失,进而表现出蔬菜中叶黄素等色素的色泽。对于果蔬糖制品腌制时,就要采取措施来抑制酶促褐变,通过降低反应物的浓度和介质的pH、避光及降低温度等措施可以抑制非酶促褐变的进行。

2) 吸附作用产生的色泽:在食品腌制使用的腌制剂中,红糖、酱油、食醋等有色调味料均含有一定的色素物质,辣椒、花椒、桂皮、小茴香、八角等香辛料也具有不同的呈色作用。食品原料经腌制后,这些腌制剂中的色素会被吸附在腌制品的表面,并向原料组织内扩散,结果使产品具有了相应的色泽。

3) 发色剂作用产生的色泽:肉在腌制时会加速血红蛋白(Hb)和肌红蛋白(Mb)的氧化,形成高铁肌红蛋白(Met-Mb)和高铁血红蛋白(Met-Hb),使肌肉失去原有的色泽,变成紫色调的浅灰色。因此,肉类腌制中常加入发色剂亚硝酸盐(或硝酸盐),使肉中的色素蛋白与亚硝酸盐反应,形成色泽鲜艳的亚硝基肌红蛋白(NO-Mb)。亚硝基肌红蛋白(NO-Mb)是构成腌肉色泽的主要成分,它是由一氧化氮和色素物质肌红蛋白(Mb)发色反应的结果。NO是由硝酸盐或亚硝酸盐在腌制过程中经过复杂的变化而形成的。

肉制品的色泽受各种因素的影响,在贮藏过程中常常发生一些变化。如脂肪含量高的制品往往会褪色发黄,受微生物感染的灌肠、肉馅松散,外面灰黄不鲜。即使是正常腌制的肉,切开置于空气中后切面也会褪色发黄。这都与亚硝基肌红蛋白(NO-Mb)在微生物的作用下引起的卟啉环变化有关。此外,亚硝基肌红蛋白(NO-Mb)在光的作用下会失去NO,再氧化成高铁肌红蛋白,高铁肌红蛋白在微生物等的作用下,使得血红蛋白中的卟啉环发生变化,产生绿色、黄色、无色的衍生物。这种褪色现象在脂肪酸败以及有过氧化物存在时会加速发生。有时,制品在避光的条件下贮藏也会褪色,这是由于亚硝基肌红蛋白(NO-Mb)单纯氧化造成的。如灌肠制品由于灌得不紧,空气混入馅中,气孔周围的色泽变成暗褐色,就是单纯氧化所致。肉制品的褪色与温度也有一定关系,在2~8℃下褪色比在15~20℃以上的温度条件下慢得多。

综上所述,为了使肉制品获得鲜艳的色泽,除了要用新鲜的原料外,还必须根据腌制时间长短,选择合适的发色剂、发色助剂,掌握适当的用量,在适当的pH条件下严格操作。而为了保持肉制品的色泽,应该注意采用低温、避光、隔氧等措施,如添加抗氧化剂、真空或充氮包装、添加去氧剂脱氧等来避免氧化导致的褪色。

(2) 腌制品风味的形成:腌制品的风味是评定腌制品质量的重要指标。每种腌制品的独特风味,都是多种风味物质综合作用的结果。这些风味物质有些是食品原料本身具有的,有些是食品原料在加工过程中经过物理、化学、生物化学变化以及微生物的发酵作用形成的,还有一些是腌制剂的呈味作用。腌制品中风味物质的含量很少,但其组成和结构却十分复杂。

1) 原料成分以及加工过程中形成的风味:腌制品产生的风味有些直接来源于原料本身,另外,原料在加工过程中经过一系列生化反应也可以产生一定的风味物质。

食品在腌制过程中,其中的蛋白质在水解酶的作用下,会分解成一些带甜味、苦味、酸味和鲜味的氨基酸。腌肉制品的特殊风味就是由蛋白质的水解产物组氨酸、谷氨酸、丙氨酸、丝氨酸、蛋氨酸等氨基酸及亚硝基肌红蛋白等形成的。蔬菜腌制过程中蛋白质分解产生的氨基酸可以与醇发生酯化反应产生具有芳香的酯类物质,与戊糖的还原产物4-羟基戊烯醛作用生成含有氨基的烯醛类芳香物质,与还原糖发生美拉德反应产生具有香气的褐色物质。

脂肪在腌制过程中的变化对腌制品的风味也有很大

的影响。脂肪在弱碱性条件下会缓慢分解为甘油和脂肪酸,少量的甘油可使腌制品稍带甜味,并使产品润泽。脂肪酸与碱类化合物发生的皂化反应可减弱肉制品的油腻感。因此适量的脂肪有利于增强腌肉制品的风味。

2) 发酵作用产生的风味:发酵型蔬菜腌制品在腌制过程中,正常的发酵作用以乳酸发酵为主,轻度的生醇发酵和微弱的醋酸发酵为辅。

乳酸发酵分正型乳酸发酵和异型乳酸发酵。发酵初期主要是异型乳酸发酵,异型乳酸发酵的产物除乳酸外,还有乙醇、醋酸、琥珀酸、甘露醇以及二氧化碳和氢气等气体,异型乳酸发酵产酸量低。中后期进行的正型乳酸发酵的产物只有乳酸,并且产酸量高,乳酸可使腌制品具有爽口的酸味。

生醇发酵是在酵母菌的作用下进行的,其产物主要是乙醇,除此之外还有异丁醇和戊醇等高级醇。生醇发酵以及异型乳酸发酵生成的乙醇和高级醇对于腌制品后期芳香物质的形成起重要的作用。

醋酸发酵只在有氧的条件下进行,因此主要发生在腌制品的表面。正常情况下,醋酸积累量在 0.2% ~ 0.4%,可以增进腌制品的风味。

由于腌制品的风味与微生物的发酵有密切关系,为了保证腌制品具有独特的风味,需要控制好腌制条件,使之有利于微生物的正常发酵。

3) 吸附作用产生的风味:在腌制过程中,通常要加入各种调味料和香辛料等腌制剂,腌制品通过吸附作用可使其获得一定的风味物质。不同的腌制品添加的调味料和香辛料不一样,因此会呈现不同的风味。在常用的腌制辅料中,非发酵型的调味料风味比较单纯,而一些发酵型的调味料,其风味成分十分复杂。如酱和酱油中的芳香成分就包括醇类、酸类、酚类、酯类及羰基化合物等多种风味物质,酱油中还含有与其风味密切相关的甲基硫等成分。

腌制品通过吸附作用产生的风味,与调味料和香辛料本身的风味以及吸附的量有直接关系。在实际生产中可通过控制调味料和香辛料的种类、用量以及腌制条件来保证产品的质量。

(二) 糖制食品

糖渍即用糖液对食品原料进行处理。糖渍法按照产品的形态不同可分为两类:保持原料组织形态的糖渍法和破坏原料组织形态的糖渍法。食品原料应选择适用于糖渍加工的品种,并且具备适宜的成熟度,加工用水应符合国家饮用水标准,糖渍前对加工原料要进行预处理,所用的砂糖要求蔗糖含量高,符合国家标准。糖渍的目的是为了保藏和增加风味。人们在日常生活中常见的果酱、果脯、蜜饯、凉果等食品都属于糖渍食品。

八、烟熏保藏对食品营养的影响

1. 烟熏食品 烟熏是一种传统肉制品加工方法,采用木材不完全燃烧产生的烟气熏制产品。烟熏可以使肉制品脱水,赋予产品特殊的香味,改善肉品的颜色,并且有一定的杀菌防腐和抗氧化作用。烟熏法的历史,可以追溯到人类开始用火的时代。当时,人们发现挂在窑洞顶上经烟熏过的鱼和肉,味道会变得更好,保存期也能延长,于是产生了用烟来熏烤鱼肉的加工方法。

烟熏不仅能够提高保存性,而且经轻微烟熏处理后,肉或鱼的味道可变得更美。现代对烟熏制品的保存观念也有了改变。由于冷藏设施先进完善,冷冻技术、包装方式及食品长期保存等技术十分发达,烟熏工艺已成为改善食品的风味及外观的食品加工工艺。

2. 熏烟中的有用成分及作用 传统的烟熏方法是用木材的燃烧,特别是不完全燃烧产生烟雾来熏制食品。在熏烟及熏液中已知有 200 多种化学成分,在熏烟及熏液中已被鉴定出来的酚类化合物随木材的种类不同所产生的熏烟成分也有所不同,如硬木和软木在木质素的构造上有差异,硬木的木质素部分经不完全燃烧后主要生成愈创木酚和丁香酚的混合物,而软木主要生成丁香酚。熏烟中的有用成分主要是酚类、羰基化合物和有机酸等,它们在生成特殊风味、色泽、杀菌和抗氧化性方面做出贡献,对食品的营养也产生一定的影响。

(1) 烟熏食品的风味:熏烟气相中的愈创木酚、丁香酚等酚类化合物被食品表面吸收而得到烟熏的风味。烟熏制品的特有风味可能是由熏烟成分本身、熏烟成分与食品成分发生反应生成新物质和食品本身成分在烟熏中所引起的反应产物形成的。

(2) 烟熏食品的色泽:熏烟中的羰基化合物与食品中的蛋白质(胺基化合物)发生美拉德反应,产生褐色物质。烟熏食品表面所形成的褐变色素会阻碍羰基化合物及其他熏烟成分的渗入,烟熏食品的色泽和熏味成分在食品表面积累较多。

(3) 烟熏的杀菌作用:烟熏的杀菌作用是由加热、干燥及烟中化学成分的综合作用结果,而以熏烟中成分对其贡献最为显著。当烟中的甲醛、醋酸和木馏油吸附在食品表面时,可以阻止孢子的形成及霉菌、细菌的生长,从而起到杀菌作用。

(4) 熏烟的抗氧化作用:熏烟中的酚类化合物具有抗氧化性,能防止脂溶性维生素的氧化分解,减少维生素等食品营养成分的损失。熏烟中的酚类和蛋白质的-SH 基反应,羰基和胺基产生不可逆反应,可导致食品中某些氨基酸减少,使之营养价值有所降低。

3. 烟熏保藏对食品营养的影响 关于烟熏保藏对食品营养的影响研究报道相对较少。在烟熏过程中,虽然蛋白质含量变化不大,但一些必需氨基酸如赖氨酸容易发生化学反应。

烟熏操作还会影响食品可消化性的改变。大部分学者认为,烟熏可提高食品蛋白质的消化性,但提高的原因尚不清楚。一些学者认为,由于熏烟成分含酸性物质,这些酸性物质在食品贮藏过程中促进蛋白质的降解,从而提高消化性;也有一些学者认为,熏烟成分起到激活酶的作用,从而促进蛋白质的消化。

烟熏对维生素,尤其是 B 族维生素也有影响。在鱼的烟熏过程中,维生素 B_2、烟酸和维生素 B_6 约损失 50% 左右。

(杜明 吴海涛)

参 考 文 献

1. 朱蓓薇,张敏. 食品工艺学. 北京:科学出版社,2015.
2. 杨月欣,王光亚,潘兴昌. 中国食物成分表 2002. 北京:北京大学医学出版社,2002.
3. 杨月欣,王光亚,潘兴昌. 中国食物成分表. 第 2 版. 北京:北京大学医学出版社,2009.
4. 江连洲. 大豆加工新技术. 北京:化学工业出版社,2016.
5. 夏文水. 食品工艺学. 北京:中国轻工业出版社,2007.
6. 曾庆孝,李汴生,陈中,等. 食品加工及保藏原理. 第 3 版. 北京:化学工业出版社,2015.
7. 谢笔钧. 食品化学. 第 3 版. 北京:科学出版社,2011.
8. 邓泽元. 食品营养学. 第 4 版. 北京:中国农业出版社,2016.
9. 蔡威,沈秀华. 食品营养学. 上海:上海交通大学出版社,2006.
10. Schubert. H,Regier. M. 食品微波加工技术. 徐树来,郑先锋,译. 北京:中国轻工业出版社,2008.
11. 何国庆,贾英民,丁立孝. 食品微生物学. 第 3 版. 北京:中国农业大学出版社,2016.
12. 周建新,焦凌霞. 食品微生物学检验. 北京:化学工业出版社,2011.
13. 黄承钰. 医学营养学. 北京:人民卫生出版社,2006.
14. Steven R. Tannenbaum. Nutritional and Safety Aspects of Food Processing. New York/Basel:Marcel Dekker, Inc. ,1979,448 pp.

第十二章

烹饪营养和膳食制备

"民以食为天",食物是营养素的载体,饮食是生命活动的基本需要表现。"安民之本,必资于食,安谷则昌,绝谷则危",饮食生活在人类历史发展进程中,起着特别重要的作用。"五谷为养,五果为助,五畜为益,五菜为充"这是古代劳动人民总结的合理膳食原则;中国烹饪源远流长,在科学技术发展和劳动生产力高度发达的今天,烹饪加工的方法手段、烹饪加工的器械不断创新;烹饪文化和技术更加丰富;烹饪产品的服务范围也日益扩大。2017年,国务院办公厅印发的《国民营养计划(2017—2030年)》中指出要"加强对传统烹饪方式的营养化改造,研发健康烹饪模式""开展健康烹饪模式与营养均衡配餐的示范推广",第一次明确地对烹饪行业提出了营养、健康的要求。用现代营养科学的方法分析研究传统的烹饪工艺对烹饪原料营养价值的影响,研究中国肴馔的营养价值,对于继承和发扬我国传统的烹饪工艺,推广营养、健康的烹饪模式,具有重要的意义。

第一节 概　述

用火熟食,是人和普通动物分界的标志,而烹饪是人类用火熟食的文化创造,是人类自身生存、发展所需、独具特色的饮食文化创造。

一、烹饪的起源和分类

烹饪一词最早出现在《周易》中,《周易·鼎》:"以木巽火,烹饪也。"这是烹饪最古典的定义。孔颖达《正义》说:"鼎者,器之名也。自火化之后,铸金而为此器,以供烹饪之用,谓之鼎。烹饪成新,能成新法。"这表明,古代烹饪的含义指的是用炊具(鼎)、燃料(木),在火上烹煮食物,没有炊具之前并不具备完整的古典烹饪概念。烹饪水平是人类文明的标志,正是有了烹饪,人类的食物才从本质上区别于其他动物的食物。随着物质的不断丰富,人类对烹饪和食物的要求不断提高,从物质享受到精神享受;从吃饱、吃好到吃健康,对中国烹饪的发展提出了新的挑战,体现出中国烹饪与现代营养科学相结合的迫切要求。

在汉语中,"烹"原指煮,"饪"指熟,烹饪即烧煮食物成熟。《中国烹饪辞典》将"烹饪"词义概括为:加热使食物成熟。广义的解释为:烹饪是人类为了满足生理需求和心理需求,把可食原料利用适当方法加工成为直接食用成品的活动。它包括对烹饪原料的认识、选择和组合设计,烹调法的应用与菜肴、食品的制作,饮食生活的组织,烹饪效果的体现等全部过程,以及它所涉及的全部科学、艺术方面

的内容,是人类文明的标志之一。

(一)烹饪史记

我国有专门记载和论述饮食烹饪之事的烹饪典籍,烹饪典籍是指专门记载和论述饮食烹饪之事的著作,如食经、论著、茶经、酒谱等。

1. 食经类　古代食经类著作包括食谱、菜谱、食账、食单等方面。其内容有烹饪技术理论著作、原料专著、营养专著、综合性专著、地方风味食谱、蔬素食谱、家庭烹饪技术、宫廷食谱、官府食谱等多种。这些著作从不同的历史时期和不同的角度,记载了烹饪物质文化与精神文化发展的足迹。

现在人们还可以看到的可称作《食经》的书是贾思勰《齐民要术》中转引的《食经》片段。隋代谢讽的《食经》,人们从《清异录》《馔史》上能看到一些转引的菜名。《饮膳正要》则是营养卫生与烹饪调和紧密结合的一部学术专著。这部书从中国少数民族的角度研究饮食烹饪,并大量吸收汉族历代宫廷医食同源的经验,结合少数民族的饮食习惯来制定馔肴法度,使此书别具特色。

地方风味为主的食谱、菜谱,以《云林堂饮食制度集》《醒园录》《调鼎集》等书具有一定代表性。元代无锡人倪瓒所撰《云林堂饮食制度集》记载了50种馔肴、饮料的制法,部分反映了苏南的饮食风貌。《醒园录》的作者是四川人李化楠,但系其子、诗人李调元整理编纂刊印而成的,该书记载烹调、酿造、糕点、小吃、饮料、食品加工、食品保藏等法121则。

2. 论著类　论著类的书,有专论饮食与烹饪者,有在某种著作中列饮食篇章者;或谈论饮食本身,或借谈论饮食而喻修齐治平之道,从老子、孔子到孙中山,几乎是中国的一种传统。老子的《道德经》,记孔子言论的《论语·乡党》,以及《吕氏春秋·本味》《庄子·养生主》《士大夫食时五观》《闲情偶寄·饮馔部》《饭有十二合说》《砍脍书》《厨者王小余传》,乃至孙中山《建国方略》"第一章 以饮食为证"等,都是具有代表性的论著。

《建国方略》为孙中山先生的著作,写于1917—1919年。孙先生从中外饮食比较、烹饪与文明的关系等角度深入研究后说:"我中国近代文明进化,事事皆落人之后,惟饮食一道之进步,至今尚为文明各国所不及。"

(二)烹饪的目的与作用

烹饪是人类饮食活动中,为了获得健康安全的食物所采取的对自然状态食物进行加工的技术,通过烹饪,不仅可以为人类提供健康美味的食物,通过烹饪加热更有利于人体的消化吸收,同时也为人体健康提供卫生安全的食物。

1. 改善食物的感官性状 经烹饪加热以后,原料的特征会发生各种变化,包括色泽、风味、质地、成分、形态的变化等,这些变化直接与菜品的质量密切相关。要使菜品质量达到色、香、味、形、质、养俱佳的要术,就必须了解原料在加热过程中的变化特征,否则很难把握加热前的各种加工技法,也不能准确地控制加热后的菜肴质量。

2. 促进食物中营养素的吸收 食物原料如果不经烹饪加热,营养素被人体利用率较低。烹饪加热对有效利用食物的营养素起到重要的辅助作用。加热能分解食物成分使人体易于吸收;但不合理的烹饪也可能会造成食物中营养素的损失、结构的破坏,甚至产生有毒或有碍消化吸收的不利物质。

3. 保障食物安全 烹饪是杀灭食品中有害微生物的一种最古老而经典的方法,在杀灭和清除有害微生物的技术中占有极为重要的地位。早在人类还没有充分认识微生物的本质之前,加热杀菌这项技术就以火烧、煮沸等形式经验性地为人们所应用,并一直延续下来。

(三) 烹饪方法简介

日常生活中,烹饪膳食的种类有很多,可根据不同的用途和人群进行分类,例如家庭、团体餐、宴席、医院特殊人群、婴幼儿膳食烹饪、健康管理膳食烹饪等。无论如何,膳食烹饪对食物进行熟处理时,需要热源与介质的参与,利用不同热源的加热和不同介质的传热可以形成食物不同的风味。烹饪制熟工艺以传热介质进行分类,可以分为固态介质、液态介质和气态介质三种。

1. 以火为介质的烹饪技法 火烹法,指运用火源(煤火、炭火、燃气等火源)产生的热能,通过导热介质诸如锅、盘、炉,甚或是盐、泥、石头等,对初加工后的原料经热辐射或热传导等导热方式使原料受热成熟。"火烹法"是中国烹饪热菜中一种古老而富有特色的技法。火候是烹饪技术三大基本要素中熟制的中心内容。"火候"一词原出于古代道家炼丹论著中,指调节火力文武的大小,后被用来形容厨师烹煮掌握食物成熟的度。

在火烹的过程中,因原料性质、形体、加工处理方法、设备工具及具体操作方法的不同,特别是导热介质的不同,形成了菜肴之间迥然不同的风味质感。如有的外焦里嫩,有的则是骨酥肉烂,有的又是细嫩香浓;有的干爽无汁,有的则又是汁浓肥鲜等。这些不同的效果来源于不同的加热方式,大体说来,有以下几种:

(1) 明火烤:用明火的高热量辐射力向原料冲击,先去除原料表面的水分,使之松脆起香;再由表层传到原料内部,使其组织脱水,组织由致密变松软,由生变熟。例如,烤羊肉串等。通常是将原料放在敞口火源上加热,此为"明火烤",又称"炉外烤"。

(2) 暗火烤:即在烤炉内,原料不接触明火,通过封闭式热烧热炉壁,利用炉壁产生的热辐射使原料迅速发生由生变熟的化学、物理变化而成熟。对于大块原料(如整只鸡、鸭等),还要采取其他的一些技术措施,以保证内外熟透。具体说来是用燃烧的木柴、煤炭等,把烤炉等设备烧至炽热,然后放进原料,封闭炉门进行烤制。由于这种方法不见明火,主要以热辐射产生的干热空气来烤熟原料,通常称为"暗火烤",又叫"焖炉烤"。

(3) 明暗火烤:不封闭烤炉炉门,使原料既受到明火烤,又受到暗火烤。由于这种方法在烤制整体大料时,都是吊挂在炉壁四周的上方,所以又称为"挂炉烤"。而一些带汁的原料则放入烤盘中,推入炉中去烤。

2. 以水为介质的烹饪技法 水烹法是用水作为导热介质,对烹饪预制过的原料进行再加热成菜的技法总称。在中国烹饪技法中,水媒介和油媒介一样起着重大的作用,一直被认为是并立的两大主要导热介质。水在烹调中的作用主要是由水的导热性能产生的,由此形成一系列富有特色的水烹技法。主要特点表现为:

(1) 水能蓄纳温度,传热性能亦好,可以使原料在水中均匀受热。但沸水最高温度也只有100℃,因此无法取得油的高温效果,但足以使原料受热致熟。一般来讲,烹饪原料加热到85℃左右时,就能起变性、分解、成熟的物化反应。所以,加工成细薄的小型原料在沸水中短时加热,就能取得口感脆嫩、柔嫩等成熟效果;而大块质老的坚韧原料,则通过小火微沸和长时间加热的方法,使其成熟并取得酥糯、软烂的效果。

(2) 水是良好的溶剂,具有很强的溶解力。在烹调加热过程中,水和原料混合在一起,由于大多数原料和水都有亲和力,水分子就包围了原料,并缓慢地渗入原料内部,同时也带进了热能,使原料的组织溶解,变软、变松,成为熟的菜肴。也有部分溶解到水中,形成味道鲜美的汤汁,整个菜肴也变得滋润柔滑,清爽利口。

(3) 水是安全的加热媒体。由于水的组成比较单一,加热时不会产生某些有害物质及有害气体。用水加热既对操作人员无害,也不污染环境,用水加热是相对安全可靠的。

水媒技法比其他导热媒介的技法多,从多数地区通用的技法名称看,大致分热菜类的烧、炖、煨、焖、烩、扒、涮、煮、水爆等和冷菜类的卤、酱、白煮、浸等十多种基本技法。还有个别地区不使用通用的名称,而另起了方言的名称,烫、泡、炆等。由此可见这类技法的复杂性。

3. 以汽为介质的烹饪技法 汽烹法指使用高温水蒸气作为导热介质,对原料加热成菜的多种技法的总称。汽烹的各种技法具有多种功能,适应多种原料。汽烹法是利用物理学中热对流的机制,用对流的热蒸汽使原料成熟,与火烹法、油烹法相比,汽烹法能够使原料取得酥嫩、软烂等效果,但不能取得上色和脆化的效果。但是蒸汽作为一种导热介质,却有着许多的优势,是油媒、水媒所不能取代的。其主要优点是:

(1) 保持原料的原汁原味。无论加热时间长短,汽烹法都可以使菜肴既能吸收少量水分以避免干燥,又能防止水分过多破坏原性原味。

(2) 为原料受热成熟创造了良好条件。蒸汽的温度比水的沸点温度高,可达到105℃左右;蒸汽能形成一定的气压,且温度饱和,可以促使原料较快成熟,在加热时,由于用的汽量大小不同,加热时间长短不同,原料的质感也形成嫩、软、酥、烂等不同情况。

(3) 保持原料形态的完好,不破坏菜肴的整体形象。

尤其是用小火加热的菜肴，品相更加光泽、丰满，这是因为在饱和的湿度下，原料的汁浆不会大量挥发，并能适量吸收蒸汽中的水分而产生的一种效果。

（4）适应性强，可以大量制作。一般来说，蒸汽加热都是在大蒸锅和多层大笼屉或蒸箱中进行的，可以同时加工许多不同形态、不同风味的菜肴，多的可达十种以上，省时、出菜快。

4. 以油为介质的烹饪技法　油烹法指以油作为导热介质使原料成熟的各种烹调技法的总称。根据用油量的多少和油温的高低，可分为炸、炒、煎等多种，其成品各具不同的特色。油是热菜技法所用的各种导热介质中最重要的一种，它之所以能够得到广泛应用，是因为油具有许多适应菜肴烹调的特性。概括起来有以下几个方面：

（1）油能传导很高的温度。它能够蓄纳比水、气都高得多的温度（最高可达 300℃以上），而且导热性能好，能使原料在单位时间内吸收较多的热量，因而菜肴成熟的时间很快。不仅如此，通过不同火力调节，把油温分成若干层次使用（即行业内所说的几成热），还能取得不同的质感效果。

（2）油具有良好的天然浸润性。它能与任何形体的原料结合。油本身就是液体，在烹饪中不论什么性质的原料，只要把它放入油锅中，油就从四面八方向原料内部浸润。尤其是油在加热的情况下，活跃的油分子能把所有热量均匀地传递到原料内部，让原料在均匀受热中变性成熟，不易出现生熟不匀的现象。

（3）油具有对水的排斥性。尽管油也是一种液体，但在加热过程中不与水结合，反而大加排斥，油可以把原料中的水分逼出来，使原料迅速脱水，变性成熟，并取得菜肴干爽酥脆的效果。正是由于这种排水的特性，它才能在炸、烹、炒、煎中发挥作用。

（4）油具有对原料的保原性。在烹调过程中，油虽然浸润全部原料，向原料传递致熟的热量，但并不破坏原料的性质。因为原料在油中成熟的过程，实际上就是脱水的过程，被逼出来的水分又很快地被蒸发掉。在这种情况下，原料中的水分只能出不能进。因此，用油加热不会将原料的鲜香物质溢于油中来，起到浓缩鲜味的作用。

（5）油是良好的增味上色剂。在烹饪过程中，油自身的香味被原料吸收，增加了菜肴的美味；而挂上的浆糊，在油温作用下，可以很快地形成保护层壳，既避免了原料水分的过多蒸发，又可获得外焦里嫩的良好效果。不仅如此，浆糊受热出现糊化、凝结和焦糖化反应，显现出美观的金黄色。

油作为导热介质的烹调，火候极难控制，油温在加热时温度变化很快，容易因温度过高使原料烧焦变苦；对原料中的营养素有一定的破坏性，还会明显增加能量；经多次加热和长期使用的油，容易产生致癌物质；油烟也会给厨房环境带来不同程度的污染。尽管如此，油仍然是最理想的烹调导热介质之一，一直被广泛使用。

（四）烹饪发展趋势

烹饪的发展离不开科学技术的发展。烹饪行业的从业人员尤其是烹饪科研人员，花费大量精力投入到对烹饪的研究，使烹饪能跟上现代科学发展的步伐，主要表现在：

1. 烹饪工业化　烹饪工业化发展，为现代烹饪发展趋势之一。主要特点是科学化、标准化和智能化研究。开展烹调工艺过程的标准化研究，可以从根本上减少厨师在生产加工中的随意性，逐步使操作规范性、科学性，在烹饪连锁企业蓬勃发展的时期，对此要求尤其明显。

烹饪智能化研究的核心就在于通过对烹饪加工设备的研究，不断提高劳动生产效率，减少厨房劳动力成本，改善从业人员的劳动强度，提高烹饪产品的品质。当前的智能化烹饪设备包括的种类已经很多，如清洗机、去皮机、锯骨机、切片机、粉碎机、榨汁机等；用于炒菜的自动烹饪机器人、自动调味喷淋系统、用于连锁企业冷链或热链物流配送系统等。这些现代烹饪设备的出现，满足了现代烹饪发展的需要，加速推进烹饪的现代化进程。

2. 烹饪新技术　分子烹饪源自 1980 年，匈牙利的物理学家和烹饪爱好者 Nicholas Kurti 的烹饪实践，其描述物理法则应用于理解熟知传统烹饪工艺。分子烹饪又被称为分子美食学，是一门研究和改进食物准备过程、制作食物、享用食物的应用技术。

（1）真空低温慢煮技术：将烹饪材料放置于真空包装袋中，放入恒温水浴锅中，以 65℃ 左右的低温进行长时间炖煮的烹饪方式，在两个方面与传统烹饪有着明显的区别：①将生材料放置于密封真空袋中。②使用特别调控的恒温环境进行慢煮。真空包装烹饪能够减少材料原有风味的流失，在烹饪过程起到锁住水分并且防止外来味道的污染。这样的烹饪方法能够让材料保持原味；防止细菌的滋生，让材料更有效地从水或蒸汽中吸收热量。

（2）表面胶化成球技术：将液体塑形成球体的烹饪方法，塑造成的球体无论在视觉上还是质感上都与鱼子酱相仿。这种技术原先由联合利华于 20 世纪 50 年代发明，并由西班牙的特级厨师费兰·阿德里亚（Ferran Adrià）指导下的创造性团队引入现代主义烹饪。

分子烹饪的核心思想是用科学的思维去考察原料分子在烹饪过程中的物理或化学变化，进而运用所得到的信息，依靠实验室精准而先进的仪器，制作出别出心裁、别具一格的佳肴。某种程度上，这术语已经推广为描述创新性的烹饪风格和成为创新前卫，懂得结合前沿科学、科技，甚至心理学的厨师的代名词。

二、中国常见菜系的特点

中国菜点的构成是十分丰富的，不同的地域和资源、文化，孕育着不同的构成内容。按区域分有菜系、地方风味等，按原料分有水产类、畜类、禽类、果蔬类等，按民族分有汉族菜、满族菜、清真菜等，按社会分有宫廷菜、官府菜、市肆菜、家常菜等。不同类别的菜点特色并不是完全独立的，它们之间相互交融、相互渗透，只是分类的主线不同而已。

菜系是一个大的概念，常见的代表菜品有鲁、川、苏、粤、闽、浙、湘、徽菜等，里面又包含了许多地方风味，很难对中国的所有地方风味菜点特色进行归纳和总结。下面介绍几类特色菜品，基本了解中国菜点的构成和特色。

（一）典型地方菜

下面主要介绍几种典型菜系代表以及菜品特征。

1. **山东菜系** 简称鲁菜,包括黄河流域及以北地区,以北京、山东为主,鲁菜的调味十分注重醇厚,一般不使用复合味型的调味方法,其咸则重咸,其酸则重酸,其甜则重甜。另外酱香味、葱香味是鲁菜的特色味型。在烹饪技法上,以扒、熘、爆、蒸、烧见长,特别是爆菜,讲究火候旺、时间快。爆的方法也比较多,锅塌、烧扒等技法也是鲁菜技法的特色。京鲁菜系的代表菜品有:火爆燎肉、油爆双脆、锅塌豆腐、奶汤蒲菜、北京烤鸭、涮羊肉、焦熘鱼片、清汤鱼翅、黄焖鱼翅等。

2. **四川菜系** 简称川菜,包括长江上游地区、滇、黔等地,以四川菜为主,此菜系具有取材广泛,调味多样的特色,其味型之多是无与伦比的,常用的味型就有:家常味、鱼香味、麻辣味、酸辣味、陈皮味、荔枝味、麻酱味、蒜泥味、红油味、烟香味等。在烹饪技术方面,除了一般的炸、熘、爆、炒、煎、贴、煮、烤外,还有最能体现火功的小炒、干煸、干烧等特色烹饪方法。其特色菜品更是丰富多彩,既有民间的小吃,如:夫妻肺片、灯影牛肉、棒棒鸡、小笼牛肉等,也有高档酒席的特色菜品,如:家常海参、干烧鱼翅、樟茶鸭子、虫草鸭子、开水白菜等,大众筵席菜品更是川菜特色的精华,如:鱼香肉丝、麻婆豆腐、宫保鸡丁、水煮肉片、回锅肉等。

3. **淮扬菜系** 包括江苏、上海、浙江等地,以长江下游地区为主,这些地区地处江河湖海之间,选料上以水产品为特色,调味上讲究清淡适口,醇和宜人,突出本味。在制作上十分注重刀工,从冷拼、雕刻,到片、丁、丝、条,都讲究整齐划一,厚薄均匀,在烹调上以炖、焖、蒸、烧见长,有"酥烂脱骨不失其形"之说,菜品以富贵精美,清鲜平和,原汁原味为基本特征。著名菜点有:龙井虾仁、大煮干丝、狮子头、蛋炒饭、炒软兜、东坡肉、叫花鸡、葱油划水、三丁包、文楼汤包等。

4. **广东菜系** 简称粤菜,包括广东、广西、海南等地区,以广东菜为主,粤菜的特色是用料广泛而精致,口味清淡而醇厚,技法博采中外。广东地处南方,气候温和,雨水充沛,十分有利于动植物的生长,为烹饪选料提供了有利条件。口味以清淡为主,但清淡中蕴含着醇厚,煲汤类菜品就是典型代表。在烹调方法上以泡、扒、靠、焗、煎、炸、煲见长,还吸收了西餐中半煎半炸、先煎后焗的烹调方法,在调味上大量采用西餐和东南亚一带的特色调料,创制了许多风味独特的新菜品。特色菜品有:烤乳猪、大良炒鲜奶、东江盐焗鸡、脆皮鸡、东江酿豆腐、爽口牛肉丸等。

(二) 其他菜系简介

除了以上所述的地方菜系之外,中国菜还有许多地方风味流派,例如浙江风味、福建风味、湖南风味、安徽风味、湖北风味、云南风味、新疆风味等,各有浓郁的地方特色,存在着各自的烹饪风格特征。

1. **浙江菜系** 简称浙菜,因浙江东濒大海,气候温和,物产丰富,烹饪历史悠久,菜肴品种丰富。浙菜富有江南特色,历史悠久,源远流长,是中国著名的地方菜种。浙菜主要有杭州、宁波、绍兴、温州四个流派所组成,各自带有浓厚的地方特色,其代表品种有西湖醋鱼、宋嫂鱼羹、西湖莼菜、叫花童鸡、绍式虾球、爆目鱼花、三片敲虾、清蒸鳗鱼等。

2. **福建菜系** 因福建东临大海,西北负山,珍野水族,资源丰富。福建菜的特点是选料精细,善于烹饪山珍海味河鲜,刀工细腻,讲究火候,调汤、作料,突出清鲜、醇和的风味特点,菜肴的色、香、味、形俱佳,烹调方法多样,以糟、蒸、煨、氽、炸、焖见长。福建菜系菜肴主要由福州菜、闽南菜和闽西菜组成,其代表品种有佛跳墙、醉糟鸡、沙茶焖鸭块、粮食丰收鸡等。

3. **安徽菜系** 简称徽菜。徽菜的特点之一是就地取材,以鲜制胜。徽地盛产山珍野味河鲜家禽,就地取材使菜肴地方特色突出并保证鲜活。二是善用火候,火功独到。根据不同原料的质地特点、成品菜的风味要求,分别采用大火、中火、小火烹调。三是娴于烧炖,浓淡相宜。除爆、炒、熘、炸、烩、煮、烤、焙等技法各有千秋外,尤以烧、炖及熏、蒸菜品而闻名。四是注重天然,以食养身。代表菜品:徽州毛豆腐、红烧臭鳜鱼、火腿炖甲鱼、红烧果子狸、腌鲜鳜鱼、黄山炖鸽等。

4. **湖南菜系** 又称湘菜,以湘江流域、洞庭湖区和湘西山区三种地方风味为主。湘菜制作精细,用料上比较广泛,口味多变,品种繁多;色泽上油重色浓,讲求实惠;品味上注重香辣、香鲜、软嫩;制法上以煨、炖、腊、蒸、炒诸法见称。官府湘菜代表菜品以组庵湘菜为代表,如组庵豆腐、组庵鱼翅等;民间湘菜代表菜品有剁椒鱼头、辣椒炒肉、湘西外婆菜、吉首酸肉、牛肉粉、郴州鱼粉、东安鸡、金鱼戏莲、永州血鸭、九嶷山兔、宁远酿豆腐、腊味合蒸、姊妹团子、宁乡口味蛇、岳阳姜辣蛇等。

(三) 中国烹饪菜系的成因

菜系是指在一定区域内,菜点烹制手法、原料使用范围、菜品特色等方面出现相近或相似的特征,自觉或不自觉地形成了烹饪派别,这种派别就是所谓的菜系。菜系的形成主要有以下几个因素:

1. **地域物产的制约** 不同地域的气候、环境不同,出产的原料品种也有很大的差异,沿海盛产鱼虾,苏、浙、闽、粤等对水鲜海产烹制擅长。内地禽畜丰富,湘、鄂、徽、川、陕等对家禽野味利用精细。三北地区畜牧业发达,牛羊肉长期充当餐桌主角。总之,地理环境和以乡土为主的气候特产就成为许多地方流派的先决条件。

2. **政治、经济与文化的影响** 菜系的形成与政治、经济、文化的关系是十分密切的。如淮扬一带在隋唐时就是交通枢纽、盐运的集散地,有钱商人和大批名厨云集此地,推动了淮扬风味流派的形成。清代,扬州的经济、交通、文化都相当发达,是淮扬菜发展的又一个顶峰,奠定了淮扬菜成为全国主要菜系的基础。广东菜系的形成主要是鸦片战争后,国门大开,欧美各国传教士和商人纷至沓来,西餐技艺随之传入。20世纪30年代时期,广州街头已是万商云集、市肆兴隆,促使粤菜兼收并蓄,得到迅猛的发展。

3. **民俗和宗教信仰的束缚** 中国幅员辽阔,俗有"百里不同风,千里不同俗"。不同的风俗及其嗜好反映在饮食时尚方面尤为明显。中国又是一个多宗教的国家,宗教信仰的不同,饮食风俗也相应受到一定的约束。

4. **菜系形成的主观因素** 地方风味形成与地方烹饪师的开发、创新能力密切相关。菜系是有区域性的,消费者对菜点认可最集中的区域,实际上也就是菜系划分的范围。当地群众对本地菜的情感,是一个地方风味流派赖以生存的肥沃土壤。人们对它喜爱程度往往决定其生命力

三、烹饪与饮食文化

中国烹饪文化具有独特的民族特色和浓郁的东方魅力,主要表现是以享受味为核心、以饮食养生为目的的和谐与统一。中国烹饪文化是中国文化的一部分。中国烹饪文化是中国人在社会历史实践过程中,为生存、发展、享受需要,所创造和积累的烹饪物质财富和精神财富的总和。

(一)中国烹饪饮食思想

中国烹饪文化的精华是饮食思想和哲理。先秦以来,历代政治家、思想家、哲学家、医学家、艺术家多谙熟烹饪之道,以饮食、烹饪之事而论修齐治平,成为一种传统。先哲先贤的饮食思想与哲理,集中表现在以下五个方面。

1. 食与自然　饮食与自然,医食相通是《黄帝内经》《周礼》《备急千金要方》等著作中提出来的,虽然其表述的文字不尽相同,但把医与食看作一个事情的两个方面则是一致的。医食相通的思想观念,使医家用食方治病,烹饪师按食物原料的功能性味制菜。医食相通的传统和制度,从现代医学和营养学来看,实际上就是将医疗和食养紧密地结合起来。

2. 食与社会　饮食与社会,始诸饮食(《礼记》);民以食为天(《管子》);食为八政之首(《尚书》);饮食男女,人之大欲存焉(《礼记》);治大国若烹小鲜(《道德经》);唯酒无量不及乱(《论语》);"夫礼之初,始诸饮食",我国古代社会无论是敬天地、祀鬼神,还是婚丧寿庆的各种礼,都是从饮食活动开始的。

3. 食与健康　其重要论点有:食饮有节(《黄帝内经》);五谷为养,五果为助,五畜为益,五菜为充(《黄帝内经》);食不厌精,脍不厌细(《论语》)。这句话的本意是做饭的谷米可以尽量拣得精些,用牛、羊、鱼等腥脏味重的原料制作脍,可以尽量切得细而薄些。后人引用时,引申为孔子要求要不断地提高烹饪水平,精益求精,把饭菜制作得更精细。

4. 食与烹调　重要论点有鼎中之变,精妙微纤(《吕氏春秋》);甘受和,白受采(《礼记》);割不正不食(《论语》);凡味之本,水最为始(《吕氏春秋》);火之为纪,时疾时徐(《吕氏春秋》);唯在火候,善均五味(《酉阳杂俎》)。

5. 食与艺术　重要论点有:是烹调者,亦美术之一道也(《建国方略》);味外之美(苏轼);美食应配以美名,美食不如美器(《水浒》);无情之物变有情(《闲情偶寄》);特异凡常(《齐名要术》);技精进乎道(《庄子》);一菜一格,百菜百味。

(二)中国烹饪器具

中国烹饪器具种类繁多、历史悠久,是构成中华饮食文化的重要组成部分。中国烹饪器具的发展历史根据几种影响较深远的烹饪器具,按时间的先后和材质工艺的不同,大致可以分为陶器时期、青铜器时期、瓷器时期和铁器时期。

1. 陶器烹饪　中国古人类最初用火熟食时并没有使用炊具,而是直接将猎获和采集的食物原料放在火上烤熟食用,即"炮生为熟",或者借助石头传热,将食物放在烧热的石头上烤熟,也可将烧热的石头投入有食物的水中使之成熟。人类最初的熟食法有火烹法、石燔法和石烹法。这些方法的使用持续了很长时间,直到陶器的出现才发生了变化。人们用陶器来盛装食物,便有了盛器或餐具;用陶器来加热至熟食物,便有了炊具。陶器的出现和制陶业的兴起,在中国饮食烹饪史上具有划时代的意义。

2. 青铜器烹饪　数千年的制陶业已在造型技术和火候掌握两方面为金属铸造准备了条件。早在龙山文化时期,先民们就开始炼制铜,但由于当时的冶炼技术局限,炼制的红铜硬度差,只能用作装饰品和小型工具。

青铜器的出现及在烹饪饮食中的使用,对中国烹饪历史同样具有划时代的意义。它既象征着中国饮馔器具已进入金属时代,也促进了中国烹饪技术的发展和提高,从而使中国烹饪进入了青铜器烹饪阶段。

3. 铁器烹饪　中国在春秋、战国时期就开始人工冶铁炼铁,制作出了铁鼎,但当时铁器没有得到普及,烹饪上仍以青铜器为主。进入秦汉时期,铁器大量出现,铁制炊具广泛用于烹饪之中,并由此带来饮食烹饪多方面的进步与变化,使中国烹饪进入了铁器烹饪阶段。直到清代末年,中国烹饪始终沿用铁制炊事器具进行饮食烹调。

铁器烹饪阶段是中国烹饪物质文化发展的成熟期,形成了许多新的特点,而这些特点便是其成熟的重要标志。这些特点与重要标志是能源与炊餐器具具有了新的突破,铁锅可以进行高温烹饪;食物原料的使用形成了广博的局面,开发、引进的原料品种迅速增加;烹饪工艺不断创新;地方风味流派形成稳定的格局,显示出各自的特色;宴席与饮食市场走向兴盛与繁荣。

4. 其他烹饪器具　近现代烹饪的器具,尤其是电器烹饪器具逐渐被广泛使用。如用于加热的烹饪设备有电磁炉、电波炉、电扒炉、微波炉、电烤箱、远红外线烤箱、电热保温设备等,以及利用其他能源的烹饪器具设备如燃气灶、燃气煲仔炉、柴油灶、太阳能灶等,极大地丰富了烹饪器具设备。

第二节　食物前处理对产品营养价值的影响

食物原料烹饪前,根据其特点,要进行清洗、涨发、切配等前处理。前处理的方法不同,对原料的营养素含量和原料的营养价值会有一定影响。

一、清洗

各种食物原料在烹饪前都要清洗,洗涤能减少微生物,除去寄生虫卵和泥沙杂物,有利于食物的卫生。但也会有一些水溶性营养素流失。淘米时,应尽量减少淘洗次数,一般以 2~3 次为宜,尽量不用流水冲洗或用热水淘洗,不宜用力搓洗。各种副食原料如蔬菜等在切配前清洗,不要在水中浸泡,以洗去泥渣异物即可。这样可减少粮食中维生素 B_1、蛋白质的流失,更多地保存蔬菜中维生素 C 及无机盐。

二、涨发

干制原料在烹饪前需要涨发。一般采用水发、碱发、油发和盐发等方法。

水发是最常用的涨发方法。主要用于植物性原料如黄花菜、银耳、木耳等的涨发;为加快涨发的速度,在冬季或对动物性原料,如海参、虾米、干贝等一般用热水涨发。涨发的原料体积和重量都增加,矿物质会有所损失。几种常见的干燥和盐渍原料泡涨前后重量及盐分的变化,详见表2-12-1。

表 2-12-1　干燥食品的泡涨率及盐分的变化

食品名称	膨胀方法	泡涨前重量/g	泡涨后重量/g	泡涨前盐分/%	泡涨后盐分/%	膨胀倍数
干海藻、海产品						
干海带芽	水中浸 10 分钟	5	72	15.5	0.6	14
咸味海带芽	水中浸 10 分钟	40	84	33	0.6	2
速食海带芽	水中浸 5 分钟	5	52	2.1	0.3	10
鳕鱼干	水中泡两晚,中途换 1 次水	200	360	1.2	0.3	1.8
去头尾鲱鱼	洗米水浸泡两晚	120	220	1.3	0.1	2
干虾仁	50℃温水中浸 20 分钟	15	21	3	2	1.4
咸味海蜇皮	速烫过,水泡 2~3 天,换数次水	100	70	25	0.1	0.7
咸味海蜇皮	水中浸 30 分钟,中途换 1 次水	70	73	15	0.2	等量
干菜、香菇						
干香菇(香信)	水中浸 20 分钟	8	44	—	—	5.5
干香菇(冬菇)	水中浸 120 分钟	30	150	—	—	5
切丝萝卜干	水中浸 15 分钟	50	225	—	—	4.5
金针	50℃温水中浸 20 分钟后再烫 1 分钟	50	175	—	—	3.5
芋头茎	水浸 10 分钟再烫 5 分钟水冲 20 分钟	20	144	—	—	7
木耳	水中浸 20 分钟	3	20	—	—	7
白木耳	水中浸 30 分钟	20	160	—	—	8
豆、豆制品						
黄豆	水中浸泡 1 晚	150	300	—	—	2
红豆	水中烫 60~90 分钟	160	400	—	—	2.5
白花豆	水中浸泡一晚后煮滚	160	360	—	—	2.3
青豆仁	水浸泡一晚后连同浸泡水一起煮	130	320	—	—	2.5
冻豆腐	60℃水中浸 25 分钟挤干	63	389	—	—	6
腐衣片	水中浸 3 分钟	9	25	—	—	3
腐衣卷	用湿毛巾包好放置 2 小时	12	15	—	—	1.2
腐竹	水浸泡 2 小时	40	95	—	—	2.1
面条或粉丝制品						
荞麦面干	8~10 倍滚水烫 5 分钟	400	1030	1.6	0.3	2.5
凉面	滚水煮 3 分钟	300	790	3	0.3	2.5
细面	滚水煮 1 分钟再焖 1~2 分钟	100	300	3	0.3	3
面干	8~10 倍烫盐水煮 13 分钟	300	735	0	0.4	2.5
通心面	8~10 倍滚烫盐水煮 12 分钟	100	220	0	0.4	2
中华面(干)	滚水煮 4 分钟	90	225	0.4	0.1	2.5
中华面(生)	滚水煮 2 分钟	130	230	0.3	0	1.8
米粉	滚水煮 2~3 分钟	100	300	—	—	3
冬粉(中国)	滚水煮 1 分钟放置 5 分钟	100	450	—	—	4.5
粉条	煮 3 分钟焖 10 分钟	45	160	—	—	3.5
精白米、胚芽精米	浸 30~60 分钟炊熟	160	380	—	—	2.4
糯米	浸 5 小时后炊熟	160	290	—	—	1.8
烤麸(车麸)	水浸 20 分钟	35	160	—	—	4.5
烤麸	水浸 5 分钟	5	65	—	—	13

引自:杨月欣.食物营养成分速查.北京:人民日报出版社,2006.

油发和盐发都是采用热膨胀的原理,先用 100~110℃ 的油或盐将原料焙热;然后再投入 180~200℃ 的高温环境中膨化;最后将膨化后的原料放入冷水中,使原料中充满水分,干制的原料变得松软。油发常用于蹄筋、鱼肚等原料的涨发。

碱发是将原料置于 5% 的氢氧化钠溶液浸泡,多用于干硬、老韧、结缔组织丰富的干制原料,如墨鱼、鱿鱼等。结缔组织中的胶原蛋白在碱性环境中更易变性,增加了与水的结合,使原料成多孔状,便于涨发,并形成特殊的风味。

原料在干制的过程中,会丢失水分和部分水溶性维生素,干制后再涨发,特别是碱发和油发,对原料营养素的组成和结构都会有所改变。油发会导致原料中脂肪含量的增加,碱发时不易将残留的 NaOH 或 NaHCO₃ 彻底清洗,使原料带有"碱味",而碱性的环境更会破坏膳食中 B 族维生素及维生素 C。

三、切配

各种原料应洗涤后再切配,根据烹饪工艺的要求,尽量不要将原料切得过碎、过细,切配后尽量不用水冲洗,或浸泡;如蔬菜,切得越细越碎,细胞结构破坏越多,与水、空气的接触面越大,维生素 C 的氧化破坏越严重。小白菜切段炒后维生素 C 的损失率为 30%,切成丝炒后损失率为 50%;减少放置时间,现切现烹,现做现吃,也会减少维生素的氧化损失。

四、上浆、挂糊

烹饪原料加热前先投入用水、淀粉或(和)鸡蛋调制的"浆",使外层均匀粘上一层薄质浆液,形成软滑的保护层,此过程称为上浆工艺。动物性烹饪原料投入浆液后,加少量食盐搅拌,增加了蛋白质水化层的厚度,提高了蛋白质的亲水力,口感更加滑嫩。

挂糊是指用淀粉、面粉、水、鸡蛋等原料调成厚糊,裹附在原料表面的工艺。经挂糊后的原料一般采用煎、炸、烤、熘、贴的烹调方法,根据不同烹调方法的要求以及调配方法和浓度的差异,糊的品种也繁多,制成的菜肴也各有特色。

原料烹饪前上浆、挂糊,在表面形成一保护层,减少了烹饪过程中水溶性营养素的外溢。

第三节 烹饪中营养素的化学变化

烹饪过程中,原料中营养素的存在部位、化学结构会产生一定的变化,这些变化对食物中营养素的消化、吸收、利用等营养价值会产生影响。合理烹饪,采用科学的烹饪方法,是烹饪营养研究的内容之一。

一、烹饪方法和温度

不同的烹饪方法,食物加热的温度相差比较大。以油作为传热介质的烹饪方法,温度最高。一般烹饪温度可达 200℃ 左右,最高可达 300℃ 以上。炒、爆、熘也是以油为传热介质,由于油脂的使用量比较少,油温会明显低于油炸

的烹调方法;以水或汽作为传热介质的烹饪方法,加热的温度一般在 100℃ 左右。即使高压加热,温度最高也在 101~125℃。

常用烹饪制熟工艺的温度范围见表 2-12-2。

表 2-12-2 烹饪制熟工艺的温度范围

烹调方式	温度/℃	烹调方式	温度/℃
炒	160~200	烤	160~170
炸	140~200	炭火烤	350
炖	75~96	电烤	225~240
炖(油多水少)	180~200	微波(煮)	98~100
蒸	97~100	微波(烤)	160~180
蒸汽(工业)	97~100	深煎	140~200
煮	97~100	浅煎	160~200
小火煮	75~96	高压锅	101~125
烫	97~100	水煮	96~100

引自:杨月欣.食物营养成分速查.北京:人民日报出版社,2006.

温度对烹饪产品的营养价值会有比较大的影响。温度越高,对原料中营养素结构的变化影响越大,但辅助的烹饪方法,会改善高温烹饪对营养素结构的改变。例如烹饪原料初步处理后不经挂糊就投入油锅,在炸制过程中原料的水分由于吸收大量的汽化热而迅速汽化,蛋白质因高温炸焦而严重变性,脂肪发生一系列反应,使营养价值降低,对于蔬菜来说,油炸要比沸煮损失的维生素多;炸熟的肉会损失更多的 B 族维生素。

如将原料初步处理后经挂糊或上浆,再下油锅,糊、浆在热油中很快形成一层脆性的保护层,原料不与热油直接接触,蛋白质、维生素损失减少,同时防止了原料内部水的汽化,使食物所含的汁液、鲜味不容易外溢,形成外层酥脆,内部软嫩的质感,如软炸鸡块、香酥鸭子。对营养素的损失比较小,但同时也增加了成品中脂肪的含量。

二、营养素在烹饪过程中理化性质的变化

烹饪与食物成熟过程,一方面起到杀菌、灭酶的作用,另一方面可以提高食物的风味和可消化性。无论是水汽传热、油脂传热、热空气传热等的烹饪加工,都可能引起食物成分特别是营养素理化性质的变化。

(一)蛋白质

蛋白质是原料中主要营养素之一。烹饪过程中,各种物理化学因素的改变,使蛋白质发生变性、分解,有利于人体内消化酶对蛋白质的分解,促进消化吸收;使有害的蛋白质失去活性。因此烹饪提高了食物蛋白质的安全性和营养价值。但若不注意合理的烹调方法的运用,也会使营养价值下降,甚至产生对健康有害的物质。

1. 烹饪对蛋白质物理性质的影响 蛋白质是高分子化合物。分子量大,蛋白质溶液的摩尔浓度较小,渗透压也比较低。蛋白质含量高的食物如肉类和鱼类,所处环境渗透压增加时,水分从组织细胞中渗出,腌制食品就是利用这种渗透原理使食物脱水而利于保存的。水分含量下降,渗透压增高,抑制食物中微生物的生长繁殖和酶的活性,

延长了保存期,并赋予腌制食物特殊的风味。

(1) 吸水性与持水性:蛋白质吸取水分的能力称为蛋白质的吸水性。由干燥的蛋白质在一定湿度中达到平衡时的水分含量来反映。蛋白质保持水分的能力称为蛋白质的持水性,用经分离后的蛋白质中残留的水分含量来表示。持水性所反映的是蛋白质中结合水和半结合水的多少。在决定菜点口感方面,它比吸水性更为重要。尤其是肉制品,即使加热也保持其水分,才能有柔嫩的口感和良好的风味。烹制含蛋白质丰富的原料,要获得柔嫩的口感,就要采取适当的措施提高或保护蛋白质的持水性。

(2) 溶胀现象:蛋白质吸水后不溶解,在保持水分的同时,赋予制品以强度和黏性称为蛋白质的膨润性。它与蛋白质的持水性是一致的。随着蛋白质持水性的提高,膨润性也会提高。蛋白质是高分子化合物,其溶液属于均相胶体分散系,黏度较普通胶体溶液大。当蛋白质处于分子量比它小的溶液时,小分子物质就进入高分子的蛋白质中去,导致高分子化合物的体积胀大,超过原来的数倍或数十倍。用水涨发各类干制品就是运用的这种机制。凡属于亲水性的高分子化合物,碳水化合物、蛋白质几乎都有此现象。涨发溶液的温度、pH 和渗透压、原料的浸泡时间等都会影响涨发的程度。

(3) 黏结性:黏结性也称结合性,是指与蛋白质溶液的黏性和胶黏性相关的性质。存在于肌细胞中的蛋白质,经刀工处理后加盐搅拌,将一些蛋白质分子抽提出来,形成黏性的溶液,有助于将淀粉等物质黏附于原料表面或者将碎肉相互黏凝在一起,一经加热,肉表面的物质或者碎肉之间就会随着蛋白质溶胶的凝固而彻底黏结在一起。

(4) 起泡性:指气体混入蛋白质溶胶中形成泡沫的现象。可溶性蛋白质都具有一定的起泡性,其中以蛋清中的蛋白质起泡性最强,在烹饪加工中应用广泛,如制作蛋糕、蛋泡糊等。

2. 烹饪对蛋白质化学性质的影响　蛋白质结构的变化,特别是蛋白质的二、三、四级立体结构的变化,会引起蛋白质物理化学性质的改变。包括溶解度的降低,发生凝结,形成不可逆的凝胶,—SH 基等反应基团暴露,酶活性的改变,等等。

(1) 蛋白质的变性:蛋白质变性是在物理化学因素的作用下,蛋白质分子内部高度规则的排列发生变化,原来在分子内部的一些极性基团暴露到分子的表面,而引起蛋白质理化性质变化的现象。引起蛋白质变性的因素有温度、酸、碱、有机溶剂、紫外线照射、机械刺激等。

1) 受热变性:蛋白质受热变性是最常见的变性现象,在烹饪工艺中被广泛应用。蛋白质受热变性时,疏水基团暴露使蛋白质发生凝集而产生凝固现象,如蛋清在加热时凝固,瘦肉在烹调加工时收缩变硬,都是蛋白质受热变性的结果。

食物中蛋白质受热变性的温度是从 45~50℃开始,随着温度升高变性的速度加快,当温度升高至 80℃以上时,保持蛋白质空间构象的次级键发生断裂,破坏了肽链分子间的特定排列,原来在分子内部的非极性基团暴露到分子的表面,降低了蛋白质的溶解度,促进了蛋白质分子间或

与其他物质结合,从而发生凝结、沉淀。变性后蛋白质持水性减弱,质地由嫩变老,食物的体积缩小,重量减轻。

通过对加热温度的调节,引起蛋白质变性的速度和程度的差异,可以制作出不同工艺要求的菜点。

膳食中来源于畜禽类肌肉呈红色,与含有肌红蛋白有关。烹饪加热时,温度在 60℃以下肌肉颜色几乎无变化;当温度上升至 65~70℃时,肌肉内部变成粉红色;再提高温度达 75℃以上则变为灰褐色。这种肌肉颜色的变化,可以帮助判断肌肉的成熟程度。

鱼类肌肉含水量高于畜禽类肌肉,鱼肉受热在 60~80℃时,细胞膨胀,凝胶蛋白开始变性,蛋白质与水分子分离,水分渗出,但鱼肉蛋白质在这种温度下并未凝固,所以松软、易碎。因此烹饪鱼类时,一般先用油炸,鱼体表面的蛋白质因骤然受高热,变性速度加快,迅速凝固成一硬壳,在外形不被破坏的同时,减少了鱼肉中的水分损失,保持了鱼肉鲜嫩的特点。

用冷水煮肉,水温逐渐增加,表面的蛋白质凝固较慢,肌肉中的含氮浸出物溶于汤中,增加了汤液的鲜味,但肌肉本身的鲜味下降;沸水煮肉,肉块表面蛋白质迅速凝固,肌肉内容物不溶出,肉味鲜,但汤汁鲜味较差;油炸肉块可以使肉表面温度很快上升至 120℃,表面的蛋白质迅速形成凝结状态的膜,肉中可溶性物质损失较少,形成外脆里嫩的口感。但是,蛋白质受热温度过高或加热时间过长,蛋白质会发生严重脱水,菜肴质地会变得又老又绵,严重者可使蛋白质分子发生断裂,或热降解,使蛋白质中部分氨基酸如赖氨酸、色氨酸、精氨酸和组氨酸脱去氨基失去氨基酸的功能。

谷类蛋白质含量一般在 10%以下,由醇溶蛋白、谷蛋白、白蛋白及球蛋白等组成。醇溶蛋白和谷蛋白是谷类蛋白的主要部分,属于面筋蛋白质,因为含有较多的二硫键,调制面团时,使其具有一定的弹性和机械强度。

面筋蛋白质分子接近球形,其核心部分由疏水基团构成,外壳由亲水基团构成。当面筋蛋白质胶粒遇水时,水分子与蛋白质的亲水基团相互作用形成水化物。这种作用不仅在蛋白质胶粒表面进行,也在其内部进行。在表面作用阶段,体积增加不大,吸收水量较少,是放热反应。当溶胀作用进一步进行时,水分子会以扩散方式进入蛋白质分子中。此时蛋白质胶粒可以看作是一个"渗透袋",胶粒核心部分的低分子可以部分溶解,浓度增加,形成了一定的渗透压,促使胶粒吸收水量大增,面团体积胀大。

调制面团时,面粉遇水,两种面筋蛋白质迅速吸水溶涨。一般在适宜条件下,面筋吸水量为干燥蛋白质的 180%~200%,而淀粉在 30℃时吸水量仅为 30%。面筋蛋白质溶胀后,经充分揉搓,可以使面筋蛋白质形成较多的二硫键,在面团中形成致密的面筋网络,将其他物质紧紧包住,面团具有坚实、筋力足、韧性强、拉力大的特点;若用热水来调制面团,随着水温的上升,特别是水温上升到 60℃以上时,蛋白质变性,蛋白质的结构变化导致与水的结合下降,无法形成致密的面筋网络,所以热水面团韧性差、筋力小。而此时淀粉粒吸水膨胀(一般在 55℃以上),以至于最后破裂(淀粉的糊化),所以面团黏、柔、糯,没有弹性

与筋力。

2）酸和碱的作用：常温下，蛋白质分子在适当的 pH 范围内，维持着分子结构的稳定性。当酸碱度超过一定范围时蛋白质就会发生变性。如牛奶在乳酸的作用下结成凝块、鲜蛋在碱性条件下制成皮蛋等。食物在酸性或碱性的环境中加热，蛋白质变性速度加快。烹调加工过程中，常用的酸是醋酸、柠檬酸，常用的碱是烧碱、小苏打。酸碱引起蛋白质变性的机制是 pH 的改变导致多肽链中某些基团的解离程度发生变化，破坏了维持蛋白质分子空间构象所必须的某些带相反电荷基团之间的作用，形成新的分子构象。

蛋白质所处的环境 pH 低于等电点时，带正电荷；高于等电点时带负电荷。烹饪加热同时改变 pH，对动物性原料的保水性也有很大影响。偏离等电点，无论是向碱侧或向酸侧偏离，都可使肉的保水性有所改变。出于调味上的考虑，烹饪过程中一般是将 pH 调向高于等电点侧。例如，做蚝油牛肉时，往往先把切好的牛肉加少量碱（如小苏打），放置十几分钟，会增加牛肉口感的鲜嫩。

3）其他因素：机械刺激、溶液渗透压、有机溶剂等因素也可使蛋白质发生变性。这些因素使原料蛋白质分子组织从有规则的紧密结构变成开链的、无规则的排列形式，促进蛋白质分子间相互结合而凝结，或者是相互穿插缠绕在一起而导致蛋白质变性，如用搅蛋器或筷子不停地搅打鸡蛋清，使蛋清起泡成形，就是机械作用使蛋清蛋白质变性所致。

不溶于乙醇的蛋白质，在乙醇中会变性。乙醇分子对一些非极性基团如疏水基有亲和力。蛋白质分子立体结构中，疏水基团相互作用形成的次级键，对维持蛋白质结构稳定性具有一定的作用。而乙醇与这些基团的亲和力，减低了这种次级键的作用，从而使蛋白质立体结构的稳定性下降，产生变性。醉腌的菜肴就是利用这个原理制作的。醉腌是以酒和盐作为主要调料的一种腌制方法。一般用鲜活的水产原料，通过酒浸醉死，不再加热即可食用。

某些金属盐类也能引起蛋白质的变性。这些金属离子能与蛋白质分子的某些基团如羧基结合，形成难溶性的复合物而沉淀，破坏了蛋白质分子的立体结构，导致变性。豆浆中加石膏或盐卤后，大豆蛋白会凝结成豆腐。

（2）蛋白质的水解：凝固变性的蛋白质若在水中继续加热，将有一部分逐渐水解，生成多肽，部分多肽进一步水解，可分解为寡肽和氨基酸。在烹饪中，长时间加热牛肉（如煮、炖），会由于肌肉蛋白质水解，产生肌肽、鹅肌肽等低聚肽，形成牛肉汁特有的风味。若用中火或小火炖肉或制汤，肉质及汤汁格外鲜美。

肉类食物中结缔组织含量的多少决定了肉的软嫩程度。结缔组织的蛋白质主要是胶原蛋白和弹性蛋白。在一般的加热条件下，弹性蛋白几乎不发生变化，而胶原蛋白在水中受热变性，蛋白质纤维束分离，水解成结构比较简单的可溶性白明胶，失去其强度。胶原蛋白转变成明胶的速度虽然随着温度的升高而加快，但只有在接近 100℃ 时才转变迅速，并且与沸腾的状况有关，沸腾越激烈转变

越快。胶原蛋白的分解能使肉质口感变嫩。明胶是胶原蛋白分子受热水解的产物，由长短不等的多肽组成。可溶于热水，冷却时因多肽链之间生成大量氢键而结成网状结构，凝固成富有弹性的凝胶，因此明胶凝胶体具有热可逆性，加热时熔化，冷却时凝固。这一特性在制作肉皮冻等食品中得到应用。在烹制含有蹄筋、肉皮等结缔组织含量丰富的原料时，需要长时间加热，使胶原蛋白尽可能水解为明胶，才能使烹制出的菜肴柔软、爽滑，便于人体吸收。

（3）加热对氨基酸的影响：烹饪加热的温度过高不仅对蛋白质的结构产生影响，也会使氨基酸的结构发生变化。

1）氨基酸热分解与氧化：油炸时的油温可达 200～300℃，蛋白质中的色氨酸、精氨酸、蛋氨酸等结构改变而破坏，丝氨酸和苏氨酸发生脱水作用；半胱氨酸发生脱硫作用；谷氨酸、天门冬氨酸会发生环化反应。在有氧的条件下，胱氨酸、半胱氨酸、蛋氨酸易被氧化破坏。

2）酰胺键的形成：高温加热过程中，蛋白质赖氨酸分子中的 $\varepsilon\text{-NH}_2$，容易与天门冬氨酸或谷氨酸中的羧基（—COOH）发生反应，形成酰胺键（—CO—NH—）。酰胺键是带负电性的官能团，与普通肽键不同，很难被人体消化酶水解。牛奶中蛋白质含谷氨酸、天门冬氨酸较多，在过度加热时，易与赖氨酸发生反应，形成酰胺键，使牛奶蛋白的营养价值降低。米面制品膨化或焙烤的温度也高于蒸煮的温度，制品表面层的赖氨酸也会发生类似的变化。

3）羰氨反应：又称为美拉德反应，氨基酸与食物中单糖、还原糖的羰基或羰基化合物反应，生成具有特殊香味的棕色甚至是黑色的大分子物质。但温度过高时，氨基酸结构改变，失去功能。

（二）油和脂

烹饪原料的脂肪以油和脂形式出现。油是液态形式，不饱和脂肪酸比例较高，脂则以固体的形式出现，饱和脂肪酸的比例高。油脂是人体重要的产能营养素，也是膳食的主要组成成分。在烹饪工艺过程中，油脂是不可缺少的辅助原料。油脂在烹饪中的变化，可以表现在菜点的成形及风味特色上，同时自身的营养价值也会改变。

1．油脂的变化对食品风味的影响

（1）促进熟化作用：油脂的热容量为 0.49，在热量相等的情况下，油温上升温度比水要高 1 倍多。油脂可使烹饪原料获得大量的热量；能在短时间内杀灭大部分特别是原料表面的微生物；在用油煎、炒、烹、炸时，油脂能将较多的热能迅速而均匀地传递给食物，使菜肴迅速成熟；因缩短加热时间，可使一些含水量大、质地鲜嫩的原料避免在烹饪过程中汁液的过分流失及营养素损失，从而使成品保持爽脆软嫩的本色。

（2）呈香作用：油脂在加热后会产生游离的脂肪酸和一些具有挥发性的醛类、酮类等化合物，部分物质散发在空气中，或进入汤中，可使菜肴具有特殊的香味。

油脂是芳香物质的溶剂，脂肪酸又具有对疏水性香味物质的亲和能力，可将加热形成的芳香物质由挥发性的游离态转变为结合态，使菜点的香气和味道更柔和协调。在烹饪中，常用葱、蒜、姜、辣椒、桂皮、芫荽等作为调味料在热油锅中煸炒，调味料中芳香物质溶于油脂而产生特殊芳香

味;在烹饪中加水或料酒、醋等调味品时,酒中的乙醇与醋酸及脂肪酸发生酯化反应,生成具有芳香气味的酯类物质,增加了菜肴的香气。

(3)赋色作用:焦糖化和美拉德反应是两个重要的呈色反应。油脂在加热中能完全满足焦糖化和美拉德反应的要求,所以是使菜肴产生诱人色泽的最好传热介质。

绿色蔬菜过油后,呈现更为鲜亮的绿色,与绿色蔬菜在高温中组织细胞内的水分蒸发,改变了细胞对光的透性有关;油脂能在蔬菜表面形成一层薄的油膜,由于油膜的致密性和疏水性,阻止或减弱了蔬菜中呈色物质的氧化变色或流失,也可达到保色的作用。

(4)起酥作用:油脂的起酥作用,主要用于面点的制作。在面团调制时,只用油而不用水,是油、面一起调制的。面粉颗粒被油脂包围,面粉粒中的蛋白质和淀粉,无法吸收水分,蛋白质在没有水分的条件下不能形成网络结构的面筋质;淀粉颗粒既不能膨润也不能糊化,降低了面团的黏弹性,增加面粉颗粒间的空隙,使面团成为酥性结构;当淀粉颗粒被具有滑润性的油脂包围后,面团十分滑软,经烘烤后制出油酥点心。

原料在油锅中烹制的过程也是脱水的过程,原料表面水分蒸发,内部的损失较少;有些原料还会吸收部分油脂,变得酥脆,易消化吸收,并可保持肴馔一定的形态和造型,但也明显增加了脂肪的含量。

(5)润滑作用:油脂的润滑作用在菜点加工中有着广泛应用。如将调味、上浆后的主料,在下油锅前加些油,以利原料散开,便于成形,还能防止原料粘锅,避免了糊底,保证了菜肴的质量。

2. 油脂在烹饪中化学结构的变化

(1)油的水解:中性脂肪在受热、酸、碱、酶的作用下都可发生水解反应。

在普通烹饪温度下,油脂中的甘油三酯发生水解反应,生成脂肪酸和甘油。甘油三酯的水解过程是逐步的过程,最后形成游离脂肪酸和甘油。油脂含量高的猪肉、老母鸡等原料,烹调过程中,皮下和内脏周围的甘油三酯会逐渐水解成肉眼可见的游离脂肪酸。

油脂水解速度与油脂中游离脂肪酸的含量有关。水解反应开始时,油脂中脂肪酸含量很低,水解速度很缓慢;当油脂中游离脂肪酸含量达到 0.5%~1.0% 时,水解速度急剧加快,游离脂肪酸的含量也急剧增加。

(2)油脂的热分解与聚合:油脂加热没达到沸点之前,游离脂肪酸就会发生分解作用。分解产物中含有一定量的丙烯醛,它是一种具有挥发性和强烈辛辣气味的物质,对人的鼻腔、眼黏膜有强的刺激作用,还可以产生肉眼可见的蓝色烟雾。

油脂热分解的程度与加热的温度有关。150℃以下,热分解程度轻,分解产物也少;当油温达到 350~360℃ 时,则分解成酮类和醛类物质,同时生成多种形式的聚合物,如己二烯环状单聚体、二聚体、三聚体和多聚体。其中环状单聚体被机体吸收,毒性较强;二聚体是由二分子不饱和脂肪酸聚合而成,也具有毒性;而三聚体和多聚体因分子量较大,不易被人体吸收,毒性较小。油烟中含有的有

机物燃烧不完全产生的(如苯并(a)芘)是一种强烈的致癌物质,长期接触会有健康的风险。

食用油脂高温加热,不仅油脂的化学结构发生变化,影响了消化、吸收率和对人体的生理功能,油脂中其他营养素,特别是脂溶性维生素 A、维生素 D 和必需脂肪酸都可被氧化破坏,使油脂的营养价值降低。

(3)油脂的氧化:油脂与空气接触,空气中的分子态氧对油脂可产生氧化作用。分为在常温下引起的自动氧化和在加热条件下引起的热氧化。氧化反应的实质属于自由基反应,是空气中分子态的氧引起的油脂中不饱和脂肪酸产生自由基而造成的。

油脂中自动氧化反应多发生在油脂储藏中,反应速度相对缓慢。但油脂对空气中的氧极为敏感,尤其是不饱和脂肪酸,能自动氧化生成具有不良气味的醛类、酮类和低分子有机酸类,这些物质是油脂"哈喇味"的主要来源,导致油脂的氧化酸败。

油脂的热氧化则发生在加热的条件下,反应速度快,随着加热时间的延长,脂肪酸的分解产物还将继续发生氧化聚合,产生聚合物。聚合物的增加,使油脂增稠,引起油脂起泡,并附着在煎炸食物的表面。

油脂氧化聚合的速度与脂肪酸种类有关。不饱和程度越高,越容易氧化;共轭双键越多,氧化的速度越快。因此,理论上植物油的自动氧化速度快于动物油脂。但植物油中具有抗氧化作用的酚类、维生素 E,使得植物油不易氧化。金属尤其是铁、铜等能促进油脂热氧化聚合,因此油炸锅最好选用不锈钢制的。此外,烹饪中温度越高,时间越长,氧化聚合反应越剧烈。

油脂反复使用,色泽变深,黏度变稠,泡沫增加,发烟点下降。油色变暗与多种因素有关。油炸制品中淀粉糊化、焦糖化及蛋白质和还原糖发生美拉德反应产生类黑素;油脂本身的热聚合反应、油脂中磷脂的分解反应所生成的产物使油脂颜色变暗;油脂在高温下发生聚合反应,均能生成分子量更大的产物,使油脂的黏度增大,由稀变稠;而油脂热分解的产物丙烯醛沸点低,仅为 52℃,油温稍高,就会产生烟状物;油脂的氧化产物,如醛类、酮类等化合物沸点也都较低,故油脂反复作用次数越多,氧化分解的产物聚积越多,发烟点会越来越低。因此,油脂氧化不仅使油脂的味感变劣,营养价值降低,而且也使烹饪产品的风味品质下降,甚至产生健康的风险。

(三)碳水化合物

碳水化合物中的淀粉、蔗糖、麦芽糖等不仅是植物性食物的主要营养成分,也是烹饪中的重要原料,与菜肴、面点的色、香、味、形、质的形成有着密切的关系。

1. 烹饪对淀粉结构的影响 淀粉是粮食中含量最多的成分,是人体所需碳水化合物的重要来源,提供的热能占人体总能量的 55%~65%。淀粉又是烹饪中上浆、挂糊、勾芡的主要原料,在烹饪过程中广泛应用。

(1)淀粉的糊化:淀粉由葡萄糖聚合而成。直链淀粉由葡萄糖以 α-1,4 糖苷键缩和而成,支链淀粉为枝杈状结构,分杈处葡萄糖残基以 α-1,6 糖苷键连接。天然的淀粉分子排列紧密形成胶束状的结构,水分子难以进入胶束

中,故淀粉不溶于冷水。将淀粉与水混合后加热,热能使胶束运动的动能增强,一部分胶束结构破坏形成空隙,水分子进入淀粉内部,淀粉颗粒吸水膨胀;继续加热后的动能超过胶束分子间的引力时,胶束全部分离、破裂、互相黏结,形成有序的网络具有黏性的胶体溶液,这种变化称为淀粉的糊化。

淀粉开始糊化的最低温度称为糊化起始温度。达到糊化温度时,淀粉黏度增加很快,当糊化达到最高黏度时,停止加热,使其冷却,则发生凝固。淀粉的糊化作用在烹饪工艺中广泛应用。不同的水温调制出的面团,由于淀粉糊化的程度不同,性状也有差别。与冷水面团相比,热水面团黏、柔、糯,略带甜味。用于爆、炒、熘、炸等烹调技法烹制菜肴时,主料需要上浆或挂糊,加热过程中淀粉发生糊化,形成具有黏性的透明胶体,紧紧包裹在原料的表面,制成的菜肴鲜嫩、饱满、晶莹透亮。淀粉糊化速度越快,糊化淀粉的透明度越高。

淀粉在少量的水中加热糊化,可形成具有一定黏性、弹性和可塑性的凝胶。利用这一特点,在肉糜和鱼茸制品中加入淀粉,受热时淀粉吸水糊化,形成凝胶,使肉和鱼茸的颗粒牢固地粘连在一起,不易松散。淀粉糊化过程中能结合大量的水。尤其是在少量水中形成的淀粉凝胶,不仅淀粉分子结合水,凝胶的立体网络使水不能自由流动,具有很强的持水性。调制肉糜、鱼茸时加入淀粉,除了提高其组织形成之外,还利用糊化淀粉持水性强这一特点,将蛋白质变性释放的水分,牢牢保持在肉糜和鱼茸制品的组织中,提高了制品的鲜嫩度。

(2)淀粉的老化:糊化的淀粉及凝胶在室温或低温环境中放置,会转变为不透明状甚至沉淀,这种现象为淀粉的老化。馒头、面包放置时变硬、干缩,是淀粉老化的结果。淀粉的老化实际上是已经断裂了的α-淀粉分子间的氢键,又重新排列形成新的氢键过程,也就是复结晶过程。老化的淀粉不同于天然淀粉,它比天然淀粉的晶化程度低。粉皮、粉丝就是利用了淀粉糊化冷却后淀粉老化的特点制作而成。

直链淀粉比支链淀粉易于老化。老化后的直链淀粉非常稳定,即使加热、加压也难使它再溶解。支链淀粉不易发生老化,老化后加热,仍然有恢复糊状体的可能,这与支链淀粉的结构呈三维网状空间分布,淀粉链较短,妨碍了微晶束氢键的形成有关。面粉中直链淀粉含量高,其制品放置后外形干瘪,口感由松软变为发硬,俗称"回生",不仅口感变差,因为淀粉结构的变化,酶的水解作用受到阻碍从而影响其消化率。但一些食品的加工正是利用这一特性,在原料中添加了老化的淀粉,食物的血糖生成指数下降,用于特殊人群的膳食。含支链淀粉多的糯米或糯米粉的制品,不容易发生老化,成品放置或冷冻后再加热对口感的影响不大。

2. 烹饪对精制糖化学结构的影响 精制糖主要包括单糖和双糖。烹饪工艺中常用的是蔗糖和麦芽糖。

(1)蔗糖:蔗糖易溶解,溶解度随温度的升高而增加。蔗糖的甜度较高,且不随溶解时间而变化。它是烹调加工过程中重要的甜味剂。蔗糖的水溶液有比较大的黏性。

其黏度受温度和浓度的影响,随温度的升高和浓度的增大而增大。菜点制作中的糖芡就是这一性质的应用。将蔗糖溶解于水,加热使水分蒸发,其溶液的浓度愈来愈高,黏度也愈来愈大,当达到一定程度时,糖液就能裹于原料表面,形成晶莹光亮的糖芡。

1)结晶与挂霜:蔗糖的饱和溶液,经冷却或使水分蒸发便会析出蔗糖晶体。这一性质可体现在制作甜菜时的挂霜。溶解蔗糖形成饱和溶液,加热至水分蒸发到一定程度,让糖液裹匀原料表面,然后快速冷却,糖液迅速结晶,形成细小的晶粒,使菜肴具有松脆、洁白似霜的外观和质感。

2)拔丝和糖色:蔗糖本身为无色晶体,加热到150℃时即开始熔化,185℃熔化为液体。继续加热显微黄色,形成一种黏稠的熔化物,冷却后即形成一种无定形玻璃状物质。

当加热温度超过熔点或在碱性环境下,蔗糖发生降解作用,产生小分子的物质,又经聚合、缩合后生成褐红色的焦糖色素,这就是糖的焦化反应,习惯上称之为糖色。蔗糖在加热过程中形成新的产物。一类为焦糖(呈色物质),另一类为醛、酮类化合物(焦糖化气味的基本组分)。其产生途径为:

$$蔗糖 \xrightarrow{\text{脱水}} 5\text{-羟甲基糠醛} \longrightarrow 甲酸或戊酮酸$$
$$\downarrow$$
$$黑腐质$$

5-羟甲基糠醛和黑腐质使糖的颜色加深,吸湿性增强,有诱人的焦香味。在125℃以下进行时,分解产物很少;延长加热时间,产物分解速度加快;加热到160℃时,糖分子迅速脱水缩和,形成一种可溶于水的黑色分解产物和一类裂解产物,同时引起酸度增高和色度加深。因此,在高温下长时间熬糖,会使糖的颜色变暗,质量下降。

当蔗糖或其他碳水化合物与含有蛋白质等氨基化合物的原料一起烹调时,在温度较高时,则发生羰氨反应,又称美拉德反应,形成褐色素。如果再继续加热,则可发生部分碳化变黄或变焦黑,成为具有苦味的碳。

(2)麦芽糖(饴糖):麦芽糖是两分子葡萄糖脱去一分子水的缩合物,熔点在102~108℃。麦芽糖不含果糖,在味感上没有蔗糖甜。淀粉酶水解淀粉为糊精和麦芽糖的混合物,其中麦芽糖占1/3的混合物为饴糖。麦芽糖对热不稳定,加热至90~100℃时,即发生分解,呈现出不同的颜色。

浅黄→红黄→酱红→焦黑(碳化)

麦芽糖在受热时变色缓慢,烹饪时,采用控制火候来调节加工时的温度变化,使菜肴产生诱人的色泽。北京烤鸭就是利用饴糖在加热过程中的变化而制的。当烤鸭皮色呈酱红时,鸭子正好成熟。饴糖具有不易失去水分的特点,一旦失去水分,会增强烤鸭皮质的酥脆程度。由于麦芽糖分子中不含果糖,烤制后食物相对吸湿性较差,脆度更好。

烤制的肉食品,其香味与上色糖浆的种类也有关系。鸭子在烤制时,用饴糖上色,原料与鸭子表面游离的脂肪酸形成一种糖酯物质;麦芽糖水解生成葡萄糖较慢,产生糖酯的挥发性物质,与烤鸭肉质中的三噻烷、噻啶形成诱人的风味,产生烤鸭特有的芳香气味。如果用蔗糖上色,由于蔗糖分解的产物中有果糖,加热后产生水果芳香气味,干扰了烤鸭正常的气味,因此麦芽糖为首选上色糖浆,广泛应用于烤制食品的烹饪工艺。

3. 烹饪对膳食纤维的影响　植物性的食物多含纤维素、半纤维素、果胶、木质素等。虽然它们也是由单糖分子组成的碳水化合物,但却很难被高温、酸、酶所水解,也不易被人体消化吸收。

(1) 纤维素:植物细胞壁的纤维素在一般的烹调加工过程中不会改变结构。但水的浸泡和加热有助于纤维素吸水润涨,使食物质地略为变软。此外,碱对纤维素的吸水润涨、质地变软也有促进作用。

(2) 半纤维素:伴随着纤维素一起存在于植物细胞壁中。其成分较复杂,主要是由五碳糖和六碳糖连接而成的多聚糖。老韧的蔬菜中,纤维素、半纤维素的含量多,老叶干物质中纤维素、半纤维素含量可达 20%,所以老韧的蔬菜通过烹饪也不会完全软化。蔬菜在储存过程中,代谢活动仍在进行,会生成更多的纤维素和半纤维素,因此蔬菜储存会变得老韧。

(3) 果胶:加热使植物细胞间的原果胶转化为可溶性的果胶,因而使菜果软化。尤其是果胶物质含量大的菜果,如胡萝卜、洋白菜等,在烹饪中需加热一定的时间,以促进上述转化,使组织变软。含水量少的蔬菜还可以加水,弥补其自身水分的不足,促进这一转化过程。

(四) 维生素

维生素在烹饪工艺中,随着在原料中的存在部位和环境的变化,导致化学结构改变。营养素在烹饪中损失最大的就是维生素,其中又以维生素 C 受损最为严重。

1. 脂溶性维生素在烹饪中的变化　脂溶性维生素能溶解于脂肪,因此菜肴原料用水冲洗过程和以水作传热介质烹制时,不会流失,但用脂肪作传热介质时,部分脂溶性维生素会溶于油脂。所以在通常烹调中,无论是维生素 A 还是胡萝卜素均较稳定,几乎没有损失,当加水加热时,一般损失最多也不超过 30%。短时间烹调食物,维生素 A 损失率不超过 10%。

维生素 A 易溶于脂肪中,油炸食物时,部分维生素 A 溶解于油而损失。然而,与脂肪一起烹调却可大大提高维生素 A 和维生素 A 原的吸收利用率。凉拌菜中,加入食用油不但可以增加其风味,还能增加人体对凉拌菜中脂溶性维生素的吸收。

维生素 A、维生素 E、维生素 K 易被氧化破坏,它们在食物的储存和烹调加工过程中,氧化破坏的损失比较高。维生素 A 具有高度不饱和性,对氧和光很敏感,尤其在高温、紫外线、金属离子存在下,可促进其氧化;油脂发生氧化酸败时,溶于油脂中的维生素 A 和维生素 A 原都会受到氧化破坏。多数维生素 A 都是以酯的形式存在于食物中,酯型维生素 A 对氧较为稳定。

维生素 E 对氧敏感,特别在碱性条件下加热,可使其被完全破坏。植物油中的维生素 E,在高温油炸时有 70%~90% 被破坏。在烹调中即使用很少量的酸败油脂,就足以破坏正常油脂或食物中大部分的维生素 E。

在隔氧环境中脂溶性维生素对热稳定。如果将含有维生素 A 的食物隔绝空气进行加热,则在高温下也比较稳定;在 144℃ 下烘烤食物,维生素 A 的破坏也较少。但在空气中长时间加热,其破坏程度,会随加热时间延长而增加,尤其是油炸食物,因油温较高,会加速维生素 A 的氧化分解。

2. 水溶性维生素在烹饪中的变化　B 族维生素及维生素 C 属于水溶性维生素。原料在初加工时,细胞结构破坏,水溶性维生素通过扩散或渗透从原料中浸析出来。原料切配的体积大小、清洗环境的水流速度、水量及水温等都是影响原料中的水溶性维生素损失的因子,尤其是对叶菜影响最大。将切好的叶菜完全浸泡在水中,烹制后维生素 C 可损失 80% 左右。

水溶性维生素,在烹制过程中因加水、加盐及其他调味品,改变了所处环境的渗透压,随原料中水分的溢出形成的汤液而溶于其中。水溶性维生素在汤汁中溢出程度与烹调方法有关,采用蒸、煮、炖、烧等烹制方法,汤汁溢出量可达 50%,水溶性维生素在汤汁中含量较大;采用炒、滑、熘等烹调方法,成菜时间短,尤其是原料经上浆或勾芡,减少了汤汁溢出,增加了水溶性维生素的保存。

维生素 C 对氧很不稳定,尤其在水溶液中更易被氧化,氧化速度与温度、pH 有关,酸性环境有利于维生素 C 的保存,碱性环境对维生素 C 的破坏作用大。温度、光线等因素对维生素 C 的氧化有促进作用。金属离子可加速对维生素 C 的氧化,尤其是铜离子。用铜锅炒菜对维生素 C 的破坏要比用铁锅或铝锅高 2~6 倍。

维生素 C 不耐热,高温可加速维生素 C 的氧化作用及增大其水溶性。因此,对富含维生素 C 的原料,加热时间不宜过长,否则几乎全部维生素 C 被破坏。如蔬菜煮 5~10 分钟,维生素 C 的损失率可达 70%~90%,如果挤去原汁再浸泡 1 小时以上,维生素 C 损失达 90% 以上。

维生素 B_1 的水溶液在酸性溶液中对热较稳定,如 pH 为 3 时,即使高压加热到 120℃ 并持续 1 小时,仍可保持其生理活性。但 pH 大于 7 时,加热能使大部分或全部维生素 B_1 破坏。因此,在煮豆类、稀饭、制作馒头时添加碱,尤其加碱过量,可使大部分维生素 B_1 分解。高温油炸或长时间烘烤都会破坏食物中维生素 B_1。

天然原料中的多种酶,对维生素具有分解作用。贝类、淡水鱼中的硫胺素酶,能分解维生素 B_1;蛋清中的抗生物素酶,能分解生物素;水果、蔬菜中的抗坏血酸氧化酶,能加速维生素 C 的氧化作用。但这些酶经过热处理,即可失去活性。

植物组织中的抗坏血酸氧化酶,在组织完整时,其催化作用不明显,当组织破坏,与空气接触后,酶的活性增加,能迅速催化维生素 C 的氧化。小白菜切成段,炒后约损失 30%;而切成细丝,炒后损失 51%。切得愈细,有更多的细胞膜被破坏,氧化酶释出越多,维生素 C 的氧化破坏越多。

氧化酶属蛋白质,一定的温度条件下,蛋白质变性,氧化酶失活。蔬菜烹饪加工中,采用高温瞬时焯水处理,可以减少维生素 C 的损失。

（五）无机盐与微量元素

加工烹调方法不当,例如原料洗涤过程中水流速度过快,原料刀切形状过细,大米加工精度过高、淘洗次数过多等,都可引起钾、钠、镁、钙、铁、锌、铜、锰等的无机盐的损失。

动植物原料在受热时发生收缩现象,无机盐大部分以离子状态溶于水中,随着水分一起溢出。如炖鸡汤,鸡中部分可溶性无机盐溶于汤中;在烹制排骨时,加放食醋,骨中的钙与醋酸生成能溶于水又能被人体吸收利用的醋酸钙;涨发海带时,若用冷水浸泡,清洗三遍,就有 90% 的碘被浸出;用热水洗一遍,则有 95% 的碘被浸出。

烹饪原料中的一些无机酸或有机酸盐,如草酸、植酸、磷酸等,能与一些无机盐如锌、钙、铁、镁等结合,形成难溶性的盐或化合物,而影响无机盐的吸收。酵母发酵时,植酸酶使植酸水解,提高了磷及其他无机盐的利用率。对富含草酸、植酸、磷酸、有机酸的原料,可先焯水,再制作烹饪,可减少无机盐与微量元素的损失。

（六）水分和重量

水是动植物组织细胞重要的组成部分之一,有着十分重要的生理功能。大多数烹饪原料,特别是新鲜的蔬菜、水果、乳类均含有大量的水分。水分的存在状态、含水量的高低不仅影响原料的新鲜度和保藏性能,与食物的感官品质和营养价值关系密切。

烹饪中有部分水分的流失。原料在热处理中,由于蛋白质的变性破坏了原来的空间结构,导致其保水能力下降,引起水分流失,如瘦肉煮熟后,体积缩小、重量减轻,均为水分流失所致。

原料烹制时会添加某些调味料,这些调味料溶解在汤汁里或食物中,如炒菜加盐,炖肉加酱油和料酒等。这样在原料或其细胞周围就存在着一个由调味料形成的高渗透压环境,原料及细胞里的水分就会向外部溶液渗透,导致原料水分流失。烹饪中水分的流失,会导致烹调产品重量的损失,但营养素的密度可能会相应增加。由于烹饪中水分的变化导致烹饪前后食物重量变化,几种食物烹饪前后的重量变化见表 2-12-3。

表 2-12-3　烹饪前后食物的重量变化

食品名称	烹饪方法	食品重量		生熟重量比例	重量损失率/%	重量保留率/%
		生重/g	熟重/g	生重：熟重	(生重-熟重)÷生重	熟重÷生重
生牛腿肉	烤	500	425	1.18	15	85
生猪里脊肉	炖	120	90	1.33	25	75
生鸡腿肉	烤	120	85	1.41	30	70
生竹荚鱼	盐烤	100	80	1.25	20	80
生沙丁鱼	炖	90	70	1.29	130	80
生蝶鱼	炸	150	120	0.80	20	80
生墨鱼	烤	150	110	1.36	25	75
生带壳虾子	烤	50	40	1.25	20	80
生菠菜	凉拌	80	80	1.00	0	100
生菜(青花椰)	拌	80	80	1.00	0	100
生胡萝卜、红萝卜	烫	100	100	1.00	—	100
生地瓜	烤	200	160	1.25	20	80
生马铃薯	炸	100	60	1.67	40	60

引自:杨月欣.食物营养成分速查.北京:人民日报出版社,2006.

三、膳食营养素保留率

维生素保留率(保留因子)的研究。于 1976 年英国率先在其第 4 版食物成分表中列出了谷类及其制品、奶类及其制品、蛋类、鱼类及蔬菜类中主要维生素在煮、烤中的保留率代表值。美国农业部(USDA)于 1986 年出版了 21 种 11 大类食物的 16 种维生素和矿物质的保留因子,所涉及的食物种类和烹调方法都超过英国,所提供的数据更趋完整。USDA 已于 2004 年推出第 5 版营养素保留率数据库。

（一）保留率的定义与计算方法

营养素保留因子(nutrients retention factor,NRF)是直接反映烹调过程对于食物中维生素、矿物质等营养素含量变化情况的参数。目前有两种计算方法,一种是表观保留率(apparent retention,AR),另一种是真实保留率(true retention,TR)。

$$AR\% = \frac{烹调食物中某营养素含量(mg/g)}{食物原料中该营养素含量(mg/g)}(干重) \times 100$$

$$TR\% = \frac{烹调食物中某营养素含量(mg/g) \times 烹调后食物质量(g)}{食物原料中该营养素含量(mg/g) \times 烹调前食物质量(g)} \times 100$$

这两种方法在欧盟内部均有应用,部分科学家认为,AR 较之 TR 更容易高估营养素的保留情况。重量变化因子(weight change factor,WCF)反映了烹调过程中食物总重量的变化(水分、蛋白、碳水化合物、脂肪),WCF 的变化将直接影响到 NRF 的变化。

$$WCF = \frac{烹调后食物质量(g) - 烹调前食物质量(g)}{烹调前食物质量(g)} \times 100$$

（二）研究意义

NRF 和 WCF 的研究具有很好的学术价值和现实意

义,它具有科学性、实用性、扩展性、经济性等特点,可以为营养学研究、营养调查、营养素摄入量研究提供基础数据。特别是对营养调查来说,NRF 数据库的建立将具有更为直接的意义,它可以减少调查结果与实际情况间的出入,更为科学地反映膳食调查的研究结果。此外,建立维生素保留因子数据库较之建立烹调后熟食的各种维生素含量数据库更加高效和节约成本。通过营养素保留因子和重量变化因子来间接计算得到各种食物在烹调后的维生素含量,体现了 NRF 的实际意义,近年来,FAO 和 INFOODS 不断倡导世界范围内食物成分数据库(food composition database,FCD)数据质量和可利用度的提高。

通过研究烹调方法对于膳食中维生素含量的影响,提高科烹调技术和方法学研究,引领大众的饮食模式朝合理平衡的方向发展。未来维生素损失的研究必将延伸至团餐、食品加工过程等,这将充分挖掘 NRF 的商业潜质,为指导企业生产,提高膳食和加工食品的营养价值提供依据。

(三) 国内外营养素保留率研究现状和未来工作的方向

美国、欧盟在营养素损失的研究方面文献较多。美国农业部自 1986 年出版了 21 种 11 大类食物的 16 种维生素和矿物质的保留因子以来,至今已积累了保留因子数据 4000 余个,并于 2004 年推出第 5 版营养素保留因子数据库。欧洲于 1983—1993 年间,启动了营养成分损失与获得研究规划(nutrients losses and gains project,NLG),它大大推动了欧洲在该领域的研究水平,给出了谷类、蔬菜、水果、蛋类、奶类、禽类、鱼类七大类食物,11 种维生素的保留范围。表 2-12-4 和表 2-12-5 分别引举了部分美国、欧盟营养素保留因子的数据,从中可以看出相同的原料和烹调方法,但造成的维生素损失略有差别,可能是由于美国与欧洲在具体的烹调方式和温度上存在差别的缘故。

表 2-12-4 美国 USDA 部分食物营养素的保留率/%

	Ca	Fe	Mg	维生素 C	维生素 B_1	维生素 B_2	叶酸	维生素 A
煎鸡蛋	100	100	100	80	85	95	75	100
煮鸡蛋	100	100	100	100	80	85	85	75
牛奶加热 10 分钟	100	100	100	85	90	85	85	100
牛奶加热 20 分钟	100	100	100	65	75	80	80	100
牛奶加热 1 小时	100	100	100	45	70	70	70	100
水煮贝壳	100	90	90	75	90	75	75	90
蒸贝壳	100	90	90	80	95	75	75	90
烤土豆	100	100	100	80	85	90	90	100
煮土豆	95	95	95	75	80	90	90	100
炸土豆	100	100	100	80	80	75	75	100
煮蔬菜根茎类	100	100	100	75	90	80	80	90

表 2-12-5 欧盟部分食物维生素保留率范围(NLG Report)

	维生素 A	维生素 E	维生素 C	维生素 B_1	维生素 B_2	Nicain	维生素 B_6	叶酸
烤土豆	90	100	80~85	75~95	70~100	65~95	65~95	50~90
煮土豆	90	100	60~80	75~85	70~95	70~95	70~95	50~90
炸土豆	90	100	25~80	40~80	70~100	65~95	65~95	35~75
煮蔬菜(根茎类)	80~90	100	60~70	75~95	70~95	70~95	70~95	50~70
煮牛奶	90~95	80	50~75	75~100	85~90	90~100	75~90	50~80

第四节 膳食营养配餐及评价

膳食营养配餐是将营养学和烹饪科学的理论综合应用于实践的过程。无论是对个体还是团体配餐,都应该以合理膳食和营养需要为依据,根据当地的食物供应种类,选择食物,分配至三餐中;并根据科学烹饪的原则,选择健康的烹饪方法,使食物有适度的色、香、味、形,增加就餐者食欲,易消化吸收。作为膳食供应单位,营养管理也是工作任务之一。

一、膳食营养配餐的理论及依据

(一) 膳食营养配餐的基本原则

膳食营养配餐是根据就餐者的营养需要量、饮食习惯、食物种类等,将一天或一周各餐主、副食的食物原料品种、数量、合理设计和烹调方法、进餐时间等作详细的计划,并以食谱的形式展示给就餐者或食物加工人员。

根据时间的长短,食谱有日食谱、周食谱、十日食谱、半月食谱和月食谱等;按就餐的对象有个体食谱和团体食谱;为达到某些特殊要求而设计的膳食计划也可纳入食谱范畴,如为糖尿病患者设计膳食计划的食谱等。

膳食营养配餐的基本原则 根据平衡膳食的要求,选择不同种类的食物,以满足就餐者对营养素和热能的需要;保证各营养素之间达到平衡;选择合理的烹调方法,避免营养素在烹调过程中的损失,使食物具有适当的色、香、味、形,能增加就餐者的食欲。食物的卫生是食谱制订时也需要考虑的因素。

(1) 食物多样化:自然界没有一种食物能满足人体营

养素的全部需要。"中国居民平衡膳食宝塔"将食物分为五类，每类食物中至少选择2~3个品种，平均每天的食物品种在12种以上，每周的食物品种在25种以上，以满足平衡膳食的需要。注意食品卫生，选择新鲜、清洁、卫生的食物，是最基本的要求。

（2）满足能量的需要：根据就餐者的年龄、性别、职业、劳动强度、生理特点、健康需要状况等要求，确定合理的三大营养素比例和摄入量，使食物中能量和三大营养素既能满足其生理需要，又能有益于健康。

（3）各营养素之间的比例适宜：要特别注意维生素和矿物质等营养素的需要和充足，选择全谷物、深色菜、奶类等，满足微量营养素和膳食纤维的需要。

注意特殊营养素的供给，在一些与营养素有关的地方性疾病高发地，食物选择时要特别注意。如碘缺乏、氟缺乏或过多、硒缺乏或过多的地区；或者一些营养性疾病的高发人群，如缺铁性贫血、佝偻病等，应根据需要选择合适的强化食品，如铁强化酱油、加碘盐等。

（4）合理烹饪：根据就餐者生理特点及健康要求、原料的种类和营养价值特点，选择健康的烹调方法，使食物具有一定的色、香、味、形；使一日三餐及一周的每天中，食物在烹调方法、口味特征、色泽搭配等方面不出现简单重复，尽量减少营养素的损失，避免在食物的烹调加工过程中产生对健康有害的物质。

（5）成本效益：膳食营养配餐时，要了解掌握就餐者的膳食习惯、当地食物供应情况、就餐者的经济承受能力等，注意与食物烹调加工人员水平、了解烹调技术、烹调设备条件等，编制价格合理、切实可行的食谱。

（二）膳食营养配餐的理论及依据

1. 中国居民膳食指南　根据营养科学原则和居民健康需要，结合我国不同地区粮食生产和供应情况，中国营养学会给出了健康人群食物选择和膳食结构的原则建议。《中国居民膳食指南（2016）》和《中国居民平衡膳食宝塔》是膳食营养配餐的指导性依据。包括了2岁以上健康人群的基本要求和膳食构成原则，以及特定人群如妇幼、老年人群，素食人群的关键推荐。

2. 中国居民膳食营养素参考摄入量（2013）　包括不同年龄、性别、劳动强度和生理状态下能量、宏量营养素、维生素、矿物质等营养素的性质、功能以及推荐摄入量，是居民群体或个体进行膳食营养评价和计划的重要标准及依据。

3. 特定人群的营养配餐标准　原国家卫生计生委发布的《学生餐营养指南》（WS/T 554—2017）规定了6~17岁中小学生全天即一日三餐能量和营养素供给量、食物的种类和数量以及配餐原则等，新颁布的其他标准还包括老年、健康食堂等。

4. 中国食物成分表　食物的营养成分和含量是配餐的基本数据和科学根据。通常用的权威数据库是中国疾病预防控制中心出版的《中国食物成分表》，如第13章所描述，食物成分数据库的研究有一整套科学方法和规则，

可以用于膳食设计和营养配餐使用。

（三）膳食营养配餐的方法

膳食营养配餐的方法主要是计算法、食物交换份法，大型餐饮企业管理、托幼机构等，常使用食谱编制软件等。

1. 计算法　计算法是膳食营养配餐最基本的方法，需要熟悉并掌握食物成分表的使用、能量与营养素之间的换算等内容。详见个体营养配餐步骤中相关内容。

2. 食物交换份法　此法更多地用于日常膳食指导，如首次已经进行了膳食设计，当再次指导和膳食调整，可以利用同类食物换算的基本原则，确定食物种类和数量。食物份量的确定，主要根据能量或蛋白质含量换算，参考全国膳食调查中食物摄入量的统计结果，确定代表性食物份量。主要根据两个原则：

（1）能量一致原则：谷类、薯类，淀粉含量比较高的根茎类、坚果、杂豆，糖含量比较高的水果等食物，根据能量一致原则，食物之间以相同的能量进行折算。

例如，日常生活中，确定谷类50~60g一份时，或供给能量669~753kJ，面粉50g相当于70~80g的馒头；大米50g相当于100~120g的米饭，那么70~80g的馒头就相当于100~120g的米饭，相互之间可以互换；80g的红薯和100g的马铃薯，都可以供给334~377kJ的能量，所以它们之间可以互换，也可以与0.5份的谷类互换。

（2）蛋白质等量原则：对于蛋白质含量高的动物性食物、大豆及制品、蛋类，在能量一致的原则下，还需要按蛋白质等量的原则，每份食物的蛋白质供给量相同。如200g的液态奶，含6~7g蛋白质，相当于20~25g的奶酪、20~30g的奶粉；20~25g的大豆，相当于60g北豆腐、110g南豆腐、120g内酯豆腐、45g豆腐干、360~380g豆浆。

食品交换份法是一种较为粗略的食谱编制方法。它的优点是简单、实用，并可根据等能量一致和蛋白质等量原则，在蛋白质、脂肪、碳水化合物含量相近的情况下进行食品交换，可避免摄入食物太固定化，增加执行便利。

从20世纪50年代开始，美国将食品交换份法用于糖尿病患者的营养治疗。目前该方法已被很多国家广泛采用，但设计内容有所不同。除糖尿病外，食品交换份法也适用于其他疾病患者的营养治疗以及健康人的食谱编制。

3. 食谱编制软件　食谱编制软件具有简单方便的特点，根据不同的软件设计，只需要输入相关的个人信息，就可以得到相关的食谱，但软件设计的食谱需要核实和调整，软件中的数据库、标准设定及相关依据也需要及时更新。

二、个体营养配餐及膳食评价

（一）个体配餐的步骤（计算法）

1. 设定营养素摄入目标　依据《中国居民膳食营养素参考摄入量（2013）》，结合年龄、性别和劳动强度，用平均

能量需要(EER)作为参考值,确定配餐对象每天的能量供给量。应用 RNI 或 AI 作为营养素的摄入目标,进行膳食设计。

2. 确定各类食物量　根据能量和蛋白质的需要,首先确定主食和动物性食物,然后奶类、蔬菜和其他食物。比较简单的方法,也可以根据《中国居民膳食指南》,确定不同能量需要水平的平衡膳食模式和食物量(表 2-12-6)。

表 2-12-6　不同能量需要水平的平衡膳食模式和食物量/(g·d^{-1})

食物种类	不同能量需要水平/kcal							
	1600	1800	2000	2200	2400	2600	2800	3000
谷类及杂豆	200	225	250	275	300	350	375	400
薯类	50~100	50~100	50~100	50~100	50~100	125	125	125
水果	200	200	300	300	350	350	400	400
畜禽	40	50	50	75	75	75	100	100
蛋类	40	50	50	50	50	50	50	50
水产	40	50	50	75	75	75	100	100
乳类	300	300	300	300	300	300	300	300
大豆	15	15	15	25	25	25	25	25
油	25	25	25	25	30	30	30	35
盐	<6	<6	<6	<6	<6	<6	<6	<6

引自:中国营养学会.中国居民膳食指南(2016).北京:人民卫生出版社,2016.

3. 调整一日三餐的食物搭配　根据当地、当时的食物供应情况以及营养素需要量,分别选择谷类、蔬菜类、鱼肉蛋类作为一日三餐的食物;奶类、水果作为加餐品种;食物选择时,要根据《中国居民膳食指南(2016)》核心推荐的内容,食物多样化,主食多选全谷物,深色蔬菜占蔬菜总量一半左右,每天食物种类在 12 种以上,制订每周食谱时,食物种类要达 25 种以上。

4. 选择合理的烹饪方法　根据所选择食物原料的营养素组成特点,选择合理健康的烹饪方法。主食烹调时,选用煮、蒸的烹饪方法,煮粥不加碱,用鲜酵母发酵;动物性食物的烹调方法尽量避免用油炸、熏烤,可采用上浆、挂糊、勾芡等方法减少营养素的损失;蔬菜烹饪时尽量旺火急炒等。

(二) 个体营养配餐的膳食评价

按照以上原则设计的食谱,是否符合要求,要从以下几方面进行评价:

1. 食物来源与膳食模式分析　将食谱中的食物进行归类,与"中国居民平衡膳食宝塔"推荐的食物种类和数量比较,评价其膳食结构和食物来源是否合理;并分别计算来自动物性和植物性食物的能量分布,植物性的食物提供的能量来源应占主要来源,继承我国传统的以植物性食物为主,动物性食物为辅的膳食结构。

2. 能量与营养素供给量　根据食谱中各种食物的种类和数量,查阅食物成分表,计算其能量和营养素的供给量,并与设立摄入目标进行比较,一般而言,膳食营养素的与目标相差在 10% 以内,可视为合格;超出此范围,需要做出调整。能量的供给最好与 RNI 或 AI 标准相符。作为长期观察和评价服务对象的体重是否在正常范围也是重要的膳食评价指标。如超重或体重降低,需要按标准适当降低调整。

3. 产能营养素的供能比例　按食谱中蛋白质、脂肪、碳水化合物的供给量,计算其所占的能量比,根据《中国居民膳食营养素参考摄入量(2013)》AMDR 的要求,碳水化合物的供给量应占全天能量供给的 50%~65%;总脂肪应占 20%~30%;其余的能量应来自蛋白质。

4. 营养素来源分析　分析食物中蛋白质、脂肪以及铁、钙等营养素的来源,来自动物和大豆中的优质蛋白质应占蛋白质供给量的 50%;饱和脂肪酸和添加糖都应不超过总能量的 10%;来自于动物性食物中的钙、铁等矿物质要占有一定比例。

5. 控盐膳食分析　分析食谱中盐的来源,不但注意用盐量,更要注意腌制品、食物成品如方便面、调味品如味精等使用时对盐摄入量的影响。

6. 三餐热量比　早餐、中餐、晚餐三餐的热能比最好维持在 30%、35%、35% 左右,三餐尽量均衡。

7. 其他　根据食谱中食物种类、季节、配餐对象等因素分析烹调方法是否合理,提供的膳食是否具有一定的色、香、味、形,是否能满足人体心理的需要。

(三) 个体配餐食谱的表现形式

制订的食谱要展示给就餐者及食物加工人员,同时也是管理者需要保存的档案。因此,食谱的表现形式要包括食物的名称、原料组成、烹调方法、营养评价、注意事项等方面的内容,并以表格的形式呈现(表 2-12-7)。

表 2-12-7　个体营养配餐一日食谱举例

就餐者信息:姓名_____ 年龄__30__ 性别__男__ 职业__教师__

	食物名称	原料组成	烹调方法	注意事项
早餐	杂粮馒头	面粉 30g 玉米面 10g 紫米粉 10g	发酵,蒸	鲜酵母发酵
	水煮鸡蛋	新鲜鸡蛋 50g	带壳水煮	煮沸后继续加热 3 分钟
	牛奶	巴氏消毒奶 300g	直接饮用	注意保质期,最好不加糖
	菠菜拌香干	菠菜 60g 香干 20g	凉拌	菠菜焯水处理
	苹果	新鲜苹果 100g	直接食用	削皮后立即食用,避免放置过久
中餐	米饭	大米 100g 糙米 40g	煮	
	红烧鸡翅	鸡翅 70g	烧	
	素什锦	水发木耳 20g 鲜笋 50g 菜椒 50g 山药 50g	炒	旺火快炒
	青菜汤	青菜 50g 紫菜 5g 小虾皮 2g	煮	青菜最后放,烧开即可
	水果	葡萄 60g		可作为加餐
晚餐	稀饭	大米 10g 小米 5g	煮	不加碱
	发糕	大米 40g 玉米面 15g 紫米面 15g	蒸	不加糖
	清蒸白鱼	白鱼 75g	蒸	
	蒜茸西蓝花	西蓝花 100g 大蒜头 10g	炒	
	凉拌萝卜	小红皮萝卜 100g	凉拌	小红皮萝卜拍碎后直接凉拌,不需要腌制
	水果	橘子 100g		

注:1. 该食谱是基于男性轻体力劳动者 2250kcal 能量水平的膳食计划,这个能量供应水平是估算值,可以根据实际体重,决定是否要调整能量摄入。

2. 该食谱膳食可提供能量约 2250kcal;烹调时用油量不超过 25g;盐不超过 6g,添加糖不超过 50g。

3. 饮水 1500~1700ml,尽量不喝含糖饮料。

4. 吃动平衡,每天至少步行 6000 步,或进行中等身体活动 30 分钟。

三、团体营养配餐及膳食评价

为团体供餐单位营养配餐,随就餐人群的特征不同,营养目标的设置方法有差异。就餐者在年龄、健康状态、体力活动或劳动强度等指标分布均匀,为均匀性群体,如学校、军营、幼儿园等;但多数情况下,团体供餐的就餐者都是非均匀性群体,常由能量和营养素需要量不同的亚人群组成。

(一)团体营养配餐的营养目标设置

团体营养配餐的营养素摄入目标,与个体营养配餐有很大区别。团体膳食设计通常分为均匀性团体和非均匀性团体。

1. 均匀性群体配餐营养目标设置

(1)设置原则:与个体配餐的营养目标不同,均匀性群体配餐的营养目标只能确定一个最大限度满足所有人的"膳食目标"。对有 EAR 和 UL 的营养素,允许有 2%~3%的人有摄入不足和摄入过量的危险;对有 AI 的营养素,设置人群摄入量的中位数等于 AI;能量选择该人群的平均能量需要量(EER);宏量营养素,可按照 AI 或 AMDR 设定蛋白质、脂肪各自提供的能量百分数;有 PI 的营养素,设置 NCD 易感人群的摄入量接近或达到 PI。

(2)"靶营养素摄入量日常分布"设置方法:"靶营养素摄入量日常分布"(target usual nutrient intake distribution)又称营养素摄入量期望分布,设置的目的是使摄入量达到确定的计划目标,即一群体在绝大多数情况下摄入不足或过多的概率都很低。但已有的营养素摄入量的分布资料,一般不可能正好满足确定的计划目标。团体餐营养配餐时要增加或减少一定量的营养素,使经过处理的营养素摄入量能满足确定的计划目标。

人群营养素摄入很少有正态分布,因此要了解营养素摄入量的百分位分布。首先确定可接受的摄入量不足的人群比例,如2%~3%,然后规划日常摄入量分布,使摄入量不足(低于EAR)的人群比例不高于预期值。

表2-12-8是9~11岁女童锌日常摄入量百分位分布。9~11岁女童锌的EAR为7mg/d,UL为23mg/d。如果将期望目标定在3%的目标人群摄入量低于EAR,第99百分位的人群摄入量低于UL,现状与目标的差距为7−6.3=0.7mg。将3%人群的当前摄入量上移0.7mg/d,就可以实现目标的3%女童的摄入量低于EAR;第99百分位上移0.7mg/d,为16.2mg/d,低于UL;将中位数摄入量上移0.7mg/d,9.4+0.7=10.3mg/d,这个值即"靶日常营养素摄入量分布"的中位数。

表2-12-8 一组9~11岁女童日常锌摄入量的百分位分布

百分位	锌摄入量/mg	百分位	锌摄入量/mg
1	6.0	25	8.1
2	6.1	50	9.4
3	6.3	95	13.5
5	6.5	99	15.5
10	7.1		

引自:中国营养学会. 中国居民膳食营养素参考摄入量(2013版). 北京:科学出版社,2013.

用这种方法,可以设置所有的目标营养素,并作为均匀群体团体餐食谱编制营养素供给目标的基本依据。

2. 非均匀性群体配餐营养目标设置 对于群体中营养素需要量不同的亚人群的营养目标设置,可采用营养密度法和靶营养素密度分布法进行计划。

(1)营养素密度法(nutrient density approach):营养素密度是一种膳食或膳食中某营养素与它提供的能量之比。一般用每1000kcal能量的营养素含量单位数表示。

具体步骤是,首先在不均匀群体中,确定营养素摄入目标中位数与平均能量需要比最高的亚人群,用这个亚人群的营养素摄入量目标中位数作为计划这个不均匀群体食谱的营养素密度目标,同时确保其他亚群的营养素摄入量不超过UL。

表2-12-9为不均匀群体中男女混合人群的计划维生素C目标,在该群体中,男性维生素C的营养素密度为52mg/1000kcal;女性为64mg/1000kcal,在制订食谱时,全人群的维生素C供给目标选择比较高的值,即64mg/1000kcal。

表2-12-9 不均匀群体人群膳食计划维生素C供给目标

指标	男性	女性	群体
摄入量的目标中位数	138mg/d	116mg/d	
平均能量需要量	2600kcal/d	1800kcal/d	
营养素密度	52mg/1000kcal	64mg/1000kcal	
供给目标			64mg/1000kcal

引自:中国营养学会. 中国居民膳食营养素参考摄入量(2013版). 北京:科学出版社,2013.

(2)靶营养素密度分布法(target nutrient distribution approach):营养素密度法没有考虑人群内的营养素密度的实际分布状态,美国学者提出"靶营养素密度分布法",将每个亚人群的日常营养素摄入量的靶分布与日常能量摄入分布相结合,得到用密度表示的日常营养素摄入的靶分布,比较每个亚群的摄入量密度目标中位数,找出最高的营养素密度中位数,设定为整个人群食谱编制时的供给目标。

(二)团体营养配餐的食谱编制

根据以上原则,设置营养素摄入量目标;依据《中国居民膳食指南》,确定不同能量需要水平的平衡膳食模式和食物量(表2-12-6);计算和复核营养素的供给是否达到营养素的摄入目标;最后将各种食物按膳食要求形成食谱。具体方法步骤参照个体食谱制订。

团体供餐的食物在一段时间内品种不重复。用食物交换份法,使供餐时同类食物中的一份所供给的营养素和能量大致相等,以便于就餐者在选择不同食物时替换,更易达到平衡膳食的要求。

团体餐的供给单位应建立标准食谱数据库,供餐食物的主辅料、调味品的使用量;烹调方法、加热时间、温度范围;及食物的质量要求等建立标准食谱,保证供餐食物营养质量的稳定,更有利于团体餐企业的营养管理。

(三)团体营养配餐的膳食评价

团体营养配餐的膳食评价主要内容与个体营养配餐相同,主要包括食物来源与膳食模式分析、能量与营养素供给量、产能营养素的供能比例、三餐热量分配、控盐控糖控油措施分析等。另一方面,必须重视加强对就餐的人群营养监测,及时发现问题,调整食谱。尤其是幼儿园、学校餐饮的管理,体重、身高的监测,并进行营养宣教,食物教育,保障营养供给很重要。

四、餐饮质量与成本控制管理

餐饮企业的管理,关系到企业的生存与发展。作为新时期的餐饮企业,营养管理也是企业管理的一个重要组成部分。

(一)烹饪与营养管理

作为餐饮企业在生产经营食品、创建绿色餐饮企业的过程中,应从需要与可能、现实与长远的不同角度加以考虑,处理好食品的绝对安全与相对安全的关系。同时将营养管理也纳入日常管理中。

1. 餐馆营养管理

(1)传统烹饪模式改造:积极加强对传统烹调方法的营养化改造,研发健康加工方法和烹饪模式。开展健康烹饪模式与营养均衡配餐的示范推广。围绕健康的烹饪模式,开展以"三减三健"(减盐、减油、减糖,健康口腔、健康体重、健康骨骼)为重点的健康烹饪模式改造。

(2)菜单的营养标签:遵循《中国居民膳食指南(2016)》指导日常饮食,控制食盐摄入量,逐步量化用盐用油,同时减少隐性盐摄入。研究制定落实不同人群营养食品通则、餐饮食品营养标识等标准。

(3)健康示范餐厅:开展健康烹饪模式与营养均衡配

餐的示范推广。结合人群营养需求与区域食物资源特点，开展系统的营养均衡配餐研究。创建国家食物营养教育示范基地,开展示范健康食堂和健康餐厅建设,推广健康烹饪模式与营养均衡配餐。

（4）营养知识培训教育:加强营养人才培养。强化营养人才的专业教育和高层次人才培养,推进对医院、妇幼保健机构、基层医疗卫生机构的临床医生、集中供餐单位配餐人员等的营养培训。开展营养师、营养配餐员等人才培养工作,推动有条件的学校、幼儿园、养老机构等场所配备或聘请营养师。充分利用社会资源,开展营养教育培训。

2. 团体餐营养管理

团体餐饮的营养管理是薄弱环节,应按照以上对个体餐厅要求,并注意以下几点。

（1）建立不同人群标准膳食模式:制定满足不同年龄段在校学生营养需求的食谱标准模式,特别是学生、老年、职工食堂等,建立满足不同人群需求的健康膳食体系,营养膳食供餐规范,开发适合不同人群营养健康需求的食品产品,逐步提高整体人群膳食健康习惯培养。

（2）健康环境营造,建立就餐环境的整体规划,把膳食指南、减盐、合理膳食、深色蔬菜、多吃奶类等,作为宣传教育基点,对就餐人员和餐厅管理人员进行多方面教育和提示。

（3）建立"互联网+"营养健康的研究:大力开展信息惠民服务。发展汇聚营养、运动和健康信息的设备、移动终端（APP）,推动"互联网+"、大数据前沿技术与营养健康融合发展,开发个性化、差异化的营养健康电子化产品,如营养计算器,膳食营养、运动健康指导移动应用设备等,提供方便可及的健康信息技术产品和服务。

（二）餐饮产品质量管理

餐饮产品质量管理,就是在餐饮企业全体员工共同协作的基础上,运用全面质量管理的原则和方法,在最经济的水平上研究、设计和生产餐饮产品,实行优质服务,全面满足消费者需求的一种管理活动。

1. 餐饮产品概念　餐饮产品,从概念上来讲,狭义的餐饮产品,主要指菜点酒水饮料等产品。而广义的餐饮产品,还包括餐饮服务、环境、气氛、销售价格等整体。此处主要指菜点类产品。

2. 餐饮产品特性

（1）餐饮产品质量的不稳定性:餐饮产品的生产原料大多为鲜活原料,容易腐败变质,各类干货原料的保质期也比较短。而菜点成品的色、香、味、形等属性只能在特定的环境下,短时间存放,质量性状非常脆弱。很多菜品,当温度变化时,其风味和质感都会发生变化,即便再次加热都不能恢复原来的风味。餐饮产品质量性状的不稳定性和脆弱性给餐饮企业的生产、经营带来了诸多困难。

（2）餐饮产品的复杂多样性:餐饮产品的复杂多样性,表现在企业所提供的餐饮产品种类繁多,形式与内容丰富。在一定的目标市场条件下,餐厅为了满足宾客对营养、风味等不同需求,菜单上必须提供的菜点多达几十种,甚至上百种,而每种菜品的实际需求量难以预料,且大多数菜品不能批量生产。

企业每天所接待的宾客来自四面八方,由于不同的年龄、性别、民族、地域、职业、文化背景、性格,因而餐饮习俗和爱好形形色色,千差万别,即便是同一种餐饮产品服务,不同的宾客的感受和评价可能也会大相径庭。

餐饮产品的生产环节多,管理难度大。餐饮产品的生产从菜单设计、原材料采购、烹饪制作、餐厅服务到结账送客等环节众多,各个环节的连贯性较强,必须相互协调,才能保证产品质量。

随着餐饮业的发展,业内竞争的加剧,人们对餐饮产品质量的要求越来越高,影响餐饮产品质量的因素也越来越复杂,因此,餐饮业必须实行全面餐饮产品质量管理,以取得最佳的经营效果,达到合理营养、平衡膳食的目的。

（三）餐饮经营成本管理

1. 食品原料的成本控制　食品原料的成本包括主料、辅料和调料成本。食用原材料成本通常由食品原料的采购量和消耗量两个因素决定。因此,食品成本控制的主要环节是食品原料的采购和食品原料的使用。

2. 饮料原料的成本控制　饮料成本控制在许多方面与原料成本控制相同,也是从制订饮料采购、验收、仓储生产和销售的标准和程序入手。但由于大多数饮料可长期保存,饮料的加工程序比较简单,同时饮料属易携带性物品,故饮料与食品的成本控制方法又有不同之处。

3. 人工成本控制　包括用工数量和员工的工资率控制。用工数量主要指用于餐饮生产和经营的工作时间数量;而工资率是餐饮生产和经营的全部员工的工资总额除以员工生产和经营的工时总额。人工成本控制就是对餐饮生产和经营总工时和工作人员的工资总额控制。现代化的餐饮经营和管理应从实际生产和经营技术出发,合理地进行定员编制,控制非生产和经营用工,以先进合理的定员、定额为依据控制餐饮用人数,使工资总额稳定在合理的水平上。

4. 燃料和能源成本控制　是餐饮经营中不可忽视的成本。控制燃料和能源成本主要是教育和培训全体员工,使他们重视节约能源,懂得节约燃料和能源的方法。此外,管理人员还应当经常对员工的节能工作和效果进行检查、分析和评估,并提出改进措施。此外,控制燃料和能源成本与制订厨房节能措施分不开。

5. 预算　餐饮生产预算是餐饮成本控制的有效方法,餐饮成本是一项综合的经济指标,控制水平在一定程度上反映了餐饮管理水平的高低。因为,要搞好餐饮成本的预算,须通过经常定期的核算分析,寻找餐饮成本升降的原因,揭示餐饮经营管理中成绩与存在的问题,推动餐饮管理水平的提高。餐饮成本控制不仅是餐饮经营管理的核心内容,也是管理技术。餐饮成本控制技术的掌握,需要管理人员不仅要掌握经营管理的传统知识和技术,还必须不断打破常规,进行逆向思维和创造性思维,探讨出超出平常的管理措施和方法,达到成本控制的目的。

（周晓燕　彭景　王瑛瑶　杨月欣）

参 考 文 献

1. 周晓燕. 烹调工艺学. 北京:中国纺织出版社,2008.

2. 季鸿崑. 烹调工艺学. 北京:高等教育出版社,2003.

3. 中国烹饪协会,日本中国料理协会. 中国烹调技法集成. 上海:上海辞书出版社,2004.

4. 邱庞同. 中国菜肴史. 青岛:青岛出版社,2010.

5. 中国营养学会. 中国居民膳食营养素参考摄入量(2013版). 北京:科学出版社,2014.

6. 中国营养学会. 中国居民膳食指南(2016). 北京:人民卫生出版社,2016.

7. 杨月欣. 营养配餐和膳食评价实用指导. 北京:人民卫生出版社,2008.

8. 杨月欣. 食物营养成分速查. 北京:人民日报出版社,2006.

9. 孙长颢. 营养与食品卫生学. 第8版. 北京:人民卫生出版社,2017.

10. 彭景. 烹饪营养学. 北京:中国纺织出版社,2008.

第十三章

食物成分数据库

农作物、水产和禽肉类等是人类赖以生存的基本食物,准确而详细地描述其基本品质、营养成分和非营养素成分参数,是满足人类基本需要和生存、提供最基本社会保障和服务的先决条件。食物成分数据库(food composition databases,FCD)是一个国家了解人群营养状况、评价膳食营养质量、设计和实施营养改进计划必需的基础资料,也是农业、食品工业、商业等部门发展食物生产及加工、优化和改进国民食物结构的重要依据。随着世界一体化,尤其是国际食品贸易的发展,食物成分数据的交流和数据共享日益迫切。因此,国家食物成分数据的研究和发展被列入国家基本数据的组成部分。

第一节 食物成分数据库研究发展史

关于食物成分库的研究,早期仅是食物中化学组成的研究。简单可分为三个阶段。第一个阶段是随着食物和人类健康关系的建立,以化学物质为导引的探索食物成分研究;第二个阶段,随着技术手段进步和社会发展需要,以食物为基础的不同类别食物成分的研究和"国家食物成分表"建设。这个时期,扩展了对不同类别食物中营养素和植物化合物等成分研究,建立网络并积累了大量数据。第三个阶段,近年来随着计算机数据系统的发展,数据化和信息化的学科交叉等进步,食物数据库规范化、标准化研究以及信息化和应用研究越来越广泛,国家食物成分数据库、不同用途的食物数据库使之更加方便查看和使用,成为营养学科必不可少的基础和工具。

一、国际食物成分数据库的发展

据记载,最早的食物成分表诞生于 1818 年。研究起源于一名英国糖尿病医生和他的学生,他们把食物中的碳水化合物含量与预防和治疗糖尿病结合,收到了良好的效果,由此引起了化学家、生理学家对食物成分研究的极大关注和参与,一本仅有 40 个食物的成分数据单行本开始在英国流行。

随后,美国开始了食物成分的研究。并在 1906 年出版了世界上第一部关于《美国食物化学成分》的第一本正式出版物。从那时起人们开始利用"数据表格"记录和描述食物成分,供专业人员和非专业人员应用。随着收集的数据量越来越大,使用计算机数据系统可以方便地储存和应用,因此,在印刷体的食物成分表继续推广应用的同时,人们越来越依赖于计算机化的数据系统——即建立食物成分数据库。

(一) 国际组织建设

随着社会经济的发展和科学的进步,人类对食物成分及食物成分数据重要性的认识更加明确和深入。食物成分数据受到相关国际组织和世界各国政府越来越高度的重视。1975 年国际粮农组织(FAO)即建立了食物营养部,专门负责各国食物成分数据的发展问题,并相继与世界卫生组织(WHO)一起在日本建立了联合国大学(UNU),以通过开展有关的研究和培训帮助解决全球十分紧迫的人类生存与福利问题。1983 年在 FAO 和 UNU 的支持下又成立了国际食物成分数据协作组织(International Network of Food Data System,INFOODS)。INFOODS 专门负责对世界各国的食物成分数据来源、数据质量、编辑、数据库建设等技术工作,进行专业培训、技术指导和交流,在各国食物成分数据的建设者、编辑者和使用者之间架起一座科技促进、协作和信息沟通的桥梁。目前 INFOODS 已在全球成立了 11 个地区性分支机构,分别是:

- AFROFOODS
- ASIAFOODS
- CARICOMFOODS
- CARKFOODS
- EUROFOODS
- LATINFOODS
- MEFOODS & GULFOODS
- NEASIAFOODS
- NORAMFOODS
- OCEANIAFOODS
- SARRCFOODS

其中,中国所在的东北亚食物成分数据协作机构(NEASIAFOODS),包括韩国、日本、蒙古和我国大陆及港澳台地区,中国 CDC 营养与健康所为 NEASIAFOODS 区域食物成分数据协作机构的协调中心。

(二) 技术标准建立

FAO/INFOODS 在 20 世纪 90 年代初提出了食物成分数据的标准化描述建议和规则,FCD 的科学描述包括标准方法和命名规则、转化因子、计算方法和数据表达形式等,为实现世界范围内的数据表达科学化和数据共享提供了措施和目标。

长期以来,各国政府投入大量人力和物力用于 FCD 的研究,使得近年来食物成分数据领域内的研究有了长足的发展和进步。如美国的食物数据每年都有所更新,已经不仅包括常规食物的营养素,还增加了植物固醇、大豆异黄酮等植物化学物成分数据,以及品牌食品的数据库信息;

日本也成为一个拥有食物大数据的国家,很多国家已经把食物成分数据研究与经济贸易密切相关联,比如 DHA 与鱼油研发、脂肪酸与橄榄油促进等。

二、我国食物成分数据库的发展

我国食物成分研究起始,也是我国营养学的起始。在食物化学、食物营养、食物成分表以及食物成分数据库的不同发展阶段中,研究食物和人类健康的发展过程和规律,包括食物种类和营养物质发展两种研究角度,探讨和比较食物营养特点,了解加工食品营养发展方向,成为营养科学研究工作向前迈进的阶梯。

(一) 起始阶段

早在 1918 年,关于食物分析的研究文章就有发表,但是有计划、有系统的食物分析和归总工作则是由吴宪教授开始的。1928 年,吴宪教授《中国食物的营养价值》一书出版,第一份"食物成分表"以附录形式也被刊载,标志着我国食物营养的研究掀开了序幕。该书不但归纳梳理了食物营养的基本理论和规律,"食物成分表"中还有 270 种常用食物的蛋白质、脂肪、碳水化合物和灰分的含量,61 种食物的钙、磷和铁的含量,以及 74 食物用加减号表示的 4 种维生素相对含量,成为我国营养学和食物成分表的开山之作。1939 年张昌颖等对钙、磷、铁的数据做了补充,先后包括 203 种食物;李维荣等分析的上海食物和郑集分析的南京食物的数据结果都是在 1937 年发表的。此外,还有一些研究者对于个别食物的某些成分做了测定,到 1950 年为止,有关我国食物分析的报告共有 37 篇。

(二) 第二次发展

中华人民共和国成立之初,结合我国营养不良的情况,我国开始集中人力、物力,系统测定我国食物中维生素的含量。以周启源教授为代表的老一辈营养学家,完成了 293 种常用食物中维生素 A、胡萝卜素、维生素 B_1、维生素 B_2、烟酸、维生素 C 等 6 种维生素的测定工作,填补了我国食物成分的空白。在此工作基础上,周启源等收集了中华人民共和国成立前我国科学工作者发表的食物营养成分数据,并经过整理,于 1952 年编制成我国第一部真正意义上的《食物成分表》,由商务印书馆出版发行。随后《食物成分表》多次再版和改版,对第一版进行修改、补充,食物品种增加到 444 种,包括了野菜和藏族食物;在营养成分方面增加了镁、钾、钠、氯等矿物质的含量;主要营养素含量在烹调过程中的变化情况也包括在本册内。从这册开始,我国食物成分数据编辑出版已经开始注意引用国内文献数据。1963 年出版的《食物成分表》增加了部分水产鱼类食物及部分食物必需氨基酸的含量;后来这一版被改称为"新一版"。新二版《食物成分表》于 1977 年出版,增加了上海、福建、湖南、湖北、广西、四川、贵州、陕西、甘肃、新疆等省(直辖市、自治区)防疫站提供的资料以及中国医学科学院卫生研究多年分析、积累的食物资料。

(三) 第三次发展

20 世纪 80 年代,以王光亚、沈志平研究员为主的营养学家,学习国外食物成分分析新技术,重新对我国主要食物进行了成分分析,分别出版了《食物成分表(全国代表

值)》与《食物成分表(分省值)》,共两册。此工作组织了十多个省市参与,大大促进了食物成分数据发展进步;覆盖了 28 大类 1358 种食物 26 种营养素的含量,456 种食物的氨基酸含量,356 种食物脂肪酸含量以及 400 种食物胆固醇含量,填补了我国以往各版本的许多空白;不仅更新了数据,而且统一了采样、样品处理和分析方法。为满足国际交流需要,1997 年在美国出版并发行了英文版(*The Composition of Chinese Foods*)。1996 年我国加入 INFOODS 组织,并成为中亚食物成分数据信息网的协调国家。

(四) 第四次发展

在 2000 年后,我国的食物营养研究和分析技术有了较大发展。在国家科技部公益基金等项目支持下,由杨月欣研究员主持,对 1000 余个新食物和包装食品进行了分析测定,并在食物分类、数据表达标准化、编码和编制形式开展了一系列科学研究,并于 2002 年、2004 年、2009 年先后出版了《中国食物成分表》。一方面对食物描述、数据信息进行了较大的调整,另一方面增补了加工食品和新品种食物的成分数据。从 2010 年开始,在国家财政支持下,由中国疾病预防控制中心营养与健康所负责组织,在省级疾控体系启动全国食物成分监测系统,以完成省内代表性主产食物、居民常消费食物、地方特色食物等营养成分分析,目前已经覆盖到 19 个省,并将逐步扩展到全国各省。2018 年,食物成分数据重新规划和编辑,分为植物食物、动物食物和包装食品三个部分。由杨月欣等主编的《中国食物成分表标准版》,这一最新版本大量增补了食物种类和植物化学物等的数据,使之更加系统化,数据最科学化。

我国食物数据库的工作始于 2002 年,为了便于计算机时代的应用和信息化发展,对每条食物都给予特定的编码,数据字段、表达和索引等以"数据库"技术要求重新规划,以方便计算机检索、识别和应用。目前已经有各种版本用途的食物数据库。

总体说来,食物成分研究是一项营养学的基础性工作,它不仅依赖于营养学理论、分析化学技术的发展和进步,也对促进营养学研究、农业生产、食品科学、相关政策法规建设等发挥重要作用。食物成分数据研究是一项综合性项目,既包括食物分类、标准化分析技术、质量控制与管理,也包括系统命名、数据科学表达、营养损失因子、数据编辑、信息转化等一系列内容。食物成分数据研究的呈现结果不仅是实验室分析的数字性结果,也包括数据对营养科学解释,本章将详细论述相关问题,这些研究的原则同样适用于各地区、各行业开展的食物数据库工作以及其他目的的相关研究。

第二节　建立食物成分数据库的基本要求

一个食物成分数据库所包括的食物自然应该是越多越好,所囊括的食物成分数据越多越好;但是,由于人力、物力、财力等各方面的限制,没有一个国家或地区的食物成分数据库能够覆盖到所有可获得的食物和所有与健康相

关的成分；因此建立一个食物成分数据库既需要权衡投入、产出比，也要考虑其"容量"的大小是否满足该国家/地区农业建设或公共卫生政策之所需。

建立食物成分数据是建设食物成分数据库的基础工作，涉及食物选择、抽样方案、检测技术、数据质量、科学表达等方方面面，数据的代表性决定了其应用范围，也决定了其满足用户需求的可信度，因此对这一过程，无论是 INFOODS 还是我国的食物成分数据监测体系都有严格的要求，目的在于为实现可交换的数据共享打下基础。

一、食物选择和确定原则

大多数国家能够明确识别和消费的食物可能有近万种，但是从消费频率调查中发现，其中 200～300 种食物的消费量综合就占到食物总消费量的 90%。很明显，在营养研究经费有限的情况下，研究居民很少消费的食物实际是"浪费"的。因此，为了使有限的资源得到最大程度的利用，充分考虑要包括在食物成分数据库中的食物的优先性和代表性是非常有益和必要的，因此往往需要回答 3 个问题，即食物有哪些分类、在政策建议或科学研究中哪些食物是重要的、需要重点研究的或有足够代表性的是哪些食物。

（一）食物的分类

按照食物类别来进行食物成分数据研究是选择食物的基本原则，这主要是由于同类别食物在营养特性上、样品采集和分析方面经常存在一些共性问题，在信息资源的使用方面也有许多相似之处。因此，做好食物分类往往是作为食物成分数据研究的第一步。

食物分类的原则有很多种，如有基于农业作物的分类方法、基于食品工业生产的分类方法、基于食物消费水平或营养学特性的分类方法，各国和地区并不统一。这一方面与各国和地区饮食文化、膳食习惯和所依从的标准，也与数据库建设的初衷目标和侧重点有关。比如美国将食物分为 23 类，侧重于直接入口的食物；英国更重视食物原料，将食物分为 14 类。尽管统一食物分类非常困难，1982年，国际粮农组织还是提出了一个用于食物成分研究、数据库研究的食物分类方法（表 2-13-1）。

表 2-13-1　食物分类方法

编号	食物类别	编号	食物类别
1	谷类及制品	8	肉、禽及野味
2	含淀粉多的块茎和水果	9	蛋类
3	干豆类及制品	10	鱼贝类
4	坚果、种子类	11	乳及乳制品
5	蔬菜及制品	12	油脂类
6	水果	13	饮料类
7	糖及糖浆	14	其他

我国饮食文化丰富，除了原料型食物外，还有很多传统工艺的加工食品，因此在食物分类和命名上也存在很大困难，2002 版《中国食物成分表》对食物分类进行了统一，目前卫生行业标准《食物成分数据表达规范》（WS/T 464—2015）中将食物分为 21 大类若干亚类（表 2-13-2）。

表 2-13-2　我国食物成分表中的食物分类情况

编码	食物类名称	编码	食物类名称	编码	食物类名称
1.	谷类及制品	8.	畜肉类及制品	15.	速食食品
2.	薯类、淀粉及制品	9.	禽肉类及制品	16.	饮料类
3.	干豆类及制品	10.	乳类及制品	17.	含酒精饮料
4.	蔬菜类及制品	11.	蛋类及制品	18.	糖、蜜饯类
5.	菌藻类	12.	鱼虾蟹贝类	19.	油脂类
6.	水果类及制品	13.	婴幼儿食品	20.	调味品
7.	坚果、种子类	14.	小吃、甜饼	21.	其他

（二）确定优选食物类别的原则

确定某类食物是否纳入食物成分数据库，一般可依据国家或地区的实际需要、要解决的工作目标，根据重要意义列出优选排序，通常至少有下面五个方面问题的考虑。

1. 本国（或地区）与营养有关的公共卫生问题　众所周知，人每天都要从膳食中摄取各种营养物质，以维持其生命活动和社会活动。如果某种营养素长期摄入不足，就会引起营养缺乏或营养不良；反之，某种营养素长期摄入过多，也可能会造成营养过剩，导致与营养有关的慢性病。因此，一个国家或地区开展食物成分数据研究时，首先要搞清楚期望解决什么样的营养问题，与此问题密切相关的食物信息和营养素富集程度，再结合食物的消费水平确定食物样品。比如，当要解决蛋白质-能量营养不良时，应考虑所有主要消费的食物类别；要解决维生素 A 缺乏时，应

优选考虑动物性食物、水果、蔬菜和奶制品；遇到各种慢性疾病时，如冠心病、糖尿病、高血压等，则将重点考虑富含油脂类、盐、糖的食物，以及尚不了解加工食品等。

2. 结合食物的消费模式　了解广大居民的膳食结构和营养状况是一个国家或地区建立食物成分数据库的目的之一，而居民主要消费的食物是评价其膳食结构的基本资料，在建立食物成分数据库时应优先考虑消费频次最高和（或）消费量大的食物类别及食物。除了总体人口信息外，也需要考虑特殊人群的常消费食物，尤其是婴幼儿、需要特殊膳食的人群以及少数民族等，某些食物或许对总人口而言可能消费量很少，但对这些人来说，却可能构成了他们的主要消费模式。

3. 农业、养殖业和食品加工技术的发展　随着时间的推移，农业种植技术不断发展，新品种作物的推广栽培，各

种肥料、农药等的普遍作用,使得某些食物在生长、收获、加工处理等过程中,营养成分含量也会发生显著的变化;同样,由于饲料、各种添加剂等在养殖业中的大量应用,也会引起动物性食物营养成分发生改变。因此,在探讨食物多样性、筛选食物品种、获得地域特征时常需要进行食物成分数据分析与评价。

4. 食品贸易和经济往来　许多国家都有食品出口贸易。如果出口的食品有营养成分数据,往往更容易引起重视,有利于食品出口贸易的开展。具备这些信息也会有利于食品的销售、质量监管和合理广告。

5. 地区性的特殊食物或资源利用　仅限于某一国家或地区的食物,如地区性的鱼类、植物性食物,尤其是加工食品,可能以前从未被研究过。对这些食物也需要进行原始性的分析检测,这类食物也应优先被考虑引入国家的食物成分数据库。

这些问题不是孤立的,有时常需要综合考虑,比如为了了解不同地区人群碘摄入水平,除了考虑各地居民常消费食物外,也要考虑到当地的水碘分布,食物的种植方式等问题。

(三) 确定待测食物品种的程序

食物类别确定后具体到待测食物的确定,还需要大量有关食物销售和消费资料,这些资料也将会用于设定抽样

方案。例如,根据农业、商贸及市场营销部门提供的信息,可以了解哪些部位的肉食是最畅销的,哪些零售店销售的肉食最多;查找销售的新栽培作物以及用于食品加工作物的资料;通过零售商贸杂志或咨询食物制造商,能够了解同一食品不同商标所占市场份额的有关资料等。如果食物成分数据库不能经常性地修改或升级,对于一些专有食品来说,有必要只限定在有固定配方和生产条件固定的食品。

为了简化食物成分数据库的制作过程,或建立用于特殊用途的食物成分数据库,有必要尽可能减少待测食物的数量,并同数据使用者共同确定。

一旦确定了一类食物中相对重要的食物,则要进行一定的分析:①是否存在关于这些食物的营养成分含量数据,如有则要对这些数据的质量进行仔细评估,符合质量要求的可以直接引入数据库;②如果没有这些食物的营养成分数据,或者已有资料不符合质量要求,则需要设计抽样方案,通过采样分析获得数据;③如果入选的食物,有相应的生食、经过加工和精制的各种形式食品等,原则上应给出相应的成分数据,但优先顺序因国家和地区的情况而异;如果资金有限,还是建议优先考虑生食和消费量较大的食品。

图 2-13-1 描述了食物选择过程的不同阶段。

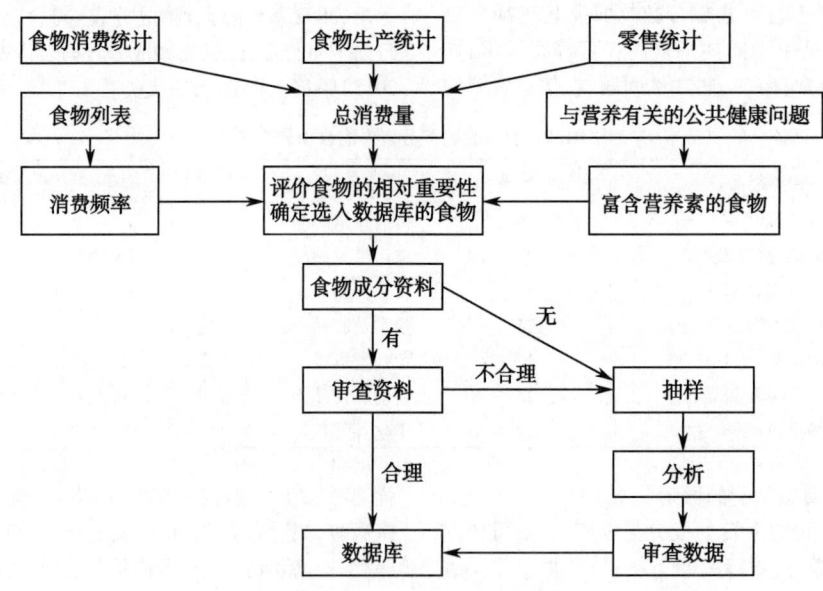

图 2-13-1　食物选择过程的不同阶段

二、样品的来源与类型

食物样品的来源应代表对国家和地区的覆盖程度和范围,从样品抽取、制备到待检的分析样品的每一个阶段都有一定的要求,抽样方法、样品性质和检测数量决定了食物成分数据科学性和代表性。因此无论是数据库编辑者还是使用者都应该审慎看待样品的来源与类型。

按照 FAO 和 INFOODS 的指导建议和各国经验,用于建立国家或地区食物成分数据库而分析的食物样品处理

原则归纳如下。

(一) 食物样品的来源

一个国家或地区食物成分数据库的样品来源至少包括以下方面:

1. 大批散装食物(bulk commodities)　这类食品指仓库或粮仓内的谷物、肉类等,常常是主要食物或主要的原料食物,需要进行分析以利于国际贸易或食品加工。

2. 批发食品(wholesale foods)　这类食品包括畜禽类、包装食品等,通常也不能在零售店获得。

3. 零售食品(retail foods) 在西方一些国家,这类食品占了食物成分数据库中大多数。对于主要的产品类型,要在不同档次的市场(如露天市场、路边零售摊、商场、超市等)购买,并且购买的数量要能反映该地区零售业基础结构中不同档次食品市场的比例。同时,还要求主要食品能反映出地区性的差别(气候条件、土壤等)。因此,任何主要食物(如大米、猪肉等),要在不同的地区采集,并且采集的比例要能反映出这些地区的人口密度和(或)产品的数量。

由于人们对食物偏爱,直接消费的食品在各零售市场的情况也有差别,还可能存在社会经济或文化的差异。因此,在设计抽样方案时,不仅要体现这些差别,还要反映出不同人群组之间食物消费模式的不同。

4. 田间食物(fields foods) 以农业为主的国家或地区,建立食物成分数据库时,主要分析的是这类食物。很多发达国家的居民由于较少直接消费这类食物,因此较少考虑甚至忽略;但如果家庭制作的食物超过总消费量的10%,就应该进行这类食物的抽样分析。采集这类食物时,需要对品种、生产地区、生长环境(如日照、海拔、灌溉等)等信息进行描述,这不仅是采样的控制环节,也是控制数据质量和解释数据结果的重要环节。

很多膳食营养学研究需要了解居民消费膳食的成分含量。这类样品常常是多种食物的混合物,并且包含了因烹调、加工使其成分含量发生变化的因素。真正抽取有代表性的这类样品相当困难,特别是在中国和印度这样有着丰富饮食文化的多民族国家,因此对这类食物不是经常性地做分析工作。但当某一个研究项目需要探讨膳食合理性及其对营养与健康的影响时,需要进行严格的抽样设计,如从一些有代表性的居民家庭厨房或一些机构(如企业、学校、医院等)食堂中抽取一定数量的样本,或采用双份饭法获得目标人群的膳食样品。由于实验室内的烹调样品缺少代表性,因此不能作为纳入数据库的样品来源。

选择了上述四个方面的食物,就可以对不同层次食物的成分数据有一个比较全面的了解,能够满足不同方面的需求。如根据第1、2类食物可以对总体消费的食物进行评价;根据第3、4类食物可以反映出家庭食物消费的统计和个体膳食摄入量;根据食堂食物可以反映出群体的膳食摄入量。

(二)样品的类型

样品(sample)是相对于整体或总体提出的概念,从总体中抽取样品的过程称为抽样(sampling),抽取的样品并不直接用于分析,还需要经过一定的处理、缩分,因此根据样品处理的不同阶段又分成不同类型。

1. 实验样品(laboratory sample) 是指按照研究设计从采样地点抽取的用于实验室分析的实验材料。这是依据项目目标和课题设计由不同来源采样地点获得并送往实验室的,应该有明确的抽样记录,并保证充足的抽样数量。在开展食物成分分析时往往还需要一定的组合、去除不可食部分或其他的处理环境,因此实验室样品只是分析样品的前期状体。

2. 分析或待测样品(analytical or test sample) 是指用于实验室检测的样品。因为实验室样品的量还往往较大,因此需要进行一定的处理,以适合检测之需。在处理过程中要保证做到:

- 通过均匀地缩减减少样品量,在缩减时往往需要根据样品的形态采用几何法进行缩分。
- 在不损失营养素或不引入污染情况下,尽可能减少样品颗粒大小。
- 需要尽可能混匀,达到均一化的目的,使分析样品延续实验样品的代表性。

在制备分析样品过程中,可能还会经过反复处理、缩分,因此在实验样品与分析样品的中间过程中还会有初级样品、次级样品。

(三)实验样品的抽取

正确抽取和处理食物样品是食物成分数据库研究的基础和关键。抽样是采用一定方法从总体中抽取一定单元数量样品的过程,一般来讲,抽样和分析是一个统一体,至少应给予同样的关注。抽样方案和抽样过程一定要与分析工作的目的相匹配,如果采集的食物样品不合理,处理不恰当,即使检测要求的精度和准确性很高、花费了很多的人力和物力,所得结果也是可疑的,也是一种资源浪费。

食物成分数据的检测者、数据库的编辑者和使用者都必须了解抽样的原则和方法,以避免选用了不合理、不具代表性的食物成分数据。

总的来讲,样品的抽取应满足以下几个目的:

- 选取符合居民消费状况的代表性样品;
- 提供食物成分变异的信息;
- 确保所分析的部分能代表采集的食物;
- 在采集、处理、贮存或分析过程中,防止原材料丢失、污染或变质。

1. 抽样方法 在食物成分研究中使用的抽样方法主要有以下几种:

(1) 随机抽样(random sampling):指被研究食物的每个个体都有等同的概率被抽取作为分析样品。随机抽样过程可以用人口分布的权重或该地区的食物消费模式进行校正。在开始计划一项食物成分研究时,应先设计一套随机抽样的方法,然后再根据营养素分析方法的要求进行完善。随机抽样不应与随意抽样混淆。

随机抽样是开展食物成分研究最理想的抽样方法,在实际工作中由于资源有限,往往难以做到。

(2) 代表性抽样(representative sampling):是指制订一个抽样计划、以充分反映总群的性状特征而进行的抽样。这是食物成分研究首选的抽样方法。一般可以完成,但是花费大。

(3) 分层抽样(stratified sampling):即先将总群分成若干个部分(层),然后再在每个层内随机抽取食物样本。这种方法对于营养成分研究常常是非常有效的。

(4) 选择抽样(selective sampling):是指通过制订抽样计划、有意识地筛选出具有某些特征和(或)具有其他相关特征的食物。在选择性抽样中,一定注意避免在特定生产条件下生长的,或在某特定成熟期收割,或收割后给予一定的处理,或在规定的条件下烹调的食物样品;因为这类数据可重复性差,虽然也可以为食物成分数据库提供有用信息,但这类样品代表性较为局限,不能反映大众通常消费的食品,因此其应用受到限制。随机采集在实验室特定条件下制作的食物样品也应被视为选择抽样,其结果不宜推广到更广泛的环境。

选择抽样特别适合于污染物的分析,反映集中在污染物暴露环境中的污染情况(如表面污染物)。相比之下采用随机抽样,会由于样品稀释作用使得被检出的毒物含量水平低于方法检出限;而对于营养素研究而言,这类抽样方法有效性较差。

(5)方便抽样(convenient sampling):是在可及性、方便性、花费、有效性或其他原因的基础上选择食物样品,而不直接考虑各种抽样参数。从方便、易得的角度讲,这种抽样方法在食物营养学研究中非常普遍,但可能会产生误导。它的作用可以用于对食物成分变异的初步估计,如希望获得结论性的评估则需要采用严格的抽样设计并重新抽取代表样品进行分析。经方便抽样获得的食物成分数据,未经仔细审核,不应纳入食物成分数据库中。

2. 影响抽样的因素　影响食物抽样的因素很多,食物成分受地区、季节、生理成熟度、加工等各方面的影响变化较大。

(1)地区性:因为不同的土壤、气候都会影响到食物成分含量,一些食物也可能只在当地生产和销售。另外,不同地区对食物还会有不同的偏好,尤其是制作方式方面。所以国家食物成分数据库最好能覆盖到各个地区。

(2)季节性:季节性变化能够引起食物营养成分含量的改变,如水分、碳水化合物,尤其是维生素的变化。动物性食物(如乳及乳制品)和蔬菜、水果中的维生素水平都会因季节发生改变。因此,对于这类食物应在适宜季节(如湿季或干季)或是按月采集样品,分析水分和其他受季节影响的成分;而另外的一些成分可以只分析一个或几个由不同季节样品组成的复合样品。

(3)生理性状和成熟度:食物生理性状和成熟度能够引起食物成分的变化,在植物性食物主要是游离糖、有机酸和维生素含量的改变,在动物性食物主要是脂肪和矿物质含量的改变。另外,植物性食物收获以后,如果变得枯萎,其水分含量下降,也影响那些代谢较快的食物成分(有机酸,糖)的浓度。

(4)栽培变种的变化:对于不同的栽培变种,可以只重新分析一部分营养成分。如不同颜色的栽培变种(白、黄、橙色)必须单独分析胡萝卜素。另外,水分和维生素 C 对于不同的植物变种也应进行分析。食物营养的生物多样性研究则重点评估同类不同品种的食物营养成分分布范围以及新品种的变异程度。

(四)分析样品的类型及处理

相对于检测所需的样品而言,由采样地点抽取的实验样品仍然可能数量较大,因此需要进行均匀化缩分,必要时还需要一定清洗、去除不可食部分,在不损失营养素和无污染的前提下尽可能减小样品颗粒大小及匀质处理,经彻底混合达到具有均一化、与实验样品代表性一致的分析样品。

根据建立数据库的目标,在进行样品混合等一系列处理过程中,应注意区分分析样品的性质,不同性质的分析样品存在的固有差异都可能不同程度地影响到食物成分数据的可靠性。

1. 单样(single sample)　指的是由同种单一食物制成的分析样品,这类分析样品最好有多个可用于重复测量的样品,如不同批次某品牌食品。重复测量有助于分析食物成分数据的变化情况,可以提供较可靠的食物成分数据,对于数据库来说是非常有价值的;但是,单样分析会耗费相当大的资源和时间。如果遇到的是不可重复的食物单样,由于可能会产生偏倚较大的分析数据,因此这类数据不适合纳入食物成分数据库,除非这种食物相当宝贵或不寻常而难以进行重复分析。为了对使用者负责,数据库的编辑者可以收集来自不同实验室的分析数据,在对数据变异情况进行统计分析之后,计算均值或中位数。由单样获得的食物成分分析数据只能代表这一食物本身,偏倚较大。

2. 单一组合样(single composition sample)　指的是由多个同种食物样品通过混合组成的分析样品。混合的方法可以采用等量混合,或可根据样品特性采用不等量混合。对单一组合样进行分析的目的是保证所测样品足以代表这类(种)食物营养成分含量的集中趋势,比如由 10 个相同商标的奶粉混合形成分析样品,比单一奶粉样品更具代表性。单一组合样作为食物成分数据库常用的分析样品类型,其优点是以相当经济的方式获得数据的代表值,缺点是不能提供该种食物的变异信息。

由于食物的种养殖方式、生长环境(地区、季节、土壤等)、成熟度、加工方法等因素的不同,会引起某些营养成分含量的差别,因此若要了解这种食物营养素的平均水平,分析单一组合样是必要的;但如果研究者希望分析食物因各种因素导致的变异情况,单一组合样就不适合了。

3. 复合样(multiple composition sample)　指由同种但不同亚类的食物组成的样品,比如来自不同品种、地区、种植方式、季节的食物(如苹果)组成的分析样品。在组成复合样时,来自不同亚类的样品可等量混合,也可根据市场占有率、生产分配、人口密度按权重比例进行混合,以保证复合样的代表性。比如来自三个种植园的香蕉,其中 1 个销售额占 80%,另 2 个分别占 10%,则复合样的比例分别为 8∶1∶1。

复合样比单一组合样进一步消除了样品间的差异,所获得的分析结果可以代表这类食物(如苹果)的平均水平;对于膳食中消费量相对较小的食物来说,采用同比例混合的复合样分析结果更适合作为数据库的资料。

对于数据使用者来说,在膳食调查中,由于消费者可能并不直接从产地购买食物或者并不了解食物的品种等基本信息,因此调查者宜选择由单一组合样和复合样获得的分析数据。

分析样品在进行检测前还需要一定的制备,包括混匀、匀质化处理、缩分等步骤,可以参照第三卷第十章的相关内容进行展开。

(五)样品的数量

食物样本量大小也是保证分析数据质量的一个重要

方面,如果抽取有尽可能多的食品单位,并达到能够处理的最大量,所得数据的代表性将大大增强。所抽取的样品,无论是完全一样的单一样品,还是混合样品,都对检测结果有重要影响,因此抽样数量既要考虑食物的代表性,也要反映食物成分的变异性。如果是已知变异大的食物或成分变化大的食物需要更多的样品数量,而基本保持不变的食物需要的样本数可以较少。对于大多数研究而言,食物中某种成分的分布范围和变异程度往往是未知的,因此也常常根据经验决定样本的大小,前提是尽可能满足抽样设计要求。

一般来讲,实验样品的抽取数量应配合分析样品类型进行综合考虑,至少有以下几个参数应予考虑:

1. 所抽取的样品单元个数(k) 样品单元可以理解为"份""批"等,每个样品单元内的样品形态、性状应该与总体一致,样品单元的个数应尽可能满足统计学要求。如果待测食物属于营养成分变异较大的生鲜原料或加工食品,应至少抽取 10 个单元的样品;如果是配方固定的加工食品,且其原料、生产工艺和最终产品质量有严格的管理控制,那么可以适当减少抽取样品单元的个数。

2. 每个样品单元的质量(m) 每个样品单元的质量视食物本身的形态、部位、体积、均匀性等特性而定,应该足够充分。比如粉末、肉糜 100~500g,蔬菜、水果、体型较小的鱼虾 500~1000g,为保证足够代表性,尽可能选择范围上限;当然,如果购买的食物样品体型较大、不可食部较多且样品不是均匀的(如排骨、西瓜、体型较大的鱼等),不仅应该不受采样上限的限制加大采样数量,而且应该注意采集的样品具备完整形态。

3. 可供重复测量的分析样品个数(n) 无论是单样、单一组合样还是复合样,要想证明其分析结果的代表性或变异性需要进行一定的重复抽样,即以同样的方法进行抽样及样品处理,所获得的实验样品和分析样品都可代表总体的性状。尽管不是所有样品都需要进行重复测量,但是在设计样品数量需要考虑这一参数。比如制作预包装食品营养标签,比较稳妥的方法是从一批产品中随机抽取 k 个(如 k=12 个)零售包装食品构成一个混合样品,一共有 n 个(如 n=12 个)这样来自不同批次的混合样品进行分析,其结果均值可用作制定标示值的参考,根据变异范围可以帮助预测出现不合格产品的风险。

无论是数据的分析者、编辑者还是使用者,都应该认真探究这些"隐藏"在数据背后的信息,如果没有或不能确认对食物样品的详细描述,则这样的数据不可应用,即使是通过多次平行测定获得的结果也仅是反映分析技术的可重复性而已。

三、待测食物成分确定原则与方法

尽管人们希望一个国家或地区的食物成分数据库应包括所有已知或可能对人类健康有重要作用的营养成分,但这对于世界上许多地方都是难以做到的,尤其是在资源(资金、人力、实验设备等)受限的地区。因此,在确认哪些成分可纳入食物成分数据库时,应本着"成分-效益"的原则进行优先性排序。

1. 国家或地区亟待解决的公共健康问题 不同国家或地区由于经济状况等原因,可能面临不同的公共卫生问题,因此对于食物成分需求的迫切程度也会有所不同。比如,一些发展中国家急需解决营养缺乏病,因此,有关食物能量、蛋白质、维生素和矿物质的资料是其关注的焦点问题;而在一些发达国家,由于心血管疾病、糖尿病、高血压、癌症的高发,因此除食物能量、蛋白质、脂肪外,还会关注脂肪酸组成、胆固醇、膳食纤维、糖、钠等数据资料;另外,如果存在地区性营养素过量、缺乏或其他毒理学方面的问题,也应优先提供这方面的相关数据。对一个国家和地区来说,完整的营养与健康的流行病学研究、居民膳食指南的制定都是非常需要的,因此应尽可能保证满足这类研究需要的食物成分数据。

2. 营养学的发展状况和毒理学的认识 一个综合性数据库应尽可能包括已制定了国家居民膳食营养素摄入量的所有营养成分(如有可能,应尽量包括国际上制定了推荐摄入量的所有营养成分),能反映营养学和毒物学研究的总体状况;甚至,数据库的建设工作应更早地开展,因为人们对"新"的或"重新发现"的食物成分会产生浓厚的兴趣,所以食物成分数据库的项目负责人应了解当前营养学发展状况以及研究者的需求,特别是流行病学家和临床营养学家的兴趣点,以便及时有针对性地确定可纳入数据库的食物成分。

应该认识到,营养素以外的其他成分,如植物化学物、天然抗营养因子、污染物、食品添加剂等在膳食与健康(或疾病)的关系中也发挥着一定作用;有些成分,通过食物与消化道之间的交互作用或在新陈代谢时改变了食物的营养价值,因此值得被关注。

3. 现有资料的可利用性 对于某些营养素或非营养成分来说,可能早已是研究的重点,或者曾为某个法规标准的制定已经开展了分析测量,因此有关它们的资料是可查的。如果这些数据符合建立数据库的质量标准,也可以采用,或者作为辅助资料予以应用。但如果资料缺乏或不够充分,则不能将所有成分列入数据库,或作为资料性数据收集起来,以备日后评价应用。

4. 分析方法的可行性 对于一种食物成分是否能纳入数据库,其分析方法的可行性与可靠性是一个关键的决定因素。为了获得一种特定营养成分的数据,分析了多个食物样本,但如果这些方法是未经验证的,或得出的数值相互矛盾,那么是不符合成分-效益原则的,即花了钱做了事却得到可能不可靠的数据,因此还应优先考虑方法问题。如果检验方法可疑,也可以将方法学研究作为数据库建设项目的一部分内容来实施。如果和以往相比,有了测定营养成分的新方法或改良方法,也需要对一些重要食物或可能富含某种营养素的食物进行分析或重新检测,一方面作为方法验证,另一方面也说明数据间的可衔接性。

5. 资金、人力、实验设备的承受能力 决定对每种营养素进行检验受到各种实际情况的限制,如所需成本、时间、设备的可行性、化学试剂等。这些都是需要考虑的主要问题,尤其在一些发展中国家。对于具体的营养素必须要

713

对其成本与营养学或临床上的需求进行权衡。在资源有限的地区,可以寻求其他实验室合作完成,如国家有关食物方面实验室、食品工业分析实验室等。

图 2-13-2 标示了食物成分选择过程和步骤,资源的可利用性也是应该考虑的因素。

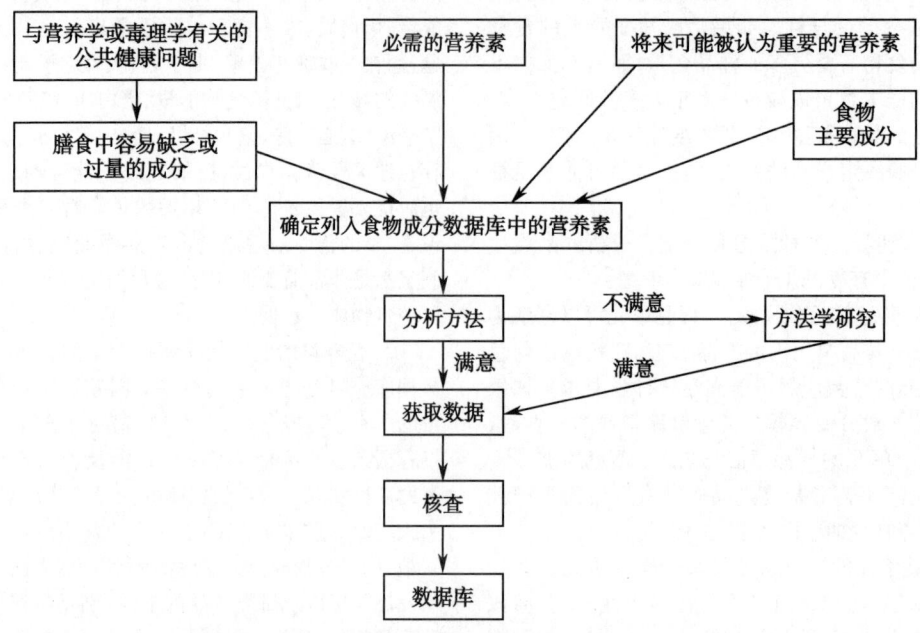

图 2-13-2　选择营养素或其他成分原则和步骤

第三节　食物营养成分的分析与数据表达

食物成分的表达方式依赖于营养学科的发展和分析方法的先进性。一种营养素名称的实际内含与其所使用的分析方法或计算方法、生物利用率、分型和结构、计量单位换算等一起共同构成它的表达方式,这一点往往是容易被忽视的。营养素表达的一致性是食物成分数据合理应用和评价以及进行国际间数据交流的前提;为了使各国、各地区的食物成分数据达成共享,FAO 和 INFOODS 组织全球专家制定了食物成分分析和表达规则和指南,以对食物成分的表达进行统一。

下面的论述重点服务于对食物数据表达的理解,适用于食物成分数据库和食物营养标签。

一、食物的描述

食物的描述应该包括食物的类别、科学名称、别名、产地、加工方法、物理状态等,其目的主要是便于使用者参考和裁定其可利用性。食物成分数据管理的基本目的就是想为使用者提供准确可靠的食物成分数据。由于各个国家甚至一个国家的不同地区间,因语言和文化的差异很大,在使用食物成分数据时,常常造成食物名称含义不明确,甚至引起混淆,给食物成分数据的使用与交流带来不便。为此,为了准确地选定目标食物,INFOODS 在统一食物的命名、规范对食物的描述方面做出许多努力。但实际上要做到统一仍需一个过程。国际上有关的 FCD 组织机构建立三种基本的技术方法,以尽量统一各国对食物的描述。

1. INFOODS 食物命名和描述系统　1987 年 INFOODS 食物命名和术语委员会推出了 INFOODS 食物命名系统。该系统采用自由文本方式,可以对有关食物的一切可能信息(大约 50 种)进行描述。在登记食物时,为使用者提供了一张能反映食物成分特征的列表,数据的收集者可以对照所列特征对食物进行描述,方便了食物的识别。另外,它还对单一食品和混合食品设置了不同的描述特征。

INFOODS 命名系统包含的食物特征比 LANGUAL 系统多,但没有为各描述词汇设置唯一代码。目前,本系统已在新西兰及南太平洋、拉丁美洲等地区的一些国家使用。美国农业部推出的食物成分数据库也是用了自由文本的方法对食物条进行,它虽然未采用 INFOODS 食物命名系统的格式,但这种方式的使用无疑对数据库正确选择食物而言增加了保障。

2. LANGUAL 系统　LANGUAL 系统是标准词典方式的描述系统。从食物几个相关的特征进行描述。它最初由美国食品与药品管理局在 20 世纪 70 年代末开始使用。1996 年欧洲 LANGUAL 技术委员会承担了有关 LAUGUAL 的维护和补充工作。该系统规定了从食物类型、植物或动物的部位、物理状态、烹调方法、处理方法等 14 个方面对食物进行描述。同时还建立了一个字典库对描述食物每一方面特征可能用到的术语进行了标准化,并制定了一个唯一的代码。对每一个术语同时使用几种语言编写,因此增加了系统的实用性。现在,利用该系统已对美国、法国、丹麦等国的食物成分数据库中 4 万多条食物进行了描述,并且在 LAUGUAL 国际互联网上可以查询相应的食物成分数据。

3. EUROCODE 系统 EUROCODE 是由欧洲食物成分协作网(EUROFOODS)工作组完成的一项工作,它按照在膳食研究中使用的食物分组和亚组将食物进行分类,并对一些特征设立了代码。EUROCODE 的应用在一定程度上促进了欧洲各国食物数据共享。但它只是按照一种特征对食物进行描述,对于每一条或每一类型的食物,在一个级别内的突出特征在设计时也还需要给予确定,因此使用起来不够灵活,也会产生庞大的分类。同时由于不同文化背景,人们看待食物之间关系的方式也不相同,难以形成一种国际化的分类方法。

以上三种方法,各具有优缺点。LANGUAL 分类的优势在于对词汇的严格定义和代码的使用。它不依赖于某种语言,而且也适用于系统化的计算机处理。而 INFOODS 系统采用自由文本方式更加灵活,但是由于格式不固定,在数据交流时易造成混乱,也不利于计算机进行数据处理。

其他国家的经验,如使用大量食物图片(如蔬菜、水果、鱼等)来对食物进行辅助性描述。各种技术方法(包括代码描述、文本描述、图片描述)的综合使用、互相补充已成为食物描述的一个新的途径。美国食品与药品管理局已经开发了食物数据库国际界面标准。该系统包括食物名称、LAUGUAL 术语、食谱信息、INFOODS 特征以及其他分类系统。这一系统将会逐步完善,并将会得到国际的认可。

我国食物描述有学名、别名、俗名等,在食物名称中也常使用标注"部位"和地区的说明,从 2002 年以来也逐渐配上了图片。随着计算机信息科学的大力发展,数据共享的时代要求,我国在对食物描述科学化和统一化方面仍需做大量工作。

二、食物成分分析和数据获得

食物成分分析和数据获得是食物成分数据库建设的重要内容,数据的准确性、合理性既依赖于分析方法的先进性、特异性与灵敏度,也与实验人员能力及其在操作过程中的经验、熟练程度密切相关,而且实验后期合理的数据处理也非常讲究。由于第三卷第十章详细论述各类食物成分测定方法,因此这里不再就方法进行赘述,而仅给出食物成分分析或数据处理所面临的基本要求。

(一)食物成分分析的基本要求

1. 食物成分分析应遵循严格的标准化实验操作流程,由有资质的实验室和有能力的实验人员完成,实验室应按照认证认可体系文件建立完整的质量管理体系。

2. 食物成分分析应根据食物类别、食物性状、食物成分含量水平和实验的目的要求选择适宜的测定方法,这些方法应至少满足以下几个要求:①测定方法给出的食物成分数据,与营养成分概念、定义上相一致或在预期范围内;②测定方法尽可能选择特异性强、灵敏度高且较为稳定的方法;③当一个成分有多个测定方法时,应优选国际公认、法律地位高的成熟方法或仲裁方法;④如果在分析过程中修改或优化了某些实验步骤或技术条件,应按照要求做出严格的方法比对或验证,确保方法可比性。

3. 控制实验误差。造成一个食物成分数据误差的来源主要有两方面,一个是前面已经提到的抽样误差,一个是实验过程中产生的分析误差,为此食物成分分析过程中应注意:①所有的分析测定,至少是待测样品的 2 次平行测定,如果相对偏差超过了方法的精度要求,必须重新测定;②为确保测定结果的准确性,应采用外标法、内标法、内部质控、外部质控、加标回收、复测等多种方式对结果进行确认,严格质量控制;③对影响测定结果的风险因素做出不确定度评估。

4. 应有严格的实验记录,确保数据的可溯源性。

以上要求是为了保证分析数据的可靠性和准确性。

(二)数据获得的基本要求

数据的获得通常有两个渠道,一个是完成食物成分分析获得数据,一个是外来的食物成分数据。这些数据即使分析得再好也不能直接将分析结果列入数据库,而是需要一定的核查、修正,保证数据的科学性和合理性。

1. 单位转换 食物成分标准测定方法中规定的数据表达单位可能与数据库要求的表达单位并不一致,因此需要必要的转换。比如某些矿物质,国标要求用 mg/kg 表达数据,而食物成分数据库中多采用 mg/100g 表达。

2. 数据转换 对于一些采用间接法获得的数据,往往需要一定的转换,以符合营养成分科学表达的要求,比如蛋白质测定的是氮,胡萝卜素需要转换成视黄醇活性当量。

3. 均值报告 从食物抽样到数据获得,有 3 个参数值得关注:①每次抽样是由 k 个单元混合成 1 个分析样品;②一共有 n 个这样的分析样品;③每个分析样品进行了 t 个平行测定。在处理结果时,t 个平行测定的平均值代表了 1 个分析样品的平均水平;如果这个分析样品来自 k 个单元,则 k 越多越说明这个平均值可以反映总体的平均状况;如果能对 n 个分析样品做出分析,则不仅反映了总体的平均水平,也反映了分布状况。由此可以看出,尽管都是均值,但均值背后的意义不一样,应该进行说明。当然如果数据量够大且不呈正态分布也可选择中位数表示。

4. 数字修约 在检验学领域,数字修约有一套比较成熟的理论基础,主要是依据仪器的精度,采用量值传递法进行有效数字修约,这在测定方法中都有明确的描述。与此略微不同的是,食物成分数据库中的数字修约不仅考虑了数据的精度,也考虑了对人体健康的意义。比如理论上,某营养成分含量可以表达为小数点后三位,但在数据库中修约到小数点后一位即可。另外在检出限和痕量值的修约上也有类似的考虑。

5. 数据关联核查 和其他指标不同,食物营养成分指标往往是相互依存的,因此数据获得后需要进行关联核查。比如理论上,食物碳水化合物含量不能小于0,但由于相关成分的测量不确定度,可能导致计算获得的碳水化合物小于0,为此需要设立碳水化合物计算结果可接受度范围,超过此范围提示测定结果不合理。同样,蛋白质应大于氨基酸总和,脂肪应大于脂肪酸总和,灰分应大于矿物质总和等。

6. 数据合理性核查 每种食物尽管由于品种、土壤、季节等因素存在生物多样性,但由于物种的特性,其营养成分有一定的特征性分布空间。比如大米蛋白质含量在

4~15g/100g 之间,大部分集中在 8g/100g 左右;如果一个新的大米数据处于比较极端的水平或超出这个范围,应对其由采样到分析的过程进行审阅,找到合理解释,否则应该复测或拒绝该数据。

数据获得后的转换、修约、审核,每一环节都很重要,是保证数据可以科学表达的前提。

三、食物成分数据的表达

INFOODS 为在世界范围内提高食物成分分析数据的质量和可比性,保证国家数据的可靠性,提出了食物成分科学描述的问题。Tagnames 即是在研究了概念的基础上提出的有关食物成分标记的原则。INFOODS 根据食物成分不同分析或计算方法而制定的相应食物成分的标记名

称,以利于食物成分数据的国际或地区间交流和共享。

(一) Tagnames 命名法

在食物成分表中,同一个食物成分名称却可能由于分析或计算方法不同或表达方法不同导致数据的偏差或不可比性,比如采用凯氏定氮法测定的蛋白质会大于由氨基酸总和计算获得的数据,因此统一名称,用同一含义的表达方法表示食物成分,有利于数据的识别、理解和交流。INFOODS 给出的标记名称 Tagnames,表明了食物成分的科学名称、单位、分析和计算方法。实际上,随着检测技术的快速发展,Tagname 在使用方面还需要不断改进。我国的食物成分数据规范标识已经形成了卫生行业标准(WS/T 464-2015),表 2-13-3 列出了部分食物成分数据 Tagnames 标识,并对比了我国所采用一些符号的区别,以供参考。

表 2-13-3　部分营养成分 Tagnames 标识

营养成分	英文名称	计量单位	INFOODS		我国	
			Tagname	分析或计算方法	Tagname	分析或计算方法
可食部	edible portion	%	EDIBLE	-		同左
能量	energy	kcal/kJ	ENERC	能量 = Σ(各供能营养素×相应的能量换算系数)		同左
水分	water	g	WATER	重量法		同左
蛋白质	protein	g	PROCNT	蛋白质=总氮×蛋白质换算系数	PORT / PRO-T	有明确分析方法 / 无明确分析方法
脂肪	fat	g	FAT	索氏提取法、酸水解法、罗高法		
碳水化合物	carbohydrate	g	CHOCDF	减法(含膳食纤维)	CHOCDF / CHOAV-LDF / CHOCSM / CHO-	减法(含膳食纤维) / 减法(不含膳食纤维) / 加法 / 方法未知
膳食纤维	dietary fiber	g	FIBTG	中性洗涤剂法、酶重量法	FIBTG / FIBND	酶重量法 / 中性洗涤剂法
胆固醇	cholesterol	g	CHOLE	比色法	CHOLE / CHOLC	酶法或层析法 / 比色法
灰分	ash	g	ASH			同左
维生素 A	vitamin A	μgRE	VITA	RAE = 全反式视黄醇 + β-胡萝卜素/6+其他类胡萝卜素/12		同左
视黄醇	retinol	μg	RETOL	高效液相色谱法		同左
维生素 E	vitamin E	μg	VITE	α-TE = α-生育酚 + 0.5×β-生育酚 + 0.1×γ-生育酚 + 0.3×α-三烯生育酚		同左
维生素 B$_1$	thiamin	mg	THIA	荧光法		同左
维生素 B$_2$	riboflavin	mg	RIBF	荧光法或微生物法		同左
维生素 C	vitamin C	mg	VITC	荧光法		同左
钾	potassium	mg	K	原子吸收分光光度法		同左
钠	sodium	mg	NA	原子吸收分光光度法		同左
钙	calcium	mg	CA	原子吸收分光光度法		同左
镁	magnesium	mg	MG	原子吸收分光光度法		同左
铁	iron	mg	FE	原子吸收分光光度法		同左
锰	manganese	mg	MN	原子吸收分光光度法		同左
锌	zinc	mg	ZN	原子吸收分光光度法		同左
铜	copper	mg	CU	原子吸收分光光度法		同左
磷	phosphorus	mg	P	分光分光光度法		同左
硒	selenium	mg	SE	荧光法		同左

引自:INFOODS Tagname for Food Components. WS/T 464—2015 食物成分数据表达规范

（二）度量单位的表达

食物成分数据的表达方式应考虑到建立食物成分数据库的目的,比较常用的度量单位是以每100g可食部食物计,对于液体食物,有的使用每100ml来表示;有些特殊用途的数据库还可能以食物"份"或家庭量具(如碗、勺、盘等)为基准。

食物的可食部一般是指按照日常生活习惯,一些生鲜食物不可能全部用于食用,而要去除掉不可食用的部分,因此可以食用部分所占总质量的比例,即为可食部。计算公式为:

$$食物可食部(\%)=\frac{可食部分质量}{食物总重量}×100$$

（三）成分的表达

1. 能量及宏量营养素　食物成分数据表达依赖于概念和术语以及分析方法的发展,因为有些成分并不能直接测定其含量,常常需要转化或依赖转换因子的计算方可达到。在不同国家的食物标签和成分数据库中常常因为概念的不同或者分析方法的不同造成混乱。

（1）能量:由于燃烧热法测定的总能量并不能反映机体实际可利用的能量,因此各国食物成分表基本采用可利用的代谢能来表示食物能量值,并通过加和计算产能宏量营养素含量与相应能量换算系数的乘积获得。

影响食物能量计算的因素主要来自两个方面,一方面是营养素的测定或分析方法,特别是碳水化合物的分析方法;另一方面就是不同营养素的能量换算系数。目前,比较常用的为Atwater一般换算系数,也有一些国家食物成分表使用特定能量换算系数(如美国、日本)。INFOODS按表2-13-4给出了食物中蛋白质、脂肪、可利用碳水化合物和酒精等成分的折算系数,目前我国食物成分表也是采用这套系数。

表2-13-4　部分食物成分的能量换算系数

成分	kcal/g	kJ/g
蛋白质	4	17
脂肪	9	37
可利用碳水化合物[a,b]	4	17
膳食纤维	2	8
酒精	7	29

[a] 如果能量不来自膳食纤维,可利用碳水化合物相当于总碳水化合物。
[b] 如果可利用碳水化合物是按单糖计,则能量换算系数为3.75kcal/g(16kJ/g)

（2）蛋白质:蛋白质的数据一般是测量食物中的总氮乘以相应折算系数计算得来的;联合国粮农组织和世界卫生组织(FAO/WHO)1973年推荐使用的各类(种)食物的蛋白质折算系数;对于固定配方膳食食品,INFOODS建议使用6.25g/gN作为折算系数。由于测定的总氮量中包含蛋白氮和非蛋白氮,因此,此种方法所得的食物蛋白质含量只是一个近似值,表达的是"粗蛋白(crude protein)"的含义。严格地讲,蛋白质的含量如果根据总氮量减去非蛋

白氮后再乘以折算系数才更为精确,或者使用氨基氮和以食物氨基酸成分为基础的折算系数才更符合逻辑。

氨基酸:在食物成分数据记录文档中,氨基酸通常是用每mg/gN或g/16gN表示。但用户使用的数据库适宜用mg/100g可食部食物表达。因此,在建立食物成分数据库时,应进行必要的转换。如果原始数据中氨基酸是与总氮有关的表达方式,在转换时,还必须将非蛋白氮、非氨基酸氮从总氮中剔除(表2-13-5)。

表2-13-5　不同食物来源氮折算为蛋白质的折算系数

食物	折算系数	食物	折算系数
全小麦	5.83	芝麻、葵花子	5.30
小麦胚芽	6.31	杏仁	5.18
大米	5.95	花生	5.46
燕麦	5.83	大豆	5.71
大麦及黑麦	5.83	鸡蛋(全)	6.25
玉米	6.25	肉类和鱼类	6.25
小米	6.31	乳及乳制品	6.38

引自:FAO/WHO(1973)Energy and Protein Requirements. Report of a Joint FAO/WHO Adhoc Expert Committee. FAO Nutritional Meeting Report Series No. 52,Technical Report Series No. 522 Food and Agriculture Organization of the United Nation,Rome.

（3）脂类:在食物成分数据库中的脂类成分通常包括脂肪、脂肪酸、胆固醇等成分数据,有的数据库也会包括磷脂等成分。

1）脂肪:脂肪指食物中的总脂质,根据分析方法,可分为采用提取法获得"粗脂肪",或通过水解法获得的"总脂肪"。这些检测技术有各自的适用范围,尽管不同检测方法间有一定差异,但在食物成分库中常统一表达为"脂肪"。

2）脂肪酸:脂肪酸的分析结果会采用两种方式表达,一种表示为各种单体脂肪酸占总脂肪酸的百分比;另一种是按照每100g可食部食物中的含量来表示。两种表达方式在用法上各有优势,它们之间的转换可以借助于计算脂肪中总脂肪酸含量时所采用的转换因子(表2-13-6)。

表2-13-6　脂肪酸转换因子

食物名称	转换因子	食物名称	转换因子
小麦	0.720	牛肉(瘦)	0.916
小麦面粉	0.670	牛肉(肥)	0.953
麦麸	0.820	羊肉(瘦)	0.916
大麦	0.720	羊油	0.953
燕麦	0.940	猪肉(瘦)	0.910
大米、小米	0.850	猪肉(肥)	0.953
大豆及制品	0.930	家禽类	0.945
其他豆类	0.775	脑	0.561
蔬菜和水果类	0.800	心	0.789
鳄梨	0.956	肾	0.747
坚果	0.956	肝	0.741
花生	0.951	乳及乳制品	0.945
莲子	0.930	蛋类	0.830
油脂类(椰子油除外)	0.956	含油多的鱼	0.900
椰子油	0.942	鱼肉	0.700

3）固醇：多数食物成分数据库中一般只给出胆固醇的数据；现在随着营养学认识的提高，其他来自植物的固醇（如谷固醇）的重要性也得到重视，也有将其数据列在数据库。固醇有游离型和结合型，目前的食物成分数据库中一般给出的是二者总和。

4）磷脂：各种类型的磷脂数据都应包括在数据库中。但是由于目前食物中磷脂测定还没有一个被广泛应用的方法，因此一些食物成分表或数据库给出的数值包括了卵磷脂等单体化合物或者是包括了这些成分在内的总磷脂。

（4）碳水化合物：不同国家食物成分数据库对碳水化合物的表达是相当复杂的，不仅涉及概念也关系到检测或计算的方法，读者在审阅有关食物中碳水化合物的数据时应格外注意。从营养学概念上讲，碳水化合物包含了从单糖到多糖等一系列成分，把碳水化合物看作是食物中的一种成分是不恰当的。

1）碳水化合物：利用减差法来计算食物中碳水化合物的含量是一种经验式的方法，也仅用于能量值的估计。根据公式中是否扣除膳食纤维，碳水化合物可以分为总碳水化合物和可利用碳水化合物。此公式适合富含脂肪蛋白质等物质的复杂食物。

总碳水化合物=100g-水分-灰分-蛋白质-脂肪

可利用碳水化合物=100g-水分-灰分-蛋白质-脂肪-膳食纤维

2）糖和淀粉：糖包括单糖和双糖，淀粉是一类可利用的多糖。现在越来越多的倾向是采用加法表达食物成分数据库中碳水化合物的含量，通过直接测定不同类型的碳水化合物再经加和计算，英国、韩国等国家都用加法计算碳水化合物，公式为：碳水化合物=淀粉+糖。此方法适合单一性原料的食物如含糖饮料、糖果等。

3）膳食纤维：在概念上膳食纤维等同于不可利用碳水化合物，是非淀粉多糖与木质素的总和，根据是否能溶于水分为可溶性或不溶性膳食纤维。目前依据测定技术，膳食纤维的表达分为以下几种。

A. 采用酶重量法或酶重量-色谱法可以获得的总的、可溶性、不溶性膳食纤维含量数据，其分析方法更符合膳食纤维的定义，即机体不能消化的碳水化合物。其中，酶重量（AOAC 985.29、AOAC 991.43 等）获得的膳食纤维含量中包括不溶性和大分子质量的可溶性膳食纤维，基本可以满足天然食品的检测需要；而酶重量-色谱法（AOAC 2009.01）因为改良了酶解条件并利用色谱技术可以另外包括小分子质量的可溶性膳食纤维和抗性淀粉。

B. 对于不溶性纤维的表达尤其需要注意分析方法。早期食物成分表中多采用中性洗涤剂法，因此也被称为中性洗涤剂纤维（neutral detergent fibre, NDF）。此法获得的检测结果中只包括纤维素、半纤维素和木质素，以及可能含有的二氧化硅等非纤维成分；对于小麦、稻米等谷物食物，其数值与酶重量法测定的膳食纤维数值有一定相关性；但对于蔬菜和水果，其数值偏低，只占到非淀粉多糖与木质素总和的40%。因此在食物成分数据的文档记录中，应对获得不溶性膳食纤维数值的分析方法加以区别。

C. 粗纤维是更早期用于测定纤维的方法，其数值上与膳食纤维没有直接关系，与人类营养也几乎没有什么联系。因此，如果食物成分数据中有此类数据应单独记录，并注意不要与膳食纤维的概念混淆。

不难看出，对不同方法测定的结果（常常是对不同食物样品的分析）进行评价是相当困难的；并且对于烹调的蔬菜和谷类食品，还有抗性淀粉的数值包括在内，更增加其复杂性。现在很多研究者倾向于使用碳水化合物的化学结构来表达多糖，而不只使用可利用碳水化合物进行表达。因此，食物成分数据库的编辑者应明确所使用的分析方法，如有可能，可将其各种形式的数据列在数据库中。另外抗性淀粉的数值也应同淀粉和非淀粉多糖相区分，并单独表达。

（5）其他

1）酒精：酒精不是营养成分，但是一种重要的能量供应物质。对于含酒精饮料、含酒精的糖果和甜点，应测定酒精，并在计算能量时，将其考虑在内。测定食物中酒精含量的经典方法是蒸馏法，现在已经发展出特异性更好的 GC 法、酶法等。

2）有机酸：有机酸也参与到能量的代谢，含有机酸的食物相对较少，对于水果及制品、部分蔬菜（尤其是用经乙酸保存的）以及其他加工食品（如醋、以有机酸为主要成分的色拉味调料、软饮料、酸奶等）应该给出其有机酸含量，并用于能量计算。在测定有机酸的所有方法中，酶法和 HPLC 法都可以得出满意的结果。

2. 维生素　维生素是一个生理学术语，而不是化学名词，这是一类具有某种生理活性的化学物质，根据可溶解的介质分为脂溶性和水溶性两大类。维生素的表达既与其质量有关，也涉及其生物学活性。

（1）脂溶性维生素

1）总维生素 A：维生素 A 有多种化学形式，不同化学形式的生物活性不同，动物性食物中主要为视黄醇，植物性食物中主要是可转化为维生素 A 的胡萝卜素或其他类胡萝卜素；因此理论上，在食物成分库中应以总维生素 A 活性的形式表达，也可同时或分别列出各成分的含量，主要根据编辑食物成分数据库的目的决定。维生素 A 生物活性的问题越来越多地得到重视，尽管对 β-胡萝卜素（μg）和其他类型胡萝卜素（μg）转化为维生素 A 的换算系数仍有一定争议，但目前在食物成分数据库一般可看到视黄醇当量或视黄醇活性当量两种表达方式：

总维生素 A(μgRE)=视黄醇(μg)+β-胡萝卜素(μg)/6+其他类型胡萝卜素(μg)/12

总维生素 A(μgRAE)=视黄醇(μg)+β-胡萝卜素(μg)/12+其他类型胡萝卜素(μg)/24

受到检测方法的限制，一些国家食物成分表中未能列出胡萝卜素分型，考虑到大部分植物性来源的胡萝卜素多以 β-胡萝卜素为主要构成，因此在计算总维生素 A 时也有将总胡萝卜素含量近似地按照 β-胡萝卜素的系数进行折算。

也有些食物成分表一直使用国际单位（IUs）表达维生

素A。这种表达方法不适用于评价不同形式维生素A的吸收，对多种食物来说，也不能直接转换成视黄醇当量。由于维生素A的人体需要量也用视黄醇活性当量表示，因此使用国际单位(IUs)不适合用于膳食合理性的评价。

2）维生素D：维生素D_2和维生素D_3是具有维生素D活性的化合物，动物性食物中主要含有的是维生素D_3，也有少量的25-羟维生素D；维生素D_2主要存在于强化食品中。食物成分数据库维生素D或者直接以质量单位表达，或者转化成国际单位(IU)表达。

1IU 维生素 D=0.025μg 维生素 D_3 或维生素 D_2

3）维生素E：食物中的维生素E有多种化学形式的生育酚和三烯生育酚，多数的动物性食品中，只存在α-形式的维生素；而在植物性食物，尤其是种子及其油中，γ-生育酚和其他形式的维生素E含量较多。不同形式维生素E生物活性不同，食物成分数据库中可以测量并给出所关心的主要活性形式的数值，也可以计算总的维生素E活性，并用总α-生育酚当量表示。理论上，混合膳食中总维生素E活性按下式计算：

总α-TE 当量(mg)= 1×α-生育酚(mg) + 0.5×
β-生育酚(mg) + 0.1× γ-生育酚(mg)
+0.3×α-三烯生育酚

当分析方法不能区分各种异构体时，也不可能准确地计算α-生育酚当量；另外，这些活性系数对于各类食物的有效性也还不确定。

4）维生素K：食物成分数据库中维生素K的数据多来自植物性食物的叶绿醌(维生素K_1)，目前也有人开始研究甲基萘醌类(维生素K_2)。

（2）水溶性维生素

1）B族维生素：B族维生素比较经典的测定方法为微生物法，即利用某种特定细菌(如 *L. C.* 乳酸杆菌、*S. F.* 粪链球菌)的生长响应依赖于培养液中某维生素含量水平的原理，在限制一定条件下将待测物提取液与菌株进行混合孵育，通过测定孵育后培养液浊度或细菌产酸量可以定量分析维生素含量水平。随着检测技术的发展，目前可以利用光谱技术、色谱技术对很多B族维生素及其衍生物进行定量分析。

维生素B_1(硫胺素)和维生素B_2(核黄素)的测定方法主要采用荧光法或HPLC-荧光法，以质量单位进行表达；由于维生素B_1对热和碱性条件敏感，维生素B_2对热和光敏感，因此分析时应加以注意。

烟酸(维生素B_5)的活性有烟酸和烟酰胺两种形式，食物成分数据库中烟酸含量一般是采用微生物法获得，是两种形式的总和，用质量单位表示。要注意的是，现有食物成分表中烟酸的数值是总的烟酸含量，由于植物性食物中——尤其是谷类约70%烟酸为结合态，并不为人体所利用，因此在评价烟酸水平时应考虑到结合形态。另外，色氨酸在体内可以转换成烟酸，因此，膳食指南中常用烟酸当量表示总烟酸活性，但是要明确色氨酸在体内转换成烟酸的量依膳食中能量、蛋白质总量、氨基酸混合程度和个体营养状况而有所不同。通常认为平均每60mg色氨酸

可转换为1mg烟酸，一些数据库中也因此用下式计算并给出烟酸当量的值。如果食物成分数据库中没有色氨酸的数值，有时可以假定其近似值为蛋白质含量的1%。

烟酸当量(mgNE)= 烟酸(mg)+1/60 色氨酸(mg)

维生素B_6有吡哆醇、吡哆醛、吡哆胺、5-磷脂吡哆醛、5-磷脂吡哆胺五种相关联的形式，它们具有相同的生物活性，其中磷脂吡哆醛是组织中主要的活性形式；食物成分表给出的维生素B_6的数值是采用微生物法、以盐酸吡哆醇为参考标准获得的各种形式维生素B_6总和。

叶酸是一类具有蝶酰谷氨酸结构的相似化合物，根据谷氨酸链的长短和还原位点和位数可以分成多种化学形式，不同来源和不同形式的叶酸其生物活性存在很大的差别。因为形式多样、含量水平较低，且在自身酶的作用下不同形式叶酸间可以发生相互转化——即使在食物储存过程中，因此到目前为止，尚没有更有效的方法单独测定天然食物中各种形式叶酸含量，食物成分数据库的叶酸含量是采用微生物法测定的总叶酸含量，用质量单位表示。天然食物、强化食品以及补充剂中的叶酸由于结构简单，吸收利用程度比天然食物中叶酸更高，因此，在能区分检测来自天然食物和补充剂中叶酸前提下，可以用以下公式计算膳食叶酸当量(DFE)。

DFE(μg)= 膳食叶酸(μg)+1.7×叶酸补充剂(μg)

2）维生素C：维生素C的活性表现在L-型抗坏血酸和L-型脱氢抗坏血酸；而它的D-异构体(异抗坏血酸)则不具有维生素C活性。食物成分数据库中给出的维生素C是采用衍生法，将L-型脱氢抗坏血酸转化为L-型抗坏血酸后，再用荧光法测得的维生素C总和。

3. 矿物质

（1）灰分：灰分是指食物中的有机质烧灼氧化后的残留。灰分本身没有营养学意义，但常用于对食物相近成分总量的检查和矿物质含量的校正，故通常列在食物成分数据库中。

（2）各种元素：通常在数据库中，各种矿物质以其元素符号命名，多采用原子吸收分光光度法或电感耦合等离子体光谱法进行测定，以质量单位进行表达。各国基本是一致的。

理论上，所有矿物元素的质量之和应小于灰分质量。

（四）食物成分库数值的表示规则

1. 数值的种类 受到研究目标、成分分析方法、营养学意义等多种因素的影响，食物成分数据需要一定的处理，根据数值的性质可以分为：

分析数值(analytical value)：指的是实验室直接测定的食物成分数值，这类数值应该有严格的记录，可以追踪到数据的原始资料，清楚知道其样品采集与处理过程，有明确的分析方法。

缺失值(missing value)：由于研究的目的或实验条件等问题，未能对一种食物完成所有营养成分全分析，造成部分成分因没有测定而导致数值缺失。缺失值以符号表示，不能认为是数值为零值。

零值(zero value)：当某种食物成分的检测结果低于方

法检出限时,表明食物中该成分含量很低或不含有,可以用零值表示。

痕量(trace):痕量表示目前的检测技术不能对某种成分进行充分测量或营养学上无意义的数值。

估计值(imputed value):在某种情况下,用相似食物替代缺失的分析数值为估计值,估计值可以来自文献资料,但须经过严格的审查,并进行相似匹配。

计算值(calculated value):通过计算得到的数值资料。当整个食物成分通过计算得到后,应包括对公式的描述,所有数值都应该做一定的标记。

以上任何数值出现在食物成分表中,需要有一定的原则,或者说需要根据营养学知识、分析化学的知识标准化,也需要遵循国际上的有关准则统一表达。下表根据英国专家Southgate建议的数据表达方式进行整理(表2-13-7)。

表 2-13-7　食物成分数值的表示规则

成分 名称	计量 单位	有效 位数	建议精确度		微量 (低于)
			数值	精确度	
能量	kJ/kcal		1~999	±1	0.6
			>1000	±10	
相似成分	g	3		±0.1	0.06
无机成分	mg	3	1~9	±0.1	0.06
			10~99	±1	
			>100	±10	
	μg		100~1000	±10	6
维生素					
维生素 A	μg	2		±1	0.6
胡萝卜素	μg	2		±1	0.6
维生素 D	μg	2		±0.002	6ng
生育酚	mg	2		±0.01	0.006
维生素 K	μg	2		±1	0.6
维生素 B_1	mg	2		±0.01	0.006
维生素 B_2	mg	2		±0.01	0.006
烟酸	mg	2		±0.01	0.006
维生素 B_6	mg	2		±0.01	0.006
泛酸	mg	2		±0.01	0.006
生物素		2		±0.01	0.006
维生素 B_{12}	μg	2		±0.01	0.006
叶酸	μg	2		±1	0.6
维生素 C	mg	2		±0.1	0.06
胆固醇	mg	2		±1	0.6
脂肪酸	g	32		±0.1	0.06
	mg	2		±0.01	0.006
氨基酸	mg	2		±0.01	0.006

相似成分包括:水分、蛋白质、脂肪、碳水化合物、酒精、有机酸、膳食纤维。

2. 术语含义　虽然我们对于一些术语,如痕量、零值、缺失值已经给出了定义,但在各国食物成分数据库中或文献资料中,其描述、意义及使用也是不一样的。如"痕量"从分析者的角度被定义为"存在、但含量很低";从营养学家的角度定义为"存在、但在营养学无显著意义"。因此INFOODS的指导原则建议,优先使用实际分析的数值,并给出关于所使用分析方法的准确度和精确度信息,同时建议建立标准代码,以指定缺失值的类型。

3. 数据度量单位的表述　多数的食物成分数据库是以每100g可食部中营养素的含量来表示的(液体食品以每100ml中营养素含量表示)。食物成分数据的一个主要用途既是用于膳食调查,对于固定的100g来说,大多数食物还常常需要进行换算。为了使编辑的食物成分数据库更

加方便使用,美国、新西兰已根据不同的食物,相应地列出了每杯、匙、条、片、每个包装等日常食品消费计量单位营养素含量值,增强了其食物成分数据使用时的可操作性。

第四节　食物成分的描述和数据库的编辑

尽管以上原则和步骤是获取食物成分数据或选择食物成分的参考,但以此希望满足不同用户对数据特定格式或内容的需要还是不容易的。随着计算机的普遍应用和数据电子化,使得食物成分数据库的开发由原始的分析数据库向综合型数据库发展,并使得向不同目的需求的用户型数据库转变变得容易且方便可行,由此实施在不同水平

上来管理食物成分数据。

一、食物成分数据库的类型

（一）综合性参考数据库

综合性参考数据库是经过严格检查的数据之完整集合,主要用于科学研究和国家政策指导等,供专业人员应用。数据库应包含详细食物描述信息以及获取样品的核心过程,采用公认分析技术在严格质量控制体系下获得的食物样品原始分析数据,以及辅助这些数据科学表达和编辑的参考数据等。这些信息和数据资料既是独立的又是相互关联的,最终实现所有的数值都已转换成标准单位,采用一致的方式进行表达。综合性参考数据库如果还包括由文献搜索的数据也将辅助说明,以指明其分析、抽样程序、参考文献、原始实验室、插入日期和其他相关信息。

在综合性参考数据库中,不仅要列出一种营养素的各种形式的数据(如果有),还应将测定值和计算值同时给出。因为随着营养学的发展,用于不同形式的营养素之间的生物活性转换系数也会发生改变;如果只给出某营养素的计算数值,以后将难以重新计算其生物活性,所以,还要对当时使用的计算系数也要给以必要的说明。美国、日本的发表数据称为"食物成分标准参数表",《中国食物成分表》的前言部分对这些内容进行了详细的说明。

综合性参考数据库可以是计算机管理系统的一部分,用已开发的计算机程序对任一食物进行计算、修改、查询、合并、平均和求权重数值。利用这类数据库和相应的程序,可以制作用户水平的数据库。

（二）用户水平数据库

用户水平的数据库一般又包括简化食物成分数据库(表)和特殊用途的食物成分表。

用户水平的数据库的复杂性和包括的范围方面可以有所改变,根据具体的用途或特殊情况,对每一种成分可进行取舍。有时,为保证数值有效,根据具体用途进行了权重或平均。对于有几种存在形式的营养素,通常应同时给出其"总和"和"可利用部分"的数值,如总糖、维生素 A 活性等,而不显示其各个组成部分。当然,这些数据也一定要采用统一的标准单位。简化食物成分数据库(表)包含的食物成分较少,食物类别也可能减少。如肉食的数据可能只有一般烹制的食物,而不包括罕见的食物数据。数值可能按每 100g 食物或平均一份食物给出,也可能按居民家庭经常使用的量具单位或一份食物的大小来表示。这样提高了食物成分数据的可操作性。

特殊用途的食物成分表是为满足需要特殊膳食的特定人群而制成只包括选定营养素的食物成分数据库(表)。如针对糖尿病患者,肾功能失调而需要控制膳食保蛋白质、钠和钾摄入量的人群,营养教育者,减肥人士等而制作的数据库或表等。数据可按每 100g 食物或每份食物大小或普通的家庭量具的形式给出。数据也可以采取多种形式进行编辑,供非专业人员使用(图 2-13-3)。

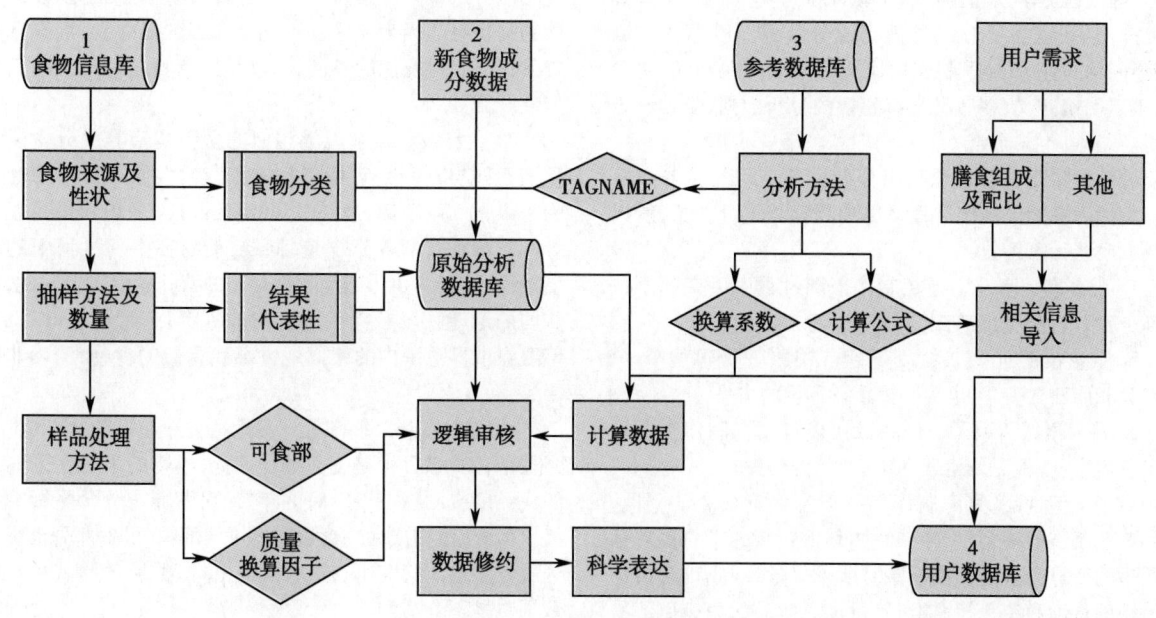

图 2-13-3 **食物成分数据库构架**

二、食物成分数据的类型和来源

最初的食物成分数据是以编辑者的实验室分析数据为基础而来的,如德国的 Ven Voit,美国的 Atwater,英国的 Plimmer、Southgate 等。后来,美国首先对多个实验室分析的数据进行仔细审查,并收集到国家食物成分数据库中。英国在编辑第三版的食物成分表时,也采用了这种方法,并引用了文献上有关维生素和氨基酸的数据。实际上依靠一个实验室的力量要满足全国各个方面的需要是困难的,也是不值得推荐的,这一点已得到广泛认可。目前有关食物成分数据的来源和数据审查的方法已得到大大扩展和进步。

当前的食物成分数据库包含不同质量的数值,反映了获得数据方法的不同。在世界范围内应用的数据必须要有一致的质量控制,只有这样,才能将它们结合起来,用于个体和国家在营养研究、营养教育方面的合作,才能用于食物立法以及食物的生产和加工。通常,数据的来源有以下几个方面:

(一) 原始的分析数据

指从公开发表的文献和未发表的实验室报告获得的数据。这一般包括科学和技术文献、公报、研究报告等文件;以及食品工业企业、政府部门、大学和学术机构的内部资料。它们可能就是为编辑数据库而分析的数据,也可能不是。对这类数值,可不做修改,直接编入数据库中,或用来计算平均值,或与其他数据结合进行加权,以使最后的数值更具代表性。原始的计算数值也属于此类(如氮含量乘以相应的折算系数所得的蛋白质含量;由每100g总脂肪酸中脂肪酸的含量换算得出每100g食物中脂肪酸的含量)。

如果有丰富的资源,直接分析食物是获得食物成分数据最理想的方法。分析食物时,要严格按照抽取有代表性的食物,准备分析样品,分析、记录和处理数据等步骤进行。

(二) 计算数值

指根据各种组分的营养素含量并用加工过程因子进行校正(重量和营养素值的增减)计算出各种食谱的数值。

混合膳食或称多组分食物占了人类日常消费膳食的大多数。不仅包括家庭中制作的食物,也包括由餐馆、医院、学校和军营等机构以及食品企业制作的食物。为了便于营养师、营养学家和流行病学家评价这类食物在个体健康发挥作用,也需要有这类食物成分数据。但不同的厨房、不同的日期和时间制作的混合膳食存在很大的变异性、难以明确定义,多数又没有直接的分析数据,常常计算而得。

计算时需要有各种原料组分的清单、重量、营养成分数据。因为在加工制作过程又影响到营养成分含量,所以还要有一些计算系数:

1. 废弃率 废弃率指在制作烹调过程中丢弃的不可食部分,用以校正重量变化。

2. 重量校正因子(产出因子) 在制作烹调过程中,由于水分和脂肪的变化,也需要校正营养素的水平。

3. 营养素保留因子 该系数用以校正在制作烹调过程中营养素(主要是维生素和矿物质)的得失。

对于菜谱食品,家庭制作和餐馆制作有很大的不同,食品工业制作的罐装品、冷冻品和其他包装的菜肴也有存在很多的变异。真正实施检验时所采集的样品有限,再加上检验的难度和花费等因素,使得这类食品的分析值不易得到。而以多个代表性样品为基础计算出多组分膳食的营养成分含量数值可能比实验室内对一两个样品的分析结果更准确。因此,在这方面,计算更常用,这也是符合成本-效益的一般原则。

值得指出的是,在混合膳食中食物成分之间确实存在相互作用,而且这种作用又十分重要。而在计算时缺乏这方面的资料,因此这种计算结果只是一种粗略的估计。

(三) 借用数值

指从其他国家食物成分表或数据库获取的数值,常用于进口加工食品。当食物加工和配方一致、生产工艺达到标准化操作的前提下,这种方法尤其方便和经济。然而借用数据也存在一些问题,比如描述信息不完整,存在一定不确定因素,因此借用数据不合适精准评估,除非分析工作难度较大而不能进行,也还是可以采用这种方法。对于借用的数据,必须进行评价,虽然弥补了食物成分数据的空白,但是需要考虑是否与收集的其他数据相匹配。

(四) 估计值

指根据相近食物的分析值估计而来的数值(如将豌豆的数值用于绿豆);或者将相同的数据应用于同一食物的另一种形式(如将"煮"制的食物数值用于"蒸"制食物);也可能是由一种食物的部分分析结果计算而来(如由减差法计算碳水化合物或水分,由氯化物推算钠的数值或由钠的数值推算氯化物的数值)。相似的计算方法也用于相同食物不同形式之间数据的比较(如干品或脱脂品相对于鲜品计算等)。

当一种食物或某种营养成分没有分析的数据时,有些时候可以根据相似食物数据进行估计。这里的"相似"也是从生物学的角度来讲的(如不同种类的苹果,或卷心菜和球芽甘蓝),或相同食物的不同形式(如生、煮)。但最基本的问题是使选择的食物要真正"接近"。

在判断两种食物是否接近时,要从以下几个方面考虑:

1. 生物学上的联系 尽管两种食物基因学上相似并不能保证其营养成分含量相似,但这也许是判断营养素含量相似时最重要的参考因素。当然,值得注意的是,相同名称的食物可能因为地区的不同有着很大的差别;混合膳食食品由于原料配比的不同,不能单从食物名称来判断其相似性。

2. 生长条件 基因学相似的食物其营养成分含量变化的不同与其所处环境条件有很大的关系。对植物性食物来讲,土壤、雨量、光照时间、海拔高度、平均和最高温度等都影响到其营养素含量;同样,动物在生长过程中的环境条件、饲料等也影响动物性食品的营养素含量。因此,在相同的地理区域参考一些食物的资料,有时还是可以的。但要在世界范围内的不同地方寻找相似的食物,的确非常困难。

3. 成熟度和采摘部位 不论植物还是动物,在其生长过程中营养素含量是变化的。因此,植物的果实在采摘时的成熟度或动物在屠宰时的年龄,对营养成分含量影响很大。另外,植物或动物性食物的不同部位、可食部分也影响到成分含量。除非所有这些因素相同,否则,直接代用这些数据也是不合适的。

4. 加工和制作 此处的加工和制作是指在收获、屠宰到消费之间对食物造成的任何改变。一般包括加热或烹调、罐装或瓶装、冷冻、干燥、发酵、辐照、包装、贮存、机械分割、添加化学品、切割、碾磨、混合等。几乎所有这些环节都会影响到食物营养素含量,只是随食物、营养素的不同而影响程度不同。

5. 组分的相似性 对于多组分食物,原料组分的种类、比例都影响到营养素含量的水平,如加入盐会影响钠和氯的含量;加入水会影响各种营养素的浓度。如果混合食品含有多种组分,判断两种食品相似性会很困难,除非明确知道其配方。因此,对于多组分食品,多数情况下,直接利用其各种组分的数据计算其营养素含量会更准确。

不认真分析和评价以上各个因素,就不能对食物的相似性作出判断;但经过认真分析而看起来"相近"的食物,也并不能保证其营养素含量相似。

三、食物成分数据的编辑原则

编辑数据库是指从收集数据到录入计算机形成数据库的全过程。它不只是将数字收集起来编制成一个规定的格式,还包括对即将录入数据和资料的评价。在这个过程中,每项数据都要依据一系列的标准进行评估。

(一)不同来源数据的收集和处理原则

认真搜集有关杂志和公开出版的食物成分表,获取食物成分数据的信息。同时,还要与大学、政府或食品企业实验室、研究机构、食品工业委员会和食品生产商建立联系,从那里可以找到一些未发表的数据。对获得的资料应系统记录,并保存。并就其质量和一致性,对每份资料进行评价。

1. 原始数据 指在科学杂志上发表的包含食物成分数据的文章。除了食品科学和营养学杂志外,与此有关的食物产品分析、动植物科学和分析方法进展等也包括在内。这些数据可能已根据最初自己的研究目的进行了评价,而没有按照食物成分数据的标准评价;如果这些数据有明确的来源、具体的食物和分析过程,也是可以利用的。

2. 综述类数据 包括综述、其他编辑出版的食物成分数据(含食物成分表和数据库)和其他书籍中发表的资料。对于这类数据按照正规的标准评价更加困难。例如,引用一个食物成分表中的数据,若追查其来源,可能又是来自另一个食物成分表。所以需要进行横向比较和评价,认真分析其可利用性。

3. 未发表的报告 指在食品商业公司、研究所或监督检测部门内部收集和使用的食物成分数据。这些报告中常包括原始的分析数据,是较为有价值的数据来源。

4. 未发表的分析数据 包括两种类型的数据。

(1)不是专门为营养成分数据库分析的数据:其样品的采集和分析均未按照数据库的要求严格控制,引用时应对其抽样和分析程序进行审查。

(2)专门为数据库分析的数据:这类数据应同其他来源的成分数据进行比较。只有确证食物发生改变或改进了分析方法时,原有的旧数据才可被删弃;如果新旧数据之间的差别不是由这些因素造成的,应予以调查,必要时可重复采样分析。

(二)数据的编辑及档案

1. 建立档案记录 安排专人负责数据录入,建立食物档案。记录形式可以是活页纸、卡片或利用计算机管理系统。为便于对每一食物的研究,对每一记录通常建立几个文档,分别包括相似成分、碳水化合物、脂类、氨基酸、无机成分、维生素、非营养成分等内容。对所用方法和质量控制方面的资料也应予以记录。建立数据文档记录以后,对数据进行综合评价。

可采用下面的记录形式:

食物名称:
资料来源:
抽样方案:
食物样本描述:
分析样本描述:
分析的样本数量:
成分分析数量数值方法质量保证注释
可食部
水分
总氮
蛋白质(N×折算系数)
脂肪
…

2. 建立参考数据库 对所收集的数据经评价之后,构成完整的数据库,这是用户数据库的基础。在这个过程中,同一营养素的表达应转换成一致的形式,以使编辑者能够对记录的任一食物的每种成分的数据进行审查和比较。

如果几个数值一致,并在分析方法的检出限以内,则可将该数值引入用户数据库;数值不一致的,则要去除离散值。当不能确定这种差别是分析工作造成的,还是成分的自然变异时,可采取两种方法处理:一是建立抽样方案,重新分析;二是标记出该数据的可信度较低。

3. 建立用户数据库 由参考数据库制作用户数据库还需要检查数据、合并、检查内部一致性等一系列工作。

(1)检查数据:对每种食物的各种营养成分数据的一致性进行检查,如果数据较多,可应用统计方法处理,对数据离散度之外的数据均视为离散值。删去离散值,重新计算均值或中值、方差等。

(2)数值合并:一条数据的来源很少包括特定食物的所有营养成分,这时,可以将多个来源的数据合并成一条记录,使该食物的各种营养成分数据比较完整。但在合并时,一定要证实几个数据来源是可比的。

(3)求均值:如果某一食物的一种成分存在多个数值,可考虑计算其均数或中位数,以用一个数值较好地表达该营养素含量。

如果数值较少,又有较大的差异,可能是由于存在离散值,也可能是质量控制不严格、抽取的食物样品没有代表性造成的。这时,还要根据原始记录判断哪个数值具有较高的可信度,再作出选择。

有些时候,也采用加权的方法。例如,如果希望引用的数据能够反映不同季节消费的食物成分的变化,可对反映不同时期的数据按消费模式进行加权,求取加权值。

(4)由分析值进行计算和核准:这里指能量值、蛋白质、维生素当量等。计算方法可参考前节。核查包括按照公式重复计算以上项目,如蛋白质利用相应的折算系数由总氮计算,也可需要用氨基酸数值来核实,保障计算结果准确性。

(5)检查选用数据的内在一致性:内在一致性检查对

于由几个来源的数据合并构成一组数据的记录尤其重要。

比如,对于相似成分其总和应等于100g,而实际上检测的允许范围是100g±3g。如果总和在该区间外,应首先检查蛋白质含量计算所用的换算系数是否合适,某些成分再表达是否进行了质量换算;如仍在区间之外,可能是某些成分分析值不正确,须检查原始记录。

脂肪酸当用占总脂肪的百分比表示时,不应超过95%(因为甘油存在于三甘油酯中);当用每100g食物中含量表示时,其总和不应超过总脂肪乘以相应的折算系数。

氨基酸总和不应超过蛋白质含量,在含非蛋白氮多或含大量氨化物的食物中,氨基酸总和可能远小于这个数值。

矿物元素的总和不应超过灰分。

四、食物成分数据库的标准和质量控制

国家的食物数据是科学研究、政府决策、国内外信息交流的公共卫生数据,食物成分数据库应符合下列标准。

(一)国家食物数据库标准

1. 食物的代表性　所包含的食物应是对最常消费食物,各种成分的最佳估计值,理想上,应给出食物成分数值的变异度。包含的食物应构成食物供应的主要部分,并且也要尽可能地包括不常消费的食物。

2. 数据质量理想　有完美的质量保证经过严格检查的原始分析数据是最理想的,引自其他数据库的数值、估计或计算的数据,只有当不能获得直接的资料或知道不是在同等的质量下时才能引用。

高质量的分析数据应是采用被证明对食物和营养素来说是可靠的而合适的方法测定的数据,并且这些方法要操作熟练,其熟练程度以保证数据质量。同时,检验人员和实验室也要符合标准要求。此外,还要有证据证明食物样品有代表性,样品的采集和处理恰当。

3. 满足健康需要　包含的营养成分应尽可能涵盖所有营养成分或已知或确信对人体健康有重要作用的其他成分数值。在确定包括的营养成分时,应首先考虑国家的公共卫生问题。

4. 食物描述应该清晰　为便于鉴别,食物命名不能模棱两可,描述要准确。

5. 数据表达一致　食物库数据表达明确、一致,所使用的计量单位、计算系数和数据的舍入方法要一致。数据库要容易使用,除了对一些术语和系统有明确的解释,数据库还要易于理解。印刷体的成分表要清晰可读。

6. 要提供数据来源及有关资料,注明数据是分析的、计算的,还是估计的,最好还要注明计算和估计的程序、抽样和分析的方法,给出数值的可信度或质量代码。

7. 不同的数据库应具有可比性,食物的描述、表达方法和数据来源尽可能与主要的综合数据库一致,便于计算机化处理。

8. 数据库中要尽量避免缺失值,任一数据库中都应尽量没有空白。如果没有数值,可给出估计数据或借用数据。

(二)质量控制原则和要求

没有有效的质量控制,任何项目的结果都是可疑的。

对于国家食物成分数据库尤其如此。因此无论是食物样品的采集、处理与分析,还是数据的收集与整理,都要有严格的质量控制。

1. 数据测定过程的质量控制

(1)精心设计抽样方案,培训人员严格按方案采集样品。该过程最好让分析人员直接参与,以便于发现问题。

(2)建立良好的实验室操作规范,保证各食物样品按规范的要求进行登记、贮存、处理和分析。并通过教育和监督等手段,使各项操作规范得以维持。

(3)选择适当的分析方法,并严格按照分析方法的具体要求进行操作。

(4)认真记录实验结果,并对结果进行评价。

2. 数据收集时的质量控制　对于收集的数据,要从以下几个方面进行审查:

(1)识别食物:对收集的食物要给予明确的界定和识别。模棱两可的食物要予以剔除。

(2)食物样品的性质:食物样品要有代表性。因此,要根据样本数、样品采集的时间和地区等对抽样方案进行评价。

(3)分析材料的性质:对于分析部分必须要有清楚的描述。如生或熟(方法)、制备方法(如是否剥皮)、可食部的重量等。

(4)分析样品的准备和分析方法:准备分析样品的方法必须符合相应的标准;选用分析方法正确;并有相应的质量保证措施。

(5)表达方式:应判断食物成分数据表达方式是否符合营养学的要求及编辑食物成分数据。

(三)食物成分数据库的局限性

随着对食物营养的重视,人们对食物成分表或数据库抱有更高的希望。实际上任何数据库都存在它的局限性。

普遍的问题有三点:首先食物作为一种生物材料,其成分有其变异性。一个食物成分数据库并不能准确地预测任何一种单一食物样品的成分。因此,尽管可以利用食物成分表设计膳食或食物供应,营养素含量仍然是估计水平。要进行代谢性研究,通常有必要进行直接分析,以获得营养素摄入量的准确数据。再者,食物成分数据对于加工食品的有效性也是有限的。它们不能准确预测食品的营养素水平,对于食品标识的成分(如维生素C和叶酸)或在食品制作过程中添加或丢失的成分尤其如此。另外,已给定食物的成分也会随着时间而改变(如生产者配方改变),也使得食物成分数据库中的食品数值无效。最重要的是一定要对食物进行充分的描述,以便于进行比较,但是往往由于实验者或编者的不重视,应用者很难在出版物上找到。国家对食物成分数据的支持力度可能对以上缺陷纠正。

第五节　食物成分数据库的应用

根据目的不同,食物成分数据可编辑出版不同的版本

形式,比如供实验室用的参考版本,供政府和专业人员用的标准版,供家庭和公众用的普及简编本等。目前发展还有电子版数据光盘、计算机软件等。

1. 食物成分数据的专业用途

(1)食物营养成分查询;

(2)计算个体膳食营养素摄入量;

(3)计算群体膳食营养素摄入量;

(4)评估包括能量、营养素的食物来源;

(5)食谱设计和计算;

(6)各种统计分析数据基础。

对于食物成分统计描述常包括:①集中趋势的估计,如均数、极差(最大值、最小值)、四分位数间距、临界值(如15%或85%百分位数)或80%的可信限。②准确性统计,如平行测定误差、标准误;或标准误的非参数估计,如样本大小等。③比较性分析,例如维生素 A 在不同食物中含量比较。实际上,现在的国家数据库研究对这些信息的系统性描述还有待提高。使用者需要自己计算同类食物的营养成分含量分布的集中趋势。

2. 用好食物成分数据的关键 我国最新食物数据库包含了近万个食物或食品,应用好可有效提高效率和结果准确性。

(1)食物匹配度:无论是查找食物的成分数据,还是计算膳食营养摄入,最重要的是找到符合的食物,应根据食物描述按照匹配原则筛选代表性食物或相似食物,而非差异和不适合的食物。例如,在数据库中有稻米、大米、籼米、粳米、米饭等 30 余种,选取适宜自己研究或配餐需要的数据资料是非常重要的,尽可能减少由于数据选择不当带来的结果偏倚。

(2)鲜或干食物选择:各种食物成分表中所列出的食物大多是生鲜食物,熟食和加工食品数据较少。因此当计算一份菜肴中的营养素含量时,一方面要考虑到维生素在菜肴烹调过程中的损失,如维生素 B_1、维生素 B_2,尤其是维生素 C;不同的烹调方法(如煎、炒、炸、煮等,加热的温度不同,时间不同)造成的损失不同。蛋白质、脂肪、膳食纤维和碳水化合物受烹调的影响不大。

(3)可食部计算:根据食物成分表计算膳食营养素摄入量时,除了注意折算食物可食部外,还要考虑食物制成烹调菜肴后,由于水分带来的质量变化;由于进食习惯要弃除的不食部分,如汤汁、多余的油脂、烹调辅料等;以及由于溶解等因素随着不食部分流失的营养素,以避免过高评估膳食摄入水平。

(4)包装食品:预包装食品营养标签是食物成分数据库的良好补充,但是受到保质期的影响,营养标签上的数据信息可能会略高于或低于实测数据,因此这类数据可作为食品比较或膳食摄入水平趋势性分析的参考资料;如果希望做到精确分析,应注意对这类数据不确定度做出评估。

食物成分数据的精准程度与使用者的研究目标和结果精度要求是密切相关的,所以对食物成分数据科学准确的描述是食物成分数据库的精髓,使用者对数值的了解有助于判断这些数据对其研究结果的影响。

3. 常见的工具 食物成分数据库由于与农业、食品工业、商贸、公共卫生、健康教育等领域密切相关,作为数据平台可以提供很多有价值的信息资料,特别是电子化商务和数据模块集成的应用,为大数据预测提供了有利的资源。各国也不断地在数据库基础上开发各种实用工具。

(1)食物营养数据查询平台:其目的是方便读者查询和了解各种食物的营养信息,其中比较典型的有美国农业部的食物数据库(USDA Nutrition Database),欧洲 EuroFir 的数据查询(Food Explore),其他资源也可通过 INFOODS 网络查找到各地区的链接。

(2)膳食营养计算软件:这类软件可以结合食物消费量、食物成分数据,计算及评价个体或群体一段时间的膳食平衡状况,并给出相应的膳食指导建议。由于可以和客户实现互动,越来越多地被各地予以开发。中国营养学会配合居民膳食指南制作的配餐助手等有类似的功能。

(3)电子营养天平:这类工具是将食物成分数据与电子衡器等电子设备相连,通过食材称重,可以直接将重量信息传输到后台,与食物成分数据库对接实现自动计算、数据累积等功能,有助于精准记录和评估一个家庭或集体膳食配制状况。

(4)具有图像识别功能的食物数据收集软件:随着图像识别技术的完善,英国乔治中心已经研制了预包装食品信息收集软件,通过图片采集功能将营养信息转录入后台数据库,并应用于居民食物消费调查。

(5)健康管理系统:这类产品及食物成分数据库、食物消费信息、运动信息、体格测量等多维信息进行链接,实现全面健康管理。

随着电子技术和通信网络的日益完善,食物成分数据库的应用研发和区块链设计会不断提升。完善数据库建设同时,逐步强化多维食物分类网络数据化建设,引导信息精确匹配,实现数据库应用的定制化服务。

(杨月欣 王竹 高超)

参 考 文 献

1. 王光亚.我国食物成分表发展简史.营养学报,2003,25(2):126-129.

2. 杨月欣.食物成分分析数据等表达问题和挑战.营养学报,2003,25(2):130-135.

3. 潘兴昌,杨月欣.国外食物成分数据及其描述规则.中国食品学报,2003,vol(1):92-97.

4. FAO/INFOODS Guidelines for checking food composition data prior to publication of a user table/database-version 1.0. Rome:FAO,2012.

5. FAO/INFOODS Guidelines for food matching-version 1.2. Rome:FAO,2012.

6. FAO/INFOODS Guidelines for converting units, denominators and expressions version 1.0. Rome:FAO,2012.

7. Codex classification of foods and animal feeds, Draft Revision-1 (2006).

8. INFOODS/FAO Food Composition study guide:question and exercise. Rome,20.

9. WS/T 464-2015 食物成分数据表达规范.

10. 杨月欣,王光亚.实用食物营养成分分析方法手册.北京:中国轻工业出版社,2002.

11. 杨月欣,王光亚,潘兴昌.中国食物成分表.第 2 版.北京:北京大学医学出版社,2009.

12. 杨月欣.中国食物成分表标准版.北京:北京大学医学出版社,2018.

中国营养科学全书

第2版

第三卷　营养学研究方法

NUTRITION RESEARCH METHODS

卷主编

杨晓光　孙长颢

卷编委（以姓氏笔画为序）

朴建华　中国疾病预防控制中心

刘烈刚　华中科技大学

孙长颢　哈尔滨医科大学

李　颖　哈尔滨医科大学

李文杰　郑州大学

杨丽琛　中国疾病预防控制中心

杨晓光　中国疾病预防控制中心

何　梅　北京营养源研究所

何更生　复旦大学

余焕玲　首都医科大学

陈裕明　中山大学

秦立强　苏州大学

黄国伟　天津医科大学

卷秘书

赵　艳　哈尔滨医科大学

前　　言

科学研究的历史证明，无论是在生物医学领域还是在其他的学科领域，科学的发展都有赖于技术方法的进步。在这方面最突出的例证莫过于聚合酶链反应（PCR）技术的问世。此项技术不仅使我们通过"拷贝和连接"可以对任何 DNA 进行操作，从而大大加速了各种生物基因组结构的研究进程，这项技术的推广应用，还使许多常规的分析分离技术的灵敏度比过去提高了许多倍。诺贝尔奖先后颁发给 PCR 技术、DNA 重组技术、高分辨磁共振谱法、RNA 干扰、基因靶向等十余项技术方法的主创科学家，充分反映了科学界对方法学研究的高度重视。

营养学研究的发展也同样有赖于技术方法的进步。通观近年营养学研究中常用的技术方法，可以发现两个鲜明的特点，一方面，现代仪器和先进技术的应用，使得一些传统营养研究方法得到很快的发展。例如，使用液相色谱-质谱联用仪（HPLC-MS/MS）、气相色谱-质谱联用仪（GC-MS/MS）、电感耦合等离子体质谱（ICP-MS）、芯片和组学技术，不仅可以高通量、快速、灵敏地测定组织或体液内的营养素水平，又可用于寻找机体内外暴露的生物标志物；又如，使用稳定同位素示踪动力学的方法，可以使我们动态地观察蛋白质、氨基酸等多种营养素的代谢过程，与常规的平衡技术以及单纯测定体液中营养素含量的方法相比能得到更有科学价值的资料；再如，计算机 X 线断层扫描（CT）、双能 X 线吸收、磁共振等技术，为我们准确测定骨骼、脂肪、肌肉等体成分含量，提供了一种有效手段。另一方面，营养学在发展过程中还不断汲取相关学科的新技术，使自身得到不断充实和提高。例如，营养学研究中采用的很多免疫学指标、行为学指标、代谢动力学技术、分子生物学技术等，都是伴随着生理学、药理学、生物化学等学科的发展而建立的新方法。上述技术方法的应用，使我们对营养素代谢和生理功能的研究已经不仅仅局限于整体、器官和组织，而是深入到细胞、受体和基因水平。

《中国营养科学全书》专门将"营养学研究方法"列为其中一卷，目的是为营养专业人员提供一本全面系统、方便实用的方法学工具书，以促进我国营养学更快发展。

本卷的编写以营养学研究中常用的技术方法为主，把多学科互相交叉、互相渗透而形成的相关技术汇集成一卷。其中既包含了经典的营养学研究方法，如膳食调查、平衡实验、耗竭—补充—饱和平台法、营养评价、食物分析等；也收录了近年建立的一些新技术，如稳定性同位素方法、分子生物学技术、基因敲除动物模型等；对于营养素相关功能的研究方法，考虑到既能体现营养学的交叉研究特性，又能在很大程度上反映现代营养学发展的新趋势，因此专设一章进行介绍，以便满足本专业不同研究领域工作者的需要。在写作方面，本卷力求材料全面，切合实际；不仅说明实验过程，同时也简述理论依据、原理和应用。

本卷的编者无论是老一辈营养学家，还是年轻的学者，都是在营养专业领域里具有实践经验的科学工作者。这样一群人，怀着非常良好的愿望，付出了辛勤的劳动，特别期望能为读者奉献出一卷相对全面的营养学方法。但是，在把愿望付诸实践的过程中，却发现有许许多多力所不能及的问题。首先，技术方法的发展永无止境，本卷选入的内容仅仅是现阶段比较成熟的部分方法；其次，学科之间的交叉和联系非常广泛，许多生物医学技术都与营养学研究存在着或多或少的联系。本卷受篇幅所限，难以尽数收入。当然，编者自身存在着知识、经验和能力的局限性，也是毋庸讳言的事实。所以希望读者在使用本卷的过程中，对于选材方面的缺陷，对于写作中的问题和错误，能够不吝赐教，以便再版时及时更正。

杨晓光　孙长颢

2019 年 3 月

目 录

第一章
营养素代谢及其需要量研究方法

营养素代谢及其需要量的研究是营养学科的核心内容，其研究方法至关重要。研究技术的发展进步，促进了对营养素代谢过程及机制的深入了解，也使精准制订营养素的膳食参考摄入量成为可能。本章从平衡法、耗竭补充平台法、同位素示踪技术、代谢动力学法和体外实验技术等方面介绍能量和营养素代谢及其需要量的研究方法。

第一节 能量代谢研究方法

能量代谢是人体最基本的生理活动。人体只能从食物中获取能量，食物中的能量以化学形式存在于碳水化合物、脂肪、蛋白质、乙醇等物质中，通过体内一系列的代谢活动，食物能量转化为 ATP 的形式，满足人体各种生理活动的需要，代谢物最终主要以水和二氧化碳的形式排出体外。

能量代谢分为两个方面，即能量摄入（energy intake, EI）和能量消耗（energy expenditure, EE）。能量摄入的测量方法是测定人体摄入不同食物中各产能营养素的含量，结合各营养素的能量系数，汇总即为能量摄入量。而能量消耗的测量相对复杂，一般成年人的能量消耗主要用于维持基础代谢、体力活动和食物热效应三方面。在测量方法上，双标水法（doubly labeled water, DLW）是测量人体总能量消耗（total energy expenditure, TEE）的金标准。气体代谢法是测量基础能量消耗（basal energy expenditure, BEE）和身体活动能量消耗（activity energy expenditure, AEE）的金标准。双标水法中使用的试剂以及样品检测的费用比较昂贵，而气体代谢法的仪器不宜检测时间过长且不能同时检测多人，因此，此两种方法不适用于大人群能量消耗的测量和评估，需要开发新的可用于大人群的简便易行的能量消耗测量方法，并用双标水法或气体代谢法验证其效度。

一、直接测热法

机体的能量代谢伴随着氧气的消耗、二氧化碳的生成

及热量的排出。通过检测机体向环境释放的热量，可以直接获得机体的能量消耗情况，这种方法称为直接测热法（direct calorimetry）。

直接测热法是在隔热的条件下，测量机体能量代谢过程中散发的热能，包括辐射热、传导热、对流热及呼吸和皮肤产生的蒸发热，利用能量代谢室（metabolic chamber）来完成对热能的测量。能量代谢室是特制的密封隔热的小房间，使用灵敏的温度仪测量进入和流出气体的温差，同时测定受试者身体的温度变化，根据总能量的变动，可求出受试者在特定时间内总能量的放出或消耗。

直接测热法的局限是密封隔热房间的空间有限，受试者的活动受到限制，因为如果扩大空间，热能测量数据的获得会有很大的延迟。因此其应用受到限制，一般只能测量几个小时的能量消耗。加上运行和维持的费用很高，所以并未广泛应用，目前更多地用于人体热调节的研究。

二、间接测热法

通过检测机体氧气的消耗、二氧化碳的生成量，并利用相关公式计算获得机体的能量消耗状况，这种方法称为间接测热法（indirect calorimetry）。

间接测热法的原理是，根据定比定律，三大产能营养素在氧化反应时，消耗 O_2 的量（VO_2）与生成 CO_2 的量（VCO_2）呈一定的比例关系。不同营养素在生物氧化时所释放的能量为其生物热价。利用三大营养素的定比关系及其生物热价，可以计算机体的能量消耗状况。

此外，一定时间内机体各种营养物质氧化时 CO_2 的产生量与 O_2 的消耗量的比值为这种物质的呼吸商（respiratory quotient, RQ）。因为碳水化合物、脂肪和蛋白质所含的碳、氢及氧等元素含量不同，所以它们在机体内氧化时耗 O_2 量和 CO_2 的生成量各不相同，因此，呼吸商也不同。从测定的呼吸商大致可了解体内被氧化的三种营养素的比例。三种产能营养素氧化时的耗 O_2 量、CO_2 生成量、生物热价及呼吸商见表 3-1-1。

表 3-1-1 产能营养素氧化时耗 O_2 量、CO_2 生成量、生物热价及呼吸商

营养素	耗氧量/(L·g^{-1})	CO_2 生成量/(L·g^{-1})	生物热价/(kJ·g^{-1})/(kcal·g^{-1})	呼吸商
碳水化合物	0.83	0.83	17.2/4.1	1.00
蛋白质	0.95	0.76	18.0/4.3	0.80
脂肪	2.03	1.43	39.8/9.5	0.71

Weir 公式是根据三大营养素氧化时 CO_2 产生量与 O_2 消耗量的定比关系及生物热价推算出的用来计算测量时间

内能量消耗的公式。该公式为：

$$EE(kcal) = 3.941 \times VO_2(L) + 1.106 \times VCO_2(L) - 2.17 \times UN(g)$$

如果受条件限制,不能收集尿液,测定尿氮量,则可使用简化的公式:

$$EE(kcal) = 3.9 \times VO_2(L) + 1.1 \times VCO_2(L)$$

以上 2 个公式中,EE:能量消耗;VO_2:氧气消耗量;VCO_2:二氧化碳生成量;UN:尿氮含量。

由于蛋白质用于氧化供能的量极少,因此简化公式与考虑 UN 的公式相比,误差在 2% 以内。

间接测热法还可用于计算三大产能营养素的供能比率。蛋白质氧化后,氮素随尿液排出,1g 尿氮排出相当于氧化 6.25g 蛋白质,因此,收集机体 24 小时的尿液中的尿氮值,便可得出蛋白质的消耗量。

根据表 3-1-1 中每克蛋白质的耗 O_2 量、CO_2 生成量及测量的机体总的耗 O_2 量、CO_2 生成量,通过以下公式可算出碳水化合物的消耗量和脂肪的消耗量。

碳水化合物消耗量×0.83+脂肪消耗量×2.03=总耗 O_2 量-蛋白质消耗量×0.95

碳水化合物消耗量×0.83+脂肪消耗量×1.43=总 CO_2 生成量-蛋白质消耗量×0.76

根据三种产能营养素的消耗量、生物热价及其在能量消耗中的占比,即可计算出其供能的比率。

间接测热法主要有以下几个方法。

(一)呼吸室法

呼吸室(respiration chamber)为一个密闭的小屋,房间的面积一般为 6~7m²,体积为 15m³ 左右。组成系统包括气体过滤系统、流量控制系统、温度监测系统、气体采集系统、数据采集与存储系统、多路气体采样系统和多风扇气流循环系统等,以及氧气分析仪和二氧化碳分析仪。呼吸室内可配有必要的生活设施,如床、椅子、桌子、电脑和洗手间等,在进行身体活动类能量消耗评价时,室内可放置跑步机,功率自行车和拉力器等运动训练器械。房间内严格控制温度和湿度,并有一个特殊的窗口用于传递物品,如食品、废弃物等。通过监测房间内氧气浓度、二氧化碳浓度、通气流量、温度、气压等参数,可测量总能量消耗、基础能量消耗和身体活动能量消耗等。该方法测量能量代谢的误差可以达到≤2%,但只能进行单人测试,且测量的时间不能很长,最长一般为 24~72 小时。而且由于成本较高,也并未广泛使用。

近年来也有将直接测热和间接测热结合起来的代谢室,但应用有限,主要开展婴儿能量消耗的研究。

(二)双标水法

双标水法是一种非损害及非侵入性的技术,早期用于测量研究野生动物能量代谢。1982 年,Schoeller 和 Van Santen 将其应用于人体研究。

DLW 法的原理是受试对象精确口服一定量富集氢(²H)和氧(¹⁸O)稳定同位素的水(²H₂¹⁸O),然后收集受试者的尿液或唾液样本,通过测定这两种同位素浓度的变化,获得同位素随时间减少的速率。通过比较¹⁸O 和²H 消除速率的差别,计算出二氧化碳生成量,然后根据呼吸商或者食物商(food quotient,FQ)结合 Weir 公式计算出总能量消耗(图 3-1-1)。目前,双标水法已经广泛应用于各个人群总

能量消耗的检测,其中包括婴儿、儿童、成人、肥胖人群、孕妇和乳母以及老年人等。双标水法具体试验流程及计算方法见国际原子能机构(IAEA)的相关指南。双标水法是测量自由活动状态下总能量消耗最有效、可靠的方法,具有诸多优点:①样品收集和测定过程简单方便,不限制受试者的活动;②可以测量较长时期的总能量消耗(一般为 4~21 天),可以很好地反映日常能量消耗状况;③准确度和精确度高,分别为 1%~3% 和 2%~8%;④无毒、无创伤、对健康无任何影响;⑤可同时测定受试者体水总量,从而计算出瘦体重(lean body mass,LBM)和体脂含量。但双标水法仍存在缺陷:①¹⁸O 的费用昂贵,而且需要专业技术人员通过质谱技术来分析同位素浓度,检测费用比较高;②测量的是总能量消耗,不能得到身体活动模式(活动持续时间、频率和强度)信息,难以了解每天或每小时的能量消耗模式及消耗峰值时期的信息;③该方法假设²H 只以水的形式代谢,而¹⁸O 也只以水和二氧化碳的形式代谢,但实际上在代谢过程中机体组织会发生同位素捕获或交换,致分析时产生误差,而且若受试者体重在实验期发生改变,则造成的误差会更明显。尽管双标水法有局限性,但可以提供自由活动人群总能量消耗的最接近值,而且是验证其他总能量消耗测量方法非常有价值的标准方法。

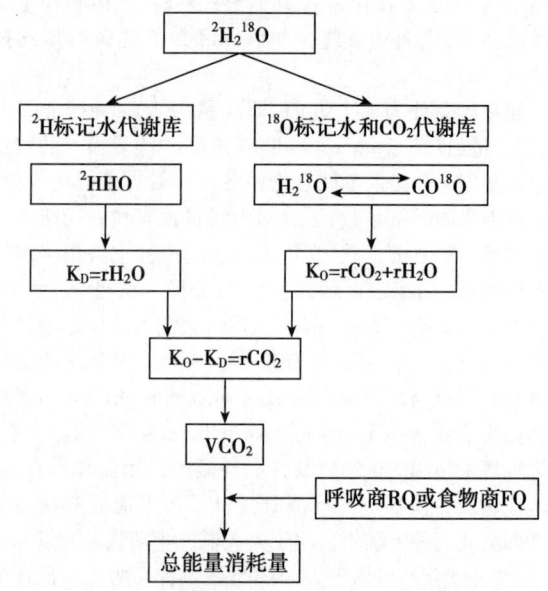

图 3-1-1 双标水检测总能量消耗量的原理

(三)气体代谢法

气体代谢法是用特定的装置分析受试者一段时间内的氧气消耗量和二氧化碳生成量,再根据 Weir 公式计算能量消耗。气体代谢法可用于测量基础代谢、静息代谢及不同种类体力活动的能量消耗。

1. 多氏袋(Douglas bag)法 多氏袋是经典的气体代谢测定装置,使用面罩将受试者的口鼻罩住,面罩由橡胶制成,通过一个装有无阻力瓣膜的三通管与多氏袋相连。瓣膜的作用是使吸入的气体与呼出的气体分流,呼出的气体用多氏袋收集,同时使用气体湿式流量计测量呼出气的体积。测试完成后分析多氏袋收集的气体中的 O_2 及 CO_2 百

分含量,计算出机体的氧耗量及二氧化碳呼出量。一直以来,多氏袋法被视为气体代谢法的金标准。但该方法并非实时测量,即在测量当时无法得到检测数据,须后续对收集的气体进行分析才能得到结果。此外,该方法只能检测一段时间的能量代谢,不能做到对每次呼吸的检测,数据欠动态性。再之,气体收集袋体积较大,不适合随身佩戴,只能在实验室内测量基础能量消耗、静息能量消耗(resting energy expenditure,REE)和非常有限的身体活动项目(如跑步机上行走或跑步等)的能量消耗,不能有效评价日常生活各种活动的能量消耗情况,目前已很少使用。

2. 每次呼吸测试法(breath to breath) 随着气体浓度分析器的诞生和性能不断改善,每次呼吸测试法应运而生,该方法可即时分析每次呼吸的气体成分和通气量,使测量时气体的收集和分析过程可以同步进行,从而实现对受试者每次呼吸的氧气消耗量及二氧化碳生成量的实时监测及测量。该方法克服了传统多氏袋的缺陷,使气体代谢法的测试技术实现了飞跃。该方法目前有固定式和便携式两种测量系统。

(1)固定式气体代谢测量系统:固定式气体代谢测量系统是最早替代传统气体代谢法的基于每次呼吸的气体代谢测量系统。测试时用面罩将受试者口鼻罩住或用头罩将头部全部罩住(卧位),采样线、传感器和主机相连。但由于仪器体积比较大,相对笨重,主机需放置在移动推车或工作台上,不便携带,因此,同传统的多氏袋法一样,只能在实验室内测量基础能量消耗、静息能量消耗和一些有限的身体活动项目(如跑步机上行走或跑步等)的能量消耗。此外,该系统广泛用于医院临床患者的检测,主要是ICU危重患者、肿瘤患者、烧伤患者、重症肝病患者等,医院中应用的固定式气体代谢测量系统被称为代谢车(calorimetric metabolic cart),主要用于检测患者的静息能量消耗(REE),因为患者的情况一般不能佩戴面罩,检测时会戴上头罩,头罩上有进气口和出气口,分别连接流量传感器、氧及二氧化碳传感器。在检测静息能量消耗的同时,还会给出代谢状态(与传统预测公式比,小于90%为低代谢状态,高于110%为高代谢状态)、呼吸商(RQ)、三大产能营养素消耗比例等结果,为这些患者的营养介入支持提供数据和结论。

(2)便携式气体代谢测量系统:为克服固定式气体代谢测量系统不方便携带的缺陷,便携式气体代谢测量系统近年来得到快速发展。该仪器由于体积小巧重量轻,测量时用面罩将受试者口鼻罩住,采样线和流量传感器等也需佩戴,但总重量很轻,一般不超过200g,不影响运动,使骑自行车、跑步、登山等运动的能量代谢测试得以在真实的环境中实现,非常适合在现场、办公和家庭环境中应用。在测量时该系统除了测量基础能量消耗、静息能量消耗等,还可以对大多数活动类型(除水中的活动)的能量消耗进行测量。

每次呼吸测试法的缺点是仪器价格昂贵;电极氧化快,随着电极氧化,测定结果的准确性下降;便携式气体代谢测量系统的固定大小的面罩未必适合每个人,因此测定时,如呼吸气体有泄漏,影响测定结果。且此类仪器一般只能工作1~5小时,所以通常只能监测个体水平上的基础能量消耗、静息能量消耗和身体活动能量消耗。

三、运动传感器法

加速度计是近年来在体力活动测量中广泛应用的一种运动传感器。加速度和外力成正比,而加速度计具有小而轻,且不具有侵入性的特点,可以直接测定身体活动的强度、频率以及持续时间,在测量体力活动能量消耗方面具有突出的优势。加速度计通过内置的压电模块感受加速度,通过形变产生电信号,电信号的强弱表示加速度的大小。根据压电模块的个数,可将加速度计分为单轴、双轴和三轴等,通过感应身体在一个轴面或多个轴面上的加速度的变化来推测身体的运动方式、强度。此外,这些仪器有强大的存储功能,可以存储数日的能量消耗数据,用于后续的分析。加速度计通常佩戴在腰部、腕部及踝部等。加速度计的缺陷是在游泳或洗澡时必须摘去,并且测量效果受到放置位置的影响。

单轴加速度计测量垂直方向的加速度,三轴加速度计可以测量前后、左右和上下方向的加速度,理论上多轴加速度计可以提供更多的信息,在评价能量消耗时要优于单轴加速度计。但针对单轴和三轴加速度计效度评估的研究显示,此两者一致性很高,大于0.95,相关性也很强,最高可达0.99,即单轴加速度计的有效性不低于三轴加速度计。但有研究提示,对一般强度的运动来说,单轴与三轴相比没有差异,但当运动超过一定强度后,单轴加速度计的准确性下降。近年还发展了多轴加速度计,由一个佩戴于下肢的五轴加速度计和一个佩戴于腰部的接收器组成。

随着算法体系的快速发展,加速度计评估的能量消耗数值也越来越准确。加速度计的原始输出数据被称为counts,将counts转换为能量消耗的数值需要构建计算模型来处理。早期的算法是基于不同强度的信号建立线性回归方程,该方法对平均身体活动能量消耗的评估效果较好,但对个人和特定类型活动的能量消耗的评估效果较差。因此,加速度计的算法逐渐向动作识别的模式转换,然后采用活动强度量表给识别的不同活动类型赋值,或针对不同活动表征建立回归方程,提高了评估的准确度。加速度计的输出形式主要是能量消耗、步数、活动强度等。

随着智能技术的不断开发,更加轻便、易于操作的可穿戴运动测量设备不断被开发。例如智能手环、智能手表等,都是通过设备的传感器实现对运动数据的监测。这些传感器通常是加速度计、光学心率监测器、皮电反应传感器等,通过感应人体运动时的动作,再结合相应手机APP中用户使用前输入的个人身体体征的基本信息,如性别、年龄、身高、体重等信息,根据一些特定算法,得到个体化监测数据,如运动的步数、距离、消耗的能量和心率等,从而实现对运动过程的监测。

近年还出现了结合全球定位系统(global positioning system,GPS)的感应器,可以提供受试者运动的距离、速度、海拔、确切时间和位置等,是感应器类测量设备发展的较好方向。

目前,感应器类的产品品种很多,但经过效度验证的并不多,且不同产品间的测量结果变异性很大,因此,需不断完善产品的效度,在开展研究时,选用经效度确认的感应器至关重要。

四、心率监测法

心率(heart rate,HR)是最容易测量的生理指标之一,且与人体功能活动状态以及能量代谢密切相关。心率监测(heart rate monitor,HRM)法是目前应用较为广泛的监测和评价 TEE 和身体活动的方法。其基本原理是:对于个体,在大部分有氧运动范围内,HR 和 VO₂ 之间存在明显的线性关系,尤其在中度到重度体力活动水平范围。研究显示,HRM 法和全身测热法之间有较好的一致性。但心率监测法对低水平和很高的体力活动强度的能量消耗评估的准确性受到质疑。此外,心率受一些因素的影响,如体温、情绪、食物的摄入(咖啡因等)和身体的姿势等。但 HRM 法的优势也很明显,如经济、简便,不影响受试对象的活动,可观察较长时间内的能量消耗,可监测在水中的活动(如游泳、洗澡),所以,该方法可以在中等规模的人群研究中评估受试对象的身体活动能量消耗和总能量消耗。

五、身体活动问卷与日记法

(一)身体活动强度

运动时的能量消耗高低由身体活动强度决定。身体活动强度是指单位时间内,进行和参加某项身体活动时,单位体重所消耗的能量。目前,国际上通常使用代谢当量(metabolic equivalent,MET)作为身体活动强度的单位,其定义为相对于安静休息时身体活动的能量代谢水平。1MET 相当于每分钟每公斤体重消耗 3.5ml 的氧气,而消耗 1L 氧气约需 5kcal 能量,因此,1MET 又相当于每小时每公斤体重消耗 1.05kcal 能量,也有研究者将 1MET 取值为 1kcal/(kg·h)。Ainsworth 等 1993 年发表了"身体活动概要",对多项身体活动进行了赋值,并于 2000 年和 2011 年进行了两次更新,研究者可以查阅"身体活动概要",获得各项身体活动的 MET 值(如果查不到相同的活动,可以用近似活动的值代替),再根据各身体活动的持续时间及受试对象的体重,计算出受试对象的身体活动能量消耗。

由于 1MET 值是计算身体活动能量消耗的基础,上述 1kcal/(kg·h)是对约 70kg 体重、40 岁左右男性的测量结果,该数值是否适用于所有人群,一直受到质疑。对中国青年人群 1MET 的数值进行测量,发现正常体重、超重和肥胖人群的 1MET 值分别为 1.09kcal/(kg·h)、1.00kcal/(kg·h)和 0.90kcal/(kg·h)。因此,不同人群可能需要不同的 1MET 值。

(二)身体活动问卷

因操作简单及容易被接受等优点,身体活动问卷是目前大规模人群调查中测量身体活动水平最常用的方法。常用的身体活动测量问卷有国际身体活动问卷(the international physical activity questionnaire,IPAQ)长卷、短卷和全球身体活动问卷(the global physical activity questionnaire,GPAQ),身体活动问卷一般调查受试者过去 7 天的工作、交通、家务、休闲以及静坐等 5 个方面的情况,包括平均每日或每周的时间,身体活动强度分为重度、中度以及步行三种,并给不同强度的活动的 MET 简单赋值,如国际身体活动问卷中,步行的 MET 赋值为 3.3,中等强度活动的赋值为 4.0,高强度活动的赋值为 8.0。所以,问卷调查法可以粗略地估计受试者的身体活动水平(physical activity level,PAL)和总能量消耗值。有研究显示,问卷调查在评价身体活动能量消耗方面会出现显著的低估或高估,最高可达到 60%。

(三)身体活动日记

身体活动日记是培训受试者后,让其自己记录每日的活动及活动持续的时间。一般以每 15 分钟为时间间隔,在特定的表格里记录 1 天 24 小时内每项活动和持续时间,连续记录 3 或 7 天(包括休息日)。根据各种身体活动的强度和时间以及受试者的体重,通过查阅"身体活动概要",估算每天的活动能量消耗和总能量消耗。相对于问卷调查,身体活动日记可以获得更多的身体活动信息且准确性更好。但此方法的缺点在于:①在个体水平上误差太大;②受试者会有回忆偏倚,同时还存在记录误差和随着时间增加依从性降低的问题;③难以用于 10 岁以下的儿童;④可能会使受试者改变自己的日常活动模式,影响结果的准确性。

六、公式法

大规模的人群研究,不可能对受试对象进行实测,一般多采用预测公式来评估受试对象的基础能量消耗、静息能量消耗或总能量消耗。预测公式是基于比较大的样本的人群实测值,用性别、体重、身高、年龄等因素推导出的回归方程,成熟的公式是经过了反复验证后而被采用的。

(一)基础能量消耗和静息能量消耗

众多基础能量消耗公式中广泛被使用的是 Schofield 公式。1985 年 FAO/WHO/UNU 的能量需要量报告采纳了 Schofield 公式推算基础能量消耗,虽然受到诸多争议,如该公式的数据主要来自西欧和北美的人群研究,一半数据为 20 世纪 30~40 年代的意大利士兵,但 FAO/WHO/UNU 在 2004 年的报告中仍然采用了该公式,并提出需要深入分析现有资料,以期推出有广泛地域和人种代表性的公式。另一个常用的是 Henry 公式,东南亚和欧盟的能量推荐报告中使用的就是 Henry 公式,该公式针对 Schofield 公式的人群数据,剔除了意大利士兵的部分,并新增了 4018 个实测人群的数据。用中国人实测的数据获得的公式目前发表的有两个,一个是 Liu 等根据 223 个健康台湾成人的实测基础能量消耗数据推导出的 Liu 公式,另一个是 Yang 等根据南方地区 165 个健康成人的实测基础能量消耗数据推导出的 Yang 公式,这两个公式是否准确有效,还需更多实测数据来验证。

静息能量消耗公式应用比较广泛的是 Harris-Benedict (H-B)公式和 Owen 公式。见表 3-1-2。

选用公式时要明确研究的目的,一般计算能量需要量时使用基础能量消耗公式,身体活动、代谢当量等研究选择静息能量消耗公式。

表 3-1-2　不同预测基础能量消耗、静息能量消耗的公式

公式(年龄)	男　性	女　性
基础能量消耗公式		
Schofield(18~30)/(kcal·d^{-1})	15.057W+692.2	14.818W+486.6
Schofield(30~60)/(kcal·d^{-1})	11.472W+873.1	8.126W+845.6
Henry(18~30)/(kcal·d^{-1})	16.0W+545	13.1W+558
Henry(30~60)/(kcal·d^{-1})	14.2W+593	9.74W+694
Liu(≥20)/(kcal·d^{-1})	13.88W+4.16H-3.43A-112.40S^a+54.34	
Yang(20~45)/(kcal·d^{-1})	(277+89W+600S^b)/4.184	
静息能量消耗公式		
H-B/(kcal·d^{-1})	66.47+13.75W+5.0H-6.76A	655.10+9.56W+1.85H-4.68A
Owen/(kcal·d^{-1})	875+10.2W	795+7.18W

注:W,weight(kg);H,height(cm);A,age(years);S,sex(S^a:men=0,women=1;S^b:men=1)。

(二) 总能量消耗

通过不同方法,求出总能量消耗的两个重要因素,即基础能量消耗和身体活动水平的值,最终通过公式计算出总能量消耗。

$$TEE(kcal/d)=BEE(kcal/d)×PAL。$$

TEE:总能量消耗;BEE:基础能量消耗;PAL:身体活动水平

基础能量消耗可以通过气体代谢法获得,也可以通过公式法获得。

综上,测量能量代谢的方法有很多,应该根据研究目的、参加研究的受试者人数、研究周期、可利用的设备和资金等实际条件来选择合适的方法,并考虑以下 4 个因素:有效性、可靠性、可接受性和花费。一般小规模人群、短时间实验,应用气体代谢法准确性较高,而实验期超过 3~4 天,应用双标水方法较为理想。但是在中等规模的人群研究中,运动感应器法是非常有前景的,而大规模的流行病学研究中,一般采用问卷调查法、公式法等。无论使用何种方法,相关的效度评估是必要的。

第二节　平衡研究方法

营养素平衡的研究最早始于 Boussingsult,他对农场中动物对饲料的利用很感兴趣,1839 年报道了奶牛碳、氢、氧、氮等元素摄入量与粪、尿及乳汁中这些元素排出量的关系。这是最早的营养平衡实验。测量营养素摄入与排出量关系的平衡法很快被许多研究所应用,其中大部分是关于氮平衡以及矿物质平衡的实验。

一百年来,科学发展日新月异,而在营养学研究中平衡法仍被广泛用于研究营养素的吸收利用以及营养素需要量等方面。下文以氮平衡、钙平衡和稳定性同位素示踪剂平衡法为例分别加以叙述。

一、氮平衡法

氮平衡法(nitrogen balance)是研究体内蛋白质代谢的一种方法,因为直接测定食物中蛋白质及体内消耗的蛋白比较困难,所以常用测定摄入氮量及排出氮量的方法来了解蛋白质的平衡情况。各种食物蛋白质的含氮量约在 16%,食物的含氮量乘以 6.25,即为蛋白质含量。摄入蛋白质未被消化吸收部分随粪便排出体外,被吸收的蛋白质在体内进行代谢,代谢废物主要随尿排泄。比较每日摄入氮量及排出氮量的平衡情况,就是氮平衡实验。

$$B=I-(U+F+S)$$

上式中 B 是氮平衡,I 是摄入氮,U 是尿氮,F 是粪氮,S 是从皮肤中丢失的氮。

健康成年人每日摄入氮量与排出氮量相等为氮的零平衡,即 B=0。摄入氮超过排出氮时为正氮平衡,生长发育的儿童,怀孕的妇女以及疾病恢复期的人属于这种情况,其摄入蛋白质的一部分变成新组织存于身体内。若每日摄入氮少于排出氮时为负氮平衡,人在饥饿、疾病及衰老阶段一般处于这种情况,由于蛋白质分解消耗大于蛋白质合成,人体日渐消瘦。

(一) 测定人体蛋白质需要量

1. 基本原理　应用氮平衡法来测定成人蛋白质需要量时,通常按照预期的需要量范围,让志愿者摄入不同蛋白质水平的膳食,每种水平为一期,每期持续数周(短期)或数月(长期)。测定在特定时间内从膳食摄入的氮以及从粪、尿、皮肤等途径排出的氮量。将结果代入直线回归方程,求得处于零平衡时的截距,此数值即是该特定蛋白质氮平衡的结果。成人达到氮的零平衡时所需的最低蛋白质摄入量即为蛋白质需要量。

2. 应用　由于机体氮的获得和丢失可以近似看成机体蛋白质的得失,因此氮平衡曾是评价人体蛋白质需要量的经典方法,目前,大多数国家主要根据氮平衡结果制订成人蛋白质需要量。

3. 缺点　氮平衡只反映了蛋白质进出关系,没有直接反映机体蛋白质代谢和功能状况;难以准确测定各种途径损失的氮,结果可能低估蛋白质的需要量。此外,蛋白质以外的一些因素如能量、膳食组成、机体健康状况等都会对氮平衡实验产生影响。

4. 影响氮平衡结果的因素

(1) 能量摄入量如果太低会影响蛋白质利用效率,氮平衡对超过需要量的能量摄入也很敏感。因此,能量摄入

既不宜过高,也不应不足。

(2)试验期间志愿者应避免剧烈的体力活动,其所处的环境温度应适宜,以免因大量出汗造成从皮肤丢失过多的氮。

(3)饮水量应加以控制,大量摄入饮料会增加尿氮排出量。

(4)对蛋白质摄入量的测定及粪尿的收集要准确,否则容易过高估计从膳食中摄入的氮和过低估计粪尿中排出的氮。

(5)除蛋白质外,膳食中其他营养素都应达到每日膳食推荐量摄入水平以满足个体的需要量。

(二)评价食物蛋白质的营养价值

膳食蛋白质的质量取决于氨基酸成分,氨基酸模式与人体氨基酸模式越相近,蛋白质利用率越高。此外,还有一些其他因素影响蛋白质的利用。用氮平衡方法通过测定摄入氮与排出氮的差值可以了解蛋白质在人体内存留的百分数,这种方法求得的是蛋白质净利用率(net protein utilization,NPU)。

$$蛋白质净利用率(\%) = \frac{I-F-U}{I} \times 100$$

上式中 I 为摄入氮,F 为粪氮,U 为尿氮。由于实际测量中的困难,上述计算公式中忽略了从皮肤中丢失的氮,也不包括必然丢失的尿氮和粪氮,得到的是表观蛋白质净利用率。

二、钙平衡法

钙平衡(calcium balance)方法通常被用在两个方面,其一是用于测定钙的需要量,其二是测定钙的吸收率。

(一)研究人体钙需要量

1. 基本原理 经典的钙平衡法用于人体钙需要量研究已有几十年的历史。其基本原理是人体钙的摄入量如果低于各种途径排出量之和,必定会在某一时间出现钙的缺乏。因此,所有成年人摄入的钙量必须保证达到钙的平衡状态,即:

钙摄入量(I)=粪钙(F)+尿钙(U)+皮肤等其他途径排出的钙(S),而处于生长发育期的儿童和青少年应保持钙的正平衡状态,也就是说要有一定的钙存留在体内以保证骨骼的生长和加强,即:钙摄入量(I)>粪钙(F)+尿钙(U)+皮肤等其他途径排出的钙(S)。

2. 应用 钙平衡试验是目前国内外研究人体钙需要量的主要方法之一,其研究结果可用于制订钙参考摄入量。成人钙的摄入和排出量达到零钙平衡时所需的钙摄入量作为钙需要量。生长期因骨骼生长需要储留钙,当钙摄入量增加而储留量不再显著增加,即达到平台效应时的摄入量可作为骨骼增长期的钙需要量。我国 2013 版膳食营养参考摄入量中成人钙平均需要量主要根据历年来发表的人体钙平衡试验制订,儿童青少年根据达到可储留充足钙时摄入量作为钙的平均需要量。

(二)测定钙的吸收率

1. 人体试验 在钙吸收试验中,直接测定摄入钙与粪

钙含量求得钙表观吸收率。

$$钙表观吸收率(\%) = \frac{摄入钙-粪钙}{摄入钙} \times 100$$

这种经典的钙平衡法只能得到混合膳食中钙的吸收率。如欲得到某种特定钙源中钙的吸收率,可以口服稳定性同位素标记的钙源,并监测粪便中排出的未经吸收的同位素钙。根据其差值计算钙的吸收率。由于很难准确地分开并收集代谢期间的粪便,可使用粪便标记物,标记物应该容易识别和定量,以便将不同时期排出的粪便分开。例如可选择卡红作为标记物,卡红是一种食用色素,对人体无毒无害且不被吸收,卡红进入体内后可将肠道内粪便染色,使其呈现红色,收集两次出现红染之间的全部粪便即可。但在实际工作中很难全部收集到代谢期内的全部粪便,即使在使用卡红等作为粪便标记物时也会由于其他因素包括志愿者后期不配合丢失部分粪便、粪便匀浆处理、干燥处理中部分损失等导致粪便收集不全。因此营养素吸收率实验中还常常使用镝或铕等稀土元素作为标示物,由于镝或铕等稀土元素不能被肠道吸收,理论上在粪便收集完全的情况下,通过粪便重量和粪便中镝或铕的含量计算得到镝或铕的排出量应该等于其摄入量。因此可以根据镝或铕的实际回收率校正营养素表观吸收率。在志愿者配合度较高的代谢试验中,镝或铕的回收率应在 90% 左右。用同位素标记钙源的吸收率可以通过测定粪便中同位素的丰度和稀土元素的回收率进行计算。其中:粪便排出的同位素钙量=总粪钙量×(粪中同位素钙丰度-基线同位素钙丰度),这样得到的吸收率并未考虑内源性钙(肠道中消化液及脱落的肠黏膜等所含的钙)的排出量,被称为表观吸收率。

2. 动物实验 钙平衡法被用来测定不同来源钙在动物体内的吸收率。由于钙的吸收率受动物年龄、性别、饲料成分及钙摄入水平的影响很大,测定受试样品的吸收率时,要与同样条件下测得的碳酸钙的吸收率对比,做出评价。应注意,摄食低钙饲料组的动物,钙的吸收率常可达到 90% 以上,但这不能应用到人体,钙化合物在人体的吸收率多在 30% 左右。

三、稳定性同位素示踪剂平衡法

稳定性同位素示踪技术现常用于研究人体营养素吸收利用率及需要量,现以人体氨基酸和蛋白质需要量研究为例加以叙述。蛋白质需要量中常采用氮平衡法进行研究,但是氮平衡与蛋白质平衡还是有一定区别的,因为一部分非蛋白氮参与了氮代谢,且氮平衡只反映了蛋白质进与出的关系,未能直接反映机体蛋白质代谢和功能状况。随着科学技术的不断进步,具有划时代意义的稳定性同位素示踪技术逐渐取代或限制了传统方法的使用。根据其标记氨基酸是否为待测氨基酸又可分为碳平衡法(carbon balance)和指示剂氨基酸法(indicator amino acid method)。碳平衡法选用待测氨基酸作为示踪剂,包括测定其在不同摄入水平下的氧化率,即直接氨基酸氧化法(the direct amino acid oxidation,DAAO)或测定体内的 ^{13}C 氨基酸平衡法(the direct amino acid balance,DAAB)。指示剂氨基酸法又称为

指示剂氨基酸氧化法(indicator amino acid oxidation,IAAO),其稳定性同位素标记的氨基酸不是待测氨基酸,而常采用L-1-^{13}C-苯丙氨酸。

1. 基本原理 当一种待测必需氨基酸缺乏时,其他必需氨基酸不能用于合成蛋白质,于是标记的必需氨基酸(L-1-^{13}C-苯丙氨酸)过多而发生氧化。如增加待测必需氨基酸的摄入量,标记氨基酸的氧化率即降低。当待测必需氨基酸的摄入量达到机体需要量时,标记氨基酸的氧化率降至最低;再继续增加待测必需氨基酸的摄入量,标记氨基酸的氧化率不再增加,达到平台期,这样即可建立待测必需氨基酸摄入量和标记氨基酸氧化率的反应曲线,利用非线性混合效应模型分析曲线拐点,拐点对应的待测必需氨基酸的摄入量即为该必需氨基酸的需要量。

2. 应用 IAAO法最初用于不同人群包括成人、儿童和婴儿氨基酸需要量研究,近年来IAAO逐渐也用于成人、儿童、老年人,甚至是孕妇蛋白质需要量的研究。IAAO法研究人体蛋白质需要量时一般在维持膳食2天禁食12小时后即可开展稳定性同位素示踪实验,一般设置6~7个蛋白质水平,每个蛋白质水平仅持续8小时。8小时内分多次摄入L-1-^{13}C-苯丙氨酸后不同时间点收取呼气和尿液样品。测定呼气中^{13}CO$_2$含量和尿液中L-1-^{13}C-苯丙氨酸丰度变化并计算其氧化率。IAAO方法中使用的氨基酸配比膳食一般以鸡蛋蛋白为参考,人体20种L型氨基酸根据鸡蛋蛋白的含量配置不同水平的蛋白质膳食,由于采用L-1-^{13}C-苯丙氨酸作为示踪剂,而体内苯丙氨酸可转变生成酪氨酸,故不同水平蛋白质测定时氨基酸配比膳食中苯丙氨酸和酪氨酸的含量须一致。IAAO方法中指示剂氨基酸的选择须满足以下三个条件:第一,指示剂必须为必需氨基酸;第二,羧基碳可以进行标记,且在分解代谢中其氧化过程不可逆,并能释放CO$_2$,可以在呼出气中被定量测定;第三,在体内有一个小的、易调节的代谢池,且除了参与蛋白合成或氧化成CO$_2$外,不参与其他重要的代谢途径。苯丙氨酸基本满足上面三个条件,因此IAAO法一般都选择L-1-^{13}C-苯丙氨酸作为示踪剂氨基酸。

IAAO法的优点是可以在同一志愿者体内进行多水平的短期示踪剂研究;由于呼出气中^{13}C标记物的变化水平与指示剂实际氧化率的变化是一致的,因此可以根据呼出气中^{13}CO$_2$变化水平对摄入量的氧化应答曲线进行拐点分析;该方法安全可靠,可以用于不同人群蛋白质和氨基酸需要量的研究。IAAO法的缺点主要是针对膳食适应期的争论,IAAO法一般在维持膳食2天后进行8小时的氨基酸氧化代谢实验,尽管有研究认为在测量氨基酸氧化水平前不需要6~7天的适应期,即IAAO方法不受适应期的影响。但是仍有学者认为在一个稳定的摄食期中,氨基酸氧化率因摄入氨基酸的量发生复杂的变化,没有适应期可能会低估或高估最低需要量。

为避免短期IAAO技术的各种不足,又发展了24小时IAAO法和24小时指示剂氨基酸平衡法(indicator amino acid balance,IAAB)。该方法与IAAO法相似,但是以24小时指示剂氨基酸的氧化和平衡作为依据。24小时示踪研究由于研究过程的复杂性和对实验对象的苛刻要求限制其广泛应用。在研究赖氨酸、苏氨酸、蛋氨酸(无半胱氨酸)和苯丙氨酸(无酪氨酸)等氨基酸的需要量时,IAAO法与24小时IAAO法和24小时IAAB法的差别远小于典型的测量误差。

第三节 耗竭、补充、饱和平台法

耗竭(depletion)、补充(repletion)、饱和平台(saturated plateau)法是营养素功效研究中常用的三个密切相关的方法。为维持机体正常的生理功能,每种营养素摄入量需要达到机体代谢的平衡状态。当营养素摄入量不足甚至耗竭,以及逐渐进行营养素补充达到饱和状态时,与营养素相关功能的指标都会发生变化,通过监测这些指标的变化可以进行营养素需要量和生物利用率的评估。

一、原理

1. 耗竭 当机体摄入某营养素的量长期低于需要量,也即体内长期处于该营养素代谢负平衡状态,体内蓄积逐渐耗空,最终导致该营养素含量降低,以及与其相关的生理生化功能损伤,甚至于死亡。图3-1-2a为不同低剂量摄入时,耗竭速度不同的示意图。给予极低剂量(dose low,dL)时,耗竭速度最快;较低剂量(dose medium,dM)时,耗竭速度减缓;稍低剂量(dose high,dH)时,耗竭速度更慢。

2. 补充/平台饱和 当机体处于某营养素的缺乏或不

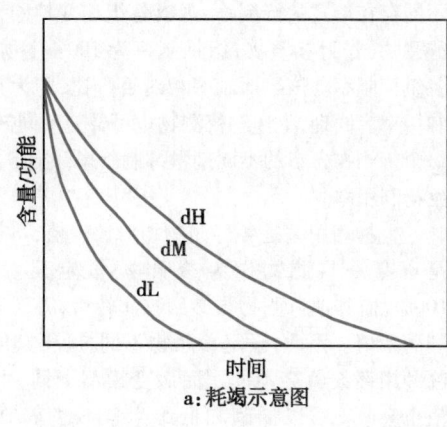

a:耗竭示意图

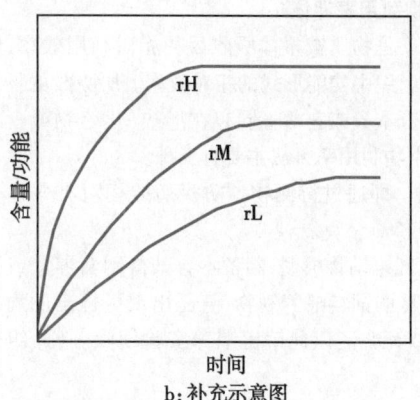

b:补充示意图

图3-1-2 营养素耗竭和补充原理示意图

足状态时,补充该营养素使机体呈代谢正平衡状态,经过一定时间后该营养素含量或其相关功能指标可达到平衡平台。在图 3-1-2b 示意图中,补充低(replenish low,rL)、中(replenish medium,rM)、高(replenish high,rH)不同剂量,经过一段时间后,它们均可先后达到各自的平衡平台;若补充的量达到需要量或适宜摄入量范围内(如 rH 剂量),则达到的平衡是饱和状态的平台。

二、应用和方法

(一) 营养素需要量测定

1. 建立耗竭动物模型 制备不含某待测营养素或该营养素含量极低的饲料喂养正常动物,在不同时间点取样(一般为血样),直接测定该营养素含量或与其相关的功能指标,观察其降低到适当的可逆转阶段,即不要耗竭到生理生化功能损伤到所需测定指标不可恢复状态。

若以人体作研究对象,限制营养素摄入,导致耗竭是违背伦理道德的。除非轻微耗竭,确保无人体伤害,经伦理委员会审核批准才可实施。但是可以寻找该营养素自然缺乏人群,如克山病地区有低硒人群、碘缺乏病地区有低碘人群、缺铁性贫血者等。

2. 补充阶段 将待测营养素分成若干剂量(如图 3-1-3a 中递增的 1、2、3、4、5 剂量),给该营养素已耗竭动物或自然缺乏人群分组补充,在不同时间点取样并测定相关功能指标,观察指标的上升直至出现平台。

3. 需要量计算 当几个剂量组达到的平台重叠在同一水平时(即为饱和平台),说明这几个剂量均达到或超过了需要量,选择其最低剂量值为需要量值。如图 3-1-3a 中剂量 3、4、5 组平台重叠,选择其最低的剂量 3 为需要量值。

亦可进一步作图,即在图 3-1-3a 中各组均达到平台时,选择同一时间点 t 时的数据,以其剂量作横坐标,得到图 3-1-3b,取达到平台的起点剂量 3 为需要量值。

4. 需要量最后判定 在此方法中,若选择不同的与营养素相关的功能指标会得到不同的需要量数值。所以,最好采用多个指标,得到若干与图 3-1-3 类似的图,最后选择可使各个功能指标均达到平台的最低剂量为需要量。

5. 实例 膳食硒生理需要量研究:2011 年中国低硒地区,给 7 组天然低硒的健康成人每日分别补充 0、20μg、40μg、60μg、80μg、100μg、120μg 硒,以血浆硒蛋白 P(selenoprotein P,SEPP1)和血浆谷胱甘肽过氧化物酶(glutathione peroxidase,GPX)作为其功能指标。结果使血浆中 SEPP1 含量达到饱和的硒摄入量为 49μg/d,GPX 活性达到饱和的硒摄入量为 35μg/d。目前认为,血浆 SEPP1 含量是反映硒营养状态和测定硒需要量的最佳指标。由于 49μg/d 是同时可满足血浆 SEPP1 和 GPX3 合成的摄入量,因此将硒摄入量 49μg/d 校正体重为 61kg 的 50μg/d 视为中国男女成人平均需要量(EAR),同样设变异系数为 10%,相应地调整我国男女成人的 RNI 值为 60μg/d。

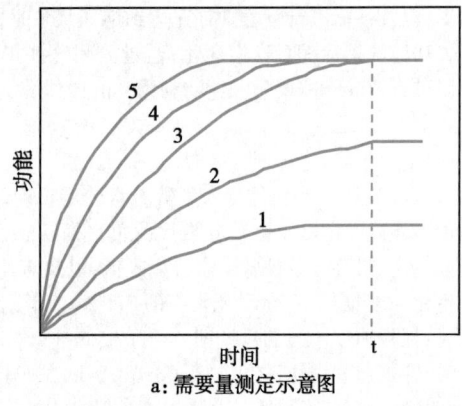

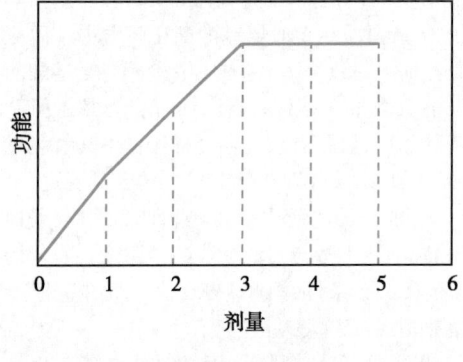

a: 需要量测定示意图   b: 需要量测定示意图

图 3-1-3 营养素需要量测定示意图

(二) 生物利用率评估

生物利用率是物质被机体吸收后的相对利用效率,即能构成存在于组织中功能形式的相对效率。所吸收的物质可以是营养成分本身或它的不同存在形式(化合物或食物形式)。评估生物利用率方法主要有三种。

1. 预防法 即通过待测物预防疾病的相对有效性来估计生物利用率。

(1) 建立耗竭动物模型:制备不含某待测营养素或该营养素含量极低的饲料喂养动物,直至出现可检出的病理生理变化,甚或死亡。以此确定喂养实验期限。(此组也即阳性对照组)

(2) 补充预防实验:将正常动物分组喂养上述营养缺乏饲料。一般是在耗竭初期,分别补充营养素剂量相同的

不同存在形式的待测物,观察各组病变抑制率。指定某一待测物(作为参照物)组抑制率为 100% 生物利用率,其他各组抑制率与该组抑制率相对百分比,即为其他组的生物利用率。同理,上述各待测物也可补充不同剂量,且能得到每个待测物各自的不同剂量抑制斜率并指定参照组后计算生物利用率。

生物利用率是各待测物相对比较值,不是绝对值。它是以某一待测物作为参照物,设定其生物利用率为 100%,而其他待测物与参照物比较后,得到各自相对生物利用率值。因此,设定参照物不同,所得其他待测物的生物利用率数值会不同。而病变模型不同,生物利用率数值也会改变。以低硒和低维生素 E 饲养雏鸡分别形成胰腺萎缩和渗出性素质的病变,设定亚硒酸钠的预防效

果为100%生物利用率,其他待测物的生物利用率见表3-1-3。

耗竭动物模型相同(即在指标可逆转的耗竭阶段)。

表 3-1-3　各硒化合物对预防雏鸡胰腺萎缩和渗出性素质的生物利用率

待测物	胰腺萎缩 (-Se)	渗出性素质 (-VE)
亚硒酸钠(参照物)	100%	100%
硒蛋氨酸	348%~377%	32%~90%
硒半胱氨酸	121%~133%	63%~78%
金枪鱼	47%	22%
面粉	360%	71%

2. 组织贮存量生物监测法　即通过待测物中营养成分在组织中贮存的相对有效量来估计生物利用率。

(1) 建立耗竭动物模型:与上述营养素需要量测定的

(2) 补充相同营养素实验:给已耗竭动物分组,分别补充相同营养素剂量的不同存在形式的待测物,在不同时间点取组织或血样并测定该营养素含量,观察其贮存量的增加,并计算出各自斜率(如图 3-1-4a 中待测物 A、B、C 组的斜率 slopeA、slopeB、slopeC)。

指定某一待测物组斜率(如 slopeA)为100%生物利用率,其他各组斜率与该组斜率相对百分比,即为其他组的生物利用率(如 slopeB/slopeA×100% 和 slopeC/slopeA×100%)。

若数据不足以得到斜率,则可选定某一时间点(如图 3-1-4a 中时间点 t),指定某一待测物组在此时的组织含量(如 a 量)为100%生物利用率,其他各组含量与该组含量相对百分比,即为其他组的生物利用率(如 b/a×100% 和 c/a×100%)。

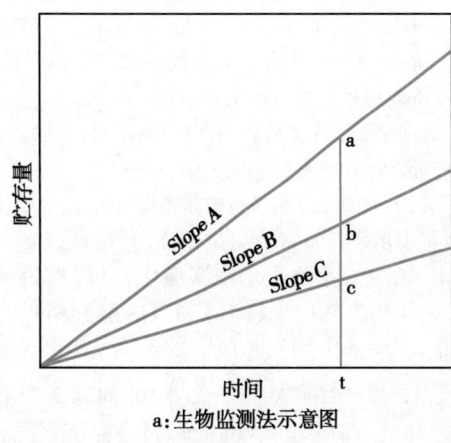 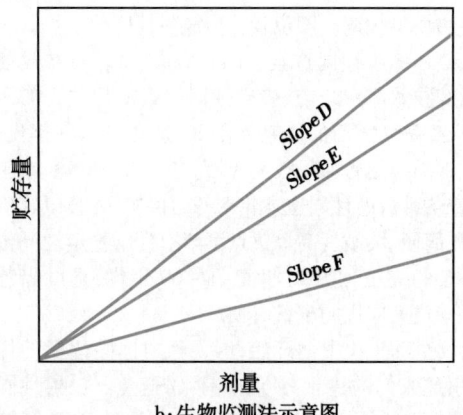

a:生物监测法示意图　　b:生物监测法示意图

图 3-1-4　生物监测法测定生物利用率示意图

(3) 补充不同形式营养素实验:给已耗竭动物分组,分别补充不同营养素剂量的不同存在形式的待测物,在补充相同时间后,取组织或血样并测定该营养素含量,得到贮存量和补充剂量关系曲线,并计算出各自斜率(如图 3-1-4b 中待测物 D、E、F 组的斜率 slopeD、slopeE、slopeF)。

指定某一待测物组斜率(如 slopeD)为100%生物利用率,其他各组斜率与该组斜率相对百分比,即为其他组的生物利用率(如 slopeE/slopeD×100% 和 slopeF/slopeD×100%)。

此组织贮存量法优点是可用于未耗竭动物,选择易取的血液样品,可用于人体实验。此方法缺点是只考虑了特定组织中该营养素吸收贮存总量,未考虑排除其无生物活性形式的部分。

(4) 实例:表 3-1-4 为用上述补充不同形式营养素实验测定的各硒化合物的生物利用率。

3. 功能性生物监测法　即通过待测物维持组织中功能组分的相对有效量来估计生物利用率。

此方法各步骤与组织贮存量生物监测法基本相同,但避免了后者的缺点,测定的指标是该营养物质的功能形式(即图 3-1-4 中纵坐标为功能指标),故得到的生物利用率数值更为合理。如含硒物可测定其生物活性形式-含硒酶

GPX 活性,而不是含硒总量。

表 3-1-4　组织残留量生物监测法测定大鼠对硒化合物的生物利用率

待测物	血	肝	肾	肌肉
亚硒酸钠(参照物)	100%	100%	100%	100%
高硒酵母	132	116	—	—
生金枪鱼	57	47	74	79
熟金枪鱼	72	41	94	75
罐头金枪鱼	120	121	83	136
面粉	105	121	208	182
面包	112	121	148	200
麸糠	123	103	215	161

(三) 生物利用优先性评估

物质被机体吸收后,要分配到各组织器官中贮存或转换成为生物功能成分。这里就出现了组织汲取该物质优先性和生物功能成分合成优先性问题。

1. 组织优先性评估实验设计原则　实验动物在待测物耗竭过程中,在不同时间点取不同组织样品,测定其含量或同一功能指标,比较各组织中所测定指标下降速度。下降速度慢的表示该物质对组织重要而丢失慢,处优先地位。

相反,在耗竭动物待测物补充过程中,上升速度快的表示该物质对组织重要而优先供应。

2. 生物功能成分合成优先性评估实验设计原则 实验动物在待测物耗竭过程中,在不同时间点取同一个组织样品,测定与待测物相关的若干生物功能成分(如酶类),比较各生物活性物质合成量或活性下降速度。下降速度慢的表示该生物功能成分对组织重要而处优先地位。相反,在耗竭动物待测物补充过程中,上升速度快的表示该生物功能成分对组织重要而优先合成。

第四节 同位素示踪技术

同位素示踪技术在营养学中具有广泛的应用,如某种营养素在体内的吸收、分布、排泄和代谢的研究;某种营养性疾病的诊断等。同位素示踪技术在营养学中应用的重要意义在于通过特定标记的营养物质的示踪,可以区分内源性与外源性物质的代谢。同位素分为放射性同位素(radioactive isotope)和稳定性同位素(stable isotope)。早在放射性同位素示踪技术应用之前,稳定性同位素就曾被人们用来从事医学、生物学方面的研究。在 20 世纪 30~40 年代,稳定性同位素的应用曾取得很大成绩。到了 20 世纪 40 年代后期,随着各种放射性同位素相继开始供应,并且以其价格低廉、探测简便、灵敏度高等优点渐渐取代了稳定性同位素在生命科学的应用。在 20 世纪 50~60 年代,是世界范围内放射性同位素应用的全盛时期。

从 20 世纪 70 年代中期开始,因为稳定性同位素的优点,又重新引起人们的注意,其优点有:①避免了放射性同位素对人体的损害,无环境污染,尤其适宜于孕妇、儿童等对放射性最敏感的人群;②弥补了放射性同位素在种类上的不足:例如对于营养学研究中最关注的一些机体内重要元素的示踪,如氮、碳、氧、氢等均没有合适的放射性同位素;③在利用质谱仪、磁共振仪等仪器作为稳定性同位素标记化合物的测定手段时,不仅可以测定同位素的丰度,还可以同时测定示踪物的结构,对示踪原子进行定位,从而进行代谢研究;④可以更方便地进行多标记实验;⑤允许短期内多次重复实验。

由于部分元素的稳定性同位素天然丰度较低,需要富集制备成示踪剂才能应用,因此成本大大增加,而且检测方法复杂。本节就放射性同位素和稳定性同位素示踪技术的基本概念、实验设计及其应用等方面进行简单描述。

一、放射性同位素示踪技术

(一) 概念

1. 定义 凡是在元素周期表中占据同一位置,即原子核内质子数相同的元素,称为同位素。原子自发地发生核衰变,并且能发射出一定的射线,由一种核转变为另一种核,我们称之为放射性同位素。放射性同位素放出的射线只有三种,即 α、β 和 γ 射线。

2. 放射性衰变规律 某原子核放出 α 或 β 粒子后,自己就变成别的原子核,放出 α 粒子称为 α 衰变,放出 β 粒子称为 β 衰变。任何放射性原子都要遵循一定的规律

进行衰变。放射性衰变的重要公式有:

$$N = N_0 = N_0 e^{-0.693t/T}$$
$$A = A_0 e^{-\lambda t} = A_0 e^{-0.693t/T}$$
$$I = I_0 e^{-\lambda t} = I_0 e^{-0.693t/T}$$

N_0:初始时($t=0$)的原子核数;N:时间 t 时尚未衰变的原子核数;A_0:初始时的放射性;A:时间 t 时的放射性;I_0:初始时的辐射强度;I:时间 t 时的辐射强度。e 是自然常数,T 是半衰期,对于一定的放射性元素是个常数,t 表示时间。

例:5mCi ^{125}I 经过 30 天后还有多少?

已知:$A_0 = 5$mCi,$T=60$d,$t=30$d,$t/T = 30/60 = 0.5$;

所以,$A = A_0 e^{-0.693t/T} = 5 \times 0.7071 = 3.535$mCi;

即 5mCi ^{125}I 经 30 天衰变后还剩 3.535mCi。

3. 放射性活度单位 放射性活度是指单位时间内,放射性物质核衰变的次数。用符号 A 来表示,$A = dN/dt$。

在有些资料中,有 dpm,dps,cpm,cps 等字样:

dpm:每分钟核衰变的次数(min^{-1});

dps:每秒钟核衰变的次数(s^{-1});

cpm:每分钟测量到的次数(min^{-1});

cps:每秒钟测量到的次数(s^{-1})。

(1) 居里:居里(Ci)曾是最常用的放射性活度专用单位,可表示任何核素放射性的强弱,每秒衰变 3.7×10^{10} 次为 1 居里。在生物学示踪实验中,以居里为单位往往嫌大,常用的为毫居里(mCi)和微居里(μCi),它们之间的关系为:

$$1Ci = 3.7 \times 10^{10} \text{次/秒} = 3.7 \times 10^{13} mCi = 3.7 \times 10^{16} \mu Ci$$
$$1\mu Ci = 2.2 \times 10^6 dpm(每分钟衰变数)$$

(2) 贝可:放射性活度的国际单位是贝可勒尔(Becqueral),简称贝可,用符号 Bq 表示。1975 年,国际原子能剂量委员会决定,在此以后的若干年里逐渐废弃旧的非国际制的专用单位名称"居里",而采用新的国际制单位专名贝可来计量放射性活度,并且规定:

$$1Bq = 1s^{-1}$$

居里和贝可的换算关系是:$1Bq = 2.703 \times 10^{-11} Ci$

4. 放射性比度 指单位质量或单位体积中放射性的活度,单位是 Bq/mg 或 Bq/ml。

5. 放射性纯度 指 100 个受标记的化学物质中被标记的分子数。一般要求放射性纯度应达到 95% 以上。

(二) 示踪技术

根据放射性同位素易于被测出的特点,将放射性同位素作为追踪目标引入某一实验机体,运用各种探测手段追踪其在体内的转归过程,并借此对该机体的结构或功能状态进行探测追踪。

1. 原理 放射性同位素示踪技术是以放射性同位素或其标记化合物作为示踪剂,且示踪剂与研究对象的对应物具有相同的结构,并具有相同的化学性质和生理反应性,但具有不同的物理性质,可以特有的方式和速度进行蜕变,这种蜕变不受化学、物理和生物作用的影响,且各种放射性核素蜕变时放出的不同类型、又具有特异性能谱的射线。

因此,可以借助于灵敏的射线探测技术,通过检测特征性放射线作为示踪依据,探测出其分布部位和存在的量。

2. 放射性同位素示踪剂的选择 具有合适的物理半衰期;射程合适;具有合适的放射性比活度,既要满足生物样品中的放射性能精确的检测,又要使放射性示踪剂的化学量小到不足以产生影响观察对象的原有状态;在满足实验目的的前提下,应尽量使用放射性活度较低的示踪剂;保证标记化合物的放射性纯度在95%以上;注意示踪剂最初浓度的选择,保证其在被稀释后仍能准确地测出其放射性。

3. 放射性同位素的常用分析方法

(1) 液体闪烁测量法:液体闪烁测量是一种探测放射性的方法,主要用于软β射线的测量,也可用于高能β射线和α、γ射线的测量。它的基础是,闪烁液能吸收辐射能量,并且再以光能的形式发射出来,产生荧光。对闪烁液产生的荧光进行探测、分析和记录的仪器,就叫液体闪烁计数器。由于它的灵敏度高、效率高和操作简单等优点,目前被广泛应用于医学、生物学、环境科学和营养学等领域。在营养学的示踪实验中,经常采用^{3}H和^{14}C两种放射性同位素的双标记测量。

(2) 放射自显影技术:放射自显影技术是利用放射性同位素的射线对核乳胶的感光作用,从乳胶中显出影像,以显示标本或样品中的放射性物质的分布、定位和定量的方法。放射性同位素由于结构不稳定而经常发生蜕变,在蜕变过程中产生电离辐射,所放出的粒子和射线被乳胶中的溴化银颗粒所吸收(感光)而记录下来。通过显影,使溴化银颗粒还原为金属银颗粒而显出影像。从这些颗粒的分布与定位,把同位素在标本内的动态关系显示出来,这就是放射自显影技术建立的原理基础。现在,放射自显影技术已广泛应用于形态学、病理学、生理学生物化学、药理学、免疫学和营养学等领域,成为测定放射性同位素最常用的方法之一。

4. 放射性同位素示踪技术的优缺点

(1) 优点:放射性同位素易被测出,因此可以检测该受试物在体内的吸收、分布、代谢转化和排泄情况;具有极高的精确度,灵敏度可达$10^{-14} \sim 10^{-18}$g;由于仅测定示踪剂的放射性,因此,可排除其他非放射性物质对实验结果的干扰,节省了大量分离和纯化过程。

(2) 缺点:放射性可能对受试者造成一定的安全隐患;处于不稳定位置的同位素,在实验过程中可能脱离化合物而失去示踪的作用;若标记物比放射性不高,则用量超过机体生理功能所利用的范围以上,也会使实验失败。

(三) 在营养学中的应用

1. 放射性^{59}Fe掺入红细胞示踪技术 ^{59}Fe掺入红细胞示踪技术是机体摄入^{59}Fe标记的运铁蛋白后,于一定时间采血测定循环红细胞的放射性活度占摄入^{59}Fe总放射性活度的百分率。是一种体内掺入试验方法。应用^{59}Fe可以研究病理生理情况下铁的吸收、转运、更新和分布。

(1) 原理:红细胞在生成和发育过程中,吸收由血浆运送到骨髓的铁,合成血红蛋白。随着幼稚红细胞的发育,红细胞内的血红蛋白也逐渐增多,当红细胞成熟后,就停止了吸收铁。人体红细胞的寿命约为120天,当其衰老后,在脾脏被网状细胞吞噬和破坏。红细胞被破坏后,血红蛋白

分解,铁被释放入血。根据红细胞利用铁的这种规律,给受检者静脉注射^{59}Fe标记血浆后,连续每天采血测量循环红细胞的放射性活度,就可以获得红细胞利用或摄入^{59}Fe的曲线;并可测得各次采血时间的红细胞利用^{59}Fe的百分率。

健康人注入^{59}Fe标记物后的第一天,由于晚幼红细胞吸收^{59}Fe形成血红蛋白,成熟而进入循环血液,因此,循环红细胞内就开始出现放射性,随着红细胞的陆续成熟,循环红细胞的放射性逐日增高。注射后第五天,由于吸收^{59}Fe能力最强的中幼红细胞大量成熟,循环红细胞的放射性急剧增高,可达80%。注射后第七天,可达100%。然后维持恒定约3个月。从这种连续测定结果的曲线上,可测得达到1/2最高值的时间,该时间称为骨髓穿通时间(MTT),正常人为3~4天。

缺铁性贫血的红细胞利用^{59}Fe的百分率(RBCU)明显增高,MTT缩短;恶性贫血由于没有有效的红细胞生成,RBCU降低;再生不良性贫血的RBCU极低;溶血性贫血因红细胞在末梢循环被破坏,RBCU减低,且很快就逐日下降。

(2) 注意事项:为避免干扰体内铁的代谢过程,作为示踪剂的^{59}Fe的注入量应很小,所以必须用比活度高的^{59}Fe,一般要求比活度在185~370kBq/μg。

2. 放射性钴标记维生素B_{12}诊断恶性贫血 在恶性贫血的患者中,由于缺乏内因子(内因子是胃内的一种特殊分泌物,可以与维生素B_{12}结合将其带到回肠末端,附属于特异受体,维生素B_{12}被吸收),维生素B_{12}的吸收受到障碍。如果给予维生素B_{12}的同时,也口服内因子,则维生素B_{12}的吸收就会大大增加。应用放射性钴标记的维生素B_{12},就可以测量维生素B_{12}的吸收情况。通常使用放射性钴标记维生素B_{12}的剂量以0.5~1.0μg的吸收率最高,为了避免过量辐射,临床上使用的放射性强度尽量不超过1μCi,特殊情况除外。

鉴别吸收障碍原因常用的示踪原子有^{57}Co、^{58}Co、^{60}Co。测量方法有:尿排出法(Schilling氏实验);粪便排出法;肝摄取法;血液放射性测量法;血清抗体测定法;全身计数器测量法。

3. 体液水分的测定原理 使用的放射性同位素^{3}H对水进行标记:^{3}H-水(^{3}H$_2$O),^{3}H$_2$O在人体内和H$_2$O几乎具有同样的运动,在静脉给予^{3}H$_2$O 1mCi 3~4小时后,即达到平衡状态,所以测定^{3}H$_2$O的稀释程度,即能知道其水分量。

4. 放射性碘在临床治疗中的应用 碘的放射性同位素在临床诊断和治疗中应用比较广泛,主要用于甲状腺疾病的治疗,以及某些肿瘤的诊断与治疗,其中应用最多的是^{131}I。

5. 放射性同位素示踪技术的其他应用 利用放射性同位素示踪技术还可以评价一些作为食品、食品添加剂或药物的天然产品对人体的毒副作用。如用^{99}Sn标记红细胞,通过锡原子价态的变化和放射性的测量,就可以来判断食入人体的物质中是否含有氧化性物质。

二、稳定性同位素示踪技术

(一) 概念

稳定性同位素有一些常用的计量术语,如同位素丰度、

同位素比值、原子百分超(atom per excess)、千分差值
(δ/‰)等。为了更清楚地说明各自的含义,这里分别用例
子来说明:

$$^{15}N\text{丰度}=\frac{^{15}N(\text{原子数})}{^{15}N(\text{原子数})+^{14}N(\text{原子数})}\times100\%$$

$$^{15}N\text{比值}=\frac{^{15}N(\text{原子数})}{^{14}N(\text{原子数})}\times100\%$$

$$^{15}N\text{原子百分超}=^{15}N\text{丰度}(\text{样品})-^{15}N\text{丰度}(\text{天然})$$

$$\text{千分差值}(\delta/‰)=$$
$$\frac{^{13}C\text{丰度}(\text{样品})-^{13}C\text{丰度}(\text{标准})}{^{13}C\text{丰度标准}}\times1000‰$$

千分差值(δ/‰)通常用于稳定性同位素^{13}C的呼气试
验之中。

医学、生物学和营养学上一般选用天然丰度比较低的
稳定性同位素,然后进行富集。表 3-1-5 中列出了一些常
用的稳定性同位素的天然丰度。

表 3-1-5　常用的一些稳定性同位素的天然丰度

同位素	天然丰度/%	同位素	天然丰度/%	同位素	天然丰度/%
^2H	0.0 115	^{13}C	1.0 700	^{15}N	0.3 680
^{17}O	0.0 380	^{18}O	0.2 050	^{25}Mg	10.0 000
^{26}Mg	11.0 100	^{40}K	0.0 117	^{41}K	6.7 302
^{42}Ca	0.6 470	^{43}Ca	0.1 350	^{44}Ca	2.0 860
^{46}Ca	0.0 040	^{48}Ca	0.1 870	^{54}Fe	5.8 450
^{57}Fe	2.1 190	^{58}Fe	0.2 820	^{63}Cu	69.1 700
^{65}Cu	30.8 300	^{66}Zn	48.6 300	^{67}Zn	4.1 000
^{68}Zn	18.7 500	^{70}Zn	0.6 200	^{74}Se	0.8 900
^{76}Se	9.3 700	^{77}Se	7.6 300	^{82}Se	8.7 300

(二)实验设计

1. **标记方法**　稳定性同位素技术按标记方法的不同
主要可分为化学合成标记法和生物标记法。前者是通过化
学合成的方法,将示踪原子引入特定化合物的某一部位,而
后者则是通过生物学方法将示踪原子均匀地标记在某一特
定化合物中。而在研究膳食某一元素的吸收研究中还有一
类方法是将稳定性同位素和食物在被摄入之前充分混合,
即所谓的外部混合法。

稳定性同位素标记物(示踪剂)的选择包括对标记部
位(单标记,多标记)、稳定性、标记率等多个因素的考虑最
理想的示踪剂是定位、定量标记在所需要的位置上。不同
的实验所选择的标记物也不同。除了特别的实验目的,一
般的标记部位总是在示踪物质的母体结构上的,从而使之
真正符合实验的要求。

由于稳定性同位素的天然丰度比较高,所以在测量过
程中由于其本底的存在自然会降低实验的灵敏度,从而限
制了示踪剂的稀释程度。为了减小本底对测定的影响,除
了预先设定空白对照以扣除本底外,还可以从两个方面来
降低本底的影响。

一是采用多标记的方法,因为在非标记物的化合物中,
也总是由于在该化合物的某一部位存在着一个或两个重同
位素原子,使其分子量比一般分子要重1~2个质量数(at-
om mass unit,AMU)。这种重同位素原子出现的概率以增
加 1 个 AMU 为最大,2 个 AMU 次之,超重越多的分子出现
的概率越小。以组织胺为例,在它的分子中共有 5 个碳、3
个氮和 9 个氢。以其分子量为 M,则出现超重一个 AMU
(即 M+1)的概率为:($5\times1.1\%$)+($3\times0.365\%$)+($9\times$
0.015%)= 6.72%;而出现超重两个 AMU 的概率为 6.72%
的平方,约等于 0.4%。因此采用多标记的方法便可使得
一般分子中出现这种超重分子的概率下降,从而提高了灵

敏度。另一途径是采用同位素丰度特别低的环境来培育实
验对象,使之天然呈现低本底的同位素丰度,随后再用这样
的实验对象进行实验。但由于这种方法存在着一定的客观
问题,在大多数情况下并不实际。

2. **剂量选择**　在选择同位素示踪剂量时要考虑几方
面的问题,一是示踪剂的同位素丰度及其体内的天然本底,
二是分析方法的测定精度。换句话讲既要考虑示踪剂的同
位素是否能够经得起一定程度的稀释,也要考虑到分析方
法对同位素丰度变化的灵敏度。剂量太小会带来分析和试
验的误差太大甚至失败,剂量太大有时不仅会影响正常的
生理代谢情况也会造成示踪剂的浪费。示踪剂往往大都比
较昂贵。

最适合的示踪物是天然丰度低的同位素,这样在研究
时需要给予的示踪物的量较少。如果设计双同位素示踪试
验,通常选择天然丰度较低的同位素作为静脉内给予的示
踪剂,而天然丰度较高者通常通过口服给予。例如,在典型
的锌双标记示踪研究中,通常静注^{70}Zn 的剂量是 0.3 ~
1.0mg,而采用^{67}Zn 口服给药;在钙的双标记示踪研究中,
通常采^{42}Ca(或^{46}Ca)经静脉内给药。而以^{44}Ca 口服给药。

拟给予的同位素剂量与试验所需的时间以及同位素丰
度的可检测性需要综合考虑。如果试验周期比较短,则所
用的示踪剂量应该比较少,反之则需要更大的剂量。例如,
如果需要测定矿物质的内源性排泄,则给予同位素后,需要
收集 7~14 天的粪便。同时,通过胃肠道的时间也需要考
虑,而且可能需要延长收集时间以确保收集到所有的未吸
收的同位素。对于能否检测到具有统计学准确性的富集水
平,仪器的精确度非常重要。通常将同位素比值增加的检
测限设定高于噪音值三倍以上。

在微量元素吸收研究中采用的示踪稳定性同位素通常
是以盐或氧化物等形式存在的。在给药前需要将其转化成

溶液的形式,一般为可溶的氯化物或硫酸盐,这是通过将其溶于少量的一定浓度的酸来完成的。其中所使用的酸需要极高的纯度,并避免任何微量物质的污染。此外,进行机体的示踪给药前还需进行进一步的处理,这取决于矿物质以及所给予的形式。如果同位素是通过静脉给予,其溶液需要无菌过滤,做成针剂,并做无菌性和热源性实验。这常由有经验的医院药房来完成。

3. 样品收集及前处理

(1) 粪便样品的收集及前处理:确保在整个代谢期粪便样品完整收集。在实验正式开始前和结束后,每个受试对象皆需服用卡红胶囊,实验前服用卡红胶囊之后出现的第一次带卡红颜色的粪便,实验结束时服用卡红后出现的第一次带卡红的粪便,包括这两次粪便之间的所有粪便都需要收集。每个受试对象的粪便样品都分别收集在不透明的广口聚乙烯容器中,或者一个不含微量元素的塑料袋中。在儿童中开展研究时,建议使用婴儿厕所椅,用不含有微量元素的塑料袋覆盖便盆。每天或者三天整理一次大便样品,记录收集日期和重量(毛重和净重),然后放入冰柜冷冻。

将收集的每一个受试者的粪便样品混匀取样,测定同位素比和天然微量元素的量。注意:在粪样和尿样收集、集中和混匀的实际操作中,并不必要采取预防措施来控制偶然出现的污染。但是,一旦用于同位素丰度和天然微量元素含量分析的样品取出来后,在样品处理和分析的所有阶段就应该避免偶然的污染了。

实验结束后,将每个受试者的粪便,根据比例混匀,进行冷冻干燥,并粉碎。所有分析用的粪便粉样应存于干燥器内,并置于阴凉的环境中。在分析前样品必须确保重新混匀。如果前处理粪便样品不可能,那么样品在收集后必须立即各自分开被冷冻起来,并于干冰中运输至基本分析实验室后进行预处理和分析。

(2) 尿样的收集及前处理:当在大儿童和成人的同位素研究中收集24小时尿样时,可以使用预先称重的,广口的聚乙烯容器(4L)(容器标签上记录其不带容器盖的空重),以及聚乙烯漏斗。不必一定要使用酸洗过的容器。每份24小时的尿样在收集后都要称重,并做记录后样品应立刻冷冻。当需要收集不同时间点的尿样,而不是24小时尿样时,儿童和成人可以使用1L的聚乙烯收集瓶。对于婴儿,可以使用收集袋。尿样在运输前也可以进行一些基本的处理。在收集期结束时,每份尿样被充分混匀,记录下所收集的尿样的总重。然后,按重量的一定百分比,从每个受试者收集的每一份尿液中取出一份尿液,将集中一起后的尿液在一个聚乙烯瓶中混合后作为该受试者的分析尿样。注意在运输过程中使用安全的容器以避免渗漏。

(3) 血样的处理:对某些微量元素(如锌)来说,必须在严格控制的条件下,在收集后尽快分离冷冻。血清或血浆分离前的时间长短影响锌的浓度。但分离时间与锌浓度具有相关性,如果分离前的时间越长,血清和血浆的锌浓度就会越来越高。在天然微量元素分析时,应该始终使用不含微量元素的一次性容器来收集血样。当收集的血浆用于

分析锌时,应该避免使用不合适的抗凝固剂以及溶血。离心以后,必须使用不含微量元素的聚乙烯移液器将血清或血浆分离,然后将分好的血液成分保存于不含微量元素的聚乙烯小管中并盖严。用于同位素分析的样品可以保存于−10℃;用于天然微量元素分析的样品应该保存于−20℃。血样可以使用特制的保温容器于干冰中运输,或置于液氮冷却过的小罐中,以保证在较长时间的运输过程中一直保持冷冻状态。

4. 误差来源

(1) 同位素效应:由于同位素与其天然元素之间质量的差别,引起同位素标记物在生化代谢及化学反应等方面的差异称之为同位素效应。在稳定性同位素示踪实验中,同位素效应主要存在于含有氘标记的化合物之中。由于氘的同位素效应,使得C-D之间的键比起C-H之间的键难以断裂,特别当氘结合部位是代谢的主要部位,而代谢的类型又是以脱氢氧化为主时,代谢所受到的同位素效应的影响就会很大。同位素效应的程度通常用非标记物与标记物的反应速率常数之比(KH/KD)来表示或者代谢产物中的[H]/[D]比值来表达(表3-1-6)。

表 3-1-6　常见稳定性同位素和放射性同位素的最大速率常数之比(25℃)

天然元素	同位素	速率比(K1/K2)
^1H	^2H	18.00
^1H	^3H	60.00
^{12}C	^{13}C	1.25
^{12}C	^{14}C	1.50
^{14}N	^{15}N	1.14
^{16}O	^{18}O	1.19
^{32}S	^{35}S	1.05

(2) 同位素标记原子的丢失:在稳定性同位素的示踪实验中由于某些示标原子在示踪以及样品制备的过程中丢失,从而引起生物学实验的误差。虽然不会造成放射性的污染,但由于标记原子的脱落常常会导致实验结论的错误。因此,在这一点上,与放射性同位素示踪实验时的许多注意事项相同。除此之外,稳定性同位素示踪实验的一个特别之处便是它的示踪剂量问题。稳定性同位素示踪剂的给予是以化学量来计算的,这与在放射性同位素的示踪实验时不一样。后者通常以放射性的量来计算给药剂量,而往往忽略其相应化学量的影响。在前者,为了达到许多生物学实验所要求的稀释程度,必须保证有足够的示踪剂量。实际上,在一些实验中,稳定性同位素的给药剂量已超出"示踪剂量"的范围了。因此,在一些实验设计以及实验结果的处理时都应予以考虑。

(三) 测量

测量稳定性同位素的方法较多,如磁共振、红外、原子发射光谱、中子活化、热导甚至超速离心等,但最主要的方法还是质谱学的方法,这是最经典,最常用的测定方法。目前可用于稳定性同位素测定的质谱仪主要有两类:第一类是无机质谱仪,包括气体同位素比值质谱仪(gas isotopic ratio mass spectrometry, GIR-MS)、热电离质谱仪（thermo-ionization mass spectrometry, TI-MS）以及诱导偶合等离子体质谱仪（induced couple plasma mass spectrometry, ICP-MS）等。前者主要用于单纯气体的同位素比值测定，如 CO_2、H_2、N_2 等。虽然其灵敏度不算太高，但具有万分之一到十万分之一的精度，后两者主要用于无机金属元素及其同位素的定性和定量分析。近年来出现的高分辨 ICP-MS，使得这类仪器可用于定量测定许多金属元素同位素，并以其样品制备简单、便宜而更为人们所接受。第二类质谱仪是有机质谱仪，主要用于有机化合物的分析，也可以分析有机化合物中同位素的丰度。其灵敏度最高，但精度在 1% 左右。这类仪器通常与气相色谱仪（或高效液相色谱仪）相联，称之为气相色谱（或高效液相色谱）/质谱联用仪（gas chromatography/mass spectrometry, GC/MS 或 high performance liquid chromatograpy, HPLC/MS）。在色谱-质谱联用技术中，利用色谱仪的分离能力将生物样品中的混合物分离，并使分离后的样品依不同的保留时间依次进入质谱仪，实现一次进样，完成分离、定性以及同位素定量的多重任务。这

类仪器简便、灵敏、特异性强，可以用于许多营养学的研究。

（四）在蛋白质、氨基酸代谢研究中的应用

1. 蛋白质代谢动力学研究　正常成年人每天大约有 200~500g（50g 氮）的蛋白质被合成和分解，但仅有约五分之一氮排出体外，但有关它们在人体内代谢的动力学过程及其调节却了解得很少。应用稳定性同位素的方法比常规的氮平衡技术以及单纯测定体液中氨基酸谱的方法更优越，可以动态的观察蛋白质、氨基酸代谢过程，深入了解它们的代谢机制。应用稳定性同位素示踪动力学的方法，可测定人体内蛋白质的更新，包括机体内的总体蛋白质合成速率和分解速率。围绕这一目的，在采用同位素示踪的情况下可以通过蛋白质、氨基酸及其代谢产物，又称末端产物（end product），如尿素、氨、CO_2 等三个环节来进行上述目的的研究，在这些方法中较为常见的是以双库模型（PICOU MODEL）为动力学模型，根据末端产物中同位素的排泄情况来测定总体蛋白质的更新（图 3-1-5）。这个方法最大的优点在于其简便，对受试者不造成任何创伤。实验采用 ^{15}N-氨基酸为示踪剂，通常为 ^{15}N-甘氨酸。

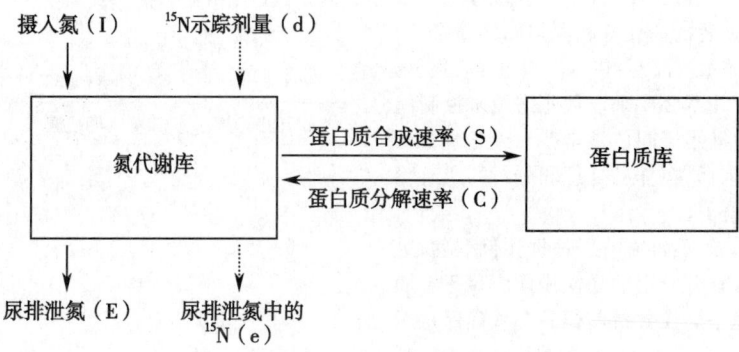

图 3-1-5　双库动力学模型（PICOU MODEL）

该模型将人体的氮代谢过程分为两个库，即氮代谢库和总体蛋白质库。进入氮代谢库的途径有两条，一是由食物摄入的氨基酸（I），另一条是由蛋白质分解而产生的氨基酸（C）；离开这个库的途径也有两条，一是转变为代谢产物（E）而排泄，如脱氨、氧化，最后生成尿素、氨等物质；另一个去路是用于蛋白质合成而进入蛋白质库（S）。正常时，机体内氮代谢过程处于平衡状态中，即单位时间内离开这个库的量与进入这个库的量相等：

$$Q = I + C = S + E$$

从图 3-1-5 的模型可见，如果单位时间内进或出这个库的量（又称之为更新率 Q）已知，同时再测定 E 和 I 值，便可计算出蛋白质的合成速率（S）和分解速率（C）。这是一个简化模型，它的确立是以一系列假设为基础的。其中主要的假设为：①在实验期间代谢库大小是衡定的；②实验期间示踪原子（^{15}N）的再利用可忽略不计；③氮代谢库的消除途径，除 C 和 E 外皆可忽略或校正。

根据示踪剂给予方法的不同，计算 Q 值的方法有两种：一种是连续给药的方法，包括恒速静脉内输液和反复口服给药。在持续给予一定时间的示踪剂后，在末端产物 Eu 中，同位素丰度达到一个"坪"值。此时，在排泄的这一末

端产物 Eu 中，所含有的同位素比例应与总氨基氮进入这个库的百分比是相同的，即：$eu/F = Eu/Q$；$Q = Eu \times F/eu$。eu 是 ^{15}N 在某一末端产物（如尿素、尿氨或尿总氮）中的排泄速率；F 为同位素给予速率；Eu 为该末端产物的排泄速率。这种方法的优点在于：给予同位素的过程是缓和的，比较接近生理状态。在此类研究中，对蛋白质代谢末端产物中稳定性同位素 ^{15}N 的测定通常采用气体同位素比值质谱仪。对于食物、粪便以及尿样中的氮含量的测定采用常量的凯氏定氮法进行。

2. α-氨基酸的代谢动力学研究　这一类型的研究只有在采用色谱/质谱联用技术的条件下才有可能。α-氨基酸是人体重要的物质。近年来，其在人体内的代谢动力学研究受到人们的很大重视。特别是了解在一些疾病状态下若能合理使用 α-氨基酸制剂则可以给患者带来很多显然的好处。在氨基酸代谢动力学研究中，根据研究的具体要求和目标所采用的标记原子通常为 ^{15}N 和 ^{13}C。^{13}C 标记的位置通常为氨基酸的羧基。常用的标记氨基酸为亮氨酸、赖氨酸以及丙氨酸等。根据氨基酸在体内的代谢途径，可以测定氨基酸在机体内的多个代谢动力学参数（参见本卷第一章第五节）。在这其中，较为重要的参数为氨基酸的流量（Flux）。在进行氨基酸流量测定的实验中，标记的氨基

酸通常通过静脉内给药的方式引入体内,包括静脉内单次快速推注和恒速输注。后者的给药方式比较缓和,对生理状态影响不大,采用较多;前者需要的注射时间较短,得到的动力学参数也较多,但可能对生理状态造成一定影响。这里以进行人体内甘氨酸代谢动力学研究为例。方法学首先假定机体内存在的甘氨酸是处于一个均匀分布的代谢库中,实验期间无示踪原子的再利用。试验中,通常由一侧手臂静脉给予^{15}N-甘氨酸后,从另一侧手臂静脉采集不同时间的血样。将分离得到的血浆样品去蛋白、初步纯化以及对氨基酸衍生化以后采用色谱/质谱法定量测定其中标记氨基酸的同位素丰度。由于甘氨酸的更新率较快,300mg剂量的示踪剂在1小时以后基本上就廓清了。甘氨酸在血浆中的更新呈一级动力学特性,可以用单指数方程来描述。

$$I_t = I_0 e^{-kt}, P = dx\left[\left(\frac{I_d}{I_0}\right) - 1\right]$$

式中的I_t和I_0分别为t时和零时的血浆^{15}N-甘氨酸丰度,I_0可以根据血浆衰减曲线外推到零来求得。K为甘氨酸的更新速率常数,在血浆^{15}N-甘氨酸丰度衰减的半对数坐标上即为曲线的斜率。I_d为示踪剂^{15}N-甘氨酸的同位素丰度,d为给药剂量,P为血浆甘氨酸代谢库的库容量,此值在经静脉内恒速输注给药时不能得到。甘氨酸的血浆半减期为0.693/k,更新率(又称流量flux)为kxp。

3. 亮氨酸代谢的动力学研究　氨基酸在体内脱氨以后生成α-酮酸,后者除了进一步继续氧化进而燃烧供能以外,仍然有一部分还可以与氨基结合,重新形成氨基酸。α-酮酸再次转变为氨基酸这一过程对于研究氨基酸的代谢具有很大意义。亮氨酸属于支链氨基酸,其氧化过程主要在肌肉内进行,代谢途径如图3-1-6。

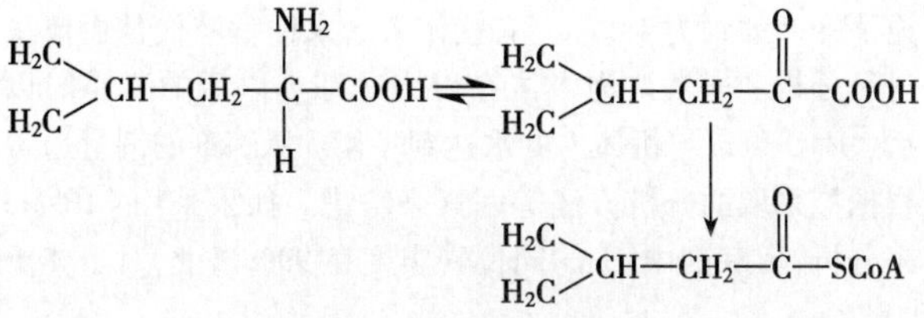

图 3-1-6　亮氨酸的代谢途径

实验选用L-^{15}N-1-^{13}C-亮氨酸为示踪剂,经恒速输注机体后,采用色谱/质谱联用技术同时定量测定血浆中L-^{15}N-亮氨酸和L-^{13}C-亮氨酸的更新率(Q_N和Q_C),根据测定结果,使用图3-1-7亮氨酸代谢的模型便可计算出亮氨酸的脱氨速率X_O和α-酮异己酸与氨基重新结合而形成亮氨酸的速率X_N。即$Q_N = I+B+X_N = S+X_O$,$Q_C = I+B = S+C$,$Q_N - Q_C = X_N = X_O - C$,C为KICA氧化以后产生$CO_2$的速率,可以从$^{13}CO_2$中求出,因此$X_N$和$X_O$均能求出。

4. α-酮酸的代谢动力学研究　α-酮酸是机体内广泛存在的氨基酸代谢中间体,包括必需氨基酸酮酸和非必需氨基酸酮酸两类。在临床营养学的研究中,已有更多的人们关注来自于α-酮酸的营养支持。在某些疾病的治疗方案中,如何提高营养治疗的水平,即提高外源性混合α-酮酸向氨基酸转变的比例是评价这类治疗方法成效的根本指

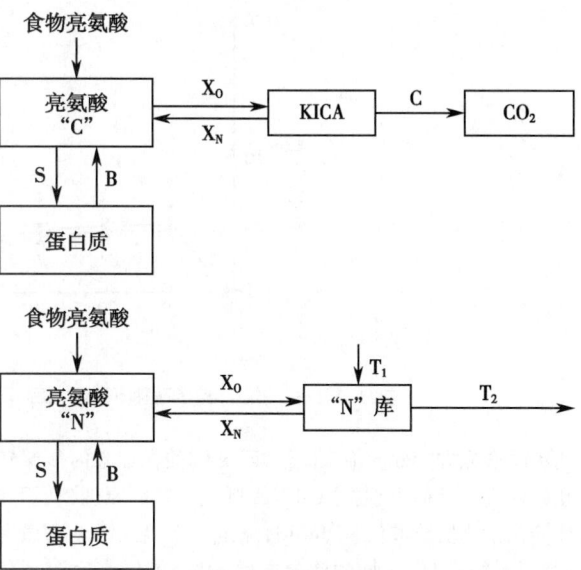

图 3-1-7　亮氨酸的代谢模型

标。利用稳定性同位素^{13}C-标记的亮氨酸酮酸(ketoisocaproate,KICA)为示踪剂,将其与不同酮酸配方的制剂相混合,按常规途径给药后,测定给药后呼气中$^{13}CO_2$的呼出情况可以判断配方中α-酮酸在体内的利用。这种研究方法基于这样的基本假设:即α-酮酸在机体内不是转变成氨基酸便是被氧化代谢产生能量和二氧化碳而呼出体外(其他代谢途径忽略不计)。^{13}C-KICA所代表的KICA代谢途径与其他α-酮酸的代谢方向是一致的。因此,定量测定其中一条代谢途径,如通过测定$^{13}CO_2$的呼气试验来了解α-酮酸被氧化的程度,从而既可以判断出外源性α-酮酸进入机体后燃烧供能,产生CO_2的量,同时可以计算出α-酮酸向氨基酸、蛋白质转化的比率。如果平行进行两种或多种α-酮酸配方(制剂)的临床试验,就能够定量地、准确地比较出哪一种配方的治疗效果更好。为了深入研究α-酮酸代谢,探讨更适合国人的α-酮酸制剂的配比,研究者采用这样的方法比较了一组慢性肾衰竭患者在接受不同α-酮酸配方后的代谢情况。

实验由两部分组成:第一部分主要测定口服给予不同酮酸配方后血浆中α-支链酮酸和^{13}C-KICA在慢性肾功能不全患者(自身对照,$n=9$)中的代谢动力学参数,包括半衰期、峰浓度、达峰时间和曲线下面积(AUC)等参数,以便从α-支链酮酸的代谢动力学参数来评价各酮酸配方中α-支链酮酸的吸收、分布及消除情况。这些参数主要是通过以气相色谱/质谱联用仪测定给药前和给药后不同时间内多种血浆α-酮酸的含量以及不同配方中^{13}C-KICA(O-三甲基硅烷-喹喔啉衍生物)的血浆丰度变化来计算的。图3-1-8即为给予不同配方前后血浆^{13}C-KICA含量的变化情况。比较两条曲线的特点可以看出,一组慢性肾衰竭患者在接受不同的酮酸后,从吸收、分布、消除等代谢动力学特点上并无显著的不同,统计学分析显示,两配方中α-支链酮酸的代谢动力学参数无统计学意义。

由于α-酮酸的代谢部位是在细胞内,因而细胞内的代谢转化是进一步研究的核心所在。因此,第二部分是比较

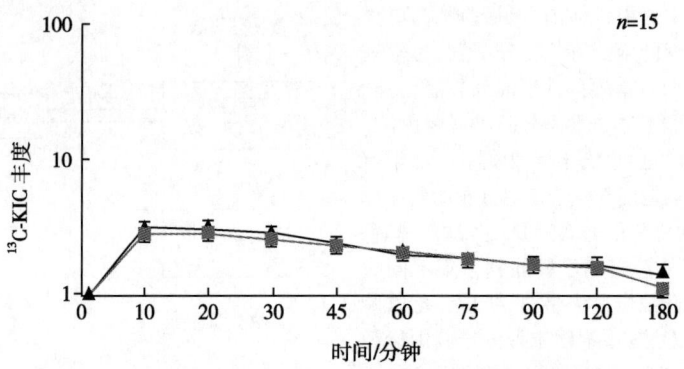

图 3-1-8　给予两种不同配方后 CRF 患者血浆中^{13}C-KICA 丰度的变化情况

两种酮酸配方疗效的临床试验,即 α-酮酸在细胞内代谢转化的研究。该研究根据^{13}C-KICA 呼气试验的原理,利用气体同位素比值质谱仪(GIR-MS)测定一组慢性肾衰竭患者(自身对照)口服不同酮酸配方后 KICA 的氧化代谢百分率。以便从氧化代谢的角度比较各配方中 α-酮酸的有效利用程度。通过这样的方法可以客观、定量地评价各配方中亮氨酸酮酸的利用率。图 3-1-9 为口服两种配方后 CRF 患者($n=15$)呼气中^{13}CO$_2$的排出时间曲线。通过统计学分析,15 例 CRF 患者在接受两种不同配方后,对于 KICA 的氧化脱羧率有统计学意义($P<0.05$)。显然,^{13}C α-酮酸转变为^{13}CO$_2$的比例越大,意味着向氨基酸、蛋白质转变的比例就越小。

比较图 3-1-9 的曲线下面积(AUC)可见,慢性肾衰竭患者在接受不同 α-酮酸配方以后呼气中^{13}CO$_2$的排出量是不同的,经统计学检验,F-2 的 AUC 显著大于 F-1 的 AUC($P<0.05$)。也就是说在同一患者体内,摄入该配方后可产生更多的 CO$_2$和能量,那么配方中的 α-酮酸转变成氨基酸的比例就相对小于其他配方。

5. 蛋白质和氨基酸需要量的研究　利用稳定性同位素技术研究蛋白质和氨基酸的需要量,根据其标记氨基酸是否为待测,计算又可分为碳平衡法(carbon balance)和指示剂氨基酸法(indicator amino acid method,IAAO)。碳平

衡法选用待测氨基酸作为示踪剂,包括测定其在不同摄入水平下的氧化率,即直接氨基酸氧化法(the direct amino acid oxidation,DAAO)或测定体内的^{13}C 氨基酸平衡法(the direct amino acid balance,DAAB)。该方法具体介绍详见本卷第一章第二节。

（五）在人体总体水测定中的应用

测定人体总体水(total body water)量的方法有数种,其中常以^{2}H$_2$O 或(和)H$_2$^{18}O 为示踪剂,采用同位素稀释法的原理来测定。受试者在口服一定量、一定同位素丰度的^{2}H$_2$O 或(和)H$_2$^{18}O,在它们与机体内的水充分混合并达到平衡以后,根据示踪剂被稀释的程度来计算人体总体水的含量。试验一般在清晨进行。受试者在禁食过夜以后或者在进食少量早餐后两小时以上的情况下,口服一定量的^{2}H$_2$O(重水,氘水)。受试者在口服示踪剂以后,再以 100ml 普通饮水冲洗杯子,并饮服此冲洗液。采集给予示踪剂之前以及之后 6 小时的血样,分离出血清。为了减少分析误差,通常采取 3 份同样的样品进行平行分析。每份血清样品大约为 1.5ml。有些作者会采样唾液代替血清来进行分析。通常认为人体在口服示踪剂以后的 4 小时以后,^{2}H$_2$O 可以与机体内的水达到平衡。示踪剂的剂量通常根据拟采取的分析方法等因素来考虑。如果采用 GIR-MS 来分析,示踪剂中^{2}H 的同位素丰度在 99% 以上,对于体重

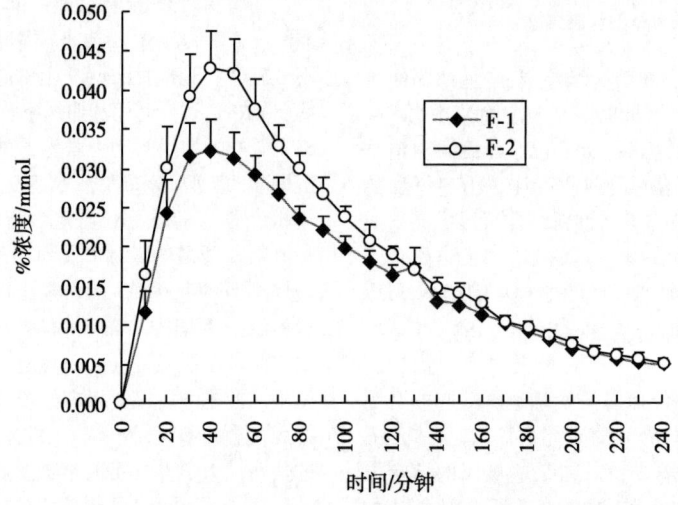

图 3-1-9　口服两种配方后 CRF 患者呼气中^{13}CO$_2$的排出时间曲线

为 60kg 的成人来说，一般的用量为 10g 左右。如果采用 $H_2^{18}O$ 作为示踪剂，则也可采集呼气中 $C^{18}O_2$ 的呼气样品来测定。但要求对呼气样品的测定尽快进行，放置不能超过 24 小时。在对生物样品进行同位素丰度的测定以后，根据测定的结果，使用简单的稀释方程 $C_1V_1 = C_2V_2$ 即可计算总体水的含量。C_1 为示踪剂的同位素丰度，C_2 为达到平衡时机体内水的同位素丰度，V_1 为给予的示踪剂量（摩尔数），V_2 即为机体的总水量（摩尔数）。在进行计算之前，通常要对在达到平衡以前同位素的损失进行校正。即在摄入的 ^2H_2O 与机体内的水达到平衡之前损失的部分，比如进入尿液等。这个比例通常在 3%。由于机体总水的重量占总体重的 72%，因此净体重（lean body mass，LBM）即为：

$$LBM = \frac{TBW}{0.72}$$

由于氘水来源便宜，标记物的种类也较多，采用氘水或氘标记物进行人体营养学研究是近年来稳定性同位素生物学应用的常见方法。例如以氘水为示踪剂，测定氘水进入人体后，根据机体在合成葡萄糖、胆固醇以及甘油三酯等过程中需要水的参加这一原理，根据氘水参加进入这些物质中的程度，来测定这些物质的生成程度，为营养学的研究提供了非常有用的资料。

（六）在矿物质吸收率研究中的应用

1. 铁的吸收率研究方法　粪便监测法（fecal monitoring）是最早也是最常用的一种分析稳定性同位素吸收代谢的方法，它的基本原理仍来源于传统的化学平衡法，是通过口服一定剂量的稳定性同位素并收集一段时间内的粪便，计算口服标记同位素在通过肠道时减少的量作为吸收量。该方法的一般实验流程是先集中受试者给予适应膳，其间收集基础代谢物，正式实验开始后，早晨进餐前给予特定颜色的染色剂，从粪便中出现特定颜色开始连续收集每位受试者全天的粪便，整个实验期一般为 7～14 天，在实验结束的最后一天早餐前再次给予颜色标记，用于确定代谢收集工作的终止。这种方法不同于传统的化学平衡法，主要在于标记同位素的丰度和体内元素的天然丰度是不同的，且相差悬殊，通过质谱检测粪便中元素稳定性同位素，便能较准确地计算出吸收率。以铁为例计算公式（同样适用于锌、钙等）：

$R = [Fe_{nat} \times \%^{58}Fe_{nat}/MW\ Fe_{nat} + Fe_{tracer} \times \%^{58}Fe_{tracer}/MW\ Fe_{tracer}]/[Fe_{nat} \times \%^{56}Fe_{nat}/MW\ Fe_{nat} + Fe_{tracer} \times \%^{56}Fe_{tracer}/MW\ Fe_{tracer}]$

Fe_{tracer} 是所有出现在粪便中的标记同位素的含量；

Fe_{nat} 是代谢中所有天然铁的含量；

$\%^{58}Fe_{nat}$ 和 $\%^{56}Fe_{nat}$ 分别代表两者的天然丰度百分比；

$\%^{58}Fe_{tracer}$ 和 $\%^{56}Fe_{tracer}$ 分别代表两者在口服富集型同位素探针中的丰度百分比；

$MW\ Fe_{nat}$ 和 $MW\ Fe_{tracer}$ 分别代表富集铁同位素原子量和天然铁同位素原子量。

铁在样品 T 中的总量可以通过原子吸收光谱或同位素稀释质谱应用 ^{56}Fe 测出，见以下方程：$[T]=[X]+[Y]$，方程中 $[X]$ 是天然铁同位素总量，$[Y]$ 是标记同位素的

总量。

代入前一方程便得到如下方程：

$R = [0.0050986([T]-[Y])+1.5792106[Y]]/[1.64322441([T]-[Y])+0.0057649[Y]]$

调整后为：$[Y]=(0.0050986-1.64322441R)[T]/(1.574112+1.6374595R)$

注意 $[Y]$ 代表粪便中所有来自口服给予的标记同位素含量。表观吸收率就可以非常简单的计算出来：% 表观吸收率 $=([口服剂量]-[Y])/[口服剂量] \times 100$。

粪便监测法主要被用来测定那些吸收率较高的微量元素（如锌、铜和硒）和某些特定情况下铁的吸收率，这些方法的共同特点是必须收集一定期间内的粪便，但都可能导致对元素吸收率的高估或低估。例如粪便收集期过短，可能导致对吸收率的高估；而收集期太长则有可能导致对吸收率的低估。引起前者的原因是肠道的排空有一定的时间，时间短会造成样品收集不完全；而后者则是内源性分泌的结果。因此，若想用这种方法较准确地评价吸收率，其实验期的长短是一个很关键的因素。而且，该方法对于某些元素的吸收率（如钙等）不能用来评价吸收率的关键问题是粪便中未吸收标记物和标记物吸收后又重分泌的部分仍无法区分。更重要的是，后来对锌的研究也证实有 10% 的重分泌。其他一些元素也可能有同样的情况。有鉴于此，许多学者对该法做了改进和有益的补充，Evans 等人提出了第一种改进方案，他们以粪便中累积收集的标记稳定性同位素的量对时间作图，斜率表示粪便中标记物的累积增加速率，从图中可以看出斜线在粪便收集初期迅速上升，上升到一定高度后趋于平坦，最后这一段被认为完全是由内源性分泌排入粪便的结果。为了校正，先根据最后这一段的数据作出一条回归直线，它的反向延长线与 Y 轴相交所得的截距就被认为是在没有任何内源性分泌的条件下的锌同位素的排出率，这种方法也被称为 FM-E 法。另一种校正方案是由 Rauscher 和 Fairwenther-Tait 总结出来的，他们利用给受试者口服一种稳定性同位素的同时静脉注射另一种形式的稳定性同位素，根据粪便中静脉注射的稳定性同位素占其静脉给予量的百分比来估计口服稳定性同位素的内源性分泌率，再进一步计算元素的吸收率。这种方法被称为 FM-R 法。将这种方法再改进一步，用吸收率代替排出率，则得到所谓的 FM-S 法。经典的计算公式如下：

$R = {}^*X(faces)/{}^*X(iv.)$　$A=I-E+R \times A=(I-E)/(1-R)$

${}^*X$ 为静脉注射的稳定性同位素，A 代表口服吸收的稳定性同位素，E 是口服同位素在粪便中的总量，I 表示口服摄入的同位素总量，R 为该同位素的内源性分泌率。

总之，尽管粪便监测法受到内源性分泌和排空不完全双重因素的制约，使其不能成为精确测定元素吸收率的方法，但随着技术的完善，尤其在静脉注射不可行或只有一种稳定性同位素时，粪便监测法仍是一种较好的选择。

2. 钙的吸收率研究方法　尿监测法：该方法主要根据尿样分析来研究某些元素吸收的方法。可用于锌、钙和硒等元素的吸收研究。根据动力学原理，在口服一种稳定性同位素后的适当时间内静脉注射该元素另一种形式的稳定

性同位素,24～48 小时后尿中两种同位素的丰度会达到"稳态",并会以相同的速率衰减,实际上就是以两种途径形式给予的示踪剂经过一段时间后在体内达到了代谢平衡,即遵循相同的代谢规律。根据尿中两者同位素丰度的变化情况以及给予的两种同位素的剂量比就可以计算出口服该元素的吸收率(图 3-1-10)。

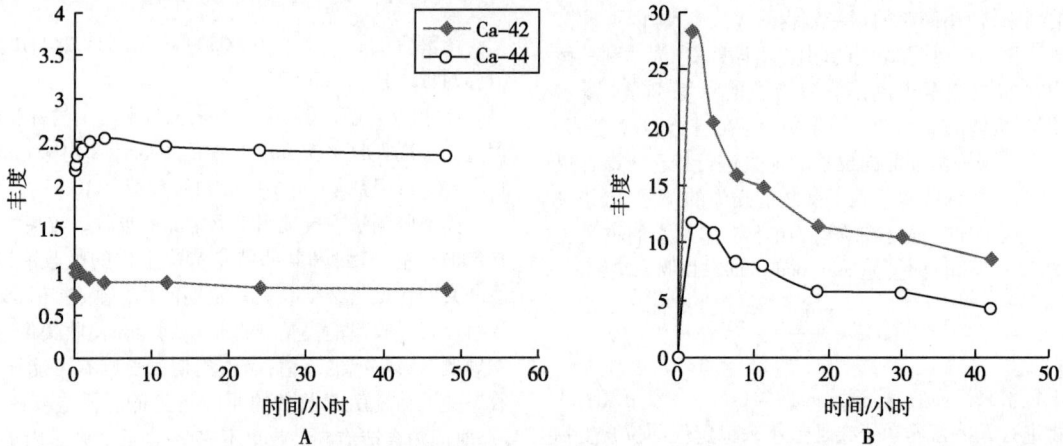

图 3-1-10　两个不同双标记稳定性同位素钙的示踪试验结果

A:经静脉内给予^{42}Ca 的示踪剂,同时口服^{44}Ca 示踪剂以后血中两种同位素钙丰度的变化;B:经静脉给予^{42}Ca,同时口服^{44}Ca 以后尿中两种同位素钙丰度的变化

以下为通过尿中同位素钙的分析结果计算钙真实吸收率(true fractional calcium absorption rate,TFCA)的公式。其中"na"代表钙同位素的自然丰度,"Δ%excess"表示所用同位素与参照同位素实测丰度比率与天然丰度比率的差异程度,即百分超。

$$TFCA = \frac{\Delta\%excess^{44}Ca \times na^{44}Ca \times ^{42}Ca\ dose}{\Delta\%excess^{42}Ca \times na^{42}Ca \times ^{44}Ca\ dose} \times 100\%$$

$$\Delta\%excess^{44}Ca = \frac{实测^{44}Ca/^{40}Ca - na^{44}Ca/^{40}Ca}{na^{44}Ca/^{40}Ca} \times 100\%$$

$$\Delta\%excess^{42}Ca = \frac{实测^{42}Ca/^{40}Ca - na^{42}Ca/^{40}Ca}{na^{42}Ca/^{40}Ca} \times 100\%$$

尿监测法是目前研究某些元素吸收率最有效的方法,因为它简单易行,且能提供较为准确的信息,不受肠道排泄不全或结肠排空时间变异的影响,整个实验只需收集尿样,大大节约了成本和时间。

3. 稳定性同位素示踪法在矿物质吸收率研究中的应用

(1) 铁(Fe):铁的肠道吸收是机体铁稳态调节的最重要环节之一。不同水平的^{54}Fe、^{57}Fe 和^{58}Fe 都可用于铁代谢的研究,最常用的则是口服^{57}Fe,以 $FeSO_4$ 和 $FeCl_3$ 的形式口服给予,近年来对于螯合铁吸收的研究成为热点,Fe-NaEDTA 及其他形式的铁被应用。铁稳定性同位素的给予剂量取决于检测系统,多次剂量给予可以用来减少因铁吸收率日间变异大的缺点,但又因粪便收集时间长而存在限制。如果大量的同位素被肠细胞摄取而未被转运到机体中,收集时间不够长可能导致对吸收率的高估。这些铁会随着肠细胞的脱落而排出,但这将发生在未吸收同位素排泄之后的时间里。铁粪便检测法中最常见的问题是收集不完全而导致对吸收率的高估。稀土元素钐、镱的回收率在成人接近 100%,且这些元素表现出与未吸收的铁稳定性同位素相同的排泄模式。然而,在婴儿中稀土元素的回收率较低,提示稀土元素并不适合在婴儿研究中评价粪便收集的完整性。

(2) 硒(Se):硒在食物中主要以有机化合物的形式存在。机体似乎不存在控制硒吸收的稳态机制。在正常供应硒的情况下,吸收率并不是限制生物利用率的一个因素。硒有六种天然存在的同位素,除了^{80}Se 以外,所有这些同位素的天然丰度都低得足以被用于利用同位素的代谢研究。硒的主要排泄途径是经尿,极少部分经胆汁和肠液入粪便排出。因此,表观吸收和真实吸收大体相似。标记的含 80～200μg 硒的口服制剂已经被用于人体研究,是日摄入量的四倍。只要处理粪便时谨慎操作而且质谱检测时基线不出现大的波动,较小剂量(60μg,日摄入量)也能被使用。粪便的收集必须在第一次给予制剂后立即开始,最后一次给予后至少要持续 7 天(如果多剂量被使用)。为了保证含未吸收元素的粪便收集的完整性,一种不吸收的稀土元素如氯化镝,可以同硒制剂一起服用,并监测粪便样中镝的回收率而知。

尿监测方法适用于硒酸盐和亚硒酸盐,要求口服和静脉的化学形式是相同的。当用标记的亚硒酸盐时尿和血浆的同位素丰度在 20 小时后达到稳态。口服剂量的吸收率可以通过单一次尿样的测定,按照以下方程算出:

$$\%吸收率 = (na^{82}Se/na^{74}Se) \times [^{74}Se(i.v.)/^{82}Se(oral)] \times (\%XS^{82}Se/\%XS^{74}Se)$$

其中,na 为同位素的天然丰度(原子百分比);i.v. 和 oral 分别为经静脉和口服给予同位素的剂量;%XS =(测量的比例-天然丰度比)/天然丰度×100。

但这种研究不适用于膳食中的硒,原因在于食物中的硒有不同的化学形式,以及这种方法需要静脉给予有机形式的硒,而这是不可能的。

（3）锌（Zn）：锌的五种稳定性同位素中有三种丰度较低，足以用来作为人体研究的示踪物，如^{67}Zn（4.1%）、^{68}Zn（18.8%）和^{70}Zn（0.6%）。锌稳态通过改变吸收的效率和肠道内源性分泌的水平来调节。大多数研究者通过使用口服^{67}Zn和静脉注射^{70}Zn来衡量吸收率，最常用的口服形式是氯化锌和枸橼酸锌。Knudsen等人通过全身储留数据的比较证明了利用锌稳定性同位素的粪便监测技术的有效性。锌的吸收率可以通过同时口服和静脉给予不同的锌稳定性同位素来确定。这种方法需要一天24小时尿样的收集，从同位素给予开始持续到口服和静脉稳定性同位素的清除速率对时间作图达到相同（常出现在给予剂量后的24~48小时内）为止。然而，这种方法仅适用于用单一膳食开展的研究。而且当吸收和尿的排泄较低时，给予口服的稳定性同位素剂量显得至关重要。在这种情况下，尿中的同位素富集度可能低于某些质谱的检出限。关于这种方法的有效性曾被广泛争论，但一般仍认为它是分析锌稳定性同位素的有效方法。

（4）铜（Cu）：目前，用来评价铜吸收率最广泛的方法是粪便监测法。在多项人体研究中，用^{65}Cu来评价铜的吸收率。在绝大多数的研究中^{65}Cu使用的剂量达到了日常摄入量的50%~200%。在这些研究中未吸收的铜一般在5~7天内通过粪便排出，接下来就是少量的内源性分泌。因此，收集粪便的时间长短是关键。对于铜而言，使用稀土元素除了用来检验粪便收集的完整性以外，这些元素还可以被用来描述内源性分泌中未吸收的同位素。应该指出的是，只有极少量的铜从尿中丢失。因此，这条排泄途径在研究健康人的铜吸收利用时通常不必考虑。

（5）镁（Mg）：镁的吸收率研究一般采用粪便监测法，但是粪便监测法并没有得到过验证。由于镁的三种稳定性同位素在自然界的丰度较高，需要给予受试者较大的剂量，因此，稳定性同位素在镁的吸收率研究中应用并不多。稳定性同位素双标法相对粪便监测法更简单，而且更加准确。研究者给予试验对象^{26}Mg 70mg口服，选择^{25}Mg 30mg进行静脉注射，同时服用镝作为标记物，以监测粪便的收集完整性。收集12天的粪便和尿液，利用ICP-MASS测定镁的稳定性同位素^{26}Mg和^{25}Mg。

镁的平衡 Mg Balance $= I - (U+F)$，其中 I 为镁的摄入量、U 为尿液中镁的量、F 为粪便中镁的量。

镁的表观吸收率 MgAA（the apparent absorption of Mg）$=(D^0-M^0)/D^0$，其中 D^0 为口服^{26}Mg的量，M^0 为粪便中排出的^{26}Mg的量。

镁的真吸收率 MgA $=(1-M^0/D^0)/(1-M^1/D^1)$，其中 M^1 为粪便排泄的^{25}Mg量，D^1 为静脉注射的^{25}Mg量。

粪便内源性镁的排泄量 FEE $=MgA\times(M^1/D^1)$。

表观吸收率MgAA远远小于真吸收率，因为有内源性的分泌，因此，表观吸收率和真吸收率的关系：MgAA = MgA – FEE。

（七）^{13}C-呼气试验

1. 原理　人体所摄入的绝大多数含碳化合物都可以被氧化成CO_2和水，当特定的^{13}C标记化合物被摄入人体以后，其在体内一系列酶的作用下，氧化成$^{13}CO_2$，并与机体内CO_2库混合，引起体内CO_2中^{13}C丰度的升高。从测定一定时间内呼气中$^{13}CO_2/^{12}CO_2$比值的变化，就可评价摄入的^{13}C化合物在消化、吸收、代谢转变等方面的功能。这就是稳定性同位素^{13}C呼气试验的基本过程和原理。如果采用稳定性同位素^{13}C标记特定的营养物质进行人体内的示踪，则就能根据呼气中$^{13}CO_2$的呼出情况进行营养学的多种研究。此外，根据这一原理，采用^{13}C呼气试验技术也可以辅助诊断许多临床疾病，见表3-1-7。

表3-1-7　临床和营养学研究中常用的^{13}C-呼气试验

呼气试验的类别	用于研究/诊断的代谢/疾病
^{13}C-葡萄糖呼气试验	葡萄糖氧化代谢、糖尿病、6-磷酸葡萄糖脱氢酶缺乏
^{13}C-淀粉呼气试验	碳水化合物的代谢
^{13}C-脂肪和（或）脂肪酸呼气试验	甘油三酯的吸收、氧化以及胰腺、胆囊、肠道的疾病
^{13}C-氨基比林或美沙西汀呼气试验	肝功能异常
^{13}C-尿素呼气试验	幽门螺杆菌感染
^{13}C-乳糖呼气试验	乳糖不耐受

^{13}C呼气试验包括下列步骤：受试者的准备（如保持安静状态、空腹等）→^{13}C-标记物的摄入→呼气的收集→$^{13}CO_2$的纯化→质谱仪测定→结果的分析和计算。

2. ^{13}C-呼气试验的误差　^{13}C呼气试验的误差来源包括两个方面，一是采样、分析过程中所存在的误差，这种误差通常占总误差的10%以下，而对于试验条件的控制，特别是来源于受试者的误差一般在90%左右。因此，为了减少误差，在试验中对于受试者的控制更为重要。

3. 优缺点　^{13}C-呼气试验简便、灵敏、特异，无痛苦和损伤，因此应用范围很广，潜力较大。另一方面，目前由于^{13}C标记物的获得以及高精度气体同位素比值质谱仪都较昂贵，此法在目前的推广仍然有一些限制。但随着稳定性同位素生产的扩大，价格比较低廉、性能也很好的专用小型化^{13}C呼气质谱仪的问世，这一技术可能会发挥更大的作用。而且随着^{13}C专用质谱仪的推广，$^{13}CO_2$的纯化已经可以自动实现，使得^{13}C呼气试验的操作过程更为简便。

4. ^{13}C-呼气试验应用实例

（1）用^{13}C-呼气试验研究人体对碳水化合物（淀粉）的吸收：实验以玉米淀粉为示踪剂。因为玉米具有天然富集^{13}C的能力，食用一定量玉米淀粉数小时后，呼气中可见明显高于本底数个 Delta 值的信号。此外，玉米的主要成分为碳水化合物，蛋白质及脂肪含量低于10%，故食用玉米后呼气中 Delta 值的变化主要反映玉米淀粉中糖的吸收和代谢情况。图3-1-11为健康成人分别在摄入100g玉米食品（约含75g淀粉）固体食物以及相同的玉米食品（半流食物）后所做的^{13}C-呼气试验。从图中可见，健康成人在摄入不同形式的相同食物后，由于食物的物理状态不同，在胃中的排空也不同，因而到达肠道内的时间也不同，从而影响了吸收速率。由于吸收速率的不同最后导致氧化代谢速率的不同。

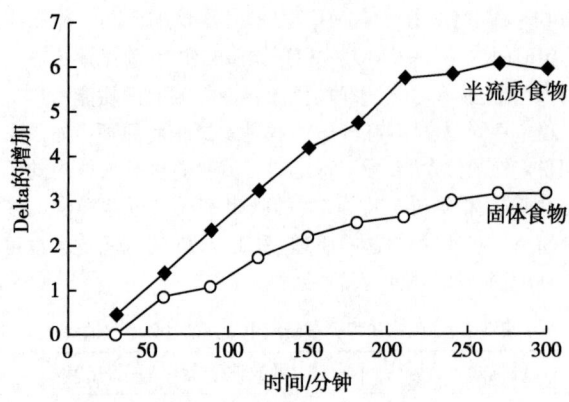

图 3-1-11　固体与半流质食物对玉米淀粉吸收的影响

（2）用^{13}C-呼气试验研究脂肪和脂肪酸的吸收：利用

稳定性同位素研究脂肪的消化吸收,从标记的示踪化合物摄入至^{13}CO$_2$ 的呼出,许多因素如胃排空时间、吸收率、肝脏清除率等影响试验结果。示踪物的选择是决定试验灵敏度及特异性的首要因素。图 3-1-12 是为了解膳食纤维对脂肪吸收的影响而进行的^{13}C-脂肪酸(十六碳棕榈酸)的呼气试验结果。试验选用长链饱和脂肪酸,这是由于饱和脂肪酸较不饱和脂肪酸的脂化及跨壁转运更困难,是一主要限速步骤。十六碳棕榈酸(软脂酸)是长链饱和脂肪酸,且棕榈酸是饮食中最多的脂肪酸,故可模拟脂肪吸收过程。因棕榈酸为游离脂肪酸,吸收过程不须脂肪酶水解,所以不反映消化过程的影响而只代表吸收与代谢水平。若采用自身对照试验,且控制受试者试验中影响代谢的因素,则可以用 1-^{13}C-脂肪酸(十六碳棕榈酸)呼气试验来反映脂肪的吸收。

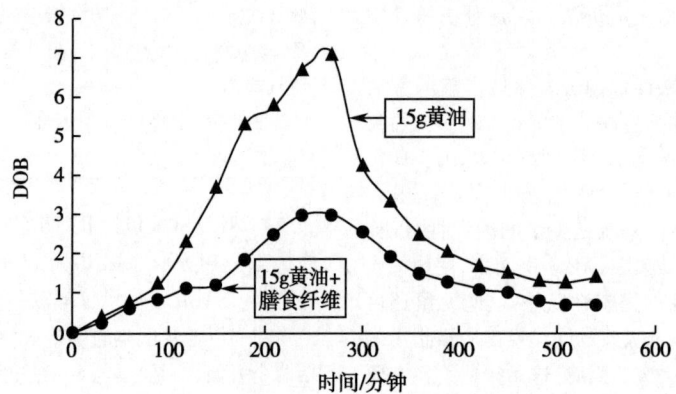

图 3-1-12　膳食纤维对健康成人脂肪酸吸收的影响

图 3-1-12 是对成年健康受试者中进行的口服^{13}C 标记的棕榈酸,并且进行自身对照的试验设计。受试者先进行食用混有^{13}C 标记的棕榈酸(200mg) 的 15g 黄油+75g 小麦淀粉试验餐呼气试验,经过一段清洗期以后,再一次食用同一剂量的含有^{13}C 标记的棕榈酸 15g 黄油及 75g 小麦淀粉以及一定量的膳食纤维试验餐,再行呼气试验,以作自身对照。试验期间,受试者应于试验前三日及试验过程中避免高脂饮食,于服用试验餐前夜禁食。进餐 2 小时后方能饮水,全部过程持续 8 小时。整个研究期间应按照饮食指导进食,并禁止吸烟和饮用咖啡、茶、巧克力和可乐。试验期间避免中等强度以上的活动,提倡卧床或静坐休息。从结果可见,膳食纤维对受试者长链饱和脂肪酸的吸收具有明显的影响。

第五节　营养素代谢的动力学研究方法

在营养学研究领域,人们经常借助药代动力学模型,研究各种营养素在体内的吸收(absorption)、分布(distribution)、代谢(metabolism)和排泄(elimination)过程,简称ADME。药代动力学(pharmacokinetics,PK)是研究药物在机体内量变规律的科学,它是从速率论的观点出发,应用动力学原理和数学模型研究和分析药物的吸收、分布、代谢和排泄的过程及其动力学规律,并用数学方程定量地研究药物

在体内变化的规律。定量研究治疗效果随时间变化的学科是药效动力学(pharmacodynamics,PD),关注药物对于机体作用后的结果及可能的影响因素。营养素与药物在性质上有所不同,由于机体内本身就含有各种营养素,所以用一般方法检测时难以区分机体内源性和外源性的同一营养物质,更无法追踪外源性营养物质在被摄入体内以后所经历的代谢动力学过程。因此,通常采用同位素示踪-质谱联用技术进行营养素代谢动力学的研究,这样更为准确、简便和灵敏。

代谢动力学是通过体内外的研究方法,揭示营养素在体内的动态变化规律,获得营养素的代谢动力学参数,阐明其 ADME 过程和特征及其作用机制。受试物或活性代谢产物浓度数据及其代谢动力学参数是产生、决定或阐明营养作用或毒性大小的基础,是提供受试物对靶器官效应的依据。

针对房室模型的局限性,根据体内实际器官的解剖生理学特征,建立一种以生理学为基础的药物动力学模型(physiologically based pharmacokinetics,PBPK)更具有实际的意义和应用价值,利用健康和疾病之间,动物与人之间,各室(器官、组织)间的相互关系,解决参数外推的问题。

一、基本概念和常用参数

（一）基本概念

1. 数学模型　受试物在体内的代谢过程是动态的。

根据生物样本中受试物浓度的测定数据,用数学方法概括它的动态规律,需要建立数学模型。模型一般把身体看成一个系统,系统之内又划分为几个房室。房室被设想为均匀体系,一旦受试物进入某一房室后,假定能在该房室内瞬时扩散,迅速达到平衡;但房室之间或房室内外,则设想存在某种屏障,进出都需遵循一定的规律。进入系统的受试物,最终通过不可逆的消除过程永远离开系统,则其相应的模型,称作开放性模型。线性模型假设体内过程的速率与受试物的浓度成正比;若体内过程出现饱和现象,其动态规律可用 Michaelis-Menten 式描述时,则有关模型称作非线性模型。维生素 C 的肾清除率就是一个饱和转运而非线性清除的最佳例子。一般肾小管重吸收维生素 C 时会出现非线性,最终导致肾清除率随血浆浓度快速增加。

2. 时量曲线　血浆受试物浓度随时间变化的动态过程,可用时量关系来表示。在给予受试物后不同时间采血样,测定血中受试物的浓度,以浓度为纵坐标,时间为横坐标作图即为受试物的浓度时间曲线(concentration-time curve),简称时量曲线,通过曲线可定量地分析受试物在体内的动态变化。

同一种受试物但给予途径不同,其时量曲线也不同。静脉注射时血中受试物浓度以时间为零时最高,继之下降。静脉注射无吸收过程,时量曲线反映分布和消除过程,可分为分布相、平衡相和消除相。非静脉注射时,血中受试物先上升,渐达峰值,后再下降。时量曲线综合反映吸收、分布和消除过程,可分为吸收相、平衡相和消除相。上升段以吸收过程为主,下降相以消除过程为主。

3. 速率过程　受试物通过不同的途径进入人体后,在一定时间内发生量的变化,这必然涉及速率过程。动力学研究中通常将受试物体内转运的速率过程分为一级、零级和非线性 3 种类型。

很多代谢动力学过程,如吸收、消除或生物转化速率可以用一级动力学(first-order kinetics)来描述。一级动力学过程的速率与药物的浓度成比例。一级动力学服从下式:

$$-dc/dt = kc$$

式中 c 为在时间 t 受试物的浓度,k 是速率常数。一级动力学(一室模型)的特征如下:①受试物在任何时间的消除速率与该时间在体内受试物的量成正比;②血中受试物浓度的对数值对时间作图得一直线;③受试物的半衰期($t_{1/2}$)恒定,不因剂量而变化;④血和其他组织的受试物浓度以单位时间某恒定分值(消除速率常数,Kel)减少,即恒比衰减。

如果一个动力学过程有可饱和性,如载体中介的转运过程或酶中介的代谢,此过程可能服从非线性的 Michaelis-Menten 动力学。即有:

$$-dc/dt = V_m c/(K_m + c)$$

式中 V_m 为理论最大速率,K_m 为此过程的 Michaelis 常数。当该过程的速率等于理论最大速率的一半时,该常数就等于该时间点的受试物浓度。当受试物浓度极低时,c≪ K_m,可应用一级动力学。相反,当 c 非常大时,c ≫ K_m,此

系数可近似为零级动力学。即有

$$-dc/dt = V_m$$

零级动力学的特征为:①血中受试物浓度对时间作图为一直线;②受试物在任何时间的消除速率为一常数,为恒量衰减,与体内受试物的量无关;③受试物的半衰期($t_{1/2}$)随初始的浓度或剂量增加而增加。

4. 房室模型　代谢动力学的基本理论是速率论和房室模型。房室模型是用来描述受试物在体内的分布情况,它假设机体像房室,受试物进入体内可分布于房室中,由于分布速率的快慢,可分为一室开放模型、二室开放模型或多室模型。代谢动力学通常用房室模型来模拟人体,房室是组成模型的基本单位。受试物进入循环后,由血液向体内各部位转运时,只要体内某些部位接受或消除受试物的速率常数相近,即可将其归为一个总的抽象的转运单位,称为"房室",而不受这些部位的解剖位置、组织学属性以及生理功能的限制。

房室模型的划分是有抽象性、客观性和相对性。房室模型是抽象化的概念,并不具体代表某些器官组织的实体。处于同一房室的各组织器官之间,受试物浓度也可以不相等。但是,房室的划分又与器官组织的血流量、生物膜对受试物的通透性等解剖生理特性有关,所以,房室概念与解剖概念,既有联系,又有区别。

根据受试物的转运规律和房室模型的概念,可对受试物在体内吸收、分布和消除的特性勾画模式图,并建立数学模型,以揭示其动态变化。代谢动力学中最通用的模型,是线性一室及二室开放模型(图 3-1-13)。

(1) 一室开放模型(single compartment model):假定人体为一个动力学上均一的单元,即同质单元,受试物吸收进入血液循环后,立即均匀分布到全身各体液和组织,迅速达到动态平衡,此后,血浆受试物浓度呈单相性下降,称为一室开放模型。在静注之后,以受试物的血浆浓度的对数值对时间作图,如能符合一条直线,则该受试物在机体是符合一室模型。在一室模型中,血浆或血清总是被看成是解剖学上的参考房室,但并不意味着血浆中的受试物浓度与其他体液或组织中的受试物浓度是相等的,而是把血液中受试物浓度的变化看作体内各器官、组织内受试物浓度定量变化的依据。

(2) 二室开放模型(two compartment model):根据受试物的转运速率,把身体分为转运速率较快的中央室和转运速率较慢的周边室。中央室往往包括血浆、细胞外液以及心、肝、肾、脑、腺体等血管丰富、血流通畅的组织;而周边室则一般包括血管稀少,血流缓慢的组织,如静止状态的肌肉及脂肪组织、皮肤等。受试物的性质决定着中央室与周边室的划分。例如,脑组织的血流相当丰富,但是因为与血浆之间隔有一层脂性的血脑屏障,故对脂溶性物质可能属中央室,而对极性高的物质可能归周边室。中央室和周边室之间的转运是可逆的,K_{12} 是受试物从中央室转至周边室的一级动力学速率常数;K_{21} 是受试物从周边室转至中央室的一级动力学速率常数;达到动态平衡时,两室间的转运速率相等,$K_{12} = K_{21}$。多数受试物的动力学特征都可用二

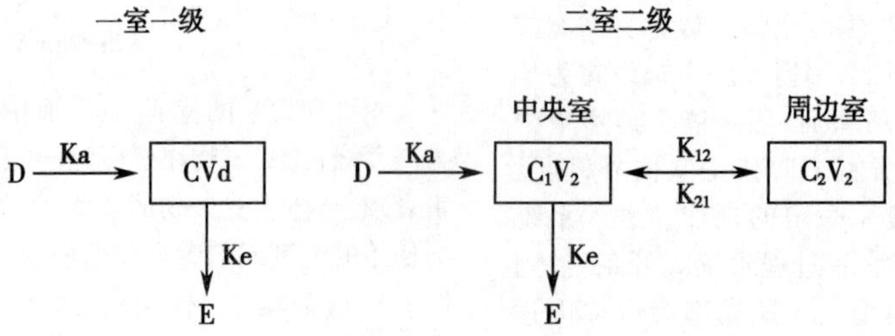

图 3-1-13　一室开放模型和二室开放模型

室模型来描述。

符合二室模型的受试物在快速静注后血浆受试物浓度呈双相性下降,快相为分布相(α相):静注后血浆受试物浓度迅速下降,表示受试物立即随血流进入中央室,然后再分布到周边室。同时也有部分物质经代谢、排泄而消除,该时相主要与分布有关,故称为分布相;慢相为消除相(β相):分布逐渐达到动态平衡后,血浆受试物浓度的下降主要是由于受试物从中央室消除。周边室的受试物浓度则按动态平衡规律,随同血浆受试物浓度按比例的降低,因而该段近于直线,称为消除相。

确定房室数目,是做好代谢动力学分析的关键性问题。对某一具体受试物来说,究竟应把系统分为几个房室,一方面要考虑房室数能否基本反映体内过程的动态规律,另一方面也要考虑数据处理的工作效率。

(3) 非线性动力学:如果一个动力学过程有可饱和性,如载体中介的转运过程或酶中介的代谢,此过程可能服从非线性的 Michaelis-Menten 动力学。

(二) 常用代谢动力学参数

1. 表观分布容积(Vd)　表观分布容积用来表示房室的大小,它是指体内达到动态平衡时,血浆受试物浓度(C)与体内受试物量(D)的一个比值,表示受试物以血浆受试物浓度计算应占有的体液容积,单位用 L 或 L/kg 表示。表观分布容积与房室概念相似,都是抽象概念,不代表具体的生理空间,但却都有实用意义。利用它,可以推测受试物在体内的分布情况,了解受试物分布的广泛程度或受试物与组织成分的结合程度。

Vd=D(体内受试物的量)/C(血浆受试物浓度),Vd 与血浆受试物浓度有关,血浆受试物浓度越高,表观分布容积越小;反之,Vd 越大,表示受试物在组织中分布广或集中分布于某种组织。

2. 清除率(CL)　清除率是表示机体受试物的另一种方法,指在单位时间内机体清除血浆受试物的能力,以血浆容积表示,单位是血浆容积/时间(L/min)。总体清除率是指单位时间内从体内清除的受试物表观分布容积数。

$$CL_总 = K \cdot Vd = 0.693 \cdot Vd/t_{1/2}$$

总体清除率包含肾清除率和肾外清除率,肾清除率指每分钟肾脏清除血浆受试物的能力,也以血浆容积表示;肾外清除率指受试物经其他途径清除的速率,包括胆汁、唾液、乳汁、肺、皮肤及生物转化等。

$$CL_肾 = U \cdot Vu/Ct$$

$$CL_{肾外} = CL_总 - CL_肾$$

其中,U 表示尿中受试物浓度(mg/ml),Vu 表示每分钟排出的尿量(ml/min),Ct 表示 t 时间的血浆受试物浓度。

3. 半减期($t_{1/2}$)　是指血浆受试物浓度下降一半所需要的时间,也即受试物的消除半减期。

4. 时量曲线下面积(AUC)　给予受试物后定时采血测定血浆受试物浓度,可作出血浆受试物浓度随时间变化的动态曲线,即血浆受试物浓度-时间曲线(时量曲线)。在代谢动力学研究中,特别是测定制剂的生物有效度时,常需要计算时量曲线下面积。AUC 可用称重法、梯形规则法或内插法等来计算。

5. 生物利用度(bioavailability)　又称生物有效度,是指受试物被机体吸收利用的程度。经血管外途径给予受试物的吸收程度,若用待测制剂的 AUC 与该受试物静脉注射后的 AUC 相比较,称为绝对生物利用度;若两种制剂都经血管外途径给药,则把一种吸收好的制剂的 AUC 作为分母,以待测制剂的 AUC 作为分子,其比值称为相对生物利用度。

6. 吸收速率常数(Ka)　吸收速率常数是反映受试物吸收快慢的一个指标,Ka 越大,说明受试物在体内的吸收越快。

7. 消除速率常数(Ke)　表示体内消除受试物的快慢,可以单位时间内体内受试物被消除的百分率来表示。Ke 越大,说明消除速率快。

二、研究设计

1. 实验动物　根据受试物的作用特点、研究目的、受试物的浓度测定方法、样本的种类和数量等多种实验需要选择适宜的实验动物。一般无特殊要求时多选成年、健康动物。

2. 剂量和给药途径　在有效安全剂量范围内,常选三种或以上的剂量。一般而言,剂量组越多,高低剂量差别越大越有利于全面了解受试物代谢动力学的变化规律。受试验条件影响,组数不便增加时,最好尽量保持剂量组高低之间有较大的跨度,避免过于集中。受试物的给予途径可采用静脉注射或灌胃的方式。

3. 取样时间和数量　原则上掌握取样分布要保证受试物在体内各相(吸收相、分布相、消除相)至少各有三个以上的取样点。每点保证有三个测量值。

4. 实验期限　观察时间必须保证受试物已经被全部吸收,而且分布、消除过程也基本完成,一般认为试验周期大致为4~5个生物半衰期,如果采用尿液排泄方法计算动力学参数,则可能需更长时间。

5. 样本的种类和采集 样本的采集种类要视研究要求而定,常见的有血样、唾液、胆汁、各种组织、脑脊液、尿样、粪便等多种样本。

样本的测定最好在取样后立即进行,如果取样后不能立即测定,就需要保存样本,要注意的问题有:①血样直接冷冻会引起细胞破裂溶解,影响血浆、血清的分离和测定,通常在采样后24小时内进行分离,将分离出的血清或血浆进行冷冻或冷藏保存。②尿样通常采用冷藏保存,由于取样过程中不能满足无菌条件,所以保存时常在尿样中加入少量防腐剂如苯甲酸抑制细菌生长。③组织样本多采用-20℃速冻保存,不加防腐剂。

三、测定方法

(一) 方法的选择

根据样本的特点(样品量少、浓度低、干扰多、个体差异大)以及被测物的理化性质(脂溶性、酸碱性、挥发性、稳定性和药物的紫外吸收、荧光吸收、电化学特性)等来选择生物样本中受试物浓度的测定方法。根据受试物的理化特性和分析方法的特点,对一种受试物可能有几种可供选择的方法。

(二) 受试物浓度测定方法的要求

由于生物样本中成分复杂、受试物浓度低、测定干扰多,容易造成测定结果差异大,为保证结果的准确可靠,常用以下指标对测定方法加以控制:

1. 空白实验 生物样品分析中一般都出现一定的空白读数,重现性好的空白读数可从实验数据中扣除,连续测定过程中空白读数可能随时间改变,因此,每次实验进程中作平行测试是很必要的。

2. 标准和标准曲线 标准分内标和外标,外标又称绝对标准,是已知浓度的纯受试物溶液,根据外标作出的仪器读数对受试物量的相关性和参数图,即标准曲线。内标准是在已知浓度的试验溶液内加入一种化合物后进行测定,用于校对测定方法的效率。

标准曲线最大浓度与最小浓度间最好有两个以上的数量级差。每条标准曲线应有5~8个浓度水平组成。分布均匀并需经统计学分析(回归与相关分析),对相关系数要求:色谱法 $r>0.99$,生物法 $r>0.98$。

3. 方法的专一性 所选方法必须确保所测物质为原形受试物或目标代谢物时,内源性物质和相应的代谢物不得干扰待测物。

4. 灵敏度或最小检测限 生物样本中受试物浓度通常比较低,所以对方法灵敏度的要求比较高。代谢动力学研究中,一般要求能检出 $3\sim5$ 个 $t_{1/2}$ 时或 C_{max} $1/10\sim1/20$ 浓度,检出浓度的信号应达到噪声的三倍。

5. 准确度和精确度 准确性采用(实测值/真值×100%)表示,一般要求>95%。精密度为在相同条件下对标准曲线范围内高、中、低三种不同浓度重复测定次数后,计算测定结果的符合程度,以此考察测定方法的精密度。代谢动力学中常用标准差(SD)或残差(RSD%)反映。血浆受试物浓度在 μg/ml 水平时,RSD<10%,ng/ml 时,RSD<15%,检测限附近 RSD 允许20%。

6. 回收率 将生物样本中的受试物经提取测定后,测定值占样本中受试物含量真值的比例为回收率,理论上应为100%,但实际难以做到。一般要求在标准曲线范围内至少选高、中、低三个浓度,每个浓度至少做5次以上。当用内标定量时,应同时做内标的回收率,回收率一般要求>70%,RSD<10%。

(三) 测定方法

常用的测定方法有分光光度法、薄层色谱法、高效液相色谱法(HPLC)、气相色谱法、同位素法、免疫分析法和微生物法等。

(四) PBPK 模型运行软件

多用途的编程软件包括 Matlab、Java C、Fortran、Python R,要求掌握编程技术,且需要大量人力;一般性模拟软件为 Berkeley Madonna,操作较为简便;制药软件有 Simcyp、GastroPlus 和 PKSim,非常适用于药物或营养代谢过程,但灵活性欠缺。

四、在营养学中的应用

(一) 叶酸

1. 吸收 早期的研究方法是灌注研究,主要是将含有叶酸的溶液连续注射到回肠近端部分并在回肠远端部分收集肠液,通过肠液中叶酸的减少量来确定叶酸的吸收程度。这个方法在20世纪70年代应用较为广泛。从20世纪90年代开始,将同位素标记技术应用在营养素代谢动力学的研究上,包括口腔-粪便平衡研究(oral-fecal balance study)、单剂量研究(single oral dose design)和多剂量研究(multiple oral dose design)。由于同位素标记技术在营养素内源性和外源性区分上的优异表现使其得到广泛的应用。叶酸在人体血浆中含量很低,且一般处于结合状态,只有单次口服剂量达到 250μg 时,血浆中才会出现游离的叶酸,而 L-5-甲基四氢叶酸钙(5-MTHF)是叶酸在体内主要的活性代谢产物。常用方法汇总见表3-1-8。应用药动学参数计算软件,如 WinNonlin、Kinetia、DAS 等。

(1) 口腔-粪便平衡研究

1) 原理:净吸收通过口服摄入量和粪便排泄量之间的差异来确定。此方法可用于研究叶酸的绝对生物利用度。

2) 方法:受试者口服 [14]C 标记叶酸,然后收集其粪便直到所有未吸收的口服同位素叶酸完全回收为止;用加速器质谱(accelerator mass spectrometry, AMS)检测 [14]C 标记叶酸(^{14}C-labeled folic acid),根据口服的剂量和粪便中回收的量来计算叶酸的吸收率约为90%。

3) 优点:因为大肠中的某些细菌会产生叶酸,所以这种方法比一般平衡法更能真实地反映膳食叶酸的吸收。

4) 缺点:是收集粪便时间较长,准确率会因此而受到影响。

5) 影响因素:个体差异,特别是肠道排泄不全或者排空时间变异。

(2) 标记叶酸的单剂量研究(single oral dose design with labeled folate)

表3-1-8　营养素代谢动力学常用方法

分类	方法名称	同位素选择	准备期	给予方式	采样方式	生物利用度计算	优点	缺点	适用范围
单稳定同位素技术	口腔粪便平衡研究	^{13}C、^{15}N、^2H、^{42}Ca、^{44}Ca…	在开始研究前至少2周,受试者停止使用相关补充剂,使用稳定同位素标记的标准品,利用稳定同位素稀释试验分析同位素食物	经口	收集粪便直到所有吸收的同位素标记的营养素完全吸收	计算口服营养素摄入量和粪便排泄量的差值	可以计算绝对生物利用度	收集粪便时间较长,会影响准确率	单种营养素
	单剂量口服试验		制备稳定同位素标记的标准品,利用稳定同位素稀释试验分析稳定同位素食物	空腹条件下,口服营养素标记食物的营养制剂或口服稳定同位素标记试验食物	使用静脉留置针采集血样 5~10ml;口服试验后数小时内多次采集血样 5~10ml;口服试验后采集 24 小时尿样	绘制血液营养素浓度-时间曲线图,应用统计矩方法(非房室模型方法)计算 AUC_{0-t}、C_{max}、t_{max} 值,建立动力学模型	不受肠道排泄不全或者排空时间变异及尿量等因素的影响,准确度高,收集代谢样品的时间较短	只能得到相对生物利用度,需要参比制剂	最常用于临床中营养制剂的生物等效性试验
双稳定同位素技术	单剂量口服试验	同一元素的不同同位素(如 ^{42}Ca、^{44}Ca、^{57}Fe 和 ^{58}Fe)	在开始研究前至少2周,受试者停止使用相关补充剂,使用稳定同位素标记的标准品	空腹条件下,单剂量口服一种同位素,数周后空腹静脉注射另一种同位素	使用静脉留置针采集血样;在口服、静脉注射前分别采集基线血样 5~10ml;口服试验后数小时内多次采集血样 5~10ml(取样时间同最好相同);另一手臂静脉注射后数小时内多次采集血样 5~10ml(取样间隔时间最好相同)	绘制血液营养素浓度-时间曲线图,应用统计矩等方法计算 AUC_{0-t}、C_{max}、t_{max}、t_{delay} 和 $t_{1/2}$ 等数值,建立动力学模型	可以很好地区分内源性和外源性营养素,给予剂量接近日常膳食剂量	数据解释较复杂	常用于计算矿物质的相对生物利用度
给予负荷剂量	多剂量口服试验	—	研究开始前一段时间,同每天给予一定负荷剂量	口服	基线后 2~3 个半衰期内(可达数月)选择若干时间点采集血样(血样采集时间点可在不同时间点采集)	绘制血液营养素浓度-时间曲线图,计算 AUC_{0-t}、C_{max}、t_{max}、t_{delay} 和 $t_{1/2}$ 等数值,建立动力学模型	给予负荷剂量以增加反应灵敏度并减少个体间变异	组织饱和度对营养素吸收和代谢的影响程度尚不清楚	多用于临床营养素治疗研究
稳定同位素技术		^{13}C、^{15}N、^2H等	每天给予一定剂量的同位素标记的营养化合物,持续数周	口服	口服数周后采集血样和尿样	计算同种营养素中不同形式化合物中同位素含量的比例,并建立动力学模型	更好地反映日常生活中营养素的相对生物利用情况	较为耗时耗力	可用于评估混合膳食中营养素的相对生物利用度

注:
(1) 受试者要求:年龄均在 18~40 岁,排除相关生化指标超出其性别、年龄对应的正常范围的人群,有相关营养素缺乏病史,近期怀孕或流产的人群,体内达到一定负荷水平,其他均要求被研究营养素的平均日摄入量,以及抽烟、过度饮酒的人群。

(2) 剂量选择:除多剂量口服试验中给予负荷剂量时要求不再给予营养素,其他均要求受试者口服剂量接近被研究营养素的平均每日摄入量。

(3) 检测方法:口一类平衡研究中采用高效液相色谱-质谱检测血色谱,单剂量口服试验中的同位素,单剂量口服试验、双稳定同位素检测血浆采和尿液相色谱-质谱分别检测血浆-质谱联用或高效液相色谱和尿液相色谱和尿液分析法等分别检测血浆/质谱及其代谢产物的总量;多剂量口服试验中采用高效液相色谱和尿液色谱-质谱分别检测血浆采和尿液中同位素标记的营养素及其代谢产物的总量、丰度和同位素标记的营养素和非同位素标记的营养素及其代谢产物的总量、丰度和营养素口服试验中采用高效液相色谱/质谱、质谱联用或高效液相色谱两次给予受试途径中血浆不同同位素标记的营养素及其代谢产物的总量、增加量、丰度和营养素口服试验中采用高效液相色谱/质谱检测血浆和尿液和尿液中营养素分别采射色谱分析法等分别检测血浆/质谱及其代谢产物的量。

1）原理：自然界中一种元素的同位素组成（自然丰度）是相对恒定的，元素的同位素具有相同的化学性质但质量不同。通过质谱分析等方法对稳定同位素进行分析从而使稳定同位素能够作为示踪剂来标记化合物。稳定同位素因其性质更安全，适用于各种人群。该方法是最常用的方法。

2）放射性元素标记的动物实验方法：选用大鼠作为实验对象。实验前进行称重并饲养在相关代谢笼中，给予含有叶酸饲料。将大鼠随机分为 3 组，每组 9 只。按分组分别灌胃给予含有 50pmol/100g bw ^{3}H 标记的 5-甲基四氢叶酸、5-甲酰基四氢叶酸和叶酸，并在给予后 8 天内 7 次收集 12 小时尿液和 24 小时粪便。在第 8 小时、第 4 天和第 8 天分别每组放血处死 3 只小鼠，并迅速摘除肝、肾和脑。应用高效液相色谱（HPLC）对组织器官、尿液和粪便中的放射性元素进行检测。运用血管外给药双室模型和药代动力学原理及公式进行建模，获得相应参数 α、β、$t_{1/2\beta}$、$t_{1/2\alpha}$、K_{12}、K_{21}、K_{10} 等（图 3-1-14）。叶酸、5-甲酰基四氢叶酸和 5-甲基四氢叶酸的总同位素排泄（尿液和粪便）的中央室的半衰期（$t_{1/2\alpha}$）为 0.11 ~ 0.12 天，而外周室的半衰期（$t_{1/2\beta}$）为 13.4 ~ 15.9 天。

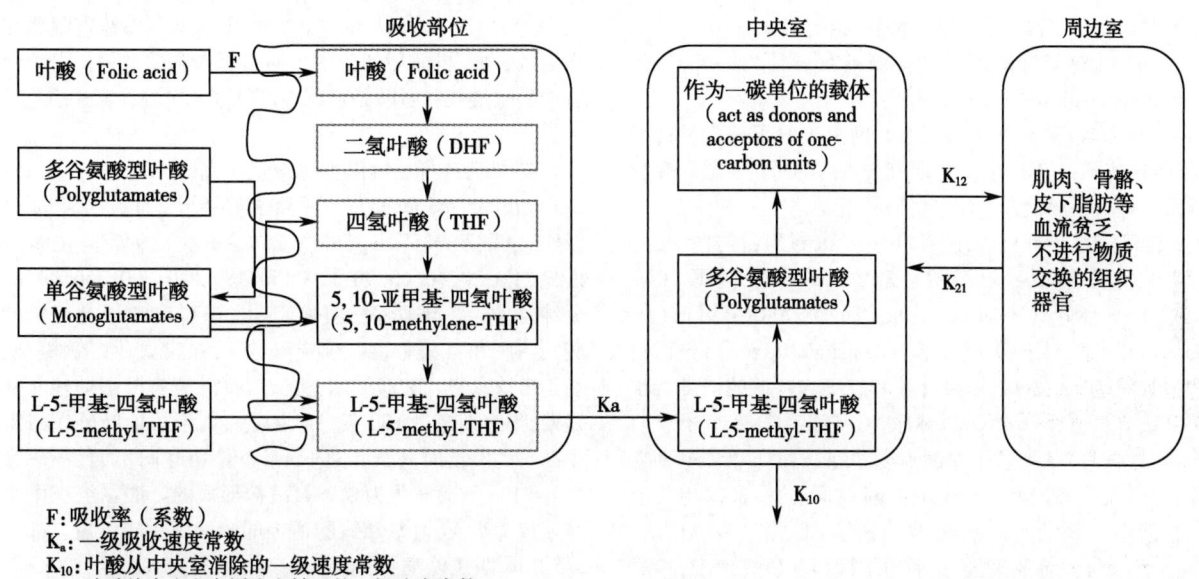

F：吸收率（系数）
K_a：一级吸收速度常数
K_{10}：叶酸从中央室消除的一级速度常数
K_{12}：叶酸从中央室向周边室转运的一级速度常数
K_{21}：叶酸从周边室向中央室转运的一级速度常数

图 3-1-14　用于叶酸动力学数据分析的隔室模型

人体试验方法一：分别空腹给予 634nmol $^{13}C_6$ 标记的蝶酰单谷氨酸、431~569nmol $^{13}C_6$ 标记的（6S-）5-甲酰基四氢叶酸或者含有 588nmol 天然叶酸（folate）的 $^{15}N_{1-7}$ 本底标记的菠菜（主要是 5-甲基四氢叶酸），给予后的 8 小时内通过手臂留置导管采集 10ml 静脉血样 12 次（相等的采血间隔为宜）。从血浆样品中提取叶酸，使用叶酸结合蛋白在亲和柱上纯化，随后通过 HPLC 分析总血浆 5-甲基四氢叶酸或通过 LC-MS 分析标记和未标记的血浆 5-甲基四氢叶酸并通过对 [M-H]⁻ 离子检测来确定是否有 5-甲基四氢叶酸来源于 $^{15}N_{1-7}$ 本底标记的菠菜。应用血管外给药单室模型和相关药代动力学原理及公式进行数学建模，获得相应参数 t_{max}、t_{lag}，吸收时段 T，吸收入血的总量 M 和吸收速率 R 并作血药浓度-时间曲线图，计算得到表观吸收率（apparent absorption）和首过效应值（apparent absorption）。研究发现，蝶酰单谷氨酸（t_{max} = 171±9min）与 5-甲酰基四氢叶酸（t_{max} = 54±10min）和菠菜叶酸蝶酰（t_{max} = 60±13min）相比吸收速率较慢；单谷氨酸几乎完全吸收，但 5-甲基四氢叶酸（38%）和菠菜叶酸（44%）的"表观吸收"仍显著高于蝶酰单谷氨酸（24%）。蝶酰单谷氨酸（73%）首过效应显著大于 5-甲酰基四氢叶酸（58%）或菠菜叶酸（52%）。

人体试验方法二：将 684nmol（320μg）^{13}C 标记的谷氨酰基-5-甲酰基四氢叶酸直接输注到 6 名健康成人的盲肠中。三周或更长时间后（洗脱期），每个受试者静脉注射相同 ^{13}C 标记的谷氨酰基-5-甲酰基四氢叶酸（172nmol）。在两次给予剂量前后均采集血样并通过串联质谱法测定血浆中标记的叶酸与未标记的叶酸的比例。研究发现，叶酸在结肠吸收的表观速率为 0.6±0.2nmol/h；生理剂量的天然叶酸通过结肠被人体吸收。

优点：使用更接近饮食中每日摄入叶酸的范围的叶酸剂量（600 膳食叶酸当量）；通过检测血中同位素富集程度来确定血中叶酸的浓度，可以排除内源性叶酸的干扰；不受肠道排泄不全或者排空时间变异及尿量等因素的影响，准确度高；收集代谢样品的时间较短。

缺点：只能得到相对生物利用度，对参比制剂和稳定同位素的选择有一定要求；无法评估日常膳食情况下的叶酸生物利用情况。

影响因素：个体差异，特别是表观吸收和首过效应与个体空腹基线血浆叶酸浓度存在关联性。

（3）未标记叶酸的单剂量研究（single oral dose design with unlabeled folate）

1）原理：随机人群试验，使用饱和方案以增加反应并减少个体间的变异性（在测量生物利用度之前，持续数天至数周每天给予高剂量的叶酸(>1000μg)。

2) 方法:口服给予剂量约 750μg 叶酸(约等于 1500 膳食叶酸当量),检测尿液或血液中的叶酸。2~3 小时后血浆叶酸浓度的增加率或最大增加值,6 小时后空腹基线水平以上的血浆叶酸增加浓度的曲线下面积(AUC)。共约 8 小时。

3) 适宜人群:健康成年人。

4) 优点:可了解叶酸的短期性质;可以在同一个体中测试几种食物或叶酸化合物;通过高剂量的给予使受试者体内叶酸水平达到相对统一的标准从而减少个体变异性。

5) 缺点:组织饱和度影响叶酸吸收和代谢的程度尚不清楚以及无法区分不同的叶酸化合物。

(4) 未标记叶酸的多次口服剂量设计(multiple oral dose design with unlabeled folate):

1) 原理:研究开始前一段时间每天给予一定负荷剂量,体内达到一定负荷水平,研究开始后不再给予被研究营养素。评估一般饮食中叶酸生物利用度。

2) 方法:干预试验,膳食叶酸(folate)组:富含叶酸的蔬菜和柑橘类水果(叶酸总含量≥560μg/d),叶酸(folic acid)组:天然叶酸(folate 约 210μg/d)加 500μg/d 叶酸(folic acid),安慰剂组:天然叶酸(folate 约 210μg/d),分别检测血浆同型半胱氨酸,血浆叶酸和红细胞叶酸的浓度。收集基线空腹血样(5~10ml)和尿样,基线后 2~3 个半衰期内(可达数月)选择若干时间点采集空腹血样和 2 小时空腹尿样(血样和尿样可在不同时间点采集)。根据相关检测数据作营养素血液浓度-时间曲线图,并计算 AUC_{0-t}、C_{max}、t_{max} 和 $t_{1/2}$ 等数值,建立动力学模型。研究发现,相对于合成叶酸,蔬菜和水果中叶酸的生物利用度为 60%、78% 或 98%。

3) 优点:可以了解在混合膳食(mixed diet)的情况下,各种叶酸的生物利用情况,可用于膳食及营养素补充方案的研究。

4) 缺点:若使用低剂量,则仍会存在个体差异性,若使用高剂量,则组织饱和度可能影响营养素吸收和代谢的程度;无法区分内源性和外源性叶酸;无法区分不同的叶酸化合物。

2. 组织分布　叶酸是基于叶酸结构且相互之间具有化学和功能上相关的一类化合物的总称。吸收后,单谷氨酸形式的叶酸在组织中转化为聚谷氨酸形式。一项随机区组试验中,将 18 名成年未孕女性(21~27 岁)随机分为三组,每天给予所有受试者含有 68nmol(30μg)叶酸的食物,一共为期 10 周。此外,第 1 和 2 周给予含有未标记叶酸的苹果汁,第 3 到 10 周给予含有$^2H_2$ 标记的叶酸的苹果汁,剂量分别为 454nmol/d、680nmol/d 和 907nmol/d(200μg/d、300μg/d 和 400μg/d)。通过检测尿中总叶酸(total urinary folate)和主要的分解代谢物对乙酰氨基苯甲酰谷氨酸(para-acetamidobenzoylglutamate,ApABG)中同位素富集程度确定组织中叶酸的含量。研究发现,可将体内叶酸分布情况模拟为快速和慢速两个不可饱和的周转池,以及一个可饱和的慢速周转池。

3. 代谢　通过建模发现肝脏对蝶酰单谷氨酸的螯合作用更大,并提示蝶酰单谷氨酸以原形进入肝门静脉且肝脏是初始代谢的主要部位。

对人体内叶酸的代谢进行了定量分析,招募成年受试者给予单剂量 0.5nmol ^{14}C 标记的蝶酰单谷氨酸和 79.5nmol 未标记的蝶酰单谷氨酸,之后分别在 28 天后和 14 天完成尿液和粪便的收集并且在 150 天内完成 47 个连续血样的收集。检测血浆、红细胞、尿液和粪便中的^{14}C 的含量并建立模型。研究发现,大约 33% 的蝶酰单谷氨酸在组织器官中转化为聚谷氨酸形式,大部分组织器官中的叶酸为蝶酰聚谷氨酸形式(>98%),体内总叶酸水平为 225μmol,蝶酰聚谷氨酸在体内合成,再循环和分解代谢的速率分别为 1985、1429 和 556nmol/d。此外,还发现蝶酰聚谷氨酸在体内的合成,再循环和分解代谢是可饱和的过程。组织器官中的蝶酰聚谷氨酸是血浆中对氨基苯甲酰谷氨酸的直接前体。

4. 排泄　标记叶酸的单剂量研究(single oral dose design with labeled folate),口服给予剂量为 202μg(454nmol)[$^2H_2$]叶酸{[$3'5'-^2H_2$]叶酸(单谷氨酸)},98% 同位素纯度},在 0、20、40、60、90、120、150、180、240、300、360 和 480 分钟时采样静脉血并检测血浆中总叶酸和 5-甲基四氢叶酸的浓度和富集程度。确定参数 k,并建立动力学模型。在正常饮食摄入和身体状态的情况下,全身叶酸周转非常缓慢,半衰期超过 100 天。聚谷氨酸盐形式的叶酸在组织中的平均停留时间长,不同剂量下停留时间不同,一般为 199~212 天,而转化为单谷氨酸盐形式的叶酸在组织中半衰期仅为半天,血浆和胃肠道中的叶酸则时间更短。部分 L-5-甲基四氢叶酸在胆汁中分泌,但当摄入量为 400μg/d 或更少时,其中大部分被重新吸收。随着血浆中 L-5-甲基四氢叶酸的浓度增加,通过尿液排泄的 L-5-甲基四氢叶酸的比例也会增加超过 45nmol/L。

(二) 维生素 D

1. 吸收　通过使用放射性标记化合物发现,健康人体中维生素 D_3 的吸收率在 55%~99%(平均 78%)之间且受到多种因素的影响。维生素 D 的动力学隔室模型(图 3-1-15)。

(1) 未标记维生素 D 的单剂量研究:口服给予剂量 2800IU(D2800 组)或 5600IU(D5600 组)的维生素 D_3,受试者需要涂防晒霜(SPF 45)并在给予剂量前 10 天和整个研究期间限制日晒,D2800 组研究中,于给予剂量前 24、18、12 和 6 小时的 4 个时间点,以及给予剂量后的 0、2、3、5、7、9、12、16、24、36、72、96 和 120 小时的 13 个时间点采样静脉血,D5600 组研究中,于给予剂量前 2 小时,以及给予剂量后的 0、2、3、5、7、9、12、16、24、36、48、72 和 80 小时的 13 个时间点采样静脉血。应用高灵敏度高效液相色谱/串联质谱(HPLC/MS/MS)方法对血清中维生素 D_3 进行定量。作维生素 D_3 血清浓度-时间曲线图并计算 AUC、C_{max} 和 t_{max},建立动力学模型。D2800 组中 C_{max} 为 6.6ng/mL,t_{max} 为 9.0 小时。D5600 组中 C_{max} 为 13.0ng/mL,t_{max} 为 9.0 小时。

(2) 标记维生素 D 的单剂量研究:随机干预试验,将含有^3H 标记的维生素 D 的不同膳食方案随机给予两个年

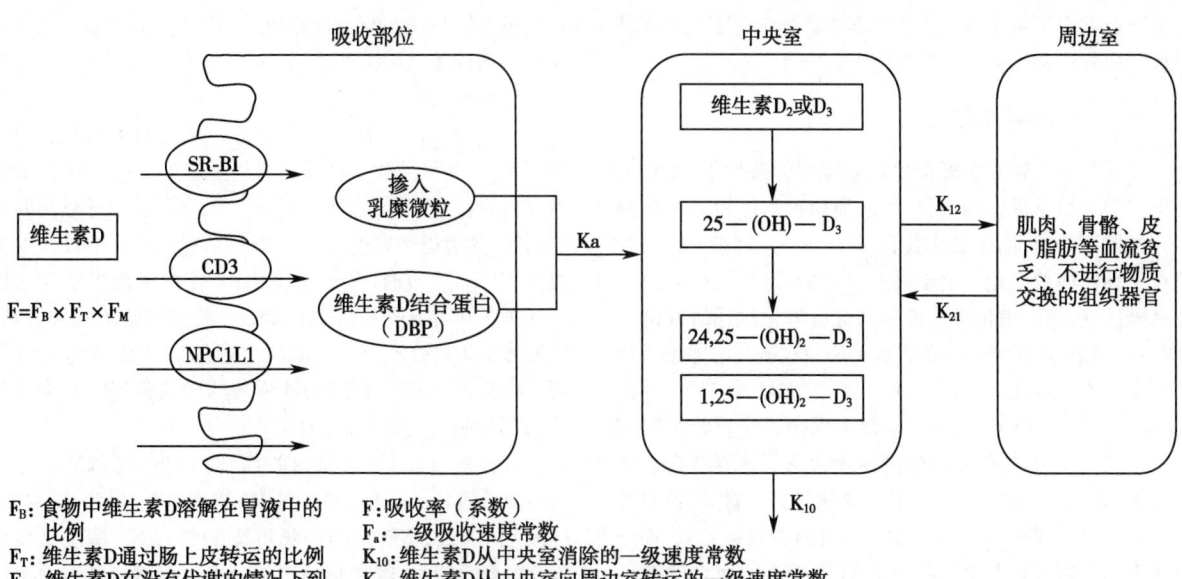

F_B: 食物中维生素D溶解在胃液中的比例
F_T: 维生素D通过肠上皮转运的比例
F_M: 维生素D在没有代谢的情况下到达血液循环的比例
F: 吸收率（系数）
F_a: 一级吸收速度常数
K_{10}: 维生素D从中央室消除的一级速度常数
K_{12}: 维生素D从中央室向周边室转运的一级速度常数
K_{21}: 维生素D从周边室向中央室转运的一级速度常数

图 3-1-15　维生素 D 动力学隔室模型

龄组 [30 ~ 58 岁 (n = 13) 和 50 ~ 94 岁 (n = 20)] 里的受试者,给予后 6 小时内通过手臂留置管每小时采集血样。研究发现,老年组的维生素 D 吸收率比年轻组低;但没有证据表明胃肠动力的改变会导致两组血浆中标记物出现率的不同。

2. 分布　维生素 D_3 是一种亲脂性分子,与其密切相关的脂质前体胆固醇相似,因此需要蛋白质载体才能在血浆中溶解。

方法:皮肤维生素 D 转运,7 名健康志愿者接受了 27mJ/cm² 剂量的紫外线 B 段(290 ~ 320nm)的全身照射,其中 3 名受试者空腹口服 50 000IU(1.25mg)的麦角钙化醇胶囊。研究发现,膳食来源维生素 D 在吸收后,首先进入乳糜微粒的循环,缓慢转运并与维生素 D 结合蛋白(DBP)结合。肝脏吸收乳糜微粒中残留的维生素 D,并迅速将其从血液中清除。

采集了 21 名健康的高加索人和日本人的血样并使用过滤盘测定方法对样品中 25-(OH)D_3 与维生素 D 结合蛋白(DBP)的相互作用进行详细的定量分析。研究发现,不同基因型的人群中胆钙化醇及其生物代谢物的转运不存在显著差异;活性形式的 25-(OH)D 迅速进入血浆池,其为体内主要的维生素 D 池,容量为 ≈ 4.5μmol/L。25-(OH)D_3 和 25-(OH)D_2 对维生素 D 结合蛋白(DBP)具有强亲和力(5×10⁻⁸mol/L),至少比其维生素 D 前体高一个数量级。

3. 代谢　应用串联液质谱技术对转染的 CYP 系列细胞和肝细胞进行研究发现,肝脏通过微粒体细胞色素 P450 酶、CYP2R1 或线粒体细胞色素 P450 CYP27A1 等将维生素 D 转化为 25-(OH)D,且过程不受严格的调控。

4. 排泄
(1) 未标记维生素 D 的负荷剂量研究:D_2 和 D_3 两组口服给予 100 000IU 负荷剂量(通过第 7 天至第 20 天每天给予 4800IU D_2 或 D_3 来获得),第 1 天至第 77 天每天口服给予剂量 500mg 钙,第 1 天至第 77 天每天口服给予剂量 500mg 钙,于基线、第 7 天、第 21 天和第 77 天 4 个时间点收集两小时的禁食尿液,于基线、第 3 天、7 天、14 天、21 天、35 天、49 天、63 天和 77 天 9 个时间点采集血样,应用放射免疫分析法检测血清中 25-(OH)D 水平和检测尿中的 25-(OH)D,确定 C_max、AUC 和消除半衰期。在 D_2 和 D_3 补充下,25-(OH)D 的消除半衰期分别为 84 天和 111 天;减去安慰剂值后,相应的数字为 33 天和 82 天。安慰剂组、D_2、D_3 的 90% 置信区间的 C_max 分别为 23.11 ~ 31.51、42.92 ~ 52.68 以及 45.30 ~ 50.93;AUC7-77 天的分别为 1446.43 ~ 2066.51、2114.71 ~ 2627.81 以及 2836.99 ~ 3167.98。

(2) 标记维生素 D 的负荷剂量研究
1) 方法:给予 7 名受试者 ³H 标记的维生素 D,并在之后收集 24 小时内血样、48 小时内胆汁、24 小时内尿样和 4 天内粪便。该研究发现,血浆中 ³H 标记的维生素 D_3 的半衰期为 20 ~ 30 小时;24 小时内尿液中放射性标记物含量约为给予剂量的 2.4%;3% ~ 6% 的放射性标志物从 T 管引流的胆汁中排出,没有 T 管的患者从粪便中排出的放射性标志物的含量为 5%。

2) 影响因素:营养状况对于维生素 D 体内代谢影响的研究,将 9 名受试者根据其体内维生素 D 水平分为补充维生素 D 低摄入组和剂量维生素 D 两组高摄入组,给予 ¹⁴C 或 ³H 标记的维生素 D 并在之后 10 天内检测血中浓度的变化。研究表明,生理剂量下,维生素 D 的血浆半衰期较短(≈4 ~ 6 小时),而全身的维生素 D 半衰期约为 2 个月。

第六节　体外代谢实验

营养代谢的研究多采用在体(整体)的实验方法,因为这样得出的实验结果更接近机体的真实状况。但由于整体动物或人体试验的影响因素较多(如环境、心理等),实验条件往往难以全部控制。在研究某类营养素或机体局部的代谢机制时,需要观察单一因素对机体代谢的影响,这时体外实验就起着不可替代的作用。本节将详细介绍几种在营养代谢研究中常用的体外实验技术。

一、消化吸收实验

体外消化是建立在模拟生物体体内的条件下,将物质在可控的环境下进行的消化过程,模拟生物体胃肠道的温度、酸碱、消化液、消化酶及蠕动,可以在一定程度上代表物质在生物体内的变化。由于具有良好的可控性、可重复性及易操作性,体外消化成为近年来进行消化过程研究的一个热点。最早应用离体小肠进行物质吸收研究的方法首推外翻肠囊法(everted intestinal sac),该方法是 1954 年由 Wilson 和 Wiseman 首次提出,该模型保持了完整的组织和黏膜特性,可以在体外模拟体内生理状态下营养素在肠道的吸收情况。更重要的是,若营养素化学分子量大、不易透过细胞膜时,细胞模型将无法研究营养素的转运机制,而外翻转膜囊泡模型则不受化合物渗透性的影响。此法曾被广泛应用于研究肠道对糖、脂肪、氨基酸、维生素、无机盐等营养素的吸收,并取得了很大进展。近年来,随着对吸收机制研究的逐步深入,精细分离的实验系统越来越受到青睐,如游离肠黏膜绒毛的单个细胞、吸收上皮的刷状缘或底侧膜制备等。不同的方法各有其优点和局限性,因此必须将不同方法所获得的结果综合分析,才能对机体完整的吸收代谢得出正确的认识。

(一) 外翻肠囊法

1. 基本原理　外翻肠囊法是取一段小肠,将其黏膜翻向外侧,结扎一端形成肠囊状,灌注人工培养液后结扎另一端,置于添加有被测物质的培养液中,通入 95% O_2 和 5% CO_2 的混合气体,进行孵育。由于肠囊浆膜侧的容积很小,其中被转运营养物质的浓度易发生明显的变化;同时由于肠囊为液体所充胀,可使绒毛分开,充氧的孵育液得以在绒毛间流动。用这种制备,只要在囊内外充以相同的液体,便可很容易地判定其中的溶质是否可逆浓度梯度而转运。此外,利用外翻肠环(一般宽 0.2~0.5cm)进行孵育实验,也

可根据组织与培养液中营养物质的比值显示出黏膜对该物质的主动转运。

2. 操作方法

(1) 小肠的分离:动物禁食 12 小时(自由饮水),将动物麻醉后,断颈处死。将动物背位固定于手术台面上,立即沿腹中线打开腹腔,先找出胃及十二指肠。切开或切断十二指肠,插管由切口处插入并进行结扎。注射器抽取加温的 0.9% NaCl 溶液,并与插管相接,使盐水缓慢地流入肠内。小肠则由上段开始逐渐膨胀。找到回肠末端并切断,使液体由切口处流出。再灌注上述盐水溶液,充分冲洗肠管。提起回肠末端,同时切掉附着的肠系膜(注意:谨防损伤肠壁),摘出全部小肠,置入平皿内。

(2) 肠管外翻:平皿内装满通以混合气(95% O_2 和 5% CO_2)的 Krebs-Henseleit(K-H)液或通以 100% O_2 的 Tyrode(台式)液,将摘出的小肠再清洗 1~2 次,清洗浆膜层表面的肠系膜、血管和脂肪组织。然后用玻璃棒轻柔地将肠管翻转使黏膜层在外,浆膜层在内,即先将小肠的一端扎在玻璃棒头上,然后用手指顺着玻璃棒推搓小肠,会很容易把它翻转过来,如图 3-1-16 所示。

(3) 肠囊的制备:小肠翻转过来后,取出玻璃棒,由空肠上端开始,每 3~5cm 为一段把小肠切成数段。分别将各段小肠的一端结扎封闭,另一端松松结住。用镊子夹起其开口断端,用结核菌素注射器套平头针或加热后捆细的聚乙烯管,经开口向肠内注入 K-H 或台式液。肠囊内注入的液量以恰好使黏膜表面的绒毛变直为度(准确计其量),以利氧气的弥散。小心抽出针头防止肠内容物逸出,将断端结扎封闭。至此,一个稍带弯曲、状似香肠的翻转小肠囊即制备成功。

(4) 小肠吸收的测定:将外翻肠囊放入盛有孵育液的三角瓶或试管中,充以 95% O_2 与 5% CO_2 的混合气体,在 37℃恒温水浴中以 80 周/分的速度摇动(不能太快,以免损伤肠黏膜)。黏膜侧孵育液的容量要比浆膜侧大,以减少实验时黏膜侧溶液内溶质的改变。在黏膜侧孵育液中加入

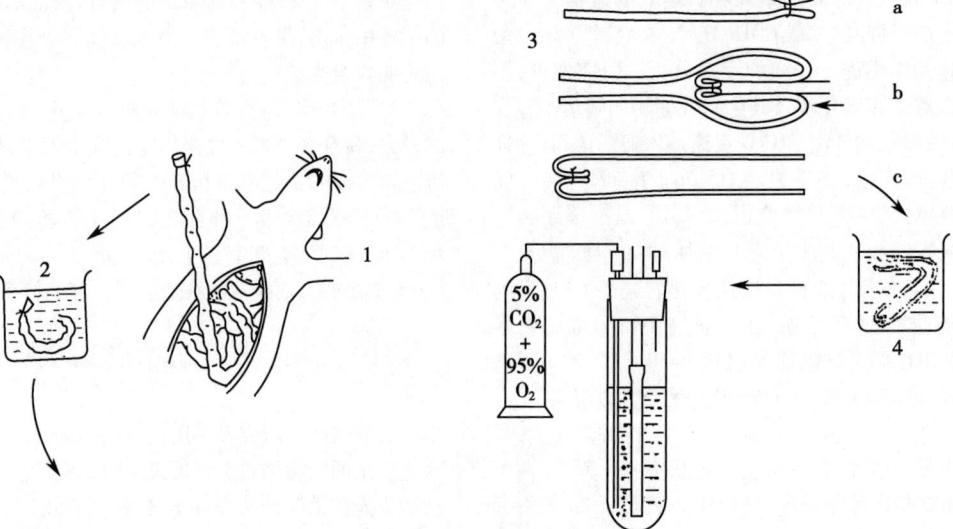

图 3-1-16　**外翻肠囊法操作步骤**

某种营养物质,对比一定时间后两侧孵育液中该营养物质的含量,可以了解该营养物质的吸收情况。也可将某种同位素标记物加入孵育液中,然后测定其在肠管内的含量,借以判断肠管的吸收情况。

3. 外翻肠囊体外培养的条件 用外翻肠囊法进行试验研究时,首先要保证肠细胞的活性。必须做到:

(1)小肠从取出到开始培养之间的时间最好不超过15分钟。

(2)试验操作保证无微生物污染和不受其他有毒有害因素的影响。

(3)培养液要与正常的生理环境相似。

(4)培养温度要与动物体温一致,保持适当的振摇速度(一般80~100次/分钟)和通气。

(5)培养时间要合适,培养时间因动物品种和试验条件有所差异。

(6)肠囊在培养过程中要注意培养液 pH 的变化。很多试验表明,肠黏膜中 ATP 酶的活性作用会使平衡盐溶液酸化。

4. 常用的平衡盐溶液 培养液可分为天然培养液和合成培养液。天然培养液主要来自动物体液或从组织分离提取制备的,其个体差异较大,来源也有一定限制。合成培养液是用化学物质模拟合成的,是一种较理想的培养液。但对动物细胞来说,它只能维持细胞的生存,要使细胞生长与繁殖,还需补充天然培养液,即两者混合使用效果较好。

肠囊外翻体外培养最早最常用的培养缓冲液是 Krebs(1932)配制的碳酸盐缓冲液(bicarbonate saline)和 Krebs(1933)配制的磷酸盐缓冲液(phosphate-Saline)。体外培养中所用的各种平衡盐溶液主要有 3 个功能:①作为稀释和灌注的液体,维持细胞渗透压;②提供缓冲系统,使培养液的酸碱度维持在培养细胞生理范围内;③提供细胞正常代谢所需的水分和无机离子。

另外,大多数平衡盐溶液内附加有葡萄糖,作为细胞能量的来源。要达到这几点,平衡盐溶液的组成和含量:①要与培养物质来源的动物血清相近似;②呈溶液状态,有利于物质的传递和扩散;③是等渗的,否则会引起细胞的收缩和膨胀。

肠囊外翻体外培养对配制平衡培养液所使的水要求十分严格。体外培养过程中,体外培养的组织细胞对水质非常敏感,水的纯度不够,即使有害元素含量极少,也会对细胞产生不利影响,有时引起细胞中毒或死亡。因此,配制所有的培养液和各种溶液应使用纯水,组织培养液必须使用玻璃蒸馏器制备的三蒸水。

5. 举例

(1)糖类在小鼠小肠的吸收转运情况的观察:按上述操作方法制备三个小肠囊,翻转并注入孵育液,然后分别放入盛有 1%淀粉、5mmol/L 麦芽糖、10mmol/L D-葡萄糖的三个试管中,试管中预先装有孵育液并通以上述混合气体,固定于恒温水浴中培养 1 小时,此过程中每隔一定时间轻轻振摇试管 1 小时后收集小肠囊黏膜侧和浆膜侧液体并对小肠囊称重。另取试管 8 支,分别加入三个小肠囊黏膜侧液体、三个小肠囊浆膜侧液体、10mmol/L 葡萄糖标准液、水各

0.1ml,并用水补足总量为 1ml,然后向各管内加新配制的葡萄糖氧化酶试剂 5ml,37℃条件下反应 10 分钟(滴加 4N HCl 1 滴终止反应),于室温下放置 5 分钟后于 400nm 处比色,计算各试管液体中葡萄糖浓度。若浆膜侧浓度大于黏膜侧浓度,则存在主动转运过程,并可进一步计算转运速度,比较三种不同情况的区别。

(2)大鼠小肠内氨基酸吸收状况的观察:步骤基本同上。首先制备大鼠翻转肠管,可摘出不同段的肠管以探讨其吸收差别。将肠管置于盛有孵育液的试管中,加入苯丙氨酸或色氨酸,使其终浓度为 5mmol/L。培养 1 小时后,收集黏膜侧与浆膜侧液体分析氨基酸含量的变化。

综上所述,外翻肠囊法是一种简便有效的研究肠吸收的离体试验方法,能较客观地反映营养物质在肠内的透膜吸收情况,常用于营养物质吸收能力、部位及机制的考察。但由于体内外条件有较大差异,如体内肠道存在的蠕动作用、活体肠道内丰富的血液循环及消化道黏膜内的代谢和细菌等因素都是体外试验无法完全模拟的,同时在操作过程中肠道黏膜或多或少会受到损伤,故实验结果与真正的生理结论之间存在一定误差,仍需寻找更适于模拟肠道内吸收环境的体外检测方法。

(二)Layout 式肠管环流灌注法

1. 基本原理 Layout 式肠管环流灌注法(Layout's intestinal tube circuit perfusion)是在外翻肠囊法的基础上加以改进并设计成一种特定装置,使小肠黏膜侧和浆膜侧的孵育液(或灌注液)在各自的密闭环流管道中不断循环流动,根据实验需要分别在不同的时间抽取孵育液(或灌注液)进行分析测定,通过比较两侧孵育液物质浓度的变化,判定物质的吸收状况。

2. 实验装置及操作步骤 如图 3-1-17 所示,R 和 B 是双层保温瓶。R 瓶内盛有肠管内环流液,B 瓶内盛有肠管外环流液。其侧管 W_1、W_2 为保温液体的进出口。C_1、C_2 是连接肠管的导管,在实验开始前先接连形玻璃管以调节好灌流量和灌注速度。S_1、S_2 是出气孔,可用来调节管内压,也是给药和加灌注液的出入口。G_1、G_2 是进气口,由此不断地输注含 95% O_2 与 5% CO_2 的混合气体。B 瓶内的灌注液由 G_2 供气,在与其相连的管道中环流。R 瓶内的灌注液由 T 管经 C_1 流入 G_1,由 G_1 进气通过 J 管将其推回入 R。回流管的侧管保持关闭,只有在移除内环流液时开放,也可由此收集液体进行分析以对比药物对吸收的影响。

肠管的制备同前。环流灌注液为 Krebs 液,并加 0.3%酚红 2ml,以观察内、外环流液装置间有无渗漏。

(三)细胞培养模型

细胞培养模型,通常衍生自啮齿动物的肠上皮细胞或癌性肿瘤细胞。细胞培养模型通常被制药工业用于评价潜在药物吸收机制的手段,营养学家和细胞生物学家使用该模型来评估营养物质的细胞转运和新型化合物对疾病的影响。

近年来 Caco-2 细胞模型得到了广泛的使用。Caco-2 细胞是一种人克隆结肠癌细胞,由 Dr. Jorgen Fogh 培养建立,结构与功能类似于分化的小肠上皮细胞,具有微绒毛等结构,并含有与小肠刷状缘上皮相关的酶系,常利用人小肠上皮 Caco-2 细胞单层进行药物小肠吸收的细胞水平实验,

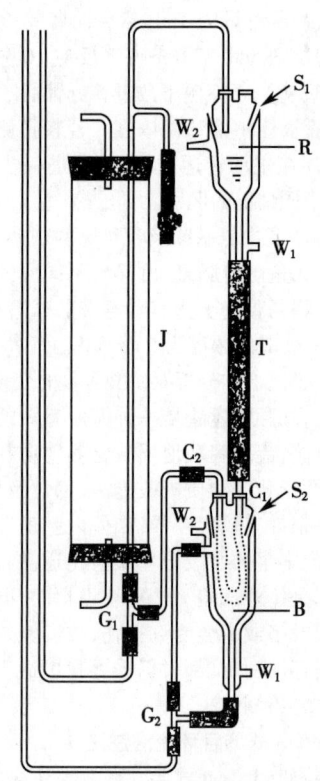

图 3-1-17 Layout 式肠管环流灌注装置

现在已经成为一种预测药物在人体小肠吸收以及研究药物转运机制的标准筛选工具。近年来食品科学领域也开始引入这个模型来预测生物活性物质的体内吸收,如类胡萝卜素、维生素、蛋白质、原花色素、花色苷和黄酮类化合物。

1. 原理 Caco-2 细胞在传统的细胞培养条件下,生长在聚碳酸酯膜上,达到融合并自发分化为有极性,具微绒毛以及紧密连接类似于小肠上皮细胞刷状缘侧的分化特征的单细胞层,此种细胞可用于模拟小肠上皮细胞,广泛用于药物和营养物质吸收过程中的物理和生化屏障的研究。

2. 操作步骤 通常选用 Caco-2 细胞株建立 Caco-2 细胞单层,实验用的细胞传代数一般在 35~50 代。培养液为 DMEM,含有高灭活胎牛血清、非必需氨基酸、谷氨酰胺、青/链霉素、0.25% 胰蛋白酶、0.02% EDTA 消化液和 Hank S 缓冲溶液。Caco-2 细胞在培养条件下形成极性单层细胞层,将其接种到碳酸聚酯多孔膜等基质上可以分化出肠腔侧和肠内壁侧。并且从电阻、酶学、形态学、通透率等方面检测评估模型的真实性与准确性。

Caco-2 细胞模型虽有快速高效的优点,也有肠上皮细胞的形态和生物学特征,但是用它来预测细胞旁路运输和载体介导的运输时可能与实际情况存在一定的偏差。而且由于培养环境和细胞本身的差异,不同实验室间的结果也会存在差异。尽管存在上述缺点,但是当我们了解、领会并更正上述缺点时,Caco-2 细胞模型将是一种非常有价值的预测化合物体内吸收的模型。

细胞培养模型中,除了常用的 Caco-2 细胞外,还有肠上皮细胞(intestinal epithelial cell 18 cells,IEC-18)和 Madin Darby 犬肾细胞系(Madin Darby canine kidney cells,MD-

CK)。体内消化器官内存在许多细胞系。每个细胞系在分化速率、分子渗透性和转运蛋白表达方面都不同。使用不同的细胞系取决于模拟的消化器官和测试底物的性质。

(四)体外模拟消化模型

体外模拟消化系统(In vitro simulated digestion system)是基于人体、动物体胃肠道生理过程,在体外条件下模拟体内消化吸收情况,用于预测或评估化合物的可消化性、生物利用率、释放动力学特性及结构变化等研究的体外模型。主要分为两个部分,包括上消化道系统模型和下消化道系统模型。上消化道指口腔、咽、食管、胃、小肠(十二指肠、空肠和回肠);下消化道指大肠(盲肠、阑尾、结肠、直肠和肛管)、肛门。体外模拟消化系统具有降低成本和时间,提高实验重复性和准确性,可人工监控、定点取样等优点,没有伦理限制,也不像活体实验一样有极大的个体差异性。目前,体外消化模型已被广泛应用到营养学、毒理学、生理学及微生物学等各领域以及食品、药品、保健品等各个行业,国内外对利用体外消化模型进行相关研究的认可度也越来越高,在食品营养吸收、食品摄入安全评价等方面的应用越来越受到重视。体外消化模型分为静态模型和动态模型。

1. 静态消化模型 静态模型是目前使用最广泛的消化系统。静态模型是将消化液、待消化食品一并加入器皿中进行消化,可分为一步法(一般模拟胃部消化)、二步法(模拟胃、肠消化)和三步法(模拟口腔、胃、肠消化),有时也会根据研究的目的选择特殊的阶段进行消化,比如说仅选择口腔消化或者大肠消化。这类模型主要用于简单的食品和特定营养物质消化研究。操作简单,过程可控,能够一定程度上代表食品的消化过程。对于局部消化,静态模型较有用,但是静态模型不太适合于总体的消化研究。静态模型不能模拟体内发生的物理过程(如剪切、混合、水合等作用),且消化过程中消化产物不会被吸收。最常见的静态模型是将锥形瓶或者烧杯放置在一个恒温振荡水浴槽中,水浴槽内振荡频率为 60~250r/min,水浴温度 37℃,接近人体温度。体外消化静态模型见图 3-1-18。

2. 动态模型 动态模型在模拟机体胃肠道生理运动的基础上,加入食品后,在模型中按照一定的速率添加各类消化液,并按照一定的规律蠕动。通过从模型逐步排出的食糜颗粒,分析营养物质在消化过程中的变化。动态模型的优势是不仅能模拟胃肠道中物理处理过程,而且可以显示不同消化时间下发生的其他变化。通过动态模型,可以观察食物样品在消化过程中不同时间段的物理形态,如黏度、破碎粒度,也可以观测到胶体的产生、扩散,以及不同消化阶段的营养区分等。

近年来研究者们更倾向于研究具有胃生理形态特征、胃壁可运动、胃液和食糜连续分泌和排空等更为复杂、更接近真实胃的动态体外仿生胃消化系统。目前应用比较广泛的体外消化系统主要包括由荷兰 TNO 营养与食品研究所的 TIM、美国加州大学戴维斯分校的 HGS(Human Gastric Simulator)和日本国家食品研究所开发的 GDS(Gastric Digestion Simulator)。这些模型可用于研究食物消化过程中的物理化学变化、食物之间的相互作用、肠道益生菌的成活

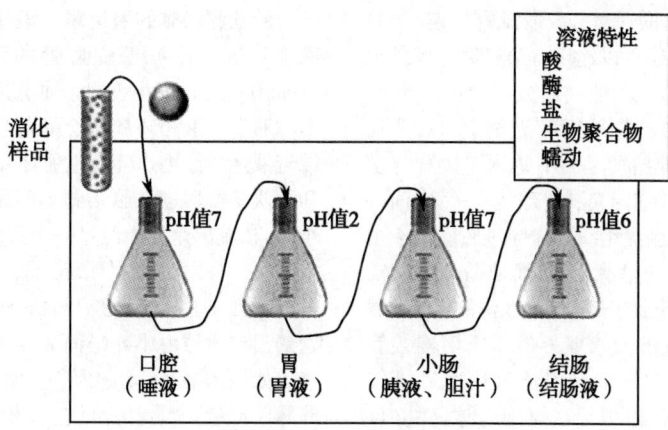

图 3-1-18 **体外消化静态模型**

率以及药物和有毒有害物质在胃肠道内的残留等不同领域。然而由于动态模型价格昂贵,且消化过程中的食糜在线监控技术尚在发展当中,其应用依然受到限制。

体外消化模型已经广泛被应用于健康和营养方面的研究中,是食品和药品分析中常用的工具。可以利用体外消化方法分析食品及药品结构变化、生物利用度和消化率,然而在体外模型和体内研究中关于结果对比有一些差异,这与体内外差异性有关。迫切需要更多体内外相关性方面的研究,以便体外模型更逼真,研究出可以直观筛选食品生物利用率和消化率的体外模型。

二、灌流实验

灌流实验是生理学和药理学中常用的实验方法,即将离体器官或组织置于特定的装置中,用含有一定营养成分的溶液恒定地供给新鲜养分,同时不断移去代谢产物,以使其保留整体组织的许多功能,研究器官对外源化合物的转运、代谢、屏障以及外源化合物的毒性等规律的技术。在营养学中,通过改变灌流液的营养成分可以来观察器官或组织的相应变化。近年来更发展到对细胞体系进行灌流,可

以预见该方法具有较好的发展前景。下面以胎盘、肝脏和心脏为例,说明器官和组织灌流实验的基本方法。

(一)胎盘灌流

胎盘除了可以使母体和胎儿血液循环相互间隔,形成胎盘屏障外,还是母体与胎儿之间物质和气体的交换场所,具有转运、代谢、内分泌、免疫等功能。胎盘灌流(placenta perfusion)技术已经成为目前研究胎盘功能的一个重要手段。

1. 胎盘的收集 胎盘灌流实验必须使用新鲜收集的胎盘,要求胎盘无钙化、无破裂。将 250ml 生理盐水(含 4 单位/ml 肝素)或 PBS(含 0.1ml 1000USP 单位肝素)倒入塑料袋中,放少量碎冰于保温箱,将盛有生理盐水的塑料袋置于碎冰之上,然后带至产房。待胎盘娩出后,为保留完整的胎盘小叶,应立即用血管钳将脐带夹闭,保持胎盘血管的扩张状态、防止胎盘血管塌陷。然后将整个胎盘置于预冷(4℃)、含 4 单位/ml 肝素的生理盐水或 PBS 的塑料袋中,在 10~15 分钟之内,迅速将胎盘由产房转移至灌流实验室。

2. 灌流装置 胎盘灌流装置由母体侧和胎儿侧两套分离的灌流环路组成,中间通过固定有胎盘的灌流槽相联系。两侧灌流环路均由灌流液瓶、灌流泵、流量计、压力计

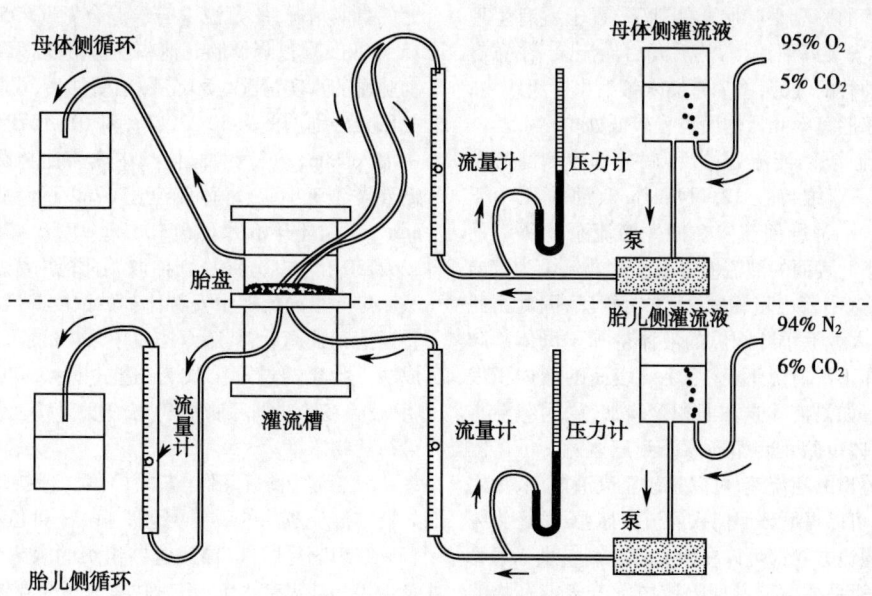

图 3-1-19 **胎盘灌流装置示意图**

等组成如图 3-1-19,各部分之间通过硅胶灌流管相连,在灌流液瓶输出口和灌流泵之间还可以连接一个三通管以排出气泡。灌流槽由耐热的丙烯有机玻璃制成,包括三部分:①底座部分:在胎儿侧,槽内动静脉插管为长 10cm、内径 1.5mm 的聚乙烯管,通过灌流槽壁上的不锈钢连接管与槽外部分的硅胶灌流管相连,腔室内充满生理盐水;②中间部分:即固定胎盘组织部分,将胎盘组织边缘穿过底座上 4 个带有螺纹的固定棒置于底座的槽缘上,从而使胎盘被固定并将胎儿侧和母体侧分开;③上半部分:在母体侧,一对绒毛小叶间隙硅胶灌流管通过灌流槽壁上的不锈钢连接管与槽内聚乙烯插管连接,母体侧静脉引流管也通过槽壁上的连接管与槽外部分相接,模拟子宫螺旋动脉,建立母体循环。

3. 灌流液　根据实验的不同要求,灌流液的成分可以有所不同。除特殊情况外,一般将 Earle 平衡盐溶液作为首选灌流液。

灌流液配好后可以置于 4℃ 冰箱中储存 1~2 周。实验时再向母体侧和胎儿侧灌流液中加入 L-精氨酸 0.07g/L,胎儿侧还需加入 0.2ml/L 的肝素。如果需要,还可以在灌流液中加入人血清白蛋白 2g/L 和葡萄糖 2g/L。

4. 灌流准备和实施过程

(1) 取胎盘前的准备:将配制好的母体侧灌流液(4L)和胎儿侧灌流液(2L)从 4℃ 冰箱中取出,倒入底部连接灌流管道的灌流瓶中,置于 37℃ 水浴中预热,然后开启灌流泵冲洗灌流系统,赶除灌流管道中的气泡。打开气体钢瓶压力阀,分别向母体侧和胎儿侧灌流液通以 95% O_2/5% CO_2 和 94% N_2/6% CO_2 气体使其充分持续饱和。

(2) 胎儿侧动静脉插管和灌流装置安装:准备一套插管手术器械,包括眼科手术小剪刀、镊子、手术缝线、纱布等。检查胎盘的母体侧和胎儿侧,寻找符合标准的胎盘小叶,然后行胎儿侧动、静脉插管术,插管成功后,逐渐增加灌流液的灌流速度,观察胎儿动、静脉流量计、流入量与流出量是否相等,否则要重新寻找符合条件的胎儿动、静脉行插管术。将插好管的胎盘小叶胎儿侧朝下,置于盛有生理盐水的灌流槽上,安装好灌流槽,然后开启灌流泵,注意赶尽绒毛小叶间隙插管的气泡,将插管插入绒毛小叶组织内,静脉回流管则置于胎盘小叶母体面位置较低处。

(3) 胎盘灌流步骤:灌流开始后,调整母体侧灌流泵使灌流液的流速一般维持在 12~14ml/min、灌流压小于 1.33kPa(10mmHg)。静脉回流管在同一灌流泵的驱动下引流积聚在绒毛小叶表面的灌流液。由于此灌流泵为双向驱动滚轴式泵,输入和输出量相等,而方向相反,因此在此泵的驱动下,灌流入绒毛小叶间隙的液体量等于母体静脉导管的引流量。在正常情况下,绒毛小叶表面的液体积聚量应该保持恒定。如果液体量不断积聚增加,说明绒毛小叶结构被破坏,液体由胎儿侧循环渗漏到母体侧。母体侧静脉引流管所引流出的灌流液,可以排放至废液瓶中,称之为开放式灌流;也可以再循环回流入灌流液瓶中,称之为闭合式灌流。两种灌流方式都可以在回流管上接一个三通管收集样本,用以分析母体侧静脉回流液中营养素或药物的水平。

胎儿侧动脉的灌流量一般维持在 6~8ml/min,灌流压则随着绒毛小叶循环血管的张力在 2.7~4.0kPa(20~30mmHg)之间发生变动。通过此灌流压的记录可以研究影响胎盘血液循环和血管张力的因素。输入胎儿侧动脉的灌流液经过绒毛小叶血液循环并与母体侧灌流液进行气体和物质交换后进入胎儿侧小静脉,沿小静脉导管流出绒毛小叶,在流出途径中经过一个静脉侧流量计,然后排放至废液瓶中(开放式)或再循环入胎儿侧灌流液瓶中(闭合式),可以根据实验要求选择开放式或闭合式。一般要求静脉导管的出口比绒毛小叶平面高 6~8cm 以保持静脉的扩张状态。如果绒毛小叶结构完整,胎儿侧动脉灌流量应该等于静脉回流量,流量计上的流量相等。如果母体侧和胎儿侧的灌流成功,胎盘小叶组织随着灌流过程逐渐由血红色变得苍白。通过采取胎儿侧静脉回流的灌流液的样本进行气体分析,可以观察到胎儿侧的灌流液的氧气分压逐渐上升,动脉和静脉的氧气分压可以达到 20~33kPa(150~250mmHg)。说明胎儿侧灌流液在经过绒毛小叶血液循环时,只与母体侧的灌流液发生了气体和物质的交换,而没有液体的泄漏。实验结束后,将灌流的胎盘剪下、称重(胎盘小叶的平均重量为 25~30g)。

(4) 胎儿循环侧漏液率的检测:母体侧和胎儿侧循环建立后,在循环持续时间内,观察胎儿循环侧液体储备池中液体的体积有无变化。由于水分的自然蒸发以及胎儿侧循环需要施加一定压力等原因,允许胎儿侧液体有少量的损失。循环结束时量取胎儿循环侧液体储备池中液体的体积,计算液体渗漏量及渗漏率。若胎儿循环侧的渗漏率≤4ml/h,则符合循环建立成功的评价指标。

(5) 安替比林透过率的检测:安替比林可通过被动扩散的方式透过胎盘屏障进入胎儿循环,且安替比林的胎盘透过率不受灌流液中蛋白含量以及灌流液中其他药物的影响,是胎盘透过性研究的常用阳性标记物。循环开始前 30 分钟,母体池中通入混合氧气(95% O_2 + 5% CO_2,25~35kPa),以提高母体池中灌流液的含氧量,模拟母体动脉血的真实情况;胎儿池中通入混合氮气(95% N_2+5% CO_2,15~20kPa),以降低胎儿池中灌流液的含氧量,模拟胎儿脐动脉血的真实情况。30 分钟预灌注后,母体池和胎儿池通气压力分别调整为 20~30kPa 和 10~15kPa,同时在母体池中加入 25mg 安替比林,使其中安替比林浓度为 100mg/L。循环灌注 3 小时,母体侧流速 12ml/min,胎儿侧流速 3ml/min。于循环开始后 0、5、10、15、20、30、45、60、75、90、105、120、150 和 180 分钟分别抽取胎儿池中样品,按所建 HPLC 法测定胎盘灌流液中安替比林的浓度。当安替比林经胎盘转运达到平衡后,其胎盘透过率>20% 便可认为该模型建立成功。胎盘透过率公式为:透过率 = CF/CM×100%,其中 CF 表示在胎儿循环侧的药物浓度,CM 表示母体循环侧的最初药物浓度。

5. 灌流组织存活状态的检测　保持组织的存活是体外器官灌流成功的重要保证。肝、肾和心等对缺氧极为敏感,缺氧几分钟可以导致这些组织的永久性损伤。虽然胎盘组织的耗氧量很大,但对缺氧的耐受性较强,而且缺氧后恢复能力较强。分娩时从夹闭脐带开始,胎盘即处于一种缺氧状态,正常产道分娩和剖宫产分娩从夹闭脐带到胎盘娩出平均分别需要 16 分钟和 7.5 分钟。一般认为自胎盘娩出到胎盘灌流系统的建立,耽搁时间不应超过 20 分钟。在此时间内尽管胎盘组织缺氧,但还可以恢复,尚不影响胎盘的 ATP 生成、氨基酸转运、葡萄糖的易化转运及蛋白质和肽类激素合成等重要功能。

总之,人类胎盘体外灌流技术可以提供一个比较理想和可靠的人类胎盘研究模型,在体外灌流情况下,胎盘正常结构和功能可以维持长达几个小时,这可为胎盘营养素代谢和转运、内分泌功能、血流动力学等研究提供十分有价值的数据。

(二)肝脏灌流

早在 20 世纪 70 年代,肝脏灌流(liver perfusion)就已成为一种比较成熟的技术。目前应用较多的是从肝门静脉进行大鼠肝脏灌流。

1. 灌流前的准备　取体重 200～250g 的雄性 Wistar 大鼠,腹腔注射环己烯巴比妥(150mg/kg)进行麻醉,仰卧位固定大鼠,腹中线切口暴露肝脏,分离门静脉、肝静脉和肝动脉,分别插管;经肝动脉插管慢注含肝素灌流液 5ml/min×5min,冲洗肝脏内残留血液。在体建立肝脏循环,门静脉和肝动脉双道灌入,肝静脉单道灌出。在灌流状态下剪短膈肌及肝脏相连组织,将游离肝脏置于灌流槽内,保持灌流状态。

2. 灌流系统　①恒温:在恒温循环器中加热至 37℃ 的纯净水由胶皮管引流至储液器,使灌流液预热,再通过胶皮管回流至恒温循环器中,形成恒温循环水浴。维持人肝灌流液体(37.0±0.2)℃ 的循环水浴为(38.6±0.2)℃。②供氧:氧气罐通过双调减压阀管道,通入储液器,氧气泡能与灌流液混匀。通路中应预留放气口,防止压力过大。③变速灌流:灌流液在储液器中加温通氧,达到 38.6℃ 与氧饱和后蠕动泵传送,经门静脉和肝动脉双重插管入肝脏进行灌流;从回流肝静脉的下腔静脉胸段流出的液体经导管回流入储液器中,形成循环通路。④循环系统:恒温循环器、灌流槽、蠕动泵、氧气罐等系统部件之间用硅胶管连接,

包括恒温水浴通路,混合气体通路和灌流液通路。其中,在门静脉和肝动脉灌入通路上设置压力传感器接口。肝脏灌流装置如图 3-1-20。

3. 灌流液　灌流液是保持离体肝脏存活,供运氧、营养物质和其他底物。Krebs-Henseleit 溶液保持离子渗透压和酸碱缓冲能力。终浓度 60g/L 葡聚糖替代蛋白质维持胶体渗透压。

(三)心脏灌流

心肌具有自动节律性、传导性和兴奋性三大特征。离体和脱离神经支配的动物心脏,保持在适当的环境中,在一定的时间内,仍然能够有节律性地产生兴奋和收缩。利用心肌细胞的这一特性,可用来制作离体心脏模型,通过灌流液中营养物质、电解质等的变化,来观察心肌能量代谢、相应药物、营养物质、毒素和电解质水平对心肌活动的影响。

1. 模型制作方法　雄性普通级 Wistar 大鼠体重 280～350g。实验前夜禁食,但给予充足饮水。术前用巴比妥钠(50mg/kg)作腹腔麻醉。麻醉后经尾静脉注入 100IU 肝素,使血液肝素化,然后立即开腹并迅速打开胸廓。迅速分离、去除结缔组织和相连的肺组织并取出心脏。取出心脏时应注意保留一段主动脉。取出的心脏立即放入预冷至 4℃ 左右 0.9% NaCl 溶液中,心脏在冷的 NaCl 溶液中自律性收缩并排出心腔内血液,15～20 秒后将心脏取出,连接于灌流装置。自开始取心脏到连接完毕的整个制作过程在 5～10 分钟内完成。

2. 离体心脏灌流装置　参照 Yamamichi 等的研究方法,加以简化,经改良的离体心脏循环灌流装置示于图 3-1-21。灌流液置于一烧瓶中,下部有一恒温加热器,使灌流液保持 37℃。灌流液预先通氧饱和并在实验开始后不断通入氧气以保证氧的供给,使其氧饱和度维持在正常水平直至实验结束。通过一个增压泵将灌流液压入被灌流的心脏内,该灌流液又通过心肌的收缩,重新排入烧瓶中,从而形成循环灌流。在灌流过程中维持恒定的灌注压于 80mmHg 左右并保持 37℃ 并恒温。在灌流心脏入口近端置一个三通开关,以供添加实验药液时使用。

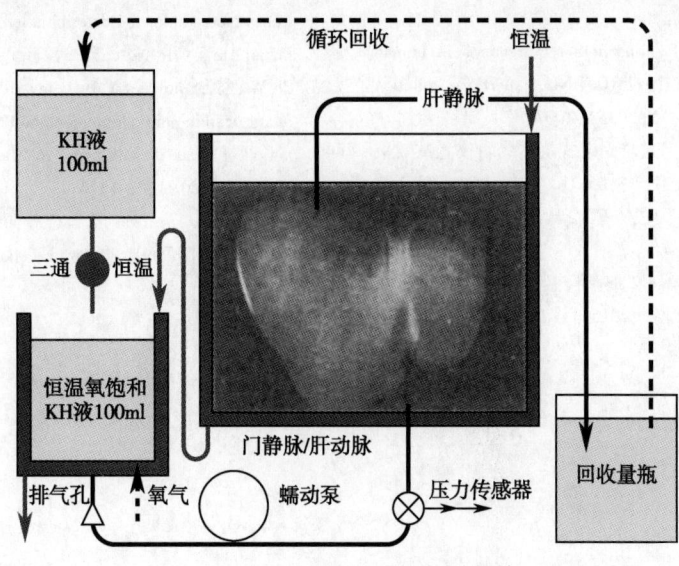

图 3-1-20　肝脏灌流装置示意图

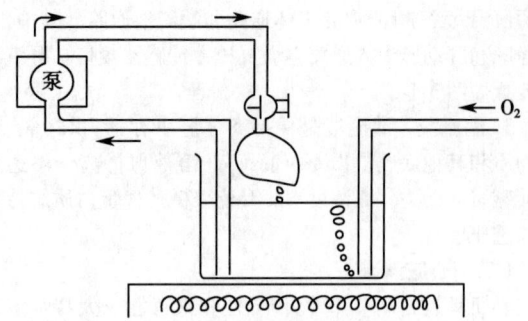

图 3-1-21　心脏灌流装置示意图

3. 离体心脏灌流方法　按上述方法取出心脏并处理后,灌流导管自主动脉插入约3mm并固定。在实验开始前于左心室放置一乳胶气囊导管,连续监测左心室内压力变化,使左心室舒张压维持在 9~12mmHg。启动灌流装置以建立一个等容心脏灌注系统,维持恒定的灌注压和灌流量。然后用标准灌流液预先作基础灌流 30 分钟。基础灌流液为羟基-2-乙基哌嗪乙硫磺酸缓冲液,用 0.1mmol/L NaOH 调节 pH=7.4,温度保持37℃,室温 20℃左右(18~23℃),灌流过程中,使心功能、心律、心率、血流动力学等各项参数都维持在正常和稳定状态,心率不低于 120 次/min,可供进一步实验用。

(杨晓光　夏弈明　卓勤　王京钟

毛德倩　李敏　李文杰　何更生)

参 考 文 献

1. 中国营养学会. 中国居民膳食营养素参考摄入量. 北京:科学出版社,2014.
2. 顾景范. 现代临床营养学. 北京:科学出版社,2003.
3. 何志谦. 人类营养学. 第 2 版. 北京:人民卫生出版社,2000.
4. Barbara A. Bowman,Robert M. Russell. Present knowledge in Nutrition. 9th ed. 荫士安,汪之顼,王茵,等译. 北京:人民卫生出版社,2008.
5. 曾苏. 临床药物代谢动力学. 北京:人民卫生出版社,2007.
6. 张双庆. 保健食品代谢动力学试验技术探讨. 卫生研究,2016,45(1):168-172.
7. WHO/FAO/UNU. Protein and amino acid requirements in human nutrition. Report of a Joint WHO/FAO/UNU Expert Consultation (WHO Technical Report Series,No. 935),2007.
8. 王欢,邱淑敏,江崇民,等. 便携式与固定式气体代谢仪测试效果的比较研究. 体育科学,2011,31(8):65-71.
9. 夏弈明,KE Hill,李平,等. 中国成人硒需要量研究. 营养学报,2011,33(2):109-113.
10. 黄海智,陈健乐,程焕,等. Caco-2 细胞模型预测活性物质吸收代谢的研究进展. 中国食品学报,2015,15(1):164-172.
11. Roza AM,Shizgal HM. The Harris Benedict equation reevaluated:resting energy requirements and the body cell mass. Am J Clin Nutr,1984,40(1):168-182.
12. Owen OE,Kavle E,Owen RS,et al. A reappraisal of caloric requirements in healthy women. Am J Clin Nutr,1986,44(1):1-19.
13. Owen OE,Holup JL,D'Alessio DA,et al. A reappraisal of the caloric requirements of men. Am J Clin Nutr,1987,46(6):875-885.
14. Murakami H,Kawakami R,Nakae S,et al. Accuracy of Wearable Devices for Estimating Total Energy Expenditure:Comparison With Metabolic Chamber and Doubly Labeled Water Method. JAMA Internal Medicine,2016,176(5):702-703.
15. Ohkawara K,Tanaka S,Ishikawa-Takata K,et al. Twenty four-hour analysis of elevated energy expenditure after physical activity in a metabolic chamber:models of daily total energy expenditure. Am J Clin Nutr,2008,87(5):1268-1276.
16. Kenny GP,Notley SR,Gagnon. Direct calorimetry:a brief historical review of its use in the study of human metabolism and thermoregulation. Eur J Appl Physiol,2017,117:1765-1785.
17. Wu JH,Mao DQ,Zhang Y,et al. Basal energy expenditure,resting energy expenditure and one metabolic equivalent (1 MET) value for young Chinese adults with different body weight. Asia Pac J Clin Nutr,2019,28(1):35-41.
18. Xia Y,Hill KE,Li P,et al. Optimization ofselenoprotein P and other plasma selenium biomarkers for the assessment of the selenium nutritional requirement:a placebo-controlled,double-blind study of selenomethionine supplementation in selenium-deficient Chinese subjects. Am J Clin Nutr,2010,92(3):525-531.
19. Abrams SA. Using stable isotopes to assess mineral absorption and utilization by children. Am J Clin Nutr,1999,70:955-964.
20. Turnlund JR,Keyes WR,Peiffer GL,et al. Copper absorption,excretion,and retention by young men consuming low dietary copper determined by using the stable isotope 65Cu. Am J Clin Nutr,1998,67(6):1219-1225.
21. Elango R,Ball RO,Pencharz PB. Recent advances in determining protein and amino acid requirements in humans. Br J Nutr,2012,108:s22-s30.
22. Sabatier M,Keyes WR,Pont F,et al. Comparison of stable-isotope-tracer methods for the determination of magnesium absorption in humans. Am J Clin Nutr,2003,77(5):1206-1212.
23. de Meer K,Smulders YM,Dainty JR,et al. [6S]5-methyltetrahydrofolate or folie acid supplementation and absorption and initial elimination of folate in young and middle-aged adults. Eur J Clin Nutr,2005,59(12):1409-1416.
24. Maurya VK,Aggarwal M. Factors influencing the absorption of vitamin D in GIT. an overview. J Food Sci Technol,2017,54(12):3753-3765.

第二章

应用 DRIs 评价和计划膳食

中国居民膳食营养素参考摄入量(dietary reference intakes,DRIs)在专业领域的基本应用包括评价膳食和计划膳食两个方面。在评价膳食工作中,用它作为一个尺度,来衡量人们实际摄入营养素的量是否适宜;在计划膳食工作中,用它作为营养状况适宜的目标,建议如何合理的摄取食物来达到这个目标。除此之外,DRIs 还作为基本资料用于饮食习惯和营养摄入等相关资料的编制。

第一节 应用 DRIs 评价膳食

一、评价个体膳食摄入

膳食评价是营养状况评价的组成部分。虽然不能根据膳食摄入量来确定个体的营养状况,但可通过比较个体的营养素摄入量与其相应的 DRIs 各指标数值来评估能量及各营养素的摄入状况。为此需要准确地收集膳食摄入资料,正确选择评价参考值,合理解释所得的结果。如果把膳食情况和临床、生化及体格测量资料结合起来,则可以形成对一个人的营养状况进行评价的理想方法。

(一) 获得个体日常摄入量

获得准确的膳食摄入资料是进行个体评价的基础,但是由于膳食记录经常被过低报告或过高报告以及每日膳食的变异较大,因此准确获得个体日常摄入量具有一定的难度。在收集个体膳食数据时应考虑以下因素:

1. 影响每日间营养素摄入量的因素,包括个体食物选择的复杂和单调的差异、工作日和非工作日的差异、季节性的差异、节假日、特殊事件和食欲变化等。

2. 记录的天数,估测日常摄入量所需的天数取决于精确度的要求,达到 10% 的精确度所需天数多于 20% 精确度,调查天数越短,调查得到的摄入量分布曲线就越比日常摄入量的分布曲线宽。

3. 对于某些营养素(如维生素 A),只是在某些食物中含量很高,而这些食物又偶尔吃到,则需要收集更多天数的膳食数据来获得此类营养素的日常摄入量。

(二) 选择恰当的评价指标

当评价一个个体的营养素摄入是否充足时,往往关注是否达到个体的营养素需要量。在评估营养素摄入量时,基本上采用膳食调查的结果,由于个体膳食评估时出现的日变化对评估的影响非常大,因此,在评估营养素摄入量时需要充分理解并评估因膳食调查法的测量误差(过低或过高报告、日变化)影响到结果的含义和程度。

个体需要量的最好估计值是平均需要量(EAR),用于评价个体的营养素摄入水平是否不足。适宜摄入量(AI)可以作为个体营养素摄入量的目标值,用来判断个体的营养素摄入水平是否可以避免摄入不足的问题。可耐受最高摄入量(UL)则用以判断个体是否存在营养素摄入过量的风险。

1. 用 EAR/RNI 评价 对个体的膳食进行评价的目的是为了判断该个体的日常营养素摄入量是否充足。要直接比较一个人的营养素摄入量和需要量是很困难的,因为特定个体的营养素需要量是不知道的,每天的摄入量不同,几乎不可能准确测定一个人真正的日常摄入量,而且测定摄入量会有误差。理论上个体日常某营养素摄入不足的概率可以用 EAR 和需要量的标准差进行估算。但由于其准确的日常营养素摄入量几乎无法获得,只好运用统计学方法评估在一段时间内观察到的膳食营养素摄入量是高于还是低于其需要量,这种方法基于下述假定:EAR 是个体营养素需要量的最佳参考值;个体之间的营养素需要量有差异,需要量的标准差是表明人群中个体对该营养素的需要量与平均需要量差异的指标;观察到的营养素平均摄入量是一个人日常摄入量的最佳估测值;某一个体的每日膳食营养素摄入量存在差异,称为个体内差异。摄入量个体内差异的标准差是表明观测到的摄入量与日常摄入量差异的指标。

个体的膳食营养素摄入量是否适宜,可以通过比较观察到的膳食营养素摄入量与相应人群的 EAR 加以判断。如某营养素摄入量远高于其 EAR,则其摄入量很大可能性应该是充足的;反之,如观测的摄入量远低于 EAR,则其摄入量很大可能性是不充足的。但在这两者之间,要确定膳食营养素摄入量是否适宜,则相当困难。

利用日常摄入量、EAR 和营养素摄入量标准差可以计算营养素摄入不足的概率。如果用 D 来表示平均摄入量与 EAR 的差值,那么 D 值多大时才能保证(未能观察到的)日常摄入量超过(未能观察到的)需要量。回答这个问题需要知道 D 值的标准差(SD_D)是多少,SD_D 的计算公式如下:

$$SD_D = \sqrt{(SD_{个体内}^2/n + SD_{需要量}^2)}$$

SD_D 依赖于调查天数(n),需要量的标准差($SD_{需要量}$)和个体摄入量的标准差($SD_{个体内}$)。$SD_{需要量} = EAR \times CV$,大多数营养素的 CV 在 10%~15% 之间,例如:烟酸是 15%,维生素 A 是 20%。$SD_{个体内}$ 可以从大规模的同类人群的调查数据中获得,如全国营养调查(表 3-2-1~表 3-2-4)。

表 3-2-1　儿童 4~10 岁人群个体间营养素摄入量的变异(标准差和变异系数)

| 营养素[a] | 4~6 岁 | | | | 7~10 岁 | | | |
| | 男性 (n=1394) | | 女性 (n=1218) | | 男性 (n=2308) | | 女性 (n=2047) | |
	SD	CV/%	SD	CV/%	SD	CV/%	SD	CV/%
能量/kcal	524	35	483	34	568	32	508	31
蛋白质/g	17	39	17	40	19	37	18	37
脂肪/g	33	65	32	67	37	62	32	60
碳水化合物/g	79	37	81	40	85	33	81	33
膳食纤维/g	6.4	82	6.0	79	6.4	69.1	5.8	64.9
视黄醇/μg	404	342	254	263	593	526	454	450
总维生素 A/μgRE	455	142	358	115	676	182	541	157
硫胺素/mg	0.3	43	0.4	55	0.3	40.3	0.3	42.2
核黄素/mg	0.4	67	0.3	62	0.3	46.8	0.3	47.2
烟酸/mg	4.2	45	5.4	59	5.4	46.7	4.7	44.1
抗坏血酸/mg	41	73	42	77	56	79	58	83
维生素 E/mg	21	100	22	107	31	116	23	96
钾/mg	487	44	502	46	539	40	540	42
钠/mg	2888	72	3577	90	3686	75	3765	81
钙/mg	185	72	217	88	187	62	158	56
镁/mg	83	41	103	53	95	39	93	40
铁/mg	6.9	47	9.3	64	7.3	40.6	7.1	41.8
锰/mg	2.1	48	2.0	50	2.1	39.0	2.0	39.2
锌/mg	2.9	40	3.4	49	3.3	37.2	3.0	36.9
铜/mg	1.1	80	1.0	70	1.4	77.2	1.0	62.5
磷/mg	244	38	236	39	271	35	251	35
硒/μg	18	66	18	69	20	64	16	56

注:当变异系数(CV)大于 60%~70%,每日摄入量不是正态分布,此方法不适用
[a]营养素摄入量只是来源于食物,数据不包括来源于补充剂的量
数据来源:2002 年中国居民营养与健康状况调查

表 3-2-2　11~17 岁人群个体间营养素摄入量的变异(标准差和变异系数)

| 营养素[a] | 11~13 岁 | | | | 14~17 岁 | | | |
| | 男性 (n=2059) | | 女性 (n=1843) | | 男性 (n=1758) | | 女性 (n=1515) | |
	SD	CV/%	SD	CV/%	SD	CV/%	SD	CV/%
能量/kcal	606	30	554	30	665	29	620	31
蛋白质/g	21	36	19	35	24	35	21	36
脂肪/g	39	59	36	61	42	56	39	59
碳水化合物/g	97	32	89	32	112	32	103	35
膳食纤维/g	7.6	68.6	6.8	65.5	7.9	65.7	8.6	76.0
视黄醇/μg	461	350	494	476	376	285	755	534
总维生素 A/μgRE	577	139	592	158	507	115	853	195
硫胺素/mg	0.4	38.4	0.3	39.9	0.4	41.2	0.4	43.0
核黄素/mg	0.4	55.7	0.3	44.5	0.4	45.7	0.3	49.7
烟酸/mg	5.7	43.3	4.8	40.4	6.3	41.1	6.8	51.2
抗坏血酸/mg	54	68	53	69	59	68	64	80
维生素 E/mg	27	93	27	98	28	85	25	85

营养素[a]	11~13 岁				14~17 岁			
	男性 (n=2059)		女性 (n=1843)		男性 (n=1758)		女性 (n=1515)	
	SD	CV/%	SD	CV/%	SD	CV/%	SD	CV/%
钾/mg	602	39	532	37	647	37	626	40
钠/mg	4448	76	4004	75	4323	68	5261	89
钙/mg	212	62	198	63	232	61	218	63
镁/mg	106	37	95	37	113	36	113	40
铁/mg	7.9	37.9	7.7	40.2	9.3	40.2	9.1	44.1
锰/mg	2.3	36.6	2.2	37.8	2.7	37.7	2.7	44.2
锌/mg	3.6	35.2	3.4	36.4	4.2	35.9	3.8	38.2
铜/mg	1.0	51.3	1.3	66.9	1.6	70.3	1.0	48.5
磷/mg	302	34	273	34	347	34	306	35
硒/μg	21	57	18	56	25	59	24	64

注:当变异系数(CV)大于60%~70%,每日摄入量不是正态分布,此方法不适用
[a]营养素摄入量只是来源于食物,数据不包括来源于补充剂的量
数据来源:2002年中国居民营养与健康状况调查

表 3-2-3　18 岁以上人群个体间营养素摄入量的变异(标准差和变异系数)

营养素[a]	18~49 岁				50 岁~			
	男性 (n=15 133)		女性 (n=17 854)[b]		男性 (n=9895)		女性 (n=10 208)	
	SD	CV/%	SD	CV/%	SD	CV/%	SD	CV/%
能量/kcal	713	28	641	30	707	30	624	32
蛋白质/g	24	32	21	33	24	35	22	37
脂肪/g	45	53	41	57	43	54	39	58
碳水化合物/g	123	34	109	35	117	36	104	37
膳食纤维/g	8.5	65	7.9	66	8.1	66	7.6	68
视黄醇/μg	679	406	606	411	545	332	422	316
总维生素 A/μgRE	775	154	709	151	656	132	547	123
硫胺素/mg	0.5	41	0.4	41	0.5	43	0.4	44
核黄素/mg	0.4	43	0.3	46	0.4	47	0.4	49
烟酸/mg	6.7	40	5.8	41	6.5	43	5.6	44
抗坏血酸/mg	66	70	61	68	62	70	60	73
维生素 E/mg	38	101	36	108	38	104	36	113
钾/mg	684	36	634	38	693	39	663	42
钠/mg	5393	76	4785	77	5077	75	4603	79
钙/mg	234	56	221	59	244	57	239	62
镁/mg	129	37	115	38	126	39	118	41
铁/mg	10.3	40	9.6	42	10.7	44	10.0	47
锰/mg	3.0	39	2.7	41	2.8	41	2.6	44
锌/mg	4.3	34	3.8	35	4.2	36	3.8	38
铜/mg	1.2	51	1.1	53	1.5	64	1.2	62
磷/mg	350	32	310	33	342	33	317	36
硒/μg	26	55	22	57	25	57	23	61

注:当变异系数(CV)大于60%~70%,每日摄入量不是正态分布,此方法不适用
[a]营养素摄入量只是来源于食物,数据不包括来源于补充剂的量
[b]女性中孕妇和乳母的样本量少,不足以单独提供估计值
数据来源:2002年中国居民营养与健康状况调查

表 3-2-4　D/SD_D 比值与对应的正确推断日常摄入量充足或不充足的概率

标准	推断	正确推断的概率
$D/SD_D > 2.00$	日常摄入量充足	0.98
$D/SD_D = (1.66 \sim 2.00)$	日常摄入量充足	0.95
$D/SD_D = (1.51 \sim 1.65)$	日常摄入量充足	0.93
$D/SD_D = (1.01 \sim 1.50)$	日常摄入量充足	0.85
$D/SD_D = (0.51 \sim 1.00)$	日常摄入量充足	0.70
$D/SD_D = (-0.50 \sim 0.50)$	日常摄入量充足（不足）	0.50
$D/SD_D = (-1.00 \sim -0.51)$	日常摄入量不足	0.70
$D/SD_D = (-1.50 \sim -1.01)$	日常摄入量不足	0.85
$D/SD_D = (-1.65 \sim -1.51)$	日常摄入量不足	0.93
$D/SD_D = (-2.00 \sim -1.66)$	日常摄入量不足	0.95
$D/SD_D < -2.00$	日常摄入量不足	0.98

在实际应用上,观测到的营养素摄入量低于 EAR 时可以认为需要进行改善,因为摄入不足的概率可达 50%;摄入量在 EAR 和 RNI 之间者也可能需要适当提高,因为他们摄入充足的概率不到 97%~98%。只有通过很多天的观察,摄入量达到或超过 RNI 时,或虽是短期观察但其结果远高于 RNI 时才可以有把握地认为摄入量是充足的。

2. 用 AI 评价　某些营养素只制订了 AI 值,上述根据 EAR 进行膳食评价的方法不适用于此类营养素,但可以使用一种基于统计学假说的方法,把观测得到的摄入量和 AI 进行比较。如果一个人的日常摄入量等于或大于 AI,几乎可以肯定其膳食是适宜的;但是,如果其摄入量低于 AI,就不能对其膳食营养素是否适宜进行定量或定性评估。对于制订 AI 的营养素,可以用 Z 检验的方法来评估。

$$Z = (观察的平均摄入量 - AI) / (SD_{个体内}) / \sqrt{n}$$

3. 用最高可耐受摄入量(UL)评价　用于评估短时间内观测个体的日常膳食营养素摄入量是否过高,以致可能危及健康。如果日常摄入量超过了 UL 就有可能对某些个体造成危害。有些营养素过量摄入的后果比较严重,有的后果甚至是不可逆的。

为了确定其日常摄入量是否高于 UL,可以用类似于 AI 的 Z 检验方法进行评价。

$$Z = (观察的平均摄入量 - UL) / (SD_{个体内}) / \sqrt{n}$$

对于某些营养素,摄入量可以只计算通过补充、强化和药物途径的摄入,而另外一些营养素则应把食物来源的摄入也包括在内。

在任何情况下一个人的真正需要量和日常摄入量只能是一个估算结果,因此,对个体膳食适宜性评价结果常常是不够精确的,应当结合该个体其他方面的资料谨慎地对评价结果进行解释。

值得注意的是 Z 检验适用于正态分布的资料,因此,只有摄入量分布是正态的前提下才适用,对于摄入量变异系数大于 60%~70% 的营养素,摄入量分布肯定不是正态的,用 Z 检验不合适。在这种情况下,只能进行定性评价。如果观察多天的平均摄入量大于 UL,则可能存在有健康损害的危险;如观察多天的平均摄入量小于 UL,则可能是安全的。

4. 用 EER 评价能量　尽管根据年龄、性别、身高、体重可以用公式计算平均能量需要量(EER),但是预测男女 EER 的标准差分别是 200kcal/d 和 160kcal/d,2 倍标准差则为 400kcal/d 和 320kcal/d。如果摄入量低于 EER-2SD,则可能存在摄入不足;若摄入量高于 EER+2SD,则可能存在摄入过量,故摄入量超过 EER±2SD 范围都是不合适的。在 EER±2SD 范围内,最好用体质指数或体重增减来评价,而不是比较 EER。

5. 用 AMDR 评价碳水化合物和脂肪　碳水化合物、总脂肪和脂肪酸的推荐量都是一个范围值。如果摄入量在此范围内,摄入的营养素是充分的,发生慢性病的风险较低;如果低于或高于推荐范围,营养不足或发生慢性病的风险增加。

（三）个体评价示例

举例:李女士,33 岁,一日三餐均在家用餐,且没有服用任何营养素补充剂;其膳食摄入数据是通过记录 7 天的进食情况而获得,同时收集了体重变化,体力活动水平和其他健康相关信息。

目的:判断李女士的营养素摄入是否合理。

评价:尽管收集了 7 天的膳食数据,也很难确定其能量是否是平衡的。我们可以通过李女士几天体重保持不变来判断她的能量摄入是充足的,这种方法比通过估计能量摄入量更直接。其他营养素则通过计算李女士平均每日的实际营养素摄入量与相应的 DRIs 比较,评价结果见表 3-2-5。

二、评价群体膳食摄入

评价群体膳食营养素摄入量需要关注两个方面的问题:

（1）人群中可能有多大比例的个体其某种营养素的摄入量低于其需要量?

（2）有多大比例的人群日常营养素摄入量很高,可能面临健康风险?

评价人群的膳食营养素摄入量需要获得准确的膳食资料,调整个体本身摄入量变异的分布及影响因素,选择适当的 DRIs,并对结果进行正确的解释。

表 3-2-5 个体膳食评价示例

步骤	指标	有 EAR 的营养素			步骤	有 AI 的营养素	
		硫胺素/mg	核黄素/mg	维生素 C/mg		钾/mg	锰/mg
1	李女士平均摄入量(摄入量)[a]	1.5	1.2	60	1	1600[b]	5.2
2	RNI	1.2	1.2	100	—	—	—
3	EAR	1.0	1.0	85			
4	D=摄入量-EAR	0.5	0.2	-25			
5	$SD_{需要量}$[c]	0.1	0.1	0.85			
6	$SD_{个体内}$[d]	0.4	0.3	61	2	634	2.7
7	SD_D[e]	0.18	0.15	23.1			
8	D/SD_D[f]	2.78	1.33	-1.08			
	AI	—	—	—	3	2000	4.5
	摄入量-AI	—	—	—	4	-400	0.7
9	$\dfrac{摄入量-AI}{(SD_{个体内})/\sqrt{7}}$	—	—	—	5		0.66
10	评价(充足的信度)	大约98%	大约85%	大约15%	—	—	—
11	评价(定性)	摄入量是充足的	可能是充足的	摄入量需要提高	6	不评价	可能是充足的

[a] 7 天平均摄入量

[b] 摄入量低于 AI 不宜做出评价,如果摄入量不是 1600mg,而是提高到 2200mg,可以通过计算 Z 评分 $(2200-2000)/(634/\sqrt{7})=0.83$,基本可以认为李女士钾的摄入水平可能是适宜的

[c] $SD_{需要量}=EAR×CV$(多数情况下,假设 $CV=10\%$)

[d] 见表 3-2-1~表 3-2-3

[e] $SD_D=\sqrt{(SD_{个体内}^2)/7+SD_{需要量}^2}$

[f] 使用表 3-2-4 进行评价

人群中每个个体对某种营养素的摄入量和需要量都各不相同。如果我们知道人群中所有个体的日常营养素摄入量和需要量,就可以直接算出某种营养素摄入量低于其需要量的人数百分数,评估有多少个体摄入不足。但实际上我们经常无法获得精确的膳食营养素摄入量和需要量资料,只能用适当的方法估测营养素摄入不足的概率。

总体而言,EAR 用以评估群体中膳食营养素摄入不足个体所占的比例;RNI 一般不用于评价群体的摄入量;平均摄入量达到或超过 AI 表明该人群摄入不足的概率很低;UL 用以评估人群中因过量摄入而导致健康风险的人所占的比例。

(一)用平均需要量(EAR)评价

1. 概率法 概率法是一种把营养素需要量分布和摄入量分布结合起来的统计学方法,该方法产生一个估测值,表明有多大比例的个体面临膳食营养素摄入不足的风险。如

果组内摄入量和需要量不相关或极少相关时,这种方法的效果较好。概率法的概念很简单,即营养素摄入量极低时摄入不足的概率很高,而摄入量很高时摄入不足的概率则可以忽略不计。实际上,有了人群营养素需要量的分布资料(中位数、变异、形态)后,其摄入不足的概率即可通过每一摄入水平的平均危险度加权计算求得。所以,概率法将两种分布结合在一起:需要量分布提供每一摄入水平的摄入不足危险度;日常摄入量分布提供组内各不同摄入水平及其频数。

为了计算每一营养素摄入水平的摄入不足危险度,需要知道需要量分布的平均值(EAR)或需要量中位数、变异度及其分布形态。没有 EAR 的营养素就不能用概率法来估测摄入不足人群风险比例。

群体评价举例 1:人群平均摄入量低于 EAR 的情况。如图 3-2-1 所示,EAR=100;平均摄入量=50,绝大多数人

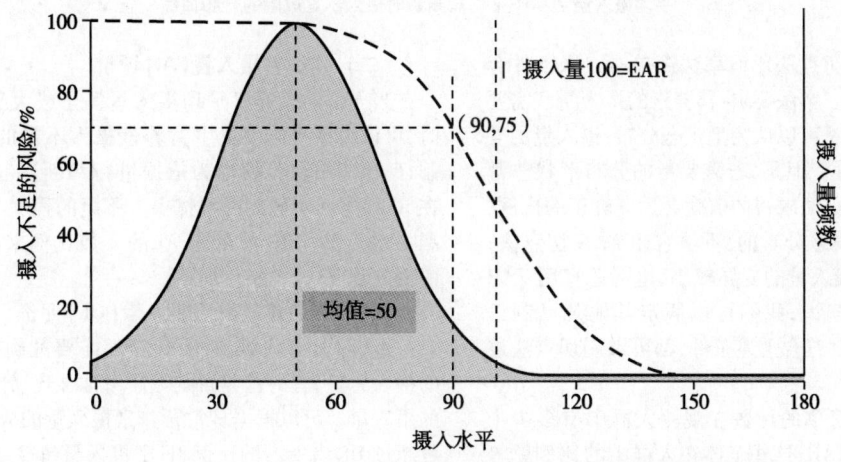

图 3-2-1 平均摄入量低于平均需要量时摄入不足风险的分布曲线

的摄入量<90;当摄入量=90时,摄入不足的概率=0.75,因此这一人群摄入不足的可能性非常高。

群体评价举例2:人群平均营养素摄入量略高于EAR的情况。如图3-2-2所示,EAR=100;平均摄入量=115;两条曲线有相当部分的重叠,一些人存在摄入不足的风险(阴影部分),另一些人则不存在。当摄入量=115,摄入不足的概率为25%以下,当摄入量=110,摄入不足的

概率为35%,当摄入量=100(平均需要量)时,摄入不足的概率为50%。当摄入量=80,摄入不足的概率为85%。

群体评价举例3:人群平均摄入量远高于EAR的情况。如图3-2-3所示,EAR=100;平均摄入量=150;几乎所有个体的摄入量都在风险曲线之外,只有摄入量<130的个体(阴影部分)有轻度风险(5%)。

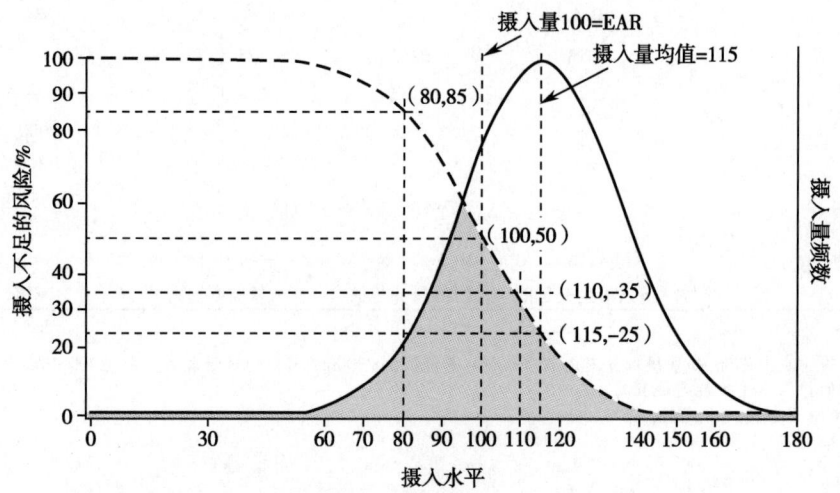

图 3-2-2　平均摄入量略高于平均需要量时摄入不足风险的分布曲线

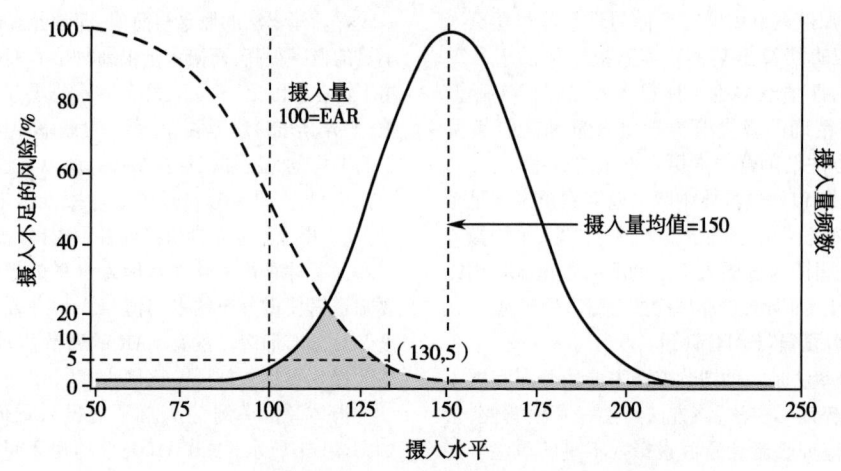

图 3-2-3　平均摄入量远高于平均需要量时摄入不足风险的分布曲线

2. 切点法　EAR切点法比概率法简单。如果条件合适,效果不亚于概率法。本法要求:营养素的摄入量和需要量之间没有相关;需要量可以认为呈正态分布;摄入量的变异要大于需要量的变异。但是,若需要量的分布形状非常偏离正态分布时,用切点法求得的值就会远离真正的比例,如铁的需要量就是呈偏态分布的,不适宜用EAR切点法;集体统一用餐的群体摄入量的变异较小,也不适宜用EAR切点法。根据现有的知识,我们可以假定其他凡已制订EAR和RNI的营养素都符合上述条件,都可以用切点法进行评价。

EAR切点法只需简单的计数在观测人群中有多少个体的日常摄入量低于EAR,这些个体在人群中的比例就等于该人群摄入不足个体的比例(图3-2-4)。

(二) 用适宜摄入量(AI)评价

当人群的营养素平均摄入量等于或大于该人群的AI时,可认为该人群中发生营养素摄入不足的概率很低(以制订AI所用营养指标为依据进行判断)。当平均摄入量在AI以下时不能判断群体摄入不足的程度;不宜使用达到AI百分比的均值,或低于AI的人数比例来比较两组人群的摄入状况。

(三) 用最高可耐受摄入量(UL)评价

进行UL评估时,有的营养素需要准确获得各种来源的摄入总量,有的营养素则只需考虑强化、补充和作为药物的摄入量。可以根据日常营养素摄入量的分布来确定摄入量超过UL者所占的比例,日常摄入量超过UL的这一部分人可能面临健康风险。

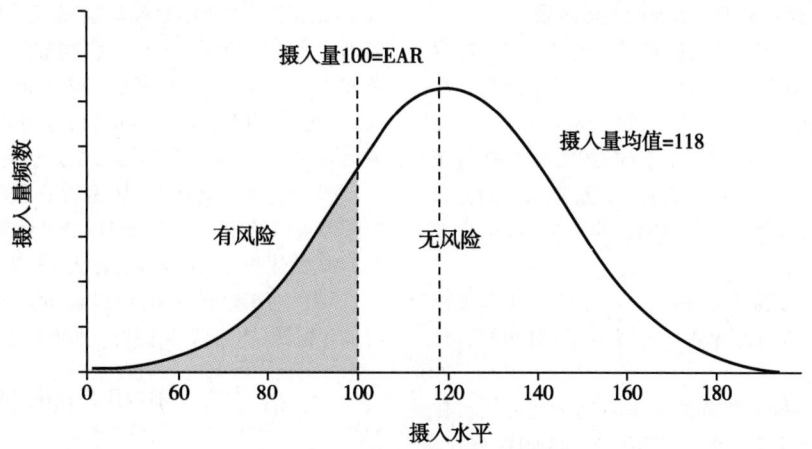

图 3-2-4　EAR 切点法评价群体膳食

通常,要根据日常摄入量超过 UL 的资料来定量评估一般人群的健康风险是困难的,因为在推导 UL 时使用了不确定系数。这表明相关的营养素摄入量资料、健康危害的剂量-反应关系、由动物实验资料外推的过程、健康危害作用的严重程度以及人群的敏感性差异等方面均可能有一定程度的不准确性。所以,当前只能把 UL 作为安全摄入量的切点来使用,必须取得更多准确的人体研究资料之后,才有可能比较有把握地预测摄入量超过 UL 所带来的危害程度。

(四) 对能量的评价

能量摄入量与需要量(EER)存在相关性,需要量较高的个体摄入量也较高。如采用切点法计算摄入不足的人数会出现高估。因此切点法和概率法均不适合用来评价能量摄入不足的概率。要评价能量是否充足,可采用按身高的体重、体质指数或其他人体测量学指标。

(五) 对碳水化合物和脂肪的评价

日常摄入量低于推荐范围(AMDR)下限的人群,处于营养素摄入不足的风险之中。如脂肪摄入量高于推荐范围上限的人,有超重肥胖及其并发症发生的风险。

(六) 摄入量分布的调整

不管采用何种方法来评估群体中营养素摄入不足的状况,日常营养素摄入量的分布资料都是必不可少的。这种摄入量分布资料称为“日常摄入量分布”或“调整的摄入量分布”。要获得人群日常摄入量分布,必须对观测摄入量进行调整以排除个体摄入量的每日间差异(个体内差异)。经过调整后的日常摄入量分布能更好地反映个体间的差异。要调整摄入量分布至少要调查一个有代表性的亚人群,而且至少有两个独立调查日的膳食资料,或者至少有连续三天的膳食资料。即使样本人群每人只有一天的膳食资料,仍可用来对观察摄入量个体内差异进行调整。如果摄入量的分布没有适当调整(包括个体内差异调整和调查有关因素如访谈方法、询问顺序等的调整),则不论用上述哪种方法均难以正确估测摄入不足的流行情况。

目前,国际上比较常用的调整方法是美国国家研究委员会(NRC)和爱荷华州立大学(Iowa State University,ISU)的方法。图 3-2-5 是应用 ISU 的方法调整维生素 B_6 摄入量的示例,可以看出调整后获得的日常摄入量与一日的摄入量的曲线有很大差别。如使用一天调查的膳食营养素摄入量进行评估,人群中摄入量不足的百分率约为 37%,如果使用调整后的日常营养素摄入量进行评估,则摄入不足的比例为 23%。14% 的差异是由于使用摄入量调整的方法排除个体内差异。故当人群平均摄入量大于或低于 EAR,如果不调整摄入量,会导致高估或低估人群中摄入不足的比例。

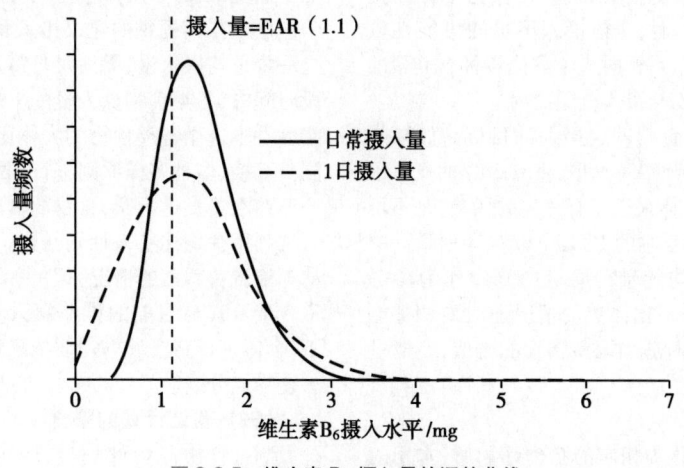

图 3-2-5　维生素 B_6 摄入量的调整曲线

（七）评价群体营养素摄入状况的具体事项

评价膳食调查数据需要分析一段时间内平均每日膳食摄入量的分布,有些调查设计只收集了 1~2 天个体膳食数据,或者是在亚人群中进行的不连续的 2 天以上的调查。这种情况下,必须依据至少 2 天(不连续)的膳食调查所获得的日常营养素摄入量分布对人群的营养素摄入量的分布进行调整,如果不进行调整,分析结果会出现偏倚,调整方法见(六)。

1. 描述膳食营养素摄入水平　对人群日常营养素摄入量的描述性分析可以通过计算均值、中位数、分布的百分位数来表述。

由于不同年龄、性别人群需要量不同,有的研究人员在进行描述性分析时使用摄入量占 RNI(或 AI)的百分比。这种方法是不正确的,很容易造成错误解释,这种方法不能用于评价营养素是否摄入充足。

2. 膳食评价中需要注意的问题

（1）膳食调查:评估能量以及各种营养素的摄入状态需要通过比较膳食调查获得的摄入量和膳食营养素参考摄入量中各个指标所显示的数值。在实际应用中,应注意膳食调查的测量误差,即过低报告或过高报告以及日变化问题。因此在实施膳食调查时,为确保更高的调查精度,需要充分考虑调查方法的标准化和精度管理问题。

根据膳食调查结果推算能量以及营养素摄入量时,需要借助食物成分表来完成。食物成分表中食物的营养素含量和实际调查的食品中所包含的营养素含量不一定完全相同,为此,利用食物成分表时,应充分理解该误差的存在并灵活处理,包括烹调及其他加工方法引起的影响。

（2）身体状况调查:从能量管理的观点来看,身体状况中体重以及体质指数(BMI)是最重要的指标。体重变化与 BMI 变化相比,其数值变化大,体重常是较敏感的指标。

（3）临床检查:有时可以利用营养素缺乏的临床症状与生化检测,作为营养素摄入不足的指标。

第二节　应用 DRIs 计划膳食

制订 DRIs 的目的是为了改善居民的营养健康状况,而选择应用 DRIs 的适宜指标来计划目标人群的膳食构成,使其摄入完全而适量的营养素,则是达到这个目标的重要步骤之一。

一、为个体计划膳食

为个体计划膳食的目的是使个体的营养素摄入量接近其 RNI 或者是 AI,包括设定适宜的营养素摄入目标和制订食物消费计划两个步骤(图 3-2-6)。

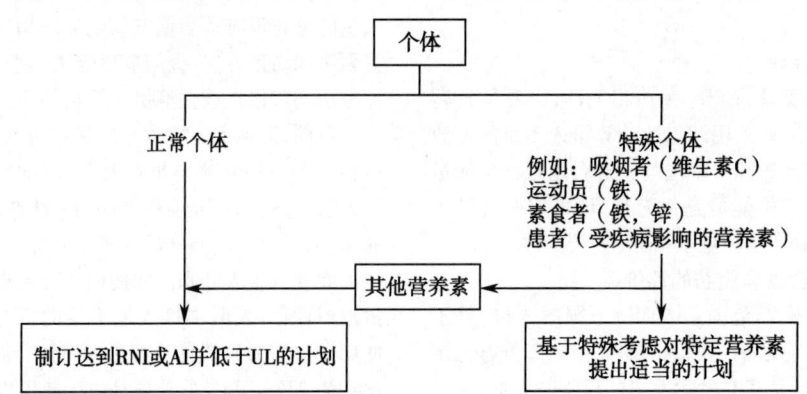

图 3-2-6　个体膳食计划的决策框架

（一）设定营养素和能量的摄入目标

为个体计划膳食时,应使用 RNI 或 AI 作为个体的摄入目标,因为达到这个目标时,个体摄入不足的可能性较低。同时在设定营养素摄入目标时应考虑使各种营养素的摄入量不能超过 UL,都在安全摄入范围之内。

EAR 不是计划个体膳食营养素摄入的目标。如果膳食计划提供的营养素仅达到 EAR 水平,将有 50% 的概率不能满足个体的需要,这对个体来说具有一定的风险,是不可行的。但能量的 EAR 就等于它的 RNI,所以在计划膳食中能量摄入量时,建议用平均能量需要量(EER)作为参考值。还需要随时监测体重,根据体重的情况适时地调整能量目标,保持适宜体重;同时适当调整膳食的构成,使能量的来源分布合理。

（二）制订膳食计划

将营养素摄入目标转化为相应的膳食计划时,常用的方法是以食物为基础的膳食指南作为依据,根据个体需要

量的特殊性再进行适当调整。《中国居民膳食指南》中按照不同能量摄入水平,提供了各类食物的推荐量(表 3-2-6)。膳食指南提供的建议摄入量适用于一般健康成年人,是一个平均摄入量,无须每日都严格按照建议量摄入,在一段时间内,各类食物摄入量的平均值应当符合建议量,日常膳食基本遵循各类食物的大体比例。在计划膳食时应按照同类互换、多种多样原则进行调配。

在欧美发达国家,食物的营养成分标注比较规范,计划者常利用食物标签来计划膳食。食物标签上的资料可用来估算宏量营养素的情况,但一般不会很好地反映微量营养素含量及其与当前的推荐摄入量的符合程度。多数情况下,个体进行膳食计划需要依靠详细的食物营养成分资料,如食物成分表。

（三）验证计划的膳食

制订食物消费计划后,应根据食物营养成分数据和《中国居民膳食营养素参考摄入量 DRIs》核查计划的膳食

表 3-2-6 不同能量水平建议的食物摄入量/(g·d⁻¹)

	能量摄入水平/(kcal·d⁻¹)						
	1600	1800	2000	2200	2400	2600	2800
谷类	200	225	250	275	300	350	375
大豆类	15	15	15	25	25	25	25
蔬菜	300	400	450	450	500	500	500
水果	200	200	300	300	350	350	400
畜禽肉类	40	50	50	75	75	75	100
乳制品	300	300	300	300	300	300	300
蛋类	40	40	50	50	50	50	50
水产品	40	50	50	75	75	75	100
烹调油	20~25	25	25	25	30	30	30
食盐	<6	<6	<6	<6	<6	<6	<6

是否满足了 RNI 和 AI,同时又不超过 UL 水平。不同地区还需要根据各地食物生产和供应的实际情况,调整各类食物中各种具体食物品种的搭配。在特定的情况下,也可使用强化食品或营养补充剂以保证特定营养素的供给。

二、为群体计划膳食

为群体计划膳食的目的是确定一个营养素日常摄入量的分布,在这一分布状态下摄入不足或过量的概率都很低。为人群计划膳食的方法随人群的特征不同而异,主要看该人群是一个相对均匀的群体(如:年龄、性别、劳动状况等比较一致),还是由若干营养素需要量可能不同的亚人群组成的群体。所以,为群体计划膳食的工作可以分为两个大类,即均匀性群体和不均匀的群体,对两类群体需要根据具体情况分别使用不同的方法。

不同人群使用的膳食计划方法见图 3-2-7。

(一)为均匀群体计划膳食

计划群体膳食需要的步骤包括:确定营养目标;计划怎样达到这些目标;评估这些目标是否达到。

1. 确定计划目标

(1)有 EAR 和 UL 的营养素:允许 2%~3% 的人有摄入不足的风险,另有 2%~3% 的人有摄入过量的风险。

(2)有 AI 值的营养素:设置人群摄入量的中位数等于 AI 值。

(3)能量:选择这个人群的平均能量需要量(EER)。

(4)宏量营养素:按照 AI 或 AMDR 设定蛋白质、脂肪各自提供的能量百分比应当是适宜的。

(5)有 PI 的营养素:设置 NCD 易感人群的摄入量接近或达到 PI。

2. 设置"靶日常营养素摄入量分布"(target usual nutrient intake distribution) 目的是使摄入量达到确定的计划目标,即能保证这一群体中在绝大多数情况下膳食营养素摄入不足和过多的概率都很低。对于有 EAR 和 UL 的营养素,绝大多数可用群体中摄入量低于 EAR 的个体所占比例表示营养素摄入不足的概率,摄入量超过 UL 的个体所占的比例表示营养素摄入量过多的概率。对于有 EAR 的营养素,应用 EAR 作为切点来计算摄入不足的概率,除铁以外,都是合适的。铁的需要量不是正态分布的,必须利用已有的铁需要量分布的资料来计算摄入不足的概率。

(1)"靶日常营养素摄入量分布"的概念:"靶日常营养素摄入量分布",也可称营养素摄入量期望分布。已有

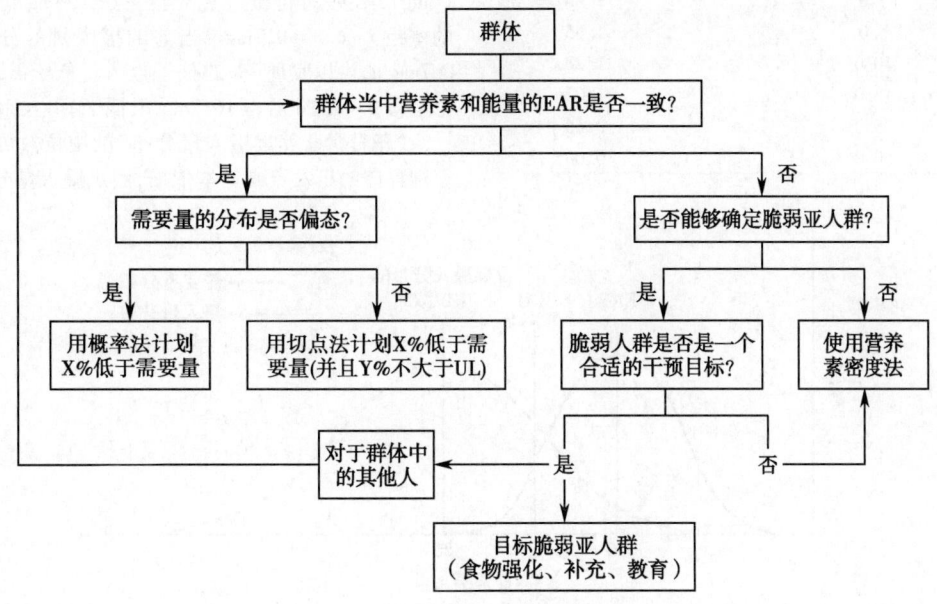

图 3-2-7 群体膳食计划的决策框架

的营养素摄入量分布资料,一般不可能刚好处于满足确定的计划目标的位置(图 3-2-8A),所以,计划者必须把它上移或下移,也就是要加上或减去一定量的营养素,使经过处理后的摄入量分布状态能满足确定的计划目标。这个经过调整的、处于正确位置的摄入量分布即是"靶日常营养素摄入量分布"(图 3-2-8B)。

为了设置"靶日常营养素摄入量分布",需要使用相关人群的日常营养素摄入量分布资料。如果计划人员没有该人群的摄入量分布资料,就需要借用类似群体的摄入量分布资料来设计一个摄入量分布的资料。

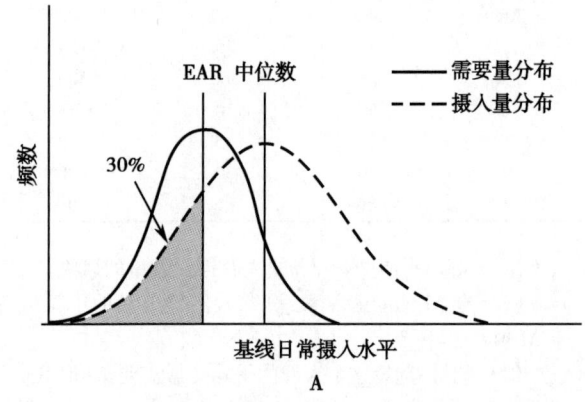

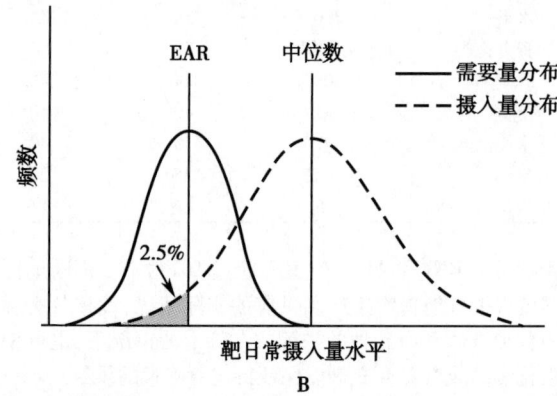

图 3-2-8 设置"靶日常营养素摄入量分布"

(2) 设置"靶日常营养素摄入量分布"

1) 人群营养素摄入量为正态分布:当验证了日常摄入量为正态分布以后,很容易确定靶日常营养素摄入量分布。靶日常营养素摄入量分布的中位数 = EAR + Z × SD$_{日常摄入量}$(Z 为曲线下低于目标百分位的面积),表 3-2-7 为不同的不充足风险水平对应的 Z 值表。

表 3-2-7 不充足风险水平对应的 Z 值表

可接受的有不充足风险的人群比例/%	Z 值
0.05	3.27
0.5	2.57
1.0	2.33
1.5	2.17
2.0	2.05
2.5	1.96
3.0	1.88
5.0	1.65
10.0	1.28
15.0	1.03
25.0	0.68
50.0	0.00

群体计划举例 1:如图 3-2-9,假设 EAR 为 50 单位,SD$_{日常摄入量}$为 18 单位,若希望人群中有不充足的风险的比例不超过 2.5%,则日常营养素摄入量的中位数应达到 86 单位(86 = 50 + [1.96 × 18])。

2) 人群营养素摄入量分布极少有正态分布:不可能根据平均值和标准差来确定其分布状态,所以一般都需要了解营养素摄入量的百分位分布。首先要确定可接受的摄入不充足的人群比例(如 2% ~ 3%),然后规划一个日常摄入量的分布,使得摄入量不充足(低于 EAR)的人群比例达到预期值。

群体计划举例 2:表 3-2-8 为一组 9 ~ 11 岁女孩锌的日常摄入量的分布。该人群的现况为 10% 的人群摄入量低于 EAR,第 3 百分位摄入量为 6.3mg,第 99 百分位摄入量为 15.5mg。假定期望目标为 3% 人群的摄入量低于 EAR(7mg),第 99 分位摄入量不超过 UL(23mg)。现况与目标的差距 7 - 6.3 = 0.7mg。当前的摄入量的分布向上移动 0.7mg/d,可以实现 3% 的孩子摄入量低于 EAR。第 99 分位上移 0.7mg/d 后为 16.2mg/d,低于 UL。

"靶日常营养素摄入量分布"的中位数可以用来作为编制食谱的出发点或基本依据,假定摄入量分布的形态不

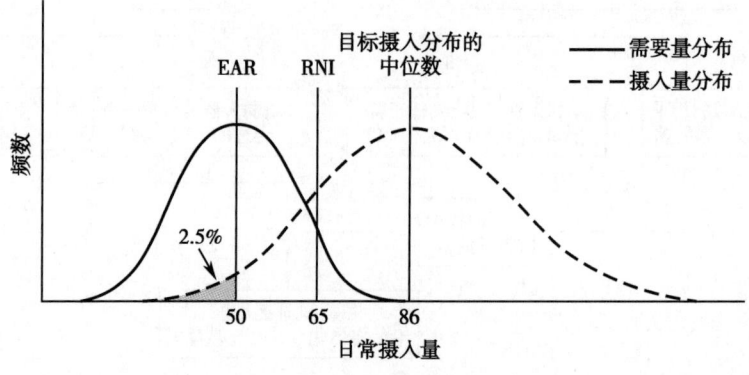

图 3-2-9 群体计划举例 1 图解

因计划过程而改变,"靶日常营养素摄入量分布"的中位数应该是当前摄入量分布的中位数加上(或减去)一个量,这个量是为了达到"靶日常营养素摄入量分布"需要移动的量(IOM,2000)。如上面 9~11 岁女孩锌的举例中,这个需要移动的量是每天加上 0.7mg,女孩当前摄入量的中位数是 9.4mg,所以"靶日常营养素摄入量分布"的中位数应该是(9.4+0.7)mg,即 10.1mg。

表 3-2-8　一组 9~11 岁女孩锌日常摄入量的分布

百分位	锌摄入量/mg
1	6.0
2	6.1
3	6.3
5	6.5
10	7.1
25	8.1
50	9.4
95	13.5
99	15.5

注:平均摄入量=9.6mg,中位数=9.4mg

3. 编制食谱　在每一种我们关注的营养素都已经设置出一个"靶日常营养素摄入量分布"以后,就需要通过编制食谱来变为现实。

(1) 确定食谱的营养素含量目标:一般可以用"靶日常营养素摄入量分布"的中位数作为食谱营养素含量的目标。食谱的营养素含量应该计划的比较富余,因为在绝大多数集体供餐的条件下,食物并没有被全部摄入,因此,营养素的实际摄入量都要低于食谱所提供的营养素含量。

在确定食谱的时候,必须对所有观察的营养素都设立一个目标。对于只有 AI 的营养素,可以直接用 AI 作为计划这些营养素含量的目标,食谱的营养素含量应能达到消费人群的 AI 值。

确定食谱的能量含量目标,需要计算人群平均能量需要量(EER)或当前能量摄入量分布的平均值。同时必须对体重进行监测。

(2) 设计食谱:在所有营养素目标完成以后,把营养素目标转变成食物的摄入量是必须的过程。一般可以利用膳食指南,例如《中国居民膳食指南》和《平衡膳食宝塔》制订食谱搭配或结构,然后再根据食物营养成分数据复查编制的食谱是否满足了 RNI 和 AI 又不超过 UL 水平。另外还可以参考已经出版的或用过的一些食谱,选择那些提供的营养素大概能够达到适宜摄入水平的设计作为参考。如果市场上已经有规范的食物营养标签,可利用食物营养标签计划膳食。

通常,需要考虑各地食物生产和供应的实际情况,挑选《平衡膳食宝塔》所列举的各类食物中各种具体食物品种。在特定的情况下,也可能需要用强化食品甚至用一些营养补充剂来保证特定营养素的供给。

4. 评估计划膳食的结果　这一过程需要根据"应用 DRIs 评价群体摄入量"中所说的方法,判定是否达到了计划的目标。计划的目的是为了使这个人群当中摄入不足的概率达到设定的百分数,很明显必须进行评价来判定这个最基本的要求是否得到了满足。计划膳食是一个多环节的连续性的工作过程,有许多因素能够影响结果的可靠性,因此,必须根据评价的结果对计划进行相应的修改。

(二) 为不均匀的群体计划膳食

如果群体中对营养素或(和)能量的需要量不一致时,可用简单营养素密度法和靶营养素密度分布法进行计划。

1. 简单营养素密度法　营养素密度(nutrient density)是一种食物或膳食中所含有营养素和它提供的能量比,表示为每 1000kcal 的营养素重量单位数。

首先在全人群中确定一个营养素摄入目标中位数与平均能量需要量之比最高的亚人群,用这个亚人群的营养素摄入量目标中位数作为计划这个不均匀人群食谱的营养素密度目标,要确保其他人群的营养素摄入量不超过 UL。

群体计划举例 3:表 3-2-9 为一组男女混合人群计划维生素 C 目标,在该群体中,男性维生素 C 的营养素密度目标为 52mg/1000kcal,女性为 64mg/1000kcal,在制订全人群的维生素 C 目标时应选择较高的值,即 64mg/1000kcal。

表 3-2-9　计划男女混合人群的维生素 C 目标

	男性	女性	全人群
摄入量的目标中位数	138mg/d	116mg/d	—
平均能量需要量	2600kcal/d	1800kcal/d	—
营养素密度	52mg/1000kcal	64mg/1000kcal	—
目标	—	—	64mg/1000kcal

2. 靶营养素密度分布法(target nutrient density distribution approach)　简单营养素密度分布法没有考虑人群内的营养素密度需要的实际分布状态。美国学者提出为不均匀人群进行计划的新方法,把每个亚人群的日常营养素摄入量的靶分布和日常能量摄入量分布相结合,得到用密度表示的日常营养素摄入量的靶分布,比较每一个亚人群的摄入量密度目标中位数,找出最高的营养素密度中位数,设定为整个人群的计划目标。

靶营养素密度分布法需要进一步研究,使用靶营养素密度分布法计划膳食是一种新的尝试,尚缺乏经验,需要在实践中总结。

3. 计划膳食的注意事项　不管是用简单的营养素密度法还是用靶营养素密度分布法,每种营养素的这个过程都要重复操作一次,而且设计食谱满足这些营养目标也需要按照上述的步骤一一进行。

根据需要量最高的亚人群来确定摄入量中值有可能大

大地超过其他亚人群的需要。在需要量较低的亚人群当中,可能超过了有些成员的可耐受最高摄入量,计划者必须考虑到这种危险性。在这种情况下可考虑采用营养教育或者营养素补充的途径来满足需要量最高的亚人群的需要更为适宜。

(何宇纳)

参 考 文 献

1. 中国营养学会. 中国居民膳食营养素参考摄入量. 北京:科学出版社,2014.

2. 中国营养学会. 中国居民膳食指南. 北京:人民卫生出版社,2016.

3. 孙长颢. 营养与食品卫生学. 第 8 版. 北京:人民卫生出版社,2017.

4. 日本厚生劳働省. 日本人の食事摂取基準,东京:厚生劳働省,2015.

5. IOM (Institute of Medicine). Dietary reference intakes for energy, carbohydrate, fiber, fat, fatty acids, cholesterol, protein, and amino acids (macronutrients). Washington DC:National Academy Press,2005.

6. IOM (Institute of Medicine). The development of DRIs 1994-2004:Lessons learned and new challenges-workshop summary. Washington DC:The National Academies Press,2008.

7. World Health Organization. WHO Handbook for Guideline Development. Geneva:World Health Organization 2012.

8. IOM (Institute of Medicine). Dietary Reference Intakes:Applications in Dietary Assessment. http://www. nap. edu/catalog/9956. htm,2000.

9. Jennifer J. Otten, Jennifer Pitzi Hellwig, Linda D. Meyers. Dietary Reference Intakes:The Essential Guide to Nutrient Requirements. http://www. nap. edu/catalog/11537. html,2006.

10. Barr SI. Applications of dietary reference intakes in dietary assessment and planning. Appl Physiol Nutr Metab,2006,31:66-73.

11. EFSA Panel on Dietetic Products,Nutrition,and Allergies. Scientific opinion on principles for deriving and applying dietary reference values. EFSA Journal,2010,8(3):1458.

12. Sasaki S. Dietary reference intakes (DRIs) in Japan. Asia Pac J Clin Nutr,2008,17(S2):420-444.

第三章
膳食调查方法

膳食调查是调查被调查对象在一定时间内通过膳食摄取的能量和各种营养素的数量和质量，以此来评定该调查对象正常营养需要能得到满足的程度。膳食调查方法有称重法、记账法、化学分析法、膳食回顾法、食物频数法。随着互联网+、可穿戴设备等技术的进步，一些现代技术和手段也被应用于膳食调查。

膳食调查结合人体测量资料分析、营养不足或缺乏的临床检查以及人体营养水平的生化检验等，可以对被调查个体进行营养状况的综合判定和对人群营养问题、改进措施等进行研究分析。

第一节 称 重 法

称重法是对某一集体供餐单位或个人一日各餐食物量进行称重，计算人均每日各种食物重量，从而得出能量和各种营养素摄入量。

一、基本原理

称重法是运用日常的各种测量工具对食物量进行称重或估计，从而了解该被调查对象当前食物消耗情况。调查期间需要对每餐所吃主、副食的生重、熟重及剩余食物称重和记录，并根据实际用餐人数，计算出平均每人用餐的生食物重量。将一天各餐的结果加在一起，得出每人每天摄入的各种生食物重量，查阅食物成分表计算出能量和各种营养素摄入量。

二、方法

（一）食物记录和称量

在进行膳食调查前，调查人员要指导被调查对象在每

餐前对各种食物及时进行称量并记录，每餐后还要将剩余或废弃部分称重并加以扣除，从而得出准确的个人每种食物摄入量。调查时还要注意三餐之外所摄入的水果、糖果和点心、坚果等零食的称重记录。

（二）调查时间

实际调查时进行称重记录的天数要根据研究目的与研究所关注的营养素摄入在个体间的变异来决定。在食物品种少、季节变化不明显的地区，甚至调查1天就可以说明问题。但当每日膳食食物不同，要获得可靠的食物摄取量，就要考虑增加调查天数，但每次调查不超过一周。通常情况下不宜超过3~4天，随着时间延长应答者会因疲倦而放弃。在不同季节，人群食物摄入状况往往有明显差异，为了使调查结果具有良好的代表性和真实性，最好在不同季节分次调查。一般一年中每季一次，至少应在春冬和夏秋各进行一次。

（三）食物计算

调查人员需要准确掌握两方面的资料。一是厨房中每餐各种食物烹调前可食部分的重量（每100g食物中可以食用部分占该食物的比例）和烹调后熟食的重量，得出各种食物的生熟比；二是称量个人所摄入熟食重量，然后按上述生熟比算出所摄入各种食物原料的生重，再通过食物成分表计算所摄入的能量和各种营养素。

$$生熟比 = 原料生重 / 熟食重量$$

目前我国的食物成分表是以食物原料的生重为基础，因而在称重调查中多数食物要利用生熟比换算成原料生重，以便计算各种营养素摄入量。我国食物成分表（2018年版）中也分析了一些熟食成品的食物成分含量，这类食物可直接利用熟食的重量进行调查和分析，但要考虑烹调方式的影响。表3-3-1为个人使用的称重法记录表。

表 3-3-1 称重法记录表

姓名　　性别　　出生年月　　编号　　住址　　联系电话

餐别	食物名称	生重/kg	熟重/kg	生熟比	熟食剩余量	实际消耗量		就餐人数
						熟重/kg	生重/kg	
早餐								
午餐								
晚餐								

（四）标准人日某营养素摄入量

由于被调查对象年龄、性别和劳动强度差别很大，所以无法用营养素的平均摄入量进行相互比较。因此，需要将各个人群折合成标准人进行比较。以个体吃早、中、晚三餐

定义为一个人日，餐次比为一天之中每餐摄入食物占这天摄入食物的总量的百分比，可按习惯或预定的比例。进餐人日数=早餐餐次总数×早餐餐次比+午餐餐次总数×午餐餐次比+晚餐餐次总数×晚餐餐次比。然后计算该性别年

龄某身体活动水平下的人日数,即进餐人日数之和。

总标准人日数一般以 18~50 岁、体重 60kg 成年男子,从事轻体力劳动者为标准人,以其能量供给量 9.41MJ(2250kcal)作为标准计算,即总标准人日数 = ∑[(能量摄入量/该性别年龄身体活动水平能量需要量)×人日数]。

然后将群体各类人的折合系数乘以其人日数之和并除以总人日数即得出该群体的折合标准人的系数,即混合系数=总标准人日数/总人日数。

标准人日某营养素摄入量是在考虑混合系数情况下计算所得,即标准人日某营养素摄入量 = 人均每日某营养素摄入量/混合系数。

三、优缺点及其运用

食物称重法能测定食物份额的大小或重量,获得可靠的食物摄入量。常把称重结果作为标准,评价其他方法的准确性。摄入的食物可量化,能计算营养素摄入量,能准确地分析每人每天食物摄入变化状况,是个体膳食摄入调查的较理想方法。

缺点包括:对调查人员的技术要求高。调查人员必须进行统一培训,掌握调查的程序和方法等,能够按照要求合理地开展调查工作。在外消耗的食物难以称重,随着称重天数的增加,会给被调查者带来较多的麻烦,有时甚至拒绝合作,影响应答率,不适合大规模调查。

第二节 记 账 法

记账法是根据集体就餐单位账目来获得被调查对象的膳食情况,从而得到在一定期间内的各种食物消耗总量和就餐者的人日数,计算各种食物的人均摄入量,再计算食物所供给的能量和营养素摄入量。

一、基本原理

记账法由调查人员或被调查对象记录一定时期内的食物结存、购进、废弃和剩余食物量,并通过查看这些记录并根据同一时期进餐人数,计算人均每日各种食物的平均摄入量。记账法的基础是膳食账目。单纯记账法一般不能调查调味品等的摄入量,通常结合称重法一起进行,即称重记账法。

二、方法

(一) 食物消耗量的记录

开始调查前记录家庭结存或集体就餐单位库存的食物(包括库存、厨房、冰箱内所有的食物),然后详细记录每日购入的各种食物和每日各种食物的废弃量。在调查周期结束后再记录所有剩余的食物。将每种食物的最初结存或库存量,加上每日购入量,减去每种食物的废弃量和最后剩余量,即为调查阶段所摄入的该种食物总量。为了记录的准确性,调查中应对食物名称及主要配料详细记录。记录液体、半固体及碎块状食物的容积可用标准量的杯和匙、盘、碗。糖或包装饮料可用食品标签上的重量或容积。在调查过程中,注意要称量各种食物的可食部。根据需要也可以

按食物成分表中各种食物可食部的百分比转换成可食部重量。调查期间,不要疏忽各种杂粮和零食的登记,如荞麦、绿豆、糖果等。

(二) 进餐人员登记

家庭调查要记录每日每餐进食人数,然后计算总人日数。为了对被调查对象所摄入的食物及营养素进行评价,还要了解进餐人的性别、年龄、劳动强度及生理状态,如孕妇、乳母等。

(三) 营养素摄入量的计算

实际消费量 = 食物结存量+购进食物总量 − 废弃食物总量−剩余食物总量

人均每日某种食物摄入量 = 实际消费量/总人日数

总人日数、标准人日数某营养素摄入量的计算见本卷本章第一节称重法。

三、优缺点及其运用

该方法的优点是操作较简单、费用低、人力少,可适用于大样本。在记录精确和每餐用餐人数统计准确的情况下,能够得到较可靠的结果。与其他方法相比较,可以调查较长时期的膳食,适合于进行全年不同季节的调查。集体就餐单位的工作人员经过短期培训可以掌握这种方法,能定期自行调查。此法较少依赖被调查对象的记忆,食物遗漏少。缺点是调查结果只能得到全家或集体中人均的摄入量,难以分析个体膳食摄入状况。该方法适合于家庭调查,也适用于托幼机构、中小学校或部队的调查。

第三节 化学分析法

化学分析法是通过化学分析测定一日膳食中的营养素含量,有双份饭法和双份原料法两种方法。该方法得到的营养素结果可靠准确,但对实验室设备和人员要求高,仅适于较小规模的调查。

一、基本原理

收集被调查对象一日膳食中所摄入的全部主副食品,通过实验室化学分析方法来测定其营养素含量。

二、方法

化学分析法主要目的常常不仅是收集食物消耗量,而且要在实验室中测定被调查对象一日内全部食物的营养素,准确地获得其各种营养素的摄入量。根据收集样品方法的不同分为双份饭法和双份原料法两种。最准确的是双份饭法,饭菜分成相同的两份,一份供食用,另一份留作分析。要求收集样品在数量和质量上一定与实际食用的食物一致。此法对测试对象要求较高,要密切配合,即烹调人员必须记住每餐额外加大一倍的烹调饭菜数量。受试者吃多少,同样的食物量应放进预先准备好的试验饭盒中。另一种方法是双份原料法,即收集整个研究期间消耗的各种未加工的食物或从当地市场上购买相同食物作为样品进行分析。这种方法的优点在于容易收集样品。

三、优缺点及其运用

化学分析法最大的优点是能够最可靠地得出食物中各种营养素的实际摄入量。如配合准确的称重记账法，可得到准确的营养素摄入状况。缺点是繁琐、耗时、花费大，对实验室设备和人员素质要求高。仅适用于较小规模的调查，如营养代谢试验，了解一种或几种营养素的吸收及代谢状况等。

第四节　膳食回顾法

膳食回顾法是回顾 1 天或多天的各种食物的摄入情况，计算能量和各种营养素摄入量。该方法简便易行，但所得资料比较粗略。适用于个体的营养素摄入状况评价。

一、基本原理

膳食回顾法又称膳食询问法，即对被调查者各种主、副食物摄入情况进行回顾调查（包括在外就餐），获得个人每日各种食物摄入量，借助食物成分表计算出能量和各种营养素摄入量。

二、方法

24 小时回顾法要求每个被调查对象回顾和描述 24 小时内所摄入的所有食物的种类和数量。24 小时一般是指从调查开始向前推 24 小时。食物量通常用家用量具、食物模型或食物图谱进行估计。具体询问获得信息的方式有多种，可以通过面对面询问、使用开放式表格或事先编码好的调查表通过电话、微信、QQ 等交流工具进行。典型的方法是用开放式调查表进行面对面询问。负责 24 小时回顾的调查员一定要认真培训，因为信息是通过调查员引导性提问获得的。24 小时回顾法经常要建立一种特定引导方法（如食物清单）辅助被调查者记住一天内所消耗的所有食物，因为一些食物或快餐很容易被遗忘。在家庭就餐时，一般是一家人共吃菜肴，因而在询问时要耐心询问每人实际的摄入情况。

调查时一周的七天都应该平等对待，3 天 24 小时回顾法一般包括两个工作日和一个周末。同时需要报告在哪个季节、是一周的哪些天。尽管事先通知会有助于一些被调查者的回忆，但是许多人会因此改变他们的日常膳食。

三、优缺点及其运用

膳食回顾法的优点是相对简便易行，被调查对象不需要具备较高的文化水平，就能得到个体的膳食营养素摄入情况。膳食回顾法可用于家庭中个体的食物消耗状况调查，大型流行病学调查中常采用 3 天 24 小时回顾法对个体进行营养素摄入水平的评估，记录消耗的所有食物量（在外用餐也包括在内），计算每人营养素的摄入量。但这种方法也有一定的局限性，可能存在回忆偏倚，如果回顾膳食不全面，可能对结果有很大的影响。由于调查主要依靠应答者的记忆能力来回忆、描述他们的膳食，因此不适合于年龄在 7 岁以下的儿童与年龄 ≥75 岁的老人。此法对调查

员的要求较高，需要掌握一定的调查技巧。还要对调查者进行严格培训，否则调查者之间较难标准化。

第五节　食物频率法

食物频率法（food frequency questionnaire，FFQ）是收集过去较长时间内各种食物消费频率及消费量，获得个人较长期食物和营养素的平均摄入量。

一、基本原理

食物频率法是收集被调查对象过去较长时间（数周、数月或数年）内各种食物消费频率及消费量，从而获得个人长期食物和营养素平均摄入量。对个人来讲，描述通常情况下某种食物的食用频率要比描述过去某时刻吃过什么食物更容易，因为总的或普遍记忆比片段或细节记忆更为容易。从 20 世纪 50 年代起，营养学家经过 30 多年的研究逐步建立和完善了食物频率法。

二、方法

（一）食物清单

食物频率问卷包括两个基本部分：食物清单和食用某种食物的频率。食物清单一般具有以下三个特点：第一，人群中有相当比例被调查对象经常食用这些食物；第二，研究的目标营养素在这些食物中含量丰富；第三，这些食物的食用情况在人与人之间有一定的差异。

编辑食物清单常用以下三种方法。第一种最简单的方法是查阅已发表的食物成分表。找出目标营养素含量丰富的食物，但这种方法可能会把一些目标营养素含量很高但食用频率较低而没有意义的食物列入清单。第二种方法是先准备一个长的食物清单，尽可能列出目标营养素的各种潜在的来源，然后再系统地进行删减。原始清单可以从食物成分表派生而来，也可以由经验丰富的营养师列出原始清单。对原始清单最简单的完善办法是删除不经常食用的项目，但这种方法容易忽视个体间食用频率差异大的食物所含信息量。也可以对预试验的数据进行逐步回归分析，挑选最能区分被调查对象的项目。利用回归分析的结果应该注意原始食物清单中包含几百种食物，其中部分变量可能具有"统计学显著意义"，但在大样本量下，即使对累计 R^2 产生微小贡献而变化不大的变量也有可能具有统计学意义。第三种方法是使用开放式数据，如利用膳食记录或 24 小时回顾法的资料，挑选出对营养素摄入量贡献大的食物。利用开放式数据的好处是减少遗漏，但是经常包括混合菜肴、焙烤食品和加工食品，因此，需要花费时间确定开放式膳食资料中的食物是否与清单一致，且不能完全保证食物的归类与填表人所要表达的意思相同。

食物清单的组织和结构很重要，因为一些食物的分类并非界限明确，增加一种食物项目可能会改变对另一种食物项目的解释，所以相关项目应归类。对关系密切的食物、笼统的"其他"项目放在后面，如先是"鸡肉""鸭肉"，然后才是"其他禽肉"。另外，多个简单清楚的问题要好于一个长的复杂的问题。除从头设计问卷外，另一个办法是使用

或修改现有问卷。如果调查人群有所不同,则需要在现有问卷的基础上补充相应的食物种类。

(二)食用频率

调查时间长短可从几天、1周、1个月或是3个月到1年以上,取决于研究结局和所观察的膳食因素在体内代谢的生理或病理过程。多数调查表提供的是一种多选应答格式,通常有5~10种选择。比如食用频率可以是:从不;每月1次或少于1次;每月2~3次;每周1次;每周2~3次;每天1次;每天2~3次。另一种方法是开放式格式,被调查者回答每天或每月的食用频率。从理论上讲,开放式频率应答可以部分提高膳食报告精度,但是,由于所收集的食用频率只是估计值,所以总体精度不可能大幅度提高。因此,频率的多选分类可以提高问卷的清晰度,减少应答错误。

(三)食物量的选择

是否有必要收集有关食物消费量的数据存在争议,目前有三种方法。一是不收集有关食物大小的附加信息。第二种方法是把食物大小作为频率问卷的一部分,如询问被调查者多长时间喝一杯牛奶,而不是问多长时间喝一次牛奶,这种问卷又称为半定量食物频率问卷。第三种方法是给每一种食物附加一项内容来描述食物的大小,被调查者根据事先已有的关于食物大中小等级的描述、图片、食物模型或者作为单位重量或体积参考的几何形状来选择食物的大小,这种问卷又称为定量食物频率问卷。

(四)营养素摄入量的计算

根据研究对象和研究目的,目前有膳食营养分析软件可供选择使用。简单来说,在收集到摄入频率(每天/周/月/年的摄入次数)和单次摄入量后,计算食物摄入量=摄入频率×摄入量/次。然后根据食物成分表中各种食物的营养素含量,计算每人每日某种营养素的总摄入量。

三、信度及效度检验

信度指测验结果的一致性、稳定性及可靠性。信度系数愈高即表示该测验的结果愈一致、稳定与可靠。在营养流行病学中,食物频率问卷的信度一般用重复调查的方法来评价。因此推出了重测信度的概念。重测信度又称稳定性系数,即使用同一测验,在不同时间对同一群体调查两次,两次调查的相关系数即为稳定性系数。从相关系数的大小可知经过一段时间后测量结果的稳定程度,一般认为r>0.7时信度较好。用重测法来评价食物频率问卷信度的关键是调查对象的选择、两次调查的间隔时间以及饮食习惯本身的稳定程度。对于两次调查的间隔时间,一般认为间隔时间应长到被调查者不能记住上次回答的结果,短到两次调查期间饮食习惯不至于发生改变。因为如果两次调查间隔时间太短(几天或几周),则被调查对象对第一次回答的内容仍有记忆,重复测量受前一次测量的影响,不一定能真实反映调查对象的膳食摄入,会影响问卷的信度;如果间隔时间太长,被调查对象的饮食习惯可能随时间发生变化,也容易导致信度降低。

效度即有效性,它是指测量工具或手段能够准确测出所需测量事物的程度。测量结果与要考察的内容愈吻合,则效度愈高;反之,则效度越低。食物频率问卷的效度是指问卷测量的正确性和有效性,即食物频率问卷能够测出研究者想要测量的膳食特征的程度。理论上应当将从食物频率问卷得到的膳食摄入与真实的膳食摄入进行比较以估计问卷的效度,但是任何一种膳食测量方法都不可避免地存在着缺陷,不能完全准确地对食物和营养素摄入进行估计,即找不到真正意义上的金标准,因此,食物频率问卷效度研究只能通过将问卷与一种相对准确的测量方法进行比较来实现。这种评价方法成立的前提假设是,"金标准"能够无偏倚的尽量准确的估计真实的膳食摄入,并且两种方法是独立的,即两者之间的测量误差不相关。在所有已知的参照测量方法中,称重法或者24小时膳食回顾法是较常用的一种,因为它在问题的设计模式、回忆期间的长短、食物摄入的测量方式等方面都与食物频率问卷不同,因此与食物频率问卷的测量误差来源的相关性很小。

由于大部分食物和营养素摄入呈偏态分布,需要对摄入量进行对数转换以求符合正态分布从而进行Pearson相关或偏相关分析。

两次食物频率调查结果之间的相关分析显示该食物频率问卷的信度,第二次食物频率调查结果与24小时回顾调查结果之间的相关分析显示该食物频率问卷的效度。信度和效度的相关性计算公式:

$$r(FFQ1,FFQ2)=\frac{Cov(FFQ1,FFQ2)}{\sqrt{Var(FFQ1)\times Var(FFQ2)}}$$

其中,$Cov(FFQ1,FFQ2)$为两次膳食问卷中变量的协方差;$Var(FFQ1)$和$Var(FFQ2)$为两次膳食问卷的方差。

利用各种食物和营养素的方差比(variance ratio,VR)值,进一步校正个体内变异对第二次食物频率调查结果与24小时回顾调查结果之间相关系数的影响。公式如下,其中r_1表示未校正前的相关系数,r_2表示校正后的相关系数,n表示重复测量的次数。

$$r_2=r_1\sqrt{1+VR/n}$$

四、优缺点及其运用

食物频率法的应答率高、经济、方便,可快速得到平时各种食物摄入的种类和数量,反映长期膳食行为,常为大型队列研究采用,其结果可作为研究慢性病与膳食因素关系的依据,也可供膳食咨询指导之用。大型的队列研究,如美国的弗莱明翰心脏队列、护士健康队列、卫生专业人员随访研究等都采用FFQ法收集调查对象的膳食摄入情况。该方法简单易行,但量化不准确,容易产生遗漏。

第六节 现代技术在膳食调查中的应用

膳食调查是了解被调查对象一定时间内摄取能量和营养素的最直接的方法。在传统的膳食调查中,如果追求数据准确,那么实施过程就繁琐而难以大规模适用,如称重法和化学分析法;如要简单易行,则往往难以收集到准确的数据,如膳食回顾法和食物频率法。随着"互联网+"、可穿戴设备等技术的进步,近来的研究开始关注在膳食调查中辅助采用以下方法和技术,以提高膳食评估的准确性。但是这些方法的应用还在探索中,需要进一步的完善。

一、图像在膳食调查中的应用

该方法使用刻度尺作为参照物,保持一定的角度和距离下拍摄进餐前食物的照片,根据拍摄照片对食物重量进行比对、估计。此后建立了食物图像数据库、并设定拍摄角度及标准参照物,提高了图像法的准确性。最近又提出远程食物图像法,即被调查对象在进餐前后将食物和参照物(如网格的餐布)摆放在一起拍摄照片,并远程传输给调查人员,由专业营养师借助食物图像数据库估计食物摄入量,并运用食物成分表计算能量及营养素的摄入情况。

使用图像法进行膳食调查具有以下优势:①图像法不依赖被调查对象的主观记忆,可以有效减小回忆偏倚;②被调查对象可以自行拍摄图片,通过网络等途径传输给调查人员,从而减少调查人员的工作负担;③图像法利用已建立的食物图像数据库估计膳食摄入量,提高了食物摄入量估计的准确性。但图像法也存在一些不足。如仅通过图片不能有效反映食物的烹调方法及调味品的使用情况。此外,目前食物图像数据库中食物种类不齐全、图像拍摄标准未完全统一,未来还需对食物图像数据进行进一步的规范与扩充。

二、软件在膳食调查中的应用

被调查对象在接受软件操作和食物量估计的培训后,通过设计好的计算机膳食调查软件自行记录膳食情况,通过弹出提示信息引导被调查对象在指定的位置填写或选择自己摄入食物的种类和量。通常膳食调查软件会提供食物图谱,辅助调查对象估算食物量。目前,计算机正逐渐被功能强大、便携性较好的其他移动电子设备(如平板电脑与智能手机)取代。使用移动电子设备进行膳食调查可结合图像和计算机的功能,所得数据可通过网络进行传输。目前已有多种手机应用软件可供使用者进行膳食调查,并进行营养评估与反馈,以对用户进行简单的健康饮食指导。

软件用于膳食调查具有以下优点:①软件增加了膳食调查的趣味性,在调查对象中普遍接受度更高,尤其适合于儿童、青少年的膳食调查;②该方法可以将数据直接录入后台数据库系统,记录格式统一,便于数据的质量控制,同时减轻了调查人员的工作负担;③此方法要求被调查对象按照系统设定的步骤进行膳食回顾,可有效避免调查信息的遗漏。

此外,应用软件进行膳食调查,也可以通过网络进行。被调查对象登录调查所用网页,即可按照网页提示进行膳食记录,调查人员可通过网络远程收集数据。

被调查对象借助网络足不出户即可完成膳食调查,提高了依从性,同时减轻了调查人员的负担。网络调查尤其适合大规模营养流行病学调查,但需要较高的前期研发技术支持,不适合网络普及率较低的地区使用。

三、传感技术在膳食调查中的应用

穿戴式传感器通过感应进食者手臂动作、咀嚼声音和吞咽动作等实现对进食行为的记录,连接计算机后可以进行食物摄入量的计算。该方法可用于饮食监控及饮食行为的调查,但目前还很少使用。

四、智能卡技术在膳食调查中的应用

该方法通过具有身份识别、信息存储、与数据终端进行信息交互等功能的智能卡,将被调查对象所选购的食物信息与智能卡号对应并储存于后台系统中。该方法可进行长期膳食追踪,但对调查地点和相关硬件设施有要求,目前尚不成熟,主要用于消费行为的调查。

第七节 膳食模式评价方法及其应用

膳食营养与慢性非传染性疾病(尤其是代谢性疾病)之间存在紧密的关联。传统的队列研究注重分析单种食物或营养素与疾病发生间的关联。此类研究尽管对指导人群的膳食行为具有重要价值,但也存在以下缺陷。其一,人们的日常膳食是由多种食物及复杂的营养素构成,这些食物和营养素之间存在或强或弱的相互关联,故一种食物或营养素与疾病的关联,可能部分归因于其他食物或营养素的影响(即混杂因素);尽管多数研究通过统计模型调整其他膳食因素,依然存在调整不足或调整过度(由于食物或营养素间的共线性)的问题。其二,无法考虑各种食物和营养素间可能存在的相互协同或拮抗效应。其三,由于个体的膳食能量摄入量在较长的时间内处于一个相对稳定的范围,某种食物摄入的减少(或增加)往往伴随着其他食物的增加(或减少),故难以判断单种食物或营养素与疾病间的关联是否是由于其他膳食行为的改变而引起的。其四,单种食物或营养素与疾病间的关联可能较弱,以致需要极大的样本量才能确定两者间的关联。

膳食模式(dietary pattern)是指膳食中各类食物的数量及其在膳食中所占的比例,根据各类食物所能提供的能量及各种营养素的数量和比例来衡量整体膳食结构是否合理。人群的膳食模式无法通过量表或其他方法进行直接测量,而需要利用特定的统计方法同时对多种膳食因素进行归纳分析。膳食模式的分析方法总体上可分为两大类:一类为"先验法"(priori),又称"假设法"(hypothesis-driven);另一类为"后验法"(posteriori),又称"数据法"(data-driven)或"探索法"(exploratory analysis)。

一、"先验"膳食模式

(一)基本原理

"先验"膳食模式,即利用假设法建立的膳食模式。此类膳食模式纳入若干种相互独立的(无相互包含关系)食物或营养素作为组成成分,而这些成分已在先前的流行病学研究中被广泛证实与某些慢性病发病之间有显著关联,并且这些关联也存在合理的生物学机制;因此,可以假设基于这些食物或营养素的膳食模式与该疾病也有关联,或者有更强的关联。

(二)方法及评分

常见的"先验"膳食模式有地中海膳食模式(Mediterranean diet)、DASH 膳食模式(dietary approaches to stop hypertension,DASH)、替代健康膳食指数(alternative healthy eating index,aHEI)以及反映各国、地区膳食指南的膳食指数。

1. 地中海膳食模式　Trichopoulou 等营养学家首先采用定量评分的方法描述了"地中海膳食"。该评分共设有 9 种饮食项目,其中包含 6 种对健康(主要指心血管健康)有潜在益处的食物、2 种可能有害的食物以及适量饮酒。随着流行病学研究的进展以及考虑到地中海以外地区人群的膳食特征,Fung 等于 2008 年提出了"替代地中海膳食"(alternative Mediterranean diet,aMED),并在人群研究中得到广泛应用。aMED 含有 9 类食物:健康食物 5 类(蔬菜、豆类、水果和坚果、谷类、鱼),其摄入量低于人群摄入量的中位数记为 0(不健康),达到或超过则记为 1(健康);过量摄入不利于健康的食物 3 类(肉、禽类、高脂乳制品),摄入量低于人群摄入量的中位数记为 1(健康),达到或超过则记为 0(不健康);还有 1 种为酒精(乙醇),男性每天摄入量为 10~50g,女性每天摄入量为 5~25g 的分数均为 1。整个膳食模式的总分为 0~9 分,高分为健康膳食模式,低分为不健康的膳食模式。

2. DASH 膳食模式　DASH 膳食最初由美国的科研团队为高血压的预防和管理而设计,其降血压功效已被多项临床随机对照试验所证实。在此基础上,Fung 等引入了共包含 8 类食物的 DASH 膳食指数,以便对人群的膳食质量依从性进行量化评估。DASH 膳食不包含饮酒,并且 DASH 膳食指数根据 8 项膳食日均摄入量的五分位,分别赋予每项 1~5 分不等,故理论上指数的总分范围在 8(最差)到 40 分(最好)之间。较高的全谷物、水果、蔬菜、坚果和豆类、低脂乳制品摄入给予高评分;而较高的含糖饮料、红肉及加工肉制品、钠盐摄入给予低评分。

3. 替代健康膳食指数　替代健康膳食指数(aHEI)由 McCullough 等营养学家基于膳食与重大慢性疾病间的流行病学研究证据提出。aHEI 包含 7 种有益的食物或营养素项目(水果、蔬菜、坚果及豆类、白肉与红肉摄入比、膳食纤维、单不饱和脂肪酸与饱和脂肪酸的比率、补充复合维生素的年数)、1 种有害的膳食营养素(反式脂肪酸)以及适量饮酒。每种项目根据事先制订的切点进行赋分,最低为 0 分,最高为 10 分;故总分范围为 0~90 分。随着流行病学研究证据的更新,研究者对 aHEI 进行了更新,提出了最新的 aHEI-2010 指数。aHEI-2010 指数共包含 11 个膳食项目,同样根据每个项目日均摄入水平高低,分别逐级给予 0~10 分。其中 6 种膳食项目(全谷物、水果、蔬菜、坚果和豆类、长链 n-3 多不饱和脂肪酸、多不饱和脂肪酸供能百分比)摄入较高者给予高分,即有利于健康,4 种膳食项目(含糖饮料、红肉及加工肉制品、反式脂肪酸、钠盐)摄入较高者给予低分,即不利于健康,适量饮酒也给予高分。因此,aHEI-2010 的总分范围为 0~110 分。

4. 膳食指南指数　除上述几种常见的膳食模式外,各国家、地区的研究人员常依据本国、本地区的膳食指南建立膳食指数评分,以反映特定人群对该膳食指南的依从性。例如反映对美国膳食指南依从性的健康饮食指数(healthy

eating index,HEI)以及反映对世界卫生组织膳食指南依从性的健康膳食指标(healthy diet indicator,HDI)。我国的营养学家也曾利用"上海男性健康队列"及"上海女性健康队列"的随访数据制订膳食模式评分,以反映对"中国居民膳食指南"的依从程度。此类反映对膳食指南依从性的膳食模式评分,常见的方法与 aHEI 的评分类似,即对于膳食指南鼓励摄入的膳食项目(如水果和蔬菜),摄入量达到推荐量则给予最高分,几乎不摄入或很少摄入则给予最低分,处于中间摄入量的人群则逐级赋分。对于膳食指南明确限制摄入的膳食项目(如加工肉制品),则反向赋分。

(三) 优缺点及其运用

"先验"膳食模式基于大量的人群研究证据,也参考了机制研究的证据,因而更可能得以推广应用。"先验"膳食模式的评分往往是基于所包含的食物或营养素的分位数(如中位数或五分位数等)或者基于事先确定的切点值。由于分位数只反映相对摄入量,故基于分位数的膳食模式只反映人群内部对该膳食模式的依从程度,无法进行人群间的比较。此外,由于膳食相关的流行病学的研究证据随着时间不断累积,对应的"先验"膳食模式也常常需要修改与更新。

二、"后验"膳食模式

(一) 基本原理

"后验"膳食模式是基于现有的人群资料,利用特定的统计方法探索某些能反映该人群主要饮食特征的膳食模式。

(二) 方法及评分

构建"后验"膳食模式的常见方法包括主成分分析法(principal component analysis)、聚类分析法(cluster analysis)和降秩回归法(reduced rank regression)等。

1. 主成分分析法　主成分分析法属于因子分析法(factor analysis)的一种。主成分分析法基于不同膳食因素间的关联强度或协方差矩阵大小,将特定的食物种类进行分类汇集,最终形成若干个特定的膳食模式。在人群研究中,食物摄入量往往通过食物频率法或膳食记录法收集。进行膳食模式分析之前,通常需按照统一单位将各类食物摄入量进行转化(如每天的摄入次数或数量),并对成分相近的食物进行归类,从而减少分析的变量以减少变异。对转化后的各类食物进行主成分分析,得到各食物所对应的负荷因子(loading factor)。进一步对负荷因子进行旋转(如正交旋转)以保持各因子间相互独立。根据主成分分析所产生的各因子本征值(eigenvalues)对不同的膳食模式进行选择(如以本征值>1.0 为有意义的膳食模式),并根据各膳食模式内负荷因子的绝对值(如 ≥0.20)所对应的食物组成来表征各膳食模式。由于因子分析过程中食物的选择与分组、负荷因子旋转的方法选择,以及负荷因子和本征值的切点选择都具有主观性,研究中进一步进行敏感性验证分析或在其他随机样本中进行验证分析,将有助于判断分析结果的稳定性。

例如,某队列收集了研究人群的 150 种食物摄入量,这些膳食资料经过转化后,共包含 45 类食物。对 45 类食物进行主成分分析后,本征值>1.0 的膳食模式有 3 种,其中本征值为 4.0 的一种膳食模式下包含了 10 种负荷因子的绝对值≥0.20 的食物,而负荷因子的绝对值排名前三的食物为水果(正数)、蔬菜(正数)、红肉(负数),则可将该膳食模式定义为"高水果-高蔬菜-低红肉"膳食模式。可进一步将该 3 种膳食模式中的所有食物按照各食物对应的负荷因子加权后求和,得到各膳食模式的总评分,以量化被调查者对不同膳食模式的依从程度。

2. 聚类分析法 不同于主成分分析法,聚类分析将研究对象分为若干个相互独立的膳食模式组。聚类分析法基于研究对象各类膳食的平均摄入水平将其进行归类,故各个聚类间的膳食及营养素组成都具有明显的差别。纳入聚类分析的膳食变量,既可以是营养素、单种食物或食物大类,也可以同时纳入这几种膳食变量。聚类分析完成后,计算聚类内各食物或营养素摄入量的相对平均数:聚类内的平均摄入量-总人群的平均摄入量,相对平均数较高的膳食或营养素标注为该聚类的膳食模式。例如,10 000 个人被聚类为三个类别,记为 A、B、C 组;A 组的水果蔬菜摄入量 a 平均值远远高于总人群的平均摄入量 n,则 a-n 较大,a-n 可能排在所有食物的第一位,则该膳食模型可以是"水果蔬菜型""健康型""谨慎型""植物型"之类。各种食物都有类似的一个差值,可以以差值较大的食物命名该膳食模型的种类。膳食模式的聚类分析有多种方法,其中最为常用的是 k-均值法,研究者需要在分析之前事先确定好聚类的组数,这也给膳食模式的聚类分析带来了一定的主观性。可以使用不同的组数进行多次聚类进行敏感性分析,或使用其他方法如树状图(Ward 法)检验聚类的准确性,或采用判别分析检验各聚类的稳定性及分组能力等。

例如,某次聚类分析共生成 3 个聚类,其中一种聚类内相对摄入量较高的几种食物为水果、蔬菜、豆制品等植物性食物,则可将聚类内所有研究对象的膳食模式定义为"谨慎型"或"健康型"膳食模式等。

3. 降秩回归法 降秩回归法和主成分分析法有类似之处,即所产生的膳食模式都是基于各模式内不同食物标化平均摄入量(以各食物对应的"负荷因子"为权重)。不同的是,降秩回归法所形成的膳食模式反映了预测因子(predictor)对反应变量(response variable)的最大解释能力。其中,预测因子是膳食评估中所收集的各类食物,反应变量多为基于现有科学知识事先确定的、食物与疾病之间的中间变量。反应变量可以是膳食营养素,也可以是疾病的重要标志变量。值得指出的是,由于反应变量的种类和数量选择都有一定的主观性,研究者可通过改变反应变量的种类和数量进行重复分析,以确定膳食模式的稳定性。此外,所选择的反应变量也不可避免地受到混杂因素的干扰,可通过标化反应变量来降低研究的偏倚。由于反应变量是事先确定的,可以把降秩回归法理解为"先验"与"后验"膳食模式方法的结合。

例如,使用降秩回归法研究糖尿病相关的膳食模式,反应变量可以是膳食纤维、膳食镁元素、食物的血糖生成指数等,也可以是炎症标志物、糖化血红蛋白、胰岛素敏感性等。

选择几种反应变量,便生成几种膳食模式。在进行最终的膳食模式评分和疾病风险分析时,可以进一步选择能够较大程度地解释所有反应变量的膳食模式。

（三）优缺点及其运用

目前,多数膳食模式研究是基于食物频率量表所收集的膳食信息,产生偏倚在所难免。因此,需进一步提高膳食评估的准确性,以提高膳食模式研究结果的可靠性及应用价值,如可采用经效度信度评价的 FFQ 或使用更为精确的膳食测量方法,如较长时间的"膳食记录法"收集研究对象的膳食信息,也可采用特定膳食的精准生物标志物(如人体血清、红细胞、组织、尿液等生物样本中的营养素、代谢产物等)等,但需要投入大量的人力、物力、财力资源,因此,可采用多种膳食测量方法相结合,提高膳食模式研究的可靠性。采用膳食模式评价方法可以较好地反映特定人群的饮食特点。然而,由于不同人群在饮食习惯上的差异,研究结果外推到其他人群时需要谨慎对待。

（秦立强）

参 考 文 献

1. 顾景范. 现代临床营养学. 第 2 版. 北京:科学出版社,2009.
2. 孙长颢. 营养与食品卫生学. 第 8 版. 北京:人民卫生出版社, 2017.
3. 翟凤英. 食物与营养现场工作计划管理教材. 北京:人民卫生出版社,1996.
4. 翟凤英,杨晓光. 中国居民营养与健康状况调查报告之二:2002 膳食与营养素摄入状况. 北京:人民卫生出版社,2006.
5. Walter Willett. 营养流行病学. 第 2 版. 郝玲,李竹,译. 北京:人民卫生出版社,2006.
6. 李艳平,何宇纳,翟凤英,等. 称重法、回顾法和食物频率法评估人群食物摄入量的比较. 中华预防医学杂志,2006,40(4):273-280.
7. 李艳平,王巹,何宇纳,等. 不同膳食调查方法评估人群能量和营养素摄入量的比较. 中国慢性病预防与控制,2007,15(2):79-83.
8. 李艳平,宋军,潘慧,等. 食物频率问卷法评估人群能量和营养素摄入量的准确性验证. 营养学报,2006,28(2):143-147.
9. 夏娟,卓勤,何宇纳. 24 小时膳食回顾法和食物频率法评估人群脂肪摄入的比较. 卫生研究,2016,45(3):420-424.
10. 刘丹,何丽,张馨,等. 中国人群食物频率法的建立与应用. 卫生研究,2018,5:744-748.
11. 汪之项,张曼,武洁姝,等. 一种新的即时性图像法膳食调查技术和效果评价. 营养学报,2014,36(3):288-295.
12. 王惠君,张伋,苏畅,等.计算机辅助膳食调查方法应用.营养学报,2014,36(2):180-183.
13. Fontana JM,Higgins JA,Schuckers SC,et al. Energy intake estimation from counts of chews and swallows. Appetite,2015,85:14-21.
14. Lambert N,Plumb J,Looise B,et al. Using smart card technology to monitor the eating habits of children in a school cafeteria:1. Developing and validating the methodology. J Hum Nutr Diet,2010,18(4):243-254.
15. Freese J,Feller S,Harttig U,et al. Development and evaluation of a short 24-h food list as part of a blended dietary assessment strategy in large-scale cohort studies. Eur J Clin Nutr,2014,68(3):324-329.

16. Hu FB. Dietary pattern analysis:a new direction in nutritional epidemiology. Curr Opin Lipidol,2002,13(1):3-9.

17. Sauvageot N,Schritz A,Leite S,et al. Stability-based validation of dietary patterns obtained by cluster analysis. Nutr J,2017,16(1):4-16.

18. Schwedhelm C,Iqbal K,Knüppel S,et al. Contribution to the understanding of how principal component analysis-derived dietary patterns emerge from habitual data on food consumption. Am J Clin Nutr,2018,107(2):227-235.

19. Jannasch F,Riordan F,Andersen LF,et al. Exploratory dietary patterns:a systematic review of methods applied in pan-European studies and of validation studies. Br J Nutr,2018,120(6):601-611.

第四章

人体营养状况的体格及临床体征检查方法

体格检查是指对人体形态结构和功能发展水平进行检测和计量。除了体格测量，体格检查还包括体成分测量和骨密度测量。体成分可通过稳定同位素稀释法、密度法、双能 X 线吸收法、磁共振、生物电阻抗法、皮褶厚度测量、计算机 X 线断层成像技术等测量方法从不同水平进行检测。体成分的含量和分布状况在健康和疾病的研究中具有重要意义。

临床体征需要检查者应用自己的感官或借助传统的检查工具对被检查者进行观察，寻找营养不良诊断有意义的症候，收集被检查者营养及健康状况的准确资料，为进一步检查和明确诊断提供重要的依据。

营养评价除了膳食调查、人体测量、症状询问、体征检查以及实验室检查外，还包括多项综合营养评价工具。在应用这些工具进行营养评价前，常会先进行营养筛查。

第一节　体格及体成分测量

一、体格测量

此部分内容参见本书第五卷第二章第四节"体格测量"。

二、体成分测量

人体体成分研究属于生物医学的一个分支。它主要研究人体的组成成分及其各组分之间的数量关系；研究外界因素对各组分的影响及其变化规律；最基本的研究内容是人体体成分的测量方法。

20 世纪 60 年代以后，体成分的研究在人体生物学、营养学、运动科学和医学领域里有了快速的发展。随着人们对人体组成成分关注度的提升，在人体体成分方法学的研究中，出现了许多结合了物理学、化学、放射学、生理学、形态学及计算机等学科的测量方法，为人体体成分的研究提供了有效、准确和便捷的检测方法，推进了人体组成成分与健康相关的研究进展。稀释法、生物电阻抗和中子活化等技术都是在物理和化学的基本原理上发展而来的。CT、双能 X 线吸收和磁共振等方法是利用了医学影像学和计算机技术发展的体成分分析方法，并且在人体骨骼、肌肉、脂肪和水分含量与健康关系的研究中取得了广泛和深入的成果。

随着人们对人体组成成分的了解，及其与健康关系的探讨，人体体成分的研究领域逐渐扩展到人体的生长发育、怀孕、哺乳、年龄、锻炼和疾病等因素对体成分的影响方面。许多研究者根据人体体成分精确的测量结果与各种体格测量数据之间的关系，利用数学和统计学方法，建立了适用于不同人群，不同测量条件下人体体成分的数学模型和推算方程，例如利用生物电阻抗、皮褶厚度和身高体重等人体测量结果建立的体成分推算公式。这些人体体成分的数学模型为大型的人群流行病学调查获得人体组成和结构信息提供了相应的技术方法。

（一）人体体成分的组成状况

人体的组成按照组织结构可以从五个不同的水平进行描述，称之为"五水平模型"（five-level model）。即：原子水平、分子水平、细胞水平、组织水平和整体水平。每个水平及其组分之间既有种类的不同，又有数量的相互联系，由此构成了一个整体，可以通过不同水平的测量方法进行研究。

（二）体成分测量方法

在世界范围内，以目前的技术手段还没有一种方法可以测量人体全部的组成成分。因此在体成分相关的研究领域中，通常是按照人体的主要组成成分，将人体的组成划分为几个主要部分，例如将人体组成划分为脂肪和去脂组织两个部分的"两室模型"，或者将人体划分为总体水、脂肪、蛋白质和矿物质四个部分的"四室模型"。根据这种划分结果，采用相应的方法测量其含量，最终是按照人体的各个组成部分进行描述和分析。

在"两室模型"中一般使用人体密度法测量人体脂肪含量（body fat mass，BFM），以百分数表示，即"体脂百分含量"（body fat percent，BF%）。使用"四室模型"研究某种体成分的含量要比"两室模型"的结果更为准确。例如在研究人体脂肪含量时，根据"四室模型"理论，采用不同方法测量各种体成分的含量，建立人体总脂肪含量的回归方程。"体脂含量＝总质量－总体水－矿物质－蛋白质"。总体质量（total mass）一般采用精确的体重秤称量；总体水（total body water，TBW）使用稳定同位素稀释法测量；骨矿物质（bone mineral）采用全身双能 X 线扫描；人体的体积（total body volume）可以使用气体置换法（air displacement plethysmography，ADP）测量。

另外，在人体体成分研究中除了测量人体组成成分的含量，还有一个重要内容就是描述人体组成成分的分布状况。例如人体脂肪组织在皮下和内脏周围的分布对探讨人体脂肪含量对健康的影响具有重要意义。

1. 稳定同位素稀释法

（1）目的：测量总体水（TBW），同时可以根据去脂体重（FFM）与 TBW 的相关性推算 FFM 的含量。

（2）示踪剂：重水（^2H_2O）或双标水（double labled water，DLW，$^2H_2{}^{18}O$）。^2H 可以独立用于测量 TBW，而 ^{18}O 则一

般与 ^{2}H 同时使用,除了测量 TBW 之外,其主要目的是测量人体的能量消耗。

(3) 原理:采用稀释原理,$C_1 \cdot V_1 = C_2 \cdot V_2$;其中 $C_1 \cdot V_1$ 为给予同位素的量;C_2 为示踪因子在体液中的浓度;V_2 为 TBW 的体积。关键是要对示踪因子随体液的排出量进行修正。

(4) 基本假设:示踪剂只分散到身体内水中,可均匀分散,在体内能很快地达成平衡,不会参与任何新陈代谢作用而改变同位素在体内的分布。

(5) 仪器:^{2}H:使用同位素比值质谱仪(isotope ratio mass spectrometry,IR-MS)或固相滤膜吸附红外光谱仪分析(infrared spectroscopy,IRS);^{18}O:采用液相-质谱联机分析(liquid phase mass spectrometry,LC-MS)。

(6) 剂量:给予示综剂的一般原则为既要保证分析方法的精确度和准确度,又不影响受试者健康的最小剂量。示踪物质的剂量取决于同位素的种类、给予方式、分析方法和研究目的。因此,使用稳定同位素的剂量与观察对象(如成人、婴儿或儿童)、实验观察的长短、稳定同位素的分析方法(如质谱分析、红外分析等)、采集生物样品的种类(如尿、血和唾液)以及实验要求的精度等因素有关。一般成人 ^2H_2O 剂量为:每人 10g(^{2}H 纯度为:99.7%),用 300ml 去离子水稀释。使用双标水(DLW)时,^2H_2O 剂量为 0.05g/kg 体重,$H_2^{18}O$ 剂量为 0.15g/kg 体重。

示踪因子在体液中的分布达到平衡需要一定的时间。这一时间的长短取决于分析样品的特性。^2H_2O 在健康人的唾液、血浆和尿液中达到平衡浓度的时间一般为摄取后 2 小时,随后的 3 小时内,示踪因子的浓度保持恒定。水潴留患者的平衡时间需要 4~6 小时。

(7) 结果计算:使用 ^{2}H 或 ^{18}O 的丰度计算人体体水量。^{2}H 和 ^{18}O 的丰度可以分别通过公式计算:$X = [(\delta s - \delta p)/(\delta a - \delta t)] \times [(18.02 \times a)/(W \times A)]$

δs:样品的丰度比值(相对于工作标准的比值 δ‰)

δp:口服双标记水前,基线样品的丰度比值(相对于工作标准的比值 δ‰)

δa:双标记水的丰度比值(相对于工作标准的比值 δ‰)

δt:工作标准的丰度比值(相对于工作标准的比值 δ‰),应当等于"0"

18.02:水的克分子量

a:分析用双标记水重量

W:稀释口服双标记水所用水的重量

A:口服双标记水重量

分别用样品中 ^{2}H 和 ^{18}O 的丰度比值,转换为自然对数,以时间为横坐标作图,即为同位素的消除曲线。^{2}H 和 ^{18}O 的消除速率 K_H 和 K_O 分别为各自消除曲线斜率。N_D 和 N_O 分别代表 ^{2}H 和 ^{18}O 代谢池的大小,可以由消除曲线中的截距除以斜率得到。总体水的计算公式为:$TBW(kg) = (N_O/1.01 + N_D/1.04)/2 \times 0.01802$。去脂体重(FFM)的计算公式为:$FFM(kg) = TBW/H_f$,其中 H_f 去脂体重的水合系数,在婴儿的水合系数比成人高,而且不同性别的婴儿之间也有一定的差异。体脂含量为体重和瘦体重的差值。

(8) 影响因素:示踪剂的剂量及其给予的准确性,生物样本的种类和采集时间,同位素分析方法的准确性都是影响稀释法测量准确性的因素。由于 ^{18}O 在人体中所稀释的空间比 ^{2}H 稀释的空间小,所以使用 ^{18}O 作为示踪剂,测量人体全身水含量的误差比 ^{2}H 小。^{18}O 的误差约为 0.7%,^{2}H 约为 4.2%。

2. 密度法

(1) 目的:测量体脂(body fat,BF)含量和去脂体重(FFM)。

(2) 原理:通过测量人体的密度,根据阿基米德定律,计算人体脂肪含量。

(3) 基本假设:人体组成可划分为脂肪和去脂组织两个部分,脂肪和去脂组织的密度相对恒定,分别为 0.900 和 1.100g/cm^3。

(4) 研究对象:适合不同年龄、性别的健康人群和肥胖人群。

(5) 方法:包含水下称重法和气体置换法。密度法关键是要准确测量人体的体积。然而测量人体体积的方法有许多种,应用最广泛的方法是水下称重法,已经被人们作为标准方法所接受;其他方法还有排水法、排气法、气体稀释法和体积描记法等。无论是运用哪种方法,都要测量人体肺残气量,以便对人体的体积进行修正。(以下介绍以水下称重为例)

(6) 仪器:水下称重法,使用精确的体重秤分别称量人体在空气中和水中的体重。空气中体重秤的精密度要求精确到 0.01kg;水下体重使用快速数字式电子天平精确到 0.001kg;除此之外还需要测量人体在水中的功能性肺残气(functional residual capacity,FRC)。使用肺功能仪,采用氦稀释法测量受试者肺残气量。

(7) 操作步骤:研究对象身着统一的泳装,称量体重。平躺在担架上,全身完全浸入水中,通过口式呼吸器与肺功能仪相通,保证受试者在水下进行呼吸。令受试者在呼气末屏住呼吸,通过测量功能性肺残气,同时快速称量受试者水下重量 10~20 次,计算平均值。

(8) 结果计算

1) 体密度(D_b)计算:$W_{空气}$:空气中体重;$W_{水}$:水中体重;$D_{水}$:在不同温度时水的密度;R:调整系数,包括:呼吸管体积、人体消化道气体体积等。

$$D_b = \frac{W_{空气}}{\frac{W_{空气} - W_{水}}{D_{水}} - FRC - R}$$

2) 体脂百分含量(BF%)计算:采用 Siri 方程计算,$BF\% = (4.95/D_b) - 4.50$;

3) 去脂体重(FFM)计算:FFM = 体重 - 体脂含量。

3. 磁共振

(1) 目的:测量总体水(TBW)含量和分布。此方法被认为是测量人体组成的种类、含量和分布最准确的方法,同时对人体的损害最小。唯一的缺点就是检测设备体积庞大,价格昂贵,不利于进行大样本量的测量。

(2) 原理:磁共振(nuclear magnetic resonance,NMR)

是利用原子核中的中子和质子像磁体一样运动。当外部的磁场穿过身体的某个部位时,原子核或其磁场在短时间内将按照外部磁场方向排列。如果电磁波直接进入机体,体内的原子核将吸收电磁波的能量,改变其在磁场中的方向性。当外部电磁波消失后,原子核将所吸收的能量以电磁信号形式释放出来。这种释放出来的电磁信号可以被计算机描绘成图像。磁共振是一种安全、无损伤测量体成分的直接方法。最常分析的原子是^{1}H。^{1}H是机体中最常见的元素,氢原子以水的形式广泛存在于细胞和组织中。

4. 双能 X 线吸收法(dual energy X-ray absorptiometry,DXA)

(1) 目的:直接测量全身或局部的骨、骨骼肌和脂肪组织。

(2) 原理:双能 X 线一般采用 X 线球管发射低剂量 X 线,通过"脉冲式开关"或者"隔栅"使射线的能量发生改变(射线的能量根据不同仪器型号和生产厂家设计有一定差别,一般低能量:70kVp 左右,高能量:150kVp 左右),射线的能量在两个不同水平之间交替变化。由多元高分辨率探测器检测射线穿过人体的射线剂量(探测器目前可多达128 个以上)。由于人体不同组织(如脂肪、去脂组织、骨矿物质等)对不同能量 X 线的遮挡程度不同,所形成的组织结构影像存在一定的比例关系。计算机系统可以根据这种不同能量下的 X 线影像密度计算人体不同组织的体积或者重量。

除此之外,DXA 对体成分分析最主要的贡献还包括它为研究人体脂肪和肌肉的分布提供了一种有效的测量方法。虽然 DXA 不能区分皮下脂肪和内脏脂肪,但是在测量脂肪、肌肉组织含量时,可以将躯干和四肢的测量结果分别显示。所以,了解躯干和四肢体成分分布状况在健康和疾病的研究中具有重要意义。

(3) 仪器和操作步骤:参见本章第二节"骨状态测量"。

5. 生物电阻抗法

(1) 目的:测量去脂体重(FFM)和体脂含量(BF)。

(2) 假设:人体为圆柱体,具有电传导的特性。

(3) 原理:生物电阻抗(bio-electric impedance analyzer,BIA)认为人体作为导体,根据欧姆定律:$Z = \rho L/A$,L:导体长度,A:导体横截面积,ρ:电阻率。等式可以转变为 $Z = \rho L^2/AL$,$AL = V$,V:导体体积,所以等式可以表示为 $Z = \rho L^2/V$,或 $V = \rho L^2/Z$。当低压交流电通过人体时产生的生物电阻抗与电流的频率有关;低频(-1kHz)电流只通过细胞外液;高频电流(500~800kHz)则可以通过细胞外液和细胞内液。细胞外液和内液中的水和电解质起到电阻抗(R)的作用;而细胞膜则起到电容抗(X_C)的作用;生物电阻抗(Z)为电阻抗和电容抗的向量和,即:$Z = (R^2 + X_C^2)^{0.5}$。通过与其他标准方法的比较性研究,确定生物电阻抗与 FFM 和体脂含量的相关性,并建立了线性多元回归方程 $FFM = f(Z)$,回归方程具有人群特殊性。

(4) 仪器:科研领域多采用典型的,频率为 50kHz,电压为 800μA 的交流电,4 个电极的单频生物电阻抗仪。目前基于设备测量时的电流频率、电极数量和测量的部位衍生出许多种类的生物电阻抗仪,每种仪器都有自己独特的

体成分计算公式。虽然身高、体重、年龄和性别与体成分都有显著的相关性,但是每种测量设备独自建立的推算方程所纳入的参数也不尽相同。因此,在使用生物电阻抗测量人体体成分时,必须注意仪器设备的标准化和一致性,任何一种仪器设备的测量结果具有局限性,除非在同一研究人群中使用标准的分析方法对生物电阻抗仪的测量结果进行标化,才能获得该人群具有代表性的结果;另外不同品牌和型号的生物电阻抗仪的测量结果也存在差异,不利于不同研究结果之间进行比较性分析。但是生物电阻抗测量结果具有较好的稳定性,对于监测个体或人群在不同时间内的体成分变化具有重要的意义。

(5) 测量步骤:以典型的四电极生物电阻抗仪为例,测量时要求受试者空腹或餐后 2 小时进行测量,测量时受试者放松平躺,在身体左侧进行测量。电极的位置分别位于手背面,第三指关节下方和腕关节处尺-桡粗隆连线上;以及脚背面,第三趾关节下方和踝关节处胫-腓粗隆连线上。

(6) 结果计算:测量结果为人体的电阻抗和电容抗,同时结合人体的身高、体重、年龄和性别等参数利用回归方程计算 BF 或 FFM。

(7) 计算公式:

1) 正常人群,7 ~ 15 岁:$FFM = 0.406H^2/R + 0.360W + 5.580H + 0.56Sex - 6.48$

16 ~ 83 岁:$FFM = 0.340H^2/R + 0.273W + 15.34H - 0.127Age + 4.56Sex - 12.44$

2) 肥胖人群,18 ~ 67 岁:$BF\% = 0.846W - 0.185H^2/R - 2.361Sex - 24.98$

W:体重(kg),H:身高(cm),R:生物电阻,R =(电阻抗^2+电容抗^2)$^{0.5}$(Ω),Sex:性别(男性 = 1,女性 = 0),Age:年龄(岁)。

(8) 影响因素:由于人体体成分在种族、年龄和性别之间,特别是在肥胖与正常人群之间存在一定的差异,所以使用回归方程计算 BF 或 FFM 时应当选择适当的方程。另外,生物电阻抗测量方法对测量时的条件具有明确的规定。任何可能影响人体内水分变化的情况,如剧烈运动、大量饮水、高温脱水、疾病等都对测量结果有明显的影响。而且受试者在测量时的体位、仪器测量的电流频率和电极部位对测量结果也有影响。

(9) 研究进展:生物电阻抗测量方法采用多频电流(1~1000kHz)、多电极、区域性测量的方法,分别测量四肢、躯干的生物电阻抗,建立各自的体成分含量推算公式。这种测量方法可以减小由于人体不同部位横截面积的不同所造成的测量误差,大大提高了测量的准确性。

6. 皮褶厚度测量

(1) 目的:测量人体脂肪含量和分布。

(2) 原理:皮褶厚度(skinfold thickness)反映人体皮下脂肪含量,它与全身脂肪含量具有一定的线性关系,可以通过测量人体不同部位皮褶厚度推算全身的脂肪含量,相关系数在 0.7~0.9 之间,另外皮褶厚度还反映人体皮下脂肪的分布情况。

(3) 仪器:皮褶测量计。

（4）操作步骤：使用拇指和示指将特定解剖部位的皮肤连同皮下组织捏起，使用皮褶计测量距拇指 1cm 处的皮褶厚度。皮褶计的压力要求符合规定标准（$10g/cm^2$）。一般要求在同一部位测量 3 次，取平均值为测量结果。

（5）结果计算：由于皮下脂肪厚度随不同部位、性别、年龄而异，所以在计算体内总脂肪含量时应选择适当的推算公式。

（6）参考公式：首先根据皮褶厚度的公式推算人体密度（D）：$D = c - m \times \log skinfold$。c 和 m 是公式中的系数，由于性别和测量部位的不同，所采用的计算公式的系数有一定的差别。不同性别和测量部位的系数见表 3-4-1。人体脂肪百分含量 $BF\% = (4.95/D) - 4.50$。

（7）优点：测量方法相对简单，便于进行大量人群的调查。

（8）缺点：由于每个测量者对解剖位置的确定存在差异，而且测量时手法的不同是造成测量误差偏大的主要原因。为了避免测量者之间的误差，在调查时应事先进行相关的培训，使测量结果具有一定的可比性。

表 3-4-1 不同性别和测量部位皮褶厚度
计算体密度公式中的参数

皮褶厚度测量部位		男性	女性
肱二头肌	C	1.0997	1.0871
	m	0.0659	0.0593
肱三头肌	C	1.1143	1.1278
	m	0.0618	0.0775
肩胛下	C	1.1369	1.1100
	m	0.0741	0.0669
髂脊上	C	1.1171	1.0884
	m	0.0530	0.0514
肱二头肌+肱三头肌	C	1.1356	1.1362
	m	0.0700	0.0740
肱二头肌+肩胛下	C	1.1498	1.1245
	m	0.0759	0.0674
肱二头肌+髂脊上	C	1.1331	1.1090
	m	0.0601	0.0577
肱三头肌+肩胛下	C	1.1625	1.1507
	m	0.0797	0.0785
肱三头肌+髂脊上	C	1.1463	1.1367
	m	0.0656	0.0704
肩胛下+髂脊上	C	1.1522	1.1234
	m	0.0671	0.0632
肱二头肌+肱三头肌+肩胛下	C	1.1689	1.1543
	m	0.0793	0.0756
肱二头肌+肱三头肌+髂脊上	C	1.1556	1.1432
	m	0.0683	0.0696
肱二头肌+肩胛下+髂脊上	C	1.1605	1.1530
	m	0.0694	0.0727
肱三头肌+肩胛下+髂脊上	C	1.1704	1.1327
	m	0.0731	0.0643
肱二头肌+肱三头肌+肩胛下+	C	1.1765	1.1567
髂脊上	m	0.0744	0.0717

测量皮褶厚度的位置：①肱三头肌：上臂被侧中点（肩峰至尺骨鹰嘴之间连线的中点）上约 2cm 处。测量者应站在被测量者的背面，让被测量者上臂自然下垂，测量时皮褶计与上臂垂直。②肱二头肌：上臂内侧中点（在肱三头肌的对面），测量方法相同。③肩胛下：在肩胛骨下角下方约 2cm 处。测量时肩、臂放松自然下垂，与水平成 45°角测量。④髂脊上：位于腋中线上，在髂前上脊与肋下缘连线中点处，测量时向内下方，与水平成 45°角进行测量。

7. 计算机 X 线断层成像技术

（1）目的：测量组织、器官的含量。在体成分分布的研究中，可以用于区分皮下脂肪和内脏周围脂肪含量。

（2）原理：计算机 X 线断层成像技术（computerized tomography，CT）是指当 X 线穿过人体时，由于人体不同组织的密度不同，对 X 线的吸收程度不同。利用计算机逐层扫描成像技术，描述人体组织、器官的含量。常用于测量骨、脂肪组织、肌肉和内脏器官。测量的准确度在 $1m \times 1m$ 范围内。CT 技术在体成分测量中没有被广泛运用的原因是受试者要吸收一定量的 X 射线，一般 X 射线的峰值为 1.5~3.0 拉德。

8. 中子活化法 唯一能够准确测量人体中原子的方法是中子活化法。这种方法可以测量人体中多种元素及其含量，如钾、钠、氯、碳、氮、钙等。1964 年，Anderson 等建立了第一台进行活体元素测定的中子活化分析装置。

（1）目的：测量全身多种元素含量，包括 Ca、Na、Cl、P、N 等。

（2）原理：以回旋加速器（cyclotron）产生的快中子束可以被受试者体内的靶原子捕获，从而形成不稳定的同位素；这种同位素发射出一种或几种具有特殊能量的 γ 射线。全身计数器可以记录受试者体内的放射线图谱。能量水平代表元素种类，放射线水平反映其丰度。

中子活化技术有其局限性。第一，装置昂贵，世界上只有很少几个实验室拥有。第二，需要对受试者施用中等强度的放射性，因此禁止在孕妇与儿童身上应用，在健康人群应用已很少见。

9. 总体钾测量 在中子活化技术范畴中，必须要提到的是全身 ^{40}K 的测定。在人体中天然含有一定丰度的放射性钾元素。钾原子有 ^{39}K、^{40}K 及 ^{41}K 三种同位素，其丰度分别为 93.1%、0.0118% 及 6.9%。目前经过大量的人体试验已经测量多种人体组成中的 ^{40}K 含量，如细胞内液、细胞外液、脂肪组织、去脂组织、蛋白质、骨骼肌和骨骼等。

（1）目的：测量身体中具有放射性的 ^{40}K 丰度，进而推算出全身钾元素的含量。

（2）原理：利用 ^{40}K 的放射性，可以在密闭的环境中，不经过中子活化过程而直接测定体内 ^{40}K 释放 γ 射线的强度，避免了中子活化对人体的伤害。假设：人体中含有 3 种钾的同位素（^{39}K、^{40}K 和 ^{41}K），在人体组织中的含量和比例相对恒定。^{40}K 放射 γ 射射线，其强度为 1.46MeV。通过测量 γ 射线的强度，可以计算出人体钾的含量。

（3）仪器：全身液体闪烁计数系统。

（4）结果计算：^{40}K 的自然丰度为 0.012%，人体中钾的含量男女分别为：2.66g/kg FFM 和 2.50g/kg FFM。

Boling 等人认为钾与体水具有很高的相关性。在体水中钾的含量男女分别为 3.41g/L 和 3.16g/L。

（5）影响因素：背景中的 ^{40}K 以及所有释放 γ-射线的物质（铋-214）对计数仪都有干扰，所以对测量的环境要求很高，需要有屏蔽和防护措施；受试者在测量前需要洗澡、洗头、穿着清洁的衣服进行计数测量。

10. 尿肌酐排泄量测量

（1）目的：测量去脂体重（FFM）和肌肉含量。

（2）原理：Hoberman 等通过同位素 ^{17}N 稀释法的研究证实，FFM 和肌肉与尿肌酐的排泄量有着紧密的联系。

（3）样品收集：要求准确收集 24 小时尿样，其时间误差不能超过 15 分钟，而且要连续收集 3 天的尿样进行分析。

（4）影响因素：研究结果表明，某些因素的确影响这种方法的正确性。其中最主要的是同一个体每日尿肌酐排泄量的差异很大。在完全自由膳食状态下和完全无肉类膳食状态下，同一个体每日尿肌酐的排泄量可以从 20% 下降到 11%。产生这种差异的原因是肾脏对于尿肌酐既有过滤作用，同时又有分泌作用。

总之，直接和间接测量体成分的方法很多。每种方法既有其适用范围和特殊性，又有一定的局限性。不同的方法分析的体成分内容既有交叉又有区别。表 3-4-2 反映了各种人体体成分分析方法之间的差异和优越性，评分标准：最小 = 1，最大 = 5。

表 3-4-2　人体体成分测量方法的比较

方　　　法	费用	技术难度	精确度	
			FFM	BF%
体水				
重水	2	3	3	3
^{18}氧	5	5	4	4
钾	4	4	4	3
尿肌酐	2	3	2	1
密度法				
水下称重	3	4	5	5
体积描计	4	3	5	5
皮褶厚度	1	2	2	2
上臂围	1	3	2	2
中子活化	5	5	5	5
光子吸收	4	4	4	4
电传导	5	1	4	4
电阻抗	2	1	4	4
CT	5	5	5	5
双能 X 线吸收	5	5	5	4
超声	3	3	3	3
Infrared interactance	4	3	3	3
磁共振	5	5	5	5

（卓勤　王京钟）

第二节　骨状态测量

骨骼系统包括骨、软骨及其附属结构，具有构成骨架结构、支撑体重、参与钙、磷代谢及造血等功能。骨生长发育与代谢异常可引起佝偻病、骨软化症、骨质疏松症、坏血病等疾病。因此，骨状态的测量具有重要意义。骨状态测量主要包括骨龄测量、骨密度测量、骨生物力学测定及骨组织形态计量学等。

一、骨龄测量

骨龄指骨骺或小骨的骨化中心（骨化点、化骨核）出现以及骨骺与骨干愈合的年龄，是判断骨发育正常与否及骨成熟程度的重要指标。骨龄测量方法主要有计数法、图谱法、评分法和计算机辅助评定骨龄法等。

（一）计数法

骨龄计数法是计算骨化中心出现和骨骺愈合的数目并与相应的标准比较得出骨龄的评定方法，通常以 50% 出现率（或融合率）所在年龄为正常值的标准，把 3%~97% 的年龄视为正常范围。包括单部位摄片计数法和多部位摄片计数法。

1. 单部位摄片法　只要拍摄手腕部 X 线片，并数出骨化中心的数目，然后与表对照就可以得出骨龄，该法较少受拍片时手腕部位置的影响，但仅适用于学龄前。

2. 多部位摄片法　利用肩、肘、腕、髋、膝、踝六大关节骨化中心的出现和融合制定中国人四肢骨龄标准。该方法虽适用年龄有所增宽、精确度有所提高，但误差仍然较大。

骨化中心数目：1 岁时 2~3 个，3 岁时 4 个，6 岁时 7 个，8 岁时 9 个，10 岁时出齐 10 个。即在 10 岁以前，腕部骨化中心出现的个数大约为周岁年龄的"岁数+1"。实际上除了头状骨和钩骨外，其余各骨骨化中心出现的正常年龄范围仍较大。但由于其使用简便、省时、易于掌握，"计数法"在我国仍应用于年龄的粗略估计，在国外已基本被淘汰。多部位摄片计数骨化中心的方法不宜采用。

（二）图谱法

骨龄图谱法是将被检片与手、腕部系列骨龄标准 X 线片图谱比较（每一标准图谱代表该年龄儿童的平均水平），以最相像的标准片骨龄作为被检片的骨龄的评定方法。代表性的图谱法有 G-P（Greulich and Pyle）法（应用最广）、顾氏图谱、日本人标准骨成熟图谱。

1. 整片匹配法　这种使用方法最简便，应用也最普遍。将被评价的 X 线片与图谱标准片做整片比较，直到选择出发育程度最为相似的标准片，该标准片的骨龄即为被评价儿童的骨龄。

2. 插入法　如果在上述的比较中，被评价的 X 线片与标准片均不确切一致，而是处于相邻两幅标准片之间时，那么可取这两幅标准片骨龄读数的平均数为被评价儿童的骨龄。

3. 逐块骨评价法　在 G-P 图谱中，对每一幅标准片不仅有成熟度指征发育程度的描述，而且也标注有每块骨的骨龄。可分别采用上述方法评价出每块骨的骨龄，然后取各骨骨龄的平均数为被评价儿童的骨龄。这种评价方法是 Greulich 等所提倡的应用方式，评价结果精确。但要分别评价手腕部 28 块骨，很费时，所以在临床中较少使用，而在骨发育研究中时有应用。

（三）评分法

骨龄评分法是根据各骨发育的阶段或分期及分值，计算总分，从相应的标准查出骨龄的评定方法。它是评定骨龄最为精确的方法。主要包括 TW（Tanner-Whitehouse）1、TW2 分类［TW2-RUS（桡骨、尺骨、掌指骨）、TW2-Carpal（腕骨）和 TW2-20（包括 RUS 和腕骨）］、TW3、RWT（Roche-Wainer-Thissen）膝部骨龄评分法、中国人骨成熟度评价标准-CHN 法后修改为《中国人手腕骨发育标准-中华 05》）。

1. TW2 法　该法观察手腕部及手掌部的 20 个骨化中心，分别为尺骨、桡骨的远端骨骺，第一掌骨的近端骨骺，第三、五掌骨的远端骨骺，第一、三、五近节指骨的近端骨骺，第三、五中节指骨的近端骨骺，第一、三、五远节指骨的近端骨骺及头骨、钩骨、三角骨、月骨、舟骨、大多角骨、小多角骨的形状、密度和分期进行计分，最后统计总分，查图表定骨龄。

2. TW3 法（RUS 评估方法）　目前国际上通用的骨龄评估方法。观察手腕部及手掌 13 块管状骨：桡骨、尺骨远端骨骺，第一掌骨的近端骨骺，第三、五掌骨的远端骨骺，第一、三、五近节指骨的近端骨骺，第三、五中节指骨的近端骨骺，第一、三、五远节指骨的近端骨骺。根据分期进行计分，统计总分，最后查图表定骨龄。

3. CHN 法　利用方差极小化和迭代法的数学方法，参考 G-P 图谱法，重新确定了骨发育分级及各级分值，提出了中国人骨发育等级标准。该法舍去尺骨、三角骨、月骨、舟骨、大多角骨、小多角骨等权重指数接近 0 的这六块骨，只对骨化中心出现早、生长发育期长、等级评定可靠性高的

骨给予较高的权重。CHN 法在判定 13～18 岁生长突增期男性青少年骨龄较为准确，并使得手腕骨生长发育研究由定性达到了定量分析。

4.《中国人手腕骨发育标准-中华 05》法　在 TW3 法基础上修订了中国儿童手腕骨发育标准。并在第一掌骨、近节指骨和中节指骨的第 4、5、6、7 等级，远节指骨的 5、6、7 等级，以及桡骨的第 5、6 等级和尺骨第 5 等级内选择新的骨成熟度指征，将每个等级分为两个骨发育等级；同时，根据桡骨、尺骨的融合程度将融合过程划分为 4 个阶段。使用分类特征计分算法计算骨发育等级得分，以百分位数法分别制定了 TW-CRUS、TW-C 腕骨、RUS-CHN 骨龄标准。

5. Sauvegain 法　该法选用肱骨外髁、肱骨滑车、尺骨鹰嘴和桡骨近端骨骺，将其分成不同的发育等级，再对各骨各等级赋予相应的分数，各项总分最高为 27 分，将累计分数相加得出总分，然后使用标准曲线图表确定骨龄。与 G-P 图谱法比较，Sauvegain 法更为准确，它可以清楚地以半年为间隔来划分骨龄，从而弥补了 G-P 图谱不能将青春发育加速期的青少儿骨龄评估到半岁以内的不足。该法仅适用于青春期开始至最初两年很短时间范围内（女孩 10～13 岁，男孩 12～15 岁），也就是生长发育加速及第二性征发育期。Sauvegain 法绘制的曲线，特别是在其上部很难读取数据，需重新校准。

（四）计算机辅助评定骨龄法

计算机辅助骨龄评分（computer assisted skeletal age scores，CASAS）以数字化信息技术和分类统计方法，进行计算机图像分析得出结果。通过数据化处理，将 X 线片原图转换为数字图像，进行数字分析，具体包括数字化处理、模版创建、图像分类等。

CASAS 能自动完成骨发育分期和骨龄评定等工作，使用者只需操作仪器，主要操作如下：①置左手腕部 X 线片于专门设计的灯光盒上。②逐个骨获取 X 线片图像于相应的框架内，由高分辨单色视频相机连接微电脑内的框架缓冲器，以每秒 30 次的速度重建图像。这是一种实时图像获取系统，从桡骨远端开始，按一定顺序逐个骨进行图像获取，利用显示在电脑屏幕周边的相应骨各期的模版图，选取能重叠于待获取骨部位的期模版图，使 X 线片该骨部位图像被获取在此模板框架内，以备分析。简而言之，通过移动 X 线片、调节焦距、选取骨的期模板图，达到以正确位置获取图像的目的。③计算机图像处理，如图像信息的增益和过滤等。④计算机图像分析，即利用傅里叶系数进行分类，得出待检各骨的期数。⑤根据合计骨发育分，得出骨发育分、百分位骨龄等结果。

数字化图像由 X 线摄像器械生成并直接输入到 CASAS 计算机内，自动调节图像位置，选取相应期模板，评定骨龄发育期，直至得出各项结果。作为最新产品，数字化 CASAS 对期模板的要求较为宽松，若选取的期模板太不适合或骨的位置太差会自动报警。

二、骨密度测量

骨密度测量目前普遍采用双能 X 线吸收法（dual energy X-ray absorptiometry，DXA）、定量计算机断层成像法

(quantitative computed tomography，QCT)、单光子或单能吸收法(single photon absorptiometry/single X-ray absorptiometry，SPA/SXA)、定量超声法(quantitative ultrasound，QUS)。其中DXA是目前"金标准"的诊断方法，是技术最成熟的测量方法，有较好的重复性，辐射量低(有效剂量：1~3μSv)，多数流行病学研究采用该测量方法；另外，DXA的骨密度(bone mineral density，BMD)结果与骨折危险性相关，多数临床药物研究和疗效观察也采用此测量方法。以下介绍双能X线骨密度仪测定骨密度。

(一)测量前准备

打开仪器，先通过仪器自身的质量保证系统进行自检，自检通过方能进行骨密度测量。另外在开始前需要注意下列事项：

1. 衣物限制　确定被测者取下可以削弱X射线光束的物件，例如，具有拉链、锁扣、带扣的衣物。要求被测者穿着运动装前来检查，或在他们抵达时提供检查服。

2. 放射性核素和不透射线药剂　确定被测者在过去的3~5天内没有服用或注射放射性核素和不透射线药剂。如果被测者曾经进行使用此类药剂的测试，请将测量延后直到患者体内不再存有该元素的痕迹。72个小时的等待时间足以使大多数药剂离开患者体内。最好能咨询放射安全机构。

3. 孕期限制　如果需要测量怀孕妇女，胎儿可能会暴露在小剂量辐射中。如果临床处理不受影响，请将测量延后直到怀孕期结束。使胎儿处于放射暴露中的决定必须由主治医生决定，多数被测者的骨质量在怀孕期间不会有很大的变化，在怀孕的后期，胎儿的矿化骨会干扰母亲的脊柱和股骨测量。

(二)体位

1. 脊柱骨密度测量

(1) 使用足部泡沫块定位器：使用支撑块抬高被测者的脚部，确保被测者的大腿与扫描床面成60°或90°角，有助于隔离椎骨和使后背底部平躺。

(2) 不使用足部泡沫块定位器：扫描床中线作为参考，确保足部支架居中，将中线与足部支架的底座上导线对齐，向内旋转患者的腿，然后将被测者的足部固定在足部支架上(建议不要把鞋脱掉)。

2. 股骨/双股骨骨密度测量　被测者身体必须在扫描床的中间(使用扫描床的中线作为参考校正)。被测者的手臂应在胸前交叉，远离髋的边侧。

3. 前臂骨密度测量　被测者坐在扫描床旁边的椅子上，手臂放置在定位板上，手掌朝下，松开拳头，将前臂捆束于专用测量器上进行测量。

4. 脊柱侧位测量　将侧位定位器放在扫描床上，在扫描床上放置一个枕头以支撑患者头部，被测者膝盖朝向胸部定位，直到背部下方与双肩平直靠着侧位定位器，确定被测者脊柱与扫描床平行，手臂从胸前形成90°。

5. APVA脊柱几何/形态计量法测量　将被测者平直躺于中央，激光定位在肚脐下方约5cm处。

6. 全身骨密度测量　确保将所有会减弱结果的材料(腰带、金属纽扣等)从测量区除去。被测者的身体必须在扫描床的中间。使用扫描床的中线作为参考，校正被测者位置(如果被测者身体比扫描区域宽，则可以调整位置进行半身扫描)，除了身体的整个左侧或右侧外，整个头部和脊柱也应包含在扫描窗口内；被测者的手部应该拇指朝上，手掌朝向腿部，手臂顺着身体摆放，如果可能，手不应接触腿部，且需检查被测者手臂是否在扫描床垫上的扫描区线条内。

(三)扫描测量

各个测量部位均按测量仪说明书上规定的测量操作模式进行自动扫描测量。

(四)结果分析和评价

通常以感兴趣区边缘线为计算密度的界线。要注意：骨骼架构的明显变形，例如骨赘、椎间盘变性病、脊髓关节炎、脊椎前移、脊柱后凸侧弯和椎骨骨折以及主动脉中的大量钙沉积物，都会错误地提高脊骨的矿质值。

1. 测量结果的报告　不同厂家生产的仪器，都有其统一的结果报告格式。报告单上给出被测者骨密度值(g/cm^2)和平均骨密度值，也给出T记分值(将检测者检测所得到骨密度与30~35岁健康年轻人的骨密度作比较，以得出高出(+)或低于(-)年轻人的标准差数)。实际临床工作中通常用T值来判断骨密度是否正常。

2. 评价标准　根据2017年版的《原发性骨质疏松症诊疗指南2017》，诊断标准如下：

(1) 基于BMD的诊断：DXA测量的BMD是目前通用的骨质疏松症诊断指标。对于绝经后女性、50岁及以上男性，建议参照WHO推荐的诊断标准，基于DXA测量结果，BMD值低于同性别、同种族健康成人的骨峰值1个标准差及以内属正常；降低1~2.5个标准差为骨量低下(或低骨量)；降低等于和超过2.5个标准差为骨质疏松；BMD降低程度符合骨质疏松诊断标准，同时伴有一处或多处脆性骨折为严重骨质疏松。BMD通常用T-值表示，T-值=(实测值-同种族同性别正常青年人峰值BMD)/同种族同性别正常青年人峰值BMD的标准差。基于DXA测量的中轴骨(腰椎1~4、股骨颈或全髋)BMD或桡骨远端1/3 BMD对骨质疏松症的诊断标准是T-值≤-2.5。对于儿童、绝经前女性和50岁以下男性，其BMD水平的判断建议用同种族的Z值表示，Z-值=(BMD测定值-同种族同性别同龄人BMD均值)/同种族同性别同龄人BMD标准差。将Z-值≤-2.0视为"低于同年龄段预期范围"或低骨量。

(2) 基于脆性骨折的诊断：脆性骨折是指受到轻微创伤或日常活动中即发生的骨折。如髋部或椎体发生脆性骨折，不依赖于BMD测定，临床上即可诊断骨质疏松症。而在肱骨近端、骨盆或前臂远端发生的脆性骨折，即使BMD测定显示低骨量(-2.5<T-值<-1.0)，也可诊断骨质疏松症。

三、骨生物力学测定

骨骼的质量主要由骨矿盐与骨基质之间的比例所决定，反映骨质质量的指标主要有骨骼的强度、弹性、刚度以及骨质的密度等。骨生物力学是生物力学的分支，它以工程力学的理论为基础,研究骨组织在外力作用下的力学特性和骨在受力作用后的生物学效应,是对骨质量评定的一种直接、客观并且可靠的方法。骨生物力学主要采用质构仪测定。

（一）测定程序（以胫骨为例）

将胫骨标本置于质构仪上进行三点弯曲实验,记录载荷变形曲线,测定时的加载速度 15mm/min,跨距为标本直径的 16 倍。

（二）测定指标

1. 骨结构力学指标　用质构仪做的 3 点弯曲试验中,骨结构力学主要有以下指标:

（1）最大载荷:骨骼所能承受的极限载荷。

（2）最大桡度:骨断裂前所发生的最大变形长度。

（3）弹性载荷:骨骼在弹性变形阶段所能承受的最大载荷。

（4）弹性桡度及能量吸收:骨骼吸收的探头对受试骨所做的功。

2. 骨材料力学指标　骨材料力学主要有以下指标:

（1）骨应力:骨标本单位面积上所承受的载荷值。

（2）最大应力:骨断裂前骨单位面积所承受的最大压力。

（3）弹性应力:受骨骼肌有机相质量的影响。

（4）骨弹性模量:在载荷 2 变形曲线上,在屈服点之前直线上的斜率。

（5）骨强度:骨最大载荷值与每 mm 标本长度内矿盐含量的比值（或与骨矿盐密度 mg/mm³ 的比值）,表示骨的内在特性,与骨尺寸和几何形状无关。

（三）计算公式

1. 骨截面惯性矩 $J = \pi \times (BH^3 - bh^3)/64$
2. 弹性应力 = （弹性载荷×H×跨距）/8J
3. 最大应力 = （最大载荷×H×跨距）/8J
4. 弹性模量 E = （弹性载荷×跨距³）/（48×弹性桡度×J）
5. 弹性能量吸收 = 0.5×弹性载荷×弹性桡度

式中 B:骨横截面外层长轴（mm）;b:骨横截面内层长轴（mm）;H:骨横截面外层短轴（mm）;h:骨横截面内层短轴（mm）。

四、骨组织形态计量学

骨组织形态计量学(简称骨计量学)属于体视学、生物医学组织形态计量学中的一个特殊分支,是依据骨组织学和生理学,基于体视学原理,从二维切片上推导三维结构的一种方法。该方法除能将形态学观察到的骨组织结构改变,用定性、定量的计量方法求得骨体积密度、骨小梁表面积、皮质骨厚、骨小梁间距、骨小梁厚的平均值等,还能对类骨质进行分析,求得平均类骨质体积、平均类骨质表面、平均类骨质宽、成骨细胞活跃表面、破骨细胞活跃表面和平均骨壁厚等指标,并且还能通过活体四环素双标记的方法,利用四环素能与骨特异结合并沉积在骨矿化前沿的特性,把时间因素标记在骨的重建过程中,可以测定多组骨动力学组织参数。

（一）四环素双标记

在人类研究中,四环素类药物是唯一适用的荧光标记的药物。在荧光显微镜中,通过 350mm 波长荧光的激发后能出现明亮的荧光。明亮度由药物的血浆浓度决定,而血浆浓度由剂量决定。双标记过程包括连续服药几天,休息更长一段时间后第 2 次服药,在最后 1 次服药后 5~14 天活检,能产生良好的标记效果。两次服药时间中点之间的间隔称为标记时间。

（二）不脱钙骨切片的制备

将打磨好的块固定在切片机上,右手慢慢切下。同时,左手用沾有 40%乙醇的软毛刷轻轻地拨下切片,注意不要损坏切片,然后用毛刷把切片转移到滴有一滴 70%酒精的载玻片上,再滴一滴 70%酒精,然后慢慢展平切片,盖上盖玻片,用滤纸将多余的酒精吸干。一个标本可以切两种厚度,即薄片（5μm）和厚片（9μm）,薄片用于 Masson-Goldner Trichrome 染色计数破骨细胞;厚片可直接封片,测量动态参数;或硝酸银染色,测量静态参数。

（三）骨组织形态计量学参数的测量和计算

1. 骨组织形态学参数

（1）骨小梁体积和全部骨组织体积之比（trabecular bone volume/total tissue volume,TBV/TTV）:所测范围内骨小梁体积（矿化骨和未矿化的类骨质体积之和）占全部骨组织体积（皮质骨的体积和海绵骨的体积之和）的百分比（%）。

（2）平均骨小梁板的厚度（mean trabecular plate thickness,MTPT）:根据骨小梁体积和骨小梁表面积计算,即 MTPT = TBV/TBS（trabecular surface）×2000（μm）。

（3）平均骨小梁板密度（mean trabecular platedensity,MTPD）:每 mm² 骨小梁的数量（/mm²）。

（4）平均骨小梁板间隙（trabecular template spacing,MTPS）:代表骨小梁板之间的距离（μm）。

2. 骨动力学参数

（1）平均类骨质宽度（mean osteoid width,MOSW）:指骨形成表面尚未被矿化的类骨质的平均宽度（μm）。

（2）矿化延迟时间（mineralizing lag time,MLT）:成骨细胞合成的类骨质覆盖骨小梁表面,随后矿物盐沉积在类骨质和矿化骨之间。MLT 指从类骨质合成到矿化开始间隔的时间。

（3）类骨质成熟时间（osteoid maturation period,OMP）:含义基本与 MLT 相同,但计算方法不同,反映水平不同,OMP 是细胞水平,MLT 是组织水平。

第三节　临床体征检查方法

营养不良包括营养过剩和营养缺乏,会出现一系列的临床症状和体征。临床症状主要通过询问获得,体征需要检查者应用自己的感官或借助检查工具对被检查者进行观察和评估。症状、体征结合实验室检查等基本能判断被检查者是否存在营养不良以及营养不良的程度。

一、概述

（一）目的

通过观察被检查者,寻找具有营养不良诊断意义的症候,收集被检查者营养及健康状况的资料。观察被检查者的脸色、体型、精神状态可以对其营养状况有一个初步估计;详细检查头发、眼、唇、口腔和皮肤等,可进一步推测何种营养素的缺乏。

（二）检查方法

检查者运用自己的感官或借助检查工具来了解机体营养与健康状况,与临床检查方法基本一致,即有五种:视诊、触诊、叩诊、听诊、嗅诊,以视诊最为重要。应在室温适宜且安静的环境中进行检查,最好以自然光线作为照明,避免因光线因素影响皮肤、黏膜和巩膜颜色的观察。被检查者应仰卧,检查者应动作轻柔精细,按一定顺序进行检查。通常首先观察一般状况,然后依次检查头面部、颈、胸、腹、脊柱、四肢、生殖器、神经系统等。要达到熟练地掌握和运用这些方法,并使所获得的检查结果具有可靠的诊断价值,检查者必须具有丰富的医学知识和临床实践经验,以及对收集的资料进行鉴别、分析的能力。

二、营养缺乏相关的常见体征检查

（一）全身状况

消瘦、面色苍白、精神不振可见于能量和蛋白质缺乏。蛋白质缺乏时还可出现水肿,轻者仅见于下肢踝部,重者可延至躯干腹壁,还可出现面部、眼睑水肿甚至两眼不能睁开,严重时可发生腹水、胸腔积液等。

（二）皮肤

皮肤干燥、粗糙、无正常光泽、脱屑或毛囊凸起如疙瘩,可能与维生素 A 缺乏有关。皮肤点状出血、瘀斑可能与维生素 C 或维生素 K 缺乏有关。皮肤水肿、伤口愈合慢或愈合不良可能与蛋白质、锌、必需脂肪酸缺乏有关。

（三）头发

头发失去正常色泽、变细、稀疏、干燥、易折断,可能与蛋白质、能量缺乏,锌、生物素等微量营养素缺乏有关。

（四）眼

角膜边缘及周围出现灰白色浑浊环,多见于老年人,称为老年环,是类脂质沉积的结果。巩膜正常为瓷白色,中年以后在内眦部可出现黄色斑块,为脂肪沉积所致;血液中其他黄色色素成分增多时,如胡萝卜素增多,也可引起巩膜黄染,注意与黄疸鉴别。角膜边缘若出现黄色或棕褐色的色素环,环的外缘较清晰、内缘较模糊,称为 Kayser-Fleischer 环,是铜代谢障碍的结果,见于肝豆状核变性。

眼结膜干燥、暗适应能力下降可能与维生素 A 缺乏有关,贴近角膜两侧和结膜外侧有皱褶,形成大小不等的泡沫状白斑,称为毕脱斑,是由维生素 A 缺乏后脱落的上皮细胞堆积形成。角膜软化是维生素 A 缺乏时出现的较严重的现象,可使角膜发生溃疡、穿孔。

眼结膜充血、角膜周围血管增生、角膜与结膜相连处有水泡可能与维生素 B_2 缺乏有关。

（五）口腔

口角湿白、裂隙、溃疡,嘴唇肿胀、裂隙、溃疡以及色素沉着可能与维生素 B_2 缺乏有关。口腔黏膜下如见大小不等的出血点、瘀斑或牙龈出血,则可能为维生素 C 缺乏引起。

牙齿珐琅质破坏,牙齿表面原有光泽消失、出现灰色斑点可能与氟过多有关。牙龈的游离缘出现蓝灰色点线称为铅线,是铅中毒的特征。在铋、汞、砷等中毒时可出现类似的黑褐色点线状色素沉着。

舌乳头萎缩、甚至消失,舌表面光滑无苔呈粉红色、红色或橙黄色,舌体缩小,也叫平滑舌,常见于某些营养不良性疾患,如吸收不良综合征、烟酸缺乏症、维生素 A 及核黄素缺乏症,亦可见于恶性贫血、萎缩性胃炎、胃癌等疾病。

舌肿胀、红斑及舌乳头萎缩,甚至全舌紫红色或红紫相间,出现中央红斑,边缘界限清楚如地图样变化,被称为地图舌,与维生素 B_2 缺乏有关。舌部糜烂及猩红舌,舌面绛红如牛肉状,见于烟酸缺乏。

正常人呼气时无特殊气味。气息异常有多种,常见的有:烂苹果味见于酮症酸中毒;尿味见于各种原因所致的肾功能急、慢性衰竭;肝臭见于各种原因所致的肝昏迷;大蒜味多见于食大蒜及有机磷中毒;酒味见于饮酒及酒精中毒;金属味见于重金属中毒,如铅、铋、汞等;葱味见于食葱者及砷中毒;杏仁味见于苦杏仁、桃仁、枇杷仁、李子核仁、氰化钾等中毒。

（六）耳与鼻

鼻唇沟、眉间和耳朵后的皮肤皱襞处有皮脂腺分泌过多,皮脂积留的现象,被称为脂溢性皮炎,和维生素 B_2 缺乏有关。

（七）颈部

颈前甲状腺肿大可见于碘缺乏。甲状腺肿大可分为 3 度:轻度（Ⅰ度）,颈部看不到,但触诊能摸到甲状腺;中度（Ⅱ度）,颈部可以看到肿大的甲状腺,触诊能摸到肿大的轮廓,甲状腺没有超过胸锁乳突肌的后缘;重度（Ⅲ度）,视诊和触诊都可以发现甲状腺肿大,超过了胸锁乳突肌的后缘。

（八）指甲

指甲面中部凹陷,且较正常变薄,甲面粗糙有条纹,其边缘翘起呈匙状,呈匙状甲,常见于缺铁性贫血。

（九）骨骼系统

骨骼变形如鸡胸、漏斗胸、念珠形肋骨、X 型或 O 型腿可与缺乏维生素 D 或钙有关。

（十）神经系统

指端麻木、肌肉压痛,尤其是腓肠肌压痛可能与缺乏维生素 B_1 有关。感情淡漠和痴呆,伴有肌肉震颤、腱反射过敏或消失可能与烟酸缺乏有关。末梢感觉迟钝、膝反射减弱或消失、肌肉震颤可能与维生素 B_{12} 缺乏有关。

三、典型体征与营养素的关系

临床典型体征与可能的营养素缺乏的关系,见表 3-4-3。

表 3-4-3 典型体征与营养素缺乏的关系

检查项目	体征	缺乏的营养素
全身	消瘦、发育不良	能量、蛋白质、维生素、锌
	贫血	蛋白质、铁、叶酸、维生素 B_{12}、维生素 B_6、维生素 C
	水肿	蛋白质
皮肤	干燥、鳞屑	维生素 A、锌、必需脂肪酸
	毛囊角化、毛囊丘疹	维生素 A
	皮炎(红斑摩擦疹)	烟酸
	脂溢性皮炎	维生素 B_2、维生素 B_6
	出血	维生素 C、维生素 K
	伤口不愈	蛋白质、必需脂肪酸、锌、维生素 C
	阴囊湿疹	维生素 B_2
头发	变细、稀疏、脱发	能量、蛋白质、锌、生物素
指甲	横向脱色	白蛋白
	匙状指	铁
眼	角膜干燥、夜盲	维生素 A
	角膜边缘充血	维生素 B_2
	睑缘炎、畏光	维生素 B_2、维生素 A
	结膜炎	维生素 B_2
唇	口唇炎、口角炎、口角裂	维生素 B_2、烟酸、维生素 B_6
口腔	舌糜烂、舌猩红	烟酸
	地图舌、舌肿胀	维生素 B_2
	口内炎	烟酸、维生素 B_2
	牙龈出血	维生素 C
	舌乳头萎缩	铁、维生素 B_2、生物素
	味觉减退	锌、维生素 A
颈部	甲状腺增大	碘
腹部	腹泻	烟酸
四肢	骨骼变形	维生素 D、钙
	关节痛	维生素 C
	肌肉痛	维生素 B_1
	肌肉萎缩	蛋白质、硒、维生素 D
神经	手足抽搐	钙、镁
	功能异常	维生素 B_1、B_{12}
	共济失调	维生素 B_{12}
	痴呆	烟酸、维生素 B_{12}
	反射减退	维生素 B_1、烟酸、B_{12}

第四节 营养筛查与评价

营养评价除了膳食调查、人体测量、症状询问、体征检查以及实验室检查外,还包括多项综合营养评价工具。在应用这些工具进行营养评价前,通常会先进行营养筛查。

一、营养筛查

营养筛查包括营养风险筛查和营养不良筛查。

营养风险是指现存的或潜在的与营养因素相关的导致患者出现不利临床结局的风险。临床结局包括生存率、病死率、感染性并发症发生率、住院时间、住院费用、成本-效

益比及生活质量。常用的筛查工具是营养风险筛查 2002(nutrition risk screening 2002,NRS 2002),NRS 2002 包括疾病的严重程度评分、营养状况受损评分、年龄评分三个方面。它是基于循证医学基础,经过回顾性和前瞻性临床有效性验证,适用于 18~90 岁能够回答提问的住院患者。欧洲临床营养和代谢学会与中华医学会肠外和肠内营养分会指南均推荐 NRS 2002 作为住院患者是否存在营养风险的筛查工具。美国肠外肠内营养学会与美国重症医学学会推荐 NRS 2002 作为重症患者营养筛查工具之一。

营养不良是指因能量、蛋白质及其他营养素缺乏或过剩,导致机体功能乃至临床结局发生不良影响。营养不良筛查工具主要包括营养不良通用筛查工具(malnutrition universal screening tool,MUST)、微型营养评价简表(mini nutritional assessment short form,MNA-SF),MUST 主要用于社区,MNA-SF 主要用于老人院、社区以及住院患者,相比 NRS 2002,这些工具缺乏循证医学的证据。

二、营养评价

如果存在营养风险或者营养不良的可能,需要进行营养评价,进而判定人体的营养状况,确定营养不良的类型及程度,估计营养不良的风险,并评估营养治疗的疗效。目前,常用的营养评价工具有以下：

(一) 主观整体评估

主观整体评估(subjective global assessment,SGA)是目前临床上使用最为广泛的一种通用临床营养状况评价工具。SGA 以病史和临床检查为基础,省略实验室检查,其内容主要包括病史评价和体格检查评价两部分。根据主观印象进行营养等级评定,A 级为营养良好,B 级为轻度到中度营养不良,C 级为重度营养不良。

(二) 患者主观整体评估

患者主观整体评估(patient-generated subjective global assessment,PG-SGA)是在 SGA 的基础上发展起来的。最先由美国 Ottery 于 1994 年提出,是专门为肿瘤患者设计的营养状况评估方法。临床研究显示,PG-SGA 是一种有效的肿瘤患者特异性营养评估工具,是美国营养与饮食学会(Academy of Nutrition and Dietetics,AND)推荐用于肿瘤患者营养评估的首选方法。

PG-SGA 由患者自我评估部分及医务人员评估部分组成,患者自我评估部分包括体重、摄食情况、症状、活动和身体功能,医务人员评估部分包括疾病与营养需求的关系、代谢方面的需要、体格检查。

(三) 微型营养评价

微型营养评价(mini nutritional assessment,MNA)是根据老年人的特点设计,专门用于老年人营养状况评价的工具,内容包括人体测量、整体评价、膳食问卷及主观评价等,各项评分相加即得 MNA 总分。

(四) 其他综合营养评价工具

除了 SGA、PG-SGA、MNA 外,目前评价患者营养状况的综合性评价方法还包括预后营养指数(prognostic nutritional index,PNI)、营养风险指数(nutritional risk index,NRI)及住院患者预后指数(hospital prognostic index,HPI)等。

三、营养筛查与评价的区别和联系

营养筛查先于营养评价,一般来说,患者入院 24 小时内应进行营养筛查,即营养筛查是针对所有住院患者,营养评价在营养筛查后进行,实施对象为存在营养风险或者是营养不良可能性的患者。营养筛查只能判断患者是否存在营养风险或者营养不良,对营养不良的程度无法判定,而营养评价可以半定量或者定量判断患者营养不良的程度。

(秦立强　杨晶)

参 考 文 献

1. 顾景范. 现代临床营养学. 第 2 版. 北京：科学出版社,2009.
2. Lobos Sobotka. 临床营养基础. 第 4 版. 蔡威,译. 上海：上海交通大学出版社,2013.
3. 赵昌峻. 临床营养诊断与治疗. 杭州：浙江科学技术出版社,2000.
4. 焦俊,陈绪光. 骨发育与骨龄测评. 贵阳：贵州科技出版社,2004.
5. 余卫. 临床骨密度测量应用手册. 北京：中国协和医科大学出版社,2018.
6. Kondrup J,Rasmussen HH,Hamberg O,et al. ESPEN Working Group. Nutritional risk screening (NRS 2002)：a new method based on an analysis of controlled clinical trials. Clin Nutr,2003,22(3)：321-336.
7. Christner S,Ritt M,Volkert D,et al. Evaluation of the nutritional status of older hospitalised geriatric patients：a comparative analysis of a Mini Nutritional Assessment (MNA) version and the Nutritional Risk Screening (NRS 2002). J Hum Nutr Diet,2016,29(6)：704-713.
8. Fontes D,Generoso Sde V,Toulson Davisson Correia MI. Subjective global assessment：a reliable nutritional assessment tool to predict outcomes in critically ill patients. Clin Nutr,2014,33(2)：291-295.
9. van Bokhorst-de van der Schueren MA,Guaitoli PR,Jansma EP,et al. Nutrition screening tools：does one size fit all? A systematic review of screening tools for the hospital setting. Clin Nutr,2014,33(1)：39-58.
10. Schoeller DA,van Santen E,Peterson DW,et al. Total body water measurement in humans with ^{18}O and ^{2}H labeled water. Am J Clin Nutr,1980,33(12)：2686-2693.
11. Schloerb PR,Friis-Hansen BJ,Edelman IS,et al. The Measurement of total body water in the human subject by deuterium oxide dilution：with a consideration of the dynamics of deuterium distribution. J Clin Invest,1950,29(10)：1296-1310.

第五章
人体营养状况的实验室评价方法

机体营养状况的实验室评价,是了解人体营养状况最主要的方法。通过收集血液、尿液等生物标本,采用特定的生物标志物,可客观、灵敏地显示机体营养状况的早期变化,往往可观察到临床缺乏症状出现前代谢功能变化,故有人将其称之为亚临床检查法。本章主要介绍营养状况评价的生化检查与评价方法标准及其相关的实验室技术。在生物学指标的选择上,既往更多关注营养缺乏疾病,但随着膳食模式的改变和我国多年的营养工作成效,典型或严重的营养缺乏病发生率已大大降低,针对营养素边缘性缺乏的评价及其对健康的影响,乃至营养素过量的评估需求日益突出。此外,机体营养状况的适宜判定界值也需要不断发展,以便适用于中国人群的需要。

随着检测技术的长足进步及专业性服务社会化的趋势,既往需要手工操作的很多实验方法已实现了自动化,或发展出了商业化的试剂盒。因此,本次修订删除了上一版中目前已经不再使用的方法或检测指标,对具体的手工操作步骤也进行了大幅精简。着重于介绍每一种营养素营养状况评价方法的新指标、新进展,以及具体检测指标涉及方法的原理、优缺点以及对结果的分析等内容。此外,由于一个指标常常有多种评价方法,在实际应用中读者可根据自己的实验要求和这些方法自身的特点,选择适合的方法。

第一节 蛋白质营养状况评价

人体蛋白质营养状况的评价主要包括三个方面,膳食蛋白质摄入量、体格测量和生化检验。膳食蛋白质摄入量是评价人体蛋白质营养状况的基础,主要是根据蛋白质EAR和RNI水平进行评价(评价方法参见第一卷第三章第六节);体格测量的指标包括身高、体重、体成分、上臂围、上臂肌围、皮褶厚度等,并且伴随临床缺乏症状,如水肿、毛发黯淡干脆、肌肉消耗、皮炎等(体格检查参见第五卷第二章第二节)。生化检验包括血液指标和尿液指标,血液指标主要是测定血浆(清)蛋白如总蛋白、白蛋白、前白蛋白、纤维结合蛋白、运铁蛋白等,是评价蛋白质营养状况常用的生化指标。蛋白质是构成肌肉组织的重要成分,尿液指标主要是通过测定尿肌酐、尿3-甲基组氨酸、羟脯氨酸水平来反映肌肉蛋白的数量和代谢情况,从而间接反映机体蛋白质营养状况。以下主要介绍生化检验的评价方法。

一、血液指标

血浆(清)蛋白对蛋白质营养状况变化的灵敏性受其代谢周期、代谢库大小的影响。凡半衰期短、代谢库小者,则比较灵敏(表3-5-1)。蛋白质营养不良时,血清蛋白浓度的下降比血浆蛋白的下降更早些。

表 3-5-1 血浆(清)蛋白质半衰期及代谢库

蛋 白	半衰期	代谢库/ (g·kg 体重$^{-1}$)
白蛋白	14~20 天	3~5
视黄醇结合蛋白	12 小时	0.0002
纤维结合蛋白	15 小时	—
运铁蛋白	8~10 天	<0.1
甲状腺素视黄质运载蛋白	2 天	0.01

(一)总蛋白

血清总蛋白具有维持血液正常胶体渗透压和 pH、运输多种代谢物、免疫以及营养等多种功能。总蛋白本身代谢库较大,而且受球蛋白水平的影响,不够灵敏,参考值为60~80g/L。

1. 双缩脲法

(1)原理:铜离子在碱性溶液中能与蛋白质和至少包含两个肽的多肽作用产生蓝紫色络合物,该络合物在540nm 处吸收度的增加与样品中蛋白质的浓度成正比。

(2)检测范围:该方法目前可在全自动生化分析仪上完成,检测范围一般为 30~120g/L。当样品浓度超过检测范围上限时可用 0.9%生理盐水稀释 3~5 倍后重新测定,结果乘以稀释倍数。

(3)优点:操作简便,是测定血清总蛋白最常用的方法。

(4)缺点:灵敏度低,检测范围窄。

2. 凯氏定氮法

(1)原理:蛋白质是含氮的有机化合物,血浆样品与硫酸和催化剂一同加热消化,使蛋白质分解,分解后的氨与硫酸结合生产硫酸铵。然后碱化蒸馏使氨游离,用过量硼酸吸收后再以硫酸或盐酸标准溶液滴定,根据酸的消耗量乘以换算系数,即为蛋白质含量。

(2)非蛋白氮的测定:血清样品凯氏定氮法测定结果为总氮,应扣除血清中含有的非蛋白氮。测定血清非蛋白氮的含量方法如下:首先在样品中加入等体积的 10%三氯醋酸沉淀蛋白,混匀后离心取上清,按同样方法测定上清液中的氮含量,即为非蛋白氮。

(3)优点:灵敏度、精密度以及准确度都较高。

(4)缺点:测定结果为总氮,既包括有机氮,也包括无机氮。有机氮除蛋白氮外,还有非蛋白氮,测定结果为粗蛋白质的含量,而且测定分两步,比较麻烦。

测定血清总蛋白的方法还有 Folin-酚试剂法(Lowry 法)和考马斯亮蓝法。

（二）白蛋白

白蛋白是维持血清胶体渗透压、缓冲酸碱平衡、并起重要营养作用的蛋白质。机体白蛋白代谢库为 3~5g/kg 体重,其中 50%以上存在于血液。血清白蛋白水平只反映血液内蛋白变化水平,不能反映内脏蛋白的变化。由于白蛋白代谢库较大且半衰期长(14~20 天),因此血清白蛋白不能灵敏反映机体蛋白质营养状况的短期变化。血清白蛋白水平的影响因素很多,如肝肾疾病、外伤、手术、败血症、水肿、烧伤、甲状腺功能减退等。血清白蛋白参考值为 35~55g/L。30~35g/L 为轻度缺乏,25~30g/L 为中度缺乏,≤25g/L 为重度缺乏。

1. 溴甲酚绿法

(1) 原理:在 pH 4.2 的缓冲液中,白蛋白分子带正电荷,与带负电荷的溴甲酚绿生成蓝绿色复合物,该复合物在 628nm 处有吸收峰,其吸光度与白蛋白浓度成正比,与同样处理的白蛋白标准比较,可得到血清中白蛋白浓度。

(2) 检测范围:该方法目前可在生化分析仪上完成,检测范围一般为 15~60g/L,当样品浓度超过检测范围上限时可用 0.9%生理盐水稀释 3~5 倍后重新测定,结果乘以稀释倍数。

(3) 优点:操作简便,是临床上血清白蛋白最常用的检测方法。

(4) 缺点:重复性、特异性较差。

2. 电泳法

(1) 原理:利用不同分子大小和表面电荷的差别,在直流电场中的不同泳动速度进行分离,带正电荷的分子泳向负极,带负电荷的分子泳向正极。蛋白电泳的速度与蛋白质分子的电荷多少、分子量的大小、分子的形态及等电点有关。带电荷越多泳动越快,分子量和体积越大的蛋白分子泳动速度越慢,等电点低的蛋白分子泳动快,等电点高的泳动慢。血清蛋白按其泳动速度可从正极端起,依次分离出白蛋白、α_1、α_2、β 和 γ 球蛋白五个组分,最后通过扫描或洗脱定量测定白蛋白的含量。

(2) 评价标准:由于各实验室采用的电泳条件(包括电泳仪、支持体、缓冲液和染料等)不同,故参考值可能有差异,各实验室宜根据自己的条件制订参考值。可采用各组分蛋白的百分率或实际浓度(绝对值)两种方式报告。用百分率报告时,如遇一个主要组分含量有增减,而其他组分虽然绝对含量正常亦会引起相应的增减。反之,在脱水或水分过多的情况下,血清蛋白浓度已改变,但其百分比仍正常。因此,报告时若有可能,最好同时报告两种方式的结果。

(3) 优点:除了测定白蛋白外,还可同时测定 α_1、α_2、β 和 γ 球蛋白。

(4) 缺点:操作较复杂。

（三）前白蛋白

前白蛋白半衰期短,对蛋白质摄入量的改变敏感,当蛋白质营养不良时,前白蛋白浓度迅速下降。健康成年人血

清前白蛋白浓度为 250~500mg/L。

1. 免疫散射比浊法

(1) 原理:血清前白蛋白与前白蛋白抗体结合成抗原抗体复合物,该复合物在聚乙二醇溶液形成浊度,在一定的荧光激发与发射波长下,测定荧光散射光强度,散射光的强度与血清前白蛋白浓度成正比,由此可以根据标准曲线计算血清前白蛋白浓度。

(2) 检测范围:该方法目前可在全自动生化分析仪上完成,检测范围一般为 22~670mg/L,当样品浓度超过检测上限时报>670mg/L。

(3) 优点:操作简便,灵敏度和精密度均较高,是临床上血清前白蛋白最常用的检测方法。

(4) 缺点:需特定的分析仪器,试剂价格较高。

2. 免疫扩散法

(1) 原理:将特异性前白蛋白抗体或抗血清加入凝胶中,一定量的样品血清前白蛋白在扩散过程中与抗体反应产生沉淀,形成沉淀环,沉淀环的大小与样品血清前白蛋白浓度成正比,通过标准曲线求得样品血清前白蛋白浓度。

(2) 优点:简单方便,不需要特殊设备。

(3) 缺点:精密度和准确度均较差。

3. 免疫透射比浊法

(1) 原理:血清中前白蛋白与抗前白蛋白抗体在液相中反应生成抗原抗体复合物,使反应液呈现浊度。当一定量抗体存在时,浊度与血清中前白蛋白(抗原)的含量成正比。利用透射比浊技术与同样处理的前白蛋白标准比较,计算样品中前白蛋白含量。

(2) 优点:灵敏度可满足常规工作的要求,且可在 340nm 波长的任何生化分析仪上进行,适用性较广。

(3) 缺点:灵敏度和精密度较差,所需抗体量较大。

（四）运铁蛋白

运铁蛋白是一种 β 球蛋白,主要在肝脏合成,与白蛋白不同,运铁蛋白几乎全在血液内。运铁蛋白半衰期较短,为 8~10 天,但在体内的代谢库非常小,<0.1g/kg 体重,因此血清中运铁蛋白能快速反映机体蛋白质的营养状况。但是运铁蛋白和白蛋白一样,容易受到一些因素的影响,比如肝脏、胃肠道以及肾脏疾病、铁营养状况、大剂量抗生素治疗、炎症等。运铁蛋白具有运输铁的功能,每个分子的运铁蛋白可运载 2 个铁原子。机体铁缺乏时,可以导致运铁蛋白合成增加从而增加铁的吸收。因此当机体同时存在缺铁性贫血和慢性蛋白质营养不良时,运铁蛋白就不再是评价机体蛋白质营养状况的适宜指标。临床患者接受大剂量抗生素治疗时,运铁蛋白水平会快速下降。由于运铁蛋白影响因素多,用于机体蛋白质营养状况评价时,也需多指标、多方面综合分析。血清运铁蛋白的参考值为 2~4g/L。1.5~2g/L 为轻度缺乏,1~1.5g/L 为中度缺乏,≤1g/L 为重度缺乏。

1. 酶联免疫法

(1) 原理:特异性的抗体与固相载体连接,加上待测样品和辣根过氧化物酶标记的抗运铁蛋白抗体,经过充分反应,彻底洗涤后用底物显色。底物在过氧化物酶的催化

下转化成蓝色,并在酸的作用下转化成最终的黄色,颜色深浅与样品中运铁蛋白浓度成正相关,在 450nm 处测定吸光度。

(2) 优点:灵敏度较高,操作简便。

(3) 缺点:不同试剂盒之间稳定性和重复性较差。

2. 免疫散射比浊法

(1) 原理:血清中运铁蛋白与抗人运铁蛋白抗体结合后在缓冲液中快速形成极细的乳白色抗原抗体复合物颗粒,悬浮于溶液中,利用散射比浊原理与标准浓度管比较,计算未知血清中运铁蛋白含量。

(2) 优点:灵敏度较高。

(3) 缺点:需特定的分析仪器,试剂价格较高,该方法已很少应用。

3. 总铁结合力法(菲洛嗪比色法)

(1) 原理:在血清中,先加入已知过量的铁使其与未带铁的运铁蛋白结合成复合物,多余的铁用碳酸镁轻粉吸附除去。然后在酸性介质中使铁从复合物中解离出来,再被还原剂还原成二价铁。最后与菲洛嗪作用,生成红色化合物进行比色测定,计算结合铁的含量,即为总铁结合力,根据总铁结合力可以换算运铁蛋白的含量。

(2) 结果换算:血清运铁蛋白含量(mg/L)= 总铁结合力(mg/L)×77 000/112,式中 77 000 为运铁蛋白分子量,112 为两个铁原子量之和。

(3) 优点:操作较简便。

(4) 缺点:特异性较差。

(五) 纤维结合蛋白

纤维结合蛋白在蛋白质缺乏时并不能迅速反应,而在恢复时则变化较快,可能对于蛋白质营养状况的康复有较灵敏的预测意义。血清纤维结合蛋白参考值为 200～280mg/L。测定方法主要有免疫扩散法和免疫散射比浊法,其原理与测定前白蛋白的原理相同。

(六) 视黄醇结合蛋白

视黄醇结合蛋白是结合并转运维生素 A 的一种血清蛋白。生物半衰期约为 12 小时,且机体代谢库非常小,仅为 200μg/kg 体重,因此,视黄醇结合蛋白是评价蛋白质营养不良急性变化的敏感指标。参考值为 40～70μg/L。但是与白蛋白、运铁蛋白一样,血清视黄醇结合蛋白水平的影响因素也很多,例如:肝硬化、肝炎等肝脏疾病时,血清视黄醇结合蛋白普遍下降;维生素 A 和微量元素锌缺乏时,血清视黄醇结合蛋白水平也会下降,补充维生素 A 和锌以后,血清视黄醇结合蛋白水平上升。

1. 酶联免疫法

(1) 原理:特异性的抗体与固相载体连接,加上待测样品,使样品中的特异性抗原与之结合,再加上酶标记的特异性抗体,形成夹心式复合物,其中的酶通过催化特异性底物,产生有色物质,通过比色对待测抗原进行定量。

(2) 优点:灵敏度较高,操作简便。

(3) 缺点:不同试剂盒之间稳定性和重复性较差。

2. 放射免疫法

(1) 原理:放射性同位素标记的视黄醇结合蛋白与样品中视黄醇结合蛋白竞争性结合视黄醇结合蛋白抗体,再

通过结合二抗、聚乙二醇沉淀将游离和结合的视黄醇结合蛋白分离,测定放射性强度,通过标准的竞争性曲线计算出样品中视黄醇结合蛋白的浓度。

(2) 优点:灵敏度高。

(3) 缺点:存在放射性同位素污染的问题,目前已很少应用。

(七) 甲状腺素视黄质运载蛋白

甲状腺素视黄质运载蛋白亦称甲状腺素蛋白、甲状腺素结合前清蛋白,是存在于血清中的一类运载蛋白,可以同时结合甲状腺素和视黄质。生物半衰期约为 2 天,机体代谢库为 0.01g/kg 体重。与视黄醇结合蛋白一样,这种血清蛋白也能灵敏地反映蛋白的耗竭和补充。甲状腺素视黄质运载蛋白色氨酸含量较高且必需氨基酸和非必需氨基酸比例较高,因此甲状腺素视黄质运载蛋白可作为机体必需氨基酸利用度的一个评价指标。此外,由于甲状腺素视黄质运载蛋白比血清白蛋白能更灵敏地反映蛋白质和能量营养不良,因此可作为住院患者蛋白质和能量营养不良的筛查指标之一。与视黄醇结合蛋白和运铁蛋白不同,维生素 A、锌和铁的缺乏不会影响甲状腺素视黄质运载蛋白,但是胃肠道疾病、肝肾疾病、手术创伤、应激、炎症和感染等会降低甲状腺素视黄质运载蛋白的特异性。参考值为 0.16～0.4g/L,0.1～0.16g/L 为中度缺乏,<0.1g/L 为重度缺乏。测定方法主要有免疫扩散法和免疫散射比浊法。

(八) 血清氨基酸比值

血清氨基酸比值(serum amino acid ratios,SAAR)主要用来评价水肿型(kwashiorkor)蛋白质-能量营养不良的儿童,其血清游离氨基酸的模式发生变化,空腹血亮氨酸、异亮氨酸等必需氨基酸减少,而其他非必需氨基酸正常或增高,但这一改变在消瘦型(marasmus)蛋白质-能量营养不良的儿童中并不明显。SAAR<2 为正常,>3 为蛋白质营养不良。血清氨基酸比值由于特异性较差,目前已较少应用。

$$SAAR = \frac{甘氨酸+丝氨酸+谷氨酸+牛磺酸}{异亮氨酸+亮氨酸+缬氨酸+蛋氨酸}$$

除了受蛋白质营养状况影响外,血浆(清)蛋白水平还受其他一些因素的影响,如脱水时,血液浓缩造成血浆(清)蛋白浓度升高;肝功能不全时,血浆(清)蛋白合成减少;肾功能不全时,血浆(清)蛋白损失增加;维生素 A、铁营养状况分别对视黄醇结合蛋白、运铁蛋白水平有显著影响;应激对纤维结合蛋白的合成有显著影响。因此,在解释血浆(清)蛋白水平变化时还应考虑蛋白质营养状况外的其他影响因素。

二、尿液指标

(一) 尿肌酐

尿中肌酐是肌肉肌酸的代谢产物,尿肌酐的数量反映肌肉的数量和活动,间接反映体内肌肉中蛋白质含量。测定 24 小时尿肌酐可作为瘦体组织营养状况评价的指标。参考值为男性 20～26mg/24h·kg BW(7～18mmol/24h),女性 14～22mg/24h·kg BW(5.3～16mmol/24h)。

1. 肌氨酸氧化酶法

（1）原理：尿液中肌酐在肌酐酶的催化作用下水解生产肌酸，随后肌酸在肌酸酶的催化下水解产生肌氨酸和尿素。肌氨酸在肌氨酸氧化酶的催化下氧化成甘氨酸、甲醛和过氧化氢，最后耦联 Trinder 反应形成的红色醌亚胺色素在 545nm 处的吸收与样品中肌酐浓度成正比。

（2）检测范围：该方法目前可在全自动生化分析仪上完成，检测范围一般为 0.02~88.4mmol/L，当样品浓度超过检测范围上限时可用 0.9% 生理盐水稀释 2~5 倍后重新测定，结果乘以稀释倍数。

（3）优点：灵敏度高，线性范围宽，试剂稳定性好。

2. 肌酐亚胺水解酶法

（1）原理：肌酐亚胺基水解酶水解肌酐产生 N-甲基乙内酰脲和 NH_3，再以谷氨酸脱氢酶催化 α-酮戊二酸和 NH_3，在还原型辅酶Ⅱ供氢的条件下生成谷氨酸，然后测定 340nm 处吸光度。

（2）优点：灵敏度较高。

（3）缺点：试剂不够稳定。

3. Jaffe's 初始速率法

（1）原理：Jaffe's 初始速率法即为碱性苦味酸法，肌酐有酮、烯醇式两种，在碱性介质中均以烯醇式肌酐形式存在，再以碱性苦味酸反应，产生一种红色的苦味酸肌酐复合物，该复合物颜色与肌酐浓度成正比，并在波长 500~520nm 处测定。

（2）优点：简便、成本低。

（3）缺点：特异性差，干扰因素多。

（二）羟脯氨酸

羟脯氨酸是存在于胶原蛋白的特异氨基酸。对儿童来说，尿羟脯氨酸反映体内胶原蛋白的合成及代谢情况。尿羟脯氨酸（μmol/L）乘以体重（kg）再除以尿肌酐（μmol/L）可以计算尿羟脯氨酸指数，是用于评价儿童蛋白质营养状况的生化指标。1~6 岁儿童羟脯氨酸指数相对稳定，儿童营养不良时羟脯氨酸指数降低，3 个月到 10 岁儿童尿羟脯氨酸指数 >2.0 为正常，<1.0 为严重缺乏，1.0~2.0 为轻度缺乏。

1. 化学比色法

（1）原理：尿中羟脯氨酸水解成游离羟脯氨酸，游离羟脯氨酸被氯胺 T 氧化后可与对-二甲氨基苯甲醛（PDAB）反应，产生红色的吡咯化合物，其颜色与羟脯氨酸浓度成正比，在波长 560nm 处测定。

（2）优点：简便快捷，成本低。

（3）缺点：灵敏度较差。

2. 高效液相色谱法　高效液相色谱法常用的方法是邻苯二甲醛柱后衍生法和异硫氰酸苯酯柱前衍生法。邻苯二甲醛柱后衍生法需在氧化剂的作用下将二级结构的羟脯氨酸氧化成为一级胺才能测定，且需配置柱后反应系统；异硫氰酸苯酯柱前衍生法虽可直接测定尿中羟脯氨酸，但是尿中干扰物较多。因此高效液相色谱法也在不断地优化中，包括对样品的水解，衍生条件的改进，色谱柱和流动相等色谱条件的选择等。高效液相色谱法优点是测量准确，但需要专业人员操作。

除了化学比色法和高效液相色谱法外，还有气相色谱法、质谱法和毛细管电泳法。

（三）3-甲基组氨酸

3-甲基组氨酸是组氨酸通过蛋白质合成甲基化后生成的氨基酸。在体内主要存在于骨骼肌蛋白的肌纤蛋白和肌球蛋白中，在肌蛋白分解过程中释放，从尿中排出。参考值为男性（5.2±1.2）μmol/（kg·d），女性（4±1.3）μmol/（kg·d）。

尿中 3-甲基组氨酸的测定方法主要有高效液相色谱法、气相色谱-质谱联用法、氨基酸分析仪法等。目前，常用的方法是高效液相色谱法，可快速测定尿液中 3-甲基组氨酸。

除了以上评估指标外，尚有免疫功能指标、氮平衡、肌肉功能等指标可用于蛋白质营养状况评价。

第二节　脂类营养状况评价

脂类（lipids）是脂肪和类脂及其衍生物的总称。脂肪又称甘油三酯；类脂是一些物理性质与脂肪相似的物质，包括磷脂、糖脂、胆固醇和胆固醇酯等。

作为一种重要的宏量营养素，脂肪是人体能量的主要来源，也是人体最重要的体成分和能量的贮存形式。甘油三酯是三分子脂肪酸与一分子甘油形成的酯。不同类型的脂肪酸具有不同的生理作用。磷脂是构成生物膜脂质双层的基本骨架，是生物膜结构和功能的重要组分。胆固醇是最早从动物胆石中分离出来的具有羟基的固体醇类化合物。在体内，胆固醇是合成维生素 D_3、胆汁酸、固醇类激素的前体，对脂肪的消化吸收、钙和磷等矿物质的代谢均有重要的作用。

脂类物质包括的成分复杂，生理功能多样，一方面是维持人体良好营养状况的基础，另一方面与多种慢性疾病的发生、发展密切相关。通常通过膳食评价、人体成分分析、血生化指标检测等方法对脂类中某种成分进行营养状况评价。

一、脂肪酸的测定

流行病学研究显示，血液中多种脂肪酸水平与膳食脂肪酸摄入水平密切相关，在一定程度上能够反映食物的摄入状况。血液中不同类型脂肪酸与心脑血管疾病、恶性肿瘤、抑郁、认知功能障碍等慢性疾病的关系也已有大量研究。因此，检测血中主要类型脂肪酸含量是脂类营养评价的一项重要内容。

以血清、血浆、全血及血细胞为材料均可以检测脂肪酸水平。血清、血浆反映近期内人体脂肪酸营养状况，而全血及血细胞可反映中长期脂肪酸的营养状况。检测方法主要包括样品中的总脂肪提取、脂肪酸甲酯化和气相色谱分析三部分。

（一）总脂肪提取

采用液液萃取体系，利用溶剂极性相似相溶的原理，通过混合低极性溶剂与血液样品，将其中的低极性脂类物质溶解提取，得到粗总脂肪。根据所采用的溶剂体系不同，常见的提取方法有 Folch 法、Bligh and Dyer 法、甲基叔丁基醚（MTBE）-甲醇法、正己烷-异丙醇法。

1. Folch 提取法

（1）溶剂体系：采用氯仿/甲醇/水（2∶1）混合溶剂作为提取溶剂，纯水或 0.9% NaCl 溶液作为清洗液。

（2）特点：最经典的脂质提取方法，广泛应用于各种生物样品总脂肪的提取，如组织匀浆、血液、泪液、尿液、唾液、脑脊液、乳汁、肺泡灌洗液、精子等。对蛋白、水含量高的样本（如血液等）需要先加入甲醇混合，以实现蛋白质的充分变性及其与脂质分子的解离，然后加入氯仿，才能够实现较好的提取效果。

2. Bligh and Dyer 提取法

（1）溶剂体系：采用氯仿/甲醇/水（1∶2）混合溶剂作为提取溶剂，纯水或 3M HCl 溶液作为清洗液。

（2）特点：在 Folch 法的基础上进行改进，通过提高甲醇比例，确保样本中蛋白质的变性及脂质分子的解离，对蛋白、水含量高的样本无须进行甲醇、氯仿的分开加入，简化操作步骤。

3. 甲基叔丁基醚（MTBE）-甲醇提取法

（1）溶剂体系：采用甲基叔丁基醚/甲醇（10∶3）混合溶剂作为提取溶剂，采用纯水作为清洗液。

（2）特点：在 Folch 及 Bligh and Dyer 法的基础上进行改进。由于甲基叔丁基醚密度低于甲醇/水，在萃取分层过程中，低极性的甲基叔丁基醚相将居于上层。而传统方法的低极性氯仿相密度大，居于下层。上层取液能够避免取液器穿过水相可能带来的污染，更适用于痕量分析。同时，在高通量分析时，更便于全自动移液装置的快速吸取。

（二）脂肪酸甲酯化

1. 酸催化法

（1）原理：采用酸性甲酯化试剂，在 70~90℃ 的条件下，催化游离脂肪酸或结合脂肪酰与无水甲醇进行酯化或转酯化反应，实现脂肪酸的甲酯化。

（2）酸性甲酯化试剂种类：5% HCl 无水甲醇溶液、10% 乙酰氯甲醇溶液、1%~2% 硫酸甲醇溶液、12%~14% 三氟化硼甲醇溶液。

（3）优点：对游离脂肪酸的甲酯化效率高。

（4）缺点：对结合脂肪酰的转酯化效率较低，酸性试剂具有较强的挥发性，对存储条件及反应器密闭性具有较高要求。

2. 碱催化法

（1）原理：采用碱性甲酯化试剂，在 40℃ 的条件下，催化游离脂肪酸或结合脂肪酰与无水甲醇进行酯化或转酯化反应，实现脂肪酸的甲酯化。

（2）碱性甲酯化试剂种类：0.5M 甲醇钠/甲醇溶液、0.4~0.8mol/L 氢氧化钾/钠甲醇溶液。

（3）优点：对游离脂肪酸和结合脂肪酰的甲酯化效率均较高；不会释放出缩醛磷脂中的脂肪醛，减少对脂肪酸分析结果的干扰；不会引起多不饱和脂肪酸降解。

（4）缺点：甲酯化试剂的制备需要使用钠/钾与无水甲醇进行反应，碱金属单质难以储存，且与甲醇的反应剧烈，具有较高的危险性，且碱性甲酯化试剂不宜长期保存。

（三）气相色谱分析

1. 原理　采用氮气/氦气作为载气，毛细管内侧涂层作为固定相，利用不同结构脂肪酸甲酯分子与固定相的相互作用差别，获得与脂肪酸链长及不饱和度相关的顺序洗脱，从而实现不同结构脂肪酸甲酯的分离及定量分析。

2. 技术参数　脂肪酸长度 C4 以上，洗脱时间 40~60 分钟。

3. 优点　能够实现各种脂肪酸的准确定量结果。

4. 缺点　对于复杂脂肪酸结构的分析，需要采用 100m 长毛细管柱，造价较高，且升温洗脱时间较长。

（四）脂肪酸与营养状况评价

血清（浆）中一些种类脂肪酸的含量受膳食脂肪酸摄入影响较大，如海产品摄入量高的人群，其血清（浆）以及红细胞中 n-3 长链多不饱和脂肪酸，如二十碳五烯酸（EPA）和二十二碳六烯酸（DHA）的含量比较高。同时，生理状况、代谢调节能力也影响着人体血中主要类型脂肪酸的水平，如育龄期妇女体内亚麻酸转化生成 EPA、DHA 的能力显著高于男性。目前，还没有公认的人血清（浆）主要类型脂肪酸含量的适宜范围。大多数研究中显示的是血清（浆）以及红细胞中主要类型脂肪酸与膳食摄入、疾病危险因素、疾病发生和结局的相关关系。

二、血清磷脂的测定

血清磷脂（phospholipids，PLs）包括甘油磷脂、溶血磷脂、鞘磷脂等，是具有复杂结构的脂质亚族。磷脂是机体的重要组分，不仅构成生物膜的基本结构骨架，还参与体内多种代谢通路的信号传递。磷脂在血液中较少以游离状态独立存在，多与其他脂质及脂溶性物质一起参与脂蛋白的形成与代谢。血清磷脂的高低与胆固醇密切相关，正常人胆固醇/磷脂比值平均为 0.94。临床上一般涉及血清总磷脂的检测，主要有化学法和酶法，如需进一步分析磷脂的组成则需要借助薄层层析、高效液相层析或液相色谱-质谱联用等方法。

1. 化学法

（1）原理：以有机混合试剂（无水乙醇、乙醚）抽提血清中磷脂，先用浓硫酸消化，再加入高氯酸消化，用水定容后加入钒钼酸盐形成络合物，在 317nm 下测定吸光度，用标准曲线法计算得出待测样品的磷含量，从而估计磷脂含量。本法可用于组织细胞磷脂的抽提定量。

（2）优点：操作较为简单，对仪器设备要求较低。

（3）缺点：只能通过总脂肪含磷量估算磷脂含量，其检测精确度较低，且无法区分不同种类的磷脂。

2. 酶法

（1）原理：利用磷脂酶 D（Phospholipase-D）特异性水解血清磷脂，释放出胆碱，并利用胆碱氧化酶催化生成甜菜碱和 H_2O_2，在过氧化物酶作用下，H_2O_2、4-氨基安替比林、酚发生反应生成红色醌亚胺化合物，在 500nm 处比色测定吸光度值，计算磷脂的含量。

（2）优点：酶催化反应条件温和，特异性较好，试剂盒操作较为简单，对仪器设备要求较低。

（3）缺点：通过胆碱含量估算磷脂含量，其检测精确度较低,对酶制剂质量及保存条件有较高要求,且无法区分不同种类的磷脂。

3. 薄层层析法

(1) 原理:使用硅胶(silica gel 60)TLC 板作为固定相,薄层展开剂(三氯甲烷、甲醇、乙酸、水体系)作为流动相,利用磷脂分子与两相间相互作用实现不同结构的分离。展开结束后喷洒浓硫酸溶液,在 120℃ 下烘烤显色,与标准品保留系数进行比对,对不同磷脂组分(如磷脂酰胆碱、磷脂酸乙醇胺、磷脂酰肌醇等)进行定性分析。

(2) 优点:能够实现不同种类磷脂的定性分析,能够用于不同种类磷脂的分离与纯化。

(3) 缺点:不能用于磷脂的定量分析。

4. 高效液相层析法

(1) 原理:使用正向硅胶柱作为固定相,使用三氯甲烷-甲醇-缓冲盐水溶液体系作为流动相,通过梯度洗脱,利用不同磷脂分子亲水头基与极性固定相间的作用差异,实现磷脂按头基结构的顺序洗脱。采用蒸发光散射检测器(evaporative light scattering detector,ELSD)进行检测。在高效液相色谱图中,根据标准品出峰时间做磷脂亚组的定性判别,如磷脂酰胆碱、磷脂酸乙醇胺、磷脂酰肌醇等,并采用峰面积标准曲线外标法进行定量计算。

(2) 优点:能够实现磷脂按亲水基团种类的分离及定性分析,同时能够实现磷脂亚组的定量计算。

(3) 缺点:正相洗脱体系对液相系统管线材料要求较高,无法实现对磷脂亚组内复杂分子结构的定性及定量分析。

5. 液相色谱-质谱联用法

(1) 原理:使用疏水反相或 HILIC 色谱柱作为固定相,使用乙腈/水体系或甲醇/水体系作为流动相,通过梯度洗脱,利用不同磷脂分子与固定相间的作用差异,实现磷脂分子的顺序洗脱。采用质谱检测器进行检测,通过多级碰撞及质荷比信息确定磷脂分子结构。采用提取精确质量数或定量离子对的方式获得峰面积,并通过内标法进行定量计算。

(2) 优点:能够实现磷脂分子结构的精确解析,同时能够实现各个磷脂分子的定量计算。

(3) 缺点:方法复杂性较高,对仪器设备条件要求较高。

6. 不同分析方法的适用范围 化学法与酶法用于临床血清总磷脂的分析,其中酶法为目前临床分析采用的主要方法。而薄层层析法、高效液相色谱法及液相色谱-质谱联用法主要用于磷脂代谢相关研究,其分析精度逐步升高。应用于磷脂研究时,应根据分析目的及分析开展的实验条件,选择不同精度的分析方法,如对磷脂亚组定性分析,可采用较简便易行的薄层层析法;对于磷脂亚组级的定性与定量分析应采用高效液相色谱法;而对于磷脂分子级别的高精度定性级定量脂质组学分析,则应采用液相色谱-质谱联用法。

7. 磷脂与营养状况评价 对于临床检测常规使用的酶法总磷脂分析,其参考正常值范围为 1.3~3.2mmol/L 或 130~250mg/dl。而对于薄层层析法、高效液相色谱法及液

相色谱-质谱联用法,尚未应用于临床检测,主要用于脂代谢相关的疾病标志物或危险因子研究,例如有研究认为磷脂酰乙醇胺(phosphatidyl ethanolamine,PE)与磷脂酰胆碱(phosphatidyl choline,PC)代谢异常与 2 型糖尿病的发生及发展相关,但此类研究结论尚处于探索阶段,其生物作用机制处于推论阶段,其特异性仍需开展大规模临床验证。

三、血清(浆)胆固醇的测定

血清(浆)总胆固醇(total cholesterol,TC)升高是动脉粥样硬化的危险因素之一。TC 升高几乎都是由于低密度脂蛋白胆固醇(low density lipoprotein cholesterol,LDL-C)升高所致,是动脉粥样硬化的重要危险因素。而高密度脂蛋白胆固醇(high density lipoprotein cholesterol,HDL-C)则被认为可以从动脉壁清除胆固醇,对动脉粥样硬化形成起到拮抗作用。LDL-C/HDL-C 称为动脉粥样硬化指数,是判定动脉硬化的重要参数。血胆固醇测定是脂类分析中最常用的检测项目。HDL-C、LDL-C、极低密度脂蛋白胆固醇(very low density lipoprotein,VLDL-C)三部分胆固醇之和为 TC,因为 VLDL-C 较少,HDL-C 水平较恒定,故 TC 高低通常反映 LDL-C 的高低,但也在一定程度上受 HDL-C 与 VLDL-C 水平的影响。

胆固醇测定方法根据其准确度和精密度不同分为 3 级。

1. 决定性方法 放射性核素稀释-气相色谱-质谱法(ID-GC-MS)最准确,测定结果符合"真值",但需特殊仪器与试剂,技术要求高,费用贵。用于发展和评价参考方法及鉴定纯胆固醇标准。此法由美国国家标准和技术研究所(NIST,即原 NBS)建立,我国尚未建立这种方法。

2. 参考方法 目前,国际上公认的是 Abell、Levy、Brodie 及 Kendall 等(1952)设计的方法,称为 ALBK 法,此法测定血浆 TC 结果与 ID-GC-MS 法基本一致,但此法只能在条件优越的实验室使用,主要用于评价常规方法及为参考血清定值,也可用于评价商品试剂盒。

3. 常规方法 主要有化学法和酶法。目前广泛应用的是酶法,这类方法特异性较高,精密、灵敏,用单一或双试剂直接测定,适于自动分析仪检测大批量标本。

(一) 血清(浆)总胆固醇的测定

目前国内外广泛使用的测定方法是胆固醇氧化酶法(COD-PAP)。

1. 原理 血清中的胆固醇(TC)约有 1/3 为游离胆固醇,2/3 为与脂肪酸结合的胆固醇酯。胆固醇酯被胆固醇水解酶(CEH)水解成游离胆固醇,后者被胆固醇氧化酶氧化成 Δ^4-胆甾烯酮并产生过氧化氢,再经过氧化物酶催化与 4-氨基安替比林、酚(PAP)生成红色醌亚胺色素(Trinder 反应)。

2. 技术参数 参照试剂盒说明书和所用分析仪器设定吸收波长。最低检出限:0.03mmol/L。

3. 注意事项

(1) 不同试剂盒检测的线性范围不同,如检测中出现超出线性范围上限的情况,应用生理盐水稀释后重新测定。

(2) 血清(浆)中抗坏血酸、胆红素过高可使结果偏

低;血红蛋白会使结果偏高,应避免出现溶血。由于不同试剂盒对不同物质的抗干扰能力存在差异,应参看所用试剂盒的说明书。

（3）参考值:适宜范围:TC<5.18mmol/L;边缘升高:5.18mmol/L≤TC<6.22mmol/L;升高:TC≥6.22mmol/L。

（二）血清（浆）高密度脂蛋白胆固醇的测定

高密度脂蛋白胆固醇（HDL-C）的测定没有决定性方法。参考方法是用超速离心分离高密度脂蛋白（HDL）,然后用化学法或酶法测定其胆固醇含量,此法准确、可靠,但需特殊设备,且不易掌握。Kakuyama 等于 1994 年首先报道了基于特异性抗体的匀相测定法,此法需加 4 种试剂。Sugiuchi 等于 1995 年报道进行酶修饰后只用 2 种试剂的匀相测定法。由于匀相法免去了标本预处理环节的繁琐步骤,可直接在全自动生化分析仪上测定,目前已被广泛使用。

1. 原理　以抗人 β-脂蛋白抗体包裹除了高密度脂蛋白以外的脂蛋白,形成抗原-抗体复合物后,胆固醇酯酶和胆固醇氧化酶仅与高密度脂蛋白上的胆固醇反应,生成过氧化氢,在过氧化物酶的作用下,与 F-DAOS［N-乙基-N-(2-羟-3-磺丙)-3,5-二甲氧-4-氟苯胺］,钠盐和 4-氨基安替比林（4-AA）氧化缩合,形成蓝色复合物,比色测定后计算其浓度。

2. 技术参数　参照试剂盒说明书和所用分析仪器设定吸收波长。最低检出限:0.03mmol/L。

3. 注意事项　尽可能使用新鲜血清样本,避免样本的反复冻融。对于血清（浆）甘油三酯浓度超过1200mg/dl 的样本或超过所用试剂盒线性范围上限的样本,都需用生理盐水稀释后再测定。

4. 参考值　适宜范围:HDL-C≥1.04mmol/L,HDL-C减低:HDL-C<1.04mmol/L。

（三）血清（浆）低密度脂蛋白胆固醇的测定

低密度脂蛋白胆固醇（LDL-C）测定没有决定性方法。参考方法是美国脂质研究中心（LRC）和疾病控制中心（CDC）推荐的超速离心结合沉淀法,又称 β-定量法（BQ）,即超速离心去除 VLDL 和 CM 后,再减去肝素-锰沉淀法分离,同时测定去 VLDL 和 CM 的组分［含 HDL、LDL、IDL 和Lp(a)］以及沉淀后的上清液（含 HDL）中的胆固醇含量,两者之差即是 LDL［包括 IDL 和 Lp(a)］上的胆固醇含量。本法准确、可靠,但所需设备昂贵,耗时较长,血清用量大,难以推广应用。经过不断发展,目前比较广泛被应用的是免去了标本预处理的繁杂步骤,可以在全自动生化分析仪器上使用的均相法。

1. 原理　首先使用聚阴离子和两性离子表面活性剂保护血清中的低密度脂蛋白不与试剂中的酶反应,仅作用于非低密度脂蛋白（包括乳糜微粒、VLDL 和 HDL）,释放胆固醇,进一步生成的过氧化氢因缺乏色原被过氧化氢酶分解成水而消除。之后在胆固醇酯酶和胆固醇氧化酶的作用下低密度脂蛋白上的胆固醇产生过氧化氢,在过氧化氢酶作用下产生过氧化氢,和色原物质反应氧化缩合生成有色化合物,比色测定后计算浓度。

2. 技术参数　参照试剂盒说明书和所用分析仪器设

定吸收波长。最低检出限:0.03mmol/L。

3. 注意事项　对于血清（浆）甘油三酯浓度超过1000mg/dl 的样本或超过所用试剂盒测定线性范围上限的样本,都需用生理盐水稀释后再测定。

4. 参考值　适宜范围:LDL-C<2.60mmol/L;边缘升高:3.37mmol/L≤LDL-C<4.14mmol/L,升高:LDL-C≥4.14mmol/L。

四、血清（浆）甘油三酯的测定

由于甘油三酯（TG）的甘油骨架上分别结合了 3 分子脂肪酸、2 分子脂肪酸或 1 分子脂肪酸,相应称为甘油三酯、甘油二酯和甘油一酯。血清中有不同形式的甘油酯,90%~95%是以甘油三酯的形式存在。

血清（浆）甘油三酯测定的最准确方法为放射性核素稀释-质谱法,参考方法为二氯甲烷抽提-变色酸显色法。常规方法为酶法（GPO-PAP 法）。酶法又有一步终点法和两步终点法,两步终点法的主要优点是能够去除游离甘油的干扰。血清中 TG 上的脂肪酸组成并不单一,准确求其分子较为困难。因标准不同,测定结果存在差异。酶法测定以三油精（分子量 895.4）为标准物进行换算。

（一）一步终点酶法

目前国内外广泛使用,可用于自动化分析。测定结果中包含了非甘油三酯的游离甘油。

1. 原理　脂蛋白脂酶（LPL）使血清甘油三酯水解成甘油与脂肪酸,将生成的甘油用甘油激酶（GK）和三磷酸腺苷（ATP）磷酸化。以磷酸甘油氧化酶（GPO）氧化 3-磷酸甘油（G-3-P）,生成过氧化氢,然后在过氧化物酶（POD）作用下与 4-氨基安替比林（4-AAP）和 4-氯酚（三者合成PAP）反应显色。

2. 技术参数　参照试剂盒说明书和所用分析仪器设定吸收波长。最低检出限:0.01mmol/L。

3. 注意事项

（1）此法测出的结果中包括游离甘油,国外报道健康人空腹血清含甘油平均约 0.11mmol/L,有人主张 TG 测定中扣除这一固定值,特别是在某些病理状态下（如糖尿病酸中毒）游离甘油可能明显升高。

（2）在超出所用试剂盒检测线性范围上限时,应对标本进行稀释后再次测定。

（3）指示反应的干扰因素有抗坏血酸、胆红素等。GPO 纯度不高,会因混杂的其他氧化物（如尿酸酶、葡萄糖氧化酶、胆固醇氧化酶）的作用,产生额外的过氧化氢而使结果偏高。

4. 参考值　适宜范围 TG<1.70mmol/L;边缘升高:1.70mmol/L≤TG<2.26mmol/L;升高:TG≥2.26mmol/L。

（二）两步终点酶法

目前国内外广泛使用,可用于自动化分析。去除了游离甘油的影响。

1. 原理　首先在甘油激酶、甘油-3-磷酸氧化酶和过氧化氢酶作用下将样本中的游离甘油消除。之后再加入脂蛋白脂酶（LPL）,将甘油三酯水解为甘油,通过甘油激酶、甘油-3-磷酸氧化酶和过氧化氢酶作用产生过氧化氢,这时由于有过氧化物酶作用,与 4-氨基安替比林和 N-(3-黄丙基)-3-甲氧基-5-甲基苯胺反应生成蓝色化合物,测定该蓝色化合物吸光度的增加,可计算得到甘油三酯浓度。

2. 技术参数　主波长 600nm,副波长 700nm,最低检出限:0.05mmol/L。

3. 注意事项　样本 TG 过高时,在超出线性范围上限时应做稀释进行重新测定。

4. 参考值　适宜范围:TG<1.70mmol/L;边缘升高:1.70mmol/L≤TG<2.26mmol/L;升高:TG≥2.26mmol/L。

五、脂蛋白(a)的测定

研究结果显示,脂蛋白(a)[Lp(a)]是一项动脉硬化性疾病的独立危险因素,血中浓度在个体间差异很大,且受遗传影响。测定脂蛋白(a)对缺血性心脏病、脑梗死等疾病风险评估和预防有一定价值。目前国内外广泛使用,可用于自动化分析,常用方法为免疫透射比浊法。

1. 原理　血清 Lp(a)与试剂中的特异性抗人 Lp(a)抗体相结合,形成不溶性免疫复合物,使反应液产生浊度,在波长 340nm 处测吸光度,浊度高低反映血清标本中 Lp(a)的含量。

2. 技术参数　参照试剂盒说明书和所用分析仪器设定吸收波长。最低检出限:0.5mg/dl。

3. 注意事项　样本应为新鲜血清,冷冻样品会产生误差。

4. 参考值　正常人 Lp(a)数据呈明显偏态分布。虽然个别人可高达 1000mg/L,但 80%的人血清 Lp(a)水平在 200mg/L 以下。通常以 300mg/L 为分界。高于此水平者冠心病危险性明显增高。

六、载脂蛋白的测定

载脂蛋白(apolipoprotein,Apo)是血浆脂蛋白中能够结合和运输血脂到机体各组织进行代谢及利用的蛋白质。某些载脂蛋白还有激活脂蛋白代谢酶、识别受体等功能。大量研究发现载脂蛋白基因发生突变,形成不同等位基因型多态性,并进一步形成不同表型的载脂蛋白,可影响血脂代谢,从而影响高脂血症、动脉粥样硬化、心脑血管疾病等的发生和发展。

按 ABC 系统命名,载脂蛋白主要分 A、B、C、D、E 五类,大部分在肝脏,少部分在小肠合成,各类又可细分为几个亚类,以罗马数字表示。在载脂蛋白分离纯化成功之后已经陆续建立了各种主要载脂蛋白的免疫测定法,包括放射免疫(RIA)、火箭电泳(EIA)、圆周辐射免疫扩散(RID)、酶联免疫(ELISA)、免疫浊度(INA)及荧光免疫(PIA)法等。目前,临床检验和人群调研中经常测定的两种载脂蛋白是 Apo AI 和 Apo B。

(一)载脂蛋白 AI 的测定

高密度脂蛋白颗粒中的载脂蛋白约占 50%,其中载脂蛋白 AI(Apo AI)约占 65%~75%,而其他脂蛋白中 Apo AI 极少,所以血清 Apo AI 可以反映 HDL 水平,与 HDL-C 水平成明显正相关,其临床意义也大体相似。

1. 原理　抗 Apo AI 抗体和样品中的 Apo AI 进行抗原-抗体反应。反应完成后,用透射比浊法检测吸光度的变化反映 Apo AI 的浓度。

2. 技术参数　检测波长:580nm;最低检出限:0.002g/L。

3. 注意事项　Apo AI 试剂中抗体只与人 Apo AI 发生特异性免疫反应。当样品中抗坏血酸浓度、胆红素浓度、血红蛋白浓度、甘油三酯浓度过高时会出现干扰,具体浓度值参看试剂盒说明书。

4. 参考值　正常人血清 Apo AI 参考范围,女性:1.20~1.90g/L;男性:1.10~1.70g/L。

(二)载脂蛋白 B 的测定

载脂蛋白 B 存在于低密度脂蛋白的表面,细胞识别和摄取 LDL 主要通过识别载脂蛋白 B 实现。当载脂蛋白 B 增多时,即使 LDL 水平正常,也可使冠心病发病率增高。因此,检测载脂蛋白 B 能对各种脂蛋白代谢失调提供更多的信息,在心脑血管疾病的防控中具有重要意义。

1. 原理　使用抗 Apo B 抗体和样品中的 Apo B 进行抗原-抗体反应。反应完成后,用透射比浊法检测吸光度的变化反映 Apo B 浓度。

2. 技术参数　检测波长 340nm;最低检出限:0.003g/L。

3. 注意事项　当样品中抗坏血酸浓度、胆红素浓度、血红蛋白浓度、甘油三酯浓度过高时会出现干扰,具体浓度值参看试剂盒说明书。

4. 参考值　正常人血清 Apo B 参考范围,女性:0.75~1.50g/L;男性:0.80~1.55g/L。

一些研究表明,当 Apo B 浓度上升(女性 Apo B>1.50g/L,男性 Apo B>1.55g/L),而 Apo AI 浓度下降(女性 Apo AI<1.20g/L,男性 Apo AI<1.10g/L),能够较好地预测 CHD 的发生风险。

七、总游离脂肪酸的测定

游离脂肪酸(free fatty acids,FFAs)又称非酯化脂肪酸,由油酸、软脂酸、亚油酸等组成,大部分游离脂肪酸与白蛋白结合,存在于血液中。血清中 FFAs 的浓度与脂代谢、糖代谢、内分泌功能有关。正常情况下,FFA 在血中含量极微,但容易受各种生理、病理变化的影响,如饥饿、运动、情绪激动、精神兴奋、糖尿病等因素的影响。检测游离脂肪酸的量,有利于掌握脂类化合物代谢的动态。

测定血清 FFA 法有滴定法、比色法、原子分光光度法、高效液相层析法和酶法等。目前,临床上使用较多的是酶法。

1. 原理　游离脂肪酸(FFAs)在辅酶 A 与(CoA)腺嘌呤核苷-5′-三磷酸二钠(ATP)的存在下,受酰基-CoA 合成酶(ACS)作用,生成酰基-CoA、AMP 及焦磷酸(PPi)。生成的酰基-CoA 在酰基-CoA 氧化酶(ACOD)的作用下被氧化,同时生成 2,3-反式-烯酰-CoA 及过氧化氢。生成的过氧化氢在过氧化物酶(POD)的作用下,与 3-甲基-N-乙基-N-(β-羟乙基甲基)-苯胺(MEHA)及 4-氨基安替比林发生定量性氧化缩合,生成有色产物。

2. 技术参数　根据所用试剂盒与仪器确定比色波长,最低检出限:0.01mmol/L。

3. 注意事项

(1)以早晨空腹安静状态采血为宜。如采血后不能立即测定,标本可冷冻保存。

(2) 正常人血浆中存在的 LPL 可使 FFAs 升高,因此采血后应注意在4℃环境下分离血清并尽快进行测定。

(3) 肝素可使 FFAs 升高,故不可在用肝素治疗期间采血,也不可用肝素抗凝血做 FFAs 测定。

(4) 因为血中 FFAs 水平容易受各种因素的影响而变动,所以,不能凭一次检测结果作诊断,要对 FFAs 的水平作连续的动态观测。

4. 参考值 正常人血清 FFAs 参考范围:男性:$0.1 \sim 0.60$ mmol/L,女性:$0.1 \sim 0.45$ mmol/L。

第三节 维生素 A 营养状况评价

维生素 A 类是指含有视黄醇结构,并具有其生物活性的一大类物质,它包括已形成的维生素 A 和维生素 A 原及其代谢产物。机体内维生素 A 活性形式有三种:视黄醇、视黄醛和视黄酸。肝脏是维生素 A 的主要储存器官,其余部分存储在脂肪和血液组织中。在血液组织中,维生素 A 及其多种中间产物以游离的形式存在,以维持膳食摄入的胡萝卜素与体内的维生素 A 之间的动态平衡。目前尚缺乏评价人体维生素 A 营养状况的理想方法,维生素的营养状况可以用实验室生化和功能检查及组织维生素 A 含量测定的方法评价,常用的方法和指标有暗适应实验、血浆(清)视黄醇浓度、视黄醇结合蛋白(retinol binding protein,RBP)浓度、母乳视黄醇结合蛋白的浓度、眼结膜印迹细胞学检查、相对剂量反应实验、同位素标记的维生素 A 稀释实验。这些方法和指标大部分都适用于人群维生素 A 营养状况的评价,可反映维生素 A 缺乏的风险,然而,检测值异常的个体并不一定就是维生素 A 缺乏。这些方法各有其特点,如血清中维生素 A 浓度的测定需要前处理并且步骤繁琐;而同位素稀释实验测定肝脏维生素 A 储备量,可以作为判定个体维生素 A 营养状况的直接指标,但该指标并不易行。如果能将几种方法结合应用,则能比较准确地评价机体维生素 A 的营养状况。

一、生物学评价

(一) 血清(浆)维生素 A 浓度的测定

血清(浆)中维生素 A 是反映机体维生素 A 营养状况的常用指标,广泛应用于人群调查,但该指标不能反映肝脏维生素 A 储备量的变化情况。根据 WHO 建议标准,成年人血清视黄醇水平<0.35μmol/L,可判断为维生素 A 缺乏;0.35μmol/L≤血清视黄醇水平<0.7μmol/L,可判断为维生素 A 边缘性缺乏。

1. 高效液相色谱法

(1) 原理:高效液相色谱法(HPLC)是一种检测血清(浆)中维生素 A 的浓度常用的化学分析方法。该法是在高压下,使溶有维生素 A 有机溶剂的混合液通过色谱柱,在室温或适当增高的温度下将维生素 A 进行分离。HPLC 应用范围广泛,不但可以检测人血清(浆)维生素 A 浓度,而且可以分析食品中的营养成分、食品中的药物分析,也可检测各种生物材料中的营养成分。

(2) 优点:高分离效能、灵敏快速、可自动化。

(3) 缺点:血样需经过前处理纯化,步骤繁琐。

2. 微量荧光法

(1) 原理:维生素 A 在特定波长的紫外线照射下,可发出具有特定波长的荧光,根据这种特征性荧光的强度可以定量测定出样品中维生素 A 的浓度。

(2) 质量控制:所有标准品与样品都要作对照,以消除背景荧光的影响;因样品微量,操作一定要严谨,以确保实验的准确性和可重复性。

(3) 优点:用血量少、灵敏度高、操作简便。

(4) 缺点:测定中所使用的各种试剂在测定范围内应无荧光本底,同时要求具有极高的纯度。维生素 A 是一种环状不饱和一元醇,在大气中能被氧化成醛而使荧光淬灭,因此,在测定过程中各项操作要求在氮气环境中进行。

(二) 视黄醇结合蛋白浓度的测定

维生素 A 从肝脏向外转运主要通过与视黄醇结合蛋白转运复合体(retinol binding protein transthyretin complex,RBP-TTR)结合,视黄醇、视黄醇结合蛋白转运复合体和视黄醇结合蛋白其三者的比例为 1:1:1。因此,检测视黄醇结合蛋白的水平也可反映人体维生素 A 的营养状况。采用酶联免疫双抗体法进行视黄醇结合蛋白浓度的测定。

1. 原理 采用碘酸钠氧化法制备辣根过氧化物酶与人 RBP 抗体的结合物——酶联抗体,与血清中视黄醇结合蛋白结合生成抗原抗体免疫复合物,测定其吸光度,计算血清中的 RBP 浓度。

2. 优点 操作简单,所用试剂易得,仪器设备要求不高,没有环境和操作人员自身防护,而且 RBP 比视黄醇对光和热更加稳定,保藏条件要求低,并且用血量少。

3. 缺点 RBP 自身浓度以及与视黄醇的结合能力都可受到感染等因素影响,从而影响结果的准确性。

(三) 乳汁视黄醇结合蛋白浓度的测定

哺乳期妇女的乳汁视黄醇浓度是反映其维生素 A 营养状况较为理想的指标之一。采用酶联免疫双抗体法进行乳汁视黄醇结合蛋白浓度的测定。

1. 原理 同血液中的 RBP 浓度的测定原理。

2. 优点 以乳汁做样本基体,侵入性小,样本保存不需现场特殊处理,并且节省样本制备时间。

3. 缺点 同血液中的 RBP 浓度测定的缺点。

(四) 眼结膜印迹细胞学法

1. 原理 正常的角膜及结膜上皮为分层的、非角化的上皮组织,结膜上皮中的杯状细胞可以分泌黏液。维生素 A 缺乏时结膜上皮细胞发生鳞状增生,上皮中的杯状细胞减少甚至消失。这一病理变化可以通过对结膜标本染色而观察到。眼结膜印迹细胞学法(conjunctival impression cytology,CIC)主要是依靠检查结膜上皮细胞的形态、角化与否、杯状细胞及黏液斑的数量来解释标本的。在镜下杯状细胞被染成红色,而上皮细胞则呈蓝紫色,维生素 A 缺乏时上皮细胞增大、变形、角化,浆/核比增大、核被推到一边、细胞相互分离、杯状细胞及黏液斑减少甚至消失。

2. 优点 该方法的灵敏度和特异度高,可以作为筛选人群亚临床维生素 A 缺乏的指标,安全系数比较大。

3. 缺点 假阳性和假阴性结果出现的概率比较高。因此,该方法导致不能确定机体是否由于过去维生素 A 缺乏造成结膜上皮改变尚未恢复,还是个体结膜上皮对机体维生素 A 反应存在差异等原因造成的假阳性和假阴性的结果。

二、功能检查

通过视觉暗适应功能进行测定维生素 A。当其缺乏时,能引起视觉暗适应功能下降,用于现场人群维生素 A 营养状况的调查。

1. 原理 视黄醇在体内被氧化成视黄醛,参与视觉的形成。视网膜中的杆状细胞与锥状细胞是接受光的细胞。在人体中,前者数量较多,含有视紫红质,对暗光敏感,视紫红质是视黄醛与带有赖氨酸残基的视蛋白相结合的复合物,当视网膜接受光线时,视紫红质发生一系列变化,经过各种中间构型终被漂白,此反应物刺激通过视神经纤维传到大脑,形成视觉是为"光适应",由于在光亮处对光敏感的视紫红质被大量消耗,因此一旦由亮处到暗处,不能看见暗处物体,如视网膜上有足量的视黄醛积存,即可被存在于细胞中的视黄醛异构酶,异构化为 11-顺式视黄醛,并与视蛋白结合成视紫红质,从而恢复对光的敏感性,在一定照度下的暗处能够看见物体,称为"暗适应"。

2. 优点 该方法使用暗适应仪进行视觉暗适应功能检测,该仪器设计为固定强光光源作为亮环境,被试者在强光环境适应 30 秒后突然熄灭,呈现弱光环境下的数字标示,通过测试被试者的视觉灵敏度反映其暗适应能力。操作简易、快速、易于接受,适用于人群早期检查。

3. 缺点 除维生素 A 缺乏之外,锌缺乏和严重蛋白质缺乏可影响暗适应反应结果。

三、组织维生素 A 含量测定的方法

(一)肝脏组织维生素 A 含量测定

1. 原理 肝脏是人体内维生素 A 储存的主要器官,人体中肝脏维生素 A 的含量占人体总维生素 A 的 90% 以上,如果出现维生素 A 缺乏则其含量低于 90%。因此,肝脏中维生素 A 含量被认为是评价人体维生素 A 含量的金标准。但测量其含量需要对肝脏组织进行活检。因此,此方法只能用于个体检查,无法应用于人群调查。

2. 优点 适用于个体检查,并且准确性高。

3. 缺点 有创伤,费用高,专业性技术要求较强,不适用于人群调查。

(二)同位素稀释法测定肝脏维生素 A 总储备量

1. 原理 利用同位素稀释技术,可以间接地估计维生素 A 储备量。此方法是先给受试者口服稳定同位素标记的维生素 A,经过一段时间,当其在体内维生素 A 池中达到平衡时,采血测定血浆中维生素 A 同位素的丰度。利用外周血液中同位素丰度,推测肝脏内维生素 A 同位素丰度,并利用基于肝脏穿刺活检和放射性同位素研究建立数学模型,计算肝脏中维生素 A 总储备量。

2. 优点 该法对维生素 A 营养状况比较敏感、可靠,且简单、易行,能较准确地反映肝脏维生素 A 贮备状态。

3. 缺点 费用高,专业性技术要求较强,不适用于人群调查。

(三)相对剂量反应试验和改进相对剂量反应试验

在健康的个体中,约 90% 体内的维生素 A 储存在肝脏中,但在严重维生素 A 缺乏者中这一比例下降到 50% 或更低。根据人体维生素 A 的营养状况不同,服维生素 A 后的反应不同,在肝储存维生素 A 不足时,视黄醇结合蛋白(RBP)在肝中积聚,口服小剂量维生素 A 进入肝脏后立即与 RBP 结合,并迅速释放入血,5 小时后达峰值。

1. 相对剂量反应(relative dose response,RDR)

(1)原理:相对剂量反应是一种能够间接估计维生素 A 在肝脏储备充足程度的方法。采空腹静脉血检测血清维生素 A 含量,然后口服一定剂量的视黄基酯(450~1000μg),5 小时后再取静脉血测血清维生素 A 含量,按公式计算 RDR 值。

$$RDR(\%)=[(A5-A0)/A5]\times100$$

A5:口服维生素 A,5 小时后,血清维生素 A 含量;A0:空腹血清维生素 A 含量。评价标准:RDR<20% 为正常,RDR>20% 为低下。

(2)优点:采用该法评价维生素 A 营养状况灵敏、可靠,且简单、易行,能较敏感地反映肝脏维生素 A 贮备状态。

(3)缺点:维生素 A 的给药途径不同,其剂量报道也不一致;同时,当人体内维生素 A"足量"时,该方法不能灵敏地反映人体内维生素 A 储备的水平差异,因此该方法在实际应用中有待进一步统一、完善。

2. 改进的相对剂量反应(modified relative dose response,MRDR)

(1)原理:此方法是 RDR 试验的改进。MRDR 试验只需要采集一次血样,使用的是维生素 A₂(脱氢视黄醇)作为口服维生素 A 试剂。维生素 A₂ 与视黄醇同样会与 RBP 结合,但是人类没有内源性维生素 A₂(除非食用大量淡水鱼的人群)。其方法为口服一定剂量的维生素 A₂(450~1000μg),5 小时后再取静脉血,测其血清中维生素 A 含量,按公式计算 MRDR 值。

$$RDR(\%)=[(A0-A5)/A0]\times100$$

A5:口服维生素 A₂,5 小时后,血清维生素 A 含量;A0:服用维生素 A₂ 含量。评价标准:RDR<20% 为正常,>20% 为低下。

(2)优点:采用该法评价维生素 A 营养状况敏感、可靠,且简单、易行,能较敏感地反映肝脏维生素 A 贮备状态。

(3)缺点:当人体内维生素 A"足量"时候,不能灵敏地反映维生素 A 储备的水平差异。

第四节　维生素 D 营养状况评价

维生素 D 是一组具有胆钙化固醇生物活性的类固醇衍生物的总称,包括维生素 D₃ 和维生素 D₂。公认的评价人体维生素 D 营养状况的指标是血清(浆)中 25-羟基维生素 D[25-(OH)D]。有很多不同的分析技术和方法可用于分析人体内的 25-(OH)D 浓度,根据测定原理不同,分为免

疫学方法和色谱学方法两大类,具体包括液相色谱-串联质谱法(LC-MS/MS)、高效液相色谱法(HPLC)、化学发光免疫法、电化学发光免疫法、酶联免疫法、竞争性蛋白结合法、放射免疫法、荧光免疫法等。相比于其他检测方法,LC-MS/MS法有很大的优势,被认为是评价维生素D营养状况的"金标准"测定方法。由于超高效液相色谱的高分离特性,LC-MS/MS还可以实现异构体3-epi-25-羟基维生素D_3[3-epi-25-$(OH)D_3$]的分离。基于LC-MS/MS法的高选择性、特异性和灵敏度,该分析技术已越来越广泛地用于临床检验实验室中对25-$(OH)D$的分析。

一、评价指标

血液中维生素D的主要形式有25-羟基维生素D[25-$(OH)D$]、1,25-二羟基维生素D[1,25-$(OH)_2D$]和24,25-二羟基维生素D[24,25-$(OH)_2D$]3种,其中1,25-二羟基维生素D[1,25-$(OH)_2D$]是维生素D在体内的活性形式,具有多种生理功能,但其在血液中的含量非常少,而且稳定性差,定量检测相对困难;25-羟基维生素D[25-$(OH)D$]为血液中维生素D的主要循环形式,血中含量相对较高,约占血液中维生素D总量的95%以上,在血液中的半衰期相对较长,约为15天,被认为是维生素D营养水平的标志物。

人血清中正常的25-$(OH)D$浓度约为$10~50ng/ml$。

二、正常参考范围

目前,判断人体维生素D营养状况的标准在国内外均存在争议,主要有以下两种观点(表3-5-2):

表3-5-2 人体维生素D营养状况参考判定值

判断条件	判定指标	判定标准一[1]	判定标准二[2]
正常		≥20ng/ml	≥30ng/ml
		≥50nmol/L	≥75nmol/L
不足	血清(浆)	≥12 且<20ng/ml;	≥20 且<30ng/ml;
	25(OH)D 浓度	≥30 且<50nmol/L	≥50 且<75nmol/L
缺乏		<12ng/ml	<20ng/ml
		<30nmol/L	<50nmol/L

注:1. 判定界值源于美国国家科学院医学研究所的推荐;
2. 判定界值源于美国内分泌协会的推荐

三、血清(浆)25-羟基维生素D的测定方法

(一)液相色谱-串联质谱法

1. 原理 血清(浆)中的25-羟基维生素D_2和25-羟基维生素D_3经甲醇/乙腈沉淀蛋白后,采用正己烷萃取,用氮气吹干后复溶并定容,使用高效液相色谱分离,串联质谱多反映监测模式(MRM)检测,同位素内标法定量。

2. 方法

(1)取血清(浆)样品$200\mu l$加入$20\mu l$混合同位素内标溶液,混匀后加入$400\mu l$沉淀剂(甲醇/乙腈=50/50,V/V),振荡混匀,然后加入$1.2ml$正己烷提取,室温下涡旋振荡5分钟,4℃,$12\,000\times g$下离心5分钟。吸取$1.0ml$上清液室温下用氮气吹至干,$100\mu l$初始流动相复溶,振荡混匀后继续在4℃,$12\,000\times g$离心5分钟,上清液转移至进样瓶中待LC-MS/MS分析。

(2)将样品注入C18柱,用0.1%甲酸的水溶液、0.1%甲酸的甲醇溶液的流动相进行洗脱。以外标的7种不同浓度(5、10、25、50、125、500ng/ml)绘制标准曲线,根据峰高测定样品浓度。

3. 优点 金标准方法,具有高灵敏度、特异性和准确性,检测限低、分离效能高、分析速度快、重复性好、精确度高、可自动化、重现性和稳定性好。

4. 缺点 前处理复杂、仪器昂贵、对操作人员要求高,需要实验室建立方法。

(二)化学发光免疫法

1. 原理 依据化学检测体系中25-$(OH)D$浓度与体系的化学发光强度在一定条件下呈线性定量关系的原理,利用仪器对体系化学发光强度的检测,进而确定25-$(OH)D$含量的分析方法。通常,将具有高灵敏度的化学发光测定技术与高特异性的免疫反应、电化学反应结合,包括化学发光、酶促化学发光、电化学发光和化学发光免疫分析等。直接化学发光免疫法是以化学物质,如异鲁米诺、吖啶酯等直接标记抗原或抗体,免疫反应后,直接引发化学发光反应进行定量检测。间接化学发光免疫法是用某些工具酶(如辣根过氧化物酶、碱性磷酸酶等)标记抗原,在免疫反应的终点用鲁米诺等发光体系测定发光强度,从而确定标记结合抗原的量。电化学发光免疫法是指在电极上施加一定的波形电压或电流信号,进行电解反应的产物之间或与体系中共存组分反应产生化学发光的现象。

2. 优点 具有高灵敏度,所受影响因素较少,自动化批量操作。

3. 缺点 特异性不高,只能检测25-$(OH)D$总量。

(三)酶联免疫法

1. 原理 酶联免疫法的基础是抗原或抗体的固相化及抗原或抗体的酶标记。加入酶反应的底物后,底物被酶催化成有色产物,产物的量与标本中受检物质的量直接相关,由此进行定性或定量分析。

2. 优点 所需样本量少,不需要复杂的样品预处理纯化过程,操作简单。

3. 缺点 只能检测25-$(OH)D$总量,特异性不足、稳定性较差。

(四)高效液相色谱法

1. 原理 利用25-$(OH)D$与血浆中其他物质在高效液相色谱(HPLC)层析柱中的保留时间的不同,将其与血液中其他物质分离开,再利用其独特的荧光特性,用荧光检

测器测定血中25-羟维生素D的含量。

2. 优点 分离效能高、分析速度快、重复性好、精确度高及可自动化。

3. 缺点 所需样品量大、前处理复杂、效率低、灵敏度不能满足25-(OH)D$_2$的检测要求,目前临床使用较少。

(五) 竞争蛋白结合分析法

1. 原理 血清25-(OH)D竞争蛋白结合分析法是利用25-(OH)D与加入的^{3}H标记25-(OH)D均可与其受体蛋白结合,它们的结合存在竞争性。若体内的25-(OH)D含量高,则^{3}H标记的25-(OH)D结合到受体蛋白的量则少,反之则多,通过测定^{3}H标记的结合率的不同测定体内25-(OH)D的含量。

2. 优点 操作简单、无放射性污染,不需要复杂的预处理纯化过程。

3. 缺点 会高估25-(OH)D$_3$的浓度,低估25-(OH)D$_2$的浓度,不适用于25-(OH)D$_2$浓度较高的血清(浆)样本。

(六) 放射免疫法

1. 原理 目前广泛采用的是^{125}I-H-25-(OH)D$_3$作为示踪物,与待测样品中25-(OH)D竞争性结合抗25-(OH)D抗体,用两步抗原抗体反应以实现固液分离,并通过检测沉淀中^{125}I的放射量以计算样品中^{125}I 25-(OH)D的浓度。

2. 优点 是检测25-(OH)D的经典方法,不需要复杂的样品预处理纯化过程,操作简单。

3. 缺点 不能区分检测25-(OH)D$_2$和25-(OH)D$_3$,具有放射性污染风险,废物的处理复杂,稳定性和准确性较差。

第五节 维生素E营养状况评价

维生素E(生育酚,tocopherol)是所有具有α-生育酚活性的生育酚和三烯生育酚及其衍生物的总称。

评价维生素E营养水平的生化指标主要有:血浆中维生素E的浓度、尿中维生素E的代谢产物含量和依据其抗氧化特性测定红细胞溶血时间。

目前还没有一个统一、公认的标准化方法来判定维生素E的机体水平。一般采用α-生育酚作为评价人体维生素E营养状况的指标。γ-生育酚作为膳食中维生素E的另一种主要形式,也可以作为评价人体维生素E水平的指标之一。

一、血清 α-生育酚的测定

测定血清中维生素E的方法有高效液相色谱法(high performance liquid chromatography,HPLC)、荧光分光光度法及紫外-可见分光光度法等,这些测定方法各有特色。

(一) 高效液相色谱法

1. 原理 由于α-生育酚的极性较弱,采用C18反相柱、紫外检测器,在300nm的波长下进行测定。该法为测定血清维生素E的常用方法。

2. 方法 将100μL血清与内标混合,加入己烷提取后,真空去除己烷。将提取物重新溶解在乙醇中,加入等体积的乙腈,过滤样品以去除不溶性物质。使用C18反相柱,并用每1L含有100μl二乙胺的50%乙醇:50%乙腈

溶液洗脱。记录300nm的色谱图,通过比较峰高完成定量。在300nm的条件下,将α-生育酚与视黄基丁酸酯进行比较,使用内标的峰值高度对α-生育酚进行校正。

3. 适用范围 不仅适用于成年人,还适用于孕妇、儿童,可以反映长期的维生素E的膳食供给情况。

4. 技术参数 此方法测量血清α-生育酚时,在2.32~116μmol/L(1~50μg/ml)浓度范围内与峰面积呈良好的线性关系。

5. 正常参考值 正常成年人血清(浆)中维生素E平均浓度为 22.1μmol/L(9.5μg/ml),范围为 11.6~46.4μmol/L(5.0~20.0μg/ml);儿童血浆浓度稍低,平均血浆浓度为5.3μg/ml±1.3μg/ml。当成年人维生素E含量低于11.6μmol/L(5μg/ml)时会发生红细胞溶血。

6. 优点 HPLC法是国内外公认的准确性、可靠性和灵敏度最好的方法,可以使用包括荧光检测器、电化学检测器,或者UV检测器,可以分别检测α-生育酚、β-生育酚、γ-生育酚,并且只需要很少的样品。

7. 缺点 HPLC法样品处理和测定较费时、费力。

(二) 荧光分光光度法

1. 原理 维生素E具有环状分子结构,因此在紫外线照射下可产生荧光;维生素E为脂溶性有机物,可通过乙醇沉淀血清中蛋白质,再用有机溶剂提取,根据特征性的荧光对血清含量进行定量。荧光强弱在一定条件下与其血清中的含量呈线性关系,在荧光计上测定样品的荧光强度,通过其与标准样品的荧光强度之比,可计算出未知样品中维生素E的含量。

2. 适用范围 适用于成年人、儿童、孕妇等人群血清维生素E的测定。

3. 优点 荧光分光光度法具有较高的灵敏度和准确性,样品处理和测定比较简单、省时。

4. 注意事项

(1) 实验所需的试管、移液管、滴管、比色杯等用品均需用洗液浸泡,用双蒸水冲洗烘干后当天或三天内使用,以避免荧光杂质污染。

(2) 用于动物血清测定时,可适当降低标准的浓度,使更接近动物血清中维生素E的含量水平,减少误差。

(3) 若实验室无微量比色杯,可按操作步骤的比例将试剂和样品增加一倍。

(4) 胆固醇和溶血标本对测定无明显干扰,但甘油三酯有干扰。

(三) 紫外-可见分光光度法

1. 原理 维生素E结构中含有游离的酚羟基,可被强氧化剂氧化,生成棕红色物质,进行比色。常用的氧化剂包括 $FeCl_3$、$CuCl_2$、HNO_3。在一定浓度范围内,吸收值和生育酚含量成正比。用$FeCl_3$做氧化剂,在533nm处测定吸光度计算体内维生素E的水平。

2. 技术参数 此方法吸收曲线及线性范围:最高吸收峰在533nm,维生素E的浓度在2.90~69.66μmol/L内,浓度与吸光度成线性关系。

3. 优点 ①成本低,简单;②胆红素、血红蛋白和维生素C均无干扰。

4. 缺点　有很多干扰物质,容易造成误差。这种方法应用相对较少。

(四) 影响血中维生素 E 水平的因素

目前,维生素 E 的营养状况主要通过血清(浆)α-生育酚浓度来进行评价,许多因素会影响血液中 α-生育酚的浓度,如年龄、维生素 E 的补充、血液中总脂肪水平、吸烟等。其中,需要注意的是,由于维生素 E 受到脂肪含量的影响,为了减少饮食中血脂的影响,最好采空腹血进行测量。

从摄入水平看,维生素 E 的血液中稳态水平还受肝脏的调控,因此,血液中生育酚浓度不能代表短时间内维生素 E 的膳食供给情况。

在保存时,应避免血样暴露在强光下,或反复冻融,冷冻血样在-80℃时可以贮存至少 12 个月。

二、血清 α-生育酚和脂肪的比值

在血液循环中,维生素 E 大部分与低密度脂蛋白结合在一起,所以,血清脂质水平异常会影响维生素 E 的营养状况,如血脂代谢异常的患者,血清维生素 E 的水平常常不能反映体内的营养状况,因此,计算血清维生素 E 的有效浓度时必须考虑血脂水平。

1. 原理　血脂主要由胆固醇、甘油三酯和磷脂组成,生育酚和胆固醇含量的关系最为紧密。在 NHANES Ⅲ 中,血清胆固醇被认为是最好地预测血清 α-生育酚浓度的指标之一。

2. 正常范围　成年人血清总生育酚水平低于 0.8mg/g (以总脂质计),婴儿低于 0.6mg/g,提示有维生素 E 的临床缺乏。

也有学者将血清中 α-生育酚水平>2.25μmol/L 胆固醇作为评判维生素 E 含量丰富的指标。

3. 优点　血清 α-生育酚的浓度随着年龄、生理状态和血清总脂质水平,尤其是总胆固醇的变化而变化,经过血清中脂肪的含量校正后,α-生育酚的含量不受脂肪多少的影响。

三、脂肪组织 α-生育酚的测定

1. 原理　使用自动进样器进样,利用带有紫外检测器的 HPLC,在双波长模式、300nm 处检测脂肪组织中的 α-生育酚。

2. 适用范围　可反映人群维生素 E 的长期营养状况。

3. 技术参数　此方法脂肪组织中 α-生育酚的批间差异为 20.4%。

4. 参考值　正常成年人脂肪组织中的 α-生育酚含量为 0.2~0.7μmol/g(100~300μg/g)。

四、红细胞溶血实验

1. 原理　足量的维生素 E 能保护红细胞膜,抵抗脂质过氧化损害诱导的溶血。当维生素 E 缺乏时,红细胞膜脆性增加易发生溶血。用弱过氧化氢溶液可测定红细胞对抗溶血的能力。

生育酚溶血实验能够测量维生素 E 的抗氧化活性,是评价维生素 E 水平的一个功能性指标,它能够评价红细胞

抵抗氧化损伤的能力,一般使用过氧化氢作为溶血剂。目前,已经用测量钾离子释放(火焰光度法)代替测量血红蛋白的释放来提高溶血实验的特异性。

2. 适用范围　不仅适用于成年人,还特别适用于新生儿。

3. 参考值　从红细胞膜对抗溶血的能力分析,红细胞与 2%~2.4% 的 H_2O_2 溶液一起孵育 3 小时后,红细胞溶血的比例>5%,提示有维生素 E 缺乏。在该条件下,溶血率<5% 可以排除维生素 E 缺乏的可能。

4. 优点

(1) 实验样品需要量较少。

(2) 红细胞溶血试验是间接但实用的判断体内维生素 E 状况的功能性指标。

5. 缺点

(1) 特异性并不高,其他营养素的状况改变也能够影响红细胞溶血率。

(2) 实验需要新鲜的样品,并把它作为现场试验的一部分,较难实现。

(3) 测量钾离子释放以代替测量血红蛋白释放的方法,并不能提高对早产儿的维生素 E 水平测量的特异性。

五、其他检测方法

肝脏和脂肪组织的维生素 E 水平也能反映维生素 E 在组织中的储备情况,但脂肪组织活检对人群研究来说较为困难,并且难以标准化。使用口腔黏膜细胞的 α-生育酚可能是一种更实用的样本,但需对其取用的部位进行定义。血小板中 α-生育酚含量丰富,其缺乏和过量都能够影响血小板的功能,但血小板中的生育酚浓度与血清脂质浓度无关,其并不是一种评价维生素 E 水平的良好指标。

目前,也有人提出用维生素 E 的代谢产物 2,5,7,8,-四甲基-2(2-羧乙基)-6-羟氧杂萘满(α-CEHC)的尿中排出量作为维生素 E 水平的监测,其应用价值仍然有待进一步明确。

另外,一些功能性检测,包括测定红细胞在体外释放的丙二醛的量、测量呼吸中的戊烷和乙烷等可以作为测量维生素 E 含量的补充实验,但这些实验的特异性不强,不能精确地反映维生素 E 的水平,因此,还需要探索更多的方法,以评估维生素 E 的边缘缺乏状态。

目前,实际应用的评价维生素 E 的方法,主要是测定血清(浆)中维生素 E 的水平来评价其营养状况。红细胞过氧化物溶血试验,无法准确反映维生素 E 的营养状况。尽管脂肪组织 α-生育酚的浓度与血浆 α-生育酚浓度的相关性不强,但两者都可以在一定程度上反映机体维生素 E 的长期状态。目前,仍需要更多的研究,验证脂肪组织 α-生育酚代表机体维生素 E 水平的可能性与稳定性。

虽然维生素 E 的研究大多集中于 α-生育酚,但最近的研究表明,γ-生育酚的抗氧化能力是 α-生育酚的一半,并且可以影响 α-生育酚的浓度代谢。γ-生育酚在机体中也发挥着重要的作用。有学者认为,与 α-生育酚相比血浆中的 γ-生育酚是更好的生物标志物。因此,在评价维生素 E 的水平时,不能仅局限于 α-生育酚,还需要结合 γ-生育酚

进行评价。在 NHANES 检测中利用带有紫外检测器的 HPLC,在双波长模式、300nm 处检测 γ-生育酚,血浆中 γ-生育酚的批间差异为 10.1%,人群检测 γ-生育酚中位数是 221μg/dl±4μg/dl。但目前还需要相关研究,进一步论证血浆中 γ-生育酚的代表性。

第六节 维生素 K 营养状况评价

维生素 K(vitamin K)是一组具有 2-甲基-1,4-萘醌结构的脂溶性维生素,最初发现其是促进凝血因子合成的必需物质,近年来不少研究指出,维生素 K 也具有调控钙与骨骼或其他组织结合的功能。

天然来源的维生素 K 包括两类衍生物,维生素 K₁ 和维生素 K₂。维生素 K₁ 又称叶绿醌(phylloquinone),主要来自绿色植物的叶子,与光合作用有关。维生素 K₂ 又称甲萘醌(menadione),根据侧链长短可以分成多个亚型,简写为 MK-n,其中 n 代表侧链上异戊二烯的个数,可为 1~13,比较常见的有 MK-4、MK-7。动物体内的维生素 K₂ 主要有两个来源,一是来自膳食的维生素 K₁ 在体内可转化为维生素 K₂ 并储存于组织器官内(以 MK-4 为主),另外是由肠道菌群合成(以 MK-7 为主)。维生素 K 在体内通过促进 γ-羧化发挥生物学作用。

目前有关人体维生素 K 营养状况评价的指标及检测技术已得到一定发展。传统上多采用与凝血功能有关的指标来间接反映维生素 K 营养状况,尽管这些指标不够敏感,但在临床上仍有应用。近年来已逐步建立了更为灵敏的用于反映维生素 K 营养状况的指标,包括:采用酶联免疫法、放射免疫法测定与维生素 K 依赖凝血蛋白羧化程度有关的指标,采用色谱-质谱法测定血液维生素 K 水平及尿液代谢产物等;这些技术日渐成熟,并已应用到维生素 K 营养状况及其生物功能评价和科研服务中,其中血浆羧化不全骨钙素(uncarboxylated osteocalcin,ucOC)和 PIVKA-Ⅱ 是当前应用较多的指标,可从生化水平反映机体的维生素 K 状况。

由于维生素 K 膳食来源丰富,机体出现维生素 K 缺乏的可能性较为少见,因此,上述指标的正常分布范围、灵敏性、特异性以及用于诊断维生素 K 缺乏的临床标准尚需要进一步研究和确立。

一、凝血功能指标

筛查维生素 K 缺乏的传统方法主要是观测凝血功能指标,包括凝血酶原时间(PT)、部分凝血酶原时间(APTT)等。这些指标用于判断出血风险是否与维生素 K 缺乏有关,如果证明服用维生素 K 后出血症状得以纠正,即判断机体缺乏维生素 K。

凝血功能指标对于评价是否存在维生素 K 缺乏特异性不强,因为当血浆凝血酶原浓度下降 50% 时,凝血时间仍有可能在正常范围;或者维生素 K 缺乏已经相当严重了,机体才会出现凝血功能异常。另外,维生素 K 依赖性凝血因子水平与年龄相关,比如新生儿维生素 K 依赖性凝血因子水平或活性只有成年人的 30%~50%。因此,凝血

功能试验不是反映机体维生素 K 营养状况的敏感指标,也无益于维生素 K 亚临床缺乏的诊断。

二、羧化不全型维生素 K 依赖蛋白

近年发展的维生素 K 营养状况评价指标主要与维生素 K 依赖蛋白(vitamin K dependent protein,VKDP)的生理作用有关。维生素 K 作为 γ-羧化酶的辅酶可以参与 VKDP 转录,并形成 γ-羧基谷氨酸(γ-carboxyglutamic acid,Gla)残基。当机体出现维生素 K 缺乏或供应不足时,会造成组织内 VKDP 羧化受阻,使 VKDP 处于脱羧或部分羧化不全的失活状态,这些功能缺陷型异构分子统称为羧化不全型维生素 K 依赖蛋白(under-carboxylated species of VKDP)或维生素 K 缺乏诱导蛋白(protein induced by vitamin K absence,PIVKA)。血液中羧化不全型 VKDP 浓度升高,是判断维生素 K 营养状况较为敏感的指标,主要包括维生素 K 缺乏诱导的凝血酶原-Ⅱ、羧化不全骨钙素以及基质 Gla 蛋白等,其中羧化不全骨钙素是应用比较多的指标。

(一)血清(浆)羧化不全骨钙素

骨钙素(osteocalcin,也称骨钙蛋白)是由成骨细胞合成并分泌的一种维生素 K 依赖性钙结合蛋白,其分子中含有三个维生素 K 依赖性 Gla 残基,是与钙离子结合的重要功能基团。当维生素 K 缺乏时,由于羧化不全导致 Gla 残基丧失钙离子结合能力。羧化不全骨钙素(uncarboxylated osteocalcin,ucOC)由骨组织释放入血,可作为评估血浆维生素 K 状况、骨维生素 K 储存的替代性标志物。

骨钙素合成后大部分沉积于骨基质,小部分释放入血,血中骨钙素会同时存在羧化骨钙蛋白(cOC)和少量的 ucOC 及片段,通过分离检测出 ucOC 及其占总骨钙素百分比(或称骨钙素羧化不全率)可以判断维生素 K 的营养状况,羧化不全率愈高说明维生素 K 缺乏愈严重。

ucOC 检测的主要方法有放免法或 ELISA 法。

1. 原理 将待测血清(浆)样品与羟磷灰石或硫酸钡混合温育,待 cOC 与之结合并沉淀后,离心;取上清液,通过放免法或 ELISA 检测 ucOC,计算骨钙素羧化不全率。

2. 技术参数 标准曲线的最低检出值为 0.40μg/L;批间变异系数为 6.8%;批内变异系数为 4.9%。近来有报道显示,ELISA 法灵敏度更高。

3. 参考值 血骨钙素浓度在出生后一年内达到最高,为 25~40mg/ml;儿童期有所降低,至青春期回升至 2~12mg/ml;成年期重新回落,男性为 6.8±0.5mg/ml,女性为 5.8±0.5mg/ml。当 ucOC 占比超过 20% 时可诊断为亚临床缺乏。

4. 优点 由于骨钙素仅通过成骨细胞表达,因此血清(浆)ucOC 测定在反映维生素 K 营养状况方面的特异性和灵敏性比其他 VKDP 指标高。

5. 缺点 血清(浆)ucOC 水平可能受维生素 K、维生素 D 补充以及骨质状况的影响,所以,对诊断维生素 K 缺乏的特异性仍需研究。

总体来讲,ucOC 是评估一般人群维生素 K 状况的有效生物标志物。在开展 ucOC 测定时,由于骨钙素浓度呈昼夜变化,故样本应在同一时间采集,血样应于采集后 2~3

小时内处理,尽可能采用低温离心分离,血样-80℃冰箱保存。一般膳食因素对骨钙素浓度无显著影响,但可能受到胰岛素、维生素K补充的影响。

（二）血浆维生素K缺乏诱导的凝血酶原-Ⅱ

在机体凝血系统中存在维生素K依赖凝血蛋白,当维生素K充足时,凝血酶原前体蛋白可以羧化转变为凝血酶原;当机体维生素K缺乏或不足时,凝血酶原前体蛋白不能羧化或羧化不全,成为维生素K缺乏诱导的凝血酶原-Ⅱ(prothrombin induced by vitamin K absence-Ⅱ,PIVKA-Ⅱ),属于异常的未羧化凝血酶原。PIVKA-Ⅱ由肝脏释放入血,最早在服用双香豆类抗凝剂的患者血浆中发现,可作为诊断维生素K亚临床缺乏的指标。研究显示,PIVKA-Ⅱ与血浆维生素K_1浓度负相关,是非常敏感的原生态标记物,甚至在凝血试验出现改变前就能检出血浆PIVKA-Ⅱ升高。

PIVKA-Ⅱ的检测方法目前比较常用的是酶联免疫法。

1. 原理 将单克隆抗体包被于聚苯乙烯酶标板上,依次加入质控样和待测样本、兔抗人凝血酶原抗体、辣根过氧化物酶标记的羊抗兔IgG,辣根过氧化物酶催化底物产生有色物质,根据显色的深浅得出PIVKA-Ⅱ的含量。

2. 适用范围 适用于成年人、新生儿、早期婴儿(30~90天)的维生素K缺乏评估。

3. 参考值 正常参考范围<2μg/L,维生素K不足或缺乏≥2μg/L。

4. 优点 灵敏性高。

5. 不足 在某些病理条件下或干扰维生素K作用的药物治疗条件下可被检出。

（三）血清(浆)基质Gla蛋白

基质Gla蛋白(matrix Gla protein,MGP)也是目前研究比较多的维生素K依赖蛋白,是抑制血管钙化的重要物质,MGP由动脉血管壁光滑肌细胞合成,当维生素K缺乏时血羧化不全MPG(uc-MGP)水平升高,可以从血管钙化方面反映维生素K状况。目前测定方法主要包括血液中总MGP水平,近年来有技术可以对MGP不同分型进行测量,其中脱磷酸uc-MGP(dp-uc-MGP)被认为是反映维生素K状况的最佳指标,是肝外反映维生素K_1和维生素K_2生物活性的功能性指标。目前已有较成熟的自动化商业测试,但是尚需更多研究证据支持建立dp-uc-MGP判断标准。

三、尿γ-羧基谷氨酸

无论是凝血酶原还是羧化骨钙蛋白,它们的共同特点是含有Gla残基。当凝血酶原或骨钙素被代谢分解后,其分解产物Gla不能被哺乳动物进一步代谢,经由尿排出,因此,从理论上讲,通过检测尿液Gla含量亦能反映机体维生素K营养状况,尿Gla水平与血维生素K水平呈正相关。在维生素K饮食摄入低的志愿者研究中显示,在血液循环维生素K依赖凝血蛋白未改变之前,其尿γ-羧基谷氨酸水平已出现显著下降,说明尿γ-羧基谷氨酸水平易受膳食影响,可作为膳食维生素K摄入状况的评价指标。

测定尿Gla目前较常用的方法是高效液相色谱法,具有较高的灵敏性。

1. 原理 Gla经色谱分离后,经柱后衍生,用荧光检测器或示差检测器进行测定。

2. 适用范围 可用于反映维生素K的利用状况以及一段时间膳食摄入状况的变化。

3. 技术参数 方法最低检出值<10pmol/ml,批间变异系数为5%,批内变异系数为2.1%~3.4%。

4. 参考值 尿中18.9~88.9nmol/ml。

5. 优点 方法准确性较高,可结合尿容量。

6. 缺点 对诊断维生素K缺乏的灵敏性略有滞后,即当维生素K摄入不足一段时间后才可测出尿Gla异常。反过来,摄入一段时间维生素K后,尿Gla仍未表现升高可间接证明存在亚临床维生素K缺乏。

四、血清(浆)维生素K水平测定

血维生素K水平也是反映机体维生素K营养状况的指标,维生素K_1是循环系统和骨组织中最主要的存在形式,目前,利用HPLC-MS/MS技术或HPLC-荧光检测技术、HPLC-电化学法甚至可以同时检测维生素K_2。正常人血清维生素K水平很低,且变异较大;有研究显示,当饮食维生素K减少后血清维生素K水平很快下降,说明血清维生素K水平受膳食影响较大,而男性、女性之间存有一定差异;因此,血清维生素K能否反映机体维生素K营养状况还是一个值得争议的问题。无论如何,血维生素K测定至少可以用于判断由营养不良或肠道吸收异常导致的维生素K缺乏。

（一）HPLC法

1. 原理 血浆或血清样品经过预处理后,采用高效液相色谱法进行色谱分离,再经过柱后还原,将醌型维生素K_1还原为可发射荧光的酚型维生素K_1,利用荧光检测器或电化学检测器进行测定。

2. 技术参数 标准曲线的最低检出值是0.09μg/L;精密度:批间变异系数为12%;批内变异系数为5%。

3. 参考值 血浆男性为0.23~0.94μg/L,女性为0.09~2.12μg/L。

4. 优点 本法可用于检测血液、组织及其他生物标本的维生素K含量。

5. 缺点 血样需经过预处理纯化,操作费力,总检测时间较长。

（二）HPLC-MS/MS法

1. 原理 血浆样品经苯己基柱分离,在双流动相(酸化甲醇:水和甲醇)梯度洗脱条件下,采用APCI源进行检测。

2. 技术参数 定量限维生素K_1为0.14nmol/L,MK-4为0.14nmol/L,MK-7为4.4nmol/L。

3. 参考值 维生素K_1:0.38~6.77nmol/L,MK-4:0.16~6.01nmol/L。

4. 优点 操作简便,灵敏度高,检测时间短,适用于测定血浆中维生素K_1的测定,也可同时在线检测维生素K_1、MK-4、MK-7,以区分不同的维生素K形态(表3-5-3)。

总体来讲,目前尚缺少公认的用于人体维生素K营养评价的特异性指标,血羧化不全型维生素K依赖蛋白(如

ucOC、PIVKA-Ⅱ)是探讨维生素 K 功能作用相关研究中应用较多的指标,可以结合血维生素 K 浓度、尿 Gla 水平及凝血功能指标,用于维生素 K 营养状况的判断。有关各项指标正常值参考范围以及维生素 K 缺乏判断标准尚需深入研究。

表 3-5-3　维生素 K 缺乏评价指标的优缺点一览表

指标参数	优　点	缺　点
PT	容易检测	对维生素 K 缺乏诊断无特异性 灵敏度不高 不能用于维生素 K 亚临床缺乏检测 新生儿变异大
APTT	容易检测	对维生素 K 缺乏诊断无特异性 灵敏度不高 不能用于维生素 K 亚临床缺乏检测 新生儿变异大
PIVKA-Ⅱ	可用于维生素 K 缺乏早期检测 高灵敏性 可用于新生儿检测	部分疾病和药物可能干扰 在临床上未广泛应用
ucOC	高灵敏性	因指标与骨转换有关,故对维生素 K 缺乏诊断不具特异性;对肾功能不全患者无效 受维生素 K 和维生素 D 补充剂的影响
尿 Gla	可用于反映每日维生素 K 摄入变化 可用于维生素 K 亚临床缺乏的检测	可能受年龄影响 指标对预测维生素 K 缺乏有些滞后

第七节　维生素 B₁ 营养状况评价

维生素 B_1 又称硫胺素,其营养状况评价一般是通过膳食调查、体格检查和生物化学检查进行综合的评价。膳食调查可计算出维生素 B_1 摄入量;体格检查可发现有无维生素 B_1 缺乏的临床表现;生物化学检查可观察到临床缺乏症状出现前不足或缺乏情况。这里主要介绍维生素 B_1 的营养状况评价的生物化学评价方法与标准。

营养状况的生化检查可客观、灵敏地显示机体营养状况的早期变化,往往可观察到临床缺乏症状出现前的代谢功能变化。维生素 B_1 营养评价常用的生化方法有尿中硫胺素排出量测定法、全血和红细胞中硫胺素二磷酸酯(TDP,TPP)、红细胞转酮醇酶(E-TK)活性系数或焦磷酸硫胺素效应百分率。其中尿硫胺素排出量测定法又有 4 小时负荷尿实验、全日尿硫胺素排出量和肌酐尿硫胺素排出量等评价方法。随着检测技术的发展,目前已经出现了采用高效液相色谱、液质联用检测血样中维生素 B_1 含量的方法,这里一并介绍。

一、尿中维生素 B₁ 的测定

尿中维生素 B_1 测定法是荧光法。

1. 原理　采用两步萃取法去除尿中的干扰物质,用碱性铁氰化钾将游离型硫胺素氧化生成硫色素,利用硫色素的荧光测定尿中的硫胺素水平。

首先用有机溶剂提取出尿液中的有机物质;再利用铁氰化钾在碱性溶液中氧化硫胺素生成硫色素,硫色素不溶于水,可利用有机溶剂萃取出水相中的硫色素,然后除去水相;最后利用有机溶剂中的硫色素,在一定波长的紫外线激发下产生蓝色荧光,荧光强弱与硫色素的含量成正比,通过荧光强度的测定,计算出尿液中的硫胺素含量。

2. 技术参数　荧光分光光度计激发波长 365nm,发射波长 435nm。

3. 参考值　4 小时负荷尿中维生素 B_1 ≥665nmol(≥200μg)为正常,332~665nmol(100~200μg)为不足,≤332nmol(≤100μg)为缺乏;全日尿中维生素 B_1 排出量>150μg/24h 为正常,50~150μg/24h 为不足,<50μg/24h 为缺乏;克肌酐尿维生素 B_1 排出量>66μg/g 肌酐为正常,27~66μg/g 为不足,<27μg/g 为缺乏。

4. 注意事项　测定时要注意:①第一次用正丁醇除干扰物时,下层水溶液不要混进正丁醇提取液,否则荧光值偏高。②尿中硫胺素含量高时,可将尿液稀释,一般饱和 4 小时尿可稀释 2~4 倍。如果尿中硫胺素含量较低,如 24 小时尿中硫胺素分析时,可在取尿样时适当加大尿量,其他试剂量不变。③活性人造沸石的填充量一般约占管长的 3.5cm 左右。流速约 60 滴/min,太快太慢均会影响结果。每批人造沸石活化后,须先试验它能否吸着一定量的硫胺素,硫胺素回收率在 92% 以上者可用,低于 92% 者必须重处理。④每台荧光计都有一定的差别,操作者应当用自己的荧光计求出 K 值,用于计算,不可互相借用。

5. 优缺点　本方法成本低,检测速度快,操作简便,一般的实验室均可开展。缺点是前处理较复杂,检测所需时间较长。

二、红细胞转酮醇酶活性的测定

硫胺素焦磷酸是红细胞 E-TK 的辅酶,当硫胺素缺乏时,TPP 不足,导致红细胞的 E-TK 活性不足,通过测定酶的底物变化即可评价机体的硫胺素营养状况。红细胞转酮醇酶活性测定方法是焦磷酸硫胺素效应测定法。

1. 原理　将含红细胞 E-TK 的红细胞溶血液(红细胞加入试剂后溶血而成的液体)加入到含有和不含 TPP 的缓冲液中,再加入足量的底物,经过一定时间的酶促反应后,底物核糖减少,核糖可与苔黑酚缩合生成绿色的物质,绿颜色的深浅与核糖的量成正比。检测波长为 670nm,通过测定底物核糖被利用的多少来确定酶的活性,计算 TPP 效应(%)。

2. 技术参数　分光光度计检测波长为 670nm。

3. 参考值　TPP 效应 ≤15% 为正常,15%~20% 为不足,≥20% 为缺乏。

4. 优缺点与注意事项　通过红细胞 E-TK 活性实验或红细胞 E-TK 活性测定,可间接评价硫胺素的营养状况。

但如未结合硫胺素酶的合成不足(如糖尿病患者和肝病的患者都会有酶合成不足的现象)会限制酶与辅酶的结合,检测为E-TK活性不足。另外,测定红细胞E-TK活性方法缺乏测定方法间的准确性比较,标准的不同、样品储存的不稳定性等都会影响该方法的应用。

本方法用到一些强酸试剂,实验过程中需要煮沸,有一定的危险性,进行实验时一定要注意穿防护服、戴保护镜。在离心分离红细胞后,用生理盐水洗涤时,要尽量除尽白细胞,因为白细胞中也含有较多的TDP,会影响测定和评价结果。

三、硫胺素二磷酸酯浓度的测定

维生素B_1在体内的主要生理功能之一是以二磷酸酯(TDP)形式作为辅酶参与代谢,血液(全血)中总硫胺素含量的80%在红细胞中,并且绝大多数是TDP形式。当硫胺素缺乏时,红细胞内的TDP不足,影响到红细胞的转酮醇酶活性,此时该酶的催化反应减慢。因此,测定TDP水平可间接反映硫胺素的营养状况。

硫胺素二磷酸酯(TDP)浓度的测定方法采用HPLC分离全血或红细胞裂解液中的TDP。

1. 原理 本方法用荧光检测器测定TDP的荧光强度,通过与标准物质中的TDP荧光强度相比较,得出全血与红细胞中TDP的浓度。

2. 技术参数 TDP的最低检出限量$3\mu g/L$(柱内含量130pg),定量分析的最小值(在无噪声信号比的10倍)是$7\mu g/L$(柱内含量300pg),TDP在红细胞和全血中的此值相同。

3. 参考值 全血中TDP浓度为275~675ng/gHb,红细胞中TDP浓度为280~590ng/gHb。

4. 优缺点与注意事项 以HPLC法检测TDP,灵敏度高,方法简便。测定结果显示的全血和红细胞中TDP浓度减少或不足的比率与体内其他组织的变化情况相似。因此,应用HPLC测定全血和红细胞中的TDP浓度比测定红细胞E-TK活性能更灵敏地反映体内硫胺素的营养状况。

测定红细胞中TDP时,在离心分离红细胞后,用生理盐水(9g/L的NaCl溶液)洗涤时,要尽量除干净白细胞,因为白细胞中也含有较多的TDP,影响测定和评价结果。

四、血中维生素B_1的测定

(一) 高效液相色谱法

1. 原理 本方法采用固相萃取技术对血清样本进行净化,然后采用梯度洗脱的HPLC法测定维生素B_1。通过与标准物质中的水平相比较,得出血清样本中维生素B_1的浓度。

2. 实验条件

(1) 维生素B_1标准品纯度>98%,检测限为$0.069\mu g/ml$,加标回收率范围80.2%~88.1%。洗脱液:甲醇(2.4ml)-水(0.6ml)混合液;洗脱流速:0.5ml/min。

(2) 色谱分离条件:分离柱Phenomenex C18 Luna,色谱柱(250mm×4.6mm,5μm);柱温:室温(20℃)。

(3) 流动相:0.05mol/L KH₂PO₄溶液(pH6.0)-甲醇梯

度洗脱;流速:0.9ml/min;紫外检测波长:266nm。

3. 技术参数 维生素B_1的检测限为$0.069\mu g/ml$,加标回收率范围80.2%~88.1%。

4. 参考值 成年人血清中维生素B_1的含量范围为0.86~2.23(1.02±0.24)μg/ml。

5. 优缺点与注意事项 本方法快速、简便、灵敏、准确。但由于检测的样品较少,不能完全代表人群血清中维生素B_1的正常值水平;血液前处理所采用的方法可能导致与蛋白以及其他活性物质结合的维生素B_1的解离。增加取样量需增加甲醇加入量以沉淀蛋白,同时增加了洗脱剂的用量,这使浓缩时间延长,回收率降低,因此,需要选择恰当的取样量以得到准确的检测结果。

(二) 同位素稀释-超高效液相色谱串联质谱法(ID-UPLC-MS/MS)

1. 原理 本方法直接测定全血(血清)样本中维生素B_1的水平,通过与标准物质中的水平相比较,得出全血(血清)样本中维生素B_1的浓度。

2. 实验条件

(1) 色谱条件:色谱柱:Thermo Hypersil GOLDaQ(2.1mm×100mm,1.9μm)。

(2) 流动相:10mmol/L甲酸铵水溶液+相应浓度的乙腈溶液,梯度洗脱,洗脱程序:0~0.5分钟:0乙腈;0.5~2分钟:0~35%乙腈;2~2.5分钟:35%~100%乙腈;2.5~3.5分钟:100%乙腈;3.5~3.8分钟:100%~0乙腈;3.8~5.0分钟:0乙腈;流速:0.4ml/min。

(3) 质谱条件:离子源:电喷雾离子源,正离子模式;毛细管电压:5500V;离子源温度(TEM):550℃;离子源雾化气(GS1):40psi;离子源加热辅助气(GS2):60psi;气帘气(CUR):30psi;碰撞气(CAD):4psi;扫描模式:多反应监测。

3. 技术参数 维生素B_1在0.446~89.2ng/ml范围内,线性关系良好($r=0.9996$),相对标准偏差(RSD)为3.22%~5.60%;样本中维生素B_1的日内精密度的RSD≤3.78%;日间精密度的RSD≤5.34%;维生素B_1的回收率在96.9%~102.6%,RSD<6.61%。

4. 参考值 血清和全血样本中维生素B_1的含量在1.41~4.9ng/ml。

5. 优缺点与注意事项 本研究建立的ID-UPLC-MS/MS灵敏度高、特异性强、准确度好,且前处理方法简单;5分钟内即可完成血清(全血)中维生素B_1的检测,可满足临床大样本检测的需求,极易在临床化验室中推广。但由于检测的样品较少,不能完全代表人群血清(全血)中维生素B_1的正常值水平,正式应用前需建立标准化程序。选择有机试剂沉淀的方法处理样本后,样本溶液中有机试剂比例较高,影响维生素B_1的色谱峰峰型,因此,在样本处理后需加入双蒸水稀释,以降低有机试剂的比例。

第八节 维生素B_2营养状况评价

维生素B_2(vitamin B_2)又称核黄素(riboflavin),结构上由异咯嗪加核糖醇侧链组成。维生素B_2在体内主要以辅酶形式黄素腺嘌呤二核苷酸(FAD)、黄素单核苷酸(FMN)

参与氧化还原反应与能量生成，与维生素 B_6 和烟酸代谢也有密切关系。此外，维生素 B_2 还参与维持体内还原型谷胱甘肽（GSH）的水平，与抗氧化防御体系功能密切相关。人类缺乏维生素 B_2 后，出现"口腔生殖系统综合征"，包括唇炎、口角炎、舌炎、皮炎、阴囊皮炎以及角膜血管增生等。维生素 B_2 还具有调节特定人群血同型半胱氨酸水平和血压的作用。

评价机体维生素 B_2 营养状况一般通过膳食调查、缺乏症状检查，结合生化指标来综合判定。膳食调查用于了解日常维生素 B_2 摄入水平；维生素 B_2 缺乏症状由于特异性不强，仅具有参考意义；生化指标可以直接测定血清（浆）、红细胞中维生素 B_2 及其衍生物 FAD、FMN 含量，直接反映体内维生素 B_2 储存情况。尿液中维生素 B_2 排出量能较灵敏地反映近期维生素 B_2 摄入情况，间接地反映体内维生素 B_2 储存情况。谷胱甘肽还原酶活性系数作为功能性指标应用于维生素 B_2 营养状况的评价，间接反映组织中维生素 B_2 的储存情况，显示出灵敏、准确、简便的特点，已经得到广泛应用。

一、血中维生素 B_2 水平

1. 原理 血中维生素 B_2 水平可以直接反映体内维生素 B_2 的储存水平和膳食摄入量的变化，而红细胞因具有富集维生素 B_2 的作用，故对维生素 B_2 营养状况变化反应的灵敏性不如血中游离维生素 B_2。过去常采用荧光法或微生物法测定血中维生素 B_2 含量，但因操作较为繁琐、影响因素较多，现已很少采用；现有电化学、共振光散射、高效液相、原子吸收以及质谱测定法等，其中高效液相测定法最为常用。

2. 方法 采用高效液相测定法测定血中维生素 B_2 含量时，血清（浆）样品经乙腈沉淀蛋白，离心后以三氯甲烷萃取乙腈，然后采用反相色谱柱分离上清液中维生素 B_2，以荧光检测器进行定量。全血样品首先以蒸馏水溶血，再采用上述方法分离提取维生素 B_2 后测定；也可先分离提取红细胞，制备溶血液后再按上述方法测定红细胞内维生素 B_2 含量。

3. 技术参数 高效液相测定血清（浆）维生素 B_2 方法最低检出限 0.2nmol/L，批间变异系数 1.3%；批内变异系数 2.2%。

4. 参考值 正常成年人血清游离维生素 B_2 浓度应大于 10nmol/L。

5. 优缺点与注意事项 血清（浆）维生素 B_2 为评价维生素 B_2 营养状况灵敏指标，优于红细胞维生素 B_2；维生素 B_2 衍生物 FAD、FMN 也较灵敏，但在样品储存与处理过程中易出现分解，故不宜应用于评价维生素 B_2 营养状况。高效液相测定法比较灵敏，但需要高效液相设备以及适宜的反相分析柱。测定时样品及维生素 B_2 标准均应注意避光保存。

二、尿中维生素 B_2 含量

1. 原理 尿液维生素 B_2 含量与体内维生素 B_2 储存量密切相关，当体内维生素 B_2 不足时，尿液维生素 B_2 含量显著减少；当体内维生素 B_2 饱和后，尿液维生素 B_2 含量随着维生素 B_2 摄入量的增加而显著上升。一般采用荧光法测定尿液维生素 B_2 含量，维生素 B_2 在 440~500nm 波长处可产生黄绿色荧光，在一定浓度范围内其荧光强度与维生素 B_2 浓度成正比，由此可对维生素 B_2 进行定量分析。理论上应收集 24 小时尿样进行测定评价，为方便起见也可收集任意尿样；为了排除尿量的影响，需同时测定尿液维生素 B_2 和肌酐含量，计算尿液每克肌酐维生素 B_2 排出量；为了排除膳食等因素的影响，一般多收集空腹晨尿，同时测定维生素 B_2 和肌酐含量进行评价。

2. 方法 利用硅镁吸附剂对维生素 B_2 的吸附作用，将尿液样品通过硅镁吸附剂柱后再用洗脱液洗脱，以排除杂质的干扰，然后测定洗脱液中维生素 B_2 荧光强度，根据标准曲线计算尿中维生素 B_2 含量。

3. 技术参数 荧光法测定尿中维生素 B_2 方法最低检出限 0.1μg/ml；相对标准偏差 1.2%；加标回收率 90%~100%。

4. 参考值 成年人 24 小时尿液维生素 B_2 排出量≤40μg 为缺乏，40~120μg 为不足，≥120μg 为正常。空腹晨尿维生素 B_2 排出量≤27μg/g 肌酐为缺乏，27~80μg/g 肌酐为不足，≥80μg/g 肌酐为正常。

5. 优缺点与注意事项 尽管荧光法比较灵敏，但尿液中干扰因素较多，影响了方法的准确性。而且，由于尿液中维生素 B_2 代谢产物约占维生素 B_2 类物质总量的 1/3 左右，而该法不能区分维生素 B_2 及其衍生物，因此，荧光法所测定的尿液维生素 B_2 含量有一定的误差。实际测定时，尿液需采用硅镁吸附剂进行处理，以排除干扰因素的影响，制备硅镁吸附剂过滤柱时需注意排除气泡。由于方法有一定的测定范围，测定时应根据尿液维生素 B_2 含量多少确定尿液适宜稀释程度。由于尿液有可能被微生物污染，保存尿液时每 800~1000ml 尿液需要加 1~2g 草酸，以抑制微生物的生长。由于维生素 B_2 遇光分解，整个操作过程应在避光处进行。

三、维生素 B_2 尿负荷实验

1. 原理 维生素 B_2 和其他水溶性维生素一样，在体内没有特异性储存组织或器官。当机体处于缺乏状态下一次摄入大剂量维生素 B_2 时，机体首先将大部分维生素 B_2 储存起来，以满足需要，只有较少的一部分从尿中排出；反之，若机体维生素 B_2 储存较多，营养状况良好，则一次摄入大剂量维生素 B_2 后从尿中排出相对较多。因此，可以采用维生素 B_2 尿负荷实验间接评价机体维生素 B_2 营养状况。

2. 方法 一般于评价的当天早晨，让受试对象空腹口服含 5mg 维生素 B_2 口服液，然后收集受试对象 4 小时内排出的尿液，荧光法测定尿液维生素 B_2 的含量，根据尿液维生素 B_2 含量评价维生素 B_2 营养状况。

3. 技术参数 同荧光法测定尿液维生素 B_2 方法。

4. 参考值 成年人 4 小时尿液维生素 B_2 排出量≤500μg 为缺乏，500~1300μg 为不足，≥1300μg 为正常。

5. 优缺点与注意事项 该方法稳定性优于一次性任意尿法，而且也避免了收集 24 小时尿液的麻烦，但需要事

先配制好一定浓度的维生素 B₂ 口服液。为排除膳食及其他因素的影响,收集 4 小时尿液期间,受试者可适量饮水,但不能进食或进行重体力活动。有关其他注意事项同荧光法测定尿液维生素 B₂ 方法。

四、谷胱甘肽还原酶活性系数

1. 原理 当维生素 B₂ 摄入不足时,红细胞内维生素 B₂ 减少,维生素 B₂ 衍生物 FAD 也相应减少,依赖于 FAD 的谷胱甘肽还原酶(GR)活性随之下降,其产物 GSH 生成减少。如在试管内把 FAD 加入到含 GR 的溶血液中,则 GR 的活性可增强,产物 GSH 生成增加,同时使还原型辅酶 Ⅱ(NADPH)含量减少,加入 FAD 增强后的 GR 活性与本底 GR 活性的比值即为 GR 活性系数(AC)。维生素 B₂ 缺乏时 GR 的 AC 值可显著增高,反之 GR 的 AC 值变化不明显。由于 5,5'-二硫双-2-硝基苯甲酸(DTNB)能与 GSH 结合生成有颜色的化合物 2-硝基-5-硫-苯甲酸,其最高吸收峰在420nm,利用此反应可以测定 GR 催化反应的产物 GSH 的生成量,以此计算 GR 的活性。该反应中 NADPH 也可用还原型辅酶 Ⅰ(NADH)代替。

GR 催化的反应见下式:

$$NADPH(NADH)+H^+ +GSSG \overset{FAD}{\Longleftrightarrow} NADP^+(NAD^+)+2GSH$$

2. 方法 采取指血或耳垂血 0.02ml,制备溶血液,分成加入和不加入 FAD 两管(F 管、A 管),37℃保温 5 分钟,再加入 NADPH 和氧化型谷胱甘肽(GSSG)溶液反应,沉淀过滤蛋白,最后采用 DTNB 显色,测定波长 420nm 处吸光度,计算活性系数(AC=ODF/ODA)。

3. 技术参数 理论上,当体内维生素 B₂ 营养状况处于适宜状态时,GR 活性系数(AC)应为 1.0,方法相对标准偏差 1.5%~2.5%。

4. 参考值 成年人 GR 活性系数≤1.2 为正常,1.2~1.5 为不足,≥1.5 为缺乏。

5. 优缺点与注意事项 该方法十分灵敏,需血量少,为目前评价维生素 B₂ 营养状况的"金标准"。但是,该方法操作步骤比较繁琐,不适用于大样本动物或人群试验,缺乏 6-磷酸葡萄糖脱氢酶的个体也不适用采用本法评价维

生素 B₂ 营养状况,因为这些个体对 FAD 需要量高于一般人群。此外,维生素 B₂ 营养状况正常、不足与缺乏时 AC 范围过于狭窄,而且该方法对部分试剂要求较高,使用时需要新鲜配制。该法所用样本可以是分离的红细胞,也可是全血,后者省去了分离提取红细胞的步骤。该方法可采用 NADH 代替 NADPH 进行测定,前者称为 NADH 法,后者称为 NADPH 法。

第九节 烟酸营养状况评价

过去用于评价人群烟酸营养状况的具有可操作性的方法是测定尿中烟酸的两种主要甲基化代谢产物:N-甲基烟酰胺(N-methylnicotinamide,NMN)和 N-甲基-2-吡啶酮-5-羧酰胺(N-methyl-2-pyridone-5-carboxamide),简称 2-吡啶酮(2-pyridone)。另外,2-吡啶酮/N¹-甲基烟酰胺比值也是一项较好的评价指标。血浆中烟酸和烟酸代谢产物的浓度通常很低,一般不认为是烟酸营养状况的有用指标。然而,血浆中的 2-吡啶酮可能是烟酸缺乏的一个可靠指标。口服负荷量烟酸后,2-吡啶酮浓度变化要比 N¹-甲基烟酰胺更能反映烟酸营养状况。红细胞辅酶Ⅰ含量也可作为烟酸缺乏的一种灵敏指标。另外,聚-ADP-核糖聚合酶活性也有可能成为评价烟酸营养状况的指标。

一、尿中烟酸评价指标

(一)2-吡啶酮与 N-甲基烟酰胺的比值

在营养调查中,可用测定尿 2-吡啶酮与 N-甲基烟酰胺比值的方法来评价烟酸营养状况,2-吡啶酮与 N-甲基烟酰胺均可采用荧光法或高效液相色谱法予以测定,两种方法的检测步骤如下:

1. 荧光法

(1)原理:N-甲基烟酰胺不发荧光,在碱性环境下与丙酮缩合成带有黄色荧光的衍生物;再于酸性液中加热即形成稳定而较强蓝色荧光的萘啶化合物,其荧光强度与 N-甲基烟酰胺浓度成正比。

(2)实验步骤

1)按表 3-5-4 规定的条件在试管中进行。

表 3-5-4 尿中 N-甲基烟酰胺测定步骤

试液	测定管(U)	测定空白管(UB)	标准管(S)	标准空白管(SB)
尿滤液/ml	2.0	2.0	0	0
标准工作液/ml	0	0	2.0	0
蒸馏水/ml	0	0.5	0	2.0
丙酮/ml	0.5	0	0.5	0.5
6mol/L 氢氧化钠/ml	0.2	0.2	0.2	0.2
加氢氧化钠后立即混匀,放置 5 分钟				
6mol/L 盐酸/ml	0.3	0.3	0.3	0.3
混匀后,置沸水浴中 2 分钟,冷却				
20%磷酸二氢钾/ml	1.0	1.0	1.0	1.0
蒸馏水/ml	6.0	6.0	6.0	6.0
混匀后,待测荧光				

2）荧光测定：在荧光光度计上，可选用激发波长 330~360nm，发射波长 430~450nm，然后读取各管荧光强度。

（3）计算

$$尿中 N\text{-}甲基烟酰胺排出量(mg)=$$
$$\frac{标准荧光-样品空白荧光}{标准荧光-标准空白荧光}\times 样品浓度(2\mu g)$$
$$\times\frac{10}{2}\times\frac{总尿量}{去尿量}\times\frac{1}{1000}$$

2. 高效液相色谱法

（1）原理　尿样与异烟酸内标（0.2μmol/ml）混合，氯仿提取后蒸发干燥，干燥物再用甲醇提取，用高效液相色谱仪对甲醇提取液进行色谱分析。洗脱物用 UV 检测器确定峰面积。依据标准溶液计算待测物含量，用内标调整样品间的变异。

（2）实验步骤

1）取 1ml 尿液加 20μl 10mmol/L 异烟酸，用 6ml 氯仿于室温 2 小时，然后提取 1300g 离心 30 分钟。

2）取 500μl 上层液体，室温下负压干燥。

3）离心后，取 5μl 液体进高效液相色谱仪分析。

4）用标准溶液作标准曲线。

5）使用保护柱防止样品中的杂质对色谱柱的损害。

6）检测应于光密度 254nm 下进行，全量程偏转吸收单位应为 0.005。合并峰面积计算结果。

（3）计算

$$C_u=C_{es}\times\frac{PA_u}{PA_{es}}\times\frac{PA_{js(u)}}{PA_{js(es)}}$$

C_u：尿液中待测物未知浓度。

C_{es}：标准液中待测物浓度。

PA_u：尿液中待测物峰面积。

PA_{es}：标准液中待测物峰面积。

$PA_{js(u)}$：尿液中异烟酸内标峰面积。

$PA_{js(es)}$：标准液中异烟酸内标峰面积。

（4）说明劳动强度较低且灵敏度高，最低检测限为 10ng。回收率为 81%~89%。

3. 参考值　当烟酸缺乏症或糙皮病的临床症状出现时 N^1-甲基烟酰胺的排出量降至最低，而 2-吡啶酮在此前数周即不再排出。成年人 24 小时 N^1-甲基烟酰胺排泄量小于 5.8mmol 代表烟酸缺乏，5.8~17.5mmol 为低水平。一般认为，2-吡啶酮与 N-甲基烟酰胺的比值在 1.3~4.0，表示机体烟酸营养状况处于正常，<1.3 表示有潜在性缺乏。

4. 优缺点　该指标的缺陷是受蛋白质摄入水平的影响较大，对边缘性烟酸缺乏不敏感。该指标用肌酐校正法（用随机空腹尿样而不收集 24 小时尿样）在解释上有困难，因为肌酐排泄量随年龄而不同。另外，在科研或临床检查中，24 小时尿中 N^1-甲基烟酰胺和 2-吡啶酮的排出总量也是一项准确反映烟酸营养状况的指标。该方法多用每克肌酐相应的 N^1-甲基烟酰胺和 2-吡啶酮排出的总量表示。

（二）尿负荷实验

1. 原理　尿负荷实验是评价人体水溶性维生素营养水平的方法之一。先给予受试者大剂量维生素，然后测定一定时间内尿中该维生素排出量，若受试者体内有充足的该维生素储备，大剂量摄入后则将从尿中大量排出，反之，被测者的该维生素营养状况较差，因而组织中储备贫乏，摄入大剂量后组织将大部分或全部储留，则尿中排出量减少。

2. 测定方法　空腹过夜，清晨排出晨尿后，给予受试者口服 50mg 烟酸，收集 4 小时尿，测定 4 小时尿液中 N^1-甲基烟酰胺排出量。参照测定 2-吡啶酮与 N-甲基烟酰胺的比值中所述荧光法或高效液相色谱法进行测定。

3. 参考值　4 小时尿中排出量<2.0mg 为缺乏，2.0~2.9mg 为不足，3.0~3.9mg 正常。

4. 优缺点　因该方法受到许多质疑，应用有限。

（三）N-甲基烟酰胺与肌酐比值

1. 测定方法　N-甲基烟酰胺的测定参照上述荧光法或高效液相色谱法。测定尿中肌酐值可采用毛细管电泳法。

2. 参考值　一次尿中 N-甲基烟酰胺与肌酐比值<0.5 表示机体烟酸营养状况缺乏，0.5~1.59 为不足，1.6~4.2 为正常，≥4.3 为充足。

3. 优缺点　该方法简单、快速、样本用量少、结果准确可靠。但是该方法需要建立和检验线性回归模型，使得该方法的使用较为繁琐。

二、血中烟酸评价指标

（一）人体血浆中烟酸及烟尿酸的测定

正常情况下，血浆中烟酸以及烟酸代谢产物的浓度通常很低，一般不进行检测，但是测定血浆中烟酸及烟酸活性代谢产物的量有助于人类进行烟酸的药动学的研究，为更好地评价人体烟酸营养状况奠定基础，使用高效液相色谱法测定人体血浆中的烟酸及烟尿酸。

1. 原理　该方法以血浆为流动相，采用高压输液系统，将具有不同极性的血浆流动相泵入装有固定相的色谱柱，在柱内各成分被分离后，进入检测器进行检测，从而实现对试样的分析。

2. 操作

（1）色谱条件：①色谱柱：Plastil ODS C18 柱（150mm×4.6mm，5μm）；②流动相：甲醇：己烷硫磺钠（5mmol/L）：冰醋酸（12：100：1.2）；③流速：1.0ml/min；④检测波长：262nm；⑤灵敏度：0.01AUFS；⑥进样量：20μl；⑦柱温：常温。

（2）质控（quality control，QC）血浆的制备：取空白血浆 9ml，分别加入 10μg/ml、100μg/ml 和 250μg/ml 的混合液 90μl，得血药浓度 0.1μg/ml、1.0μg/ml 和 2.5μg/ml 的质控血浆，即 QC1、QC2 和 QC3 血浆。

（3）样品处理：①取人血浆 1ml，加入 30μl 纯磷酸酸化，再加入 500μg/ml 的甲硝唑内标溶液 20μl；②加入 3ml 乙腈，离心后将上清液取出；③置于另一干净试管中，加入 3ml 氯仿，离心后取水溶液 200μl，加入 100μl 流动相，混匀进样 20μl 即可。

（4）试验血浆的制备：准确量取人血浆 1ml，分别加入烟酸和烟尿酸混合液，使两者的浓度分别为 0.05μg/ml、

0.1μg/ml、0.25μg/ml、1.0μg/ml、2.5μg/ml、5.0μg/ml，按"样品处理"方法处理后测定。

（5）回收率实验：取空白血浆 1ml，加入液相水 70μl，按"样品处理"方法处理，取出水溶层 70μl，而后分别加入低、中、高 2μg/ml、20μg/ml 和 50μg/ml 的混合溶液 50μl，再加入 20μl 内标溶液，小心搅拌后进样。一个浓度配制 4份，分别进样，每次的峰面积与当天精密度实验中的相应峰面积平均值的比值，即为回收率。

3. 数据处理

（1）用峰面积标准曲线法计算血样中烟尿酸浓度。

（2）以样品峰面积与内标峰面积的比值对血浆药物浓度进行回归，分别求出烟酸和烟尿酸各自的标准曲线。

4. 优缺点　本方法血样处理简便，重现性好，可用于测量烟酸和烟尿酸在体内的药动学研究，有利于研究烟酸降血脂作用和副作用的机制。

（二）红细胞辅酶Ⅰ/辅酶Ⅱ比值测定

红细胞中含有的辅酶Ⅰ（coenzyme Ⅰ）（烟酰胺腺嘌呤二核苷酸，NAD）可随烟酸缺乏而降低，辅酶Ⅱ（coenzyme Ⅱ）（烟酰胺腺嘌呤二核苷酸磷酸，NADP）维持不变。红细胞辅酶Ⅰ含量可作为烟酸缺乏的一种灵敏指标。

1. 原理　将氧化型辅酶Ⅰ（NAD⁺）或辅酶Ⅱ（NADP⁺）加入到含吩嗪乙基硫酸盐、噻唑兰和适宜脱氢酶及其相关反应物的缓冲体系中启动酶循环，产生的还原型辅酶Ⅰ（NADH）或辅酶Ⅱ（NADPH）通过吩嗪乙基硫酸盐的介导消耗噻唑兰产生紫色化合物；噻唑兰的消耗率与辅酶的浓度成正比。

2. 红细胞收集与分离　抽取静脉血，肝素抗凝，置刻度离心管内，加 2～3 倍体积冷标准缓冲液混匀，离心，吸弃上清液及白色绒状覆盖物。如此重复洗 2～3 次，得纯净红细胞，如需储藏备用，则以阿氏液做抗凝剂采血，混匀后置 4℃冰箱保存，可保存两周，其活性尚可。

3. 总辅酶的提取　红细胞分离后立即进行总辅酶的提取。取 20μl 红细胞加入到 1.980ml 4℃提取缓冲液中（缓冲液中各成分为：20mmol 烟酰胺、20mmol NaHCO₃、100mmol Na₂CO₃）。于 4℃下 5ml 聚丙烯试管中混匀。混匀后立即置干冰-丙酮中冷冻，凝固后置室温下快速水浴（22℃）解冻。溶解液于 16 000g 离心 30 秒，弃蛋白和细胞膜、上清液立即冰浴置避光处待测。

4. 红细胞辅酶Ⅰ、辅酶Ⅱ的测定

（1）辅酶Ⅰ测定

1）操作：按照表 3-5-5 步骤进行。

表 3-5-5　红细胞辅酶Ⅰ含量的测定步骤

试液	标准管	样品管	空白管
标准工作液/μl	100	—	—
辅酶提取液/μl	—	100	—
蒸馏水/μl	—	—	100
酶循环缓冲液/μl	800	800	800
37℃避光水浴 5 分钟			
6M 乙醇/μl	100	100	100
混匀，16 000g 离心 30 秒			

2）吸光度测定：取上清液测定波长为 570nm 时 1.5分钟内吸光度的变化值。记录每份样品自加入乙醇至吸光度测定的间隔时间，以调整间隔时间不同对吸光度变化的影响。

3）注意：应将加入辅酶提取液（开始反应）至吸光度测定完毕的时间控制在 15 分钟内。这样，每次操作样品数不应超过两个。辅酶提取液应冰浴避光保存，保存时间不超过 1 小时。

（2）辅酶Ⅱ测定

1）操作：按照表 3-5-6 步骤进行。

表 3-5-6　红细胞辅酶Ⅱ含量的测定步骤

试液	标准管	样品管	空白管
标准工作液/μl	100	—	—
辅酶提取液/μl	—	100	—
蒸馏水/μl	—	—	100
酶循环缓冲液/μl	800	800	800
37℃避光水浴 5 分钟			
10mm　G6P/μl	100	100	100

2）吸光度测定：加入 G6P 后立即测定 570nm 时 1.5分钟内吸光度的变化值。测定时比色室温度应控制在 37℃恒温。

3）注意：应将加入辅酶提取液（开始反应）至吸光度测定完毕的时间控制在 15 分钟内。这样，每次操作样品数不应超过两个。辅酶提取液应冰浴避光保存，保存时间不超过 1 小时。

5. 参考范围　红细胞辅酶Ⅰ与辅酶Ⅱ比值小于 1 表示有烟酸缺乏的危险。

第十节　维生素 B₆ 营养状况评价

维生素 B₆ 主要包括吡哆醇、吡哆醛和吡哆胺，吡哆醇在肝脏内转变成吡哆醛，进而构成辅酶 5'-磷酸吡哆醛和 5'-磷酸吡哆胺发挥生物活性。评价维生素 B₆ 的营养状况一般通过膳食调查结合生化指标来综合判定。膳食调查用于了解日常维生素 B₆ 摄入水平，生化指标反映机体 B₆ 水平及功能状态。目前常用的生化评价方法包括直接测定血浆或尿中维生素 B₆ 衍生物浓度，如血浆 5'-磷酸吡哆醛及尿中 4-吡哆酸含量；以及间接性或功能性指标包括测定红细胞丙氨酸转氨酶活性与天门冬氨酸转氨酶活性、色氨酸或蛋氨酸负荷试验。

一、维生素 B₆ 衍生物测定

（一）血浆 5'-磷酸吡哆醛浓度测定

5'-磷酸吡哆醛是血浆维生素 B₆ 的主要形式，占血浆维生素 B₆ 总含量的 75%～80%，血浆 5'-磷酸吡哆醛是反映体内组织维生素 B₆ 营养状况最好的指标，但是它不是反映短期内维生素 B₆ 膳食摄入情况的敏感指标，除了维生素 B₆ 膳食摄入量外，膳食蛋白质的摄入量等对血浆 5'-磷酸吡哆醛和磷酸吡哆醛的水平也有显著影响，血浆 5'-磷酸吡哆醛测定目前采用最多的是高效液相色谱法。

1. 原理　以高氯酸沉淀蛋白,采用高效液相色谱仪和荧光检测器分离、检测血浆 5′-磷酸吡哆醛,同时以二亚硫酸钠作为柱前衍生化试剂,以提高检测的灵敏度。

2. 技术参数　荧光检测器激发波长 300nm,发射波长 400nm,高效液相测定血浆吡哆醛最低检出限为 1.0pmol/L,5′-磷酸吡哆醛最低检出限为 10.0pmol/L。

3. 评价标准　成年人血浆 5′-磷酸吡哆醛>30nmol/L 说明人体内维生素 B₆ 达到适宜水平,当血浆中 5′-磷酸吡哆醛浓度在 20~30nmol/L 之间提示人体内维生素 B₆ 为边缘缺乏,血浆中 5′-磷酸吡哆醛浓度低于 20nmol/L 时,应当怀疑有维生素 B₆ 缺乏。

4. 优缺点　本法可以分析维生素 B₆ 各种衍生物,灵敏度高,操作流程耗时短。样品处理严格,应在避光、冰浴下进行。

（二）尿中 4-吡哆酸含量的测定

4-吡哆酸是人体维生素 B₆ 的主要代谢产物,它的尿排出量反映体内短期内维生素 B₆ 营养状况。口服维生素 B₆ 后,20%~50% 以 4-吡哆酸形式从尿中排出,只有 8%~10% 以原形排出,同样,4-吡哆酸尿排出量也受膳食蛋白质的摄入量等因素的影响,尿中 4-吡哆酸测定目前采用最多的也是高效液相色谱法。

1. 原理　以三氯醋酸沉淀尿蛋白,采用高效液相色谱仪和荧光检测器分离、检测尿样中维生素 B₆ 的主要衍生物 4-吡哆酸含量。

2. 技术参数　荧光检测器激发波长 355nm,发射波长 436nm,在 0.5~6.0mg/L 浓度范围内线性良好,4-吡哆酸检测下限为 1.0pmol/L。

3. 参考值　收集 24 小时尿液,尿中 4-吡哆酸>3.0μmol/d,表明体内维生素 B₆ 为适宜水平。

4. 优缺点　与 5′-磷酸吡哆醛类似,检测精密度高,样品需要低温处理。

二、维生素 B₆ 功能性指标测定

（一）红细胞丙氨酸转氨酶与天门冬氨酸转氨酶活性

红细胞丙氨酸氨基转移酶活性与天门冬氨酸氨基转移酶活性是反映体内较长时间内维生素 B₆ 营养状况的指标,相对而言,丙氨酸氨基转移酶比天门冬氨酸氨基转移酶更为灵敏,但是,影响酶活性的因素还有维生素 B₆ 以外的因素,因此,上述指标的特异性尚存在一定问题,红细胞丙氨酸转氨酶与天门冬氨酸转氨酶活性用分光光度法测定。

1. 原理　维生素 B₆ 体内主要衍生物 5′-磷酸吡哆醛为红细胞丙氨酸氨基转移酶（ALT）、天门冬氨酸氨基转移酶（AST）的辅酶,当维生素 B₆ 缺乏时,血浆和红细胞内 5′-磷酸吡哆醛含量减低,红细胞 ALT、AST 活力随之下降。如在试管内把 5′-磷酸吡哆醛加到含 ALT、AST 的溶血液中,则 ALT、AST 的活性可增加,增加的活性与原有活性的比值即为活性系数（AC）。维生素 B₆ 缺乏时红细胞 ALT、AST 的 AC 值可增高。

ALT 活性测定中酶耦联反应式为：

$$L-丙氨酸+\alpha-酮戊二酸 \overset{ALT}{\rightleftharpoons} 丙酮酸+L-谷氨酸$$

$$丙酮酸+NADH+H^+ \rightleftharpoons L-乳酸+NAD^+$$

AST 活性测定中酶耦联反应式为：

$$L-天门冬氨酸+\alpha-酮戊二酸 \overset{AST}{\rightleftharpoons} 草酰乙酸+L-谷氨酸$$
$$草酰乙酸+NADH+H^+ \rightleftharpoons L-苹果酸+NAD^+$$

在 340nm 波长下,监测 NADH 的氧化速率,即吸光度的下降速率与 ALT、AST 活性呈正比。

2. 技术参数　待测红细胞的适宜血色素值为 10g/L,酶耦联法测定 EAST 的 AC 值的变异系数为 2.93%~3.89%。

3. 参考值　ALT、AST 的 AC 值>1.25、1.80 为维生素 B₆ 缺乏。

4. 优缺点　检测成本低,设备简单;操作步骤多,耗时,酶反应过程中温度控制非常重要。

（二）色氨酸负荷试验

色氨酸或蛋氨酸负荷试验曾经是评价维生素 B₆ 营养状况的经典方法,但是,影响色氨酸或蛋氨酸体内代谢的因素很多,如膳食蛋白质摄入量、运动、药物等,而且需要收集 24 小时尿样,因此,上述负荷试验已经很少开展,现在主要通过高效液相色谱法测定尿中色氨酸代谢产物黄尿酸。

1. 原理　色氨酸肝脏代谢途径中的一些酶为 5′-磷酸吡哆醛依赖性酶,如犬尿氨酸羟化酶、犬尿氨酸氨基转移酶等。维生素 B₆ 缺乏时,这些酶的活性下降,导致色氨酸代谢的异常。当口服大剂量色氨酸后,色氨酸代谢产物黄尿酸、犬尿酸等大量生成,尿中排出量随之增加,因此,通过色氨酸负荷试验可以间接判断体内维生素 B₆ 的营养状况。

2. 参考值　负荷试验后尿黄尿酸增加不超过 65μmol/d 为正常。

3. 优缺点　是反映维生素 B₆ 缺乏的经典指标;样本收集繁琐,需要收集 24 小时尿样。

第十一节　叶酸营养状况评价

叶酸属于水溶性 B 族维生素,是一组化学结构相似、生化特性相近的化合物统称,由蝶啶、对氨基苯甲酸和一个或多个谷氨酸结合而成。天然食物中叶酸为四氢叶酸的多种衍生物,均为还原型,且约 3/4 是以多谷氨酸叶酸形式存在,英文名称为 folate;营养强化剂叶酸是氧化型单谷氨酸叶酸,英文名为 folic acid,天然食物中不含这种形式的叶酸。天然叶酸结构中含谷氨酸数量越多,其吸收率越低,强化食物中叶酸的生物利用率为天然食物叶酸的 1.7 倍。

目前最常用的生化指标是血浆或血清叶酸、红细胞叶酸。血清叶酸水平是反映近期叶酸摄入状况的指标;红细胞叶酸含量则反映较长时期叶酸营养状况,红细胞只在生成期累积叶酸,且红细胞的凋亡周期为 120 天。临床上还常用血清（或血浆）同型半胱氨酸（tHcy）和亚甲基四氢叶酸还原酶蛋白编码基因（MTHFR 基因）作为判定指标,tHcy 为叶酸代谢的敏感指标,但其水平同时也受维生素 B₁₂、维生素 B₆ 等因素的影响;MTHFR 是叶酸代谢与甲硫氨酸代谢中的关键酶,此指标也常用于临床个体叶酸代谢异常的评价。

世界卫生组织(WHO)于1968年第一次利用血清叶酸和红细胞叶酸浓度作为叶酸储量的评判标准,将血清叶酸<3ng/ml(6.8nmol/L)和红细胞叶酸<100ng/ml(226.5nmol/L)作为人群叶酸缺乏筛查的判定值,其依据是基于易发巨幼红细胞贫血症为血液观察指标。2005年,WHO将血清叶酸<4ng/ml(10nmol/L)和红细胞叶酸<151ng/ml(340nmol/L)作为叶酸缺乏的判定值,本判定方法是适用于全人群,该判定值主要基于美国NHANES Ⅲ的30岁以上人群调查结果,评估同型半胱氨酸水平与血浆叶酸或红细胞叶酸水平的相关性,即血浆中叶酸含量低于某一水平时,同型半胱氨酸水平开始上升,以此水平作为叶酸缺乏的判定界值。2015年,WHO对2005年的叶酸缺乏判定方法重新评估,保持2005年判定方法基础上,基于人群预防神经管畸形的应用,增加用于育龄期妇女人群叶酸是否充足的判定指标,即育龄期妇女人群红细胞叶酸低于400ng/ml(即906nmol/L)时,判定为叶酸不足。我国于2018年颁布《人群叶酸缺乏筛查方法》(WS/T 600—2018),该标准等同采用WHO推荐的指标及其界值,即为血清叶酸<4ng/ml(<10nmol/L)和红细胞叶酸<151ng/ml(<340nmol/L);备孕妇女叶酸不足为红细胞叶酸低于400ng/ml(<906nmol/L)。

叶酸检测有很多方法,根据方法学原理,通常为微生物法、蛋白结合法、液相质谱联用法(LC-MS/MS)。有报道认为蛋白结合方法,准确性较低,与微生物分析和液相色谱-串联质谱(LC-MS/MS)相比较,红细胞叶酸和血清叶酸浓度的检测结果偏低约30%,这可能是由于生物样品含量较高的5-甲基四氢叶酸的回收率不足引起。

在测定红细胞叶酸含量时,所采全血在20~25℃下2小时,2~8℃下24小时,−20℃下可稳定1个月(仅适用于含K_3EDTA抗凝剂的血样);全血需经溶血后制成溶血样本(−20℃稳定1个月,限一次冻融),用于红细胞叶酸的测定;在测定红细胞叶酸含量前,还须测定红细胞压积,用于最后红细胞叶酸含量的计算。

一、微生物学方法

微生物学方法仍是检测叶酸的经典方法,自1968年以来,推荐使用鼠李糖乳杆菌,这种菌对多种形式的叶酸有反应,并可排除不具活性的叶酸。传统的检测方法是试管法,操作繁杂。20世纪90年代,Newman和Broin等先后对传统方法进行改良,将96孔酶标板及酶标仪引入方法中,大大提高了微生物法检测生物样品叶酸的工作效率。微生物法对所有单谷氨酸叶酸及其衍生物的反应灵敏度相同,实验步骤中包括用叶酸水解酶处理血液样品使所有叶酸形式转变为单谷氨酸叶酸的过程,故可以得到准确的叶酸含量值,这一点对红细胞叶酸检测尤为重要。微生物法还适用于纸血片标本或微量血样的叶酸检测。

1. 原理 20世纪90年代开始应用96孔酶标板以改良微生物法进行高通量测定血液或其他组织中的叶酸含量。本方法所用检测微生物为鼠李糖乳杆菌(以前称为干酪乳杆菌,*L. Casei* 氯霉素耐药株,菌株号为NCIB 10463),该菌生长依赖于叶酸的存在,生长速度与叶酸含量相关。

2. 仪器、材料和实验步骤 在血清或全血溶血样本中,加入0.5%~1.0%抗坏血酸溶液稀释,保持叶酸为还原型,再加入含有鼠李糖乳杆菌的测定培养基中,这种培养基含鼠李糖乳杆菌生长所需除叶酸外的所有营养素。将接种的培养基在37℃下培养45小时,鼠李糖乳杆菌的生长与血清或全血溶血样本中的总叶酸含量成正比,因此可以通过在酶标仪于590nm波长处测定接种培养基的浊度,并与5-甲基四氢叶酸(5-MeTHF)作为标准品比较,计算样本中叶酸含量水平。

3. 优点 改良的微生物法具有精确、灵敏、操作简便、高通量、成本低等特点,适用于大规模人群叶酸营养状况的普查,其检测结果与蛋白结合法相比有差异,但微生物法检测结果代表具有生物活性叶酸的总量,更能真实反映人体叶酸营养状况,是检测生物样品叶酸的标准方法。

4. 缺点 微生物法是对叶酸总活性的测定,不能区分不同形式的叶酸;因需采用微生物培养,检测时间长。

二、电化学发光免疫分析法

1. 原理 电化学发光法是近年发展起来的小分子标记免疫分析技术,能为临床提供快速、灵敏、准确、稳定的检测方法,目前广泛用于叶酸的临床检测工作。检测采用竞争法原理,使用钌复合体标记的天然叶酸结合蛋白(FBP)与样本中的叶酸和添加的叶酸(生物素标记)竞争结合。具体原理:

第1次孵育:用25μl样本孵育叶酸预处理试剂,从内源性叶酸结合蛋白中释放出结合叶酸。

第2次孵育:用预处理样本孵育钌标记叶酸结合蛋白,形成叶酸复合物,其数量取决于样本中的分析物浓度。

第3次孵育:添加包被链霉素的磁珠微粒和生物素标记的叶酸后,钌复合体标记的叶酸结合蛋白的未结合位点将全部结合,生成钌标记的叶酸结合蛋白——叶酸生物素复合体。然后整个复合物在生物素和链霉素亲和素的相互作用下结合到固相载体上。

将反应液吸入测量池中,通过电磁作用将磁珠吸附在电极表面。除去未与磁珠结合的物质,给电极加以一定的电压,使复合体化学发光,并通过光电倍增器测量发光强度。最后通过检测仪的定标曲线得到样本的检测结果。

2. 仪器、材料和实验步骤 需要专用的试剂盒和电化学免疫检测分析仪,按试剂盒操作,检测用时约27分钟。

3. 优点 电化学发光免疫分析法是将发光系统与免疫反应相结合以检测抗原或抗体,是继放射免疫、酶免疫、荧光免疫、化学发光免疫之后的新一代标记免疫技术,具有灵敏度高、线性范围宽、快速、应用范围广等特点。

4. 缺点 检测专用设备和试剂盒生产商数量少,试剂及其相关消耗品相对成本高;设备缺乏磁性分离功能,无法实现样本大批量快速检测,检测耗时相对较长。

三、化学发光法

1. 原理 化学发光技术和竞争性免疫结合技术是本法的基本测定原理。待测样品中的叶酸盐和叶酸盐低量贮备液中的用吖啶酯标记的叶酸盐,与有限的叶酸盐结合蛋白竞争性结合。这种蛋白质在固体贮备液中是共价的顺磁性颗粒。与顺磁性颗粒结合产物在磁场作用下固定于管壁，未结合物质被洗脱。加入酸碱激活化学发光反应。待测样品中叶酸盐含量与系统测得发光量成反比。

2. 仪器、材料和实验步骤 目前市场上多个品牌的化学发光法试剂盒在销售，具体操作请参见试剂盒说明书。所需主要设备为全自动化学发光检测系统。

3. 优点 具有仪器简单、检测限低、线性范围宽等优点，自动化程度高、重现性好、灵敏度高，而且没有离子辐射，在化学分析方面应用广泛。

4. 缺点 化学发光的发射强度受环境因素影响较大，在不同的环境体系中，发射强度和时间的曲线有较大的差别。

四、同位素放射免疫学检测方法

同位素放射免疫法建立于 20 世纪 70 年代，在过去的几十年中得到广泛应用。

1. 原理 将^{125}I 标记的叶酸与血浆混合，在二硫苏糖醇保护下，通过煮沸或提高 pH 使内源性叶酸结合蛋白失活。二硫苏糖醇可保护还原型叶酸及其类似物在加热过程中稳定不变。在混合物中加入叶酸结合蛋白进行温育，内源性和标记的叶酸与之竞争性结合。经离心去上清，与加入的叶酸结合蛋白相结合的标记和未标记的叶酸沉积在沉淀中。对沉淀进行放射性计数，血浆叶酸含量通过标准曲线计算得到。

2. 仪器、材料和实验步骤 具体内容请参见试剂盒说明书。所需主要设备为 γ-计数仪。

3. 优点 血浆叶酸的同位素放射免疫检测方法是方法快速、简便，敏感度高。

4. 缺点 半衰期短，试剂货架期不长；标记物不断变化，试剂批间、批内变化大，标准曲线不能保存；反应时间长，操作步骤很难自动化；使用放射性核素，对人体有一定的危害性。

五、液质联用法

美国营养监测（NHANES 2011—2012）采用液质联用方法对血清进行测定。

1. 原理 5-甲基四氢叶酸、蝶酰谷氨酸、四氢叶酸、5-甲酰基四氢叶酸、5,10-亚甲基四氢叶酸共五种叶酸形式，以及 5-甲基四氢叶酸的氧化产物（4-a-羟基-5-甲基四氢叶酸的吡嗪基-s-三嗪衍生物），采用与串联质谱联用的同位素稀释高效液相色谱法（LC-MS/MS）进行测定。首先将样品（275μl 血清或全血溶血样本）与甲酸铵缓冲液和内标物混合，若为全血溶血样本，则须在 37℃孵育 4 小时，在提取叶酸前先对天然叶酸中的聚谷氨酸进行解聚；再采用 96 孔苯基固相萃取装置萃取与净化 5 小时；使用 LC-MS/MS 进行测定，等梯度流动相条件下 6 分钟内分离不同形式叶酸；测定得到的五种形式叶酸和一种氧化产物的峰面积，通过标准曲线进行计算样本中总的叶酸含量。

2. 仪器、材料和实验步骤 高效液相仪-串联三重四级杆质谱仪；5-甲基四氢叶酸、蝶酰谷氨酸、四氢叶酸、5-甲酰基四氢叶酸、5,10-亚甲基四氢叶酸共五种标准品、一种

5-甲基四氢叶酸的氧化产物标准品。

3. 优点 能准确检测多种形式叶酸成分。

4. 缺点 由于技术上和标准品方面的复杂性，在临床方面应用较少。

第十二节 维生素 B$_{12}$营养状况评价

维生素 B$_{12}$（vitamin B$_{12}$）有两个含义，作为营养强化剂，维生素 B$_{12}$指的是氰钴胺（cyanocobalamin）；而其在人体中，则为有活性的各种钴胺素（cobalamin）的统称。维生素 B$_{12}$是参与单碳代谢的两种酶的必需辅助因子，人体需要量很少。临床上用于维生素 B$_{12}$缺乏的诊断指标包括：血清维生素 B$_{12}$、血清甲基丙二酸（MMA）及总同型半胱氨酸（tHcy）、血清全转钴胺素Ⅱ（holo TC Ⅱ）、巨幼红细胞贫血症状、不可逆的神经退行性病变及认知功能障碍症状。用于评价人群维生素 B$_{12}$营养状况最常用的生化指标则是血浆或血清甲基丙二酸和维生素 B$_{12}$。血浆或血清甲基丙二酸可直接反映机体维生素 B$_{12}$组织储量，并且是维生素 B$_{12}$缺乏的敏感指标；血浆或血清甲基丙二酸升高，提示机体维生素 B$_{12}$缺乏；叶酸缺乏时，甲基丙二酸正常。2008年，WHO 技术咨询委员会分析了美国 NEHANS Ⅲ数据，基于血浆中维生素 B$_{12}$和叶酸含量分别低于某一水平时，血浆中用于评价维生素 B$_{12}$的 MMA 水平和用于评价叶酸的 tHcy 水平则开始上升，这时血浆维生素的含量则确定为是否缺乏的判定界值，由此，建议人群维生素 B$_{12}$缺乏的判定界值为<150pmol/L（203pg/ml）。

血清（浆）MMA 水平，目前多采用气相色谱-质谱联用、液质联用、离子色谱法等的方法进行检测。血清（浆）维生素 B$_{12}$水平，检测方法基本同血清叶酸，包括蛋白结合法和微生物法，目前，临床应用较多的则为蛋白结合法中的化学发光法和电化学发光法。

一、血清（浆）维生素 B$_{12}$的检测方法

（一）电化学发光法

1. 原理 电化学发光法是近年发展起来的小分子标记免疫分析技术，能为临床提供快速、灵敏、准确、稳定的检测方法，目前广泛用于维生素 B$_{12}$的临床检测工作。检测采用竞争法原理，使用钌复合体标记的天然叶酸结合蛋白（FBP）与样本中的叶酸和添加的叶酸（生物素标记）竞争结合。具体原理及过程基本同血清叶酸的检测，也分三次孵育，第一次孵育为 15μl 样本与维生素 B$_{12}$预处理试剂混合；第二次孵育为与钌标记维生素 B$_{12}$结合蛋白，形成复合物；第三次孵育为添加包被链霉素的磁珠微粒和生物素标记的维生素 B$_{12}$。

最后将反应液吸入测量池中，通过电磁作用将磁珠吸附在电极表面。除去未与磁珠结合的物质，给电极加以一定的电压，使复合体化学发光，并通过光电倍增器测量发光强度。最后通过检测仪的定标曲线得到样本的检测结果。

2. 仪器、材料和实验步骤 需要专用的试剂盒和电化学免疫检测分析仪，按试剂盒操作，检测用时约 27 分钟。

3. 优点 电化学发光免疫分析法是将发光系统与免

疫反应相结合以检测抗原或抗体,是继放射免疫、酶免疫、荧光免疫、化学发光免疫之后的新一代标记免疫技术,具有灵敏度高、线性范围宽、快速、应用范围广等特点。

4. 缺点 检测专用设备和试剂盒生产商数量少,试剂及其相关消耗品相对成本高;设备缺乏磁性分离功能,无法实现样品大批量快速检测,检测耗时相对较长。

5. 正常值 血清维生素 B_{12} 的测量范围为 $22.0 \sim 1476 pmol/L$($30.0 \sim 2000 pg/ml$)。

(二)化学发光检测方法

1. 原理 化学发光技术和竞争性免疫结合技术是本法的基本测定原理。待测样品中的维生素 B_{12} 和维生素 B_{12} 低量贮备液中的用吖啶酯标记的维生素 B_{12} 与有限的纯内因子竞争性结合。纯内因子在固体贮备液中是共价的顺磁性粒子。与顺磁性颗粒结合产物在磁场作用下固定于试管壁,未结合物质被洗脱。加入酸碱激活化学发光反应。待测样品中维生素 B_{12} 含量与系统测得的发光量成反比。

2. 仪器、材料和实验步骤 目前市场上有多个品牌的维生素 B_{12} 检验化学发光法试剂盒在市场上有售。具体内容请参见试剂盒说明书。所需主要设备为全自动化学发光检测系统。

3. 优点 具有仪器简单、检测限低、线性范围宽,操作自动化程度高、重现性好、灵敏度高,而且没有离子辐射,在化学分析方面应用广泛。

4. 缺点 化学发光的发射强度受环境因素影响较大,在不同的环境体系中,发射强度和时间的曲线有较大的差别。

(三)同位素放射免疫检测方法

1. 原理 将 ^{57}Co 标记的维生素 B_{12} 与血浆混合,在氰化钾保护下,通过煮沸或提高 pH 使内源性结合蛋白失活,不同形式维生素 B_{12} 转变为氰钴胺。混合物中加入经过纯化的猪的内因子后,内源性和标记的维生素 B_{12} 与之竞争性结合。经离心去上清,与加入的内因子结合的标记和未标记的维生素 B_{12} 沉积在沉淀中。对沉淀进行放射性计数。血浆标本中维生素 B_{12} 含量通过标准曲线计算得到。

2. 仪器、材料和实验步骤 试剂、操作步骤及诊断标准请参见试剂盒说明书。也有同时检测叶酸和维生素 B_{12} 的同位素放射免疫检测方法,分别采用 ^{125}I-叶酸和 ^{57}Co-维生素 B_{12} 标记。所需主要仪器为 γ-计数仪。

3. 优点 方法快速、简便,且敏感度高。

4. 缺点 半衰期短,试剂货架期不长;标记物不断变化,试剂批间、批内变化大,标准曲线不能保存;反应时间长,操作步骤很难自动化;使用放射性核素,对人体有一定的危害性。

5. 正常值范围 $165 \sim 1600 pg/ml$。

(四)微生物学检测方法

1. 原理 应用 96 孔酶标板以改良微生物法进行高通量测定血液或其他组织中的维生素 B_{12} 含量。本方法所用检测微生物为乳酸杆菌(*L. Leichmanii* 黏菌素硫酸酯耐药株)。该菌生长依赖于维生素 B_{12},生长速度与维生素 B_{12} 含量相关。

2. 仪器、材料和实验步骤 在血清(浆)样本中,再加入含有乳酸杆菌的维生素 B_{12} 测定培养基中,这种培养基含乳酸杆菌生长所需除维生素 12 外的所有营养素。将接种的培养基在 37℃ 下培养 42 小时,乳酸杆菌的生长与血清(浆)样本中的维生素 B_{12} 含量成正比,因此可以通过在酶标仪于 590nm 波长处测定接种培养基的浊度,并与维生素 B_{12} 标准曲线比较,计算样本中维生素 B_{12} 含量水平。主要设备为培养箱与酶标仪。

3. 优点 微生物法传统、准确,特异性好,但测定周期长,改良后的微生物法可同时多样本检测,是人体维生素 B_{12} 营养状况评价的经典方法;20 世纪 90 年代得到进一步发展,方法中引入黏菌素硫酸酯耐药菌株和 96 孔酶标板,操作更为简便,费用更为低廉。

4. 缺点 由于血清(浆)中的类咕啉在人体代谢中无活性,对细菌则不同,故有研究发现微生物学检测方法对人体维生素 B_{12} 水平估计偏高;因需采用微生物培养,检测时间长。

5. 正常值范围 根据国外资料,应用微生物法检测人体血浆维生素 B_{12} 水平,正常值范围为 $150 \sim 1000 pg/ml$($111 \sim 740 pmol/L$)。

二、血清(浆)中甲基丙二酸的检测方法

研究报道的血浆或血清中 MMA 的检测方法主要有气相色谱-质谱法、液相色谱-串联质谱法、离子色谱法等仪器分析方法。尿液中 MMA 含量高于血清中含量,有报道认为气相色谱-质谱法适用于尿液中 MMA 含量的测定,对于正常人群血清中 MMA,LC-MS/MS 法则具有更好的灵敏度。根据国外报道,健康人血清或血浆中 MMA 浓度 $< 47 \mu g/L$;我国尚未建立血清 MMA 的正常值参考范围。

体液中 MMA 分析的主要干扰物是低分子量有机酸或其同分异构体丁二酸(SA),SA 的干扰克服较为困难,其色谱行为和质谱行为与 MMA 非常相似。

液相色谱-串联质谱法。以 D3-MMA 为内标,饱和盐酸正丁醇将 MMA、SA 内标衍生成二丁酯,以 4% 的牛血清白蛋白溶液配制系列 MMA 浓度为质控样本,通过高效液相色谱分析系统分离,以 MS/MS 检测。通过所建立的 MMA 标准曲线计算样本中血清中 MMA 含量。本法的线性范围为 $10 \sim 1000 nmol/L$,MMA 的定量限为 $10 nmol/L$。

气相色谱-质谱联用检测法。血浆或血清中加入内标准后,利用强阴离子交换树脂提取甲基丙二酸。提取的酸性物质与环己醇发生衍生反应,生成二环己基酯。衍生产物经气相色谱分析系统分离,流出物质通过质谱检测器进行检测。通过甲基丙二酸和内标准峰面积比值定量计算待测样品甲基丙二酸浓度。根据本法检测血浆甲基丙二酸水平正常范围为 $0.08 \sim 0.56 \mu mol/L$。如果血浆甲基丙二酸水平在 $0.6 \sim 6.6 \mu mol/L$ 则诊断为轻度升高,在 $2 \sim 38.5 \mu mol/L$ 则为升高。

第十三节 生物素营养状况评价

生物素是结构为顺-6-脱氢-2-氧代-1-氢-噻吩[3,4,-2]-咪唑-4-戊酸的一系列化合物,最初是 20 世纪 30 年代,在

肝中发现的一种可用于防治因喂食生鸡蛋蛋白诱导的大鼠脱毛和皮肤损伤的物质,是哺乳动物的必需营养素之一,主要生理功能作为辅酶参与到羧化-脱羧反应和脱氨反应。

由于生物素的食物来源相当广泛,并且可由肠道细菌合成,因此,人和动物发生生物素缺乏的概率非常低,有关生物素营养状况评价的研究相对较少,可用的指标有:血、尿生物素含量、淋巴细胞生物素依赖性羧化酶活性、血浆奇数碳脂肪酸浓度和生物素相关代谢产物等。近年来,采用酶联免疫法测定生物素依赖性辅酶代谢产物、高效液相色谱串联质谱法测定尿 3-羟基异戊酸(3-hydroxyisovaleric acid,3HIA)和血/尿 3-羟基异戊酰基肉碱(3HIA-肉碱)的报道逐渐增多,能够成为人群生物素营养状况评估的依据。

由于各评价指标和方法之间的关联性、评价技术的敏感性和特异性,以及各种指标正常范围值尚未有统一结论,还需要深入研究。

一、血、尿中生物素的测定

用于筛查生物素缺乏的指标中,血、尿生物素含量的检测仍然被认为是评价生物素营养状况较为可靠的指标之一。尿液中生物素为游离型,排出量取决于分析方法、膳食含量及个体差异。一般正常成年人 24 小时尿生物素排出量约为 6~111μg,有生物素缺乏的患者,尿 24 小时生物素排出量<1μg。正常成年人全血生物素含量为 260ng/L,婴儿为 320ng/L,当全血生物素含量<100ng/L 时,可认为生物素缺乏。相比之下,尿指标的变化比血指标更敏感,可以采用 24 小时尿或任意尿(用肌酐含量校正)进行评价。生物素的测定方法包括微生物法、酶联免疫吸附试验法和 HPLC-Avidin binding assay 等。

(一)微生物法

1. 原理　在一定生长条件下,利用特殊细菌生长与生物素含量之间的线性关系测定血浆和尿液中总的生物素含量。

2. 技术参数　线性范围 0.01~0.1μg/ml,检出限为 0.08μg/100g,回收率 90%~105%。

3. 优点　微生物法灵敏性强,可以测定具有生物活性的生物素。

4. 缺点　无法区分生物素的衍生物及代谢形式,容易低估生物素的生物利用率,且测定过程比较繁琐,测试周期长,结果重复性差,推广应用受限。

(二)酶联免疫吸附试验

1. 原理　用生物素包被于酶标板上,实验时样品或标准品中的生物素与包被的生物素竞争辣根过氧化物酶标记的亲和素(Avidin-HRP)上的结合位点,生物素与亲和素特异性结合而形成复合物,游离的成分被洗去。加入显色底物(TMB),TMB 在辣根过氧化物酶的催化下呈现蓝色,加终止液后变成黄色。用酶标仪在 450nm 波长处测 OD 值,生物素浓度与 OD450 值之间呈反比,通过绘制标准曲线计算出样品中生物素的浓度。

2. 技术参数　灵敏度:最小可测 0.188ng/ml,检测范围:0.313~20ng/m;板内、板间变异系数均<10%。健康成

年男性和女性尿中生物素含量分别为(9.0±5.4)μmol/mol 肌酐、(7.0±2.1)μmol/mol 肌酐。

3. 优点　ELISA 法专一性强,快速且灵敏,可以自动化。

4. 缺点　试剂盒价格昂贵,结果受操作因素影响较大,不够稳定。

(三)HPLC-Avidin binding assay

1. 原理　利用胰蛋白酶处理的抗生物素蛋白固定色谱柱(bioptic AV-1,33mm×4.6mm I.D.)特异性分离纯化生物素,然后用衍生剂 ADAM 将其衍生化为荧光性的 biotin-ADAM 酯,再通过激发波长 365nm、发射波长 412nm 下测定 biotin-ADAM 酯的荧光度确定生物素含量。

2. 技术参数　血浆生物素回收实验回收率高达 98%,血浆中游离生物素含量 70.7%±10.9%(CV=15.4%)

3. 优点　可以测定血浆和尿中总的生物素含量,还可以测定各种结合形式的生物素。该方法分析速度快、可靠、敏感、准确性高,同时不受其他营养素、抗生物素物质的干扰。

4. 缺点　抗生物素蛋白不仅可与生物素及其衍生物结合,还可与脂酸结合,同时与酸性乙醇磷酸缓冲液中其他干扰物质的峰区分不明显;测定方法有待进一步改进。

二、淋巴细胞羧化酶活性

生物素通过与体内羧化酶上赖氨酸残基的 ε-氨基团共价结合形成羧化酶的辅酶(PCC、ACC、MCC 和 PC),参与体内氨基酸代谢、脂肪酸合成和糖代谢过程。活体外淋巴细胞生物依赖性羧化酶活性能较早反映人体生物素边缘性缺乏。PCC 活性不依赖于肾功能,对于肾功能下降或特殊生理状况人群(如孕妇)的测定结果不受影响。

(一)H^{12}CO$_3$-incorporation assay

1. 原理　利用 PCC 将 14C-碳酸盐整合到甲基丙二酰辅酶 A 上,通过测定甲基丙二酰辅酶 A 活性来间接判断生物素的水平。

2. 技术参数　批内精密度<5%;批间精密度<10%。

3. 优点　可特异性测定 PCC 活性。

4. 缺点　测定技术要求比较高。在样品处理过程要避免溶血,不适于人体长期的生物素营养状况的检测评价。

(二)蛋白质印迹法

1. 原理　将电泳分离后的羧化酶从凝胶转移到固相支持物 PVDF 膜上,然后用特异性抗体检测特定抗原的技术。

2. 技术参数　批内 SD 为 1.9~7.5。

3. 优点　链霉素亲和素-HRP 检测,避免放射性标记过程,特异度较高,可利用条带光密度定量分析。

4. 缺点　在制胶、跑胶方面要求比较高,且无法检测 ACC 活性,有待改进。

三、尿 3-羟基异戊酸或血/尿 3-羟基异戊肉碱

最新研究显示,生物素缺乏会影响亮氨酸代谢过程,从而导致亮氨酸代谢相关产物:3-羟基异戊酸(3-hydroxy-isovaleric acid,3HIA)和 3-羟基异戊酰基肉碱(3-hydroxy-isovaleryl carnitine,3HIA-肉碱)水平改变。当生物素缺乏

时,3-甲基巴豆酰辅酶 A 活性下降,MCC 代谢途径变化,生成较多的 3HIA 和 3HIA-肉碱。3HIA 在机体水平不稳定,受肾功能状况影响较大,不适合作为生物素营养状况评价的敏感指标。而 3HIA-肉碱在各种液体基质中相对比较稳定,储存条件分布范围:室温~-80℃,可作为评估体内生物素营养状况的主要指标。尿液中 3HIA-肉碱的浓度要比测定血清 3HIA-肉碱更方便,因为尿样的处理相对简单、花费低,没有 SPE 过程;兼具血清 3HIA-肉碱测定的优点,便于在临床上推广使用。

正常成年人 3HIA 排出量为 77~195μmol/24h,缺乏者 >195μmol/24h;正常人体内 3HIA-肉碱含量极低,健康成年人尿液样品中 3HIA-肉碱的含量较高,分布范围在 55.50~313μg/L。

（一）GC/MS 法

1. 原理 血清(浆)样品经过预处理后,采用高效液相色谱法进行色谱分离,利用荧光检测器或电化学检测器测定 3HIA 含量。

2. 优点 引入了 3HIA 内标,准确度较高。

3. 缺点 GC/MS 法测定 3HIA,样品制备过程复杂、耗时长;技术要求高;同时 3HIA 的标记物在微量的水中就会水解,要求对样品及时分析,使得 GC/MS 的推广使用受限。

（二）LC-MS/MS 法

1. 原理 使用 Agilent 1200 系列串联 API-4000 Q TRAP 质谱仪,Agilent Zorbax Eclipse XDB-C18 色谱柱(150mm×4.6mm,5μm),以 60:40(V/V)的 0.1%三氟乙酸水溶液和 0.1%三氟甲醇溶液为流动相进行梯度洗脱,在选择反应检测模式下进行测定。

2. 技术参数 标准曲线回归系数为 0.9992,准确度为 3.79%~5.8%RE。

3. 优点 测定误差较小,操作简便,灵敏度高,检测时间短。

（三）UPLC-MS/MS 法

1. 原理 使用 Waters Acquity UPLC BEH C18(2.1mm×50mm,1.7μm)柱进行分离,以 0.1%甲酸水溶液和甲醇为流动相进行梯度洗脱,在电喷雾正离子源(ESI+)和多反应监测模式(MRM)下进行测定。

2. 技术参数 血浆中 3HIA-肉碱的检出限(LOD)为 0.04μg/L,定量限(LOQ)为 0.1μg/L;尿液中 3HIA-肉碱的 LOD 为 0.03μg/L,LOQ 为 0.08μg/L。加标回收率在 78.60%~115.60%,相对标准偏差 1.30%~5.70%。

3. 优点 可以精确地分析生物素相关代谢产物的含量,不需要对样品进行提取和衍生化处理,检测效率高、花费少,适合大人群快速测定工作(表 3-5-7)。

表 3-5-7 生物素缺乏评价指标的优缺点一览表

指标参数	优 点	缺 点
血清、尿中生物素含量	通过直接测定生物素及其代谢产物的含量,直观反映生物素水平	可能受年龄影响;指标对预测生物素缺乏有些滞后;无法反映生物素变化的机制
淋巴细胞羧化酶活性	通过测定生物素依赖性酶活性,可以发现早期生物素缺乏	无法批量用于生物素临床缺乏检测;样品处理要求较高;羧化酶活性受过程影响大
尿 3-羟基异戊酸	可筛选早期潜在或特殊人群生物素缺乏	部分疾病和药物、特殊状态可能干扰
血/尿 3-羟基异戊肉碱	检测方法稳定;在各种液体基质中相对比较稳定;可筛选早期潜在或特殊人群生物素缺乏;可在临床上推广应用	技术设备要求高

第十四节 胆碱营养状况评价

胆碱(choline)是一种有机碱,是磷脂酰胆碱(又称卵磷脂,lecithin)和神经鞘磷脂的重要组成成分,神经递质乙酰胆碱(acetylcholine)的前体。胆碱是一种季胺类的化合物,分子结构式为 $HOCH_2CH_2N^+(CH_3)_3$。人类及动物不仅可以从食物中获得胆碱,也可以通过内源性的途径合成胆碱,所以胆碱缺乏病很罕见,目前没有胆碱合成量和需要量的数据。但是很多动物尤其是幼年动物不能合成内源性胆碱,当膳食胆碱摄入不足时可以出现缺乏症状。

健康的人如果食用缺乏胆碱的膳食 3 周,则可出现胆碱缺乏的生化改变,这些变化包括血浆胆碱和磷脂酰胆碱水平的下降,红细胞膜磷脂酰胆碱水平下降。膳食中胆碱缺乏会造成肝脏胆碱的明显变化,肝组织中磷脂酰胆碱水平下降,肝功能指标血清谷丙转氨酶水平显著增高,肝脏出现脂肪浸润。

由于技术水平的限制,目前尚缺乏对人体胆碱营养状况评价的特异、明确的指标。胆碱缺乏时肝脏出现脂肪浸润,但由于缺乏有效的影像技术,这个指标很难作为一个胆碱缺乏所致功能性改变的标记。此外,肝组织中磷酸胆碱的浓度是反映膳食胆碱缺乏的最敏感指标,但是在人体无法进行测定。目前,可以通过测定血清胆碱水平或血清乙酰胆碱水平在一定程度上反映人体胆碱营养状况。人体血清游离胆碱浓度范围是 7~20μmol/L,总胆碱浓度为 1~1.5mmol/L。男性血中胆碱的浓度高于女性。目前血清胆碱和乙酰胆碱常用的检测方法有高效液相色谱-柱相酶-电化学法和高效液相色谱-串联质谱法(HPLC-MS/MS)。

一、高效液相色谱-柱相酶-电化学法

1. 原理 将乙酰胆碱酯酶(acetylcholinesterase,AChE)与胆碱酯氧化酶(cholinesterase,ChE)以化学键结合方法与大孔径玻璃微粒结合,将玻璃微粒制备成固相酶短柱,作为反应器串联于色谱分离柱。经色谱分离柱分离的乙酰胆碱

与胆碱在固相酶柱中发生酶促反应，乙酰胆碱经乙酰胆碱酯酶分解为胆碱，胆碱经胆碱酯氧化酶产生 H_2O_2，在玻碳电极表面形成氧化电位，测定过氧化氢电位的大小就可以反映乙酰胆碱和胆碱的含量。胆碱经过第 2 步反应也可生成 H_2O_2，因此该方法可同时测定乙酰胆碱和胆碱。

2. 方法　采用反相色谱柱分离乙酰胆碱和胆碱，再通过固相酶柱，电化学检测器检测。标准品和样品中乙酰胆碱和胆碱分离、出峰和保留时间良好。每个样品及乙酰胆碱和胆碱标准品内所加内标含量相等，因此，样品中乙酰胆碱和胆碱的峰高与内标品峰高之比值与标准品乙酰胆碱和胆碱与内标品峰高比值进行比较，根据标准品中每种物质的含量即可推算出样品中乙酰胆碱和胆碱的含量。

3. 优点　由于酶促反应的特异性与电化学反应的高灵敏性，该方法从根本上克服了生物样本测试中诸多困难，可特异地、灵敏地测试生物样本中的乙酰胆碱和胆碱含量。

二、高效液相色谱-串联质谱法

1. 原理　液相色谱能够有效地将血清样品中的乙酰胆碱和胆碱成分分离，而质谱能够对分离的乙酰胆碱和胆碱进行检测分析。采用蛋白沉淀液除去血清蛋白，d_9-氯化胆碱作为内标，高效液相色谱分离获得游离胆碱；采用磷脂酶-D 对血清中酯化胆碱进行水解后，同样方法分离获得总胆碱，然后进行质谱检测。

2. 方法　制备乙酰胆碱和胆碱标准曲线，血清中加入除蛋白液混匀离心后上样。乙酰胆碱测定的流动相采用乙腈-甲醇水溶液；胆碱测定的流动相采用乙腈-甲酸铵；质谱条件为电喷雾离子源，检测方式为正离子多反应监测。

3. 优点　HPLC-MS/MS 法具有灵敏度、准确度、精密度、分辨率高及操作简便的优点。

4. 缺点　仪器较昂贵。

第十五节　维生素 C 营养状况评价

天然存在的维生素 C 有 L-型和 D-型两种形式，其中 L-型有生物活性，D-型无生物活性。人血浆中维生素 C 主要以还原形式存在，一般认为血浆中维生素 C 约有 80% 为还原型，20% 为氧化型。

目前并没有可靠的评价维生素 C 缺乏的功能性指标，常用于评价维生素 C 营养状况的生化指标主要有血液和尿液中维生素 C 含量。长期摄入较少维生素 C 的人群，血清的抗坏血酸水平几乎与白细胞中抗坏血酸浓度一样。白细胞中抗坏血酸浓度是评价维生素 C 水平的准确指标。只有日常饮食中摄入适量的抗坏血酸（30~80mg/d）的人群中显示了维生素 C 的饮食摄入和血清（浆）中抗坏血酸的浓度呈现非常强的关联性。对于定期使用过量的维生素 C 的人群，并不能使用血清的抗坏血酸来表示维生素 C 的水平，需要结合尿液中的抗坏血酸进行判定。另外，吸烟、性别、年龄、药物等因素对抗坏血酸的浓度有影响。由于维生素 C 是最不稳定的维生素之一，样本的采集、储存和分析显得非常重要。

通过检测红细胞和全血中的抗坏血酸，作为抗坏血酸消耗和补充的情况判定依据。目前常用方法为 HPLC 法。分光光度法检测 2,4-二硝基苯肼法简便易行，但敏感性特异性不高，使用受到限制。

一、血清中抗坏血酸的测定

（一）高效液相色谱法

1. 原理　首先用偏磷酸酯酸化血清、稳定抗坏血酸，加入沉淀剂以沉淀蛋白质后，利用还原剂处理血清，还原在处理和储存样品过程中被氧化的抗坏血酸盐。通过有电化学检测器的 HPLC 检测样品的维生素 C 浓度。测定的维生素 C 浓度是指有抗坏血酸活性成分的总和。

2. 方法

（1）血清中抗坏血酸的测定采用 HPLC 法，在 650mV 电化学检测下进行检测。

（2）取新鲜的空腹血（非冷冻血），每份血清（50μL）立即与四份 6% 偏磷酸酯混合，使血清酸化，稳定抗坏血酸。2500r/min 离心后，在上清液中加入三磷酸三钠、二硫三醇以还原脱氢抗坏血酸盐为抗坏血酸后，用 40% 的偏磷酸酯重新酸化，以稳定抗坏血酸。过滤样品以去除不溶性物质。

（3）将样品注入 C18 反相柱，用含有 0.15mol/L 一氯醋酸、2mmol/L 乙二胺四乙酸二钠、0.13mmol/L 辛基磺酸的流动相进行洗脱，使用 10N 氢氧化钠调整 pH 至 3.00±0.05。以外标的 3 种不同浓度（0.005、0.03、0.1mg/dl）绘制标准曲线，根据峰高测定样品浓度。

（4）质控：取 500μl 血清加 2ml 6% 偏磷酸酯进行质控，质控样品存于-80℃，3 年内是稳定的。低浓度维生素 C 质控组可采用吸烟者的血清，中等浓度维生素 C 质控组采用正常人群中维生素 C 含量接近于平均数的血清，高浓度维生素质控组采用实验开始 5 天前，每天摄入大于 1g 维生素 C 的人群的血清。连续重复测量 20 天。定值后，用于质控。

（5）样品的贮存：根据基线浓度估计，长期储存期间血清中维生素 C 的年损失估计为 0.3~2.4μmol/L。尽管可以通过加入蛋白质沉淀剂如偏磷酸来使维生素 C 稳定性增强，但也并不能做到完全的稳定。也可以使用三氯乙酸或二硫苏糖醇，二硫苏糖醇是一个较为有效的稳定剂，能够在较大的 pH 范围内使用。有研究发现处理过的抗坏血酸能够在-20℃的条件下稳定保存几周，或者在-70℃的条件下稳定保存 1 年。如果样品不能立即使用，在使用前，样品可以在 4℃的条件下避光最多保存 8 小时。

3. 参考值　血清抗坏血酸<2mg/L 作为维生素 C 缺乏，2.0~3.9mg/L 作为维生素 C 不足，将血清抗坏血酸浓度≥4mg/L 作为维生素 C 的正常水平。

4. 优点　与紫外检测器相比，电化学检测具有灵敏度、特异性较好，比较稳定的特点。

5. 缺点

（1）不正确的稀释或血液在收集后没有立即进行稀释的情况下，可能会得到不正确的结论。

（2）电化学检测器不能直接测量脱氢抗坏血酸，只能通过先检测抗坏血酸，再测量抗坏血酸和脱氢抗坏血酸的总和，并将其中的抗坏血酸减去得到脱氢抗坏血酸的值。

6. 注意事项　体内维生素 C 的水平会因为近期维生素 C 的摄入而改变,在准备血样时需要准备空腹血。空腹血中一般不含有异抗坏血酸,异抗坏血酸是 L-抗坏血酸的异构体,它可以作为食品添加剂,但是它并没有抗坏血病的活性,能够快速从体内清除。

(二) 分光光度法——2,4-二硝基苯肼法

1. 原理　用偏磷酸稀释血清,以保存抗坏血酸、沉淀蛋白。在硫脲和硫酸铜的作用下抗坏血酸转化为脱氢抗坏血酸,脱氢抗坏血酸耦联 2,4-二硝基苯肼在 9.0mol/L 硫酸中形成脎。当用 85% 体积分数的硫酸处理时,衍生物呈现稳定的棕红色,用分光光度计在 520nm 处测量。在一定浓度范围内,吸光度与总抗坏血酸含量成正比。同时,若需要,可在不加硫酸铜的情况下测定原先存在的脱氢抗坏血酸。此方法测量总的维生素 C。

2. 参考值　持续 <20mg/d 的维生素 C 摄入会让血清中的抗坏血酸快速降至 2mg/L 或者更少。当血清中抗坏血酸处于如此低的水平时,会出现坏血病的各种临床表现:滤泡性角化过度、发肿、牙龈出血、瘀点出血、各种疼痛等。因此,血清(浆)中抗坏血酸水平 <2mg/L 可以用来作为判断维生素 C 缺乏的标准。

3. 优点　简单易行,成本较低;有相应的试剂盒可选择。

4. 缺点

(1) 特异性和敏感度都不高,很可能被其他的代谢产物污染,在低抗坏血酸浓度的情况下会产生错误的高估值。

(2) 显色时间较长,在 37℃ 反应需要 3~4 小时,60℃ 反应需要 1.5 小时。

二、白细胞中抗坏血酸的测定

(一) 高效液相色谱法

1. 原理及方法　使用低渗裂解液从 20ml 全血中提取总白细胞,使用右旋糖苷沉淀剂纯化总白细胞,进行细胞计数。使用高氯酸/二乙三胺五醋酸溶液制备细胞的维生素 C 提取物,进一步去除蛋白质后运用 HPLC 分析。

2. 参考值　数据结果以 $nmol/10^8$ 细胞的形式表示。单种特定的细胞并不能用于评价抗坏血酸的水平(表 3-5-8)。

表 3-5-8　白细胞中抗坏血酸水平的判断标准

状态	血清 ($\mu mol \cdot L^{-1}$)	混合白细胞 ($nmol/10^8$ 细胞)	单核白细胞 ($nmol/10^8$ 细胞)
维生素 C 缺乏	<11.4	<57	<114
低水平维生素 C	11.4~23	57~114	114~142

3. 优点　能反映组织内维生素 C 储存情况,不受近期膳食中维生素 C 摄入量的影响。

4. 缺点　需要较多的血样。

(二) 分光光度法——2,4-二硝基苯肼法

1. 原理及方法　白细胞中的抗坏血酸可以被三氯醋酸提取,然后用测定血浆中抗坏血酸的方法测定其含量。同时测定被提取过的白细胞残渣中酸不溶性磷的含量。由于每百克白细胞中含有的酸不溶性磷为 2.34mmol,因此可以计算出白细胞的含量,最后可以换算出每百克白细胞中

抗坏血酸的含量。

2. 测定方法

(1) 测定抗坏血酸:向留有白细胞的离心管中加入 1.5ml 的 5% 三氯醋酸,用玻璃棒将白细胞捣碎,充分提取抗坏血酸,离心(3000r/min)15 分钟,取上清液 0.9ml 转移到另一试管内,加 0.3ml 的 2,4-二硝基苯肼试剂,在 37~38℃ 水浴中保温 4 小时,取出后置于冰冷水中,缓缓加入冰冷的 65% 硫酸 1.5ml,边加边摇。摇匀后在室温放置半小时,在 520nm 波长处比色。

$$抗坏血酸含量(\mu g) = \frac{OD \times K \times 1.5}{0.9}$$

K 值的做法和计算与血浆方法相同。

(2) 白细胞中磷的测定:提取过抗坏血酸的白细胞残渣,用 6~9ml 的 5% 三氯醋酸搅拌洗涤,离心(3000r/min)15 分钟,除去上清液,加入 1ml 的 2.25mol/L 硫酸,在 95~98℃ 加热 1~2 小时,驱走多余的水分。加入 0.5ml 的 70% 过氯酸,在电炉上加热消化至无色或微呈黄色(边加热边轻轻摇动),再加热数分钟。将冷却的白细胞消化液移入 10ml 容量瓶中,用少量水反复洗消化管,一并移入容量瓶内,加钼酸溶液 2ml,20% 亚硫酸钠 1ml,0.5% 苯二酚 1ml,加水到 10ml 刻度。混匀,静置半小时,在 620nm 波长处比色。对照管用 1ml 的 2.25mol/L 硫酸代替样品,其他处理手续与样品管相同。

$$磷含量(\mu mol/L) = \frac{OD \times K \times 1000}{32}$$

(3) 计算

$$抗坏血酸含量(mg/100g 白细胞) = \frac{抗坏血酸含量(mg)}{磷含量\left(\frac{\mu mol}{L}\right)} \times 3.34$$

3. 参考值　每百克白细胞中抗坏血酸含量 <25mg 为不足,25~30mg 为正常,30~35mg 为充裕,>35mg 为饱和。

4. 注意事项　白细胞残渣在消化时,消化管要中向外倾斜成 45° 角,消化管内放一小玻璃球助沸。管口可加一个小漏斗。或者将消化液倒入 10ml 三角烧瓶内放在低温电炉上消化。消化应在通风橱内进行。

三、尿液抗坏血酸的测定

1. 原理和方法　晨起空腹时被检者口服 500mg 抗坏血酸(成年人量),然后收集 4 小时或 24 小时尿液,测定其中抗坏血酸含量。

2. 正常参考值　若 4 小时尿中排出的抗坏血酸 >13mg,5~13mg 为正常,<5mg 为不足。结合血清、尿液中的抗坏血酸,可以评价体内的维生素 C 是否达到饱和水平。

3. 缺点

(1) 特异性不高,氨基比林、阿司匹林、巴比妥酸盐等都会增加尿液中抗坏血酸的排泄。

(2) 尿液中抗坏血酸非常不稳定,因此采集后必须立即用偏磷酸处理以稳定尿液中的抗坏血酸。

4. 注意事项

（1）用酸保存尿样时,应使尿的最终酸度范围相当于 0.05mol/L 盐酸,酸度太高会导致结果偏低。

（2）用草酸或硫酸保存的尿样在 4℃ 可以保存一周,在 10~15℃ 可以保存 3 天,在 25℃ 可以保存一天,在 37℃ 只可保存几小时。

（3）当试管置于冰水中后,加入 85% 硫酸时,须一滴一滴地加,加完 5ml 至少需 1 分钟,加时同时摇动试管,使冰水液面高于试管液面。溶液中若含有糖,硫酸加得太快,使温度升高太快,使溶液颜色变深。

（4）试管自冰水中取出后,颜色会继续变深,所以必须按时比色。

（5）为节省试剂,样品及试剂用量可按比例减半。

四、其他测定方法

（一）唾液和颊细胞中的抗坏血酸

1. 方法　采集颊黏膜细胞后,离心该细胞后,用 0.15M NaCl 洗涤,此后可以从中提取抗坏血酸。实验中需要用偏磷酸稳定维生素 C,并保存于 -70℃。

2. 结果分析　此实验中最好的测定方法是 HPLC,并进行蛋白质分析。结果以 pmol/mg 蛋白质的方式表示。

（二）机体抗坏血酸池

同位素稀释方法能够来测量维生素 C 池大小的方法包括口服含有 ^{14}C 或者 ^{13}C 标记的抗坏血酸,之后 24~48 小时内测量血液或者尿液中维生素 C 的活性。

（三）毛细血管脆性

毛细血管脆性测定是唯一的可以测定维生素 C 水平的功能性实验,但是因为其特异性较低,比较少用。毛细血管脆性可以用来评价维生素 C 是否缺乏。

1. 方法　在实验中,按压上臂的静脉,当出现瘀点、出血时,用血压带来测量静脉血压。或者也可以以 100mmHg 对上臂施加压力,用血压计测量血压,并在 5 分钟后计算出现的出血斑点。

2. 缺点　该实验在个体层面和维生素 C 的缺乏结果并不一致,并且对维生素 C 缺乏也并不敏感,因为其他的疾病也可能提高毛细血管脆性。

第十六节　钙营养状况评价

钙（calcium,Ca）是人体含量最多的矿物质元素,占成年人体重的 1.5%~2.0%,其中约有 99% 的钙集中在骨骼和牙齿中,起着支持和保护的作用,并作为机体内钙的储存库;其余 1% 的钙分布于软组织、细胞外液和血液中,统称为混溶钙池。钙作为构成人体的基本成分,对生长和发育起着至关重要的作用。钙具有维持神经和肌肉活动,促进细胞信息传递,促进血液凝固,调节机体酶活性和维持细胞膜稳定性等多种生理功能。由于钙在体内有一个巨大的骨骼储备库,且循环中钙水平受到体内灵敏的钙稳态调控机制的调节,目前尚缺乏评价人体钙营养水平的理想方法。一般通过膳食调查,以及生物学指标、临床体征、钙平衡测定、骨密度和骨强度等了解机体钙的水平及其满足程度,来判定钙的营养状况。

一、血清中总钙水平的测定

人体血液中的总钙浓度为 2.25~2.75mmol/L,其中 46.0% 为蛋白结合钙,包括白蛋白结合钙和球蛋白结合钙,6.5% 为与枸橼酸或无机酸结合的复合钙,其余 47.5% 为离子化钙。由于机体存在钙的储存库——骨骼,当血钙浓度降低时,骨骼中的钙会从破骨细胞中释放进入血液来维持血钙水平。因此,血钙的浓度受到严格控制且变化很小,仅在一狭窄的范围内保持稳定,只有机体出现长期钙缺乏时血钙水平才会发生变化。血清总钙水平的检测方法多种多样,以下将简单介绍每种检测方法的原理及优缺点。

（一）原子吸收分光光度法

1. 原理　每种元素的原子能够吸收特定波长的光能,而吸收的能量值与该光路中该元素的原子数目成正比。用特定波长的光照射这些原子,测定该波长的光被吸收的量,与标准溶液制成的校正曲线对比即求出待测元素的含量。

2. 优点　灵敏度高,精密度好,应用范围广和抗干扰能力强。

3. 缺点　前处理比较繁琐,测定的是钙的总量。

（二）EDTA 滴定法

1. 原理　钙与氨羧络合剂能定量的形成金属络合物,其稳定性较钙与指示剂所形成的络合物强。在碱性溶液中,钙离子与钙红指示剂结合成为可溶性复合物,使溶液呈淡红色。EDTA 能与该复合物中的钙离子络合,指示剂重新游离而使溶液呈现蓝色。与同样处理的钙标准溶液比较,计算出样品中的钙含量。

2. 优点　操作简便,不需要特殊设备,样品用量少,准确性符合要求。

3. 缺点　滴定终点受试验者的主观因素影响,检测结果易受温度和 pH 的影响。

（三）甲基麝香草酚蓝比色法

1. 原理　钙离子在碱性溶液中与甲基麝香草酚蓝结合,生成蓝色的络合物,比色波长 610nm。加入适当的 8-羟基喹啉,可消除镁离子对测定的干扰,与同样处理的钙标准液进行比较,以求得血清总钙的含量。

2. 优点　简单、成本低、分析速度快。

3. 缺点　易受干扰,灵敏度低。

（四）邻-甲酚酞络合酮比色法

1. 原理　邻-甲酚酞络合酮是金属络合指示剂,也是酸碱指示剂,在碱性溶液中与钙及镁聚合,生成紫红色螯合物,比色波长 575nm。与同样处理的钙标准液进行比较,以求得血清总钙的含量。在试剂中需加入 8-羟基喹啉以消除标本中镁离子的干扰。

2. 优点　操作简单、成本低、分析速度快。

3. 缺点　易受干扰,灵敏度低。

二、血清中离子钙水平的测定

血清离子钙浓度范围为 0.94~1.33mmol/L,离子钙是血钙的生理活性形式,许多重要的生理过程都与离子钙的浓度有关,钙离子可与细胞膜的蛋白和各种阴离子基团结合,具有调节细胞受体结合和离子通透性及参与神经信号传递物质释放等作用,并且钙离子作为细胞内最重要的"第二信使"之一,在细胞受到刺激后,胞质内的 Ca^{2+} 浓度升高,引起细胞内的系列反应。由于机体具有保持血清钙稳态的精密调控机制,因此离子钙浓度不能反映机体钙的营养状况。离子钙含量可用钙选择性电极在血清中直接测量,离子选择电极法是 20 世纪 70 年代发展起来的技术。

1. 原理　离子选择电极(ion selective electrode,ISE)是一种电化学传感器,其结构中有一个对特定离子具有选择性响应的敏感膜,将离子活度转换成电位信号,电极电位与溶液中离子活度变化的关系服从 Nernst 方程。在一定范围内,其电位与溶液中特定离子活度的对数呈线性关系,通过与已知离子浓度的溶液比较可求得未知溶液的离子浓度。

2. 优点　离子选择电极法具有用血量少、快速准确、操作简便等优点。

3. 缺点　在计算时需用不同血浆蛋白、白蛋白、血红蛋白含量及血液不同 pH 的总钙量进行校正,并且检测结果受样品收集和贮存方式、电极性能等多种因素的影响。

三、尿中钙的测定

尿钙也可以反映机体钙的营养状况,钙主要通过肠道和泌尿系统排出,人体每日摄入钙的 10% ~ 20% 从肾脏排出。尿钙排出量受血钙浓度的直接影响,因此尿钙的变化可反映血钙的变化。尿钙排出量可反映机体钙的吸收与代谢,其测定方法简单方便,成本低廉,安全无创。但尿钙随膳食钙、碳水化合物、蛋白质、钠和磷摄入量、尿量及钙需要量不同而变化较大,并且尿钙受肾功能的影响较大,因此,检测结果的准确性较差。尿钙水平主要采用原子吸收分光光度法和 EDTA 滴定法进行检测。

四、头发中钙的测定

由于头发是机体蓄积多种元素的一个重要场所,所以,头发中某元素含量可较稳定地反映过去一段时间内该元素在全身的代谢变化及营养状况。因此,发钙也是评价机体钙营养水平的一个重要指标,但发钙的检测具有一定的滞后性,当检查出头发缺钙时,人体的骨骼和器官也已缺钙,这时缺钙已经造成人体器官实质性的损害。此外,发钙受采集部位和头发烫染的影响较大,检测过程麻烦,需要专业的设备及消化过程,检测成本较高,难以作为常规的检测项目。发钙主要有以下两种检测方法。

(一) 原子吸收分光光度法

原理、优点、缺点,见血钙的测定。

(二) 示波极谱法

1. 原理　利用阴极射线示波器观察或记录极谱曲线的极谱法。此法又分两种:线性变位示波极谱法和交流示波极谱法,它是一种快速加入电解电压的极谱法。

2. 优点　分析速度快,灵敏度高。

3. 缺点　需要专业的检测仪器,存在干扰电流影响测定结果。

五、钙相关激素的测定

机体主要通过内分泌系统的甲状旁腺激素、降钙素及甾固醇激素[1,25(OH)$_2$D$_3$]调节混溶钙池的钙与骨骼钙保持着动态平衡。当血液中钙浓度降低时,甲状旁腺激素就会促进骨骼释放出可交换钙,并刺激维生素 D 转变为活性型 1,25-(OH)$_2$-D$_3$,促进肠黏膜对钙的吸收,协同甲状旁腺激素增加骨的再吸收,并促进肾小管对钙的重吸收,使血钙水平恢复正常。当血钙水平升高时,降钙素可拮抗甲状旁腺激素对骨骼的溶解作用,抑制破骨细胞生成,促进成骨细胞增加,从而抑制骨基质的分解和骨盐溶解,促进骨盐沉积,降低血钙水平,使血清钙浓度保持恒定,以维持钙的内环境稳定,又称为钙稳态。骨钙素又称骨 R-羟基谷氨酸蛋白,是一种由 49 个氨基酸组成的蛋白质。它属于非胶原酸性糖蛋白,是一种维生素 K 依赖性钙结合蛋白,促进骨细胞形成。骨钙素主要来自于成骨细胞,因此可作为骨形成的指标。骨钙素主要由成骨细胞、成牙质细胞合成,还有一些由增生的软骨细胞合成,在调节骨钙代谢中起重要作用,是研究骨代谢的一项生物标志物,对骨质疏松综合征、钙代谢异常等疾病有诊断意义,但是骨钙素水平易受到机体维生素 D、维生素 K、甲状旁腺激素和性激素等因素的影响,因此,通过骨钙素测定来评价机体钙的营养水平不具有特异性。钙相关激素主要的检测方法和局限性见表 3-5-9。

表 3-5-9　钙相关激素常用的检测方法

名称	方法	局限性
甲状旁腺激素	放射免疫法	稳定性受多种因素影响,测定值是相对量
	化学发光免疫测定法	机器故障率较高,试剂价格高
	免疫放射法	检测结果受温度、反应时间和抗体浓度影响
	ELISA	特异性低,不适于大样本量检测
1,25-(OH)$_2$-D$_3$	放射免疫法	稳定性受多种因素影响,测定值是相对量
	色谱法	需要专业操作人员,仪器昂贵
	ELISA	特异性低,不适于大样本量检测
	化学发光免疫测定法	机器故障率较高,试剂价格高
降钙素	ELISA	特异性低,不适于大样本量检测
骨钙素	电化学发光法	检测时需要三个电极,对检测环境要求严格
	放射免疫法	稳定性受多种因素影响,测定值是相对量
	ELISA	特异性低,不适于大样本量检测

六、血清碱性磷酸酶的测定

碱性磷酸酶(ALP)是使磷酸单酯在碱性条件下分解,生成无机正磷酸的非特异性水解酶类。碱性磷酸酶广泛分布于人体各脏器中,其中以肝脏最多,其次为骨骼、肠等组织。血液中的碱性磷酸酶主要来自于肝脏和骨骼,因此,这些器官发生病变时血清碱性磷酸酶的活性会明显升高。碱性磷酸酶首次被发现是在骨骼钙化过程中活性明显升高,因此,它被认为在骨钙化中起重要作用。血清碱性磷酸酶的正常范围为40~150U/L,由于碱性磷酸酶是评价骨代谢的重要指标,因此,也可用该指标评价钙吸收的情况。血清碱性磷酸酶水平虽然能反映机体钙营养水平,但是其结果容易受机体其他因素影响,因此不具有特异性。血清碱性磷酸酶主要有以下两种检测方法。

(一) 比色法

1. 原理　ALP 在碱性条件下使磷酸苯二钠水解,生成磷酸和游离酚,后者与 4-氨基安替比林作用,并经铁氰化钾氧化成红色醌类化合物,其颜色的深浅与 ALP 活性成正比。

2. 优点　操作简单,检测成本低,分析速度快。

3. 缺点　易受干扰,灵敏度低。

(二) 连续监测法

1. 原理　ALP 在碱性条件下,使磷酸对硝基苯酚(4-NPP)释放出磷酸基团,AMP 参与磷酸酰基的转移,促进酶反应速率,生成游离的对硝基苯酚(4-NP),并形成黄色的醌,其吸光度的增高速率与酶活力成正比。

2. 优点　操作简便、准确、快速。

3. 缺点　检测结果受缓冲液和环境温度的影响。

七、24 小时尿羟脯氨酸/肌酐的测定

24 小时尿羟脯氨酸/肌酐可以反映尿钙排泄水平,正常值为 10~33。羟脯氨酸是人体结缔组织中胶原蛋白的主要成分,约占胶原蛋白的 10%~13%,尿中的羟脯氨酸 50%来自骨组织,因此,尿羟脯氨酸排出量能基本反映骨代谢的变化,特别是与骨吸收率有显著关系。临床上常用 24 小时尿羟脯氨酸/肌酐作为反映骨的吸收、体内钙代谢和骨胶原代谢的指标。但该指标需要收集 24 小时尿,操作很不方便,且受饮食影响较大。

八、骨骼相关指标的测定

测量骨质可直接反映机体的钙营养状况,但其具有滞后性,对于近期钙缺乏反应不灵敏,当钙缺乏超过 6 个月后才能通过骨矿物质含量或骨密度情况反映出来。骨矿物质含量(g/cm),即骨密度(BWC),它代表 γ 射线扫描骨段的骨矿含量值,即每 1cm 长的骨段所含的骨矿物质量。骨矿物质密度常简称为骨密度,等于骨矿物质含量除以被扫描的骨面积(g/cm²)。骨矿物质含量是评价生长发育期儿童钙水平的常用指标,比骨矿物质密度更适用。成年人因骨骼已稳定,骨矿物质含量和骨矿物质密度同样适用。测定骨矿物质含量和骨矿物质密度可采用单光子吸收法和双光子吸收法,单能 X 线吸收法和双能 X 线吸收法,以及定量

计算机层面扫描法等。

(一) 单光子吸收法

1. 原理　是指经 γ 射线透过不同的骨骼结构的吸收程度判断机体的骨密度指标。该法一般都是采用 ^{125}I(碘)或 ^{241}Am(镅)作为放射源进行测量,测量部位多选择在桡骨中远端 1/3 处和 1/10 处。

2. 优点　操作方便,安全价廉。

3. 缺点　该方法只能检测软组织含量相对较低的部位,并且对骨代谢改变早期的监测尚有局限性。

(二) 双光子吸收法

1. 原理　是使用两种能量存在差异的放射性核素源,分别测量这两种能量光子在骨骼和软组织的吸收情况,经过计算分析各自的吸收程度,得出骨组织等量吸收的部分,从而消除软组织对结果的干扰作用。

2. 优点　它适用于软组织相对较多的部位。

3. 缺点　对人体的辐射量较高,并且需要经常更换放射源。

(三) 单能 X 线吸收法

1. 原理　单能 X 线吸收法是将 X 线为放射源取代传统同位素光子放射源,该方法的应用是为克服光子吸收法放射性同位素衰减及其放射源相对不稳定的问题。

2. 优点　准确性较高。

3. 缺点　该方法只能检测软组织含量相对较低的部位。

(四) 双能 X 线吸收法

1. 原理　双能 X 线吸收法的作用与双光子吸收法类似,不同的是该方法中使用的是 X 线而不是放射性核素源。

2. 优点　减少检测用时,降低检测误差,对检测者辐射性小。

3. 缺点　需要特殊仪器,检测成本较高。

(五) 定量计算机层面扫描法

1. 原理　利用电子计算机层面扫描仪的 X 先衰减原理,加上外置质量控制体模和校准体模,将扫描图像的 CT 值准确转换成羟基磷灰石等效密度。

2. 优点　精确地选择特定部位的骨进行测量骨矿物质密度,可以评估皮质骨的海绵骨的骨密度。

3. 缺点　辐射性大,检查费用较高。

第十七节　镁营养状况评价

正常成年人机体总镁(magnesium,Mg)含量约为 20~28g,60%~65%存在于骨、牙齿中,25%左右的镁以蛋白质络合形式存在于软组织和体液中。镁在人体细胞主要以二价离子形式存在,在体内有多种生理功能。镁是多种酶的激活剂,在能量和物质代谢,特别是氧化磷酸化过程中,具有重要作用。体内镁含量与高血压、糖尿病、肾脏疾病等也有着密切关系。

至今为止,还没有一个理想的方法评价人体镁营养状况。血清镁、血清(浆)离子化镁、尿镁、血细胞镁等是常用来评价人体镁营养状态的指标,其中血清镁的应用最为广泛。近些年来,瞬时受体电位 M 通道(transient receptor potential melastatin,TRPM)被发现与镁稳态相关,可能为测量人体镁营养状态提供新思路。每个方法都有其优缺点,因此,多个方法的综合考量可以更好地评价人体镁的营养状况。

一、血清镁测定

血清镁含量是临床上常用来检测患者镁营养状况的指标,但血清镁含量占全血镁的比例不足1%,且血清镁水平受机体骨骼中镁池的调节,变化缓慢,因此,该参数不一定能真实反映全身镁状态。临床上将血清镁低于0.7mmol/L诊断为低镁血症,但有研究发现,虽然血清镁含量在正常范围,但镁的贮备可能已经不足,难以分辨出潜在镁缺乏。在某些疾病状态下如糖尿病、慢性酒精中毒和吸收障碍等,虽然血清(浆)总镁含量正常,但各种血细胞、肌肉和骨骼中镁含量却处于耗竭状态。这些患者的血清(浆)总镁含量与上述组织中镁含量的相关性并不一致。

血清镁的测量方法主要为原子吸收分光光度法、甲基麝香草酚蓝法、Calmagite 染料比色法、酶法。

(一)原子吸收分光光度法

1. 原理 镁的空心阴极灯发射285.2nm的谱线,通过火焰进入分光系统,照射到光电倍增管上。稀释的血清被吸进空气-乙炔火焰时,镁在高温下离解成镁原子蒸汽。部分发射光被蒸汽中基态镁原子吸收,光吸收的量与火焰中镁离子浓度成正比。

2. 优点 准确度和精密度高,特别适用于生物体液中的镁浓度,是血清镁测定的金标准方法。

3. 缺点 样品处理复杂。

(二)甲基麝香草酚蓝比色法

1. 原理 甲基麝香草酚蓝(methylthymol blue,MTB)是一种金属络合剂,在碱性溶液中能与血清镁、钙离子络合生成蓝紫色的复合物。此复合物在600nm波长处的吸光度与样本中的镁含量成正比。在试剂中加入EGTA可掩盖钙离子的干扰,表面活性剂可防止蛋白干扰,以避免复合物吸收峰的偏移。

2. 优点 操作简单,费用低,准确度和精密度可达到临床要求,且适宜自动分析,在临床实验室广泛应用。

3. 缺点 溶血标本对本测定有干扰,故应避免。EGTA在特定浓度范围能络合钙而不是镁,但浓度过高也可络合镁。

(三)Calmagite 染料比色法

1. 原理 血清中镁在碱性条件下与 Calmagite 染料生成紫红色络合物,颜色的深浅与镁的浓度成正比。溶液中的EGTA可消除钙的干扰,使用表面活性剂可使蛋白胶体稳定,不必去除血清蛋白质直接测定镁。

2. 优点 准确度和精密度可达到临床要求,且适宜自动分析,在临床实验室广泛应用。

3. 缺点 溶血和脂含量高的血标本对本法测定有明显干扰,应去脂处理后,再行测定。

(四)酶法

1. 原理 标本中的镁离子激活异柠檬酸脱氢酶(ICD),催化异柠檬酸脱氢生成 α-酮戊二酸,同时将 $NADP^+$ 还原成 NADPH,在340nm波长下测定吸光度,吸光

度强度与标本中的镁离子成正比。

2. 优点 成本低廉,影响因素少,线性范围宽,少受胆红素、钙离子、脂类物质的影响,适用于自动化分析及常规操作。

3. 缺点 试剂稳定性欠佳,4℃下只能保存2周左右。

二、血清(浆)离子化镁测定

与蛋白质结合的镁易受蛋白质和酸碱状况改变的影响(酸中毒使结合减少,碱中毒使结合增加)。因此,在某些情况下血清(浆)离子化镁含量可能比血清(浆)总镁含量更有意义,但这一方法的测量效果仍存在争议。

一般用离子选择电极法(ISE)可方便确定全血、血清(浆)中离子化镁的含量。

1. 原理 离子选择电极是一类电化学传感器,一般由敏感膜、电极帽、电极杆、内参比溶液等部分组成,对溶液中特定离子具有选择性响应,是利用电极电位和离子活动度的关系进行测定的一种方法。电位分析法的理论依据为 Nernst 方程。

2. 优点 设备简单、操作方便、选择性好、灵敏度高、样品用量少、不破坏试样、适用于自动分析。

3. 缺点 易受样品中其他离子干扰,对温度、pH 的要求高。

三、尿镁测定

由于肾脏是维持体内镁稳态的重要器官,尿镁排泄量也是评价镁营养状况的有用指标。当膳食摄入量和吸收量都显著减少,同时肾功能正常,就会发生相当快速的和进行性的尿镁排泄量降低。在早期,虽然尿镁排泄量显著降低,但血清总镁含量仍在正常范围内。尿镁排泄变化迅速,单次测量尿镁总量(mmol)只能反映短期暴露。因此,一次24小时尿镁总量还需参考其他镁营养状态指标。研究显示,一定时期内,多次24小时尿样本足以用来评价人的较长期镁营养状态和环境暴露。对于肾功能正常的个体来说,采用半定量尿负荷实验,24小时尿镁排出量低于1.5mmol 可诊断为镁缺乏症。

一般用原子吸收分光光度法和络合滴定法测量尿镁,以原子吸收分光光度法更为精确。

(一)原子吸收分光光度法

原理,优缺点参照血清镁。

(二)络合滴定法

1. 原理 在碱性溶液(pH=10)中,镁、钙与铬黑T指示剂结合成红色化合物,EDTA 能夺取镁、钙重新结合成无色水溶性稳定的络合物,而使铬黑T游离并呈显蓝绿色,进行滴定;同时以 EDTA 滴定钙(pH=12,用钙红指示剂),减去读数,计算镁的含量。

2. 优点 方法简单,经济适用,无任何苛求条件。

3. 缺点 近终点时几乎无过渡颜色,判断终点受主观因素影响。

四、血细胞镁测定

(一)红细胞镁

正常红细胞包含了高浓度的镁离子,这是维持 ATP 功

能和其他代谢功能所必须的。低镁膳食后,红细胞镁浓度会减少,但需要几周后才能检测出,所以,红细胞镁仅能代表长期镁营养状态,不能代表近期。

(二)白细胞镁

动物和人类研究显示,白细胞镁浓度可以更好地代表细胞内镁,其变化程度与骨骼肌和心肌细胞内镁相似。但也有研究表示,单核细胞或淋巴细胞镁浓度与血清/红细胞镁间无相关性。

(三)细胞内游离镁离子

镁离子在细胞内酶反应中起重要作用,故检测细胞内镁浓度可更好地评估人体镁状态。磁共振主要用来检测红细胞内游离镁浓度,荧光探针可用来检测淋巴细胞和血小板中游离镁离子浓度。

1. 荧光探针

(1)原理:使用双波长荧光光度计,特异性荧光探针进入细胞,与目标镁离子结合,在紫外线照射下发射荧光,从而通过显微镜直接观察和测量得到镁离子浓度及分布。

(2)优点:可以动态测量镁离子在细胞内的含量和分布。

(3)缺点:探针会受到钙离子或者其他成分的干扰。

2. 磁共振

(1)原理:在磁场内,镁离子受到相应频率的电磁波作用时,发生共振跃迁,同时产生磁共振信号,得到磁共振谱,分析波谱得到镁离子浓度的相关信息。

(2)优点:可以精确测定胞液中游离镁离子浓度,对人体无侵入性,属无损分析。

(3)缺点:原理和方法不易掌握,且仪器贵重,不适合常规检测。

五、组织镁测定

骨骼和牙齿是人体的镁池,储存着人体大部分的镁,但骨中镁的分布不均,骨中很大比例的镁与骨基质无关,而是骨晶体的一个独立部分。所以,侵入式的采样及骨中镁分布的异质性限制了骨中镁的营养状况评价。

约1/4的镁分布在肌肉中,也是人体镁的重要组成部分。研究显示,与低镁水饮用者相比,高镁水饮用者的骨骼、肌镁含量更高,提示肌肉中的镁含量可能是评价人体镁状况的可信指标,但其侵入式的采样同样限制它对人体镁状态的评定。

骨骼、肌肉镁含量一般用原子吸收分光光度法测定。

六、镁的静脉负荷试验

负荷试验是评价镁营养状态的金标准,可用来评价在一段时间内负荷镁的残留率,该方法准确,价值高,信息量大。在12小时内滴注500ml葡萄糖液,其中含有30mmol硫酸镁,收集24小时尿液测定尿镁。若输入的镁>50%保留在体内为缺镁。该方法最初被用在刚断奶的大鼠,给予不同镁,经测定血浆、尿和骨骼镁含量后验证有效;随后在成年大鼠中验证有效。该方法已经通过较大数量的低镁血症患者和慢性酒精中毒患者与动物对比,验证了其应用价值。

该实验具有侵入性、时间长、标准化程度低和花费高的缺点,需要受试者住院并在负荷后的24小时密切观察和收集尿液,且该试验不能应用在有肾功能不全的患者。

七、其他测定方法

(一)头发和指甲镁

头发和指甲样本易取得,无侵入性,可长时间保存。但其易受环境的影响,测量前需清洗,不同清洗剂对镁含量有不同的影响,清洗过程中带走大量的镁,所以,头发和指甲镁不适合用来评价镁的营养状况。

(二)生物标志物及 TRPM 通道

现在尚未发现专属镁的生物标志物,有人建议,Na^+-K^+-ATP 酶、血栓素 B_2、C-反应蛋白等可以作为镁的潜在生物标记。

TRPM6 与 TRPM7 同源,对镁离子有高通透性,同时又被细胞内镁离子和 Mg-ATP 负反馈抑制,对调节镁稳态有重要作用。TRPM6 主要分布在小肠、结肠和远端肾小管,这显示了镁的吸收和排泄被这一通道所控制。TRPM6 与 TRPM7 基因的突变或敲除将导致细胞镁耗竭。可通过对这些通道转运能力的精确评估作为镁缺乏风险的诊断,当然这需要进一步研究。

第十八节　铁营养状况评价

铁(iron,Fe)是维持人体生命活动所必需的微量元素之一。铁营养状况中最突出的问题是由于摄入不足或吸收障碍而引起的铁缺乏。铁缺乏的临床表现包括皮肤黏膜逐渐苍白、倦怠乏力、不爱活动或烦躁、注意力不集中等。重者出现口腔炎、舌乳头萎缩、吸收不良综合征等。从铁缺乏到缺铁性贫血是一个由轻到重的渐进过程,而评价机体铁缺乏的指标很多,各指标所代表的意义也不尽相同。如在贮存铁耗尽前或贫血发生前,血清铁蛋白已经降低,即测定血清铁蛋白是诊断隐性缺铁性贫血最好、最可靠的方法;血红蛋白是缺铁的晚期指标。如仅使用单独的评价指标,很难对铁的营养状况做出正确的评价。因此,WHO/CDC 的专家工作组推荐,应联合血红蛋白、铁蛋白、转铁蛋白受体等指标及炎症状况相关指标(如 C-反应蛋白和 $α_1$-酸性糖蛋白)来综合评价机体的铁营养状况。我国先后颁布了《人群铁缺乏筛查方法》(WS/T 465—2015)和《人群贫血筛查方法》(WS/T 441—2013)的卫生行业标准,用于指导人群铁缺乏和贫血的调查、判定与评估。有关机体铁过载判定所用的血液学指标与铁缺乏基本一致。现将评价铁缺乏状况常用指标的测定方法简单介绍如下。

一、铁缺乏和缺铁性贫血

铁缺乏(iron deficiency,ID)是一种铁营养不良状态,指体内铁贮存降低,不足以维持血液、脑和肌肉等组织的正常生理功能,可导致贫血、认知和劳动能力下降。其发生原因有:膳食铁含量不足,机体对铁的吸收不良,血液或铁的损失增加,特殊条件下生理的需要量增高等。由于缺铁性贫血(iron deficiency anemia,IDA)是一个逐步发展的过程,在疾病进展过程中,可以采用不同的指标进行多方面的监测(表3-5-10)。第一阶段为铁减少期(ID),此时贮存铁耗竭,血清铁蛋白降低为主要特征,但不引起贫血。第二阶段为缺铁性红细胞生成期(iron deficiency erythropoiesis, IDE),此阶段以运铁蛋白饱和度降低、红细胞内原卟啉含量升高为特征,但血红蛋白尚在正常范围内,无贫血的临床表现。第三阶段为缺铁性贫血期(IDA),此时血红蛋白低于正常值,出现贫血的临床症状。

表3-5-10　常用的缺铁性贫血分期评价指标

分期	评价指标	变化趋势
第一阶段	骨髓铁染色	铁粒幼细胞降低<15%
铁减少期	血清铁蛋白(SF)	下降
(ID)	网织红细胞血红蛋白含量(CHr)	下降
第二阶段	血清铁(SI)	下降
缺铁性红细胞生成期	红细胞游离原卟啉(FEP)	>0.9μmol/L(全血)
(IDE)	运铁蛋白饱和度(TS)	<20%
	血清运铁蛋白受体(sTfR)	升高
第三阶段	血红蛋白(Hb)	下降
缺铁性贫血期	平均红细胞容量(MCV)和	<80fl
(IDA)	血细胞分布宽度(RDW)	>15%

(一) 骨髓铁染色

通过骨髓铁染色可以直接反映机体贮存铁的情况,对鉴别诊断缺铁性贫血(IDA)与慢性病贫血(anemia of chronic disease,ACD)有重要的价值。

1. 原理　经骨髓穿刺得到骨髓涂片,然后进行酸性亚铁氰化钾液染色,从而与细胞内、外铁发生普鲁士蓝反应,生产蓝色的亚铁氰化铁沉淀,定位于含铁部位,并在低倍光镜及油镜下观察骨髓细胞内、外铁。

2. 参考值　铁粒幼细胞正常值为24%~90%,平均为65%。IDA和ACD患者的骨髓细胞内铁明显减少;ACD的骨髓细胞外铁呈阳性;IDA的骨髓细胞外铁呈阴性,明显降低甚至消失。当铁粒幼细胞降低<15%时,提示机体内铁缺乏。

3. 优点　骨髓铁染色被公认为是检测机体铁含量的金标准。

4. 缺点　骨髓穿刺对患者有一定的创伤,依从性较差;操作繁琐,价格昂贵。

(二) 血清铁蛋白

当机体发生感染或慢性炎症时会使血清铁蛋白(serum ferritin,SF)升高,因此需要先测定C-反应蛋白(C-reactive protein,CRP)和α_1-酸性糖蛋白(alpha-1-acid glycoprotein, AGP)进行排除上述的影响,再使用SF评价机体的铁营养状况。在NHANES Ⅲ(3rd National Report on Biochemical Indicators of Diet and Nutrition in the U.S. Population)中,血清铁蛋白,血清运铁蛋白饱和度和红细胞游离原卟啉进行联合测定,即铁蛋白模型。该模型中的三个指标至少有两个指标异常,同时血红蛋白浓度低于正常值,可被认为是缺铁性贫血。但是此模型不能提供铁缺乏的明确诊断,因为该模型无法区分由铁缺乏引起的变化和由感染或炎症引起的变化,所以,在我国颁布的《WS/T 465—2015 人群铁缺乏筛查方法》中,通过测定血清(浆)铁蛋白、C-反应蛋白和α_1-酸性糖蛋,对人群铁缺乏进行调查、判定与评估(表3-5-11)。

表3-5-11　人群铁缺乏筛查的判定指标及判定值判断条件

身体状况	血清(浆)铁蛋白/(μg·L⁻¹)	
	<5岁	≥5岁
CRP≤5mg/L且AGP≤1g/L	12	25
CRP>5mg/L或AGP>1g/L	15	32
CRP>5mg/L且AGP>1g/L	22	46

注:当实测的血清(浆)铁蛋白含量小于判定值,判定为铁缺乏
引自:WS/T 465—2015

按WHO《缺铁性贫血的预防评价与控制指南》的界定标准,当5岁以下儿童的血清铁蛋白<12μg/L,5岁及其以上成年人的血清铁蛋白<15μg/L时,表明机体贮存铁开始消耗;当机体贮存铁被完全耗竭时,血清铁蛋白的浓度降为0,此时的血清铁蛋白不能再提供机体铁缺乏的进一步信息;当血清铁蛋白超过其上限时,可能表明机体铁过量(表3-5-12)。

表3-5-12　基于血清铁蛋白浓度的相对铁储备程度

铁储备	血清铁蛋白/(μg·L⁻¹)			
	5岁以下儿童		5岁及5岁以上人群	
	男性	女性	男性	女性
铁储备耗竭	<12	<12	<15	<15
铁储备耗竭(感染时)	<30	<30	—	—
铁负荷过度(成年人)	—	—	>200	>150

引自:WHO,Assessing the iron status of populations,2011.

目前实验室常用电化学发光免疫测定、免疫比浊法或放射免疫法进行血清铁蛋白的测定。

1. 电化学发光免疫测定　将发光系统与免疫反应相结合以检测抗原或抗体的方法,是继放射免疫、酶联免疫、化学发光免疫之后的新一代标记免疫技术。目前已有成熟的检测设备与此技术相配套,因此在免疫分析中具有很好的应用前景。

(1)原理:发光底物二价的三联吡啶钌及反应参与物

三丙胺在电极表面失去电子而被氧化。氧化的三丙胺失去一个 H^+ 而成为强还原剂，将氧化型的三价钌还原为激发的二价钌，随即释放光子而恢复为基态的发光底物。这一过程在电极表面周而复始地进行，不断地发出光子而常保持底物浓度的恒定。

（2）优点：标记物的再循环利用；高灵敏度，检测下限达 pmol；线性范围宽，大 7 个数量级；快速且试剂稳定；自动化程度高。

（3）缺点：试剂及其相关消耗品都比较昂贵；操作时要注意防止样品交叉污染，尽量避免样品溶血。

2. 免疫比浊法　目前检测血清铁蛋白常用的一种抗原抗体结合动态测定方法。

（1）原理：血清铁蛋白与试剂中相应的抗体进行结合，产生抗原-抗体复合物，并形成一定的浊度，在一定量抗体存在时浊度的高低与抗原的含量成正比。通过全自动生化分析仪测定反应液的浊度与标准曲线对照，即可计算出检样中抗原的含量。

（2）优点：灵敏度高；简单易行而且测定成本较低。

（3）缺点：测定范围和线性范围较电化学发光法差。

3. 放射免疫法　最早用于血清铁蛋白测定的免疫分析技术。

（1）原理：应用竞争抑制的原理，即标准或样品中的铁蛋白和加入 ^{125}I 标记的铁蛋白共同与特异性抗体产生竞争性免疫反应。标记铁蛋白与抗体的结合含量与标准或样品中人血清铁蛋白的含量呈一定的函数关系。用免疫分离试剂将结合部分与游离部分分离后，测定结合部分的放射强度，并计算相应结合率。用已知标准铁蛋白含量对相应结合率作图，即得标准抑制曲线。从标准曲线上查知对应结合率的待测样品中铁蛋白的含量。

（2）优点：特异性强，简单易掌握。

（3）缺点：成本高、手工操作效率低，且由于同位素使用时的不安全性，目前已很少使用。

（三）血清运铁蛋白受体

血清运铁蛋白受体（serum transferrin receptor，sTfR）是目前认为较可靠的鉴定机体铁缺乏的指标，与组织缺铁的程度呈负相关。sTfR、SF 和 Hb 三者的联合测定可以用来描述人群的铁状态。SF 水平反映了体内铁储备的下降，到最终耗尽的过程；在机体存在慢性感染或炎症时，sTfR 能够区分慢性贫血和缺铁性贫血。所以，在慢性贫血的状态下，sTfR 也可以反映铁储备耗尽后功能铁的缺乏程度；Hb 测量贫血的存在。此种结合提供了广泛的铁状态诊断信息，即从丰富的铁贮存到明显的缺铁性贫血状态。

WHO 在《缺铁性贫血的预防评价与控制指南》中指出，由于没有统一的标准用于 sTfR 的检测，其检测值会受不同检测方法的影响而出现不同，因此，尚没有全球一致认同的检测参考界值。在 NHANES II 中，美国采用制造商提供的界值 sTfR>4.4mg/L 去评估育龄妇女的铁缺乏状况。在我国，当机体处于缺铁性贫血时 sTfR 的测量值比正常值会高出 3~4 倍，其正常值是 0.9~2.3mg/L。

目前，实验室常用免疫比浊法或酶联免疫吸附法（enzyme-linked immune sorbent assay，ELISA）进行 sTfR 测定。

免疫比浊法的测定方法见"血清铁蛋白"，下文对 ELISA 法作简要介绍。

1. 原理　酶分子与抗体或抗体分子共价结合形成酶标记抗体，后者可与吸附在固相载体上的抗原或抗体发生特异性结合。滴加底物溶液后，底物可在酶作用下使其所含的供氢体由无色的还原型变成有色的氧化型，出现颜色反应。可通过底物的颜色反应来判定有无相应的免疫反应，颜色反应的深浅与标本中相应抗体或抗原的量成正比。

在这种测定方法中有 3 种必要的试剂：①固相的抗原或抗体（免疫吸附剂）；②酶标记的抗原或抗体（标记物）；③酶作用的底物（显色剂）。

2. 检测步骤　①首先血液要经过至少半个小时的凝集，然后取血清；②再将酶复合物用稀释液稀释后，加血清及阴性、阳性对照和质控品，经过一个小时的孵育，然后洗板；③加酶标抗体，37℃孵育 0.5~1 小时，进行洗板；④再加入底物液显色，半个小时避光反应后加入终止液即完成反应部分；⑤然后进行读数，由数值来判断结果的阴性或阳性。

3. 优点　操作简单，快速稳定，且易于自动化操作等。

4. 缺点　不同的试剂盒所得结果有一定差异，因此无统一的判定界值。

（四）红细胞游离原卟啉

在血红蛋白的合成过程中，幼红细胞中的原卟啉在血红素合成酶的作用下与铁结合，形成血红素。当铁供应不足时，红细胞内原卟啉不能与铁结合形成血红素，造成原卟啉在红细胞内堆积。因此，检测红细胞游离原卟啉（free erythrocyte protoporphyrin，FEP）含量是检查缺铁性红细胞生成期的特异性指标之一。世界卫生组织推荐该指标用于评估人群铁缺乏的患病率。采用荧光分光光度计测定血液红细胞中游离原卟啉的含量。

1. 原理　原卟啉是一种荧光物质。把血液样品经生理盐水稀释后，分别以乙酸乙酯：乙酸混合液（4:1）和 0.5N 盐酸提取分离血中游离原卟啉，在一定波长下测定原卟啉的荧光强度而定量。

2. 参考公式

$$血中原卟啉含量\left(\frac{\mu g}{L\, 全血}\right)=$$

$$\frac{样品荧光强度-空白荧光强度}{标准管荧光强度-空白荧光强度}\times$$

$$标准管原卟啉含量(\mu g)\times\frac{100}{样品取样量(ml)}\times10$$

3. 参考值　FEP>0.9μmol/L（全血）或原卟啉（EF）>0.96μmol/L（全血）或 FEP/Hb>4.5μg/g Hb，即表明机体铁不足。FEP 增高，血清铁蛋白降低，血红蛋白正常，是缺铁性红细胞生成期的典型表现。FEP 升高还可见于铅中毒。FEP 升高有助于鉴别缺铁性贫血和地中海贫血，但不能区分缺铁性贫血和慢性感染贫血。

4. 优点　用血量少、灵敏度高及简便快速等。

（五）血红蛋白

铁缺乏影响血红蛋白（hemoglobin，Hb）的合成，表现为小细胞低色素型贫血。我国血红蛋白正常值范围为男性：

120~160g/L,女性:110~150g/L,当血红蛋白值低于最小值时,可诊断为贫血。但许多疾病均可引起 Hb 浓度降低,同时 Hb 随年龄、性别和怀孕情况不同而变化,所以我国颁布的《WS/T 441—2013 人群贫血筛查方法》中,对缺铁性贫血的判断是结合红细胞比容(hematocrit)指标来综合评价。

海拔以海平面计的居民贫血的筛查指标要求,见表3-5-13。当实测的血红蛋白含量或红细胞比容低于判定值时,即可判定为贫血。

表 3-5-13　人群贫血的判定指标及判定值(海拔 1000m 以下)

年龄或性别		血红蛋白含量		红细胞比容/
		g·L⁻¹	mmol·L⁻¹	(L·L⁻¹)
半岁~		110	6.83	0.33
5 岁~		115	7.13	0.34
12 岁~		120	7.45	0.36
15 岁~	女性	120	7.45	0.36
	男性	130	8.07	0.39
妊娠女性		110	6.83	0.33

注:转换系数:100g 血红蛋白=6.20mmol 血红蛋白=0.30L/L 红细胞比容
引自:WS/T 441—2013

血红蛋白值受长期生活地区海拔高度的影响,并随海拔高度上升而增加,在 1000m 以上海拔地区生活半年以上人群应进行血红蛋白值校正,见表3-5-14。

表 3-5-14　不同海拔高度居民血红蛋白和红细胞比容的校正值

海拔高度/m	血红蛋白校正值/(g·L⁻¹)	红细胞比容校正值/(L·L⁻¹)
<1000	+0	+0
1000~	+2	+0.005
1500~	+5	+0.015
2000~	+8	+0.025
2500~	+13	+0.040
3000~	+19	+0.060
3500~	+27	+0.085
4000~	+35	+0.110
4500~	+45	+0.140

注1:标准校正:在表3-5-13中显示海平面血红蛋白(或红细胞比容)判定值的基础上加上海拔血红蛋白(或红细胞比容)校正值作为判定值,并对实测值进行判定。
注2:个体校正:个体血红蛋白(或红细胞比容)测定值减去所在海拔血红蛋白(或红细胞比容)校正值得到个体水平血红蛋白(或红细胞比容)测定值,使用表3-5-13判定值进行判定。
引自:WS/T 441—2013

由于 Hb 会随海拔高度上升而增加,所以,在判断缺铁性贫血时,需要结合表3-5-13和表3-5-14。Hb 的测定方法很多,但氰化高铁法是国际血液学标准化委员会(ICSH)推荐的参考方法,其他方法大多应以氰化高铁法为基准绘制标准曲线。

1. 氰化高铁法

(1)原理:血红蛋白分子中的亚铁离子(Fe^{2+})在溶液中被高铁氰化钾氧化成高铁离子(Fe^{3+})形成高铁血红蛋白(Hi),其后又与氰离子(CN^-)反应生成氰化高铁血红蛋白(HiCN)。HiCN 在 540nm 波长处有最大吸收峰,HiCN 吸光度严格遵循朗伯-比尔定律,即 HiCN 在波长 540nm 的吸光度值与 HiCN 浓度成正比,血红蛋白浓度可用分光光度计所测定的吸光度值计算得出。

(2)操作步骤:此方法具体操作步骤参照《WS/T 341—2011 血红蛋白测定参考方法》。

(3)优点:作简便,结果稳定可靠;不用标准品;临床试验多采用此方法进行测定。

(4)缺点:HiCN 试剂中氰化钾(KCN)有剧毒不宜贮存在塑料瓶或广口瓶中,且应在 4℃冰箱保存,否则 CN^- 会丢失而使结果偏低,此试剂遇到高白细胞或高球蛋白标本时,会出现混浊现象,应进行离心后再比色,以免浊度干扰。

2. 改良叠氮化高铁血红蛋白(azidmethemoglobin)法

(1)原理:红细胞膜被脱氧胆酸钠裂解后释放出血红蛋白,亚硝酸钠将血红蛋白转换成高铁血红蛋白,然后叠氮化钠又与高铁血红蛋白结合形成叠氮化高铁血红蛋白,在 570nm 和 880nm 波长下测定吸光度校正样品浊度可能带来的误差后,用分光光度法测其光密度。

(2)操作步骤:应在取血 10 分钟内完成,整个测定过程应严格按照仪器要求和操作程序进行。此法具体操作方法参照《WS/T 441—2013 人群贫血筛查方法》。

(3)优点:用少量血就可以快速检测 Hb,携带方便且能进行定量检测。现场试验多采用此方法进行检测。

(4)缺点:不同型号的仪器,检测结果会有差别。要根据试验的情况,选择合适的仪器。

3. 血细胞分析仪　该法的测定原理仍为分光光度法,血液中血红蛋白与氯化高铁或十二烷基硫酸钠(SDS-Hb)反应,所形成的血红蛋白衍生物在特定波长下产生吸光,从而可用比色定量。此法具体操作方法参照《人群贫血筛查方法》(WS/T 441—2013)。

(六)红细胞比容

红细胞比容(hematocrit,HCT),又称红细胞压积(packed red cell volume),指一定体积的全血中红细胞所占容积的相对比例。

1. 温氏法　抗凝血液在一定条件下离心沉降,用比容容量管测出红细胞所占的体积百分比,即为红细胞比容。此法具体操作步骤参照《人群贫血筛查方法》(WS/T 441—2013)。

2. 微量比容法　应用少量全血、毛细管和高速离心机来测定红细胞比容的方法。此方法具体操作步骤参照《红细胞比容测定参考方法》(WS/T 342—2011)。

3. 血细胞分析仪法　电极对通过的各种血液细胞所产生脉冲的次数和大小,可以区分出不同种类的细胞及其体积,因而可以计算出红细胞占血液比容。此法具体操作步骤参照《人群贫血筛查方法》(WS/T 441—2013)。

(七)平均红细胞容量和血细胞分布宽度

平均红细胞容量(mean corpuscular volume,MCV)与年龄、性别、种族有关。婴儿、儿童、青少年期变化较大,刚出生的婴儿 MCV 比成年人的 MCV 高,6 个月后迅速降低,到儿童期又逐渐升高。性别对 MCV 影响较小,青春期女性比男性略高。这两项指标在缺铁性贫血的筛查及鉴别诊断上具有实用价值。

1. 原理　MCV 是表示红细胞大小的一个指标。其数值可由血细胞分析仪直接测出，或由公式计算得来。血细胞分布宽度（red blood cell distribution width，RDW）反映外周血中红细胞体积变异性的参数，一般用所测红细胞体积大小的变异系数来表示。

2. 指标公式　MCV（Fl）= 红细胞压积/红细胞个数/L。

RDW（%）=（SD of MCV（fl）×100%）/MCV（fl）。

细胞体积大小悬殊，RDW 值增大；细胞体积大小均匀，RDW 则减小。

3. 参考值　成年人正常范围在 80~100fl。RDW 正常范围为 11%~15%。缺铁性贫血的特征性改变为低 MCV 和高 RDW，一般 MCV<80fl，RDW>15% 时提示铁缺乏。

4. 优点　操作简单，精确度高。

（八）网织红细胞血红蛋白含量

网织红细胞血红蛋白含量（reticulocyte hemoglobin content，CHr）是通过激光流式细胞技术测定单个网织红细胞所获得的新参数，可由全自动血细胞液分析仪在进行网织红细胞分析时测量得到，是近几年研究较多的一个反映铁营养状况的指标。目前实验室采用血细胞分析法进行 CHr 的测定。

1. 原理　通过全自动血细胞液分析仪测定噁嗪 750 染色的网织红细胞等容球面两个不同角度的光散射量分得到网织红细胞的体积和血红蛋白浓度。

2. 指标公式　Hr = 细胞体积×细胞内血红蛋白浓度。

3. 参考值　成年人 CHr 的正常参考范围为 28~35pg。

4. 优点　检测过程简单、经济和高效，婴幼儿和老人患者等接受度高。

5. 缺点　检测价格高。

（九）血清铁

血清铁（serum iron，SI）主要指存在于血清中与运铁蛋白结合的铁。SI 本身呈昼夜变化，早晨最高，变化幅度可高达 30%，并且巨幼贫血、急性肝炎、雌激素治疗和补铁剂等都会导致 SI 升高，因此单独以 SI 来评价铁营养状况是不全面的，必须结合 Hb、TS 等指标来评价。SI 的正常值范围为 500~1800mg/L，当 SI<500mg/L 时，被认为是早期缺铁性贫血诊断依据之一。目前实验室采用亚铁嗪直接比色法或者原子吸收光谱法进行 SI 的测定。

1. 亚铁嗪直接比色法

（1）原理：血清中的铁与运铁蛋白结合成复合物，在酸性介质中铁从复合物中解离出来，被还原剂还原成二价铁，再与亚铁嗪直接作用生成紫红色复合物，与同样处理的铁标准液比较，即可求得血清铁含量。

（2）技术参数：用铁标准显色在紫外可见分光光度计上自动扫描，测得最大吸收峰的波长在 562nm 处。

（3）优点：血清用量少，设备投入少，操作简便、快速的优点。

（4）缺点：受反应时间限制，只适于手工法操作。

2. 原子吸收光谱　原子吸收光谱（atomic absorption spectroscopy，AAS）是利用气态原子可以吸收一定波长的光

辐射，使原子中外层的电子从基态跃迁到激发态的现象而建立的。原子吸收光谱位于光谱的紫外区和可见区，其测定方法包括标准曲线法和标准加入法。AAS 测定血清铁是采用标准曲线法。

（1）原理：在一定的仪器条件下，使用原子吸收分光光度计测定配置好的标准溶液的吸光度，以加入标准溶液的质量（μg）为横坐标，相应的吸光度为纵坐标，绘制标准曲线。

（2）配制铁标准溶液：吸取 0.0ml、0.5ml、1.0ml、2.0ml、3.0ml、5.0ml 铁标准工作液，用 0.1N 盐酸定容至 100ml，混匀，各容量瓶中每毫升溶液含铁量依次为 0.0μg、0.5μg、1μg、2μg、3μg、5μg。

（3）优点：AAS 测定生物样品中微量元素的含量具有操作简便、快速、灵敏度较高的优点，故被广泛应用。

（4）缺点：特异性差，用血量大，且仪器设备比较昂贵，操作过程也较复杂，难以临床应用。

（十）总铁结合力

总铁结合力（total iron-binding capacity，TIBC）指每 100ml 血浆中运铁蛋白所能结合的最大铁量，即脱铁的运铁蛋白能结合的铁与运铁蛋白已结合的铁的总和。采用亚铁嗪直接比色法测定血浆中运铁蛋白的 TIBC。

1. 原理　采用加入已知过量的铁标准液，使血清中全部的运铁蛋白与铁结合达到饱和状态，再用碳酸镁除去多余的铁；最后用亚铁嗪直接比色法（同血清铁测定法）测定铁含量，并计算出总铁结合力。

2. 参考值　男性为 50~77μmol/L，女性为 54~77μmol/L，婴儿为 18~72μmol/L。当测量值高于范围最大值时，身体处于缺铁性贫血的状态。

3. 优点　操作简单，易执行。

4. 缺点　手工测定过程中会出现误差。

（十一）运铁蛋白饱和度

SI 和 TIBC 都使用亚铁嗪直接比色法测定，日间变异较大，且样品易受其他来源铁污染和炎症等影响。运铁蛋白饱和度（transferrin saturation，TS）是结合两个铁离子的运铁蛋白占所有运铁蛋白的比例，用 SI 与 TIBC 比值计算可得，易随着 SI 的波动而变化。由于 TIBC 在铁缺乏时升高，在慢性疾病时降低，所以 TS 可用于鉴别铁缺乏和慢性病贫血。此外，地中海贫血和缺铁性贫血均为小细胞和低色素性贫血，但地中海贫血时 TS 升高，缺铁时 TS 降低。

1. 原理　血清中加入过量的铁，使血清中的运铁蛋白全部与铁结合，达到饱和，过剩的铁用碳酸镁吸附除去，然后测定总铁结和力。从中可计算出未饱和铁量及运铁蛋白饱和度。

2. 指标公式

未饱和铁量 = 血清总铁结合量 -
血清铁（血样本身的血清铁）

运铁蛋白饱和度（%）= 血清铁/血清总铁结合量×100

3. 参考值　成年人运铁蛋白饱和度正常范围为 20%~50%。一般成年人 TS<16% 认为是铁缺乏，婴儿和儿童判断铁缺乏的界值分别为 12% 和 14%。

（十二）铁储量

当机体 sTfR 浓度因小红细胞贫血（包括铁粒幼细胞贫血和地中海贫血）出现病理性升高时，机体 SF 浓度必然会高于正常值上限，此时可用高于参考值范围的 SF 浓度将病理性贫血与缺铁性贫血相区分。因此，同时选用 SF、sTfR 两项指标可较为全面地相互印证机体铁水平。

1. 原理　铁储量（body iron，BI）是一个结合 SF 与 sTfR 的综合性定量指标，即其测定方法可参照 SF 和 sTfR。

2. 指标公式　$BI(mg/kg) = -[\log(sTfR \times SF) - 2.8229]/0.1207$

3. 参考值　BI>0 时，表示机体贮存铁的实际含量；当 BI<0 时，表示机体缺铁的量。对于慢性疾病性贫血（ACD）患者，当 BI<1 时，ACD 患者没有铁缺乏；当 BI>2 时，ACD 患者有铁缺乏。

（十三）铁调素

铁调素（hepcidin，Hepc）是诊断缺铁性贫血的一个新的生物标记物，相关研究还不成熟，具体参考值范围还未明确。采用酶联免疫吸附法（ELISA）中的竞争法测定样本 Hepc。

1. 原理　用纯化的抗体包被微孔板，制成固相载体，往包被抗体的微孔中依次加入标本或者标准品、生物素化的抗体、HRP-标记的亲和素，经过彻底洗涤后用底物显色。底物在过氧化物酶的催化下转化成蓝色，并在酸的作用下转化成最终的黄色。颜色的深浅与样品中的目标蛋白成正相关。用酶标仪在 450nm 波长下测定吸光度，计算样品浓度。

2. 优点　操作简单、快速、稳定且易于自动化操作等。

3. 缺点　该方法对技术水平要求较高。

（十四）低色素红细胞

红细胞的生命周期为 120 天，低色素红细胞（hypochromic red blood cells，HYPO）能够提供几个月的信息，是一个反映铁缺乏平均时间的指标。HYPO 是一个评价铁营养状况的新指标，国内对其相关研究较少。采用血细胞分析法进行 HYPO 的测定。

1. 原理　通过全血细胞计数测定低色素红细胞百分率（HYPO%）。

2. 参考值　当 HYPO>5% 时，可认为铁缺乏。

3. 优点　灵敏度高，操作简单、准确。

4. 缺点　参数 Hypo% 测定对温度、标本放置时间要求较高（一般要求 3 小时内测，否则可能会引起血细胞体积变化而影响 Hb 浓度，继而干扰低色素红细胞检测）。

二、铁过载

过量铁长期进入人体内引起的慢性中毒性疾病，即铁过载，亦称铁负荷过高。可见体内含铁血黄素含量增高，心肌铁沉着，长期可发生肝大、腹水、性功能减退、甲状旁腺功能减退和肾上腺功能衰竭。一般人体对铁的耐受力很大，致死剂量约为 200~250mg/kg，因此急性铁中毒较少见，无毒副反应水平剂量为 65mg/kg。在 NHANES Ⅱ 中指出判断铁过载的血清铁蛋白及其界值，即 12~49 岁女性 SF>150ng/ml，或大于 12 岁的男性 SF>200ng/ml 可提示机体铁

过载。我国尚没有判定铁过载的标准。

第十九节　锌营养状况评价

锌（zinc，Zn）是人体必需的微量元素之一，其参与机体多种生物化学反应，当锌缺乏时可以累及多种器官系统，导致体内出现多种代谢功能的紊乱。锌缺乏的评价特别是边缘性锌缺乏的评价缺乏准确、灵敏、特异性强的评价指标。几十年来研究锌营养状况的指标多达 30 多种，如血清锌、白细胞锌、发锌、唾液锌、金属硫蛋白、碱性磷酸酶等，但尚未形成评价锌营养状况指标的一致意见。目前由 WHO/UNICEF/IAEA/IZiNCG 推荐的评价锌营养状况的指标主要包括锌营养状况的生化指标、膳食指标、功能指标，三种指标综合应用从而评价锌的营养状况。

一、生化指标

血清（浆）锌是评估人群锌缺乏风险最常用的生化指标。对于人群评估，使用血清（浆）锌含量低于特定人群年龄、性别、时间等最低截点值的百分比作为评估指标，即常用界值为 700μg/L，来源于美国营养调查中特定人群的血清（浆）锌的 2.5% 的值（P2.5），认为低于该值时为锌缺乏。当人群中低血清锌浓度的百分比大于 20% 时，人群的缺锌风险升高，公共健康需要关注，需要提供干预以提高人群锌的营养状况。

在使用血清或血浆锌评价群体锌营养状况时，需要考虑血锌的波动变化和机体本身的状态。如在急性感染和炎症期间，血清锌浓度降低，这可能是由于在急性期释放的细胞因子激活肝脏金属硫蛋白合成，改变了肝脏锌的吸收，从而使锌从血浆到肝脏发生再分布；另一方面，由于细胞内锌的浓度明显大于血清中的浓度，因此导致血细胞的内在溶解或外源性溶血的条件可出现极高的血清锌水平。

目前，实验室常用火焰原子吸收光谱分光光度法、电感耦合等离子体质谱法进行血清锌的测定。

（一）火焰原子吸收光谱分光光度法

1. 原理　锌原子能够吸收特定波长的光能，而吸收的能量值与该光路中的原子数目成正比。由锌元素的空心阴极灯发射出一定强度和一定波长的特征谱线的光，当它通过含待测锌元素蒸汽的火焰时，其中部分特征谱线的光被吸收，而未被吸收的光经单色器照射到光电检测器上被检测，根据该特征谱线光强度被吸收的程度，即可测得试样中锌元素的含量。

2. 方法

（1）样品准备：空腹采血，3600r/min 离心后，分离血清备用。

（2）样品消化：准确称取样品（0.3~0.7ml），然后将其放入 50ml 消化管中，加入 10ml 混酸，将消化管放入微波消解仪中，温度按梯度上升，一直消化到样品冒白烟并使之变成无色或黄绿色为止。若样品未消化好可再加几毫升混酸，直到消化完全。消化完后，样品赶酸至 2ml，将液体移至 10ml 试管中，用去离子水冲洗消化管 2~3 次，最终定容

至 10ml,样品消解时,应添加空白消化。

（3）样品测定:将标准储备液配置成不同浓度系列的标准稀释液,在 213.9nm 处测定标准系列并绘制标准曲线,然后逐一测定空白及样品。

3. 质控　实验期间可使用血液质控样品,通过质控品结果准确性和精密性的对比分析,可以保证血液样品结果的准确、可靠。

4. 优点　选择性强,准确度高,选择性好(干扰少),仪器操作简便,分析速度快。

5. 缺点　样品用量大,标准工作曲线的线性范围窄。

6. 注意事项　样品处理要防止污染,所有器皿均应使用塑料或玻璃制品,使用的试管器皿均应在使用前泡酸,并用去离子水冲洗干净,干燥后使用。样品消化时酸为优级纯,注意酸不要烧干,以免发生危险。此方法锌元素最低检出限为 0.002μg/ml。

（二）电感耦合等离子体质谱法

1. 原理　本法是以等离子体为离子源的一种质谱型元素分析方法。样品由载气(氩气)引入雾化系统进行雾化后,以气溶胶形式进入等离子体中心区,在高温和惰性气氛中被去溶剂化、汽化解离和电离,转化成带正电荷的正离子,经离子采集系统进入质量分析器,质量分析器根据质荷比进行分离,根据元素质谱峰强度测定样品中相应元素的含量。

2. 适用范围　具有很低的检出限,可达 0.001ng/ml 或更低,当样品较少时可优先考虑。

3. 正常参考值　血清锌正常参考值范围:0.75～1.50μg/ml。

4. 优点　灵敏度高、干扰小、线性范围宽、分析精度高、样品量少。

5. 缺点　由于 ICP 灵敏度很高,对使用的水、试剂、容器和室内气氛等要求必须保持洁净。

6. 注意事项　ICP-MS 经过优化稳定后,用 0.5% HNO₃ 稀释液冲洗仪器管路 1 小时,1 小时后再分析待测样品中的锌含量。通过质控品结果的准确性和精密性的对比分析,可以保证样品结果的准确性和可靠性。

二、功能指标

年龄别身高/体长,是营养发育障碍的衡量指标,也是最容易测量与人群缺锌相关的功能指标。对于人群评估,该指标用于 5 岁以下儿童年龄别身高/体长小于特定年龄该值中位数-2.0SD 的百分比。

当人群低年龄别身高/体长比例大于 20% 时,人群的缺锌风险升高,公共健康需要关注,改善人群锌营养状况的建议需要提出。由于锌缺乏不是影响儿童生长的唯一因素,生长发育迟缓可能是一种或几种营养素缺乏的结果,所以膳食锌摄入量和血清锌水平的评估应该用于确认缺锌的风险。

三、其他指标

（一）血细胞对 Zn 的吸收

在标准的生理条件下,红细胞⁶⁵Zn 的体外吸收是评价早期边缘性锌缺乏的合适方法。随着膳食摄入锌含量和血浆中锌浓度的降低,其血细胞锌吸收率将逐渐升高。该方法对评价人群无放射性污染,且不受机体炎症、应激等的影响,可以区分单纯营养性锌缺乏和因应激所致低血浆锌的表观锌缺乏,但该方法的实验方案繁琐、同位素的花费较高且分析需要特殊的试验仪器,因而在广泛应用于人群评价时受到限制。

（二）血清锌结合容量百分比

当机体营养性锌缺乏时,机体初期表现为血浆锌含量迅速下降,这可能与锌不紧密结合的白蛋白释放锌有关,与锌紧密结合的组分即使在严重缺锌时也保持不变。因此,白蛋白上与游离锌结合部位的相对数量可作为评价动物和人锌营养状况的指标。在试验条件下,血清锌结合容量百分比是诊断营养性锌供应不足的良好指标之一。血清锌结合容量百分比与饮食锌或血清锌含量成反比,当锌供应充足时,锌结合容量百分比可达 60%～70% 的恒定值,不因补锌而变化。因此,血清锌结合容量百分比可以用于锌供应状态的评估且该指标优于血清锌的浓度。

（三）含锌酶

锌是多种酶的活性和结构中心,当机体锌缺乏时可影响酶的活性,人们很早就开始观察锌耗竭和补充实验中含锌酶活性的变化,是否可作为锌营养状况的评价指标。

1. 碱性磷酸酶　碱性磷酸酶(alkaline phosphatase,ALP)是磷酸酯水解酶,锌为该酶的活性中心,机体的锌营养状况与 ALP 的活性有一定的依赖关系。目前 ALP 是广泛应用于评估人和动物锌营养状况的生化参数之一。但其活性受许多其他因素影响,如胆道疾病、肝脏疾病、骨骼系统疾病、蛋白质摄入情况、钙营养状况等都可影响该酶的活性,因此难以确定此酶正常值范围。

目前,常用的检测方法是用对硝基苯酚磷酸酯作底物,用活化型缓冲剂,进行连续监测。

（1）原理:磷酸对硝基苯酚(pNPP)在 pH 10.3、37℃条件下,ALP 催化其磷酸基转移到 2-氨基-2-甲基-1-丙醇(AMP)受体分子上,释放出游离的对硝基苯酚(pNP)。在碱性溶液中,pNP 发生分子重排形成黄色醌。在 404nm 连续监测醌产生的速率,计算 ALP 的活力。如加入氢氧化钠溶液中止酶促反应,也可用作固定时间比色法。

（2）方法

1) 仪器:具有恒温比色装置的分光光度计,波长 404nm,温度 30℃±0.1℃。比色杯置杯架上预温。

2) 步骤:测定管中吸入 AMP 缓冲液 2.7ml,血清 0.1ml,30℃ 水浴 5 分钟以上。加入预温至 30℃ 的底物 0.2ml,立即转入预温比色杯中,404nm 波长,每 30 秒读一次吸光度,共 2～5 分钟。应有 2～3 分钟的吸光度变化与时间变化成直线关系。用线性部分计算 ΔA/min。

（3）优点:操作简便、速度快、成本低。

（4）缺点:酶对底物的专一性较低,检测结果受到底物浓度、缓冲液种类和温度的影响。

（5）注意事项:ALP 对底物的专一性较低,实验室测定用的合成底物达十余种。最适 pH 约 10.0,但随其底物性质与浓度、缓冲液种类与有无磷酸根受体、Mg²⁺ 浓度以及 ALP 同工酶的种类而异。

（6）人体参考值:见表 3-5-15。

表 3-5-15　人体碱性磷酸酶参考值

年龄	男性	女性
1~12 岁	<500U/L	<500U/L
12~15 岁	<750U/L	—
>15 岁	—	40~150U/L
>25 岁	40~150U/L	—

（7）影响 ALP 测定结果的生理病理因素：血清中 ALP 主要来源于肝和骨，ALP 确切的生理作用仍不十分清楚，但与肠内脂质转移及骨质钙化有关。在胆道梗阻、肝细胞损害、肝细胞和胆管上皮细胞再生或癌变，变形性骨炎（Paget 氏病），成骨骨癌，服用氯丙嗪、腙（砷化氢）剂、甲基睾丸酮及某些抗生素时，血清 ALP 均可升高。摄入高钙、安妥明、硫唑嘌呤，可使血清 ALP 降低。

2. 血浆 5′-核苷酸酶　5′-核苷酸酶（5′-nucleoticlase，5′-NT）是一种特殊的磷酸单酯水解酶，仅能作用于核苷-5′-磷酸酯，如腺苷-5′-磷酸，生成腺苷和磷酸。5′-NT 分布于各种组织，包括肝脏、胆、肠、脑、心、胰脏等，定位于细胞浆膜上，目前，常用的检测方法是钼蓝比色法。

（1）原理：5′-NT 催化腺苷-5′-磷酸水解，生成腺苷和磷酸，后者与钼酸铵反应生成钼蓝，颜色深浅与释放的磷酸成正比，通过测定产物无机磷（Pi）的含量，可代表 5′-NT 的活力。因 ALP 亦催化 AMP 水解，利用 5′-NT 能被 Ni^{2+} 抑制而 ALP 不被 Ni^{2+} 抑制的特点，去除 ALP 的干扰。测定管不含 Ni^{2+}，产生的 Pi 由 5′-NT 及 ALP 活力所致；对照管含 Ni^{2+}，产生的 Pi 仅为 ALP 的活力。测定管与对照管产生 Pi 的差值代表 5′-NT 的活力。Mn^{2+} 为激活剂，Cu^{2+} 加速颜色发展。

（2）优点：检测结果准确、可靠。

（3）缺点：试剂种类多，操作繁琐，不适宜自动化分析。

（4）注意事项：由于血清中非特异性的磷酸酶（如碱性磷酸酶）亦能水解核苷-5′-磷酸，所以在测定中需去除非特异性磷酸酶的干扰，实验室常用 Ni^{2+} 去除 ALP 的干扰。测定最适 pH 6.6~7.0；Mg^{2+} 及 Mn^{2+} 为其激活剂；Ni^{2+} 为其强烈的抑制剂。血浆可引起混浊；与金属整合的抗凝剂会干扰锰的激活作用；试验最好用硼硅玻璃管，试管必须用清洁液浸泡，最后用蒸馏水冲洗，不得有去污剂污染，否则干扰显色。

（5）参考值：正常成年人为 2~17U/L，儿童结果稍低。

（6）影响 5′-NT 测定结果的生理病理因素：5′-NT 广泛分布于肝脏、胆道系统及各种器官和组织中。血清中此酶活力增高主要见于肝胆系统疾病，如阻塞性黄疸，原发及继发性肝癌等，且通常与 ALP 的活力变化相平行。

3. 唾液碳酸酐酶　唾液碳酸酐酶存在于味蕾中，锌参与该酶的活性中心，缺锌时唾液中的碳酸酐酶减少，可引起机体味觉减退。研究发现唾液中的碳酸酐酶能灵敏反映味觉敏感度及食欲的改变。临床上锌缺乏早期表现为食欲减退，提示唾液碳酸酐酶可能是一个早期锌缺乏的敏感指标。

（四）细胞的金属硫蛋白

细胞的金属硫蛋白（metallothionein，MT）是一种细胞内富含半胱氨酸的金属结合蛋白，是细胞暂时储存锌的一种形式。金属硫蛋白在肝脏、肾脏、肠、胰腺中有较高的浓度，其中肠道和胰腺的金属硫蛋白浓度会随着膳食锌的摄入而改变，表明其可以帮助维持锌在这些组织的平衡。虽然金属硫蛋白与机体锌的代谢密切相关，但其评价机体锌营养状况还有待进一步研究。

目前，实验室常用镉饱和法、酶联免疫分析法和示差脉冲极谱法进行金属硫蛋白的测定。

1. 镉饱和法

（1）原理：金属硫蛋白和血红蛋白（hemoglobin，Hb）的分子量差异很大，而且两者对镉离子的亲和力不同。在样品液中先加入氯化镉溶液，使 MT 与镉离子结合。然后再加入 Hb 溶液，结合溶液中游离的镉离子。在 100℃ 加热时，大分子的 Hb 受热凝固沉淀，而小分子 MT 留在溶液中。测定上清液中的镉含量，按照 MT 与镉离子的结合比率，即可推算出其含量。

（2）方法

1）大鼠红细胞溶解液制备：取 250g 雄性大鼠，用乙醚麻醉后固定，由腹主动脉取血 10ml，用肝素抗凝。加入 1.15% KCl 溶液 20ml 洗涤，以 3000g 离心 10 分钟，并重复洗涤三次。将洗净的红细胞置于 20ml Tris-HCl 缓冲液中溶血，然后在 4℃ 以 9000g 离心 10 分钟，弃上清液，留取红细胞溶解液于 4℃ 冰箱备用。

2）称取定量大鼠组织，加入 4ml 0.25M 蔗糖溶液匀浆。

3）将匀浆液离心（4℃）18 000g，20 分钟。

4）取 0.5ml 上清液+1.9ml Tris-HCl+1.0ml $CdCl_2$，充分混匀。

5）加入 0.2ml RBC 溶解液，在 100℃ 下加热 1 分钟，离心 2000g，5 分钟。

6）取上清液，重复步骤"4）"三次。

7）取上清液测镉含量。

8）计算：结果按照每分子金属硫蛋白结合 7 个镉原子换算蛋白含量。

（3）优点：操作简便，具有很高的重复性和准确性，无特殊仪器设备要求。

（4）缺点：特异性较差，检测限高，适用于测定 MT 含量较高的样品。

2. 酶联免疫分析法

（1）原理：3,3′,5,5′-四甲基联苯胺（3,3′,5,5′-tetramethylbenzidine，TMB）在过氧化物酶的催化下转化成蓝色，并在酸的作用下转化成最终的黄色，颜色的深浅和样品中的 MT 成正相关。

（2）方法：用纯化的抗体包被微孔板，制成固相载体，往包被抗 MT 抗体的微孔中依次加入标本或标准品、生物素化的抗 MT 抗体、辣根过氧化物酶（horseradish peroxidase，HRP）标记的亲和素，经过彻底洗涤后用底物 TMB 显色。TMB 在过氧化物酶的催化下转化成蓝色，并在酸的作用下转化成最终的黄色，用酶标仪在 450nm 波长下测定吸光度（OD 值），计算样品浓度。

（3）优点：特异性高，检测迅速、便捷，检测灵敏度高，适用于 MT 含量低的样品。

（4）缺点：检测成本高，生物体内 MT 同分异构体的存在会影响 MT 免疫分析的检测结果。

3. 示差脉冲极谱法

（1）原理：利用巯基在汞滴电极表面产生氧化还原反应后，出现电位变化而测定 MT。

（2）优点：灵敏度高、选择性好，检测限更低，特别适合于新的动植物体提取由复杂因素诱导合成的 MT 或类似蛋白。

（3）缺点：所需设备特殊，易受到其他种含巯基蛋白的干扰，需在测定前去除杂蛋白。

4. 人体参考值　正常人血清、尿的 MT 含量为 0.01～1.00ng/ml，一般不超过 2.0～10.0ng/ml。

（五）胸腺（九）肽

胸腺（九）肽（thymulin，Th）是胸腺上皮细胞分泌的小分子多肽，由 9 个氨基酸组成。缺锌可导致含锌的 Th 含量下降或者 Th 的活性下降，补锌后其 Th 的活性逐步升高，提示 Th 有可能成为反映机体锌缺乏的灵敏指标。由于机体处于缺锌状态或者胸腺自身的储锌机制受到干扰时都会直接影响 Th 的分泌，因此其评价机体锌营养状况还有待进一步的研究。

（六）交换锌池

使用锌同位素和基于模型的房室分析，将可以与血浆锌进行快速交换的锌储存库定义为交换锌池（exchangeable zinc pool，EZP），在成年人中 EZP 含有 150～200mg 锌，周转率约为 12.5 天，该 EZP 由血浆、细胞外液、肝脏、胰腺、肾脏和肠道等组织中游离锌组成。目前研究发现，EZP 对于膳食锌的变化与血浆锌功能相似，且测量它需要使用昂贵的稳定同位素并用质谱仪进行分析，所以 EZP 并没有被广泛用于评价锌的营养状况。

总之，有关锌营养状况评价的大量研究资料表明，目前尚不能确定一种准确、灵敏、特异性强的评价指标。多数研究者建议，可以考虑联合应用多个评价指标，并结合临床表现和膳食调查进行综合分析，以期达到锌营养状况的可靠评估。

第二十节　铜营养状况评价

铜（copper，Cu）是广泛分布于自然界中的一种人体必需微量元素。在人体内，铜主要参与含铜蛋白与含铜酶类物质构成，如铜蓝蛋白、超氧化物歧化酶、细胞色素 C 氧化酶、酪氨酸酶等。目前，铜营养状况的评价指标包括血清（浆）铜、血清（浆）铜蓝蛋白、红细胞/白细胞超氧化物歧化酶、红细胞/血浆/血小板谷胱甘肽过氧化物酶、双胺氧化酶、细胞色素 C 氧化酶、尿脱氧吡啶啉等。

（一）血清（浆）铜的测定

主要用于评价临床铜营养严重缺乏，不适于评价边缘性铜营养缺乏；该指标灵敏性、特异性欠佳，且易受多种混杂因素影响，如感染和应激、白血病、贫血、血色沉着病、风湿性关节炎引起血清（浆）铜浓度升高；而蛋白质-能量营养不良、营养吸收不良综合征、溃疡性大肠炎、Wilson 病和肾病综合征等可引起血清（浆）铜浓度降低。

1. 测定方法　关于血清（浆）铜测定方法，推荐选用石墨炉原子吸收（GFAAS）法和电感耦合等离子体质谱（ICP-MS）法。

（1）GFAAS 法：在血清（浆）中，铜元素在热解石墨炉中被加热发生原子化，成为基态原子蒸汽，对空心阴极灯发射的特征辐射有选择性吸收。在一定浓度范围内，其吸收强度与血清（浆）中被测铜元素含量成正比。

（2）ICP-MS 法：利用电感线圈上施加高频射频电压在线圈内部形成的高温等离子体，在氩气压力下，维持等离子体平衡，待分析的血清（浆）经蠕动泵或气动送入雾化器形成气溶胶，并由载气带入等离子体焰矩中心区，发生蒸发、分解、激发和电离形成正离子，被检测器捕获记录，计算样品铜元素浓度。

2. 技术参数　两种方法检出限介于 1.0～3.5×10^{-2}μg/L，方法回收率 96%～109%，方法精密度<1.2%～3.5%。

3. 正常范围　血清（浆）铜参考值：成年男性 11.0～22.0μmol/L（700～1400μg/L）；成年女性 12.6～24.4μmol/L（800～1550μg/L）；儿童 12.6～29.9μmol/L（800～1900μg/L）。

4. 优点　两种方法检出限均较低，且用血量较少（20～50μl）。

5. 缺点　血样中要用去离子水或稀 HNO$_3$ 稀释，或加入信号增强剂，如丁醇；采用三氯乙酸去除血样中的蛋白质，可能造成容积误差，或引起外源性污染；此外，ICP-MS 适合多元素同时分析，运行成本和对使用者的操作要求相对较高。

（二）血清（浆）铜蓝蛋白的测定

铜蓝蛋白（ceruloplasmin，CER）是一种由肝脏合成的含铜且具有氧化酶活性的 α$_2$-球蛋白，相对分子质量 151×10^3，血清（浆）中约 95% 的铜与 α$_2$-球蛋白结合。目前，血清（浆）铜蓝蛋白催化活性法是主要测定方法。

1. 原理　在有氧条件下，铜蓝蛋白氧化对苯二胺盐酸盐（p-phenylenediamine dihydrochloride，PPD-2HCl）使之转化成紫色产物-Baudrouski 或半醌游离基，在 530nm 波长下，采用分光光度比色法测定。

2. 技术参数　铜蓝蛋白测定时呈有色化合物显色，在 0～20℃ 范围内测定，显色 30 分钟内比色（为保证实验精确性，尽可能当日完成测定）；实验标本一般选用血清（浆），在 4℃ 下，可稳定 3 天；在 -20℃ 下可稳定 4 周；用 EDTA 或柠檬酸抗凝对本法测定有一定干扰。

3. 参考值　0.15～0.30g/L。

4. 优点　操作简捷，结果稳定，适用于临床初筛和诊断性检验。

5. 缺点　普遍采用对苯二胺（PPD）作基质测定氧化酶活力，但基质液和反应产物不稳定，易产生较大误差，且试验周期较长。

（三）红细胞（白细胞）超氧化物歧化酶的测定

超氧化物歧化酶（superoxide dismutase，SOD）含有铜和锌，存在于红细胞、白细胞胞质中。目前，测定 SOD 的方法主要有邻苯三酚自氧化法、羟胺发色法、黄嘌呤氧化酶法、化学发光法、氮蓝四唑（NBT）改良法等。其中，邻苯三酚自氧化法是应用最广泛的测定方法。

1. 原理　邻苯三酚自氧化法，即：在碱性条件下，邻苯三酚会发生自氧化反应,产生氧自由基,而在超氧化物歧化酶存在下,邻苯三酚发生自氧化反应将会受到抑制。

2. 技术参数　酶活性单位,以每毫升反应液,每分钟抑制邻苯三酚自氧速率达50%的酶量为1个单位。

3. 优点　所用试剂、仪器比较简单,测试方便,灵敏度高。

4. 缺点　该法对温度、pH、邻苯三酚浓度、SOD待测液存放时间等诸因素比较敏感,测定时要严格控制;另外,在数据重复性和可比性上有待改善。

(四)二胺氧化酶的测定

二胺氧化酶(diamine Oxidase,DAO)是一个铜依赖酶,负责体内生物性二胺氧化脱胺,该指标对边缘性铜缺乏反应敏感。当前,二胺氧化酶活性测定方法包括比色法、液闪法、放射性同位素酶联速率法,其中,分光光度法是采用最多的方法。

1. 原理　酶反应体系,包括底物戊二胺、DAO和辣根过氧化物酶,邻联二茴香胺和磷酸盐缓冲盐溶液,在340nm波长下,测定烟酰胺腺嘌呤二核苷酸下降值,以间接计算其活性。

2. 技术参数　DAO在2.5~40mg/ml浓度范围内均呈良好线性关系,回收率>95%,相对标准偏差<2%。

3. 优点　该法设备简易,操作简便,方法稳定,灵敏度高,用血量少,易于临床应用。

4. 缺点　该法属于手工法,测定反应时间较长(1.5小时以上),存在一定误差。

(五)细胞色素C氧化酶的测定

细胞色素C氧化酶(cytochrome C oxidase,COX),存在于真核生物细胞线粒体,主要通过氧化磷酸化为细胞提供能量,是线粒体电子传递链末端氧化酶。在细胞中,COX活性随膳食铜摄入量变化而改变。目前,关于COX活力测定方法主要有分光光度法、组织化学法和极谱法,其中,分光光度法应用最普遍。

1. 原理　根据细胞色素C(Cytc)还原型和氧化型不同的光吸收这一原理,通过测量还原型COX氧化率以反映COX活力。

2. 技术参数　COX在550nm波长处扫描有明显特征吸收峰,经波谱图形分析和浓度-吸光度值回归方程计算获得。

3. 适用范围　不同器官来源的组织,以COX氧化速率常数反映COX活力。

4. 优点　该法操作简便、快捷、使用试剂量较少。

5. 缺点　该法测定条件不同,有待进一步优化和标准化。

(六)其他指标的测定

如低密度脂蛋白、总胆固醇、结缔组织中赖氨酰氧化酶、凝血因子Ⅷ等。

第二十一节　硒营养状况评价

硒(selenium,Se)是动物和人体所必需的微量元素。自生物材料中硒的测定方法建立以来,全血、血浆、红细胞、发、尿、指(趾)甲等组织硒含量均作为评价硒营养状况的指标。发硒和指(趾)甲硒与血硒有很好的相关性,采集样品也方便,它能反映较远期硒状况,但头发样品常被含硒的洗发香波污染,而使测量结果偏高。

硒的检测方法研究始于20世纪90年代,反映硒营养状况不良的指标众多,测定方法各异。其中,测定人体组织或组织液中硒元素含量的方法有荧光法、石墨炉原子吸收光谱法、氢化物发生原子吸收分光光度法、催化光度法和示波极谱法等。而测定人体硒蛋白的方法主要是利用双抗夹心-酶联免疫(ELISA)法测定血浆硒蛋白P1(selenoprotein P1,SEPP1)的含量和血浆谷胱甘肽过氧化物酶3(glutathione peroxidase 3,GPX-3)的活性。所以应根据不同的分析样品及分析目的而选择合适的方法。

一、硒缺乏

硒严重缺乏可以引起克山病和大骨节病等地方病,硒摄入不足也可以导致甲状腺素代谢障碍、男性不育、免疫功能低下和病毒毒性增强等危害。

(一)硒的测定

对于全血、血浆、红细胞、发、尿、指(趾)甲等组织中的硒含量,一般采用原子荧光法和电感耦合等离子体质谱法进行测定。

1. 原子荧光法

(1)原理:样品经混合酸消化后,硒化合物被氧化为四价无机硒Se^{4+}。在酸性条件下Se^{4+}与2,3-二氨基萘(2,3-diaminonaphthalene,DAN)反应生成4,5-苯并芘硒脑(4,5-benzopiaselenol),其荧光强度与硒的浓度在一定条件下成正比。用环己烷萃取后,在激发光波长为376nm,发射光波长为520nm处测定荧光强度,从而计算出样品中硒的含量。本方法检出限为3ng。

(2)仪器:荧光分光光度计。

(3)主要试剂:硒标准使用液、0.1% DAN试剂、去硒硫酸、钼酸钠($Na_2MoO_4 \cdot 2H_2O$)、过氯酸(70%~72%)、ED-TA混合液、氨溶液(1+1)、浓盐酸(36%~38%)、环己烷(重蒸后使用)。试剂规格为分析纯或优级纯,均用去离子水(比电阻30万欧姆以上)配制。

(4)样品采集和处理

1)血样:取静脉血1~2ml置于已加好抗凝剂的试管中,储于冰箱内待测。

2)发样:取枕骨及邻近部位的距发根1~2cm的头发约2~3g。选用含硒量极微的洗衣粉或洗涤剂,配成热水溶液(约1%),反复洗2~3次,再用热水、自来水和蒸馏水各洗3次,装滤纸袋内置60℃烘干,储干燥器内备用。

3)尿样:收集24小时尿,记录总体积。取100ml加入0.4g苯甲酸钠,于冰箱内保存。

(5)操作步骤:样品经消化后加入EDTA混合液,用氨溶液(1+1)及浓盐酸调至成略粉红橙色(pH 1.5~2.0)。冷却后在暗室中加入DAN试剂,沸水浴5分钟,冷却后加入环己烷振摇,静置分层后弃水层,收集环己烷层。于荧光分光光度计上用激发光波长376nm,发射光波长520nm测定荧光强度。

（6）计算：当硒含量在 0.5μg 以下时荧光强度与硒含量呈线性关系，所以大量样品测定时，只需作试剂空白和与样品硒浓度相近的标准管（双份）即可。

$$样本中含硒量(μg/g)=\frac{标准硒含量(μg)}{\cfrac{标准硒荧光值-空白荧光值}{样品荧光值-空白荧光值}}\times\frac{1}{样品重量(g)}$$

2. 电感耦合等离子体质谱法

（1）原理：电感耦合等离子体质谱仪（ICP-MS）利用在电感线圈上施加强大功率的高频射频信号在线圈内部形成高温等离子体，并通过气体的推动，保证了等离子体的平衡和持续电离，被分析样品由蠕动泵送入雾化器形成气溶胶，由载气带入等离子体焰炬中心区，发生蒸发、分解、激发和电离。高温的等离子体使大多数样品中的元素都电离出一个电子而形成一价正离子。质谱进而分析计算出硒元素的强度。

（2）仪器：电感耦合等离子体质谱仪、微波消解系统、分析天平。

（3）主要试剂

1）硒标准使用液（0.05μgSe/ml）：用 2% 的硝酸将储备液稀释至每毫升含 0.05μg 的 Se，储于冰箱内。

2）2% 硝酸溶液：量取 20ml 硝酸，缓缓倒入 980ml 水中，混匀。

以上试剂规格为分析纯或优级纯，均用去离子水（比电阻 30 万欧姆以上）配制。

3）质谱调谐液：Li、Y、Ce、Ti、Co，推荐使用浓度 10ng/ml。

4）内标溶液 Ge 或 Y（1.0μg/ml）。

（4）样品采集和处理：具体方法见"1. 原子荧光法"。

（5）操作步骤

1）样品的消化：量取 1g 组织样品于聚四氟乙烯微波消解罐中，加入 2ml 硝酸，在 175℃下微波消解 20 分钟，冷却后用去离子水定容至 10ml。用 ICP-MS 测定。

2）硒标准曲线：精确取 0、0.2ml、1.0ml、2.0ml、4.0ml

的硒标准使用液（0.05μg/ml），加入 2% 硝酸定容至 5.0ml，再按样品步骤同时进行测定。

3）相同条件下，将试剂空白、样品溶液分别引入仪器进行测定。根据回归方程计算出样品中硒元素的浓度。

（6）分析结果的表述

试样中硒含量按下式计算：

$$X=\frac{(c-c_0)\times1000}{m\times1000\times1000}$$

式中：

X：试样中硒的含量，单位为毫克每千克（mg/kg）或毫克每升（mg/L）；

c：试样消化液中硒的测定浓度，单位为纳克每毫升（ng/ml）；

c_0：试样空白消化液中硒的测定浓度，单位为纳克每毫升（ng/ml）；

m：试样质量，单位为克或毫升（g 或 ml）；

1000：换算系数。

（7）优点：相比于原子荧光，ICP-MS 法灵敏度更高，且不需要辅助液硼氢化钾和 HCl。

（8）缺点：ICP-MS 法的检测成本较原子荧光法更高。

3. 评价人体硒营养状况参考值 人体硒营养水平是严格受膳食硒总量和摄入硒的化学形态影响，所以从发表文章中查到的数据也因采样地区不同和摄入不同形态的硒而各异。我国科学工作者从 20 世纪 60 年代起，在对低硒地区克山病和高硒地区硒中毒防治工作以及人体硒需要量和安全量的科学研究中，得到了大量人体硒营养评价指标的科学数据以及膳食硒摄入量与人血、尿、发、指甲之间的若干相关回归公式。中国营养学会在此基础上制订了中国居民膳食硒参考摄入量。下表中各参考值的划分界线是分别以患有克山病危险为缺乏，WHO 曾建议的血浆 GPX 达 2/3 饱和为正常下限，膳食硒不超过可耐受最高摄入量（UL=400μg/d）为正常高限，无毒副作用水平（NOAEL=600μg/d）以上为有中毒危险设定，再以实际测定值和回归方程计算得到各相应的评价参考值（表 3-5-16）。

表 3-5-16 硒营养状况评价参考值

	缺乏	不足	正常范围	过多	中毒危险
全血硒/(mg·L⁻¹)	<0.05	0.05~0.07	0.07~0.56	0.56~0.76	>0.76
血浆硒/(mg·L⁻¹)	<0.05	0.05~0.065	0.065~0.33	0.33~0.42	>0.42
尿硒/(mg·L⁻¹)	<7	7~12	12~174	174~263	>263
发硒/(mg·kg⁻¹)	<0.20	0.20~0.36	0.36~3.6	3.6~5.1	>5.1
指(趾)甲硒/(mg·kg⁻¹)	<0.3	0.3~0.45	0.45~4.5	4.5~6.4	>6.4

或换单位表示：

	缺乏	不足	正常范围	过多	中毒危险
全血硒/(μmol·L⁻¹)	<0.63	0.63~0.89	0.89~7.1	7.1~9.6	>9.6
血浆硒/(μmol·L⁻¹)	<0.63	0.63~0.82	0.82~4.2	4.2~5.3	>5.3
尿硒/(mmol·L⁻¹)	<0.087	0.087~0.15	0.15~2.2	2.2~3.3	>3.3
发硒/(μmol·kg⁻¹)	<2.5	2.5~4.5	4.5~45	45~65	>65
指(趾)甲硒/(μmol·kg⁻¹)	<3.8	3.8~5.7	5.7~57	57~81	>81

（二）硒蛋白 P（SEP-P）的测定

血浆中约有 30% 的硒在 GPX-3 中，65% 则存在于硒蛋白 P1（selenoprotein P1，SEPP1）中。血浆 GPX-3 主要是由肾近端上皮细胞合成并分泌至血浆中，通过肾 SEPP1 结合受体为 GPX-3 合成提供所需的硒，因此，GPX-3 合成对硒的需求不能代表身体其他组织硒蛋白合成的需求。血浆 SEPP1 可在多种组织中表达，但主要在肝脏合成并分泌至血浆中，且能调节全身硒运输及内稳态而发挥关键作用。因此与 GPX-3 相比，血浆 SEPP1 可能是更好的生化指标。

由于硒的生物活性形式不断发现，已有若干实验室采用血浆 SEPP1、红细胞 GPX-3 的 mRNA 以及某些组织中的硫氧还蛋白还原酶（thioredoxin reductase，TR）活性和硒蛋白-W（selenoprotein-W，Sel-W）作为硒营养状况评价指标，但因其测定方法尚未推广而不能广泛应用。一般采用双抗夹心酶联免疫法对硒蛋白进行测定。

1. 测定原理 应用双抗体夹心-ELISA 法测定标本中硒蛋白 P（SEP-P）水平。用纯化的人硒蛋白 P（SEP-P）抗体包被微孔板，制成固相抗体，往包被单抗的微孔中依次加入硒蛋白 P（SEP-P），再与 HRP 标记的硒蛋白 P（SEP-P）抗体结合，形成抗体-抗原-酶标抗体复合物，经过彻底洗涤后加底物 TMB 显色。TMB 在 HRP 酶的催化下转化成蓝色，并在酸的作用下转化成最终的黄色。颜色的深浅和样品中的硒蛋白 P（SEP-P）成正相关。用酶标仪在 450nm 波长下测定吸光度（OD 值），通过标准曲线计算样品中人硒蛋白 P（SEP-P）含量。

2. 仪器与主要试剂 硒蛋白 P（SEP-P）酶联免疫分析试剂盒、恒温水浴、微量加样器。

3. 检测范围 5.0~150ng/ml。

4. 优点 高活络、高专一性，抗原无须事前纯化。

5. 缺点 抗原必须具有两个以上的抗体联系部位。

（三）血（或组织）中谷胱甘肽过氧化物酶活性的测定

自发现谷胱甘肽过氧化物酶（glutathione peroxidase，GSH-Px，GPX）是含硒酶后，用血中 GPX 活性来直接反映硒营养状况得到了广泛应用。一般认为，血浆（清）硒和血浆中谷胱甘肽过氧化物酶 3（glutathione peroxidase 3，GPX-3）反映的是近期硒状况。

当组织中的硒含量与 GPX-3 活性有较好的线性相关时，才能用 GPX-3 活性作为评价硒营养状况指标。现有的数据均表明，随着硒含量增加，GPX-3 活性也随之增高，但当血硒达到约 1.27mol/L（0.1mg/L）时，GPX-3 活性达饱和而不再升高，也就不能再用来评价硒状况。因此，以 GPX-3 活性作为评价指标时，仅适用于低于正常硒水平人群。一般采用双抗夹心酶联免疫法对谷胱甘肽过氧化物酶活性进行测定。

1. 原理 应用双抗体夹心 ELISA 法测定标本中人谷胱甘肽-过氧化物酶（GSH-PX）水平。用纯化的人谷胱甘肽-过氧化物酶（GSH-PX）抗体包被微孔板，制成固相抗体，往包被单抗的微孔中加入谷胱甘肽-过氧化物酶（GSH-PX），再与 HRP 标记的谷胱甘肽-过氧化物酶（GSH-PX）抗体结合，形成抗体-抗原-酶标抗体复合物，经过彻底洗涤后加底物 TMB 显色。TMB 在 HRP 酶的催化下转化成蓝色，并在酸的作用下转化成最终的黄色。颜色的深浅和样品中的谷胱甘肽-过氧化物酶（GSH-PX）成正相关。用酶标仪在 450nm 波长下测定吸光度（OD 值），通过标准曲线计算样品中人谷胱甘肽-过氧化物酶（GSH-PX）的含量。

2. 仪器与主要试剂 离心机、微量移液器、人谷胱甘肽-过氧化物酶（GSH-PX）酶联免疫分析试剂盒。

3. 检测范围 30~700U/L。

4. 优点 高活络、高专一性，抗原无须事前纯化。

5. 缺点 抗原必须具有两个以上的抗体联系部位。

二、硒过量

目前还没有适用于高硒状态的灵敏生化评价指标，头发脱落和指甲变形被用来作为硒中毒的临床指标。

我国湖北恩施地区和陕西紫阳县是高硒地区。20 世纪 60 年代，发生过人吃高硒玉米而急性中毒病例。摄入的硒量可能高达 38mg/d，3~4 天内头发全部脱落。慢性中毒者平均摄入硒 4.99mg/d，中毒体征主要是头发脱落和指甲变形。美国曾报告过 12 人发生硒中毒，他们吃了一种硒含量高于标签所示 182 倍补硒"健康食品"。受害者摄入的总硒量估计为 27~2387mg。患者出现恶心、呕吐、头发脱落、指甲变形、烦躁、疲乏和外周神经病等症状。曾经观察到一名补充亚硒酸钠（2mg/d，相当于硒 913μg/d）2 年，出现指甲变形的硒中毒患者。该患者日常膳食摄入硒约 90μg/d。中毒后检测血硒仅 2.27μmol/L（179ng/d），发硒仅 10.5μmol/kg（828ng/g），说明摄入的亚硒酸钠并不在体内累积。同时也提示亚硒酸钠和硒代蛋氨酸形式的硒中毒生化机制不同，其机制尚不完全清楚。已提出的一些可能机制，有干扰硫代谢、催化巯基氧化作用和抑制蛋白质合成等。

第二十二节 碘营养状况评价

碘（iodine，I）是人体必需微量元素，是甲状腺素的重要组成成分。长期碘摄入不足或过量均会对人体健康造成危害。碘摄入不足引发碘缺乏病（IDD），包括地方性甲状腺肿、地方性克汀病、地方性亚临床克汀病及流产、早产、死产、先天畸形等。同样，碘摄入过量也可以导致甲状腺功能异常，包括甲亢、甲减和自身免疫性甲状腺炎等。正常情况下，血浆中绝大部分碘与血浆蛋白结合，多数以甲状腺素形式存在，游离碘很少。

目前，营养学中用于碘营养评价指标，除膳食碘摄入量外，根据评价对象不同，将指标分为 2 类，即：评价群体碘营养水平指标和评价个体碘营养水平指标。评价群体碘营养指标，包括人群尿碘中位数、甲状腺肿大率、新生儿 TSH 筛查阳性率等；评价个体碘营养指标，包括甲状腺容积和血清碘等。

一、人群评价指标

（一）尿碘中位数

在正常情况下，人体约 90% 的碘经尿排出体外，故常采用尿碘排出量估算膳食碘摄入量。2007 年，世界卫生组织(WHO)、联合国儿童基金会(UNICEF)和国际控制碘缺乏病理事会(ICCIDD,现为 IGN)提出基于尿碘中位数人群碘营养状况评价标准,见表 3-5-17。

表 3-5-17　WHO/UNICEF/ICCIDD 推荐的
人群碘营养状况评价标准

人群	尿碘中位数/ ($\mu g \cdot L^{-1}$)	碘营养状况
儿童和成年人	<20	严重碘缺乏
	20~49	中度碘缺乏
	50~99	轻度碘缺乏
	100~199	适宜
	200~299	大于适宜量
	≥300	碘过量
妊娠妇女	<150	缺乏
	150~249	适宜
	250~499	大于适宜量
	≥500	碘过量
哺乳妇女	≥100	适宜
<2 岁婴幼儿	≥100	适宜

目前,尿碘测定方法主要有砷铈催化分光光度法、电感耦合等离子体质谱法(ICP-MS)、电化学法、原子吸收分光光度法等。

1. 砷铈催化分光光度法

(1) 原理:采用过硫酸铵溶液在 100℃ 条件下消化尿样,利用碘对砷铈氧化还原反应的催化作用,反应中黄色 Ce^{4+} 被还原成无色 Ce^{3+},碘含量越高,反应速度越快,所剩余的 Ce^{4+} 则越少,控制反应温度和时间,比色测定体系中剩余的 Ce^{4+} 的吸光度值,利用碘的质量浓度与相应测得的吸光度值的对数值的线性关系计算出碘含量。

(2) 技术参数:方法检出限 $2\mu g/L$,测定范围 0~$1200\mu g/L$,相对标准偏差 1.2%~1.7%,回收率 98.6%~99.2%。

(3) 优点:方法操作简便,需要设备简单,适用于大批量样品检测。

(4) 缺点:方法要求反应温度较严格,操作步骤存在繁琐费时等不足。

2. ICP-MS 法

(1) 原理:样品溶液经四甲基氢氧化铵处理后,通过雾化由载气(氩气)送入电感耦合等离子体炬焰中,经蒸发、解离、原子化、电离等过程,大部分转化为带正电荷的正离子,经离子采集系统进入质谱仪,质谱仪根据质荷比进行分离并由检测器检测,离子计数率与样品中待测物含量成正比,对样品碘含量定量分析。

(2) 技术参数:方法检出限为 $0.4\mu g/L$,可以直接测定碘含量范围 0~$1000\mu g/L$ 的尿样,方法加标回收率介于 80%~120%,相对标准偏差<5%。

(3) 优点:检出限较低,适用范围较宽,适用于大批量样品测定。

(4) 缺点:仪器运行成本较高,操作要求较高。

(二) 儿童甲状腺肿大率

根据我国《碘缺乏病病区划分》(GB 16005—2009)标准,学龄儿童甲状腺肿大率结合水碘、尿碘以衡量碘缺乏病病区严重程度,如某地区饮用水碘含量中位数<$10\mu g/L$,8~10 岁儿童尿碘中位数<$100\mu g/L$,且<$50\mu g/L$ 样品数占 20% 以上,8~10 岁儿童甲状腺肿大率>5%,为碘缺乏病病区。其中,$50\mu g/L$≤儿童尿碘中位数<$100\mu g/L$,且<$50\mu g/L$ 的比例≥20%,5%<儿童甲状腺肿大率<20%,定为轻病区;$20\mu g/L$≤儿童尿碘中位数<$50\mu g/L$,20%≤儿童甲状腺肿大率<30%,定为中等病区;儿童尿碘中位数<$20\mu g/L$,儿童甲状腺肿大率≥30%,定为重病区。当三项指标不一致时,以 8~10 岁儿童甲状腺肿大率为主。

(三) 新生儿 TSH 异常率

新生儿 TSH 水平能较准确反映脑发育关键期碘营养水平和甲状腺功能状态,新生儿足跟血 TSH,被认为是评价人群碘营养水平和甲状腺功能状况最敏感可靠的指标。2007 年,WHO/UNICEF/ICCIDD 联合推荐以 5mU/L 作为新生儿 TSH 的切点值,新生儿足跟血 TSH>5mU/L 的比例<3% 作为人群碘营养状况正常的判断标准。当前,在临床上,TSH 主要分析方法有电化学发光免疫分析法(ECLI)、放射免疫法(RIA)等。

1. 电化学发光免疫分析(ECLIA)

(1) 原理:电化学发光与免疫测定相结合的新一代标记免疫测定技术,是一种在电极表面由化学发光引发的特异性化学发光反应,因其采用了高度特异性的抗体结合抗原,可以有效消除样本的本底干扰,获得较高的灵敏度。

(2) 优点:线性范围较宽,精密度高,特异性强,敏感度高,可重复性好,无放射性元素污染,操作流程相对简便快捷可自动化,更适合临床检测应用。

2. 放射免疫法(RIA)

(1) 原理:利用放射性核素标记抗原或抗体,然后与被测的抗体或抗原结合,形成抗原抗体复合物的原理来进行分析。

(2) 优点:检出限低(能测到 $\mu g/L$,甚至可测到 ng/L 或 pg/L),特异性强,与结构类似物交叉反应少,消耗样本量少。

(3) 缺点:检测过程采用手工加样,操作过程繁琐,结果不稳定,且试剂处理不当对环境造成污染,对人体有危害。

二、个体评价指标

(一) 血清碘

血清碘是反映个体近期碘营养状况的指标,据世界卫生组织(WHO)、美国梅奥医学中心和奎斯特诊断公司提供的 ICP-MS 法测定的血清碘参考值范围分别为 45~$90\mu g/L$、52~$109\mu g/L$ 和 40~$92\mu g/L$。我国血清碘正常范围尚待建立。

(二) 甲状腺容积

根据不同年龄个体甲状腺容积大小,判定个体是否出现甲状腺肿。依据标准是中华人民共和国卫生行业标准《地方性甲状腺肿诊断标准》(WS 276—2007),即:B 超法测量甲状腺容积,甲状腺容积是甲状腺左叶和右叶之和,单位用毫升表示,见表 3-5-18。

表 3-5-18 甲状腺容积的正常值

年龄(周岁)	甲状腺容积正常值/ml
6	≤3.5
7	≤4.0
8	≤4.5
9	≤5.0
10	≤6.0
11	≤7.0
12	≤8.0
13	≤9.0
14	≤10.5
15	≤12.0
16	≤14.0
17	≤16.0
成年女性	≤18.0
成年男性	≤25.0

还有一些其他指标,如盐碘含量、合格碘盐食用率、水碘含量、甲状腺功能指标、甲状腺球蛋白、儿童智商等也能够为评价碘营养状况提供参考。

(三)膳食碘摄入量

膳食碘摄入主要来源于食物、饮用水与加碘食盐,按照公式计算:膳食碘摄入量=S(各类食物摄入量×各类食物碘含量)+(饮用水量+烹调食物用水量)×水碘含量+食盐摄入量×盐碘含量×(1−烹调损失率)。据 WHO 估计,加碘食盐烹调损失率为 20%。当前,膳食碘测定方法主要有 ICP-MS 法、氧化还原滴定法、砷铈催化分光光度法、气相色谱法等,具体测定方法见本卷第十章第八节。判定界值参考2013 版中国居民膳食营养素参考摄入量有关内容。

第二十三节 铬营养状况评价

铬(chromium,Cr)是人体必需微量元素,具有重要的营养作用。铬常见的化合价为+2、+3、+6 价,其中二价铬不稳定,可很快被氧化为三价铬并稳定存在于机体内。天然食物和膳食补充剂中的铬均为三价铬。近年来的研究发现,铬参与调节糖代谢。三价铬能够改善胰岛素抵抗、增强胰岛素作用、抑制自由基产生、降低收缩压,同时胰岛素在体内发挥作用时需要铬的参与。当人体出现铬缺乏时会出现体重降低、糖耐量下降、末梢神经炎、运动失调、呼吸商降低等症状。摄入过多可引发中毒,三价铬毒性非常低,至今仍不能确定其未观察到有害作用水平及可观察到有害作用的最低水平。六价铬是工业暴露和化学毒性物质中常见的形式,可引起急性和慢性中毒。目前对于铬的营养状况评价尚缺乏可靠的指标,一般通过评价铬的摄入量、病史及临床表现进行推断。

一、尿铬的测定

尿铬能够较好地反映机体在一段时间内对铬的吸收、保留和排泄状况,可用作评价人体铬营养状况的指标,但不能用来预测组织中铬的含量。当人体摄入铬增加时尿铬随

之增加,铬在尿液中浓度波动较大,所以,常收集 24 小时尿液测定其含铬总量。尿铬水平的检测方法多种多样,以下将简单介绍每种检测方法的原理及优缺点。

(一)电感耦合等离子体质谱法(ICP-MS)

1. 原理 被测元素通过一定形式进入高频等离子体中,在高温下电离成离子,产生的离子经过离子光学透镜聚焦后进入四级杆质谱分析仪,按照质荷比分离后即可按照质荷比进行半定量分析,也可以按照质荷比的离子对强度进行定量分析。

2. 优点 该技术检出限低、动态线性范围宽,干扰少、分析精密度高,可进行多元素同时快速分析,可与多种分离技术、样品前处理方法和进样方法相结合等优点。随着电感耦合等离子体质谱仪的迅速普及使用,ICP-MS 可同时测定尿液中的常量和微量元素。此技术可用于检测三价铬、六价铬及总铬。

3. 缺点 仪器价格昂贵、难以普及,对试验环境要求较高。

(二)原子吸收分光光度法(AAS)

1. 原理 AAS 基于被测元素处于气态的基态原子对特征谱线的吸收作用来测定微量元素的一种分析方法。此方法可分为冷原子吸收法、石墨炉原子吸收法、火焰原子吸收法和氢化物发生器法等。

2. 优点 该法使用标准加入法,准确度高。

3. 缺点 速度慢、操作麻烦,应用到大批量样品测定时比较费时费力,且铬在体内含量极少,所以此方法检测难度较大。

(三)电感耦合等离子体原子发射光谱法(ICP-AES)

1. 原理 样品经处理制成溶液后,由超雾化装置变成全溶胶,进入等离子体焰绝大部分立即分解成激发态的原子、离子状态。当这些激发态的粒子回收到稳定的基态时要放出一定的能量(表现为一定波长的光谱),测定每种元素特有的谱线和强度,和标准溶液相比,就可以确定样品中所含元素的种类和含量。

2. 优点 此方法可同时检测、分析低含量样品。其检测限可达到 ng/ml,且可同时对固态、液态及气态样品直接进行分析。动态线性范围宽,可同时检测 mg/ml、μg/ml 和 ng/ml 等不同动态线性范围的样本。此技术可用于检测三价铬、六价铬及总铬。

3. 缺点 此方法检测成本较高、需要与其他技术联用。

(四)高效液相色谱与电感耦合等离子体质谱联用分析法

1. 原理 实验过程中,使用碱性溶液提取尿液中的六价铬。对碱性溶液浓度和萃取温度等参数进行优化,以减少三价铬和六价铬之间的相互转化。在弱阳离子交换柱上以等度模式分离六价铬,随后进行电感耦合等离子体质谱测定。

2. 优点 分辨率和灵敏度高。

3. 缺点 检测成本高、操作复杂。

二、血清铬的测定

铬在血液中浓度很低,血清中的铬不容易与组织储存

铬达到平衡,且三价铬不能穿透红细胞膜,血清铬浓度不能用来评估三价铬含量,仅能反映机体暴露于六价铬的量,因此血清铬不能用来评价机体铬水平。血清中铬的采样和测量较为复杂且微量铬在分析过程中很难设立空白对照,所以文献报道中血清铬浓度差异很大,其浓度由 20 世纪 50 年代的大于等于 3000nmol/L,下降到目前的 2~3nmol/L。某些急性疾病发生时血清铬水平也会下降,一些特殊人群,如接受肠外营养的患者,血清铬水平只能反映输注铬的含量而不是组织中铬的含量。血清铬主要采用电感耦合等离子体质谱法和原子吸收分光光度法进行检测。

三、发铬的测定

发铬一般用于评价机体暴露于外界环境污染的程度。当机体铬缺乏时,发铬水平也会随之下降。有研究表明,洗发水中铬的含量对于发铬水平的影响较大。发铬不能用于评价机体铬水平。发铬常用的检测方法为原子吸收分光光度法。

第二十四节　氟营养状况评价

1970 年美国食品营养委员会认定氟(fluorine,F)是"人体必需的营养素"。1996 年世界卫生组织(WHO)将氟归类为"具有潜在毒性,但低剂量可维持人体某些生理功能的必需微量元素"。氟主要储存在骨骼、牙齿、指甲及毛发中,皮肤、肺、肾、肝等软组织中也含有少量氟。适量的氟促进机体对钙和磷的吸收,加速骨骼的形成,还可以降低硫化物的溶解度从而减少机体对硫化物的吸收,维护骨骼的健康、防治骨质疏松。氟缺乏对人体的危害一般不易被察觉,所以氟缺乏流行较广。体内氟含量过高可引起氟中毒,我国的氟中毒具有明显的地域特征。人体可以通过食物和饮用水摄入氟,高氟地区水源中的氟含量可以达到 3~5mg/L,这是引起氟过量的主要危害因素之一。血氟和尿氟含量是反映人体内氟负荷的重要指标,同时也是衡量一个地区人群氟摄入水平及诊断地方性氟中毒的重要依据。每种评价氟的方法都有其优缺点,因此,多种方法结合可以更准确地评价人体氟的含量。

一、尿氟的测定

尿氟浓度是评价氟的最佳指标,正常人尿氟浓度为 0.2~3.2mg/L,而大多数人在 1mg/L 以下。每天摄入的氟约 50% 通过肾脏排泄。影响肾排出氟的主要因素是肾小球滤过率,滤过的氟约 40%~80% 由肾小管重新吸收;其次还受到尿 pH 的影响,尿 pH 升高时排氟增多,反之则减少。影响尿液 pH 的因素较为复杂,如膳食、药物、代谢或呼吸性疾病以及居住地的海拔高度等,最终影响氟的排出比率。以下介绍几种尿氟检测方法的原理及优缺点。

(一) 离子选择电极法(ISE)

1. 原理　氟离子选择电极与含有氟离子的待测液和饱和甘汞电极组成化学电池。电池的电动势与溶液中氟离子活度的对数呈线性关系,在恒定的离子强度下,电动势与溶液中氟离子浓度的对数呈线性关系。因此,可以从测得的电动势用标准曲线法或标准加入法计算待测试样中氟含量。

2. 优点　测定简单、快速、线性范围宽。

3. 缺点　电极电位受温度影响,要保持标准溶液和样品溶液测定时温度一致。测定时溶液的 pH 对结果有较大的影响。在酸度较高时 F^- 与 H^+ 形成 HF 影响测定,而碱性太高时电极膜会释放出少量 F^- 同样影响测定。因此应控制测定液的 pH 在 5.0~5.5 范围内。

(二) 分光光度法

1. 原理　在 pH=4.1 的乙酸盐缓冲介质中,氟离子与氟试剂及硝酸镧反应生成蓝色三元络合物,此络合物的颜色深度与氟离子浓度成正比。用纯水为参比,以标准溶液的氟含量和吸光度绘制工作曲线,根据样品溶液的吸光度,可知样品的氟含量。

2. 优点　样品处理简单、操作快捷。

3. 缺点　氟试剂及硝酸镧溶液不稳定易起棉絮状物质,配制时要求 pH 分别为 4.5 和 5.1,须使用准确校正的酸度计,操作麻烦,且显色后标准系列管与样品管的颜色都很深,测出的吸光度差异很小,很难构成线性关系。由于以上缺点,这种方法应用不是很广泛。

二、血清氟的测定

正常情况下人体内的含氟量为 2~3g,血清中氟含量为 0.04~0.4μg/ml。一般采用离子选择电极法和分光光度法检测血清氟的含量。

(杨丽琛　杨晓光　李敏　宋爽　张坚　胡贻椿　何更生　王竹　高蔚娜　郭长江　李文杰　洪燕　黄建　张霆　黄国伟　李文　李颖　刘小兵　黄振武)

参 考 文 献

1. 徐英春.北京协和医院医疗诊疗常规(检验科诊疗常规).第 2 版.北京:人民卫生出版社,2012.

2. 王庸晋.现代临床检验学.第 2 版.北京:人民军医出版社,2007.

3. 尚红,王毓三,申子瑜.全国临床检验操作规程.第 4 版.北京:人民卫生出版社,2015.

4. 中国营养学会.中国居民膳食营养素参考摄入量(2013 版).北京:科学出版社,2014.

5. Rosalind S. Gibson. Principles of nutritional assessment. 2nd ed. New York:Oxford University Press,2005.

6. Institute of Medicine. Dietary Reference Intakes for Calcium and Vitamin D. Washington DC:National Academy of Sciences,2011.

7. Christie WW, Han X. Chapter 7-Preparation of derivatives of fatty acids. In:Lipid Analysis. 4th ed. Philadelphia:Woodhead Publishing,2012.

8. WHO. Serum and red blood cell folate concentration for assessing folate status in populations. Vitamin and Mineral Nutrition Information System. Geneva:World Health Organization,2015.

9. CDC Laboratory Procedure Manual:Folate Forms. Liquid Chromatography Tandem Mass Spectrometry. Folate Forms in Serum. NHANE,2011-2012.

10. CDC Laboratory Procedure Manual:Vitamin B_{12}. Total Vitamin B_{12} in Serum. NHANES,2013-2014.

11. WHO. Conclusions of a WHO Technical Consultation on folate and

vitamin B_{12} deficiencies. Food and Nutrition Bulletin,29(2):S238-244.

12. WHO. Assessing the Iron Status of Populations:report of a joint World Health Organization. Geneva:World Health Organization,2007.

13. WHO/UNICEF/ICCIDD. Assessment of iodine deficiency disorders and monitoring their elimination:a guide for programme managers. 3rd ed. Geneva:World Health Organization,2007.

14. 杨猛,朱长真,于建春,等. 人体成分测量方法及其临床应用. 中华临床营养杂志,2015,23(2):125-130.

15. 中国成年人血脂异常防治指南修订联合委员会. 中国成年人血脂异常防治指南(2016 年修订版). 中国循环杂志,2016,31(10):937-953.

16. 江振作,陈从艳,田天,等. 同位素稀释-超高效液相色谱串联质谱法测定人体血清/全血中维生素 B_1. 临床检验杂志,2016,34(12):919-923.

17. 王佳佳,张伟,谭炳炎,等. 血清中游离胆碱和甜菜碱的高效液相色谱串联质谱法测定及稳定性研究. 营养学报,2011,33(6):607-611.

18. Lovegrove JA,Hodson L,Sharma S,et al. Nutrition Research Methodologies,John Wiley & Sons Inc,2015:77.

19. Reis A,Rudnitskaya A,Blackburn GJ,et al. A comparison of five lipid extraction solvent systems for lipidomic studies of human LDL. J Lipid Res,2013,54(7):1812-1824.

20. Tanumihardjo SA. Vitamin A:biomarkers of nutrition for development. Am J Clin Nutr,2011,94(2):658S-665S.

21. Holick MF, Binkley NC, Bischoff-Ferrari HA, et al. Evaluation, treatment,and prevention of vitamin D deficiency:an Endocrine Society clinical practice guideline. J Clin Endocrinol Metab,2011,96(7):1911-1930.

22. Elaine W. Gunter,Brenda G. Lewis,Sharon M. Koncikowski. Laboratory Procedures Used for the Third National Health and Nutrition Examination Survey (NHANES Ⅲ),1988-1994:49-61.

23. Traber,MG. Vitamin E Inadequacy in Humans:Causes and Consequences. Adv Nutr,2014,5(5):503-514.

24. El-Sohemy A,Baylin A,Ascherio A,et al. Population-based study of alpha-and gamma-tocopherol in plasma and adipose tissue as biomarkers of intake in Costa Rican adults. Am J Clin Nutr,2001,74(3):356-363.

25. Dong R,Wang N,Yang Y,et al. Review on Vitamin K Deficiency and its Biomarkers:Focus on the Novel Application of PIVKA-Ⅱ in Clinical Practice. Clin Lab,2018,64(4):413-424.

26. Guo C,Wei J,Gao W,et al. Plasma Riboflavin is a useful marker for studying riboflavin requirement in Chinese male adults. Nutr Res,2016,36(6):534-540.

27. Huang JY,Butler LM,Midttun Ø et al. Serum B_6 vitamers (pyridoxal 5′-phosphate, pyridoxal, and 4-pyridoxic acid) and pancreatic cancer risk:two nested case-control studies in Asian populations. Cancer Causes Control,2016,27(12):1447-1456.

28. Kuroishi T,Endo Y,Muramoto K,et al. Biotin deficiency up-regulates TNF-alpha production in murine macrophages. J Leukoc Biol,2008,83(4):912-920.

29. Eng WK,Giraud D,Schlegel VL,et al. Identification and assessment of markers of biotin status in healthy adults. Br J Nutr,2013,110(2):321-329.

30. Horvath TD, Matthews NI, Stratton SL, et al. Measurement of 3-hydroxyisovaleric acid in urine from marginally biotin-deficient humans by UPLC-MS/MS. Anal Bioanal Chem,2011,401(9):2805-2810.

31. Costello RB, Elin RJ. Perspective:the case for an evidence-based reference interval for serum magnesium:the time has come. Adv Nutr,2016,7:977-993.

32. Lopez A,Cacoub P,Macdougall IC,et al. Iron deficiency anaemia. Lancet,2016,387(10021):907-916.

33. Lynch S,Pfeiffer CM,Georgieff MK,et al. Biomarkers of Nutrition for Development (BOND)-Iron Review. J Nutr, 2018, 148 (suppl 1):1001S-1067S.

34. De Benoist B,Darnton-Hill I,Davidsson L,et al. Conclusions of the Joint WHO/UNICEF/IAEA/IZiNCG Interagency Meeting on Zinc Status Indicators. Food Nutr Bull,2007,28(3):S480-484.

35. Harvey LJ,Ashton K,Hooper L,et al. Methods of assessment of copper status in humans:a systematic review. Am J Clin Nutr,2009,89(6):2009-2024.

36. Xia Y,Hill KE,Li P,et al. Optimization of selenoprotein P and other plasma selenium biomarkers for the assessment of the selenium nutritional requirement:a placebo-controlled,double-blind study of selenomethionine supplementation in selenium-deficient Chinese subjects. Am J Clin Nutr,2010,92:525-531.

37. Hurst R,Collings R,Harvey LJ,et al. EURRECA-Estimating Selenium Requirements for Deriving Dietary Reference Values. Crit Rev Food Sci Nutr,2013,53:1077-1096.

第六章

营养流行病学方法

营养流行病学的形成和发展与人类对膳食与疾病关系的认识密切相关。18世纪中叶,基本的流行病学方法就已经开始应用于多种必需营养素的研究。目前,慢性病已成为威胁人类健康的主要疾病,虽然营养学家应用传统的研究方法,如基础医学研究方法、动物实验和人体代谢研究等取得了一定研究成果,但这些方法无法直接阐明膳食与慢性病之间的关系。营养流行病学以人群为研究对象,其研究结果对于评估疾病风险,制订营养素参考摄入量和膳食指南具有重要的指导意义。营养流行病学是研究膳食因素与健康及疾病关系的重要手段。

第一节 概　述

营养流行病学发展大致经历了两个时期。第一个时期是18世纪中期,是营养流行病学的形成期,这一时期主要是利用流行病学方法研究营养缺乏病。第二个时期是20世纪中期,是营养流行病学的发展期,在这一时期,营养流行病学随着流行病学方法的发展而逐渐完善。营养流行病学的形成和发展对人类认识膳食与疾病的关系具有重要的意义。

一、营养流行病学定义

营养流行病学(nutritional epidemiology)是应用流行病学的方法,研究人群营养以及营养与健康、疾病关系的科学。营养流行病学用于监测人群营养状态,评估和设计人群的膳食模式;研究膳食因素及膳食模式对健康及在疾病发生发展中的作用,特别是在慢性病中的作用。

二、营养流行病学的应用

营养流行病学是一门为人群膳食、营养素与疾病或健康关系提供直接证据的科学,因此,营养流行病学的研究方法以及研究结果在了解、分析人群营养和健康及疾病状况中得到了广泛应用,并为制定膳食指南、相关政策、法规等提供了重要依据。

(一)人群营养与健康状况调查

采用流行病学方法,定期对全国性或地区性的营养与健康及各类人群的营养与健康状况进行调查,了解人群营养和健康现状及营养变化趋势。如我国曾于1959年、1982年、1992年和2002年分别进行了四次全国营养调查。2002年的全国营养调查与肥胖、高血压和糖尿病等慢性病调查结合在一起,是我国第一次全国性的营养和健康调查。2010年卫生部将中国居民营养与健康状况调查列为重大

医改项目,确定了常规性全国营养与健康监测工作,为更好地了解人群营养与健康状况以及营养变化趋势提供监测数据和依据。

(二)公共营养监测

应用营养流行病学方法长期动态监测人群的营养状况,以便发现影响人群营养状况的各种因素,包括社会经济、环境条件等,探讨从政策上、社会措施上改善营养状况和条件的途径。一项综合性营养监测包括:居民营养及相关健康状况;居民食物、能量和营养素摄入情况;居民营养知识、营养态度、饮食行为和生活方式;食物成分和营养数据库变化监测;食品供应情况及其影响决定因素;社会经济发展水平等六个方面的营养监测活动进行数据收集、数据分析、信息发布以及利用,三者之间相互联系,便于数据交流及信息传递。

(三)制定膳食指南

目前,很多国家提出自己的膳食指南,包括定性和定量两个方面,其中多项建议都是建立在营养流行病学研究结果基础之上的。如1989年我国首次发布了《中国居民膳食指南》,1997年和2007年进行了两次修订,2016年5月发布了《中国居民膳食指南(2016)》系列指导性文件。《中国居民膳食指南(2016)》是以理想膳食结构为导向,汇集了近年来国内外最新研究成果尤其是营养流行病学的研究成果,以及近10年我国居民的膳食营养结构及疾病谱变化的新资料,参考了国际组织及其他国家膳食指南的制定依据,充分考虑我国营养和社会经济发展现状,征求筛选了相关领域专家、管理者、食品行业、消费者的重点建议,最终提出了符合我国居民营养与健康状况和基本需求的膳食指导建议。

(四)研究营养与疾病的关系

1. 确定营养缺乏病的病因　应用流行病学的基本方法研究人体的必需营养素。例如除了维生素C、维生素B_1缺乏病以外,1964年Goldberger采用流行病学的方法确认糙皮病(pellagra)是烟酸缺乏病,主要发生在美国南部以玉米为主食的地区;20世纪80年代,我国学者通过对不同地区人群硒营养状况与克山病发病率的比较以及人群干预试验证明,硒缺乏是我国克山病的发病原因之一。

2. 研究营养在慢性病中的作用　膳食因素及膳食模式在慢性病发生发展中具有非常重要的作用,采用营养流行病学方法可以研究某一特定人群慢性病的膳食危险因素,如弗明汉研究(Framingham Study)、护士健康队列研究(Nurses' Health Study)和中国慢性病前瞻性研究(China Kadoorie Biobank Study)等队列研究,阐述了膳食因素在慢

性病中的作用。1991年,Posner 等报道在 Framingham Study 队列研究中的45~55岁男性人群中发现,膳食总脂肪、单不饱和脂肪酸及饱和脂肪酸的摄入量增加,冠心病的发病风险增加。2001年,Joshipura 等在 Nurses' Health Study 中发现,蔬菜水果的摄入量增加,冠心病的发病风险降低。同样,2016年,Du 等在 China Kadoorie Biobank Study 中发现,水果的摄入量增加,心血管疾病的发病风险降低。

3. 研究营养干预措施对人群健康的影响 通过营养干预来评估膳食因素在预防慢性病的发生发展中起到了重要作用,如目前我国开展的食盐加碘,目的是改善人群碘的营养状况,预防碘缺乏病;孕早期补充叶酸,目的是预防因叶酸缺乏而引起的胎儿神经管畸形。又如芬兰曾是心血管疾病死亡率很高的国家,尤其是冠心病。自20世纪70年代起,North-Karelia 进行了以人群为目标的综合性慢性病干预项目并推广至全芬兰,其中以膳食干预措施为主,该项目通过采取降低人群中主要心血管疾病危险因素水平的综合措施来降低心血管疾病的发病率和死亡率,经过25年的项目实施,35~64岁人群的冠心病和癌症的发病率和死亡率都明显降低。所以,营养干预措施在慢性疾病防治研究中起到重要作用。

4. 研究营养相关疾病的分布情况 通过研究与营养相关疾病分布有关的膳食因素,如居民的饮食特点、饮食习惯、特殊嗜好、膳食组成等,为营养相关疾病的预防措施提供依据。由于受特殊饮食习惯影响的地区,疾病的分布有明显的地区特点。例如佝偻病的疾病分布:热带地区,日光充足,婴幼儿能接受充分的紫外线照射,佝偻病发病率较低,而寒带地区发病率较高。又如维生素 A 缺乏病的分布情况,在非洲和东南亚等发展中国家发病率较高,农村经济不发达地区的儿童患病率高于城市,儿童发病随着年龄的增加有升高的趋势,学龄前儿童发病较高等特点。因此,了解疾病的分布规律可采取相应的预防措施进行防治。

三、营养流行病学发展简史

(一)营养流行病学形成期

营养流行病学是在探索饮食与健康关系的实践中逐渐产生的。即在正式提出营养流行病学概念之前,已经将流行病学的思想、方法应用于营养与健康的研究实践中,并且发现了许多重要营养素。例如,1747年,英国海军外科医生 James Lind 进行了著名的坏血病临床试验,将12名患病的海员,分为6组开展对比治疗试验,发现柠檬和橘子对坏血病有治疗作用。1883年,日本医学博士 Kanehiro Takaki 根据主要靠精白米为生的水手中脚气病发病率极高这一现象,提出了水手的膳食中缺乏某种因子假说,通过添加奶及蔬菜有效地控制了脚气病。在这一时期,主要是应用流行病学方法研究必需营养素缺乏引起的疾病。

(二)营养流行病学发展期

营养流行病学是随着流行病学的发展而逐渐完善的。20世纪中期开始,人类疾病谱的变迁促进了流行病学向非传染性疾病扩展并进入现代流行病学时期。在这一时期,建立了针对非传染性疾病研究的流行病学方法,提出了相对危险度和比值比、Mantel-Haenszel 分层分析法等,引入了匹配、偏倚、混杂和交互作用等概念;同时,伴随着计算机的诞生和应用,大规模人群数据的分析技术逐渐形成和发展,多重统计分析方法得以形成并推广使用,病例对照研究、队列研究和随机对照实验研究成为现代流行病学研究方法的三大基石。随着对慢性病研究的不断深入,首先出现了面向疾病的流行病学如心血管病流行病学、肿瘤流行病学等,之后逐渐形成了若干以致病因素为基础的流行病学分支学科如营养流行病学、遗传流行病学、代谢流行学等。1989年,美国哈佛大学流行病与营养学教授 Walter C. Willett 主编出版了第一本《营养流行病学》教科书,提出了营养流行病学是流行病学的一个分支学科,研究营养与健康及疾病之间的关系。

随着营养流行病学这一分支学科的发展,其中重要的研究方法膳食暴露测量也得到了不断发展。1947年,Burke 为了了解个体长期膳食摄入情况,设计了一套详细的膳食史问卷,其中包括24小时膳食回忆问卷、3天膳食记录清单及过去一个月内所消费的食物清单,但该方法耗时长、费用高,在信息采集和处理过程中对工作人员的专业技术要求也较高。其中食物清单具有重要意义,也是现在广泛使用的结构式膳食问卷的前身。20世纪,Wiehl 和 Reed(1960年)、Heady(1961年)、Stephanik 和 Trulson(1962年),以及 Marr(1971年)先后建立了食物频率问卷,并对其在膳食测量中的作用进行了评价。如 Stephanik 和 Trulson 发现,食物频率问卷可以区别不同种族人群,Heady 通过在英国银行职员中收集的膳食记录发现,食物的摄入频率与其过去7天中的食物摄入总量关系密切。膳食暴露测量方法的发展推动了营养流行病学在膳食因素与慢性病关系研究中的进展。此后,24小时膳食回顾法和记账法、食物频率问卷法在营养流行病学研究中得到了广泛应用,如 Framingham Study、Nurses' Health Study、China Kadoorie Biobank Study 等队列研究中均采用了食物频率问卷法。由于问卷调查方法存在偏倚和误差问题,而膳食生物标志物是膳食摄入/营养状况客观的评价,可避免这些问题,其在营养流行病学中得到了应用。膳食生物标志物是膳食摄入/营养状况的生物化学指示物,或者是营养代谢的指标,或者是膳食摄入结果的生物学标志,可以代替膳食摄入研究疾病的发生,作为评估营养状态的指标,验证其他形式的膳食评估方法。虽然现有的膳食生物标志物还不够理想,但新的"组学"技术为膳食生物标志物提供了潜在的来源。

随着流行病学研究方法的不断深入及对慢性病致病因素的不断认识,循证的理念被越来越多的流行病学工作者接受。由于流行病学方法本身在研究慢性病的致病因素时有一定局限性,同时,研究样本量的限制和混杂因素的作用,使得大量的病因学研究出现截然不同的结果,单纯靠经验医学和一个或少数几个研究所获得结论的科学性有限。利用最好的证据指导实践是循证医学的核心内容,随着流行病学研究中越来越多地融入循证的思想,尤其是在营养流行病学中,膳食因素与疾病之间的关系一般较弱,在不同研究中,常出现结论不一致的情况。利用系统综述和 Meta 分析等手段总结以往研究结果的营养流行病学研究日益增多,为临床和公共卫生领域有效干预措施的实施和推广,以及疾病防治策略和措施的制订提供重要的科学依据。如20项队列研究的 Meta 分析显示，蔬菜摄入量最高组的脑卒中风险是最低组的 0.84 倍[95%confidence interval（CI）：0.79,0.93]；每增加一份（约80g）蔬菜摄入，冠心病发病风险的相对危险度（relative risk，RR）值为 0.89（95% CI：0.83,0.95），降低了 11%。

近年来统计学方法在营养流行病学研究中得到了进一步重视和应用，如通径分析（cross-lagged）、孟德尔随机化、中介效应分析等的应用，从而使营养流行病学分析更加完善。然而，营养流行病学目前仍面临巨大的挑战，常出现矛盾结果，其原因与膳食调查的准确性有关，另外，还与缺少适用于膳食与疾病关系分析的统计学方法有关。目前的统计分析方法在分析多种膳食或营养素与疾病之间关系的时候，基本都是基于降维分析的方法，无法分析食物的整体效应与疾病之间的关系，因此，适用的统计分析方法亟待解决。

第二节　营养流行病学方法应用及特点

营养流行病学的研究方法可分为三类：描述性研究、分析性研究和实验性研究。描述性研究和分析性研究也称观察性研究，阐述人群营养以及营养与健康、疾病的关系，主要包括横断面调查、生态学研究、病例对照研究和队列研究；实验性研究则是通过人体试验验证特定的假设，以确定影响健康或对某种疾病发生有影响的膳食因素。

营养流行病学的数据收集方式，主要以问卷调查表（questionnaire）为主，调查表没有固定的格式，内容的繁简、提问和回答的方式应服从于调查目的，并适应整理和分析资料的要求。问卷可分为两种类型：①自填问卷：自填问卷直接面向被调查者，一般采取邮寄或发送的方式，将问卷交到被调查者手中自行填写。一般要求有详细的填表说明，问题不宜太复杂。②访谈问卷：访谈问卷由调查者将问题念给被调查者听，再由调查者根据被调查者的回答进行填写，故访谈问卷直接面向调查者。问题和答案的设计以及调查表中提问的方式主要分为"封闭式"和"开放式"两种。"封闭式"即在问题后列出若干互斥的备选答案，供被调查者选定其中的一个。"开放式"指年龄、出生日期、食物摄入的种类和数量等一些不能明确限定答案尺度的问题。也可通过电话调查或者互联网调查等方法收集相关数据。必要时还需对被调查者进行体格检查、生物样品收集等。此外，膳食暴露的测量是营养流行病学数据收集中的一个重要部分，测量方法主要有食物频率问卷调查、24 小时膳食回顾法和记账法，以及膳食内暴露生物标志物测量法。

营养流行病学的特点：①膳食调查问卷涉及食物种类多，询问时间较长，容易产生偏倚。②样本量大、随访或干预时间长，一般情况下，膳食因素与疾病的关系比较弱，要明确两者之间的关系，在研究中所需的样本量较大，对于队列研究或实验性研究，所需的随访时间或干预时间较长。③研究结论往往不一致，膳食因素与疾病之间的关系一般较弱，在不同的研究中，常出现结论不一致的情况，可考虑通过 Meta 分析来进一步分析研究结果，或通过动物实验和细胞实验对研究结果进行进一步验证，从而给出证据性更

强的结论。④多因素联合作用，膳食因素与疾病的关系不仅弱，而且经常是在有条件的情况下发挥作用。即几个因素联合起来，共同发挥作用。因此，在数据分析中，要注意分层分析、交互作用分析等；在进行实验性研究时，应注意设计多因素、多水平的人群干预实验；此外，还应注意应用动物实验和细胞实验来阐明多因素联合作用的机制。

一、横断面研究

横断面研究（cross-sectional study）又称现况研究（prevalence study），主要调查特定时间内、特定人群的营养、健康、疾病及相关因素，从而描述该疾病或健康状况的分布及其与相关因素的关系。

（一）研究步骤

1. 确定研究目的及研究方法　有关营养流行病学的描述研究包括营养状况的现况调查，调查营养相关疾病的分布，寻找营养相关疾病的危险因素或保护因素，建立正常生理状况下相关营养素的参考值，评价疾病防治措施的效果等。依据调查的目的和所具备的条件选用普查还是抽样调查，同时确定样本量大小和膳食暴露的测定方法。

2. 样本含量的估计　决定样本量大小来自多个方面，主要有：预期现患率 p，现患率为50%时，所需样本量最大；对调查结果的精确性要求，其容许误差越大所需样本量越小；对显著水平的要求越高，所需要的样本量越大，其简单计算可用公式：$n=400×（1-p）/p$。

3. 确定研究内容及设计调查表　包括一般项目和调查研究项目。一般项目包括姓名、年龄、性别、职业、文化程度、民族、经济收入等指标；调查研究项目包括营养状况指标（主要有膳食调查、体格检查和生化测定等），所研究疾病的指标，与疾病相关因素指标（主要指某些可能与研究疾病相关的特征，如吸烟、饮酒、饮食习惯、家族史等）。研究内容确定后，须通过调查表来体现。

4. 收集资料　包括收集方法、调查员的培训和要求、统一的测量方法与标准调查变量。收集方法有询问、信访、电话调查等，检查项目的测量手段有体检、实验室检查等。调查员培训是调查研究的重要工作，使调查员了解调查方法和要求，熟悉调查表内容，并经模拟调查、考核合格后方可参加正式的调查工作。调查时调查员不应改变表中的表述，不得进行诱导性发问等；测量方法应该标准化，而且质量控制要贯穿整个调查过程。

5. 资料整理与分析

（1）资料整理：一般来说，现况调查样本量大，调查项目多，所得数据庞大，易出现各种差错，分析前必须对资料进行认真细心地审核与整理。主要包括：由专人检查原始资料的准确性、完整性，对原始数据进行清理、检查、核对和纠正错误等；根据研究目的，对原始数据进行合理分组并归纳汇总，例如，如果要分析对比某项指标的年龄差异，须将原始数据按不同年龄分组汇总，如可以按年龄差距5岁或10岁进行分组。

（2）资料分析：包括统计描述和统计推断。统计描述是对资料的数量特征及其分布规律进行测定和描述。可根据研究的目的和设计要求，从时间、人群、地区分布三个方

面加以描述,如某一地区不同年龄、不同性别各种营养素和食物的摄入量,与营养有关疾病的患病率。连续变量可以采用均数、几何均数、标准差、中位数等进行描述,分类变量可以采用率、构成比等进行描述。统计推断是指如何在一定可信程度下由样本信息推断总体特征。例如,可采用 t 检验、F 检验和卡方检验等推断某一变量在两组或多组间的差异是否有统计学意义。分析某些营养因素与疾病间的关系时,一般先做单因素分析,再根据情况做相应的多变量多因素分析等。

(二) 营养领域中的应用

各个国家定期进行的有关全国人群食物消费模式和营养素摄入情况及健康和营养状况指标的调查是营养流行病学横断面研究的典型应用。此类调查可提供在某个时期人群营养状况的营养流行病学数据。如果横断面研究包括对人群健康或疾病状态的测量,就可分析人群的营养与食物消费状况与这些指标之间的联系。然而,通过分析所得出的一些相关性结论有一定的局限性,因为这种研究设计中疾病状态和膳食暴露情况是同时调查的,某一时段或某一点的膳食暴露并不能完全反映被调查者既往膳食模式,疾病也可能使被调查者的膳食习惯发生改变,因此无法解释膳食暴露与疾病发生的因果关系。

二、生态学研究

生态学研究(ecologic study)是在群体水平上研究膳食因素与疾病或健康之间的关系,是以群体为观察和分析单位,描述不同人群中膳食特征与疾病或健康状态之间的关系。

(一) 研究方法

1. 探索性研究(exploratory study)　比较不同人群中的某疾病或健康状态发病率或死亡率的差别,了解某疾病或健康状态在不同人群中分布有无异同,探索该现象产生的原因,以及进一步深入研究的线索,例如描述全国不同地区人群营养不良发病率的分布情况,绘制地图等研究。

2. 多组比较研究(multiple-group comparison study)　观察多组中暴露特征和疾病之间的关系。例如,不同人群脂肪摄入量和乳腺癌之间关系的研究是比较典型的例子。

3. 时间趋势研究(time trend study)　通过连续观察不同人群中某疾病或健康状态的发生率或死亡率,了解其变化趋势。例如在怀孕前和孕早期补充叶酸,观察胎儿神经管畸形发生率的情况。

(二) 营养领域中的应用

生态学研究常用于不同人群膳食模式与营养状况的比较,用于探讨膳食与健康或疾病之间的关系。在这种研究中,人群通常以地理位置的不同分组,而人群的膳食和疾病数据以国家或地区为单位进行比较。对食物摄入量的估计常根据全国或地区食物消费数据,计算人均食物消费量。然而,生态学研究只能提供分析单位的总量信息,而不能提供分析单位个体暴露的具体内容。生态学研究的局限性是混杂因素难以控制,在营养领域中主要应用于三个方面:①比较不同生态学群体的膳食因素与疾病或健康之间的关系;②从群体的角度提供膳食因素作为病因的线索;③评价营养干预对群体疾病或健康状态的影响。

(三) 生态学在营养学中应用的特点

生态学研究具有以下特点:国家或地区间膳食摄入的差异较大,如美国大多数人脂肪摄入量占能量的百分比为 25%~45%,而发展中国家一般只有 11%~30%;在一段时间内,一个国家或地区人群的平均食物消费量要比个体食物消费量更稳定;研究的样本量通常都较大,随机误差小;生态学研究最大的缺点是产生"生态学谬误",即得出的结论可能不适于个体水平的情况,例如,可以观察到人均脂肪消费与乳腺癌发病率有相关性,但不能推论患乳腺癌妇女个体的脂肪摄入量与乳腺癌发病率相关;此外,生态学研究的潜在混杂因素难以控制。

三、病例对照研究

病例对照研究(case-control study)是流行病学方法中的主要研究类型之一。病例对照研究的基本原理是以当前已经确诊的患有某特定疾病的一组患者作为病例组,以不患有该病但具有可比性的一组个体作为对照组,通过询问、实验室检查或复查病史,搜集研究对象既往的各种危险因素暴露史,测量并比较病例组与对照组中各因素的暴露比例,经统计学检验,若两组差别有意义,则可认为因素与疾病之间存在着统计学关联。在评估各种偏倚对研究结果的影响之后,再借助病因推断技术,推断出某些暴露因素是疾病的危险因素,从而达到探索和检验疾病病因假说的目的。这是一种回顾性的、由结果探索病因的研究方法,是在疾病发生之后去追溯假设病因因素的方法,是在某种程度上检验病因假说的一种研究方法。

(一) 研究步骤

包括病例和对照的选择、样本含量的估计、资料的收集、整理和数据的分析等。病例与对照的选择应有统一的排除和纳入标准,应具有代表性,除暴露因素外,其他因素在病例组与对照组间的分布应一致,如年龄、性别等。病例对照研究中的膳食摄入情况通常是运用食物频率法或膳食史的方法进行调查。具体如下:

1. 病例和对照的选择

(1) 病例的选择:应采用公认的诊断标准,如国际通用或国内统一的诊断标准,以便与其他人的研究进行比较,规定病例有关的其他特征,如性别、年龄、职业、民族等;病例来源应尽量选择确诊的新发病例,由于其刚刚发病,对疾病危险因素的回忆可能比较清楚,回忆偏倚小,提供的信息较为准确可靠,被调查因素改变小。

(2) 对照的选择:对照的选择应有统一的纳入和排除标准,应具有代表性,与病例组具有可比性,除暴露因素外,其他因素在病例组与对照组间的分布应一致,如年龄、性别等。

(3) 匹配:要求对照在某些因素或特征上与病例保持一致,目的是对两组进行比较时排除匹配因素的干扰。匹配包括成组匹配和个体匹配。成组匹配首先应当知道或估计出匹配变量每一层的病例数,然后从备选对照中选择对照,直至达到每层所要求的数目,不一定要求绝对数相等。个体匹配即将病例与对照按 1:1、1:2、1:3 或 1:R 进行匹配,匹配的目的是排除混杂因素的影响。匹配时要求对照应与相应的病例按特定的变量进行匹配,常用的匹配变量如年龄、性别等。由于匹配的因素不能分析其作用,所以不要把不该匹配的变量进行配对,此外不需要匹配的变量也不要匹配,以免增加工作量,降低研究效率,这两种情况称为匹配过头(over-matching)。

2. 样本含量的估计

(1) 公式计算法:一般人群中被研究因素估计暴露率 p_0;病例组暴露率 p_1;显著水平用 α 表示,α 通常取 0.05 或 0.01,把握度(power)用 $1-\beta$ 表示,把握度越高,假阴性率越低,通常 β 取 0.10;估计该因素引起的相对危险度 RR 或暴露的比值比 OR,c 为每个病例匹配的对照数量。计算样本大小的公式:

$$n = \frac{(U_\alpha \sqrt{2p(1-p)} + U_\beta \sqrt{p_1(1-p_1) + p_0(1-p_0)})^2}{(p_1 - p_0)^2}$$

U_α、U_β 分别为 α、β 的正态离差,可通过查表获得。

个体匹配计算样本大小的公式:病例数:对照数 = 1:c

$$n = (1 + 1/c) \times \frac{(U_\alpha \sqrt{2p(1-p)} + U_\beta \sqrt{p_1(1-p_1) + p_0(1-p_0)})^2}{(p_1 - p_0)^2}$$

$$p = (p_1 + cp_0)/(1+c)$$

$$p_1 = (p_0 \times OR)/(1 - p_0 + p_0 \times OR)$$

(2) 查表法:在确定人群暴露比例 p、其与该暴露有关的相对危险度 RR 或比值比 OR、显著水平 α 和把握度 $1-\beta$ 的情况下,也可用查表法确定样本量。

3. 资料的整理和数据分析

(1) 资料整理:主要是对所收集的原始资料进行核查、纠错,验收合格后归档,然后对资料进行分组、归纳、编码等。

(2) 数据分析

1) 描述性统计分析:描述研究对象的一般特征,如年龄、性别、职业、疾病分布等。

2) 均衡性检验:对病例组和对照组研究因素以外的某些基本特征进行比较,确定是否具有可比性。

3) 检验两组暴露是否有差别:一般采用四格表 χ^2 检验或校正的 χ^2 检验公式来分别计算,以此来检验病例组与对照组的每一个研究因素的暴露率是否有差异及差异的显著性水平(表3-6-1)。

表3-6-1　病例对照研究结果分析

组别	暴露	非暴露	合计
病例组	a	b	a+b(n_1)
对照组	c	d	c+d(n_0)
合计	a+c(m_1)	b+d(m_0)	N

四格表 χ^2 检验公式:1:1配对 χ^2 检验公式:$\chi^2 = (b-c)^2/(b+c)$,当 b+c<40 时,用矫正公式:$|\chi^2| = (|b-c|-1)^2/(b+c)$(表3-6-2)。

4) 暴露与疾病关联性强度的计算:病例对照研究中表示疾病与暴露之间联系强度的指标为比值比(odds ratio,OR),OR 是指病例组暴露和非暴露的比值与对照组暴露和非暴露比值的比。在病例对照研究中一般不能计算出相对

危险度(risk ratio,RR),故用 OR 代替 RR,其联系强度的强弱与队列研究的相似。

表3-6-2　1:1配对病例对照研究中疾病与暴露的关系

对照	病例		合计
	暴露	非暴露	
暴露	a	b	a+b
非暴露	c	d	c+d
合计	a+c	b+d	a+b+c+d

5) 剂量反应关系的显著性检验:在病例对照研究中研究暴露因素和疾病的联系,除应用上述 OR 的计算来表示是否有统计学的联系以及联系的强度外,还可以看有无剂量反应关系,即是否随着暴露剂量的逐渐增加,其 OR 值也逐渐增高,呈剂量反应梯度关系,这也是病因学研究中非常重要的依据。剂量反应关系有无统计学意义可作趋势检验。

（二）营养领域中的应用

病例对照研究可以了解膳食营养摄入情况及其存在的问题,探索膳食因素与慢性病的关系。近年来,组学技术得到了迅速发展,由于病例对照研究所需研究对象较少,无需进行随访,因此,组学检测在病例对照研究中得到了广泛应用。如通过代谢组学技术分析糖代谢、氨基酸代谢、脂肪酸代谢在病例和对照人群中的血清代谢产物,通过比较病例和对照体内营养代谢的差异,分析判断其与疾病的关系,为病因学探索、防治策略制订和预后研究提供重要信息。但病例对照研究是一种回顾性调查研究,研究者不能主动控制病例组和对照组对膳食因素的暴露,因为暴露与否已为既成事实,因此不能确切地论证病因学因果关系。

（三）巢式病例对照研究

巢式病例对照研究是将队列研究与病例对照研究结合起来形成的一种新的设计思路,其设计原理是首先设计一项队列研究,根据一定的条件确定某一个人群作为研究的队列,收集队列中每个成员的有关资料、信息及生物标本等,对该队列随访预先设计好的时间,将发生在该队列内所要研究疾病的全部新发病例组成病例组,并为每个病例选取一定数量的研究对象作为对照组,对照应为该队列内部,在其对应的病例发病时尚未发生相同疾病的人,并且按年龄、性别、社会阶层等因素进行匹配,然后分别抽出病例组和对照组的相关资料及生物标本进行检查、整理,最后按病例对照研究的分析方法进行资料的统计分析和推论。

巢式病例对照研究与常规的病例对照研究相比,主要优点在于巢式病例对照研究中的病例与对照来自同一队列,因此减少了选择偏倚,病例组与对照组可比性好。其次,巢式病例对照研究中的暴露资料是在队列研究开始时或者随访过程中获得的,也即在疾病诊断前收集的,病例是在队列随访过程中发生的。这样可以避免回忆偏倚,而且如果暴露与疾病存在关联,符合因果推断的时间顺序,论证强度更强。并且巢式病例对照研究兼有队列研究和病例研究的优点,统计效率和检验效率较高,同时可以了解疾病发生的频率。

四、队列研究

队列研究(cohort study)是收集未患某种疾病人群的资料,按是否暴露于某可疑因素或暴露程度分为不同的亚组,对其进行随访、追踪各组的结局并比较其差异,从而判定暴露因素与结局之间有无关联及关联程度大小的一种分析流行病学的研究方法。

(一) 研究步骤

包括选择暴露人群和对照人群、确定样本的大小、基线资料的收集、随访和数据的分析等。随访内容应包括与研究结局有关内容的变化情况、与暴露有关内容的变化情况等。具体如下:

1. 确定研究对象 按规定的暴露因素,选择一组特殊暴露人群,如长期生活于某一富含硒环境中的人群,再选择没有暴露的对照人群,其中,选择对照人群常用形式分为以下几种:①内对照:即先选择一组研究人群,将其中暴露于所研究因素的对象作为暴露组,其余非暴露者即为对照组;②外对照:即当选择职业人群或特殊暴露人群作为暴露人群时,往往不能从这些人群中选择对照,而常需在该人群之外去寻找对照组;③总人口对照:这种对照可认为是外对照的一种,是利用整个地区的现成的发病或死亡统计资料,即以全人群为对照,而不是与暴露组平行地设立一个对照组进行调查。也可以选择暴露因素分布不均的人群,将这个人群按原有的情况分成暴露组和对照组,或按不同暴露水平,分成若干亚组。

2. 确定样本大小 一般人群中所研究疾病的发病率水平 p_0:可通过查阅文献或预调查获得,也可用对照组发病率代替人群发病率。一般而言 p 越大,所需样本越小,反之则样本越大。暴露人群的发病率 p_1:暴露组与非暴露组之间发病率差值越大,所需样本越小。且非暴露组样本含量不要少于暴露组。

(1) 公式计算样本大小:显著水平是错误估计概率或假阳性率,也称第一类错误,用 α 表示,α 通常取 0.05 或 0.01,估计错误概率越小,所需样本越大;把握度(power):是假阴性率,也称第二类错误,用 $1-\beta$ 表示检验效能,假阴性率越低,所需样本越大,通常 β 取 0.10。为了保证研究的可靠性,把握度至少应在 0.80;公式计算样本大小:

$$n = \frac{(U_a\sqrt{2p(1-p)} + U_\beta\sqrt{p_1(1-p_1)+p_0(1-p_0)})^2}{(p_1-p_0)^2}$$

U_α、U_β 分别为 α、β 的正态离差、可通过查表获得;$p = (p_1+p_0)/2$。考虑失访的影响,样本含量一般按估计样本量增加10%。

(2) 查表法:可根据人群中暴露者比例 p、预期与该暴露有关的相对危险度 RR、显著水平 α 和把握度等数据,通过查表法查出样本量。

3. 资料收集

(1) 基线资料的收集:基线资料是指研究执行前被研究对象的基本情况,队列研究首先必须做的工作,而且是分析比较的基础。包括人群特征资料、与暴露有关的资料、与研究结局有关的资料以及一些可能产生混杂作用的因素。

基线资料可通过查阅有关记录、访谈和检验等方法获得。对获得的基线资料应进行可比性分析,以保证暴露组和非暴露组资料的可比性。

(2) 随访:确定随访内容、随访起止日期和随访间隔。随访内容应包括与研究结局有关内容的变化情况、与暴露有关内容的变化情况等。随访应由经过培训的调查员进行随访,调查员培训考核合格后方能进行随访。在整个随访过程中,应建立一整套严格的质量控制体系,以保证随访工作的质量。

4. 数据分析 队列研究的资料经整理后可得到以下指标:

(1) 率的常用指标:累计发病率、发病密度、标化比。

(2) 效应测量指标:相对危险度:$RR=Ie/Io$,归因危险度:AR(attributable risk, AR) $= RR \times Io-Io$,归因危险度百分比:$AR\% = (Ie-Io)/Ie \times 100\%$。

(二) 营养领域中的应用

队列研究是由因到果的研究,研究人群在开始均是未患病的个体,但是每位进入研究的个体都有可能发生该研究的疾病。在研究膳食因素与疾病的因果关系中,由于收集的膳食信息在疾病诊断之前,论证因果关系的强度较强。队列研究只要基线调查时调查项目比较全面,就可以同时研究多种慢性病的病因,而不像最常用的病例对照研究,一般只能研究一种疾病。美国哈佛大学著名的内科医生队列和护士队列研究发表了大量高水平的学术论文,其中有些文章在膳食、营养和主要慢性病的关系方面提出了重要的证据,或对过去的学说进行了重要的更正,或提出新的病因学说。此外,如果有足够的人力和经费投入,能在基线调查后每隔若干年进行一次膳食因素的重复调查,则能使研究结果有更强的说服力。

五、实验性研究

实验性研究(epidemiological experiment)是指按随机分配的原则将研究对象分为试验组与对照组,将某种干预措施施予试验组,对照措施施予对照组,然后随访观察,并比较两组的结果,以判断干预措施的效果,也称干预实验(intervention trial)。

(一) 研究步骤

包括确定实验目的、选择研究现场、确定研究对象、估计样本量、随机化分组、盲法的应用和评价效果指标等。具体如下:

1. 确定实验目的 要明确需要解决的问题是什么,干预的措施是什么。

2. 选择研究现场 应选择具有较高而稳定发病率的地区,以保证实验结束时,试验组有足够的患者,便于进行流行病学效果评价,而且现场应具有较好的医疗条件,卫生保健机构健全。

3. 确定研究人群 研究人群是指符合研究对象入选标准的人群,包括试验组和对照组。选择人群应注意以下几点:①必须使用统一的入选和排除标准,以确保试验组和对照组的可比性;②入选的研究对象应能从试验中受益,即参加研究,当试验结束时患者的疾病得到了有效的治疗或症状得到缓解；③尽可能选择已确诊的或症状和体征明显的患者作为研究对象；④尽可能不用孕妇作为研究对象。

4. 估计样本量

（1）计数资料样本大小估计公式：

$$n=\frac{(U_{\alpha}\sqrt{2p(1-p)}+U_{\beta}\sqrt{p_1(1-p_1)+p_0(1-p_0)})^2}{(p_1-p_0)^2}$$

p_1 试验组发病率，p_0 对照组发病率；U_{α}、U_{β} 分别为 α、β 的正态离差，可通过查表获得；$p=(p_1+p_0)/2$。

（2）计量资料样本大小估计公式：

$$n=\frac{2(U_{\alpha}+U_{\beta})^2\delta^2}{d^2}$$

δ 为估计标准差；d 为两组均数之差。

5. 随机化分组 随机化是为了使对照组与试验组具有可比性，提高研究结果的真实性，减少偏倚。每位研究对象被分配到试验或对照组的机会相等，而不受研究者或受试者主观愿望或客观因素所影响。试验组与对照组的条件应均衡可比，随机化分组的方法包括：①简单随机分组（simple randomization）：最常用的方法是利用随机数字表或随机排列表，也可用抽签或抛硬币等方法进行分组；②区组随机分组（block randomization）：当研究对象较少，而影响试验结果的因素又较多，简单随机化不易使两组具有较好的可比性时，可采用区组随机化法进行分组，其基本方法是将条件相近的一组受试对象作为一个区组，每个区组的数量相同，然后应用简单随机分配方法将每个区组内的研究对象进行分组；③分层随机分组（stratified randomization）：按照研究对象特征，将可能产生混杂作用的重要因素下进行分层，然后每一层内进行简单随机分组，最后再合并成试验组和对照组；④整群随机分组（cluster randomization）：按照社区或团体为单位进行简单随机分组。

6. 盲法的应用 盲法（blind method）是为了避免研究者和受试者的主观因素对试验结果干预的重要措施。盲法分为单盲、双盲、三盲。单盲是指仅研究对象不知道自己所在分组和所接受的处理；双盲是指研究者和受试者在整个试验过程中都不知道受试者接受的是何种处理；三盲是指研究对象、观察者和资料整理分析者均不知道研究对象分组和处理情况，只有研究者委托的人员或是药物的制造者知道患者分组和用药情况。

7. 评价效果指标

（1）有效率：有效率=（治疗有效例数/治疗的总例数）×100%。

（2）治愈率：治愈率=（治愈人数/治疗人数）×100%。

（3）N年生存率：N年生存率=（N年存活的病例数/随访满N年的病例数）×100%。

（4）保护率：保护率=[（对照组发病率−试验组发病率）/对照组发病率]×100%。

（5）效果指数：效果指数=对照组发病率/试验组发病率。

（二）营养领域中的应用

营养流行病学实验研究中最理想的是双盲试验，通过

使用有效的干预措施，有时可在两组之间产生较大的差别。干预研究对评价膳食中的微量营养素（如微量元素或维生素）对疾病的干预效果是比较适宜的，因为这些营养素可以制成药丸或胶囊形式，并采用同样形式的安慰剂。这类试验可为病因学研究提供比较可靠的依据。例如，中国医学科学院克山病小分队20世纪70年代成功地用亚硒酸钠预防急性和亚急性克山病的发生（连续两年），干预组发病率较对照组下降84%，为硒缺乏作为克山病的病因之一提供了强有力的证据。

膳食因素与疾病的随机化干预试验也受到两方面的限制：①不同水平的膳食因素造成疾病发生率的变化所需的时间是不一定的，因此，试验的周期往往需要很长，通常不能排除由于试验期的不足而导致两组之间没有差异；②参加研究的对象是经过认真挑选的，这些人的膳食摄入很可能对某种疾病具有最高的危险性，因而其对膳食干预的敏感性不具代表性。

第三节 统计学方法在营养流行病学中的应用及特点

营养流行病学统计分析方法分为描述性统计分析方法和分析性统计分析方法。描述性统计分析方法是对人群的营养状况和特点进行描述性统计分析，使人们对人群的营养状况有大致的了解。分析性统计分析方法主要用来分析食物、营养素与疾病的关系。

一、描述性统计分析方法

描述性统计分析方法主要运用图表及数据计算来概括性的描述数据特征，包括数据的频数分析、集中趋势和离散趋势等，其中描述数据的集中趋势和离散趋势是统计描述的重要内容。根据数据特点，营养相关数据可分为定量资料和定性资料。

（一）定量资料的统计描述分析方法

定量资料是指可以测量或计算的数据，分为离散型定量变量和连续型定量变量两种。离散型变量其数值只能用自然数或整数单位计算，例如每天进食次数、每天摄入食物种类、每周饮酒次数等，这种变量的数值一般用计数方法取得。在一定区间内可以任意取值的变量叫连续型变量，其数值是连续不断的，相邻两个数值可作无限分割，即可取无限个数值。例如，测量的人体基础代谢率、血清维生素和矿物质水平、身高、体重以及腰围等，其数值只能用测量或计量的方法取得。

1. 数据频率分布描述 当变量值个数较多时，通常采用频率分布表及频率分布图的方式揭示资料的分布类型（对称分布或偏峰分布）及分布特征（集中趋势或离散趋势），发现离群值或异常值，为后续的统计分析奠定基础。

（1）对于离散型定量变量，直接统计各变量值及相同变量值出现的例数（频数），在此基础上，进一步计算各组的频率（%）、累计频数（N）和累计频率（%）。各组的频率表示各组频数在总例数中所占的比重，各组频率之和为100%。各组的累计频数为该组及前面各组频数之和；累计

频率表示各组累计频数在总例数中所占的比重。离散型定量变量的频率分布图通常用直条图表示,以各等宽直条高度表示各组频率多少。

(2)对于连续型定量变量,频率分布表的制作通常包括:计算极差,即变量中最大值与最小值之差;确定组段数(一般取10左右)与组距(约为极差除以预计的组段数);确定各组段的上、下限:各组段要连续但不能重叠,故除最后一个组段外,其余组段应包含其下限值,不包含其上限值。划分组段后,确定各组段内数据的频数,计算各组段的频率(%)、累计频数(N)和累计频率(%)。连续型定量变量的频率分布图通常用直方图表示。在组距相等时,直方图中矩形直条的高度与相应组段的频率成正比。直方图的面积之和等于1。

2. 数据集中和离散趋势描述 对于定量变量,在营养流行病学中,数据的集中和离散趋势通常一起描述,常用的方式包括(平均数±标准差)和中位数(四分位数间距)。平均数是应用最广泛、最重要的一个指标体系,其常用于描述一组同质观察值的集中趋势,反映一组观察值的平均水平。一般营养流行病学常用的平均数有三种:算术均数、几何均数和中位数。

(1)平均数±标准差:适合于对称分布变量。平均数即算术均数,简称均数或均值,这时均数位于分布的中心,能反映全部观察值的平均水平,是应用最广泛、最重要的一个指标体系,其常用于描述一组同质观察值的集中趋势,反映一组观察值的平均水平。常与标准差结合使用。标准差是较常用的变异度指标,量纲与平均数相同。同类资料比较,标准差数值越小,观察值的离散程度越小,反之,标准差越大,离散程度越大。

(2)中位数与四分位数间距:适用于偏态分布或者分布末端未知的变量。中位数是指将原始观察值从小到大或从大到小排序后,位次居中的那个数。理论上有一半的观察值低于中位数,一半的观察值高于中位数。中位数常与四分位数间距结合使用。四分位数间距即百分位数 P_{25} 和百分位数 P_{75} 之差,四分之一的观察值低于 P_{25},四分之一的观察值高于 P_{75},P_{25} 和 P_{75} 之间包括50%的观察值。四分位数间距越大意味着数据间变异越大。

(3)其他:统计学中描述数据集中和离散趋势的指标还有很多,例如极差,也称全距,为最大值与最小值之差,极差越大意味着数据越离散,但易受末端值的影响。几何均数也是常用的描述集中趋势的指标,但适用于原始观察值分布不对称,但经对数转换后呈对称分布变量,如对数正态分布变量。常用的描述离散趋势的统计指标还包括方差、变异系数等,在营养流行病学描述统计中均较少使用。与传统流行病学资料中的暴露因素不同,食物数据通常是根据食物摄入频率来收集,属于离散型定量变量。在营养流行病学中,大多数此类离散型定量变量划分成分类变量用于分析。创建分类变量的方法有:使用人为定义的百分位数法(通常将食物摄入频率分为四分位或五分位);应用标准整数分界点;或使用先验的生物学上的分解值(例如膳食推荐摄入量)。采用上述方法处理营养暴露因素的变量有如下几个优点:第一,营养学家可以直观地观察到暴露不

同水平食物或营养素的人群病例和非病例实际频数;第二,应用多变量分类时,对剂量反应关系无需有统计学假设,并且还能观察到食物或营养素与健康的关系是线性还是非线性关系;第三,应用分类变量可以改善资料中异常值的影响,在营养流行病学中这些异常值常常与营养数据收集和处理过程的误差有关。

(二)定性资料的统计描述分析方法

定性资料进行统计分析的原始数据是绝对数,如某人群中饮酒人数、营养相关疾病的患病人数、死亡人数等。这些变量为分类变量,通常应用相对数来描述其分布特征。相对数的意义和性质取决于其分子和分母的意义。常用的相对数包括频率、强度和相对比。

1. 频率分布 是对多分类或二分类指标的频率分布状况进行描述。如根据人群食盐口味分为清淡、适中和偏咸,对200人进行调查,其中56人选择清淡,95人选择适中,49人选择偏咸。对该人群进行频率分布描述,即28.0%人群为清淡,47.5%人群为适中,24.5%人群为偏咸。对于二分类变量的指标,如200人中,63人饮酒,其余不饮酒,则描述人群的饮酒率为31.5%。对疾病的患病和死亡频率进行描述时,则为患病率和死亡率。

2. 强度 指单位时间内某现象发生的频率,它与频率指标的区别在于多了"单位时间"的限制要求。例如,人时发病率的分子是新发生的事件数,分母是人时数(观察人数×时间)的总和,多用于大人群长时间随访的资料。

3. 相对比 是指两个相关指标之比,实际常简称为比。较常见的如男女性别比。另外在表示疾病风险时的相对危险度(RR)也为相对比,如我国营养相关疾病的患病情况 A 组营养不良发病率为 P_1,B 组发病率为 P_2,则与 A 组相比,B 组发病风险 $RR = P_2/P_1$。

(三)营养流行病学描述的注意事项

在营养流行病学中,膳食营养素摄入情况、机体营养状况指标及营养相关疾病指标多为连续型定量变量,除按照相关方法进行描述外,也可转换为离散型定量变量去描述。常用的转换方法包括:应用百分位数转换(如根据某项指标的三分位数、四分位数或五分位数使其分成三组、四组或五组);应用标准整数分界点;使用相关阈值或切点(如高于或低于膳食推荐摄入量)。离散型定量变量也可以再重新转换为组别或等级较少的新离散定量变量。如营养学评价时根据适宜范围分为缺乏、不足、适量和过量四个等级,则可重新转化为低于适宜范围和高于适宜范围。在数据类型转化时,连续型定量变量可向离散定量变量进行转换,两者均可以向定性变量转换。

采用上述方法处理营养暴露因素的变量有如下几个优点:①可以直观观测暴露不同水平食物或营养素的人群病例和非病例实际频数;②应用多变量分类时,对剂量反应关系无需有统计学假设,并且还能观察到食物或营养素与健康的关系是线性还是非线性关系;③应用分类变量可以改善资料中异常值的影响,在营养流行病学中这些异常值常常与营养数据收集和处理过程的误差有关。

在营养流行病学中,不同年龄、性别和生理状态之间的营养需要和营养评价标准通常存在差异,因此,在对人群营

养状态进行描述时,需考虑上述因素,对各人群进行分层描述。如评价机体营养状况的指标——肥胖,儿童、青少年和成人的标准不同,要逐个描述各年龄层次的肥胖状况,不能一概而论。在对人群营养指标的分布情况和特点描述时,要明确数据的分布特点,营养学中常存在偏态分布的资料,要根据数据特点对数据进行相应转换,选择适宜的统计分析方法。另外人群中还可能存在异常值或离群值,要对营养相关数据进行反复核对,在判断是否为异常值或离群值时,不仅要根据统计学标准,也要考虑实际的营养需求和状况。

二、分析性统计方法

(一)营养流行病学中常用的分析方法

1. 多重线性回归分析　回归分析是研究一个因变量如何随一些自变量变化的常用方法。当研究连续型因变量和自变量之间的线性依存关系时,应采用线性回归模型进行分析。当分析一个因变量和单个自变量之间的直线关系时,常称为简单回归。当分析一个因变量与多个自变量之间的线性关系时,为多重线性回归。在医学中,一个自变量常受其他多个自变量的影响,因此多重线性回归在影响因素分析、估计、预测和统计控制方面有着广泛的应用。如血压水平的影响因素可能有年龄、吸烟、饮酒、膳食总能量、食盐和运动锻炼等,要明确哪些是影响因素,以及哪些因素影响较大,则需要进行多重线性回归分析。也可建立回归方程进行估计和预测,如根据身高和体重来估计体表面积。统计控制是指利用回归方程进行逆估计,即给定因变量一个确定值或者范围,通过控制自变量的取值来实现。例如,在分析体重控制或减肥的研究中,膳食总能量与运动锻炼均与体重有显著相关性,则可通过建立相关回归分析来制订减肥目标、膳食摄入量和运动锻炼方案。

2. logistic 回归分析　在医学研究中,研究的因变量也常为二分类或多分类的变量,如是否患病,疾病严重程度的轻、中、重等。此时,在研究一组自变量与其关系时,应使用 logistic 回归分析。logistic 回归常用于横断面研究或病例-对照研究等研究中,用来筛选危险因素、校正混杂因素和预测与判别。在营养学中,膳食是一个混合体,存在多种营养素或食物,在无先验假设哪些膳食因素对疾病有影响时,则可进行 logistic 回归分析,进行自变量筛选,从而筛选出对疾病有影响的一个或多个营养素。当明确分析某一种类营养素和疾病的相关性时,则需要校正其他膳食因素的混杂作用,以便明确研究因素和疾病之间的相关性不受混杂因素的影响。logistic 回归是一个概率模型,可以利用它预测某事件的发生概率。如纳入或剔除某些指标时,模型具有较好的拟合优度,则可建立相应的预测方程,计算个体的概率值,对个体所属的类别做出概率性的判别。

3. Cox 回归分析　在 logistic 回归中,因变量为疾病的结局指标,探究研究因素与其相关性。但其仅考虑结局事件的发生与否,并没有考虑出现该结局事件的时间长短。无论调查对象随访时间长短,均采用相同的统计方法进行处理。但在流行病学的队列研究中,要对调查对象进行随访。此时,除观察受试者的结局事件发生情况外,生存时间也是重要的观察指标,此时 logistic 回归分析不再适用,此时则应使用 Cox 回归分析。Cox 回归分析常应用于生存资料的多因素分析,以生存结局和生存时间为因变量,同时分析众多因素对生存期的影响。同 logistic 回归一样,Cox 回归也可用于影响因素分析、校正混杂因素。Cox 回归分析也应用于多变量的生存预测,即对疾病的预后和患者生存状况进行预测。

4. RCS 曲线　在流行病学研究中,限制性立方样条(restricted cubic spline regression,RCS)曲线能可视化地显示出连续的暴露因素与结局变量之间的剂量-反应关系,明确暴露因素和结局变量之间是否呈线性关系,并对两者之间的关系进行量化分析。目前,其主要的一个应用领域就是描述连续暴露与健康相关结果之间关联的剂量反应曲线的特征(即显示暴露的量、强度或持续时间与结果风险之间关系的曲线)。可应用于线性关联分析、复杂的非线性关联分析,以及在没有关于剂量-反应关系情况的先验假设时使用。能够检验研究因素与疾病之间的线性和非线性关系假设,并应用图形将这种关系进行描述。在膳食营养素或食物与疾病的关联性分析中,存在非线性关系时,如 U 型、J 型,就可以采用 RCS 曲线分析研究因素和疾病之间的关系。如,应用 RCS 探究膳食钙摄入量与骨矿物质密度之间的关系,叶酸摄入量与高同型半胱氨酸血症之间的剂量反应关系。

(二)营养流行病学因果关系分析方法

1. 孟德尔随机化　反向因果关联是营养流行病学中一直面临的难题之一,制约着营养学家对于食物或营养素与疾病关系做出合理正确的推断,其主要指的是暴露和结局事件颠倒,例如某一类食物与某一疾病有关,这一关系很可能是这一疾病的患者由于患病而改变了饮食习惯所导致的,而应用孟德尔随机化方法就可以很好地解决这一问题。其核心思想是不同基因型决定不同的中间表型,若该表型代表个体的某暴露特征,用基因型和疾病的关联效应能够代表暴露因素对疾病的作用,由于等位基因遵循随机分配原则,该作用不受传统流行病学研究中的混杂因素和反向因果关联所影响。例如,根据传统营养流行病学分析,营养学家观察到,适度饮酒受试者的冠心病风险显著低于不饮酒或少量饮酒的受试者,然而这一现象很可能是由于少量饮酒或不喝酒的人因既往有冠心病史而规范了自己的饮酒行为。因此,营养学家选择了与饮酒量相关的 *ALDH2* 基因,该基因的多态性决定了血中乙醛浓度,从而影响饮酒行为,改变饮酒量。*ALDH2* 基因的纯合变异型 AA 代表少量饮酒作为非暴露组,将杂合变异型 Aa、野生型纯合子 aa 代表中量饮酒作为暴露组。通过比较两组的饮酒量,不同基因型的酒精摄入量确实存在差异($P<0.001$),说明 *ALDH2* 基因多态性能够代表饮酒量。在不校正其他混杂因素的情况下,通过单因素的二分类 logistic 回归得到暴露组的 *OR* 为 0.049($P<0.001$)。根据上述结果可以得出如下结论:基于该研究中的饮酒量差异(0.7 杯/天),中量饮酒者发生冠心病的危险是少量饮酒的 0.049 倍,中量饮酒可能是冠心病的保护因素。

2. 交叉滞后回归分析　营养流行病学在进行病因探究时常常面临这样一个问题:某一血清维生素和矿物质的

代谢可以影响某一疾病的发生发展,然而当机体发生这一疾病时,又可以反过来导致机体对这种血清维生素和矿物质的代谢紊乱。交叉滞后回归分析主要就是解决此类"鸡生蛋,蛋生鸡"的营养流行病学问题。交叉滞后回归分析的核心思想是:如果是一个变量 A 引起了另一个变量 B 的变化,即 A 是原因变量,B 是结果变量,那么第一次测量的 A 与第二次测量的 B 的相关程度,应该远大于第一次测量的 B 与第二次测量的 A 之间的相关,同时,因为原因变量的相对稳定,A 的两次测量间的相关也会大于 B 的两次测量间的相关。

3. 结构方程模型与中介分析　中介分析能够探究暴露变量和结局变量之间关系的基础机制,并分析它们与第三个中间变量的关系。它假设暴露变量引起中介变量的变化,而中介变量的变化又导致结局事件的发生,不是假设自变量和因变量之间具有直接的因果关系。中介分析在心理学和社会科学的研究中已经得到了广泛应用。近年来,其在营养学研究中的应用越来越多,研究者应用中介分析将自变量和因变量之间关系的总效应分解为直接效应和间接效应,并分析特定的中介变量在两者关系中的作用。在简单的中介分析模型中,包括一个自变量、一个因变量和一个中间变量,当模型中包括多个中间变量时,可采用结构方程建模进行分析。结构方程模型是一种多功能的统计建模工具,它应用一个单独的统计模型,探索指标间更为复杂的中介关系,能够提供一个更加有效和直接的方法来模拟中介作用、间接作用和其他变量之间的复杂关系,使研究者对模型中所暗示的因果关系做出推论。

第四节　循证营养学

循证医学(evidence-based medicine,EBM)是一门科学快速处理海量信息,合成复杂问题、综合干预证据的方法学,因而其应用远远超出临床和医学范畴,甚至被用于医学领域之外,充分发挥卫生技术评估、临床流行病学、循证医学和 Cochrane 协作网各自和整合的优势,推动了循证医学的学科领域从狭义循证临床医学,向循证营养学、循证公共卫生学发展,再向更广泛的学科领域拓展。循证医学作为一个大医学的概念,包括了医学专业技能、流行病学、文献检索和统计学等方面。最佳的证据应用到临床和研究决策中,必须要有自己的判断,再加上患者(服务对象)的追求和价值取向,这是循证医学强调的三个方面。

一、概述

(一) 循证医学概念

循证医学是一个遵循临床研究证据的医学实践过程,是指医生对患者的诊断、治疗、预防、康复和其他决策,应建立在当前所能获得的最佳临床研究证据基础之上,同时结合医生自己的临床专业技能和患者的需求做出决策。循证医学的概念可从狭义和广义两个层次来理解,狭义的循证医学主要是指循证临床实践,而广义的循证医学包括一切医疗卫生服务的循证实践。无论狭义还是广义的循证医学概念,都强调了要兼顾和平衡证据、资源以及价值取向三方面,依据实际情况,做出合理的决定。

(二) 循证营养学

循证营养学(evidence-based nutrition,EBN)的产生和发展,一方面是由于循证医学的示范和推动作用;另一方面是营养学本身对循证实践的客观需要。与临床医学比较,营养学具有更大范围的服务对象。除了对临床患者进行个体营养支持以外,对公众人群进行营养评价和干预是营养学的主要任务。在营养领域,使用循证的方法制定膳食指南、向公众和医学专业人群提供科学的营养建议,受到了越来越多的认可与支持。

循证营养学的概念主要来自循证医学,是指系统收集的现有最佳证据,结合专业知识在制定营养政策和营养实践中的应用。循证营养学的重要意义在于其提供了一个客观的框架,在这一框架下,所有可获得的证据被收集和评价,从而帮助制定营养政策与建议,并且有可能为那些存在争议的营养问题提供决定性的证据。

(三) 循证营养学的应用

循证营养学可以应用在营养学理论研究和指导实践的多个领域,例如,制定营养素的参考摄入量、膳食指南、食物指导、临床营养支持、有关食物成分的健康声称等。国内外营养专家通过循证营养学方法的应用,已经取得了一些引人瞩目并推广应用的成果,有力地促进了营养学的进步。特别是发现了一些有效的营养干预措施,并建议推广应用。

临床营养是较多应用循证方法的研究领域之一,如 2003 年欧洲肠内肠外营养学会(European society for parenteral and enteral nutrition,ESPEN)推荐筛查工具"营养风险筛查 2002(nutritional risks creening,NRS2002)",该评价工具采用的核心指标来自于 128 个多中心随机对照研究的结果,能较好地预测营养不良风险,成为广泛接受的营养风险筛查工具。

在功能食品的健康声称评价方面,循证营养方法发挥了对政策制定的指导作用。美国 FDA、澳大利亚-新西兰食品管理局以及欧洲相关部门按照循证营养学制定了三个重要文件:营养健康与相关食物声称的评价、科学数据的循证等级系统、评价食物声称科学证据的程序。

(四) 循证营养学的局限性

应该指出,尽管循证营养学为研究者提供了寻找最佳科学证据的观念和方法,但是并不能认为按照循证研究就能肯定得到完美无缺的结论。由于原始研究的数量有限、立题存在偏倚、文献检索方法和纳入标准设计不当、对 Meta 分析方法的使用不当,都可能导致不合理甚至错误的结论。

由此可见,循证实践本身应该严格遵照"寻求最佳证据"的原则进行研究。如果循证者不能认真理解原始研究报告的真正内涵,或者在应用循证方法时出现偏差,将会难以得到正确结论。

二、循证营养学的实践步骤

循证营养学也是遵循循证医学的原则,其实践过程主要包括以下五个步骤:提出问题、寻找回答这一问题的最佳证据、评价证据、应用最佳证据指导实践以及后效评价。

1. 提出问题　把所需要的营养与健康关系的信息及营养相关疾病预防、诊断、治疗、预后和因果关系的信息转化为一个可以回答的营养实践问题。

2. 寻找回答这一问题的最佳证据　循证医学实践强调基于现有的最佳证据，因此全面、系统地获得"最佳证据"至关重要。证据信息可以来源于经同行评估的、高质量期刊上发表的原始研究论著，亦可以来自经系统综述（systematic review，SR）的各种出版物。

3. 评价证据　检索到的研究证据需要采用流行病学和循证医学质量评价的标准对其进行严格评价，质量评价包括研究的真实性、实用价值及用于实践的可行性和适用程度。对一个研究的结果所提供的证据进行严格的评价，所获得的真实性的结论，称为内部真实性（internal validity）。内部真实性越高，价值就越大。通过内部真实性及临床价值评价而合格的最佳研究证据，还需要对其是否能适用于所面临的实际问题进行严格评价，即外部真实性（external validity）评价。外部真实性越高，表示一种研究的证据具有普遍的代表性。

4. 应用最佳证据指导实践　将得到的最佳证据应用到实践，如果获得的证据是真实可靠并且具有临床应用价值，则应当尽快用以指导临床实践；如果评价结论是无效甚至是有害的措施，则应该立即停止；如果评价结论是尚无定论的措施，则可以为进一步的研究提供信息。

5. 后效评价　通过对应用当前最佳证据指导解决具体问题的效果进行评价，若成功，则可用于进一步指导实践。如不成功，则应具体分析原因，找出问题，再针对问题进行新的循证研究和实践，不断螺旋式前进，达到最终解决问题。

三、系统综述

（一）概述

1. 概念

（1）系统综述：采用一定的标准化方法，针对某一特定问题的相关研究报告进行全面、系统的收集，并对它们鉴定、选择和严格评价，筛选出符合质量标准的文献并进行科学的定性或定量合并，最终得出综合性结论。

（2）Meta 分析（Meta-analysis）：是指运用定量方法汇总多项研究结果的系统评价，即全面收集所有相关研究并逐个进行严格评价和分析，再用定量合成的方法对资料进行统计学处理得出综合结论的整个过程。系统综述中对同质资料采用定量合成的统计处理方法，即 Meta 分析。

2. 分类　系统综述可分为两种类型，即定性系统综述（non-quantitative systematic review）和定量系统综述（quantitative systematic review）。如果各研究之间具有同质性，可采用统计学的方法对资料定量综合，进行 Meta 分析，即定量系统综述。如纳入的研究没有同质性，不能对资料进行 Meta 分析，可对资料定性综合，即定性系统综述。Meta 分析是应用于定量系统综述的一种定量合成的统计学处理方法。

系统综述是一种综合原始研究结果的研究方法；属于对研究文献的二次研究；系统综述的目的，是为循证医学提供最佳的证据。随着循证医学的兴起，如何系统地总结以往的研究成果为临床循证决策提供高质量证据日益受到重视，而系统综述和 Meta 分析已被公认为客观评价和合成针对某一特定问题的研究证据的最佳手段，通常被视为最高级别的证据。此外，循证医学不等同于系统综述和 Meta 分析，不是停留在方法学上的工具，系统综述和 Meta 分析的工具是固定的，而循证医学是活的，是一种理念和思维模式。

（二）系统综述的步骤和方法

系统综述的主要步骤包括：定义研究问题和制订研究方案；制定合适的纳入和排除标准；检索、收集、选择文献；文献质量评价；提取数据；分析资料；解释和讨论结果；撰写总结报告并发表，并不断更新。

1. 定义研究问题和制订研究方案

（1）定义研究问题：选题的关键原则是争议性与重要性，即提出的问题值得去研究，在相关领域内没有定论又急需解决的重要问题。系统综述的问题要来源于实践，目的是为了能够指导实践，要从工作和研究过程中遇到的实际问题出发，提出问题。此外，提出的问题不能太大，否则很难回答。

选题可以采用 PICOS 原则将研究问题结构化，即 P：participants（研究对象），I：intervention（干预措施），C：comparison（比较，一般指 A 干预措施与 B 干预措施的比较），O：outcomes（观察结局指标），S：study（研究设计类型），将选题用标准化的方式表述，可使选题精细、目的明确。

（2）制订研究方案：针对确定的问题拟定一个详细的研究计划书。计划书应该包括：本次系统综述或 Meta 分析的背景，即选题或立题的依据；研究的目的；文献检索的途径和方法；文献纳入和排除标准；数据收集的方法及统计分析步骤；结果分析，总结报告；时间安排、人员、经费和结果传播等。

2. 制定研究纳入和排除标准　在确定研究问题时，确定研究的纳入和排除标准。制定标准需要考虑：研究对象类型、暴露因素或干预方法、研究结局、研究设计类型、研究年份和语种等。后期根据实际检出的文献，可以根据情况做出适当的修改。

3. 检索收集文献和选择合格文献

（1）检索和收集文献：根据明确的检索问题，制定检索策略，可以按照 PICOS 原则将其解构为研究对象类型、干预措施、对照和结局等几个要点，提炼最核心的部分。PubMed 有专门基于 PICOS 检索的页面。

文献检索要多途径，电子检索要平衡查全和查准。原始研究证据的常见来源有：MEDLINE（美国国立医学图书馆，The National Library of Medicine，NLM）的国际性综合生物医学信息书目数据库，当前国际上最权威的生物医学文献数据库；荷兰医学文摘（The Excerpta Medica Database，EMBASE）；中国生物医学文献数据库（Biomedical Chinese Literature Database，CBM）；中国循证医学/Cochrane 中心数据库（Chinese Evidence-Based Medicine/Cochrane Center Database，CEBM/CCD）；国立研究注册（The National Research Register，NRR）；二次研究证据等。证据检索时，检索策略的制定是最为关键的步骤，而检索策略由检索证据的目的决定。

同时还需要：①手工检索杂志和文献参考目录。②同行之间的交流也有助于了解同行正在开展的相关研究及进展，了解未出版和即将出版的论著。③灰色文献如未发表的研究报告和学位论文、会议论文等。文献检索是可以先以较为宽松的检索策略作为初步的检索，再根据初步的检索结果进行调整，用相对较为严格的检索策略进行检索。在收集文献时，要在获取原始研究的文题和摘要的基础上，确定需要获得的全文，可利用电子全文数据库获得全文，对于通过网络资源和馆藏资源都未能获取的全文，可以联系作者索取。

（2）选择合格的文献：文献的选择是指根据研究的纳入标准和排除标准，判定哪些研究纳入最终的合并效应值分析。文献的选择要求至少两名人员独立进行，当出现两名研究者选择不一致的情况时，通过第三方或双方讨论决定，如果出现由于信息不足难以达成一致，要考虑补充信息或与作者联系后再做决定。研究文献的选择还要注意重复发表研究文献的处理。文献资料的选择一般分四个步骤：①初筛；②阅读全文；③不能确定的通过与作者联系获得有关信息后再决定取舍；④确定纳入的文献。

4. 评估入选研究的质量　研究质量评估包括对研究的内部真实性和外部真实性进行评价。纳入研究的真实性与质量，影响到系统评价的数据分析、结果解释和结论。文献质量的评价结果可以作为修订纳入和排除标准的依据，也可以用于解释研究之间的异质性和敏感性分析，作为合并数据时赋予权重的依据。

文献/研究质量的评价主要从报告质量和研究质量两个方面进行评价。迄今为止，研究质量的评价工具已超过20个曾经应用过的有代表性的评价工具，多为量表或清单形式的评价工具，其中有代表性的如1996年由Jadad制定的Jadad量表一度应用非常广泛，成为评价RCTs质量的重要工具，但由于没有考虑随机的分配隐藏，目前已不推荐使用。1998年和2004年，英国牛津循证医学中心提出的文献严格评价项目（critical appraisal skills program，CASP）系列清单，针对RCTs的3部分11个条目，针对队列研究的12个条目，针对病例对照研究的11个条目，针对诊断试验的12个条目都是比较有代表性的方法。Newcastle-Ottawa Scale（NOS）是较多应用于评价病例对照研究和队列研究的质量评估工具。该量表以☆代表分值，满分为9☆。评价项目主要包括对象选择、可比性、结局（队列研究）或暴露（病例对照）共3个项目，每个项目下设评价条目，每个条目恰当时以☆表示，其中可比性一项最高可获得2☆。而Cochrane协作网在2008年开始不再推荐使用任何一种评价研究质量的量表和清单，而推荐使用Cochrane风险偏倚评估工具。Cochrane风险偏倚评估工具从7个方面对风险偏倚进行评估，分别为随机序列生成、分配隐藏、受试者及研究人员的盲法、结局评估者的盲法、结果数据不完整、选择性报告结果及其他问题。Cochrane风险偏倚评估工具的第一部分是研究报告中该条目的具体描述，以支持偏倚风险的评价；工具的第二部分是对该条目偏倚风险的判断，通过判断为"低风险偏倚""高风险偏倚"和"风险不清楚"判断结果（表3-6-3）。

表 3-6-3　Cochrane 偏倚风险评估工具中偏倚风险的评估准则

偏倚类型	偏倚风险评估等级		
	低风险偏倚	高风险偏倚	风险不清楚
选择偏倚			
随机序列的产生	研究者在随机序列产生过程中有随机成分的描述，例如：利用随机数字表；利用电脑随机数生成器；抛硬币；密封的卡片或信封；抛色子；抽签；最小化 *	研究者在随机序列产生过程中有非随机成分的描述，例如随机数的产生通过：奇偶数或出生日期；入院日期（或周几）；医院或诊所的记录号。或者直接用非随机分类法对受试者分类，如依据如下因素分组：医生的判断；患者的表现；实验室或一系列的检测，干预的可及性	无充足的信息判定为以上两种等级
分配隐藏	因为使用了以下或等同的方法，受试者和研究者无法预测分配结果：中央随机（包括基于电话、网络、药房控制的随机）；有相同外观的随机序列药箱；有随机序列的不透明，密封信封	受试者和研究者有可能预测分配结果，如基于以下的分配：开放的随机分配清单，分配信封无合适的保障（如没有密封、透明，不是随机序列）；交替或循环；出生日期；病历号；任何其他明确的非隐藏程序	无充足的信息判定以上两种等级
实施偏倚（研究者和受试者施盲）	无盲法或不完全盲法，但综述作者判定结局不太可能受盲法缺失的影响；对受试者、主要的研究人员设盲，且不太可能破盲	盲法或不完全盲法，但结局可能受盲法缺失的影响；对受试者和负责招募的研究者设盲，但有可能破盲，且结局可能受盲法缺失的影响	无充足的信息判定为以上两种等级；未提及
测量偏倚（研究结局盲法评价）	未对结局进行盲法评价，但综述作者判定结局不太可能受盲法缺失的影响；保障了结局的盲法评价，且不太可能被破盲	未对结局进行盲法评价，但综述作者判定结局可能受盲法缺乏的影响；进行结局的盲法评价，但可能已经破盲，且结局的测量可能受盲法缺失的影响	无充足的信息判定为以上两种等级；未提及

偏倚类型	偏倚风险评估等级		
	低风险偏倚	高风险偏倚	风险不清楚
随访偏倚(结果数据的完整性)	结局无缺失数据;结局指标缺失的原因不太可能与结局的真值相关;缺失的结局指标在组间平衡,其原因类似;对二分类结局指标,结局指标的缺失比例同观察到的事件的风险不足以确定其对干预效应的估计有临床相关的影响,对于连续结局指标,缺失结局的效应大小不足以确定其对观察到的效应大小有临床相关的影响;缺失数据用合适的方法作了填补	结局指标缺失的原因可能与结局的真值相关,且缺失数量或原因在组间不一致;对二分类结局指标,结局指标的缺失比例同观察到的事件的风险足以确定其对干预效应的估计有临床相关的影响;对于连续结局指标,缺失结局的效应大小足以对观察到的效应引入临床相关的偏倚,当有大量干预违背随机分配时,应用"当作治疗"策略来分析,缺失数据用了不合适的填补方法	报告里对随访或排除的信息不足以判定为以上两种等级;未提及
报告偏倚	可获得研究方案,所有关注的预先申明的结果都已报告,研究方案不可得,但发表的报告包含了所有期望的结果,包括那些预先申明的	并非所有预先申明的主要结局都已报告,一个或多个主要结局指标使用了未事先申明的测量指标、方法或子数据集。一个或多个主要结局指标未事先申明;综述研究者关注的一个或多个主要结局指标报告不完全,无法纳入 Meta 分析,研究报告未报告期望的主要结局	无充足的信息判定为以上两种等级
其他	没有明显的其他偏倚	存在着与特定的研究设计相关的潜在偏倚;有作假;其他问题	无足够的信息评价是否存在重要的偏倚风险;无充分的理由或证据表明现有的问题会引入偏倚

注:*实施最小化时可能没有随机元素,但可认为等同于随机。
摘自:詹思延.流行病学.第 8 版,北京:人民卫生出版社,2017:323-324.

5. 提取纳入文献的信息并建立数据库　从符合纳入要求的文献中摘录系统综述需要的相关信息,包括:①一般资料:如文献的题目、第一作者、原始文献的编号、发表的杂志、发表日期等;②研究特征:研究的设计方案、研究对象的特征、研究措施的具体内容、实施方法、偏倚的控制措施等;③研究结果:主要研究结果、结局指标、随访时间、失访和退出情况等。提取和计算机录入信息时应由双人独立进行,以保证信息输入的质量。进一步使用专用的 Meta 分析软件,如 RevMan 或其他统计软件,建立数据库。

6. 数据分析

(1) 定性分析:是叙述性合成证据的方法,即通过表格对合格研究的研究特征(如研究设计、研究对象、研究结局、研究质量等)与研究结果进行结构化的比较和总结,定性评价研究结果在不同研究特征上是否相似(即研究结果是否与某些研究特征有关)。

(2) 定量分析:是用统计学方法汇总研究结果,包括异质性检验、Meta 分析、敏感性分析和亚组分析等内容。

1) 异质性检验:Meta 分析的目的在于增大样本含量,减少随机误差所致的差异,增大检验效能。但是,如果纳入的研究在临床和方法学上各研究不同质,盲目合并统计量,得出的结论也不可信。所以,合并效应量之前,一定要进行异质性检验。

异质性的来源可划分为临床异质性、方法学异质性和统计学异质性,这三者是相互独立又相互关联的。"严格执行文献的纳入和排除标准"可以减少临床异质性的来源;"纳入文章的质量评价"可以减少方法学异质性的来源;统计学异质性是指不同研究间被估计的治疗效应的变异。统计学异质性的几种定量检验方法如下:

Q 统计量:该检验的无效假设为纳入各研究的效应量均相同。Q 可用公式 $Q = \sum \omega_i (\theta_i - \theta_{合并})^2$ 计算,其中 ω_i 为第 i 个研究的权重值,θ_i 为第 i 个研究的效应量,$\theta_{合并}$ 为合并的效应量,θ 为率比的对数值、比值比的对数值、率差、均数差或标准化均数差等。Q 服从于自由度为 $k-1$ 的 χ^2 分布,Q 值越大,其对应的 P 值越小。若 $Q > \chi^2_{(1-\alpha)}$,$P \leq \alpha$,表明研究间存在异质性;若 $Q < \chi^2_{(1-\alpha)}$,$P > \alpha$,可以认为研究间是同质的。

I^2 统计量:I^2 统计量反映异质性部分在效应量总的变异中所占的比重。$I^2 = 100\% \times (Q-df)/Q$,其中 Q 为 Q 统计量,df 是它的自由度(即研究总个数减去 1 得到的数值)。当 $I^2 = 0$(如果 I^2 为负值,我们设它为 0)时,表明没有观察到异质性,I^2 统计量越大异质性越大;若 $I^2 > 50\%$,则说明存在比较明显的异质性。

H 统计量:H 等于 $Q/k-1$ 的平方根,H 的 95%CI:exp($\ln H \pm Z_\alpha \times SE[\ln(H)]$)。统计量 H 值为 1 表示各研究间无异质性;若 $H > 1.5$ 提示研究间存在异质性;$H < 1.2$ 则提示可认为各个研究是同质;若 H 值在 1.2 和 1.5 之间,当 H 值的 95%CI 包含 1,在 0.05 的检验水准下无法确定是否存在异质性,若没包含 1 则可认为存在异质性。

注意事项:①3 种检验方法为数值型变量,可同时采用,综合得出是否存在异质性及异质程度的大小。②Q 统计量检验效能较低,在纳入研究数目较少的情况下,有时出现假阴性结果。可考虑提高检验水准,如 $\alpha = 0.10$,以增大检验效能。另外如果存在设计缺陷或发表性偏倚,以及纳入研究过多,则又有可能出现假阳性结果,即 $P < 0.05$,采用分层分析

法研究异质性时,Q 检验结果更不稳定。所以在应用 Q 检验法时,解释结果应慎重。③H 和 I^2 统计量经过对自由度的校正,不会受到文献数目变化的影响,异质性结果检验较为稳健。

2) Meta 分析

模型选择:在 Meta 分析中最常用的是固定效应模型(fixed effect model)和随机效应模型(random effect model)。一般来说,随机效应模型得出的结论偏向于保守,置信区间较大,更难以发现差异。如果各个试验的结果差异很大的时候,是否需要把各个试验合并需要慎重考虑,作出结论的时候就要更加小心。从另一个角度来说,Meta 分析本来就是用来分析结论不一致甚至是相反的临床试验,通过 Meta 分析提供一个可靠的综合答案,如果每个试验的结果都一模一样,根本就没有必要作 Meta 分析,一般来说判断方法是根据 I^2 来确定。

固定效应模型和随机效应模型的选择可以根据 I^2 值来决定模型的使用,大部分认为 I^2 值>50%但小于 70%,虽

存在异质性但仍具有可合并性,使用随机效应模型;I^2 值≤50%,用固定效应模型。有了异质性,通过敏感性分析,或者亚组分析,去探求异质性的来源,研究数目多时,可以做 Meta 回归来找异质性的来源。还有一种处理办法是在任何情况下都使用随机效应模型,因为如果异质性很小,那么随机和固定效应模型最终合并结果不会有很大差别;当异质性很大时,就只能使用随机效应模型,所以,可以说,在任何情况下都使用随机效应模型。此外,看 P 值也是一种选择,一般推荐 P 的界值是 0.1,但现在大部分使用 0.05,如果 $P>0.05$,用固定效应模型;如果 $P≤0.05$ 用随机效应模型。目前在两种模型的选择上没有统一的说法,存在争议,也不必过度强调哪种方法,更重要的是找到异质性根源。Meta 分析中,异质性是天然存在的。如果异质性较小,选择固定效应模型更可靠;如果异质性较大,则建议选择随机效应模型,但仍然需要通过敏感性分析,寻找到异质性根据,以消除其影响(图 3-6-1)。

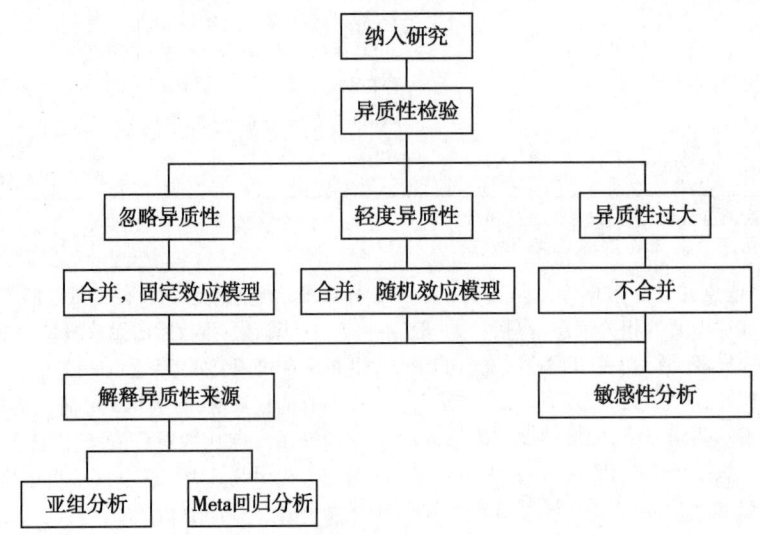

图 3-6-1 Meta 分析中异质性检验及相关分析的流程图

合并效应量和统计模型的选择:根据数据的类型,在选择效应模型的基础上,选择适合的合并效应值的方法(表3-6-4)。经典的 Meta 分析用以计算合并后总效应的大小的统计方法,包括倒方差法(inverse variance,IV)和 Mantel-

Haensze(M-H)法。近年来随机效应模型出现了很多更先进的方法如最大似然估计(maximum likelihood,ML)、截面似然估计(prole likelihood,PL)和限制性最大似然估计(restricted maximum likelihood,REML)等。

表 3-6-4 Meta 分析中的效应指标及统计模型选择

资料类型	合并统计量	统计模型	计算方法
计数资料	OR	固定效应模型	M-H 法、IV 法、Peto 法
		随机效应模型	D-L 法
	RR	固定效应模型	M-H 法、IV 法
		随机效应模型	D-L 法
	RD	固定效应模型	M-H 法、IV 法
		随机效应模型	D-L 法
计量资料	WMD	固定效应模型	IV 法
		随机效应模型	D-L 法
	SMD	固定效应模型	IV 法
		随机效应模型	D-L 法
个案资料	OR	固定效应模型	Peto 法

注:OR(odds ratio,比值比),RR(relative risk,相对危险度),RD(risk difference,危险差),WMD(weight mean difference,权重均数差),SMD(standardized mean difference,标化均数差),M-H(Mantel-Hanenszel),IV(inverse variance,倒方差法),D-L(DerSimonian-Laird)

合并效应量的表示：常采用直观的森林图（forest plot）表示合并效应量。森林图是以统计指标和统计分析方法为基础，用运算结果绘制的图形。在平面直角坐标系中，一条垂直线的竖线代表无效线，图中的每一条水平线和线宽代表被纳入的每个原始研究及其95%可信区间，水平线中央的方块代表研究结果的效应量，方块的大小代表该研究在Meta分析中的权重大小。森林图中下方的菱形块表示多个独立研究结果合并分析后的效应值大小及95%可信区间。在计数资料研究中，如效应指标为比值比（OR）或相对危险度（RR），某个研

究的水平线与无效线相交，表明该研究结果效应量的95%可信区间中包含1，说明该研究效应的组间差异无统计学意义。

无论是计数资料还是计量资料研究，如果一个研究水平线落在无效线右侧，不与垂直的无效线相交时，则说明试验组的效应量大于或小于对照组；如果某一个研究的水平线落在无效线左侧时，不与垂直的无效线相交，则说明试验组的效应量小于或大于对照组。根据研究事件的有利或不利结局，来判断试验组效应量大于（或小于）对照组时的实际意义（图3-6-2）。

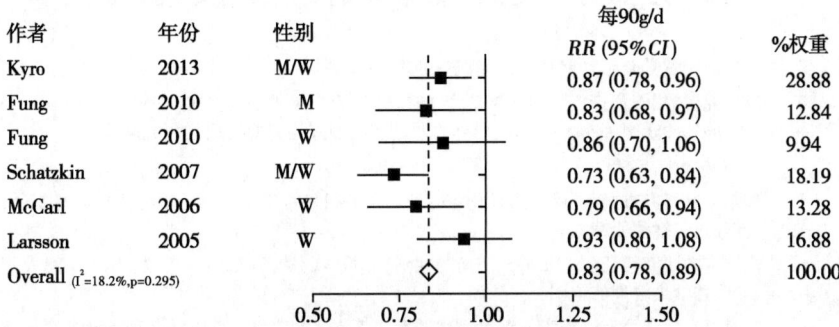

图 3-6-2　全谷物摄入量（90g/d）与结肠直肠癌发病关系的剂量反应 Meta 分析
注：权重由随机效应分析得到；M：男性；W：女性
资料来源：世界癌症基金会报告（2018）：Diet，nutrition，physical activity and colorectal cancer.

3）亚组分析和 Meta 回归分析：亚组分析（subgroup analysis）和 Meta 回归分析均可用来解释异质性的来源。亚组分析是按不同的研究方案、研究质量、发表年代等不同的研究特征，将各独立研究分为不同亚组，进行 Meta 分析，比较各亚组合并效应之间的差异。在研究间存在异质性时，可通过亚组分析找到异质性的来源，以消除异质性。Meta 回归分析通过建立回归方程，来反映一个或多个解释变量和结果变量之间的关系，从而筛选出导致异质性的重要影响因素，一方面可以消除混杂因素的影响，来排除异质性对分析结果的影响；另一方面可以探讨某些实验因素或病例特征（协变量）对 Meta 分析合并效应值的影响，以试图明确各研究之间异质性的来源，探讨协变量对合并效应的影响。

4）敏感性分析：敏感性分析（sensitive analysis）是指改变相关的条件后再次进行 Meta 分析，以检验所获结果的稳定性，其目的是为了发现影响 Meta 分析结果的主要因素与产生原因。常用敏感性分析的方法有：改变纳入标准（特别是尚有争议的研究）、排除低质量的研究、采用不同模型分析同一资料、对纳入的研究进行分层分析等。例如，在排除某个低质量研究后，重新估计合并效应量，并与未排除前的 Meta 分析结果进行比较，探讨其对合并效应量的影响程度及结果稳定性的影响。若排除后结果未发生大的变化，说明敏感性低，结果较为稳健可信；相反，若排除后得到差别较大甚至截然相反的结论，说明敏感性较高，结果的稳定性较低，在解释结果和下结论的时候应非常慎重，提示存在与干预措施效果相关的、重要的、潜在的偏倚因素，需进一步明确争议的来源。

5）Meta 分析软件介绍

Reviewer manager 软件：简称 RevMan，是国际 Cochrane

协作网为系统评价工作者所提供的专用软件，是 Cochrane 系统评价的一体化、标准化软件。从计算机的角度主要包括 Cochrane 系统评价的英文文字处理与 Meta 分析两大功能。RevMan 软件中所提供的 Meta 分析，包括了分类变量（分类资料、计数资料）和连续性变量（数值资料、计量资料）的 Meta 分析，两种资料类型又分别提供了两种统计分析模式，即固定效应模式和随机效应模式。该软件统计分析功能具有操作简单、结果直观的特点，是目前 Meta 分析专用软件中较成熟的软件之一。其缺点是缺乏回归和诊断性试验的 Meta 分析，此外，进入软件后不能直接进行数据的输入和 Meta 分析。

Statistics Analysis System（SAS）软件：是一个大型组合和集成的应用软件系统，具有数据挖掘、统计分析和绘图等功能，可应用 SAS 自带的程序来实现各种类型的 Meta 分析，也可以编程进行 Meta 分析。

Stata 软件：是一种商业统计分析软件，功能强大而又小巧玲珑，相对于 RevMan 而言，Stata 的 Meta 分析功能更全面和强大，该软件除了可以完成二分类变量和连续性变量的 Meta 分析，也可以进行 Meta 回归分析、累计 Meta 分析、单个研究影响分析，诊断试验的 Meta 分析，剂量反应关系 Meta 分析，生存分析资料合并等几乎所有的 Meta 分析方法。

7. 总结报告　主要包括：①系统综述的背景和目的；②根据系统综述结果做出的结论；③系统综述的结果对实践和研究的指导意义；④系统综述的局限性；⑤如果现有资料尚不足以得出明确结论，提出发展的趋势和今后的研究建议，一般先要对入选文献的基本情况加以描述，再使用直观森林图表示 Meta 分析的结果。

2009年,国际上制定了系统综述和Meta分析优先报告的条目(preferred reporting items for systematic reviews and Meta-analyses,PRISMA)声明(表3-6-5)和一个四阶段流程图(图3-6-3),PRISMA包括27个条目清单,可参考PRISMA撰写总结报告。采用标准化的格式,对于改进和提高研究报告的质量起到了重要的作用。

表3-6-5　系统综述和Meta分析透明报告规范(PRISMA)

部分或标题	编号	条目说明
题目		
标题	1	明确本研究报告是针对系统综述、Meta分析,还是两者兼有
摘要		
结构式摘要	2	提供结构式摘要,根据具体情况应包括:背景;目的;资料来源;纳入研究的标准;研究对象和干预措施;质量评价和数据合成的方法;结果;局限性;结论和主要发现;系统综述的注册号
前言		
理论基础	3	根据研究背景介绍开展系统综述研究的理由和依据
目的	4	以研究对象、干预措施、对照措施、结局指标和研究类型五个方面(participants,interventions,comparisons,outcomes,study design,PICOS)为导向,清晰明确的陈述需要解决的研究问题
方法		
方案和注册	5	如果已有研究方案,则说明方案内容并给出可获得该方案的途径(如网址),并且提供现有的已注册的研究信息,包括注册编号
纳入标准	6	将指定的研究特征(如PICOS、随访的期限)和报告的特征(如检索年限、语种、发表情况)作为纳入研究的标准,并给出合理的说明
信息来源	7	针对每次检索及最终检索的结果描述所有文献信息的来源(如数据库种类及文献收集的日期范围,对从其他途径获得文献,与研究作者联系获取相应文献的方法)
检索	8	至少说明一个资料库的计算机检索方法,包含所有的检索策略的使用,使得检索结果可以重现
研究选择	9	说明纳入研究被选择的过程(包括初筛,合格性鉴定及纳入系统综述等步骤,也可包括纳入Meta分析的过程)
资料提取	10	描述资料提取的方法(例如预提取表格、独立提取、重复提取)以及任何向研究原作者获取或确认资料的过程
数据项目	11	列出并明确研究变量及获取的研究数据(如PICOS、资金来源),以及任何推导方式和简化形式
单个研究存在的偏倚	12	描述用于评价单个研究偏倚风险的方法(包括说明该方法在研究或结局水平是否被采用),以及在资料综合阶段该信息被利用的过程
概括效应指标	13	说明主要的综合结局指标(如危险比率risk ratio、均数差difference in means)
结果综合	14	描述资料处理和结果综合的方法,如果进行了Meta分析,则说明异质性检验的方法
研究偏倚	15	详细说明证据体系中可能存在偏倚风险的评估方法(如发表偏倚、研究中的选择性报告偏倚)
其他分析	16	对于研究中其他的分析方法进行描述(如敏感性分析或亚组分析、Meta回归分析),并说明哪些分析是预先制订的
结果		
研究选择	17	报告初筛的文献数、评价符合纳入的文献数,以及最终纳入研究的文献数,同时给出每一步排除文献的原因,最好提供流程图
研究特征	18	说明每一个被提取资料的文献特征(如样本含量、PICOS、、随访时间)并提供引文出处
研究内部偏倚风险	19	提供单个研究中可能存在偏倚危险性的评估资料,如果条件允许,还需要说明结局水平的风险评估(见条目12)
单个研究的结果	20	针对所有结局指标(有效或有害性),说明每个研究:(a)各干预组结果的简单合并数据,以及(b)综合效应估计值及其可信区间,最好以森林图形式报告
结果的综合	21	说明每项Meta分析的结果,包括可信区间和异质性检验的结果
研究间偏倚	22	说明对研究间可能存在偏倚的评价结果(见条目15)
其他分析	23	如果有,给出其他分析的结果(如敏感性分析或亚组分析、Meta回归分析,见条目16)
讨论		
证据总结	24	总结研究的主要发现,包括每一个主要结局的证据强度;分析它们与主要利益集团的关联性(如医疗保健的提供者、系统综述的使用者及政策决策者)
局限性	25	探讨单个研究和结局层次的局限性(如偏倚的风险),以及系统综述的局限性(如文献检索不全面、报告偏倚等)
结论	26	根据其他的证据对结果给出概要性的解析,并提出未来研究的建议
基金		
资金	27	描述本系统综述的资金来源和其他支持(如提供资料);以及资助者在系统综述中的作用

引自:Moher D,Liberati A,Tetzaff J,Altman DG;The PRISMA Group. Preferred Reporting Items for Systematic Reviews and Meta-Analyses:The PRISMA Statement. PloS Med,2009,6(7):e1000097. 中文版由北京中医药大学循证医学中心,李迅、曹卉娟翻译,刘建平审校

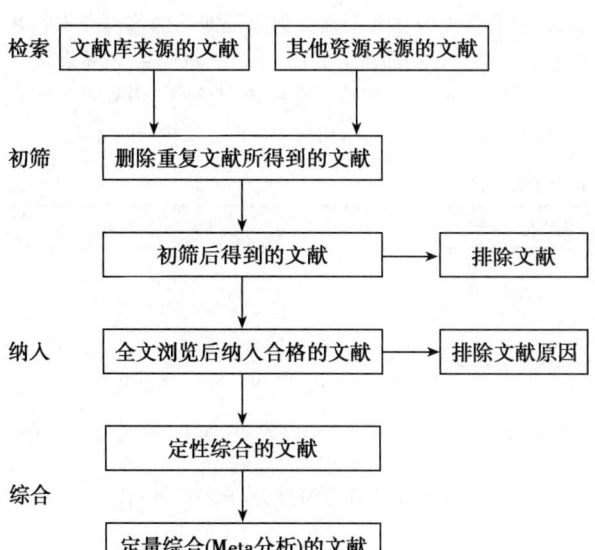

图 3-6-3　系统综述各阶段信息收集流程图

（三）系统综述的主要偏倚与识别

1. 偏倚的种类

（1）发表偏倚：发表偏倚（publication bias）指具有统计学意义的研究结果较无统计学性意义或无效的研究结果更容易被接受和发表，由此产生的偏倚。如果系统综述和 Meta 分析只是基于已经公开发表的研究结果，可能会因为有统计学意义的研究结果占多数，导致效应量或危险因素关联强度被夸大，从而造成偏倚。

（2）文献检索偏倚：文献检索偏倚（location bias）是指在文献检索中采用的文献检索库、检索策略不具有代表性，检索限定在某种语言，由此造成的偏倚。其中将检索限定在某种语言引起的偏倚，称为语言偏倚（language bias），如仅收录英文的文章出现的偏倚。

（3）纳入标准偏倚：纳入标准偏倚（inclusion criteria bias）是指在制定文献纳入和剔除标准时，未对研究对象、研究设计类型、暴露或干预措施、研究结局、样本大小及随访年限等内容做出明确规定，由于入选标准的不合理而导致的偏倚。

（4）权重偏倚：权重偏倚（weighting bias）是指在对各个研究结果进行整合时，由于使用不恰当的权重而引起的偏倚。不同的效应指标赋权的原则不同。

2. 偏倚的评价

（1）漏斗图：漏斗图（funnel plot）法常用来识别发表偏倚或其他偏倚可视化的图形方法，根据图形的不对称程度判断 Meta 分析中是否存在发表偏倚。也可以用统计学方法来检验漏斗图的不对称。绘制漏斗图，需要纳入较多的研究个数，原则上要求 5 个点以上才能进行。漏斗图的横坐标是研究的效应量估计值（如 RR、OR、RD 和死亡比或取其对数值等），纵坐标为以效应量对数值的标准误画出的散点图。研究围绕中心线对称排列，表明没有发表偏倚；呈不对称分布，表示存在发表偏倚。导致漏斗图不对称的原因较多，除了发表偏倚外，也可能因为纳入的试验总体质量较差、样本量较小、试验数较少（机遇的作用）以及干预措施的变异性过大等（图 3-6-4）。

（2）失安全数：失安全数（fail-safe number, N_{fs}）是指通过计算系统综述的失安全数来评估偏倚的大小。失安全数越大，表明 Meta 分析的结果越稳定，发表偏倚对结果的影响小，结论被推翻的可能性越小。P 为 0.05 和 0.01 时的失安全数，计算公式如下：

$$N_{fs0.05} = (\sum Z/1.64)^2 - S$$
$$N_{fs0.01} = (\sum Z/2.33)^2 - S$$

公式中：S 为研究个数，Z 为各独立研究的 Z 值。

（四）质量评价

系统综述在应用于实践和决策之前，需要对其真实性进行评价。质量评价包括系统综述的方法学质量评价和系统综述的报告质量评价。系统综述的方法学质量评价可以采用 AMSTAR（a measurement tool to assess systematic reviews）量表进行评价（表 3-6-6），共 11 个条款，从系统综述是否事先制订了研究方案、文献检索是否系统全面、文献筛选和数据提取是否可重复等方面，对系统综述的实施过程和所采取的偏倚控制措施进行评价。系统综述的报告质量评价可采用 PRISAM 工具进行评价（表 3-6-6）。

四、证据等级及推荐强度

（一）GRADE 证据等级及推荐强度

2004 年，由 WHO 和 19 个国家及国际组织的 67 名专家组成证据推荐分级的评估、制订与评价（grading of recom-

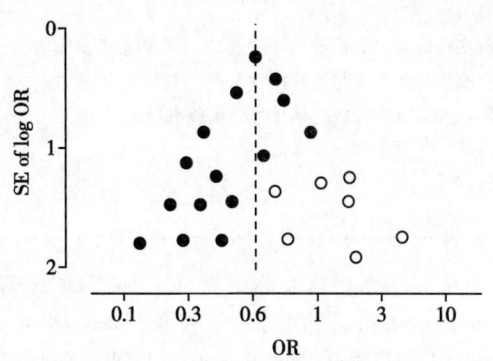

不存在发表偏倚时的对称图
（空心圆表示效应无统计学意义的小规模研究）

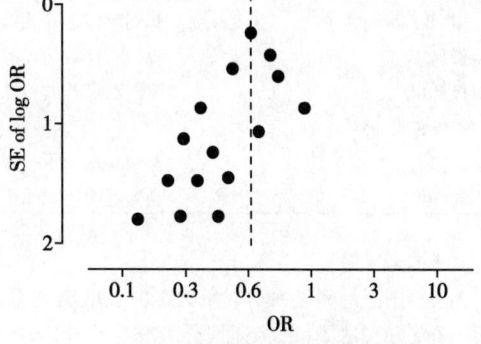

存在发表偏倚时的不对称图
（效应无统计学意义的小规模研究缺失）

图 3-6-4　漏斗示意图

mendations assessment, development and evaluation, GRADE)工作组, 针对当时卫生保健中分级系统的问题, 推出了国际统一的证据质量和强度评级系统, 并于 2011 年进行更新。工作组将证据质量定义为在多大程度上能够确信评估的正确性; 推荐强度定义为在多大程度上能够确信遵守推荐意见利大于弊。证据质量分为高、中、低、极低 4 级; 推荐强度分为强、弱 2 级(表 3-6-7)。在系统评价中, GRADE 只作证据分级, 不进行推荐分级, 指南制定时才需要进行推荐分级。

表 3-6-6 AMSTAR 评价清单与说明

条目	描 述 说 明
1	是否提供了前期设计方案? 在系统评价开展以前, 应该确定研究问题及纳入排除标准
2	纳入研究的选择和数据提取是否具有可重复性? 至少要有两名独立的数据提取员, 而且采用合理的不同意见达成一致的方法过程
3	是否实施广泛全面的文献检索? 至少检索 2 种电子数据库。检索报告必须包括年份以及数据库, 如 Central、EMbase 和 MEDLINE。必须说明采用的关键词/主题词, 如果可能应提供检索策略 应咨询最新信息的目录、综述、教科书、专业注册库, 或特定领域的专家, 进行额外检索, 同时还可检索文献后的参考文献
4	发表情况是否已考虑在纳入标准中, 如灰色文献? 应该说明评价者的检索不受发表类型的限制 应该说明评价者是否根据文献的发表情况排除文献, 如语言
5	是否提供了纳入和排除的研究文献清单? 应该提供纳入和排除的研究文献清单
6	是否描述纳入研究的特征? 原始研究提取的数据应包括受试者、干预措施和结局指标等信息, 并以诸如表格的形成进行总结 应该报告纳入研究的一系列特征, 如年龄、种族、性别、相关社会经济学数据、疾病情况、病程、严重程度等
7	是否评价和报道纳入研究的科学性? 应提供预先设计的评价方法, 如治疗性研究, 评价者是否把随机、双盲、安慰剂对照、分配隐藏作为评价标准, 其他类型研究的相关标准条目一样要交代
8	纳入研究的科学性是否恰当地运用在结论的推导上? 在分析结果和推导结论中, 应考虑方法学的严格性和科学性。在形成推荐意见时, 同样需要明确说明
9	合成纳入研究结果的方法是否恰当? 对于合成结果, 应采用一定的统计检验方法确定纳入研究是可合并的, 以及评估它们的异质性(如 Chi-squared test)。如果存在异质性, 应采用随机效应模型, 和(或)考虑合成结果的临床适宜程度, 如合并结果是否敏感
10	是否评估了发表偏倚的可能性? 发表偏倚评估应含有某一种图表的辅助, 如漏斗图以及其他可行的检测方法和(或)统计学检验方法, 如 Egger 回归
11	是否说明相关利益冲突? 应清楚交代系统评价及纳入研究中潜在的资助来源

引自: 熊俊, 陈日新. 系统评价/Meta 分析方法学质量的评价工具 AMSTAR. 中国循证医学杂志, 2011, 11(9): 1084-1089.

表 3-6-7 证据质量与推荐强度分级

分级	具体描述
证据质量分级	
高(A)	我们非常确信真实疗效接近估计疗效
中(B)	我们对估计疗效信心一般: 真实疗效有可能接近估计疗效, 但也有可能差别很大
低(C)	我们对疗效估计的信心有限: 真实疗效可能与估计疗效有很大差别
极低(D)	我们对疗效的估计几乎没什么信心: 真实疗效与估计疗效可能有很大差别
推荐强度分级	
强(1)	明确显示干预措施利大于弊或弊大于利
弱(2)	利弊不确定或无论质量高低的证据均显示利弊相当

(二) 证据金字塔

2001 年, 美国纽约州立大学下州医学中心推出证据金字塔, 根据研究方法的不同, 将证据分为 9 级(图 3-6-5): ①系统综述和 Meta 分析(systematic reviews and meta-analyses); ②随机对照研究(randomized controlled trials, RCTs); ③队列研究(cohort studies); ④病例-对照研究(case-control studies); ⑤病例系列研究(case series); ⑥病例报告(case reports); ⑦观点、评论、意见(ideas, editorials, opinions); ⑧动物研究(animal research); ⑨体外研究(in vitro research)。

(三) 证据质量分级

2001 年 5 月 Bob Phillips, Chris Ball, David Sackett 等共

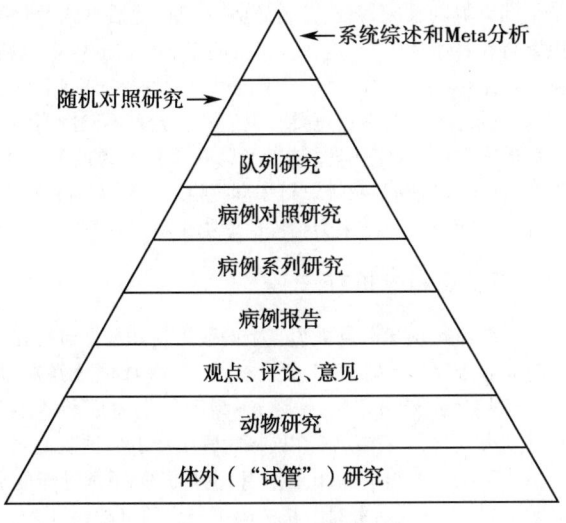

图 3-6-5　证据金字塔

（金字塔从顶到底依次为：）
系统综述和Meta分析
随机对照研究
队列研究
病例对照研究
病例系列研究
病例报告
观点、评论、意见
动物研究
体外（"试管"）研究

同制定了证据分级标准,发表于英国牛津循证医学中心网站。这个标准划分比较详细,首次在证据分级的基础上提出了分类的概念,包括治疗、预防、病因、危害、预后、诊断、经济学分析等方面,更具有针对性和实用性,已经成为循证医学教学和临床实践中公认的经典标准(表 3-6-8)。

表 3-6-8　2001 年牛津证据分级水平与推荐意见强度(防治与病因部分)

推荐分级	证据水平	防治与病因
A	Ⅰa	同质性 RCT 的系统评价
	Ⅰb	可信区间小的 RCT
	Ⅰc	全或无效应
B	Ⅱa	同质性队列研究的系统评价
	Ⅱb	单项队列研究(包括低质量的 RCT 如随访率<80%者)
	Ⅱc	"结局"性研究
	Ⅲa	同质性病例对照研究的系统评价
	Ⅲb	单项病例对照研究
C	Ⅳ	病例系列报告、低质量的队列研究及病例对照研究
D	Ⅴ	专家意见(缺乏严格评价或仅依据生理学/基础研究/初始概念)

第五节　系统流行病学

传统流行病学除了描述疾病和健康的分布外,还有一个重要任务是探索和验证危险因素与健康结局之间有无因果关联。但由于受相关基础科学和理论发展的限制,过去在相当长的一段时期内传统流行病学存在一些重要缺陷。首先,在单一危险因素研究中,传统流行病学难以在人体中完整揭示从危险因素(如高脂膳食)到结局(如糖尿病)病因链上的作用机制。其次,传统流行病学在单一(或少数)危险因素研究上容易确定因果关系,但难以解答数量庞大的遗传及环境因素(多因)是如何相互作用导致一种或多种结局的问题,难以提供精准医学证据。

近些年来,随着超大样本人群队列研究的建立,高通量多维组学技术的成熟,网络及通路计算模拟技术的发展,使得系统理论、系统生物学及系统医学与流行病学有机结合而催生了一门新的流行病学分支学科——系统流行病学(systems epidemiology),为克服上述缺陷提供了可能性。

一、概述

(一)概念与内涵

迄今,国内外对系统流行病学尚无统一的定义。美国华裔营养流行病学家 Frank Hu 教授提出,随着多组学技术的发展,流行病学家可在多层面将新的生物标志物融于人群观察性研究。这种新的模型将多层面信息,如遗传易感性(基因组)、表观遗传的改变(表观遗传组)、基因的转录(转录组)、蛋白质的表达(蛋白质组)、代谢产物(代谢组)以及肠道微生物组及其产物等,整合于传统的人群研究中,以增加在人群中对疾病生物学机制的理解。他将系统流行病学解释为是人群研究(观察或干预)与系统生物学的交叉科学,通过传统的流行病学方法与现代高通量技术的结合,增强在人群中对疾病发生和发展的生物学机制的理解。但也提出,尽管系统流行病学可提供某些分子通路机制,但能否切实改善疾病的早期发现、临床诊断和预后,以及提供个体化的预防和治疗方法尚有待证实。与此类似,在癌症流行病学领域,Lund 和 Dumeaux 将系统流行病学定义为:将通路分析融入观察性研究中,在人群中增加对癌症发生发展的生物学机制理解的一种新科学。这里的系统流行病学可以看成是流行病学研究加上全组学(globolomics)研究,以揭示从暴露到结局的病因机制。传染病流行病学家提出,系统流行病学是整合传统流行病学、社会学、生物学和生态学的一门交叉学科,以更好地描述自然环境及社会环境对传染病流行的影响,更好地理解宿主和病原体之间的交互作用。美国学者 Dammann 等,在关于系统流行病学综述中,将系统流行病学定义为,系统流行病学是确定疾病和健康问题相关危险因素的一种流行病学方法,其内容包括:①系统层面的(如多组学的)暴露测量;②多维的暴露测量(如社会人口学、临床及生物学因素等);③采用网络模型分析多种因素之间的相互关系;④数据驱动的生物统计学风险模型加上基于风险假说的计算模拟。

综合上述学者观点,本文认为系统流行病学是结合了系统理论、系统生物学、多组学在内的生物学技术、数学与统计学和传统流行病学等多门科学的一门交叉科学,是流行病学的一门分支学科,具备以下主要内涵:①研究多维度及多时间水平的危险因素如何相互作用,以及这些因素如何与基因相互作用,通过影响基因的修饰、转录、表达及机体的代谢、肠道微生态,从而引起组织结构、器官功能及健康状态的改变;②采用网络通路复杂的计算模型等分析方法,定性或定量模拟各变量之间相互关系,阐明对结局变量的交互作用及作用通路;③目的旨在解答多维变量对结局的相互作用及作用机制,在应用上解答如何实现精准预测与预警、精准预防及精准医学,为开发精准治疗的药物或营养干预方案或产品提供线索;④是对传统流行病学的补充和完善而非替代。系统流行病学原理的归纳见图 3-6-6。

（二）系统流行病学与传统流行病学之间的关系

在影响因素的研究上，传统流行病学虽然也关注多因素之间的交互作用，但更关注在控制了其他因素后某因素对结局是否存在独立的因果关系；而系统流行病学则强调揭示和理解多维因素对结局的综合作用或相互作用，更符合多因与多果的疾病网络病因模型。其次，传统流行病学往往难以揭示暴露的作用机制，而这部分则是系统流行病学研究的重要内容。

（三）健康大数据、系统流行病学与精准医学之间的关系

随着信息和网络技术的发展，个体的健康资料及临床诊疗信息由既往的纸质记录转变为数字记录，由碎片的和分散储存的数据孤岛逐渐连接成系统的大数据。信息化既可以将个体生命周期中的各种健康资料纵向连接起来，也可以汇总不同时间、不同地区和不同人的同类健康信息。此外，随着高通量检测技术、精确影像学及图像识别技术，自动化信息采集技术（如可穿戴设备、医院的监控设备等）的发展和成熟，单一个体的信息量也逐渐海量化，如食物图片或影像识别的膳食调查、诊疗中高分辨成像数据与其他临床检测与治疗资料，各种组学的数据，体内外的暴露组等资料。这些由海量个体和个体海量的数据就构成了健康大数据。人群样本量越大，收集的个体影响因素信息、中间过程指标和结局信息越全面、越精准，计算模型的精确度就越高，也越能分析多变量多水平之间的交互作用，为精准预测、预防、诊断及治疗提供科学证据。精准医学理论的核心是不同人群的临床特征、遗传背景、代谢、生活方式及环境因素等存在个体差异，这些因素可能影响干预的效果，也影响健康指标的正常值。要对不同特征个体实现精准的预防、诊断和治疗，其前提是要在上述数量庞大不同因素组合特征的人群中，确定预防、诊断及营养干预效果的特异性。因此，健康大数据为系统流行病学提供研究所需的大数据，系统流行病学研究结果为精准医学提供科学证据。

二、资料分析方法

系统流行病学涉及极为复杂的数据。其数据包括在同一时间多维度（个人、环境、社会）、多层次（体内外暴露、基因、表观修饰、蛋白表达、代谢、表型等）、生命周期中多时间点动态变化。既要分析在同一时间维度上各种变量之间的相互关系及对结局的相互作用，也要纵向探索可能的通路或机制。因此，对资料分析提出了极大的挑战，目前尚无理想的分析方法来解决这一问题。除了传统上化繁为简的分析策略外，网络分析方法为整合多维立体的海量数据提供了计算框架。通过网络差异法分析，系统流行病学在人群水平通过在大样本多时点的收集"多维暴露因素→体内从遗传到代谢组学标志物→临床表型或结局"信息，比较不同结局，推断危险因素导致疾病发生发展结局的网络效应和网络通路。可分为基于数据驱动（data-driven）的分析策略和基于生物学假设驱动（hypothesis-driven）的分析策略。前者多用于探索网络效应与通路，后者多将细胞和动物的结果在人群中进行验证。

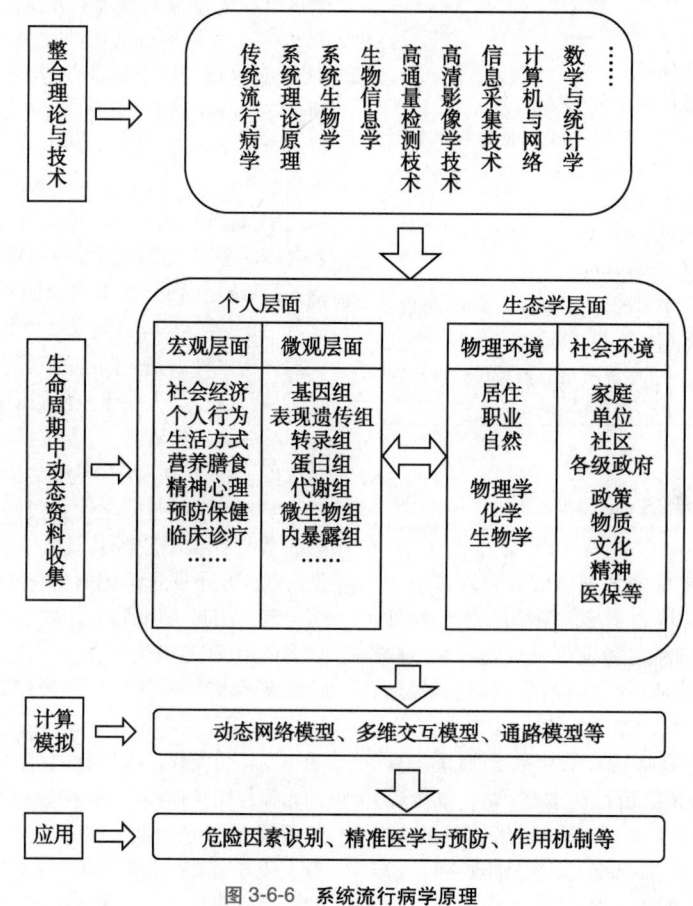

图 3-6-6 系统流行病学原理

基于上述分析思路,常用的网络分析平台有:①网络推理法分析平台:WGCNA(基于相关系数,建立模块化的网络),GLR(基于互交信息),TIGRESS 和 GENIE3(基于回归模型)及 NAIL(多种新的网络推理方法的整合)。②通路网络分析法分析平台:WebGestalt(基于过度表达的工具)、GSEA(基于排列的基因集的工具)、GenGen(基于排列的工具)、EnrichNet(基于拓扑分析法的工具)、HotNet(网络模块分析)、GIANT(优化分析工具)、HDBIG(基于拓扑分析和网络通路的工具)。③综合网络分析平台:PAPADIGM(基于基因表达和生物通路的分析法)、ATHENA(多维多层组学数据工具)、TCGA(多维度的基因组学分析平台)。目前的网络分析方法虽然得到了很大的发展,但大多数仍然限于单一组学层内与其他因素的关联分析,迄今,尚没有很好地解决如何分析多层次、多组学、多时间点的动态数据,尚不能完全满足系统流行病学研究目的对数据模拟的要求。因此,开发用于整合多维立体数据的计算与统计方法也是系统流行病学的重要任务。

三、在营养与健康研究中的应用

(一) 揭示慢性病的发病及营养物质作用的机制

1. 慢性病发病机制　基因组学研究显示,与 2 型糖尿病有关的易感基因位点大约有 65 个,如 *zmiz1*、*ank1*、*klhdc5*、*hmg20a*、*grb14*、*dgkb*、*cdkn2a/b*、*mc4r*、*bcar1* 基因等。易感性基因研究为确定糖尿病的发病机制提供遗传上的信息。转录组学研究显示,缺失内皮细胞的 miR-126 会增加糖尿病的发病风险,而 miR-126 对维持血管内皮的稳定及血管的完整性起关键作用。蛋白组学研究提示,血液中脂阀结构蛋白 1(flotillin-1)、精氨酸酶(arginase)、突触融合蛋白(syntaxin)1C、结合珠蛋白(haptoglobin)及补体 C3 等蛋白质与 2 型糖尿病发病风险相关。代谢组学研究显示,血液中短链和中链酰基肉碱(acylcarnitines)、一些特定的类脂(如鞘磷脂、溶血磷脂酰胆碱、卵磷脂等)和支链氨基酸与 2 型糖尿病的发生有关。因此,系统层面的组学研究可从揭示慢病的易感基因位点、转录、蛋白质表达及代谢异常通路等途径揭示慢病的发生机制。

2. 营养物质作用机制　"基因组-营养"的研究发现了许多与营养相关的基因,如与血浆 n-3 脂肪酸相关基因(*myrf*、*fen1*、*fads*(1-3)、*dagla*、*best*、*fth1*)、血浆钙水平相关基因(*casr*、*csta*、*wdr5b*、*kpna1*、*ccdc58*),以及与饮食行为如喝咖啡相关的基因(*lman1l*、*edc3*、*cyp1a2*、*cyp1a1*、*csk*)等,提示在不同遗传特征的人,其营养的代谢通路或生物利用度可能不同。营养干预与转录组学研究显示,不饱和脂肪酸可影响过氧化物酶体增殖物激活受体、视黄醇受体、肝脏 X 受体和甾醇调节结合蛋白等转录因子的活性;咖啡抑制肝脏炎性因子 IL-1β 和 MCP-1 基因的表达等。这些研究为确定营养干预作用的通路提供了重要依据。

(二) 发现预测慢性病的生物标志物

组学研究中发现的易感基因、转录标志物(如 miR-1226)、差异性蛋白质(如炎性因子)、代谢产物等,这些差异性因素既有助于揭示疾病发生的代谢通路与机制,部分与疾病关联度较高的指标同时亦可作为预测疾病发生及转归的生物标志物。

(三) 寻找干预靶点及个性化营养干预措施

多组学研究提供的慢性病发病机制及通路信息亦可用于探索干预的靶点。如炎性反应是糖尿病等多种慢性病的重要机制之一,那么,抑制炎性反应也就有可能用于作为预防和治疗糖尿病的一种靶点。系统流行病学提供营养因素与基因及其他环境因素的复杂交互作用信息,可确定在哪些环境因素或遗传特征条件下,某种(些)营养因素才起作用或作用更敏感,从而基于特定环境或遗传特征条件来给予特定的营养干预措施,即个性化干预。

(四) 寻找营养状况评价的生物标志物

由于食物种类的多样性、不同产地及季节对食物成分影响的复杂性,以及不同人对营养成分的生物利用度的可变性,膳食摄入量调查往往难以准确评估体内的营养状况。通过食物干预与代谢组学的关联研究可以寻找特定食物的体内暴露标志物。如血液或尿液中异黄酮水平可以作为大豆的摄入量内暴露标志物;甲基黄嘌呤可以作为咖啡摄入量的内暴露标志物。

总之,系统流行病学整合了多学科的理论、技术和方法,可以更好地阐明各种影响因素(如膳食营养)与健康或疾病发生与转归之间复杂的关系,揭示其中的机制,为实施精准营养或精准医学提供了很好的前景。虽然目前在传统的大队列基础上结合多组学资料使研究更趋向于系统,但实施理想的系统流行病学尚需在大人群中系统地、动态地收集生命周期中长时间、多维度和多层面的影响因素、中间过程的组学资料以及健康与疾病相关资料等大数据,需要高通量深度检测技术的进一步发展,也需要发展更好的计算模型和统计方法来分析。系统流行病学尚有待于进一步发展和完善。

(黄国伟　孙长颢　陈裕明　武晓岩　芦文丽)

参 考 文 献

1. 孙长颢. 营养与食品卫生学. 第 8 版. 北京:人民卫生出版社,2017.

2. Walter Willett. 营养流行病学. 第 2 版. 郝玲,李竹,译. 北京:人民卫生出版社,2006.

3. 詹思延. 流行病学. 第 8 版. 北京:人民卫生出版社,2017.

4. 刘续宝,王素萍. 临床流行病学与循证医学. 第 4 版. 北京:人民卫生出版社,2013.

5. 李幼平. 循证医学. 北京:人民卫生出版社,2014.

6. 程义勇,陈伟强,顾景范. 循证营养学:从理论到实践. 营养学报,2010,32(1):1-5.

7. 黄涛,李立明. 系统流行病学. 中华流行病学杂志,2018,39(5):694-699.

8. Han T,Meng X,Shan R,et al. Temporal relationship between hyperuricemia and obesity, and its association with future risk of type 2 diabetes. Int J Obes (Lond),2018,42(7):1336-1344.

9. Moher D,Liberati A,Tetzaff J,et al. Preferred Reporting Items for Systematic Reviews and meta-Analyses:The PRISMA Statement. PloS Med,2009,6(7):e1000097.

10. Boeing H. Nutritional epidemiology:New perspectives for understandingthe diet-disease relationship? Eur J Clin Nutr, 2013, 67(5):424-429.

11. Desquilbet L, Mariotti F. Dose-response analyses using restricted cubic spline functions in public health research. Stat Med, 2010, 29 (9):1037-1057.

12. Holmes MV, Dale CE, Zuccolo L, et al. Association between alcohol and cardiovascular disease:Mendelian randomisation analysis based on individual participant data. BMJ, 2014, 349:g4164.

13. Kelava A, Brandt H. A general non-linear multilevel structural equation mixture model. Front Psychol, 2014, 5:748.

14. Olson K1, Hayduk L, Thomas J. Comparing two approaches for studying symptom clusters:factor analysis and structural equation modeling. Support Care Cancer, 2014, 22(1):153-161.

15. Dammann O, Gray P, Gressens P, et al. Systems epidemiology: what's in a name? Online J Public Health Inform, 2014, 6(3): e198.

16. Cornelis MC, Hu FB. Systems epidemiology:a new direction in nutrition and metabolic disease research. Curr Nutr Rep, 2013, 2(4). doi:10. 1007/s13668-013-0052-4.

17. Hu FB. Metabolic profiling of diabetes:from black box epidemiology to systems epidemiology. Clin Chem, 2011, 57(9):1224-1246.

18. Lund E, Dumeaux V. Systems epidemiology in cancer. Cancer Epidemiol Biomarkers Prev, 2008, 17(11):2954-2957.

第七章

营养学的实验室研究方法

人体维持生命除了需要空气和水以外，还必须不断从外界摄取食物。种类繁多的食物可以提供人体所需的多种营养素。各种营养素的代谢过程、生理功能、作用机制、彼此间的相互作用、不同人群的需要量、过多过少的后果以及如何获得平衡膳食、合理营养以维持身体健康等问题都是营养学研究的课题。它涉及生理、生化、病理、临床医学、流行病学甚至社会学、经济学等多种学科。营养研究有时可以直接以人体为对象，但多数情况下由于道德伦理的限制，必须先在体外和动物实验中进行探索性研究，取得比较肯定的结果后再做人体试验。另外，为了探讨营养素作用机制，也需要做体外和动物实验。随着科技的进步，实验方法由对人及动物的整体研究深入到细胞和分子水平的研究，近年来基因敲除动物模型的广泛应用，使得实验室研究的质量大大提高，对人体营养的各个方面有了更为本质的认识。本章在介绍生物样本的采集与处理基础上，对体外和动物实验研究方法进行介绍，为从事营养相关研究的学者在实验室研究方法上提供参考。

第一节 生物样本的采集与处理

生物样本指人或动物的体液、排泄物、分泌物及脏器等，最常用的是血样和尿样，其次是毛发、指甲、唾液、呼出气、粪便和组织。生物样品一般需要满足以下要求：①样品中待测物的浓度与环境基础水平或者健康效应有剂量相关关系；②样品和待测成分应足够稳定以便于运输；③采样方便，尽可能采取无创或创伤性较小的方法，能被受试者接受。由于营养素进入机体后会发生各种生化过程，故样品的选择应根据营养素在体内的吸收代谢途径、排泄和转化形态、稳定程度及检测目的而定，使所采集样品能反映机体对营养素的吸收量。

采集的样品应尽快进行分析，有些项目需现场检测。对于不能及时分析的样品应妥善保存。由于物理、化学和微生物的作用，样品在存放过程中可能会发生不同程度的变化，如何使样品在保存期间不发生变化，是样品保存的关键。因此，存放过程中应力求样品不被污染和被测组分不损失。由于保存的样品的组成均比较复杂，被测组分与样品中的其他组分结合在一起，共存组分有时会干扰测定，因此，样品在分析前需要进行较为复杂的预处理。

一、血液样本的采集

血液样本的采集应根据采血对象、检测指标、实验方法及用血量，来确定采血的部位和方法。不论取血对象是人，

还是动物，取血的原则都是尽量减少采集量，以降低取血对人心理和生理、对动物生理的影响。

人体营养状况检测中，应根据检测项目的实际需要，决定采血量和采集静脉血还是动脉血。在微量分析或检测项目不多的情况下，仅需少量血液，从毛细血管采血即能满足需要，特别是对采血比较困难的婴幼儿，尤为适用；当检验项目较多，需血量较大时，则以静脉采血为宜。

进行动物实验时，可采用眼眶取血、心脏穿刺取血、尾静脉取血、耳动脉或静脉取血。

（一）人体血液样本的采集

1. 毛细血管采血　成人可选择在耳垂或手指，婴幼儿可在脚趾或足跟部取血，但要注意取血的部位应无炎症或水肿，以免影响结果；要取自然流出的血液，不宜用力挤压，以免组织液流出影响测定结果。

通常用 $50 \sim 60$ mm 长、$1 \sim 2$ mm 孔径的玻璃毛细管，取血后一端用石蜡封上离心或在 4℃ 转运到测定的实验室离心，每管可取出 $3 \sim 50 \mu l$ 的血清。也可用细孔径的聚乙烯或其他的塑料管代替玻璃毛细管，但要注意，如果测定的方法是荧光方法或在荧光有干扰的情况下，不可用塑料管。

（1）耳垂取血：如果为微量分析方法，可采用耳垂取血，因为耳垂感觉比较迟钝，受血者看不到操作，可减少精神紧张和痛感。取血的方法是：先用按摩或热敷使耳垂充血，按常规消毒皮肤，用三棱针刺后让血液自行流出，去掉最初流出的部分，吸取后面的血液即可。

（2）手指取血：一般选择左手的示指、中指或无名指。先将采血手指充分按摩或浸于热水中片刻，使血流旺盛。用 75% 的乙醇棉球消毒皮肤，取血者用左手紧捏采血手指的指端上部；用右手持消毒的直形三棱针或弹簧刺血针刺破指端，刺入深度视皮肤厚薄而定；第一滴血用棉球拭去，然后用采血管吸取或用小试管盛接血液。

（3）足跟取血：幼婴儿采用足跟取血的方法，主要是因为足跟的血管丰富，而且容易固定。采血前必须先和家属协商，取得充分合作。操作步骤与手指采血相同。

2. 静脉采血　采血器材用一次性采血管或注射器，操作步骤应严格遵守无菌操作要求。采血部位，成人多为肘前静脉，肥胖者也可采腕背静脉。

肘前或腕背静脉采血时，一般采取坐位，患者特别是重病患者可躺在床上。臂下面垫一枕头使前臂伸展，系好压脉带，请受血者紧握拳头数次，摩擦采血部位，使静脉扩张；用碘酒、乙醇消毒皮肤。取血者左手固定静脉，右手持注射器穿刺，见有回血后，抽取所需血量。要注意，在拔针前放松压脉带，以免发生血肿。拔针后用消毒棉球轻压针眼，弯

曲前臂 2~3 分钟。

（二）实验动物血液样本的采集

营养学常用的实验动物是大鼠、小鼠、豚鼠和兔子，这些动物的取血方法基本相同，我们主要以大鼠的取血、兔耳取血为例来介绍。

1. 内眦取血　大鼠用乙醚麻醉，充分麻醉到眼睛无反射反应后，用直径 0.5~1.5mm 的长约 30mm 的玻璃毛细管（玻璃毛细管预先浸于 1% 肝素溶液中数分钟，取出干燥备用），以 30~45° 角的倾斜度，斜向、旋转着插入眼眶的内眼角，向喉头方向沿眶内壁深入约 3~5mm，即可见血液经毛细管外流，见到血流出立即将大鼠的头朝下，使血沿着毛细管流入取血管中。

要注意毛细管的插入不要用力过猛，要试着向斜下方用力。一只成年大鼠取血 2ml 左右 3~5 天即可恢复，两次取血的间隔为 1 周，不会对大鼠的各种功能产生大的影响，这种方法简单、易行，取的血为眼眶后静脉丛血。双眼可交替多次采血。

2. 尾尖取血　鼠尾尖采血，可采用以下两种方式。

（1）切尾尖法：将鼠尾浸入 50℃ 热水中数分钟，切去鼠尾末端（小鼠约 1~2mm，大鼠约 5~10mm），用试管接取血液后压迫止血。如压迫止血无效，可在伤口处用 6% 火棉胶涂抹封闭。此法每次可采血约 1.0ml，并可多次重复使用。

（2）尾动脉穿刺法：此方法一般用于大鼠，也可用于小鼠，但小鼠取血更加困难、取血量更少、技术要求更高。

将鼠固定于小笼子中，用乙醇和碘酒擦拭尾巴，使血管凸显易于观察，用小号注射器针头（一般为 3、4 号针头）从尾尖部刺入，边刺入边转动注射器，使注射器针头顺着进入尾静脉血管，缓慢地拉出注射器取出血液。

要注意固定鼠的笼子，大小要适当，使其不能转身、活动，又不致使其呼吸困难，影响正常的功能。这种方法每次的取血量较少，一般在 1.0ml 以内，不易伤害到大鼠的身体，可以在短时间内多次取血。但如果实验要求的用血量大，则不宜用此方法。

3. 心脏取血

（1）心脏穿刺法：这种方法可取出动脉血，用血量大时可用这种方法取血。采血过程要采用一次性注射器，操作步骤应严格遵守无菌操作要求。具体步骤如下：

用乙醚麻醉大鼠，大鼠充分麻醉后，平放于操作台上，剪去左胸部毛，用手触摸确定心脏部位，用乙醇和碘酒消毒，手持注射器在左胸 3~4 肋间心脏搏动最明显处垂直穿刺，有落空感并感到针头随心搏微动时，即可试行抽取血液，见到回血后抽取所需的血量；若不能抽出血液，可在保持注射器负压的情况下试行进针或退针，直至抽得血液。之后迅速抽出注射器，拔针后用消毒棉球轻压针眼至不出血为止。

注意事项：穿刺、取血和拔针过程要快，针头只可直线进退，切记穿刺针在心脏内晃动，否则尖锐的针尖将对心脏组织造成损伤与出血，并且可能是致死性的。在抽取时必须缓缓抽吸，负压过大会导致心脏塌陷，造成动物损伤或死亡。

（2）开胸法：切开胸腔，直视下穿刺或切开心脏取血。此法只用于实验观察结束需要处死动物时。

4. 摘除眼球取血　用左手从尾侧捏住动物颈部皮肤，将动物侧卧位轻压在实验台上，拇、示指将动物眼周围皮肤尽量向后方牵拉使眼球突出，用眼科器械摘除眼球，接取血液。采血后用纱布压迫止血。

此法可取得较多血液，但易导致动物死亡，只适用于无须再次取血时采用。

5. 大血管取血　可采血的大血管包括颈动静脉、股动静脉、腋动静脉、腔静脉、主动脉等。采血时均需切开暴露该血管，穿刺抽吸或剪断血管用注射器或吸管吸取。该方法一般只适用于一次性采血方案。

6. 兔耳动脉或静脉取血　将兔置于固定笼器内，用手揉擦或用灯泡烤兔耳，略等片刻，兔耳充血，在其中央可见有一条较粗且颜色鲜红的中央动脉；以左手固定兔耳，右手取注射器，在中央动脉的末端向心方向穿刺入动脉，即可见动脉血进入针筒，轻拉注射器抽取所需的血量，取血后注意止血，此法一次可抽血 15ml 左右。

注意事项：

（1）由于兔耳中央动脉容易发生痉挛性收缩，抽血前必须让兔耳充分充血，在动脉扩张、未发生痉挛性收缩前动作迅速地抽血；如果采血操作时间过久，动物会发生较长时间的痉挛收缩，给取血造成困难。

（2）取血一般用 6 号针头，不要太细。

（3）针刺的部位在中央动脉的末端开始，不要在近耳根部取血，因耳根部软组织厚，血管较深，容易刺透血管造成皮下出血。

耳缘静脉取血：如要采集少量血液用于一般血常规检查时，可采用耳缘静脉取血。其操作步骤基本同兔耳动脉取血方法，也是在耳缘静脉充血后，在靠耳尖部的血管，用一个 5 号或 6 号针头的注射器刺入血管，见到静脉血进入针筒，轻拉注射器抽取所需的血量。取血后用棉球压迫止血，其他注意事项同耳动脉取血。

二、血液样本的处理

血液离开血管后，血液凝固系统即被激活，血液凝固并析出血清。但血液凝固后，血细胞的代谢活动并未终止，结果引起细胞内外一系列成分的变化，而溶血样本的变化更大。因此，采血后必须尽快地加以处理，并尽快进行检验，否则将影响其结果的准确性。

（一）全血、血浆或血清的选择

当所测定的成分平均分布于细胞内和细胞外时，通常取全血。对于有些代谢酶类或存在于血细胞内的与营养状况密切相关的代谢物、酶的营养评价要用全血。如血红蛋白、高铁血红蛋白等的测定需用全血。

血清或血浆都需要采血后立即分离。但目前常用的化学或生化分析方法，大部分都用血清进行。血浆与血清的区别在于：血浆含有纤维蛋白原，而血清没有，其他成分完全相同。进行电泳分析时，血清比血浆更易前处理，血浆中的纤维蛋白原容易对电泳分析产生干扰。若测定血液中的游离血红蛋白、变性血红蛋白等指标时要用血浆。

需用全血或血浆的实验,血液样本应注入适当的抗凝管中,并及时混匀。抗凝的血液应立即分析或离心分离出血浆,血浆的分离比血清要快且量多。

(二) 抗凝剂的性质和应用

抗凝剂种类繁多,它们的作用机制和对测定指标的影响也不尽相同。营养学研究和临床检验常用的抗凝剂有:草酸盐(钾盐和钠盐)、柠檬酸盐、乙二胺四乙酸(EDTA)和肝素。

1. 草酸钾 草酸钾和草酸钠等草酸盐的抗凝血机制相同,它们可与血液内的钙离子结合形成不溶性草酸钙,从而阻止血液凝固。在血液凝固过程中,钙离子是凝血酶原转变为凝血酶的激活剂,草酸盐与钙结合后,使凝血酶的激活受阻,造成凝血过程无法启动。

因为草酸钾和草酸钠的溶解度大,抗凝作用强,是生化检验常用的抗凝剂。1ml 血液用 2mg 的草酸盐即可有良好的抗凝效果,一般应用是将 10% 的草酸盐水溶液加于取血试管中,放入 50~60℃烘箱内烤干,供取血时使用,此溶液0.1ml(相当于固体 10mg)即可抗凝 5ml 血液。

注意事项:

烘箱温度不宜超过 80℃,因为草酸钾(钠)在 80℃以上可分解为碳酸钾(钠)和一氧化碳,失去抗凝作用。钾、钙测定不可用草酸钾作为抗凝剂,钠、钙测定不可用草酸钠作为抗凝剂。另外,据报告草酸钾对乳酸脱氢酶、酸性磷酸酶及淀粉酶有抑制作用。

2. 柠檬酸盐 柠檬酸盐也可与钙离子结合,形成非离子化的结合物,从而阻止血液凝固。由于其抗凝作用较弱,要求其浓度达 0.6% 才有抗凝作用,所以,一般生化检验不用其作为抗凝剂。但此种抗凝剂的优点是:它与草酸盐相比不易产生溶血,且不影响钙的测定。

3. 乙二胺四乙酸(EDTA) 它是一种络合剂,也是与钙结合的抗凝剂,它可与血中的钙离子形成络合物,阻止钙激活凝血酶,抑制凝血。常用的是其二钠盐(EDTA-Na$_2$)。EDTA 凝血的有效浓度为 1~2mg/ml 血液。特别适用于血液学检查,因为其对血细胞成分的保存较好,但不适于含氮化合物和钠的测定。

4. 肝素 为一种含硫酸的黏多糖,常用其钠、钾、锂盐。能阻止凝血酶原转化为凝血酶,从而抑制纤维蛋白原转变为纤维蛋白抑制凝血。肝素还具有抑制血小板溶解的作用。一般 1ml 血液需用肝素 0.1~0.2mg 或 20 单位(1mg相当于 126 国际单位);一般应用是将其溶液分装于试管,放于 50℃左右的烘箱内烤干成干粉使用。肝素是一种良好抗凝剂,极少产生溶血,最为适用于电解质的测定。商品肝素常含有磷酸盐,对无机磷测定结果约偏高 2mg/L。肝素钠、肝素钾、肝素锂也分别不适用于钠、钾、锂的测定。

5. 氟化钠 氟化钠也可作为抗凝剂,但是一种弱抗凝剂,其在血液中的浓度要达到 6~10mg/ml 时才有抗凝作用。但它却是血糖测定的良好保存剂,2mg/ml 即可有效地抑制糖的代谢。可用于运动或体能营养研究中,测定血糖评价营养改善体能的作用。氟化钠通常与草酸钾合用,比例为氟化钠与草酸钾按 1:3 混合,4mg 的此混合物可使 1ml血液在 2~3 天内不凝,糖不分解。氟化钠与麝香草酚按

10:1 混合,血液按 10mg/ml 用量可作为测定血糖、尿酸、肌酐、无机磷及非蛋白氮的良好抗凝剂。氟化钠不能用于尿素酶法测定尿素,也不能用于淀粉酶及磷酸酶测定。

(三) 血液样本的保存

温度对血样中某些成分的影响极大,取血后应尽快分析所要测定的指标,因为某些营养素和一些反映机体营养状况的酶对温度很敏感,如血清在 38℃的温度下放置 1 小时可使维生素 C 的测定结果明显降低、血清中的胡萝卜素在室温也仅能保持数小时;对于不能马上测定所要分析的指标,则最好在室温放置一段时间后离心分离血清或血浆,放置 -20℃ 或更低的低温保存(-80℃),中间不宜反复冻融。

样品在运送过程中,应根据被测物的稳定性,采用适当的保存温度。除非样品和被测物在常温下稳定,否则样品必须冷冻运送。在样品运输贮存时,除要防止样品变质、不引进干扰物质外,还要避免样品中待测成分的挥发。所有样品在低温条件下运输和保存。

血样保存过程中需要注意:

1. 贮存中注意避光,尽量隔绝空气。

2. 血样深冷冻再溶解后,应重新混匀几次,防止检测物质分布不均。

3. 根据检验项目的要求及方法不同进行保存。如果进行血液葡萄糖测定的标本避免血细胞、细菌等的降解作用,要及时地检测,如要保存应做到以下几方面:①采血后应在 1 小时内分离血清或血浆。若不及时分离,血细胞使糖酵解导致糖含量下降;②获得的血清或血浆在 25℃下稳定 8 小时,在 4℃下可放置 72 小时,所以应低温保存;③为避免糖酵解作用可在样品中分别入糖酵解抑制剂碘乙酸钠0.5g/L(最终浓度)或草酸钾和氟化钠的混合液既可抑制糖酵解又不形成血凝。

(四) 血液样本处理的注意事项

1. 抗凝剂的选用是否适当,会直接影响分析结果。同时,抗凝剂的用量是否合适也是十分重要的。用量不足,达不到抗凝效果;用量过多,又会妨碍测定。例如,用草酸钾抗凝时,若草酸钾过多,可使应用苦味酸法测定的血糖结果偏低,测氮时加纳氏试剂后易发生混浊。

2. 血液离体后,血液中的血浆凝血因子会被激活,形成纤维蛋白而使血液凝固,析出澄清黄色血清。为减少细胞内外成分的变动,减少测定误差,在取血后半小时内完成血凝、分离出血清为宜;血凝的过程与温度相关,在夏季进行很快,在冬天血凝收缩缓慢,可将血液置于 37℃中促使血清快速析出。

3. 对于一些光敏感的检测指标,在对血样进行处理的过程中应注意避光。

三、尿液和粪便的采集与处理

(一) 尿液的收集和保存

尿液的主要成分是水、尿素及盐类,这些化学物质的浓度受饮食和代谢的影响,在不同时间内收集的尿液成分可能会有很大的不同。如餐后 2~3 小时排出的尿液中糖、蛋白质及尿胆原等含量一般要比晨尿多;而晨尿因不受饮食

的影响,其化学成分常常比较恒定。

1. 样本的收集　尿样样本的收集,因分析需要的不同而异。一般定性试验,可在任何时间留取样本,如为了了解某些物质的代谢情况,采取饭后 3 小时排出的尿液最为合适;常规定性试验,一般采用清晨第一次尿液。这样不仅留取方便,而且夜间尿液较为浓缩。如果进行饱和试验,则晨起排出第一次尿后,服用饱和试验药物,收取 4 小时或 24 小时的尿液。

一般要进行定量分析的试验,则要收集 24 小时尿液。一般是清晨排尿并弃去,然后收集 24 小时内的全部尿液(包括次晨最后排出的尿液)。测其总体积,混合好后取出一定量的样品,从速送检,并在送检单上写明总尿量。

2. 收集样本的容器　收集样本的容器必须清洁,还应贴有受试者姓名的标签。采集尿样的容器常用带盖的广口玻璃瓶或聚乙烯瓶,采样前,一定要清洗干净。容器壁不含也不吸附被测物。一般定性试验,可用 100~200ml 的广口瓶。收集 4 小时尿样,要用能容纳 500ml 的收集瓶,并准备几个备用瓶,供尿多者后备使用;若收集 24 小时尿样,则要准备能容纳 2L 以上的收尿容器。

3. 样本的保存方法　尿液是一种良好的细菌培养基,如不冷藏或防腐,在室温下细菌繁殖很快,引起样品分解、腐败,在夏天细菌繁殖更快。因此,尿液留取后应即时检验;若必须推迟检验,或收集 24 小时的样本,则应放冰箱冷藏或加防腐剂。

尿样的保存方法主要有:

(1) 冷藏法:如果收集的尿液所要进行的检测不宜加防腐剂,最好放 4℃ 冰箱保存;在收集 24 小时样本过程中,每次排尿后应立即冷藏。

(2) 化学法:有不少化学防腐剂可用来抑制细菌生长,但要注意有些防腐剂可对检验结果有影响,要选择合适的防腐剂。

常用的防腐剂有:

(1) 甲苯:每 100ml 尿中加 1ml,充分振荡混合,或加在尿液表面形成一薄层,为生化检验最合适的防腐剂。但要注意,用甲苯作为防腐剂必须在收样前或收样时即加入,不能在收样一段时间后再加,因为尿液中已有细菌存在,甲苯一般不能抑制其繁殖。

(2) 氯仿:尿液加少量氯仿,使其饱和,防腐效果比甲苯好。但能干扰尿糖测定,须煮沸驱除氯仿后才能作尿糖检测。

(3) 麝香草酚:每 100ml 尿液中加麝香草酚 0.1g 能保存样本数天。缺点是影响蛋白质、胆酸、17-酮类固醇等的检查,对磷酸盐或镁的定量测定也有影响。

(4) 硼酸:每 100ml 尿中加 0.2g,有抑制细菌生长的作用,但不能阻止酵母菌的繁殖。

(5) 盐酸:一些物质的定量检测,加酸降低尿液 pH 是最好的保存法。如 17-羟类固醇、17-酮类固醇、儿茶酚胺、尿素、氨及总氮量测定等,每 100ml 尿加浓盐酸 1ml,24 小时尿液中总计加入 10~15ml 即可。也可用草酸或硫酸作为防腐剂起到与盐酸相同的效果,加入这些酸可保持 pH 在 4~5 范围内,起到防腐的作用。

(6) 碳酸钠:卟啉在碱性尿中很稳定,加碳酸钠使尿碱化,可作为卟啉测定的特殊保存剂。

(7) 混合防腐剂:称取磷酸二氢钾 10.0g、苯甲酸钠 5.0g、苯甲酸 0.5g、乌洛托品 5.0g、碳酸氢钠 1.0g、氧化汞 0.1g,研细混匀,即为混合防腐剂。每 100ml 尿液加 0.5g 即有防腐作用。此混合防腐剂不影响蛋白质和糖的定性实验。

注意事项:尿液收集时,除加入防腐剂外,还要将尿液放置在阴凉避光处,防止阳光的照射,因为光照是腐败的最佳催化剂。

(二) 粪便样品的收集与处理

营养代谢实验常常要收集粪便,目前开展的代谢实验多是动物实验,常用的动物实验一般要连续收集 3 天的粪便。每天的样品要称重,根据实验动物粪便量的不同,测定指标的不同,取粪便的全部或部分,将 3 天的样品混匀,称总重量,根据测定指标的要求打碎或匀浆送检。

注意事项:每天收集的样品要放在冰箱内。有时要为收集粪便做上标记,作为取部分粪便样品取舍的依据。

保存:混匀后的样本如果采样周期在 1 周之内,可以保存在 2~8℃,如果取样周期在 1 周以上 1 个月以内,-20℃ 保存。如果取样周期超过 1 个月,保存在 -80℃ 冰箱。

四、乳汁和唾液的采集与处理

(一) 乳汁采集与处理

一般是在上午婴儿两次哺乳之间取乳,取乳前先将乳房用清水洗净,然后用去离子水冲洗 2~3 次,用吸乳器取双侧乳房内乳汁,取乳汁的量根据测定的需要而定,一般孕妇的取乳量在 50ml 以上。也可手挤乳房取乳,但要注意不要污染乳汁,引起测定的误差。取乳后,将乳汁放入干净的容器内,直接测定指标,或冻存于冰箱内,待测。

(二) 唾液样本的采集

采集唾液样本的方法有两类,一类是收集非刺激性全唾液(unstimulated whole saliva,UWS);另一类是收集刺激性全唾液(stimulated whole saliva,SWS)。

唾液收集方法:取试管(有时为了量取唾液的量可用带刻度的试管),清洁消毒烤干备用。有时为了收集唾液方便,可清洁消毒烤干一个 40~50mm 口径玻璃漏斗,用来收集唾液。收集唾液的前一天晚上 10 点后不再进食(可饮少量开水,不可饮茶、咖啡等),睡前清洁口腔。收集时不能将唾液咽下,而全部张口轻度伸舌,让唾液自然流入漏斗和试管。收样时需要将口腔所含唾液全部吐入试管,但不能将痰液吐入。收集完毕,直接进行各项指标的检测,或冻存于冰箱内待测。

1. 收集非刺激性全唾液(UWS)　在安静状态,时间可以是早晨起床后,收集唾液 5 分钟,收集前不作任何活动,也不准漱口和进食;也可以在上午 10~10:30 之间,令受检者自行吐唾液于试管中,至少 1ml。选择这两个时间取样,是考虑此时机体消化系统处于平衡状态,干扰因素少一些。要特别注意,在收集唾液时,于收集前 1 小时开始不得吃东西、饮水、吸烟和进行重体力活动,使身体处于安静状态,以防自主神经系统过度兴奋;也不要提及酸味或美味食品,以免引起条件反射性唾液分泌。同时要排除口腔或齿龈出血者。

2. 收集刺激性全唾液（UWS）　一般用柠檬酸为无条件刺激物，以引起唾液腺的兴奋。具体做法是：将普通滤纸浸泡于柠檬酸饱和水溶液中至完全浸透，然后取出滤纸，稍沥干，置 102℃ 烤箱中烘干，裁成小方块（约 $1cm^2$）。收集唾液时，将柠檬酸小纸片置于受检者舌面或舌尖部，收集流出的唾液于干净的容器内。

注意事项：兴奋状态下，如刺激性食物的唾液不可与安静状态下的非刺激性的唾液相混淆。

五、头发与指（趾）甲的采集与处理

（一）头发的采集与处理

用不锈钢剪刀剪取待检测者枕部发际处的头发，置于干净塑料袋中，备用。

头发的前处理：将发样剪碎，用洗涤剂或表面活性剂浸泡，清洗干净，并用去离子水冲洗，60℃烘干，用于指标的测定。人发洗涤目的是去除头发表面的污染物，但又不能破坏头发的组织。因此，人发的洗涤干净与否是测定微量元素含量准确度的关键，在洗涤的过程中要注意防止洗涤过程中带入污染物，进而影响测定结果。

（二）指（趾）甲的采集与处理

用不锈钢剪刀剪取指甲，尽可能从 10 个手指上都采到样品，将左右手指甲合并为一份，每份样品重 20mg 以上。

指（趾）甲样品的前处理：①洗涤：样品先用洗涤剂浸泡 15~30 分钟，浸泡中不断搅拌，指（趾）甲污物较多的可用毛刷刷净，取出后再放入另一盛有洗涤剂的烧杯中，置磁力搅拌器上搅拌漂洗 15 分钟，用重蒸馏水反复冲洗 3 次，至无泡沫为止，必要时用去离子水冲洗 2~3 次。②烘干：放入玻璃容器内或用新滤纸包好，置烘箱内过夜（60~80℃），次日早晨取出置除湿器中，备用。

分析时准确称重，根据分析指标的不同采用不同的处理方法，若用于测定矿物元素，则前处理一般用硝酸-高氯酸（9:1）消化；若测定指（趾）甲中的氨基酸，则用丙酮浸泡，除去脂质物质，干燥后用 HCl 消化。

六、组织脏器的采集与处理

（一）组织脏器的采集

组织样品的采集是动物实验经常要做的工作，在样品的采集过程中，要根据实验的目的、所分析的指标决定样品的数量、处理及保存的方法。

注意事项：

1. 明确动物的解剖位置、组织特征，以免取错组织，影响实验的进行。

2. 取出组织后，要用生理盐水将组织表面的污物清洗干净，用滤纸将水分沾干后称重。温度影响较小的指标，可将组织短期内放置在室温环境下；温度影响较大的指标（如酶的测定等），要求组织取出后立即放置在 0℃ 左右的环境下。如样品不能马上测定，可根据所要测定的指标对温度的敏感性，将样品放置在冰箱内冷冻或冷藏，或者将样品放置在液氮中保存。

（二）动物脏器的采集

实验结束后需要处死动物采取脏器做病理检查。操作时首先将死鼠仰卧位固定在手术台上，沿腹正中线切开腹壁，注意避免损伤脏器，然后沿肋下缘向两侧剪断腹壁，向两侧牵开腹壁显露腹腔内脏，依次检视记录各内脏的大体形态，并根据需要摘取腹腔组织或器官。

腹腔操作完成后，需采取胸腔器官时，用剪刀在胸骨两侧紧贴胸壁内侧面从肋下缘向上剪断各个肋软骨直至锁骨，掀开两侧胸壁，观察两侧胸腔有无积血、积液，如有则抽取检查。然后剪断两侧第一肋骨和胸锁关节，向上翻起胸骨，离断两侧胸壁上部相连的软组织，充分显露胸腔，依次检视记录胸腔内各个器官的大体形态，并摘取所需要的组织或器官。

注意事项：需要做病理切片的组织应即时置入固定液（最常用 10% 甲醛溶液）中。

（三）组织样品的制备

组织样品采集后，在测定之前要进行样品的前处理。前处理的第一步是组织的破碎，其方法主要有：机械方法、物理方法、化学方法和生物化学方法。不同的实验规模、不同的实验材料和实验要求，所应用的方法和条件也不同。例如肌肉等一些坚韧组织，就必须用绞碎或研磨才能把其组织细胞破碎；而一些比较柔软的组织如肝脏、脑等，用普通的玻璃匀浆器即可达到完全破碎组织与细胞的目的。同样一种实验材料，用于制备或测定大分子物质与小分子物质的组织和细胞破碎的方法和条件也不相同，制备小分子物质可采用较强烈的方法、手段，而制备大分子物质则必须用十分温和的条件，才不致损坏其分子的完整性。组织细胞破碎的常用方法有：

1. 机械法　主要通过机械切力的作用使组织细胞破碎的方法，常用的器械有组织捣碎机、匀浆器、研钵和研磨、压榨器等。机械方法破碎组织和细胞是目前营养研究工作中最常用的方法。

（1）组织捣碎：一般用于动物组织、植物肉质种子、柔嫩的叶、芽等材料的破碎。

（2）匀浆：匀浆器的研杆磨球和玻璃管内壁之间间隙常保持在十分之几毫米距离。破碎细胞的程度比组织捣碎机高。制作匀浆器的材料，除玻璃外，还可用硬质塑料、不锈钢、人造荧光树脂等。

（3）研磨：多用于细菌或其他坚硬植物材料，研磨时常加入少量石英砂、玻璃粉或其他研磨剂，以提高研磨效果。

2. 物理法　主要通过各种物理因素使组织细胞破碎的方法。常用的有：

（1）反复冻融法：先将样品深冷至-20℃ 至 -15℃ 使之冻固，再缓慢地融化，反复多次可将大部分细胞破碎。

（2）超声波处理：此法多用于微生物材料，频率一般选在 10~200KC，功率 200~500W 范围，对于不同细菌，应视具体情况而定。处理时间数分钟至数十分钟不等。在处理过程中如溶液温度升高时，注意冷却。

3. 化学及生物化学法　主要有自溶法、酶解法和表面活性剂处理法等。

（1）自溶法：自溶法是在一定的 pH 和适当的温度下，利用组织细胞内自身的酶系统将细胞破碎的方法。自溶法所需时间较长，常添加少量防腐剂如甲苯、氯仿等防止细菌的污染。

（2）表面活性剂处理：如十二烷基磺酸钠、氯化十二烷基吡啶、去氧胆酸钠等均对细胞膜有一定破坏作用，使细胞内含物释放出来。

组织细胞破碎过程中，大量胞内酶及细胞内含物被释放出来，须立即选择适当条件进行提取分离与测定，避免因长久放置造成制备物的分解破坏，影响测定结果。

七、生物样品测定的前处理

生物样品的成分复杂，很多物质常以复杂的结合态或络合态形式存在。当应用某种测定方法对其中某种组分的含量进行测定时，其中存在其他组分可能会对测定产生干扰，因此为保证分析工作的顺利进行，得到准确的分析结果，必须在测定前排除干扰组分；同时，有些被测组分的含量极低，要准确地测出它们的含量，必须在测定前对样品进行浓缩。这些操作过程统称为样品前处理。

选择样品前处理方法的原则是根据所测定指标的理化性质和所选用的分析方法来决定前处理方法，其总的原则是：消除干扰因素，完整地保留被测组分，使被测组分浓缩，以获得可靠的分析结果。常用的样品前处理方法有以下几类：

（一）有机物破坏法

有机物破坏法主要用于无机元素的测定。生物样品的无机元素，常与蛋白质等有机物质结合，成为难溶物质，测定这些无机成分的含量，需要在测定前破坏有机结合体，释放出被测组分。通常采用高温，或高温加强氧化剂，使有机物质分解，呈气态逸散，而被测的组分残留下来。根据具体操作条件的不同，又可分为干法和湿法两类。

1. 干法灰化 用高温灼烧的方式破坏样品中有机物的方法，因而又称为灼烧法。除汞外大多数金属元素和部分非金属元素的测定都可用此法来处理样品。其方法将一定量的样品置于坩埚中加热，使其中的有机物脱水、炭化、分解、氧化，直至灼烧灰化为残留灰呈白色或浅灰色为止，所得的残渣即为无机成分，可供测定用。

此方法基本不加或加入很少的试剂，故空白值低；同时，样品经灼烧后灰分体积很小，因而能处理较多的样品，具有富集被测组分、降低检测下限的作用，操作简单，不需工作者看管。但所需时间长，温度高可造成某些易挥发元素的损失，坩埚对被测组分有吸留作用，致使测定结果和回收率降低。

近年来发展了一种低温灰化技术，此法是将样品放在低温灰化炉中，先将空气抽至 $0 \sim 133.3\text{Pa}$，然后不断通入氧气，每分钟 $0.3 \sim 0.8\text{L}$，用射频照射使氧气活化，在低于150℃的温度下即可使样品完全灰化，从而克服了高温灰化的缺点，但所需仪器价格较高，不易普及。

2. 湿法消化 此法简称消化法，是常用的样品无机化处理方法。其原理是：向样品中加入强氧化剂，加热使样品中的有机物质完全分解、氧化，呈气态逸出，待测成分转化

为无机物状态存在于消化液中，供测试用。常用的强氧化剂有浓硝酸、浓硫酸、高氯酸、高锰酸钾、过氧化氢等。

此方法特点是：有机物分解速度快，所需时间短。由于加热温度较干法低，故可减少金属挥发逸散的损失，容器吸留也少。但在消化过程中，常产生大量有害气体，因此，操作过程需在通风橱内进行，消化初期易产生大量泡沫外溢，故需操作人员的照管。此外，试剂用量较大，易引入杂质，致使空白值偏高。

近年来发展了一种新型样品消化技术，即高压密封罐消化法。此法是在聚四氟乙烯容器中加入适量样品和氧化剂，置于密封罐内，在 $120 \sim 150$℃烘箱中保温数小时，取出自然冷却至室温，便可取此液直接测定，此法克服了常压湿法消化的一些缺点，但要求密封程度高，高压密封罐的使用寿命有限。

常用的消化方法有：

（1）硝酸-高氯酸-硫酸法：称取 $5 \sim 10\text{g}$ 的样品于 $250 \sim 500\text{ml}$ 凯氏烧瓶中，加数粒沸石或玻璃珠，加 4：1 的硝酸-高氯酸混合液 $10 \sim 15\text{ml}$，小火缓缓加热，待作用缓和后放冷，沿瓶壁加入 5ml 或 10ml 浓硫酸，再加热，至瓶中液体开始变成棕色时，不断沿瓶壁滴加硝酸-高氯酸混合液（4：1）至有机物分解完全；加大火力至产生白烟、变为无色或微黄色澄清溶液。在操作过程中应注意防止爆炸。

（2）硝酸-硫酸法：称取样品 $10 \sim 20\text{g}$ 于凯氏烧瓶中，加入浓硝酸 20ml，浓硫酸 10ml，先以小火加热，待剧烈作用停止后，加大火力并不断滴加浓硝酸直至溶液透明，再继续加热数分钟至有浓白烟逸出，消化液澄清透明为止。

要注意，在加热过程中，每当溶液变深时，应立即添加硝酸，否则溶液难以消化完全。也可用双氧水代替硝酸，滴加时应沿壁缓慢进行，以防爆沸。

（二）溶剂提取法

在同一溶剂中，不同的物质具有不同的溶解度。利用样品各组分在某一溶剂中溶解度的差异，将各组分完全或部分地分离的方法，称为溶剂提取法。此法常用于维生素和某些代谢物的测定。

1. 浸提法 用适当的溶剂将固体样品中的某种待测成分浸提出来的方法称为浸提法，又称液固萃取法。决定这种方法提取率的一个重要因素是提取剂的选择。因此，选择提取剂的原则是：提取效果符合相似相溶的原则，故应根据被提取物的极性强弱选择提取剂。极性较弱的成分用极性小的溶剂（如正己烷、石油醚）提取；极性强的成分用极性大的溶剂（如甲醇与水的混合溶液）提取。溶剂沸点宜在 $45 \sim 80$℃之间，沸点太低易挥发，太高则不易浓缩，且对热稳定性差的被提取成分也不利。此外，溶剂要稳定，不与样品发生作用。

方法有：①振荡浸渍法：将样品切碎，放在一合适的溶剂系统中浸渍、振荡一定时间，即可从样品中提取出被测成分。此法简便易行，但回收率较低。②捣碎法：将切碎的样品放入捣碎机中，加溶剂捣碎一定时间，使被测成分提取出来。此法回收率较高，但干扰杂质溶出较多。③索氏提取法：将一定量样品放入索氏提取器中，加入溶剂加热回流一定时间，将被测成分提取出来。此法溶剂用量少，提取完

全,回收率高,但操作较麻烦,且需专用的索氏提取器。

2. 溶剂萃取法 利用某组分在两种互不相溶的溶剂中分配系数的不同,使其从一种溶剂转移到另一种溶剂中,而与其他组分分离的方法,叫溶剂萃取法。此法操作迅速,分离效果好,应用广泛。但萃取试剂通常易燃、易挥发,且有毒性。

萃取溶剂的选择:萃取用溶剂应与原溶剂不互溶,对被测组分有最大溶解度,而对杂质有最小溶解度。即被测组分在萃取溶剂中有最大的分配系数,而杂质只有最小的分配系数。萃取后被测组分进入萃取溶剂中,同仍留在原溶剂中的杂质分离开。此外,还应考虑两种溶剂分层的难易以及是否会产生泡沫等问题。

萃取通常在分液漏斗中进行,一般需经 4~5 次萃取,才能达到完全分离的目的。当用较水轻的溶剂,从水溶液中提取分配系数小,或振荡后易乳化的物质时,采用连续液体萃取器较分液漏斗效果更好。

(三) 液膜萃取法

液膜萃取法(又称液膜分离)的基本原理是用与水互不相溶的有机溶剂将多孔聚四氟乙烯薄膜浸透,用该薄膜将样品水溶液和萃取剂分隔成两相。通过加入反应试剂和控制反应条件,使待测组分形成易溶于有机相的活化态中性分子,中性分子通过扩散作用溶入多孔聚四乙烯有机膜中,并进一步扩散进入萃取相,离解为非活化态的离子,从而无法返回液膜,其结果就是相当于不断地使被萃取相中的物质通过液膜进入萃取相,达到分离萃取的目的。液膜萃取是结合了液-液萃取法的选择性富集和透析技术有效除去共存干扰组分的特点,具有富集效率高、富集倍数大、操作简便快速、易于实现自动化等优点。

液膜萃取操作主要由萃取和洗涤组成。在液膜萃取的过程中,被萃取相为流动的样品水溶液,静止相为萃取相。只有当样品水溶液中待测组分与加入的某些化学试剂在被萃取相中转化为中性分子时,才能进入有机液膜而扩散到萃取相,否则不被萃取。如何有效地将待测组分转化为中性分子,对于提高液膜萃取效率至关重要。提高萃取效率的方法主要有:①改变萃取相与被萃取相的化学环境,如调节样品水溶液的酸碱度,选择合适的反应试剂及其用量等;②提高改变聚四氟乙烯隔膜中有机溶液极性来提高对不同极性物质的萃取效率。

(四) 浊点萃取法

浊点萃取法(cloud point extraction,CPE)是一种利用表面活性剂作为萃取溶剂的液-液萃取技术。浊点现象是指一个均一的表面活性剂水溶液因外界条件(如温度)变化时,表面活性剂在溶液中缔合形成胶束,引发相分离而突然发生的浑浊现象。可引起浊点的最低表面活性剂浓度即为临界胶束浓度。当温度上升到浊点后,中性表面活性剂水溶液静置一段时间(或离心)后会形成两个透明的液相:一为表面活性剂相(约占总体积的 5%),另一为水相。

溶解在溶液中的疏水性物质与表面活性剂的疏水基团结合,被萃取到表面活性剂相;亲水性物质留在水相,从而将样品中疏水性物质与亲水性物质分离。CPE 法在膜蛋白、酶、受体等蛋白质,特别在膜蛋白的分离纯化中有极好

的应用前景;除蛋白质外,CPE 也可用于离子和有机物的分离和富集中。

CPE 不使用挥发性有机溶剂,环境友好。影响 CPE 萃取效率的主要影响因素有:①萃取剂种类;②离子强度;③pH 的影响,应使被萃取物处于电中性状态,或蛋白质的等电点附近;④萃取温度和萃取时间,萃取温度一般比浊点温度高 $15\sim20℃$,增加萃取时间可以提高萃取效率,一般在 30 分钟左右。

(五) 蒸馏法

蒸馏法是利用液体混合物中各组分挥发度的不同进行分离的方法。可用于除去干扰组分,也可用于将待测组分蒸馏逸出,收集馏出液进行分析。此法具有分离和净化双重效果。其缺点是仪器装置和操作较为复杂。

根据样品中待测定成分性质的不同,可采取常压蒸馏、减压蒸馏、水蒸气蒸馏等蒸馏方式。

1. 常压蒸馏 当被蒸馏的物质受热后不发生分解或沸点不太高时,可在常压下进行蒸馏。加热方式可根据被蒸馏物质的沸点和特性选择水浴、油浴或直接加热。

2. 减压蒸馏 当常压蒸馏可造成蒸馏的物质受热分解,或其沸点过高时,可采用减压蒸馏。

3. 水蒸气蒸馏 某些物质沸点较高,直接加热蒸馏易受热不均引起局部炭化,或被测成分加热到沸点时易分解,可用水蒸气蒸馏。水蒸气蒸馏是用水气来加热混合液体,使具有一定挥发度的被测组分与水蒸气一起,按其在气体分压的比例自溶液中成比例地蒸馏出来。

(六) 色层分离法

色层分离法又称色谱分离法,是在载体上进行物质分离的一系列方法的总称。根据分离原理的不同,可分为吸附色谱分离、分配色谱分离和离子交换色谱分离等。

1. 吸附色谱分离 利用吸附剂的吸附能力,对被测成分或干扰组分进行选择性吸附而进行的分离称为吸附色谱分离。常用的吸附剂有:聚酰胺、硅胶、硅藻土、硅镁吸附剂、氧化铝等,这些吸附剂经活化处理后具有较强的吸附能力。例如:聚酰胺对色素有强大的吸附力,而其他组分则难以被其吸附;硅镁吸附剂则对维生素 B_2 有强的吸附作用,经过滤洗涤,再用适当溶剂解吸附,可以得到较纯净的色素或维生素 B_2 溶液,供测试用。

在吸附色谱分离中有一种重要的样品前处理方法,即固相萃取。固相萃取法是基于液相色谱分离原理的一种快速有效的分离方法,它利用分析物在不同介质中被吸附的能力差异,将试样溶液通过预先填充固定相的柱子,被分离组分通过吸附、分配、离子交换等形式被保留,然后用适当的溶剂洗脱,以达到分离、富集和净化的目的。

固相萃取装置的核心部分是萃取柱,柱管材料可用聚丙烯塑料、玻璃及不锈钢,内部填充颗粒直径约 $40\mu l$ 总质量为 0.1~1g 的固定相填料。常用的固定相填料有硅胶、氧化铝、聚酰胺、离子交换树脂以及键合 C_{18}、C_8,氰基的硅胶等。固相萃取步骤主要是活化、上样、淋洗、洗脱待测物。

固相萃取分为三类:①正相固相萃取:极性吸附剂、目标化合物的极性官能团与吸附剂表面的极性官能团之间形成氢键、π-π 键、偶极-偶极和偶极-诱导偶极等极性-极性作

用;②反相固相萃取:非极性的或弱极性的吸附剂和目标化合物,主要是靠非极性-非极性相互作用,如范德华力或色散力等;③离子交换固相萃取:目标化合物与吸附剂之间形成静电相互作用。

固相萃取效率的主要影响因素有:①吸附剂:尽量选择与目标化合物极性相似的吸附剂,并根据目标物性质及其在样品中的浓度确定吸附剂用量;②洗脱剂:保证干扰物被有效洗脱,而待测物仍保留在柱子上为宜,洗脱剂体积应为淋洗完全时的最小体积;③上样体积:根据吸附剂的吸附容量,决定上样体积;④pH 和离子强度:应选择 pH 和离子强度最佳的淋洗液和洗脱液;⑤流速:应采用较低的流速(0.5~2.0ml/min),以保证待测物的有效分离。

固相萃取法简单、快速、溶剂用量小,萃取效果好,广泛应用于环境样品、生物样品、食品中。

2. 分配色谱分离　此法是以分配作用为主的色谱分离法,是根据不同物质在两相间的分配比不同所进行的分离。两相中的一相是流动的(称流动相),另一相是固定的(称固定相)。被分离的组分在流动相沿着固定相移动的过程中,由于不同物质在两相中具有不同的分配比,当溶剂渗透在固定相中并向上渗展时,这些物质在两相中的分配作用反复进行,从而达到分离的目的。常见的例子有:纸层析和纤维素膜层析。例如,多糖类样品的纸上层析,样品经酸水解处理,中和后制成试液,点样于滤纸上,用苯酚-1%氨水饱和溶液展开,苯胺邻苯二酸显色剂显色,于105℃加热数分钟,即可见到被分离开的戊醛糖(红棕色)、己醛糖(棕褐色)、己酮糖(淡棕色)、双糖类(黄棕色)的色斑。

3. 离子交换色谱分离　离子交换分离法是利用离子交换剂与溶液中的离子之间所发生的交换反应来进行分离的方法。分为阳离子交换和阴离子交换两种。常见的去离子水多应用离子交换分离法制备。离子交换分离法还常用于分离较为复杂的样品。

(七) 化学分离法

1. 皂化法　用热碱溶液处理样品提取液,以除去脂肪等干扰杂质。其原理是利用 KOH-乙醇溶液将脂肪等杂质皂化除去,以达到净化目的。

2. 沉淀分离法　利用沉淀反应进行分离的方法。在试样中加入适当的沉淀剂,使被测组分沉淀下来,或将干扰组分沉淀下来,经过过滤或离心将沉淀与母液分开,从而达到分离目的。例如:测定血清中维生素 C 时,先用三氯醋酸将蛋白质等干扰杂质沉淀下来,而维生素 C 仍留在试液中,经过离心去沉淀后,再用二硝基苯肼显色,测定维生素 C 的含量。

3. 掩蔽法　此法是利用掩蔽剂与样液中干扰成分作用,使干扰成分转变为不干扰测定状态,即被掩蔽起来,运用这种方法可以不经过分离干扰成分的操作而消除其干扰作用,简化分析步骤,因而在生化分析中应用十分广泛。

(八) 浓缩法

样品经提取、净化后,有时净化液的体积较大,在测定前需要进行浓缩,以提高被测成分的浓度,常用的浓缩方法有:常压浓缩法和减压浓缩法两种。

1. 常压浓缩法　主要用于待测组分为非挥发性样品的浓缩,通常采用蒸发皿直接挥发;若要回收溶剂,则可用一般蒸馏装置或旋转蒸发器。该法简便、快速,是常用的方法。

2. 减压浓缩法　主要用于待测组分为热不稳定性或易挥发样品的浓缩,通常采用 K-D 浓缩器。浓缩时,水浴加热并抽气减压。此法浓缩温度低、速度快、被测组分损失少。在氨基酸的测定中常用这种方法浓缩样品净化液。

(九) 衍生法

衍生化技术就是通过化学反应将样品中难于分析检测的目标化合物定量地转化成另一易于分析检测的化合物,通过后者的分析检测可以对目标化合物进行定性和(或)定量分析。该技术在色谱分析中得到广泛应用。衍生化常用的反应有酯化、酰化、烷基化、硅烷化、硼烷化、环化和离子化等。衍生化是仪器分析中很重要的一种前处理方法。气相色谱中应用衍生反应往往是为了增加样品的挥发度或提高检测灵敏度,而高效液相色谱的衍生反应主要是利于色谱检测或分离。

衍生化反应从衍生反应的场所来分,有柱前衍生化、柱上衍生化和柱后衍生化三种。从是否与仪器联机的角度来分,有在线、离线和旁线三种。目前,以离线的柱前衍生法(简称柱前衍生法)与在线的柱后衍生法(简称柱后衍生法)使用居多,旁线衍生化方法是发展方向。

在实际应用中,应根据具体的分析对象,选择不同的衍生反应。不同模式的衍生化目的有不同的侧重,在气相色谱中,柱前衍生化主要是改善目标化合物的挥发性;而在液相色谱和薄层色谱中,柱前衍生化的主要目的是改善检测能力。所以不同模式的衍生化方法和所用的衍生化试剂也略有不同。这里主要介绍柱前衍生化。

1. 衍生化的目的　柱前衍生化就是在色谱分离之前将样品与一定的化学试剂发生化学反应。将样品中的目标化合物制备成适当的衍生物,然后再用色谱进行分离检测。

(1) 将一些不适合某种色谱技术分析的化合物转化成可以用该色谱技术分析的衍生物。如某些高沸点、不汽化或热不稳定的化合物不能用气相色谱分析,先通过衍生化转化成可以汽化的或热稳定的衍生物,然后再用气相色谱分析。

(2) 提高检测的灵敏度(降低检出限)。如液相色谱的紫外检测器灵敏度很高,但很多化合物没有紫外吸收或紫外吸收很弱,就可以通过衍生化反应将这些化合物的分子结构中引入一个有强紫外吸收的基团,提高这些化合物的检测灵敏度。又如气相色谱的电子捕获检测器(ECD)对含卤素的化合物有很高的灵敏度,可以通过衍生化反应将一些化合物接上卤素基团,提高这些化合物的检出灵敏度。

(3) 改变化合物的色谱性能,改善分离度。如一些异构体在色谱上很难分离,可通过衍生化反应,使两个异构体生成的衍生物产生较大差异的色谱性能,从而得到分离。对一些难分离的物质,也可以选用某些衍生化试剂,只使其中一个通过衍生化反应转化成衍生物,两者就可得到分离。

(4) 衍生化反应可以帮助鉴定化合物的结构,它在使用色谱-质谱、色谱-红外光谱和色谱-磁共振波谱联用方法确定化合物结构时作用更加明显。

2. 衍生化的条件

衍生化反应应满足以下几个条件:

(1) 反应能迅速、定量地进行,反应重复性好,反应条件不苛刻,容易操作。

(2) 反应的选择性高,最好只与目标化合物反应,即反应要有专一性。

(3) 衍生化反应产物只有一种,反应的副产物和过量的衍生化试剂应不干扰目标化合物的分离与检测。

(4) 衍生化试剂应方便易得,通用性好。

3. 衍生化的优缺点

柱前衍生化的优点是:①衍生条件和衍生化试剂选择多,允许多步反应,不存在反应动力学的限制;②衍生化的副产物可进行预处理以降低或消除其干扰;③不需要复杂的仪器设备。缺点是在衍生化过程中,容易引入杂质或干扰峰,或使样品损失。

总之,衍生化方法可以扩大色谱分析的应用范围,使色谱分析的结果更能令人满意,所以衍生化是色谱样品处理的一个重要方法。

第二节 体外培养技术

体外培养(in vitro culture)是指将活体的细胞、组织或器官离体进行体外培养,使之生存并生长。它包括三个层次的培养,即细胞培养(cell culture)、组织培养(tissue culture)和器官培养(organ culture),其中细胞培养是目前最常用的方法。

细胞培养是把取得的组织用机械或消化的方法分散成单个细胞悬液,再进行培养、生长。组织培养指把活体的小片组织置于底物上孵育,细胞自其周围移出并生长。这两种培养物的主要成分均为细胞,因此,组织培养和细胞培养实际上区别不大。而器官培养是指把活体中的器官或一部分器官取出,置于体外生存、生长并保持其一定的结构和功能特性,与细胞或组织培养有一定的区别。因此,本节主要介绍有代表性的、常用的细胞培养方法及器官培养方法。

一、基本原理

经过100多年的发展,体外培养技术已经衍生出各式各样的方法与技术,然而各种培养方法、技术以及条件都是根据体外培养的基本原理建立起来的,都有相似的地方。培养的基本过程、培养物的基本生长行为和特性、对培养物的检测和研究的基本技术也大体相同。体外培养技术的基本原理就是模拟体内的生理环境,在无菌、适当的温度、湿度和一定的营养条件下,使活体的结构成分在体外环境中生存和生长,并维持其结构和功能。因此,建立活体结构成分在体外生存生长的适宜环境,是体外培养技术的核心。

二、体外细胞培养方法

(一)细胞培养的基本方法

细胞培养的一般过程包括准备工作、取材、分离、培养、传代、冻存和复苏。

1. 准备工作 体外培养的细胞没有抗感染能力,因此,防止污染是决定培养成功与否的首要条件。开始细胞培养前要制订好实验计划和操作程序,避免实验开始后,因物品不往往返拿取而增加污染机会。培养前准备主要包括器皿的清洗、干燥与消毒,培养基与其他试剂的配制、分装灭菌,无菌室或超净台的清洁与消毒,培养箱及其他仪器的检查与调试,等等。

2. 取材 在无菌条件下从机体取出某种组织细胞,经过特定处理后接入培养器皿中,此过程称为取材。若为细胞株的扩大培养则无取材过程。而机体内取出的组织细胞在体外进行的首次培养,被称为原代培养(primary culture)。

人和动物体内大部分组织细胞都可以在体外培养,但一般胚胎组织较成熟个体的组织容易培养,分化低的较分化程度高的组织容易培养,即肿瘤组织比正常组织容易培养。取材时应严格无菌操作,取材后应尽快培养,若不能立即培养,可将组织块切成黄豆瓣大的小块,放置于4℃培养液中保存。

3. 分离 从体内取出的各种组织均由结合紧密的多种细胞及纤维成分组成,若要获得大量细胞,必须将组织分散开,使细胞解离出来。目前分离组织细胞的方法有机械和化学两种,应根据组织种类和培养要求,采用适宜的手段。

(1) 悬浮细胞的分离方法:培养材料为血液、羊水、胸水或腹水等细胞悬液时,可采用离心法进行分离,低速数分钟即可。

(2) 组织块的分离方法:对于实体组织,细胞间结合紧密,可采用机械分散法、剪切分离法和消化分离法使组织中的细胞分散。

1) 机械分散法:当所取组织是纤维成分很少的软组织时,如脑组织,可采用机械法进行分散。将组织块处理成小块后,用吸管反复吹打,或将其放入注射器内通过针头挤压,分散组织细胞。此方法分离细胞简便、快速,但对组织损伤较大,对硬组织和纤维性组织效果不好。

2) 剪切分离法:在进行组织块移植培养时,可以采用剪切法,即将组织剪切成小块然后分离培养。

3) 消化分离法:消化分离法是指把组织剪切成较小体积,应用生化和化学手段将其进一步分散的方法。消化作用可以使组织松散,细胞分开,细胞容易生长,成活率高,因此,该方法获得的细胞制成悬液后可直接进行培养。各种消化试剂的作用机制不同,应根据组织类型和培养要求选择适宜的消化方法和试剂,目前常用的消化试剂和方法有胰蛋白酶消化法和胶原酶法。

4. 培养 将取得的组织细胞接入培养瓶或培养板的过程称为培养。在接入培养器皿前进行细胞计数,按要求以一定量的细胞数接入培养器皿并直接加入培养基。细胞接入培养器皿后,应立即放入培养箱中,使其尽早进入生长状态。

5. 传代 原代细胞或细胞株要在体外持续地培养就必须传代,以便获得稳定的细胞株或得到大量的同种细胞,并维持细胞种的延续。细胞生长增生,扩展汇合,占领一切空间,此时需要进行分离培养,叫传代或再培养。如拖延传代,细胞会因增生过度、培养基枯竭和代谢产物积累而发生中毒。80%汇合是理想传代阶段。

根据不同细胞采取不同的方法进行细胞传代培养。贴壁生长的细胞用消化法传代;部分贴壁不牢靠的细胞也可用直接吹打法传代;悬浮生长的细胞可采用直接吹打传代,或离心沉淀后再分离传代。

6. 冻存 在培养细胞的传代及日常维持过程中,培养器皿、培养液及各种准备工作方面都需大量的耗费,并且细胞随着传代次数的增加和体外环境条件的变化其生物学特性都在逐渐地发生变化,因此及时进行细胞冻存十分必要。细胞冻存是指将细胞悬于细胞冻存保护剂中,以一定的冷冻速度将细胞悬液降至-70℃以下,于-196℃液氮中长期保存。冻存细胞时要缓慢冷冻,减少细胞内冰晶的形成对细胞造成的损伤。常用的冷冻保护剂为二甲基亚砜(dimethyl sulfoxide,DMSO)和甘油。

7. 复苏 细胞复苏指按一定的复温速度将冻存的细胞恢复到常温。复苏细胞和冻存的要求相反,应采用快速融化的手段,即将从液氮取出的冻存管立刻放入37℃水中,使其在1分钟内迅速融解,然后将细胞转入培养器皿中进行培养。

(二)细胞培养中的常用观察及检测方法

1. 细胞生长状况的观察与测定

(1)直接观察活细胞:采用倒置相差显微镜(inverted phase contrast microscope)能使不染色标本中不同折光的部分变成明暗相差的图像,因此其在活细胞研究方面有着特别重要的价值,特别适用于:①观察不染色的活细胞标本;②观察活细胞的活动特性;③观察染色所不能显示的微细结构;④活细胞的生理及病理变化。不同型号的相差显微镜操作略有不同,但基本步骤相同。

(2)细胞计数法:应用计数板计数细胞悬液中的细胞数目,以测定细胞增生和调整细胞密度,是测定培养基、血清、药物等物质生物学作用的重要手段。常用的有血细胞计数板计数法和电子细胞计数仪计数法。以血细胞计数板计数法为例,首先将细胞制成单个细胞悬液,吸取少许,加入清洁后的计数板盖玻片一侧,在显微镜下观察计数板四角大方格中的细胞数。细胞压中线时,只计左侧和上方者,不计右侧和下方者。将计算结果代入公式:细胞数/ml=(4大格细胞数之和/4)×10^4,得出细胞密度。另外,随着电子计数仪的出现,使大规模细胞计数工作自动化成为现实,使用时应参照仪器说明书进行。

(3)细胞生长曲线法:通过细胞生长曲线分析细胞增生速度,以确定具体实验、细胞传代或冻存的最佳时间。细胞生长曲线的测定一般可利用细胞计数法进行。酌情隔一定天数取出细胞进行计数,计算均值。一般连续观察1~2周或到细胞总数有明显减少为止。以培养时间为横轴,细胞数为纵轴(取对数),描绘在半对数坐标纸上。连接成曲线后即成该细胞的生长曲线。细胞生长曲线法虽然最为常用,但不够精确,可有20%~30%的误差,需结合其他指标进行分析。现在很多实验室利用96孔板采用四甲基偶氮唑盐[3-(4,5-dimethylthiazol-2-yl)-2,5-diphenyl tetrazoli-um bromide,MTT]法来进行生长曲线测定,较为简便。

(4)细胞周期:可利用培养细胞研究细胞动力学、细胞的脱氧核糖核酸(deoxyribonucleic acid,DNA)合成代谢和有丝分裂。细胞周期的时间测定有两种方法,流式细胞仪测定法和同位素标记法。

1)流式细胞仪测定法:其原理是根据细胞在不同的细胞周期DNA含量不同,DNA可以用荧光染料染色,然后通过流式细胞仪分析细胞内DNA荧光强度的变化,进而反映细胞所处的细胞周期。碘化丙啶(propidium iodide,PI)可嵌入核酸中,使DNA和RNA被染色,但其不能通过完整的细胞膜,因此首先需要将细胞固定,目前常用的固定液是70%乙醇,再进行染色,然后根据流式细胞仪检测步骤进行操作,最后通过软件系统分析细胞所在细胞周期中的分布。

2)同位素标记测定法:在细胞进入增生期时用^{3}H-胸腺嘧啶核苷标记细胞每隔数分钟取材一次,直到48小时为止,然后应用放射自显影或液闪计数法计算细胞分裂相出现的时间高峰和分裂相数。

2. 细胞活力的检测方法

(1)染料排除法:当细胞损伤或死亡时,某些染料能透过变性的细胞膜与解体的细胞核DNA结合,令其着色,然而活细胞能阻止这类染料的进入,借以鉴别细胞的死活。常用的染料为台盼蓝、伊红和苯胺黑等。基本操作步骤相似,即首先制备细胞悬液,取适量浓度的染液加入到一定量的细胞悬液中,染色后用计数法计算活、死细胞数,根据公式:活细胞率(%)=活细胞总数/(活细胞总数+死细胞总数)×100,计数细胞活力。

(2)MTT比色法:活细胞线粒体中的琥珀酸脱氢酶能使外源性的MTT还原为难溶性的蓝紫色结晶物并沉积在细胞中,而死细胞无此功能。酸性异丙醇或DMSO能溶解细胞中的紫色结晶物,用酶联免疫检测仪490nm波长处测定其吸光度(optical density,OD)值,可间接反映活细胞数量。该方法用于生物活性因子的活性检测、细胞毒性实验及抗肿瘤药物筛选等。基本操作相似,即细胞用96孔培养板培养,每孔加入适量MTT溶液,继续培养4小时后,弃去孔内培养液,加入一定量的异丙醇或DMSO,振荡数分钟,使结晶充分溶解。对于悬浮细胞,需先离心再弃去孔内培养液。然后用酶标仪测定OD值,波长为490nm。将只加培养液组设定为空白对照组。根据公式:细胞存活率=实验组OD值/对照组OD值×100%,进行结果分析。

使用MTT法测定细胞活性时,需要使用裂解液裂解晶体沉淀,可能遇到颗粒不完全溶解以及在吸取上清操作中极易带着部分细胞等问题,导致MTT检测稳定性不佳、重复性差等问题。近年来,为了克服MTT法的不足,出现了一些检测试剂,如XTT试剂、MTS试剂、WST-1试剂、Cell Counting Kit-8(CCK-8)等。其中CCK-8法是目前常用的细胞活性检测方法,具有操作简便、灵敏度高、步骤少、结果准确可靠、重复性好等优点。其原理与MTT法相似,即试剂中含有WST-8(一种类似于MTT的化合物),在电子耦合试剂存在的情况下,可以被线粒体内的一些脱氢酶还原成黄色的甲瓒染料,生成的甲瓒物数量与活细胞数量成正比,可间接反映活细胞数量。利用此特性,CCK-8广泛应用于细胞增生和细胞毒性实验中。

（3）[³H]-TdR 掺入法：将用氚标记的胸腺嘧啶脱氧核苷（tritium-labeled thymidine deoxyribose,[³H]-TdR）掺入到新合成的 DNA 中，通过测定[³H]放射性脉冲数比较不同细胞的增生活性。细胞接种于培养器皿后，加入含有适量[³H]-TdR 的培养液，培养数小时后，用磷酸缓冲盐溶液（phosphate buffer saline,PBS）清洗、消化和收集细胞。用预冷的 10% 三氯乙酸沉淀 DNA，再用一定浓度氢氧化钠提取，然后用同浓度盐酸中和。最后，用滤器或玻璃纤维滤纸滤出 DNA 提取物，烘干后用液闪计数器测定每分钟放射性脉冲数。[³H]-TdR 掺入量即反映 DNA 合成的快慢。

（4）细胞蛋白质含量测定法：细胞总蛋白质含量测定广泛应用于细胞生长实验及用作表示酶、受体及细胞外代谢产物特异性活性的度量单位。目前常用的方法是考马斯亮蓝测定法和二喹啉甲酸（bicinchoninic acid,BCA）法。

1）考马斯亮蓝测定法：其原理是考马斯亮蓝在酸性溶液与蛋白质结合，在 595nm 波长处呈最大吸收，其 OD 值与蛋白质含量成正相关关系。向处理好的细胞悬液中加入适量浓度的 SDS 或 NaOH，置于 100℃ 裂解细胞。然后与考马斯亮蓝染液混匀，数分钟后应用分光光度计在 595nm 波长处测定溶液的 OD 值。以溶剂为空白对照，以牛血清白蛋白（bovine serum albumin,BSA）为标准品绘制标准曲线，根据标准曲线计算所测细胞的蛋白质含量。

2）BCA 法：该方法是近年来广为应用的蛋白定量方法。其原理是在碱性环境下，蛋白质将 Cu^{2+} 还原为 Cu^+，Cu^+ 与 BCA 结合形成稳定的紫蓝色复合物，在 562nm 波长处最大吸收强度与蛋白质浓度成正比，据此测定蛋白质浓度。与考马斯亮蓝法相比，BCA 法的显著优点是不受去垢剂的影响。目前已有很多成熟、便捷的商品化 BCA 法蛋白含量测定试剂盒可供选择。

3. 细胞形态学的检测方法

（1）苏木精（hatmatoxylin）-伊红（eosin）染色（简称 HE 染色）：其原理是应用碱性染料苏木精和酸性染料伊红分别与细胞核和细胞质发生作用，通过细胞核浆的对比染色，在光镜下清晰地显现出细胞图像。该方法是细胞化学染色方法中最常用的一种。培养细胞 HE 染色过程包括样品制备、染细胞核、染细胞质、脱水、透明和封固等步骤。悬浮生长的细胞可用离心甩片机制备。

（2）免疫细胞化学染色技术：该技术把血清学和显微示踪方法结合起来，不仅具有较高的抗原抗体反应的特异性和灵敏性，而且能对组织细胞的成分准确定位及定量分析。细胞培养中常用的染色方法是免疫荧光染色法和免疫酶染色法。

1）免疫荧光染色法：将已知抗体或抗原标记上荧光素，用特异性试剂，浸染含有相应抗原或抗体的组织细胞标本，借助抗原抗体特异性结合，于抗原或抗体存在部位呈现荧光，从而定位标本内的抗原或抗体。

2）亲和素-生物素-酶复合法（avidin-biotin-enzyme complex,ABC）：即 ABC 免疫酶染色法，其原理是特异性第一抗体与组织细胞相应抗原结合后，通过生物素化桥抗体与第一抗体结合，借助亲和素与生物素的天然亲和性将生

物素化辣根过氧化物酶连接为复合物，通过酶促反应显示组织细胞相应的抗原。该方法灵敏度高，非特异性染色少，对比度好。

（3）电子显微镜观察法：体外培养的细胞具有层次薄、易于取材的特点，固定剂处理很容易穿透细胞，最大限度保存细胞此时状态的超微结构，适用于电子显微镜研究细胞的超微结构及其功能。根据利用电子信号的不同及成像的不同，电子显微镜的种类可分为透射电子显微镜、扫描电子显微镜等。

1）透射电子显微镜：适于观察细胞内的超微结构，如细胞核和细胞器、胞膜等。取材方面，根据培养细胞种类和培养方法不同分为原位法和离心法制备样品。①原位法，是将细胞接种在玻璃盖片或聚苯乙烯盖片上，再进行取样；②离心法，是通过消化分离或机械刮下收集细胞，低速离心弃上清后，立即固定。送检细胞以戊二醛固定液做前固定，经缓冲液多次浸洗，以四氧化锇固定液做后固定，通过上升梯度丙酮脱水，渗透包埋，超薄切片机切片，染色后透射电镜观察。

2）扫描电子显微镜：主要特点是观察细胞表面的立体微细结构。将细胞固定后通过梯度酒精脱水，干燥（如临界点干燥法），再进行导电处理（如真空蒸镀金属膜法），最后扫描电镜进行超微结构观察。

4. 细胞的生化指标检测方法　细胞有关酶和成分的测定，如超氧物歧化酶（superoxide dismutase,SOD）、乳酸脱氢酶（lactate dehydrogenase,LDH）等，按细胞蛋白质测定方法裂解细胞，取上清液，根据试剂盒的操作步骤测定相关指标，同时测定上清液的蛋白质含量，计算出每毫克蛋白质中某个指标的水平。

（三）常用的细胞模型及其方法

1. 血管内皮细胞　损伤学说认为，引起血管内皮损伤是动脉粥样硬化（atherosclerosis,AS）的起始因素。反复的内皮损伤引起单核巨噬细胞、血小板黏附，可致 AS 斑块形成。对血管内皮损伤具有保护作用的营养物质可使内皮免受有害因子损伤，有抗 AS 作用。这里主要介绍人脐静脉内皮细胞的原代培养、传代和鉴定。

（1）人脐静脉内皮细胞原代培养及传代：取正常妊娠足月分娩的新生儿脐带（至少 20cm），在无菌条件下剪去有钳夹痕和凝血块阻塞的部分，然后用缓冲液 PBS 冲洗血管，去除血液及凝块。结扎血管一端，注入等体积的一定浓度的胰蛋白酶和胶原酶混合消化液，结扎另一端使血管充盈，37℃ 孵育数分钟。剪掉血管上端结扎处，将带有细胞的消化液收集于离心管内，用 PBS 冲洗血管，将洗液一并移入离心管内，再加等体积含 20% 胎牛血清的培养液。低速离心后，弃上清，加一定体积培养液，细胞计数后将其接种于培养瓶中培养。定期换液和传代培养。

（2）原代及传代血管内皮细胞的鉴定

1）形态学观察：相差显微镜下，培养内皮细胞为单层，互不重叠，呈铺路石状镶嵌排列，细胞为扁平多角形，边界清楚，胞质丰富。细胞核为圆形或椭圆形，核内染色质稀疏空亮，核仁 1~2 个。

2）血管内皮细胞中Ⅷ因子相关抗原的检测：目前有

商品化的试剂盒可供检测。

2. 血管平滑肌细胞（vascular smooth muscle cell, VSMC）　VSMC 的移行和过度增生在 AS 和血管重建术后再梗塞的主要病理基础中，发挥着极其重要的作用。每当血管内皮细胞受损时，单核细胞和血小板黏附并分泌细胞生长因子，可刺激 VSMC 移行与增生，已知不少物质具有这类作用。抑制 VSMC 移行和增生的营养物质，可抑制 AS 病变形成和血管成形术后再梗塞。体外培养可取动物或人的血管中膜进行分离，在合适的环境下能使 VSMC 进行生长和传代。常用家兔、大鼠、牛、猪、羊及流产胎儿主动脉、肺动脉及脑动脉。培养方法根据具体实验要求进行选取。

（1）贴壁组织块培养：无菌条件下取动脉，Hank's 平衡盐溶液（Hank's balanced salt solution, HBSS）洗去血污，剥离外膜，纵行剪开血管，剥去内膜，剪去两端夹钳过的组织，将中膜剪成小块，然后以一定间距排列放入培养瓶底部，加入适量含 20% 小牛血清的培养液，塞紧瓶塞。将贴有组织块的一侧朝上，使其不与培养液接触，在 37℃ 培养箱中静置数小时后，轻轻翻转培养瓶，使组织块浸泡在培养液中继续培养。定期换液及传代。

（2）分散细胞培养法：将动脉中层组织块放入胶原酶溶液中，在 37℃ 条件下消化数小时，至组织呈絮状。然后加入胰蛋白酶溶液，于 37℃ 水浴振荡消化数分钟，再用含血清的培养基中止消化。将所得到的细胞悬液低速离心，弃去上清。加入含小牛血清的培养液，细胞计数后，接种于培养瓶中，37℃ 下静置培养。定期换液及传代。一般传至 5~6 代，得到数量较大而又均一细胞，可进行实验。

（3）细胞鉴定：倒置相差显微镜下观察，典型的 VSMC 为梭形，平行呈束状排列，密集与稀疏交叉呈"峰"与"谷"状。峰处细胞密集、多层，谷处细胞稀疏甚至没有细胞。电镜观察，可把 VSMC 分"合成型"与"收缩型"二型。前者胞质充满粗面内质网，但粗或细肌丝很少，细胞无收缩功能。"收缩型"细胞是 VSMC 的典型表现，主要特征为胞质内有束状肌丝，细胞有收缩功能。原代培养的最初一周内细胞以"收缩型"为主，以后逐渐向"合成型"转化且大量繁殖。传代培养最初从"收缩型"转化为"合成型"很快，约 6~10 天又复原，但已无收缩功能。VSMC 也可用被荧光素标记的抗平滑肌肌球蛋白、肌动蛋白、原肌球蛋白进行识别。

3. 血管内皮细胞和 VSMC 联合培养　AS 发病机制在损伤反应学说基础上，同时强调了细胞与细胞间，细胞与活性因子间的相互作用。与以往的培养方式相比，血管内皮细胞和 VSMC 在膜两侧接触联合培养的新模型是目前体外研究 AS 发病机制最佳的体外模型。联合培养的内皮细胞的形态结构更接近于体内生理状态，更有利于体外研究。

首先取胸主动脉 5~10cm，酶消化法获取血管内膜的内皮细胞，计数后接种于培养瓶中。再将上述血管的中膜剪成小块，置于酶中消化，获取中膜的 VSMC 细胞，细胞计数后接种于培养瓶中。传至 2~10 代的 VSMC 经酶消化后，细胞计数后将其接种于 polyethylene-terephthalate（PET）膜的外面，数小时后细胞贴壁完全后，将膜翻转，在膜的内面以同样的浓度种植 2~10 代的内皮细胞，然后将 PET 膜插入配套的培养板中，进行联合培养。观察到细胞贴壁时

为长三角形或长梭形，即为模型建立成功。细胞鉴定见血管内皮细胞和 VSMC 单独培养。

上述应用 PET 膜作为联合培养的载体，既使血管内皮细胞和 VSMC 分开存在，又使它们隔以替代基质层相邻，从而较真实地模拟血管壁结构，可以研究两种细胞通过体液和接触两种途径介导的信息联系。但其缺点是，PET 膜不便于观察两种细胞的生长状态。目前，有学者在此基础上应用混合纤维素酯微孔滤膜、人胎儿羊膜及 Transwell insert 膜作为细胞生长的支撑膜进行实验改良。

4. 大脑神经细胞　大脑神经细胞培养是营养学研究中广泛应用的一种技术，目前广泛采用无血清体外培养胚胎大脑神经细胞，其优点是能产生较多的神经细胞，抑制非神经细胞生长，能够达到纯化神经细胞，促进分化的作用，可作为微量元素、一些营养物质等对神经细胞生长发育及损伤后影响的研究，是一种较理想的体外模型。

（1）鼠胚大脑神经细胞原代培养：大鼠胎鼠，无菌条件下取鼠胚大脑两侧半球，去净脑膜及血管，用 D-Hank's 液充分洗涤，剪为小块，加入含 10% 胎牛血清的培养液，悬浮后倾至 200 目不锈钢网上，轻磨脑组织，收集细胞悬液，将其接种于涂鼠尾胶的培养板中培养，定期更换培养液。

（2）细胞鉴定

1）形态学观察：倒置相差显微镜下观察，细胞呈梭形或锥形，体积小，核大而圆，位于细胞中央，核周胞质相对较少，可见细胞周围伸出的突起，彼此连接形成网络，此为神经细胞特有的形态特征；银染可见神经纤维；扫描电镜观察可见胞质突起，并相互联络；透射电镜可见神经微丝微管。

2）神经细胞特异性烯醇化酶（neuron specific enolase, NSE）是神经细胞分化成熟的特异性标志酶，可通过测定 NSE 活性来判断神经细胞分化成熟情况。已有商品化的试剂盒（ELISA 法或染色法）可供测定。

5. 成骨细胞　成骨细胞在骨形成和改建中起着重要的作用。应用骨组织块法、分离培养法、骨膜组织块法等，均可分离培养成骨细胞。下面以分离培养法为例，介绍成骨细胞培养方法。

（1）成骨细胞培养（分离培养法）：取扁骨或长骨，用 PBS 反复清洗后，将其剪成小块，然后放入等体积胶原酶和胰蛋白酶混合消化液中，在 37℃ 条件下消化数十分钟。用孔径约 100μm 不锈钢筛网滤出组织块，收集滤液。向滤出的组织块中再次加入消化酶，37℃ 条件下继续消化数十分钟。用吸管反复吹打组织块，再用不锈钢网滤出骨组织块，收集滤液。将上述步骤中收集的滤液低速离心，弃上清，用含 15% 胎牛血清培养液重悬细胞后再离心 1 次。细胞计数后，将其接种于培养瓶中培养。定期换液传代。

（2）成骨细胞的鉴别

1）形态学观察：分离的成骨细胞在培养于 24 小时后贴壁生长，细胞呈梭形或多边形，胞质透明，颗粒少，单个核，核居中，核仁 1~2 个，约 1 周后，细胞生长增生融合成单层，融合成单层的细胞其形态不规整，呈鹅卵石样，胞体边缘彼此相接触。传代细胞生长较快，一般在接种后 2 小时即已贴壁，细胞形态与原代培养相同。

2）成骨细胞的碱性磷酸酶和骨钙素免疫组织化学染

色呈阳性。

6. 肝细胞 肝细胞体外模型可用于营养物质对肝脏损伤方面的作用及相关机制研究。肝细胞体外培养方法主要包括直接分离培养法和原位灌流法,其中直接分离培养法由于机械损伤、酶的消化等作用所获肝细胞的成活率较低,而原位灌流法由于对肝细胞损伤较小,故所获肝细胞成活率较高。这里主要介绍肝脏原位灌注法。

(1) 肝脏原位灌注法:成年大鼠,禁食麻醉后,从股静脉注射肝素。打开腹腔,在门静脉的肝外 5mm 处放置一个结扎线环,将血管套管插入至肝脏,结扎。然后,快速切开肝下血管,首先用 37℃ 的 D-Hank's 液开放灌流,再改用胶原酶Ⅳ型循环灌流,待肝被膜与组织呈龟背状裂开时,完整取下肝脏,揭下被膜,培养液进行冲洗,获得肝细胞悬液,然后分别用 100 目和 200 目筛网滤去碎组织。低速离心反复清洗后,加入新的培养液制成肝细胞悬液,用台盼蓝染色法测定细胞活率,细胞计数后接种于培养瓶中培养。定期换液和传代。

(2) 细胞鉴定

1) 形态学观察:经 24 小时培养,在倒置显微镜下可见细胞拉平变薄,体积增大,部分细胞呈多边形展开,细胞开始呈岛状连接。培养 48 小时后,可见有明显细胞增生现象,如双核肝细胞明显增多。

2) 肝糖原高碘酸-希夫反应(periodic acid-schiff stain,PAS)染色法鉴定肝实质细胞。

3) 肝细胞生物活性的鉴定:测定培养上清液中甲胎蛋白、谷丙转氨酶、谷草转氨酶含量。

7. 胰岛细胞 胰岛细胞体外培养可用于体外研究有关营养物质对胰岛细胞功能的影响,探讨其对糖尿病发生发展的影响和防治作用。

(1) 胰岛细胞原代培养

1) 胰岛细胞的原位灌注:大鼠禁食,麻醉消毒后开腹,暴露胆管,在胆管穿过胰腺进入十二指肠处,丝线穿过,先不结扎,充分暴露胰尾,在肝门胆管分叉处逆行胆管插管,少量推入冷却的含 V 型胶原酶的 HBSS,待胆汁排出后结扎丝线,切开腹主动脉和下腔静脉放血,缓慢注入 V 型胶原酶消化液,使胰腺完全膨胀,将其完整切下后置于含相同平衡盐溶液的离心管中冰浴。

2) 胰岛细胞的消化分离:37℃ 水浴振荡消化数分钟。当胰腺呈"融化",消化液变混浊,出现乳糜样时,即可迅速加入冷却的 HBSS 冰浴中止消化。消化的胰腺组织经振荡后 4℃ 低速离心,反复清洗数次,将沉淀物加入 HBSS 中再次振荡混匀,经 40 目不锈钢网过滤,过滤后再次低温低速离心,尽量去除上清液,得到的沉淀物为胰岛细胞和外分泌腺的混合物,冰浴备用。若有未消化的大块组织可重复上述步骤进行消化。

3) 胰岛的纯化:采用梯度密度离心,介质为 Ficoll 400 和 HBSS 的混合物进行胰岛纯化。将纯化后的胰岛细胞重悬于 10% 胎牛血清的培养液中进行常规培养。

(2) 细胞鉴定

1) 形态学观察:在倒置显微镜下观察,胰岛细胞呈圆形、椭圆形,大多数体积较小、排列紧密,也有的体积较大胞

质丰富,细胞核与核仁明显。双硫腙染色可使胰岛细胞呈橘红色。免疫组化染色用抗胰岛素单克隆抗体进行 ABC 法染色。透射电镜观察胰岛 β 细胞质内充满分泌颗粒,线粒体、高尔基体丰富。

2) 细胞生物活性测定:从培养第 3 天开始隔日收集 24 小时单层细胞培养液,分别采用放射免疫法、比色法检测胰岛素及淀粉酶的含量。

8. 小肠上皮细胞 小肠上皮细胞(intestinal epithelial cell,IEC)体外模型是用于研究营养物质吸收代谢的一个较好工具。国外普遍采用一种代号为 Caco-2 的人小肠上皮细胞模型进行研究,此种细胞采用传代细胞培养,请见细胞基本培养传代部分。这里主要介绍大鼠小肠原代细胞培养的方法。

(1) 小肠上皮细胞原代培养:新生的大鼠,处死后,在无菌条件下,取下整个小肠,去除肠系膜,将肠管用 D-Hank's 液灌洗干净。纵向剪开肠管,再剪成小片,清洗后,再将肠组织片剪成小块,加入 Ⅺ 型胶原酶与 Ⅰ 型中性蛋白酶的混合液,震荡消化数分钟,溶液变混浊时在倒置显微镜下观察,至少有 25% 肠绒毛分离。再用滴管轻轻吹打,镜检可见大约 50% 肠绒毛已分离。将溶液转入离心管中,再加入含一定浓度 FCS、山梨醇的培养液,混匀后静置 1 分钟,吸取上清液,上清液含细胞团和细胞碎屑;再在原离心管中加入同样的培养液,重复上述步骤。收集上清液,弃去沉淀。将上清液低速离心得沉淀,沉淀物再次悬浮于上述培养液,重复上述过程数次。细胞沉淀重悬计数后,接种于培养瓶中常规培养。

(2) 细胞的鉴定

1) 形态学观察:在倒置显微镜下观察,IEC 呈单层生长,互不重叠,细胞呈多角形或卵石状,边界清楚,胞质丰富,核为圆形或卵圆形,核内染色质稀疏空亮,核仁 1~2 个。电镜观察可见 IEC 表面有大量微绒毛。

2) 链霉素抗生素蛋白-辣根过氧化酶免疫组化染色上皮细胞呈棕色反应;碱性磷酸酶组织化学检验上皮细胞呈黑色反应。

9. 肿瘤细胞 肿瘤细胞培养是研究营养物质抗癌作用、对肿瘤细胞作用及其作用机制的极好手段。应用体外培养技术进行肿瘤研究具有许多优点:①可免受机体内因素的影响,从而便于探索各种营养物质对瘤细胞生命活动的影响;②便于作用机制研究;③可长期观察营养物质对瘤细胞遗传行为的改变;④可用于快速筛选抗癌营养物质;⑤研究周期短,比较经济。缺点是:①长期体外培养可使细胞的生物学特性发生改变;②体外培养实验缺乏体内代谢环境,所以体外与体内试验结合研究更为合理。

目前,世界上已建立的体外人的细胞系不可胜数,可根据实验需要选用,培养方法采用传代细胞培养方法,通过测定癌细胞的 MTT、生长曲线、生长抑制率、染料排斥实验、细胞凋亡、抑癌基因表达物等指标,观察营养物质对其发挥的作用。如 β-胡萝卜素对人体乳腺癌细胞株和人肺癌细胞的作用。

三、体外器官培养方法

在通常情况下,为了获得单一的细胞做离体细胞培养,

都要经过一系列的处理,如用酶进行消化、离心等,在这个过程中细胞往往要受到一定的损伤,同时,在单一的细胞培养时,失去了器官内各种细胞之间以及与细胞基质之间的相互作用,培养结果不能完全反映出完整器官的功能,造成实验结果有很大差异。而器官培养克服了细胞培养中存在的一些问题,在某种程度上能真实反映出器官对所施加药物或营养素的反应。

器官培养是指采用特定的装置或条件使含有多种组织成分的器官、器官原基或它们的一部分在体外存活,并保持其原有的结构和功能。器官培养的组织类似于体内的组织成分,即组织在器官培养中是有组织性的生长,这与细胞培养的无组织性生长不同,它的细胞不是从组织块边缘无规则地向四周伸展,而是整个组织块内部的细胞按正常体内的生长和分化的规律进行生长,因而更接近于整体的真实状况。因此,器官培养技术能够直接地研究、观察一种或多种干预因素对个体某一器官形态的发生、结构的形成及分化过程的影响,而排除体内复杂因素的干扰。同时,器官培养技术还可以独立地在体外环境中,系统研究器官的功能活动及组成器官的各组织间的相互作用。由于器官培养具有这些特点,所以应用价值很大。

(一) 器官培养的常用基本方法

器官培养的方法很多,如表玻璃器官培养法、琼脂凝胶器官培养法(Wolff 器官培养法)、擦镜纸器官培养法、金属格栅器官培养法、琼脂小岛器官培养法、Transwell 器官培养法、灌注式器官培养法、旋转管培养法、摇摆式器官培养法等,实验者可根据具体情况采用适当的方法。

1. 表玻璃器官培养法 该方法是一种经典的器官培养方法,其固体培养基由鸡胚提取液与鸡血混合后凝聚而成,常用于胚胎器官原基的形态发生的研究中。该方法操作过程较为简单,但培养基的血凝块会出现液化,使培养物下沉,影响细胞对氧的获取。而且频繁更换培养基易造成培养器官的损伤。

2. 琼脂凝胶器官培养法(Wolff 器官培养法) 该方法由 Wolff 于 1951 年建立。方法中应用到的固体培养基由一定比例的琼脂、鸡胚胎提取液及小牛血清混合组成,常以卵黄膜及鸡胚的中肾组织作为培养的支持物,在肿瘤器官的培养中较为常用。该方法的优点是培养基不发生液化,培养物能够在培养基上存活较长时间;琼脂抑制培养器官的细胞迁移,进而保证了其三维结构的维持;鸡胚的中肾组织能够为培养的肿瘤提供丰富的营养,还可吸收肿瘤生长过程中的代谢物,因此该方法培养的肿瘤在体外生长状态好,可维持数月。而此方法的缺点在于实验准备工作复杂,而且更换培养基需要转移培养器官,因此可能损伤培养的器官。

3. 擦镜纸器官培养法 该方法是以疏水性较强的擦镜纸作为培养支持物。擦镜纸漂浮于培养基表面,培养器官放置其上后,不会发生卷曲,并处于气液交界面,可通过擦镜纸的空隙吸收培养基中的营养物质,同时获得充足的氧气。需要注意的是,擦镜纸漂浮于培养基液面的状态不易被控制。而且培养基浸润擦镜纸过多或培养的器官较大、数量过多,均会引起擦镜纸下沉,使气液界面培养失败。

4. 金属格栅器官培养法 该方法由 Trowell 首创。其特点是用坚硬的金属支持物代替漂浮的支持物,使培养物能够较为持久地处于培养基与空气交界面,进而能够稳定地在体外进行生长。此方法对金属格栅的材料及制作要求较高,且应注意使金属格栅各部分的高度保持一致,格栅表面平坦,置于培养皿中时应与培养基液面平行。

5. 琼脂小岛器官培养法 该方法以凝固的、有一定硬度的琼脂块作为支持物,琼脂块表面制成光滑的平台,用以支撑培养的器官,并可抑制细胞的迁移。此方法的优点在于,它集琼脂凝胶固体培养法及液体培养法的主要特点于一体,换液过程简便。此外,培养的器官可以从琼脂凝胶及液体培养基两方面获得营养物质,并可获得充足的氧气。而此方法的不足是,作为培养器官的支持物,表面不易完全达到水平,一定程度上出现凹凸不平的现象,由此可造成培养效果不稳定。

6. Transwell 器官培养法 是一种新近发展起来的器官培养方法。Transwell 是一种特殊的培养皿,由两部分组成,外面是普通的培养板,培养板的每个孔内再插入一个套皿,其底部是培养液可以透过的薄膜,也是培养器官的支持物。Transwell 器官培养法具有操作简便、培养效果稳定可靠的特点,目前应用较为广泛。其不足在于 Transwell 费用较高,不易重复使用。

7. 灌注式器官培养法 该方法主要是通过使培养基持续流经培养器官,进而达到动态培养的目的。该方法优点是培养基的流动,使培养的器官能够不断获得新鲜的营养物质、氧气,其代谢产物可及时排除,保证了培养基的 pH,使培养的条件更加稳定,因此,该方法培养的器官能够维持较好的生长状态。然而整个灌注式培养装置构成较为复杂,且在培养箱中所占空间较大,是该方法的不足之处。

8. 旋转管培养法 该方法主要特点是将培养的器官通过血浆凝块固着于试管的一侧,加入培养基后,通过旋转装置使培养试管水平旋转,这样可使培养的器官断续地与培养液及培养管中的气体接触,由此,在获得营养物质的同时,可以得到充足的氧气供应。

9. 摇摆式器官培养法 其原理是利用平台式摇摆仪,使培养的器官交替地与液体培养基、空气接触,进而达到促进器官生长的目的。该方法可使培养的器官在体外存活较长时间,且保持良好的形态和结构,因此较适合应用在致癌剂引起的器官癌变、激素等对器官作用周期等方面的研究。需要注意的是,摇摆过程中,若所培养的器官对培养皿底部黏附不牢,将会脱落,致使器官坏死,造成培养失败。

(二) 常用的器官培养模型及其方法

在营养研究领域中,借助于器官培养可用于观察某种营养素或食物活性成分对组织器官的影响及其相关机制研究。下面将主要介绍一些在营养研究中具有代表性的,常用的器官培养技术。

1. 骨的器官培养 通过对骨进行器官培养,可以研究骨对某些营养物质的吸收过程及程度,同时对骨吸收过程的影响因素加以分析。以旋转管培养法为例,对骨器官培养进行介绍。

(1)脱颈椎法处死新生 6 天的,已作放射性标记的小鼠(在小鼠生后第 2 天,皮下注射$^{45}CaCl_2$;在小鼠生后第 5 天,皮下注射^{3}H-脯氨酸)。酒精消毒后,在无菌培养皿中,剪开小鼠头皮,取出颅盖骨,去除表面软组织,HBSS 冲洗血迹。

（2）将颅盖骨放置于含血浆凝块的培养管(将数滴鸡血浆加入培养管中,转动培养管,使血浆凝固于管内壁 1/2~2/3)中,与管底保持一定距离。培养管加上棉塞,室温静置 1~2 小时,使培养材料对血浆凝块的黏附更牢固。

（3）向培养管中轻轻加入一定量恒定 pH 7.2,含 10%~20% 小牛血清的培养液,加塞后放置于密闭小室中,冲入 5% CO_2、30%~45% O_2 及 65%~50% N_2 组成的混合气体,37℃条件下培养。定期换气。

根据液中^{45}Ca 的放射量的差别,即可了解骨吸收^{45}Ca 的过程。组织切片显示,在体外培养条件下,骨吸收发生后,骨的表面有小的凹陷形成,若放射性物质在体内的预标记时间长短适当,则可在培养液中检测到放射性物质的含量。

2. 血管的器官培养　血管的器官培养是研究血管生理及病理形成机制的重要手段,被广泛应用于血管的发育、损伤、修复、再生及再狭窄等方面的研究中。

血管的器官培养方法有多种,其中以悬浮孵育法的操作较为简单,这一方法特点是将所取的动脉剪成小块后,直接让其悬浮于培养液中,按常规条件加以培养。由于该方法中培养环境气体供应有限,为保证血管不会因缺氧而发生坏死,培养时间一般不能超过 24 小时,因此,该方法主要适用于短时间内对血管功能的观察。琼脂孔培养法是血管器官培养中较为常用的方法,该方法能够使血管在体外环境中生存较长时间,最长可达 20 余天,适用于营养素、药物等对血管生成、功能的影响及其相关机制等方面的研究。以琼脂孔培养法为例介绍血管的器官培养方法。

（1）琼脂孔的制备:将 1.5% 的琼脂倒入培养皿中,待琼脂凝固后形成约一定厚度的琼脂板,并在其上打孔。

（2）将大鼠麻醉后,用酒精对其胸腹部常规消毒,手术剪开其胸骨,暴露主动脉。结扎弓动脉后,剪下主动脉,放置于盛有培养基的培养皿中。用吸管吸取培养基冲洗动脉内壁后,将其剪成一定长度的动脉环。

（3）向已制成的培养皿琼脂孔中滴加数滴胶原或纤维蛋白原液,将动脉环置于其中,再加入适量的培养液。

（4）将培养皿放置于培养箱中,37℃条件下常规培养,定期换液。

3. 肝脏的器官培养　对肝脏进行体外培养可以研究营养素、药物等因素对肝脏功能的影响,同时也可探讨肝脏疾病的病理过程及其相关机制。经典的肝脏器官培养用的是 Conway 微扩散单位培养法,该方法属于气液界面培养法。

（1）出生十几天后的大鼠,处死后腹部酒精消毒,剖开取出肝脏,置于盛有培养液的培养皿中。

（2）将肝脏置于消毒滤纸上,将其修剪成一定厚度的长方形小块,尽量使切面整齐,用培养液轻轻冲洗肝脏小块。

（3）在 Conway 微扩散单位中央孔中加满培养液,将消毒滤纸盖在中央孔的表面。在消毒滤纸上放置 2~3 个肝脏小块,将 Conway 微扩散单位用玻璃板遮盖。

（4）在密闭小室中放入数个 Conway 微扩散单位,充入含 5% CO_2 和 95% O_2 的混合气体,37℃条件下培养。每天进行换气、换液(图 3-7-1)。

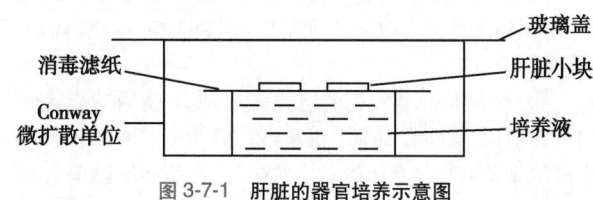

图 3-7-1　肝脏的器官培养示意图

4. 胃肠黏膜的器官培养　通过体外器官培养胃肠黏膜,可以为胃肠黏膜生理及病理的过程、相关机制提供重要的研究手段。金属格栅培养法是胃肠黏膜器官培养的常用方法。

（1）将来自手术或活检的人胃肠黏膜浸泡于盛有含 10% 胎牛血清的培养基中。将胃肠黏膜剪成小块,将黏膜块上皮面朝上放置于金属网格的表面。

（2）将上述金属网格移至培养皿的中央孔中,向孔中加入培养基,使液面刚好浸润黏膜块。将浸有饱和 NaCl 溶液的消毒棉垫放于中央孔的外围,盖上培养皿后,将其置于密闭小室中。

（3）向密闭小室中冲入含 5% CO_2 和 95% O_2 的混合气体,37℃条件下培养。

应用上述方法培养的胃肠黏膜能够在体外条件下存活并发生细胞增生,同时细胞内的一些特定物质的合成也有所增加,如前列腺素 E2。

5. 肿瘤侵袭研究中的器官培养　在体外条件下,利用器官培养方法将来自人或动物的器官作为靶器官,使其与肿瘤共同培养,肿瘤细胞将逐渐与靶器官融合,进而通过增生侵袭靶器官的内部,建立肿瘤侵袭的体外培养模型。该方法为研究药物、营养素及植物化学物等与肿瘤生长的关系以及器官间的相互作用等提供了极为有利的工具。建立肿瘤侵袭体外模型的器官培养方法可有多种,主要包括单细胞侵袭器官培养法、单层细胞侵袭器官培养法及球体器官侵袭培养法等几大类。实验者应根据具体情况采用适当的培养方法。

心肌组织结构清楚,易于同种肿瘤细胞相区别,且心肌组织块经旋转摇动预培养后,表面包绕一层单层细胞类似于体内的器官结构,因此,鸡胚或鼠胚的心肌常作为肿瘤细胞侵袭的靶器官。

（1）单细胞侵袭器官培养法:该方法包括半固体培养基及液体培养基法,而后者是前者的改良方法,这里主要介绍液体培养基单细胞器官培养法,此法换液方便,适于较长时间的培养。

1）靶器官的制备:无菌条件下,取出鸡胚胎心脏,缓冲液清洗数遍后,在解剖显微镜下切除心房及血管,保留心室肌组织,并将其切成小块,洗净后将心室肌置于培养皿内,加入适量培养基混匀。将培养皿放入密闭小室内,充入混合气体后,封闭小室。将小室放在摇摆培养仪内,调整适宜的摇摆速度,在37℃、5% CO_2、50% O_2 及45% N_2 的条件下培养24~48小时。然后取出心肌块,缓冲液冲洗后,于镜下选取适当大小的心肌块备用。此时这样的心肌块称为预培养心肌块(preculture heart fragment,PHF)。

2) 瘤细胞悬液:由培养至融合的瘤细胞消化后制成。

3) 瘤细胞靶器官复合体的制备:将PHF置于瘤细胞悬液中,通过离心使瘤细胞黏附于心肌块表面,制成瘤细胞靶器官复合体。

4) 靶器官与瘤细胞的混合培养:将不锈钢支架置于培养杯中,在支架表面铺上擦镜纸。用新生鼠的肾包膜包裹瘤细胞靶器官复合体的表面,这样可避免瘤细胞漏入液体培养基中。然后将其放在擦镜纸上,加入含小牛血清、鸡胚提取液的培养基,使培养基液面与支架表面平行,瘤细胞靶器官复合体处于气液交界面。将培养杯盖好后,常规培养,定期取材,可作形态学的观察(图3-7-2)。

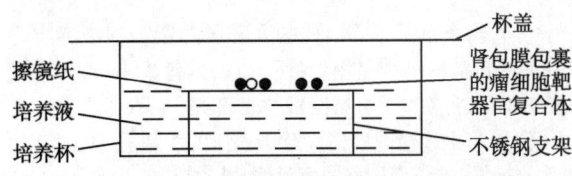

图 3-7-2　液体培养基单细胞器官培养法示意图

(擦镜纸、培养液、培养杯、杯盖、肾包膜包裹的瘤细胞靶器官复合体、不锈钢支架)

(2) 单层细胞侵袭器官培养法:该模型适用于不能形成球体的瘤细胞。

1) PHF 的制备:方法同上述单细胞侵袭器官培养法。

2) 单层瘤细胞的制备:将适量的细胞悬液加入一个内表面预置有一层琼脂的离心管中。将瘤细胞悬液低速离心,弃上清,瘤细胞即黏附于离心管内琼脂层表面。

3) 瘤细胞靶器官复合体的制备:向上述离心管中加入数十个PHF,再缓慢加入适量瘤细胞悬液,低速离心后,将离心管置于37℃培养箱中培养4小时,然后将瘤细胞于PHF混合沉淀物用吸管轻轻吸起,移入无菌的培养皿中。用含小牛血清的培养液洗涤上述沉淀物,在倒置显微镜下观察,PHF表面包裹一层瘤细胞的即为侵袭复合体。

4) 靶器官与瘤细胞的混合培养:在预置有琼脂层的培养板的每一孔中放入一个侵袭复合体,向孔中加入适量培养液,常规培养。每天换液,定期进行形态的观察及组织学检测。

(3) 球体器官侵袭培养法:该方法包括静止球体器官培养法和旋转摇动球体器官培养法。静止球体器官培养法主要适用于尚未具备旋转摇动培养条件的实验室。这里主要介绍旋转摇动球体器官培养法,该模型的特点是:①靶器官在体外培养过程中仍能保持类似宿主体内的组织结构;②细胞球体能模拟实体瘤的组织结构;③实验周期短,一般7~14天可获结果;④可用于侵袭机制研究和抗侵袭药物、营养物质的筛选。

1) PHF 的制备:方法同上述单细胞侵袭器官培养法。

2) 瘤细胞球体的制备:应用消化法制成的瘤细胞悬液,取适量悬液放入锥形瓶中,置于摇动培养仪中,在37℃、5% CO_2、50% O_2 及45% N_2 的条件下,以适当的旋转速度进行培养,几天后即可形成形态规则的瘤细胞球体,选

出适当大小的球体备用。

3) 瘤细胞靶器官复合体的制备:将1个PHF与一个瘤细胞球体同时放置于琼脂半固体培养基,常规培养4~6小时,靶器官与瘤细胞球体将紧密接触形成复合体。

4) 靶器官与瘤细胞的混合培养:将复合体置于锥形瓶中,加入适量培养基后,放置于旋转培养仪,调整适当的转速,进行常规培养,定期取材检查。

四、体外培养技术在营养领域中的应用

体外培养技术现在广泛应用于营养研究领域:①研究营养素的生理作用,如在体外细胞研究营养素对细胞DNA和蛋白质合成的影响,抗氧化营养素(如维生素E、维生素C、植物化学物质等)对氧化损伤DNA的保护作用;②研究营养素在细胞水平对某一种特定细胞的生长发育及其功能的影响,如体外培养大脑神经细胞,观察锌、牛磺酸对其生长发育及其功能的影响;③研究营养素对细胞基因表达的影响,如研究抗氧化营养素对人类癌细胞抑制癌基因表达物的影响;④研究营养素的代谢,如研究某种营养素对细胞一些酶的活性的影响,以体外人类肠黏膜Caco-2细胞株研究铁、异黄酮的吸收代谢情况;⑤在细胞水平研究营养与疾病的关系,模拟疾病状态下某一种特定细胞模型,观察营养素或食物中生物活性物质对细胞的影响,探讨其作用和作用机制,如采用氧化修饰低密度脂蛋白损伤血管内皮细胞,模拟AS发生的始动环节,研究食物中抗氧化物质的抑制作用及其作用机制;研究营养素和食物中生物活性物质对癌细胞的作用及其抗癌作用的机制;⑥在体外培养组织和器官,研究营养素对其生长发育及代谢的影响。

对营养素和食物中生物活性物质的研究需要进行体内实验,但是体外培养技术已经成为营养研究领域中常用的手段,其优点在于:①将营养素加入到培养系统,直接与细胞接触,可以排除复杂因素的干扰,能够相对准确地研究营养素对单一细胞类型的影响,容易区分营养素的直接作用还是与体内的间接作用,是一种较好的单因素分析系统;②已建立的细胞系(株)能够为体外研究提供大量的遗传特性均一或相似的细胞来源,加上体外培养技术的日益成熟和培养用品的商业化,使研究工作变得稳定、方便、经济;③可以准确控制营养素和食物中生物活性物质的作用对象、作用时间和剂量以及细胞、组织或器官的生长条件;④体外培养技术是研究营养素的分子作用机制的基础。体外培养技术的不足在于:体外培养的生长环境简单,缺乏体内研究实验的代谢环境,用整体动物实验研究营养素与人体健康的关系更接近实际情况,但往往容易受到某些因素的影响,较难判断是营养素的直接作用还是继发性作用。

第三节　动物实验

动物实验是在实验室内,为获得有关生物学、医学等方面的新知识或解决相关问题而使用动物进行的科学研究。动物实验通过对动物本身生命现象的研究,进而探索和阐明人类的生命奥秘和疾病本质,以达到预防、控制和治疗人类的疾病,延长人类寿命的目的。动物实验是生命科学研

究的重要基础,也是营养科学研究的重要技术手段。

实验动物的标准化和动物实验的规范化是动物实验的重要内容。开展动物实验应使用合格的实验动物,《实验动物管理条例》中明确规定,实验动物是"经过人工饲育,对其携带的微生物实行控制,遗传背景明确或来源清楚的,用于科学研究、教学、生产、检定以及其他科学实验的动物。"动物实验的规范化是获得可靠实验结果的重要保障。实验动物的饲养和饲料都有相应的规范,开展动物实验需进行严格的实验设计,动物实验技术有标准化操作程序,从业人员需经过培训合格方能上岗操作,此外,动物实验需符合伦理学要求。

一、实验动物的选择

(一) 实验动物的选择原则

实验动物选择是否恰当是实验研究能否获得成功的关键之一。实验动物应根据研究目的及实验要求进行选择,综合分析以下因素:

1. 相似性原则 生物医学研究的目的是探索人类疾病的发病机制,寻求预防、治疗方法。因此应尽可能选择在功能、代谢、结构及疾病特点方面与人接近的动物做试验。一般动物进化程度愈高,其功能结构反应愈接近于人。如猩猩、猕猴等非人灵长类动物与人最相近。但是非人灵长类动物来源少、价格昂贵、饲养特殊,因此,实际中不能盲目追求使用。除非人灵长类外,许多哺乳类实验动物在功能、代谢、结构及疾病特点方面也与人类有不同程度的相似。

2. 选用标准化实验动物 为了保证研究结果的可靠性和重复性,使用标准化实验动物是极其重要的。标准化实验动物是指遗传背景明确,饲养环境与动物体内微生物得到控制,在长期实践过程中积累有较丰富的研究资料,可供参考和比较,模型性状显著且稳定的动物。只有选用标准化动物,才能排除因实验动物带细菌、病毒、寄生虫和潜在疾病对实验结果的影响,且排除因实验动物杂交、遗传上不均衡、个体差异和反应的不一致。

根据研究的目的要求,可选择采用遗传学控制方法培育出来的纯系动物或近交系动物、突变系动物、封闭群动物、系统杂交动物;或采用微生物控制方法而培育的无菌动物、已知菌动物或称悉生动物、无特定病原体动物。所选用的动物类别也需与所用方法试剂及仪器的先进性相匹配,避免造成不必要的资源浪费。

3. 选用解剖、生理特点符合实验目的要求的实验动物 很多实验动物具有某些解剖生理特点,为实验所要观察的器官或组织等提供了很多便利条件,将减少实验准备方面的麻烦,降低操作的难度,使实验容易成功。

如犬的甲状旁腺位于甲状腺表面,位置固定,而兔的甲状旁腺呈散在分布,除甲状腺周围外,还分布到主动脉弓附近。显然进行甲状旁腺摘除及相关实验宜选择犬而不选择兔。

4. 选择对实验因素最敏感的实验动物 不同种系动物对同一因素有共同反应,也有特殊反应。选择实验动物时,充分利用这些特殊反应,选择对实验因素反应最敏感的动物。

兔体温变化十分灵敏,易产生发热反应,而且反应典型、恒定,适于发热、解热及致热原的研究。而大、小鼠体温调节不稳定,不宜进行这一类实验。

此外,不同品系动物对同一刺激的反应差异很大。如DBA小鼠对声音非常敏感,闻声后可出现特殊的发作性痉挛,甚至死亡。不同小鼠对致癌物质反应也不同,有的容易被诱发肿瘤,有的则不容易被诱发肿瘤。因此,应充分了解动物特性,选择敏感性强的动物。

5. 选择传统应用的实验动物 选择科研、检验和生产传统应用的实验动物,这是科研工作者长期以来实践经验的积累。如肿瘤研究中用的小鼠,选用品系都很明确。

(二) 常用的动物

1. 小鼠 小鼠是用量最大,用途最广、品种最多的实验动物。小鼠实验研究资料丰富,又有大量具有各种不同特点的近交品系,并已形成多种国际公认的疾病动物模型,如:用于免疫学和肿瘤学研究的裸小鼠(nu mice),严重联合免疫缺陷小鼠(severe combined immunodeficient mice, SCID mice),用于内分泌及糖尿病研究的KK自发糖尿病小鼠、ob/ob小鼠、NOD小鼠,用于衰老和学习记忆功能研究的SAMP小鼠。随着基因技术的发展,基因工程小鼠也得到迅速发展,已可根据研究需要进行定制。

2. 大鼠 大鼠是医学上最常用的实验动物之一,也是营养学研究中使用最早、最多的实验动物。大鼠对营养缺乏敏感,特别是维生素和氨基酸缺乏时可出现典型症状。如核黄素缺乏时出现皮炎、脱毛、体质虚弱和生长缓慢,还可引起角膜血管化、白内障、贫血和髓质退化;维生素E缺乏可导致雌性大鼠生育能力降低,严重缺乏时雄性大鼠可终生丧失生殖能力。大鼠能有效地存贮脂溶性维生素B_{12},体内合成维生素C以及通过食粪满足其对维生素B的大部分需要。常用于蛋白质、氨基酸、维生素缺乏和钙、磷代谢等方面的研究以及各种营养不良、淀粉样变性的研究。其次大鼠为杂食动物,食性广泛,有随时采食的习惯,对营养研究是一个有利因素。另外,它还具有体型大小适中、便于管理,易于收集粪、尿等代谢物,繁殖周期短、繁殖力强、价格较廉等优点。

目前,常用的大鼠疾病动物模型有:用于研究高血压症的SHR大鼠和盐敏感大鼠(Dahl/SS),用于糖尿病研究的ZDF大鼠和GK大鼠。

3. 豚鼠 豚鼠是严格的食草动物,对粗纤维需求大。日夜采食,两餐间有较长休息期。豚鼠属于饮食不洁的动物,如使用的食具不当,常在食物上边吃边排便或把食物扒散,而且对限量饲喂饲料和饮水也不适应。豚鼠体内缺乏左旋葡萄糖内酯氧化酶,不能合成维生素C,且对其缺乏十分敏感,当饲料缺乏维生素C时会发生坏血病,出现跗关节肿胀、行动困难、体质衰弱等症状。因此,豚鼠可用于维生素C研究。

4. 地鼠 又名仓鼠,作为实验用的地鼠主要为金黄地鼠和中国地鼠。地鼠为杂食性动物,食性广泛,有贮存食物的习性,可将食物存贮于颊囊内。中国地鼠易产生真性糖尿病,血糖可比正常高出2~8倍,胰岛退化,β细胞呈退行性变,是真性糖尿病的良好动物模型。地鼠对维生素缺敏感,可用于维生素 B_2、维生素 A 和维生素 E 缺乏症的研究。

5. 长爪沙鼠　大小介于大鼠和小鼠之间,是小型食草动物,驯养的长爪沙鼠饲喂啮齿类动物颗粒料就可生长良好。正常情况下,长爪沙鼠肝内的类脂质比大鼠高 3 倍,血清胆固醇大部分为胆固醇酯,且受饲料中胆固醇影响很大,脂蛋白为低密度脂蛋白。但长时间给予高水平胆固醇饲料,长爪沙鼠不会出现动脉粥样变性或动脉瘤性硬化,是研究饮食中胆固醇和脂代谢方面的良好模型。肥胖沙鼠糖耐力低,血中胰岛素含量高,而且胰腺会发生病理变化,是研究糖尿病和肥胖的良好实验动物。

6. 兔　兔有食粪癖,晚上吃自己的粪便,特别喜欢刚拉下来的软便,如选用兔进行营养实验时,应注意控制其食粪习性,否则会影响实验结果。兔对外源性胆固醇吸收率高达 75%~90%,对高脂清除能力较低,静脉注射胆固醇溶液后,引起的高脂血症可持续 72 小时。造模时间短,一般 3 个月左右即可成型,兔形成的高脂血症、主动脉粥样硬化等病变与人类病变极其相似。兔还可复制心血管病和肺心病的动物模型。一次性给予大剂量维生素 A 可引起酷似人类因遗传或环境因素所致的畸形。

7. 犬　比格犬是近代培育成的专用实验犬,在以犬为实验动物的研究成果中,只有应用比格犬才能被国际公认。犬的神经、血液循环系统发达,适合用于弥散性血管内凝血、血管中脂质的沉积、急性心肌梗死等研究。此外,某些疾病,如蛋白质营养不良、高胆固醇血症、白内障、骨质疏松等均可选用犬作为实验动物进行研究。

8. 小型猪　猪的心血管、消化器官、免疫系统及肾、皮肤等在组织、生理和营养代谢方面与人类极为相似,目前已逐渐成为研究人类疾病的实验动物。如糖尿病、心血管病、免疫学和肿瘤研究等。像人类婴儿一样,仔猪也易患营养不良症,诸如蛋白质、铁、铜和维生素 A 缺乏症,可以广泛用于营养学和婴儿食谱的研究。

9. 非人灵长类　为人类的近属动物,应用此类动物进行实验研究,最易解决人类相似的病害及其发病机制,是一种极为珍贵的实验动物,其价值远非其他各属动物所能比拟。猕猴可培育成为胆固醇代谢、脂肪沉积、肝硬化、铁质沉着症、肝损伤、维生素 A、B_{12} 缺乏症、镁离子缺乏伴随低血钙和葡萄糖利用降低等的模型。猕猴饲料中若缺乏维生素 D_3,可导致纤维形骨营养不良症,缺乏叶酸可导致口角干裂、体重减轻、腹泻、贫血和黏膜溃疡。

10. 斑马鱼　斑马鱼具有如下优势:体型小、易养殖、成本低、四季产卵、产卵量大、体外受精、体外发育、发育迅速、性成熟快、胚胎透明、与人类基因组同源性高和强大的组织修复能力等。斑马鱼在皮肤、肌肉、神经系统、眼睛、心脏、血液循环、内分泌、肝肾胰肠道等内脏器官和生殖系统都具备脊椎动物的基本模式,与人类高度相似,其组织器官的发育过程和功能机制都与人类有高度的可比性,是探索脊椎动物生命过程及研究人类疾病机制和开展药物筛选的有效工具。斑马鱼易于受环境中的各种生理、生化因素影响,因而成为研究环境科学和毒理学的有效工具。

11. 秀丽隐杆线虫　秀丽隐杆线虫的体型小,成虫仅 1~1.5mm,繁殖量大,每一条成虫平均产卵 300 个左右,它可以在短时间内大量繁殖。其次,线虫通体透明,生长周期短。在实验室环境中,20℃、60% 湿度条件下,线虫从卵发育到成虫仅需要 3.5 天,平均寿命约 3 周,可以在短时间内获得实验结果。最后,线虫是第一个被全基因测序的多细胞生物,其中有 40% 的基因与人类同源。因此,线虫是研究胚胎发育、神经元功能、寿命以及一些人类疾病分子机制的理想工具。

12. 果蝇　果蝇是最著名的模式生物之一,约有 900 多个品种,而其中的黑腹果蝇是最常见、最经典的研究遗传发育与寿命的模式生物,具有易于饲养、体积小、周期短、繁殖能力强、染色体简单、突变表型多且易于观察等诸多优点。利用果蝇进行遗传学研究的历史悠久,因其携带便于遗传操作的表型标记、分子标记或其他特性的特征染色体,便于对其进行大批量的功能筛选与品系开发。此外,果蝇作为模式生物,其许多基因、基本的生化途径及信号通路与人高度保守。果蝇中的基因与人类高度同源,超过 60% 的人类疾病基因在果蝇中有直系同源物,尤其与肿瘤、神经疾病、畸形综合征等疾病相关的基因有果蝇同源物的可能更大。因此,以果蝇为模型进行人类疾病相关研究成本低,并且伦理上不受限制。

二、实验动物等级和饲养条件

(一) 实验动物等级

根据国家标准(GB 14922),按微生物和寄生虫的控制程度,将实验动物划分为普通级动物、清洁动物、无特定病原体动物和无菌动物 4 个等级。普通级动物(conventional animal,CV)应不携带所规定的人兽共患病原和动物烈性传染病;清洁级动物(clean animal,CL)除普通级动物应排除的病原外,不携带对动物危害大或对科学研究干扰大的病原;无特定病原体动物(specific pathogen free animal,SPF)除清洁级动物应排除的病原外,不携带主要潜在感染或条件致病的病原;无菌动物(germ free animal,GF)不携带可检出的一切生命体。

考虑到各种实验动物质量控制的具体要求和情况不同,又进一步将大鼠、小鼠的等级分为清洁级、无特定病原体级和无菌级;犬、猴只设普通级和无特定病原体级;豚鼠、地鼠和兔仍保留四个级别。

(二) 实验动物饲养条件

1. 实验动物饲养环境条件分类　不同品种和等级的实验动物对饲养条件的要求也不相同。我国的实验动物饲养环境按照对传染因子和环境参数控制程度分为三类,即普通环境(conventional environment)、屏障环境(barrier environment)和隔离环境(isolation environment)。其中,普通环境设施符合动物居住的基本要求,控制人员和物品、动物出入,不能完全控制传染因子,适用于饲养教学等用途的普通级实验动物;屏障环境设施符合动物居住的要求,严格控制人员、物品和环境空气的进出,适用于饲养清洁级和无特定病原体实验动物,是营养科研最常用的实验动物饲养环境;隔离环境采用无菌隔离装置,以保持无菌状态或无外来污染物,该环境适用于饲养无特定病原体、悉生(已知菌)

及无菌实验动物。无菌隔离装置内的空气、饲料、水、垫料和设备均为无菌,动物和物料的传递须经特殊的传递系统,该传递系统既能保证与环境的绝对隔离,又能满足转运动物时保持内环境一致。

2. 实验动物饲养环境条件技术指标 实验动物环境技术指标主要有温度、日温差、相对湿度、换气次数、气流速度、压强梯度、空气洁净度、沉降菌最大平均浓度、氨浓度、噪声、照度等,具体指标值应符合《实验动物环境及设施》(GB 14925)要求。

3. 笼具、垫料、饮水、运输

(1) 笼具:笼具的材质应符合动物的健康和福利要求,无毒、无害,无放射性,耐腐蚀、耐高温、耐高压、耐冲击、易清洗、易消毒灭菌。笼具的内外边角圆滑、无锐口,动物不易噬咬、咀嚼。笼具应能防止实验动物逃逸。常用实验动物笼具的大小最低应符合《实验动物环境及设施》(GB 14925)的要求。实验用大型动物的笼具尺寸应满足动物福利的要求和各项操作的需求。

(2) 垫料:垫料的材质应符合动物的健康和福利要求,应满足吸湿性好、尘埃少、无异味、无毒性、无油脂、耐高温、耐高压的材料;垫料须经消毒灭菌后方可使用。

(3) 饮水:普通级实验动物饮水应符合《生活饮用水卫生标准》(GB 5749)的要求;清洁级及其以上级别实验动物的饮水应达到无菌要求。

(4) 运输:实验动物的运输工作应有专人负责。实验动物的装运工具应安全可靠。不同品种、品系和等级的实验动物不得混合装运。运输时,应满足通风、温度、饮水和饲料、垫料等动物生存基本条件的要求,运输箱和运输工具应符合相应质量要求及特殊要求。

三、实验动物营养与饲料

(一) 实验动物营养需求

保证动物有足够的营养供给是维持动物健康和保障动物实验结果准确性的重要因素。实验动物的饲料必须能够为动物提供各种必需而充分的营养物质,以维持动物的正常生长、发育及繁殖。

由于动物种类繁多,实验目的又各不相同,因此,饲料的营养素需要在每种动物一个基本配方的基础上作适当的增减。常用的实验动物的营养素需要量,目前多采用国外文献报道,主要是来自美国国家研究委员会(National Research Council,NRC)的资料。NRC的推荐量是根据很多不同的实验室报告的数据得出的,所提出的各种实验动物营养素的需要量可以作为参考。

(二) 实验动物饲料

1. 实验动物饲料分类 动物实验所用饲料大致可以分为三种。

(1) 天然原料饲料:即以天然动植物为原料,根据实验动物饲养标准制订配方,加工生产的饲料,形状有粉料、颗粒料等。天然原料日粮是实验动物生产中通常使用的日粮类型。其特点是价格便宜,易于获得。天然原料日粮也有2种类型,一种是配方公开,成分标明,另一种则是完全封闭,但无论哪种类型其共同的缺点都是确切的营养成分

难以标准化确定。有时尽管标识成分一致,但真实营养成分仍有很大的变化,特别是矿物质等微量成分常因饲料原料产地、土壤不同而明显不同,这一点在使用时必须加以注意。

(2) 纯合日粮:使用精制原料配合而成,特别是对蛋白质、碳水化合物、脂肪具有精确的计量标识。使用纯合日粮便于掌握日粮成分进行实验设计,从而获得精确可靠的实验结果。缺点是适口性差。

(3) 化学纯合的日粮:采用化学上纯净的化合物为原料配合而成的实验动物日粮,如含氮营养物质应用氨基酸而不是蛋白质;碳水化合物使用单糖、双糖;脂肪选用纯化脂肪酸或甘油;无机盐和维生素亦均选用高纯化学物质等原料。这种日粮成分可靠,能够使研究变异及可能的污染降至最低限度,但十分昂贵,除必须严格控制养分浓度的研究外,较少使用。这类饲料只适于有特殊营养素限定的实验使用。

2. 常用实验动物饲料介绍

(1) 全价配合饲料:我国市售的配合饲料一般为天然原料日粮。《实验动物配合饲料通用质量标准》(GB 14924.1)规定:实验动物配合饲料分成维持饲料和生长、繁殖饲料。配合饲料营养成分指标应符合《实验动物配合饲料营养成分》(GB 14924.3)要求。

(2) AIN-93:美国国家卫生研究院(NIH)及国立营养研究所(AIN)饲养大鼠和小鼠的标准饲料配方 AIN-93 是最常用于营养研究的纯合日粮。其中 AIN-93G(表 3-7-1)用于生长期、孕期、哺乳期动物,AIN-93M(表 3-7-2)用于动物成年期。AIN-93M 与 AIN-93G 的主要区别在于脂肪量从每 kg 饲料中 70g 减少到每 kg 饲料 40g。酪蛋白量从每 kg 饲料 200g 减少到每 kg 饲料 140g,此外由于酪蛋白中含有钾元素,因此,AIN-93M 添加的钾较 AIN-93G 高。AIN93 饲料中矿物质混合物成分(表 3-7-3)、维生素混合物成分(表 3-7-4)、饲料中维生素含量(表 3-7-5)及矿物元素含量(表 3-7-6)都有确定的数值,具体参见这些表。

由于必需营养素充足、均衡,AIN-93 配方对长期以及短期实验鼠饲料是较好的选择。

表 3-7-1 AIN-93G 啮齿类动物生长期、孕期、哺乳期饲料配方(单位:g)

成　　分	每 kg 饲料中含量
玉米淀粉	397.486
酪蛋白(≥85%蛋白质)	200.000
糊精玉米淀粉(90%~94%四糖)	132.000
蔗糖	100.000
豆油	70.000
纤维素	50.000
矿物质混合物(AIN-93G-MX)	35.000
维生素混合物(AIN-93-VX)	10.000
L-胱氨酸	3.000
酒石酸胆碱(41.1%胆碱)	2.500
叔丁基氢醌	0.014

表 3-7-2 AIN-93M 啮齿类动物维持饲料配方(单位:g)

成　　分	每 kg 饲料中含量
玉米淀粉	465.692
酪蛋白（≥85% protein）	140.000
糊精玉米淀粉（90%~94%四糖）	155.000
蔗糖	100.000
豆油	40.000
纤维素	50.000
矿物质混合物（AIN-93G-MX）	35.000
维生素混合物（AIN-93-VX）	10.000
L-胱氨酸	1.800
酒石酸胆碱（41.1%）	2.500
叔丁基氢醌	0.008

表 3-7-4 维生素混合物（AIN-93-VX）成分

维生素	g·kg^{-g} mix
烟酸	3.000
泛酸钙	1.600
盐酸吡哆醇	0.700
盐酸硫胺素	0.600
核黄素	0.600
叶酸	0.200
生物素	0.020
维生素 B$_{12}$（氰钴胺）（以甘露糖醇配制成 0.1%）	2.500
维生素 E（醋酸生育酚）（500IU/g）[1]	15.00
维生素 A（反式-视黄醇软脂酸酯）（500 000IU/g）[1]	0.800
维生素 D$_3$（胆汁骨化醇）（400 000IU/g）	0.250
维生素 K（叶绿醌）	0.075
蔗糖粉	974.655

[1] 推荐使用干燥、胶状物

表 3-7-3 矿物质混合物（AIN-93G-MX 和 AIN-93M-MX）成分

矿物质	AIN-93G-MX	AIN-93M-MX
必需矿物质	g/kg mix	g/kg mix
碳酸钙,无水,40.04% Ca	357.00	357.00
磷酸钾,22.76% P;28.73% K[1]	196.00	250.00
枸橼酸钾,1 个水分子,36.16% K	70.78	28.00
氯化钠,39.34% Na;60.66% Cl	74.00	74.00
硫酸钾,44.87% K;19.39% S	46.60	46.60
氧化镁,60.32% Mg	24.00	24.00
枸橼酸铁,16.5% Fe	6.06	6.06
碳酸锌,52.14% Zn	1.65	1.65
碳酸锰,47.79% Mn	0.63	0.63
碳酸铜,57.47% Cu	0.30	0.30
碘酸钾,69.3% I	0.01	0.01
硒酸钠,无水,41.79% Se	0.01025	0.01025
钼酸胺,54.34% Mo	0.00795	0.00795
可能有益矿物质		
硅酸钠,9 个水分子,9.88% Si	1.45	1.45
硫酸铬钾,12 个水分子,10.42% Cr	0.275	0.275
氯化锂,16.38% Li	0.0174	0.0174
硼酸,17.5% B	0.0815	0.0815
氟化钠,45.24% F	0.0635	0.0635
碳酸镍,45% Ni	0.0318	0.0318
钒酸胺,43.55% V	0.0066	0.0066
蔗糖粉	221.026	209.806

[1] 饲料中磷推荐量 3000mg/kg,矿物质混合物提供仅 1561mg/kg,余下 1440mg 来自酪蛋白

表 3-7-5 饲料 AIN-93 中维生素含量

维生素	每 kg 饲料中含量	维生素	每 kg 饲料中含量
烟酸/mg	30	维生素 K/μg	750
泛酸/mg	15	生物素/μg	200
维生素 B$_6$/mg	6	维生素 B$_{12}$/μg	25
维生素 B$_1$/mg	5	维生素 A/IU	4000
维生素 B$_2$/mg	6	维生素 D$_3$/IU	1000
叶酸/mg	2	维生素 E/IU	75

表 3-7-6 AIN-93G 和 AIN-93M 饲料中矿物元素含量

必需矿物元素	饲料/(mg·kg^{-g})	
	AIN-93G	AIN-93M
钙	5000.0	5000.0
磷	1561.0	1992.0
钾	3600.0	3600.0
硫	300.0	300.0
钠	1019.0	1019.0
氯	1571.0	1571.0
镁	507.0	517.0
铁	35.0	35.0
锌	30.0	30.0
锰	10.0	10.0
铜	6.0	6.0
碘	0.2	0.2
钼	0.15	0.15
硒	0.15	0.15
其他矿物元素		
硅	5.0	5.0
铬	1.0	1.0
氟	1.0	1.0
镍	0.5	0.5
硼	0.5	0.5
锂	0.1	0.1
钒	0.1	0.1

（3）特殊动物饲料：可以在 AIN93 的基础上进行增减，如缺硒饲料，就是在 AIN93 的基础上不加或少加硒酸钠。

（三）实验动物饲料的配制

1. 设计饲料配方所需资料

（1）动物的饲养标准或饲料营养标准，可依据国家有关的全价营养饲料标准。

（2）饲料成分及营养价值表和饲料种类、来源及价格。有条件的单位应对每批购入的饲料进行营养物质含量监测分析，或依据当地饲料管理部门提供的饲料成分分析值。

（3）所需的日粮类型及动物的预期采食量。

2. 设计饲料配方的原则

（1）选用合适的饲养标准：实验动物的饲料标准并不像家畜、家禽那样规定得详细具体，应根据当地的气候条件等因素具体分析调整。

（2）选用适宜的原料：设计各种动物的饲料配方不仅要考虑到动物的营养需要，还要考虑到所用原料的品质、体积、适口性及来源等因素，做到切实可行。

（3）注意到经济效益：在选择原料时尽量利用当地来源丰富的原料品种，并可注意单个品种的价格因素。

3. 全价配合饲料配方的计算方法　饲料配方计算技术是近代应用数学和动物营养学及饲料科学相结合的产物。它是实现同料合理搭配，获得高效益、低成本饲料配方的根本手段，常规的计算方法以适于手工计算的试差法为主。近年来，采用解线性规划问题的方法，用计算机来设计既能满足营养需要又能保证成本最低的饲料配方，已经取得成功并正在推广普及。

不管用什么方法来设计饲料配方，其饲料原料的配合比例只是一种以饲料成分为基础的理论数据，还必须要经过实验室检测和饲养实验来验证。对于实验动物饲料，经过验证的饲料配方，要保持长期稳定。

四、动物实验设计

（一）设计原则

人们通过动物实验探索自然界生命的奥秘及规律。但若要得到准确、科学的结果，严密的设计是必要的。动物的种系和个体差异、实验环境的差异、仪器的稳定性、试剂的纯度、来源等因素，都可能产生实验误差，影响结果。为缩小和避免误差，实验设计时可参考以下原则。

1. 对照　对照原则是在实验中设立可与实验组比较的标准参照物或对照组。其作用是建立比较的基础，以提高鉴别能力和结论的说服力。除实验因素不同外，其他一切条件完全相同，以消除非实验因素及一切无关因素对实验结果的影响。动物实验中常见的对照有以下方法：

（1）空白对照：不作任何实验处理的对照组。

（2）实验对照：给予实验因素之外的与实验组相同的因素。如研究实验的作用，或其毒性时，将该物溶于生理盐水或其他溶剂中，经口灌胃的方法给予动物。对照组动物也用生理盐水或同样的溶剂按与实验组动物相同的容积、时间灌胃，只是灌胃液中不含该种实验物。又如某些实验中需要进行手术结扎血管，对照组也作与实验组动物同样的手术切开、剥离、缝合，只是不结扎血管。

（3）阳性对照：已经证实对同一实验目标有效的因素，如进行降压疗效实验时，可设一组动物给予已确定具有降压效果的药物作为阳性对照组。

对照设立有两种方式，即自身对照和组间对照。

（1）自身对照：对照和实验在同一个受试对象进行。如用实验处理前的实验数据作为实验处理后的对照，或在实验动物两只耳朵上建立某种疾病，两只耳朵采用不同的处置方式进行比较。这一方式可以有效消除或减少因个体差异对实验结果的影响，但不能避免实验环境及条件变化的影响。

（2）组间对照：以随机抽样方法，将动物分为若干平行组，各组之间年龄、性别、身长、体重等各项指标皆无显著差别，然后随机挑选几组作为实验组，另几组作为对照组。除了观察实验指标以外，各组均处于同一条件下进行实验比较。组间对照适用于需要多次进行实验观察的试验。实验组与对照组的例数相等时，统计效率最高。

2. 重复性　所谓重复原则，就是在相同实验条件下必须做多次独立重复实验。由于动物个体的差异，同一个处理对不同的实验对象产生的效果不完全相同。因此，在实验研究中必须坚持重复的原则。重复性主要作用是估计试验误差，增强代表性。需要足够的样品数，样品数量越大，实验结果的可靠性就越强，但实验的难度，消耗也越大。因此，进行实验前必须确定能得到可靠结果的最小样本数。最小的样本数可按一般估测方法确定，也可用统计方法测算确定。

一般估测的样本数：小动物每组 10～30 例，中等动物每组 8～20 例，大动物每组 6～20 例。营养学研究中常用大鼠、小鼠作为实验对象。大鼠每组不少于 8 只，小鼠每组不少于 10 只。

3. 随机性　随机化原则就是在抽样或分组时使总体中任何一个单元（个体）都有同等的机会被抽取进样本，以及样本中任何一个单元（个体）都有同等机会被分配到任何一个组中。

动物随机分组的方法很多，较好的方法是使用"随机数字表"和"随机排列表"进行随机化分组。操作步骤：

（1）将受试对象按体重进行编号。

（2）事先规定分组的规则，如分两组时，可事先规定，遇到随机数字为偶数时将对应的受试对象分入实验；随机数字为奇数时将对应的受试对象分入对照组（反过来规定也可以）。分三组时，可事先规定，凡随机数字除以 3 余数为 0 者分入第一组，余数为 1 者分入第二组，余数为 2 者分入第三组。当然，也可定出其他的分组规则，但规则必须事先确定下来，一旦确定不应随意改动。

（3）从上述三种随机数字表中任意指定的位置开始向后（或向前）抄录随机数字，依次写在各编号之下。注意舍弃不符合要求的机数（如随机数字超过了编号所对应的数字）。

（4）根据抄录的随机数字按事先确定的分组规则分组。当各组样本含量不等时最好再用随机的方法进行调整,尽可能使各组的样本含量相等或接近相等(从统计学角度看,各组本含量相等时误差较小)。

目前,运用计算机程序直接实现随机化分组,使随机化过程大为简化。

4. 均衡　所谓均衡,就是指各水平组中的受试对象所受到的非实验因素的影响是完全平衡的,即这些组之间的差别完全是由于该因素的不同水平所致,而并非其他因素取值不同所造成的影响。其他因素包括:实验对象,即动物的品种、体重、年龄、性别、饲料等;实验环境条件,包括饲养室的温度、湿度等;还有所用仪器、方法、试剂等,使误差减少到最小程度。均衡还包括对偏性的控制,如分层取样、盲法分组等,是实验设计基本原则中最核心的内容,起着统领全局的作用。

5. 盲法　为了避免实验过程中的偏倚,在可能的情况下,尤其在用主观指标判断实验结果的情况下,应采取盲法原则,即从动物随机分组接受处理到数据分析,所有的动物、标本和处理因素都使用代码。

(二) 动物实验中的注意事项

1. 年龄、体重　根据实验目的选择动物的年龄及体重,一般情况选用成年动物。对慢性或长期实验,因时间长,并观察动物的生长发育,需要选用幼龄动物如断乳鼠。老龄动物由于代谢生理、功能低下,反应迟缓,除老年生物学研究如衰老研究外,通常不用。一次实验所选用动物年龄一致、体重相近,差别小于 10%。

性别对实验也可能有影响,不同性别对实验因素的敏感性可能不同,如无特别要求,一般宜雌雄各半。

2. 生理状态　除特殊需求,应选用正常健康动物,避免特殊的生理状态,如孕期、哺乳期。

3. 预实验　在动物实验前对正式实验进行初步实验,目的在于更为准确地选择合适的实验动物,对实验室的实验技术方法、条件进行测试,初步了解实验结果与预期结果的距离,对正式实验的设计提供补充和修正意见。

(三) 动物实验研究的局限性

动物实验研究中尽管研究人员经过周密设计,选用与人相似的动物进行实验。但动物与人毕竟只是相似而非相同,人与动物各种属间有许多重要的差异,动物实验结果有时是不确定的。在测试营养素、药物或其他化学物质的安全性上,不同动物所测得的结果往往不一致。将动物实验结果外推到人不是完全可靠的。

动物实验有时还能将人们引入歧途。有时通过动物实验未能测出化学物质的毒性反应,而过早地用于人体引起人类的疾病甚至死亡。许多受试物经动物实验检测似乎是安全的,而且得到权威执法部门的批准,允许用于临床使用,但后来却被证明有害。这样的实例并不少见。与此相反,有许多有应用价值的受试物,因为动物实验结果错误地显示为无效或有毒性而被放弃或禁止使用。

因此,应用动物实验进行研究和检测虽是医学研究中重要方法之一,但由于上述的缺陷,在分析结果尤其是将结果外推至人用于临床时必须慎之又慎。一是用二种以上动物进行同一实验相互印证。二是结合其他重要研究方法,如流行病学调查、临床干预实验、人体组织和细胞培养等的

结果进行全面评价。

五、动物实验基本操作技术

(一) 小鼠基本操作技术

1. 抓取与固定

(1) 徒手抓取:小鼠体形小,性情比较温顺,一般不会主动咬人。用手抓取时需要稳、准,在小鼠较安静时打开鼠笼盖,通常先用右手将鼠尾部抓住并提起,放在桌面或笼具盖上,稍用力向后拉鼠尾,当小鼠向前欲挣脱时,用左手拇指和小指抓住小鼠两耳和头颈部皮肤,使其头部不能动,然后将鼠体置于左手心中,翻转抓住颈背部皮肤,右手拉住小鼠尾部,将后肢拉直,左手的无名指和小指压紧尾巴和后肢,以手掌心夹住背部皮肤,使小鼠整个呈一条直线。此种抓取固定方法适用于肌内注射、腹腔注射和灌胃等操作。

(2) 器械固定:取尾血或进行尾静脉注射等操作需使用特定的固定装置,即将小鼠的身体固定,并将尾部充分暴露出来。如进行外科手术、心脏采血、解剖等操作,需使用固定板进行固定。固定板可以是根据实际情况自制的泡沫板、木质板、蜡板等。

2. 受试物给予方法

(1) 经口途径:通常有口服与灌胃两种,口服法可将受试物掺入饲料或溶于饮水中,直接由小鼠摄取,此方法虽简单方便,但往往剂量不够准确。目前常用灌胃法。用左手徒手手法固定小鼠,使之身体呈垂直或略向后仰,颈部拉直。右手持灌胃器,沿体壁用灌胃针测量口角至最后肋骨之间的长度,作为插入灌胃针的深度。然后经口角插入口腔,与食管成一直线,轻轻转动针头刺激鼠的吞咽,再将灌胃针沿上腭、咽后壁缓慢插入食管 2~3cm,通过食管的膈肌部位时略有抵抗感。如动物正常呼吸且无异常挣扎,即可注入受试物。如遇阻力应抽出灌胃针重新插入。一次灌注量为 0.1~0.2ml/10g 体重,不超过 0.4ml/10g 体重。操作宜轻柔,防止损伤食管,如误灌入气管内,动物会立即死亡。

(2) 经皮途径:为了鉴定药物或毒物经皮肤的吸收作用、局部作用和致敏作用等,可采用经皮肤给药方法。采用背部一定面积的皮肤,经脱毛后,将一定的药液涂在皮肤上,药液经皮肤吸收。

(3) 注射途径

1) 皮内注射:先将注射部位及其周围的被毛用弯剪剪去,以 75% 酒精棉球局部消毒。然后用左手将皮肤捏成皱襞,右手持注射器,使针头与皮肤呈 30° 角刺入皮下,再将针头向上挑起并稍刺入,即可注射。注射后,可见皮肤表面鼓起一小丘,同时因注射部位局部缺血,皮肤上的毛孔极为明显。小鼠的皮内注射通常都选用背部脊柱两侧的皮肤。

2) 皮下注射:先用酒精棉球消毒需注射部位的皮肤,再将皮肤提起,用注射针头刺入皮下。一般先沿纵轴方向刺入皮肤,再沿体轴方向将注射针推进 10mm 左右。若左右摆动针尖很容易,则表明已刺入皮下。然后轻轻抽吸,如无回流物即可缓缓注射。注射后,缓慢拔出注射针,稍微用手指压一下针刺部位,以防止注射液外漏。小鼠皮下注射

通常选用颈背部的皮肤。

3）肌内注射：将注射部位被毛剪去，酒精棉球消毒后，右手持注射器，使注射针与肌肉成60°角，一次刺入肌肉中。注射之前，要先回抽针栓，如无回血则可注入。因小鼠肌肉较少，一般不做肌内注射。如实验必须做肌内注射时，选小鼠一侧后肢大腿外侧肌内注射。

4）静脉注射：小鼠一般采用尾静脉注射法。小鼠尾部血管中有三根比较粗大：腹侧的动脉和两侧的静脉。两侧尾静脉比较容易固定。操作时，先将动物固定在固定器内或扣在烧杯中，使尾巴外露，尾部用45~50℃的温水浸泡半分钟或用酒精棉球擦拭使血管扩张，并使表皮角质软化，然后将尾部向左或向右捻转90°，使一侧尾静脉朝上，以左手拇指和示指捏住尾尖，使静脉充盈，用中指和无名指从下面托起尾巴，右手持注射器，使针头与静脉小于30°的角度，从尾下1/4处（距尾尖2~3cm）进针，刺入后先缓注少量液体，如无阻力，血管在瞬间变白，表示针头已进入静脉，可继续注入。一次注射量不超过0.25ml/10g体重，注射完毕后把尾巴向注射侧弯曲以止血，或者用消毒棉球压迫止血。如需反复注射，应尽可能从尾巴末端开始，之后向尾根部方向移动注射。

5）腹腔注射：徒手法固定小鼠，用左手拇指和示指紧紧抓住颈背部两耳之间的松弛皮肤，手掌成杯状握住鼠背，使得腹部皮肤伸展，同时用小指压住尾根。注射时，应使动物头部略低，腹部抬高，右手将注射器的针头刺入。进针部位是距离下腹部腹中线稍向左或右1cm的位置。针头先到达皮下，继续向前进针3~5mm，再以45°刺入腹肌，针尖通过腹肌后有突破感，抵抗力消失，回抽无血。固定针尖，缓缓注入液体。小鼠一次注射量不超过0.2ml/10g体重。

3. 样品收集

（1）血液采集

1）尾尖采血：用刀片划破或用针刺破尾部静脉血管，会有血滴出，用于少量采血。反复多次采血应从尾尖部开始。

2）眶静脉窦采血：小鼠麻醉后侧卧位固定于实验台上，左手拇、示两指从背部较紧地握住小鼠的颈部（应防止动物窒息）。取血时，左手拇指及示指轻轻压迫动物的颈部两侧，使头部静脉血液回流困难，眼球充分外突，眶静脉丛充血。右手持针头刺破球结膜，会有血液流出，以采血管采血。采血后消毒纱布压迫眼球30秒。采血部位经大约7天即可恢复。若反复采血，可左右眼交替使用。

3）腹主动脉采血：小鼠麻醉后，肌肉完全松弛，眼睑反射消失，钳夹趾间组织无缩肢反应时，表明达到适宜的麻醉效果，将其仰卧于实验台上，剖开腹腔，移开腹部脏器，暴露附于后腹壁的腹主动脉，以注射器向心方向刺入抽取血液。此法常用于实验结束时，采血量较大。

（2）粪便采集：采集粪便标本的方法，因检查目的不同而有差别。通常是采集自然排出的粪便，可用代谢笼收集。

针对肠道微生物检测需无菌采集粪便，可采用以下的方法。

1）肛拭子：取少量粪便时采用。将灭菌棉签用灭菌生理盐水或培养液稍浸湿后，轻轻插入动物肛门深处3~4cm，缓缓转后取出，棉签上即沾有粪样，迅速放入无菌管中密封。

2）结肠采集：针对需处死的动物采用。解剖动物时，打开腹腔，找到有成形粪便的结肠部位，用无菌剪刀剖开结肠，无菌镊子迅速取出粪便，放入无菌管中密封。

3）胶布收集：对于需分阶段观察的动物采用。用医用胶布将小鼠肛门口粘住，过5~10分钟，将胶布揭开，迅速用无菌镊子捏取粘在胶布上的粪便，放入无菌管中密封。

（3）尿液的采集：将小鼠放在特制的代谢笼内饲养，动物排便时，可通过笼子底部的大小便分离漏斗将尿液与粪便分开，从而达到采集尿液的目的。此外，小鼠在捉拿等应激状态会有几滴尿液排出，可用于微量样本采集。

（4）精液采集：可收集雌雄交配后4~24小时的雌性动物生殖道内的阴道栓，涂片染色观察凝固的精液。也可采用附睾内采精法。由于附睾内储存有大量精子，故可从性成熟雄性小鼠附睾中直接采集精液。将性成熟的雄性小鼠处死，立即摘出睾丸和附睾，在灭菌滤纸上除去血液和脂肪组织，然后用前端尖锐的剪刀剪开附睾尾，取出精子团。整个附睾中，只有附睾尾中才有成熟的精子，故欲采集成熟精子，必须从附睾尾采集。

（二）大鼠基本操作技术

1. 大鼠的抓取与固定　大鼠具有非常尖锐上下门齿，抓取时需小心。为防止被抓咬伤，可戴帆布手套。如若是灌胃以及腹腔、肌肉和皮下注射时，可采用与小鼠相同的手法即用拇指、示指捏住鼠耳朵头颈皮肤，余下三指紧捏住背部皮肤，置于掌心中，调整大鼠在手中的姿势后即可操作。另一个方法是张开左手虎口，迅速将拇指、示指插入大鼠的腋下，虎口向前，其余三指及掌心握住大鼠身体中段，并将其保持仰卧位，之后调整左手拇指位置，紧抵在下颌骨上（但不可过紧，否则会造成窒息），即可进行实验操作。

如需进行尾静脉取血时，可将大鼠置于固定器内，使鼠尾留在外面进行操作。若要解剖或行外科手术时，将大鼠固定于固定板。固定器有市售，也可自制。

2. 供试品给予方法　大鼠供试品给予方法参见小鼠的方法执行。

3. 样品收集　大鼠血液、尿液、粪便的采集参见小鼠的方法执行。

大鼠精液的采集除可参见小鼠阴道栓涂片法和附睾内采集法外，还可采用电刺激采精法。将雄性大鼠呈站位或卧位固定，剪去包皮周围的被毛，并用生理盐水冲洗、拭干，将电极插入直肠直至到靠近输精管壶腹部的直肠底壁（深度2~3cm）。选择电极电源的频率、电压和电流至大鼠勃起射精，收集精液（电刺激参数：频率20~30Hz，电压3~12V，电流4~12mA，1~3秒/次，间隔时间2~5秒）。

（三）豚鼠基本操作技术

1. 豚鼠的抓取与固定　豚鼠性情温和，胆小易惊，一般不易伤人。抓取时先用手掌扣住豚鼠背部，抓住其肩胛上，拇指、示指环扣颈部，另一只手托住臀部。

在实验中频繁挣扎时，此方法不适宜，因为操作者的拇指、示指会越抓越紧而引起窒息。另外，有时可用纱布将豚鼠头部轻轻盖住,操作人员轻轻扶住其背部或者让其头部钻到实验人员的臂下,然后进行实验操作。

2. 供试品给予方法　豚鼠供试品给予方法参见小鼠的方法执行。

3. 样品收集

(1) 血液采集:切割边缘耳静脉、剪尾或眼静脉丛均可获得少量血液。由于豚鼠皮肤较厚,外观血管不明显,静脉穿刺采血比较困难,一般可获得 2~3ml 血,隐静脉是较容易的采血部位之一。心脏穿刺是大量取血的方法,一般 300~400g 的豚鼠可取血 10~15ml。在实验结束时,也可采用腹主动脉采血。采血需在麻醉状态下进行操作。

(2) 尿液、粪便、精液采集参照小鼠的方法执行。

(四) 兔基本操作技术

1. 兔的抓取与固定

(1) 抓取方法:轻轻启开兔笼门,勿使兔受惊,然后用右手伸入笼内,从兔头前部把两耳轻轻压于手掌内,兔便匍匐不动,将颈部的被毛连同皮一起抓住提起,再以左手托住臀部,使兔身的重量大部分落在左手掌上。

(2) 固定方法:可根据实验需要而定。常用的方法有以下几种。

1) 盒式固定:常用于作兔耳血管注射、采血或观察兔耳血管变化,兔脑内接种等操作固定。

2) 台式固定:常用于作兔静脉采血或测量血压、呼吸等实验和手术操作时的固定。

3) 架式固定:常用于作热原值试验时固定。

2. 供试品给予方法

(1) 经口途径:如果供试品不影响适口性,可以采用溶入饮水中、加工于饲料内让家兔自由采食。此外,常用的方法是灌胃法。根据家兔的大小可选用儿童胃管或导尿管。给药时助手将动物固定好,实验操作人员右手示指卷曲兔唇,暴露上下齿之间的间隙,将导管从舌头上方或旁边插入兔嘴里。握住导管的把手,进一步往里插,同时观察与家兔呼吸窘迫有关的体征,一旦这些体征出现或感到导管阻塞时,应立即拔出并重新插入。插至食管 30cm 左右时,经确认没有误入气管,再慢慢推动注射器将药物注入。如果应用拉链固定包和开口器也可以一个人完成操作。

(2) 经皮途径:家兔是皮肤刺激试验和皮肤过敏试验的常用动物,常采用背部脱毛涂布的方法,利用专用马夹固定保护涂药部位。

(3) 注射途径

1) 皮下注射:一般选择家兔肩胛间的背部区域。

2) 皮内注射:一般选择家兔肩胛间的背部区域。

3) 静脉注射:一般选择家兔耳缘静脉。

4) 肌内注射:一般选择家兔后肢的大腿外侧或腰肌部位。

5) 腹腔注射:腹腔注射一般由两人完成。辅助人员将家兔的头置于左臂下做拥抱姿势,用右手拉颈背使头后仰,以暴露腹部表面。然后将兔仰卧于工作车或实验台上,并保持头部低于四肢。选择腹部中线靠近膀胱的位置作为注射点。插入针头,回拉活塞无血液或阻塞后将供试品注入腹腔。

3. 样品收集

(1) 血液采集

1) 耳缘静脉采血:将家兔以固定架固定,拔去耳缘静脉局部的被毛,用 75% 乙醇消毒,用手指轻弹兔耳,使静脉扩张;用 23G 针头刺耳缘静脉末端,血液即流出。本方法为家兔最常用的采血方法,一次可采血 5ml 左右,多次重复采血从耳尖开始。

2) 耳中央动脉采血:将家兔以固定架固定,在兔耳中央找到一条较粗的,颜色较鲜红的血管即为中央动脉,在其末端沿着与动脉平行的向心方向刺入动脉,抽吸注射器活塞,血液流进针管。由于兔耳中央动脉容易痉挛,故抽血前必须让兔耳充分充血,采血动作要迅速,采血后应立即压迫止血,此法一次可采血 10~15ml。

3) 心脏穿刺采血:将麻醉后的家兔仰卧位固定,用弯头剪剪去心前区被毛,再用 75% 乙醇消毒皮肤,在左胸 3~4 肋间用左手示指摸到心搏最强处,右手持注射器垂直胸壁进针约 3cm,血液随心搏自然流进注射器,采取所需的血量,拔出针头,用药棉压住穿刺点止血。

(2) 尿液和粪便的采集:家兔尿液和粪便的采集一般使用配有尿液和粪便分离装置的代谢笼。通常让家兔在代谢笼内过夜,第 2 天收集尿液和粪便。除非实验设计中有特别说明,一般整个晚上停止饮水。

另外,家兔尿液的采集还可以采用输尿管插管、尿道插管、穿刺膀胱、压迫膀胱、破腹采尿等方法进行。

(五) 犬基本操作技术

1. 犬的抓取与固定　已驯服的犬抓取是很方便的,如比格犬性情温和可不必强制固定。而未经驯服的犬抓取时,要用特制的钳式长柄犬夹夹住颈部。使犬头向上,颈部拉直,再套上犬链。为防止在固定时被其咬伤,应对其头部进行固定。用长 1m 左右的绷带,打一个猪蹄扣套在鼻面,使绷带两端位于下颌处并向后引至颈部打结固定。还有一种使用口网的方法也较简单,即用皮革、金属丝或棉麻制成的口网,套在犬口部,并将其附带结于耳后颈部防止脱落。

麻醉完善后的犬固定在手术台或实验台上,固定的姿势,依手术或实验的种类而定。四肢固定先用粗棉带(或绳)的一端缚扎于腕关节和踝关节以上部位,两后肢左右分开,棉带的另一端分别扎于手术台两侧的木钩上。两前肢平放在胸部两侧,并将左右前肢的两条棉带从犬背后交叉穿过,压在对侧前肢的前臂上,再紧扎于两侧固定台的木钩上。

2. 供试品给予方法

(1) 经口途径

1) 口服:把供试品与粉末状饲料充分混合做成颗粒状,让犬自由采食给药。或将供试品制成小丸状,一人抓住犬只前肢往上提,后肢着地,另一人戴手套,一手拿供试品,一手捏住上颌尽量使其张开口,将供试品送至舌根部,合上嘴轻拍颈部使其吞咽。

2) 灌胃:将犬仰卧固定或站立固定,将扩口器置于上下门 3 齿后,用绑带将嘴扎住并在耳后打结,用橡胶灌胃管经扩口器上的小孔缓慢插入,沿咽喉后壁进入食管,插入约 20cm,可达胃内,将胃管另一端插入水中,如不出气泡,表示确已进入胃,未误入气管内,即可灌入。

（2）注射途径

1）皮下注射及皮内注射:颈背部和大腿外侧。

2）肌内注射:臀部和股部。

3）静脉注射:一般选择前肢内侧皮下静脉、后肢小隐静脉或颈静脉。在固定状态下,剪去注射部位的被毛,用酒精棉球和碘伏消毒,用橡皮带扎紧(或用手抓紧)静脉近端,使血管充盈,从静脉的远端将注射针头平行刺入血管,待有回血后松开,缓缓注入药液或滴注。

4）腹腔注射:腹部向上固定,用酒精棉球消毒脐后腹白线两侧,用注射针平行刺入皮下5mm,再把针竖起45°穿过腹肌进入腹腔,回抽无回血,再慢慢注入药液。

3. 样品收集

（1）血液采集

1）颈静脉、后肢外侧小隐静脉和前肢外侧皮下静脉采血:固定犬只,剪去取血部位被毛并消毒,用橡皮带扎紧(或用手抓紧)使血管充盈,针头平行刺入静脉,回抽见血后松开橡皮带或手,采血后用干棉球压针孔片刻。少量血液的采集可穿刺耳静脉采血。

2）股动脉采血:仰卧固定犬只,伸展后肢,暴露腹股沟三角动脉,剪去取血部位被毛并消毒,抽血者左手探摸腹股沟动脉搏动处,固定血管,右手持注射针刺入血管,回抽见血后采集。

3）心脏采血:仰卧固定犬只,前肢向背侧方向固定,暴露胸部,剪去左侧第3~5肋间被毛并消毒,抽血者左手探摸心跳最明显处,右手持注射针刺入心脏,准确刺入可见血,可抽取大量血液,采血后用干棉球按压止血。

4）颈静脉采血:侧卧固定犬只,剪去采血部位被毛并消毒,拉直颈部并使头尽量后仰,抽血者左手拇指压住颈静脉,针头沿血管平行方向向心脏端刺入血管采血,采血后用干棉球按压止血。

（2）尿液的采集:可用导尿管插管采集或代谢笼采集。新生犬和雌犬也可通过轻拍和轻压腹部膀胱的方法采集。

（3）粪便的采集:由代谢笼采集或用消毒棉签插入肛门采集。

（六）斑马鱼基本操作技术

1. 抓取与固定 实验过程中,抓取与固定应注意对鱼的细致保护,防止对鱼造成人为伤害。应用稍大的捕捉网,动作要轻柔快速,减少捕捉的时间和鱼的应激反应。应注意保护好鱼的鳞片。固定过程中,可以用湿巾保持鱼体表的湿润和温度。

各类操作应尽量减少实验用鱼离开水的时间。

2. 供试品给予方法 常见的方法有灌胃、口服、遍洒、药浴、挂袋、注射、涂抹、间接投药等。不同的供试品有特定的给予途径,应予以遵循。常见给予方法各有不同的特点和利弊。

（1）灌胃:可以准确地定量给予。缺点是需要捕捉和固定鱼,造成人为损伤和应激反应,有些供试品也不适宜于从消化系统给予。

（2）口服:通常将供试品拌入饲料中,制成药饵进

行投饲。优点是不需捕捉和固定实验用鱼。缺点是有些供试品在制成药饵成品时容易变性,或当实验鱼食欲下降或药饵适口性差时,达不到预计的剂量。

（3）遍洒:选择适宜的施药浓度,用水稀释,均匀泼洒到整个水体环境中。优点是所有个体能均匀地接触到供试品。缺点是用药量大,成本较高,供试品容易受到水环境的影响或污染水体。

（4）药浴(浸洗法):在小容器内的水体中用特定的药浓度浸泡实验用鱼。优点是供试品用量小,容易控制。缺点是需捕捉实验用鱼。

（5）挂袋:是指将供试品装入网袋中不断向水环境中释放。优点是可以控制药物的释放时间,不需要捕捉实验鱼。缺点是药物控释量的准确速度较为困难,供试品可能污染水体。

（6）注射:是指对鱼体注射给予供试品。注射常用部位有背部肌肉、腹腔和胸腔。优点是剂量准确、吸收快。缺点是适用的供试品要求高,需要捕捉和固定鱼。

（7）涂抹:是指将供试品涂抹于鱼体表。常用的有局部涂抹和全身涂抹。常见于外用药物的涂抹。优点是用药部位、剂量可以控制。缺点是适用的供试品种类有限,需要捕捉和固定鱼。

（8）间接给药:是指先将供试品投给生物性饵料,然后将这些接受供试品的饵料投给实验用鱼。优点是不必捕捉鱼,可以改善供试品的适口性。缺点是给药方法麻烦,需要选择合适的生物饵料。

（七）秀丽隐杆线虫基本操作技术

1. 秀丽隐杆线虫的培养 通常采用大肠杆菌OP50作食物并在NGM(nematode growth media)培养基上对秀丽隐杆线虫进行培养。

（1）NGM培养基的配置:首先在锥形瓶中加入3g NaCl,17g琼脂,2.5g蛋白胨,25ml 1mol/L磷酸钾缓冲液和975ml的去离子水,高压灭菌50分钟。随后,55℃水浴15分钟,再向锥形瓶中加入1mol/L CaCl$_2$溶液,5mg/ml胆固醇溶液,1mol/L MgSO$_4$溶液各1ml,振荡混匀。在无菌条件下,用移液管将NGM培养基加入到培养皿,直至占总体积的2/3,将培养基放置于室温2~3天后使用,以观察平板中是否有污染。

（2）涂菌:无菌条件下,使用移液管将OP50大肠杆菌液加到NGM平板中。必要时,也可以用玻璃棒来涂布菌液,使菌液面积更大。需注意在此过程中,不要将移液管口接触到NGM平板的表面,也不要让菌液接触平板的边缘,防止线虫变干死亡;并要保持菌液在平板的中心。将加有OP50菌液的NGM平板置于室温下过夜后,即可用于线虫培养。

（3）加药组NGM培养基的配制:与NGM培养基相同,只是在其中加入了一定浓度的药物,其他试剂相同。并且,加药组的NGM平板在涂菌时,要在OP50大肠杆菌菌液中按照比例加入药物,使菌液中的药物浓度与NGM平板中的药物浓度相同。

（4）线虫的转移:在显微镜下挑选培养基中杂菌少并且线虫生长良好的区域并标记,用无菌手术刀将标记区域

切下，然后倒置于新的培养基中，并轻轻滑动，线虫会从块状的培养基中转移到新的平板中。这种方法适用于转移钻入琼脂或难以单独转移的线虫。另一种方法是使用线虫挑针挑取线虫。线虫挑针一般是将金属铂丝安装到滴管的尖端形成，铂丝易被加热和冷却，能防止线虫污染。挑取线虫时，要先在酒精灯上灼烧金属丝，待金属丝冷却后，在体式显微镜下观察，轻轻将线虫挑针尖端放在线虫侧面挑起线虫，然后将线虫轻轻靠在新的平板上，并慢慢滑动，使线虫爬离挑针，进入新的培养基。也可以在线虫挑针的尖端沾一些 OP50 菌块，使线虫粘住细菌，从而进行转移。注意线虫不宜在挑针上太久，否则会干死。

2. 秀丽隐杆线虫的保存和复苏 将线虫置于不含菌液的 NGM 培养基中培养，使线虫处于 L1、L2 期（饥饿培养），用 S 缓冲液（NaCl 5.85g/L，0.05M K$_2$HPO$_4$129ml，0.05M KH$_2$PO$_4$ 871ml）冲洗平板，并收集液体于管中，向管中加入等体积的 30% 甘油（S 缓冲液溶解），混匀，将液体分装于冻存管中，注意在管上标记好名称、日期等，逐步冻存在 -80℃。若是想长期保存，可以将线虫储存在液氮中。

线虫复苏时，将线虫置于室温下解冻，待解冻完全后，将线虫置于加有 OP50 大肠杆菌的 NGM 培养基中培养，几分钟后会看到线虫的蠕动。

（八）果蝇基本操作技术

1. 果蝇的培养

（1）培养基的配置：国际标准推荐的常规果蝇基础培养基有两种，一种为糖-酵母提取物（SY）培养基，另外一种是基于 Lewis 和 Lakovaara 配方改良的玉米培养基，第二种玉米培养基普遍使用在衰老研究实验中，其具体配制步骤为：称一定量的琼脂溶于 800ml 沸水中；随后将玉米面缓慢加入沸腾的琼脂中，同时连续混合以避免结块。在连续搅拌的同时煮 10 分钟以上；接着将蔗糖和右旋糖溶于 200ml 热水中，并加入到琼脂-玉米面液中，减少热并混合直至均匀；待食物冷却至 60~65℃，依次加入活性干酵母，3ml 丙酸（propionic acid）并充分混合；然后向每种溶液中加入 15ml 20% 4-羟基苯甲酸甲酯（20% tegosept；制备 20% 储备溶液，向 400ml 70% 乙醇中加入 86.4g tegosept），最后用水补齐到 1L；趁热向每管标准果蝇管添加 5ml（果蝇瓶为 25ml）食物，厚度约 1~2cm（果蝇管、果蝇瓶和果蝇塞需提前高压并烘干，110kPa，15~30 分钟），并放置于超净工作台上进行冷却 1 天左右，待瓶壁和培养基上的水分挥发便可使用。

（2）加药组果蝇培养基的配制：在常规果蝇培养基的基础上，向其中加入一定浓度的药物，其他试剂均相同。

（3）果蝇的培养条件：将果蝇养殖在可控温度的培养箱中，相对湿度为 60%~65% 和 12 小时光照/12 小时黑暗循环，常规果蝇培养温度在 25℃，部分含有转基因的较弱品系培养温度为 18~20℃。一般 6 天左右换培养基一次，最好不要超过 20 天。

（4）果蝇转移：可将果蝇麻醉后直接倒入装有新培养基的果蝇瓶。常规果蝇麻醉试剂为乙醚以及 CO$_2$。经典的果蝇麻醉方法是使用乙醚，以乙醚麻醉为例子，具体步骤如下：将棉花塞入麻醉瓶的瓶口，在棉花上滴入数滴乙醚（注

意不能太多，防止乙醚滴入瓶内）。将要麻醉的果蝇试管敲击几下，使果蝇都集中在试管底部。然后迅速拔去果蝇塞，插入麻醉瓶口，拍打果蝇试管，使果蝇全部落入果蝇麻醉瓶，然后迅速塞上滴有乙醚的棉花。1~5 分钟左右，可见麻醉见效，如果果蝇翅膀上翘 45°，表示已经死亡。鉴于麻醉对果蝇有损伤，如果操作手法成熟，也可无须进行果蝇麻醉，可在装有果蝇的老果蝇管在鼠标垫上轻磕几下，使果蝇滑落到底部，然后与新管对接，转移果蝇。

2. 果蝇杂交与繁殖 由于雌果蝇往往一生中只接受一次交配，因此，杂交时需首先对未交配过的处女蝇进行鉴别筛选。

（1）处女蝇的鉴别：雌果蝇自羽化开始 10 小时之内尚未成熟而无交配能力。选择处女蝇时，先把培养瓶中的亲代果蝇全部除去，收集 10 小时之内羽化出来的新果蝇，麻醉后在放大镜或者显微镜下将果蝇雌雄分开，这时得到的雌果蝇便为处女蝇。

（2）果蝇杂交：果蝇管可放入雌雄果蝇各 5~10 只（果蝇瓶可放入 10~20 只），在杂交第 1~2 天需观察产卵和孵卵情况，为避免产卵太多，可在 2~3 天后将亲代果蝇倒出。一个果蝇管培养基可供 80~100 只卵孵化，一个果蝇管培养瓶可供 200~300 只卵孵化。

3. 果蝇的保存 果蝇保存主要是以延缓果蝇的生长发育为目的进行保存，常规操作方法为降低果蝇培养箱的温度，一般设置为 18℃，相对湿度和光照与常规果蝇培养一致。

4. 废弃果蝇的处置 日常遗传学操作中废弃的果蝇应浸泡在乙醇、碘伏、石蜡油按照固定比例配置而成的废弃果蝇处理液（乙醇 500ml、碘伏 200ml、石蜡油补足到 2L）。收集的废弃果蝇处理液积攒一定时间后再进行高温高压处理（110℃，30 分钟）。饲养在果蝇管和果蝇瓶中的果蝇废弃后，需将果蝇管/果蝇瓶集中放置于 -20℃环境中过夜处死，再高温高压（110℃，30 分钟），随后作为普通垃圾处理。

六、实验动物常用的麻醉方法

动物麻醉的方法有全身麻醉、局部麻醉、针刺麻醉、复合麻醉、低温麻醉等。一般实验室所采用的大部分是全身麻醉和局部麻醉，这里重点介绍一下动物全身麻醉的有关技术。

全身麻醉的常用方法主要有吸入麻醉和非吸入麻醉。

（一）吸入麻醉

吸入麻醉是将挥发性麻醉剂或气体麻醉剂经呼吸道吸入动物体内，从而产生麻醉效果的方法，挥发性麻醉剂常用的有乙醚、氟烷、甲氧氟烷等。气体麻醉剂常用氧化亚氮、环丙烷等。最常用的为乙醚吸入麻醉。

麻醉前准备好一密封透明的容器，再将乙醚与动物容器相通。大鼠、小鼠和豚鼠的吸入麻醉可用浸润乙醚的棉球或纱布放在密闭的容器内，再将动物放入，并注意动物的行为。开始时动物出现兴奋，进而出现抑制，自行倒下，当动物角膜反射迟钝，肌紧张降低，即可取出动物。若实验时间长，则需要在动物的鼻孔附近形成一个半封闭的小环境（例如，用一个烧杯虚罩在其头部）以便必要时补充麻醉。

对于实验鱼类可将蘸乙醚的棉签塞入鱼口内。实验过程中，应注意动物的反应，适时追加乙醚吸入量，维持其麻醉深度和时间。另外因斑马鱼等实验用鱼用鳃进行呼吸，对其进行麻醉可往水中加入麻醉剂等药物使其进入休眠状态，使用比较多的药物是 MS-222(三卡因甲磺酸脂)。

有些非吸入麻醉的实验，在动物出现苏醒行为时，可施乙醚麻醉吸入，维持实验的顺利进行。

（二）注射麻醉

非挥发性和中药麻醉剂均可用作腹腔和静脉注射麻醉，操作简便，是实验室最常采用的方法之一。腹腔给药麻醉多用于大、小鼠和豚鼠，较大的动物如兔、犬等则多用静脉给药进行麻醉。鱼类可以肌内注射麻醉。常用的麻醉药有戊巴比妥钠、硫喷妥钠、氨基甲酸乙酯等。戊巴比妥钠是巴比妥类麻醉药中比较安全的一种。常用剂量为每公斤体重 35~50mg。常用浓度为 2%~3% 生理盐水溶液。一次注射可维持 2~4 小时。一般先注射总剂量的 2/3，麻醉不充分时再注射其余 1/3。

七、动物安乐死方法

实验结束须进一步检查动物内脏病变时需要将动物处死解剖，采取标本。处死动物时应注意尽量减轻动物的痛苦。常用的符合安乐死要求的方法有：

（一）颈椎脱臼处死法

此法是将实验动物的颈椎脱臼，断离脊髓致死，为大、小鼠最常用的处死方法。当动物的体重大于 200g 时，通常使用此法不能一次使动物的脊髓断离，需要多次操作，会给动物带来痛苦，故不应采用此方法。

操作时实验人员用右手抓住鼠尾根部并将其提起，放在鼠笼盖或其他粗糙面上，用左手拇指、示指用力向下按压鼠头及颈部，右手抓住鼠尾根部用力拉向后上方，造成颈椎脱臼，脊髓与脑干断离，实验动物立即死亡。

（二）放血处死法

此法适用于各种实验动物。具体做法是使用大剂量的麻醉药物将实验动物麻醉，当动物意识丧失后，在股三角做横切口，将股动脉、股静脉全部暴露并切断，让血液流出。或剪破、刺穿动物的心脏放血，导致急性大出血、休克、死亡。

（三）过量麻醉处死法

此法适用于各种实验动物。快速过量注射非挥发性麻醉药(投药量为深麻醉时的 25~30 倍)，动物常采用静脉或腹腔内给药，使动物中枢神经过度抑制，导致死亡。

（四）CO_2 处死法

此法适用于啮齿类实验动物。让实验动物吸入大量 CO_2 等气体而中毒死亡。由于 CO_2 的比重是空气的 1.5 倍，不燃、无气味，对操作者很安全，动物吸入后没进入兴奋期即死亡，处死动物效果确切。

八、实验动物伦理与福利

（一）实验动物伦理

实验动物伦理是在保证动物实验结果科学、可靠的前提下，针对人的活动对实验动物所产生的影响，从伦理方面

研究保护动物的必要性。它所关注的是人类对实验动物抱什么态度的问题，是人类对动物实验的深层反思，主要研究人类对动物实验的伦理责任，其中包括：实验动物自身价值的研究、人类对实验动物道德原则的确立与道德行为规范的研究以及现实科学研究活动中动物实验问题的研究。

实验动物和人类一样是有血有肉的生命体，一样有感知、感情和喜怒哀乐。使用动物进行实验，将不同程度地造成动物肉体或精神上的伤害。为此，人们正在努力寻求动物实验的替代方法，以避免或减少动物实验。

（二）实验动物福利

爱护动物、保护动物、善待动物是全人类的责任。随着社会的发展和进步，实验动物福利问题越来越受到社会各界的关注，并已呈现全球化趋势。人们越来越深刻地认识到，保障实验动物福利是人类道德的需要、人类文明的需要，也是人类与大自然协调发展的需要。

1. 实验动物福利的概念　实验动物福利是人类保障实验动物健康和快乐生存权利的理念及其提供的相应外部条件的总和。

2. 实验动物的五项福利　通过提倡动物福利，保障动物处于舒适、健康、快乐等自然生活状态的五项基本权利，包括：

（1）生理福利：动物享有不受饥渴的权利，需保障动物有新鲜的饮水和食物，以维持健康的活力。

（2）环境福利：动物享有生活舒适的权利，需提供动物舒适的栖息环境。

（3）卫生福利：动物享有免于痛苦、伤害和疾病的权利，并享有预防和快速诊治的权利。

（4）心理福利：动物享有免于恐惧和悲伤感的权利，需保障动物良好的条件和处置，不造成动物的精神压抑和痛苦。

（5）行为福利：动物享有表达天性的权利，需提供动物足够的空间、适当的设施和同类的社交伙伴。

保障实验动物福利，不是说人类不能利用实验动物，而是应该解决好如何利用实验动物的问题。要保证和提高那些为人类做出贡献和牺牲的实验动物享有最基本的福利待遇。为了保障实验动物福利，各国都采取了很多措施。目前，世界上已经有 100 多个国家设立了动物福利法，其中有相当一部分是专门针对实验动物的。为了实验动物科学的持续发展，缓和动物保护和动物实验的矛盾，科学界做出了不懈的努力，提出科学、合理、人道地使用动物的主张，其中"3R"原则受到各国政府和社会各界的认可和推崇。

（三）"3R"原则

"3R"原则是目前公认的实验动物福利的核心和主要研究内容，及动物保护原则，"3R"是减少(Reduction)、替代(Replacement)和优化(Refinement)的简称。

1. 减少(Reduction)　是指在科学研究中，使用较少量的动物获取同样多的试验数据或使用一定数量的动物获得更多试验数据的方法。

2. 替代(Replacement)　是指使用其他方法而不用动物进行实验，或者是使用没有知觉的试验材料代替有感知的动物，或使用低等级动物替代较高等级动物。

3. 优化(Refinement)　是指通过改进和完善实验程

序,减轻或减少给动物造成的疼痛和不安,提高动物福利的方法。疼痛和不安可由实验或非实验因素引起,而这些都可通过良好的实验方案设计得以解决。近代科学技术和实验动物医学的最新成就可为进一步降低和避免给动物造成疼痛和不安提供新的途径。

（四）实验动物伦理委员会

为了保障实验动物福利,加强对科学、合理、人道地使用动物的监督与管理,需建立实验动物伦理委员会。

1. 实验动物伦理委员会的组成　实验动物伦理委员会至少由实验动物专家、医师、实验动物管理人员、使用实验动物的科研人员等不同方面的人员组成,所有的伦理委员要遵守相应的法规、规定及标准,维护实验动物福利伦理。

2. 实验动物伦理委员会的主要任务

（1）保证本单位实验动物设施、环境符合实验动物福利和伦理原则的要求。

（2）保证实验动物从业人员得到必要的培训和学习。

（3）保证动物实验实施方案设计合理,规章制度齐全并能有效实施。

（4）协调本单位实验动物的应用者之间尽可能合理地使用动物,以减少实验动物的使用数量。

第四节　基因修饰动物模型

动物基因修饰技术是基于基因工程与胚胎工程两者结合发展起来的,继遗传连锁分析、体细胞遗传和 DNA 重组之后的第四代生物技术。它是分析复杂生物学过程的强有力手段,随着生物技术的不断发展,它所解决的问题已涉及生物学、医学、药物开发及农业生产等多个领域。目前,在已知的3万~4万个人类基因中,大约有70%的基因我们还不清楚其功能,有90%的基因我们不知道其在体内确切的生理作用。通过基因修饰动物的制备,可以改变特定的基因组序列,分析基因的结构和功能,建立疾病动物模型,这项工作将是后基因组时代的主要研究任务,同时为研究人类营养相关疾病的分子机制以及遗传病的治疗提供重要的科学依据及手段。

一、分类

目前,获得基因修饰动物的策略主要包括以下四种:转基因后产生新功能的基因组修饰(gain of function, GOF),主要目的是基因过表达,包括普通转基因及基因敲除策略中的基因重复;导致功能丢失的基因组修饰(loss of function, LOF),主要插入突变、大片段缺失突变、点突变及(条件性)基因缺失突变;导致基因组替换的基因修饰,使内源基因被另一个基因取代,使内源基因功能丢失的同时,获得另一个基因的功能,比较精准,不影响邻近基因结构;染色体畸变(表 3-7-7)。根据研究手段不同,基因修饰动物主要分为以下四类:即转基因动物、基因敲除动物、基因捕获动物及其他基因修饰动物(表 3-7-8)。

表 3-7-7　基因修饰动物的主要获得策略

分类	主要目的	主要特点
新功能获得型	基因过表达	包括普通转基因及基因敲除策略中的基因重复
功能丢失型	基因突变	主要插入突变、大片段缺失突变、点突变及(条件性)基因缺失突变
基因替换型	基因替换	使内源基因被另一个基因取代,使内源基因功能丢失的同时,获得另一个基因的功能
染色体畸变	染色体突变	染色体畸变

表 3-7-8　基因修饰动物的分类

分类	修饰转入位置	主要修饰特点
转基因动物	生殖细胞、胚胎干细胞、早期胚胎	通过基因工程对 DNA 进行体外添加或删除一段特定的序列
基因敲除动物	靶细胞基因组某一确定位点	将外源 DNA 定点整合到靶细胞内,与同源基因组序列间进行同源重组
基因捕获动物	胚胎干细胞	分离并克隆与特定功能相关基因的方法,属大规模随机敲除
其他基因修饰动物	无特定位置	化学品诱变、辐射诱变、核移植等

（一）转基因动物

转基因动物(transgenic animal)是指通过基因工程对 DNA 进行体外操作,添加或删除一段特定的 DNA 序列后,导入生殖细胞、胚胎干细胞或早期胚胎中,产生遗传结构得以修饰的动物模型,这些性状可遗传给后代。其中,被整合到染色体基因中的外源性基因称为转基因(transgene),这种转移目的基因的过程称为转基因作用(transgenesis)。

（二）基因敲除动物

基因敲除(gene knock-out),也称基因打靶,是指外源的 DNA 序列与细胞内同源基因组序列间的同源重组过程。同源重组在进化过程中高度保守。基因敲除的实质是通过同源重组,将外源基因定点整合到靶细胞基因组某一确定位点,以达到定点修饰改造染色体上某一基因的目的。目

前基因敲除的主要策略是破坏/敲除原有基因功能(LOF)。在这一类基因修饰动物模型中,主要包括基因敲除、基因敲入(gene knock-in)、基因敲减(gene knock-down)、条件性基因敲除等多种手段。

（三）基因捕获动物

基因捕获(gene trapping),是一种用来分离并克隆与特定功能相关基因的方法,属于大规模随机敲除。其原理是表达基因转染到胚胎干细胞后,会随机插入到细胞的基因组,根据报告基因的表达,通过筛选内源性启动子或增强子等,从而找到内源性基因。该技术是介于随机突变和确定突变标记之间的一种折中方案,捕获基因更多,制备更快捷。

（四）其他基因修饰

在实际工作中,有很多手段可以导致基因突变,但这些

途径的机制和效果各不相同。如化学品诱变、辐射诱变、通过核移植技术交换遗传物质等。

二、主要制备原理及一般程序

（一）基因改造和载体设计

在所改造的外源基因结构中，应包含有调控元件的侧翼序列、可表达的外源结构基因序列和转录终止序列信号，同时为了方便检测，有时还会引入报告基因或报告序列等。将重组或改造完成的基因序列连接到质粒载体上，使用时再酶切下来，经纯化后进行基因修饰操作。

1. 无菌操作取 10~20mg 动物组织，用剪刀先在研钵中剪成糊状。然后加入液氮，快速将组织研碎。提取基因组 DNA。

2. 用 PCR 法扩增出靶基因片段。将扩增的靶基因片段克隆到适宜的载体如 T 载体中。

3. 在大肠细菌内大量扩增。提取带有靶基因片段的质粒，对靶基因片段测序来加以鉴定。鉴定的带有靶基因片段的 T 载体为随后的打靶载体奠定了基本骨架。

（二）基因转移和胚胎移植

首先选择靶细胞（如早期胚胎或胚胎干细胞）进行基因体外转移和鉴定，在此基础上向整体动物过渡，实现对整体动物基因组进行人为的修饰目的。通过生物学、物理、化学方法将携带有外源基因的载体系统导入受体细胞（一般为受精卵、未着床的早期胚胎、胚胎干细胞）内，经过筛选，对含有基因修饰的胚胎实施胚胎移植。

1. 建基因打靶载体　用适当的限制性内切酶将标记基因如 neo 基因插入带有靶基因片段的 T 载体中靶基因外显子的中部来干扰靶基因。

2. 从一个小鼠胚胎获取 ES 细胞　从抗新霉素转基因小鼠获取滋养细胞（原胚成纤维细胞）。用 20μg/ml 丝裂霉素（mitomycin）或 3000Rγ 辐射处理滋养细胞。培养待用（DMEM 培养基中含有 1000U/ml 的 LIF）。

3. 3~4 代的 ES 细胞经胰蛋白酶消化后，用磷酸缓冲液重悬（细胞密度达 12 000 000/ml）。按照 0.75ml ES 细胞/25μg 线性化的基因打靶载体 DNA 的比例，在 500μF、200V 的电场条件下，用电穿孔法将携带受干扰的靶基因片段载体导入 ES 细胞，立即在滋养细胞上培养。

4. 24 小时后，更换为选择性培养基（含 1000U/ml 的 LIF，350μg/ml G418 和 0.5μM FIAU）。每日换液。4 日后，停止 FIAU，仅含有 350μg/ml G418 的培养液。第 7 天，用胰蛋白酶和 EDTA 协同消化分散开后，继续在新的滋养细胞上培养。并在 48 孔培养板中培养，提取 DNA，用 PCR 等分子生物学方法鉴定。

（三）基因整合、表达检测和筛选与基因修饰动物建系

基因修饰个体基因整合与表达检测手段包括染色体水平、转录水平和蛋白水平的检测，常采用 Southern 印记杂交、原位杂交、Northern 印记杂交、点杂交、PCR 或蛋白印迹杂交等方法。动物出生后，经检测基因阳性的动物，依照孟德尔遗传定律，按育种程序进行选育和建系，以便后续对基因功能进行详细研究。

1. 将前面获取的携带干扰基因的阳性 ES 细胞，通过显微操作系统，用持卵针吸住一个囊胚，同时把对侧的注射针刺入滋养外胚层，使 ES 细胞沉积在靠近内细胞团的囊胚腔中。

2. 将上述混合胚胎立即移植至假孕野生型母鼠的子宫内发育成熟后，分娩出嵌合体（chimeric）仔鼠。

3. 嵌合体（chimeric）仔鼠（雄性）饲养成熟后，与野生型母鼠交配，母鼠怀孕，对其分娩出的仔鼠进行形态学（如皮毛的颜色）和分子生物学的鉴定。

4. 鉴定出基因敲除的杂合子（heterozygote）仔鼠，饲养成熟后，兄妹交配，就可以得到纯合子（homozygote）仔鼠。

三、转基因动物

自 20 世纪 80 年代初建立转基因小鼠以来，目前已发展了多种转基因方法，导入基因片段从几 kb 到几百 kb。常用的方法有原核注射法、若干个 DNA 片段共注射、精子载体法、病毒感染法、胚胎干细胞转基因、生殖干细胞转基因、转基因体细胞核移植法、诱导多能干细胞法等。其中，原核注射法依然是目前制备转基因动物的常规技术。

（一）转基因载体构建

常规的转基因载体的基本结构包括：启动子、拟插入的靶基因的 cDNA 序列、cDNA 的非翻译区和 3' 端加多聚腺苷酸尾巴（Poly A）、质粒复制所需的 DNA 骨架序列。为了便于示踪，在转基因载体设计过程中使用各种报告基因。转基因载体构建主要包含以下几个步骤：①目的基因序列的优化与克隆，为了提高翻译效率，有很多其他序列需要被添加到起始密码子附近以进一步对目的基因进行优化，如内含子序列、Kozak 序列、MARs 序列、终止密码子、信号肽等，基因克隆法包括化学合成、PCR 扩增、RT-PCR 扩增法；②侧翼非翻译序列和 PolyA 信号；③选择合适的启动子；④目的基因的连接：将目的 cDNA 克隆连接到所用启动子后的特定位点上，也可以用含有目的基因序列的基因组片段进行连接；⑤质粒载体的选择；⑥注射前质粒载体的酶切与纯化。

（二）动物选择

用于原核注射的小鼠胚胎的遗传背景至关重要，该品系小鼠的超数排卵效果好，平均排卵数在 15~25 个，且健康胚胎的比率相当高，母性高，窝产子数高。在转基因动物制备的过程中，需要大量的卵细胞，所以超数排卵技术显得尤为重要。针对不同品系，超排卵所用激素的剂量需要通过预实验进行调整。将受精卵采集后洗涤以备下一步使用。

（三）原核显微注射

在倒置显微镜下挑选细胞饱满、透明带清晰、雄原核清晰可见的受精卵待用。通过控制注射针，反复轻轻吹吸受精卵，使其雄原核的焦平面与注射针尖处在同一水平。此时将针尖刺入受精卵的雄原核，直到原核迅速膨大即快速退出。注射后将成活的受精卵于培养箱培养。

（四）胚胎移植

取适龄的母鼠，对其实施麻醉，然后将之前准备好的胚胎转移到受体的输卵管内。

（五）阳性转基因动物检测

为了检测转基因序列在动物基因组内的整合，有多重

策略可以选择。根据检测的靶标不同，可从四个方面来检测，即染色体水平、转录水平、翻译水平以及整体表型水平观察。

四、基因敲除动物

（一）主要技术——基因打靶

1. 基因打靶的概念与原理　基因打靶通常是指用含已知序列的 DNA 片段与受体细胞基因组中序列相同或相近的基因发生同源重组，整合至受体细胞基因组中而使染色体 DNA 得到定点修饰的技术。该技术现被广泛用来建立基因敲除动物模型，同时也是基因治疗的技术前提。

基因打靶技术的分子生物学基础是同源重组。DNA 同源重组是指减数分裂（meiosis）过程中染色体间遗传物质的交换（crossing over），即在双螺旋 DNA 分子间的相互作用，其特征是重组酶能以两个 DNA 分子中任何一对同源序列作底物进行交换。从 20 世纪 60 年代开始，科学家在真菌系统中对同源重组机制进行了系统研究，相继提出了多个同源重组模型，包括 Holliday 模型、Meselson-Radding 模型、双链断裂模型和单链退火模型。

2. 基因打靶的载体与主要步骤　基因打靶载体包括载体骨架、靶基因同源指导序列和突变序列以及选择性标记基因等非同源序列，其中同源序列是同源重组效率的关键因素。用于基因打靶的传统载体主要有两种，第一种是置换型载体，也叫"Ω"型载体；第二种是插入型载体，也叫"O"型载体。

置换载体包含有与靶基因同源的 DNA 片段，并且该片段被外源的非同源序列（通常为正向选择标记基因）分为两臂，称为同源重组指导序列。操作时，一般在同源序列区边缘或之外使载体线形化。当与靶基因发生同源重组后，载体中含有目标突变区的同源序列将取代靶基因序列。在实际的操作过程中，通过基因转染可产生三类细胞，一类为发生意向同源重组的细胞；一类为发生随机整合的细胞（即打靶载体整合入靶基因区以外的序列中）；还有一类是完全没有发生整合的细胞。在这一方法中，通过常用细菌氨基糖苷磷酸转移酶基因——neomycin 抗性基因（neo）作为正筛选标记基因，表达此基因的细胞在 G418 培养基上能够存活，利用这一特性去除大部分未整合的细胞；为了提高筛选的效率，还可以选择单纯疱疹病毒的胸腺嘧啶激酶（thymidine kinase，tk）基因（HSV-tk）作为额外的负筛选标记基因，此基因一般被放在线形化载体的任一端或两端都有，它的功能特点是，可使丙氧鸟苷（GANC）转变为毒性核苷酸，从而杀死细胞。在随机整合事件中，因为载体整个全基因都（包括 tk）被整合入基因组中，tk 基因被表达，所以，这样的细胞将被培养基中的 GANC 杀死。但在发生了重组的细胞中，由于同源的外源基因与靶序列交换而导致靶基因区外的 tk 基因序列丢失。所以，这样的细胞不表达 tk 基因，可以在含 GANC 的培养基中生存下来。这样在打靶实验后，用 G418 和 GANC 共同筛选，即可使同源重组体得以富集。

插入型载体包含一段与靶基因同源的序列和一个正向选择标记基因，与置换型载体不同的是，操作时需要在同源

序列内线形化。这种载体只有正向选择标记基因，构建时可使其在同源序列内或外。重组的结果是将整个载体整合到靶位点上，由此在该位点上产生由两个同源序列的拷贝构成的串联重复序列。以上两种载体各有其独特的优点，但目前置换型载体的使用更为广泛。

基因打靶的基本步骤：

（1）基因打靶载体的选择与构建：把目的基因或 DNA 片段和调控序列等与内源靶序列同源的序列均重组到带有标记基因的载体上。

（2）打靶载体的导入：用电穿孔和显微注射等方法将打靶载体导入受体细胞内。

（3）同源重组子的筛选：用选择性培养基筛选打靶击中的重组阳性细胞。

3. 影响基因打靶效率的因素及对应策略　影响基因打靶效率的因素很多，主要因素有：

（1）同源片段来源和序列长度：同源片段中存在的碱基错配将严重影响同源重组的发生。同样，同源序列的长度对同源重组的效率也有影响，机制不明。一般认为，较长的同源序列有利于 DNA 分子间的同源识别和杂合 DNA 链的形成。

（2）外源 DNA 导入方法：目前为止，打靶载体导入细胞的方法通常有：显微注射法、电脉冲穿孔法、脂质体转染法、DEAE 介导法、磷酸钙沉淀法、精子载体法和反转录病毒法。其中，对细胞损伤小的为脂质体转染法、精子载体法和反转录病毒法。但从效率上讲，显微注射法的同源重组绝对效率最高：直接将 DNA 导入靶细胞核，受内源核酸酶作用和突变或重排的机会大大降低。

（3）靶基因位点：研究证明，生物基因组的不同区域由于其结构组成和功能状态的不同，会导致在这些位点进行基因打靶时的打靶效率出现很大差异。从同源重组发生的分子机制推测，一方面不同的区域结构是不同的，有些结构可能不利于 DNA 双链的解开，不易被一些特异的重组酶识别，所以，会导致该区域的同源重组效率降低，而有些结构对同源重组的发生极为有利，使同源重组的效率提高；另一方面，转录活性高的区域有利于 DNA 链的配对识别过程，可能会有利于同源重组的发生。所以，在选择靶位点时，事先对靶位点及其邻近区域做仔细正确的分析是十分必要的。

提高基因打靶效率的策略：

1）与靶细胞相同品系的基因片段作为同源片段，以避免因不同品系动物基因组中存在的遗传异质性（或部分碱基的差异）而带来的影响。

2）提高基因转染效率和优化培养条件。

3）在同源重组附近引入双链断裂。

4）设计 RNA/DNA 杂合寡核苷酸进行定位打靶。

4. 基因打靶的新策略——时空特异性基因打靶（spatiotemporal gene targeting，STGT）　传统的基因打靶技术所获得的基因突变存在于转基因动物或基因敲除动物的生殖细胞中，用其作为亲本获得的子代纯合子突变动物体内的所有组织细胞的基因组中都携带此突变，这种纯合子突变动物常因严重的发育障碍而出现死胎或早期死亡，使人们

无法深入研究靶基因在非生殖系或个体发育晚期的重要功能。

STGT 由于在常规的基因打靶技术中使用了重组酶系统而实现在特定的时间（发育的不同时期）和空间（不同的细胞、组织、器官和系统），开启或关闭特定的基因。在基因突变、染色体畸变和基因功能的研究方面发挥巨大作用。目前已得到应用的有 Cre-LoxP 系统、FLP-FRT 系统、R-RS 系统以及 I-Scet 系统，但是应用最多的还是 Cre-LoxP 系统。下面以 Cre-LoxP 系统为例介绍时空特异性基因打靶。

Cre(causes recombination) 来源于大肠杆菌噬菌体 P1，是重组酶 Int 家族的成员。它能识别一个被称为 LoxP 的 34bpDNA 序列，并介导两个 LoxP 位点间的位点特异性重组。LoxP 序列包含被 8bp 间隔的两个反向重复序列 5′-ATAACTTCGTATAATGTATGCTATACGAAGTTAT-3′，每个反向重复序列及其附近的 4bp 构成一个 Cre 蛋白的结合区，链间的交换可发生在间隔区的 6bp 之间，一旦 Cre 重组酶介导的剪切作用发生，就会产生一个黏性 5′ 末端。该间隔区是非对称的，这种非对称决定了 LoxP 位点具有方向性。根据 LoxP 位点的位置和方向的不同，Cre 重组酶可以介导 DNA 的反转、删除/整合、易位。从而赋予其应用于基因工程的灵活性。

在建立时空特异性基因敲除动物模型时，首先需要通过同源重组和位点特异性重组的方法在 ES 细胞中靶向等位基因的两侧以及选择标记基因表达盒的两侧各装入一个 LoxP 位点。一般来说，方向一致的 LoxP 位点应该插入目标基因外显子的两侧的内含子序列中而不影响该基因的正常表达。然后，将这种目标基因改造过的小鼠与表达 Cre 重组酶的转基因小鼠交配，从而实现在仔鼠 Cre 重组酶活跃表达的特异组织中去除目标基因外显子，产生一个无效的等位基因而建成空特异性基因敲除小鼠模型。

（二）制作基因敲除动物的其他关键技术

1. ES 细胞遗传背景、特点和培养　用于基因打靶最常用的 ES 细胞系遗传背景多为 129/sv、129/Ola、C57BL/6 和 C57BL/6×CBA/JNCrj 等近交系小鼠。ES 细胞一般是指从附植前胚胎内细胞团（ICM）或原始生殖细胞（PGCs）经体外分化抑制培养分离出来的具有全能性（totipotency）和多能性（pluripotency）的细胞。全能性是指 ES 细胞在解除分化抑制的条件下能参与包括生殖腺在内的各种组织发育潜力，即能发育成完整动物个体的能力。多能性是指 ES 细胞具有发育成多种组织的能力，参与部分细胞的形成。

加入滋养层细胞（feeder cell），一般为原胚成纤维细胞（primary embryonic fibroblasts），通常需要经 20μg/ml 的 mitomycin C 或 3000R 的辐射处理或其分泌的白血病抑制因子（leukemia inhibitory factor, LIF）可在体外分化抑制培养 ES 细胞使其保持全能性或多能性并可在体外扩增、遗传操作、选择、克隆和冻存等。ES 细胞基础培养基通常为 DMEM（高糖）培养基。体外定向改造 ES 细胞，可使基因的整合数目、位点、表达程度、插入基因的稳定性和筛选工作等均在细胞水平上进行。

虽然已建立了大鼠、鸡、猪、灵长类和人的 ES 细胞，但却只有小鼠 ES 细胞进入囊胚能重新分化形成生殖细胞，

这限制了对大型哺乳动物 ES 细胞基因打靶突变。近年来，随着核移植和体细胞克隆技术的发展，人们已能对体细胞进行基因打靶。1997 年，Mateyak 利用体细胞基因打靶成功地获得了基因缺失导致的细胞表型。

常用的 ES 细胞系有：R1、CJ7 和 D3 等。

2. 基因打靶载体的构件与类型　大多数基因敲除突变都采用置换型载体进行基因打靶。常用的几种载体：pPNT、pnlacf、pNZTK2、CMV-Cre、pflox 和 pMC-Cre 等。

3. 外源 DNA 导入受体细胞（ES 细胞）的方式　外源 DNA 导入的方式主要有显微注射、电穿孔法、精子载体法和反转录病毒法等。目前应用最多的是显微注射法和电穿孔法。显微注射法，其特点是高的转化效率，但每次只能注射一个细胞；而电穿孔法（200V，500μF 的电场，磷酸缓冲液）则相反，可同时使许多细胞得以转染，但效率低。1993 年，Squires 等用精子载体法制作转基因动物模型，其阳性率可达 15%～25%。

4. ES 细胞胚胎嵌合体的形成　首先，基因打靶阳性的 ES 细胞需要先验证其核型。一般来说，传代 15 代以内的基因打靶阳性的 ES 细胞，染色体仍然保持完整。

基因敲除产生 ES 细胞胚胎嵌合体的传统方法，是将基因打靶阳性的 ES 细胞注射入处于囊胚期（32 细胞期）的胚胎中，这样可以把基因的变异通过生殖系传递给后代。通过显微操作系统，用持卵针吸住一个囊胚，同时把对侧的注射针刺入滋养外胚层，使 ES 细胞沉积在靠近内细胞团的囊胚腔中。这一方法需要熟练的技术和昂贵的实验室设备，因此对于许多实验室来说是一个限制因素。

最近，人们通过将 8～16 细胞期的胚胎和 ES 细胞聚集在一起来得到 ES 细胞胚胎嵌合体，这一技术无需特殊设备，仅需要基本的胚胎操作技巧。收集 8～16 细胞期的胚胎，用酶消化或酸消化来去除每个胚胎的糖蛋白保护膜（透明带）。聚集 ES 细胞和胚胎的方法有两种：一种是将无透明带的胚胎置于一层 ES 细胞上；另一种是用一根针在塑料的组织培养皿中轻轻地刺一个小的凹陷，然后把每一个无透明带的胚胎同 ES 细胞成对，置于凹陷中。培养胚胎至囊胚期即可。

（三）系统基因敲除相关新技术

近些年来，基于寡聚核苷酸识别基因组序列的基因组编辑技术，将核酶的 mRNA 或 DNA 直接注射到受精卵内，就可以将 DNA 双链打断，并经 NHEJ 或者 HDR 途径重新修复。这些新技术使得基因敲除变得越来越廉价、高效并可以直接推广到各物种。

1. 锌指核糖核酸酶（zinc finger nucleases, ZFN）法基因敲除技术　ZFN 是由具备 DNA 识别功能的锌指蛋白（ZFP）和非特异性 Fok I 核酸内切酶的剪接结构域组成的融合蛋白。在识别 DNA 序列的基础上，每个 ZFN 二聚体能够诱发靶位点的 DSB，继而通过细胞内源性修复机制对断裂部位的基因进行修饰。目前该技术已成功应用于很多动物的遗传研究。ZFN 的出现，使得基因敲除技术发生了质的飞跃，已经成功应用于内源基因的敲除和外源基因的表达，使得依赖同源重组完成特定基因改造和修饰的基因敲除率大幅度提高，对动物基因组进行精细修饰的可操作

性显著提高,大大提高了基因定点整合的效率。但是该技术存在的缺点是筛选效率低,前期对锌指阵列的筛选工作比较费时,同时很多锌指核酸酶存在非特异性,会在一定程度上引起细胞和生物毒性。

2. TALE核酸酶(TALE nucleases,TALENs)法基因敲除技术 该技术是基于植物病原体黄单胞菌分泌的一种转录激活子样效应因子而设计和构成的。与ZFN相似的是,TALEs与特定的DNA序列结合,并导致DSB,细胞随后利用同源重组机制将外源导入的基因序列插入断裂处,借助DNA损伤修复机制整合到基因组,或者在不引入外源基因序列时,利用NHEJ机制,实现基因删除,导致出现基因敲除。TALEN技术已成为继ZFN技术后的另一种能对基因组进行高效定点修饰的新技术。相比ZFN,TALEN技术具有以下优势:无基因序列、细胞、物种限制;TALEs的核酸识别单元与A、G、C、T有恒定的对应关系,实验设计简单准确、周期短、成本低;成功率更高;比ZFN细胞毒性低得多,脱靶情况少。但该技术依然存在一些发展空间,如由于蛋白分子量大而缺乏足够大的载体进而增大了TALEs与靶基因结合的难度,同时在向细胞中导入TALENs时,病毒载体的安全性及脂质体毒性等也要考虑。

3. 基于向导RNA和Cas蛋白的基因敲除 CRISPR/Cas(clustered regularly interspaced palindromic repeats/CRISPR-associated proteins)的全称是成簇的、规律间隔的短回文重复序列/Cas蛋白系统。作为细菌免疫防御机制的一部分,CRISPR序列中包含多个短的直接重复和间隔序列,它们都来自于病毒或者质粒等入侵的异源遗传物质,并与这些遗传物质上的原DNA序列互补,而Cas内切酶是一种DNA切口酶,包含一个HNH基序和三个RuvC样基序,分别于HNH和RuvC内切核酸酶同源。Cas9能够在向导RNA分子的引导下对各种入侵的外源DNA分子进行定点切割。目前已发现3种不同类型的CRISPR/Cas系统。其中第二型的组成较为简单,它以Cas9蛋白及gRNA为核心。CRISPR/Cas同样利用NHEJ和HDR的机制,于基因体中产生DNA的双股断裂而剪切,通过剪切外来遗传物质,消灭外来的物质。多项研究表明,该系统在人类细胞中同样能够正常发挥作用,并且Cas9内切酶对细胞几乎没有毒性,同时Cas9在人细胞以内非常高效地对普通的基因组位点进行定向修饰替换和位点特异性的基因组修饰。Cas9系统具有多重靶向功能,即能够与基因组中两个不同的序列(位点)结合,形成多处断裂。虽然该技术有了很多进步,但目前仍存在一些问题,首先,需要靶基因上携带特定的Cas9识别序列,因为可能限制了基因组上敲除的位置;其次,尽管目前所用的sgRNAs的敲除效率很高,为了使之广泛应用,还需要很多工作;最后,我们仍不能排除该系统可能会引入其他的突变可能。

(四) 条件性基因敲除

对于小鼠进行完全的基因敲除可以解释许多基因在个体发育和相关疾病发生过程中的功能及其机制,但完全性基因敲除表现出很多局限性,例如,一些重要的靶基因敲除会引起胚胎早期死亡,因而无法研究该基因在胚胎晚期和成年期的功能,有些基因在不同的细胞类型中执行不同功

能,完全敲除后会使小鼠出现复杂表型,难以确定异常表型由哪类细胞引起,同时利用完全敲除小鼠很难对靶基因在特定细胞和特定时间内的功能进行系统的研究。因此,通过条件性敲除能够使靶基因被敲除于某个特定的组织或特定的发育时期,或者其表达受某种特定外源物质的诱导和控制。研究者对Cre-LoxP和Flp-FRT系统的广泛应用使得条件性敲除变为现实。不过需要注意的是,由于条件性敲除依赖于酶促反应,因此,在不同小鼠个题,不会总是能够得到一致的反应结果,因此,需要对每个动物体内的敲除效率进行测试才可用于研究。

条件性基因敲除策略充分利用了非哺乳动物的位点专一性重组酶能识别特异的敲除序列,且该序列能被导入哺乳动物基因组DNA中的特性。一方面,通过同源重组,将小片段、用于被特定重组酶识别的序列导入小鼠基因组中靶基因序列两侧,制备基因敲除小鼠;另一方面,制备受特异性启动子调控的重组酶(如Cre)转基因小鼠,并使之与基因敲除小鼠交配;或者给这些基因敲除小鼠注射重组酶转化病毒实现转基因。随后,借助重组酶的组织特异性表达,就有可能实现条件性突变。由于这些重组酶在小鼠体内不存在,因而不会发生重组反应。

1. Cre-LoxP系统

(1) 原理:该系统首先是于1981年在P1噬菌体中发现的,原是噬菌体病毒维持正常繁殖周期所需功能元件的组成部分。噬菌体增殖时会利用Cre-LoxP重组以组织和协调其基因组DNA的复制。该系统包括两个部分,其一是Cre重组酶,其二是LoxP位点。

Cre重组酶是一种位点专一性酪氨酸重组酶,它不仅不需要辅助蛋白或者辅助因子即能表现催化活性,而且在功能上与限制性内切酶的工作原理相似。它不仅能识别由34bp序列构成的特异酶切位点序列,即LoxP位点,也能使两个LoxP位点间的基因序列被删除或重组,其重组效率达70%,可作用于线性、环状甚至超螺旋DNA等多种结构DNA底物。

LoxP位点是由特异的34bp序列组成,包含一个对重组过程其关键作用的8bp的核心序列,以及两个侧翼13bp反向重复序列。LoxP位点序列一般不会随机出现于小鼠基因组,不过利用遗传操作手段将其插入染色体DNA后,可阻断基因表达。一般情况下,Cre和LoxP品系小鼠需要分别独立制备,并通过交配来获得Cre-LoxP品系。Cre转基因表达可利用通用启动子(如CMV增强子)调控,产生组成型敲除,目前,所设计的绝大部分Cre-LoxP品系小鼠都是以获得基因敲除为目的。用于条件性基因敲除的Cre-LoxP品系小鼠有表达Cre品系、可诱导表达Cre品系、同源重组、Cre报告基因序列品系。

(2) 制备方法

DNA原核注射法:该方法的核心是选择能按人为设计有效表达Cre重组酶的组织特异性和(或)可诱导的启动子。如果要实现时间特异性或发育阶段特异性基因敲除,可通过加入时间特异性或发育时序特异性启动子来实现。当Cre重组酶基因在可诱导性启动子控制下时,就可以通过诱导表达Cre重组酶将LoxP位点之间的基因切除,从而

使特定基因在特定时间失活。

ESC 转基因法:通过在 ESC 中经同源重组将 Cre 重组酶导入目的基因启动子下游来实现条件性敲除。该方法的优点是 Cre 重组酶的表达能真实地反映内源性基因表达的特点,但该方法制备 Cre 转基因鼠耗时较长、耗资较大。同时,用 Cre 基因取代内源性基因可能导致出现空等位基因现象。因此需要仔细确认这个非功能性等位基因位点是否会引起 Cre 表达鼠的表型出现变化,同时需要将敲入 Cre 的小鼠作为研究条件性敲除小鼠中敲除基因功能的对照组,以便对基因敲除表型做出合理解释。

Cre 的检测:检测 Cre 重组酶小鼠在不同组织中介导重组的最直接的方法是 Southern 杂交,以区分野生型、LoxP 锚定和重组后的等位基因,但灵敏度有限且需要大量的细胞。细胞数量较少时可选择 PCR 方法检测。在靶基因条件敲除后,可以利用原位杂交或免疫组化染色检测野生型细胞中的 mRNA 和蛋白,从细胞水平上追踪及区分突变型和野生型细胞。

重组效率检测:为了得到最有效的鼠系用于和敲除小鼠交配实现条件基因敲除,通常要构建多个表达 Cre 的转基因小鼠品系,比较 Cre 的表达部位和水平的差异。同样,Cre 重组酶基因敲入型小鼠的 Cre 重组酶表达受整合位点内源性转录调控,其表达模式理论上应该与整合位点内源基因的表达模式一致,但如果内源基因表达水平低,重组酶的表达水平能否实现体内重组完成敲除过程就需要谨慎检测评价。选择 Cre 转基因小鼠进行条件基因敲除实验时,Cre 开始重组敲除基因的发育阶段很重要。其次,还要注意随机整合的 Cre 转基因可能会改变整合位点及其附近的内源基因的表达。总体看来,为了鉴定 Cre 转基因小鼠介导重组的效率及特异性,可以用多种不同的报告基因小鼠来检测,同时检测结果可以反映出 Cre 重组酶针对不同基因的敲除效率可能会有所不同。为了确保条件敲除实验中的特异性,最好对小鼠的不同组织 Cre 重组酶的表达模式和 LoxP 锚定的靶基因进行全面分析,同时,必须检测 Cre 重组酶介导重组前后基因组发生的变化。

2. Flp/FRT 系统

(1) 原理:Flp 重组酶也是酪氨酸重组酶,属于位点专一性酪氨酸重组酶,最初发现于酿酒酵母质粒中,并因能将一段 DNA 反转或者"翻动"而得名。Flp 广泛用于各种体系,如在小鼠中用以达到基因敲除、反转和交换等目的。

Cre 和 Flp 的 DNA 重组机制和识别位点相似,即 Flp 也可不依赖于辅助因子就能与特定序列的 DNA 片段结合。同样,与 LoxP 相似的是 FRT 位点的结构包含两个 13bp 的反向重复序列,中间被 8bp 的不对称核心序列所隔开。敲除位点间的对应的反向将决定重组反应的结果。

(2) 应用及进展:Flp 用于哺乳动物细胞时因为蛋白的热稳定性差异导致其重组酶活力低。随后找到了对热稳定的突变体 Plpe,后者的重组酶活性能在 37℃ 达到 4 倍。Flp 在小鼠中的重组效率高,可以作为 Cre/LoxP 的有益补充。

五、基因捕获动物

基因捕获形成突变是作为基因敲除技术的一种替代方案而发展起来的,是一种具有高通量和能任意突变的技术。虽然它不能像基因敲除技术那样特异,但能够在短时间内敲除大量基因。它是将一个含报告基因的 DNA 载体随机插入基因组,产生内源基因失活突变,并通过报告基因的表达激活提示插入突变的存在及突变内源基因的表达,通过筛选得到的插入突变的胚胎干细胞克隆,经囊胚注射转化为基因突变动物模型,进而分析表型来研究突变基因的功能。此方法还可能发现在体内表达或不表达的新基因。

根据报告基因在载体中的位置及报告基因激活表达的方式,基因捕获可分为多种方案,如增强子捕获、启动子捕获和基因捕获及改进型等。基因捕获一般分为三个步骤来完成。首先查阅数据库获取胚胎干细胞,通过网络数据库查询是否某研究机构已制备出了研究者所感兴趣的现成的胚胎干细胞。第二步是制备基因敲除小鼠,最后进行基因捕获的检测。

六、应用

基因敲除动物的应用为营养学研究领域提供了各种模型。近年来,基因敲除动物模型被广泛地应用于研究与营养素代谢、生物转化和生物学功能相关的基因及其功能;应用于研究与营养失调相关疾病的发病机制等。主要包括:

1. 人类的许多营养相关慢性病的遗传学基础分析和治疗策略的设计与实践,不一定能够全部在人类身上得以实现,因此,通过基因敲除动物模型,能够更好地开发与营养相关慢性病密切联系的基因,进而能够深入拓展其理论基础和治疗策略。

2. 保健品的开发与筛选。为了了解食物中各种有益或者有害的成分对人体功能和基因表达产生的各种作用,以及产品的安全性检验与评估,动物模型是不可缺少的。

3. 利用基因敲除原理和动物模型对代谢产物的合成途径进行改造,使代谢向目的产物积累方向进行。

第五节 营养缺乏病动物模型

营养缺乏病是由于营养素摄入不足而引起各种临床表现的疾病,属于营养不良的一种。近年来,由于营养素的功能性检查日趋完备,各种亚临床的营养缺乏已受到重视。但营养缺乏疾病的发生和发展是十分复杂的过程,深入探讨其发病机制和防治方法的许多研究从道德伦理上不允许直接进行人体试验,同时在研究各种营养素的生理功能、生化指标和营养素缺乏的病理改变时,也必须有营养素缺乏组作为对照,这样便离不开动物实验。因此,建立营养素缺乏动物模型是进行动物实验必不可少的前提。

限于条件和知识储备,过去人们选择狗、兔、鸡等常见的动物作为研究对象,并简单地认为其他动物与这些动物的生命特征是相似的,甚至是相同的,而且往往只关注动物或动物模型在表型上与人类生理或疾病的相似性,缺乏深入的分子水平探索。随着分子生物学的飞速发展,尤其是人类基因组工作框架图完成之后,人们已完成了 14 种哺乳动物的基因组序列测定,使人们从新的角度研究和建立动物模型,并引入一个崭新的概念——模式动物。目前,应用广泛的模式动物包括秀丽隐杆线虫、黑腹果蝇、斑马鱼、非洲爪蟾和小鼠。通过模式动物可以更好地探索营养素缺乏与多种疾病间的机制过程。

一、建立营养素缺乏动物模型时需要考虑的因素

(一)动物种类的选择

目前,常使用的实验动物包括大鼠、小鼠、豚鼠、地鼠、沙鼠、兔、犬、鸡、秀丽线虫、斑马鱼等。其中,大鼠对营养物质缺乏敏感,可出现典型的缺乏症状,是营养研究中使用最早、最多的动物。常用大鼠建立蛋白质、必需脂肪酸、矿物质和大多数维生素缺乏的动物模型,但因大鼠体内能有效地贮存维生素 B_{12} 及合成维生素 C,故一般不用大鼠建立该两种营养素缺乏模型。而在营养素缺乏的机制研究、免疫学研究、呼吸和消化系统疾病等研究中,多采用小鼠模型。随着营养素相关疾病的研究进展,动物的选择随之变得更广泛、更具特异性。例如,使用不能自身合成维生素 C 的豚鼠来建立维生素 C 缺乏模型,使用对维生素 A、B_2、E 敏感的仓鼠建立相应缺乏模型,采用秀丽线虫建立脂肪酸缺乏模型以及斑马鱼建立维生素 A 缺乏模型,鸡建立 B 族维生素缺乏模型等。

自 20 世纪 80 年代末基因敲除技术发展以来,人们越来越多的关注基因敲除小鼠,并将其应用到不同的研究领域。在营养素缺乏这一领域也有诸多应用,如敲除小鼠 β 细胞的 SLC30A8 基因,使其编码的锌转运蛋白-8(zinc transporter-8,ZnT8)缺乏,造成锌转运功能受损;敲除核黄素转运蛋白-3(riboflavin transporter 3,RVFT-3)的调控基因 SLC52A3 来建立维生素 B_2 缺乏小鼠模型。基因敲除小鼠模型的优点是能够在活体内分析单个特定基因的作用,并可以对多个基因以及环境因素的相互作用进行综合分析。

(二)动物生长阶段的选择

鉴于动物幼年期生长迅速,对营养素的需求最高,故此实验动物多选择快速生长期阶段,如实验用鼠多选择 21 日龄刚断乳阶段。根据实验研究目的的不同,人们也常采用其他生长阶段的实验动物。如为研究妊娠期营养素缺乏对其后代生长发育产生的影响,许多研究采用 8 周龄的性成熟鼠来进行交配繁殖,通过妊娠期干预,研究其后代生长发育及生理功能等多方面改变;为研究长期营养素缺乏的老年人的生理功能改变及其机制,常选用 9~12 个月龄的大鼠或小鼠作为研究模型。动物模型的生长阶段选择可根据实验做具体调整。

(三)动物饲料的选择

大多数营养素在体内不能合成,必须经常性由饲料供给,这就为建立营养素缺乏动物模型提供了最好途径,因此,控制动物摄取是制造模型的最好方法。建立某一种营养素缺乏的动物模型时必须保证其他营养素的供给量充裕。饲料的配方是关键,配制时须遵照严格配方及操作。早先的饲料多采用粗饲料和半合成饲料,但由于饲料配方的各营养素含量不精确,且原料成分复杂,含多种营养素,进行动物实验时,改动配方会产生多种营养素含量发生变化,无法探究具体营养素缺乏的影响。因此,在实际工作中

最常用的是纯化型标准饲料。当需要建立某一营养素缺乏的动物模型时,只需从饲料配方中去除该营养素即可,不影响其他营养素的含量。目前,AIN-93 被认为是大、小鼠的标准饲料配方。

(四)饲养环境

动物生长繁殖和实验环境必须是屏障系统或隔离系统。不同实验动物对动物房环境要求不同,详见本章第三节。动物饲养过程中须注意在建立微量元素缺乏的动物模型时要避免环境污染(如来自空气、笼具、饮水、垫料等的污染)。一般采用无毒的耐高温高压的塑料笼具或不锈钢笼具进行单笼饲养,使用前须彻底清洗消毒。在做锌、铁、铜等微量元素缺乏实验时应采用塑料或有机玻璃笼具,使用前用稀硝酸浸泡后用去离子水彻底清洗。维生素 D 缺乏模型还需对阳光、紫外线予以控制,以防动物皮肤的 7-脱氢胆固醇在紫外线作用下转变为维生素 D_3 被吸收。动物饮用去离子水。记录进食量,每周称量体重一次,密切注意动物健康状况。

二、营养缺乏动物模型的建立

本节介绍的模型建立方法主要参考国内外相关文献报道,动物选择和饲料配方可根据研究者实验需求做相应调整,本书仅供参考。

(一)蛋白质营养不良动物模型

蛋白质是机体细胞、组织和器官的重要组成成分,是一切生命的物质基础。蛋白质对生命的重要性已经被无数科学实验证明,对蛋白质的认识至今仍在不断发展、深入。在用动物深入研究蛋白质生理作用的机制时需要建立蛋白质营养不良的动物模型作为对照。

1. 动物选择和饲养　常选择刚断乳或幼年清洁级雄性 Wistar 大鼠或 C57BL/6 小鼠(也可选择其他品系的鼠)。大鼠每组不少于 8 只,小鼠每组不少于 10 只。妊娠期干预实验则多选择 8~10 周龄 Wistar 大鼠或 C57BL/6 小鼠,雌雄比例 2:1,交配后繁殖,观察后代各项指标。动物单笼饲养并需要有 7 天左右的适应期,在适应期内以常规饲料饲养。实验期内动物自由进食,饮用灭菌自来水。记录进食量,每周称量体重,密切注意动物健康状况。

2. 无蛋白和低蛋白饲料　一般认为,大鼠和小鼠饲料中含 18%~20% 的蛋白质即可满足生长、妊娠、泌乳需要,而蛋白质含量在 10% 以下则为低蛋白饲料,若蛋白质含量为 0 时,称无蛋白饲料。目前研究中饲料配方多以 AIN-93G 配方为基础,通过调节酪蛋白的含量达到无蛋白或低蛋白的要求。实验目的的不同,蛋白质含量也不尽相同,可根据实验需要进行调整,一般低蛋白饲料的蛋白质水平为 9% 左右。

3. 观察及检测指标　观察指标主要包括摄食量、体重、体长、尾长、头盖骨的横纵轴长、脏体比(肝脏、肾脏、胰腺、脾、骨骼肌等脏器组织与体重的比值);检测指标主要为血清总蛋白、白蛋白、前白蛋白、运铁蛋白、血浆蛋白等蛋白质水平。

(二)必需脂肪酸缺乏动物模型

亚油酸和 α-亚麻酸具有不可代替的重要的生理功能,

是人和动物的必需脂肪酸(essential fatty acids,EFA)。EFA缺乏可以引起生长迟缓、生殖障碍、皮肤损伤以及肾脏、肝脏、神经和视觉等疾病,为此研究EFA缺乏的动物模型必不可少。

1. 动物选择和饲养　由于成年鼠体内的EFA储备不易耗空,一般选用21日龄刚断乳的Long-Evans大鼠、C57BL/6或CD-1(ICR)小鼠。也可选择成年鼠,在交配前三周开始喂饲EFA缺乏饲料,直至妊娠期和哺乳期,断乳后,对子代鼠同样喂饲EFA缺乏饲料,以保证体内EFA缺乏状态。动物单笼饲养并经过一周的适应期后改用低EFA配方饲料饲养。实验期内动物自由进食,饮用灭菌自来水。记录进食量,每周称量体重,密切注意动物健康状况。

2. EFA缺乏饲料　一般饲料中要求总脂肪的含量占10%,其中亚油酸含量占总脂肪酸的15%,α-亚麻酸含量占总脂肪酸的2.5%。缺乏饲料配方多以AIN-93G配方为基础,通过调节植物油的种类和比例(增加氢化椰子油含量,减少亚麻油含量)达到EFA缺乏的目的。通常EFA缺乏饲料,多指α-亚麻酸缺乏,一般采用α-亚麻酸含量占总脂肪酸的比例为0.05%或0.25%的饲料。

3. 观察及检测指标　观察指标包括体重、皮肤、皮毛、眼睛、鼻子、口腔情况等;检测血清及肝脏、脑等组织的甘油三酯、胆固醇、亚油酸、α-亚麻酸、花生四烯酸、二十碳五烯酸等多种脂肪酸含量等指标;可进行肌肉活动、感觉运动、学习能力和空间记忆、焦虑、社交等行为学测试。

(三) 矿物质元素缺乏动物模型

矿物质是地壳中自然存在的化合物或天然元素,是构成人体组织、参与机体代谢、维持正常生理功能必需的各种元素的总称。虽然矿物质在人体内的含量很低,且体内分布极不均匀,但矿物质在体内发挥的作用至关重要。而矿物质在体内不能合成,必须从饲料中摄取,这就为动物矿物质缺乏模型的建立提供了最好途径。

下面着重介绍一些矿物质缺乏的动物模型:

1. 钙缺乏动物模型　钙是人体含量最多的矿物质元素,占人体重的1.5%~2.0%。钙不仅是构成骨骼和牙齿的成分,还对维持体内细胞正常生理状态,调节机体生理功能发挥重要作用。为了研究钙缺乏对机体的影响和提高钙利用率的措施,需要建立钙缺乏的动物模型。

(1) 动物选择和饲养:一般选用体重70g±10g的刚断乳雄性Wistar大鼠。雄性大鼠生长发育较快,钙需要量较大,较易形成钙缺乏,个体差异也较小。动物于不锈钢笼内单笼饲养,在动物房内适应7天后开始自由进食低钙饲料,饮用去离子水。

(2) 钙缺乏饲料:国内外关于钙营养问题的研究报道较多,饲料配方多以AIN-93G饲料为基础进行调整,对照组饲料钙含量为5mg/kg饲料,低钙饲料配方不尽相同,根据研究目的选择不同钙含量的饲料,多为1.0mg/kg或1.5mg/kg。

(3) 观察及检测指标:主要观察指标为体重,股骨重量、长度、宽度和硬度;检测血清总钙浓度、离子钙浓度、甲

状旁腺激素、1,25-二羟维生素D、碱性磷酸酶、降钙素、骨钙素和1型胶原C端肽等含量;尿羟脯氨酸含量及尿羟脯氨酸/肌酐比值;股骨钙含量、矿物质含量及骨密度等。

2. 镁缺乏动物模型　镁作为多种酶的激活剂,参与体内三百多种酶促反应,在人和动物体内具有促进骨骼生长和神经肌肉兴奋性等多方面的生理功能。镁缺乏可引起神经肌肉兴奋性亢进,出现肌肉震颤、手足搐搦等症状,严重可出现谵妄、精神错乱甚至昏迷。建立镁缺乏动物模型的方法如下:

(1) 动物选择和饲养:一般选用雄性Sprague-Dawley大鼠、Wistar大鼠或C57BL/6小鼠。在一般动物房环境条件下,用低镁饲料和去离子水单笼饲养,自由进食、饮水,通常经10日左右可出现镁缺乏表现。

(2) 镁缺乏饲料:通常饲料中镁含量为500mg/kg即可满足动物生长发育所需。一般研究采用以AIN-93G配方为基础的改良配方,通过减少氧化镁含量,以达到镁缺乏的目的。最常见的缺镁饲料镁含量为40mg/kg或50mg/kg。

(3) 观察及检测指标:主要观察摄食量、体重和脏体比,生长速度,是否出现血管扩张、躁动不安、心律失常、肌肉痉挛甚至惊厥死亡;主要检测血清镁、钙、甲状旁腺激素、1,25-二羟维生素D、甘油三酯、胆固醇水平等;进行抑郁、焦虑等行为学测试。

3. 碘缺乏病(iodine deficient disorder,IDD)动物模型　碘缺乏病曾是我国四大地方病之一。20世纪早期的研究集中在甲状腺形态和功能改变,近几十年来研究方向逐渐转向以对脑发育的影响为主。当前已在鸡、大鼠、小鼠、猪、羊、猴、兔、狗等动物中成功建立IDD模型,为探讨IDD的发病原因、发病机制及筛选有效防治方法做出了重要贡献,对今后的研究工作有重要的指导和借鉴意义。

(1) 缺碘性甲状腺肿动物模型:碘摄入不足时甲状腺激素合成不足,反馈性地刺激垂体增加促甲状腺激素的分泌,从而导致甲状腺组织增生、肥大。

1) 动物选择和饲养:由于大鼠对碘缺乏的敏感性相较其他动物高,研究多选用大鼠。而不同品系鼠对碘缺乏的敏感性不同,Wistar和Simonsen Albino两个品系的大鼠接受低碘饲料后能较早出现甲状腺肿大;Long-Evens和Sprague-Dawley大鼠对低碘饲料反应很差。一般常选用清洁级的年轻健康的雄性Wistar大鼠。也常采用成年Wistar大鼠进行交配繁殖,通过妊娠期干预观察其后代的碘缺乏症状。

2) 碘缺乏饲料:常使用碘缺乏病流行区所产食物配制低碘饲料,碘含量为60μg/kg左右,对照组则喂饲含碘化钾的去离子水,水中碘含量一般为50μg/L或183μg/L。也采用AIN-93G饲料配方为基础的改良配方,通过去除碘化钾得到碘缺乏饲料。实验期间严防外源性碘污染。

3) 观察和检测指标:甲状腺是否肿大、充血,甲状腺重量;检测甲状腺组织中的碘含量、甲状腺素和三碘甲腺原氨酸含量,血清游离甲状腺素、总三碘甲腺原氨酸、总甲状腺素、促甲状腺激素水平,尿碘浓度等。

（2）缺碘性克汀病动物模型：克汀病动物模型的建立与甲状腺肿模型的建立类似，首先使母鼠长期严重缺碘，失去对低碘的代偿能力（尿碘持续降低，严重甲状腺肿，血清甲状腺素水平极低）。这时的母鼠交配后生育的第1代第1窝子代的"智力（记忆和学习能力）"缺陷尚不明显，但第2窝的"智力"缺陷子鼠可达40%，在第2代、第3代子鼠中"智力"缺陷者的比率更可高达50%。

克汀病模型的观察和检测指标：观察指标主要包括体重、毛发、头围、受孕率、妊娠时间、分娩后幼崽数量、死亡数量等；检测指标同碘缺乏性甲状腺肿模型，还需进行学习、记忆和认知功能等行为学检测。

4. 铁缺乏动物模型 铁是人体重要的必需微量元素，参与体内氧的运送和组织呼吸过程，并能维持正常的造血功能，参与维持免疫功能等。铁缺乏是全球性营养问题，也是我国人民主要的营养缺乏病之一。为研究铁的生理功能和食物中铁的生物利用率，需要建立铁缺乏的动物模型。

（1）动物选择和饲养：一般选用断乳后雄性 Sprague-Dawley 大鼠、Wistar 大鼠与 C57BL/6 小鼠，或采用成年鼠进行交配繁殖，进行围孕期铁缺乏饲料干预。塑料笼具或不锈钢笼具单笼饲养，自由进食和饮用去离子水。塑料笼具、玻璃饮水瓶、瓷食罐均用6%硝酸浸泡后用去离子水彻底清洗，不锈钢笼子和笼盖用7% Na₂EDTA 浸泡后用去离子水彻底清洗。实验期间严防外源性铁污染。

（2）铁缺乏饲料：参照 AIN-93G 饲料配方或者定制铁缺乏饲料配方，混合矿物质中不加入铁盐。一般缺铁饲料中铁元素含量要求低于30mg/kg，多数研究采用饲料中铁浓度为2~6mg/kg。

（3）观察及检测指标：检测血红蛋白、血清铁、铁蛋白、转运蛋白饱和度、总铁结合力和不饱和铁结合力值、血细胞容量等；脑组织和肝脏组织中的铁含量。孕期干预研究还应观察妊娠时间、出生体长和出生体重、认知、记忆等行为学测试等。

（4）敲除基因动物模型：目前已有文献报道，环磷鸟苷激酶I（cyclic GMP kinase I，cGKI）重组小鼠，敲除 cGKI 基因，建立基因敲除小鼠模型（cGKI⁻ᐟ⁻），测定其血清铁浓度明显减少，出现严重缺铁现象，可作为缺铁性贫血鼠模型。饲料喂养正常对照组饲料即可。

5. 锌缺乏动物模型 锌是许多金属酶的组成成分和酶的激活剂，对生长发育、智力发育、免疫功能、物质代谢和生殖功能均具有重要作用。为研究缺锌引起的机体生理功能紊乱需要建立缺锌动物模型。其建立方法如下：

（1）动物的选择和饲养：常选用刚断乳的（21日龄）或幼年 Sprague-Dawley 大鼠或 C57BL/6 小鼠，其他品系的鼠也可选用。性别不限。为防止锌污染，所用的不锈钢笼具、食罐、水瓶等用具均经 5%~7% Na₂EDTA 溶液或稀硝酸浸泡24小时后用去离子水彻底浸泡清洗，如若饲养小鼠，须使用特定的露底塑料笼具，以防小鼠食粪便，影响实验结果（不能使用垫料，以防动物食用）。饲养期间动物自由进食和饮用去离子水，每周称体重及摄食量。

（2）锌缺乏饲料：研究多采用 AIN-93G 饲料改良配方

（混合矿物质中不加碳酸锌）或者定制配方进行实验研究。动物喂饲锌含量低于15mg/kg的饲料时，即可出现锌缺乏症状，一般锌缺乏饲料中锌含量为0.5~1.5mg/kg（采用 AIN-93G 饲料改良配方时，若酪蛋白采用正常酪蛋白，饲料锌元素本底含量为10.0mg/kg，若酪蛋白经0.5% Na₂EDTA 脱锌处理，则饲料中锌含量为1.0mg/kg。）。

（3）观察和检测指标：观察指标主要包括摄食量、体重、股骨重量、长度、皮毛、口角、趾间、精神状态、运动情况、有无腹泻等；检测血清及全身组织的锌离子浓度，并进行认知、学习记忆、运动功能等行为学测试。

（4）敲除基因动物模型：研究表明小鼠敲除 SLC30A8 基因，其编码的锌转运蛋白-8 缺乏，锌转运功能受损，血清及脏器的锌浓度降低；敲除金属硫蛋白的基因（metallothioneins gene）或敲除锌转运蛋白-3（zinc transporter-3，ZnT83）的基因（SLC30A3），同样会造成锌浓度降低，用来建立锌缺乏动物模型。敲除酪蛋白激酶2（casein kinase 2，CK2）的基因，虽然不能降低锌浓度，但却可以影响锌发挥生理功能，因此也多用于锌机制研究。此外，还可以敲除特定脏器组织的相关基因，如小鼠敲除 β 细胞 SLC30A8 基因，会造成胰腺锌转运功能受损，外周血胰岛素水平降低，用以研究锌与2型糖尿病的关系。

6. 硒缺乏动物模型 1957年，我国学者首先提出克山病与缺硒有关的报告，从而激起各国学者对硒在人体营养及疾病预防中作用的研究热情。为了研究硒的基本生理功能，需要建立硒缺乏的动物模型。

（1）动物选择和饲养：一般选用刚断乳的雄性 Sprague-Dawley 大鼠或 BALB/c 小鼠、C57BL/6 小鼠，饲以低硒饲料和饮用去离子水。

（2）硒缺乏饲料：通常对照组饲料硒含量在0.15~0.2mg/kg，硒缺乏饲料配方硒含量低于0.02mg/kg。配方多以 AIN-93M 为基础，去除硒盐，硒含量低于0.02mg/kg；或者采用定制硒缺乏饲料配方，硒含量低于0.01mg/kg。

（3）观察和检测指标：体重，关节软骨状态；检测血清和红细胞中的硒含量，血浆、肝脏谷胱甘肽过氧化物酶水平和活性，氧化应激水平测定等。一般认为血浆中谷胱甘肽过氧化物酶活性下降至正常值的50%以下即说明硒缺乏模型已经形成。

7. 铜缺乏动物模型 铜是人体内许多酶的组成成分，起多种催化、氧化和载氧作用。已知有10多种含铜的酶，它们都是氧化酶。为了研究铜缺乏对这些酶的影响及给机体造成的损害，需要建立铜缺乏的动物模型。

（1）动物选择和饲养：一般选用刚断乳的雄性 Sprague-Dawley 大鼠，也常用雄性 C57BL/6 或 Swiss Albino 小鼠。饲养用的不锈钢或塑料笼具、食罐、水瓶用前均以去离子水彻底清洗。动物自由进食低铜饲料，饮用去离子水。

（2）铜缺乏饲料：铜缺乏饲料多以 AIN-93G 饲料配方为基础，混合矿物质中不添加铜盐，饲料元素本底含量小于1mg/kg。

（3）观察和检测指标：观察指标主要包括体重、活动量、皮毛密度及光泽程度；检测血浆和肝脏、脑组织中的铜和铁的浓度,血红蛋白,血清糖蛋白,肝脏组织和红细胞中的含铜超氧化物歧化酶活性,肌肉组织内的细胞色素 C 氧化酶活性等。长期铜缺乏饲养还应该检测血清胆固醇水平、血管收缩功能,免疫功能等。

(四) 维生素营养缺乏动物模型

维生素是维持机体生命活动过程所必需的一类微量的低分子有机化合物。在生理上既不是构成各种组织的主要原料,也不是体内的能量来源,但它们却在机体物质和能量代谢过程中起着重要作用。维生素一般是以其本体形式或以能被机体利用的前体形式存在于天然食物中。人体和动物对维生素的需要量虽然很少,但大多数维生素不能在机体内合成,也不能大量在体内组织贮存。维生素的缺乏会造成动物生长迟缓、抵抗力降低甚至死亡。因此,为了防止维生素缺乏,必须保证经常从膳食或饲料中获得足够的维生素。

维生素种类很多,可分为脂溶性和水溶性维生素两大类。脂溶性维生素指不溶于水而溶于脂肪及有机溶剂中的维生素,包括维生素 A、D、E、K。此类维生素吸收后可在体内贮存(主要在肝脏),短期供给不足对生长发育和健康影响不十分明显,但摄取过多则易体内蓄积而导致毒性作用,如长期大量维生素 A 和维生素 D 摄入可引起中毒。

水溶性维生素则主要有维生素 B 族(维生素 B_1、B_2、PP、B_6、叶酸、B_{12}、泛酸、生物素等)和维生素 C。此类维生素几乎不在体内或很少在体内贮存。当水溶性维生素摄入过多时,多摄入的维生素从尿中排除,但过量摄入也可能会出现毒性,若摄入过少时,可较快出现缺乏症状。

总之,维生素的营养状况与机体生化改变、免疫反应及生长发育密切相关,因此在维生素营养研究中建立维生素缺乏模型就显得十分重要。下面着重介绍脂溶性及水溶性中一些维生素缺乏的动物模型。

1. 维生素 A 缺乏动物模型　维生素 A 属脂溶性,只存在动物性食物中,植物性食物只含有维生素 A 原,在消化道吸收后进入体内,在肠细胞及肝内转化为维生素 A。维生素 A 可贮存于动物体内,约 80%~95% 贮存肝脏,余量贮存于脂肪中,当机体需要时才释放。因此在建立维生素 A 缺乏模型时首先考虑饲料中缺乏:

(1) 动物选择和饲养:一般选择刚断乳 21 日龄雄性 Wistar 大鼠或 C57BL/6 小鼠。也常用成年 Wistar 大鼠或 C57BL/6 小鼠进行繁殖,交配前进行 3~4 周的维生素 A 缺乏饲料的干预,妊娠期、哺乳期以及后代鼠采用相同干预,研究维生素 A 缺乏对后代的影响。动物于不锈钢笼或塑料笼内饲养,自由进食饮水,每周称量饲料及动物体重,并观察记录动物活动。

(2) 维生素 A 缺乏饲料:一般情况下,饲料中维生素 A 含量在 4000IU/kg 以上即可保证动物的生长繁殖所需,维生素 A 含量低于 500IU/kg 以下则为缺乏,缺乏饲料浓度常为 400IU/kg。饲料配方可参考 AIN-93G 饲料配方(混合维生素中不添加维生素 A),或者参考定制配方。注意配方中的酪蛋白须进行去维生素处理。

(3) 观察和检测指标:主要观察指标包括摄食量、体

重、皮毛、胡须、自由活动情况、是否出现扒食、烦躁等行为、罹患感染情况等;检测血清和肝脏视黄醇、视黄醛、视黄酸水平,血浆视黄醇结合蛋白含量;血清总补体、血清溶血素水平、免疫细胞数量等免疫功能指标;自由活动、社交、焦虑和抑郁等行为学检测与评估。

(4) 敲基因动物模型:有研究表明,129/Sv 小鼠敲除 *RPE65* 基因可以消除视觉周期异构酶活性,被认为是视网膜缺乏维生素 A 的一个模型。C57BL/6 小鼠敲除卵磷脂视黄醇酰基转移酶(lecithin retinol acyltransferase,LRAT)基因($LRAT^{-/-}$),可以建立维生素 A 储存受损模型,当喂饲维生素 A 缺乏饲料时,$LRAT^{-/-}$ 小鼠出现组织内维生素 A 水平大幅度减少。

2. 维生素 E 缺乏动物模型　维生素 E 是体内抗氧化营养素之一,与其他抗氧化物质以及抗氧化酶等一起构成体内抗氧化系统,保护生物膜及其他蛋白质免受自由基攻击。它亦可维护生殖功能、预防衰老,并提高机体免疫功能。维生素 E 缺乏引起视网膜退行性病变、蜡样质色素集聚、溶血性贫血、肌无力、神经退行性病变等。为研究维生素 E 缺乏引起的机体生理功能紊乱需要建立维生素 E 缺乏动物模型。其建立方法如下:

(1) 动物选择及饲养:一般选择 6~8 周龄雄性 C57BL/6 小鼠和 Sprague-Dawley 大鼠,于塑料笼或不锈钢笼内饲养,自由进食饮水,每周称量饲料及小鼠体重,并观察记录动物活动。

(2) 维生素 E 缺乏饲料:以 AIN-93G 饲料配方为基础,混合维生素中不加入维生素 E,并采用去维生素酪蛋白配制维生素 E 缺乏饲料,其他营养素含量不变。

(3) 观察和检测指标:主要观察体重,脏体比(肝脏、脾脏);检测血清、肝脏、大脑中维生素 E、α-生育酚及胆固醇等含量;检测 T 淋巴细胞、辅助性 T 细胞(helper T cells,Th)亚群百分率、辅助性 T 细胞/抑制性 T 细胞比值等免疫功能指标;还可测定组织细胞中氧化应激指标、海马组织神经系统结构与功能检测、动物学习功能行为学测试等。

(4) 敲除基因动物模型:选择以 C57BL/6J 为基因背景,敲除 α-生育酚转运蛋白(α-tocopherol transfer protein,α-Ttp)基因小鼠(α 基 $Ttp^{-/-}$),其 α-生育酚转运蛋白表达受损,维生素 E 转运受损,可出现与维生素 E 缺乏膳食诱导小鼠模型相同的组织 α-生育酚状态,多用于维生素 E 功能的机制研究。

3. 维生素 D 缺乏动物模型　$1,25-(OH)_2-D_3$(或 D_2)是维生素 D 的活性形式,作用于小肠、肾、骨等靶器官,参与维持细胞内、外的钙浓度,以及钙磷代谢调节;此外,它还作用于其他很多器官,参与细胞代谢或分化的调节。当维生素 D 缺乏将影响骨骼发育,出现佝偻病、骨软化及骨质疏松等。近年来研究发现机体低维生素 D 水平与高血压、糖尿病、心脑血管疾病、脂肪肝、低水平的炎性疾病、自身免疫性疾病等密切相关。其缺乏模型建立如下:

(1) 动物选择与饲养:一般选择 3 周龄刚断乳雄性 Sprague-Dawley 或 Wistar 大鼠以及 C57BL/6 或 BALB/c 小鼠。在维生素 D 与骨骼及肿瘤等方面的关系研究时,动物

常选择8~10月龄的大鼠或小鼠。近几年，关于维生素D的研究，也多选用7~8周龄成年鼠，通过繁殖实验研究发育性维生素D缺乏对后代鼠的影响，膳食干预需在交配前3~4周开始，贯穿整个妊娠期及哺乳期，根据实验需求，后代断乳后可继续进行膳食干预。不锈钢笼或者塑料笼单笼饲养，每周称量饲料及动物体重，并观察记录动物活动。

（2）维生素D缺乏饲料：一般情况下，饲料中维生素D含量为1000IU/kg即可满足动物生长发育所需，饲料中维生素D含量低于200IU/kg则为缺乏饲料。饲料配方多以AIN-93G饲料配方为基础，使用去维生素酪蛋白且混合维生素中不添加维生素D，或者采用定制维生素D缺乏配方。多数研究中饲料维生素D含量为0IU/kg或25IU/kg。

（3）观察和检测指标：观察指标主要包括体重、股骨形态、长度、重量；检测血清25-(OH)D₃、钙、磷、甲状旁腺素、碱性磷酸酶水平等生化水平；进行动物抓握能力行为学测试。发育性维生素D缺乏实验还应检测后代出生体重、体长、胎盘、大脑、骨骼肌等组织器官发育情况。

（4）敲除基因动物模型：维生素D结合蛋白（vitamin D binding protein，DBP）基因敲除小鼠（$DBP^{-/-}$）会出现血清维生素D代谢产物含量降低，喂饲维生素D缺乏饲料一段时间，即可出现继发性甲状旁腺功能亢进和维生素D缺乏伴随的骨骼变化，可用于建立相应维生素D缺乏小鼠模型。

4. 维生素B₂缺乏动物模型　水溶性维生素B₂又称核黄素，是具有一个核糖醇侧链的异咯嗪类衍生物，是多种黄素酶的辅酶，参与体内生物氧化和能量代谢，亦可参与烟酸和维生素B₆的代谢及其他生化过程。缺乏时可出现眼、口腔和皮肤的炎性反应，出现"口腔生殖系统综合征"，并伴有其他营养素缺乏，故此需要建立动物模型，研究维生素B₂缺乏机制。

（1）动物选择与饲养：一般选择刚断乳的Sprague-Dawley或Wistar大鼠。不锈钢笼或者塑料笼单笼饲养，每周称量饲料及动物体重，并观察记录动物活动。

（2）维生素B₂缺乏饲料：大鼠维生素B₂缺乏饲料配方以AIN-93G配方为基础，混合维生素中不添加维生素B₂，由于酪蛋白中含有维生素B₂，缺乏饲料中维生素B₂浓度为1.5mg/kg左右。

（3）观察和检测指标：一般需观察摄食量、体重、皮肤、毛发、眼、鼻部、眼见分泌物、自由活动及死亡情况等；检测血清和肝脏核黄素水平、黄素单核苷酸、黄素腺嘌呤二核苷酸、红细胞谷胱甘肽还原酶活性系数、尿维生素B₂与尿肌酐比值等。

（4）敲除基因鼠模型：当下多采用C57BL/6N小鼠为背景，敲除核黄素转运蛋白-3（riboflavin transporter 3，RVFT-3）的调控基因SLC52A3或者敲除核黄素激酶（riboflavin kinase，RFK）的调控基因（RFK）来造就维生素B₂缺乏小鼠模型。敲除SLC52A3基因后，动物喂饲正常饲料，血清核黄素水平仍显著下降；而敲除RFK基因后，核黄素无法转换成黄素单核苷酸，进而无法发挥生物学作用。

（5）其他常用动物模型：常用刚出生的肉鸡建立维生素B₂缺乏模型。为维持肉鸡生长所需，饲料中维生素B₂含量应不低于3.6mg/kg，而家禽的维生素B₂缺乏饲料中，维生素B₂含量为1.8mg/kg。饲料配方可参考标准肉鸡养殖饲料。

观察指标和检测指标主要包括：体重、脚趾、翅膀状态、跗关节活动情况、行走步伐、血清和肝脏核黄素含量等。

5. 维生素C缺乏豚鼠模型　维生素C是一种生物活性很强的物质，在体内具有多种生理功能，如抗氧化活性、改善铁、钙和叶酸的利用，促进类固醇的代谢，清除自由基及参与合成神经递质，并可作为羟化过程底物和酶的辅助因子，参与多种酶的代谢，增强机体免疫力。缺乏时则会引起乏力、食欲减退、牙龈炎等症状，建立维生素C缺乏模型如下：

（1）动物选择与饲养：豚鼠体内不能合成维生素C，其维生素C只能靠从外界摄入。当阻断饲料中及外界维生素C的供给时，豚鼠极易出现维生素C缺乏症状，因此，豚鼠是维生素C缺乏最佳动物模型。一般选用刚断乳的雄性豚鼠。

（2）维生素C缺乏豚鼠饲料：一般采用定制的豚鼠饲料配方作为对照组配方，维生素C含量为1000mg/kg；而维生素C缺乏饲料中，维生素C含量一般选择100mg/kg。

（3）观察和检测指标：观察摄食量、体重、皮肤出血点、精神状态、活动情况等；检测血浆及组织中维生素C的水平，氧化应激水平等；长期干预还应观察坏血病症状和动物死亡情况。若妊娠期维生素C缺乏，还应关注对神经系统的影响，包括后代海马神经元的生成及数量、大脑和小脑的发育状况、成年后记忆和学习能力等行为学测试等。

（4）敲除基因鼠模型：研究表明，古洛糖酸内酯氧化酶（gulonolactone oxidase，Gulo）是机体内维生素C合成过程中的关键酶，敲除其上游Gulo基因，可使维生素C合成受限，出现缺乏症状，为此常采用C57BL/6J小鼠为基因背景进行Gulo基因敲除作为维生素C缺乏小鼠模型（$Gulo^{-/-}$）。

关于其他营养素缺乏动物饲料配方在此不一一列举，如有需要可参照AIN-93配制。

（李颖　卓勤　刘丽燕　初霞　路慧敏）

参考文献

1. 康维均. 卫生化学. 第8版. 北京：人民卫生出版社，2017.
2. 孙长颢. 营养与食品卫生学. 第8版. 北京：人民卫生出版社，2017.
3. 司徒振强，吴军正. 细胞培养. 西安：世界图书出版社，2007.
4. 章静波. 组织和细胞培养技术. 北京：人民卫生出版社，2014.
5. 卡尔·A. 平克尔特. 转基因动物技术手册. 劳为德，译. 北京：化学工业出版社，2004.
6. 王超. 基因修饰小鼠制备常用技术. 北京：中国农业大学出版社，2013.
7. 李宁. 动物克隆与基因组编辑. 北京：中国农业大学出版社，2012.
8. 秦川. 医学实验动物学. 第2版. 北京：人民卫生出版社，2015.

9. Leus NG, Talman EG, Ramana P, et al. Effective siRNA delivery to inflamed primary vascular endothelial cells by anti-E-selectin and anti-VCAM-1 PEGylated SAINT-based lipoplexes. Int J Pharm, 2014,459(1-2):40-50.

10. Zhang H, Gilbert ER, Zhang K, et al. Uptake of manganese from manganese-lysine complex in the primary rat intestinal epithelial cells. J Anim Physiol Anim Nutr (Berl),2017,101(1):147-158.

11. Fukamachi H, Kato S, Asashima M, et al. Activin A regulates growth of gastro-intestinal epithelial cells by mediating epithelial-mesenchymal interaction. Dev Growth Differ,2013,55(9):786-791.

12. Magalhães R, Anil Kumar PR, Wen F, et al. The use of vitrification to preserve primary rat hepatocyte monolayer on collagen-coated poly(ethylene-terephthalate) surfaces for a hybrid liver support system. Biomaterials,2009,30(25):4136-4142.

第八章

营养研究常用的分子生物学实验技术

营养学作为一门综合性学科,涉及多种研究方法。近年来,随着科技的进步,实验研究已由对人及动物的整体研究深入到了细胞和分子水平的研究。分子生物学技术的发展极大地推动了生命科学的发展,分子生物学理论与实验技术在生命科学领域的各个学科渗透和应用,特别在医学领域,揭示了许多疾病发生的本质,为疾病的诊断、治疗及预防提供了新的手段和策略。在营养学研究领域,采用分子生物学实验技术,有助于揭示营养相关疾病发生的分子机制、营养素作用的分子靶点以及营养与健康间的内在联系。本章将介绍经典的分子生物学实验技术,如基因转录和翻译、测序、细胞凋亡等检测技术;还将介绍近年来新发展起来的在营养学领域应用日益广泛的实验技术,如基因芯片、表观遗传学、各种组学(包括蛋白质组学、代谢组学、宏基因组学)、细胞自噬和细胞焦亡等方面的检测技术以及干细胞技术。此外,本章主要介绍各种技术的原理和在营养学中的应用,详细的操作方法和步骤可查阅分子生物学专业工具书。

第一节　基因表达的检测技术

几乎所有的营养素对基因的表达都有调节作用,一种营养素可调节多种基因的表达,一种基因表达又受多种营养素的调节。随着分子生物学技术的飞速发展,人们逐渐意识到深入研究营养素对基因表达的调控不仅对预防疾病、促进健康和长寿意义深远,而且能全面深入地认识营养素的功能。基因的表达是指基因指导下的蛋白质合成过程。主要分为两个阶段,即转录和翻译。转录是指在 RNA聚合酶的催化下,以 DNA 为模板合成 mRNA 的过程。翻译是指以 mRNA 作为模板,tRNA 作为运载工具,在有关酶、辅助因子和能量的作用下将活化的氨基酸在核糖体上装配为蛋白质多肽链的过程。营养素可在基因表达的所有水平(转录前、转录、转录后、翻译和翻译后)对其进行调控,因此应用不同的检测技术对基因表达的不同水平进行检测,能够使人们更加全面地了解营养相关疾病的发病机制,为应用分子生物技术预防和控制慢性病的发生提供重要的科学依据。

一、基因转录检测技术

基因转录检测包括单个基因表达的检测和转录组的检测。细胞在某一生理条件下所能转录出来的所有 RNA 的总和称为转录组。转录组的研究是基因功能及结构研究的基础和出发点。目前有大量检测转录水平基因表达改变的方法,单个基因的检测技术包括 Northern blot、PCR 等,转录组的检测技术包括基因芯片、高通量测序等,这些方法的出现与改进使我们更加系统化地观察和分析转录水平基因表达的改变。

(一)原理

基因转录检测技术就是检测基因的转录产物,包括信使 RNA(mRNA)、核糖体 RNA(rRNA)、转运 RNA(tRNA)和非编码 RNA(non-coding RNA,ncRNA)等。其原理是以 DNA 双链中的一条链为模板,按照碱基互补配对的原则设计引物和制备探针,用于杂交。

(二)方法

1. Northern blot　Northern blot 是一种检测转录水平基因表达的经典方法。1977 年,Alwine 等人提出此方法可以检测总 RNA 或 poly(A)+RNA 样品特定的 mRNA 分子的大小和丰度。近些年来,Northern blot 已被广泛用于非编码 RNA 的鉴定中,除此以外,探针标记已由过去的放射性标记法逐步发展为地高辛标记,明显降低了长期接受放射性物质对身体造成的危害。

(1)探针制备:DNA 探针的制备包括了前期的对 DNA 片段进行分离纯化和酶促探针标记,可选随机引物标记法和缺口平移法等。RNA 探针的制备包括了转录载体克隆和转录法探针标记。寡核苷酸探针的制备要求先获得合成的寡核苷酸片段,再进行末端标记或加尾法探针标记。然后进行探针效率检测,计算探针使用浓度。

(2)配胶:由于 RNA 易降解,因此使用的凝胶为变性凝胶。常用的凝胶有两种,一种是琼脂糖凝胶,另一种是丙烯酰胺凝胶。

(3)样品处理:RNA 样品加入一定体积的 RNA 加样缓冲液,在 65℃使其单链完全展开,迅速放置于冰上防止复性,瞬时离心。

(4)电泳:上样,进行凝胶电泳,待指示剂移动到胶体的一半处停止。

(5)转膜:将 RNA 从变性胶转移到尼龙膜上,不同的变性胶选用的转膜方式不同,琼脂糖凝胶电泳后选用毛细真空转膜装置,室温下将转膜槽内充满 10×SSC 液,转膜过夜,而聚丙烯酰胺凝胶电泳后采用半干电转方式进行转膜。

(6)紫外交联:将膜置于 UV 交联仪中自动交联,使 RNA 与尼龙膜更紧密地结合,以防后续杂交洗脱时 RNA 丢失。

(7)预杂交:将膜的反面紧贴杂交瓶,加入预杂交液,以尽可能地减少非特异性结合。

(8)探针变性:将特异性探针进行地高辛标记,检测探针效率,选择合适的探针使用浓度。100℃加热标记探针后置于冰上。

(9) 杂交:去除预杂交液,加入含有变性探针的杂交液,孵育过夜。

(10) 洗膜:杂交结束后取出膜。室温下先用含有0.1% SDS 的不同浓度的 SSC 液梯度清洗;用洗液室温继续清洗后加入封闭液孵育;随后加入抗地高辛抗体孵育后洗膜;用检测液室温孵育后,避光状态下加入底物反应。

(11) 放射自显影:避光状态下,将底片与尼龙膜紧密贴合后放入暗盒中,然后通过显影液和定影液获得最后成像。

2. 聚合酶链式反应技术 自 20 世纪 80 年代以来,聚合酶链式反应(polymerase chain reaction,PCR)技术在分子生物学研究中起到了越来越重要的作用。PCR 的快速、灵敏、操作简便等优势使其迅速普及到生物学、医学等各个领域。

PCR 是对某一段 DNA 双链进行重复性复制。整个扩增过程需要三个步骤:①变性:使模板 DNA 双链间的氢键断裂而形成两条单链;②退火:突然降温至 50~55℃后,模板 DNA 与引物按碱基配对原则互补结合;③延伸:72℃时,在 DNA 聚合酶及镁离子等存在的条件下,从引物的 3′端开始,结合单核苷酸,形成与模板链互补的新 DNA 链。上述三个步骤为一个循环,经过一个 PCR 循环后,两条复制 DNA 单链就被合成出来。

(1) 反转录-聚合酶链反应(reverse transcription PCR,RT-PCR):RT-PCR 是用来对 RNA 进行定性定量的检测方法,能够用于原始样本中 mRNA 和非编码 RNA 的定量分析,也可以用于克隆、cDNA 文库的构建和探针的合成,因此,这一方法在检测基因表达的变化时显得尤为重要。该技术主要包括两个部分:①通过反转录(reverse transcription,RT),将 RNA 转变成 DNA;②通过 PCR,对特定的 DNA 分子进行扩增。反转录反应的原料包括:RNA 模板、引物(随机引物或寡聚 dT 引物)、dNTP、缓冲液和反转录酶。

(2) 实时定量 PCR:实时定量 PCR 具有准确性高、精确性好、产量大、便于操作等优点。实时定量 PCR 能够自动测定相关性 RT-PCR 每一份样本每一个循环产物,它的信号随 PCR 产物含量的增加而增强。按照最简单的形式,一般使用双链 DNA 特异性的荧光染料。染料结合在双链 DNA 的小沟上,经过激发,就可以发出荧光。因此,如果将这一染料掺入反应体系中它就会随着 PCR 产物一同扩增,荧光强度也会逐渐增加。

对于 PCR 产物的定量分析,还可以选择探针法,它依赖于杂交探针的荧光共振能量传递。探针是一段寡核苷酸链,它的 5′端结合报告染料(能产生荧光),3′端结合淬灭染料。当受到光激发时,5′端荧光染料可以将能量传递给 3′端而不产生荧光。当进行 PCR 时,探针能够特异性与模板结合,在 DNA 聚合酶的外切酶活性下,把探针切割下来,使得报告染料与淬灭染料分离后无法将能量传递给淬灭染料进而产生荧光。荧光随 PCR 的循环而增强,并与探针的切割速率成正比。

3. 原位杂交 原位杂交是指将特定标记的已知序列核酸为探针与细胞或组织切片中核酸进行杂交,从而对特定核酸序列进行精确定量定位的过程。原位杂交可以在细胞标本或组织标本上进行。原位杂交的本质就是在一定的温度和离子浓度下,使具有特异序列的单链探针通过碱基互补规则与组织细胞内待测的核酸复性结合而使得组织细胞中的特异性核酸得到定位,并通过探针上所标记的检测系统将其核酸的原有位置上显示出来。基于地高辛、生物素和荧光标记检测系统是常见的原位杂交检测方法。

(1) 玻片的准备和样品固定:为了在实验过程中不丢失组织样品,可使用多聚赖氨酸或铬矾明胶包被的载玻片。样品的固定步骤是为了保持样品的原有形态学,样品固定是原位杂交中必不可少的步骤。固定剂的使用和选择对后续杂交的影响不会太大,因为核酸杂交的功能分子基团被安全地包裹在 DNA 双螺旋结构中,而交联剂的使用对 RNA 基本没有影响。对于染色体涂片,常使用甲醇或醋酸溶液固定;石蜡包埋的组织切片用福尔马林固定。冷冻切片可通过在 4%的甲醛溶液中固定,或使用 Bouin 固定剂。

(2) 样品预处理:根据不同的细胞和组织样品的应用,可选择合适的预处理方法将靶核酸暴露,如内源性酶灭活、RNase 处理、HCl 处理、去垢剂处理、蛋白酶处理等。

(3) 探针制备:DNA 探针的制备包括了前期的 DNA 片段分离纯化(或 cDNA 的克隆)和酶促探针标记,可选随机引物标记法和缺口平移法等。RNA 探针的制备包括了转录载体克隆和转录法探针标记。寡核苷酸探针的制备要求先获得合成的寡核苷酸片段,再进行末端标记或加尾法探针标记。但无论采用何种标记探针及标记方法,对探针标记效果需进行最终的评估,并准确计算探针浓度。

(4) 原位杂交过程:为了防止较高背景颜色,先进行预杂交,然后加入探针进行杂交。杂交和预杂交条件温度一致。

(5) 杂交后洗涤:洗掉非特异性结合探针。

(6) 免疫细胞化学反应:如果使用间接检测的方法,通常需引入免疫细胞化学反应进行酶免反应和底物检测。如进行地高辛标记的探针杂交和检测,封闭后孵育抗体,洗涤,然后进行酶反应显色。

(7) 显微镜检测:如果 POD 和 AP 的底物显色反应后使用普通的显微镜镜检,如使用荧光标记的探针,则在杂交和洗涤步骤后直接用荧光显微镜观察。

4. 基因芯片 随着自动化及样品操作方法的进步,目前已可以逐一分析生物体所有已知基因的表达,基因芯片分析是一种用来快速分析基因组内所有已知基因表达的技术,能够通过单次实验对成千上万个基因的表达进行分析,即通过固定的单链 DNA 与标记的 cDNA 片段互补结合,再进行进一步的分析。

将全部基因、部分基因或其他 DNA 序列的 PCR 产物点样到载玻片上,并固定在相应位点,通过变性使其成为单链,以构建芯片,因此任何加样点的序列为已知。提取 RNA 获得模版,通过设计 oligo(dT)引物反转录合成单链 cDNA,以不同颜色荧光染料标记。将这些标记的 cDNA 等量混合,使其与芯片杂交。通过荧光扫描共聚焦显微镜观

察每个点的颜色及强度,以提示源组织中相应 RNA 的相对丰度,具体步骤如下:

(1) 加尾:在寡核苷酸上添加 poly A 尾巴,将混合液在 PCR 仪上运行,低速离心收集反应液到管底,放置冰上。

(2) 生物素标记:将加尾混合液进行生物素标记,在 PCR 仪上运行,低速离心收集反应液到管底,最后加终止液终止反应。

(3) 杂交:根据不同的芯片种类选择不同的杂交液,在室温平衡芯片,加杂交液到芯片,杂交过夜。

(4) 洗涤、染色和扫描:准备好洗涤工作站和扫描仪;选择相应的洗涤程序,按下软件开始洗涤染色按钮进行洗涤染色芯片;芯片洗涤染色后放进扫描仪,按下软件开始扫描按钮进行扫描芯片。

(5) 生物信息学分析:通过对同一样本的 mRNA、lncRNA、circRNA 与 miRNA 的差异表达进行检测与分析,研究编码与非编码 RNA 的相互作用,进一步获得已知基因在转录调控中的作用,详见本节“转录组测序分析”。

5. 高通量测序 虽然基因芯片技术能够对成千上万个基因的表达进行检测分析,但由于该方法是建立在核酸杂交的基础上,因此高度相似序列间的杂交容易引起错配,同时对于一些微小变化的基因通过芯片实验无法检测。近些年来,高通量测序技术迅速发展,通过新一代高通量测序,能够全面快速地获得某一物种特定组织或器官在某一状态下的几乎所有转录本序列信息,既可以研究已知基因,亦能发掘新基因。如 Mortazavi 等利用 Solexa 技术对小鼠的大脑、肝脏和骨骼肌进行了 RNA 测序,对测得的每条序列进行计数从而获得每个特定转录本的表达量,能检测到丰度非常低的转录本。分析测得的序列,至少有 3500 个基因拥有不止一种剪切形式,其中有接近 10% 是从未被报道过的 RNA 的剪切形式。同年 Sugarbaker 利用 mRNA 深度测序对恶性胸膜瘤和对照样品进行比较,发现了肿瘤细胞基因组中存在的 15 个不同的点突变。除此以外,把染色体免疫共沉淀(chromatin immunoprecipitation,ChIP)技术和高通量二代测序技术结合,即 ChIP-sequencing(ChIP-seq),可以在基因组水平上很方便的检测某种蛋白所结合的 DNA 序列,全面了解蛋白与 DNA 的相互作用,进一步深入研究转录调控机制。如 2009 年 Ouyang 等利用 ChIP-seq 技术发现,在小鼠胚胎干细胞中,大约有 65% 的基因表达是由 12 个转录因子调控的。

转录组测序实验流程包括 RNA 提取、RNA 样品质量检测、核糖体去除、文库构建、文库纯化、文库检测、文库定量、测序簇的生成以及上机测序。每一个环节都会对数据质量和数量产生影响,而数据质量又会直接影响后续信息分析的结果,为了保证源头数据的准确性与可靠性,每一步实验过程都要进行严格质控,检测合格后,把不同文库按照有效浓度及目标下机数据量的需求混样后进行 Illumina 平台测序。测序结果需要进一步完成生物信息分析,主要包括同一个样本中的 mRNA、lncRNA、circRNA、small RNA,通过研究编码与非编码 RNA 的相互作用,能更全面地解决科学问题,使研究结果更可信。

(1) mRNA-miRNA 关联分析:miRNA 通过与 Ago 蛋白结合形成 RNA 沉默诱导复合体(RISC),然后 miRNA 上的种子序列与下游 mRNA 3′UTR 区域互补配对,具有抑制靶 mRNA 转录、翻译或者能够剪切靶 mRNA 并促进其降解的功能。

(2) mRNA-lncRNA 关联分析:lncRNA 可通过 cis 或 trans 的方式对 mRNA 的表达进行转录调控。当 lncRNA 的作用限制在转录来源的染色体(邻近基因)上时行使 cis 调控,当它影响其他染色体上(远距离)的基因表达时行使 trans 作用。对差异表达 lncRNA 靶基因与差异表达 mRNA 取交集,得到差异表达 lncRNA 与差异 mRNA 的调控关系。

(3) mRNA-circRNA 关联分析:环形 RNA 根据其序列构成的不同可分为三类:外显子来源的环形 RNA 分子,内含子来源的环形 RNA 分子以及由外显子和内含子共同组成的环形 RNA 分子,目前发现的多数环形 RNA 分子为外显子来源的环形 RNA 分子。因此,转录形成 circRNA 的基因(circRNA 的来源基因)通常也可以转录形成线性 mRNA,circRNA 表达水平变化可能会影响其来源基因 mRNA 的表达水平变化,对差异 circRNA 来源基因和差异表达 mRNA 取交集,获知样本之间 circRNA 的差异表达是否能够反映来源基因对应的 mRNA 也出现表达水平变化。

(4) 构建 ceRNA 调控网络:ceRNA,即 competing endogenous RNAs,已知 miRNA 可以通过结合 mRNA 导致基因沉默,而 ceRNA 可以通过竞争性地结合 miRNA 来调节基因表达。ceRNA 可以通过应答元件与 miRNA 结合从而影响 miRNA 导致的基因沉默。lncRNA 和 circRNA 都可以作为 ceRNA 与 miRNA 结合来调控 mRNA 表达,通过网络数据库和软件分别预测 lncRNA 和 circRNA 与 miRNA 的靶向关系,同时,基于 lncRNA-miRNA-mRNA 组合和 circRNA-miRNA-mRNA 组合,还可以以 miRNA 为节点取交集,找出潜在的同时被 lncRNA 和 circRNA 共同调控的 miRNA。

(5) 候选靶基因聚类分析和 GO 富集分析:将经过筛选后得到的差异 mRNA 作为候选靶基因,进行聚类分析及富集分析。

聚类分析是对数据进行相似度计算,并根据相似度将数据进行分类,从而将具有相同功能或密切联系的基因聚集成类,识别未知基因的功能或已知基因的未知功能,推断是否共同参与同一代谢过程或细胞通路。以不同实验条件下的差异基因的 FPKM 值为表达水平,做层次聚类(hierarchical clustering)分析,这个方法最大的特征就是易于生成树状图。不同的颜色的区域代表不同的聚类分组信息,同组内的基因表达模式相近,可能具有相似的功能或参与相同的生物学过程。

Gene Ontology(GO)是一个国际标准化的基因功能分类体系,全面描述生物体中基因和基因产物的属性。GO 包含三个 ontology,分别描述基因的分子功能(molecular function)、细胞组分(cellular component)、参与的生物过程(biological process)。GO 功能显著性富集分析给出与基因组背景相比,在差异表达基因中显著富集的 GO 功能条目,从而给出差异表达基因与哪些生物学功能显著相关。该分析首先把所有差异表达基因向 Gene Ontology 数据库的各个 term 映射,计算每个 term 的基因数目,然后应用超几何检验,找出与整个基因组背景相比,在差异表达基因中显著富集的 GO 条目。通过 GO 功能显著性富集分析能确定差异表达基因行使的主要生物学功能。

(6) 候选靶基因 Pathway 富集分析:在生物体内,不同基因相互协调行使其生物学功能,通过 Pathway 显著性富集能确定候选靶基因参与的最主要生化代谢途径和信号转导途径。KEGG 是有关 Pathway 的主要公共数据库,Pathway 显著性富集分析以 KEGG Pathway 为单位,应用超几何检验,找出与整个基因组背景相比,在候选靶基因中显著富集的 Pathway。

(三) 在营养领域中的应用

在营养学领域,基因表达检测技术用于研究营养对基因表达的调节作用,主要包括:

1. 研究营养素、植物化学物、膳食结构对基因表达调控的影响,目的是探讨它们对机体的影响及其作用机制。

2. 检测营养相关疾病(包括营养缺乏病和慢性病)的基因表达改变情况,发现基因表达的变化趋势或规律,从而为揭示营养相关疾病的发病机制和防治措施提供理论依据。

3. 在探讨营养因素对已知基因或信号通路的影响时,常采用 Northern blot、原位杂交、PCR 等技术;当探讨营养因素对未知基因或基因组表达的影响时,常采用基因芯片或高通量测序的方法。

二、基因翻译及翻译后修饰检测技术

除了转录,翻译同样是基因表达过程中非常重要的部分。翻译是根据遗传密码的中心法则,对 mRNA 中的线性信息序列进行解码,制造出线性氨基酸链的过程,进而组成了蛋白质。常见的基因翻译检测技术有蛋白印迹、免疫组化技术、酶联免疫吸附测定等,以测定蛋白质的表达水平。

近些年来,随着研究的进展,蛋白质翻译后修饰已成为生命科学研究中的重要内容。在整个生物发展过程中,蛋白质翻译后修饰具有非常特殊的功能和重要的意义,它使蛋白质的结构变得复杂,功能更完善,调节更精细,作用更独特。常见的蛋白质翻译后修饰的类型有甲基化、乙酰化、糖基化、磷酸化、酯基化、泛素化与 SUMO 化等。通过对蛋白质翻译后修饰进行检测分析,进一步研究蛋白质-DNA、蛋白质-配基和蛋白质与蛋白质之间的相互作用。常见的方法有免疫沉淀法、流式细胞仪、蛋白质芯片技术、质谱技术等,这些方法的出现与改进必将加深人们对蛋白质生物功能多样性的认识和体内信号通路的理解。

(一) 原理

基因翻译检测技术主要检测的是蛋白质表达水平,其原理是免疫学的基本原理——抗原抗体反应,即抗原和抗体特异性结合的原理,再通过标记法使抗体显色或发光,进而对目的蛋白进行定位、定性或者定量的研究。

基因翻译后修饰检测技术主要是研究蛋白质-DNA、蛋白质-配基和蛋白质与蛋白质之间的相互作用。根据蛋白质翻译后修饰类型的不同,检测原理也有一定差异。

(二) 方法

1. 蛋白质印迹　蛋白质印迹技术即 Western Blot,是把电泳分离的蛋白质组分从凝胶转移到一种固相支持物并以特异性抗体作为探针,对靶蛋白进行检测的方法。几乎所有的蛋白质电泳都是在聚丙烯酰胺凝胶上进行的,最常见的是 SDS-聚丙烯酰胺凝胶电泳。SDS 是一种强阴离子去污剂,变性的多肽与 SDS 结合而带负电荷,且多肽结合 SDS 多肽复合物在聚丙烯酰胺凝胶分子筛的筛分作用下依分子量大小得到分离,借助已知分子量的标准参照物,可测算出多肽链的分子量。将已用聚丙烯酰胺凝胶分离的蛋白质转移到硝酸纤维素膜或 PVDF 膜上。用特异性第一抗体结合固定在滤膜上的蛋白质,再用经标记的第二抗体来检测。

(1) 样品处理:将组织或细胞分别进行匀浆或裂解获得悬液,低温离心后取上清液测蛋白浓度。将蛋白样品与加样缓冲液按一定比例混合,变性后置于冰上,瞬时离心后准备上样。

(2) 制备 SDS-PAGE 胶:根据蛋白分子量的不同选择不同浓度的分离胶,将混合液注入平板灌胶模具内,在胶面上液封蒸馏水或醇类液体。待分离胶完全聚合后,倒出覆盖层液体,将提前制备的积层胶混合液轻轻注入已聚合的分离胶上方,立即插入干净梳子,避免混入气泡。积层胶完全聚合后,拔出梳子,立即用去离子水洗涤加样槽以去除未聚合的丙烯酰胺。

(3) 上样,电泳:安装电泳装置,将凝胶固定于电泳装置上,加入电泳缓冲液。根据定量结果,每孔加入一定体积处理好的蛋白样品,同时将参照蛋白加入旁边孔内。电泳直至溴酚蓝到达分离胶底部停止。根据实验要求,可选用考马斯亮蓝染液对凝胶进行染色,观察凝胶上蛋白条带的位置与含量。

(4) 转膜:取出凝胶,浸泡在转膜缓冲液中。组装转膜装置,由负极到正极分别放置以下大小一样的材料(提前用转膜缓冲液浸泡):转移垫、滤纸、胶、硝酸纤维素膜或 PVDF 膜、滤纸、转移垫。将以上的"三明治"结构装入转移装置内转膜,根据分子量大小,可适当调整转膜时间。转膜结束后,根据实验需要,可选用丽春红染液对转移膜进行染色,确定蛋白条带的位置和含量,随后用去离子水将丽春红洗掉,以进行下一步操作。

(5) 封闭:将硝酸纤维素膜或 PVDF 膜浸泡到封闭液中,平放在摇床上,室温孵育。

(6) 一抗孵育:如果使用脱脂奶粉进行封闭,孵育一抗前用 PBS 洗掉脱脂奶粉,然后加入第一抗体,低温过夜,避免气泡。如果使用 BSA-TBS 液封闭,直接将膜放入到含有第一抗体的杂交盒内,低温过夜孵育。

(7) 二抗孵育:用洗膜液洗膜,边洗边摇,洗去多余的第一抗体。加入第二抗体,室温孵育。然后用洗膜液洗膜,洗去多余的第二抗体。

(8) 结果检测:如果第二抗体为荧光标记,则可以直接通过荧光检测成像仪进行拍照和分析。

2. 免疫组织化学技术　常用的免疫组织化学技术建议设立以下对照:用相同稀释度来自产生抗体的动物免疫血清的对照;单独使用第二抗体的对照;不加第一、二抗体的对照;用一种已知研究组织或细胞中没有的抗原与一种抗体进行反应的对照;用一种已知阳性反应抗体的对照;在每一实验中,系列稀释第一抗体的对信号。单层生长的细胞、悬浮细胞或组织切片等都可用于免疫组化实验。抗体标记的方法有免疫荧光标记法、免疫胶体金标记法和生物酶标记法等。下面分别以单层生长细胞的免疫荧光标记法和组织切片的过氧化物酶标记法为例介绍免疫组化技术的实验方案。

（1）单层生长细胞的免疫荧光标记法:将生长成片的单层细胞于冰上冷却,吸去培养液,用冰浴的 PBS 洗;加入固定液于冰上固定;吸去固定液,用冷 PBS 液洗;加入按一定比例稀释的一抗于玻片上使其刚好覆盖细胞,低温孵育,然后用 PBS 液洗;加入按一定比例稀释的标有荧光染料的二抗于细胞上,低温孵育后用 PBS 液洗数次;用荧光显微镜观察实验结果,要求避光。

（2）组织切片的免疫过氧化物酶标记:将冰冻切片放入湿盒,待载玻片达室温未干时,用含过氧化氢的 PBS 孵育,用 PBS 清洗;吸去玻片上的 PBS,加入按一定比例稀释的一抗,盖上湿盒,室温孵育后用 PBS 清洗;加入二抗到组织切片上,于湿盒中室温孵育后,用 PBS 清洗;加入 PAP 复合物,室温孵育后用 PBS 清洗;加入 DAB 底物,室温下显色后,以 PBS 液洗;将盖玻片放于纸巾上,翻过载玻片放于盖玻片上,用铝箔覆盖避光放置一段时间,最后用显微镜观察结果。

3. 酶联免疫吸附测定　ELISA 是酶联免疫吸附测定(enzyme-linked immunosorbnent assay)的简称,它是继免疫荧光和放射免疫技术之后发展起来的一种免疫酶技术,目前已被广泛用于生物学和医学科学的许多领域。由于抗原、抗体的反应在一种固相载体——聚苯乙烯微量滴定板的孔中进行,每加入一种试剂孵育后,可通过洗涤除去多余的游离反应物,从而保证试验结果的特异性与稳定性。

（1）包被:用包被缓冲液将已知抗原稀释,加入到每个聚苯乙烯板的反应孔内,低温过夜,次日洗涤。

（2）加样:将待测样品稀释后加入到上述已包被的反应孔中,孵育,然后洗涤。同时设立空白对照、阴性对照和阳性对照。

（3）加入抗体:加入抗体,孵育,洗涤。

（4）加底物显色:除去抗体,洗掉多余的未被结合的抗体后,于各反应孔中加入底物,避光孵育。

（5）终止反应:吸去底物液,洗掉多余的未被结合的底物,然后加入终止液终止反应。

（6）结果检测:可先于白色背景上,直接用肉眼观察结果,反应孔内颜色越深,阳性程度越强,阴性反应为无色或极浅。同时可通过酶标仪检测 OD 值或荧光值,根据标准曲线,计算出样品中相应的蛋白表达水平。

（三）在营养领域中的应用

1. 研究营养素、植物化学物、不同膳食结构等对基因翻译后修饰的调节作用及其机制,并有助于发现其新的功能,找到营养干预的新靶点。

2. 研究营养相关疾病的发病机制,为易感人群的筛查、早期诊断、治疗选择和随访提供参考依据。

3. 寻找膳食内暴露的生物标志物和评价营养状况的生物标志物。

第二节　遗传学与表观遗传学的检测技术

一、DNA 测序技术

DNA 测序技术是分子生物学研究中最常用的技术,它的出现极大地推动了生物学的发展。成熟的 DNA 测序技术始于 20 世纪 70 年代中期。1977 年 Maxam 和 Gilber 报道了通过化学降解测定 DNA 序列的方法。同一时期,Sanger 发明了双脱氧链终止法。20 世纪 90 年代初出现的荧光自动测序技术将 DNA 测序带入自动化测序的时代。这些技术统称为第一代 DNA 测序技术。后来发展起来的第二代 DNA 测序技术则使得 DNA 测序进入了高通量、低成本的时代。目前,基于单分子读取技术的第三代测序技术已经出现,该技术测定 DNA 序列更快,并有望进一步降低测序成本和推动人群测序的普及。

（一）方法和原理

1. DNA 测序技术的出现　早在 DNA 测序技术出现之前,蛋白质和 RNA 的测序技术就已经出现。1949 年,Frederick Sanger 开发了测定胰岛素两条肽链氨基末端序列的技术,并在 1953 年测定了胰岛素的氨基酸序列。Edman 也在 1950 年提出了蛋白质的 N 端测序技术,后来在此基础上发展出了蛋白质自动测序技术。Sanger 等在 1965 年发明了 RNA 的小片段序列测定法,并完成了大肠杆菌 5S rRNA 的 120 个核苷酸的测定。同一时期,Holley 完成了酵母丙氨酸 tRNA 的序列测定。

DNA 测序技术出现的较晚,1975 年 Sanger 和 Coulson 发明了"加减法"测定 DNA 序列。1977 年在引入双脱氧核苷三磷酸(ddNTP)后,形成了双脱氧链终止法,使得 DNA 序列测定的效率和准确性大大提高。Maxam 和 Gilbert 也在 1977 年报道了化学降解法测定 DNA 的序列。DNA 序列测定技术出现后,迅速超越了蛋白质和 RNA 测序技术,成为现代分子生物学重要的技术。

2. 第一代 DNA 测序技术　传统的化学降解法、双脱氧链终止法以及在它们的基础上发展来的各种 DNA 测序技术统称为第一代 DNA 测序技术。第一代测序技术在分子生物学研究中发挥过重要的作用,如人类基因组计划(human genome project,HGP)主要基于第一代 DNA 测序技术。目前基于荧光标记和 Sanger 的双脱氧链终止法原理的荧光自动测序仪仍被广泛地应用。第一代 DNA 测序技术包括:化学降解法、双脱氧链终止法、荧光自动测序技术和杂交测序技术。

3. 第二代 DNA 测序技术　随着人类基因组计划的完成,人们进入了后基因组时代,即功能基因组时代,传统的测序方法已经不能满足深度测序和重复测序等大规模基因组测序的需求,这促使了新一代 DNA 测序技术的诞生。新一代测序技术也称为第二代测序技术,主要包括 GS FLX 测序平台、SolexaGenomeAnalyzer 测序平台和 SOLiD 测序平台。第二代测序技术最显著的特征是高通量,一次能对几十万到几百万条 DNA 分子进行序列测序,使得对一个物种的转录组测序或基因组深度测序变得方便易行。

第二代测序技术将片段化的基因组 DNA 两侧连上接头,随后用不同的方法产生几百万个空间固定的 PCR 克隆阵列。每个克隆由单个文库片段的多个拷贝组成。然后进行引物杂交和酶延伸反应。由于所有的克隆都在同一平面上,这些反应就能够大规模平行进行,每个延伸反应所掺入的荧光标记的成像检测也能同时进行,从而获得测序数据。DNA 序列延伸和成像检测不断重复,最后经过计算机分析就可以获得完整的 DNA 序列信息。其中包括:GS FLX 测序技术、Solexa 测序技术和 SOLiD 测序技术。

4. 第三代 DNA 测序技术 最近,以单分子测序为特点的第三代 DNA 测序技术已经出现,如 HeliScope 单分子测序仪(HeliScope Single Molecular Sequencer)、单分子实时 DNA 测序技术[Single Molecule Real Time(SMRT)DNA sequencing technology]和纳米孔单分子测序技术等。斯坦福大学的科学家最近利用 Heliscope 单分子测序仪,用了 48 000 美元的试剂和 4 个星期的时间,对一名白人男子的基因组进行了测序。测序的覆盖度达 28 倍,覆盖了 90% 的人类参考基因组。序列读长 24~70bp,平均读长为 32bp,并鉴定出 280 万个 SNP 位点和 752 个拷贝数变异。目前,我国也启动了第三代测序技术的研究。2017 年,我国自主研发的第三代基因测序仪正式投产。该测序仪使用单分子测序,不需要扩增,并可大幅降低试剂消耗量,同时,所有试剂、仪器都在国内生产、集成和组装,成本因此降低,一个人的全基因组测序价格可降到 100 美元。

(二)测序技术的应用

目前,在科学研究中应用最广泛的 DNA 测序技术是第二代测序技术,其应用主要集中在如下几个方面。

1. 从头测序 对于基因组未被测序过的生物,其基因组测序需要从头测序(de-novo sequencing)。由于受测序读取长度的限制,新一代测序技术中只有 GS FLX 技术能独立完成复杂基因组如真核生物基因组的从头测序工作。Solexa 和 SOLiD 技术只能完成简单生物如细菌的基因组的从头测序。在复杂基因组的从头测序中,将 Solexa/SOLiD 与 GS FLX 技术或传统的 Sanger 测序技术结合,分别利用它们的高通量和较长读长的优势,可以大大降低测序成本,提高测序速度。如最近完成的黄瓜全基因组测序,就联合运用了 Solexa 技术和 Sanger 技术,得到平均 72.2 倍覆盖度的黄瓜基因组序列,其中 3.9 倍是用 Sanger 技术得到的,68.3 倍是用 Solexa 的 GA 测序平台得到的。

2. 重测序 如果对照一个参考基因组,新一代测序技术可以短时间内非常轻松地完成一个基因组的重测序。2008 年,由中国、美国和英国共同启动的千人基因组计划(1000 GenomesProject)是人类基因组计划的延续,也是迄今为止最大的基因组重测序计划。该计划打算对全世界不同国家大约 1200 个人的基因组进行测序。

3. SNP 研究 SNP 全称是 Single Nucleotide Polymorphism,意即单核苷酸多态性,是指不同个体的基因组存在单个核苷酸的变异,包括替换、缺失和插入。SNP 在基因组中分布相当广泛,一般来说,SNP 是指变异频率大于 1% 的单核苷酸变异。SNP 可以作为新的遗传标记,人体许多表型差异、对药物或疾病的易感性等都可能与 SNP 有关。研究 SNP 是人类基因组计划走向应用的重要一环,因为 SNP 将提供一个强有力的工具,用于高危群体的发现、疾病相关基因的鉴定、药物的设计和测试以及生物学的基础研究等。第二代测序技术利用其高通量、低成本的优势,对较多的个体测序,很容易可以得到大量的 SNP 位点。千人基因组计划即可得到众多的人类基因组 SNP 位点。

SNP 研究也是 DNA 测序技术在营养学研究领域中最重要的应用,是实现精准营养(或者个性化营养)的基础。目前的营养需要量均系针对群体而言,而未能考虑个体之间的基因差异。如人的基因上约有 140 万~200 万个 SNP,其中 6 万多个存在于外显子中,这可能是人体对营养素需求及产生反应差异的重要分子基础。因此,未来将有可能应用基因组学技术研究营养素需求的个体差异,确定个体的营养需要量,使精准营养成为可能。此外,应用基因组技术也将有助于开发出一些针对性强、功效明显的功能食品。

(三)在营养领域中的应用

1. 了解营养相关基因的结构,如参与营养素吸收代谢、营养素发挥生理功能的基因的结构。

2. 了解营养相关疾病基因的结构。

3. 寻找人与人之间 SNP 的差异位点,明确不同个体对膳食应答反应及营养素需要量的差异基因,研究不同个体对营养素吸收代谢和利用的规律,从而实现个体化营养干预。

二、DNA 甲基化检测技术

早在 1942 年,C. H. Waddinton 就提出了表观遗传学(epigenetics)的概念。所谓表观遗传,是指在不改变基因组序列的前提下,通过 DNA 和组蛋白的修饰等来调控基因表达,其中又以 DNA 甲基化(DNA methylation)最为常见,成为表观遗传学的重要组成部分。随着 DNA 甲基化研究的不断深入,其检测方法也层出不穷。这些方法针对不同研究目的,运用不同的处理方法,几乎涵盖了从基因到基因组各个层次水平的研究。根据研究水平,可将这些方法归为 3 大类,即:基因组甲基化水平(methylation content)的分析、候选基因甲基化的分析以及基因组范围的 DNA 甲基化模式(methylation pattern)与甲基化谱(methylation profiling)的分析。

(一)方法和原理

1. 基因组甲基化水平的分析

(1)高效液相色谱(high-performance liquid chromatography,HPLC):HPLC 是一种比较传统的方法,是根据 DNA 或蛋白分子量和构象的不同而使其加以分离。由于在动态相和静态相下分子的光吸收度并不相同而加以定量。随着系统的压强增加,其分辨率增高。故而能够定量测定基因组整体水平 DNA 甲基化水平。该方法由 Kuo 等 1980 年首次报道。过程是将 DNA 样品先经盐酸或氢氟酸水解成碱基,水解产物通过色谱柱,结果与标准品比较,用紫外线测定吸收峰值及其量,计算 5mC/(5mC+5C)的积分面积就得到基因组整体的甲基化水平。这是一种检测 DNA 甲基化水平的标准方法。

（2）高效毛细管电泳法（high-performance capillary electrophoresis，HPCE）：这是一种利用窄孔熔融石英毛细管从复合物中分离不同化学组分的技术。其基础是在强电场下不同分子由于其所带电荷、大小、结构以及疏水性等不同而相互分开。用 HPCE 方法处理 DNA 水解产物来确定 5mC 水平，简便、经济且敏感性高。

在这两种方法的基础上，不断有新方法改进，包括变性高效液相色谱（DHPLC）、逆向高效液相色谱（Reversed phase HPLC）以及 HPLC 与薄层色谱（thin-layer chromatography，TLC）相结合的 HPLC-TLC 方法。除上述方法外，还有其他原理的检测方法，如单纯的 TLC 方法以及最近邻 TLC（nearest neighbour TLC）、基于抗 5mC 的免疫学技术（Anit-5mC immunological techniques）、SssI 甲基转移酶法（SssI methyl acceptance assay）、在重亚硫酸盐处理的基础上而进行的氯乙醛反应法（chloacetaldehyde reaction）和酶区甲基化分析（enzymatic regional methylation assay，ERMA）。必须指出，以上各种方法虽然能够明确检测出目的序列中所有 CpG 位点的甲基化状况，但并不能对甲基化位点进行定位。

2. 候选基因（Candidate Gene）甲基化分析

（1）甲基化敏感性限制性内切酶-PCR/Southern 法（methylation-sensitive restriction endonuclease-PCR/Southern，MSRE-PCR/Southern）：这种方法利用甲基化敏感性限制性内切酶对甲基化区的不切割特性，将 DNA 消化为不同大小的片段后，进行 Southern 或 PCR 扩增分离产物，明确甲基化状态再进行分析。常使用的甲基化敏感的限制性内切酶有 HpaⅡ-MspI（CCGG）和 SmaI-Xmal（CCCGGG）等。

（2）重亚硫酸盐测序法（bisulphite sequencing）：该方法首先用重亚硫酸盐使 DNA 中未发生甲基化的胞嘧啶脱氨基转变成尿嘧啶，而甲基化的胞嘧啶保持不变，行 PCR 扩增所需片段，则尿嘧啶全部转化成胸腺嘧啶，最后，对 PCR 产物进行测序并且与未经处理的序列比较，判断是否 CpG 位点发生甲基化。此方法是精确度很高，能明确目的片段中每一个 CpG 位点的甲基化状态，但需要大量的克隆测序，过程较为繁琐、昂贵。

（3）甲基化特异性的 PCR（methylation-specific PCR，MS-PCR）：同样，该方法中，DNA 先用重亚硫酸盐处理，随后行引物特异性的 PCR。其设计两对引物，分别与重亚硫酸盐处理后的序列互补配对，即一对结合处理后的甲基化 DNA 链，另一对结合处理后的非甲基化 DNA 链。检测 MS-PCR 扩增产物，如果用针对处理后甲基化 DNA 链的引物能扩增出片段，则说明该被检测的位点存在甲基化；反之亦然。

（4）甲基化荧光法（methylight）：结合重亚硫酸盐处理待测 DNA 片段，设计一个能与待测位点区互补的探针，探针的 5′端连接报告荧光，3′端连接淬灭荧光，随后行实时定量 PCR。如果探针能够与 DNA 杂交，则在 PCR 用引物延伸时，TaqDNA 聚合酶 5′到 3′端的外切酶活性会将探针序列上 5′端的报告荧光切下，淬灭荧光不再对报告荧光进行抑制，这样报告荧光发光，测定每个循环报告荧光的强度即可得到该位点的甲基化情况及水平。本方法高效、迅速，具

备可重复、所需样本量少、不需要电泳分离的特点。

（5）焦磷酸测序（pyrosequencing）：该方法，由 4 种酶催化同一反应体系中的酶级联化学发光反应，在每一轮测序反应中，只加入一种 dNTP，若该 dNTP 与模板配对，聚合酶就能将其加入到引物链中并释放出等摩尔数的焦磷酸（PPi）。PPi 可最终转化为可见光信号，并由 Pyrogram 转化为一个峰值，其高度与核苷酸数目成正比。当用于甲基化检测时，经重亚硫酸盐处理的序列可以看作是 C-T 型的 SNP 改变。其操作简单，结果准确可靠，可以行大规模分析。

（6）结合重亚硫酸盐的限制性内切酶法（combined bisulfiterestriction analysis，COBRA）：这种方法对标本 DNA 行重亚硫酸盐处理及 PCR 扩增，处理后原甲基化的胞嘧啶被保留，而非甲基化的胞嘧啶变为胸腺嘧啶。随后用限制性内切酶对转化后 PCR 产物切割的特性以识别原标本 DNA 的甲基化状况。该方法相对简单，不需预先知道 CpG 位点及样本序列。

3. 基因组范围的 DNA 甲基化模式与甲基化谱分析

（1）限制性标记基因组扫描（restriction landmark genomic scanning，RLGS）：RLGS 是最早适用于基因组范围 DNA 甲基化分析的方法之一。该方法先用甲基化敏感的稀频限制性内切酶 NotⅠ消化基因组 DNA，甲基化位点保留，标记末端、切割，行一维电泳，随后再用更高频的甲基化不敏感的内切酶切割，行二维电泳，这样甲基化的部分被切割开并在电泳时显带，得到 RLGS 图谱与正常对照得出缺失条带即为甲基化的可能部位。

（2）甲基化间区位点扩增（amplification of inter-methylated sites，AIMS）：AIMS 是基于任意引物 PCR（Arbitrary Primed PCR）的一种方法，由于任意引物 PCR 使用寡核苷酸连接子（linker）进行连接，不需要依赖任何序列的先验信息。在该方法中，用来进行扩增的模板序列首先通过甲基化敏感的限制性内切酶进行消化而富集，其特异性由该酶切片段一端的特定序列结合连接子来保证。随后，由内切酶进行第二次消化，再次连接，提纯进行 PCR 扩增，最后电泳，提取目的序列进行测序。

（3）甲基化 CpG 岛扩增（methylated CpG-island amplification，MCA）：MCA 也是基于任意引物 PCR 的方法，该方法使用两种对甲基化具有不同敏感度的限制性内切酶（如 SmaI 和 XmaI）先后进行消化，然后对甲基化敏感的限制性酶切片段进行接头（Adaptor）连接，行 PCR，那些富含 CpG 的序列就会被选择性的扩增。该方法对甲基化分析和克隆甲基化差异性基因都非常有帮助。

（4）差异甲基化杂交（differential methylation hybridization，DMH）：DMH 属于一种芯片技术，在该技术中，包括扩增子（amplicon）生成和 CGI 文库筛选两个重要组成部分。在扩增子生成中，首先用 MseI 来酶切 DNA 样本，然后接上连接子，并去除重复序列，这时的样本一分为二，其一直接进行 PCR 扩增，生成仅由 MseI 处理过的扩增子，而另一半则用甲基化敏感的酶 BstUI 进行消化，然后进行 PCR 扩增，生成由 MseI/BstUI 共同处理过的扩增子。CGI 文库通过筛查出重复序列，然后进行 PCR，选出含有 BstUI 位点的克

隆,最后这些克隆一式两份点到芯片上,制备成 CGI 芯片。然后把两种不同的扩增子分别杂交到相应的 CGI 克隆点上,最后通过差异性对比检测出未甲基化位点。

(5)由连接子介导 PCR 的 HpaⅡ小片段富集分析(HpaⅡ tiny fragement enrichment by ligation-mediated PCR,HELP):该方法用 HpaⅡ与其对甲基化敏感同裂酶 MspⅠ对同一基因组序列进行消化,产生不同的代表性序列,然后对此序列进行连接子介导的 PCR,然后比较分析或将此DNA 样本共杂交到基因组芯片上进行分析。这种方法已经揭示了大量的组织特异性、差异甲基化区域,并用于正常细胞和癌症细胞的基因组比较分析。

(6)甲基化 DNA 免疫沉淀法(methylated DNA immu-noprecipitation,MeDIP):这是一种高效富集甲基化 DNA 的方法。在该方法中,可与 5mC 特异性结合的抗体加入到变性的基因组 DNA 片段中,从而使甲基化的基因组片段免疫沉淀,形成富集。通过与已有 DNA 微芯片技术相结合,从而进行大规模 DNA 甲基化分析。该方法简便、特异性高,适合 DNA 甲基化组学(DNA methylome)的分析。

(二)在营养领域中的应用

1. 在一般人群中,营养素可影响 DNA 甲基化,从而影响某些疾病的发生。DNA 甲基化检测技术在营养学研究领域中的应用逐渐成为近年来研究的热点,这是因为营养素提供的甲基原料及其共作用因子为合成 S-腺苷甲硫氨酸(S-denosylmethionine,SAM)所必需,而 SAM 是 DNA 甲基化的甲基供体,故影响关键时期的关键营养素的摄入、吸收、转运、利用或 SAM 合成的因素均可能改变整个基因组或特异位点(尤其是表观可变区)的甲基化模式,从而改变表型。有研究发现,高脂饮食 5 天即可引起 DNA 甲基化改变。

2. 不同生活方式和行为(如吸烟、饮酒、运动、咖啡等)可影响 DNA 甲基化。

3. 探讨营养相关疾病的 DNA 甲基化。

4. 探讨生命早期营养对成年后或后代及跨代的影响。母体维生素 B_{12}、叶酸、蛋氨酸等营养素缺乏,蛋白限制性饮食或高脂饮食引起的子代 DNA 甲基化模式改变,与子代神经管畸形、孤独症,成年后胰岛素抵抗、高血压等许多疾病敏感性增高有关。第二次世界大战期间出生前经历荷兰大饥荒的人,成年后超重、高血压、冠状动脉粥样硬化、精神分裂症等发病率显著增高,与这些人印记基因 Igf 2 的甲基化程度降低密切相关。母鼠营养素缺乏引起 DNA 甲基化改变所导致的健康不良影响,可以通过在怀孕期间添加叶酸等营养素而改善。雄鼠的营养状况也可以通过子代甲基化模式改变引起后者表型异常。雄鼠低蛋白饮食可以改变子鼠 DNA 甲基化模式,从而影响子代胆固醇、脂质的代谢。另外,出生后的营养素变化也可改变表观遗传效应。如给予离乳后的小鼠缺乏甲基供体的饮食,可导致 Igf 2 的遗传印记丢失,即使恢复了正常饮食此效应还继续保持,与癌症等疾病发生密切相关。

三、组蛋白乙酰化检测技术

组蛋白将 DNA 组装并排列成称为核小体的结构,使其适于存储在细胞核中。每个核小体含有两个亚基,两个亚基均由组蛋白 H2A、H2B、H3 和 H4(称之为核心组蛋白)构成,而连接组蛋白 H1 则作为稳定剂。组蛋白修饰是一类调控基因表达的翻译后修饰(PTM),可将基因组调节成易于 DNA 转录的常染色体活性区域,或者 DNA 更紧密,不易于转录的失活异染色质区域,借此调控基因表达。常见的修饰方式包括甲基化、磷酸化、泛素化、乙酰化、SUMO 化等。目前组蛋白修饰研究方法较少,最常用的为染色质免疫共沉淀技术,该技术主要用于检测组蛋白甲基化和乙酰化。

(一)染色质免疫沉淀方法及原理

染色质免疫沉淀技术(chromatin Immunoprecipitation,ChIP)由 O'Neill 和 Turner 提出,是研究体内蛋白质与 DNA 相互作用的一种技术。它的基本原理是在活细胞状态下固定蛋白质-DNA 复合物,然后通过超声或酶处理将染色质切断为一定长度范围内的染色质小片段,然后通过免疫学方法沉淀此复合体,特异性地富集与目的蛋白结合的 DNA 片段,通过对目的片段的纯化与检测,从而获得蛋白质与DNA 相互作用的信息。染色质免疫沉淀技术一般包括细胞固定、染色质断裂、染色质免疫沉淀、交联反应的逆转、DNA 的纯化以及 DNA 的鉴定。

ChIP 不仅可以检测体内反式因子与 DNA 的动态作用,还可以用来研究组蛋白的各种共价修饰与基因表达的关系。而且,ChIP 与其他方法的结合,扩大了其应用范围:ChIP 与基因芯片相结合建立的 CHIP-chip 方法和染色质免疫共沉淀结合新一代短序列测序技术(ChIP-seq)是目前检测组蛋白修饰最常用的方法。

1. **染色质免疫共沉淀结合芯片技术(ChIP-chip)** ChIP-chip 是将 ChIP 与生物芯片相结合,在全基因组或基因组较大区域上高通量分析 DNA 结合位点或组蛋白修饰的方法。该技术获得的信息量主要取决于芯片的探针密度、分辨率与覆盖度。探针密度指生物芯片表面所固定的DNA 探针数量。分辨率指设计生物芯片时两个相邻探针的 DNA 序列在基因组上相隔的距离,分辨率越高,相邻探针之间的距离越短。覆盖度指固定在生物芯片上 DNA 序列占基因组全序列的比例。

该技术的基本程序是:先通过染色质免疫共沉淀技术(ChIP)富集组蛋白被修饰的 DNA 片段,然后加上通用接头进行 PCR 扩增,在扩增过程中引入荧光基团。由于富集的片段长短不同,所以扩增效率不同,通过控制循环数来减少偏好性。最后将扩增的片段与设计的芯片杂交。

杂交可通过两种方法,一种是单杂交法:对照组(未经免疫沉淀富集的基因组 DNA)与试验组分别与芯片杂交,然后对比;另一种是双色竞争法:用另一种颜色的荧光标记对照组,对照组和试验组同时与设计的芯片竞争性杂交,通过两种信号强弱对比得出该位点的修饰程度。

2. **染色质免疫共沉淀结合短序列测序技术(ChIP-seq)** ChIP-seq 是将 ChIP 与测序技术相结合,在全基因组范围内检测 DNA 组蛋白修饰的高通量方法,可以应用到任何基因组序列的物种,并能确切得到每一个片段的序列信息。

该技术的基本程序是:通过 ChIP 富集目的片段,纯化后加上通用接头进行 PCR 扩增,最后加 solexa 接头进行测序。目前该技术比较成熟,通量也在不断提高,成本随着新一代测序技术的出现和发展逐步降低,ChIP 和测序技术的结合越来越广泛地应用到 DNA 与互作蛋白分析。

该技术的主要困难在于测序完成后对海量数据的分析。并且各个环节的差异,如 DNA 质量、获取的片段长短不同导致的扩增效率差异、基因组的重复程度以及测序和序列比对过程中的错误都会引入系统误差造成假阳性。

(二) 在营养领域中的应用

近年来,越来越多的研究表明营养素或饮食可以通过调节组蛋白修饰影响基因表达。比如,花椰菜和豆芽菜含有的一种异硫氰酸酯-莱菔硫烷、来自大蒜的一种有机硫化合物-二烯丙基硫醚(diallyl sulfide)以及肠道中的纤维素所产生的短链脂肪酸(SCFA)-丁酸等,可以调节脱乙酰化酶的活性或组蛋白的乙酰化水平,进而影响下游基因的表达;白藜芦醇作为一种存在于食品中的功能性成分可以通过调控相关基因的组蛋白乙酰化水平,进而抑制 iNOS、COX-2 和 NF-κB 等炎症通路中的关键基因,发挥抗炎作用;另外,姜黄素具有调节组蛋白乙酰转移酶(HAT)活性的作用,具有成为临床治疗药物的潜力。

第三节　蛋白质组学的检测技术

虽然基因决定蛋白质的水平,但是基因表达的水平并不能代表细胞内活性蛋白的水平,蛋白质组学分析是对基因翻译和修饰水平等研究的一种补充,是全面了解基因组表达的一种必不可少的手段。

一、概述

蛋白质组(proteome)的概念,最早是由澳大利亚 Macquarie 大学的 Wilkins 和 Williams 于 1994 年首先提出的,是指一个基因组(genome),或一个细胞、组织表达的所有蛋白质。

(一) 原理

蛋白质组学(proteomics)是以细胞、组织或生物体全体蛋白质为研究对象,通过高通量的色谱质谱联用技术检测其所有蛋白质及其变化规律,包括蛋白质的表达水平,翻译后的修饰,蛋白与蛋白相互作用等,利用生物信息技术从整体的角度获得蛋白质水平上的关于疾病发生、细胞代谢等过程的变化,阐明生理或病理条件下的变化机制。宏蛋白质组学是用蛋白质组学技术对微生物群落表达的蛋白进行研究,在特定的时间对微生物群落的所有蛋白质的组成进行鉴定,进一步了解肠道菌群的具体功能十分重要。

定量蛋白质组学(quantitative proteomics)是对一个基因组表达的全部蛋白质或一个复杂混合体系内所有蛋白质进行精确鉴定和定量,可用于筛选和寻找任何因素引起的样本之间的差异表达蛋白,结合生物信息学揭示细胞生理病理功能,同时也可对某些关键蛋白进行定性和定量分析。

(二) 研究的主要策略

目前,蛋白质组学研究常用的两种策略是“自底向上”(bottom-up,BU)和“自顶向下”(top-down,TD)。“自底向上”的蛋白质组学策略是首先将复杂的蛋白质提取混合物酶切成肽段混合物,然后通过液相色谱等分离技术将这些肽段混合物进行分离,进而通过质谱技术将肽段碎裂,并根据碎裂谱图中的离子峰和质荷比进行数据库搜索来鉴定肽段,最后将鉴定到的肽段进行组装、推理,获得样品中所含有蛋白质的结构,并对其进行定量分析。“自底向上”蛋白质鉴定策略是“从局部(蛋白质酶切的肽段碎片)推断整体(酶切前的蛋白质)”。此种策略用于蛋白质组学的研究,省去了前期复杂的蛋白质分离工作,酶切之后与分离功能强大的色谱和质谱、以及强大的数据处理软件联用,可用于高通量的蛋白质鉴定工作,目前在蛋白质组学中获得广泛的应用。但是这种策略的主要缺陷是鉴定蛋白质的序列覆盖率比较低;蛋白质变体(proteoform)之间和不同的蛋白质之间在氨基酸序列上的高度相似性,利用此种策略往往会导致蛋白质鉴定错误。另外,BU 分析方法中的酶切过程,使得肽段与蛋白质之间的归属信息缺失,使得蛋白质的修饰问题变得比较困难。

“自顶向下”的蛋白质组技术直接以完整的蛋白质为分析对象,不需要酶切,先测量完整蛋白质分子质量,而后通过串联质谱技术实现对完整蛋白质的碎裂,获得蛋白质碎片的结构,可获得完整蛋白质的生物学信息。“自顶向下”的蛋白质鉴定策略的基本思想是“从整体(蛋白质的分子量)结合局部(蛋白质的碎片离子)共同推断待测蛋白质的具体结构和名称”。检测的蛋白质序列覆盖率可以达到100%,显著高于自底向上的方法,能够保留多种翻译后修饰之间的关联信息。但是,此种方法需要强大的不破坏蛋白质结构的分离技术,分离获得完整的蛋白质,才能实现。运用此种方法,比较费时间,通量比较低,获得蛋白数比较少。

由以上可知,BU 和 TD 技术是优势互补的,因而在蛋白质组学的研究中多采用两种策略联合分析的方法详细的研究蛋白质。无论基于凝胶电泳和色谱的蛋白质组学技术,还是 BU 和 TD 的分析策略,蛋白质分离、质谱检测定性与生物信息学技术挖掘都是最关键的三项步骤和环节。高效的分离技术是实现规模化蛋白质鉴定的前提,有效的质谱碎裂和准确的质荷比是获得可靠蛋白质鉴定的关键,而快速准确的质谱鉴定运算法则和完整的蛋白质数据库是数据分析效率的保障。

(三) 常用的分离检测技术

蛋白质组学常用的主要技术是基于凝胶电泳质谱联用和基于色谱质谱联用。双向凝胶电泳串联生物质谱是现在凝胶电泳质谱联用中最常用的方法,其原理是蛋白质不需酶解,直接基于蛋白质的等电点不同,用等电聚焦分离;按分子量的不同,用 SDS-PAGE 分离,把复杂蛋白混合物中的蛋白质在二维平面上分开,然后对分离的蛋白质利用质谱进行定性和定量分析。但是,此种方法存在许多局限性:通量和重现性较低,定量范围窄,灵敏度低,不能检测具有极端等电点的、分子量过大或过小的、低丰度的蛋白及疏水的膜蛋白。

基于色谱质谱联用的方法主要利用高效液相色谱对多肽进行分离分析。依据固定相与蛋白质酶解后的多肽样品溶液之间的分离机制不同,把复杂的多肽分离开。与基于凝胶电泳质谱的技术相比,基于色谱质谱的蛋白质组学技术具有快速、重现性高、分离效率高和定性准确、动态定量范围宽、易与质谱连接等优点,适用于大规模的筛选和寻找样本之间的蛋白差异表达,在蛋白质组学研究中的应用越来越广。

因此,本节主要介绍基于蛋白质酶解、多肽色谱分离和质谱鉴定的蛋白质组学(自底向上)的主要实验步骤。

二、基于色谱分离生物质谱检测的蛋白质组学主要实验步骤

主要步骤包括:样品蛋白质的提取和制备;蛋白质酶解和定量;同位素标记酶解肽段;混合标记肽段的色谱预分级与分离;质谱分析;质谱数据鉴定与蛋白质定性和定量分析;GO 功能注释分析;差异蛋白的 Pathway 富集分析;差异蛋白互相作用网络构建等生物信息学分析(图 3-8-1)。

1. 样品蛋白质的提取与制备　通常可采用细胞、组织和体液中的全部蛋白质组分进行蛋白质组分析。蛋白质组学研究中需要根据研究对象的特性和目的,选取合适的蛋白提取方法。下面介绍两种常见样品的前处理方法。

(1) 血清样品去高峰度蛋白处理法:取适量血清样本,采用对应物种的去血清高丰度蛋白的亲和色谱柱,按照色谱柱厂家提供的操作方法去除高丰度蛋白质,获得低丰度蛋白组分溶液。加入一倍体积的 SDT 裂解液,沸水浴 15 分钟,14 000g 离心 20 分钟,取上清。采用 BCA 法对提取的蛋白质进行定量分析,蛋白质 SDS-PAGE 电泳图谱或低分辨的生物质谱定性分析,确定提取蛋白质质量。分装样品,-80℃保存备用。

(2) 组织样本匀浆+SDT 裂解法:适用动物柔软组织(脑、肝、肌肉等)、软体动物等组织。新鲜或缓冻的大块组织剪碎后,加入适量 SDT 裂解液。转移至预先装有适量石英砂(磁珠)的离心管中,应用匀浆仪 4℃下匀浆破碎。超声波进一步破碎后沸水浴 15 分钟。14 000g 离心取上清溶液经 0.22μm 滤膜过滤,收集滤液。采用 BCA 法对提取的蛋白质进行定量,蛋白质 SDS-PAGE 电泳图谱或低分辨的

生物质谱分析定性,确定提取蛋白质质量。分装样品,-80℃保存备用。

2. 蛋白质酶解与定量　取制备好的一定浓度的蛋白质溶液 30μl,分别加入 DTT 至终浓度为 100mM,DTT 打开蛋白质的二硫键。加入一定量的 Trypsin buffer 酶解蛋白质成多肽,换新收集管收集滤液,对酶解后的肽段进行定量分析。

3. 有标定量和无标定量　常用的定量蛋白质组学方法按照是否需要稳定同位素标记分为:有标定量和无标定量。

有标定量的主要策略是向不同蛋白质或多肽样品中引入具有稳定同位素标记的小分子,通过同位素标记后所产生的质量差来识别肽段的来源。在同一次质谱扫描中化学性质相同的标记肽段离子化效率和碎裂模式也相同,因此,比较不同的同位素标记物的信号强度就可以计算出不同样品中蛋白质的相对含量。根据引入同位素标记方式的不同,同位素标记的定量蛋白质组学技术分为:体内标记和体外标记。

(1) 细胞培养条件下稳定同位素标记技术(stable isotope labeling with amino acids in cell culture,SILAC):是依据细胞生长对必需氨基酸依赖的原理,利用稳定同位素标记(^{13}C、^{15}N、^{2}H)的必需氨基酸制备细胞培养基,在细胞进行蛋白质合成时,这些稳定同位素标记的氨基酸自然被"掺入"到蛋白质中,使胞内蛋白被稳定同位素标记,将从培养细胞提取的蛋白质等量混合进行分离和质谱鉴定,依据不同标记蛋白的相对丰度对不同样品间的相同蛋白做出相对定量,属于体内代谢标记法。SILAC 法标记效率高、损失小;标记误差低,可靠性高。其缺陷在于只能用于活体培养的细胞或低等有机体(如蠕虫),小动物标记成本太高,对于疾病研究中常用的组织样品、体液样品等无法分析。其最大的缺点是蛋白质序列中必须含有特殊氨基酸序列,例如半胱氨酸,不含特殊氨基酸的蛋白质不被标记,将会被遗失。

(2) 同位素标记多肽定量技术:同位素标记相对和绝对定量技术(isobaric tags for relative and absolute quantitation,iTRAQ)技术是由美国应用生物系统公司研发的一种多肽体外标记技术。iTRAQ 试剂是一种小分子同重元素化学物质,包括报告基团、质量平衡基团和肽反应基团。不同的报告基团(分子量分别为 114、115、116 和 117Da)分别与相应的平衡基团(分子量分别为 31、30、29 和 28Da)相配,

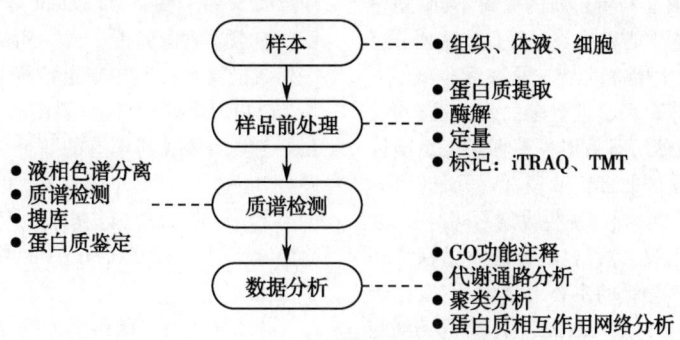

图 3-8-1　蛋白质组学实验流程图

保证总分子量为145Da。iTRAQ试剂几乎可以标记样本中的所有蛋白,通过肽反应基团与肽段N端和赖氨酸侧链上的氨基结合。质量平衡基团和报告基团使标记后的不同样本间的同一蛋白表现为相同的质荷比,意味着不同样品的同一肽段在一级质谱中表现为同一信号峰,减少了样品分析的复杂性。在串联质谱中,报告基团、质量平衡基团和多肽反应基团之间的键断裂,质量平衡基团丢失,带不同同位素标签的同一多肽产生质量为114、115、116和117Da的报告离子。报告离子峰的峰高及面积代表了不同样本中同一蛋白质的相对量的比值,依据其波峰的高度及面积可以获得不同样品间相同肽段的定量信息,再经过软件处理得到蛋白质的定量信息,比较不同样品中蛋白质的相对含量或绝对含量。

由于iTRAQ试剂同样可以标记修饰后的氨基酸,对磷酸化蛋白、糖基化蛋白等翻译后修饰(post-translational modifications,PTMs)蛋白进行定量、定性研究。在样本中加入iTRAQ试剂标记的已知量的标准蛋白,可以对样本中的蛋白进行绝对定量研究。

TMT(tandem mass tag)和iTRAQ的技术原理完全一样,所不同的是两者的分子结构有差,其独特报告质量数范围为:TMT10 126-131Da,依据TMT标签的质量数差异,通过MS实现对多组样品中的蛋白质进行相对定量。与iTRAQ相比,TMT同样能兼容所有来源的蛋白质样品,但TMT能同时分析多达8~10组的样品,分析通量高。

(3)非标定量技术(label-free):无需标记样本,直接采用液质联用技术对蛋白质酶解肽段进行质谱分析,通过比较质谱信号强度和谱图计数,分析不同来源样本蛋白质的变化。

非标记技术认为肽段在质谱中被捕获检测的频率(counts)与其在混合物中的丰度成正相关,因此,蛋白质被质谱检测的计数反映了蛋白质的丰度,通过适当的数学公式可以将质谱检测计数与蛋白质的量联系起来,从而对蛋白质进行定量。

与SILAC、iTRAQ/TMT技术相比,Label free技术的特点是:样品无需任何标记,样品处理步骤简单,不必考虑标记效率的问题,可保证样本蛋白质的真实性;不受样本数量限制;检测动态范围可以达到4个数量级以上,可对微量样本进行分析;实验周期短,无须标记费用,实验费用低。但非标记对质谱仪器设备要求较高,色谱和质谱需要同时有较好的稳定性和重复性,需要有特殊的定量分析软件。

4. 多肽的预分级与分离 与蛋白质的分离不同,肽段混合物的分离主要是基于色谱的方法。主要有多肽预分级联合一维液相色谱分离和二维液相色谱完全在线分离。

为了获得更好的色谱分离和鉴定更多的蛋白质,一般对多肽样品进行离线的预分级,即采用各种方法将每组标记后的肽段等量混合或单独的非标记肽段,依据研究目的选用恰当的色谱柱进行预分级,梯度洗脱收集不同组分,然后依次加入到色谱质谱联用仪,进行色谱分离质谱检测获得多肽的质谱数据。样品预分级的主要方法包括:根据蛋白质溶解性,分成不同的组分;蛋白质在细胞中不同的细胞器定位进行分级,如专门分离出细胞核、线粒体或高尔基体

等细胞器的蛋白质成分。因此,样品预分级不仅可以提高低丰度蛋白质的上样量和检测,还可以针对某一溶解性或某一细胞器的蛋白质组进行专门分析研究。

多肽样本的二维液相色谱直接分离方法,利用二维色谱强大的分离能力,直接在线进行二维分离。二维液相色谱通常将分离机制不同而又相互独立的两支色谱柱串联起来构成的分离系统,采用两种不同的分离机制分析样品,即利用样品的不同特性(分子尺寸、等电点、亲水性、电荷、亲和力)把复杂混合物(如蛋白质和肽)分成单一组分。在一维分离系统中不能完全分离的组分,可能在二维系统中得到更好的分离,非常适合蛋白质和多肽的分离分析。依据不同的实验目的选择合适的色谱柱和梯度洗脱程序。

5. 质谱分析 目前蛋白质组学常用的质谱包括:基质辅助激光解吸电离-飞行时间质谱、离子轨道阱质谱和电喷雾三重四级杆串联飞行时间质谱,广泛应用于定量蛋白质组分析、蛋白质翻译后修饰(如糖基化、磷酸化)及蛋白质相互作用等研究领域。iTRAQ技术中两大最普遍的质谱仪分别为MALDI-TOF-MS/MS和ESI-Q-TOF-MS/MS。TMT标记和非标记技术常用的质谱仪为Q Exactive和Orbitrap Fusion。

预分级分离的样品定容溶解后,经纳升流速的液相系统进行分离,缓冲液A液为0.1%甲酸水溶液,B液为0.1%甲酸乙腈水溶液,样品由自动进样器上样,经过分析柱分离,流速为300nl/min。经二维纳升液相分离的多肽样品直接接入质谱仪进行检测。根据项目实验方案选择相应的液相梯度和分离时间。

样品经色谱分离后用质谱仪进行质谱分析,检测方式为正离子模式。根据不同质谱仪和实验要求设置质谱采集参数,例如QE质谱仪:设置母离子扫描范围:300~1800m/z,一级质谱分辨率为70 000 at 200m/z,AGC target为3e6,一级Maximum IT为10毫秒,number of scan ranges为1,dynamic exclusion为40.0秒。多肽和多肽碎片的质量电荷比按下列方法采集:每次全扫描(full scan)后采集10个碎片图谱(MS2 scan),MS2 activation type为HCD,isolation window为2m/z,二级质谱分辨率35 000 at 200m/z(TMT10plex),micro scans为1,二级maximum IT为60毫秒,normalized collision energy为30eV,under fill为0.1%。

6. 质谱数据鉴定和蛋白质定性 质谱鉴定是定量蛋白质组学研究的关键步骤之一,其核心在于对质谱数据的处理和解析。目前常用的数据库检索软件包括MaxQuant、Mascot、Sequest等。MaxQuant是常用的标记和非标记定量蛋白质组学数据分析平台。Mascot和Sequest是利用分子序列数据检索的方法来鉴定样本中蛋白质组成的经典软件,允许使用多重替代碎裂技术直接比较鉴定肽段,可作为独立工具或集成到现有的数据分析流程中。Mascot2.2软件与Proteome Discoverer1.4软件结合,对质谱分析原始数据为RAW的文件进行查库和定量处理:校正报告基团的肽谱峰值,与下载于UniProt的数据库比对,查库鉴定确定蛋白质。

7. GO功能注释和蛋白质分类分析 GO分析主要依据相似性原理,具有相似序列的蛋白质应该具有相似的功

能,因此,不仅可以将已知蛋白质归类分析,也可以对目标蛋白尤其是研究不足的蛋白质进行功能预测注释分析。GO 是 gene ontology 的缩写,GO 功能注释分别从分子学功能(molecular function)、参与的生物途径(biological process)及细胞中的组成(cellular component)对基因产物进行了标准化描述,即对蛋白质进行简单注释,将各个蛋白注释到不同的功能条目中,通过 ID 对应或者序列注释的方法找到目的蛋白质对应的 GO 号,而 GO 号对应 term,即功能类别或者细胞定位,了解差异基因富集在哪些生物学功能、途径或者细胞定位。通过 GO 富集分析,确定差异表达蛋白质显著富集的 GO 功能条目,从而得知生物学处理对哪些功能、生物学过程和细胞定位有显著影响。

蛋白质分类分析(protein classification analysis)是依据蛋白质的生物学功能进行分类分析。

8. 代谢通路富集分析 差异蛋白质代谢通路(pathway)分析,可以了解实验条件下显著改变的代谢通路,在机制研究中显得尤为重要。针对所有鉴定到的蛋白质集合或筛选出的差异表达蛋白质进行 KEGG 通路注释,分析并确定这些蛋白质参与的最主要代谢和信号转导途径。KEGG 通路富集分析方法与 GO 富集分析相似,即以 KEGG 通路为单位,确定在差异表达蛋白质中显著性富集的通路,从而确定差异表达蛋白质参与的最主要的代谢和信号转导途径。KEGG 数据库中,KO(KEGG orthology)是一个基因及其产物的分类体系。在同一条通路上具有相似功能的直系同源基因及其产物被归为一组,并赋予同一个 KO(或者 K)标签,通过比对 KEGG GENES 数据库,将目标蛋白质序列进行 KO 归类,并根据 KO 归类获取目标蛋白质序列参与的通路信息,评价某个 GO term 或 KEGG 通路蛋白质富集度的显著性水平。

9. 蛋白质聚类分析 为检验所选取的差异表达蛋白质或特征差异表达蛋白质的合理性和准确性,利用筛选出的蛋白质,对各组样本进行层次聚类。对目标蛋白质集合的定量信息进行归一化处理;对样品和蛋白质的表达量两个维度进行分类;使用软件生成层次聚类热图。

10. 蛋白质相互作用网路分析 从目标蛋白质序列来源的数据库中获取目标蛋白质的 gene symbol,查阅蛋白质相互作用数据库(如 IntAct、MINT、DIP 等)和相关文献,确定鉴定到的蛋白质或差异表达蛋白质之间相互作用和与之直接作用的其他蛋白质,并使用软件生成相互作用网络并对网络进行分析。

三、在营养领域中的应用

在营养学领域,蛋白质组学的应用主要包括:

1. 不同营养素与膳食结构对机体蛋白质表达和修饰的影响,从蛋白质层面探讨营养素对机体的影响及其作用机制。

2. 不同食物中总体蛋白质的定性和定量分析,探讨不同食物中蛋白质组成及含量。

3. 检测营养相关疾病(包括营养缺乏病和慢性病)的蛋白质改变情况,通过蛋白质的变化趋势或规律,从而为揭示营养相关疾病的发病机制和防治措施提供理论依据。

4. 宏蛋白质组学研究肠道菌群与机体营养消化吸收及与人体健康之间的关系。

5. 作为营养干预或治疗的诊断工具或分子靶标,分析各种食物蛋白质的组成及特点,以便于制订个性化营养素需要量及设计个性化食谱。

第四节 代谢组学的检测技术

代谢组学(metabolomics)是指对机体因环境因素刺激、病理生理扰动或遗传修饰等引起的多种代谢指标动态的系统性定量检测。它是由英国伦敦大学帝国理工学院的 Nicholson 教授于 1999 年首次提出。代谢组学研究常用的检测技术有磁共振(nuclear magnetic resonance,NMR)、气相色谱-质谱联用(gas chromatography tandem mass spectrometry,GC-MS)和液相色谱-质谱联用(liquid chromatography tandem mass spectrometry,LC-MS)技术等,但不管是基于哪种技术,其研究过程都包括样品采集、样品制备、数据的采集、数据分析、标志物识别和途径分析等步骤,每个步骤都要严格控制,才能获得可靠的研究结果。

与基因组学、蛋白质组学等一样,代谢组学也是系统生物学的内容。与其他组学技术相比,代谢组学具有诸多优点:①基因组和蛋白质组学告诉我们可能发生什么,而代谢组学则告诉我们已经发生了什么。②由于代谢组学检测方法更为灵敏,能检测到代谢产物的微小变化,因此当受到内外因素刺激时,有可能检测不到基因、蛋白质的变化,但可以从代谢组学的变化反映出来。另外,基因、蛋白质的微小变化可在代谢产物得到放大。③细胞内的生命活动离不开物质代谢,而基因、蛋白质的生命调控效应也需落实在代谢层面上,因此,代谢组学被认为是"组学"研究的最终方向。

根据研究的对象和目的不同,代谢组学可分为四个层次:①代谢物靶标分析:对某个或某几个特定组分的分析;②代谢轮廓分析:对少数所预设的一些代谢产物的定量分析;③代谢组学:限定条件下特定生物样品中所有内源性代谢组分的定性和定量分析;④代谢指纹分析:不具体鉴定单一组分,而是通过比较代谢物指纹图谱的差异对样品进行快速分类。严格地说,只有第三层次才是真正意义上的代谢组学研究。

近年来代谢组学研究发展迅猛,目前,已经在植物学、药理学、毒理学、遗传学、营养学等领域得到广泛应用。

一、原理

代谢组学研究是采用高通量检测技术,同时检测样品中的成千上万种代谢产物,并采用生物信息学方法进行分析,识别实验组和对照组样品的差异,最终发现实验组代谢通路的改变,以及探索可能作为预测或诊断靶点的生物标志物。

二、基本步骤和方法

(一)样品采集

样品的采集是代谢组学研究的第一步,也是最重要的一步。

进行样本采集,首先要根据研究目的确定采集的样品种类。对人和哺乳动物的营养代谢组学研究,涉及的生物样品种类较多(如血、尿、组织、细胞、粪便等)。血液和尿液采集是创伤较小或无创的样品收集方法,所含代谢物种类丰富,能综合反映身体不同部位的功能和表型,所以,是应用最多的样品。但由于血和尿成分复杂,可能会掩盖来自组织特异性的代谢改变,此时选择组织作为样品更有助于发现问题。

不管是哪种类型的样品,都要满足以下几个条件:①要有足够的样本数量:样本要设置一定的重复,以便消除环境和实验操作对分析结果的影响,从而获得具有统计学意义的分析数据;②应具有可比性:如在研究人类样本时,要充分考虑性别、年龄、地域等的影响。

样品采集过程中,要尽量避免样品受到污染,所用的耗材和采样方法,都应严格控制。样品采集后,应尽快进行检测。若需保存,应尽快放置于低温下(如 $-80\,^{\circ}\mathrm{C}$ 冰箱),以防止样品代谢物发生改变对研究结果造成影响。

(二) 样品制备

实际研究过程中,应根据研究目的确定所使用的代谢组学检测技术。采用不同的实验技术进行代谢组学研究,样本制备方法有所不同。

1. GC-MS　GC-MS 是代谢组学研究中应用最早的分析技术之一。下列物质适于采用 GC-MS 技术分析:①容易气化的低极性、低沸点代谢物,如各类挥发性化合物;②衍生化后低沸点的物质,如氨基酸、有机酸、糖类、醇类等。

气相色谱要求样品在进样器充分气化,此后才能进行分析。因此,对于低沸点(低于 200~300 摄氏度)的挥发性小分子化合物,气化比较容易,不需要制备接口直接用于仪器分析;但对于高沸点的物质如氨基酸、脂肪酸、糖类等,则需要经过衍生化,降低其沸点,才能达到分析的要求。

适合 GC-MS 分析的衍生化方法有多种,但通常使用甲基化和硅烷化。以硅烷化为例,其常采用两步衍生化方法。第一步是加入甲氧铵盐吡啶溶剂,目的是为了减少还原性糖的成环及保护羰基。第二步是三甲基硅烷化反应,是为了降低物质的沸点。常用的硅烷化试剂包括双(三甲基硅烷)三氟乙酰胺[bis(trimethylsilyl) trifluoroacetamide,BSTFA]和 N-甲基-N-(三甲基硅烷)三氟乙酰胺[N-methyl-N-(trimethylsilyl trifluoroacetamide,MSTFA],它们的硅烷化效果相似,但是 MSTFA 的沸点较低,衍生化试剂及副产物在色谱图中出峰时间较早,对代谢物的分析影响较小。若衍生化不当,也会带来一些弊端,如衍生化不完全可降低检测的灵敏度,或衍生化试剂选用不当或过量使用,造成待测物分子量增加过大或衍生化试剂残留等。

2. LC-MS　与 GC-MS 相比,LC-MS 检测不受样品挥发性和热稳定性的影响,更适于分析高沸点、极性强和热稳定性差的化合物的分离分析。液相色谱具有分离效率高、分析速度快、检测灵敏度高和应用范围广的特点,与质谱联用后所带来的信息量大幅提高,目前,LC-MS 在代谢组学研究中逐渐占有较大比重。

与 GC 相比,LC 检测中样品前处理相对简单,不需要进行衍生化。一般包括以下几个步骤:①沉淀蛋白质;②干燥;③重新溶解。LC 检测常用液液萃取和固相萃取两种方法进行样品的预处理。液液萃取就是采用某种或某几种溶剂对样品中的代谢物进行萃取,对于极性代谢物,一般用甲醇、乙腈、水、异丙醇等或甲醇和水的混合物来提取;对于亲脂性较强的代谢物,一般采用氯仿和乙酸乙酯进行提取。液液萃取无需特殊装置,但操作繁琐,需耗费大量溶剂。固相萃取则是液固萃取和液相色谱技术相结合而发展的起来的一项样品预处理技术,操作简单,处理速度快,重现性较好,但成本较高。经预处理后得到的液体,经真空干燥或氮气吹干,采用适宜的溶剂进行溶解,之后可上样检测。

3. NMR　NMR 是磁矩不为零的原子核,在外磁场作用下自旋能级发生分裂,共振吸收某一特定频率的射频辐射的物理过程。磁共振波谱是一种基于具有自旋性质的原子核在核外磁场作用下,吸收射频辐射而产生能级跃迁的谱学技术。自旋量子数等于 1/2 的原子核,如 $^{1}\mathrm{H}$、$^{13}\mathrm{C}$、$^{15}\mathrm{N}$、$^{19}\mathrm{F}$、$^{29}\mathrm{Si}$、$^{31}\mathrm{P}$ 等,它们具有球形电荷分布,容易得到高分辨的 NMR 谱,是目前研究最广泛的一类原子核。目前应用最多的是碳谱和氢谱。

NMR,特别是 $^{1}\mathrm{H}$-NMR,能够实现对样品的非破坏性、非选择性分析,满足了代谢组学中对尽可能多的化合物进行检测的目标。

采用 NMR 的技术平台,样品前处理相对简单,只需对样品做较少的预处理即可分析。对体液的分析,大多数情况下,只要用缓冲液或水控制 pH 和减少黏度即可。常用的 NMR 样品处理方法通常是在含有样品的缓冲溶液中,加入少量 $\mathrm{D_2O}$ 或其他氘代试剂,之后放入样品管中待测。但 NMR 的动态范围有限,很难同时测定生物体系中共存的浓度相差较大的代谢物。

(三) 数据的采集

代谢组学研究中所采集的数据,是后续数据分析的基础,也是解决生物学问题的关键,因此,数据采集是代谢组学研究非常重要的环节。数据采集时,除了要摸索并建立合适的方法以外,以下问题在数据采集中也非常重要。

首先,要考虑质量控制问题。研究者常采用质控样品来进行质量控制。常用的质控有以下几种:①不同类型标准物质的混合物;②所有样品的混合物:该质控样品包含待分析样品中所有类型的化合物。检测过程中,要定期检测质控样品,以便对代谢组学数据起到评估和校正作用。其次,设置空白对照样本。空白对照不含代谢分析的样品,但是可以检测有机溶剂的纯度、衍生化试剂杂峰、塑料管及枪头吸管中的增塑剂等外来污染物等。在进样采集的过程中,为消除系统误差,各组样品应随机进样。

在不同的检测技术中,还有相应需要注意的环节。

1. GC-MS　GC-MS 检测中常用的流动相是氦气,所用氦气应满足以下两个要求:①气流稳定:现代先进的 GC 仪器都配有流速控制系统,保证氦气流得到精确的流速和压力控制;②气体纯度高:一般气体纯度应达到 99.9995%,越纯越好。先进的 GC 仪器除了使用高纯度的载气,还安装有气体纯化装置,以去除载气中微量的氧气和水。

在 GC 分析中分离效果主要取决于固定相的选择。其固定相主要包括填充柱和毛细管柱两大类色谱柱。填充柱是将固定液涂布在粒度均匀的载气颗粒上,然后将涂好的载体填充于金属、玻璃或塑料管内。毛细管柱是将固定相涂布在毛细管的内壁上,毛细管中没有填充物。现在常用的是毛细管气相色谱柱。

样品分析和数据采集过程中,分为分流和不分流进样两种进样方式。对于痕量组分分析最好采用不分流进样方式以提高检测的灵敏度;对于代谢物浓度差异较大且沸程较宽者可采用分流进样方式,以避免不分流进样方式引起的歧视效应。

在 GC-MS 分析时,处理好的样品进样后,进样系统将液体样品转化成气态并使之聚焦于柱子的开始端。理论上,溶剂和分析物在进样衬管中瞬间蒸发。样品经过色谱柱得到分离后,进入离子源。因 GC 和 MS 都是在气态下运行的,可直接相连,且接口非常简单。

GC-MS 质谱检测最常用的离子化技术是电子轰击(electron impact, EI)和化学电离(chemical ionization, CI)。EI 离子源得到的质谱图所包含的质谱碎片可用于解释代谢物的结构,CI 离子源得到的碎片较少。

2. LC-MS　现代 LC-MS 数据采集常使用高效液相色谱仪或者超高效液相色谱仪进行,两者均是对经典色谱法进行改进产生的。与 GC-MS 相比,LC-MS 的应用广泛,其流动相为液体,不仅起到载带的作用,还参与对组分的分配作用,更重要的是可选用不同类型的液体做流动相;而且不受样品挥发性和热稳定性的影响,样品前处理非常简单,过滤后可以直接进样。

采用 LC-MS 检测,需要建立适宜的液相分析方法和质谱检测方法。液相分离方法建立时,根据检测目的确定固定相和流动相非常重要。

LC-MS 中的固定相就是色谱柱。我们可以根据分析方法上对化合物的偏向性,来确定使用的色谱柱种类。C18 柱和 C8 柱适合分析非极性物质,极性物质保留弱;HILIC 色谱柱是一种亲水作用色谱模式,具有和反相色谱互补的选择性,适合用来分析极性物质。目前使用非极性固定相(如 C18 和 C8)作为色谱柱填料的反向色谱法占整个 LC-MS 应用的 80% 左右。在很多研究中,为了增加所检测物质的范围,也会采用多种色谱柱分别检测。

可以用作流动相的溶剂很多,常用的有甲醇、乙腈、水等。由于流动相不仅能携带样品通过色谱柱,更重要的是参与对组分的分配作用,因此,流动相的选择合适与否直接影响样品的分离度和分析速度。对流动相的基本要求有:①对被分离的样品有适宜的溶解度;②不与样品及固定相发生不可逆化学反应;③黏度小,否则会使液相传质速度慢,柱压升高,柱效低;④与检测器匹配;⑤纯度高,毒性小。当然,为了获得更好的分析效果,研究者多将多种流动相按比例混合,摸索适合的种类和比例。

与 GC-MS 常采用 EI 等硬电离技术不同,LC-MS 可使用的离子源也比较丰富,常见的有电喷雾电离源(electrospray ionization, ESI)、大气压化学电离源(atmospheric pressure chemical ionization, APCI)、基质辅助激光解吸电离(matrix-assisted laser desorption/ionization, MALDI)、大气压光电离源(atmospheric pressure photo ionization, APPI)等。可根据样品性质确定采用哪种离子化方式。如胺类、季铵盐、含杂原子化合物如氨基甲酸酯,适合采用 ESI 离子化方式;弱极性/中等极性的小分子,如脂肪酸、邻苯二甲酸、含杂原子化合物如氨基甲酸酯、脲等,适合采用 APCI 的离子化方式。碱性化合物宜采用正离子模式检测,酸性化合物宜采用负离子模式检测,如果代谢物的性质未知,则正负离子都需要检测。当然也有一些化合物正负离子模式都会出峰。在检测代谢组时结合使用两种方式可以使代谢物覆盖率更高,检测效果也更好。

3. NMR　磁共振氢谱(^{1}HNMR)是目前研究得最充分的波谱,也是代谢组学研究中最常用的磁共振波谱法,积累了丰富的研究数据。与碳谱相比,氢谱灵敏度较高,所以其重要性仍略强于碳谱。^{1}HNMR 能提供重要的结构信息如化学位移、耦合常数及峰的裂分情况、峰面积等。

磁共振碳谱应用也比较多。碳原子构成有机化合物的骨架,而碳谱(^{13}CNMR)提供的是分子骨架最直接的信息,因此,对有机化合物结构鉴定具有重要意义。

(四)数据的分析

代谢组学的原始数据具有样品量多、数据信息复杂以及多维数据矩阵内各变量之间具有高度相关性等特点,因此,传统的单变量分析方法无法提取数据信息,必须采用化学计量学方法才能有效进行分析和处理,并得出有价值的信息,才能了解机体生命活动的代谢过程。

一般来讲,对原始数据的分析通常包括数据的预处理、数据特征的提取和选择(包括非监督和监督的模式识别方法)以及数据模型的建立和验证等三个方面。

获得的原始分析数据需要进行预处理,才能进行后期的分析。数据的预处理主要包括数据的归一化(normalization)、谱峰对齐(peak alignment)和数据的标度换算(scaling)等。

数据特征的提取和选择主要采用化学计量学方法。模式识别是化学计量学方法中,解决复杂体系中归类问题和标记物搜索的主要手段。它的主要思想是借助计算机对采集的多维海量原始数据进行压缩降维和归类分析,然后根据化学测量数据矩阵将样本集按照样本的某种性质进行分类、特征选取以及寻找其内部规律的一种多元分析技术。模式识别通常包括非监督和监督两种分类方法。其中非监督的模式识别方法是根据数据本身的属性来判断样本是否属于不同的类别,如主成分分析(principal component analysis, PCA)和系统聚类分析(hierarchical cluster analysis, HCA)。PCA 是一种非监督的统计分析方法,其特点是将分散在一组变量上的信息集中到几个综合指标即主成分(principal component, PC)上,利用这些 PC 来描述数据集内部结构,起到数据降维的作用。PC 是由原始数据按一定的权重经线性组合而成的新变量,这些变量具有以下性质:①每一个 PC 之间都是正交的;②第一个 PC 包含了数据集的绝大部分方差,第二个次之,以此类推。这样,由前两个或三个 PC 作图,就能够很好地代表数据集所包含的生物化学变化。

监督的模式识别方法是对已知类别的样本随机分为两部分(训练集和测试集),利用已知类别的训练集建立模型,通过测试集的准确识别率来表征建立模型的性能,常见的方法有偏最小二乘法(partial least squares,PLS)、线性判别分析法(linear discriminant analysis,LDA)和 K 最近邻法(K-nearest neighbor analysis,KNN)等。PLS 是广泛应用的有监督的数据处理方法,该方法能将样品中得到的包含独立变量的矩阵和与之相关的非独立变量的矩阵相关联。PLS 还可以与判别分析(discriminant analysis,DA)相结合,建立类别间的数学模型,使各类样品达到最大的分离,并利用建立的模型对未知的样本进行预测。在建模过程中还可以通过正交信号校正(orthogonal signal correction,OSC)过滤掉与分类信息无关的信号。

通过多变量分析建立模型的可靠性验证是进行后期数据分析的重要前提。因此,在数据处理和分析的各阶段,进行模型的交互验证对于非监督和监督的模式识别分析非常必要。

(五) 标志物识别和途径分析

基于 GC-MS 技术得到的代谢物可通过与标准品的保留时间或保留指数对照、质谱解释或使用保留指数/质谱数据库等多种方式进行识别和确认。GC-MS 一般采用硬电离方式,即一定能量的电子束轰击化合物,将其击碎,生成不同质量的带电离子(碎片信息),化合物的结构信息就包含在这些碎片离子的质量和强度分布之中,即常说的质谱图。这个过程是稳定的,因而可以建立标准物质的质谱库,化合物的定性也就是人工解析质谱图或者软件智能化的谱图检索。此外,代谢物的色谱行为,即保留时间,也与结构有关,可以转化为保留指数,作为定性的辅助参数。

LC-MS 对化合物结构的解析步骤与 GC-MS 基本相同,相对于 GC-MS 拥有数量庞大的数据库,LC-MS 却没有"标准质谱库",代谢物的定性更加依赖标准物质。LC-MS 的质谱图较 GC-MS 的简单,一般得到化合物的准分子离子峰,碎片离子峰很少。高分辨的分子离子是 LC-MS 定性最重要的线索,结合同位素模式,可以推断化合物的分子式,查找数据库,获得候选物质,MS/MS 或 MSⁿ 根据裂解碎片信息,推断候选物质的断裂方式;通过上述的精确分子量、同位素丰度模式、不饱和度推断位置峰的元素组成,生成分子式,由分子式可以在不同的数据库,如 METLIN、ChemSpider、KEGG、MassBank、PubChem 等中搜索可能的结构。代谢物结构的最终确认,还得通过购买标准品进行比对。对于结构全新和标准品无法获得的化合物,则只能采用不同的方法纯化富集,利用 NMR 等方法来鉴定结构。

NMR 是有机化合物结构鉴定的一个重要手段,一般根据化学位移鉴定基团;由耦合分裂峰数、耦合常数确定基团联结关系;根据各 H 峰积分面积定出各基团质子比。可以检索相应数据库进行物质定性。

三、在营养领域中的应用

在营养学领域,代谢组学的应用主要包括以下几个方面:

1. 高通量快速检测食物成分　目前,已有学者采用代谢组学方法对红肉类、奶类食物成分等进行了高通量快速检测,可同时检测奶类食品中的 200 多种寡糖、15 种维生素、萜类化合物和其他植物化学物、乳脂肪酸、游离糖类、乙

酰化碳水化合物和其他小分子化合物。

2. 获得食物特有的指纹图谱,应用于食品质量、真伪的评价　例如,可对某种食物进行分析,获得其特有的食物成分指纹图谱,之后可应用于该食物质量和真伪的评价工作。

3. 识别某种或某类食物在体内的生物标志物,从而较准确地估计该食物的摄入量。

4. 探讨营养素、植物化学物对机体代谢的影响　例如,有学者采用代谢组学方法发现绿茶多酚干预能改善 D-半乳糖对大鼠体内卵磷脂代谢、氨基酸代谢和磷脂代谢的影响。

5. 分析不同食物和不同膳食模式对机体代谢的影响　例如,有学者采用代谢组学研究发现,西方膳食模式与人体内氨基酸类(包括支链氨基酸和短链氨基酸)等的升高有关,进而可能影响人体的肥胖状况和胰岛素敏感性。

6. 用于营养相关疾病对机体代谢的影响及诊断　目前,代谢组学方法已经广泛应用于糖尿病、肥胖等营养相关疾病对机体代谢影响的研究,并已识别了一些糖尿病前期及糖尿病的早期诊断标志物。

7. 研究营养相关遗传因素对机体代谢的影响。

8. 用于个体化营养干预指导　代谢组学研究可发现不同个体自身具备的代谢特征,从而可有针对性地进行营养干预和指导。

第五节　宏基因组学的检测技术

1998 年,Handelsman 等提出宏基因组(metagenome)的概念,是指特定环境中全部微小生物(包括细菌、古菌和真菌等)遗传物质 DNA 的总和。

一、原理

1. 扩增子测序原理　16S/18S/ITS 等扩增子测序是指通过提取环境样品的 DNA,选择合适的通用引物扩增 16S/18S/ITS 的目标区域,然后对 PCR 产物进行高通量测序,对环境微生物的群落结构、物种分类、进化关系以及微生物与环境相关性等进行研究。

2. 宏基因测序原理　宏基因组测序是利用高通量测序技术对环境样品中所有微生物的全部基因组 DNA 进行深度测序,研究环境微生物的群落结构、物种分类、系统进化、基因功能、环境因子/物种/基因/代谢的关系网络等,已广泛应用于微生物领域。

3. 扩增子测序与宏基因组测序的区别

(1) 测序方法不同:扩增子测序需要使用单一引物,不能同时获得环境样本中真菌、细菌、古菌等所有微小生物的遗传信息;而宏基因组测序不需要使用单一引物,可同时获得特定环境下所有微小生物的遗传信息,物种信息更加丰富,可检测痕量菌。另外,宏基因组测序能相对客观地还原菌群结构,反映微生物的真实生存状态。

(2) 物种鉴定深度不同:扩增子测序得到的序列很多注释不到种水平,而宏基因组测序则能鉴定部分微生物到种水平甚至菌株水平。

（3）研究目的不同：扩增子测序主要研究微生物群落结构、进化关系以及微生物与环境相关性等。宏基因组测序不仅能够研究上述的全部内容，还能在功能层面对微生物群落进行深度分析，全面揭示微生物群落的潜在功能。

二、16S 扩增子测序

（一）扩增子测序简介

16S rDNA 扩增子测序用于研究细菌和古菌群落，18S rDNA 扩增子测序用于研究真核生物群落，ITS 扩增子测序主要是针对真菌的研究手段。

细菌 rRNA（核糖体 RNA）按沉降系数分为 3 种，分别为 5S rRNA、16S rRNA 和 23S rRNA。其中 16S rRNA 是原核生物核糖体 30S 小亚基的组成部分，编码 16S rRNA 的基因被称为 16S rRNA 基因（或 16S rDNA），它存在于所有原核生物染色体基因组中。

16S rDNA 分子长度约为 1500bp，包含 10 个保守区和 9 个高变区（V1-V9，长度范围为 30~100bp），其中较高保守的区域（保守区）能够显示物种间的亲缘关系，而较低保守区域（高变区）因其保守程度差异很大，进而能够体现出物种的差异（如属和种）。16S rDNA 进化速度缓慢，在不同种类的细菌和古菌中高度保守，也常用于系统发育研究。由于 16S rDNA 的高变区可以提供物种特异性特征序列，目前常通过对某些高变区（如 V3-V4 区）进行高通量测序，用于研究环境中细菌或古菌落构成、多样性及亲缘关系和进化关系等。16S rDNA 因其种类少、含量大、分子大小适中、突变率小，故成为细菌系统发育和分类鉴定最常用的标签，其实验主要流程见图 3-8-2。

（二）测序流程

1. 样品采集和保存　准备采集样品所需的无菌工具，将无菌容器做好外部标记，尽快采集新鲜的环境微生物样品；若当天提取样品 DNA，可以先放 4℃ 短暂保存后直接提取；若不立即提取样品 DNA，需在收集完成后，液氮速冻，−80℃ 长期保存。样品保存期间切忌反复冻融。采集粪便样品时，应去除肠黏膜细胞、外部环境暴露所引起的 DNA 污染和降解，可使用无菌牙签或者粪便取样器截取中段粪便内部，尽快收集完全。肠道内容物样品采集时应遵循无菌操作，切取目标肠段，挖取肠道内容物。

2. 样品基因组 DNA 提取和质量检测　样品基因组 DNA 提取：采用物理法、化学法、酶解法等方法裂解样品中的微生物细胞，然后使用商业 DNA 提取试剂盒或溶剂进行

环境微生物基因组 DNA 的抽提（在 DNA 提取过程中应去除污染的蛋白质、RNA，得到纯化微生物基因组 DNA）。

提取 DNA 的质量检测：1% 的琼脂糖凝胶电泳进行 DNA 提取率、降解程度以及完整性等情况的检测；采用超微量分光光度计检测 DNA 浓度和纯度（OD_{260}/OD_{280}：1.8~2.0），有机溶剂污染情况（检测 $OD_{260}/OD_{230} \geq 2.0$）。DNA 所需提取浓度与总量应根据环境样品和实验条件确定（如粪便样本浓度 ≥10ng/μl，总量 ≥1μg）。

3. 扩增子测序文库构建　按目标区域（目标扩增序列）进行 16S rDNA 目标区域的 PCR 扩增；然后将测序接头序列（如 Illumina 测序平台接头序列）添加到检测合格的目标区域外端，完成扩增子测序文库的构建；文库构建完成后要进行文库片段范围和浓度的检测，检测合格的文库才能用于后续的上机测序。

16S 扩增体系构建：选择 1~2 个 16S rDNA 高变区（例如 V3~V4 区），利用其上游和下游的保守区序列设计通用引物，配制扩增体系，设置 PCR 预变性、变性、退火、延伸反应程序条件和循环扩增次数，进行目标基因的扩增。以 V3~V4 区域扩增为例：上游引物为 338F：5′-ACTC-CTACGGGAGGCAGCAG-3′，下游引物为 806R5′-GGAC-TACHVGGGTWTCTAAT-3′，扩增产物约为 468bp；PCR 扩增体系中包含上下游引物（10mM）各 2μl，DNA 模板 2μl，扩增混合液 25μl，无菌 ddH₂O 定量至 50μl。

4. 16S rDNA 扩增子文库测序　使用测序仪对获得的扩增子文库进行高通量测序，即扩增子文库测序。测序前为每个测序样品引物处（上游引物上游、下游引物下游、双侧引物外侧）添加了一段 8~10 个核苷酸序列的特异性标签（barcode），主要用于区分样品，之后采用 Illumina Miseq、HiSeq2500 等测序仪进行高通量测序。原则上样品重复数量越多实验结果越稳定可靠，通常建议每个分组至少 5 个重复且不得低于 3 个重复。

（三）数据处理

1. 原始数据的优化　对测序获得原始数据进行质控、过滤、筛选，得到优化后的有效序列。原始数据为对基因片段两条互补链测序后得到的双端序列（paired-end reads，PE reads）数据，首先，依据测序片段（reads）之间的序列重叠关系（overlap），将成对的测序片段拼接（merge）成一条序列，并对测序片段的质量和拼接效果进行质控过滤，其次，根据序列首尾两端的特异性标签序列区分样品以得到有效序列，并校正序列方向。

2. OTU 聚类和注释　16S rDNA 可用于分析样品中的

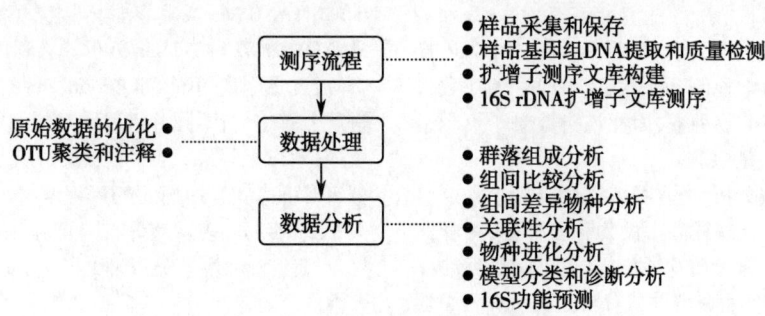

图 3-8-2　16S rDNA 实验主要流程

微生物多样性,对于如何区分不同的序列,这里需要引入 operational taxonomic units 的概念,即操作分类单元。OTU 是指系统发生分析中的一个外部节点,是一个假定的分类单元。它通过一定的距离度量方法对两两不同序列之间的距离度量或相似性进行计算,继而设置特定的分类阈值 OTU,获得同一阈值下的距离矩阵后,对不同的测序序列进行聚类分析。如果序列之间的相似性高于某一设定阈值(比如97%),就可以把它定义为一个 OTU(每个 OTU 可以对应于一个或多个不同的16S rDNA 序列),即每个 OTU 可代表一个不同的细菌(微生物)种。相似性小于97%就可以认为属于不同的种,相似性小于93%~95%,可以认为其属于不同的属。

聚类后的 OTU 数据与相关数据库进行比对,确定各个分类水平的物种组成。OTU 序列物种注释常用的数据库为 Silva、Greengene 等。通过对每个 OTU 代表序列进行分类学分析,可以在各个分类水平:域(domain)、界(kingdom)、门(phylum)、纲(class)、目(order)、科(family)、属(genus)和种(species)统计出样本的群落组成。因此,通过 OTU 分析就可以知道样品中的微生物组成和不同微生物的丰度。

（四）数据分析

微生物多样性包括组内的物种多样性和组间的物种多样性。组内物种多样性不侧重比较,只是评估样本内的多样性,即物种组成。组间物种多样性则侧重于不同样本间的物种比较分析。在物种多样性分析过程中常涉及:alpha、beta 多样性,它们均来源于生态学。alpha 多样性一般用于组内物种多样性组成分析,而 beta 多样性通常用于组间物种多样性比较分析。

1. 群落组成分析

(1) Alpha 多样性分析(样本内多样性):Alpha 多样性分析是通过某些统计学指数(多样性指数)反映某一特定区域或者生态系统内的物种丰富度、多样性、均匀度、覆盖率等情况;并可以运用统计学检验的方法,检测分组之间的指数值是否具有显著性差异。常见的多样性指数包括:Shannon-Weiner、Observed species(Sob)、Chao、Ace、Simpson 和 Coverage。

Shannon-Wiener 曲线,是利用 Shannon 指数来进行绘制的,反映样品中微生物多样性的指数,利用各样品的测序量在不同测序深度时的微生物多样性指数构建曲线,以此反映各样本在不同测序数量时的微生物多样性。Shannon 指数是用来估算样品中微生物的多样性指数之一,数值越大,说明群落多样性越高。

Observed species(Sob)即为分类 OTUs 的数目;Chao 指数算法是通过计算群落中检测到1次和2次的 OTU 数目来估计群落中实际存在的物种数,因此该指数对于痕量菌(低丰度物种)相对比较敏感。

(2) 物种稀释曲线分析:微生物多样性分析中需要验证测序数据量是否足以反映样品中的物种多样性,稀释曲线(丰度曲线)可以用来检验这一指标,也可间接反映样品中物种的丰富程度。物种稀释曲线分析是指从样本中随机抽取一定序列数,统计得到的物种数量(Sobs 指数)或多

样性指数(Shannon 指数等),并以抽取的序列数与它们所能代表 OTU 数构建分析曲线。

物种稀释曲线横坐标代表随机抽取的序列数量;纵坐标代表观测到的 OTU 数量或多样性指数值(Shannon 指数等)。样本曲线延伸终点的横坐标位置为该样本的测序数量,如果曲线趋于平坦表明测序深度合理,基本覆盖到样品中所有的物种,增加测序数据无法再找到更多的 OTU;反之表明不饱和,表明样品中物种多样性较高,增加数据量可以发现更多 OTU。

(3) Pan/Core 物种分析:Pan/Core 物种分析用于描述样本量与物种组成之间的关系,多在 OTU 水平上进行分析。一般情况下,随着样本量的增加,物种总量(Pan OTU)随之增加,而样本间共有的核心物种(Core OTU)随之减少。

(4) 物种组成分析:根据不同分组/样品在不同分类水平(如域、界、门、纲、目、科、属、种、OTU 等)上的分类学分析结果,可以通过绘制群落柱形堆叠图、群落饼图、多级物种 Sunburst 图、Heatmap 图、Circos 样本与物种关系图、Krona 分类学组成图、Ternary 三元相图等呈现出群落组成情况,即该分组/样品含有哪些微生物以及各微生物的相对丰度。

2. 组间比较分析

(1) 组间相似性和差异性分析:PCA 分析、PCoA 分析、NMDS 分析、PLS-DA 分析、样本层级聚类、样品距离 Heatmap 图等 Beta 多样性分析方法常用于观测分组间的相似性和差异性。

(2) 样本层级聚类分析:是基于样品间的距离矩阵进行聚类分析,使用 UPGMA 算法构建样品层级聚类树。用以研究不同样品间微生物群落组成结构的相似性和差异性,并将样品间物种丰度分布差异程度可视化。常见的距离算法有 Bray-Curtis、Jaccard、unweighted UniFrac、weighted UniFrac 等。

(3) 组间差异的验证分析:ANOSIM 分析和 PERMANOVA 分析在微生物多样性分析中常用作 PCA/PCoA/NMDS 分析的补充,检验分组是否有统计学差异。

ANOSIM 分析(analysis of similarities),即相似性分析,用于分析高维度数据(如 PCA 分析、PCoA 分析、NMDS 分析时)组间相似性的统计学方法。ANOSIM 分析属于一种非参数检验方法,用以检验组间差异是否显著大于组内差异,判断样本分组是否合理。

PERMANOVA 分析即置换多因素方差分析(permutational MANOVA)或非参数多因素方差分析(nonparametric MANOVA),又称 Adonis 分析。它利用半度量(如 Bray-Curtis)或度量距离矩阵(如 Euclidean)的离差平方和对总方差进行分解,分析不同分组因素对样品差异的解释度,并使用置换检验对划分的统计学意义进行显著性分析。R^2 表示分组对群落变异影响的解释程度,数值越大说明组间差异大于组内差异,表示该分组因素对群落变异影响越大,P 值用以检验组间差异显著性,当 $P < 0.05$ 时表示有差异显著性。

(4) 菌群分型分析:菌群分型分析是通过距离计算将

优势菌群结构近似的不同样品进行 PAM 聚类,并将其分配成不同类型的一种分析方法,用以研究不同样品优势菌群结构之间的相似性和差异性。分型过程中一般不考虑环境因子、分组情况等外部因素的影响,其主要适用于特定环境样本的菌群分型,如肠型、阴道分型、口腔分型等。

3. 组间差异物种分析

(1) 差异物种分析:是利用群落丰度数据将不同分类学水平上的分组/样品间的物种进行差异性检验,评估各物种丰度差异的显著性水平,从而获得分组/样品间显著性差异物种的一种分析方法。分组/样品间差异显著性检验的主要方法包括:多组检验方法(Kruskal-Wallis 秩和检验、One-way ANOVA 分析)、两组检验方法(Student T 检验、Welch T 检验、Wilcoxon 秩和检验)以及两样本检验方法(Chi-square 检验、Fisher 精确检验)。

(2) LEfSe 多级物种差异判别分析:LEfSe((linear discriminant analysis effect size)是一种用于发现和解释高维数据生物标识,揭示基因组特征的分析工具,可分析基因、代谢通路和分类单元等。LEfSe 的算法主要强调统计学意义和生物学相关性,寻找具有统计学差异的生物标识以区别两个或两个以上生物条件、类群。

LEfSe 对于群落差异的分析过程为:首先使用统计学方法(由于微生物群落分布具有不确定性,多选用 Kruskal-Wallis 秩和检验等非参数检验)检测两或多个分组/样品间特征性物种的丰度差异,并找出有显著性丰度差异的类群/物种;如果存在二级分组,可使用 Wilcoxon 秩和检验分析二级分组内的物种丰度差异是否显著符合一级分组的趋势;最终采用 LEfSe 线性判别分析方法(linear discriminant analysis,LDA)估算所获类群/物种对分组/样品间差异效果影响的大小,把 LDA Score 高于设定值(通常设定值大于2.0)的类群/物种以图表形式展现出来。

(3) 两组间差异物种的比较分析:当比较两组样品间的差异物种时,可以选择 MetagenomeSeq 分析。MetagenomeSeq 分析是对标准化的数据进行零膨胀高斯分布(zero-inflated Gaussian distribution)处理,避免测序深度的影响,最后基于线性模型找出各分类学水平上的差异物种。

(4) 物种组成的重叠分析:Venn 图是依据不同分组/样品在各种分类水平上共有和独有的物种数量所绘制的描述性图表,可以相对直观地表现出环境样本间物种组成的相似性及重叠情况。

4. 关联性分析　关联性分析的目的在于发现环境因子、微生物物种、样本相互间的正负相关性,从而完成对环境因子、微生物物种、样本的筛选和三者间相关性判别等分析工作。

(1) 方差膨胀因子分析:方差膨胀因子(variance inflation factor,VIF)是指环境因子之间存在多重共线性时的方差与不存在多重共线性时的方差之比,是目前常用的环境因子筛选方法。

当研究环境因子与微生物菌群结构间的相关性时,由于各环境因子间可能存在自相关,方差膨胀因子分析(VIF)能够分析所有环境因子间的相关性系数,去除相关性强的环境因子,保留相互作用较小的环境因子进行后

续关联性分析。VIF 值越大,表明环境因子间的多重共线性越严重。可以默认 VIF>10 为无用的环境因子,过滤掉 VIF>10 的环境因子,并进行多次筛选,直到选出的环境因子对应的 VIF 值全部小于 10 为止。

(2) RDA/CCA 分析、db-RDA 分析:RDA/CCA 分析是基于对应分析发展而来的一种限制性排序方法,将对应分析与多元回归分析相结合,在每一步计算中均与环境因子进行回归,又称多元直接梯度分析。

RDA/CCA 分析主要用来检测环境因子、样本、菌群三者之间的关系或者两两之间的关系,并用 Permutest 分析来判断 RDA/CCA 分析结果的显著性。RDA/CCA 分析可以将样本和环境因子反映在同一个二维排序图上,从图中可以直观地看出样本分布和环境因子间的关系。在 RDA/CCA 分析图中:射线代表不同的环境因子,射线越长表示该环境因子影响越大,射线之间的夹角为锐角时表示两个环境因子之间成正相关关系,钝角时成负相关关系;从样本点向数量型环境因子的箭头做投影,投影点到原点的距离代表环境因子对样本群落分布相对影响的大小,点与箭头的方向是否一致代表正、负相关性。

RDA/CCA 分析选择原则:先用物种-样本数据做 DCA 分析,看分析结果中 Lengths of gradient 的第一轴大小,如果大于 4.0,就应选 CCA;如果在 3.0~4.0 之间,选 RDA 和 CCA 均可;如果小于 3.0,RDA 的结果要好于 CCA。

db-RDA 分析:由于 RDA 分析常采用欧氏距离(Euclidean distances)进行分析,但是欧氏距离有时并不适用于一些数据类型,因此当数据类型不满足 RDA/CCA 分析条件时,可以通过 db-RDA 分析解决数据类型的限制,用以分析物种与环境因子之间的关系。

(3) Mantel test 分析、Partial Mantel test 分析:Mantel test 分析是一种检测两个矩阵相关关系的非参统计方法。Mantel test 多用在生态学上检验微生物群落距离矩阵和环境变量距离矩阵之间的相关性。

其具体分析步骤为:将微生物群落、环境变量距离矩阵内的数值一一对应展开,计算相关系数(常用 Spearman 秩相关系数);然后对其矩阵内的行和列数值进行多次随机排列置换,并计算相应 r 值,看实际的 r 值在所得 r 值分布中的位置,因随机置换不依赖于矩阵内位置分布,改变矩阵位置会使 r 值增加或减少,所以随机置换得到的结果较近,则不大相关,反之相关。

Partial Mantel test 分析可以作为 Mantel test 分析后的进一步检测,它能控制某些环境因子矩阵,计算微生物群落矩阵与剩余目标环境因子矩阵的相关性,即排除不关注的环境因子,研究关注的环境因子与微生物之间的关系。

(4) 相关性 Heatmap 分析:相关性 Heatmap 分析是通过计算环境因子与所选物种之间的相关(Spearman 等级相关系数、Pearson 相关系数等)矩阵,检测相关性及其显著水平,并把获得的相关性矩阵通过 Heatmap 图可视化展示。图中用颜色变化情况反映二维矩阵或表格中的数据信息,颜色深浅表示数据值的大小。

(5) 线性回归分析、排序回归分析:线性回归(linear regression)是利用数理统计中回归分析,来确定一个或多个

自变量和因变量之间关系的一种统计分析方法。基于线性回归分析可以评价样本的各分类水平物种与环境因子间的关系。

环境因子排序回归分析，根据 PCA/PCoANMDS 分析结果，以各样本在 PC1 轴上的分值为 x 轴，以该样品对应的环境因子为 y 轴做散点图，并进行线性回归，所得 R^2 用于评价两者间的关系。R^2 为决定系数，代表变异被回归直线解释的比例。

（6）物种 Network 分析：Network 网络分析包括共线性网络分析、相关性网络分析等。共线性网络分析是一种针对复杂数据类型的高效分析方式，用来展示分组/样品与微生物物种间的分布情况，之后针对不同分组/样品间的物种丰度信息进行聚类，当共有物种越多时样品间的关联越近。通过网络分析图可以直观地获得样品间相关性和差异性的信息。

根据各个物种在不同样品中的丰度以及变化情况，计算物种之间的相关性。相关性分析使用 CCREPE 算法，首先对原始 16S 测序数据的种属数量进行标准化，然后进行 Pearson 和 Spearman 秩相关分析并进行统计检验，计算出各个物种之间的相关性，之后在所有物种中根据 simscore 绝对值的大小，挑选出相关性最高的前 100 组数据，基于 Cytoscape 绘制相关性网络图，网络图采用两种不同的形式表现出来。物种相关性网络图中，两物种间相关系数符合某一阈值的时候，两物种间会用连线连接（设置连线颜色表示正、负相关性；连线粗细表示相关性大小）。

5. 16S 功能预测　对于 16S rDNA 高变区的扩增子测序只能够明确环境微生物群落的组成和丰度，但无法确定其有哪些功能；因此可以通过所得 16S 数据对该微生物群落进行功能预测，初步了解其可能具有的功能和功能基因丰度。具体分析过程如下：去除微生物物种基因组中 16S marker gene 拷贝数，得到标准化的 OTU 表；基于各个 OTU 的 Greengene Id 获得相应的 COG 家族信息、KEGG Ortholog 等数据库信息；通过 OTU 表丰度计算各数据库相对应的基因丰度，获得微生物群落的功能信息和功能丰度信息。

6. 模型分类和诊断分析

（1）Random Forest 分析：Random Forest 分析，即随机森林分析，是合并多棵决策树（classification and regression tree，CART）对样品进行训练并预测的分类器。Random Forest 分析使用随机有放回的选择性训练数据的方式构造出分类器，并能够综合考虑所有判定结果而给出准确、稳定的预测分类，可以高效快速地挑选出对样品分类最为重要

的物种类别。

（2）ROC 曲线：ROC 曲线指受试者工作特征曲线（receiver operating characteristic curve），是反映敏感性和特异性连续变量的综合指标。在 ROC 曲线上，曲线下面积值（AUC 值）越大，诊断准确性越高，最靠近坐标图左上方的点为敏感性和特异性均较高的临界值。

三、宏基因组测序

宏基因组测序主要流程包括测序、数据处理和分析，见图 3-8-3。

（一）测序流程

1. 样品准备、DNA 提取　与 16S 扩增子测序相比，宏基因测序对抽提的 DNA 量和完整性要求更高，因此，要选择 DNA 得率高的抽提试剂盒，尽可能保证获得的环境微生物组 DNA 的质量和完整度，保持较大片段以获得完整基因簇。质量检测等具体方法同 16S 扩增子测序。

2. 宏基因组文库建立　通过以下方式建立基因组文库：①将所抽提的环境微生物群落 DNA 随机打断成 200~500bp 的小片段；②修复 DNA 末端；③将"A"碱基加入到 3' 末端，使其易于后续拼接；④对 DNA 片段加上测序接头；⑤纯化连接产物。将上述已连接接头的 DNA 片段集合称为宏基因组文库。

3. PCR 扩增和测序　对宏基因组文库中的 DNA 片段进行桥式 PCR 扩增。扩增后通过 Illumina Hiseq PE150、Roche454 焦磷酸等测序平台对 DNA 片段进行测序。

（二）数据处理

与 16S 扩增子测序中的 OTU 聚类不同，宏基因组测序是通过非冗余基因集将环境微生物所测得的与物种、功能相关的所有基因信息进行聚类，用以明确其物种、功能信息；而 16S 扩增子测序中的 OTU 聚类是将所测得的高变区基因进行聚类，只能了解环境群落中含有哪些物种，及其对应丰度信息，所以，两者之间的数据处理方法不同。

1. 原始数据质控和优化　统计各个样品下机数据的碱基质量值和 A/T/G/C 碱基含量分布，用以评价原始数据的测序质量。质量合格后的基因片段通过分析软件（如 Seqprep）去除 DNA 片段两端接头序列，然后通过软件（如 Sickle）去除剪切后长度小于 50bp、平均质量值低于 20 以及含 N 碱基的基因片段，最后将筛选后的基因片段与 NCBI 数据库进行比对剔除宿主基因组和相似性高的污染序列，最终获得高质量的测序序列。

2. 序列组装拼接、基因预测　使用拼接软件（如 Mega-

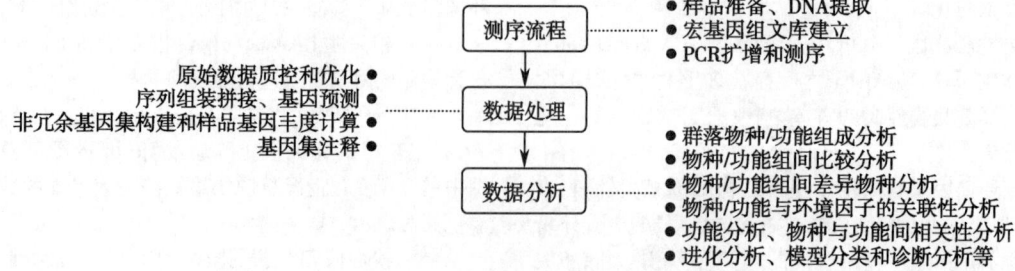

图 3-8-3　宏基因组实验主要流程

hit、IDBA_UD、SOAPdenovo2 等)将上述筛选后的基因片段进行拼接,选择出最佳拼接序列对其进行开放阅读框(ORF)预测。ORF 预测一般是将核苷酸长度≥100bp 的基因翻译成氨基酸序列,通过样品中所含基因预测其对应的编码蛋白。

3. 非冗余基因集构建和样品基因丰度计算　非冗余基因集是除去不同物种之间的冗余基因以及不同样本之间共有的冗余基因后构建的序列集合。

构建非冗余基因集:通过软件(如 CD-HIT)对环境样品所测出的基因序列进行聚类,以每一分类中最长或丰度最高的基因作为聚类后代表序列,去除冗余序列,得到非冗余基因集,它包含了样品中绝大多数的微生物基因。

样品基因丰度的计算是通过环境样品中获得的高质量基因与非冗余基因集进行比对,以此来量化样品中基因的丰度、分类、功能信息。

4. 基因集注释　将非冗余基因集中的基因代表序列与 NR 数据库、EggNOG 数据库、CAZy 数据库、ARDB 和 CARD 抗性基因数据库以及 VFDB 毒力因子数据库等进行比对,对其进行物种注释、功能注释、抗生素抗性基因功能注释和毒力因子注释,了解样品微生物群落所含的物种信息、酶促反应信息、代谢通路、合成通路、膜转运、信号传递、细胞周期、疾病相关通路以及抗生素抗性、细菌毒力等功能情况。

(三) 数据分析

宏基因组测序与 16S 扩增子测序相比,宏基因组测序在数据的分析上,同样可以对环境中微生物群落进行物种组成、物种差异、环境因子/群落/样本相关性分析,如物种群落组成分析;物种组间比较分析;组间差异物种分析;环境因子、物种关联性分析;物种进化分析;物种模型分类和诊断分析等。

除此之外,宏基因组还能够分析基因序列所包含的物种与功能间的关联关系,功能层面上的组成、差异和相关性分析,以及物种与贡献度分析,物种与功能回归分析等。

1. KEGG 代谢通路差异分析图　代谢通路分析是为了研究某一个环境中各种代谢途径的富集程度。通过 KEGG 代谢通路的丰度进行差异分析,对微生物 DNA 序列进行功能聚类、注释和代谢通路分析,了解到不同分组或样品间微生物群落的功能基因在代谢途径上的差异,以及变化的高低,有助于揭示某现象的潜在机制。

2. 宏基因组关联分析　宏基因组关联分析 Metagenome-Wide Association Study 与 GWAS 的异同点从概念上来说,宏基因组关联分析(MWAS)与全基因组关联分析(GWAS)的确有共同点,都是将某些复杂的特征(比如物种、基因或功能通路)与表型关联起来。宏基因组关联分析可以挖掘多个层面的信息,包括基因、功能和物种,并构建样品分类模型,对新样品进行预测。

当将差异物种与代谢通路进行关联分析时,可以用来研究不同组中差异物种对代谢通路的贡献度。

3. 物种与功能贡献度分析　物种与功能贡献度分析是基于分组/样品中物种和功能的对应关系,将两者的相对丰度进行的关联性分析,它可以分析某些特定物种的功能贡献度或某些特定功能的物种贡献度。

4. 物种与功能回归分析　物种与功能回归分析是以物种、功能丰度为依据,计算每个样品中微生物物种和功能的多样性指数(α、β 多样性),并以功能和物种多样性指数构建横、纵坐标轴(其中每个样品为坐标中的一个点,分别与横、纵坐标轴的两个指数值相对应),最后将功能和物种多样性指数进行的线性回归分析;该分析用以评估环境微生物物种和功能多样性的一致性,若线性回归系数 R^2 较高(如≥0.8)时,表明物种和功能的多样性具有较高的一致性。

四、在营养领域中的应用

1. 研究营养素、食物、膳食模式与肠道菌群种类结构的对应关系,全面分析肠道菌群参与营养物质的消化、吸收和利用的机制,阐明营养素、食物与肠道菌群之间的关系。

2. 宏基因组技术与其他组学技术的关联分析,探索营养素、肠道菌群与营养相关疾病之间的互相作用关系或因果关系,阐明营养相关疾病的发病机制,为个体化的膳食干预、维护正常肠道菌群和人体健康提供理论依据。

3. 寻找营养素缺乏、过剩及营养相关疾病的肠道菌群生物标志物,从而预测和判定机体营养状态和营养相关疾病,采取针对性的营养干预措施。

4. 通过大规模人群测序结果的分析,探索人体健康、疾病或特殊状态的肠道菌群功能改变,制订合理的膳食防治措施来维持/恢复健康的肠道菌群,促进人群肠道健康。

第六节　程序性细胞死亡的检测技术

细胞死亡是生物界普遍存在的现象。正常组织中,每天都有千千万万个细胞死亡,生物体主要通过严格控制细胞死亡和细胞增殖之间的平衡来调控细胞的数量和质量。细胞死亡以程序性细胞死亡(programmed cell death,PCD)或非程序性死亡(坏死)的方式发生。细胞坏死(necrosis)是细胞的被动死亡,指细胞受到机械损伤、毒物、微生物、辐射等因素的影响,引起细胞死亡的病理过程。坏死的特点是细胞质膜与核膜破裂,细胞肿胀、溶解,细胞质溢出,影响周围细胞,发生炎症反应。而程序性细胞死亡是细胞的主动死亡,指细胞受到细胞内或细胞外信号的刺激,激活死亡途径,在基因的调控下发生死亡。程序性细胞死亡是为了维持机体内环境的稳定,细胞发生主动的、由基因调节的自我消亡过程,此过程需要消耗能量。按其发生机制,可将程序性细胞死亡分为两大类:半胱氨酸天冬氨酸特异性蛋白酶(caspase)依赖和非 caspase 依赖的方式,前者包括细胞凋亡和细胞焦亡,后者包括细胞自噬。这些过程的检测方法既有相同之处,亦各有特点。

一、细胞凋亡检测技术

细胞凋亡(apoptosis)最早由 Kerr 于 1972 年提出,在希腊语中 apo 的意思是脱离,ptosis 的意思是落下,将两者组合起来用于描述与秋叶落下和花儿凋谢类似的细胞死亡现象。细胞凋亡是一种在基因调控下的细胞主动死亡过程，其形态学特征为细胞皱缩，与邻近细胞分离；细胞核染色质固缩，聚集在核膜下，随后核酸内切酶被激活并导致染色体DNA降解，末端脱氧核苷酸转移酶介导的缺口末端标记染色阳性；细胞质浓缩；胞膜内陷将细胞分割成多个凋亡小体（apoptotic bodies），最终被巨噬细胞或邻近细胞所吞噬。

（一）原理

处于凋亡状态的细胞在形态学、生物化学和分子生物学上都具有独特的性质，其检测方法大致可以分为四类：根据细胞凋亡的形态学特征，观察凋亡小体的发生、染色质浓缩等；根据细胞核DNA的变化，测定高、低分子质量DNA的变化和DNA梯状条带（DNA ladder）等；根据细胞膜通透性的改变，测定标记蛋白、标记核酸和标记酶的释放以及染料进入细胞等；根据细胞膜成分外露，测定磷脂酰丝氨酸等。在测定细胞凋亡时往往多种方法联合使用。

（二）检测方法

1. 形态学检测方法

（1）苏木素-伊红（hematoxylin and eosin，HE）染色法：苏木素易溶于乙醇、甘油及热水中，本身与组织亲和力小，不能成为染液，此时苏木素被氧化为苏木红，且与铝离子结合形成一种蓝色、带正电荷的碱性染料，可与细胞核中的脱氧核糖核酸根（带负电荷）结合完成染色。伊红Y是一种红色酸性染料，为细胞质染色剂。一般配成0.5%～1%的乙醇溶液。在苏木素染色后，经伊红复染，95%乙醇分色。

染色结果：细胞核呈蓝色，细胞质呈红色。细胞发生凋亡时，其形态发生一系列变化，如核染色质固缩、边集，染色较深，或核破裂甚至出现凋亡小体等，经HE染色，在普通光镜下即可观察到相应的变化。

（2）吉姆萨（Giemsa）染色法：吉姆萨染液由天青、伊红组成。嗜酸性颗粒为碱性蛋白质，与酸性染料伊红结合，呈粉红色，称为嗜酸性物质；细胞核蛋白和淋巴细胞胞浆为酸性，与碱性染料美蓝或天青结合，呈紫蓝色，称为嗜碱性物质；中性颗粒呈等电态与伊红和美蓝均可结合，呈淡紫色，称为中性物质。

染色结果：细胞核呈红紫色，细胞质呈蓝色，观察记录细胞的形态变化，凋亡细胞的核染色质固缩、边集，染色较深，或核破裂；细胞膜皱褶、卷曲，或出泡、芽生形成凋亡小体。

（3）Hoechst染色法：细胞凋亡时，核染色质DNA出现缺口甚至断裂，致使染色质凝聚、边缘化甚至呈现DNA碎片，利用与DNA结合的荧光染料Hoechst33258或Hoechst33343染色后，在荧光显微镜下即可观察到上述变化。Hoechst为与A-T结合的特异性DNA染料，对活细胞和固定细胞均能染色。

染色结果：细胞核呈蓝色。凋亡细胞的核染色质凝聚且边缘化，并可呈现DNA荧光碎片。

（4）吖啶橙-溴化乙锭（AO-EB）染色法：吖啶橙（acridine orange，AO）能同时与DNA和RNA结合，对活细胞和死细胞均能染色。溴化乙锭（ethidium bromise，EB）插入双链核酸，对失去膜完整性的细胞染色。

染色结果：细胞呈均匀绿色。凋亡早期，细胞核中有鲜绿色的斑点；晚期凋亡，细胞核呈红色，核染色质凝聚并常常裂解。

2. 细胞核DNA变化检测方法

（1）琼脂糖凝胶电泳：凋亡出现时，细胞内源性核酸内切酶被激活，将染色质DNA自核小体间降解，形成相差180～200bp大小不等的寡核苷酸片段。提取凋亡组织或细胞的DNA，经琼脂糖凝胶电泳，分离不同长度的DNA片段，再经EB染色，紫外灯下观察，可见特征性的梯状条带（DNA ladder）。

检测结果及分析：经琼脂糖凝胶电泳后DNA出现梯状条带，可以判定细胞或组织出现凋亡。梯状条带是细胞凋亡较晚期的事件，而且只有当凋亡细胞在总的细胞中达到一定比率时才出现。

（2）TUNEL染色法：基因组DNA断裂时，暴露的3'-OH在末端脱氧核苷酸转移酶（terminal deoxynucleotidyl transferase，TdT）的催化下加上异硫氰酸荧光素（fluorescein isothiocyanate，FITC）标记的dUTP，通过荧光显微镜或流式细胞仪进行检测，这就是TUNEL（TdT-mediated dUTP-biotin nick end labeling）法检测细胞凋亡的原理。TUNEL法对完整的单个凋亡细胞核或凋亡小体进行染色，能反映细胞凋亡最典型的生化和形态学特征，可用于石蜡包埋组织切片、冰冻组织切片、培养的细胞系和原代细胞凋亡的测定。

检测结果及分析：凋亡细胞表现为细胞核固缩、染色质DNA断裂以及TUNEL染色阳性。

3. 流式细胞术检测方法

（1）DNA含量分析：在细胞凋亡晚期由于核酸内切酶激活导致DNA广泛断裂，这是细胞凋亡的特征性改变。在凋亡细胞DNA断裂片段的检测方法中，DNA含量分析是较常用且简便的方法。细胞染色之前首先经去污剂处理，使细胞通透性增加，或者用沉淀固定剂固定细胞，由于细胞膜的通透性增加和固定剂的影响，降解的DNA不能完全封闭于细胞中，在细胞洗涤过程中DNA碎片从细胞内逸出，因此凋亡细胞DNA含量减少，且由于DNA降解，与荧光染料的结合减少，故细胞DNA的荧光强度降低。因此，DNA直方图上会出现G0/G1期峰前的一个亚二倍体峰，又称凋亡细胞峰。

检测结果及分析：检验样品前，通过调整流式细胞仪的阈值排除细胞碎片。细胞碎片前向散射光（FSC）、侧向散射光（SSC）和荧光峰值都很低，凋亡细胞的SSC高、荧光峰值中等。在FSC对SSC的散点图上，与正常细胞相比，凋亡细胞的前散射光降低，侧散射光可高可低依细胞类型而定。此外，凋亡细胞在直方图的G0/G1期峰前出现亚二倍体区。

（2）磷脂酰丝氨酸外翻：磷脂酰丝氨酸（phosphatidylserine，PS）分子通常只存在于细胞膜的内侧，在凋亡早期，细胞膜中PS分子自脂质双分子层的内层翻转至外层，形成PS外翻。膜联蛋白V（annexin V）是一种分子质量为35～36kDa的Ca²⁺依赖性磷脂结合蛋白，对PS高度亲和，可通过外翻的PS结合到凋亡的细胞表面。共轭有荧光染料FITC的膜联蛋白V（annexin V-FITC）同样保留了对PS的高度亲和，可以用作探针，对凋亡细胞进行流式细胞术分析。活体染料如碘化丙啶（propidium iodide，PI）只对失去膜完整性的细胞染色。由于 PS 外翻同样存在于失去膜完整性的凋亡晚期细胞和坏死细胞，所以在对凋亡细胞进行流式细胞术分析时，常同时应用 PI，以区分早期凋亡、晚期凋亡和坏死细胞。细胞发生凋亡时，膜上的 PS 外露早于 DNA 断裂发生，因此膜联蛋白 V 联合 PI 染色法检测早期细胞凋亡较 TUNEL 法更为灵敏。另一方面，膜联蛋白 V 联合 PI 染色不需要固定细胞，可避免 PI 染色因固定造成的细胞碎片过多及 TUNEL 法因固定出现的 DNA 片段丢失。因此，膜联蛋白 V 联合 PI 法更省时，结果更为可靠。

检测结果及分析：膜联蛋白 V 阳性，PI 阴性者为早期凋亡细胞；膜联蛋白 V 阳性，PI 阳性者为坏死细胞或晚期凋亡细胞；膜联蛋白 V 阴性，PI 阴性者为正常细胞。在散点图上，左下象限显示活细胞（FITC-/PI-）；右下象限显示早期凋亡细胞（FITC$^+$/PI$^-$）；右上象限为晚期凋亡细胞或坏死细胞（FITC$^+$/PI$^+$）。

4. 细胞凋亡相关分子的检测

（1）caspase 酶活性检测：半胱氨酸天门冬氨酸蛋白水解酶（cysteinyl aspartate-specific protease，caspase）是一组存在于细胞质中具有类似结构的蛋白酶，其活性位点均包含半胱氨酸残基，能够特异性地切割靶蛋白天门冬氨酸残基上的肽键。在正常细胞内，caspase 以无活性的酶原形式存在，受外界刺激后可转变为有活性的 caspase，与真核细胞凋亡密切相关。在细胞凋亡信号通路中，caspase-3/7/8 是细胞凋亡的效应器，启动细胞凋亡，caspase4 或 caspase12 是内质网通路特有的酶，而 caspase9 为线粒体途径所特有，因此检测这些特征性的 caspase 对于确定具体的凋亡途径具有重要的意义。通常先制备组织或细胞裂解液，加入发色底物，利用比色法或荧光分光光度法，间接计算 caspase 的酶活性。

（2）凋亡相关基因和蛋白质表达的检测：细胞凋亡是受多种基因严格调控的过程，有多种信号通路和信号分子参与其中，可以采用基因表达的检测技术检测凋亡相关基因和蛋白质的表达，有助于揭示细胞凋亡的分子机制。需要注意的是，参与细胞凋亡的蛋白质有些存在于细胞表面（如 Fas），而有些则存在于细胞质或细胞核内（如 p53、bcl-2），因此，样品的处理方法有所不同。

二、细胞自噬检测技术

Ashford 和 Proter 最早发现，在肝灌注液中加入高血糖素后，肝细胞的溶酶体增多并发生自食（self-eating）现象，后来人们将该现象命名为自噬（autophagy）。随着技术方法的发明和改进，近年来，哺乳类动物细胞自噬机制及其与疾病发生关系的研究进展非常迅速。

（一）原理

自噬是细胞受到刺激后吞噬自身的细胞质或细胞器，最终将吞噬物在溶酶体内降解的过程。按吞噬物进入溶酶体的途径，自噬可分为巨自噬（macroautophagy）、微自噬（microautophagy）和分子伴侣介导的自噬（chaperone-mediated autophagy，CMA）3 类。在生理状态下，细胞通过自噬清除衰老细胞器和异常蛋白质，维持自身结构和功能的稳定，

参与胚胎发育、免疫调节和延长寿命等。病理状态下细胞自噬水平发生明显的变化，以耐受饥饿、缺血和凋亡。

（二）检测方法

1. 巨自噬的检测方法　巨自噬是细胞通过自噬基因调控组装呈双层膜的自噬前体。自噬前体包裹细胞质、胞器或细菌等形成自噬体。在微管的运输作用下，自噬体与溶酶体靠近，自噬体外层膜与溶酶体膜融合，包有内层膜的自噬体进入溶酶体，形成自噬溶酶体。在晚期自噬溶酶体，自噬体内层膜被溶酶体酶降解，继而内容物被降解，可溶性小分子物质经自噬溶酶体膜渗透入细胞质，被细胞重新利用。巨自噬多由较大的物体如变性线粒体诱导发生，自噬结构体积较大，在透射电镜和共聚焦激光扫描显微镜下可观察到。

（1）形态学检测方法：通过透射电镜观察到自噬的形态结构，细胞器的降解主要是经吞噬泡进行，之后成熟成为自噬体，这是自噬形态学上的特征。透射电子显微镜的运用对于各种自噬结构在质量上和数量上的分析都是有效且重要的方法。自噬在发展过程中依次形成特殊的结构：自噬前体（即吞噬泡）、自噬体、自噬内涵体、自噬溶酶体。从自噬前体到自噬溶酶体的成熟过程是一个动态、持续的过程。自噬前体的特征：新月状或杯状，双层或多层膜，有包绕细胞质成分的趋势；自噬体的特征：双层膜或多层膜的液泡状结构，内含形态完整的细胞质成分；自噬内涵体：通过自噬体/自噬泡内所表达的小的内部囊泡识别出来，这些内部囊泡通过与多泡核内体融合进入到内腔；自噬溶酶体：通常仅有一个限制膜，包含细胞质和（或）降解水平不等的细胞器。

随着自噬研究的深入，经电镜观察不仅证明自噬体的结构形态，还可通过对所测自噬体大小和数量的计算推断自噬活性的强弱。此外，在其他检测方法的基础上，通过免疫金电镜技术对电镜结果进行定量分析，通过图像分析软件自动测量所有自噬囊泡的面积，从而反映自噬的活动。

（2）LC3 表达检测方法：自噬标志性分子微管相关蛋白 1 轻链 3（microtubule-associated protein 1 light chain 3，LC3）包括 LC3-Ⅰ 和 LC3-Ⅱ 两种存在形式。LC3-Ⅰ 是可溶性蛋白，存在于细胞质中。在自噬过程中，LC3-Ⅰ 与脑磷脂结合形成 LC3-Ⅱ，随后 LC3-Ⅱ 组装入自噬前体膜。在自噬溶酶体内，与溶酶体膜融合的自噬体外膜上的 LC3-Ⅱ 在自噬相关基因 4（autophagy-related gene 4，Atg4）作用下与脑磷脂分离，LC3 循环入细胞质，而自噬体内膜上的 LC3-Ⅱ 被降解。

1) LC3 免疫染色：LC3 免疫染色是自噬体标记的常用方法。

检测结果及分析：LC3 主要在自噬体中表达，由于可被酸性水解酶降解，LC3 在两体体和自噬溶酶体存在时间较短，故很少观察到。一般以 LC3 阳性结构数量评价细胞自噬变化。

2) LC3 免疫印迹：可采用免疫印迹或免疫沉淀法检测 LC3-Ⅰ 和 LC3-Ⅱ 的表达变化，借助于其表达特点评价细胞自噬活动。

检测结果及分析：自噬水平升高时，LC3-Ⅰ表达水平下降，而LC3-Ⅱ表达增强。LC3-Ⅱ和LC3-Ⅰ表达的比值可作为细胞自噬的重要指标。如果自噬体的微管运输、与溶酶体融合迟缓或自噬溶酶体降解功能下降，可致LC3-Ⅱ表达水平显著升高，故此种情况下LC3-Ⅱ的表达与自噬结构的形成不一定成正比。用质子泵抑制剂BafilomycinA1、溶酶体腔碱化剂羟氯喹或PI3K抑制剂3-甲基腺嘌呤抑制LC3-Ⅱ在自噬溶酶体内降解，判断自噬体在自噬溶酶体内降解是否正常，由此可确切分析LC3-Ⅱ表达检测结果。

3）LC3基因转染：在GFP-LC3转基因小鼠中，可通过冰冻切片观察不同器官和组织的自噬程度，也可利用GFP-LC3转染细胞观察活细胞自噬活动的变化。一般情况下，转染的GFP-LC3不影响细胞内源性LC3的表达。但应注意，有时转染的GFP-LC3可激活细胞自噬。为了避免外源性基因对细胞自噬的影响，常用稳定转染，而不用瞬时转染。

（3）单丹磺酰戊二胺染色法：单丹磺酰戊二胺（mono-dansylcadaverine，MDC）染色法是自噬发生过程中，分析分子机制的一种非特异性方法，能够检测自噬体。MDC是自噬囊泡示踪剂，能与自噬囊泡膜特异性结合，经MDC染色后带有自噬泡的细胞可用流式细胞仪或荧光显微镜检测，也可使用酶标仪直接检测细胞MDC染料结合量。

检测结果及分析：在紫外线激发下，自噬泡显示为高亮点状蓝色荧光。MDC染色阳性反映自噬体的形成，且细胞内MDC阳性的斑点数量与自噬活性相关，因此，通过MDC染色可以判断细胞自噬过程是否发生。但MDC并不具有特异性，需要通过其他方法确定自噬效应后，再进行MDC检测。MDC与自噬体可以结合，与细胞质内酸性液泡也可结合，因此，单一运用MDC法来推断自噬程度的增强或减弱是有争议的，需配合其他检测结果综合分析。

2. 微自噬的检测方法 受到应激刺激时，溶酶体膜局部凹陷，直接吞噬细胞质或微体，形成自噬体。自噬体脱离溶酶体膜，进入溶酶体腔，由溶酶体酶降解，降解物质被细胞再利用。微自噬多吞噬细胞质，自噬体较小，只有在透射电镜下才能清晰可见。

（1）透射电镜法：通过透射电镜观察，在微自噬早期可见溶酶体膜特征性凹陷，但形成自噬体后易与自噬溶酶体混淆，尽管自噬体很小。与巨自噬相比，细胞很少发生微自噬。人们常采用抑制巨自噬方法诱发微自噬，从而研究细胞的微自噬活动。

（2）溶酶体膜标记法：用探针FM4-64标记溶酶体膜，然后在共聚焦激光扫描显微镜下观察溶酶体膜凹陷和形成的自噬体。也可连续记录微自噬过程。

3. 分子伴侣介导的自噬检测方法 细胞质内错误折叠蛋白质与分子伴侣热休克同源蛋白70（heat shock cognate protein of 70kDa，HSC70）结合，再借其与溶酶体膜上的受体溶酶体相关膜蛋白2A（lysosome-associated membrane protein type 2A，LAMP-2A）结合，然后在溶酶体内HSC70作用下转运入溶酶体腔，被溶酶体降解。与巨自噬和微自噬相比，分子伴侣介导的自噬的主要特点是细胞质内的蛋白质直接经溶酶体膜转运入溶酶体腔，不需形成自噬体。持

续饥饿、氧化应激、对毒性物质反应等应激状态下，LAMP-2A表达显著升高。可采用LAMP-2A染色或与HSC70双染色，以分析分子伴侣介导的自噬水平。

除上述技术方法外，可通过免疫染色、RT-PCR分析检测基因以及蛋白的表达，如Beclin-1和自噬相关基因，以了解自噬水平和探讨自噬机制。

三、细胞焦亡检测技术

2001年，Cookson等首次使用pyroptosis来形容在巨噬细胞中发现caspase-1依赖的细胞死亡方式。细胞焦亡（pyroptosis）是一种特异性依赖于鼠中caspase-1/11或人caspase-4/5活化的致炎性细胞死亡形式，其形态学特征、发生及调控机制等均不同于凋亡、坏死等其他细胞死亡方式。

（一）原理

细胞焦亡是一种炎性细胞程序性死亡方式，其特征为依赖于caspase-1，并伴有大量促炎症因子的释放。一般来说，未被细菌和病毒感染的细胞发生细胞凋亡，而被感染的细胞发生细胞焦亡，即细胞凋亡是细胞的一种生理性自杀，而细胞焦亡是一种病理性自杀。此外，与细胞凋亡相比，细胞焦亡发生的速度更快，并伴随着大量促炎症因子的释放。

（二）检测方法

1. 形态学检测方法 与细胞凋亡的形态学相似，细胞焦亡表现为细胞核浓缩，染色质DNA断裂，以及TUNEL染色阳性。但与细胞凋亡不同的是，细胞焦亡的特征是细胞膜形成1~2nm孔洞，使细胞内的离子平衡丧失，水分内流，细胞逐渐膨胀至质膜破裂，细胞内容物释放，细胞发生渗透性溶解，激活强烈的炎症反应。因此，通过扫描电镜观察细胞形态，可以反映细胞焦亡的变化。

2. 流式细胞术检测方法 细胞发生细胞焦亡后，表现为细胞明显胀大并形成泡状结构，通过流式细胞仪分析可见，PI和AnnexinV染色呈阳性，说明此时细胞膜已经发生破裂。

3. 炎症因子的检测 细胞焦亡还伴有大量促炎症因子（包括IL-1β、IL-18等）的释放，这是细胞焦亡区别于其他死亡方式的重要特征。因此，可以检测炎症因子基因和蛋白的表达，也可以采用酶联免疫吸附法（ELISA）测定炎症因子的水平。

4. 细胞焦亡相关蛋白检测

（1）GSDMD蛋白：gasdermin D（GSDMD）属于Gasdermin蛋白家族，是细胞焦亡过程中不可或缺的物质，是所有炎性Caspase的共同底物蛋白。几乎所有的Gasdermin家族蛋白的N末端结构域都具有诱导细胞焦亡的功能，该结构域结合细胞上的脂质和在膜上打孔进而破坏细胞膜，是其GSDMD蛋白诱导细胞焦亡的分子基础。细胞焦亡时，GSDMD被切割并发生低聚化。GSDMD的N末端不会从细胞膜外破坏细胞的活性，而是选择性地与质膜的内膜及细菌的膜结合，破坏细胞膜的屏障，引起细胞膜渗透性紊乱，最终导致细胞溶胀破裂。

（2）GSDME蛋白：GSDME与GSDMD蛋白同属Gasdermin蛋白家族。在TNF-α或肿瘤化疗药物的作用下，GSDME被Caspase-3切割并激活后，诱导肿瘤细胞发生细

胞焦亡而非细胞凋亡。断裂后的 GSDME 的 N 末端具有打孔活性,能靶向作用于细胞膜,在细胞膜上形成孔洞,从而诱发细胞焦亡。

1) CASP3 基因敲除:利用 CRISPR-Cas9 系统建立 CASP3 基因敲除的细胞,在此细胞中稳定表达 GSDME 后处理细胞,检测细胞的死亡。通过比对细胞内 ATP 的含量与细胞培养上清中的 LDH 释放量来判断细胞的死亡方式。若细胞发生凋亡,细胞内 ATP 含量降低,但是细胞膜结构完整,故不会释放 LDH 至细胞培养基;若细胞发生焦亡,则细胞内 ATP 含量降低,同时由于细胞膜破裂,导致 LDH 大量释放至细胞培养基。在应激刺激下,野生型细胞发生细胞凋亡,稳定表达 GSDME 的细胞发生细胞焦亡,而 Caspase-3 敲除的细胞无论是否表达 GSDME,均以细胞凋亡形式死亡。

2) GSDME 的体外脂质体结合实验:GSDME 蛋白的 N 末端而非全长蛋白可与含有 PI(4,5)P2 的脂质体结合,并破坏脂质体结构使得内容物释放。在 HEK293T 细胞中过表达 GSDME,即可引起细胞焦亡,表明 GSDME 激活后会释放 N 末端蛋白,并以类似 GSDMD 的方式使细胞发生焦亡。

四、在营养领域中的应用

程序性细胞死亡的生理生化过程十分复杂,检测其变化对于营养学研究具有重要意义。

1. 分析营养素和植物化学物对胚胎发育的影响　程序性细胞死亡是最基本的生物现象,是机体生存和发育的基础,与胚胎发育密切相关。营养素和植物化学物可以通过细胞凋亡和自噬影响胚胎的早期发育。

2. 分析营养素和植物化学物对慢性病的影响　肿瘤、心血管疾病、糖尿病等慢性非传染性疾病的发生发展与程序性细胞死亡密切相关,当细胞凋亡信号下调,引起细胞过度增殖而形成肿瘤。发生应激时,细胞自噬防止有害物质损伤蛋白质和细胞器,抑制细胞癌变;然而肿瘤一旦形成,细胞自噬为肿瘤细胞提供更丰富的营养,促进肿瘤细胞生长,因此细胞自噬在肿瘤发生发展过程中的作用具有两面性。而对于心肌细胞、神经元细胞、胰岛细胞等不可再生细胞,细胞死亡后数量逐渐减少,最终将影响其功能。大量研究证实,多种营养素和植物化学物可通过程序性细胞死亡调节慢性病的发生发展,但要注意综合分析其影响。

3. 分析营养素和植物化学物对自身免疫的影响　在自身免疫性疾病发生和发展过程中,程序性细胞死亡通过炎症或非炎症机制参与其中。营养素和植物化学物可通过调节程序性细胞死亡影响自身免疫性疾病。

4. 寻找预防和治疗疾病的靶点　在程序性细胞死亡过程中,有许多基因或信号分子参与死亡程序的调控,寻找参与慢性病发生发展的关键基因或分子作为靶点,根据不同疾病的特点启动或抑制程序性细胞死亡,从而预防和治疗慢性病。

第七节　干细胞技术

干细胞(stem cells)是一类具有自我更新与增殖分化

能力的细胞。在一定条件下,干细胞可分化成多种功能细胞,具有再生各种组织器官的潜能。由于干细胞的这种独特生物学特性,使得干细胞技术广泛应用于组织器官移植、组织工程、细胞治疗、新药筛选以及生殖遗传工程等领域。

一、原理

干细胞是各种组织细胞更新换代的"种子"细胞,其通过自我更新,产生与之相同的子代细胞,进而维持体内"种子"细胞数量的稳定;在一定条件下,干细胞可通过分化,变成一种或多种不同的、能执行某些特定生理功能的组织细胞,并替代正常生理代谢或受损的功能细胞,从而维持机体健康的稳定状态。干细胞技术,即根据干细胞的这些特点,通过对干细胞进行分离、体外培养、定向诱导甚至基因修饰等过程,在体外繁育出全新的、正常的甚至更年轻的细胞、组织或器官,最终应用于生物医学领域。

二、方法

干细胞包括体内胚胎分离获得的胚胎干细胞和体外诱导获得的多能性干细胞,以及成体组织来源的成体干细胞。在此,我们分别对这三种不同类型的干细胞进行方法介绍。

(一)胚胎干细胞体外培养与定向诱导分化

胚胎干细胞(embryonic stem cells,ESCs)是从早期胚胎内细胞团(inner cell mass,ICM)或着床后胚胎原始生殖细胞(primordial germ cells,PGCs)分离克隆出来的一种具有无限增殖能力和全向分化能力的干细胞。在适当条件下,ESCs 可被诱导分化为多种细胞组织,也可与受体胚胎嵌合,生产包括生殖系在内的各种组织的嵌合体个体。因此,ESCs 成为研究哺乳动物早期胚胎发生、细胞组织分化、基因表达调控等方面的一个理想的模型系统,也是进行动物和临床医学研究的一个重要工具。

1. ESCs 的分离与培养

(1)早期胚胎的获取处理方法:动物和人类胚胎可来源于正常体内发育胚胎、体外受精胚胎、孤雌生殖胚胎和细胞核移植(克隆)胚胎等。为了提高 ESCs 分离克隆效率,可对早期胚胎进行处理,常用的处理方法包括延迟胚胎着床、脱透明带、免疫外科法、组织培养法、机械剥离法分离 ICM、热休克处理或离散卵裂球等,然后再将胚胎或 ICM 细胞接种在含饲养层的培养液中进行培养,以提高 ICM 和 ESCs 的分离效率。

(2)胚胎 PGCs 的分离:按照 PGCs 迁移规律,不同胎龄应采取不同部位的胚胎组织。分离方法常为机械剪切与酶消化相结合法或密度梯度离心法。把取到的胚胎组织充分剪碎,采用酶消化法消化,或将经密度梯度离心后的纯化 PGCs,接种在饲养层上,添加培养液培养。采集增殖的 PGCs 集落,经消化分散接种在新的饲养层上可传代克隆、检测和鉴定,建立胚胎生殖细胞(embryonic germ cells,EGCs)系。

(3)ESCs 的分离培养方法:根据有无饲养层,可分为有饲养层培养和无饲养层培养;根据胚胎来源和类型又可分为全胚培养法和 ICM 培养法。

1)有饲养层培养:利用原代培养的小鼠胚胎成纤维

细胞(mouse embryonic fibroblast, MEF)或小鼠成纤维细胞系 STO 细胞等经丝裂霉素 C 或放射线处理终止分裂后制备饲养单层,将胚胎、ICM 或 ESCs 培养在饲养层细胞上,饲养层细胞能合成和分泌促进细胞增殖并抑制 ESCs 分化的因子,促使 ESCs 在饲养层上保持未分化增殖状态。利用酶消化法或机械离散典型细胞克隆,将离散细胞重新接种在新的饲养层上反复扩增培养,可建立 ESCs 系。该方法能较好地抑制 ESCs 分化并维持其多能性,但不易获得很纯的 ESCs,残留的丝裂霉素 C 还可能影响 ESCs 增殖,且常规培养的饲养层细胞不具有耐药性,不能作为转染外源性基因的 ESCs 筛选,同时对于饲养层培养,工作量大而繁琐。目前,在人类 ESCs 建系上,人们已经筛选出多种适宜的饲养层细胞类型,如人包皮成纤维细胞、人胚胎成纤维细胞等。

2) 无饲养层培养:在 ESCs 培养液中添加重组的分化抑制因子,如白血病抑制因子(leukemia inhibitory factor, LIF),或利用各种能分泌抑制分化因子的细胞制备条件培养液,以达到维持 ESCs 增殖未分化的效果。使用无饲养层培养法可免除使用饲养层细胞的许多缺点,已成为一种培养 ESCs 的新趋势。

3) 全胚培养法:将桑葚胚或囊胚直接培养在饲养层上,让其自然脱去透明带,贴壁,与滋养层细胞一起增殖。ICM 增殖一定时间后,挑出并离散成小细胞团块,进行继代培养扩增。

4) ICM 培养法:是指除去胚胎滋养层细胞,然后直接对 ICM 进行培养扩增。

2. ESCs 的鉴定 ESCs 的识别鉴定是其研究和进一步应用的前提,一般多从细胞形态、细胞表面标志、分化潜能等方面对其进行鉴定。

(1) 形态特征和生长特性:哺乳动物的 ESCs 都具有基本相似的形态结构特征,即胞体体积小、核大、核质比高。细胞中多为常染色质,胞质中散布着大量核糖体和少量线粒体。ESCs 在体外分化抑制培养中呈集落生长,细胞界限不清。

(2) ESCs 的核型:ESCs 具有正常稳定二倍体核型,无畸形,无缺失。若染色体异常,则其全能性和多能性受到影响。染色体异常的细胞很难发育成个体,因而欲筛选用于遗传操作的 ESCs,就必须对 ESCs 进行核型分析。核型分析具体步骤与一般体细胞相同,关键在于秋水仙素的浓度和处理时间以及细胞分裂相的筛选。

(3) ESCs 的分子标记:ESCs 为未分化多能性细胞,其表达早期胚胎细胞的阶段特异性表面抗原(stage specific embryonic antigens, SSEAs)和碱性磷酸酶(alkaline phosphatase, AKP)等许多细胞表面标记,根据这些标记区分鉴定 ESCs。

(4) ESCs 的端粒酶活性:研究人员发现人 ESCs (hESCs)高度表达端粒酶活性,而其他动物 ESCs 是否高表达端粒酶活性需要进一步深入研究探讨。

(5) ESCs 的高度分化潜能:ESCs 具有体内、体外分化形成内、中、外 3 个胚层组织细胞及形成生殖系嵌合的潜能。

1) 体内分化潜能:将 ESCs 注射于同源动物或重症联合免疫缺陷(severe combined immunodeficiency, SCID)小鼠则形成复杂的混合组织瘤。取瘤组织切片观察,一般可见到三个胚层的不同组织细胞。小鼠、猪、牛、人 ESCs 均具有体内分化潜能。

2) 体外分化潜能:ESCs 的体外分化实验包括自发分化和定向诱导分化两方面。①自发分化是指将 ESCs 集落离散后,接种到无饲养层也无分化抑制物的培养皿中培养时,其中一部分聚集形成类胚体,进而有可能形成囊状胚体;而另一部分自然分化为神经细胞、血液细胞等组织类型等;②定向诱导分化是指 ESCs 悬浮培养,形成类胚体,然后将其直接或离散后贴壁培养,在基础培养液中添加相应的分化诱导因子,使 ESCs 向特定的细胞分化。

3) 嵌合体实验:利用聚合法或注射法将 ESCs 与正常胚胎嵌合,如能产生生殖系在内的各个组织器官且能产生功能性配子的嵌合体个体,即可证实分离得到具有发育全能性的 ESCs 系。该实验是验证 ESCs 全能性的最稳定的实验。

4) 核移植:用 ESCs 作核共体进行核移植可获得克隆后代,且与一般体细胞作核共体相比,ESCs 进行核移植克隆成功率更高,间接验证了 ESCs 的全能性。

3. ESCs 的体外定向诱导分化 在特定的体外培养条件和诱导剂的共同作用下,ESCs 可分化为各种类型的细胞,因此,人们期望通过 ESCs 进行体外定向诱导分化得到特定的细胞(如神经细胞、造血细胞等),将其应用于一些疾病(如帕金森病、糖尿病等)的细胞移植治疗或进行药物筛选等研究。与传统的整体或体外胚胎的研究体系相比,体外 ESCs 诱导分化系统具有以下优点:①ESCs 是研究某些前体细胞起源和细胞谱系演变比较理想的实验体系;②体外培养系统能定性和定量地分析某种细胞因子、胞外基质和诱导剂等因素对 ESCs 生长和分化的影响,避免和减少整体胚胎研究中各种内源性因素干扰的复杂性;③在不改变 ESCs 全能性和 ESCs 参与胚胎发育的前提下,通过遗传操作如导入外源基因或剔除内源基因或突变基因等途径,便于研究某些基因在胚胎发育中的功能和制备转基因嵌合体动物;④ESCs 结合基因组改造有可能在特定的体外培养下,被定向诱导分化为单一类型的功能性体细胞,有着潜在的巨大应用前景。

目前,ESCs 体外定向诱导分化常用的有四种方法,即细胞因子诱导法、选择性标记基因筛选目的细胞法和特异转录因子异位表达法、与目的细胞共培养或收集条件培养基诱导。

(1) 细胞因子诱导法:在体外培养下,ESCs 对细胞因子具有依赖性,培养液中添加或撤除某些细胞因子可诱导 ESCs 增殖或分化。目前,常采用分阶段的方法,即先得到类胚体,再在此基础上进一步诱导使其分化为目的细胞。在培养的各阶段添加的细胞因子不同,具体表现为细胞因子种类、浓度或组合的不同。目前利用此法,已从 ESCs 得到多种目的细胞,如造血细胞、神经细胞等,但此方法获得的目的细胞纯度不高。

(2) 选择性标记基因筛选目的细胞法:选择性标记基

因导入小鼠 ESCs 已有成功的报道。如将新霉素抗性基因导入小鼠 ESCs 细胞并使其在 Sox2(sex determining region Y-box 2)基因控制下,建立了一个有效纯化神经上皮祖细胞的系统,在培养体系中加入新霉素就可纯化神经上皮祖细胞,其随后分化形成神经细胞,而无其他类型细胞。利用此方法可获得高纯度的目的细胞,但是由于对 ESCs 进行了遗传操作,所得到的目的细胞安全性有待于评估。

(3) 特异性转录因子异位表达法:将细胞特异表达基因导入 ESCs,并使其表达,产生特异性转录因子即为特异性转录因子异位表达法。细胞特定转录因子的异位表达可诱导 ESCs 分化为目的细胞,然而 ESCs 内诱导分化基因的组成型表达可能对 ESCs 的增殖产生危害或诱导产生不可预料的分化,因此,该方法必须建立适宜的细胞特异性转录因子的异位表达载体系统。同样,此方法可获得高纯度的目的细胞,但同样存在目的细胞安全性问题。

(4) 与目的细胞共培养或收集条件培养基、提取物诱导:近年来,有研究初步表明,与目的细胞共培养或收集条件培养基可能为 ESCs 向功能性细胞分化提供了有益的微环境,包括分泌一些重要功能的细胞因子、细胞外基质等,进而促进 ESCs 向功能性细胞分化。

(二) 诱导性多能干细胞的制备与鉴定

诱导性多能干细胞(induced pluripotent stem cells,iPSCs)是指通过导入特定的转录因子将终末未分化的体细胞重编程为类似胚胎干细胞样的多能性干细胞。与经典的胚胎干细胞技术和体细胞核移植技术不同,iPSCs 技术不使用胚胎细胞或卵细胞,因此不涉及伦理问题。此外,利用 iPSCs 技术可以用患者自己的体细胞制备专有的干细胞,从而大大降低了免疫排斥反应的发生。因此,iPSCs 技术在细胞替代性治疗以及发病机制的研究、新药筛选以及临床疾病治疗等方面具有巨大的潜在价值。

1. iPSCs 的制备 iPSCs 的制备过程是先将重要的多能性相关基因通过病毒转染导入宿主细胞,一段时间后,通过药物或形态学特征对转染的细胞进行选择,最后筛选出的细胞经过一系列检验并与 ESCs 进行比较,证明其多能性。

具体过程一般分为 5 步:①分离和培养宿主细胞;②通过病毒(反转录病毒、慢病毒或腺病毒)介导的方式将外源基因,如 Oct4(POU class 5 homeobox1)、Sox2、Klf4(kruppel-like factor 4)和 C-Myc(v-myc myelocytomatosis viral oncogene homolog)等,导入宿主细胞;③将病毒感染后的细胞接种于饲养层细胞上,使用 ESCs 专用培养体系进行培养,同时在培养液中根据需要加入相应的小分子物质(如丙戊酸、曲古抑菌素 A 等)以促进重编程;④培养数天后,出现 ESCs 样的克隆;⑤在细胞形态、基因表达谱、体外分化等方面对这些克隆进行鉴定,最终将具有多能性的干细胞培养分化成所需的成体细胞,应用于科学研究或疾病治疗等。

2. iPSCs 的鉴定 目前,有多种指标可用来评判所获得的 iPSCs 是否与 ESCs 一样具有多能性,如形态学标准、生长特性、标志分子的表达、发育潜能和表观遗传学等。因此,诱导得到的 iPSCs 一般需要以相应物种的 ESCs 为参照标准,从分子、细胞和动物水平对其进行系统的检测。

(1) 分子水平:iPSCs 中导入的外源基因表达水平会随着重编程的完成逐渐降低,而内源的多能性基因表达则被激活,基因检测的选择以同物种 ESCs 表达的特异性标志为参照。如通过 Real-time PCR 检测 Oct4、Sox2 等基因的表达水平。需要注意的是,此类基因在不同物种间的表达不完全相同,如小鼠 iPSCs 中 SSEA1 呈阳性,SSEA3 和 SSEA4 呈阴性,而人 iPSCs 则恰好与之相反。此外,为了明确 iPSCs 的永生能力,还需检测其端粒酶活性。

iPSCs 来源于体细胞诱导,还需要通过微卫星技术进行指纹鉴定,检测其遗传背景是否与受体细胞一致。同时,还需检测 iPSCs 中内源的多能性基因启动子的甲基化水平,如 Oct4 和 Nanog(Nanog homeobox),这些基因启动子的甲基化水平在成体细胞中是非常高的,而在诱导为 iPSCs 后则去甲基化,与 ESCs 一致,该指标也是内源多能性基因表达开启的标志之一。

另外,应用基因芯片或测序技术还需检测 iPSCs 整体的基因表达水平。目前研究表明,iPSCs 的基因表达谱与 ESCs 类似,而与诱导前的受体细胞明显不同。但是,由于多能性诱导是极其复杂的重编程过程,外源性基因导入的随机性以及其表达之间的差异、诱导时间的长短,均可能引起 iPSCs 克隆的具体性质及整体基因表达谱之间存在差异,因此,不同批次的 iPSCs,甚至同一批次的不同克隆之间,其基因图谱均存在一定的差别。

(2) 细胞水平:主要检测 iPSCs 的多向分化潜能和体外自我更新能力。首先,所得到的 iPSCs 形态上要与 ESCs 相似,表现为细胞呈集落样生长、细胞形态较小、核质比高、增殖迅速、倍增时间短且能够长期传代。iPSCs 的 AKP 染色呈阳性,同时还需进行多种转录因子及细胞表面标志的免疫荧光染色及流式细胞技术的分选,如 Oct4 和 Nanog 等。此外,iPSCs 应具有体外分化潜能,能够分化为三个胚层的不同类型细胞,如外胚层的神经细胞,中胚层的脂肪细胞以及内胚层的肝细胞等。

(3) 动物水平:在动物体内,还应对 iPSCs 进行多向分化能力的检验。首先要对 iPSCs 在 SCID 小鼠体内进行成瘤实验。将一定量的 iPSCs 注射到 SCID 鼠的皮下,经过一段时间的生长,观察鼠皮下畸胎瘤形成情况,取出的瘤组织切片后检测其是否发育出三个胚层的各种组织。同时,在伦理道德允许的情况下,还应将 iPSCs 在相应物种上进行嵌合体实验,要求后代能够真正实现生殖系嵌合。

(三) 成体干细胞分离培养扩增及鉴定

成体干细胞(adult stem cells,ASCs)是指在机体各种组织器官中存在的一类具有多种分化潜能、自我更新和高度增殖能力的细胞。ASCs 在三个胚层来源的组织中均有发现,说明其普遍存在。目前研究最多的是造血干细胞(hematopoietic stem cells,HSCs)、神经干细胞(neural stem cells,NSCs)和间充质干细胞(mesenchymal stem cells,MSCs),下面主要介绍这三种 ASCs 的分离培养及鉴定。

1. 造血干细胞 HSCs 是体内各种血细胞的唯一来源,也是迄今为止研究最为透彻的 ASCs。目前,HSCs 可用于癌症、血液疾病及一些免疫系统疾病的治疗。另外,HSCs 还具有转化成其他非造血组织细胞(如神经细胞、肝细胞及骨骼肌细胞等)的能力,因此与其他 ASCs 相比,HSCs 具有不可比拟的优势。

(1) HSCs 的分离和纯化:HSCs 的来源主要包括骨髓、动员后的外周血、脐带血、胚胎造血系统、ESCs 及 EGCs,前 4 种组织可以通过原代分离直接获得 HSCs,而 ESCs 和 EGCs 需要在一系列因子刺激下定向诱导分化形成 HSCs。

HSCs 在细胞大小和形态上与普通的白细胞很相似,很难将它们区分开,要把 HSCs 从造血组织中分离出来,必须依赖于其表面的特异性标志蛋白来实现。HSCs 表面标志主要包括 CD34 分子、干细胞因子受体(stem cell factor receptor, SCF-R/c-kit)、胸腺抗原-1(thymocytedifferentitionantigen1, Thy-1/CD90)、干细胞抗原-1(stem cell antigen-1, Sca-1)、血管内皮生长因子受体 2(vascular endothelial growth factor receptor-2, VEGFR-2/KDR)等。其中 CD34 分子是目前应用最为广泛的 HSCs 表面标志,虽然 CD34 阳性细胞不全是 HSCs,但是 HSCs 应全部表达 CD34 分子,所以,通过筛选 CD34 阳性细胞至少可以使 HSCs 得到富集。

根据 HSCs 表面标志,可以通过免疫细胞化学、流式细胞仪、分子杂交、PCR 等多种细胞生物学和分子生物学手段来检测 HSCs。目前,人们大多利用 CD34 分子来筛选 HSCs。其方法通常是利用密度梯度离心法去除待分离物中的红细胞及成熟粒细胞等,获得单个核细胞。然后利用 CD34 分子特异性的抗体标记单个核细胞,通过荧光激活细胞分选法、流式细胞仪分选法或免疫吸附系统(如免疫磁珠方法)等方法将标记 CD34 与未标记 CD34 分子的细胞分离开来,即获得纯化的 CD34 阳性细胞。其中,利用荧光激活细胞分选法,HSCs 分选纯度高,但此方法成本较高,仪器也较贵。而免疫磁珠分选法分离量大,分离纯度和细胞质量也能满足临床需要,因此已被临床工作者广泛接受。此外,由于 HSCs 大多处于静止期,具有对活体染料拒染的特性,可利用此特性对 HSCs 进行富集纯化,如 RNA 结合染料派若宁 Y、DNA 结合染料 Hochest 33342 或线粒体结合染料罗丹明 123 等均可用于 HSCs 的分离和纯化。最近,乙醛脱氢酶、内皮蛋白 C 受体等也被报道可用于 HSCs 的分离富集。同时,还有研究者根据 HSCs 移植后迅速向骨髓归巢的特性,建立了一种体内分离 HSCs 的方法,这是利用 HSCs 本身的功能特性来对其进行的分离。

(2) HSCs 的检测及鉴定:确定小鼠 HSCs 的标准是多年来一直沿用的长期体内造血重建能力检测,即将细胞移植给预先经过致死剂量照射的受鼠,如果能够使受鼠恢复长期各系造血,并且进行次级移植时第二受鼠仍可重建造血系统,那么说明植入的细胞中确实含有 HSCs。但由于异体移植存在免疫排斥反应,所以多年来对于人骨髓细胞造血能力的检测一直依赖于体外实验。所有的检测方法都是围绕两个重要指标,即细胞的增殖能力和分化潜能。

1) 体外检测:利用 HSCs 培养检测其增殖和分化能力的方法,常用的有集落测定法、长期培养法和高增殖潜能细胞检测。①集落测定法,用于检测某一细胞群体多潜能祖细胞和系列特异性祖细胞的含量。通常将单细胞悬液接种于半固体培养基中,添加多种细胞因子,以促进单个祖细胞增殖分化,形成由数个至数十个子代细胞组成的集落,根据

原位集落内各成熟细胞的形态进行分类和计数。更原始的造血祖细胞一般形成两系或三系细胞组成的集落,而相对成熟的祖细胞形成的集落则一般由单一系列细胞组成,且前者需要的培养时间更长,以利于细胞分化为成熟细胞;②长期培养法,通常采用预先贴壁的基质细胞作为饲养层,这些基质细胞可以分泌多种细胞因子,为 HSCs 提供促进和抑制信号,进而调节 HSCs 增殖。③高增殖潜能细胞检测。高增殖潜能细胞是指经过 4~8 周体外培养后具有再接种能力的 HSCs。一般将琼脂培养体系中的高增殖潜能细胞分离出来,制成单细胞悬液,再次接种于标准的集落形成细胞培养体系中,则此类高增殖潜能细胞可分化成混合集落形成单位,粒-单集落形成单位和一些红系爆式形成单位。高增殖潜能细胞多处于静止状态,很少进入增殖周期,所以它们对细胞周期 S 期毒剂具有耐受性。

2) 体内检测:确定 HSCs 的金标准是将细胞移植给清髓的宿主后,能长期稳定地重建宿主整个造血系统。小鼠 HSCs 移植是良好的实验模型,可用于免疫分型特征、归巢能力、细胞因子反应等干细胞生物学特性方面的研究。灵长类动物通常用于人 HSCs 的研究,特别适用于移植预处理方案的评估及细胞因子加速造血重建的临床前实验。此外,免疫缺陷小鼠(如 SCID 小鼠)和胎羊进行异种移植,可用来评估人 HSCs 的植入能力。

2. 神经干细胞 NSCs 是一类分布于胚胎及成人的中枢及周围神经系统,具有自我更新及多向分化潜能的 ASCs,其可以形成包括神经元、少突胶质细胞和星形胶质细胞等在内的所有神经谱系细胞,主要参与神经系统的损伤修复及细胞正常死亡的自我更新。因此,NSCs 是研究神经系统发育等基本生物学问题的重要体外模型,同时在神经系统的再生治疗中也具有重要的临床应用价值。

(1) NSCs 的分离培养:目前,NSCs 的分离方法主要有三种:选择性培养基筛选法、流式分选法和免疫磁珠分选法。

1) 选择性培养基筛选法:在无菌条件下,取脊髓或脑特定区域的神经组织,通过机械吹打或胰酶消化等方法将其制成单细胞悬液,然后培养于含有特殊营养添加剂和促增殖因子的不含血清的培养体系中,该培养条件下,非 NSCs 由于缺乏营养无法较长时间存活,而 NSCs 能够较好地适应该培养体系并在促增殖因子作用下增殖,因此培养一段时间后,可自然筛选出 NSCs。该方法简便易行,不需特殊仪器设备,分离效率高,NSCs 损伤小且易存活。但应用该方法要获得纯度较高的 NSCs 群体则需要较长时间,一般需要 4~6 周,然后再对分离获得的细胞进行鉴定。

2) 流式分选法:将神经组织通过机械研磨或酶解等方法制备成单细胞悬液,利用某些耦联荧光标记物的抗体与 NSCs 表面的特定抗原特异性结合,使 NSCs 带上荧光标记,然后通过带有分选器的流式细胞仪进行分析,收集带有荧光标记的 NSCs,进一步培养或直接用于研究。该方法优点是可以直接从神经组织中分离得到较高纯度的 NSCs,不需要经历较长时间的筛选培养。但此方法使用仍然很少,原因一方面是仪器设备的条件限制,更主要的是,除了已经证实的巢蛋白(nestin)或 Musashi 是 NSCs 较为特异性的标志

外,其他 NSCs 表面标志都是非特异性的,因此,在进行干细胞分选时,需要应用数种干细胞表面标志(如 CD 分子)才能最终确定某类细胞,故而对 NSCs 进行分选难度较大。另外,如分选后再进一步对细胞进行培养,那么分选过程中必须保持无菌操作,同时该分选方法对细胞有一定的损伤。

3) 免疫磁珠分选法:将能够识别所分离细胞特异性标志的抗体包被于带有磁性的微球表面,然后将其与待分离的细胞悬液混合,进行抗原抗体反应,形成靶细胞-抗体-磁性微球复合物,一旦将其置于强大磁场中,结合与未结合磁性微球的细胞会立即分开,结合磁性微球的细胞被滞留于磁场中,而未结合的细胞被洗脱。脱离磁场后,洗脱下来的细胞即为目的细胞。此方法较为简单,分选效率高,能够一次分离得到较多数量的细胞,且对细胞的损伤和影响较小。但此方法也是利用抗体识别特异性抗原的原理来区分细胞,因此,应用于 NSCs 分离时,同样面临上述的缺乏特异性细胞表面抗原的问题。

(2) NSCs 的鉴定:NSCs 的鉴定指标通常基于其几个特性,包括自我更新能力、特异性抗原 nestin 的表达和多向分化潜能,NSCs 的鉴定多采用免疫细胞化学染色的方法进行。常用的神经元的特异性标志主要有微管相关蛋白 2、β 微管蛋白 Ⅲ、神经元型烯醇化酶、神经微丝、神经元特异核蛋白等。星形胶质细胞特异性标志主要是胶质纤维酸性蛋白。少突胶质细胞的特异性标志主要有半乳糖脑苷脂、2,3 环核苷酸二酯酶等。

(3) NSCs 的定向诱导分化:NSCs 具有分化成多种神经系统细胞的潜能,因而,可通过一些特殊的细胞因子等诱导分化剂,将 NSCs 定向诱导分化成所需要的神经细胞类型,用于修复损伤或病变的神经组织。由于体内研究的复杂性以及一些伦理问题等原因,目前,绝大部分 NSCs 的定向诱导分化研究是采用体外培养的方法,并且大多是着眼于各种细胞因子对 NSCs 的诱导分化作用和影响,如内皮生长因子(endothelial growth factor,EGF)、碱性成纤维生长因子(basic fibroblast growth factor,bFGF)等,但就 NSCs 诱导分化的影响因素及确切机制仍然所知甚少。NSCs 来源的物种、年龄、组织部位、培养时间、条件等因素,都可能造成 NSCs 对诱导剂的反应性不同;同时不同诱导剂、不同配比、不同作用时间等,也会对 NSCs 有着不同的影响,因此,需要进行大量的研究工作才能揭示 NSCs 定向诱导分化机制及其影响因素。

3. 间充质干细胞 MSCs 是属于中胚层的一类 ASCs,主要存在于器官间质和结缔组织中,具有向多种间充质系列细胞(如骨细胞、软骨细胞、脂肪细胞等)或非间充质系列细胞(如肌细胞、肝细胞等)分化的能力。MSCs 具有很多 ESCs 和 iPSCs 无法比拟的优势,主要包括:①MSCs 受伦理限制较少,可进行自体或异体的移植;②MSCs 来源广泛,几乎存在于所有组织内,并且取材时对机体损伤小,可实现从多个物种的多种组织中分离得到;③MSCs 具有强大的自分泌和旁分泌功能,可分泌大量生物活性物质,在组织修复中发挥营养支持和免疫调节作用。这些优势为其临床应用奠定了基础,MSCs 已成功应用于一些免疫相关疾病的治疗中,如 MSCs 在治疗移植物抗宿主病中主要发挥免疫调节

作用。此外,MSCs 还可应用于许多退行性疾病的治疗中,如帕金森病等。

(1) MSCs 的来源:MSCs 在成体内的分布很广泛,其中骨髓、肌肉和脂肪等组织是 MSCs 的重要来源。

1) 骨髓来源的 MSCs:骨髓 MSCs 是一种混合的细胞群体,其具有取材方便、扩增迅速,可自体移植等诸多优点,已经成为 MSCs 研究的最主要细胞来源。目前报道的骨髓 MSCs 表面表达多种特异性抗原、细胞因子和生长因子受体,如 CD29、CD44、CD71、CD73(SH-4)、CD105(SH-2)及 Stro-1 等,而作为造血细胞典型的表面抗原 CD45、CD34 和 CD14,则在骨髓 MSCs 表面不表达。

2) 肌肉来源的 MSCs:有学者用酶消化骨骼肌,所获得的原代细胞为星形细胞和多核肌管的混合物,再应用含有马血清的培养基培养,这些细胞未出现任何分化迹象,但将细胞转移至含有地塞米松的培养基中时,这些细胞则显示出明显的分化特性。通过组织化学和形态学分析,显示这些分化细胞出现多种表型,包括骨骼肌、平滑肌、骨、软骨以及脂肪细胞等,提示骨骼肌中存在定向的 MSCs。

3) 脂肪来源的 MSCs:脂肪组织的基质细胞包括不同成熟阶段的脂肪前体细胞,其中分化程度最差的基质血管细胞被证实为脂肪 MSCs。体外研究表明,基质血管细胞与骨髓 MSCs 一样,在地塞米松、胰岛素样生长因子和胰岛素的作用下可分化为脂肪细胞。此外,在适当的条件下,基质血管细胞也可被诱导分化为骨细胞和软骨细胞。

此外,研究者也从骨、软骨、血管、外周血、脐带和胎盘等组织中分离培养出 MSCs。MSCs 生长具有种属差异,同时取材的条件、培养方法、接种密度等因素都能影响其生长情况。

(2) MSCs 的分离培养与鉴定:MSCs 具有在塑料培养皿上贴壁生长的特性。利用这一特性,可将骨髓细胞培养于塑料培养皿中,弃去未贴壁的细胞,提供贴壁细胞适宜的培养基,促进其增殖,抑制分化,培养 2~3 周,可得到大量贴壁的细胞,即为 MSCs。

目前,根据国际细胞治疗学会 2006 年给出的 MSCs 鉴定标准,MSCs 鉴定需要通过三方面检测:①MSCs 生长特性及形态检测。在显微镜下观察,可见不同组织来源的 MSCs 均贴壁生长,成梭形或纺锤形外观的纤维状。电镜下显示胞质内有大量核糖体、线粒体和粗质内质网,并可见分泌小泡。②MSCs 表面 CD 分子的检测。目前 MSCs 尚缺乏独特的免疫标记,但其不表达造血细胞标志(如 CD45、CD34 和 CD14 等),而骨髓 MSCs 表面抗原 CD73、CD90、CD105 等呈阳性,一般应用流式细胞技术进行检测。③MSCs 分化能力的鉴定,可用免疫荧光染色鉴定分化产物特异性表面标记,或组织化学染色来鉴定。

三、在营养领域中的应用

干细胞的用途非常广泛,在生物医学方面涉及多个领域,在此主要介绍其在营养领域中的应用。

(一) 干细胞是研究营养物质对早期胚胎发育作用的良好模型

单细胞受精卵如何在子宫内发育形成一个完整的个

体,一直是生物医学领域中一个饶有兴趣的问题,但由于伦理及一些宗教教义的限制,致使这方面的研究受限。而ESCs系的建立使人们可以间接地研究早期的胚胎发育机制,发现并鉴别出在此过程中的关键基因和发挥重要作用的营养分子,这可能有助于阐明某些与早期胚胎发育紊乱有关的疾病,并为某些先天性缺陷等问题的解决提供新思路。例如,叶酸的缺乏可通过影响ESCs或NSCs的增殖和分化,进而参与神经管畸形的发生。

（二）干细胞可作为营养相关疾病的重要治疗手段

干细胞移植是许多临床上难治性疾病的一种重要治疗手段。将来源于干细胞的具有某种特定功能的细胞成功移植到体内相应发生病变的细胞、组织或器官,不仅可以恢复该部位细胞、组织或器官的部分功能,而且还能避免传统药物治疗所引起的毒副作用。与传统治疗方法相比,干细胞治疗疾病具有以下优点:①低毒性甚至无毒性;②治疗一次即有效;③不需要完全掌握所治疗疾病的确切发病机制;④不存在传播各种传染性疾病的风险;⑤如果采用自身干细胞移植,还可有效避免免疫排斥反应。

目前,干细胞技术已经广泛应用于多种代谢疾病的治疗,如糖尿病。糖尿病临床治疗主要是控制血糖和胰岛移植。口服各种药物或胰岛素替代治疗可暂时控制患者血糖,然而这种治疗方法不能精准模拟胰岛 β 细胞对葡萄糖的动态调节作用,且治疗期间可能会引起一些副作用及一系列并发症,是此类非治愈性治疗手段的重要缺陷。胰岛移植,对糖尿病重症患者来说是一种更直接的治疗方法,然而面对供体缺乏、移植费用高、免疫排斥等问题不能在临床上广泛应用。而借助干细胞技术,在糖尿病患者体内重建胰岛素分泌体系,根本上改变胰岛功能,为糖尿病从治疗走向治愈开辟了蹊径。因此,糖尿病患者有望利用干细胞诱导成为胰岛素生成细胞后移植、干细胞免疫调节法、干细胞直接移植和结合组织工程材料后移植等干细胞技术,改变传统糖尿病药物和胰岛素无法实现的对血糖变化的实时响应、控制糖化血红蛋白含量,提高胰岛β细胞再生修复,降低胰岛素抵抗作用,降低糖尿病并发症的发生发展,彻底治愈糖尿病。

总之,由于干细胞拥有自我更新与增殖分化的能力,我们可以利用干细胞技术,在体外研究营养素或其他食物活性成分在机体组织器官发育、修复与再生中的作用及相关机制,使研究工作更加直观与简便。虽然干细胞研究还处于初级阶段,很多问题还亟待解决,但其潜在的应用前景,仍然吸引了众多科研工作者的关注,再加上各国政府的大力支持,相信在不久的将来,干细胞技术将不断突破前沿,为人类健康做出巨大贡献。

（孙长颢　路慧敏　李杰　王茂清

侯绍英　赵艳　初霞）

参 考 文 献

1. M. R. 格林,J. 萨姆布鲁克. 分子克隆实验指南. 第 4 版. 贺福初,译. 北京:科学出版社,2017.

2. Jorg Reinders,Albert Sickmann. Proteomics:methods and protocols. 蛋白质组学:研究方法与实验方案. 北京:科学出版社,2018.

3. 贾伟. 医学代谢组学. 上海:上海科学技术出版社,2011.

4. 成军. 现代细胞凋亡分子生物学. 第 2 版. 北京:科学出版社,2012.

5. 华进联. 干细胞研究与应用. 北京:中国农业科学技术出版社,2016.

6. 章静波,刘星霞. 简明干细胞生物学. 北京:化学工业出版社,2014.

7. Wolfgang R. Streit. Metagenomics Methods and Protocols. 2nd ed. New York:Humana Press,2010.

8. Davis MA. Apoptosis Methods in Toxicology,Methods in Pharmacology and Toxicology. New Jersey:Humana Press,2002.

9. Keohavong P,Grant SG. Molecular Toxicology Protocols. 2nd ed. New York:Humana Press,2014.

10. Shendure J,Balasubramanian S,Church GM,et al. DNA sequencing at 40:past,present and future. Nature,2017,550(7676):345-353.

11. International Human Genome Sequencing Consortium. Initial sequencing and analysis of the human genome. Nature,2001,409:860-921.

12. Sun Z,Cunningham J,Slager S,et al. Base resolution methylome profiling:Considerations in platform selection,data preprocessing and analysis. Epigenomics,2015,7:813-828.

13. Sandmann T,Jakobsen JS,Furlong EE. ChIP-on-chip protocol for genome-wide analysis of transcription factor binding in Drosophila melanogaster embryos. Nat Protoc,2006,1(6):2839-2855.

14. Li J,Liu S,Li S,et al. Prenatal exposure to famine and the development of hyperglycemia and type2 diabetes in adulthood across consecutive generations:a population-based cohort study of families in Suihua,China. Am J Clin Nutr,2017,105(1):221-227.

15. Chait BT. Mass spectrometry:bottom-up or top-down? Science,2006,314(5796):65-66.

16. Wang J,Jia H. Metagenome-wide association studies:fine-mining the microbiome. Nat Rev Microbiol,2016,14(8):508-522.

17. Li J,Jia H,Cai X,et al. An integrated catalog of reference genes in the human gut microbiome. Nat biotechnol,2014,32(8):834-841.

18. Robinton DA,Daley GQ. The promise of induced pluripotent stem cells in research and therapy. Nature,2012,481(7381):295-305.

19. Sneddon JB,Tang Q,Stock P,et al. Stem Cell Therapies for Treating Diabetes:Progress and Remaining Challenges. Cell Stem Cell,2018,22(6):810-823.

第九章

食物营养相关功能研究方法

食物的基本作用除感官功能(通过色、香、味、形等刺激食欲)外,还必须具有重要的营养功能,即为人体提供足够的能量和蛋白质、脂类、碳水化合物、矿物质、维生素等各种营养素,以满足新陈代谢、生长发育、组织修复和健康维持的需要。大量研究表明,食物中还含有大量生物活性成分或功能因子,如活性肽、活性寡糖与多糖、活性油脂、黄酮多酚类物质、皂苷、萜类、硫化物等,甚至还包括双歧杆菌、乳杆菌、链球菌等益生菌。富含上述成分或以其为基础开发的保健食品,还具有特殊的生理调节功能。对食物营养相关功能的评价研究,通常采取动物实验或人体试验,无论是人体试验还是动物实验,其研究方案都必需通过伦理委员会的审查批准,人体试验还必需得到受试对象(监护人)的知情同意。本章重点介绍营养相关功能的研究方法。

第一节 生长发育实验

生长指的是各器官、系统、身体的长大,形态的变化。有相应的测量值,即有量的变化,如骨量、肌重、血量、身高、体重、胸围、坐高等。发育则指细胞、组织、器官功能的分化与成熟,是机体质的变化,包括情感-心理的发育成熟过程,如免疫功能的建立,思维记忆的完善等。成熟意味着生长和发育过程达到一个比较完备的阶段,个体在形态、功能方面已全面达到成年水平。医学上所称生长发育,通常指狭义的个体发育,即由受精卵生殖细胞到形成成熟的个体(以性功能成熟为标志)的全过程。

营养是保证正常生长发育、身心健康的物质基础,尤其是足够的能量和优质的蛋白质、各种维生素、矿物质等,更为生长发育迅速、新陈代谢旺盛的儿童青少年所必需。营养素缺乏,各种营养素的摄入不均衡,膳食结构不合理等,都会引起生长发育迟缓。对于生长发育的评价,可采取动物实验或人体试验。在动物实验中,应根据受试物作用的阶段不同,在不同时间给予受试物。例如,在妊娠期至哺乳期给予母体受试物,观察受试物是否能通过胎盘和乳汁进入胎鼠或仔鼠体内,并通过检查哺乳期仔代和离乳后仔代的生长发育(包括功能发育)来确定受试物是否具有对仔代生长发育的影响;也可以在仔鼠断乳后给予受试物,观察受试物对仔鼠体重和身长增长、神经发育及学习记忆能力等的影响。此外,还可通过人体试验,观察受试物对人体生长发育各指标所起的作用,进而评价受试物的功能。

一、动物实验

(一)器材

放大镜、天平等。此外,尚需检查仔鼠生理反射和行为等功能的特殊器材,如自主活动测定仪、Morris 水迷宫、Y 迷宫、开阔场木箱等。

(二)动物

性成熟的雄、雌大鼠或小鼠按 1∶1 合笼交配。次日起检查阴栓,以确定雌鼠受孕的时间。

(三)给予受试物

一般采用胚胎器官形成期(受孕后 6~15 天)内连续给予受试物。也可在仔鼠断乳后给予受试物。

(四)观察指标

1. 母鼠 一般状态、体重、摄食量、孕鼠产仔率和出产率。

2. 仔鼠 将各窝仔鼠调整到数量一致(每窝 8~10 只,雌雄各半)。

(1)一般状态和有无外观畸形检查。

(2)仔鼠的身长、体重测量及食物利用率计算。

(3)各组仔鼠的存活率。

(4)生理发育的检查:耳廓分离、门齿萌出、开眼、长毛、阴道开放和睾丸下降时间(表 3-9-1)。

表 3-9-1 发育评价指标一览表

项目	内容
胎仔情况	活胎数、雌雄比例、死胎数、分娩胎仔总数
体重	记录出生时及出生后 4 天、7 天、14 天、21 天、28 天、56 天幼鼠的体重
发育指标	耳廓分离时间
	门齿萌出时间
	睁眼时间
	长毛时间
	阴道开放时间
	睾丸下降时间

(5)神经发育、自发行为和学习记忆指标

1)平面翻正实验:将仔鼠仰面置于一木质平面上记录其完全翻正(以四肢着地为标准)所需时间及各日龄仔鼠反应的阳性率。仔鼠在生后 1~5 天进行该项测试。每天 1 次,每次观察 60 秒。

2)前肢握力实验:将仔鼠的前肢放在一固定在水平位置的横杆上,待其前肢握住横杆后,松开,记录握杆持续时间及各日龄仔鼠反应的阳性率。仔鼠在生后 10~25 天进行该项测试,每天 1 次。

3)悬崖回避实验:将仔鼠放置于木板平台边缘,鼠的头和前趾越过边缘,记录 60 秒内向旁移动的时间及各日龄仔鼠反应阳性率。仔鼠在出生后 1~5 天进行该项测试,每天 1 次。

4)负趋地性实验:将仔鼠头向下放在一个坡度为 25 度的粗糙平面上,记录其转头 180 度所需的时间及各日龄仔鼠反应的阳性率。在出生后的 2、4、6、8、10 天进行该项测试,每天 1 次。

5)空中翻正实验:将动物四足朝天从空中掉下,则可清楚地观察到在下坠过程中,首先是头颈扭转,然后前肢和躯干跟着也扭转过来,最后后肢也扭转过来,当下坠到地面时由四足着地。这一翻正型反射包括一系列反射活动,最先是由于头部位置不正常,视觉与内耳迷路感受刺激,从而引起头部的位置翻正。

6)Morris 水迷宫实验:可采用一个大容器,内装 27~30℃水,在容器一端置一平台,将动物放入水中让其游向平台,观察其游泳的姿势,四肢利用情况及游泳方向,并记录游泳的时间和行为,评价其游泳能力和发育情况。从 6 天龄至成年大鼠都可用该实验测试其运动力和实验动物对空间位置感和方向感(空间定位)的学习记忆能力。

7)旷场实验:主要用于观察实验动物在新异环境中的自主行为、探究行为与紧张度。采用开阔木箱 100cm×100cm×50cm,无盖,25 个等面积的方格,将仔鼠放入中央格内,每只观察 10 分钟或 15 分钟,观察项目如下:①在中央格内停留的时间;②穿行格子数(≥3 只爪进入格内计为一格);③直立次数(两前爪离地≥5cm 计为一次);④嗅探次数;⑤排尿次数;⑥排便粒数。

8)高架十字实验:实验开始时将小鼠从中央格面向闭合臂放入迷宫,记录 5 分钟内的活动情况。观察指标包括:开放臂进入次数(必须有两只前爪进入臂内),开放臂停留时间,闭合臂进入次数,闭合臂停留时间。计算开放臂停留时间比例,开放臂进入次数比例,高架十字迷宫中总进入次数。实验完成后将小鼠取出,将两臂清理干净,喷洒酒精除去气味,最后用动物行为学软件进行数据分析。

(五)注意事项

行为受遗传和环境及其相互作用的影响。基因的变化(如转基因、基因敲除或下调等)最终表现为与基因相关的行为变化;环境的变化(如声、光、电的刺激和药物的处理)不仅其本身可直接影响动物的行为,而且可通过对相关基因的影响而改变动物的行为。学习和记忆更是这种相关基因与环境相互作用的行为表现的一种形式。行为的轻微改变可被机体代偿能力所掩盖,是动物应付环境变化的主要手段之一。因此,在行为学实验中要注意以下几个问题:

1. 常采用 1 组(2 个以上)测试方法,形成测试组合(test battery)以增加行为学指标的特异性和准确性。

2. 在隔音室和半隔音室里进行,室内温度、湿度和光照度应适宜和保持一致。

3. 最好采用近交系动物　实验前数天将动物移至实验室以适应周围环境,实验者必须天天与动物接触如喂水、喂食和抚摸动物。动物在 24 小时内有其活动周期,即不同

时相处于不同的觉醒水平,故实验应选择适宜时间进行,前后两天的实验要在同一时间段完成。

4. 动物在迷宫遗留的气味,对下一只动物的迷宫操作影响很大。因此,在两次测试之间,须用 70% 酒精清洁迷宫,以消除残留气味对下一只动物的导向作用。

5. 减少非特异性干扰,如情绪、注意、动机、觉醒、运动活动水平、应激和内分泌等因素。

二、人体试验

对人体来说,其生长发育调查的内容非常广泛,包括人体形态、生理、生化及心理行为等许多方面。常用指标有:①形态指标:如身高、体重、坐高、胸围、体脂比和 BMI 指数等。②功能指标:包括生理方面的功能指标和生化方面的功能指标,功能指标比形态指标更能反映环境因素的影响。生理方面的功能指标有反映肌肉力量的握力、拉力和臂肌力等,反映心血管功能的脉搏、心率和血压,反映呼吸功能的呼吸频率、呼吸差、肺活量、肺通气量等;生化方面的功能指标有反映肌肉代谢水平的血、尿肌酐指标,反映骨代谢水平的尿羟脯氨酸(这两类指标也都能在一定程度上反映蛋白质营养水平),还有血红蛋白、免疫功能及各种内分泌激素等。③素质指标:反映儿童少年运动能力的发育,包括力量、速度、耐力、灵敏性、柔韧性、平衡和协调能力等。④心理指标:心理发展包括感知觉、言语、记忆、思维、想象、动机、兴趣、情感、性格、行为以及社会的适应性等多方面,通常不能通过单项指标反映,而要通过专门设计、经过认证和标准化的测试量表评价。

(一)分组和方法

一般选取学龄儿童进行。采用自身对照及组间对照设计,根据体重、性别、年龄、智商和家庭经济水平等将受试者分为试食组和对照组,按照统计学方法计算出满足相应检验效能的最小样本量,按双盲法进行试验。试食组每天按推荐方法和推荐量服用受试物(受试物保证对人体安全,无毒无害)。对照组服用颜色、剂型、外观、口感、包装等与受试物一致的安慰剂,服用期限、方法等同试食组。试验期间不改变原来的饮食习惯。

1. 受试者纳入标准　选择无器质性疾病,身高或者体重低于同年龄平均水平 1 个标准差内的 6~10 岁儿童。

2. 受试者排除标准　急性、慢性腹泻的儿童;有心、肝、肾和造血系统等全身性疾病的儿童;短期内服用与受试物功能有关的物品,影响到对结果的判断的儿童;未坚持服用受试样品的儿童。标准可根据受试物不同及研究目的不同而进行相应调整。

(二)观察指标

1. 形态指标　体重、身高、坐高、胸围、上臂围、皮褶厚度(脐旁 1cm、肩胛下 1cm、三头肌等三处)、体质指数(体重 kg/身高 m^2)、体脂比(%)和瘦体重(水下称重法)、kaup 指数(体重 kg/身高 $cm^2 \times 10^4$)等均按常规方法测定。反映营养状况,5 岁以下以上臂(放松)围最敏感;5 岁以上宜选肱三头肌和肩胛下皮褶厚度。

2. 生理、生化检验　包括心肺功能、肌酐、血红蛋白、红细胞及白细胞计数、右腕骨密度、甲状腺激素、转氨酶等。

骨密度用骨密度仪测定,心肺功能可采用心肺功能测定仪,其他用临床生化常规法测定。

3. 素质指标 常用某一运动项目反映一种素质特征,如:①50m 跑,反映速度;②10m×4 往返跑,反映灵敏性;③50m×8 往返跑、1000m(男)或 800m(女)跑,反映速度耐力;④仰卧起坐反映女子腰腹肌力,引体向上反映男子肩背肌力;⑤立位体前屈,反映柔韧性等。

4. 神经-心理指标

(1)筛查性量表:筛查性量表用于筛查是否存在发育异常,异常者要进一步进行诊断性检查,以便尽早进行病因诊断、及时治疗及干预。目前,我国常用的发育筛查量表主要有以下四种:

1)新生儿行为评估量表(neonatal behavioral assessment scale,NBNA):适用于 0~1 月龄婴儿,包含原始反射、行为能力、主动肌张力、被动肌张力、视听定向力等五部分;

2)认知应物测验/临床语言、听力里程量表(cognitive adaptive test/clinical linguistic and auditory milestone scale,CAT/CLAMS):适用于 0~36 月龄婴儿,是针对婴幼儿的发育评价量表,包括语言发育商(developmental quotient,DQ)、视觉活动/应物能 DQ 和认知 DQ 三个部分。

3)年龄与发育进程问卷-第三版(age & stage questionnaires-chinese,ASQ-C):适用于 1~66 月龄婴幼儿,筛查婴幼儿认知运动发育情况、沟通、粗大动作、精细动作、解决问题、个人-社会,是用于早期筛查婴幼儿发育行为的简易工具。

4)丹佛发育筛查法(Denver developmental screening test,DDST):适用 2 个月至 6 岁婴幼儿智力发育问题,反应个人-社会适应性行为、粗大动作、精细动作、语言四个能区。

(2)诊断性量表:诊断性量表内容全面而复杂,检测结果能较精确和客观的反映儿童的心理行为发育水平,从而对发育迟缓的儿童做出诊断性评价,主要有以下四种:

1)盖塞尔(Gesell)发育量表:适用于 1~36 月龄婴幼儿,是关于婴幼儿的发育诊断量表,主要由"适应性、大运动行为、精细动作行为、语言行为、个人社交行为"构成。

2)Bayley Ⅲ婴儿发育量表:能全面评估从出生到 42 个月婴儿的认知、语言、身体动作、社会性情绪和适应性行为。

3)Stanford-Binet 智能量表:适用年龄为 2~18 岁,包括具体智能(感知、认知、记忆)和抽象智能(思维、逻辑、数量、词汇)两部分。

4)中国儿童发展量表(child development center of China,CDCC):适用于 0~36 月龄婴幼儿,是根据贝利量表及我国儿童具体状况改良而成的标准化量表,分智力发育指数(mental development index,MDI)和心理运动发育指数(psychomotor development index,PDI)两个部分。MDI 评估记忆力、解决能力、辨别力、分类、语言和社交能力。PDI 评估大运动及精细运动。根据成功完成的项目总数得出智力和运动发育的原始分值,再参照对象被测试时的年龄转换为 MDI 和 PDI 的标准分值。

5. 食欲 可对实验对象及其家长调查及实验者直接观察,按以下标准评分:食欲旺盛 5 分、食欲正常 4 分、食欲起伏不定及挑食 3 分、厌食与食量过少 2 分。实验期开始时及开始后每 2 周检查记录一次。如有偶发异常情况如胃肠炎干扰,要记录并在评定时予以考虑。

(郝丽萍 刘烈刚)

第二节 学习记忆行为实验

学习记忆的本质是动物改变自身行为或产生新行为以便适应生活环境的必要过程。对于人类而言,学习记忆是思维活动的基本环节,是智力活动中诸多要素(观察力、注意力、记忆力、判断力和想象力等)的重要成分。学习记忆的过程大致可以分为获得、巩固和再现三个阶段。获得(acquisition)是机体感知外界事物,通过感觉系统向脑内输入信号的阶段,就是学习阶段。这个阶段易受外界因素的影响,注意力对获得信息的效果影响很大。巩固(consolidation)是获得的信息在脑内编码储存和保持的阶段。如果信息对个体的意义很大,印象深刻,或者该个体反复应用某些信息,那么这些信息就会保持较长的时间。再现(retrieval)又称为再认,是将脑内储存的信息提取出来使之再现于意识的过程,即通常所谓的回忆过程。

学习记忆是一种心理过程,不可能直接测量,只有根据观察到的刺激反应来推测脑内发生的过程。对脑内记忆过程的研究只能从人类或动物学习某项任务后间隔一定时间,测量他们的操作成绩和反应时间来衡量这些过程的编码形式、贮存量和他们依赖的条件等。目前,已经建立了大量的学习记忆研究的行为学方法,各有优缺点。现将从动物和人体两个方面来具体阐述学习记忆的实验方法。

一、动物实验

动物实验中,常见的学习记忆检测方法主要可以分为四个大类:①被动回避实验:包括跳台实验、避暗实验、两室实验等;②主动回避实验:包括跑道回避、穿梭箱实验、爬杆实验等;③迷宫实验:包括 Y 型迷宫实验、T 型迷宫实验、Morris 水迷宫实验等;④其他类实验:包括条件性恐惧实验、物体识别实验等。本文分别从原理、仪器设备、实验方法、观察指标和优缺点等多方面对常用的几种动物学习记忆评估方法进行简述。

(一)被动(抑制性)回避实验

被动回避实验通过动物学会去掉某种特定行为而逃避厌恶的事情,主要包括跳台实验、避暗实验、两室实验等。此类实验只须对动物进行短期训练,避免记忆获取和巩固的重叠。

1. 跳台实验(step-down test) 跳台实验是以电击为刺激促使动物被动回避从而建立条件反射的一种行为学检测方法,主要用于中枢神经系统药物干预效果的评价。

(1)原理:在一个开阔的空间里,动物大多时间都在边缘与角落里活动。在方形空间中心设置一个高的平台,底部铺以电棒可以通电。当把动物放在平台上时,它会立即跳下平台,并向四周进行探索。如果动物跳下平台时受到电击,其正常反应是跳回平台以躲避伤害性刺激。多数动物可多次跳至电栅上,受到电击后又迅速跳回平台。多次训练后,动物形成记忆而不跳下平台。药物或其他因素(如脑损伤)的改变会增加或者削弱这种记忆保存时间。

(2)实验装置:装置是大小为 10cm×10cm×60cm 的测试箱,平均分成 5 间,底面是可以进行 36V 连续电刺激的铜栅,每个反应箱内右后角置一高度和直径均为 4.5cm 的平台。

(3)实验方法及观察指标

1)训练期:训练时将动物放入跳台箱内适应 3~5 分钟,然后底部电棒通交流电,动物受到电击后的正常反应是跳上平台躲避伤害刺激。训练期内如果该动物未跳下平台则弃去不用。

2)实验期:训练后根据具体实验目的,在一定时间内(一般是 24 小时)将动物再次放在平台上,观察 3~5 分钟,记录动物第一次从平台跳下所需时间,即跳台潜伏期(set down latency,SDL)和观察期内跳下平台的次数,即错误次数(error time,ET)。

(4)优缺点

1)优点:简便易行,根据实验设备的不同,一次可同时实验多只动物(6 只动物),可实现组间平行操作。既可观察药物对记忆过程的影响,也可观察对学习的影响。有较高的敏感性,尤适合于初筛。

2)缺点:动物的回避性反应差异较大,因此需要检测大量的动物。如须减少差异或少用动物,可对动物进行预选或按学习成绩好坏分档次进行实验。

2. 避暗实验(step-through test)　避暗实验主要反映动物非空间记忆的改变,可反映小鼠短期(5~30 分钟)和长期(通常为 24 小时)的学习和记忆能力。

(1)原理:小鼠和大鼠都有嗜暗的习性,利用此习性设计一个由小洞连接的两个空间,一边明,一边暗。暗室的底部通电,并连接一个计时器。计时器在实验开始时打开,当小鼠进入暗室被电击后,计时器停止,此时计时器记录的时间即为潜伏期时间。

(2)实验装置:40cm×12cm×12cm 的条件反射箱是由明室和暗室及两室之间 3cm 直径的洞口组成,箱底有等距的铜栅,暗室的铜栅可通入 36V 电流。

(3)实验方法及观察指标:实验时将小鼠面部背向洞口放入明室,同时启动计时器。动物穿过洞口进入暗室受到电击,计时器自动停止,取出小鼠,记录每只小鼠从放入明室至进入暗室遭电击所需的时间,此即潜伏期,训练 5 分钟,并记录 5 分钟内电击次数。24 小时后重作测验,记录每只动物进入暗室的潜伏期和 5 分钟内的电击次数,并计算 5 分钟内进入暗室(错误反应)动物的百分率。以上实验步骤为记忆获得过程。停止训练 5 天后进行一次或多次记忆消退实验(即记忆再现过程)。

(4)优缺点

1)优点:简便易行。根据需要设计反应箱的多少,同时训练多个动物,可实现组间平行操作。以潜伏期作为指标,动物间的差异小于跳台法。对记忆过程特别是对记忆再现有较高的敏感性。

2)缺点:动物的回避性反应差异较大,因此需要检测大量的动物。如须减少差异或少用动物,可对动物进行预选或按学习成绩好坏分档次进行实验。

3. 两室实验(two rooms test)

(1)原理及实验方法:啮齿类动物在一个开阔的领域,喜欢进入墙壁内的任一凹陷处并藏在那里。将它们放在一个大盒子里,盒子通过一个小口与一个小暗室相连,动物可以迅速发现暗室入口并进入暗室中,然后它大部分时间都待在暗室中。记录动物待在明室和暗室中的时间,第一次进入暗室所需时间(潜伏期),并将动物从一个室进入到另一个室的次数作为一个辅助指标。

(2)观察指标:动物在大室与小室内的时间。

(3)优缺点:简便易行,适用于初筛药物。缺点是动物的回避性反应差异较大,因此需要检测大量的动物。

(二)主动回避实验

主动回避学习是一种基本的行为现象。正如在其他行为学仪器条件下动物通过对厌恶刺激前的条件刺激作出适当的反应,从而学会控制非条件刺激的应用。回避学习的第一步通常是逃避,由此成为终止非条件刺激的一个反应。一般认为主动回避实验主要反映动物的非陈述记忆的能力。方法主要包括跑道回避、穿梭箱回避、爬杆法等。

1. 跑道回避(runway avoidance task)　跑道回避实验简单易行,但实验动物的反应差异性较大,只能用于初筛实验。

(1)原理:在简单的回避环境条件中,加以有特征的使动物逃避危害的难度。直接的回避环境为一个固定的动物可以穿过的斜坡。动物在规定的时间内到达安全区以后,就可以避免受到电刺激。

(2)观察指标:动物在第一天训练和第二天测试的两天中到达安全区域所需要的时间,及错误次数(未能到达安全区)。

(3)优缺点:简单易行,但动物的反应差异性较大,只能用于初筛实验。

2. 穿梭箱实验(双向回避实验)(shuttle box test)　通过声音(光)和电击刺激动物,使其学会逃避,形成条件反射,进而评估动物学习记忆能力的改变。穿梭箱回避实验常用来评价动物学习记忆和行为改变,并在实验过程中可以了解动物处于兴奋还是抑制的状态。

(1)原理:动物通过学习能回避有害的刺激。穿梭实验底部为不锈钢栅,使用电流加非条件刺激,电击动物足底。顶部配置有噪声发生器或光源,用来产生条件刺激。条件刺激数秒后电击。若在条件刺激安全间隔期内动物逃向安全区则为主动回避反应;如果未逃向安全区,则通以交流电,电击后逃向安全区的为被动回避反应,此为一个循环周期。经过反复训练后,只给条件刺激,动物即逃到对侧安全区以逃避电击,此即形成了条件反射或称主动回避反应。主动回避时间是指动物接受条件刺激的时间长短,该值越短,说明动物主动回避反应越迅速,学习记忆能力越强。

(2)实验装置:穿梭实验视频分析软件、穿梭箱(大小鼠、底部可通电)、SuperShocker 刺激控制器以及隔音箱、扬声器、视频设备。

（3）实验方法及观察指标

1）在实验前1~2天，每天抚摸实验动物1~5分钟，借以消除实验动物对实验操作人员的恐惧。

2）训练期：先让动物在测试箱中自由活动5分钟，以消除探究反射。将动物置于穿梭实验箱电击区。先给予条件刺激（灯光）和（或）蜂鸣音（纯音刺激）20秒（时长可调节），然后给以10秒（时长可调节）的电刺激（电流强度为0.2~0.8mA，可调节）。如果在亮灯或声音响20秒内大鼠逃向安全区就为主动回避反应，电击后才逃向安全区则为被动回避反应。经过数次训练后，大鼠可逐渐形成主动回避性条件反应，从而获得记忆。共训练30~50次，即设定测试次数为30~50次。

3）正式测试期：做实验时，将实验动物置于穿梭箱电击区，方法步骤同训练期。记录动物遭受电击的次数（被动回避的次数）以及动物主动回避的次数；也可以记录动物主动回避平均反应时间，该值越小，说明动物主动回避反应越迅速。

（4）优缺点：优点是在实验期间实验者不必触摸动物，因此，穿梭箱更容易自动控制，从动物的反应次数也能了解动物处于兴奋或抑制状态。缺点是由于缺乏永久的安全区、缺乏单一的仪器反应，具有变化性的逃避程度及过多的情绪因素。

3. 爬杆实验（pole-climbing test）

（1）原理：电击为非条件刺激，某种光或声音信号为条件刺激，动物在电栅底受到电击一定时间内爬杆为逃避反应，给以条件刺激后，未受到电击前即行爬杆为主动回避反应。记录此条件反射建立过程中的主动回避反应指标可反映实验动物的学习、记忆能力的变化。

（2）实验装置：该装置主要是由一竖着的木杆和电栅底板组成的爬杆反应箱。

（3）实验方法及观察指标：先让动物在实验箱中自由活动1~2分钟，以适应环境。先给予条件刺激（灯光）和（或）蜂鸣音5~10秒，然后再加上非条件刺激，即通过箱底部栅板给予电刺激（电击强度为30V，50Hz），持续20~25秒（非条件刺激加条件刺激共30秒作为爬杆时间）。如果在亮灯后电击前动物出现爬杆反应为主动回避反应（active avoidance reaction，AAR），电击后才出现爬杆反应为被动回避反应（逃跑反应）。无论动物在何时出现爬杆反应，即刻终止实验，间隔90秒后，再进行下一次训练。如果电击30秒内动物不爬到杆上，则轻轻将鼠放置杆上，使动物学会爬杆。如果鼠爬到杆上30秒仍然不下来，则轻轻将大鼠拿下来。经过数次训练后，大鼠可逐渐形成主动回避性条件反应，从而获得记忆。每次实验要训练30次，如果训练间隔期间（90秒）出现10次以上反应（即爬杆现象），则将该动物淘汰。以正确反应率连续3天都在80%以上为习得标准。消退：只给予灯光信号5秒，不给予电击，观察习得以后不同时间AAR正确率的变化。实验通过不同组动物AAR习得率以及消退比较评价学习记忆能力。

（三）迷宫实验

1. Morris水迷宫（Morris water maze）

（1）原理：Morris水迷宫是首选的研究动物空间学习与记忆能力的经典实验，广泛应用于药物研发、心理学、神经科学和毒理学等多个领域。其原理是利用啮齿类动物天性怕水而又善于游泳的特性，连续训练多日后，使其学会找到水池内位于水下的逃逸平台，从而进行相关的中枢神经系统功能研究。Morris水迷宫主要用于评估啮齿类动物的空间学习记忆能力，实验过程中不需要电击和食物剥夺，没有嗅觉信息的干扰，但动物存在游泳的压力。

（2）实验装置：Morris水迷宫由一个圆形水池（大鼠对应的规格为直径150cm，高度50cm；小鼠对应的规格为直径120cm，高度50cm）和一个逃逸平台（大鼠对应的规格为直径12cm，高度22cm；小鼠对应的规格为直径10cm，高度22cm）组成。如图3-9-1所示，水池分为四个象限，位于水面上方的四个象限分界线上方分别贴有不同颜色的正方形、圆形、三角形和五角星作为参照图案，任选其中一个象限正中放置逃逸平台，水位控制在逃逸平台上方1~2cm处，水内撒入奶粉或墨汁混匀直至动物看不到逃逸平台为止（为便于摄像机采集追踪小鼠的游泳轨迹，浅色小鼠选用深色背景，同理，深色小鼠一般用浅色背景）。图像采集由水面正上方的数字摄像头全自动跟踪记录，实验结果分析由系统自动统计处理完成。

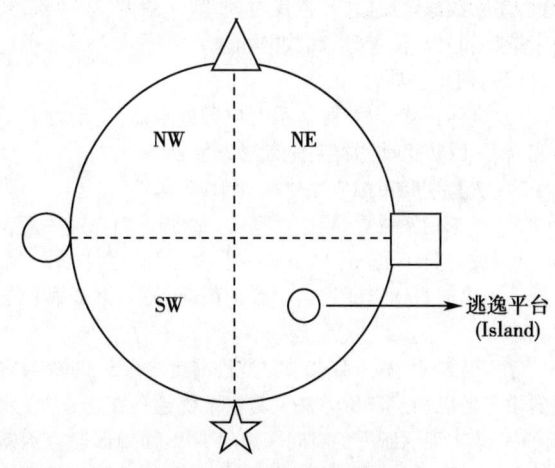

图3-9-1　Morris水迷宫示意图
注：NE:东北；SW:西南；NW:西北

（3）实验方法：Morris水迷宫实验由定位航行实验和空间搜索实验两部分组成。在正式实验前进行适应性训练一天，把动物面朝池壁放入水中，待其自由游泳2分钟后取出，擦干水分收入笼中。

定位航行实验（place navigation）：用于测量受试鼠对水迷宫学习和记忆的能力。

定位航行实验于每天同一时间段进行，持续6天。每只动物测试3次，单次测试时间为1~2分钟。动物第一次入水象限为逃逸平台所在象限的对面象限，其他两次由不同象限随机入水（除逃逸平台所在象限外），入水点在每个象限池壁1/2处。动物入水后开始计时，从入水到找到逃逸平台的时间即为逃避潜伏期，动物找到逃逸平台后允许其在平台上停留10~20秒，未在规定的1~2分钟之内找到逃逸平台的动物，逃避潜伏期记为2分钟，实验人员辅助动物找到平台,并使其停留 10~20 秒,若动物在平台停留阶段掉落水中则重新计时。实验结束后将动物从平台取下,休息 30 秒后进行下一次实验。取 2~4 次测试成绩的平均值作为每天每只动物的测试成绩。主要的评价指标包括逃避潜伏期、游泳轨迹、游泳速度、总运动距离等,用以评价动物的学习记忆能力。

空间搜索实验(spatial probe test):用于测量受试鼠学会寻找平台后,对平台空间位置记忆的能力。定位航行实验结束后 24~48 小时内,撤去逃逸平台,开始空间搜索实验,动物的入水点在原平台象限的对面象限。动物在水池内自由游泳 1~2 分钟,记录动物在目标象限(原平台所在象限)的滞留时间以及进入这个象限的次数。选择动物在原平台象限滞留时间百分比、经过平台次数、第一次经过平台时间、有效区域运动时间及进入次数、游泳总路程以及游泳平均速度等作为评价指标,用来评价动物空间记忆能力的保持情况。此外,可根据实验需要改进实验方案,例如,间歇出现平台或放置双平台,能够提高对动物空间学习和记忆能力测量的敏感性。

(4) 数据采集和处理:由 Morris 迷宫图像自动监视处理系统完成。该系统由计算机和图像采集卡、摄像监视器等为主要扩展硬件构成。利用图像软件包提供的各层次库函数,完成数据采集(包括搜集时间、朝向角度、运动轨迹、搜索策略和入水位置等)和数据处理。

(5) 注意事项

1) 实验正式开始后,实验者应远离水池,使动物看不见实验者,以防止动物将实验者视为参考物。

2) 实验期间水温应保持在 24℃±2℃。

3) 参考图案位置、顺序及室内光线强度应保持不变。

4) 放实验小鼠入水时,一手提住小鼠的尾部,另一手可托住小鼠的身体以便控制小鼠的面向,使小鼠能面朝池壁入水。

(6) 优缺点:Morris 水迷宫是目前世界公认的较为客观的学习记忆功能评价方法。其主要优越性在于:①在水迷宫中,动物训练所需的时间较短(1 周),而臂形迷宫则需要几周的训练时间;②迷宫内的线索,例如气味可以被消除掉;③大的剂量-效应研究可以在一周内进行;④可以利用计算机建立图像自动采集和分析系统,根据所采集的数据,制成相应的直方图和运行轨迹图,便于研究者对实验结果作进一步分析和讨论,用来研究有关大鼠运动或动机问题;⑤动物在实验中可以不禁食。从理论上讲,水迷宫实验是一个厌恶驱动的实验,而臂形迷宫实验是食欲驱动的实验。

2. 放射臂迷宫(radial arm maze)

(1) 原理:放射臂迷宫的实验原理是在动物饥饿状态下,连续训练多日,其可凭记忆快速选择出正确放置食物的臂从而获得食物,广泛用于检测给药或研究动物学习记忆功能的变化情况。放射臂迷宫可以评估工作记忆和参考记忆,与 Morris 水迷宫相比,放射臂迷宫更易于评估和操作,但需要对动物进行食物剥夺;该迷宫使用食物作为诱饵,动物可凭嗅觉来寻找食物。

(2) 仪器和设备:放射臂迷宫由一个中央枢纽和周围的放射臂组成,标准臂的数量有八个。八臂迷宫的实验装置由中央平台和八条放射状臂(长 425mm×宽 100mm×高 225mm)组成,每条臂末端有喂食槽(直径 25mm,深度 18mm)。迷宫中央区上方的一般配备数字摄像头,跟踪记录实验动物的运动轨迹。

(3) 实验方法:正式实验前两天进行适应性训练,放置若干食物在中央平台区及各臂,在八臂迷宫中央平台区同时放入 3~4 只动物,允许它们自由活动和摄食,时间为 10 分钟,每天上下午各一次,持续 2 天,以适应迷宫内部环境。在实验开始前 24 小时给动物禁食,之后每日限制性给食,自由摄水,以使其体重在实验期间保持在原体重的 85% 左右。实验共历时 6 天,每天上午进行测试,每只动物测试一次,单次测试时间为 10 分钟,在八条臂中随机选取四条臂作为投食臂,在喂食槽内放置食物且实验期间投食臂位置均保持不变,实验期间室内光线强度以及参考物也均保持不变。实验者将动物放置于中央平台区,用透明罩罩住动物,10 秒后将透明罩取走,同时开始计时直至动物吃完四条臂内的食物或 10 分钟后将动物取出,动物在实验中再次进入已经吃过食物的臂的次数为工作记忆错误,进入未放置食物的臂的次数为参考记忆错误。每只动物完成一次实验后用 75% 乙醇擦拭实验装置,去除气味以免对其他动物造成影响。

(4) 数据采集和处理:实验利用迷宫中央区上方的数字摄像头全自动跟踪记录,可选取潜伏期、工作记忆错误、参考记忆错误、总入臂次数、正确率以及轨迹图等作为学习记忆的评价指标。也有结合水迷宫创造出的放射臂水迷宫,在八个臂中选择一个臂在水下设置逃生平台,动物从剩余的七个臂随机入水,这类迷宫不需要对动物进行食物剥夺,同时避免了嗅觉信息干扰,但实验动物在这种水迷宫中无法有效寻找水下逃生平台,也许这种水迷宫并不适用于鼠类实验动物。

(5) 优缺点:适合于测量动物的工作记忆和空间参考记忆,并且其重复测量的稳定性较好。但有些药物(如苯丙胺等),可以影响下丘脑功能或造成食欲缺乏,影响食欲动机,致使动物不能很好地完成迷宫实验。

3. T 型迷宫(T-maze)

(1) 原理:T 型迷宫广泛应用于研究不同脑区对工作记忆、条件识别学习以及交替行为等的影响,与药物研制或毒理学研究密切相关。与八臂迷宫实验原理相似,T 型迷宫利用食物诱导,从而对动物学习记忆及空间定位能力进行分析。

(2) 仪器和设备:T 型迷宫由两条目标臂(长 46cm×宽 10cm×高 10cm)和一条垂直于两条目标臂的起始臂(长 71cm×宽 10cm×高 10cm)组成,目标臂末端设有食物槽,起始臂末端有个起始箱,起始箱和起始臂之间由一隔板相隔离。

(3) 实验方法:实验前先限制动物饮食以使其体重保持在原体重的 85% 左右。在实验适应阶段,让动物熟悉迷宫并学会跑到左右目标臂尽头来获取食物,允许每只动物在迷宫中滞留 20~30 分钟。实验正式开始后,每只动物进行 10 回实验,每回包括强制次和选择次各 1 次,时间间隔 60 秒。强制次为随机选取左右方向各 5 次,按选好的方向将隔板放在非目标方向侧,阻止动物进入非目标方向臂,在食物槽内放置一粒食物,待动物进入目标臂吃完食物后将其放回笼内。30秒后开始选择次实验,将隔板移开,两条臂均开放,将鼠放至起始臂,动物将四肢置于目标臂内定为一次选择,观察记录动物所选择的臂,如选择方向与强制次方向相同,则给一粒食物作为奖励,若不同则无奖励,并让其在该臂滞留10秒,记为一次工作记忆错误。每只动物完成一次实验后用75%乙醇擦拭实验装置,去除气味以免对其他动物造成影响。

(4)数据采集和处理:图像采集由数字摄像头全自动跟踪记录,实验结果分析由系统自动统计处理完成。T型迷宫主要评价指标是动物工作记忆错误次数和完成实验所需的时间。除了普通T迷宫,还有由几个T迷宫组成的复合迷宫,复杂性增加,实验需进行多次反复的探索,动物必须完成更为复杂的路线才能到达目标臂。在简单迷宫无法筛选和评估受试动物时,复杂迷宫不失为一种合适的选择。

(5)优缺点:T型迷宫未提供奖惩条件,完全是利用动物探索的天性,因此能最大可能地减少影响实验结果的混杂因素。但啮齿动物有天生的偏侧优势,即动物在T型迷宫中更偏向于一边走(左边或右边),而这种现象存在种系差异和性别差异。由于动物每次转换探索方向时都需要记住前一次探索过的方向,因此T型迷宫实验能很好地测验动物的工作记忆,从而测定动物的空间记忆能力。

4. Y型迷宫(Y-maze)

(1)原理:Y型迷宫主要用于测试动物空间辨别型学习记忆和逃避条件反射能力,在研究老年痴呆发病机制和药物研发方面有着广泛的应用。实验原理是啮齿类动物天性喜爱阴暗的角落,给予电刺激可促使其远离阴暗区,逃往有灯光照射的安全区。实验中,动物利用自身所处空间位置与外界参考物,从而获得辨别方位的能力。训练后,当灯亮起时,动物将逃往安全区从而躲避电击。

(2)仪器与设备:Y型迷宫是一个长50cm×宽10cm×高30cm的三等臂相接装置,臂间夹角均为120°,底部为可通电金属棒,每臂末端有信号灯,灯亮表示该臂未通电为安全区域,另外两臂为通电状态,电压一般控制在50~70V之间。

(3)实验方法:实验前先摸索能使动物逃避而又未达应激状态的电压值,淘汰对电刺激过于敏感和不敏感的动物。每只动物在装置内适应3分钟后正式开始实验,电击延时为5秒,随机变换安全区域,动物立即逃到安全区为正确反应;下次测试起步区为上一次安全区所在臂,连续20次实验中至少18次正确即为学会。运用同样方法,在学会24小时后再次进行实验,以测试动物记忆的保持情况。每只动物完成一次实验后用75%乙醇擦拭实验装置,去除气味以免对其他动物造成影响。

(4)数据采集和处理:图像采集由数字摄像头全自动跟踪记录,由计算机实时统计实验数据。实验主要评价指标为动物学会所需训练天数和次数,以及正确反应次数比率。动物学会所需训练天数及次数越少,证明动物的学习能力越强,学会24小时后再次测试时,正确反应次数比率越高说明动物记忆保持能力越强。

(5)优缺点:与T型迷宫相似。

5. 巴恩斯迷宫(Barnes maze)

(1)原理:Barnes迷宫(图3-9-2)利用啮齿类动物喜爱黑暗角落且探索欲强的特性设计而成,主要用于检测动物对目标的空间记忆能力,广泛应用于与应激相关的记忆研究以及基因敲除小鼠的行为表型研究中。

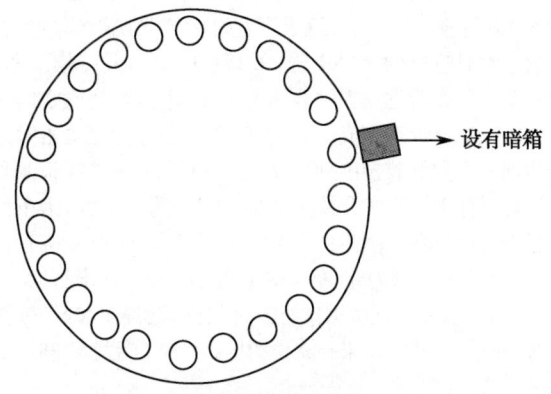

图3-9-2　Barnes迷宫示意图

(2)仪器和设备:实验装置是一个可旋转的圆形平台(直径122cm,高度140cm),其周边有18个或40个等距离小圆洞,小圆洞直径为10cm或5cm,选择一个洞作为目标洞,在其底部放置一暗箱供动物隐藏。为防止动物逃逸,常使平台离地面有一定高度。

(3)实验方法:实验前一天进行适应性训练,将单只动物由目标洞放至暗箱,停留4分钟,使其熟悉实验装置。实验开始时,先将动物放至圆形平台中央处,用透明罩罩住动物5秒,打开透明罩使其自由选择方向,并开始计时,动物四肢均位于暗箱内时,允许其在暗箱内停留30~120秒,记为一次正确选择,如在4分钟内未找到暗箱,实验者将其放入暗箱并停留30~120秒,实验历时5~6天。为防止动物气味追踪找到暗箱,每只动物实验结束后,用75%乙醇擦拭平台并随机旋转迷宫(暗箱所处空间位置始终保持不变),以免气味对其他动物造成影响。

(4)数据采集和处理:图像采集由数字摄像头全自动跟踪记录,实验结果分析由系统自动统计处理完成。Barnes迷宫利用动物找到目标洞的潜伏期、进入错误洞口次数以及总探索次数和轨迹图等作为主要的评价指标,来反映动物的空间记忆能力。

(5)优缺点:巴恩斯迷宫平台类似一个大敞箱(open field),任何影响敞箱行为(自发活动)的因素(例如药物处理或基因改变)均可影响实验结果。

(四)其他类实验

1. 条件性恐惧实验(fear conditioning)　关联性条件化恐惧(contextual and cued fear conditioning)实验是评价动物对恐惧刺激与环境之间关联学习记忆能力的一种条件化恐惧测试,广泛用于转基因和基因敲除的老鼠中。

(1)原理:恐惧性条件化指的是一个条件化刺激(conditioned stimulus,CS)(如一个纯音)在一个恐惧性的非条件化刺激(unconditioned stimulus,US)(如足底电击)同时出现并经过几次反复后,该条件刺激在没有 US 出现情况下也会引起恐惧性反应,包括出现类似恐惧时的行为、自主神经和神经内分泌反应等。所以恐惧条件反射与反应的习得无关,而是将新的刺激与原有的反应联系在一起。

(2)实验装置:电击发生仪和底部带有金属栅栏的有机塑料盒(19cm×22cm×20cm)。

(3)实验方法及观察指标:将实验动物置于塑料盒内2分钟以适应环境,然后给予声音刺激或光刺激30秒,在最后一秒时进行足部电击(0.25~0.5mA)并持续2秒,使实验动物在听觉或视觉线索与电击、电击与环境之间学会关联记忆。训练完成后 24 小时,再次置于接受电击时完全相同的原训练装置中,但不再通电电击,动物产生情景恐惧记忆。分别观察5分钟并录像,其中,僵滞行为作为条件化恐惧主要参数。僵滞的定义为除了呼吸运动外,所有骨骼和触须都无可见移动,否则被认为活动或非僵滞行为。

(4)优缺点:该项测试所需时间少,设备要求低,可作为对 Morris 水迷宫结果补充说明的第二种自主学习和记忆测试。

2. 物体识别实验(object recognition task,ORT) ORT 是一种利用啮齿类动物天生喜欢接近和探索新奇物体的本能来检测动物识别记忆的精细、敏感的行为学方法。广泛用于记忆神经生物学研究、脑损伤机制研究以及认知障碍防护措施研究等多个方面。

(1)原理:将动物放置在一个装置里使其探索两个相同的物体,在规定的时间间隔之后再返回到装置中,使其探索一个熟悉的物体和一个新的物体,记录探索每一个物体的时间。

(2)实验装置:该实验设备为一个 70cm×60cm×30cm 的白色聚氯乙烯塑料盒子,盒子上方约 50cm 处有一照明用的 75W 灯泡。用于识别的物体也由白色聚氯乙烯塑料制成,其形状分别为立方体、椎体和圆柱。

(3)实验方法:实验前先将动物置于盒子中2分钟以适应新环境,进行2轮实验,间歇期为 60 分钟。第1轮实验将2个相同形状的物体分别放于盒子2个相对的角落里,将动物放于盒子中 20 秒,观察其探索活动(将鼻子靠近物体的距离<2cm 或者直接用鼻子触到物体视为探视1次,并用秒表记录动物对物体的探索时间)。第2轮实验时将第1轮实验中的一个物体换成另一种形状的物体,将动物置于盒子中5分钟,分别记录探视新物体(n)和熟悉物体(f)的次数或时间。为避免气味及偏倚优势影响,用酒精擦洗物体并随机放置于盒子的不同角落。

(4)观察指标:ORT 实验中最基本的指标是动物在两轮实验中对两个物体的探索时间或次数(s)。实验动物对新物体的偏爱可以用"辨别指数(D)"这一指标进行量化,是由第2轮实验时动物对新物体的探索时间和对熟悉物体的探索次数或时间计算得到,D=(N-F)/(N+F),"N"表示测试期时动物对新物体的探索次数或时间,"F"表示测试期时动物对熟悉物体的探索次数或时间。

以上四类实验方法在适用范围及对设备的要求上各有所长,在实际使用时应根据研究的目的以及实验条件酌情选择。主被动回避实验是利用动物好暗避光、对厌恶刺激

的恐惧和记忆而建立起来的。根据动物的逃避方式分为主动回避和被动回避。前者要求动物主动从有厌恶刺激的箱中逃离,后者则要求动物遏制自己而不进入有厌恶刺激的箱。两者在实验装置的要求上相对迷宫实验较低,结局指标可以人工记录,很少需要借助视频分析设备来评价结局指标。然而,实验动物间的回避性反应差异较大,需要检测大量的动物,所以,回避实验通常用于初筛。相比之下,迷宫实验更为复杂,利用了啮齿类动物更多的特性,比如天性怕水而又善于游泳,长期饥饿状态后的摄食需求,以及好暗避光、探索欲强的特性。因此,迷宫实验可以研究的记忆维度更多。迷宫实验的结果多由摄像头全自动跟踪记录,计算机系统自动分析处理,所以对评价指标的呈现比人工记录更精确。其他类实验测试用时较短,对实验设备的要求低,很大程度上可作为对迷宫实验的补充。

综上所述,由于伦理道德的限制,营养学研究在多数情况下不能直接以人体作为研究对象,需要首先在动物中进行实验,确认效果及安全性后才能进行人体研究。因此,动物实验在营养学中的应用十分广泛。在探究营养素或者食物对学习记忆能力的作用时,可以通过以上动物实验来进行评价。运用动物实验,不仅能够评估干预前后的效果,更能够深入探讨潜在的相关机制,以及探索经过体内代谢后通过血脑屏障作用在脑部的代谢产物的形式和剂量。

二、人体试验

目前,人体学习记忆测验法的主要特点是用统一的标准刺激,并在标准的情境中对记忆的能力作出标准化的定量测定,将测量结果与常模参照标准进行比较,通常测验结果具有较强的可比性。此外,学习记忆测验常用的"韦氏记忆量表"和"临床记忆量表"都属于成套记忆测验,每种量表都包含几个分量表,从不同侧面检测受试者的学习记忆水平。除此以外,还有一些简单的记忆测验方法。

根据记忆的时程长短,可以将人类的记忆分为3种类型,并相对应不同的测试方法:①瞬时记忆:指那些获得信息后只保留数秒者,常用数字广度测验法。②短时记忆:指那些获得信息后保留数分钟者,常采用视觉再认、图片回忆、视觉回忆、联想学习、触摸测验和理解记忆等测试法。③长时记忆:如果学习内容可以保持数年以上,则称为长时记忆;终生不忘的内容为永久记忆,有学者将后两种类型统称为长时记忆。

此外,认知是人脑接受外界信息,经过加工处理,转换成内在的心理活动,从而获取知识或应用知识的过程。它包括记忆、语言、视空间、计算、执行、时间定向力、地点定向力、推理能力和理解判断等方面。认知功能障碍是指大脑高级智能加工过程出现异常而导致的学习、记忆障碍,同时伴有失语、失用等改变的病理过程。学习记忆力受损是认知障碍较为常见的一种表现。记忆力是认知能力中的一个重要维度,记忆由认知产生,是人脑对认知到的外界信息的储存,是进行思维、想象等高级心理活动的基础。目前,许多针对认知障碍的专业量表中均有涉及学习记忆障碍的评估方法,也将在本部分进行阐述。各量表的基本信息见表3-9-2。

表 3-9-2　各量表的基本信息

筛查量表	编制年份	用时/分钟	分值	问题条目数	涉及的认知领域
多领域测试					
简明精神状态量表(MMSE)	1975	6~10	0~30	20	定向能力、记忆功能、语言、注意力和视觉空间能力
蒙特利尔认知评估量表(MoCA)	2004	≤10	0~30	14	定向能力、记忆、语言、注意力和执行能力
安登布鲁克认知检查(ACE-Ⅲ)		≤20	0~100	18个测试	定向能力、记忆、语言、注意力、视觉空间能力和执行能力
全科医师认知评估量表(GPCOG)		≤10	0~15	12	定向能力、记忆、语言、视觉空间能力、执行能力和其他日常生活功能
记忆领域测试					
韦氏记忆量表(WMS)	1945			10个子测试	记忆
记忆损伤筛查量表(MIS)		≤5	0~8	1	记忆
数字广度测验(DST)				1	注意力、短时记忆能力
数字符号替换测验(DSST)		≤5	0~90	1	记忆、注意力

(一) 学习记忆能力评估相关量表

学习记忆能力的评估意义在于提供一个可量化的标准,定量地评估人的学习记忆能力或其中某个分支维度好坏,并可以对临床认知相关疾病起到一定的辅助诊断作用。因此,学习记忆能力评估相关量表一般使用计分的方式,得分越高意味着记忆能力越好,但一般没有明确的截断值来对受试者的疾病状态进行定性,有些仅给出参考值,便于进行记忆损伤的判断。

1. 韦氏记忆量表(Wechsler memory scale, WMS)　WMS是由 Wechsler 于 1945 年编制,是广泛应用的成套记忆测试。在实际使用中可以成套应用,对长时记忆、短时记忆和瞬时记忆进行评估。其中,长时记忆测验包括个人经历、定向和数字顺序关系三个子测验;短时记忆测验包括视觉再认、图片回忆、视觉再生、联想学习、触觉记忆和逻辑记忆六个子测验;瞬时记忆测验即为顺背和倒背数字,也称为数字广度测验。根据每一子测验的原始分查得量表分,根据量表总分,结合受试者的年龄,换算为记忆商,记忆商一般为100,标准差为 15 分,超过 15 分提示有记忆损害。

2. 数字广度测验(digital span test, DST)　数字广度测验是韦氏记忆量表(WMS-Ⅲ)中的一个子测试,测试用时较短,可以控制在 5 分钟内,常用于测量瞬时记忆。记忆的结果一般用正确回忆项目数的多少来衡量,顺背测试得分最高为 12 分。倒背得分最高为 10 分,总分最高 22 分。测试结果涉及的认知领域包括注意力及短时记忆能力。数字记忆广度随着年龄增长而发展:一般两岁半的记忆广度约为 2 位数,三岁为 3 位数,四岁半为 4 位数,十岁为 6 位数,成年人大约能回忆 7±2 位数。测定记忆广度时,如受试者采用组块的方法记忆时,其效果可增加,因而于试验后可询问受试者在识记过程中用何策略,以了解他们的个体差异。

3. 记忆损伤筛查量表(memory impairment screen, MIS)　MIS 主要对短时记忆损伤进行筛查,它是一个简短的、由 4 个词语或图片组成的包括自由回忆和提示回忆在内的量表。操作用时在 5 分钟以内,得分范围为 0~8 分。没有提示的情况下回忆起来的词计 2 分,在提示词提示下回忆起来的词计 1 分,分值范围为 0~8 分,此表对记忆的损伤有

一定的筛查作用,若得分小于等于 4 分,则代表可能存在记忆损伤。

4. 数字符号替换测验(the digit symbol substitution test, DSST)　DSST 是韦氏成人智力量表(WAIS)的一个组成部分,于 1995 年编制成功,被用来评价处理速度、视觉运动速度、学习能力、持续注意力和工作记忆等一系列主要的认知领域。该测试基于一个数字-符号编码表,其中 1~9 的每个数字均对应一个符号。受试者在 120 秒内尽可能多地按编码表将符号与数字进行匹配,分数越高,代表认知功能越好。前 10 个样本不计分,最高 133 分。在有些研究中以中位数作为切点,以分数在中位数以下作为认知表现异常,而在中位数以上作为认知表现正常。

(二) 认知障碍评估相关量表

认知障碍评估相关量表的意义在于对人的认知能力进行评估,并根据评估结果判断人的认知功能是否处于受损状态并筛查出具有认知相关疾病的人群,有些量表还可以对不同认知功能疾病进行区分。因此,认知障碍评估相关量表一般都有一个明确的截断值来划分正常和疾病状态的人群。由于量表的使用地区和人群的受教育程度差异,同一个量表往往有着不同的版本和截断值。

1. 简易智能状态检测量表(mini-mental status examination, MMSE)　MMSE 由巴尔的摩的 Folstein 及其同事于 20 世纪 70 年代编制,是目前国际上最具影响力的认知功能评定工具和痴呆筛查工具。共有 20 个小问题,大部分人群可在 10 分钟内完成该量表的测试。量表总分范围为 0~30 分,测验成绩与文化水平密切相关,正常界值划分标准为:文盲>17 分,小学>20 分,初中及以上>24 分。

(1) 测试内容:该量表包括以下 5 个方面的内容:定向力(时间定向力、地点定向力)、即刻记忆、注意力及计算力、延迟记忆、语言及视空间能力。

(2) 实用效果:在对阿尔茨海默病(Alzheimer disease, AD)的筛查上,MMSE 的敏感度较低,研究发现,MMSE 筛查 AD 的敏感度为 59.1%,特异度为 86.3%。较低的敏感度使其应用具有一定的局限性,所以,MMSE 多与其他量表一起使用以取得较好的初步筛查效果。在对轻度认知障碍

(mild cognition impairment,MCI)的筛查上,研究发现 MMSE 的敏感度和特异度均不高,分别为 63.4% 和 65.4%,其原因可能是 MMSE 中的延迟回忆和执行功能测试对于 MCI 患者来说过于简单,所以难以发现 MCI 患者的受损情况。MCI 的早期筛查对于敏感度有着较高的要求,因此,MMSE 虽然有着简单快速的优势,但因其敏感度较低而且易受教育程度的影响,很少单独用于 MCI 的筛查。

2. 蒙特利尔认知评估量表(Montreal cognitive assessment,MoCA) MoCA 是由加拿大 Nasreddine 等根据临床经验并参考 MMSE 的认知项目和评分于 2004 年制定,用来对认知状况进行评估,以及对认知相关疾病进行初步筛查。与 MMSE 相比,MoCA 涵盖的认知域更为广泛且全面,分值分配更合理,提高了视空间及执行功能的分值,对记忆力测查更合理,增加了词语的数量及难度,延长了延迟回忆的时间,更能反映患者记忆力的真实状况。然而,完成测试所需时间一般需要约 10 分钟甚至更长,受试者很容易出现厌烦与抵触情绪,很考验调查者的耐心与技巧。把量表右侧栏目中各项得分相加即为总分,满分 30 分。

为了适应于低教育水平老人的认知评估,Nasreddine 于 2014 年 6 月发表了新版本,称为蒙特利尔认知评估基础量表(Montreal cognitive assessment-Basic,MoCA-B),用于筛查文盲和低教育程度的 MCI 人群。并在泰国进行了初步的信度与效度验证,2015 年此量表被翻译为中文版。

(1) 测试内容:MoCA 的测试内容包括注意与集中、执行功能、记忆、语言、视空间、抽象思维、计算力和定向力 7 个方面共 14 个子测试。

(2) 实用效果:由于目前国内还没有大样本的研究 MoCA 对认知障碍的筛查,因此还没有公认的轻度认知障碍筛查的界值,目前最常用的是 25/26 分,这对于教育程度低的患者而言偏高。在对 MCI 的筛查上,MoCA 比 MMSE 有着更高的准确度。对于单个认知域受损的轻度认知障碍(如遗忘型轻度认知障碍)和疑似痴呆的患者筛查更敏感。受教育程度低的患者对于量表中部分认知域测评有一定影响(如执行功能、抽象能力),这些较难的题目会使患者的完成度及配合度降低。目前,MoCA 与 MMSE 的联合使用在一定程度上弥补了两者的缺点,提高了认知障碍的检出率,增加了灵敏度,使 MCI 能够及时发现、及时诊断与治疗。

量表设计者的英文原版应用结果表明,如果受教育年限≤12 年则加 1 分,最高分为 30 分,得分≥26 分为正常。与英文原版量表相比,中文版 MoCA 量表各子测验的测量方式和顺序并无变化,但在连线测试、命名、记忆、语言复述和语言流畅性测试项目上进行了调整和改变,更适合我国的具体情况。鉴于我国受试者的整体教育背景与国外有较大的差别,盲目套用原量表的截断值是不可取的。有研究综述了我国使用 MoCA 诊断 MCI 的文献,发现在 23/24 ~ 25/26 截断值区域有较高的诊断准确性,合并灵敏度估计值约为 83% ~ 95%,合并特异度约为 93% ~ 71%。

3. Addenbrooke's 认知功能检查-Ⅲ(Addenbrooke's cognitive examination,ACE-Ⅲ) ACE 量表是剑桥大学基于对大量痴呆患者积累的广泛临床经验设计并发展起来的用于筛查认知障碍的量表,其发展经历了 ACE(Addenbrooke's cognitive examination)、ACE-R(ACE-revised)、ACE-Ⅲ 三个阶段,ACE-Ⅲ 是来自澳大利亚神经科学院的后续版本,修改了 ACE-R 量表中理解、复述、视空间等认知域的不足,中文版 ACE-Ⅲ 由 18 个独立测试构成,覆盖了 5 个认知域,总分为 100 分,分数越高表示认知功能越好。包括计分时间在内耗时 12~20 分钟(平均约 15 分钟)。

(1) 测试内容:注意力、记忆力、语言流利性、语言和视空间能力 5 个认知域。

(2) 实用效果:ACE-Ⅲ 有着较高的灵敏度和特异度,对 MCI 患者进行测试时,当截断值为 82 分时,灵敏度和特异度分别为 0.96 和 0.80。由于 ACE-Ⅲ 增加了反映注意力和视空间能力的多种项目,更适合于评价多种认知损害,有研究显示,ACE-Ⅲ 可有效地鉴别 AD 和额颞痴呆(frontotemporal dementia,FTD)。ACE-Ⅲ 具有涉及认知领域面广、测试内容比较全面、可操作性强、在临床工作中接受度高、可靠性强以及省时等优点,并且具有较高的敏感度和特异度,与临床诊断一致性好,可明显减少 MCI 早期诊断的漏诊率和误诊率。

4. 全科医师认知评估量表(general practitioner assessment of cognition,GPCOG) GPCOG 是由澳大利亚的 Henry Brodaty 等人在 2002 年提出的供全科医生使用的认知功能评估量表,可作为 AD 的初步筛查工具。测试时间一般在 10 分钟以内,共 12 个问题,总分为 15 分。

(1) 测试内容:GPCOG 包括患者评估和知情者评估两个部分。其中患者评估分为时间定向力、画钟试验、时事新闻和回忆等 4 项,共 9 分,测试时间一般为 4 分钟左右。而知情者评估是指访问了解患者情况的知情者或亲属六个过往的问题,要求他比较患者现在和几年前的功能状况,可在 2 分钟内完成。

(2) 评分标准:当患者评估得分为 9 分时,可认为其认知功能完好,除了 12 个月之后重新测试,无需其他步骤;当得分为 5~8 分时,提示其认知功能可能有一定的损伤,需要继续进行亲属面谈,进行知情者评估;当得分低于或等于 4 分时,提示存在认知功能损伤。当知情者评估得分为 0~3 分时,在接受调查者的访谈中,以 0~3 分数与 5~8 分数结合,表明有认知障碍,需要进一步的调查,如实验室检查,排除认知障碍的可逆原因。当知情者评估得分为 4~6 分,且患者评估得分为 5~8 分时,可以认为受试者认知功能目前是完好无损的,但建议在 12 个月内重新进行测试。

(3) 实用效果:在对 AD 的筛查中,当患者评估部分截断值设定为 4 分时,研究发现其筛查 AD 的灵敏度为 91.71%,特异度为 90.42%,此时 ROC 曲线的 AUC(area under curve)为 0.912;如果进行了知情者评估,当知情者评估截断值设定为 3 分时,其筛查 AD 的灵敏度为 92.57%,特异度为 94.20%,ROC 曲线的 AUC 为 0.941。一般而言,GPCOG 的测试可在 6 分钟内完成,加上其较好的灵敏度与特异度,作为 AD 的初步筛查工具表现优秀。

综上所述,在营养学中,人体学习记忆测验法多用于探索某营养素或者食物对学习记忆能力的作用效果。往往在营养素或者食物对特殊人群进行干预时,使用相关量表对干预前后的认知状态进行评估,通过量表的得分直观地评估干预的效果。挑选合适且可靠的量表、严格遵守操作流程、选用经过培训的调查员以及选择合适的截断值对于正确地评估人类认知状态和学习记忆能力至关重要。

(荣爽　姚平)

第三节　免疫功能实验

免疫系统由免疫器官、免疫细胞和免疫分子组成,具有免疫监视、防御、调控的作用,又可分为固有免疫(天然免疫)和适应性免疫(获得性免疫)。人类的天然免疫和获得免疫互补,形成完整的免疫系统。营养与免疫功能关系非常密切,营养的充足与否对免疫功能有严重的影响。当营养失调时,会削弱免疫系统的功能,感染、肿瘤等多种疾病就会乘虚而入。在营养素供给充足、各类营养素供给适当且处于平衡关系的基础上,机体免疫系统处于最佳状态,人或动物体健康状况良好、免疫力强。随着营养与免疫关系的研究,产生了营养免疫学。国内外学者对营养与免疫的关系做了深入研究,如蛋白质、维生素(维生素 A、维生素 E、维生素 C 等)以及微量元素(铁、锌)等对免疫功能的影响,并已取得重要进展,为指导实践提供了重要参考。

一、免疫功能检测指标

(一)人体免疫功能检测指标

人体免疫功能检测主要利用外周血,检测细胞免疫、体液免疫以及细胞因子。具体包括:淋巴细胞亚群(CD3、CD4、CD8)测定、E-玫瑰花环试验、淋巴细胞转换试验(LTT)、NK 细胞活性测定、淋巴细胞毒试验、EA 玫瑰花结试验(EA-RFT)、EAC 玫瑰花环试验(EAC-RFT)、FBC-玫瑰花试验;免疫球蛋白检测(IgG、IgA、IgM、IgD、IgE);血清补体测定(CH50、AP-H50、C3、C4、C5、C6、C7、C8、C9、血清 B 因子);C 反应蛋白检测,主要用于风湿病、炎症性感染、急性心梗、恶性肿瘤等疾病的辅助诊断。

(二)动物免疫功能检测指标

动物免疫功能实验可进行体内和体外实验。除了人体免疫功能指标外,还可以检测免疫器官重量和指数,并可以利用免疫低下动物模型,评价功能食品对免疫系统的影响。

二、免疫实验方法

营养对免疫功能影响的研究可以分为两大类,一是体外的方法,通过分离制备所需研究的免疫细胞,将所需研究的营养素直接加至培养介质中,观察细胞在培养过程中形态、代谢及功能等方面的变化,从而探讨营养素对相关免疫细胞的直接作用;二是体内的方法,即通过饲料添加、试食干预或肠内外营养支持等途径,观察动物或人体相关免疫功能指标的变化。用于免疫功能检测的材料最常用的是外周血,也可以是胸腺、脾、淋巴结及各种组织。

(一)免疫器官质量和指数

免疫器官包括中枢免疫器官[骨髓、胸腺、法氏囊(禽类)]和外周免疫器官(脾脏、淋巴结和黏膜相关淋巴组织、皮肤相关淋巴组织)。胸腺是 T 细胞发育和成熟的重要场所,脾脏则是最大的外周淋巴器官,富含 T、B 淋巴细胞和巨噬细胞,是机体细胞免疫和体液免疫的中心。由于在实验过程中胸腺和脾脏相对易取材,因此,一般研究对这两种免疫器官质量和指数的影响。

(二)细胞免疫实验

固有免疫的组成细胞包括:吞噬细胞、嗜酸性粒细胞和嗜碱性粒细胞、树突状细胞、NK 细胞、NKT 细胞、红细胞;适应性免疫应答细胞包括:T 细胞、B 细胞。

1. 淋巴细胞的制备　常用于分离淋巴细胞的淋巴组织有脾、淋巴结和胸腺。

2. 外周血单个核细胞的分离　常用的分离方法是葡聚糖-泛影葡胺(又称淋巴细胞分离液 IF)密度梯度离心法,其原理是根据外周血各种血细胞比重不同使不同密度的细胞呈梯度分布。将抗凝血置于分离液上离心,红细胞密度最大,沉至管底;多形核白细胞的密度为 1.092,铺于红细胞上,呈乳白色;单个核细胞的密度约为 1.075,分布于淋巴细胞分离液上面;最上层是血浆。

3. 淋巴细胞及其亚群的分离

(1)免疫吸附分离法:将已知抗淋巴细胞表面标志的抗体包被聚丙乙烯培养板,加入淋巴细胞悬液,表达相应细胞表面标志的淋巴细胞被贴附在培养板上,可与细胞悬液中其他细胞分开。

(2)免疫磁珠法(IMB):是一种特异性分离所需淋巴细胞的方法,目前被广泛应用。首先将特异性抗体(如抗 CD3、抗 CD4 或抗 CD8 等)吸附在磁性微珠上,加至细胞悬液中,具有相应表面标志的细胞与磁珠上的特异性抗体结合。将此反应管置于磁场中,携带有相应细胞的免疫磁珠吸附于靠近磁铁的管壁上,洗去未结合磁珠的细胞,即可获得纯度高的所需细胞。

(3)荧光激活细胞分离仪分离法(FACS):分离和分析淋巴细胞及其亚群,又称流式细胞术(FCM),是一种集光学、流体力学、电子学和计算机技术于一体,可对细胞进行多参数定量测定和综合分析的方法。基本流程为:将待测细胞悬液与荧光素标记的抗体反应后,在压力作用下,细胞排成单列经流动室下方喷嘴喷出形成液滴射流。每一液滴包裹一个细胞。当液滴射流与高速聚焦激光束相交,液滴中的细胞受激发光照射,产生散射光并发出各种荧光信号,后者被接收器检测。同时,分选部件将欲分选的荧光素标记细胞赋以电荷,带电液滴在分选器的作用下偏向带相反电荷的偏向板,落入适当容器中,达到分选的目的。

(4)抗原肽-MHC 分子四聚体技术分析 CTL:抗原特异性 CTL 在抗感染免疫、移植免疫和肿瘤免疫中发挥重要作用,定量分析抗原特异性 CTL 可为阐明免疫应答的状态提供重要信息。可溶性抗原肽-MHC 分子四聚体复合物是近年来发展起来的一种定量检测抗原特异性 CTL 的新方法。该法将特异性抗原肽、可溶性 MHC I 类分子重链 β_2 微球蛋白在体外正确折叠,在荧光素存在下,构建四聚体。结合流式细胞仪,用四聚体结合样品中的 CTL,可定量检测外周血及组织中抗原特异性 CTL 的比率。单体可溶性 MHC-抗原肽复合物与 T 细胞受体(TCR)亲和力低,解离快,但四聚体 MHC-抗原肽复合物可与一个特异性 T 细胞上的多个 TCR 结合,解离速度大大减慢,从而提高检测的阳性率。借助生物素-亲和素级联放大原理构建由 1 个荧光素标记的亲和素与 4 个生物素-MHC Ⅰ类分子-抗原肽(生物素化的复合物)形成复合体,也是四聚体,它能同时结合一个 T 细胞的 4 个 TCR,整体亲和力大大提高,用流式细胞仪即可确定待测样品中抗原特异性 CTL 的细胞频率。

4. 免疫细胞功能的测定

(1) T、B 淋巴细胞计数:体内 T、B 淋巴细胞的多少直接影响到特异性细胞和体液免疫功能。淋巴细胞计数包括淋巴细胞总数、T 与 B 淋巴细胞、T 与 B 淋巴细胞亚群的计数,淋巴细胞总数的计数主要通过细胞染色后,从形态学上的差别进行鉴别,T 与 B 淋巴细胞、T 与 B 淋巴细胞亚群计数则需要通过细胞所表达的特异性酶或抗原进行鉴别。

1) α-醋酸萘酯酶染色法:淋巴细胞内含有多种酶,成熟的 T 淋巴细胞和单核吞噬细胞均为 α-醋酸萘酯酶(acidα-naphthyl acetate esterase,ANAE)阳性细胞,因此,利用细胞化学反应法检测 ANAE,结合形态学观察,可以作为鉴定成熟 T 淋巴细胞的一种简便方法。该法原理是细胞内的 ANAE 在弱酸性条件下,将底物 α-醋酸萘酯水解为醋酸和 α-萘酚,后者与偶氮副品红耦联,生成不溶性的偶氮副品红萘酚,沉积于胞质内,呈现出单一或散在的棕红色颗粒或斑块。

2) T、B 淋巴细胞表面受体的检测:T、B 淋巴细胞的表面存在许多受体,采取相应的配体,如绵羊红细胞(sheep red blood cells,SRBC)、有丝分裂原等进行检测,也可以鉴定 T、B 淋巴细胞,进行 T、B 淋巴细胞的计数。T 淋巴细胞表面受体有多种,主要有 SRBC 受体(E 受体),另外还有麻疹病毒受体、有丝分裂原(PHA,ConA)受体和白细胞介素受体等。B 淋巴细胞表面也有多种受体,如有丝分裂原受体、抗原受体、Fc 受体、HLA-DR 抗原受体、补体 C_3 受体、小鼠红细胞受体和 EB 病毒受体等,B 淋巴细胞表面带有免疫球蛋白(surface membrane immunoglobulin,SmIg)。它具有高度的特异性,为 B 淋巴细胞的表面标志物之一。

(2) T、B 淋巴细胞功能检测

1) T 淋巴细胞增殖实验:T 细胞受到特异性抗原或有丝分裂原(PHA、ConA)刺激后发生增殖,可通过以下三种方法检测:

形态计数法:T 淋巴细胞在体外培养时,受到有丝分裂原或特异性抗原刺激后可出现体积增大、细胞形态不规则、胞质增多等形态的变化。可通过动态观察细胞数量,了解细胞的增殖变化。

^{3}H-TdR 或 ^{3}I-UdR 掺入法:T 细胞在增殖过程中,DNA 和 RNA 合成明显增加,如加入氚标记的胸腺嘧啶核苷或碘标记的尿嘧啶核苷,会被掺入 DNA 分子中。细胞增殖水平越高,掺入的放射性核素越多。培养结束后收集细胞,用液体闪烁计数仪测定样本中放射性活性,可反映细胞的增殖水平。

MTT 比色法:MTT 是一种噻唑盐,为一种淡黄色可溶性物质。T 细胞增殖时,线粒体中的琥珀酸脱氢酶将 MTT 还原为紫褐色的甲瓒颗粒,该颗粒被随后加入的异丙醇或二甲基亚砜所溶解。用酶标仪测定细胞培养上清液中溶解的紫褐色的甲瓒的 OD 值,即反映细胞的增殖水平。

2) 迟发型超敏反应(DTH):此方法为体内检测细胞免疫功能的简便易行的皮试方法。其原理是外来抗原刺激机体产生免疫应答后,再用相同的抗原作皮试可导致皮肤迟发型超敏反应,产生以单核细胞浸润为主的炎症,局部发生充血、渗出,于 24~48 小时发生,72 小时达高峰。阳性反应表现为局部红肿和硬结,反应强烈的可发生水肿,甚至坏死。细胞免疫正常者出现阳性反应,细胞免疫低下者则呈弱阳性或阴性反应。目前,常用于检测某些病原微生物感染、免疫缺陷病和肿瘤患者的免疫功能检测。

3) T 淋巴细胞毒作用:活化的细胞毒 T 淋巴细胞(CTL 或 Tc)直接杀伤靶细胞,其杀伤作用受 MHC 的限制,有很高的特异性,通常用自身的肿瘤细胞、病毒感染细胞或 PHA 等转化的自体淋巴细胞为靶细胞。一般采用 ^{51}Cr 标记后与细胞毒 T 淋巴细胞在体外共培养,靶细胞被杀伤后释放 ^{51}Cr,释放量与细胞毒 T 淋巴细胞活性成正比。T 淋巴细胞毒作用与体内特异性抗肿瘤细胞免疫功能状态密切相关。

4) B 细胞功能测定:抗体形成细胞测定:常用溶血空斑实验。以绵羊红细胞(SRBC)为抗原免疫动物,4 天后取其脾脏制备脾细胞悬液,内含分泌抗 SRBC 的 B 细胞。将脾细胞和 SRBC 在适量琼脂糖液中混匀,倾注于平皿中培养,抗体形成细胞(AFC)所产生的抗体与周围的 SRBC 结合,当凝胶表面加入新鲜补体,使致敏 SRBC 激活补体溶解细胞,在 AFC 周围形成 SRBC 被溶解的透明区,即溶血空斑。一个空斑区代表一个抗体形成细胞(浆细胞),通过计算溶血空斑数目可知分泌特异性抗体的 B 细胞数目。该法常用于研究药物对 B 细胞功能的影响。

5) NK 细胞及 LAK 细胞毒作用实验

^{51}Cr 释放法:K562 细胞是 NK 细胞及 LAK 细胞杀伤活性的敏感细胞,用 ^{51}Cr 标记后与 NK 细胞或 LAK 细胞在体外共培养,靶细胞被攻击破坏后释放 ^{51}Cr,释放量与 NK 细胞及 LAK 细胞活性成正比。

乳酸脱氢酶释放法:乳酸脱氢酶(LDH)存在于细胞内,正常情况下不能透过细胞膜。细胞被杀伤时细胞膜通透性改变,LDH 可从细胞内释放至培养液中。释放出来的 LDH 可催化底物如氯化硝基四氮唑蓝(NBT)形成有色的甲基化合物,通过读取上清液 OD 值,可计算出效应细胞的细胞毒活性。

NK 细胞及 LAK 细胞毒作用是反映体内非特异性肿瘤细胞免疫功能的重要指标。

(3) 单核吞噬细胞功能检测:单核吞噬细胞包括血液中单核细胞和组织中的巨噬细胞,它们在机体免疫系统中起着重要作用,其功能包括吞噬作用、抗原提呈、活性物质的产生等。

1) 碳粒廓清实验:定居于小鼠肝、脾血管内单核吞噬细胞具有吞噬碳粒的作用,如静脉注射碳粒,上述细胞可将其从血流中清除。正常小鼠肝脏枯氏细胞约吞噬清除 90% 碳粒,脾脏巨噬细胞吞噬清除 10% 碳粒。定量从静脉注射碳粒(如印度墨汁),间隔一定时间取静脉血,测定血中碳粒浓度,根据血中碳粒被廓清的速度,可以评价体内单核吞噬细胞功能。

2）鸡红细胞吞噬实验:本法可用来评价腹腔巨噬细胞的吞噬功能。

3）巨噬细胞细胞毒实验:巨噬细胞与同位素标记的肿瘤细胞共同孵育,计算肿瘤细胞的溶解率。

本法也可以采用 MTT 比色法测定,肿瘤细胞不须同位素标记,培养终止时按常规每孔加入 MTT,最后比色测定光密度。

（4）红细胞免疫功能检测:对于红细胞免疫功能的检测,主要从其免疫黏附功能、细胞膜上免疫相关物质的表达、对白细胞的调控能力三方面来进行。

1）红细胞免疫黏附性检测:包括自然肿瘤红细胞花环实验和红细胞 C3b 受体花环及免疫复合物花环实验。

自然肿瘤红细胞花环实验原理:新鲜受测的枸橼酸钠抗凝血经离心后,将含有补体分子的血浆加入肿瘤细胞悬液中,然后孵育,肿瘤细胞可通过旁路途径激活补体分子（如 C3b 等）黏附于肿瘤细胞上,再加入红细胞,红细胞膜表面有大量的 C3b 等补体受体,因此,黏附有补体成分的肿瘤细胞会被数量众多的红细胞膜表面的补体受体黏附,多个红细胞黏附一个肿瘤细胞形成花环状,这种肿瘤红胞花环率的多少可作为红细胞在血液循环中天然免疫力高低的指标之一。

红细胞 C3b 受体花环及免疫复合物花环实验原理:补体调理并致敏后的酵母菌与红细胞膜表面的 CR1（即补体 C3b 受体）黏附,可形成花环状,称作红细胞 C3b 受体花环（C3bRR）,红细胞膜表面的 CR1 数量越多,活性越高,形成花环的比例越高,故红细胞 C3b 受体花环实验可以反映红细胞的免疫功能,且主要反映红细胞膜 CR1 的数量及功能。

2）红细胞的免疫调节作用检测:红细胞能够调节淋巴细胞的免疫功能。红细胞膜表面有大量的 CD58、CD59 分子,这些免疫分子可以与 T 淋巴细胞膜上的 CD2 分子结合,形成双通路,激活并调控 T 淋巴细胞使其增殖能力增强,并产生多种免疫物质,共同杀伤病原体红细胞也具有调节 B 淋巴细胞的功能,当红细胞膜以及 B 淋巴细胞膜上的 1 型补体受体被免疫复合物、补体交联后,可激活 B 淋巴细胞,无交联时则产生抑制效应。红细胞还对杀伤细胞活性有调节作用,淋巴因子激活杀伤细胞后,红细胞 CD58 与杀伤细胞膜上的 CD2 黏附,从而增强 LAK 细胞毒活性。RBC 和外周血淋巴细胞共同培养能促进淋巴细胞扩增,保持淋巴细胞活性并减少淋巴细胞凋亡。

3）红细胞膜的免疫分子检测:目前发现的红细胞膜表面的与免疫相关的物质有很多种,起主要作用的有 CR1 即 CD35、CD58、CD59 等。

（5）树突状细胞（dendritic cell, DC）:DC 是机体免疫系统的重要成员,广泛分布于动物脾脏、淋巴结、胸腺、骨髓等淋巴组织以及皮肤、肠道、肝脏、肺、骨骼肌等非淋巴组织中,其作为重要的专职抗原递呈细胞连接着机体非特异性免疫和特异性免疫。其具有双向免疫调节功能,既可提呈抗原、激活 T 细胞,诱导免疫应答,又可使 T 细胞清除或促进调节性 T 细胞增殖,诱导免疫耐受。调节性树突状细胞

（DCreg）具有负向免疫调节功能,可降低 T 细胞的免疫活性,诱导免疫耐受。该细胞群可抑制共刺激分子（CD40、CD80、CD86 等）的表达以及白细胞介素（IL）-12 的产生,增强 IL-10 的分泌。采用流式细胞术、免疫荧光染色、实时变形流式、ELISA、Western Blot、实时荧光定量 PCR 等方法分别检测树突状细胞活性、机械表型、caspase 酶活性、抗原摄取、抗原递呈、细胞因子分泌、抗菌肽表达、杀菌作用等。

（三）外周血抗体水平测定

1. 血清溶血素实验　外周血出现 IgM 和 IgG 抗体,IgM 与 SRBC 结合后,在补体的参与下产生溶血反应,用分光光度法测定溶血的程度来反映抗体水平。IgG 的检测需用抗 IgG 血清及二巯基乙醇破坏 IgM 后,才能通过溶血程度来反映。本法可采用微量法,以酶标仪测定。

2. 血清凝集素实验　动物采用 SRBC 致敏后,血清中可产生对 SRBC 有凝集作用的抗体,此类抗体称之为凝集素,可通过红细胞凝集程度来测定血清凝集素的水平。

3. 单相环状免疫扩散法（radial immunodiffusion, RID）常用于抗原定量。测定免疫球蛋白时,将抗 Ig 血清均匀地分散于琼脂或琼脂糖凝胶内,制成胶板,胶板上打孔,孔内注入抗原或待测血清,抗原向含有抗血清的胶内呈放射状（环状）扩散,在抗原与抗体的量达一定比例时形成可见的沉淀线。当较多的抗原继续从孔内弥散出来,因抗原过量,原先形成的沉淀环溶解,而在距加样孔较远处再次形成新的环。随着弥散时间的延长,沉淀环直径不断加大,直至抗原或抗体完全反应完为止。在一定条件下,抗原储量越高,沉淀环越大。

4. 火箭免疫电泳法（rocket immunoelectrophoresis, RIR）抗原在电场力的作用下,通过含有抗体的琼脂凝胶时与相应的抗体形成抗原抗体复合物,在两者比例恰当部位沉淀下来。在这个系统中由于抗体基本上是可以视作不动,而抗原随着电泳向前移动,抗原抗体在适当的位置形成沉淀峰。这种圆锥状的沉淀如火箭,因而得名。沉淀峰的高度在抗体浓度保持不变的情况下,抗原越多峰顶越高,即沉淀峰的高度与抗原浓度成正比,与抗体浓度成反比,因此,可以作为抗原定量,反之亦然。测定血清免疫球蛋白时,电泳前将待测血清作为抗原加入抗原孔中。本法灵敏度高于 RID 法,可用于分泌液中 sIgA 等的测定。

5. 免疫比浊法　当抗原与抗体在稀释系统中反应而又比例合适（一般规定抗体过量）时,形成的可溶性免疫复合物在稀释液中聚乙二醇（PEG-6000）等作用下,自液相析出,形成微粒。由于抗原抗体反应遵循质量作用定律,即免疫复合物的形成量与样品中抗原的量成正比。免疫复合物的量可通过测定光散射（light scattering）的程度或吸光度测出。测定光散射程度者称散射比浊法（nephelometry）,测定吸光度者称浊度法（turbidimetry）,这两种方法都可采用终点法或速率法检测。免疫比浊法检测抗原含量目前已有自动化仪器,灵敏度高达 $1\mu g/ml$。

6. 酶联免疫检测法（enzyme linked immunosorbent assay, ELISA）是根据酶免疫测定原理发展来的一种免疫酶技术,目前广泛应用于各种抗原和抗体的测定。ELISA 法有三类,即间接法、双抗体（夹心）法和抗原竞争法。间

接法为测定抗体的方法,将已知的抗原吸附于载体(如聚苯乙烯板)上,加入含相应抗体的待测样品进行结合,再加入酶标记的抗球蛋白抗体进行结合,最后加入酶作用底物反应显色后比色定量。双抗体(夹心)法为测定抗原的方法,将已知的抗体吸附于载体上,加入含相应抗原的待测样品进行结合,再加入酶标记的抗体进行结合,最后加入酶作用底物反应显色后比色定量。抗原竞争法为测定抗原的方法,将已知的抗体吸附于载体上,加入含已知抗原的待测样品和酶标记的已知抗原溶液(以适当比例)进行结合,最后加入酶作用底物反应显色后比色定量,色深表示结合的酶标记已知抗原多,而待测样品中未标记的抗原少,反之则待测样品中未标记的抗原多。

7. 放射免疫检测法(radio-immunoassay,RIA) 是建立在待测抗原和标记抗原对有限的抗体进行竞争性结合的基础上。当标记抗原和抗体的量保持恒定,而且待测抗原和标记抗原之和大于抗体分子上的有效结合点时,则待测抗原和标记抗原之间存在着竞争。随着待测抗原浓度的增加,待测抗原和抗体结合增加,而标记抗原和抗体结合减少。反之,当待测抗原减少时,待测抗原和抗体结合减少,标记抗原和抗体结合增加。采用某些方法将标记抗原抗体复合物、待测抗原抗体复合物(B)和游离待测抗原和标记抗原(F)分离,分别测定 B 和 F 的放射活性,计算 B/F 或 B/T(T=B+F)值,绘制出 B/F 或 B/T 对待测抗原的关系曲线。测定时,须先用一系列已知浓度的未标记抗原和一定量标记抗原及抗体相混合,然后绘制出标准曲线。样品测定时,在同样条件下,根据待测抗原的放射性结合率,即可在标准曲线上查出相应抗原的含量。

ELISA 和 RIA 方法非常敏感,ELISA 法为 ng/ml 数量级,RIA 法为 pg/ml 数量级。它们一般不用来检测血清中的 IgG、IgA、IgM,只用来检测血清中含量较少的免疫球蛋白,如 IgD、IgE、IgG 亚类(需有 McAb)和其他体液中(如脑脊液、尿等)的免疫球蛋白。

(四) 细胞因子测定

1. 生物活性检测法 是利用细胞因子特有的生物学效应,包括对细胞生长的促进或抑制作用、细胞毒性及诱导趋化作用等,来评估样本中相应细胞因子的含量和(或)活性。该类方法具体可分为细胞增殖和增殖抑制测定法、细胞毒活性测定法、抗病毒活性测定法、趋化活性测定法及细胞因子诱导产物分析法。

(1) 细胞增殖和增殖抑制测定法:该法的基本原理是利用细胞因子对细胞生长的促进或抑制作用,即通过观察被检细胞因子对细胞因子依赖性细胞的刺激或抑制作用,从而测定该细胞因子的活性水平。其中,3H-TdR 掺入法、比色法、染色法及直接计数法都是较为常用的检测细胞增殖的方法。

(2) 细胞毒活性测定法(靶细胞杀伤法):该方法的基本原理是细胞因子对指示细胞具有破坏作用;若将细胞因子与细胞共育,将会导致细胞死亡。因此,检测时将待测细胞因子作一系列稀释后再加入至指示细胞培养体系,检测培养细胞的死细胞数,以此作为判断指标,死细胞数量与细胞因子的活性应成正比。制作细胞因子活性与剂量关系的

标准曲线,并以此作为待测品活性定量测定的基础。

(3) 抗病毒活性测定法(细胞病变抑制法):该法通常采用干扰素进行测定。干扰素可以诱导细胞产生抑制病毒合成的酶,从而保护细胞免受病毒感染。

(4) 趋化活性测定法:该法的原理是细胞因子趋化细胞由细胞因子浓度低的地方向浓度高的地方定向移动。因此,可利用细胞因子化学增活性、细胞因子增强细胞随机运动能力的特性,采用琼脂糖小滴化学动力学实验进行检测。

(5) 诱导产物分析法:某些细胞因子可刺激特定的细胞产生生物活性物质,通过测定所诱生的相应产物,可反映细胞因子的活性,如白细胞介素-6 诱导肝细胞合成 a1-抗胰蛋白酶等。

2. 免疫学检测法 原理是基于抗原抗体特异性结合,再通过酶、同位素及荧光标记等技术进行检测,从而最终定性或定量测定细胞因子的水平。

(1) 放射免疫测定法:放射免疫测定法是将放射性同位素的高度灵敏性、精确性与抗原抗体反应的特异性相结合而创建的一种在液相内微量物质的定量测定方法。此法具有特异性高、敏感度强、精确度高及样品用量少等优点。其中,液相的竞争抑制实验还具有方便快捷的优点。但该法试剂半衰期短,结果的稳定性会受到影响;花费较高,且需要专门的设备;具有一定放射性,对人体会造成一定伤害;实验废物处理起来较为困难。基于以上原因,放射免疫测定法不能广泛应用于临床。

(2) 免疫放射测定法:免疫放射测定法以放射免疫分析为基础。不同于放射免疫分析法使用放射物标记抗原,免疫放射测定法使用核素直接标记抗体再与被检抗原结合。标记抗原要根据不同的抗原选择不同的标记物,而不同的抗体可用基本相同的标记物标记,故标记抗体比活度高。且该法检测结果不受高浓度胆红素影响。

(3) 酶联免疫吸附法:其基本原理是酶分子与抗体或抗体分子的共价相结合。这种结合并不会改变抗体本身的免疫学特性,酶的生物学活性也不会受影响。该结合反应发生后会出现颜色反应,最终通过对颜色反应进行测定来了解是否发生了相应的免疫学反应。酶联免疫吸附法目前有三种主要的测定方法,包括间接法、夹心法及竞争法,其中间接法是测定抗体最常用的方法。

(4) 化学发光微粒子免疫分析法:化学发光微粒子免疫分析法是以磁性微粒作为固相载体,结合化学发光技术,对待测样本进行检测。该法在磁性微球表面包被抗细胞因子抗体,同时用吖啶酯作为标记发光剂,定量检测细胞因子。

(5) 流式荧光发光免疫微球分析法:其基本原理是基于流式细胞仪对荧光信号级数放大的特性,故将受检的可溶性因子附着于一些具有近似细胞直径的微粒上,从而对受检样品中的各种可溶性因子进行检测。该法的整个检测过程均为类均相反应,其反应时间短、可直接读数、检测效率高且操作简便。

(6) 液相悬浮芯片法:液相芯片技术亦应用流式细胞术原理,以悬浮于液相中经过特殊编码、可识别的微球为载体,可检测多个生物分子。液相芯片的反应体系包括微球、

探针分子、被检测物和报告分子。最常用的微球编码技术是光学信号（荧光、红外线、光散射及可见光）。微球内部的物质受激发后产生不同的信号，从而将不同的特异性反应区分开来（定性、分类）。微球通过表面修饰的功能基团共价连结于能与被检测物特异性结合的探针分子。报告分子通常是一种能与被检测物特异性结合的标记有荧光的分子（如抗体、抗原及核酸等）。报告分子可为不同的特异性反应提供检测信号（定量）。先将编码的微球与探针分子结合，再依次加入样品及报告分子。不同微球上的探针分子与样品中需要检测的各种目标分子进行特异性结合反应，目标分子再与报告分子发生特异性结合，即构成了一个液相芯片反应体系。此法可在同一混悬体系中对同一样品中的多种目标分子同时进行分析。

（7）抗体芯片技术：抗体芯片技术的原理与酶联免疫反应的原理相似。该法预先将特异性细胞因子抗体以特定顺序及阵列排列在芯片上，再与标本进行反应，而后加入具有荧光标记的抗体，最终通过分析荧光信号得到检测结果。

（8）全自动免疫检测系统：全自动免疫检测系统首创纳米级玻璃反应管，其直径相当于人的发丝直径，管内包被特异性捕获抗体，头尾相连成三重复，嵌入反应板上的微流体通路。待测蛋白流经纳米级玻璃反应管后被捕获，再与反应板上预装的生物素标记的检测抗体（dAb-1、dAb-2、dAb-3 及 dAb-4）杂交，最后通过荧光标记的链霉亲和素（fluor）显色。

（9）酶联免疫斑点法：该法基于酶联免疫吸附技术的基本原理而建立，可体外检测特异性抗体分泌细胞和细胞因子分泌细胞。酶联免疫斑点法采用的基本方法为可定量的夹心酶联免疫吸附法。具体操作步骤为，将特异性抗体包被在微孔板的聚偏氟乙稀膜上，把经适当刺激的细胞加到孔中，在 37℃ 的 CO_2 孵箱中温育，使已包被的抗体与分泌的待测因子相结合，将生物素化的特异性检测抗体加入孔中，然后加入碱性磷酸酶，耦联的链霉亲和素须加入底物溶液，即在细胞因子出现的位置形成并表现为黑蓝色斑点，每个斑点代表单个分泌待测细胞因子的细胞。相对于其他单细胞水平检测细胞因子分泌能力的检测方法，酶联免疫斑点法更为简单、快捷、高效，且重复性好，同时具有更高的灵敏度，比常规的酶联免疫吸附剂测定法的灵敏度提高 200 倍。酶联免疫斑点法操作简单，且具有较高的特异性和敏感性，同时可以提供近似于体内的实验环境，为预示治疗或病理状态提供了帮助，故现已在国内外广泛应用。

（10）流式细胞术（细胞内细胞因子流式细胞仪检测法）：流式细胞术是建立在荧光抗体染色技术和流式细胞仪敏感的分辨力基础上的检测方法。该法主要用于细胞内细胞因子和细胞表面黏附分子的检测，通过特异性的荧光抗体染色，能够简单、快速地进行单个细胞水平的细胞因子或黏附因子的检测，精确判断不同细胞亚群细胞因子和膜分子的表达情况。该法简便高效、具有较高的灵敏度和精确度且操作安全，分析时间短、对标本要求不高，只要是单细胞即可进行分析。该法也可同时分析单个细胞的多种特征，只要同时应用多种分子探针即可。因此，流式细胞仪检测是一种在基础医学、临床医学及科学研究中有着广泛应用前景的细胞分析技术。

3. 分子生物学检测法 此方法测定的被检物并非细胞因子，而是特定细胞因子的基因表达。信使核糖核酸（messenger ribonucleicacid，mRNA）检测是研究基因表达和功能较为常用的方法。常用的细胞因子 mRNA 检测法有 Northern 印迹（Northern blot）、反转录-聚合酶链反应（reverse transcription-polymerase chain reaction，RT-PCR）及核糖核酸酶保护分析等方法。

（五）溶菌酶含量测定

溶菌酶为非特异性免疫功能中的体液因子，属于小分子量的碱性蛋白酶，广泛分布于各种体液与分泌液中。目前，用 ELISA 法测定样品中溶菌酶的含量。

三、动物模型

免疫学研究中所使用的动物很多，如免疫动物，制备抗体可采用兔、羊、猪、马、鸡等，豚鼠血清可作为补体的来源，小鼠对于单克隆抗体的产生是不可缺少的。正常动物的免疫系统各个部分的功能处于相对平衡的状态，可以采用正常动物评价某种营养素或其他物质对免疫功能某个部分的抑制作用，一般很难采用正常动物来评价某种营养素或相关物质对免疫功能的增强作用，而常常需要采用先天性或获得性免疫功能缺陷或低下的动物模型进行评价。

（一）先天性免疫功能缺陷或低下动物模型

这类动物模型中最常用的为裸鼠（nude mouse），这种小鼠先天性无胸腺，无 T 淋巴细胞功能，主要用来探讨感染与免疫的机制，由于其可接受异种肿瘤的移植，因此，也常用于肿瘤学研究。另一种比较常用的先天性免疫功能缺陷动物为重症联合免疫缺陷病（severe combined immunodeficient disease，SCID）小鼠，该鼠免疫器官萎缩，体内缺少可检测的 T、B 淋巴细胞，血液中缺少可检测的免疫球蛋白，该鼠对放射性射线高度敏感。上述两种动物由于抵抗力低下、生存力不高，喂养和保种费用均很高。除了上述两种动物模型外，尚有裸大鼠、补体缺陷豚鼠模型等。

随着分子生物学技术的发展与应用，免疫学研究中也开始出现转基因动物和基因敲除动物模型，如 GenPharm® TSGp53 小鼠，带有人类 p53 基因；IFN-γ 基因敲除后，动物失去了产生 IFN-γ 的能力。

（二）获得性免疫功能缺陷或低下动物模型

通过药物诱导、外科手术或创伤、放射线照射、营养不良、衰老等因素诱导造成免疫功能低下的动物模型是目前常用来研究营养对免疫功能影响的方法，上述大多数模型均需要外界诱导因素的干预，由于诱导因素不能完全标准化，研究过程也很难标准化，因此，研究结果除了所研究的因素影响外，还受诱导因素变异的影响。

1. 药物诱导 选择各种免疫抑制剂导致正常动物免疫功能下降，然后给予动物受试营养物质，观察它是否能够促进免疫功能的恢复，常用的免疫抑制剂有环磷酰胺、氢化可的松及丝裂霉素 C 等，例如一次性腹腔注射 40mg/kg 环磷酰胺后，小鼠第 2~4 天内就可表现出细胞和体液免疫功能的低下，如注射剂量增加 100mg/kg，则免疫功能变化更为明显,1周后小鼠的免疫功能可以恢复正常,甚至会出现免疫功能有所增强的现象。

2. 外科手术或创伤 通过外科手术切除免疫器官如切除胸腺,可以特异性造成动物细胞免疫功能障碍;通过单纯性外科手术造成肌肉、皮肤组织的创伤也可非特异性引起免疫功能的降低,变化涉及细胞免疫和体液免疫系统的许多方面,变化程度与手术造成的创伤程度密切相关,如在麻醉状态下切开 200~250g 左右的大鼠背部皮肤,形成 7~8cm 的创口,并切除创口两侧皮下肌肉 1.5g 左右,缝合创口,大鼠 1 周左右内表现出明显的细胞免疫和体液免疫功能的下降,一般 2 周以后才慢慢恢复。另外,尚有采用热水烫伤或汽油烧伤的办法造成动物背部皮肤创伤,也可引起动物免疫功能的下降,上述模型中皮肤创伤面积一般需要超过 10%、深度为 III 度时,动物的细胞免疫功能和体液免疫功能的变化才会十分明显,同时,动物的营养状况也有显著变化,实验过程中尚需要控制感染,如果所造成的创伤过于严重,将会引起动物死亡。

3. 放射线照射 一般用约 2~7Gy（250rad,1Gy = 100rad）亚致死剂量对动物进行一次性全身照射,免疫系统的组织器官如胸腺、淋巴组织、骨髓等均为放射线高度敏感的组织器官,因此,照射后短时间内除了造血系统外,免疫功能的变化也十分明显,病程变化一般为 2~4 周。

4. 肿瘤 观察受试营养物质对动物的抗肿瘤免疫力影响时,需要采用肿瘤动物模型。肿瘤动物模型分为移植性、诱导性、自发性三大类,最常用的为移植性肿瘤小鼠或大鼠模型,瘤株有 S180、艾氏腹水瘤、L615 白血病、Lewis 肺癌、瓦克肉瘤 256 等,接种方式有瘤块、瘤细胞悬液或腹水瘤悬液接种,接种部位有前肢腋窝皮下或腹腔,接种后肿瘤生长迅速,病程包括免疫功能的变化因瘤株或接种量的不同而有所差异,给予受试营养物质后可以同时观察肿瘤的生长情况和免疫功能的变化。

5. 营养不良 一些营养素缺乏后造成的营养不良对免疫功能具有显著影响,因此,可以采用营养不良来诱导造成免疫功能低下的动物模型,然后给予动物相应的受试营养物质,观察动物免疫功能的恢复情况。已有的动物实验证明蛋白质能量营养不良以及维生素 A、维生素 E、维生素 C、维生素 B$_6$、铁、锌等缺乏均可导致免疫功能低下,特别是细胞免疫功能指标变化较为明显。例如,采用蛋白含量为 5% 的合成饲料喂养成年大鼠 3 天后,外周血 T 淋巴细胞 CD4 亚群减少,CD4/CD8 比例下降,ConA 刺激的 T 淋巴细胞转化反应也减弱。

6. 衰老 衰老伴随的免疫功能下降表现为细胞介导免疫功能下降和体液免疫应答减少,导致感染、自身免疫病和肿瘤的发病率和病死率上升,对疫苗的应答能力下降。因此,衰老动物模型可以用来评价受试物质对增龄性免疫功能下降的改善作用。衰老动物模型包括自然和非自然两大类,自然衰老动物模型符合人类衰老的特点,比较理想,常用的老年小鼠一般为 15 月龄以上,大鼠为 21 月龄以上;非自然衰老动物模型包括诱导的衰老动物模型及突变系衰老动物模型,前者如臭氧诱导或 D-半乳糖诱导的衰老动物等,后者如快速老化小鼠（senescence accelerated mouse,

SAM）,简称老化鼠。

（刘影）

第四节 抗氧化功能实验

机体内的氧化应激状态主要是由产生过氧化物质和抗氧化物质两者相互作用平衡的结果。机体内有一系列清除氧化损伤的机制,其中最重要的有两大类。一类是抗氧化酶类,如超氧化物歧化酶（superoxide dismutase,SOD）、谷胱甘肽过氧化物酶（glutathione peroxidase,GSH-Px）、过氧化氢酶（catalase,CAT）等;另一类为非酶类,如维生素 E、维生素 C、类胡萝卜素、生物类黄酮、还原型谷胱甘肽等。正常情况下,机体内过氧化物的产生和清除处于动态平衡之中,当机体发生退行性病变或疾病时,体内自由基生成超过机体的清除能力,可引起过氧化物的蓄积和抗过氧化酶活性的下降。因此,常采用检测过氧化物的含量和抗过氧化酶活性的高低,来评价机体的抗氧化状态。

评价某些物质是否有抗氧化功能的作用,一般从两方面考虑。一是动物实验,二是人体试验。动物实验是前提,只有动物实验证实具有显著抗氧化功效,且没有任何可检测到的毒、副作用时,才可用于人体试验。

一、动物实验

（一）受试物剂量分组及给予时间

实验分为若干受试物剂量组和一个空白对照组。对照组给予同体积溶剂。必要时设阳性对照组。受试物给予时间一般为 30 天,必要时可延长至 60 天。

（二）氧化损伤实验动物模型

1. 老龄实验动物 老龄动物是氧化损伤的天然模型,一般选用 12 月龄以上大鼠或 8~12 月龄小鼠,单一性别,根据血中丙二醛（malondiadehyde,MDA）水平,随机分组,小鼠每组 10~15 只,大鼠 8~12 只。受试物实验结束时处死动物,测定脂质过氧化物含量和抗氧化酶活力等指标。

2. 成年鼠过氧化损伤模型

（1）D-半乳糖模型

1）原理:D-半乳糖供给过量,就会产生大量活性氧,打破了机体内活性氧产生与消除的平衡状态,引起过氧化效应。

2）造模方法:选 25~30g 健康成年小鼠,按照一定剂量连续于颈背部皮下或腹腔注射 D-半乳糖形成氧化损伤后小鼠模型。

（2）电离辐射模型

1）原理:电离辐射使机体内原子、离子或基团获得高能量,更多的外层电子发生逃逸,产生大量自由基,引发脂质过氧化。

2）造模方法:选 18~22g 健康成年小鼠,随机分组,给予受试物 30 天后,取血测抗氧化酶活性。此后,除正常对照组外,各组给予 5~8Gy ^{60}C。γ-射线全身 1 次性照射,照射后第 4 天处死全部实验动物,取肝组织（或第 9、10 天处死动物,取睾丸组织）测脂质过氧化物含量和抗氧化酶活力等。

（3）溴代苯模型

1）原理:溴代苯是确定的致突变物,其作用的靶器官为肝脏。可在肝脏中蓄积,导致肝组织坏死和诱发肝细胞突变,使肝脏清除自由基和代谢废物的能力大大降低,引起肝脂质过氧化。

2）造模方法:选 18~22g 健康成年小鼠,随机分组。受试实验 30 天后,取血测抗氧化酶活性。此后动物饥饿过夜,给受试样品 0.5~1 小时后,除空白对照组外,各组灌胃 0.16~0.47mg/(kg·bw)溴代苯油,灌胃量为 0.2ml/20(g·bw)。18~22 小时后处死动物,取肝组织测脂质过氧化物含量和抗氧化酶活力等。

（4）乙醇氧化损伤模型

1）原理:乙醇大量摄入,激活氧分子产生自由基,导致组织细胞过氧化效应及体内还原性谷胱甘肽的耗竭。

2）造模方法:选 25~30g 健康成年小鼠(180~220g 大鼠),随机分为 1 个模型对照组和 3 个受试样品剂量组,必要时可增设 1 个空白对照组。3 个剂量组给予不同浓度受试样品,模型对照组给予同体积溶剂,连续灌胃 30 天,末次灌胃后,模型对照组和 3 个剂量组禁食 16 小时(过夜),然后 1 次性灌胃给予 50% 乙醇 12ml/(kg·bw),6 小时后取材(空白对照组不作处理,不禁食取材),测血清或肝组织脂质氧化产物含量、蛋白质羰基含量、还原性谷胱甘肽含量、抗氧化酶活力。

（三）指标测定方法

根据过氧化产物的多少和抗氧化酶活性的高低,来评价机体的氧化和抗氧化状态。一般采用检测血液和组织中丙二醛(MDA)、脂褐质、氧自由基的含量、超氧化物歧化酶(SOD)、谷胱甘肽过氧化物酶(GSH-Px)和过氧化氢酶(CAT)的活性等指标。

1. 丙二醛含量测定　丙二醛 MDA 是细胞膜脂质过氧化的终产物之一,测其含量可间接估计脂质过氧化的程度。1 个丙二醛分子与 2 个硫代巴妥酸(TBA)分子在酸性条件下共热,形成粉红色复合物。在 532nm 有特征吸收,可用比色法测定。此复合物在以波长 515nm 为激发光,在 550nm 有很强荧光强度,故也可用荧光法测定。由于 TBA 还可以和蛋白质、核酸等的氧化物反应生成类似的红色物质,所以比色测定的 532nm 吸收值,包含了这些物质的吸收值。用荧光法则可避免此缺点。

（1）TBA 比色法(血液样品)

仪器:分光光度计、恒温水浴箱、离心机。

结果计算:样品中丙二醛的浓度(nmol/ml)=(样品光密度/MDA 标准光密度)×10nmol/ml

注:本方法线性范围在 5.0~20nmol/ml 之间。

（2）TBA 荧光法(全血)

仪器:荧光分光光度计、微量加样器、恒温水浴锅、普通离心机、混旋器、具塞离心管。

结果计算:样品中丙二醛的浓度(nmol/ml)=(样品荧光值-空白荧光值)÷(标准荧光值-空白荧光值)×8nmol/ml

注:当 MDA 浓度 20nmol/ml 以下时标准曲线线性良好。本方法最低检出限为 0.16nmol/ml。

（3）TBA 荧光法(组织)

仪器:荧光分光光度计、恒温水浴、电磁搅拌器、离心机、玻璃匀浆器、具塞试管。

结果计算:样品中丙二醛的浓度(nmol/mg 组织)=(样品荧光值-空白荧光值)÷(标准荧光值-空白荧光值)×10nmol/ml÷(0.1g/ml×1000mg/g)

2. 组织中脂褐质含量测定

（1）原理:脂褐质(lipofasci)是丙二醛与具有游离氨基的物质(如磷脂酰乙醇胺、蛋白质及核酸)交联而生成具有荧光的化合物,即 shiff 碱,用氯仿与甲醇的混合液将其从组织中提取出来进行测定。测定其含量,可间接反映体内脂质过氧化水平。

（2）仪器:荧光分光光度计、组织匀浆器、离心机、紫外灯、恒温水浴锅、10ml 玻璃试管、2 套硬膜外穿刺针、1 支 5ml 玻璃移液管,1 支 2ml 玻璃移液管。

以上所用玻璃器皿均需经 50% 硝酸浸泡 24 小时后,再经蒸馏水、双蒸水淋洗干燥。

（3）结果计算

$$脂褐质含量(\mu g/g\ 组织) = \frac{样品管荧光强度 - 空白管荧光强度}{标准管的荧光强度} \times$$

$$标准品浓度(0.1\mu g/ml) \times \frac{抽提液体积(4ml)}{参与抽提的样品含量(0.2g)}$$

3. 超氧化物歧化酶测定(亚硝酸盐形成法)

（1）原理:次黄嘌呤、黄嘌呤氧化酶反应生成超氧阴离子自由基 O_2^-,能使羟胺氧化为亚硝酸盐,亚硝酸盐与氨基苯磺酸、盐酸萘乙二胺发生重氮反应生成红色化合物。由于超氧化物歧化酶(SOD)能专一地清除 O_2^-,故能抑制此反应的进行,使亚硝酸盐形成减少,因而可以按照测定 NO_2^- 方法测定 SOD,根据抑制率的高低,计算出样品中 SOD 的活力。

（2）仪器:721 分光光度计、离心机、水浴箱、具塞试管。

（3）试剂与操作步骤:双蒸水、冰醋酸(分析纯,乙酸浓度≥99.5%)。本方法测定红细胞 SOD,不受血浆中正常量维生素 C、尿酸、GSH 等干扰。

（4）结果计算:SOD 酶活力单位定义为一个 SOD 亚硝基单位(NU)是指在上述规定条件下,对氧化羟胺产生 50% 抑制所需的 SOD 酶量。

酶抑制率=(对照管光密度-测定管光密度)÷对照管光密度×100%

以三个样品管的抑制率为纵坐标,样品液的加入体积(μl)为横坐标,在半对数坐标纸上绘制抑制曲线,找出抑制 50% 对应的样品液体积数(V),再按下式求出每毫克样品蛋白中所含的 SOD 酶活力单位。

样品酶活力(U/mg)= V÷待测样品中的蛋白含量(mg/ml)

血清(血浆)中总 SOD 活力计算公式:

$$总SOD活力\left(\frac{U}{ml}\right)=\frac{对照OD值-测定OD值}{对照OD值}\div50\%\times$$

反应体系的稀释倍数×样本测试前的稀释倍数

组织匀浆中总SOD活力计算:

$$总SOD活力(mgprot/ml)=\frac{对照OD值-测定OD值}{对照OD值}\div$$

$$\frac{反应液总体积(ml)}{取样量(ml)}\div待测样本蛋白浓度(mgprot/ml)$$

注:1个NU单位的SOD酶量相当于60ng,每毫克酶蛋白的活性为16 667NU单位。

4. 过氧化氢酶活性测定

(1) 原理:过氧化氢酶(CAT)分解 H_2O_2 的反应可通过加入醋酸重铬酸钾而迅速终止,剩余的 H_2O_2 与醋酸重铬酸钾在加热条件下反应生成铬酸醋酸钾,在波长570~610nm有吸收峰。通过测定铬酸醋酸钾的吸光度,可计算出参加反应的 H_2O_2 量。因CAT分解 H_2O_2 的过程遵循一级反应规律,故可通过计算K值来确定CAT活性。该法简便、快速、显色稳定、重复性好,不需要特殊试剂和仪器设备。

(2) 仪器:分光光度计。

(3) 结果计算:活性单位用CAT酶促反应的K值表示。

$$K=(2.3/60)/\log(空白管光密度/样品管光密度)$$

注: H_2O_2 浓度在 0.1~0.2mol/L 之间时,测定结果处于线性范围内;酶活力在 0.4K/ml 内线性良好,故应调节样品稀释倍数使酶浓度在线性范围。

5. 血清中8-表氢氧-异前列腺素测定

(1) 原理:8-表氢氧-异前列腺素(8-isoprostane)是体内脂质氧化应激反应稳定而具有特异性的标志物,其含量能间接反映因机体内自由基的产生而导致组织细胞的脂质过氧化程度。

(2) 仪器:酶标仪、生化培养箱、微量振荡器、微量加样器、洗板机。

(3) 结果计算

$$\%B/B_0=\frac{标准或样品孔吸光度-NSB孔吸光度}{B0孔吸光度-NSB孔吸光度}\times100$$

以标准物浓度的对数(log)为横坐标,$\%B/B_0$ 为纵坐标绘制标准曲线,亦可将数据转换成 $logit(B/B_0)$ 或 $ln[B/B_0/(1-B/B_0)]$ 作为纵坐标绘制标准曲线,计算回归方程。将样品的 $\%B/B_0$ 值,代入方程式,计算出样品的浓度,再乘以稀释倍数,即为样品中的8-表氢氧-异前列腺素浓度。

6. 蛋白质氧化产物测定 H_2O_2 或 O_2^- 自由基对蛋白质氨基酸侧链的氧化可导致羰基产物的积累。羟自由基也可直接作用于肽链,使肽链断裂,引起蛋白质一级结构的破坏,在断裂处产生羰基。羰基化蛋白极易相互交联、聚集为大分子从而降低或失去原有蛋白质的功能,蛋白质羰基含量可直接反映蛋白质损伤的程度。蛋白质羰基形成是多种氨基酸在蛋白质的氧化修饰过程中的早期标志,它随着年龄的增长而增加。

(1) 血清中蛋白质羰基测定

1) 原理:被氧化后的蛋白质羰基含量增多,羰基可与2,4-二硝基苯肼反应生成2,4-二硝基苯腙,2,4-二硝基苯腙为红棕色的沉淀,将沉淀用盐酸胍溶解后即可在分光光度计上读取370nm下的吸光度值,从而测定蛋白质的羰基含量。

2) 仪器:紫外分光光度计、酶标仪、微量加样器、生化培养箱、恒温水浴锅、低温高速离心机、混旋器、2ml离心管。

3) 计算公式:

$$蛋白质羰基含量(nmol/mgprot)=$$
$$\frac{测定管OD-对照管OD}{22\times比色光径(cm)\times样本蛋白浓度(mg/L)}\times125\times10^5$$

(2) 组织中蛋白质羰基测定

1) 原理:同"血清中蛋白质羰基测定"。

2) 仪器:同"血清中蛋白质羰基测定"。

3) 计算公式:

$$蛋白质羰基含量(nmol/mgprot)=$$
$$\frac{测定管OD-对照管OD}{22\times比色光径(cm)\times样本蛋白浓度(mg/L)}\times125\times10^5$$

7. 谷胱甘肽过氧化物酶的活性测定 参见本卷第五章第二十一节"硒营养状况评价"。

8. 活性氧和自由基含量测定 参见本卷第九章第五节"延缓衰老实验"。

9. 8-羟基脱氧鸟苷含量测定

(1) 原理:8-羟基脱氧鸟苷(8-OHdG)是人类DNA分子中鸟嘌呤碱基的第8位C原子,在过量的活性氧自由基(reactive oxygen species, ROS)攻击下结合—OH而生成的一种氧化性加合物。在目前已知的大约20种DNA氧化产物中,其半衰期最长达55分钟,生成量相对较高且非常稳定,一旦生成将不能被人体进一步代谢。8-OHdG的生成及修饰不受饮食等因素的影响,检测方法灵敏度高,是目前学术界公认的衡量氧化应激及DNA氧化损伤的高效指标。它可以在8-羟基鸟嘌呤DNA糖苷酶等特异性DNA修复酶的作用下被修复切除,生成游离的8-OHdG经肾脏随尿液排泄,因而易被检测。

(2) 测定方法:8-OHdG在体液、细胞、组织、血清(血浆)和尿液中都可以检测得到,血清(血浆)和尿液易收集、创伤小、稳定性高,因此应用比较广泛。检测8-OHdG的方法目前有高效液相色谱-电化学法(HPLC-ECD)、酶联免疫吸附法(ELISA)、^{32}P 后标记法等。高效液相色谱-电化学法(HPLC-ECD)具有快速、需样量少、检测范围宽和高灵敏度等优点,是目前应用广泛且较为成熟的方法。缺点是存在酶解不完全、洗涤不彻底等问题,干扰检测结果。下面重点介绍这种方法。

1) 仪器:色谱泵、电化学检测器、低温高速离心机、C18固相萃取小柱(varian,500mg)。

2) 试剂:8-OHdG、磷酸二氢钾(KH_2PO_4)、乙酸、乙酸钠、柠檬酸、氢氧化钠、乙二胺四乙酸钠(分析纯);甲醇(色谱纯)。

3）操作步骤:将样品(尿样)进行前处理,选择适宜的色谱条件和流动相,进样检测。

4）标准曲线:分别配制 25、50、100、200、400μg/L 的 8-OHdG 应用液,按照上述样品处理步骤进行 SPE 固相萃取处理,洗脱液 20μl 进样(外标法),以保留时间定性,以 8-OHdG

峰面积对浓度作图,计算 8-OHdG 标准曲线(图 3-9-3)。

5）结果:HPLC-ECD 测定条件:检测器电极设为 750mV、10nA,流动相含 8%甲醇、流速 1ml/min 条件下检测 8-OHdG,其保留时间为 25 分钟,样品峰完全分离、基线稳定。

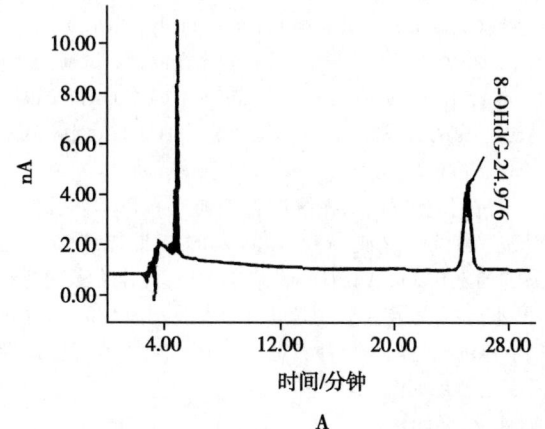

A

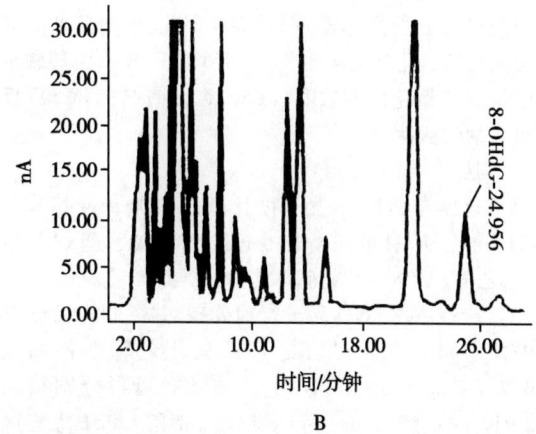

B

图 3-9-3　8-OHdG 标准和尿样品色谱图
A.8-OHdG 标准;B.样品色谱图

二、人体试验

(一)受试者

纳入标准:身体健康,状况良好,无明显脑、心、肝、肺、肾、血液疾患,无长期服药史,配合良好的 18~65 岁的人群。

排除标准:妊娠或哺乳期妇女,对受试品过敏者;短期内服用与受试品有关的物品,影响到对结果的判断者;未按规定食用受试样品,无法判定功效或资料不全影响功效或安全性判断者。

对受试者按血清 MDA、SOD、GSH-Px 等指标水平,并考虑受试者年龄、性别和生活饮食习惯等,随机分为试食组和对照组,进行均衡性检验,以保证组间的可比性。每组受试者不少于 50 例。

(二)试验方法

采用自身和组间两种对照设计。试验组按推荐服用方法、服用量每日服用受试产品,对照组可服用安慰剂或采用阴性对照。受试样品给予时间 3 个月,必要时可延长至 6 个月。试验期间对照组和试食组原生活、饮食不变。

(三)观察指标

在试验开始及结束时各检测相关指标 1 次。

1. 安全性指标　①一般状况:包括精神、睡眠、饮食、大小便、血压等;②血、尿、便常规查查;③肝、肾功能检查;④胸透、心电图、腹部 B 超检查。

2. 功效指标

(1) 过氧化脂质含量:观察试验前后 MDA 的变化及 MDA 下降百分率。

$$MDA\ 下降百分率 = \frac{试验前\ MDA - 试验后\ MDA}{试验前\ MDA} \times 100\%$$

(2) 超氧化物歧化酶:观察试验前后 SOD 的变化及 SOD 升高百分率。

$$SOD\ 升高百分率 = \frac{试验前\ SOD - 试验后\ SOD}{试验前\ SOD} \times 100\%$$

(3) 谷胱甘肽过氧化物酶:观察试验前后 GSH-PX 的变化及 GSH-PX 升高百分率。

$$GSH\text{-}PX\ 升高百分率 = \frac{试验前\ GSH\text{-}PX - 试验后\ GSH\text{-}PX}{试验前\ GSH\text{-}PX} \times 100\%$$

(4) 血中谷胱甘肽过氧化物酶(GSH-Px)活力测定:参见本卷第五章第二十一节"硒营养状况评价"。

(5) 血清中 8-表氢氧-异前列腺素(8-isoprostane)测定:观察试验前后 8-isoprostane 的变化及 8-isoprostane 下降百分率。

$$8\text{-}isoprostane\ 下降百分率 = \frac{试验前\ 8\text{-}isoprostane - 试验后\ 8\text{-}isoprostane}{试验前\ 8\text{-}isoprostane} \times 100\%$$

三、抗氧化体外评价方法

抗氧化活性体外评价方法主要以自由基清除法、氧化还原法为主,近年来随着体外抗氧化技术的日益改进,不少体外方法的专属性、全面性得到了提高。目前,在抗氧化领域得到比较广泛应用的体外评价方法有氧自由基吸收能力法或抗氧化能力指数法(oxygen radical absorbance capacity,ORAC)、二苯代苦味肼基自由基法(2,2-diphenyl-l-picrylhydrazyl radical scavenging capacity,DPPH)、铁离子还原抗氧化能力测定法(ferric ion reducing antioxidant power,FRAP)、TEAC(trolox equivalent antioxidant capacity,TEAC)法和总自由基清除抗氧化能力法(total peroxyl radical-trapping antioxidant parameter assay,TRAP)等。其中 DPPH 法是比较经典的体外抗氧化能力测定的方法,而 ORAC 法是目前国际上最新,应用比较广的方法。

（一）DPPH 法测定体外抗氧化能力

1. 原理　DPPH 是一种稳定的以氮为中心的自由基,其醇溶液呈深紫色,在 517nm 处有一吸收峰。当反应系统中存在自由基清除剂时,它可以和 DPPH·的单电子配对而使 517nm 处的吸收峰渐渐消退。而且,这种颜色变浅的程度与配对电子数成化学计量关系。因此,根据吸光度的变化可测得抗氧化剂的活性。通过计算 DPPH 自由基剩余一半时所需抗氧化剂的浓度(EC50)以及时间(TEC50)反应抗氧化物的活性。

2. 方法

（1）仪器与试剂:分光光度计;1,1-二苯基苦基苯肼(DPPH);叔丁基对苯二酚(TBHQ);2,6-叔丁基对甲酚(BHT);乙醇、AB-8 大孔树脂等均为分析纯。

（2）步骤:对被测样品进行前处理,并配制样品试液和 DPPH 溶液待用。在三支 10ml 的比色管中各加入 4.0mL 257.7mg/L 的 DPPH 溶,三支比色管再分别加入 1.0ml 95% 的乙醇、1.0ml 待测试样溶液和 1.0ml 待测试液,混匀,待反应稳定后,以 95% 乙醇液为参比,在 λ_{max} 处测吸光值,分别记为 A_o、A_r 和 A_s。

$$自由基清除率 Y(\%) = (1 - \frac{A_s - A_r}{A_o}) \times 100$$

（3）注意:抗氧化剂浓度较高时,其浓度与 DPPH 清除率不成线性关系,因此,清除率不能很好地表示抗氧化剂的活性,也不能很好地对不同的抗氧化剂进行比较。为了便于比较说明不同抗氧化剂的抗氧化性强弱,选用 IC_{50} 值作为抗氧化剂的自由基清除能力的测定指标。将待测抗氧化剂配制成系列溶液,测定各浓度抗氧化剂对 DPPH 自由基清除率,在清除率 20%~80% 的范围内,绘制清除率对浓度曲线,计算出清除率为 50% 时的浓度值,即为 IC_{50} 值。

3. 优缺点　DPPH 法操作简单,需要一台分光光度计即可,但不足是 DPPH 既是氧化剂又是自由基指示剂,当被测物与 DPPH 紫外吸收有交叠时,将会影响测定结果。此外,DPPH 的颜色虽然主要因单电子转移反应消除,但也可以由氢转移反应消除。由于空间位阻决定反应的倾向,因此,小分子化合物由于更易接近自由基而拥有相对较高的抗氧化能力。许多在体内与过氧自由基发生快速反应的抗氧化剂可能因空间位阻等原因不易与 DPPH 自由基反应。此外,该方法线性范围也相对较窄。

（二）ORAC 法测定体外抗氧化能力

研究发现,大多数抗氧化剂通过阻止自由基链式反应的方式起到抗氧化作用,其作用机制多为氢转移机制,发生氢转移的动力主要来自于氢转移后的自由基更加稳定,且该自由基不能使链式反应继续进行或者仅以极低的速率进行。ORAC 方法所测定的就是能够打破自由基链式反应的抗氧化剂的抗氧化活性。ORAC 方法受到美国农业部(USDA)、美国国立卫生院(NIH)、美国宇航局(NASA)及美国哈佛大学(Harvard University)等众多科研机构的认可。美国官方分析化学师协会(AOAC)已将其批准为国际

AOAC 标准方法。

1. 原理　β-藻红素(β-phycoerythrin,β-PE)在 540nm 光波激发下,可发射 565nm 的荧光。AAPH 在水溶液中可释放过氧自由基,并能将 β-PE 氧化,使其荧光学特性消失。当抗氧化剂存在时,可与 β-PE 竞争氧化剂,减缓 β-PE 荧光消退的速度。根据这一特性,可测定样品氧自由基清除活性(oxygen-radical absorbance capacity,ORAC)。

2. 仪器与试剂　仪器:荧光分光光度计。试剂:①1.67×10^{-7}mol/L β-PE;②bis[(2-amidinopropane)dihydrochloride,AAPH];③75mmol/L 磷酸钠缓冲液,pH 7.0;④100μmol/L Trolox 标准液。

3. 操作步骤　①在测试管中加入 β-PE 溶液,再加入磷酸钠缓冲液;②加入待测样品液 20μl,混匀,设立空白对照;③加入 0.2ml AAPH 溶液启动反应,迅速将测试管置于 37℃水浴;④置荧光分光光度计激发波长为 540nm,发射波长为 565nm,每隔 5 分钟测定一次荧光强度,直至测试管中的荧光强度为零。

4. 结果计算

（1）单位定义:ORAC 值是指在抗氧化剂的存在下,β-PE 熄灭曲线上受保护部分积分面积的大小。1 个 ORAC 单位定义为,终浓度为 1μmol/L 的 Trolox 在 β-PE 熄灭曲线上对应的保护积分面积。

（2）样品液 ORAC 值的计算:由于 ORAC 值与 Trolox 的浓度成线性关系,故测定结果可按下式计算:

$$样品 ORAC 值(U/ml) = 50k(S_{样品} - S_{空白})/(S_{Trolox} - S_{空白})$$

k:样品液稀释倍数

S:β-PE 熄灭曲线下的积分面积

$$S = [(y_0 + y_5) \times 5/2] + [(y_5 + y_{10}) \times 5/2] + \cdots + [(y_{n-5} + y_n) \times 5/2]$$

$$= (0.5 + y_5 + y_{10} + \cdots + y_{n-5}) \times 5$$

其中,y_0、y_5、y_{10}…y_n 分别指第 0、5、10…n 分钟时测得的相对荧光强度值。

5. 注意事项

（1）Glazer 等以样品液中的抗氧化剂对 β-PE 氧化的抑制率(%)作为测定指标,考察 β-PE 氧化反应起始阶段线性区 β-PE 荧光的衰减。

（2）首先对血浆样品进行处理,分离其中的蛋白质部分和溶液部分,可用于测定全血清、去蛋白血清、血清蛋白质等各个组分的抗氧化能力。当测定全血清样品时,将 β-PE 全部氧化约需 90 分钟,而空白管约需 45 分钟。

（3）使用 AAPH 的目的是为测量体系提供过氧自由基,因此,该法测定的结果表示样品清除过氧自由基的能力,这在某些情况下并不能完全代表样品的总抗氧化活性。如果将这一体系更换为不同的活性氧产生体系,则可测定样品对不同活性氧的清除能力,更完整地反映样品的抗氧化能力。

（4）ORAC 测定方法目前已在 COBAS FARA Ⅱ型生化分析仪实现了自动化,通过编制的特定程序,反应开始前仪器分别吸取 PE、样品或标准、自由基发生物,混匀后 0.5 秒读取第一个数据(荧光强度),以后每隔 2 分钟读数一

次,直至 70 分钟反应完毕,采集的数据运用 Microsoft Excel 软件处理,最后得出每个样品的 ORAC 值。方法自动化后大大提高了工作效率,同时减少了因手工操作可能带来的误差。

6. 优点　①可以提供稳定可控的自由基,这些自由基与生命现象中的自由基高度一致;②反应机制明确,灵敏度高,准确性高;③应用广泛:可以测定植物化合物,也可以测定生物样品的抗氧化活性,可以测定脂溶性也可以测定水溶性物质的抗氧化活性;④可以完全实现自动化,适合抗氧化活性的高通量筛选。因此,ORAC 方法是目前评价抗氧化物质的抗氧化活性的最为简单、准确、灵敏度高、应用范围广的方法之一。

(朴建华　毛德倩)

第五节　延缓衰老实验

衰老(aging)是指在正常状况下生物发育成熟后,随年龄增大,自身功能减退,机体内环境稳定性与应激能力下降,结构、功能逐步退行性改变的不可逆过程。机体衰老受多方面因素影响,其中营养因素是影响衰老的重要因素,比如缺乏维生素 B_{12}、叶酸可使血中的同型半胱氨酸水平升高,形成高同型半胱氨酸血症,而高浓度同型半胱氨酸是动脉粥样硬化和心血管疾病发病的一个独立危险因素,还可对脑细胞产生毒性作用而造成神经系统损害。另外,老年人因为运动量减少、牙齿及口腔问题增多、厌食、消化道能力和吸收功能下降,导致机体摄入及吸收的营养减少,营养摄入不足则会引起营养缺乏,造成营养不良,也会加速衰老。因此,通过调整营养和营养干预而延缓衰老具有深远的科学和社会意义。

衰老机制比较复杂,迄今尚无一种公认的衰老机制学说,因而无单一、简便、实用的衰老指标可供应用。因此,应采用尽可能多的实验方法,以保证实验结果的可信性。体外培养的二倍体细胞可作为机体衰老的微观模型,除成纤维细胞外,亦有采用人乳腺上皮细胞、视网膜上皮细胞、黑色素细胞等。整体动物实验除生存实验、过氧化脂质含量测定、抗氧化酶活力测定外,可能还需要多选择一些指标(如脑、肝组织中单胺氧化酶活力等)加以辅助。生存实验是最直观、最可靠的实验方法,其中果蝇具有繁殖快、饲养简便等优点,通常多选果蝇做生存实验,但果蝇种系分类地位与人较远,故必须辅以过氧化脂质含量测定及抗氧化酶活力测定才能判断某种营养素或其复合物是否具有延缓衰老作用。衰老动物模型主要有自然衰老、吸入臭氧、注射 D-半乳糖、快速老化(SAMP)、摘除胸腺等几种方法。在建立衰老模型的同时或模型建立之后,给大鼠或小鼠补充营养素或其复合物,观察其降低过氧化脂质、增强抗氧化酶活力的效果,从而对其延缓衰老作用进行评价。

一、生存实验

(一) 实验原理

生存实验是利用动物的整个生命过程来观察受试物对其生存年限的影响,观察指标为平均寿命、最高寿命等。

(二) 小鼠生存实验

1. 操作方法　小鼠 120 只(3 月龄或 12 月龄),随机分成对照组和受试物 3 个剂量组,共 4 组。每组 30 只,10 只用来观察平均寿命的变化,另 20 只用于观察平均寿命和最长寿命的变化。受试物组分为三组,分别喂饲含低、中、高剂量受试物的基础饲料;对照组仅用基础饲料喂养。18～29℃室温下喂养,12 小时昼夜循环条件下,室内保持良好的通风,相对湿度在 40%～70% 内。受试物组和对照组在相同的条件下饲养,自由饮水、进食。每两周称量体重一次,比较受试物组和对照组的平均体重。每天观察、统计死亡动物数,直至全部死亡。比较受试物组和对照组的平均寿命和最长寿命,绘制存活曲线及体重增长曲线,统计受试物对小鼠生存年限的影响,若受试物组与正常组相比,寿命及相关指标有差异并成正相关趋势,则该受试物对小鼠具有延长寿命的作用。

2. 注意事项　①国外多选择纯种小鼠;国内多选用昆明种小鼠。②实验从小鼠鼠龄 3 周龄开始,也有从 12 月龄小鼠开始。

(三) 大鼠生存实验

18 月龄纯种大鼠 120 只,雌雄各半,随机分成对照组和受试物补充三个剂量组,共 4 组。每组 30 只,10 只用来观察平均寿命的变化,另 20 只用于观察平均寿命和最长寿命的变化。受试物组分为三组,分别喂饲含低、中、高剂量受试物的饲料;对照组只喂给普通饲料。其余步骤和方法与小鼠生存实验基本相同。

(四) 果蝇生存实验

通常选用黑腹果蝇,因其具有高度纯种、寿命短、繁殖快、饲养容易等优点,并具有与人类相似的生长、发育、繁殖和衰老过程,且许多代谢途径、生理功能和发育分段与哺乳动物类似。

1. 培养基　通常使用酵母培养基(因果蝇摄入培养基上长出的酵母),常用配方:蔗糖 6.2g,玉米粉 8.25g,酵母粉 0.7g,琼脂 0.62g,水 76ml,丙酸 0.5ml。另有改进后的培养基:蔗糖 3g,红糖 3g,玉米粉 8g,酵母粉 0.8g,琼脂 0.62g,脂肪 1g,苯甲酸钠 0.1g,水 76ml,丙酸 0.5ml。对于含受试物培养基的配制,水溶性受试物直接加入即可,非水溶性受试物可借助二甲基亚砜、吐温-80、乙醇或乙酸等加入。果蝇只是摄入含受试物培养基上长出的酵母。

2. 培养条件　果蝇生长的最适温度为 20～25℃,>30℃ 果蝇不育或死亡,低温则使代谢活性下降,生命周期延长。故果蝇生存实验一般采用 21～22℃,相对湿度为 50%～65%,光照条件为 12 小时日光灯照明,12 小时全黑。

3. 寿命观察方法　果蝇按照常规方法繁殖,收集 10 小时内羽化的成虫,乙醚麻醉下区分雌雄,随机分成正常对照、受试物补充三个剂量组共 4 组,每组雌雄果蝇约 120 只,每 25 只称重。将受试物加入溶化的果蝇基础饲料中调匀,按低、中、高剂量加入。每日定时 3 次统计果蝇死亡数并排除因其他原因死亡的果蝇,直至全部死亡。计算各组的半数死亡时间、平均寿命和最高寿命。各处理组果蝇死亡一半的时间为半数死亡时间,全部果蝇寿命的算术平均值为平均寿命,每组最后死亡的 10 只果蝇的平均寿命为平均最高寿命。寿命延长率=(实验组平均寿命-对照组平均寿命)/对照组平均寿命×100%。若受试物组与正常组相比,寿命相关指标有差异并呈升高趋势,可表示该受试物具有延缓衰老作用。

4. 注意事项　①培养容器应平放,因竖放时,果蝇易从棉塞上被挤下,掉落在培养基表面,翅膀粘住就很难脱开,1~2天后即死亡,从而影响果蝇的平均生存时间;②及时更换培养容器,防止果蝇翅膀粘在排泄于培养管壁的粪便上;③及时清除死果蝇,以防有的老蝇钩挂在死蝇腿上脱不下来,加速其死亡;④更换培养基时,果蝇容易飞掉,而且很难捉回。利用果蝇趋光性,在光源较强的环境中操作,可减少这种情况的发生。

(五)人二倍体培养细胞生存实验

抗衰老研究模型应具备5个条件:即必须有有限的生命期;整个衰老过程既要有足够的观察时间,又不能太长;生物学性状稳定,有良好的重复性;本身的生存条件可标准化,且可严格控制;有标准的客观检测指标。人胚肺二倍体细胞具备上述条件,此细胞株在体外能连续传代培养,具有一定的生命期限,在细胞进入衰老死亡之前的任何一代,始终保持原正常组织的染色体组型,其1:2分裂传代寿命为50代±10代,在连续培养达旺盛繁殖期后(一般不超过一年),即会出现增殖缓慢,有丝分裂停止,继之死亡。

1. 操作方法

(1)传代培养:培养物体外培养的早期(30代以前),一般采用1:2分种率传代,间隔2~4天传代一次。平均体外培养自然寿命为50代±10代。

(2)胰酶消化:用0.1%~0.25%的胰酶进行消化。注意消化后应用毛细管吹打细胞单层,务必使所有细胞从玻璃表面脱落,并尽量呈单细胞分散悬液,否则将人为丢失细胞,缩短体外培养的寿命。

(3)新瓶接种:分散好的细胞悬液,补入新鲜生长液至原培养瓶的二倍量,按1:2分种进行培育。经4~6小时后,液体pH不应超过7.4。

2. 观察指标　观察群体倍增速度与体外培养衰老现象的延迟,通过计算体外培养细胞群体倍增的速度,即可观察到群体衰老过程。通过计数最初的接种细胞总数与形成单层时的细胞数,即可推算出细胞培养物达到群体增殖一倍所需的时间。抗衰老受试物的筛选实验,最好选用25代以后的细胞。早代细胞与晚代细胞对同一实验的受试物,其反应会有很大差别。实验受试物作用于细胞的时间长短,细胞对之反应的效果亦区别明显。因此,在实验设计时,必须严格实验条件的标准化。体外培养细胞的分裂周期与其衰变之间是有内在规律的联系,是抗衰老研究中一项十分重要的指标。体外生命末期,细胞繁殖活性明显降低。

3. 注意事项　①传代中严防细菌、真菌、病毒、支原体交叉感染,否则可导致传代中断。②严防二倍体细胞株变为异倍体细胞系,因此,必须按时做染色体组型分析,否则会得出错误结论。③二倍体实验室不得同时操作其他细胞系,否则易污染二倍体细胞,导致实验得出错误结论。④培养用试剂,包括胰酶、小牛血清,务必固定厂牌、批号,需更

换时,须经5代以上试用,无异常所见,方能使用。

二、过氧化状态及抗氧化系统功能测定

(一)血(或组织)中抗氧化指标测定

血(或组织)中丙二醛(MDA)含量、超氧化物歧化酶(SOD)活力、谷胱甘肽过氧化物酶(GPX)活力及组织中脂褐质含量的测定方法参见抗氧化功能实验。

(二)组织中自由基测定

1. 原理　电子自旋共振技术(ESR)可用于检测含有未成对电子的自由基与过渡金属离子及其化合物,其特点是能直接检测组织中各种自由基信号并加以定量。

2. 操作步骤

(1)样品处理:将一定量的待测组织充填于用液氮预冷、内径为4mm的石蜡管内,填长为3cm,迅速置液氮中冷冻成形并贮存。测试时敲碎石蜡管取出冷冻的组织放入谐振腔中进行ESR测定,不断往谐振腔中倒入液氮以保持低温。

(2)测试条件:X波段,微波功率10mW,调频25kHz,调幅3G,中心磁场2550G,扫宽400G,微波频率9.7025GHz,时间常数20毫秒,扫描时间84秒。

(3)结果计算:将ESR观测到的自由基信号进行积分处理可算出自由基信号强度。

(三)总抗氧化能力测定

详细方法见本章第四节抗氧化功能实验。

(四)DNA损伤与修复分析

1. DNA断裂定性分析(凝胶电泳法)

(1)原理:细胞DNA受损后可发生断裂,形成200bp不同倍数的DNA片段,经琼脂糖凝胶电泳分析,可呈现典型的"梯子状"条带,这是凋亡细胞DNA断裂的特征性表现。

(2)试剂:①消化液:Tris-HCL(pH 8)缓冲液、NaCl、EDTA、SDS和蛋白酶K;②酚-氯仿-异戊醇混合液:体积比25:24:1;③乙酸铵;④无水乙醇;⑤TE缓冲液。

(3)步骤:①离心收集细胞,悬浮于消化液;②50℃孵育12~18小时;③向样品中加入等体积的酚-氯仿-异戊醇抽提;④离心,取上层转移至一新管子中;⑤加入乙酸铵和无水乙醇;⑥-70℃放置1小时;⑦离心,弃上清;⑧将DNA沉淀悬浮于TE缓冲液中,用紫外分光光度法定量;⑨1.8%琼脂糖凝胶电泳,溴化乙啶染色、紫外灯下观察。

2. DNA断裂定量分析方法——二苯胺法

(1)原理:细胞受到氧化损伤后,DNA双链可发生断裂。在低张溶液环境下,DNA断裂形成的小片段可游离释放出来,而完整染色体DNA则仍留在细胞核内,通过高速离心可将两者分开,利用二苯胺与DNA的显色反应对两部分核酸分别定量,由此可计算出DNA断裂的百分比。

(2)仪器与试剂:仪器:分光光度计。试剂:①低张缓冲液:pH 7.5,含 10mmol/L Tris;1mmol/L EDTA;0.2% Triton X-100;②12.5%三氯乙酸;③10%高氯酸;④二苯胺溶液:用冰乙酸配制;⑤1.6mg/ml 乙醛水溶液。

(3)步骤:①细胞用低张缓冲液裂解;②离心;③上清得断裂DNA,沉淀得完整核酸,在三氯乙酸中于4℃过夜;

④各部分 DNA 用高氯酸水解;⑤加入二苯胺溶液和乙醛水溶液;⑥30℃过夜,595nm 测 OD 值。

(4) 结果计算:完整 DNA 的百分数由两部分 DNA 的吸光度值计算。

(5) 注意事项:①注意使用正确的离心力及离心时间,以使断裂 DNA 与完整染色体 DNA 分离完全。②DNA 处理过程中,注意溶液总体积的一致。③此方法测定 DNA 含量灵敏度不高,若是 DNA 含量低于 $50\mu g/ml$,难以测定。④样品中少量的 RNA 并不影响测定,但是蛋白质、多糖及其衍生物、芳香醛、羟基醛等能与二苯胺反应生成有机物,干扰 DNA 的定量。

3. DNA 断裂的定量分析方法——彗星实验(单细胞凝胶电泳技术)　彗星实验是检测单个细胞 DNA 链断裂的技术,该方法具有灵敏、简便、快速及样品用量少、不需放射性等优点。

(1) 原理:尚不十分清楚。可能的解释是:正常细胞 DNA 以大量超螺旋的组织形式存在,当 DNA 受到损伤发生断裂后,受损部分的 DNA 可在凝胶电泳时伸展开来。一般将受到损伤的细胞于琼脂糖凝胶上裂解并电泳,在 pH 9.5 条件下,并分离的 DNA 条带出现,而细胞 DNA 用荧光染料标记后,荧光显微镜下可呈具有头尾的"彗星"形状。随细胞 DNA 损伤的加剧,将会有更多的物质"彗星"头部移出。通过测定"彗星"头、尾的相对荧光强度,可对细胞 DNA 损伤的程度进行定量。

(2) 仪器与试剂:仪器:电泳仪、配有 CCD 摄像装置的荧光显微镜。试剂:①正常熔点琼脂糖(NMA);②低熔点琼脂糖(LMA);③肌氨酸钠;④TritonX-100;⑤碘化丙啶(PI);⑥大鼠淋巴细胞分离液;⑦裂解液(2.5mol/L NaCl,100mmol/L Na_2EDTA,1%Sodium Sarcosinate,100mmol/Tris-HCl,pH 10.0;于临用前 1 小时加入 10%,1%Triton X-100,并搅拌 15 分钟);⑧电泳液(1mmol/L Na_4EDTA,300mmol/L NaOH,1%,0.2% DMSO,pH 12);⑨Tris-HCl 中和液(0.4mol/L Tris-HCl,pH 7.4);⑩预染液(含 5% 蔗糖 10mmol/L NaH_2PO_4 溶液)。

(3) 步骤

1) 制备单细胞悬液:取眶下静脉血 1~2ml,加入抗凝的离心管内,用 D-Hank's 液稀释,移入淋巴细胞分离液中离心,吸取中层薄膜层移入离心管,加入 D-Hank's 液后离心,洗去红细胞,加入 RPMI1640 营养液。细胞经台盼蓝染色后计算细胞存活率(>95%),并进行细胞计数。

2) 制片:首先在磨砂载玻片上铺 1%NMA100μl,作为第一层,4℃冷凝;取 LMA 与细胞悬液的混合液 37℃条件下混匀,两者之比为 10:1,作为第二层,4℃冷凝;第三层铺以 0.5%LMA100μl。每一浓度制备两组凝胶。

3) 细胞裂解和解旋:凝胶板置于冷的细胞裂解液进行细胞裂解,取出后用 PBS 浸泡玻片。吸去玻片上残留的液体,置于水平电泳槽中,加新鲜配制的碱性电泳缓冲液至高于玻片表面 3mm 以上,避光解旋。

4) 电泳:应通过调节液面高度保持电流达到 300mA。

5) 中和与固定:用 Tris-HCl 中和液将凝胶板中和至中性,放入无水乙醇中进行固定,然后放入湿润的瓷盘

内,置于冰箱保存,待分析。上述过程均在 4℃ 避光条件下进行。

6) 染色分析:首先将保存的凝胶加入 50μl 预染液预染,再滴加碘化丙啶 PI50μl,染色 15 分钟之后在荧光显微镜下观察。

(4) 结果计算:正常细胞核未受损 DNA 不泳出,呈圆形称头部;受损的 DNA 裂片从核头部向阳极泳动,形成彗星状,称尾部。借助于专用的图像分析设备,由"彗星"电泳图像可获得的参数很多,均可反映细胞 DNA 损伤的程度,常用的分析参数包括:①距"彗星"头部中心一定距离(n)处区域的平均荧光强度(Fn)与头部核心区荧光强度(Fo)的比值。②"彗星"尾部或整体的长度。③"彗星"尾部长度(指头部边缘至尾端的距离)与头部直径的比值。④"彗星"头、尾或整体于凝胶上的电泳迁移率。

(5) 注意事项

1) 此法中的电泳可采用不同的电泳缓冲液,然而"彗星"的形状根据所用电泳条件的不同而异。若采用中性电泳缓冲液,则"彗星"的尾部较紧凑,而用碱性电泳缓冲液的电泳结果显示,其"彗星"尾部较为松散。

2) 中性电泳缓冲液下电泳形成的"彗星",其尾部在结构上与头部 DNA 紧密连接。若电泳前预先用碱处理样品使 DNA 解旋,可增加"彗星"拖尾的长度,提高监测灵敏度,这时的"彗星"尾部中含有一些 DNA 断裂片段。

3) 本品用荧光染色的方法显示"彗星",另外也可以预先用 [^{14}C]腺嘌呤掺入法标记细胞 DNA,然后再接受损伤因素的处理,这样可以用放射自显影的方法监测电泳形成的"彗星"。

4) 方法中的 PI 可用 EB 等其他 DNA 染料代替。

5) 实验中所用 PBS 应防止 Ca^{2+}、Mg^{2+} 的污染,以保证以 PBS 配制的琼脂糖凝胶体系中不含这两种离子,其目的可能是为了抑制核酸酶的活性,防止由 DNA 酶降解损伤而导致实验误差。在电泳缓冲液等所有溶液中加入一定浓度 EDTA 的目的,也是为了清除 Ca^{2+}、Mg^{2+} 等离子。

(牛玉存　孙长颢)

第六节　缓解体力疲劳实验

营养干预能够有效缓解疲劳,不同营养物质可以分别帮助清除导致疲劳的代谢产物、恢复运动消耗的能量物质、增强心肺和肌肉功能、调节内分泌和免疫功能、保持内环境的稳定、兴奋中枢神经等。在运动前、中或后的特定时间、不同特定数量电解质饮料,同时配合补充特定成分和特定数量的碳水化合物(食品或饮料成分),可以有效地延缓运动中疲劳的发生和运动后的疲劳恢复。因此,营养措施缓解体力疲劳作用的评价也应根据具体机制设计不同的实验方案。

用于研究疲劳的动物模型多采用大鼠和小鼠,其优点是便于操作。动物经过训练适应以后可以较单纯的反映疲劳。如果未经过训练的运动适应过程,动物对一次性运动实验的疲劳反应,同时包含有应激的成分,这些疲劳成分从性质上讲,属于中枢疲劳。动物实验中,使用跑台作为运动

负荷手段,可以较准确地掌握运动量。而游泳实验条件要求低,运动量变异相对较大。发生于人类的疲劳,一般涉及外周、中枢、心理等多方面的因素,当使用动物模型研究有神经或精神因素影响的疲劳,实验设计更为复杂,条件控制的要求也更高。

人体运动试验研究疲劳可以更直接反映疲劳过程和机制,也可以借以研究神经和精神因素的作用。运动负荷手段可以应用静力器械测试肌肉力量,或功率自行车和跑台测试给定功率运动的运动时间和做功量。借助心肺功能遥测仪器,在室外和运动现场也可以准确的定量运动负荷。现场运动试验可以减少受试对象不适应实验室测试带来的精神因素的影响。人体试验用于检测精神心理状况的指标可以反映中枢疲劳的成分,但结果的客观性需要更严谨的对待。

一、动物实验

目前,用于体力疲劳动物实验包括负重游泳实验(weight-loaded forced swim test)、转棒实验(rota-rod test)、跑步机疲劳实验(treadmill fatigue test)、鼠轮疲劳实验(mice wheel fatigue test)、大鼠跑轮实验(rats running wheel test)、睡眠剥夺实验(sleep-deprivation test),其中负重游泳实验是应用最为广泛、成熟的实验模型之一,它联合血清尿素氮实验、糖原储备实验、血乳酸实验,能够检验长时间运动消耗的能量物质的补充或节省作用,也可以在一定程度上反映具有调节代谢功能的功效成分的作用。

(一)负重游泳实验

1. 原理　运动耐力的提高是缓解体力疲劳的最直接表现,游泳时间的长短可以反映动物运动疲劳的程度。

2. 负重游泳实验模型

(1)实验动物:推荐使用纯系小鼠、雄性小鼠,体重18~22g。

(2)剂量:实验设三个剂量组和一个阴性对照组,以人体推荐量的10倍为其中的一个剂量组。必要时设阳性对照组。实验期应根据所采用的营养措施的生物学机制设定,一般为30天,必要时可延长到45天。

(3)仪器与器材:游泳箱(大小约50cm×50cm×40cm)、电子天平、铅皮或铅丝。

(4)运动负荷:末次给予受试样品30分钟后,将尾根部负荷5%体重的铅皮小鼠置于游泳箱中游泳。水深不少于30cm,水温25℃±1.0℃。

(5)判定标准:记录小鼠自游泳开始至死亡的时间,作为小鼠负重游泳时间。组间比较建议采用单因素方差分析。

3. 注意事项

(1)每一游泳箱一次放入的小鼠不宜太多,否则互相挤靠,影响运动负荷量。

(2)水温对小鼠的游泳时间有明显的影响,因此要求各组水温控制一致,每一批小鼠下水之前都应测量水温,水温以25~30℃为宜,如果过低可能引起小鼠痉挛,过高则游泳时间可能太长,不便于操作。

(3)铅皮或铅丝缠绕松紧应适宜。

(4)观察者应在整个实验过程中使每只小鼠四肢保持运动。如果小鼠漂浮在水面四肢不动,可用木棒在其附近搅动。

(5)不同批的小鼠因饲养环境、季节等原因的变化体质上会出现差异。因此,处理组和对照组应采用同一批动物同时进行实验。

4. 特点　负重游泳实验的游泳时间长短可以直接反映动物运动疲劳程度,它是一种传统的运动训练实验,具有刺激小、损伤小、运动负荷大、容易实现等特点。特别适用于小鼠和大鼠等小型实验动物。

(二)血清尿素氮实验

1. 原理　血清尿素氮是评价机体运动疲劳的灵敏指标。机体血清尿素氮随运动负荷的增加而增加,机体对负荷适应能力差,血清尿素增加明显。

2. 高尿素氮模型

(1)实验动物:成年小鼠或大鼠,小鼠体重18~22g,Wistar或SD大鼠,体重160~200g。

(2)剂量:大鼠剂量以人体每公斤体重推荐食用量的5倍为基本剂量。

(3)运动负荷:在温度为30℃的水中不负重游泳90分钟。

(4)样品制备:运动后休息60分钟采血。大鼠采尾血,小鼠拔眼球采全血约0.5ml(不加抗凝剂)。置4℃冰箱约3小时,血凝固后2000rpm离心15分钟,取血清备用。血清中的尿素在室温下可稳定24小时,在4~6℃可稳定7天以上。用二乙酰-肟法测定。

3. 血清尿素氮测定(二乙酰-肟法)

(1)原理:样品中尿素在氯化高铁-磷酸溶液中与二乙酰-肟和硫氨脲共煮,形成一种红色的化合物Diazine,其颜色的深浅与尿素含量成正比。与同样处理的尿素标准管比较,可求出尿素的含量。

(2)仪器:721分光光度计、10ml带塞试管、1ml(或1.5ml)塑料离心管、电炉、锅、灌胃针。

(3)试剂:1g/L二乙酰-肟溶液应用液,33g/L三氯化铁溶液,氯化铁-磷酸溶液,16mmol/L苯甲酸液,10mmol/L尿素标准液(尿素氮280.1mg/L)。

(4)操作步骤:见表3-9-3。

表3-9-3　尿素氮测定操作步骤

试　剂	样品管	标准管	空白管
血浆/血清/ml	0.05	—	—
10mmol/L尿素标准液/ml	—	0.05	—
蒸馏水/ml	—	—	0.05
1g/L二乙酰-肟溶液/ml	2.5	2.5	2.5
氯化铁-磷酸溶液/ml	2.5	2.5	2.5

充分混匀,置沸水浴15分钟,立即用自来水冷却。用波长520nm,以空白管调零,读取各管吸光度值。

(5)计算

尿素(mmol/L)= 10×样品管吸光度/标准管吸光度

尿素氮(mg/L)= 280.1×样品管吸光度/标准管吸光度

4. 注意事项

（1）为避免色度转移,应在标本加入后 30 分钟内读出吸光度值。

（2）一般标本测定管反应澄清,严重脂血可制备血滤液重新测定。

（3）煮沸时间应准确。

5. 特点 血清尿素氮是评价机体运动量的灵敏指标,能够直接反映机体对负荷适应能力。

（三）糖原储备实验

1. 原理 糖原储备量和运动中的分解速率是长时间耐力运动能力的关键限制因素,较低的肝和肌糖原水平或运动中较高的糖原消耗速率预示着疲劳提早发生和最大耐力运动时间的缩短。

2. 糖原耗竭或储备量动物模型

（1）实验动物:成年小鼠或大鼠,小鼠体重 18~22g,Wistar 或 SD 大鼠体重 160~200g。

（2）剂量:大鼠剂量以人体每日每公斤体重推荐食用量的 5 倍为基本剂量,另设两个剂量组,必要时设阳性对照组。

（3）运动负荷和样品制备:在温度为 30℃ 的水中不负重游泳 90 分钟后或安静状态取动物肝脏,经生理盐水漂洗后用滤纸吸干,精准称取肝脏或肌肉 100~200mg,加入三氯醋酸匀浆,将匀浆液倒入离心管离心,将上清液转移至另一试管内。取 1ml 上清液放入 10ml 离心管中,加入乙醇,充分混合至两种液体间不留有界面,在室温下竖立放置过夜或 37~40℃ 水浴 3 小时。沉淀完全后离心。小心倒掉上清液并倒立放置试管 10 分钟。用 2ml 蒸馏水溶解管底的糖原,加水时将管壁的糖原洗下。如管底的糖原不立即溶解,震荡管子直到完全溶解。

3. 糖原测定（蒽酮法）

（1）原理:蒽酮可与游离糖或多糖起反应,反应后溶液呈蓝绿色,于 620nm 处有最大吸收。测定其光密度,可以确定糖原的含量。

（2）仪器:721 型分光光度计,离心机,扭力天平,匀浆器,振荡器,移液器,沸水浴,灌胃针头,手头器械,玻璃漏斗,加样器,2ml、5ml、10ml 吸量管,20ml 带塞刻度试管,10ml 带塞离心管。

（3）试剂:5% 三氯醋酸（TCA）,葡萄糖标准溶液（1mg/ml）,蒽酮试剂（含 0.05% 的蒽酮,1% 的硫脲,用 72% 的 H_2SO_4 配制）。

（4）操作步骤:见表 3-9-4。

表 3-9-4 糖原测定操作步骤

试剂	样品管	标准管	空白管
肝或肌肉提取液/ml	0.05	—	—
1mg/ml 葡萄糖标准液/ml	—	0.05	—
蒸馏水/ml	—	—	0.05
蒽酮试剂/ml	2.5	2.5	2.5

加入蒽酮试剂后,立即将试管放在冷水龙头下冲,冷却到与水温一致;再将其浸于沸水浴 15 分钟后,冷却到室温。在 620nm 波长下,用试剂空白管调零后测吸光度。

（5）计算:糖原含量（mg/g 组织）=（样品管吸光度/标准管吸光度）×0.5×（提取液体积/组织克数）×0.9。其中

0.5:为 0.5ml 葡萄糖标准液中的葡萄糖含量 0.5mg。

0.9:为将葡萄糖换算成糖原的系数。

4. 注意事项 ①测定的实验方法均为定量要求,因此所有取样加试剂需准确。②糖原测定中冷却、加热时间与氧化还原作用有关,因此时间要控制准确。③蒽酮显色剂不稳定,以临用时配制为宜,注意避免采用绒布或被污染的糖类进入蒽酮反应。

5. 特点 糖原储备实验能够获得疲劳发生时间和最大耐力运动时间。

（四）血乳酸实验

1. 原理 乳酸是糖氧化酵解的中间产物,其水平的升高与糖的酵解氧化速率加快有关,同时也受到糖的有氧氧化能力的影响。体内的乳酸堆积,可以酸化细胞内外环境,是疲劳发生的重要原因之一。血乳酸可以间接反映运动、疲劳和恢复过程中乳酸代谢的变化。

2. 高血乳酸动物模型

（1）实验动物:成年小鼠或大鼠,小鼠体重 18~22g,Wistar 或 SD 大鼠体重 160~200g。

（2）剂量:大鼠剂量以人体每日每公斤体重推荐食用量的 5 倍为基本剂量,另设两个剂量组,必要时设阳性对照组。

（3）运动负荷和样品制备:在温度为 30℃ 的水中负重或不负重游泳 10~60 分钟后停止。在游泳前、游泳后即刻休息 20 分钟后各采血 20μl 加入破膜液中,立即充分震荡破碎细胞。大鼠采尾血,小鼠用毛细管从内眦静脉采血。用对羟基联苯法测定乳酸含量。

（4）数据处理:血乳酸曲线下面积 = 5×（游泳前血乳酸值+3×游泳后 0 分钟的血乳酸值+2×游泳后休息 20 分钟的血乳酸值）。组间比较建议采用单因素方差分析。

3. 血乳酸测定（对羟基联苯法）

（1）原理:在铜离子催化下,乳酸与浓硫酸在沸水中反应,乳酸转化为乙醛,乙醛与对羟基联苯反应产生紫色化合物,在波长 560nm 处有强烈的光吸收,故可进行定量测定。

（2）仪器:微量吸管,恒温水浴锅,电热水箱,分光光度计。

（3）试剂:4% $CuSO_4$ 溶液、浓硫酸（AR）、1%NaF 溶液,蛋白沉淀剂,沉淀剂-NaF 混合液,1.5% 对羟基联苯溶液,乳酸标准储备液（1mg/ml）,乳酸标准应用液（10mg/L）。

（4）操作步骤:准确吸取全血 20μl 加入到 0.48mL 1% NaF 溶液中,再加入 1.5ml 蛋白沉淀剂,振荡摇匀,3000rpm 离心 10 分钟,取上清液,按表 3-9-5 操作。

摇匀,置 30℃ 水浴后放入沸水浴中加热 90 秒,冷却至室温,在波长 560nm 处比色。

（5）计算:血乳酸含量（mg/L）= 样品管吸光度/标准管吸光度×10×100。

10:为乳酸标准应用液 10mg/L。

100：为全血稀释倍数（0.02+0.48+1.50）/0.02。

4. 注意事项　与糖原储备实验注意事项类似。

表 3-9-5　乳酸测定操作步骤

试　　剂	样品管	标准管	空白管
蛋白沉淀全血上清液/ml	0.50	—	—
10ml/L 乳酸标准应用液/ml	—	0.50	—
沉淀剂-NaF 混合液/ml	—	—	0.50
1g/L 二乙酰-肟溶液/ml	0.10	0.10	0.10
浓硫酸/ml	3.0	3.0	3.0
充分混匀，置沸水浴加热 5 分钟，取出后放入冰水浴冷却 10 分钟			
1.5%对羟基联苯/ml	0.10	0.10	0.10

（五）转棒实验

1. 原理　实验动物放在转动的棒上，由于剧烈运动，体内产生过多的乳酸不能及时地排除和转化，肌肉很快就进入疲劳状态，从而实验动物从棒上跌落下来。抗疲劳物质能使其运动产生的乳酸迅速排除和转化，进而减缓肌肉的疲劳程度，达到抗运动疲劳的效果，使其在棒时间延长。

2. 转棒实验方法

（1）实验动物：推荐使用纯系成年雄性大、小鼠，大鼠体重 160~200g，小鼠体重 18~22g。

（2）仪器与器材：转棒式疲劳仪。

（3）在进行测试前，先对实验动物进行训练，将实验动物放在静止的转棒上 30 秒，如果掉下，则将其重新放置在转棒上，直至在静止的转棒上停留的时间总和达到 30 秒，将转棒的转速调到 15rpm/min，使实验动物在匀速转动的转棒上停留 5 分钟，若掉落，则将其重新放置在转棒上。

（4）选取训练成功的动物，进行正式测试，旋转速度在 5 分钟中从 4rpm 增加到 40rpm，记录各组实验动物在旋转仪上的时间。每只实验动物测试 1 次。

3. 注意事项　动物的前期训练是实验成功的关键。具体实施过程中需根据实验动物的大小调整转速大小。

4. 特点　是一种检测啮齿动物运动功能的简单方法，不仅能测量受试物对疲劳的影响，还能通过测量动物在棒上行走的持续时间来评估中枢神经系统疾病或损伤。

（六）跑步机疲劳实验

1. 原理　当老鼠感到疲劳时，它们会逐渐花更多的时间跑到跑步机的后面，而不是保持跑到前端的速度。

2. 跑步机疲劳实验模型

（1）实验动物：推荐使用纯系成年雄性大鼠，体重 160~200g。

（2）仪器与器材：跑步机、钢丝刷、计时器。

（3）在训练和测试实验动物之前，确保跑步机位于平坦的表面上，并设置跑步机到期望的倾角（推荐倾角：10°，在整个训练和测试中保持一致），并适当设置电击频率和强度（推荐：2Hz，1.22mA）。

3. 实验步骤

（1）跑步机速度设置为 0m/min 时将实验动物放入跑步机的各个跑道。允许实验动物自由地探索跑步机 1~3 分钟，或者直到每只鼠已经探索了它的跑道和（或）从栅格中接收到至少一次冲击。

（2）打开跑步机，慢慢增加速度，直到它开始运动（大约 1.5~3.0m/min）。监视所有实验动物以确保它们开始行走。

（3）慢慢地将跑步机速度提高到 8m/min，在 5 分钟时将跑步机速度提高到 9m/min，7 分钟时提高到 10m/min，10 分钟时停止跑步。以相同的方式训练 1~3 天。

（4）测试：步骤与训练类似，跑步机设定如下：0 分钟，12m/min；0.5 分钟，14m/min；1 分钟，16m/min；6 分钟，18m/min；30 分钟，20m/min；45 分钟，22m/min；60 分钟，24m/min；75 分钟，26m/min。

4. 注意事项

（1）训练是必须的，以确保实验动物熟悉跑步机和任务，并能够执行适当的测试。如果大多数接受训练的实验动物在训练期间经常受到电击或表现不佳，则应进行额外的训练。如果某只实验动物的训练表现一直很差，那么它应该从实验中移除。

（2）如果实验刚开始时，动物在跑道中没有动弹，用钢丝刷轻敲鼠或以尾巴搔痒的方式促使其运动。

5. 特点　该方法提供了一种使用跑步机来测量疲劳样行为而不是其最大（或接近最大）生理能力的方法。因此，该方法可以提供一种简单、高通量的实验动物类疲劳行为测定，并且可以作为其他类疲劳行为测定的独立或补充措施。该实验主要用于大鼠、小鼠等实验动物进行跑步运动训练，可以取代传统的游泳训练，使训练强度指标更加准确。

二、人体试验

（一）受试者选择标准

1. 纳入受试者标准　需要较长时间持续中等强度作业或易于疲劳的自愿受试者人群。

2. 排除受试者标准　①年龄在 20 岁以下或 45 岁以上男性，年龄在 20 岁以下或 55 岁以上女性及妊娠或哺乳期妇女，过敏体质及对本样品过敏者；②已知患有心血管、肺脏（如哮喘等）和（或）代谢疾病（如糖尿病等），精神病患者；心血管、肺脏和（或）代谢疾病的症状或体征；③经常用药、嗜酒吸烟或戒烟不足 6 个月，血浆胆固醇≥200mg/dL，4 周内参加过其他实验；④正在服用其他营养补充剂、治疗药物或接受其他治疗者；⑤未按规定服用样品，无法判断功效，或资料不全等影响功效或安全性判断者。

（二）试验设计

采用自身对照设计，受试者不少于 50 例。受试者在试食观察期间，按推荐服用方法、服用量服用受试产品，连续给予受试样品 30 天，必要时可延长至 45 天。

（三）观察指标

1. 安全性指标　一般状况包括精神、睡眠、饮食、大小便等；试食前后进行血、尿、便常规检查（肌酐、转氨酶、乳酸脱氢酶、肌酸激酶）；肝、肾功能检查；心电图。

2. 功效指标

（1）一般情况：详细询问病史，了解受试者饮食情况、活动量。观察主要症状：头痛、眩晕、心悸、耳鸣、失眠、烦躁、腰膝酸软等。

（2）跑台试验

1）试食前测试：在跑步机上 0 坡度，以 8km/h 速度进行跑步运动，对心率进行实时监测。从 55% 最大心率开始计时，连续运动 60 分钟以上，且心率达到 69% 最大心率时为止，为试食前运动时间，并于运动后采血。其中最大心率=220-年龄。

2）试食中测试：第二次试食 2 小时后，在跑步机上 0 坡度，以 8km/h 速度进行跑步运动，对心率进行实时监测。从 55% 最大心率开始计时，连续运动 60 分钟以上，且心率达到 69% 最大心率时为止，为首次试食运动时间。其中最大心率=220-年龄。

3）试食后测试：试食结束 24 小时，在跑步机上 0 坡度，以 8km/h 速度进行跑步运动，对心率进行实时监测。从 55% 最大心率开始计时，连续运动 60 分钟以上，且心率达到 69% 最大心率时为止，为试食后运动时间，并于运动后采血。其中最大心率=220-年龄。

（3）数据处理：测得数据为计量资料，可用 t 检验进行分析。凡自身对照资料可以采用配对 t 检验，两组均数比较采用成组 t 检验。

（四）注意事项

1. 跑台试验中三次测试为测试当日同一时间，以避免时间周期对运动时长产生的影响。

2. 跑台试验中试食前测试 60 分钟以内即超过 69% 最大心率者不可纳入受试者人群。

3. 跑台试验中试食后测试前，先对受试者进行安全性观察和一般性观察，若受试者不符合测试条件，该受试者不进行试食后测试。

4. 适用人群：适用于较长时间中等强度体力工作人群；易于疲劳的人群，旨在提高体力作业耐受时间；不适用于急性缺氧环境及有速度要求的重体力人群，避免特殊作业所致疲劳。

（牛玉存）

第七节　改善女性更年期综合征实验

女性更年期（climacteric）又称围绝经期，是指女性（40~60 岁）从性成熟进入老年的过渡期，包括绝经前期、绝经期和绝经后期。在外界因素的作用下，内分泌状态的异常变化可引起更年期女性身心功能失调，表现出一系列涉及生殖系统、心血管系统和神经系统的症状和体征，即更年期综合征。其常见的症状包括潮热、盗汗、烦躁易怒、睡眠障碍等，严重影响女性的身心健康和生活质量。通过调整生活方式或补充某些天然活性成分等措施可以在一定程度上预防或延缓更年期症状的出现。生活方式的调整主要从改变饮食（调整营养素或含功能因子食品的摄入）、加强锻炼和应对压力三个方面来进行。

更年期内分泌调节和综合征防治的实验方法可分为体外实验、动物实验和人体试验。其中体外实验是检测物质雌激素样作用或雌激素活性的常用方法，主要包括人类乳腺癌 MCF-7 细胞增殖实验（E-SCREEN）、雌激素受体（es-trogen receptors，ERs）竞争性结合测定等，而动物实验结果直接反映了受试物经代谢转化后的最终生物学效应，因此，其作用和意义大于体外实验。通过建立更年期动物模型可直接评估受试物疗效，确定安全剂量，并为进一步的人体试验提供理论支持。人体试验结果是最高证据级别的，可直接用来改善女性更年期内分泌状态，其中最重要的是随机对照（RCT）试验。

一、动物实验

（一）动物种属的选定

最理想化的动物模型是非人灵长类动物，这些动物与人的种属关系最近，其生殖系统衰老、月经停止以及衰老后的病理生理学改变与人类相似。但成本太高、合格动物数量少、生命周期太长以及可能发生与人相互传染的疾病。因此，小型哺乳动物的实用性更强，更易于在普通实验室进行。

1998 年美国国家老年研究所（NIA）就绝经的卵巢切除动物模型召开了专题研讨会，会议提出了更年期潮热动物模型的标准：①雌激素对所选动物的心血管和骨骼系统有一定的生理学影响；②雌激素缺乏或使用雌激素拮抗剂可引起动物血管性症状和体温升高（即实验性潮热），并可进行定量测定；③使用雌激素或雌激素激动剂可缓解实验性潮热症状。会议还分别从骨骼系统、心血管系统和潮热症状三个方面讨论了不同种属动物（小鼠、大鼠、兔、狗、猪）作为绝经模型的适用性及其优缺点（表 3-9-6）。

表 3-9-6　不同动物对于三种绝经相关症状或疾病的适用性

动物种属	绝经病理		
	心血管系统	骨骼系统	潮热症状
小鼠	适用（粥样硬化）	广泛使用	无证据
大鼠	好（高血压）广泛使用（血脂）	较好的候选动物	较多证据
兔	适用（胆固醇性心血管疾病）	资料有限	无证据
狗	不太适用	较好	无证据
猪	十分适用（高胆固醇血症）	有希望的模型	无证据
灵长类	十分适用	十分适用	较多证据

引自：Bellino FL. Nonprimate animal models of menopause：workshop report. Menopause，2000，7（1）：14-24.

从表中可见，只有灵长类动物和大鼠适于作为更年期潮热症状的动物模型，但是前者的实验局限性较大。而现有的大量资料显示，卵巢切除可引起大鼠尾部皮肤温度升高 1~6℃，其体温波动规律类似老年绝经女性，给以雌激素治疗可有效调节卵巢切除大鼠的体温，因此，根据上述的 NIA 模型标准和大量研究证据，同时考虑实验技术的可行性和实验费用等因素，老龄大鼠是较理想的实验动物模型。

（二）更年期动物模型的建立

女性绝经后内环境的改变发生于神经-内分泌-免疫整个网络，同时涉及下丘脑-垂体-性腺轴和下丘脑-垂体-

肾上腺轴。其病理学和病理生理学机制十分复杂,至今其确切机制仍不清楚。而且女(雌)性生殖系统衰老的生物学过程以及绝经的病理生理学过程存在明显的种属差异,因此,选择一种合适的、能够完全模拟人类绝经及其后期内分泌变化的动物模型十分困难。文献报道的相关模型如下:

1. 卵巢切除模型　研究表明动物卵巢切除后,雌激素水平明显降低,卵泡刺激素(follicle-stimulating hormone, FSH)和黄体生成素(luteinising hormone, LH)水平升高,部分神经递质(如5-羟色胺)和神经肽(如 β-EP)的变化均类似于绝经女性。国内外大多数相关研究均通过卵巢切除制造雌激素低下模型,是能较好反映绝经女性内分泌生理的最佳模型。

卵巢切除术有腹部切口和背部切口两种方法,主要采用操作简单、对动物创伤小的腹部切口法。动物(多选用大鼠)适应性饲养3~5天,经腹腔注射戊巴比妥钠溶液麻醉,腹位固定后去毛消毒,剪除双侧卵巢,腹肌和皮肤分层缝合后消毒,连续3天肌内注射青霉素。卵巢切除造成雌激素水平低下是动物实验成功与否的关键,除保证双侧卵巢完全切除之外,应在术后动物恢复期间,进行阴道涂片直接观察各动物的动情周期,剔除仍具有动情期(镜下可见大量的扁平表层细胞)的动物。

2. X光破坏卵巢模型　该法通过X光照射破坏卵巢所致症状来反映更年期的主要临床表现。将大鼠固定于平板上,暴露下腹部"卵巢区",置于电子直线加速器下照射。X线照射后21天大鼠子宫、卵巢重量显著降低,垂体重量明显升高,提示卵巢受到损伤后,垂体反馈性增殖。大鼠的自主活动显著增多,甘油三酯和胆固醇含量明显升高。

3. 酒精损伤卵巢模型　在无菌的条件下,将0.2ml无水乙醇注射到大鼠双侧卵巢内,每周观察血清雌二醇(estradiol, E2)、孕酮的变化及卵巢病变情况。乙醇引起大鼠卵巢的部分萎缩、E2水平下降与临床更年期综合征有相似之处,该模型为更年期综合征的研究与相关药物的开发提供了一个新的途径。但该模型中临床常见的烘热汗出、心悸失眠、忧郁健忘、头晕腰酸等症状在动物身上较难观察,这些症状大多与自主神经功能紊乱和中枢神经递质的变化有关。

4. 自然衰老模型　人们发现自然衰老的大鼠激素、器官、表现等更贴近人的围绝经期水平。研究发现:雌性大鼠11~17月龄为发情休息期,此期大鼠不仅出现内分泌生殖功能降低、神经递质紊乱,其他机体状态也明显降低。上述表现均提示雌性大鼠11月龄开始就进入更年期,与人更年期生物学特性相仿,可作为动物模型。由于自然衰老动物存在个体差异,在应用前应对其阴道分泌物涂片,选取连续5天不出现动情期的动物进行实验。

(三)评价指标

在评价某物质对更年期状态的改善作用时,国内外研究者所选择的大多数指标都针对更年期女性的雌激素水平和潮热症状。但机体内雌激素效应的强弱除了与雌激素水平有关之外,还取决于靶组织/细胞的 ERs 含量以及激素-受体的结合情况,如大豆异黄酮和雌激素受体调节剂雷洛昔芬(raloxifene)类似,可影响雌激素受体结合的水平。因此,在评价某物质对更年期内分泌状态的改善作用时,不能只局限于雌激素水平这一指标,还应考虑影响与雌激素受体结合的相关指标。以下是常用于评价物质对更年期内分泌状态改善作用的指标。

1. 血液雌激素水平　如前所述,更年期女性首先发生的内分泌学变化是雌激素水平下降,并引起其他一系列神经-内分泌-免疫网络的变化。因此血清雌激素水平是一个重要的功能性指标,由于 E2 是活性最强的内源性雌激素,一般测定该指标来反映机体雌激素水平。测定方法:使用酶联免疫方法(ELISA)测定 E2,该方法操作简便,且无放射污染。

2. 血清 FSH 和 LH 浓度　女性绝经后 FSH 和 LH 代偿性升高,有的医院已把 FSH 和雌激素作为判断绝经的特征性指标,而 LH 升高被认为是引起更年期潮热的机制之一,因此,降低 FSH 和 LH 可以作为评价物质具有改善更年期内分泌状态功能的参考指标。

3. 阴道上皮细胞成熟指数(maturation index, MI)　雌激素或具有雌激素样作用的物质可与 ERs 结合并刺激细胞分化成熟,表现为阴道上皮细胞角化,成熟细胞(表层细胞)比例增加,成熟指数升高。该指标是反映机体雌激素效应的指标之一。测定方法如下:

(1)阴道涂片的采集与固定:在实验结束前7天连续对大鼠进行阴道涂片。动物采样方法为:固定大鼠,将蘸有生理盐水的棉签插入阴道,在洁净玻片上均匀转动做成涂片。涂片固定后置空气中自然干燥。

(2)涂片染色(巴氏染色):配制染液后对涂片依次进行染色,最后滴入中性树胶,加玻片封固。

(3)细胞识别与计数:在显微镜下观察各涂片,共计数100个细胞,分别记录底层细胞、中层细胞和表层细胞数。其中底层细胞呈圆形,核呈圆形或椭圆形,胞质幅缘(核膜至胞膜距离)约与胞核直径相等,胞质呈蓝绿色。中层细胞较大,呈船形或梭形,有锐角,胞质丰富,呈淡蓝色或淡绿色。表层细胞体积大而扁平,常呈多边形大方块,有钝角,胞质内含有透明角质颗粒。

(4)阴道细胞 MI 计算:表层细胞、中层细胞和基底细胞数分别乘以其加权值 1.0、0.6 和 0.2,总和除以观察天数,即得各动物平均成熟指数:

$$MI = \sum(\text{表层细胞数} \times 1.0 + \text{中层细胞数} \times 0.6 + \text{基底细胞数} \times 0.2)/7$$

4. 子宫重量和脏体比　它是雌激素活性筛选实验-子宫增重实验的重要指标,间接反映机体的雌激素效应。该指标虽然操作简便(剥离子宫称重,计算脏体比即可),但易受卵巢切除手术的影响,因此要求在进行卵巢切除时,应保证子宫的完整性,部分切除或结扎(导致组织坏死)均会影响该指标的准确性。

5. 尾部皮肤温度　该指标可直接反映受试物对更年期潮热症状是否具有一定的潜在改善作用。鼠尾皮肤温度的测定方法比较简单，但需要特殊的温度测定仪。首先固定大鼠，将测温仪的感应器刺入大鼠尾部皮下，稳定后读数即可。

二、人体试验

我国已建立新药的更年期综合征临床试验指导原则，该方法比较成熟并被广泛用于中草药治疗更年期综合征的临床效果评价。因此，在确保受试物安全无毒的前提下，改善更年期内分泌状态的人体试验可参照该指导原则进行。

（一）试验原则

试验应遵循随机双盲对照的原则，试验组和对照组例数均等，应包括近期患有潮热的病例。随机分组时除了以血清雌激素和更年期潮热等临床症状为主要指标外，还应考虑受试者的年龄、绝经年限、体质指数和生活环境等因素，必要时应参考受试者的饮食习惯，如每月大豆或豆制品的平均消费次数和摄入量等。对符合要求的受试者应严格控制可变因素，保证不附加受试物以外的任何治疗因素。试食期间最好不要改变生活方式和饮食习惯，尤其应避免大豆及其制品等明确含有植物雌激素的食物的突然加入和剔除。试食期间应随访观察受试者有无不良反应，同时应对受试者进行依从性监督，对依从性差或违反双盲原则的个别病例应予以剔除。试验周期以4~6周为宜。

（二）受试者的选择

1. 试验设计与样本量估算　为了比较改善女性更年期内分泌效果，可进行优效性、等效性和非劣效性临床试验。试验设计类型不同，主要指标不同，样本量估算方法也不一样，统计分析方法也有差别。

（1）非劣效性试验：是检验受试物是否不劣于另一种受试物的试验。其样本量的估算根据数据类型不同而不同，如两独立样本均数比较样本量估计为：

$$N = \left[\frac{(Z_\alpha + Z_\beta)\,\sigma}{\delta + \Delta}\right]^2 (Q_1^{-1} + Q_2^{-1})$$

$\delta = \mu_1 - \mu_2$，为两总体均数的差值，μ_1 和 μ_2 分别为实验组和对照组的总体均数，Δ 为非劣效性界值。σ 为两总体合并标准差。

（2）等效性试验：是检验一种受试物是否与另一种药物的疗效"相等"。其两独立样本均数比较的样本量估计为：

$$N = \left[\frac{(Z_{\alpha/2} + Z_{\beta/2})\,\sigma}{\Delta - \delta}\right]^2 (Q_1^{-1} + Q_2^{-1})$$

式中，σ 为标准差（假设两组标准差相同）。$\delta = |\mu_1 - \mu_2|$。Δ 为等效界值。其他符号同前。

（3）优效性试验：是检验一种受试物是否优于另一种受试物的试验。其两独立样本均数比较的样本量估计与上述类似，只是分母为 $\delta - \Delta$，Δ 为等效性界值。

2. 纳入标准　被纳入本评价试验的受试者应符合下述标准。

（1）年龄在 40~60 岁者。

（2）女性绝经 1 年以上 5 年以内。潮热盗汗是典型的特异性症状，可伴有烦躁易怒、心悸失眠、胸闷头痛、情绪异常、记忆力减退、腰腿酸痛等。血清雌酮 E1、E2 水平降低。FSH 和 LH 浓度升高。

（3）受试期间保持正常的生活和饮食习惯，须停服治疗更年期综合征的激素 3 个月以上，或其他相关中药制品 2 个月以上。

（4）排除双侧卵巢切除、卵巢功能障碍、子宫切除及妇科器质性病变或妇科肿瘤患者，原发性高血压、原发性低血压及慢性贫血患者，合并有心、肝、肾和造血系统等严重疾病以及精神病患者，3 个月内参加过或目前正在参加其他人体试验者。

（5）受试者自愿参加试验。

（三）评价指标

部分动物实验的指标，如血液雌激素水平、FSH 和 LH 浓度以及阴道上皮 MI 值也可用于人体试验。除此之外，临床症状改善方面的指标可以判断受试物对更年期综合征的整体效果。

1. 血液 E2、FSH 和 LH 浓度　根据种属差异选购合适的 ELISA 试剂盒。

2. 阴道上皮细胞 MI 值　在实验结束前 7 天连续对受试者进行阴道涂片。采样方法为：将玻璃吸管，沿阴道方向插入直至后穹隆，将吸管分泌物薄而均匀地涂于玻片上。涂片固定后置空气中自然干燥。涂片染色、细胞计数和 MI 值计算见动物实验部分。

3. 临床改善指标　在人体试验过程中，除了进行受试者一般状况观察、血液、肝肾功能和妇科常规检查之外，一些反映受试物临床功效的指标也是不可缺少的，如潮热的发生频率和消失百分率等。而 Kupperman 评分是临床上对更年期综合征症状进行综合评价的常用指标（表 3-9-7）。计算各症状的总评分并与食用受试物之前或对照人群的总评分进行比较，可以判断受试物对更年期综合征症状的改善作用。

4. 安全性评价　在人体试验过程中，应该考虑受试物的安全性评价。详细记录给予受试物方案，包括剂量、途径、时间以及耐受性的评估。除了通常的安全性评价外，还应该考虑对受试者的子宫、乳腺等进行检查。

综合动物实验和人体试验的评价指标可见，这些指标可分为功能性指标和功效性指标两类。功能性指标包括血液激素水平、MI 值和子宫重量，主要反映雌激素低下动物模型或更年期女性的内分泌状态或雌激素效应，如雌激素水平可直接反映受试物对机体内源性雌激素的调节作用，MI 值可间接反映受试物对机体雌激素效应的影响。功效性指标包括尾部皮肤温度和潮热消失率以及更年期综合征症状评分等临床指标，这类指标直接反映受试物对更年期综合征的改善作用。因此，应根据研究的目的来选择合适的评价指标。

表 3-9-7 更年期综合征症状评分标准（改良的 Kupperman 法）

症　　状	程度评分				
	基本分	0	1	2	3
潮热出汗	4	无	每天发作 3 次	每天 3~9 次	每天发作 ≥10 次
感觉异常	2	无	与天气有关	平常有冷、热、痛、麻木感	冷、热、痛感消失
失眠	2	无	偶尔	经常，服安眠药有效	影响工作和生活
情绪波动	2	无	偶尔	经常，能自控	经常，不能自控
抑郁疑心	1	无	偶尔	经常，能自控	失去生活信念
眩晕	1	无	偶尔	经常，不影响生活	影响日常生活
疲乏	1	无	偶尔	上四楼困难	日常生活受限
骨关节痛	1	无	偶尔	经常，不影响功能	功能障碍
头痛	1	无	偶尔	经常，能忍受	需服药
心悸	1	无	偶尔	经常，不影响生活	需治疗
皮肤蚁走感	1	无	偶尔	经常，能忍受	需治疗
性生活	1	正常	性欲下降	性生活困难	性欲丧失
泌尿系感染	1	无	偶尔	>3 次/年，能自愈	>3 次/年，需服药

注：症状评分＝基本分×程度评分，总评分为各症状评分之和

（牛玉存）

第八节 辅助降血糖功能实验

近年来，糖尿病（diabetes mellitus，DM）患病呈上升趋势，带来了巨大的医疗负担和健康危害，糖尿病的防治已成为医学科学工作者的重要课题。成功的糖尿病动物模型无疑对人类研究糖尿病病因、发病机制和防治措施有着重要意义，是保健食品功效研究、药物筛选的重要工具。按照糖尿病类型，糖尿病动物模型主要分为 1 型糖尿病（type 1 diabetes mellitus，T1DM）和 2 型糖尿病（type 2 diabetes melli-tus，T2DM）动物模型。按照建立模型的方法，糖尿病动物模型分为实验性糖尿病动物模型、自发性糖尿病动物模型和基因修饰的糖尿病动物模型。

一、实验性糖尿病动物模型

实验性糖尿病动物模型是采用高能量膳食、化学药物、手术、物理刺激等各种方法导致动物胰岛素相对或绝对缺乏，诱发实验性糖尿病或实验性高血糖，建立糖尿病动物模型。实验性糖尿病模型有许多种，如表 3-9-8 所示。

表 3-9-8 实验性糖尿病动物模型

类型	制备方法	DM 类型	特点
单纯膳食诱导的糖尿病动物模型	高脂膳食或高脂高糖膳食喂养	2 型	造模周期长，病程与人类 2 型糖尿病相似
化学药物诱导的糖尿病动物模型	注射四氧嘧啶和链脲佐菌素	1 型	选择性损伤胰腺 β 细胞，引起 1 型糖尿病
	高脂或高脂高糖膳食加上小剂量的四氧嘧啶或链脲佐菌素	2 型	造模周期比单纯膳食喂养短，较常用
手术诱导的糖尿病动物模型	切除 75%~90% 胰腺，形成急性胰岛素缺乏	1 型	较早使用的模型，现少用
其他实验性糖尿病动物模型	电凝损伤下丘脑；柯萨奇病毒、心肌炎病毒损伤胰腺；注射糖皮质激素、胰高血糖素等	1 型或 2 型	很少用

（一）单纯膳食诱导的动物模型

长期高脂或高脂高糖等高能量膳食喂养可诱导动物发生肥胖、胰岛素抵抗、糖耐量受损、β 细胞损伤坏死，最终出现胰岛素缺乏和高血糖，其病程和病理特点与人类 2 型糖尿病相似。单纯膳食诱导的糖尿病动物模型造模周期较长，报道的几周至几个月不等，一般喂养 4~20 周。除了喂养周期，影响造模的因素还包括动物种属、性别、年龄以及饲料的组成等。啮齿类动物如大鼠、小鼠和沙鼠等较常用，雄性动物比雌性动物敏感。雄性成年 C57BL/6J 小鼠的造模成功率较高。

高能量饲料的组成报道不一。高脂饲料比较常见，通常脂肪供能比例高达 45%~60%。高脂高糖饲料是在高脂饲料的基础上添加 10%~25% 蔗糖（或在饮水中添加果糖）。高能量饲料可在正常饲料的基础上添加猪油、蛋黄粉、胆酸盐、酪蛋白、蔗糖等制成半合成饲料，也可以由淀粉、酪蛋白、猪油、维生素、矿物质等直接制成完全合成饲料。现已有各种商品化的饲料出售。

单纯膳食诱导的糖尿病动物模型虽然较好地模拟了人类 2 型糖尿病的发病特点，但是因为造模周期长、成本高，实际较少用于糖尿病造模，主要用于糖尿病前期如肥胖、胰岛素抵抗、高血脂、脂肪肝等方面的动物模型研究。在高能量膳食的基础上使用化学诱导剂大大缩短造模周期，提高成功率，是目前常用的 2 型糖尿病造模方法。

（二）化学药物诱导的动物模型

采用化学药物直接损伤胰岛 β 细胞，造成胰岛素缺乏和高血糖，建立糖尿病动物模型。常用的化学药物有链脲佐霉素（streptozotocin，STZ）及四氧嘧啶（alloxan，ALX）。化学药物诱导的糖尿病通常是 1 型糖尿病，但是小剂量的药物或在高能量膳食基础上加小剂量的药物可成功建立 2 型糖尿病动物模型。

1. 化学药物诱导的 1 型糖尿病动物模型

（1）血糖变化特点：STZ 和 ALX 虽然毒性机制不完全相同，但均可选择性损伤多种动物的胰岛 β 细胞，造成实验性糖尿病。STZ 注射后，血糖水平改变出现三个时相，即：①早期高血糖：持续 1~2 小时，可能是由于 STZ 抑制胰岛素释放或应激反应所致。②低血糖：持续约 6~24 小时，是因胰岛 β 细胞破坏，大量胰岛素释放，使血糖显著降低。此时可因造成动物惊厥出现死亡。③持续性高血糖：注射 24~48 小时后，大部分胰岛 β 细胞出现不同程度的损伤和破坏，出现稳定持久的高血糖，动物尿量明显增加，进入糖尿病阶段。ALX 引起的血糖变化特点与 STZ 类似，但出现四个时相的改变，即在注射后的几分钟到 30 分钟内首先出现短暂的低血糖，可能是 ALX 对葡萄糖激酶的短暂抑制作用导致的短时高胰岛素血症所致。另外，ALX 诱发的高血糖，血糖水平波动比较大，而且在 4 周后可能逆转。相比较而言，STZ 诱发的糖尿病模型比较稳定，持续时间长，适合较长期的糖尿病研究。

（2）影响造模的因素

1）动物选择：不同种属动物对化学药物的敏感性不同，可用于造模的动物有大鼠、小鼠、家兔、小型猪、犬等。大鼠和小鼠，如 Wistar 大鼠、SD 大鼠以及 C57BL/6 小鼠、昆明小鼠是最常用的动物种系。雌雄均可，但雌性动物对 ALX 的敏感性高于雄性，而对 STZ 的敏感性低于雄性。考虑到动物体重的影响以及造模成功率和死亡率，一般造模时选用雄性成年动物。

2）化学药物的保存与配制：ALX 和 STZ 半衰期短，室温下很不稳定，需低温避光保存。水溶液需现用现配，冰浴中完成配制。采用柠檬酸缓冲溶液（pH = 4.5）配成 1%~2% 的溶液，30 分钟内用完，避免分解失效。

3）给药途径及剂量：剂量是影响造模的关键因素，剂量太低，模型成功率低；剂量太高，动物死亡率高。选用不同的给药途径，剂量也不同。对于 ALX 和 STZ，静脉注射、腹腔注射及皮下注射均可选用。由于溶液不稳定，容易降解，主张快速静脉注射，但考虑到操作的方便，多选用腹腔注射。一般静脉注射剂量低于腹腔注射剂量。常用给药途径及剂量见表 3-9-9。

表 3-9-9　四氧嘧啶和链脲佐菌素造模给药途径和剂量

动物	给药途径	剂量/mg·(kg·bw)$^{-1}$	
		ALX	STZ
大鼠	静脉注射	40~80	50
大鼠	腹腔注射	150~200	100~150
大鼠	皮下注射	200	—
小鼠	静脉注射	50~70	75~100
小鼠	腹腔注射	100~150	150~200

上述的给药方法均是一次性大剂量给药，也可采用多次小剂量给药，如自身免疫性 1 型糖尿病的常见造模方法，采用 C57BL/6 小鼠，按照 40~50mg/（kg·bw）的剂量连续 5 次腹腔注射 STZ。由于药物的剂量受动物种属、品系、性别、体重、给药方法和途径、饲养的环境条件等多因素的影响，造模的最适剂量应该根据预实验的结果来确定，根据不同的实验目的，以达到较高的造模成功率（80% 以上）和较低的动物死亡率（10% 以下）为目标。

（3）造模时注意事项

1）禁食：食物对化学药物的作用和造模有影响，因此给予化学药物前动物需禁食。禁食时间报道不一，以禁食 8~12 小时较常见。

2）采血前准备：大鼠采用尾静脉注射造模时，先用 50℃ 左右温水浸泡鼠尾约 1 分钟后注射。这是因为大鼠尾上有较硬的鳞片附着，温水浸泡后使其变软，并且尾部充血，血管更明显显露，以便注射。

3）避免动物死亡：血糖过高或过低都会导致动物死亡，可通过补糖和注射胰岛素降低动物死亡率。通常在 ALX 或 STZ 注射后的 4~8 小时动物出现低血糖而惊厥死亡，可给予 5% 葡萄糖水或腹腔注射 20% 葡萄糖来缓解。造模后期出现持续高血糖和酮症，可注射胰岛素避免动物死亡。ALX 比 STZ 引起的血糖波动和酮症更为明显。

4）高血糖自行缓解：ALX 诱发的糖尿病模型动物经过一段时间血糖可恢复达到正常，即高血糖自行缓解，这可能是残留的胰岛 β 细胞代偿增生或代偿所致，在实验设计中应予以注意。

5）糖尿病动物饲养：造模成功的糖尿病动物，食量大，尿量多，故饲养中注意笼内清洁，给予足够饲料及饮水。采血后要注意消毒，避免感染和死亡。

6）造模用化学药物：与 ALX 比较，STZ 半衰期较长，具有造模稳定、快速、组织毒性相对较小、种属选择性低（豚鼠只能用 STZ 造模）、致死率较低等优点，所以一般选用 STZ，但是价格高于 ALX。

（4）1 型糖尿病动物模型判别标准：对于 1 型糖尿病动物模型，糖尿病症状和血糖水平是鉴别模型成功的关键。对于血糖水平的判断标准报道不一。如大鼠正常血糖在 2.8~7.5mmol/L（50~135mg/dL），一般以空腹血糖 ≥ 11.1mmol/L 或随机血糖 ≥16.7mmol/L，并出现多饮、多食、多尿和体重降低的症状，作为模型成功的标准。

2. 化学药物诱导的 2 型糖尿病动物模型

（1）造模方法：2 型糖尿病代表了 90%~95% 糖尿病类型，因此 2 型糖尿病动物模型在研究疾病的发病机制及防治方法方面具有重要意义。化学药物 ALX 和 STZ 均可用于 2 型糖尿病造模，STZ 因模型稳定、成功率高，应用更为广泛和常见。主要有以下几种类型。

1）高能量膳食加小剂量 STZ 模型：高能量膳食最初采用高脂膳食，逐步改进，现应用较广泛的是高脂高糖膳食。鼠类高脂高糖饲料配方一般脂肪供能比高达 45%~60%，蔗糖含量为 10%~25%。高脂高糖饲料喂养 2~12 周（常用 4 周），诱导产生高胰岛素血症和胰岛素抵抗，再给予小剂量 STZ 破坏少量 β 细胞，诱发高血糖。STZ 可腹腔注射或静脉注射,一次性给予或多次少量给予。该模型动物表现出胰岛素抵抗、胰岛素相对缺乏和高血糖的特点与人类2型糖尿病类似,与单纯膳食诱导的模型相比大大缩短了建模周期,操作方便,是最常用的2型糖尿病动物模型。

2)烟酰胺腺嘌呤二核苷酸(nicotinamide,NAD)加小剂量STZ模型:NAD可保护胰岛β细胞,修复STZ导致的DNA损伤,保留部分β细胞分泌胰岛素的功能,使动物表现出2型糖尿病的特征。NAD的剂量以及与STZ注射的时间间隔报道不一。常用的方法是成年大鼠先腹腔注射NAD,15分钟后尾静脉注射STZ。

(2)2型糖尿病动物模型判别标准:与1型糖尿病动物模型相比,2型糖尿病动物在血糖水平、胰岛素水平和胰岛素敏感性方面的变化不同,模型成功的判断标准与1型糖尿病也有所不同。

1)血糖水平和糖尿病症状:2型糖尿病模型动物血糖水平升高不如1型糖尿病显著,空腹血糖通常在150~300mg/dL(8.3~16.7mmol/L)水平。判断标准报道不一,有与对照组相比显著升高,或空腹血糖≥7.8mmol/L或随机血糖≥16.7mmol/L判断模型成立。动物可出现多饮、多食、多尿,但是体重不一定降低,高能量膳食可能导致体重增加。

2)胰岛素水平、胰岛素敏感指数和抵抗指数:动物禁食后测定胰岛素水平,对于判断动物2型糖尿病的病理进程有重要意义。如空腹血糖升高,胰岛素水平也升高,表明动物处于胰岛素抵抗和糖尿病早期;如空腹血糖升高,胰岛素水平不高或降低,表明动物进入明显的2型糖尿病阶段。运用空腹血糖(fasting blood glucose,FBG)和胰岛素(fasting insulin,FINS)可计算胰岛素敏感指数(insulin sensitivity index,ISI或QUICKI),ISI=Ln[1/FBG×FINS];还可以计算胰岛素抵抗指数(homeostasis model assessment-insulin resistance,HOMA-IR),HOMA-IR=FBG(mmol/L)×FINS(mU/L)/22.5。

3)胰岛素耐量实验(insulin tolerance test,ITT):动物禁食后,腹腔注射胰岛素[大鼠0.8~1U/(kg·bw)],测定0、15分钟、30分钟、60分钟、120分钟血糖值,并计算血糖曲线下面积(area under curve,AUC)。

4)葡萄糖耐量实验(glucose tolerance test,GTT):动物禁食后,腹腔注射或经灌胃给予葡萄糖[大鼠2g/(kg·bw)],测定0、15分钟、30分钟、60分钟、120分钟血糖值,并计算血糖曲线下面积。

5)胰岛素和葡萄糖钳夹实验:高胰岛素正葡萄糖钳夹实验是评价胰岛素敏感性的金标准。简而言之,动物禁食后通过静脉给予胰岛素输注,同时调整外源性葡萄糖输注率,使血糖保持在基础水平,这期间每5分钟测定一次血糖水平。达到胰岛素-葡萄糖代谢稳态后,外源性葡萄糖输注率可用于评价外周组织对胰岛素的敏感性。高葡萄糖钳夹是静脉输注外源性葡萄糖,用于了解胰岛β细胞对葡萄糖刺激后的胰岛素分泌能力,也可评价胰岛素的敏感性。葡萄糖钳夹实验还可以和其他技术如同位素标记示踪技术相结合,精确反映组织胰岛素介导的葡萄糖代谢和胰岛素敏感性。但是,钳夹技术操作复杂、技术要求高、耗时费力,具有创伤性,不适合高通量测定。

6)其他指标:胰岛的病理组织学改变、胰岛素分泌实验、动物体成分分析以及组织葡萄糖摄取或利用等指标也用于2型糖尿病动物模型的观察。

(三)手术诱导的动物模型

采用外科手术切除大部分胰腺,形成急性胰岛素缺乏糖尿病。术后1个月即可形成较稳定的高血糖状态,由于是胰腺切除,动物除胰岛素缺乏之外,胰腺所分泌的其他激素如生长抑素、胰高血糖素及胰多肽也出现缺乏。此方法可引起动物酮症酸中毒及死亡。此手术可在狗、猫、家兔及大鼠等动物造模,主要是早期1型糖尿病造模方法,现在比较少用。

(四)其他实验性动物模型

环境因素如病原体感染和β细胞毒性物质可诱发1型糖尿病。有研究报道采用柯萨奇病毒、心肌炎病毒、巨细胞病毒等感染直接损伤胰腺β细胞或导致自身免疫反应诱导糖尿病。注射糖皮质激素、胰高血糖素、胰岛素抗体等可直接或间接诱发糖尿病。用电凝法或注射金硫葡萄糖损伤下丘脑饱食中枢,使动物过度摄食、肥胖,产生糖尿病。这些动物模型现在都不常用。

二、自发性糖尿病动物模型

自发性糖尿病动物模型又称自发性高血糖动物模型,是动物未经任何有意识的人工处理,在自然条件下发生糖尿病。自发性糖尿病动物的临床表现和病程发展特点与人类糖尿病相似,大多致病遗传因子较单一且环境因素易控制,繁育时间短,实验重复性好,个体差异较小,因此被认为是理想的糖尿病动物模型。但是由于频繁的同系繁殖或单基因遗传,使其遗传异质性与人类的遗传异质性存在较大差异,另外,繁殖和饲养的费用较高,在一定程度上限制了其广泛应用。现用于研究的自发性糖尿病动物约有20余种(表3-9-10)。国内常用的主要是肥胖Zuker大鼠、Db小鼠、Ob小鼠和KK小鼠等几种模型动物。

表3-9-10 实验室常用的自发性糖尿病动物

动物名称	特点			糖尿病类型	应用范围
	体型	血葡萄糖	血胰岛素		
中国地鼠(Chinese hamster)	瘦	高	正常或降低	2型	广泛应用于2型糖尿病的研究
Sand大鼠(Psammomys obesus,PO)	肥胖	高	大多增高	LADA	用于药物干预治疗2型糖尿病的模型
BB大鼠(bio breeding rats)	瘦	高	低	1型	理想的1型糖尿病动物模型
GK大鼠(Goto-kakisaki Wistar rats)	瘦	高	低	2型	研究新的促胰岛素分泌药物的模型,也用于营养和干预治疗研究

动物名称	特点			糖尿病类型	应用范围
	体型	血葡萄糖	血胰岛素		
肥胖 Zuker 大鼠	肥胖	高	高	2型伴高血压	用于能量调节的机制,也可用于糖尿病并发症、代谢综合征等研究
NSY 大鼠(Nagoya-Shibaba-Yasuda)	不肥胖	高	不高	2型	寻找致病基因、评价新药物对糖尿病患者肾功能改善作用的有效模型
OLETF 大鼠(otsuka Long-Evans to kushima fatty)	肥胖	后期增高	早期增高后期下降	2型	研究胰岛素抵抗与大血管病变关系的一个良好的动物模型,但因其价格昂贵,且不易获得因而限制了它的应用
Db 小鼠(C57 BL/KSJ db/db)	肥胖	早期降低后期增高	早期增高后期降低	2型	瘦素受体基因突变,研究干预和治疗肥胖和轻度高血糖模型
Ob 小鼠(C57BL/6J ob/ob)	肥胖	高	高	2型	瘦素基因突变,研究干预治疗肥胖和轻度高血糖的模型
KK 小鼠	肥胖	高	高	2型	研究肥胖性糖尿病的一种良好动物模型
NOD 小鼠(Non obesity diabetes)	瘦	高	低	1型	研究1型糖尿病的主要动物模型

LADA:2型糖尿病隐发1型糖尿病

三、基因修饰的糖尿病动物模型

基因修饰的糖尿病动物模型是指研究者按照自己的意愿,利用基因工程技术敲除或转入外源基因来控制实验动物的特定基因组分及表达,使动物表现特有的遗传性糖尿病,为糖尿病研究提供更科学有效的手段。由于小鼠易于获取和饲养、繁殖力强等优点,基因修饰的糖尿病小鼠已成为研究葡萄糖代谢和糖尿病发病机制的有力工具,现已构建出多种小鼠动物模型,如表3-9-11所示。

表 3-9-11　基因修饰的小鼠糖尿病模型

名　称	修饰基因	主要表现
IRS-2 KO 小鼠	胰岛素受体底物-2基因敲除	葡萄糖耐量受损,胰岛素抵抗,胰岛素分泌不足
IRS-1/GK KO 鼠	胰岛素受体底物-1和胰岛 β 细胞葡萄糖激酶双基因敲除	糖耐量异常,胰岛素抵抗,肝细胞和胰岛 β 细胞对葡萄糖敏感性下降
MKR 小鼠	骨骼肌特异性过表达功能缺失的人胰岛素样生长因子-1受体	小鼠2周龄即有高胰岛素血症,5周后血糖维持在高水平,8周后糖耐量异常,脂联素含量升高
MODY	MODY2:正常小鼠杂合新酶抵抗基因替代葡萄糖激酶	MODY2:葡萄糖耐量减退,胰岛 β 细胞和肝细胞葡萄糖感性降低
	MODY3:胰岛 β 细胞 HNF-1α 突变	MODY3:雄性动物6周时出现糖尿病症状
MC4R-KO	MC4R 基因敲除	与肥胖症相关,高血糖,高胰岛素血症,雄性明显
ICER 转基因鼠	ICER	体重减轻,胰岛素分泌减少,可引起严重的胰岛素缺乏性糖尿病
h-IAPP 转基因鼠	将半合子 h-IAPP 转入 A^{vy}/A 和 ob/ob 肥胖小鼠	β-细胞凋亡增加,胰岛淀粉样蛋白

四、辅助降血糖功能实验

(一)动物实验

1. 实验动物和分组　所用动物均为品系明确的成年大鼠或小鼠,单一性别,小鼠(26g±2g)或大鼠(180g±20g),大鼠每组8~12只,小鼠每组10~15只。实验设三个剂量组和一个模型对照组,以人体推荐量的10倍(小鼠)或5倍(大鼠)为其中的一个剂量组,另设两个剂量组,高剂量一般不超过30倍,必要时设阳性对照组。同时设给予受试样品高剂量的正常动物组。受试样品给予时间30天,必要时可延长至45天。

2. 正常动物降糖实验　选健康成年动物按禁食3~5小时的血糖水平分组,随机选1个对照组和1个剂量组。对照组给予溶剂,剂量组给予高剂量浓度受试样品,连续30天,测空腹血糖值(禁食同实验前),比较两组动物血糖值。

3. 高血糖动物模型降糖实验　分为胰岛损伤高血糖模型(1型糖尿病)和胰岛素抵抗/脂代谢紊乱模型(2型糖尿病胰岛素抵抗)两种,根据受试物的作用原理,两种动物模型任选其一进行动物实验。

(1)胰岛损伤高血糖模型:成年动物,适应1天后,随机取15只动物禁食3~5小时,测空腹血糖,作为动物基础血糖值。随后动物自由饮水,禁食24小时,注射四氧嘧啶(或链脲佐菌素)(用前新鲜配制)造模,小鼠45~50mg/(kg·bw).iv 或 125~130mg/(kg·bw).ip,大鼠50~80mg/(kg·bw).iv 或 120~160mg/(kg·bw).ip。5~7天后动物禁食3~5小时,测血糖,血糖值10~25mmol/L 为高血糖模型成功动物。选高血糖模型动物按血糖水平分组,随机选

1 个模型对照组和 3 个剂量组（组间差不大于 1.1mmol/L）。剂量组给予不同浓度受试样品，模型对照组给予溶剂，连续 30 天，测空腹血糖值（禁食同实验前），比较各组动物血糖值及血糖下降百分率，并进行糖耐量实验，计算血糖曲线下面积。

（2）胰岛素抵抗糖/脂代谢紊乱模型：高热能饲料加地塞米松或四氧嘧啶造模的方法任选其一。健康雄性大鼠（150g±20g），普通维持饲料适应饲养 3~5 天，禁食 3~4 小时，取尾血，测定空腹即给葡萄糖前（0 小时）血糖值，给 2.5g/（kg·bw）葡萄糖后测定 0.5、2 小时血糖值，作为该批次动物基础值。以 0、0.5 小时血糖水平随机分 5 个组，即 1 个空白对照组、1 个模型对照组和 3 个剂量组，每组 15 只。空白对照不做处理，3 个剂量组灌胃给予不同浓度受试样品，模型对照组给予同体积溶剂，连续 35 天。各组给予维持料饲养，1 周后模型对照组和 3 个剂量组更换高热能饲料，喂饲 2 周后，模型对照组和 3 个剂量组在高热能饲料基础上分别给予地塞米松 0.8mg/（kg·bw）腹腔注射［0.008%地塞米松注射量 1ml/100（kg·bw）］，每日 1 次，连续 10~12 天（或者喂饲 3 周后给予四氧嘧啶 103~105mg/（kg·bw）腹腔注射，注射量 1ml/100g 体重，注射后继续给予高热能饲料喂饲 3~5 天）。实验结束，各组动物禁食 3~4 小时，检测空腹血糖、糖耐量、血清胰岛素及胆固醇、甘油三酯水平，计算胰岛素抵抗指数。

4. 结果判定

（1）胰岛损伤高血糖模型结果判定：空腹血糖和糖耐量两项指标中一项指标阳性，且对正常动物空腹血糖无影响，即可判定该受试样品辅助降血糖功能动物实验结果阳性。

（2）胰岛素抵抗糖/脂代谢紊乱模型结果判定：空腹血糖和糖耐量两项指标中一项指标阳性，血脂（总胆固醇、甘油三酯）无明显升高，且对正常动物空腹血糖无影响，即可判定该受试样品辅助降血糖功能动物实验结果阳性。

（二）人体试验

1. 受试者选择　选择受试者必须严格遵照自愿的原则，按照纳入和排除标准进行选择。确定受试者后要与其进行谈话，使受试者充分了解试食试验的目的、内容、安排及有关事项，解答受试者提出的与试验有关的问题，消除可能产生的疑虑。

（1）纳入标准：选择经饮食控制或口服降糖药治疗后病情较稳定，不需要更换药物品种及剂量，仅服用维持量的成年 2 型糖尿病患者，即空腹血糖 ≥ 7.0mmol/L（126mg/dL）或餐后 2 小时血糖 ≥ 11.1mmol/L（200mg/dL）；也可选择空腹血糖 5.6~7.0mmol/L（100~126mg/dL）或餐后 2 小时血糖 7.8~11.1mmol/L（140~200mg/dL）的糖调节受损人群。

（2）排除标准：1 型糖尿病患者；年龄在 18 岁以下或 65 岁以上，妊娠或哺乳期妇女；对受试样品过敏者；有心、肝、肾等主要脏器并发症，或合并其他严重疾病，精神病患者；服用糖皮质激素或其他影响血糖药物者；不能配合饮食控制而影响观察结果者；近 3 个月内有糖尿病酮症、酸中毒以及感染者；短期内服用与受试功能有关的物品，影响到对

结果的判断者；未按规定服用受试样品，或资料不全影响观察结果者。

2. 试验设计及分组　采用自身和组间两种对照设计。根据随机盲法的要求进行分组。按受试者的糖化血红蛋白或糖化血清蛋白及血糖水平随机分为试食组和对照组，尽可能考虑影响结果的主要因素如病程、服药种类（磺脲类、双胍类）等，进行均衡性检验，以保证组间的可比性。每组受试者不少于 50 例。

3. 试验方法　试食前对每一位受试者按性别、年龄、不同劳动强度、理想体重，参照原来生活习惯规定相应的饮食，试食期间坚持饮食控制，治疗糖尿病的药物种类和剂量不变。试食组在服药的基础上，每日按推荐服用方法和剂量服用受试样品，对照组在服药的基础上可服用安慰剂或采用空白对照。受试样品给予时间 2 个月，必要时可延长至 4 个月。

4. 观察指标

（1）安全性指标：一般状况体征，包括精神、睡眠、饮食、大小便、血压等；血、尿、便常规检查；肝、肾功能检查；胸透、心电图、腹部 B 超检查（仅试验前检查一次）。

（2）功效指标：包括症状观察，详细询问病史，了解患者饮食情况，用药情况，活动量，观察口渴多饮、多食易饥、倦怠乏力、多尿等主要临床症状，按症状轻重积分，于试食前后统计积分值，并就其主要症状改善（改善 1 分为有效），观察临床症状改善率。观察试食前后空腹血糖值、空腹血糖下降百分率、空腹血糖有效率。观察试食前后餐后（食用 100g 精粉馒头）2 小时血糖值、餐后 2 小时血糖下降百分率、餐后 2 小时血糖有效率。观察试食前后糖化血红蛋白或糖化血清蛋白变化以及血清总胆固醇、血清甘油三酯水平，并进行指标判定。

（杨雪锋　刘烈刚）

第九节　辅助降血脂实验

高脂血症是动脉粥样硬化（atherosclerosis，AS）、心血管疾病的重要危险因素。动脉粥样硬化是指动脉血管内膜的脂质，以及血液中某些成分在一定因素的作用下沉积并聚集，导致内膜损伤，平滑肌细胞与胶原纤维增生并向内膜移动，伴有坏死及钙化等不同程度血管病变的一类慢性进行性病理过程。多数 AS 动物模型都是以高脂血症动物模型为基础，再根据 AS 形成的不同理论，采用物理、化学和生物等方法诱导动物形成 AS。实验动物模型在科学实验和药物研发中占有重要地位。受实验原理、实验指标、实验条件和实验经费等因素的制约，在选择动物模型时就要对不同动物以及不同的造模方法进行取舍，根据实验目的找到最合适的动物模型。

一、高脂血症动物模型

通过喂饲高脂饲料、灌胃给予高脂乳剂以及转基因技术，可以使大鼠、小鼠、豚鼠、黄金地鼠、小型猪、家兔、鹌鹑等实验动物发生脂质代谢紊乱，形成高脂血症动物模型，不同制备模型方法的特点见表 3-9-12。

表 3-9-12 高脂血症动物模型

类 型	制备方法	高脂类型	特 点
高脂饲料喂饲法诱发高脂血症动物模型	以高脂饲料喂养动物以形成实验性高脂血症	高甘油三酯型;高胆固醇、高甘油三酯混合型脂血症	动物自主采食,更接近正常的生活状态,符合人类因饮食形成高脂血症过程的特点,几乎无刺激。但长期饲喂高脂饲料动物容易厌食,且造模周期较长,进食量也不易精确掌握,各指标的个体差异也较大
高脂乳剂灌胃法诱发高脂血症动物模型	以灌胃方式给予高脂乳剂形成实验性高脂血症	高甘油三酯型;高胆固醇、高甘油三酯混合型脂血症	保证个体间高脂乳剂摄入量的统一。但灌胃操作量大,对实验动物造成持续、较强的刺激,使实验动物长期处于应激状态而影响实验结果。不符合人类高脂血症的形成过程,若灌胃剂量较大还容易引起动物腹泻
转基因技术方法诱发高脂血症动物模型	将 apoE、LDL、LPL 等受体异常基因转入实验动物并得到表达,不同程度地影响脂质的清除,从而制备相应的转基因高脂血症小鼠模型	高甘油三酯型;高胆固醇、高甘油三酯混合型脂血症	造成血脂代谢异常明显,但技术难度较大,成本较高,且并非模拟人类生活方式造成血脂代谢异常模型

(一)高脂饲料喂养的动物模型

高脂饲料喂养是最为常用的形成动物实验性高脂血症的方法。此方法由动物自主采食,接近正常的生活状态,符合人类因饮食形成高脂血症过程的特点,且操作简便、几乎不对实验动物造成应激刺激。但长期饲喂高脂饲料容易使动物厌食,且造模周期较长,进食量也不易精确掌握,各指标的个体差异性也较大。

1. 实验动物 大鼠、小鼠、豚鼠、黄金地鼠、兔、猪、犬、猴、禽等均可作为制备高脂血症模型用动物,且有着各自的优势与不足。考虑实验动物的培育、造模成功率、饲养成本、操作复杂程度等因素,目前使用大鼠、黄金地鼠相对更为广泛。

(1)大鼠:用大鼠建立高脂血症模型,优点是食性与人相近、饲养成本低、培育驯化体系完善,且取血量较大、操作简单、方便。但是,大鼠内源性胆固醇合成量及血浆清除率远远大于人,所以大鼠对摄入高胆固醇饲料的反应不敏感。单纯在饲料中增加胆固醇,不易引起血清胆固醇升高,必须在饲料中同时加入胆酸以增加胆固醇的吸收,从而形成高胆固醇血症。

不同种系大鼠对高脂饲料敏感性亦有区别,如 SD 大鼠及 Wistar 大鼠摄食等量脂肪的情况下,SD 大鼠血清及肝脏甘油三酯含量与对照组相比,升高幅度明显高于 Wistar 大鼠,SD 大鼠对摄入脂肪的反应更为敏感,是一种较为理想的高甘油三酯血症模型。

(2)其他啮齿类动物:豚鼠、金黄地鼠的脂类代谢方式与人类更为相似,对药物、LDL-C 分解、VLDL-C 合成等的反应与临床观察到的人类反应相同,且血清胆固醇大部分由 LDL-C 转运,与人类具有相同的机制,肝脏合成内源性胆固醇的比例也与人类相似,对高脂饲料更敏感。此外,建立高脂血症模型所需时间更短、更稳定。但培育驯化程度不高,较为凶猛,实际操作难度较大。

2. 形成高脂血症动物模型的饲料配制 模拟导致人血脂升高的膳食因素,提高饱和脂肪、精制糖、胆固醇等成分的含量是配制动物高脂饲料的原则。同时,应保证实验动物维持生命所需要的营养成分。此外,对于大鼠,还需要添加促进膳食中胆固醇吸收的物质。如形成高甘油三酯、高胆固醇混合高脂血症动物模型的大鼠饲料可在维持饲料中添加 20%蔗糖、15%猪油、1.2%胆固醇、0.2%胆酸钠,特别提出除了粗脂肪外,模型饲料的水分、粗蛋白、粗脂肪、粗纤维、粗灰分、钙、磷、钙:磷比例均要达到维持饲料的国家标准。

3. 高脂血症动物模型的检测指标与判断 根据研究目的要求,可以设定影响血脂代谢的多项指标。目前,最为基本的检测项目是血清总胆固醇(TC)、甘油三酯(TG)、低密度脂蛋白胆固醇(LDL-C)和高密度脂蛋白胆固醇(HDL-C)。在进行试验时应设置对照组,给予高脂饲料的模型组动物血清甘油三酯升高,血清总胆固醇或低密度脂蛋白胆固醇均出现统计学上的显著性差异,可判定模型制备成功。

4. 注意事项

(1)喂饲高脂饲料前应有适应期,一般于屏障系统下喂饲维持饲料观察 5~7 天。

(2)实验动物应单笼饲养,并记录实验动物的进食量。

(3)保证维持饲料中营养成分的齐全,能够满足实验动物生存的需要。必要时应进行饲料营养成分检测。如因环境不佳或饲料营养成分缺乏,可造成实验动物血脂水平发生不确定变化。

(4)应在通过相关项目检验认证的实验室完成血脂指标检测,并进行有效的质量控制。

(二)高脂乳剂灌胃形成的动物模型

高脂乳剂灌胃法在保证个体高脂乳剂摄入量的统一方面弥补了高脂饲料喂养法的不足,重复性好,个体间变异较小,复制时间短。通常的操作方法是将一定量的猪油置于容器中加热融化后加入胆固醇、胆酸钠、甲基硫氧嘧啶,充分搅匀。然后放入吐温-80、丙二醇,加蒸馏水至定量体积,形成脂肪乳剂。可于冰箱冷藏保存,使用前先于 37℃水浴中融化后定量灌胃。研究报道显示,大鼠在进食维持饲料的情况下,灌胃高脂乳剂一周可以制备明显的大鼠高脂血症模型。血和组织的胆固醇、甘油三酯水平均显著升高,且符合饮食性高脂血症的特点。但灌胃法工作量相对较大,且对动物有刺激。

(三)基因修饰的动物模型

随着分子生物学技术的快速发展,出现了通过基因修饰获得的高脂血症实验动物模型,该类模型主要通过调控蛋白酯酶基因表达和载脂蛋白基因表达的方式来构建。目前有载脂蛋白 E（Apo E）、低密度脂蛋白受体（LDL-R）基因敲除小鼠,Apo B100 转基因小鼠,Apo E3-Leiden(E3L) 突变性基因小鼠,人清道夫受体 AI(hSR-AI) 转基因小鼠,Apo AI 转基因兔,LCAT 转基因兔等。

目前,转基因小鼠模型较为成熟。例如,载脂蛋白 E（Apo E）是载脂蛋白家族中的重要成员,它与 HDL 受体和 Apo E 受体结合从而清除乳糜微粒(CM)、极低密度脂蛋白胆固醇(VLDL-C)、中间密度脂蛋白胆固醇(IDL-C)残基,是目前研究比较多的载脂蛋白。ApoE 有多种变异体,将这些变异体转入小鼠基因组并良好表达,可不同程度地影响脂质的清除,从而制备相应的转基因高脂血症小鼠模型。又如脂蛋白酯酶(LPL)基因敲除的纯合子小鼠(LO)表现出高脂血症,空腹血浆 TG 水平比未敲除 LPL 基因的小鼠增高 40 倍,TC 水平增高 2.6 倍。但转基因方法只用于特定实验目的,而且技术难度较大,成本高。此外,这种方法造成的高脂血症模型与人类饮食、生活方式不良所致的血脂代谢异常过程并不相符。

二、动脉粥样硬化动物模型

动脉粥样硬化(AS)是指大、中动脉内膜出现含胆固醇、类脂肪等黄色物质,形成黄色状如粥样的斑块,同时伴有平滑肌细胞和巨噬细胞在内膜下增殖,引起动脉壁增厚、变硬的病理变化,常导致血栓形成、管腔狭窄。它是影响人类健康最常见、最严重的疾病之一。对 AS 病因、发病机制和防治的研究相当活跃,经过多年探索主要形成了脂代谢紊乱学说、内皮损伤学说、炎症反应学说以及脑淋巴引流障碍引起脑动脉硬化等几种学说。国内外学者依据不同目的建立了不同类型的动脉粥样硬化动物模型。

（一）脂质浸润导致的动物模型

1. 高脂饲料饲喂法 根据 AS 形成的脂质代谢紊乱学说,大多数 AS 模型是建立在饲喂高脂饲料的基础之上。一般兔、鹌鹑、鸡等动物经过饲喂高脂饲料数周或数月后可出现脂质代谢紊乱,进而形成 AS 病变,但大鼠、小鼠、狗等动物则难以形成 AS。

用高胆固醇饲料喂家兔引发动脉出现类似 AS 模型一直沿用至今,是最为常用、传统的实验动物模型。但家兔的脂质代谢与人的代谢差别较大。猪的食性比其他动物更近似于人,其动脉结构、病变特点及分布情况都与人类相似,主要分布在主动脉、冠状动脉和脑动脉。小型猪可自发产生动脉粥样硬化,用高脂饲料诱发可加速粥样硬化的形成,近年来常被用作动脉粥样硬化研究的模型动物。但小型猪的饲养管理复杂、成本高、实验动物数量难以满足需求。

2. 高脂饲料饲喂+注射维生素 D 法 高脂血症是 AS 形成的主要危险因素;维生素 D 能够诱发血管钙化,加速 AS 的形成。将两者结合,更有利于形成 AS。应用此方法通常以 Wistar 大鼠为实验动物。喂饲高脂饲料,腹腔注射维生素 D_3。有报道显示按每只大鼠 700 000IU/(kg·bw) 的总量腹腔注射维生素 D_3,分 3 天给完,之后每天给予高

脂饲料 20g,连续喂养 21 天;在明显升高血总胆固醇、甘油三酯水平的基础上,可见血管内较典型的动脉粥样斑块,von Kossa 染色有大量黑色钙沉积于血管中膜。

（二）基因修饰形成的动物模型

最常用的 AS 转基因小鼠模型有两种:载脂蛋白 E 敲除(ApoE-/-)模型与低密度脂蛋白受体敲除(LDL-/-)模型,其中 Apo E-/-小鼠的使用更为广泛。Apo E-/-小鼠模型的优点是在正常饮食下也可产生复杂的血管病变,并且这些病变与人 AS 病变具有可比性。如果加上高脂、高胆固醇的饲料喂养,Apo E-/-小鼠动脉粥样硬化的发病几率会大大增加。对普通饲料及高脂膳食情况下 Apo E-/-小鼠动脉粥样硬化损伤进行了系统的病理分析显示,以普通饲料喂养,小鼠在 8~10 周龄时开始出现泡沫细胞病变,15 周龄时出现中间病变,大量平滑肌细胞向外移行,超过 20 周龄时,在主动脉根部可以形成明显的由平滑肌细胞、细胞外基质、纤维帽组成的纤维斑块。而高脂高胆固醇饲养的小鼠会加速 AS 病变的进程,促使小鼠产生更高级的病变,血管内壁胆固醇结晶、坏死中心和钙化明显。在老龄 ApoE-/-小鼠中可发生动脉粥样硬化病灶出血,反映出斑块的不稳定性。同样 ApoE-/-小鼠模型也存在一些缺陷,人类 AS 病变过程中最为关键的蛋白是 LDL,而 ApoE-/-小鼠血浆胆固醇主要受脂蛋白残粒运载并不是 LDL。另外,Apo E 蛋白同时还有其他功能,包括影响免疫功能、巨噬细胞生理和脂肪组织生理功能,每项功能都对动脉粥样硬化有影响,使得分析其具体机制变得复杂和困难。

LDL-/-模型小鼠具有其独特优点,首先 LDL 受体对于脂蛋白的内稳态十分重要,同时相比 ApoE-/-,其具有功能单一性。LDL 受体的缺失主要影响脂蛋白的摄取和清除,正常饮食下小鼠血浆中也可以产生大量的 LDL 胆固醇。但是在没有高脂的普通饮食下,LDLr-/-小鼠产生斑块病变有限。

需要提出的是,无论 ApoE-/-还是 LDL-/-模型都没有出现明显的冠状动脉粥样硬化,同时小鼠的生理结构和病理机制与人类具有较大差异,而且小鼠本身体型小要分析血管病变存在很多不便,限制了该模型的应用。

（三）免疫刺激形成的动物模型

1. 注射牛血清法 在喂饲高脂饲料的同时给实验动物静脉注射牛血清白蛋白,可加速高胆固醇饲料引起的动脉内膜病变形成。

2. 注射同型半胱氨酸法 给实验动物(兔)皮下注射同型半胱氨酸硫代内脂(dl-homocysteine thiolactone)每日 20~25mg/(kg·bw),(以 5% 葡萄糖溶液配成 1mg/ml 的浓度),连续 20~25 天,成年兔及幼兔均可出现动脉粥样硬化的典型病变。冠状动脉管腔变窄、动脉壁内膜肌细胞增生、纤维组织增生、弹力纤维断裂、管壁变厚、基质中出现成堆的颗粒状和纤维状浓染物质。

3. 肌内注射血管内皮生长因子(VEGF165)法 给兔肌注一定剂量的血管内皮生长因子 VEGF165,结合喂饲高胆固醇饲料。动物胸主动脉内可见纤维斑块突入管腔引起管腔狭窄,斑块呈偏心性,近斑块处有新生血管,管腔内可见淋巴细胞。

三、人体试验

(一)受试者纳入和排除标准

1. 受试者纳入标准

(1)在正常饮食情况下,检测禁食 12~14 小时后的血脂水平,半年内至少有两次血脂检测,血清总胆固醇在 5.18~6.21mmol/L,并且血清甘油三酯在 1.70~2.25mmol/L,可作为辅助降低血脂功能备选对象;血清甘油三酯在 1.70~2.25mmol/L,并且血清总胆固醇≤6.21mmol/L,可作为辅助降低甘油三酯功能备选对象;血清总胆固醇在 5.18~6.21mmol/L,并且血清甘油三酯≤2.25mmol/L,可作为辅助降低胆固醇功能备选对象,在参考动物实验结果基础上,选择相应指标者为受试对象。

(2)原发性高脂血症。

(3)获得知情同意书,自愿参加试验者。

2. 受试者排除标准

(1)年龄在 18 岁以下或 65 岁以上者。

(2)妊娠或哺乳期妇女,过敏体质或对本受试样品过敏者。

(3)合并有心、肝、肾和造血系统等严重疾病,精神病患者。

(4)近两周曾服用调脂药物,影响到对结果的判断者。

(5)住院的高脂血症者。

(6)未按规定食用受试样品,或资料不全,影响功效或安全性判断者。

(二)受试样品的剂量和使用方法

根据受试样品推荐量和推荐方法确定。

(三)试验设计及分组要求

采用自身和组间两种对照设计。根据随机盲法的要求进行分组。按受试者血脂水平随机分为试食组和对照组,尽可能考虑影响结果的主要因素如年龄、性别、饮食等,进行均衡性检验,以保证组间的可比性。每组受试者不少于 50 例。试食组服用受试样品,对照组可服用安慰剂或采用空白对照。试验周期 45 天,不超过 6 个月。

(四)观察指标

1. 安全性指标

(1)一般状况包括精神、睡眠、饮食、大小便、血压等。

(2)血、尿、便常规检查。

(3)肝、肾功能检查。

(4)胸透、心电图、腹部 B 超检查(仅在试验开始前进行)。

2. 功效性指标

(1)血清总胆固醇(TC)水平及降低百分率、甘油三酯(TG)水平及降低百分率、高密度脂蛋白胆固醇(HDL-C)水平及上升幅度、低密度脂蛋白胆固醇(LDL-C)水平。

(2)功效判定标准

有效:TC 降低>10%;TG 降低>15%;HDL-C 上升>0.104mmol/L。

无效:未达到有效标准者。

观察血清总胆固醇(TC)有效率、甘油三酯(TG)有效率、高密度脂蛋白胆固醇(HDL-C)有效率及总有效率。

(五)数据处理

凡自身对照资料可以采用配对 t 检验,两组均数比较采用成组 t 检验,后者需进行方差齐性检验,对非正态分布或方差不齐的数据进行适当的变量转换,待满足正态方差齐后,用转换的数据进行 t 检验;若转换数据仍不能满足正态方差要求,改用 t' 检验或秩和检验;方差齐但变异系数太大(如 CV>50%)的资料应用秩和检验。有效率及总有效率采用 χ^2 检验进行检验。四格表总例数小于 40,或总例数等于或大于 40 但出现理论数等于或小于 1 时,应改用确切概率法。

(六)结果判定

1. 辅助降低血脂功能结果判定 试食组自身比较及试食组与对照组组间比较,受试者血清总胆固醇、甘油三酯、低密度脂蛋白胆固醇降低,差异均有显著性,同时,血清高密度脂蛋白胆固醇不显著低于对照组,试验组总有效率显著高于对照组,可判定该受试样品辅助降低血脂功能人体试验结果阳性。

2. 辅助降低血清胆固醇功能结果判定 试食组自身比较及试食组与对照组组间比较,受试者血清总胆固醇、低密度脂蛋白胆固醇降低,差异均有显著性,同时,血清甘油三酯不显著高于对照组,血清高密度脂蛋白胆固醇不显著低于对照组,试验组血清总胆固醇有效率显著高于对照组,可判定该受试样品辅助降低血脂功能人体试验结果阳性。

3. 辅助降低甘油三酯功能结果判定 试食组自身比较及试食组与对照组组间比较,受试者血清甘油三酯降低,差异有显著性,同时血清总胆固醇和低密度脂蛋白胆固醇不显著高于对照组,血清高密度脂蛋白胆固醇不显著低于对照组,试验组血清甘油三酯有效率显著高于对照组,可判定该受试样品辅助降低甘油三酯功能人体试验结果阳性。

(王京钟　张坚)

第十节　减重实验

肥胖是多种疾病的危险因素,其发生受复杂的遗传和环境因素的影响,是先天和后天因素相互作用的结果。为了研究肥胖的病理生理、代谢变化、分子生物学机制以及为了研究减重方法,研究人员已经进行了多种肥胖动物模型的研究。在营养学的研究中,主要应用啮齿类动物作为肥胖研究的模型。

不同的肥胖动物模型,其肥胖类型和程度各不相同。一般来说,可将肥胖动物模型分为两类,一类为基因突变而发生的肥胖模型,其中包括基因自然突变和人工基因改变的肥胖动物模型,前者如 ob/ob、db/db 小鼠肥胖模型,后者如 MC4-R 基因敲除(knock out)肥胖小鼠模型等。另一类为人工诱发的肥胖模型,目前常用的这类模型主要有高脂肪膳食诱发的肥胖模型以及通过物理或化学方法损伤特定的神经中枢(如下丘脑腹内侧核,ventromedial hypothalamus,VMH)而诱发的肥胖模型。由于前一类肥胖模型动物价格昂贵,所以,研究中一般仍以后一类肥胖模型为主。

一、肥胖动物模型

（一）高脂肪饲料诱发动物模型

1. 实验动物 小鼠，雌雄均可，体重未成年小鼠 10～15g，成年小鼠 20～25g，常用 C57BL/6J 小鼠、KM 小鼠、ICR 小鼠。大鼠，雌雄均可，体重 100～120g，常用 SD 大鼠和 Wistar 大鼠。

2. 高脂肪饲料及配制方法 研究中常用的高脂肪饲料有两种配方，分别为脂肪供能占 60% 的高脂饲料和脂肪供能占 45% 的高脂饲料。前者脂肪所占比例高，短期内可快速增加动物体重，从而在较短时间内诱导出肥胖模型；而后者采用较适当的脂肪比例来缓慢增长动物体重，可更好地观察和研究受试物的作用及其对饮食/基因修饰的影响。另外，还可根据美国营养学会 AIN93 标准，在 AIN-93M/G 标准饲料（AIN-93M-MX 用于喂养成年期大鼠或小鼠；AIN-93G-MX 用于喂养生长期和繁殖期大鼠或小鼠）基础上，根据实验需要自行进行饲料脂肪配比的调整。

3. 动物饲养 小鼠置于饲养盒，每盒 10～15 只（视塑料盒大小）或单笼饲养，上盖不锈钢盖，下铺锯末垫料。将高脂肪饲料置于不锈钢盖上（注意保证小鼠能正常进食饲料），同时放置水瓶。大鼠单笼饲养，将高脂肪饲料置于不锈钢瓶或玻璃瓶内，放入不锈钢饲养笼中。动物自由摄食、进水，每日更换新水、垫料，补充饲料。如果饲料遭到粪便污染，及时将饲料中粪便清理出去，以保证饲料清洁。

4. 造模 相对于普通饲料，给予高脂肪饲料后的 1～2 周，小鼠或大鼠体重增加较少，但 2～3 周以后，高脂肪饲料喂养的小鼠或大鼠体重明显增加，4～6 周后绝大多数成肥胖模型。相对于喂给普通饲料的小鼠或大鼠体重而言，给予高脂肪饲料的小鼠或大鼠的体重增加至少超过 10% 以上才认为造模成功。由于存在肥胖抵抗现象，没成肥胖模型的小鼠或大鼠可剔除。一般情况下，将给予高脂饲料的动物按体重增重排序，淘汰体重增重较低的 1/3 肥胖抵抗小鼠或大鼠。应同时设立块状普通饲料的对照组。

该方法成本低，成功率高，简单易行，且膳食诱导的肥胖与人类的肥胖发生过程非常相似，在研究结果由动物推及人类的有效性方面具有相当大的优势，因此，该模型是研究饮食及其与基因相互作用对肥胖影响的实验中广泛使用的范例。

5. 注意事项 该模型的建立也受到很多因素的影响，如小鼠中雄性比雌性对膳食诱导的肥胖更敏感，近交系小鼠的遗传差异性也导致了个体间对膳食诱导的肥胖易感性不同，动物年龄、食物配比和质地等也都会影响模型的建立。在选择动物品系方面，通常认为 C57BL/6J 小鼠、SD 大鼠是较好的高脂饮食诱导肥胖的候选品系，也最常用。A/J 小鼠、S5B/PI 和 Lou/C 大鼠品系对高脂饮食诱导的肥胖易产生抵抗，不宜作为高脂饮食诱导肥胖的动物。

（二）下丘脑腹内侧核损伤性模型

1. 谷氨酸钠法 实验动物选用新生乳鼠（小鼠、大鼠均可）。新生乳鼠自出生后第 1 或 2 天起，每天皮下注射用生理盐水配制的 15% 谷氨酸钠（纯度 ≥99%），剂量为大鼠 3～4mg/（g·bw），小鼠 2～3mg/（g·bw），对照组注射等量

生理盐水，连续 5～7 天。每只母鼠喂养 5～6 只乳鼠。1 个月后断乳，断奶后按性别分笼饲养，给以常规饲料和水。不同种系的小鼠、大鼠所用谷氨酸钠的剂量有所不同，可根据预实验结果决定合适的剂量。每天观察实验动物的活动情况，每周称量体重 1 次，及时剔除罹患疾病以及其他有异常情况的动物。

该方法造模时间较长，一般在 6 周龄以后出现进行性肥胖，4～5 月龄时体重增加趋于稳定。为了缩短造模时间，可在断乳分笼饲养后，给予高脂肪饲料。不同性别的小鼠和大鼠，发生肥胖敏感性和程度也不同。根据实验需要，可选择同一性别的动物进行实验研究，也可选择雌雄各一半，进行实验研究。

该模型小鼠和大鼠的饲料摄入量并不增加，所以，不宜用于食欲抑制剂一类药物或受试物的观察。用于观察药物或受试物的减重疗效时，应选择造模后 4～5 月龄、肥胖程度或体重相近的小鼠或大鼠，随机分组进行观察。

2. 金硫葡萄糖（aurothioglucose，gold thioglucose）法 实验动物可选用体重 20g 左右小鼠，雌雄均可。腹腔注射金硫葡萄糖，常用剂量为每天 0.4～1.0mg/（g·bw）（不同种系小鼠最佳剂量不同），对照组注射同等剂量生理盐水，连续 7 天。

该模型造模时间短，1 周时胰岛中的胰岛素含量显著降低，4 周时体重增加明显，但金硫葡萄糖需 8～12 周才能导致非空腹血糖的显著升高，因此，在某些研究中，结合高脂饮食喂养诱导肥胖进行糖尿病方面的研究可能更为有效。

3. 电解法 实验动物选用 15 周龄雌性 SD 大鼠，体重 300g±10g。大鼠麻醉后，用电动剃须刀剃去大鼠头部的毛，用耳棒（ear bar）将大鼠固定于脑立体定位仪上，切开头顶部皮肤和软组织，用棉棒清除血液，用电吹风机吹热风于切口（温度不宜太高，以高于人手温为佳），即可找到前冠状缝、后冠状缝、正中缝。于前冠状缝与正中缝交叉点周围，用齿科电钻在头颅骨上切开直径约 5～6mm 的切口。按照以下坐标插入电解电极：耳中线前 6.2mm，正中缝两侧各 0.6mm，前囟腹外侧 9.6mm。在电极上导入 2mA 恒流直流电，通电时间为 20 秒。手术后，消毒创面，用皮肤缝合器缝合皮肤。将大鼠放入饲养笼内，单笼饲养，自由摄食、进水。

该肥胖模型在国外已经使用了几十年，实践证明这是一种非常稳定的肥胖模型，成功率极高，可达 80%～100%。所使用的器材并不复杂，只是要有精密度较高的大鼠脑立体定位仪及熟练的手术技术。

该模型判断肥胖成功与否的时间较早，在动物麻醉完全苏醒后，就出现食欲亢进、进食量约为正常对照大鼠摄食量的 2 倍，即表明造模成功。一般在 1 周内，体重增加接近或超过 40g 即认为是造模成功。

该模型的最大特点是大鼠食欲亢进，摄食量增加，特别适合于食欲抑制剂一类药物或受试物的筛选或疗效观察。如果使用其他种系的大鼠复制该模型，电解电极的坐标参数与上述的参数略有不同。

（三）双侧卵巢切除诱发模型

实验动物选用成年健康的雌性 SD 大鼠，体重 200～

220g。将大鼠随机分成两组,一组为去势模型组,另一组为假手术对照组。去势组大鼠用 10% 水合氯醛以 0.3ml/100g 剂量腹腔注射进行麻醉,然后沿下腹部正中线打开腹腔,完整摘除双侧卵巢,彻底止血后按肌层和皮肤分 2 层缝合腹腔,并给予常规青霉素肌注治疗 2 天。去势组大鼠待雌激素水平下降后,喂养 6 周,即成肥胖模型。假手术对照组大鼠麻醉方法同去势组,打开腹腔后仅在双侧卵巢周围区域各摘除 1 片脂肪组织,缝合腹腔后同样给予常规青霉素肌注治疗 2 天。拆线后两组动物在同样环境下饲养。

该方法建立的肥胖动物模型肥胖程度高,模型稳定,能够较好地模拟女性绝经后因雌激素降低而引起的肥胖。但该方法需要独特的手术技巧和昂贵的设施,成功率仅为50%。

(四)基因突变模型

1. 自发基因突变肥胖模型 肥胖基因模型分为单基因模型和多基因模型两种。单基因肥胖模型主要以中度肥胖但严重糖尿病的 db/db 模型和中度糖尿病但严重肥胖的 ob/ob 模型为主。多基因肥胖模型,如 C57BL6/J 就是一种多基因易肥胖的小鼠品系,在实验中广泛使用,这种小鼠在被置于肥胖环境时会发展为高吞噬性肥胖;AKR/J 小鼠也容易因饮食引起肥胖,但与 C57BL/6J 不同的是,AKR/J 在高脂饮食中不会出现高血糖;而 SWR/J 品系更喜欢碳水化合物,并在高热量饮食中保持体重。人类肥胖是一种多基因疾病,具有很大程度的个体间异质性,多基因肥胖易感动物模型可以更好地模拟人类肥胖的情况,对于研究人类肥胖具有重要的意义。

2. 转基因动物模型 在过去 20 年里,人们开始探索使用基因编辑工具来建立有针对性的单基因动物模型,进而探索特定基因的生理作用,如阿片促肾上腺皮质激素和黑素皮质激素受体基因敲除、神经肽 Y 受体敲除、过氧化物酶体增殖物激活受体(PPAR)敲除、类固醇受体敲除等。转基因动物模型的研究,推动了关于能量稳态的细胞和分子的基础研究,但是研究也发现,转基因动物模型的代谢特性对于预测特定基因功能的能力可能比我们预期的要小。基因编辑的改变可以在动物发育过程中产生代偿性的生物变化,关键基因的功能可能被其他基因所替代。目前在小鼠中的研究已经发现超过 50 个基因遗传位点与葡萄糖稳态、代谢或肥胖表型有关。预计在未来十年中,肥胖相关单基因动物模型将会迅速增加。

二、动物实验

减重动物实验的研究方法主要是根据研究目的,在上述动物模型中选择合适的肥胖模型进行研究,主要的评价指标如下:

1. 体重 体重是减重实验中最重要的评价指标。为避免摄食对体重的影响,一般在禁食(不禁水)至少 4~6 小时后,最好是禁食一夜后称量体重,特别在使用有食欲亢进的肥胖模型时。在减重功能评价实验中,实验组的体重或体重增重低于模型对照组,体内脂肪重量或脂/体比低于模型对照组,差异有显著性,且摄食量不显著低于模型对照组,可判定该受试样品动物减肥功能实验结果阳性。

2. Lee 氏指数(Lee index, LI) $LI = (BW/L)^{1/3}$,其中 BW 为体重(g),L 为鼻-肛门长度(cm)。

3. 血脂 血(清)浆脂类包括甘油三酯、总胆固醇、高密度脂蛋白胆固醇(HDL-C)、低密度脂蛋白胆固醇(LDL-C)、游离脂肪酸(非酯化脂肪酸)等。一般情况下,肥胖动物模型都表现出血甘油三酯、总胆固醇、LDL-C、游离脂肪酸等升高,HDL-C 下降的现象。

4. 血糖 一般情况下,肥胖模型动物的血糖有增高趋势,但常无显著性差异,也很少出现糖尿病。

5. 葡萄糖耐量 肥胖模型动物一般都出现葡萄糖耐量受损(impaired glucose tolerance, IGT),肥胖程度越重,IGT 越明显;相反,当肥胖得到控制后,IGT 有明显改善。一般使用口服葡萄糖的方法检测葡萄糖耐量(oral glucose tolerance test, OGTT)。OGTT 方法:禁食一夜后,测定空腹血糖,然后按 1~2g/(kg·bw)的剂量经口给予葡萄糖,分别于给予葡萄糖后 30 分钟、60 分钟和 120 分钟采血测定血糖。

6. 血浆(清)胰岛素 肥胖动物模型的血浆(清)胰岛素水平一般都增高。

7. 胰岛素敏感性 肥胖模型动物不仅表现有胰岛素水平增高,而且表现有胰岛素抵抗(insulin resistance),可用胰岛素敏感性(insulin sensitivity)实验检测是否有胰岛素抵抗的存在及其程度。方法是动物禁食(不禁水)12 小时后,测定血糖水平,然后皮下注射速效胰岛素,最常用的剂量是 0.5U/(g·bw)或 0.75U/(g·bw)。分别于注射胰岛素 30 分钟和 60 分钟后,检测血糖,比较注射胰岛素后的血糖水平。如果注射胰岛素后血糖水平或血糖曲线下面积显著升高,则提示存在胰岛素抵抗。

8. 血浆(清)瘦素(leptin) 瘦素是脂肪组织分泌的激素。有研究认为血中瘦素的水平和体脂含量是相关的,因此,瘦素水平的高低可间接反映体内脂肪量的多少,也是评价肥胖的指标之一。

9. 体脂肪含量

(1)肠系膜脂肪垫(mesenteric fat pad):动物处死后,打开腹腔,找到胃,剪断胃幽门和十二指肠的连接处,一手用镊子提起十二指肠,另一手用镊子轻轻夹住十二指肠并向下将下脂肪垫,直至直肠,收集将下的脂肪垫,剔除淋巴结和结缔组织,称重并记录。

(2)肾周脂肪垫(perirenal fat pad):打开腹腔,将肝脏、胃肠等上翻,即可见到肾周脂肪垫,沿边缘将脂肪垫与周围组织剥离,再将肾、肾上腺剥离出,即可得到完整的肾周脂肪垫,称重并记录。

(3)子宫外周脂肪垫(perimetric fat pad):打开腹腔,找到子宫和卵巢,提起子宫外周脂肪垫并剪下,注意剔除卵巢、输卵管等非脂肪组织,称量脂肪垫重量并记录。

(4)附睾脂肪垫(epididymal fat pad):动物处死后,打开腹腔,找到附睾脂肪垫,剔除附睾和输精管,称量脂肪垫重量并记录。

10. 体成分分析

(1)干灰化法:动物禁食 1 夜后,称量体重并记录。麻醉,采尽血液并处死,打开腹腔,取出胃、小肠、大肠,用蒸馏水或生理盐水清洗所有内容物,用滤纸吸取水分后,将这些器官放回腹腔。恒温（80~85℃）将各个动物烤至恒重，记录重量。体重与动物烤干后重量之差为水分含量。再将各个动物尸体分别粉碎后，取样称重，用索氏提取法测量计算脂类含量；用凯氏定氮法测定氮含量，推算总体蛋白质含量；经马弗炉550℃完全氧化测定灰分含量。

干灰化法曾是经典的分析啮齿类动物体成分的"金标准"方法，一些实验室还在使用。但是这个方法费时费力，工作量非常大，现在，国外实验室基本上都不再使用这种方法。

（2）双能X线吸收测量法（dual energy X-ray absorptiometry，DEXA）：近几年来，由于计算机技术的迅速发展及其相应的软件研发趋于成熟，DEXA法无论是在速度和精度上都比传统的方法好得多。由于DEXA法是一种非侵入性方法，只要将实验动物麻醉后，放入DEXA扫描仪，很快就能得到实验数据，并且对实验动物几乎没有任何伤害。如果有必要，实验动物还可继续使用，这样在使用一些价格昂贵的肥胖模型动物时，更体现出其优点。DEXA法可以获得以下数据：①体脂肪量（fat mass，FM）、体脂肪百分含量（FM%）；②瘦体组织量（lean mass，LM）、瘦体组织百分含量（LM%）；③骨矿物质含量（bone mineral content，BMC）；④骨矿物质密度（bone mineral density，BMD）等。不少实验研究表明，DEXA法与传统的体成分分析方法具有较高的相关性，可以替代传统的体成分分析方法。DEXA法的缺点是DEXA扫描仪昂贵，在国内使用的单位或研究机构并不多。

（3）计算机断层扫描（computed tomography，CT）和磁共振成像（magnetic resonance imaging，MRI）：CT和MRI可以在组织器官水平上对体成分进行分析。这两种方法可以获得特定的脂肪垫或器官的图像，从而可以对脂量及构成筋肉的组织量进行进一步的分析。CT和MRI都已经成功用于体成分的分析，并可获得身体脂肪分布信息，但是测量和分析的时间较长。

（4）全身电导率法（total Body electrical conductivity，TOBEC）：TOBEC同样是通过间接的方法测得脂肪含量。原理是脂肪组织基本上不导电，而非脂肪组织成分内的水和电介质则成为良导电物质，通过测定电导率间接测得筋肉含量，然后通过计算得到脂量。

（5）同位素稀释（isotope dilution technique）：同位素稀释通过对全身总水分的计算而确定不含脂肪组织的量，从而间接获得脂量。这一方法的关键是假设大约73%的非脂肪组织都是水。

11. 肝脏重量、肝脏甘油三酯和胆固醇含量　动物处死后，取出肝脏，快速用冷生理盐水洗净血液，用滤纸轻轻吸干水分，称量重量。如需要保存肝脏组织，可用铝箔纸包裹肝脏，标号后迅速放入液氮罐中，而后-80℃长期保存。

准确称取肝组织500mg，加入Krebs Ringer磷酸缓冲液（pH 7.4）5ml，用组织匀浆机研成匀浆。取匀浆液0.2ml，加入氯仿-甲醇（1:1）混合液2ml，匀浆液振荡提取24小时后，于39℃左右挥发干有机溶剂，再加入氯仿-甲醇混合液2ml，充分振荡后，3000rpm离心10分钟，取上清液10μl，分别测定甘油三酯和胆固醇含量。

12. 肝脏病理学检查　动物处死后，取出肝脏，快速用冷生理盐水洗净血液，用滤纸轻轻吸干水分，立即放入10%甲醛溶液中固定。常规方法制作切片，HE染色，于显微镜下观察。

13. 肝脏甘油三酯分泌实验　大鼠在麻醉后，进行颈静脉血管插管手术，采血0.5ml。经插管注射120mg Triton WR-1339（用蒸馏水配制成240mg/ml溶液，于沸水中加热并不断振摇，使其完全溶解，不要放入冰箱，放置于室温下保存）。于注射后30分钟和60分钟时，分别采血0.5ml。测定血样的甘油三酯浓度，按下式计算肝脏甘油三酯分泌速率（triglyceride secretion rate，TGSR）。

$$TGSR[mmol/(L \cdot hr)] = [(TG30-TG0)/30+(TG60-TG0)/60]/2 \times 60$$

TG0、TG30和TG60分别为TritonWR-1339注射前和注射后30分钟以及60分钟时的血浆甘油三酯浓度。

三、人体试验

根据发病原因的不同，通常把肥胖分为单纯性肥胖（simple obesity）和继发性肥胖。一般情况下，肥胖是指单纯性肥胖。

1. 肥胖的内涵　肥胖是指人体内脂肪量超出正常范围，并可能引起人体生理功能出现异常或间接诱发其他疾病的一种状态。要判定一个人是否肥胖，最好要测量其体内的脂肪量。在正常情况下，18岁的男性体内脂肪量约占体重的15%~18%，女性约为20%~25%。根据体内脂肪量判断肥胖的优点在于不会导致肥胖的漏诊，有些人虽然就其体重来说，还不能诊断为肥胖，但是其体内脂肪量多于正常人，这类人也应该划入肥胖之列。

在当前的医学技术条件下还不能快速、准确地测定人体内的脂肪量，有的测量方法虽然比较准确，但需要使用同位素、X线或昂贵的实验仪器，仅限于实验室研究使用，不能推广应用于临床；有的方法如皮褶厚度法虽然简单易行，但误差较大。在实际应用中，通常用以下指标来判断是否肥胖。

2. 肥胖的评估或诊断指标

（1）体质指数（body mass index，BMI）：BMI = 体重（kg）/身高（m）^{2}。在一系列评价或诊断肥胖的指标中，BMI最为常用，它与体脂肪密切相关。世界卫生组织推荐使用BMI作为肥胖的评价指标，国际肥胖研究协会和国际肥胖工作组提出了适合亚太地区的成年人肥胖诊断标准（表3-9-13）。

表3-9-13　亚太地区成年人肥胖诊断标准

分类	BMI/ (kg·m^{-2})	相关疾病的发病危险	
		腰围	
		<90cm（男性） <80cm（女性）	≥90cm（男性） ≥80cm（女性）
体重过低	<18.5	低	平均水平
正常范围	18.5~22.9	平均水平	增高
超重	≥23		
肥胖前期	23~24.9	增加	中度增加
Ⅰ度肥胖	25~29.9	中度增加	严重增加
Ⅱ度肥胖	≥30	严重增加	非常严重增加

中国肥胖问题工作组根据我国人群的大规模数据,汇总分析了体重指数与相关疾病患病率的关系,提出对中国成人判断超重和肥胖程度的界限值,并结合腰围来判断相关疾病的危险度(表 3-9-14)。

表 3-9-14　中国成人超重和肥胖的诊断标准

分类	BMI/ (kg·m⁻²)	相关疾病的发病危险		
		腰围		
		<85cm(男性) <80cm(女性)	85~95cm(男性) 80~90cm(女性)	≥95cm(男性) ≥90cm(女性)
体重过低	<18.5	—	—	—
正常范围	18.5~23.9	—	增加	高
超重	24~27.9	增加	高	极高
肥胖	≥28	高	极高	极高

在使用 BMI 评价肥胖时,有时会错误的估计体内的脂肪含量,例如运动员的 BMI 比较大(多由肌肉组织较多造成的),尽管他们并不肥胖,但以 BMI 评价时结果往往为超重或肥胖;另外,特别高和特别矮的个体也容易被误认为超重或肥胖。

(2) 标准体重法:体重指数(body weight index)% =(实际体重-标准体重)÷标准体重×100%。日本肥胖学会推荐的肥胖判断标准,在我国可参考使用:-10%以下消瘦;-10%~+10%正常;+10%~+20%超重;≥+20%肥胖。

标准体重的计算方法有许多种,不同国家、不同民族所用的方法不同。还有三种适合中国成年人的计算方法:

计算方法 1　标准体重(kg)= 身高(cm)-100

标准体重(kg)= 身高(cm)-105(身高不满 165 厘米者使用此公式)

计算方法 2　标准体重(kg)= [身高(cm)-100]×0.9(此方法是日本京都大学桂教授在计算方法 1 基础上提出的更适合日本人的标准体重计算方法。在我国也可以作为参考)

计算方法 3　标准体重(kg)= 身高(m)×身高(m)×22.2　(男性)

标准体重(kg)= 身高(m)×身高(m)×21.9　(女性)

另外,婴幼儿标准体重可参考附录世界卫生组织公布的数据。小、中学生的标准体重可按标准体重(kg)= 身高(m)³×13.2 来计算。由于不同的计算方法,同一个人的标准体重可能会不同,但是不会差别很大。

(3) 体脂肪率判断法:首先用不同的实验方法如体密度法、同位素⁴⁰K 测定法或超声波、电阻抗法、皮褶厚度法等计算出体脂肪率,再用下面的标准进行判断(表 3-9-15 和表 3-9-16)。

表 3-9-15　日本肥胖学会用体脂肪率判断肥胖标准

	男性 (不分年龄)	女性 (6~14 岁)	女性 (15 岁以上)
轻度肥胖	20%以上	25%以上	30%以上
中度肥胖	25%以上	30%以上	35%以上
重度肥胖	30%以上	35%以上	40%以上

(4) 皮褶厚度法:首先测定肩胛骨下和三头肌这两个部位的皮下脂肪厚度,然后将其相加,按以下判断标准确定肥胖的程度(表 3-9-17)。

表 3-9-16　欧洲、美洲国家用体脂肪率判断肥胖的标准

	男性	女性
正常	20%以上	25%以上
超重	25%以上	30%以上
肥胖	30%以上	35%以上

表 3-9-17　利用皮褶厚度判断肥胖的标准

	男性	女性
正常	35mm 以下	45mm 以下
轻度肥胖	35~44mm	45~54mm
中度肥胖	45~54mm	55~59mm
重度肥胖	55mm 以上	60mm 以上

3. 体脂肪率(量)的测定方法　前面已经谈及在评价或诊断肥胖时,需要测定体内脂肪量。体内脂肪量的测定通常采用间接测定方法,以下是经常使用的方法。

(1) 体密度法(body density):人体不同组成成分(如骨、水分、脂肪等)的密度是不同的。一般假设人体组成主要包括脂肪和非脂肪组分(fat-free mass, FFM),前者的密度为 0.9g/ml,后者的密度为 1.1g/ml。根据阿基米德定律,通过水下称重法,求得人体的体积,校正功能性肺残气量、消化道气体体积后,再求得人体的密度。

$$人体密度 D = BW_{空气} \div [(BW_{空气} - BW_{水}) \div D_{水} - FRC-R]$$

$BW_{空气}$:人体在空气中的体重

$BW_{水}$:人体在水中的体重

$D_{水}$:在不同温度时水的密度

FRC:功能性肺残气量

R:调整系数,主要包括呼吸管体积和消化道气体积。

$$人体体脂含量(\%) = 4.95 \div D - 4.50$$

(2) 体内总水法(total body water):使用氚³H(³H₂O)或氘²H(²H₂O)同位素稀释法测定总水分,然后按下式求得非脂肪组分(FFM)。

$$FFM = 体内总水分 \div 0.72,体脂肪量 = 体重 - FFM$$

(3) 同位素⁴⁰K 测定法:由于钾仅存在于人体的 FFM

中,每公斤 FFM 中约含钾 68.1mmol,所以^{40}K 可用作 FFM 的测定参数,在人体中^{40}K 占人体总钾的 0.012%,按下式可求得体脂肪量。

$$FFM = K(mmol) \div 68.1,体脂肪量 = 体重 - FFM$$

(4) 惰性气体法:惰性气体氪、氙等可溶于脂肪中,但不溶于水中,利用惰性气体的这个性质,根据溶于脂肪组织的惰性气体含量,可推算出体内脂肪量。

(5) 全身电传导法:人体非脂肪组织(FFM)电传导率远高于脂肪组织,利用这个性质,可以测定人体体成分。电传导法的优点是安全、快捷,大约 10 秒即可完成测定,缺点是设备昂贵,一般仅限在实验室研究使用。

(6) 生物电阻抗法(bioelectrical impedance analysis,BIA):在人体中,电导与含水量、离子浓度有关,人体的非脂肪组织(FFM)几乎包括所有的水和电介质,所以 FFM 的电导率高于脂肪组织,即脂肪组织的电阻抗比 FFM 高,脂肪组织越多,电阻抗越大。基于上述原理,给人体 50kHz、800μA 激发电流,即可测得人体电阻抗,从而获得体脂肪量数据。BIA 法安全、快捷,缺点是对这种方法在临床和流行病学群体研究中的重复性需要作进一步的研究。

(7) 双光子吸收法(dual photon absorptiometry,DPA):DPA 是用于测定骨密度的,在全身扫描后,不仅可得到骨密度、骨盐含量的数据,而且可得到非脂肪组织(FFM)和脂肪组织含量的数据,为此也用于人体体成分的测定。DPA 法使用同位素^{153}Gd,该同位素释放出 44keV 和 100keV 的双光子,该双光子束通过组织时,由于不同组织对其吸收的程度不同,因此可得到各组织的吸收系数,从而获得非脂肪组织和脂肪组织的含量。曾有人报道,使用 DPA 连续测定同一部位的脂肪量误差较大。

(8) 双能 X 线吸收法(dual energy X-ray absorptiometry,DEXA):使用能量为 40keV 和 70keV 的 X 线分别扫描人体,由于人体不同组织的密度不同,对 X 线的吸收程度不同,因此可测定人体脂肪组织、非脂肪组织和骨骼。

(9) 皮褶厚度法:测定特定部位的皮褶厚度可以推定体内脂肪含量。皮褶厚度的测定可以选择肩胛骨下、三头肌、脐部、髂前上嵴、膝关节上部等部位,但不少研究发现以测定肩胛骨下和三头肌部位的皮褶厚度为佳,取这两个部位的皮褶厚度之和作为评价脂肪含量的指标。日本厚生省建议成年男性>35mm、女性>45mm 可诊断为肥胖。

(10) 其他方法:其他测定体脂肪量的方法还有中子活化法、红外线法以及超声波法等。目前较少见这些方法的人群测定结果。

以上测定人体体脂肪的方法各有其适用范围和特殊性,也各有一定的局限性,不同方法的成本也完全不同,可根据实际需要选择适当的方法。

4. 体脂肪分布　与肥胖相关的疾病如糖尿病、高血压、高脂血症等不仅与体脂肪总量相关,而且也与脂肪在体内的分布密切相关,所以,描述脂肪分布的参数也是肥胖评价或诊断的指标。以下是常用描述脂肪分布的指标。

(1) 腰臀比:腰臀比(waist/hip ratio,WHR)是判断上半身性肥胖的重要指标。当男性的腰臀比≥0.9,女性腰臀比≥0.8,就属于上半身性肥胖。

(2) 腹腔内脏脂肪面积皮下脂肪面积比:利用磁共振成像(magnetic resonance imagine,MRI)、CT 扫描或双能 X 线吸收扫描测定 L3/L4(腰椎 3/腰椎 4)水平部位的腹腔内脏脂肪面积和皮下脂肪面积,求得腹腔内脏脂肪面积(visceral fat area,V)和皮下脂肪面积(subcutaneous fat area,S)比值,如果 V/S 比值在 0.4 以上,则可判断为内脏脂肪性肥胖。

(3) 腰围(waist):腰围比 WHR 更适合于检测内脏脂肪性肥胖。任何评价肥胖的方法均应该包含腰围,因为腰围的减小,即使体重没有明显的下降也可显著降低肥胖并发症的危险性。国际肥胖工作组在《对亚太地区肥胖及其治疗的重新定义》中建议将 90cm 和 80cm 作为亚太地区男性和女性腰围的判定界值,超过其界值则为中心型肥胖。而我国男性和女性的腰围界值是 90cm 和 85cm。

测量腰围时应当采取标准的解剖位置。WHO 推荐的方法如下:测量腰围时,被测量者双脚自然分开 25~30cm,体重均匀分布在双腿上。测量位置在髂前上嵴和第 12 肋下缘连线中点所在的水平面。测量者坐在被测量者一旁,将皮尺紧贴身体,但不能压迫软组织。周径测量精度近 0.1cm。臀围则通过环绕臀部的骨盆最突出点测定周径而得到。

5. 减重功能评价人体试验　分两种情况,即不替代主食的减重功能试验和替代主食的减重功能试验。对于不替代主食的减重功能试验,一般采用自身对照及组间对照试验设计。试食组自身比较及试食组与对照组间比较,体内脂肪重量减少,皮下脂肪四个点中任两个点减少,腰围与臀围之一减少,且差异有显著性,运动耐力不下降,对机体健康无明显损害,并排除膳食及运动对减重功能作用的影响,可判定该受试样品具有减肥功能的作用。对于替代主食的减肥功能试验,只设单一试食组,试食组试验前后自身比较,其体内脂肪重量减少,皮下脂肪四个点中至少有两个点减少,腰围与臀围之一减少,且差异有显著性,微量元素、维生素营养学评价无异常,运动耐力不下降,情绪、工作能力不受影响,并排除运动对减肥功能作用的影响,可判定该受试样品具有减肥功能作用。

(那立欣　孙长颖)

第十一节　辅助降血压实验

高血压(hypertension)是心脑血管疾病发病和死亡最重要、最常见的独立危险因素,对高血压的研究成为心血管研究领域中的热点。动物实验是研究高血压的发病机制及防治方法的重要手段,其关键技术是构理想的高血压动物模型。理想的动物模型能够较好地模拟疾病状态,有助于更有效地认识疾病的发生发展规律。1934 年,Goldblatt 等采用手术方式造成狗肾动脉狭窄,继而产生持续性高血压,开创了实验性高血压研究的新领域。至今,高血压动物模型已发展出多种类型,如神经原型、肾型、内分泌型、盐型、基因工程型等。根据建立方法的不同,高血压动物模型分为实验性动物模型及遗传性高血压动物模型两大类。

一、实验性高血压动物模型

实验性高血压动物模型需要经过手术、药物或其他因素处理,使动物出现较长时间的高血压,常用于降压药物的研究。实验性高血压动物模型包括神经原型、肾型、内分泌型、盐型和基因工程型等。

(一)神经原型高血压模型

采用物理或功能性方法作用于动物(常用狗、大鼠和家兔)的神经系统而诱发高血压。依不同的方法可分六类,见表3-9-18。

表3-9-18 神经原型高血压模型分类

名 称	方 法	特 征
1. 条件反射性	注射肾上腺素(血管紧张素或后叶加压素)与条件性刺激多次反复进行,使血压升高	动物对相同刺激有适应性的倾向,因此不能建立持久的高血压模型
2. 实验性神经症	利用阳性条件反射的冲突以及非条件反射性冲突引起实验性神经症,使动物处于高度紧张状态,反复刺激几个月后,成为皮层性高血压模型	高血压可持续几个月至3年
3. 隔离性高血压	多用于小鼠。将出生后小鼠单独饲喂,待成熟后放于群居,可能出现血压持续升高并出现肾上腺肥大	肾上腺素能神经活动及儿茶酚胺合成酶活性升高
4. 升高颅内压	给狗或兔的延脑池内注入白陶土生理盐水,使动物颅内压升高致使血压逐渐上升,高血压可持续数月	注射数日后动脉血压上升,并维持几个月
5. 去除压力感受传入神经	常用于狗、家兔。用手术切断动物主动脉的减压神经和颈动脉窦区神经使动物出现高血压	狗术后高血压持续1年,兔约维持高血压4个月
6. 直接刺激中枢神经系统	通过手术将电极埋入脑内,长时间电流刺激大脑皮层区域或侧下丘脑防御警觉区,可导致动物血压持续升高	动物对相同刺激有适应性的倾向,因此不能建立持久的高血压模型

(二)肾型高血压模型

肾型高血压模型通常有以下三种类型。

1. 肾血管性高血压模型 也称为肾动脉狭窄性高血压模型,使单侧或双侧肾动脉的主干或其分支发生狭窄,肾血流量减少,导致肾缺血,进一步激活肾素-血管紧张素系统(RAS),为继发性高血压最常见的病因。主要包括1肾1夹型(一侧肾切除,另一侧肾动脉狭窄)、2肾1夹型(两侧肾完整,一侧肾动脉狭窄)和2肾2夹型(两侧肾完整,两侧肾动脉狭窄)。

以大鼠为例方法如下。将150~200g大鼠,麻醉后仰卧位固定,消毒后,沿腹正中切开皮肤及腹肌层,并用左拇指、示指固定肾脏,用生理盐水棉花包住后,用镊子分离肾蒂部筋膜,沿肾静脉下方分离肾动脉,在近主动脉端用U型银夹(内径为0.2~0.25mm)套上。如为1肾1夹型需将对侧肾切除后,最后分层缝合手术切口。大鼠肾动脉狭窄后待血压升高,于2小时达到稳定高血压。如果狭窄程度明显,血压将逐渐进一步升高,到2~3周后达高峰。血压增高程度与肾动脉狭窄程度成正比。肾动脉狭窄动物模型的手术成功率在88%以上。动物模型手术中要注意下面几点:①U形银夹内径要严格控制在0.2~0.25mm范围,若肾动脉过度狭窄会造成恶性高血压,大鼠术后几天之内容易死亡;②分离肾动脉与肾静脉时手术难度大,若刮破肾动脉造成大量出血,动物死亡,影响成功率。

2. 肾外包扎性高血压模型 也称为肾性高血压模型、肾外压迫性高血压模型,可分为1肾1扎型(一侧肾完整,另一侧肾包扎)、2肾1扎型(两侧肾完整,一侧肾包扎)和2肾2扎型(两侧肾完整,两侧肾包扎)。其基本原理是将肾外异物包扎可致肾周围炎,在肾外形成一层纤维素性鞘膜,压迫肾实质,造成肾组织缺血,使肾素分泌,造成血压升高。

操作步骤:选择120~150g大鼠,麻醉后,固定,剪去手术部位毛,消毒皮肤,切开皮肤,用小血管钳分开肌肉,用两指从腹下部将肾脏自创口中挤出,将肾脏与周围组织剥离,将自制的双层乳胶管膜剪成"X"形,绕肾门将肾脏交叉包扎,相对侧切开,取出右肾,分离后切除,最后分层缝合手术切口。皮下注射青霉素G。手术所用器械毋须高压消毒,在75%乙醇中浸30分钟,临用时用煮沸过的生理盐水冲洗,用毕后仍浸入乙醇中。手术后可加饮氯化钠溶液作为促进因素,约经20天,70%以上的大鼠出现高血压。收缩压一般可升高50%以上。

3. 肾切除 单侧肾切除不引起高血压,须有另一侧肾动脉狭窄或给予高剂量盐代谢皮质醇和食盐,才会形成高血压。

(三)内分泌型高血压模型

此类型动物模型包括醋酸脱氧皮质酮(deoxycortone acetate,DOCA)盐性、肾上腺再生性、脑下垂体性和性腺及甲状腺性等。

1. DOCA盐性高血压 通过摄入高剂量DOCA,导致钠代谢失衡,大量的钠和水被肾脏重吸收导致血容量增加。此外,该模型还含有NaCl的高盐饮食,并且常伴有单侧肾切除术,以增加高血压的发病率。

大白鼠体重100~150g,在地西泮和氯胺酮(腹腔注射)麻醉下,腹部正中切口进行肾切除,并饮用氯化钠溶液再进行DOCA注射液于背部皮下注射,每周5次,共5周。注意注射部位须经常更换。

2. 肾上腺再生性高血压 幼年大鼠左侧肾脏及肾上腺切除,右侧肾上腺用刀在包膜上切一小口,用镊子轻压肾上腺将髓质及剔除大部分皮质。手术后给饮氯化钠溶液。术后 2 周后血压和血浆 DOCA 含量都明显升高,术后 7~14 周高血压维持在较高水平,此时 DOCA 则下降到正常水平。

3. 脑下垂体性高血压 给大鼠和狗注射腺垂体提取物或给家兔静脉注射神经垂体加压素,数周后可引起血压升高。

4. 性腺性高血压 给雌性大鼠饲料中加入口服避孕药炔诺酮或雌二醇喂养 20 周,大鼠收缩压和舒张压均升高。若同时加饮氯化钠溶液,在用药第 6 周血压即显著升高。切除雌性动物卵巢和子宫,亦可引起血压升高。

(四) 盐型高血压模型

大鼠饲以高盐饲料或饮以盐水,其盐摄入量超过肾脏排泄能力即可引起血压升高。若长时间食用高盐饲料或饮用高盐水可形成慢性高血压,其成功率达 50%~75%。

选择 8 周龄体重 180~200g 的 Wistar 雄性大鼠,适应环境后,给予 2%(质量分数)NaCl 盐水加普通饲料喂养 21 天,可引起大鼠血压显著升高。

(五) 基因工程高血压模型

基因工程高血压模型通过对模型动物采取相关基因敲除、导入,或使其表达上调、下调的方法进行高血压相关研究。ADAMTS(a disintegrin and metalloproteinase with thrombospondin motifs)16 基因敲除可致血压下降约 36mmHg,而胱硫醚 γ-裂解酶(cystathionine γ-lyase,CSE)基因缺失致血管收缩,血压升高。通过全基因组测序分析有 43 个基因与血压相关,能够从基因层面阐释高血压的发病机制,阐述目的基因的作用及其与高血压的关系,发现靶向治疗基因,有助于建立人群药物遗传学基因档案,在基因层面明确个体对降压药物的敏感性,提高降压药物疗效奠定基础等。但该模型制备技术要求高,单基因疾病模型与多基因遗传的人类高血压疾病存在区别。目前,国内尚无高血压基因工程大鼠模型制备成功和应用的报道。因此,此模型应用到人体还有待时日。

二、遗传性高血压动物模型

遗传性高血压动物包括大鼠、家兔等,是研究人类原发高血压发病机制不可缺少的动物模型。最初培育出同系近亲繁殖的高血压家兔,后陆续培育出遗传性高血压大鼠,下面逐一介绍。

1. 自发性高血压大鼠(SHR) SHR 是当前最成熟、应用最多的遗传性高血压模型,由 Okamoto 和 Aoki 通过 Wistar 大鼠同系近系多代繁殖培育成功。SHR 4~6 周龄血压开始升高,16 周龄收缩压 > 160mmHg(1mmHg = 0.133kPa),发病率为 100%。我国已引进培育繁殖。SHR 出生后血压随鼠龄增加不断升高。出生后 3~4 个月是高血压确立期,同时出现心壁变厚,心脏重量增加,随血压增高将出现心血管并发症。SHR 与人类高血压病十分类似。SHR 在高血压早期无明显器质性改变,随着年龄增高到 6 月龄时血压升到最高水平,最后可出现心血管、脑、肾合并症。SHR 广泛应用于高血压的研究。

2. 易卒中自发性高血压大鼠(SHRSP) SHRSP 是研究高血压脑血管病的经典模型。表现为严重高血压(收缩压>230mmHg),寿命较 SHR 短,卒中发生率 80%~100%。SHRSP 是由死于卒中的 SHR 子代中经近亲选择交配而得,出生以后需外加诱因可自发地发生高血压并发症。在鼠龄 10~15 周时出现严重高血压高达 200mmHg。雌雄 SHRSP 将分别约在 13 月龄和 9 月龄出现脑出血或脑梗死。该模型的应用推动了卒中发病机制的研究,是脑血管病相关研究的首选。

3. 自发性血栓形成大鼠(STR) STR 是从 SHRSP 选择性近亲繁殖而得。较缓慢地发展高血压,最后死于脑梗死。

4. Dahl 盐敏感大鼠(DS) 此为饲喂高盐饲料(含盐 8%)的 SD 大鼠繁殖培育而成。DS 的血压水平由摄高盐时的年龄、性别、摄盐持续时间及钠盐含量而定。摄高盐时年龄越早、持续时间越长及摄入钠盐量越高,其 DS 的血压越高。

5. 心肌缺血性大鼠(MHS) 此鼠表现为充血性心力衰竭。心肌出现广泛的散在性缺血性损伤。与人类心肌梗死类似。

6. 遗传性高血压大鼠(GH) GH 是新西兰高血压大鼠。高血压出现早,出生 2 天时大鼠的血压就比对照鼠高,6 周时大鼠心肌肥厚。

以上 6 种遗传性高血压动物已在世界各地被广泛应用,见表 3-9-19。SHR 和 SHRSP 常用于高血压发病机制和筛选降压药物、保健食品的实验研究用。

表 3-9-19 遗传性高血压动物模型

名 称	来 源	特 征	评 价
自发性高血压大鼠(spontaneously hypertensive rat strain, SHR)	Wistar	高血压,高血压稳定期 3~4 月龄时	常用。是研究高血压病发病机制及筛选降压药物的理想动物模型
易卒中自发性高血压大鼠(shr-stroke poce strain, SHRSP)	SHR	约90%大鼠出现卒中和心血管疾病	常用
自发性血栓形成大鼠(spontaneous thrombogenic rats, STR)	SHRSP	缓慢发展高血压及脑血栓	常用
Dahl 盐敏感大鼠(Dahl salt-senresistant strain, DS)	Sprague-Dawley	非近亲繁殖盐敏感性高血压	动物饲养条件高、价格贵、遗传育种麻烦。目前,国外较国内应用广泛
心肌缺血性或米兰种高血压大鼠(Milan hypertensive strain, MHS)	Wistar	轻度高血压	不常用
遗传性高血压大鼠(genetically hypertensive strain, GH)	Wistar	高血压出现早,出生 2 天后血压增高,6 周大鼠心肌肥厚	不常用

三、实验动物血压测定方法

判定高血压动物模型造模是否成功，治疗高血压的药物疗效如何均需测定动物的血压。血压测定分直接测压法和间接测压法两种。

（一）直接测压法

将导管一端插入动脉中，另一端连至各种检压计以测定血压的方法叫直接测压法。经典的方法是采用 U 形水银检压计，从 U 形管两水银面的高度差读得血压值，也可记录在记纹鼓上，测得的血压为平均动脉压，目前已不太使用。目前采用各种类型压力换能器，其基本功能就是将压力信号转变为电信号，经放大系统记录在生理记录仪上或计算机上，能较精确地测定心动周期中各瞬间血压值。

1. 麻醉动物直接测压法　最常用的麻醉剂是戊巴比妥钠。首先将动物麻醉，仰卧位固定，剪去手术视野毛，作颈部正中纵形皮肤切口，分离出一小段气管，表面作"倒 T"形切口，插入气管套管，用线固定。一般选用颈总动脉或股动脉进行插管。将动脉导管与压力换能器相连，信号经放大后记录于生理记录仪上或计算机上。记录收缩压、舒张压、平均动脉压等。

2. 清醒动物自由活动大鼠测定技术　大鼠用地西和氯胺酮（腹腔注射）麻醉。在头顶剪口，仰卧位固定，手术区剪毛，沿股动脉走向切开皮肤，用血管钳分离皮下组织，暴露股动脉、股静脉，用小弯镊和小弯血管钳轻轻将股动脉分离，自股动脉下方穿过两根 0 号丝线，一根在远心端将动脉结扎，另一根备用。将动脉导管 PE10 端缓慢插入主动脉用近心端备用线将股动脉结扎在导管上。导管内换上聚乙烯吡咯烷酮（PVP）溶液，缝合切口。按常规分离颈外静脉或股静脉，插上静脉导管以备给药用，将导管用引针与动脉导管固定在颈部。术后独笼饲养 36 小时后连接测压系统，动脉导管连上转动装置。在转动装置与压力换能器之间连接恒速推注器。生理记录仪记录血压。

3. 计算机化清醒自由活动动物大鼠测定技术　与上述方法不同之处是本法采用安装专门程序的计算机记录血压，可以较长时间连续监测血压，并快速获得实验结果。方法如下：①采样、记录和储存，压力信号经换能器转换为电信号再经放大器输入计算机。多以 250Hz 频率采样，能较真实地反映动脉血压波形。在采样的同时进行实时计算，计算出每个心动周期的 3 个参数：收缩压，舒张压、心动周期，射血面积和下降斜率，实时计算程序以 80286 汇编语言编写，大大提高了取得结果的速度。②数据处理和结果分析。首先是整理数据，包括查阅、修正、打印图形显示和压缩等。主要是压缩，可以根据需要将记录中任一段时间内数据按任选的倍数压缩。压缩后数据以平均值和标准差表示。结果分析包括统计分析、信号分析和药物效应计算三部分。经过整理分析后的数据结果也可调用阅读、绘图、打印等程序，把数据或曲线打印在纸上供分析和保存。

4. 遥控测压法　遥控测压系统由三个基本部分组成：

①可植入微型压力发送器（implantable miniature pressure transmitter）：也称遥控探头。植入体内，用以连续感受、处理和发送信号；②信号接收器：放置在动物笼子下面，用以检测压力发送器发出的信号，并输送至数据交换器；③计算机记录分析系统：用以采集、存储来自交换器的电信号，分析系统处理原始数据。此外，还包括环境压力校正仪，因为探头感受的是绝对压力值（环境压力值+血压值），因此，需要实时从采集的数据中减去周围环境压力值才能得到真正的血压值。

（二）间接测压法

间接测压法多用于大鼠实验，包括容积测压法和脉搏测压法。大鼠血压测定较常用的是尾套法（容积测压法）。现着重介绍大鼠尾动脉间接测压法。

1. 仪器　RBP1 型大鼠尾压心率测定仪。

2. 原理　大鼠尾部加压超过收缩压时，血流中断，脉搏消失。当压力逐渐降低减至脉搏出现时的血压为收缩压。脉搏讯号可通过光-电、压-电换能、微音传感、超声血流计及示搏法来进行测定。

3. 操作步骤　①开启固定器电源开关。②将大鼠预热 10~15 分钟。③固定大鼠尾部。④开启电源主机开关。从发光二级管排阵上观察鼠尾容积脉搏波的幅度，并可通过监听器听到容积脉搏波的规律性声音。当容积脉搏波的幅度达到或接近红色发光二级管指示区域时即可开始测量，同时可测定心率。⑤测量血压。测量重复三次，每次间隔约 1 分钟，以均值作为血压值。

4. 注意事项

（1）测定动物血压时室温应保持在 25℃。以尾动脉间接测压法测定大鼠血压时大鼠需要保温，应注明恒温箱温度及保温时间。各次血压测定过程中温度条件保持一致。

（2）操作应轻缓，减少动物的应激反应，大鼠放入固定笼中待大鼠安静后才可进行测量（大鼠不宜在固定器中关的时间太长，否则会引起动物烦躁不安，使血压升高，影响结果。）大鼠如在测定中出现烦躁、啃咬等反应，应重新测量。

（3）鼠尾套袖应放置于鼠尾的根部，选用松紧适当的套袖。套袖以约 20~30mmHg/s（2.7~4.0kPa/s）的速度充气加压至脉搏波消失之后高约 20mmHg（27kPa）处。再逐渐放气每次测量间隔一定时间，记录心率变化≤10 次/min、血压变化≤6mmHg（0.8kPa）的连续三次读数，取其均数。

（4）动物的饲养环境保持安静，排除环境因素对血压的影响。

四、降血压功能的实验方法

为了解受试物对遗传型高血压动物或实验性高血压模型动物是否有降压作用，须对其进行血压、心率等指标影响的实验。

1. 测定内容及仪器　测定内容包括一般情况观察（体重、生长状况）和血压、心率等。血压、心率的测定采用间接测压法，仪器的测压原理一般为尾脉搏法。如 PS-100 型尾动脉血压心拍数记录装置、RBP1 型大鼠尾压心率测定仪等。

2. 实验动物和分组　大鼠,首选自发高血压大鼠(SHR),其次为肾血管型高血压大鼠。正常血压动物选择Wistar、SD 大鼠等。每组 10~12 只。依照血压水平将模型动物随机分为实验组(实验组可采用多个剂量组)和一个空白对照组(溶液对照,大鼠不宜用二甲基亚砜),正常血压动物也分为实验组和对照组。必要时,可设阳性对照组(给予已知作用机制相似且疗效明确的降压药)。实验期限不少于 30 天,如果必要可适当延长。按前述方法制备肾血管型高血压大鼠模型,一般需 30 天。选用血压 ≥ 21.3kPa(160mmHg)且较稳定者,也可根据情况选用血压较术前升高 4kPa 者。

3. 血压、心率测定　实验前一周对受试动物进行多次血压测量,使其适应测压环境。依据测压仪器的要求,在动物清醒、安静状态下进行血压、心率的测定。实验开始后每周测压 1~2 次。停止给予受试样品之后,一般继续观察直至血压恢复至对照组水平或继续观察 7~14 天。

4. 数据处理和结果判定　血压测定为计量资料,采用方差分析,但须按方差分析的程序先进行方差齐性检验,方差齐,计算 F 值。F 值$<F_{0.05}$ 结论,各组均数间差显著性;F 值$\geq F_{0.05}$,$P \leq 0.05$,用多个实验组和一个对照组间均数的两两比较方法进行统计;对非正态或方差不齐的数据进行适当的变量转换,待满足正态或方差齐要求后,用转换后的数据进行统计;若变量转换后仍未达到正态或方差齐的目的,改用秩和检验进行统计。

结果判定:实验组动物血压明显低于对照组,差异具有显著性,且对实验组动物心率和正常动物的血压及心率无影响,可判定该受试物具有降压作用。

（冯任南）

第十二节　改善缺铁性贫血实验

缺铁性贫血是营养性贫血最主要的一种。各种原因引起的营养素在机体内水平的降低,直接或间接地影响了红细胞的正常生成和生理功能,使机体出现贫血临床症状,我们将这种由于营养素缺乏所引起的贫血统称为营养性贫血。铁、维生素 B_{12} 和叶酸缺乏是导致营养性贫血的 3 个主要原因,其中,缺铁性贫血(iron deficiency anemia,IDA)是发展中国家最主要的营养问题之一。为了正确评价改善缺铁性贫血功能的有效性,需要从动物实验和人体试验来综合考虑,其中动物实验是前提和基础。只有动物实验证实其功效显著,且没有任何可检测到的毒、副作用时,方可用于人体试验。

一、动物实验

（一）动物模型

研究者通常用大鼠/小鼠来制作缺铁性贫血动物模型。一般选用 SPF 级健康初断乳大鼠(体重 50~60g,单一性别或同时观察两种性别),用低铁饲料喂养一定时间(6~8 周)后,尾静脉取血检测血红蛋白(Hb)水平,当

Hb 小于 100g/L 时可认为缺铁性贫血的实验动物模型建立成功。

（二）低铁饲料

制备符合要求的低铁饲料是制作模型的关键。通常在 AIN-93G 饲料配方的基础上,采用低铁含量的酪蛋白/蛋清蛋白等和混合盐制作低铁饲料,目前有商业化饲料可以购买,这些饲料的铁含量通常低于 9mg/kg,国外研究报道的低铁饲料中铁含量可低至 5~5.9mg/kg。

（三）动物分组及受试物给予途径

一般设三个受试物剂量组、一个溶剂对照组和一个低铁对照组,必要时设阳性对照组[硫酸亚铁或乳酸亚铁,以 Fe 元素计,剂量为 2mg/(kg·bw)],每组至少 10 只动物。通常采用灌胃方法给予受试物。

（四）步骤

1. 缺铁性贫血大鼠模型的建立　选用 SPF 级初断乳大鼠,基础饲料适应性喂养 3~5 天后,改为低铁饲料喂养,自由进食、进水(去离子水或双蒸水)。饲养过程中严禁外源性铁污染,采用不锈钢笼具、食罐及饮水瓶,且使用前均经硝酸浸泡,去离子水冲洗处理。自第 3 周开始每周选取部分大鼠采尾血测 Hb 含量,直至多数动物的 Hb 低于 100g/L 以下时,测定全部大鼠的体重及 Hb 水平。

2. 动物分组与处理　选取 Hb<100g/L 的大鼠作为实验动物,根据贫血大鼠 Hb 水平和体重将其随机分为低铁对照组、溶剂对照组和三个剂量的实验组,各组均继续饲喂低铁饲料。低铁对照组用生理盐水灌胃,溶剂对照组用不含受试物的溶剂、其他实验组用不同浓度的受试样品溶液灌胃。受试样品给予时间一般为 30 天,必要时可以延长至 45 天。每周称量大鼠体重,每两周检测 Hb 水平。实验结束后,用乙醚麻醉动物,腹主动脉取血,检测 Hb、红细胞内游离原卟啉和红细胞压积等血液学指标。

（五）检测方法

1. 血红蛋白测定　氰化高铁法或标准品法任选其一。氰化高铁法参见本卷第五章第十八节"铁营养状况评价"。标准品法如下:

(1) 原理:血红蛋白在铁氰化钾和氰化钾的作用下生成稳定的红色络合物-氰化高铁血红蛋白,颜色深浅与血红蛋白的含量成正比。用分光光度计在 540nm 波长下,测定血红蛋白标准品和样品的吸光度,通过公式计算出样品血红蛋白的含量。

(2) 仪器和试剂:分光光度计。反应液:碳酸氢钠(NaHCO_3,AR)140mg、铁氰化钾 200mg、氰化钾 50mg,用蒸馏水溶解并稀释到 1000ml,贮存于棕色试剂瓶内,保存于 4℃冰箱可稳定至 1 年。

(3) 操作步骤

1) 取上述配制好的反应液 2.5ml 于 5ml 试管中,分别加入 $10\mu l$ 标准品或血样,混匀,静置 15 分钟。

2) 选用 0.5cm 比色杯,用反应液调零,波长 540nm 处测吸光度。

(4) 结果计算:样品浓度(g/L) = (样品 OD/标准 OD)×标准品浓度(g/L)

2. 红细胞内游离原卟啉的测定　参见本卷第五章第

十八节"铁营养状况评价"。

3. 红细胞压积　参见本卷第五章第十八节"铁营养状况评价"。

（六）注意事项

本实验的关键是建立缺铁性贫血的动物模型。低铁饲料含铁量最好控制在 9mg/kg 以下,所用试剂应为分析纯。动物饮用水应为去离子水或双蒸水。采用不锈钢笼具饲养动物,所用器皿都应用 10% 硝酸溶液浸泡。实验过程中严禁外源铁的污染。

二、人体试验

（一）受试者纳入和排除标准

1. 纳入标准　在缺铁性贫血的研究中,通常纳入轻度和中度贫血患者,根据 WHO 的推荐标准,一般纳入 Hb 水平在 80~130g/L(15 岁以上男性)、80~120g/L(15 岁以上女性及 12~14 岁青少年)、80~115g/L(5~11 岁儿童)或 70~110g/L(5 岁以下儿童)的研究对象。

2. 排除标准　合并有心脑血管、肝、肾、消化道等严重疾病及精神疾病;过敏体质或对受试物过敏者;严重贫血患者;短期内服用过与受试物有关的物品影响结果判定者;不能按实验方案完成试验者;不愿意签订知情同意书者。

（二）研究设计

1. 分组　采用自身前后对照和组间对照两种设计,根据 Hb 水平将符合纳入标准的受试者随机分为对照组和试食组,并进行均衡性检验以尽可能保证两组间性别、年龄的可比性,为了满足伦理的需要,通常要求对对照组给予硫酸亚铁治疗。

2. 受试物　试食组研究对象按照要求和剂量进食受试物,对照组服用硫酸亚铁,保证两组元素铁的给予量相等。试验周期可为 30~120 天,试验期间不改变日常饮食和体力活动水平、抽烟喝酒等其他生活行为。

3. 样本量估算　根据文献,假定经过 8 周干预后,与基线相比,Hb 水平比空白对照组升高(1.11±0.22)g/L,与硫酸亚铁组相比升高(0.4±1.0)g/L,假设的 α=0.05,脱落率为 20%,则计算公式如下:

$$N = \frac{2(Z_\alpha + Z_\beta)^2 \sigma^2}{d^2}$$

式中:σ 为估计的标准差,为 1.0;d 为两组数值变量均值之差,为 0.4;Z_α 为 α 水平相应的标准正态差,一般 α 为 0.5,Z 为 1.96;Z_β 为 1-β 水平相应的标准正态差,β 为单侧,把握度(检验效能)为 0.9 时,值为 1.28;N 为计算所得的每组样本例数(该公式适用于 N≥30 的情况)。如果要求与硫酸亚铁相比,差异具有统计学意义,则计算过程如下:

N1=N2=132 例

如果脱落率为 20%,则每组例数为 132/0.8=165 例,那么在干预研究中,空白对照组、受试物组及阳性对照组各需要 165 例,共计 495 例,从伦理角度考虑,一旦确诊为缺铁性贫血,则需要给予相应的治疗,因此,可考虑不设空白对照组,则共需样本 330 例。

（三）观察指标

1. 安全性指标　包括:一般状况(例如包括睡眠、精神状态、血压、饮食、大小便情况等的记录与描述)、血、尿、便、常规检查,肝、肾功能检查(受试者是儿童,则不检测此项)、腹部 B 超、胸透、心电图检查(各项指标在实验前后各检查一次;受试者是儿童,则不检测此项)。

2. 膳食调查　分别于试食试验开始前及结束时调查受试者的膳食摄入情况,排除饮食因素对研究结果的干扰。

3. 缺铁性贫血症状观察　包括食欲不振、烦躁、乏力、头晕、眼花、心慌、气短等。

4. 功效性指标

（1）成人观察指标:Hb、红细胞比容（Hematocrit,HCT）、平均红细胞体积（erythrocyte mean corpuscular volume,MCV）、平均血红蛋白浓度（mean corpuscular hemoglobin concentration,MCHC）、总铁结合力（total iron binding capacity,TIBC）、血清铁（serum ferritin,SF）、血清转铁蛋白饱和度（即 SF/TIBC）、红细胞内游离原卟啉（free erythrocyte protephyrin,FEP）。

（2）儿童观察指标:Hb、网织红细胞血红蛋白当量（reticulocyte hemoglobin equivalent,RHE）、MCV、SF、TIBC、FEP。

（四）检测方法

血中血红蛋白、血清铁蛋白、红细胞内游离原卟啉、血清运铁蛋白饱和度以及 HCT、MCV、MCHC、TIBC 的检测方法参见本卷第五章第十八节"铁营养状况评价"。其中,HCT、MCV、MCHC 是血常规检测的常见指标,采集全血后用全自动血液分析仪进行检测。

（五）数据处理

分类变量的统计采用 χ^2 检验,包括脱落率、痊愈率及其他观察性指标。计量资料的统计采用 t 检验进行分析。自身对照比较采用配对 t 检验,两组均数比较采用独立变量的 t 检验,显著性水平为 0.05。

（余焕玲）

第十三节　增加骨密度实验

骨密度（bone mineral density,BMD）是指单位骨面积（cm^2）下的骨矿物质含量（g/cm^2）,是反映骨骼生长发育、钙营养状况、骨质健康的重要指标。骨密度在 35 岁左右达到峰值,随后持续下降,预防骨密度的快速下降是保持骨健康和预防骨质疏松症的重要营养措施。

检测骨矿物质含量（bone mineral content,BMC）并计算 BMD 是评价骨健康的重要指标。BMC 是指特定骨骼部位中矿物质的含量,例如股骨颈、腰椎或全身,单位为每单位长度骨矿物质含量（g/cm）。目前,临床和科学研究中常用的骨密度测量方法有:双能 X 线吸收（dual-energy X-ray absorptiometry,DEXA）、放射吸收（radiographic absorptiometry,RA）、定量 CT（quantitative computed tomography,QCT）、外周 QCT（peripheral quantitative computed tomography,pQCT）、定量超声（quantitative ultrasound,QUS）等技术。基于 DEXA 法的测定结果是骨质健康评价的金标准。

大鼠是评价增加骨密度功能的常用实验动物,在开展受试物增加骨密度实验时,可根据受试物的特点,选择适宜的评价方案。当评价以补钙为主（以钙为功效成分）的受试物时，宜采用钙补充剂改善骨密度实验；当评价调节骨代谢（以调节内分泌功能为主，不含钙或不以钙为主要功效成分）的受试物时，以采用骨代谢调节评价实验，此实验仅适用于每日钙摄入量低于 100mg 的受试物。

一、改善骨密度实验

（一）实验原理

膳食或饮水中的钙经摄食进入人体后可沉积于骨骼和牙齿，膳食钙不足不仅与儿童青少年的骨骼发育而且与成年人的骨密度有关；如果通过膳食补充钙元素，则可能增加骨钙含量，改善骨密度。

（二）实验动物和步骤

4 周龄初断乳 SD 大鼠，体重约 60~80g，同一性别，每组至少 10 只。基础饲料适应性喂养 3~5 天后，称量（禁食 16 小时）体重，按体重随机分组，一组饲喂基础饲料、其他组均饲喂低钙饲料（钙含量低于 150mg/100g），设低钙对照组、阳性对照组（补充碳酸钙，补充剂量等于受试物高剂量组）、受试物组（一般设三个剂量组，其中一组为人体推荐摄入量的 10 倍）。实验期间，动物自由进食，进水（去离子水）。实验周期一般为 4 周。受试物以灌胃形式给予。

（三）观察指标和检测方法

1. 生长发育指标　包括体重、身长等，骨干重（实验末，取双侧股骨在 105℃ 烘箱中烘干后称量）。

2. 血生化指标　包括血清钙、血清总蛋白等。

3. 骨密度　通常取一侧股骨，双能 X 线吸收仪测定整根骨的 $BMD(g/cm^2)$ 也可以根据研究需要，检测大鼠全身的骨密度。

4. 骨钙含量测定　用原子吸收法或化学法对干燥至恒重的左侧股骨进行消化后测定。原子吸收法（也可检测血清钙）主要过程如下：

（1）样品采集与制备：取大鼠一侧股骨，在 105℃ 烘箱中烘干至恒重后，称量骨干重，置于三角瓶中进行消化。

（2）钙标准溶液配制：称取 1.2486g 分析纯碳酸钙，加 50ml 去离子水，加盐酸使之溶解。移入 1000ml 容量瓶中，加 2% 氧化镧溶液至刻度，储于聚乙烯瓶中，4℃ 保存，现用时稀释。

（3）样品消化：将整条股骨，置于 150ml 三角瓶中，加入混合酸（硝酸：高氯酸 = 4:1）15~20ml，在电热板上加热消化至冒白烟，并透明无色。酸液不够时可以再加入少量混合酸。消化液透明无色后，加数毫升去离子水，煮沸，以除尽残留的酸，重复两次，最后消化液的体积不超过 1ml。消化样品时应同时作空白对照，加入与样品消化时同体积的混合酸，在相同条件下消化。测定液、标准溶液和空白均用 0.5% 氧化镧溶液稀释，定容。

（4）测定：原子吸收法测定骨钙含量。

5. 骨形态检查　取股骨或肱骨，经脱钙切片制片、染色后，镜下观察。

（1）HE 常规染色：观察骨结构完整性。观察指标包括：骨板及骨小梁（数量减少、变薄变细、间隙增宽、疏松断裂），破骨细胞（增多或减少），成骨细胞（增多或减少），及

其他改变。

（2）茜素红染色：观察钙沉积情况。钙质沉积呈橘红色，其他呈复染色（淡绿色）。

6. 钙吸收代谢实验　钙吸收代谢实验是评价受试物表观吸收率和储留率的重要实验过程。

（1）实验动物：选用 4 周龄初断乳大鼠（也可选用 ICR 小鼠），同一性别，每组 10 只以上。

（2）分组与处理：分组方法同上，可以不设基础饲料组，保留碳酸钙对照组和受试物三个剂量组。大鼠适应性喂养 3~5 天后，换成低钙饲料饲喂 4 周。在实验开始后的第 25 天开始，将所有动物转移至代谢笼饲养，连续 3 天记录每只动物的摄食量、粪便排泄量和尿便排泄量，将饲料和粪便干燥至恒重后用原子吸收法检测钙含量，并计算动物的钙摄入量和排泄量。计算方法如下：

摄入钙(mg/d) = 饲料中钙含量(mg/g)×饲料消费量 (g/d)

粪钙(mg/d) = 粪便中钙含量(mg/g)×粪便排出量(g/d)

（3）计算

钙表观吸收率(%) = (摄入钙−粪钙)/摄入钙×100%

储留率(%) = (摄入钙−粪钙−尿钙)/摄入钙×100%

（四）注意事项

1. 实验动物通常为初断乳大鼠，也可根据实验目的和研究假设选择成年动物。

2. 实验过程中，动物饮用去离子水，以降低饮水钙的来源。

（五）数据分析

实验数据采用方差分析，但需先进行方差齐性检验，方差齐，计算 F 值，F 值<0.05，结论：各组均数间差异无显著性；F 值>0.05，P≤0.05，再用各个实验组与低钙对照组的均数进行两两比较方法统计；对非正态或方差不齐的数据进行适当的变量转换，待满足正态或方差齐要求后，用转换后的数据进行统计；若变量转换后仍未达到正态或方差齐的目的，改用秩和检验。

二、调节骨代谢实验

（一）实验原理

雌性成年大鼠切除卵巢后，骨转换代谢增强，骨吸收（破骨）作用大于骨形成（成骨）作用。这种变化表现为骨量的丢失，经过一定时间的积累，可以造成骨密度降低即骨质疏松模型。在建立骨质疏松模型的同时或模型建立之后，给予大鼠受试物，观察其增加骨密度及骨钙含量的效果，从而对受试物调节骨代谢、抑制骨吸收或促进骨形成、增加骨密度等预防和治疗作用进行评价。目前没有一种动物能完全模拟人类骨质疏松症发生的所有特性。去卵巢大鼠模型是目前与临床最为接近的绝经后骨质疏松动物模型，已被公认为"金标准"模型。手术移除大鼠的卵巢后，大约在 15 天即出现松质骨骨质疏松，但基本观察不到密质骨的骨丢失。如要建立密质骨骨质疏松模型，可考虑用维甲酸、糖皮质激素、羟基脲等药物所致的骨质疏松大鼠模型。

（二）实验动物和过程

成年（3月龄）SD雌性大鼠，体重350g左右（每批动物组内差异控制在20%以内），适应性饲养3~5周后，按体重进行随机分组，每组至少10只。

实验大鼠用1%戊巴比妥钠［430mg/（kg·bw）］麻醉后，沿腹部正中切口打开腹腔，切除双侧卵巢；假手术对照组只做相应的开、关腹手术，但不切除双侧卵巢。术后，所有大鼠在同样条件下喂养，期间自由摄食和进水，每周称量1次体重。经手术切除双侧卵巢后的大鼠，骨密度值显著低于假手术组，且差异有显著性（$P \leq 0.05$），可判定为骨密度降低，同时可以采用骨钙、骨重量、血雌激素水平、子宫大小和重量等作为辅助判断指标。

根据受试物的特点，确定实验中受试物的给予起始时间。对于预防性受试物，在各组动物手术后就开始给予受试物或不含受试物的溶剂；如果是治疗性受试物，须在去卵巢手术后已诱导了骨质疏松后开始给受试物。通常采用灌胃方式给予受试物，无法灌胃时可将受试物掺入饲料，但应记录每只动物的饲料摄入量从而计算受试物的实际摄入量。在实验中，避免使用含有大豆异黄酮等雌激素样成分的饲料（应给出具体配方），如果含有，还应考虑其对结果的影响。实验周期为12周，必要时可适当延长。

实验结束，采集血清、骨骼等生物学样本，检测血清降钙素、骨钙素等生化指标，测量体重、骨钙含量和骨密度等指标。

（三）观察指标

1. 试剂和仪器设备　同方案一。
2. 体重　用动物天平称量并记录每只大鼠的体重，每周测量1次。
3. 骨钙含量　同方案一。
4. 骨密度　同方案一，取左侧股骨进行双能X线方法测定。
5. 骨组织病理学检查　同方案一，取股骨或肱骨进行。
6. 破骨细胞和成骨细胞计数　干预实验结束后处死动物，取左侧股骨远侧干骺端游离骨，将其切成5mm厚的薄片并放置在10%的福尔马林溶液中固定4小时以上，然后用脱钙液（福尔马林-盐酸脱钙液：盐酸5ml、甲醛10ml、蒸馏水85ml）浸泡处理（20小时以上），直至骨组织软化，然后用流水冲洗过滤，常规脱水、包埋、切片，最后用苏木精-伊红染色，进行股骨远侧干骺端松质骨区成骨细胞及破骨细胞计数。

7. 血清降钙素和骨钙素水平　采用放射免疫分析方法进行检测，最后用放射免疫计数器进行检测。

（四）数据处理及结果判定

实验数据采用方差分析，但需按方差分析的程序先进行方差齐性检验，方差齐，计算F值，F值≤ 0.05，结论：各组均数间差异无显著性；F值≥ 0.05，$P \leq 0.05$，用多个实验组和一个对照组间均数的两两比较方法进行统计；对非正态或方差不齐的数据进行适当的变量转换，待满足正态或方差齐要求后，用转换后的数据进行统计；若变量转换后仍未达到正态或方差齐的目的，改用秩和检验进行统计。

当受试物组的股骨骨钙含量或骨密度显著高于模型对照组，且骨组织形态学指标较模型对照组有显著性改善，可判定受试物具有增加骨密度功能的作用。

（余焕玲）

第十四节　改善痛风功能实验

痛风（gout）是嘌呤代谢紊乱和（或）尿酸排泄障碍所致血尿酸升高并在体内蓄积沉淀、造成急/慢性痛风性关节炎、痛风石沉积、痛风性肾病、尿酸性泌尿结石等症状的代谢性疾病。尿酸是嘌呤的代谢产物，人类缺乏尿酸酶，因而不能将其进一步分解，尿酸在血中的溶解度有限，当浓度超过70μg/ml时则易形成尿酸结晶，沉积于组织或器官。常用的动物模型，例如啮齿类动物、猫、狗等体内尿酸酶丰富，可将其分解为尿囊素而很好地溶解于血液中，所以很少出现尿酸沉积的现象。所以，痛风或高尿酸血症的动物模型难以复制。

虽然至今没有一种动物模型可模拟人类痛风的发病机制和临床特征，但通过研究者的努力，一些模型已被广泛采用（表3-9-20），包括尿酸盐结晶诱导的大鼠/兔急性关节炎模型、外源性给予尿酸（饲料或腹腔注射）诱导的大/小

表3-9-20　常见痛风动物模型的制作方法及其特点

模型特点	模型复制方法	建模对象	机　制	症状特点分析与应用
尿酸升高	酵母膏灌胃	小鼠	给予大量含嘌呤物质，建立的尿酸生成增多的动物模型	该模型存在较严格的时效性，若给予酵母膏超过2周，小鼠血尿酸水平反而降低。但该模型简便易行，可适用于研究药物对高尿酸血症的影响
	酵母膏联合腺嘌呤灌胃	大鼠	给予大量含嘌呤物质，建立的尿酸生成增多的动物模型	尿酸值与空白组比较会有所升高，但无统计学差异
	酵母膏、腺嘌呤和氧嗪酸钾灌胃	大鼠	给予大量含嘌呤物质，加尿酸酶抑制剂氧嗪酸，抑制动物体内尿酸酶活性，使动物体内的尿酸不能分解，建立的尿酸生成增多的动物模型	可形成稳定的高尿酸血症模型，且可重复性好，造模时间短。但由于酵母膏灌胃体积较大，故死亡率较高
	酵母膏灌胃加末次腹腔注射氧嗪酸钾	小鼠/大鼠	给予大量含嘌呤物质，加尿酸酶抑制剂氧嗪酸，抑制动物体内尿酸酶活性，使动物体内的尿酸不能分解，建立的尿酸生成增多的动物模型	模型成功率高，可重复性好，死亡率低，但造模时间较长

续表

模型特点	模型复制方法	建模对象	机 制	症状特点分析与应用
尿酸升高	皮下注射氧嗪酸钾联合腹腔注射次黄嘌呤	小鼠	尿酸酶抑制剂氧嗪酸,抑制动物体内尿酸酶活性,使动物体内的尿酸不能分解,加大量含嘌呤物质建立的尿酸生成增多的动物模型	重复性差,但与单纯腹腔注射氧嗪酸钾比较,组内个体差异与单纯注射药物组相比减小
	黄嘌呤和乙胺丁醇灌胃	小鼠	给予大量含嘌呤物质,加用抑制尿酸排泄的药物,建立的尿酸生成增多伴尿酸排泄障碍的模型	该模型也存在时效性和不稳定性,可适用于研究药物对高尿酸血症的影响
	腺嘌呤联合乙胺丁醇灌胃	大鼠	给予大量含嘌呤物质,加用抑制尿酸排泄的药物,建立的尿酸生成增多伴尿酸排泄障碍的模型	尿酸值与空白组比较会有所升高,但无统计学差异
	腹腔注射尿酸	小鼠	腹腔注射尿酸,建立的血清尿酸生成增多的动物模型	该模型简便易行,但形成的高尿酸血症小鼠模型仅能维持4小时,且可因为尿酸对腹腔的刺激。引起小鼠的扭体反应。可用于研究药物对高尿酸血症的治疗作用
	腹腔注射氧嗪酸钾	小鼠	使用化学尿酸酶抑制剂氧嗪酸,抑制动物体内尿酸酶活性,使动物体内的尿酸不能分解,造成血清尿酸生成增多的动物模型	该模型灵敏简便,重复性好,但形成的高尿酸血症小鼠模型仅能维持5小时,也存在时效性。该模型在国际上使用较为普遍,可用于评价药物的抗高尿酸血症和痛风的作用
	喂食次黄嘌呤饲料,并隔日皮下注射氧嗪酸钾	大鼠	次黄嘌呤在体内转变成黄嘌呤形成尿酸,抑制动物体内尿酸酶活性,建立尿酸生成增多的动物模型	具有血清尿酸水平升高迅速、维持时间长、器官损伤小和无动物死亡等特点,但该模型仅可用于抗急性高尿酸血症的药物活性评价
	腺嘌呤饲料喂养	1月龄鸡	给予大量含嘌呤物质,建立的尿酸生成增多的动物模型	由于鸡的嘌呤代谢终产物是尿酸,故该模型形成的高尿酸血症模型较为稳定,但该模型动物为禽类,体内代谢与哺乳类动物差异较大,且饲养和给药有一定困难
	酵母干粉的饲料喂养	雄性鹌鹑	给予大量含嘌呤物质,建立的尿酸生成增多的动物模型	模型动物也为禽类,模型简便,造模成本较低,形成的高尿酸血症模型较为稳定,可试用于筛选药物,观察其降尿酸作用
痛风性急性关节炎症状明显	右侧踝关节背侧注射尿酸钠混悬液	大鼠	诱使关节局部单核巨噬细胞、中性粒细胞等产生多种炎性因子和炎性介质而触发的急性炎症反应	可使关节肿胀程度明显增加,后肢弯曲抬离地面,呈三足步态;滑膜组织大量炎性细胞浸润、充血、水肿。可用于痛风性急性关节炎的研究
	右后足跖皮下注射尿酸盐结晶混悬液	大鼠	用尿酸盐结晶为致炎剂,注入大鼠后肢足跖皮下,造成足跖肿胀	该法为筛选痛风药物抗炎作用的常用方法之一,模型稳定,易于操作
	膝关节腔注射尿酸钠结晶	家兔	诱使关节局部单核巨噬细胞、中性粒细胞等产生多种炎性因子和炎性介质而触发的急性炎症反应	可使关节肿胀程度明显增加,后肢弯曲抬离地面,呈三足步态;滑膜组织大量炎性细胞浸润、充血、水肿。可用于痛风性急性关节炎的研究
	皮下注射气泡+尿酸盐结晶	大鼠	用尿酸盐结晶为致炎剂,注入大鼠背部皮下形成的气泡囊内,引起气泡囊内炎性变化	该法可用于筛选痛风药物抗炎作用的方法,但方法较复杂,采用较少
痛风性肾损伤	腺嘌呤和酵母膏灌胃	大鼠	干扰机体正常的嘌呤代谢,导致体内嘌呤代谢紊乱,并在黄嘌呤氧化酶的作用下转变为极难溶于水的2,8-二羟基腺嘌呤,沉积于肾小管,引起肾小管阻塞,进而导致血清尿酸、肌酐、尿素氮显著上升	既有原发性因素,又有继发性因素,更接近于人类痛风性肾病的发病机制。因此一般用于痛风性肾病的研究

模型特点	模型复制方法	建模对象	机 制	症状特点分析与应用
痛风性肾损伤	腺嘌呤和乙胺丁醇灌胃	大鼠	给予大量含嘌呤物质,加用抑制尿酸排泄的药物,建立的尿酸生成增多伴尿酸排泄障碍的动物模型	该模型具有较严格的时效性,可试用于研究药物对高尿酸血症及痛风肾的治疗作用
	给予含5%尿酸酶抑制剂氧嗪酸和1%尿酸的饲料喂养	大鼠、小鼠	给予尿酸,同时使用化学尿酸酶抑制剂氧嗪酸,抑制动物体内尿酸酶活性,使动物体内的尿酸不能分解,造成血清尿酸生成增多的动物模型	该模型重复性好,国际上使用较为普遍,可用于评价药物的抗高尿酸血症和痛风的作用
	给予含腺嘌呤的饲料喂养	大鼠	给予大量嘌呤类物质,建立的尿酸生成增多的动物模型	该模型的动物进食情况不易控制,动物血尿酸个体差异较大,可适用于研究药物对高尿酸血症及痛风肾的影响

鼠模型、高尿酸饲料诱导的鸡/鹌鹑模型、抑制尿酸分解的大/小鼠模型等;另外,还有 Fayoumi 系鸡痛风模型(遗传性痛风模型)。虽然鸡、鹌鹑等禽类制作的痛风模型与人类痛风最为接近,但由于禽类个体差异大、重复性差、不便管理等,研究者主要以常用的鼠和兔来制作模型并进行痛风的探索和研究。

一、常见动物模型

(一)实验动物

大鼠,雌雄均可,体重在 150~180g 之间。

(二)发病机制

制作大鼠痛风模型通常需要的两种试剂为尿酸(uric acid)和氧嗪酸(oxonic acid 又名 allantoxanic acid,4,6-二羟基-1,3,5-三嗪-2-羧酸)又名尿囊毒酸,如图 3-9-4 所示,两种试剂的纯度要求≥95%,前者用其原型,不用其钾盐或钠盐;后者用其钾盐。根据不同的文献,在制作模型时可能还需要尿酸钠、次黄嘌呤(hypoxanthine,HX)、腺嘌呤(adenine)等。

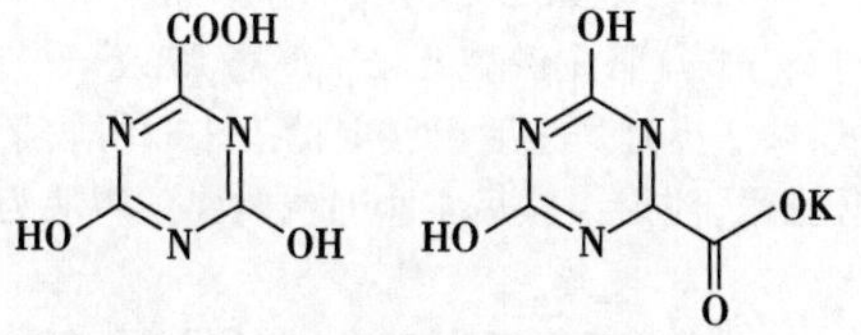

图 3-9-4 氧嗪酸及其钾盐化学结构

尿囊毒酸是较强的肝尿酸酶(uricase)的竞争性抑制剂,可抑制尿酸分解,同时由于饲料中添加了尿酸,所以受试动物血液中尿酸浓度升高,尿中尿酸浓度也急剧增高,发生高尿酸血症。同时,随着时间的推移,也出现慢性肾损害,病理学主要表现为肾小管内出现无定形或结晶小体、肾小管损害、中性粒细胞浸润等早期痛风性结石的表现。

(三)模型制备方法

在大鼠基础饲料中添加尿酸和尿囊毒酸,使其含量分别达到3%和2%(质量百分比)。加适量水,充分混合后挤压成块料,于 70~80℃烤干,即为造模饲料。

将大鼠置于代谢笼中,单笼饲养,给予基础饲料适应性喂养 1 周,自由摄食、饮水,每天记录每只大鼠的饲料摄入量。如果每天的饲料摄入量远少于 20g,则继续适应性喂

养,当每天的饲料摄入量在 20g 左右时,改为上述模型饲料喂养,记录每天的进食量。剔除饲料摄入量过少和过多的大鼠,以保证每只大鼠从饲料中摄入的尿酸约 0.6g、尿囊毒酸约 0.4g。在一些文献中,研究者通过皮下或腹腔注射的形式给予尿囊毒酸。

给予造模饲料喂养后,血清和尿中尿酸含量即明显升高。在给予造模饲料喂养第 3~4 周后,禁食 10~12 小时并采集尾静脉血和 24 小时尿样测定尿酸水平,如果血清尿酸高于 0.27mmol/L(正常大鼠血清尿酸水平约为 0.15mmol/L),尿尿酸高于 0.9mmol/d(正常大鼠尿尿酸水平为 0.15mmol/d)即可认为造模成功。根据血清和尿尿酸的水平,剔除血清尿酸水平特别低或高的实验动物。由于不同种系、不同性别大鼠发生高尿酸血症的敏感性和程度不同,可根据预实验结果进行摸索。

在整个造模过程和以后的功能评价方面,都需要使用代谢笼,每天都要记录摄食量。在进行功能评价时,需要比较实验组和对照组的饲料摄入量,要保证饲料摄入量没有差别,否则因为摄入饲料量的差别,可能会出现错误的判断结果,此时也可将尿酸和尿囊毒酸直接灌胃给药以复制模型。

(四)评价方法

1. 血清尿酸 血清尿酸是评价痛风模型的重要指标之一。由于血液中尿酸受饲料摄入量的影响,因此,一般在禁食(不禁水)10~12 小时后,采集静脉血测定血清尿酸。

2. 尿尿酸 尿中尿酸也是评价痛风模型的重要指标之一。尿尿酸水平受影响的因素较多,在进行受试物的功能评价时,需要注意。一般情况下,最好连续测定 5~7 天 24 小时尿尿酸,结果以 24 小时尿中总尿酸计算,也可以每100ml 尿中尿酸含量计算。分别测定血清尿酸和尿尿酸。

3. 痛风的肾脏病理 痛风模型制备成功后,模型动物的肾脏病变比较明显。肾脏的病理改变一般在给予造模饲料造成血尿酸增高后 1 个月出现,主要表现为尿酸盐阻塞性肾病。肉眼观察可见肾皮质表面不规则,有颗粒样物、裂隙或凹陷、瘢痕样改变;肾脏切面可见黄色条纹,黄色沉积物。显微镜下观察,病变部位主要出现在肾小管,肾小管内出现尿酸盐沉积,沉积物为结晶样或无定形物;集合管肿胀,集合管中有嗜中性粒细胞;肾间质纤维化、单核细胞浸润。一般认为,肾脏的病理改变是高尿酸血症引起的。

肾脏病理切片制备:大鼠处死后,立即打开腹腔,取出肾脏,剔除结缔组织和脂肪组织,称重,于 1.5% 戊二醛溶液中固定,HE 染色。如要观察尿酸盐结晶,可用 De Galantha 液染色。

4. 数据处理与结果判定 实验数据采用方差分析,但须按方差分析的程序先进行方差齐性检验,方差齐,计算 F 值,F 值 ≤ 0.05,结论:各组均数间差异无显著性;F 值 ≥ 0.05,$P \leq 0.05$,用多个实验组和一个对照组间均数的两两比较方法进行统计;对非正态或方差不齐的数据进行适当的变量转换,待满足正态或方差齐要求后,用转换后的数据进行统计;若变量转换后仍未达到正态或方差齐的目的,改用秩和检验进行统计。

当受试物组的检测指标显著低于模型对照组,且肾脏组织形态学指标较模型对照组有显著性改善,可判定受试物具有降低血尿酸的作用。

二、其他痛风模型

痛风发生的病理机制是嘌呤代谢紊乱或尿酸排泄障碍所导致的一种异质性疾病,其临床特点是高尿酸血症、痛风性急性关节炎反复发作、痛风石形成,常累及肾,引起慢性间质性肾炎和尿酸肾结石形成。上述动物模型以血尿酸升高和肾脏损伤为主要观察指标,临床上有以观察急性关节炎发作为目的的大小鼠、兔等模型。其中以尿酸盐(尿酸钠)关节腔注射、足趾垫注射及尿酸盐气囊注入等方式制作痛风性关节炎模型,主要涉及的动物有鸡、鹌鹑等禽类动物,大小鼠,兔等;观察指标除上述尿酸水平外,还包括小关节 B 超(观察尿酸盐结晶)等。研究者可根据受试物特性及实验室条件灵活选择。

(余焕玲)

第十五节 调节胃肠道功能实验

从营养角度看,胃肠道是体内重要的器官。胃肠道起自胃的贲门,包括胃、小肠以及大肠和肛门。消化吸收是胃肠的主要功能。消化是指机体通过消化道的机械作用和消化酶的酶解作用,将大块的分子结构复杂的食物破碎并分解为结构简单、可被吸收的小分子状态的过程。吸收则是指经过消化的食物组分被消化道黏膜上皮吸收入血液或淋巴的过程。因此,机体的健康状况在很大程度上有赖于正常的胃肠功能。许多胃肠道疾病会导致营养状况发生紊乱。常见的胃肠道疾病有胃肠黏膜损伤、肠道菌群失调、腹泻和便秘等。对于这些胃肠道疾病,除了消除病因、控制症状、预防复发和避免并发症外,营养支持也十分重要。目前有许多具有胃肠道调节功能的膳食物质,包括一些营养素和非营养素,如膳食纤维、低聚糖和多糖等,对于它们的胃肠道调节功能,可以采取以下几种检测方法。

一、胃液分泌实验

胃酸和胃蛋白酶是胃液中的主要起消化作用的物质。在不同的生理和病理情况下,机体内胃液的量及其成分可以发生相当大的改变。通过胃液分泌实验,能够了解胃的功能状况或病理情况。

胃液分泌实验有试餐法和药物法两类,近年来最常用的是注射组胺类或胃泌素类进行的药物法。

(一)胃液收集法

实验对象以狗和大鼠为多。急性实验将动物全身麻醉,狗采用经口插入胃管收集胃液;大鼠在剖腹后,经十二指肠从幽门端向胃内插入一直径约 3mm 的塑料管,在紧靠幽门环处结扎固定,并由口腔经食管用一塑料管插入前胃,与食管一起结扎。以 35℃ 左右的生理盐水用微型泵进行胃内灌流,收集 1 小时的流出液进行分析。

慢性实验,狗需制备胃瘘。动物麻醉后,剖开腹腔,分离幽门悬韧带,将示指伸入食管下端,将其与周围组织分离,仔细牵开附在食管壁上的神经与血管,而后在此无神经血管区,用两把肠钳平排钳夹,中间相距约 1cm。用快刀在两钳之间的空隙将胃与食管切断。幽门部同样操作,将胃与十二指肠切断。然后将食管下端与十二指肠断端吻合。在胃前壁近大弯侧作切口,将胃瘘管埋入,缝合,局部用大网膜覆盖以防渗漏引起腹膜炎。在原腹部切口的左侧另作一小切口,将瘘管引出,缝合于皮肤表面。最后依次缝合腹膜、皮下及皮肤,结束手术。待动物恢复健康后,在清醒状态下经瘘管收集胃液。

大鼠采用 shay-大鼠幽门结扎法。动物麻醉后,自剑突下切开腹壁,切口约 2~3cm,打开腹腔,在左侧肋缘部位,轻轻用手指往上推,使胃暴露于切口,在胃幽门和十二指肠结合部下穿线,结扎幽门。将受试物经十二指肠给药一次,然后缝合腹壁,常规消毒,将动物放回笼中。经 6~8 小时禁食、禁水后,处死大鼠,打开腹腔,结扎贲门,取出全胃,沿胃大弯剪一小切口,收集胃液,记录胃液总量。

(二)刺激胃液分泌法

最常用的是组胺法。实验前禁食 18~24 小时,收集 1 小时的空腹(基础)胃液。在实验开始后的半小时,肌注盐酸苯海拉明 2mg 以减少组胺的副作用。半小时后以 0.04mg/(kg·bw) 肌注磷酸组胺。每隔 15 或 30 分钟收集一次胃液,共 2 小时。注射组胺前的 1 小时所收集的胃液为基础分泌量,注射组胺后 1 小时内收集的胃液为最大分泌量。

也可以用胃泌素刺激胃液分泌,用量为五肽胃泌素 50μg/(kg·bw) 静脉注射,胃液收集同上。

(三)胃酸测定法

1. 游离酸和总酸度滴定法

(1)试剂

1)托弗(Topfer)指示剂:含 0.5% 对二甲基偶氮苯胺的 95% 乙醇液,用于测游离酸(pH 2.9~4.0)。

2)酚酞指示剂:含 1% 酚酞的 95% 乙醇液,用于测总酸(pH 8.2~10.0)。

3)0.1N 或 0.01N 的氢氧化钠溶液。

(2)步骤

1)将收集的胃液离心,取上清 10ml(犬)或 1ml(大鼠)置三角瓶中。

2)加入托弗氏指示剂及酚酞指示剂各 2 滴,滴定管滴加 0.1N 的氢氧化钠溶液(犬)或 0.01N 的氢氧化钠溶液

（大鼠），如胃液内含游离酸即呈樱桃红色。

3）继续滴加氢氧化钠溶液，直到红色消失，开始出现橘黄色为止，记氢氧化钠用量为游离酸的终点量。继续滴加，直到出现粉红色不褪为止，记两次所用氢氧化钠量之和为总酸度终点量。

4）计算：游离酸度（mmol/L）＝游离酸终点量×10
　　　　　总酸度（mmol/L）＝总酸度终点量×10

2. 酸度计测定法　将酸度计用中性和酸性校正液校正后，测定胃液的 pH，在各胃液样本测定之间，都要将电极及测定杯用蒸馏水充分洗净。

（四）胃蛋白酶活力及含量的测定法

胃液中胃蛋白酶活力主要反映了胃液对食物的消化能力。胃蛋白酶含量主要反映了机体分泌胃蛋白酶的能力。

1. 胃蛋白酶活力测定　目前多采用血红蛋白为底物的比色法，其原理为胃蛋白酶可催化血红蛋白水解，水解后的氨基酸和小分子肽产物不被三氯醋酸沉淀，其中芳香族氨基酸酪氨酸、色氨酸和苯丙氨酸在 275nm 有强吸收，吸收值与胃蛋白酶的活性成正比。

方法：测试管和对照管中分别加 1ml 适当稀释的胃液和酪氨酸溶液，37℃保温 5 分钟，加血红蛋白试液 5ml，37℃反应 10 分钟，立即加入 5%三氯醋酸 5ml，离心，取上清在 275nm 测吸光度。

$$胃蛋白酶的活力（\mu/ml）＝\frac{A \times W \times n}{Ac \times 10 \times 181.19}$$

A 为胃液的吸光度，W 为每 1 毫升酪氨酸溶液中酪氨酸的量，单位为 μg，Ac 为酪氨酸溶液的吸光度，n 为胃液的稀释倍数。一个胃蛋白酶活力的单位是每分钟催化水解血红蛋白生成 1μmol 酪氨酸的酶量。

2. 胃蛋白酶含量测定　目前多采用酶联免疫吸附法（ELISA），其主要原理为将胃蛋白酶抗体包被在酶标板上，将待检的胃液及胃蛋白酶标准品与其反应，生成抗原抗体复合物，再用酶标记的检测抗体与复合物结合，然后用酶的底物进行显色反应，颜色深浅与待测物含量成正比。

二、胃肠运动实验

包括动物实验和人体试验。动物实验多选大小鼠，在禁食 12~24 小时后进行实验；人体试验要尽可能考虑到年龄、性别、家庭经济水平等影响结果的主要因素，保证组间的可比性。受试物需经检验后对人体安全，无毒无害。

（一）小肠推进运动实验

小肠运动实验是评价改善消化功能的一个重要方面。多以小鼠为实验对象，设空白对照组、模型对照组和受试物实验组（必要时设阳性对照组）。空白对照组和模型对照组给予蒸馏水，实验组给予受试样品，每天一次。测定实验前，各组动物禁食不禁水 24 小时。模型对照组和实验组给予复方地芬诺酯或盐酸洛哌丁胺［5mg/（kg·bw）］，空白对照组给蒸馏水，建立小肠蠕动抑制模型。30 分钟后，各组动物给予墨汁（含 5%的活性炭粉、10%的阿拉伯树胶）灌胃，20 分钟后处死动物，打开腹腔分离肠系膜，剪取自幽门至回盲部的肠管，置于托盘上，轻轻将小肠拉成直线。测

量小肠总长度，从幽门至墨汁前沿为墨汁推进长度，计算墨汁推进率：

墨汁推进率（%）＝墨汁推进长度（cm）/小肠总长度（cm）×100%

（二）排便实验

排便实验主要用来评价动物的排便情况。多以小鼠为实验对象，前期建模及给予受试物过程同小肠推进运动实验。测定当天，模型对照组和实验组给予复方地芬诺酯或盐酸洛哌丁胺［10mg/（kg·bw）］，空白对照组给蒸馏水，建立小鼠便秘模型。30 分钟后，各组给予墨汁（配方同前）灌胃，动物单笼饲养，正常饮水进食。从灌墨汁开始，记录每只动物首次排黑便时间及 5 或 6 小时内排黑便粒数并称量黑便重量。

（三）大肠推进运动实验

经口给予受试物的周期长，受胃、小肠等多种因素的影响，实验条件难以控制，故常用结肠给药法进行观察。

大肠推进实验的前日，先剖腹，用塑料管经盲肠插管，直接进入结肠（2cm），结扎固定。实验时将 10%炭末悬液经导管注入结肠，注入后 1~2 小时观察炭末所在的位置，以占结肠全长的百分比作指标，在各组间进行比较。

（四）胃排空实验

胃排空实验与小肠推进实验都是检测动物胃肠机械运动的情况。利用胃管、胃瘘或 X 线检查法，观察某种物质在胃内的消失情况，以判断胃的排空功能。在临床或实验室研究中向胃内注入标志物（如酚红 PR、甲基橙 MO、硫酸镁 $MgSO_4$ 等不被胃肠吸收的物质），观察其从胃中排出的时间。人体可用胃镜、X-线、放射性同位素示踪等方法检测胃排空时间，动物直接剖检。

以小鼠为例，禁食不禁水 12 小时后，每只动物灌胃 0.1%甲基橙溶液 0.2ml，20 分钟后颈椎脱臼处死动物，剖腹取胃置于烧杯中，加入 10ml 蒸馏水，沿胃大弯剪开胃，将胃内容物充分洗于蒸馏水中，用 5% $NaHCO_3$ 溶液调节 pH 6.0~6.5，离心，取上清液用分光光度计比色（波长 420nm），测量溶液的吸光度 A。测得的 A 为胃中甲基橙吸光度。取 0.1%甲基橙 0.2ml 加入 10ml 蒸馏水中，摇匀后测定吸光度，作为基数甲基橙吸光度。按下列公式计算动物胃排空率。

胃排空率（%）＝

$$\frac{基数甲基橙吸光度 - 胃中甲基橙吸光度}{基数甲基橙吸光度} \times 100$$

（五）吸收实验

动物禁食不禁水 24 小时后，以 4%右旋木糖（D-Xylose）按 0.3g/（kg·bw）灌胃，1 小时后测动物血中右旋木糖量，可判定动物的小肠吸收功能。

人体的胃肠运动试验可用钡条透视法检查受试者在试验前和试验结束时的胃肠运动（在进食的条件下）。也可用特制的硫酸钡颗粒，在 X 线检查记录其在胃内完全排空的时间。

在人体，还可以进行排便难易程度和性状的观察。相邻两次排便间隔时间，按<24 小时、24~48 小时、48~72 小

时、72~96小时、>96小时等5阶段记录;根据排便困难程度分为Ⅰ~Ⅳ级;根据粪便性状,分为Ⅰ~Ⅲ级。

排便困难程度积分:Ⅰ级(0分):排便正常;Ⅱ级(1分):仅有下坠感和不适感;Ⅲ级(2分):下坠感、不适感明显,或有便意排便困难而量少,较少出现腹痛或肛门烧灼感;Ⅳ级(3分):经常出现腹痛或肛门烧灼感,影响排便。

粪便性状积分:Ⅰ级(0分):形状似香肠或蛇,滑而软;似香肠,但表面有裂痕;软团块,有明显的边缘,容易排出;Ⅱ级(1分):形状似香肠,但有团块;松散的块状,边缘粗糙,泥浆状;Ⅲ级(2分):分离的硬团块,似果核,不易排出。

(卓勤)

第十六节 预防化学性肝损伤实验

肝脏是人体内最大的实质性脏器,也是人体物质代谢的重要场所。肝脏具有强大的防御解毒功能,在防御有害因素对机体损害的同时,肝脏本身也难免受到损伤。化学性肝损伤是由化学性肝毒性物质所造成的肝损伤,这些化学物质包括酒精、环境中的化学有毒物质及某些药物。

一、化学性肝损伤的分类

(一)中毒性肝损伤

主要由生产与环境中的毒物引起,最常见的如磷、砷、四氯化碳(carbon tetrachloride,CCl_4)及其他有机毒物。其特点为人群普遍易感,可查到明确的毒物来源,有肝炎的明确病理改变,如黄疸、肝大、压痛及胃肠道症状,更敏感的反应是肝功能先亢进而后衰减。此外,毒蕈毒素、河豚毒素及其他有毒动植物毒素中毒引起的肝损伤是一种特殊的中毒性肝炎,能够使肝细胞迅速死亡,病情凶险,病死率很高。

(二)药物性肝损伤

由某些药物引起,常见的有磺胺、氯丙嗪、对氨基水杨酸、避孕药、异烟肼、环孢素A、四环素等。临床表现为发热、皮疹、黄疸、肝功异常、嗜酸性粒细胞增高等。

(三)免疫性肝损伤

由于外来异体抗原(嗜肝病毒、内毒素、死菌、食物或药物性抗原等)持续存在或在一定条件下自身"抗原"暴露形成,同时机体的免疫耐受机制遭到破坏,肝脏正常的免疫应答反应则发生紊乱,引起肝脏局部或全身免疫炎症反应,最终直接或间接引起肝实质的损伤。临床表现为黄疸、发热、皮疹、关节炎等各种症状,并可见高γ-球蛋白血症、血沉加快、血中自身抗体阳性。

(四)酒精性肝损伤

酒精所致肝损伤主要发生于慢性酒精中毒,如长期嗜酒和酒精依赖者。一般出现在嗜酒10年以上者,临床表现为中毒性肝炎、脂肪肝、肝硬化等,伴有多发性神经炎、智力下降、手足震颤等症状。

二、预防化学性肝损伤的动物实验

化学性肝损伤,关键在于预防,主要是增强个体体质、提高抵抗力,加速化学毒物的代谢解毒与解酒。目前,已发现很多对化学性肝损伤有保护作用的营养物质和植物化学

物,其功能评价包括动物实验和人体实验。构建化学性肝损伤动物模型的常用方法是毒物法。常用的化学毒物有四氯化碳(CCl_4)、乙醇(酒精)、扑热息痛、D-半乳糖胺、异烟肼、环孢素A、四环素等。

(一)药物性肝损伤模型

1. CCl_4引起的肝损伤 CCl_4进入体内后,经肝脏细胞色素P450激活,生成三氯甲烷自由基($CCl_3 \cdot$),通过氢吸附而攻击内质网膜上的磷脂分子,引起膜的脂质过氧化,$CCl_3 \cdot$继而与膜脂质和蛋白质大分子共价结合,引起膜结构和功能完整性的破坏,$CCl_3 \cdot$还可抑制细胞膜和微粒体膜上钙泵的活性,使Ca^{2+}内流增加,引起细胞中毒死亡。动物实验可见血中谷丙转氨酶(ALT)、谷草转氨酶(AST)活性升高,肝脏外观呈土黄色,病理检查可见肝脏炎性细胞浸润、脂肪性变和肝细胞坏死。四氯化碳急、慢性肝损伤模型及其他常见药物性肝损伤模型的建立方法见表3-9-21。

2. 扑热息痛(acetaminophen,APAP)引起的肝损伤 扑热息痛又名对乙酰氨基酚、醋氨酚,是一种常用的解热镇痛药,常规治疗剂量下对人体是安全的,但大剂量应用时会造成肝损伤乃至肝坏死。正常情况下,进入体内的APAP大部分与葡萄糖醛酸(60%)和硫酸酯(20%~30%)结合,只有少量经P450酶系代谢成半醌类中间产物,与谷胱甘肽(glutathione,GSH)结合而排出体外。当给动物大剂量APAP时,葡萄糖醛酸和硫酸酯结合反应的解毒途径趋于饱和,过剩的APAP经P450酶系代谢成半醌类中间产物。而此时,氧分子也经P450活化成活性氧(超氧阴离子O_2^-,H_2O_2等),引起肝脏GSH耗竭。半醌类中间产物就会与肝脏蛋白质和生物大分子进行共价结合,活性氧也可攻击肝细胞膜引起脂质过氧化,导致细胞坏死,甚至引起小鼠死亡。实验中可见血中ALT和AST明显升高,肝脏GSH水平下降,形态学主要表现为以中央静脉为中心的圆盘状大量细胞坏死,但出血和脂肪变性不明显。

3. D-半乳糖胺(D-galactosamine,D-gal)引起的肝损伤 D-半乳糖胺是一种肝细胞磷酸尿嘧啶核苷干扰剂,通过引起肝脏的代谢紊乱而导致肝损伤。其能竞争性捕捉尿苷三磷酸(UTP)生成二磷酸尿苷半乳糖(UDP-galgctose,UDP-gal),使UTP耗竭,尿苷类化合物转化不能进行,致使RNA和蛋白质合成受阻,质膜结构蛋白质合成减少,进而使UDPG-焦磷酸转移酶活性和数量下降,引起糖和磷脂代谢障碍,膜损伤加重,Ca^{2+}内流增加,最终使细胞中毒死亡。解毒机制障碍更加剧了D-gal毒性作用。肝脏形态学表现为弥散性的多发性片状坏死,脂肪变性不明显,细胞内呈现大量的PAS染色阳性的毒性颗粒,嗜酸性小体较多见。

4. 硫代乙酰胺(thioacetamide,TAA)引起的肝损伤 TAA具有直接肝毒性作用,摄入后可经肝细胞内细胞色素P450混合功能氧化酶代谢为TAA硫氧化物,干扰细胞核内RNA转移,影响蛋白质合成和酶活力,增加肝细胞核内DNA合成及有丝分裂,促进肝硬化发展,同时激活肝细胞磷脂A2,破坏肝细胞膜,形成肠源性内毒素血症,导致大面积肝细胞破坏,并可使ALT、AST明显增高。TAA小剂量诱发肝损伤程度与TNF-γ和内毒素水平正相关,可被羟自由基清除剂缓解。TAA常用于制作急性肝损伤、肝纤维化模

表 3-9-21 常见药物性肝损伤模型建立方法

模型	动物	造模药物制备	给药剂量及方式
四氯化碳急性肝损伤模型	雄性昆明种小鼠,体重 18~22g	将 CCl_4 溶于橄榄油或植物油	一次性腹腔注射 0.1% CCl_4 10ml/(kg·bw)
四氯化碳慢性肝损伤模型	雄性 Wistar 大鼠,体重 150~180g		皮下注射 10% CCl_4 5ml/(kg·bw),每周两次,连续 3 个月
扑热息痛急性肝损伤模型	雄性昆明种小鼠,体重 25~30g	将 APAP 溶于 40℃ 无菌生理盐水	一次性腹腔注射 300~500mg/(kg·bw)或制成 2.5%的混悬液经口灌胃
D-半乳糖胺急性肝损伤模型	雄性 Wistar 大鼠,体重 200~250g	将 D-gal 用生理盐水配制成 10%溶液	一次性腹腔注射 600~900mg/(kg·bw)
硫代乙酰胺急性肝损伤模型	雄性昆明种小鼠,体重 18~22g	将 TAA 溶于生理盐水	一次性皮下注射 600mg/(kg·bw)
异烟肼急性肝损伤模型	雄性昆明种小鼠,体重 18~22g	将异烟肼片用生理盐水配制成混悬液	每 10g 体重 180mg/kg 剂量溶于 0.2ml 液体灌胃 1 次
环孢素 A 急性肝损伤模型	雄性昆明种小鼠,体重 18~22g	将 CsA 片用生理盐水配制成混悬液	每 10g 体重 540mg/kg 剂量溶于 0.2ml 液体灌胃 1 次
四环素片急性肝损伤模型	雄性昆明种小鼠,体重 18~22g	将四环素片用生理盐水配制成混悬液	每 10g 体重 2250mg/kg 剂量溶于 0.2ml 液体灌胃 1 次
α-萘基异硫氰酸酯急性肝损伤模型	雄性昆明种小鼠,体重 18~22g	将 ANIT 溶于橄榄油	一次性腹腔注射 0.5% ANIT 50mg/(kg·bw)

型。实验中可见血清 ALT、AST 显著升高,病理学显示肝细胞变性坏死、再生结节形成、毛细胆管增生、门静脉高压而导致肝硬化而且肝脏病理变化均一。

5. 异烟肼(isoniazid)引起的肝损伤 异烟肼是一线抗结核药物,其肝毒性作用在临床上时有发生。异烟肼在肝内经乙酰化而分解为异烟酸和乙酰肼,后者与肝细胞的大分子发生共价结合造成肝脏损害。实验中可见血中 ALT、AST、ALP 及肝指数明显升高;肝组织病理显示,肝细胞变性、坏死、汇管区炎症、中央静脉瘀血明显增高。

6. 环孢素 A(ciclosporinA,CsA)引起的肝损伤 环孢素 A 是目前临床广泛使用的高效免疫抑制剂,可极大地提高器官移植的存活率。但其肝、肾毒性也已引起广泛关注,实验研究和临床观察证实,CsA 肝毒性的发病率一般为 20%~40%。CsA 引起肝毒性的主要机制可能是自由基的产生、细胞内钙离子的增加、CsA 结合蛋白 CYP 及脂溶性胆盐蓄积的膜损伤等。

7. α-萘基异硫氰酸酯(α-naphthylisothiocyanate,ANIT)引起的肝损伤 α-萘基异硫氰酸酯通过膜脂质过氧化反应致使肝细胞变性、坏死、胞内 ALT 大量溢入血流,同时还导致胆管上皮细胞肿胀坏死,引起毛细胆管增生及小叶间胆管周围产生炎症,从而造成胆管阻塞,形成明显的胆汁淤积,并伴随以点状坏死为主的肝实质细胞损害,产生梗阻性黄疸,出现高胆红素血症和胆汁分泌减少。经 α-萘基异硫氰酸酯处理后,反映中性白细胞浸润的肝脏髓过氧化物酶(myeloperoxidase,MPO)以及血清和肝脏中的脂质过氧化物(lipid peroxide,LPO)浓度明显升高。

(二)小鼠免疫性肝损伤模型

1. 刀豆蛋白 A(concanavalin-A,Con-A)引起的肝损伤 Con-A 进入循环后,引起 $CD4^+T$ 淋巴细胞为主的炎性细胞浸润肝细胞实质,继而激活 TNF-α 和白介素等细胞因子,引发炎症反应,通过肝细胞凋亡等多种途径损害肝细胞,造成免疫性肝损伤。其病理生理过程,与人类慢性乙型肝炎中 T 淋巴细胞介导的肝细胞损伤极为相似。血清中 AST、ALT、IL-2、IFN-γ、IL-4、IL-10、TNF-α 均有升高,而 IL-4 和 IL-10 主要由 Th2 型细胞因子分泌,该模型中 Th1/Th2 之间的平衡被破坏,说明模型中 Th1/Th2 的失衡与肝损伤有密切关系。肝脏病理形态学改变为肝小叶有严重的中性粒细胞、淋巴细胞、单核细胞浸润,炎症病灶在门静脉区和中央静脉区尤为明显,电镜显示弥散性肝细胞坏死。刀豆蛋白 A 肝损伤动物模型及其他常用免疫性肝损伤模型的建立方法见表 3-9-22。

2. 卡介苗(bacillus calmette guerin,BCG)联合脂多糖(lipopolysaccharide,LPS)引起的肝损伤 具有免疫调节作用的 BCG 感染小鼠后,可迅速激活肝脏组织中的巨噬细胞,导致大量的致敏枯否细胞和吞噬细胞聚集于肝脏,同时将抗原提呈给抗原特异性 T 淋巴细胞,形成肉芽肿,破坏肝实质。而后通过再次注射小剂量的 LPS 进一步激活致敏状态的枯否细胞,进而释放大量的活性氧、细胞毒性因子一氧化氮(NO)及促炎细胞因子 TNF-α、IL-1β 等,引起肝细胞及组织的急性损伤。实验中可见血中 ALT 和 AST 明显升高,注射 LPS12 小时后达到高峰,血清 NO 亦显著升高,肝脏病理检查以肉芽肿性炎症浸润为主,可见中度或重度炎性细胞浸润,存在大量的点状坏死、小灶性坏死及灶性纤维化,还可见细胞凋亡小体。

3. 异种血清引起的肝损伤 异种血清作为异体抗原刺激小鼠或大鼠后,激活体内的 B 淋巴细胞,产生相应的抗体,进而形成免疫复合物(immune complexes,IC),而后进一步激活补体并可获得免疫清除。若异体抗原未被及时清除,长期刺激机体的免疫系统,则形成的 IC 沉积于肝脏门脉汇管区,引起Ⅲ型变态反应,造成血管炎、血管周围炎,导

表 3-9-22　常用免疫性肝损伤模型建立方法

模型	动物	造模药物制备	给药剂量及方式
刀豆蛋白 A 免疫性肝损伤模型	雄性 C57BL/6 小鼠,10～14 周	将 ConA 溶于 PBS 溶液	尾静脉一次性注射 15mg/(kg·bw)
卡介苗联合脂多糖免疫性肝损伤模型	雌性昆明小鼠,体重 18～22g	将 BCG 和 LPS 溶于生理盐水	尾静脉注射 0.2ml BCG 生理盐水溶液(>5×10^7 菌),致敏后 12 天,再尾静脉注射 LPS7.5μg
异种血清免疫性肝损伤模型	雄性 Wistar 大鼠,体重 110～120g	人血清白蛋白	皮下多点注射人血清白蛋白(共 4 次,分别间隔 14 天、10 天、10 天),10 天后再腹腔注射人血清白蛋白(每周 2 次,共 8 周,剂量从 5mg 逐渐增至 20mg)
聚肌苷酸胞苷酸免疫性肝损伤模型	雄性 C57BL/6C 小鼠,6 周龄	将 PolyI:C 溶于 PBS 溶液	腹腔注射 5μg/g 的 PolyI:C,每周 2 次,共 4 个月

致肝细胞坏死及组织损伤,同时刺激肝脏纤维组织的增生,发生慢性免疫性肝损伤,进展为肝纤维化。

4. 聚肌苷酸胞苷酸(polyinosinic-polycytidylic acid, PolyI:C)引起的肝损伤　作为 TLR-3 的配体和干扰素诱导剂,PolyI:C 注射后小鼠可以明显激活并增强肝脏 NK 细胞的杀伤作用,在肿瘤坏死因子相关细胞凋亡诱导配体(tumor necrosis factor related apoptosis inducing ligand, TRAIL)及诱生的 IFN-α、IFN-γ 和 IL-12 等细胞因子的介导下,可以诱发肝脏轻度的炎症反应,引起肝实质的损伤。

5. 经基因工程改造的肝损伤　通过对重要免疫效应细胞及分子的编码基因进行修饰、改造,进而获得特定免疫功能缺陷的动物模型,为当前肝脏免疫损伤机制的相关研究提供了新的途径。如将 HBV 转基因小鼠与不含 T、B 淋巴细胞的 Rag-1 基因突变小鼠杂交,筛选获得 HBV/Rag-1$^{-/-}$ 转基因小鼠,给其输入未经免疫、同遗传背景的野生型小鼠脾脏淋巴细胞(T、B 淋巴细胞)可重建其免疫系统,诱发急性肝炎,进而模拟了人类 HBV 感染后的肝脏免疫病理过程。

（三）酒精性肝损伤模型

机体大量摄入乙醇后,在乙醇脱氢酶的催化下大量脱氢氧化,使三羧酸循环障碍和脂肪酸氧化减弱而影响脂代谢,乙醇可致 α-磷酸甘油增多而促进甘油三酯合成,致使脂肪在肝细胞内沉积,同时乙醇能激活氧分子,产生氧自由基导致肝细胞膜的脂质过氧化及体内还原型谷胱甘肽的耗竭,同时,乙醇中毒可以直接引起肝脏纤维化。

1. 急性酒精性肝损伤模型　用体重 180～220g 的大鼠或体重 18～22g 小鼠。以 50% 的乙醇一次性经口灌胃,灌胃量 12～14ml/(kg·bw)[乙醇密度 0.8g/ml,折合乙醇的剂量为 4800～5600mg/(kg·bw)],禁食 16 小时,取血和肝组织,检查肝功能、病理和脂质过氧化等指标。此模型以肝脏及血液中的某些化学指标改变为主要特征,如肝组织 MDA 显著升高,GSH 明显下降,而血清转氨酶和肝组织结构改变却不明显。其形态学改变为肝细胞脂肪变性、伴轻度气球样变和炎细胞浸润。

2. 亚急性酒精性肝损伤模型　体重 18～22g 小鼠,每天经口灌胃给予 30% 的乙醇,小鼠灌胃量 10ml/(kg·bw)[乙醇密度 0.8g/ml,折合乙醇 2400mg/(kg·bw)]连续 14 天。腹主动脉采血,并取肝组织,进行血清胆固醇、血清低密度脂蛋白胆固醇、血清胆红素的检测及病理组织学检查。

3. 慢性酒精性肝损伤模型　大鼠以 50%～60% 的乙醇经口灌胃 2.4～5.0g/kg,每日 1 次,连续 2 个月。每天同时喂饲造模饲料,即营养不良饲料(面粉:次粉:草粉:豆粉按 2:1:1:1 比例配方,另加少量豆油及食盐),正常对照组喂饲常规饲料,末次染毒后 24 小时取样测定有关指标。慢性酒精性肝损伤以肝脏组织结构病变为其主要特征,诊断主要靠病理学检查。

（任国峰　杨丽娜）

第十七节　调节肠道菌群实验

健康人的胃肠道内寄居着种类繁多的微生物,这些微生物称为肠道菌群。肠道菌群与人体之间的关系错综复杂,贯穿于人体各种生理活动和病理过程,参与机体的营养消化吸收、免疫、抗肿瘤等一系列活动并维持机体健康,是人体不可或缺的一部分。正常情况下,肠道菌群按一定的比例组合,各菌间互相制约,互相依存,与外部环境保持着动态平衡,并对人体的健康起着重要作用。如果这种平衡在某些情况下被打破,正常菌群中各菌种间的比例发生变化而超出正常范围的状态,引起菌群失调,其正常生理功能受到影响,带来不利影响和病症,称为肠道菌群失调症(intestinal dysbacteriosis,ID),其表现为肠道菌群在种类、数量、比例、定位和生物学特性上的改变。

常见的肠道菌群失调有定位转移、自身感染和比例失调。定位转移和自身感染是病理性和感染性肠道菌群紊乱。而本文所指的肠道菌群失调是非感染性或病理性原因,引起的肠道菌群中正常菌群种类和比例的改变,即菌群失调。肠道菌群比例失调按其严重程度可分为 3 度:1 度,肠道正常菌群如大肠杆菌及肠球菌可以减少,但为暂时性和可逆性,一旦菌群失调的病因去除后可自然恢复;2 度,肠道正常菌群显著减少,引起菌群失调的症状,如严重腹泻或慢性腹泻,为不可逆性,去除病因后仍维持菌群失调的状态;3 度,肠道正常菌群被抑制而消失,被过路菌替代,引起感染症状,即菌群交替症。

一、肠道菌群失调的影响因素

每个菌种的生态学地位由宿主的生理状态、细菌间的相互作用和环境的影响所确定。肠道菌群主要受以下几个因素影响:药物,尤其是抗生素类药物,饮食及膳食结构,疾病,遗传和免疫功能等。抗生素对肠道菌群的作用是调节和维持肠道微生物群的平衡,但长期或大量使用抗生素,会使肠道内一些对抗生素敏感的菌群被杀死,降低甚至消失生物拮抗作用,导致对抗生素耐药的有害菌过度繁殖,微生态平衡被破坏而引起疾病。因此,应该提倡正确合理地使用抗生素,避免长期大剂量使用抗生素尤其是广谱抗生素,以避免造成菌群失调。

饮食或膳食模式是影响肠道菌群组成和改变肠道菌群表达的主要因素,更是最容易控制或改变的因素。饮食中的营养成分的种类、数量及平衡状态会影响肠道微生物的组成和数量;反之,肠道菌群的比例、数量、稳定状态及其代谢产物也会影响宿主及其他微生物。

如果存在肠道菌群失调症状,则需要及时控制,以免进一步发展,尤其是感染性和病理性肠道菌群失调需要及时消除病因,及时恢复正常菌群。而对于非传染性和病理性的菌群比例失调,注意补充肠道微生态调节剂,恢复正常肠道菌群比例。微生态制剂是通过竞争性的抑制作用,与致病菌争夺肠道黏膜的黏附位点,使有益菌占优势,从而参与保护与调整失调的肠道菌群,恢复正常的肠道菌群,维护机体健康。微生态制剂是根据微生态学原理,利用对宿主有益的正常微生物及其代谢产物和生长促进物质所制成的制剂。微生态制剂分为益生菌(probiotics)、益生元(prebiotics)和合生元(synbiotics)三大类。

二、肠道菌群失调动物模型

1. 实验动物　刚断乳雄性小鼠40只。

2. 试剂　盐酸林可霉素(100mg/ml)、头孢唑林钠(100mg/ml)、氨苄西林钠(100mg/ml)。微生态调节剂(主要成分为双歧杆菌,蜡样芽孢杆菌);20%低聚果糖。

3. 菌群失调模型的建立　选用40只小鼠随机分成4组,每组10只。一组灌服生理盐水,另外三组灌服三种抗生素的混合溶液(用pH 7.14的生理盐水配制的盐酸林可霉素、头孢唑林钠及氨苄西林钠溶液,3种抗生素的浓度均为100mg/ml),0.2ml/只,每天2次,连续3天。无菌采集四组小鼠的粪便,并立即保存待测。进行肠道菌群多样性检测,灌服生理盐水组为正常组,确定正常的肠道菌种类,及其数量和比例。其他三组为肠道菌群失调组,确定失调的肠道菌群数量和比例。

4. 菌群失调模型的恢复　经检验小鼠肠道出现菌群失调,随机选取1组以生理盐水灌胃,作为自然恢复组。微生态调节剂和低聚果糖有增殖双歧杆菌和乳杆菌的作用,可调节小鼠肠道菌群,常作为判断调整肠道菌群失调功能的阳性对照组。一组为肠道菌群失调阳性对照组:灌服微生态调节剂或20%低聚果糖,0.2ml/只,每天2次,连续5天。另外一组为实验组:灌喂待评价的微生态制剂,按照实验目的和要求给一定量进行干预。四组小鼠均干预相同一段时间后,于最后1次给受试物24小时后,无菌采取小鼠粪便,对肠道菌群进行测定,比较各组间肠道菌群差异,判断肠道菌群失调是否恢复。

5. 肠道菌群失调模型的鉴定　采取的粪便经稀释后选择适当的稀释度,分别接种在各培养基上,培养双歧杆菌(BS培养基),乳杆菌(LC培养基),肠杆菌(EMB培养基)及肠球菌(EC培养基),48~72小时之后计数。各组进行比较,尤其与正常组比较,判断肠道微生态制剂的肠道菌群失调的调整功能。

如果条件允许,可以进行16S DNA肠道菌群多样性检测。与常规培养基培养相比,16s rDNA、16s rRNA扩增子测序能检测到更多菌群种类的变化,结果更可靠。

(王茂清)

参 考 文 献

1. 曹雪涛. 医学免疫学. 第6版. 北京:人民卫生出版社,2013.
2. 魏伟,吴希美,李元建. 药理实验方法学. 第4版. 北京:人民卫生出版社,2010.
3. 吴蠡荪. 人类寿命学. 北京:中国医药科技出版社,2007.
4. 国家药典委员会. 中华人民共和国药典. 北京:中国医药科技出版社,2015.
5. Nutritional anaemias:tools for effective prevention and control. Geneva:World Health Organization,2017.
6. 李辉. 儿童生长评价的研究进展. 中国儿童保健杂志,2013,21(8):787-788.
7. 兰太进,莫明月,林江. 环孢素A造成免疫功能低下小鼠模型的研究进展. 中国免疫学杂志,2016,32(5):764-765.
8. 王迪,王毅. 动脉粥样硬化动物模型及其进展. 心脏杂志,2018,30(4):490-493.
9. 陈东,王连唐,陈国栋,等. 去卵巢后大鼠不同部位的骨组织计量学与骨密度研究. 中国骨质疏松杂志,2002,8(3):208-210.
10. 李正欢,张晓云. 高血压动物模型应用概况与研究进展. 中华高血压杂志,2017(8):727-732.
11. 柴文新,施合欢,金雯丽,等. 一种改良方法制备大鼠痛风模型及其炎症和疼痛效应评价. 中国疼痛医学杂志,2017,23(10):730-736.
12. 田颖,戴倩倩,时明慧,等. 双歧杆菌BB12对便秘大鼠的通便作用及对胃肠激素的调节. 食品科学,2016,37(13):204-208.
13. Takahashi M,Makino S,Kikkawa T. Preparation of rat serum suitable for mammalian whole embryo culture. J Vis Exp,2014,(90):e51969.
14. Liang B,Wang CC. Morphology-based whole embryo culture for developmental toxicity of drugs. Methods Mol Biol,2018,1797:177-189.
15. Zhang C,Ball J,Panzica-Kelly J. In vitro developmental toxicology screens:a report on the progress of the methodology and future applications. Chem Res Toxicol,2016,29(4):534-544.
16. Tsoi K K,Chan J Y,Hirai H W. Cognitive tests to detect dementia:a systematic review and meta-analysis. JAMA Intern Med,2015,175(9):1450-1458.
17. Avaniss-Aghajani E,Berzon S,Sarkissian A. Clinical value of multi-plexed bead-based immunoassays for detection of autoantibodies to nuclear antigens. Clin Vaccine Immunol,2007,14(5):505-509.
18. Kleinert M,Clemmensen C,Hofmann S M. Animal models of obesity and diabetes mellitus. Nat Rev Endocrinol,2018,14(3):140-162.

19. Hasan M M, Ahmed Q U, Mat Soad S Z. Animal models and natural products to investigate in vivo and in vitro antidiabetic activity. Biomed Pharmacother, 2018, 101:833-841.

20. Radenković M, Stojanović M, Prostran M. Experimental diabetes induced by alloxan and streptozotocin: The current state of the art. J Pharmacol Toxicol Methods, 2016, 78: 13-31.

21. Kleinert M, Clemmensen C, Hofmann SM. Animal models of obesity and diabetes mellitus. Nat Rev Endocrinol, 2018, 14(3):140-162.

22. Basting T, Lazartigues E. DOCA-Salt Hypertension: an Update. Curr Hypertens Rep, 2017, 19(4):32.

23. Leong XF, Ng CY, Jaarin K. Animal models in cardiovascular research: hypertension and atherosclerosis. BioMed Res Int, 2015, 2015:528757-528768.

24. Powers JM, Buchanan GR, Adix L. Effect of low-dose ferrous sulfate vs iron polysaccharide complex on hemoglobin concentration in young children with nutritional iron-deficiency anemia: a randomized clinical trial. JAMA, 2017, 317(22):2297-2304.

25. Stavric B and Nera EA. Use of the uricase-inhibited rat as an animal model in toxicology. Clin Toxicol, 1978, 13(1): 47-74.

26. Linlin Wang, Mingluo Pan, Dongyao Li, et al. Metagenomic insights into the effects of oligosaccharides on the microbial composition of cecal contents in constipated mice. J Funct Foods, 2017, 38:486-496.

27. Dragovic S, Vermeulen NP, Gerets HH. Evidence-based selection of training compounds for use in the mechanism-based integrated prediction of drug-induced liver injury in man. Arch toxicol, 2016, 90(12):2979-3003.

28. Gao B, Xu M J, Bertola A. Animal models of alcoholic liver disease: pathogenesis and clinical relevance. Gene Expr, 2017, 17(3):173-186.

第十章

食物成分测定方法

人类营养离不开食物，评价食物营养价值需要采用一定的分析化学手段。随着食品工业的飞速发展，我国食品工业和食品科学技术也不断地更新，食品检验和分析工作逐步与国际接轨。

食物成分分析方法主要应用了化学和物理的基本技术手段，自20世纪50年代以后发展了许多高新分析技术，如光谱分析、色谱分析、质谱分析、磁共振分析、放射分析以及免疫或酶联免疫分析等。

在食物分析方法标准化领域，各国都有各自的标准方法制定机构，比较公认的有美国分析化学家协会（Association of Official Analytical Chemists，AOAC）、国际标准化组织（International Organization for Standardization，ISO）、欧洲电工标准化委员会（European Committee for Electrotechnical Standardization，CENELEC）和欧洲标准化委员会（European Committee for Standardization，CEN）以及它们的联合机构欧洲标准化委员会/欧洲电工标准化委员会（European Committee for Standardization/ European Committee for Electrotechnical Standardization，CEN/ CENELEC）等。我国的食品安全标准审评委员会是在国家行政等部门的领导下成立了若干个专业委员会，负责相应标准的审评、建议和咨询等工作。

食物成分分析工作是一套复杂的执行程序，食物成分的检测方法仅是其中重要组成部分之一。食物样品的采集，如何能使之有代表性，应采集多少样品，也是很重要的一个环节，应予以重视，否则其测定结果仅能针对此份检测样品而不代表全部产品；有关检测结果可靠性的另一环节除分析技术的先进性和可靠性外，还应考察检验人员的综合素质，如对分析技术掌握的熟练程度、基础知识储备及诚信方面等；此外，对检测结果的科学表达也是食物成分分析工作中不可缺少的要素。限于篇幅，本章并未论述这方面的内容，只是综合食物成分分析的特殊性，对每项测定方法的原理、适用范围、需要注意的技术关键等内容做出注释，以供读者参考，并结合各种方法的优缺点选择适宜的分析技术。

第一节　样品的制备与保存

食物成分的检测工作，不同于其他材料的检测。因为食品基质的多样化及复杂性，使得被检食品的取样需具代表性。样品处理方法必须灵活应用，食品成分的检测不同于药物，药物要检测的成分是主要成分，干扰物质和杂质很少，而食品中待测成分往往是微量成分，其杂质和干扰物质是食品中的主要成分。如何从中分离和提取出极微量的待测成分而又不会引起待测成分的损失和变质是食品分析工作中的难题。因此，食物分析的检测方法中重要的是样品的前处理方法，而且用一种处理方法不可能处理各种不同基质的样品。

一、样品的制备

样品的采集是指从食物总体中抽取一部分样品的过程。为保证样品的代表性，能够反映总体的整体面貌，在采样前应有一个严格的采样设计，围绕研究目标，确定采样目标、种类、数量，选择采样地点、适宜的抽样方法等，目的是保证所采样品足以代表食物总体的整体情况。国家标准对采样方法和样品数量有一些规定，正确的采样是食品检测工作的基础，也是分析结果准确性的保障。这些内容可参见第二卷第十三章。

被抽样品进入实验室后，从质量或数量上讲仍然是"很多"的，比如来自3批的某包装食品，体型大小不一的鱼，因此还需要进一步的取样、混匀、缩分和匀质化处理，目的是延续抽样的代表性，同时保证制成的待测样品（也称"试样"）足够均匀，确保最终测试结果能反映食物总体的平均水平。从抽取样品到制成适宜检测的试样至少要经过两个步骤：第一步是取样获得初级样品的过程；第二步是将初级样品进行混匀及必要的匀质化处理，经过反复混匀、缩分后制成待测样品，并分装至若干储样瓶，以备不同的成分检测，以及留存部分样品以备复测（图3-10-1）。

（一）取样

取样的基本原则是根据样品的均一程度、物化特点、个体形态，采用几何法或分区分层法从不用部位进行取样。

1. 较为均一的样品　比如颗粒大小相近的豆类、乳粉、均质的液体等，可以先通过振动、搅拌等方法进行混匀，然后直接称取或吸取适量样品；如果有若干包装（如袋、包、瓶），宜采用同法从各个包装取等量样品。

2. 粮谷类样品　由于谷粒大小可能不一，导致食物储存过程发生沉降，不同部位样品密度不一，因此在取样时，应采用分层法从上、中、下或中心及四角进行取样，必要时可以借助一些特殊的工具（如扦样器）。

3. 蔬菜水果类　由于可能存在样品个体体积、形态差异较大的情况，因此，在取样时应将每个个体（整株、棵、个）蔬菜或水果去除不可食部后，从中心对称剖开成二或四个部分，取其中一至两个部分；如此处理其他个体，保证制成的初级样品来自足够多的样品个体。

4. 鱼、肉类　可以沿脊椎走向取一侧头、体、尾部位的肉质（不包括骨及毛发）；由于动物体型可能较大，也可仅

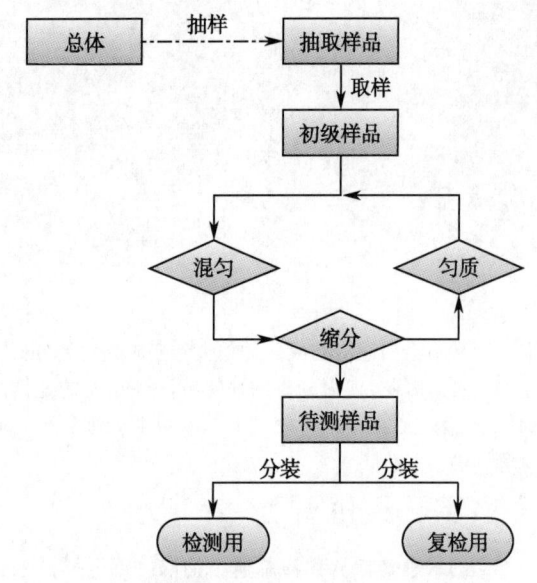

图 3-10-1　试样制备过程

从某一特定部位取样,如猪后臀,但必须在样品名称上予以明示。鱼、肉样品不得少于来自 3 个市场/摊位的个体。取样后,剁碎,混合。

5. 蛋类　可按一定个数取样,也可根据检验目的将蛋黄、蛋清分开取样。

(二)匀质化处理

样品匀质化处理方法的选择根据样品形态、性质而定,目的是制成均一化试样,任一部分都能较好地代表总体的特征。样品制备时必须先去除果核、蛋壳、骨和鱼鳞等非可食部分,也需要根据样品含水、含油、含脂、热敏性、硬性、韧性等特性,选用适宜的专用实验室设备来进行研磨粉碎及均质化处理。

1. 固体样品　一般采用方法有切细、粉碎、捣碎、研磨等,然后将食品样品制成均匀可以检验的状态。①质地软的样品,如肉类,取能够食用部分放入组织捣碎或绞肉机中搅匀。②水分少、硬度大的样品:使用粉碎机或研钵磨碎。③水分高的蔬菜、水果等样品,可以采样匀浆法;如为韧性强的样品,将食用部分放入绞肉机中搅匀。④高脂肪样品(如花生、大豆等)或黏度较大的样品,可采用冷冻干燥后粉碎处理,再过 20~40 目筛,注意校正冷冻引起的样品水分变化。⑤罐头类样品,除考虑可食部外要考虑汤汁与固形物的关系,既可以将汤汁与固形物一起匀浆,也可只取固形物进行粉碎处理,注意做好样品处理的实验记录,并注明汤汁与固形物的比例。

各种制备器具应尽量选用惰性材料,为控制颗粒度均匀采用标准筛过筛,过筛时全部样品都通过筛孔,经过磨碎过筛的样品充分混匀。

2. 液体或浆体食品　一般将样品用玻璃棒或电动搅拌器将样品充分搅拌均匀;常用工具有玻璃搅拌棒、变速器的电动搅拌器,可任意调节搅拌速度。①牛奶、饮料、植物油及液体调味品等相对匀质的样品,搅动混匀。②蛋类,去壳后用蛋器打匀。③半固体,如粥等,用匀浆器混合。④互不相容的液体,如油与水的混合物,分离后分别取采。⑤能

溶于水或者有机溶剂的样品,在制备的过程中,要注意将它们进行成分分离处理。

有些样品由于糖分、胶质成分、黏性成分等含量较高,或韧性较大,难以粉碎混匀,也可采用先冷冻干燥再粉碎的方法进行处理,注意记录干燥过程中水分变化。

(三)缩分

初级样品数量仍可能较多,可以采用"四分法"缩分。四分法是将样品堆放在干净的平面瓷盘、塑料盘或塑料薄膜上,然后从下面铲起,在中心上方倒下,再换一个方向进行,反复操作直至样品混合均匀。然后将样品平铺成正方形,用分样板画两条对角线,去掉其中两对角的样品,剩余部分再按上述方法分取,直到剩下的两对角样品数量接近采样要求为止。袋装初级样品也可事先在袋内混合均匀,再平铺成正方形分样。液体的缩分也可采用相似的原理,充分混匀后,从不同部位吸取等量液体混匀。

(四)注意事项

不同食品或相同食品的不同检测项目,它们所要求的采样方法和样品数量均不同,应考虑周全。样品制备和处理过程中既要延续样品代表性,又要保证食物成分和特性没有明显变化,处理过程中没有引入杂质污染和干扰,所使用的器具按要求做了清洁等。

1. 酶活动　酶活动是食品采集及制备过程中普遍存在的问题。食品中的成分,如糖、脂肪、蛋白质在制备样品时如激活任何种类的酶,其成分可能会发生改变。常用的抑制酶活动的方法有冷冻、低温处理、缩短样品制备时间等。

2. 脂肪保护　脂肪较容易发生各种氧化反应,光照、高温、氧气或过氧化剂都可能增加被氧化的概率。因此,通常将这种含有高不饱和脂肪的样品保存在氮气等惰性气性中,并且低温存放于暗室或深色瓶子里,在不影响分析的前提下还可以加入抗氧化剂减缓氧化的发生。

3. 微生物的生长和交叉污染　微生物普遍存在于大多数食品中,如果不加控制可能改变样品的成分。冷冻、烘干、热处理和化学防腐剂常用于控制食品中微生物的生长繁殖。防腐剂的使用需要根据存储条件、时间和将要进行的分析项目而定。

4. 重金属污染　当检测食品中的有害重金属时,由于粉碎仪的刀需要和样品进行接触,故需要避免转刀带来的重金属污染,最常见的污染是铁或铬。

5. 物理变化　样品可能发生几种物理变化,如由于蒸发或者浓缩,水分可能有所损失,脂肪或冰可能融化或者结晶。通过控制温度和外力可以将物理变化控制到最小程度。对于大多数维生素、植物化学物等成分测定需求,样品处理过程应注意避光。

根据食品种类、理化性质和检测项目的不同,供测试的样品往往还需要进一步的处理,如浓缩、灰化、湿法消化、蒸馏、溶剂提取、色谱分离和化学分离等。

二、样品的保存

试样制备好后应尽快进行分析,尽量减少保存时间,以防止其中水分和易挥发物质的损失及其他待测成分的变化。如不能马上分析,则进行妥善保存。

食物样品的保存应遵循四项原则：

1. 保存试样的容器必须清洁干净，不得含有待测成分和其他可能污染试样的成分。容器外贴上标签，注明食品名称、采集日期、批号、编号等，方便查找。

2. 盛装试样的包装应密闭，以稳定水分，防止待测成分挥发损失。由于水分含量会直接影响到食品成分组成和感官性状，因此对测定结果影响很大。如果样品含水量很高或不易保存，也可以先测定水分含量，再将样品烘干或冷冻干燥后保存，检测结果根据水分含量进行校正。

3. 尽可能选择阴凉、干燥、通风、避光条件下保存，以抑制酶活和微生物生长繁殖。对于保存温度，可以根据样品性状进行选择，比如水分含量较低且较为稳定的产品可以采用室温保存或2~8℃冷藏保存；易腐败变质的食物产品可以选择-20℃冰冻保存；如果待测样品或目标成分较易破坏也可以选择≤-70℃超低温保存。

4. 由于任何试样保存方式都不能做到万无一失，因此样品制备后仍需尽快安排检测分析，尽可能缩短保存时间。

总之，试样的保存应做到净、密、冷、快，以保持样品的完整性和安全性，防止试样在待检、分装制备、检测、传递和储存过程中受到污染或样品间的交叉污染，防止样品发生变质、丢失或损坏，以保证需要时样品具有良好的稳定性和重现性。遇到一些特殊的情况也可以有一些特别的处理，比如，为了防止霉变，也可加入不影响分析结果的防腐剂辅助保存；为了减少维生素C破坏，可以加入一定量偏磷酸等。

第二节　水分的测定

水分是指每百克食物中所含水的质量，是食品质量分析中常用的指标。由于水分的测定受食物性状、实验环境影响较大，应注意选择适宜的测定方法；比较常用的方法有直接干燥法、减压干燥法，其特点是仪器价格便宜，通用性好；蒸馏法适用于挥发物质较多的试样；卡尔·费休法灵敏度高，具有快速和过程可控的优点。主要参考方法有GB 5009.3、GB 5009.236、AOAC984.20、AOAC2001.12等。

一、直接干燥法

直接干燥法是最通用的测定方法，适用于蔬菜、谷物及其制品、水产品、豆制品、乳制品、肉制品、卤菜制品、粮食（水分含量低于18%）、油料（水分含量低于13%）、淀粉及茶叶类等食品中水分的测定；限于方法的精密度，不适用于水分含量<0.5g/100g的试样。

1. 原理　利用水分在压力101.3kPa、温度101~105℃条件下可挥发的物理性质，通过测定试样干燥后减失的重量，计算出水分含量。此结果包括吸湿水、部分结晶水和该条件下能挥发的物质。

2. 分析步骤　称取样品于已恒重的称量瓶中（液体样品要加适量海砂），置于101~105℃干燥箱中，干燥2~4小时后，盖好取出，放入干燥器内冷却0.5小时后称量。然后再放入101~105℃干燥箱中干燥1小时左右，取出，放入干燥器内冷却0.5小时后再称量。并重复以上操作至前后两

次质量差不超过2mg，即为恒重，计算得出水分的含量。

3. 注意事项　为保证结果稳定，应反复干燥-冷却-称量，证明干燥效果已至恒重（两次称量质量差不超过2mg）。由于水分挥发与环境湿度有关，因此，当湿度过高时（如南方雨季）则不宜采用此法。

4. 方法特点　此法前处理过程简单，易操作，结果稳定可靠。由于干燥过程中挥发性物质亦被蒸发，因此，所测水分含量并不是"真值"，因此，不适用于挥发物质较多的样品，且实验周期较长。

二、减压干燥法

减压干燥法适用高温易分解和水分含量较高的试样（如糖、味精等食品）；但不适用于添加了其他原料的糖果（如奶糖、软糖等食品），以及水分含量<0.5g/100g的试样（糖和味精除外）。

1. 原理　在压力达到40~53kPa真空干燥箱内，加热至60℃±5℃，采用减压烘干方法去除试样中的水分，再通过干燥前后质量差计算水分含量。

2. 分析步骤　称取样品于已恒重的称量瓶中，置于真空干燥箱中，抽出真空干燥箱内的压力，并加热至60℃±5℃，停止抽气，干燥4小时后，取出，放入干燥器内冷却0.5小时后再称量。并重复以上操作至前后两次质量差不超过2mg，即为恒重，计算得出水分的含量。

3. 注意事项　减压干燥法的干燥时间是自干燥箱内部压力降至规定真空度起计时。真空干燥箱内各部位温度要求均匀一致，若干燥时间短，更应严格控制。

4. 方法特点　同直接干燥法。

三、蒸馏法

蒸馏法适用于含水较多又有较多挥发性物质的试样中水分测定，如水果、香辛料、调味品、肉与肉制品、油脂等，不适用于水分含量<1g/100g的试样。

1. 原理　把试样和不溶于水的有机溶剂加入水分测定器中共同加热蒸馏，并冷却收集蒸出的水分，根据体积计算出试样水分含量。

2. 分析步骤　称取试样于250ml蒸馏瓶中，加入新蒸馏的甲苯（或二甲苯），连接冷凝管与水分接收仪；从冷凝管顶端注入甲苯，装满水分接收仪；加热蒸馏，当水分全部蒸出后，读取接收管水层的体积。

3. 注意事项　测定不同食品，应选择最适宜的有机溶剂作为蒸馏剂，一般香辛料测定使用甲苯作蒸馏剂；对热不稳定的试样，可用苯、甲苯的混合液蒸馏溶剂，但蒸馏的时间需延长；对于含有糖分，或可分解析出水分的样品，应选用苯作溶剂；测定奶酪的含水量时用正戊醇、二甲苯混合溶剂。另外，注意仪器应洗涤干净，避免水分接收管和冷凝管壁附着水滴。由于蒸馏法中挥发性物质也同时被蒸馏出来，因此，应同时做甲苯（或二甲苯）的试剂空白。

4. 方法特点　价格比较便宜，选择性好；由于热交换充分，试样受热后发生的化学反应比干燥法少；精度较差。

四、卡尔·费休法

卡尔·费休水分测定法利用碘和二氧化硫的氧化还

原反应,在有机碱和甲醇的环境下,与水发生定量反应,根据测量手段又分为库仑法和容量法。此法精度较高,其中,容量法适用于食品中水分含量$>1.0 \times 10^{-3}$g/100g的试样测定,库仑法适用于水分含量$>1.0 \times 10^{-5}$g/100g的试样。

1. 原理 库仑法测定的碘是通过化学反应产生的,只要电解液中存在水,所产生的碘就会和水以1:1的关系按照化学反应式进行反应;当试样中所有水都参与了化学反应,过量的碘就会在电极的阳极区域形成,反应终止。容量法的碘是作为浓度已知的滴定剂加入的,根据滴定剂消耗的体积,计算出碘的用量以及出水的含量。

2. 分析步骤 于反应瓶中加入一定体积的甲醇或卡尔·费休测定仪规定的溶剂,将试样加入滴定杯中,用已标定的卡尔·费休试剂滴定至终点。对于滴定平衡时间较长且引起漂移的试样,需要扣除其漂移量,计算得出水分的含量。

3. 注意事项

(1)此法适用于多数有机样品,包括食品中糖果、巧克力、油脂、乳糖和脱水果蔬类等样品。固体试样在前处理时最好用粉碎机而非研磨进行匀质处理,以防止水分损失,细度以40目为宜。

(2)试样中如果含有强还原性成分(包括维生素C)不能采用此法;如果含有酮、醛类物质,会与试剂发生缩酮、缩醛反应,必须采用专用的醛酮类试剂进行测试。一般此法会用甲醇作为溶剂,如果试样不能溶于甲醇需要另寻合适的溶剂,或者采用卡氏加热炉将水分汽化后测定。

4. 方法特点 卡尔·费休法适用范围广,重复性好,准确度高,测定用时短;不仅可以测定试样中的自由水,还可更客观地反映出总水分含量;是过程控制和仲裁判定的适宜方法。

五、其他方法

用于水分测定的方法还有沙浴(电热板)法、色谱法、电阻法、近红外光谱法,这里不一一介绍。

第三节 灰分的测定

食物中的灰分是指食品经高温灼烧后残留下来的无机物,虽然不属于营养成分,但是与矿物质总量密切相关,可以用作矿物质测定逻辑审查的判断指标之一,理论上灰分>矿物质总和;另外,灰分是碳水化合物减法计算不可缺少的一项指标,因此,对于食品行业来说,灰分是一项重要的质量指标。灰分的主要测定方法是高温灼烧的马弗炉(灰化)法,可以用于测定灼烧后残留的总灰分;为了区别由于食品污染引入的无机组分,也可采用水溶性或盐酸处理等手段,对灰分进行区别检验。随着计量学的发展,在对某一类食物的规律性光谱特征进行识别后,也有采用近红外光谱仪进行含量预估。有关食品中灰分测定的国标方法有GB 5009.4、GB/T 24872—2010。

一、总灰分的测定

总灰分的测定主要采用灼烧法,也称马弗炉法、灰化法,几乎适用于所有食物中灰分的测定;对于淀粉类试样,适用于总灰分质量分数不超过2%的淀粉或变性淀粉。

1. 原理 根据试样高温灼烧前后的质量差计算得出灰分的含量。

2. 分析步骤 称取样品于已恒重的坩埚内,在电热板上以小火加热使试样充分炭化至无烟,然后置于高温炉内,在550℃±25℃灼烧4小时,冷却至200℃左右,取出,放入干燥器内冷却30分钟,称量前如发现灼烧残渣有炭粒时,应向试样中滴入少许水湿润,使结块松散,蒸干水分再次灼烧至无炭粒,方可称量。重复灼烧至前后两次称量相差不超过0.5mg为恒重,计算得出总灰分的含量。

3. 注意事项 炭化时,应避免样品明火燃烧而导致微粒喷出,只有在炭化完全,即不冒烟后才能放入高温炉中灼烧。灼烧所用器皿坩埚与灼烧样品的条件应尽量一致,以消除系统误差。

4. 方法特点 操作简单,准确度高。

二、灰分的分类测定

水溶性灰分包括可溶于水的钾、钠、钙等氧化物和盐类物质;水不溶性灰分包括污染的泥沙和铁、铝、镁等氧化物及碱土金属的碱式磷酸盐;酸不溶性灰分主要包括污染的泥沙和食品中原来存在的微量氧化硅的含量。一般食物成分表中不会列出这些类别的灰分含量,但是作为产品质量检验,特别是怀疑食物可能存在污染问题时需要采用这些方法。

1. 水溶性和水不溶性灰分的测定 总灰分测定后,用约25ml热蒸馏水分次将总灰分从坩埚中洗入烧杯中,小火加热至微沸,趁热用无灰滤纸过滤,并用蒸馏水洗涤残渣数次,将滤纸连同残渣移入原坩埚,在沸水浴上蒸去水分,置于高温炉内(550℃±25℃)反复灼烧,至恒重,得水不溶性灰分,由总灰分和水不溶性灰分的质量之差计算水溶性灰分。

2. 酸不溶性灰分的测定 总灰分测定后,用约10%盐酸溶液分次将总灰分从坩埚中洗入烧杯中,小心加热至溶液由浑浊变为透明时,继续加热5分钟,趁热用无灰滤纸过滤,并用蒸馏水洗涤残渣数次,将滤纸连同残渣移入原坩埚内,在沸水浴上蒸去水分,然后将坩埚置于高温炉内(550℃±25℃)反复灼烧,至恒重,计算得出酸不溶灰分的含量。

以上测定中注意,在加热和过滤时不要有损失。

三、灰分的快速测定

灰分的快速测定目前仅限用于小麦粉的筛查,需要在已完成大量同类产品测评基础上,利用主成分关联分析建立了预测模型,需要配合仪器的使用说明。优点是操作简单、快速,适合现场筛查,但不宜用作仲裁检验。

此法的基本原理是,小麦粉中灰分含量与纤维素含量之间存在很高的相关性;近红外光谱仪可以通过测定小麦粉中纤维素含量获得小麦粉的灰分含量。

第四节 蛋白质的测定

蛋白质是由氨基酸构成的含氮有机化合物,在进行食物营养评价和产品质量检验时,蛋白质总量和氨基酸分析是非常重要的指标,而氨基酸的构成决定着蛋白质的生物利用率。蛋白质的测定主要通过检测氮的含量再折合为蛋白质含量,也可通过检测氨基酸含量及构成比了解蛋白质的特征。由于食物中除了蛋白质含有氮元素外,还有一些来自蛋白质以外的含氮化合物(如尿素、尿酸、肌酐、游离氨基酸、核酸、核苷酸等),为了更准确地表达"真"蛋白质含量水平,有时也需要对非蛋白氮进行测定。随着对蛋白质类产品的研发,以及对特殊来源或结构蛋白质功能特性研究的深入,利用特异性肽段结构、肽键显色、化学键吸收等特性,对肽或某一类蛋白质定性或定量测定也逐渐增多。

一、蛋白质总量的测定

蛋白质总量的检测方法较多,最通用的方法是凯氏定氮法,也有分光光度法和燃烧法,用以测定总氮和一定条件下的非蛋白氮,由于这些方法不直接测定蛋白质,因此统称为间接法。直接法适用于测定一些特殊的蛋白质测定,利用蛋白质结构特性所具有特殊的紫外吸收,或在一定的条件下与特定物质发生的显色反应,利用光谱分析进行定量测定。直接测定法包括考马斯亮蓝法、双缩脲法、福林酚法、二喹啉甲酸法等。相比之下,间接法适用范围更广,但所获结果比蛋白质真实含量略高。由于来自不同物种的食物在蛋白质结构、含量水平有各自特点,通过超声波或近红外光谱等技术收集这类食物的特征图谱,可以建立快速的含量水平预测模型。

1. 凯氏定氮法 凯氏定氮法是目前国内外通用的法定标准方法(GB 5009.5—2016, ISO 8968—1—2014, ISO 20483—2013),适用于各种食品中蛋白质的测定。

(1)原理:蛋白质在催化加热条件下被分解,产生的氨与硫酸结合生成硫酸铵;然后碱化蒸馏使氨游离,用硼酸吸收后以硫酸或盐酸标准滴定溶液滴定,根据酸的消耗量计算氮含量,再乘以换算系数,即为蛋白质的含量。

(2)分析步骤:可采用手动定氮或仪器自动定氮。总体上,称取试样于定氮瓶中,加入硫酸铜、硫酸钾及硫酸,加热消化,保持瓶内液体微沸,至液体呈蓝绿色并澄清透明,继续加热0.5~1小时,冷却,定容,混匀备用。采用定氮蒸馏装置在碱性条件下进行蒸馏,使用带有指示剂的硼酸溶液吸收,以盐酸或硫酸标准滴定溶液滴定至指示剂变色,同时做试剂空白。

(3)方法特点:凯氏定氮仪由于简便了蒸馏滴定过程且操作可控,已被广泛应用。由于凯氏定氮法测定的是总氮含量,其结果比蛋白质真实含量要高。

(4)注意事项:受到滴定液容积的限制,试样称样量根据氮含量做适当增减,含量较高的试样可预先稀释;含糖量高的试样在消化时消耗的硫酸更多,可适当增加浓硫酸加入量。由于该方法需要较多的冷却水并产生大量废液,因此,应注意实验室环境保护。

2. 燃烧法 燃烧法适合于蛋白质含量在10g/100g以上的粮食、豆类、奶粉、米粉、蛋白质粉等固体试样的测定(GB 5009.5—2016, ISO 16634—2—2016)。

(1)原理:样品用锡箔包裹,在纯氧(99.99%)环境中高温(900~1200℃)燃烧,将其所含的有机氮和无机氮全部转化成氮氧化物(NO_x),用载气CO_2运送至还原炉(800℃)中,被还原剂还原成氮气,再由热导检测仪测定总氮量,乘以相应的转换系数计算蛋白质含量。

(2)注意事项:仪器高温下运行,且氧化管和还原管使用锌粒、磷氧化物等易燃易爆,应做好个人防护和实验室安全。

(3)方法特点:环境污染少,但是仪器成本高,氧化管、还原管更换频繁、维修繁琐,故其送检样品检测成本相对较高,且应用范围较窄。

3. 分光光度法 分光光度法也属于间接测定方法,适用于各类食品中蛋白质的测定,但由于步骤较为繁琐,且使用试剂具有高度危险性,因此较为少用。此法主要原理为,蛋白质在催化加热条件下被分解,分解产生的氨与硫酸结合生成硫酸铵,在pH 4.8的乙酸钠-乙酸缓冲溶液中,可与乙酰丙酮和甲醛反应生成黄色的3,5-二乙酰-2,6-二甲基-1,4-二氢吡啶化合物。在波长400nm下测定吸光度,与标准系列比较进行定量。

4. 快速测定法 快速测定蛋白质的方法有超声波法和近红外光谱法,尽管原理和所使用仪器有所差别,但总体上样品无须预处理和化学试剂,可以实现快速、高效、无损分析,但前提条件是需要基于大量样品数据建立数学模型,并适用于某一类(如小麦、稻谷、玉米)食物的检测。具体方法可以参照GB/T 24897—2010、GB/T 24899—2010、GB/T 24901—2010、ICC STD No.159—1995等。

(1)超声波法:利用高频波与物质之间的相互作用以获取被测物质内部的物理化学性质,超声波入射到不同介质的交界面时,固体介质的表面会发生波形转换、传播方向改变和能量的再分配。超声波在介质中传输时会有或多或少的损耗,其幅度和强度要随距离的增加而衰减。产生衰减的原因有波前的扩展而产生的能量损失、介质中的散射而产生的能量损失、介质内耗产生的吸收衰减。最常用的两个测量参数是超声波通过介质的声速及声波振幅的衰减来测定蛋白质浓度。此方法具有无需化学试剂、不造成污染、分析速度快等优点,同时还具有成本低廉的特点,是一种有广泛应用前景的方法,但是要得到准确的测定结果需要大量的样品数据建立数学模型。

(2)近红外光谱法:利用氨基酸肽键中N-H化学键的倍频或合频振动对红外光的吸收光谱,以光谱响应与标准方法测定的化学值之间建立的相关性为基础而确立的定标方程,根据这种方程测定样品中蛋白含量。

快速测定法不适用于数量少的样品分析,准确性在不同样品中差别较大,定标方程检测范围受到限制,因此适用于初步筛查。

二、特殊蛋白的测定

随着食品分离技术的提高，以及对蛋白组分功能作用认识的提高，越来越多地研究用于特殊蛋白的开发与研究，因此，无论是作为产品质量监测指标还是营养评价的特异指标，都有必要对测定技术加以研究。目前研究较多的方法有电泳法、高效液相色谱法、高效液相色谱串联质谱法等。

（一）乳清蛋白的测定

乳清蛋白主要成分包括α-乳白蛋白、β-乳球蛋白和乳铁蛋白。目前，食品中乳清蛋白的测定方法主要有SDS-聚丙烯酰胺凝胶电泳法、毛细管凝胶电泳法、高效液相色谱法、凝胶色谱法和液相色谱质谱联用法等，主要用于婴幼儿配方食品和乳品的测定。

1. SDS-聚丙烯酰胺凝胶电泳法　根据蛋白质质荷比的不同而在凝胶中发生不同的迁移而实现分离，利用光密度计对各谱带进行测定，求得酪蛋白与乳清蛋白的比率。由于电泳后乳清蛋白条带有较强的扩散性，使得单一蛋白质组分之间的分辨率较差，会严重影响对乳清蛋白单一组分的准确测定。本方法只能测定酪蛋白与乳清蛋白含量比率，无法做到准确定量。

2. 毛细管凝胶电泳法　毛细管凝胶电泳是将平板凝胶电泳在毛细管中实现，分离变性蛋白依赖于带不同负电荷的蛋白质在电场中迁移速度的不同得以实现，不需要染色，根据紫外吸收来完成定量检测，实现α-乳白蛋白、β-乳球蛋白、α-酪蛋白、β-酪蛋白、κ-酪蛋白测定。本法分离时间短，但受到进样量和电压的限制，检测灵敏度较低；同时，毛细管内壁容易吸附碱性蛋白等生物大分子，会导致峰拖尾和展宽，甚至形成不可逆吸附使分离无法进行。

3. 高效液相色谱法　高效液相色谱法的原理是，试样去除脂肪后，通过盐酸调节pH（4.6）除去变性乳清蛋白和酪蛋白，离心后上清液上机分离α-乳白蛋白、β-乳球蛋白测定。本法操作简单，但是只测定了非变性的乳清蛋白含量，不能测定总乳清蛋白含量。

4. 液相色谱质谱联用法　液相色谱质谱联用法利用蛋白质组学专一酶解可获得固定酶解肽段的原理，应用多反应离子监测方式测定α-乳白蛋白、β-乳球蛋白的量，再经过求和和折算系数计算出样品中乳清蛋白含量。本法对酶的选择要求较高，需用牛胰蛋白酶和特异肽段，具有较强特异性和灵敏度，可以获得试样总乳清蛋白含量。

（二）乳铁蛋白

乳铁蛋白测定方法有高效液相色谱法和高效液相色谱串联质谱法，可以参考GOST 33600—2015等方法，主要用于乳及乳制品中乳铁蛋白的测定。

1. 高效液相色谱法　高效液相色谱法原理和主要步骤是，试样中的乳铁蛋白经磷酸盐缓冲液提取，4℃离心后，取中间层清液，过肝素亲和柱净化，再上反相高效液相色谱柱分离，三氟乙酸乙腈梯度洗脱，二极管阵列检测器在280nm处检测，外标法定量。本方法由于肝素亲和柱净化选择性好，可以有效洗脱乳铁蛋白，方法简捷、准确度高；为避免干扰，在试样预处理时应注意脱脂、除酪蛋白等。

2. 高效液相色谱串联质谱法　高效液相色谱串联质谱法适用于非变性和热变性乳铁蛋白的测定。主要步骤为：试样加水后涡旋或超声溶解后定容，取适量样液用二硫苏糖醇将蛋白质分子中或间的二硫键打开，用碘代乙酰胺保护；加入过量碱性胰蛋白酶，在37℃下酶解，选择牛乳铁蛋白特异肽段，经反相色谱分离，电喷雾离子源离子化，多反应离子监测方式检测，内标法定量。本法样品前处理简单、灵敏度高、检测速度快、选择性良好、定量结果准确。由于乳铁蛋白由大约700个氨基酸残基构成，获得乳铁蛋白同位素内标有一定困难，在不能获得乳铁蛋白同位素内标的情况下，可考虑乳铁蛋白标准同步酶解外标法定量。

三、肽的测定

肽是由两个以上氨基酸构成的有机化合物，根据肽链长短分为低聚肽和多肽。现代食品科技对某类蛋白来源进行适当水解可以生产出胶原蛋白肽、大豆肽粉、海洋鱼/玉米/小麦低聚肽粉等肽类产品。肽的测定方法很多，有传统的凯氏定氮法、化学发光检测法、电泳法、酶联免疫吸附法，也有色谱法、质谱法等。质谱法测定多肽的优势在于稳定性、重现性好，准确性高，采用色谱或电泳分离技术与质谱联用可解决相同氨基酸组成但序列不同的多肽的检测。

目前针对不同食物来源肽产品的检测方法，原理基本相同，都是利用蛋白质在酸性条件下形成沉淀的特点，采用凯氏定氮仪和氨基酸分析仪分别测定上清液中酸溶蛋白含量和游离氨基酸含量，根据两者差值计算肽含量。由于凯氏定氮法和氨基酸分析仪已在相应段落中有介绍，此处不再赘述，仅列出酪蛋白磷酸肽和谷胱甘肽的测定方法。

（一）酪蛋白磷酸肽的测定

酪蛋白磷酸肽（casein phosphopeptides，CPPs）是以牛奶酪蛋白为原料，经过单一或复合蛋白酶的水解，通过生物技术制得的具有生物活性的多肽。CPPs分布于αS1-酪蛋白和β-酪蛋白等牛乳蛋白的不同区域，所以，不同的酶作用于酪蛋白生成的CPPs的分子量不同，而且，动物体内分离到的CPPs分子链比体外水解产物短，因此，其磷酸解离常数也不同。

目前为止，还没有颁布酪蛋白磷酸肽标准测定方法，文献检索主要是高效液相色谱法和高效液相色谱串联质谱法。

（1）分析步骤：试样中酪蛋白磷酸肽经水提取，用盐酸调节等电点pH 4.6沉淀，过滤得到滤液，经0.45μm或0.22μm滤膜；上机测定，外标法定量。

（2）注意事项：高效液相色谱法主要采用反相色谱柱（C$_{18}$），二极管阵列检测器（280nm）；由于缺少纯度高的参考物质，在定量时使用了产品添加的同批次酪蛋白磷酸肽原料为参考。高效液相色谱串联质谱法主要用于测定特异肽段含量；准确度高、特异性强，适用于低含量样品测定；由于不同酪蛋白磷酸肽产品特异肽段可能不同，确定合适的定量子离子有助于提高方法适用性。

（二）谷胱甘肽的测定

谷胱甘肽是由谷氨酸、半胱氨酸及甘氨酸组成的三肽，有还原型（GSH）、氧化型（GSSG）两种形式，GSH是主要的活性形态。谷胱甘肽的测定主要利用其生化特性、色谱分离或氧化还原特性等性质,测定方法有分光光度法、酶循环法、高效液相色谱法、高效液相色谱串联质谱法。高效液相色谱法由于线性范围宽、选择性强、稳定性及准确率高,是目前针对不同类型试样较常用的测定方法。

1. 分光光度法　利用 5,5-二硫硝基苯甲酸(2-硝基苯甲酸)和谷胱甘肽反应生成黄色的 5-硫代-2-硝基苯甲酸,在碱性条件下(pH 8.0)波长 412nm 处有最大吸收峰,可采用分光光度计测定吸收值进行定量测定。此法操作相对简单、成本低,但缺少专一性。

2. 酶循环法　以氧化型谷胱甘肽作为氢受体,以还原型烟酰胺腺嘌呤二核苷酸磷为氢供体,通过谷胱甘肽还原酶将谷胱甘肽还原成硫醇型谷胱甘肽,使反应溶液中显色剂颜色加深,采用分光光度计(412nm)测定谷胱甘肽的含量。此法对样品制备要求高。

3. 高效液相色谱法　试样在酸性条件下提取谷胱甘肽,在梯度洗脱下用色谱分离,采用紫外分光光检测器、电化学或荧光检测器检测,外标法定量。

四、氨基酸的测定

目前,氨基酸测定技术比较成熟,最常用的方法是氨基酸分析仪法和高效液相色谱法(HPLC),其基本原理是试样经过酸水解后,蛋白质降解为游离氨基酸,可以与显色剂产生颜色反应,通过色谱技术可以实现天冬氨酸、苏氨酸、丝氨酸、谷氨酸、脯氨酸、甘氨酸、丙氨酸、缬氨酸、蛋氨酸、异亮氨酸、亮氨酸、酪氨酸、苯丙氨酸、组氨酸、赖氨酸和精氨酸共 16 种氨基酸同时定性和定量分析。色氨酸由于在酸水解过程中会遭到破坏,因此常需另外独立测定。含硫氨基酸(胱氨酸和半胱氨酸)由于易受到氧化破坏,且半胱氨酸不与茚三酮产生显色反应,因此,需要转化后再进行定量分析。具体可参照 GB 5009.124 及国际方法。

(一) 16 种氨基酸的测定

氨基酸分析仪法是目前比较经典和应用较广的分析方法;HPLC 法与其原理基本相似,只是色谱柱、显色剂或衍生剂有所区别,随着仪器超高速、高分辨、柱后衍生等性能的升级,可以做到更快速;质谱的引入更提升了氨基酸结构的定性分析。

1. 原理　蛋白质经盐酸水解后降解为游离氨基酸,经氨基酸分析仪(或 HPLC)色谱分离后,再与茚三酮溶液(或其他衍生剂)发生显色反应,采用分光光度检测器(或紫外分光光度检测器、荧光分光光度检测器)进行定量分析。

2. 分析步骤　准确称取试样于酸水解管中,加入盐酸溶液后放入冷冻剂中冷冻;反复抽真空,充入高纯氮气,密封后放在 110℃恒温箱内水解 22 小时,取出冷却。水解液经过滤、定容、稀释后上机测定,在线与衍生剂显色,根据色谱分离时间定性,根据色谱峰面积(或峰高)与标准物质进行对比定量。

3. 注意事项　试样适宜称样量一般在 20mg~2g;酒类、饮料类、醋等含水量高的试样,可先挥发部分水分再水解,确保水解完全。由于氨基酸分析仪法采取单点校正,因此,用于上机的试样水解液浓度与标准液浓度越接近越好。

4. 方法特点　氨基酸分析仪作为一种氨基酸测定专用的柱后衍生高效液相色谱仪,具有操作性强、重现性好、仪器条件稳定等特点。由于氨基酸分析仪法只采用茚三酮试剂显色,因此,与茚三酮不显色的物质不能使用氨基酸分析仪测定。HPLC 法可以选用不同的衍生剂,但不同衍生剂的稳定性有差异,例如邻苯二甲醛与氨基酸衍生化反应不稳定,受反应时间、反应温度和光线影响,必须严格控制反应条件才能获得较好的重现性;其他使用较多的衍生剂还有丹磺酰氯、2,4-二硝基氟苯、氯甲酸芴甲酯等。HPLC 法衍生反应可以采用在线自动衍生或手动衍生均可。

(二) 色氨酸的测定

色氨酸的测定方法主要有分光光度法和 HPLC 法。

1. 分光光度法　主要原理为蛋白质经碱(氢氧化钾溶液)水解后降解成肽和游离氨基酸,在有硝酸盐存在条件下,色氨酸吲哚环可与二甲氨基苯甲醛发生缩合反应生成蓝色化合物,在一定范围内颜色深浅与色氨酸含量成正比。分光光度法特异性强、干扰少,但由于测定步骤繁琐,在大批量样品测定时有一定局限性,实际应用中使用较少。

2. 高效液相色谱法　在试样经碱水解后,利用了色谱技术进行色谱分离、衍生和在线检测,由于前处理方法简单,测定所需试剂种类少,紫外或荧光检测器响应度和准确度高,因此,实际工作中多使用 HPLC 法测定色氨酸,适用于各类食物。

(1) 分析步骤:准确称取样品于水解管中,加入氢氧化钠溶液或氢氧化钾溶液,充氮密封,于110℃的恒温箱内水解 26 小时后,取出冷却。调节水解液 pH 至中性,定容过滤上机。色谱条件为 C$_{18}$ 色谱柱分离,280nm 测定。

(2) 注意事项:淀粉含量高的样品在碱水解后易糊化形成黏稠的水解液,对处理和过滤造成困难,对这类样品在称量时应适当减小称样量,若色氨酸含量过低可以在过滤后再进行浓缩处理。试样若是液体样品,样品称量后可以直接加入一定量的氢氧化钠或氢氧化钾颗粒代替氢氧化钾或氢氧化钠溶液,防止液体样品稀释氢氧化钾或氢氧化钠溶液浓度造成水解不完全。

(三) 胱氨酸的测定

1. 氨基酸分析仪法　目前,半胱氨酸和胱氨酸的测定方法并不是直接测定法,而是将半胱氨酸和胱氨酸氧化为半胱磺酸,再通过测定半胱磺酸含量折算为胱氨酸总量。

(1) 原理:试样经过甲酸氧化后进行酸水解或试样经酸水解后再经过甲酸氧化,使半胱氨酸、胱氨酸及其衍生物转变为半胱磺酸,半胱磺酸经氨基酸分析仪分离,利用紫外检测器检测(570nm),外标法定量。

(2) 注意事项:本方法不能区别测定胱氨酸和半胱氨酸含量,结果以胱氨酸总量计。两种前处理方式中以先酸水解后氧化法更具有操作性,因为试验酸水解后可以分出一部分直接测定 16 种氨基酸,另外一部分再过甲酸氧化后可以测定胱氨酸。

2. 液相色谱-质谱/质谱法　目前我国行业标准中(SN/T 4786—2017)采用此法用于酱油中胱氨酸测定,由于酱油中胱氨酸处于游离状态,因此不存在水解和氧化问题。试样可直接用甲醇提取,经乙二胺-N-丙基硅烷、十八烷基硅烷净化后,液相色谱-质谱/质谱法检测,外标法定量,准确可靠。

第五节 脂类的测定

食品中的脂类物质主要包括脂肪和类脂,类脂又分为固醇、磷脂以及其他以结合态形式存在的脂类物质(如糖脂、脂蛋白等)。脂肪是食物中含量最多的脂类成分,化学结构为甘油三酯,由甘油和脂肪酸构成;由于存在形式和测定方法不同,分析化学中有粗脂肪和总脂肪等不同概念。本节将对各种脂类成分的测定加以说明。

一、脂肪的测定

食品中脂肪的测定方法中用途较为广泛的有索氏抽提法、酸水解法,适用于坚果、水果、蔬菜及其制品、粮食及粮食制品、肉及肉制品、蛋及蛋制品、水产及其制品、焙烤食品、糖果等食品测定;碱水解法适用于乳及乳制品的测定;另外还有盖勃法、罗高氏法、近红外法等。脂肪测定方法可以参考 GB 5009.6、GB/T 24902、GB/T 24870。

(一)索氏抽提法

索氏提取法是脂肪测定的经典方法,适用于脂肪含量较高而结合态脂类较少、易于提取的食品测定,所获结果属于粗脂肪的概念。

1. 原理 试样干燥后,放入脂肪提取器的抽提筒内,并连接干燥的收集瓶,由抽提器冷凝管上端加入无水乙醚或石油醚等溶剂,不断回流抽提。取下收集瓶,除去溶剂,剩余得到的提取物通过称重,确定脂肪含量。

2. 注意事项 此法获得的提取物包括离离脂肪、游离脂肪酸、蜡、磷脂、固醇及色素等脂溶性物质。由于乙醚不能充分渗入试样颗粒内部,或由于脂类与蛋白质/碳水化合物形成结合脂,特别是对于容易吸潮、结块、难以烘干的食品,用索式抽提法并不能将其中的脂类成分完全提取出来。

3. 方法特点 对于坚果、油炸制品、中西式糕点等易提取的试样,索氏抽提法更为准确可靠。该方法的缺点是操作费时费力、溶剂用量大、工作效率低。

(二)酸水解法

1. 原理 食品中结合态脂类必须用强酸使其游离出来,游离出的脂肪易溶于有机溶剂;再通过无水乙醚或石油醚提取,可以获得总脂肪含量。

2. 注意事项 酸水解法测定结果包括了游离/结合态脂肪,数值略高于粗脂肪。由于在热强酸条件下,糖类物质易发生碳化,磷脂易分解为脂肪酸和碱,因此,酸水解法不适用于高糖或高磷脂试样的测定。

(三)碱水解法

碱水解法适用于乳及乳制品、婴幼儿配方食品中脂肪的测定。主要方法原理是,试样经氨水水解后,用无水乙醚和石油醚抽提,去除溶剂后测定抽提物的质量。

(四)其他方法

1. 盖勃法 为快速检测乳及乳制品中脂肪含量,在乳中加入硫酸破坏乳胶质性和覆盖在脂肪球上的蛋白质外膜,离心分离脂肪后测量其体积,获得脂肪百分数。

2. 罗高氏法 由于乙醚不能从牛乳及其他液体食品中直接抽提脂肪,须先用碱处理,使酪蛋白钙盐溶解,并降低其吸附力,才能使脂肪球与乙醚混合;再加入乙醇、石油醚等有机溶剂,使醚层与水相充分分离;提取醚层并去除溶剂,即得脂肪含量。此法适用于测定乳类及乳制品类,如鲜奶、奶粉、酸奶、冰淇淋、奶油等食物中脂肪含量。

3. 近红外光谱法 适用于某些食物中粗脂肪含量(干基)的快速测定,前提条件是已经利用脂肪分子中的 C-H、N-H、O-H 等化学键的泛频振动或转动对近红外光的吸收,用化学计量学方法建立了该类食物近红外光谱与粗脂肪含量之间的相关关系。此法只用作筛查和快速检测,不作为仲裁方法(GB/T 24902—2010、GB/T 24870—2010)。

二、脂肪酸与反式脂肪酸的测定

脂肪酸是指一端含有一个羧基的脂肪族碳氢链,也是结构最简单的脂。食品中的脂肪酸有几百个,但常规可以分离检测到的脂肪酸有三四十个。脂肪酸根据碳链所含不饱和氢键个数分为饱和脂肪酸、单不饱和脂肪酸和多不饱和脂肪酸;根据原子与原子团连接方式分为顺式脂肪酸和反式脂肪酸。

(一)脂肪酸的测定

脂肪酸的测定主要采用气相色谱法;传统的定量方法是面积归一法(或归一化法),根据各组分色谱峰面积占峰面积总和的比例,计算各脂肪酸占脂肪的百分比。随着技术发展,逐步建立了内标法和外标法,可以直接以质量单位表达脂肪绝对含量;由于部分脂肪酸容易氧化,因此内标法更为稳定、经济。根据前处理方法又可分为水解-提取法、酯交换法和乙酰氯-甲醇法。脂肪酸的测定可以参照 GB5009.168、AOAC Official Method 996.06 等。

1. 水解-提取法 水解-提取法是较为常用的方法,适用于食品中脂肪酸含量的测定。

(1)原理:试样经水解-乙醚溶液提取脂肪后,在碱性条件下皂化和甲酯化,生成脂肪酸甲酯,再经毛细管柱气相色谱分离,用配有氢火焰离子化检测器的气相色谱仪进行测定,以内标法或外标法定量测定脂肪酸甲酯含量。通过脂肪酸甲酯含量和转换系数可以计算出总脂肪、饱和脂肪(酸)、单不饱和脂肪(酸)、多不饱和脂肪(酸)含量。

(2)分析步骤:总体来讲,脂肪酸测定主要经过 4 个步骤。

1)水解:根据食物类别选择相应的水解方法,酸水解法(除乳制品和乳酪)或乳制品(乳粉及液态乳等)采用碱水解法;乳酪采用酸碱水解法;其余食品采用酸水解法(动植物油脂除外)。

2)脂肪提取:水解后的试样转移到分液漏斗中,用乙醚和石油醚混合液反复提取,并将醚层收集到烧瓶中,旋转蒸发仪浓缩至干。

3)脂肪皂化和脂肪酸甲酯化:在脂肪提取物中加入氢氧化钠溶液,连接回流冷凝器,水浴回流直至油滴消失;加入三氟化硼甲醇溶液再回流几分钟;将烧瓶取下,冷却后加入正庚烷振摇,加入饱和氯化钠水溶液静置分层。

4)取上层溶液上机,测定脂肪酸甲酯。

（3）注意事项:动植物油脂可以直接进行皂化和甲酯化,而无需水解和脂肪提取步骤;内标物的选择根据实际工作需要,可以是十一碳酸甘油三酯内标溶液或其他适宜的内标液,主要是注意排除干扰峰的存在;外标法注意标准溶液的及时更新和纠偏。此法也适用于归一法测定。

2. 酯交换法　酯交换法适用于游离脂肪酸含量不大于2%的油脂测定。

原理:将油脂用异辛烷溶解（必要时可以微微加热）,加入氢氧化钾甲醇溶液通过酯交换甲酯化,待反应完全后,用硫酸氢钠中和剩余氢氧化钾,待盐沉淀后,将上层溶液转移至样品瓶,上机待测,以内标法或外标法、归一化法定量测定脂肪酸含量。

3. 乙酰氯-甲醇法　乙酰氯-甲醇法适用于含水量小于5%的乳粉和无水奶油试样。

原理:试样加入乙酰氯与甲醇溶液,在水浴条件下反应得到的盐酸甲醇,使脂肪和游离脂肪酸甲酯化,用甲苯提取后,经气相色谱仪分离检测,外标法定量。

（二）反式脂肪酸的测定

反式脂肪酸是一类不饱和脂肪酸的反式结构,其测定方法主要采用气相色谱-氢火焰离子化检测器进行脂肪酸甲酯的检测,其前处理步骤同脂肪酸测定基本相近;定量方法可为内标法、外标法和归一化法。国内外针对普通食物、乳制品、油脂等有不同的标准方法。

1. 酯交换法　目前 GB 5009.257—2016 和 GB 5413.36—2010 是分别测定油脂（包括动植物油脂、氢化植物油、精炼植物油脂及煎炸油）及含这些油脂的食品,以及婴幼儿乳粉中反式脂肪酸的方法。尽管前处理提取条件略有不同,但都采用了碱性条件下与甲醇进行酯交换反应生成脂肪酸甲酯的原理,并采用毛细管气相色谱仪分离顺、反式脂肪酸并进行测定,采用面积归一化法或外标法定量。

2. 傅立叶变换红外光谱法　傅立叶变换红外光谱法由于快速、简便,目前逐步用到棕榈油、乳酪、饼干和薯条中反式脂肪酸含量的检测（SN/T 2326—2009）。

原理:油脂试样或试样经石油醚提取所得的脂肪,直接加到 ZnSe 晶体上,用配有氘化三甘氨酸硫酸酯检测器和水平衰减全反射附件的傅立叶变换红外光谱仪测定,根据反式脂肪酸标准曲线校正,计算样品中反式脂肪酸在总脂肪中所占的百分比含量。

三、类脂的测定

类脂是从生物中提取的、易溶于非极性溶剂而不溶于水的有机物,根据此特性,类脂的测定方法多为先用有机溶剂提取,再采用气相色谱仪、气相-质谱联用仪、高效液相仪等精密仪器检测分析。常见的类脂有胆固醇、类固醇、磷脂等,这里仅就检测技术较为成熟的方法进行介绍。

（一）胆固醇的测定

胆固醇又称胆甾醇,是一种环戊烷多氢菲的衍生物;广泛存在于动物体内,尤以脑及神经组织中最为丰富,在肾、脾、皮肤、肝和胆汁中含量也高。其溶解性与脂肪类似,不溶于水,易溶于乙醚、氯仿等溶剂。胆固醇的测定方法主要有气相色谱法、气相色谱-质谱法、高效液相色谱法、高效液

相-串联质谱法、比色法,方法之间可比性较强,主要操作步骤基本相似。具体方法可以参照 GB 5009.128 和其他国内外标准方法。

1. 气相色谱法和液相色谱法　气相色谱法和液相色谱法是当前使用较为广泛的胆固醇测定方法,适用于肉及肉制品、蛋及蛋制品、乳及乳制品等各类动物性食品以及植物油脂中胆固醇的测定。分析步骤主要包括三步:

（1）皂化:试验加入无水乙醇、氢氧化钾溶液后。在磁力搅拌加热电热套皂化回流,皂化结束后冷却至室温。

（2）提取:将皂化液转移至分液漏斗中,分次加入石油醚-无水乙醚混合液,反复振摇混匀,静置、分层。有机相用水洗涤至中性后,通过无水硫酸钠脱水转移到平底烧瓶中。

（3）真空蒸发浓缩,氮气吹干后用无水乙醇溶解并定容,待气相色谱仪或液相色谱测定。

2. 比色法　比色法是比较传统的方法,利用了胆固醇和硫酸铁的显色反应进行定量测定,早期食物成分表都采用此法测定胆固醇。

（1）分析步骤:根据食品种类分别采用索氏提取法、研磨浸提法或罗高氏法提取脂肪,再经无水乙醇-氢氧化钾溶液皂化;用石油醚提取,浓缩后加入冰乙酸,以硫酸铁试剂作为显色剂,采用分光光度计,在 560～575nm 波长下检测,外标法定量。

（2）注意事项:由于比色法在显色过程中可能混有其他显色物质,因此其结果理论上会略高于气相色谱法或高效液相色谱法。也有研究比较了比色法和色谱法的前处理方法的提取效果,发现比色法更有利于获取胆固醇,综合下来,比色法与色谱法对大部分动物性食物（肉及肉制品、蛋及蛋制品等）检测结果基本相当,除非食物中有较高含量的脂溶性色素。

3. 其他　气相色谱-质谱法和液相色谱串联质谱法是近年来发展起来的测定方法,主要前处理方法与气相色谱和高效液相色谱法相似,采用适当溶剂定容后上机测定,目前已用于动植物油脂的测定。

（二）磷脂的测定

磷脂是含磷脂质总称,含有亲水基团和亲油基团,主要包括磷脂酰胆碱、磷脂酰乙醇胺、磷脂酰肌醇、磷脂酰丝氨酸等组分。由于其乳化、分散、湿润及改善食品起泡性与操作性能,被广泛应用于糖果、巧克力、饼干、肉类制品、速溶食品、奶类及奶制品、人造奶油等食品。食品中磷脂的测定主要有紫外可见分光光度法,可以测定总磷脂含量;高效液相色谱法和色谱-质谱联用分析法,用于磷脂酰胆碱、磷脂酰乙醇胺、磷脂酰肌醇等多组分的测定。

1. 高效液相色谱法　高效液相色谱法适用于含油大豆磷脂、脱油大豆磷脂中磷脂酰胆碱、磷脂酰乙醇胺、磷脂酰肌醇的测定。不适用于溶血磷脂酰胆碱及大豆溶血磷脂酰乙醇胺的测定（GB 5009.272）。

（1）原理:采用多元流动相等度洗脱方法,对磷脂组分进行色谱柱分配,根据滞留时间不同达到分离目的,最终利用紫外检测器或其他检测器实现在线检测,外标法定量磷脂酰胆碱、磷脂酰乙醇胺、磷脂酰肌醇等。

（2）方法特点：高效液相色谱法灵敏度和准确度较高，需要注意的是：磷脂的最大紫外吸收处于紫外波长末端，因此采用紫外检测器会很容易受到环境等因素的干扰；如果蚕蛹示差折光检测器在定量分析含有不同脂肪酸的卵磷脂时有一定的优势，但该检测器对温度较敏感且灵敏度不高，造成基线不稳，无法在短时间内完成检测；蒸发光散射检测器可以克服以上缺点，特别是在梯度条件下，即使是多溶剂体系，依然可以获得稳定的基线，并且具有很高的分辨率和分离速度，对无紫外吸收及紫外吸收较弱成分检测效果良好。

超高效液相色谱-串联四极杆质谱法的测定原理与高效液相色谱法相似，主要是色谱分离效果和检测精度更高，具有灵敏、特异、选择性高的特性。

2. 紫外可见分光光度法　紫外可见分光光度法是操作简单的测定方法，其分析原理主要利用了磷与显色剂发生化学反应，其反应物在特定波长处有特征吸收的原理，通过测定吸光度值（292nm）来实现对总磷脂的定量分析。但本方法灵敏度和准确度较为局限。

（三）角鲨烯的测定

角鲨烯是一种脂质不皂化物，其化学名为（6E，10E，14E，18E）-2，6，10，15，19，23-六甲基-2，6，10，14，18，22-三十碳六烯，属开链三萜，又称鱼肝油萜。目前食品中角鲨烯的检测方法主要是气相色谱-质谱法、高效液相色谱法和气相色谱法等，主要用于植物油的测定（SN/T 4785—2017）。

1. 气相色谱-质谱法　气相色谱-质谱法的测定原理是，试样中的角鲨烯用正己烷提取，经硅胶柱净化，于气相色谱-质谱仪测定，内标法或外标法定量。本方法灵敏度和选择性较强，可以满足复杂样品基质中角鲨烯的痕量分析所需，但相对成本较高；在该检测过程中，电子轰击离子化是分析中常用的离子化方式，且内标法比外标法定量更为准确。

2. 高效液相色谱法　高效液相色谱法和气相色谱-质谱法试样前处理方法基本相同，但采用高效液相色谱法进行检测。方法准确度、可靠性较高，能在相对较短时间内完成分析。但受基质的干扰较大，不能区分角鲨烯及其角鲨烯异构体，灵敏度和选择性逊于气相色谱-质谱联用法。

3. 气相色谱法　气相色谱法增加了氢氧化钾-乙醇溶液皂化的前处理步骤，再经正己烷提取后，采用气相色谱法，以角鲨烷为内标测定角鲨烯的含量；能很好地将样品中结合态角鲨烯释放，同时去除油脂干扰。以角鲨烷为内标，降低了由于进样量的变化，色谱条件的微小变化对定量结果的影响；同时，可部分补偿待测组分在样品前处理时的损失。

第六节　碳水化合物的测定

碳水化合物的定义和分类详见第二卷第一章和第五章。本节仅针对碳水化合物组分及单体成分测定方法进行阐述。碳水化合物测定方法主要有化学法、酶法、高效液相色谱法和离子色谱法等，根据测定目的及样品中碳水化合物性质、组成与含量确定适宜的测定方法。

比色法、滴定法尽管特异性较差，但仍是总糖、还原糖测定的通用方法，操作较为简单且价格低廉。酶法可以特异地以某种碳水化合物为底物，引发一系列反应，通过测定反应产物可以定量地分析碳水化合物的含量，具有灵敏、特异性高的特点，但是价格相对昂贵。高效液相色谱法可以根据糖的性质，选用不同的糖柱作为分离柱，用示差检测器或者蒸发光检测器进行定性定量分析，是近年来发展比较迅速的方法。离子色谱脉冲安培检测法是目前最先进也最为灵敏的糖类测定方法，高容量阴离子交换色谱柱分离度高，能够有效解决不同样品中复杂糖类的分离，使用寿命长，可操作性强。

由于碳水化合物组成结构多样，定义概念繁多，所以给碳水化合物测定带来一定困难。

一、碳水化合物质量的计算

碳水化合物的测定和质量计算方法主要有两种：①一种是差减法，即，每百克食品中碳水化合物的质量（g）= 100-（蛋白质+脂肪+水分+灰分+膳食纤维）；②另一种方法是加和法，即，每百克食品中碳水化合物的质量（g）= 各类碳水化合物之和。根据结果中是否包含膳食纤维及其组分，碳水化合物含量又可被分为总碳水化合物和可利用碳水化合物。

相比较而言，差减法的结果中包括一些植物细胞壁等非碳水化合物组分，并且包括了每种营养成分检测方法本身的误差，而加和法相对更准确，故 FAO 不鼓励用差减法计算碳水化合物；然而在实际操作中，由于差减法更为方便，特别是对于碳水化合物组分或来源不清的样品，目前多数国家仍沿用此法。

二、糖的测定

（一）还原糖的测定

还原糖是指含有醛基或酮基的糖，在碱性条件下可转变成非常活泼的烯二醇结构，被弱氧化剂氧化生成相应的糖酸，所以这类糖具有一定还原性。单糖、乳糖、麦芽糖均具有还原性。还原糖的测定方法是比较传统的方法，其结果接近除蔗糖外糖的总和，尽管目前仍在应用，但特异性交叉，并存在一定干扰。

还原糖的方法很多，主要是利用了还原糖的还原特性，可以与氧化剂发生氧化还原反应，然后通过进一步的显色反应通过滴定的方法对还原糖进行定量。表 3-10-1 列出了主要的还原糖测定方法及原理，其中直接滴定法较为简单，高锰酸钾较为稳定，是比较常用的方法。

由于不同的糖（葡萄糖、果糖、乳糖、麦芽糖）还原性有所差异，所以，还原糖的结果仅能近似地反映这些糖含量总和。

蔗糖不是还原糖，但在低温条件下经盐酸溶液水解也可转化为还原糖，因此也可采用此方法加以测量，以转化糖计；或者用还原糖乘以单、双糖分子转换系数，折合成蔗糖计。

（二）单、双糖的测定

食品中单糖（葡萄糖、果糖）、双糖（蔗糖、麦芽糖和乳

表 3-10-1　还原糖测定方法一览表

方法	方法原理	备注
直接滴定法	以亚甲蓝作指示剂,试样在加热条件下滴定已标定的碱性酒石酸铜溶液,根据样液消耗体积计算还原糖含量	简便 不适用于深色食物 较常用
高锰酸钾法	还原糖与碱性酒石酸铜溶液反应产生氧化亚铜,氧化亚铜再将硫酸铁还原成亚铁盐,采用高锰酸钾溶液滴定亚铁盐,根据消耗量计算氧化亚铜含量,再查表得到还原糖量	
铁氰化钾法	还原糖在碱性溶液中将铁氰化钾还原为亚铁氰化钾,过量的铁氰化钾与碘化钾作用可析出碘,用硫代硫酸钠标准溶液滴定碘含量,可以计算铁氰化钾用量,查表得试样中还原糖的含量	
奥氏试剂滴定法	试样与奥氏试剂反应产生的氧化亚铜被碘氧化,用硫代硫酸钠溶液滴定过量的碘	

糖)多以游离形式存在,因此也统称为游离糖。由于糖的来源及摄入量与健康的关系越来越得到关注,因此测定食物中这些糖的含量,并控制加工过程中糖的添加已成为重要的公共卫生问题。糖的测定方法主要由高效液相色谱法、离子色谱法和酶法。高效液相色谱法、离子色谱法可同时在线测定多种糖的含量,且分离度较好,灵敏度较高,是比较成熟的方法,广泛适用于谷物类、乳制品、果蔬制品、蜂蜜、糖浆、饮料等食品测定;酶法由于特异性较高,比较适合于某种糖单体的测定。国内外可参考的方法有 AOAC 996.04、AOAC 2000.17、GB 5009.8 等。

1. 高效液相色谱法

(1)原理:试样加水溶解后,用乙酸锌溶液和亚铁氰化钾溶液去除多余的蛋白质,过滤或离心后,上清液采用高效液相色谱仪分离游离糖,由示差折光检测器或者蒸发光散射检测器定量测定。

(2)方法特点:操作步骤简单,准确度高。

(3)注意事项:当食品中含有各种糖醇时,高效液相色谱法无法实现有效分离。此外,氨基柱柱效下降较快,如果柱效下降,就需要调整流动相配比,否则分离度就会明显降低。

2. 离子色谱法

(1)原理:试样加温水溶解后,用磺基水杨酸溶液沉淀蛋白质,充分搅拌后过滤;滤液经阴离子交换色谱柱分离样品中的游离糖,脉冲安培检测器定量测定。

(2)方法特点:离子交换色谱柱分离度好、灵敏度高、准确度高,适用于各种食品中果糖、葡萄糖、蔗糖、麦芽糖和乳糖的测定。

(3)注意事项:由于样液中大分子物质易吸附在阴离子交换色谱柱上,建议在样品前处理过程中使用固相萃取柱净化样液,然后再上机分析。

3. 酶法　酶法也是经常选用的糖测定技术,利用特异酶可以和底物发生反应,产生一系列化学变化,最后通过分光光度计或酶标仪进行定性测量。比较成熟的有葡萄糖氧化酶法或己糖激酶法测定葡萄糖等。

(三)糖醇的测定

在碳水化合物分类中,糖醇属于糖的一种;然而,从代谢特点等方面,糖醇又与单糖和双糖有着较大差别。目前,在食品工业中,糖醇多作为添加剂加入食品中,起到调味等作用。糖醇易溶于水,极性较强,其测定方法以高效液相色谱法为主,目前国标可以参照 GB 5009.279。

1. 原理　试样经沉淀蛋白质后过滤,上清液经高效液相色谱仪,经氨基色谱柱或阳离子交换色谱柱分离,示差折光检测器或者蒸发光散射检测器定量检测。

2. 适用范围　适用于口香糖、饼干、糕点、面包、饮料中木糖醇、山梨醇、麦芽糖醇、赤藓糖醇的测定。

3. 注意事项　本法操作步骤简单、快速;但当样品中含有各种糖醇和游离糖时,使用氨基柱会影响糖醇的有效分离。

有文献报道使用阴离子交换色谱柱分离游离糖和糖醇,离子色谱脉冲安培检测法测定,避免了使用氨基柱分离时,糖和糖醇的相互影响。也有文献报道采用高效液相色谱质谱联用检测食品中的糖醇,该方法的灵敏度高、准确度和精密度均很好。

三、低聚糖的测定

低聚糖(又称寡糖)是由 2~9 个相同或不同的糖单体通过糖苷键连接起来形成的直链或含分支链的糖类化合物。食物中的低聚糖往往是单体结构相似但聚合度不同的低聚糖混合物,因此在测定时往往会遇到两种困难:①不能准确定量不同聚合度的组分含量,而仅能粗略地测定低聚糖的总量;②虽然可以采用色谱技术进行组分分离,但由于待测样品聚合度可能与标准品聚合度不匹配,而造成所测结果被低估,因此在建立方法时应特别注意。目前用于低聚糖的测定方法主要为高效液相色谱或离子色谱法;由于低聚糖分子质量相对较小、易溶于水,可以直接提取后用高效液相色谱或离子色谱法进行测定,也可经特异酶水解为分子质量更小的糖后再上机测定。

(一)低聚异麦芽糖、低聚果糖、大豆低聚糖的测定

高效液相色谱法可以实现低聚糖多组分的分离测定。限于可获得的标准品,这里的低聚异麦芽糖指的是异麦芽糖、异麦芽糖三糖、潘糖和异麦芽四糖;低聚果糖指的是蔗果三糖、蔗果四糖和蔗果五糖;大豆低聚糖包括棉子糖和水苏糖。

1. 原理　试样经水提取并去除蛋白质后,低聚异麦芽糖、低聚果糖或大豆低聚糖各组分可经碳水化合物分析柱分离,用高效液相色谱法进行分离,用示差折光检测器检测,外标法定量。

2. 注意事项

(1)此方法比较适合于基质简单,以提供低聚糖为主要目的的试样测定(如保健食品),如果试样中含有淀粉、豆粉等配料,应注意在试样处理中尽量去除,以避免干扰。

(2)高效液相色谱法比较适合于只含一种低聚糖的

食品测定,如果同一食品中含有两种或以上低聚糖,则各组分用以上分离条件难以分开,表现为许多组分的出峰重叠,干扰了定量,因此最好增加一些前处理方法加以区分。

(3)由于试样中可能会不同程度地含有一些葡萄糖、果糖、蔗糖或乳糖,所以,在配制标准应用液时可加入适量的葡萄糖、果糖、蔗糖、乳糖,目的是用于出峰定性,避免仪器出现识别错误。

(二)棉子糖的测定

离子色谱法也是低聚糖测定的优选之法,可以利用不同低聚糖的极性通过色谱分离加以定量测定,以棉子糖为例。

1. 分析步骤　试样经水溶解,分别采用淀粉酶酶解去除淀粉后,采用乙腈沉淀、高速离心的方式去除蛋白质和脂肪,再经固相萃取柱净化后,注入离子色谱仪,以氢氧化钠溶液为淋洗液,经阴离子交换柱分离,脉冲安培检测器检测,根据保留时间定性,外标法定量。

2. 注意事项　如果试样中同时含有果聚糖或低聚半乳糖,可以通过优化仪器分析条件,确保目标物分离度较好。

3. 方法特点　方法前处理简单,灵敏度高。适用于婴幼儿配方食品、婴幼儿谷类辅助食品、婴幼儿罐装辅助食品、饮料及豆粉食品中棉子糖含量的测定(GB5009.258)。

(三)低聚半乳糖的测定

对于一些不能直接用高效液相色谱法或离子色谱法有效分离的低聚糖,也可先采用特异的糖苷酶进行酶解,再通过测定酶解前后试样提取液中糖组分的变化,计算获得低聚糖的含量数据。以低聚半乳糖测定为例(AOAC 2001.02)。

1. 分析步骤　样品用水提取后,用磷酸盐缓冲液稀释定容;然后定量吸取提取液用特异性β-半乳糖苷酶水解;采用离子色谱法分别测定酶解前和酶解后提取液中乳糖和半乳糖含量,用差减法计算低聚半乳糖含量,即酶解后半乳糖含量扣除酶解前半乳糖含量以及由乳糖酶解产生的半乳糖含量,再乘以分子转换系数,用公式表示:

低聚半乳糖(%)= 1.35×(酶解后半乳糖-酶解前半乳糖-酶解前乳糖/1.9)

2. 方法特点　此法可以较准确定量低聚半乳糖或其他半乳糖,但需要特异的水解酶,操作步骤较为繁琐;由于易受试样中乳糖干扰,因此本法适用于食品中添加的低聚半乳糖测定,但不适用于产品中乳糖含量与低聚半乳糖含量比值大于6的产品。

四、多糖的测定

多糖是由10个以上糖单体通过糖苷键结合的碳水化合物。食物中的多糖不是一种纯粹的化学物质,而是聚合程度不同的物质的混合物,根据糖单体是否一致分为同多糖和杂多糖。多糖根据是否溶于水和是否可被乙醇溶液(60%~85%)沉淀分为可溶性多糖和不溶性多糖。可溶性多糖分子质量相对较低,也称低分子质量多糖(<1×10⁴道尔顿),目前一些可溶性的聚葡糖、果聚糖属于低分子质量

多糖;食物中绝大多数多糖是不溶于水的高分子质量多糖,如淀粉等。多糖无还原性和变旋现象,可通过酸解或酶解进行降解,再采用适宜的方法进行测定。

(一)淀粉的测定

淀粉是以葡萄糖为单体通过糖苷键连接成的多糖,根据糖苷键的位置可以分为直链淀粉和支链淀粉。直链淀粉结构稳定,易形成淀粉颗粒,而支链淀粉易断裂。由于淀粉中直链淀粉、支链淀粉的比例不同,影响着其水溶性、黏度以及酶的可及性。淀粉由于分子量较大、没有还原性,因此不能直接测定,需要用酶法或酸对其降解,再通过还原糖、色谱技术进行定量测定。另外,由于碘和淀粉的多羟基可以发生呈色反应,也可用于淀粉的测定。具体方法可以参考GB 5009.9。

1. 酶水解法

(1)分析步骤:试样分别用乙醚、85%乙醇洗去脂肪和可溶性糖类后,在沸水浴上加热糊化,然后在55~60℃条件下,加入过量淀粉酶溶液进行充分酶解,直至与碘溶液不发生显色反应。定容、过滤,滤液进一步用盐酸水解1小时,使淀粉转化为单糖,调节pH至中性后再次定容、混匀。试样水解液可以采用还原糖法、葡萄糖氧化酶法、高效液相色谱法测定葡萄糖含量,再乘以0.9转化为淀粉的质量。

(2)注意事项:糊化有助于淀粉结构的打开,可以采用加热的方法,也可以采用低温加碱(氢氧化钾)的方法。淀粉酶一般可以将淀粉降解为低聚的小分子糖,如麦芽糖、糊精,因此,需要盐酸的辅助进一步水解为单糖;也可以在淀粉酶中同时加入淀粉葡萄糖苷酶和转化酶。

(3)方法特点:酶水解法相对特异性较高,适用于除肉制品外所有食品中淀粉含量的测定。

2. 酸水解法　酸水解方法是将试样直接用6mol/L盐酸水解为单糖,再采用还原糖方法进行测定。该方法更为快速,但也可能同时破坏一些非淀粉糖,如半纤维素,形成具有还原性质的单糖或类似还原糖类物质(如戊糖酸、糖脂类等),会使结果偏高。

(二)抗性淀粉的测定

抗性淀粉是模拟小肠消化环境测定的难以消化的淀粉部分。和酶法测定淀粉相比,更严格地控制了试样前处理条件,包括试样粒度、酶的来源与用量、酶解时间等。Magzyme在Englyst、Champ等人研究基础上制定了抗性淀粉测定方法(AOAC 2002.02),我国农业部也制定了稻米及其制品中抗性淀粉的测定标准(NY/T 2638—2014)。

1. 分析步骤　称取适量试样加入α-淀粉酶和淀粉葡萄糖苷酶溶液,密封后在37℃水浴震荡16小时。用等容积无水乙醇沉淀酶解液,离心并去除上清液,反复洗涤沉淀2~3次后沥干。沉淀在冰水浴下边搅拌边加入氢氧化钾溶液,然后顺序加入乙酸钠缓冲溶液和淀粉葡萄糖苷酶溶液,再在60℃水浴2小时,离心,取上清液采用葡萄糖氧化酶法或离子色谱法测定葡萄糖含量,结果换算成抗性淀粉含量。

2. 方法特点　方法适用于含抗性淀粉的植物及其制品的测定,在测定时,最好同时采用与试样含量相近的参考物作对照。

（三）粗多糖的测定

对于一些天然食物,由于糖结构较为复杂,难以利用色谱技术进行定性测量,因此多利用多糖特性,先用80%乙醇沉淀分离,再采用硫酸/盐酸进行降解,通过还原糖滴定或显色反应进行测定,所得到的结果统称为粗多糖,但不包括分子质量较低的可溶性多糖组分。粗多糖一般指的是非淀粉多糖,因此,对于高淀粉食物应在试样前处理时注意采用酶法去除淀粉。表3-10-2列出了常用的粗多糖测定方法。

表3-10-2 常用的粗多糖测定方法

测定方法	提取条件	反应条件	测定条件
碱性酒石酸铜滴定法	热水提取,5倍容积	盐酸水解	滴定还原糖
蒽酮比色法	无水乙醇沉淀	糖与硫酸在加热条件下脱水生成羟甲基呋喃甲醛,再与蒽酮缩合成蓝绿色化合物	分光光度法
苯酚-硫酸法		糖与硫酸在加热条件下与苯酚发生显色反应	分光光度法

粗多糖测定法虽然是特异性不强、比较“粗糙”的方法,但由于操作简单、成本低廉,对于植物性来源食物多糖含量的筛查还是比较实用的。由于反应过程易受硫酸浓度、加热温度等因素的影响,因此,应注意方法再现性,并注意去除低分子糖、淀粉等干扰。

（四）多糖单体成分的测定

目前,随着食品科技的发展,一些多糖单体成分不断被提纯、改造,并已形成成熟的产品用于食品的添加,比如果聚糖、聚葡萄糖、β-葡聚糖等。这些多糖由于不轻易被小肠消化,且具有一定生理学功能,被作为膳食纤维的单体组分。

但是,单就每一种多糖而言,往往也是不同聚合度的混合物,并且会受到加工工艺的影响存有一定差异,也为测定带来一些难度,下面仅列出国内外相对比较成熟的多糖测定技术。

1. 果聚糖的测定 严格说,果聚糖是低聚果糖、菊粉、多聚果糖的统称,每种果聚糖亚类又可能有不同的组分,因此,对于果聚糖的测定应详细了解其来源。由于不同生产工艺获得的果聚糖聚合度略有差异,因此,对果聚糖的测定只能考虑大致聚合度的平均状况,对聚合度过大的果聚糖可能在前处理的难度上较大。果聚糖的测定基本采用了酶-色谱法,具体可参考 AOAC 999.03、AOAC997.08 和 GB 5009.255。

（1）原理:试样经热水浸提后,样液本底存在的蔗糖先经蔗糖酶水解成葡萄糖和果糖,再经硼氢化钠还原成相应的糖醇(多余的硼氢化钠用乙酸中和);然后样液中的果聚糖经果聚糖酶水解成果糖和葡萄糖,经离子色谱-脉冲安培检测器测定果糖含量,再通过换算系数折算得到果聚糖含量。

（2）适用范围:适用于乳及乳制品、婴幼儿配方食品、婴幼儿谷类辅助食品、固体饮料、配制酒中单独添加的低聚果糖、多聚果糖或菊粉含量的测定。

（3）方法特点:本方法规定了果聚糖的平均聚合度,不同工艺生产的果聚糖平均聚合度应在可控范围。如果试样中存在两种及以上来源果聚糖,本方法不能加以区分,只能以果聚糖总和计算。

2. 聚葡萄糖的测定 聚葡萄糖是以葡萄糖、山梨醇和柠檬酸为原料,按特定比例调配加工而成的一种D-葡萄糖多聚体。聚葡萄糖以1,6-糖苷键结合为主,平均聚合度为20,分子量约为3200道尔顿,最大不超过22 000道尔顿。聚葡萄糖的测定同样采用了酶-色谱法(AOAC 2000.11、GB 5009.245)。

（1）原理:试样用热水提取后,通过离心超滤器去除高分子干扰物,滤液用酶混合物(异淀粉酶、淀粉葡萄糖苷酶、果聚糖酶)处理,去除淀粉、果聚糖等干扰物后,用离子色谱-脉冲安培检测器定量测定聚葡萄糖含量,外标法定量。聚葡萄糖对照品应按照试样步骤进行相同处理。

（2）注意事项:①为保证结果的准确性,应选用与食品中添加的聚葡聚糖来源一致的参考物质,因为不同来源的参考物质在离子色谱仪上的响应是不一样的,因此使用不同源参考物质定量是不准确的。②实验过程中所有的定量转移均采用称重法,以保证结果传递的准确性。

3. β-葡聚糖的测定 β-葡聚糖是燕麦、大麦、青稞、黑麦等谷物及其加工制品(面粉、麸皮、麦片、饮料等)中的天然成分,也是功能性成分,β-葡聚糖含量的测定对控制燕麦等谷物的营养品质也非常重要(AOAC 992.28、NY/T 2006—2011)。

（1）原理:利用地衣聚糖酶(或称葡聚糖酶)和β-葡萄糖苷酶对(1→3)(1→4)-β-D-葡聚糖(混联β-D-葡聚糖,或简称β-葡聚糖)的酶解作用,由地衣聚糖酶专一性地水解β-葡聚糖成寡糖,β-葡萄糖苷酶则将寡糖水解成葡萄糖,葡萄糖在葡萄糖氧化酶作用下生成葡萄糖酸和过氧化氢,过氧化氢在过氧化物酶作用下,与4-氨基安替比林氧化缩合生成红色醌类化合物,用分光光度计法测定。

（2）方法特点:操作简单、准确度高。由于本法测定的是葡萄糖含量,应注意用转换系数折算出β-葡聚糖含量。

五、膳食纤维的测定

膳食纤维包括总膳食纤维、可溶性膳食纤维、不溶性膳食纤维,分别缩写为TDF、SDF和IDF。国内外常用于测定食品中总的、可溶性及不溶性膳食纤维的测定方法分为两类,一类是酶重量法,此法可以满足所有天然植物性食物的测定;另一类是酶重量法-液相色谱法,此法更为精准,几乎涵盖所有来源的膳食纤维组分,但操作复杂。

（一）酶重量法

对于总的、可溶性、不溶性膳食纤维的测定主要采用酶重量法,以及基于此的酶重量-色谱法。

（1）原理:样品分别用热稳定α-淀粉酶、蛋白酶、葡萄糖苷酶进行酶解消化以去除蛋白质和淀粉,然后分别测定

TDF、IDF 和 SDF（可任选其二）。TDF 是酶解后用乙醇沉淀，过滤后，沉淀物经乙醇和丙酮冲洗后干燥称重；IDF 和 SDF 是酶解后直接过滤，其中沉淀部分反复用热水冲洗后干燥称重，为 IDF；滤液部分用 4 倍量 95% 乙醇沉淀后再过滤、干燥、称重，为 SDF。TDF、IDF 和 SDF 的质量都需通过蛋白质、灰分含量进行校正。

（2）方法特点：本方法测得的总膳食纤维中不包括低分子质量的膳食纤维组分，如低聚果糖、低聚半乳糖、聚葡萄糖、抗性麦芽糊精，以及热不稳定的抗性淀粉等。

（3）注意事项：酶重量法中酶的选择是一个很重要的步骤，直接会导致数据的偏差。

（4）主要参考方法：AOAC 985.29，AOAC 991.43，GB 5009.88。

酶重量法-液相色谱法是在酶重量法的基础上建立的，和酶重量法相比：①在前处理条件上选择更有利于保护抗性淀粉、抗性糊精的酶解条件；②在检测条件下，结合高效液相色谱内标法可以定量检测到可溶于 80% 乙醇溶液的低分子质量膳食纤维组分。酶重量法-液相色谱法测得的总膳食纤维中包括低聚果糖、低聚半乳糖、聚葡萄糖、抗性麦芽糊精、抗性淀粉等膳食纤维组分。

液相色谱法用到的内标物，不同方法略有不同：①GB/T 22224—2008 和 AOAC 2001.03 用到的是丙三醇，而目前很多酶是以丙三醇为介质存在的，导致样品中膳食纤维测定值不准确；②AOAC 2009.01 使用二甘醇作为内标物；③AOAC 2011.25 使用山梨醇作为内标物，这样可以避免酶中丙三醇的干扰。

（二）其他

除了酶重量法和酶重量法-液相色谱法外，目前，有关膳食纤维的测定方法还有：①中性洗涤剂法，此法获得的结果主要包括纤维素、半纤维素等植物细胞壁成分，属于不溶性膳食纤维。由于方法原理与膳食纤维当前的定义相差较远，因此，除了谷物外，其所测定的结果与酶重量法的不溶性膳食纤维不具可比性，故目前仅限于粮谷类作物的日常检测。②粗纤维法，利用酸、碱处理，去除淀粉、蛋白质等干扰物，残渣即为粗纤维。目前此法在各国食物成分表中已较少应用，不再赘述。

第七节 维生素的测定

维生素的种类繁多，结构复杂，理化性质和生理功能各异，因此，其测定方法有很大不同。食物中维生素的含量都很低，为保证人体不因维生素缺乏而导致疾病，维生素常作为功能食品的营养强化添加剂。测定食物中维生素的含量，既可以评价食物的营养价值，又可以监督维生素强化食品的添加量，防止摄入不足或过量，同时对指导食品加工、贮存行业的发展提供建议。维生素的检测对食品领域有非常重要的意义。

维生素的检测方法主要有化学法、仪器法、微生物法等。其中色谱法以其高分离效能，在维生素分析方面占有重要地位。由于大多维生素易被紫外线、氧气破坏，因此，在实验操作过程尽可能避光或避免长时间暴露在高温、高氧环境中；而且标准溶液要定期校核。

一、脂溶性维生素的测定

脂溶性维生素性质不稳定，会受到光、氧、热及酸碱等因素的影响。要保证数据的稳定、准确，样品的前处理至关重要。脂溶性维生素会以各种形态分布在样品中，根据基质中脂肪和脂溶性物质含量的不同，脂溶性维生素前处理方法分为溶剂直接提取法和皂化后提取法。皂化法分为室温过夜皂化法和加热皂化法，加热皂化法又分为加热回流皂化法和恒温水浴振荡皂化法。

（一）维生素 A、E 的测定

食物中维生素 A 主要为全反式视黄醇，维生素 E 则存在 8 种异构体，其中 α-生育酚生物活性最强，其他异构体需要根据含量按照不同的折算系数转化为 α-生育酚进行表达。由于都溶于有机溶剂，且极性较强，维生素 A、E 往往同时在线分析，主要的测定方法有反相液相色谱法、正相色谱。不同方法间最大的差别在于色谱条件的选择。具体方法可以参照 GB 5009.82、BS EN 12823—1—2014、BS EN 12822—2014、ISO 20633 等。

1. 原理 试样中抗坏血酸和 2,6-二叔丁基-4-甲基苯酚保护下，用乙醇和氢氧化钾溶液进行皂化，去除脂质干扰，然后石油醚/乙醚提取、净化、浓缩，C_{30} 或 PFP 反相液相色谱柱分离，紫外检测器或荧光检测器检测，外标法定量。

2. 方法特点

（1）适用于食物中维生素 A、E 的同时测定。

（2）加热皂化法用时较短，适用于快速、批量分析检测。

（3）检测器的选择：紫外检测器，具有灵敏度高、线性范围宽、可根据需要选择波长范围等优点，提高了工作效率。荧光法特异性强、干扰少、快速、简单，对维生素 E 的检测有更高的灵敏度和选择性。

（4）色谱柱的选择：传统的反相色谱柱为 C_{18}，不能完全分离维生素 E 各异构体。目前已有一些新型的色谱柱用于维生素 E 分离，比如正相色谱可以采用 Si 60 硅胶柱，可以分离 4 种生育酚异构体；正相色谱可以采用 C_{30}，可以分离生育酚和三烯生育酚。

（二）维生素 D 的测定

天然食物中由于维生素 D 含量很低，因此一直是食物化学分析的难题，仅利用高效液相色谱法建立了强化食品和配方食品中的测定方法。随着质谱技术的推广，以维生素 D_2 和维生素 D_3 的同位素为内标，可以实现食品中维生素 D_2 和维生素 D_3 的测定，大大提高了检测灵敏度，参照 GB 5009.82、BS EN 12821—2000、ISO 14892。

1. 液相色谱-串联质谱法

（1）原理：试样中加入维生素 D_2 和维生素 D_3 的同位素内标，经氢氧化钾乙醇溶液皂化后提取，用乙酸乙酯活化的硅胶固相萃取柱对提取液进行净化，浓缩后进入反相高效液相色谱（C_{18} 柱）分离，采用串联质谱法检测，内标法定量。

（2）方法特点：前处理过程简单，易操作，结果稳定可靠;灵敏度高,检出限低,但易受样品基质的影响。

2. 高效液相色谱法

(1) 原理:试样中经皂化、提取、净化、浓缩后,用正相高效液相色谱半制备,反相高效液相色谱 C_{18} 柱色谱分离,经紫外或二极管阵列检测器检测,内标法(或外标法)定量。

(2) 注意事项:本方法可以将维生素 D_2、D_3 互为内标,如样品中只含有维生素 D_3,可用维生素 D_2 做内标,反之亦然,但需要验证回收率是否能满足检测要求。

(3) 适用范围:适用于配方食品中维生素 D_2 和维生素 D_3 的测定。

(三) 维生素 K 的测定

维生素 K 根据来源、结构不同可以分为维生素 K_1、K_2,维生素 K_2 又可分为不同亚型。由于维生素 K 遇碱容易破坏,因此常规的皂化方法不能用于维生素 K 的前处理;且由于维生素 K 极性较低,常规的高效液相色谱法不能对之加以有效分离。近十几年来,研究者们发现维生素被锌氧化后可以产生荧光物质,因此可以通过建立高效液相柱后衍生荧光法进行定量分析,后来又有质谱技术的跟进。方法可参照 GB 5009.158—2016、BS EN 14148—2003 及相关文献。

1. 高效液相色谱-荧光检测法

(1) 分析步骤

1) 提取:婴幼儿食品和乳品、植物油、动物性等试样经脂肪酶、淀粉酶和蛋白酶酶解后,用正己烷进行维生素 K 提取;水果、蔬菜等植物性试样,用异丙醇和正己烷提取后,经中性氧化铝柱净化,去除叶绿素等干扰物质。

2) 提取液经液相色谱进行分离(C_{18} 柱),分离后进入锌柱衍生,用荧光检测器检测,外标法定量。

(2) 本法适用于所有食品维生素 K 的测定,可有效分离维生素 K_1 以及 MK-4、MK-7、MK-9 等维生素 K_2 亚型。

(3) 注意事项:①维生素 K_1 对光敏感,处理过程应避免紫外光照,尽可能避光操作;②实验用到的脂肪酶和淀粉酶需测定酶活力,保证酶活力符合国标的要求;③锌柱接入仪器前,须将液相色谱仪所用管路中的水排干。

2. 液相色谱-串联质谱法 液相色谱-串联质谱法的实验步骤基本与高效液相色谱-荧光检测法一致,只是不用再经锌柱衍生,所用色谱条件和检测器不同。

二、水溶性维生素的测定

水溶性维生素的检测方法可分为两类:微生物分析法和化学分析法。

微生物分析法是利用某种微生物会对特定维生素具有极强的特异性,是其正常生长所必需的因子,在一定条件下,微生物生长与繁殖速度与溶液中该维生素的含量成一定的对应关系,据此对该维生素进行定量。目前我国国家标准中使用微生物分析法测定食品中的 B_6、烟酸、叶酸、泛酸、生物素和婴幼儿食品中的维生素 B_{12}。微生物分析法的分析步骤一般分为以下几步:①测试菌液的制备,包括日常固体培养基上菌种的转接活化及液体种子培养液的制备。②试样及标准的制备,包括试样管和标准曲线管的制作。③测定用培养基的制备,目前可以直接使用商业化生产的专用测定目标

维生素的培养基进行配制。④灭菌,接种和培养。⑤利用比浊法进行测定。随着微生物技术的发展,微生物分析法衍生出很多不同的检测形式,如维生素检测试剂盒法、在线微生物浊度法、管碟法、自动浊度微生物分析仪法等。

化学分析法有滴定法、分光光度法、荧光法、高效液相色谱法、液相色谱-质谱联用技术等。化学分析法具有分析时间短、分析步骤少和简单快速的优点。由于水溶性维生素分子结构的复杂性和在食品中存在形式的差异,这些方法各有优缺点,其灵敏度、准确度和适用范围都有很大不同。其中,随着色谱技术的大力发展,各种检测器如荧光检测器、紫外检测器、质谱检测器的应用,使得水溶性维生素的检测技术也有了更进一步的发展。比如维生素 B_1 和 B_2 的检测,在 20 世纪 60 年代,微生物法是"黄金标准"测定方法,而现在荧光法的检出限可以和微生物法相当,检测过程快速、结果准确、重复性好,微生物法已经被替代。

不论是化学分析法还是微生物分析法,都需要将目标维生素从复杂的食品基质中提取出来,提取方法的选择基于以下几方面:①食品基质的特性;②食品基质中维生素存在的形式(是原生形式所占比重大还是添加形式比重大,游离态较多还是结合态较多以及结合态的结合形式也不尽相同);③维生素对热和 pH 的稳定性;④分析方法的选择性和特异性。通常,水溶性维生素的提取方法包括用缓冲液或酸性溶液进行水解、调节 pH 沉淀蛋白或者使用合适的蛋白沉淀剂、用合适的酶进行酶解等。

(一) 维生素 B_1 的测定

维生素 B_1 在酸性溶液中很稳定,加热不易分解,但在碱性溶液中不稳定,易被氧化和受热破坏。利用此特性,可以采用酸水解法对试样进行前处理提取,将维生素 B_1 从结合态的辅酶中游离出来。在测定技术方面,由于维生素 B_1 在碱性铁氰化钾溶液中可被氧化成噻嘧色素产生荧光,因此,荧光检测一直是核心手段;此外,高效液相色谱质谱联用分析法也在发展。

1. 荧光分光光度法 试样经高压水解后,硫胺素在碱性铁氰化钾溶液中被氧化成噻嘧色素,在紫外线照射下,噻嘧色素发出荧光。在给定的条件下,以及没有其他荧光物质干扰时,此荧光的强度与噻嘧色素量成正比,即与溶液中硫胺素量成正比。如试样中含杂质过多,应经过离子交换剂处理,使硫胺素与杂质分离,然后以所得溶液用于测定。本法适用于所有食品中维生素 B_1 含量的测定,但由于需要净化以除去可能具有荧光的杂质干扰,因此操作较为繁琐,且耗时较长。

2. 高效液相色谱-荧光法 随着高效液相色谱法的发展,将柱前或柱后衍生、高效液相色谱分离(C_{18})、荧光分光光度计测定串联在一起,提高了分析的可控性。方法的原理和试样前处理主要操作与荧光法基本一致。

高效液相色谱-荧光法适用大部分食物中维生素 B_1 的测定,但对于某些食品如辣椒干,需要利用人造沸石净化后再衍生测定;绿茶和咖啡中的单宁会导致回收率偏低,可通过添加盐酸降低萃取溶液的 pH 加以解决。具体方法可参照 GB 5009.84、EN 14122:2014。

另外,高效液相色谱-紫外法也可用于基质简单、含量水

平较高的膳食补充剂类产品的测定,实现多种 B 族维生素的在线分析。

(二) 维生素 B₂ 的测定

维生素 B₂ 由于本身在 440~500nm 波长光照射下可发出黄绿色荧光,且荧光强度与维生素 B₂ 浓度成正比,因此,无须衍生即可利用荧光分光光度法或高效液相色谱-荧光法进行测定(参照 GB 5009. 85、EN 14152—2014 等)。对于一些基质简单、维生素含量高的强化食品,也可以采用高效液相色谱-紫外法进行检测,甚至通过设定不同的波长或利用二级管扫描实现不同波长下多维生素(维生素 B₁、维生素 B₂、维生素 B₆、泛酸、烟酰胺等)的在线分析。

1. 高效液相色谱法　试样在稀盐酸环境中恒温水解,调 pH 至 6.0~6.5,用木瓜蛋白酶和高峰淀粉酶酶解,定容过滤后,滤液经反相色谱柱分离,高效液相色谱荧光检测器检测,外标法定量。

2. 荧光分光光度法　荧光分光光度法中,试样水解和酶解的前处理操作同高效液相色谱法基本一致,用冰乙酸和高锰酸钾溶液氧化去除杂质,并经吸附柱净化,提取液在激发波长 440nm,发射波长 525nm 下测定荧光强度。为了消除维生素 B₂ 以外的干扰荧光,需要进一步加入连二亚硫酸钠,将维生素 B₂ 还原为无荧光的物质后,再次测定荧光强度,根据两次测定的差值对照标准曲线进行维生素 B₂ 定量测定。

(三) 维生素 B₆ 的测定

维生素 B₆ 是一种含氮化合物,主要以吡哆醇、吡哆醛和吡哆胺三种结构及磷酸酯形式存在,作为营养强化剂使用的维生素 B₆,一般为盐酸吡哆醇。天然食物中磷酸吡哆醛和磷酸吡哆胺可在生物体内相互转化,是 100 多个不同酶的辅酶。维生素 B₆ 在酸性条件下对热较为稳定,但在碱性介质中对热不稳定,利用这一特点,可以通过酸解进行维生素 B₆ 的提取;维生素 B₆ 的测定方法主要是微生物法和高效液相色谱法。

1. 高效液相色谱法　高效液相色谱法比较适用于添加了维生素 B₆ 的食品测定。AOAC 2004. 07 和 BS EN 14164—2014 均采用了高效液相色谱法测定婴幼儿食品等食物中维生素 B₆ 含量。试样经盐酸提取后,用 Fe²⁺ 作催化剂,用乙醛酸将吡哆胺转化成吡哆醛,再用 NaBH₄ 将吡哆醛转化成吡哆醇,然后用 HPLC 法进行测定,这样可以避免吡哆醛和吡哆胺在检测过程中的损失和复杂的结果计算,且用盐酸吡哆醇作为唯一的标准物质,可以准确对维生素 B₆ 总量进行定量。

BS EN 14663—2005 是利用酸性磷酸酶和 β-葡糖苷酶对试样进行酶解;再用高效液相色谱法分离吡哆醛、吡哆胺和吡哆醇,通过荧光检测器定量。由于该方法中使用了 β-葡糖苷酶,因此结果中包含了部分维生素 B₆ 糖基化形式。

由于方法相对简单、快速、准确,所以,在强化食品、维生素预混料、膳食补充剂类产品中应用较为广泛,但对于天然食物来源维生素 B₆ 测定尚须进一步研究。

2. 微生物法　微生物法是维生素 B₆、维生素 B₁₂、烟酸、叶酸、泛酸、生物素等 B 族维生素经典的测定方法,尽管方法较为繁琐,但到目前为止还未获得更好的替代方法。

(1) 原理:微生物法利用某一种细菌的生长必须依赖某种维生素的存在,将试样提取液与细菌共同孵育一段时间后,细菌生长所引起的溶液浑浊或产酸量在一定浓度范围与该维生素含量呈现良好的曲线线性关系,因此,可以通过测定透光率或记录滴定用标准碱溶液消耗体积的方法,并与标准曲线相比较得出试样中该维生素含量。

(2) 基本分析步骤:一般来讲,微生物法包括几个关键步骤:

1) 试样提取:根据不同维生素的物化性质,通过采用酸水解、高压水解、碱水解、酶解的方法对维生素进行提取,并使之从结合态或复杂结构释放出可被细菌利用的"简单"形态。

2) 去除蛋白质、脂肪、淀粉等干扰物后,调节提取液酸碱度至适宜细菌生长的 pH,在无菌状态下,吸取不同体积提取液与培养基和已经活化的细菌接种液混合,在 37 ℃孵育 24~72 小时,以得到最大浊度。

3) 振荡混匀后,用可见分光光度在 510~630nm 读取透光率(或吸光度值)或用碱溶液滴定酸度。

4) 另作一套标准系列曲线,根据试样管透光率或碱溶液消耗体积,用插入法计算试样中维生素含量。

(3) 注意事项:和一般对物质物化特征测量的原理不同,微生物法利用了细菌繁殖与维生素含量的关系,因此,在测定过程中会遇到很多偶然性因素,如细菌活力、单位接种液均匀度和菌数、试样中营养密度以及是否含有抗生素或其他抑菌物质等,导致微生物生长及其与维生素的关系会出现一定不可预期的变化,使测定结果偏差较大。为了解决这一问题,微生物法要求:①标准曲线应是基于 2~3 次平行测定管的平均值建立的;②试样的测定不仅包括平行检验,也要有多浓度测量,其假设是微生物对试样中维生素的生长响应与对标准溶液的生长响应一致或拟合度较高;③由于在一定浓度范围内,细菌对维生素的生长响应呈现出"s"状曲线,因此当试样提取液维生素浓度超出曲线范围外则无法准确定量。

微生物法灵敏度高,不同维生素有特定的适宜菌种,见表 3-10-3。

表 3-10-3　微生物法测定维生素一览表

维生素	菌种	培养基 pH	测定方法
维生素 B₆	卡尔斯伯酵母菌(Saccharomyces Carlsbrgensis)	4.5	透光率(550nm)
维生素 B₁₂	莱士曼乳酸杆菌(Lactobacillus leichmannii)	6.8	透光率(550nm)
烟酸(烟酰胺)	植物乳杆菌 Lactobacillus plantarum	6.8	透光率(550nm)
叶酸	鼠李糖乳杆菌(Lactobacillus casei, ATCC 7469)	6.8	透光率(550nm)
生物素	植物乳杆菌(Lactobacillus plantarum)	6.8	透光率(550nm)
泛酸	植物乳杆菌 Lactobacillu splantarum	6.8	透光率(550nm)

（四）维生素 B₁₂ 的测定

维生素 B₁₂ 在体内因结合的基团不同，可有多种形式存在，如氰钴胺素、羟钴胺素、甲基钴胺素和 5′-脱氧腺苷钴胺素，其中 5′-脱氧腺苷钴胺素是维生素 B₁₂ 的主要存在形式。由于维生素 B₁₂ 在食物中的存在形式多样，且含量较少，给测定带来了许多困难。尽管目前已经建立了多种维生素 B₁₂ 测定方法，如微生物法、高效液相色谱法、放射分析法、化学发光分析法、高效液相色谱质谱联用法等，微生物法依然是各类天然食物维生素 B₁₂ 测定的经典方法，具有灵敏度高、特异性强的特点。高效液相色谱法受到检出限的制约常用于强化食品、配方食品、膳食补充剂或预混料的测定；放射分析法和化学发光分析法由于成本高很少推广使用。AOAC 2011.10 是随着新仪器的出现发展出来的方法，以双三元液相色谱仪用双柱切换法实现在线净化和浓缩样品，灵敏度高、快速准确。但是，样品前处理中要使用剧毒物质氰化钾进行转化，为实验操作带来危险性，此法也被 ISO 20634-2015 采纳。

1. 固相萃取或免疫亲和柱层析净化高效液相色谱法

（1）原理：试样加水溶解，经超声振荡提取后，采用固相萃取法或维生素 B₁₂ 免疫亲和色谱法对试样提取液中的维生素 B₁₂ 进行富集并去除部分杂质，高效液相色谱-紫外检测器法进行测定分析。

（2）注意事项：由于检出限较高，本法适用于添加维生素 B₁₂ 的片剂、胶囊、粉剂、功能性饮料类型强化或保健食品中维生素 B₁₂ 的测定。由于固相萃取柱和免疫亲和净化柱在进行维生素 B₁₂ 富集、净化时的原理不同，因此前处理操作步骤有所区别。固相萃取柱比免疫亲和净化柱成本低，但是免疫亲和净化柱的特异性很强，稳定性好。

2. 微生物法　微生物法基本原理同维生素 B₆，仅说明试样前处理方法。由于维生素 B₁₂ 是含钴维生素，因此提取液加入含无水磷酸氢二钠、无水偏重亚硫酸钠、柠檬酸的提取液，于 121℃ 水解 10 分钟，使氰钴胺素或羟钴胺素转变成亚硫酸合钴胺素。冷却后先调 pH 至 4.5，定容过滤后，取滤液再调 pH 至 6.8，用水定容，备检。维生素 B₁₂ 适宜的菌种是莱士曼乳酸杆菌（Lactobacillus leichmannii），为避免高浓度偏亚硫酸钠可能会抑制细菌的生长，因此最终在培养液中由试样提取液带入的偏亚硫酸钠必须小于 0.03mg/ml。

（五）烟酸的测定

烟酸是最为稳定的一类维生素，对酸、碱、热、光及弱氧化剂都很稳定，微溶于冷水，易溶于热水及乙醇。烟酸广泛存在于各类食物中，包括烟酸、烟酰胺，主要以烟酰胺腺嘌呤二核苷酸和烟酰胺腺嘌呤二核苷酸磷酸的形式存在。在植物中，由于烟酸多以结合态存在，因此较难被利用，如果硫酸溶液水解不能将这部分烟酸完全释放出来，可以采用碱溶液使这部分低活性或无活性的烟酸释放出来。

烟酸的测定方法有微生物法、高效液相色谱法和超高效液相色谱-串联质谱法等。其中超高效液相色谱-串联质谱法是一种具有高选择性、高灵敏度的分析方法，其分离效果好，检测时间短，大大提高了分析测定的准确性。但是在样品前处理时，如果使用酸或碱进行提取，会产生较多的干

扰杂质，这些干扰物质可能会降低仪器的灵敏度，因此要采用固相萃取法对样品处理液进行净化除杂。同时所用的同位素内标价格昂贵，仪器成本较贵。

1. 微生物法　微生物法可以测定各类食品烟酸含量，所获结果是烟酸和烟酰胺总和，如果明确了解食品中添加的烟酸剂型，也可以以该剂型进行表达。由于烟酸对酸、碱都比较稳定，因此试样提取可直接采用硫酸溶液高压水解。先用氢氧化钠溶液调 pH 至 6.0~6.5，再用盐酸调 pH 至 4.5，定容过滤后，滤液备测。烟酸的适宜菌种是植物乳杆菌 Lactobacillus plantarum（GB 5009.89）。

2. 高效液相色谱法　高蛋白试样经沉淀蛋白质，高淀粉样品经淀粉酶酶解，在弱酸性环境下超声波振荡提取，以 C₁₈ 色谱柱分离，在紫外检测器检测 261nm 波长处检测，根据色谱峰的保留时间定性，外标法定量，计算试样中烟酸和烟酰胺含量。本法适用于强化食品中烟酸和烟酰胺的测定，烟酸总含量可根据烟酸含量极上烟酰胺折算为烟酸的量（烟酰胺乘以 1.008）计算而得。高效液相色谱法是检测食品中烟酸及烟酰胺的另一强有力的手段，但该方法易受到其他杂质的干扰，从而影响结果的准确性，适用于含量高一些的强化食品。

（六）叶酸的测定

叶酸是由一个喋啶与一个对氨基苯甲酸结合成喋酸，再与一个或多个谷氨酸结合而成喋酰谷氨酸（pteroylgluta-mate，pteGlu）。喋酰多谷氨酸是天然食物中叶酸的主要储存形式，当利用时要对多谷氨酸进行降解，转化为有活性的叶酸。

叶酸外观为淡黄色结晶粉末，微溶于水，其钠盐易于溶解。不溶于乙醇、乙醚等有机溶剂。叶酸对热、光敏感，在酸性条件下不稳定，在偏碱性和中性溶液中对热敏感。叶酸的测定方法主要有微生物法、高效液相色谱法等。高效液相色谱法近年来发展迅速，但是由于叶酸衍生物繁多，标准品来源有限，各种衍生物需从不同化学公司或实验室购买，有的甚至需要自行合成；食品中存在多种干扰因素等问题，使分析方法的使用受到限制。微生物法是测定叶酸的经典方法，目前美、英、日等国家仍采用此法用于测定食物成分中叶酸含量。

1. 微生物法　由于叶酸有多种衍生物，因此用微生物法测定具有相似生物活性的叶酸总量，一直是经典的方法。由于细菌只能利用叶酸单、双谷氨酸盐，所以对天然食物进行前处理提取时，需要用去轭酶对叶酸进行水解；去轭酶的来源可来自血浆、鸡胰酶和猪肾酶，市场上比较成熟的试剂产品是鸡胰酶。总体上在提取操作中，试样经磷酸缓冲液高压水解 20~30 分钟，冷却至室温后加入蛋白酶、淀粉酶、鸡胰酶联合酶解 10 小时，定容过滤后灭菌、接种、培养、待测。如果试样是营养素补充剂或强化剂、预混料、饮料等，也可用氢氧化钠乙醇溶液直接提取。适合叶酸测定的菌种有鼠李糖乳杆菌、海氏肠球菌；其中海氏肠球菌更灵敏，而鼠李糖乳杆菌更稳定。由于食物中存在一些内源性酶可干扰叶酸降解，所以测定中样品需注意保鲜，必要时可以预先加热再进行提取（GB 5009.211）。

2. 高效液相色谱法　高效液相色谱法适用膳食补充

剂、预混料等高含量叶酸的测定。试样可以经氨水溶液溶解，提取后经 C_{18} 柱分离，利用高效液相色谱紫外检测器检测，外标法定量分析。相比于微生物法，高效液相色谱法前处理简单、快速，但灵敏度较低，只能测定添加的叶酸（folic acid），但不能准确定量天然的叶酸盐（folate，喋酰多谷氨酸）。

（七）生物素的测定

生物素广泛存在于各类食物中，有 8 个可能的立体异构体，但仅有一个存在于自然界中，并有生物活性。强化食品或保健食品中添加 D-生物素来增加营养。

通常植物组织中包含的大部分是游离态的生物素，而动物组织中大部分是结合态生物素。例如，在苜蓿中 80% 的生物素是游离态，而在鱼粉中只有 10% 是游离态生物素。目前，我国国标方法中使用微生物法测定各类食品中的生物素。微生物法维生素检测前处理复杂，操作步骤繁琐。国标方法中规定了试样提取液也可采用预先包埋了菌种的微生物法生物素试剂盒测定。微孔板试剂盒法与微生物法原理相同，只是采用包被植物乳杆菌的微孔板省去了接种液制备的步骤，极大地降低了菌种在传代、保存以及活化过程中发生突变、污染的可能性，菌株的活力更加稳定，保证了整个实验的可靠性和有效性。整个实验过程避免了大量玻璃器皿的使用，节省了人力物力，适合于大批量的样品检测。

1. 微生物法　生物素的适宜菌种是植物乳杆菌（*Lactobacillus plantarum*）。试样的提取根据食物类型选择适当的方法。

（1）薯类、肉类、乳类、新鲜果蔬、藻类试样、蛋类、豆类、坚果类、动物内脏等天然食品加入柠檬酸缓冲液振摇后高压水解，冷却后加入蛋白酶-淀粉酶溶液温育酶解过夜；经 95℃ 水浴中加热 30 分钟后，冷却、定容、过滤。

（2）婴幼儿配方食品、谷物类等制品需要用硫酸溶液于 121℃ 水解 30 分钟，冷却后用氢氧化钠溶液调节 pH 至 4.5，定容、过滤后，吸取滤液再用氢氧化钠溶液调 pH 为 6.8。

（3）强化生物素的饮料或维生素预混料等样品可以直接用水定容。试样提取液制备好后按照方法进行灭菌、接种、培养，550nm 处测定吸光值（或透光率）。具体方法可以参照 GB 5009.259。

2. 高效液相色谱法　高效液相色谱法适用于各类食品中生物素的测定，其基本原理是：试样加入 300μl 葡萄糖酮溶液、300μl EDTA 溶液、30ml 柠檬酸盐缓冲溶液和 3ml 木瓜蛋白酶溶液（必要时加入淀粉酶），经酶解提取后，利用柱后衍生高效液相色谱法定量分析。高效液相色谱法前处理操作简单、快速，可同时分离生物素和生物胞素（EN 15607:2009）。

（八）泛酸的测定

泛酸广泛存在于动物和植物组织中，主要以 CoA 或 ACP 这种结合态形式存在。泛酸是一种黄色黏滞油状物，但它的盐是无色晶体，泛酸钙是主要的商品形式。

测定泛酸的常用方法包括微生物法、高效液相色谱法、超高效液相色谱-同位素稀释质谱方法等。泛酸没有特征

发色团，吸收弱，所以高效液相色谱法适用于含量高的保健食品和强化食品中泛酸的测定，此类样品中的泛酸多以游离态存在，干扰物较少，但并不适用于成分复杂的食物样品。因此，目前国内外通常将微生物法用于食物中泛酸的测定。在微生物法中如果需要测定原生泛酸含量，需要用碱性磷酸酶和鸽子肝脏提取液进行酶解，将结合态的泛酸释放出来。鸽子肝脏提取液很难购买到，制作复杂。

柱后衍生-高效液相色谱法也可以应用于各类食物中总泛酸的测定，泛酸经酶解提取后，在碱性条件下反应生成具有荧光的物质，经荧光检测器定量。但是此方法操作复杂，不易于推广。ISO 20639:2015 使用超高效液相色谱串联质谱方法测定婴幼儿奶粉和成人营养品中的泛酸。用 0.4mol/L 醋酸铵缓冲液提取泛酸，过滤后，滤液直接测定。前处理简单、快捷，是理想的测定方法，但是需要用到昂贵的同位素内标，成本很高。

1. 微生物法　泛酸测定在试样前处理中，营养素补充剂或强化剂、预混料，以及添加了泛酸钙的配方食品可采用乙醇溶液直接提取法；谷薯类、肉蛋乳类、果蔬菌藻类、豆及坚果类等食品试样宜采用酶解提取法，先加入 Tris 缓冲液于高压条件下水解，然后用碱性磷酸酶和鸽子肝脏提取液酶解，酶解液按微生物法基本操作进行灭菌、接种和培养，用分光光度计测定吸光值。在实验过程中，应注意避免油脂污染，当有油脂存在时，会刺激植物乳杆菌快速生长，导致其生长速度不再与泛酸的含量成线性关系（GB 5009.210）。

2. 高效液相色谱法　利用泛酸易溶于水，在弱酸性至中性条件下（pH 5.0~7.0）稳定的理化性质，试样用热水在超声波振荡下提取，经 C_{18} 反相色谱柱分离，在紫外检测器检测 200nm 波长处检测，根据色谱峰的保留时间及紫外光谱图定性，外标法定量，计算试样中泛酸含量。此法适用于营养素补充剂类保健食品和配方食品中添加的泛酸（钙）的测定，不包括天然食品以辅酶形式存在的泛酸。

（九）胆碱的测定

胆碱是一种存在于磷脂的强有机碱，又是乙酰胆碱的前体，同时具有维生素的特性。胆碱在化学上为（β-羟乙基）三甲基氨的氢氧化物，呈现无色味苦的白色浆液，易溶于水，具有很强的吸湿性。胆碱易与酸反应生成更稳定的结晶盐（如氯化胆碱），对加热稳定，但在强碱条件下有所破坏。胆碱广泛存在于各类食物中，尤其是动物性食物。食物中胆碱的测定方法主要有酶比色法、雷氏盐分光光度法（GB 5413.20—2013）、离子色谱法等。

1. 酶比色法　酶比色是特异性较强的胆碱测定方法。试样中的胆碱经酸水解后变成游离态的胆碱，再经酶氧化后与显色剂反应生成有色物质，其颜色的深浅在一定浓度范围内与胆碱含量成正比。在此法中为保证酶与底物反应的充分性，所加入的酶量应足够，必要时对试样水解液进行适当稀释，否则显色反应曲线发生偏离。本法对胆碱氧化酶的来源和酶活要求较高，价格比较贵。

2. 雷氏盐分光光度法　雷氏盐分光光度法适合测定食物中包括结合型和游离型胆碱总量的测定。食物试样用氢氧化钡-甲醇-三氯甲烷混合溶液水解抽提于（79℃±2℃，

4 小时),用冰乙酸-甲醇调节 pH 后用甲醇定容过滤。取滤液经弗罗里硅土层析净化,依次用甲醇、乙酸甲酯洗涤层析柱,再加入雷纳克铵盐溶液,使之与停留在层析柱上的胆碱形成粉红色的胆碱雷纳克铵盐,用冰乙酸洗去过量的雷纳克铵盐后,用丙酮洗脱并收集胆碱雷纳克铵盐。于 526nm 测定吸收值,在一定浓度范围内,胆碱雷纳克铵盐颜色的深浅与其含量成正比。由于方法的标准对照品通常为氯化胆碱、胆碱酒石酸氢盐为标准,因此,在计算胆碱含量时注意分子质量的转化。

3. 离子色谱法 有研究利用离子色谱法用于奶粉中胆碱的测定。采用盐酸水解,释放结合型胆碱,将胆碱以游离的形式完全释放出来,用阳离子交换柱、电导检测器测定胆碱的含量。

(十)维生素 C 的测定

维生素 C 易溶于水,稍溶于丙酮与低级醇类,结晶抗坏血酸稳定,水溶液易氧化,遇空气中氧、热、光、碱性物质,特别是在有氧化酶及痕量酮、铁等重金属离子存在,可促进其氧化破坏进程。酸性、冷藏、隔氧,可延缓食品中抗坏血酸的破坏。

国内外用于食物中维生素 C 含量测定的主要方法有四种,即高效液相色谱法、荧光法、2,6-二氯酚靛酚滴定法和 2,4-二硝基苯肼法。2,4-二硝基苯肼法是比色法,测定食物中的总抗坏血酸含量,易受杂质干扰,灵敏度较低,而荧光法的灵敏度高于比色法 2~3 个数量级。另外,2,4-二硝基苯肼法采用 85% 的浓硫酸作溶剂,实验时不易操作。具体可参考 GB 5009.86、AOAC 985.33 等。

1. 高效液相色谱法 高效液相色谱法适用于乳粉、谷物、蔬菜、水果及其制品、肉制品、维生素类补充剂、果冻、胶基糖果、八宝粥、葡萄酒中的 L(+)-抗坏血酸、D(+)-抗坏血酸和 L(+)-抗坏血酸总量的测定。试样中的抗坏血酸用偏磷酸溶解,超声提取、离心后,上清液上机备检。以离子对试剂为流动相,经反相色谱柱分离,其中 L(+)-抗坏血酸和 D(+)-抗坏血酸直接用配有紫外检测器的液相色谱仪(波长 245nm)测定;试样中的 L(+)-脱氢抗坏血酸经 L-半胱氨酸溶液进行还原后,用紫外检测器(波长 245nm)测定 L(+)-抗坏血酸总量,或减去原样品中测得的 L(+)-抗坏血酸含量而获得 L(+)-脱氢抗坏血酸的含量。以色谱峰的保留时间定性,外标法定量。本方法既可以测定总抗坏血酸,又可以测定脱氢型抗坏血酸,具有快速简便、样品及试剂用量少等特点,适宜于大量样品中维生素 C 的常规分析。

注意事项:①若试样含有增稠剂,可准确吸取 4ml 经 L-半胱氨酸溶液还原的试液,再准确加入 1ml 甲醇,混匀后过 0.45μm 滤膜后待测。②整个检测过程尽可能在避光条件下进行。③试样制备后应立即检测。

2. 荧光法 荧光法是维生素 C 测定的基本方法,适用于乳粉、蔬菜、水果及其制品中 L(+)-抗坏血酸总量的测定。试样中 L(+)-抗坏血酸经活性炭氧化为 L(+)-脱氢抗坏血酸后,与邻苯二胺(OPDA)反应生成有荧光的喹喔啉(quinoxaline),其荧光强度与 L(+)-抗坏血酸的浓度在一定条件下成正比,以此测定试样中 L(+)-抗坏血酸总量。

本方法灵敏度高,选择性好,易于操作,测定结果是总抗坏血酸含量。

注意事项:①大多数植物组织内含有一种能破坏抗坏血酸的氧化酶,因此,抗坏血酸的测定应采用新鲜样品并尽快用偏磷酸-醋酸提取液将样品制成匀浆以保存维生素 C。②某些果胶含量高的样品不易过滤,可采用抽滤的方法,也可先离心,再取上清液过滤。③活性炭可将抗坏血酸氧化为脱氢抗坏血酸,但它也有吸附抗坏血酸的作用,故活性炭用量应适当与准确。

3. 2,6-二氯酚靛酚滴定法 滴定法的原理是,用蓝色的碱性染料 2,6-二氯酚靛酚标准溶液对含 L(+)-抗坏血酸的试样酸性浸出液进行氧化还原滴定,2,6-二氯酚靛酚被还原为无色,当到达滴定终点时,多余的 2,6-二氯酚靛酚在酸性介质中显浅红色,由 2,6-二氯酚靛酚的消耗量计算样品中 L(+)-抗坏血酸的含量。2,6-二氯酚靛酚溶液于 4~8℃ 环境中保存,每次使用前,用标准抗坏血酸溶液标定其滴定度;整个检测过程应在避光条件下进行。本方法只能测定食物中还原型抗坏血酸。由于脱氢型抗坏血酸在人体内与还原型抗坏血酸具有同样的生理功能。在一般情况下,测定食物中的总抗坏血酸,所以该法不常用。

第八节 矿物质的测定

矿物元素的测定有很多种方法,前处理方法包括干法消解、湿法消解、微波消解和压力罐消解;仪器测定方法主要有火焰原子吸收光谱法、石墨炉原子吸收光谱法、火焰原子发射光谱法、电感耦合等离子体发射光谱法、电感耦合等离子体质谱法、氢化物原子荧光光谱法等,还有分光光度法、滴定法等理化分析方法。针对不同含量,不同基质的食品,应需要选用适宜的分析方法。随着方法的不断革新,利用先进的技术实现多元素在线分析已成为可能。

另一方面,很多元素在食物中以不同的形态存在,传统的分析方法通常获得的是某元素的总量或浓度,当前已不能满足人们研究的需要,甚至不能提供正确的信息。因此,元素形态分析引起了更多关注,特别是不同形态元素对人体健康影响作用不同时。元素形态分析的通用方法是先对元素的各种形态进行有效分离,然后再进行检测。元素形态分析过程中,样品制备过程是形态分析的关键环节,需要注意待测元素形态,同时避免污染,只有高灵敏度的检测技术才能满足元素形态分析的要求。下面仅介绍常用的测定方法。

一、金属元素的测定

食物中钠、钾、铁、锰、锌、铜等金属元素虽然理化性质不同,在生物体内的代谢和功能作用不同,但是测定方法原理基本相同。作为无机元素,矿物质的测定基本经历两个步骤——消解阶段和测定阶段。试样消解是矿物质测定的第一步,其目的是去除蛋白质、脂肪等大分子物质的干扰,充分将元素释放出来;元素的测定尽管所用到的仪器/条件有所不同,但基本上利用了原子在特征波长下的吸收特征。原子吸收光谱法是当前矿物质测定比较常用的经典方法,可以对每种元素进行独立的、专一性的测定,是较为成熟的方法。随着电感耦合等离子体发射光谱法、电感耦合等离子体质谱法等技术的发展,多元素在线分析已成为可能,不过,在稳定性方面还需要进一步摸索。

（一）元素消解

根据消解的方法手段,常用的可以分为干式消解法、湿式消解法、微波消解法和压力罐消解法4种方法,其中湿式消解(也称酸法消解)被认为是最为可靠的;微波消解法快速、安全,实验人员应适当选择。

1. 干式消解法　称取适量样品于坩埚中,在电炉上微火炭化至无烟,置于马弗炉中灰化后冷却。若有黑色炭粒,则需冷却后滴加少许硝酸湿润。在电热板上干燥后,再移入马弗炉中继续灰化成白色灰烬后冷却至室温取出。用硝酸溶液溶解,并用水定容适当体积混匀备用,同时做空白试验。

2. 湿式消解法　称取适量样品于玻璃器皿中,加入硝酸-高氯酸混合酸溶液后加盖放置1小时或过夜,置于可调式控温电热板或电热炉上消解。若变棕黑色,取下冷却后再加硝酸-高氯酸混合酸溶液。最终消解至容器内冒白烟,消解溶液呈无色透明或略带黄色,取下来冷却,用水定容至适当体积混匀备用。同时做空白试验。

3. 微波消解法　称取适量样品于微波消解内罐中,加入硝酸盖上盖子放置1小时或过夜,旋紧外罐置于微波消解仪中进行消解。待冷却后取出内罐,置于可调式控温电热炉上赶酸至近干,用水定容至适当体积混匀备用,同时做空白试验。

4. 压力罐消解法　称取适量样品于聚四氟乙烯压力消解内罐中,加入硝酸后加盖放置1小时或过夜,旋紧外罐,置于恒温干燥箱中进行消解。待冷却后取出内罐,置于可调式控温电热板上赶酸至近干,用水定容至适当体积混匀备用,同时做空白试验。

（二）原子吸收光谱法

试样消解后,根据被测元素含量进行必要稀释至浓度适当,最后将空白溶液和测定液注入特定的仪器中进行测定,这里介绍主要的测定方法。

原子吸收光谱法(atomic absorption spectroscopy,AAS)是当前矿物质测定比较常用的经典方法。AAS法利用了气态原子可以吸收一定波长的光辐射,使原子中外层电子从基态跃迁到激发态的现象而建立的。由于各种原子中电子的能级不同,可选择性地共振吸收一定波长的辐射光,这个波长恰好等于该原子受激发后发射光谱的波长。

当试样经火焰原子化后,光源发射的特征波长的光通过原子蒸汽时,原子中的外层电子将选择性地吸收特征谱线,在一定浓度范围内,其吸收值与待测元素浓度成正比,经与标准系列比较进行定量分析。

AAS已广泛用于元素分析,根据原子化器的不同,比较常用AAS仪有火焰原子吸收光谱仪和石墨炉原子吸收光谱仪。表3-10-4根据最新的国标列出了各种矿物质的特征波长以及当前用到的仪器。

（三）电感耦合等离子体发射光谱法

电感耦合等离子体原子发射光谱法(inductively cou-

表 3-10-4　矿物质原子吸收光谱法一览表

元素	特征吸收波长（nm）	国标方法	方法原理*	备注
钾	766.5	GB 5009.91	(1)	
钠	589.0	GB 5009.91	(1)	
钙	422.7	GB 5009.92	(1)	需氯化铯溶液
铜	324.8	GB 5009.13	(1)(2)	
镁	285.2	GB 5009.241	(1)	
铁	248.3	GB 5009.90	(1)	
锌	213.9	GB 5009.14	(1)	
锰	279.5	GB 5009.242	(1)	
铅	283.3	GB 5009.12	(1)(2)	铅离子在一定pH条件下与二乙基二硫代氨基甲酸钠形成络合物
镍	232.0	GB 5009.138	(2)	
镉	228.8	GB 5009.15	(2)	
铬	357.9	GB 5009.123	(2)	
铝	257.4	GB 5009.182	(2)	

*注:(1)表示火焰原子吸收光谱法;(2)表示石墨炉原子吸收法

pled plasma atomic emission spectroscopy,ICP-AES),也称为电感耦合等离子体光学发射光谱法(inductively coupled plasma optical emission spectrometry,ICP-OES),是利用通过高频电感耦合产生等离子体放电的光源来进行原子发射光谱分析的方法。作为一种新型激发光源,ICP-AES逐步在矿物质分析中得到广泛应用,以元素的特征谱线波长定性,根据待测元素发射谱线信号强度确定其浓度,并与标准系列进行对比分析,可以实现多元素同时分析。

目前,ICP-AES已用于钾、钠、钙、镁、磷、铜、铁、锰、锌、铝等多元素测定(GB 5009.268),其特点是线性范围宽,但是长期稳定性较差,需要及时监控。

（四）电感耦合等离子体质谱法

电感耦合等离子体质谱法(inductively coupled plasma masss pectrometry,ICP-MS)是20世纪80年代发展起来的无机元素和同位素分析测试技术,它以独特的接口技术将电感耦合等离子体的高温电离特性与质谱计的灵敏快速扫描的优点相结合,具有高灵敏度、速度快、线性范围宽的特点;试样的制备和引入相对于其他质谱技术而言相对简单;可实现多元素定量测定,也可完成元素的形态分析。

目前,我国国标已将此法作为第一法用于食物中钾、钠、钙、镁、铜、铁、锰、锌、硒、铅、镉、铬、铝、镍、锡、砷等多元素测定(GB 5009.268),试样经微波消解或压力罐消解后,进入ICP-MS测定,以元素特定质量数(质荷比,m/z)定性,采用内标法,以待测元素质谱信号与内标元素质谱信号的强度比对待测元素浓度进行定量分析。在测定过程中,由于试样中元素含量较高,易对系统造成污染,因此应经常根据试样量和基体复杂程度对系统进行清洗维护。

（五）其他方法

除了以上方法外,对一些元素还有一些其他的方法,如:EDTA滴定法测定钙,二硫腙比色法测定锌、铅等,这里不一一介绍。

二、非金属元素的测定

（一）磷的测定

除了电感耦合等离子体发射光谱法测定磷外，比较传统且较为常用的方法是比色法，包括钼蓝分光光度法、钒钼黄分光光度法。

1. 钼蓝分光光度法 试样经干法或湿法消解后，磷在酸性条件下与钼酸铵结合生成磷钼酸铵，此化合物被对苯二酚、亚硫酸钠或氯化亚锡、硫酸肼还原成蓝色化合物钼蓝，钼蓝在660nm处的吸光度值与磷的浓度成正比。用分光光度计测定试样溶液的吸光度，与标准系列比较定量。此方法具有分析成本低、操作简便、快速和适应浓度范围广的特点。

2. 钒钼黄分光光度法 试样经消解，磷在酸性条件下与钒钼酸铵生成黄色络合物钒钼黄，钒钼黄的吸光度值与磷的浓度成正比，于440nm测定试样溶液中钒钼黄的吸光度值，与标准系列比较定量。该法适用于婴幼儿食品和乳品中磷的测定。

（二）氯的测定

氯在食物中主要以阴离子形式存在（氯化物），测定方法有电位滴定法、间接沉淀滴定法和直接滴定法（参照 GB 5009.44）。

1. 电位滴定法 试样经酸化处理后，加入丙酮，以玻璃电极为参比电极，银电极为指示电极，用硝酸银标准滴定溶液滴定试液中的氯化物。根据电位的"突跃"，确定滴定终点。以硝酸银标准滴定溶液的消耗量，计算食品中氯化物的含量。本法操作方便、迅速，应用范围广，不受试液颜色、浊度等的影响。由于此法是沉淀反应，必须经常检查电极是否被沉淀沾污，并及时清洗干净。硝酸银见光分解，储存、使用过程需要避光。

2. 间接沉淀滴定法 试样经水或热水溶解、沉淀蛋白质、酸化处理后，加入过量的硝酸银溶液，以硫酸铁铵为指示剂，用硫氰酸钾标准滴定溶液滴定过量的硝酸银。根据硫氰酸钾标准滴定溶液的消耗量，计算食品中氯化物的含量。

3. 直接滴定法 试样经处理后以铬酸钾为指示剂，用硝酸银标准滴定溶液滴定试液中的氯化物。根据硝酸银标准滴定溶液的消耗量，计算食品中氯化物的含量。

（三）硒的测定

硒是人体必需的微量元素，受土壤环境影响，各地食物富硒状况差异较大，这对分析带来挑战。硒的测定方法主要有三种：氢化物原子荧光光谱法、荧光分光光度法和电感耦合等离子体质谱法（参照 GB 5009.93）。由于电感耦合等离子体质谱法在金属元素测定中已有介绍，这里不再赘述。

1. 氢化物原子荧光光谱法 试样经酸加热消解后，加入铁氰化钾溶液并用水定容；在6mol/L盐酸介质中，将试样中的六价硒（Se^{6+}）还原成四价硒（Se^{4+}）；用硼氢化钠或硼氢化钾作还原剂，将 Se^{4+} 在盐酸介质中还原成硒化氢（H_2Se）；由载气（氩气）带入原子化器中进行原子化，在硒

空心阴极灯照射下，基态硒原子被激发至高能态，在去活化回到基态时，发射出特征波长的荧光，其荧光强度与硒含量成正比，用外标法定量。本法适用于各类食品中硒的测定。

注意事项：由于硒对实验环境较为敏感，因此最好有隔离的独立实验空间；所有器皿经过去离子化处理；在消解过程中要防止蒸干，造成硒元素的损失。

2. 荧光分光光度法 将试样用混合酸消化，使硒化合物转化为无机硒 Se^{4+}，在酸性条件下 Se^{4+} 与 2,3-二氨基萘反应生成4,5-苯并芘硒脑，然后用环己烷萃取后上机测定。4,5-苯并芘硒脑在波长为376nm的激发作用下，发射波长520nm的荧光，测定其荧光强度，与标准系列比较定量。

（四）碘的测定

碘是自然界含量较低的矿物元素，除了海藻、海带等富含碘外，大部分食物含量较低，且易受到水源碘含量的影响。由于碘具有较高的蒸汽压，因此在80 ℃即发生升华，且由于碘是较活跃的负离子，很容易发生氧化还原反应，这些都为食物碘的测定带来困难。砷铈催化分光光度法是适用范围较广的方法，近年来随着技术发展，逐步研发出气相色谱法、电感耦合等离子体质谱法和离子色谱法等，电感耦合等离子体质谱法由于灵敏度和准确度高，逐步被得到认可。

1. 氧化还原滴定法 试样经低温炭化、灰化后，将有机碘转化为无机碘离子，在酸性介质中，用溴水将碘离子氧化成碘酸根离子，生成的碘酸根离子在碘化钾的酸性溶液中被还原析出碘，用硫代硫酸钠溶液滴定反应中析出的碘。此法适用于海带、紫菜、裙带菜等藻类及其制品中碘含量较高食物测定（参照 GB 5009.267）。

2. 砷铈催化分光光度法 试样加入碳酸钾-氯化钠混合溶液和硝酸锌-氯酸钾混合溶液充分搅拌均匀，经碳化、灰化后，使用碘催化砷铈反应，反应速度与碘含量成定量关系。反应过程中要注意严格控制反应时间。此法适用于粮食、蔬菜、水果、豆类及其制品、乳及其制品、肉类、鱼类、蛋类等食品中碘的测定。由于砷铈反应液中含有三氧化二砷、亚砷酸等剧毒物，应遵守有关剧毒品的操作规程。

3. 气相色谱法 试样中的碘在硫酸条件下与丁酮反应生成丁酮与碘的衍生物，经气相色谱分离，电子捕获检测器检测，外标法定量。本法适用于婴幼儿食品和乳品中碘的测定。

4. 电感耦合等离子体质谱法 用25%四甲基氢氧化铵水溶液提取试样中的碘，经0.45μm滤膜净化，采用电感耦合等离子体质谱仪测定，内标法定量。本法适用于海带、石药、海苔、发菜、裙带菜和紫菜等可食用藻类植物碘含量的测定。

5. 离子色谱法 本法适用于奶制品、营养米粉等婴幼儿食品以及碘强化食盐中碘离子的测定。如果试样强化的是碘酸钾，在提取时可以加入抗坏血酸将碘酸根离子还原成碘离子。

（五）氟的测定

氟的测定方法有以下三种：扩散-氟试剂比色法、灰化蒸馏-氟试剂比色法和氟离子选择电极法（参照 GB/T 5009.18）。

1. 扩散-氟试剂比色法 食品中氟化物在扩散盒内与酸作用,产生氟化氢气体,经扩散被氢氧化钠吸收,氟离子与镧、氟试剂在适宜 pH 下生成蓝色三元络合物,颜色随氟离子浓度的增大而加深,用或不用含胺类有机溶剂提取,与标准系列比较定量检测。

2. 灰化蒸馏-氟试剂比色法 试样经硝酸镁固定氟,经高温灰化后,在酸性条件下,蒸馏分离氟,蒸出的氟被氢氧化钠溶液吸收,氟与氟试剂、硝酸镧作用,生成蓝色三元络合物,与标准比较定量。

3. 氟离子选择电极法 氟离子选择电极的氟化镧单晶膜对氟离子产生选择性的对数响应,氟电极和饱和甘汞电极在被测试液中,电位差可随溶液中氟离子活度的变化而改变。电位变化规律符合能斯特方程式。本法不适用于脂肪含量高而又未经灰化的试样。

第九节 植物化学物的测定

食物中除了营养成分外,还含有很多具有生物活性的物质,随着对食物健康作用关注度的增高,对分离、鉴定、测量这些物质的研究兴趣逐渐升高。植物化学物(phyto-chemicals)是一类来自植物性食物且具有一定功能作用的化合物,主要包括黄酮类化合物、皂苷、类胡萝卜素、有机硫化合物、植物固醇和酚酸类化合物等。由于植物化学物种类繁多、结构复杂,而每一类植物化合物又可包括多种亚类(同系物、衍生物、代谢产物),因此其测定方法尽管多样,但仍是具有挑战性的研究领域,特别是对天然植物的提取、分离技术,以及多组分定性、定量手段。本节结合国内外相对成熟的方法做简要介绍。

一、黄酮类化合物的测定

黄酮类化合物(flavonoids)是具有苯并吡喃环结构的一类天然化合物的总称,一般都具有 4 位羰基,且呈现黄色,多分布于植物中,大多数以苷的形式存在。黄酮类化合物中的 3-羟基、4-羟基或 5-羟基、4-碳基或邻二位酚羟基,与铝盐进行络合反应,在碱性条件下生成红色的络合物。黄酮类化合物的测定方法主要包括两类,一类是利用黄酮类化学特性通过通用的显色反应获得总量测定,另一类就是采用色谱技术对黄酮类化合物的相互分离以及单一成分进行定量分析。

(一) 总黄酮的测定

食品中总黄酮的测定主要采用分光光度法。试样经超声浸提并去除脂肪、色素等杂质后,黄酮类化合物在一定条件下,与显色剂结合生成有色物质,可在波长 420nm 处比色测定吸光度,扣除本底后,与标准曲线比较定量。

分光光度法具有设备简单、操作简便、易于推广普及的特点;但方法较为粗糙,不能分离和确认具有生物活性功能的组分。目前总黄酮的测定尚缺少强制性国家标准,在测定时可根据测试样品类别选择相应的方法,如《柑橘类水果及制品中总黄酮含量的测定》《植物源性食品中总黄酮的测定》《荞麦及其制品中总黄酮含量的测定》《蜂胶中总黄酮含量的测定方法分光光度比色法》等,方法原理基本相似。

(二) 大豆异黄酮的测定

大豆异黄酮(catherine genistein)是大豆生长中形成的一类次级代谢产物,包括大豆苷、大豆黄苷、染料木苷、大豆素、大豆黄素、黄豆黄素、黄豆黄素苷元和染料木素等组分,可以采用高效液相色谱仪对于高纯度或高含量大豆异黄酮产品进行多组分分离和定性、定量测定。

大豆异黄酮极性较高,可以用甲醇溶液溶解,用超声波振荡器振荡提取,定容、过滤后,经高效液相色谱仪 C_{18} 柱分离,依据保留时间定性,外标法定量。由于不同实验室仪器或色谱条件不同,可分离的组分略有不同。可参考方法有 GB/T 23788—2009 和 GB/T 26625—2011。

(三) 芦丁的测定

芦丁(rutin)又称芸香苷、紫槲皮苷等,是广泛存在于植物中黄酮醇配糖体,为淡黄色或淡绿色针状结晶或结晶粉末。芦丁的测定方法除了可以利用特征吸收峰采用紫外分光光度计法测定芦丁总量外,研究比较多的是利用高效液相色谱和高效液相色谱质谱法同时测定多组分含量。

高效液相色谱法,试样先用索氏提取仪将植物类试样中脂肪等脂溶性成分进行分离,剩余物经甲醇加热回流提取芦丁,经浓缩、干燥、定容后,提取液以反相高效液相色谱法分离,在紫外检测器 350nm 条件下,以保留时间定性、峰面积定量。

为了确认蜂胶中含有的主要黄酮类化合物,利用液相色谱-串联质谱检测法和液相色谱-紫外检测法,可以同时测定杨梅酮、槲皮素、莰菲醇、芹菜素、松属素、苛因、高良姜素等其他黄酮化物(GB/T 19427—2003)。主要的操作包括:试样于容量瓶内,加入甲醇溶解样品,在 60℃ 的超声波水浴中振荡 40 分钟,待样品完全溶解后,取出冷却至室温,然后用甲醇定容至刻度,摇匀。过滤的样液与水按 1∶1 体积混合,过 0.22μm 有机系滤膜后供液相色谱-串联质谱仪测定。

(四) 红景天苷的测定

红景天苷(salidroside)是主要来自红景天属植物的化合物,由于分子中羟基多,极性大,能溶于水、醇等极性溶剂,不溶于非极性有机溶剂,可用水或醇提取,水溶液干扰物太多,多采用醇提取。对于以红景天苷为主要原料的产品测定多采用高效液相法。基本操作为:固体试样经研磨混匀后,先用少量石油醚(30~60℃)脱脂,弃去石油醚后,将试样置于具塞比色管中,加入 60% 甲醇溶液,置 60℃ 水浴保温 2 小时,取出冷却至室温后用 60% 甲醇溶液定容至刻度,混匀,过滤,弃去初滤液,收集余下滤液,过 0.22μm 有机系滤膜后供高效液相色谱测定。液体样品:准确吸取试样于具塞比色管中,加入甲醇,置 60℃ 水浴保温 40 分钟,冷却后用甲醇定容至刻度,混匀,过滤,弃去初滤液,收集余下滤液,过 0.22μm 有机系滤膜后供高效液相色谱测定。

(五) 芦荟苷的测定

芦荟苷(aloin, barboloin)是来自芦荟制品(如芦荟汁、片剂、胶囊等)的主要功效成分,可以采用高效液相色谱法。将试样用甲醇+水作为溶剂,超声振提 5 分钟,提取芦荟制品中的芦荟苷,经 C_{18} 色谱柱分离,用高效液相色谱仪紫外检测器在 293nm 条件下检测,以芦荟苷保留时间定性,峰面积定量。芦荟苷不稳定,操作过程应注意在避免强光照射的环境下进行。

（六）原花青素的测定

原花青素（proanthocyanidins）是植物中广泛存在的一类有着特殊分子结构的生物类黄酮混合物的总称,原花青素由不同数量的儿茶素（catechin）或表儿茶素（epicatechin）结合而成,并可形成聚合度不同的原花青素聚合物,低聚原花青素（OPC）是目前国际上公认的具有清除人体内自由基有效天然抗氧化剂。原花青素一般为红棕色粉末,气微、味涩,溶于水和大多有机溶剂。

目前对原花青素的测定只是给出一种相对含量——原花青素值,并非原花青素的真实含量。在行业标准 SW/T 1-2015 中,葡萄籽提取物（葡萄籽低聚原花青素）中原花青素的测定原理是,试样用甲醇超声提取,提取液与5%的盐酸-正丁醇溶液、2%硫酸铁铵溶液置于顶空瓶中,于水浴中水解反应40分钟,再迅速冷却20分钟,用分光光度计在546nm 处测定吸光值。本方法测定成本较低。也有不少研究探讨利用高效液相色谱法测定不同结构的原花青素。

（七）前花青素的测定

前花青素（procyanidin）由黄烷-3-苯儿茶酚与表儿茶精连接而成,易溶于水。前花青素广泛存在于葡萄籽、葡萄皮、沙棘、玫瑰果、蓝浆果、法国松树皮提取物中。对于以这些原料为配料制成的产品试样,可以反复用甲醇超声提取;利用前花青素单体或聚合物在高温酸性条件下,经铁盐催化作用,可产生 C-C 键断裂而生成深红色花青素离子即氰定的原理,再通过高效液相色谱分离（经 C_{18} 反相柱）,用紫外检测器在波长525nm 处测定,根据保留时间定性,外标法定量。其测定方法可参考 GB/T 22244—2008。由于前花青素很不稳定,因此实验过程中应避免阳光直射。

（八）花青素的测定

植物性食品中的花青素（anthocyanidins）主要以花色苷的形式存在,主要包括飞燕草色素、矢车菊色素、矮牵牛色素、天竺葵色素、芍药素和锦葵色素等,利用高效液相色谱法可以实现有效分离。操作过程中,试样经乙醇-水-盐酸（2+1+1,v/v/v）溶液超声提取花色苷后,经沸水浴将花色苷水解成花青素,用高效液相色谱法测定,以保留时间定性,外标法定量。其测定方法可参考 NY/T 2640-2014。

（九）槲皮素、山奈素、异鼠李素的测定

以银杏叶或银杏叶提取物为主要原料生产的食品中槲皮素（quercetin）、山奈素（kaempferide）、异鼠李素（isorhamnetin）含量的测定主要利用高效液相色谱法进行分离测定。由于这些成分易溶于水,可以用甲醇超声提取,提取液加盐酸于水浴上回流水解,过滤后,滤液用甲醇定容,上机经等度洗脱反相高效液相色谱分离,紫外检测器检测,根据色谱峰的保留时间定性,外标法定量。对于天然食品的测定尚需探讨有效的前处理提取和高分辨测定技术的研究。

（十）姜黄素的测定

姜黄素（curcumin）的测定方法有高效液相色谱法和液相色谱-质谱/质谱法,适用于各类食品中姜黄素的测定,方法可参考 SN/T 4890-2017、DB34/T 1537-2011。

姜黄素易溶于水,可以采用甲醇-水溶液提取;对于杂质干扰严重且含量较低的食品试样可以继续用聚酰胺固相萃取柱富集和净化,用2%氨化甲醇洗脱并收集后,浓缩吹干,甲醇定容后,用高效液相色谱仪,紫外检测器测定,外标法峰面积定量。方法分离效率高,选择性好,检测灵敏度高,操作自动化,应用范围广。液相色谱-质谱/质谱法和高效液相色谱法的原理基本相同,可以利用质谱高分辨力、准确度和灵敏度,实现姜黄素快速测定,特别是对低含量试样。

二、皂苷的测定

皂苷（saponin）是一类普遍存在于植物体内并具有重要生物活性的天然次生代谢产物,是皂类中结构比较复杂的化合物,由皂苷元与糖构成。由于皂苷组分繁多,目前没有广泛适用于各类食品的标准方法。而针对含有以人参、西洋参、三七、刺人参、刺五加和绞股蓝等为原料的产品,可以采用分光光度法、高效液相色谱法进行尝试测定,不同食物类别可能在前处理方法上略有不同。

（一）总皂苷的测定

由于人参、西洋参、三七、刺人参、刺五加和绞股蓝等原料或提取物中含有人参皂苷 Re 或类似物,可以利用分光光度法测定"总皂苷"。试样用甲醇或乙醇提取后,用 PT-大孔吸附树脂柱进行层析分离,用水洗涤去除糖分等水溶性杂质后,再用85%乙醇洗脱总皂苷;总皂苷在酸性条件下转变为苷元,经乙酸乙酯萃取后,与香草醛、高氯酸发生显色反应,在560nm 波长下测定吸光度,与人参皂苷 Re 标准曲线比较定量。为了说明皂苷来源,也可对照配料选择不同的皂苷作为对照物（如人参皂苷、绞股蓝皂苷）;通过薄层色谱法进行展开分离,对照试样提取液与对照物展开后色谱位置,及其与原料的一致性,确立结果如何表达,如以人参皂苷计或绞股蓝皂苷计。

（二）人参皂苷的测定

人参等原料明确的产品,皂苷根据结构特征又分为 Rb1、Rb2、Rb3、Rc、Rd、Re、Rg1、Rg2 和 Rf 等不同组分,并呈现特征性谱图。为此,可以用高效液相色谱法对其进行定量分析（NY/T 1842-2010）,此类方法专一性较强。根据成分物化特征,试样可以经乙醚于索氏提取器脱脂,弃除乙醚提取物后,残渣用甲醇于60℃水浴回流提取,提取后的样液经 SPE C_{18} 柱净化,利用高效液相色谱仪（紫外检测器）对试样中的9种人参皂苷进行分离和测定,外标法定量。本法既能分离皂苷单体结构,又可根据谱图做出定性判断,结果准确。

三、类胡萝卜素的测定

类胡萝卜素（carotinoid）是一类重要的天然色素的总称,普遍存在于动物、高等植物、藻类、真菌等黄色、橙红色和红色色素中。常见的类胡萝卜素有 α-胡萝卜素、β-胡萝卜素、叶黄素、玉米黄质、番茄红素以及虾青素等。

类胡萝卜素的化学结构为含有40个碳的类聚异戊二烯化合物（四萜化合物）,具有高度不饱和和多烯共轭结构,紫外吸收能力强,共轭双键数目越多,颜色越深。国内外有关类胡萝素的测定技术以高效液相色谱法-紫外吸收光谱技术为主,而串联质谱或磁共振(NMR 技术)作为异构化合物的辅助鉴别筛查手段。类胡萝卜素结构相似,可以利用专用的 C_{30} 色谱柱实现多组分在线分离;但是由于不同类胡萝卜素在食物中含量分布差异较大,且极性或对热敏感度不同,因此在试验前处理条件上还是有一些差别。

(一) 胡萝卜素的测定

胡萝卜素(carotene)为烃式类胡萝卜素,根据多烯链两端的芳香酮环或基团种类,可以分为 α-、β-、γ-、δ-、ε-等不同异构体,β-胡萝卜素是食物中含量最高的胡萝卜素,其次为 α-胡萝卜素。

由于胡萝卜素为亲脂化合物,在天然食物中多以结合形式存在,试样测定前需要采用皂化法将胡萝卜素释放出来。和其他类胡萝卜素略有不同,尽管胡萝卜素易见光分解,但结合态胡萝卜素对热的稳定性相对较好。有研究显示,食物进行适当烹调后(如蒸、煮)再取样测定,胡萝卜素含量会有所增加,说明适当的热处理有利于胡萝卜素释放。因此,最新的国标中对胡萝卜素皂化程序略做调整。

试样在抗氧化剂保护下先经乙醇于 60℃ 水浴加热振荡 30 分钟,再加入氢氧化钾溶液进行皂化,用石油醚萃取后,浓缩吹干,二氯甲烷定容。采用反相色谱法,可以测定总胡萝卜素(C_{18})含量;或采用胡萝卜素专用 C_{30} 色谱柱分离,实现胡萝卜素多异构体及顺反式结构分离,在面积归一校正前提下采用外标法定量,有利于试样以视黄醇活性当量为单位进行数据表达(GB 5009.83—2016)。

(二) 叶黄素的测定

叶黄素(lutein)也称植物黄体素、核黄体,是一种胡萝卜醇(xanthophyll)。自然界中叶黄素往往与玉米黄素(zeaxanthin)——一种 β-胡萝卜素二羟基衍生物共同存在,构成玉米、蔬菜、水果、花卉等植物色素的主要组分,并含于叶绿体中。当前已有工艺将叶黄素从万寿菊提取纯化,并应用于配方食品和膳食补充剂。

1. 提取　叶黄素的测定主要采用高效液相色谱法。由于叶黄素加热条件下易破坏,所以试样前处理过程中根据试样基质可以采用适宜的方法:

(1) 脂肪含量高的食品(如婴幼儿配方奶粉、乳粉、冰淇淋、焙烤坚果类食品等)可以采用低温皂化方法。试样加入抗氧化剂(2,6-二叔丁基-4-甲基苯酚,BHT)和乙醇后混匀,再加入 10%氢氧化钾溶液室温避光振荡皂化 30 分钟,正己烷、环己烷、乙醚混合液提取后,用含 0.1%BHT 乙醇定容。含脂液体(如液态奶)在皂化时可以加入较高浓度的氢氧化钾溶液,以保证皂化效果。

(2) 其他食品(如米、面制品、果酱等)可以采用固相萃取的方法。将试样用萃取溶剂在避光条件下涡旋振荡提取,然后经过已活化的中性氧化铝固相萃取柱,用萃取溶剂洗脱后减压浓缩,再用含 0.1%BHT 乙醇溶液定容(GB 5009.248)。

(3) 天然植物性食物可以结合采用低温皂化和固相萃取的方法。

2. 测定　提取后的样液可以采用 C_{18} 高效液相色谱分离,用紫外检测器或二极管阵列检测器检测,外标法定量。由于试样在提取或分析过程中,可能会发生叶黄素反式结构异构化为顺式结构,因此,可通过保留时间定性,将顺、反式结构峰面积加合后再定量获得总叶黄素含量。

由于天然植物中叶黄素和玉米黄素往往共同存在,因此也可以利用 C_{30} 色谱柱进行分离,通过面积归一法对峰面积校正后,以外标法同时分析叶黄素和玉米黄素的含量水平。叶黄素对光敏感,所有操作应在无 500nm 以下紫外光的黄色光源或红色光源环境中进行。

(三) 虾青素的测定

虾青素(astaxanthin)是 3,3′-二羟基-4,4′-二酮基-β,β′-胡萝卜素,为萜烯类不饱和化合物,化学分子式为 $C_{40}H_{52}O_4$,分子结构中有两个 β-紫罗兰酮环,11 个共轭双键。虾青素广泛存在于自然界,如大多数甲壳类动物和鲑科鱼类体内,植物的叶、花、果中。通过对雨生红球藻藻粉的提取已可获得纯度较高的虾青素。

1. 高效液相色谱法　来自红球藻中高含量虾青素可以采用此法。试样先经二氯甲烷与甲醇混合溶液提取,再用氢氧化钠甲醇溶液在冰箱中低温皂化 12~14 小时,使虾青素酯转化为游离的虾青素,用 2%磷酸-甲醇溶液中和后浓缩定容。经 C_{30} 反相液相色谱柱分离后,用配有紫外检测器的液相色谱仪测定,外标法定量,可以同时测定全反式虾青素、9-顺虾青素和 13-顺虾青素的含量(GB/T 31520-2015)。

2. 高效液相色谱检测与液相色谱-质谱/质谱确证法　对于动物性食物(如黄鱼、鳗鱼、鸡肉、鸡蛋、鸭肝、猪肾和牛奶等)来源的虾青素,由于基质复杂、虾青素异构体多样,且可能同时存在其他类似物,在没有良好的标准品来源的条件下,可以利用液相色谱-质谱/质谱法帮助进行结构和出峰顺序确认。再将试样经乙腈提取液和无水硫酸钠水浴超声提取后,再用乙腈提取、正己烷脱脂,分层收集下层乙腈相,浓缩后定容,用高效液相色谱仪进行检测,外标法定量,可分别测定出虾青素顺、反式异构体含量,并与角黄素区分(SN/T 2327—2009)。

(四) 番茄红素的测定

番茄红素(lycopene)是一种红色的、脂溶性的不含氧类胡萝卜素,分子式为 $C_{40}H_{56}$,最早由番茄中分离出来,广泛存在于各种蔬菜水果中。番茄红素与其他类胡萝卜素一同存在于生物体内,结构性质也十分相似,不同的分析方法往往会得到差异很大的分析结果。

光谱法是分析番茄酱及类似产品的主要方法,其中最主要的是紫外-可见分光光度法,该方法操作简单,可直接测定番茄红素的最强吸收峰来进行定量,但不能排除样品中 β-胡萝卜素的干扰,导致测定结果往往比真实值高,而且分析速度慢,系统误差较大,色谱法适合于对番茄红素异构体及类胡萝卜素类的分离。

1. 高效液相色谱法　根据番茄红素易溶于二氯甲烷等溶剂的理化特性,试样可经焦性没食子酸-二氯甲烷溶液提取,定容。蔬菜及制品中的番茄红素可以采用丙酮-石油醚混合溶液提取,以利于弃除极性较强的其他色素,取醚层经浓缩后再用二氯甲烷定容。提取液过滤膜后进高效液相色谱仪,经反相色谱分离后,由紫外检测器检测(波长472nm),根据保留时间和峰面积进行定性,外标法定量。本法基本适用于番茄及制品(番茄汁、番茄酱等)、胡萝卜等番茄红素含量较高的蔬菜以及添加了番茄红素的功能性食品的测定。大量研究结果表明,用乙腈-水和乙酸乙酯做流动相组合,适合将番茄红素与其他类胡萝卜素分开;C_{30}色谱柱由于烷基链长度与类胡萝卜素分子长度接近,因此更有利于增加固定相的疏水性,提高类胡萝卜素的分离柱效,具有许多优异的性能,对番茄红素异构体的分离效果非常好,并且能够分离一些成分复杂、结构相似的不含氧类胡萝卜素的顺反异构体。

2. 液相色谱-质谱/质谱法 液相色谱法虽然具有许多优点,但是对未知复杂物质的定性困难,通常需与其他技术联用,液相色谱-质谱联用技术具有很强的结构鉴定能力,能对目标化合物进行定量、定性分析,因此对多未知组分分离起到良好的鉴别作用。试样经80℃皂化2小时后,用含1%BHT的石油醚提取,提取液经中性氧化铝层析柱净化后,液相色谱-串联质谱仪测定,外标法定量(SN/T 3865-2014)。

四、有机硫化合物的测定

有机硫化合物(organosulfur compound)指的是结构中含碳硫键的有机化合物,多存在于动植物体内。从数量上说,有机硫化合物仅次于含氧或含氮的有机化合物,可分为含二价硫有机化合物和含高价(四价或六价)硫的有机化合物两大类。

(一)异硫氰酸盐的测定

异硫氰酸盐(isothiocyanates)是一种具有 N═C═S 结构的小分子物质,在十字花科植物中含量丰富。异硫氰酸盐有多种类型,结构相似,不同植物各具特色。天然植物中含有的异硫氰酸盐主要与它的前体物质芥子苷有关,在测定过程中也可利用芥子酶的特异性进行降解。

油菜籽粕中硫代葡萄糖苷在 pH 7.0 缓冲溶液中涡旋混合,在芥子酶作用下,水解生成异硫氰酸酯;加入二氯甲烷萃取后,取下层有机相与80%氨乙醇作用,50℃下反应0.5小时,生成硫脲,紫外分光光度计测定235nm、245nm、255nm波长吸光值。本法适用于油菜饼粕中异硫氰酸酯总量的测定。仪器成本低,操作简单,方法容易掌握,分析速度快(NY/T 1596-2008)。

(二)蒜素的测定

蒜素,即二烯丙基硫代亚磺酸酯。检测方法主要有化学法、电化学法、生物检定法、薄层扫描法、紫外法、高效液相色谱法等。其中,化学法、电化学方法不能将蒜素和其他含硫化合物单独分开,测定为总硫含量;生物鉴定方法是利用蒜素具有抗菌活性的特点进行定量测定,专属性差;薄层扫描法操作简单,但为半定量分析方法;紫外法需要利用吸收系数法对蒜素进行衍生化处理,但衍生化的特异性不强,且测定的是硫代亚磺酸酯类化合物的总和;气相、气质联用高温会导致蒜素降解。

1. 原理 试样经破碎、用水提取后,用带有紫外检测器的液相色谱仪测定,外标法定量。

2. 分析步骤 试样置于具塞锥形瓶中,使用量筒准确加入水,高速匀浆后,全部转移至离心管中,离心后取上清液经 0.45μm 微孔滤膜过滤后,取滤液供分析用。

3. 适用范围 适用于大蒜及制品(蒜粉、蒜片)中蒜素含量的测定。

4. 注意事项 蒜粉和蒜片样品在制备过程中,需通过710μm 试验筛。

5. 方法特点 分离性好、灵敏度高、定量准确。

6. 目前国内外标准方法 《大蒜及制品中蒜素的测定 高效液相色谱法》(NY/T 2643—2014)。

(三)大蒜素的测定

大蒜素,即三硫代烯丙醚类化合物。检测方法主要有气相色谱法。

1. 原理 大蒜素为挥发性油成分,试样在一定的 pH 和温度下酶解,经有机溶剂提取,用正己烷萃取后,用气相色谱仪(氢火焰离子化检测器)分析,采用外标法定量。

2. 分析步骤 蒜油试样直接用正己烷溶解,定容后待测;鲜蒜、蒜粉、蒜片试样置于具塞锥形瓶中,加入水和氢氧化钠溶液,调节 pH 至 7.0,酶解后,加入乙醇振荡并排气,趁热将提取液过滤,滤液冷却至室温后,准确吸取滤液15.00ml 于25ml 具塞比色管中,加入正己烷,振摇萃取,静置分层后,取上层液上机测定。

3. 适用范围 适用于大蒜及制品(蒜粉、蒜片、蒜油)中二烯丙基三硫醚和二烯丙基二硫醚等大蒜素类硫醚化合物含量的测定。

4. 注意事项 蒜粉和蒜片样品在制备过程中,需通过20 目筛。

5. 方法特点 操作简单、灵敏度高、准确度高。

6. 目前国内外标准方法 《大蒜及制品中大蒜素的测定 气相色谱法》(NY/T 1800-2009)。

五、植物固醇的测定

植物固醇(phytosterol)又称植物甾醇,是一种结构与胆固醇类似但具有多重生理活性的三萜烯。主要存在于植物种子中的植物甾醇有游离型和酯化型两种,包括β-谷甾醇、豆甾醇、菜油甾醇、菜籽甾醇、燕麦甾醇、菠菜甾醇、麦角甾醇等,另外还有不饱和烯醇和饱和烷醇,不同来源的植物油中甾醇组成各有特色。植物甾醇主要检测方法有气相色谱法、气相色谱-质谱法,也有报道采用正相高效液相色谱法等。

(一)甾醇组成及总量的测定

利用毛细管电泳分离技术,气相色谱法可以有效分离植物甾醇的不同组分,而内标法有助于待测物质的准确定量。为了鉴别不同植物油甾醇组成并获得甾醇总量,试样经过皂化后,采用薄层层析法或固相萃取法将甾醇与其他干扰物分离,然后在反应瓶中,将甾醇与硅烷化试剂(N-甲基-N-三甲基硅烷七氟丁酰胺)进行反应(105℃加热15分钟),制成甾醇三甲基硅醚,再利用气相色谱分离技术进行分析。根据检测器不同可以分为气相色谱法或气相色谱-质谱法,根据定量计算方法可以分为面积归一法或响应因子法。可以有效分离菜油甾醇、豆甾醇、芸薹甾醇、赤桐甾醇、谷甾醇、谷甾烷醇、燕麦烯醇等 10 余种组分。

1. 面积归一法 该方法以桦木醇作为内标物,将试样皂化后,加进氧化铝层析柱进行固相萃取分离,使脂肪酸阴离子被吸附于层析柱上,而甾醇被乙醇和乙醚从层析柱中洗脱。收集洗脱液浓缩后,取样在硅胶薄层色谱板下缘点样,待展开后刮取甾醇区带(含内标物),用乙醚洗提后,浓缩并转移至反应瓶中,经衍生后注入气相色谱仪,通过优化程序升温和载气流速分离硅烷化甾醇,根据出峰时间定性单个甾醇组分,根据峰面积总和与内标峰面积之比,并经质量分数校正后获得甾醇总量(GB/T 25223-2010/ISO 12228-1999)。

2. 响应因子法 由于气相色谱法也可同时分离胆甾醇和胆甾烷醇,因此也可以胆甾烷醇做植物油试样测定的内标。试样经皂化后用二氯甲烷提取,然后经二氧化硅固相柱萃取,经正己烷洗脱分离甾醇后,同上法进行衍生,上气相色谱-质谱仪进行组分分离,根据每种组分峰面积与内标物峰面积之比,再乘以相应标准溶液的响应因子可以计算出各组分的含量水平及甾醇总量(NY/T 3111-2017)。

(二)菜油甾醇、豆甾醇、β-谷甾醇的测定

对于来自膳食补充剂的植物甾醇的提取和分析技术较为简单。方法采用 5α-胆甾烷作为内标,试样中按照常规方法与氢氧化钾-乙醇在加热条件下回流皂化,以去除脂质;皂化液再用有机溶剂(如甲苯)提取,经衍生后由带有 FID 检测器的气相色谱仪定量(AOAC 2007.03)。

(三)麦角甾醇的测定

对于粮食中来自真菌侵染产生的麦角甾醇和麦角甾醇磷酸脂的测定可以采用正相高效液相法。试样在抗氧化剂保护下(维生素 C、焦性没食子酸)先加甲醇于 80℃ 恒温水浴回流 5 分钟,再加入氢氧化钾溶液皂化;冷却后用正己烷萃取麦角甾醇,为避免萃取过程中产生乳化现象,需加入一定饱和氯化钠;萃取液经脱水、浓缩分离后,用正相高效液相色谱(硅胶柱)分离,紫外检测器在 282nm 处检测,外标法定量(GB/T 25221—2010)。

六、酚酸类化合物的测定

酚酸类化合物是指在一个苯环上有多个酚羟基取代的芳香羧酸化合物,广泛分布于植物中,包括金银花、当归、川芎等很多中草药。目前已从植物中提取出多种酚酸类化合物组分。天然植物中酚酸类化合物多以与糖、蛋白、有机酸结合多方式存在,较少以游离形式存在。由于结构中酚羟基很不稳定,易受水、光、热、酸、碱等因素的影响,因此含量分布差异较大,也为成分提取和测定带来挑战。

(一)绿原酸的测定

绿原酸(chlorogenic acid)是指由一个或多个反式肉桂酸(如咖啡酸、阿魏酸、芥子酸)和奎宁酸及其衍生物缩合形成的酯。根据奎宁酸单元羟基成酯的数目可以分为单、双、三、四酯类绿原酸。

根据绿原酸易溶于甲醇、乙醇、丙酮等极性有机溶剂的理化特性,一般试样中的绿原酸可用 70%甲醇提取,油性软胶囊试样中绿原酸可用石油醚脱脂挥干后再用 70%甲醇提取。提取液定容过滤后进高效液相色谱仪,经反相色谱分离,由紫外检测器检测,根据保留时间和峰面积进行定性和定量。

(二)甘草酸的测定

甘草是一种重要的常用中草药,其主要的有效成分为甘草酸、甘草苷和异甘草素等,其中甘草酸(glycyrrhizic acid)是重要的质控指标。甘草酸分子式为 $C_{42}H_{62}O_{16}$,味极甜,是蔗糖的 200~250 倍,易溶于热水,不溶于醚,难溶于丙二醇、乙醇。对热、碱和盐稳定。目前,关于甘草酸的研究主要有高效液相色谱法、电化学法、超高效液相色谱-串联质谱法等。常用的检测方法为高效液相色谱法。

1. 电化学法 由于甘草酸具有一定电活性,故可以采用电化学方法对其进行测定,相比较于色谱法和光谱法,仪器装置价格相对便宜,具有效率高、耗费低、重现性好等特点,且不被甘草类黄酮及一些无机离子干扰测定结果,但应用不多。

2. 高效液相色谱法 根据甘草酸易溶于醇、水等极性溶剂的理化特性,试样中的甘草酸可以直接采用流动相进行提取,如果试样中含有脂类成分可以先用石油醚去除油脂后再用流动相提取,过滤后进高效液相色谱仪,经反相 C_{18} 色谱柱分离后,紫外检测器检测,根据保留时间和峰面积进行定性和定量(GB/T 22248—2008)。超高效液相色谱-串联质谱法使用串联四级杆质谱对甘草酸进行检测,不仅能在几分钟内完成所有样品的出峰,也可以同时测定多种功效成分,特别针对无紫外吸收或紫外吸收弱的成分,灵敏度高,是未来检测方法的发展方向。

(三)茶多酚的测定

茶多酚(tea polyphenols)是茶叶中多酚类物质的总称,包括黄烷醇类、花色苷类、黄酮类、黄酮醇类和酚酸类等;其中主要为黄烷醇类儿茶素是茶多酚的主要组分,可以占到 60%~80%。类茶多酚又称茶鞣或茶单宁,是形成茶叶色香味的主要成分之一,也是茶叶中功能性成分之一。

茶多酚的测定方法可采用分光光度法测定茶多酚总量,也可以用高效液相色谱法对儿茶素进行定量分析。

1. 分光光度法 茶及茶制品等试样可以用 70%甲醇水溶液在 70℃水浴上提取茶多酚,由于茶多酚具有较强的还原特性,可以采用福林酚试剂氧化茶多酚中—OH 基团,产生蓝色物质,最大吸收波长为 765nm,通过没食子酸为校正标准定量茶多酚含量。由于茶多酚易被氧化破坏,因此在提取过程中注意控制温度、时间,以减少茶多酚破坏;另外,福林酚试剂配制较为繁琐,易受少数其他还原性物质干扰,需要临用现配、适当临时保藏。本方法重现性较好(GB/T 8313—2018、GB/T 31740.2—2015)。

2. 高效液相色谱法 对于加工食品(如食用油、糕点、方便米面、油炸食品及肉灌肠等)中表没食子儿茶素没食子酸酯(EGCG)、表没食子儿茶素(EGC)、表儿茶素没食子酸酯(ECG)及表儿茶素(EC)的测定可以采用高效液相法。除食用油用甲醇超声提取外,大多数类别试样可以采用正己烷提取,提取液经-18℃冷冻、离心后,上清液经 C_{18} 柱分离,高效液相色谱仪紫外检测器检测,外标法定量各组分。本方法不适用于茶及茶制品中茶多酚含量的测定(SN/T 3848-2014)。

（四）白藜芦醇的测定

白藜芦醇（resveratrol）又称芪三酚，是一种二苯乙烯类化合物，化学结构式为 3,5,4-三羟基二苯代乙烯，分子式 $C_{14}H_{12}O_3$，相对分子质量为 228.2，是从葡萄、花生、虎杖、桑葚等植物中提取的一种天然植物化学物。白藜芦醇具有正、反两种异构体，其中反式异构体具有生物活性。白藜芦醇分子中的羟基与葡萄糖结合形成的白藜芦醇苷（piceid，Pd），又称虎杖苷与白藜芦醇具有相似的生物活性。

高效液相色谱法是应用最广泛的白藜芦醇定量分析技术，由于白藜芦醇为无味白色针状晶体，易溶于乙醚、氯仿、甲醇、乙醇、丙酮、乙酸乙酯等，难溶于水，在不同条件下有明显的颜色特征，因此可以采用紫外检测器或二极管阵列检测器测定。对植物源性食品中白藜芦醇及白藜芦醇苷含量测定的主要实验操作流程较为简单，主要是试样经乙醇-水溶液匀浆提取后，提取液经超滤膜过滤后可以上机测定，以保留时间定性，外标法定量。由于白藜芦醇含量较低，因此试样称样量会较高，需要在提取过程注意去除干扰物质；另外由于白藜芦醇的稳定性较差，易受紫外光照、温度、酸碱条件、氧化剂和自由基等因素的影响发生分解或转化，因此，在实验操作过程要注意过程控制（NY/T 2641-2014）。

第十节　其他功效成分的测定

食物中除了上述各种成分外，还有其他一些可能具有生理功能的成分，这些成分对于功能性食品的研发也是非常有用的指标，包括牛磺酸、洛伐他汀、核苷酸、有机酸、辅酶 Q_{10}、水飞蓟素、褪黑素等。本节简单介绍这些成分测定方法的现状。

一、牛磺酸的测定

牛磺酸（taurine）是一种含硫的非蛋白氨基酸，由于分子式中没有共轭结构，故其紫外吸收和荧光发射都比较弱。牛磺酸的测定方法有气相色谱法、高效液相色谱法、氨基酸自动分析仪法和液相色谱-串联质谱法等。

液相色谱法的原理是将牛磺酸的磺酸基衍生为可挥发性的衍生物，即在其结构中加入紫外吸光基团，再通过对这种衍生物的测定间接对牛磺酸进行定量；该方法对衍生化等方面的技术要求较高，可分为柱前衍生法和柱后衍生法两种，适合于婴幼儿配方食品、乳粉、豆粉、豆浆、含乳饮料、特殊用途饮料、风味饮料、固体饮料、果冻中牛磺酸含量的测定。

柱后衍生法，试样用偏磷酸沉淀蛋白，必要时提前用淀粉酶水解去除淀粉，经超声波震荡提取、离心、微孔膜过滤后，通过钠离子色谱柱分离，流出液与邻苯二甲醛（OPA）发生衍生反应，再用荧光检测器进行测定，外标法定量。本方法分离时间较短，重现性较好，回收率较高。由于荧光检测易受外界因素的干扰，且 OPA 与牛磺酸的衍生物不稳定，衍生后需立即分析（GB 5009.169）。

柱前衍生法是试样提取后，与丹磺酰氯发生衍化反应，衍生物经 C_{18} 反相色谱柱分离。用紫外检测器（254nm）或荧光检测器（激发波长：330nm；发射波长：530nm）检测，外标法定量。由于丹磺酰氯对光和湿敏感不稳定，注意在干燥器中避光保存。

另外，牛磺酸作为一种氨基酸，也可采用氨基酸分析仪法，试样经色谱分离后与茚三酮发生显色反应，利用氨基酸分析仪检测器测定出其含量。该方法的精密度和准确度较高，但是耗时长，普及性不高且其分析的种类和数量受到限制。液相色谱-串联质谱法灵敏度与准确度较高，样品用量少，但适用于痕量分析，成本相对较高。

二、洛伐他汀的测定

洛伐他汀（lovastatin）是催化胆固醇合成的早期限速酶（HMG-CoA 还原酶）的竞争性抑制剂，是目前唯一用于功能性食品研发的他汀类物质。洛伐他汀有两种结构形式：pH 7.7 时呈现开环酸式结构，pH 3.0 时呈现内酯结构。目前洛伐他汀的检测方法主要有高效液相色谱法。

将试样加入磷酸水溶液溶解，超声提取，然后加入三氯甲烷，静置，离心，提取液减压干燥后以流动相定容，上机经高效液相色谱分离，紫外检测器在238nm 处进行定性定量测量。本方法适用于以洛伐他汀为功效成分的产品测定，精密度、准确度较高。有报道提示，当洛伐他汀产品同时存在酸式和内酯两种结构时，酸处理无法将酸式结构全部转化为内酯结构进行测定，会导致测定结果偏低。

三、核苷酸的测定

核苷酸（nucleotide）是一类由嘌呤碱或嘧啶碱、核糖或脱氧核糖以及磷酸三种物质构成的化合物，由于嘌呤或嘧啶的组成不同，核苷酸可以分为不同的亚类，如胞嘧啶核苷酸、尿嘧啶核苷酸、次黄嘌呤核苷酸、鸟嘌呤核苷酸、腺嘌呤核苷酸。由于分光光度法不能区分核苷酸亚类，特异性较差，因此目前有关核苷酸测定方法的研究主要集中在毛细管电泳法、离子交换色谱法、液相色谱-质谱仪、高效液相色谱仪等对核苷酸总量和亚类进行分离测定。

相比较而言，毛细管电泳测定结果的重现性较差；离子色谱法虽然受基质干扰较少，但分离效果不好；高效液相色谱法是目前针对婴幼儿食品和乳品中游离核苷酸测定相对较理想的方法，且操作较为简单。试样先经过水提取，用沉淀剂沉淀蛋白质后，通过高效液相色谱分离，用紫外检测器外标法测定试样中包括胞嘧啶核苷酸、尿嘧啶核苷酸、次黄嘌呤核苷酸、鸟嘌呤核苷酸、腺嘌呤核苷酸的核苷酸总量。由于婴幼儿食品中营养成分复杂，如烟酸和烟酰胺与核苷酸物化性质相似，因此，液相色谱图中要注意避免杂峰的干扰，必要时通过调节流动相 pH 至分离效果最佳（GB 5413.40）。

四、有机酸的测定

食品中常见的有机酸（organic acid）包括酒石酸、苹果酸、柠檬酸、乳酸、乙酸、琥珀酸、富马酸、丙酮酸、乙醛酸等。食品中有机酸的检测方法首选为高效液相色谱法。由于有机酸的沸点较高、不易气化，故如果使用气相色谱法，需要先对其衍生，操作方法较为繁琐。目前也有文献使用离子色谱法检测食品中的有机酸，利用有机酸的离子特性可实现和阴离子的同时检测,其优点在于灵敏度高、重复性好、操作简单(无需样品进行预处理或柱后处理);但由于离子色谱法中淋洗液和柱填料的特殊性,对样品中蛋白质的含量有严格限定,因此更适用于基质简单的样品。毛细电泳法检测食品中的有机酸操作简单且检测结果较为准确,但相比于以上3种方法,其灵敏度和重现性均存在不足。另外,还有酸碱滴定法、比色分析法和薄层色谱法,虽然操作简单,但灵敏度低且杂质干扰严重,不是分析检测食品中有机酸的理想方法。

关于食品中有机酸的国标、行标、地标方法很多,基本原理是试样直接用水稀释或用水提取后,经强阴离子交换固相萃取柱净化,再经适宜的色谱仪进行分离,以保留时间定性,外标法定量,可以同时分析酒石酸、乳酸、苹果酸、柠檬酸、丁二酸、富马酸和己二酸等多种有机酸。具有操作快速简便、结果可靠的特点。

五、辅酶 Q_{10} 的测定

辅酶 Q_{10}(coenzyme Q_{10})是一种醌类化合物,又叫癸烯醌、泛醌,为脂溶性醌类化合物,化学名称 2,3-二甲氧基-5-甲基-6-癸异戊烯基苯醌,因其异戊烯基的聚合度为 10 而得名(即 n=10)。辅酶 Q_{10} 因具有天然的自由基清除能力,因此,在国内外已应用于膳食补充剂和化妆品中。

目前这类产品辅酶 Q_{10} 含量的测定主要采用高效液相色谱法。由于辅酶 Q_{10} 不溶于水,易溶于石油醚、苯、乙醇等有机溶剂,因此采用正己烷提取试样中辅酶 Q_{10},经无水乙醇定容稀释并离心过滤后,上机测定,经反相 C_{18} 柱分离,由紫外检测器检测,根据保留时间和峰面积进行定性和定量。操作过程中应注意避免阳光直射。

六、水飞蓟素的测定

水飞蓟素(silymarin)是指从菊科药用植物水飞蓟(silybum marianum gaertn)种子的种皮中提取所得的一种黄酮木脂类化合物混合物,主要包括水飞蓟宾(silybin)、异水飞蓟宾(isosilybin)、水飞蓟亭(silychristin)和水飞蓟宁(silydianin)等4种同分异构体,比例大致为3:1:1:1。水飞蓟素呈黄色,粉末状,味苦,由于以水飞蓟宾含量最高且活性最强,因此,一般水飞蓟素含量的测定结果以水飞蓟宾计。

水飞蓟素的测定方法主要有紫外可见分光光度法和高效液相色谱法,其中高效液相色谱法因具有良好的分离效果而被广泛应用。高纯度的水飞蓟素试样(如胶囊、片剂),一般采用甲醇超声提取,再使用梯度洗脱程序进行色谱分离,用紫外检测器在 288nm 下测定。由于水飞蓟宾呈 A 和 B 两个峰,因此,其含量用 A、B 两个峰的峰面积之和计算(SN/T 4002-2014)。

七、褪黑素的测定

褪黑素(melatonin)是一种内源性胺类激素,化学名称为 N-乙酰基-4-甲氧基色胺,分子式为 $C_{13}N_2H_{16}O_2$,分子量为 232.3;因具有改善睡眠、抗氧化损伤、延缓衰老、增强机体免疫力等功能作用,被用于功能食品研发。褪黑素主要来自于哺乳动物的松果体,大多数食用植物、部分菊科植物、药用植物及一些植物种子中也发现了褪黑素的存在,其中药用植物中含量较高。

目前测定褪黑素的测定方法主要有高效液相谱法。由于褪黑素易溶于甲醇、乙醇等剂型较高的有机溶剂,因此,对于添加了褪黑素且基质简单的试样(如片剂、胶囊等),可经粉碎匀质处理后,直接用甲醇、乙醇提取,经定容、过滤及必要的稀释后,经高效液相色谱分离,再用紫外检测器或荧光检测器进行测定,外标法定量。

八、木脂素类化合物的测定

木脂素类化合物(lignin)是五味子中含量较高且具有显著生物活性的成分,属于一种植物雌激素,具有清除体内自由基和抗氧化的作用。近年来,国内外已分离出 150 多种木脂素类成分,主要有五味子甲素、五味子乙素、五味子丙素、五味子醇甲、五味子醇乙、五味子酯甲、五味子酯乙、五味子酚、戈米辛等。

目前五味子中木脂素类化合物检测方法主要是高效液相色谱法和液相色谱-质谱联用法两种方法。主要操作步骤比较简单,即甲醇超声提取试样中的木质素,也有采用乙醇或三氯甲烷提取,但甲醇提取效果最好。提取液用反相 C_{18} 柱进行分离,紫外检测器检测测定或者质谱检测器测定。由于液相色谱-质谱联用法结合了色谱的高分离能力和质谱的高灵敏度、高专属性,因此灵敏度和准确度更高,弥补了单用液相色谱的缺点。

九、二十八烷醇的测定

二十八烷醇(octacosanol)是一种天然存在的一元高级脂肪醇,分子式 $C_{28}H_{58}$,相对分子量 410.77,熔点 83.2~83.6℃(纯度 ≥ 97%),凝固点 82.6℃,沸点为 175℃(2.7Pa)、190℃(10Pa)、227℃(100Pa),比重 0.783g/cm³(85℃)。人们最初发现在大米胚芽和小麦胚芽中含有微量的二十八烷醇,随着研究方法的改进和不断深入,发现二十八烷醇以结合态(蜡酯形式)或游离态广泛分布于动物表皮与内脏、昆虫分泌的蜡质以及植物的根、茎、叶、壳、籽仁的脂质中。二十八烷醇经提纯后已有用于药物和功能性食品的研发,目前主要采用气相色谱法进行测定。

蜂蜡等试样中的二十八烷醇、三十烷醇经皂化回流,用三氯甲烷提取,提取液经无水硫酸钠干燥净化后,上气相色谱火焰离子化检测器检测,外标法定量。由于二十八烷醇的沸点较高,使用气相色谱法进行检测时,检测器温度设为 340℃(GB/T 32947—2016)。当二十八烷醇在试样中总脂肪醇的比例过低时,也可采用毛细管气相色谱进行分析,以实现较好的分离效果。如烟草提取物、青蒿提取物、糠蜡提取物等样品基质,采用毛细管色谱柱进行检测可以提高方法准确性、灵敏性和重现性。

十、10-羟基-α-癸烯酸的测定

10-羟基-α-癸烯酸简称 10-HAD,是蜂王浆中所含有的特殊生物活性物质,可作为蜂王浆标志物。目前,10-羟基-α-癸烯酸的检测方法主要有气相色谱法、分光光度法和高效液相色谱法。气相色谱法需要进行复杂的提取和衍生化

反应,费时且存在其他脂肪酸的干扰;分光光度法结果不稳定;高效液相色谱法因前处理简单、快速,是首选方法。

对于蜂王浆及蜂王浆冻干粉的检测,试样经盐酸和乙醇处理后,溶出10-羟基-α-癸烯酸并沉淀蛋白质,加入内标物对羟基苯甲酸甲酯,用乙醇定容。经离心或放置过夜,取上层清液用高效液相色谱仪紫外检测器测定,测定波长为210nm。由于操作简便、灵敏度高、分离效果好,被国标采纳(GB 9697—2008)。

十一、丹参素的测定

丹参是唇形科植物鼠尾草属丹参(*Salvia miltiorrhiza* Bge)的干燥根及根茎,为常用中药,其有效成分包括脂溶性丹参酮类成分和水溶性酚酸类成分等。丹参素(salvianic acid A)是从丹参中分离出的一种水溶性酚性芳香酸类化合物,味苦,不溶于有机溶剂。

丹参素化学结构为β-(3,4-二羟基苯基)乳酸,又名丹参酸甲,其测定方法有超高效液相色谱-串联质谱法和高效液相色谱-紫外检测器法。超高效液相色谱-串联质谱法可以同时检测丹参素、咖啡酸、迷迭香酸、丹酚酸B、丹酚酸A、丹参酮Ⅰ、隐丹参酮、丹参酮ⅡA和熊果酸的含量;采用甲醇水超声提取,质谱检测器定量;方法操作简单,结果准确,但是仪器成本高。

对于以丹参素为原料或功效成分的产品,高效液相色谱法是比较常用的方法。由于纯度较高,试样可以直接经流动相提取,然后采用高效液相色谱分离,用紫外检测器在217nm定性定量检测。

十二、L-肉碱的测定

L-肉碱(L-carnitine)即左旋肉碱,可通过日常饮食中获得,也可在机体内生物合成。由于和脂肪代谢有关,L-肉碱被允许添加于婴幼儿食品和乳品中,一些功能性食品研发也有所聚焦。

国内外对左旋肉碱的检测主要采用分光光度法、化学发光法、高效液相色谱法、离子色谱法和超高效液相色谱质谱联用法等。左旋肉碱在紫外和可见光区域吸收弱,且无荧光特性,因此,高效液相色谱直接分析法受到灵敏度的限制,适用于含量高的保健食品的测定。液相色谱质谱联用法是目前研究追踪的热门方法。其样品制备相对直接快速,仪器分析速度快,并且是直接测定L-肉碱的方法,可控性强,适用于大量样品的快速检测,但是仪器设备价格昂贵。

1. 分光光度法 试样经水提取,用高氯酸沉淀蛋白质后过滤。滤液在碱溶液内皂化,使结合态L-肉碱游离出来。在乙酰肉碱转移酶的催化下,L-肉碱与乙酰辅酶A发生化学反应,生成乙酰肉碱和游离辅酶A;而游离辅酶A可与2-硝基苯甲酸反应生成黄色物质,其颜色深浅与游离辅酶A含量成正比。由于游离辅酶A与左旋肉碱呈等摩尔对应关系,因此,可对照标准曲线,根据游离辅酶A含量间接地求出试样中L-肉碱含量。本方法对酶溶液要求较高,不仅需要临用时配制,也要严格控制反应时间。分光光度法是检测L-肉碱的传统方法,便于普及。而且此法对L-肉碱有高度的专一性,可以根据L-肉碱和乙酰辅酶A的定向

反应,完全排除右旋肉碱的干扰,灵敏度高,具有很好的重现性(GB 29989—2013)。

2. 液相色谱串联质谱法 液相色谱串联质谱法可以分别测定游离肉碱和总肉碱。游离肉碱的测定,可将试样溶解后加入内标,经过滤,直接上液相色谱测定仪测定。总肉碱的测定,可以先将试样皂化后,然后再按照游离肉碱前处理步骤加标进行测定(AOAC 2012.17)。

十三、肌醇的测定

肌醇(inositol)在结构上类似于葡萄糖,是环己烷的多元羟基衍生物。肌醇有多种异构体,如肌肉肌醇、鲨肌醇等。肌醇以游离态或结合态广泛存在于生物体内,如动物和微生物细胞内中以磷酯酰肌醇形式存在;天然植物中以肌醇六磷酸盐形式存在(如植酸),大豆中以游离态的肌醇存在。肌醇的检测方法主要有微生物法、气相色谱法、高效液相色谱法、气相色谱-质谱法、液相色谱-质谱法等。

1. 微生物法 利用葡萄汁酵母菌(saccharomyces uvarum)对肌醇的特异性和灵敏性,定量测定试样中待测物质的含量。在含有除待测物质以外所有营养成分的培养基中,微生物的生长与待测物质含量成线性关系,根据透光率与标准工作曲线进行比较,即可计算出试样中待测物质的含量。此法的基本操作与水溶性维生素的测定方法相同,方法灵敏度高,但检测时间长,适用于食品中肌醇的测定(GB 5009.270—2016)。

2. 高效液相色谱法 由于分子中无共轭结构,肌醇无法用紫外法测定,需要采用示差检测器进行检测,由于灵敏度低,选择性差,仅适合高含量,基质简单的样品的分析。液相色谱串联质谱法可应用于婴幼儿食品中肌醇的测定,样品经水溶液提取,用三氯甲烷沉淀蛋白后,用内标法定量。灵敏度高,选择性强,但是成本价格昂贵。

3. 气相色谱法 气相色谱法可以利用硅烷化衍生的技术对肌醇进行测定。试样用水和乙醇提取后,浓缩至干;加入N,N-二甲基甲酰胺超声溶解后与硅烷化试剂(三甲基氯硅烷和六甲基二硅胺烷)发生衍生反应,衍生产物用正己烷提取,上气相色谱仪分离,外标法定量。本法适用于调制乳品、饮料中肌醇的测定。由于硅烷化试剂易挥发,应现配现用,并保证试剂无白色浑浊现象。

另外,也有利用不同的衍生方法,如糖腈化衍生,与硅烷化衍生步骤基本相同,但衍生反应要求严格无水条件。相对而言,硅烷化产物的色谱峰形较好,但是硅烷化产物不稳定,易水解,应尽快进行气相色谱测定且注意防潮防水;糖腈化衍生物较稳定,且不易水解,安全环保。有研究以山梨醇作为内标,采用气相色谱法测定,可有效地减少基质中杂质的干扰,提高检测的准确性,适用于婴幼儿配方奶粉中肌醇质量分数的分析测定。

4. 离子色谱法 ISO 20637-2015使用离子色谱法测定婴儿奶粉和成人营养品中的肌醇。利用两种不同的样品提取方法,将游离的肌醇及磷脂结合的肌醇提取出来。

十四、免疫球蛋白IgG的测定

免疫球蛋白(immunoglobulin,Ig)是一类具有抗体活性

或化学结构与抗体相似的球状蛋白。免疫球蛋白 IgG 是最重要的免疫成分,对于增强免疫力、调节生理功能和代谢有一定效果,目前已作为功效成分添加于保健食品中。免疫球蛋白 IgG 的测定方法有分光光度法、酶联免疫吸附法和高效液相色谱法等,后者的特异性更强。

1. 高效液相色谱法　利用特异的高效免疫亲和柱,在磷酸盐缓冲溶液条件下,使试样中免疫球蛋白 IgG 与亲和柱配基连接,通过 pH 2.5 的盐酸甘氨酸洗脱,可以有效分离免疫球蛋白 IgG。本法前处理简单,适用于剂型简单、含量较高的免疫球蛋白类样品,而低含量样品则不适于采用此法,或者前处理条件需要改进。

2. 酶联免疫吸附法　此法利用间接竞争的原理。牛初乳或添加了牛初乳成分的牛乳制品试样用 5%氯化钠溶液溶解混匀后,取一定量加入包被了牛 IgG 抗原的微孔条上,再加入酶标记抗牛免疫球蛋白抗体工作液,37℃下反应 30 分钟。试样中牛 IgG 会与酶标板上包被的抗原竞争结合抗牛免疫球蛋白 G 抗体,并触发显色反应,终止反应,用酶标仪在 450nm 处测定吸光度,吸光度值与牛 IgG 含量成负相关。通过与标准曲线比较即可得出试样中牛免疫球蛋白 G 含量。该方法前处理条件略为复杂,可以使用牛免疫球蛋白 G 酶联免疫吸附检测试剂盒(SN/T 3132—2012)。

3. 分光光度法　利用了试样中可溶性抗原 IgG 可与抗体形成可溶性免疫复合物,复合物在聚乙二醇作用下析出并形成微粒,使试液浊度发生变化,透光率(340nm)与所含 IgG 抗原量成正比。牛初乳及其制品在试样前处理过程中应注意通过离心等方法去除脂肪,用 4%聚乙二醇缓冲液定容稀释后加入抗 IgG 抗体,37℃水浴中反应 40 分钟,在 340nm 波长下测定吸光值,对比标准曲线定量。此法操作较为简单,但特异性差。

十五、氨基葡萄糖的测定

氨基葡萄糖(glucosamine)是葡萄糖上的一个羟基被氨基取代,又名葡萄糖胺,可以甲壳素、胞壁酸的形式存在于微生物和动物体内。常用的氨基葡萄糖测定方法主要有高效液相色谱法和离子色谱法等;其中,液相色谱法根据检测器不同,又可分为蒸发光散射检测法、紫外检测法、示差折光检测法、荧光法等,主要用于膳食补充剂的测定。

由于氨基葡萄糖易溶于水,待测样品往往是膳食补充剂类的产品,因此试样的提取较为简单。试样经乙腈分散后,用水溶解,定容过滤后即可注入高效液相色谱仪,经色谱柱分离,用紫外检测器或其他检测器进行检测,外标法定量。由于糖类物质紫外吸收波长只在 190~195nm 附近,因此可能会存在一定干扰(GB/T 20365—2006)。

离子色谱法利用糖类化合物在强碱性条件下可发生离子化的特点,使用阴离子交换色谱柱对氨基葡萄糖进行分离,再通过脉冲安培检测器进行检测。该方法具有更好的选择性和更高的灵敏度。

十六、γ-氨基丁酸的测定

γ-氨基丁酸(γ-aminobutyric acid,GABA)是一种天然的非蛋白氨基酸,广泛分布于动植物体内;植物如豆属、参属、中草药的种子、根茎和组织液中都含有 γ-氨基丁酸,在动物体内几乎只存在于神经组织中。γ-氨基丁酸主要有高效液相色谱法和氨基酸分析仪法,原理基本相似,都是通过衍生化处理,对产生的有色物质进行定量测定。

1. 高效液相色谱法　对谷物等食品的测定,试样首先经乙醇-水溶液提取 γ-氨基丁酸,在弱碱条件下与衍生剂 4-二甲基氨基偶氮苯-4-磺酰氯在 70℃发生反应,再用高效液相色谱法测定,以保留时间定性,外标法定量。实验过程中有必要对衍生反应时间、温度加以严格控制。

2. 氨基酸分析仪法　将 γ-氨基丁酸经水提取后,加磺基水杨酸溶液沉淀蛋白,微孔滤膜过滤后,经氨基酸分析仪的离子交换柱分离,与茚三酮溶液产生颜色反应,再通过分光光度计比色测定 γ-氨基丁酸含量。和高效液相色谱法相比,氨基酸分析仪法采用的是柱后衍生,适用范围较广,方法特异性强、干扰少、重现性好。但是要注意茚三酮溶液易被氧化,配制和使用注意氮气保护。

十七、唾液酸的测定

唾液酸(sialic acid,SA)是九碳糖神经氨酸酰化物的总称,在自然界分布很广,目前已发现有 30 多种,其中最常见的是 N-乙酰基神经氨酸(N-acetylneuraminic acid,NANA)。唾液酸的主要食物来源是母乳、乳制品及蛋制品等,目前认为燕窝的主要生物活性成分也是唾液酸。唾液酸的测定方法有高效液相色谱法、超高效液相色谱串联质谱法和分光光度法等。

1. 超高效液相色谱串联质谱法　对于乳及乳制品中唾液酸含量的测定可以采用超高效液相色谱串联质谱法。试样加水充分溶解后,用硫酸溶液高温(80℃)水解,将唾液酸从低聚糖和糖蛋白中释放出来;然后将水解液用乙腈沉淀蛋白后,离心、过滤,上清液用超高效液相色谱分离,质谱仪测定,外标法定量。本方法试样用量少、检测时间短、灵敏度高、重现性好。

2. 高效液相法　高效液相法可以用于测定燕窝及其制品中唾液酸(GB/T 30636—2014)。试样在乙酸溶液中加热水解,释放出唾液酸,水解液用强阳离子交换柱分离,液相色谱紫外检测器检测,外标法定量。对于冰糖燕窝制品,可以直接称取匀质试样,置于可透过相对分子质量 10 000 道尔顿以下化合物的透析袋中,置于烧杯中在流水下透析 24 小时。然后,将透析袋浸泡于 10%聚乙二醇溶液中使水分渗出,直至透析袋内提取液体积小于 5ml。将提取液转移至试管中,加入等体积冰乙酸,使水解液中乙酸浓度为 50%,置于 100℃水浴中水解 10 分钟,取出冷却至室温。将水解液转移至容量瓶中用流动相定容,过 0.45μm 微孔滤膜后,滤液上机测定。需要注意的是,如果产品中含有机酸,透析后可能会导致结果偏低。

3. 分光光度法　由于唾液酸可与酸性茚三酮形成稳定的黄色化合物,因此也可采用用分光光度计测定唾液酸含量。首先,用乙酸水解去除试样(如燕窝)中的糖蛋白,使唾液酸释放出来;然后取一定量水解液,加入有 1.2g 硫酸铵的离心管中,充分搅匀,使硫酸铵溶解,离心后(3000r/

min,10 分钟),上清液备用。定量吸取上清液和标准系列溶液,依次加入茚三酮指示剂与冰乙酸,摇匀,在 100℃ 水浴中准确加热 10 分钟,冷却后在 470nm 波长处测定吸光度值。由于本法特异性不强,因此,可以作为唾液酸含量水平的初步筛查,最好进一步用高效液相色谱法或液质联用法进行确证(SN/T 3644—2013)。

(王竹 李东 何梅 崔亚娟
刘玉峰 李全霞)

参 考 文 献

1. Ball GFM. Vitamins in foods analysis, bioavailability, and stability. New York: Taylor & Francis, 2006.

2. 顾佳丽,赵刚. 食品中的元素与检测技术. 北京:中国石化出版社有限公司,2013.

3. 袁明美,封聪,王守云. LC-MS/MS 法测定牛乳及其制品中 β-乳球蛋白的含量. 化学研究,2017,28(2):219-223.

4. 胡蓓,赖世云,张京顺. 婴幼儿配方奶粉中酪蛋白磷酸肽 2 种检测方法的比较. 食品安全质量检测学报,2018,9(19):5212-5217.

5. 程月红,鲍连艳,王健,等. 食品中脂肪测定方法对比研究. 现代农业科技,2018,16:234-240.

6. 周洪斌,熊治渝,李平,等. 离子色谱-质谱联用法检测食品中的糖醇. 色谱,2013,11:1093-1101.

7. 马书民,王明泰,韩大川,等. 液相色谱串联质谱法测定食品中甘露糖醇、麦芽糖、木糖醇、山梨糖醇. 中国食品添加剂,2011,5:206-210.

8. 张弛,刘坤,刘荣光,等. 食品中还原糖测定方法的比较综述. 吉林农业,2018,10:93.

9. 扈晓杰,韩冬,李铎. 膳食纤维的定义、分析方法和摄入现状. 中国食品学报,2011,3(6):133-137.

10. 陈子键,曾道平,李美英,等. 食品中褪黑素检测研究进展. 食品工业,2015,36(11):233-238.

11. 李琴梅. 二十八烷醇的提取及检测方法研究进展. 食品安全质量检测学报,2013,4(1):279-282.

12. 李洁,胡晋红. 五味子中木脂素类有效成分检测方法及药动学研究进展. 药学服务与研究,2017,17(4):283-286.

13. 李敏,李喜宏,刘佳,等. HPLC 法测定蒜米中大蒜素和乙蒜素含量. 中国食品添加剂分析测试,2016,(2):150-153.

14. Zhang J, Lai S, Cai Z, et al. Determination of bovine lactoferrin in dairy products by ultra-high performance liquid chromatography-tandem mass spectrometry based on tryptic signature peptides employing an isotope-labeled winged peptide as internal standard. Anal Chim Acta, 2014, 829:33-39.

15. Zhang Y, Lou F, Wu W, et al. Determination of Bovine Lactoferrin in Food by HPLC with a Heparin Affinity Column for Sample Preparation. J AOAC Int, 2017, 100(1):133-138.

16. Garbelotti ML, Marsiglia DAP, STorres EAFS. Determination and validation of dietary fiber in food by the enzymatic gravimetric method. Food Chem, 2003, 83:469-473.

17. Yoshida M, Hishiyama T, Ogawara M, et al. A novel method for determining vitamin B_1 in a wide variety of foodstuffs withor without polyphenols. Food Chem, 2012, 135(4):2387-2392.

18. Heo JY, Kim S, Kang JH, et al. Determination of lutein from green tea and green tea by-products using accelerated solvent extraction and UPLC. J Food Sci, 2014, 79(5):C816-821.

19. Fratianni A, Mignogna R, Niro S, et al. Determination of Lutein from Fruit and Vegetables Through an Alkaline Hydrolysis Extraction Method and HPLC Analysis. J Food Sci, 2015, 80(12):C2686-2691.

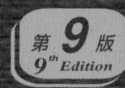

ZHU FUTANG
RACTICE OF PEDIATRICS

第 **9** 版
9th Edition

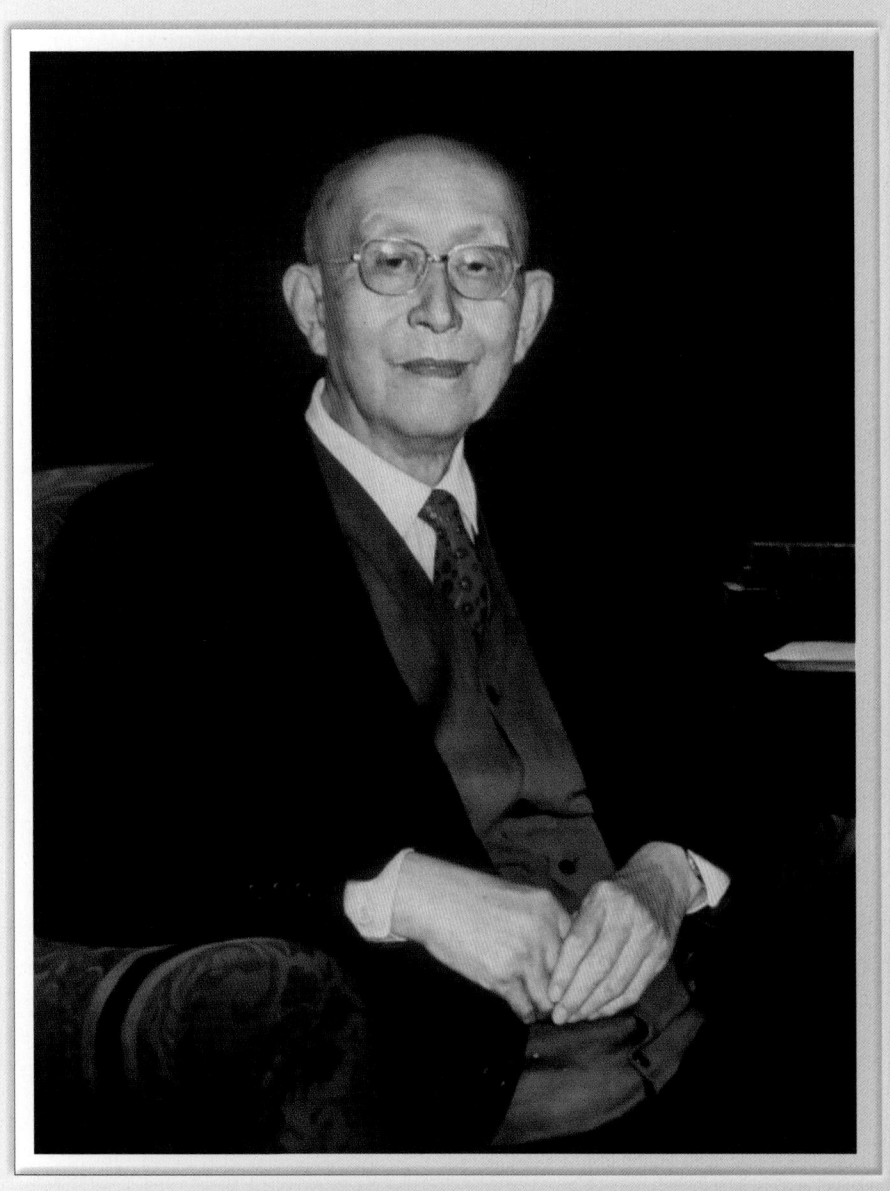

中国科学院 诸福棠 院士 （1899—1994）

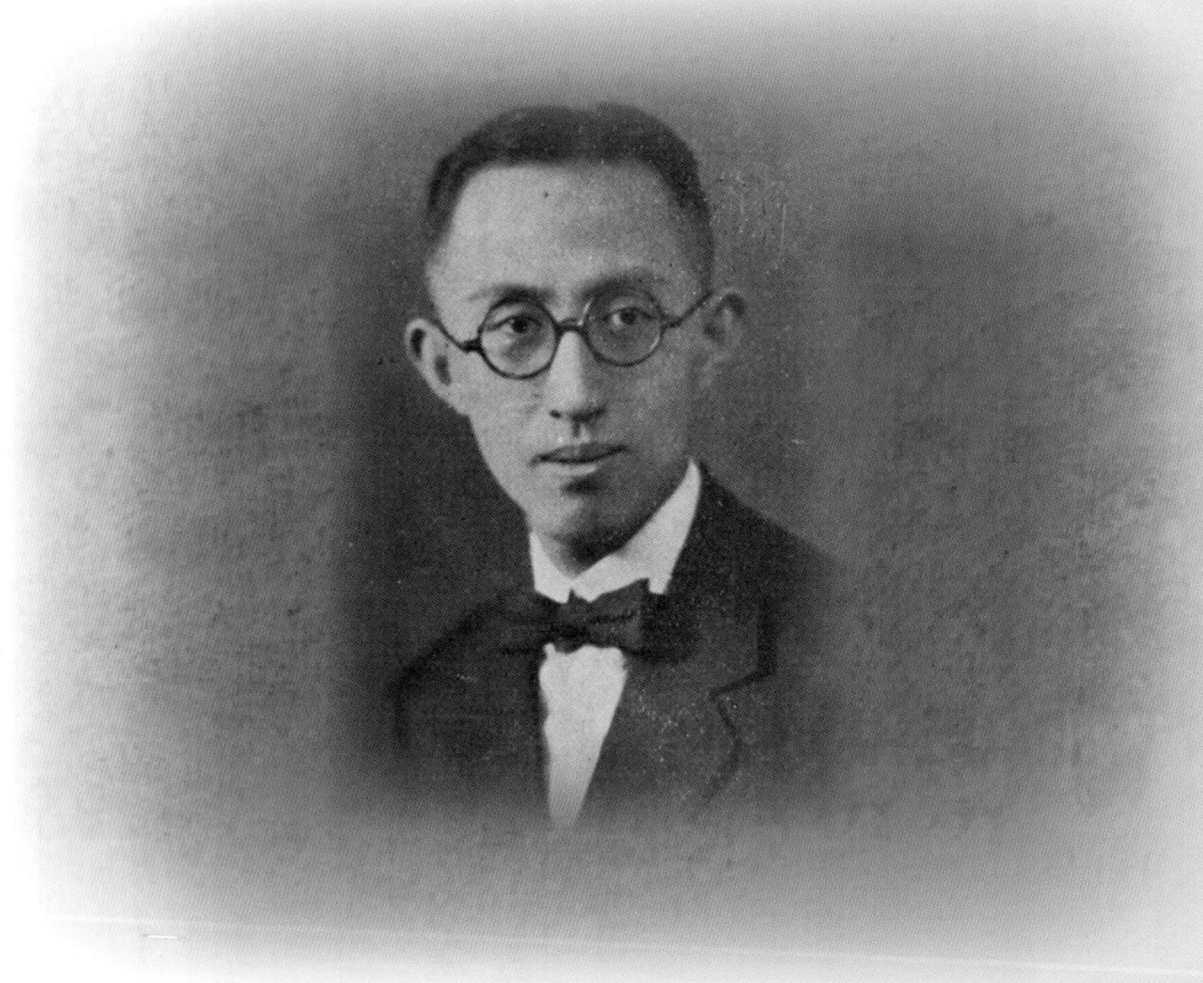

年轻时代的诸福棠教授

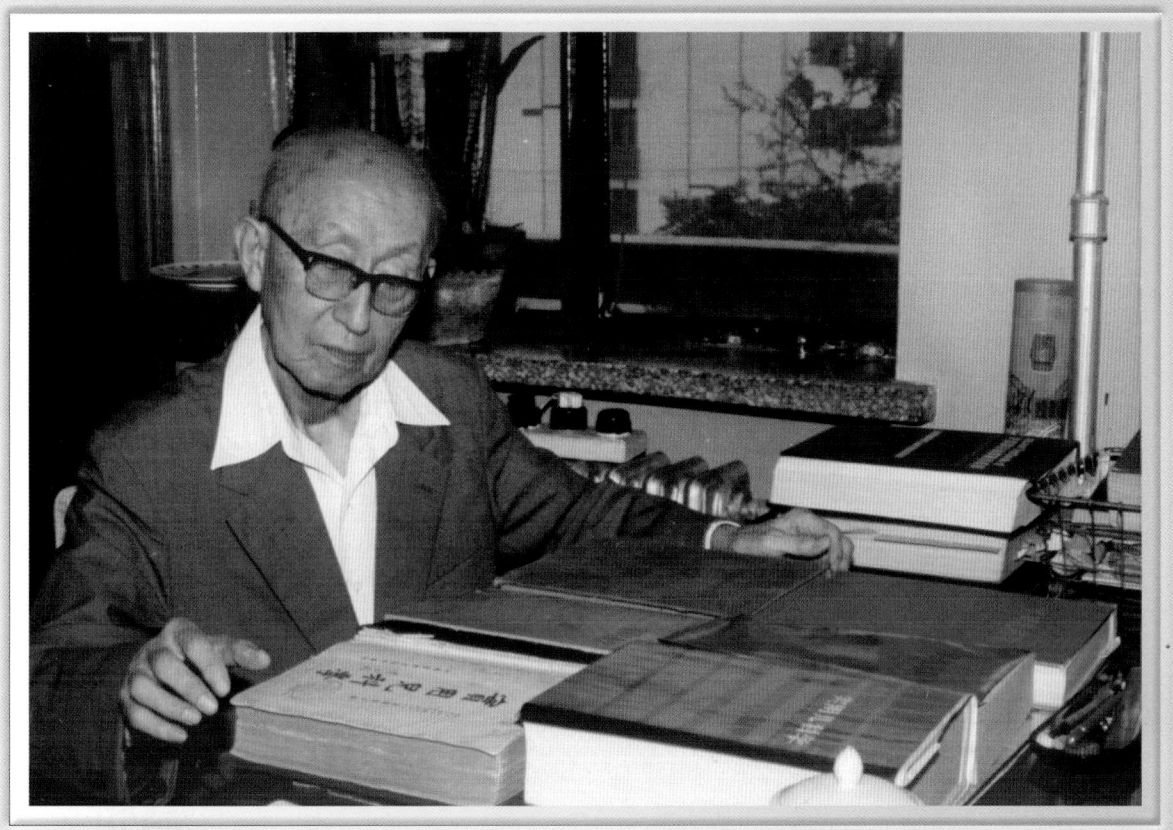

诸福棠院士翻阅各版次《实用儿科学》，准备修订再版

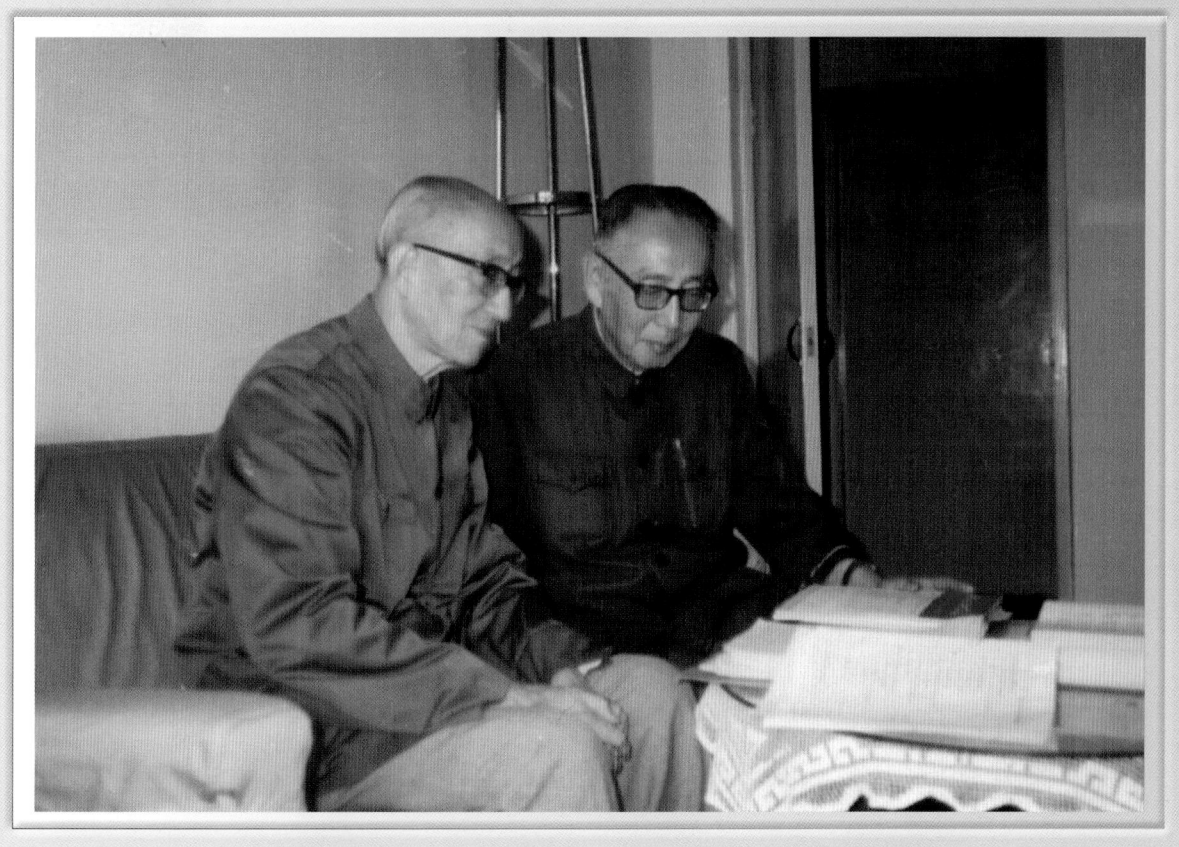

诸福棠院士与吴瑞萍教授讨论《实用儿科学》书稿

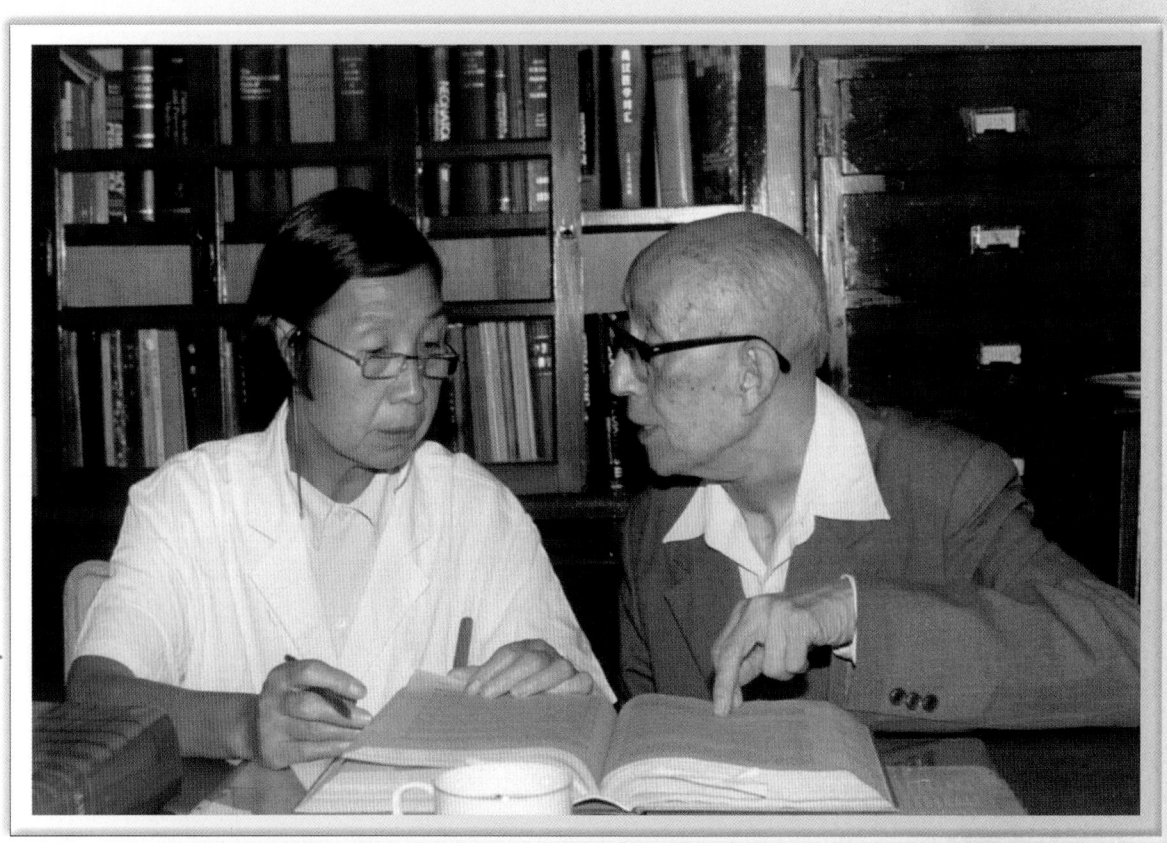

诸福棠院士与胡亚美院士探讨《实用儿科学》的修订细节

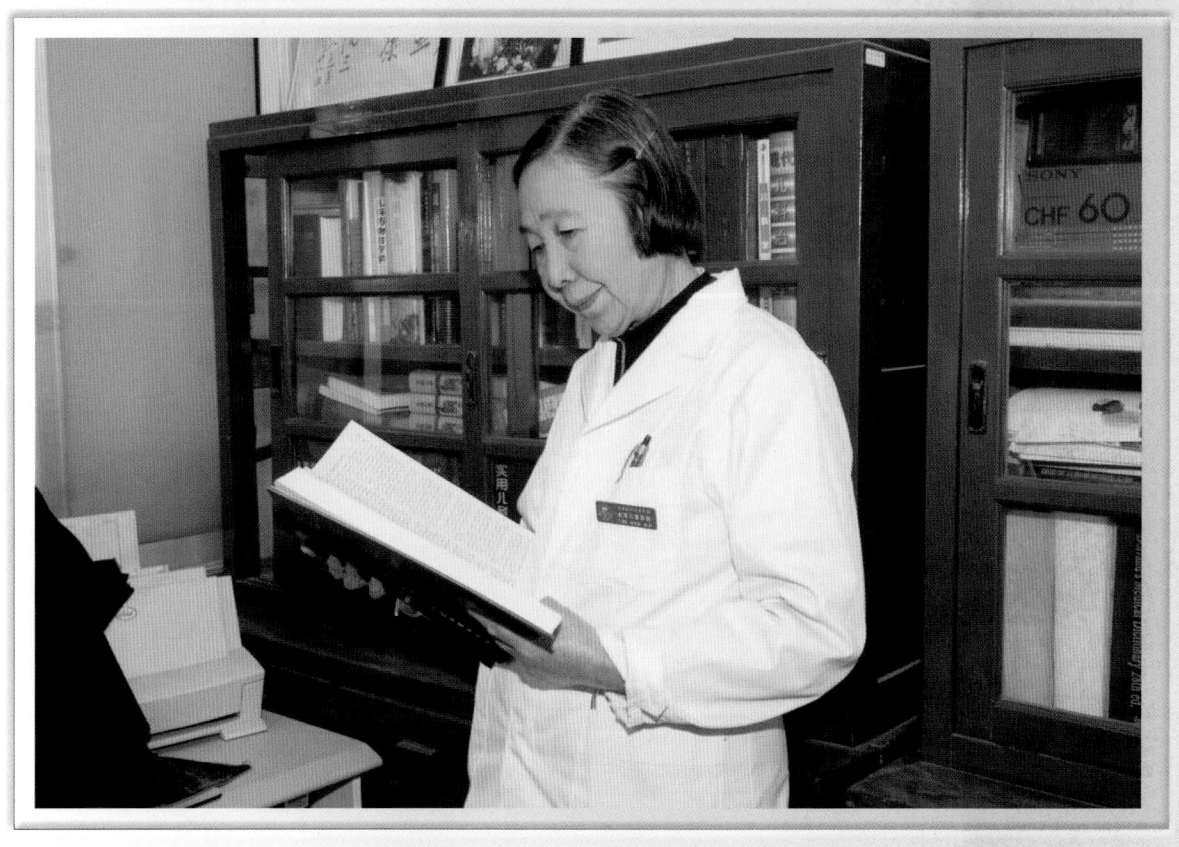

胡亚美院士查阅《诸福棠实用儿科学》

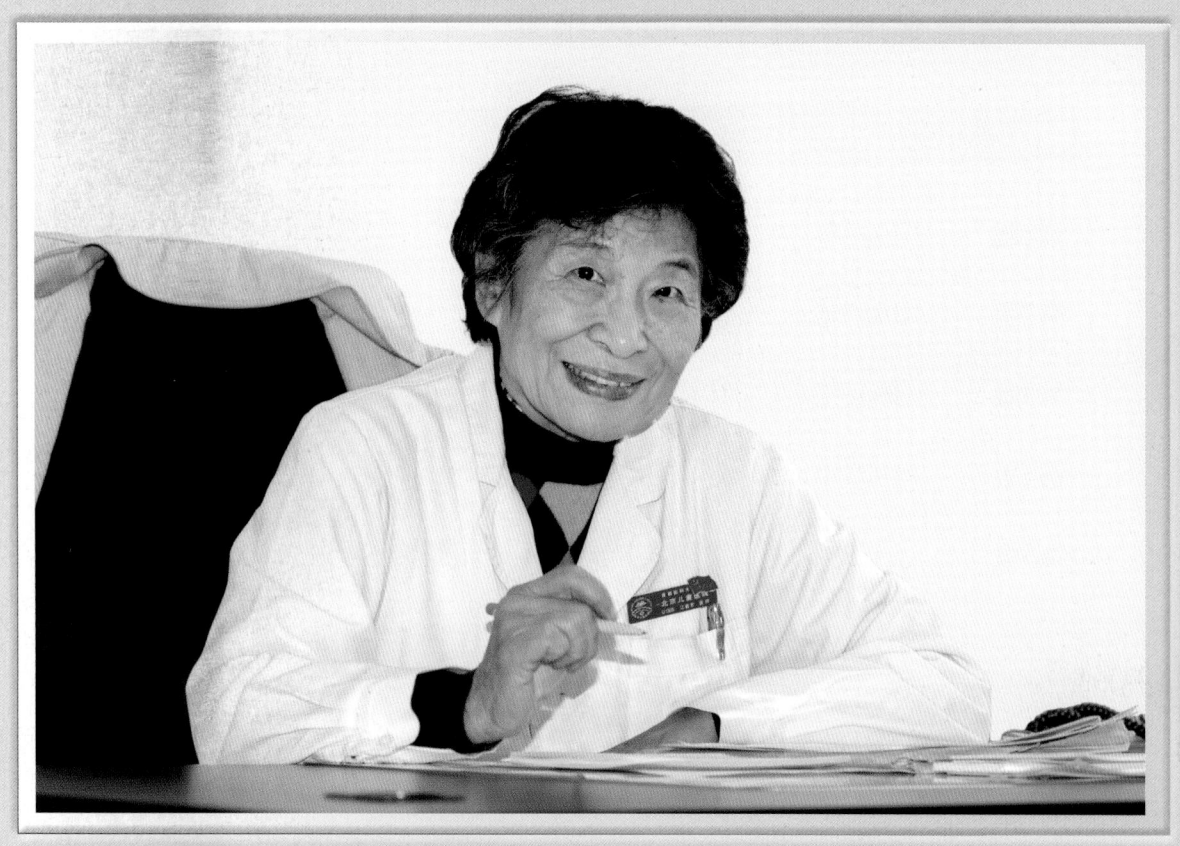

江载芳教授审阅《诸福棠实用儿科学》书稿

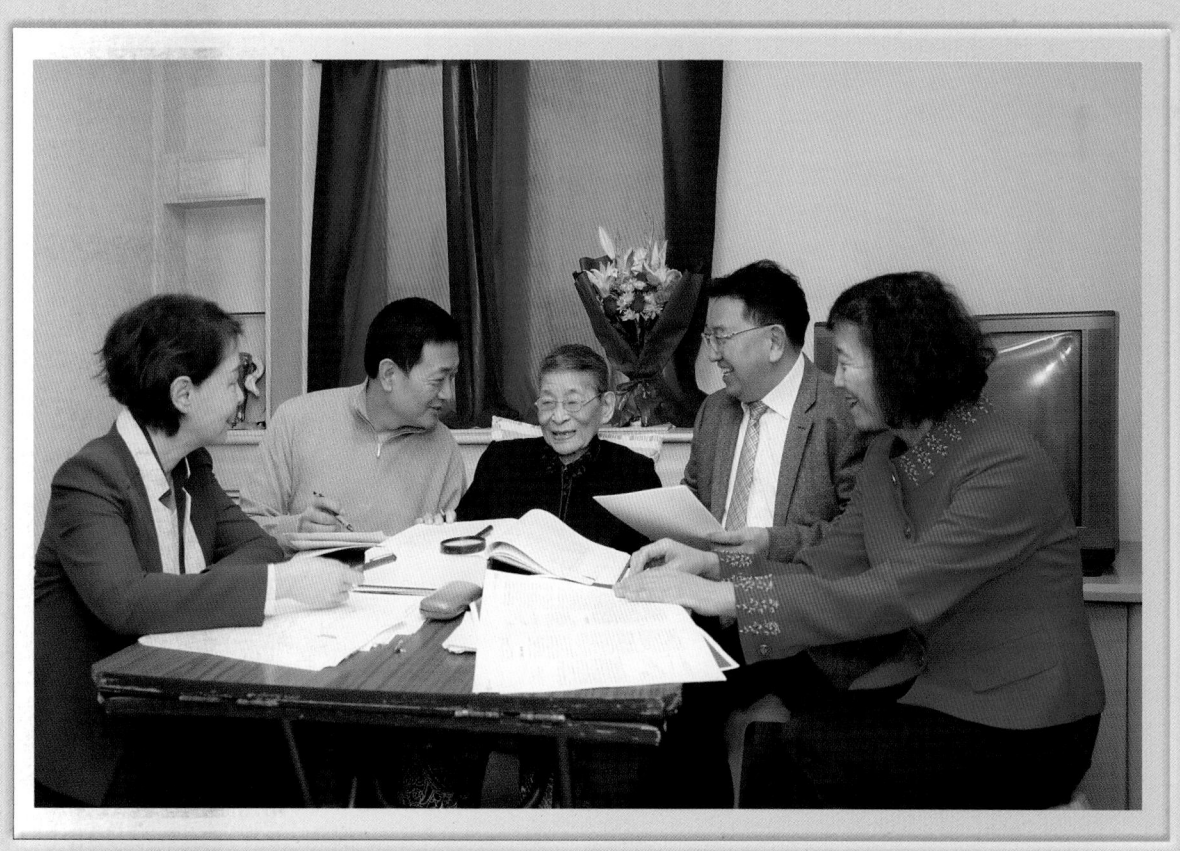

《诸福棠实用儿科学》（第9版）主编团队审议书稿

《诸福棠实用儿科学》版次记录

版次	出版时间	主编
第1版	1943年	诸福棠
第2版	1957年	诸福棠
第3版	1965年	诸福棠
第4版	1973年	《实用儿科学》编辑组
第5版	1985年	诸福棠　吴瑞萍　胡亚美

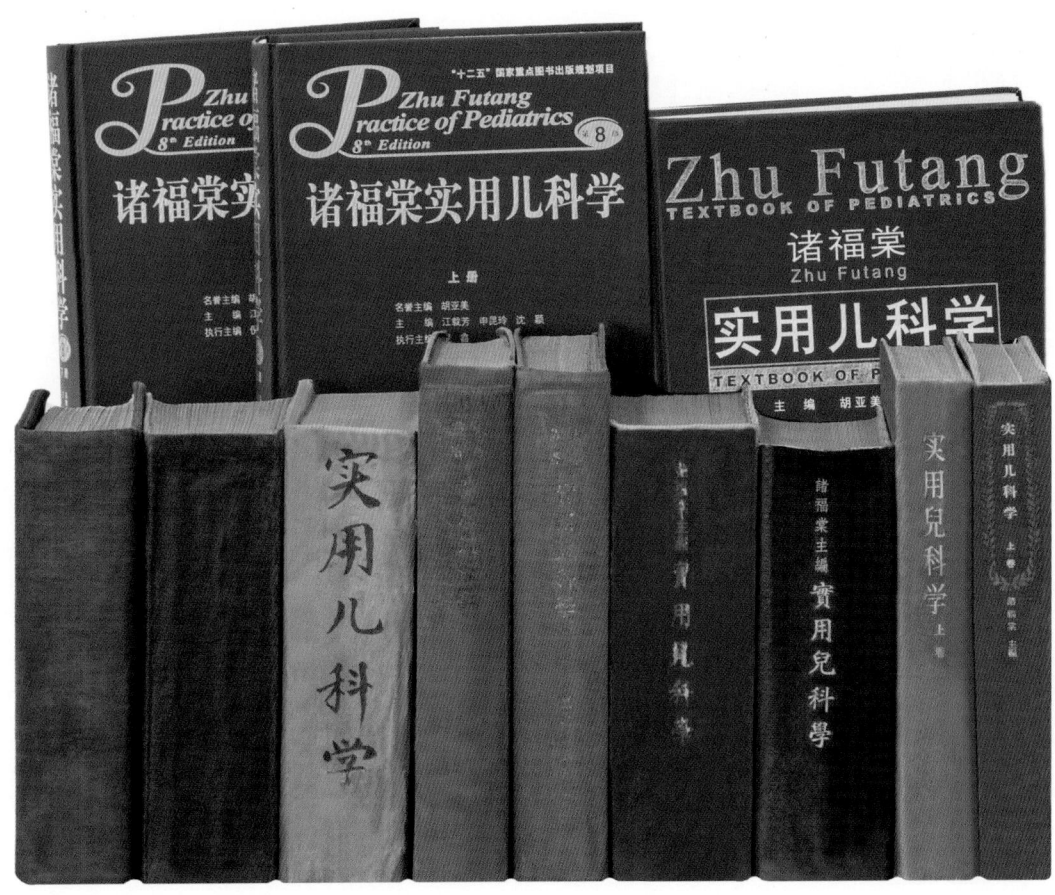

《诸福棠实用儿科学》版次记录

版次	出版时间	主编		
第6版	1995年	吴瑞萍　胡亚美　江载芳		
第7版	2002年	胡亚美　江载芳		
第8版	2015年	名誉主编　胡亚美 主　　编　江载芳	申昆玲	沈　颖
		执行主编　倪　鑫		
第9版	2022年	名誉主编　江载芳 主　　编　王天有	申昆玲	沈　颖
		执行主编　倪　鑫		

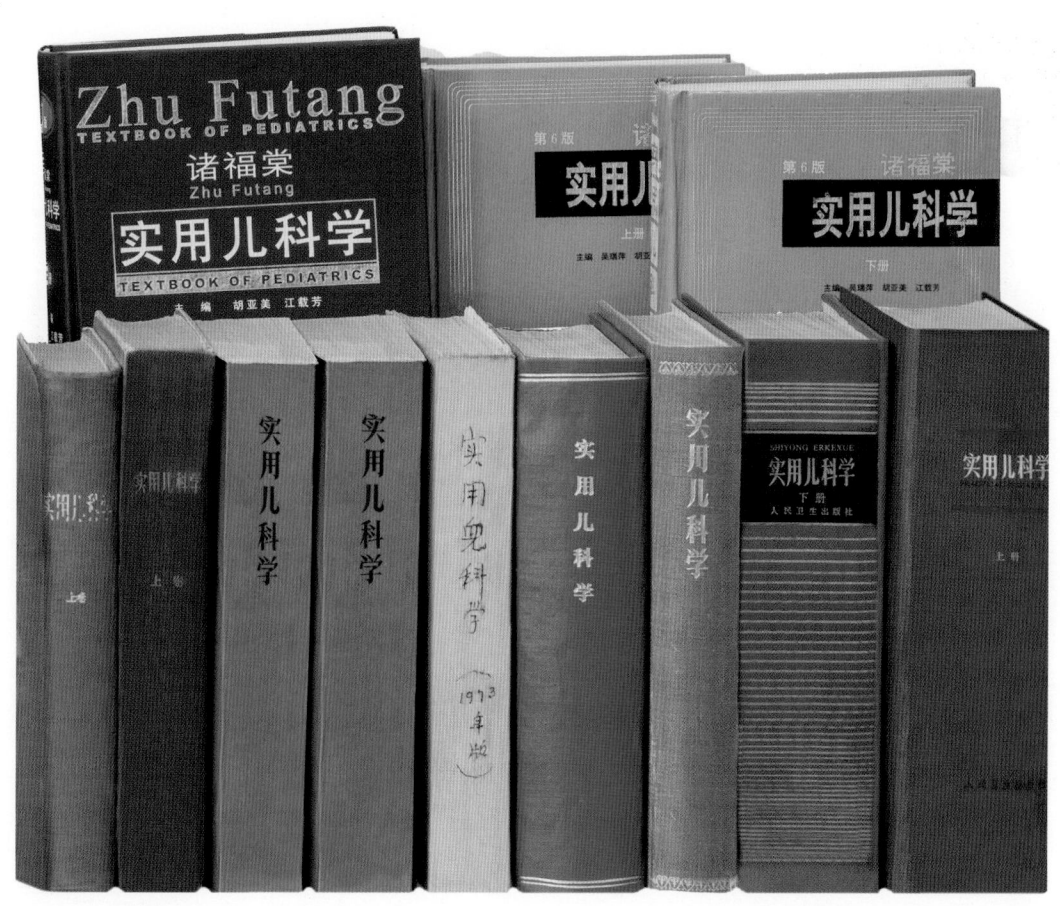

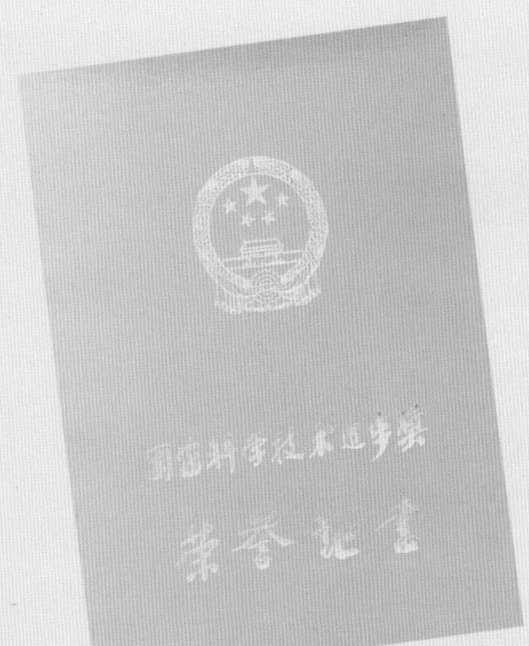

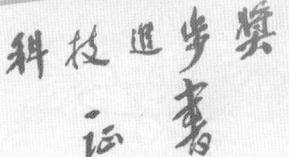

科技进步奖
证书

为表彰在促进科学技术进步工作中做出重大贡献者，特颁发国家科技进步奖证书，以资鼓励。

获奖项目：《实用儿科学》

获奖单位：人民卫生出版社

奖励等级：二等奖

奖励时间：一九九六年十二月

证 书 号：33-2-001-01

中华人民共和国
国家科学技术委员会主任 宋健

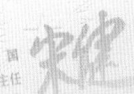

国家图书奖
获奖证书

中华人民共和国新闻出版署

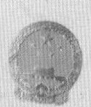

国家图书奖
获奖证书

人民卫生出版社：

你社出版的《实用儿科学（第4版）》一书荣获第一届国家图书奖。特颁此证。

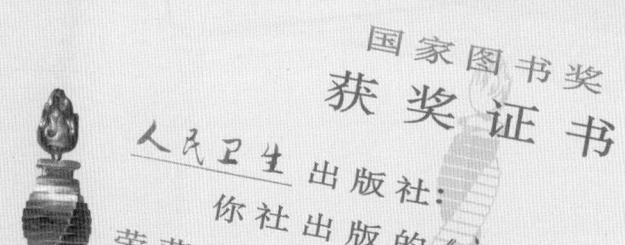

中华人民共和国新闻出版署

一九九四年一月

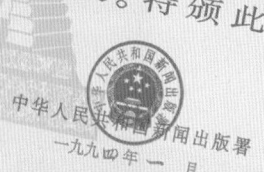

全国优秀畅销书评选证书

人民卫生出版社：

你社出版的《诸福棠 实用儿科学（上、下册）》一书，于一九九八年十二月十一日被我会评选委员会评为第十一批全国优秀畅销书（科技类），特此发给证书。

中国书刊发行业协会

一九九八年十二月十一日

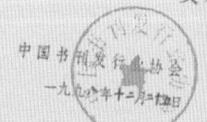

全国优秀畅销书
证 书

人民卫生出版社：

你社出版的《诸福棠实用儿科学》（第7版）一书，经我会评选委员会评审，被评为2003年度全国优秀畅销书（科技类）。特此发证书。

中国书刊发行业协会

二〇〇三年十二月

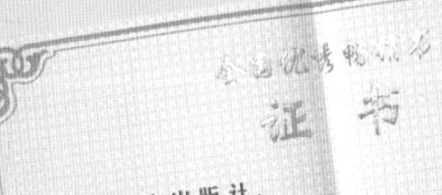

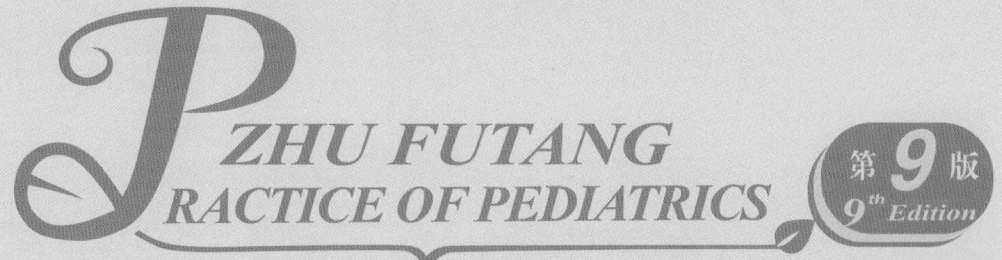

诸福棠 实用儿科学

上册

- 名誉主编 江载芳
- 主 编 王天有 申昆玲 沈 颖
- 执行主编 倪 鑫
- 主编助理 刘小梅
- 编 委（按姓氏笔画排序）

马 琳 马晓莉 王天有 王晓玲 王爱华 毛 萌 方 方

申昆玲 巩纯秀 吕忠礼 向 莉 刘 钢 刘秀云 齐可民

闫慧敏 江载芳 汤静燕 孙 宁 孙 琳 阮 焱 杜军保

李 莉 李 辉 李廷玉 李兴旺 李彩凤 杨永弘 杨艳玲

吴润晖 辛德莉 沈 颖 宋文琪 张 杰 张 晶 张金哲

张学军 张琳琪 陈 超 陈 静 罗小平 郑 毅 郑胡镛

赵顺英 赵晓东 姜玉武 祝益民 袁 越 钱素云 倪 鑫

倪桂臣 徐 秀 徐保平 奚益群 龚四堂 崔永华 彭 芸

葛立宏 谢正德 照日格图 潘 虹 潘少川

人民卫生出版社
·北京·

编 者

（按姓氏笔画排序）

丁　洁　北京大学第一医院

丁小燕　中山大学中山眼科中心

丁昌红　国家儿童医学中心　首都医科大学附属北京儿童医院

丁桂聪　深圳市儿童医院

于　洁　重庆医科大学附属儿童医院

马　骏　国家儿童医学中心　上海交通大学医学院附属上海儿童医学中心

马　琳　国家儿童医学中心　首都医科大学附属北京儿童医院

马晓莉　国家儿童医学中心　首都医科大学附属北京儿童医院

王　艺　国家儿童医学中心　复旦大学附属儿科医院

王　刚　重庆医科大学附属儿童医院

王　华　重庆医科大学附属儿童医院

王　珊　重庆医科大学附属儿童医院

王　荃　国家儿童医学中心　首都医科大学附属北京儿童医院

王　维　安徽医科大学基础医学院

王　强　国家儿童医学中心　首都医科大学附属北京儿童医院

王　勤　国家儿童医学中心　首都医科大学附属北京儿童医院

王　磊　首都医科大学附属北京友谊医院

王大勇　国家儿童医学中心　首都医科大学附属北京儿童医院

王天有　国家儿童医学中心　首都医科大学附属北京儿童医院

王亚娟　首都儿科研究所附属儿童医院

王宝西　空军军医大学唐都医院

王晓玲　国家儿童医学中心　首都医科大学附属北京儿童医院

王晓曼　国家儿童医学中心　首都医科大学附属北京儿童医院

王焕民　国家儿童医学中心　首都医科大学附属北京儿童医院

王爱华　国家儿童医学中心　首都医科大学附属北京儿童医院

王朝霞　北京大学第一医院

王惠珊　中国疾病预防控制中心妇幼保健中心

王媛媛　北京大学口腔医院

王榴慧　国家儿童医学中心　复旦大学附属儿科医院

牛晓辉　北京积水潭医院

毛　萌　四川大学华西第二医院

毛华伟　重庆医科大学附属儿童医院

文昭明　北京协和医院

方　方　国家儿童医学中心　首都医科大学附属北京儿童医院
方　峰　华中科技大学同济医学院附属同济医院
方建培　中山大学孙逸仙纪念医院
方鹤松　首都儿科研究所附属儿童医院
尹　飞　中南大学湘雅医院
邓　莉　首都儿科研究所附属儿童医院
邓江红　国家儿童医学中心　首都医科大学附属北京儿童医院
卢　海　首都医科大学附属北京同仁医院
卢秀兰　湖南省儿童医院
卢美萍　浙江大学医学院附属儿童医院
申昆玲　国家儿童医学中心　首都医科大学附属北京儿童医院
田　军　国家儿童医学中心　首都医科大学附属北京儿童医院
田　新　昆明市儿童医院
邝伟英　国家儿童医学中心　首都医科大学附属北京儿童医院
邢　嬛　国家儿童医学中心　首都医科大学附属北京儿童医院
巩纯秀　国家儿童医学中心　首都医科大学附属北京儿童医院
吕忠礼　国家儿童医学中心　首都医科大学附属北京儿童医院
吕俊兰　国家儿童医学中心　首都医科大学附属北京儿童医院
朱　红　国家儿童医学中心　首都医科大学附属北京儿童医院
朱丹江　国家儿童医学中心　首都医科大学附属北京儿童医院
朱易萍　四川大学华西第二医院
任晓暾　国家儿童医学中心　首都医科大学附属北京儿童医院
向　莉　国家儿童医学中心　首都医科大学附属北京儿童医院
向　娟　重庆医科大学附属儿童医院
刘　军　国家儿童医学中心　首都医科大学附属北京儿童医院
刘　钢　国家儿童医学中心　首都医科大学附属北京儿童医院
刘小梅　国家儿童医学中心　首都医科大学附属北京儿童医院
刘文君　西南医科大学附属医院
刘玉峰　郑州大学第一医院
刘丽丽　国家儿童医学中心　首都医科大学附属北京儿童医院
刘秀云　国家儿童医学中心　首都医科大学附属北京儿童医院
刘春峰　中国医科大学附属盛京医院
刘玺诚　国家儿童医学中心　首都医科大学附属北京儿童医院
齐可民　国家儿童医学中心　首都医科大学附属北京儿童医院

闫慧敏　国家儿童医学中心　首都医科大学附属北京儿童医院
江　华　广州市妇女儿童医疗中心
江米足　浙江大学医学院附属儿童医院
江载芳　国家儿童医学中心　首都医科大学附属北京儿童医院
汤建萍　湖南省儿童医院
汤静燕　国家儿童医学中心　上海交通大学医学院附属上海
　　　　儿童医学中心
祁新禹　国家儿童医学中心　首都医科大学附属北京儿童医院
许　峰　重庆医科大学附属儿童医院
许志飞　国家儿童医学中心　首都医科大学附属北京儿童医院
阮　焱　首都医科大学附属北京妇产医院
孙　宁　国家儿童医学中心　首都医科大学附属北京儿童医院
孙　利　国家儿童医学中心　复旦大学附属儿科医院
孙　希　中山大学中山医学院
孙　琳　国家儿童医学中心　首都医科大学附属北京儿童医院
孙　锟　上海交通大学附属新华医院
孙　嬛　国家儿童医学中心　首都医科大学附属北京儿童医院
孙吉萍　首都儿科研究所附属儿童医院
苏　雁　国家儿童医学中心　首都医科大学附属北京儿童医院
杜军保　北京大学第一医院
李　兰　深圳市儿童医院
李　丽　国家儿童医学中心　首都医科大学附属北京儿童医院
李　莉　国家儿童医学中心　首都医科大学附属北京儿童医院
李　浩　国家儿童医学中心　首都医科大学附属北京儿童医院
李　萍　深圳市儿童医院
李　辉　首都儿科研究所
李　巍　国家儿童医学中心　首都医科大学附属北京儿童医院
李长钢　深圳市儿童医院
李亚蕊　山西省儿童医院
李在玲　北京大学第三医院
李廷玉　重庆医科大学附属儿童医院
李兴旺　首都医科大学附属北京地坛医院
李明磊　国家儿童医学中心　首都医科大学附属北京儿童医院
李晓南　南京医科大学附属儿童医院

李晓艳　上海市儿童医院

李彩凤　国家儿童医学中心　首都医科大学附属北京儿童医院

李惠民　国家儿童医学中心　首都医科大学附属北京儿童医院

杨　军　深圳市儿童医院

杨永弘　国家儿童医学中心　首都医科大学附属北京儿童医院

杨吉刚　首都医科大学附属北京友谊医院

杨绍敏　北京大学第三医院

杨艳玲　北京大学第一医院

肖政辉　湖南省儿童医院

肖媛媛　国家儿童医学中心　首都医科大学附属北京儿童医院

吴　迪　国家儿童医学中心　首都医科大学附属北京儿童医院

吴　晔　北京大学第一医院

吴中兴　江苏省寄生虫病防治研究所

吴沪生　国家儿童医学中心　首都医科大学附属北京儿童医院

吴润晖　国家儿童医学中心　首都医科大学附属北京儿童医院

吴敏媛　国家儿童医学中心　首都医科大学附属北京儿童医院

邱晓光　首都医科大学附属北京天坛医院

何乐建　国家儿童医学中心　首都医科大学附属北京儿童医院

何振娟　上海交通大学医学院附属新华医院

邹　洋　首都医科大学附属北京友谊医院

邹丽萍　中国人民解放军总医院第一医学中心

辛德莉　首都医科大学附属北京友谊医院

沈　颖　国家儿童医学中心　首都医科大学附属北京儿童医院

宋文琪　国家儿童医学中心　首都医科大学附属北京儿童医院

宋红梅　北京协和医院

宋宏程　国家儿童医学中心　首都医科大学附属北京儿童医院

宋国维　首都儿科研究所附属儿童医院

宋宝健　国家儿童医学中心　首都医科大学附属北京儿童医院

张　尧　北京大学第一医院

张　杰　国家儿童医学中心　首都医科大学附属北京儿童医院

张　雁　中国康复研究中心北京博爱医院

张　晶　国家儿童医学中心　首都医科大学附属北京儿童医院

张　蕊　国家儿童医学中心　首都医科大学附属北京儿童医院

张大伟　国家儿童医学中心　首都医科大学附属北京儿童医院

张永红　国家儿童医学中心　首都医科大学附属北京儿童医院

张亚梅　国家儿童医学中心　首都医科大学附属北京儿童医院

张会丰　河北医科大学第二医院

张冰花　国家儿童医学中心　上海交通大学医学院附属上海儿童医学中心

张金哲　国家儿童医学中心　首都医科大学附属北京儿童医院

张学军　国家儿童医学中心　首都医科大学附属北京儿童医院

张建立　北京积水潭医院

张建敏　国家儿童医学中心　首都医科大学附属北京儿童医院

张俊梅　国家儿童医学中心　首都医科大学附属北京儿童医院

张艳玲　首都儿科研究所附属儿童医院

张艳菊　国家儿童医学中心　首都医科大学附属北京儿童医院

张鸿飞　中国人民解放军总医院第五医学中心

张琳琪　国家儿童医学中心　首都医科大学附属北京儿童医院

张惠文　上海交通大学附属新华医院

张潍平　国家儿童医学中心　首都医科大学附属北京儿童医院

陆　方　四川大学华西医院

陆　妹　福建省厦门市妇幼保健院

陆　斌　浙江大学医学院附属儿童医院

陆晓茜　四川大学华西第二医院

陈　立　重庆医科大学附属儿童医院

陈　超　国家儿童医学中心　复旦大学附属儿科医院

陈　戟　国家儿童医学中心　上海交通大学医学院附属上海儿童医学中心

陈　静　国家儿童医学中心　上海交通大学医学院附属上海儿童医学中心

陈天明　国家儿童医学中心　首都医科大学附属北京儿童医院

陈永卫　国家儿童医学中心　首都医科大学附属北京儿童医院

陈永兴　河南省儿童医院

陈亚军　国家儿童医学中心　首都医科大学附属北京儿童医院

陈志国　首都医科大学宣武医院

陈志海　首都医科大学附属北京地坛医院

陈育智　首都儿科研究所附属儿童医院

陈树宝　国家儿童医学中心　上海交通大学医学院附属上海儿童医学中心

陈晓红　武汉儿童医院

陈晓波　首都儿科研究所附属儿童医院

邰　隽　国家儿童医学中心　首都医科大学附属北京儿童医院

林　利　国家儿童医学中心　首都医科大学附属北京儿童医院

尚　清　河南省儿童医院

罗小平　华中科技大学同济医学院附属同济医院

季庆英　国家儿童医学中心　上海交通大学医学院附属上海儿童医学中心

金　玲　国家儿童医学中心　首都医科大学附属北京儿童医院

金　眉　国家儿童医学中心　首都医科大学附属北京儿童医院

金红芳　北京大学第一医院

金星明　国家儿童医学中心　上海交通大学医学院附属上海儿童医学中心

周　红　国家儿童医学中心　首都医科大学附属北京儿童医院

周　涛　暨南大学附属深圳市宝安区妇幼保健院

周　萍　复旦大学公共卫生学院

周　颖　北京大学第一医院

周水珍　国家儿童医学中心　复旦大学附属儿科医院

周文浩　国家儿童医学中心　复旦大学附属儿科医院

周志轩　首都儿科研究所附属儿童医院

庞　琳　首都医科大学附属北京地坛医院

郑　杰　国家儿童医学中心　首都医科大学附属北京儿童医院

郑　毅　首都医科大学附属北京安定医院

郑胡镛　国家儿童医学中心　首都医科大学附属北京儿童医院

郑铁华　国家儿童医学中心　首都医科大学附属北京儿童医院

郑葵阳　徐州医科大学基础医学院

赵　卫　南方医科大学公共卫生学院

赵　宇　首都医科大学北京宣武医院

赵　强　天津医科大学肿瘤医院

赵军阳　国家儿童医学中心　首都医科大学附属北京儿童医院

赵顺英　国家儿童医学中心　首都医科大学附属北京儿童医院

赵晓东　重庆医科大学附属第二医院

郝国平　山西省儿童医院

胡　冰　国家儿童医学中心　首都医科大学附属北京儿童医院

胡　群　华中科技大学同济医学院附属同济医院

胡　瑾　首都儿科研究所附属儿童医院

胡仪吉　国家儿童医学中心　首都医科大学附属北京儿童医院

胡利华　国家儿童医学中心　首都医科大学附属北京儿童医院

胡绍燕　苏州大学附属儿童医院

胡惠丽　国家儿童医学中心　首都医科大学附属北京儿童医院

柳　静　国家儿童医学中心　首都医科大学附属北京儿童医院

段彦龙　国家儿童医学中心　首都医科大学附属北京儿童医院

俞　蕙　国家儿童医学中心　复旦大学附属儿科医院

姜玉武　北京大学第一医院

洪思琦　重庆医科大学附属儿童医院

祝益民　湖南师范大学附属第一医院

姚子明　国家儿童医学中心　首都医科大学附属北京儿童医院

姚开虎　国家儿童医学中心　首都医科大学附属北京儿童医院

姚志荣　上海交通大学附属新华医院

贺建新　国家儿童医学中心　首都医科大学附属北京儿童医院

秦茂权　国家儿童医学中心　首都医科大学附属北京儿童医院

袁　越　国家儿童医学中心　首都医科大学附属北京儿童医院

贾立群　国家儿童医学中心　首都医科大学附属北京儿童医院

贾苍松　四川大学华西第二医院

贾鑫磊　国家儿童医学中心　首都医科大学附属北京儿童医院

顾学范　上海交通大学医学院附属新华医院

钱　渊　首都儿科研究所

钱素云　国家儿童医学中心　首都医科大学附属北京儿童医院

倪　鑫　国家儿童医学中心　首都医科大学附属北京儿童医院

倪桂臣　国家儿童医学中心　首都医科大学附属北京儿童医院

徐　秀　国家儿童医学中心　复旦大学附属儿科医院

徐　虹　国家儿童医学中心　复旦大学附属儿科医院

徐　哲　国家儿童医学中心　首都医科大学附属北京儿童医院

徐子刚　国家儿童医学中心　首都医科大学附属北京儿童医院

徐保平　国家儿童医学中心　首都医科大学附属北京儿童医院

徐樨巍　国家儿童医学中心　首都医科大学附属北京儿童医院

奚益群　上海市儿童医院

高　路　国家儿童医学中心　首都医科大学附属北京儿童医院

高恒妙　国家儿童医学中心　首都医科大学附属北京儿童医院

郭增柱　首都医科大学附属北京友谊医院

唐　燕　上海市儿童医院

唐湘凤　中国人民解放军总医院第六医学中心

黄　敏　上海市儿童医院

黄　瑛　国家儿童医学中心　复旦大学附属儿科医院

黄国英　国家儿童医学中心　复旦大学附属儿科医院

黄建萍　中国人民解放军陆军总医院附属八一儿童医院

曹　云　国家儿童医学中心　复旦大学附属儿科医院

曹　隽　国家儿童医学中心　首都医科大学附属北京儿童医院

曹兰芳　上海交通大学医学院附属仁济医院

龚四堂　广州市妇女儿童医疗中心

崔永华　国家儿童医学中心　首都医科大学附属北京儿童医院

梁　源　国家儿童医学中心　首都医科大学附属北京儿童医院

梁爱民　国家儿童医学中心　首都医科大学附属北京儿童医院

彭　芸　国家儿童医学中心　首都医科大学附属北京儿童医院

葛　明　国家儿童医学中心　首都医科大学附属北京儿童医院

葛文彤　国家儿童医学中心　首都医科大学附属北京儿童医院

葛立宏　北京大学口腔医院

董　萍　国家儿童医学中心　复旦大学附属儿科医院

蒋　莉　重庆医科大学附属儿童医院

蒋　慧　上海市儿童医院

韩晓锋　国家儿童医学中心　首都医科大学附属北京儿童医院

黑明燕　国家儿童医学中心　首都医科大学附属北京儿童医院

程喻力　首都医科大学基础医学院

焦安夏　国家儿童医学中心　首都医科大学附属北京儿童医院

焦莉平　国家儿童医学中心　首都医科大学附属北京儿童医院

曾　玫　国家儿童医学中心　复旦大学附属儿科医院

曾　骐　国家儿童医学中心　首都医科大学附属北京儿童医院

曾健生　国家儿童医学中心　首都医科大学附属北京儿童医院

曾赛珍　湖南省人民医院

温廷桓　复旦大学上海医学院

谢正德　国家儿童医学中心　首都医科大学附属北京儿童医院

谢利娟　上海交通大学医学院附属新华医院

照日格图　中华医学杂志（英文版）编辑部

鲍秀兰　北京协和医院

廖　莹　北京大学第一医院

熊　晖　北京大学第一医院

潘　虹　北京大学第一医院

潘少川　国家儿童医学中心　首都医科大学附属北京儿童医院

魏　华　重庆医科大学附属儿童医院

魏爱华　首都医科大学附属北京同仁医院

第1版序言

比年以来，国人渐知儿童之健康关系于未来文化者至深且巨。儿童之身体、器官，以及性格习惯，无日不在滋生演进，以至于成熟，若其身心之发育不全，非但一人之缺憾，且使社会国家均受其不良影响。是以儿科学乃医学中一种最切实际之专门学问，在我国现状之下，其需要之迫切更无待言。同人等以本国医籍中尚乏合宜之儿科教本，余就现代儿科学之重要部分择其切近实用者，勉为陈述，传国人之习是科者，稍得取精抉要，追踪时代之进步，庶岁怀幼保婴，略有准绳可循。

此书之著，原为国人应用，故于本国地方病，记录较详。举凡历史之事实，病因之探讨，以及各地之病发指数，必尽绵力所及，征引录用。所有国内最近发表有关儿科之论文，其有参考之价值者，亦均摘要叙述，以冀符合国情。不过我国新医方在萌芽时代，对于当地之种种经验，以科学方法整理与研究者尚不多见，是以同人等编述之际，辄感文献不足之苦。

此书以切合临床者用为主旨，故于组织病理学之探讨，病因之臆说，以及幽境历史之追述，力求简略。至于诊断及治疗方面，则取材较丰，叙述稍详。

我国儿童之疾病率及死亡率，远过于先进诸邦，推原其故，最大原因乃系预防知识未能普及，医界乏倡导之热诚，政府无推行之决心，遂致疫病流行，死亡枕藉，其影响于家庭幸福，社会经济者，曷可胜言。同人等有鉴于此，对于防病方面再三注意，提倡免疫方法以杜绝传染，侧重饮食问题以避免营养缺乏症，但经免疫学及营养化学在近年之种种贡献，得由我儿科医师之介绍，全国孩童咸蒙实惠。

此书之成，全赖儿科同志各就所长，贡献其宏论。鄙人除自著之一部外，对于他部亦稍加修订，务求前后相符，如出一辙。此种分工合作之方式，在吾国医学著述界中，尚寥若晨星，我儿科同志毅然先试，显示团体服务之精神，是至可庆幸者。惟仓卒成篇，错误难免，但愿异日再版之时，有多数之儿科专家联袂而起，能一一加以订正，是则非仅本书之幸矣，不禁拭目俟之。

付梓之前，曾蒙中国儿科学会热忱赞助，李涛医师校阅全书，刘士豪、谢少文、胡传揆、朱忠彝、钟惠澜、王叔咸、施锡恩、卞万年、张纪正、邓家栋、秦振庭、安儒等医师及刘静和女士校阅各篇，佟赋敏先生润色文词，编辑索引，复承中华医学会编译部之盛意，于百忙之中负责出版，再书中各种病案照片以及统计等大都得自协和医院各系，特此一并致谢。

诸福棠

1941年冬

第 **2** 版序言

　　首先，作者感觉到非常兴奋能够在社会主义的新中国重新校订这本儿科用书，增加它的内容，改正原有的缺点，使它成为一本结合我国实际情况的儿科参考书。这几年来，作者深深体会中国共产党和人民政府对儿童无微不至的关怀和爱护，见到"母亲和儿童受国家的保护"的《中华人民共和国宪法》，还看见了全国人民在改进儿童健康及儿童教育中日新月异的具体措施。在"向科学进军"及"团结中西医"的号召下，又亲眼看到全国的儿科工作者都能提高政治思想的觉悟，为了人民的需要兢兢业业地致力于儿童医疗预防事业的发展。这些新时代的优越条件鼓舞了各地的儿科同志来修订这本儿科书，希望它能够在我国儿童保健事业的发展中起着它应有的作用。参加撰写的全体同志都感觉到在进步的社会中著作者责任的重大，同时也认为只有在读者们经常不断的批评和鞭策下才能更好地完成这种任务。

　　无疑地，我国儿科事业已经开始向着无限光辉的前途迈进。但我国医学科学的基础比较薄弱，就是保健实施工作也只好说正在培养时期。要这一门有关第二代健康的重要学科赶上世界水平，我们愿意加倍努力，非但要加强临床观察和科学研究，还需要十分谦虚，善于学习各种各样的先进经验，只要是有利于我国社会主义建设的有关儿童保健工作的一切医学理论、组织经验、教学方法、操作技术，我们都要认真学习。但是，我们对于各种先进知识了解很不全面，介绍时一定会有遗漏或者错误，还待补充和改正。

　　《实用儿科学》的体裁与学校教本有些不同之处，因为这本书的主要对象是一般儿科医生。我们希望这本书的内容对于他们的实际工作能够有所帮助。医学院校的师生在儿科教学过程中也可以用它作为参考用书的一种。因此，著述的范围既不限于教学大纲所规定的内容，也不一定尽是精要的部分。各篇章节里的内容和字数，更没有严格的限制，主要是根据各位著作者自己的经验和看法来充分地说明具体和重要的问题。书中征引文献时，尽量在人名之下注明出版年份，以便读者检阅参考材料。

　　在党和人民政府的领导下，我国正在大力推动科学研究工作。在不久的将来，儿科学方面一定会有新的成就，也就有可能更广泛地应用国内的材料来充实所有的儿科书籍。这是作者对于儿科著述前途的瞻望。

　　此书将分装两册刊出，上册包括儿科学总的问题、儿童营养、新生儿与早产儿和各种儿童传染病，下册包括各系统疾病、中毒和其他问题。在各系统疾病章中，增添了必要的小儿外科知识，并加入了眼科和耳科疾病两章。

　　此书的完成是由全国各地的儿科同志们在医疗预防任务和教学工作非常繁忙的时候执笔，上官悟尘同志负责审校，高正权同志编辑索引，以及人民卫生出版社各部门同志的集体努力。对于他们的热诚帮助，一并致以感谢。

诸福棠

1957年6月1日

第3版序言

《实用儿科学》（第2版）发行以来，已经过了7年。在此期间，全国的儿科工作者在党的领导下，自力更生、奋发图强，克服了许多困难，推动了小儿保健和医疗工作的前进，使儿科事业欣欣向荣，呈现一片大好景象。但不足之处仍然很多，还远远赶不上全国工农业生产阔步前进的形势。我们必须继续埋头苦干，进一步贯彻革命热情与科学精神相结合，医疗与预防相结合，普及与提高相结合，领导、专家与群众相结合的原则，才能有所作为，有所前进，迎头赶上儿科先进的水平。

从这样的愿望出发，我们对《实用儿科学》作了全面的修订和补充，拟于一年之内仍分上下两卷陆续出版。在上卷中新增医学遗传学、地段儿童保健具体方法、体液疗法及肠道病毒等章；下卷增加了胶原性疾病和变态反应性疾病二篇，以及细胞脂肪代谢紊乱、网状内皮细胞增生症、耳的检查法，克山病等章。其他章节也尽力引用了较新材料予以充实，对普通治疗法、新生儿疾病、杆菌痢疾、胸外结核病、钩端螺旋体病、寄生虫病以及肺炎、心病、肾病、内分泌病等章作了较多的增订。附录二十二项列于上卷之末，以备参考之用；全部索引则附于下卷书后。由于我们的水平有限，编辑工作不深不透，错误及疏漏之处一定很多，希同道们随时指正。

我们在编订此书的过程中，一边学习、一边修订，深深感到我们的责任非常重大。为了确保我国第二代的健康成长，我们儿科工作者必须学习和运用辩证唯物主义的科学方法，实事求是地进行调查研究，有步骤、有重点地针对小儿常见疾病进行日积月累的防治和科学研究工作。经过反复的实践、分析和总结，不断提高我们的科学水平，力争在不太长的时间内，能够解决儿科事业中许多悬而未决的问题，更好地为全国二亿多儿童服务，更多地为广大农村儿童的健康服务。如果全国儿科同志都这样做，等到下一次再修订这部书的时候，一定会有更丰富、更结合国情的科学研究成果，会有较完整的本国儿科文献，供读者们参考应用。这是我们衷心的祝愿！

在本书修订期间，承各地同道们寄来评语，指出缺点和错误，给我们帮助很大，深致谢意。

主编者

1964年12月

第4版前言

为了适应全国医务工作的新形势，在上级党组织和我院党委领导下，在有关单位党组织的大力支持下，由全国各地三十多个医疗单位参加，以马列主义、毛泽东思想为指导，对第3版《实用儿科学》（上、下册）作了全面修订，合为一册重新出版。

在这次修订中，遵照毛主席关于"中国医药学是一个伟大的宝库，应当努力发掘，加以提高"的教导，注意增加了中西医结合的内容，并设专篇介绍儿科临床工作中常用的中医辨证施治的理论和方法，以便于西医学习中医。

对当前国内外医学理论和治疗方法有较大发展的部分，本书都作了较多的增删，特别对新生儿疾病，呼吸、消化、心、肾、血液等系统疾病以及中毒等篇章，有较多的补充，并新增了常见症状的鉴别诊断，危重情况的急救处理等篇章。此次修订，虽然重点是常见病、多发病，但对一些少见病，由于诊断水平不断提高，也用适当篇幅作了介绍。

本书是一本临床儿科参考书。对内容的取舍，着眼于既便于普及又利于提高；对一些不常用的专业名词，大多作了必要的解释，以便于读者能尽量利用本书解决儿科临床上可能遇到的问题。注意到"赤脚医生"的需要，以及公社卫生院和其他基层医务人员的实际情况，本书在语言文字上，尽量做到深入浅出。

为了贯彻执行毛主席关于"好生保育儿童"的伟大指示，我们医务工作者必须大力开展科学研究，普及儿科知识，为提高儿童的健康水平贡献力量。

本书在修订期间，承各地医务工作者提供有关材料，提出修改意见，对我们帮助很大，谨致谢意。由于编者业务水平有限，缺点错误在所难免，希望广大读者批评指正。

编者

1973年8月

第 5 版序言

　　我国人口众多，冠于全球，小儿数量在三亿以上。毋庸置疑，加强婴幼儿童保健事业的建设至关重要，特别是当前大力提倡计划生育，少生、优生、优育是党和政府的一项具有深远意义的国策，也是广大人民群众的共同愿望。我们儿科工作者深刻意识到自己责任的重大，更应加强婴幼儿的抚育工作，保证青少年的健康成长，使党的保护儿童的宪章成为现实，开花结果，放射光芒。

　　《实用儿科学》于1943年初刊。新中国成立以来，为了适应时代的需要，曾于1957、1965、1973年三次增订新版，增加了医疗预防工作的新知识，对培养儿科人才、提高下一代的健康素质起到了一定的协助作用。回顾前几版的内容，可以从一个侧面看到我国儿科医学的不断进步：从多讲治疗扩大到防治兼施；从多讲体格发育发展到兼顾智力发育，从婴幼儿的防治工作提早到新生儿、胎儿疾病的诊断、治疗和预防。这些进展都是在党的领导下全国儿科工作者共同努力取得的成果。继往开来，推陈出新，继承祖国儿科医学的精华，吸取世界先进国家的儿科经验，以便读者增进新知，更好地为小儿健康服务，是这次改编、增订新版的主要目的。新版如能对全国儿科医务工作者有所裨益，则编者将感到莫大的欣慰。

　　瞻望我国儿科医学全面发展的远景，我们试图从以下几个方面进行增订：第一，确认预防小儿疾病是一个非常广阔、大有可为的领域，必须总结经验，努力钻研，争取成果；第二，鼓励建立新的优生学，防止先天、遗传疾患，以便提高新生儿素质，为增进全国人民的身心健康奠定良好基础；第三，不断介绍古今中外的儿科诊疗方法，以期将"难治之症"的范围日益缩小；第四，设法使儿科的医疗预防工作与边缘学科如遗传学、免疫学、物理化学工程、心理学、社会学等密切联系，进行科研大协作，向世界先进水平看齐；第五，要向全国基层特别是广大农村，大力宣传和推广有关儿童教养方面的好经验和新成就，把我们的理想变为现实，使广大儿童得到更大的幸福。但是，目前在这些方面所做的工作还很不够，仅仅是开端，又因增订范围较广，编写者经验有限，定有遗漏及错误之处，希望读者本着爱护本书的精神，不断提出宝贵意见，以便继续修订、充实，使之适应儿科工作者的需要。

　　《实用儿科学》（第4版）共34篇，224万字，这次新版增订为42篇，近370万字；新辟了胎儿诊断及处理、免疫学与小儿临床、免疫缺陷病等新篇章；专设和加强了健康小儿的营养、儿童保健、诊断技术、护理方法、物理疗法及针灸疗法、药物疗法、液体疗法、神经系统疾病、精神疾患、口腔疾病等篇。在其他篇章中对常见病都增加了新内容，对少见病亦增加了项目，重点扼要地叙述以便查阅。

　　此外，新版中摘用了中国国际单位制推行委员会新颁发的《中华人民共和国计量单位名称与符号方案（试行）》中所规定的单位符号，并在附录中增设计量单位名称与单位符号的中外文对照表以备查阅；重订了索引，可从主题首字的汉语拼音和字体笔画两种方法查找页数；并在各章节之后初次试列有关新文献以便深入钻研。文献不分中外来源，均按年代先后排列。

这次增订，由北京儿童医院《实用儿科学》编辑组负责，承蒙全国四十多个医疗、保健、教学、科研单位的协助，一百五十多名儿科专业和其他医务人员参加了写作、校阅和审改工作，特别承谢少文、朱宪彝、范权、池芝盛、丁文祥、王世真、薛沁冰、顾又芬、周华康、汪民、诸君龙、华复一、吴中兴等专家协助审阅，极为感谢。编辑组工作人员多次誊写；绘图人员精心制作；摄影及X线制片人员认真摄制；又承人民卫生出版社编辑同志的细致审校，多方协作，在此一并致以衷心的谢意。

主编者

1983年6月1日

第6版序言

诸福棠教授主编的《实用儿科学》最初于1943年问世。新中国成立后，曾于1957年、1965年、1973年及1985年4次修订再版，而以1957年本为第1版。本版修订过程中，我国儿科学奠基人、《实用儿科学》创始人诸福棠教授不幸辞世，为了纪念他，缅怀他对我国儿科事业的巨大贡献，我们将1943年本定为第1版，此次再版为第6版。

50年代以前，国内医学参考书多是翻译国外的著作。诸福棠教授早在1937年即立志编撰一本中国的儿科学专著。在繁忙的医疗、教学工作之余，他广泛收集资料，参阅国内外大量文献，并结合我国丰富的临床实践，于1943年首次出版了我国第一部系统的儿科学专著《实用儿科学》。该书面世后，受到儿科界热烈赞扬，普遍称其为优秀而有完整体系的儿科学巨著，对提高我国儿科医疗水平大有裨益。在宋庆龄女士倡导下，当时的解放区也翻印了此书。

新中国成立后，党和政府对全国儿童给予了无微不至的关怀和爱护，广泛开展对儿童传染病的预防，建立儿科医疗与保健网络，并对儿科医疗水平的提高寄予极大期望，加之全国儿科工作者热切要求增订再版《实用儿科学》，诸福棠、吴瑞萍、邓金鉴教授遂与各地儿科同道一起进行了修订，原有篇章除大幅度增加了内容外，还增添了外科、眼科及耳科等篇章，分上下两册，于1957年由人民卫生出版社再版，1965年又第2次修订再版。

"文革"期间，诸福棠教授处境极为困难，为了我国儿科事业的发展，克服重重艰难和干扰，付出全部心血与精力，坚持修订《实用儿科学》。当时的卫生界领导深为这种无私无畏的精神所感动，对该书的出版给予了支持。在广泛征求广大读者意见的基础上，1973年《实用儿科学》（第4版）再版问世。1985年的第5版则充分反映了国内外儿科学的新进展。内容大幅度扩充，深受国内外儿科界好评，并于1988年获第四届全国优秀科技图书一等奖。1993年获首届国家图书奖。

直至1994年春，身患癌症的诸福棠教授，虽已94岁高龄，仍亲自主持并指导《实用儿科学》的修订工作。本版即将脱稿前，他却不幸逝世，这无疑是我国儿科界及《实用儿科学》的巨大损失。本版编写人员在诸老崇高精神的激励与鼓舞下，终于1994年底脱稿，完成了诸老未竟的事业。

本版汲取了国内外儿科学的新进展，并增写了部分诊断检测技术、脏器移植及常用新药等章节与内容，阐明了一些原因不明疾病的病因，希望本书出版后，能有助于儿科医生更新知识，提高诊治水平。

本书的出版是参加编写本书的全国35个医疗、保健、教学及科研单位的104名儿科专业同道共同努力的结果，在修订过程中，承蒙周华康教授提出宝贵意见；人民卫生出版社有关领导及编辑人员给予鼎力支持及细致审校，在此谨表深切谢忱。本版内容定有诸多不足之处，切望读者批评指正，以使本书日臻完善。

深感遗憾的是多次参加本书编写的宋名通、钟世藩、祝寿河、张晓楼、王懿、杨士元等专家、教授亦先后逝世，《实用儿科学》（第6版）的出版，将是对他们最好的缅怀与纪念。

胡亚美

1995年2月

第7版序言

《实用儿科学》于1943年问世，于1992年开始第6次修订，在修订过程中《实用儿科学》的创始人不幸逝世。为了缅怀和纪念我国儿科医学奠基人诸福棠院士，第6版已将此书更名为《诸福棠实用儿科学》。

本书是一部医、教、研、防紧密结合的儿科学著作，对提高儿科医师水平大有裨益。医学科学从20世纪，尤其是21世纪以来在基础理论与临床实践方面迅速发展，特别是遗传与分子生物学、免疫和心理医学进展极快；心理性疾病得到医学界的高度重视。因此，本版《诸福棠实用儿科学》在原有章节中增加了"儿童和青少年期常见的心理障碍"章，包括儿童孤独症、学校恐怖症、神经性厌食与贪食等；在青少年健康的特殊问题中也增加了吸烟、吸毒和性卫生等内容。先天性畸形和代谢缺陷也增添了较多内容，因而划分为"遗传与染色体疾病"和"先天代谢性疾病"两章。

新中国成立以来，由于党和政府对儿童疾病与健康的关注，我国儿童传染性疾病的预防接种率已超过世界卫生组织要求的水平。20世纪以来，我国儿童传染性疾病的发病率与死亡率明显下降；而小儿肿瘤与意外损伤已成为儿童的主要死亡原因，故本版的肿瘤性疾病增加了一些新的内容，如中枢神经系统肿瘤及造血干细胞移植；对意外损伤也作了新的论述；在病毒感染性疾病中增添了有关病毒学研究以及抗病毒治疗的新进展。而在保健工作章节中将新生儿保健工作扩大为儿童保健工作；对智力发育监测及早期教育等都作了阐述。本版由第6版的42章增加至44章。在原有的章节中都增加了新的诊断检测技术和治疗进展。希望本书出版后能有助于儿科医生更新知识，提高儿科疾病的诊治水平。

此次修订承蒙北京、上海、天津、广东、安徽、江苏、四川等地医疗、保健、科研、教学单位的协助，106位儿科专家参加了写作、校阅和审改工作。需要说明的是，本版正处于新老交替的特殊时期，增加了不少新的作者，鉴于作者人数过多，经慎重研究决定，部分作者只能暂时在章节之后署名，还望予以充分理解。

深感遗憾的是第6版主编之一——吴瑞萍教授于第7版即将问世时不幸辞世；此外，多次参加本书编写的苏祖斐、孙润玉、朱师晦、李家宜、欧阳宗仁、唐泽媛和詹振刚等专家、教授也先后逝世。本书再版之时对他们表示深深的怀念！

本版内容不足之处，希望读者批评指正，以便再版时增修。

胡亚美

2002年6月

第 **8** 版序言

　　《实用儿科学》（第1版）诞生于1943年，是中国第一部系统介绍儿科医学技术的专业学术著作，至今已经走过了70多个春秋。这本医学巨著的创始人是中国儿科的奠基人诸福棠教授，他是中国第一位儿科学巨擘，也是中国唯一一位儿科医学两院院士。70余年间，儿科医学技术有了飞速发展，《实用儿科学》也几经修改和拓展，已经出版了7版（自第6版更名为《诸福棠实用儿科学》），至今依然是儿科医生必备的案头经典教材。

　　《诸福棠实用儿科学》是一部医、教、研、防紧密结合的儿科学大型专业参考书，从某种程度上说寄托着儿科医师的梦想。儿科素称哑科，古时中医有"望、闻、问、切"四部诊疗法，但是儿童甚至其父母都无法准确回答问诊，所以，儿科是一门难度系数较高的经验科学。为"猜透"患儿病因，掌握患儿疾病规律，自诸福棠、胡亚美、江载芳等老一辈专家开始，一代又一代的儿科医师用毕生的精力积累了丰富的临床经验和研究成果，并毫无保留地予以传承。在他们心中，儿童是祖国的未来，儿童健康是中国梦的起点，呵护儿童健康成长是全体儿科医师义不容辞的责任和义务。因此，《诸福棠实用儿科学》是他们用毕生的心血和汗水浇筑的硕果，也是他们播种梦想、实现梦想的沃土。《诸福棠实用儿科学》（第8版）筹备于北京儿童医院建院七十周年，既是对诸福棠老院长的一种缅怀与纪念，也是对诸老献身儿科医学事业精神的一种传承与发扬，更是全体儿科医师对儿童健康梦想的憧憬与寄托。

　　今天，儿科学已经发展成拥有自身的知识体系与专业划分的综合学科，为适应当前医学科学日新月异、疾病谱不断变化的客观形势，时隔十几年，再次修订和扩充该书内容，作为第8版即将付梓出版。本版力求具备实用性与前瞻性，希望将继续成为儿科医生全面的、经典的案头必备书籍。

　　本版作者以中年学者为主，汇集全国儿科各个专业的领军人物，他们具有深厚的理论知识和丰富的临床经验，紧跟国内外儿科医疗领域的前沿动态与先进技术，在此向他们表示诚挚的谢意！本书的再版得到了张金哲、江载芳等老一辈儿科专家的大力支持，也向他们表示衷心的感谢！

　　本书内容涉及面甚广，难免有不妥之处，欢迎读者批评指正。

2015年1月

第 **8** 版前言

　　1937年，不惑之年的诸福棠先生，目睹我国儿科医学的滞后，决心将平生所学著书立说。经其潜心钻研、借鉴创新、昼思夜书，几易其稿，1943年《实用儿科学》（第1版）终于付梓印刷，出版发行。《实用儿科学》的问世不啻为国内外医学界的平地惊雷，成为我国第一部由国人编著的大型儿科医学专著，标志着中国现代儿科学的建立，也奠定了诸福棠先生中国现代儿科学奠基人的社会地位。

　　医学技术日新月异，《实用儿科学》亦日益丰富和完善，几经再版，已经由第1版的80万字扩展到第7版的500多万字，彰显着多少代儿科医师们维护儿童健康的追求和梦想。巨星陨落，医界恸哀。在第6版修订过程中，一代巨擘诸福棠先生不幸仙逝，为纪念和缅怀诸福棠为儿科医学所做的贡献，自第6版始，此书更名为《诸福棠实用儿科学》。为传承儿科医师案头经典的教材，为延续儿科医师的健康梦想，《诸福棠实用儿科学》（第8版）于2012年提上了编委会的重要日程。

　　"公慈勤和"的四字院训浓缩了诸福棠老院长的办院宗旨，是诸老为儿童身心健康呕心沥血一生的真实写照，也是《诸福棠实用儿科学》（第8版）再版的动力源泉与思想精髓。《诸福棠实用儿科学》（第8版）博采了全国儿科医师医技之所长，吸纳了全体儿科医师智慧之精华，为"公慈勤和"赋予了新的时代内涵，更是一部属于全体儿科医师的宝贵财富。

　　《诸福棠实用儿科学》（第8版）共43章，600余万字，730余幅图。这次修改以"新、深、精"为原则，更新和修订了约30%的内容，涵盖了儿科医学新疾病谱的变化与世界儿科前沿知识等内容，查缺补漏，推陈出新，重点突出了新理论、新进展、新经验；在传承原著风格的基础上，更加注重理论与临床医学相结合，增强应用技术的临床指导性和前瞻性，力争展示我国当代儿科医学的理论水平。

　　本书编写汇集了全国儿科各专业的领军人物，在此感谢所有作者的努力与付出。同时也得到了人民卫生出版社的大力支持，一并致以由衷的感谢！为维护本书版权，本版统一在封底贴防伪标识，读者可输密码发短信辨识真伪。

　　本版内容难免存在不足之处，望专家和读者批评斧正，以便再版时继续完善。

江载芳

2015年1月

第 9 版序言

《实用儿科学》初版于1943年问世，它是由中国现代儿科学奠基人诸福棠院士主编完成。煌煌八十万言巨著，乃首部由国人自著的大型儿科医学专著，更是第一部系统介绍儿科医学技术的专业学术著作。初版在民族危亡的抗战时期刊印，饱含了老一辈儿科医务工作者为救亡雪耻，为守护儿童健康，创建中国现代儿科事业竭尽所能的热忱。宋庆龄先生见到刚出版的《实用儿科学》后，立即将它寄往解放区广为翻印，对指导解放区儿童医疗工作发挥了重要作用。为紧跟现代医学理念更新，刊载医学研究进展，推动医疗诊疗技术不断创新进步，《实用儿科学》几经修订再版。为纪念诸福棠院士对我国儿科事业的巨大贡献，自第6版起，本书更名为《诸福棠实用儿科学》，并沿用至今。

《实用儿科学》是首倡集体著述、各扬所长的医学专著典范。正如初版序言中诸福棠教授写道："此书之成，全赖儿科同志各就所长，贡献其宏论……此种分工合作之方式，在吾国医学著述界中，尚寥若晨星，我儿科同志毅然先试，显示团体服务之精神，是至可庆幸者"。也正因如此，这本书不仅记载和汇集着诸福棠院士、吴瑞萍教授、胡亚美院士、张金哲院士、江载芳教授等老一代儿科前辈们毕生积累的宝贵经验和研究成果，更彰显了他们研精致思、创新求实的治学理念与科学精神。它已是我国儿科医师精研技术的必备宝典，也是一代代儿科医师修行道路上的引航灯塔。

与其他医学学科相比，儿科医学涉及生命科学内涵更多，也更复杂，因为它包含全身所有脏器和系统，覆盖从新生儿期到18岁——这一生命周期变化最多也最关键的时期。《实用儿科学》从第1版付梓至今已近80年，是迄今为止中国儿科界最系统地介绍儿科实用诊疗技术的临床医学专著，力求严谨和实用，紧密贴近临床实践。

儿童健康是推动健康中国战略实施的重点工作，培养优秀的儿科医师更是守护儿童健康、实现中华民族永续发展的重中之重。相信本书能继续体现中国现阶段儿科临床医学的科学性、实用性、先进性、前瞻性，对我国儿科学的事业繁荣、卓越儿科医师的培养，以及健康中国的建设起到巨大的推动作用。在此向本版的名誉主编江载芳教授，主编王天有教授、申昆玲教授、沈颖教授以及全体编写人员表示诚挚的敬意和感谢！本书的再版得到了人民卫生出版社的大力支持，在此表示衷心的感谢！深感遗憾的是，担任本书多版主编的胡亚美院士于2019年辞世，《诸福棠实用儿科学》第9版的出版，将是对她最好的致敬和缅怀。本书2022年付梓刊印，正值北京儿童医院建院80周年之际，谨以此书作为院庆献礼。

　　纸上得来终觉浅，绝知此事要躬行。《诸福棠实用儿科学》的理论知识源自丰富的科研和临床工作，还需要广大儿科医务工作者去临证检验和深入实践，博观约取，兼收并蓄。科学与医学技术在飞速发展，对疾病的研究和认识也会日新月异，不断拓展更新，本书虽力争与时俱进，但难免挂一漏万，最终呈现敬请读者批评指正。

2022年5月

第 **9** 版前言

1943年，第1版《实用儿科学》出版问世，标志着中国现代儿科学的建立。新中国成立后，《实用儿科学》也在不断地修订、更新、丰富和完善，至今已刊行8版（自第6版起更名为《诸福棠实用儿科学》）。此部巨著传承了诸福棠先生学贯中西、倾囊相授的大家风范，凝结了数代儿科医学领域开山鼻祖、宏儒硕学的经验和心血，彰显了历代儿科医师呵护儿童健康的追求和梦想，奠定了中国儿科医学事业的科技自信和文化自信，是广大儿科医师临床工作道路上的指南经典和宝贵财富。

近10年来，医学科技发展日新月异，临床新技术、新的研究成果不断呈现，尤其在基因诊断、新药研发及新诊疗技术转化应用等方面飞速发展的前提下，迫切需要《诸福棠实用儿科学》（第9版）的修订出版。本版编纂工作于2019年12月启动，由首都医科大学附属北京儿童医院组织发起，邀请全国儿科界老、中、青儿科专家共同修订，汇集了全国儿科各亚专业的领军人物，编写团队实力雄厚。这部儿科学术经典巨作的编著与出版恰逢中国共产党建党100周年和北京儿童医院建院80周年，这将赋予《诸福棠实用儿科学》（第9版）光荣的使命和神圣的意义。同时，为新一代儿科医学工作者继续传承前辈们严谨治学、精益求精的科学精神，秉承诸福棠院士"公慈勤和"的行医宗旨提供丰富的行为指南。

《诸福棠实用儿科学》（第9版）以"传承、创新、融合"为主导原则。传承《实用儿科学》注重基础理论和临床实用相结合的著书传统，传承《实用儿科学》一丝不苟、丰富充实的著书理念，传承《实用儿科学》润物无声、开卷有益的著书水准。在此基础上加以创新，内容更新近30%，调整目录框架，新增"儿科伦理与医学人文""院前转运与急救""造血干细胞移植"等章节，着重更新发展较快的新理论、新技术、新指南，紧密契合临床诊疗需求，指导临床实践。除此之外，本书采用融合出版形式，在有限书稿之外延伸拓展了更多的医学知识信息，以满足广大医师临床工作需求。修订力求"高、精、尖、新、深、实、全、典"，将该书打造成代表目前国内儿科高水平的、全面的、临床实用性强的经典儿科学术专著。

谨以《诸福棠实用儿科学》（第9版）的成功出版致敬诸福棠院士、胡亚美院士、张金哲院士、江载芳教授以及全体编者。感谢代表全国儿科领域学术权威的编者们对《诸福棠实用儿科学》（第9版）所付出的努力和辛勤工作，感谢人民卫生出版社一直以来对本书的修订和出版给予的指导和大力支持。

　　本书汇集了全国众多医者的经验和认识，覆盖广博精深，内容丰富完善，章节精雕细琢。然而医学在不断发展和进步，人类对生命的探索也将永无止境，本版内容不妥或有争议之处敬请各界读者批评指正。

王天有

2022年5月

《诸福棠实用儿科学》（第9版）

获取图书配套增值内容步骤说明

1 扫描封底红标二维码，获取图书"使用说明"。

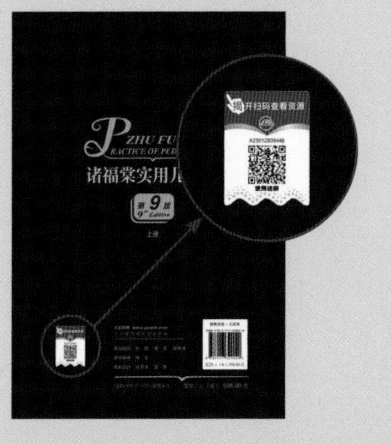

2 揭开红标，扫描绿标激活码，注册/登录人卫账号获取数字资源。

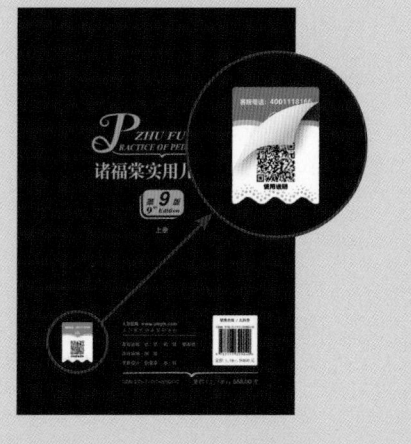

3 扫描书内二维码或封底绿标激活码随时查看数字资源。

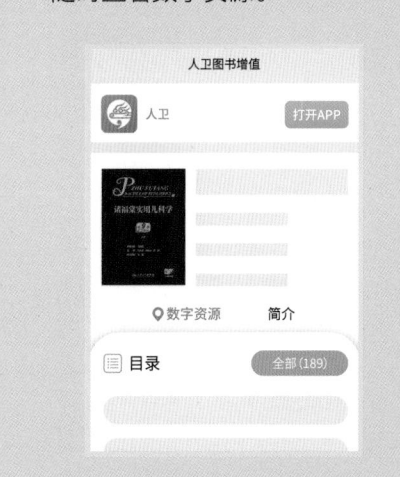

4 登录 zengzhi.ipmph.com 或下载应用体验更多功能和服务。

扫描下载应用

客户服务热线 400-111-8166

目录

上　册

下 册

视频资源目录

以下视频需下载"人卫图书增值"客户端，扫码方法见目录前说明

1 | 第一章
儿科学绪论

小儿时期是人生的基础阶段。儿科学(pediatrics)就是研究这个阶段有关疾病防治、促进身心健康及正常生长发育的一门综合性医学。小儿时期的特点是全身组织和器官逐步成长,体格、心理和精神行为均在不断发育的过程中,遗传性先天性疾患最为多见,感染性及其他后天性病症容易发生,环境因素对机体的影响也非常明显。这个时期的发病率和死亡率都远远超过成人时期。儿科医生不仅要关注特定的器官系统发育、遗传学和生物学过程,还要关注环境、心理、文化和政治对小儿健康的影响,这些因素都可能对儿童及其家庭的健康和幸福产生影响。今后,有必要对小儿不同年龄阶段的生理、心理、精神行为和病理进行细致的观察,不断地总结临床实践和实验室研究的成果,同时结合我国具体情况,逐步制订新的儿童保健措施,为提高中华民族和世界人民下一代健康水平而努力奋斗。1990年9月在纽约召开的首次世界儿童问题首脑会议通过了"儿童生存保护和发展世界宣言"和"执行1990年代儿童生存、保护和发展世界宣言行动计划"。根据这两项决议和我国的具体情况,我国政府制定了《九十年代中国儿童发展规划纲要》。2021年,国务院颁布了《中国儿童发展纲要(2021—2030年)》,从儿童健康、安全、教育、福利、家庭、环境和法律保护七个领域提出了儿童发展的主要目标和策略措施(各发展领域主要目标见本章后附录)。并于2001年6月国家颁布了《中华人民共和国母婴保健法实施办法》,以法律的形式保证母婴保健工作的实施。

根据联合国儿童基金会和国家统计局联合发布的《2015年中国儿童人口状况》数据显示,中国0~17周岁儿童人口为2.71亿,占全国人口的19.7%,占世界儿童人口的12.9%[1]。从儿童人口的长期变动趋势来看,中国儿童人口规模和占总人口的比例自20世纪80年代以来不断减少,但2010—2015五年间保持了相对稳定,因此必须详细了解中国儿童发展现状,加快儿科领域稳步发展。

随着媒体、交通、技术、通信和经济学的发展,儿科领域的全球视角变得越来越有必要。寨卡病毒、埃博拉病毒、SARS冠状病毒、人类免疫缺陷病毒及新型冠状病毒等病毒引起的传染性疾病流行后,世界各地卫生问题的相互联系已得到广泛认可。尽管存在全球性的相互联系,但不同国家的儿童健康很大程度上取决于各个国家和地区之间的差异,其中主要包括经济条件、教育、文化因素、卫生和社会福利基础设施、气候和地理、营养资源的农业来源、工业化和城市化阶段、某些疾病的基因频率、传染源及其宿主的生态、社会及政治稳定等。尽

管遗传学、生物学以及承担优质的医疗服务是重要的决定因素,但事实表明,健康的社会决定因素(物理环境、政治和经济条件、社会和文化因素以及行为心理因素)也起到重要作用。

在20世纪后期,通过更有效地预防和治疗,儿童传染病得到了很大的控制。目前,工业化国家将越来越多的注意力集中于非传染性急性或慢性病的药物研发,如潜在致命性疾病以及致残疾病药物的研发。近年来,在多种疾病的诊断、护理及治疗方面均取得了较大进展,如白血病、囊性纤维化、镰状细胞病、先天性心脏病、遗传缺陷病、风湿病、肾脏疾病以及代谢和内分泌疾病。

一、儿科学的范围和任务

儿科学的范围甚广,既有医疗,又有预防,又涉及医学教育和科学研究。目前的任务是防治结合,只防不治则不能降低目前的死亡率,只有治疗和预防结合起来,才能有效地推广儿童保健工作。长远的任务必须以"健康的儿童,人类的未来"为出发点,为改善下一代的体质而倾注全力。推广计划生育,重视孕前及产前保健,减少先天性畸形和智力低下,降低新生儿死亡率,都是极其重要的妇幼卫生项目。儿童保健工作包括围产期保健、新生儿与婴儿保健及托儿所、幼儿园与小学、中学生的保健工作,应建立三级保健网,对每一名小儿进行系统管理。

"预防为主"的卫生方针对儿科工作特别重要,只要防护得当,容易收到事半功倍的效果。防护工作可从多方面着手。儿童营养学是儿科学的一个重要部分,应对广大儿童的生长发育给予物质上的保证。实施小儿传染病、寄生虫病的科研与预防性措施,在我国已有很多成绩,尚需进一步深入开展和巩固;研究小儿心理和精神发育,足以促进婴幼儿智能的迅速成长,更可保护青少年度过心理变化最多的时期,应予足够的重视。还有大量的临床医护人员进行早诊、早治,提高治病的疗效,防止疾病蔓延,也是预防工作的重要环节。这些方面,在各级政府筹建多种儿童保健单位培养人才的前提下,都将有效地推动预防儿科学(preventive pediatrics)、前瞻儿科学(prospective pediatrics)与社会儿科学(social pediatrics)。从儿童期起,就做好各种成年疾病的预防工作,把新生一代的抚养保健工作与今后的社会发展结合起来。可以肯定地说,社会越发达,儿科的预防工作将越占重要地位。

二、儿科学与成人医学的不同点

在医学上,小儿和成人相异之处甚多,年龄越小,差别越大。年长儿则与成人区别较少,但防治工作的实践经验则各有特点。

1. 解剖方面 小儿体格与成人显然不同,如体重与身长、头长与身长的比例等都与成人有差别。呼吸管道狭窄,容易阻塞。小儿肾脏的重量与其体重相比,较成人的肾脏重。肾的位置较成人时期低,所以在腹部触诊时较成年人容易触及。小儿骨骼发育尚未完善,因而容易发生病变。

2. 生理方面 年龄越小,生长越快,因而所需营养物质和液体总量,相对地都比成人高。每日摄入热量,在成人约为 209.2J(焦耳)/kg,而在婴儿则高达 460.24～502.08J/kg。婴幼儿虽需高热量,但此时消化力低下,极易出现消化不良,多见呕吐、腹泻,甚至脱水和酸中毒。小儿的脉搏和呼吸次数也比成人快,婴儿时期尤其如此。

3. 病理方面 病理变化往往和年龄有关。例如幼儿稍受疾病的刺激,即可出现异常血象,如外周出现有核红细胞等,甚至出现肝、脾大,恢复到胎儿造血状态。维生素 D 供应缺乏时,婴儿易患佝偻病(rickets),而成人只见骨软化病(osteomalacia)。又如支气管肺炎多见于婴幼儿,而大叶性肺炎则较多见于年长儿和成人。

4. 免疫方面 婴儿时期对不少感染有易感性,例如新生儿易发生大肠埃希菌败血症,母血所含 IgM 虽然可以对抗致病性大肠埃希菌,但因其分子量较大,不能通过胎盘,故新生儿对此菌易感。但有些传染病,如麻疹、腺病毒感染等,在最初数月却很少见,因为母体的特异抗体可以通过胎盘传递给小儿,暂时形成被动免疫,直到母体传递的抗体消失之后,才成为易感儿。

5. 诊断方面 不少病症的临床表现可因年龄差别而大不相同。例如患痢疾的成人危重病例较少,而幼儿及较小儿童往往急骤起病,需要及时抢救,甚至先呈高热和惊厥而尚无泻痢,增加了诊断上的困难。又如新生儿、年长儿和成人出现惊厥的原因大不相同,进行诊断时必须重视年龄因素。

6. 预后方面 小儿病情变化多端,有正反两方面的倾向。从正面讲,小儿病症经过适当治疗后,由于恢复功能旺盛,往往迅速见效,有时可以超过一般预测。例如骨折之后易于矫正及恢复;又如脑炎恢复期较短,后遗症一般较成人少;急性白血病的长期缓解率较成人高。从反面讲,小儿的危重病症竟可未见显著症状而猝然死亡,这类情况较多见于急性败血症、肺炎或新生儿先天畸形;由于喉痉挛或气管异物所致的呼吸道完全性梗阻;由于盛暑进行手术而发生的高热和脱水以及由于严重心肌炎、心内膜硬化等所致的心脏扩大,大多数这类患儿属小婴儿(6 个月以下),因此在判断小儿预后时需特别谨慎。

7. 预防和治疗方面 不少小儿疾病可以预防,甚至以前认为无法防治的病,可在胎儿和新生儿时期及早进行防治。早在儿童时期,调整起居饮食,进行体育锻炼,做好精神、心理的自我防护与心理行为治疗,对成年时期的常见病,如肥胖病、血管硬化等亦可进行预防。儿科工作者应大力推广卫生宣传,普及防治常识,对集体或散居儿童如能做到早防早治,则降低小儿的发病率和死亡率都易实现(见第四章儿童保健工作)。

8. 儿内科与儿外科协作方面 小儿时期疾病繁多,未经阐明的问题亦较成人时期为多。不但要对小儿营养、发育、心理、遗传、代谢、免疫,以及病理、药理等基础项目多做研究,还需儿外科、五官科等专业人员探察内脏,剖示目力或实验室诊断未能揭开的奥秘,从而推动整个儿科医学的全面发展。目前,全国各地的儿外科专业已逐步形成和普及,人才辈出,将促进儿科科研与诊疗工作日新月异地发展。

三、儿科学的对象及各年龄阶段的划分

儿科学的对象从胎儿到新生儿、学龄前儿童、学龄儿童和青春期少年,都是处在不断生长发育的动态过程中。对这些有关各年龄阶段生长发育的情况进行研究,称为"发育儿科学"(developmental pediatrics),是有积极意义的。首先,调查研究了各地区正常小儿的体格、智力、心理、行为等项目作为基础。进而调查研究残疾儿童,包括体格缺陷、心理精神异常以及行为障碍儿童等,然后设法预防、矫正缺点,是大有可为的。

常用的年龄阶段划分法:

1. 胚发育期 一般以妊娠初 8 周为胚发育期(period of embryo development),从受精卵分化开始,直至大体成形,形成内胚层、外胚层、中胚层三层组织。

2. 胎儿期 胎儿期(fetal period)从妊娠 8 周直至出生为止,以组织及器官的迅速生长和功能渐趋成熟为其特点。在孕期最初 3～4 个月,易受宫内感染的不良影响而发生畸形。例如风疹病毒可使胎儿发生心脏、眼以及其他畸形。此外,有些药物、放射线,母儿免疫、内分泌紊乱以及各种遗传病也可导致胎儿发育异常。孕妇长期缺乏营养素可使胎儿及新生儿出现先天性及营养性疾患,如孕早期叶酸缺乏可致胎儿神经管畸形;长期热能及蛋白质缺乏可致新生儿低体重及营养不良。

在胎儿时期可以测定胎盘功能和检查羊水内的细胞染色体、酶量及生化内容,从而发现异常情况,及早防治,必要时可终止妊娠,以免出生后损害家庭和社会。

3. 新生儿期 新生儿期(neonatal period)从胎儿娩出结扎脐带时开始,至生后 28 天。适应宫外新环境,经历解剖生理学巨大变化,全身各系统的功能从不成熟转到初建和巩固是此期特点。早产、体重低下不合胎龄、先天畸形、产伤、围产期窒息及各种感染较为多见,发病多,死亡率亦高。此时需要细致的护理工作,包括保持室温、喂哺母乳、保证睡眠、预防甚至杜绝感染等。

围产期(perinatal period)或称围生期,自胎儿后期接连到新生儿期,是生命过程的一个关键时期。从孕期满 28 周到生后 1 周,通常称为围产期。有些西方发达国家还将围产期扩大至包括孕满 20 周到出生后 4 周。围产期保健是妇产科和儿科工作者的共同责任,包括对胎儿和新生儿的生长发育观察及疾病防治,孕母、产妇的生理卫生和适当处理,分娩时胎儿监测技术,高危新生儿的集中监护和治疗,某些先天性疾病(如苯丙酮尿症、甲状腺功能减退)的筛查和及早治疗等。围产期医学(perinatal medicine)还需要遗传学、免疫学、妇产科学和新生儿学等专业人员的团结协作,提高诊疗技术,才能减低胎儿期和新生儿期的高死亡率。具体的妇幼保健工作,要通过严密的保健组织,让每个地区的初、中级医院和中心医院分别负责这个时期的轻的和重的病症。中心医院(或市级妇产科或儿科医院)有现代设备的监护病室和技术熟练的医护人员,负责抢救高危孕妇和高危新生儿。中心医院还要安排全地区围产期保健人员的进修工作,不断提高业务水平。

4. 婴儿期 婴儿期(infancy)或称乳儿期,指生后满 28 天至 1 周年的年龄阶段。国际上通用的"婴儿死亡率"指每 1 000 名活产婴儿中在 1 岁以内的死亡人数。婴儿期特点是生长特别快,1 周岁时体重至少出生体重的 3 倍,身长约为出生时的 1.5 倍。此时必须供给适量的营养要素,才能预防营养不良及消化不良,否则容易发生佝偻病、贫血和腹泻。在此期间,对多种传染病易感,必须进行预防,按时进行各种计划免疫接种。婴儿的中枢神经系统发育迅速,条件反射不断形成,但大脑皮质功能还未成熟,不能耐受高热、毒素或其他不良刺激,易见惊厥等神经症状。为促进此期小儿脑组织的生长和智力发育,除注意适当营养外,出生后早期教育与智力开发是很重要的。

5. 幼儿期 我国沿用生后第 2 年和第 3 年为幼儿期(toddler's age)。体格生长速度比婴儿期渐变缓慢,中枢神经系统发育也开始减慢。语言、行动与表达能力明显发展,能用人称代词,能控制大小便,前囟闭合,乳牙出齐,都是幼儿期的特点。此时与年长儿和成人接触渐多,第二信号系统迅速发育,在正确教养下可以开始养成讲卫生、爱劳动、友爱互助的好习惯;断奶后如对营养供应不加重视,往往导致体重不增或少增,甚至出现营养不良。由于接触感染的机会较婴儿期多,仍应注意传染病预防,特别是疫苗、菌苗的接种或复种。

6. 学(龄)前期 学(龄)前期(preschool age)指 3~6 岁,相当于"幼儿园"的阶段。此期的特点包括生长发育变慢,动作和语言能力均逐步提高,能跳跃、步登楼梯,唱歌画图,并开始识字写字。社会集体活动增多,往往好奇、多问。也易发生意外事故,如溺水、烫伤灼伤、坠床、坠窗和错吞药物以致中毒等,均应事前预防。有关免疫反应的疾病,如肾炎、结缔组织病等,在学龄前期开始增多。由于此时小儿可塑性很强,在环境生活、体育锻炼和启发教育方面幼儿教师能发挥很大作用。要教育孩子爱祖国、爱学习、爱群体、有礼貌、重节约及遵守社会公德。

7. 学龄期 学龄期(school age)这个名称泛指进入小学以后到青春发育期前这一个年龄阶段,一般是自 6~7 岁至 11~12 岁。这个时期的特点是脑的形态结构基本完成,智能发育进展较快,能较好地综合分析,克制自己,并在学校及社会生活中开始适应各种复杂的关系。淋巴系统在此时发育加速,因此,扁桃体肥大及发炎常见。乳牙全部更换,并长出除第 2~3 磨牙之外的全副恒牙。主要的保健任务是注意坐、立的姿势,避免学校作业太重和精神过度紧张,保证足够的营养和体育锻炼,安排适宜的作息日程,避免学习困难和异常心理,设法防治龋齿,保护视力,在必要时清除扁桃体病灶。并应在学校与家庭配合之下,为提高科学文化水平,培养德、智、体、美、劳全面发展打好基础。

8. 青春期或青春发育期 青春期或青春发育期(adolescence)是童年过渡到成年的发育阶段,约占人生生长时期的一半。此时的特征为体格发育首先加速,继而生殖系统发育成熟。一般符合于中学年龄阶段,但女童比男童的体格和性器官发育较早,约相差 2 年。女童的青春期普通为 11~12 岁到 17~18 岁,男童则为 13~15 岁至 19~21 岁。但存在着比较大的个体差异,与地区、气候、种族及营养都有关系。

此期可分三个段落:①青春前期(prepubescence),指第二性征出现之前体格形态开始加速发育的阶段,约 2~3 年;②性征发育期(pubescence/puberty),指从第二性征开始出现到性发育成熟的阶段,约 2~4 年;③青春后期(postpubescence),指从第二性征已经发育如成人到体格停止生长为止,这个阶段约3年。也有人用"pu-berty"这个名词表示性发育达到成熟的具体表现,如女性的月经初潮及男性的遗精。

除体格及生殖系统变化之外,青春期显示智能跃进,开始锻炼独立生活,参与比较复杂的社会活动。此时情绪多变,可以发生异常心理,应当得到适当的诱导和教育,包括运动锻炼、性教育和其他卫生指导,避免吸烟,推迟早恋。青春发育时期又是锻炼好健康身体、培养良好道德品质、学好基础文化、技术知识及决定一生远大理想的重要时机。

青春期比较多见的医学问题为离群独居、学校恐惧症、近视、痤疮、肥胖症、缺铁性贫血、结核病等。女童易见良性甲状腺肿大、月经不规则、痛经,男童可出现乳房增大。对这些行为、心理、体格异常和各种疾病,均需做好防治工作。

四、降低小儿发病率和死亡率

1. 小儿发病率 小儿的发病率较成人高,年龄越小,发病率越高。5岁以下的发病率约为10岁以上小儿的2倍,婴儿、新生儿又各约加倍。呼吸道感染(包括上呼吸道感染,支气管炎、肺炎等)最常见,尤以寒冷季节及北方为甚;其次为消化系统疾病,以各种原因所致

的腹泻最多发,夏、秋季常见。各种传染病小儿时期最多,经疫苗预防,在全球皆逐年减少,我国成绩显著。随着国家经济的发展,营养改善后,肥胖等"富贵病"发病率大增,儿童患成年病者增多,会影响一生的健康,是目前我国及全球面临的严重健康问题之一。

2. 小儿死亡率 儿童的死亡率也超过成年时期,年龄越小,死亡率越高。婴儿的死亡率比幼儿期、学龄前期、学龄期和青春期的死亡率都高,而新生儿的死亡率又是婴儿死亡率中的主要组成部分。围产期的死亡率则更高。值得指出,要降低小儿死亡率,最迅速有效的方法是通过向父母普及卫生知识,从预防的角度减少各种常见的死亡诱因,尤其应该提倡母乳喂养,根据当地条件按时适当添加辅助食品,对生长发育不断监测,以预防营养不良和其他隐患,以及家庭使用口服补液盐以预防腹泻所致脱水。这些预防措施都轻而易举,可以发挥积极作用。2019年国家卫生健康委员会发布的《中国妇幼健康事业发展报告(2019)》指出,我国新生儿死亡率、婴儿死亡率和5岁以下儿童死亡率分别从1991年的33.1‰、50.2‰和61.0‰,下降至2018年的3.9‰、6.1‰和8.4‰[2]。

从国际材料来看,世界各个地区的儿童死亡率都比以往明显下降。现将1990—2019年世界不同地区5岁以下儿童死亡率调查结果摘录(表1-1)[3]。

表1-1 1990—2019年世界不同地区5岁以下儿童死亡率

地区	5岁以下儿童死亡率/‰						
	1990	1995	2000	2005	2010	2015	2019
欧洲	15	13	10	8	7	6	5
北美	11	9	8	8	7	7	6
东亚	51	45	35	23	15	10	8
南亚	126	109	92	75	60	47	39
西亚	65	53	42	33	26	24	22
大洋洲	35	33	32	29	25	22	20
撒哈拉以南非洲	180	172	152	125	102	86	76
北非	84	71	59	48	39	33	29

引自:联合国儿童基金会,儿童死亡率水平及变化趋势,2020。

1949年前,我国婴儿死亡率在200‰以上,可见我国目前的儿童保健工作,较以前进步很大,特别是近年来,对肺炎、腹泻、佝偻病及缺铁性贫血四种常见疾病,防治成效显著。但全国范围内发展尚不平衡,边陲高山地区及少数民族地区的小儿死亡率尚超过平均数很多,有待于不断改进。

新生儿死亡率一般占婴儿死亡率的半数以上。要降

低婴儿死亡率,首先要降低新生儿死亡率。根据2000—2017年的统计,我国城乡新生儿死亡率见表1-2[4]。围产期死亡率是指所定围产期内胎儿死亡数(即胎儿在产前死亡的死胎数,加上胎儿在产程中死亡的死产数)与出生后活产死亡数之和,除以产数与胎儿死亡数之和,再乘以1000所得的千分率。

表 1-2 2000—2017 年中国城市、农村 5 岁以下儿童死亡率

年份	新生儿死亡率/‰			婴儿死亡率/‰			5 岁以下儿童死亡率/‰		
	合计	城市	农村	合计	城市	农村	合计	城市	农村
2000	22.8	9.5	25.8	32.2	11.8	37.0	39.7	13.8	45.7
2001	21.4	10.6	23.9	30.0	13.6	33.8	35.9	16.3	40.4
2002	20.7	9.7	23.2	29.2	12.2	33.1	34.9	14.6	39.6
2003	18.0	8.9	20.1	25.5	11.3	28.7	29.9	14.8	33.4
2004	15.4	8.4	17.3	21.5	10.1	24.5	25.0	12.0	28.5
2005	13.2	7.5	14.7	19.0	9.1	21.6	22.5	10.7	25.7
2006	12.0	6.8	13.4	17.2	8.0	19.7	20.6	9.6	23.6
2007	10.7	5.5	12.8	15.3	7.7	18.6	18.1	9.0	21.8
2008	10.2	5.0	14.3	14.9	6.5	18.4	18.5	7.9	22.7
2009	9.0	4.5	10.8	13.8	6.2	17.0	17.2	7.6	21.1
2010	8.3	4.1	10.0	13.1	5.8	16.1	16.4	7.3	20.1
2011	7.8	4.0	9.4	12.1	5.8	14.7	15.6	7.1	19.1
2012	6.9	3.9	8.1	10.3	5.2	12.4	13.2	5.9	16.2
2013	6.3	3.7	7.3	9.5	5.2	11.3	12.0	6.0	14.5
2014	5.9	3.5	6.9	8.9	4.8	10.7	11.7	5.9	14.2
2015	5.4	3.3	6.4	8.1	4.7	9.6	10.7	5.8	12.9
2016	4.9	2.9	5.7	7.5	4.2	9.0	10.2	5.2	12.4
2017	4.5	2.6	5.3	6.8	4.1	7.9	9.1	4.8	10.9

引自：本资料来自国家卫生健康委员会,中国卫生健康统计年鉴,2018。

为了使所得婴儿、新生儿期及围产期的死亡率确实无误,应复核统计,将漏报例数查出,要求医院病历室有专册登记和专人负责,而且防疫站与派出所、医院、妇幼保健工作者均应有适当联系,对活产、死胎、死产的定义,须要求统一。此工作近年来得到了很大的重视,新生儿与婴儿死亡的漏报数大为减少,使 20 世纪 90 年代新生儿与婴儿死亡率的可靠性明显提高。

根据 2018 年国家卫生健康委员会《全国妇幼健康信息分析报告》显示,新生儿死亡的最主要原因依次是早产(32.2%)、产时并发症(20.6%)和先天畸形(18.5%),1~11 月龄婴儿死亡原因依次是慢性病(39.5%,包括先天畸形和其他慢性病)、感染性疾病(36.4%,包括肺炎、腹泻和其他感染性疾病),以及非故意伤害(16.3%)。非故意伤害是 1~4 岁儿童死亡的首要原因,占 51.8%,由慢性病和感染性疾病所致死亡的比重分别是 27.9% 和 17.9%[5]。

关于加强围产期保健工作,大致可提出四方面的对策:①落实计划生育政策,让每胎、每产都能得到适当保护。②认真做好产前保健和胎儿诊断等措施(包括家系疾病调查、遗传咨询、禁止近亲结婚,以及避免孕妇受到病毒感染、药物、放射线等不良影响)。③严格要求做好产期保健,减少产伤;新生儿专业医生参加产院接生室和婴儿室的工作,以便前后衔接,有利于新生儿的管理。④重视新生儿的家庭访视、门诊和病房工作,并对危重病例应用新技术进行监护和抢救。这样做,就能兼顾产前保健和产后的新生儿保健任务,符合《中华人民共和国宪法》(简称《宪法》)庄严记载"母亲和儿童受国家保护"的精神。在强调保护儿童的时候,必须重视男女平等,使女婴享受与男婴同等的爱护。

近年来,由于卫生管理和自动免疫的改进,小儿急性传染病和肠胃病的发病比例显著减少,因而主要死亡原因有所改变。其他小儿疾病如呼吸道感染、先天畸形、心脏病、血液病、恶性肿瘤、急性中毒、意外事故等的人口发病率则相应跃居重要地位,应唤起儿科界的重视,以便设法防治。

提倡适龄婚育与优生优育,对降低小儿发病率与死

亡率极为重要。控制人口的迅速增长，才能提高人民物质与文化生活水平，改善小儿营养，增进健康；注意优生优育，以减少各种先天疾患，提高人口健康与文化素质。

五、新中国儿科工作的成就和展望

新中国成立后，在各级政府的领导下，广大医务工作者贯彻执行"面向工农兵，预防为主，团结中西医，卫生工作与群众运动相结合"的方针，取得了很大成绩，在儿科学领域内也有显著的进展。

1. **培育妇幼保健人员，推广新法育儿** 培训接生员和妇幼保健人员，履行新法育儿。对喂养方法、卫生习惯、预防接种以及小儿常见病的防治，进行多种宣传，把儿科知识教给广大群众。近年来，广泛宣传母乳的优越性，并在各产院及儿童医院开展爱婴医院活动，产院设母婴同室；指导母亲早开奶，按需哺乳。2001 年北京市 4 个月婴儿的母乳喂养率，城区为 67.4%，近郊区为 77.8%，远郊区县为 87.9%。随着农村经济较高的发展，乡办卫生院和村办卫生所的整顿，和乡村医生（经过逐步培训，达到相当于中专的水平）将成为广大农村中能防能治的基层力量；在大、中城市逐步建设社区医院，加强和健全城市基层预防医疗网，包括对从农村到城市流动务工人员子女的管理，特别对计划生育和围产期及出生后小儿的预防保健工作要加强管理，以进一步提高小儿健康水平。应当着重指出，培养更多中级医务人员，在妇幼专家的指导下，推动全国范围的儿童保健工作，特别是提高母亲们的卫生保健知识，在我们这样一个人口众多的国家，是卫生工作中极为重要的措施。

2. **发展托幼机构，促进幼儿保教工作** 新中国成立以来，集体托儿机构先在城市蓬勃发展，其后在农村亦认真推广，1990 年已有 172 000 所幼儿园，既提倡了集体教养，又面向生产，提高了劳动妇女从事社会劳动的积极性。在城乡各地应认真开设大小不同的幼儿园，安排受托儿童的生活日程，进行健康检查、消毒隔离、体育锻炼、预防接种和幼儿教育等工作。一些地方设立了残疾儿童的托儿机构，以培养他（她）们成为能自食其力的劳动者。

3. **采取综合措施，防治小儿传染病** 在广泛开展群众性爱国卫生运动的基础上，建立了城乡防疫组织、免费供应大量的国产高效免疫制剂，进行初种及复种，佐以疫情报告、就地隔离消毒、保护易感儿和增设专业医疗队伍等一系列的防治措施，其结果是令人振奋的。2001 年全国预防接种比例：卡介苗接种率 97.6%，脊髓灰质炎 98.3%，百白破 98.3%，麻疹疫苗 97.7%。1960 年天花在全国范围内完全消灭；现脊髓灰质炎也已基本消灭，1994 年发现最后一例国内毒株感染者，其后在边疆、少数民族地区偶见国外毒株感染，经逐户口服疫苗，皆未致流行。霍乱、黑热病、斑疹伤寒、回归热等传染病已完全消灭或基本控制。结核病经多年防治，发病率逐年下降，重症如结核性脑膜炎等已大为减少。但在世界范围，我国仍为结核病的多发区，必须加大防治工作力度。由于自动免疫的科研迅速进展及其在全国范围内广泛推行，麻疹、白喉、肝炎的发病率大幅度下降，百日咳、乙型脑炎、伤寒、痢疾、婴幼儿感染性腹泻也明显减少。2021 年，国家卫生健康委员会发布的《国家免疫规划疫苗儿童免疫程序及说明（2021 年版）》中免费接种疫苗包括乙肝疫苗、卡介苗、脊髓灰质炎疫苗、百白破疫苗、A 群流脑多糖疫苗、麻腮风疫苗、减活乙脑疫苗、减活甲肝疫苗、AC 流脑多糖疫苗。表 1-3 列举了国内 4 种急性传染病发病率 20 世纪 60 年代以来的变迁[4]。这是防疫、生物制品、流行病学、微生物学和儿科保健与临床工作者在政府的领导下团结合作的成果，今后还需继续努力，发挥更大的防治作用。

表 1-3 1960—2017 年中国部分传染病发病率、死亡率（每 10 万人口）

病种	1960		1980		1995		2017	
	发病率	死亡率	发病率	死亡率	发病率	死亡率	发病率	死亡率
脊髓灰质炎	2.40	0.09	0.76	0.02	0.01	0.00	0.00	0.00
麻疹	157.51	1.60	114.88	0.50	4.83	0.01	0.43	0.00
百日咳	87.77	0.36	62.82	0.05	0.50	0.01	0.75	0.00
白喉	23.09	1.62	1.00	0.09	0.01	0.01	0.00	0.00

引自：国家卫生健康委员会，中国卫生健康统计年鉴，2018。

自改革开放以来，20 世纪 60 年代已消灭的先天性梅毒又开始出现；随着艾滋病发病的逐年增多，小儿艾滋病也将成为儿科将面临的严重问题，必须加强预防此类疾病的宣传，并抓紧落实各种防治措施。

4. **防治地方性及先天性疾病** 在甲状腺肿流行地区，儿童常发生呆小病（克汀病）；克山病、大骨节病也涉及大量的儿童,甚至某些地区以儿童为主要对象。饮水中含氟过低或过高均能影响儿童牙齿及骨骼的发育。这些疾病的防治研究都在积极进行之中。佝偻病为我国北方最常见的营养缺乏病,甚至某些地区先天性佝偻病亦属常见。经过防治,重症发病率大为减少,但随着城市化的进展,孕母、小儿日光照射减少,必须加强预防,否则佝偻病有可能增多、加重。北京、上海等七大城市进行了新生儿先天性疾病的筛查,2000 年北京发现甲状腺功能减退占 1/4 000,苯丙酮尿症为 1/10 000。

1999 年我国参加了美国、英国、日本、法国、德国共同组织的人类基因组计划的研究,人类 DNA 序列的全部破译,使许多遗传性疾病的防治成为可能。近年来,随着分子生物学、分子遗传学及基因测序技术的进步,人类对现代儿科疾病的遗传病因的探索取得了巨大的进展。应用现代遗传技术、分子影像技术、生物信息技术,结合患者生活环境和临床数据,现代儿科学的发展实现了特定疾病的分类及诊断,制订具有个性化的疾病预防和治疗方案。利用全基因组测序技术,还有助于发现疾病的未知致病基因,明确疾病基因型与表型的精确分类,鉴定与疾病的诊断和预后相关的生物标志物。而且分子生物学的发展也为遗传性疾病开展基因治疗奠定了基础。如慢性肉芽肿病是一种少见的原发性吞噬细胞免疫缺陷病,由于 27%~70% 的慢性肉芽肿患者是由 CYBB 基因 X 连锁突变引起的。因此,该基因一直是迄今为止基因治疗试验的主要目标。随着基因编辑技术的发展,已有研究成功地将 CYBB 正常拷贝导入 X 连锁慢性肉芽肿病患儿的 CD34⁺ 造血干细胞。干细胞体外分化为中性粒细胞和巨噬细胞后,具有较强的氧化酶活性和杀伤微生物功能。也有研究使用了 CRISPR/CAS9 基因编辑技术,修复患儿 CD34⁺ 造血干细胞中常见的 CYBB 突变。经基因编辑后 31% 的细胞中呈现GP91PHOX 表达。此外,生物技术的发展为先天性疾病的诊治提供了新的诊疗思路。儿科诊疗正在不断开创和应用新技术:生命组学技术方面的探索包括基因组学、蛋白组学、代谢组学、微生物组学等;生物治疗方面,儿科已开展了 CAR-T 细胞疗法治疗急性淋巴细胞白血病、急性淋巴瘤等,发展前景较好;免疫抑制疗法、分子靶向治疗等也在儿童再生障碍性贫血、尤因肉瘤等领域应用。但是,我们应该辩证地看待生物技术的应用,某些先天性疾病的基因编辑治疗的长期疗效及安全性尚有待进一步长期的观察。

5. 小儿外科方面 近年来,随着医学的进步,小儿外科也有很大的进展。首先是生物技术在小儿外科的应用有着广泛前途,特别是先天性畸形的防治,器官的移植与克隆再造,必然取代传统的破坏性外科技术。腹腔镜手术的兴起,预示着微创外科在小儿患者中的广泛开展,传统的巨大切口与外科瘢痕将逐渐绝迹。但是另一方面,随着科学进步,一切生活事物向着高速度发展,外科创伤将会增加并且更加严重,特别是小儿缺乏自我保护能力,创伤必将上升为重要问题,并且必须估计到新的创伤形式,当然也需要新的疗法与技术。

6. 团结中西医,治疗小儿常见病 儿科工作者不分中西医,均协力同心,研究治疗常见病的方法,适当地选用中医、西医或中西医结合的疗法,获得了初步成绩,特别在婴幼儿腹泻、小儿肺炎、肺脓肿、乙型脑炎、脊髓灰质炎并发麻痹后遗症等方面效果较为明显。在感染性休克的治疗工作中,曾应用 654-2(从中草药提炼的山莨菪碱的人工合成品)而收到效果。活血化瘀的中药也在儿科治疗学中进行研究,积累有益的经验。近年来,对儿科中药的剂型改革及动物实验进行儿科中药机制探讨方面做了不少有益的工作。

7. 扩大儿科队伍 新中国成立后医学院校培养了大量的儿科医生。一是加大儿科本科、研究生教育,批准 42 所高校设置本科儿科学专业、9 所高校设置本科中医儿科学专业,2018 年共招收儿科学本科生 1 420人。在 40 所高校开展"5+3"一体化儿科医师培养,3 年累计招收 3 600 名一体化儿科医师,5 842 名硕士、博士儿科医学专业研究生。二是加强儿科专业住院医师规范化培训。择优遴选儿科(含儿外科)专业基地 586个,近 3 年累计招收培养儿科专业住院医师 1.3 万人。三是大力开展儿科专业继续医学教育。中央财政按照每人每年 1.5 万元的标准,支持中西部地区开展儿科医师转岗培训,累计 6 688 名医师经转岗培训合格后增加儿科执业范围。1952 年全国只有儿科西医师 1 420 名,占全国西医师数的 2.7%。2000 年全国已有儿科西医师 65 995 名,占全国西医师数的 5.5%;儿科中医师共5 631 人。国家卫生健康委最新数据显示,截至 2020 年底,儿科医师已达到 16.34 万人,每千名儿童拥有 0.64名儿科医生,医师队伍的能力水平、整体构架和布局得到稳步提高和改善。2001 年,在全国大城市中建设了37 个儿童医院,其床位总数约 10 000 张,截至 2020 年,我国儿童医院数量达到 228 家,其床位总数增至约 51万张,开设儿科的综合医院 2 万余家,每千名儿童床位数为 2.22 张,儿童医疗供需矛盾明显缓解。从过去只有省/市级医院成立儿科,到现在众多二级/一级医院都建立起儿科诊室。儿科也从一个综合性小学科,发展到各亚专业分支齐全的大学科,在儿童医院建设的过程中,也培养了大量的儿科医护人员。此外,妇幼保健所

（站）、儿童保健所（站）、儿科研究所（室）、院办儿科护士学校以及短期保健训练班、医师进修班等，均在增建之中。各级卫生部门、医学会、妇联等单位也在培养妇幼保健干部和保育人员，为普及儿保工作增加实力。乡村医生经过多次培训，正在成为农村医疗预防工作的重要力量。这些措施对于我国三亿多儿童来说都非常重要，发挥了积极的作用。

8. 群体医学科研的开展 1975年、1985年及1995年各进行了九省市各年龄组儿童身高、体重等基础数据的抽样调查与儿童生长速率的纵向研究；20世纪80年代进行了婴幼儿体格发育图表的成功应用及小儿营养不良、呼吸道感染与腹泻发病率的调查与人群干预试验并获得成功经验。改革开放以来，人民生活水平显著提高，但营养知识不足，儿童单纯性肥胖病、2型糖尿病等"富贵病"明显增多。大城市的小学校学生体重超标者，有的已达10%~15%。对单纯性肥胖病及儿童期高血压进行心理行为治疗；注意成人期疾病的儿童期预防，如心血管疾病的预防等已成为当务之急。

9. 重视儿科医学道德 儿科医务人员要把提高精神文明与物质文明放在同等重要地位。对待病儿和家长要态度诚恳，语言亲切，给予安慰。我们不但要诊断、治疗和预防小儿疾病，还要体现我国《宪法》中保护儿童、禁止虐待儿童的精神，重视儿科医学道德，痛患儿之所痛，急病家之所急，处处为儿童的健康生长着想，把执行好儿童保健医疗任务作为义不容辞的光荣职责，并与产科医务人员共同做好围产期预防保健的工作。对健康儿童的父母要宣传各种卫生习惯，首先是实行母乳哺育，还要提倡体育锻炼，实行防病措施，提高各个年龄阶段的健康水平。对已病的小儿必须耐心诊察，及早治疗，体贴家长的沉重心情，同他们站在相同的社会位置与疾病作斗争，根据医学指征采取最有效的治疗方案以减除患儿痛苦，使他们早日恢复健康。对严重病例则采用急救技术，维持重要器官的功能。一旦出现"脑死亡"（指人的生命的中枢不在心肺而在脑，脑功能有着不可逆的表现时即意味着真正的死亡），则应与家长诚挚协商，考虑放弃治疗，以免徒然浪费人力物力。

儿科工作者对患儿应一视同仁，无论家长职位高低，对城乡、体力劳动与脑力劳动家庭的子女，均应给以同等的医疗预防措施。既要勤奋学习，应用高超技术为儿童解除疾苦，抢救生命，又要谦虚谨慎，避免粗心误诊和不必要的治疗，更要杜绝"私"字作祟，以出卖技术、谋求名利为得计。如能钻研预防方法，防患于未然，对下一代更有利，符合我国古代"上医治未病"的原则。

总之，儿科工作者的高尚品质，需日常培养、锻炼和不断提高，表现在处处爱护小儿，充分发挥"甘为孺子牛"的精神，更需虚心学习，孜孜不倦，把悉心诊治每一个病儿，作为积累临床经验和发扬社会主义精神文明与物质文明并重的阶梯。

10. 今后的努力方向 我国儿科事业在新中国成立后成倍增长，奠定了初步基础，但与卫生先进的国家相比，尚有许多不足之处。如何赶超国际高水平呢？①要实事求是地提高儿科医疗和护理工作的质量，严格执行各项必要的规章制度，坚持各级人员的岗位责任制，并养成严谨的治学精神。②在目前医学模式转换时期要赶上世界潮流，从治病→防病→促进小儿身心健康，从药物防治→心理行为治疗与预防。定期调查儿童各种健康数据，大面积控制各种儿童常见病，做好各种成人期疾病的儿童期预防，了解儿童期干预对成人期生活质量、健康水平的影响。要加强城乡儿童保健预防工作，健全社区医疗预防网，重视胎儿畸形的预防与检查、加强围产期监护、进行新生儿随访和婴幼儿卫生管理，重视环境卫生对儿童健康的影响，如对铅、汞等中毒的防治等。改进托幼机构的教养工作，继续进行自动和被动免疫以及其他传染病管理措施，推行小儿意外事故的有效预防方法，提高学校卫生的水平，实施青春发育期的卫生指导，着重推广儿童保健的普教宣传。③大力培养儿科人员，一方面培训大量的儿童保健中级医务人员，在全国范围内提高和推广一般医疗和预防工作，特别要重视母乳喂养、主动免疫、实施婴幼儿的体格发育图表以促进正常生长发育，以及口服补液盐防治婴儿腹泻所致的脱水与电解质紊乱这四项预防性综合措施。不言而喻，有些简便易行的儿童保健方法尚未在基层单位和广大农村中实施，组织群众使他们能够充分利用已知的卫生保健方法尚有待于妇幼保健工作者与群众团体，如妇联、工会等互相联系，相辅相成，以完成这些重大任务。另一方面应改进教研工作，根据各地的需要与可能，培植专业研究人员，如儿内科的新生儿、呼吸、消化、营养、感染、心血管、肾脏、血液、神经、精神、内分泌、遗传、肿瘤、代谢、急救等专业；儿外科的腹部外科、骨科、心脏外科、泌尿外科、神经外科等专业，还在有条件的地方成立儿科免疫及变态反应、皮肤、五官科等专业。更进一步，要引进先进科学技术及最新诊疗预防方法，着重提高医学基础项目的水平，介绍分子生物学、生物工程学、儿童心理学、遗传学、免疫学及电子计算机技术等的新理论与新经验，使我国的儿科事业迅速发展。这样，才能较快地提高整个儿科工作的迅速发展。结合我国的改革开放，加入WTO，卫生工作也要与世界先进国家接轨，儿科工作范围自过去的0~14岁扩大到孕前至

18岁,必须加强对胎儿医学及青春期生理、心理、精神及各种疾病防治的研究。

综合上文所述,我国具备地大、物博、人才多、社会主义制度的优点,也有人口过多、消费大、科学技术相对落后、全国教育卫生水平发展不平衡、暂时经济不足等前进中的障碍。我们儿科工作者必须鼓足干劲,克服困难,重视儿科医学的"两化"(专业化和社会化),在普及的基础上提高,在提高的指导下普及,全国协作,促进小儿疾病的医疗预防,进一步发展有关胎儿、新生儿、婴幼儿及儿童保健的研究工作,精益求精,不断前进,自胎儿、婴幼儿起提高全民健康素质,使中华民族屹立于世界健康民族之林。

【附】儿童各发展领域主要目标(节选自《中国儿童发展纲要(2021—2030年)》,中华人民共和国国务院,2021年)[6]

(一)儿童与健康

1. 覆盖城乡的儿童健康服务体系更加完善,儿童医疗保健服务能力明显增强,儿童健康水平不断提高。

2. 普及儿童健康生活方式,提高儿童及其照护人健康素养。

3. 新生儿、婴儿和5岁以下儿童死亡率分别降至3.0‰、5.0‰和6.0‰以下,地区和城乡差距逐步缩小。

4. 构建完善覆盖婚前、孕前、孕期、新生儿和儿童各阶段的出生缺陷防治体系,预防和控制出生缺陷。

5. 儿童常见疾病和恶性肿瘤等严重危害儿童健康的疾病得到有效防治。

6. 适龄儿童免疫规划疫苗接种率以乡(镇、街道)为单位保持在90%以上。

7. 促进城乡儿童早期发展服务供给,普及儿童早期发展的知识、方法和技能。

8. 5岁以下儿童贫血率和生长迟缓率分别控制在10%和5%以下,儿童超重、肥胖上升趋势得到有效控制。

9. 儿童新发近视率明显下降,小学生近视率降至38%以下,初中生近视率降至60%以下,高中阶段学生近视率降至70%以下。0~6岁儿童眼保健和视力检查覆盖率达到90%以上。

10. 增强儿童体质,中小学生国家学生体质健康标准达标优良率达到60%以上。

11. 增强儿童心理健康服务能力,提升儿童心理健康水平。

12. 适龄儿童普遍接受性教育,儿童性健康服务可及性明显提高。

(二)儿童与安全

1. 减少儿童伤害所致死亡和残疾。儿童伤害死亡率以2020年数据为基数下降20%。

2. 排查消除溺水隐患,儿童溺水死亡率持续下降。

3. 推广使用儿童安全座椅、安全头盔,儿童出行安全得到有效保障。

4. 减少儿童跌倒、跌落、烧烫伤和中毒等伤害的发生、致残和死亡。

5. 儿童食品安全得到有效保障。

6. 提升儿童用品质量安全水平。

7. 预防和制止针对儿童一切形式的暴力。

8. 提高对学生欺凌的综合治理能力,预防和有效处置学生欺凌。

9. 预防和干预儿童沉迷网络,有效治理不良信息、泄露隐私等问题。

10. 儿童遭受意外和暴力伤害的监测报告系统进一步完善。

(三)儿童与教育

1. 全面落实立德树人根本任务,培养德智体美劳全面发展的社会主义建设者和接班人。

2. 适龄儿童普遍接受有质量的学前教育,学前教育毛入园率达到并保持在90%以上。

3. 促进义务教育优质均衡发展和城乡一体化,九年义务教育巩固率提高到96%以上。

4. 巩固提高高中阶段教育普及水平,高中阶段教育毛入学率达到并保持在92%以上。

5. 孤儿、事实无人抚养儿童、残疾儿童、农业转移人口随迁子女、留守儿童、困境儿童等特殊群体受教育权利得到根本保障。残疾儿童义务教育巩固水平进一步提高。

6. 儿童科学素质全面提升,科学兴趣、创新意识、实践能力不断提高。

7. 以提高儿童综合素质为导向的教育评价体系更加完善。

8. 加强校园文化建设,营造友善、平等、相互尊重的师生关系和同学关系。

9. 学校家庭社会协同育人机制进一步完善。

(四)儿童与福利

1. 提升儿童福利水平,基本建成与经济社会发展水平相适应的适度普惠型儿童福利制度体系。

2. 面向儿童的基本公共服务均等化水平明显提高,城乡、区域和不同群体儿童的公共服务需求得到公平满足。

3. 巩固提高基本医疗保障水平,保障儿童基本医疗权益。

4. 构建连续完整的儿童营养改善项目支持体系。

5. 加快普惠托育服务体系建设，托育机构和托位数量持续增加。

6. 孤儿、事实无人抚养儿童、残疾儿童、流浪儿童生存、发展和安全权益得到有效保障。

7. 留守儿童关爱服务体系不断完善，流动儿童服务机制更加健全。

8. 城乡社区儿童之家覆盖率进一步巩固提高，服务能力持续提升。

9. 监测预防、强制报告、应急处置、评估帮扶、监护干预"五位一体"的基层儿童保护机制有效运行。县级以上人民政府开通并有效运行全国统一的儿童保护热线。

10. 基层儿童福利工作阵地和队伍建设进一步加强。

11. 为儿童服务的社会组织和儿童社会工作专业队伍明显壮大。

（五）儿童与家庭

1. 发挥家庭立德树人第一所学校作用，培养儿童的好思想、好品行、好习惯。

2. 尊重儿童主体地位，保障儿童平等参与自身和家庭事务的权利。

3. 教育引导父母或其他监护人落实抚养、教育、保护责任，树立科学育儿理念，掌握运用科学育儿方法。

4. 培养儿童成为好家风的践行者和传承者。

5. 增强亲子互动，建立平等和谐的亲子关系。

6. 覆盖城乡的家庭教育指导服务体系基本建成，指导服务能力进一步提升。95%的城市社区和85%的农村社区（村）建立家长学校或家庭教育指导服务站点。

7. 支持家庭生育养育教育的法律法规政策体系基本形成。

8. 提升家庭领域理论和实践研究水平，促进成果转化应用。

（六）儿童与环境

1. 将儿童优先理念落实到公共政策制定、公共设施建设、公共服务供给各方面，尊重、爱护儿童的社会环境进一步形成。

2. 提供更多有益于儿童全面发展的高质量精神文化产品。

3. 保护儿童免受各类传媒不良信息影响。提升儿童媒介素养。

4. 儿童参与家庭、学校和社会事务的权利得到充分保障。

5. 建设儿童友好城市和儿童友好社区。

6. 增加公益性儿童教育、科技、文化、体育、娱乐等校外活动场所，提高利用率和服务质量。

7. 减少环境污染对儿童的伤害。农村自来水普及率达到90%，稳步提高农村卫生厕所普及率。

8. 提高儿童生态环境保护意识，帮助养成绿色低碳生活习惯。

9. 预防和应对突发事件时充分考虑儿童的身心特点，优先满足儿童的特殊需求。

10. 儿童事务国际交流与合作广泛开展，在促进全球儿童事业发展中的作用进一步彰显。

（七）儿童与法律保护

1. 完善保障儿童权益的法律体系。

2. 加强保障儿童权益的执法工作。

3. 完善司法保护制度，司法工作体系满足儿童身心发展特殊需要。

4. 儿童法治素养和自我保护意识进一步提升，社会公众保护儿童的意识和能力进一步提高。

5. 依法保障儿童的民事权益。

6. 落实儿童监护制度，保障儿童获得有效监护。

7. 禁止使用童工，禁止对儿童的经济剥削，严格监管安排儿童参与商业性活动的行为。

8. 依法严惩性侵害、家庭暴力、拐卖、遗弃等侵犯儿童人身权利的违法犯罪行为。

9. 依法严惩利用网络侵犯儿童合法权益的违法犯罪行为。

10. 预防未成年人违法犯罪，对未成年人违法犯罪实行分级干预。降低未成年人犯罪人数占未成年人人口数量的比重。

（王天有）

参考文献

［1］国家统计局，联合国儿童基金会，联合国人口基金. 2015 年中国儿童人口状况：事实与数据. 2017.

［2］国家卫生健康委员会. 中国妇幼健康事业发展报告. 2019.

［3］联合国儿童基金会. 儿童死亡率水平及变化趋势. 2020.

［4］国家卫生健康委员会. 2017 年中国卫生健康统计年鉴. 北京：中国协和医科大学出版社，2018.

［5］国家卫生健康委员会. 全国妇幼健康信息分析报告. 2018.

［6］中华人民共和国国务院. 中国儿童发展纲要（2021—2030 年）. 2021.

2 第二章
生长发育

一般用"生长"（growth）表示形体的增加，"发育"（development）表示功能的演进。生长发育贯穿于从精卵结合到青春期结束的全部过程。生长发育与社会条件、气候、地理、营养、疾病等有密切关系。遗传虽起一定作用，但后天环境对儿童的生长发育更有重大影响。

第 1 节 体格生长发育

一、儿童体格生长发育问题的重要性

儿童与成人的根本区别在于他们处于不断变化的生长发育过程中，其身体大小、比例、组成成分及器官的功能都在随年龄增长不断变化并逐渐成熟。在生长过程的任何一个时期出现异常，都会影响部分或整个身体，这种损害有时是暂时的，可以逆转，有时则是永久的。

生长发育不良意味着身体的健康状况不佳。生长不良的婴幼儿有较高的患病率和死亡率，并影响大脑发育，使智能发育受损、学龄期学习能力差。儿童期生长异常也意味着有延续至成年期的健康问题，如宫内发育迟缓儿及肥胖儿童其成年后的心血管病、糖尿病等慢性疾病的发病风险明显高于正常发育儿童。儿童期及青春期生长不良可以导致成年后身材矮小、心理障碍、工作成效及运动能力较差、健康状况不佳，而且女孩成年后容易生出低出生体重儿，对后代的生长发育和健康带来不利的影响。因此，儿童工作者对儿童的生长发育应予以足够的重视。通过定期体格检查可以发现个体或集体儿童的生长发育是否正常，如果不正常，就应找出其营养、所在环境和生活方式有何缺点而予以纠正；或检查有无隐匿的疾病而予以治疗。另外，在不同地区、不同集体儿童间还可以进行比较，找出存在的问题，以利于儿童保健工作的改进。在临床方面，对伴有生长发育紊乱的疾病，如内分泌疾病、遗传代谢性疾病、先天性心脏病等，生长发育指标亦可作为重要的鉴别诊断标准之一。

二、儿童体格生长的规律

（一）体格生长的一般规律和特点

由于生长是受先天遗传和后天环境因素综合影响的复杂生物学过程，因此，每个儿童的生长过程必然会有些差别，显示出自己的特点。但是每个儿童生长的过程大致是相同的，一般遵循以下规律：

1. **生长发育的连续性和阶段性** 在整个生长发育期，所有儿童的生长过程都是连续不断进行的，有时快些，有时慢些。一般年龄越小生长越快，出生后以最初6个月生长最快，尤其是前3个月；后半年起逐渐减慢，到青春期又猛然加快。

连续的生长过程具有渐进的特点。在这一过程中随着人体质和量的变化，形成了不同的发育阶段。根据各阶段的特点可将儿童的生长发育过程划分为胎儿期、新生儿期、婴儿期、儿童期及青春期等。

各年龄期按顺序衔接，前一年龄期的生长发育为后一年龄期发育奠定基础。任何一期的发育都不能跳跃，任何一期的发育异常，都会影响后一阶段的发育。

2. **生长发育的程序性** 身体各部的生长发育有一定程序。在母体，胎儿形态发育首先是头部，然后为躯干，最后为四肢。婴儿的动作发育是先会抬头、转头，然后能翻身、直坐，最后才会直立行走。从肢体动作看，是粗大动作先发育，精细动作后发育；近端先发育，远端后发育。身体形态是四肢先于躯干，下肢先于上肢。

3. **生长发育速度的不均衡性** 人体的生长发育快慢交替，呈波浪式的速度曲线。在生长全过程中有两次生长突增高峰，第一次是从胎儿中期（孕4~6月）到1岁；第二次是青春发育期。由于身体各部位的生长速度不同，所以在整个生长发育过程中身体各部位的增加幅度也不一样。一般头颅增长1倍，躯干增长2倍，上肢增长3倍，下肢增长4倍。

身体中的所有组织、器官也不是以同一速度生长、同时停止生长，即有先有后，快慢不一。如脑的发育先快后慢，7~8岁脑的重量已接近成人。生殖系统发育较晚，淋巴系统则先快而后回缩，皮下脂肪发育年幼时较发达，而肌肉组织则要到学龄期才发育加速。

4. **遗传和环境因素对生长发育过程的决定性** 遗传的程序决定生长发育的速度、各系统的成熟顺序，但是这种程序不是固定不变的，在外界环境因素作用下也存在偏离的可能。因此，儿童的个体发育是在复杂的环境因素和先天素质相互作用中实现的。所以采取有助于生长和协调发育的措施时必须考虑到这个规律。

5. 生长发育的个体差异性 由于每个儿童的遗传和先、后天环境各不相同,因此无论形态、功能还是心理发育都存在个体差异。这种差异不仅表现在发育水平方面,而且反映在发育速度、体型特点、达到成熟的时间等方面。没有两个儿童的发育水平和发育过程完全一样,即使在一对同卵双生子之间也存在着微小的差别。生长发育的这种差异一般符合生物学正态分布的特点。在生长突增期间变异幅度更大。

6. 个体儿童的生长等级具有相对稳定性 生长具有轨迹现象,当无显著外环境条件改变时,每个儿童生长的实测值在各个时期都相对稳定于同一等级中,一般不超越上或下一个等级,以身高百分位数为例,当某儿童3岁时身高位于第50百分位(P_{50})等级时,则以后各年龄的等级向上不超过P_{75},向下不低于P_{25}。对于超过此限度的儿童,应注意连续观察,研究其改变的原因。

相关的生长指标间的发育等级也是基本一致的,即某一指标测量值较大的儿童,他的另一相关指标测量值通常也较大,反之亦然。一般两个相关指标间发育等级的差异不应达到2个等级或更多,以身高、体重为例,如果身高位于P_{50}百分位,其体重不应达到及超过P_{90}或低于P_{10}百分位,否则表明儿童生长出了问题。

（二）体重的增长

体重(weight)是衡量儿童生长和营养状况最重要的指标。我国正常新生儿的平均出生体重为3.2~3.3kg,一般男婴比女婴重100g。新生儿出生后数日内可因多睡少吃、吸乳不足、胎粪排出及水分丢失等而致"生理性体重下降"。体重下降一般在出生后3~4天降至最低点,以后逐渐回升,多在7~10天恢复到出生时体重。失去的体重一般不超过出生体重的6%~9%,当体重丢失大于10%或恢复至出生体重缓慢(>2周)时需要仔细进行临床评估和喂养技术评估,分析体重不增是由于母乳不足、喂养不合理,还是由于疾病原因导致的,并及时采取措施。如果给予母亲正确的喂养和护理指导,将在正常育婴工作中起到重要作用。

体重增加的速度与年龄有关。最初3个月内增长迅速,每月平均增加800~1200g,在第二个3个月内,增长速度减慢一半,每月增加400~600g;生后6个月至1岁生长速度再减慢一半,每月增长250~300g。全年共增重约6.5kg。1岁以后体重增长变慢,1~2岁内全年体重增长2.0~2.5kg,2~10岁每年增长约2.0kg,青春

期体重增加较快,男孩每年增重约5kg,女孩约4kg。总而言之,与出生时的体重相比,3个月时约为2倍,1周岁时约为3倍,2周岁时约为4倍,4周岁时约为5倍。

表2-1是根据2005年我国九省市城区调查数据计算得到的不同年龄阶段的体重增长值,可供参考。由于1~10岁儿童的体重增长基本上呈匀速增长,因此可按下列公式粗略估算[1]:

1~6岁体重:体重(kg)= 年龄(岁)×2+8

7~10岁体重:体重(kg)= 年龄(岁)×3+2

体重的增加并非均速,前半年增加迟缓的儿童,后半年可能迅速增重。因此,观察体重的变化,时间不可过短。对婴幼儿来说,定期测量体重十分重要。体重不按常规增加或下降,除患病以外,大多数是由于护理不当或营养供给不足,必须及时纠正。而体重增长过快则易导致超重或肥胖。测量次数:6个月以内的婴儿最好每月1次,6~12月每2个月1次,1~2岁每3个月1次,3~6岁每半年1次,6岁以上每年1次。每次测得的数字,要记录下来并与正常儿童的参照标准作比较进行评估。

（三）身高的增长

身高(height)是指从头顶到足底的垂直距离,它可反映全身的生长水平和速度。由于3岁以下小儿站立时测量难以准确,所以采取仰卧位测量,测得结果为身长(length)。

婴儿出生时身长约50cm。在生后前半年增长最快,前3个月每月平均增长约3.5cm,3~6个月每月平均增长约2.0cm,6~12个月每月平均增长1.0~1.5cm,第1年共增长25~26cm。身长的增长规律与体重一样,1岁后逐渐减慢,第2年全年约增12cm,2岁至青春期前每年递增5~8cm。与出生时的身长相比,1岁时约为1.5倍,3.5岁时约为2倍,12岁时约为3倍。2~10岁的身高可按"[(年龄×6.5)+76]cm"的公式推算出大概数字[1]。

男女青春期时身高的增长明显加速。青春期开始的平均年龄为10~12岁,男孩较女孩迟1~2年。青春期身高突增的时间一般持续3年左右。男孩每年可增长7~9cm,最多可达10~12cm,这样整个突增期平均长高约28cm;女孩每年可增长6~8cm,整个突增期平均长高约25cm。一般身高突增开始时,儿童的身高可达到其成年身高的80%,到达突增高峰年龄时,儿童身高可达到其成年身高的90%。突增期过后,身高减慢增长,直到女17岁,男20岁身高基本停止增长。

表 2-1　中国 0~19 岁儿童身高和体重的增长值

| 年龄段 | 体重增量/kg | | | | | | 身高增量/cm | | | | | |
| | 男 | | | 女 | | | 男 | | | 女 | | |
	P_3	P_{50}	P_{97}	P_3	P_{50}	P_{97}	P_3	P_{50}	P_{97}	P_3	P_{50}	P_{97}
0~3 个月	2.8	3.4	4.2	2.4	2.9	3.6	10.6	11.6	12.5	9.9	10.9	11.9
3~6 个月	1.4	1.7	2.1	1.3	1.7	2.0	6.3	6.4	6.7	6.0	6.2	6.3
6~12 个月	1.4	1.7	2.0	1.4	1.6	2.0	7.5	8.1	8.8	7.5	8.2	9.0
0~1 岁	5.6	6.8	8.3	5.1	6.2	7.6	24.4	26.1	28.0	23.4	25.3	27.2
1~2 岁	2.0	2.4	3.1	2.1	2.5	3.1	10.6	12.0	13.5	10.9	12.2	13.7
2~3 岁	1.7	2.2	2.6	1.7	2.2	2.9	7.6	8.3	8.8	7.7	8.4	9.0
3~4 岁	1.6	1.9	2.6	1.6	2.1	2.6	7.0	7.3	7.7	7.2	7.5	7.7
4~5 岁	1.8	2.4	3.3	1.5	2.1	2.9	6.6	7.2	7.8	6.5	7.1	7.8
5~6 岁	1.5	2.3	3.5	1.5	2.1	3.2	5.8	6.4	7.0	5.8	6.4	7.0
6~7 岁	1.7	2.8	4.9	1.5	2.2	3.6	5.5	6.3	7.1	5.2	5.9	6.7
7~8 岁	1.8	3.2	6.1	1.6	2.6	4.3	5.3	6.0	6.7	5.2	6.0	6.6
8~9 岁	1.7	3.2	5.9	1.7	3.0	5.1	4.7	5.4	6.1	4.8	5.6	6.4
9~10 岁	1.9	3.2	5.6	2.1	3.6	6.6	4.1	4.8	5.5	5.0	6.0	6.9
10~11 岁	2.3	4.0	6.1	2.7	4.3	7.3	4.2	5.1	6.1	5.9	6.5	7.2
11~12 岁	2.9	4.8	6.9	3.6	4.7	6.3	5.2	6.6	7.9	6.0	5.8	5.3
12~13 岁	3.7	5.6	7.8	3.8	4.0	3.8	6.9	7.6	8.2	4.8	3.9	3.1
13~14 岁	4.6	5.3	6.4	3.3	3.0	2.0	7.3	6.4	5.2	2.9	2.3	1.7
14~15 岁	4.0	3.7	3.4	2.3	2.0	0.9	5.2	3.9	2.6	1.6	1.2	0.8
15~16 岁	2.9	2.3	1.4	1.3	1.0	0.4	2.4	1.8	1.2	0.3	0.3	0.2
16~17 岁	1.7	1.3	0.7	0.4	0.4	0.1	1.0	0.7	0.5	0.3	0.3	0.2
17~18 岁	1.0	0.7	0.3	0.3	0.2	0.1	0.4	0.2	0.1	0.2	0.3	0.2
18~19 岁	0.5	0.3	0.1	0.2	0.1	0.0	0.2	0.1	0.0	0.2	0.1	0.1

影响身高的内外因素很多,如疾病、营养和生活环境、遗传、体力活动、精神状态、各种内分泌激素以及骨、软骨发育异常等。应当指出,身高方面的个体差异比体重要大。

与身长有关的测量指标:

1. 上部量与下部量　人体全部的长度可分为上、下两部分,以耻骨联合为分界线,自头顶至耻骨联合的上缘为上部量;自耻骨联合上缘至脚底为下部量。上部量主要反映脊柱的增长,下部量主要反映下肢长骨的生长。儿童下部量的增长一般较上部量为快,直至 12~13 岁进入青春期后,上部量的增长才相对地加快,表现为全身的中点随身高的增加而向下移动。新生儿下部量比上部量短,出生时中点在脐上(上部量平均为 30cm,占 60%;下部量平均为 20cm,占 40%);1 岁时在脐下;6 岁时移至脐

与耻骨联合之间;12 岁左右,中点在耻骨联合处,上部量与下部量几乎相等。可见身高的增加以下部量为主。

2. 坐高与下身长　坐高(sitting height)是指头顶到坐骨结节的长度,代表头颅与脊柱的发育。3 岁以下取卧位测量为顶臀长(crown-rump length)。由于上、下部量测量不易操作,现常用坐高代替上部量,身高减去坐高代替下部量,这样计算出的坐高与下身长的比值与上、下部量的比值接近(表 2-2)。

3. 身长与指距　身长与指距也相关。出生时身长较指距长,至 12 岁左右接近相等。

4. 身长与头长的比例　此比例依年龄而不同,出生时身长约 4 倍于头长;2 周岁时为 5 倍;6 周岁时为 6 倍;至成年为 8 倍。可见年龄越小,肢体比躯干越短,而头长相对较大(图 2-1)。

表 2-2 0~18岁儿童坐高与下身长比值（SH/LL）

年龄	男			女		
	P_3	P_{50}	P_{97}	P_3	P_{50}	P_{97}
出生	1.67	2.00	2.42	1.69	2.03	2.46
3个月	1.63	1.95	2.30	1.63	1.94	2.31
6个月	1.56	1.84	2.14	1.56	1.83	2.15
9个月	1.50	1.75	2.03	1.51	1.75	2.03
1岁	1.46	1.69	1.94	1.45	1.68	1.94
2岁	1.36	1.54	1.73	1.35	1.53	1.73
3岁	1.30	1.44	1.58	1.29	1.43	1.58
4岁	1.24	1.36	1.48	1.23	1.35	1.47
5岁	1.20	1.30	1.41	1.19	1.29	1.41
6岁	1.16	1.26	1.37	1.15	1.25	1.36
7岁	1.12	1.22	1.33	1.12	1.22	1.32
8岁	1.09	1.19	1.29	1.08	1.18	1.29
9岁	1.06	1.16	1.27	1.06	1.16	1.26
10岁	1.04	1.14	1.25	1.04	1.14	1.25
11岁	1.02	1.12	1.23	1.03	1.13	1.24
12岁	1.01	1.11	1.22	1.04	1.14	1.25
13岁	1.01	1.11	1.22	1.04	1.15	1.26
14岁	1.01	1.12	1.23	1.05	1.16	1.27
15岁	1.02	1.13	1.24	1.06	1.16	1.28
16岁	1.03	1.14	1.25	1.06	1.17	1.29
17岁	1.04	1.15	1.26	1.07	1.18	1.30
18岁	1.05	1.16	1.27	1.07	1.18	1.30

注：数据来源于2005年九省（市）儿童体格发育调查，表中年龄为整月或整岁。

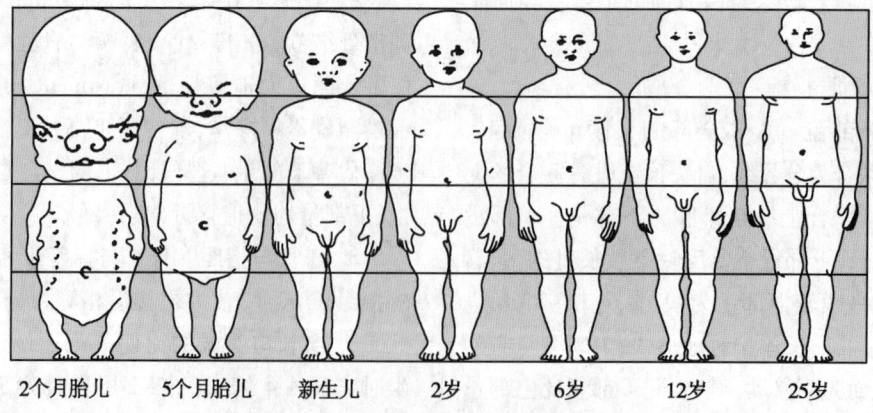

图 2-1 胎儿时期到成人时期身躯的比较

引自：ROBBINS WJ，et al：Growth，new haven，CT，1928，Yale University Press。

身体比例的异常多见于先天性骨发育异常、内分泌疾病等。下部量特短或指距远不及身长，多见于先天性甲状腺疾病及骨、软骨发育不全等。下部量过长或指距远胜于身长，往往是生殖腺功能不全的表现。

（四）头围的增长

头围（head circumference）是指自眉弓上缘最突出处经枕后结节绕头一周的长度。头围表示头颅的大小和脑的发育程度，是婴幼儿及学前儿童生长发育的重要指标。头围生后第 1 年增长最快，尤其是前半年。正常新生儿出生时头围平均 34cm 左右，在最初半年内增加约 9cm，第二个半年内约 3cm，第 2 年内又增 2cm，第 3 与第 4 年内约共增 1.5cm，第 4 年后直至 10 岁时，约共增 2cm，以后一般增长比较缓慢。15 岁时接近成人头围，为 54～58cm。

婴幼儿定期测量头围，可以及时发现头围过大或过小的异常现象。如果头围过大，要注意有无脑积水、佝偻病等疾病；头围过小常常伴有智力发育迟缓。

（五）其他指标

除上述体重、身长，以及与身长有关的某些指标外，尚有皮下脂肪厚度、胸围、腰围、上臂围等，都各有其随年龄增长的规律及影响因素。可在不同的条件下，用以评价生长发育的优劣。

三、影响体格生长的因素

影响儿童体格生长的因素很多，大致可分为内在因素和外在因素两大类。

（一）内在因素

1. **遗传**　在发育过程中遗传基因决定着各种遗传性状，因而在不同的种族、家庭及个体间存在着明显的体格差异。但遗传需要在一定的环境条件下才能发挥作用，在某些环境条件的影响下可发生变异。

儿童体格发育的特征、潜力等都受父母的种族、身材、外貌等遗传特征的影响。如皮肤、头发的颜色，身材高矮，面型特征，性成熟的早晚等。遗传性疾病无论是染色体畸变或代谢性缺陷都对生长发育有影响。

一般来讲，在良好生活环境下成长的儿童，其成年身高在很大程度上取决于遗传。新生儿的发育说明胎儿期宫内很少受遗传型的影响，随着年龄增长，遗传的作用逐渐增强，并趋于稳定。这是由于婴幼儿时期的生长发育更易受营养、疾病等环境因素的影响。研究发现，儿童在良好环境下成长到成人，其身高和父母平均身高之间的相关系数约为 0.75。因此，儿童的成年身高可以根据当时的年龄、身高、父母身高及骨龄等参数进行预测。

2. **性别**　性别对生长发育的速度和特征也有影响，表现出男女孩之间的差别。一般女孩在青春期前平均身高、体重较同年龄男孩小。但女孩青春期开始较男孩约早 2 年，所以在 10～12 岁期间，女孩身高、体重比男孩增长快，但以后男孩还是要赶上并超过女孩。青春期以后，女孩骨盆较宽、肩窄、皮下脂肪发达；而男孩肩宽、肌肉发达，这是性别对体型的影响。因此，在评价儿童体格发育时男女应按性别选择不同的评价标准。

3. **内分泌腺的功能**　内分泌腺对生长发育起重要的调节作用，以脑垂体、甲状腺、性腺的作用尤为突出。甲状腺激素、生长激素、性激素、肾上腺激素、类胰岛素样生长因子-1（IFG-1）、胰岛素、瘦素等参与了生长发育的调控。甲状腺功能减退可导致生长缓慢、身材矮小、智力发育落后；生长激素缺乏或分泌不足引起侏儒症；性腺激素促进骨骺闭合，因此青春期开始较早者比较晚者身材矮小。

4. **母体因素**　母亲怀孕期间的营养状况、疾病情况、生活环境等各方面都对胎儿的生长发育产生重要的影响。而宫内生长发育障碍影响出生后小儿生长发育，甚至会累及一生。

（二）外界因素（环境因素）

1. **营养**　营养对生长发育的影响最为重要。年龄越小，受营养的影响越大。

充足和调配合理的营养是儿童生长发育的物质基础。儿童必须不断从外界吸收各种营养素，尤其是足够的热量和优质蛋白质、各种维生素、矿物质，以及微量元素等，才能使身体获得充分的生长和发育。

胎儿的营养是通过胎盘从母体的血液中获得的。当怀孕的母亲患严重营养不良时，可发生胎儿生长受限，导致早产、低出生体重、神经系统残疾，甚至死胎。婴幼儿营养不足，可严重影响体重、身长的增长及各器官的发育，特别是大脑和骨骼系统，使日后的体格发育、运动能力和智力发育均落后于正常儿童。儿童期长期营养低下，能减缓骨骼的成熟，影响骨的长度及骨皮质的厚度,并推迟青春期生长突增开始的年龄,造成体格矮小。青春期缺乏足够的营养和热量,可引起突增的幅度减小,或是开始突增的年龄推迟。营养不足对突增期生长发育的影响可导致身体瘦弱,并影响月经初潮的年龄。

从我国多次的儿童青少年体格发育及营养调查结果证实,城市儿童的生长发育水平明显高于农村[2,3],其主要原因是城市的物质生活条件和营养水平比农村高得多。

婴幼儿期造成营养不良的主要原因是母乳不足,喂养不当,尤其是辅食添加不及时;儿童少年则多因饮食习惯不良造成,如饮食无规律、厌食、挑食、偏食等。此外,营养过剩引起的肥胖也是一种营养失调和生长异常,肥胖女童常出现性早熟,而肥胖男童常常表现为第二性征发育迟缓、男性乳房发育。

2. 疾病 各种引起生理功能紊乱的急慢性疾病对儿童的生长发育都能产生直接影响。其影响程度取决于病变发生的部位、病程的长短及病情的严重程度,如急性疾病常引起体重下降,慢性疾病则可同时影响体重与身高的增长。疾病导致进食不足,发热又使能量消耗增多。一些疾病严重地影响了器官的正常功能,如胃肠道疾病可以干扰正常的消化吸收功能,使发育的机体缺乏足够的能量供应;营养不良不仅会限制正常的生长发育,而且会使机体免疫功能遭到破坏,感染机会增多,抵抗力下降。

疾病对身体的影响有以下几种情况:

(1)对生长影响很小:一般急性疾病对生长的影响是暂时的,尤其是在身体营养状况良好的情况下,可以很快恢复。

(2)对生长有影响,但可以恢复:引起进食不足的疾病,如消化系统疾病,反复或持续的感染性疾病,尤其在伴有营养状况不佳时,小儿的生长发育常常受阻碍而变得迟缓。但当疾病治愈后,有可能完全追赶生长。

感染是婴幼儿期最常见的疾病,对生长发育有严重影响。腹泻、下呼吸道感染可使体重下降。体重的恢复与病程长短、疾病严重程度、感染的频率有关。儿童因反复感染而引起的慢性疾病可使生长明显受阻。因此,积极防治婴儿腹泻、反复发作的呼吸道感染,对保证儿童正常生长发育是十分重要的。

(3)对生长有影响,而且不可恢复或不能完全恢复:如染色体异常、宫内发育不良、内分泌疾病、骨和软骨发育障碍、糖尿病、严重的先天性心脏病以及慢性肾功能不全等。对于这些重大疾病、全身性疾病,如果是不可治的,则对生长的影响是不可恢复的,而且是永久

的;如果是一时性的,已经治愈,则其影响可以通过追赶生长得以减轻,也有可能对日后的生长发育有长期影响。

因此,在儿童的生长发育期尤其是生长的关键期要积极防治常见病、多发病,及早治疗引起生长障碍的可治性原发病,减免对生长发育造成长期或永久性损害。

3. 社会环境 社会的政治、经济和文化发展水平决定了营养供应、疾病控制情况及医疗卫生保健条件。大量的调查数据表明,经济发达地区的儿童生长水平明显优于经济落后地区。长期以来我国儿童的生长发育存在明显的城乡差异,随着农村经济的发展,这种差距正在逐渐缩小。

4. 生活环境 地理条件(山区、平原、丘陵、沙漠等)、气候条件和生活习惯,对儿童体格发育也有一定影响。多次的全国调查数据都证实了我国南部地区儿童的体重、身高平均数均比北部地区为低,自出生时即有差别[2]。此外,良好的居住环境、充足的阳光、新鲜的空气、合理的生活制度、适宜的体育锻炼、愉快的心情等,对儿童的生长发育都起着重要的促进作用。

四、生长长期趋势与追赶生长

(一)生长长期趋势

生长长期趋势(secular growth trend)是近150年来最重要的人类生物学现象之一,主要表现在儿童期生长水平提高、青春期发育提前、成年身高增长和身体比例的变化。

生长长期趋势主要体现在身高和体重的增长。20世纪前半期,西欧新生儿平均身长由50cm增长至53cm,平均体重由3.15kg增长至3.30kg。根据欧美一些发达国家长期积累的数据分析,从1880—1998年人体生长的变化趋势基本上是:5~7岁的身高、体重每10年分别增长1cm和0.3kg;8~11岁身高、体重每10年分别增长1.3cm和0.5kg;12~15岁男、女身高每10年分别增长2.5cm和2.1cm,体重增长2.0kg和1.5kg;18岁成年身高男性每10年增长0.6~1.1cm,女性每10年增长0.4~0.8cm[3]。根据我国自20世纪30年代以来积累的大量地方性及全国性调查数据结果分析:中国儿童青少年的生长长期趋势是从新中国成立后开始的,虽然在时间上比欧美国家晚约60年,比日本晚35年,但是该趋势表现得非常强劲,尤其是近30年处于快速增长期,如上海1954—2005年的51年间4~7岁儿童的身高

平均增长了 7.3cm（男）和 7.0cm（女），增长速度均为 1.4cm/10 年；体重男女儿童平均增长 3.5kg 和 3.0kg，增长速度分别为 0.69kg/10 年和 0.58kg/10 年。从 1955—2015 年北京 0~18 岁儿童身高、体重的累计增幅看（图 2-2），一些年龄组增长惊人，如男 13~14 岁、女 11~12 岁身高增长分别达 17.6cm 和 16.6cm，平均增速

男 2.9cm/10 年、女 3.3cm/10 年；13~14 岁男童体重增量高达 23.68kg，60 年间增幅近 50%，女童 11~12 岁体重增长最多（15.18kg）。60 年间北京市男童成年身高（18 岁）增长 9.2cm，女童增长 6cm，这种增长速度大大超过了西方发达国家所经历的生长变化趋势，说明我国城市儿童的生长水平得到了快速提高[4,5]。

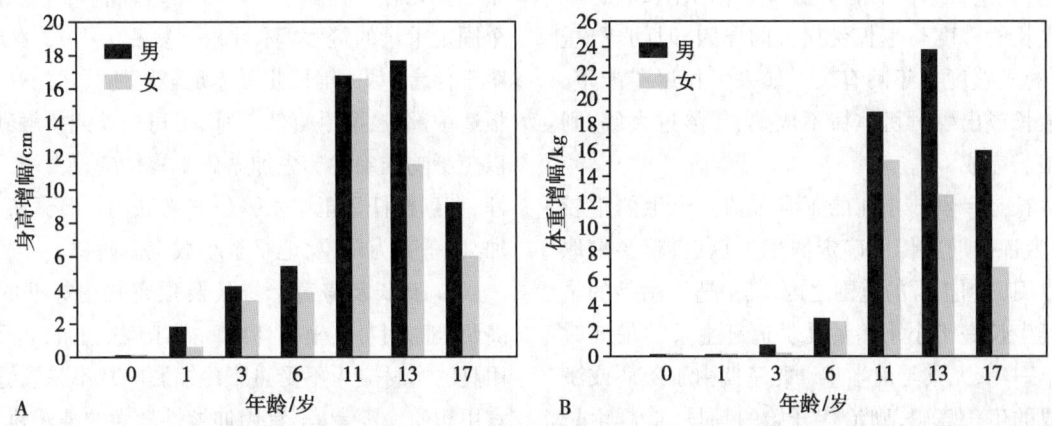

图 2-2　1955—2015 年北京市儿童体重、身高的增长幅度

1955 年数据分别来自于北京市 7 岁以下儿童及 7~18 岁学龄儿童的调查，2015 年数据来自于九市儿童体格发育调查及全国学生体质调研中的北京市数据。

成熟速度加速导致青春期提前及达到最终身高的时间提前。100 余年前男子达到最终身高的年龄要到 23 岁，现在提前至 17~18 岁。月经初潮的年龄是长期趋势最明显的特征，西欧国家从 1830—1980 年的 150 年间女童的月龄初潮约每 10 年提前 3~4 个月。我国女童月经初潮平均年龄从 1985 年的 13.4 岁降至 2010 年的 12.47 岁，25 年间约每 10 年提前 4 个月。此外，乳牙，尤其是恒齿的萌出期较过去明显提前。当今儿童恒齿的萌出比以前提早 4~12 月。

生长长期变化与社会安定、经济水平提高、营养条件改善及良好的医疗卫生条件等有关。据德国、英国的研究，儿童青少年的生长长期趋势与该国长期以来肉类消耗量的逐年增长有密切关系。1925—1950 年，由于日本社会经济情况不良，儿童的平均身高、体重几乎毫无增长。但从 1950 年起，每人每年高蛋白食品（牛奶、奶制品和肉类等）的平均消耗量激增，随后各年龄儿童平均身高、体重的增长与性发育的提前特别明显。Takahashi 观察到日本儿童身高长期变化曲线与牛奶、鸡蛋消费量增长曲线是一致的；它们的相关系数在 14 岁时高达 0.757（男童）、0.664（女童）。

但是长期增长趋势是有一定限度的，不可能无限地增长下去。目前在一些经济发达国家，身高增长已基本呈停滞状态，月经初潮也无明显提前迹象。荷兰从

1955—2009 年的 4 次国家调查数据研究显示自 1858 年开始的身高增长趋势经历了 150 年后已基本结束，宣告：世界上最高的人群（荷兰人）身高已停止继续增长[6]。这说明该人群的身高已达到遗传所赋予的生长潜力的最大值，因而其平均身高趋向稳定。

值得一提的是，生长的长期趋势不仅对人体发育有积极的效应，也应关注其对终身健康可能带来的负面影响。人体绝非长得越大越好、越快越好，生理功能、运动素质并不伴随身材高大而自行提升，各器官功能发育的不协调，会带来一些健康问题的新变化和新挑战。可以说，生长发育的长期增长趋势是整个人类机体在组织结构上的一种深刻变化，对基础医学、临床医学及社会学等科学领域均具有重要意义，有待于进一步观察和研究。

（二）追赶生长

人类生长具有轨迹现象。在正常环境下，健康儿童的生长是沿着自身的特定轨道向遗传所确定的目标前进。当营养不良、疾病或激素缺乏时，儿童的生长就会逐渐偏离其生长轨道，生长落后，一旦这些阻碍生长的因素被去除，儿童将以超过相应年龄正常的速度加速生长，以恢复到原有的生长轨道上，这一现象称为追赶生长（catch-up growth）[7]。

追赶生长是指生长的速率，不是最终达到的大小，也就是说，生长不是一定要"追赶"上某个目标，而仅仅是个"追赶"的趋势。通常将追赶生长分为完全性追赶生长和部分性追赶生长，所谓完全性追赶生长是指通过追赶生长将儿童的生长水平恢复到原来的状态，即生长轨道上；不完全性追赶生长又称部分性追赶生长，即虽有生长加速，但生长水平不能恢复到原来的生长轨道中去。追赶生长的程度与生长受损害的原因、时间、严重程度、机体的成熟度及年龄有关。如果生长迟滞严重、持续时间较长或出生时机体极不成熟、年龄过大等，则追赶生长很难完成。

追赶生长是 2 岁前小儿的正常现象。出生体重较低的婴儿，为了接近遗传所确定的生长轨道，就要采取追赶生长以回归到正常的范围之内，其中适于胎龄的早产儿的追赶生长好于小于胎龄儿。追赶生长的最佳时期是生后第一年，尤其是前半年。儿童期由于疾病或激素缺乏造成的生长障碍，则治疗开始的越早，追赶生长的效果越好。

尽管追赶生长为儿童提供了一个弥补生长受损的机会，但随着"健康和疾病发育起源"学说的不断深入研究，认识到低出生体重儿生后早期的快速追赶生长可能会增加成年后 2 型糖尿病、胰岛素抵抗、代谢综合征和心血管病的发病风险[8]。因此，目前主张低出生体重儿应采取"适度的追赶生长"，这样既避免了由于早期生长不足增加脑发育和体格发育落后的风险，又减少因过快追赶生长而增加成年期慢性病风险。然而什么是"最适宜"的追赶生长模式，目前仍没有答案。但有一点是有效的，那就是加强生长监测和合理评估。对于早产低出生体重儿出生后早期的生长评价，应结合出生体重和胎龄，要将早产儿的年龄经过胎龄校正后，再与足月儿的生长标准进行比较，来确定实际生长水平，同时要将体重和身长两项指标结合起来综合分析，如果体重和身长的曲线基本保持在同一条线或上下不超过一条线，则表明生长良好，身体比例匀称。如果体重较身长增长过快，就说明体重的增长过大，需要适当控制。

五、儿童体格生长的测量方法

1. 体重　根据儿童的年龄，体重测量可选用不同精确度的婴儿秤、杠杆秤、电子秤等。婴儿采用婴儿磅秤(盘式杠杆称或电子秤)，最大载重 10~15kg，精确读数至 10g。幼儿采用杠杆式体重计，最大载重 50kg，精确读数至 50g；学龄儿童最大载重 100kg，精确读数至 100g。量具应经常检修，保证各部件灵活准确。测量时应将体重计平稳地放在地上，查看底踏板下的挂钩是否联结好，再检查零点，当体重计没有任何移动时，其"0"点应不会改变。在每天上、下午测量前及测量中均应检查"0"点一次。

测量前，被测者应先排大小便，然后脱去鞋袜、帽子和外衣，仅穿内衣，或设法减去衣服的重量，婴儿除去尿布。婴儿卧于秤盘中(无婴儿磅秤者可于台秤上放一个固定重量的筐篓，称后减去篓重)，1~3 岁取坐位或蹲于秤台中央，年长儿可赤足轻轻地站在画好脚印的踏板适中部位，两手自然下垂，不可摇动或接触其他物体，以免影响准确性。先加砝码于横杆的自由端，再调整游锤，直到杠杆呈正中水平位。将砝码及游锤所示读数相加，以千克为单位，记录至小数点后两位。

2. 身长及身高　身长及顶臀长用标准的量床，身高及坐高用身高坐高计或固定于墙壁上的立尺或软尺。用具的木材应为不受热胀冷缩影响及不易裂缝者，软尺宜用布质涂漆者，不宜用伸缩性较大的纯塑料。用前应检查量床有无裂缝，头板是否与底板呈直角，足板是否歪斜；身长计的立柱与木板台是否固定牢靠，木板台是否放置平稳，立柱与滑测板的位置是否正确，并用标准尺(长 2m，有精确到毫米刻度的钢尺)检查量床及立柱上的刻度是否准确，若全长(2m)和标准尺相差 0.5cm以上则不能使用。选择软尺时亦同此要求。

3 岁以下小儿量卧位的身长。小儿去鞋袜，仅穿单裤，仰卧于量床底板中线上，助手固定儿头使其接触头板。此时儿童面向上，两耳在一水平上，两侧耳珠上缘和眼眶下缘的连接线构成与底板垂直的想象平面。测量者位于小儿右侧，左手握住两膝，使两下肢互相接触并贴紧底板，右手移足板，使其接触两侧足跟。双侧有刻度的量床应注意两侧读数一致；若用无围板的量床或携带式量板，应注意足板底边与量尺紧密接触，使足板面与后者垂直，读刻度，记录到 0.1cm。

3 岁以上量身高。测量时被测者脱去鞋、袜、帽子和衣服，仅穿背心和短裤衩，立于木板台上，取立正姿势，两眼直视正前方，胸部稍挺起，腹部微后收，两臂自然下垂，手指并拢，脚跟靠拢，脚尖分开约 60°，脚跟、臀部和两肩胛间(如利用墙壁钉软尺测量时，则是两肩胛角)几个点同时靠着(接触)立柱，头部保持正直位置。测量者手扶滑测板，使之轻轻向下滑动，直到板底与颅顶点(颅顶部正中线之最高点)恰相接触，此时再观察被测者姿势是否正确，待校正符合要求后读取滑测板底面立柱上所示数字，以厘米为单位，记录至小数点后一位。注意测量者的眼睛要与滑测板在一个水平面上。

测量误差多因站立姿势不符合标准，或因未脱鞋，或由于是上下午测量时间不同造成,一般上午要比下午高约 1cm 左右。

3. **顶臀长及坐高** 3 岁以下小儿量顶臀长,取卧位。准备工作、助手固定儿头及身体、测量者位置,均同测身长的要求。测者左手提起小儿小腿,膝关节屈曲,同时使骶骨紧贴底板,大腿与底板垂直,移动足板使其压紧臀部,读刻度至 0.1cm。3 岁以上量坐高。被测者坐于坐高计的坐盘或有一定高度的矮凳上,先使身躯前倾,骶部紧靠墙壁或立柱,然后坐直,两大腿伸面与身躯成直角而与地面平行,大腿与凳面完全接触,并互相靠拢,膝关节屈曲成直角,足尖向前,两脚平放在地面上(可用木板放在脚下调整高低),头及肩部位置同测身长的要求。令被测者挺身,移下头板使与头顶接触,读刻度至 0.1cm。注意坐凳高度要合适,过高或过低均会影响读数。

4. **上部量、下部量** 在卧位或立位用软尺或硬尺测量自耻骨联合上缘至足底的垂直距离,为下部量,读刻度至 0.1cm;身长或身高减去下部量即为上部量。

5. **指距** 采用直脚规测量。儿童立位,两手向两侧平伸,手掌向前,臂长轴既与地面平行,又与身体的矢状切面垂直。受测儿童一手中指指尖(先修指甲)顶住规的固定脚,然后调节活动脚,使其内侧紧靠另一手的中指指尖,这时两臂尽力向两侧伸直,活动脚所指的刻度就是指距,记录至 0.1cm。没有适当的直脚规时,可令小儿背靠画有厘米刻度的光滑墙壁来进行测量。

6. **头围** 用带有厘米和毫米刻度的、不易热胀冷缩的软尺测量头围。每测 500 人左右需用标准尺校正一次,不合要求者应立即更换新尺。

被测者取立位、坐位或仰卧位,测量者立或坐于被测者之前或右方,用左手拇指将软尺零点固定于头部右侧齐眉弓上缘处,软尺从头部右侧经过枕骨粗隆最高处而回至零点,读至 0.1cm。测量时软尺应紧贴皮肤,左右对称,长发者应先将头发在软尺经过处向上下分开。

7. **胸围** 所用软尺要求同头围。3 岁以下小儿取卧位或立位,3 岁以上取立位。被测者应处于平静状态,两手自然平放(卧位时)或下垂,两眼平视,测量者立于其前或右侧,用左手拇指将软尺零点固定于被测者胸前乳头下缘(男及乳腺尚未突起的女孩),乳腺已突起的女孩,可以胸骨中线第四肋间高度为固定点,右手拉软尺使其绕经右侧后背以两肩胛下角下缘为准,经左侧而回至零点,注意前后左右对称,各处软尺轻轻接触皮肤(1 岁以下皮下脂肪松厚,所以小儿宜稍紧),取平静呼、吸气时的中间读数至 0.1cm。

8. **上臂围** 被测者上肢放松下垂,测量者位于儿童左侧,固定软尺零点于左侧肩峰与尺骨鹰嘴连线中点,贴皮肤绕臂 1 周,读数至 0.1cm。测量时软尺只需紧贴皮肤即可,勿压迫皮下组织。

9. **腰围** 用带有厘米和毫米刻度的、不易热胀冷缩的软尺测量。受测者取立位,站直、双足分开 30cm、双臂环抱于胸前,以腋中线肋骨下缘和髂嵴连线中点的水平位置为测量点,在双侧测量点做标记,使皮尺下缘通过双侧测量点测量腰围,在正常呼气末读数,精确至 0.1cm。

10. **小腿围** 取坐位或仰卧位,测量腓肠肌最粗大处的周围径。

11. **肩宽** 使用测经规。被测者坐位或立位挺胸垂臂,测量者立背后。量具一脚用左手固定于儿童左肩胛最突出点(肩峰)之左,右手拉开量具另一脚并使刚刚位于右肩峰之右(不用任何压力)。此时量具两脚向前向上约 45°,便于固定与阅读,读至 0.1cm。

12. **骨盆宽** 儿童仰卧位或立位。仰卧位时测量者站立于台右,立位时站立于儿童前面或后面,用手摸及骨盆最大横径之两侧髂嵴时,用卡尺两脚压紧于其上,读至 0.1cm。

13. **皮下脂肪** 采用皮褶卡钳或带有百分表的 Harpenden 量具测量(钳板面积为 0.6cm×1.5cm,压强约 15g/mm^2)。测量前应检查量具的钳板是否灵活。有百分表的量具,在使用前调整指针至"零",扳开及放回钳头反复 3 次,放回时指针应回至零点。

测量时用左手拇指及示指在测量部位捏起皮肤,捏时两指的距离为 3cm。右手握卡钳,张开钳头,使其从捏皮褶的两旁伸下并钳住皮褶两面,读数至 0.5mm。

不同部位捏起皮褶的方向如下:

腹部:锁骨中线上平脐处,皮褶方向与躯干长轴平行,指距与测法同上。

背部:在肩胛下角下稍偏外侧处,皮褶自下侧至上中方向,与脊柱约成 45°角。

腰部:侧卧位或直立位,在腰部,沿腋中线,在髂峰与放低肋骨之间,皮褶自后上向前下方向,与腋中线约成 45°角。

二头肌部:在二头肌上面,在上臂前面,肩峰与桡骨连线中点的水平处,皮褶方向与上臂长轴平行。

大腿部:大腿屈曲外展,在其内侧上 1/3 及中 1/3 交接处捏起皮褶,方向与大腿长轴平行。

六、与体格生长发育有关的其他系统的发育

各系统的发育速度并不相同。有些是先快后慢,如

神经系统和淋巴系统属于此类,例如,脑发育最快的时期是在出生后第1年;咽部淋巴组织及扁桃体是在幼儿期增长比较明显,10岁以后逐渐缩小,发病也减少。故小儿在10岁以后可酌情决定切除肥大的扁桃体。反之,生殖及其他系统的发育是先慢后快,这显然与各不同年龄的生理功能有关(图2-3)。

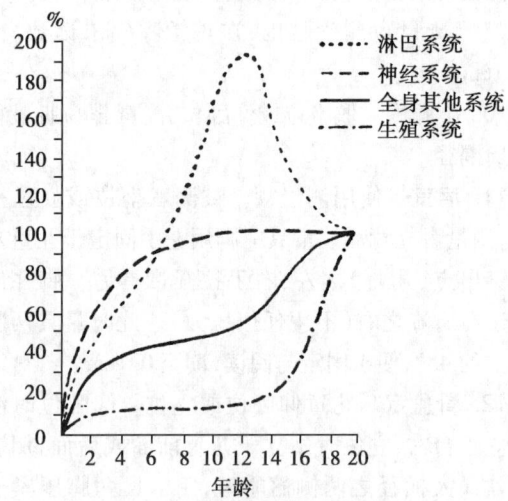

图2-3　不同系统的发育与年龄的关系

淋巴系统:胸腺、淋巴结等。神经系统:脑、硬脑膜、脊髓等。全身其他系统:全身、呼吸及消化器官、肾脏、主动脉、肺动脉、脾、全身肌肉、血量。生殖系统:睾丸、卵巢、附睾、输卵管、前列腺、前列腺部分的尿道、输精管。

(一)头部的发育

头部发育最快的时期为生后第1年,尤其是前半年,从头围的增长速度看,第1年增加约12cm,第2年仅增2cm,第3年增长1cm,之后增长十分缓慢。婴儿出生时各颅骨缝均未闭合,后囟已接近闭合,最晚于2~4个月时闭合。前囟位于两顶骨与额骨间,呈菱形。前囟大小因出生时胎龄大小及胎内营养状况而不同,早产儿及营养差的一般比足月正常儿大,出生时对边中点连线1.5~2.0cm大小,一般不超过2cm×2cm。在出生后数月随头围的增大而变大,6个月以后逐渐骨化而变小。正常健康小儿约半数在12~18个月闭合。2015年我国7岁以下儿童体格发育调查结果显示:前囟的平均闭合时间为14.5月龄,正常参照范围(P_3~P_{97})为6.6~22.4月龄;3月龄开始有0.1%的婴儿前囟闭合,15~18月龄有67.5%的婴幼儿前囟闭合,2~3岁仅有1%的婴幼儿前囟未闭合,最晚35月龄闭合。1985—2015年,前囟闭合的平均时间城区婴儿未见明显变化,郊区农村提前约1.1个月;前囟闭合的早晚与头围之间无明显相关性,但与身长、体重存在正相关[9]。

前囟关闭并不表示头颅不能再增大。前囟是顶骨与额骨之间的空隙,每块头颅骨之间呈犬齿状的嵌合,这种嵌合是松动的,随着脑的发育增大,嵌合也随之而扩展、放松,让脑有充分的生长空间,直到13~14岁,脑的发育已停止,骨缝之间的嵌合才融合而固定。所以,前囟早闭对于正常的婴儿来说并不影响脑的发育。囟门早闭多见于头小畸形,囟门晚闭见于脑积水、佝偻病、呆小病等,也偶见于生长过速的婴儿。

脑的平均重量:出生时约为350g(男较女略重),约为成人时脑重的25%,这时整个体重只达成人体重的5%。可见脑部发育在先,而且在最初几年长得很快,9个月时已超过出生时的2倍,至3岁时超过3倍,其后增加渐慢,至6岁时已达成人脑重的90%,至青春期始完全与成人相同。脑的发育不仅在形态上迅速增长,其功能亦不断地趋向成熟。有些发育落后的疾病如呆小病,尤应在婴儿期用甲状腺素治疗,才能保证智力的良好发育,过晚治疗不仅身长得不到满意增长,智力亦不易改进。

(二)胸部的发育

胸围(chest circumference)表示胸廓的容积以及胸部骨骼、胸肌、背肌和脂肪层的发育情况,并且在一定程度上表明身体形态及呼吸器官的发育状况。出生时的胸围比头围小1~2cm。至12~15个月时方与头围相等,其后胸围较大,在曲线图上形成了头、胸围交叉。此交叉时间与儿童的营养状态有密切的关系。营养状态良好的小儿,其头、胸围交叉时间往往提前,而营养不良的小儿,由于胸部肌肉和脂肪的发育较差,胸围超过头围的时间较晚,其头、胸围交叉的时间也就较晚。

新生儿的胸廓几乎呈圆筒状,其前后径与横径相差无几,年龄渐长,横径增加较快,渐似成人的胸部。肋骨的位置在第1年似是横置,前后几乎在一个水平面上,自第2年起,肋骨的前端向下移动而呈斜位。

显著的胸部畸形,大多数见于佝偻病、迁延性或慢性肺炎、肺气肿、哮喘、脓胸、心脏病、结核性脊柱炎及脊椎侧弯等。

婴儿期的呼吸频率仅于睡眠时为稳定,而节律可不均匀,醒时呼吸的深浅与快慢随时变异,往往没有重要意义。呼吸式在幼儿期为腹型,乃因肋骨呈水平状,肋间隙较小及膈肌较肋间肌强的缘故,至4~7岁时,胸呼吸渐占优势,7岁后接近成人的胸型。

（三）腹部的发育

婴儿期的腹围与胸围相近，之后腹围小于胸围。由于腹围易受腹壁肌张力及腹内脏器的影响，正常伸缩的范围很大，正常儿可不测量。当腹部异常大时（如腹水）应定时测量对比。显著的慢性腹部隆起，见于佝偻病、结核性腹膜炎及巨结肠等。显著的腹部下陷，见于消瘦及脱水等。测量腹围时应取仰卧位，以脐部为中心，绕腹 1 周。

（四）骨骼的发育

骨骼的发育成长有两种方式：①干骺端成骨：长骨的生长主要是由于干骺端的软骨逐步骨化；②骨膜成骨，如扁骨周围的骨膜逐步骨化，即属于此类。骨化的过程较长，自胎儿期开始，直至成年期才完成。正常儿童的成骨中心，按年龄出现，随年龄增长而变化形状，也按年龄而融合，所以骨化过程具有一定的规律性。正常婴儿在出生 4~6 个月后出现头骨及钩骨，2~3 岁时出现三角骨，4~6 岁时出现月骨、大多角骨及小多角骨，5~8 岁时出现舟骨，9~13 岁时出现豆骨。桡骨远端的成骨中心于 6~12 月时出现，尺骨远端的则至 6~8 岁才出现。临床上以 X 线检查成骨中心出现的时间、数目、形态变化和融合情况，就可测定骨骼的发育年龄（骨龄）。判定骨龄的骨骼部分有许多，如肩、肘、膝、踝、手腕、骨盆等，但以手腕骨最为常用。因为在腕部有 27 个骨发育标志可供观察分析，并且集中了长骨、短骨、不规则骨和圆形骨等各种形状的骨骼，能较好地反映全身骨骼的成熟状况；而且各继发性骨化中心的出现和干骺愈合有一定的时间距离，便于比较不同年龄之间的差异。此外，拍片方法简便，受放射线照射量最小，易于被儿童接受。因此，拍摄手+腕部（常用左手）是最常用的部位。

骨龄（skeletal age）是反映人体成熟程度最有用的指标，骨龄相对于实际年龄的提前或落后能决定儿童的生长类型，对成年身高、女孩月经初潮、体型等有重要影响，因此骨龄评价在临床医学中有广泛的用途，是许多影响儿童生长发育疾病的诊断、鉴别诊断及疗效观察的重要辅助手段。一些内分泌疾病如先天性甲状腺功能减退，骨骼的发育特别缓慢，而性早熟的患儿，骨骼发育往往过速。此外，不少疾病和营养障碍都会影响骨骼的生长。长骨端往往遗留着明显的痕迹，最常见的是长骨的干骺端 X 线片上的骨质较密的横线。每一个横线表示以前有过一次不正常的发育情况。

骨龄标准（standard of skeletal age）是指人群中出现某特定 X 线骨骼图像的平均年龄。以此作为基准来判断每个个体儿童的骨龄。目前国内外常用的方法是图谱法和计分法。

1. **图谱法** 根据手腕部骨骼系列 X 线图谱来判断骨龄。男女各有一套，每张 X 线片代表一个年龄标准骨龄。评价时只需将未知 X 线片与图谱逐一对照，找出与之最相近的标准图谱，即可确定骨龄。国外常用的是 Greulich-Pyle 图谱，国内 20 世纪 80 年代也制定了手腕部骨龄图谱，如顾氏图谱。图谱法的优点是简便明确，儿科临床常用。

2. **计分法** 根据手腕各骨在成熟过程中的形态、大小等变化，人为地划分成若干阶段，分别给予相应分数，累计总分后再换算出相应的骨龄。此方法由 Tanner 等研究设计，1962 年颁布 TW1 的方法，1972 年修订为 TW2 法，2001 年修订为 TW3 法，为国际上普遍采用。此方法更全面客观，准确性高。但因方法烦琐，需要经过专门训练，在熟练掌握各骨块的各发育分期的各种不同表现的基础上才能作出有效判定。

1979 年，李果珍在观察 1 938 名中国正常儿童、青少年的上肢骨发育的基础上，制定出我国第一个用百分计数法确定骨龄的方法和标准。1992 年国家体委公布了《中国人手腕骨骨龄评价方法与标准》（CHN 法），此法是 1989 年在 TW2 法的基础上，根据我国儿童骨发育的特点对部分骨发育等级作了修改与简化，通过迭代方法重新确定了各骨权重，取消了三角骨、月骨、舟状骨、大多角骨、小多角骨及尺骨等 6 个骨指征。制定标准的样本含量大，在全国范围抽样，可用来判定中国汉族儿童的骨龄。

（五）牙齿的发育

牙齿的发育（dental development）与骨骼有一定关系，但因牙齿的釉质来源于外胚层，受营养及内分泌因素的影响不如骨骼大，只有严重营养不良、维生素 D 缺乏性佝偻病及甲状腺功能减退症患儿牙齿萌出才延迟。

乳牙萌出的早晚虽然不能直接反映婴儿发育的情况，但通常认为出牙早比出牙晚的孩子发育好。每个婴儿乳牙萌出的时间、出牙数及萌出顺序差异很大，大多数婴儿在 4~10 月龄内开始长出牙齿。2015 年我国 7 岁以下儿童体格发育调查结果显示：50% 婴儿的乳牙萌出年龄为 6.6 月龄（P_3~P_{97} 参考范围为 4.1~10.6 月龄，P_1~P_{99} 参考范围为 3.6~11.4 月龄）；乳牙萌出数量随着年龄增长而逐渐增多，8~10 月龄平均萌出 2 颗牙，12~15 月龄约 8 颗，30~36 月龄基本出齐 20 颗[10]。萌牙顺序通常为下颌先于上颌、由前向后进行,即下正中切牙、上正中切牙、上侧切牙、下侧切牙、第一乳磨牙、尖牙、第二乳磨牙。乳牙共 20 颗,约在 3 岁内出齐,若满 13 个月龄仍未出牙称为萌牙延迟。萌牙延迟的主要原因可能是特发性的,也可能与遗传、疾病及食物性状有关。

6 岁左右乳牙开始脱落换恒牙,换牙顺序与出牙顺序大致相同。目前我国儿童平均换牙年龄为 6.0 岁($95\%CI$ 5.98~6.01),正常变动范围(P_3~P_{97} 百分位)为 4.88~7.11 岁,其中约 0.6% 在 4~4.5 岁开始换牙,5.5~6.0 岁换牙率为 30%,6.0~7.0 岁达到 75%。一般出牙的时间女童略早于男童 0.12 岁。换牙早晚与体格生长水平有关,身高体重较大者换牙略早。1995—2015 年中位换牙年龄提前了 0.24 岁[11]。6 岁左右先出第一磨牙(又称 6 龄齿),12 岁左右出第二磨牙,17 岁后出第三磨牙(智齿)。

出牙为生理现象,有时可伴有低热、流涎、烦躁及睡眠不安等症状。牙齿的健康生长与蛋白质、钙、磷、氟,维生素 C、D 等营养素及甲状腺素有关。咀嚼运动有利于牙齿的生长和坚固。

(六)肌肉和皮下脂肪的发育

1. 肌肉系统的发育 儿童肌肉生长与体重增加平行。随年龄增长肌肉占体重的百分比逐渐增高,新生儿肌肉的重量仅占体重的 20%~22%,17~18 岁时达到 44%。生后最初几年肌肉发育较缓慢,而且婴幼儿皮下脂肪发育旺盛,故较难确定肌肉的发育程度。5 岁后肌肉的增长加快,到青春期肌肉的增长出现突增,尤其是男性更显著。由于青春期内分泌的影响,男性肌肉占体重的比例明显高于女性。

儿童肌肉成分的特点是水分较成人多,蛋白质、脂肪和无机盐等较成人少,能量储备较差,年龄越小这一特点越明显。儿童肌肉的力量随着肌肉总量的增加、肌肉成分的变化和肌纤维发育及数量增多而不断增强。

肌肉的发育程度与营养状况、生活方式及运动量有密切的关系。因此均衡的营养、适当的运动可促进儿童肌肉的良好发育。

肌肉发育异常可见于重度营养不良、进行性肌营养不良及重症肌无力等疾病。

2. 皮下脂肪发育 脂肪组织主要由大量脂肪细胞积聚而成。脂肪组织的发育表现为脂肪细胞数目的增加和体积的增大。人体脂肪细胞数目增加主要在出生前 3 个月、生后第一年和 11~13 岁三个阶段;通常在 1

岁末达高峰,2~15 岁时再增加 5 倍。脂肪细胞的体积从胎儿后期至出生时迅速增大,生后 3~6 个月增加速度减慢,到青春期时体积又再增加。全身脂肪组织占体重的比例:出生时为 16%、2~12 月为 22%、以后逐渐下降,5 岁时为 12%~15%。6~8 岁又开始增长。青春期时脂肪占体重的比例出现了明显性别差异,女性比男性多 1 倍,约占体重的 20%~25%。

人体脂肪的 50% 分布于皮下组织中,通过测量躯干、四肢不同区域的皮下脂肪厚度不仅可以反映全身脂肪量,还可间接判断体成分,有助于营养状况的判定。临床工作中常用肱三头肌、肩胛下角的皮褶厚度评估脂肪的发育。随着科学技术的进步,可以用物理检查方法测定体脂含量和分布,如双能 X 线(dual-energy x-ray absorptiometry,DXA)、气体置换(air replacement,AR)、生物电阻抗法(bioelectrical impedance analysis,BIA)及磁共振成像(magnetic resonance imaging,MRI)等。

(李辉)

参考文献

[1] 宗心南,李辉. 中国儿童身高与体重的生长模式及简单数学模型的建立. 中华儿科杂志,2009,47(5):371-375.

[2] 中华人民共和国卫生部妇幼保健与社区卫生司,九市儿童体格发育调查研究协作组,首都儿科研究所. 2005 年中国九市 7 岁以下儿童体格发育调查研究. 北京:人民卫生出版社,2008.

[3] COLE TJ. The secular trends in growth. Proc Nutr Soc,2000,59:317-324.

[4] 中国学生体质与健康研究组. 2014 年中国学生体质与健康调研报告. 北京:高等教育出版社,2016.

[5] 李辉. 中国儿童生长发育状况:营养与发育的变化趋势. 中国循证儿科杂志,2009,4:405-410.

[6] YVONNE S, HENK T, PAULA VAN D, et al. The world's tallest nation has stopped growing taller: the height of Dutch children from 1955 to 2009. Pediatric Res, 2013, 73:371-377.

[7] TANNER JM. Catch-up growth in man. British Medical Bulletin,1981,37:233-238.

[8] EMBLETON ND. Early nutrition and later outcomes in preterm infants. World Rev Nutr Diet,2013,106:26-32.

[9] 刘洋,李辉,张亚钦,等. 2015 年九城市婴幼儿前囟发育状况调查. 中华儿科杂志,2017,55(8):602-607.

[10] 张亚钦,李阳,李辉,等. 2015 年中国九城市婴幼儿乳牙发育状况调查. 中华儿科杂志,2019,57(9):680-685.

[11] 张亚钦,李辉,武华红,等. 中国九市四至七岁儿童乳恒牙替换及其与体格生长的相关性分析. 中华儿科杂志,2020,58(3):206-212.

第 2 节　体格生长评价

由于生长是受先天遗传和后天环境因素综合影响的复杂生物学过程,每个人的高矮、胖瘦、生长速度和成熟程度等都不尽相同,并且不同年龄阶段也有不同的发育特点。因此,儿童生长发育评价是一个看似简单,但实际比较复杂的问题。因为评价时牵涉年龄、性别、种族、地区、时代变迁和遗传背景等很多因素,个体和群体儿童的评价也不能等同而论,还要根据不同目的选用合适的评价指标和方法。因此,如何正确进行生长评价并做出合理解释是儿科临床和儿童保健的实践基础。通过对个体儿童的生长发育水平及速度进行评价,不仅能及早发现儿童的潜在疾病,也可以监测和评价治疗的效果及转归。

生长的评价方法有繁有简,一般在实际工作中多选择简单易行的。婴幼儿定期体格发育的测量数据是评价其生长和营养状况不可缺少的资料。每次测得的数字,可以和同龄参照值进行比较,以确定其生长发育的水平;将前后两次的测量结果比较,则可评定在单位时间内增长的速度和速率。

一、生长标准值（参照值）的制定

为了确定个体或群体儿童的生长是否正常,就需要提供生长的客观数据以供比较,有了一个可供比较的标准,就能够:①识别一个地区中需要特别护理的个体和群体儿童;②用于诊断影响生长发育的疾病,了解患儿对治疗的反应;③作为一个人群或亚人群的健康和营养指标。出于这些目的,生长的标准应该具有所比较的人群代表性,只有没有任何疾病或疾病危险因素的健康儿童才能用于建立这种标准,做到测量精确和测量技术的标准化也是一个关键问题。

生长标准(growth standard)有现实标准和理想标准之分。现实标准又称现状标准或参照值(reference),是描述性的,反映所代表人群生长发育的现实水平;而标准是前瞻性的,预示个体儿童最佳生长的目标值。然而,在实际中,参照值与标准值之间的区别很难清楚。理想的标准应来自健康的、营养好的、护理周到的儿童;测试的数据要精确;研究人群应该足够大。标准应该反映出近期的生长方式,如果可能还应检验儿童的遗传种族方式。然而,目前所实际应用的标准均不能满足理想标准的所有条件[1]。

大多数儿童的生长标准是通过相对有代表性的大样本的群体儿童的体格发育横断面调查的基础上制定的。如果要评价个体儿童的生长过程,就需要纵向的标准,并按性别、年龄分别制定。婴儿的生长标准必须与胎龄联系在一起,青春期的生长曲线应该与生长的高峰速率相关,并且要考虑早熟与晚熟的问题。

关于标准值的制定,1979 年 WHO 发布的有关对营养状况监测的文件中提出,用于监测的参照标准必须符合以下几个条件:①测量数据应该从营养良好的人群中得出。②要有足够的样本量,每一个年龄和性别分组的样本不得少于 200 人。③抽样必须有严格规定而且是可重复的。④测量前应先有完整的设计,测量用具要事前经过检验,测量人员必须经过培训,并注意各环节的质量控制。⑤测量应包括用于评价营养状况的所有人体测量指标。测量数据经过统计学处理。⑥有已准备好并附有说明的图和表,供大家参照使用[1]。

在生长评价中正确选择和使用生长标准(或生长参照值)非常重要[2]。至于使用哪种生长标准或参照值则需要根据使用目的来确定,前提是必须要了解所使用的标准是如何制定出来的,它所代表的人群,以及数据的表达方式等相关问题。一般对个体儿童的评价,应选择本国或本民族的生长参照标准,而在群体儿童的评价中,为了进行不同人群或国家间的比较,则应采用国际标准。临床上对个体儿童的生长与营养评价,建议选择我国根据 2005 年九省(市)儿童体格发育调查数据制定的"中国 0~18 岁儿童生长参照标准"[3-6]。对于群体儿童的营养评价尤其 5 岁以下儿童为了进行国际比较,也可采用 2006 年 WHO 公布的"5 岁以下儿童生长标准"。

二、标准值（参照值）的统计学表示方法

1. **离差法（标准差法）**　以平均值($\bar{X}$)加减标准差(SD)的方法来表示。适用于呈正态分布的数据。$\bar{X}\pm 1SD$ 包括样本的 68.2%,$\bar{X}\pm 2SD$ 包括样本的 95.4%,$\bar{X}\pm 3SD$ 包括样本的 99.7%。一般以 $\bar{X}\pm 2SD$ 为正常范围。

2. **百分位数法**　是将变量值(如体重、身高)按从

小到大的顺序排列,将最小值与最大值分为 100 个等份,每一等份为一个百分位。按从小到大顺序确定各百分位的数值,即百分位数。当变量值呈现非正态分布时,百分位数能更准确地反映出所测数值的分布情况。一般多采用第 3、10、25、50、75、90、97 百分位数制成表格或曲线供使用。还可以根据需要算出更多更细的百分位数值。一般以 $P_3 \sim P_{97}$ 为正常范围。

离差法和百分位数法的相应关系:两者的相应数字非常接近。例如百分位数的 P_{50} 相当于均值; $P_3 \sim P_{97}$ 包括了样本 94% 的人数,相当于均值±2 标准差(包括 95% 的人数)。由于样本常呈不完全正态分布,所以用两种方法计算出来的相应数字常略有差别(图 2-4)。

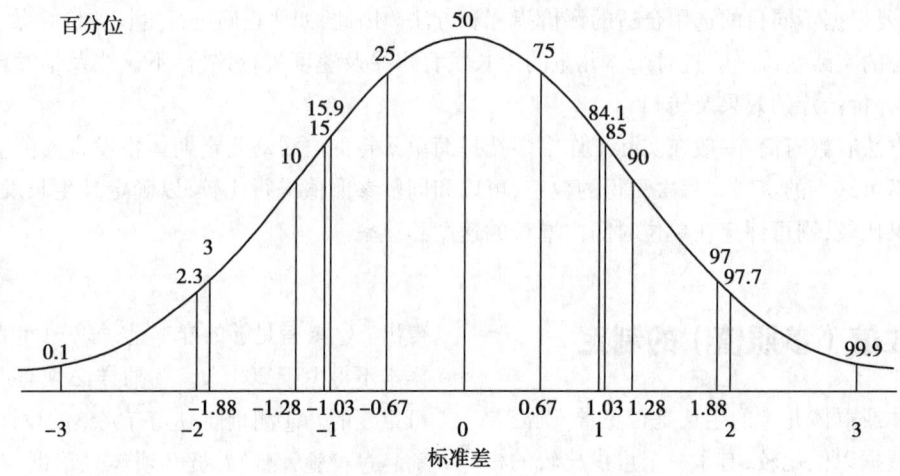

图 2-4　标准差与百分位数之间的关系

目前在体格发育测量值研究和临床应用中离差法和百分位数法都被广泛应用。两者说明的结果基本一致,但又各有优缺点。离差法的优点是列表简单、计算方便,但对非正态分布的数据易出现小的偏差(尤其在 ±2SD 以上时)。百分位数法运用于非正态分布数据,但缺点是计算复杂,所需表格远远大于离差法。在大规模体格发育调查时,所获样本的数据基本属于正态分布,两者的相应数字极近似。百分位与标准差的关系如下:

$P_{97} = \overline{X} + 1.881SD$; $P_{90} = \overline{X} + 1.282SD$; $P_{75} = \overline{X} + 0.675SD$; $P_{50} = \overline{X}$; $P_{25} = \overline{X} - 0.675SD$; $P_{10} = \overline{X} - 1.282SD$; $P_3 = \overline{X} - 1.881SD$

3. 中位数法　当样本变量为正态分布时,中位数等于均数与第 50 百分位数。当样本变量呈明显的偏态分布时,选用中位数而不是算术平均数作为中间值。因为在非正态分布情况下样本中少数变量分布在一端,用均数表示数据的集中情况代表性较差,因此采用中位数来表示变量的平均水平较妥。

三、体格生长评价方法

生长评价的方法很多,有简有繁,有单项有综合,如均值标准差法、百分位数法、标准差记分法、曲线图法、指数法、中位数百分比法、年增长率法等。在体格生长评价中,为满足评价目的和任务的需要,必须注意选择合理的评价方法。一个较为理想的评价方法是:所采用的评价指标测定方法简单而精确,评价结果直观、应用方便。

1. 单项分级评价法　因方法简单,为广大儿童保健工作者所采用。该法利用均值加减标准差或直接用百分位数表进行分级。并可制成分级数字表,将所测值与表中参考值进行比较,即可判定该个体或群体儿童体格的发育情况。判定方法见表 2-3。

表 2-3　等级划分法

等级	离差法	百分位数法
上	$>\overline{X}+2SD$	$>P_{97}$
中上	$\overline{X}+(1SD \sim 2SD)$	$P_{75} \sim P_{97}$
中	$\overline{X} \pm 1SD$	$P_{25} \sim P_{75}$
中下	$\overline{X}-(1SD \sim 2SD)$	$P_3 \sim P_{25}$
下	$<\overline{X}-2SD$	$<P_3$

2. 生长曲线图(growth curve)法　是将不同年龄的体格生长标准值(参照值)按百分位数法或标准差单位的等级绘成曲线图。其优点是能直观、快速地了解儿童的生长情况,通过连续追踪观察可以清楚地看到生长

的趋势和变化情况,及时发现生长偏离的现象,以便及早发现原因并采取措施。生长曲线图特别适用于临床医生及儿保医生,帮助他们通过目测就能直观、快速地评价小儿的生长发育状况,同时也能教会家长使用,因

而成为儿童生长发育监测的重要工具之一。但对不熟悉曲线图的使用者应事先培训并严格按照说明执行,否则极易出现误差。最好在图上注明测量值,一旦发现误差,可以纠正(图 2-5~图 2-14)。

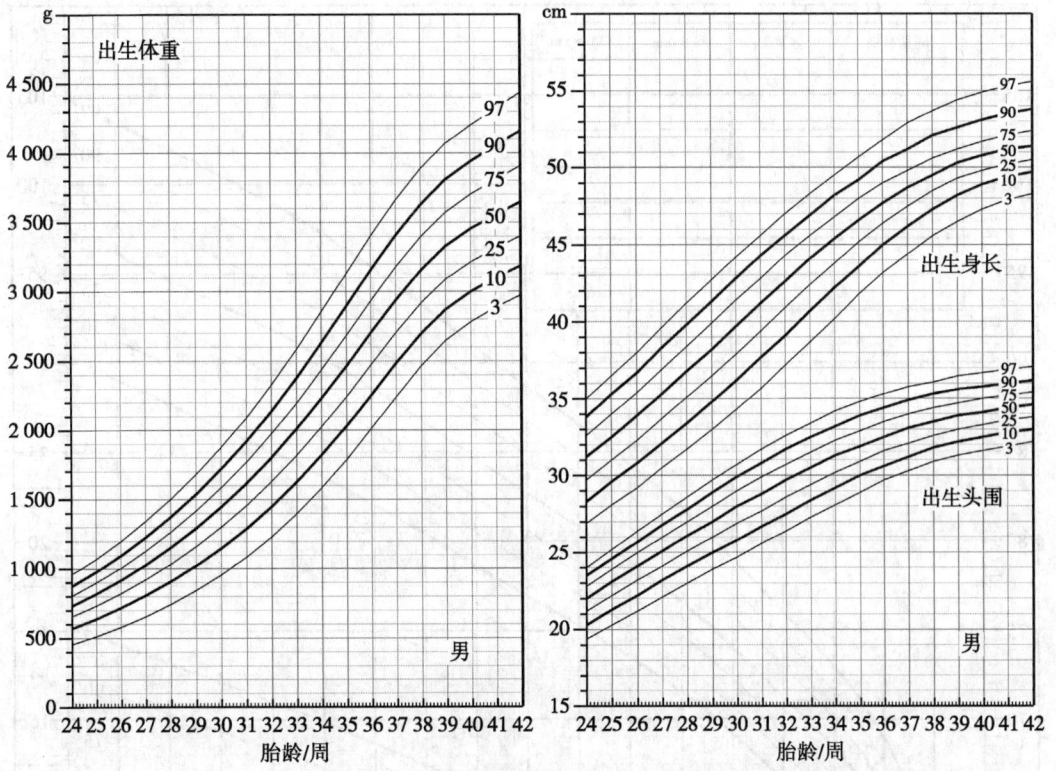

图 2-5　中国不同胎龄新生儿出生体重、身长、头围百分位曲线图(男)

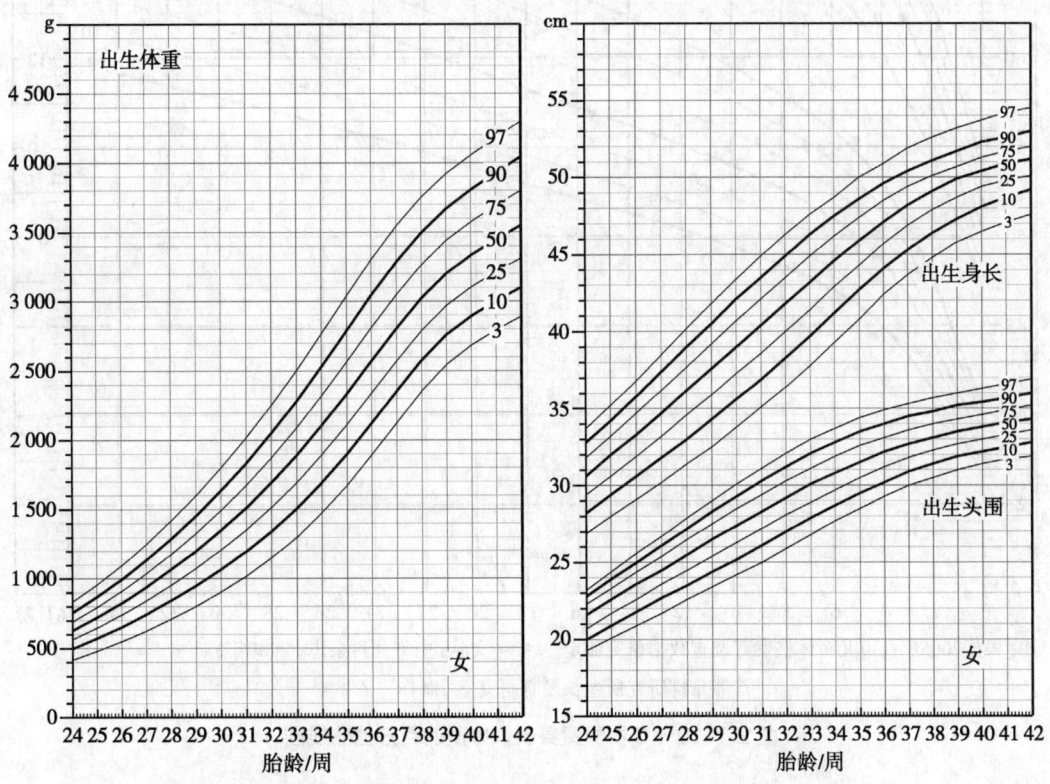

图 2-6　中国不同胎龄新生儿出生体重、身长、头围百分位曲线图(女)

中国0~3岁男童身长、体重百分位曲线图

姓名：_____ 性别：_____ 出生日期：____年__月__日

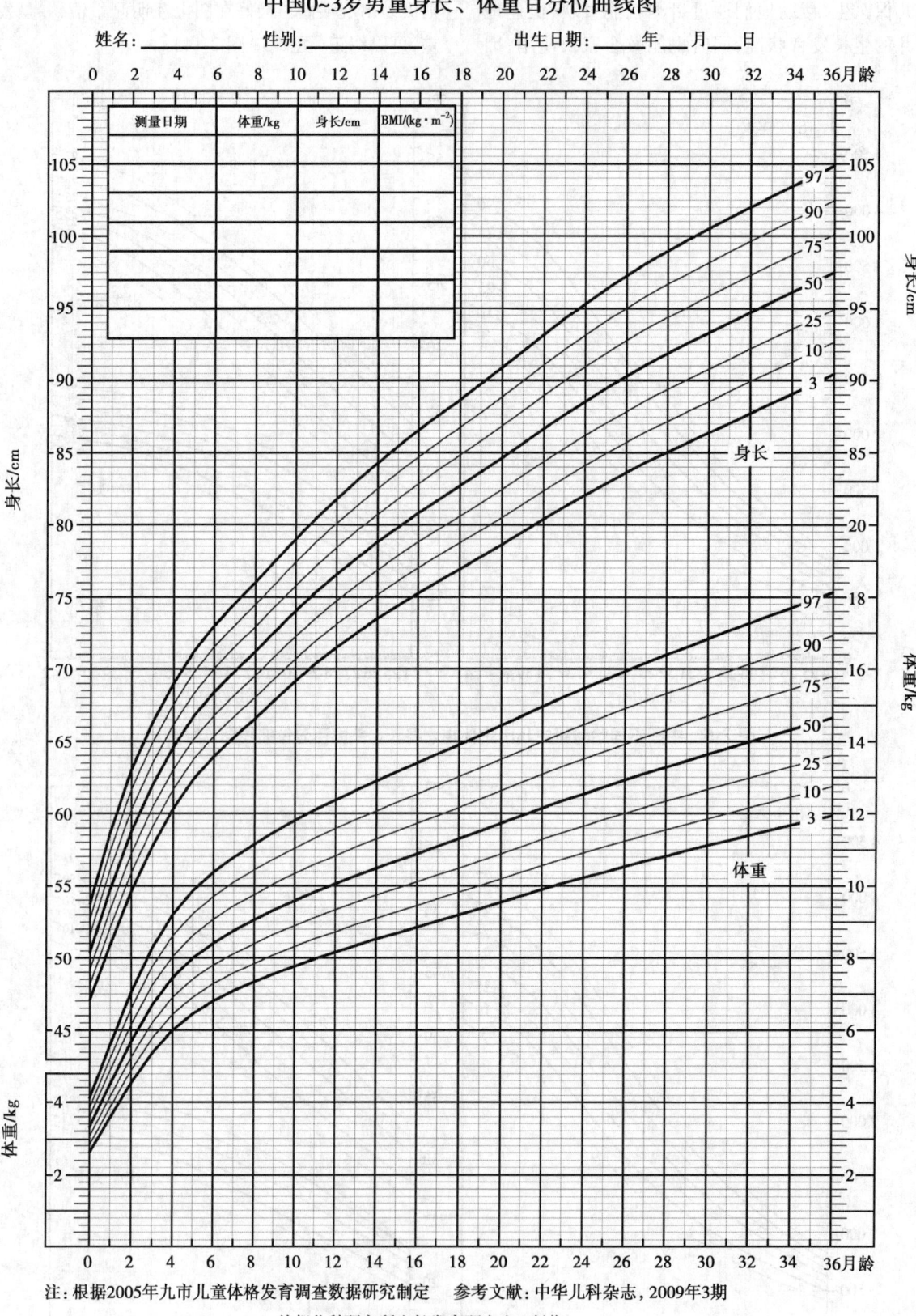

注：根据2005年九市儿童体格发育调查数据研究制定　参考文献：中华儿科杂志，2009年3期

首都儿科研究所生长发育研究室　制作

图2-7　0~3岁男童身长、体重的百分位曲线图

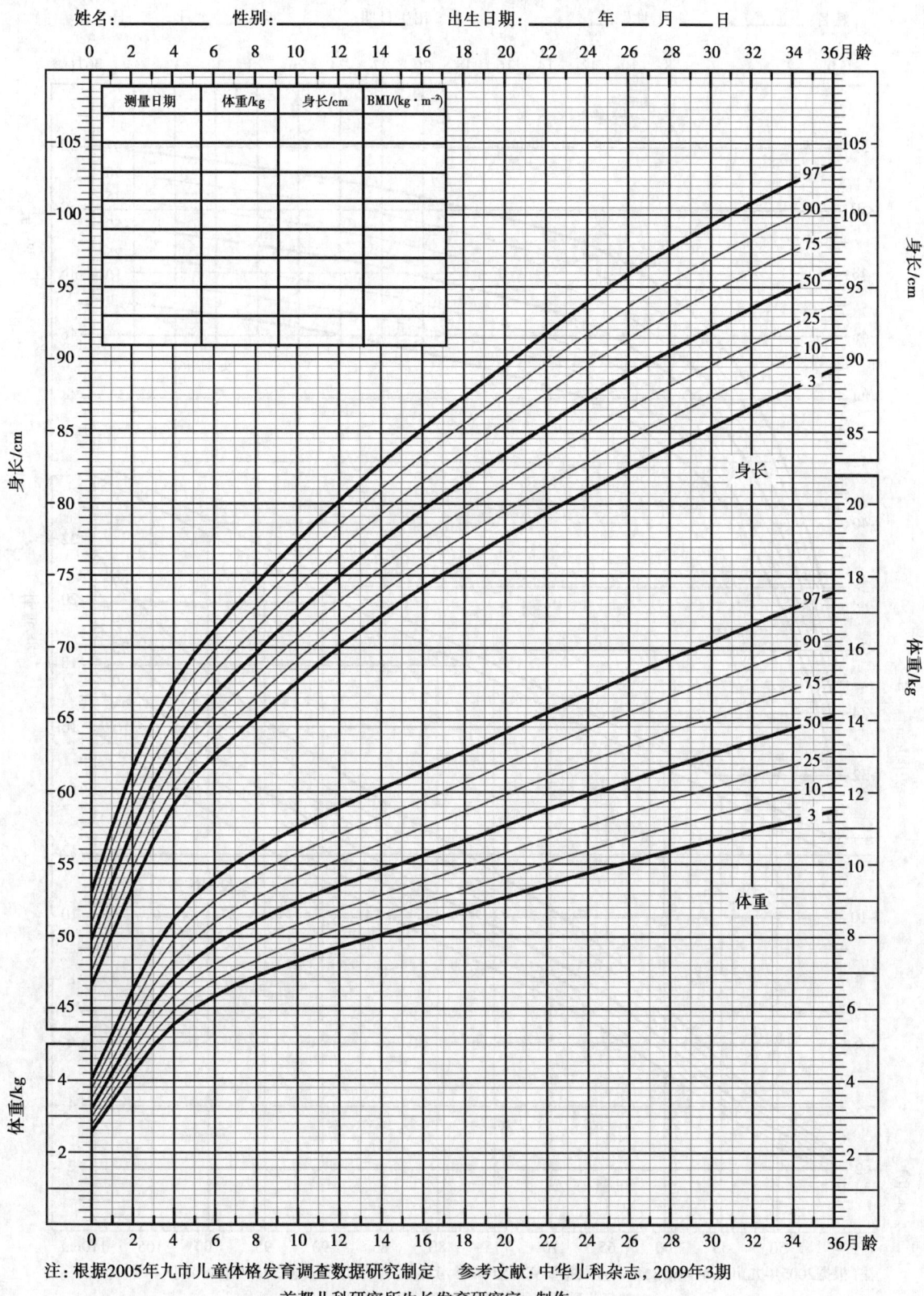

图 2-8　0～3 岁女童身长、体重的百分位曲线图

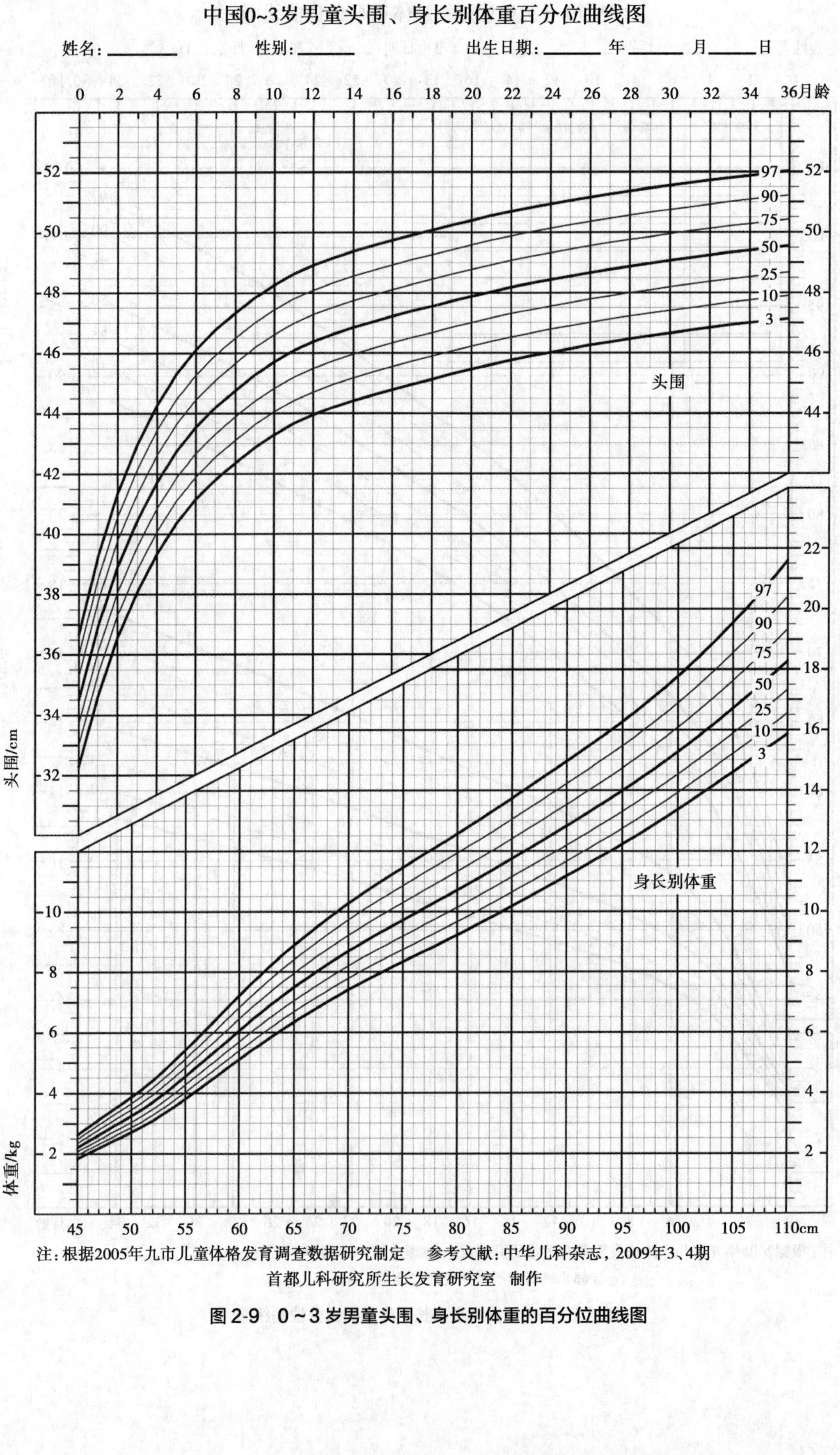

中国0~3岁男童头围、身长别体重百分位曲线图

姓名：_____ 性别：_____ 出生日期：____年____月____日

注：根据2005年九市儿童体格发育调查数据研究制定 参考文献：中华儿科杂志，2009年3、4期
首都儿科研究所生长发育研究室 制作

图2-9 0~3岁男童头围、身长别体重的百分位曲线图

中国0~3岁女童头围、身长别体重百分位曲线图

姓名：_____　　　性别：_____　　　出生日期：_____ 年 _____ 月 ____ 日

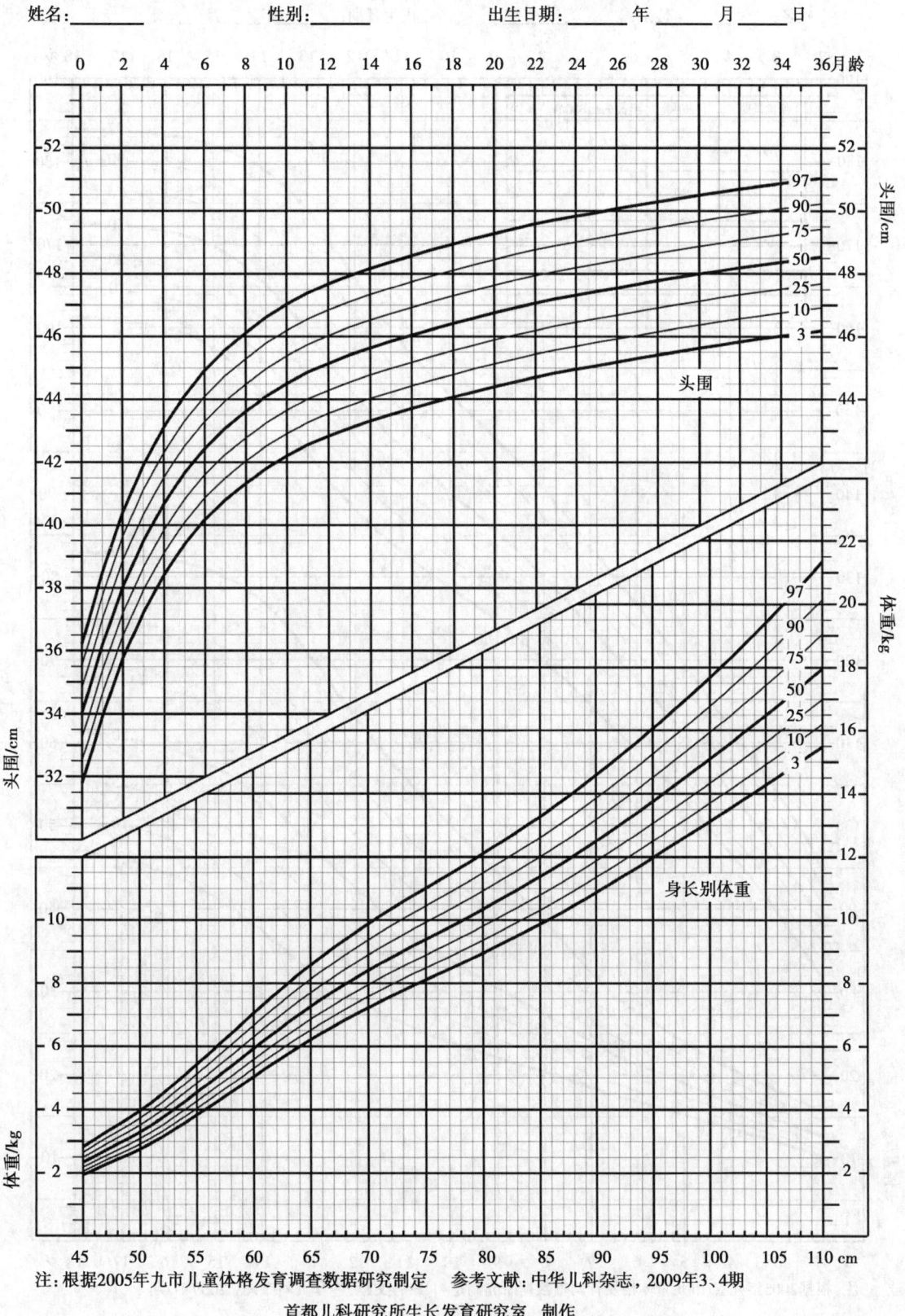

注：根据2005年九市儿童体格发育调查数据研究制定　参考文献：中华儿科杂志，2009年3、4期

首都儿科研究所生长发育研究室　制作

图2-10　0~3岁女童头围、身长别体重的百分位曲线图

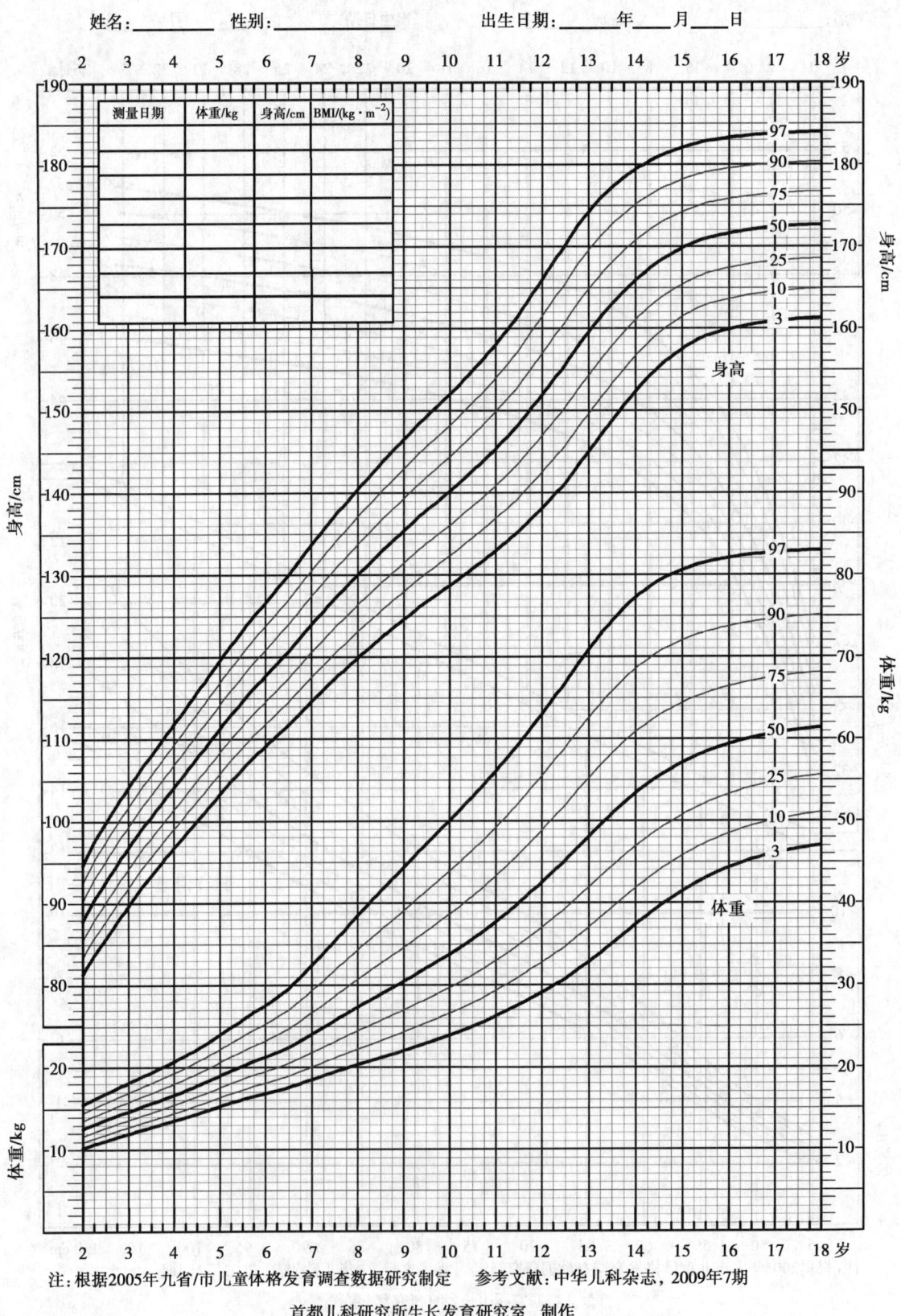

图2-11 2~18岁男童身高、体重的百分位曲线图

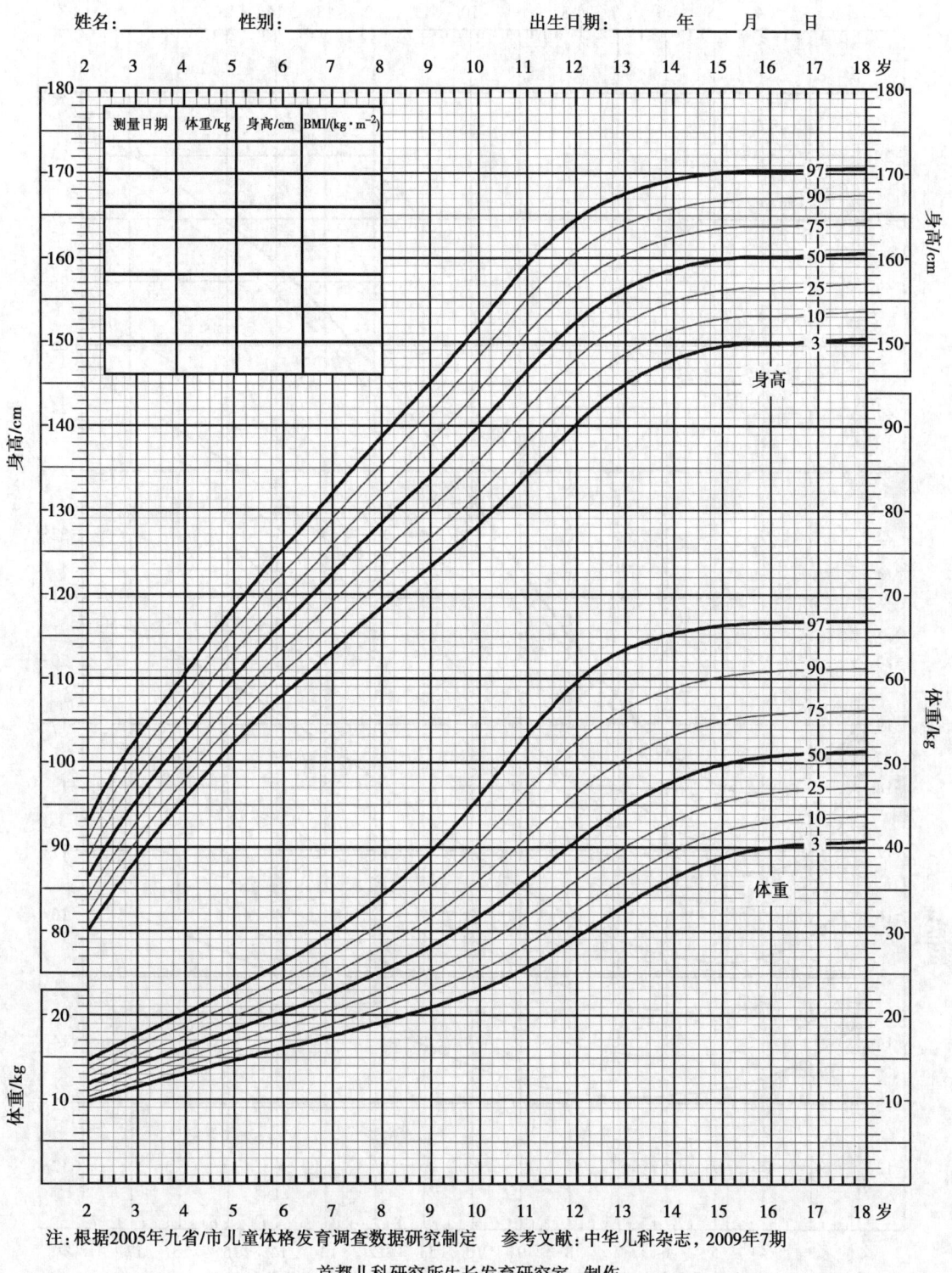

中国2~18岁女童身高、体重百分位曲线图

姓名：_____　性别：_____　出生日期：_____年____月____日

测量日期	体重/kg	身高/cm	BMI/(kg·m⁻²)

注：根据2005年九省/市儿童体格发育调查数据研究制定　　参考文献：中华儿科杂志，2009年7期

首都儿科研究所生长发育研究室　制作

图 2-12　2~18 岁女童身高、体重的百分位曲线图

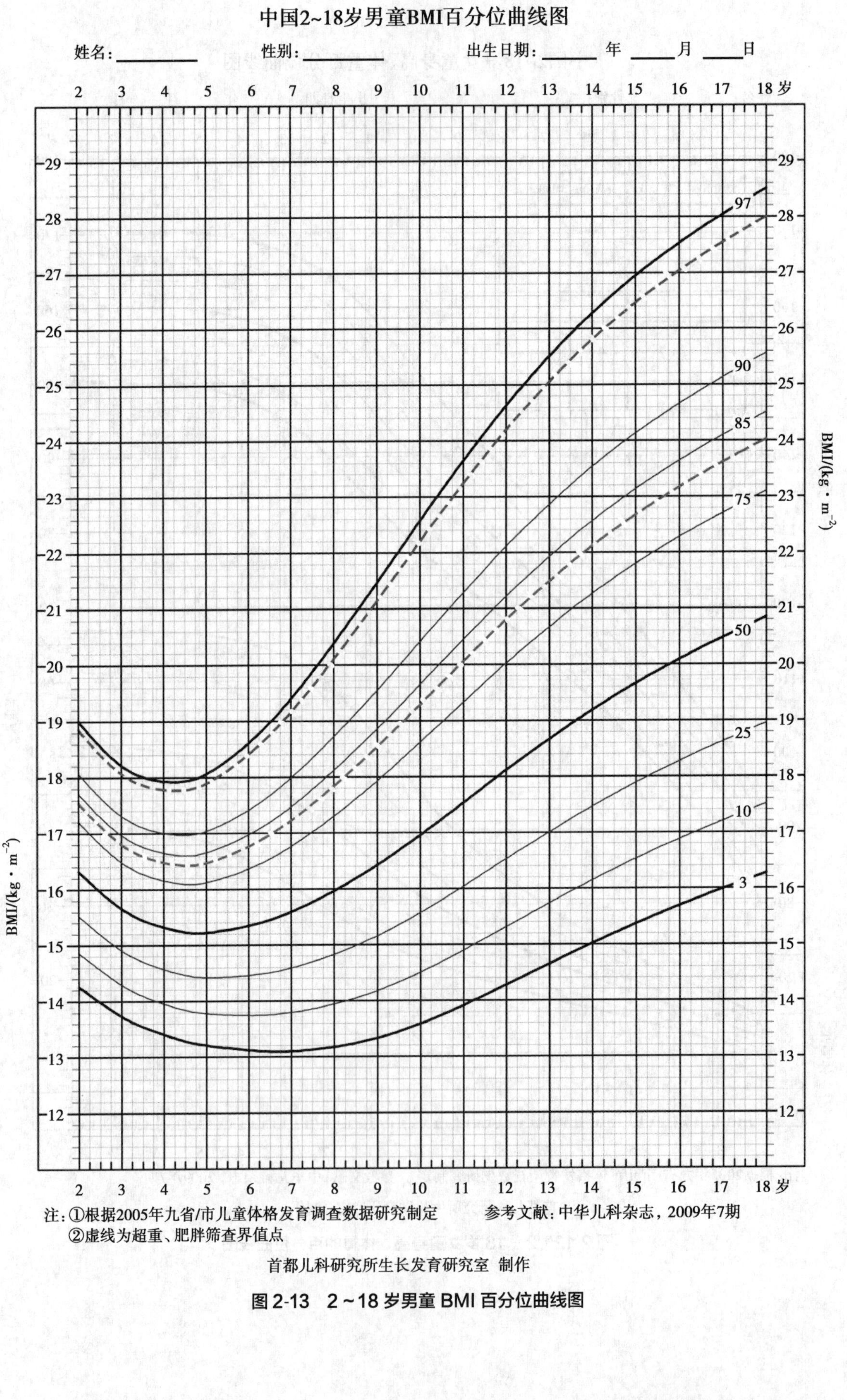

中国2~18岁男童BMI百分位曲线图

姓名：_____ 性别：_____ 出生日期：_____年_____月_____日

注：①根据2005年九省/市儿童体格发育调查数据研究制定　　参考文献：中华儿科杂志，2009年7期
　　②虚线为超重、肥胖筛查界值点

首都儿科研究所生长发育研究室　制作

图2-13　2～18岁男童 BMI 百分位曲线图

中国2~18岁女童BMI百分位曲线图

姓名：_____ 性别：_____ 出生日期：_____ 年 ____ 月 ____ 日

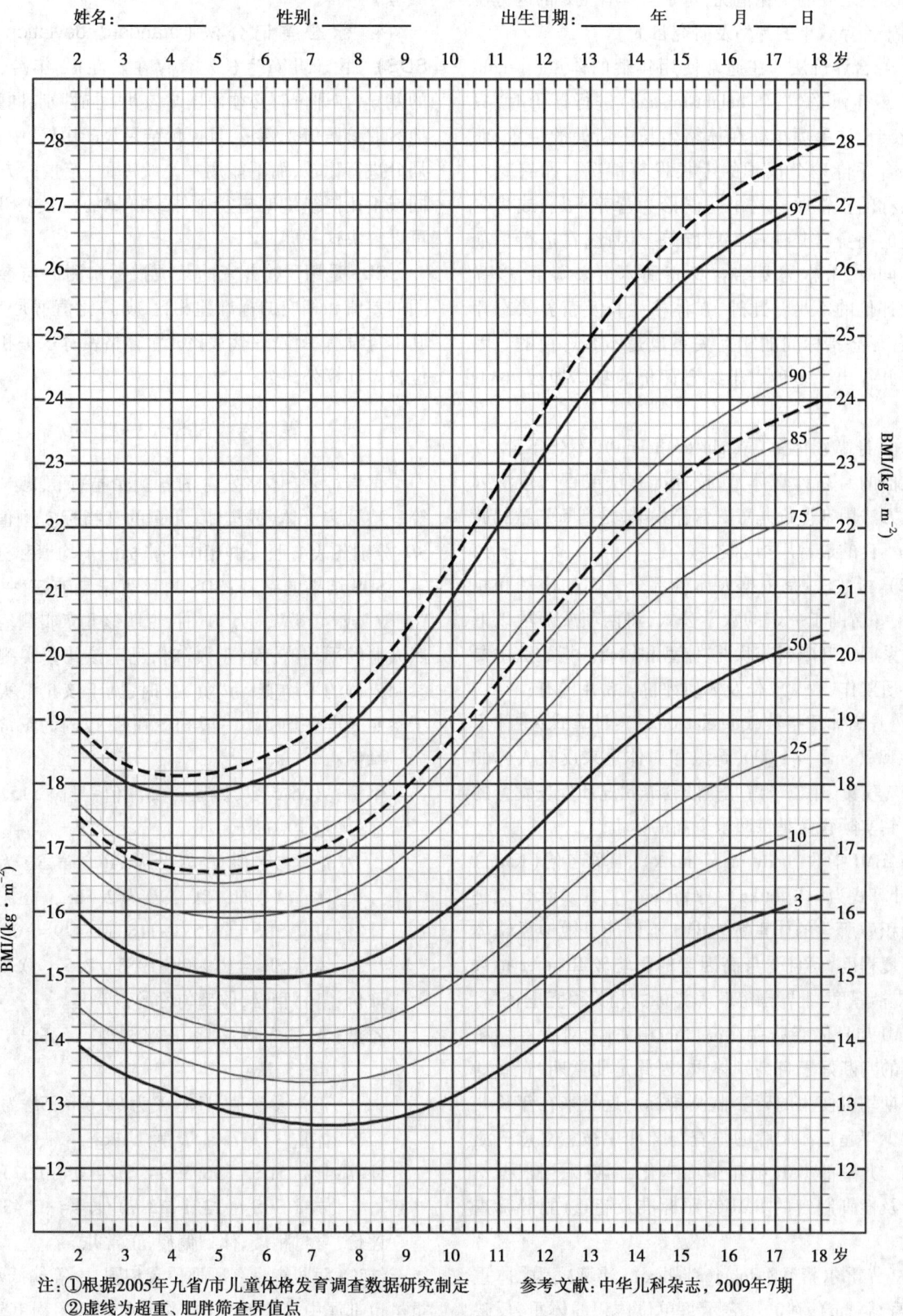

注：①根据2005年九省/市儿童体格发育调查数据研究制定 参考文献：中华儿科杂志，2009年7期
②虚线为超重、肥胖筛查界值点

首都儿科研究所生长发育研究室 制作

图2-14 2~18岁女童 BMI 的百分位曲线图

在临床工作中较多采用百分位曲线图,因其更加简单、易于理解和解释。而标准差曲线能更准确地评价在极端百分位之外的变化情况,基于其具有更好的区分度而多用于治疗效果的评估及研究目的。

3. **综合评价法** 在通常使用年龄的体重(weight-for-age)或年龄的身高(height-for-age)进行评价时,只能判断某个体单项指标在体格生长中所处的位置,而不能综合评价一个孩子的生长发育情况。如有时将体型匀称的正常矮身材小儿误诊为营养不足,或将匀称体型的高身材儿误诊为肥胖等。因此,在进行单项评价的同时,常常需要结合身高别体重来衡量,以弥补单项评价的不足。此外,在体格生长及营养状态评价时,各形态指标间的相互关系也是不容忽视的。因此研究并提出了多种用于综合评价的身体指数(body index)。

(1)身高别体重(weight-for-height):不分年龄,以不同数值的身高计算体重,按标准差法或百分位法列表。此方法用来评价儿童的营养状况,是判断儿童肥胖和营养不良的最常用指标之一。

(2)指数法:是根据人体各部分之间的比例和相互关系,并借助于一定的数学公式,将两项或两项以上指标联系起来判断营养状况、体型和体质。指数法主要用于科研工作、教学工作及体质评价。常用的有:

1)身高体重指数(quetelet index):计算式为[体重(kg)/身高(cm)]×1 000,是以相对体重来反映人体的密度和充实度,用以了解儿童的营养状况和生长发育的关系。其实际含义是每厘米身高的体重。

2)BMI指数(body mass index):旧称考伯(Kaup)指数,计算式为[体重(kg)/身高(m)^2],其实际含义是单位面积中所含的体重数。BMI不仅能灵敏地反映体型的胖瘦程度,而且受身高因素的影响较Roherer指数小,与皮褶厚度、上臂围等营养指标的相关程度也较高。由于BMI与身体脂肪存在高度的相关性,对青春期超重肥胖的判断好于身高别体重,因此是儿童期、青春期及成年期均可使用的营养监测指标。近年来在年长儿童及青少年超重和肥胖的筛查与监测中被愈来愈广泛地应用。儿童的BMI随年龄而变化,需要采用根据不同年龄及性别制定的BMI参照标准及超重、肥胖筛查界值点。

3)劳雷尔指数(Roherer index):计算式为[体重(kg)/身高(cm)^3×10^7],表示每单位体积的体重,反映了人体的营养和充实程度。运用于学龄儿童。

4)身高胸围指数:胸围(cm)/身高(cm)×100,表示胸围与身高的比例关系,可反映体型的粗壮或纤细。

5)坐高与下身长比值:反映人体上、下身长度的比例关系。可供内分泌疾病、骨骼发育异常的诊断参考。

4. **标准差记分法**(standard deviation score, SDS) 由于儿童生长发育存在着性别、年龄、地区间的差异,在评价时必须使用与该儿童同性别、同年龄、同地区的参照值来衡量,且评价结果只能用好、中、差等级划分进行比较,而不能用一个统一的、定量的方法在相同或不相同组别间进行个体或群体的比较。SDS法则可以解决这一问题。

SDS是用受检儿童的某项指标实测值与参照值之间的差值和相应的标准差相比,所得比值就是SDS数,其本身没有单位,只代表该儿童体格发育水平和所处的位置。计算公式为:

$$\text{某指标的 SDS} = (X - \bar{X})/SD$$

某指标:指体格发育的各测量指标,如身高、体重等。X:代表个体(或集体)儿童的某指标实测值。$\bar{X}$和SD:分别代表参照人群相应某指标的平均值和标准差。

SDS结果的解释:SDS的计算结果有三种,即"0""正数"或"负数"。为"0"时,说明该儿童实测值等于参照人群的平均值;为"正数"时,见于该儿童实测值大于参照人群的平均值;为"负数"时,见于该儿童实测值小于参照人群平均值。一般SDS在±2以内为正常范围。

举例:

甲童:男,6.5岁,城区。实测值:身高115.1cm,体重19.08kg。

正常参考值:身高$\bar{X}$为116.3cm,SD为4.9cm;体重$\bar{X}$为19.8kg,SD为2.5kg。

计算:身高SDS=(115.1-116.3)/4.9=-0.25

体重SDS=(19.08-19.8)/2.5=-0.29

评价:身材稍矮,体型匀称的正常儿。

乙童:女,3.5岁,郊区。实测值:身高93.7cm,体重13.1kg。

正常参考值:身高$\bar{X}$为94.6cm,SD为4.0cm;体重$\bar{X}$13.7kg,SD为1.4kg。

计算:身高SDS=(93.7-94.6)/4.0=-0.23

体重SDS=(13.1-13.7)/1.4=-0.43

评价:身材稍矮,体型偏瘦,正常儿。

结论:两儿童身高所处位置相同,中等偏低水平;体重虽也都属中等偏低,但男童比女童低的程度较小,即小0.14个SDS。

SDS的优点是将每个儿童的测量值加以标准化,使不同年龄组、不同性别、不同地区的儿童生长发育情况可以进行比较；SDS 可以判断生长发育各项指标与可能的影响因素的定量关系；对儿童进行追踪观察，用 SDS 可一目了然地判断该（组）儿童在参照人群中所处位置。SDS 的缺点是需要附加计算（尽管计算简单），并且它毕竟是一种相对值，因此常常多用在科研工作中。

四、常用的儿童体格生长标准

生长标准或参照值是评价个体及群体儿童生长及营养状况的标尺，通常用数值表和曲线图表达。

1. 胎儿/新生儿生长参照标准及生长曲线 是基于低风险孕产期母亲产下的活产健康婴儿出生时体格指标测量值建立的，描绘的是胎儿在理想宫内环境和健康条件下应该达到的生长状态，主要用于评估初生新生儿宫内的生长情况及早产儿生后早期的生长和营养状况。目前仅有少数发达国家有自己的参照值，国际上有代表性的主要是 Fenton 2013 参照值曲线及 Intergrowth 21st 参照标准，但由于生长存在明显的种族及地域差异，采用不同参照标准或参照值进行分类评估（如 SGA、AGA 和 LGA）的结果差异较大，因此，在临床实践中应选择代表同种族、相同生活环境下的生长参照标准。表 2-4 ~ 表 2-6 及生长曲线（见图 2-5、图 2-6）是 2020 年最新颁布的《中国不同胎龄新生儿出生体重、身长和头围的生长参照值及曲线》，可供临床及研究工作使用[7]。

表 2-4　中国不同胎龄新生儿出生体重的百分位参照标准值/g

胎龄/周	男								女							
	N	P_3	P_{10}	P_{25}	P_{50}	P_{75}	P_{90}	P_{97}	N	P_3	P_{10}	P_{25}	P_{50}	P_{75}	P_{90}	P_{97}
24	26	455	570	655	732	804	874	959	15	416	498	564	629	692	756	833
25	40	513	640	734	819	900	978	1 072	17	479	572	648	722	796	869	958
26	79	580	719	823	918	1 008	1 096	1 200	40	549	654	741	826	911	995	1 096
27	135	657	809	924	1 030	1 130	1 228	1 343	106	626	745	843	941	1 038	1 135	1 250
28	305	745	910	1 036	1 154	1 267	1 375	1 503	212	711	844	955	1 067	1 178	1 288	1 418
29	353	845	1 023	1 162	1 293	1 418	1 539	1 680	278	804	951	1 076	1 203	1 330	1 455	1 601
30	496	958	1 150	1 302	1 446	1 586	1 720	1 876	354	906	1 068	1 209	1 352	1 495	1 636	1 800
31	631	1 087	1 292	1 457	1 617	1 771	1 920	2 091	456	1 020	1 198	1 354	1 515	1 676	1 835	2 018
32	774	1 233	1 451	1 630	1 805	1 976	2 140	2 328	516	1 151	1 344	1 516	1 694	1 875	2 051	2 254
33	714	1 400	1 628	1 820	2 012	2 199	2 380	2 585	497	1 302	1 509	1 696	1 892	2 091	2 285	2 506
34	947	1 586	1 823	2 027	2 234	2 438	2 634	2 856	710	1 477	1 695	1 896	2 108	2 323	2 534	2 771
35	1 085	1 791	2 033	2 247	2 467	2 686	2 897	3 133		1 676	1 902	2 113	2 338	2 568	2 791	3 042
36	1 453	2 015	2 258	2 477	2 707	2 937	3 159	3 406	1 106	1 896	2 125	2 342	2 575	2 815	3 047	3 305
37	1 020	2 247	2 487	2 708	2 943	3 181	3 410	3 664	856	2 130	2 357	2 574	2 810	3 052	3 287	3 546
38	1 234	2 468	2 701	2 921	3 157	3 399	3 632	3 889	1 209	2 358	2 579	2 792	3 026	3 266	3 498	3 753
39	1 548	2 649	2 874	3 091	3 329	3 573	3 809	4 068	1 438	2 547	2 762	2 971	3 202	3 440	3 670	3 920
40	1 380	2 783	3 002	3 216	3 455	3 702	3 941	4 203	1 377	2 686	2 896	3 104	3 336	3 575	3 806	4 055
41	926	2 886	3 100	3 314	3 554	3 806	4 051	4 319	1 006	2 796	3 005	3 214	3 448	3 691	3 925	4 178
42	46	2 977	3 188	3 402	3 647	3 907	4 161	4 438	66	2 891	3 101	3 312	3 551	3 801	4 042	4 301

注：表中胎龄为整周对应数值，如 24 周参照值指胎龄为 24^{+0} 周数值。N 代表样本量，P 代表百分位数。

表2-5 中国不同胎龄新生儿出生身长的百分位参照标准值/cm

胎龄/周	男								女							
	N	P_3	P_{10}	P_{25}	P_{50}	P_{75}	P_{90}	P_{97}	N	P_3	P_{10}	P_{25}	P_{50}	P_{75}	P_{90}	P_{97}
24	26	26.9	28.3	29.7	31.2	32.6	33.8	35.0	15	26.9	28.2	29.4	30.6	31.8	32.8	33.7
25	40	28.1	29.6	31.0	32.5	34.0	35.3	36.5	17	28.0	29.4	30.6	32.0	33.2	34.2	35.2
26	78	29.2	30.8	32.3	33.9	35.4	36.7	38.0	40	29.1	30.6	31.9	33.3	34.7	35.8	36.8
27	136	30.5	32.1	33.7	35.3	36.9	38.3	39.6	106	30.2	31.8	33.2	34.7	36.2	37.4	38.5
28	303	31.7	33.4	35.1	36.8	38.4	39.8	41.2	212	31.4	33.0	34.6	36.2	37.7	39.0	40.2
29	351	33.0	34.8	36.5	38.2	39.9	41.3	42.7	279	32.5	34.3	35.9	37.6	39.2	40.5	41.8
30	497	34.3	36.2	37.9	39.7	41.4	42.8	44.2	356	33.8	35.6	37.3	39.0	40.7	42.1	43.4
31	631	35.7	37.7	39.4	41.2	42.8	44.3	45.6	456	35.1	36.9	38.6	40.4	42.1	43.5	44.9
32	774	37.2	39.1	40.9	42.6	44.3	45.6	47.0	516	36.4	38.3	40.0	41.8	43.5	44.9	46.3
33	714	38.7	40.7	42.4	44.1	45.6	46.9	48.3	497	37.8	39.7	41.4	43.2	44.9	46.3	47.6
34	947	40.2	42.2	43.8	45.4	46.8	48.2	49.5	709	39.3	41.2	42.9	44.6	46.2	47.5	48.7
35	1 084	41.8	43.6	45.2	46.6	48.0	49.2	50.7	910	42.7	44.3	45.9	47.4	48.6	50.0	
36	1 452	43.2	45.0	46.4	47.7	49.0	50.4	51.8	1 106	42.4	44.1	45.7	47.1	48.5	49.6	50.9
37	1 019	44.4	46.2	47.5	48.7	49.8	51.2	52.9	856	43.7	45.3	46.9	48.2	49.4	50.4	51.9
38	1 232	45.6	47.3	48.5	49.5	50.6	52.1	53.7	1 209	44.8	46.4	47.9	49.1	50.1	51.1	52.6
39	1 548	46.5	48.2	49.3	50.3	51.2	52.6	54.4	1 436	45.8	47.3	48.7	49.9	50.7	51.7	53.2
40	1 380	47.3	48.9	49.8	50.8	51.7	53.1	54.9	1 375	46.5	48.1	49.4	50.4	51.3	52.3	53.7
41	925	47.9	49.4	50.2	51.2	52.1	53.5	55.3	1 006	47.1	48.7	49.8	50.9	51.7	52.6	54.2
42	46	48.3	49.7	50.5	51.4	52.4	53.8	55.6	66	47.6	49.2	50.1	51.2	52.0	53.0	54.5

注:表中胎龄为整周对应数值,如24周参照值指胎龄为24^{+0}周数值。N代表样本量,P代表百分位数。

表2-6 中国不同胎龄新生儿出生头围的百分位参照标准值/cm

胎龄/周	男								女							
	N	P_3	P_{10}	P_{25}	P_{50}	P_{75}	P_{90}	P_{97}	N	P_3	P_{10}	P_{25}	P_{50}	P_{75}	P_{90}	P_{97}
24	26	19.4	20.3	21.2	22.0	22.8	23.5	24.0	15	19.3	20.0	20.7	21.6	22.3	22.8	23.2
25	40	20.3	21.3	22.2	23.1	23.9	24.6	25.2	17	20.1	20.9	21.7	22.6	23.3	23.9	24.4
26	78	21.2	22.2	23.2	24.1	25.0	25.7	26.4	39	20.9	21.8	22.6	23.6	24.4	25.0	25.6
27	135	22.1	23.2	24.1	25.1	26.0	26.8	27.5	106	21.7	22.7	23.6	24.5	25.4	26.1	26.7
28	302	23.0	24.1	25.1	26.1	27.0	27.8	28.6	212	22.6	23.5	24.5	25.5	26.5	27.2	27.9
29	350	23.9	25.0	26.0	27.0	28.0	28.9	29.7	278	23.4	24.4	25.4	26.5	27.5	28.3	29.0
30	497	24.7	25.8	26.9	28.0	29.0	29.9	30.7	356	24.2	25.2	26.3	27.4	28.5	29.3	30.1
31	630	25.6	26.7	27.7	28.8	29.9	30.8	31.7	456	25.0	26.1	27.2	28.3	29.4	30.3	31.1

胎龄/ 周	男								女							
	N	P_3	P_{10}	P_{25}	P_{50}	P_{75}	P_{90}	P_{97}	N	P_3	P_{10}	P_{25}	P_{50}	P_{75}	P_{90}	P_{97}
32	774	26.4	27.5	28.6	29.7	30.7	31.7	32.6	516	25.9	27.0	28.1	29.2	30.3	31.2	32.1
33	713	27.3	28.4	29.4	30.5	31.5	32.5	33.4	497	26.8	27.9	28.9	30.1	31.1	32.1	33.0
34	947	28.1	29.2	30.2	31.3	32.3	33.2	34.2	708	27.7	28.7	29.7	30.8	31.9	32.8	33.7
35	1 085	28.9	30.0	30.9	31.9	32.9	33.9	34.8	910	29.5	30.5	31.5	32.6	33.5	34.4
36	1 454	29.7	30.6	31.6	32.5	33.5	34.4	35.3	1 106	29.3	30.2	31.2	32.2	33.1	34.0	34.9
37	1 018	30.3	31.2	32.1	33.1	34.0	34.9	35.8	857	30.0	30.9	31.9	32.7	33.6	34.5	35.3
38	1 233	30.9	31.8	32.6	33.5	34.4	35.3	36.1	1 210	30.5	31.4	32.3	33.1	34.0	34.8	35.7
39	1 549	31.3	32.2	33.0	33.9	34.7	35.6	36.5	1 439	31.0	31.9	32.7	33.5	34.3	35.2	36.0
40	1 378	31.6	32.5	33.3	34.1	35.0	35.8	36.7	1 375	31.4	32.2	33.0	33.8	34.6	35.4	36.3
41	926	31.9	32.8	33.6	34.4	35.2	36.0	36.9	1 005	31.7	32.5	33.3	34.1	34.9	35.7	36.6
42	46	32.2	33.0	33.8	34.6	35.4	36.2	37.1	66	31.9	32.8	33.6	34.3	35.2	36.0	36.9

注:表中胎龄为整周对应数值,如 24 周参照值指胎龄为 24^{+0} 周数值。N 代表样本量,P 代表百分位数。

引自:首都儿科研究所,九市儿童体格发育调查协作组. 中国不同出生胎龄新生儿出生体重、身长和头围的生长参照标准及曲线. 中华儿科杂志,2020,58(09):738-746。

2. 0~18 岁儿童青少年生长参照值及生长曲线　长期以来我国采用九市城郊 7 岁以下儿童体格发育调查和全国学生体质与健康调研(7~19 岁)数据作为国家参照值用来评价个体和群体儿童的生长。表 2-7～表 2-22 是根据"2005 年九市城区 7 岁以下儿童体格发育调查"数据[8]和"2005 年全国学生体质与健康调查"[9]中与九市相对应的九省(市)数据,采用国际通用的方法,研究制定出的一整套 0~18 岁儿童的生长参照标准和生长曲线(图 2-7～图 2-14)。该标准既反映了中国儿童生长的现实水平又兼顾了生长的长期趋势,可作为评价我国儿童青少年体格生长的评价标准,供儿科临床、儿童保健及科研工作使用。

3. 婴幼儿生长速度参照值　生长速度(growth velocity)是指某一单项生长指标在一定时间内的增长量,通常以两次测量值之差确定。将此增长值与参照人群的速度标准进行比较,就能判断出一个儿童在一段时间内生长的快慢程度即生长趋势,结果以正常、下降(增长不足)、缓慢、加速等表示。表 2-23～表 2-25 是 WHO 通过纵向追踪调查获得的 0~24 个月龄婴幼儿体重、身长和头围的生长速度值,可供临床和研究工作使用[10]。

表 2-7　0~36 个月男童体重百分位数值表

月龄	百分位/kg								
	1	3	10	25	50	75	90	97	99
0	2.47	2.62	2.83	3.06	3.32	3.59	3.85	4.12	4.33
1	3.38	3.58	3.86	4.16	4.51	4.88	5.23	5.60	5.88
2	4.29	4.53	4.88	5.25	5.68	6.15	6.59	7.05	7.40
3	5.09	5.37	5.77	6.20	6.70	7.24	7.76	8.29	8.71
4	5.68	5.99	6.43	6.90	7.45	8.04	8.61	9.20	9.66
5	6.12	6.45	6.91	7.41	8.00	8.63	9.23	9.86	10.36

续表

月龄	百分位/kg								
	1	3	10	25	50	75	90	97	99
6	6.46	6.80	7.28	7.80	8.41	9.07	9.70	10.37	10.89
7	6.74	7.09	7.58	8.12	8.76	9.44	10.10	10.79	11.33
8	6.97	7.33	7.84	8.39	9.05	9.75	10.43	11.15	11.70
9	7.19	7.56	8.09	8.66	9.33	10.06	10.75	11.49	12.06
10	7.40	7.77	8.31	8.89	9.58	10.33	11.04	11.80	12.39
11	7.59	7.98	8.53	9.12	9.83	10.59	11.32	12.10	12.71
12	7.77	8.16	8.72	9.33	10.05	10.83	11.58	12.37	13.00
13	7.94	8.34	8.92	9.54	10.27	11.07	11.83	12.64	13.28
14	8.11	8.52	9.10	9.73	10.48	11.29	12.07	12.90	13.55
15	8.27	8.68	9.27	9.91	10.68	11.51	12.30	13.15	13.81
16	8.43	8.85	9.45	10.10	10.88	11.72	12.54	13.39	14.07
17	8.59	9.02	9.63	10.29	11.09	11.94	12.77	13.65	14.34
18	8.75	9.19	9.81	10.48	11.29	12.16	13.01	13.90	14.61
19	8.92	9.36	9.99	10.68	11.50	12.39	13.25	14.16	14.88
20	9.09	9.54	10.18	10.88	11.72	12.62	13.50	14.43	15.17
21	9.26	9.71	10.37	11.08	11.93	12.86	13.75	14.70	15.45
22	9.42	9.89	10.55	11.28	12.14	13.08	14.00	14.96	15.73
23	9.58	10.06	10.73	11.47	12.35	13.30	14.23	15.22	16.00
24	9.74	10.22	10.90	11.65	12.54	13.51	14.46	15.46	16.25
25	9.89	10.37	11.07	11.83	12.73	13.72	14.68	15.70	16.51
26	10.03	10.53	11.23	12.00	12.92	13.92	14.90	15.93	16.76
27	10.18	10.68	11.39	12.17	13.11	14.12	15.11	16.17	17.00
28	10.32	10.82	11.55	12.34	13.28	14.31	15.32	16.39	17.24
29	10.46	10.97	11.70	12.50	13.46	14.51	15.52	16.61	17.47
30	10.59	11.11	11.85	12.66	13.64	14.70	15.73	16.83	17.71
31	10.73	11.25	12.00	12.82	13.81	14.88	15.93	17.05	17.94
32	10.87	11.39	12.15	12.98	13.98	15.07	16.13	17.27	18.17
33	11.00	11.53	12.30	13.14	14.15	15.26	16.33	17.48	18.40
34	11.13	11.67	12.45	13.30	14.32	15.44	16.53	17.70	18.63
35	11.26	11.81	12.59	13.45	14.49	15.62	16.72	17.91	18.85
36	11.39	11.94	12.74	13.67	14.65	15.80	16.92	18.12	19.08

表 2-8　0 ~ 36 个月女童体重百分位数值表

月龄	百分位/kg								
	1	3	10	25	50	75	90	97	99
0	2.44	2.57	2.76	2.96	3.21	3.49	3.75	4.04	4.27
1	3.21	3.38	3.62	3.88	4.20	4.55	4.90	5.27	5.57
2	4.00	4.21	4.50	4.82	5.21	5.64	6.06	6.51	6.87
3	4.73	4.96	5.30	5.68	6.13	6.62	7.10	7.62	8.03
4	5.29	5.55	5.93	6.34	6.83	7.37	7.90	8.47	8.92
5	5.72	6.00	6.40	6.83	7.36	7.93	8.50	9.10	9.59
6	6.05	6.34	6.76	7.21	7.77	8.37	8.96	9.59	10.10
7	6.33	6.63	7.06	7.54	8.11	8.74	9.35	10.01	10.54
8	6.57	6.88	7.33	7.82	8.41	9.06	9.69	10.37	10.91
9	6.79	7.11	7.58	8.08	8.69	9.36	10.01	10.71	11.27
10	6.99	7.32	7.80	8.32	8.94	9.63	10.30	11.01	11.59
11	7.18	7.52	8.01	8.54	9.18	9.88	10.57	11.30	11.89
12	7.36	7.70	8.20	8.74	9.40	10.12	10.82	11.57	12.17
13	7.53	7.88	8.39	8.94	9.61	10.35	11.06	11.83	12.44
14	7.69	8.05	8.57	9.14	9.82	10.57	11.30	12.08	12.71
15	7.85	8.22	8.75	9.33	10.02	10.79	11.53	12.33	12.97
16	8.02	8.39	8.93	9.52	10.23	11.01	11.77	12.59	13.24
17	8.18	8.56	9.11	9.71	10.44	11.23	12.01	12.85	13.51
18	8.34	8.73	9.29	9.91	10.65	11.46	12.25	13.11	13.79
19	8.51	8.91	9.48	10.10	10.86	11.69	12.50	13.37	14.07
20	8.68	9.08	9.67	10.31	11.08	11.93	12.76	13.65	14.36
21	8.85	9.26	9.86	10.51	11.30	12.17	13.01	13.93	14.66
22	9.01	9.43	10.04	10.71	11.52	12.40	13.27	14.20	14.94
23	9.17	9.60	10.22	10.90	11.72	12.62	13.51	14.46	15.22
24	9.32	9.76	10.39	11.08	11.92	12.84	13.74	14.71	15.49
25	9.46	9.91	10.55	11.26	12.11	13.05	13.97	14.96	15.76
26	9.61	10.06	10.72	11.44	12.31	13.26	14.20	15.21	16.02
27	9.75	10.21	10.88	11.61	12.50	13.47	14.42	15.45	16.28
28	9.89	10.36	11.04	11.78	12.68	13.67	14.64	15.69	16.53
29	10.03	10.50	11.19	11.95	12.86	13.87	14.86	15.93	16.79
30	10.16	10.65	11.35	12.12	13.05	14.07	15.08	16.16	17.04
31	10.30	10.79	11.50	12.28	13.23	14.27	15.29	16.40	17.29
32	10.44	10.94	11.66	12.45	13.41	14.47	15.51	16.63	17.54
33	10.57	11.08	11.81	12.62	13.59	14.66	15.72	16.87	17.78
34	10.71	11.22	11.96	12.78	13.77	14.86	15.94	17.10	18.03
35	10.84	11.36	12.12	12.94	13.95	15.05	16.15	17.33	18.27
36	10.97	11.50	12.27	13.11	14.13	15.25	16.36	17.55	18.52

表2-9 0~36个月男童身长百分位数值表

月龄	百分位/cm								
	1	3	10	25	50	75	90	97	99
0	46.3	47.1	48.1	49.2	50.4	51.6	52.7	53.8	54.6
1	50.1	51.0	52.2	53.4	54.8	56.2	57.5	58.8	59.7
2	53.6	54.6	55.9	57.2	58.7	60.3	61.7	63.0	64.1
3	56.8	57.7	59.1	60.4	62.0	63.5	64.9	66.3	67.4
4	59.3	60.3	61.7	63.0	64.6	66.2	67.6	69.0	70.0
5	61.4	62.4	63.7	65.2	66.7	68.3	69.8	71.2	72.3
6	62.9	64.0	65.4	66.8	68.4	70.0	71.5	73.0	74.1
7	64.2	65.3	66.7	68.2	69.8	71.5	73.0	74.5	75.7
8	65.5	66.6	68.0	69.5	71.2	72.9	74.5	76.0	77.2
9	66.8	67.9	69.4	70.9	72.6	74.4	75.9	77.5	78.7
10	68.0	69.2	70.7	72.2	74.0	75.8	77.4	79.0	80.2
11	69.2	70.4	71.9	73.5	75.3	77.1	78.8	80.4	81.7
12	70.3	71.5	73.1	74.7	76.5	78.4	80.1	81.8	83.1
13	71.3	72.5	74.1	75.8	77.7	79.6	81.3	83.1	84.4
14	72.2	73.5	75.1	76.9	78.8	80.7	82.5	84.3	85.6
15	73.1	74.4	76.1	77.8	79.8	81.8	83.6	85.4	86.8
16	74.0	75.3	77.0	78.8	80.8	82.8	84.7	86.6	87.9
17	74.8	76.1	77.9	79.7	81.8	83.8	85.7	87.6	89.0
18	75.6	76.9	78.7	80.6	82.7	84.8	86.7	88.7	90.1
19	76.4	77.7	79.6	81.5	83.6	85.8	87.8	89.8	91.2
20	77.2	78.6	80.5	82.4	84.6	86.8	88.9	90.9	92.4
21	78.1	79.5	81.4	83.4	85.6	87.9	90.0	92.0	93.6
22	78.9	80.4	82.3	84.4	86.6	89.0	91.1	93.2	94.7
23	79.8	81.2	83.2	85.3	87.6	90.0	92.1	94.3	95.9
24	80.6	82.1	84.1	86.2	88.5	90.9	93.1	95.3	97.0
25	81.3	82.8	84.9	87.0	89.4	91.9	94.1	96.3	98.0
26	82.1	83.6	85.7	87.9	90.3	92.8	95.0	97.3	99.0
27	82.8	84.3	86.5	88.7	91.1	93.6	95.9	98.2	99.9
28	83.5	85.0	87.2	89.4	91.9	94.4	96.7	99.0	100.7
29	84.1	85.7	87.9	90.1	92.6	95.1	97.4	99.8	101.5
30	84.8	86.4	88.6	90.8	93.3	95.9	98.2	100.5	102.3
31	85.4	87.1	89.2	91.5	94.0	96.6	98.9	101.3	103.0
32	86.1	87.7	89.9	92.2	94.7	97.3	99.6	102.0	103.8
33	86.8	88.4	90.6	92.9	95.4	98.0	100.4	102.7	104.5
34	87.4	89.1	91.3	93.5	96.1	98.7	101.1	103.4	105.2
35	88.1	89.7	92.0	94.2	96.8	99.4	101.8	104.1	105.9
36	88.8	90.4	92.6	94.9	97.5	100.1	102.5	104.8	106.6

说明:此表适用于0~36个月儿童测量卧位身长。

表 2-10　0～36 个月女童身长百分位数值表

月龄	百分位/cm								
	1	3	10	25	50	75	90	97	99
0	45.8	46.6	47.5	48.6	49.7	50.9	51.9	53.0	53.8
1	49.2	50.0	51.2	52.4	53.7	55.0	56.3	57.5	58.4
2	52.5	53.4	54.7	56.0	57.4	58.9	60.2	61.6	62.6
3	55.6	56.5	57.8	59.1	60.6	62.1	63.5	64.9	65.9
4	58.1	59.1	60.3	61.7	63.1	64.6	66.0	67.4	68.4
5	60.1	61.0	62.3	63.7	65.2	66.7	68.1	69.5	70.5
6	61.6	62.5	63.9	65.2	66.8	68.4	69.8	71.2	72.3
7	62.8	63.8	65.2	66.6	68.2	69.8	71.3	72.8	73.9
8	64.1	65.1	66.5	68.0	69.6	71.3	72.8	74.3	75.5
9	65.3	66.4	67.8	69.3	71.0	72.8	74.3	75.9	77.1
10	66.5	67.6	69.1	70.7	72.4	74.2	75.8	77.4	78.6
11	67.7	68.9	70.4	71.9	73.7	75.5	77.2	78.8	80.1
12	68.9	70.0	71.6	73.2	75.0	76.8	78.5	80.2	81.4
13	70.0	71.1	72.7	74.3	76.2	78.0	79.8	81.5	82.8
14	71.0	72.2	73.8	75.5	77.3	79.2	81.0	82.7	84.1
15	72.0	73.2	74.9	76.6	78.5	80.4	82.2	84.0	85.3
16	73.0	74.2	75.9	77.6	79.5	81.5	83.3	85.1	86.5
17	73.9	75.1	76.8	78.6	80.5	82.6	84.4	86.3	87.7
18	74.7	76.0	77.7	79.5	81.5	83.6	85.5	87.4	88.8
19	75.5	76.8	78.6	80.4	82.5	84.6	86.5	88.4	89.9
20	76.3	77.7	79.5	81.3	83.4	85.6	87.6	89.5	91.0
21	77.1	78.5	80.4	82.3	84.4	86.6	88.6	90.7	92.2
22	77.9	79.3	81.2	83.2	85.4	87.6	89.7	91.8	93.3
23	78.7	80.1	82.1	84.1	86.3	88.6	90.7	92.9	94.5
24	79.5	80.9	82.9	84.9	87.2	89.6	91.7	93.9	95.5
25	80.2	81.7	83.7	85.8	88.1	90.5	92.7	94.9	96.6
26	80.9	82.4	84.5	86.6	89.0	91.4	93.6	95.9	97.6
27	81.6	83.1	85.2	87.4	89.8	92.3	94.5	96.8	98.5
28	82.3	83.8	85.9	88.1	90.6	93.1	95.4	97.7	99.4
29	83.0	84.5	86.7	88.9	91.3	93.9	96.2	98.5	100.3
30	83.7	85.2	87.4	89.6	92.1	94.6	97.0	99.3	101.1
31	84.4	85.9	88.1	90.3	92.8	95.4	97.7	100.1	101.9
32	85.1	86.6	88.8	91.0	93.5	96.1	98.5	100.8	102.6
33	85.7	87.3	89.5	91.7	94.3	96.8	99.2	101.6	103.3
34	86.4	88.0	90.2	92.4	94.9	97.5	99.9	102.2	104.0
35	87.1	88.7	90.8	93.1	95.6	98.2	100.6	102.9	104.7
36	87.7	89.3	91.5	93.8	96.3	98.9	101.2	103.6	105.4

说明:此表适用于 0～36 个月儿童测量卧位身长。

表2-11 0~36个月男童头围百分位数值表

月龄	百分位/cm								
	1	3	10	25	50	75	90	97	99
0	31.7	32.3	33.0	33.7	34.5	35.3	36.0	36.7	37.2
1	34.1	34.6	35.4	36.1	36.9	37.8	38.5	39.3	39.8
2	36.0	36.6	37.3	38.1	38.9	39.8	40.6	41.4	42.0
3	37.6	38.1	38.8	39.6	40.5	41.4	42.2	43.0	43.6
4	38.8	39.3	40.1	40.8	41.7	42.6	43.4	44.3	44.9
5	39.8	40.4	41.1	41.9	42.7	43.6	44.5	45.3	46.0
6	40.6	41.2	41.9	42.7	43.6	44.5	45.3	46.1	46.8
7	41.3	41.8	42.6	43.3	44.2	45.1	45.9	46.8	47.4
8	41.8	42.4	43.1	43.9	44.8	45.7	46.5	47.3	48.0
9	42.3	42.9	43.6	44.4	45.3	46.2	47.0	47.8	48.5
10	42.7	43.3	44.0	44.8	45.7	46.6	47.4	48.3	48.9
11	43.1	43.7	44.4	45.2	46.1	47.0	47.8	48.6	49.2
12	43.4	43.9	44.7	45.5	46.4	47.3	48.1	48.9	49.5
13	43.6	44.2	45.0	45.7	46.6	47.5	48.3	49.2	49.8
14	43.9	44.4	45.2	46.0	46.8	47.7	48.6	49.4	50.0
15	44.1	44.6	45.4	46.2	47.0	47.9	48.7	49.6	50.2
16	44.2	44.8	45.6	46.3	47.2	48.1	48.9	49.7	50.4
17	44.4	45.0	45.7	46.5	47.4	48.3	49.1	49.9	50.5
18	44.6	45.1	45.9	46.7	47.6	48.4	49.3	50.1	50.7
19	44.7	45.3	46.1	46.8	47.7	48.6	49.4	50.2	50.8
20	44.9	45.5	46.2	47.0	47.9	48.8	49.6	50.4	51.0
21	45.1	45.6	46.4	47.2	48.0	48.9	49.7	50.5	51.2
22	45.2	45.8	46.5	47.3	48.2	49.1	49.9	50.7	51.3
23	45.3	45.9	46.7	47.4	48.3	49.2	50.0	50.8	51.4
24	45.5	46.0	46.8	47.6	48.4	49.3	50.1	50.9	51.5
25	45.6	46.1	46.9	47.7	48.6	49.4	50.2	51.1	51.7
26	45.7	46.2	47.0	47.8	48.7	49.5	50.4	51.2	51.8
27	45.8	46.4	47.1	47.9	48.8	49.7	50.5	51.3	51.9
28	45.9	46.5	47.2	48.0	48.9	49.8	50.6	51.4	52.0
29	46.0	46.6	47.3	48.1	49.0	49.9	50.7	51.5	52.1
30	46.1	46.7	47.4	48.2	49.1	49.9	50.8	51.6	52.2
31	46.2	46.7	47.5	48.3	49.2	50.0	50.8	51.6	52.2
32	46.3	46.8	47.6	48.4	49.2	50.1	50.9	51.7	52.3
33	46.4	46.9	47.7	48.5	49.3	50.2	51.0	51.8	52.4
34	46.4	47.0	47.8	48.5	49.4	50.3	51.1	51.9	52.5
35	46.5	47.1	47.8	48.6	49.5	50.4	51.2	52.0	52.6
36	46.6	47.1	47.9	48.7	49.6	50.4	51.2	52.0	52.6

表 2-12 0～36 个月女童头围百分位数值表

月龄	百分位/cm								
	1	3	10	25	50	75	90	97	99
0	31.2	31.8	32.5	33.2	34.0	34.8	35.5	36.2	36.7
1	33.4	33.9	34.7	35.4	36.2	37.0	37.8	38.5	39.0
2	35.2	35.8	36.5	37.2	38.0	38.9	39.6	40.4	41.0
3	36.7	37.2	37.9	38.7	39.5	40.3	41.1	41.9	42.5
4	37.9	38.4	39.1	39.8	40.7	41.5	42.3	43.1	43.7
5	38.9	39.4	40.1	40.8	41.6	42.5	43.3	44.1	44.7
6	39.7	40.2	40.9	41.6	42.4	43.3	44.1	44.9	45.5
7	40.3	40.8	41.5	42.2	43.1	43.9	44.7	45.6	46.2
8	40.8	41.3	42.0	42.8	43.6	44.5	45.3	46.1	46.7
9	41.3	41.8	42.5	43.3	44.1	45.0	45.8	46.6	47.2
10	41.7	42.2	42.9	43.7	44.5	45.4	46.2	47.0	47.6
11	42.0	42.6	43.3	44.0	44.9	45.7	46.6	47.4	48.0
12	42.3	42.8	43.5	44.3	45.1	46.0	46.8	47.7	48.3
13	42.6	43.1	43.8	44.6	45.4	46.3	47.1	47.9	48.6
14	42.8	43.3	44.0	44.8	45.6	46.5	47.3	48.2	48.8
15	43.0	43.5	44.2	45.0	45.8	46.7	47.5	48.4	49.0
16	43.2	43.7	44.4	45.2	46.0	46.9	47.7	48.6	49.2
17	43.4	43.9	44.6	45.4	46.2	47.1	47.9	48.8	49.4
18	43.5	44.1	44.8	45.5	46.4	47.3	48.1	48.9	49.6
19	43.7	44.2	45.0	45.7	46.6	47.5	48.3	49.1	49.7
20	43.9	44.4	45.1	45.9	46.7	47.6	48.4	49.3	49.9
21	44.0	44.6	45.3	46.0	46.9	47.8	48.6	49.4	50.1
22	44.2	44.7	45.4	46.2	47.1	47.9	48.8	49.6	50.2
23	44.3	44.8	45.6	46.3	47.2	48.1	48.9	49.7	50.3
24	44.4	45.0	45.7	46.4	47.3	48.2	49.0	49.8	50.5
25	44.5	45.1	45.8	46.6	47.4	48.3	49.1	49.9	50.6
26	44.7	45.2	45.9	46.7	47.5	48.4	49.2	50.1	50.7
27	44.8	45.3	46.0	46.8	47.7	48.5	49.3	50.2	50.8
28	44.9	45.4	46.1	46.9	47.8	48.7	49.5	50.3	50.9
29	45.0	45.5	46.3	47.0	47.9	48.8	49.6	50.4	51.0
30	45.1	45.6	46.4	47.1	48.0	48.9	49.7	50.5	51.1
31	45.2	45.7	46.5	47.2	48.1	49.0	49.8	50.6	51.2
32	45.3	45.8	46.6	47.3	48.2	49.1	49.9	50.7	51.3
33	45.4	45.9	46.7	47.4	48.3	49.2	50.0	50.8	51.4
34	45.5	46.0	46.8	47.5	48.4	49.3	50.1	50.9	51.5
35	45.6	46.1	46.8	47.6	48.5	49.3	50.1	51.0	51.6
36	45.6	46.2	46.9	47.7	48.5	49.4	50.2	51.0	51.6

表 2-13　2~18 岁男童体重百分位参照值

年龄/岁	百分位/kg								
	1	3	10	25	50	75	90	97	99
2.0	9.74	10.22	10.90	11.65	12.54	13.51	14.46	15.46	16.25
2.5	10.59	11.11	11.85	12.66	13.64	14.70	15.73	16.83	17.71
3.0	11.39	11.94	12.74	13.61	14.65	15.80	16.92	18.12	19.08
3.5	12.14	12.73	13.58	14.51	15.63	16.86	18.08	19.38	20.42
4.0	12.89	13.52	14.43	15.43	16.64	17.98	19.29	20.71	21.85
4.5	13.69	14.37	15.35	16.43	17.75	19.22	20.67	22.24	23.51
5.0	14.53	15.26	16.33	17.52	18.98	20.61	22.23	24.00	25.45
5.5	15.29	16.09	17.26	18.56	20.18	21.98	23.81	25.81	27.45
6.0	15.93	16.80	18.06	19.49	21.26	23.26	25.29	27.55	29.41
6.5	16.59	17.53	18.92	20.49	22.45	24.70	27.00	29.57	31.72
7.0	17.44	18.48	20.04	21.81	24.06	26.66	29.35	32.41	35.00
7.5	18.27	19.43	21.17	23.16	25.72	28.70	31.84	35.45	38.53
8.0	19.05	20.32	22.24	24.46	27.33	30.71	34.31	38.49	42.10
8.5	19.79	21.18	23.28	25.73	28.91	32.69	36.74	41.49	45.62
9.0	20.54	22.04	24.31	26.98	30.46	34.61	39.08	44.35	48.95
9.5	21.33	22.95	25.42	28.31	32.09	36.61	41.49	47.24	52.26
10.0	22.14	23.89	26.55	29.66	33.74	38.61	43.85	50.01	55.38
10.5	23.07	24.96	27.83	31.20	35.58	40.81	46.40	52.93	58.58
11.0	24.15	26.21	29.33	32.97	37.69	43.27	49.20	56.07	61.96
11.5	25.35	27.59	30.97	34.91	39.98	45.94	52.21	59.40	65.50
12.0	26.64	29.09	32.77	37.03	42.49	48.86	55.50	63.04	69.39
12.5	28.10	30.74	34.71	39.29	45.13	51.89	58.90	66.81	73.41
13.0	30.00	32.82	37.04	41.90	48.08	55.21	62.57	70.83	77.69
13.5	32.11	35.03	39.42	44.45	50.85	58.21	65.80	74.33	81.41
14.0	34.40	37.36	41.80	46.90	53.37	60.83	68.53	77.20	84.43
14.5	36.58	39.53	43.94	49.00	55.43	62.86	70.55	79.24	86.50
15.0	38.52	41.43	45.77	50.75	57.08	64.40	72.00	80.60	87.81
15.5	40.20	43.05	47.31	52.19	58.39	65.57	73.03	81.49	88.61
16.0	41.48	44.28	48.47	53.26	59.35	66.40	73.73	82.05	89.06
16.5	42.53	45.30	49.42	54.13	60.12	67.05	74.25	82.44	89.34
17.0	43.30	46.04	50.11	54.77	60.68	67.51	74.62	82.70	89.51
17.5	43.90	46.61	50.64	55.25	61.10	67.87	74.89	82.88	89.62
18.0	44.32	47.01	51.02	55.60	61.40	68.11	75.08	83.00	89.69

表 2-14 2~18 岁女童体重百分位参照值

年龄/岁	百分位/kg								
	1	3	10	25	50	75	90	97	99
2.0	9.32	9.76	10.39	11.08	11.92	12.84	13.74	14.71	15.49
2.5	10.16	10.65	11.35	12.12	13.05	14.07	15.08	16.16	17.04
3.0	10.97	11.50	12.27	13.11	14.13	15.25	16.36	17.55	18.52
3.5	11.75	12.32	13.14	14.05	15.16	16.38	17.59	18.89	19.95
4.0	12.49	13.10	13.99	14.97	16.17	17.50	18.81	20.24	21.39
4.5	13.22	13.89	14.85	15.92	17.22	18.66	20.10	21.67	22.94
5.0	13.92	14.64	15.68	16.84	18.26	19.83	21.41	23.14	24.54
5.5	14.62	15.39	16.52	17.78	19.33	21.06	22.81	24.72	26.27
6.0	15.27	16.10	17.32	18.68	20.37	22.27	24.19	26.30	28.03
6.5	15.90	16.80	18.12	19.60	21.44	23.51	25.62	27.96	29.88
7.0	16.60	17.58	19.01	20.62	22.64	24.94	27.28	29.89	32.05
7.5	17.34	18.39	19.95	21.71	23.93	26.48	29.08	32.01	34.46
8.0	18.06	19.20	20.89	22.81	25.25	28.05	30.95	34.23	36.98
8.5	18.81	20.05	21.88	23.99	26.67	29.77	33.00	36.69	39.80
9.0	19.59	20.93	22.93	25.23	28.19	31.63	35.26	39.41	42.95
9.5	20.44	21.89	24.08	26.61	29.87	33.72	37.79	42.51	46.56
10.0	21.40	22.98	25.36	28.15	31.76	36.05	40.63	45.97	50.60
10.5	22.51	24.22	26.80	29.84	33.80	38.53	43.61	49.59	54.80
11.0	23.91	25.74	28.53	31.81	36.10	41.24	46.78	53.33	59.05
11.5	25.48	27.43	30.39	33.86	38.40	43.85	49.73	56.67	62.74
12.0	27.30	29.33	32.42	36.04	40.77	46.42	52.49	59.64	65.87
12.5	29.13	31.22	34.39	38.09	42.89	48.60	54.71	61.86	68.07
13.0	30.97	33.09	36.29	40.00	44.79	50.45	56.46	63.45	69.47
13.5	32.69	34.82	38.01	41.69	46.42	51.97	57.81	64.55	70.33
14.0	34.26	36.38	39.55	43.19	47.83	53.23	58.88	65.36	70.87
14.5	35.60	37.71	40.84	44.43	48.97	54.23	59.70	65.93	71.20
15.0	36.64	38.73	41.83	45.36	49.82	54.96	60.28	66.30	71.38
15.5	37.43	39.51	42.58	46.06	50.45	55.49	60.69	66.55	71.48
16.0	37.89	39.96	43.01	46.47	50.81	55.79	60.91	66.69	71.52
16.5	38.23	40.29	43.32	46.76	51.07	56.01	61.07	66.78	71.54
17.0	38.39	40.44	43.47	46.90	51.20	56.11	61.15	66.82	71.55
17.5	38.53	40.58	43.61	47.02	51.31	56.20	61.22	66.86	71.56
18.0	38.67	40.71	43.73	47.14	51.41	56.28	61.28	66.89	71.57

表2-15 2~18岁男童身高百分位参照值

年龄/	百分位数/cm								
岁	1	3	10	25	50	75	90	97	99
2.0	80.6	82.1	84.1	86.2	88.5	90.9	93.1	95.3	97.0
2.5	84.8	86.4	88.6	90.8	93.3	95.9	98.2	100.5	102.3
3.0	88.1	89.7	91.9	94.2	96.8	99.4	101.8	104.1	105.9
3.5	91.7	93.4	95.7	98.0	100.6	103.2	105.7	108.1	109.9
4.0	95.0	96.7	99.1	101.4	104.1	106.9	109.3	111.8	113.7
4.5	98.2	100.0	102.4	104.9	107.7	110.5	113.1	115.7	117.6
5.0	101.4	103.3	105.8	108.4	111.3	114.2	116.9	119.6	121.6
5.5	104.5	106.4	109.0	111.7	114.7	117.7	120.5	123.3	125.4
6.0	107.1	109.1	111.8	114.6	117.7	120.9	123.7	126.6	128.8
6.5	109.6	111.7	114.5	117.4	120.7	123.9	126.9	129.9	132.2
7.0	112.5	114.6	117.6	120.6	124.0	127.4	130.5	133.7	136.0
7.5	115.1	117.4	120.5	123.6	127.1	130.7	133.9	137.2	139.6
8.0	117.6	119.9	123.1	126.3	130.0	133.7	137.1	140.4	143.0
8.5	119.9	122.3	125.6	129.0	132.7	136.6	140.1	143.6	146.2
9.0	122.0	124.6	128.0	131.4	135.4	139.3	142.9	146.5	149.2
9.5	124.1	126.7	130.3	133.9	137.9	142.0	145.7	149.4	152.2
10.0	126.0	128.7	132.3	136.0	140.2	144.4	148.2	152.0	154.8
10.5	127.9	130.7	134.5	138.3	142.6	147.0	150.9	154.9	157.8
11.0	130.0	132.9	136.8	140.8	145.3	149.9	154.0	158.1	161.1
11.5	132.3	135.3	139.5	143.7	148.4	153.1	157.4	161.7	164.9
12.0	134.9	138.1	142.5	147.0	151.9	157.0	161.5	166.0	169.4
12.5	137.8	141.1	145.7	150.4	155.6	160.8	165.5	170.2	173.7
13.0	141.5	145.0	149.6	154.3	159.5	164.8	169.5	174.2	177.7
13.5	145.4	148.8	153.3	157.9	163.0	168.1	172.7	177.2	180.6
14.0	149.1	152.3	156.7	161.0	165.9	170.7	175.1	179.4	182.6
14.5	152.3	155.3	159.4	163.6	168.2	172.8	176.9	181.0	184.0
15.0	154.6	157.5	161.4	165.4	169.8	174.2	178.2	182.0	184.9
15.5	156.2	159.1	162.9	166.7	171.0	175.2	179.1	182.8	185.6
16.0	157.1	159.9	163.6	167.4	171.6	175.8	179.5	183.2	186.0
16.5	157.7	160.5	164.2	167.9	172.1	176.2	179.9	183.5	186.3
17.0	158.1	160.9	164.5	168.2	172.3	176.4	180.1	183.7	186.4
17.5	158.4	161.1	164.8	168.5	172.5	176.6	180.3	183.9	186.5
18.0	158.6	161.3	164.9	168.6	172.7	176.7	180.4	183.9	186.6

表 2-16 2～18 岁女童身高百分位参照值

年龄/岁	百分位/cm								
	1	3	10	25	50	75	90	97	99
2.0	79.5	80.9	82.9	84.9	87.2	89.6	91.7	93.9	95.5
2.5	83.7	85.2	87.4	89.6	92.1	94.6	97.0	99.3	101.1
3.0	87.0	88.6	90.8	93.1	95.6	98.2	100.5	102.9	104.7
3.5	90.8	92.4	94.6	96.8	99.4	102.0	104.4	106.8	108.6
4.0	94.2	95.8	98.1	100.4	103.1	105.7	108.2	110.6	112.5
4.5	97.4	99.2	101.5	104.0	106.7	109.5	112.1	114.7	116.6
5.0	100.5	102.3	104.8	107.3	110.2	113.1	115.7	118.4	120.4
5.5	103.5	105.4	108.0	110.6	113.5	116.5	119.3	122.0	124.1
6.0	106.1	108.1	110.8	113.5	116.6	119.7	122.5	125.4	127.5
6.5	108.6	110.6	113.4	116.2	119.4	122.7	125.6	128.6	130.8
7.0	111.2	113.3	116.2	119.2	122.5	125.9	129.0	132.1	134.4
7.5	113.7	116.0	119.0	122.1	125.6	129.1	132.3	135.5	137.9
8.0	116.2	118.5	121.6	124.9	128.5	132.1	135.4	138.7	141.2
8.5	118.6	121.0	124.2	127.6	131.3	135.1	138.5	141.9	144.5
9.0	120.8	123.3	126.7	130.2	134.1	138.0	141.6	145.1	147.8
9.5	123.1	125.7	129.3	132.9	137.0	141.1	144.8	148.5	151.2
10.0	125.6	128.3	132.1	135.9	140.1	144.4	148.2	152.0	154.9
10.5	128.2	131.1	135.0	138.9	143.3	147.7	151.6	155.6	158.5
11.5	131.3	134.2	138.2	142.2	146.6	151.1	155.2	159.2	162.1
11.5	134.3	137.2	141.2	145.2	149.7	154.1	158.2	162.1	165.1
12.0	137.4	140.2	144.1	148.0	152.4	156.7	160.7	164.5	167.4
12.5	140.1	142.9	146.6	150.4	154.6	158.8	162.6	166.3	169.1
13.0	142.3	145.0	148.6	152.2	156.3	160.3	164.0	167.6	170.2
13.5	144.1	146.7	150.2	153.7	157.6	161.6	165.1	168.6	171.1
14.0	145.4	147.9	151.3	154.8	158.6	162.4	165.9	169.3	171.8
14.5	146.4	148.9	152.2	155.6	159.4	163.1	166.5	169.8	172.2
15.0	147.0	149.5	152.8	156.1	159.8	163.5	166.8	170.1	172.5
15.5	147.4	149.9	153.1	156.5	160.1	163.8	167.1	170.3	172.7
16.0	147.4	149.8	153.1	156.4	160.1	163.8	167.1	170.3	172.7
16.5	147.5	149.9	153.2	156.5	160.2	163.8	167.1	170.4	172.8
17.0	147.7	150.1	153.4	156.7	160.3	164.0	167.3	170.5	172.9
17.5	147.9	150.4	153.6	156.9	160.5	164.1	167.4	170.6	173.0
18.0	148.0	150.4	153.7	157.0	160.6	164.2	167.5	170.7	173.0

表2-17 2~18岁男童 BMI 百分位数值表

年龄/岁	百分位/(kg·m⁻²)								
	3	5	10	15	50	85	90	95	97
2.0	14.26	14.49	14.86	15.13	16.33	17.71	18.07	18.63	19.01
2.5	13.99	14.21	14.56	14.81	15.97	17.30	17.65	18.19	18.56
3.0	13.74	13.95	14.30	14.54	15.66	16.97	17.31	17.85	18.22
3.5	13.55	13.76	14.10	14.34	15.45	16.76	17.11	17.65	18.02
4.0	13.40	13.61	13.96	14.20	15.32	16.65	17.00	17.55	17.93
4.5	13.28	13.50	13.84	14.09	15.23	16.60	16.97	17.54	17.93
5.0	13.21	13.43	13.78	14.03	15.22	16.66	17.04	17.64	18.06
5.5	13.16	13.39	13.76	14.02	15.27	16.79	17.20	17.85	18.30
6.0	13.12	13.36	13.75	14.03	15.35	16.97	17.41	18.12	18.61
6.5	13.09	13.35	13.76	14.05	15.45	17.20	17.67	18.44	18.97
7.0	13.10	13.36	13.80	14.10	15.59	17.47	17.99	18.82	19.40
7.5	13.12	13.40	13.86	14.19	15.77	17.78	18.34	19.24	19.88
8.0	13.17	13.46	13.94	14.29	15.96	18.12	18.72	19.70	20.39
8.5	13.24	13.55	14.05	14.41	16.18	18.48	19.12	20.17	20.92
9.0	13.33	13.65	14.18	14.56	16.42	18.86	19.54	20.66	21.47
9.5	13.45	13.78	14.33	14.73	16.68	19.25	19.98	21.17	22.02
10.0	13.59	13.93	14.51	14.92	16.96	19.65	20.41	21.67	22.57
10.5	13.74	14.10	14.70	15.12	17.24	20.05	20.85	22.17	23.11
11.0	13.92	14.29	14.90	15.34	17.54	20.45	21.29	22.66	23.64
11.5	14.10	14.48	15.11	15.56	17.83	20.84	21.71	23.13	24.15
12.0	14.28	14.67	15.32	15.78	18.11	21.22	22.11	23.57	24.63
12.5	14.46	14.87	15.53	16.01	18.39	21.58	22.50	24.00	25.08
13.0	14.65	15.06	15.74	16.23	18.67	21.93	22.86	24.40	25.51
13.5	14.84	15.26	15.95	16.45	18.93	22.26	23.21	24.78	25.91
14.0	15.02	15.45	16.15	16.66	19.19	22.57	23.54	25.13	26.28
14.5	15.20	15.63	16.34	16.86	19.43	22.86	23.85	25.46	26.63
15.0	15.37	15.81	16.53	17.05	19.66	23.14	24.14	25.77	26.95
15.5	15.53	15.98	16.71	17.24	19.88	23.40	24.41	26.06	27.25
16.0	15.69	16.14	16.88	17.42	20.09	23.64	24.66	26.33	27.53
16.5	15.85	16.30	17.05	17.59	20.29	23.88	24.90	26.58	27.79
17.0	15.99	16.45	17.21	17.76	20.48	24.10	25.13	26.82	28.04
17.5	16.14	16.60	17.36	17.92	20.67	24.31	25.35	27.06	28.28
18.0	16.27	16.74	17.51	18.07	20.84	24.51	25.56	27.28	28.51

说明:此表适用于2~18岁儿童测量立位身高,并以身高计算 BMI。

表 2-18 2~18 岁女童 BMI 百分位数值表

年龄/	百分位/（kg·m⁻²）								
岁	3	5	10	15	50	85	90	95	97
2.0	13.91	14.14	14.50	14.76	15.95	17.32	17.68	18.23	18.61
2.5	13.64	13.87	14.22	14.48	15.64	16.99	17.34	17.89	18.27
3.0	13.45	13.67	14.02	14.27	15.42	16.76	17.11	17.65	18.03
3.5	13.31	13.53	13.88	14.12	15.27	16.61	16.97	17.52	17.90
4.0	13.17	13.39	13.74	13.99	15.15	16.53	16.89	17.46	17.84
4.5	13.04	13.27	13.62	13.88	15.06	16.48	16.85	17.44	17.84
5.0	12.92	13.15	13.52	13.78	14.99	16.45	16.84	17.45	17.88
5.5	12.84	13.07	13.44	13.71	14.96	16.48	16.88	17.52	17.96
6.0	12.77	13.01	13.39	13.67	14.96	16.53	16.96	17.63	18.09
6.5	12.72	12.96	13.35	13.63	14.97	16.61	17.05	17.76	18.25
7.0	12.68	12.93	13.34	13.63	15.02	16.73	17.19	17.94	18.45
7.5	12.67	12.93	13.35	13.65	15.10	16.89	17.38	18.17	18.72
8.0	12.69	12.96	13.40	13.71	15.21	17.10	17.62	18.46	19.05
8.5	12.75	13.02	13.48	13.80	15.37	17.37	17.92	18.81	19.43
9.0	12.83	13.12	13.59	13.93	15.57	17.68	18.26	19.21	19.88
9.5	12.96	13.26	13.75	14.10	15.82	18.03	18.65	19.66	20.37
10.0	13.12	13.43	13.93	14.30	16.09	18.42	19.08	20.15	20.91
10.5	13.31	13.63	14.15	14.53	16.40	18.84	19.53	20.66	21.47
11.0	13.53	13.86	14.40	14.80	16.74	19.29	20.01	21.19	22.04
11.5	13.77	14.11	14.67	15.08	17.09	19.74	20.49	21.73	22.61
12.0	14.02	14.38	14.96	15.37	17.45	20.19	20.97	22.25	23.18
12.5	14.29	14.65	15.24	15.67	17.80	20.63	21.44	22.76	23.72
13.0	14.54	14.91	15.52	15.96	18.15	21.05	21.88	23.25	24.23
13.5	14.80	15.17	15.79	16.24	18.48	21.45	22.30	23.69	24.70
14.0	15.03	15.42	16.05	16.51	18.78	21.81	22.68	24.10	25.13
14.5	15.25	15.64	16.28	16.75	19.06	22.14	23.02	24.47	25.52
15.0	15.44	15.84	16.49	16.96	19.31	22.43	23.32	24.79	25.85
15.5	15.62	16.02	16.68	17.16	19.53	22.68	23.59	25.07	26.15
16.0	15.77	16.18	16.84	17.33	19.72	22.90	23.82	25.32	26.40
16.5	15.91	16.32	16.99	17.48	19.89	23.10	24.02	25.53	26.62
17.0	16.04	16.45	17.12	17.61	20.04	23.27	24.20	25.72	26.82
17.5	16.15	16.57	17.25	17.74	20.18	23.43	24.37	25.90	27.00
18.0	16.26	16.68	17.36	17.86	20.32	23.59	24.52	26.06	27.17

说明：此表适用于 2~18 岁儿童测量立位身高，并以身高计算 BMI。

表2-19 0~3岁儿童身长别体重参照值（45~110cm）

身长/cm	体重/kg（男）		体重/kg（女）		身长/cm	体重/kg（男）		体重/kg（女）	
	$\bar{x}$	SD	$\bar{x}$	SD		$\bar{x}$	SD	$\bar{x}$	SD
45	2.20	0.21	2.33	0.23	78	10.31	0.85	9.95	0.80
46	2.41	0.23	2.52	0.25	79	10.51	0.87	10.15	0.81
47	2.63	0.25	2.71	0.27	80	10.71	0.88	10.34	0.82
48	2.84	0.27	2.91	0.28	81	10.91	0.89	10.54	0.84
49	3.04	0.29	3.09	0.30	82	11.12	0.90	10.74	0.85
50	3.25	0.31	3.29	0.32	83	11.32	0.91	10.95	0.86
51	3.47	0.33	3.51	0.34	84	11.53	0.92	11.16	0.88
52	3.71	0.35	3.75	0.36	85	11.75	0.94	11.37	0.89
53	3.97	0.37	4.01	0.38	86	11.96	0.95	11.58	0.91
54	4.25	0.40	4.27	0.40	87	12.17	0.96	11.80	0.92
55	4.54	0.43	4.54	0.42	88	12.39	0.97	12.03	0.94
56	4.85	0.45	4.81	0.44	89	12.61	0.98	12.26	0.96
57	5.15	0.48	5.09	0.47	90	12.83	0.99	12.50	0.97
58	5.46	0.51	5.37	0.49	91	13.06	1.01	12.74	0.99
59	5.76	0.53	5.65	0.51	92	13.28	1.02	12.98	1.01
60	6.06	0.56	5.93	0.53	93	13.51	1.03	13.24	1.03
61	6.36	0.58	6.21	0.55	94	13.75	1.05	13.49	1.05
62	6.66	0.61	6.49	0.57	95	13.98	1.06	13.75	1.07
63	6.94	0.63	6.75	0.59	96	14.23	1.08	14.02	1.09
64	7.22	0.65	7.01	0.60	97	14.48	1.09	14.28	1.11
65	7.49	0.67	7.26	0.62	98	14.74	1.11	14.55	1.14
66	7.74	0.69	7.51	0.64	99	15.00	1.13	14.82	1.16
67	7.99	0.71	7.74	0.65	100	15.27	1.15	15.09	1.19
68	8.23	0.72	7.97	0.67	101	15.55	1.17	15.37	1.21
69	8.46	0.74	8.19	0.68	102	15.83	1.20	15.64	1.24
70	8.69	0.75	8.41	0.70	103	16.12	1.22	15.92	1.27
71	8.91	0.77	8.61	0.71	104	16.41	1.25	16.20	1.30
72	9.12	0.78	8.82	0.73	105	16.71	1.29	16.48	1.34
73	9.32	0.79	9.01	0.74	106	17.01	1.32	16.77	1.37
74	9.52	0.81	9.20	0.75	107	17.32	1.36	17.06	1.41
75	9.72	0.82	9.39	0.76	108	17.63	1.39	17.36	1.44
76	9.91	0.83	9.58	0.78	109	17.95	1.44	17.66	1.48
77	10.11	0.84	9.76	0.79	110	18.27	1.48	17.96	1.52

说明:此表适用于0~36个月儿童测量卧位身长。

表 2-20　儿童身高别体重参照值（85～145cm）

身高/cm	体重/kg（男）		体重/kg（女）		身高/cm	体重/kg（男）		体重/kg（女）	
	$\bar{x}$	SD	$\bar{x}$	SD		$\bar{x}$	SD	$\bar{x}$	SD
85	11.89	0.94	11.52	0.90	116	20.66	1.87	20.20	1.86
86	12.11	0.96	11.74	0.92	117	21.05	1.95	20.56	1.92
87	12.33	0.97	11.96	0.93	118	21.45	2.03	20.94	1.98
88	12.54	0.98	12.19	0.95	119	21.87	2.11	21.32	2.04
89	12.77	0.99	12.42	0.97	120	22.30	2.20	21.71	2.11
90	12.99	1.00	12.66	0.99	121	22.74	2.30	22.11	2.18
91	13.21	1.02	12.91	1.00	122	23.19	2.40	22.52	2.25
92	13.44	1.03	13.16	1.02	123	23.66	2.50	22.94	2.32
93	13.67	1.04	13.41	1.04	124	24.14	2.62	23.36	2.40
94	13.91	1.06	13.67	1.06	125	24.64	2.74	23.79	2.48
95	14.15	1.07	13.94	1.08	126	25.15	2.86	24.24	2.56
96	14.40	1.09	14.20	1.11	127	25.68	2.99	24.69	2.65
97	14.66	1.10	14.47	1.13	128	26.22	3.13	25.15	2.74
98	14.92	1.12	14.74	1.15	129	26.78	3.27	25.62	2.84
99	15.19	1.14	15.01	1.18	130	27.35	3.41	26.10	2.94
100	15.46	1.17	15.28	1.21	131	27.94	3.56	26.60	3.04
101	15.75	1.19	15.56	1.23	132	28.55	3.71	27.11	3.15
102	16.03	1.22	15.83	1.26	133	29.17	3.86	27.64	3.27
103	16.33	1.24	16.11	1.29	134	29.80	4.01	28.19	3.39
104	16.62	1.28	16.39	1.33	135	30.44	4.16	28.75	3.51
105	16.92	1.31	16.68	1.36	136	31.09	4.32	29.33	3.64
106	17.23	1.34	16.97	1.40	137	31.76	4.47	29.93	3.78
107	17.54	1.38	17.27	1.43	138	32.44	4.63	30.55	3.91
108	17.85	1.42	17.56	1.47	139	33.12	4.78	31.18	4.05
109	18.18	1.47	17.87	1.51	140	33.82	4.94	31.83	4.19
110	18.50	1.51	18.18	1.55	141	34.53	5.09	32.49	4.32
111	18.84	1.56	18.50	1.60	142	35.25	5.25	33.17	4.46
112	19.19	1.62	18.82	1.64	143	35.98	5.40	33.87	4.60
113	19.54	1.68	19.15	1.69	144	36.72	5.56	34.58	4.74
114	19.90	1.74	19.50	1.75	145	37.47	5.71	35.30	4.88
115	20.28	1.80	19.84	1.80					

表 2-21　中国 0～18 岁男童体格生长指标的参照值

年龄	体重/kg		身高/cm		坐高/cm		胸围/cm		头围/cm	
	$\bar{x}$	SD	$\bar{x}$	SD	$\bar{x}$	SD	$\bar{x}$	SD	$\bar{x}$	SD
出生	3.32	0.40	49.7	1.8	33.5	1.6	32.9	1.5	34.5	1.2
1 个月	4.51	0.54	54.1	2.1	36.3	1.7	36.0	1.7	36.9	1.2
2 个月	5.68	0.67	58.0	2.2	38.9	1.8	38.7	1.9	38.9	1.3
3 个月	6.70	0.77	61.3	2.3	40.9	1.8	40.7	2.0	40.5	1.3
4 个月	7.45	0.85	63.9	2.3	42.3	1.8	42.0	2.0	41.7	1.3
5 个月	8.00	0.90	66.0	2.3	43.4	1.9	42.8	2.0	42.7	1.3
6 个月	8.41	0.94	67.7	2.4	44.2	1.9	43.4	2.0	43.6	1.3
8 个月	9.05	1.01	70.5	2.5	45.6	1.9	44.4	2.0	44.8	1.3
10 个月	9.58	1.06	73.3	2.6	46.9	2.0	45.3	2.0	45.7	1.3
12 个月	10.05	1.11	75.8	2.7	48.0	2.1	46.0	2.0	46.4	1.3
15 个月	10.68	1.18	79.1	2.9	49.5	2.1	46.9	2.0	47.0	1.3
18 个月	11.29	1.24	82.0	3.1	50.8	2.2	47.7	2.0	47.6	1.3
21 个月	11.93	1.31	84.9	3.3	52.1	2.2	48.4	2.0	48.0	1.3
2 岁	12.54	1.38	87.8	3.5	53.5	2.3	49.0	2.1	48.4	1.3
2.5 岁	13.64	1.50	92.6	3.8	55.8	2.3	50.1	2.1	49.1	1.3
3 岁	14.65	1.62	96.8	3.8	57.5	2.3	51.0	2.2	49.6	1.3
3.5 岁	15.63	1.75	100.6	3.9	58.5	2.3	51.9	2.3	49.9	1.3
4 岁	16.64	1.88	104.1	4.0	59.9	2.3	52.8	2.3	50.3	1.3
4.5 岁	17.75	2.06	107.7	4.2	61.4	2.3	53.7	2.5	50.6	1.3
5 岁	18.98	2.28	111.3	4.3	62.9	2.4	54.8	2.6	51.0	1.3
5.5 岁	20.18	2.53	114.7	4.5	64.4	2.4	55.8	2.8	51.3	1.3
6 岁	21.26	2.79	117.7	4.7	65.6	2.5	56.7	3.0	51.5	1.3
7 岁	24.06	3.57	124.0	5.1	68.1	2.7				
8 岁	27.33	4.61	130.0	5.5	70.5	2.9				
9 岁	30.46	5.62	135.4	5.8	72.7	3.2				
10 岁	33.74	6.59	140.2	6.2	74.7	3.4				
11 岁	37.69	7.60	145.3	6.7	76.8	3.6				
12 岁	42.49	8.73	151.9	7.4	79.9	3.9				
13 岁	48.08	9.83	159.5	7.8	83.8	4.1				
14 岁	53.37	10.29	165.9	7.2	87.5	4.0				
15 岁	57.08	10.08	169.9	6.5	90.0	3.7				
16 岁	59.35	9.70	171.6	6.2	91.5	3.5				
17 岁	60.68	9.41	172.3	6.1	92.3	3.4				
18 岁	61.40	9.23	172.7	6.0	92.6	3.4				

注:①体重单位为千克,身高等长度的单位为厘米。②身高.3 岁之前为身长,3 岁以后为身高。坐高.3 岁之前为顶臀长,
3 岁以后为坐高。

表 2-22　中国 0~18 岁女童体格生长指标的参照值

年龄	体重/kg		身高/cm		坐高/cm		胸围/cm		头围/cm	
	$\bar{x}$	SD	$\bar{x}$	SD	$\bar{x}$	SD	$\bar{x}$	SD	$\bar{x}$	SD
出生	3.21	0.39	49.0	1.7	33.2	1.6	32.6	1.5	34.0	1.2
1 个月	4.20	0.50	53.0	2.0	35.7	1.7	35.3	1.7	36.2	1.2
2 个月	5.21	0.60	56.7	2.2	38.0	1.8	37.7	1.8	38.0	1.2
3 个月	6.13	0.70	59.9	2.2	39.9	1.8	39.5	1.9	39.5	1.2
4 个月	6.83	0.77	62.4	2.2	41.3	1.8	40.8	1.9	40.7	1.2
5 个月	7.36	0.82	64.5	2.2	42.3	1.8	41.7	1.9	41.6	1.2
6 个月	7.77	0.85	66.1	2.3	43.2	1.8	42.3	2.0	42.4	1.3
8 个月	8.41	0.92	68.9	2.5	44.6	1.9	43.3	1.9	43.6	1.3
10 个月	8.94	0.97	71.7	2.6	45.8	1.9	44.2	1.9	44.5	1.3
12 个月	9.40	1.02	74.3	2.7	46.9	2.0	44.9	1.9	45.1	1.3
15 个月	10.02	1.08	77.8	2.9	48.5	2.0	45.8	2.0	45.8	1.3
18 个月	10.65	1.15	80.8	3.0	49.9	2.1	46.5	2.0	46.4	1.3
21 个月	11.30	1.22	83.7	3.2	51.3	2.2	47.2	2.0	46.9	1.3
2 岁	11.92	1.30	86.5	3.5	52.7	2.2	47.9	2.0	47.3	1.3
2.5 岁	13.05	1.45	91.4	3.7	55.0	2.3	49.0	2.1	48.0	1.3
3 岁	14.13	1.59	95.6	3.8	56.6	2.3	49.9	2.2	48.5	1.3
3.5 岁	15.16	1.72	99.4	3.8	57.6	2.3	50.7	2.2	49.0	1.3
4 岁	16.17	1.87	103.1	3.9	59.1	2.3	51.5	2.3	49.4	1.3
4.5 岁	17.22	2.03	106.7	4.1	60.6	2.3	52.3	2.4	49.7	1.3
5 岁	18.26	2.22	110.2	4.3	62.1	2.3	53.1	2.6	50.0	1.3
5.5 岁	19.33	2.43	113.5	4.4	63.5	2.4	54.0	2.7	50.3	1.3
6 岁	20.37	2.65	116.6	4.6	64.8	2.5	54.8	2.9	50.5	1.3
7 岁	22.64	3.19	122.5	5.0	67.2	2.7				
8 岁	25.25	3.87	128.5	5.4	69.6	2.9				
9 岁	28.19	4.72	134.1	5.8	71.9	3.1				
10 岁	31.76	5.82	140.1	6.3	74.6	3.3				
11 岁	36.10	6.94	146.6	6.6	77.8	3.5				
12 岁	40.77	7.64	152.4	6.5	81.0	3.5				
13 岁	44.79	7.70	156.3	6.0	83.5	3.3				
14 岁	47.83	7.40	158.6	5.7	85.1	3.2				
15 岁	49.82	7.08	159.8	5.5	86.0	3.1				
16 岁	50.81	6.88	160.1	5.4	86.4	3.0				
17 岁	51.20	6.80	160.3	5.4	86.7	3.0				
18 岁	51.41	6.75	160.6	5.4	86.9	3.0				

表2-23 0~24个月婴幼儿体重生长速度参照值（WHO）

单位：g

月龄/月	男									女								
	$\bar{x}$	SD	百分位数							$\bar{x}$	SD	百分位数						
			3rd	15th	25th	50th	75th	85th	97th			3rd	15th	25th	50th	75th	85th	97th
0~1	1 423	314	369	681	805	1 023	1 229	1 336	1 575	1 279	275	388	602	697	879	1 068	1 171	1 418
1~2	1 596	308	648	886	992	1 196	1 408	1 524	1 803	1 411	274	519	734	829	1 011	1 198	1 301	1 545
2~3	1 215	238	397	577	658	815	980	1 071	1 290	1 118	221	321	494	571	718	869	952	1 150
3~4	1 017	213	241	403	476	617	764	845	1 041	985	207	214	376	448	585	726	804	990
4~5	922	210	150	311	383	522	666	746	937	889	202	130	286	355	489	627	703	885
5~6	822	204	61	217	287	422	563	640	826	801	197	52	203	271	401	537	611	790
6~8	1 273	285	182	390	486	673	871	982	1 252	1 251	279	175	377	469	651	846	955	1 223
8~10	1 144	282	60	266	360	544	739	848	1 115	1 117	276	40	243	336	517	708	814	1 073
10~12	1 078	293	-28	187	286	478	681	795	1 070	1 058	280	-31	179	274	458	652	759	1 018
12~15	1 291	361	16	283	404	641	891	1 029	1 364	1 442	347	30	294	413	642	880	1 012	1 328
15~18	1 252	364	-36	238	362	602	852	991	1 324	1 429	360	-4	269	392	629	877	1 014	1 344
18~21	1 236	363	-47	224	347	586	836	975	1 308	1 409	372	-30	241	366	609	867	1 011	1 361
21~24	1 207	357	-61	202	322	557	804	941	1 274	1 371	377	-63	202	326	571	834	984	1 351

表 2-24　0～24 个月婴幼儿身长生长速度参照值（WHO）

单位：cm

月龄/月	男									女								
	$\bar{x}$	SD	百分位数							$\bar{x}$	SD	百分位数						
			3rd	15th	25th	50th	75th	85th	97th			3rd	15th	25th	50th	75th	85th	97th
0~2	8.5	1.1	6.4	7.3	7.7	8.5	9.3	9.7	10.6	7.9	1.1	5.8	6.7	7.1	7.9	8.7	9.1	10.0
2~4	5.6	1.0	3.8	4.6	4.9	5.6	6.2	6.6	7.4	5.2	0.9	3.4	4.2	4.5	5.2	5.8	6.1	6.9
4~6	3.7	0.9	2.0	2.8	3.1	3.7	4.3	4.7	5.4	3.6	0.9	2.0	2.7	3.0	3.6	4.2	4.5	5.2
6~8	3.0	0.8	1.4	2.1	2.4	3.0	3.5	3.8	4.6	3.0	0.8	1.4	2.1	2.4	3.0	3.6	3.9	4.6
8~10	2.7	0.8	1.2	1.8	2.1	2.7	3.2	3.5	4.3	2.7	0.8	1.2	1.9	2.2	2.7	3.3	3.6	4.3
10~12	2.5	0.8	1.0	1.7	1.9	2.5	3.0	3.3	4.0	2.5	0.8	1.1	1.7	2.0	2.5	3.1	3.3	4.0
12~15	3.4	0.9	1.8	2.5	2.8	3.4	4.0	4.4	5.2	3.5	0.9	1.8	2.6	2.9	3.5	4.1	4.4	5.2
15~18	3.1	0.9	1.4	2.1	2.5	3.1	3.7	4.0	4.8	3.2	0.9	1.6	2.3	2.6	3.2	3.8	4.2	5.0
18~21	2.9	0.9	1.2	1.9	2.2	2.9	3.5	3.8	4.6	2.9	0.9	1.3	2.0	2.3	2.9	3.6	3.9	4.7
21~24	2.6	0.9	1.0	1.7	2.0	2.6	3.3	3.6	4.4	2.7	0.9	1.1	1.8	2.1	2.7	3.3	3.6	4.4

表 2-25　0～24 个月婴幼儿头围生长速度参照值（WHO）

单位：cm

月龄/月	男									女								
	$\bar{x}$	SD	百分位数							$\bar{x}$	SD	百分位数						
			3rd	15th	25th	50th	75th	85th	97th			3rd	15th	25th	50th	75th	85th	97th
0~2	4.7	0.8	3.3	3.9	4.2	4.7	5.2	5.5	6.1	4.4	0.7	3.1	3.6	3.9	4.4	4.8	5.1	5.7
2~4	2.5	0.4	1.8	2.1	2.2	2.5	2.8	3.0	3.3	2.3	0.4	1.6	1.9	2.1	2.3	2.6	2.8	3.2
4~6	1.7	0.4	1.1	1.4	1.5	1.7	2.0	2.1	2.4	1.7	0.4	1.0	1.3	1.4	1.7	1.9	2.0	2.4
6~8	1.2	0.3	0.6	0.9	1.0	1.2	1.4	1.5	1.8	1.2	0.3	0.6	0.8	1.0	1.2	1.4	1.5	1.8
8~10	0.9	0.3	0.3	0.6	0.7	0.9	1.1	1.2	1.5	0.8	0.3	0.3	0.5	0.6	0.8	1.1	1.2	1.4
10~12	0.7	0.3	0.1	0.4	0.5	0.7	0.9	1.0	1.2	0.7	0.3	0.1	0.4	0.5	0.7	0.9	1.0	1.2

五、生长监测与生长曲线图的应用

对某一体格测量指标在某个时点上的单次测量可评估儿童的现实生长水平,但在一段时间内的两次或更多次的测量能发现生长速度的变化。因此,对生长发育中的儿童定期进行连续性的生长评价即生长监测(growth monitoring)是评估儿童营养状况、早期发现疾病的重要手段,也是评估治疗和干预效果的重要依据。其中标准化生长曲线图是生长监测与评价中最有用的工具。

1. 生长监测的指标 常规指标是体重、身高/身长和头围(3 岁以下)。

2. 生长监测的频率 常规监测频率:建议 6 个月以内的婴儿每月 1 次,6~12 月每 2 个月 1 次,1~2 岁每3 个月 1 次,3~6 岁每半年 1 次,6 岁以上每年 1 次。对于生长异常、营养不良及患病儿童应适当增加监测频率。

3. 生长曲线图的应用 标准化生长曲线图(standardized growth curves)是将不同年龄的生长参照值按百分位法或标准差单位的等级绘成曲线图,它既能显示正常儿童的生长规律,又标明了正常的变动范围,并且使用简便、直观,医生及保健人员通过目测就能直观、快速地了解儿童的生长水平,通过连续几次的测量还可以直接观察到生长的趋势和变化情况,及时发现生长偏离的现象。同时通过教会家长使用,使他们对自己孩子的生长情况能有所了解,有利于提高他们的科学育儿水平和自我监测营养和健康状况的能力。

生长曲线图的种类可根据不同工作需要、工作条件及使用人群进行绘制和选择。对 3 岁(或 2 岁)以下婴幼儿的生长监测应将年龄的体重、年龄的身长和年龄的头围作为常规监测指标;2~18 岁儿童的常规监测指标为年龄的身高、年龄的体重。对营养不良和超重肥胖的监测和筛查,7 岁以下儿童仍可采用"身长别体重"或"身高别体重"这一指标;但在临床及儿童青少年保健工作中建议积极采用 2~18 岁的 BMI 生长曲线进行超重肥胖风险的监测。

正确使用生长曲线图的前提是要对使用者事先进行培训,学会正确地画点、描记以及结果的解释。最好同时记录测量值,一旦发现误差,可以纠正。具体方法是把一个孩子的测量数据记录在一个简单的曲线图上,如果描记的点落在曲线的范围之外,需要查找原因;将不同时期的测量数据描记在同一个曲线图上,将几次描记的点连接起来,就是该儿童自身的生长曲线。如果几次测量描记的点连接起来的曲线沿着一条等级线逐渐

向上,就说明生长速度正常;如果变平或下降,或快速上升都应积极查找原因,以便及时发现问题并给予纠正。

六、评价结果的解释

体格测量的数据是客观的,但对测量结果的解释群体和个体是不同的。

1. 群体评价 对一个人群或亚人群的测量数据进行统计分析,具有重要的公共卫生意义。评价结果"不良"则提示该人群可能存在某些健康和营养问题。

2. 个体评价 由于生长存在明显的个体差异,因此生长参照标准的中位数(均值)或 P_{50} 不是每个儿童应达到的"目标"。需要强调的是:在临床实践中,人体测量值的评价是一种筛查工具,用以发现健康或营养状况不佳的高危儿童,而不能简单、片面地将测量结果的异常直接贴上"营养不良"或"生长异常"的标签。应结合临床表现、相关体格检查、实验室结果及遗传因素等综合评判。必要时还应采用动态观察数字而不宜仅用一次性检查结果下结论。将生长水平、生长速度和匀称度结合起来进行评价才能得出较准确的结论。

总之,对儿童的生长做出正确的评价,取决于准确的测量数据、适宜的评价标准、正确的评价方法及合理的结果分析。

(李辉)

参考文献

[1] World Health Organization. WHO Expert Committee on Physical Status:The Use and Interpretation of Anthropometry. Geneva:World Health Organization,1995.

[2] ROCHE AF,SUN SS. Human growth:Assessment and Interpretation. Cambridge,UK:Cambridge University Press,2003.

[3] 中华人民共和国卫生部妇幼保健与社区卫生司,首都儿科研究所,九市儿童体格发育调查研究协作组. 中国儿童生长标准与生长曲线. 上海:第二军医大学出版社,2009.

[4] 李辉. 中国 0~18 岁儿童青少年生长图表. 上海:第二军医大学出版社,2009.

[5] 李辉,季成叶,宗心南,等. 中国 0~18 岁儿童青少年身高、体重的标准化生长曲线. 中华儿科杂志,2009,47:487-492.

[6] 李辉,季成叶,宗心南,等. 中国 0~18 岁儿童青少年体块指数的标准化生长曲线. 中华儿科杂志,2009,47:493-498.

[7] 首都儿科研究所,九市儿童体格发育调查协作组. 中国不同出生胎龄新生儿出生体重、身长和头围的生长参照标准及曲线. 中华儿科杂志,2020,58(9):738-746.

[8] 中华人民共和国卫生部妇幼保健与社区卫生司,九市儿童体格发育调查研究协作组,首都儿科研究所. 2005年中国九市7岁以下儿童体格发育调查研究. 北京:人民卫生出版社,2008.

[9] 中国学生体质与健康研究组. 2005年中国学生体质与健康调研报告. 北京:高等教育出版社,2007.

[10] WHO Multicentre Growth Reference Study Group. WHO Child Growth Standards: Growth Velocity Based on Weight, Length and Head Circumference: Methods and Development. Geneva: World Health Organization, 2009.

第3节 中枢神经系统的发育

一、大脑解剖的生理特点

胎儿的中枢神经系统是由胚胎时期的神经管发育而成。它的整个发育过程是不均衡的,首先发育的是体节(somite),相当晚的是前脑泡。前脑泡再进一步发育就成了大脑两半球。

小儿脑实质的生长很快。新生儿脑的平均重量为390g,相当于体重的1/9~1/8,到6个月时即达700g左右,1岁时达900g左右,成人的脑重约为1 500g,是新生儿大脑重量的4倍,相当于体重的1/40~1/38。

大脑皮质的形成从胎儿第8周开始,16周后皮质外板发展迅速,内板则较慢,因此,就在大脑表面形成了沟和回。胎儿6~7个月时,大脑上的沟和回已经很明显,到出生时已基本具备了成人所有的沟和回,但比成人者浅,灰质层也较成人者薄。

皮质细胞的分化从胎儿第5个月开始,逐渐形成分层结构。皮质细胞的增生、长大和分化在胎儿末期和新生儿初期达最高潮,以后逐渐减弱。3岁时,皮质细胞已大致分化完成,8岁时已与成人者无大区别。一些研究工作证明,小儿出生后,皮质细胞的数目不再增加,以后的变化主要是细胞功能的日渐成熟与复杂化。

神经传导系统的发展是从胎儿第7个月开始的,神经纤维逐渐从白质深入到皮质,但到出生时为数还很少,以后则迅速增加。这些纤维到2岁时不但有水平方向的,而且有斜线的和切线的,因此,神经细胞之间的联系也就复杂起来。

神经纤维外层髓鞘的形成表明了传导通路和神经纤维形态学的成熟程度。其形成早晚在中枢神经系统各部亦有所不同:脊髓神经是在胎儿4个月时开始,以后渐次为感觉神经(生后2~3个月)及运动神经,锥体通路是在生后5个月至4岁时形成,皮质则更晚。在婴幼儿时期,由于神经髓鞘的形成不全,当外界刺激作用于神经而传于大脑时,因无髓鞘的隔离,兴奋即可传于邻近的纤维,在大脑皮质内就不能形成一个明确的兴奋灶。同时,刺激传导在无髓鞘的神经也比较慢,这就说明了为什么小儿对外来刺激的反应较慢而且易于泛化。

新生儿的皮质下系统,如丘脑、苍白球在功能上是比较成熟的,一些运动功能的发育与之有关。延髓有呼吸、循环、吮吸、吞咽等维持生命的各重要中枢,在出生时已基本发育成熟。脊髓在出生时已具备功能,脊髓的成长和运动功能的发育是平行的,其重量出生时为2~6g,到成人期可增至4~5倍[1]。

脑组织的生化特点:研究工作证明,小儿大脑的生化成分在1.5岁以后才和成人的相同。小儿大脑特别富含蛋白质,而类脂质、磷脂和脑苷脂的含量较少。蛋白质占婴儿脑组织的46%,成人为27%;类脂质在婴儿为33%,成人为66.5%。血脑屏障在小儿的不同时期所起的作用不同,酮体在生长时期和脑的代谢中也起着非常重要的作用。

营养成分的缺乏无论对成熟脑还是对生长时期脑的影响都很大,完全断氧几分钟即可给大脑造成不可逆的损伤。生长时期脑对氧的需要量更大。在基础代谢状态下,儿童脑的耗氧量为全身耗氧量的40%,而成人则为20%。生长时期脑对营养不足尤为敏感,不仅影响大脑功能,而且也会影响到大脑的重量和形态。有人发现,宫内营养不足时对神经元的生长影响较大,出生后则对胶质细胞、髓鞘和树突等的生长影响较大。

二、小儿大脑皮质的生理活动

小儿大脑皮质的生理活动以形态发育为基础。皮质的复杂功能是靠机体与外界经常的相互作用、相互影响而获得的。

小儿一出生即带有某些先天性反射活动,如食物性反射(吮吸、吞咽等)、防御性反射(对头痛、寒冷、强光的反应等)。以后,随着大脑及各感觉器官的发育,在这些先天性反射的基础上,就产生了各式各样的后天性反射,即条件反射。由于条件反射的形成,使小儿能更快地熟悉并适应环境。

一些作者的研究证明,小儿在9~14天时即出现第一个天然性条件反射。生后母乳喂养的小儿,自9~14天开始,每当母亲抱起他时,还没有把乳头放入他的口中,他就出现吮吸动作。这是因为每次母亲抱起小儿时所产生的皮肤触觉、关节内感觉、三半规管平衡觉等这一复杂的刺激组合与紧接而来的食物性强化相结合而产生的。这一研究结果说明,小儿出生后9~14天,大脑皮质已经有了接通功能,但因为新生儿大脑的发育还不成熟,所以所能形成的条件反射数量少,速度也慢。

从生后2个月起,小儿即可形成视觉、触觉、听觉、嗅觉等条件反射,但不十分稳固。自3~4个月开始,小儿不但能形成兴奋性条件反射,而且已可形成抑制性条件反射,这意味着小儿大脑皮质鉴别功能的开始。随着年龄的增长,2岁以后的小儿不但可以用第一信号系统形成条件反射,而且也可以利用第二信号系统形成条件反射了[2]。

条件反射形成的快慢及稳定性,因小儿的年龄、健康情况及个体神经特性而有所不同。

新生儿大脑皮质的兴奋性低,神经活动过程弱,外界刺激对他来说都是过强的,因此他非常易于疲劳,致使皮质兴奋性更为低下而进入睡眠状态。所以在新生儿期,除了吃奶以外,几乎所有的时间都在睡眠。以后随着大脑皮质的发育,小儿的睡眠时间逐渐缩短,而且因为白天外界刺激多,在小儿生活中也就分出了白天和夜晚。

睡眠状态是大脑皮质的一个弥漫性抑制过程,它可以使皮质得到休息而恢复其功能。睡眠时间的长短因年龄而不同。一昼夜所需的睡眠时间,新生儿为18~20小时,2~3个月为16~18小时,5~9个月为15~16小时,1岁为14~15小时,2~3岁为12~13小时,4~6岁为11~12小时,7~13岁为9~10小时[3]。

小儿的神经活动过程是很不稳定的,兴奋与抑制在皮质很易扩散,神经活动的强度和集中都较弱,所以乳婴的运动常是不规律的、全身性的。

新生儿及婴幼儿皮质下中枢的兴奋性较高,又因皮质发育尚未成熟,对皮质下中枢不能给予控制,所以它的兴奋或抑制过程很易扩散,这就可以解释为什么当婴儿遇到强烈的刺激时容易发生惊厥。

三、脑功能发育

1. **大脑** 大脑皮质各部分具有独特的功能。额叶功能与小儿的躯体运动、语音、语言、执行功能及高级思维活动有关。颞叶功能与听觉、语言、记忆有关。枕叶功能与视觉、眼和头等部位的运动有关。顶叶功能与躯体感觉,肢体精细运动、语言、计算功能有关。

大脑皮质和皮质下结构共同组成边缘系统。皮质结构包括海马、齿状回、扣带回、脑岛和额叶眶后部,与躯体功能的控制、情绪、动机、学习记忆、睡眠等有关。新生儿皮质下中枢如丘脑、苍白球发育较成熟,小儿随年龄增长,大脑皮质逐渐发育成熟,出现对皮质下中枢的抑制作用。

2. **脑干** 脑干自下而上包括延髓、脑桥、中脑和间脑。脑干连接第3~12对脑神经。脑干网状结构与选择性注意、意识、呕吐、觉醒、睡眠周期、调节肌张力、心率、血压和血管收缩有关。延髓好似调节呼吸循环的生命中枢,脑桥是整合身体左右运动的重要部位,中脑有视觉和听觉反射中枢,间脑中的丘脑好似皮质下的感觉中枢,丘脑下部调节情绪活动。

3. **小脑** 小脑主要调节躯体运动,并与前庭核、脑干网状结构等功能密切相关,共同调节本体感觉、反射活动,并维持身体平衡和协调动作。小脑发育大约在6岁时可达到成人水平[4,5]。

4. **脑的可塑性** 生命早期脑的可塑性最大,代偿能力也最强。脑的可塑性是指环境或经验可以塑造或改变脑功能。因此,许多研究表明丰富的环境刺激可以促进小儿脑功能的发展,特别是早期小儿某一能力发展的敏感期,大脑需要适当的刺激输入,例如在语言发育敏感期,如果没有环境中的语言输入和学习,小儿的语言就可能迟缓。同样,在小儿出生几年内,正是视觉发育的敏感期,如无环境的视觉刺激输入,视皮质发育不良可致永久性立体视觉损害[6]。

可塑性还体现在对一些脑早期损伤的小儿,经过早期干预和康复,可使受损的神经系统损害区域得到部分代偿,脑功能得到良好的改善。但可塑性受年龄、大脑功能区和受损程度等因素影响。

四、髓鞘的发育

神经纤维的髓鞘化指有绝缘作用的脂肪鞘(称为髓鞘)包裹神经纤维的过程。髓鞘化保证了神经传导的效率,加快了传导速度,是神经系统发育成熟的一个标志。婴儿时期,由于神经纤维髓鞘化不全,兴奋传导易波及邻近神经,引起兴奋泛化现象。多数神经纤维髓鞘化自胎儿或婴儿期可持续至10岁。1.5岁时脑灰质基本完成髓鞘化,2岁时脑白质神经纤维基本髓鞘化,4岁时脊神经完全髓鞘化,6岁末所有皮质传导通路纤维均已髓鞘化,但与高级智力活动有关的前额叶神经纤维髓鞘化过程可持续至 20 岁[7]。

(金星明)

参考文献

[1] 吴圣楣,陈惠金,朱建幸. 新生儿医学. 上海:上海科学技术出版社,2006.

[2] ACCARDOOP J. Neurodelopmenta Diagnosis and Treatment. 3rd Edition. Baltimose:Brokes. 2008.

[3] 沈晓明. 儿童睡眠与睡眠障碍. 北京:人民卫生出版社,2002.

[4] 毛萌,江帆. 儿童保健学. 4 版. 北京:人民卫生出版社,2020.

[5] SOKOLOV AA, MIALL RC, IVRY RB. The Cerebellum:Adaptive Prediction for Movement and Cognition. Trends in Cognitive Sciences,2017,21(5):313-332.

[6] 刘湘云,陈荣华,赵正言. 儿童保健学. 5 版. 南京:江苏科技出版社,2017.

[7] BATSHAW ML, PELLEGRINOL, ROIGEN NJ. Children with Disability. 6th Edition. Balimore:Broores,2007.

第 4 节 心理社会发育

儿童的心理社会发育(psychosocial development)是以发育行为儿科学为基础。儿科医师需要了解儿童生长发育规律,儿科临床需要了解发育行为儿科学专业知识。研究证明,长期住院常使幼儿行为倒退;情绪紧张使糖尿病不易控制,细胞免疫下降而致病毒感染及癌症易感性增高;厌食、腹痛及呕吐都可能与焦虑有关。至于哮喘、溃疡病、高血压等心身疾病与情绪的关系,则是临床医生早已知悉的。

为使儿科诊疗水平进一步提高,临床工作者必须摆脱单纯生物医学观念的束缚,在工作中将儿童发育及行为因素纳入考虑之中。

一、儿童发育理论及其含义

儿童发育受遗传和环境的交互影响。《从神经元到人类繁衍》一书的问世[1],标志着发育儿科学者开始回答早期经验、环境和遗传之间的相互作用。正是这样的作用,才有了个体儿童发育的多样性(individual variability)和发育的可塑性(developmental plasticity)。儿童发育是一个动态变化的过程。

1. **遗传是一种生物现象** 儿童的气质、智力、个性的差异受到基因的调控。低级的发育能力受环境的制约少,受遗传影响大,越高级的发育能力受环境的影响越大。脑发育也是一种生物现象,包括脑细胞和髓鞘的发育、神经通路和突触联系的建立等,其发展的速度及大脑可塑性的调节决定了儿童发育的进程。

在遗传和环境的相互作用过程中,儿童在接受环境影响的同时,或改变着环境,或选择适合自己的环境(如以微笑吸引母亲,或对强光闭眼或啼哭)。从这个意义上来说,儿童在发育过程中是一个主动的个体。而儿童的发育水平和家庭养育方式都是随其月/年龄的增长而变化的,这种变化既是连续的,又是分阶段的,前一阶段是后一阶段出现的基础,后一阶段又是前一阶段的延伸,发育的各个阶段不能逾越也不能逆转。

2. **儿童发育过程中呈现出敏感/关键期的特点** 神经生物学家用术语经验-期待可塑性(experience-expectant plasticity)描述儿童在早期某些能力敏感期时,大脑期待和需要适当的刺激输入。例如,视觉在生命早期是发育的敏感期,视皮层需要适当的双眼视觉的输入,如果缺少这样的输入,就会造成立体感觉的永久损害,如斜视等。与此相反,经验-依赖(experience-dependence)则与敏感期无关,描述大脑功能和儿童技能发展取决于经验而获得,即使没有此经验,也不会导致儿童主要的发育损害。例如儿童无机会学习弹钢琴,就不会获得弹钢琴的技能,但不会导致儿童基本的适应问题[2]。

二、影响发育的环境因素

影响儿童发育的环境因素有宏观的,也有微观的。前者包括国家及地区经济发展水平及政策法规、文化传统等大环境,后者指家庭环境。在大环境中,教育、卫生、福利等设施及食品等物资供应可直接影响儿童的发育,另一些因素如文化、价值观、风俗习惯等则通过家庭条件及父母育儿行为起作用。

（一）大环境

1. 经济发展水平 经济水平决定着文教卫生福利等设施和物资供应的量与质。它们或直接地(食物、教育、医疗等)或通过家庭条件(如广播、电视)间接地影响儿童发育。我国自改革开放以来,经济上飞速发展,家庭生活水平普遍提高,对儿童早期发育的投资受到重视,儿童在丰富的环境中成长,有利于促进各项能力的发展。

2. 文化 文化差异对人类发育的影响的研究在20世纪50年代以后蓬勃开始。文化属于生物因素与环境因素相互作用的宏观体系,发育中的儿童是这个环境的核心。文化对养育儿童的理念、态度、方式产生一定的影响。我国家庭普遍乐于让子女进入早期教育机构或幼儿园,故儿童自幼就能接受集体主义的教育,而集体主义文化重视儿童的服从、遵守纪律、合群及良好行为。

3. 环境卫生 铅暴露使儿童智商降低。使用含铅汽油的汽车尾气、有色金属矿区及冶炼厂区、采煤区等均造成铅污染,使儿童特别是幼儿血铅增高。这一现象已引起政府的重视,上海是我国率先由政府提供实施无铅汽油的城市。十年后上海儿童的血铅水平较含铅汽油年代的血铅水平有了显著的下降。目前,全国已开展临床血铅水平的筛查和检测。其他重金属污染如汞、镉等对儿童发育的影响也已引起关注[3]。

环境噪声干扰儿童的选择性注意,因而影响学习。持久在高噪声环境中生活则听力下降。另外,环境被动吸烟对婴儿的认知和注意也能产生不良的影响。环境中其他危害儿童发育的毒素还包括暴露于一氧化碳(煤气)中毒、误服或吸入高浓度汽油蒸汽的甲苯中毒等。

4. 电子媒介 电子媒介对儿童的注意、记忆、操作、语言、情绪等有正面和负面的影响,主要取决于儿童每天接触电子媒介的时间长短。美国儿科学会规定儿童每天看电视的时间是半小时左右,强调儿童特别是年幼儿童在游戏、与同伴或家人交流中学习技能,增强社会交往,而不是过度的强调电子媒介的教育功能[4]。

（二）家庭环境

1. 社会经济地位(socioeconomic status,SES)和母亲教育水平 SES影响父母对子女的期望,因而影响育儿行为。SES和母亲教育水平是儿童发育结局最有

影响的两个因素。既关系到家庭对儿童的育儿行为及对儿童的期待,也关系到家庭环境中的刺激是否丰富和适当,是否利于儿童的成长。近年来,较多的研究把注意从SES的地域差异转向环境的差异,诸如家中有无书籍、儿童电子媒介暴露时间长短、父母与儿童的交流等,反映家庭养育与儿童之间有关联。

Capron和Duyme调查不同的SES儿童的智商(intelligence quotient,IQ),发现高SES父母的儿童IQ高于低SES者,高SES父母领养的儿童其IQ也较低SES父母领养者高(Bornstein和Lamb)。

2. 家庭结构 随着社会经济的发展,我国的家庭结构发生了一些变化,传统的主干家庭(即祖孙三代同居)正在减少,而核心家庭(即父母和孩子)正在增多,单亲家庭也有所增加。

一个值得注意的现象是在经济发展相对落后的地区,父母外出工作,孩子由祖父母照养,即"留守儿童"也在增多。或是孩子随父母来到大城市生活,父母忙于工作。这样两种家庭的儿童都有一个共同的适应问题,如与父母分离、亲子关系、对新环境的熟悉和习惯等。

3. 家庭气氛 诸多研究表明,和谐融合的家庭对儿童的发育有积极的影响。家庭不和睦则儿童发育受损害。例如Wallestein调查了父母离婚5年后儿童的学业状况,发现他们学业差及行为偏离的比例显著地高于圆满家庭的儿童。Cyril Greenland有资料说明,在婴儿受虐待致死的原因中,破裂家庭约占1/3。

由于家庭结构的变化,父母离异所导致的单亲家庭对儿童发育的不良影响主要是社会情感支持不足,儿童养育及教育受经济的制约,家庭缺乏适当的管教能力,由此影响儿童的学习、情绪、行为和社会交往。

家庭气氛又与家庭功能有密切的关系。良好的家庭功能包括衣、食、住、行、安全和满足,适当的刺激促进发育良好的亲子关系和沟通。家庭功能不足包括保护儿童不足、虐待、营养不良、居住环境差、医疗保健不足、环境刺激不足或忽视、家庭情感忽视、家庭关系淡薄、父母分居等,而家庭功能过度包括过度保护、过度保健、过度喂养、过度刺激、家庭封闭式教育、溺爱、家庭关系复杂等。后两种家庭功能对儿童的发育产生负面的影响[5]。

三、影响发育的养育因素

儿童通常自然表现的能力,与养育人支持性育儿行为的作用有关。支持性育儿行为还有助于小儿依恋感情的建立。依恋感情使小儿产生对照养人的信赖感和亲热感,也是儿童社会能力发育的基础。

（一）养育人因素

1. 养育人育儿动力 孕母在孕末期至分娩后数周内处于对婴儿的动静高度敏感之中，与婴儿的情绪表现共鸣。这种联结之情和尽心抚育好婴儿的意愿乃是本能的。

随着时代的变迁，育儿的主体悄然发生变化，由传统以母亲为主的养育转向祖辈的照养，特别是在大城市中，祖辈养育儿童的概率接近或超过 50%，在这种情况下，一方面父母的育儿责任感下降，或产生依赖性；另一方面，父母与孩子的感性联系可能削弱。

2. 养育人育儿能力

（1）健康状况：体弱、慢性病、年纪大而精力差、精神健康问题如母亲产后忧郁症，使养育人因精力不足而对婴儿需求的信号缺少应答，可致儿童发育及行为问题。

（2）教育水平：文化高的养育人较能接受和应用正确的育儿知识，不迷信道听途说。正确的育儿知识除来自保健院/所及医院儿童保健科、发育行为儿科的个体化预见性指导，还可能来自老一辈、同事或邻居的成功经验。有人概括三条成功经验：①与婴幼儿进行符合年龄特点的互动游戏；②对儿童的信号即时应答；③有符合儿童发育水平的期望。

3. 照养人个性特征 天性活跃开朗的养育人往往易于儿童的交流，并影响儿童的个性，也使儿童显得活泼可爱，积极探索环境，反之，那些沉默寡言的养育人则使儿童语言交流被动，少言寡欢。特别是祖辈养育人，再加上年长精力有限，对发育的影响更大，易使儿童失去天真和童言的特质[6]。

（二）儿童因素

1. 气质 气质是与遗传有关的个体对环境应答的行为倾向。Thomas 和 Chess 调查了儿童的行为特点，按母亲的感受把它分为容易、困难及启动缓慢 3 类和中间型 4 类。以饮食、睡眠、便尿有规律，对新事物接近而不退缩，能适应环境变化，心情愉快，反应适度，能集中注意，活动度、应答阈值适中等为易养型气质，反之者为难养型气质。一般照养人喜爱易养型儿童，对难养型气质的儿童，则需调整自己的情绪和行为，我们要指导家长更多地理解儿童的气质特点，在养育中以求达到良好的亲子关系和相互和谐（goodness of fit），否则育儿质量就可能下降[7]。

2. 体质健康状况 早产儿、极低出生体重儿、出生缺陷儿童应答能力低，且常在出生后即抱离母亲，使母亲难与孩子发生情感联结。其他如先天畸形（唇腭裂等）可因喂养困难或护理困难，生长迟缓或缺少应答能力，发育障碍儿与同龄儿相比出现各种能力的落后，也可能消极影响养育人的育儿动力或能力。

四、发育的一般规律

儿童心理社会发育既是连续的过程，也呈阶段性。不同月龄能力区的发育有不同的侧重。例如新生儿期以哭、笑、注视母亲、吸引母亲爱抚的社会性行为为主；1~8 个月主要是平衡、捏弄等简单运动和依恋感情的初步建立；9~18 个月是移动及手的技能和理解语言的发展；1~3 岁是细运动、语言表达和表现自我意识及想象力的迅速发育。

现将感觉、运动、语言、自助、社会、认知及情绪发育的一般规律分述于下。

（一）感觉发育

婴儿出生就能对有趣（有用）的感觉信息集中注意，而忽略无关信息。选择性注意以良好的情绪及神经兴奋性状态为前提，是对环境感知的必要条件。

Gottlied 提出，在个体发生中，感觉系统是以触觉、动觉、听觉、视觉的顺序先后发育的。他认为这对各种感觉功能的最佳发育有利。

1. 婴儿听觉发育 婴儿听觉在出生后数天内随外耳道液体被吸收而提高。

人能听 20~2 000Hz 范围内的声音。Bruce 等比较 6、12、18 及 24 个月婴儿与成人的听力，发现婴儿的低频（200Hz）及高频声音听阈比成人高，但在 2 岁前已逐渐改善。对 2 000~8 000Hz 声音则听阈与成人接近。

在 1 000~8 000Hz，5~8 个月婴儿的分辨率达 2% 差度，而成人为 1%。1 岁时，婴儿听知身后视线外声源的能力与成人相似。

婴儿不爱听成人会话的语音，而爱听成人用来对他说的"婴儿话"（高频、语调多变化、句短、速度慢）。

听成人对他说话时，婴儿能分辨肯定句与疑问句的语气，以及音素 b 与 p、g 与 k 等。

听觉障碍的高危因素：耳聋家庭史，母弓形体、风疹、巨细胞病毒或疱疹病毒（TORCH）感染史，新生儿高胆红素血症，中耳炎，耳毒性抗生素治疗。

下列现象提示听觉障碍可能：婴儿不因雷鸣及巨响惊吓（哭、惊跳），母亲走近时无喜悦表示，很少学说话，咬音不正(参阅本章第4节语言发育部分)。

听觉高危及有可疑表现者宜作专科检查。

2. 婴儿视觉发育 新生时期检查可见婴儿眼睛随体位移动,竖抱时眼睛张开,平抱时眼睛闭起,呈玩偶眼睛现象。此反射性眼动对婴儿早期生活调节可能有利:抱起时醒,放下时入睡。

新生儿眼球小,视黄斑区细胞少,眼肌调节功能未完善,故视觉不敏锐,仅能模糊看见约60cm距离的人面。随视觉调节机制的完善化,婴儿视力迅速提高,到3~4个月时已能看清近在眼前和远在室内他处的人物。研究证明,婴儿已有辨别颜色及亮度的能力。随月龄的增长,婴儿对空间信息如深度,物体转向,位置觉及动静态的敏感性也逐渐提高。

视力在出生后逐渐发育,1岁为0.2~0.25,2岁为0.5,3岁为0.6,4岁为0.8,5~6岁时视力达到1.0,并建立完好的立体视觉功能。儿童双眼视觉发育的关键期是从出生后几个月开始,一直延续到6~8岁,但最关键的时期是在1~3岁。

儿童视觉障碍的高危因素:母亲TORCH感染,早产儿吸氧过度史。

下列现象提示视觉障碍可能:婴儿不注视母亲,眼球不断摆动,对鲜艳颜色注视短暂,对细小物品无兴趣,4个月仍不看自己的手,眼球震颤,斜视。

有以上情况者需作专门检查、处理。

3. 味觉和嗅觉 新生儿对甜味表示喜悦,常伴吸吮动作。酸味引起噘嘴和眨眼,苦味引起吐舌和厌恶表情。

婴儿偏爱高甜味的蔗糖及果糖胜过乳糖及葡萄糖(家长常喂蔗糖水可能使婴儿不爱吃母乳)。婴儿出生就有较好的嗅觉。12~18天的新生儿已能辨别母亲(有乳渍的)与陌生妇女的胸罩气味。在几种香气中,婴儿最喜香蕉及奶油香,香草次之。鱼腥气尤其是坏禽蛋会引起厌恶表情[8]。

4. 触觉 皮肤是人体最大的感觉器官。除皮肤外,婴儿还善用唇舌的触觉功能,3个月就开始用口探索物品的物理性质。据Ruff的观察,用口探索的行为数月后才较之前减少,为用手探索所取代。

婴儿出生就有痛觉,但不甚敏锐,针刺足跟不引起立刻的哭闹反应。

【附】 皮肤良性触觉刺激有促进婴儿生长发育的作用。实验曾证明,母鼠舔幼鼠能使幼鼠的β内啡肽分泌受抑制,胰岛素及生长激素分泌增加,代谢加强。据此,Tiffany Field创始对早产儿进行按摩:每天抱早产出暖箱3次,每次在其身上轻轻地按摩15分钟。实施

结果,婴儿生长加速47%,出院后随访时心理社会发育也较不按摩者提前。亦有作者认为,因简单的皮肤接触能消除婴儿的紧张,有调节肾上腺皮质内分泌的作用,从而促进婴儿的生长。

(二)运动发育

运动技能的获得是内在动力、神经运动功能的成熟、体格生长适当状态和成人鼓励的综合结果,四者共同使原始的技能逐步提高为新的技能。

运动功能的发育表现为一些共同的规律性:①随意运动出现之前有关的原始反射必先消失(如握持反射让位于随意抓取),或则是在原始反射基础上的完善化(如原始吸吮反射发展为吸、吞、呼吸三者协调的更有效的随意吸吮);②自上而下(颈、脊背至下肢);③从中央到末梢(臂、手到指);④从泛化到协调(看见喜爱的东西从手舞足蹈到伸手握取);⑤先取后放(先能握物后能扔掉,先能向前走后能止步)。

1. 大运动发育

(1) 抬头:新生儿颈肌无力,从仰卧位扶起至坐位时头竖直仅3~5秒,到2个月方能间歇勉强地仰头。3个月头能抬头稳。

(2) 坐:幼婴腰肌张力低,5个月方能直腰。5~6个月能伸臂向前撑起身躯稍坐,呈三脚架样。7~8个月独坐稳。

(3) 爬:适当条件下爬的发育从卧位开始。新生儿置俯卧位仅能挣扎使面稍离床面,同时下肢做匍匐动作。3~4个月能用胳膊肘撑起胸部达数分钟,7~9个月用手或胳膊肘撑起胸腹在原地打转,8~9个月能从坐位卧下胸腹贴地爬。约1岁时的婴儿爬行时呈手与膝并用的"四脚爬"。

(4) 站立与行走:站和走的能力与原始立足反射及踏步反射有关(立足反射出现在婴儿被扶至立位并使其足背触及桌边时,婴儿表现为抬足踏到桌面上。在桌上抱婴儿使其身躯稍向前倾,足碰触桌面,则出现两足交替向前跨步的踏步反射),5~6个月扶起呈立位时上下跳。到8~9个月立位时腰、髋、膝关节能伸直。1岁两足贴地独站数秒钟,2岁独脚站。

婴儿多数在13~15个月能独走,也有早在1岁前或晚到17个月者。1岁或稍晚能稳步拖着玩车或抱玩偶走,在搀扶下可两脚一级地登楼梯。2~3岁能自己如此登楼梯。3岁可一步一级地登楼梯。4~5岁能快跑。

(5) 跳:婴儿约1岁能两脚先后跃过低障碍物,2岁并足原地跃起,从最低一级台阶跳下。3~4岁独脚向

前跳 1~3 步,蹦跳。5 岁独脚向前跳 8~10 步,跳远。

【附】下列现象提示发育异常,需作进一步检查:7 个月不从俯卧位翻身,9 个月不从仰卧位翻到俯卧位,10 个月不独坐,18 个月不能独走,2 岁不能跑,3 岁不能跳。

2. 细运动发育 手的技能在使用中达到熟练,让婴儿耍弄玩具有促进作用。用手操作的速度则随年龄的增长而提高。

婴儿的原始握持反射妨碍手的随意动作(握持反射可由检查者用指伸入婴儿手掌尺侧并按压指根部引出,约 2 个月时消失)。3 个月拳头已放松,喜抓或碰桌上或悬挂的物件。4~5 个月时握物用手掌尺侧。6~7 个月用手的桡侧一把抓,7~9 个月用整个拇指及示指掌面。9~10 个月方能用拇指、示指远端夹取,能随意放掉手中物,1 岁时用手够物可准确定位。

测验婴幼儿细运动发育的传统方法是观察他们钳葡萄干(因大小适当、安全)、玩 2.5cm 立方块和用蜡笔涂绘等行为,相关能力出现的大概年龄如下。

葡萄干:7~9 个月拇指、示指掌面钳取;9~10 个月拇指、示指远端捡起。

立方块:7~9 个月握一块敲击桌面;9~10 个月两手各握 1 块互击;15 个月叠 2 块;18~23 个月学样叠 3~4 块;24 个月叠 5~7 块;3 岁示范下用 3 块搭桥。

用蜡笔:15 个月捏蜡笔在纸上乱涂;18~24 个月乱画线条;3 岁学样画垂直线;3~3.5 岁临摹圆形;4 岁临摹十字;5 岁临摹正方形;6 岁绘三角。

其他:2 岁能逐页翻书;3 岁穿算盘珠。

(三)语言发育

婴儿语言能力的发育,理解先于表达。根据调查研究的结果提出,婴儿理解与表达语言分别开始于 9 个月和 12 个月,理解和能用 50 个词(英语)的时间分别为 13~15 个月和 18~21 个月;词汇积累的速度,理解为表达语言的 2 倍;在早期的表达语言中,名词多于动词[9]。

小儿语言发育受遗传和气质、活动度和母亲育儿能力的影响。据 Bornstein 的观察,婴儿 5 个月时能对母亲说话注意,预示 3 岁时语言理解能力的提高。此外,婴儿的咿呀发音有地区性差异,说明语言发育也受环境及文化传统的影响。

母亲们直觉性地即有教婴儿学习语言的方法。抱婴儿看桌上或悬挂的日常用品(如杯、灯)或身体部位(如眼、鼻等),重复说该物名称,如此反复,婴儿就能听懂几种物名;或当听见婴儿发出"mama"或"baba"时,就及时应答或指着妈妈或爸爸,如此反复,婴儿就能有意识地叫"爸爸、妈妈"。

儿童语言发育大概进程如下:

2~4 个月:注意听人声及音乐,对母亲声音有反应。哭声分化。先自发后应答性发"咕咕"声。

5 个月:ah—ge、ah—gu 发音,咂舌。

6~7 个月:听懂自己名字,发 ma、ba、ai 等音。

8 个月:辨别肯定性与疑问性语气,说 mama、baba 等。

10 个月:看成人口形学发音。

12 个月:听懂"给""再见",有意识叫爸妈,说爸妈以外另 1 个字。

12~18 个月:听懂眼、鼻、口、头发、手、脚等最少 2 个身体部位和 1 种物品的名称(能指出),用"自己的语言"加手势表示需要。

18~24 个月:听懂更多名词,能说:碗、鞋、袜(或抚育人教过的其他物品)3 件中 1 件。2 岁开始说有主语及谓语的 2 字(或 2 字以上)句。

24~30 个月:听懂大和小,看图听故事。说"我""我的"和自己名字,说碗、鞋、袜、帽、剪刀、车(或其他教过的物品)6 件中 3 件。

3 岁:听懂"里面""上面""旁边"等介词和较复杂的句。能简短叙说发生过的事,问什么及何处等。

4 岁:听懂 3 种颜色名称,理解吩咐顺序做 3 件事,说自己年龄及性别。能用较多代词、形容词及副词。说话能完全为陌生人听懂。会唱歌。

5 岁:听懂一连串吩咐以及如何及为何等问话,能解释简单字义。说自己生日。用一切词类会话,咬音 90% 准确。

6 岁:知一些字的多种字义。说话流利,咬音准确。戏剧学校中有学生 6 岁能唱较长的台词。

【附】语言发育偏离有单纯表达型与理解表达混合型两类,又有原发(特殊障碍)与继发(智能迟缓、脑损伤等)之分,必须鉴别,并注意听觉也与语言有关。

语言异常可有如下表现:1~4 个月婴儿对母亲声音无应答,5~7 个月咿呀发音少,8~12 个月不咿呀学语,13~20 个月听不懂简单的吩咐,18~24 个月不说有意义的字,24~30 个月不执行吩咐,30~36 个月语不成句或完全不为陌生人听懂,3~4 岁口语单调、依靠手势表达,5~6 岁说话快慢、节奏或语调变化异常。

发音不正也需及时纠正。幼儿 3 岁应能发 p、b、m、h 音素,4 岁发 k、j、f、d,5 岁发 t、r、l、s、sh 和 g。我们多见的是入学儿童把 g 发成 d,或 s、z、x 混淆。

（四）社会性发育

婴儿社会性发育的基础是依恋感情（attachment）的建立。依恋感情是人对特定的对象怀有的持久性情感联结。它包含对该对象的信赖，认为自己的需求和情绪必能获得其注意和应答，并表现能与对象亲近的行为。离开对象会产生苦恼，重聚则苦恼消失。人们幼时对亲人依恋感情的建立为以后对别人的感情建立起范式作用。

幼婴用哭声表示需要（饥饿、尿湿），用微笑和对亲人的注视逗引亲人留下。经常性的互应使婴儿很早认识母亲，并逐渐产生对母亲的信赖。到6~7个月，随认知能力的发育，信赖感就发展为亲切的依恋。此前婴儿对人是不分亲疏的，此后则开始认生，表现为陌生人引起的焦虑（stranger anxiety）。认生情绪在缓和一段时间后到1岁前后又达新高峰。

婴儿发育中另一恼人现象是1~2岁的违拗性行为，常"无理取闹"，不能随心所欲则会暴怒发作。对此等行为因势利导能使双方满意（当他乱翻书桌抽屉时说"宝宝要关抽屉是吗"，他会说"是"，并帮你关上抽屉）；强迫命令则会伤害他的自信与自尊。

玩耍是婴幼儿生活的重要内容。独自玩耍时，婴儿通过探索了解周围事物，以后的象征性玩耍则体现和发展创造性。

社会性玩耍开始于8~9个月，婴儿能与亲人玩"躲猫猫"，稍后则玩拍拍手，并喜欢扔方块看亲人拾起。到2岁后小儿玩的伙伴已不限于亲人，方式从平行玩耍发展到合作玩耍，然后到3~4岁的竞赛游戏。5~6岁能参加集体游戏。

社会性行为中的道德观念，儿童与成人不同。幼儿的道德判断是以行为后果的好坏为标准的，决定因素是获奖和免受责罚，以为行为规则可以改变以适应一时情境的需要。个人产权观念也较模糊（你的可以是我的）。到学龄期，儿童认为行为必须符合或遵照家庭、集体、社会的期望或规范，知道竞赛及生活中的规则是群体关注和重视的，然而在一些情况下也会改变规则。此外，学龄儿童在对行为做道德判断时已能考虑行为的动机而不凭其后果如何。少年的善恶判断则以自主的道德原则为依据，这种原则的信度却与群体的权威性无关。

（五）认知发育

认知是处理信息的感知、注意、记忆和思考等心理活动的综合功能。

1. 皮亚杰的认知论 皮亚杰（Piaget）认为知识来自行动，获得知识依赖于做而不是被动的观察。他所阐述的认知过程是：个体对外部世界所作的行动产生反馈，从而引起行动的修正和几种行动相互关系的重组。换言之，是个体产生自己的发育。

据此，现多认为为了婴幼儿的健康发育，父母的任务是每日为他们提供良好和安全的环境及机会和感情支持与鼓励。知识灌输和"促进"是无用的。

皮亚杰的儿童认知发育阶段见表2-26。

表2-26 皮亚杰的发育阶段

阶段	大约年龄	认识方法	掌握的概念
感觉运动	0~2岁	直接感觉与运动	客体永在；因果性；空间关系；工具应用
运筹前	2~6岁	心理活动受直觉及事物外部联系影响；想象与真实分不清	万物有灵论；自我中心；将偶然现象当作因果关系（转导观点）
具体运筹	7~11岁	对真实客体能通过真实和心理活动进行思考；对事物改变能构想其逆程以获得理解；用不变的规则系统思考；知悉一些模式	块量（mass）、数、容量、时间先后的概念；演绎法思维
形式运筹	12岁及以上（不定）	抽象思维；对思想、不可能性及或然性进行思考；广泛的抽象概念	掌握抽象思想与概念；可能性；归纳法思维；复杂的演绎法思维

2. 婴幼儿的记忆 记忆是认知的重要环节。记忆过程包含译码与取回，前者指传入的感觉信息的被转换（和存储），后者指用以从记忆获取信息的检索过程。认识性取回依赖已有的经验或情境作线索，较易；回忆取回没有任何线索，较难。

以往普遍证实的是：3~6个月婴儿的记忆能力有很大发展。1岁前有了初步的回忆，能找到被落在已知地点的物品，有的地点可能只见过一次。一般而言，1岁以内的婴儿至少能再认几日以前的事情，2岁的幼儿能再认几星期以前的事物，3岁儿童可以再认几个月以前悉知的事物,4岁儿童可以再认1年以前的事物,4岁以后可以再认更久以前的事。大多数的人对童年生活的回忆只能追溯到4~5岁。研究显示,经过训练的婴儿,3个月时对特定的物品和自己相关的动作记忆,可以保持长达1周,6个月时记忆可长达9周。总之,婴幼儿期是记忆迅速发展的第一个时期,机械记忆占主导地位,并且有很大的记忆潜能。3岁之前儿童的记忆有很大的无意性,容易记住令他们感兴趣,能带来鲜明强烈印象的事物。

(六)情绪发育

1. **概论** 情绪(情感)是建立、保持或破坏人际及内外环境关系的心理过程。它能调节其他心理活动,影响感知、认知和动机,使人重新评估面临事态和调整行动。例如成就带来的喜悦使人精神奋发,行动积极,并鼓动他人保持愉快的互应,激奋机体迎接新的挑战;挫折的怨愤则使人努力继续原来的进程,改变他人的阻挠行为,和/或试图对造成挫折者进行报复。

发生情绪的部位在边缘系统的杏仁核(海马的记忆功能也起作用),它是受前额叶控制的。感觉信息经丘脑传入到前额叶,又由支路传到杏仁核。通常情况下,时间允许前额叶对信息进行分析,做出判断,指令杏仁核发出情绪反应。对灾难性及其他突发信息如特大的挫折,则杏仁核在稍先于前额叶做出判断的一瞬间,可能匆忙发出没有理智的极端情绪反应,酿成悲剧。如1976年唐山地震后上海杨浦区一些提心吊胆的居民某日深夜在1名恶作剧者高喊"地震了"的虚惊中纷纷跳楼致伤。

几乎在一切人际交往及人物接触中,都有情绪的参与。古代汉医有喜、怒、忧、思、悲、恐、惊七情之说。婴儿的情绪表现则较为简单。Emde调查母亲们对1个月婴儿情绪的认识,99%的母亲相信他们能表示兴趣,95%认为他们能表示喜悦,而认为1个月的婴儿能表示愤怒、惊奇及恐惧的母亲分别占84%、75%及58%。

在负性情绪中,较常见的是焦虑(紧张)。它对健康和生活有诸多不良影响;使糖尿病难于控制;细胞免疫下降(对病毒感染及癌症易感性增高);干扰正常思维,以至于重要考试时头脑一片空白,优秀学生也难免升学失败。

对学习及工作有利的是愉快、友爱等情绪。此外还有实验证明,能推迟满足(耐心)的幼儿,以后的学业成绩明显地胜过急性者。说明控制情绪冲动对学习也有积极影响。

2. **情绪的发育** 婴儿先能表达自己的情绪,而后学会了解他人的情绪。

(1)情绪表达:婴儿出生后就能表示几种基本情绪,包括苦恼、厌恶(反感)、气愤、伤心、害怕、诧异和喜悦,这些多与生存有关。

随着月龄的增长,婴儿对更多的外部信息发生情绪反应,表达的形式更多样化。神经生理的成熟使不同月龄的婴儿对相同的信息发出不同的情绪反应,例如对打针刺激,2个月婴儿表现苦恼,7~9个月时则表示气愤。成熟也使婴儿较能调节和抑制一些负性情绪。

1岁后认知能力的提高使婴儿的情绪反应更有情境针对性。2岁后,随着语言的发育,幼儿开始能用语言发泄情绪。继发性情绪如局促不安、羞愧、害羞、内疚、自豪等也随自我意识和认知能力的获得而出现。

婴儿情绪表达能力的正常发育与父母的育儿方式有关。据Kaye的研究,母亲应对婴儿的负面情绪轻描淡写模仿,后随即改为积极表情(如对婴儿的哭,假哭一声后转为大笑),对良性表情则突出模仿。此外,婴儿也在与母亲情绪共鸣中学会恰当的情绪反应(Bornstein和Lamb)。

Goleman也提出父母应留意小儿的情绪表现,鼓励良性情绪而不理睬消极情绪。

(2)对他人情绪的理会:Klinnert等总结婴儿"看"懂别人情绪表现的发育过程如下。

0~1个月:视觉模糊,不理会养育人的情绪。

1~4或5个月:能看见他人面部表情及其变化,但不理解(对母亲的铁板面孔则表现苦恼)。

4~8或9个月:知道母亲表情的意义并能应答,能对表达不同情绪的声音或语调做出不同应答,能将声音与表情相联系。同时,对熟悉的人表现出依恋。

8或9个月起:将他人表情与具体事件相联系。从他人的情绪表达学知对各种事物的恰当情绪应答。能用表情表示求知。

此外,自9~12个月起,婴儿喜从父母表情了解自己的行动是否恰当。

儿童的不良情绪包括恐惧、焦虑、愤怒、嫉妒等。3岁和11岁时形成恐惧的两个高峰年龄。3岁时对物品、动物、黑暗等产生恐惧,11岁时由于担忧、焦虑而产生恐惧。女孩比男孩较易出现恐惧。当儿童的安全感、别人对自己的爱、自尊心不能满足时,可引起焦虑。焦虑也可由怀疑、羞耻及内疚引起。愤怒比恐惧较为常见。随着年龄的增长,恐惧在逐渐减少,愤怒在增加。儿童通过愤怒可以发泄自己的意愿,并引起他人的注意。嫉妒是愤怒的一种结果,或说是对不满的一种态度。嫉妒也有两个高峰年龄,3岁时以女孩为多,11岁时以男孩为多,但总的来说,女孩比男孩较易产生嫉妒。

儿童情绪发育与社会性及认知能力的发育有密切关系,婴儿看懂他人情绪能力的不断提高,社会性能力也随之提高[10,11]。

(马骏)

参考文献

[1] SHONKOFF J,PHILLIPS D. From neurons to neighborhoods:The science of early childhood development. Committee on Integrating the Science of Early Childhood Development,Board on Children,Youth,and Families. Washington,DC:National Academy Press,2000.

[2] ROBERT G. VOIGT MICHELLE M. MACIAS SCOTT M. et al. Developmental and behavioral pediatrics. Itasca:American Academy of Pediatrics,2018.

[3] 沈晓明,颜崇淮. 儿童铅中毒.北京:人民卫生出版社,1996.

[4] 杨玉凤,金星明,静进. 发育行为儿科手册. 南京:江苏科学技术出版社,2009.

[5] WOLRAICH M,DWORKIN PH,DROTAR D. Developmental-behavioral pediatrics:Evidence and practice. Philadelphia:Elsevier Health Sciences,2008.

[6] 金星明,静进. 发育行为儿科学. 北京:人民卫生出版社. 2014.

[7] 毛萌,江帆. 儿童保健学. 4 版. 北京:人民卫生出版社,2020.

[8] 邹小兵,静进. 发育行为儿科学. 北京:人民卫生出版社,2005.

[9] 刘晓,金星明,章依文. 上海市婴幼儿语言发育常模研究. 中华儿科杂志. 2007,45:942-943.

[10] 刘湘云,陈荣华,赵正言. 儿童保健学. 5 版. 南京:江苏科技出版社. 2017.

[11] 吴希如,林庆. 小儿神经系统疾病基础与临床. 2 版. 北京:人民卫生出版社,2009.

第 5 节　发育行为和心理评价

一、评价方法和应用

(一)发育评估的定义

儿童心理行为发育能力和性格特点的检测统称为心理测试,包括感知、运动、语言和心理过程等各种能力及性格方面。婴幼儿期的心理行为测试通常称为"发育测试"或"发育评估"。儿童心理测试或发育评估可利用量表获得定性或定量资料。

(二)心理行为发育评价特征

因人的心理状态易受时间、情境的影响而改变,心理行为发育评价具有以下特征:

1. **间接性**　人的心理品质或发育状态都是内在的,无法进行直接评价,可通过对评估对象的既往行为、现时外在行为表现或言语应答反应等间接反映心理测量和行为发育评估。

2. **相对性**　因心理行为发育存在复杂性和不稳定性,评价结果受评估对象、评估者、评估工具、评估过程等诸多因素影响。因此,评估人员应力求精确,但无法确保绝对正确。事实上,任何心理测量都具有一定程度的误差和主观性,准确性与客观性都是相对的。

3. **互动性**　心理评估和发育评估的评估者和被评估者都是人,易受环境影响。如评估者的言行举止和情绪状态都可影响被评估者的表现;同时,被评估者的某些特殊举动和状态也会不同程度地影响评估者的判断。如处理不当,评估过程的互动性会直接影响到结果的真实性。

因此,科学、客观、准确地评价儿童心理行为发育水平,评估者需熟悉儿童正常的心理行为发育特点、具备良好的专业评估技术和交往互动技能丰富的评估经验。同时,了解儿童心理行为发育评价的简洁性、相对性和互动性的特征,有助于客观描述评价的结果。

(三)基本术语

智龄和智商是智力测验最常用基本术语。

1. **智龄**　1908 年法国实验心理学家比奈(Alfred Binet,1857—1911)在比奈-西蒙量表(Binet-Simon Scale)(第 2 版)首次提出用智龄(mental age,MA)的概念描述一个人智力发育水平的年龄。如一个人智力测试的结果是 7 岁智龄,则智力水平相当于 7 岁儿童。若智龄大于生理年龄的儿童被认为智力水平高,智龄等于生理年龄的智力水平中等,智龄低于生理年龄的则智力水平落后。采用智龄表示使智力测验的结果变得简单明了,易于理解,有益于临床制订康复干预计划和评估效果。但智龄只表示一个人智力的绝对水平,难以进行不同年龄儿童智力水平比较,也难以进行儿童群体间的评估。

2. **比值智商**　1916 年德国汉堡大学心理学教授斯腾(William Stern)提出心理商数概念,即为智龄与实际年龄的比值(心理商数 = 智龄/实际年龄)。美国斯坦福大学著名心理学家教授推孟(L. M. Terman)将心理商数修改为比值智商(intelligence quotient, IQ),即 IQ =(智龄/实际年龄)×100。IQ 用以表示一个人的智力水平,采用 IQ 可比较不同年龄儿童的智力水平。如一个 5 岁儿童智龄为 5 岁,则 IQ 为 100 分;若 5 岁儿童智龄为 3 岁,则 IQ 为 60 分。因智商结果表示的是相对智力水平,可进行不同年龄儿童的智力水平比较。如比较一个 5 岁儿童(6 岁智龄)与另一个 10 岁儿童(11 岁智龄)智力水平,如用智龄难以了解 2 人的智力水平;但如以 IQ 表示,5 岁儿童的 IQ 为 120 分,10 岁儿童 IQ 为 110 分,即可清楚表达 2 人智力水平。智商和智力是两个不同的概念。智力是心理测试的绝对分数,随年龄增长智力分数增加,但智商是智力水平(测试分数)与同龄儿童的平均数之比,因此智商相对稳定。

3. **离差智商比值**　智商的基本假设是智力发展和年龄增长呈正比,即是一线性的关系。但在应用比值智商过程中心理学家们发现各个年龄阶段智力发展的速率不同,即年龄越小发展越快,随着年龄增长速率逐渐减慢,成人早期比值智商不再发展。出现年龄越大,智商越低的现象,即智力为非等速发展或非无限发展。1949 年美国心理学家韦克斯勒(David Wechsler)首次在儿童智力量表中采用离差智商(deviation intelligence quotient, DIQ)概念,沿用至今。因各年龄期儿童智力分布为常态分布,被测试儿童的智力水平与同龄人的智力水平分布的离差程度有关。离差智商的计算则采用统计学中的均数和标准差,公式为:$IQ = 100 + 15Z = 100 + 15(X-M)/S$,表示被测试儿童的测试分数($X$)偏离该年龄组平均测试分数($M$)或分布有关($Z = X-M$),设同龄人 IQ 均值为 100 分,标准差为 15,S 为该年龄组分数的标准差。

4. **发育商**　婴幼儿是处在中枢神经系统和感知、运动、语言发展迅速而更趋完善的时期,用发育测试来评价婴幼儿神经心理行为发展,了解被测儿童神经心理发展所达到的程度。结果用发育商(developmental quotient, DQ)表示。

(四)心理行为测试方法的可行性检验

心理测试依据心理量表进行,心理量表是按照一定规则编制的测量工具,用以在标准情境中抽取评估对象的行为样本。因此,心理测试量表的研制过程必须具备标准化、信度和效度,即经过三个维度的可行性检验。

1. **标准化**　是指在同一条件下,测试方法统一,严格遵循设计程序,包括测试方法的编制、实施过程、计分方法以及解释测试结果,以保证结果可靠,即测试的客观性和准确性。达到测试的标准化(standardization)需要满足:

(1)测试题目标准化,即呈现给所有被测试者面前的测试题目与设定的条件相同。

(2)实施过程和计分方法标准化,即所有被测试者在相同的环境,按统一的标准化指导说明进行测试。计分方法亦须遵循标准化的程序,目的是儿童被不同测试者测试,结果无显著差别。

(3)常模标准化:心理测试常模(norm)的建立须按统计学抽取一组有代表性的人群作为样本,按测试规则进行测试;结果采用统计学方法分析处理,获得儿童心理行为发育的正常值范围。实际测试个体心理行为水平时常模是作为比较的标准,结果说明该个体心理行为相对于正常同类人群的状况。因此,抽取样本的代表性是常模可靠或达到标准化的关键。不同国家或地区人群引用某一心理行为量表时需重新制定该国或该地区常模。

2. **信度**　反映测验方法的可靠性、稳定性和一致性的方法,即测试结果反映被测试者稳定的、一贯的真实特征。因此,信度(reliability)是检验量表可靠程度的重要心理测试指标。常用的有两人信度和重测信度。两人信度用来比较两个主试者测试结果的可靠或稳定程度,即两个主试者用同一心理测试方法测试同一被测试者,比较两个测验结果的一致性和相关程度。若采用同一心理测试方法间隔一定时间连续两次测试同体,则两次测试结果的一致性和相关程度反映重测信度。相关系数越高(趋近于 1),则测试的可信度越高。

3. **效度**　是检验心理测试方法的有效性和准确性,即测试结果反映测评内容的真实程度。效度(validity)越高,说明测试结果越能代表被测个体的心理行为的真实特征。常用的效度指标有内容效度、结构效度和效标效度。

(1)内容效度:表示某一测试对所要测定内容的覆盖程度。内容效度(content validity)是编制测试必须考虑的基本内容。

（2）结构效度：指心理学理论对所测行为的解释程度，即结构效度（construct validity）根据某种心理学结构解释测试结果。

（3）效标效度：又称统计效度或实证效度，效标效度（criterion-related validity）指某个测试与某些效标变量之间的相关程度以检验测试的有效性。

（五）临床意义

1. 评价目的 儿科临床应用儿童心理行为发育评价的目的。

（1）评价儿童生长发育过程中心理行为发育水平（正常、偏离正常以及偏离的程度）。

（2）辅助神经精神发育障碍的诊断和鉴别诊断，如神经发育迟滞、学习困难、注意缺陷多动障碍等。

（3）辅助评价疗效和判断预后，如康复训练的效果评估。

2. 预测智力发展 虽然比较准确的测试可在一定程度上预测儿童将来的智力水平及成绩，尤其可预测群体儿童的智力水平，但测试的儿童年龄越小，预测性越差，尤其是婴幼儿期的智力测试结果不能完全预测以后的智力发展。因婴幼儿期的心理行为发育测试内容侧重于感知觉和运动发育水平，而儿童期的智力测试着重于言语、抽象思维、逻辑推理和问题解决等能力。同时，婴幼儿期的智力发展可变性大，易受环境的变化，包括家庭养育环境、教育环境、疾病和康复训练干预等，6岁后各年龄组儿童间智力水平的变动性逐渐缩小，即随年龄增长儿童的智力逐渐趋于稳定[1]。

二、发育行为筛查和监测

早期识别发育和行为异常儿童是发育监测的关键，除儿童早期脑发育特点增加了准确识别的难度外，筛查工具的选择、筛查操作的规范、儿科医师实施筛查的主动性、父母的依从性等，均会影响早期识别的准确性。

1. 询问发育史和观察儿童 目前，我国对0~3岁儿童进行系统管理，通过定期健康体检，询问儿童的发育进程可大致了解儿童的发育状况，这种方法简便易行，所需时间短，但结论主要来自父母提供的信息，可靠性差，尤其是对临床诊疗经验不足者容易得出错误的结论。

由于母亲妊娠、分娩情况、儿童的营养、体格生长发育、家庭环境和社会环境与发育状况有密切的关系，因此在询问中还应该包括上述内容，以便全面地了解儿童的发育。

2. 体格检查 发育评价中应该常规进行儿科的体格检查，检查中应特别注意有无先天性畸形、特殊面容等，提示影响发育的遗传性疾病的可能性。神经系统的检查在婴儿期包括各种原始反射，如拥抱反射、握持反射、吸吮反射、踏步反射、不对称性颈紧张反射和对称性颈紧张反射等，原始反射的异常持久存在提示中枢神经系统的发育障碍。年长儿童的神经系统的检查应注意一些"软"体征，如正反翻手：先试一只手，后试另一只手，再双手同时进行；拍击动作：双手对拍，快速拍击物品或自己腿部；对指动作：拇指对其他4个手指，轮番进行，比较双手动作；足跟对足尖的直线行走；单足原地跳跃；左右协调：右手拍自己左侧膝部，左手拍右膝部，交替进行等，软体征的多项阳性结合临床中的其他检查结果共同考虑，以分析儿童是否存在发育方面问题。除此之外，还应对儿童的视力和听力作定期的检查，以排除感觉障碍所致的发育或行为异常。

3. 问卷（questionnaire） 现有的标准化问卷有Achenbach儿童行为量表（Achenbach Child Behavior Checklist, CBCL）、Conners父母症状问卷（Parent Symptom Questionnaire, PSQ）、孤独症行为评定量表（Autism Behavior Checklist, ABC）、气质量表（Trait Scale）等。

在发育评价中，问卷的优点在于用较少的时间获得较多的信息，但是问卷的填写带有较大的主观性，所以单凭问卷不能作诊断，而是要结合临床全面考虑。

4. 筛查量表 发育筛查是基层儿童保健中的一个内容，如发育筛查结果为可疑或异常，可转诊至上级医疗机构作诊断性测试以确诊。发育筛查的方法简单可行，省时经济，但结果只能粗略反映儿童发育状况。

我国已有一系列儿童发育筛查的量表，如新生儿行为评估量表（Neonatal Behavioral Assessment Scale, NBAS）、丹佛发育筛查测验（Denver Development Screen Test, DDST）、Peabody图片词汇测试（Peabody Picture Vocabulary Test, PPVT）、绘人测验（Draw a Person Test）、雷文智力测验（Raven Intelligence Test）等，这些量表从不同的侧面评估儿童的认知、行为、语言等发育状况[2,3]。（数字资源2-1）

数字资源2-1 儿童发育行为评估常用筛查和诊断测试工具

三、心理测验

心理测验自问世以来,发展迅速,种类繁多。在教育、心理、医学、体育、军事、职业选择和劳动工种选择等诸多领域中,应用广泛并取得一定成效。目前流行的心理测验量表很多。据统计,仅以英语发表的就已达5 000多种。1985 年出版的《心理测量年鉴》(第 9 版),介绍了 1 401 种。现每年都有新的量表出现。然而,临床应用的并不是很多。

(一)分类

这些不同的心理测验量表,可以从测验目的、测验性质、测验方法、测验组织形式等,大致分为以下几类。

1. 测验目的

(1) 智力测验(intelligence test):以测定人的智力为目的。如比奈-西蒙量表(Binet-Simon Scale)、韦克斯勒量表(Wechsler Scale)、雷文测验联合型(Combined Raven's Test)、绘人测验等。

(2) 人格测验(personality test):如明尼苏达多相人格调查表(Minnesota Multiphase Personality Inventory, MMPI)、艾森克人格问卷(Eysenck Personality Questionnaire,EPQ)、16 项人格特性量表(16PF)等。

(3) 神经心理测验(neuropsychological test):用于研究脑与行为的关系,临床上测量患儿在脑病损时所引起心理变化的特点。如 H-R 成套神经心理测验、视觉保持测验、利脑测验、触觉辨别测验等。

(4) 特种技能测验(special ability test):用于检测人的特殊才能。如音乐、机械技巧、绘画、文书等多种特殊能力测验。

(5) 适应性行为评定:旨在评定被测者智力以及社会适应能力。如社会成就量表、智残评定量表、儿童行为量表等。

(6) 发育评估(developmental test):主要用于测查和评估 6 岁以下儿童身心发育特点及行为发展水平,常用于筛查和诊断发育落后儿童。如格塞尔发育评估测验、DDST 等。上述测试工具大多为我国引进并做了标准化修订,目前广泛用于国内临床、教育和心理学领域。

2. 测验性质

(1) 言语测验:以言语来提出刺激,被测者用言语表示反应。大部分心理测验属于此类。

(2) 非言语测验:也叫操作测验,主试者用操作或语言提出刺激,被测者则用操作显示反应。

(3) 语言与操作混合测验:结合了上述两方面的测试内容,如韦氏三套智力量表属此类测验。

3. 测验方法

(1) 问卷(questionnaire):文字测验中采取问答形式的测试方法,用于行为和态度的测量。

(2) 作业测验:多以图形或其他符号形式,让被测者做出特定反应。

(3) 投射测验(projective test):用没有结构性的或没有固定意义的测题,引起被测者的反应,借以考察其所投射的人格特征和品质的一种测验。如罗夏墨迹测验、主题统觉测验等。

4. 测验组织形式

(1) 个体测验:即主试人与被测人面对面进行的测试,诊断性测验多属此类。

(2) 团体测验:一个主试人同时对多个被测者进行的测试,教育心理测量多以班级团体进行。

(二)儿童心理测验的原则

1. 根据目的选择测验　任何儿童心理测验都有一定的目的性和适用范围,都有相应的信度与效度。选用某种测验必须根据需要慎重考虑,认真取舍。盲目滥用会对儿童乃至家庭、学校和社会造成不良影响。

2. 与被测儿童建立友好、信任的关系　在心理测验过程中,医师与被测儿童存在着一种特殊的关系。如果这种关系不大协调,就有可能发生两种影响测验结果的情况,一种是儿童对测验产生"阻抗",不予合作;另一种是被测儿童出现"测验性焦虑",不能充分发挥其潜能水平或真实反映其心理特征。如果没有取得被测儿童的信任,测验就很难合作甚至无法实施,导致测试结果不准确。

3. 正确解释结果　所有心理测验获得的结果都是相对数值,对此应进行具体的分析和判断,做出恰当的解释。尤其是儿童及青少年,他们是发展中的个体,其神经系统的发育有很大的伸缩性和代偿性,不能凭一两次的测试结果轻易下定论。

4. 遵守测验道德　从事心理测验的人员要经过专门的训练,并应该遵守有关职业的道德。医师要充分尊重人权,与被测儿童平等相待,保护儿童的合法利益。在实验报告、提供证据等方面要坚持公正有据,不可用测验搞不正之风。

5. 保密　具有两个方面的含意,一是对测验工具的保密,测验内容在施测前不能让被测人知道,否则不能反映真实结果。测验工具、测验程序、记录纸、指导语等应由专职人员保管。二是对测验结果的保密,涉及被测儿童的权益和隐私,未经特殊许可,不能随便向他人或学校公布测试结果。

6. 资格认定 心理测验是严肃而科学的工作。根据国际惯例,心理测验者应该具备大学本科以上的专业学历,并接受过严格的心理测验训练,经考核获得心理测验师资格。

(三)心理测验过程要求

1. 测试场所要求 儿童心理测验的场所(房间)应该光线明亮而柔和、安静、温度适宜,相对封闭,不宜过大、空旷,墙壁和周围应尽可能简洁,使用的桌椅高低大小要适宜舒适,这些对儿童来讲尤其重要。一般情况是主试者与被测儿童面对面坐着实施,个别情况时可相邻而坐(90°)。要严格按各心理测验的标准要求进行施测,诸如指导语、时间控制、记分、观察记录等都要严格遵循相应的指导手册要求。测试开始后应避免他人进出测试房间。

2. 对主试者的要求 首先要与被测儿童建立友好信任的关系,要根据儿童的年龄、性别、性格、情绪、经历,以及心理问题等调整自己的交流方式。为消除儿童的紧张情绪,开场白可由简单日常问候和生活问题开始,待儿童进入平静状态后开始正式测试。测试过程中主试者要经常对儿童表示关心、同情、友好、尊重、耐心。当对方有抵触或轻易放弃时,要设法给予鼓励,增加被测儿童完成测验的信心,不可轻视或藐视被测儿童的表示。

3. 善于观察和记录被测儿童的行为 要经常观察被测儿童的情绪状态、注意力集中程度、行为动作等,要充分了解儿童对测验指导语是否理解,对测验的动机如何,有无其他影响测试的外来因素等。在观察中既要做到认真仔细,又不能详细的记录,这对结果的解释有重要参考价值。

4. 处理好被测儿童在测试中提出的问题 被测儿童可能由于紧张、关注、急于了解自己的结果而提出或暗示这样做是否对,应该如何做,或探索性提问等。主试者对这些都不可做肯定或否定的回答,要保持中立态度,可以说"这是不允许告诉答案的哟""做的方法很多,每个人的都不同"等。

5. 对儿童测试时的注意要点 儿童的注意集中程度和耐心有限,根据情况可适当允许中间休息、喝水、走动、上厕所等。为保持儿童的良好动机,适时地加以称赞和鼓励是必要的。结合被测儿童的操作,适当用自然流露的话语给予称赞,如"不错,努力啊,加油""这是个很难的题,你再大一点才能学会""这个题别人也做错过"等。但不要在完成每一题时就用同一话语称赞,因为同样的赞语并不能保持对孩子的鼓励作用。实施测验时要保持一定的速度和流畅性。不能无视被测儿童的提问和谈话,但要控制各分测之间空隙的谈话。除非儿童非常不高兴或很焦虑,为保障测验的顺利有效进行,应注意交谈不能太长或不着边际。过于催促或试探,不但延迟检测时间,还可能使儿童焦急而影响其做出自然的反应。测试时应避免家长或老师在旁边,确实有孩子无法离开父母时,可允许母亲或父亲一人在旁。要向家长说明个别测验的一般要求,告诫不要给孩子任何指导或暗示,只允许家长在旁边安静地阅读或做些不发出声响的活动[4]。

四、评价结果解释

对儿童发育行为和心理评价的结果,要考虑各种影响因素,结合儿童临床特点进行合理的解释。儿童青少年是发展中的个体,神经系统的发育有很大的可塑性,绝不能仅凭一两次评估结果轻易下定论。对儿童青少年进行定期的发育行为和心理监测是必要的,从其一段时间的发展轨迹,能获得比较全面的信息,并可结合医学分析寻找造成儿童发育行为偏离及异常的原因。对发育行为和心理评价结果的解释,首先要理解系统和全面的心理测量包括多个阶段,涉及提出测试评估方案,收集数据,进行测试并得出评价结果,进而形成诊断假设,提出解决方案,以及治疗后随访和进一步评价。使用量表和测查工具进行测试的过程,实际是把某个儿童和我们设立的"正常"标准(即对照组儿童)进行比较,进而发现不在"正常范围"的儿童。按照统计学中参考值的设定原理,这种不属于"正常范围"的儿童大约有5%。然而,值得注意的是,所谓"正常"与否其实只是基于数据的描述,在统计学上本身即具有"假阳性"的可能,故只能提示儿童存在问题的可能性,而绝非诊断或结论。

在临床实践中,决定使用何种测量手段需要根据具体问题而定,同时考虑时间成本和测量成本等相关因素。根据测量目的、测量复杂程度不同,心理测量通常划分为三个层次:第一层次是筛选性测试,其结果通常只具有提示性;第二层次为诊断性测试,针对发展、认知、成就、语言、动作适应性等功能开展,相比第一层次的结果具有更强的预测性;第三层次通常针对一些特殊领域进行专项评估,然后结合前两个层次的结果、生活史、访谈记录和临床观察结果最终对受试儿童进行全面评估。

当我们对一个儿童心理测量得分进行诠释时,除了要保证数据结果的合理性还需要考虑数据的其他特征。尤其是对不同文化、不同种族儿童进行测量和结果解释时,诠释更要谨慎。所用参照标准的敏感度特异度、信效度等均是我们要考虑的重要问题。

1. 敏感度和特异度 通常情况下,对测量结果进行解释时,我们必须考虑这一测量工具中一些关键划分点。敏感度(sensitivity)是指通过量表正确检测出有问题儿童的比例。儿童是否有问题在量表中有一些关键的分数截止点,如果低于这个分数点可能就被视为有问题。在实际测量中,当儿童的确存在问题但量表测量结果显示正常时,我们称为假阴性(false negative)。在发育行为儿科学中,金标准(gold standard)(区分是否有问题的分数点)通常不是一个绝对值,而只是一个参考范围。敏感度这一术语可以看作是一种具有包容性的值域,理想的敏感度是 70%~80%。特异度(specificity)是指经过量表正确判别为正常儿童的比例。如果正常儿童经过量表测量,所得分数提示有问题,我们称为假阳性(false positive)。理想的特异性指标是 70%~80%。测试目的的不同,对量表的敏感度和特异度要求不同。例如,在筛查性测试时,为保证可能有风险的儿童不被遗漏,对量表敏感性要求大于特异性。而在诊断性测试量表中,量表特异性的要求则更高。

实践中,通过截止点分数(cut-off scores),我们可以调整量表的敏感度和特异度。当放宽判别的截止点标准时,一些有问题但没有被筛查出来的孩子比例会变小,这时发生假阳性结果(false-positive finding)的可能性会增加。反之,特异性增加,原本正常的儿童被判定为有问题的比例也会减小,但那些确实有问题的儿童很可能被遗漏,容易引起假阴性结果(false-negative finding)。

阳性预测值(positive predictive value)指量表反映的是当测试结果为阳性时,发现问题的可能性。理想的量表其阳性预测价值的范围为 30%~50%。阴性预测值(negative predictive value)指量表反映的是当结果是阴性时,不出问题的可能性。在某种患病率(或问题)中,特异度较之阴性预测值是更为可靠的统计学指标。

2. 信度和效度 信度(reliability)指测量方法的可信程度,代表测量方法的稳定性。内部一致性(internal consistency),指一个量表之内所有项目或一组项目所测量的同一种能力(例如语言能力和视觉运动技能)是否一致。较高的内部一致性说明问卷条目之间高度相关,在统计上可以用克龙巴赫 α 系数(Cronbach α coeffi-

cient)、分半信度(split-half reliability)、库德-理查森信度(Kuder-Richardson reliability)等指标来考察。克龙巴赫 α 系数测量的是量表内部各项目的一致性程度(内部各项目之间的相关性);分半信度是通过将测验分成两半,计算这两半之间的相关性而获得的信度;信度通常用于测量二分变量的信度系数(如"是"或"否")。此外,重测信度(test-retest reliability)在发展和心理测试中非常重要,我们通过对同一群体进行重复题目的测试来考察施测项目在实施过程中的准确性。重测信度考察过程中样本重复实施的时间间隔很重要,两个重复实施的时间间隔越久获得的一致性信度越高,说明这个测试工具的信度越好。一般来讲,重测信度达到 0.70 被认为中等级信度,超过 0.80 被认为良好信度,超过 0.90 则提示测试工具的信度极好。分者信度(inter-rater reliability),是指不同评分者评定同一对象的一致性,最简单的估计方法就是随机抽取若干答卷,由两位独立评分者打分,再求每份答卷两个评判分数的相关系数信度的影响因素有很多,如重测间隔时间(间隔时间越久,越能反映出信度)、答题者对测验目的的猜测(答题时猜测的成分越多,问卷的信度就会越低)等。不同的测试环境和练习效应(practice effect)等也都会影响测量工具的信度。

效度(validity)即测量的有效性,通过将测量方法与经典测量方法比较,检验测量方法本身在设计上有无针对性。实践中,一种测量工具对于测量某种能力有效,但对于测量其他能力可能效果有限。此外,测验效度还具有情境特异性。例如,一项智力测验在考察儿童认知能力上有用,但对于认知障碍儿童干预和治疗来说,其效度就值得商榷。因此,衡量一个测试方法是否有效,临床工作人员必须清楚自己的测验目的,了解待选测量工具的适用范围、适用情境以及具体操作程序。

内容效度(content validity)指量表中所选项目对测试目标的适用性,从而确定测验是否体现测试的目标。结构效度(construct validity)指通过测验能够检测的特定心理结构或特质。校标效度(criterion-related validity)指当前测验分数与效标测试之间的比较,其中校标测试可以是另外一个相关测验。根据效标资料是否与测验分数同时获得,可以分为同时效度(concurrent validity)和预测效度(predictive validity)两种。同时效度里,两个测验同时进行,测验结果之间存在相关。而在预测效度中,待研究测试在一个时间进行,而参照测验在稍后的另外一个时间进行,例如贝利婴儿发育量表在儿童 36 个月时进行测试,而用于校标的韦氏学前智力测验则在儿童 4.5 岁时进行[5,6]。区分效度(discriminative validity)是指筛查测试检测出特定问题的程度,例如,孤独症可能是大家普遍关注的一个问题,其中一个测查量表幼儿孤独症测查矫正量表(Modified Checklist for Autism in Toddlers,M-CHAT)可以把孤独症和心理发育迟滞儿童区分开。表面效度(face validity)指的是测量的内容与测量的目标之间是否适合,即测量所选项目是否符合测量目的。效度受测试相关因素影响,如施测者和测验者之间的配合,被试的障碍、动机,也受效标相关因素和一些干预事件影响。

信度和效度的关系:统计学上,信度可以使得一个量表的效度更高,即信度是效度的必要条件,但非充分条件。在现场操作时常常发现,一个测量工具信度可以很高,但当测试内容与测试目的不相符时,则效度很低。因此,没有信度的测试工具谈不上效度问题,但有信度的测试工具,其效度可能良好也可能不好。通常,效度高的测试工具其信度都在良好标准以上。

3. 年龄和等级的匹配 在一些发展心理学相关测试中,如儿童发育商(developmental quotient)和学业成就评定,常常需要根据测试原始分数换算年龄和年级的匹配分数。该统计量描述个体在年龄和年级上的分布情况,可以帮助医师和父母对儿童能力发展有一个整体把握。发育商是通过发育龄(developmental age)除以实际生理年龄(chronologic age)再乘以100计算得来的。在测试中,发育龄指儿童认知和行为达到的年龄水平,而发育商反映了儿童认知和行为发展的速率。在发育商和智商解读时需要注意的是,由于不同年龄的标准差不一样,故不同年龄之间的智商或发育商之间并没有可比性。此时,我们可以用发育商偏离(developmental quotient deviation)来估计不同年龄段的发展情况,并进行年龄之间的比较。发育商和智商的偏离呈正态分布的常模,其标准差相同,平均数为100标准差为15。故一个智商为85分的6岁小孩和一个智商为85分的9岁小孩其智力水平是一样的。

4. 弗林效应 弗林效应(Flynn effect)是指在测试工具使用过程中,测试常模分值通常每年会增长0.3~

0.5分,即每十年会增长3~5分。例如,针对同一受试对象,采用早期版本的韦氏儿童智力量表和新版韦氏儿童智力量表进行智商评定,可发现两者获得的分值间常常存在差异。这也诠释了各种量表每隔若干年即需要更新的原因。因此,当换用新版测试工具进行评定时,若发现受试儿童存在分数降低现象,不能盲目归因于其认知能力损伤。实际上,这种分数下降可能是由于新旧版测试中使用的标准不同造成的。例如,一个使用早期版本所测智商为70分的儿童,在进行新版测试中所得分数可能会更低,这时需要谨慎判定儿童是否存在智能发育迟滞。最后,需要强调的是正确理解实施临床心理测试的目的和正确解读临床心理测试的结果极为重要。各种临床心理测试为临床医师诊疗提供了有力的参考信息,但切不可仅凭测试结果进行盲目诊断。临床医师在实施心理测试的过程中,需要深切理解并体会父母对儿童的担忧,仔细结合临床观察和病史,正确解读测试结果,并为家长提供进一步的评价和建议,或及时进行转诊[2]。

(马骏)

参考文献

[1] 黎海芪. 实用儿童保健学. 北京:人民卫生出版社,2016.

[2] 金星明,静进. 发育行为儿科学. 北京:人民卫生出版社,2014.

[3] WOLRAICH M,DWORKIN PH,DROTAR D. Developmental-behavioral pediatrics:Evidence and practice. Philadelphia:Mosby Elsevier,2008.

[4] 静进. 临床儿童心理测验与评估的特点及其要求. 中华儿科杂志,2005,43(12):952-953.

[5] ROBERTSON G J. Bayley Scales of Infant and Toddler Development. Corsini Encyclopedia of Psychology. NJ:John Wiley & Sons,Inc,2010.

[6] 张厚粲. 韦氏儿童智力量表第四版(WISC-Ⅳ)中文版的修订. 全国教育与心理统计与测量学术年会暨第八届海峡两岸心理与教育测验学术研讨会论文摘要集,2008.

第6节 青春期

一、概述

1. 青春期定义及主要表现 青春期(adolescence)是由儿童发育到成人的过渡时期,是人体发育走向成熟的阶段。它从体格生长突增开始,到骨骼完全愈合、躯体停止生长、性发育成熟而结束。这一时期人体在形态、功能、内分泌及心理、行为等方面都发生着巨大的变化，主要表现在以下几个方面：①体格生长出现生后的第二个高峰，尤其是身高增长迅速，与此同时体重、肌肉、内脏等均迅速增长；②生殖器官及第二性征开始发育并迅速发育，出现生殖功能；③伴随着骨骼和肌肉生长，脂肪量和脂肪分布发生变化，导致身体成分改变；④由于循环、呼吸系统和肌肉的发育，导致力量和耐力增长以及各种生理功能发生显著改变，在男童中尤为明显；⑤社会交往增多，认知能力和社会适应能力进一步增强。

随着生长突增、性器官发育及第二性征出现，男女儿童发生了各自的特异性变化，最后形成了明显的性别特征。青春期是人体发育的最后阶段，也是决定个体体格、体质和智力水平的关键时期，因此，应该给予足够的重视。

2. 青春期的年龄及分期 青春期的年龄范围和分期很难明确划分，因为它不仅受种族和环境等因素的影响，性别和个体间也存在很大差异。每一个个体在青春期的开始年龄、结束年龄及发育速度上都有很大的差异，几乎可以说，没有两个个体具有完全相似的青春期过程。青春期的年龄范围一般定为10~20岁，女童的青春期开始年龄和结束年龄通常比男童早两年左右。

青春期可进一步分为早、中、晚三期。青春早期的主要表现是身高生长突增开始，出现突增高峰，性器官和第二性征开始发育，一般约持续两年；青春中期以性器官和第二性征发育为主要特征，出现月经初潮或首次遗精，身高生长速度逐渐下降，这一时期通常持续2~3年；青春后期体格生长极其缓慢，但仍有所增长，直至骨骺完全融合，性器官及第二性征发育成熟达到成人水平，此期一般为2年左右。上述分期是人为界定的、相对的，事实上，这种分期不可能有绝对清楚的界线。

3. 生长模式及发育类型 青春期发育存在巨大的个体差异，可能会出现各种各样的情况。但以身高为例，大体上可以归纳为五种生长模式（growth patten）（图2-15）。第一种模式，青春期开始于平均年龄，成年期身高位于平均水平；第二种模式，青春期生长突增发生较早，突增时身高高于同龄儿，由于他们的生长突增开始得早，因而突增结束年龄也较早，导致他们的生长期较短、身高增长量较少，以致最终身高低于平均水平；第三种模式，整个童年期及青春早期的生长都低于同龄人，但较晚的生长突增及较长的生长期导致他们的成年身高达到平均水平甚至高于平均水平；第四、第五种模式分别为遗传性（家族性）高身材和矮身材，尽管他们的青春期开始于平均年龄，由于遗传的影响，生长总是沿着不变的轨道前进，身材始终处于较高或较低水平[1]。

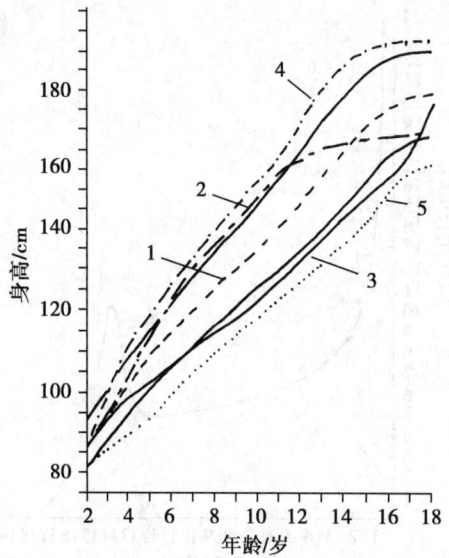

图2-15 身高生长的五种模式

上述第一、二、三种模式即通常所称的一般、早熟、晚熟三种类型。三型儿童除了身高生长有上述明显差异外，还有以下特点：早熟型的体重、身高比值（体重/身高）一直高于晚熟型，而且骨盆较宽，肩部较窄，最后形成骨盆宽、窄肩的矮胖体型；而晚熟型则发展为骨盆窄、肩宽的瘦高体型。从而，在体型上，女性早熟者具有高度女性特征，一般型具有一般女性特征，晚熟者则具有一般男性特征；男性早熟者具有一般女性特征，一般型具有一般男性特征，晚熟者则具有高度男性特征[2]。

二、青春期形态发育

1. 生长突增（growth spurt） 儿童在一般生长的基础上出现快速生长现象称为生长突增。进入青春期，在神经内分泌作用下，身体迅速生长，出现生长突增，这是人的第二个快速生长期，人的第一个快速生长期是胎儿、婴儿期。身高生长突增是青春期开始最早的信息。生长突增可用按年龄绘制的年生长速度曲线表示，图2-16为典型的身高生长速度曲线，最大速度处称为身高速度高峰（peak of height velocity，PHV）。青春期生长突增发生和终止时间、突增幅度大小和突增的侧重部位都有明显的性别差异和个体差异[2]。

（1）性别差异：以身高为例，在青春期前，男女童身高和身高生长速度基本相似，男童稍高。女童身高生长突增在10岁左右开始，比男童早两年，此期女童身高均值高于男童，身高生长曲线出现第一次交叉；12岁左右，男童开始生长突增，1~2年后，当男童达到突增高峰

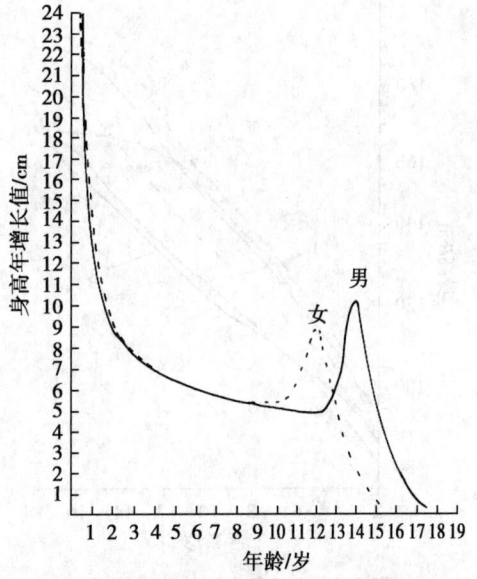

图 2-16 典型的儿童身高生长速度曲线

时,女童身高生长已逐渐缓慢,这时男童身高均值超过了女童,形成了身高曲线的第二次交叉(图 2-17)。以后这种差距继续增加。身高生长曲线的两次交叉反映了生长突增中的性别差异。其他指标也表现出类似的性别特征。

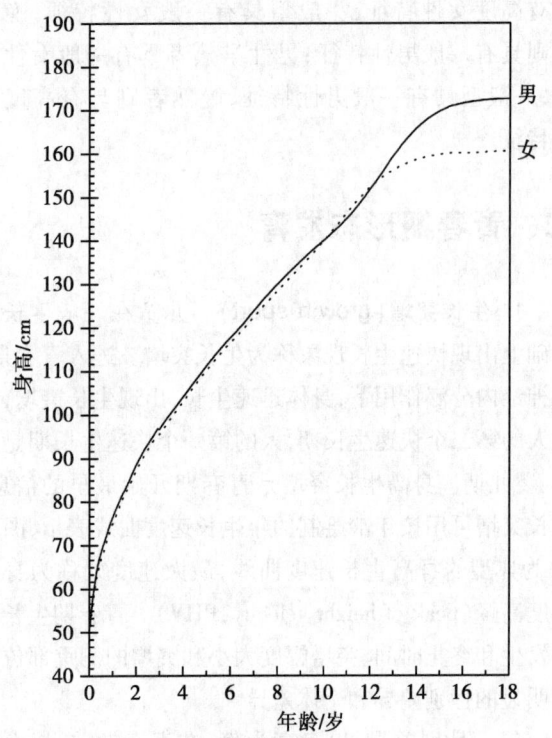

图 2-17 典型的儿童身高水平曲线

(2)个体差异:身高生长突增的个体差异很大,从个体身高生长速度图上可以见到既有生长突增时间的

差异,也有突增幅度的差异(图 2-18)。生长突增期开始时间的早晚是确定青春期发育类型的重要依据。生长突增高峰在个例观察中非常明显,但在群体资料中,由于突增早晚的不同,他们的平均生长速度值曲线变得平坦(图 2-18 中的虚线)。如果不以年龄,而以突增高峰点为中心绘制曲线,则可见无论突增早或晚、幅度大或小,突增模式都是相似的,平均峰值高(图 2-19)[2]。

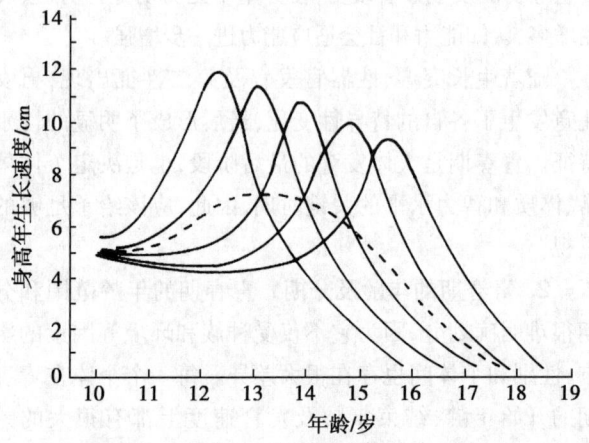

图 2-18 按生活年龄的身高生长速度曲线
图中实线为 PHV 发生于不同年龄的生长速度曲线,虚线为平均值。

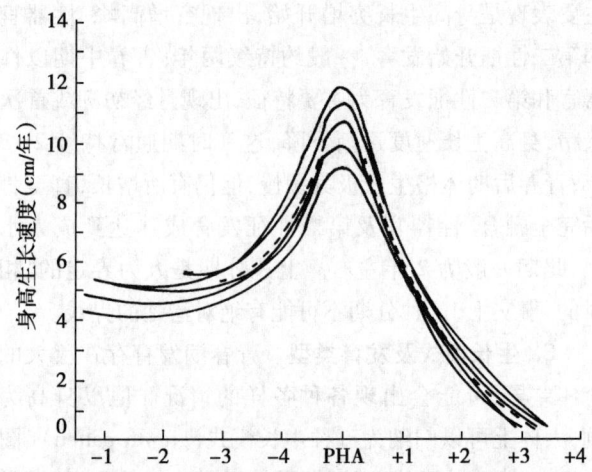

图 2-19 以 PHA 为基点的身高生长速度曲线
图中实线为以 PHA 为基点 PHV 发生于各年龄的生长速度曲线,虚线为平均生长速度曲线。

2. **各部发育顺序** 青春期身体各部发育时间及发育速度不同。大量观察发现,肢体生长早于躯干;脚长最先加速增长,也最早停止增长,脚长加速增长 6 个月后,小腿开始增长,然后是大腿;上肢突增稍晚于下肢,其顺序是手——前臂——上臂;最后是躯干加速生长。由此可见身体各部突增顺序为从远端到近端,这一现象被称作青春期生长的向心律。由于这一生长特点,青春期出现了长臂、长腿不协调的体态;但这是暂时的,随着躯干长度及各部横径的增长,各部比例将恢复正常。脚长先期突增及先期停止生长的特点可用于利用脚长预测身高。

3. 体型的性别差异 男、女童在进入青春期后身体各部出现的一系列变化,使得男、女童具有不同的体型,男童较高,肩部较宽,肌肉发达结实;而女童较矮,臀部较宽,身材丰满。造成这种现象的原因有以下两点:

(1) 身高性别差异,构成身高性别差异的因素有以下几点:①围产期身高增长量男童较女童平均大1.5cm;②男童身高生长突增晚于女童,生长突增前,身高增长量男童较女童平均大6.5cm;③生长突增幅度男童大于女童,生长突增身高平均增长,男童每年为7~8cm,女童每年为5~7cm,身高速度高峰(PHV),男童为7~12cm/年,女童为6~11cm/年,因而生长突增期间身高增长量男童较女童平均多6.0cm;④生长突增后,女童身高增长量较男童平均多1.5cm。最终,男童比女童平均高12.5~13cm。

(2) 体脂与瘦体重的性别差异:根据身体各种成分在代谢中的作用,一般可将人体区分成体脂和瘦体重两大部分。体脂(body fat)是指能用乙醚提取的纯脂肪,属于代谢不活泼组织;瘦体重(lean body mass, LBM)或称去脂体重(fat-free body),包括肌肉、骨骼、器官及其他组织,其中肌肉是主要的部分,属于代谢活泼组织。青春期体内各种身体成分也发生着深刻的变化。

1) 肌肉:青春期前,男女童肌肉生长状况基本一致。青春期,女童肌肉生长高峰较早,但高峰很低,16岁以后,肌肉基本停止生长;男童肌肉生长高峰晚,但高峰高,16岁以后肌肉生长速度下降,但仍处于较高水平继续增长,一直持续到30岁前后。青春期结束时,男童的肌肉重量约为女童的156%。

2) 体脂:无论PHV前或PHV后,男童的体脂增长量都低于女童。PHV时,女童的体脂增长量虽然降到最低点,但仍为正值,即体脂绝对量仍在增加;而男童的体脂增长量为负值,表明此时体脂绝对量也有减少。最终,男子的体脂蓄积量低于女子。男女体脂肪量的差异不在于脂肪细胞数量的多少,而主要在于女孩脂肪细胞中脂肪含量较多,这是由于两性性激素不同所造成的。

身高、肌肉和体脂在性别间的不同变化与青春期激素种类及含量的性别差异有关。雄激素主要是睾酮,有促进钙盐在骨内沉积、促进蛋白质合成、降低氨基酸分解代谢的作用,因而使男子的骨骼长长、长粗,肌肉量增长,肌力增大,特别是三角肌发达,形成男子体型。雌激素有促使全身皮下脂肪沉积(尤其在胸部、臀部和大腿

部)的作用,并有对骨盆生长的特殊作用,在促使骨细胞活性增强的同时,引起骨干与骨骺早期愈合,因而形成身材较矮的女子体型。

4. 骨骼发育 骨骼发育是体格发育的重要组成部分,人体许多形态指标(如身高、坐高、肩宽、骨盆宽等)的大小都决定于骨骼的发育状况。判断骨骼的发育程度可应用骨骼年龄(骨龄)。骨龄比实际年龄能更好地反映机体的成熟程度。

青春期,在儿童骨发育的基础上,已经出现的骨化中心继续发育,并出现新的骨化中心,各骨化中心相继钙化或与骨干的干骺端愈合。长骨骨干与骨骺完全愈合,女童约15、16岁,男童约17、18岁,椎骨体与骨骺要到20岁以后才能完全愈合。

通过骨X线平片,观察儿童身体某一部位骨钙化的程度与骨龄标准比较,即可确定该儿童的骨龄。骨龄标准(standard of skeletal age)是根据大量正常人群的骨发育状况制订的一种标准。

判断骨钙化程度的依据有三个:①骨化中心出现的数目及其大小;②各骨化中心和骨骺的形态改变;③骨干和骨骺的愈合程度。

目前临床常用的骨龄判断方法有标准图谱法(如Greulich-Pyle法)和计分法(如TW法、CHN法)。两者都采用左手(包括腕、掌、指骨)正位X线片,图谱法简便明确,儿科临床常用,但缺点是不够精确。计分法更全面客观,准确性高,但因方法烦琐、费时,故一般门诊不常用。鉴于两种方法各有优缺点,一般7岁以下适宜用图谱法,7岁后尤其是青春发育期用计分法判定骨龄的准确性高。

骨龄与实际年龄(简称年龄)之间的关系可用"骨龄差"来表明。"骨龄差"为年龄与骨龄之差,是两者相差的具体岁数。骨龄差为正数,代表骨龄落后于年龄;骨龄差为负数,代表骨龄提前于年龄。通常将±2岁为骨龄差正常范围,其中骨龄差在±1岁内为正常。骨龄大于年龄1岁但不超出2岁为偏早;骨龄小于年龄1岁以上但不超过2岁为偏晚。如果骨龄落后于年龄2岁以上,则认为骨龄异常落后;若骨龄提前于年龄2岁以上,则认为骨龄异常提前。

每年骨龄增加的岁数大约平均为1岁,上下波动在0~2岁之间。如果1年时间骨龄增加2岁以上,则提示骨发育速度过快。骨龄增加的速度大于身高增长的速度则使骨骺愈合提前,生长期缩短,最终造成成年身高降低。

骨龄在儿童生长发育研究及实际工作中,可应用于下列几方面:①预测成年身高,将预测时骨龄、时间年龄

及身高结合,建立多元回归方程可大大提高预测的准确性;②预测月经初潮,Greulich-Pyle指出,在第一掌骨远端的种子骨出现之前,不会发生月经初潮,该种子骨出现后0.8~2年才会发生月经初潮;③内分泌疾病的诊断和疗效观察,如甲状腺功能减退时,骨化中心出现的时间及骨骺愈合的年龄均延迟。

骨骼发育和骨量的增加:青春期是骨量迅速增加的关键时期。在10~20岁,骨量至少达到了高峰骨量的一半,骨量增加受到生长激素、性激素如雌激素和肾上腺甾体激素如脱氢表雄酮(dehydroepiandrosterone,DHAE)的影响。饮食中适量的钙和维生素D对骨骼的矿化也起重要的作用。青春期女孩,体内大约90%的总矿物成分是在17岁之前获得的,而在月经初潮后钙吸收和骨形成的速度则明显下降。体育锻炼,尤其是负重的运动,是高峰骨量的另一个重要的影响因素。但是负重体育锻炼在青春期结束之前进行才会对骨密度(bone mineral density,BMD)产生最大的影响作用。此外,BMD的个体差异中有60%~80%是遗传因素造成的。

大量的研究提示,大约60%的成人骨量是青春期生长突增期间获得的,但在青春期晚期和成人期的早期骨量也会有所增加。骨密度增加的速率与钙/蛋白质的摄入、体育锻炼呈正相关,而与年龄呈负相关。

三、功能发育

青春期,伴随形态发育的同时,儿童少年的呼吸、循环、消化、代谢、造血、免疫、运动等各种生理功能也发生着明显的变化。一般常以循环、呼吸功能及肌肉力量反映功能发育状况,常用的指标有心率、血压、呼吸频率、肺活量、血红蛋白及肌力等。功能指标在青春期的变化不同于形态指标的变化。

1. 心肺功能　常用于反映心肺功能的指标有心率、血压、肺活量等。随着测定技术和仪器的发展,在实验室条件下,应用极量运动负荷下的最大耗氧量测定,可以更全面地反映心肺功能。

肺活量随年龄而增长,女童的增长量低于男童。在青春期,男童可增长2 000~3 000ml,年增长200~500ml;女童只增长1 000~2 000ml,年增长100~300ml,因而男女童肺活量生长曲线不像形态指标那样出现两次交叉,而且随年龄增长、性别间的差异更大(图2-20)。

心率呈现负增长,即测定值随年龄增长而下降,7~18岁期间,男女童各约下降10次/min。女童测定值略高于男童,约高1~2次/min,因而他们的生长曲线也不

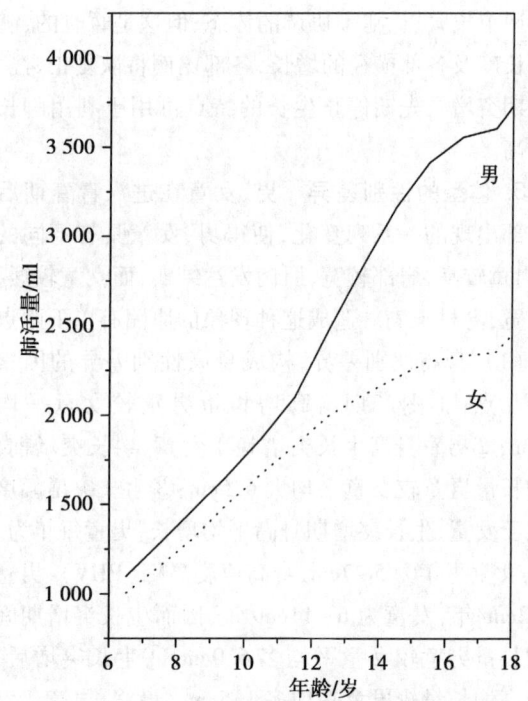

图2-20　中国儿童肺活量发育曲线

出现两次交叉。

收缩压和舒张压都有随年龄增长而逐渐增高的趋势,男童的血压值较女童略高,青春期后尤其收缩压较明显,这表明青春期对血压有一定的影响。

我国学龄儿童脉搏、血压和肺活量各年龄组的参考值见表2-27[3]。

2. 肌肉力量　反映肌肉力量常用的指标是握力和背肌力。握力用于表示手及臂部肌肉力量,青春期时,男童可增长25~35kg,女童增长15~20kg,年增长值男童为4~10kg,女童为2~5kg。男童握力值始终高于女童,随年龄增长性别差异增大。背肌力具有相同的趋势。

3. 运动能力　人体在肌肉活动中所表现出的力量、速度、灵敏及柔韧性,统称为运动能力。常用于反映速度的指标是短距离跑,如50m跑、60m跑。力量包含一般力量、耐力和爆发力三方面,一般力量的指标是屈臂悬垂时间、引体向上;耐力常用指标是各种中、长距离跑;爆发力最具代表性的指标是立定跳远。用于反映灵敏性的指标有4×10m往返跑、反复横跳。最常用于表示人体柔韧性的指标为立位体前屈。

在青春期,除灵敏性、柔韧性外,各项速度和力量的发展都是男童优于女童。女童在青春期出现运动能力停滞或下降,这种现象可能与青春期发育尤其是性发育所产生的心理状态及社会传统观念有关,因为这些因素导致女童在这一时期体育锻炼减少。

表 2-27　中国学龄儿童生理指标参考值

| | 脉搏/
（次·min⁻¹） | | 血压/mmHg | | | | 肺活量/ml | |
| | | | 收缩压 | | 舒张压 | | | |
	$\overline{x}$	SD	$\overline{x}$	SD	$\overline{x}$	SD	$\overline{x}$	SD
男								
7 岁	87	10	95	10	58	9	1 150	353
8 岁	87	10	97	11	60	9	1 330	410
9 岁	87	10	99	11	62	9	1 530	445
10 岁	86	10	101	11	63	9	1 734	497
11 岁	86	10	104	11	65	9	1 969	574
12 岁	84	10	106	12	65	9	2 273	653
13 岁	83	10	109	12	67	9	2 668	761
14 岁	82	10	112	12	68	9	3 045	809
15 岁	81	9	113	11	70	9	3 369	829
16 岁	80	9	114	11	70	9	3 576	807
17 岁	80	11	116	12	71	9	3 727	802
18~19 岁	79	9	116	12	72	9	3 772	827
女								
7 岁	89	10	94	10	58	9	1 037	322
8 岁	87	10	95	10	60	9	1 185	363
9 岁	87	10	98	11	61	9	1 359	398
10 岁	87	10	101	11	63	9	1 564	468
11 岁	86	10	103	11	65	9	1 783	530
12 岁	85	10	104	11	65	9	1 976	562
13 岁	84	10	105	11	66	9	2 132	578
14 岁	83	10	107	11	67	8	2 262	595
15 岁	82	9	106	11	67	8	2 345	605
16 岁	82	9	107	11	68	8	2 424	580
17 岁	81	9	107	11	68	8	2 451	574
18~19 岁	81	9	107	11	68	9	2 431	586

注：数据源于 2014 年全国学生体质与健康调研。

青春期运动能力的性别差异，提示在学校体育训练中要注意男女童的区别。

四、性发育

性发育是青春期的重要表现，性发育包括生殖器官形态、生殖功能和第二性征发育。

1. **性器官**　男性性器官包括睾丸、附睾、精囊、前列腺、阴茎及阴囊；女性性器官包括卵巢、子宫、输卵管及阴道。这些器官在出生后的第一个 10 年内发育很慢，几乎处于静止状态。进入青春期后，在卵泡刺激素（FSH）、黄体生成素（LH）及雌、雄激素的作用下，性器官迅速发育，其速度远远超过其他系统，最终和其他系

统共同进入成熟阶段（图 2-21）。

在 8 岁以前，卵巢极小；月经初潮时，卵巢重量仅为成熟重量的 30%~40%；此后，卵巢继续发育增大，皮质内出现发育程度不等的卵泡。成熟卵巢具有周期性的排卵功能，同时在卵泡成熟和黄体生成过程中不断分泌雌激素、孕激素及少量雄激素，促使其他性器官发育。

阴道的长度出生时仅有 4cm，幼儿期只增加 0.5~1cm，而在儿童期后期增加至 7.0~8.5cm。宫体/宫颈比例稍小于 1:1；初潮时达到 1:1，成年后为 3:1。

睾丸容积在青春期前不足 3ml，稍大于婴儿期，曲精细管呈条索状；10 岁左右曲精细管出现管腔；进入青春期，睾丸迅速发育，容积可达 12ml 以上，曲精细管功能也逐渐完善。曲精细管的精原细胞不断分裂繁殖，产

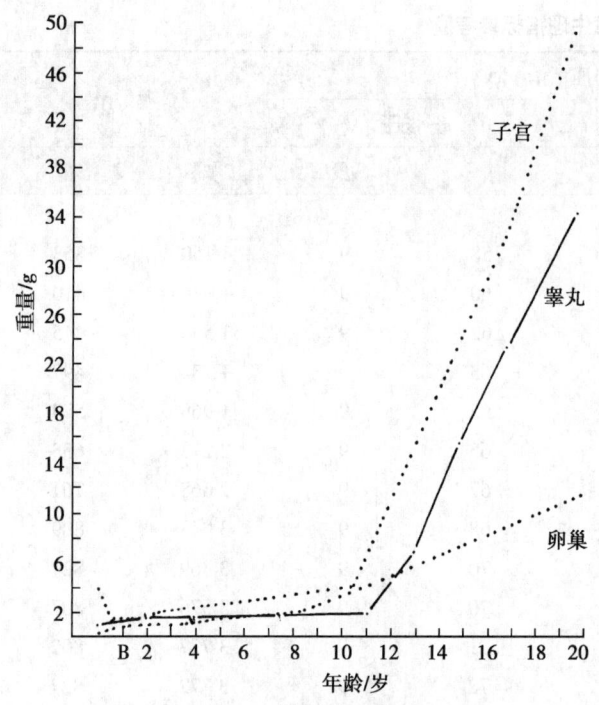

图 2-21 子宫、睾丸和卵巢的发育曲线

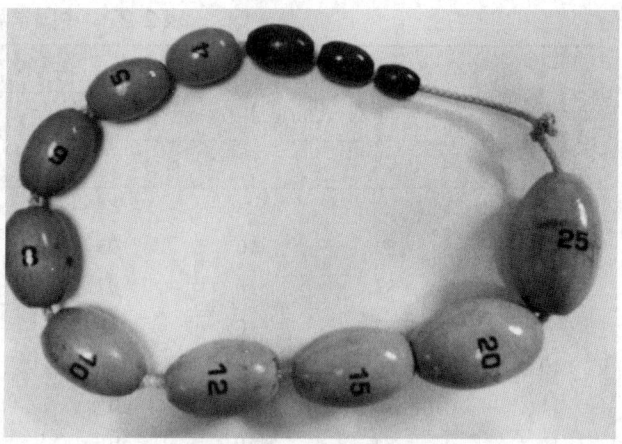

图 2-22 Prader 睾丸计

生精子;间质细胞则分泌以睾酮为主的大量雄激素和少量雌激素,促使其他性器官发育。

男童青春期发育水平可根据阴囊、阴茎等外生殖器发育状况综合评价,这有助于对生长问题、内分泌障碍以及青春期发育迟缓的诊断。分期标准如下:

Ⅰ期:从出生到青春期开始,生殖器大小稍有增加,但外观几乎没有变化。

Ⅱ期:阴囊开始增大,阴囊皮肤稍变红,质地也略有改变。

Ⅲ期:阴茎长度增加,宽度也略有增加;阴囊进一步生长。

Ⅳ期:阴茎长度、宽度更增大,阴茎头形成;阴囊继续增大,皮肤颜色变深。

Ⅴ期:生殖器大小、形状达到成人水平。

男孩睾丸容积可用 Prader 睾丸计粗略评估(图 2-22)。

2. 月经和遗精 当性器官发育到一定程度时,女性出现月经,男性出现遗精。

子宫内膜周期性脱落并从阴道排出脱落组织及血液的现象为月经。女童进入青春期,第一次的月经称月经初潮(menarche)。由于种族、自然环境、社会及经济条件,以及个体的差异,月经初潮的年龄有很大的差异。

多数国家女童的月经初潮平均年龄在 12.5 ~ 15.0 岁之间,发达国家较早,美国为 12.5 岁;发展中国家较迟,报告中最晚的是新几内亚(邦地高原)为 18.0 岁。据 2014 年中国学生体质与健康调研报告,我国女童月经初潮平均年龄:城市女童 12.07 岁(95% CI 11.76 ~ 12.37),乡村女童为 12.26 岁(95% CI 12.08 ~ 12.44);95%参考值范围城、乡分别为 9.99 ~ 14.58 岁和 10.12 ~ 14.87 岁[3]。

月经初潮也有明显的长期变化,西欧和北美的资料表明,从 19 世纪中期到 20 世纪 80 年代女童月经初潮平均年龄每 10 年约提前 4 个月;但美国女孩的初潮年龄从 1963—1970 年的 12.75 岁降至 1999—2002 年的 12.34 岁,30 余年已基本稳定。1962 年,北京城区女童平均初潮年龄为 14.16 岁,2000 年为 12.14 岁,38 年间提前了 2.02 岁,平均每 10 年提前 0.53 岁。但从 2000—2014 年提前速度已放缓,2014 年为 11.92 岁[3]。

月经初潮发生在身高生长突增后,据高石昌弘报告,身高速度高峰年龄(PHA)较月经初潮年龄早(1.24±0.73)岁,这意味着大部分女童月经初潮发生在 PHA 后 0.5 ~ 2 年。日本资料表明,月经初潮时女童平均身高为(149.98±5.32)cm,相当于最终身高(156.94cm)的 95.85%±1.78%,故初潮后身高将不再会大幅度增长。下列公式可根据初潮时身高推算最终身高:

$$最终身高 = 初潮时身高 \div (0.958\,5 \pm 0.017\,8)$$

按此公式计算,初潮时身高 150.0cm 的女童,初潮后身高可增长 3.6 ~ 9.5cm,平均增长 6.5cm,最终身高可达 153.6 ~ 159.5cm。月经初潮发生年龄与发育类型密切有关,月经初潮发生早为早熟型,发生晚为晚熟型。

青春期后,男童在无性交活动的状况下发生的射精称为遗精(emission),大多数发生在睡眠状态中,是未婚男性的生理现象。据 2014 年中国学生体质与健康调研报告,我国男童首次遗精平均年龄城市为 13.75 岁(95% CI 13.44 ~ 14.03),乡村为 13.79 岁(95% CI 13.56 ~ 14.02),95%参考值范围城、乡分别为 11.12 ~ 17.00 岁和 11.20~16.98 岁[3]。约比女童月经初潮平均年龄晚1.5 年。首次遗精最多发生的季节也是夏季。

月经初潮、首次遗精是青春期发育过程的重要标志，但它们的发生并不意味着性成熟。月经初潮、首次遗精时，卵巢、子宫、睾丸仅为成年重量的 30%~40%，卵巢尚未规律排卵，功能不稳定，月经初潮后一年内排卵者仅约 18%；睾丸产生的精子数量少，多数精子还不成熟；体格发育远没有达到成人水平。将月经初潮和首次遗精认为是性成熟的标志是一种误解。月经初潮与第一次排卵的间隔期称生理不孕期，此期间的月经称为无排卵性月经。初潮出现得越早，生理不孕期越长。

3. 第二性征 第二性征(secondary sex characteristics)系相对于第一性征(性器官)而言的、区别性别的附属特征。女性的第二性征主要是乳房、阴毛、腋毛；男性的第二性征主要是阴毛、腋毛、胡须、变音、喉结等。第二性征均为非计量资料，测定、统计比较困难。为了适应测定、统计的需要，大多采用半定量化的方法将有关指标分度。即将整个发育过程区分为几个不同阶段，并规定每一阶段的标准。乳房、阴毛、腋毛通常分为五个阶段，第一阶段为未发育阶段，第五阶段为成熟阶段；目前国内外都采用 Tanner 分期法，男、女童阴毛发育分期标准如下（图 2-23）：

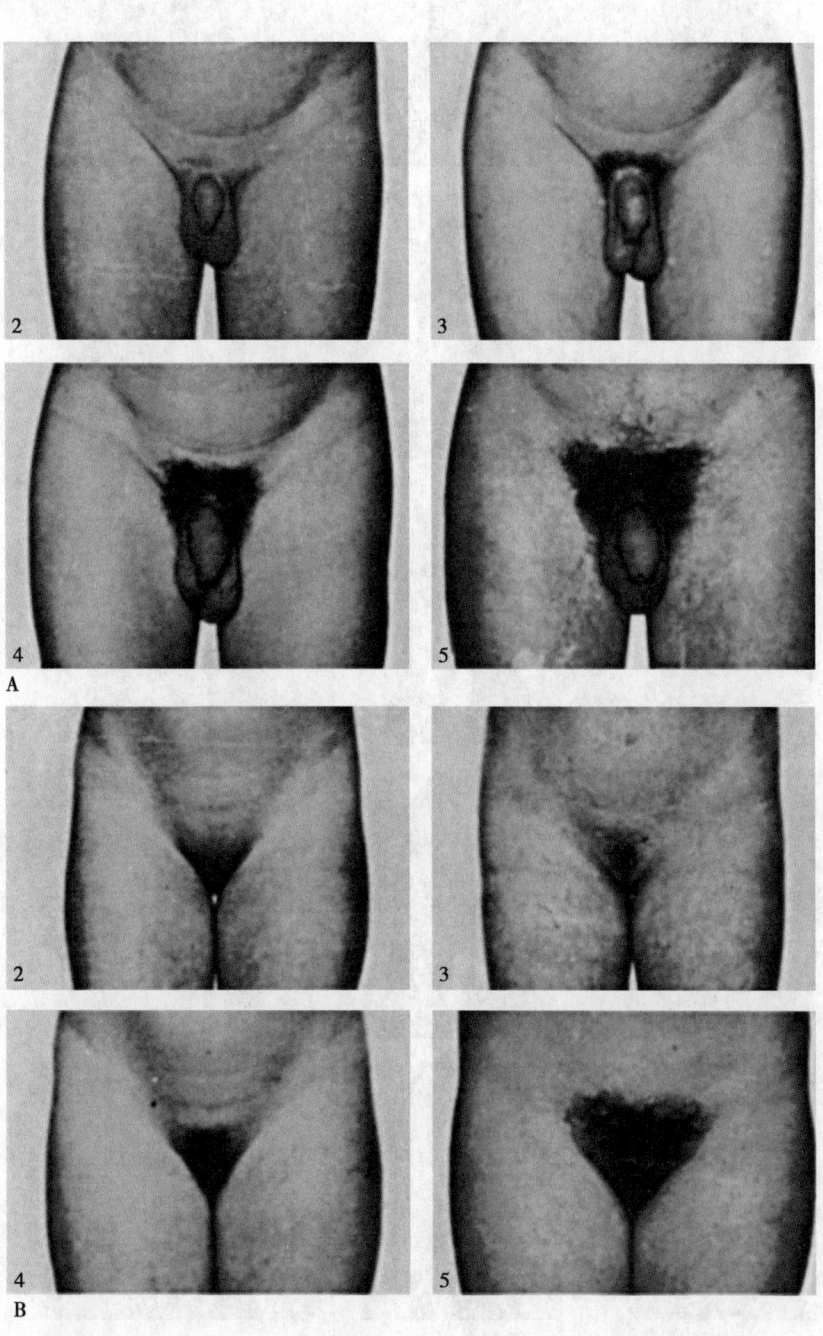

图 2-23　男（A）、女（B）青少年阴毛发育分期（Tanner 2~5 期）

Ⅰ期:无阴毛出现。

Ⅱ期:男童阴茎根部(女童大阴唇)出现短小、色淡、细软的阴毛,数量稀少。

Ⅲ期:阴毛增粗、色增深、开始卷曲,范围向耻骨联合扩展。

Ⅳ期:似成人,但范围较小,毛稀疏。

Ⅴ期:阴毛的性状和分布同成人,分布到大腿两侧,呈倒三角形或菱形分布,毛浓密。

女童乳房发育分度标准如下(图2-24):

Ⅰ期:胸部平坦,乳房未开始发育。

Ⅱ期:蓓蕾期,出现硬结,乳头、乳晕稍增大。

Ⅲ期:乳晕色素变深,乳头、乳晕进一步增大,但两者仍处于同一水平面上。

Ⅳ期:乳房增大,乳头和乳晕突出于乳房丘面上,形成第二个小丘。

Ⅴ期:成熟期,乳房更大,乳晕与乳房融合成大的隆

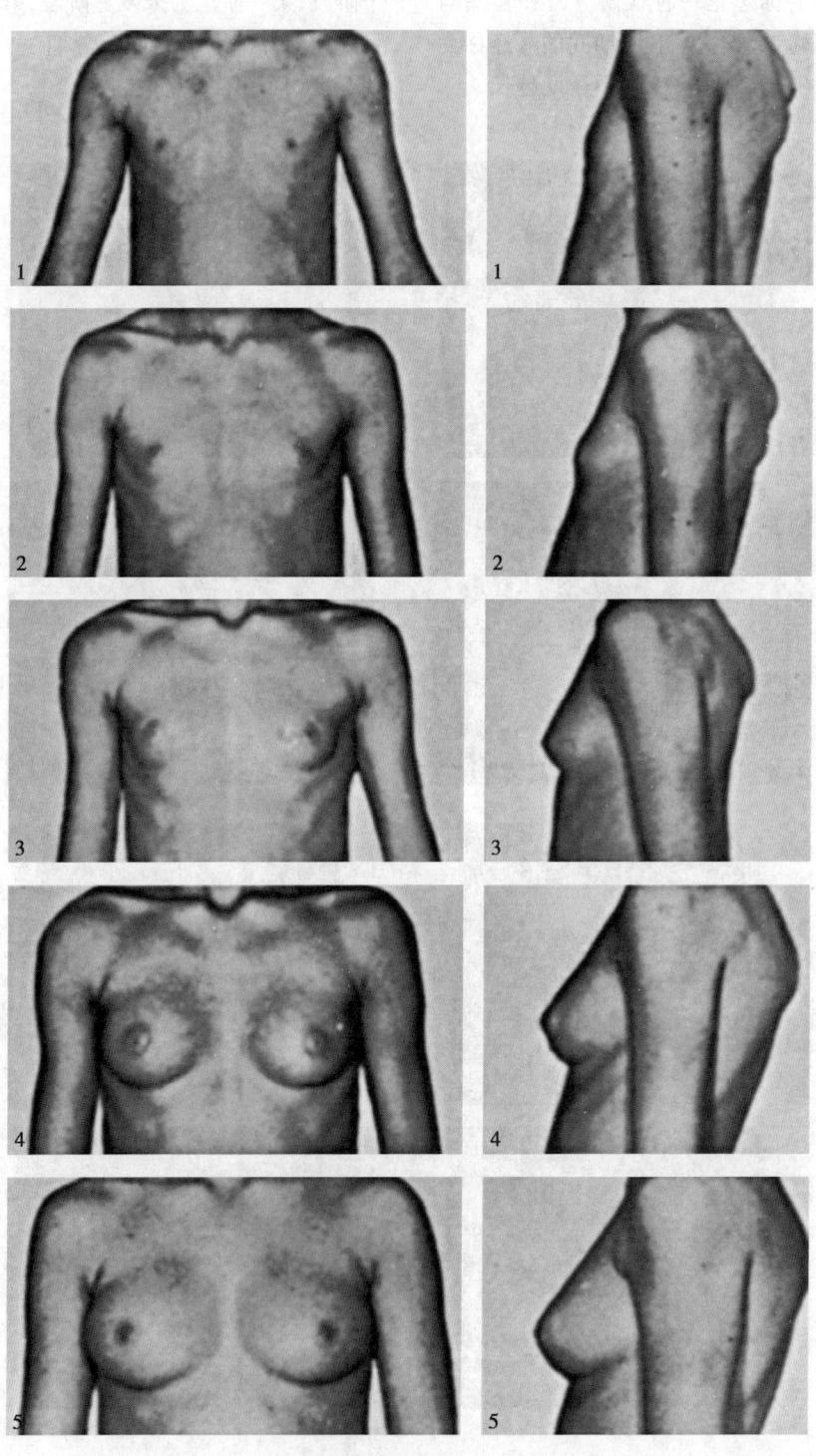

图2-24 女童乳房发育分期(Tanner 1~5期)

起,乳头突出于其上。

无论男女童,青春期各项指标发育的个体差异都很大,例如乳房发育可早于 8 岁,晚至 13~14 岁,但每个儿童各指征出现顺序大致相同。表 2-28 列出了我国儿童几项主要指征的发育顺序及年龄[4,5]。

表 2-28　青春期主要指征的发育顺序及年龄

发育指征	百分位年龄/岁		
	3	50	97
男			
睾丸容积≥4ml	7.80	10.55	13.10
阴毛出现(PH2)	10.66	12.78	14.90
首次遗精	11.62	14.05	16.48
女			
乳房开始发育(B2)	7.11	9.20	11.89
阴毛出现(PH2)	8.85	11.16	14.09
月经初潮	10.26	12.27	14.68

五、内分泌变化

内分泌腺在青春期发生着巨大变化。它作为青春期首先改变的系统,在中枢神经系统的协调下,各种内分泌腺分泌的激素具有"信使"作用,调节人体各器官组织的生长发育和生理功能。当人体各种外在的生长加速尚未出现时,体内多种激素水平均已发生变化。本节介绍和生长发育有关的激素在青春期中的作用和变化以及青春期的启动机制,有关内分泌系统疾病见本书第 32 章。

1. 激素在青春期中的作用及变化

(1) 促性腺激素(gonadotropin,Gn):下丘脑-垂体-性腺轴是青春期内分泌变化的主体。青春期前,下丘脑-垂体-性腺轴就已存在,但其活动水平很低;在青春期,该轴迅速发育,功能充分发挥。首先观察到该轴中垂体分泌的黄体生成素(luteinizing hormone,LH)在睡眠时呈脉冲性分泌增加,卵泡刺激素(follicle stimulating hormone,FSH)也有轻度增加,以后白天也出现脉冲性分泌,而且次数增多,幅度增高;到青春晚期,无论昼夜,每两小时左右出现一次脉冲性释放,血浆中浓度基本达到成人水平。男女儿童的这种变化都比较相似。LH 和 FSH 的脉冲性分泌被认为与促性腺激素释放激素(gonadotropin-releasing hormone,GnRH)的脉冲性分泌有关;它们调节与控制着性激素的分泌。

(2) 性激素:在青春期到来前两年,血浆和尿中肾上腺源性雄激素水平逐渐增高,称作肾上腺皮质功能初现(adrenarche)。在女性,青春期雌激素水平呈进行性上升,当月经初潮或阴毛发育到第 4、5 期时达到成人水平;肾上腺源性雄激素水平也进行性升高,但睾酮始终保持低水平,卵泡可产生少量雄烯二酮和睾酮。女性阴毛、腋毛生长、青春期生长突增及骨成熟主要依赖肾上腺源性雄激素;卵巢分泌的雌激素促进乳腺、子宫生长、髋部、胸部脂肪堆积。

在男性,青春期开始,睾丸对促性腺激素(Gn)的反应增强,随着 Gn 升高,血浆中雄激素水平增高。睾酮在骨成熟达到 50% 时或性发育第 4 阶段时达到峰值,10~17 岁期间血浆睾酮约增加 20 倍。男性生长突增和性发育与来自肾上腺皮质和睾丸的雄激素有关。

青春晚期,男性血浆睾酮水平约为女性的 5~10 倍,肾上腺源性雄激素约为 2 倍,女性血浆雌二醇含量约为男性的 4 倍。

(3) 生长激素和甲状腺素:生长激素(growth hormone,GH)是调节儿童生长最重要的蛋白激素,由腺垂体嗜酸性细胞分泌,其主要作用是增加蛋白质的积累;促进钙、磷等无机盐代谢平衡;促进骨和软骨的生成和成熟,但这一作用是通过生长调节肽(somatomedin,SOM)实现的。

童年期 GH 分泌量较低,每日约 90μg,青春期增高,每日可达 690μg。GH 分泌与多种因素有关,与睡眠关系很大。青春期前,儿童仅在睡眠时分泌,青春期昼夜皆分泌,但仍以夜间分泌为主。儿童熟睡后 60~90 分钟内分泌的 GH 为全天分泌量的 1/2~3/4,由此可见,睡眠对儿童生长的重要意义。

青春期血浆甲状腺素含量不高于童年期,但它对青春期生长发育具有重要意义。甲状腺素与生长激素对生长具有协同作用,是正常生长及骨成熟不可少的激素。它对维持神经细胞正常发育与成熟、对促进性器官发育及生殖功能也是很重要的。适量的甲状腺素还有刺激促性腺激素及性激素分泌的作用。

2. 青春期启动机制　关于青春期启动机制,目前尚不十分清楚,主要有以下几种说法:

(1) 反馈调节敏感性的变化:下丘脑-垂体-性腺轴在童年期即存在,男女童在童年期分泌同等小量性激素,它具有抑制下丘脑神经分泌细胞分泌促性腺激素释放激素(GnRH)的负反馈作用,使轴处于相对稳定状态。青春期开始,下丘脑对性激素的敏感性降低,小量性激素不再能抑制下丘脑的分泌,反馈失效,GnRH 分泌增加。LH、FSH 也随之增加,从而性腺分泌增加,直至在高水平上达到新的平衡。但也有人认为这种敏感性的变化发生在垂体。童年期垂体对 GnRH 的敏感性差,青春期增强,由于垂体敏感性增强,Gn 分泌增多而触发了青春期启动。这一观点的实验根据是,等量 GnRH 注入人体,青春期前的儿童 LH 只有轻度上升,而青春期少年的 LH 水平显著升高。但 Oded 则认为敏感性的变化主要发生在性腺,他用雄性新生小鼠的睾丸对 LH、FSH 的刺激无反应来证明他的观点。

(2)临界体重和体脂含量:临界体重和体脂含量与人类青春期启动的关系已被人们注意到。Frish 等认为月经初潮发生和维持正常月经周期取决于按身高计算的最低体重。西方白人青春期开始的临界体重为 30kg,月经初潮的临界体重为 45~47kg。尽管从 19 世纪以来月经初潮的平均年龄明显提前,但初潮发生时的临界体重并无明显改变。肥胖儿童(体脂含量高)的初潮年龄相对较早;临床上因严重营养不良而致女童明显消瘦时,往往停经,当病情好转体内脂肪量达到一定程度时,月经又可恢复;体重较轻、体脂含量较少的芭蕾舞演员和体操运动员的初潮较晚,这些现象似乎说明了脂肪含量对青春期启动和月经来潮的影响。

(3)松果体的作用:动物实验发现松果体分泌的降黑素和一种肽类物质(arginine vasotocin,AVT)具有抑制性腺发育的作用。未成熟雌性大鼠的松果体切除后,卵巢明显增大,表明这一作用的存在。人类松果体在 7~10 岁时开始退化,这一退化时期恰好是青春期到来的前夕的现象支持松果体对性腺具有抑制作用的观点。松果体对性腺的抑制作用表明了它与青春期的启动可能有关。松果体抑制性腺发育的作用既可能是通过抑制下丘脑 GnRH 的释放所产生,也可能是对抗 LH、FSH 的作用而产生。

目前上述观点都尚未得到充分的证据,但青春期启动很有可能不是其中某一种机制,而是在多种因素的综合作用下发生的,有待进一步的研究。

六、心理和智力发育

儿童进入青春期,出现了一系列巨大的体格和生理变化,这些给他们带来了复杂的心理变化;由童年期进入青春期,他们生活的社会环境、人际关系也发生了重大变化。这时,他们既要适应生理变化所产生的心理问题,又要适应新环境所带来的心理问题,承受着较大的心理适应负荷。青春期少年,在心理上既保存着童年期的痕迹,也萌生出成人期的特征,常常表现为似成熟又不成熟,他们的心理适应能力常满足不了实际的需要。

1. **认识能力** 青春期少年对周围发生的事情具有丰富、强烈的感情,易于激动。他们可能因为一点小事而振奋、欢呼雀跃,或发怒、气愤,甚至与人争吵、打架。出现这些情绪的原因与他们对事物认识的片面性、表面性有关。他们尚不能正确评价自己,经常过高估计自己的能力。因此,常常冒险做一些自己力所不及或不熟悉的工作,而发生不必要的伤害事故,甚至危及生命。他们也不能客观评价别人或周围的事物,不能正确判别美与丑、是与非、光荣与耻辱、友谊与哥们义气。少年认识能力的不足与他们的知识、经验不足有关、与辩证思维发展不充分有关,因此,在纠正他们的错误认识、发展独立思考能力的同时,要引导、启发他们的辩证思维能力。

2. **独立意向** 随着年龄增长、身体发育逐渐成熟、与社会更密切的交往,青少年渴望独立的愿望更加强烈。这种独立意向,使他们很注意周围人对自己的评价,很反感成人把他们当"小孩"看待,对父母、教师的指导出现逆反心理,并出现疏远成人的意图。但由于他们在经济、物质及日常生活上仍无自主权,因而实际上还必须依附于家庭、父母,他们的独立性不能在家庭中充分表现出来,出现心理上独立性与依附性的矛盾。在家庭中不能得到满足的独立意向,往往在与伙伴交往中加以表现。这时与交往密切的伙伴可能形成独立的生活圈,亲子关系、师生关系越不协调,生活圈中伙伴的相互影响越大。由于青少年认识能力的发展落后于独立意向,此时若受社会不良因素影响,则可能出现偏离社会的行为。家长、教师应该承认、尊重青少年的独立意向并加以正确引导。

3. **性意识** 人在童年期虽然已经存在着性意识,但比较幼稚,仅仅是区分人群中的男性和女性,知道自己是男孩子还是女孩子。青春期开始,由于性生理迅速发育,性心理也随之发生根本性变化,首先是意识到两性的差别,出现对异性的关心。男女同学间原来"青梅竹马""两小无猜"的亲密关系消失了,代之而来的是青春早期表面上的男女同学间的回避和事实上的对异性的关心和渴望与之接触,这是青春期少年心理上突出的矛盾。这一矛盾一直要持续到青春后期,这时对与异性的交往更为迫切,并对特定的异性产生爱慕感。随着男女交往逐渐增多并得到社会的承认,这一矛盾才逐渐缓和。

青春期少年对自身及异性的性发育怀有强烈的神秘感、好奇感。他们渴望了解性知识,但却羞于向成人询问,羞于公开获得,不敢堂而皇之地阅读生理卫生教科书中有关青春期发育章节的情况就是一例;关于性知识,往往是通过伙伴相互传播或通过其他渠道探究获得。这样所获得的零星片段、支离破碎的知识更加深了对性的神秘感。因而对青少年要进行正确的、系统的性教育。在性教育中,不仅应进行性生理解剖知识教育,而且要开展有关性伦理道德教育;既要鼓励男女同学间的正常交往,又要引导他们遵守社会道德规范,避免专注性的异性交友,更要注意防止非婚性行为发生。

4. 智力 青春期是智力发育的重要阶段。这一时期,感知觉非常灵敏、精确性更加发展;记忆力增强、有意识记忆开始占主导地位;思维能力不断扩大、加深,抽象逻辑思维日益增强,但思维中的具体形象成分仍起重要作用,思维活动的组织性、创造性、独立性和批判性有显著发展;能正确掌握概念,并进行判断和推理;随着学习内容丰富、生活领域扩大,逐渐建立比较明确的理想。

家长、教师应有意识培养青少年具有远大的理想。

(李辉)

参考文献

[1] FALKNER F,TANNER JM. Human Growth,Vol 2. 2nd ed. New York:Plenum Press,1986.

[2] 叶广俊,胡虞志,林琬生. 现代儿童少年卫生学. 北京:人民卫生出版社,1999.

[3] 中国学生体质与健康研究组. 2014 年中国学生体质与健康调研报告. 北京:高等教育出版社,2016.

[4] 中华医学会儿科学分会内分泌遗传代谢学组青春发育调查研究协作组. 中国九大城市女孩第二性征发育和初潮年龄调查. 中华内分泌代谢杂志,2010,26(8):669-675.

[5] 中华医学会儿科学分会内分泌遗传代谢学组青春发育调查研究协作组. 中国九大城市男孩睾丸发育、阴毛发育和首次遗精年龄调查. 中华儿科杂志,2010,48(6):418-424.

3 第三章
健康婴幼儿及儿童营养

第1节　儿童营养概论

　　儿童营养（childhood nutrition）是指小儿摄取体外物质,供给能量和各种营养素以保证小儿机体维持生命,进行正常生理代谢活动,增生新组织,修补旧组织,进行生长发育。胎儿时期的营养物质由孕母经脐带供给,出生后则主要由消化器官（口、胃、肠）摄入适宜的食物供应。营养是小儿维持生命和身心健康极为重要的因素之一。尤其在胎儿、婴幼儿时期机体生长发育十分迅速,如约60%的体格成长在这个时期内完成,而脏器的形成和功能也不断发育成熟,特别是统领全身的脑和神经系统在生命最初2~3年内最快发育也十分重要。早期营养供应不当既影响小生命的延续,也会导致身心健康障碍,甚至引起成年后的一些疾病,如身材矮小、肥胖症、糖尿病、高血压等。患病儿童更需要合适的营养,才能促进恢复健康[1]。

　　儿童正处于发育成长阶段,特别是婴幼儿的一切生活都离不开亲人的照顾,饮食供应的实施完全依靠父母祖辈等成人。儿童营养好坏与合理喂养是完全分不开的,只有抚育者掌握了必需的营养知识和相关的喂食技术,才能通过喂食途径使儿童得到所需的平衡营养,确保小儿机体获得生理需要,促进不断生长发育,保持健康水平,保证体智潜能得到充分发展。所以,儿童营养学不仅要研究关注各类营养素对各时期生长发育和代谢功能各异儿童的维护和促进作用,还要关注研究合理配备膳食和喂食各时期儿童合宜的实施技术。因此,儿童营养问题不仅涉及生物学体系,且与儿童所处社会与环境体系密切相关。儿童的生活质量、营养状况、发育好坏、体质高低、能力水平、开发潜能是一个民族、一个国家的希望和未来,因此受到国际社会高度重视。进入21世纪以来,鉴于全球儿童营养不良现状即5岁以下儿童中有60%患有营养不良（malnutrition）（包括低体能、消瘦和超重、肥胖两方面）；在出生后第一年死亡的儿童中2/3有不正确喂养史,如4个月内纯母乳喂养率过低,或添加其他食物喂养过早或过晚,婴幼儿食物不适当、不安全等。不正确喂养对社会发展成为严重的威胁,因而世界卫生组织（World Health Organization,WHO）和联合国儿童基金会（United Nations International Children's Emergency Fund,UNICEF）共同制定了婴幼儿喂养全球战略,以推进全球各国在儿童营养方面的工作,建设加强社会,社区的支持保障系统。

一、能量需要和代谢

　　人体一切生命活动需要消耗能量,小儿所需能量来自饮食中摄取的供能营养素,即蛋白质、碳水化合物和脂类。供能营养素在人体细胞线粒体内经生物氧化,由化学能转化为能量供人体所需。除去食物在消化过程中的损失外,实际上每克蛋白质的供能量16.7kJ（4kcal）,每克脂肪供能37.7kJ（9kcal）,每克碳水化合物供能16.7kJ（4kcal）。国际上常用焦耳（J）为单位表示能量,如用千焦（kJ）和兆焦（MJ）；以往常用卡（cal）表示能量单位,如千卡（kcal）和兆卡（Mcal）,1cal=4.184J。

　　现将儿童所需的五方面能量代谢特点叙述如下[2]：

（一）基础代谢

　　基础代谢是指人体在空腹、清醒安静状态下,环境温度18~25℃时能量所需,以维持人体基本生理活动。在单位时间内每平方米体表面积所需的基础代谢能量称为基础代谢率（basal metabolic rate,BMR）。年幼儿童由于生长发育旺盛,其基础代谢率较成人高出10%~15%,随着年龄的增长,用于基础代谢的每日每千克体重所需能量逐渐减少；如婴儿的BMR约为55kcal（230.12kJ）/（kg·d）,7岁时BMR为44kcal（184.10kJ）/（kg·d）,12岁时每日需30kcal（125.52kJ）/（kg·d）,成人时为[25~30kcal（104.6~125.52kJ）]/（kg·d）。

（二）食物的特殊动力作用

　　食物的特殊动力作用,又称食物生热效应（thermic effect of food）,指摄取食物后约6~8小时体内能量消耗增加,主要用于食物消化、吸收、转运,代谢利用和储存。不同食物引起的这种能量所需不一样,蛋白质约为所供能量的30%,而脂肪和碳水化合物仅为4%~6%。婴儿时期以食奶为主,蛋白质较高,故这方面所需能量约占总能量的7%~8%,年幼儿童进食混合饮食时则降至5%左右。

（三）动作和活动所需能量

波动较大，随体格大小、活动多少、强弱、类别、持续时间长短等相关，爱哭闹、活动频繁的儿童较高。1 岁以内婴儿每千克体重消耗 62.8～81.7kJ（15～20kcal），12～13 岁时可达 125.5kJ（30kcal）左右。当能量摄入不足时，儿童可表现为活动减少，以此节省能量，保证身体基本功能和满足重要脏器的代谢。

（四）生长发育所需能量

为生长发育中小儿所特有，生长发育越快，所需能量越大，1 岁以内小儿生长发育最快，此项所需能量约占总能量的 20%～30%，每日每千克约达 167.4～209.2kJ（40～50kcal），1 岁时 62.8kJ（15kcal），以后逐渐减少至青春期生长发育再度增快，这方面能量所需又大增。

（五）排泄消耗的能量

不能完全消化吸收的食物剩余部分经肠道排出，以及营养素被机体利用后的代谢产物从体内排出均含有能量，摄取正常食物的婴幼儿此项损失通常在 10% 左右。

（六）能量总需要量

上述各分项总和即能量总需要量，主要依据年龄、体重和生长发育速度等来估计，<6 月龄婴儿能量平均需要量为 90kcal（376.56kJ）/（kg·d），7～12 月龄为 80kcal（334.72kJ）/（kg·d），1 岁后以每岁计算（表 3-1）[3]。在安排儿童膳食时要注意三种主要供能营养素之间比例合适，一般蛋白质供能占总能量的 12%～15%，脂肪供能占 30%～32%，碳水化合物供能占 50%～60% 较为合适。由于生长发育较快，蛋白质供能比例年龄越小越高。

总能量较长时间供应不足，可使儿童生长发育迟缓，尤其是婴幼儿，常表现为体重不增、营养不良，健康很受影响。人乳及牛乳制品均可供能，每 100ml 约276.1kJ（66kcal），摄入量足够时能满足 6 月龄前婴儿对能量的需求。对极低或超低出生体重儿生后需采用更高能量密度的乳液，如强化人乳、早产儿配方等，约每100ml 供能量 334.7～376.6kJ（80～90kcal），待体重恢复正常后可逐渐改为喂一般乳液。总能量长期供给过多，可引起儿童超重和肥胖不良倾向，应设法避免。

二、营养素的需要和代谢

人体必需营养素（essential nutrients）有以下七类：蛋白质、脂类、碳水化合物三类为供能营养素；维生素、矿物质（宏量元素及微量元素）、水、膳食纤维虽不供能，但参与体内各种生理生化活动，调节代谢对人体十分重要[2]。

（一）蛋白质

蛋白质（protein）是构成人体组织、细胞和体液的主要成分，由碳、氢、氧和氮硫等元素组成，是体内氮唯一来源，也是组成体内酶、激素、抗体等保证生理功能的重要物质，也可作为供能量的重要来源。成人体重 1/5 为蛋白质，肌肉和神经细胞含蛋白质最多，脏器及腺组织次之。人体生长发育增添新生组织以及修补旧组织均需要蛋白质。婴幼儿生长发育快，需要蛋白质相对较高。

蛋白质由多种氨基酸组成，已发现 20 余种。蛋白质营养价值取决于其所含氨基酸种类、量和相互间比例是否符合人体需要。生长发育旺盛的小儿有 9 种氨基酸体内不能合成，必须由食物供给，称之为必需氨基酸（essential amino acid），即赖氨酸（lysine）、色氨酸（tryptophan）、蛋氨酸（或称甲硫氨酸 methionine）、苯丙氨酸（phenylalanine）、亮氨酸（leucine）、异亮氨酸（phenylalanine）、苏氨酸（threonine）、缬氨酸（valine）与组氨酸（histidine）。小儿时期比成人多一种必需氨基酸即组氨酸。组成蛋白质的氨基酸模式与人体蛋白质氨基酸模式接近的食物，生物利用率高，称为优质蛋白质。乳类和蛋类中的蛋白质最适合构成人体蛋白质，故生物利用价值最高。一般动物性食物如肉、禽、鱼、肝等的蛋白质生物利用率优于植物性食物的蛋白质，豆类蛋白质生物利用率高于其他植物，如米、麦、玉米类，豆类含赖氨酸较多，如将大豆与米、面混用，可提高其生物利用率，称为蛋白质互补作用（complementary action of protein）。用测氮摄入和排出量（尿液、粪便、汗水等）之间的差值来计算氮平衡，评价蛋白质营养状况，生长发育快的儿童应保持正氮平衡。

婴幼儿正处于旺盛的生长发育阶段，较年长儿及成人需要更多优质蛋白质。随其摄入食物种类的不同，蛋白质需要量也有所不同。如人乳喂哺婴儿每日需蛋白质 2.0g/kg，而牛奶或乳制品喂哺婴儿每日需蛋白质增加至 2.5~3.5g/kg,因人乳较牛奶所含蛋白质生物利用率高,如以豆类植物蛋白质喂哺,则蛋白质需要量更应增加。当食物中蛋白质供应不足时,人体可临时分解自身组织蛋白质以供所需,引起体重减轻和蛋白质营养不良。当总能量供应不足时,人体可利用蛋白质以供能,从而减少了用于修补及新添新组织的蛋白质,阻碍小儿生长发育;相反,如总能量供给充足,则可节省供能蛋白质,保证了生长发育所需。不同年龄小儿蛋白质需要量参照表 3-1[3]。婴幼儿生长旺盛,保证优质蛋白质供给非常重要,优质蛋白质应占 50% 以上。

(二)脂类

脂类(lipid)包括脂肪和类脂,不溶于水,溶于有机溶剂,脂肪由碳、氢、氧组成,在常温下呈固态时称为脂,呈液态时称为油。中性脂肪由 1 分子甘油与 3 分子脂肪酸组成称为甘油三酯。类脂包括磷脂、糖脂、固醇、脂蛋白等,如卵磷脂、脑磷脂、胆固醇和脂蛋白等。脂肪酸组成脂肪,为人体所吸收利用,可分为三类:①饱和脂肪酸,其分子结构中仅有单键;②单不饱和脂肪酸,仅有一个双键;③多不饱和脂肪酸,有 2 个或 2 个以上双键。有些脂肪酸机体需要,但不能自身合成而必需依赖食物提供的脂肪酸,称必需脂肪酸(essential fatty acid),如亚油酸、亚麻酸、花生四烯酸(可在体内由亚油酸合成)等。脂肪对人体的营养价值取决于以下几方面:①含必需脂肪酸多营养较好。植物油中亚油酸、亚麻酸含量高,故其营养价值优于动物脂肪。②含不饱和脂肪酸多者熔点低消化率高,故一般植物油容易消化。③含脂溶性的维生素含量高,并能促进其吸收者为好。动物体内除肝脂肪(如鱼肝油)含丰富的维生素 A、D 以外,其他贮存脂及脏器脂肪几乎不含或极少,而乳类及蛋类脂肪也有一定量维生素 A 和 D,麦胚和坚果油中则含有丰富的维生素 E。

脂类的生理功能:①为机体提供和储存能量:食物脂肪是人体能量的主要来源。每 1g 脂肪可产生 38kJ(9kcal)的能量,较蛋白质及碳水化合物高出 1 倍多,但由于人体不能利用脂肪酸分解的含二碳的化合物合成葡萄糖,故脂肪不能给大脑及神经细胞和血细胞供能;当人体摄入能量不能及时被利用或过多时,亦转变为脂肪贮存起来。②构成人体重要组织,如磷脂、糖脂和胆固醇等组成细胞膜;磷脂和糖脂又是神经组织重要的主要成分;胆固醇又是合成激素和维生素 D_3 等的重要原料;脂蛋白则是血液中脂类运输和存在的主要载体。③促进脂溶性维生素 A、D、E、K 等的吸收。④维持体温:皮下脂肪起保温隔热作用。⑤保护体内脏器,起固定内脏、缓冲外界冲击力的作用。⑥膳食中脂肪和油类有香味,可刺激食欲,进食后有饱腹感。

膳食中的脂肪主要为甘油三酯,入胃内初步乳化后再入小肠,经与胆汁和胰磷脂酶结合水解,释放出游离脂肪酸及 2-单甘油酯,形成乳糜微粒并与胆固醇结合。不饱和脂肪酸酶解速度比饱和脂肪酸快。乳糜微粒与胆盐结合,利于被小肠表面细胞刷状缘所吸收,在黏膜细胞微粒体内有单-甘油酯酶,将 2-单甘油酯水解为甘油与脂肪酸,再合成中性酯进入乳糜管。

儿童从食物及烹调油中摄取脂类,主要来自人乳、牛乳、羊乳及乳制品、蛋黄、肉、鱼肝油,以及植物油(来自豆、花生、菜籽、芝麻、玉米等)。其中鱼肝油、乳脂及蛋黄中含维生素 A、D,营养价值较高,适宜婴幼儿食用,而动物油脂(猪、牛、羊、禽的油脂)熔点高,不易消化,又不含维生素 A、D,且饱和脂肪酸、胆固醇较多,故不宜过多食用;植物油含不饱和脂肪酸较多,熔点低,易消化,且不少含有维生素 E 和芝麻醇,具有较高营养价值。人乳含不饱和脂肪酸(7%~8%)较牛乳(2%~3%)为多,对婴儿脑发育特别有益。常用提供能量的百分比来表示脂类的需要量,年龄越小需要量相对越多,6 个月以下占婴儿总能量的 45%~50%(见表 3-1),必需脂肪酸应占脂肪所提供能量的 1%~3%[3,4]。

(三)碳水化合物

碳水化合物(carbohydrate)为碳、氢、氧三种元素组成,也称糖类,分为单糖如葡萄糖、果糖、半乳糖;双糖如乳糖、蔗糖、麦芽糖等;以及多糖如淀粉、糊精、糖原、纤维素及果胶等。婴幼儿饮食内的糖类主要为乳糖、蔗糖及淀粉类。除单糖外其他糖类必须先经消化酶分解为单糖,才能被小肠吸收供人体利用。纤维素及果胶不能被吸收。

食物中的淀粉首先在口腔受唾液中 α-淀粉酶及小肠中胰 α-淀粉酶消化成糊精及麦芽糖,肠黏膜上皮细胞刷状缘中同样的酶又进一步将糊精和麦芽糖水解为葡萄糖。蔗糖酶和乳糖酶又可将蔗糖和乳糖水解为果糖、半乳糖、葡萄糖等单糖,由小肠吸收,并随刷状缘内的特异载体转运至体内各组织直接被利用,或暂时以糖原方式储存于组织内(肝脏和肌肉为主),超过需要的碳水化合物还可能转变为脂肪,储存在脂肪组织中。肠腔中未被吸收的碳水化合物经回肠、结肠内细菌发酵分解,产生乳酸及其他低级脂酸,可刺激肠蠕动,促进排便,也促进钙、磷吸收。

表3-1 能量和蛋白质的 DRIs 及脂肪供能比

年龄/岁	能量 EAR/(kcal·d⁻¹)						蛋白质 RNI/(g·d⁻¹)		脂肪 占总能量百分比/%·E
	身体活动水平轻		身体活动水平中		身体活动水平重				
	男	女	男	女	男	女	男	女	
0~0.5	—ᵃ	—	90kcal/(kg·d)	90kcal/(kg·d)	—	—	9(AI)ᶜ	9(AI)	48(AI)
0.5~<1	—	—	80kcal/(kg·d)	80kcal/(kg·d)	—	—	20	20	40(AI)
1	—	—	900	800	—	—	25	25	35(AI)
2	—	—	1 100	1 000	—	—	25	25	
3	—	—	1 250	1 200	—	—	30	30	
4	—	—	1 300	1 250	—	—	30	30	20~30
5	—	—	1 400	1 300	—	—	30	30	
6	1 400	1 250	1 600	1 450	1 800	1 650	35	35	
7	1 500	1 350	1 700	1 550	1 900	1 750	40	40	20~30
8	1 650	1 450	1 850	1 700	2 100	1 900	40	40	
9	1 750	1 550	2 000	1 800	2 250	2 000	45	45	
10	1 800	1 650	2 050	1 900	2 300	2 150	50	50	
11~<14	2 050	1 800	2 350	2 050	2 600	2 300	60	55	20~30
14~<18	2 500	2 000	2 850	2 300	3 200	2 550	75	60	20~30
18~<50	2 250	1 800	2 600	2 100	3 000	2 400	65	55	20~30
50~<65	2 100	1 750	2 450	2 050	2 800	2 350	65	55	20~30
65~<80	2 050	1 700	2 350	1 950	—	—	65	55	20~30
≥80	1 900	1 500	2 200	1 750	—	—	65	55	20~30
孕妇									
早期	—	+0ᵇ	—	+0	—	+0	—	+0	20~30
中期	—	+300	—	+300	—	+300	—	+15	20~30
晚期	—	+450	—	+450	—	+450	—	+30	20~30
乳母	—	+500	—	+500	—	+500	—	+25	20~30

注：ᵃ 未制定参考值者用"—"表示；ᵇ"+"表示在同龄人群参考值基础上额外增加量；ᶜAI,适宜摄入量；当某营养素个体需要量的资料不足,不能计算 RNI 时,可设定 AI 来代替 RNI。

碳水化合物的主要生理功能：①储存和提供能量。膳食碳水化合物是人类获取能量最经济和最主要的来源。每克葡萄糖在体内氧化可以产生16.7kJ(4kcal)的能量。人体维持健康所需能量的50%~65%由碳水化合物提供。碳水化合物在体内释放能量较快，供能迅速，是神经系统和心肌的主要能源，也是肌肉活动时的主要燃料。②为神经组织重要成分。DNA不能缺乏核糖。③保护肝脏。糖原储备丰富，维持肝解毒功能。④体内脂肪氧化依靠碳水化合物供能，摄取充分的糖类可防止脂肪氧化不全产生过多酮体引起酸中毒。⑤节约蛋白质作用。足够的碳水化合物摄入可以防止体内和膳食中的蛋白质转变为葡萄糖供能，减少蛋白质消耗。

与脂肪一样用可提供能量的百分比来表示糖类的适宜摄入量。2岁以上儿童膳食中，糖类所产的能量应占总能量的55%~65%。糖类主要来源于谷类食物。婴儿以乳汁为主食，碳水化合物主要来自乳汁中的乳糖，乳糖易被婴儿消化吸收。

为满足儿童生长发育的需要，应首先保证能量供给，其次是蛋白质。宏量营养素应供给平衡，比例适当，否则易发生代谢紊乱。蛋白质、脂肪、碳水化合物的功能、缺乏、过多等影响、需要量及来源见表3-2[3,4]。

（四）维生素

维生素(vitamin)为一类有机化合物，是维持人体生命活动所必需的营养素，虽不供能却具有以下共同特点：①不能在人体合成或合成不足(除维生素D以外)，故人体必须由外界供给；②食物中存在维生素或其前体，含量甚微；③人体需要量很少，但绝对不能缺少；④各种维生素有不同生理代谢功能，与酶的作用关系密切，但并不构成人体组织成分。与儿童营养有关的维生素主要有12种，包括4种脂溶性维生素——维生素A、D、E、K，和8种水溶性维生素——维生素B_1(硫胺素)、维生素B_2(核黄素)、烟酸、维生素B_6、泛酸、叶酸、维生素B_{12}、维生素C(抗坏血酸)。各类维生素的主要代谢特点、生理功能、缺乏与过多的影响、来源及需要量详见表3-3、表3-4[3,4]。

（五）矿物质

人体内除去碳、氢、氧、氮以外的元素称矿物质(mineral substance)，包括无机盐和微量元素，占人体总重量0.01%以上者称宏量元素；占体重0.01%以下者称微量元素。宏量元素有钙、磷、镁、钾、钠、氯、硫7种；必需的微量元素有14种：铁、锌、铜、碘、硒、氟、钼、锰、铬、镍、矾、锡、硅、钴。各种矿物质、微量元素在体内不供能量，主要功能为构造人体物质和调节人体内生理生化功能。儿科营养方面至关重要的元素有钙、磷、镁、钠、钾、氯、硫、铁、锌、铜、碘、硒等，其代谢、功能、缺乏、过多和来源及需要量详见表3-5、表3-6[3,4]。

（六）膳食纤维

膳食纤维(dietary fiber)多为碳水化合物，主要为多糖，如纤维素、半纤维素、β-葡萄糖、果胶、树胶，而木质素属非多糖结构。膳食纤维为食物可食部分，但一般不能被人体吸收利用，然而它们也为人类所必需，能发挥作用对人体健康有利。膳食纤维的主要功能为吸收大肠水分，软化大便，增加大便体积，促进肠蠕动等。膳食纤维不在小肠内消化和吸收，而在大肠被细菌分解，产生短链脂肪酸，降解胆固醇，改善肝代谢，预防肠萎缩。儿童可从谷类、新鲜蔬菜、水果中获得一定量的膳食纤维，小婴儿的膳食纤维主要来源是乳汁中未完全被消化吸收的乳糖、低聚糖或食物中未消化吸收的淀粉。

（七）水

水(water)为人体不可缺乏的物质，重要性仅次于空气。儿童体内水分相对较成人多，发挥着重要的生理功能：①构成全身组织细胞的重要成分；②调节人体体温；③参与人体新陈代谢化学反应；④承担各种营养素的吸收、运输、利用和排泄中的携带物，即使不溶于水的脂肪、蛋白质也以胶体形式混悬于体液中；⑤协助维持和参加体内一切体液的正常渗透压；⑥发挥良好的滑润作用，如胸腹腔内浆液、消化道和呼吸道中黏液，以及唾液、泪液、关节滑液等。

人体水的来源主要为摄食的液体，以及来自固体食物中的水分和食物氧化、组织细胞代谢所产生的水分。水主要从肾脏排尿，以及由肺呼吸和皮肤排汗排出体外，粪中排水不多，除非腹泻时。不同时期生长发育中的小儿体内要潴留0.5%~3.0%的水分。婴儿新陈代谢旺盛，生长发育较快，能量需要相对较多，肾脏浓缩功能又较差，故水的需要量相对较多，为110~155ml/(kg·d)，以后每3岁减少约25ml/(kg·d)。婴幼儿摄取水量<60ml/(kg·d)，就会出现脱水症状。若

表3-2 蛋白质、脂肪、碳水化合物、水的功用、缺乏与过多的影响，需要量及来源

营养素	功用	缺乏	过多	需要量	来源
蛋白质	构造、增长，补充各类细胞组织 组成血红蛋白、核蛋白、糖蛋白、脂蛋白为构成蛋白的重要成分 合成酶、内分泌激素、抗体等 维持血浆渗透压 供给能量 在生长发育期儿童应保持正氮平衡	肌肉柔弱，发育不良，易于感染 血浆蛋白低下 出现水肿、贫血、消瘦、蛋白质缺乏型营养不良（夸希奥科）	一般无重要症状，可有便秘，食物缺乏 长期摄入过多，可引发高血压等心血管疾病	见表3-1，供能约占总能量8%~15%	乳、蛋、肉、鱼、禽、大豆等豆类，五谷；花生、坚果等
脂肪	能量主要来源 组成人体组织细胞中要素，如磷脂、胆固醇等 供给脂溶性维生素 保护机体内脏不受冲击、摩擦 御寒	体重不增加，食欲缺乏 发生干眼症及皮肤角化过度	消化差，大便多，胃口呆滞 体重可减轻 长期摄入脂肪过多，可导致动脉粥样硬化症	见表3-1，供能约占总能量35%或稍少	乳、蛋黄、猪油等动物油、奶油、肉、鱼、肝、鱼肝油，植物油较好
碳水化合物	供人体随时应用的能量 构成人体组织成分 完成脂肪氧化 庇护蛋白质损失，抗酮症	体重低，血糖过低，脂肪消化不良，酮症	肌肉松软，面色苍白，易受感染 长期摄入过多可引起肥胖症及心血管疾病	见表3-1，供能约占总能量50%或稍多	乳类，五谷类，粉类，糖、水果，豆类；根薯类及蔬菜
水	构成全身组织 协助体温调节 协助各系统新陈代谢 充当各种物质吸收、运输、利用和排泄的携带物 协助维持体内一切体液的正常渗透压 通过肠腔腹腔的浆液，呼吸道、胃肠道的唾液、黏液发挥良好的润滑作用	脱水，酸中毒	一般增加尿量排泄 有心、肾及内分泌疾病时可发生严重症状，如水中毒、循环衰竭等	1岁以内，110~155ml/(kg·d)，以后每3岁减少约25ml/(kg·d)	饮用水及各类食物中所含水分

表3-3 脂溶性和水溶性维生素的 DRIs

年龄/岁	维生素A RNI/(μgRAE·d⁻¹)ᶜ		维生素D RNI/(μg·d⁻¹)	维生素E AI/(mgα-TE·d⁻¹)ᵈ	维生素B₁ RNI/(mg·d⁻¹)		维生素B₂ RNI/(mg·d⁻¹)		维生素B₆ RNI/(mg·d⁻¹)	维生素B₁₂ RNI/(μg·d⁻¹)	维生素C RNI/(mg·d⁻¹)	泛酸 RNI/(mg·d⁻¹)	叶酸 RNI/(μgDFE·d⁻¹)ᵉ	烟酸 RNI/(mgNE·d⁻¹)ᶠ		胆碱 AI/(mg·d⁻¹)		生物素 AI/(μg·d⁻¹)
	男	女			男	女	男	女						男	女	男	女	
0~<0.5	300(AI)ᵍ		10(AI)	3	0.1(AI)		0.4(AI)		0.2(AI)	0.3(AI)	40(AI)	1.7	65(AI)	2(AI)		120		5
0.5~<1	350(AI)		10(AI)	4	0.3(AI)		0.5(AI)		0.4(AI)	0.6(AI)	40(AI)	1.9	100(AI)	3(AI)		150		9
1~<4	310		10	6	0.6		0.6		0.6	1.0	40	2.1	160	6		200		17
4~<7	360		10	7	0.8		0.7		0.7	1.2	50	2.5	190	8		250		20
7~<11	500		10	9	1.0		1.0		1.0	1.6	65	3.5	250	11	10	300		25
11~<14	670	630	10	13	1.3	1.1	1.3	1.1	1.3	2.1	90	4.5	350	14	12	400		35
14~<18	820	630	10	14	1.6	1.3	1.5	1.2	1.4	2.4	100	5.0	400	16	13	500	400	40
18~<50	800	700	10	14	1.4	1.2	1.4	1.2	1.4	2.4	100	5.0	400	15	12	500	400	40
50~<65	800	700	10	14	1.4	1.2	1.4	1.2	1.6	2.4	100	5.0	400	14	12	500	400	40
65~<80	800	700	15	14	1.4	1.2	1.4	1.2	1.6	2.4	100	5.0	400	14	11	500	400	40
≥80	800	700	15	14	1.4	1.2	1.4	1.2	1.6	2.4	100	5.0	400	13	10	500	400	40
孕妇																		
早期	—ᵃ	+0ᵇ	+0	+0	—	+0	—	+0	+0.8	+0.5	+0	+1.0	+200	—	+0	—	+20	+0
中期	—	+70	+0	+0	—	+0.2	—	+0.2	+0.8	+0.5	+15	+1.0	+200	—	+0	—	+20	+0
晚期	—	+70	+0	+0	—	+0.3	—	+0.3	+0.8	+0.5	+15	+1.0	+200	—	+0	—	+20	+0
乳母	—	+600	+0	+3	—	+0.3	—	+0.3	+0.3	+0.8	+50	+2.0	+150	—	+3	—	+120	+10

注：ᵃ 未制定参考值者用"—"表示；ᵇ "+"表示在同龄人群参考值基础上额外增加量；ᶜ 视黄醇活性当量（RAE, μg）＝膳食或补充剂纯品全反式视黄醇（μg）＋1/2 补充剂纯品全反式β-胡萝卜素（μg）＋1/12 膳食全反式β-胡萝卜素（μg）＋1/24 其他膳食维生素A原类胡萝卜素（μg）；ᵈ α-生育酚当量（α-TE, mg），膳食中总 α-TE 当量（mg）＝1×α-生育酚（mg）＋0.5×β-生育酚（mg）＋0.1×γ-生育酚（mg）＋0.02×δ-生育酚（mg）＋0.3×α-三烯生育酚（mg）；ᵉ 叶酸当量（DFE, μg）＝天然食物来源叶酸（μg）＋1.7×合成叶酸（μg）；ᶠ 烟酸当量（NE, mg）＝烟酸（mg）＋1/60 色氨酸（mg）；ᵍ AI，适宜摄入量，当某营养素个体需要量的资料不足，不能计算 RNI 时，可设定 AI 来代替 RNI。

表 3-4 维生素代谢、功能、缺乏与过多的影响、来源及需要量

营养素	性质	代谢特点	生理功能	缺乏	过多	来源及需要量
维生素A：视黄醇（维生素A1）、3-脱氢视黄醇（维生素A2）、维生素A原：α、β、γ胡萝卜素和隐黄质	脂溶性，不溶于水，耐热，不易被烹调加工破坏，暴露于空气和日光下易被氧化。与抗氧化物（维生素C、E）及磷脂同存时较稳定	食物中维生素A和胡萝卜素在小肠中与胆汁和消化酶被乳化而吸收，维生素A吸收率比胡萝卜素高2~4倍（后者只有摄入量的1/3，而其转变为维生素A的转换率只1/2，故体内胡萝卜素的活性系数为1/6。维生素A及A原皆储存于肝脏，需要时释放入血，与血浆中视黄醇结合蛋白结合而转运	①维生素A在视网膜的杆细胞内与视蛋白合成视紫红质和视蛋白蓝质，对弱光敏感，在暗处视物时起作用 ②保护上皮细胞组织的形成发育和健全，影响上皮细胞黏膜中糖蛋白的合成 ③维持和促进骨骼生长发育，维持成骨细胞和破骨细胞之间的平衡，影响牙细胞之间的平衡，影响牙齿釉质细胞发育 ④促免疫器官发育及提高免疫力	①暗视力下降造成夜盲症，泪腺上皮不健全，泌泪减少，停止，发生干眼症，角膜软化，甚至穿孔而失明 ②皮肤和黏膜角化、呼吸、消化、泌尿生殖系统上皮细胞受损，易发生感染 ③骨骼和牙釉发育障碍，生长受阻 ④影响免疫器官发育，免疫功能下降，B淋巴细胞及T淋巴细胞功能都低下 儿童生长发育快，需要量大，维生素A主要储存于肝脏，儿童储存能力差，易发生缺乏	①维生素A原摄入过多，可产生胡萝卜血症致皮肤黄染，停食后可渐退去 ②对维生素A的敏感性有个体差异 ③长时期每日服用维生素A 5万U，可致生长发育停滞，皮肤干燥、脱皮，肝脾肿大，四肢疼痛，长骨骨膜下新骨形成，易发生骨折，甚至出现颅内压增高	动物肝、肾、鱼肝油丰富，乳类、蛋黄亦多 维生素A原-胡萝卜素则存在于黄绿色蔬菜水果中较丰富。不同年龄需要量见表3-3
维生素B1、硫胺素（抗脚气病维生素）	溶于水和醇 在弱酸中稳定 遇热或碱易被破坏	硫胺素在小肠吸收后入血循环至肝至肝脏或其他细胞被磷酸化，形成辅酶（如二磷酸硫胺（thiamine pyrophosphate，TPP）及三磷酸硫胺素TPP等参与碳水化合物代谢 如使羧化酶催化α-酮丙酸氧化脱羧反应，让米自糖酵解和氨基酸代谢的产物α-酮酸进入三羧酸循环 硫胺素还影响氨基酸、核酸和脂肪酸代谢 体内硫胺素总量80%为TPP，10%为TTP，心、脑组织中为多，硫胺素主要由尿中排出	参与糖代谢过程中α-酮酸（如丙酮酸、乳酸三酸）的氧化脱羧反应；抑制胆碱酯酶化酶活性	缺乏时引起糖代谢障碍，血中丙酮酸、乳酸堆积，以致葡萄糖供能的神经组织、心肌和骨骼肌受损。维生素B1缺乏时年长儿症状与成人相仿：早期出现易倦、健忘、不安、厌食，稍后有头痛、失眠、多发性周围神经炎，深浅反射如膝反射消失或发生心脏扩大、心动过速，以致发生心功能力衰竭。婴儿生血性心病常突然发生心衰，昏迷（脑型）；或突然发生心衰竭（心型）。多因性心力衰竭（心型）。孕母缺乏维生素B1，可引起婴儿乳母缺乏维生素B1，可引起新生儿先天性脚气病	食入过量硫胺素一般无大害，因其排泄较快	动物内脏（肝、肾、心），肉类较丰富，植物性食物，如豆类、花生、酵母及米麦类含量不去麸皮较含量多，蔬菜水果也有。需要量见表3-3

续表

营养素	性质	代谢特点	生理功能	缺乏	过多	来源及需要量
维生素 B₂（核黄素）	水溶性，光照下和在碱性溶液中易被破坏，耐热，耐酸，不易被氧化破坏	维生素 B₂ 在小肠吸收，从尿中排出，在体内不易储存，胃酸缺乏、腹泻吸收影响吸收，机体代谢增加时，消耗量增大	具有可逆的氧化还原特性，在组织中通过辅酶（黄素单核苷酸和黄素腺嘌呤二核苷酸）发挥在生物氧化过程中的递氢作用，参与氨基酸、脂肪和碳水化合物的代谢和视网膜色素代谢和对光的适应	早期缺乏出现畏光、视物模糊、眼睛烧灼感和痒感；口角交界处和鼻唇处发炎；舌炎可见舌面光滑呈鲜红色，乳头萎缩变平；眼炎呈球结膜血管增生，向角膜侵犯，引起角膜溢疡，甚至穿孔；脂溢性皮炎，多发于鼻囊、阴唇界处，亦可发生于阴囊、阴唇皮炎。常与其他 B 族维生素缺乏同时发生	一般无害	动物性食物含量高于植物性食物，如动物肝、肾、心、乳、蛋、鱼和肉中丰富；大豆、绿叶蔬菜中也有一定量。需要量见表 3-3
烟酸（尼克酸）、烟酰胺（维生素 PP）	水溶性和醇溶性，较稳定，不易被酸、碱、热破坏，也不易氧化	在小肠吸收，储存在肝脏，由尿排出。体内可在维生素 B₆ 作用下由色氨酸合成	在体内与核糖、磷酸、腺嘌呤组成脱氢酶的辅酶（辅酶 I 和辅酶 II）。这类辅酶中的烟酰胺在生物氧化过程中起递氢作用	缺乏时出现皮炎，大多在暴露部位；有对称性红斑，皮肤粗糙而脱屑和色素沉着，婴儿多在尿布接触的臀部、肛周、阴囊、阴唇处发生。常有继发性感染。可伴厌食、口腔炎及腹泻等。常有烦躁、睡眠不安、手足麻木等周围神经炎症状，可伴贫血	可出现血管扩张、面红等	动物瘦肉、肝、肾、鱼含量较丰富，主要为烟酰胺；植物性食物中主要含烟酸，坚果中丰富，谷类中不少。需要量见表 3-3
叶酸	微溶于水，易被酸，热和光所破坏	在上部空肠吸收，并转化为甲基四氢叶酸进入血浆与白蛋白结合，运至肝脏及人体组织与叶酸受体结合，在肝脏储存为多，由粪及尿排出。叶酸代谢过程不少需要维生素 C、B₆、B₁₂ 的参与	活性四氢叶酸在体内作为一碳单位代谢的辅酶参与嘌呤、嘧啶的合成，氨基酸转化，在甲基化反应中起主要作用，在蛋白质合成、细胞成长过程中十分重要，如参与血红蛋白、肾上腺素、胆碱、肌酸等合成	缺乏时引起 DNA 合成障碍，发生巨幼细胞贫血，抑制淋巴细胞的正常免疫功能。孕早期缺乏叶酸可引起胎儿神经系统发育异常，导致胎儿发生神经管畸形，如出现无脑儿、脊柱裂等	尚未十分了解	食物中广泛存在，较丰富的有绿叶蔬菜，如菠菜、芹菜、花椰菜等，坚果、豆、水果中也有，动物肝、肾、蛋、鱼中也丰富，但乳品中也缺乏，羊乳尤少

营养素	性质	代谢特点	生理功能	缺乏	过多	来源及需要量
维生素 B_6（三种形式：吡多醇，吡多醛，吡多胺）	水溶性，对光、碱和加热敏感，遇酸稳定，易破坏，对酸去稳定	在小肠内吸收，经磷酸化后转变为辅酶发挥作用 肠道细菌可以合成维生素 B_6	①主要参与蛋白质代谢，作为氨基酸转氨酶的辅酶，也为某些氨基酸脱羧酶及半胱氨酸脱硫酶等的辅酶 ②参与脂肪代谢，和胆固醇合成与转运有关 ③参与糖原代谢，催化肝和肌肉中糖原 ④尚与能量转化、核酸代谢，内分泌腺功能、抗体合成等有关	婴儿缺乏时可躁动不安，甚至发生惊厥，出现低色素性贫血、皮炎、口角炎等 可用维生素 B_6 预防由异烟肼引起的周围神经炎	尚未明白	广泛存在于各种食物中，肝、肉、全麦、大豆中丰富，人奶牛奶中都含有，谷类去麸皮后损耗多，需要量见表3-3
维生素 B_{12}（钴胺素）	微溶于水，在中性水中较稳定，遇到强碱、日光、氧化剂及还原剂光易被破坏	与胃液中的内因子结合，在回肠远端吸收，储存于肝脏，参与一碳单位代谢与许多重要化合物的甲基化	促进叶酸的利用，影响核酸与蛋白质合成 促进红细胞发育和成熟 参与胆碱合成	缺乏时发生 DNA 合成障碍，出现营养性巨幼细胞贫血，减少正常免疫功能，可发生青年型恶血血	尚未明白	主要来自动物性食物：肝、肉类、禽、蛋及贝类、乳类 含量低，含类蔬菜水果儿平无，发酵豆制品有一定量 需要量见表3-3
维生素 C（抗坏血酸）	溶于水，极不稳定，易被氧化，尤其在中性或碱性溶液中，光照、金属离子（Fe^{2+}，Ca^{2+}）或荧光能促其氧化分解 低温酸性溶液中较稳定	由胃肠吸收，血浆浓度反映每日吸收量，白细胞中浓度反映体人体组织中含量，不能在人体组织中储存或很少，只肾上腺素含量较高	在体内氧化还原反应中发挥重要作用：①是酶激活剂，为活性脯氨酸和赖氨酸羟化酶重要成分，羟脯氨酸和羟赖氨酸是人体胶原蛋白重要成分 ②作为还原剂保持亚铁状态，促铁吸收、转移和储存，也改善钙吸收，防止维生素 A、E 和脂肪氧化，促胆固醇排泄 ③参与肾上腺皮质激素、神经递质、免疫球蛋白合成与释放	维生素 C 缺乏不足时，引起人体胶原合成障碍，使创伤愈合延缓、微血管壁脆弱发生出血倾向，有牙龈出血、皮下出血，长骨骨膜下出血，骨骼及牙齿发育受阻，免疫力下降，易发生感染	过高剂量摄入，可引起依赖症，应逐渐减量，每日超过 2g 合危害健康，出现消化不良，呕吐、腹泻或粒细胞杀伤力下降，破坏红细胞，还可发生泌尿系结石	新鲜蔬菜和水果中丰富，如橘子、柚子、山楂、猕猴桃、鲜枣、番茄、辣椒、萝卜、白菜等 需要量见表3-3

续表

营养素	性质	代谢特点	生理功能	缺乏	过多	来源及需要量
维生素D 类固醇衍生物: 维生素D₂(麦角骨化醇) 维生素D₃(胆骨化醇)	脂溶性,耐热、碱,不易被氧化	人体有两种来源 内源:动物皮下存在7-脱氢胆固醇(维生素D₃原),经日光中紫外线照射转化为胆骨化醇(维生素D₃) 外源:植物中的麦角固醇经紫外线照射转化为麦角骨化醇(维生素D₂)。动物性食物则提供维生素D₃ 维生素D在肠道胆汁作用下与脂肪一起被吸收,经血液传到肝、肾等,在肝脏经25-(OH)-D₃,再经肾羟1-羟化酶转为活性的1,25-(OH)₂D₃,由肾脏以激素的形式排放	①调节小肠钙磷吸收,1,25-(OH)₂D₃,在小肠黏膜细胞质内促钙结合蛋白合成,参与钙运转,促钙吸收,也促磷吸收 ②经与甲状旁腺素协同作用使骨钙游离入血,转运至新骨钙化 ③增加肾曲小管对钙磷回吸收	维生素D缺乏时在婴幼儿可引起佝偻病,婴儿手足搐搦症等,出现骨骼变化,发生长障碍,骨骼变形前可出现血浆碱性磷酸酶升高,年长儿或成人维生素D缺乏引起骨软化症	耐受性有个体差别,每日服高剂量(如每日2万~5万U)数周可出现中毒,而长期每日服2000U亦可发生中毒,出现呕吐、腹泻、头痛、多尿,体重下降,骨化过度,甚至软组织及肌肉发生骨化,肾钙化严重可致肾功能衰竭	维生素D含量最丰富的为海鱼、肝脏、禽、鱼肝油、动物肉类、蛋含量不多,乳类虽少,皮肤日照紫外线作用是获得内源性维生素D的重要来源 需要量参见表3-3
维生素E(生育酚)分α、β、γδ,以α生育酚活性最强	脂溶性,极易被氧化,无氧条件下对热稳定,易被紫外线破坏	小肠中有胆汁和脂肪,吸收好 在血液条中附于β-脂蛋白上运转,贮于肌肉及脂肪中	维生素E为有效抗氧化剂,清除自由基作用 ①保护胡萝卜素,维生素A、亚油酸在小肠不被氧化 ②保护细胞膜的不饱和脂防酸免于氧化而被破坏,抗血管硬化 ③调节DNA合成,促进核RNA更新和酶蛋白合成,辅助维生素C,辅酶Q合成,促血红蛋白合成 ④保护含铁酶蛋白及脱氢酶不被氧化 ⑤改善免疫功能,促进免疫器官发育,增强白细胞吞噬力,提升IgM,IgG分泌 ⑥与精子生成及发生殖力有关,动物可引起不孕和胚胎不育,用于防治流产	早产儿体内储存少,吸收又差易发生缺乏出现溶血性贫血,发育中的神经系统对维生素E缺乏更敏感,影响脑及周围神经功能,可发生共济失调,肌无力,眼肌麻痹,视网膜病变等	不甚了解,毒性相对较小。长期摄入大剂量可干扰维生素A和K的吸收,有报告出现中毒症状如视觉模糊,头疼和极度疲乏	维生素E只能在植物中合成,主要在油料种子及植物油中 豆油量最高,玉米油次之,其他谷类、坚果及绿叶菜也有;动物肉、鱼肝油、奶油、蛋、乳中也有。母乳含量较牛乳多 需要量参见表3-3
维生素K 一组具有相似作用的萘醌的萘醌: 叶绿醌(维生素K₁),甲萘醌(维生素K₂)	来自植物的天然产物K₁,来自动物的K₂,均为脂溶性,而化学合成的K₃、K₄则为水溶性	维生素K₁、K₂在小肠吸收,需胆汁、胰液与乳糜微粒结合,由淋巴系统运输,贮于肝、肌肉,自尿排出。也可由肠道正常菌群合成	主要促进凝血酶原合成和血因子Ⅱ、Ⅶ、Ⅸ、Ⅹ是依赖维生素K的因子	缺乏时凝血因子合成和激活受抑制,发生凝血障碍,表现出血症状,新生儿易发生	早产婴儿服用正常剂量维生素K可引致高胆红素血症	绿叶蔬菜如菠菜、白菜含量多,海带含量也高,其次为肉,肝脏,乳类,蛋黄,大豆,米糠也不少,谷类和水果则较少

3 章

表 3-5　主要矿a物质的 DRIs

年龄/岁	钙 RNI/(mg·d⁻¹)	磷 RNI/(mg·d⁻¹)	钾 AI/(mg·d⁻¹)	钠 AI/(mg·d⁻¹)	镁 RNI/(mg·d⁻¹)	铁 RNI/(mg·d⁻¹) 男	女	碘 RNI/(mg·d⁻¹)	锌 RNI/(mg·d⁻¹) 男	女	硒 RNI/(µg·d⁻¹)	铜 RNI/(mg·d⁻¹)	氟 AI/(mg·d⁻¹)	铬 AI/(µg·d⁻¹)	锰 AI/(mg·d⁻¹)	钼 RNI/(µg·d⁻¹)
0~0.5	200(AI)	100(AI)	350	170	20(AI)	0.3(AI)		85(AI)	2.0(AI)		15(AI)	0.3(AI)	0.01	0.2	0.01	2(AI)
0.5~<1	250(AI)	180(AI)	550	350	65(AI)	10		115(AI)	3.5		20(AI)	0.3(AI)	0.23	4.0	0.7	15(AI)
1~4	600	300	900	700	140	9		90	4.0		25	0.3	0.6	15	1.5	40
4~<7	800	350	1 200	900	160	10		90	5.5		30	0.4	0.7	20	2.0	50
7~<11	1 000	470	1 500	1 200	220	13		90	7.0		40	0.5	1.0	25	3.0	65
11~<14	1 200	640	1 900	1 400	300	15	18	110	10.0	9.0	55	0.7	1.3	30	4.0	90
14~<18	1 000	710	2 200	1 600	320	16	18	120	11.5	8.5	60	0.8	1.5	35	4.5	100
18~<50	800	720	2 000	1 500	330	12	20	120	12.5	7.5	60	0.8	1.5	30	4.5	100
50~<65	1 000	720	2 000	1 400	330	12	12	120	12.5	7.5	60	0.8	1.5	30	4.5	100
65~<80	800	700	2 000	1 400	320	12	12	120	12.5	7.5	60	0.8	1.5	30	4.5	100
≥80	800	670	2 000	1 300	310	12	12	120	12.5	7.5	60	0.8	1.5	30	4.5	100
孕妇 早期	+0ᵇ	+0	+0	+0	+40	—ᵃ	+0	+110	+2.0		+5	+0.1	+0	+1.0	+0.4	+10
中期	+200	+0	+0	+0	+40	—	+4	+110	+2.0		+5	+0.1	+0	+4.0	+0.4	+10
晚期	+200	+0	+0	+0	+40	—	+9	+110	+2.0		+5	+0.1	+0	+6.0	+0.4	+10
乳母	+200	+0	+400	+0	+0	—	+4	+120	+4.5		+18	+0.6	+0	+7.0	+0.3	+3

注：ᵃ 未制定参考值者用"—"表示；"+"表示在同龄人群参考值基础上额外增加量。

表3-6 矿物质的代谢、功能、缺乏与过多、来源及需要量

营养素	主要代谢	功能	缺乏	过多	来源及需要量
钙	肠内酸性和含维生素D代谢产物促进钙吸收；摄食物中脂肪、草酸盐、磷酸盐等过多可减少钙吸收。钙摄入量的10%由尿中排出，而70%由粪中排出。钙在体内主要存储于骨骼（99%），另外1%存在于血液、细胞内液中，血液中钙可分为弥散钙（80%为离子钙）和不可弥散钙（主要与血浆白蛋白结合，或与碳酸根、磷酸根、乳酸根等形成复合物）。钙磷代谢受三种激素[维生素D代谢产物$1,25-(OH)_2D_3$、甲状旁腺素和降钙素]，以及酸碱度调节	钙主要构成骨骼、牙齿，并供给离子化钙，保持体内钙磷代谢稳定。离子化钙起到镇静神经、血液凝结、肌肉舒缩的作用，与保持正常肌力和心力有关。Ca^{2+}发挥作用的机制是以它能结合与活化细胞蛋白质为基础的，其中钙大多数作为由细胞外到细胞内的信息传递者，并是参与相关功能蛋白的活化剂	婴幼儿缺乏时发生佝偻病、手足搐搦症，以及引起体格生长障碍。年长者发生骨质疏松症，骨质含量和骨密度下降，易发生骨折和骨畸形	膳食内钙太多可沉淀磷影响其吸收，钙过量有增加肾结石危险性	乳和乳制品为钙最佳来源，不仅量丰富，吸收率也高，大豆富钙但吸收率低（约15%）。每日需要量0.6~1.2g，详见表3-5
磷	维生素D代谢产物促进磷的肠内吸收，而脂肪和钙过多则减少磷吸收。磷以有机或无机复合物广泛存在于各器官组织和体液中，磷脂为细胞膜主要成分，也存在于细胞核和细胞质内，大部分磷与钙结合于骨骼中，此二元素与骨骼代谢密切相关。经肾小管排出，又由肾小管回收，一般摄入量的55%由尿排出，血液内有机磷与无机磷之比为20:1	构成骨骼、肌、神经组织的重要元素，（与钙、钾、蛋白、脂肪等相结合）组成核酸、磷脂及各种酶等；维持儿童生长发育。协助糖、脂肪、核酸等代谢，参与热能转变、神经冲动传递等反应，维持人体体液酸碱平衡	可发生佝偻病等影响生长发育	磷过多可增加人体钙消耗	动物性和植物性食物均含磷如肉类、肝、蛋内特丰富豆、五谷、花生、芝麻也不少但植物性食物中的草酸、植酸影响其吸收需要量见表3-5
钠与氯	主要以饮食中食盐形式从胃肠中吸收快，进入血液和细胞间质液。钠和钾的代谢、分布和排泄与体内水分布密切相关，主要受肾脏调节。钠通过肾小球滤过，由肾小管重吸收，由远曲小管离子交换及激素来调节钠、钾平衡。90%以上由尿排出，其余由汗液排出	调节人体内液体的酸碱性及水分交换，保持渗透压平衡，维持血压正常，维持神经肌肉兴奋性，钠备钾对神经冲动传导起作用	缺钠时发生酸中毒，缺氯时发生碱中毒	正常人摄入钠过多，出现口渴但并不积存体内，肾功能不全者会发生水肿，血压偏高	钠氯普遍存在于食物中，但以食盐为主要来源。适宜摄入量（AI）： <6月　200mg 6个月~1岁　500mg 4~<7岁　900mg 7~<11岁　1 000mg 11~<14岁　1 200mg ≥14岁　1 800mg

续表

营养素	主要代谢	功能	缺乏	过多	来源及需要量
钾	小肠吸收后,储于全身细胞内,其代谢与体分布密切相关,由肾脏调节,80%以上由尿排出,部分由粪、汗排出	构成细胞质的要素,调节神经和肌肉活动,维持酸碱平衡	低钾时肌肉无力,甚至麻痹,心音低弱,心电图ST段下降,T波低平	心脏出现传导阻滞,全身软弱无力,嗜睡,呼吸肌麻痹,心搏骤停等危象	食物大多含钾,尤以蔬菜水果丰富,乳类、肉、鱼及海藻类食物量多 适宜摄入量(AI): <1岁　500~700mg 1~3岁　1000mg 4~<14岁　1500mg 14~18岁　2000mg
镁	整个肠道均可吸收,以空肠、回肠为主,高磷酸、植酸、膳食纤维干扰其吸收,乳糖、氨基酸、维生素D、生长激素促其吸收。吸收后进入血浆及细胞内,与磷代谢密切相关,由肾脏排泄,大量回肠回收	构成骨骼、牙齿,成为细胞质内要素,为许多酶的激活剂,参与碳水化合物、氨基酸和肌肉活动,调节神经和肌肉活动的兴奋性以及心血管功能	镁缺乏病不多,常由其他病引起,可发生神经肌肉兴奋性亢进,出现肌肉震颤,手足搐搦,甚至惊厥等,可有心动过速,期前收缩,心律失常,伴血清钙、钾下降	饮食含镁多无害,镁剂治疗中可发生过多	广泛存在于食物中,大多来自绿叶蔬菜、水果、谷物和坚果、部分来自奶、肉和蛋 需要量参见表3-5
硫	无机硫对人体无用,在蛋白质中以胱氨酸、蛋氨酸形式被吸收,体内代谢产物为无机硫酸盐或有机硫酸酯,自尿及胆汁排出	在人体内构成细胞蛋白、组织液及辅酶等发挥作用,调节神经及酶的代谢,参加解毒作用	当蛋白质缺乏时可发生	过多能从尿排出,一般无害	蛋白质食物都含有(约含硫1%),每日需要量约0.5~1g
铁	主要在胃和小肠吸收,胃酸使吸收,动物性食物中铁是血红蛋白和肌红蛋白的血红素铁,直接被肠黏膜上皮细胞吸收,不受植酸、磷酸等影响;植物性食物中铁为非血红素铁,可受草酸、植酸及磷酸干扰,吸收率甚低,维生素A、B_2、B_{12}、C及肉禽中的"肉因子"可促进非血红素铁的吸收。血浆中铁原为Fe^{3+}还原为Fe^{2+}利于吸收。血浆中铁结合运铁蛋白运输,主要储于肝、脾,用于血红蛋白合成,有些运至网状内皮细胞供红细胞合成。人体内的铁可反复利用,大量由粪便排出,尿、汗排出少量	制造血红蛋白、肌红蛋白、细胞色素,参与体内氧的运送和组织呼吸,吸收和人体氧化作用	铁缺乏影响儿童生长发育,发生小细胞性贫血,出现行为异常,注意力不能集中,学习能力差,免疫力下降	无太大害处	肝、瘦肉、血含量丰富,吸收好,鸡蛋、乳类量较少,吸收稍差,蔬菜、谷类、坚果含铁不多,吸收差,黄豆含量稍多,吸收好些 需要量详见表3-5

续表

营养素	主要代谢	功能	缺乏	过多	来源及需要量
锌	在小肠内吸收，植酸和纤维素使吸收下降，进入血液后与白蛋白结合、运铁蛋白结合，胞含锌较红细胞为多，其他锌储存于肝、肌和骨骼中，主要从肠道排出，尿、汗排出少量	锌构成体内200多种金属酶（如红细胞二氧化碳酶、小肠水解蛋白酶、异构酶、脱氢酶，DNA聚合酶、碱性磷酸酶等），在组织呼吸、蛋白质、脂肪、糖、核酸等代谢中发挥重要作用。促进生长发育，组织再生，调节DNA复制，促进生殖器官发育，保持味觉，保护皮肤健康	锌缺乏时引起矮小症、贫血，食欲差，味觉减低，男性性腺发育不良，肠病性肢端皮炎，免疫力低下，伤口愈合差等	可引起胃肠道症状	来源广泛，海鱼、肉、禽、蛋含量多，初乳中量稍多，黄豆、白萝卜、大白菜含锌量不如动物性食物，但较其他谷类蔬菜为多，但吸收率均不高　需要量参见表3-5
铜	主要在胃及小肠吸收，经血液运送至肝、肾、脑、心、骨骼、肌肉内储存，合成血浆铜蓝蛋白及含铜酶参与血红素及细胞色素合成，主要由胆汁经粪排出，尿、汗排出少量	对血红蛋白形成起触媒作用，如含铜细胞色素氧化酶促神经髓鞘形成；酪氨酸酶与生成黑色素酸酚胺有关，含铜酶（赖氨酸氧化酶）促进血管、皮肤胶原蛋白合成，维护骨骼、血管、皮肤的健康，促铁吸收运输，以及正常造血功能（促合成铜蛋白、铜蓝蛋白），一些细胞中铜蛋白尚具有超氧化物歧化酶作用，可保护活细胞免受氧离子毒害	铜缺乏时引起贫血，脑组织萎缩，神经发育停滞，骨骼结构改变，血管能力下降，易发生动脉硬化，黑色素生成障碍，毛发脱色	饮食含铜多，并无害处	肝、肾、肉、鱼较丰富，谷类、豆类、坚果亦有，奶类含铜量低　需要量参见表3-5
碘	胃肠道碘吸收迅速而完全，由血液运送至细胞外液，浓集于甲状腺，也到肾脏、乳腺、脉络膜丛等处，只在甲状腺中合成甲状腺激素（T₃、T₄），受促甲状腺素（TSH）调节，在血液中与球蛋白、白蛋白结合发挥作用。大多由尿排出，汗、粪、乳中排少量	制造甲状腺激素发挥作用：①促生物氧化，协调能量转换 ②促蛋白质、糖和脂肪代谢，调节水盐代谢，促进许多维生素吸收利用 ③促进生长发育，对胚胎、新生儿及生后早期婴儿特别重要，尤其对神经系统发育	碘缺乏使甲状腺功能不足，可引起甲状腺肿，克汀病，小儿呆小病，出现脑发育迟滞，智力低下，面容呆板，骨骼和生殖系统发育障碍等	饮食含碘高，一般无害	海盐及海产品（如海藻、海带、紫菜）含碘量较高，食物中碘含量与当地水和土壤中含碘量密切相关，孕妇、乳母及小婴儿为缺碘高危人群　需要量见表3-5

续表

营养素	主要代谢	功能	缺乏	过多	来源及需要量
硒	主要由十二指肠吸收,血液中与白蛋白结合,运至各脏器组织,形成谷胱甘肽过氧化物酶,发挥机体抗氧化作用主要由粪便排出,皮肤排出少量,无机硒由尿排出	硒主要参与机体抗氧化作用,抗氧自由基,保护细胞膜和细胞完整性,有抗病毒感染,抗肿瘤及解毒作用,并能保护心血管和心肌避免坏死,刺激免疫球蛋白与抗体的产生	贫硒地区发生大骨节病和克山病;育龄妇女及儿童发病率高	过量摄入硒可引起中毒,出现消化道症状,恶心、呕吐,指甲变形,头发脱落	食物中硒含量与当地水、土中含量高低平行。动植物食物中不仅含硒量不同,吸收率区别也大;动物肉脏、海产品含硒量高,蔬菜水果中较低,但植物中硒利用率高于动物性食物 需要量参见表 3-5
氟	食物与水中氟在胃部吸收快而量多,水中氟可完全吸收,经血液传递至全身,主要储存于体内骨骼和发育中的牙齿。主要由尿排出,汗及粪类也有少许	构成骨骼及牙齿釉质表层,使牙齿釉质坚强和牙釉质防侵入	氟缺乏时易发生龋齿,老年人出现骨质疏松症	氟过量,牙齿发生釉质斑,骨骼亦有变化,发生氟骨症	一般动物性食物含氟高于植物性植物,海产品较丰富,海鱼和茶叶中氟很高,蛋、肉、渡菜等都有(与当地水、土中氟含量高低有关) 我国氟 AI 为: <6 个月　0.1mg/d 1 岁以内　0.4mg/d 1~<4 岁　0.6mg/d 4~<7 岁　0.8mg/d 7~<11 岁　1.0mg/d 11~<14 岁　1.2mg/d 14~18 岁　1.4mg/d

摄食水超过正常需水量,尿量就增多,如肾功能不全或有内分泌障碍可出现水肿,甚至发生水中毒、惊厥或循环衰竭。

(董萍)

参考文献

[1] DUGGAN C. Nutrition in Pediatrics. 5th edition. Shelton City:People's Medical Publishing House-USA,2016.

[2] 杨月欣,葛可佑.中国营养科学全书.2版.北京:人民卫生出版社,2019.

[3] 中国营养学会.中国居民膳食营养素参考摄入量(2013版).北京:科技出版社,2014.

[4] 孙长颢.营养与食品卫生学.8版.北京:人民卫生出版社,2017.

第2节 孕妇及胎儿营养

小生命从受精卵开始在孕妇子宫内生长发育,经胚卵期(0~2周)、胚胎期(2~8周),基本成为胎儿(9~37周),胎儿组织器官不断生长,功能日趋成熟。孕妇妊娠早期(胎儿卵受精到12周)、妊娠中期(胎儿13~28周)和妊娠晚期(胎儿28~42周)经胎盘和脐带为胎儿输送营养物质和氧,以保持小生命的持续和不断快速地成长,故胎儿营养实际上完全来自孕母的营养。保证孕期营养不仅有关孕母健康还可造成不同的胎儿结局,如生出正常新生儿、流产、早产、过期产巨大儿,以及胎儿发生先天畸形等,并对胎儿组织器官的生长发育结果和出生后儿童的身心健康,甚至对成年后的健康也会产生重大影响,如与肥胖症、糖尿病、心血管疾病等的发病有关,因此孕期和胎儿合理营养受到特别关注和研究,也属妇幼保健工作的重点。

一、孕妇生理代谢特点

孕期妇女为孕育胎儿需要,其生理特点及代谢过程有很大改变。孕前育龄妇女在怀孕前也必须有充分准备,保持平衡膳食和健康生活方式,在营养方面要特别注意叶酸、铁、碘等的摄入充分,缺叶酸的胎儿早期会影响神经系统发育,缺铁可发生贫血,缺碘则可使新生儿发生地方性克汀病、脑发育不良等。故孕前和初孕妇女(围孕期)必须重视营养,不吸烟、不饮酒,对孕育健康胎儿十分重要。为适应孕妇自身的变化、胎盘发育及胎儿快速成长及储备等,需要孕期妇女生理代谢发生极大变化,简单概括如下。

(一)内分泌改变

1. 卵巢及胎盘激素分泌增加,如雌激素促进糖、脂肪和钙的代谢。

2. 孕激素来自胎盘,促胎儿着床,促乳腺发育。

3. 胎盘激素促胎盘胎儿生长,乳腺发育分泌,脂肪分解,葡萄糖运至胎儿,是调节营养素向胎儿运送的重要因素,孕8周后胎盘产生肾上腺皮质激素促胎儿产生ACTH。

4. 甲状腺增大分泌 T_3、T_4 增加,促胎儿生长发育。

5. 胰岛素分泌增多,促葡萄糖、氨基酸流向胎儿促生长。

(二)消化功能改变

孕早期消化酶、胃酸下降引起消化不良,孕酮增多使胃肠平滑肌松弛,引起饱胀便秘、反胃、出现早孕反应,食物在肠道停留时间长,增加钙、铁、维生素 B_{12} 和叶酸等的吸收。

(三)孕期血浆容积和血液成分改变

血浆容积、红细胞、血红蛋白都增加,血浆容积扩大越过红细胞增多和血红蛋白上升,故可发生孕期生理性贫血(physiological anemia during pregnancy),铁摄入不足者更易发生。血浆总蛋白也会有所下降,以白蛋白为主,γ球蛋白略下降,血浆内葡萄糖、氨基酸及大多数水溶性维生素均有降低,而脂溶性维生素如胡萝卜素、维生素 E 却略上升。

(四)肾功能改变

肾血浆流量及肾小球滤过率都增加,夜尿增多。尿中部分营养素排出增加，如葡萄糖排出量上升，饭后可出现糖尿，此与血糖高低无关。氨基酸尿中排出也可上升，某些水溶性维生素如核黄素、叶酸、烟酸等排出也可增加。

二、孕期营养素经胎盘的转运

孕妇母体和胎儿之间的物质交换场所在胎盘，是他们共有的特殊器官，其功能为将营养物质从母体转运至胎儿，母体血浆中多数营养素浓度低于胎盘，各类营养素在胎盘的运转方式如下[1]。①葡萄糖：经易化扩散（载体扩散），将孕妇高浓度物质经胎盘转入胎儿（低浓度），此类载体有专一性，不受胎盘胰岛素受体影响；②氨基酸：经胎盘逆浓度梯度主动转运（胎儿血浆游离氨基酸大于母体），胎儿摄取量逐渐增大；③脂肪类：游离脂肪酸以简单扩散经胎盘转至胎儿，胎盘受体与孕母血浆脂蛋白有高度亲和力，转至胎儿；④维生素：脂溶性维生素经简单扩散转运、水溶性维生素经主动转运；⑤矿物质：大多数电介质经简单扩散转运，钙、铁经主动转运经胎盘由孕母转至胎儿，铜、锌、硒则依靠孕母与胎儿间浓度梯度经胎盘转运。

孕妇营养影响胎盘发育结构和功能，母体能量不足可使胎盘小而轻，贫血可使胎盘代偿性肥大，严重蛋白质缺乏导致胎盘总蛋白、DNA 含量等均下降，维生素 A 不足则胎盘细胞分化不全，激素合成下降影响胎盘转运功能。

三、孕妇整个妊娠期体重增长

妊娠期孕妇体重的合宜增长代表母体健康和胎儿正常生长发育的重要标记。孕期增加的体重包括两方面：孕母本身组织的增长，如子宫和乳腺的发育；体液，如细胞内外液及血液的增加，为泌乳而储备的脂肪和别的营养素等；以及妊娠产物的增添，如胎儿、胎盘、脐带、羊水等，这些都是保证正常妊娠必要的体重增加。孕母体重增长偏低或过多常预示胎儿发育有问题，造成妊娠结局发生障碍，如出现流产、早产、发生小样儿、低出生体重儿、先天畸形儿，或胎儿出生时过重过大（巨大儿）引起难产等危险性，或发生孕妇高血压等妊娠并发症，因此合适的孕期营养和生活安排十分重要。受孕时年龄、孕前体重、BMI 的高低、初产妇或经产妇、单胎或多胎和产后是否哺乳等，都影响如何评估适宜的孕期体重增加量。一般健康孕妇妊娠各期每周平均体重增加大致如下：孕 6 ~ 10 周为 0.065kg/周；10 ~ 20 周为

0.335kg/周；20 ~ 30 周为 0.45kg/周；30 ~ 40 周为 0.45kg/周。约第 10 周总增重 0.65kg；第 20 周时总增重达 4.0kg；第 30 周时达 8.5kg；第 40 周时总增重 12.5kg。BMI<20kg/m² 的消瘦妇女孕期总增重可稍高，在 12.5kg 以上；而孕前超重者宜增重稍低，约 7 ~ 11.5kg，而孕期肥胖者（BMI>29kg/m²）则应孕期增重较低，约 6~6.8kg。

四、孕期营养需要膳食及膳食参考摄入量

孕期为保证母体生殖器官的增长及胎儿的成长发育，以及产后泌乳需要，必需摄入比孕前更多能量和各类营养素，这些都要孕妇从膳食中摄入。

（一）能量

由于胎儿生长发育速度在早晚孕期不相同，孕早期较慢，孕 20 周后加快，故营养素的摄入也随之变化，如能量消耗的增加，孕中期需增能量 300kcal/d；孕晚期增加 450kcal/d，详见表 3-1[2]。其中约 1/3 供胎儿，2/3 供母体所需。

（二）蛋白质

胎儿、胎盘、羊水、母体容量增加、子宫、乳房迅速发育等共需蛋白质约 925g，各孕期有所不同：孕 1 ~ 10 周 0.6g/d、10 ~ 20 周 1g/d、20 ~ 30 周 4.8g/d、30 ~ 40 周 6.1g/d，即孕早、中、晚期约日增蛋白质分别为 1g、4g、6g。胎儿早期肝脏不成熟，缺乏氨基酸酶，胎儿所需氨基酸均为必需，由母体供应。建议孕期母亲膳食蛋白质增加值为每日孕早期 5g/d、孕中期 15g/d、孕晚期 20g/d。孕妇动物类和大豆等优质蛋白质的摄入量应占总蛋白质摄入量的 1/3 以上。

（三）脂类

为孕期能量重要来源，又为产后泌乳积累约 3~4kg 脂肪，而孕母膳食中脂肪如磷脂，长链多不饱和脂肪酸如花生四烯酸（AA，C20∶4，n-6）、二十二碳六烯酸（DHA，C22∶6，n-3）；大脑突触体膜和视网膜光感受器的膜磷脂的脂肪酸 2/3 为 DHA，缺乏这些脂肪酸将影响胎儿婴儿的脑发育和视功能。多不饱和脂肪酸 AA n-6 和 DHA n-3 等大多不能在人体合成，必须从孕母食

物中摄取。推荐孕妇膳食脂肪供能占 20%~30%，其中饱和脂肪酸、n-6 和 n-3 多不饱和脂肪酸供能比分别为 <10%、2.5%~9.0% 和 0.5%~2.0%，其中 n-6 系的亚油酸的适宜摄入量（AI）为 4%E，n-3 系的 α-亚麻酸的 AI 为 0.6%E，EPA+DHA 的 AI 为 250mg/d，其中 DHA 为 200mg/d[3,4]。

（四）矿物质

1. 钙 早期为保证胎儿获得足够的钙应对骨骼发育所需，在雌激素作用下钙吸收率可增加一倍以上。在孕早、中、晚期每日平均体内钙积累量分别为 7mg、110mg 和 350mg。目前建议非孕女性钙的推荐摄入量（RNI）为 800mg/d，中、晚孕期增加 200mg/d，达到 1 000mg/d，其可耐受最高摄入量（UL）为 2 000mg/d（表 3-5）[2]。

2. 铁 孕期对铁有较高要求，总孕期储留量约达 1g，其中胎儿体内约留 300mg，母体红细胞中增加约 450mg，其余留在胎盘中。若铁供应不足，孕妇易发生缺铁性贫血，孕晚期更为多见（铁需要达高峰，每天需铁 7mg）。妊娠结束，随胎儿娩出，胎盘排出、产时出血，孕妇体内储留铁 80% 丢失，仅 200mg 仍保留母体内。推荐孕中、晚期铁参考摄入量分别增加 4mg/d 和 9mg/d，达到接近 25mg/d 和 30mg/d（见表 3-5）[2]。从孕中期开始，可适当补充铁剂或铁强化食品，在两餐之间补充最好。铁在体内可循环利用，每日排出铁很少，故长期大量补铁要注意引起铁中毒，铁的可耐受最高摄入量（UL）为 42mg/d。当孕妇出现 Hb<100g/L，血清铁蛋白 ≤12ng/dl 和其他缺铁性贫血特征时，可补元素铁 120~150mg/d，直至 Hb 达到 120g/L，血清铁蛋白 35μg/L。

3. 碘 碘为甲状腺素原料，调节新陈代谢，如能量产生、蛋白质合成等，影响胎儿体格和智力发育。孕母缺乏碘引起胎儿和新生儿生长发育迟缓、智力下降（地方性克汀病），也可引发流产、子代先天畸形或死亡。推荐孕期碘参考摄入量为 230μg/d（见表 3-5）[2]。建议在孕期每周至少进食一次碘含量丰富的海产品，如海带、紫菜等。

4. 锌 妊娠期储留母体和胎儿体内的总锌量约为 100mg，其中胎儿体内约存 53mg。孕早期母体血浆锌即开始下降，孕末期孕母经胎盘转运到胎儿的锌高达 0.6~0.8mg/d。孕妇摄入充足的锌可促进胎儿生长发育及预防先天畸形。孕期锌参考摄入量参见表 3-5[2]。

（五）维生素

1. 维生素 A 促进生长发育和骨骼发育；维持正常暗视力以及皮肤黏膜细胞正常分化和功能，增强免疫力，对生殖功能及生殖器官上皮完整性有影响，缺乏时使生育能力低下。孕期维生素 A 缺乏可导致胎儿死亡和发生畸形，是贫困人群中引起早产、低出生体重儿、胎儿发育迟缓的原因之一，但也发生过维生素 A 过量引起孕期胎儿致畸、神经系统特别敏感的情况。故掌握适宜的摄入量很重要，维生素 A 孕期参考摄入量见表 3-3[2]。

2. 维生素 D 维生素 D 是体内钙磷代谢重要调节剂，也参加协调免疫功能。孕妇血浆中 25-OH-D₃、1,25-(OH)₂D₃ 以游离和结合形式在血浆中循环，其水平都逐渐上升，孕末期可较前升高 1 倍。孕期维生素 D 缺乏可引起母体和子代钙代谢紊乱，出现新生儿低钙血症（neonatal hypocalcemia），发生手足搐搦及牙釉质发育不良，以及母亲骨质软化症，推荐孕期维生素 D 参考摄入量见表 3-3[2]。维生素 D 强化奶为补充的良好来源。孕母和婴儿也要有一些外出晒太阳时间。

3. 维生素 E 为体内重要抗氧化剂，在保护细胞膜免受自由基和活性氧攻击中起重要作用。孕期充足的维生素 E 摄入对预防新生儿溶血性贫血及血小板血症起作用。孕期血清维生素 E 水平可高达非孕期时的 2 倍。维生素 E 广泛存在于各类食物中，如谷、豆、果仁中较丰富。

4. 维生素 K 维生素 K 与肝脏中合成凝血因子有关，孕期维生素 K 不易通过胎盘，胎儿肝内储存少，早产儿更少，故易发生维生素 K 缺乏性出血症，产前或新生儿宜补充维生素 K。

5. 维生素 B₁ 孕母需要每天足量进食，以保证母体和胎儿生长发育所需，缺乏时引起神经系统损害，使孕母及新生儿发生维生素 B₁ 缺乏症（vitamin B₁ deficiency）又称脚气病（beriberi）。孕早期出现早孕消化道反应时更应注意维生素 B₁ 足量摄食，多吃动物内脏和豆类。

6. 维生素 B₂ 为重要辅酶，参与体内氧化还原反应与能量生成，缺乏时发生舌炎、皮炎和影响胎儿生长发育，可引起缺铁性贫血。肝、蛋、肉、奶为主要来源、孕期参考摄入量见表 3-3[2]。

7. 维生素 B₆ 维生素 B₆ 磷酸化后参与氨基酸、脂肪与核酸代谢。孕期需要量增加，血中水平可降低，甚至只有非孕期的 1/4。有用维生素 B₆ 治疗早孕反应或预防妊娠期高血压疾病。参考摄入量见表 3-3[2]。

8. 叶酸 参与氨基酸、核酸代谢。育龄妇女孕前或孕早期叶酸摄入量不足对妊娠结局可引起不良影响，如早产、出生低体重新生儿、胎盘早剥、胎儿发生神经管畸形（无脑儿、脑积水、脊柱裂等）；孕妇发生巨幼细胞贫血以及其他妊娠合并症。各国建议在围孕期及孕期补充叶酸400μg/d，可明显地使神经管畸形发生率减少，现在有些国家采用谷物中强化叶酸。叶酸主要来源于肝脏、豆类和深绿色蔬菜，孕期参考摄入量参见表3-3[2]。高剂量叶酸补充会掩盖维生素B_{12}缺乏，叶酸的可耐受最高摄入量（UL）为1mg/d。

五、孕期膳食安排要点

1. **孕早期**　胎儿最初3个月生长发育较缓慢，孕早期营养需要与孕前差别不大，但此时孕妇常发生妊娠早期反应（呕吐、厌食、腹胀等），故膳食应迎合孕妇喜好，促其食欲，少食多餐，想吃就吃，糖分补充重要以免发生酮症。早期应补充叶酸，因胎儿神经管分化发育从孕第2周即开始，孕早期膳食包括每日吃主食（米面、粗粮或豆类）至少200g，大豆制品25g，蔬菜300~400g，水果100~200g，牛奶200~250g，鱼、肉、禽、蛋100~150g。

2. **孕中期**　自妊娠13周至28周，此时胎儿生长发育加快，而母体子宫、胎盘、乳房等也逐渐长大，孕妇营养需要日增。充足的能量和各类营养素的摄入十分重要。特别要注意铁的补充，因孕妇血容量及红细胞迅速增加，铁缺乏可引发贫血，影响胎儿生长发育，甚至造成婴儿脑和神经中枢发育落后，出现智力和行为问题。给予充足的肉、鱼、禽、蛋、奶等动物性食物，提供优质蛋白质、钙、铁、脂溶性维生素和必需脂肪酸；保证谷类和豆类，以供能量为主，也要多摄入新鲜蔬菜、水果，以提供维生素和矿物质。要适当控制盐分，以免引起水肿。膳食中每日约提供谷类350~450g，大豆制品50~150g，鱼、肉、禽交替约每日150g，鸡蛋1个，新鲜蔬菜500g（绿叶菜300g）、水果150~200g、牛奶或酸牛奶250g。海产品每周至少1次，以补充碘、锌等；禽肝、血等供给

维生素A和铁。供给孕妇营养素平衡又安全的饮食十分重要。除一日三餐外，上、下午及晚上可给少量加餐，以牛奶、水果、面包点心加坚果为主。

3. **孕晚期**　自妊娠29周至40周，此时胎儿生长发育加快，体内细胞组织增长迅速，器官成长加快，骨骼钙化加强，中枢神经发育更快速。孕母体内器官胎盘、子宫、乳腺进一步发育完善，因此孕妇对能量、蛋白质、维生素、矿物质需求大增，满足母子对营养的要求十分重要。此时健康孕妇食欲较好，摄食量也多。由于胎儿脑细胞增殖分化孕20周起加速，特别要注意补充长链多不饱和脂肪酸，以应对磷脂需求的增加，如DHA和AA。钙的需要量也明显增加，孕妇每日至少摄入钙1 000mg。要保证孕妇的体重增长达到要求，孕中期开始要每周测体重，根据体重增加情况来调整母亲饮食摄入量。孕晚期膳食安排，除要保证谷类、豆类、蔬菜水果摄入足够外，动物性食物如瘦肉、鱼、禽、蛋合计每日250g，每周进食3次鱼，其中一次为海鱼类海产品，以保证足够的AA、DHA；每日1个蛋，每周吃肝1次、动物血1次，乳制品如牛奶至少每日250ml，如能补充钙每日300mg左右更好。参考摄入量详见表3-5[2]。

（董萍）

参考文献

[1] 杨月欣,葛可佑.中国营养科学全书.2版.北京:人民卫生出版社,2019.

[2] 中国营养学会.中国居民膳食营养素参考摄入量(2013版).北京:科技出版社,2014.

[3] DUGGAN C. Nutrition in Pediatrics. 5th edition. Shelton City:People's Medical Publishing House-USA,2016.

[4] 苏宜香.儿童营养与相关疾病.北京:人民卫生出版社,2016.

第3节　婴儿营养和喂养

一、婴儿消化与进食特点

（一）消化系统发育

婴儿口腔小，黏膜娇嫩，血管丰富，易受损伤。新生儿唾液腺发育差，唾液少，口腔较干，3~4个月时唾液渐多，淀粉酶也增加，5~6个月唾液更多，由于吞咽功能尚

差，唾液常流出口外。吸吮能力与生俱来，两颊内侧脂肪垫发达，也利于吸吮。一般4~6个月开始萌出乳牙，但切割咀嚼能力差，要通过训练才能学会，故小婴儿适宜进食流汁。婴儿食管短，管壁弹力纤维和腺体发育不完善，吞咽时口腔肌肉协调差，进食易发生呛咳窒息。胃呈水平位，容积小，足月儿约25~30ml，10天增至约100ml，6个月达300ml。贲门肌弱，幽门肌较紧张，胃内

食物易反流引起溢奶。胃酸低,消化酶活性低功能差。胃排空水仅需 1~2 小时,人乳需 2~3 小时,牛奶则需 3~4 小时。婴儿肠道相对成人为长,有利于食物消化吸收,但其各种消化酶功能不足,如淀粉酶、胰酶、胆盐都较少,肠蠕动也不稳定,易引起呕吐腹泻[1]。婴儿消化功能及神经调控功能均在逐渐成熟中,而又需进食比成人相对较多的食物,胃肠道负担较重,神经心理发展要求较高,故必须重视婴儿喂养的难度,予以精心照顾。此外,新生儿肾功能滤过及回吸收率均差,调节酸碱功能亦差,也需注意。

(二)进食能力的成长

婴幼儿摄食能力的发展与其感知觉发育密切相关。胎儿期已对母体和羊水的气味能辨认,出生后通过熟悉乳母气味寻找母乳头,婴儿早期有嗅觉记忆,对不同气味的食物有不同反应,喜欢或拒食它。胎儿在妊娠中期即可吞咽羊水,尝到羊水的味道。出生后新生儿即能分辨苦、甜,喜甜厌苦、酸,也能灵敏地分辨母亲乳头乳汁、人工乳头和乳制品,故母乳喂养转为配方乳用奶瓶喂养有不少困难。2~7 个月婴儿是味觉敏感期,也是接触乳类以外其他流质到半固体、到固体的转变适应期,抚育者必须重视培养孩子良好的饮食行为习惯。

婴幼儿摄取食物的过程十分复杂,需要神经系统的完善发育和协调,经咬取、吸吮、搅拌、咀嚼、吞咽等唇、舌、口腔肌肉的动作才能一步一步完成。觅食反射(rooting reflex)是最早具有的,胎儿 28 周时就出现,出生时新生儿就具备,即手指或乳头触及新生儿面颊时,婴儿头即转向母乳头出现觅食反应,2~3 周已渐习惯而不再反应而直接吸吮。吸吮和吞咽动作出现较早,胎儿 15 周时就有吸吮动作,28 周时可少量吸吮和吞咽羊水,出生后吸吮和吞咽动作比较成熟,吸吮时婴儿下嘴唇外翻托住乳头大部分乳晕,上嘴唇轻压乳晕上面,舌顶住上颚肌用力,造成口腔负压,将乳汁吸入口腔,舌头将其从口腔前向后转运,经吞咽入胃。3~4 个月时吸吮、吞咽乳汁已经成熟,可分开进行。4~6 个月时可随意咬吸和吞咽,并能将食物在口腔内咀嚼。食物团块进入口腔,下颚肌上下运动将食物嚼碎并由舌头协助搅翻再送至后咽部,吞咽入食管。咀嚼和吞咽泥糊状食物需要学习训练,5~8 个月为关键期。7 个月可咬嚼指状饼干,8 个月训练以杯喝水,9 个月起用勺自喂,1 岁脱离奶瓶,用杯喝奶。

二、母乳喂养

鉴于母乳喂养对促进婴幼儿生长发育和保障健康

的优点,为了促进全世界广泛采用母乳喂养,世界卫生组织(WHO)和联合国儿童基金会(UNICEF)于 2002 年制定了《婴幼儿喂养全球策略》,向全球公共卫生事业提出了"保护、促进和支持母乳喂养"的建议,要求足月出生的健康婴儿应于出生后一小时内开始母乳喂养(breast feeding,BF),此前不应喂食任何食物或饮料,婴儿生后最初 6 个月内应纯母乳喂养,婴儿 6 个月后应及时添加泥糊状辅食,并在此基础上继续母乳喂养直至 2 岁或 2 岁以上[2]。

对母乳喂养状况给予以下定义。①纯母乳喂养(exclusive breastfeeding):指婴儿只哺母乳,不给任何液体或固体食物,甚至连水也不给喂。可服维生素或矿物质补充剂、药物滴剂或糖浆。②几乎纯母乳喂养(almost exclusive breastfeeding):指除母乳外,还给婴儿喂维生素、水、果汁等,但每日不超过 1~2 次,每次不超过几口。③完全母乳喂养(completely breast feeding):指纯母乳喂养和几乎纯母乳喂养两者相加之和。④部分母乳喂养(partial breastfeeding):指除母乳以外,还给婴儿喂其他乳制品及谷类食物。

(一)母乳喂养的优点

1. **母乳喂养最适合婴儿需要** 母乳所含营养素质量最适合婴儿需求,消化、吸收和利用率较高,为其他食物如牛、羊乳及其制品所不及(表 3-7)。①母乳蛋白质虽较牛乳少,但其质优于牛乳。所含乳清蛋白多于酪蛋白,在胃内形成的凝块细小柔软,适合婴儿消化吸收,且乳清蛋白成分也有别于牛乳,含大量乳铁蛋白、免疫球蛋白和溶菌酶蛋白,具有抗微生物作用。母乳蛋白质的氨基酸构成比牛乳更适合于婴儿利用。②母乳脂肪含量虽与牛乳相仿,但含多不饱和脂肪酸,特别是亚油酸较丰富,还含卵磷脂、鞘磷脂以及牛磺酸、DHA 等,对小婴儿脑发育十分重要。母乳中脂肪在胃内形成脂肪球较细。母乳又含乳脂酶,有利于脂肪消化吸收,尤其有利于缺乏胰脂酶的新生儿、早产儿。③母乳中乳糖含量较牛乳为高,全部溶解于乳汁,易于吸收,且以 α 型乳糖为主,可促进肠道内乳酸杆菌生长。④母乳中钙磷量低于牛乳但其比例(2:1)适宜,钙吸收率高于牛乳,较少发生低血钙。⑤含微量元素锌、铜、碘较多,尤以初乳含量高,对生长发育十分有利。人乳和牛乳含铁都少,但人乳铁吸收率高(50%)于牛乳(10%)5 倍,故不易发生贫血。⑥母乳维生素 A、C、E 含量均高于牛乳,乳母如营养充足,膳食平衡,乳汁中维生素多能满足婴儿所需。只有维生素 D 在一般人乳、牛乳中的含量都较少,故出生后 2~3 周新生儿就应添加维生素 D 制剂,尤其在阳光照射较少地区和冬季。叶酸的摄入也应特别注意,需要时另外补充。母乳维生素 K 不足,新生儿出生应肌内注射维生素 K 以防新生儿出血症(详见第十四章新生儿疾病)。⑦母乳缓冲力小,对胃酸中和作用小,有助于消化吸收。

表 3-7 人乳、初乳及牛乳成分比较

项目	人乳	人初乳	牛乳
能量	290kJ/70kcal		290kJ/70kcal
比重	1.028~1.033		1.028~1.033
pH 值	6.97		6.57
水/(g·100g^{-1})	88	87	88
蛋白质/(g·100g^{-1})	0.9	2.7	3.3
酪蛋白	0.4	1.2	2.7
乳白蛋白	0.4	1.2	0.4
乳球蛋白	0.2	1.5	0.2
脂肪/(g·100g^{-1})	3.8	2.9	3.8
不饱和脂肪酸/%	8.0	7.0	2.0
乳糖/(g·100g^{-1})	7.0	5.3	4.8
矿物质/(g·100g^{-1})	200.0	500.0	800.0
钙	34	30	117
磷	15	15	92
钠	15	135	58
钾	55	275	138
镁	4	4	12
铜	0.04	0.03	0.03
铁	0.05	0.01	0.05
锌	0.4	0.6	0.4
碘	0.003	0.012	0.005
维生素/1 000ml			
A/IU	1 898		1 025
B$_1$/μg	160		440
B$_2$/μg	360		1 750
烟酸/μg	1 470		940
B$_6$/μg	100		640
叶酸/μg	52		55
B$_{12}$/μg	0.3		4
C/mg	43		11
D/IU	22		14
E/mg	2		0.4
K/μg	15		60

2. 母乳喂养不易引起过敏 因母乳中蛋白质属人体蛋白质,而牛、羊乳的蛋白质为异种蛋白质,经幼小婴儿功能较差的肠黏膜被吸收,可成为过敏原,引起肠道少量出血、婴儿湿疹等过敏症状。

3. 母乳较牛乳蛋白质含量低 矿物盐总量也低,故对肾脏负担较牛乳为小,适合小婴儿肾功能不完善的状况。

4. 母乳增强婴儿抗病能力 人乳含有大量具有活性的免疫因子,这是其他食物所不具备的,如母乳含较多免疫球蛋白(IgA、IgM、IgG、IgE),尤以 SIgA 为多,初乳中最多,可保护肠黏膜和呼吸道黏膜免受细菌、病毒、微生物侵犯。母乳中还有活的免疫细胞,包括 T 及 B 淋巴细胞、巨噬细胞等,可吞噬和杀死病原体。还有活性溶菌酶,也可消灭病原体,并激活补体等免疫因子,促进免疫功能。母乳含乳铁蛋白较多,多呈铁不饱和状态,有较强抗感染作用。α 型乳糖可使肠液变酸,促乳酸杆菌生长,抑制大肠埃希菌生长,减少感染;所含低聚糖也可阻止肠道细菌黏附于肠黏膜上而引起感染。故喂母乳的婴儿患呼吸道感染及感染性腹泻都极少(表3-8)。

表3-8 人乳与牛乳免疫因子比较

免疫因子	人乳	牛乳
蛋白质/(mg·ml⁻¹)		
乳铁蛋白	1.5	痕量
溶菌酶	0.5	0.0001
IgA	1.0	0.03
IgG	0.01	0.6
IgM	0.01	0.03
细胞/(个·µl⁻¹)		
巨噬细胞	2000	0
淋巴细胞	800	0
促进乳酸杆菌生长因子		
pH 值	7.24	6.57
缓冲力(比值)	1	4
可滴定酸度(比值)	1	13
蛋白质总量/(g·L⁻¹)	10.5	32.46
磷/(mg·L⁻¹)	141	910
乳糖/(g·L⁻¹)	71	47
双歧因子	40	1

5. 母乳直接哺喂不需消毒,既方便又经济 母乳几乎无菌,直接哺喂不易污染,其温度适宜,随时可喂,

母乳量又随婴儿哺乳次数及吸吮强度而增减,自然调节,是婴儿优良的天然食品。哺母乳不易过量,故较少发生婴儿肥胖症。

6. 母乳喂养不仅可满足婴儿营养需要,也可促进母婴感情,给予婴儿精神食粮 哺乳时母亲与婴儿密切接触相互沟通,感情与日俱增,满足双方心理需求,产生母婴间依恋(mother-infant attachment)情结,大大有利于婴儿心理发展。经常抱在母亲怀中,通过温度、气味、触觉、语言/声音、眼神交流,极大地促进了婴儿脑神经发育,有利于智力开发。

7. 对哺乳母亲的好处 有利于母亲产后康复,婴儿吸吮乳房可促进母亲分泌催产素,加强子宫收缩,使之早日复常,又可防止产后子宫出血。哺乳母亲月经复潮推迟,可能起一定节育作用,但不很可靠。哺乳母亲也较少发生乳腺癌、卵巢癌等疾病。

母乳喂养优点甚多,健康母亲绝大多数能顺利成功地喂哺自己的孩子,故应加强母乳喂养的健康教育,广泛宣传其优点,提高母乳喂养率,尤其对于4~6个月以下的小婴儿,使其母乳喂养率尽量达到80%以上,对早产儿及小样儿等出生体重较低的新生儿尤为合适。

极个别由于母亲或婴儿的情况不能实施母乳喂养,其禁忌证只限于以下几种:①母亲患活动性结核病、重症心脏病或肾脏病、糖尿病、癌症或身体过于软弱,以及慢性疾病须长期用药者;②母亲患急性传染病或败血症;③乳头皲裂及发生乳房脓肿感染时,可暂停喂哺,按时挤出乳液以免病愈后无乳,不能恢复母乳喂哺;④早产及低出生体重儿或患唇裂、腭裂等先天性疾病,直接喂母乳确有困难时,可挤出母乳用滴管细心哺喂。

(二)母乳分泌的机制

人乳分泌过程是一个复杂的有多种内分泌参与的生理过程,以下简述泌乳和排乳过程。

1. 泌乳 催乳素(prolactin)是维持乳汁分泌的重要激素之一,孕期母血中催乳素浓度日见上升,可达200~300ng/ml,超过正常浓度的20倍以上。分泌后,由胎盘产生的孕酮(黄体酮)在血中浓度突然下降,使受孕酮抑制的乳腺内催乳素受体失去抑制,从而乳腺开始分泌。产后如不哺乳,则血中催乳素浓度随即下降。哺乳母亲乳头受到新生儿吸吮刺激,经神经反射传达到垂体前叶,促使分泌催乳素,催乳素的血浓度随新生儿吸吮强度和频率的增高,使乳腺泌乳增多,哺乳吸吮后30分钟血液催乳素即可达高峰,乳母血清催乳素可高达400ng/ml,是促进泌乳的关键机制。婴儿吸吮次数越

多,乳房产生乳汁越多。此外,催乳素有抑制卵巢功能的作用,因此母乳喂哺可推迟月经复潮和生育。

2. 排乳 婴儿吸吮母乳头及乳晕的刺激由神经传达到垂体后叶,使之分泌催产素(oxytocin)(引起子宫收缩和乳汁喷射的激素)。催产素经血液循环到达乳房组织,使乳腺腺泡周围肌上皮细胞收缩,致使乳腺内乳汁流入乳腺小管,再经乳腺大管和乳晕下的小囊排出乳头乳腺管口,完成乳汁喷射过程。

任何精神因素,如情绪紧张、焦虑、忧郁等,皆可通过神经反射抑制催乳素的分泌,使乳量减少。乳母应心情舒畅,充满信心,充分利用婴儿吸吮动作频繁刺激催乳素和催产素的分泌,促进泌乳和排乳的生理过程,保证乳量充足并顺利喂哺婴儿。健康新生儿已有吸吮和吞咽乳汁能力,在饥饿时会利用本能的觅食反射寻找母亲乳头,当乳头和大部分乳晕进入婴儿口腔内,触及其上颚时,便引起吸吮动作,先将乳头和乳晕牵拉成较原来更长,并用舌头将其抵住上颚,挤压拉长的乳晕将乳汁从乳头喷出。

(三)适宜的母乳喂养方法

掌握适当的哺乳方法是母乳喂养顺利的关键[1,3]。

1. 产前准备 大多数健康的孕妇都具有哺乳的能力,但真正成功的哺乳则需孕妇身、心两方面的准备和积极的措施。保证孕母合理营养,孕期体重增加适当(12~14kg),母体可贮存足够脂肪,供哺乳能量的消耗。

2. 乳头保健 孕母在妊娠后期每日用清水(忌用肥皂或酒精之类)擦洗乳头;乳头内陷者用两手拇指从不同的角度按压乳头两侧并向周围牵拉,每日1次至数次;哺乳后可挤出少许乳汁均匀地涂在乳头上,乳汁中丰富的蛋白质和抑菌物质对乳头表皮有保护作用。这些方法可防止因出现乳头皲裂及乳头内陷而中止哺乳。

3. 尽早开奶、按需哺乳 吸吮是促进泌乳的关键点和始发动力。0~2个月的小婴儿每日多次、按需哺乳(self-demand feedings),使吸吮有力,乳头得到多次刺激,乳汁分泌增加。有力地吸吮使催乳素在血中维持较高的浓度,产后2周乳晕的传入神经特别敏感,诱导缩宫素分泌的条件反射易于建立,是母乳喂养的关键时期。吸吮是主要的条件刺激,应尽早开奶(产后15分钟至2小时)。尽早开奶可减轻婴儿生理性黄疸、生理性体重下降和低血糖的发生。

4. 促进乳房分泌 吸乳前让母亲先热敷乳房,促进乳房血液循环流量。2~3分钟后,从外侧边缘向乳晕方向轻拍或按摩乳房,促进乳房感觉神经的传导和泌

乳。两侧乳房应先后交替进行哺乳。若一侧乳房奶量已能满足婴儿需要,则可每次轮流哺喂一侧乳房,并将另一侧的乳汁用吸奶器吸出。每次哺乳应让乳汁排空。泌乳有关的多种激素均直接或间接地受下丘脑调节,而下丘脑功能与情绪有关。因此乳母身心愉快、避免精神紧张,可促进泌乳。

5. 正确的喂哺技巧 包括刺激婴儿的口腔动力,有利于吸吮;唤起婴儿的最佳进奶状态(清醒状态、有饥饿感),哺乳前让婴儿用鼻推压或用舌舔母亲的乳房,哺乳时婴儿的气味、身体的接触刺激乳母的射乳反射。采用最适当的哺乳姿势,使母亲与婴儿均感到放松,摇篮抱法是最常用的哺乳位置之一。母亲坐于舒适的椅子上,手臂和背部都有支撑,脚下可垫小凳,怀抱婴儿。婴儿全身转向母胸,头、胸、腹呈一平面,紧贴母胸怀,口在母乳头水平。当婴儿张口时,乳母用一手四指在下,拇指在上托起乳房,将乳头及大部分乳晕送入婴儿口腔,使婴儿小嘴张大时,外翻的下唇紧贴母乳房乳晕下面大部分,上唇压住乳晕上面全部,使上、下嘴唇与乳头含接恰当。

(四)人乳成分和量及其影响因素

1. 人乳成分 人乳的成分可因产后时期与哺乳前后部分不同而差异很大,初乳(colostrum)为孕后期与分娩4~5日以内的乳汁;5~14日为过渡乳;14日以后的乳汁为成熟乳。初乳含脂肪和乳糖较少,而含蛋白质、矿物质和维生素较多,且蛋白质大部分为球蛋白,尤以分泌型免疫球蛋白(SIgA)和乳铁蛋白为多,还有IgG、IgM、IgE和补体C_3、C_4等。SIgA在乳液中浓度超过血清浓度,主要为抗大肠埃希菌抗体。乳铁蛋白和溶菌酶也可在乳腺内合成,其浓度超过血清,而乳汁中的C_3、C_4、α_1抗胰酶及白蛋白水平都比血清低。乳铁蛋白和溶菌酶在初乳以后的乳汁中仍保持稳定水平,而SIgA、IgG、IgM和C_3、C_4则下降较快,初乳中免疫球蛋白量特高,应重视让最初1~2周内的婴儿获得母乳。此外,初乳尚富有活性的B和T淋巴细胞、粒细胞和巨噬细胞,故有利于抵御病原菌感染。它们的活性易被高热破坏,故人乳不宜高温消毒。初乳中碘和锌也较丰富,有利于生长发育。初乳中的生长因子,有助于肠腔发育,可预防婴儿发生过敏、不耐受等。初乳尚有轻微通便作用,促进含胆红素的胎粪排出。过渡乳中脂肪量最高,蛋白质和矿物质渐减,成熟乳成分约为蛋白质1.1%,脂肪3.8%、碳水化合物7.0%,矿物质0.2%,与牛乳中各成分之比详见表3-7。每次喂哺的乳汁按其出乳先后,成

分也略有不同,最初部分乳汁(前奶)脂肪低而蛋白质和乳糖高、水分多,以后分泌的乳(后奶)脂肪量越来越高而蛋白质越来越低,末部乳汁中的脂肪量较最初部分可高2~3倍,故每次哺乳时,应让婴儿吸吮完一只乳房全部乳汁再换另一只,让婴儿摄入较丰富的脂肪,供能量需要。

2. 泌乳量的变动 每日分泌的乳量随乳母的健康状况、饮食内容略有差异,但一般均可满足4~6个月以内婴儿的需要,约在700~800ml,有的乳母可达1 000ml。产后最初1~2日乳汁很少,早开奶可使受婴儿吸吮刺激后的乳汁分泌迅速增长,第2、3日已能满足新生儿需要,但也有迟至10日才足够的。如产后前几日泌乳不多,通过增加新生儿哺乳吸吮次数,按需哺乳,可增加泌乳量。待2~3周后母婴互相适应,乳汁分泌量可比较稳定地随月龄增加。每次哺乳时,开始2~3分钟的乳汁分泌较快,可达每次总量的50%,待婴儿吸吮7~8分钟后,乳汁渐少,婴儿虽仍在吸吮但已吸不到多少奶。一日之间每次泌出的乳汁量也有很大差别,乳母经过一夜休息清晨乳汁较多,最好此时喂哺,可让婴儿一次吃饱,午后较疲乏,乳汁分泌也较少,故测量母乳量应采用一整天每次哺乳量相加后取其平均值,才比较准确。

3. 影响母乳分泌的因素 主要在乳母方面,比较重要的几点如下:

(1)乳母饮食:若乳母健康,食欲旺盛,膳食平衡,营养充足则分泌乳汁量足,所含成分基本变化少,一般乳母营养素和能量需要量都应较平时为多(见表3-1、表3-3、表3-5)。从孕期后几个月起到授乳期间母亲需每日摄入较多食物,比平时约多1/4,摄入水分也应增多1 000~1 500ml。乳母因饮食量不足,蛋白质太低,可使乳量减少,乳汁内脂肪和蛋白质也会下降。乳母钙供给量太少时,可使乳母牙齿和骨骼发生脱钙的危险。一般乳汁内的维生素含量与乳母膳食中供给的多少有密切关系。足够的维生素B族可使分泌量增加,维生素B_1缺乏常引起乳儿发生脚气病(beriberi),出现抽搐或心力衰竭。孕母应多晒日光,尤其在北方光照不足地区,需补充维生素AD制剂,以预防先天性佝偻病。乳母应禁止吸烟和饮酒。乳母营养素每日需要量见表3-1、表3-3、表3-5。

(2)精神因素:精神方面的刺激足以影响乳汁的质量,惊恐、愤怒、悲伤、忧虑、焦急、疲劳等精神因素都能使乳汁分泌受影响而减少,甚至可引起婴儿消化紊乱。故乳母必须心情愉快、生活平和、轻松自如、有充足的休息睡眠和适量的运动,得到家人的配合和支持,才

能成功、顺利地喂哺婴儿。

(3)药品和毒物:乳母吸烟可使乳汁分泌量减少,并对婴儿产生不良影响,应禁烟。乳母所应用的药物,一般都可从乳汁中排出,对乳儿有一定作用。但各类药物在乳汁中的浓度及对乳儿的毒性不同,可分为乳母禁用药、慎用药、暂停哺乳及短期可用正常剂量等几类:

1)禁用药:抗癌药(如环磷酰胺、甲氨蝶呤等)、海洛因、可卡因、尼古丁(吸烟)、锂、麦角胺等。

2)慎用药:地西泮、氯丙嗪、氟哌啶醇、氯霉素、甲氧氯普胺、甲硝唑、苯巴比妥、阿司匹林等。

3)暂停哺乳:放射性药物,如放射性碘、放射性镉等,乳母应用时需暂停哺乳,定时用吸乳器将乳汁吸出弃去,待乳汁不再含放射性物质后才能恢复哺乳。

4)短期可用正常剂量:镇痛药,如溴化物、水合氯醛、苯妥英钠、朴癫酮、氨茶碱、甾体激素、雌激素、四环素、链霉素、红霉素、卡那霉素、磺胺药、异烟肼、呋喃妥因、奎宁、硫氧嘧啶、扩容泻药、双香豆素、抗组胺药、地高辛、氯噻嗪,以及维生素B_1、B_2、B_6、B_{12}、叶酸、K_1等药物。乳母若长期大剂量用药,有些可引起乳儿中毒,鸦片类药还可使乳儿成瘾。

因此,乳母如患慢性病需长期应用如抗癫痫药、抗精神病药、类固醇、磺胺类及抗生素等药物时应考虑断乳。服药时间短者可暂时吸出母乳以防回乳,病愈后可恢复哺乳。乳母偶患感冒等轻症,服药仅1~3天,可于服药后3~4小时哺乳,以减少乳汁内药物浓度。乳母还应预防汞、铅、砷等毒物及农药中毒,尽量不接触。乳母最好不用口服避孕药,避孕药中雌激素过多可使乳汁分泌量减少,蛋白质及脂肪含量降低。乳母用药要十分慎重,首先由医生考虑是否必须用药,必须用药则选最安全的药,如短期应用对乳儿有害药物,可测乳儿血中药物浓度。为减少乳汁中含药量,乳母可于哺乳后服药。

(4)急性疾病:轻病也可使乳汁减少,有些病会使乳汁中脂肪减低而蛋白质增高。患败血症的乳母乳汁内可带有致病菌。

(5)月经:月经复潮对乳母乳汁的影响因人而异,一般经期内所分泌的乳汁略有变化,其所含脂肪略减少而蛋白质增高。哺乳婴儿可出现消化不良,经期过后乳汁又恢复正常。月经恢复过早,母乳量容易减少,婴儿哺乳频繁有刺激泌乳量增加的作用,还可预防月经过早来潮。

(五)母乳喂养的常见问题

1. 母乳量不足

(1)母乳量的估计:乳母常担心自己乳汁量不够

婴儿需要,会影响其生长发育。可以采用以下方法来估计乳汁量是否足够:①观察婴儿尿量多少,如每天在 8~10 次以上,每次量不少,则表示婴儿每天摄入的乳量不会太少。②每次哺乳后婴儿能安睡 2~3 小时,随月龄增大,夜间睡眠时间可达 5~6 小时,则提示婴儿每次都能吃饱。啼哭并不一定是婴儿饥饿的信号,很多原因如太冷、太热、不舒服、要妈妈抱等都可用哭来表示。③可测定每天哺乳量以估计乳量是否足够,因每次哺乳量常有波动,故最好测定 24 小时内每次哺乳量相加比较正确,连测三天取均数更好。测量方法:可在每次哺乳前后各测定一次婴儿体重(母亲抱婴儿一同测体重也可,只要减去母体重),前后两次体重之差就是这次哺乳摄入的量。每次哺乳量相加即可计算当天哺乳量。乳量与母乳供能量(人乳 100ml 供能量 284.5kJ 或 68kcal)相乘即得每天所获总能量,再与按婴儿体重每日需要的能量相比较,即可估计婴儿所获得的母乳量是否足够。这是比较准确的估计方法。④婴儿定时去儿童保健门诊测量体重身高,如体重增长良好,小儿平时也很少患病,健康活泼,则大多表示母乳分泌量是足够的。因此,判断奶量是否充足应以婴儿体重增长情况、尿量多少与睡眠状况等综合考虑。劝告母亲不要轻易放弃哺乳。

(2)维持母乳分泌量,防止乳量减少:一般遵循上述适宜哺乳技巧,大多数的母亲能有足够乳汁喂哺婴儿。为防止乳汁量减少要注意以下几点:

1)按时刺激乳房:饥饿的乳儿每隔 3~4 小时用力吸吮一次,是最适宜的刺激,促使乳房泌乳。在哺乳初期母乳常感不足,此时更应勤喂多吮,可使奶量增多。吸出乳汁越多、乳房越空,下次分泌乳量也越多。不宜随便以糖水或牛乳补充,因补充后婴儿半饱吸吮不用力,乳房得不到强烈刺激,不利于泌乳。若每次哺乳,婴儿吸不尽,可用手将剩余乳挤出,最好用吸乳器将乳吸尽,是极好的刺激乳房泌乳方法。

2)鼓励乳母及其家人坚持母乳喂养,有信心自己喂哺,认识其无比优点,并积极学习相关知识。

3)试用催乳方法:①针刺催乳,常用主穴为膻中、少泽;备穴为后谿、乳根、合谷。一般膻中穴用艾卷悬灸 10~15 分钟,少泽、后谷、合谷则宜针刺,用中等刺激。②中药催奶有一定效果,常用生黄芪、当归、西川芎、王不留行等。在采用针灸或中药催乳时,应当增加乳母营养,也可同时进食催奶食品如鲫鱼汤、猪蹄汤、黄豆汤等。

2. 正确处理哺乳期问题

(1)注意保护乳头乳房:保护乳头应从妊娠后期开始,保持乳头乳房清洁,胸罩不宜过紧。如有紧缩奶头,应在产科医生指导下做乳头伸展练习,牵拉乳晕处,设法逐渐将乳头拉出,以免哺乳时婴儿吸吮困难和引起乳头皲裂。哺乳时婴儿口与乳头乳晕的正确含接也是预防乳头皲裂重要措施。母患乳头皲裂,婴儿吸吮时十分疼痛,裂伤处又是感染的入口,易引起乳房炎症、脓肿。乳头有破裂口时应挤出奶,用奶瓶或小匙喂,或通过吸奶器喂哺,不直接吸吮乳头使其适当休息。哺乳前后用温开水清洗保持清洁。裂伤处可涂薄层凡士林或其他保护性油膏,以保护乳头促进康复。禁用硼酸制品以防婴儿中毒。

(2)正确处理哺乳早期出现的问题:如母乳性黄疸[2],母乳性黄疸早发型(early-onset breast milk jaundice)常见于出生后 7 日内,与生理性黄疸同时存在,但可持续 1~2 个月不退。主要由于母乳喂养次数少而补充了糖水或其他饮料,婴儿肠蠕动减少,正常肠道细菌群建立晚,胎粪排出迟,使肠道内结合胆红素排出少,未结合胆红素也增加,而被肠道重吸收而入血液引起黄疸,生后 3~4 日即发生,可持续 6~12 周。重度黄疸血清胆红素 >342μmol/L(20mg/dl),也有引起脑病的可能。早开奶、勤哺乳每日可达 10~12 次(至少 8~9 次),限制喂其他液体可预防。除去其他原因引起的黄疸后,如黄疸较重可适度光疗。另可发生迟发性母乳性黄疸(late-onset breast milk jaundice),认为与母乳中一些酶使肠道未结合胆红素从肠道吸收入肝肠循环,使血中浓度上升出现黄疸,第 3 周出现可持续数周,黄疸过深时可暂停母乳喂哺 2~3 日,哺配方乳或加热 56℃15 分钟后的挤出母乳,血清胆红素可下降 50%。3~4 日后再哺母乳黄疸可稍加深,以后自然消退,黄疸较深亦可适度光疗。

(六)混合喂养

各种原因引起母乳不足或乳母因故不能按时给婴儿哺乳时,只能采用牛、羊奶等乳制品或代乳品代替部分母乳,这种喂养方式称为混合喂养(mixed feeding)。混合喂养的方法有两种[1,4]:

1. 补授法 母乳喂养的婴儿体重增长不满意时,提示母乳不足。补授时,母乳哺喂次数一般不变,每次先哺母乳,将两侧乳房吸空后再以配方奶或兽乳补足母乳不足部分,适合 6 个月内的婴儿。这样有利于刺激母乳分泌。补授的乳量由小儿食欲及母乳量多少而定,即"缺多少补多少"。

2. 代授法 用配方奶或兽乳替代一次母乳量,为代授法。母乳喂养婴儿准备断离母乳开始引入配方奶或兽乳时宜采用代授法。即在某一次母乳哺喂时，有意减少哺喂母乳量，增加配方奶量或兽乳，逐渐替代此次母乳量。依此类推直到完全替代所有的母乳。

（七）"人乳库"喂养

人乳是婴儿必需的和理想的食品，人乳中营养丰富，最适合婴儿生长、发育的需要。尤其初乳中富含的多种免疫细胞及免疫球蛋白，是新生儿获得被动免疫的绝好机会。提高人乳喂养比例，对于增强低出生体重儿、低胎龄儿（<32周）等高危儿的抗感染力、机体抵抗力，缩短治疗疗程，降低其患病率和死亡率具有重要作用。有荟萃分析显示，母乳喂养可减少新生儿坏死性小肠结肠炎（necrotizing enterocolitis, NEC）的发生。

人乳库（human milk bank）是为特别医疗需要而选择、收集、检测、运送、储存和分发母乳的一个重要的专业机构设施，在危重早产儿营养管理中发挥重大作用。目前全世界已有诸多国家（如英国、美国、意大利、巴西等）形成了完善的母乳捐献、贮存、供应标准，有专业的人乳库协会。巴西有世界上最大的人乳库网络，共有22个州151家单位参与其中，每年有超过八万的早产儿和低出生体重儿从中受益。2013年广东省建立了中国内地首个母乳库，国内其他地区也陆续建立，但目前尚缺乏统一的人乳库的建设规范和管理标准[5]。

母乳从被挤出到婴儿喂养的每一个环节都不可避免地受到微生物的污染。母乳微生物污染主要来源于母体、乳头、周围环境、挤奶和贮运奶过程等各个环节。采集好的母乳未能及时冷却降温，易加速细菌的繁殖。因此，我们需要从各个环节保障人乳库中母乳的安全与卫生。具体控制措施有：①供奶母亲在分娩前已进行了HIV筛查、巨细胞病毒、乙肝、丙肝等检验，血清学检查无病理情况，无服药、吸烟酗酒史，供奶的同时需排除乳腺炎、乳头破裂等疾病。②挤奶时环境应清洁，注意个人卫生、手卫生，乳头用肥皂水清洗后等待干燥后取奶。如用吸奶器，凡是能接触到乳汁的部件均需提前严格消毒。挤出的母乳立即置于消毒器皿或密封袋中，尽量减少空气残留，密封冷藏。③母乳在运输过程中注意密封保存，控制奶温（≤8℃），由奶库工作人员收取后，立即进行巴氏消毒。④人乳库的工作人员进入奶库需更衣，做好手部卫生，奶库环境要保持清洁，定期清扫，冰箱、水浴箱等需定期清洗消毒。⑤人乳库需有严格的菌检制度，入库时即刻和定期抽样送菌检。

建立人乳库是收集捐赠人乳的重要方式，可以使母乳缺失或母乳不足的新生儿也能获得人乳喂养。作为一项重要的母乳喂养适宜技术，应引起政府、社会和广大儿科专业人员的重视。建议尽早建立我国规范的人乳库管理流程和规范，同时提高广大群众中对人乳捐赠知识的普及率[5]。

（八）断母乳喂养

断乳一般指断去母乳喂哺，而非指断去一切乳制品。母乳喂养婴儿月龄增长，逐渐添加其他泥糊状食物，减少哺乳量和喂哺次数，最后完全断去母乳，过渡到幼儿的混合膳食，这个过程称为断乳（delectation）。人工喂养哺乳制品或代乳品的婴儿，也有逐渐减少乳制品，增加其他非乳类辅助食品，适应普通家庭膳食过程，但一般不称断乳，因乳制品富含优质蛋白质和钙，为良好的营养食物，也是幼儿和年长儿童所必需的，故一般儿童膳食中应持续保持摄入一定量乳制品。

断去母乳为婴儿成长到一定阶段必须经历的过程。母乳虽为婴儿最理想食物，但随婴儿不断长大，其量与质都不能满足婴儿需要，且母乳也有不足之处，如维生素D、K和铁的含量不足，维生素A、B、C也有时较低，一般到3~4个月就显得能量供应不足，需添加泥糊状食品加以补充。此外，婴儿渐渐长大，其消化吸收功能也逐渐成熟，乳牙开始萌出，有条件接受半固体和固体食物，以适应向年长儿混合膳食转变。故无论母乳量多少，从4~6个月起就可按时添加泥糊状食品，为断乳做准备。断母乳建议遵循循序渐进、自然过渡的原则，非万不得已，不可骤然断母奶，否则饮食习惯的突然改变，使婴儿不能适应而引起进食量减少，发生营养不良。最好在婴儿身体健康时进行，避免在炎热的夏天或患病时断母乳。需要提及的是，月经复潮不是乳母断乳的理由。月经期间乳量可稍减少或引起婴儿消化不良。如婴儿体重照常增加，仍可继续哺乳。参考WHO等的相关建议，我们鼓励7~24月龄婴幼儿仍应继续母乳喂养，不能母乳喂养或母乳不足时，再以配方奶作为母乳的补充。

三、人工喂养

由于各种原因不能进行母乳喂养时，完全采用配方奶或其他兽乳，如牛乳、羊乳、马乳等喂哺婴儿，统称为人工喂养（artificial feeding）。随着经济发展和社会进步，配方奶喂养逐步取代了用牛、羊等哺乳动物乳汁直接喂养婴儿，成为因各种原因不能用母乳喂养婴儿者的最佳选择。配方奶喂养虽不如母乳喂养好，但如能选择优质的乳品,调配合适,注意消毒,也能满足婴儿生长发育所需。如果选择配方奶营养价值差,配制不当,清洁消毒欠佳,易引起婴儿营养不良和消化功能紊乱。

（一）配方奶、各类兽乳及代乳品

1. **配方奶**（infant formula） 绝大多数的配方奶以牛奶蛋白质为基质,模拟母乳蛋白质含量和构成进行酪蛋白和乳清蛋白的比例调配,即降低其中酪蛋白含量,增加乳清蛋白的含量,使其在胃中形成较小的、易消化的凝块;用多种植物油代替牛乳脂肪,模拟母乳脂肪酸构成,添加母乳水平的必需脂肪酸及条件必需脂肪酸;加入 β 乳糖以增加牛乳中原来较低的糖,强化牛乳中不足的维生素及微量元素;在用牛奶成分作为原料时,

严格要求降低其中矿物质的含量,以降低其在肠道的渗透压和肾溶质负荷,此外,部分婴儿配方奶还以母乳中营养成分为金标准,添加牛磺酸、核苷酸、β-胡萝卜素、乳铁蛋白等。婴儿配方乳推荐营养成分见表3-9。根据不同年龄儿童的需要和某些特殊情况可配制成不同的配方乳粉,如为早产儿、低出生体重儿,6 个月前小婴儿及 7 个月后大婴儿、幼儿、学龄前儿童制备的配方乳粉;也有为某些疾病儿童配制的配方乳粉,如为苯丙酮尿症患儿配制限制苯丙氨酸的配方乳粉、为肾脏病患儿配制限制蛋白质的配方乳粉、为心脏病患儿配制钠盐低的配方乳等。对牛奶蛋白过敏的婴儿,多选用深度水解蛋白配方或氨基酸配方,短期内也可选用以大豆蛋白为基质的配方奶喂养。而对乳糖不耐受或继发性乳糖不耐受婴儿,最好选择无乳糖配方奶,短期内也可选用以大豆蛋白为基质的配方奶。

表 3-9 婴儿配方粉成分的推荐含量

成分	单位	最低值	最高值
能量	kJ/100ml	250	295
蛋白质	g/418.4kJ		
牛乳蛋白		1.81	3
大豆分离蛋白		2.25	3
水解牛乳蛋白		1.82	3
脂类			
总脂肪	g/418.4kJ	4.4	6.0
亚油酸	g/418.4kJ	0.3	1.2
α-亚麻酸	mg/418.4kJ	50	N.S.
亚油酸/α-亚麻酸比例	占脂肪的百分比	5:1	15:1
月桂酸和肉豆蔻酸		N.S.	20
反式脂肪酸		N.S.	3
芥酸		N.S.	1
碳水化合物	g/418.4kJ		
总碳水化合物		9.0	14.0
维生素			
维生素 A	μg RE/418.4kJ	60	180
维生素 D_3	μg/418.4kJ	1	2.5
维生素 E	mgα-TE/418.4kJ	0.56	5
维生素 K	μg/418.4kJ	4	25
硫胺素	μg/418.4kJ	60	300
核黄素	μg/418.4kJ	80	400

续表

成分	单位	最低值	最高值
烟酸	μg/418.4kJ	300	1 500
维生素 B₆	μg/418.4kJ	35	175
维生素 B₁₂	μg/418.4kJ	0.1	0.5
泛酸	μg/418.4kJ	400	2 000
叶酸	μg/418.4kJ	10	50
维生素 C	mg/418.4kJ	10	30
生物素	μg/418.4kJ	1.5	7.5
矿物质和微量元素			
铁(以牛乳蛋白和水解蛋白为原料的配方粉)	mg/418.4kJ	0.38	1.3
铁(以大豆分离蛋白为原料的配方粉)	mg/418.4kJ	0.45	2.0
钙	mg/418.4kJ	50	140
磷(以牛乳蛋白和水解蛋白为原料的配方粉)	mg/418.4kJ	25	90
磷(以大豆分离蛋白为原料的配方粉)	mg/418.4kJ	30	100
钙磷比值	mg/mg	1:1	2:1
镁	mg/418.4kJ	5	15
钠	mg/418.4kJ	20	60
氯	mg/418.4kJ	50	160
钾	mg/418.4kJ	60	160
锰	μg/418.4kJ	1	50
氟	μg/418.4kJ	N.S.	60
碘	μg/418.4kJ	10	50
硒	μg/418.4kJ	1	9
铜	μg/418.4kJ	35	80
锌	mg/418.4kJ	0.5	1.5
其他物质	mg/418.4kJ		
胆碱		7	50
肌醇		4	40
L-肉碱		1.2	N.S.

注:kJ/100ml 表示每 100ml 配方奶的能量值(kJ);婴儿配方奶中不应添加蔗糖和果糖;1μg RE(视黄醇当量)= 1μg 全反式视黄醇=3.33U 维生素 A;1mg α-TE(α-生育酚当量)= 1mg/d-α-生育酚;N.S. 表示未说明。资料来源:欧洲儿科胃肠病、肝病和营养学会(ESPGHAN)牵头的国际专家组建议,2005。

2. **鲜牛乳** 平均含蛋白质 3.3%、脂肪 3.7%、乳糖 4.8%、矿物质 0.7%,牛乳与人乳相比较,不但含营养素的量不同,质也相差较多(见表 3-7),已在前面母乳优点中指出。如牛乳蛋白质含量虽较人乳为高,但以酪蛋白为主,在胃内形成的凝块较大不易消化,因此饮用牛乳的小婴儿,为了使凝块变细,常采用加水稀释或加酸成酸乳或制成蒸发乳或乳粉,使之更易消化。人乳乳清蛋白内含较多的活性酶及免疫因子,而牛乳含量少(见表 3-8);牛乳脂肪中不饱和必需脂肪酸含量较少;牛乳脂肪球也较人乳为大,不利于消化吸收;牛乳中乳糖较人乳为低,故婴儿饮用鲜牛乳时应添加 5% ~ 8% 的糖。牛乳中缓冲物质较人乳高出约 3 倍,食入人胃后牛奶 pH 值变为 5.3 而人乳为 3.6,健康婴儿一般能完全适应。牛乳矿物质含量高于人乳,可加重肾脏负荷,尤其不利于肾功能发育尚未完善的新生儿或早产儿。牛乳含锌、铜稍少,含铁量虽与人乳相仿,但吸收率仅为人乳的 1/5。牛乳钙含量虽高于人乳,但人乳的钙、磷比例(2:1)有利于钙的吸收。凡此种种表示牛乳成分质量不如人乳。此外,牛乳极易受病菌污染,如大肠埃希菌、结核分枝杆菌、链球菌、伤寒杆菌、布鲁氏菌等都可由于牲畜或人手的媒介污染鲜牛乳,所以牛乳来源、采集、储存、运输必须严格管理避免污染。鲜牛乳应经消毒灭菌方可食用,一般应用巴氏灭菌法,加温至 65~68℃ 经半小时,消灭致病细菌,或进食前煮沸和蒸气消毒,保证安全。

3. 其他兽乳　除牛乳外,羊乳、马乳等也可作为喂哺婴儿的乳汁。但马乳分泌量不多。羊乳也为我国牧区和山区常用的婴儿食物,各种兽乳的成分比较见表 3-10。羊乳所含蛋白质较牛乳为高,以乳白蛋白较牛乳高为主,脂肪含量为所有兽乳中较高的。形成的脂肪球较牛乳细小易消化。羊乳的缺点是含维生素 B_{12} 量较牛乳为少,约为 0.015μg/dl,叶酸含量也低,仅 0.6μg/dl。长期饮用羊乳,未合理补充含维生素 B_{12} 和叶酸,可发生巨幼细胞贫血,故哺羊乳的婴儿最好补充这两种维生素。羊乳粉的冲调方法同牛乳粉,也要加5%糖和消毒。

4. 代乳品　在缺乏母乳又无法获得配方奶或其他兽乳喂哺婴儿时,也可应用大豆、花生、鱼肌、禽蛋等动植物蛋白质,加上其他营养素合理调配成代乳品(milk replacer)替代乳汁喂哺婴儿,但这些代乳品的营养价值都不如牛奶,其必需氨基酸含量比较见表 3-11,更不能与母乳相比,年幼小婴儿更不容易适应,故应鼓励母亲尽量自己哺乳。乳量不足时,以代乳品作为补充。

表 3-10　人乳与其他兽乳成分比较

单位: g/L

乳类	蛋白质	酪蛋白	白蛋白	脂肪	乳糖	矿物质
人乳	12	4	8	38	68	2.0
牛乳	35	30	5	39	46	7.5
羊乳	40	32	8	48	48	8.5
驴乳	21	8	13	15	60	4.5
马乳	25	—	—	19	62	5.0

表 3-11　人乳、牛乳、豆浆、鱼肌、花生的必需氨基酸含量比较

氨基酸	乳白蛋白/%	酪蛋白/%	大豆蛋白/%	鱼肌蛋白/%	花生蛋白/%	婴儿需要量/(mg·kg⁻¹·d⁻¹)
赖氨酸(lysine)	8.0	7.5	6.0	9.0	3.3	103
色氨酸(tryptophan)	2.3	1.2	1.0	1.2	1.0	17
苯丙氨酸(phenylalanine)	5.6	5.2	5.9	4.4	5.2	90
蛋氨酸(methionine)	2.8	3.5	1.3	3.2	2.3	45
苏氨酸(threonine)	5.3	3.9	3.7	4.7	2.8	87
亮氨酸(leucine)	12.2	12.1	8.1	9.5	6.5	161
异亮氨酸(isoleucine)	4.5	6.5	5.5	6.5	4.0	70
缬氨酸(valine)	4.0	7.0	6.6	6.0	4.5	93
精氨酸(arginine)	3.5	4.1	7.7			
组氨酸(histidine)	2.0	2.5	2.6			28

（二）配方奶量计算法

婴儿每日配方奶需要量的个体差异较大，且每天每顿也不完全相同。应根据具体情况增减。婴儿的体重、每日能量需要以及配方制品规格是估计婴儿配方摄入量的必备资料，应该按照配方奶的说明进行正确配制。一般市售婴儿配方100g供能约500kcal，以<6月龄婴儿为例，能量需要量为90kcal/（kg·d），故需婴儿配方奶粉约18g/（kg·d）或135ml/（kg·d）。此外，婴儿按体重每日需水量150ml，即150ml/（kg·d），因此每日需水量减去配方奶量即为每日除配方奶以外需喂给的其他液体量，如温开水、果汁等，可在哺乳之间喂给。以上计算出的数量可多少略有波动，应以婴儿吃饱满足为度。但婴儿全日配方奶量不宜超过900~1 000ml。4~6个月以后的婴儿可添加谷类泥糊状食品以补充能量需要，随添加量的上升，配方奶量可相应减少。如果喂哺配方奶量过多，会使婴儿不愿进食其他食物，或使体重增长过多引起肥胖，对健康不利。

（三）人工喂养技术方法

1. 哺乳用具准备和消毒 奶瓶以大口直立式玻璃制品为宜，便于清刷消毒。1~2个月小婴儿时用小奶瓶（100~120ml），以后都需用大奶瓶（200~240ml），备7~8个便于每日集中消毒，每次用1个，不清洗消毒不能重复用。奶嘴也需7~8个，如未开孔，可用烧红针头在橡皮乳头顶端刺2~3个孔，孔的大小以倒置奶瓶时，瓶内液体连续滴出为合适。奶嘴孔太小吸吮费力，太大则易引起呛咳。新生儿哺乳用奶嘴要较柔软而孔小，新奶嘴可先煮沸几次使之变软。奶具都要洗刷干净，置于大锅内煮沸消毒，奶嘴待水烧开后再放入。奶瓶、奶嘴、盆、杯、匙等用具都应开水煮沸5分钟，另备竹筷一双亦须消毒，用来钳夹已消毒的食具，奶嘴置入有盖杯内，奶瓶倒置于锅内随时备用。总之，人工喂养实施中必须树立消毒观念，注意防止食具污染。

2. 哺乳方法 同母乳喂养一样，母婴均应处于舒适的位置，婴儿是饥饿、清醒状态，将婴儿抱起到胸部，置半坐位，母亲竖起奶瓶使乳头充满乳汁以防婴儿吞入空气。已证明与室温相同或较凉的乳汁对婴儿无有害影响。一般乳汁加热后，可滴几滴在喂哺者前臂内侧皮肤上测试奶温是否合适，一般以不烫手为合宜。每次喂哺时间以10~20分钟为宜，不应超过30分钟。喂完后竖抱婴儿拍嗝，同母乳喂养。

3. 哺乳次数、间隔和每次哺乳量 个体差异较大，应根据婴儿具体情况而定。一般新生儿一昼夜哺乳约7~8次，日夜哺乳间隔相差不多，约3小时1次，后半夜稍长。每次哺乳约70~100ml；2周后每日约6~7次，每次100~120ml，2~3个月每日6次，每次哺乳120~150ml，间歇延至3.5~4小时，后半夜可睡5~6小时；4~5个月每日哺乳5~6次，每次150~200ml，夜间尤其后半夜可持续睡眠6~7小时，不需哺乳；5~6个月起每日哺乳4~5次，夜间入睡后最多只哺乳1次，每次可哺乳200~250ml；6个月起添加泥糊状食品后每日喂1~2次米糊或粥面，故每次配方奶量不宜再增多；7~8个月后每日哺乳可减至3~4次，并可训练用杯喝奶，逐渐不用奶瓶喂。

4. 人工喂养注意点

（1）改变喂养方法勿太多、太勤：婴儿消化系统不够成熟，适应新的饮食和喂哺方法比较缓慢和困难，改变太多或太勤易引起消化营养障碍。经过仔细考虑而决定尝试的哺乳方法，一般婴儿需经3~4天才能适应和看到效果，故除有明显指征外，不可变动过多。常常改变婴儿饮食及喂哺方法，反而使婴儿不能养成正常的喂养规律。

（2）人工喂养奶量不宜过多或过少，如婴儿体重增长良好，不应加量过多过快，尤其小婴儿不易耐受。过多糖类可使肠内发酵增加，引起胀气、腹痛等不适。值得注意的是，配方奶应该按照配方奶罐示指引进行冲调，不宜冲调过浓，因为过浓的奶含有较多的矿物质（特别是钠），婴儿喝后口渴而哭闹，导致婴儿饥饿的错觉，而过度喂养。此外，因为每个婴儿的个体差异较大，母亲或看护人应该观察和了解婴儿的食量，不可机械地按照奶罐上所推荐的量强行规定婴儿的摄入量，切忌让婴儿一定要喝完瓶中剩下的奶。长期喂奶过多可引起肥胖，肥胖非健康象征。而婴儿食量不足大多与乳液过分稀释或蛋白质含量太少有关，尤其对虚弱儿应过于谨慎，长期将配方奶冲得过稀，使蛋白质质和量均不足，热量摄入也低而发生营养不良。腹泻患儿长期仅给米汤，少量豆浆或稀释配方奶，是造成婴儿营养不良的主要原因。

（3）人工喂养时必须随时注意奶汁和食具的消毒，以防受病原菌污染。

四、婴儿辅食（泥糊状食品）添加

除母乳或配方奶（兽乳）外，为过渡到成人固体食物所添加的富含能量和各种营养素的半固体食物（泥状食物）和固体食物被称为辅食。辅食也曾被称为过渡期食品，其目的是强调从依赖奶为获得营养的唯一途径，到依赖多样化食物为营养来源的过渡。通常，婴儿满6月龄后在继续母乳喂养的基础上开始添加其他食物，其间逐渐完成不同种类、不同质地各种食物的添加和对食物的感知，至24月龄，让其逐步形成多样化的膳食结构。

婴儿6月龄后，随着对营养素需要量的增加、消化系统功能发育和行为心理发育的需要，必须逐渐添加各种其他食物，如富含能量、各种营养素的不同质地、不同种类的食物。从婴儿生长发育的角度来看，辅食添加不仅补充生长发育所需各种营养素，对婴儿口腔运动功能和认知能力发育以及建立多样化的膳食结构都非常重要[1,6]。

（一）辅食添加的目的

1. 补充母乳和牛乳质量的不足 母乳虽为婴儿最合适优良的食物，但仍有不足之处，如和牛乳一样都缺乏维生素D，铁含量也少，维生素A、B、C的母乳中水平也随乳母膳食中的含量而变，容易发生缺乏等。随月龄增大，婴儿需要的能量和各类营养素也越来越多，而母乳分泌量不可能无限增加，一般乳母每天最多泌乳800~1 000ml，故渐渐不能满足较大婴儿的需要，必须从5~6个月起添加米、面等谷物以补充母乳供应欠缺。新生儿2~3周起就要加添维生素D制剂和进行户外活动。当2~4个月时胎儿后期储存于肝脏的铁质用完后，就应考虑逐渐添加动物血、蛋黄、鱼泥、豆浆等富铁食品。

2. 逐渐使婴儿适应一般混合膳食 婴儿生长发育迅速，消化系统也逐渐成熟，胃容量随之增加，6个月起乳牙开始萌出，口腔有了咬切、咀嚼、吞咽非液体食物的能力，神经肌肉协调不断发育；婴儿对不同颜色、形状、滋味的食物产生欣赏能力；肠道消化吸收能力很快增强；肾脏排泄能力提高，父母喂食时也是亲子相互沟通交流的重要时光，对婴儿智力、情绪等心理发展起很大促进作用。这些条件为婴儿饮食转变打下了基础。自出生到1岁婴儿时期不但需要增加食物的量，食物的性质也要改变，从简单的流质向半流质、半固体、固体食物过渡，从单一的乳汁向各种食物混合的年长儿膳食转换。尝试进食固体食物时间的早晚要根据婴儿消化能力、食欲好坏而定，每个婴儿个体差异也很大，不宜机械

地硬性规定。在饮食转变的过程中婴儿要适应以下四方面的转换。①食物性质改变：流质→半固体→固体食物。②摄食方式改变：从吸吮乳头的动作到口唇、口腔、舌头、牙齿等协同进行咬切、拌动、咀嚼、向后运递及吞咽固体食物。③餐具的变换：从应用乳头乳瓶喂哺转到用小匙、杯、碗、碟等进食，也可用小手抓取进行自喂。④喂哺人从专一的母亲（母乳喂养）转到父母、祖辈、保姆等都可喂食。因而对年幼的婴儿来讲添加泥糊状、半固体到固体食品是一件对身心双方面都是压力负担很大的事。喂食者也会不时遇到困惑的问题，故需要喂食的人具有爱心、细心和耐心，不断尝试、观察、了解孩子的需要，予以应答和满足，顺其自然，加以鼓励引导。重视从小培养孩子专心、开心、主动有规律进食的好习惯。

3. 为断去母乳做准备 通过添加辅助食品，在整个断乳期使婴儿能逐渐适应哺食方式的转变。如学会咀嚼吞咽固体食物，喜爱尝试不同类别的新食物，培养积极主动的进食情绪和行为，学会自己参与进食，掌握进食本领等。使断母乳十分顺利，成功地从婴儿膳食过渡到儿童膳食，使婴儿不致因突然的饮食变化而引起消化功能紊乱、代谢失调、食欲下降，以致发生营养不良等情况。

（二）辅食添加的原则

最重要的原则是让婴儿按其消化功能及营养需要逐渐适应，不能操之过急。

1. 从一种到多种 先试喂一种新食物，观察婴儿食后反应，让他适应后再试另一种，必须一种一种试。一种新食物一般经7~10天才能适应。由于每个婴儿对食物的好恶和适应快慢不一样，必须按具体情况，持平和心情耐心坚持尝试，不轻易放弃。每次试喂新食物后密切注意消化情况，如有呕吐、腹泻等，应暂停喂哺，过段时间再从很小量开始尝试。

2. 从少量到适量 添加新尝试食物，应从少量开始，逐渐增量。如添加蛋黄从1/4只起试喂，3~5天渐增到1/3~1/2只，再过1~2周增至1只，婴儿逐渐适应不致发生呕吐、腹泻、拒食等反应。

3. 从稀到稠 同样一种食物，应先从较稀薄的形式喂起，逐渐加稠，如大米食品，从米汤到稀粥，到稠粥，再至软饭。根据婴儿的发育情况逐渐使之适应，增加稠度就是同样容积内大米量增多，摄入营养素和能量也增加了。

4. 从细到粗 当婴儿咀嚼吞咽能力较好时,试喂固体食物,应以细软的半固体食物开始,随着婴儿乳牙萌出,咬嚼吞咽能力增强,食物逐渐增粗。如喂蔬菜等食物,可先从菜汤喂起,到细菜泥、粗菜泥到煮烂的碎菜、菜丝、菜块,到较大孩子和成人吃的整棵菜。婴幼儿虽然已有几只乳牙,但咬嚼能力仍差,故而含粗纤维多的食物和咬不碎的食物必须切碎、煮烂、研细才能喂婴幼儿。

5. 尝试新的食物 最好在婴儿健康时,因患病时胃口较差,适应新的食物能力也弱。天气炎热时也不宜给婴儿变换食物品种过多,以免不能适应,发生消化障碍。

6. 注意进食技能培养 尽量让孩子主动参与进食,如7~9个月孩子可抓食,1岁后可自己用勺进食,既可增加婴儿进食的兴趣,又有利于眼手动作协调和培养独立能力。

7. 提倡顺应喂养,鼓励但不强迫进食 婴儿对食物的适应和爱好有很大个体差别,添加辅助食物时无论食物品种、味道、进食量多少、进食速度快慢、进餐的时间都应按照孩子具体情况灵活掌握,让婴幼儿能自己参与,自由选择以增进其对进食的兴趣和主动性,不宜被动喂食或强迫孩子。逐渐掌握其进食规律性,养成专心快乐的进食行为习惯,今后将受益匪浅。

(三)辅食添加的时间、种类和顺序

添加辅食应根据婴儿体格生长、神经发育、摄食技能、社交技能几方面发育状况决定引入其他食物,一般应在婴儿体重达 6.5~7kg,能保持姿势稳定、控制躯干运动、扶坐、用勺进食等,此时年龄多为 4~6 月龄。

除主食(母乳及牛乳等乳制品)外其他婴幼儿食品大致可分四类。①淀粉类食品:如米、面等粮食,主要补充能量,年长后渐代替主食。②补充蛋白质:动物蛋白质,如鱼、肉、肝、血等,以及大豆制品,提供优质蛋白质。③补充维生素及矿物质:蔬菜、水果及坚果等。④补充能量:油和糖,油以植物油为好。

7~12 月龄婴儿所需能量 1/3~1/2 来自辅食,13~24 月龄幼儿 1/2~2/3 的能量来自辅食,而婴幼儿来自辅食的铁更高达 99%。因而婴儿最先添加的辅食应该是富铁的高能量食物,如强化铁的婴儿米粉、肉泥等。在此基础上逐渐引入其他不同种类的食物以提供不同的营养素。

刚开始添加辅食时,可选择强化铁的婴儿米粉,用母乳、配方奶或水冲调成稍稀的泥糊状(能用小勺舀起并且不会很快滴落)。婴儿刚开始学习接受小勺喂养时,由于进食技能不足,只会舔吮,甚至将食物推出、吐出,需要慢慢练习。可以用小勺舀起少量米糊放在婴儿一侧嘴角让其吮舔。切忌将小勺直接塞进婴儿嘴里,令其有窒息感,产生不良的进食体验。第 1 次只需尝试 1 小勺,第 1 天可以尝试 1~2 次。第 2 天视婴儿情况增加进食量或进食次数。观察 2~3 天,如婴儿适应良好就可再引入一种新的食物,如蛋黄泥、肉泥等富铁食物。在婴儿适应多种食物后可以混合喂养,如米粉拌蛋黄、肉泥蛋羹等。

7~9 月龄婴儿需每天保持 600ml 以上的奶量,并优先添加富铁食物,如强化铁的婴儿米粉等,逐渐达到每天 1 个蛋黄和/或鸡蛋(如果蛋黄适应良好就可尝试蛋白)和 50g 肉禽鱼,其他谷物类、蔬菜、水果的添加量根据婴儿需要而定。如婴儿对蛋黄和/或鸡蛋过敏,在回避鸡蛋的同时应再增加肉类 30g。如婴儿辅食以谷物类、蔬菜、水果等植物性食物为主,需要额外添加约 5~10g 油脂,推荐以富含 α-亚麻酸的植物油为首选,如亚麻籽油、核桃油等。7~9 月龄婴儿的辅食质地应该从刚开始的泥糊状,逐渐过渡到 9 月龄时带有小颗粒的稠粥、烂面、肉末、碎菜等。

10~12 月龄婴儿的辅食质地应该比前期加厚、加粗,带有一定的小颗粒,并可尝试块状的食物。10~12 月龄婴儿应保持每天 600ml 的奶量;保证摄入足量的动物性食物,每天 1 个鸡蛋加 50g 肉禽鱼;一定量的谷物类;蔬菜、水果的量以婴儿需要而定。继续引入新食物,特别是不同种类的蔬菜、水果等,增加婴儿对不同食物口味和质地的体会,减少将来挑食、偏食的风险。不能母乳喂养或母乳不足的婴儿仍应选择合适的较大婴儿配方奶作为补充。特别建议为婴儿准备一些便于用手抓捏的"手抓食物",鼓励婴儿尝试自喂,如香蕉块、煮熟的土豆块和胡萝卜块、馒头、面包片、切片的水果和蔬菜以及撕碎的鸡肉等。一般在 10 月龄时尝试香蕉、土豆等比较软的手抓食物,12 月龄时可以尝试黄瓜条、苹果片等较硬的块状食物。

五、婴儿食谱举例

婴儿每日饮食安排应逐渐按一定规律进行和养成良好的进食习惯。现将不同月龄婴儿每日饮食次序、时间和内容举例见表 3-12。

表 3-12　不同月龄婴儿食谱举例

餐次	时间	2～3 个月	4～6 个月	7～9 个月	10～12 个月
1	6:00～6:30	母乳	母乳	母乳 220ml 饼干 3～4 块	母乳 220ml
2	8:00～8:30	维生素 AD 制剂	维生素 AD 制剂 果汁(或菜水)60ml	维生素 AD 制剂 果汁 100ml	维生素 AD 制剂 果汁 120ml
3	9:00～9:30	母乳	母乳(先喂半小时) 蛋黄 1/4～1 个	蛋花鱼末菜面 面 25g 鱼末 25g 蛋半个 碎菜 25g	蒸蛋 1 个 饼干 3～4 块 (小蛋糕 1 个)
4	12:00～12:30	母乳	母乳	母乳 220ml	肉末碎菜粥 肉末 25g 碎菜 25g 米 25g
5	15:00～15:30	母乳	母乳	母乳(婴儿配方乳)220ml	母乳(婴儿配方乳)220ml 小面包 1 个 (蛋糕)25g
6	18:00	母乳	米粉 15～25g 鱼泥 15～25g 菜泥 15～25g	肉末蛋花豆腐粥 米 30g 肉末 25g 蛋半个 豆腐 15g	猪肝蛋菜粥 米 30g 猪肝末 25g 鸡蛋半个 碎菜 15g
7	20:00～21:00	母乳	母乳	母乳(婴儿配方乳)220ml	母乳
8	24:00	母乳	母乳(必要时)		
母乳 次数		7	5～6	4	2～3

(董萍)

参考文献

[1] 王卫平,孙锟,常立文. 儿科学. 9 版. 北京:人民卫生出版社,2018.

[2] 中华医学会儿科学分会儿童保健学组. 母乳喂养促进策略指南(2018 版). 中华儿科杂志,2018,56(4):261-266.

[3] DUGGAN C. Nutrition in Pediatrics. 5th edition. Shelton City:People's Medical Publishing House-USA,2016.

[4] 中国营养学会膳食指南修订专家委员会妇幼人群指南修订专家工作组. 6 月龄内婴儿母乳喂养指南的科学依据. 临床儿科杂志,2016,34(8):637-640.

[5] 余章斌,韩树萍. 人乳库和捐赠人乳的研究及发展现状. 中华儿科杂志,2017,55(8):635-637.

[6] 中国营养学会膳食指南修订专家委员会妇幼人群指南修订专家工作组. 7～24 月龄婴幼儿喂养指南. 临床儿科杂志,2016,34(5):381-387.

第 4 节　幼儿膳食安排

一、幼儿营养需求

1~3 岁幼儿的饮食安排,必须根据此时期的营养需要及其胃肠消化吸收功能和营养素利用率而定。第 2、3 年的幼儿生长发育虽不如第一年迅速,但仍比年长儿童和成人快。故幼儿对营养物质的需求仍相对较多。如能量需要量已达每日 5 020kJ(1 200kcal),约为其母亲的一半;蛋白质需要量为每日 35~45g(动物蛋白质仍应占 50%)已超过成人一半以上;脂肪需要量为每日 35~40g,矿物质及维生素需要量也为成人一半以上[1]。幼儿胃容量虽已从婴儿的 200ml 增大至约 300ml,但仍相对较小,每次进食量就受到一定限制。胃肠功能及消化酶的发育也较婴儿更为成熟。但因幼儿所摄取的食物正从单纯乳汁为主逐渐过渡到以谷类为主,加上蛋、鱼、肉、菜、水果等混合的固体食物,而咀嚼吞咽和消化吸收利用食物的功能仍不十分健全,幼儿一时还难以适应,故此期的饮食安排仍需十分注意,以免引起营养缺乏和消化紊乱。随着国民经济好转,食品供应越来越丰富,因食物匮乏而引起的营养不良已大大减少。但喂养不当,饮食习惯欠妥所致的厌食、偏食、挑食却越来越普遍,引起的体重不足营养缺乏却不少见。此外,因进食过多,活动不足而引起的肥胖症也快速增长。肥胖的幼儿常常成长为肥胖的成人。肥胖非健康标志,故在安排幼儿膳食时应注意防止。

二、幼儿膳食应遵循的原则

(一)平衡膳食

膳食所供给的营养素不仅要满足幼儿需要量,而各营养素之间的比例也要合适,如三种供能营养素——蛋白质、脂肪与碳水化合物的供给量的比例最好保持 1:1.2:4,不能失衡[2],此即平衡膳食(balanced diet)。如断母乳后的幼儿只给食白粥或白饭或加菜肴的汤,则蛋白质脂肪供应不足,生长发育迟缓,抗病力下降;如只注意多给蛋、乳、肉、高蛋白饮食,有的 2~3 岁幼儿仍每天饮 700~800ml 牛乳,其他辅食吃得很少,可形成能量供给不足,也缺乏维生素、矿物质等营养;如每日很少吃蔬菜水果,也会引起维生素、微量元素不足,并还可能导致口腔运动功能发育不良,如咀嚼、吞咽功能欠佳的问题。除了三大营养素平衡之外,蛋白质食物种类也要搭配,使所供必需氨基酸呈合适比例,有利于人体利用。大豆与大米共食可调整所供氨基酸,使其营养价值上升。不同年龄幼儿、学前儿童的各类食物参考摄入量参见表 3-13[2]。

表 3-13　1~6 岁幼儿各类食物参考摄入量

单位: g/d

年龄	食物种类							
	粮食	牛乳(豆浆)	豆制品	鱼肉禽	蛋	蔬菜	水果	油
1~<3 岁	100~150	450~600	—	50	50	50~100	100	20~25
3~6 岁	180~260	300~400	25	70~90	60	200~250	150~300	25~30

(二)选择合宜的食物品种

幼儿胃容量有限,需选择质优量少易消化的食物,如选蛋白质食物,优质蛋白质食物如奶、肉、蛋和大豆等制品应占总蛋白质摄入量的 1/3~1/2,含不饱和脂肪酸的油脂应占总脂肪量 10%~15% 以上等,故每日供给幼儿的食物应注意挑选,如瘦肉、禽、鱼、乳、蛋和动物血、肝可交替使用,粮食除大米、小麦制品外,应常选小米、玉米、黑米等杂粮和标准面粉、麦片等与之搭配采用。有色蔬菜(绿色、红色、黄色)因含维生素 A 和 C 及铁较多,应多选用。食物种类应多样化,并合理搭配,可起互补作用(supplementary effect),提高营养效果。硬果类食物,如花生、瓜子、干炒豆、核桃等,不适合幼儿食用,咀嚼能力较弱的幼儿不易咬碎嚼烂,且易呛入气管引起窒息。幼儿食物中还应少选腌腊食物。幼儿应尽量吃新鲜食物,久贮食品营养素常受损失或发生变质,不宜幼儿食用。

(三)注意合理烹调

保证食物新鲜无污染,注意色香味和形态有童趣,以吸引幼儿兴趣,增进食欲。幼儿因咬嚼吞咽能力差,食物应切碎煮烂,使其柔软便于进食。鱼肉去尽骨刺,有核仁必须取尽核仁,水果剥去皮、壳,以免幼儿堵塞刺伤;硬果,如花生、黄豆、蚕豆等,应先磨粉,做成泥糊状或煮烂捣碎才能喂食,以免呛入气管发生危险,或幼儿将硬果整粒塞入鼻孔、耳朵中成为异物。尽量少给幼儿食半成品和熟食,如香肠、火腿、红肠、方腿等,也不宜吃油炸食物。一般采用清蒸最好,保持原汁原味,红烧、煲炖也可,口味以清淡为宜,不宜太咸、太甜、太油腻,更不宜食刺激过强食物,如葱、姜、蒜、辣椒、甜椒等,食品中避免放味精、色素、糖精等。

(四)幼儿膳食具体安排

主食常用软饭、稠粥、烂面、麦糊、面包、馒头、包子、馄饨、饺子等,带馅面食更受幼儿喜爱。牛乳、豆浆也为幼儿重要营养食物。每日可喝 450～600ml,保证优质蛋白和钙的摄食充足,但也不宜过多,影响其吃其他食物的胃口。能做到米、面、杂粮、薯类交替轮流供应更为合适。辅食以蔬菜和肉搭配为佳,如菜肉小丸子、青菜、豌豆、炒虾仁或肉丁、鱼丁、肉糜蒸蛋、鱼片菜花等,容易让小儿嚼碎吞咽,口味美,营养好,菜肉、鲜豆混合做成煨饭、煨面也十分为幼儿所喜爱。点心则可备藕粉、红枣、赤绿豆粥,加饼干、蛋糕、面包及糕点配豆浆或牛奶。干湿搭配幼儿容易接受。饭后可供应时鲜水果一个。总之,膳食中的食物应注意主、辅食合理,荤素搭配、干湿配合、粗细粮交替、食物多样,切忌食品单调无变化、挑食、偏食等影响。

进餐次数一般幼儿为 4～5 次,正餐早、中、晚 3 次,上下午餐间各安排 1 次点心,2～3 岁幼儿可取消上午 1 次。晚餐后一般除水果外不再进食。尤忌睡前吃甜食,以防龋齿。

(五)重视饮食卫生

幼儿尽量少食生冷食物,不食隔夜饭菜和不清洁污染食物,如偶尔进食熟食或半成品应煮透蒸熟方可进食。注意所有餐具碗、匙、碟、杯等均应保持清洁无污染,并为幼儿专用。幼儿及喂食者重视食前便后用肥皂、流水清洗双手,以免经手触摸作为污染源。食后喝开水漱去口腔食物残留物,保证口腔卫生。

(六)培养良好的饮食行为习惯

自幼养成定点、定时、定场所进食习惯,形成良好的进食规律,保证食欲旺盛,应为幼儿创造安静温馨的进餐环境,使幼儿专心开心吃饭。逐渐给机会让幼儿发挥主动性自己参与进食,学会吃饭本领,应用杯、匙自食,并在进餐时与喂食者配合融洽,心情愉悦,顺利进食。为防止婴幼儿出现厌食主餐、偏食、乱吃零食等不良行为习惯,必须自幼控制零食,尤其在正餐前半至一小时内不宜给吃水果、点心等食物,以防在正餐时没有饥饿感,拒绝吃饭。膳食品种要多样,色香味质地适合婴幼儿食用,培养孩子喜欢各类不同食物,而不偏爱 1～2 种。养成自己进食的好习惯,多鼓励而不强迫幼儿吃食物。在一定场所,专人照顾,采用专用桌椅及自己的餐具专心吃饭;回避一切外来干扰,如看电视、讲故事、玩玩具等,情绪愉悦、专心进餐十分必要。

(七)提倡顺应喂养,鼓励但不强迫进食

父母及喂养者有责任为婴幼儿提供多样化,且与其发育水平相适应的食物,在喂养过程中应及时感知婴幼儿所发出的饥饿或饱足的信号,并做出恰当的回应。尊重婴幼儿对食物的选择,耐心鼓励和协助婴幼儿进食,但绝不强迫进食。即家长决定"吃什么、哪里吃、什么时间吃",而"吃多吃少"则由孩子自己决定[2,3]。

三、幼儿食谱举例

幼儿食谱举例见表 3-14。

表 3-14　1～3 岁小儿食谱举例

时间	食品	重量	蛋白质/g	脂肪/g	糖/g	能量/kJ
上午 7 时	牛乳	250ml	8.7	8.6	11.5	661.9
	馒头	20g	1.2	—	10.0	187.4
	鸡蛋	1 个/50g	7.2	5.5	—	330.1
	维生素 AD 制剂	软胶囊 1 粒	—	—	—	—
上午 9 时	苹果	1 个/100g	0.4	0.6	13.0	246.8

续表

时间	食品	重量	蛋白质/g	脂肪/g	糖/g	能量/kJ
中午 12 时	软饭	1 碗米/80g	6.0	—	64.0	1 171.8
	碎肉	25g	4.1	7.2	—	339.6
	碎菜	30g	—	—	—	—
	油	10g	—	10	—	376.5
下午 3 时	牛乳	250ml	8.7	8.6	11.5	661.9
	甜饼干	1 片/10g	1.0	2.0	8.0	226.0
下午 6 时	挂面	1 碗/30g	3.0	—	22.0	418.4
	碎鱼	25g	4.1	0.5	—	88.6
	番茄	30g	—	—	—	—
	油	10g	—	10	—	376.5
合计			44.4	48.6	140.0	5 085.5

（徐秀）

参考文献

[1] 杨月欣,葛可佑. 中国营养科学全书. 2 版. 北京:人民卫生出版社,2019.

[2] 中国营养学会膳食指南修订专家委员会妇幼人群指南修订专家工作组.7~24 月龄婴幼儿喂养指南. 临床儿科杂志,2016,34(5):381-387.

[3] 王卫平,孙锟,常立文. 儿科学. 9 版. 北京:人民卫生出版社,2018.

第 5 节 学龄前期儿童膳食安排

一、学龄前期儿童营养需求

学龄前期儿童(3~6 岁)的生长发育渐趋平稳,体重每年增加约 2kg,身高每年增长约 5~7cm,头围增长减慢,每年增长<1cm,而胸围和四肢增长迅速。活动范围扩大,强度增加,智力发育迅速,逐步形成个性,是品德和生活习惯培育的好时期。注意力控制能力欠佳,注意力分散仍然是学龄前儿童的行为表现特征之一。吃饭容易不专心、边吃边玩,从而可能造成营养摄入的不足。学龄前期(或幼童)消化吸收功能已接近成人,乳牙已出齐,咀嚼吞咽固体食物能力增强,对营养物质要求仍高。膳食已基本与成人相同,大多与家人共同进餐。能量需要量每日约 5 440~6 690kJ(1 300~1 600kcal),蛋白质需要量每日 30~35g,质量仍需保证;总碳水化合物的平均需要量(estimated average requirement,EAR)为 120g/d,较婴幼儿为高,逐步成为能量主要来源,其供能占总能量的 50%~60%,而蛋白质供能下降至 12%~14%,脂肪供能 30%~35%,其中 1/2 应来自植物,使获得足够不饱和的必需脂肪酸。碳水化合物和脂肪不宜过多,以免引起肥胖,至成人时易发生心血管疾病和糖尿病等。4 岁以上小儿蛋白质、脂肪和碳水化合物供给量比例应为 1:1.1:6[1]。学龄前儿童由于骨骼生长迅速,对矿物质尤其是钙需要量甚大,要给予满足。其他矿物质和微量元素锌、铁、铜等及维生素 A、B、C、D、E 也必须供应足够。各类食物每日需要量参见表 3-13。各种营养素之间的平衡仍应受到重视。

二、学龄前期儿童膳食安排

学龄前期儿童膳食要求基本与成人相同,仅主食中粮食的摄入量较成人为少。且将软饭转为普通米饭,面食、菜肴,与成人一般相同,但仍应避免过于坚硬、油腻,以及刺激性大的食品,仍应注意膳食平衡,花色品种多样化,荤素菜搭配,粗细粮交替,有干有湿。建议在学龄前儿童膳食中增加动物肝脏和动物血等富含铁的食物。每周至少进食一次海产品,以满足对锌和碘的需要。烹调要讲究色、香、味,形状生动有趣,吸引儿童兴趣,心情愉悦,胃口大开。食品饭菜掌握温度适宜,软硬适当,使儿童愿意接受。虽然这个年龄与成人饮食接近，但还需要培养和巩固儿童饮奶的习惯。每天饮用 300～400ml 奶或相当量奶制品，可保证学龄前儿童钙摄入量达到适宜水平。学龄前儿童每天应安排早、中、晚 3 次正餐，在此基础上还至少有 2 次加餐。一般上、下午各安排 1 次，晚餐时间比较早时，可在睡前 2 小时安排 1 次加餐。加餐以奶类、水果为主，配以少量松软面点。晚间加餐不宜安排甜食，以预防龋齿。两顿正餐之间应间隔 4～5 小时，加餐与正餐之间应间隔 1.5～2 小时。早中晚三餐进食热量的分配以早餐 20%～25%，午餐 30%～35%，晚

餐 25%～30%，点心 10%～15% 为宜[2]。膳食安排要做到：①营养供给符合学龄前期儿童要求，量足质优，品种多样，合理搭配，随季节变化；②适合儿童消化利用功能；③讲究烹调技术，符合年龄特点又使食物中的营养素尽量保留及注意饮食卫生，确保进食安全；④培养良好的饮食习惯和就餐文明礼貌；⑤进餐时间不要超过 30 分钟。

三、学龄前期儿童食谱举例

学龄前期儿童食谱举例见表 3-15。

表 3-15　3～6 岁学龄前期儿童四季食谱举例

	春		夏		秋		冬	
早餐	牛乳	250ml	牛乳	250ml	牛乳	250ml	牛乳	250ml
	面包夹鸡蛋		肉夹馍		鸡蛋薄饼		肉包子	
	面包	50g	面粉	50g	面粉	50g	面粉	50g
	鸡蛋	40g	猪肉末	20g	鸡蛋	40g	猪肉末	15g
	油	5g			糖	5g	盐	适量
	盐	适量			油	5g		
午餐	荠菜、虾、肉末馄饨		饭　大米	75g	饭　大米	75g	饭　大米	75g
	面粉	75g	黄瓜炒蛋		毛豆茭白肉丁		红烧鸡	
	荠菜	100g	黄瓜	50g	猪肉	50g	鸡肉	50g
	猪肉	50g	蛋	40g	毛豆	25g	糖	2g
	虾仁	25g	油	10g	茭白	50g	酱油	适量
	盐	适量	盐	适量	油	10g	炒塌棵菜	
			鸡毛菜肉片汤		盐	适量	塌棵菜	100g
			鸡毛菜	50g	榨菜线粉汤		油	10g
			猪肉	25g	榨菜	10g	盐	适量
			盐	适量	线粉	10g		
					盐	适量		
点心	奶酪	18g	酸奶	120ml	酸奶	120ml	奶酪	18g
	枣粥		绿豆汤		饼干	25g	赤豆粥	
	枣子	10g	绿豆	15g			赤豆	5g
	大米	25g	糯米	15g			糯米	25g
	糖	5g	糖	5g			糖	5g
晚餐	饭　大米	50g	饭　大米	50g	饭　大米	50g	饭　大米	50g
	清蒸带鱼		盐水虾		面筋塞肉		花菜冬笋	
	带鱼	50g	虾	50g	面筋	2 只(6g)	肉片	
	盐	适量	盐	适量	肉末	40g	猪肉	50g
	炒菠菜		炒长豇豆		炒青菜蘑菇		花菜	100g
	菠菜	100g	长豇豆	100g	蘑菇	10g	冬笋	30g
	油	10g	油	10g	青菜	100g	油	10g
	盐	适量	盐	适量	油	10g	盐	适量
					盐	适量		
水果	苹果	100g	西瓜	150g	梨	100g	香蕉	80g
	草莓	50g	葡萄	50g	甜橙	100g	苹果	100g

四、托幼机构膳食管理

以科学方法管理托幼机构膳食,供给合理营养是保证入托儿所、幼儿园儿童身心健康重要措施之一。

(一)托幼机构膳食管理原则

计划和管理受托儿童膳食,首先是满足儿童营养需要、选购适宜食物,制备营养平衡、量足质优的儿童膳食。讲究烹调技术,适应儿童消化吸收功能,增强食欲,执行费用预算,兼顾营养要求和膳食标准及食品安全。

(二)管理内容

1. 按儿童年龄分班分组,不同班组有不同膳食要求。

2. 制定膳食计划。根据对营养要求的不同,制定各班儿童膳食计划,包括各类食物的量及所供能量及营养素的量,分别计算其总量,必须达到儿童需要量及要求的相互间之比,以供应营养平衡而丰富的饮食。

3. 预制一周食谱保证膳食计划的实施。每周预先制定有利于工作安排,按季节变换当地食物的供应等情况,所花费用要因地制宜切实地安排。食谱内容可参见表3-14、表3-15。

4. 执行合理的制度。如就餐时间、场所,分配每餐进食食品的数量,烹调方法规范,制定食物采购、保管、操作、分配、财务、预结算、监督检查食物质量、饮食卫生等制度。力求定人定员、严格执行,定期检查改进。

5. 精心操作,合理烹调,确保食物多样,色香味优良,保留最大营养价值,适合儿童要求,利于消化吸收。

6. 登记每日每班每餐就餐儿童数,并深入班组了解就餐情况。

7. 进行营养教育。通过就餐活动、游戏等,结合食物和营养知识进行生动活泼的教育宣传,使儿童和家长了解食物作用及有关营养知识,并能积极配合、支持膳食管理工作。

(三)设置专职营养室

有合适的场所符合配餐要求,有一定的设备和专职人员负责膳食制作分发、制定和执行有关制度等工作。托幼机构膳食管理十分重要,事关数百名托儿的健康成长,管理不严格可发生食物中毒等重大事故。

(徐秀)

参考文献

[1] 杨月欣,葛可佑. 中国营养科学全书. 2版. 北京:人民卫生出版社,2019.

[2] 中国营养学会膳食指南修订专家委员会妇幼人群指南修订专家工作组. 中国学龄前儿童膳食指南(2016). 中国儿童保健杂志,2017,25(4):325-327.

第6节 学龄期儿童膳食安排

一、小学生营养要求

7~13岁小学生生长发育速度减慢,比较平稳,但到小学高年级时,少年的生长发育又进入一生第二次生长发育加速期(青春前期)(preadolescence)。女孩开始加速生长较男孩早约2年。此时体重身高增长较快,智力发育也迅速,活动增多,学习紧张。在小学低年级对营养的要求相对较幼儿为低,但到青春前期则对营养需求大大增加。如一个7岁的男童,在正常情况下,体重22~24kg,仅为成人的1/3,但每日能量和蛋白质的摄入量可达到7 110kJ(1 700kcal)和40g,均接近轻体力活动的成年男子需要量的75%;而11岁男童,已达到轻体力劳动成年男子的能量和蛋白质的需要量,即9 830kJ(2 350kcal)和60g[1]。骨骼发育大大加快,需要大量矿物质,尤其是钙,必须供应充足。其他矿物质和微量元素、维生素需要量也较多,脂肪供给不宜过高,以免向肥胖发展。

二、小学生膳食安排

除了增加各种食物的供给量(表3-16)[2]外,还应重视以下几点:

表 3-16　中小学生各类食物参考摄入量

单位：g/d

年龄	食物种类								
	粮食	牛乳（豆浆）	豆制品	鱼肉禽	蛋	蔬菜	水果	油	食盐
7~<10 岁	350	250~500	50	100	50	300	150~300	10~15	4
10~<13 岁	400	250~500	100	100	50	300	150~300	10~15	5
13~<15 岁	450	250~500	100	100	75	400	150~300	10~15	5
15~16 岁	500	250~500	100	100	100	400	150~300	10~15	6

（一）膳食应多样化和合理平衡

按季节选择各类食物，应做到食物种类多样，才能起到互补作用，使各类营养素达到合理平衡，如粮食类除米面外，可经常加食小米、玉米、大麦、燕麦等杂粮粗粮，混合交替。动植物食物都有，做到荤素相配、干湿都有，蔬菜水果品种也可经常改换。多供给乳类、豆制品，不但可保证摄入优质蛋白质，也能保证钙的供应充足，青春发育期的女孩应常进食富含铁的食品，以增加铁的摄入。各类食物中，小学生参考摄食量可参见表 3-16。

（二）适当安排各餐饮食

三餐能量摄入为早餐占总能量的 30%、午餐 40%、晚餐 30%。但必须强调早餐要量足质优，不仅吃足还要吃好。上小学后，上午课多，学习紧张，不吃或少吃早餐的小学生常会在上午第二节课后出现饥饿感，思想不能集中，学习效果差。要每天吃早餐，并保证早餐的营养充足，包括谷类、禽畜肉蛋类、奶类或豆类及其制品和新鲜蔬菜、水果等食物。午餐也应吃足吃好，支持下午的活动。晚餐大多在家中就餐，应食较清淡的主辅食，量也不宜过多，因晚饭后基本无工作或活动，以休息睡眠为主，如吃饭过分油腻、吃得太饱，会影响睡眠。晚饭后除水果外不宜进食。

重视培养优良的饮食习惯和餐桌文明礼貌，注意饮食卫生。此外，学龄期是儿童学习营养健康知识、养成健康行为、提高营养健康素养的关键时期。家庭、学校和社会需要共同努力，开展饮食教育，帮助学龄儿童认识食物，做到合理膳食，传承我国优秀饮食文化和礼仪[3]。

三、小学生食谱举例

小学生食谱举例见表 3-17。

表 3-17　小学生四季食谱举例

		春		夏		秋		冬	
早餐	牛乳	250ml	牛乳	250ml	牛乳麦片粥		牛乳	250ml	
	肉包子		鸡蛋薄饼		牛乳	250ml	豆沙包		
	面粉	75g	面粉	75g	麦片	75g	面粉	75g	
	肉	20g	蛋	50g	蛋	30g	豆沙	20g	
	盐	适量	糖	5g	糖	5g	糖	5g	
			油	5g					
午餐	鲜菜肉丁焖饭		饭　大米	100g	饭　大米	100g	塔菜肉丝年糕汤		
	大米	100g	豌豆炒虾仁		胡萝卜花菜鸡丁		年糕	100g	
	鸡毛菜	50g	豌豆	50g	胡萝卜	50g	猪肉	75g	
	猪肉	50g	虾仁	50g	花菜	50g	塔菜	75g	
	油	5g	油	10g	鸡	50g	油	10g	
	盐	适量	盐	适量	油	10g	盐	适量	
	紫菜虾皮汤				盐	适量			
	虾皮	5g			番茄蛋汤				
	紫菜	2g			番茄	25g			
	麻油	3g			蛋	25g			
	盐	适量			油	2g			
					盐	适量			

续表

	春		夏		秋		冬	
点心	小蛋糕	2只	果酱面包		鲜肉月饼		红枣圆子汤	
	面粉	50g	面粉	50g	面粉	50g	红枣	20g
	鸡蛋	30g	果酱	10g	猪肉	20g	糯米	50g
	糖	5g	糖	5g	油	5g	糖	5g
	油	2g	牛乳	200ml	豆浆	200ml	牛乳	200ml
	豆浆	200ml						
晚餐	饭 大米	100g	饭 大米	100g	虾仁菜肉馄饨		饭 大米	100g
	清蒸带鱼		荠菜肉末羹		面粉	100g	土豆烧牛肉	
	带鱼	75g	猪肉	50g	肉末	75g	牛肉	75g
	盐	适量	荠菜	150g	虾仁	20g	土豆	100g
	炒菠菜		油	10g	青菜	75g	盐	适量
	菠菜	100g	盐	适量	油	5g	鲜蘑菇炒菠菜	
	盐	适量			盐	适量	蘑菇	25g
							菠菜	50g
							油	5g
							盐	适量
水果	苹果	100g	西瓜	150g	梨	100g	香蕉	80g
	草莓	50g	葡萄	50g	甜橙	100g	苹果	100g

(徐秀)

参考文献

[1] 杨月欣,葛可佑.中国营养科学全书.2版.北京:人民卫生出版社,2019.

[2] 王光亚.中国食物成分表.北京:北京大学医学出版社,2009.

[3] 黎海芪.实用儿童保健学.北京:人民卫生出版社,2016.

第7节 儿童营养状况评估

儿童营养状况评估(children's nutritional status evaluation)是指对儿童从饮食中摄取的营养物质与儿童的生理需求之间是否合适的评价。通过营养评估及时发现问题,调整饮食加以纠正,使儿童能获得足够和合适的营养,维持生命活动和正常的生长发育,以保证儿童身心健康。

一、临床评估

儿童营养状况的临床评估是最常用、最基本的评估方法,虽然不十分精确,但可了解大致营养状况,极为实用,也是每个儿科医务工作者必须掌握的,通过以下方法进行评估:

(一)病史询问

通过详细询问饮食史(食欲好坏,所吃食物种类、数量、烹调方式、进食习惯等),了解孩子大致的进食情况,可作初步估计是否足够、合适。询问目前和以往患病状况、抚育情况及抚育环境也有参考价值。了解有无某些营养素缺乏症状,如口角炎、夜盲,出牙延迟、前囟迟闭,常有牙龈出血史等可提示营养缺乏症的存在。

(二)体格检查

营养素缺乏和过量常出现相应体征,如维生素A缺乏有皮肤粗糙、角膜溃疡;维生素D缺乏婴儿有颅骨乒乓头体征、胸部佝偻病串珠、O形腿或X形腿等。体检时仔细寻找这些体征有助于诊断,孩子消瘦或肥胖也容易观察到。营养不良的儿童常有多种营养素缺乏并存。

（三）治疗性试验

某些营养素缺乏，给予补充后效果迅速，当临床上未能确诊时，可先给予治疗，观察效果，如维生素 A、B_1、B_6、C 等缺乏都可先开始补充治疗，观察其症状和体征是否消失，有助于诊断。

二、体格生长指标测量、监测和评估

通过测量儿童体格生长常用指标，如体重、身高（长）、头围、胸围、中上臂围、皮下脂肪厚度（皮褶厚度）等，能了解儿童一般营养状况，尤其是定期系统地测量、监测这些指标，将自身前后测量数值进行比较，或与全国或当地或国际上同年龄、同性别儿童的平均值相比较，对评估该儿童或某一群儿童的营养状况十分有用。

（一）测量常用指标项目

1. **体重** 一般反映小儿近期及长期营养状况。

2. **身高（长）** 往往反映长期以来营养状况，近期营养影响少。

3. **头围** 反映婴儿期骨骼生长状况及胎儿期、婴儿期大脑发育。

4. **胸围** 反映婴幼儿期胸部骨骼肌肉发育及肺心发育。

5. **中上臂围** 包括皮肤、皮下组织脂肪、肌肉及骨骼发育，也可粗略代表皮下脂肪厚度变化。

6. **皮下脂肪厚度（皮褶厚度）** 包括皮肤、皮下组织及皮下脂肪，可代表皮下脂肪厚度变化。

这些指标测量时要求方法规范，数据准确，有疑问时要复测。

（二）应用体格生长指标测量评估营养状况[1]

1. **指数法评估** 指数法是根据人体各部分之间有一定的比例，用数学公式将几项有关体格生长的指标联系起来判断体格生长和营养状况。

（1）体重指数：体重指数（body mass index，BMI）＝体重（kg）/［身长（高）（m）］[2]。该指数是评估婴幼儿营养状况的较好指标，既反映一定体积的重量，也能反映机体组织的密度。在儿童中，由于不同年龄阶段儿童的 BMI 随性别和性发育程度而变化，因此要将 BMI 与同年龄、性别儿童的正常值进行比较。

（2）身高胸围指数：身高胸围指数（height chest index）＝［胸围（cm）/身高（cm）］×100。新生儿约 64.3，3 岁约 53。随着年龄增长，儿童长高、胸廓发育、胸部的皮下脂肪厚薄而不同。粗壮型该指数较高、瘦长型则较低。

（3）身高坐高指数：身高坐高指数（height sitting height index）＝［坐高（cm）/身高（cm）］×100，这是表明上下长度的比例。随着年龄的增加，上身所占的比例逐渐减小，下身所占的比例逐渐增加。肢体发育与躯干发育不正常的儿童该指数异常。

2. **直接测得数值评估** 与同年龄同性别儿童参考人群相比较，参考人群一般选择：①国际参考值如 2006 年世界卫生组织（WHO）儿童生长标准；②美国国家卫生统计中心（NCHS）和疾病控制中心（CDC）2000 年建立的 CDC 2000 生长曲线；③中国全国参考值，如最新的 2015 年中国 9 市 7 岁以下儿童体格发育参考值；④各地区（如北京市、上海市、西安市等）当地儿童生长发育指标的参考值。

（1）标准差法：采用以下三种常用指标评估营养不良：

年龄别体重（W/A）$<X-2SD$ 体重不足（低体重）
年龄别身高（长）（H/A）$<X-2SD$ 生长迟缓
身高（长）别体重（W/H）$<X-2SD$ 消瘦

营养状况偏差严重度划分：

	营养不良	肥胖
中度	$<X-(2SD\sim3SD)$	$>X+(2SD\sim3SD)$
重度	$<X-3SD$	$>X+3SD$

（2）百分位法：见表 3-18。

表 3-18 百分位法评估营养状况

百分位	等级	营养状况
$<P_3$	下	营养不良
$P_{3\sim10}$	下	
$P_{10\sim25}$	中下	营养中等
$P_{25\sim75}$	中	
$P_{75\sim90}$	中上	营养上等
$P_{90\sim97}$	上	
$>P_{97}$	超	超重~肥胖

（3）体格生长测量指标的应用[2]：生长发育各项测量指标的应用范围、优缺点及评价意义，详见表 3-19。

表 3-19 测量指标在营养评估时的应用

测量指标	适用年龄	用于评估何种情况	重复性	优点	缺点	观察者误差	结果评价
1. 体重	各年龄	目前营养状况	好	最常用	现场应用较困难,须脱衣 不能说明身体成分 需确切年龄和身长(高)	7 岁以下 <50g 7 岁以上 <100g 成人 <250g	与参考值均值(X̄)或中位数(m)比较 <60% 重度营养不良 60%~80% 中度 80%~90% 轻度 90%~110% 正常 110%~120% 超重 >120% 肥胖
2. 身长(高)	各年龄	慢性营养状况	好	常用简便	要考虑其他影响因素	儿童 <0.5cm 成人 <3.0cm	<80% 考虑侏儒 80%~93% 较矮 93%~105% 正常 >105% 考虑巨人
3. 头围	0~4 岁多用	早期营养状况, 如胎儿、婴幼儿慢性营养不良	好	简单	要考虑其他影响因素	<0.5cm	
4. 中上臂围	各年龄	目前营养状况	良	简单, 不脱衣服, 用于群体测查, 与年龄关系小	过度营养无上限 成人尚无标准	<0.5cm	<75% 重度不良 75%~80% 中度 80%~85% 轻度 >85% 正常
5. 皮褶厚度	各年龄	目前营养状况	良	测皮下脂肪 可测成人肥胖	需特殊工具 小儿不易配合 现场不便 人种差异		与体重相似,测三角肌处(mm)P_{90}~P_{97}
6. 体重/身长(高)	各年龄	目前营养状况	好	体质指数与年龄关系小	需适合的参考值及训练人员		<75% 重度消瘦 75%~85% 中度 85%~90% 轻度 90%~110% 正常 110%~120% 超重 >120% 肥胖

（4）曲线图法:将年龄别体重、年龄别身高（长）及身高（长）别体重的参考人群男女数值分别绘成不同百分位曲线图（详见第二章第 2 节），评估个体儿童营养状况时可在图中点出其所测数值,定期测量值连成一线,与参考人群曲线相比较,评估儿童营养状况。

三、实验室检查

（一）实验室生化指标

采用生物化学方法测定儿童体液或排泄物及组织中各种营养素,以及其代谢产物或其他有关化合物的水平,了解食物中营养素的吸收利用情况,以评估儿童的营养状况。实验室生化指标异常往往早于临床症状或体征,有利于早期诊断。临床常用的生化检验内容包括血浆(清)蛋白水平、免疫指标和各种营养素的测定。

1. **血浆（清）蛋白测定**　是临床评价蛋白质营养状况的常用指标,其灵敏度受半衰期、代谢库的大小影响。目前临床常用的指标有白蛋白、前白蛋白和视黄醇结合蛋白,其中白蛋白是目前评价蛋白营养状况最常用的生化指标,持续低白蛋白血症是判断营养不良的可靠指标之一,但由于其半衰期较长,短期蛋白质摄入不足时,机体可通过分解肌肉释放氨基酸,提供合成蛋白质的基质,同时循环外白蛋白可向循环内转移,使血浆白蛋白维持在一定水平,因此,不能发现边缘性蛋白营养不良。前白蛋白和视黄醇结合蛋白的半衰期短,故对体内蛋白质的储备评价的敏感性更高,在疾病稳定期或长期营养支持时则是较理想的动态观察指标。白蛋白反映体内蛋白储存的敏感性低;前白蛋白反映体内蛋白储存的敏感性好,铁缺乏时会代偿性增高;视黄醇结合蛋白反映体内蛋白储存的敏感性强,维生素缺乏时下降。除了血浆蛋白外,还有氮平衡、血清游离氨基酸浓度、尿 3-甲基组氨酸、尿羟脯氨酸、肌酐身高指数和血红蛋白等指标也可用于蛋白质营养状况的评价。

2. **免疫指标测定**　大多数营养素缺乏对免疫功能有着不可忽视的影响。当长期蛋白质-能量营养不良时,可表现为血清免疫球蛋白(如 IgA、IgG、IgM)和外周血总淋巴细胞计数下降,迟发性皮肤过敏试验反应低下等。

3. **其他营养素指标**　目前临床上已常规开展的其他营养素指标有血清总胆固醇、血清总甘油三酯(三酰甘油)、游离脂肪酸和磷脂;锌、铜、铁、硒等微量元素;维生素 B_{12}、叶酸、维生素 D_3、维生素 A、维生素 E 和 β-胡萝卜素等的测定[2]。常用生化指标的参考正常值见表 3-20。

表 3-20　评估营养状况的生化指标参考正常值

项目	正常值
1. 血液（血清）	
蛋白质	
总蛋白	60~80g/L
白蛋白	40~50g/L
球蛋白	20~30g/L
运铁蛋白（血浆）	2 650~4 300mg/L
脂肪	
胆固醇	3.4~5.7mmol/L（130~220mg/dl）
甘油三酯	0.51~1.7mmol/L（50~150mg/dl）
矿物质	
铁	9~32μmol/L（50~180μg/dl）
锌	7.69~22.95μmol/L
钙	2.2~2.7mmol/L（9~11mg/dl）
磷	1.3~1.9mmol/L（4.0~6.0mg/dl）
维生素	
维生素 A（血清视黄醇）	0.5~2.1μmol/L
叶酸	>7.5nmol/L
维生素 C（血浆）	23~85μmol/L
维生素 E	11.6~16.9μmol/L
维生素 D	25-(OH)D_3(血浆)35~200nmol/L 1,25-(OH)$_2D_3$(血清)62~156pmol/L
碱性磷酸酶	12~20 金氏单位 5~15 布氏单位
尿素（全血）	3.2~7.0mmol/L（19~42mg/dl）
尿酸（全血）	120~357μmol/L（2~6mg/dl）
肌酸（全血）	88~177μmol/L（1~2mg/dl）
丙酮酸（全血）	80~135μmol/L（0.7~1.2mg/dl）
2. 尿液	
维生素 B_1（口服 5mg 后 4 小时尿）	>0.82μmol/4h
维生素 B_2（口服 5mg 后 4 小时尿）	>2.20μmol/4h
维生素 C（口服 500mg 后 4 小时尿）	>17.05μmol/4h

（二）生理功能测定

生理功能异常在营养状况变化时,往往出现于实验室生化检查改变之后,但可在临床症状出现之前,如维生素 A 缺乏时可出现视力暗适应功能减弱的生理改变,此时血液中的维生素 A 水平已有下降。而夜盲症状可能尚未引起注意。生理功能测定需要一定的设备、仪器,且其结果特异性也较差,故不常应用。

四、膳食调查和评估

（一）膳食调查

膳食调查（dietary survey）是了解和评估儿童营养状况常用的方法[2]，在临床实践和群体现场调查中经常需要进行膳食组成、实际每日摄入量等调查，并与推荐每日供给量相比较以评估儿童营养状况，针对所发现的营养问题，提出改进措施或营养干预方案。

1. 称重法（weighing） 实际称量各餐进食量，以生/熟比例计算实际摄入量，查《中国食物成分表（2009）》得出今日主要营养素的量（人均量）（附1）。通常应按季节、食物供给不同每季度测一次，多应用集体儿童膳食调查。

2. 询问法（questioning） 采用询问对象刚刚吃过的食物或过去一段时间吃过的食物。询问法又分24小时回忆法、膳食史法和食物频度法了解膳食习惯。询问法简单，易于临床使用，但因结果受被调查对象报告情况或调查者对市场供应情况以及器具熟悉程度的影响而不准确，采用24小时回忆法一般至少要调查2~3次。结果查询《中国食物成分表（2009）》，主要用于个人膳食调查，是目前应用最多的方法。

3. 记账法（bookkeeping） 多用于集体儿童机构调查用，逐日登记所消耗各类食物量，以及每日每餐用膳实际儿童数，计算出每个儿童每天各种营养素及能量摄入量。

4. 即时性图像法（instant image method） 通过儿童抚养人拍摄儿童进餐食物，将影像文件按规定格式编号、收集后传送给后方技术平台，由后方技术人员依据膳食影像和食物记录信息，借助预先建立的相关估量参比食物图谱，对儿童进餐食物摄入量进行估计后评价膳食状况。适宜个体儿童的膳食调查。

（二）膳食营养评价[2, 3]

1. 能量与营养素 摄入量与全国推荐摄入量（附2）相比较，当能量摄入>85% RNI或AI时为足够，<70%为不足；当蛋白质摄入>80%RNI或AI时为足够，<70%为不足；矿物质、维生素摄入应在80% RNI或AI以上。

2. 蛋白质供给的质量评估 计算蛋白质来源，评估其质量是否适合儿童需求。一般动物蛋白质最好能占1/3以上，或称优质蛋白质，即动物肉类、乳、蛋以及植物豆类所供的蛋白质占1/3~1/2总量，能保证儿童生长发育所需。

3. 脂肪来源评价 植物油脂含多不饱和脂肪酸为多，优于动物脂肪。儿童应较多供应，必需脂肪酸供给不应低于2%~3%总脂肪量。

4. 产能营养素之间的平衡 按比例供给能达到三种供能营养素之间平衡，见表3-21。

表3-21 三种供能营养素之间的比例

比例	年龄	蛋白质	脂肪	碳水化合物
占总能量%	婴儿	15%	35%	50%
	幼儿	12%~14%	20%~30%	60%~70%
三者供给量之比	幼儿	1	1.2	4
	4岁以上	1	1.1	6

5. 一日三餐和点心之间供能量之比 一般达到早餐20%~25%，午餐35%~40%，点心占10%，晚餐30%，晚餐不应供给太多，而早餐应供应充足，质优量够。

（三）进食行为评价

1. 进食状态评价 观察儿童进食状态评价其进食困难的原因，包括进食技能情况，如咀嚼、吞咽等口腔运动功能问题；喂养亲子互动情况，如是否有强迫进食等。

2. 进食动力评价 进食频繁（>7次/d）、进食时间过长（>45分钟）、进食时干扰物过多（玩玩具、看电视）等使儿童无饥饿感而缺乏进食动力。

3. 食物不良反应评价 包括对某些食物过敏、不耐受的评价。

（四）通过营养调查提出改进意见

通过营养调查及评估，对调查对象提出膳食改进和调整意见，尚可建议四季合宜的食谱，供家长或托幼机构采用。针对个别儿童的膳食和进食行为问题可进行个别咨询和指导。儿童群体的营养评估和监测对当地政府制订食物规划也可提供十分有用的参考资料。

附 1：常用食品营养成分

附表 3-1　常用食品营养成分表（以食部 100g 计算）

食物项目	食部/%	水分/g	蛋白质/g	脂肪/g	碳水化合物/g	热量/kcal	钙/mg	磷/mg	铁/mg	胡萝卜素/mg	硫胺素/mg	核黄素/mg	烟酸/mg	抗坏血酸/mg
米	100	13.0	8.2	1.8	75.5	351	10	221	2.4	0	0.22	0.06	1.8	0
面粉（富强粉）	100	13.0	9.4	1.4	75.0	350	25	162	2.6	0	0.24	0.07	2.0	0
面粉（标准粉）	100	12.0	9.9	1.8	74.5	354	38	268	4.2	0	0.46	0.06	2.5	0
面条	100	33.0	7.4	1.4	56.4	268	60	203	4.0	0	0.35	0.04	1.9	0
青稞	100	9.6	12.0	2.7	72.1	361	56	344	7.0	0	0.47	0.12	3.6	0
燕麦片	100	7.9	14.0	7.0	68.0	391	69	392	3.8	0	0.60	0.14	1.0	0
小米	100	11.1	9.7	3.5	72.8	362	29	240	4.7	0.19	0.57	0.12	1.6	0
玉蜀黍	100	15.8	10.5	0.9	70.7	333	7	188	4.1		0.26	0.09	1.5	0
高粱米	100	11.4	8.4	27	75.6	360	564	368	50.0					0
芝麻	100	2.5	21.9	61.7	4.3	660	367	571	11.0	0.40	0.79	0.25	2.1	0
黄豆	100	10.2	36.3	18.4	25.3	412	76	386	4.5		0.43	0.16	2.1	0
红豆	100	9.0	21.7	0.8	60.7	337	80	360	6.8	0.22	0.53	0.12	1.8	0
绿豆	100	9.5	23.8	0.5	58.8	335	100	456	7.6		0.33	0.11	2.4	0
豇豆	100	13.0	22.0	2.0	55.5	328	57	88	1.7	0.05	0.12	0.04		0
豆浆	100		5.2	2.5	3.7	58	71	340	7.0	0	0.39	0.27	2.6	4
蚕豆	100	13.0	28.2	0.8	48.6	314	84	400	5.7	0.04	1.02	0.12	2.7	6
豌豆	100	10.0	24.6	1.0	57.0	335	240	64	1.4		0.06	0.03	0.1	25
豆腐	100	90.0	4.7	1.3	2.8	60	68	102	1.8	0.03	0.17	0.11	0.8	6
黄豆芽	100	77.0	11.5	2.0	7.1	92	23	51	0.9	0.04	0.07	0.06	0.7	
绿豆芽	100	91.9	3.2	0.1	3.7	29	100	219	6.4	0.28	0.33	0.16	1.7	
毛豆	42	69.8	13.6	5.7	7.1	134	61	43	2.6	0.26		0.10	0.5	
四季豆	95	92.0	1.7	0.5	3.8	27								

续表

食物项目	食部/%	水分/g	蛋白质/g	脂肪/g	碳水化合物/g	热量/kcal	钙/mg	磷/mg	铁/mg	胡萝卜素/mg	硫胺素/mg	核黄素/mg	烟酸/mg	抗坏血酸/mg
甘薯	87	67.1	1.8	0.2	29.5	127	18	20	0.4	1.31	0.12	0.04	0.5	30
马铃薯	88	79.9	2.3	0.1	16.6	77	11	64	1.2	0.01	0.10	0.03	0.4	16
山药	95	82.6	1.5	0.0	14.4	64	14	42	0.3	0.02	0.08	0.02	0.3	4
芋头	85	78.8	2.2	0.1	17.5	80	19	51	0.6	0.02	0.06	0.03	0.07	4
胡萝卜	79	89.3	0.6	0.3	8.3	38	19	29	0.7	1.35	0.04	0.04	0.4	12
白萝卜	78	91.7	0.6	0	5.7	25	49	34	0.5	0.02	0.02	0.04	0.5	30
春笋	30	92.0	2.1	0.1	4.4	27	11	57	0.5				0.6	
冬笋	39	88.1	4.1	0.1	5.7	40	22	56	0.1	0.08	0.08	0.08	0.6	1
藕粉	100	10.2	0.8	0.5	87.5	358	4	8	0.8					
大白菜	89	96.0	0.9	0.1	1.7	11	45	29	0.6		0.01	0.04	0.5	46
油菜	100	95.2	1.2	0.2	1.6	13	181	40	7.0	1.87	0.04	0.13	0.3	38
苋菜	46	92.2	1.8	0.3	3.3	23	200	46	4.8	3.87	0.04	0.13	0.6	3.9
菠菜	89	91.8	2.4	0.5	3.1	27	72	53	1.8	微量	0.04	0.05	0.6	3
茭白	45	92.1	1.5	0.1	4.6	25	4	43	0.3	0.08	0.06	0.08	0.8	
菜花	53	92.6	2.4	0.4	3.0	25	18	53	0.7		0.05	0.06	0.6	88
南瓜	81	97.8	0.3	0	1.3	6	11	9	0.1	2.40	0.01	0.02	0.3	
冬瓜	76	96.5	0.4	0	2.4	11	19	12	0.3	0.01	0.04	0.04	0.3	16
黄瓜	86	96.3	0.9	0.2	1.6	12	15	33	0.4	0.13	0.03	0.04	0.3	9
茄子	96	93.2	2.3	0.1	3.1	23	22	31	0.4	0.04	0.03	0.02	0.5	3
番茄	97	95.9	0.8	0.3	2.2	15	8	24	0.8	0.37			0.6	8
黄岩蜜橘	80	88.3	0.7	0.1	10.0	44	41	14	0.8		0.01	0.01		
苹果	81	84.6	0.4	0.5	13.0	58	11	9	0.3	0.08	0.02	0.01	0.1	微量
京白梨	76	83.6					9							3
香蕉	56	77.1	1.2	0.6	19.5	88	9	31	0.6	0.25	0.02	0.05	0.7	6
花生仁	90	8.0	26.2	39.2	22.1	546	67	378	1.9	0.04	1.07	0.11	0.5	0
猪肉	100	29.3	9.5	59.8	0.9	580	6	101	1.4		0.53	0.12	4.2	

食物项目	食部/%	水分/g	蛋白质/g	脂肪/g	碳水化合物/g	热量/kcal	钙/mg	磷/mg	铁/mg	胡萝卜素/mg	硫胺素/mg	核黄素/mg	烟酸/mg	抗坏血酸/mg
猪血	100	79.1	18.9	0.4	0.6	82								
牛肉	100	68.6	20.1	10.2	0	172	7	170	0.9	0	0.07	0.15	6.0	
羊肉	100	58.7	11.1	28.8	0.8	307				0	0.07	0.13	4.9	0
人乳	100	87.6	1.5	3.7	6.9	67	34	15	0.1	250	0.01	0.04	0.1	6
牛乳	100	87.0	3.3	4.0	5.0	69	120	93	0.2	140	0.04	0.13	0.2	1
羊乳	100	86.9	3.8	4.1	4.3	69	140	106	0.1	80	0.05	0.13	0.3	
马乳	100	90.6	2.1	1.1	5.8	42								
乳酪	100	31.6	28.8	35.9	0.3	440	590	393	0.6	1 280	0.08	0.50	0.2	0
黄油	100	14.0	0.5	82.5	0	745	15	15	0.2	2 700	0	0.01	0.1	0
代乳糕"5410"	100	5.0	18.8	13.6	58.1	430	661	419	5.6	0.35	0.09	0.66	1.4	0
淡味糕	100		8.9	1.6	73.9	346	602	483	2.5		034	0.79	2.1	0
糕干粉	100	7.6	5.6	5.1	79.0	386	508	540	1.7	0.12	0.15	0.06	1.2	0
淮山米粉	100		6.3	1.0	81.1	358	17	132	0.4	微量	0.16	0.05	1.3	0
鸡	34	74.2	21.5	2.5	0.7	111	11	190	1.5		0.03	0.09	8.0	
鸭	24	74.6	16.5	7.5	0.5	136					0.07	0.15	4.7	
鸡蛋	85	71.0	14.7	11.6	1.6	170	55	210	2.7	1 440	0.16	0.31	0.1	
鸡蛋黄	100	53.5	13.6	30.0	1.3	330	134	532	7.0	3 500	0.27	0.35	微量	
鸭蛋	87	70.0	8.7	9.8	10.3	164	71	210	3.2	1 380	0.15	0.37	0.1	
小黄鱼	63	79.2	16.7	3.6		99	43	127	1.2		0.01	0.14	0.7	
带鱼	72	74.1	18.1	7.4	0	139	24	160	1.1		0.01	0.09	1.9	
鲤鱼	62	77.4	17.3	5.1	0	115	25	175	1.6		微量	0.10	3.1	
鲫鱼	40	85.0	13.0	1.1	0.1	62	54	203	2.5		0.06	0.07	2.4	
墨鱼（乌贼）	73	84.0	13.0	0.7	1.4	64	14	150	0.6		0.01	0.06	1.0	
巧克力	100	1.0	5.5	27.4	65.9	532	95	192	3.4	85	0.03	0.13	0.5	0
猪油	100			99.0		891	0	0	0	0	0	0.01	0.1	0
植物油	100			100.0		900	0	0	0	0.03	0	0.04	0	0

附2：中国居民膳食营养素参考摄入量（中国营养学会 2013 年修订版）

附表 3-2 中国居民膳食能量需要量

年龄/岁	能量/MJ·d^{-1}						能量/kcal·d^{-1}					
	轻体力活动水平		中体力活动水平		重体力活动水平		轻体力活动水平		中体力活动水平		重体力活动水平	
	男	女	男	女	男	女	男	女	男	女	男	女
0~	—	—	380kJ/kg·d^{-1}	380kJ/kg·d^{-1}	—	—	—	—	90kcal/kg·d^{-1}	90kcal/kg·d^{-1}	—	—
0.5~	—	—	330kJ/kg·d^{-1}	330kJ/kg·d^{-1}	—	—	—	—	80kcal/kg·d^{-1}	80kcal/kg·d^{-1}	—	—
1~	—	—	3.77	3.35	—	—	—	—	900	800	—	—
2~	—	—	4.60	4.18	—	—	—	—	1 100	1 000	—	—
3~	—	—	5.23	5.02	—	—	—	—	1 250	1 200	—	—
4~	—	—	5.44	5.23	—	—	—	—	1 300	1 250	—	—
5~	—	—	5.86	5.44	—	—	—	—	1 400	1 300	—	—
6~	5.86	5.23	6.69	6.07	7.53	6.90	1 400	1 250	1 600	1 450	1 800	1 650
7~	6.28	5.65	7.11	6.49	7.95	7.32	1 500	1 350	1 700	1 550	1 900	1 750
8~	6.9	6.07	7.74	7.11	8.79	7.95	1 650	1 450	1 850	1 700	2 100	1 900
9~	7.32	6.49	8.37	7.53	9.41	8.37	1 750	1 550	2 000	1 800	2 250	2 000
10~	7.53	6.90	8.58	7.95	9.62	9.00	1 800	1 650	2 050	1 900	2 300	2 150
11~	8.58	7.53	9.83	8.58	10.88	9.62	2 050	1 800	2 350	2 050	2 600	2 300
14~	10.46	8.37	11.92	9.62	13.39	10.67	2 500	2 000	2 850	2 300	3 200	2 550
18~	9.41	7.53	10.88	8.79	12.55	10.04	2 250	1 800	2 600	2 100	3 000	2 400
50~	8.79	7.32	10.25	8.58	11.72	9.83	2 100	1 750	2 450	2 050	2 800	2 350
65~	8.58	7.11	9.83	8.16	—	—	2 050	1 700	2 350	1 950	—	—
80~	7.95	6.28	9.20	7.32	—	—	1 900	1 500	2 200	1 750	—	—
孕妇(早)	—	+0	—	+0	—	+0	—	+0	—	+0	—	+0
孕妇(中)	—	+1.25	—	+1.25	—	+1.25	—	+300	—	+300	—	+300
孕妇(晚)	—	+1.90	—	+1.90	—	+1.90	—	+450	—	+450	—	+450
乳母	—	+2.10	—	+2.10	—	+2.10	—	+500	—	+500	—	+500

注：未制定参考值者用"—"表示；"+"表示在同龄人群参考值基础上额外增加量；1kcal = 4.184kJ。

附表 3-3　中国居民膳食蛋白质、碳水化合物、脂肪和脂肪酸的参考摄入量

| 年龄/岁 | 蛋白质 | | | | 总碳水化合物 EAR/(g·d⁻¹) | 亚油酸 AI/%E | α-亚麻酸 AI/%E | EPA+DHA AI/(mg·d⁻¹) |
	EAR/(g·d⁻¹) 男	EAR/(g·d⁻¹) 女	RNI/(g·d⁻¹) 男	RNI/(g·d⁻¹) 女				
0~<0.5	—	—	9(AI)	9(AI)	60(AI)	7.3/150mg^a	0.87	100^b
0.5~<1	15	15	20	20	85(AI)	6.0	0.66	100^b
1~<4	20	20	25	25	120	4.0	0.60	100^b
4~<7	25	25	30	30	120	4.0	0.60	—
7~<11	30	30	40	40	120	4.0	0.60	—
11~<14	50	45	60	55	150	4.0	0.60	—
14~<18	60	50	75	60	150	4.0	0.60	—
18~<50	60	50	65	55	120	4.0	0.60	—
50~<65	60	50	65	55	120	4.0	0.60	—
65~<80	60	50	65	55	—	4.0	0.60	—
≥80	60	50	65	55	—	4.0	0.60	—
孕妇(早)	—	+0	—	+0	130	4.0	0.60	250(200^b)
孕妇(中)	—	+10	—	+15	130	4.0	0.60	250(200^b)
孕妇(晚)	—	+25	—	+30	130	4.0	0.60	250(200^b)
乳母	—	+20	—	+25	160	4.0	0.60	250(200^b)

注：^{a} 花生四烯酸；^{b} DHA；未制定参考值者用"—"表示；E%为占能量的百分比。

附表 3-4 中国居民膳食宏量营养素的可接受范围（U-AMDR）

年龄/岁 生理阶段	总碳水化合物/%E	糖*/%E·d⁻¹	总脂肪/%E	饱和脂肪酸/%E	n-6多不饱和脂肪酸/%E	n-3多不饱和脂肪酸/%E	EPA+DHA/（g·d⁻¹）
0~<0.5	—	—	48（AI）	—	—	—	—
0.5~<1	—	—	40（AI）	—	—	—	—
1~<4	50~65	—	35（AI）	—	—	—	—
4~<7	50~65	≤10	20~30	<8	—	—	—
7~<11	50~65	≤10	20~30	<8	—	—	—
11~<14	50~65	≤10	20~30	<8	—	—	—
14~<18	50~65	≤10	20~30	<8	—	—	—
18~<50	50~65	≤10	20~30	<10	2.5~9	0.5~2.0	0.25~2.0
50~<65	50~65	≤10	20~30	<10	2.5~9	0.5~2.0	0.25~2.0
65~<80	50~65	≤10	20~30	<10	2.5~9	0.5~2.0	0.25~2.0
≥80	50~65	≤10	20~30	<10	2.5~9	0.5~2.0	0.25~2.0
孕妇（早）	50~65	≤10	20~30	<10	2.5~9	0.5~2.0	—
孕妇（中）	50~65	≤10	20~30	<10	2.5~9	0.5~2.0	—
孕妇（晚）	50~65	≤10	20~30	<10	2.5~9	0.5~2.0	—
乳母	50~65	≤10	20~30	<10	2.5~9	0.5~2.0	—

注：*外加的糖；未制定参考值者用"—"表示；E%为占能量的百分比。

附表 3-5　中国居民膳食维生素的推荐摄入量或适宜摄入量

年龄/岁 生理阶段	VA/(μg RAE·d⁻¹) 男	VA 女	VD/(μg·d⁻¹)	VE(AI)/(mg a-TE·d⁻¹)	VK(AI)/(μg·d⁻¹)	VB_1/(mg·d⁻¹) 男	VB_1 女	VB_2/(mg·d⁻¹) 男	VB_2 女	VB_6/(mg·d⁻¹)	VB_{12}/(mg·d⁻¹)	泛酸(AI)/(mg·d⁻¹)	叶酸/(μg DFE·d⁻¹)	烟酸/(mg NE·d⁻¹) 男	烟酸 女	胆碱(AI)/(mg·d⁻¹) 男	胆碱 女	生物素(AI)/(μg·d⁻¹)	VC/(mg·d⁻¹)
0~<0.5	300(AI)		10(AI)	3	2	0.1(AI)		0.4(AI)		0.2(AI)	0.3(AI)	1.7	65(AI)	2(AI)		120		5	40(AI)
0.5~<1	350(AI)		10(AI)	4	10	0.3(AI)		0.5(AI)		0.4(AI)	0.6(AI)	1.9	100(AI)	3(AI)		150		9	40(AI)
1~<4	310		10	6	30	0.6		0.6		0.6	1.0	2.1	160	6		200		17	40
4~<7	360		10	7	40	0.8		0.7		0.7	1.2	2.5	190	8		250		20	50
7~<11	500		10	9	50	1.0		1.0		1.0	1.6	3.5	250	11	10	300		25	65
11~<14	670	630	10	13	70	1.3	1.1	1.3	1.1	1.3	2.1	4.5	350	14	12	400		35	90
14~<18	820	630	10	14	75	1.6	1.3	1.5	1.2	1.4	2.4	5.0	400	16	13	500	400	40	100
18~<50	800	700	10	14	80	1.4	1.2	1.4	1.2	1.4	2.4	5.0	400	15	12	500	400	40	100
50~<65	800	700	10	14	80	1.4	1.2	1.4	1.2	1.6	2.4	5.0	400	14	12	500	400	40	100
65~<80	800	700	15	14	80	1.4	1.2	1.4	1.2	1.6	2.4	5.0	400	14	11	500	400	40	100
≥80	800	700	15	14	80	1.4	1.2	1.4	1.2	1.6	2.4	5.0	400	13	10	500	400	40	100
孕妇(早)	—	+0	+0	+0	+0	—	+0	—	+0	+0.8	+0.5	+1.0	+200	—	+0	—	+20	+0	+0
孕妇(中)	—	+70	+0	+0	+0	—	+0.2	—	+0.2	+0.8	+0.5	+1.0	+200	—	+0	—	+20	+0	+15
孕妇(晚)	—	+70	+0	+0	+0	—	+0.3	—	+0.3	+0.8	+0.5	+1.0	+200	—	+0	—	+20	+0	+15
乳母	—	+600	+0	+3	+5	—	+0.3	—	+0.3	+0.3	+0.8	+2.0	+150	—	+3	—	+120	+10	+50

附表 3-6 中国居民膳食矿物质的推荐摄入量或适宜摄入量

年龄/岁 生理阶段	钙/(mg·d⁻¹)	磷/(mg·d⁻¹)	钾(AI)/(mg·d⁻¹)	镁/(mg·d⁻¹)	钠(AI)/(mg·d⁻¹)	氯(AI)/(mg·d⁻¹)	铁/(mg·d⁻¹)		锌/(mg·d⁻¹)		碘/(μg·d⁻¹)	硒/(μg·d⁻¹)	铜/(mg·d⁻¹)	钼/(μg·d⁻¹)	氟(AI)/(mg·d⁻¹)	锰(AI)/(mg·d⁻¹)	铬(AI)/(μg·d⁻¹)
							男	女	男	女							
0~0.5	200(AI)	100(AI)	350	20(AI)	170	260	0.3(AI)		2.0(AI)		85(AI)	15(AI)	0.3(AI)	2(AI)	0.01	0.01	0.2
0.5~<1	250(AI)	180(AI)	550	65(AI)	350	550	10		3.5		115(AI)	20(AI)	0.3(AI)	15(AI)	0.23	0.7	4.0
1~<4	600	300	900	140	700	1 100	9		4.0		90	25	0.3	40	0.6	1.5	15
4~<7	800	350	1 200	160	900	1 400	10		5.5		90	30	0.4	50	0.7	2.0	20
7~<11	1 000	470	1 500	220	1 200	1 900	13		7.0		90	40	0.5	65	1.0	3.0	25
11~<14	1 200	640	1 900	300	1 400	2 200	15	18	10	9.0	110	55	0.7	90	1.3	4.0	30
14~<18	1 000	710	2 200	320	1 600	2 500	16	18	11.5	8.5	120	60	0.8	100	1.5	4.5	35
18~<50	800	720	2 000	330	1 500	2 300	12	20	12.5	7.5	120	60	0.8	100	1.5	4.5	30
50~<65	1 000	720	2 000	330	1 400	2 200	12	12	12.5	7.5	120	60	0.8	100	1.5	4.5	30
65~<80	1 000	700	2 000	320	1 400	2 200	12	12	12.5	7.5	120	60	0.8	100	1.5	4.5	30
≥80	1 000	670	2 000	310	1 300	2 000	12	12	12.5	7.5	120	60	0.8	100	1.5	4.5	30
孕妇(早)	+0	+0	+0	+40	+0	+0	—	+0	—	+2	+110	+5	+0.1	+10	+0	+0.4	+1.0
孕妇(中)	+200	+0	+0	+40	+0	+0	—	+4	—	+2	+110	+5	+0.1	+10	+0	+0.4	+4.0
孕妇(晚)	+200	+0	+0	+40	+0	+0	—	+9	—	+2	+110	+5	+0.1	+10	+0	+0.4	+6.0
乳母	+200	+0	+400	+0	+0	+0	—	+4	—	+4.5	+120	+18	+0.6	+3	+0	+0.3	+7.0

注:未制定参考值者用"—"表示。

附表 3-7　中国居民膳食微量营养素平均需要量

年龄/岁 生理阶段	VA/(µg RAE·d⁻¹) 男	女	VD/(µg·d⁻¹)	VB₁/(mg·d⁻¹) 男	女	VB₂/(mg·d⁻¹) 男	女	VB₆/(mg·d⁻¹)	VB₁₂/(mg·d⁻¹)	叶酸/(µg DFE·d⁻¹)	烟酸/(mg NE·d⁻¹) 男	女	VC/(mg·d⁻¹)	Ca/(mg·d⁻¹)	P/(mg·d⁻¹)	Mg/(mg·d⁻¹)	Fe/(mg·d⁻¹) 男	女	Zn/(mg·d⁻¹) 男	女	I/(µg·d⁻¹)	Se/(µg·d⁻¹)	Cu/(mg·d⁻¹)	Mo/(µg·d⁻¹)
0~<0.5	—	—	—	—	—	—	—	—	—	—	—	—	—	—	—	—	—	—	—	—	—	—	—	—
0.5~<1	—	—	—	—	—	—	—	—	—	—	—	—	—	—	—	—	7	7	—	2.8	—	—	—	—
1~4	220	220	8	0.5	0.5	0.5	0.5	0.5	0.8	130	5	5	35	500	250	110	6	6	3.2	3.2	65	20	0.25	35
4~<7	260	260	8	0.6	0.6	0.6	0.6	0.6	1.0	150	7	6	40	650	290	130	7	7	4.6	4.6	65	25	0.3	40
7~<11	360	360	8	0.8	0.8	0.8	0.8	0.8	1.3	210	9	8	55	800	400	180	10	10	5.9	5.9	65	35	0.4	55
11~<14	480	450	8	1.1	1.0	1.1	0.9	1.1	1.8	290	11	10	75	1000	540	250	11	14	8.2	7.6	75	45	0.55	75
14~<18	590	440	8	1.3	1.1	1.3	1.0	1.2	2.0	320	14	11	85	800	590	270	12	14	9.7	6.9	85	50	0.6	85
18~<50	560	480	8	1.2	1.0	1.2	1.0	1.2	2.0	320	12	10	85	650	600	280	9	15	10.4	6.1	85	50	0.6	85
50~<65	560	480	8	1.2	1.0	1.2	1.0	1.3	2.0	320	12	10	85	800	600	280	9	9	10.4	6.1	85	50	0.6	85
65~<80	560	480	8	1.2	1.0	1.2	1.0	1.3	2.0	320	11	9	85	800	590	270	9	9	10.4	6.1	85	50	0.6	85
≥80	560	480	8	1.2	1.0	1.2	1.0	1.3	2.0	320	11	8	85	800	560	260	9	9	10.4	6.1	85	50	0.6	85
孕妇(早)	—	+0	+0	—	+0	—	+0	+0.7	+0.4	+200	—	+0	+0	+0	+0	+30	+0	+0	—	+1.7	+75	+4	+0.1	+7
孕妇(中)	—	+50	+0	—	+0.1	—	+0.1	+0.7	+0.4	+200	—	+0	+10	+160	+0	+30	—	+4	—	+1.7	+75	+4	+0.1	+7
孕妇(晚)	—	+50	+0	—	+0.2	—	+0.2	+0.7	+0.4	+200	—	+0	+10	+160	+0	+30	—	+7	—	+1.7	+75	+4	+0.1	+7
乳母	—	+400	+0	+0.2	+0.2	+0.2	+0.2	+0.2	+0.6	+130	+2	+2	+40	+160	+0	+0	+3	+3	+3.8	+3.8	+85	+15	+0.5	+3

注：未制定参考值者用"—"表示。

附表 3-8 中国居民膳食微量营养素的可耐受最高摄入量

年龄/岁	VA/(μg RAE·d⁻¹)	VD/(μg·d⁻¹)	VE/(mg α-TE·d⁻¹)	VB₆/(mg·d⁻¹)	叶酸/(μg·d⁻¹)	烟酸/(mg NE·d⁻¹)	烟酰胺/(mg·d⁻¹)	胆碱/(mg·d⁻¹)	VC/(mg·d⁻¹)	Ca/(mg·d⁻¹)	P/(mg·d⁻¹)	Fe/(mg·d⁻¹)	Zn/(mg·d⁻¹)	I/(μg·d⁻¹)	Se/(μg·d⁻¹)	Cu/(mg·d⁻¹)	Mo/(μg·d⁻¹)	F/(mg·d⁻¹)	Mn/(mg·d⁻¹)
0~0.5	600	20	—	—	—	—	—	—	—	1 000	—	—	—	—	55	—	—	—	—
0.5~<1	600	20	—	—	—	—	—	—	—	1 500	—	—	—	—	80	—	—	—	—
1~<4	700	20	150	20	300	10	100	1 000	400	1 500	—	25	8	—	100	2	200	0.8	—
4~<7	900	30	200	25	400	15	130	1 000	600	2 000	—	30	12	200	150	3	300	1.1	3.5
7~<11	1 500	45	350	35	600	20	180	1 500	1 000	2 000	—	35	19	300	200	4	450	1.7	5.0
11~<14	2 100	50	500	45	800	25	240	2 000	1 400	2 000	—	40	28	400	300	6	650	2.5	8.0
14~<18	2 700	50	600	55	900	30	280	2 500	1 800	2 000	—	40	35	500	350	7	800	3.1	10
18~<50	3 000	50	700	60	1 000	35	310	3 000	2 000	2 000	3 500	42	40	600	400	8	900	3.5	11
50~<65	3 000	50	700	60	1 000	35	310	3 000	2 000	2 000	3 500	42	40	600	400	8	900	3.5	11
65~<80	3 000	50	700	60	1 000	35	300	3 000	2 000	2 000	3 000	42	40	600	400	8	900	3.5	11
≥80	3 000	50	700	60	1 000	30	280	3 000	2 000	2 000	3 000	42	40	600	400	8	900	3.5	11
孕妇(早)	3 000	50	700	60	1 000	35	310	3 000	2 000	2 000	3 500	42	40	600	400	8	900	3.5	11
孕妇(中)	3 000	50	700	60	1 000	35	310	3 000	2 000	2 000	3 500	42	40	600	400	8	900	3.5	11
孕妇(晚)	3 000	50	700	60	1 000	35	310	3 000	2 000	2 000	3 500	42	40	600	400	8	900	3.5	11
乳母	3 000	50	700	60	1 000	35	310	3 000	2 000	2 000	3 500	42	40	600	400	8	900	3.5	11

注:未制定参考值者用"—"表示;有些营养素未制定可耐受摄入量,主要是因为研究资料不充分,并不表示过量摄入没有健康风险。

(徐秀)

3章

参考文献

［1］刘湘云,陈荣华,赵正言. 儿童保健学. 南京:江苏科学技术出版社,2011.

［2］DUGGAN C. Nutrition in Pediatrics. 5th edition. Shelton City:People's Medical Publishing House-USA,2016.

［3］SAMPAIO AD,EPIFANIO M,COSTA CAD,et al. Evidence on nutritional assessment techniques and parameters used to determine the nutritional status of children and adolescents:systematic review CIENCIA & SAUDE COLETIVA,2018,23(12):4209-4219.

4

第四章
儿童保健工作

4章

第1节 儿童保健工作的任务

儿童是人类的未来,是社会可持续发展的重要资源。儿童时期是人生发展的关键时期。为儿童提供必要的生存、发展、受保护和参与的机会和条件,最大限度地满足儿童的发展需要,发挥儿童潜能,将为儿童一生的发展奠定重要基础。

作为妇幼卫生工作的一个重要组成部分,我国的儿童保健事业和研究水平在过去的30多年也得到了较快的发展。儿童保健学(primary child health care)既是儿科学的基础,又与儿科很多亚专业有学科交叉。我国儿童保健的发展有很强的历史特点,随着不同时期国内儿童健康特点和疾病谱的变化,工作任务也随之发生相应的变化。目前,我国儿童生存状况已得到明显的改善,而保障儿童健康,预防儿童疾病,促进儿童发展,对于全面提高民族素质,建设人力资源强国具有重要战略意义,这也是儿童保健工作的首要任务。

一、保障儿童健康

儿童保健工作的第一项任务是保障儿童健康,其中包括降低婴儿、5岁以下儿童死亡率,保障儿童生存。婴儿死亡率(infant mortality)是指某年每千名活产婴儿中从出生到不满1岁时的死亡率。5岁以下儿童死亡率(less than 5-year old child mortality)表示每千名活产婴儿中从出生到不满5岁时的死亡率。《九十年代中国儿童发展规划纲要》中提出:"将1990年的婴儿死亡率和5岁以下儿童死亡率分别降低三分之一"的目标。随后的十年,我国儿童生存状况得到明显改善,婴儿死亡率1991年为50.19‰,1998年降低到38.00‰,1998年比1991年降低了24.29%;五岁以下儿童死亡率1991年为61.03‰,1998年降低到47.00‰,1998年比1991年降低了22.99%。2001年,我国颁布了《中国儿童发展纲要(2001—2010年)》,从儿童健康、教育、法律保护

和环境四个领域提出了儿童发展的主要目标和策略措施。近十年来,我国在政府的主导下,加快完善保护儿童权利的法律体系,我国儿童生存、保护、发展的环境和条件得到明显改善。截至2010年,我国儿童健康、营养状况持续改善,婴儿、5岁以下儿童死亡率分别从2000年的32.2‰、39.7‰下降到13.1‰、16.4‰(图4-1),纳入国家免疫规划的疫苗接种率达到了90%以上[1]。2021年,我国政府又颁布了《中国儿童发展纲要(2021—2030年)》,明确了未来十年中国儿童发展的总目标,其中关于"儿童与健康"的目标要求将新生儿、婴儿和5岁以下儿童死亡率分别降至3.0‰、5.0‰和6.0‰以下;儿童健康仍被摆在儿童发展的首位[2]。

儿童健康的主要内容还包括儿童营养状况、儿童体格发育水平和儿童时期常见病的预防等。对儿童健康的关注应该自其出生前开始,直至其成长的每一个

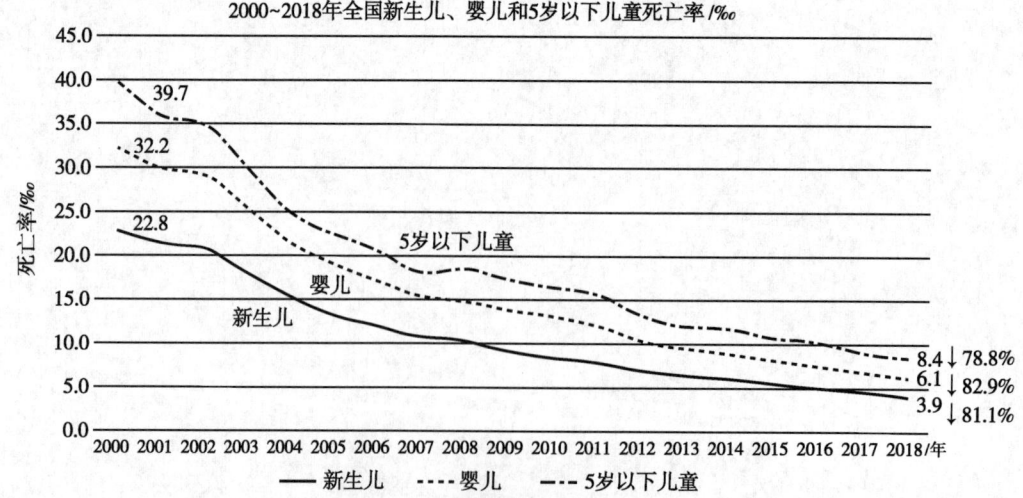

图4-1 2001—2018年全国儿童死亡率变化趋势
(数据来源于妇幼卫生监测)。

阶段。

保障儿童健康,应以城乡社区为重点,普及儿童健康基本知识。加强儿童健康相关科学技术研究,促进成果转化,推广适宜技术,降低对儿童健康影响最大的新生儿窒息、肺炎和先天性心脏病等的死亡率。应推进儿童医疗保健科室标准化建设,开展新生儿保健、生长发育监测、营养与喂养指导、早期综合发展、心理行为发育评估与指导等服务。

改善儿童营养状况,需开展科学喂养、合理膳食与营养素补充指导,提高婴幼儿家长科学喂养知识水平。加强卫生人员技能培训,预防和治疗营养不良、贫血、肥胖等儿童营养性疾病[3]。

为掌握中国儿童生长发育和营养状况的现状及变化趋势,我国每十年分别在九个相同的城市及其郊区对0~7岁儿童采取随机整群抽样方法进行体格发育状况调查(growth development state investigation)[4]。九市1975—2015年的5次调查数据比较显示:40年间我国儿童的体重、身高值呈快速增长,增长速度表现为递增趋势。1995年九市儿童的体重、身高和坐高值与1985年比有明显增长;头围、胸围的变化不大;体重、身高的城郊差别进一步缩小,地区差别也有逐渐缩小趋势。2005年九市儿童的体重、身高和坐高值较1995年又有明显增长,并且随年龄增长,增幅逐渐增大;头围、胸围也有不同程度增长。城区、郊区之间仍存在明显差别,但郊区儿童的身高增长速度快于城区,城市与郊区儿童的身高差别逐渐缩小[4]。2005年九市儿童的平均生长水平已达到2006年世界卫生组织颁布的儿童生长标准。而来自国家食物与营养监测系统的1990—2010年的5岁以下儿童身高体重的数据也显示了相似的趋势[5](图4-2、图4-3)。

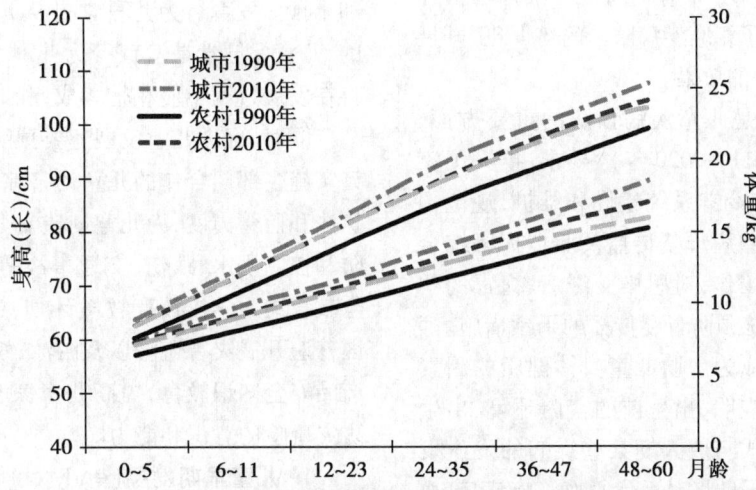

图4-2 1990—2010年中国城市和农村5岁以下男童身高体重比较
(数据来源:国家食物与营养监测系统)。

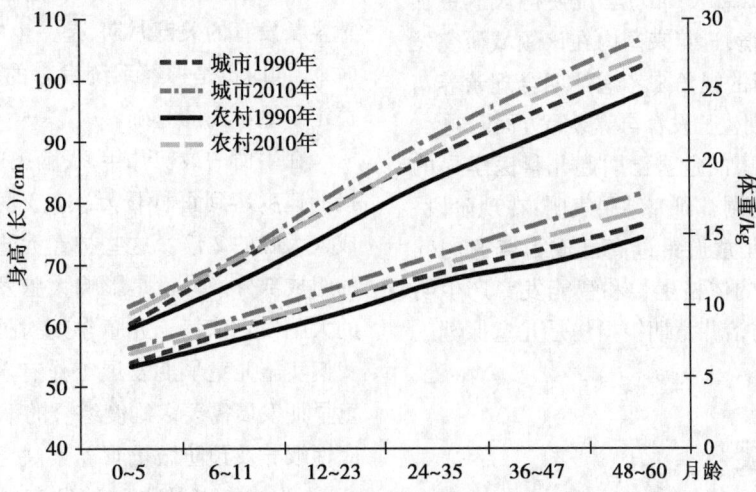

图4-3 1990—2010年中国城市和农村5岁以下女童身高体重比较
(数据来源:国家食物与营养监测系统)。

二、预防儿童疾病

儿童保健工作的第二项任务是——预防儿童时期的常见病，降低发病率，保护儿童健康。

预防儿童疾病要从降低出生缺陷（birth defects）做起。因此，要完善出生缺陷防治体系，加强婚前医学检查知识宣传，规范检查项目，改进服务模式，提高婚前医学检查率。加强孕产期合理营养与膳食指导。建立健全产前诊断网络，提高孕期出生缺陷发现率。开展新生儿疾病筛查、诊断和治疗，如推广和开展先天性甲状腺功能减退、新生儿苯丙酮尿症等遗传代谢性疾病筛查和新生儿听力筛查，提高确诊病例治疗率和康复率。

针对儿童常见病方面，20世纪80年代，在中国妇幼卫生示范县开展了儿童肺炎、小儿腹泻的流行病学监测及防治研究，并在全国范围内推广应用 WHO 推荐的儿童急性呼吸道感染（acute respiratory infection, ARI）标准病例管理；推广应用 WHO 推荐的口服补液疗法治疗小儿腹泻。还分别举办了相应疾病防治的培训班，开展健康教育等，取得了良好的效果。

传染性疾病的预防是儿童疾病预防的重要方面，《中国儿童发展纲要（2011—2020年）》要求：扩大国家免疫规划范围，加强疫苗冷链系统建设和维护，规范预防接种行为。将预防艾滋病母婴传播及胎传梅毒综合服务纳入妇幼保健常规工作，对感染艾滋病、梅毒的孕产妇及所生后代采取系统预防母婴传播的干预措施。

儿童单纯性肥胖已成为威胁儿童身体健康的因素之一。临床流行病研究表明，出生前的宫内环境、出生后的早期营养和生长方式与成人期某些疾病的发生发展密切相关。宫内环境不良将对后代心血管疾病、高血压病、糖代谢异常、肥胖和血脂异常等一系列疾病的发生产生重要影响。健康与疾病的发育起源（developmental origins of health and disease, DOHaD）学说使得人们更加关注孕期营养和宫内环境，近年来国内在该领域研究发展迅速，将引导我们从新的视角来考虑孕期合理营养与保健、母婴疾病、儿童早期生长发育与健康等方面问题。

环境污染对儿童健康的危害已引起儿科医学界的重视。上海、北京等地的调查研究结果表明：在现阶段，特别是工业化城市中，儿童血铅过高已成为普遍的问题。过高的血铅对儿童的体格生长和智能发育产生明显的不利影响。因此，防治儿童期铅损伤是儿童保健工作的一项长期任务。

三、促进儿童发展

儿童身心的健康发展是一项综合系统工程，它涉及儿童保健、儿童心理、发育行为儿科、儿童教育（特别是早期教育、幼儿教育）等学科，以促进儿童身心健康发展和防治儿童心理行为偏离及障碍为目标。

受社会经济、文化等因素的影响，我国不同区域和城乡间儿童发展不平衡。部分儿童在其心理行为的发展过程中存在着不同程度的发展偏离和心理行为障碍，这是由于遗传和环境因素在发展过程中相互影响和适应的结果。例如，由于家庭对儿童的过度保护而形成的脆弱儿童；由于学业负担过重而产生的形形色色的学习障碍；由于气质及性格的差异引起的行为差异或社会适应偏离等。这些偏离或障碍必将影响儿童的心身健康发展，也就为儿童保健工作者提出了儿童心理行为保健的任务。

发育行为儿科（Developmental and Behavioral Pediatrics）研究儿童正常行为发育规律与行为发育性疾病，研究儿童行为的发育与发育中的儿童行为，注重儿童和青少年的心理、社会和学习问题，以及对这些问题的预防和干预。发育行为儿科学是从儿童保健学中分化出来的，儿童保健学是发育行为儿科学发展的基础，两个学科在发展过程中应相辅相成，和谐发展。

同时，促进儿童发展还要预防和控制儿童伤害。制订实施多部门合作的儿童伤害综合干预行动计划，加大执法和监管力度，为儿童创造安全的学习、生活环境，预防和控制溺水、跌伤、交通事故等主要伤害发生。将安全教育纳入学校教育教学计划，中小学校、幼儿园和社区普遍开展灾害避险以及游泳、娱乐、交通、消防安全和产品安全知识教育，提高儿童家长和儿童的自护自救、防灾避险的意识和能力。

1. **儿童早期发展（early child development, ECD）**是近10年来提出的被全世界认同的儿童健康发展的目标。儿童早期发展是指从胎儿到8岁前儿童的体格、心理和社会能力的生长和发育过程，其中胎儿至2岁是儿童生长发育的关键时期，是一生中体格生长速度最快的时期，同时也是神经系统发育的关键时期，为一生健康奠定了最牢固的基础。

在生命的最初几年，大脑飞速发育。神经元形成连接的速度达到每秒百万次。3岁儿童大脑的活跃度是成人大脑的2倍。这些神经元连接是大脑功能最基础的组成部分。环境是影响大脑发育的重要因素。人类的大脑发育依赖于儿童早期对外界丰富的体验。这对我们实施儿童早期发展工作有着非常重要的意义。儿童早期发展需要多维度综合的干预。通过母乳喂养、回应性喂养及预防微量营养素缺乏等使儿童获得良好的营养，为体格以及大脑的发育提供物质基础。通过阅读、绘画、交流和玩耍等早期亲子互动，促进神经元连接形成。搂抱、爱抚和关爱等积极健康的互动能降低不利因素所带来的负面影响。保护儿童免受暴力、虐待和忽视，可以使大脑所承受的有害性压力有效降低。

就世界范围而言，儿童早期发展领域的水平参差不齐，服务不足、缺乏公平性还广泛存在，尤其是对于3岁以下儿童。如果将生长迟缓和贫困作为间接指标进行最新估算，在中低收入国家，有多达2.5亿的5岁以下儿童（占43%）面临无法实现其发展潜能的风险。

2. 健康与疾病的发育起源（development origins of health and disease，DOHaD） 即多哈理论，主要研究早期营养缺乏或不足与成人期非感染性疾病的关系，主要指肥胖、2型糖尿病、高脂血症、心血管疾病、骨质疏松症、慢性阻塞性肺疾病，以及以代谢紊乱等为主的代谢综合征。20世纪90年代，英国学者David Barker教授进行了一系列的研究，揭示孕期营养缺乏、胎儿低出生体重对其成年期心血管疾病、高血压病、糖代谢异常、向心性肥胖和血脂异常等一系列疾病发生的重要影响，在此研究基础上提出了"成人疾病胎儿起源"（fetal origins of adult disease，FOAD）假说。1998年，英国营养学专家Lucas提出了"营养程序化（nutrition programming）"的概念，即在发育的关键期或敏感期的营养状况将对机体或各器官功能产生长期乃至终身的影响。程序化是指在胎儿期或婴儿早期的营养状况和喂养模式将会影响他们一生的健康。

在此基础上，各国学者基于宫内环境和出生后发育关键期对胎儿及出生后直至成年期健康和疾病的研究，发现发育可塑期的生长特点对将来疾病的发生会产生一定影响，最终形成了"健康与疾病的发育起源"理论，并逐渐成为研究热点。DOHaD理论阐述了胎儿发育所经历的复杂编程过程（programming）。宫内环境包括营养、激素、感染和有害物质、损伤等都会影响胎儿的编程。胎儿会适应子宫内不利的环境以保证自己的生存，一旦超过胎儿的适应能力，出现异常编程（mal-programming），便会产生不利且长期的后果。宫内编程障碍的后果可以表现为死胎（妊娠终止）、出生缺陷、近期和远期的疾病以及发育障碍和迟缓。

3. 早期营养对生长发育和智力的影响 婴儿和儿童营养是一个连续统一体，其最佳的启动期可能是其母亲受孕之前。除了疾病、环境和遗传因素之外，受孕前的营养状态不仅影响母亲，而且也影响胎儿和婴儿的生长发育。孕前低体重使胎儿生长受限（fetal growth restriction，FGR）的危险性增加5倍。对单一营养素的研究也显示，母亲维生素A、叶酸、碘、铁和锌缺乏是引起FGR的病因之一。

胎儿出生体重反映了胎儿期的营养状况。小于胎龄儿（small for gestational age infant，SGA）比早产低出生体重儿更容易影响以后的生长发育，到学龄期和青春期时，部分SGA与适于胎龄儿（appropriate for gestational age，AGA）相比，不仅体重身长低于AGA，而且会有更多的行为和认知问题（图4-4）。

大脑是对环境改变最敏感的器官。大脑神经细胞分裂有两个高峰，第一个高峰在胎儿时期的10~20周，第二个高峰在生后3个月，此后脑细胞的增加速度逐渐减慢，但可以持续至出生后2岁或更长，以后脑组织的增加是由神经髓鞘细胞分裂来完成。出生后，脑的发育在婴儿期最快，脑细胞的增殖是一次性成熟的，若错过这个机会则无法再获得补偿。若此期发生营养不良，就会干扰增殖细胞的数目，即使日后去除病因也难以恢

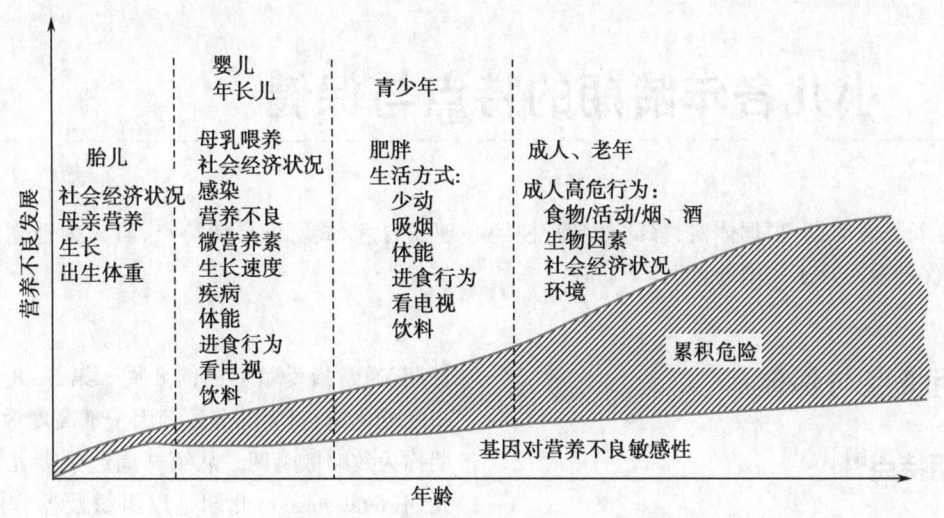

图4-4 早期营养对远期健康的影响

复,可造成永久性脑功能障碍。如果营养不良发生在脑细胞增殖期以后,可造成脑细胞体积变小和脑重量增加暂时减慢,由于不导致脑细胞数目的减少,所以一旦营养改善,脑发育可达到正常水平。胎儿期生长停滞对以后的智力及行为均有影响,这些孩子常有学习困难、智力发育差等表现。尤其在妊娠26周以前出现胎儿生长受限的孩子,更易发生精神发育障碍,主要表现为理解力差、计算能力低,这是因为妊娠26周前发生的营养不良会损害脑神经细胞早期增殖过程。营养不良发生愈早,对神经发育影响愈严重。

4. 早期营养与疾病的关系 早期的营养变化可从多方面长期影响生理功能。出生体重过低或过高(如超过4 000g的巨大儿),日后发生代谢综合征的风险明显增加。许多青少年时期和成人期疾病已被证实与早期营养有关,如成人期代谢综合征,包括肥胖、糖尿病、高脂血症、心脑血管疾病(冠心病、高血压),以及肺部疾病、精神疾病(精神分裂症、情绪紊乱)等。胎儿出生后,尤其是在3岁前的发育继续受到编程过程的影响,在体格和大脑发育、神经内分泌系统和代谢的发育方面的影响尤为明显。出生后儿童健康受到遗传和环境因素的影响,包括生活方式和行为的影响,如喂养和饮食行为对消化功能和代谢方式的影响,运动对体格发育的影响,语言环境对语言发育的影响,养育关系对心理行为发育的影响等,并一直持续到成年期。研究证明,母乳喂养可降低日后肥胖的风险。哈佛大学医学院对1 500名儿童进行的一项调查表明,到青春期时,生后用配方奶喂养者比用母乳喂养半年以上者体重超重的人数高出20%。加拿大对1 172名青少年的一项研究发现,婴儿期非母乳喂养者较母乳喂养者肥胖概率增加4倍。还有许多研究也证实了母乳喂养对减少成年期肥胖的益处。大量研究证明了儿童早期环境对发育编程的影响和远期后果,为预防儿童、成年和老年慢性疾病开辟了新的思路(图4-4)。

近年提出生命早期1 000天的理论,认为生命最初的1 000天(胎儿期与出生后最初2年),是投资回报率最高的阶段,成为干预的"机遇窗口"。改善儿童营养状况尤其是早期营养状况,是各国面临的共同问题。2007年、2011年和2016年,《柳叶刀》(The Lancet)三次刊发系列研究文章[6],指出了儿童早期发展相关风险因素和保护性因素,并提供了有力的证据支持儿童早期发展干预可有效预防人类潜能发展的损失。2009年后,已有70个国家将生命最初的1 000天作为干预的机遇窗口,以减少儿童死亡率和发病率,补充多种微量营养素项目成为国家的主流健康目标,被全球经济学家公认为是世界发展投资最好的项目。

(毛萌)

参考文献

[1] 中华人民共和国国务院. 中国儿童发展纲要(2001—2010年). 2000.

[2] 中华人民共和国国务院. 中国儿童发展纲要(2021—2030年). 2021.

[3] 中华人民共和国卫生部. 中国0-6岁儿童营养发展报告. 2012.

[4] 首都儿科研究所 九市儿童体格发育调查协作组. 2015年九市7岁以下儿童体格发育调查及40年变化趋势分析 中华儿科杂志 2018,56(3):192-199.

[5] 中华人民共和国卫生部. 中国0-6岁儿童营养报告. 2015.

[6] BLACK MM, WALKER SP, FERNALD LIA CH, et al. Early childhood development coming of age: science through the life course. The Lancet, 2017, 389(10064): 77-90.

第2节 小儿各年龄期的特点与保健

小儿整个生长发育时期,根据体格、解剖、生理、神经心理发育和/或所处环境特点,可人为地划分为不同年龄期,以利于掌握保健及医疗工作中的重点。

一、胎儿期特点与保健

(一)胎儿期特点[1]

从受精卵迅速分化,到初具人形的阶段称为胚胎发育期,通常指受精后的前8周。第3~8周是胚胎细胞高度分化期,对大部分致畸因子都高度敏感,因此,将此期称为致畸敏感期。从第9周起到婴儿出生为止为胎儿期(fetal stage),此期是以组织及器官的迅速生长和功能渐趋成熟为特点。

（二）胎儿期保健

胎儿期保健是通过对孕母的保健,达到保护胎儿宫内健康发育生长,直至安全娩出。胎儿期保健的重点在于预防。

1. 预防先天性发育不全　①预防各种病毒及原虫的感染;②孕母若患病应积极治疗,要谨慎用药,患病时应在医生指导下用药,不可滥用;③避免放射线照射;④避免接触铅、汞、苯、有机磷农药等化学物质或被化学物质污染的环境,防止中毒;⑤保证充足的营养、热能及维生素、铁与锌等微量元素的供给;⑥孕母应禁酒、禁烟;⑦保持愉快情绪。

2. 预防遗传性疾病　婚前遗传咨询,应避免近亲结婚。对有确诊或疑有遗传性疾病患者的家庭,或连续发生不明原因疾病患者的家庭,或有与遗传有关先天畸形、智力低下患者的家庭是遗传咨询的重点对象。

3. 预防早产　早产的原因很复杂,常与孕母妊娠并发症和/或患急、慢性疾病等有关,故预防早产必须重视定期产前检查,发现危险因素即应加强监护,积极处理,防止给胎儿造成危害,引起早产。

4. 加强孕母营养　妊娠后期 3 个月生长发育迅速,尤其是脑的发育明显加快。孕母后期加强营养供应,保证胎儿生长发育及分娩后授乳营养的储备。孕后期胎儿骨骼发育加快,足月儿骨骼的钙盐 80% 是妊娠后期的 3 个月从母体获得,若钙与维生素 D 不足,易引致新生儿低血钙或胎儿性佝偻病。妊娠后期 3 个月的营养对保证胎儿生长和贮存产后泌乳所需能量非常重要,每日主要营养素需要量为:能量 2 500kcal、蛋白质 60～70g、钙 1.2g、铁 18mg、维生素 C 80～100mg、维生素 A 1 800μg(6 000IU)、维生素 D 15μg(600U)。保证孕母营养应做到膳食平衡,避免摄入过多。

二、新生儿期特点与保健

（一）新生儿期特点

从胎儿娩出断脐时起至第 28 天为新生儿期(neonatal period),出生后不满 7 天的阶段称早期新生儿。新生儿期是婴儿出生后适应环境的阶段,生理上出现血液循环的改变和自主呼吸的建立;其他功能也逐渐完善,此期发病率高,常见的有早产、宫内生长障碍、窒息、产伤、感染、先天畸形等。国内外生命统计资料表明,新生儿期死亡人数占婴儿期死亡总数的 60%～70%,生后 7 天以内死亡者,又占新生儿期死亡总数的 70% 左右。

（二）新生儿期保健

新生儿保健重点是预防出生时的缺氧、窒息、低体温、寒冷损害综合征和感染。

1. 出生时保健

（1）新生儿娩出后迅速清除口腔内黏液,保持呼吸道通畅,预防早期新生儿缺氧、窒息。

（2）注意保暖,预防寒冷损伤综合征(硬肿症)。

（3）预防感染:①断脐要求严格无菌技术操作,脐带护理要求脐残端清洁干燥。②用消毒的纱布蘸温开水(或植物油)轻轻擦净头皮、耳后、面部、腋部皮褶处的血迹。③避免交叉感染;新生儿的用具每日煮沸消毒;对于乙肝表面抗原(HBsAg)阳性、乙肝 e 抗原(HBeAg)阳性母亲所生的婴儿,生后 12 小时注射高效丙种球蛋白(HBIgG 50U)与乙肝疫苗联合应用阻断乙肝病毒的母婴传播效果较好;母亲为 HBV 慢性携带者哺乳不增加 HBV 传播的危险度;"大三阳"母亲所生的婴儿应得到免疫保护。

2. 新生儿日常生活保健

（1）保暖:新生儿居室温度以 20～22℃、湿度以 55% 为宜,衣被要轻软、保暖。随时根据气温高低,调节室内温度、湿度及衣被。

（2）喂养:尽早吸吮母亲的乳头,以促进母乳分泌。鼓励母乳喂养,按需哺喂[2]。

（3）护理:①衣服和尿布要用柔软的棉布制作。衣服宜宽大,易穿易脱,冬衣要能保暖。尿布要勤换勤洗,预防臀红。②清洁卫生,脐带脱落前可用淋浴或用植物油轻擦皮肤皱褶处;脐带脱落后可放入盆中洗澡,用中性肥皂,动作轻,洗毕用干毛巾沾干皮肤,以免擦伤皮肤。脐部皮肤应加强护理,经常保持臀部和会阴部皮肤清洁干燥。③睡眠最好达 20 小时,睡时要变换体位,不要长时间仰卧,不要枕头,喂奶后宜向右侧卧,减少不必要的操作。

（4）预防感染:新生儿居室应保持清洁卫生,谢绝亲友探望,患病者不能接触新生儿,母亲患感冒哺乳时要戴口罩。尽早接种乙型肝炎疫苗和卡介苗。

（5）促进感知觉发育:母亲经常轻柔地抚摩新生儿,和他说话,用彩色的玩具逗逗他,以促进视、听、触觉的发展。

（6）筛查先天性代谢缺陷病:参阅本章第 3 节。

三、婴儿期特点与保健

（一）婴儿期特点

婴儿期(infancy)生长速度快,是体格生长第一高峰期,需要营养素丰富的食物,但其消化功能尚未成熟,易患消化紊乱、腹泻、营养不良等疾病,易出现缺铁性贫血。婴儿期是视觉、情感、语言发育的关键期,母婴相依情绪和焦虑建立是儿童健康个性发展的基础。主动免疫功能不成熟,6 个月后从母体获得的被动免疫抗体逐渐消失,而主动免疫功能尚未成熟,易患感染性疾病。

(二)婴儿期保健

促进儿童早期发展是婴儿期保健的重点,包括婴儿的营养、卫生保健、情感关爱、生活技能培养及智力开发。

1. **合理喂养** 母乳是婴儿从胎儿过渡到独立摄取营养的天然食品,提倡纯母乳喂养,逐渐适时添加辅食;部分母乳喂养或人工喂养婴儿应正确选择配方奶;足 6 个月的婴儿开始引入其他食物,为婴儿后期接受成人食物做准备;第一个半固体食物是强化铁的谷类食物,可补充婴儿铁营养的需要。

2. **促进感知觉发展** 婴儿期是感知觉发展的快速时期。经常用带有声、光、色的玩具刺激婴儿对外界的反应,促进婴儿感知发育。按月龄结合婴儿能力训练,可促进婴儿感知觉、行为发育,提高婴儿神经心理的发育水平。

3. **生长监测** 应用生长发育监测图监测婴儿的生长和营养状况,早期发现偏离,及时分析其原因,采取有针对性的措施及时矫治。

4. **定期健康检查** 定期进行健康检查可早期发现问题,早期干预。一般小于 6 个月的婴儿每 1~2 月检查 1 次;6 个月以上,每 2~3 个月 1 次。避免营养不良、肥胖。

5. **体格锻炼** 坚持每日户外活动 1 小时,进行空气浴、日光浴和被动体操,增强体质,降低维生素 D 缺乏性佝偻病的发生。

6. **预防接种** 按照计划免疫程序,在 1 岁内完成各种疫苗的基础免疫。

7. **预防常见病** 呼吸道感染、腹泻等感染性疾病;贫血、佝偻病等营养性疾病威胁婴儿健康,必须积极预防。

四、幼儿期特点与保健[1, 3]

(一)幼儿期特点

幼儿期(toddler's age)小儿的特点是生长速度减慢,前囟闭合,乳牙出齐。神经系统发育开始减慢,脑的大小已达成人的80%。已能自由行动,语言理解与表达能力加速发育,能用人称代词,能控制大小便。此期小儿所患疾病与婴儿期相似,唯消化功能紊乱减少,而呼吸系统疾病相对增多,急性传染病发病率较高。

(二)幼儿期保健

1. **合理安排膳食** 幼儿期仍需供给营养丰富的食物,以满足体格生长、神经心理发育及活动增多的需要。各种营养素及热能供给要全面,比例平衡。每日 5~6 餐适合幼儿生长需要和消化道功能水平,其中乳类供能仍不应低于总能量的 1/3(约 30kcal/kg)。幼儿的自行进食技能与婴儿期的训练有关,发展进食独立行为,鼓励自己进食,防止强迫进食;避免过多液体或零食摄入而影响进食。

2. **培养良好的生活习惯**。

3. **早期教育** 幼儿期是语言、动作和神经心理发展的重要时期,要加强早期教育,促进语言、动作及神经心理健康发展。早期教育内容及方法参阅本章第 3 节。

4. **定期健康检查** 每 3~6 个月健康检查 1 次,每年测定 1 次血红蛋白及尿常规。加强听力、牙齿的检查。

5. **预防接种** 按照计划免疫程序对有关疫苗进行加强免疫。

6. **防治常见病**。

7. **预防意外事故**。

五、学龄前期特点与保健

(一)学龄前期特点

学龄前期(preschool stage)儿童的特点是生长速度减慢,每年体重增加约 2kg,身高增加平均约 5cm。运动发育方面,开始有较好的平衡,两足交替步登楼梯,能模仿绘画或临摹横、直线和基本的几何图形。4 岁时已掌握生活常用语言,好奇多问,模仿性强,渐渐能参加小范围的集体游戏。此期儿童易发生车祸、烫伤等意外事故。

(二)学龄前期保健

1. **合理膳食** 为满足此期儿童生长发育的需要,应供给平衡膳食,食物多样化以增进食欲。养成定时进食、不偏食、不挑食等良好的饮食卫生习惯。

2. **学前教育** 学前教育在人类发展中有极其重要

的作用,心理、智能、语言、情绪和性格的发展,都是在学龄前期打下基础,绝不能把学前教育简单地理解为"教知识"。学前教育是通过讲故事、组织各种游戏、参观、绘画、欣赏音乐歌舞、体操、运动会、郊游等,培养儿童学习能力、分辨是非的能力、品格毅力等,发展儿童的好奇心和求知欲等,还要通过日常生活内容锻炼独立生活能力,为入小学打好基础。

3. **合理安排日常活动** 除保证定时进食、睡眠外,还要合理安排户外活动、锻炼、游戏、室内手工作业、绘画等。开始识字写字,要培养坐立、看书绘画的正确姿势等。

4. **定期健康检查** 每半年至一年检查 1 次,要测量身高、体重,检查牙齿、视力、听力、血红蛋白等,对检查出来的问题要及时处理。

5. **预防接种** 按计划免疫程序进行。

6. **预防疾病及意外事故** 此期儿童呼吸道感染、外伤、食物中毒、龋齿、弱视等相对增多。应重视预防教育,加强防护性措施。

六、学龄期特点与保健

(一)学龄期特点

学龄期(school stage)儿童的特点是 7~8 岁后生长速度稍有增快趋势,皮下脂肪重新开始堆积。脑的形态发育基本完成,而淋巴系统发育则处于高潮。约 6 岁开始换牙,一般儿童到 12 岁时全副乳牙已脱落,萌出除第三磨牙外的全部恒牙。多种生理功能,包括免疫功能已基本成熟、稳定。认知能力加强,社会心理进一步发育,逐渐适应学校环境并进入家庭及学校以外的社会。此期器质性疾病较少,呼吸道感染仍较常见。

(二)学龄期保健

1. **培养良好卫生习惯** 培养每天早、晚刷牙、饭后漱口的习惯;饭前便后洗手的习惯;按时进食、按时睡眠和夏季午睡的习惯;喝水用自己的水杯,不随地吐痰等良好习惯。

2. **培养正确姿势** 学龄儿童的整个生长发育过程是在学校度过的。这个时期骨骼正处在生长发育阶段,若听课、看书、写字时经常弯腰、歪头、扭腰、站立时歪肩,走路时低头、驼背,都可影响胸廓的正常发育,长久下去就会形成驼背、脊柱异常弯曲等畸形。因此,培养学生有正确的坐、立、行走等姿势,是教师的任务之一。

3. **小学课间加餐** 小学生因赶早晨上课而进食不足,最好于上午课间补给营养食品以保证其体格发育,减少疲劳,促进注意力集中学习。

4. **预防近视眼** 预防措施包括:①教室要有适当的光线;②课桌椅高度应适合学生的身高、坐高;③教材应印刷清楚;④教育学生看书写字的姿势要端正,书本(或纸)和眼睛应保持 33cm 左右的距离,禁止卧位看书等。

5. **健康检查** 每年一次,包括身高、体重测量、视力听力筛查以及心理发育筛查等。

6. **体育锻炼** 要适应学龄儿童发育特点安排适当的内容,要循序渐进,持之以恒。

7. **法制教育** 开展适合学龄儿童的法制教育,使其从入学开始,学会遵纪守法,培养正确的、良好的同学友好关系。

8. **预防疾病及意外事故** 加强对假期儿童的管理,防止发生溺水、交通灯意外事故。

七、青春期特点与保健

(一)青春期特点

青春期(adolescence)是儿童过渡到成人的发育阶段,女童 12~18 岁,男童 13~20 岁为青春期。但存在着较大的个体差异,与地区、气候及种族都有关系。此期的特点是体格生长出现又一次加速以后又减慢的过程,直至最后身高停止生长和生殖系统的发育成熟。此期内分泌系统发生一系列变化,心理发育如逻辑思维等达到新的水平。此期疾病常与内分泌有关,如月经不调、痤疮、肥胖症、贫血等。

(二)青春期保健

1. **加强营养** 此期由于体格生长的加速和活动的增加,必须加强营养,保证食物的质与量的供应,注意烹调技术,讲究饮食卫生。

2. **体育锻炼** 要按学校规定的锻炼项目开展体育锻炼,以增强体质,锻炼意志。

3. **卫生保健** 应合理安排作息时间,保证良好的睡眠。每年应做一次体格检查,以便早期发现问题,尽早处理。

4. **生理卫生教育** 学校应结合生理卫生课举办青春期卫生专题讲座;组织参观人体生理卫生与解剖图解教育;使学生了解青春期发育特点及第二性征发育的规

律;了解生物遗传、人类与遗传的生物特征;理解近亲婚配可增加遗传性疾病的危险性;指导女学生重视经期卫生及必要的卫生措施。

5. 法制教育 教育青少年树立社会主义的道德观念、人生价值观念;爱护集体、遵纪守法,成为勤劳、奋发学习的新一代公民。

6. 预防疾病及意外事故 青春期儿童喜欢冒险,尤其要防范交通、溺水、跌落等意外发生。

(毛萌)

参考文献

[1] 毛萌,江帆. 儿童保健学. 4 版. 北京:人民卫生出版社,2020:243-245,331-335.

[2] 中华医学会儿科学分会儿童保健学组,中华医学会围产医学分会,中国营养学会妇幼营养分会,等. 母乳喂养促进策略指南(2018 版). 中华儿科杂志,2018,56(004):261-266.

[3] 黎海芪. 实用儿童保健学. 北京:人民卫生出版社,2016:2-27.

第3节 儿童保健服务内容与管理

一、新生儿保健

(一)新生儿早期基本保健[1]

为了改善新生儿生存状况,降低新生儿死亡率,世界卫生组织(WHO)于 2013 年制定和发布了"新生儿早期基本保健(early essential newborn care,EENC)"指南。推荐干预措施包括新生儿出生后应规范完成的擦干、脐带延迟结扎、母婴皮肤接触、第 1 次母乳喂养、延迟洗澡、早产儿袋鼠式护理法、新生儿复苏技术、新生儿感染治疗等基本保健服务技术。具体内容和程序如下:

1. 分娩前准备 保持产房温度在 26~28℃,准备钟表、产包和助产相应的器械和物品、产后使用的缩宫素,准备新生儿复苏区,对母胎进行密切监测,向产妇介绍产后即刻需要进行的保健处理措施。

2. 新生儿出生至生后 90 分钟的保健措施 新生儿娩出后,立即置于母亲腹部的干毛巾上,生后 20~30 秒内完成擦干,开始母婴皮肤接触。不建议常规进行口鼻吸引(除非有气道梗阻)。期间若新生儿出现喘息或不能呼吸,应立即开始复苏。待脐带搏动停止后(约生后 1~3 分钟)断脐,不消毒脐带断端。让新生儿与母亲保持不间断的持续皮肤接触至少 90 分钟,每隔 15 分钟监测 1 次新生儿的呼吸和体温。当新生儿出现觅乳征象时,支持进行母乳喂养。

3. 新生儿生后 90 分钟至 24 小时的保健措施 在新生儿完成第一次母乳喂养后,检查呼吸情况、肢体活动和肌张力、皮肤颜色、脐带外观、有无产伤和畸形等,测量体重、身长和体温,常规进行新生儿眼部护理,注射维生素 K_1 和预防接种。

4. 出院前新生儿保健措施 母婴同室,鼓励母亲多与新生儿进行皮肤接触。早产儿/低出生体重儿生命体征平稳后,应鼓励袋鼠式护理及母乳喂养。住院期间新生儿应接受全面体检,检查有无黄疸、感染体征等,并注意识别吃奶差、惊厥、呼吸增快(呼吸频率≥60 次/min)、三凹征、四肢活动减少、体温>37.5℃ 或<35.5℃ 危险症状。出院前为新生儿行全面体格检查,评估母乳喂养情况,提倡纯母乳喂养至婴儿 6 个月。教会家长如何及时识别危险症状,指导家长按照国家相关指南进行新生儿疾病筛查和免疫接种。

(二)新生儿访视

新生儿访视是指妇幼保健人员去产妇家中随访新生儿,目的是宣传普及科学育儿知识,指导家长做好新生儿的喂养、护理和疾病预防,早期发现异常和疾病,及时处理和转诊,以降低新生儿的发病率和死亡率,促进新生儿健康生长[2-3]。

1. 访视对象与次数 辖区内居住的新生儿均为访视对象。正常足月新生儿访视 2 次,时间分别为出院后 7 天内、生后 28~30 天。对早产、低出生体重、多胎、产伤、出生窒息、高胆红素血症、感染等高危新生儿,在得到该新生儿出院(或家庭分娩)报告后 3 日内访视,并酌情增加访视次数。对体重低于 2 000g、体温不正常、生活能力差的新生儿每天访视 1 次,必要时转诊,情况好转后每周访视 1~2 次。

2. 访视内容

(1)询问:向产妇了解孕期及新生儿出生时和出生后的情况。如母亲分娩的年龄、孕期健康状况及药物使用情况、孕周、分娩方式,新生儿有无产伤、窒息和畸形、阿普加评分、出生体重、身长、头围等情况,询问新生儿生后喂养方式、吃奶次数、吃奶量、大小便和睡眠情况,有无疾病征象、是否接种卡介苗和乙肝疫苗,是否已做新生儿听力筛查和新生儿遗传代谢病筛查等。

(2) 观察:①新生儿的一般情况,如面色、精神、呼吸节律、哭声和反应性,观察有无嗜睡、烦躁、吸吮无力、黄疸、青紫、呼吸急促、反应差等异常表现;②哺乳时母婴姿势、含接姿势及吸吮力;③室内温度、通风、卫生环境等。

(3) 测量:①测量体温:用腋表测量,保持 5 分钟后读数。②测量体重:用新生儿访视秤测量,测量前需去除新生儿所有衣物,或记录时减去衣服和尿布重量。体重记录以克(g)或千克(kg)为单位,如以千克为单位需记录至小数点后 2 位。③未做新生儿听力筛查者需进行听力筛查。

(4) 体格检查:在进行全面的体格检查之前,家庭访视医生需洗净双手,检查动作要轻柔、迅速,勿过多暴露小儿。一般按以下顺序检查,①头面部:前囟及颅缝情况,有无血肿、唇腭裂、鹅口疮、眼外观有无异常、颈部是否有异常包块。②皮肤:有无黄疸、皮疹、硬肿等,颈部、腋下、腹股沟、臀部等皮肤皱褶处有无潮红或糜烂。③胸部:胸部外观有无畸形,有无呼吸困难和胸凹陷,计数 1 分钟呼吸次数和心率;心脏听诊有无杂音,肺部呼吸音是否对称、有无异常。④腹部:有无膨隆、包块,肝脾有无肿大,脐带是否脱落、脐部有无红肿、渗出。⑤外生殖器及肛门:有无畸形,男孩睾丸位置、大小,有无阴囊水肿、包块。⑥四肢:有无畸形,活动度、肌张力有无异常,臀部、腹股沟和双下肢皮纹是否对称,双下肢是否等长等粗。

3. 异常情况处理　发现鹅口疮、脐炎、尿布皮炎、脐部污染等异常情况,妇幼保健医生要及时处理,向父母说明新生儿的病情和注意事项,并预约好下次访视时间。访视中若新生儿出现反应差、面色发灰、呼吸频率 <20 次/min 或 >60 次/min、心率 <100 次/min 或 >160 次/min、体温 ≤35.5℃ 或 ≥37.5℃、脐部脓性分泌物多、皮肤严重黄染、喂养困难等危险征象时,医生应协助家长将患儿立即转诊至当地有诊治新生儿疾病条件的医疗保健机构。如果发现新生儿有心脏杂音、皮疹、颈部有包块、畸形等征象时,也建议择期转诊。

4. 养育指导

(1) 母乳喂养:观察和评估母乳喂养的体位、新生儿含接姿势和吸吮情况等,鼓励纯母乳喂养,按需哺喂,两次奶间不需喂水。根据新生儿小便次数、体重增长情况,及时估计哺喂的乳量是否充足。对吸吮力弱的早产儿,可将母亲的乳汁挤在杯中,用滴管喂养;喂养前母亲可洗手后将手指放入新生儿口中,刺激和促进吸吮反射的建立,以便主动吸吮乳头。

(2) 保暖:新生儿体表面积相对较成人大,极易散热。如果气候寒冷,应积极采取措施,确保房间温暖。还可教家长采用袋鼠式保暖法,即将新生儿放于母体胸前,皮肤接触,并用母亲衣物裹腹保暖,以维持新生儿正常体温,防止寒冷损伤。条件允许时,新生儿居室冬季室温应保持在 22~26℃,炎热的季节不可包盖过多,注意通风,以免引起脱水、发热等不良后果。

(3) 护理:注意保持新生儿皮肤清洁,每日用温开水清洗头皮、耳后、面部、颈部、腋下及其他皮褶处,脐带脱落后可盆浴。每次大便后用温水洗臀部,肛周涂少许植物油或鞣酸软膏以防臀红。尿布应用柔软、清洁、吸水性强的棉织品,勤洗勤换,每次洗后应经日光照射或开水浸烫消毒。内衣应选用柔软、宽松、浅色的棉织品,不宜用带子捆绑。对新生儿、婴儿生理性黄疸、生理性体重下降、“马牙”“螳螂嘴”、乳房肿胀、假月经等现象无需特殊处理。

(4) 预防感染:注意家庭卫生,接触新生儿前要洗手,减少探视,家人患有呼吸道感染时要戴口罩,以避免交叉感染。生后数天开始补充维生素 D,足月儿每日口服 400IU,早产儿每日口服 800IU。对未接种卡介苗和第 1 剂乙肝疫苗的新生儿,提醒家长尽快补种。有吸氧治疗史的早产儿,在生后 4~6 周或矫正胎龄 32 周转诊到开展早产儿视网膜病变(retinopathy of prematurity, ROP)筛查的指定医院开始进行眼底病变筛查。

(5) 促进亲子交流:母亲和家人要经常抚摸和抱抱新生儿,轻柔地抚摸会使他/她感到舒服和安全。新生儿喜欢看色彩鲜艳的玩具、听柔和的声音,看着他/她的眼睛与他/她说话,他/她会将眼睛转向玩具或声音的方向。让新生儿的手脚能自由活动,还可经常让他/她趴着,用玩具逗引使他/她努力抬头。通过以上训练来促进新生儿感知觉和运动的发育。

二、新生儿疾病筛查

新生儿疾病筛查(neonatal screening)是指通过快速、简便、敏感的检验监测方法,对危及儿童生命、危害其生长发育和/或智力障碍的先天性遗传代谢性疾病和/或内分泌疾病,以及其他出生缺陷进行群体筛检,从而在患儿未出现临床表现时早期诊断并及时治疗,以预防症状出现和/或减轻远期严重后果。新生儿疾病筛查是提高出生人口素质,减少出生缺陷的预防措施之一。

(一)我国新生儿疾病筛查现状

我国新生儿疾病筛查工作始于 20 世纪 80 年代,卫生部于 2009 年和 2010 年先后颁布了《新生儿疾病筛查管理办法》和《新生儿疾病筛查技术规范(2010 年版)》[4]。20 余年来稳步扩大新生儿疾病筛查覆盖面,重点开展先天性甲状腺功能减退(congenital hypothyroidism,CH)、苯丙酮尿症(phenylketonuria,PKU)两项遗传代谢性疾病筛查和听力障碍筛查。2017 年全国新生儿遗传代谢病筛查率达 97.5%,2018 年启动新生儿先天性心脏病筛查。

(二)新生儿遗传代谢性疾病筛查方法与程序

1. 采血时间 目前我国多采用干血滤纸片法进行新生儿遗传代谢性疾病筛查。正常血样采集在新生儿出生 72 小时后、7 天之内,并充分哺乳(至少 8 次)后进行。既避免了在未哺乳无蛋白质负荷下可能出现 PKU 筛查的假阴性,又可避开生理性促甲状腺素(thyroid stimulating hormone,TSH)上升,减少 CH 筛查的假阳性,减少漏诊和误诊的发生。对于各种原因(早产儿、低出生体重儿、正在治疗疾病的新生儿、提前出院者等)未采血者,采血时间一般不超过出生后 20 天。

2. 采血部位及方法 按摩或热敷新生儿足跟,并用 75% 乙醇消毒皮肤。待乙醇完全挥发后,使用一次性采血针刺足跟内侧或外侧,深度<3mm。将滤纸片接触血滴,血滴自然渗透,滤纸正反面血斑一致,血斑无污染、无渗血环,每个血斑直径>8mm,至少采集 3 个血斑。将血片悬空平置,自然晾干呈深褐色,避免阳光及紫外线照射、烘烤、挥发性化学物质等污染。血片保存要及时将滤纸干血片置于密封袋内,密闭保存在 2~8℃冰箱中,有条件者可 0℃ 以下保存。

3. 检测指标 由于低浓度的甲状腺素水平会导致血液中 TSH 分泌明显增加,因此 CH 选择 TSH 作为筛查指标;PKU 则直接检测血液中苯丙氨酸(phenylalanine,Phe)的浓度。

4. 检测方法 ①先天性甲状腺功能减退:筛查方法为时间分辨免疫荧光分析法(time-resolved fluorimmunoassay,Tr-FIA)、酶免疫荧光分析法(enzyme immunofluorescence assay,FEIA)和酶联免疫吸附法(enzyme linked immunosorbent assay,ELISA),TSH 浓度 > 10 ~ 20μU/ml 为筛查阳性。②苯丙酮尿症:筛查方法为荧光分析法、定量酶法、细菌抑制法和串联质谱法,苯丙氨酸(Phe)浓度>120μmol/L(2mg/dl)为筛查阳性。对于两次实验结果均大于阳性切值的,须追踪确诊。

(三)新生儿听力筛查方法与程序

新生儿听力筛查是早期发现新生儿听力障碍,开展早期诊断和早期干预的有效措施,是减少听力障碍对语言发育和其他神经精神发育的影响,促进儿童健康发展的有力保障。

1. 筛查时间 ①正常出生新生儿:出生后 48 小时至出产院前完成初筛,未通过者及漏筛者于 42 天内均应当进行双耳复筛。②新生儿重症监护病房(neonatal intensive care unit,NICU)婴儿:出院前进行自动听性脑干反应(automatic auditory brainstem response,AABR)筛查,未通过者直接转诊至听力障碍诊治机构。

2. 筛查方法 清洁外耳道,让受检儿处于安静状态,采用筛查型耳声发射仪或自动听性脑干反应仪进行测试。

3. 转诊要求 复筛仍未通过的正常婴儿,应当在出生后 3 个月内转诊至省级卫生行政部门指定的听力障碍诊治机构接受进一步诊断;筛查未通过的 NICU 婴儿,应当直接转诊到听力障碍诊治机构进行确诊和随访。

(四)组织管理

新生儿疾病筛查是一项需要多部门参与,且质量受到严格控制的长期工作。因此,省、市一级的新生儿疾病筛查中心,在卫生行政部门的领导下,负责所在地区新生儿疾病筛查工作的业务管理,包括各个环节的质量控制,病人的确诊、治疗和随访、数据统计分析等。开展住院分娩的各级医疗保健机构负责新生儿疾病筛查标本和信息的采集、递送及相关的宣教工作,并协助可疑病人的追访。由此,建立起一整套比较完善的组织机构和管理体系,保证整个工作顺利实施。

三、定期健康检查与生长监测

(一)定期健康检查

1. 检查目的 定期健康检查(periodic physical examination)是对儿童按一定间隔进行的健康检查,是儿童生长发育监测的基础环节,也是儿童保健工作的重要内容。定期健康检查能让医生和父母系统地观察儿童的生长发育、营养状况,了解在护理和喂养中存在的问题,尽早发现异常和疾病,及时干预,指导家长做好科学育儿及疾病预防,促进儿童健康成长。

2. **检查时间**　按照 0 岁 4 次、1 岁 2 次、2 岁 2 次、3 岁以上每年 1 次的体检原则(即 4—2—2—1 体检),3 岁以下儿童健康体检一般安排在生后 3、6、8、12、18、24、30、36 个月时进行。为方便家长,3～6 岁儿童体检可于每年 5～8 月份儿童大体检时一次完成。此外可根据儿童个体情况,结合预防接种时间或本地区实际情况适当调整检查时间、增加检查次数。

3. **检查内容**　①询问父母该儿童在两次健康体检期间的喂养方式、食物转换、睡眠、户外活动、神经精神发育及患病情况。②所有儿童均要测量体重和身长(高),2 岁以内儿童还可增加头围的测量。应用世界卫生组织(WHO)标准,采用离差法评估儿童的体格生长情况,对评价结果为低体重、生长迟缓、消瘦三种营养不良及肥胖的儿童进行重点管理。③全身系统检查:观察儿童精神状态、面容、表情和步态。检查儿童的心、肺、肝、脾、四肢、皮肤,以及眼、耳、鼻、口腔、头颈部、淋巴结有无异常,有无畸形及神经系统检查。进行听力筛查和 4 岁以上儿童的视力检查。对于婴幼儿还要检查前囟的闭合以及牙齿的萌出,观察有无郝氏沟、肋骨串珠、鸡胸、漏斗胸等佝偻病体征。④心理行为发育监测:按照儿童生长发育监测图的运动发育指标进行发育监测,定期了解儿童心理行为发育情况,及时发现发育偏离儿童。⑤实验室检查:一般情况下,6～9 个月的婴儿检查一次血红蛋白,1 岁以后的儿童每年检查一次血红蛋白。另外,可以定期给儿童检查粪便常规、尿常规,必要时可进行肝功能和/或 X 线检查,检测血钙、磷、碱性磷酸酶等。

(二)儿童生长监测

利用儿童生长监测图,对儿童的体重、身长(高)等体格生长指标进行连续地测量与评价过程称为生长监测(growth monitoring)。

1. **监测目的**　可以直观地监测儿童体格生长的水平和速度,动态地观察婴幼儿生长发育的趋势,早期发现生长迟缓现象。通过使用生长监测图,父母也可以学会亲自监测孩子的营养状况,更能及时地发现儿童体格发育中的问题,提高家庭自我保健能力,促进儿童健康成长。

2. **监测原理**　儿童生长监测图是将同性别、各个年龄组儿童体重指标的数值标在坐标纸上,连成参考曲线绘制而成。儿童生长监测图的底端是年龄刻度,每月一格。左侧是体重的千克数值。图中有 5 条参考曲线,从上到下分别为第 P_{97}、P_{85}、P_{50}、P_{15}、P_3。如果儿童的体重在上下两条参考曲线之间,说明其体重水平在正常范围。

3. **监测方法**　按儿童的年龄,将每次体重、身长(高)测量数值标在生长监测图的坐标纸上,并将上次的点与本次的点连成线,观察儿童体重增长轨迹与参考曲线的走向是否一致。

4. **监测评价**　生长监测图上的曲线有四种情况:①正常曲线,即儿童生长曲线与参考曲线走向相平行;②体重不增,即本次体重值减上次体重值等于零,儿童生长曲线不与参考曲线走向平行,而与横轴平行;③体重下降,即本次体重值减上次体重值等于负数,儿童生长曲线与参考曲线走向相反;④体重低偏,即本次体重值减上次体重值虽为正数,但其增长值低于该月龄增长的最低值。如果儿童的体重曲线向下偏离,则考虑儿童有体重增长不足,需分析原因,应及时给予纠正。如果儿童的体重曲线平坦,甚至下降,则说明儿童体重增长出现问题,需进行重点管理。有的儿童体重曲线一直在第 3 百分位参考曲线以下,但只要生长趋势与参考曲线一致,可不作为重点管理的对象,因其生长速度是正常的。通过实施生长监测可以把筛出的体弱儿作为重点服务对象,对他们实施专案管理。

5. **诊断和干预**　对体重增长有问题的儿童,可从以下三个方面进行诊断和干预:①对营养缺乏的儿童,分析营养不足的原因,从食物转换、饮食习惯、儿童的食欲状况等方面进行询问分析,有条件者可做膳食评估及营养计算,必要时进行营养方面的化验检查。鼓励母乳喂养,指导家长正确添加泥糊状食物,合理喂养,纠正不良饮食习惯,解决入量不足或有关营养素不足等问题。②若由于感染所致,如腹泻、感冒、肺炎等,要及时针对病因治疗。对反复感染的儿童,应增加室外活动的时间,加强儿童的体格锻炼;可选用增强儿童免疫功能的药物,调节机体免疫力,以达到减少和控制感染的目的。③对由于照顾不当所致的儿童,要采取综合措施,尽可能地改善居住和卫生条件,积极防治疾病,为儿童提供良好、愉快的生活环境,保证儿童健康成长。

四、营养与喂养指导

由于儿童各个时期的生长发育规律不同,生理状态各异,不同时期儿童的营养需求特点和存在的营养问题也各不相同。婴幼儿喂养是儿童营养领域至关重要的内容,喂养状况决定了儿童的生存水平和质量、营养状态、生长发育、潜能表达和能力获得水平。通过对儿童家长进行母乳喂养、食物转换、合理膳食、饮食行为等科学喂养知识的指导,预防营养性疾病,促进儿童健康。2016年《中国妇幼人群膳食指南(2016)》[5]针对6月龄内婴儿、7~24月龄婴幼儿以及学龄前儿童分别提出了喂养指南。

(一)0~6月龄婴儿喂养

0~6月龄是婴儿生长发育的第一个高峰期,母乳是符合婴儿生长发育所需营养素的最佳自然食物,营养素均衡全面,具有其他乳类所无法取代的优点。

1. 产后尽早开奶,坚持新生儿第一口食物是母乳 分娩后尽早开始让婴儿反复吸吮乳头,每侧乳头每隔2~3小时吸吮1次,每天8~12次。生理体重下降只要不超过出生体重的7%就应坚持纯母乳喂养。婴儿吸吮前不需过分擦拭或消毒乳头。温馨环境、愉悦心情、精神鼓励、乳腺按摩等辅助因素有助于顺利成功开奶。可通过婴儿排尿和排便情况判断乳汁分泌量是否充足:出生后最初2天,婴儿每天至少排尿1~2次,排便至少3~4次;出生第3天后,每天排尿应达到6~8次,排软、黄便4~10次。

2. 坚持6月龄内纯母乳喂养 纯母乳喂养能满足婴儿6月龄以内所需要的全部液体、能量和营养素,应坚持纯母乳喂养6个月。按需喂奶,两侧乳房交替喂养;每天喂奶6~8次或更多;坚持让婴儿直接吸吮母乳,尽可能不使用奶瓶间接喂哺人工挤出的母乳;特殊情况需要在满6月龄前添加辅食者,应咨询医生或其他专业人员后谨慎做出决定。

3. 顺应喂养 建立良好的生活规律,母乳喂养应从按需喂养模式到规律喂养模式递进。随月龄增加,逐渐减少喂奶次数,建立规律哺喂的良好饮食习惯。婴儿非饥饿原因哭闹时,应及时就医。

4. 补充维生素D 母乳喂养的婴儿出生后数日开始每日补充维生素D 10μg(400IU),纯母乳喂养婴儿不需要补钙。配方奶粉喂养的婴儿通过合乎国家标准的食品能获得足量的维生素D,如获得的维生素D低于400IU,则可以补充。

5. 婴儿配方奶喂养 此为不能纯母乳喂养时的无奈选择,以下情况很可能不宜母乳喂养或用常规方法进行母乳喂养,需要采用适当的喂养方法,如配方奶喂养:

①婴儿患病;②母亲患病;③母亲因各种原因摄入药物或化学物质;④经专业人员指导和各种努力后,乳汁分泌仍不足。不宜直接用普通液态奶、成人奶粉、蛋白粉、豆奶粉等喂养6月龄内婴儿。

6. 监测体格指标,保持健康生长 6月龄以内婴儿应每月测一次身长和体重,病后恢复期可增加测量次数,选用儿童生长曲线图判断婴儿是否得到正确、合理喂养。

(二)7~24月龄婴幼儿喂养

对于7~24月龄婴幼儿,母乳仍然是重要的营养来源,但单一的母乳喂养已经不能完全满足其对能量及营养素的需求,需要引入其他营养丰富的食物。

1. 继续母乳喂养,适时添加辅食 的婴儿应从满6月龄起添加辅食,辅食是除母乳和/或配方奶以外的其他各种性状的食物,包括各种天然的固体、液体食物,以及商品化食物。

2. 辅食添加原则和方法 辅食添加的原则是:每次只添加一种新食物,由少到多、由稀到稠、由细到粗,循序渐进。辅食添加的方法为:从富铁的泥糊状食物开始,如强化铁的婴儿米粉、肉泥等,逐渐增加食物种类,逐渐过渡到半固体或固体食物,如烂面、肉末、碎菜、水果粒等。每引入一种新食物应适应2~3天,密切观察是否出现呕吐、腹泻、皮疹等不良反应,适应一种食物后再添加其他新食物。

3. 提倡顺应喂养 顺应喂养是鼓励婴幼儿进食,但不强迫。要求父母负责准备安全、有营养的食物,并根据婴幼儿需要及时提供。父母应负责创造良好的进食环境,婴幼儿具体吃什么、吃多少,应由其自主决定。父母应及时感知婴幼儿发出的饥饿或饱足信号,充分尊重婴幼儿的意愿,耐心喂养,鼓励进食,但绝不能强迫喂养。进餐时不看电视、玩玩具,每次进餐时间不超过20分钟。进餐时喂养者与婴幼儿应有充分的交流,不以食物作为奖励或惩罚。逐步训练和培养婴幼儿自主进食的能力。7~9月龄婴儿喂养时可以让其抓握、玩弄小勺等餐具;10~12月龄婴儿可以尝试让其自己抓着香蕉、煮熟的土豆块或胡萝卜等自喂;13月龄幼儿愿意尝试抓握小勺自喂,但大多洒落;18月龄幼儿可以用小勺自喂,但仍有较多洒落;24月龄幼儿能用小勺自主进食并较少洒落。父母应保持自身良好的进食习惯,成为婴幼儿的榜样。

4. 食物的提供和制作 辅食不加调味品,尽量减少糖和盐的摄入,婴幼儿辅食应单独制作。保持食物原味,不需要额外加糖、盐及各类调味品,有利于提高婴幼儿对不同天然食物口味的接受度,减少偏食挑食的风险。1 岁以后逐渐尝试淡口味的家庭膳食。为减少婴幼儿糖的摄入量,目前推荐 6 月龄前婴儿不额外添加纯果汁或稀释果汁;7~12 月龄婴儿最好食用果泥和小果粒,可少量饮用纯果汁但应稀释;13~24 月龄幼儿每天纯果汁的饮用量不超过 120ml,并且最好限制在进餐时或吃点心时饮用。

5. 注重饮食卫生和进食安全 选择新鲜、优质、无污染的食物和清洁水制作辅食,制作过程应保持清洁卫生,生熟分开。辅食应煮熟、煮透。制作的辅食应及时食用或妥善保存。饭前洗手,进食时一定要有成人看护,防止进食意外,注意进食环境安全。

6. 定期监测体格指标 体重、身长是反映婴幼儿营养状况的直观指标。每 3 个月 1 次,定期测量身长、体重、头围等体格生长指标,绘制儿童生长曲线,对照 WHO 儿童生长标准进行评估。当生长曲线在 WHO 儿童生长标准的第 3 和第 97 百分位之间,并与儿童生长标准的中位曲线平行时,均为正常。当生长曲线有明显下降或上升时,应及时了解其喂养和疾病的情况,并作出合理调整。

(三)学龄前儿童膳食指南

学龄前儿童摄入的食物种类和膳食结构已开始接近成人,但其消化系统尚未完全成熟,咀嚼能力仍较差,注意力易分散,进食不够专注,所以在一般人基础上应关注以下 5 项内容:

1. 培养良好的饮食习惯 规律就餐,自主进食,但不挑食。每日安排 3 次正餐和 2 次加餐,两次正餐之间应间隔 4~5 小时,加餐与正餐之间间隔 1.5~2 小时。加餐以奶类、水果为主,配以少量松软面点,加餐分量宜少,以免影响正餐进食量。晚餐加餐不宜安排甜食,以预防龋齿。尽量固定就餐座位,定时定量专注进餐,避免就餐时看电视或玩耍,细嚼慢咽但不拖延,30 分钟内吃完为宜。家长或看护人适时、正确加以引导和纠正,以免形成挑食、偏食的不良习惯。对儿童不喜的食物,可通过变换烹调方法或盛放容器,鼓励儿童尝试并及时给予表扬加以改善,不可强迫喂食。鼓励儿童自己使用筷、匙进食,培养自主进餐的习惯。

2. 每天饮奶,足量饮水,正确选择零食 建议每日饮奶 300~400ml 或相当量的奶制品。每天饮水 600~800ml,应以白开水为主,避免喝含糖饮料。不宜在进餐前大量饮水,以免充盈胃容量,冲淡胃酸,影响食欲和消化。零食最好安排在两次正餐之间,量不宜多,睡觉前 30 分钟不要吃零食,多选奶类、水果、蛋类及坚果类,避免油炸食品、膨化食品及含糖饮料。

3. 食物应合理烹调,易于消化,少调料、少油炸 在为学龄前儿童烹调加工食物时,应尽可能保持食物的原汁原味,让孩子首先品尝和接纳各种食物的自然味道。口味以清淡为主,不应过咸、油腻和辛辣,尽量不加调味品。儿童膳食烹调宜采用蒸、煮、炖、煨等方式,少用油炸、烤、煎。3 岁以下儿童膳食应单独制作。

4. 参与食物选择与制作,增进对食物的认知与喜爱 在保证安全的情况下,应鼓励儿童参与家庭食物的选择和制作,帮助儿童了解食物的基本常识和对健康的重要意义,增加对食物的认知,对食物产生心理认同和喜爱,减少对某些食物的偏见,从而学会尊重和爱惜食物。

5. 经常户外活动,保障健康生长 建议学龄前儿童每天应进行至少 120 分钟的户外游戏或运动,除睡觉外尽量避免让儿童有连续超过 1 小时的静止状态,每天看电视、玩平板电脑的累计时间不超过 2 小时。定期监测儿童身高、体重,每半年或一年测量一次,保障正常的生长发育。

五、体格锻炼

体质是人体强弱的标志。小儿体质的强弱既受先天因素的影响,又与后天的营养和体格锻炼(physical exercise)有关。正确利用自然界的各种因素如空气、日光和水进行体格锻炼,则能促进儿童生长发育,增强体质,提高一般抵抗力及获得适应气候变化的能力,减少疾病,培养良好品格,提高健康水平。2019 年世界卫生组织首次发布了《关于 5 岁以下儿童身体活动、静坐行为和睡眠的指南》[6],指出儿童早年形成的生活方式及行为会影响整个生命过程中的身体活动水平和方式。积极的游戏和开展有组织和无组织身体活动的机会,可以促进运动技能的发展以及对实体环境的探索。指南就 5 岁以下幼儿在 24 小时内为保持健康和愉悦所需的身体活动或睡眠时间提供建议,并就其在屏幕前静坐时间提出建议。

(一)身体活动时间建议

1. 婴儿 应每天以各种方式进行若干次身体活动,尤其是通过地板上的互动游戏进行活动,多多益善。对于还不能移动的婴儿,每天清醒时至少 30 分钟的俯卧姿势。使用婴儿车、高脚椅或被绑在看护者的背上束缚时间一次不应超过 1 小时。静坐不动时,鼓励与看护者一起读书和讲故事,不允许看屏幕。

2. 幼儿 身体活动可在一天中分散的时间进行,每天至少 180 分钟的不同形式、各种强度的游戏和身体活动,包括中等强度到剧烈的身体活动。使用婴儿车、高脚椅或被绑在看护者的背上束缚时间一次不应超过 1 小时,也不应长时间坐着。不建议 1~2 岁的儿童静坐看电视、视频、电脑游戏屏幕,2 岁以上儿童静坐看屏幕的时间不应超过 1 小时,越少越好。静坐不动时,鼓励与看护者一起读书和讲故事。

3. 学龄前儿童 身体活动应在一天中分散的时间进行,每天至少 180 分钟的各种形式的不同身体活动,其中至少 60 分钟是中等强度到剧烈的身体活动。一次束缚的时间不应超过 1 小时,静坐看屏幕的时间不应超过 1 小时。静坐不动时,鼓励与看护者一起读书和讲故事。

(二)体格锻炼的方法

1. 结合游戏进行体格锻炼 通过游戏活动促进儿童的身体活动。小年龄组儿童可采用拖拉车、蹦床、老鹰捉小鸡等活动,训练走、跑、跳、钻、爬等基本动作。大年龄组儿童可以开展上下攀爬、扔沙包、踢球、拍球、跳绳等活动,发展身体运动的技能。还可以将游戏与体育比赛结合起来,如将跳绳、拔河、插红旗、各种接力赛等,可大大提高游戏锻炼身体的有效性。

2. 利用自然资源进行三浴锻炼

(1)空气浴:健康儿童穿衣要适宜,避免过多,经常少穿一些也是一种锻炼,可以从小开始养成习惯,使皮肤更好地适应外界气温的变化。气温大致可分三个级别:温暖(20~27℃)、凉爽(14~19℃)、寒冷(14℃以下)。空气浴可选择不同的温度,一般先从室内锻炼开始,可与游戏、做操等结合进行。开始时气温为 20℃ 或稍高,以后逐渐降温,一直到 10℃。锻炼每日 1 次,从 2~3 分钟开始,以后可逐渐延长到 30 分钟。空气浴应在小儿精神饱满时进行,患病时停止。如遇大风,炎热或湿度过高等气候剧变,皆不宜进行。空气浴的同时可进行日光浴,做完后冲浴或淋浴。

(2)日光浴:日光对小儿的生长发育、代谢和其功能均起良好作用,但应该掌握适当的方法和刺激剂量,才能发挥最大效力。锻炼时可采用定量日光照射或全身日光浴。头部应戴宽边帽,注意保护眼睛,年长儿可戴墨镜。在日光浴的同时也进行了空气浴。

(3)水浴:水浴的具体方法可根据小儿年龄特点和环境温度,选择不同的水温和洗浴方式。婴儿在脐带脱落后即可采用水温固定在 37~37.5℃ 的温水浴,让小儿在温水中活动。冲浴或淋浴是较强烈的水浴锻炼方法。开始时水温为 35℃ 左右,以后逐渐下降至 28~26℃。冲浴时以喷壶冲水,从上肢到胸背、下肢,不可冲头部。淋浴比冲浴稍强,因温度之外还有水流的机械压力,起到一定的按摩作用,一般 2~3 岁时开始锻炼。游泳除了温度及大量的水压作用外,还有日光和风的作用,同时还伴有较强的活动,因而是一种良好的锻炼方法。

3. 体操 是很有益的全身锻炼,可促进肌肉、骨骼生长,增强呼吸、心血管功能和新陈代谢,起到增强体质、预防疾病的目的。

(1)婴儿被动操和主动操:适合于 2~6 个月小儿,完全在成人帮助下进行。主动操适合于 6~12 个月小儿,在成人扶持下,有部分主动动作。

(2)竹竿操:适用于 12~18 个月小儿。各节操虽均为主动性动作,但仍需在成人的带动下进行。对不会走路或刚走还不稳的小儿,主要锻炼走、前进、后退、平衡、扶物过障碍等动作。对走路较稳、有一定自主活动能力的小儿,重点锻炼跑、攀登和跳跃等动作。

(3)幼儿模仿操:适用于 1 岁半至 3 岁的幼儿。采用活动性游戏方式,如跑步、扔手榴弹或沙包、滚球、立定跳远等;还可由老师组织跑、跳、投掷、平衡、攀登、钻、爬等训练。

(4)徒手操、广播操及各种健美操:适用于 3~6 岁的儿童,主要增强大肌群、肩胛肌、背及腹肌的运动及手脚动作的协调性。

(三)体格锻炼中的注意事项

体格锻炼中应注意:①坚持不懈,持之以恒;②循序渐进,运动量符合小儿的年龄特点;③注意个体差异,仔细观察小儿对锻炼的反应;④做锻炼前准备和锻炼后整理活动;⑤要有合理的生活制度配合。

(四)体格锻炼效果评价与体质测试

儿童体格锻炼效果主要表现在以下三方面:①生理功能的改善,如心率、呼吸频率、血压、红细胞计数、血红蛋白含量、肺活量,以及臂力、握力、耐力等;②体格发育包括体重、身高、头围、胸围、上臂围等是否处于本年龄阶段的较高水平;③多发病(主要是呼吸道疾病)的发病率和缺勤率下降。体质主要反映在身体形态发育水平、生理功能水平、身体素质和运动能力发展水平、心理发育水平、适应能力五个方面,长期以来把生理功能和身体素质统称为功能。2003 年国家体育总局制定了《国民体质测定标准》(幼儿部分),3~6 岁儿童测试内容除包括传统的体格测量指标身高、体重外,儿童需进行一整套包括坐位体前屈、10 米往返跑、立定跳远、网球掷远、双脚连续跳、走平衡木的测试项目。体质测试可以更全面地评价一个小儿体格锻炼效果和健康状况,同时在制订体格锻炼方案时可以更有的放矢,突出个性化。

六、营养性疾病的预防与管理

通过健康教育、营养与喂养指导和药物治疗等干预措施,预防儿童罹患营养性疾病,对患有营养性疾病的儿童及时矫正其营养偏离,促进儿童健康成长。

(一)蛋白质-能量营养不良

1. **评估**　在儿童健康体检中,分别以体重/年龄、身长(身高)/年龄、体重/身长(身高)为体格生长指标,采用标准差法进行评估和分类。体重/年龄测量值低于中位数减 2 个标准差为低体重(low body weight),身长(身高)/年龄测量值低于中位数减 2 个标准差为生长迟缓(growth retardation),体重/身长(身高)测量值低于中位数减 2 个标准差为消瘦(emaciation)。

2. **预防**　①指导早产/低出生体重儿的特殊喂养方法,并定期随访评估;②积极治疗可矫治的严重先天畸形;③对于反复患消化道、呼吸道感染及影响生长发育的慢性疾病儿童应及时治疗;④指导家长适时或适当地进行食物转换;⑤对存在喂养或进食行为问题的儿童,指导家长合理喂养和行为矫治。

3. **管理**　对已经罹患蛋白质-能量营养不良的小儿要进行喂养咨询和膳食调查分析,根据评估分类和膳食分析结果,指导家长为儿童提供满足其恢复正常生长需要的膳食,使能量摄入逐渐达到推荐摄入量(RNI)的 85% 以上,蛋白质和矿物质、维生素摄入达到 RNI 的 80% 以上。每月随访 1 次,进行生长发育监测评估和营养指导,直至恢复正常生长。

(二)缺铁性贫血

1. **评估**　6 月龄至 6 岁小儿血红蛋白(Hb)低于

110g/L 为贫血(anemia)。90~109g/L 为轻度贫血,60~89g/L 为中度贫血,<60g/L 为重度贫血。由于海拔高度对 Hb 值的影响,海拔每升高 1 000 米,Hb 上升约 4%(详见第二十九章第 2 节"缺铁性贫血")。

2. **预防**　①加强孕妇营养,摄入富含铁的食物,从妊娠第 3 个月开始,按元素铁 60mg/d 口服补铁,同时补充小剂量叶酸(400μg/d)及其他维生素和矿物质;②分娩时延迟脐带结扎也可增加婴儿铁储备;③早产/低出生体重儿应从 4 周龄开始补铁,剂量为每日 2mg/kg 元素铁,直至 1 周岁;④母乳喂养儿可从 4 月龄开始补铁,剂量为每日 1mg/kg 元素铁,人工喂养婴儿应采用铁强化配方奶;⑤婴儿食物转换应注意多提供富含铁的食物,鼓励进食蔬菜和水果,促进肠道铁吸收;⑥为农村贫困地区 6~36 个月龄小儿发放营养包(含多种维生素、铁、锌等营养素),每天 1 袋,添加到家庭自制食物中;⑦及时纠正儿童厌食和偏食等不良习惯;⑧积极治疗胃肠疾病,在寄生虫感染高发地区进行驱虫治疗。

3. **管理**　贫血小儿口服铁剂进行治疗。按元素铁计算补铁剂量,即每日补充元素铁 1~2mg/kg,分 2~3 次餐间服用,每日总剂量不超过 30mg,可同时口服维生素 C 以促进铁吸收。轻中度贫血儿童补充铁剂后 2~4 周复查 Hb,正常后继续补充铁剂 2 个月,恢复机体铁储存水平。

(三)维生素 D 缺乏性佝偻病

1. **评估**　佝偻病(rickets)早期可有多汗、易激惹、夜惊等非特异性神经精神症状,无骨骼病变,血 25OHD 降低。活动期可有颅骨软化、方颅、手镯畸形、肋骨串珠、肋软骨沟、鸡胸、O 形腿、X 形腿等骨骼体征,血钙、血磷下降,血清碱性磷酸酶(AKP)增高,血 25OHD 显著降低,骨 X 线片长骨干骺端临时钙化带消失,干骺端呈毛刷状改变。恢复期骨骼体征经日光照射或治疗后逐渐减轻或消失,血 25(OH)D 逐渐恢复正常,骨 X 线片长骨干骺端临时钙化带重现、增宽。

2. **预防**　①孕妇应经常户外活动,进食富含钙、磷的食物,冬春季适当补充维生素 D 400~1 000IU/d(10~25μg/d);②婴幼儿应经常在户外接受日光照射;③婴儿生后数天可开始补充维生素 D 400IU/d(10μg/d);④早产儿、双胎儿生后即应补充维生素 D 800IU/d(20μg/d),3 个月后改为 400IU/d(10μg/d)。

3. **管理**　活动期佝偻病儿童建议口服维生素 D 治疗,剂量为 800IU/d(20μg/d)连服 3~4 个月或 2 000~4 000IU/d(50~100μg/d)连服 1 个月,之后改为 400IU/d

（10μg/d）。治疗中应监测血生化指标,避免高钙血症、高钙尿症。活动期佝偻病每月随访复查1次,若经维生素D治疗1个月后症状、体征、实验室检查无改善,应除外其他疾病。

（四）超重/肥胖

1. **评估** 超重指小儿体重/身长（身高）≥ M + 1SD,或体重指数/年龄（BMI/年龄）≥ M + 1SD；肥胖指小儿体重/身长（身高）≥ M + 2SD,或 BMI/年龄 ≥ M + 2SD。

2. **预防** ①孕妇应保持体重正常增长,避免新生儿出生时体重过重或低出生体重；②提倡6个月以内纯母乳喂养,在及时、合理添加食物的基础上继续母乳喂养至2岁；③避免低出生体重儿过度追赶生长,强调合理膳食,避免过度喂养；④养成良好的运动习惯,多进行户外活动；⑤培养健康的饮食习惯和生活方式,尽量少看电视或电子媒体。

3. **管理** 根据儿童肥胖严重程度、病史和体征,酌情选择进行相关检查,以确定是否存在高血压、脂肪肝、高胆固醇血症、胰岛素抵抗、糖耐量异常等合并症。对超重/肥胖儿童进行饮食状况和生活方式分析,纠正不良饮食和生活习惯,每月监测体重,避免过度喂养和过度进食,适当控制体重增长速度,但不能使用饥饿、药物等影响儿童健康的减重措施。

七、心理行为发育监测

心理行为发育监测是指对儿童个体进行定期的、连续的心理行为发育检查,并且给予评价的过程。其目的是要早期发现、早期诊断心理行为发育偏离的儿童,以便早期干预,减少残疾儿的发生,全面促进儿童的健康成长。

（一）监测对象

1. **健康儿童** 在进行健康儿童定期体检或生长监测的同期,均可以开展儿童心理行为发育监测。

2. **高危儿童** 高危儿（high risk infant）指的是在孕期、产时及新生儿期遭受某些高危因素影响的儿童。例如母亲孕期病毒感染、妊娠高血压疾病或其他严重疾病；早产、低出生体重、出生窒息、缺氧缺血性脑病、颅内出血；新生儿期患有败血症、脑膜炎等严重感染或检出患有唐氏综合征、苯丙酮尿症、甲状腺功能减退症等遗

传代谢性疾病。高危新生儿的发生率在5%~15%。高危新生儿在发育过程中发生智力偏离的比例较正常儿高5~10倍,极易发生智力低下。我国将高危儿作为儿童智力发育监测的重点人群。

（二）监测方法

1. **儿童心理行为发育问题预警征象筛查表** 这是我国自行研发的儿童发育监测量表,对0~6岁的社区儿童进行发育监测。预警征筛查表（early warning signs screening form）按照我国基本公共卫生0~6岁儿童健康体检时间共设有11个年龄点,每个年龄点有4项核心发育进程指标,涵盖语言、个人社交、精细运动、大运动,尤其包含早期筛查孤独症的敏感指标。由基层保健医生现场询问儿童家长,发现任意一项预警征象阳性,即判定为可能存在心理行为发育偏异,需及时转至儿童发育门诊进行全面评估[7]。

2. **儿童生长发育监测图** 监测8项儿童行为发育指标（抬头、翻身、独坐、爬行、独站、独走、扶栏上楼梯、双脚跳）,了解儿童在监测图中相应月龄的运动发育情况。如果某项运动发育指标至箭头右侧月龄仍未通过,提示有发育偏异的可能。由于监测项目单一,更适用于家庭自我监测。

3. **心理行为发育量表** 心理行为发育监测常用测验儿童综合能力的标准化发育筛查性量表,主要监测婴幼儿。儿童发育筛查测验的特点是方法简单、快速,测查时间仅5~15分钟,能将智力发育可能有问题的儿童筛选出来,因此筛查法最适合于高危儿发育监测。目前国内常用发育筛查方法是丹佛小儿智能发育筛查法（简称DDST）,它适用于0~6岁的儿童,量表总项目数为104个,分布在大运动、语言、精细动作、个人社交四个功能区。每个儿童应做年龄线前的3个项目,四个功能区共12个项目。根据每个功能区有无发育迟缓的项目来判断儿童有无异常。

4. **监测时间** 可结合婴幼儿定期体检的时间,即3个月、6个月、8个月、12个月、18个月、2岁、2岁半、3岁。也可在一些关键年龄检查:3~4个月、8~9个月、1至1岁半、2至2岁半等。筛查结果可疑或异常的儿童,应及时由专业人员进行心理行为发育诊断评估,以便进行早期干预。

5. **早期干预** 早期的特殊刺激可以极大地调动儿童脑的功能,使他们的智力潜能发挥出来。大脑是在外界环境对于神经系统的刺激过程中才能得到发展和完善的,外界的刺激愈频繁、愈强烈,则脑细胞发育的速度

就愈快,这体现大脑的可塑性。儿童早期大脑还有很强的代偿功能,局部脑细胞的损伤或丧失,可由邻近脑细胞通过轴突绕道投射、树突出现不寻常的分叉或产生新的神经突触等形式达到代偿的目的。婴幼儿早期干预的重点是感知-运动领域。早期干预之前应对儿童进行全面诊断,其中包括医学诊断、心理学诊断、社会学诊断和教育学诊断,制订早期干预方案和训练计划,然后实施训练。训练计划要以儿童现有水平为起点,小步子、程序化训练,多次重复,及时给予表扬(正强化),并且注意儿童的兴趣,尊重儿童的个性。对高危儿所做的系统的、有目的的早期干预,应每 1~2 个月、至少每 3 个月指导家长 1 次,定期监测心理行为发育,有效防止智力低下儿童的产生。

八、儿童早期发展

儿童早期发展(early childhood development,ECD),是针对处于生长发育快速阶段的婴幼儿身心特点,因地制宜创造适宜的环境,开展科学的综合性干预活动,使儿童的体格、心理、认知、情感和社会适应性达到健康完美状态[8-10]。

(一)早期发展的重要性与可能性

儿童早期综合发展是人类发展和社会人力资源建设的重要基础,也是破除贫困代际恶性循环,减少包括社会经济地位和性别歧视等社会不公平的重要因素,是促进社会公正、公平,使所有人能获得公平机遇的有效策略。适宜的早期发展会对儿童的智商、个性和行为产生影响,表现为智商水平提高,学习能力更好,接受教育程度增加,较少出现打架或其他严重暴力行为,甚至增加成年后的收入。

儿童智力发育水平是由生物学因素和环境质量相互作用决定的,早期发展的生物学基础是人类大脑的发育,是婴幼儿中枢神经系统的发育特点和大脑的可塑性决定的。3 岁时儿童的大脑重量增加到成人重量的 80%。个体多系统功能快速发育的窗口期均出现在 0~3 岁阶段,例如儿童听力、视力的发育关键期在生后 3~4 个月,语言在 6~24 个月,高级认知功能从生后 7 个月也开始进入快速发展阶段,并将持续整个儿童期。环境、教育、营养等因素不仅直接影响儿童的身心发育,而且其形成的后果将对儿童的一生产生重要影响。科学循证依据表明,0~3 岁是儿童一生发展的关键时期。健康、营养、回应性照护、早期学习和儿童保护的养育照护

是促进 0~3 岁儿童早期发展的关键措施。

(二)早期发展的原则与应注意的问题

1. **按照儿童的年龄特点和生理心理发展的规律**　随着年龄的增长,儿童生理和心理也在不断地发展,而这种发展遵循着一定的规律。例如儿童在不同年龄阶段会出现不同的运动和语言行为,而且运动和语言的发展还遵循着一些规律。早期发展应按照儿童的年龄特点,遵循其生理心理发展的规律来实施。比如,幼儿先会走再学习跑和跳,在理解语言的基础上再训练其表达。

2. **循序渐进和经常性**　早期良好环境的刺激是提供脑细胞趋于发育成熟的条件。环境的提供应该是经常性的,如果环境刺激的提供是偶然的,脑细胞则不能很好地发育,儿童潜力的开发将受到影响。早期发展是按照大脑发育的规律而进行的一项开发性的活动,这种开发应该是循序渐进的。比如 1 岁内的婴儿应学习翻身、坐、爬、站和走,在此基础上练习跑和跳。拔苗助长并不利于儿童的生长发育,过于强烈的刺激(如强烈的阳光、频繁的噪声等)有时还会损伤儿童的身体。因此,应对婴幼儿提供一个经常的、适宜的良好环境,促进发展。

3. **因地制宜采取措施**　良好的环境并不取决于家庭经济情况,对于儿童来说,能引起他们的兴趣,使他们乐此不疲的就是家中的一些日常用品,如小勺、筷子、竹篮、笸箩、花生等。指导家长为孩子寻找新鲜、有趣、安全的东西,充分利用家中的一切物品让孩子玩耍,并且可以因地制宜的制作一些玩具,比如缝制一个布包、捏一个泥娃娃,在院子里准备一个沙坑,儿童将在其中受益无穷。

4. **家长参与,全面促进**　早期发展应该是对儿童身体健康、体格生长、社会心理发育的全面促进。儿童早期是在家长的照顾下成长,家长是儿童最早的照顾者和教育者,因此家长的主动参与对儿童的早期发展是极为重要的。家长在保证孩子营养、睡眠的基础上,对孩子微笑、说话、拥抱,亲自给孩子制作玩具,与孩子玩耍,给他们讲故事、做游戏,将是对儿童提供最好的环境刺激和训练。

5. **尊重儿童的个性,注意趣味性和灵活性**　为儿童提供良好的环境刺激时要注意因人施教。由于儿童的个性特点不同,兴趣所在也就不同,在给予环境刺激和训练时需要灵活掌握这一点,尊重儿童的个性特点。另外,婴幼儿学习的过程缺乏明确的目的,主要凭兴趣

进行,随着他们的探索行动,感兴趣的就记住了,不感兴趣的则不屑一顾。所以要注意为婴幼儿创造一个良好、轻松的情绪环境,通过游戏、生动的玩具、朗朗上口易于理解的儿歌及讲故事,培养孩子的兴趣,发展其智力潜力。

（三）早期发展的内容与方法

早期发展的内容可分为大运动、精细动作、语言、认知、社会交往等几个领域[9]（视频4-1,视频4-2）。

视频4-1　3月龄~2.5岁儿童早期发展内容

视频4-2　2.5~6岁儿童早期发展内容

1. 大运动领域　0~3个月可训练婴儿俯卧抬头;3~6个月练习拉坐时主动举头、翻身、扶站自动跳跃;6~8个月可帮助婴儿练习独坐和匍匐爬行;8~12个月独坐稳,应该多练习手-膝爬行,学习扶着物品站立和行走;12~18个月给幼儿提供安全的活动场所,学习独自走路、扔球、踢球、拉着玩具走等活动;18~24个月学习扶着栏杆上下楼梯、踢皮球、踮着脚尖走和跑;2~3岁练习双脚交替上楼梯、双脚跳、单腿站等技巧。

2. 精细动作领域　精细动作多为小肌肉的运动,儿童的手在精细动作方面有着极其重要的位置。3~6个月让婴儿多伸手抓握不同质地的玩具和物品,6~8个月练习伸手够远处玩具、双手传递玩具、撕纸等双手配合和手指抓捏动作;8~12个月用拇指与示指对指捏取小物品,给婴儿提供杯子、积木、球等安全玩具玩耍。随着儿童年龄的增长,愈来愈需要其双侧肢体的配合性动作。如让1岁内的儿童拿两块积木对敲,2~3岁的儿童穿珠子、折纸、系纽扣。而且随着精细动作水平的提高,手眼协调能力愈来愈占重要的地位,贯穿于精细动作之中。

3. 语言领域　让小婴儿情绪愉快,多发音,6~8个月经常叫婴儿名字,说家中物品名称,引导婴儿发"baba""mama"等语音,提高其对发音的兴趣;8~12个月学习"再见""欢迎"等幼儿游戏;1~1.5岁学习指家中的物品,指身体部位,有意识地称呼"爸爸""妈妈"等家庭成员。1.5~2岁练习说出词,2~3岁将几个词组合起来组成简单的句子,学习用人称代词"我""你",说短的歌谣。

4. 认知领域　小婴儿早期认知活动主要建立在感知和运动的基础上,早期对周围环境的认识和适应性就是以后智力的由来。0~6个月的婴儿要多进行视觉、听觉和触觉刺激,对他抚摸、说话,让他追视移动的玩具或人脸,多与婴儿玩照镜子、藏猫猫、寻找声音等亲子游戏;6~12个月的婴儿则在感知觉和运动训练的基础上加强对人类语言的理解;1岁后的幼儿手的精细动作快速发展,会在不断摆弄物品中迅速提高认知水平;2~3岁的幼儿口语发展,认知开始进入最初的思维阶段。

5. 社会交往领域　儿童早期是在与抚养人的交往中建立了最初的感情依恋和交往关系,这就是最初的社会行为。儿童在成长中除母子交往外,还要进行同伴交往、与其他成人交往,这是儿童参与社会活动不可缺少的基本能力之一。社会交往的训练内容应按照儿童的发展阶段来进行,最好以游戏的方式,认识家庭内外的成员和环境,学习社会礼仪、与人合作、分享、轮流、遵守规则等。

九、心理卫生指导

目前世界卫生组织提出的健康概念为:"健康不仅仅是没有疾病,而是身体上、心理上和社会适应上的完好状态。"也就是说,健康包括生理健康和心理健康两部分。健康促进是为了保证其身体、认知和社会情感健康,预防儿童感染疾病和受到伤害,支持儿童的健康发展。

（一）心理卫生的重要性

随着社会的发展,生活节奏加快,儿童所承受的压力越来越大。我国儿童心理行为偏离发生率达10%~20%,明显的心理障碍性疾病为3%~5%。由心理行为障碍所引起的厌食、高血压、肥胖、哮喘、抽动症等日益增多,儿童各种心理行为问题、孤独症等精神疾病已引起社会的广泛关注。

（二）影响儿童心理健康的因素

为了保证儿童心理的健康成长,除了培养儿童良好

的心理素质外,还要重视和预防不良因素对儿童心理的伤害。影响儿童心理健康的因素可划分为以下三类:

1. 躯体因素 指对儿童身体直接产生损害的因素,例如急慢性疾病的损伤、创伤、电击、噪声、高温等。这些因素会使儿童产生心理行为问题。

2. 社会因素 指造成儿童生活剧变、使其不能适应和对待的社会事件。通常愈是不可预测、不可控制的生活变动,对儿童的心理打击就愈强烈。那些突如其来的、毁灭性的自然灾害,如大地震、风暴、洪水、火灾等,使儿童出现强烈的恐怖感,甚至导致长期的焦虑、惊恐、愤怒、注意力不集中、产生遗尿症、口吃等行为问题,而且比成人更明显。

3. 心理因素 心理因素多为持久的、不良的各种心理压力和挫折,是造成儿童心理障碍的主要因素。儿童常见的心理压力有以下几类:①生活节律加快;②父母对孩子的期望值过高;③人格教育欠缺;④不和睦的家庭气氛等。

(三)儿童心理卫生的目标和任务

儿童心理保健(mental health)的目标就是以预防为主,根据儿童心理发展的规律,在其先天禀赋的基础上、在良好的家庭社会环境影响下,通过有益的教育和训练,促进儿童大运动、精细运动、认知、言语和交往能力的发展,自幼培养儿童健康的心理、完善的人格、灵活的适应能力,使之成为身心健康的社会成员。儿童心理卫生的任务就是要宣传和普及儿童心理卫生的知识,指导家长、教师和社会工作者关心儿童的心理需求,重视养育方法与儿童的心理的发育,为儿童创造一个宽松、愉快的成长环境。同时与初级卫生保健相结合,在儿童健康体检时定期对儿童进行心理行为发育评估,早期发现、及时干预、消除影响儿童心理行为发育的生物、心理和社会不利因素,早期识别儿童心理行为发育偏异,有针对性地开展随访、干预和健康管理。尤其要特别关注高危人群。

(四)不同年龄期儿童心理卫生指导

1. 婴儿期心理卫生指导 婴儿期的心理健康是人一生的起点,对成人的心理素质将产生深远影响。生后第1年是婴儿神经系统快速发展的时期,并具有很强的可塑性,婴儿期的经历决定其大脑能否发挥最大潜能。婴儿出生后,接受各种生理和心理上的照顾和刺激,通过观察和模仿来认识世界。婴儿与母亲或其他照养人之间逐渐形成"依恋"的感情联结,这种情感使婴儿产生愉快的情绪,减少恐惧和焦虑,获得安全感,建立自信。因此,建议母乳喂养,指导家长在哺喂、护理婴儿时应经常对孩子逗笑、抚摩、说话、唱歌,及时满足婴儿的需求,帮助婴儿建立良好的睡眠习惯。

2. 幼儿期心理卫生指导 幼儿期儿童逐渐学会了走、跑、跳,学会了说单词、短语和句子。起初,幼儿对世界、人和事物的理解仅限于看到、听到、感觉和接触到的;后来,他们在思维过程中会同时用到象征和想象。婴儿从对母亲的依恋开始,逐步扩大依恋的圈子,在成长过程中,逐步学习并掌握了处理好人际关系的能力。玩耍是幼儿学习最重要的方式。指导家长关爱幼儿,平时多与孩子进行语言交流,为儿童提供安全的环境并鼓励儿童的探索行为,促进幼儿想象、思维的发生和发展,发展其独立性,使儿童健康快乐地成长。

3. 学龄前期心理卫生指导 儿童入幼儿园的初期,将要接受母子分离与适应新环境的双重心理压力,这时老师应特别关注刚入托的儿童,给予他们母亲般的护理、照顾,帮助儿童适应集体环境,逐渐建立良好的伙伴关系。家长也要关注儿童的分离焦虑情绪,引导适当的表达,妥善处理和缓解消极情绪。另外,还要指导家长培养孩子的自制能力和良好的习惯,以便适应幼儿园的集体活动。学龄前期是人性格的形成期。家长的教育态度对儿童性格的形成尤为重要。通情达理、关心、爱护、民主的父母,培养出来的孩子自信、独立能力强、善于处理相互冲突;喜欢惩罚、过分限制的父母,培养出来的孩子往往过分运用心理防御机制,变得怯懦或顽固;而父母一味溺爱、迁就,培养出来的孩子任性、爱发脾气、怕困难等。因此,要指导家长从小培养孩子积极的性格特征,对儿童的需求给予敏感的、适宜的、正确的反应,使儿童生活在一个民主、和睦、互相给予爱的家庭环境之中,为儿童良好性格的形成提供有利条件。

十、免疫规划

免疫规划(immunization programme)是指根据国家传染病防治规划,使用有效疫苗对易感人群进行预防接种所制定的规划、计划和策略,按照国家或省、自治区、直辖市确定的疫苗品种、免疫程序或接种方案,在人群中有计划地进行预防接种,以预防和控制特定传染病的发生和流行。免疫规划其内涵和外延比计划免疫更宽泛,一方面要不断将安全有效的疫苗纳入国家免疫规划,另一方面要扩大预防接种的受益人群。因此,免疫规划是对儿童计划免疫的完善与发展,有利于更好地控制我国疫苗可预防的传染病。预防接种则指利用人工制备的抗原或抗体,通过适宜的途径接种于机体,使个体和群体产生对某种传染病特异性的自动免疫或被动免疫。预防接种是免疫规划的核心,是免疫规划工作的重要组成部分。我国自1978年开始实施计划免疫,40余年来,随着免疫规划工作不断发展,不断扩大国家免疫规划疫苗种类,从最初可预防6种疾病扩大到15种疾病。由基层医疗卫生机构免费向辖区儿童提供预防接种服务,2018年以乡镇为单位国家免疫规划疫苗接种率维持在95%以上。儿童重点传染病得到有效控制,我国逐步消灭了天花,实现了无脊髓灰质炎的目标,2006年后连续13年无白喉病例报告。5岁以下儿童乙肝病毒表面抗原携带率从1992年的9.7%下降至2014年的0.3%,降幅达96.7%;2018年麻疹发病率降到0.28/10万以下,发病数不到4 000例;2018年全国流脑发病数仅104例,均降到历史最低水平。

(一)儿童免疫程序

免疫程序是指应该接种疫苗的先后顺序及其要求,只有严格按照免疫程序实施预防接种,才能使接种疫苗的人群达到和维持高度的免疫水平,有效控制相应疾病的流行,并减少接种的副作用,避免疫苗的浪费。

我国现行的儿童免疫程序是国家卫生计生委(现称为国家卫生健康委员会)办公厅于2016年颁布的《国家免疫规划儿童免疫程序及说明(2016年版)》(表4-1)。

(二)计划免疫外疫苗

除计划免疫使用的第一类疫苗以外,还有一些由公民自费并且自愿接种的其他疫苗,这些疫苗统称为"第二类疫苗",亦称"计划免疫外疫苗"。

1. 7价肺炎球菌结合疫苗 用于预防由本疫苗包括的7种血清型肺炎球菌引起的感染性疾病,适用于3月龄~2岁婴幼儿和未接种过本疫苗的2~5岁儿童,是目前唯一可用于预防2岁以下婴幼儿的肺炎疫苗,接种方法为肌内注射。常规推荐3、4、5月龄进行基础免疫,12~15月龄加强免疫,每剂0.5ml,也可根据儿童不同首次接种月龄确定接种程序。有严重过敏史或对白喉类毒素过敏者禁用。

2. 23价肺炎球菌多糖疫苗 用于预防肺炎球菌性肺炎和本疫苗包含的23种血清型引起的系统性肺炎球菌感染,适用于2岁以上高危人群。接种方法为上臂

表4-1 国家免疫规划疫苗儿童免疫程序

免疫年龄	疫苗
出生时	乙肝疫苗(第1剂)、卡介苗
1月龄	乙肝疫苗(第2剂)
2月龄	脊髓灰质炎灭活疫苗(第1剂)
3月龄	脊髓灰质炎减毒活疫苗(第1剂)、百白破疫苗(第1剂)
4月龄	脊髓灰质炎减毒活疫苗(第2剂)、百白破疫苗(第2剂)
5月龄	百白破疫苗(第3剂)
6月龄	乙肝疫苗(第3剂)、A群流脑多糖疫苗(第1剂)
8月龄	麻风疫苗(第1剂)、乙脑减毒活疫苗(第1剂)或乙脑灭活疫苗(第1、2剂)
9月龄	A群流脑多糖疫苗(第2剂)
18月龄	百白破疫苗(第4剂)、麻腮风疫苗(第1剂)、甲肝减毒活疫苗或甲肝灭活疫苗(第1剂)
2岁	乙脑减毒活疫苗(第2剂)或乙脑灭活疫苗(第3剂)、甲肝灭活疫苗(第2剂)
3岁	A群C群流脑多糖疫苗(第1剂)
4岁	脊髓灰质炎减毒活疫苗(第3剂)
6岁	白破疫苗、乙脑灭活疫苗(第4剂)、A群C群流脑多糖疫苗(第2剂)

注:1. 选择乙脑减毒活疫苗接种时,采用两剂次接种程序。选择乙脑灭活疫苗接种时,采用四剂次接种程序;乙脑灭活疫苗第1、2剂间隔7~10天。2. 选择甲肝减毒活疫苗接种时,采用一剂次接种程序。选择甲肝灭活疫苗接种时,采用两剂次接种程序。

外侧三角肌皮下或肌内注射,严禁皮内注射和血管内注射,确保针头不进入血管,每剂0.5ml。

3. 流行性感冒病毒疫苗 分为减毒活疫苗和灭活疫苗,接种后半年至1年有预防同型流感的作用。过敏体质,特别是对鸡蛋过敏儿童,患有先天性疾病以及正患感冒或急性疾病的儿童不适宜接种流感疫苗。接种方法为上臂三角肌下方皮下注射。6~35月龄儿童接种两针,间隔2~4周;36个月以上儿童接种一针。在流感流行高峰前1~2个月接种,能更有效地发挥疫苗的保护作用。

4. B型流感嗜血杆菌(Hib)疫苗 用于预防由Hib感染可引起的多种侵袭性疾病,如脑膜炎、肺炎、会厌炎、败血症、蜂窝织炎等,适用于2个月以上儿童,根据儿童不同首次接种月龄确定接种程序。接种方法为

肌内注射。

5. **轮状病毒疫苗** 可刺激机体产生对 A 群轮状病毒的免疫力,用于预防婴幼儿 A 群轮状病毒引起的腹泻,适用于 6 个月~5 岁婴幼儿。该疫苗为口服疫苗,禁止用热开水送服,以避免影响疫苗的免疫效果。

6. **水痘疫苗** 水痘带状疱疹病毒具有高度的传染性,人是唯一的宿主,极易传播,易感人群主要是 12 月龄至 12 周岁的健康儿童。接种水痘疫苗是预防该病的唯一有效手段。推荐 2 岁儿童开始接种,1~12 岁的儿童接种一剂量(0.5ml);13 岁及以上的儿童、青少年和成人接种 2 剂量,间隔 6~10 周。接种方法为上臂皮下注射。

7. **吸附无细胞百白破(DTaP)、灭活脊髓灰质炎和 B 型流感嗜血杆菌联合疫苗(DTaP-IPV/Hib)** 简称五联疫苗,可同时预防白喉、破伤风、百日咳、脊髓灰质炎和 B 型流感嗜血杆菌感染五种疾病。婴儿最佳注射部位为大腿前外侧(中间 1/3 处)。在儿童 2、3、4 或 3、4、5 月龄分别进行 3 针基础免疫,在 18 月龄再注射 1 针加强免疫,使原本为预防这五大疾病所需要的接种针次由 12 针降至 4 针[11]。

(三)人类免疫缺陷病毒感染母亲所生儿童接种疫苗建议

根据人类免疫缺陷病毒(human immunodeficiency virus,HIV)感染母亲所生儿童的 HIV 感染状况,将其分为 HIV 感染儿童、HIV 感染状况不详儿童以及 HIV 未感染儿童。按照医疗机构出具的儿童是否为 HIV 感染、是否出现症状或是否有免疫抑制的诊断结果进行接种。HIV 感染母亲所生婴儿在 18 月龄之前,预防接种前不用进行 HIV 抗体筛查,按 HIV 感染状况不详儿童进行接种。具体接种建议见表 4-2。

表 4-2 HIV 感染母亲所生儿童接种国家免疫规划疫苗建议

疫苗	HIV 感染儿童		HIV 感染状况不详儿童		HIV 未感染儿童
	有症状或有免疫抑制	无症状和无免疫抑制	有症状或有免疫抑制	无症状和无免疫抑制	
乙肝疫苗	√	√	√	√	√
卡介苗	×	×	暂缓接种	暂缓接种	√
脊髓灰质炎灭活疫苗	√	√	√	√	√
脊髓灰质炎减毒活疫苗	×	×	×	×	√
百白破疫苗	√	√	√	√	√
白破疫苗	√	√	√	√	√
麻风疫苗	√	√	×	√	√
麻腮风疫苗	×	√	×	√	√
乙脑灭活疫苗	√	√	√	√	√
乙脑减毒活疫苗	×	×	×	×	√
A 群流脑多糖疫苗	√	√	√	√	√
A 群 C 群流脑多糖疫苗	√	√	√	√	√
甲肝减毒活疫苗	×	×	×	√	√
甲肝灭活疫苗	√	√	√	√	√

注:暂缓接种:当确认儿童 HIV 抗体阴性后再补种,确认 HIV 抗体阳性儿童不给予接种。"√"表示"无特殊禁忌"。"×"表示"禁止接种"。

(四)接种疫苗的注意事项

1. 严格按照免疫程序的规定,掌握预防接种的剂量、次数、间隔时间和不同疫苗的联合免疫方案。

2. 正确掌握禁忌证 每种预防接种制剂都有一定的接种对象,也有一定的禁忌证,一般禁忌证包括急性传染病的潜伏期、前驱期、发病期及恢复期,发热或患严重的慢性疾病,如心脏病、肝脏病、肾脏病、活动性结核病、化脓性皮肤病、免疫缺陷病或过敏性体质(如反复发作支气管哮喘、荨麻疹、血小板减少性紫癜等),有癫痫或惊厥史等。特殊禁忌证指适用于某种疫苗使用的禁忌证,更应严格掌握。

3. 除 HIV 感染者外的其他免疫缺陷、免疫功能低下或正在接受免疫抑制治疗者,不给予接种减毒活疫苗。

4. 预防接种的一般反应及其处理 预防接种制剂对人体来说是一种外来刺激,因此,有些制品在接种后会引起不同程度的局部反应和/或全身反应。

(1)局部反应:一般在接种疫苗后 24 小时左右局部发生红、肿、热、痛等现象。红肿直径在 2.5cm 以下者为弱反应,2.6~5.0cm 为中等反应,≥5.0cm 者为强反应,有时可引起局部淋巴结肿痛,对后者应进行热敷。

(2)全身反应:主要表现为发热,接种疫苗后 8~24 小时体温 37.1~37.5℃为弱反应,37.6~38.5℃为中反应,≥38.6℃为强反应。此外,还可有恶心、呕吐、腹痛、腹泻等症状,一般无需做特殊处理。中等度以上的反应是极少的。全身反应严重者,可以对症治疗,如使用退热剂等。

十一、听力保健

儿童听力保健的目的是保护和促进儿童正常的听力发育,早期识别听力障碍儿童,应早期验配助听器,并进行听觉言语训练等康复干预,让大部分聋儿能听、会说,能够基本像正常儿童一样健康成长。

1. 促进儿童听觉及语言功能的发育 婴幼儿的听觉及语言功能与神经系统及智力发育有密切关系,因此要注意适当给婴儿提供声音刺激。从小儿一出生就应该与他说话,用轻柔而清晰的声音,告诉他身边的事物。此外,还可适当听一些不同类型的音乐作品,婴儿虽然听不懂,但这些包括单词、旋律等在内的信号会反复刺激小儿的听觉器官,在大脑皮质留下痕迹,可促使小儿尽快学会辨别不同的声音,听懂语言,并进行词汇积累,为开口说话做准备。

2. 儿童听力发育监测及听力异常的早期发现 新生儿听力筛查已被纳入新生儿疾病筛查管理,儿童耳及听力保健也被纳入 0~6 岁儿童健康管理服务,作为我国儿童保健的常规工作之一。具备条件开展新生儿听力筛查的医疗机构应对正常出生的新生儿施行两阶段筛查:出生后 48 小时至出院前完成初筛,未通过者及漏筛者于 42 天内均应进行双耳复筛,复筛仍未通过者应在出生后 3 月龄内转诊至省级卫生行政部门指定的听力障碍诊治机构接受进一步诊断。新生儿期听力筛查后,进入 0~6 岁儿童保健系统管理,在健康检查的同时进行耳及听力保健,其中 6、12、24 和 36 月龄为听力筛查的重点年龄。具有听力损失高危因素的新生儿,即使通过听力筛查仍应当在 3 年内每年至少随访 1 次。对于已经确诊的听力异常儿童,在进一步查找病因或进行一些可能治疗的同时,应尽早为小儿佩戴合适的助听器,并开始语言训练,以使小儿不致错过学习语言的机会。

3. 听力筛查方法 对群体儿童的听力筛查(hearing screening),目前多采用听觉行为观察法或使用便携式听觉评估仪进行,有条件的医疗机构也采用筛查型耳声发射仪或自动听性脑干反应仪等进行测试。听觉行为观察法是通过儿童对声音的反应或言语表达来判断儿童是否存在听力异常,不具备听力筛查仪器设备等条件的机构可采用此方法,参照"儿童听觉观察法听力筛查阳性指标"进行筛查。使用便携式听觉评估仪的行为测听方法,是以受检儿童对声刺激信号的行为反应为基础,预先对声源(发声物)的频率和强度进行测量,然后根据儿童听到声刺激后的反应来粗略地评估听力。耳声发射法是电生理测听筛查方法之一,其原理是使用耳声发射仪将产生于耳蜗的声能,经中耳结构再穿过鼓膜,由外耳道记录得到。因此,耳声发射与内耳功能有关,任何因素损害耳蜗功能,都可能引起耳声发射减弱或消失。耳声发射法是一项无创伤性、较为精确的测查方法,近年来常应用于临床的新生儿听力筛查。

4. 儿童听力异常的预防

(1)广泛宣传,禁止近亲结婚,减少遗传性耳聋的发生。

(2)积极做好母亲孕期保健,减少孕期合并症和感染性疾病的发生,降低极低出生体重儿和胎儿窘迫的发生率。

(3)正确的哺乳姿势,防止呛奶,婴儿溢奶时应当及时、轻柔清理。

(4)做好儿童期保健,减少脑膜炎、麻疹、腮腺炎、猩红热等疾病和头部外伤的发生,避免使用耳毒性药物。

(5)远离强声或持续的噪声环境,避免使用耳机。

(6)如有以下异常,应当及时就诊:儿童耳部及耳周皮肤的异常,外耳道有分泌物或异常气味,有拍打或抓耳部的动作,有耳痒、耳痛、耳胀等症状,对声音反应迟钝,有语言发育迟缓的表现。

十二、口腔保健

口腔疾病的发生与社会条件、生活习惯等因素密切相关,口腔保健(oral health)是预防口腔疾病、增进身体健康的重要环节。

儿童口腔保健的重点是保护乳牙和第一恒牙,以利于儿童口腔的正常生长发育和恒牙的正常萌出。据2018 年公布的第四次全国口腔健康流行病学抽样调查资料结果显示,我国 5 岁儿童乳牙龋病的患病率为70.9%,12 岁儿童恒牙龋病的患病率为 34.5%。因此,预防龋齿是儿童口腔保健的重点,此外还有牙龈炎和错𬌗畸形。口腔保健的服务内容主要包括以下几方面:

1. 大力开展口腔保健教育内容主要包括:

(1)儿童乳恒牙形成、钙化、萌出、替换的常识,乳牙列的功能及作用等生理学知识。

(2)基本的口腔卫生常识:如用奶瓶喂养婴儿时,注意遵循正确的喂养姿势,避免用奶瓶抵压上颌,避免婴儿含奶瓶入睡;尽量在牛奶与饮料中少加或不加糖等;2~3 岁以上的儿童应知道吃糖过多、不讲口腔卫生易患龋齿;多吃对牙齿保健有益的食品,少吃或不吃零食;儿童每人每天用糖量不超过 30g 为宜,用糖次数每天不超过 3 次,提倡只在正餐时食用,食后立即漱口或刷牙。

(3)口腔清洁:注意儿童的口腔清洁,尤其在每次进食以后。牙齿萌出后,家长应用温开水浸湿消毒纱布、棉签或指套牙刷轻轻擦洗婴儿牙齿,每天 1~2 次。当多颗牙齿萌出后,家长可选用婴幼儿牙刷为幼儿每天刷牙 2 次。3 岁以后,家长和幼儿园老师可为儿童选用适合其年龄的牙刷,用最简单的"画圈法"刷牙,其要领是将刷毛放置在牙面上,轻压使刷毛屈曲,在牙面上画圈,每部位反复画圈 5 次以上,牙齿的各个面(包括唇颊侧、舌侧及咬合面)均应刷到。此外,家长还应每晚帮儿童刷牙 1 次,保证刷牙的效果。当儿童学会含漱时,建议使用儿童含氟牙膏。

(4)对于有口腔不良习惯的儿童,以健康教育为主,家长和幼儿工作者,通过心理诱导方法,劝说和帮助儿童自行纠正包括吮指、吐舌、咬唇或咬物、口呼吸、偏侧咀嚼等口腔不良习惯,以预防各种错𬌗畸形。

2. 定期进行口腔检查 儿童应该在第一颗乳牙萌出后 6 个月内,由家长选择具备执业资质的口腔医疗机构检查牙齿,请医生帮助判断孩子牙齿萌出情况,并评估其患龋病的风险。此后每半年检查一次牙齿。

3. 儿童口腔保健适宜技术

(1)局部用氟防龋齿:3 岁以上儿童可接受由口腔专业人员实施的局部应用氟化物防龋措施,每年 2 次。对龋病高危儿童,可适当增加局部用氟的次数。人体摄入过量氟也可以导致一些副作用,因此氟化物的推广应用,适合于在低氟地区、适氟地区以及在龋病高发地区的高危人群中进行。

(2)窝沟封闭:窝沟封闭是预防磨牙窝沟龋的最有效方法。应当由口腔专业人员对儿童窝沟较深的乳磨牙及第一恒磨牙进行窝沟封闭,用高分子材料把牙齿的窝沟填平,使牙面变得光滑易清洁,细菌不易存留,达到预防窝沟龋的作用。需要提醒的是窝沟封闭后还应好好刷牙,在进行定期口腔检查时,如果发现封闭剂脱落应重新封闭[12]。

4. 积极治疗已经发现的各种口腔疾病。

十三、眼和视力保健

儿童视觉功能有一个不断发育及完善的过程,其最终表现受多种内外因素的影响。已知新生儿有光觉,在光刺激下可出现闭眼动作,4~8 周时已有保护性瞬目反射,2~3 个月时表现有注视能力,4~5 个月时可识别物体形状、颜色、认识母亲,1~1.5 岁时有不完全的集合功能,2 岁时视力可达 0.5,3 岁时即可有正常视力。儿童眼和视力保健(eye and vision health)就是根据儿童眼及视功能的生长发育特点,开展眼保健和医疗工作,保障儿童眼的健康,以求功能完善。在儿童健康检查时应当对 0~6 岁儿童进行眼外观检查,对 4 岁及以上儿童增加视力检查。具体眼保健内容按儿童的不同年龄阶段有不同选择:

1. 胎儿期 要了解各周龄的胚胎发育状况特点,避免母亲在孕期可能受到的一切不良因素的影响,开展眼病遗传咨询,保护胎儿的正常生长发育。

2. 新生儿期 产时尽量不用器械助产,防止或减少视网膜出血及视觉系统部位的产伤,并应防治源于产道的感染性眼病。注意观察新生儿双眼情况及朝向注视反应,包括观察眼的大小、外形、位置、运动、色泽等,尽早发现先天异常。具有眼病高危因素的新生儿,应当在出生后尽早由眼科医师进行检查。出生体重<2 000g 的早产儿和低出生体重儿,应当在生后 4~6 周或矫正胎龄 32 周,由眼科医师进行首次眼底病变筛查。

3. 婴幼儿期 为眼球发育最快时期,注意避免外界因素对眼的不良影响。继续观察、及时发现眼结构和功能有无异常,如有无多泪、多分泌物及视力低下等情况。满月访视时进行光照反应检查,以发现眼部结构异常;3 月龄婴儿进行瞬目反射检查和红球试验,以评估婴儿的近距离视力和注视能力;6 月龄婴儿进行视物行为观察和眼位检查(角膜映光加遮盖试验),1~3 岁儿童进行眼球运动检查,以评估儿童有无视力障碍和眼位异常[13]。儿童单眼功能低常时,常为健眼所掩盖,采取简单的遮盖试验法(即遮盖一眼,观察另一眼的注视与反应情况,双眼比较)多可确定是否异常。

4. 学龄前期 儿童眼功能的发育基本完成,此期为眼在一定范围内争取利用结构可塑性及功能可塑性的关键时期,是儿童眼保健的重点对象。眼保健主要内容包括:①每年健康检查时进行阶段性眼病筛查和视力检查;②多数小儿此期已可采用视力表对视力进行主觉测定,应广泛普查视力,包括远视力、近视力及双眼单视功能等;③用角膜映光法配合遮盖试验筛查斜视;④有条件时,提倡测定眼的静态屈光,争取做到每个小儿能做一次散瞳验光或采用视力负荷试验,对视力进行初步定性检查;⑤屈光不正的儿童要到具有相应资质的医疗机构或眼镜验配机构进行正规散瞳验光,调整眼镜屈光度,不要使用劣质及不合格的眼镜;⑥如出现视功能异常者要尽早进行功能训练;⑦开展以培养正确坐姿和良好用眼卫生习惯为主要内容的健康教育,指导托幼机构和家庭中儿童生活环境的合理布光,儿童持续近距离注视时间每次不宜超过 30 分钟,操作各种电子视频产品时间每次不宜超过 20 分钟,每天累计时间建议不超过 1 小时。2 岁以下儿童尽量避免操作各种电子视频产品。眼睛与各种电子产品荧光屏的距离一般为屏面对角线的 5~7 倍,屏面略低于眼高;⑧积极防治各种流行性眼病,防止眼外伤。

5. 学龄期 ①继续开展视力监测工作。②重点进行近视眼的防与治,主要包括教育学生掌握视力保护的具体方法,如平时尽量延长视距、扩大视野;连续近距离用眼时间不宜过长;避免物象在视网膜上形成朦胧影,如阅读环境要求标准照明,光线不应过暗或过强,傍晚时避免近距离用眼;不要在震荡、晃动的状态下阅读;科学收看电视等。③已出现近视眼者要正确矫正屈光,并要设法延缓屈光度加深,保持或改善视功能。④提倡平衡膳食,避免出现蛋白质、钙、磷、维生素及微量元素的缺乏,限制精制食品、脂肪及糖的摄入。⑤不要盲目使用眼保健产品,要在专业医师指导下合理、适度使用。⑥及时治疗角膜病变,防治各种流行性眼病,防止眼外伤。

十四、健康教育

健康教育(health education)是通过信息传播和行为干预,帮助个人和群体掌握卫生保健知识,树立健康观念,自愿采纳有利于健康行为和生活方式教育活动与过程。

1. 健康教育的重要性 其目的是消除或减轻影响健康的危险因素,预防疾病,促进健康和提高生活质量。儿童是社会的一部分,占总人口的 1/3,作为 21 世纪国家建设的主要力量,他们的健康水平,关系到中华民族的兴旺发达。儿童时期是身体心理早期发展的关键期,若能及早实施科学的健康教育,则有利于儿童从小形成健康的态度与行为,受益终身。

2. 儿童保健健康教育的内容(参见本节预防保健内容)。

3. 儿童保健健康教育的方式 由于儿童这一群体具有特殊性,年龄跨度大,对象广泛(除小儿本身外,还有家长、教师、保育员和社会工作者等相关扶养人),因此,针对不同的对象应该采取不同的健康教育方式,注重方法、内容和最佳时机的选择,以便取得较好的效果。对儿童进行健康教育的方式主要包括如下,①游戏法:如体育游戏、角色扮演、表演游戏等,把健康教育的内容纳入小儿的游戏之中,使他们在游戏的过程中获得知识,改变不良的行为习惯,且印象深刻。②观察法:运用观察微生物、各种标本、模型等,使小儿获得大量直观的感觉信息。③示范法:根据小儿模仿力强的特点,以抚养人或在小儿中间寻找榜样,帮助小儿形象地理解和掌握一些相对抽象的知识和基本技能,如良好的进餐习惯、正确的刷牙方法等。④练习法:可配合上述各种方法共同使用,如正确的洗手、洗脸、刷牙方法、正确的写字姿势等,经过反复练习,加深理解,逐步掌握。

对儿童抚养人进行健康教育的方式主要包括:①大型社会咨询活动及大众传播媒介的应用,该类形式有助于在社会上造成声势,形成有利的社会环境。传播迅速,覆盖面较广,但传播效果不确切。②健康咨询:在保健机构开设专门的咨询门诊,针对家长提出的问题进行详细的解答,或在门诊工作中兼做健康教育工作。此方法效果确切,医生和家长之间有交流,可随时得到信息反馈,针对性强,家长对所授知识多能接受。③家长学校:可结合某一年龄组儿童家长所面临的主要问题,举办系列讲座,并配合一些实际操作练习等,使家长根据自己的需求选择课程,并在较短的时间内掌握一些实用技术。④小组讨论(妈妈会):由专业人员组织 8~10 位有共同经历的家长在一起,就一个方面的问题展开讨论,使家长之间互相交流经验,并可随时得到专业人员的指导。⑤制作健康教育材料,包括制作宣传单页、小册子、书、录音带、录像带、光盘等。

(王惠珊)

参考文献

[1] 中华医学会围产医学分会,中华护理学会妇产科专业委员会,中国疾病预防控制中心妇幼保健中心.新生儿早期基本保健技术的临床实施建议(2017 年,北京).中华围产医学杂志,2017,20(9):625-629.

[2] 中华人民共和国卫生部.新生儿访视等儿童保健技术规范.2012.

[3] 国家卫生健康委员会.中国妇幼健康事业发展报告(2019).2019.

[4] 中华人民共和国卫生部.新生儿疾病筛查技术规范(2010 年版).2010.

[5] 中国营养学会妇幼营养分会.中国妇幼人群膳食指南(2016).北京:人民卫生出版社,2018.

[6] WHO. Guidelines on physical activity, sedentary behaviour and sleep for children under 5 years of age. Geneva: World Health Organization, 2019.

[7] 黄小娜,张悦,冯围围,等.儿童心理行为发育问题预警征象筛查表的信度效度评估.中华儿科杂志,2017,55(6):445-450.

[8] BLACK MM, WALKER SP, FERNALD LH, et al. Advancing Early Childhood Development: From Science to Scale. The Lancet, 2017, 389(10064): 77.

[9] WHO, UNICEF. Care for child development: improving the care of young children. Geneva, World Health Organization, 2012.

[10] PAUL G, JAMES H, RODRIGO P, et al, Labor Market Returns to an Early Childhood Stimulation Intervention in Jamaica. Sally Grantham-McGregor. Science. 2014, 344(6187): 998-1001.

[11] 国家卫生和计划生育委员会办公厅.国家免疫规划儿童免疫程序及说明(2016 年版).2016.

[12] 中华人民共和国卫生部.中国居民口腔健康指南.2009.

[13] 国家卫生和计划生育委员会.儿童眼及视力保健等儿童保健相关技术规范.2013.

第 4 节　儿童保健工作管理与实施

儿童保健工作是卫生事业的重要组成部分,受到各国政府重视。1990 年世界儿童问题首脑会议(The World Summit for Children)通过了《儿童生存、保护和发展世界宣言》(*World Declaration on the Survival, Protection and Development of Children*),并确定了儿童发展目标。依据全球目标和《儿童权利公约》,1992 年和 2001 年,我国政府从中国国情出发,分别颁布了《九十年代中国儿童发展规划纲要》《中国儿童发展纲要(2001—2010 年)》《中国儿童发展纲要(2011—2020 年)》,通过近 30 年来的实施和努力,我国儿童生存、保护、发展的环境和条件得到显著改善,儿童权利得到进一步重视和保护,儿童事业发展取得巨大成就。尤其是《中国儿童发展纲要(2021—2030 年)》的制定和实施[1],为解决儿童发展面临的突出问题提供了保障和推动,为联合国 2030 可持续发展目标的如期实现奠定一定基础。

一、儿童保健工作的组织形式与职责

(一)组织形式

国家卫生健康委员会妇幼健康司主管全国儿童卫生保健工作。目前已形成由妇幼保健机构、儿童专科医院、综合医院儿科和基层医疗卫生机构构成的儿童医疗保健服务体系。《中国儿童发展纲要(2021—2030 年)》中提出省、市、县均设置 1 所政府举办、标准化的妇幼保健机构;加强县、乡、村三级妇幼卫生服务网络建设,完善基层妇幼卫生服务体系;加强儿童医疗保健服务网络建设,二级以上综合医院和县级以上妇幼保健院设置儿科,增加儿童医院数量[1]。儿童保健工作的组织形式见图 4-5。

(二)职责

1. **卫生行政部门**　各级卫生行政部门是儿童保健工作的主管部门,制定儿童保健工作方针政策、发展规划、技术规范与标准,并组织实施。建立健全儿童保健服务机构和服务网络,提供专业人员、经费、房屋和设备等必要的服务条件。建立完善的质量控制和绩效评估制度,对辖区内儿童保健工作进行监督管理。

2. **儿童保健专业机构**　妇幼保健机构是辖区内专业公共卫生机构和妇幼保健的技术指导中心,是妇幼卫

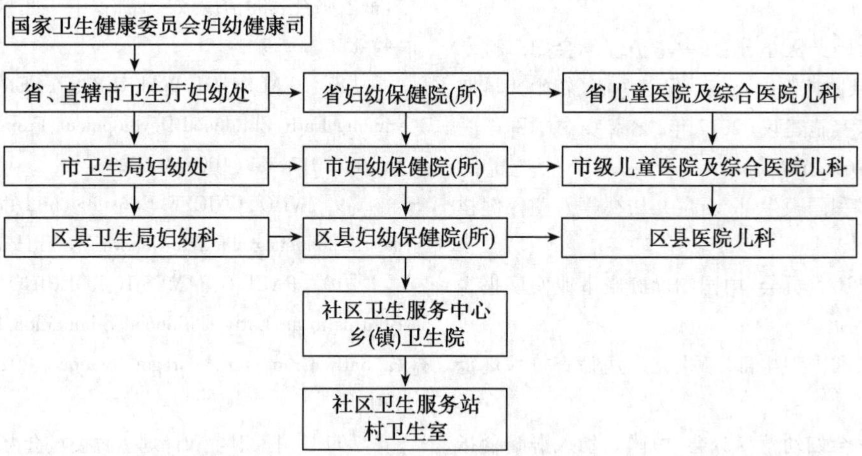

图4-5 儿童保健工作的组织形式

生服务体系的核心。各级妇幼保健机构是辖区妇幼保健工作的组织者、管理者和服务提供者。妇幼保健机构坚持以保健为中心,保健与临床相结合的发展方向,以群体保健工作为基础,为妇女儿童提供健康教育、预防保健、计划生育咨询指导、妇女儿童常见病筛查、妇幼卫生信息管理等公共卫生服务,适当开展与妇女儿童健康密切相关的基本医疗服务。社区卫生服务机构、乡镇卫生院和村卫生室作为妇幼保健三级网的"网底",承担基本妇女保健、儿童保健、计划生育等生殖健康相关服务以及妇幼卫生信息收集等职责。儿童医院、综合性医院儿科重点提供儿童疾病诊治、儿童保健等医疗保健服务[2]。

二、儿童保健工作的实施

儿童保健管理(child health management)包括对散居儿童保健管理和学龄前集体儿童卫生保健管理[3]。散居儿童保健是指对尚未进入托儿所或幼儿园而散居在家中的0~6岁儿童的保健,3岁以下的儿童是散居儿童保健管理工作的重点。范围包括胎儿保健、新生儿保健、婴幼儿保健。目前我国对散居儿童保健管理采用辖区管理方式,由社区卫生服务中心、乡(镇)卫生院承担辖区内儿童保健管理及门诊工作,同时在各级妇幼保健机构、综合(儿科)医院以儿童保健门诊、儿童早期综合发展服务的形式,为散居儿童及其家庭提供健康保健及儿童早期发展促进服务。集体儿童保健是指以托儿所、幼儿园等集居方式开展养育、卫生保健和早期教育,由托幼机构在辖区妇幼保健机构指导下开展儿童保健管理工作,完成定期体检、生长发育监测、营养监测与指导、残疾筛查、疾病预防等工作。目前我国已将0~6岁

儿童健康管理和预防接种列入国家基本公共卫生服务项目内,由乡镇卫生院、村卫生室和社区卫生服务中心(站)等城乡基层医疗卫生机构为儿童免费提供基本公共卫生服务[4]。

(一)儿童保健辖区管理

1. **确定管理辖区范围** 全国各地区根据具体条件,按行政区域确定各级妇幼保健院管理辖区,再以辖区内街道为单位划分管理地段,由社区医疗保健服务中心(站)承担该地区儿童保健服务工作;农村家庭居住分散,多以乡和行政村为单位划分,由乡卫生院和/或村卫生室相互配合,共同承担儿童保健工作。无论城市还是农村以及驻区单位,均按各辖区制定的儿童保健工作常规进行管理,要求各保健机构责任明确,专人负责散居儿童的保健工作。

2. **辖区管理内容** 各级妇幼保健机构在辖区行政部门的领导下制订辖区儿童保健工作计划、并实施健康教育与促进计划、承担辖区技术指导及业务培训与评估工作、依据《托儿所幼儿园卫生保健管理办法》管理辖区托幼机构卫生保健工作、做好儿童保健信息管理工作(收集、汇总、上报、分析、反馈和交流、统计、质量控制等)、建立健全婴儿及5岁以下儿童死亡和出生缺陷监测系统及儿童死亡评审工作、建立残疾儿童筛查和报告制度、对危害儿童健康的主要问题开展调查与科学研究等。乡(镇)卫生院、社区卫生服务中心开展与机构职责、功能相适应的儿童保健健康教育和技术服务,包括掌握辖区内儿童健康基本情况,完成辖区内各项儿童保健服务与健康状况数据的收集、上报和反馈并管理村卫生室、社区卫生服务站的儿童保健服务;接受妇幼保健

机构的技术指导、培训和工作评估。

（二）儿童保健门诊

按国家卫生健康委员会要求，城市及农村部分地区的各级医疗保健机构均开设与机构职责、功能相适应的儿童保健门诊（child health clinic）。儿童保健门诊为儿童提供保健服务，包括健康检查、生长发育和神经心理发育评估、保健咨询（母乳喂养、营养、各类发育等）、生长监测、生长发育偏异干预指导、疾病管理及康复训练等。

1. **儿童保健门诊的设置** 按全国儿童保健工作规范要求，儿童保健门诊设置的专门房间，应相对独立分区，与疾病门诊严格分开，避免发生交叉感染，切实有利于儿童保健工作。有条件的地区应按不同亚专业门诊类别设置房间。

2. **儿童保健门诊服务内容** 根据不同年龄儿童生理和心理发育特点，提供基本保健服务，包括出生缺陷筛查与管理（包括新生儿疾病筛查）、生长发育监测、喂养与营养指导、早期综合发展、心理行为发育评估与指导、免疫规划、常见疾病防治、儿童五类残疾筛查、健康安全保护、健康教育与健康促进等[3]。在儿童保健过程中对于诊断不明确或疑难病例、不具有能力进行干预和治疗的儿童应及时转诊至指定的上级机构，以便早期确诊和治疗。

3. **儿童保健门诊专业人员的职责** 各级儿童保健门诊专业人员，在具有儿科临床知识的基础上，必须熟练掌握儿童生长发育、小儿营养、常见病防治、小儿神经心理发育及评估、发育行为儿科的知识和技能。具备指导家长科学育儿的能力。各级妇幼保健机构专业人员应定期到基层进行业务指导，协助基层医生解决疑难问题，不断提高儿童保健门诊质量。

4. **儿童保健门诊的各项工作制度** 根据开设的门诊种类，制定相应的门诊常规和工作制度，以保证门诊工作正常开展。除门诊任务外，儿童保健门诊应有专人负责资料的登记、统计、分析、管理和上报工作，为改进工作、制订计划和提高保健工作质量提供参考依据。

5. **儿童保健门诊的设施** 国家卫生和计划生育委员会（现称为国家卫生健康委员会）2009 年制定了《全国儿童保健工作规范（试行）》，规范要求根据开展儿童保健服务的内容，儿童保健门诊要配备必需的基本设备和设施，包括房间配置；儿童生长发育门诊所需配备的体重计、压舌板、儿童诊查床、儿童血压计、软尺、X 线片阅片灯等；儿童心理卫生门诊需配备心理行为测查量表

和工具、心理行为干预辅助设备；五官保健相应的设备；康复训练必备的设备设施等。

三、托幼机构卫生指导

托幼机构（nurseries and kindergartens）服务对象以 3 岁以上的学龄前儿童为主，随着社会需求的发展，3 岁以下儿童照护机构有所增加。依照国家托儿所、幼儿园卫生保健工作规范，托幼机构保健工作的主要任务是贯彻以预防为主的方针，做好集体儿童的卫生保健工作，保证儿童的健康成长。托幼机构要在妇幼保健机构的指导下，建立健全各项制度并严格遵守[5]。主要具体内容如下：

（一）一日生活安排

托幼机构应当根据各年龄段儿童的生理、心理特点，结合地区和托幼机构的实际情况，制定合理的生活作息制度。包括合理安排儿童作息时间和睡眠、进餐、大小便、活动、游戏等各个生活环节的时间、顺序和次数等，安排过程中注意动静结合、集体活动与自由活动结合、室内活动与室外活动结合，不同形式的活动交替进行，以保证生活的规律性和稳定性。

保证儿童每日充足的户外活动时间，户外活动 2~3 小时/d；根据儿童年龄特点安排每日进餐和睡眠时间，正餐间隔时间 3.5~4 小时，进餐时间 20~30 分钟/餐；3~6 岁儿童午睡时间根据季节每日 2~2.5 小时为宜，3 岁以下儿童日间睡眠时间可适当延长。

（二）儿童膳食

1. **膳食管理制度** 各托幼机构依法依规建立健全各项食品安全管理制度，严格遵守食品采购、保管、加工流程，食堂、餐具等按规定消毒。儿童伙食有专人负责，伙食费专款专用，每月结算公布账目。工作人员伙食与儿童伙食严格分开。每天制作的集体用餐食品要留样 48 小时以上。

2. **膳食营养** 托幼机构应当根据儿童生理需求，以《中国居民膳食指南》为指导，参考"中国居民膳食营养素参考摄入量（DRIs）"和各类食物每日参考摄入量（见表 3-13）[6]，制订儿童膳食计划。儿童的食物要品种多样化、搭配合理，适合儿童的消化能力，达到营养膳食的要求，以保证儿童身体所需的营养成分。食谱要每 1~2 周更换 1 次，至少每季度进行 1 次膳食调

查和营养评估;针对贫血、过敏、营养不良儿童制作特殊膳食。

（三）体格锻炼

托幼机构应根据儿童的年龄及生理特点,每日有组织地开展各种形式的体格锻炼,掌握适宜的运动强度,保证运动量,提高儿童身体素质。全面了解儿童健康状况,针对患病儿童、病愈恢复期的儿童、体弱儿童等提供个体化的运动安排。加强运动中的保护,避免运动伤害(详见本章第3节)。

（四）健康检查

1. 入园健康检查 儿童在医疗卫生机构进行健康检查合格后方可进入托儿所或幼儿园。儿童入园(所)时,托幼机构要了解小儿生长发育和预防接种史,了解有无传染病接触史,如有则应待检疫期过后再安排入园。

2. 定期健康检查(详见本章第3节)。

3. 晨午检及全日健康观察 做好每日晨间或午间入园(所)检查。全日健康观察儿童饮食、睡眠、大小便、精神状况、情绪、行为等,并做好观察处理记录。可以早期发现小儿的异常情况,对有疾病可疑者,及时隔离观察,做到早期诊断、及时治疗。

4. 工作人员健康检查制度 上岗前健康检查和定期的健康体检。上岗前要进行健康检查,取得托幼机构工作人员健康合格证后方可上岗。定期健康检查包括全面体格检查,胸片、肝功能、梅毒螺旋体等检测,阴道分泌物检查滴虫、淋病奈瑟球菌、外阴阴道假丝酵母菌。按规定每年进行1次健康检查。

（五）卫生与消毒

托幼机构应当为儿童提供整洁、安全、舒适的环境,做好清洁和卫生消毒工作。应经常检查督促室内外环境卫生清扫,随时消灭蚊、蝇、鼠、蟑螂等。小儿的卧室和活动室应保持阳光充足、空气新鲜。经常晒被褥,换洗床单。对园(所)内的玩具、桌椅、用具及室内空气等,也要定期进行消毒。

保教人员和炊事人员必须注意个人卫生和烹调过程中的卫生。严格厨房卫生管理制度,餐具要每次消毒。儿童日常生活用品专人专用,并且按规定消毒。培养儿童良好的个人卫生习惯,饭前便后用流动水洗手,

经常洗澡、剪指甲、换洗衣服,饭后漱口,早晚刷牙等。

（六）传染病预防与控制

托幼机构是儿童密集的地方,一旦发生传染病容易造成流行,所以必须做好预防接种工作,加强传染病的管理。

配合疾病预防控制机构做好托幼机构儿童常规接种、群体性接种或应急接种工作。及时了解疫情,做到早预防、早发现、早报告、早诊断、早治疗、早隔离。对接触传染病的易感儿童立即采取必要的预防措施,并且按各种传染病的检疫期进行检疫。检疫期不办理转园手续。控制肝炎、痢疾的暴发和续发,杜绝脊髓灰质炎、白喉、麻疹、百日咳、猩红热的发生。

（七）常见病预防与管理

托幼机构要培养儿童良好的卫生习惯,提供合理平衡膳食,加强体格锻炼,增强儿童体质,提高对疾病的抵抗能力。定期开展儿童眼、耳、口腔保健,对贫血、营养不良、肥胖等营养性疾病及视力低常、听力异常、龋齿等问题要进行登记管理,对患有先天性心脏病、哮喘、癫痫等疾病及有药物、食物过敏史的儿童进行登记,加强日常健康观察和保育护理工作。开展儿童心理卫生知识的宣传教育,发现心理行为问题的儿童及时告知家长到医疗保健机构进行诊疗。

（八）伤害预防

托幼机构的各项活动应当以儿童安全为前提,保教人员要有高度的责任心,做好安全排查,防止意外事故的发生。园(所)的房屋、场地、家具、玩教具、生活设施等设备要符合国家相关安全标准和规定,要定期检查,及时维修。妥善保管危险物品,如刀剪、热水瓶、药品等要放在小儿拿不到的地方,煤炉、电源要加防护罩,防止烧伤、烫伤、中毒等意外事故。严格接送制度,以防小儿走失。托幼机构应建立突发事件的应急预案并具有应急处理能力。保教人员应具有一定的意外事故的急救知识和急救技术,对已发生的意外事故能进行简单正确的处理,把意外事故造成的危害降到最小的程度。

（九）健康教育

采取多种途径开展健康教育宣传和讲座,健康教育

的内容包括膳食营养、心理卫生、疾病预防、儿童安全以及良好行为习惯的培养等。

（十）信息收集

为了掌握各项卫生保健措施的落实情况和儿童的健康状况,要求托幼机构针对各项工作进行登记、统计,以便对开展的卫生保健工作进行评价和改进。建立儿童健康档案,记录出勤、晨午检及全日健康观察、膳食管理、卫生消毒、营养性疾病、常见病、传染病、伤害和健康教育等卫生保健情况,定期对儿童出勤、健康检查、膳食营养、常见病和传染病等进行统计分析。

（十一）联系家长

建立多种家长联系方式,如定期召开家长会、微信群等,向家长宣传卫生保健知识;利用黑板报就家长关心的问题进行宣传和通知;当家长接送儿童时,简要沟通儿童当日情况和园(所)情况,利于做好家园配合;在体检中发现的问题要及时通知家长,以进一步到医院检查。

四、学校卫生指导

学龄儿童在体格、认知和心理方面发展迅速,同伴、学校和社会环境对其影响占优势。因此,社会、学校和家庭需密切配合,在促进发展的前提下,注意保护儿童身心健康。学校卫生(school hygiene)工作由教育与卫生部门来共同完成,教育行政部门负责学校卫生工作的行政管理,卫生行政部门负责学校卫生工作的监督指导。

（一）健康行为习惯和生活方式

1. **培养良好的个人卫生习惯**　家校配合向学生提出合理的卫生要求和必要的指导,培养并形成健康意识,养成健康行为习惯和生活方式(详见本章第2节)。

2. **爱护眼睛**　引导学生了解科学用眼、预防近视等眼保健知识,培养学生爱眼、护眼意识,养成正确的读写姿势和用眼卫生习惯。保证教室内学生合理的用眼距离,提供符合标准的教室采光要求以及照明设备,提供与学生身高相符合的课桌椅,教室黑板做到完整无破损、无反光。做好眼保健操。定期检查视力,如果发现视力异常,及时通知家长带学生到医院诊疗。

3. **口腔卫生**　加强口腔卫生宣教,重点预防龋齿和牙龈炎,培养学生口腔卫生意识。定期组织健康体检,以期早发现龋齿及口腔疾病,并做好预防工作。(详见本章第3节)。

4. **骨骼卫生**　学龄期骨骼易受外界不良影响,尤其不良姿势容易导致骨骼发生变形,故应养成学生正确的坐、立、行姿势,预防脊柱弯曲等骨骼异常。

5. **饮食(饮水)卫生**　学校严格遵守相关法律和规章制度,加强食堂卫生、生活饮用水水源管理,为学生提供足够的符合卫生条件的食物及饮用水。

6. **合理营养**　引导学龄期儿童逐步了解平衡膳食、合理营养的意义,养成科学、合理营养的饮食行为和习惯。吃好早餐,一日三餐有规律。日常生活饮食应适度,不偏食、挑食,不暴饮暴食,不盲目节食,适当吃零食。学校课间提供加餐,以保证学生体格发育。学校食谱要科学营养,合理安排,符合中国居民膳食指南。

7. **合理作息**　合理作息制度是保证学生有规律地进行学习、活动和休息的条件。学校生活作息制度主要反映在课程表和作息时间表上,它包括各科学习时间的安排,课外活动(体育锻炼、社会活动、课外小组活动等)的时间规定,饮食、睡眠和休息时间的安排等。引导学生认识合理睡眠的重要性及睡眠不足的危害,养成良好的睡眠习惯。学校需合理安排学生的作息时间,保证学生充足的睡眠(小学生每天睡眠时间应保证10小时,初中生每天睡眠时间应该保证9小时,高中生每天睡眠时间应该保证8小时)[7]。

8. **劳动和体育锻炼**　劳动和体育锻炼能促进学生的体力和耐力的发展。组织学生参加劳动,培养学生的劳动意识与观念,养成劳动的生活习惯。做好学生的体育锻炼工作,增强学生的体质、促进其身心健康发展。学校体育锻炼包括体育教学(体育课)、课外体育活动、早操和课间操、各种形式的体育比赛等[8](详见本章第3节)。

（二）疾病预防

按时进行预防接种和健康体检,预防常见传染病。结合各地传染病发生的情况,及时向学生宣传常见传染病预防知识,增强卫生防病能力。包括在呼吸道传染病流行季节少去公共场所,避免与病人接触;注意个人和环境卫生,室内经常开窗通风换气,保持空气清新;督促学生课间到室外活动,饭前便后洗手,避免受凉或过度疲劳。在传染病流行期,学校加强检查,做到早发现、早报告、早隔离、早诊断、早治疗,预防传染病在学校的流行和蔓延。预防营养不良、肥胖、贫血等学龄期常见疾病。了解艾滋病基本知识和预防方法,增强抵御毒品和艾滋病的能力,判断和拒绝不安全行为。

（三）安全应急与避险

通过教育使学生了解生命的意义和价值,树立保护生命的意识。安全教育(safety education)重点在于预防伤害的发生,发生异常情况和危险时学生会自护自救和互助互救,提高应对突发事件的能力,①交通安全:学生要学习交通法规,掌握交通安全常识,自觉遵守交通规范。②日常生活安全:生活中注意防火、防触电、防煤气中毒、家务劳动及饮食卫生安全等;掌握简单的用药安全常识。③游戏与运动安全:注意游戏安全,不玩危险游戏。严格遵守体育锻炼规则,掌握正确的体育运动技巧。游泳、滑冰要到正规体育场所。④意外伤害:熟悉常见的意外伤害的预防与简单处理方法。发生紧急情况会拨打求助电话,掌握火灾、地震等灾害发生时避险和逃生技能,了解常见急救处理(鼻出血、溺水、骨折、动物咬伤、中暑、外伤的应急处理等)。⑤网络安全:了解网络使用的利弊,合理利用网络资源,提高网络安全防范意识和辨别能力,不浏览不健康内容、避免网络成瘾,了解网络交友的危险性。⑥社会治安安全防范:学生要加强自我保护意识,避免被坏人拐骗和伤害,自觉抵制毒品的侵害。了解什么是性侵害,识别容易发生性侵害的危险因素,掌握防范性侵害的方法和技能。

（四）心理健康

心理健康教育(psychological health education)是学校素质教育的重要组成部分,对学生全面发展和身心健康有重要的意义。心理健康教育的主要任务是引导学生学会正确处理人际关系,培养有效的交流能力,掌握缓解压力等基本的心理调适技能,具体包括:①培养情绪调节能力。使学生认识到不良情绪对健康的影响,学会调控情绪和缓解压力的基本方法和技能。认识竞争的积极意义,正确应对失败和挫折。②认识自我。学生建立自我认同,客观认识和对待自己。③合理制定目标。培养学生根据自己的学习能力和状况,合理制定学习目标的能力。④人际交往。学会正确处理人际关系和处理交往中的冲突,培养有效交流的能力,学会宣泄,学会倾诉,学会站在他人的角度客观地看待事件。了解与异性交往的原则,树立正确的友情观。

（五）青春期保健

青春期是生长发育的高峰期,也是心理发展的重大转折期。重视对学生进行必要的青春期性知识教育,使学生正确认识青春发育期的男女差异和特点,稳妥度过青春期。学会自我保护,认识并珍爱生命,包括月经期卫生及保持外阴清洁、变声期的保健、认识婚前性行为对身心健康的危害、培养健康文明的性观念和性道德等。重视青春期生长发育的营养、体格检查和保健,合理运动,如发现异常应及时告知家长并到医院诊疗。引导学生和家庭了解青春期心理变化特点,使学生学会保持愉快情绪,以增进心理健康;学校在教育中注意沟通与交流方式、尊重并保护学生的自尊心、关注学生的心理变化,发现问题及时正确引导和教育。培养学生正确的人生观和世界观,帮助、引导学生树立远大的理想,培养高尚的情操、优良的道德品质、健康的心理和完善的人格。

（梁爱民）

参考文献

[1] 中华人民共和国国务院.中国儿童发展纲要(2021-2030年).2021.

[2] 中华人民共和国国家卫生健康委员会.中国妇幼卫生事业发展报告(2019).2019.

[3] 中华人民共和国卫生部.全国儿童保健工作规范(试行).2010.

[4] 中华人民共和国卫生部.国家基本公共卫生服务规范(2011年版).2011.

[5] 中华人民共和国卫生部.托儿所幼儿园卫生保健工作规范,2012.

[6] 中国营养学会妇幼分会.中国孕期、哺乳期妇女和0~6岁儿童膳食指南.2010.

[7] 中华人民共和国卫生部,中国国家标准化管理委员会.中小学健康教育规范.2011.

[8] 中华人民共和教育部.切实保证中小学生每天一小时校园体育活动的规定.2011.

5

第五章
儿科伦理与医学人文

第1节 生物医学研究伦理的概述

一、生物医学研究伦理的起源与发展

生物医学研究对提高人类健康福祉做出了不可磨灭的贡献。然而,医学研究也存在医学伦理风险。医学研究成果可能普惠大众,但需要受试者个人承担研究风险,如何才能平衡好两者之间的关系?为此,生物医学研究伦理应运而生。它作为现代生命伦理学(bioethics)的重要分支,在保护受试者安全和权益,引导规范研究行为,保障生物医学研究有序良性开展方面,发挥着积极的作用。而生物医学研究伦理的发展与应用也是一个渐进的过程。

生物医学研究伦理的兴起与发展,起源于人类历史上一系列臭名昭著,甚至是惨绝人寰的人体试验所带来的沉痛教训与深刻反思。最早有记载的人体试验是18世纪的疫苗接种试验,"免疫学之父"Edward Jenner,观察到养牛农民感染牛痘或猪痘后似乎对天花有免疫。1796年,他将猪痘接种到他1岁儿子的身上,证明不能预防天花。几个月后,他将牛痘接种到了一个邻居8岁健康男孩身上,一周后他又将天花注射到男孩体内,幸运的是男孩对天花免疫了。19世纪末,人们已经认识到蚊子是传播黄热病的重要媒介,但确切作用机制尚不清楚。美国陆军外科医生Walter Reed首先在其研究组成员身上进行试验,导致组员重病甚至死亡,之后,Reed停止在组内试验,转而招募西班牙工人作受试者,并与他们签订了一份合同,合同中对黄热病的严重性轻描淡写,而对提供的医疗保障却做了空洞的许愿。类似利用脆弱人群,并在受试者对试验本身的伤害风险不完全知情的情况下进行的试验,还有诸如:1906年,哈佛大学热带病学教授Richard Strong在菲律宾用囚犯进行霍乱的研究,致13名囚犯死亡;1939年,Davenport一家孤儿院的12名孤儿被纳入进行一项名为"Monster"的研究,著名的语言病理学家Wendell Johnson试图研究施加心理压力是否可使正常儿童出现口吃。

而二战期间纳粹惨无人道的所谓"人体试验",如低气压试验,冷冻试验,疟疾试验,伤寒试验,日本731军队在中国实施的毒气和生化武器试验等等,令世界骇然。1947年第二次世界大战结束后,由苏、美、英、法四国组成的纽伦堡国际军事法庭对23名纳粹医生进行了公审,开始清算法西斯对人类犯下的滔天罪行。为了防止此类暴行的再度出现,1948年《纽伦堡法典》(Nurem-berg Code)颁布,提出了十项基本原则[1]。这部划时代的法典,是人类史上第一部对人体研究伦理的规章,被誉为"伦理准绳"(ethical yardstick)。

20世纪中期,一些有违伦理的人体医学研究事件被逐渐曝光,再次引发了欧美国家和世界医学联合会高度关注。如美国原子能委员会在智障儿童学校进行研究;33家制药公司在囚犯身上进行了153个药物研究等。1964年,世界医学会(World Medical Association,WMA)在芬兰制定了一套涉及人体医学研究的道德法则,即后来众所周知的,国际生命伦理规则中最著名的文件——《赫尔辛基宣言》(Declaration of Helsinki),是对《纽伦堡法典》的重新解释[2]。此后,《赫尔辛基宣言》的内容又几经修订,使其更加适应现代伦理理论和不断发展的临床研究与实践。

《赫尔辛基宣言》的颁布,曾一度让人们认为已解决了生物医学研究方面的伦理问题。但在20世纪60~70年代,由于美国发生了几起重大的医学研究丑闻,其中最典型的事件是轰动一时的Tuskegee梅毒试验。美国卫生部自1932年开始实施该试验,为了研究梅毒的自然病程,当1940年即已发现青霉素能有效治疗梅毒之后,研究方仍阻止受试者获得青霉素治疗。该试验持续40年之久,造成许多受试者无端遭受梅毒折磨。在公众的疾呼声中,美国政府于1974年专门任命了国家保护生物医学和行为学研究人体受试者委员会,并于1979年出台了《贝尔蒙报告》(Belmont Report)[3],提出了人体研究都必须遵循的三个基本道德原则:尊重个人、善行/不伤害、公正。这三大原则亦成为现代生命伦理的基本原则。

从20世纪后期开始,围绕受试者保护,国际社会相继出台了一系列相关准则和指南,其中最有代表性的是国际医学科学理事会(Council for International Organization of Medical Science,CIOMS)在1982年制定的《国际人体生物医学研究伦理指南》;世界卫生组织(WHO)2000年制定的《生物医学研究伦理审查委员会操作指南》等。

而在儿科临床试验方面,进入21世纪后,许多发达国家也加大了相关伦理指南规范的制定。如日本厚生省医药安全局于2000年12月颁布了《儿童药品临床试验指南》[4]。欧盟于2006年公布了《儿童临床试验的伦理指南草案》[5],2007年颁布《儿童用药监督管理条例》。我国于 2003 年颁布的《药物临床试验规范》提出了儿童受试者参加临床试验的规范要求,2016 年颁布了《儿科人群药物临床试验技术指导原则》。

二、生物医学研究的基本伦理原则

尊重和保护受试者成为生物医学研究的前提和关键,生物医学研究同样应遵从生命伦理的基本原则。而对于涉及儿科人群的生物医学研究而言,在基本原则的实践上,更有一定的特殊要求。

(一)尊重个人

尊重个人(respect for person)包含至少两个方面:第一,个人享有自治权;第二,保护丧失自治力的人。尊重个人即应将个人看成是能自主的人,而不是将人用作达到目的的手段。自主能力包括的要素是:①心智能力,即理解和处理信息的能力;②自愿性,即不受他人控制和影响的自由。医疗服务提供者或医学研究者必须让人们自己选择,对于不能以充分自主的方式行事者(包括缺乏能力或受他人胁迫或控制)应特别保护,避免其被利用和被伤害。尊重个人的原则要求受试者必须得到最初和持续的知情同意,必须尊重受试者的隐私,维护每个受试者的权益。研究实践应用中,自主决定要求尊重个人的意愿,避免妨碍其行动,除非该意愿和行动会对他人造成伤害;尊重不同文化价值观和习俗;保护缺乏自主能力者。知情同意无疑是最重要的,公认的知情同意过程应包括三个因素:信息、理解及自愿。提供受试者足够的信息以做出知情同意,包括目的、全部研究过程、潜在的风险和预期获益等;受试者对研究的充分理解;自愿参加,无不当引诱或胁迫,且可以随时退出,而不受任何影响。

涉及儿科人群的生物医学研究中,由于儿童心智尚不成熟,不能做出自主决定时,大多由其父母或法定监护人代为决定。这其中就有可能存在儿童、父母或法定监护人、医生三者价值观冲突的情况。在遵从知情同意书"信息充分"和知情同意过程"充分理解"的一般原则基础上,必须重视基于受试儿童家庭整体的知情同意,包括监护人的知情同意和受试儿童的赞同。如果儿童已经具备了表达本人意愿的能力,必须取得在儿童能力范围内的赞同。儿童拒绝参与或拒绝继续参与研究的意愿应受到尊重。在研究进行过程中,如果儿童已成长为有法律行为能力的人,应该重新取得本人的正式知情同意[6]。需要注意的是,对于一些特殊疾病,如智力认知和发育障碍,能否参与或签署知情同意书取决于能力而不仅是年龄。

(二)有益/不伤害

希波克拉底格言中的"不伤害"长期以来一直是医疗道德的基本原则。延伸到研究领域,对于不伤害原则(non-malfeasance)的理解延伸为"研究中决不能伤害一个人,即使这可能对他人有利";有益原则(beneficence)要求尽可能地避害、去害和增利。

研究实践中,就是对风险-获益的持续评估,使研究过程中风险最小化、获益最大化。风险-获益评估是与潜在伤害的大小和可能性,以及预期的获益有关。需要考虑多种可能的伤害和获益。比如精神、生理、法律上的伤害、社会和经济上的伤害及相应的获益。对受试者来说最有可能带来的伤害是精神与生理所遭受的痛苦和损害,但也不能忽视其他种类的伤害。研究者必须用尽可能好的研究方案来尽量增加研究的获益、减少伤害;研究者必须有能力进行操作并处理可能造成的伤害风险;必须禁止伤害风险概率大于获益的研究;研究者决不能把研究对象因参与研究而得到的经济补偿当作一种获益;研究者需要评价研究的社会和科学价值、研究的科学有效性,确定研究是否具有合理的风险-获益比。但是对于研究者和伦理委员会来说,确定研究的潜在获益大于风险有时也比较困难,因为事先无法确切预测潜在的获益和风险;风险可能是针对个别人的,而获益却可能延伸到整个社会。

涉及儿科人群的生物医学研究中,其研究设计应充分体现受试者风险-获益评估与儿科人群受试者的特别保护。对研究方案和基于方案的风险-获益评估是儿科人群受试者保护的基础。首先,儿科人群受试者的风险-获益评估应基于方案,充分评估研究目的对儿科人群的个体预期获益和社会获益,重点关注最小风险和儿科人群的特殊风险[7]。其次,方案评估要特别注意研究对象的不可替代性及风险、痛苦最小化设计:如年龄分层设计、减少儿科人群参与研究的暴露和风险,遵循痛苦最小化原则,慎重考虑启动儿科人群临床试验的时机。而在伦理委员会建设和审查程序方面,考虑儿科人群的特殊性,在伦理委员会的组织、成员设置、审查能力、审查形式、审查须进一步充分关注的内容及项目跟踪管理等方面亦有特殊的要求。

(三)平等公正

平等公正(justice)在两个层次上与研究对象的选

择有关:社会和个人。对个人的平等公正要求研究者在选择对象时体现公平:不能只对某些他们喜欢的人群进行能带来潜在获益的研究,或只选脆弱或方便招募的对象进行有风险的研究。对社会的平等公正要求区分哪些对象应该或不应该参加任何一项特定的研究,这一区分应根据该类成员承受负担的能力,以及对已有负担的人群再施加压力的适当性来进行。因此,可将这看成是社会的正义:在进行对象类别选择时有一个优先顺序(如成人先于儿童),某些类别的潜在对象(如被隔离的精神病患者或囚犯)只有在特定情况下才有可能参与研究。

研究实践中,公正地选择受试者就是无民族、文化、地域、性别、年龄、贫富等偏见;承担的风险与其可能的获益相平衡。对于非治疗性研究,即不会向受试者提供直接治疗获益的研究,关注的问题是公平地分配研究风险和负担;而在受试者极有可能得到治疗获益的研究中,关注的焦点转移为公平参加研究及分享研究结果的权利。在涉及儿科人群的生物医学研究中,通常不应入选需要特殊护理或需要法院/社会福利机构监管的儿科人群(除专门针对这些人群开展的生物医学研究外),因为这些人群可能在伦理中缺失部分保护。

上述三项基本原则同等重要,但有时这三项原则会互相冲突、需要权衡。例如,从尊重个人的原则来讲,研究者应该限制儿科人群参加,因为他们无自主能力,无能力自主选择;但是,从公正的原则讲,应该让儿科人群参加研究,以使他们有机会获益于研究。在临床研究中,有些临床研究涉及的新药用于急危重症患者,如果急危重症患者当时无自主决策能力,临床上也无有效的治疗药物,而正处于临床研究的该种新药有可能使急危重症患者获益,那么让该患儿的父母或法定监护人代为签署参与临床新药研究的知情同意书后,再给临床研究的新药,也不算违背研究伦理的原则,而是权衡三项基本原则后的合理决策[8]。

三、国内外相关法规指南

(一)国际典型相关法规和指南

1.《纽伦堡法典》 历史上第一部规范人体医学研究的国际法典,提出了十项基本主张。法典中最值得重视的两点内容:一是对获取受试者知情同意的要求,具体告知的信息有研究目的、干预方法、持续时间、预期的风险和不适等;二是强调了无论研究的意义与价值如何

重大,都不得伤害和牺牲受试者的权益。《纽伦堡法典》强调"必须获得受试者的自愿同意"。

2.《赫尔辛基宣言》 被誉为"生物医学研究的基石,当之无愧的涉及人的生物医学研究中伦理决策的基准"。自 1964 年世界医学会首版发布至今,已历经九次修订[9]。《赫尔辛基宣言》涵盖了《纽伦堡法典》中述及的所有伦理要求,细化了适用于医学研究的伦理原则,强调在医学研究中个体受试者的权益高于一切。不断修订完善的版本,进一步深化、实化、细化了有关保障医学研究中受试者权益的条款与措辞,加强了受试者保护的力度,强调受试者获益的有效落实,且在研究方案的合理设计、研究者的资质方面提出了更高的要求,并明确了国家、研究机构、申办方的责任与义务[10]。

3.《国际人体生物医学研究伦理指南》 是国际医学科学理事会(CIOMS)在 1982 年制定的里程碑式的指南。现行版为 2016 年版[11]。CIOMS 版的准则是一部得到广泛认同和能够符合大部分国家实践操作的通用性指南。最新版指出[12],由于生理、心理状况与健康需求上的特殊性,在许多情况下难以利用成人临床研究数据证明相关治疗干预措施对儿科人群的安全性和有效性,因此有必要以儿科人群为受试者开展研究。然而,由于这一人群涉及的个体从新生儿到未成年人,不同年龄段间在生理、认知、心理等方面均差异显著,故对于涉及儿科人群的生物医学研究的伦理评估须更为精细。准则指出,出于对儿科人群的保护,通常成人的医学研究先于儿科人群,但也指出在特殊情境下可不必遵循这一顺序,如儿科人群特有的疾病,或已有证据显示某医学研究对儿科人群受试者个体有潜在获益,且获益大于等于风险等。此外,CIOMS 准则还对涉及儿科人群的生物医学研究的知情同意、监护人准许、儿童异议、监护人准许豁免、监护人对研究过程的观察,以及儿科人群参与急救医护研究时须遵循的伦理原则有具体阐述。

4.《药物临床试验管理规范》(ICH GCP) 1996 年国际人类药物技术及注册协调会议(ICH)经由北美、欧洲、日本等国家和地区共同讨论出台。该规范以临床研究中各责任方为主体,分别阐述了伦理委员会、研究者和申办者的职责。2016 年 11 月,为应对临床试验在规模、复杂性和成本方面不断增加所面临的挑战,以及由于技术和风险管理程序的创新为临床试验的效率提升所带来的机遇,ICH 对 GCP 进行了补充修订,推出了增补件 R2[13],进一步完善了内容,以鼓励在临床试验设计、实施、监督、记录和报告中使用更先进、有效的方法,在确保受试者权益的前提下,提高临床试验的质量

和效率。

5.《生物医学研究伦理审查委员会操作指南》 是世界卫生组织(WHO)2000 年制定的,旨在建立伦理委员会的标准操作程序,提高伦理审查质量和确保审查工作的一致性。2011 年改版为《涉及人的健康相关研究的伦理审查标准与操作指南》,内容扩充为五个方面,包括伦理审查体系的标准;建立伦理委员会的机构的标准与指南;伦理委员会委员的标准与指南;伦理委员会秘书,工作人员,行政管理人员的标准与指南;研究者标准与指南。

(二)国内相关法规和指导原则

1.《药物临床试验质量管理规范》(GCP) 国家药品监督管理局于 1999 年出台第 1 版《药物临床试验质量管理规范》(GCP)(简称《规范》)。2003 年,第 2 版发布,首次明确规定"儿童作为受试者,必须征得其法定监护人的知情同意并签署知情同意书,当儿童能做出参加研究的决定时,还必须征得其本人同意"。国家食品药品监督管理局 2020 年修订发布了第 3 版《药物临床试验质量管理规范》,共包括总则、术语及其定义、伦理委员会、研究者、申办者、试验方案、研究者手册、必备文件管理、附则九个章节八十三条款。

2.《涉及人的生物医学研究伦理审查办法》 1998 年,国家卫生部制定发布第 1 版《涉及人体的生物医学研究伦理审查办法(试行)》;2007 年发布第 2 版。2016 年 10 月,国家卫生和计划生育委员会正式发布《涉及人的生物医学研究伦理审查办法》,重申在全国医疗机构内建立伦理委员会,由伦理委员会对涉及人体受试者的医学研究项目进行伦理审查,并对伦理委员会的设置;伦理审查的内容、步骤、要求;知情同意的内容、种类、具体实施要求,再次获取受试者签署知情同意书的情境,免除签署知情同意书的适用情形,伦理审查工作的监督管理等进行了明确的规范。

3.《药物临床试验伦理审查指导原则》 2010 年,国家食品药品监督管理局出台了《药物临床试验伦理审查指导原则》(简称《指导原则》)。《指导原则》以 2003 版《药物临床试验质量管理规范》(GCP)为基本框架,以国际公认的伦理指南原则作为理论依据,对伦理委员会的质量管理提出了初步设想,对伦理委员会的职责提出了明确的要求,对伦理委员会的制度建设、审查工作流程以及审查要素做了细致的规定。《指导原则》中特别对涉及弱势群体的研究作出了限制与要求。

4.《儿科人群药物临床试验技术指导原则》 2016 年 3 月,国家食品药品监督管理总局发布了《儿科人群药物临床试验技术指导原则》,从伦理学考虑、数据和安全监察、受试者年龄分层、启动临床试验时间点及设计、儿科剂型选择、儿科罕见病临床试验等方面做了详细的指导,阐述了开展儿科人群药物临床试验的特殊关注,提出了从成人数据向儿科人群数据外推的原则和要求。

5.《涉及人的临床研究伦理审查委员会建设指南(2020 版)》 2020 年 10 月,由国家卫生健康委员会医学伦理专家委员会办公室、中国医院协会牵头研究制定了《涉及人的临床研究伦理审查委员会建设指南(2020 版)》(简称《建设指南》),对伦理委员会的宗旨与原则、组织与管理、职权、审查内容与要求、审查方式和类别、受理伦理审查需要的材料及准备工作、组织审查会议、利益冲突等提出了具体的规范要求,并提出了包括药物/医疗器械临床试验、遗传学和生殖医学、精神医学、公共卫生领域、中医药、干细胞、人体器官移植临床应用与研究,以及疫情暴发时期相关医学研究伦理审查八个医学研究伦理审查附则。

2020 版的《建设指南》多处提到了对脆弱人群的保护,《建设指南》指出,脆弱人群(vulnerable population)是指相对地(或绝对地)没有能力维护自身利益的人,通常是指能力或自由受到限制而无法给予同意或拒绝同意的人,包括儿童,因为精神障碍而不能给予知情同意的人等。受试者的脆弱性可以包括(但不限于)经济脆弱性、机构脆弱性、认知脆弱性、社会脆弱性、医疗脆弱性、遵从脆弱性。此外,在"精神医学临床研究伦理审查""干细胞临床研究伦理审查""疫情暴发时期相关医学研究伦理审查"附则中针对脆弱人群还有额外特殊的保护要求。

医学、生物学、生命科学的飞速发展,极大推动了生物医药和诊疗技术的研究及应用转化,技术的创新极大地促进了健康卫生服务的提供和健康结果的增进,而一些尖端前沿的生物医学研究,在为人类攻克医学难题带来新希望的同时,也不断挑战人类已有的价值尺度。人类科学史上,技术研发与伦理约束从来都是相辅相成、互相促进的。生物医学技术的发展,需要生物医学研究的支持,而在涉及人体的生物医学研究过程中如何确保其研究的科学性和符合伦理要求,如何做到最大限度地保护受试者的权益和安全,是生物医学研究伦理始终致力为之的要义。

(周萍)

参考文献

［1］王德国.探讨《纽伦堡法典》中人体实验的伦理原则与规范.中国医学伦理学,2016,29(02):311-314.

［2］赫尔辛基宣言——涉及人体受试者的医学研究伦理原则.中国中西医结合杂志,2014,34(01):124-126.

［3］曹立亚,郭林.美国药品安全监管历程与监测体系.北京:中国医药科技出版社,2006:28-38.

［4］AKIYOSHI U. Pediatric Clinical Studies in Japan:Regulations and Current Status. Applied Clinical Trials,2002,11(7):57-59.

［5］王丽.我国儿科临床药理学现状与进展.儿科药学杂志,2011,17(1):6-8.

［6］张姝,卢仲毅,史文俊,等.儿童临床试验伦理要素与受试者保护机制研究.医学与哲学,2019,40(5):43-45.

［7］WESTRA AE,WIT JM,SUKHAI R,et al. How best to define the concept of minimal risk. The Journal of Pediatrics,2011,159(3):496-500.

［8］陈洁,于德志.卫生技术评估.北京:人民卫生出版社,2013.

［9］HELSINKI W. World Medical Association declaration of Helsinki:ethical principles for medical research involving human subjects. Hiv Clinical Trials,2000,2(4):92-95.

［10］王頔,杨竟,陈仲林,等. 2013 版《赫尔辛基宣言》的修订及其意义的分析研究.中国医学伦理学,2015,4:618-621.

［11］Council for International Organization of Medical Sciences. International ethical guidelines for health-related research involving humans. Geneva:Council for International Organization of Medical Sciences,2016.

［12］VAN DELDEN JJ,VAN DER GRAAF R. Revised CIOMS international ethical guidelines for health-related research involving humans. JAMA,2017,317(2):135-136.

［13］ICH. ICH E6(R2)Good Clinical Practice. 2016.

第 2 节　医院伦理委员会的功能与职责

一、医院伦理委员会

（一）医院设立伦理委员会的必要性

涉及人的生物医学研究是医学的起点和发展手段,其在促进医学发展的同时,也带来了受试者的风险与获益、受试者的个人权益与社会公众利益等一系列的伦理冲突。以协调伦理冲突、保护受试者的安全和权益为目标,自 20 世纪后期开始,一系列保护受试者的准则和指南陆续出台,这些准则和指南均明确:涉及人的生物医学研究的受试者保护是通过伦理委员会的伦理审查机制来实现的。

《赫尔辛基宣言》[1]提出"研究开始前,研究方案必须递交至相关研究伦理委员会,供其考虑、评论、指导和批准。"《国际人体生物医学研究伦理指南》[2]提出"所有涉及人类受试者的研究计划,都必须提交给一个或一个以上的科学和伦理审查委员会,以审查其科学价值和伦理的可接受性。研究者必须在研究开始以前获得批准或许可。"随着生物医学研究在我国的迅速发展,以及国际合作研究的日益增多,自 20 世纪 80 年代开始,我国医疗机构开始设立伦理委员会,并日益重视伦理委员会的自身建设。

（二）医院伦理委员会的组建与换届

根据《涉及人的生物医学研究伦理审查办法》[3]的规定,开展涉及人的生物医学研究的医疗机构应当设立伦理委员会,未设立伦理委员会的,不得开展涉及人的生物医学研究工作。医疗机构是涉及人的生物医学研究伦理审查工作的管理责任主体,负责医院伦理委员会的组建与换届。

1. **医院伦理委员会的组织架构**　医疗机构可根据本机构伦理审查的范围和审查工作量,设立多个伦理委员会、至少一个执行工作程序等管理工作的伦理委员会办公室。伦理委员会可设一位主任委员、副主任委员若干名、秘书和/或工作人员若干名。

2. **医院伦理委员会的委员组成**　伦理委员会的委员由所在机构在广泛征求意见的基础上,从生物医学领域和伦理学、法学、社会学等领域的专家和非本机构的社会人士中推荐产生,人数应符合相关法规要求。涉及儿科医学研究的伦理委员会,其委员组成建议应包括儿科医学及相关专家,或聘请儿科医学及相关领域专家担任独立顾问。独立顾问对所审查项目提出咨询意见,不参与投票。伦理委员会每届任期不超过 5 年,可以连任。

3. **医院伦理委员会工作的独立性**　所在医疗机构

应提供与伦理委员会承担审查工作相适应的经费、工作人员、办公设施及场所等的支持,并确保伦理委员会审查工作的独立性,即伦理委员会独立地对研究项目的科学性和伦理合规性进行审查,医疗机构或任何人员不能不正当地影响伦理委员会的审查工作。

二、医院伦理委员会的主要职能

(一)教育培训

教育培训是医院伦理委员会的重要职能,培训对象包括伦理委员会委员、研究人员,培训方式包括授课讲座、学术研讨、案例分析、模拟审查等,培训要求包括岗前培训或初始培训以及继续教育学习。

伦理委员会委员的岗前培训和研究人员的初始培训要求各有侧重。伦理委员会委员岗前培训侧重于通过培训使委员具备履行伦理审查职责相适应的基本知识及能力,培训内容包括生物医学研究及受试者保护的伦理知识、国内外伦理相关规范指南、伦理委员会标准操作程序,并观摩伦理审查会议,完成岗前培训的委员才能承担伦理审查工作,担任主审委员、参加审查会议并具有投票权。研究人员的初始培训侧重于通过培训使研究人员具有生物医学研究相关伦理知识和研究伦理能力,承担研究受试者保护的职责,培训要求包括生物医学研究伦理知识、国内外相关医学研究伦理规范指南,完成研究伦理初始培训的研究人员才能开展涉及人的生物医学研究。伦理委员会委员和研究人员均应完成药物临床试验培训并获得 GCP 培训证书,且都须每年参加研究伦理的继续教育学习,学习内容包括新版或新颁布的国内外法规指南、医学科技发展新知识新进展等。从事儿科医学研究的研究人员、开展儿科医学研究伦理审查的伦理委员会委员,岗前培训或初始培训以及继续教育学习的内容应包括儿科人群受试者保护特殊伦理规范的要求及相关新进展。

(二)伦理审查

根据相关法规规定,医院伦理委员会及时对受理的生物医学研究、药物临床试验、新技术临床应用等开展伦理审查,提供审查决定或意见,对已批准的研究项目进行跟踪审查,接受研究者咨询、受理受试者投诉并协调处理,确保研究项目不会将受试者置于不合理的风险之中。

《涉及人的生物医学研究伦理审查办法》[3] 规定,涉及人的生物医学研究应当符合以下伦理原则:

(1)知情同意原则:尊重和保障受试者参加及继续参加研究的自主决定权,严格履行知情同意程序,防止使用欺骗、利诱、胁迫等手段使受试者同意参加研究,确保受试者在任何阶段无条件退出研究的权利。

(2)控制风险原则:应将受试者人身安全、健康权益放在优先地位,其次才是科学和社会利益,研究风险与获益比例应当合理,力求使受试者尽可能避免伤害。

(3)免费和补偿原则:应当公平、合理地选择受试者,对受试者参加研究不得收取任何费用,对于受试者在受试过程中的额外支出应当给予补偿。

(4)保护隐私原则:切实保护受试者的隐私,如实将受试者个人信息的储存、使用及保密措施情况告知受试者,未经授权不得将受试者个人可识别信息向第三方透露。

(5)依法赔偿原则:受试者参加研究受到损害时,应当得到及时、免费治疗,并依据法律法规及双方约定得到赔偿。

(6)特殊保护原则:对儿科人群、孕妇、智力低下者、精神障碍患者等特殊人群的受试者,应当予以特别保护。

(三)咨询建议

1. **为临床诊疗提供咨询建议**　医学的特殊性决定了临床实践中会出现很多令医务人员陷入两难选择的困境,如医患双方基于不同立场产生了意见分歧、诊疗方案的选择对患者远期影响的问题等。当医务人员面对这些问题时,医院伦理委员会可以依据伦理原则和相关规范、经充分的风险获益评估后给予建议,使临床决策符合伦理原则。

2. **为卫生管理提供咨询建议**　医疗机构在管理决策、公共卫生响应中也会遇到一些伦理相关问题,如医疗数据的获取与使用中的患者隐私保护问题、公共卫生响应与患者日常诊疗的冲突等。医院伦理委员会应协助医院制定并完善相关的制度和流程,使医院相关决策、响应、管理工作符合伦理原则。

三、医院伦理委员会的运行与管理

(一)医院伦理委员会的运行

医院伦理委员会应制定与审查工作相适应的章程、工作制度和标准操作程序等,指导伦理委员会各项工作的开展。

1. 伦理审查的申请 医院伦理委员会对研究项目进行全过程审查管理,在研究的不同阶段研究者应提出申请,伦理委员会对研究项目分别进行初始审查、复审和跟踪审查。

(1)初始审查:是指研究项目初次申请送审时的审查。研究者应递交的申请文件包括:①伦理审查申请表;②研究方案;③受试者知情同意书;④招募受试者的相关材料;⑤提供给受试者的其他书面资料;⑥研究者手册;⑦现有的安全性资料,包括文献综述、临床前研究和动物实验数据等;⑧包含受试者补偿信息的文件;⑨研究者资格的证明文件、研究项目所涉及的相关机构的合法资质证明,以及研究项目经费来源说明;⑩伦理委员会认为需要提交的其他相关材料。

(2)复审:是指经伦理委员会初始审查,审查结论为"修改后批准(会议审查)"或"修改后批准(简易审查)"的,研究者按伦理审查意见作修改之后再次送审。研究者应递交的申请文件包括:①根据伦理审查意见的修改说明;②修改后的研究方案、知情同意书和/或其他;③伦理审查意见要求递交的补充文件。若未做修改,说明原因或提供相关依据,并评估对预期风险和获益的影响,评估对受试者权益与安全的影响。

(3)跟踪审查:研究过程中,对研究项目不同阶段、不同情况进行的伦理审查及管理,包括修正案审查、年度/定期跟踪审查、违背方案审查、严重不良事件审查、暂停和/或终止研究审查、结题审查等。

1)修正案审查:研究过程中研究方案的任何修改,均应提交伦理委员会审查批准后方可实施,但不包括为了及时消除对受试者的紧急危害或更换监查员、电话号码等仅涉及研究管理方面的改动。研究者应递交的申请文件包括:①修正案审查申请表。说明修改研究方案的详情,对研究的任何影响,是否导致受试者潜在风险和获益的改变等;②修改后的研究方案和/或知情同意书。为了消除对受试者的紧急危害,在未获得伦理委员会同意的情况下,研究者修改或偏离研究方案的,应当及时向伦理委员会报告,并说明理由。

2)年度/定期跟踪审查:已批准实施的研究项目,伦理委员会根据受试者风险程度决定跟踪审查周期,最少每年一次。研究者应于研究项目伦理批准有效期满前书面提出定期跟踪审查申请,经伦理委员会批准后进行下周期研究。研究者应递交的申请文件包括:①年度/定期跟踪审查申请表,说明研究的进展,受试者纳入例数、完成例数、退出例数等;②可能影响研究风险获益比和/或受试者继续参加研究意愿的任何新信息;③研

究期间发表的文章(如有)。

3)违背方案审查:研究者应严格执行伦理委员会批准的研究方案,如在实施过程中出现与批准的研究方案不符,或研究者未遵守伦理委员会的要求履行保护受试者的职责,或背离人体试验相关规范和指南的伦理原则时,应提交违背方案审查。研究者应递交的申请文件包括:①违背方案审查申请表,说明违背方案情况、原因、影响及处理措施,评估是否影响受试者的安全和权益、是否影响研究的风险和获益;②应说明违背方案期间纳入的受试者样本和数据是否申请有效使用及理由。

4)严重不良事件审查:项目研究过程中,研究者应当及时向伦理委员会报告严重不良事件(SAE)。严重不良事件,指受试者接受试验用药品或器械等后出现死亡、危及生命、永久或者严重的残疾或者功能丧失、受试者需要住院治疗或者延长住院时间,以及先天性异常或者出生缺陷等不良医学事件。研究者应递交的申请文件包括严重不良事件报告表,内容应包括研究团队对于严重不良事件的程度与范围的讨论分析结果,对研究风险和获益的影响评估,以及对受试者所采取的妥善的医疗处理措施。此外,依据《药物临床试验质量管理规范》和《医疗器械临床试验质量管理规范》的相关规定,研究者还应当将发生的可疑非预期严重不良反应(SUSAR)及时向伦理委员会报告。可疑非预期严重不良反应,指临床表现的性质和严重程度超出了研究者手册、已上市产品的说明书或产品特性摘要等已有资料信息的可疑并且非预期的严重不良反应。

5)暂停和/或终止研究审查:研究没有按计划完成前,即暂停和/或终止受试者入组或随访,包括在伦理委员会、研究申办者或其他主管机关的建议下暂停和/或终止研究,或研究者提出暂停和/或终止研究申请。研究者应递交的申请文件包括:①暂停和/或终止研究审查申请表,说明暂停和/或终止研究的原因,研究已开展情况,如受试者纳入例数、完成例数、是否发生严重不良事件和/或可疑非预期严重不良反应,暂停和/或终止研究是否导致对受试者的不利及说明受试者持续照顾安排;②研究小结。

6)结题审查:研究者应在项目完成结题后限定期限内递交研究结束报告并附项目结题报告摘要,报告研究结束及受试者情况。研究者应递交的申请文件包括:①结题审查申请表;②结题报告摘要;③发布的研究结果或发表的论文(如有)。

2. 伦理审查的受理 伦理审查方式主要有以下三种:①会议审查:伦理委员会的主要审查方式。②紧急

会议审查：当已批准研究项目在研究过程中出现重大或严重问题、危及受试者安全时，研究者应立刻报告伦理委员会，由伦理委员会主任委员决定，可召开紧急会议审查。③简易审查：主要适用于已批准的研究方案作较小修改且不影响研究的风险获益比的修正案审查；研究风险不大于最小风险的研究项目审查；尚未纳入受试者或已完成受试者干预的研究项目年度/定期跟踪审查；预期的严重不良事件审查。伦理委员会对所受理的研究项目实行委员主审制，通常由主任委员指定两位委员担任一个研究项目的主审，每个项目均由二位主审委员审查后进入会议审查或简易审查。

3. **伦理审查的决定**　①批准，即批准申请的研究项目；②修改后批准，即按伦理委员会的意见修改后，经主审委员复审同意后，主任委员同意批准研究项目或再次递交会议审查；③不批准；④暂停或终止研究，即暂停或终止已批准的研究项目。

4. **多中心研究的伦理审查**　多中心研究是由多个研究机构的研究者参加的为解决医学领域某一尚待解决的问题、按同一研究方案要求相同的方法同步进行的医学研究[4]，通常由申办者确定主要研究者总负责，以协调各中心之间的工作。根据相关规范要求，我国多中心研究的伦理审查方式提倡建立"协作审查机制"，即为确保各项目研究机构遵循一致性和及时性原则，牵头机构的伦理委员会负责项目审查，并对参与机构的伦理审查结论进行确认；参与机构的伦理委员会应在认可牵头机构伦理审查结论的基础上，及时以简易审查方式对研究的知情同意书及本机构可行性进行伦理审查，并将伦理审查结论反馈至牵头机构的伦理委员会；为了保护受试者的人身安全，各机构均有权暂停或者终止本机构的项目研究。

（二）医院伦理委员会的管理

医院伦理委员会的审查工作具有独立性，但医院对本机构设立的伦理委员会的日常工作的规范开展负有监管责任，包括定期评估伦理委员会工作质量或委托外部机构对伦理委员会工作质量进行评估、对发现的问题及时提出改进意见或建议、根据规范要求调整伦理委员会组成并按时换届等。此外，医院伦理委员会还要接受卫生行政部门、药品监督管理部门的监督管理。伦理委员会应对在监查、稽查和相关的评估、检查中发现的管理问题和质量问题持续改进。

（唐燕）

参考文献
[1] 赫尔辛基宣言——涉及人体受试者的医学研究伦理原则. 中国中西医结合杂志,2014,34(01):124-126.
[2] 卜擎燕,熊宁宁,吴静. 人体生物医学研究国际道德指南. 中国临床药理学与治疗学,2003,8(1):107-110.
[3] 国家卫生和计划生育委员会. 涉及人的生物医学研究伦理审查办法. 2016.
[4] 李娌,魏玉萍,钱芳桥,等. 加强多中心临床研究的组织管理,提高多中心临床该研究质量. 中华医学科研管理杂志,2012,25(1):54-55.

第 3 节　儿科医学研究的伦理原则与规范

一、儿科医学研究的科学设计与实施

（一）儿科医学研究的伦理原则

儿童是处于生长发育中的个体，其身心发育的不成熟使得其较成人而言，参加医学研究更具有脆弱性。因此，儿科医学研究的开展在遵循通常的伦理原则基础上，还须遵循以下特殊伦理原则。

1. **前期研究充分原则**　儿科医学研究必须建立在对科学文献和其他相关信息全面了解的基础上，包括成人安全性研究结果、研究相关的既往儿科文献资料和儿科临床经验等，必须以充分的实验室研究和恰当的动物实验为基础。

2. **适当原则**　仅当研究是针对儿科人群特有的疾病或健康问题，且为儿科人群需要优先关注的健康问题，研究目的旨在获得具有儿科人群特殊性的健康知识，且儿科人群能从中获益或未来预期获益，并不能以其他人群代替儿科人群作为受试者时，开展儿科医学研究才是适当的。

3. **控制风险原则**　当研究对儿童受试者不提供直接获益可能时，研究风险一般不得大于最小风险，除非伦理委员会同意风险程度可略有增加。

4. 知情同意原则 儿童受试者不能作出自主决定,必须获得其父母或法定监护人的知情同意。当儿童受试者能够表达赞同意愿时,还应获得儿童受试者的赞同,儿童受试者的反对意愿应得到尊重。

(二)儿科医学研究的科学设计与实施

科学的研究设计是研究得以顺利实施的基础,儿科医学研究方案的设计须考虑以下几点:

1. 研究背景 应充分考虑与循证评估:①根据现有经验和文献评估是否存在参与研究可能影响儿童的生长发育的可能性;②评估是否有药物等干预措施的累积效应,并且对儿童的影响时间更长、程度更深;③评估儿童受试者是否因参与研究而需终止或推迟常规治疗,如参与研究预期可能对其疾病或健康问题有显著影响,应不纳入研究或终止该受试者参与研究。

2. 研究目的 应符合科学性和伦理合理性要求:①一项医学研究的研究目的是否能够实现受到很多客观条件的限制,包括数据采集、结果分析等。因此,儿科医学研究应避免研究方案过于复杂,尽可能避免通过一个研究达到多个不同研究目的的方案设计。②儿科医学研究的伦理合理性在于该研究是为了使儿科人群获益,并且以儿科人群为研究对象是达到研究目的的唯一途径。因此,开展儿科医学研究必须有足够的证据证明研究只能以儿科人群作为受试者的科学价值,且研究应为非已证实的假设,避免纳入儿科人群参与重复类似的研究。

3. 研究方法[1] 儿科医学研究的设计,应以保障儿童受试者的安全和权益为前提,科学选择研究方法。

(1)观察指标的选择:①选择的观察指标必须充分考虑儿童身心发育特点,使其能够在儿科人群中实现;②涉及需要儿童受试者充分理解并配合才能获取的观察指标,应当增加对儿童受试者理解力及配合程度客观评估的合理标准。

(2)随机对照试验和非随机对照试验的选择:随机对照试验目前被认为是最好的研究设计方法[2],但并不是所有的医学研究都适合采用随机对照试验[3]。鉴于儿童受试者保护的伦理要求,在选择采用随机对照试验还是非随机对照试验时,应基于对儿童受试者的风险获益评估,以研究风险最小化、研究获益最大化为原则,作出最优选择。

(3)对照组的设置:对照组设置应均衡考虑组间均衡性、研究的条件等。通常情况下,儿科医学研究应选择阳性对照,如有以下情况,应将该类药物、器械或产品等设计为对照:①有治疗该类疾病的经典药物、器械或产品;②药物临床试验有指南推荐的一线药物;③有临床广泛认可的治疗方案;④有同疗效的药物。

(4)安慰剂的使用:儿科医学研究须谨慎设计安慰剂对照,安慰剂的设计应严格遵循《赫尔辛基宣言》的相关原则,确保对照组的获益不低于现有最佳治疗,研究方案中应有针对可能治疗失败的受试者的早期评估方案。以下情况可考虑设计安慰剂对照:①当前尚无有效的替代疗法;②无确切证据证明现有常规疗法的有效性;③现有常规疗法有明确的、严重的、高发的不良反应,且现有常规疗法风险可能明显大于获益;④研究的目的是确定干预措施的绝对有效性,且疾病为自限性疾病;⑤研究的干预手段是一种已被确证疗效的附加治疗;⑥疾病的自然病程复杂多样,个体差异很大或短期内(研究周期)不治疗,不会造成受试者严重损害或其他不可逆的损害。

(5)涉及剂量的研究:①在确定剂量的儿科医学研究中,如已经有成人剂量,则研究的剂量设计须依据成人剂量的外推数据。同时,体外实验剂量推测依据应作为剂量设计的重要标准。②在关于剂量递增的耐受性研究的儿科医学研究中,研究方案中应明确规定进行下一组剂量研究前,已获得上一剂量组的结果,并具有详细可操作的方案。

(6)涉及射线、侵入性检测的儿科医学研究:任何射线、侵入性检测对儿童受试者都有或可能有不可预期的风险,以及可能造成损害的不确定性。儿科医学研究必须严格控制射线、侵入性检测的种类、频率,确保射线、侵入性检测手段的频率与常规诊疗方案相比未显著增加,最大可能地减少重复和有创性操作步骤,且有充分依据证明侵入性操作不会对儿童生长发育及心理造成远期影响。

(7)样本量的确定:应在能获得可靠结论的前提下,最大可能地减少受试者数量;大样本设计须有充分的理论依据与前期研究基础。

(8)数据记录及分析保存:儿科医学研究的临床观察性数据记录往往由父母或法定监护人代为完成,为确保数据的真实性,研究方案需清晰说明这些数据的记录、分析、保存等各个环节的具体操作方法。

二、儿科医学研究的风险-获益评估

(一)儿科医学研究的风险

1. 研究风险 "风险"指的是伤害产生的可能性。

"低风险"或"高风险"则通常是指伤害发生的概率以及伤害预计的严重程度。研究风险是研究行为(包括研究干预和/或研究过程)造成的风险。研究过程中受试者面临的风险主要分为身体生理伤害、心理精神伤害、隐私侵犯与个人信息资料保密义务违反、福利或经济伤害等[4]。以上各方面的伤害,并不是互相排斥的,在某项研究中可能存在一种或多种。通常将受试者可能面临的风险分为4个等级:不大于最小风险、低风险、中风险、高风险。

2. 儿科医学研究的特殊风险[5]　儿科医学研究存在一些成人医学研究中不常被考虑的特有的风险,如恐惧、疼痛、与父母家庭分离、对生长发育的影响等。通常,儿科人群对药品的接受程度和对干预的耐受性都较成人低,常会出现抗拒、紧张、不适感或疼痛。在急性发病、反复用药的慢性病、严重的身体残疾和/或精神障碍而缺乏合作的患儿中,儿童受试者除自身机体状况和基础疾病、个体差异、耐受能力外,父母或法定监护人因认识不足或依从性差也常常导致特殊风险发生。如需长期给药的研究,给药的人可能是父母,也可能是祖父母/外祖父母或其他照顾者,参与项目研究过程中违背方案用药、延迟随访、延迟报告严重不良事件(SAE)等现象也时有发生。

(二)儿科医学研究的获益

儿科医学研究的获益包括个人获益和社会获益。个人获益主要是指受试者通过参加研究使疾病转归或缓解,或受试者通过参加研究对所患疾病有更深入的了解。社会获益主要是指研究将有可能对于更大范围人群产生益处,比如它可能产生新产品、新疗法或治愈某些疾病。受试者参与研究所获得的费用、补偿和报酬(例如交通费、误工费或免费的检查及药物)不应被视为受试者的个人获益。

(三)儿科医学研究的风险-获益评估

优先选择儿童直接获益且不高于最小风险的研究是国际伦理相关指南的基本原则[6]。

1. 最小风险　《国际人体生物医学研究伦理指南》将其定义为"风险不高于常规医学检查或心理检查的可能性及程度"。《药物临床试验伦理审查工作指导原则》中明确提出"最小风险"的概念:"试验风险的可能性和程度不大于日常生活、进行常规体格检查或心理测试的风险"[7]。对于儿童而言,最小风险可进一步定义

为[4]:一个正常儿童日常生活可能遇到的风险;或是一个正常健康的、居住在安全环境中的儿童,其日常生活或常规生理心理检查过程中遇到的风险。

2. 最小风险评估

(1)最小风险评估标准[5]:2002年,美国人类研究保护咨询委员会(National Human Research Protections Advisory Committee,NHRPAC)指南报告对儿科临床研究经常进行的常规病史询问、胸部X线片、口服糖耐量试验、皮下注射、磁共振成像等常规操作进行风险等级划分,并指出,风险评级是仅对单一诊疗程序而言,多种诊疗程序联合实施或诊疗程序重复操作会影响风险评级。对于特定研究的风险等级,需要在特定的操作和干预基础上进行评估。风险的等级同样受个体差异,以及研究者的技能和经验的影响。以磁共振成像为例,通常属于最小风险范畴,但如果受试者是低龄儿童,需要打镇静剂以后再行检查,则其风险介于最小风险与略高于最小风险之间。

(2)最小风险评估的内容:儿科医学研究的最小风险评估主要从生理、心理、社会、经济四个方面展开,具体内容包括:①潜在儿童受试者的年龄及健康状况;②伤害或不适发生可能的严重程度、概率及持续时间;③受试者的选择是否适当;④受试者隐私保护不善可能造成的损害;⑤风险最小化的措施。

(3)合理的风险获益比:《儿科人群药物临床试验技术指导原则》[8]提出,儿科医学研究风险-获益评估的可接受优先顺序为:①研究风险没有超过最小风险,则研究可以开展;②研究风险虽然超过最小风险,但儿童受试者具有可预见的直接获益,且该研究风险与儿童受试者的获益平衡,该获益至少与可替代的医疗措施相当,则研究可以开展;③研究风险超过最小风险,儿童受试者没有直接获益,但研究有助于获得该儿童受试者人群疾病相关的重要健康信息,儿童受试者人群未来预期可能从研究中获益,且风险略有增加,研究的干预风险与儿童受试者所接受或即将接受的医疗措施风险相当,则研究可以开展。

三、儿科医学研究中的知情同意

《涉及人的生物医学研究伦理审查办法》规定:项目研究者开展研究,应当获得受试者自愿签署的知情同意书;受试者不能以书面方式表示同意时,项目研究者应当获得其口头知情同意,并提交过程记录和证明材料;对无行为能力、限制行为能力的受试者,项目研究者应当获得其监护人的书面知情同意。涉及儿童的生物

医学研究的知情同意主要由其父母或法定监护人代理，但应尊重儿童受试者的意愿。

（一）知情同意书

知情同意书是每位受试者表示自愿参加某一研究的文件证明。知情同意书应当含有必要、完整的信息，以受试者能够理解的语言文字表达，使受试者充分了解后表达其同意。儿科医学研究的知情同意书和知情同意过程应额外考虑儿科人群的特殊性，通常应提供父母或法定监护人版知情同意书、儿童版知情同意书（包括口头告知版和/或书面赞同版）。儿童版知情同意书的语言表述应符合儿童的阅读特点和理解能力，如尽量采用简短的语句，通俗易懂，避免使用专业术语，可采用图文结合的形式。知情同意书的内容应说明研究可能对儿童生长发育近远期的影响、预期对儿童最佳治疗期的影响、可能引起儿童生理、心理不适的研究过程（如多次服药、多次操作），以及研究结束后需要持续治疗的药物获取和后续治疗可能的家庭负担等信息。

（二）知情同意的获取

儿童作为特殊的受试者，参加涉及人的生物医学研究须获得其父母或法定监护人的知情同意，并在儿童发育和智力程度允许范围内取得儿童的赞同。

1. **监护人的许可**　父母或法定监护人应以研究对象的不可替代性和儿童受试者利益最大化、风险或损失最小化为依据，判断儿童是否适合参加医学研究。一般来说，当研究仅涉及最小风险或研究的风险略大于最小风险但儿童受试者能直接获益，且该获益与可替代的医疗措施相当，经伦理委员会审查同意，可以由父母中一方签署知情同意书；高于最小风险且受试者没有直接获益的研究，如研究有助于了解或未来预期改善儿童受试者的疾病或健康问题，且风险略有增加，研究的干预风险与儿童受试者所接受或即将接受的医疗措施风险相当，经伦理委员会审查同意，应由父母双方签署知情同意书，如果父母一方去世，或身份无法确认，或无民事行为能力，或经过合理的努力仍无法联系，或只有父母一方对儿童的照顾和监管负有法律责任，可以只获得父母一方的同意。

2. **儿童的赞同**　我国《民法典》规定：不满十八周岁的自然人为未成年人；其中，不满八周岁的未成年人为无民事行为能力人，由其监护人代理实施民事法律行为，八周岁以上的未成年人为限制民事行为能力人，实施民事法律行为由其监护人代理或经其监护人同意、追认。因此，儿科医学研究应获得儿童受试者的父母或法定监护人的书面同意并注明日期，同时，通常建议：受试者为6~8周岁儿童时，应提供儿童口头告知版知情同意书，以口头告知方式获取儿童受试者的赞同意愿表达，受试者为≥8周岁儿童时，应提供儿童书面赞同版知情同意书，以书面赞同方式获取儿童受试者的赞同意愿表达，儿童既没有表示反对也没有给予肯定性同意，不应该被解释为赞同。

儿童受试者因发育尚不成熟，不能表示有理解力的赞同，但可以对所提议的诊疗程序表达一种"有意识地反对/明确地反对"，即不赞同或拒绝的表情。即使有父母或法定监护人的同意，儿童"有意识地反对/明确地反对"应得到尊重。如果患有可能致命疾病的儿童需要的治疗在研究以外的条件下不能获得，且研究干预措施预示有治疗效果。在这种情况下，父母或法定监护人的同意即可使儿童受试者继续参加研究，但应事先寻求伦理委员会的特别批准或许可。

3. **知情同意的过程**　潜在儿童受试者及其父母或法定监护人可能将研究者所建议的研究干预措施误认为是更佳的和/或唯一的治疗方法。因此，在纳入儿童参加研究前，研究者必须就研究目的、研究假设、研究方案、参加研究的过程、可能的风险获益等相关信息进行详细、明确的解释，并给予潜在儿童受试者及其父母或法定监护人足够、充分的考虑时间。

知情同意是一个动态的过程，应贯穿于研究的各个阶段，研究者应及时向儿童受试者及其父母或法定监护人提供任何可能影响儿童受试者继续参加意愿的信息。对于持续时间较长的研究，研究者应在研究过程中对儿童受试者的"赞同"能力开展动态评估。当儿童受试者成长为能够表达赞同意愿时，应征求他们继续参加研究的意愿并尊重他们的决定。

四、隐私与保密

隐私权是自然人享有的对其个人与公共利益无关的个人信息、私人活动和私有领域进行支配的一种人格权[9]。儿童同样享有隐私权，但由于缺乏行使保护自身隐私能力而由父母或法定监护人代理执行[10]。对于儿童受试者，由于其身体和心理发育尚未成熟，任何不当的隐私暴露都将可能导致其成长过程中不能愈合的生理和心理创伤。

《中华人民共和国个人信息保护法》将不满14周岁未成年人的个人信息归入敏感个人信息，明确要求：只有在具有特定的目的和充分的必要性，并采取严格保护措施的情形下,个人信息处理者方可处理敏感个人信息;个人信息处理者处理不满十四周岁未成年人个人信息的,应当取得未成年人的父母或者其他监护人的同意。因此,研究收集并保留儿童受试者的个人信息,应当事先获得其父母或法定监护人的书面许可,即签署知情同意书。但父母或法定监护人可能往往更关注于儿童受试者参与研究的风险和获益,而可能对儿童隐私保护的重要性认识不足,因此,研究者在获取父母或法定监护人的书面许可时,应确定其是在对儿童隐私保护充分认知的基础上作出的决定。此外,当个人信息作为研究记录的一部分时,研究还应有充分的措施对该信息进行保密,包括但不限于:有数据安全(保密)计划及安全措施、详细规定可查阅受试儿童隐私信息的人员范围、研究结果发布方式应不存在泄露受试者及其家庭信息的情况等。

(奚益群)

参考文献

[1] 张姝,杨竟,徐剑铖,等.儿童临床试验伦理审查规范(重庆标准).中国医学伦理学,2019,32(3):412-418.

[2] 贾继东.临床试验设计中的随机对照和非随机对照——第十六次全国中西医结合肝病学术会议论文集.宁波:中国中西医结合学会,2007.

[3] 万朝敏.临床医学研究常用设计方案实施方法.中国实用儿科杂志,2008,23(5):398-400.

[4] 汶柯,王瑾,白楠,等.药物临床试验中受试者风险最小化管理探讨.中国新药杂志,2015,24(16):1862-1866.

[5] 倪韶青,寿心怡,俞惠民,等.儿科临床研究风险的特殊考量.临床儿科杂志,2017,35(08):636-640.

[6] 奚益群,唐燕,杨红荣,等.涉及儿童临床研究的伦理关注.医学与哲学,2015,36(12A):35-37.

[7] 国家食品药品监督管理局.药物临床试验伦理审查工作指导原则.2010.

[8] 国家食品药品监督管理总局.儿科人群药物临床试验技术指导原则.2016.

[9] 王利明.人格权法新论.长春:吉林人民出版社,1994.

[10] 康红艳,朱媛媛,何婷.家长对儿童医疗信息隐私保护的认知调查.预防医学,2019,31(1):94-96.

第 4 节　医学人文教育与发展

医学不仅是科学,也是人学,医学的发展更有待于人文的引领。医者的人文素质、人文关怀越来越受到社会的普遍关注,无论是医院管理者还是医学院校的人才培养,都把"医学人文教育[1]"列入工作的重要环节。许多医学院校在进行医学知识教育的同时,都积极弘扬医学人文精神,以强化医学生人文素质培养。

一、医学与人文

美国纽约东北部的撒拉纳克湖畔,EL TRUDEAU 医师的墓志铭镌刻着"有时去治愈,常常去帮助,总是去安慰(To cure sometimes, To relieve often, To comfort always)"。这段名言越过时空,广为流传,至今仍熠熠闪耀着人文之光。这句名言说明了医者的职责,不仅仅是要治疗、治愈疾病,更多的是要去帮助和去安慰患者。

有时去治愈说明了无论医学技术多么进步,人类仍然会面对生病和死亡,因为医学不能治愈每一种疾病,不能治愈每一位患者。常常去帮助,总是去安慰,是一种人性的传递,也说明了人文在医学服务中的重要性。抽去医学的人文性,就抛弃了医学的本质属性。

(一) 医学人文的概念

2018 年 11 月 26 日,贺建奎团队对外宣布"首例免疫艾滋病基因编辑婴儿"诞生,引起国内外科学界争议,其中的医学伦理问题也引发了公众的关注。122 位国内科学家在微博发布"科学家联合声明",对此项研究表示坚决反对和强烈谴责。2019 年 12 月 30 日在深圳市南山区人民法院一审公开宣判,贺建奎、张仁礼、覃金洲等 3 名被告人因共同非法实施以生殖为目的的人类胚胎基因编辑和生殖医疗活动,构成非法行医罪,分别被依法追究刑事责任。这也反映出医学从来都不是一门与社会文化和人文精神无关的纯自然科学。医学的本质是人学,作为研究人类健康与疾病的科学,医学在本质上具有两重性:一方面,表现为其内在的科学性;另一方面,它无时无刻都需要人文精神的滋养与维护,又表现出其内在的人学特性。

医学人文属于医学范畴,是医学自然科学与人文社会科学的交叉学科,从人文观念角度出发对各种医学现象、事件进行思考、总结,探讨医学源流、医学价值、医学规范以及与医学有关的其他社会文化现象,具体内容包括医学史、医学哲学、医学伦理学、卫生法学、卫生经济学、医学社会学等。医学人文思想理论最主要的体现是要求医务人员具备医学人文精神。医学人文精神是人文精神在医学实践领域中的具体体现,就是以患者为核心、以患者为本的精神,强调一切从人性出发,在医疗过程中关心人、尊重人,保障与实现患者各项权利,倡导学医人、行医人应该追求科学、完善的人生价值观。1996年,中南大学(原湖南医科大学)贺达仁教授在《医学与哲学》发表的《技术医学时代与高扬科学、人文精神》中指出,"医学实践中的人文精神表现为医学的人道精神、人文的批判精神与独善的人格精神",这是我国学术界第一次提出医学人文精神概念。

(二)医学与人文的思辨

随着社会的发展,充满人性关怀的医学人文精神越来越在现代医疗进程中发挥重大作用。医学的目的不仅是治疗疾病,使机体康复,而是使人调整以适应环境,作为一个有用的社会成员,为了做到这一点,医学经常要用科学的方法,但是最终目的仍然是社会的[2]。而且,除了生物、分子和遗传方面的原因,社会行为(包括社会、经济、文化方面)越来越成为致病的重要原因,医学中的人文部分比以往有了更重要的意义,医学人文精神的要求显得越来越高。另外,就医务人员来说,人文精神在其职业成就的创建过程中起着不可替代的作用,如古代名医华佗、扁鹊之所以能流芳百世,与其医术有关,更与其高尚的医德有关。

20世纪60~70年代以来,医学加速了其人文社会学的复归,并逐步形成了一系列人文社会医学学科,主要是由以下背景因素相互促进的[3]。

首先,医学已成为一种庞大的社会建制,现代医疗保健服务已经成为社会保障制度的重要组成部分,已覆盖到工厂、学校、研究机构和每一个社区,并对社会和国民经济发展产生重要影响,因而加强了医学的社会性,其人文社会色彩也更加突出。

其次,当代医学的新成就,使医学技术的应用大大超过了传统医学单纯治疗的范围,且不断扩大到新的领域,因而提出了医学应该做什么和不应该做什么,哪些是有益、哪些是有害的问题,必须从社会、文化、伦理等方面考虑才能做出合理的判断。例如,当代生殖技术可以改变多少世纪延续下来的传统生殖方式,如可以控制性别、人工授精、代孕、试管培育受精卵等,类似这样的取舍,都必须从国家法规和社会情况、道德是非、文化传统多方面考虑,医学具有人文社会性。

再次,由于人口结构、疾病谱变化及社会环境、生活行为方式对疾病影响力的增强,必然导致医学对人文社会因素的关注度增强和人文社会因素对健康疾病影响力增强。医学人文的出现与成熟实际上开辟了人们增进健康、防治疾病的新途径,是当代医学发展的重要目标。

最后,医学是为人类健康服务的,以关心人为最高宗旨。希腊医学的先驱者希波克拉底说过,关心患者比关心疾病更重要。在现代医学面前,人是肉体的物质,是CT图像、是基因、是数据……因而医学日益失去了昔日对人的温暖关怀。应当说,医学发展面临的背景因素,和整个当代自然科学面临的背景一样,只不过因为医学与人文社会因素的血肉关系而使这个问题更为引人注目[4]。

二、医学人文与职业素养教育

随着医学模式从单纯生物医学模式到生物-社会-心理医学模式的转变,新世纪医学进入人文医学时代。培养具有医学人文与职业素养全面发展的医学人才是当今医学教育的当务之急。加强医学人文教育,从源头上、根本上是培养医学生人文素质、塑造医学生人文精神,使医学生逐步成长为既关注人的生物功能又关注人的社会适应性,始终坚持患者利益第一、患者自主和社会公平原则的新时代医学人才。

1989年世界医学教育联合会(World Federal of Medical Education,WFME)在《福冈宣言》中指出"所有的医生必须学会交流和人际关系的技能"。2002年国际医学教育研究所(Institute for International Medical Education,IIME)公布了本科《医学教育全球最低基本要求》(Global Minimum Essential Requirements in Medical Education,GMER)阐述了医学院校毕业生应具备的7种基本核心能力及60条要求,其中包括职业价值观、职业伦理和医患交流技能[5]。

全球医学教育最基本要求中就体现了这样的理念:医学必须向人性化、人文化回归,医学教育应是内涵伦理学、哲学、美学、法学、心理学的教育。医学生大多正处于世界观、人生观和价值观形成的关键时期。如果医学教育能为其提供良好的医学人文与职业素养教育,将极大地改善医学生的素质结构,使之成为德术兼优的人才,并进一步推动医学人文精神的发扬光大。

(一)国内外医学人文与职业素养教育现状

医学人文教育有着悠久的历史,20 世纪 60 年代医学人文教育开始在西方兴起;自 20 世纪 70 年代以来,医学人文教育在美国、英国、日本、德国等西方国家得到了迅速的发展[6]。

1. 美国 美国的医学人文课程始于 20 世纪初,20 世纪 70 年代被正式纳入美国医学教育课程体系。从教学内容上,医学院校将人文教育融入医学知识教育中,并注重医患关系教育,人文医学课程占总课时数的 20% 左右。从教学方法上,理论与实践相结合,医学课程方面强调多学科交叉融合,授课过程综合运用医学知识和人文知识分析探讨,将人文教育渗透融汇在整个医学教育过程中。从社会支持上,一些非营利性组织组建基金会,支持培养和鼓励富有同情心的好医生,如金基金会 1999 年设立了年度医学人文论文竞赛,鼓励医学生通过论文反思自己的实践经验,美国超过 93% 的医学院校和部分国外医学院校参加了该项目。

2. 英国 英国的医学人文教育始于 19 世纪初期,1993 年英国总医学委员会在《明日医生》中提出将医学人文教育纳入医学课程体系中,各大医学院校都将医学生人文素质教育作为培养未来医生的一项重要标准。在课时安排上,英国的人文教育课程也占到了总课时数的 15% 左右。在学期安排上,英国医学院的教育课程分为临床前期和临床期两个阶段,人文教育也在这两个阶段都有体现。在教学形式与方法上,英国以曼彻斯特大学为代表的大多数医学院校都采用以问题为基础的学习,关注与医学相关的社会问题,并将人文教育贯穿到整个医学教育过程中。

3. 德国 德国的医学人文教育始于 1989 年柏林大学和医学院校的学生运动,人文学科被认为是医学教育中的重要组成部分,学生要求课程改革。1999 年,医学院校和洪堡特大学医院开始了课程改革,改革后的课程突出以问题为基础和综合性,消除了基础科学与临床教育的隔阂或分离。

4. 日本 自 1990 年起,日本的医学教育发生了巨大的变化,有的医学院校开设了综合课程、问题为导向的学习以及临床参与学习,更加强调医生的品格或人性的发展,我们通常称为"医学人文模式"。医学教育的核心总课程模式包括一些与医学人文相关的目标。例如:①医学的原则;②医疗实践的安全与风险管理;③沟通与团体医疗;④任务分析、问题解决以及逻辑思考。在"医学的原则"中,学生必须学习以下内容:①医学伦理和生命伦理;②患者权利;③医生的义务和责任;④知情同意。日本医学人文热门课程分别是生命伦理学、沟通、医学概论,其他学科非常少[7]。

5. 中国 1999 年,党中央、国务院发布了《关于深化教育改革全面推进素质教育的决定》,人文教育在理论层面上得以确立。20 世纪 80 年代以来,人们逐渐认识到医学的人文性,以及加强医学生人文素质教育的重要性。医学人文学科的教学和研究在各医学院校开展起来,新兴的医学人文课程则不断涌现。在课程设置方面,中国医学生的起点是高中毕业生,进入医学院校时年龄较小,缺乏社会经验。针对这种情况,医学生最先接触的一般为"通识教育",为医学生提供生物科学、医学史、职业生涯指导等医学人文课程,许多医学院校还开设早期接触临床课程等。在进入医学专业教育时期,开始接触大量的医学专业课程,开始设置医学人文课程必修和选修课程,如医学伦理学、医学心理学、医学人文讲座等,使医学生更深入、全面、准确地理解医学的本质与价值。最后,进入医学人文综合训练时期,通过临床实践深化人文课程,将医学人文的精神内化到自身的态度和风格中去。在教学方法方面,医学院校越来越关注整合教育,积极开展专业教育整合和医学人文教育的整合;提倡以 PBL、CBL 等以问题或病例为基础的自主学习方法,促进医学生的自我思考和反思[8]。

(二)医学人文教育的发展趋势

总体而言,在包括中国在内的大部分国家中,医学人文教育已进入繁盛时期,医学人文教育的发展趋势主要表现在[1]:

1. **医学人文教育注重将人文学、社会学与医学教育相融合** 医学人文教育将人文学与医学的重合部分作为教育的核心部分,诸如医学法学课程、医学哲学课程、医学伦理课程等。增设上述课程的主要目的是体现人文教育的显著特点,使人文学与医学相互贯通,彼此相容,以便最终推动科技教育与人文教育的真正融合。

2. **医学人文教育课程的丰富化** 目前医学人文教育主要涵盖历史、艺术、伦理、法律、哲学、文学等科学,其科目种类能够达到 15 种之多,人文学与医学相互重叠的部分是医学人文教育的核心科目。

3. **医学人文教育课程的新思路** 随着医学人文教育课程的兴起,医学人文教育在课程模式、教学方法、教学内容等方面出现了新思路。教育研究者提出了医学人才培养模式下医学人文课程的序贯性研究，加强医学人文教育课程体系设置。情景模拟教学、翻转课堂、叙事医学等新的教学方法也逐渐应用于医学人文教育中，结合医改和核心价值观融入医学生人文素质培养体系中，课程思政也成为医学人文教育的重要方式。

三、儿科医学与医学人文教育

儿科学是一门具有医学人文教育意义的焦点学科。儿科疾病谱存在其特殊性，临床上先天畸形、遗传性疾病等疾病并不少见，诊治这些患儿时，通常需了解母亲的孕产史及孕前个人情况等，这在一定程度上将涉及患儿父母的个人隐私；对于一些危重患儿尤其是新生儿，积极诊治的同时还要充分评估可能存在的预后情况，并充分告知患儿家属；儿科医学的服务对象为儿童，多数不能准确表达自己的病痛和实际需求，有时候面对的还是尚未建立语言表达能力的婴幼儿，故儿科有"哑科"之称。上海市儿童医院的创始人之一苏祖斐教授更将儿科比喻为"太阳底下最富有爱心的事业"。这些儿科学的特点和特殊性更加凸显医学人文的重要性。因此，儿科医生的医学人文素养和人际沟通能力，成为临床实践中赢得儿童及其家属信赖、建立和谐医患关系一个极为重要的基础，对儿科医学生和儿科医务人员开展医学人文教育就显得尤其重要。

（一）儿科医学

根据中国医师协会儿科医师分会数据，由于连续12 年的儿科医生培训数量不足，加上目前三孩生育政策放开带来的生育高峰，中国正面临着 20 万儿科医生的庞大缺口[9]。2016 年 5 月国家卫生计生委、教育部等六部委联合颁布了《关于加强儿童医疗卫生服务改革与发展意见》的通知，预示着"儿科医生荒"的问题已经在国家层面受到了高度关注，"培养一批、转岗一批、提升一批"等一揽子政策的出台，对于未来增加儿科医生数量、缓解我国儿科医疗卫生服务资源短缺等问题，必将产生积极和深远的影响。我国部分医学院校也从服务于国家或区域需要出发，已经开始了院校教育阶段举办儿科学本科专业教育的尝试，个别一直坚持本科阶段儿科专业方向办学的院校更是受到"《意见》"的鼓舞。

（二）儿科医学人文教育特点

1. 儿科人文基础薄弱　我国临床医学的本科生以理科学习为主，人文基础相对薄弱。在进入医学院校后，主要精力集中在医学专业理论学习和技能训练中，对人文社科知识的学习不够重视。大多数医学院校已经认识到加强医学生人文素质培养的重要性，通过在前期的基础课程和后期的临床实践中增设人文方面的选修课程，如《医患沟通学》《医学伦理学》《医学社会学》等，来提高医学生的人文素养。

2. 儿科医疗人文环境敏感　自古医学就被认为是最具人文传统的一门学科，尤其是儿科学，被认为是最具人情味的科学。儿科医护人员面对的是不同年龄段的孩子，包括新生儿、婴幼儿、学龄前期儿童、学龄期儿童，青春期少年，他们的生理、心理、行为、语言等都随着年龄的增大而具有不同的阶段性和一定的连续性。大部分孩子不能用语言充分表达自己的不适和主观感受，儿科医生获得的相当一部分诊疗信息来自患儿父母或亲属，其真实性并非绝对可靠。正是这种年龄的阶段性、心理的复杂性、信息的不准确性、配合的不协调性以及儿童疾病的多变性，造成了儿科医生诊疗的许多困难，儿科医生不仅需要熟练掌握儿科专业知识，还需要具备与患儿及家长的人文沟通技巧。在儿科临床教学中，引导医学生去主动了解儿科医患沟通的特点，掌握患儿及家长的身心特点，明确建立良好医患关系的重要性，学习儿科医患沟通的技能，有助于实现良好的儿科医患沟通[10]。

儿童是脆弱、需要保护的，儿童的健康与疾病无不与家庭、社会环境、生活方式等方面有关，专业教育与人文教育相结合，才能保证医学人才的全面发展。因此，医学人文教育是儿科教学的重要组成部分，应贯穿于儿科医学人才培养全过程。

（三）儿科医学人文教育的发展思路

近年来，儿科医学人文教育普遍受到重视，课程思政和思政课程均得到了一定发展，涌现出许多关于儿科医学人文教育的研究和实践，从不同角度诠释了儿科医学人文教育的新思路。

1. 医学院校开设人文课程　在课程设置上要更加重视人文课程，从入学到临床实践到毕业后的延续性，把医学生置于临床实际环境中去培养，强调医生角色认同感、医学人文和医患沟通：①在大一至大三的基础课程中，强调通识教育，讲述我国古代、近代及现代儿科学史上医学前辈们的奋斗故事，激励学生坚定医学信仰，发扬拼搏、奉献的精神；②大四的儿科理论课与见习课应理论联系实际，结合临床案例，引导学生思考与儿童健康密切相关的各种遗传、社会和环境因素,培养学生辩证思维与奋斗快乐的精神;③大五的临床实习中,安排医学人文教育的课程和内容,引入当前医疗热点、医疗事故的讲解,使学生对于责任、照护、医疗有一个全新的认识,理解并实践医学人文精神的原则;④在儿科住院医师规范化培训中,使学生掌握儿科医学的基本理论、基本知识和基本临床技能的同时,培养学生分析问题和解决问题的能力,提高对儿科疾病的防治水平[11]。

2. 开展儿科医学核心课程的思政教学 2020 年,教育部等八部门联合印发《关于加快构建高校思想政治工作体系的意见》,文件指出要全面提升高校思想政治工作质量,全面推进所有学科课程思政建设。"课程思政"是高校德育工作的指导方针,以课程为主渠道并向外辐射,在全员参与下,对学生予以全方位、全过程的思想政治教育的活动与过程,所有课程均要和思政课同向同行、协同育人,消除知识传授与价值引领的分离[12]。在儿科专业课程中,有机融入理想信念、科学精神、奉献精神、职业道德等思政教育,隐性渗透思政元素,提高学生专业知识和实践操作的人文性和思想性。

3. 完善师资队伍的建设 加强人文学科教师队伍建设,促进儿科医学人文素质和医患沟通能力培养教师团队的建设是促进医学人文素质培养的基础与保障。在儿科教学中将人文学科教师队伍与专业学科教师队伍有机结合,使团队成为开展儿科教学的重要力量。一方面加强对儿科专业教师队伍的培养与管理,培养善于运用医学基础知识阐明专业相关问题的能力,同时加强对医学人文学教学的培训和建设,树立科学和人文相统一的哲学观,将授业与传道有机结合,在儿科教学中将医学人文精神融入专业教学之中,提高整体儿科教学质量和水平。

4. 创新教学方法,提高医学人文教学效果[13,14]可在医学人文教育中引入以下几种教学方法:

(1)新媒体融入医学人文教育:本科院校儿科学教授对象多数是未接触过社会的年轻学生,这一群体对于新媒体的接受程度高、参与感强,且新媒体具有功能丰富、形式多样、交互便捷等优点。如一些院校尝试开展在线平台参与儿科教学的方法,可有效提高学生参与程度,具有较好的效果。

(2)情景模拟教学:是指通过多媒体运用、实物演示、角色扮演、实验操作等多种手段设立课堂教学情景,将认知与情感、形象思维与抽象思维、教与学巧妙地结合起来,充分发挥课堂教学中学生的积极性、主动性和创造性,改变学生单纯接受知识的被动教学局面的一种教学方法。可通过小组情景模拟及角色扮演演绎人文

关怀,如教师或助教扮演患儿家属及其他近亲亲属,将在临床中可能遇到的问题在轻松的过程中教给学生,将儿科疾病、医学中的人文关怀和实用沟通技巧灵活结合,联系实际切入,构成稳定有效的沟通模式。通过情景教学模式有效提升沟通技巧,有助于促进医学生的人文精神培育,促使学生在实践中了解患者的人文需求、感悟医学人文服务的内涵。

(3)儿科医学人文技能实践培训:一是开设医患沟通专题培训课程,从儿科专业特点着手,在仪容仪表、言谈举止、沟通技巧、人文关怀等方面对儿科医生进行理论培训。二是临床带教中引入医患沟通技能培训,从临床的病例入手,采用模拟教学的形式,在带教老师的指导下,使用规范化、人性化语言,学习运用恰当的语言和沟通技巧,在合适的沟通时机,正确表达需告知的内容。三是鼓励和安排儿科医生参加医务社工和志愿者活动,更好地了解患儿及家属的人文需要,以不同的角色服务患儿,亲身感受和体验儿科医疗服务中人文素质的重要性。四是将课堂交给"SP"(standardized patients,标准化病人),模拟教学由"SP"主导病人模拟带教,既充当患者,又作为教师,针对学生的表现给出合理评价。

人文精神是高等学校的灵魂和精神支柱,在儿科学专业课中融入医学科学及人文精神教育,利于学生在接受专业知识教育和训练专业技能的同时,更好地把人文精神与医学知识和技能相结合,对培养学生以患者为中心、以人为本的服务理念具有重要作用,能更好地促进儿科专业教学与思政教育的融合,取得更好的教学成效。

(黄敏)

参考文献

[1] 陈相,陈俊国. 医学人文教育的发展与展望. 现代医药卫生,2018,34(03):453-455.

[2] 吴皓达,冯丽华,吕世军. 浅析医学人文素养面临的困境及其实践探索. 牡丹江医学院学报,2014,(3):147-149.

[3] 杜治政. 人文社会医学的兴起及其历史任务. 医学与哲学,1997,18(10):5-10.

[4] 张艺,刘燕萍,张晓兰,等. 医学人文学. 兰州:兰州大学出版社,2018.

[5] 李岩琪,李明月,李悦,等.《医患沟通技能》课程实践探索与反思. 湖南中医杂志,2018,34(12):90-92.

[6] 张新平,陈俊国. 中、美、英医学院校人文素质教育比较研究与启示. 中华医学教育探索杂志,2015,14(3):224-227.

[7] 足立智孝. 日本医学人文教育. 医学与哲学,2009,30(2):60-63.

[8] 王琳. 中外医学人文教育的比较及启示. 医学与哲学,2009,30(7):71-72.

[9] WEI XU,SHU-CHENG ZHANG. Chinese pediatricians face a crisis:should they stay or leave? Pediatrics,2014,134(6):1045-1047.

[10] 杜开先,董燕,贾天明,等.儿科学临床医学专业学位研究生培养中的人文教育.卫生职业教育,2017,35(12):8-9.

[11] 杨春燕,尹梅,徐文轩,等."课程思政"视域下医学人文学科群的课程设计.中国医学伦理学,2020,33(03):381-384.

[12] 廖伟聪,肖向东,卢艳红,等."课程思政"视域下医学人文教育的改革逻辑与探索进路.中国医学伦理学,2020,34(10):1376-1384.

[13] 范亚可,薛海虹,董利军,等.儿科教学中开展医学人文教育的内容与方法探析.广州医科大学学报,2016,44(04):71-73.

[14] 欧明娥,肖婷婷,郑恒,等.医护学生儿科见习人文教育需求调查及方法探讨.中国高等医学教育,2016(06):33-34.

第5节　儿科医学人文的实践

　　医学人文是一个比较广泛的领域,随着医学模式的演变,内涵不断丰富,进而拓展了医学的学术视野和医者的思维向度,使医学与人文知识、方法、价值认同日趋融合,形成医学内部的"自我纠错机制"。因此,人文素养的培育,贯穿医学实践始终。

　　儿科医学在现代临床医学中扮演着十分特殊的角色,俗有"哑科"之称。儿科医生首先需要了解儿科患者的社会心理特点,才能更好地营造关爱患儿的医学人文环境。本节着重探讨儿科患者在不同年龄阶段的社会心理特点,对疾病的认识和家庭的作用;儿科医护人员的基本素质和人文精神培养导向;如何在儿科从业人员中加强人文实践,以进一步促进儿科医学的发展。

一、儿科患者的社会心理特点

　　心理因素会影响疾病的进展、加剧病情或延缓康复。临床工作者在诊疗工作中须将儿童发育及心理因素纳入考虑之中,除临床诊疗外,还需要了解儿科患者的社会心理发育特点、儿童对疾病的认识,以及家庭对患儿心理状态的影响,给予恰当的人文关怀。

(一)儿童的社会心理发育特点

　　儿童与成人最大的区别在于,他们处于不断变化地生长发育进程中。在这个过程中,随着年龄的增长,儿童的生理和心理等功能在不同的阶段表现出与年龄相关的规律性[1]。

　　1. 发育的连续性和阶段性　儿童心理发育遵循感知觉发育、思维、注意力、记忆力的发育,情绪情感的发展,是一个连续的过程,并且呈现阶段性。婴儿还没有发展出有意义的语言时,医生需要更多的询问父母和观察婴儿的行为以及详细的查体,以期获得更准确的病史,做出诊断。幼儿阶段记忆、思维开始萌芽,情绪表达特点是时间短暂、反应强烈、容易变化,并且有对于恐惧的记忆,因此,诊疗过程也会增加难度,临床医生需要增加和幼儿的互动,必要时可加入简单游戏,以减少患儿的陌生感和恐惧感,从而更好地进行诊治。

　　2. 发育的可塑性　儿童时期心理、行为发育的可塑性非常强。儿童从生活环境(家庭、学校、社会等)获得的经验,尤其是早期经验使儿童神经系统发生重要的修饰,作为适应的结果,有重要功能的神经元和连接方式保留下来。神经系统的可塑性为我们开展发育障碍的早期干预、治疗和康复提供了充分的生物学基础。及时发现儿童的气质特点,根据不同年龄儿童的心理特点,提供合适的环境和条件,给予耐心的引导和正确的教养,可以培养儿童良好的个性和行为习惯,最终形成更好地适应社会生活的能力。

　　3. 发育的个体差异性　儿童的发育程序遵循总规律发展,但个体的发育状况受遗传与环境的影响而存在个体差异。随着儿童的发展,个体差异会在整体行为、智力水平、个性中表现出来。连续观察对于全面了解儿童的发育状况非常重要。在诊疗过程中,不同气质特点或个性的儿童会表现出不同的行为及情绪的反应。平易型的孩子情绪积极,生活有规律,容易适应环境;困难型孩子适应能力差,易发脾气,对诊疗过程常会有过度反应,更敏感;发动缓慢型孩子行动缓慢,对新环境适应较慢,但对新的刺激反应比较温和。

(二)儿童对疾病的认识

在儿童社会心理发育的各个阶段,他们对疾病的认识存在不同。儿科医生必须要考虑儿童对疾病的性质和后果的理解上存在重要发展性差异[2],针对不同发育阶段儿童给予相应的关怀措施,能更好地改善儿童患病期间的生活质量。

1. **婴儿期** 婴儿不像其他时期儿童那样能认识到自身的健康情况。但可通过观察他人的反应做出相应的反应。婴儿5~8个月以后,开始出现认生与分离焦虑,其行为异常可能表现为嗜睡、烦躁或在极端情况下出现发育的落后。在这个时期,父母或儿科专业人员可以提供安慰的声音来提高婴儿的应对能力和顺从能力。同时,尽量保持躯体的舒适、多与家人和喜爱的玩具在一起、经常进行身体的触摸和交流,可增强婴儿的安全感。

2. **幼儿期** 幼儿期的儿童语言、运动、认知、思维进一步的发展。疾病状态引起身体的不适可能出现过分依恋父母或带养人,睡眠问题或饮食改变。还可能出现倒退行为,如大小便失控,语言、社交的倒退,尤其是在创伤性的情况下(如遭遇重大的交通事故或自然灾害)。与主要照顾者分离时会增加其焦虑和不安全感,容易出现情绪冲动或发脾气等行为。须增加与父母在一起的时间,用简单互动的游戏分散注意力或是缓解疾病带来的不适或疼痛,同时对于倒退行为不能责罚,需要及时回应患儿的情感需求。

3. **学龄前期** 学龄前期儿童逐步建立了自己的生活规律,能够开始简单的讨论情绪和表达情绪。这一时期的儿童开始观察到"疾病"这一现象,但是还不能完全理解疾病发生的原因。随着儿童语言和言语的发展,可以和儿童简单沟通疾病和治疗的过程,如以游戏或读绘本的方式告知孩子疾病的原因和诊疗方式。此阶段孩子受父母影响巨大,更为敏感。父母的焦虑不安情绪可以直接传递给孩子。因此,父母保持情绪稳定非常重要。

4. **学龄期** 儿童在6、7岁左右开始有了具体的操作性思维,能明确区分自己和他人,有接受观点的能力。开始对疾病或创伤有了更现实的认识。学龄期儿童情绪和反应变得较为稳定,但容易出现幻想和恐惧。年长的孩子会体验到更多的焦虑,抑郁症状更加明显,同时比年幼的孩子有更多的躯体主诉。这个阶段的儿童患病后开始担心"死亡",对疾病可能有很多问题,有些孩子会反复问家长关于疾病的问题。医生与这个时期的患儿接触时,回答他们的疑问,正确的引导会给他们提供很大的安慰。

5. **青春期** 青春期的患儿随着抽象推理和操作性思维的构建,能更完整地理解疾病。对疾病的反应可能会出现多系统的症状。特别是患慢性疾病的孩子,如慢性肾病、白血病等,由于身体的变化,同时担心学业落后、人际关系影响,可能会出现焦虑或抑郁等情绪。而情绪的变化可能会导致厌食、反复头昏、腹痛、情绪退缩、冷漠、不遵守治疗计划,甚至出现明显的敌对情绪。因此,为青少年进行诊治的儿科医生,需要同时判定患儿情绪的危险因素并寻求心理医生进行心理评估和干预,必要时需转诊精神科进行进一步诊治。

(三)家庭对儿科患者社会心理发育的影响

家庭环境对儿童心理行为的发展有至关重要的作用,并持续影响孩子的成长与心理发展,表现在行为、性格和社会心理方面。

1. **儿童患病后家庭面临的挑战** 儿童患病后,家庭会面临不同程度的挑战,包括对孩子病情的担忧、经济压力的增大,以及疾病的预后、治疗方案、药物副作用或家庭护理等方面的不安和紧张。

2. **家长心理问题对患儿的影响** 孩子患病后,家长容易出现焦虑、抑郁情绪,特别是孩子患慢性疾病或危及生命时。婴幼儿时期,母亲疲劳、情绪低落,甚至可能出现厌恶婴儿的情绪,发生时可导致婴幼儿出现喂养困难、生长迟缓;部分家长在孩子患病后过度焦虑、紧张,对孩子的行为过分迁就,可能导致儿童出现更多的问题行为。家长往往会反复地询问和高度关注,容易加重孩子对病情的担忧,延缓病情的康复。

因此,儿科医生在提供正确的治疗建议的同时,应把家庭的力量和需要考虑在内,对他们的一些特别要求提供专业的协助。家庭成员应管理好自己的情绪及日常生活中的实际问题,并学会处理长期的压力、烦恼和应对不确定的艰难任务。

(四)社会因素对儿科患者社会心理发育的影响

社会因素是儿童社会心理发育的宏观影响因素。社会的经济水平、文化、环境、政治、宗教等因素对儿童的健康会有不同程度的影响,因此,需要全社会各方面的参与。儿科医生需要考虑社会因素对于儿科患者疾病状态的影响,充分利用社会资源,如社区服务、福利基金、媒介、其他专业人员和父母共同合作,为儿童提供理想、高质量的诊疗服务。

二、儿科从业人员职业素养导向

儿童的生理特点与社会心理特点,造就了儿科学比医学其他专业面临更为严峻、更有压力、更富挑战的工作环境。在这样的背景下,儿科从业人员应能够将"科学""技术"包裹下的救治服务融入人文关怀,让患儿及家属充分感受到诊疗过程中散发的"人性"与"温情"。

(一)儿科从业人员职业素养的核心内容

在人力资源的管理研究中,从业人员的职业素养也产生了相应的"冰山模型"(图5-1)。若将个体视为一座冰山,其知识、技能、行为方式等因素是露出海面、能够直接呈现的部分,称为显性素养;意识、道德、态度等因素是潜于海面下、无法直视测算的部分,称为隐性素养。隐性职业素养直接驱动从业人员外在表现与行为规范,对树立个人职业形象、促进职业发展起到关键作用。因此,隐性素养是职业素养的核心,很大程度上影响着从业人员的职业状态。

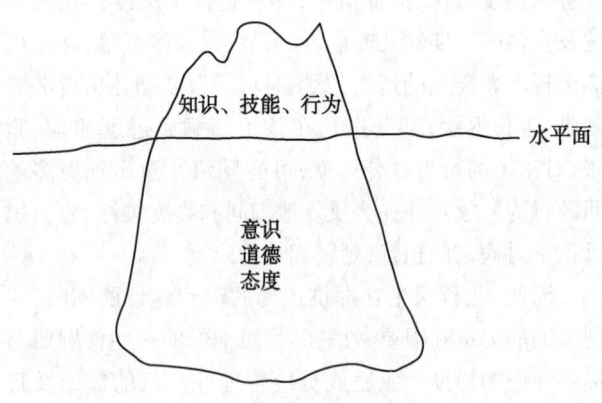

图5-1 职业素养"冰山模型"

1. 忠诚与坚守 儿科从业人员是儿童健康的守护者,具备对行业的忠诚与坚守,方能以守护者的自觉规避短视、甄别义利,以爱岗敬业的要求履行责任义务。古有北宋儿科圣手钱乙,孜孜以求探究小儿疑难杂症破解之道;近现代有诸福棠、陈翠贞、张金哲、胡亚美等儿科前辈,克服重重困难,为推动中国儿童健康事业发展

做出卓越贡献,展现了儿科从业人员对维护儿童健康事业的忠诚与坚守。

2. 严谨 严谨是确保工作品质的根本,是安全执业的有效保障。作为儿科从业人员,严谨的工作状态既体现在寻求疑难杂症破解之法的循证推导、行医决策的严密慎重,又体现在采集患方信息的精准无误、临床操作的谨慎规范。

3. 专业 医学科学技术不仅承载着对生命现象、生命过程的认识和研究,也包含着对人类生存的理解,对人类生命中自然因素、社会因素和精神因素的多维解读,对生活质量和幸福的关注[3]。儿科从业人员应以持续锻造专业能力、提高服务水准为己任。在执业过程中,充分践行儿科从业人员的专业性,以一颗"仁爱之心"为患儿提供精准、优质、舒适的诊疗服务与健康指导,获得患儿及所在家庭的认可与信任。

4. 积极 儿科从业人员,应积极推动自我成长与突破,主动承担行业使命与社会责任。以积极的状态化解医患矛盾、消减负面舆论、消除误解纠纷,提升个体在祛除患儿病痛、团队协作、行业发展中的价值效用。同时,借助从业个体积极状态与积极行为的叠加效应,塑造良好的群体形象,为行业赢得良性发展环境。

(二)儿科从业人员职业素养导向策略

《2020年我国卫生健康事业发展统计公报》显示,随着儿童健康保障需求急剧增加,对行医环境、现有儿科从业人员工作负荷与服务水准带来严峻考验,也对儿科医师队伍的稳定性与发展性带来挑战。因此,需要提高儿科医生从业定力、促成高品质服务水准。

1. 国家政策导向行业稳定发展 《中国儿科资源现状白皮书》统计显示,2011—2014年儿科医生流失人数占总人数的10.7%,35岁以下儿科医生为流失的人员主体;《2015年中国卫生统计年鉴》数据显示,我国每千名儿童仅有0.54名儿科医生。儿科医生资源短缺、从业人员不稳定的问题得到国家高度重视。国家从行业发展"引才""留才"角度,通过实施紧缺人才"培养一批、转岗一批、提升一批"方案,落实"给身份、给平台、给待遇"政策,为儿科行业的稳定发展带来重大利好,有效规避可能会产生的儿科从业人员"迭代困境"与"人才断层"的局面。

2. 医疗机构导向职业获得感与幸福感 根据马斯洛需求层次理论(图5-2)。自我实现需求是个人需求的终极目标。医疗机构应确保儿科从业人员既能达到基本的生理和安全需求,更能通过个体贡献的专业救治

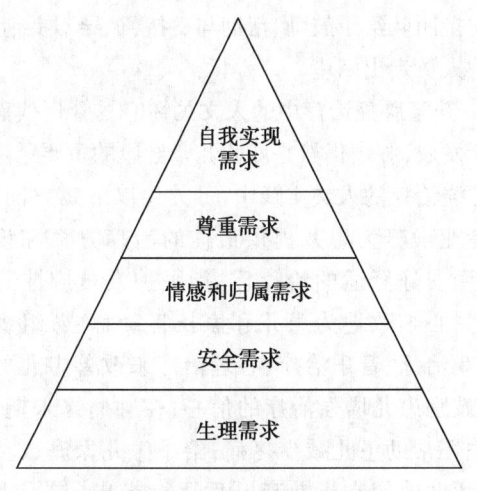

图 5-2　马斯洛需求层次模型

与治疗干预,获得情感归属与尊重的需要;并在不断累积的行医过程中达到自我实现的需求。

医疗机构应充分结合儿科岗位特点、难点,在医疗水准、职业贡献、临床研究等方面给予倾斜,针对性分层分类评价。并从物理环境和人文关怀上,营造机构内良好的行医环境和管理生态,搭建发展平台,确保从业人员在良好的工作氛围与外部激励中主动提升自我。

3. **媒介传播导向职业尊重**　儿科从业人员需要被尊重、建立职业自信。在当下"全媒体"时代,通过主流媒体的正向宣导,以及儿科从业人员"正能量"的导向意识让社会大众了解儿科从业人员的严谨守则,了解儿科行业的发展现状,增强社会对行业的充分认识、提高社会大众对从业人员的理解与认可,共同营造良好的医患氛围、尊医氛围。

4. **从业人员持续锤炼**　根据儿科从业人员成长轨迹,院校教育打基础、毕业后教育促成长、继续教育协发展。在这个过程中,职业素养的锤炼贯穿始终,成为儿科职业人形象塑造与事业发展的核心。儿科从业人员应具备娴熟的业务能力、高尚的职业情怀与职业操守,以"仁爱"之心服务患儿,兼顾所在家庭需求、充分体现人文关怀。同时,面对国家战略与社会发展不断呈现的新要求,儿科从业人员的职业素养还应具有对等的发展性,亟需在执业实践的过程中不断磨砺、持续养成与锤炼。

三、儿科医学人文的临床实践

儿科医学是有温度的医学,当儿童的健康与性命托付给医生时,儿科从业人员应给予关爱、呵护以及专业救治。

（一）儿科临床实践中的人文素养

作为儿童健康的护航者,儿科从业人员应具备良好的人文素养,诚实、正直、富有责任感、尊重他人、自我反思、沟通协作是儿科人文素养的核心。

儿科从业人员应具备人文素养的总体目标包括:

（1）责任感:对患者、社会和专业具有高度的责任感。

（2）职业行为:遵守规范的职业道德行为。

（3）照护患者与交流沟通:充分理解患者的经济、文化、家庭背景,以专业精神和技能照护患者,同时与患者及其家庭、公众进行有效沟通。在此过程中,应具有同理心(共情),能够站在患方的立场,设身处地地体会患方的情绪和想法,了解患方关注的问题,特别注意与疾病相关的行为、心理、社会、环境和家庭因素,为患者和家属提供咨询。

（4）个人及专业发展:发展运用自我意识的能力,认识到自己的知识、技能和情感上的局限,不断提高自我并采取适当的求助行为。

（5）基于实践的学习和改进:参加对患者及其家庭、医学生、住院医生和其他卫生专业人员的教育。

（二）儿科临床实践中的沟通技能

儿科临床实践中最基本的人际关系是医患关系,即儿科从业人员与患方的关系。在儿科诊疗活动中,应以患者利益至上为基本原则,坚持利他主义,充分理解和尊重患方的自主权和尊严,严格保护患方的隐私,真诚、坦率地与患方进行医疗活动的交流与对话。儿科从业人员应注意培养以下的沟通技能:

1. **倾听能力**　在与患方的谈话中,保持语言、肢体和内心的安静,即使遇到不能完全同意的观点,也不要急于打断,这既是对患方的尊重,也能让患方充分表达意见。在倾听时,可给予简单的回应。

2. **语言沟通能力**　善用安慰语,多用鼓励语,巧用权威语,少用专业语,禁用伤害语。对患方的疑惑与不解给予充分的关注和解释;同时应关注患儿及其家属因疾病产生的一系列非医疗问题的心理变化,安慰在诊疗中遇到的坏消息所导致的恐慌与不安的情绪。对疾病导致的后遗症及功能障碍,给予重建新的生活模式的建议等。

3. **非语言沟通能力**　儿科医生应建立自信、阳光的个人形象,良好的形象有助于传递生活的信心与战胜疾病的勇气。在与患儿及家长的交流中,注意加强眼神与体态交流。

（三）儿科临床实践中特殊场景的人文关怀

在儿科临床实践中，由于儿童成长的特殊性，以及不同专业疾病、不同诊疗场景的特殊性，其中所涉及的人文关怀具有多样化，文中列举一些特殊场景，希望能够引发大家对儿科医学人文关怀的关注与思考。

1. 新生儿医学的人文关怀 新生儿期是生命中非常脆弱的时期，需要家长和医护人员用心呵护。

入住新生儿重症监护室或无陪护病房的新生儿，在生命早期即与父母分离，家庭参与式综合管理（family integrated care，FICare）鼓励家长在接受培训和指导的前提下，进入 NICU 参与新生儿非医学性常规生活护理。FICare 模式不仅可以改善婴儿的体重，消除早产儿焦虑、恐惧等不良情绪，同时可以减少患儿父母的压力和焦虑，增加母乳喂养的概率[4]。

重症监护技术的发展极大地降低了新生儿的死亡率，但存活的新生儿可能发生发育障碍及功能缺陷，严重影响患儿及家庭的生活质量。面对同时伴发多种严重疾病，生命危在旦夕的新生儿，积极救治仍可能无法挽救生命，或遗留严重后遗症，给家庭带来沉重的负担。救治与放弃，是家长与治疗团队同时面临的艰难选择和道德困境。医护人员应该努力履行自己的职责，充分告知患儿家庭治疗方案及其预后，充分尊重家庭成员最终的共同决策，并给予隐私保护。特殊情况应报告医院伦理委员会，听取伦理评估建议[5]。

2. 重症监护医学的人文关怀 儿童重症监护室（pediatric intensive care unit，PICU）是技术复杂、充满压力的环境。如何照护患儿，缓解家属紧张、焦虑的情绪，关注工作人员的身心健康，是一门具有挑战的实践课程。

保持安静、整洁的环境，放置患儿喜爱的玩具，播放患儿喜欢的儿歌、故事，均能缓解患儿的压力，帮助其身体的康复。危重患儿的家长因对病情、预后的不确定性承担着很大的精神压力与高昂的医疗费用，常常疲惫不堪、情绪失控，医护人员应充分重视患儿家属的心理需求，及时有效地沟通病情，开展健康教育和心理支持。对于 PICU 工作的医护人员，由于长期工作在充满压力和负面情绪的环境中，当治疗进展不顺利时，他们会感到痛苦、挫折，也会有情绪改变，出现倦怠、失落，工作成就感下降，甚至发生焦虑、抑郁，需要管理团队和医院的心理支持团队给予鼓励、帮助与支持，疏导不良情绪，帮助医护人员走出困境。

3. 儿童肿瘤治疗中的人文关怀 尽管现代医学技术不断发展，肿瘤仍然是威胁儿童健康的重要杀手。在儿童肿瘤治疗的人文实践中，可关注以下几方面：以良好的专业素养为患儿提供最佳的治疗方案和诊疗技术；使用安静舒适的治疗环境，医护人员应注意态度和蔼，耐心细致地为患儿和家长答疑解惑，组织病友会、游戏治疗、音乐治疗、心理治疗来改善患儿的心理状态，鼓励患儿增强治疗的信心；在肿瘤终末期，给予临终关怀帮助患儿减少疼痛，给予患儿家庭成员心理支持，帮助他们在患儿离开后逐渐走出阴影，重新面对生活。

4. 罕见病的人文关怀 罕见病人群也是特别需要关注的人群。自 2008 年起，每年二月的最后一天即为国际罕见病日，世界各地的医务人员组织相关的主题活动，旨在让社会大众和医护人员更多地了解罕见病，关爱罕见病患者。许多国家也加快了罕见病药物的研发，加大罕见病治疗管理经费的投入，为罕见病患者和家庭注入希望。

儿科医学人文还有很多问题值得关注和探讨。现代医学技术的发展并不能解决所有的医疗问题，面对这样的现状，儿科医生应保持为患儿服务的初心，在医学和医疗服务中应该彰显人文精神，始终保持为患儿服务的初心，帮助患儿及家属减轻痛苦，给予他们情感的依托与关爱，并将儿科医学人文的实践贯穿于全生命周期。

（洪思琦）

参考文献

[1] 毛萌，李廷玉. 儿童保健学. 3 版. 北京：人民卫生出版社，2014.

[2] WILLIAM BC，ALLEN CC，WILLIAM C，et al. Developmental-Behavioral Pediatrics. 4th edition. Philadelphia：Saunders Elsevier，2009：325-372.

[3] FALLAT ME，GLOVER J. Professionalism in pediatrics：statement of principles. Pediatrics，2007，120（4）：895-897.

[4] O'BRIEN K，BRACHT M，ROBSON K，et al. Evaluation of the family integrated care model of neonatal intensive care：a cluster randomized controlled trial in Canada and Australia. BMC Pediatr. 2015；15：210-218.

[5] PRENTICE T，GILLAM L，DAVIS PG，et al. The use and misuse of moral distress in neonatology. Seminars in Fetal & Neonatal Medicine，2017，23（1）：39-43.

第 6 节　儿科医务社会工作

生物医学模式已由"生物-心理-社会"医学模式所取代。随着医疗技术的发展以及儿童疾病的治愈率和带病生存率的增高,使得疾病治疗过程中心理社会支持、疾病适应和健康成长显得尤为重要。儿科医务社会工作是满足患儿心理社会需求的专业服务。

一、医务社会工作内涵与外延

(一)医务社会工作的起源与发展历史

疾病是指与健康相对的一种状态,是指个人生理、心理和社会功能的一种失调状态。疾病不仅对个体的健康带来负面影响,同时可能对社会带来冲击和持续性的影响。世界卫生组织早在 1946 年就提出"健康不仅仅是指没有疾病或病痛,而且是一种躯体上、精神上和社会上的完全良好状态",这意味着我们不仅要关注生物学的疾病因素,也要关注心理社会因素对健康和疾病的作用和影响[1]。

社会工作作为专业学科已有近 400 年的发展历史。社会工作关注个体与环境的良性互动,协助个体更好地适应环境,促进人们社会福祉。医务社会工作是社会工作的分支领域,回应了医学模式的转变,特别是全人健康概念提出后,医务社会工作更是回应了医疗卫生服务发展的新态势和人民群众日益增长的健康新需求。传统的医疗卫生服务更多是解决患者疾病生理层面的问题,而患者疾病或健康问题不单纯是生理问题,亦受到环境等社会心理因素影响。患者及其家庭的社会、心理需求无法仅通过医学、护理学的方法得到满足。医务社会工作的融入恰能补充传统医疗卫生服务这一部分的欠缺,医务社会工作者作为专业人员成为医疗团队中的一部分,与医疗团队共同协助患者面对疾病和健康相关问题。

医务社会工作起源于西方,最早萌芽于英国,16 世纪开始就有"施赈者"(almoner)在医院救济贫困患者。19 世纪末、20 世纪初,英、美两国的医院都开始出现派遣或雇佣社会工作者服务,1895 年英国伦敦的皇家自由医院(Royal Free Hospital)聘请社会工作者提供"施赈者"服务,1905 年美国马萨诸塞州总医院(Massachusetts General Hospital)聘请首位社会工作者,与医生一同协助患者应对疾病相关的社会问题,标志着医务社会工作专业服务的诞生[2]。

中国医务社会工作与西方现代医学共同传入。1921 年北京协和医院成立社会工作部,提供医务社会工作临床服务,之后多地医院也陆续设立社会工作部。2000 年中国社会工作得到恢复和发展,在儿科领域,自上海交通大学医学院附属上海儿童医学中心于 2004 年在国内率先成立社会工作部起,全国已有近 20 家儿童医院成立社会工作部。

(二)医务社会工作的概念与内涵

医务社会工作的概念在发展初期被理解为在医院或医疗机构中所开展的社会工作。在美国,随着社会保障法案、老年医疗健保制度、贫困医疗补助制度等一系列社会福利制度的改革,进一步增加了社会工作服务的需求。随着政策制度的改变,医务社会工作的概念发展为在医疗情境下的社会工作(social work in medical setting),医务社会工作的服务范围、内容、对象和方法都超越了医院环境[3]。当全人健康概念被广泛认可,意味着医疗卫生系统(health care system)中需要专业人士提供心理社会方面的服务[2]。医务社会工作正逐步向健康社会工作转型。国际上健康社会工作服务已涉及精神健康、公共卫生、康复、养老、长期照顾、临终关怀等多个领域。

医务社会工作者运用社会工作价值、理论、方法和技巧,作为医疗团队的一员,评估患者及其家属的社会心理需求,为他们提供心理社会辅导和援助,从而协助患者及其家属应对、调整或解决因疾病、创伤或残疾而引起的社会心理及生活上的问题,促进患者更好地康复和恢复社会功能,并促进社会大众的健康[1,2,4]。

狭义的医务社会工作是在医疗卫生机构中围绕疾病的诊断、治疗与康复过程所展开的社会工作专业服务,其内容主要包括协助患者及其家属解决与疾病相关的情绪问题,获取更多的资源以及对医疗过程的适应等。广义的医务社会工作不仅协助患者及其家庭解决与疾病相关的社会、心理问题,而且也注重对影响健康的社会心理因素的探索,并且利用社区和社会的资源,推进医疗保健与社会福利的整合,促进对疾病的预防,保护公众健康。

在儿科领域的医务社会工作主要围绕患儿健康相关议题,以患儿家庭为中心,协助患儿家庭应对和适应疾病所引起的心理社会问题和需求,促进患儿全面成长,保持家庭功能良好。

(三)医务社会工作的角色及服务内容

医务社会工作者是跨专业合作的团队成员之一,与医疗团队成员一同为追求患者的全人健康和最大福祉而努力。医务社会工作者关注患者及家庭社会心理维度的问题和需求,协助医疗团队以生理-心理-社会的全人健康观点对患者提供医疗卫生服务。

1. 医务社会工作者的角色　医务社会工作者承担着直接服务者和间接服务者的多元角色。

(1)直接服务者:评估并协助患者及其家属处理因疾病引起的社会心理的需求和问题,促进其疾病适应,及保持心理社会功能良好。同时,协助促进患者及其家属与医疗团队的良好沟通。

(2)间接服务者:开发整合医院、社区,乃至社会资源;公益慈善活动管理;政策倡导促进医疗、社会环境改善;评估研究社会工作服务成效,促进专业发展。

2. 医务社会工作的服务内容

(1)回应医疗服务、健康照顾中社会心理需求:医务社会工作的主要工作内容包括为患者及家属提供心理社会评估、支持和辅导、疾病适应、出院计划、经济援助、福利权益申请、医患沟通、家庭沟通、临终服务、危机干预、评估转介、患者团体辅导、哀伤辅导、协助健康教育、社区资源链接、参与处理性侵/家暴/儿童虐待案件、协助器官募捐、健康社区营造、督导带教、社会工作研究等。直接服务患者及家属的临床服务内容占据医务社会工作的主要内容。服务基本涵盖个人、团队、社区等多个层面,督导和研究等服务也越来越被重视。

(2)适应医院医疗服务的制度架构:医务社会工作的服务内容需要考量患者的社会心理发展阶段、患者家庭情况、疾病治疗阶段等多种情况,在儿科领域需要适应儿童青少年心理社会发展特点,保持服务的适应性和灵活性。儿科领域所提供的医务社会工作服务旨在协助患儿及其家庭应对和适应因疾病所带来的社会心理,乃至精神层面的问题、需求和改变。具体服务内容如下:

1)儿童家庭层面:嵌入医疗服务全过程,评估儿童家庭因疾病、创伤或残疾所引起的各项社会心理问题,通过个案支持性辅导、游戏辅导、团体辅导、舒缓疗护、生活援助、慈善救助、危机干预、出院计划等多种方式,促进患儿家庭疾病适应,增强或恢复患儿家庭功能。

2)医院社区层面:促进患儿家庭与医疗团队的有效沟通;倡导和促进医疗卫生机构在服务制度、流程等方面不断完善,进而改善患儿家庭的就医体验。寻求、联结、整合合适的社区资源,通过服务转介、外展探访等方式,协助有需要的患儿家庭在社区内获得医疗、康复方面的资源,建立发展社会支持网络,促进康复、回归社会。

3)社会层面:普及科学的健康理念与知识,通过参与社区健康教育,社会倡导等方式,推动儿童家庭健康生活方式的养成,促进儿童友好的社会环境建设。

由此可见,儿科医务社会工作的目标不仅在于改变患儿家庭对于疾病的应对和适应,同时关注医院,甚至社区、社会层面在个体应对疾病过程中的重要作用,促进患者及其家属与医疗环境的良性互动关系,从而达成医务社会工作的终极目标(数字资源5-1)。

数字资源5-1　儿科医务社工服务案例

二、儿科"生物-心理-社会"模式的实施

(一)儿科中的"生物-心理-社会"视角

"生物-心理-社会"模式的提出作为医学史上的重要转折,也为儿科医务社会工作奠定了理论的基石。"生物-心理-社会"模式帮助医疗团队看到疾病影响的不只是个体的生理健康,还有心理状态和社会功能,这三个层面彼此互动。例如,患有糖尿病的孩子可能因疾病而产生自卑,需要一日多次测血糖和注射的不便让他不愿再去学校,教育也受到了影响,这便产生了心理和社会问题;相反,如果患儿学校的老师和同辈能够对他的疾病表达理解,提供空间让患儿安全且有隐私地注射胰岛素,疾病管理对于患儿造成的心理负担就可以减轻,患儿也能够更加规范地进行控制血糖的操作,与疾病平衡共处。

(二)"身心社灵"全面照护

在儿科医务社会工作中,"生物-心理-社会"模式的实施是从全面评估开始的。

1. 医务社工在"生物"层面的评估　较大程度上依赖于直接向医生和护士获取患者疾病和治疗相关的信息,包括患者主诉、疾病诊断、治疗经过、治疗计划、主要护理措施、生理症状、预期治疗效果等。这些信息的收集通常会先于"心理"和"社会"维度的评估,因为它能够帮助医务社工对于后续的信息收集和服务提供搭建基本的构想[6]。

医务社工通过了解"生物"层面的问题,目的通常是更好地了解这些问题对患者的心理和社会层面带来的影响,从而梳理社工专业能力范围内能够提供的服务,而并非直接对患者"生物"层面的困扰提供干预。在某些情况下,患者的情绪反应和躯体感知彼此关联,如因极度紧张而出现疼痛加重、呼吸急促的情况。有经验的医务社工可以帮助患者通过分散注意力、冥想、渐进式肌肉放松等非药物的方法缓解症状,也可以使用其他情绪疏导的方式间接改善其躯体症状。

2. 医务社工在"心理"层面的评估　通常使用质性评估加量表的方式来完成。质性评估时,医务社工使用访谈了解患者对疾病的理解,在疾病中所经历的困扰、出现的情绪、情绪导致的行为、疾病对其日常生活的影响等。当患儿年龄较小,语言沟通能力较弱时,社工可以使用游戏、艺术等适合其年龄段的方式进行评估,也需要请照顾者提供更多信息。当青少年患者表现出某类情绪障碍的症状时,社工可以使用心理量表进行评估。

医务社工会使用支持性咨询进行心理层面的干预。支持性咨询认为患儿和家庭所出现的心理困扰是在疾病影响下的正常心理反应,也本着优势视角帮助其挖掘自身的能力逐渐适应环境、应对问题,而且通常不受心理咨询的基本时长、场地和疗程限制,可以在患者床旁、办公室或通过电话进行。

3. 医务社工在"社会"层面的评估　关注患儿的家庭结构、家庭动态、社会经济地位、居住环境、文化习惯、家庭以外的重要社交群体、医疗保险相关信息等。这些信息能够帮助医务社工理解宏观因素如何影响患儿和家庭在疾病过程中的经历,哪些优势资源可以加以利用,又面临哪些特殊的挑战。社工会根据评估结果判断何种社会层面的干预能够最大程度上帮助患儿。社工可以通过资源链接的方式,为贫困家庭筹集慈善救助使患儿能够完成必要的治疗;或者通过社会倡导的方式,去除疾病污名化,使患儿能够在治疗后顺利回归社区和学校,享受正常孩子应有的生活。

4. 医务社工在"精神"层面的评估　关注患儿和家庭自身的信仰、文化、价值观、如何解释痛苦的经历并在逆境中找寻意义。虽然国外的儿童医院,精神关怀一般由专门人士提供,但医务社工经过一定的训练,可以掌握精神关怀基本的原则和方法,提出开放性的问题,给予患者安全的空间进行自我探索,协助其发现应对疾病的内在动力。

当医务社工服务儿科患者的时候,"以家庭为中心"贯彻始终。当患儿经历疾病的时候,其他家庭成员也同时受到冲击,经历心理和情绪的困扰,生活形态发生改变。无论儿童和青少年处于什么年龄阶段,家庭都是最重要、最直接的支持系统。这意味着以恰当的方式了解整个家庭的运作动态,倾听每个家庭成员的需求,尊重家庭系统的文化和价值观,激发家庭自身的抗逆力,将使患儿直接获益。

(三)跨团队合作

在医务社会工作发展较为成熟的国家和地区,医务社工与临床团队的配合已经形成机制,嵌入在临床工作之中。

通常每个临床科室会配备 1~2 名临床医务社会工作者,专门负责专科化的社会工作服务,进行社会心理评估、支持性咨询和个案管理。对于患者来说,医务社工的评估和服务是其临床路径中的固定部分。医务社工会定期参与临床团队的交班和案例讨论,并且将重要的社会心理相关信息向医疗团队反馈。在发达地区的医院里,社工通常不是唯一的社会心理服务提供者,医院还会配备心理咨询师、精神科医师、音乐和艺术治疗师、儿童游戏辅导师等专业人员。医务社工在与家庭会面后,首先初步评估患儿和家长是否有需要以及愿意接受其他专业人员的支持,然后作相应的转介。有些医院专门设置"社工心理查房",由医务社工和其他社会心理服务提供者一同参与,对案例做详细讨论,并且以团队的方式确定后续干预方案。

多团队合作方式对于社工的人力配置有一定的要求,中国大陆尚处于起步和发展阶段,已有公立医院开始尝试在某些专科开展常规化的社工服务。研究表明,当医务社工和临床医护团队的合作建立长效机制并成为工作常规时,能够更高效地提供适合患者且节约成本的医疗;同时患者的被尊重感提升,对自身所接受的医疗服务质量也会做出更高的评价。医务社工融入跨学科团队的必要性已不言而喻,未来则需要切实的探索,发现符合我国医院体系的方式,将医务社工服务更加密切地嵌入临床路径。

三、儿科医务社会工作的特点与方法

（一）儿科医务社会工作的特点

1. **遵循儿童发展规律** 医务社会工作作为一门服务人类健康、提升人类生活质量的学科，对于健康的理解基于多维度的"全人"（whole-person）观点，认为生理基础、心理状况、社会环境、精神经历相互作用共同决定个体的健康水平。人的发展是指个体因年龄的增长，以及与环境的互动而产生的身心变化过程。

儿科医务社会工作的服务对象是儿童与青少年及其家庭。每个儿童与青少年会经历婴幼儿期、学龄前期、学龄期、青春期等发展阶段，同时每个时期儿童与青少年的生理、认知、情绪、人格、道德、社会关系等都会呈现出不同的特质。医务社工向每一位患儿及其家庭提供个性化的心理社会照顾，以遵循儿童发展规律。

2. **促进儿童权益最大化** 追求社会公义（social justice）是社会工作的核心价值观。医务社会工作不仅以提升个人的健康福祉为目标，而且致力于消除健康不平等的问题。现代社会的"儿童观"不再将儿童看作是"缩小版的成人"而是具有独立人格尊严的个体。医务社工使用儿童赋权和社会倡导最大限度地促进儿童健康的权益的实现。

医务社工倡导在医疗决策中最优先考虑儿童的利益，包括使用符合儿童认知发展水平的语言和技术帮助儿童理解疾病和治疗，尊重和鼓励儿童自由地表达意见，最大限度地减轻儿童预期的痛苦，以及尽可能地满足儿童在治疗过程中的社交、受教育、娱乐等发展性需求。

3. **推动儿童环境友好** 社会工作以系统论的视角看待个体的资源和困境。"人在环境中"（person in environment）的视角是社会工作相较于其他助人职业的重要差异。社会工作者从微观和宏观等不同层面推动个体对环境的适应，促进环境的改变以适应个体的发展，旨在实现人与环境的和谐共处。

患病儿童所处的环境有家庭、学校、医院、社区、卫生系统、文化等。儿科医务社会工作秉承以"儿童和家庭为中心"的理念，通过评估、咨询、管理、倡导等不同策略协助儿童适应医疗环境并且顺利地完成治疗过程，同时推动和营造儿童友好的医疗环境。

4. **提升儿童抗逆力** 抗逆力（resilience）指个体应对困难和压力的能力。虽然儿童的身心发展尚不成熟，需要监护人的保护，但是儿童同样具有抗逆力，并且儿童的抗逆力能够在保护性因素的支持下得以发展。医务社工在为患儿服务的过程中应该积极帮助儿童发展积极的信念、自我效能感、自我管理和调节的能力。

社会工作相信每个个体都是平等的、有价值和尊严的。社会工作的"优势视角"认为即使是困境中的个体也是有潜能来解决问题的。社会工作应该"授之以渔"而非"授之以鱼"，目的是提升和促进个体自身应对困境的能力，提供必要的支持使得个体能够复原（recovery）。

（二）患儿家长常见的心理社会需求

患儿家长在患儿病情发展的不同阶段表现出不同的心理社会需求。

1. **诊断阶段** 疾病诊断阶段，家长常见的心理表现为对于孩子患病可能"讨价还价"，回避治疗，担心孩子被歧视，过于焦虑或掉以轻心等。患儿家长希望孩子能够获得及时的诊断和救治，了解准确的与疾病相关的知识以及治疗的大致过程，能够获得准确和必要的信息有助于缓解家长的焦虑和不确定感[3]。

2. **治疗阶段** 疾病治疗阶段，家长常见的心理表现为否认孩子患病的事实，对疾病的确诊感到愤怒，对疾病发展的未知感到恐惧和无助，过分关注疾病的负面信息而感到耗竭等。尊重和理解家长的情绪反应对于其接纳病情有帮助。孩子的患病也会给家长带来罪疚感。为处理家长的自责情绪，可以在沟通中帮助家长调整对于患病的认知。评估家长对于疾病的想法，提供正确的疾病信息，引导家长正确地归因，肯定家长的能力，提升家长应对疾病的信心[4]。家长的社会支持需求包括孩子能够得到充分的照护，有机会参与医疗决策，能够与亲人和朋友保持联系，能够在人际关系中获得支持，例如与其他患儿家长相互支持等。

3. **康复阶段** 疾病康复阶段，家长常见的心理表现为接纳孩子的患病，对于已经完成密集的治疗而感到放松和释然。家长可能会对于回归原本的正常生活感到紧张和不适应，也会担心疾病复发。对于一些需要长期管理的疾病，家长往往发展出管理疾病的模式，但也需要警惕照顾压力带来的疲惫和耗竭。这一时期，家长的首要关注会从原先孩子的疾病治疗转移到孩子的功能康复、营养、教育、社交等其他方面。

（三）儿科社会工作常见的干预方法

1. **赋权增能（empowerment）** 帮助个人、家庭、团体和社区提高他们个人的、人际的、社会经济的和政治的能力，包括对自身生活的控制、个体或群体意识的觉醒等,从而达到改善自己状况的过程。

2. 社会支持 (social support)　个体从社区、社会或从亲戚朋友获得的物质或精神帮助,是保护人们免受压力事件不良影响的有益人际交往。它作为个体对其人际关系密切程度及质量的一种认知评价,是人们适应各种人际环境的重要影响因素。

3. 舒缓疗护 (palliative care)　是提高罹患威胁生命疾病的患者及其家属的生活质量的照顾方法,它通过运用早期确认、准确评估和完善治疗身体病痛及心理和精神疾病来干预并缓解患者痛苦。舒缓疗护适用于疾病的各个阶段,以支持患者及其家人提高生活质量为重点,临床上一般以团队的形式服务于患者及其家人的生理、心理、社会以及精神方面的需求。

4. 哀伤辅导 (grief counseling)　指协助哀伤者进行预期性的哀伤处理以及在合理时间内,帮助哀伤者表达正常的悲伤,并健康地完成悲伤任务,以增进重新开始正常生活的能力。

5. 危机干预 (crisis intervention)　向面临危机情境的个体提供紧急心理社会干预,以帮助其恢复适应水平,包括提供个人急需的其他帮助,防止或减轻心理创伤潜在的负面影响。

6. 个案管理 (case management)　以个人及其家庭作为整体,运用社会工作的专业知识与技巧,了解患者与家属和疾病相关的各种社会、经济、家庭、情绪等问题,透过会谈方式,收集资料,予以综合分析,找出问题的症结,建立社会心理诊断,再针对问题予以处置。

7. 小组工作 (group work)　在小型的治疗性与任务性团体中,运用目标导向的活动,来满足团体成员社会情绪的需要与任务的完成。社工将患者及家属组成团体,透过社工的引导、团体成员间经验的分享、情绪的支持和相互讨论的过程,来协助患者及家属解决问题。

8. 社区倡导 (community advocacy)　结合医院与社区的资源,符合双方的需求,以提升社区的医疗保健水准为目的。医院举办的社区医疗服务,以卫生与疾病预防的观念推广为主。

9. 服务转介 (service referral)　在提供服务过程中,社工如发现自己与求助者有明显不相适宜之处,或发现自己确实不善处理时,就应以高度的责任感和良好的职业道德,尽快将求助者转介给其他更加合适的咨询师,或及时中止咨询,推荐其去寻找更有效的帮助。

10. 出院计划 (discharge planning)　通过与医务人员、患者及家属的共同合作,追踪并了解患者出院后的立即性需求,协助患者出院后的安置,确保患者出院后能够获得持续性照护。

(季庆英)

参考文献

[1] JI QY, ZHANG AA. Development of Medical Social Work in Shanghai. Encyclopedia of Social Work. Oxford University Press, 2016.

[2] SARAH GEHLERT, TERI BROWNE. Handbook of Health Social Work. 3rd ed. Hoboken, New Jersey: John Wiley & Sons, 2019.

[3] BAILE WF, BUCKMAN R, LENZI R, et al. SPIKES—a six-step protocol for delivering bad news: application to the patient with cancer. The Oncologist, 2000, 5(4): 302-311.

[4] BUCKMAN R. Breaking bad news: a guide for health care professionals. Baltimore: Johns Hopkins University Press, 1992.

6

第六章
诊断方法

第 1 节 物理诊断方法

物理诊断即体格检查(physical examination),是临床医生的基本功,在实验室条件有限时更应重视体格检查。但检查时应注意要取得患儿信任、合作,避免动作粗暴及给患儿造成不良刺激。在患儿烦躁不安、情绪反抗时,更应当耐心,千万不可急躁。对儿童的检查不宜操之过急,特别是对婴幼儿,应先与其笑谈或同玩玩具。设法和患儿亲近,使其逐渐解除恐惧心理,才能更易于合作或反抗较少,然后进行诊察。患儿拒绝脱衣检查时,宜说服或请家长协助。

检查步骤虽然要遵循从皮肤、淋巴结至头、胸腹、四肢的顺序,但有些容易引起儿童拒绝的项目,如检查咽喉等,应在体检最后进行,以免一开始就引起儿童拒绝或不合作。

(1) 医生的准备:在检查前应认真洗手,冬天应该用热水洗手,使双手温暖,才不会在检查时刺激小孩皮肤,穿好白大衣(有条件时可用有颜色或花布的大衣)。由于新生儿及婴幼儿极易患呼吸道感染和其他疾病。因此,如果医务人员有呼吸道感染时应戴口罩。

(2) 体检用具:除普通内科常用器具外,还需准备下列几件用具:体温表,准确的计量器具,如量尺、台秤、耳镜、听诊器(用于婴儿的听头应比成人所用的小,常用锥形头,直径约 2.5cm),以及小型压舌板。血压计袖带应与儿童年龄相符。检查婴儿时,可准备玩具或奶瓶,以便有哭闹时应用。此外,检查室须温暖清静,并有充足的天然光线,以便于仔细观察。

(3) 患儿体位:对于患儿宜取何种体位检查,不应硬性规定,可视被检查部位和年龄大小而定。例如:①检查幼儿背部(如听诊肺部),应当由母亲或助手抱着,使其前胸靠住大人的肩部,避免与医生对面,反抗可较少。②检查腹部时,大多取仰卧位。如为婴儿,母亲抱于胸前或膝上也可。③检查耳鼓膜时,较大儿童都能合作,坐、卧均可,但幼儿以斜卧在母亲或助手怀中为好;婴儿容易翻动,必要时可用大布单裹紧其手脚,由助手按住头部,以便检查。④检查咽部时,宜贴近窗户,利用阳光比用电光更方便,较大儿童可经说服令其自动张口用压舌板看到全咽,有的患儿惧怕压舌板或易恶心、呕吐,可令其张口伸舌,发"啊"的声音看到咽部,但婴幼儿都需用压舌板检查。

(4) 体格检查的顺序及技术:儿科的体格检查可按一定的诊察程序进行,但要根据不同的年龄、病情及临时需要而灵活运用[1]。

一、体格检查的方法

(一)测体温

一般宜在腋下,试表时间不应超过 5 分钟。正常体温一般平均为 36~37℃。如末梢循环不好或血容量低下时,个别病例可用肛表。需要时,也可于体格检查后试表,以避免不合作儿童的挣扎。肛门内(直肠内)体温能较好反映体腔内温度,正常范围大概为 36.8~37.8℃。一日之间正常体温上下的差度,依年龄而渐加,1 个月时约 0.25℃,6 个月时约 0.5℃,3 岁后约 1℃。在运动或大哭之后,肛门体温常易上升,可达 38.2℃。正常婴儿,尤其是新生儿可因穿衣太多、室温过高或夏天炎热时,体温有时可升至 38~39℃。

(二)望诊

与患儿见面时即应开始望诊。起初最好保持相当距离以免引起患儿的惊惶。在向家长询问病史时可同时望诊。留意观察患儿的神志、精神状态(活泼、嗜睡或昏迷)、面色(红润、苍白或青紫),从外表上还可反映出病情的轻重、营养状态的优劣,甚至其直立或走路时的姿势、面部表情等,都可在最初几分钟从旁观角度不惹患儿反抗而了解大概,对于诊断有重大帮助。甚至在患儿熟睡的时候,也可以观察其身体各部的位置和呼吸的快慢,这样,较睡醒而吵闹时的所见更为可靠。这种一般性的观察,对于婴儿更是重要,因为婴儿不易合作,而望诊所见大部为自然现象,由此可以推测很多问题。例如呼吸平稳则表示呼吸系统大致没有严重疾病;张口呼吸则可能有腺样体肥大;表情愉快则腹部无疼痛,神经系统也无严重疾患。婴儿的精神与面色对区别病情轻、重症极为重要,如急重症感染时,常精神萎靡、面色青灰、四肢发凉。

(三)胸腹部检查

望诊后,应先检查胸腹,因心肺与腹部都是重要部分,且都需要患儿的合作,应该趁其未哭闹时检查。胸和腹先检查哪一部分,依当时情况而定,结合病情,哪一部分对诊断更主要,应先检查。

1. **肺部** 婴幼儿常不愿意接近生人,所以通常先从背后叩诊及听诊肺部。叩诊易为幼儿所接受,应该先做。听诊时听诊器头必须温暖,移动时必须轻缓,以免患儿受惊。每次移动位置的时候,可给予拍抚,使患儿对听诊器触到皮肤不感觉刺激,更能防止婴儿的惊啼。以后移至前胸,兼诊心、肺,并可接着进行腹部及内脏触诊,如肝、脾、肾等。幼儿肺部查体与成人相比有不同之处。

(1) 婴幼儿胸壁薄,声音易于传导,可用一、二指头直接击叩法,依靠音响和触觉的联合感觉来进行判断;叩诊时必须左右两侧对照,察觉其不同之处;如用间接叩诊法也必须轻叩,否则声音过响可将浊音掩盖。判断浊音或鼓音时,应注意年龄特点,否则往往会将正常音误认为鼓音,而将浊音处当作正常。

(2) 幼儿的胸壁较薄,正常呼吸音相对响亮,稍似成人的支气管呼吸音,因此初学者往往易将较响的一侧误为病象。

(3) 因幼儿不能主动地进行深呼吸,有时可利用其啼哭而得到触觉语颤。若呼吸太浅,有肺炎时也会听不到管状呼吸音和捻发音,所以深吸气时听到细小湿啰音即可诊断肺炎。

2. **心脏** 正常婴儿由于膈肌位置较高,心脏的位置较成人稍横,所以心尖常在左锁骨中线外第 4 肋间,到 3 岁后才达左锁骨中线内第 5 肋间。要注意心尖冲动时的部位及搏动强度。婴幼儿时期皮下脂肪较厚,用直接叩诊来决定心脏浊音界不易准确,到 3 岁以后才比较可靠。听诊所得也依年龄而不同,在新生儿及婴儿心尖部两心音响度相似。婴幼儿时期的肺动脉瓣区第二音常较主动脉瓣区第二音为响亮,并且往往分裂为两个音。至于心脏杂音,较大儿童很多有功能性杂音,其声音轻、软而短促,局限在一小范围,体位改变后可以消失,不应认为是病理性杂音。

(1) 脉搏:一般情况下,脉搏的次数、强弱与心搏次数和心肌收缩力一致,计数脉搏即可代表心率。但心律失常时(如心房颤动等),心率和脉搏可不一致,应分别计数。数脉搏在婴幼儿及儿童时期都易受环境影响。因此,除心、肺功能异常的病例须经常数脉搏外,无论在门诊或病房的患儿都不常规数脉搏。检查或比较脉搏的强弱、快慢,最好趁患儿熟睡时,因醒后特别是活动时常较熟睡时增快,不能正确反映心脏的实际情况。婴儿体弱或病情危重时,脉搏无法触及,只可依靠听诊测出心率。

(2) 血压:血压计所用袖带的宽度,须依年龄而不同,袖带宽度不宜超过上臂长的 2/3 或小于 1/2。新生儿时期宜宽 2.5cm,婴幼儿时期 4~6cm,学龄前期 8cm,学龄儿童期 9~12cm。若袖带过宽,结果偏低,太窄则结果偏高。儿童时期的正常收缩期血压(mmHg)一般可用 75+[2×年龄(岁数)]的公式来推算。一般只测任何一侧上肢血压即可,如疑为主动脉缩窄或大动脉炎的患儿,必要时应测四肢血压。用不同方法测血压可以相互核对数值,如触诊法,即以血压表袖带充气至脉搏消失后,缓慢放气,至脉搏再次出现时为收缩压;听诊法于放气时脉搏声出现为收缩压,继续放气,于声音消失时为舒张压。

3. **腹部** 腹部检查以触诊为主。宜使婴幼儿玩耍玩具或与家长说话,或给予橡皮奶头使其安静。较大儿童取仰卧位,并令其作深呼吸、与其交谈或转移其注意力,以免其由于惊慌或怕痒而不能合作。触诊前应先温暖双手,注意腹壁的紧张度。正常婴幼儿的肝脏于右侧肋骨弓下 1~3cm 处触及,因此 3~4 岁以前仅肝脏稍大而无其他病征时,不可据以作为病态。脾脏则仅偶于正常 1 岁以内婴儿在左肋骨弓下触及。

(四)触诊

检查皮肤、淋巴结、头皮、前囟、颈部、软骨肋骨接合处、腕部、外生殖器、腿、足、足底,以及脊椎。在不同疾病时都有特别注意的必要。

(五)眼、耳、口、咽的检查

眼、耳、口、咽这几部分最容易刺激儿童,须留至最后检查。检查婴儿的两眼时,用两手拉开眼皮,不可用力过猛,以免结膜外翻,反致睑隙全失。检查耳部应先观察外耳道有无红肿、疖疮及破裂等,然后应用棉拭子卷出耵聍,方能视察,用耳镜检查外耳道及鼓膜。口腔检查应自外及内,先查颊内、唇内、牙龈、牙齿、硬腭、软腭、悬雍垂,然后检查扁桃体部分及咽后部。咽部检查时,除少数大儿童外都须应用压舌板,最好能利用很短时间看到全咽,千万不能反复检查而引起患儿的反感。

(六)其他检查

特别是各种神经反射,包括浅反射、深反射、肌腱反射以及各种浅、深皮肤感觉及触觉,对神经系统疾病的诊断至关重要。其他如计量体重、身长(高)、头围、胸围及腹围,眼底或直肠等检查,可根据病情需要酌定。

二、体格检查的项目

体格检查的详或简,须根据病情的需要以及门诊、住院患儿的不同而不同。一般轻病宜简,危重患儿也应先简要地检查主要体征,立即抢救。对诊断困难者,必须进行反复细致的临床检查,以便找到诊断线索,有选择地运用必要的辅助诊断方法,如血液、大小便的检查,以及 X 线、超声或 CT 检查等。

1. **基本材料** 记录日期、年龄、性别、体温、脉搏、呼吸及血压。必要时记录体重、身长(高)、头围、胸围和腹围。

2. **一般外表** 如发育情况、营养状态、智力及言语概况、体位、步态与神情态度(安静或躁动、活泼或嗜睡、疼痛、疲倦,以及面部表情呈急性或慢性病容)。呼吸快慢、浅深、平静或用力,或似叹气,或张口呼吸(大多由于腺样体肥大所致),或发憋(常见于肺炎)。呼吸属于腹式或胸式(2 岁以内婴儿呼吸应为腹式)。呼吸的节律,啼哭的声音(强或弱,缓慢或急剧),以及其他望诊所得的病征。

3. **皮肤** ①面色红润表示健康,红中带微紫常见于高热,苍白或黄色常见于贫血,青紫常见于缺氧或周围循环不良,如休克、呼吸道梗阻或先天性心脏病。血内胡萝卜素过多可致皮肤黄染,皮肤与眼巩膜同时黄染才是黄疸。②温度、出汗多少(多汗见于血管运动神经易兴奋者、结核及佝偻患儿)。③色素沉着及皮疹,如胎生青记、血管瘤、斑痣、斑疹、丘疹、疱疹、荨麻疹、环形红斑、结节性红斑及出血性皮疹(注意分布部位、大小、多少、稀密等)。④水肿(硬肿或可凹性)。⑤皮下小结、溃疡或瘢痕、脱屑(微屑或大片脱落)。⑥皮肤的弹性(检查弹性,可用手指将腹部皮肤捻起而任其落下,健康者随即恢复原状,脱水者弹力减低,皮皱的消失很慢)。⑦皮下脂肪层的厚薄(表示营养状况)、皮肤划痕(用指甲划胸背皮肤可引起轻重不同的红纹)。⑧毛发的多少、色泽、性质及分布,是否有血管的扩张(毛细血管扩张及胸腹部静脉扩张见于肝硬化)。

4. **淋巴结** 淋巴结的肿大需注意的是全身性或局部性。可触及淋巴结的位置为耳前、耳后、枕骨部、颈下、颌下、颈前、颈后、腋窝、肱骨上滑车部或(二头肌沟部)或腹股沟部及腘窝等部位。并记下大小、硬度、分散或融合,是否活动或与周围组织粘连,以及有无触痛。

5. **头颅** 形态及大小,头盖骨的骨缝已合、未合或尚分离,或可敲打有否破壶音。前囟是否闭合,如尚未闭合,记录其大小、张力、是否平坦、凹陷(表示脱水)、凸出或饱满(如在安静及坐起时发现,要考虑颅压增高,如脑膜炎、脑瘤、脑积水、脑出血及其他中枢神经系统疾病)。头颅有无凸出或缺损部分,前额及顶骨两侧凸出时头颅呈方形或球形。顶骨和枕骨有无软化(如婴儿已满 2 个月仍软化,表示有活动性佝偻病)。头皮有无皮脂溢出,头发有无头虱或发癣。

6. **眼** 眼睑是否肿胀、下垂或出血。眼睑边缘有无炎症、渗出。眼球是否凸出。瞳孔的大小(两瞳孔大小是否相等)、形状、对光反射及辐辏功能。对危重患儿、颅内感染、颅脑外伤或疑有药物或食物中毒者,必须观察瞳孔大小、形状及对光反射。眼球的活动、有无震颤或斜视。结膜有无充血、渗出液、干燥而无光泽,有无毕脱(Bitot)斑、出血、黄疸、滤泡、水肿或异物等现象。巩膜是否呈蓝色(见于先天性成骨不全)。角膜上有无溃疡、混浊或不透明点。对于特殊病例可检查视野和眼底。如疑为中枢神经系统疾患时,在做腰椎穿刺前应先检查眼底,既有助于诊断,又可预防脑疝。如发现视乳头水肿,可先用降颅压药。

7. **耳** 外耳有无畸形或变形。拉动外耳时有无痛感。耳道有无耵聍、脓液、渗出液或疖肿。对婴幼儿咽部感染或麻疹患儿哭闹不安者应仔细检查鼓膜。乳突及颧突处有无红肿及压痛。听觉是否正常。

8. **鼻** 鼻翼是否扇动。鼻中隔位置,呼吸有无阻碍。鼻甲黏膜有无充血、水肿。渗出物内有无脓液或血液。近鼻孔的上唇有否表层剥蚀。鼻窦处有无触痛。

9. **口腔** 气味(包括一般口臭、酮症酸中毒时的烂苹果味及走马疳或肺脓肿的恶臭味)。口唇的颜色(红润、苍白或青紫)、湿度、厚度,有无出血、裂纹或皲裂,有无唇裂。牙的数目,有无龋齿,是否排列整齐。牙龈有无发炎、出血、溃疡、黑纹。口腔黏膜是否干燥、发红或出血,有无溃疡、黑色坏死组织(走马疳)、白色点状苔(鹅口疮)或麻疹黏膜斑(Koplik spots),并注意腮腺管口有无红肿。舌的大小、厚薄、舌苔(包括苔的颜色、厚薄、光腻及地图状舌苔)、舌刺,舌运动有无歪斜、颤动,以及是否常伸出口外(见于唐氏综合征及呆小病等)。舌下系带是否过短、溃疡(最普通的见于百日咳)或囊肿。腭的凹缩程度,有无腭裂,黏膜上有无溃疡或出血点。扁桃体的大小、形状,有无陷窝渗出液或白膜。悬雍垂和后咽部是否发红,有无渗出液、假膜或溃疡,吞咽的情形如何。声音的清、哑、强弱。

10. **颈** 颈部活动度,有否后倒、强直或旋转。有无肿瘤、囊肿以及瘘管的存在。甲状腺有无肿大及震颤。锁骨上部是否突出。

11. 胸 胸廓的形状系扁或圆,左右是否对称(膨隆、扩张见于脓胸或结核性胸膜炎;收缩、塌陷见于胸膜粘连或肺萎陷),有无畸形(如鸡胸、漏斗胸),心前区是否凸出,有无郝氏沟及肋骨串珠、肋间隙凹缩或凸出等。吸气时,凹陷部位(如胸骨上窝凹陷表示喉部梗阻,如仅有下胸的两侧肋间隙凹陷称胸凹陷,则大多由于肺炎所致)。

12. 肺 胸部扩张是否均匀,呼吸类型,触诊有无摩擦感或支气管性震颤感。叩诊有无浊音或实音、过清音。听诊呼吸音的性质及音响,有无大、中、小湿啰音、捻发音,有无干啰音及喘鸣音。

13. 心脏 ①心的位置及大小:望诊所见跳动最大的区域以及心尖冲动是否弥散;触诊所得心脏搏动的性质及位置,以及弥散范围,有无震颤,其位置及性质如何;叩诊所得心的左右浊音界,心搏的频率、力量、节律。②心音:常听心尖部,三尖瓣区,主动脉区,肺动脉区第一、第二与第三音,心音强弱、有无奔马律等;有无杂音,杂音性质、强弱,杂音在心收缩期或舒张期,杂音的位置、传导的部位,以及体位和运动对于杂音的影响。③脉搏:力量、性质、速率、节律,脉搏与心率关系。④血压:注意体位及运动对于血压(各年龄血压正常值,参阅第二十七章心血管系统疾病)的影响。必要时测量上下肢血压以便比较。

14. 腹 大小、形状、膨胀(大多由于肠胀气、便秘或腹水)或凹陷(大多由于呕吐或其他疾病以及营养不良)。肠蠕动情况。脐部是否凸出,有无渗出物、脓液或血液。腹肌有无痉挛、坚硬或触痛。肝(右肋下或剑突下)、脾大小、质地、边缘、性质。肾、膀胱的大小、硬度及部位,有无叩击痛。有气腹时肝浊音界消失。有无其他能触及的肿块,肿物大小、位置、活动度。有无移动性浊音及液波震颤。有无疝及其大小与回复性。听诊有无肠鸣音(肠梗阻时消失)或杂音。

15. 腰、臀 有无肿物(如脊膜、脊髓膨出),中线有无小隐窝或毛发(表示隐性脊柱裂)或红色皮疹(臀红)。

16. 生殖器 男童睾丸位置及大小(发育不全见于肥胖症、肥胖性生殖无能症和隐睾症)。阴茎的大小,有无包皮过长、包茎或阴囊水肿。女童尿道及阴道有无排泄物,有无畸形。

17. 肛门 有无脱肛、破裂痔、局部出血,以及直肠检查的发现(如手指按摸时发生压痛,以及手套上见血液时应考虑为肠套叠等)。

18. 四肢 活动的情况,自动与被动活动的能力及限度。肌肉紧张度(低张力表示极度营养不良、佝偻病、肌肉或神经系统疾病;高张力见于正常新生儿、破伤风或大脑皮质疾病);肌肉有无弛缓、麻痹、萎缩或假性肥大。骨关节有无畸形。骨关节或软骨组织有无肿胀、疼痛、触痛及发热。有无杵状指/趾(见于先天性心脏病、支气管扩张症、脓胸及慢性肺纤维化病)。手、指的长短、粗细以及弯度(粗短的手见于呆小病,小指特别向内弯曲见于唐氏综合征)。有无鸡爪样手痉挛或向掌性足痉挛(都见于手足搐搦症)。有无指/趾畸形(分支、并合或呈蜘蛛足形),或平跖足,或各种畸形足。

19. 脊椎 关注立时状态、行动情形。脊柱有无弯曲(前凸、侧凸或后凸)、触痛、硬直或分裂。脊柱长度与四肢的比例。

20. 神经系统 应检查感觉有无麻痹,角膜反射、腹壁反射及提睾反射(6个月以内的正常儿童一般不易引出)。肱二头肌反射、肱三头肌反射、膝腱反射、踝反射(亦称足跟腱反射)及其他病理反射等,都应详细检查(参阅第三十章神经系统疾病)。

21. 病历摘要 简述病例特点(包括主诉、现病史中的重要症状及体征),附列重要的化验结果。

22. 初步诊断 对于病史、体检及化验所得材料进行分析,提出印象或初步诊断,如有多种疾病,把主要的疾病写在前面,包括并发症,次要的依次排列,写在后面。有些病情比较复杂,一时难于确诊,可予以症状性待查,需要随诊复查。

【附】简单体检记录适用于一般门诊和简易病房

(1) 体温、脉搏、呼吸情况。必要时包括身高、体重等体格测量指标。

(2) 精神状态:急、慢性病容,体格、智力发育,营养状况。

(3) 皮肤和黏膜:颜色(红润、苍白、青紫、黄染)、水肿或脱水、各种皮疹、损伤、肿物、感觉异常等。

(4) 淋巴结:颈前、颈后、耳后、枕骨下、腋下、腹股沟等淋巴结大小和压痛。

(5) 头颈部:前囟大小及饱满度、婴儿颅骨软化、头颅畸形、颈强直。

(6) 五官:眼球活动,瞳孔大小,对光反射,结膜干燥或充血,巩膜黄染,角膜溃疡;外耳道渗出物;鼻腔溢液,鼻翼扇动;口、舌溃疡、舌苔色泽及厚薄,牙龈出血、龋齿;咽充血,扁桃体大小、程度、红肿、滤泡性渗出物或白膜;发音情况等。

（7）胸背：有否胸廓畸形，如鸡胸、串珠；心、肺的望、触、叩及听诊所见。

（8）腹部：亦要按望、触、叩、听诊顺序书写，肝、脾大小、腹肌硬度及压叩痛，肿物、疝等。对新生儿注意脐部出血和感染。

（9）四肢和脊椎：动作异常，肌肉紧张度，压痛点，神经系统异常（膝腱反射、病理性反射）；脊柱弯曲等。

（10）外生殖器和肛门：包茎、隐睾、其他畸形、肛门情况。

（11）特殊阳性所见：应做较详细的描写。

（12）结合病史要点和必要的血、尿、便等实验室检查，提出印象或初步诊断。

（胡仪吉 申昆玲）

参考文献

［1］KLIEGMAN RM，GEME JS. Nelson Textbook of Pediatrics，21th ed. ，Philadelphia：Saurder，2019.

第2节 儿科实验室常规检验技术

随着科学技术的发展和信息技术的广泛应用，医学检验在儿科疾病的诊断、疗效观察、预后判断及健康评估方面起到越来越重要的作用。本节通过重点介绍临床常规检验的五大专业，包括临床血液与体液检验、临床生物化学检验、临床免疫学检验、临床微生物检验及临床细胞和分子诊断专业的常规临床检验技术及在儿科领域的临床应用意义，以期为儿科临床医生诊治疾病提供科学依据。

一、临床血液与体液常规检验

临床血液与体液常规检验包括全血细胞分析（血常规）、尿液常规、粪便常规以及脑脊液常规等检验。此类实验取材方便、检验快捷，具有临床普适性和重要性，是儿科临床首选的初筛项目。

（一）血细胞分析及形态学检查

随着血细胞检测技术的飞速发展，血细胞分析可通过血细胞自动分析流水线，实现全血细胞计数、白细胞分类和血红蛋白测定等项目自动化检测。但经循证检验医学验证，血细胞自动分析仪因其各种项目的阈值为人工设定，当患者血细胞因疾病发生了各种改变，会因部分细胞难以识别或错判影响结果的准确性，此时就需要进行人工复检。因此采取自动化检测和人工形态识别相结合，才能为临床提供准确的血细胞分析结果。

1. 血细胞分析的样本要求及检测指标的临床意义

（1）样本要求

1）样品类型和样品量：末梢血 60μl 或静脉血 2ml，避免血液凝固及溶血。

2）采集容器及添加物：选用乙二胺四乙酸二钾（EDTA-K$_2$·2H$_2$O）喷雾的抗凝管或含 EDTA-K$_2$ 抗凝剂

的真空采血管（紫色帽管）。

3）标本储存稳定性：室温 18~25℃ 情况下，采血管闭帽保存，静脉血可稳定 8 小时，末梢血可稳定 4 小时。

（2）全血细胞分析常用的指标参数及临床意义：血细胞分析包括红细胞计数、血红蛋白测定、白细胞计数、白细胞分类计数及血小板计数等。不同的指标参数可以辅助医生对相应疾病进行诊断、确定治疗方案、疗效观察及判断预后等。具体的指标参数和临床意义见数字资源 6-1。

数字资源 6-1 血细胞分析常用指标参数及临床意义

2. 血细胞形态学检测 血细胞形态学检查主要是对红细胞、白细胞及血小板的数量、体积、形态、染色及结构等方面进行检查。通过观察血细胞的数量、形态变化及分布改变，从而判断血液的状况及相应疾病的改变。临床比较常用的检查方法是制作血涂片、进行瑞氏-吉姆萨染色并用显微镜观察，也可以采用自动化数字细胞图像等方法分析。

（1）白细胞形态学检查（white blood cell morphology）：正常情况下，外周血中可见到 5 种类型的白细胞：中性粒细胞（分叶和杆状核）、淋巴细胞、单核细胞、嗜酸性粒细胞和嗜碱性粒细胞。异常的白细胞包括成熟细胞形态学改变、幼稚细胞及分类不明细胞（后者需对其进行形态学描述）。

1）中性粒细胞形态异常：中性粒细胞毒性改变，呈现细胞大小不均、中毒颗粒、空泡变性、核变性（退行性变）、杜勒小体（Döhle 小体）、奥氏小体（Auer rod）。与遗传病有关的异常形态粒细胞，如 Pelger-Huet 畸形、May-Hegglin 畸形、Alder-Reilly 畸形、Chediak-Higashi 畸形。幼稚粒细胞[1]多见于急、慢性粒细胞白血病及中性粒细胞型类白血病反应。

2）淋巴细胞形态异常：反应性淋巴细胞，也称不典型淋巴细胞-怀疑反应性，即异形淋巴细胞，其出现见于多种免疫刺激炎症和感染性疾病，尤其是病毒感染。幼稚淋巴细胞[1]：幼稚淋巴细胞多见于急、慢性淋巴细胞白血病。而卫星核淋巴细胞多见于大剂量电离辐射后。

3）单核细胞形态异常：多见于感染或生长因子等刺激骨髓造血系统后。而幼稚单核细胞[1]多见于单核细胞白血病。

（2）红细胞形态学检查（red blood cell morphology）：正常成熟红细胞形态：呈双凹圆盘状，细胞大小均匀，直径 6~9.5μm（平均 7.2μm），浅粉红色，中央 1/3 为生理性浅染区，细胞内无异常结构。异常的红细胞包括红细胞体积大小异常、形状异常、结构异常和血红蛋白含量异常。另外，疟疾患儿红细胞中可发现不同增殖阶段的疟原虫。贫血患儿外周血中可发现有核红细胞。

（3）血小板形态学检查（platelet morphology）：正常血小板大小基本一致，直径 2~4μm，细胞质可见较多紫色颗粒。小型 PLT 直径<2μm，见于缺铁性贫血、再生障碍性贫血、放化疗、艾滋病、脾功能亢进、某些感染性疾病等；大型 PLT 直径 5~7.5μm，见于特发性血小板减少性紫癜，粒细胞白血病，脾切除等；巨型 PLT 直径>7.5μm，甚至可达 20~50μm，大于正常红细胞。少颗粒血小板多见于骨髓增生异常综合征；畸形血小板多见于骨髓增生异常综合征、白血病等。

（二）尿常规检测

尿常规（urine routine test）是通过对尿液的颜色、浊度、尿量等理学检查，蛋白质、葡萄糖等代谢物的干化学检测，以及采用显微镜等设备对尿有形成分进行的形态学分析，不仅可以诊断泌尿系统相关疾病，而且能够为判断治疗效果、用药安全性以及机体健康状态的评估提供依据。

1. 样本要求

（1）样本类型和样本量：晨尿或随机新鲜尿液，尿量约 10ml，对于留样困难、月龄较小的婴幼儿，最小样本量≥3ml。测定 pH 值、葡萄糖、酮体、隐血、胆红素、亚硝酸盐等要求标本必须新鲜。

（2）采集容器：洁净干燥的尿杯、12ml 密闭尿管。尿液常规检查的标本不加任何添加剂。

（3）标本储存稳定性：留取样本后，要求 1 小时内送检，2 小时内完成检测。如需 2~8℃保存，不能超过 4 小时，检测时需恢复至室温。

2. 尿液的理学检查

（1）尿量：受个体饮水入量、排汗量及季节气候环境温度的影响，尿量因人而异。测量尿量可以采用量筒等带有刻度的容器。正常成人尿量 1.0~2.0L/24h，正常小儿尿量>3ml/（kg·h）或>2.0L/24h，14 岁以上尿量>2.5L/24h 为多尿[2]。

（2）尿液颜色：尿液颜色可用肉眼观察判定，也可通过尿液干化学仪器判定。生理情况下，影响尿颜色的主要因素是尿色素、尿胆素、尿胆原等物质的含量。正常情况下尿液的颜色为淡黄色。

（3）尿液的透明度：尿液的透明度可用肉眼观察判定，也可通过尿液干化学仪器判定。尿液透明度分为 4 个等级：清晰透明、微浑、混浊、明显混浊。正常情况下尿液为清晰透明，如出现尿液混浊，应辨明是生理情况还是病理情况。

（4）尿比密：检测方法包括干化学试带法、折射计法（参考方法）、尿比重计法及超声波法。

3. 尿液干化学检测分析 目前大多数医院采用尿液干化学法进行尿液常规检查。利用尿液干化学分析仪的反射光法原理对配套的尿干化学试带进行检测。尿液多联试剂条的项目包括尿液葡萄糖、蛋白质、胆红素、尿胆原、酸碱度（pH 值）、比密、隐血、酮体、亚硝酸盐、白细胞（中性粒细胞酯酶）和维生素 C 等。其中葡萄糖、胆红素、酮体、蛋白、尿胆原、亚硝酸盐、隐血、白细胞、维生素 C 项目的报告范围从阴性到"++++"，为半定量检测。不同的仪器和试剂"+"所指示浓度略不同，加号越多表示该物质浓度越大。

4. 尿液有形成分分析 尿液有型成分分析是通过显微镜检查或自动化仪器完成。通过人工显微镜检或尿液自动化分析仪，可实现尿液中红细胞、白细胞、管型和结晶等有型成分的半定量或定量分析。

5. 尿液常规检测指标参数及临床意义　尿液的理学检测、干化学分析和有形成分检测指标参数及临床意义见数字资源 6-2。

数字资源 6-2　尿液常规检测指标参数及临床意义

（三）粪便常规检测

粪便常规检测（stool routine test）是指通过粪便的理学检测、隐血试验及粪便的有形成分检测，协助临床诊断和筛查消化道的相关感染和疾病。

1. 样本采集

（1）样本类型和样本量：选取新鲜粪便标本异常成分 3~5g 送检（蚕豆粒大小）。若无病理成分可多部位采集送检，采集的样本不得被尿液、月经血等污染。检查痢疾阿米巴滋养体时，需排便后立即采集黏液脓血等病理成分送检，且冬季需注意保温送检。

（2）标本留取后应在 1 小时内检测完毕，否则样本成分受粪便中的消化酶等影响，可使细胞破裂，影响检测结果的准确性。

2. 理学检测

（1）颜色：肉眼观察标本颜色，正常粪便因含有粪胆素而成棕黄色，可因饮食、药物、疾病等影响而改变颜色。

（2）性状：肉眼观察标本性状，正常粪便为成形软便，婴儿为糊状便。病理状态时，粪便性状可发生改变。粪便性状可报告为软、硬、糊状、泡沫状、稀汁样、米泔水样、血样、黏液血样、黏液脓样和有不消化食物等。

（3）观察有无寄生虫虫体：粪便中带有寄生虫虫体，如蛔虫、蛲虫、绦虫节片等，肉眼即可分辨。注意钩虫虫体常需将粪便冲洗过筛后方可看到。

3. 有形成分检测　用显微镜或全自动粪便样本检测仪对粪便中的有型成分进行分析，包括有无寄生虫虫卵、寄生虫节片、寄生虫原虫、包囊等；有无红细胞、白细胞、巨噬细胞、类酵母菌和夏科-雷登结晶；有无肌纤维、结缔组织、弹力纤维、淀粉颗粒、脂肪小滴球等。

4. 粪便隐血检测　上消化道有少量出血时，红细胞被消化而分解破坏，肉眼看不到粪便有明显的出血，显微镜下不能发现红细胞，故称为隐血。粪便隐血试验

（occult blood test，OBT）临床常用免疫法测定粪便中血红蛋白。该方法采用抗人的血红蛋白单克隆抗体或多克隆抗体，与粪便中的血红蛋白发生特异性的结合，不受动物血红蛋白的干扰，试验前不需禁食肉类。正常情况下粪便隐血阴性，当出现齿龈出血、鼻出血及月经等情况也可有阳性反应。

5. 粪便常规检测指标及临床意义　见数字资源 6-3。

数字资源 6-3　粪便常规检测指标及临床意义

（四）脑脊液常规检测

脑脊液（cerebrospinal fluid，CSF）中含有一定的细胞和化学成分，其含量与血浆相等或稍低。病理情况下，被血脑屏障隔离在外的物质可进入脑脊液，导致相应物质浓度增高。脑脊液常规检测（routine examination of cerebrospinal fluid）通过对脑脊液的理学、化学和有形成分及病原学检查，可了解中枢神经系统发生感染、肿瘤及外伤的情况，对疾病的诊断和治疗有重要的意义。

1. 样本要求　脑脊液通常通过腰椎穿刺采集，必要时可从小脑延髓池或侧脑室穿刺获得。将采集的脑脊液分别收集于 3 个无菌小瓶（或试管）中，每瓶（管）1~2ml，第一瓶（管）做化学或免疫学检查，第二瓶（管）做细菌学检查，第三瓶（管）做常规检查（理学和显微镜检查）。要求 1 小时内送检。

2. 脑脊液常规检测的临床意义　见数字资源 6-4。

数字资源 6-4　脑脊液常规检测的临床意义

二、临床生物化学检验

临床生物化学检验技术（clinical biochemistry technology）是一个非常广泛的领域，通过运用定量和定性

分析技术,对体液及组织中的离子、有机小分子、蛋白质、激素和药物等进行分析检测,为临床诊断、治疗及预后评估提供重要的数据支持。目前常用的生化检测技术包括化学比色法、酶活性测定、酶法分析、免疫化学法、电泳技术和质谱技术等,现对主要的技术原理和应用介绍如下。

(一)化学比色法

19 世纪,血液及尿中成分多采用传统的重量分析和容量分析法(滴定法),其灵敏度不高,标本用量多,耗费时间长,方法烦琐,限制了它在临床上的广泛应用。而比色法和分光光度法的发现对促进这一领域的发展起了根本性的推动作用。从 1904 年 Folin 建立比色法测定肌酐开始,化学比色法就被广泛应用于临床。

1. **基本原理** 作为经典临床生化检验方法,化学比色法测定多采用平衡法(终点法),即被测物质的显色反应达到平衡点,根据平衡点吸光度的强度得出被测物质的浓度[4]。

2. **临床应用** 目前化学比色法仍被广泛应用于血浆蛋白、胆红素及无机离子等项目检测,如双缩脲法测定血清总蛋白、溴甲酚绿法测定血清白蛋白、碱性苦味酸法测定肌酐、重氮法和钒酸氧化法测定血清胆红素、偶氮胂Ⅲ法测定血钙、紫外法测定血磷、二甲苯胺蓝法测定血镁以及亚铁嗪比色法测定血清铁等。

(二)酶活性测定

20 世纪,通过测定体液中的酶来反映细胞和器官损害开启了诊断酶学的发展。酶活性测定是临床生化检验重要项目,在 20 世纪 50 年代用分光光度法建立的连续监测酶活性方法至今仍广泛应用于天冬氨酸转氨酶、丙氨酸转氨酶和乳酸脱氢酶等的项目检测。

1. **基本原理** 酶活性测定原理是通过测定酶促反应体系中单位时间内底物的消耗量或产物的生成量来计算标本中酶的活性。测定方法主要包括定时法和连续监测法。定时法用酶促反应过程中某一段时间内平均速率代表待测酶的活性。连续监测法是连续监测反应进程,明确找到反应的线性期后测定酶活性浓度。该方法优于定时法,测定结果准确可靠,是目前常用的酶活性测定方法[4]。

2. **临床应用** 在常规生化测定中大部分酶类项目均采用连续监测法,如评估肝功能的酶学项目,丙氨酸转氨酶、天冬氨酸转氨酶、γ-谷氨酰基转移酶,评估心肌损伤的酶类,如肌酸激酶及其同工酶和 α-羟丁酸脱氢酶等。

(三)酶法分析

20 世纪初,随着蛋白质纯化技术的发展,以酶为试剂,测定酶促反应的底物、辅基、辅酶、激活剂、抑制剂以及酶耦联法测定酶活性的酶法分析也开始应用于临床。

1. **基本原理** 酶法分析是以酶为试剂,测定酶促反应的底物、辅基、辅酶、激活剂、抑制剂以及酶耦联法测定酶活性的一类方法。酶法分为平衡法和速率法。平衡法是指标本中待测物经过酶促指示反应信号达到平衡,测定底物的总变化量来反映待测物浓度。速率法是通过测定反应速度来反映待测物浓度。根据方法设计的原理又可分为酶反应前后光吸收变化测定法、脱氢酶指示系统测定法、过氧化物酶指示系统测定法、酶循环测定法、酶激活测定法、酶抑制测定法等[4]。

2. **临床应用** 通过采用脱氢酶指示系统和过氧化物酶指示系统,酶法分析可以实现糖代谢中葡萄糖、乳酸、丙酮酸、β-羟丁酸以及脂代谢中甘油三酯、胆固醇、高密度脂蛋白胆固醇和低密度脂蛋白胆固醇等项目的检测。通过酶循环测定法可以实现胆汁酸和同型半胱氨酸的检测。通过酶激活测定法和酶抑制测定法可以实现无机离子检测。

(四)免疫化学法

20 世纪 70 年代以来,随着免疫技术的发展,免疫化学技术因具有高度特异性和高灵敏度而广泛应用于微量生物化学物质的测定,同时发展出化学发光免疫法、荧光免疫法、免疫比浊法、酶联免疫吸附试验和放射免疫法,被广泛应用于激素、蛋白质或多肽、肿瘤标志物、神经递质、核酸和心肌损害标志物的检测。

1. **基本原理** 常用的免疫化学法主要有化学发光免疫分析法、荧光免疫法、免疫比浊法、酶联免疫法和放射免疫法。化学发光免疫分析法是利用某些发光物质经氧化剂氧化或催化剂催化后成为激发态产物,当其回到基态时就会将剩余能量转变为光子,通过测量发光信号强度来反映与其连接的被测物的含量。而电化学发光是在化学发光基础上发展的检测技术。荧光免疫法是利用荧光素标记的抗原或抗体与待测的抗体或抗原结合形成复合物,通过测定荧光信号来反映待测物含量的方法,例如胰岛自身抗体的测定。免疫比浊法是通过抗原抗体结合后形成的抗原抗体复合物呈现微细颗粒悬浮于溶质介质中产生浊度的原理而设计的检测方法。放射免疫法是采用放射性核素标记的抗原或抗体与待测的抗体或抗原结合,通过测定放射性强度来反映待测物浓度的方法。因检测材料使用放射性核素,目前在临床实验室应用并不广泛。

2. 临床应用　免疫化学技术因具有高度特异性和高灵敏度而广泛应用于微量生物化学物质的测定,如激素、蛋白质或多肽、肿瘤标志物、神经递质、核酸和心肌损害标志物等。当前胰岛素、C-肽、甲状腺激素和性激素、甲胎蛋白、癌胚抗原、肌钙蛋白、利钠肽的测定主要采用化学发光法。目前生化常规项目中载脂蛋白 ApoA I、ApoB 以及 Lp(a)均采用免疫比浊法测定。

(五)电泳技术

电泳技术作为临床生物化学检验技术的重要分支,自 20 世纪 60~70 年代滤纸、聚丙烯酰胺凝胶等介质的引入得以迅速发展。电泳技术为各种体液蛋白质、同工酶等的检测提供了新的手段。

1. 基本原理　电泳技术原理是利用带电粒子在电场作用下定向移动的特性,对混合物组分进行分离、纯化和测定。

2. 临床应用　目前常用于临床的电泳测定方法包括醋酸纤维素薄膜电泳、琼脂糖凝胶电泳和聚丙烯酰胺凝胶电泳。随着电泳技术的发展,在临床中常规开展的电泳项目有血清蛋白电泳、尿蛋白电泳、脑脊液蛋白电泳、血红蛋白及糖化血红蛋白电泳、同工酶电泳和脂蛋白电泳。

(六)质谱技术

近几十年来质谱技术作为新发展起来的生化检测技术发展迅速,与传统检测方法相比,质谱技术具有高灵敏度、高特异性和高通量特点,可广泛应用于血液、尿液等样品中的各种代谢小分子以及小分子蛋白、多肽和维生素等分析。

1. 基本原理　质谱技术是通过测定离子化生物分子的质核比从而得到相关分子的质量。当前常用的质谱类型包括液相色谱-质谱联用技术(liquid chromatography-mass spectroscopy,LC-MS)、气相色谱质谱技术(gas chromatography-mass spectroscopy,GC-MS)、电感耦合等离子体质谱技术(inductively coupled plasma mass spectroscopy,ICP-MS)以及基质辅助激光解吸飞行时间质谱(matrix assisted laserdesorption/ionization time of flight

mass spectroscopy,MALDI-TOF MS)等。

2. 临床应用　随着质谱技术的规范化,该技术已逐渐从科研走向临床。LC-MS 可广泛应用于血液、尿液等样品中的各种代谢产物以及蛋白质、多肽、维生素和激素等的分析。例如在诊断新生儿遗传代谢病中,LC-MS 可在比较短的时间内高通量分析干血滤纸片上的氨基酸和肉碱图谱,可以有效筛查苯丙酮酸血症、高胱氨酸尿症、瓜氨酸血症、甲基丙二酸血症、3-甲基巴豆酰基辅酶 A 羧化酶缺乏症和极长链酰基辅酶 A 脱氢酶缺乏症等。同时 LC-MS 可以实现同时检测多种不同类型维生素,为深入探讨维生素与疾病的关系提供了广阔前景。同 LC-MS 相比,GC-MS 在检测易挥发物质有一定优势。针对遗传代谢缺陷病诊断方面,GC-MS 可以通过检测尿液中特征性代谢产物,如氨基酸、糖类、有机酸、醇类等,为遗传代谢缺陷病早期筛查与诊断提供帮助。ICP-MS 可以实现微量元素高灵敏度检测,且干扰少,检测线性范围宽。MALDI-TOF MS 可以直接检测临床样本或经过分离培养挑选的单独菌落检测,实现微生物的快速诊断,为菌血症、败血症等重症感染赢得宝贵的治疗时间。同时,MALDI-TOF MS 在核酸分析、基因检测方面也具有快速、可靠和高通量优点,可以用于耳聋基因热点突变、软骨发育不全基因筛查方面的检测[5]。

(七)生物传感器

生物传感器是近年发展起来的生化检测技术,该技术开启了无创检测的大门。

1. 基本原理　生物传感器是一门由生物、化学、物理、医学、电子技术等多种学科互相渗透成长起来的高新技术,它是以生物活性单元(如酶、抗体、核酸、细胞等)作为生物敏感单元,对目标测物具有高度选择性的检测器[6]。

2. 临床应用　该技术可用于葡萄糖、胆固醇和胰岛素等检测中,实现了上述项目的无创检测,在儿科具有广阔的应用前景。

(八)生物芯片技术

自从 1996 年美国成功地制作出世界上首批用于药物筛选和实验室试验用的生物芯片,并制作出芯片系统后,世界各国在芯片研究方面突飞猛进,不断有新的突破。

1. 基本原理　生物芯片技术是通过缩微技术,根据分子间特异性地相互作用的原理,将生命科学领域中不连续的分析过程集成于硅芯片或玻璃芯片表面的微型生物化学分析系统,以实现对细胞、蛋白质、基因及其他生物组分的准确、快速、大信息量的检测。

2. **临床应用** 生物芯片技术在医学上可用于遗传病的遗传机制研究及诊断、病原体及病原体分型诊断、耐药性检测、药物筛选和各类实质性器官的移植和骨髓移植中供受体的配型等。

三、临床免疫学检验技术

临床免疫学检验技术(clinical immunology test technology)是检验医学领域非常重要的技术之一。这些免疫学检测技术为临床提供了更加快速、灵敏和准确的实验室诊断依据。现在将常见的免疫学检验技术汇总如下。

(一)酶联免疫分析技术

1971 年瑞典学者 Engvail 和 Perlmannn,荷兰学者 Van Weerman 和 Schuurs 报道了酶联免疫吸附试验(enzyme linked immunosorbant assay),简称 ELISA。

ELISA 原理为先将抗体或抗原包被到某种固相载体表面,并保持其免疫活性。测定时,将待检样本和酶标抗原或抗体与固相载体表面吸附的抗体或抗原发生反应,后加入酶标抗体与免疫复合物结合,用洗涤的方法分离抗原抗体复合物和游离的未结合成分,最后加入酶反应底物,根据底物被酶催化产生的颜色及其吸光度值的大小进行定性或定量分析的方法。根据检测目的和操作步骤不同,分为双抗体夹心法、间接法、竞争法三种类型的常用方法[7,8]。双抗体夹心法主要用于细胞因子、甲胎蛋白、癌胚抗原等检测间接法主要用于检测病原微生物抗体等;竞争法可用于检测雌二醇、人绒毛膜促性腺激素、黄体生成素、胰岛素、病原微生物抗原和抗体的检测等。

(二)荧光免疫分析

1. **间接免疫荧光试验**(indirect immunofluorescence assay,IFA) 特异性抗体与标本中相应抗原反应后,再用荧光素标记的第二抗体与抗原-抗体复合物中第一抗体结合,洗涤后在荧光显微镜下观察特异性荧光,以检测未知抗原或抗体。可用于血清中自身抗体的检测、微生物快速检测、寄生虫感染诊断、白细胞分化抗

原的检测等。

2. **荧光偏振免疫分析**(fluorescence polarization immunoassay,FPIA) 荧光物质经单一平面的偏振光蓝光(波长 485nm)照射后,可吸收光能跃入激发态;在恢复至基态时,释放能量并发出单一平面的偏振荧光(波长 525nm)。偏振荧光的强度与荧光物质受激发时分子转动的速度呈反比。利用抗原抗体竞争反应原理,根据荧光素抗原抗体复合物之间荧光偏振程度的差异,测定体液中小分子抗原物质的含量[7,8]。该技术适用于血清或体液中小分子物质的测定,是临床药物浓度检测的重要方法。可用于环孢霉素、卡马西平、丙戊酸、地高辛、氨茶碱、苯巴比妥等药物浓度的检测。

3. **时间分辨荧光免疫分析** 以镧系元素标记抗原或抗体,并与时间分辨测定技术相结合而建立起来的一种非放射性微量分析技术,具有灵敏度高、发光稳定等特点[7,8]。可用于内分泌激素、肿瘤标志物、病毒抗原、药物代谢分析等[7,8]。

(三)化学发光免疫分析

目前,现代化学发光免疫分析技术分为化学发光免疫分析、化学发光酶免疫测定和电化学发光免疫测定,以下依次进行介绍[7,8]:

1. **化学发光免疫分析**(chemiluminescence analysis,CLIA)

(1)基本原理:用化学发光剂(如吖啶酯)直接标记抗体(抗原),与待测标本中相应的抗原(抗体)和磁颗粒连接的抗体(抗原)发生免疫反应后,通过磁场把结合状态和游离状态的化学发光剂标记物分离开来,在碱性环境下,加入氧化剂,吖啶酯可以在不需要催化剂的情况下分解、发光。记录单位时间内所产生的光子能,可从标准曲线上计算出待测抗原(抗体)的含量。

(2)临床应用:CLIA 技术用于肿瘤标志物、心脏标志物、甲状腺功能、胰岛素及 C-肽与糖尿病、感染性疾病、骨代谢、细胞因子、激素、生长激素系统、贫血诊断与鉴别诊断、过敏反应和治疗药物浓度监测。

2. **化学发光酶免疫测定**(chemiluminescence enzyme immunoassay,CLEIA)

(1)基本原理:用参与催化某一化学发光反应的酶来标记抗原或抗体,在与待测标本中相应的抗体(抗原)发生免疫反应后,经洗涤将结合物与游离的酶标物分离,加入底物,酶催化底物发光进而计算出测定物的

浓度。

（2）临床应用：用于激素、蛋白质和肿瘤标志物、微生物及毒物检测等。

3. 电化学发光免疫测定（electrochemilumine-scence immunoassay，ECLI）

（1）基本原理：电化学发光免疫分析是以电化学发光剂三联吡啶钌标记抗体（抗原），通过抗原抗体反应和磁珠分离技术，根据三联吡啶钌在电极上发出的光强度对待测的抗原或抗体进行定量分析。

（2）临床应用：ECLI 技术主要用于肿瘤标志物、甲状腺功能、感染性疾病诊断与鉴别诊断等。

（四）胶体金标记免疫检测

胶体金标记免疫检测是一种主要以硝酸纤维素膜为载体的快速诊断方法，主要包括斑点免疫渗滤分析和斑点免疫层析分析。斑点金免疫渗滤试验可用于乙肝表面抗原、e 抗原、癌胚抗原等定性检测，以及结核抗体、抗 Hp 细胞毒素相关蛋白 A 抗体等检测。斑点金免疫层析试验一般用于定性试验，如 HBsAg、疟原虫抗原、TB-Ab、HP-Ab、HIV-Ab 等定性检测，以及各种蛋白质抗原检测，如 AFP、CEA、肌红蛋白、肌钙蛋白、尿微量白蛋白、大便潜血试验等。

（五）其他免疫学相关技术及应用

1. 免疫凝集试验 细菌、螺旋体和红细胞等颗粒性抗原或表面包被可溶性抗原（抗体）的颗粒性载体，与相应抗体（抗原）发生特异性反应，在适当电解质存在下，出现肉眼可见的凝集现象，主要用于 ABO 血型检测、肥达试验、外斐反应等。

2. 免疫浊度试验 可溶性抗原与抗体在液相中特异结合，形成一定大小的抗原抗体复合物，形成散射现象。散射光的强度与复合物的含量成正比。通过检测散射光的强度就可以推算出待测抗原或抗体含量[7,8]。主要用于特种蛋白免疫分析仪检测项目如免疫球蛋白、补体 C3、补体 C4 检测等。

（六）即时检验

即时检验（point-of-care testing，POCT）是指在采样现场进行的、利用便携式分析仪器及配套试剂快速得到检测结果的一种检测方式。这是一种快速的检验方式，可以满足人们在时间上的要求，适应现代社会发展的需要。POCT 有以下特点：空间上，在患者身边进行的检验，即"床旁检验"；时间上，可进行"即时检验"。现将儿科疾病诊治中比较常用的 POCT 项目介绍如下[9,10]。

1. 细菌感染性标志物

（1）C 反应蛋白（C-reactive protein，CRP）：1930 年由 Tiller 和 Francis 首先发现可与肺炎球菌荚膜 C-多糖物质反应生成复合物，是 IL-1、IL-6 等刺激肝脏上皮细胞合成的，随炎症加重而升高，半衰期短，CRP 的水平与炎症的出现及其严重程度具有相关性。其正常参考值范围：<10mg/L。可用于区分细菌和病毒感染，细菌感染时 CRP 显著升高，并与感染程度呈正相关；病毒感染时 CRP 水平一般正常或轻度升高。CRP<10mg/L 病程大于 6~12 小时，基本排除细菌感染；10~99mg/L 提示为局灶性细菌感染或菌血症；≥100mg/L 提示为败血症或其他侵袭性感染。

（2）降钙素原（procalcitonin，PCT）：PCT 是无激素活性的降钙素前体物质，由 116 个氨基酸组成，分子量为 12.3kD，稳定性好。正常参考值范围：<0.5ng/ml。PCT 在严重细菌感染（2~3 小时后）早期即可升高，因此具有早期诊断价值；在局部感染、病毒感染、慢性非特异性炎症、癌症发热、移植物宿主排斥反应或自身免疫性等疾病时，PCT 浓度不增加或轻微增加，而只在严重的全身系统性感染时才明显增加；PCT 浓度和炎症严重程度呈正相关，因而 PCT 又可作为判断病情与预后以及疗效观察的可靠指标。

（3）血清淀粉样蛋白 A（serum amyloid A，SAA）：SAA 是一种由肝细胞产生后被分泌到血清中的一种急性时相反应蛋白，当机体发生感染或损伤时，可在 4~6 小时内迅速升高约 1 000 倍，当机体抗原清除后则迅速降低至正常水平。正常参考值范围：<10mg/L。SAA 在炎症反应大约 8 小时后开始升高，病毒感染时，SAA 升高要比 CRP 更为常见。SAA 测定对机体正常状态与急性时相反应初期可提供更好的鉴别。在病毒感染病例中，SAA 和 CRP 浓度升高见于腺病毒感染者。

（4）内毒素：内毒素是革兰氏阴性菌细胞壁中的一种特殊组分脂多糖。内毒素检测有助于革兰氏阴性菌感染的快速诊断，高内毒素血症也常提示革兰氏阴性菌感染且病情较重，预后不良，但特异性较差。

（5）A 族链球菌胶乳凝集检测（group A streptococcus，GAS）：GAS 表面的 M 蛋白的抗原有 80 多个亚型，所有亚型均可致病。族抗原为链状多糖，正常情况下族抗原不暴露于菌体表面。将特异性 GAS 族抗原的抗体与乳胶颗粒联结得到致敏乳胶颗粒，临床样本经提 M 蛋白后，与致敏乳胶颗粒混合后即可发生特异性抗原-

抗体反应,产生肉眼可见的凝集颗粒,从而进行定性诊断。GAS 是常见的上呼吸道感染致病菌,常发生于 2~13 岁儿童,本法可用于 GAS 的快速定性,以指导临床治疗。

2. 真菌性及支原体感染性标志物

(1) G 试验(鲎试验):G 试验检测的原理是真菌细胞壁成分 β-D-葡聚糖,可激活鲎变形细胞裂解物中的 G 因子,引起裂解物凝固,故称 G 试验。主要用于念珠菌、曲霉菌、镰刀菌、丝孢酵母和卡氏肺孢子菌引起的侵袭性真菌感染的早期辅助诊断和疗效观察。

(2) GM 试验(半乳甘露聚糖检测):GM 试验检测的是半乳甘露聚糖。对其连续监测有助于曲霉感染的早期诊断和及时治疗。半乳甘露聚糖的释放量还可用于间接反映曲霉菌感染的严重程度,指导抗真菌药物的应用及疗效评价。G 试验和 GM 试验均可用于指导真菌性疾病的诊断和治疗,联合应用可以有效地辅助诊断曲霉菌引起的侵袭性感染。

(3) 隐球菌荚膜抗原检测:新型隐球菌是一种人类真菌病原体,可导致肺隐球菌病。新型隐球菌的荚膜多糖是重要的致病物质。该实验可用于早期诊断隐球菌感染。

(4) 肺炎支原体(mycoplasma pneumoniae,MP)感染性标志物:MP 的检测方法主要有病原学检测和血清学检测两大类,不同检测方法有其优势和局限性,需要合理而有效地应用。

1) MP 病原体培养:是判断 MP 感染的“金标准”,并能对分离株进行菌种鉴定、分型及药敏试验。

2) MP 核酸检测:可测 DNA 或 RNA,具有高灵敏度和特异性的特点,适用于 MP 的早期诊断。

3) MP 抗原直接检测:MP 抗原检测通过制备 P1 蛋白或 50S 核糖体 L7/L12 核糖体蛋白特异性单克隆抗体,经抗原抗体反应检测 MP 特定抗原。

4) MP 血清抗体检测:MP 感染机体后,体内可产生特异性的 IgM、IgG、IgA 类抗体,IgM 抗体一般在感染后 4~5 天出现,3~4 周后达高峰,持续 1~3 个月甚至更长,可作为早期感染的诊断指标。

3. 病毒感染性标志物

(1) 呼吸道病毒感染检测

1) 甲、乙流病毒抗原检测:流感病毒可分为甲(A)、乙(B)、丙(C)三型,其中以甲型和乙型流感最常见,主要引起流行性感冒。本实验可一次性同时检测和区分甲(A)型流感或乙(B)型流感。

2) 呼吸道合胞病毒(respiratory syncytial virus,RSV):RSV 是一种 RNA 病毒,引起上呼吸道感染。该检测可用于定性检测 RSV 的融合蛋白抗原,可以判断 RSV 的感染情况。

(2) 消化道病毒性感染检测

1) 轮状病毒:是一种双链 RNA 病毒,可引起轮状病毒感染,病毒复制高峰期在症状出现的 3~5 天。该检测可诊断秋季轮状病毒感染性腹泻。

2) 诺如病毒:是人类杯状病毒科中诺如病毒属的一种病毒,在中国 5 岁以下腹泻儿童中,诺如病毒检出率为 15% 左右,目前主要采用 RT-qPCR 等技术进行诺如病毒检测。可诊断诺如病毒感染性腹泻。

3) 肠道病毒 EV71:简称为 EV71,可引起手足口病,目前主要依赖 RT-qPCR、生物芯片等分子生物学技术进行检测以辅助诊断肠道病毒 EV71 感染。

四、儿童微生物学检验方法和临床应用

随着现代医学技术的发展,医学微生物学检验技术(clinical microbiology technology)已深入到细胞、分子和基因水平,很多新技术、新方法已在临床微生物实验室得到广泛应用。利用微生物学检验技术,准确、快速检验和鉴定临床标本中的微生物,并对病原微生物进行耐药性监测,为临床对感染性疾病诊断、治疗、流行病学调查及研究等提供科学依据,是临床微生物检验的主要任务。

(一)微生物学检查标本的采集

详见数字资源 6-5。

数字资源 6-5 微生物学检查标本的采集

(二)显微镜直接镜检技术

形态学检查是微生物检验的重要鉴定手段,常用于细菌、真菌等微生物的初步鉴定,以助于临床初步诊断[3,11]。

1. 不染色标本直接显微镜检查

(1) 直接湿片检验:取适量标本或微生物培养液

置于载玻片上,加盖盖玻片,于普通显微镜下观察有无细胞及微生物。标本直接湿片镜检,用于快速、有效地评价标本中白细胞和微生物情况。标本中检出白细胞表明可能存在侵袭性感染,有利于快速诊断感染。

(2) KOH 湿片标本检查:取 10% KOH 溶液一滴于玻片正中,将适量标本与其充分混合,加盖盖玻片,轻压,置于普通显微镜下观察有无真菌菌丝及孢子。用于快速观察标本中的真菌孢子及菌丝。

(3) 暗视野显微镜检验技术:主要用于观察未染色的活体细菌,鉴定某些特定的病原微生物,如观察霍乱弧菌、螺旋体的形态、动力等。

2. 染色标本的显微镜检查

(1) 单染:①亚甲蓝染色。常用于观察白喉棒状杆菌的异染颗粒,也可用于观察引起口腔感染的梭形杆菌和樊尚螺旋体的形态,以及确定细胞内微生物如奈瑟球菌的位置。②乳酸酚棉蓝染色。用于真菌细胞壁的染色,可观察其孢子和菌丝的生长形态,鉴别临床致病性真菌。③墨汁荚膜染色。用于观察有荚膜的酵母样真菌,此方法用于诊断新型隐球菌感染。

(2) 复染:①革兰氏染色。适合于大部分细菌和真菌,但是不适合细菌太小或缺乏细胞壁的微生物,如梅毒螺旋体、支原体、衣原体和立克次体等。②抗酸染色。抗酸染色是检查分枝杆菌最快的方法,可用于筛查引起结核病和麻风病的致病性分枝杆菌。临床标本中少量抗酸微生物的检出是相当有意义的,但其敏感性和特异性低。敏感率在 22% ~ 81%,检测限仅在 5 000 ~ 10 000 个杆菌/ml,阴性结果不能排除结核病。阳性结果不一定是结核分枝杆菌,也可能是非结核分枝杆菌,因此抗酸染色不能替代传统的培养方法。③芽孢染色。主要用于鉴定芽孢杆菌和梭菌属。④鞭毛染色。用于观察鞭毛的有无、鞭毛在菌体上的位置以及鞭毛的数量。鞭毛染色在非发酵菌的鉴定中扮演重要角色。⑤吉姆萨染色。主要用于细胞培养中立克次体、考克斯体属和嗜肺军团菌的镜检,也可用于观察荚膜组织胞质菌和马尔尼菲青霉菌。⑥免疫荧光染色。能根据抗体的特异性反应鉴定特定细菌的种类和亚型,如军团菌属、肺孢子菌,还可用于病毒的鉴定。

(三) 分离培养、鉴定和药敏试验技术

分离培养和鉴定病原微生物,可辅助感染的诊断,预测和解释相关病原体对抗菌药物的敏感性。这项技术用于对各种临床标本的微生物培养和鉴别,是临床微生物诊断的重要组成部分。对临床上怀疑细菌、真菌感染的患者,在病损部位采集适当标本,接种于人工制备的适合其生长的培养基上,在一定温度和湿度条件下,根据细菌、真菌的形态学分类、生理生化特点、致病性分析,并结合显微镜下菌落特征、排列规律等特点报告菌种。分离菌株可继续进行体外药敏试验,进一步指导临床抗感染治疗。

1. 培养技术

(1) 细菌培养:将临床检验标本接种于培养基进行培养。培养基是根据细菌营养类型,按照一定培养目的配制的细菌生长用基质。培养基的种类有:

1) 基础培养基:营养琼脂和营养肉汤。

2) 非选择培养基:用于分离标本中一般细菌及需要血液成分的部分苛养菌,大多数微生物均能生长。

3) 选择培养基和鉴别培养基:用于筛选和分离指定的细菌,如:中国蓝琼脂、麦康凯琼脂和伊红亚甲蓝琼脂用于鉴别和分离革兰氏阴性杆菌;TM(thayer martin)或改良 TM 琼脂用于分离培养淋病奈瑟球菌和脑膜炎奈瑟菌;碱性蛋白胨水用于分离和培养霍乱弧菌和其他弧菌;致病菌筛查显色培养基,包括沙门菌显色培养基、大肠埃希菌 O157 显色培养基、金黄色葡萄球菌显色培养基等。

4) 特殊培养基:缓冲液活性炭酵母琼脂培养基和不含 L-半胱氨酸培养基用于分离培养军团菌;改良罗氏培养基用于分离培养分枝杆菌;浓缩的选择性血琼脂培养基、Butzler 培养基和 Skirrow 培养基用于分离培养弯曲菌;厌氧培养基用于分离厌氧菌[3,11]。

(2) 真菌培养:①真菌培养的培养基:有固体培养基、液体培养基和双相培养基。固体培养基适合于所有真菌标本的培养,液体培养基适合于无菌体液的培养,双相培养基适合于菌量特别少的标本。②培养方法:试管法,临床上最常用的培养方法之一;平板法,主要用于酵母菌及酵母样真菌的培养,丝状真菌在平皿上充分生长便于观察菌落形态、产色素等;小培养法,于显微镜下观察真菌菌丝和孢子的生长结构等形态学特征[3,11]。

(3) 病毒培养:指将标本接种到细胞系、鸡胚或动物体内让病毒生长的培养方法。目前病毒的诊断方法主要有直接检测、间接检测(病毒分离培养)和血清学检测三类。由于直接检测和血清学检测方法不能区分有感染毒力的病毒和死病毒,因此传统的病毒的分离培养方法还不能放弃。鸡胚或动物培养不易操作,临床上大多采用细胞培养法,不同病毒对细胞培养的敏感性不同[11]。

2. 鉴定技术

（1）快速手工生化反应鉴定试验：如触酶试验可用于区分葡萄球菌（+）和链球菌（-），或李斯特菌（+）和乳杆菌（-）；氧化酶试验主要用于肠杆菌科细菌（-）与假单胞菌（+）的鉴别；凝固酶试验主要用于区分金黄色葡萄球菌与其他葡萄球菌；芽管形成试验用于快速鉴定白念珠菌；脲酶试验常用于鉴别隐球菌与其他念珠菌；胆汁溶菌试验及奥普托欣（optochin）试验主要用于肺炎链球菌（+）与其他 α-溶血性链球菌（-）的鉴别；CAMP 试验主要用于无乳链球菌的鉴定，其他链球菌为阴性；七叶苷水解试验主要用于革兰氏阴性杆菌、厌氧菌和肠球菌属的鉴定；O-F 试验用于区分细菌的代谢类型；卵磷脂酶试验、聂格尔试验、脂酶试验主要用于厌氧菌的鉴定；新生霉素敏感试验主要用于鉴定腐生葡萄球菌；杆菌肽敏感试验主要用于 A 群链球菌与非 A 群链球菌的鉴别；克氏双糖铁或三糖铁琼脂试验主要用于革兰氏阴性杆菌的初步鉴定，如肠杆菌科细菌与非发酵菌的鉴别[3]。

（2）微生物鉴定系统：目前临床常用的鉴定系统：①手工鉴定系统：方便、易操作、成本低、灵活性强，但操作烦琐、经验依赖性强、报告结果慢。API 细菌鉴定手工试剂条，根据细菌所属类群选择适当的生理生化鉴定系列，并根据其对各种生理条件、生化指标代谢反应进行数据的聚类分析，然后与已知的参比菌株数据库进行比较，最终对未知菌进行鉴定；Rap ID 手工鉴定系统，通过分解细菌预成酶系统产生的颜色变化对细菌进行鉴定。②半自动化微生物鉴定系统：操作简便，价格便宜。③全自动微生物鉴定系统：自动化程度高，操作更加方便，更人性化。

每种微生物鉴定系统均自带检测数据库，但其准确性存在着局限性：对于少见微生物或具有不典型表型特征的常见微生物，因仪器系统自带的数据库版本的局限性，系统常不能给出可靠的鉴定结果，操作者仍需进一步进行核实。

（3）基质辅助激光解吸电离飞行时间质谱（matrix-assisted laser desorption ionization time-of-flight mass spectrometry，MALDI-TOF MS）：是近年来发展的应用于微生物快速检测和鉴定的一种软电离质谱技术，通过检测细菌各具特征的微生物蛋白质组成，并按其分子量大小排列，形成独特的蛋白质指纹图谱，与已知的微生物蛋白质质谱图进行比较，对微生物进行鉴定。具有快速、准确、高灵敏度、高分辨率、高通量、操作简便等优点，可以对核酸、蛋白质和多肽等生物大分子进行微量分析。目前临床主要应用于微生物培养菌种的鉴定，有研究应用

于细菌耐药菌株分型和同源性分析，以及无菌体液标本的直接检测等。

3. 药敏试验技术 抗菌药物敏感性试验（antimicrobial susceptibility test，AST）简称药敏试验，是指在体外检测抗菌药物抑制或杀灭细菌的能力，即检测细菌对抗菌药物的敏感性或耐药性。

目前，国内并没有药敏试验规范化文件供参考，国际上主要有美国临床实验室标准化研究所（Clinical and Laboratory Standards Institute，CLSI）、欧洲药敏试验委员会（European Committee on Antimicrobial Susceptibility Testing，EUCAST）和美国食品药品管理局（Food and Drug Administration，FDA）等制定的药敏试验执行标准和参考指南。而我国主要遵循 CLSI 制定的抗菌药物敏感性试验执行标准[12]。

（1）药敏试验测试药物的分组：CLSI 标准中将抗菌药物分为 A、B、C、U、O 五组。A 组，为对特定的菌种，常规测试并报告的基本抗菌药物。B 组，常规测试，但只选择性报告的基本抗菌药物，例如当对 A 组同类药物耐药时。选择性报告指征还包括特定部位分离菌（如三代头孢菌素对脑脊液中肠杆菌科菌）、混合感染、多部位感染、患者对 A 组药物过敏/不耐受/无反应、出于感染控制目的。C 组，包括替代性或补充性的抗菌药物。在某些医疗机构，地方或流行菌株对 A 组/B 组多个药物耐药时，需测试该组药物；当对基本测试药物过敏、测试少见细菌、流行病学和感染控制需要时，需测试的补充药物。U 组，包括仅仅或主要用于治疗泌尿道感染的抗菌药物。O 组，包括对微生物有临床适应证，但在美国一般不作为常规测试与报告的药物。

（2）药敏试验判断结果

1）根据折点（breakpoint）预测临床治疗效果，用以判断敏感、中介、剂量依赖型敏感、耐药、非敏感的最低抑菌浓度（minimum inhibitory concentration，MIC）或抑菌圈直径（mm）的数值。敏感（susceptible，S）：指当抗菌药物对分离株的 MIC 值或抑菌圈直径处于敏感范围时，使用推荐剂量进行治疗，该药在感染部位通常达到的浓度可抑制被测菌的生长，临床治疗可能有效。中介（intermediate，I）：指当菌株的 MIC 值或抑菌圈直径处于中介时，该数值接近药物在血液和组织中达到的浓度，从而治疗反应率低于敏感菌群。该分类意味着采用高于常规剂量治疗时或在药物生理浓集的部位，临床治疗可能有效。该分类同样可作为"缓冲域"，以防止由微小、不可控的技术因素导致的重大偏差，尤其是毒性范围较窄的药物。耐药（resistant，R）：指当抗菌药物对分离株的 MIC 值或抑菌圈直径处于该分类范围时，使用

常规治疗方案,该药在感染部位所达到的药物浓度不能抑制细菌的生长,和/或被测菌株获得特殊耐药机制,且治疗性研究显示该药临床疗效不确切。剂量依赖性敏感(susceptible-dose dependent,SDD):指细菌菌株对抗菌药物的敏感性依赖于抗菌药物的剂量。当某种药物对菌株的 MIC 或抑菌圈直径在 SDD 范围时,临床可通过提高剂量和/或增加给药频率等修正给药方案以达到临床疗效。非敏感(non susceptible,NS):指对于因未现或罕现耐药,而仅具有敏感折点的抗菌药物,当该药对某分离株的 MIC 值高于或抑菌圈直径低于敏感折点时,此分类为非敏感。

2)根据流行病学界值(epidemiological cutoff value,ECV)将微生物群体区分为有或无获得性耐药的 MIC 值或抑菌圈直径,是群体敏感性的上限。根据 ECV,可将菌株分为野生型和非野生型。野生型(wild-type,WT):根据 ECV 值,将抗菌药物(包括抗真菌药物)评估中未获得耐药机制或无敏感性下降的菌株定义为野生型。非野生型(non-wild-type,NWT):根据 ECV 值,将抗菌药物(包括抗真菌药物)评估中获得了耐药机制或存在敏感性下降的菌株,定义为非野生型。

(3)药敏试验方法

1)纸片扩散法:是一种半定量的药敏试验方法,目前推荐的标准方法为 Bauer-Kirby 建立的:将含有定量抗菌药物的纸片(药敏纸片)贴在已接种待检菌的琼脂培养基上,纸片中所含药物吸收琼脂中水分溶解后借其分子扩散力向周围琼脂中扩散,形成递减的浓度梯度,在纸片周围抑制浓度范围内待检菌的生长被抑制,形成无菌生长的透明抑菌圈。抑菌圈的大小可以反映待检菌对测定药物的敏感程度,并与该药对待检菌的 MIC 呈负相关,即抑菌圈越大,MIC 越小。

2)稀释法:是体外定量测定抗菌药物抑制待检菌生长活性的方法,根据稀释介质的不同,是细菌药敏试验的金标准,包括肉汤稀释法和琼脂稀释法。肉汤稀释法以水解酪蛋白液体培养基将抗菌药物做不同浓度的稀释,然后接种待检菌,定量测定抗菌药物抑制该菌的 MIC 或杀死该菌的最低(或最小)杀菌浓度(minimum bactericidal concentration,MBC)。琼脂稀释法将抗菌药物混匀于琼脂培养基内,配制成含有不同药物浓度的培养基,使用多点接种器接种细菌,经孵育后观察细菌生长情况,以抑制细菌生长的琼脂培养基内所含药物浓度测其 MIC 值。

3)自动化仪器检测系统:目前临床上应用最广的方法为微量肉汤稀释法,在微量稀释板上含有多种经倍比稀释的冻干抗菌药物,通过不同抗菌药物浓度下细菌的生长率与标准微量肉汤稀释法的结果比较,计算出最低抑菌浓度。此法操作方便,应用广泛。

4)浓度梯度纸条扩散法:是一种结合稀释法和扩散法原理对抗菌药物直接定量的药敏试验技术。如 E-test 试纸条一面固定有一系列浓度呈连续指数增长的抗菌药物,另一面有读数和判别刻度,将 E-test 试纸条与待检菌孵育过夜,围绕试纸条可见明显的椭圆形抑菌圈,其边缘与试纸条交点的刻度即为抗菌药物抑制细菌的最低抑菌浓度。E-test 法与稀释法 MIC 值高度相关,两者直接相对应。

(4)报告的基本原则:只有当分离株可能有临床意义而非定植或污染时,才可报告药敏试验。药敏试验检测获得性耐药而非天然耐药,实验室应明确各类菌属的天然耐药谱,避免将天然耐药误报为敏感。个别菌属对某些药非常敏感,或该菌引起的感染不需使用抗菌药物时(如大肠埃希菌 O157 引起的腹泻),常规不需药敏试验。实验室根据药物分组、标本类型等,选择性报告药敏结果。

除以上传统的细菌培养、药敏技术外,还可以进行感染性疾病生物标志物检测和分子生物学检测,以便及时鉴定出病原体,为临床提供科学诊断依据。

五、临床细胞和分子诊断技术

(一)染色体核型分析

1. **技术简介**　通过制备染色体标本,根据染色体数目、结构和着丝点位置等进行分组,借助染色体显带技术对染色体进行分析,该过程称为染色体核型分析(karyotype analysis),也是经典的细胞遗传学诊断技术。

2. **临床应用**　染色体核型分析技术主要针对染色体畸变进行检测,包括染色体数目和染色体结构的畸变检测。

(1)染色体数目畸变导致的综合征包括:Down 综合征(21 三体)、Edwards 综合征(18 三体)、帕托综合征(13 三体)、8 三体综合征、Turner 综合征、Klinefelter 综合征(47,XXY 核型为主)、XXX 综合征、XYY 综合征等。此外还有嵌合体综合征,常染色体的嵌合体(嵌合型 9 三体、嵌合型 20 三体),嵌合型性染色体异常(Turner 综合征和变异体),嵌合型标记染色体或环状染色体,嵌合型不平衡易位。

(2)染色体结构畸变包括:缺失、重复、倒位、易位、环状、等臂、插入、双着丝粒染色体、标记染色体、单亲二倍体和微小变异等。其中显微镜下可识别的畸变片段大于 5~10Mb 以上。此外还应用于羊水、绒毛和脐带血的产前诊断和不明原因的流产组织的检测,依此找到不明流产的原因。

(二)荧光原位杂交

1. 技术简介 20 世纪 70 年代后期,人们开始探讨荧光原位杂交(fluorescence in situ hybridization, FISH)技术。初期主要是扩大探针的种类和靶基因的数量,随后方法上从单色向多色发展,逐渐建立了多色荧光原位杂交等新技术。

2. 临床应用

(1) 确定异常染色体的来源:对于染色体核型分析较难归类的环状染色体、额外小染色体、染色体附加片段和染色体重排,确定异染色质来源。

(2) 诊断染色体病:根据目的基因设计的特异性探针可以辅助诊断多种染色体病。FISH 技术的优点是不需要培养可以对分裂间期细胞检测,分析细胞数目大于染色体核型分析的数目。

(3) 产前诊断:用针对着丝粒区域的 α 卫星探针对 13、18、21、X 和 Y 染色体数目改变进行筛查。

(4) 微缺失综合征检测:FISH 技术可以检测 3Mb 大小的缺失,常用混合探针,靶关键区域的 DNA 序列探针和内对照探针混合在一起,前者诊断靶区域的基因,后者用于确定靶区域所在的染色体。临床应用 FISH 技术诊断的染色体微缺失综合征包括:Williams 综合征(7q11.23)、Wolf-Hirschorn 综合征(4p16.3)、DeGeorge 综合征(22q11.2)Smith-Magenis 综合征(17p11.2)等。

(三)PCR 技术及其他核酸扩增技术

1. PCR 技术介绍 1983 年 Mullis 发明了聚合酶链反应(polymerase chain reaction, PCR),该革命性技术的发明和应用是基因诊断历史上具有里程碑意义的事件。PCR 过程经若干个循环组成,一个循环包括连续的 3 个步骤:变性,退火,延伸,可使扩增产物的量以指数级方式增加。短短数十年,PCR 技术快速发展,不断衍生出基于此扩增原理的新的 PCR 技术,成为遗传与分子生物学分析的根本性基石。

(1) 实时定量 PCR(real-time quantitative PCR, qPCR):随着 PCR 反应的进行,产物不断累积,荧光信号强度也等比例增加。每经过一个循环,收集一个荧光强度信号,这样就可以通过荧光强度变化监测产物量的变化,从而得到一条荧光扩增曲线图,可在指数扩增期进行定量分析。qPCR 适用于病原体的定量检测、mRNA 表达研究及等位基因的差异分析等,具有灵敏度高、定量准确、操作简单等特点,如临床利用 qPCR 检测结核分枝杆菌、金黄色葡萄球菌等,并可进行结核分枝杆菌利福平耐药基因、耐甲氧西林的金黄色葡萄球菌等耐药基因的检测。

(2) 逆转录 PCR(reverse transcription-polymerase chain reaction, RT-PCR):RT-PCR 是以 mRNA 为模板,在逆转录酶的催化下,通过随机引物、oligo(dT)或基因特异性引物的引导下合成互补的 DNA(cDNA),再按照普通 PCR 的方法用两条引物以 cDNA 为模板,进行标准 PCR,则可扩增出不含内含子的基因序列。临床上常用来检测 RNA 病毒,如 HIV、HCV 病毒等。

(3) 多重 PCR(multiplex PCR):多重 PCR 是在同一 PCR 反应体系里加两对以上引物,同时扩增出多个核酸片段的 PCR 反应。该技术具有降低成本、提高效率、节省时间的优点。适用于多种病原微生物的同时检测及分型,并能提高多位点突变及多型别基因的检出率。

(4) 巢式 PCR(nested PCR):巢式 PCR 利用两对引物进行 PCR 扩增,第一轮扩增中外引物用以产生扩增产物,第二对引物结合在第一次 PCR 产物内部,因此得到的扩增产物短于第一次扩增的产物。巢式 PCR 在实验室诊断中常被用于病毒及原核微生物特异性基因的扩增。

(5) 甲基化特异 PCR(methylation specific PCR, MSP):MSP 是首先用亚硫酸氢钠修饰处理基因组 DNA,未发生甲基化的胞嘧啶(C)都被转化为尿嘧啶(U),而甲基化的胞嘧啶则不变,设计针对甲基化和非甲基化序列的引物并进行 PCR 扩增,最后通过琼脂糖凝胶电泳或荧光定量 PCR 来分析产物,确定与引物互补的 DNA 序列的甲基化状态。该法不受 CpG 所处位置的限制,能对任何位点上的 CpG 的甲基化状态进行分析,也可用于石蜡样本中提取的 DNA 甲基化状态的检测。

(6) 微滴式数字 PCR(digital PCR, dPCR):dPCR 不依赖任何校准物或内参基因,可直接计数目标分子。通过微滴发生器将含有核酸分子的反应体系形成成千上万个纳升级的微滴,其中每个微滴含一个或不含待检核酸靶分子,每个微滴作为一个独立的 PCR 反应器,经 PCR 扩增后,通过荧光变化来判读每个微滴中是否有 PCR 反应发生,若发生,则表明体系中有模板,根据泊松分布原理及阳性微滴的个数与比例,从而对靶 DNA

进行绝对定量分析。dPCR 具有高灵敏度和高定量准确度,适用于 qPCR 不能很好分辨的核酸分析,如拷贝数变异、突变检测、基因相对表达研究、二代测序结果验证及单细胞基因表达等。

（7）恒温扩增技术:恒温扩增技术,如依赖核酸序列型扩增技术（NASBA）、链置换扩增技术（SDA）、滚环扩增技术（RCA）、环介导等温扩增技术（LAMP）、单引物等温扩增（SPIA）以及交叉引物等温扩增技术（CPA）等,通过引物杂交、DNA 聚合酶延伸及链置换,新引物再结合,延伸,链置换这一循环过程,实现模板互补序列的快速扩增。由于其扩增高效且对仪器设备要求低,具有高灵敏度、高特异性及操作简便等特性,已经在临床诊断中被广泛应用,如禽流感病毒、HCV-1、HIV 等病毒,志贺菌等致病细菌,以及疟原虫、日本血吸虫等各种病原体的检查,也可用于肿瘤早期核酸检测、监测分析和基因扩增。

2. PCR 技术的临床应用

（1）在感染性疾病诊疗中的应用:随着各种病原体基因组信息的阐明,利用 PCR 技术可以敏感、特异、快速、早期地检测病原体的 DNA 或 RNA。目前,人类感染的几乎所有的病原微生物都建立了 PCR 检测方法。qRT-PCR、多重 PCR 和 dPCR 等已经广泛应用于麻疹病毒、腮腺炎病毒,以及其他呼吸道病毒,如甲型和乙型流感病毒、SARS（severe acute respiratory syndrome,SARS）病毒和新型冠状病毒（coronavirus disease 2019,COVID-19）等的检测。

（2）在遗传性疾病中的应用:通过 PCR 技术可以对母体外周血中胎儿游离核酸、羊水 DNA 进行白化病、苯丙酮尿症、软骨发育不全、先天性肾上腺皮质增生和 β-地中海贫血等进行基因检测[13]。目前,临床上使用较多的是基于 PCR 技术检测脆性 X 染色体综合征致病基因（FMR1）基因动态突变,以及强直性肌营养不良致病基因（DMPK）的动态突变的检测。

（3）在肿瘤基因检测中的应用:PCR 技术及其衍生技术广泛应用于肿瘤中大的基因突变,如易位、倒位、缺失、重复、小的基因点突变和碱基插入/缺失的等肿瘤分子标志物的检测。此外 PCR 技术可以用于检测微小残留病、循环肿瘤细胞（circulating tumor cells,CTC）和循环肿瘤 DNA（circulating tumor DNA,ctDNA）的检测,进而评估肿瘤的复发和预后[14]。如,qRT-PCR 技术被成功应用于黑色素瘤、乳腺癌、食管癌和肺癌等的 CTC 标志 mRNA 的检测。多重 PCR 技术在乳腺癌样本中同时扩增 HER-2、topoⅡα 和对照白蛋白基因三个基因,用于检测基因拷贝数的改变等。

（四）基因芯片

1. 技术原理　基因芯片（gene chip）又称 DNA 芯片、DNA 微阵列（DNA microarray）,其在各种分子杂交技术上发展起来,是含有大量基因片段的探针按照特定的排列方式集成在硅等固相支持物上,待测样品中的 DNA/RNA 通过 PCR 扩增等技术,掺入荧光素标记分子,将样品与芯片杂交后,通过荧光检测系统对每一探针的荧光强度进行分析比较。按检测的内容可分为单核苷酸多态性（SNP）芯片、表达谱芯片、miRNA 芯片、甲基化芯片、微阵列比较基因组杂交（array-CGH）芯片等。

2. 临床应用　基因芯片在感染性疾病、遗传性疾病、肿瘤分子分型和耐药性检测中具有重要价值,在科研领域中应用于基因组和基因功能研究,已广泛应用于血友病、地中海贫血、异常血红蛋白病、苯丙酮尿症、遗传性耳聋疾病、线粒体疾病等遗传病分子诊断中。其中染色体微阵列分析（chromosomal microarray analysis,CMA）技术,能在全基因组水平检测染色体微小缺失和重复等不平衡性重排,还可以对染色体拷贝数变异（copy number variation,CNV）进行检测。根据芯片的检测原理不同,CMA 技术主要分为两大类:基于微阵列的比较基因组杂交（array-CGH）技术和单核苷酸多态性微阵列（single nucleotide polymorphism microarray,SNP microarray）技术。array-CGH 针对有临床意义的染色体微缺失或微重复检测,在已知致病基因区域微阵列密度高。SNP array 除了能检测出 CNV 外,还能检测出大多数单亲二倍体（uniparental disomy,UPD）和三倍体。关于芯片报告的解读,良性变异、致病性变异和临床意义不明变异等证据分类,美国医学遗传学与基因组学学会（American College of Medical Genetics,ACMG）于 2019 年 11 月发布最新版芯片技术国际指南,解读标准已做更细致的量化分级标准供临床参考。

（五）高通量测序技术

1977 年英国著名化学家 Frederick Sanger 等发明 Sanger 测序法,又称双脱氧链终止法。此后 30 年中,Sanger 测序技术作为第一代测序技术逐渐完善,广泛应用于突变检测、基因分型、基因表达分析。虽然此后各类测序平台逐渐推陈出新,但 Sanger 测序仍是基因检测的金标准方法,并用于二代测序阳性位点的验证。二代测序（next-generation sequencing,NGS）,主要包括全基因组测序（WGS）、全外显子测序（WES）和特定外显子区域靶向捕获测序,WGS 可以检测出 WES 不能检测出的变异,如结构变异和线粒体变异等,但外显子是与疾病及表型相关的特征性区域,目前很难评价非编码区对疾病的影响,所以目前对疾病基因诊断及致病基因研究,全外显子测序仍然是很好的选择。在 NGS 技术不断完善的同时,基于单分子信号检测的 DNA 测序技术被称为单分子测序(single molecule sequencing,SMS)或三代测序建立起来,精度上相比二代测序技术没有明显优势,但更贴近实际需求,目前还有很大进步空间。

1. **技术原理** 二代测序技术以焦磷酸测序原理为基础,首先是将样品进行 DNA 提取,通过物理方法及酶消化方法获得小片段 DNA,根据研究目的不同而建立相应的文库,经流动池吸附,桥式 PCR 扩增后,捕获新合成的末端标记确定 DNA 序列。通过生物信息学软件,将测得的 reads 与参考基因组进行比较,得到每一条 read 在参考基因组上的位置信息[15]。

2. **临床应用** 高通量测序技术临床应用包括基于 NGS 的无创产前检测技术(noninvasive prenatal testing,NIPT)、基于 NGS 的单基因遗传病植入前遗传诊断技术、单基因遗传病分子诊断、个体基因组检测和肿瘤基因检测等。

在报告解读的实际应用中,有关变异位点的基础研究和家系研究对检测变异位点的致病性判断十分重要,常用的突变数据库有(human gene mutation database,HGMD)和 OMIM 数据库。此外,还要通过 PubMed 等学术网站进行变异相关文献检索,补充数据库未及时收录的研究信息。

(宋文琪)

参考文献

[1] 彭明婷,童春容,李智,等.临床血液与体液检验.北京:人民卫生出版社,2017.

[2] 江载芳,申昆玲,沈颖,等.诸福棠实用儿科学.8版.北京:人民卫生出版社,2015.

[3] 尚红,王毓三,申子瑜.全国临床检验操作规程.4版.北京:人民卫生出版社,2015.

[4] 郑铁生,陈筱菲.临床生物化学检验.北京:高等教育出版社,2012.

[5] 王成彬.质谱技术临床实验室应用.中华检验医学杂志,2019,42(6):305-398.

[6] 王惠民,王清涛.临床实验室管理学.北京:高等教育出版社,2012.

[7] 李金明,刘辉.临床免疫学检验技术.6版.北京:人民卫生出版社,2015.

[8] 王会中,徐蓉.定量免疫分析技术的应用现状与展望.中华检验医学杂志,2017,40(6):478-480.

[9] 李新军,王成彬.POCT 技术的现状与发展前景.临床检验杂志(电子版),2015,4(2):844-849.

[10] 华文浩,盛琳君,王清涛.感染性疾病诊断中 POCT 应用的进展.中华检验医学杂志,2019,42(5):333-337.

[11] 王辉,任健康,王明贵.临床微生物学检验.北京:人民卫生出版社,2015.

[12] 中华人民共和国国家卫生健康委员会.WS/T 639 抗菌药物敏感性试验的技术要求.北京:中华人民共和国国家卫生健康委员会,2018.

[13] 徐佩文,邹洋,李杰,等.微滴式数字 PCR 技术在两个单基因遗传病家系无创产前诊断中的应用.中华医学遗传学杂志,2018,2:224-227.

[14] POSTEL M,ROOSEN A,LAURENT-PUIG P,et al. Droplet-based digital PCR and next generation sequencing for monitoring circulating tumor DNA:a cancer diagnostic perspective. Expert Rev Mol Diagn. 2018,18(1):7-17.

[15] 李金明.高通量测序技术.北京:科学技术出版社,2019.

第3节 小儿放射诊断学检查

一、放射影像学检查技术概述

1. **传统 X 线技术** 1985 年,科学家获得了第一张实验性人类胸片。1896 年 2 月首次利用这项新技术投照出一位 14 岁男孩的尺骨与桡骨,开启了儿科放射学发展的大门。加拿大多伦多儿童医院和波士顿儿童医院先后引进 X 线设备用于儿科疾病诊断。目前 X 线检查可以对人体大部分结构进行清晰显像,临床应用及其广泛。随着计算机技术的进步,X 线检查进入了数字化成像时代,影像科医生可以在电脑显示器上直接阅片。

目前数字化 X 射线照相检测技术中最常应用的技术为计算机射线照相检测技术(computed radiography,CR)和数字化 X 射线照相检测(digital radiography,DR)。对 CR/DR 图像可进行多种后处理,如测量、放大、对比度转换、黑白反转、影像边缘增强、双多幅显示及减影等。例如,胸部 X 线平片上有许多密度范围不等的解剖部位同时显影,如肺野、纵隔、气管、肋骨、软组织等。一次曝光后,通过对 CR/DR 图像的处理,可以让我们清晰观察到从肺野到骨骼各个层次的图像,避免了重复多次的 X 射线检查。CR/DR 图像可以数字化存储,进入图像存储与传输系统(PACS)及远程医学系统,节省胶片及空间占位。

X 射线是根据人体组织对射线的衰减差异进行成像的,但人体内有些器官与组织缺乏自然对比,因此引入造影剂形成密度差异,使用造影剂进行的 X 射线检查称为 X 射线造影检查。目前儿科常用的造影检查为消化道钡餐检查、钡灌肠检查、静脉肾盂造影检查、经尿道逆行插管的尿道膀胱造影及胆囊造影等检查。

2. 计算机断层显像技术　随着计算机技术的发展,1971 年诞生了计算机断层扫描(computed tomography,CT)。到目前为止,CT 设备的发展已经走过了整整 50 年,实现了快速的、革命性的进步。在这 50 年中,CT 经历了从气体探测器到固体探测器;从单纯轴位扫描到螺旋扫描;从单排探测器到多排探测器的不断发展,目前发展至 256 排 CT,双能 CT 及能谱 CT,标志着CT 进入了一个很高的平台期。CT 设备技术创新和发展主要集中在以下几个方面:更宽的探测器、更高的探测效率、更快的扫描速度、更大的扫描范围、更高的时间分辨率、更低的辐射剂量,随着计算机后处理算法的进步,可以有效利用扫描数据,进一步降低对扫描数据量的需求,并具有强大去除噪声,去除各种伪影的后重建算法,结合图像后处理技术,可提供更高分辨率,更清晰直观的 3D 和 4D 图像,尤其在心脏成像,去除金属伪影成像及病灶量化分析中,取得了长足的进步。

在经历了 30 多年形态学上的快速发展以后,人们对 CT 在功能学和组织结构学上的应用产生了浓厚的兴趣。人们开始探讨使用 CT 进行功能成像。这就形成了目前非常前沿的能量 CT 的开发和研究。能量 CT成像的概念早在 20 世纪 70 年代 CT 诞生的初期就被提出来了。近几年来随着 CT 成像技术上硬件和软件的整体发展和临床需求的增加,能量 CT 已逐步成为 CT的主流方向之一。双能、双源的能量 CT 成像在某种意义上实现了功能成像。

能量 CT 就是利用物质在不同 X 射线能量下产生的不同的吸收来提供比常规 CT 更多的影像信息,使组织鉴别能力增强。能谱 CT 是采用单源系统、双能瞬时切换数据采集和数据空间能谱解析后处理技术进行成像,80kev 和 140kev 的能量切换在 0.28 秒内实现,通过对原始衰减数据的分析,实现 40~140kev 范围内任意能量点单能谱图像提取,还可同时提供水、碘、钙基物质的分析工具,并引入了能量分辨率和化学分辨率的新概念。

CT 成像本质上是一种重建图像,重建算法对 CT 成像甚为关键。CT 中的重建算法对降低 CT 辐射剂量和提高图像质量起着至关重要的作用。CT 重建算法有反投影法、解析法(包括滤波反投影法、傅里叶变换法)和迭代重建算法三大类。反投影法不需要对每一个体素的具体衰减系数进行求解,因此重建速度非常快,但是这种方法要求各个方向的投影数据必须是完备的,而且噪声与辐射剂量呈线性关系,不利于低剂量扫描方案的施行。迭代重建需要对每一个体素所对应的具体衰减系数进行求解,因此重建速度慢,但能够在辐射剂量较低的条件下,获得高质量图像。近几年,迭代重建技术已广泛应用于人体各部位 CT 成像中,自 2008 年推出的自适应迭代重建技术(ASIR)以来,迭代重建算法也在不断发展和更新,2009 年推出 IRIS 技术,2011 年推出VEO、ASiR、SAFIRE 技术,2012 年推出 iDose4、AIDR3D、ADMIRE 技术,2013 年推出 IMR 技术,2014 年推出ASIR-V 技术,2016 年推出 FIRST 技术。目前迭代重建技术已大量应用于临床,迭代技术在低剂量乃至超低剂量 CT 扫描和改善图像质量方面极具价值和潜力。

CT 图像后处理技术是影像科医生最重要的阅片技能,依据操作者对结构概观或结构分析的需要,以及特殊视图技术的优点,来选择不同的重建技术。常用的CT 三维重建后处理方法有多层面重建(multiplanar reconstruction,MPR)、最大密度投影(maximum intensity projection,MIP)、最小密度投影(minimum intensity projection,MinIP)、表面阴影遮盖(shadow surface display,SSD)、3D 容积再现(volume rendering,VR)、曲面重建(curved plannar reconstruction,CPR)及虚拟内镜技术(virtual endoscopy,VE)等方法。多层面重建是最基本的"三维"重建成像方法,是二维的图像序列,可对任意角度平面的结构进行成像,观察正常组织器官或病变,真实地反映病变形态,病变与周围组织结构的位置关系,显示病变切面结构,观察病变与周围血管关系。MIP 反映的是一定层厚图像中最高 CT 值的体素,常用来显示骨折线、关节对位情况及增强后血管的走行。因为是重叠影像,MIP 层厚的选择很重要,放射科医生需凭借临床经验及欲观察组织结构的解剖部位和背景组织结构特点自行设定。MinIP 反映的是一定层厚图像中 CT 值最低的体素,常用来显示胆道、气道等组织结构。SSD 是将 CT 值高于确定阈值所有像素组成的一个表面模型,将 CT 扫描的二维图像进行重新组合形成三维图像。该种技术具有清晰、直观、立体以及逼真的特点,是当前临床医生常用的一种重建技术。适用于显示与背景结构 CT 值相差较大的组织结构成像,临床上主要用于显示骨骼病变或是结肠 CT 重建。在 SSD 技术中,最为关键的就是 CT 阈值的选择和设定。三维 VR 成像功能非常强大,形态及色彩逼真,可以对动静脉血管、软组织及骨结构等进行立体塑形成像,对于复杂结构的成像有一定优势。CPR 是在一个维度上选择特定的曲线路径,将该路径上的所有体素在同一平面上进行显示,可以一次评价曲度较大的结构,如脾动脉、胰管、冠状动脉,肋骨,下颌骨等全长情况,观察管腔结构的腔壁病变(如斑块、狭窄等),也可以观察管状结构与周围结构的位置关系,但 CPR 所显示的不是正常的解剖结构和关系,同时需要多个角度曲面重建以完整评价病变。VE 重建图像可以模拟各种内镜检查的效果,它是假设视线位于所要观察的管"腔"内,通过设定一系列的参数范围,即可看到管"腔"内的结构,常用于如新生儿先天性巨结肠 CT 仿真内镜显像,儿童气道重建等。

3. 磁共振成像技术 20 世纪 80 年代磁共振成像机问世。磁共振成像(magnetic resonance imaging,MRI)是在静磁场、梯度场和射频场作用下使被成像物体出现电磁脉冲共振发射功能,通过设备接收采集共振数据,并通过后重建进行成像。和前述各种影像学检查相比,磁共振成像具有无创性、低风险性、无电离辐射、图像高软组织分辨率等特点。MR 自问世以来首先在中枢神经系统疾病的诊断方面有较大的突破,目前已广泛应用于骨肌、心脏及体部成像。

二、儿童影像学检查的特点

个体从新生儿到青春期各器官、系统不断发育;体格、生理和心理的发育在各阶段均明显不同。儿童放射学与成年人放射学相比有其特殊之处。儿科影像无论是影像检查方法、诊断思维逻辑、疾病预后判断,还是学科发展方向等均有其特殊性。熟悉儿童的体格、生理和心理发育特点的认识,了解各年龄阶段各部位的正常影像学特征,是实现儿科疾病早、快、准诊断的基础。

婴幼儿影像检查时,应注意动作轻柔、保暖、减少外界不良刺激,取得陪检家长的合作;对年龄较大的儿童需掌握其心理特征,将放射科检查室进行童话式装修,打消患儿对诊疗环境的恐惧感,增加对检查的依从性。摄片时,要求曝光时间短、尽可能在短时间内完成影像检查。同时,儿童对 X 射线相对敏感,应考虑对患儿性

腺、甲状腺等器官进行有效防护。

新生儿、婴幼儿胸部 X 线检查常用仰卧前后位,平静吸气时瞬间曝光。要求投照体位无偏斜、无旋转。仰卧位或侧卧水平投照有利于显示液、气胸。同时,吸气相和呼气相照片可以观察纵隔摆动和呼吸周期中肺野明暗度的变化。3 岁以上的小儿应采用立位照片。对于哭闹的患儿,最好抢在哭声间隙深吸气瞬间曝光,既能保证吸气相,又能保证不因呼吸动度过大而导致图像模糊。对于年幼儿童的 CT 或 MR 影像学检查,要通过剥夺睡眠和适量服用镇静剂的方法,待患儿熟睡后再行检查,一般均采用仰卧位。

三、儿童影像学检查方法的选择

小儿影像学检查方法的选择应以各种影像学检查方法的适应证、禁忌证及临床初步诊断为依据。应首选安全、准确、简便和经济的影像学检查方法。原则上脑外伤和急性出血首选 CT,脑和脊髓肿瘤性病变需 CT 结合 MRI,其余大部分神经系统病变首选 MR,必要时结合 CT 检查。骨骼系统、胸部首选 X 线平片;肺部弥漫性病变及气道病变需使用高分辨胸部 CT;纵隔肿瘤定位和定性诊断需使用 CT 或 MRI;腹部病变需要 MR 及 CT 相结合进行诊断及鉴别诊断。泌尿及消化系统病变需首选 X 线平片及造影检查,炎性肠病首选 MR 检查。透视有助于观察横膈、肋骨的呼吸运动,对气道异物的筛查具有极高价值。每一种影像学检查方法都有其优势和局限性,有效联合应用多种影像学检查可有效提高疾病的诊断效能。

四、儿科放射诊断学的临床应用

(一)神经系统

1. 儿童神经系统影像学解剖特点[1]

(1)颅脑发育:胎儿出生后颅骨的生长分化主要集中在生后 2 年内,表现为颅骨的增大增厚,颅腔容积增大。刚出生的新生儿,头颅经产道时受压变形,使顶枕骨相互重叠,一般于数天内恢复。新生儿额骨由额缝分成左右两半,顶骨部常常骨化不全,甚至完全未骨化。枕骨是由枕骨大孔周围的鳞部、外枕部和基枕部构成。蝶骨由三个分离部分组成,即蝶骨体、蝶骨大、小翼。下颌骨相对较大,颏部由软骨沟分隔,勿误为骨折线。

新生儿时颅缝宽,囟门较大。随着年龄的增长,囟门及颅缝逐渐变窄愈合。生后头几个月正常颅缝的宽

度变异较大。颅缝和颅底软骨连合新生儿期均较宽（3~5mm），于 2~3 个月时变窄。一般 1~2 岁小儿颅缝宽度不超过 1~2mm。2~3 岁和 5~7 岁小儿冠状缝上段有时见生理性稍呈楔状的颅缝分离，此时脑回压迹也相对多且深，反映正常脑的生长。颅缝一过性分离亦可见于某些疾病的恢复期。因此诊断颅内压增高时必须注意。前囟于 1 岁 8 个月前关闭（偶见健康儿提前于 9 个月或迟至 30 个月闭合），后囟于出生前或后 2 个月关闭，前侧囟于生后 3~6 个月消失，后侧囟于 2 岁左右闭合。额缝一般在 2~3 岁时关闭，大约 10% 可持续终身。枕骨顶间部和枕上间部的假缝可持续至 1 岁，而枕上和枕外部间的软骨连合通常至 2~3 岁时消失，颅顶部的主要颅缝大约 13 岁时开始愈合，婴幼儿之蝶鞍多呈圆形，前后床突发育较差，鞍背亦较短，颅底较成人平坦，额、顶穹窿部则较显著。蝶枕软骨连合则至青春期前后才达骨性融合，少数迟至 20 岁。囟门和颅缝的关闭标志着胎儿膜性骨最后残余部分的消失。

异位骨化中心出现在膜性骨的骨缝和囟门部，形成所谓缝间骨和囟门内骨，可为单发或多发。缝间骨多见于人字缝，不一定有临床意义。

颅骨内、外板、板障间隙、板障静脉、血管沟等亦均于生后 2 年中逐渐分化形成。但正常头颅的形状、大小、颅板厚薄和钙化程度，血管沟的深浅，板障结构的形态，脑回压迹的多少，因个体、年龄变异较大。矢状缝两侧的蛛网膜颗粒压迹于儿童期并非罕见。蛛网膜颗粒压迹处的颅骨板障间隙闭塞，内板向外膨出与向外隆起的外板融合。

脑生长发育经历脑室、脑实质之胚胎形成，脑沟和脑裂的出现，脑细胞的生长分化、移行和髓鞘化的过程，于出生前后脑发育最迅速，脑发育过程将持续到成人早期。脑实质含水量出生时为 85%~90%，而且灰、白质

内水和脂质含量相似，2 岁时含水为 70%~82%，但脑脂质含量增加，出现铁质沉着。从解剖影像学来讲，2 岁小儿的脑基本结构发育成熟。新生儿期的早产儿的脑室比足月儿饱满，脑室指数从 6 个月时开始逐渐增加，持续到 1.5~2 岁。部分新生儿可见未完全融合透明隔，形成含有脑脊液的透明隔间腔，位于穹窿柱之前，脑室额角之间，也称第五脑室，少数可持续至成年，腔横径一般不超过 1cm，若腔横径宽度大于 1cm，则为发育异常，称为透明隔囊肿（图 6-1）。部分新生儿穹窿腔隙存在，又称 Vergae 腔或第六脑室。脑外间隙一过性增宽，主要指蛛网膜下腔增宽，是脑脊液产生和吸收在发育过程中一过性不平衡，颅骨及脑组织发育不同步，或 6 个月以下小儿脑组织含水量下降等因素所致。3~6 个月时最明显，以后逐渐变窄，可持续到囟门关闭。额叶前方最大宽径可达 6mm，颞极前方可达 9mm，侧裂池正常宽度不超过 8mm，纵裂池不大于 6mm。中枢神经系统的髓鞘形成从胎儿 5 个月开始，90% 于 2 岁前完成，终末带可持续到成人，此为一种渐进性的过程。从尾端向头侧，背侧向腹侧，由中央向周围，从感觉神经发展到运动神经。

小儿由于循环时间较短，血管管径相对粗大，颈内动脉管径较颈外动脉粗。婴儿额叶发育差，大脑血管走行不同于成人，如在侧位相中，前脑动脉自虹吸部发出后，几乎垂直向上，中脑动脉于向后伸展之前，先向上走行，形成另一个开口部较大的虹吸部，易误认为鞍上肿瘤。胼周动脉较年长儿更靠近颅顶部。中脑动脉位于床突顶点线（自前床突至人字缝上 2cm 之连线）的上方。

颅/面比值随年龄下降，如新生儿为 4:1、2 岁时 3:1、3 岁 2.5:1、12 岁为 2:1、成人 1.5:1。至儿童后期颅骨已基本具备成人头颅的特点。

（2）脊柱和脊髓发育：新生儿脊柱的三个骨化中心，均被软骨分离，胸段椎体呈长方形，腰椎为椭圆形，

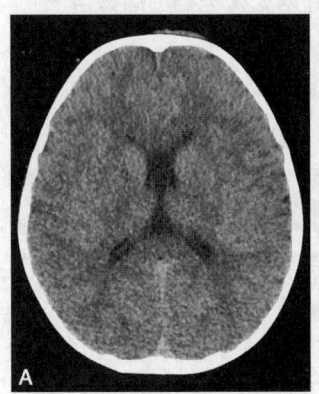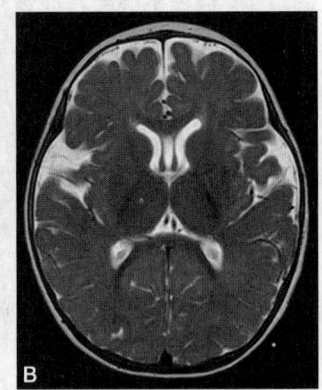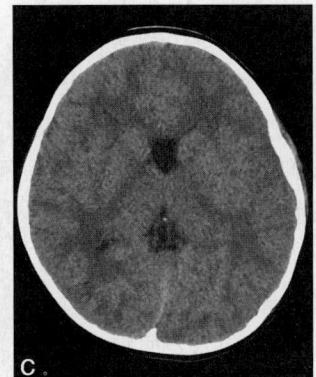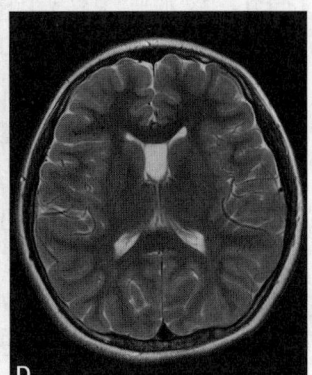

图 6-1　透明隔间腔及透明隔囊肿
A、C 为横轴位 CT 图像；B、D 为横轴位 MR T₂ 图像。图 A、B 为透明隔间腔；图 C、D 为透明隔囊肿。

椎间隙较宽,腰椎间隙呈"双凹面"形(图 6-2)。"骨内骨"通常见于 3~6 周的新生儿,代表一种正常的生长和发育阶段。随年龄的增长,椎体渐成为长方形,椎间隙渐窄。椎体前、后缘中部有血管窦或血管走行。环椎前结节通常于 1 岁内骨化,20% 的骨化发生于新生儿期。枢椎之齿状突有时见纵行缝状间隙,系胚胎期并列的两个化骨中心所致,齿突顶端于 3~6 岁出现一小三角形骨核,于 12 岁时融合。齿状突和椎体轴的骨性融合发生于 3~6 岁,亦有迟至 9~12 岁的。脊柱椎体与椎弓通过软骨连合,从 3 岁开始出现骨化,自颈椎往下至腰椎,至 6 岁完全骨性融合。椎板的骨性连合自 1 岁开始,从腰椎向上,到 3 岁时颈部椎板最后连合,骶骨部分可延迟至 7 岁。6 岁前,椎体前上下缘呈现阶梯状,6 岁开始,椎体上下缘的环状软骨骺开始出现钙化(胸中段至上腰段)。椎体附件的继发性骨化中心大约在青春期前后出现。熟悉椎板连合和椎体骨骺出现和融合年龄对脊椎疾病的诊断颇为重要。脊柱生理性弯曲于小儿站立后逐渐形成。

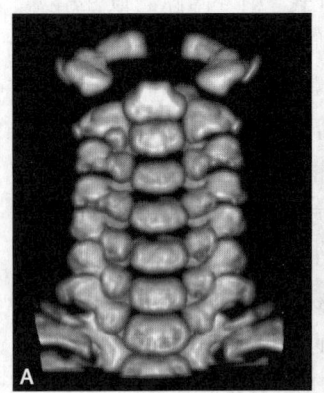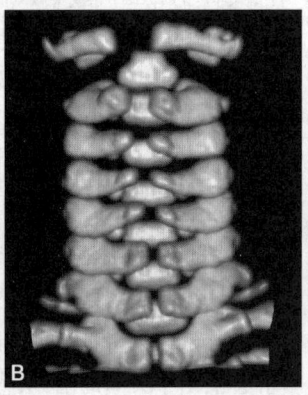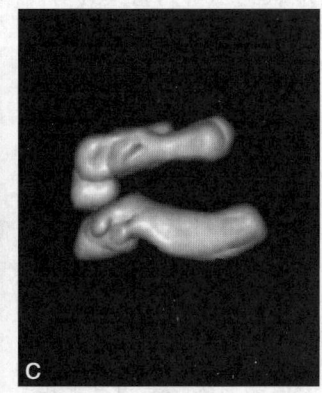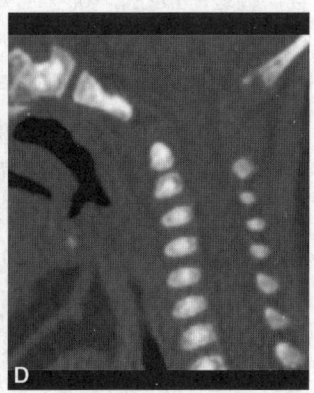

图 6-2　正常婴儿颈椎 CT 图

图 A、B、C 为颈椎 CT 三维重建前面观,后面观及寰枢椎侧位;图 D 正中矢状位;正位观颈椎有三个骨化中心,各骨化中心由软骨分离,后面观椎板未见融合,寰枢椎侧位观寰椎前结节未骨化,正中矢状位显示颈椎生理弯曲尚未形成。

脊髓起自颅底部,终止于圆锥,圆锥直径稍宽大,末端与马尾终丝相连。脊髓的大小、形状及位置,因解剖平面和年龄而异。脊髓的蛛网膜下腔大小也存在个体差异。婴儿颈脊髓为圆形,较大儿童则略呈椭圆形,婴儿和儿童期的胸段脊髓均呈圆形。婴儿脊髓位居中央稍偏背侧,因此腹侧蛛网膜下腔较宽,而年长儿童则偏腹侧,背侧蛛网膜下腔较宽。脊髓于 C_5~T_2 和 T_{10}~L_1 处局限性增宽,为正常的颈膨大和腰膨大。脊髓圆锥增宽,随着腰神经根的出现,脊髓变成方形。新生儿期脊髓圆锥下端位于 L_2~L_3 水平,生后 3 个月上升至 L_1~L_2 水平。12 岁前不应低于 L_2~L_3 间隙。胸段蛛网膜下腔边缘轻度不规则,和椎弓根间距小而双侧对称,马尾区蛛网膜下腔均为分散的神经根,蛛网膜下腔尾端终止于第 2 骶椎平面,盲端可为圆锥形、方形、锯齿形。仰卧位时,背侧蛛网膜帆于蛛网膜中央形成纵行之透亮影,勿误认为脊髓纵裂。

脊髓神经是与脊髓相连的神经,脊髓与脊髓神经结合的部分神经根,从脊髓前外侧沟延伸出来的部分称为前根,从脊髓后外侧沟延伸出来的部分称为后根。前根和后根从椎间孔合并,组成脊髓神经。脊髓神经出椎管以后分为神经前支和神经后支。人体周围神经主要包括 12 对脑神经、31 对脊神经(8 对颈神经、12 对胸神经、5 对腰神经、5 对骶神经、1 对尾神经)、四大神经丛(颈丛、臂丛、腰丛、骶丛)和四肢周围神经。腰丛是由第 12 胸神经(T_{12})前支的一小部分、第 1~4 腰神经(L_1~L_4)前支的一部分组成。第 4 腰神经(L_4)前支的余部和第 5 腰神经(L_5)前支汇合成腰骶干。骶丛位于盆腔,骶丛主要由腰骶干、骶神经(S_1~S_5)及尾神经组成。颈段神经根走行的方向和脊髓成直角,至 C_7 时成 60° 角。

胸脊髓前动脉自上向下逐渐变粗且扭曲,需与动静脉畸形鉴别。

2. 放射影像学在儿童神经系统疾病中的应用

(1) 头颅

1) X 线平片检查:常规采用正位(前后/后前)及侧位照片,必要时加照特殊位置,如颅底位、枕骨位,视神经孔位、切线位等,观察颅大小、外形、颅骨改变、蝶鞍形态、生理及病理性钙化斑以及颅内压增高症,凡疑有颅内病变者均需按不同病情选用其他方法,如 CT 或 MR 进一步检查以明确诊断、制订治疗方案。

2) CT 检查:CT 常用于小儿脑瘤、缺氧性脑病、炎症、脑积水、先天畸形、脑血管性疾病、颅内出血、颅脑外伤、内分泌脑病的诊断,为相对安全、无创性检查。不合作小儿扫描前需使用镇静剂如水合氯醛 0.5ml/kg 口服。

CT 平扫能清晰显示各脑叶的灰质和白质,脑沟和脑回,脑室和脑池及脑内的神经核团,同时还能对颅骨的结构和完整性进行判断。以 2 岁幼儿的头颅 CT 作为参考标准,早产儿和足月儿的脑实质密度较正常低,尤其是前额、脑室周围及枕角区的 CT 低密度区持续较久(生后 2~3 周)。脑干、小脑、丘脑及基底节部分相对较高。1 岁以下小儿脑外间隙稍宽,主要为蛛网膜下腔稍宽。如果表现为脑外间隙分层现象,为蛛网膜下腔与硬膜下间隙同时增宽所致。CT 上硬膜下积液的 CT 值通常大于脑脊液。

新生儿血细胞比容较高,可使静脉窦密度明显增高,易误诊为蛛网膜下腔出血。

头颅外伤、癫痫、高热惊厥、头痛头晕、急性脑梗死、脑积水随访一般均使用 CT 平扫检查,无需 CT 增强检查,而对肿瘤、感染、血管畸形、先天脑发育畸形等病例需做增强 CT 扫描,以了解病灶的血供,增加正常和病变组织间的密度对比,区别病变的性质(如囊、实性和血管病变)。CT 对于急性出血、钙化、骨质病变有较高的灵敏性和特异性,但 CT 图像后颅窝及颅底部伪影多,使对脑干、小脑病变的显示不甚满意(图 6-3)。

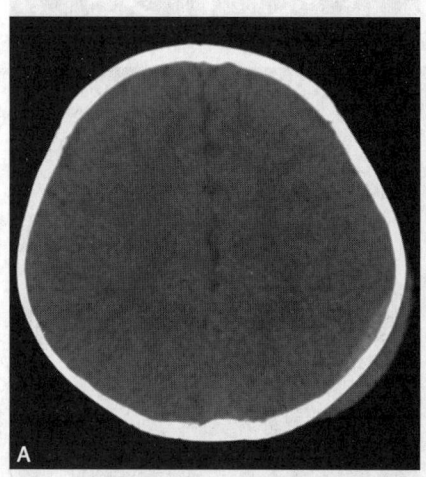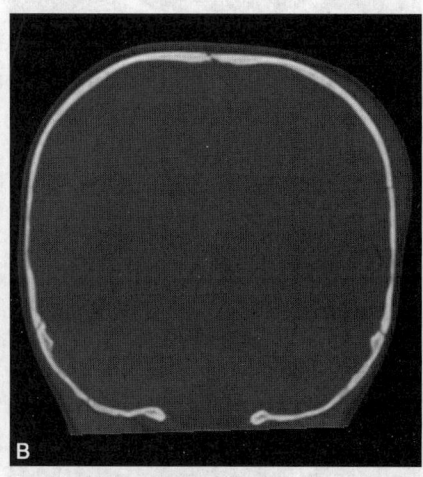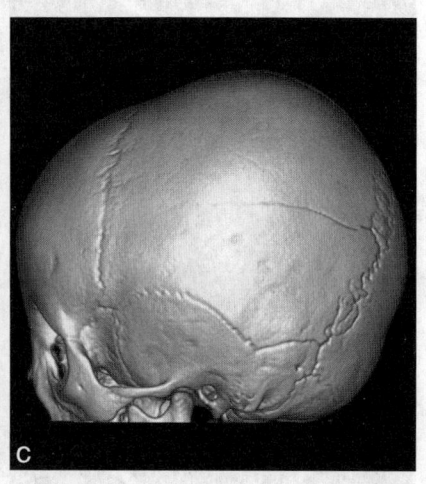

图 6-3 头颅外伤

A. 轴位软组织窗 CT 图像可见左顶部硬膜下出血,头皮软组织肿;B. 冠状位骨窗 CT 图像可见左侧顶骨骨质不连续;C. 三维重建可见左顶骨骨折。

3)MR 检查:磁共振成像没有 X 线的辐射,比较安全。较 CT 有更良好的组织密度分辨率,脑内结构如灰白质病变的显示较 CT 敏感,能观察小儿脑髓鞘化进程,因而能正确判断脑发育迟缓、白质形成障碍或脱髓鞘异常。因 MRI 不产生骨性伪影,对颅后窝、枕颈连接部、脑干、小脑的病变比其他影像学方法明显优越。

小儿头颅 MRI 的特点表现在脑生长尤其是髓鞘化进程和脑外间隙的改变。髓鞘化进程在 T₂ 加权像上(低信号)较 T₁ 加权像上(高信号)发生晚。因此 6~8 个月以下的小儿主要用 T₁ 加权像观察,8 个月后由 T₂ 加权像评价为宜。

小儿脑磁共振形态和信号的改变相当明显地发生在最初 2~3 年,生后第一年内主要由于脑灰白质含水量的变化,此期间白质内水分的丢失较灰质快。1 年后髓鞘形成的进程更多地影响脑的 MR 形态。小儿脑各部位的髓鞘化随月龄进展,为此熟悉不同月龄阶段正常脑髓鞘化进程对评估脑发育非常重要。

正常足月新生儿小脑上蚓部,小脑上脚及下脚,延、

脑桥背侧,大脑脚,丘脑腹外侧,内囊后肢及放射冠中央部分髓鞘已形成,即为短 T_1 短 T_2 信号;此时脑白质信号在 T_1 加权像上低于灰质,在 T_1 加权像上较灰质强,与 2 岁以上小儿相反。此后放射冠、小脑白质、脑干、胼胝体、内囊前肢、枕顶叶、额叶、颞叶先后髓鞘化,至 8~10 个月时 T_1 加权像上脑白质由低信号转为高于灰质信号,标志着髓鞘完成初始阶段。于 T_2 加权像上灰白质信号接近逐渐形成等信号。在 T_2 加权像上髓鞘成熟时间大致如下:颅后窝结构 3~4 个月时达成人早期,内囊后肢和前肢分别于 6 个月内和 6~8 个月,胼胝体压部 4~6 个月,膝部 6~8 个月,顶枕部 9~10 个月,额叶 11~12 个月,颞叶 15~18 个月,髓鞘成熟阶段于 T_2 加权像上呈低信号。到 15~18 个月脑灰白质信号对比与成人相仿,即脑白质 T_1 加权像上信号强于灰质,T_2 加权像上弱于灰质。大约自儿童后期(9~10 岁),于脑的某些部位(基底节、中脑、小脑齿状核)有高铁蓄积,凡铁浓度高的部位,表现 T_2 值逐渐下降,在长 TR、TE 相上信号减低(图 6-4)。

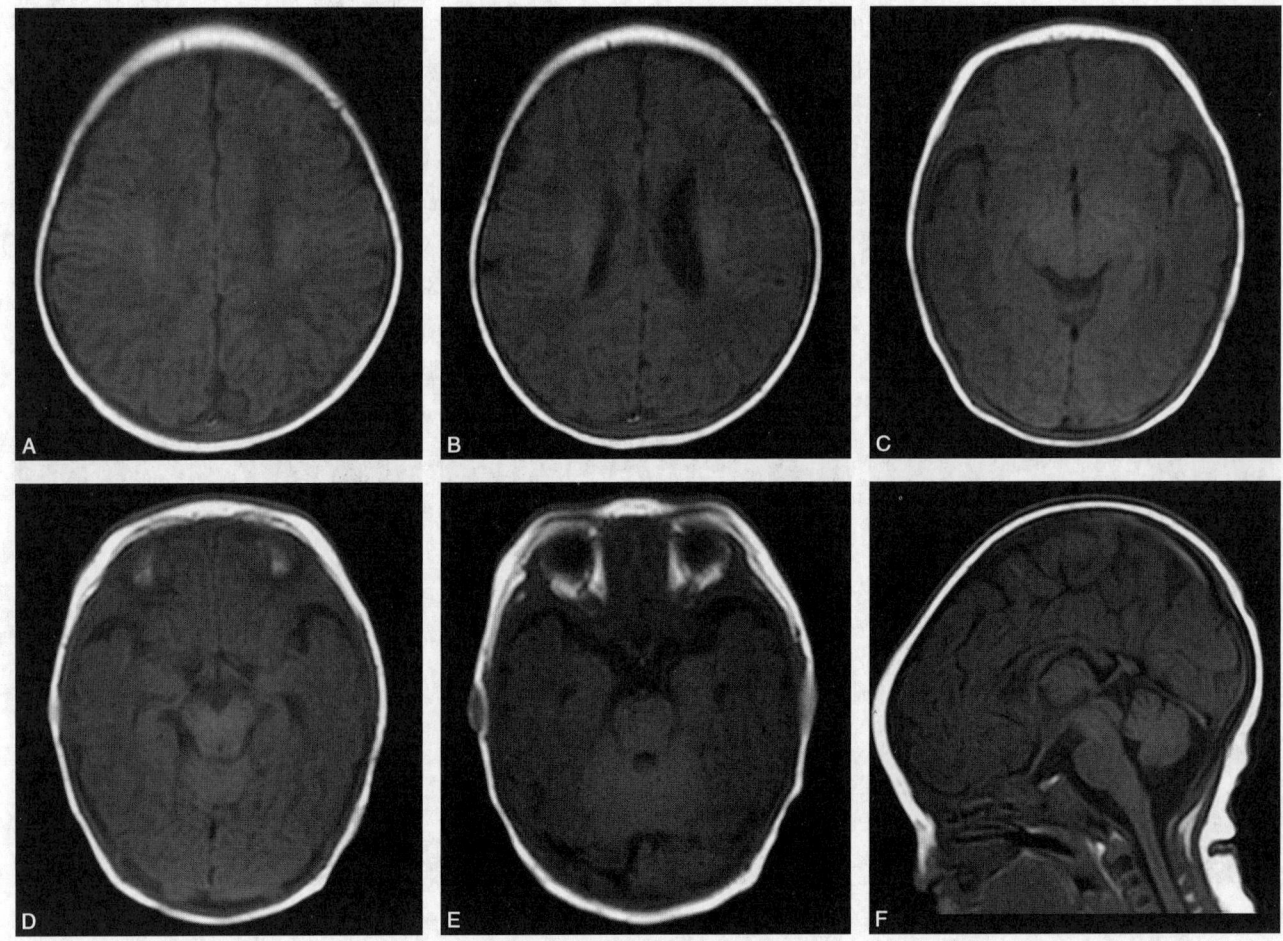

图6-4 足月新生儿正常头颅 MR 图

A~E.横轴位 T₁WI 像;F.正中矢状位 T₁WI 像;放射冠、大脑脚、丘脑腹外侧、内囊后肢、大脑脚、延、脑桥背侧、小脑上蚓部等部位呈短 T₁ 信号,提示髓鞘已形成。

出生时胼胝体,呈均匀一致的薄带状,信号较半卵圆中心稍高(T₁ 加权时),6~8 个月时达成人形态,髓鞘成熟在 T₂ 图像上表现为低信号。小儿垂体信号与成人不同,后叶信号较前叶强。新生儿期因整个垂体信号较强,故两者差别不大。冠状切面中,垂体上缘平坦或凹陷,女孩月经期后其上缘可微隆起,上下径可达 1.0cm,一般不超过 7mm。松果体位于四叠体板和胼胝体压部之间,呈中等信号。

(2)脊柱和脊髓

1)X 线平片检查:传统 X 线检查对脊柱畸形、外伤、任何骨质病变仍是不可缺少的影像学检查方法。脊柱侧弯首次照片最好采用立位,常规为前后位和侧位投照,投照范围自颈部向下包括髂骨嵴。必要时加照斜位观察颈椎间孔、腰椎椎弓、小面关节。对椎管内病变虽可通过椎体和椎间孔外形等间接征象提示,但进一步诊断需行 CT 或 MR 检查。

2)CT 检查:CT 因有较高的密度分辨率,能较好地显示脊柱、椎管和脊髓的形态,可弥补平片的诸多不足。通过后期的 VR 重建、多平面重建和曲面重建可清晰显示脊柱复杂的结构,对骨性脊柱异常具有极高的诊断价值(图 6-5),同时也可以观察椎管内的病变。现今已成为脊柱、脊髓病变的主要检查方法。多用于脊柱侧弯、脊柱畸形、脊柱外伤及肿瘤的诊断。

CT 平扫通常采用的是螺旋扫描,并进行软组织窗和骨窗重建,分别显示脊髓等软组织和骨结构。CT 轴位像能显示脊蛛网膜下腔、脊髓圆锥、马尾、终丝等解剖结构。脊柱增强 CT 扫描用于椎管内髓内、外肿瘤,血管性病变,先天性畸形(如骨性分隔、脊髓纵裂、脊髓栓系综合征、脊膜膨出),脊柱旁肿瘤向椎管内伸展情况或判断术前病变范围。

脊柱椎体的发育,MR 的表现可分为三个阶段:第一期自出生到一个月,椎体成椭圆形,T₁ 加权像上其信号低于肌肉,在椎体的中心含有一横行的高信号带,可能为椎血管丛。上下透明软骨性终板信号稍高于肌肉,明显高

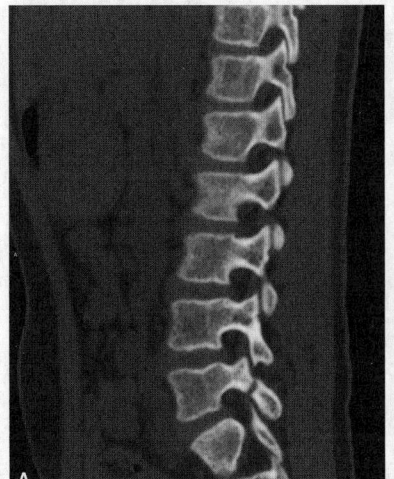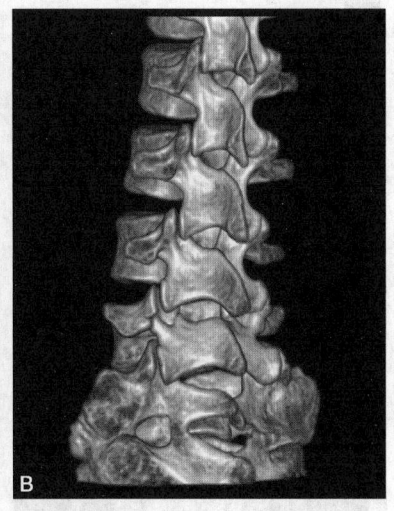

图6-5 第5腰椎峡部裂
A. MPR 斜矢状位；B. 3D 重建图 MR 检查。

于中心骨部分,呈中等信号。T₂ 加权像骨化中心明显低信号,而软骨部分信号稍高,此期椎体和软骨板可有轻度至明显强化,可能与椎体内有大的血池和血管窦隙有关。第二期为1~6个月。椎体 T₁ 时间自椎体上下逐渐向中心部缩短,最后整个椎体 T₁ 时间缩短(信号增强),T₂ 加权像也显示锥体上下部信号逐渐增高。大约至3个月时椎体和软骨终板信号相等。增强效应同第一期。第三期自7个月以后,T₁ 加权像椎体比软骨板和周围肌肉的信号都高,软骨板逐渐骨化与椎体融合,大约两岁时椎体呈四方形。T₂ 加权像椎体和软骨板成为均匀的等信号,较周围肌肉的信号稍高。不同程度的均匀增强见于终板和锥体,直至9~10岁。髓核信号较周围纤维环的信号强,尤其在质子密度相和 T₂ 加权像上更显著。

椎体骨髓内含有脂肪组织,通常黄骨髓 T₁、T₂ 加权信号同脂肪,红骨髓 T₁、T₂ 加权均为中间信号。脊柱红骨髓 T₁ 加权信号稍高于肌肉和椎间盘。有人测量不同年龄的腰椎骨髓 T₁ 弛豫时间,发现其随年龄增长而缩短,提示 T₁ 加权像在评价血液系统疾病方面具有一定临床意义。

脑脊液的 T₁ 和 T₂ 最长,和脊髓形成清楚的对比,尤其在 T₁ 加权像上,前者为低信号,后者为中等信号。而脊髓内灰、白质间不能区分。硬膜外和椎旁的脂肪组织显示高信号区,椎旁肌肉呈现中等、较脂肪低的信号。为此在矢状面和冠状面扫描中,不用造影剂即可显示脊髓自延髓至圆锥的全貌,易于发现早期病变。

3)常用的 MR 检查序列及临床应用[2,3]:常用的序列为 T₁ 加权自旋回波脉冲序列,T₁W 压脂序列,增强 T₁W 压脂,T₂ 加权自旋回波脉冲序列,T₂W FLAIR,T₂W 压脂,DWI 及磁共振椎管水成像(magnetic resonance my-

elography,MRM)。其中 MRM 是利用体液中水具有的长 T₂ 特性,通过延长 TE(回波时间),使其他大部分组织经过这么长的时间,横向上的磁化矢量都已经衰减完,消失,这个时候采集信号则没有信号;而水虽然也通过长 TE 导致信号衰减,但是由于 T₂ 值比较长,在横向上还残留信号,这个时候采集信号,人体内静止或缓慢流动的液体呈高信号,而实质性器官和背景组织(相对短 T₂ 衰减)呈低信号,达到水成像的目的。通常采用自旋回波序列常和单激发技术(单激发序列)结合进行水成像。也可采用平衡式自由稳态进动序列进行水成像,在该序列图像中,脂肪、水(液体)及血液会呈现高信号,又叫"三亮"序列,需结合脂肪抑制技术及流空效应实现水成像(静态液体)的效果。根据是否打药可以把水成像分为非打药水成像(no inject contrast enhancement,NICE)和打药(注射对比剂)水成像。大部分临床应用中水成像是不需要打药的。主要的扫描序列包括 2D 单激发重 T₂ 序列,和 3D 重 T₂ 序列,采用冠状位或矢状位扫描。

脊髓椎管水成像替代传统的脊髓造影以显示脊髓结构、占位病变及脊髓受压阻断的上下范围,也能显示肿瘤伸入椎管和椎旁软组织异常。

脊柱及脊髓的磁共振检查临床应用于:①早期发现椎体、椎间盘、脊髓、CSF 腔,椎间孔异常信号;②环枕区病变,由于 MR 无骨伪影的干扰,可清晰显示小脑、脑干、颈脊髓关系,尤其是矢状位扫描对先天畸形或其他病变的显示和检出率均优于 CT(图6-6);③对脊髓空洞积水症的诊断和范围的判断较明确;④脊髓肿瘤;⑤髓外压性病变的显示及鉴别诊断;⑥脊柱神经管先天性畸形(图6-7);⑦脊髓动静脉畸形;⑧外伤患儿可显示脊髓横断、出血、水肿等可逆或不可逆性改变;⑨血液病等骨髓疾病。

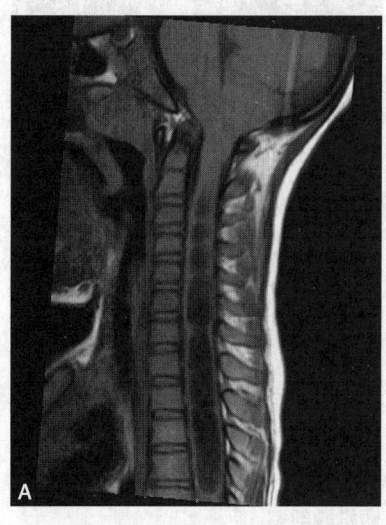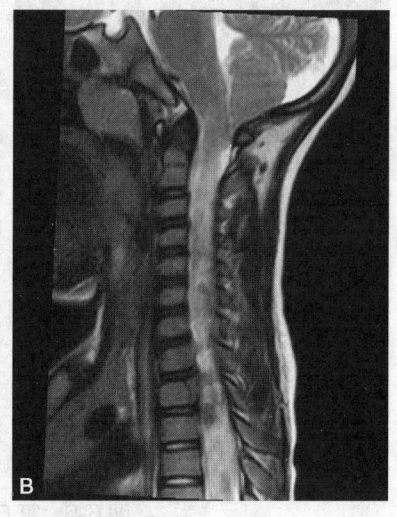

图 6-6 Chiari 畸形 I 型

A. MRI 正中矢状位 T_1WI 像；B. MRI 正中矢状位 T_2WI 小脑扁桃体下端变尖下移，下端越过枕大孔水平，并见脊髓空洞。

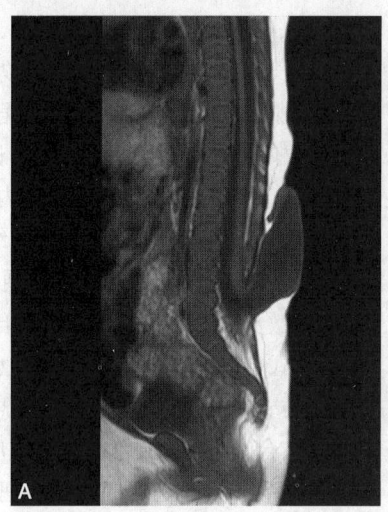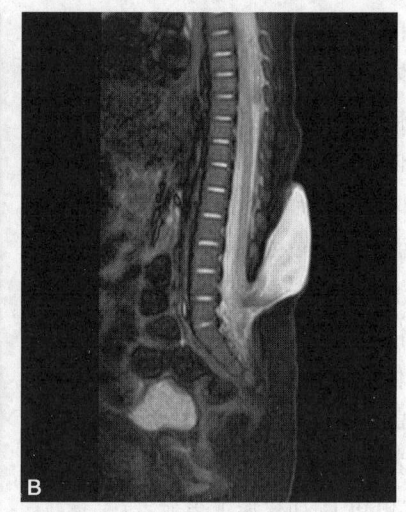

图 6-7 （L_4~L_5 水平）脊髓脊膜膨出，脊髓圆锥低位

A. 腰椎 MRI 矢状位 T_1WI 像；B. 矢状位 T_2WI 压脂像。

（3）周围神经：磁共振周围神经成像在评估神经丛及外周神经其相关病理学方面发挥着重要作用。

1）磁共振周围神经成像通常使用的序列及临床应用

①3D-STIR-TSE 序列：3D-STIR-TSE 是最常规使用的序列，其采用 3D 自旋回波序列结合 STIR 脂肪抑制技术，以 T_2 加权为主。主要是利用神经内膜内低蛋白的水分子与周围组织横向弛豫时间差别成像。通过显示神经内膜内的水来勾勒出周围神经结构。

②弥散序列：该技术包括 DWIBS 及 DTI 序列，是基于神经纤维束存在髓鞘等结构，导致水分子在髓鞘内扩散呈各向异性。DWIBS 即背景抑制的（全身）弥散序列，是弥散序列 DWI 和脂肪抑制技术 STIR 相结合，可以将背景组织抑制得比较干净，水分子在垂直于神经纤维方向上的扩散运动受到一定的限制呈现高信号。DTI 可以得到定量的 FA 值、ADC 值，并利用纤维束追踪技术显示神经纤维的走行，对于诊断疾病有一定的帮助。

弥散序列受到空间分辨率的限制，只适用于比较粗大的外周神经，对于细小的神经，显示效果较差。

③3D-T_2-FFE：该序列能够清晰地显示神经根和椎间盘的关系，主要缺点是肌肉组织的信号比较高。

④PROSET：该序列是选择性水激发序列，是一种脂肪抑制技术。适合腰骶丛成像，冠状位采集。

⑤3D-BTFE：该序列同样是梯度回波序列，但是采用的是平衡式自由稳态进动序列。该序列具有良好的血管、液体对比，适用于脑神经的成像。

⑥3D-FLAIR_Real 序列：3D 的自旋回波序列，利用的是实图成像，即 Real 图，而不是常规使用的模图成像。

⑦DIXON-TSE 序列

2）磁共振周围神经成像临床应用

①脑神经：可以采用 3D 重 T₂ 序列结合 3D TOF 序列来判断神经和周围血管关系。因为在 3D 重 T₂ 序列中，脑脊液呈高信号，血管呈流空信号，脑神经呈等信号。在 3D TOF 序列中，血管呈高信号，结合分析可以更好地对血管和神经进行鉴别，必要时需附以 STIR 压脂技术，优化脑神经的显示。脑神经纤细、走行不规则，并与神经和血管伴行，很难通过某一个平面切面显示神经全貌，所以一般需要进行 3D 扫描，然后通过 MPR、CPR 曲面重建、MIP 等后处理技术重建图像，才能得到满足诊断要求的图像（图 6-8）。

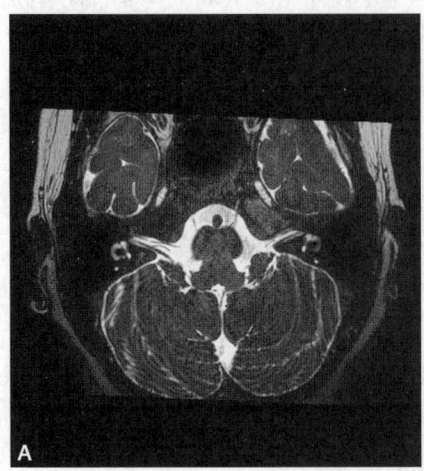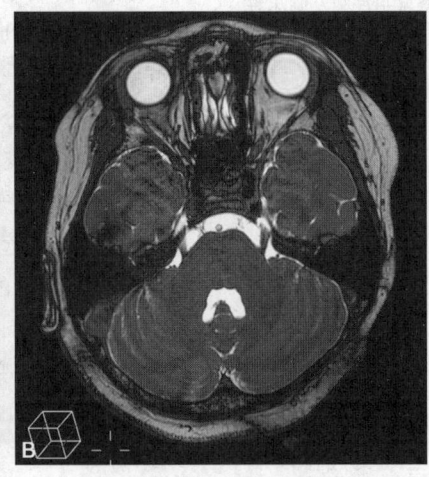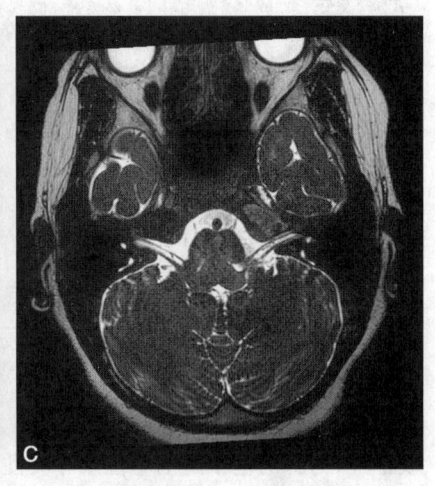

图 6-8　脑神经 MR 成像
A. 三叉神经；B. 动眼神经；C. 面神经及前庭窝神经。

②臂丛神经：臂丛神经磁共振成像已广泛用于临床。颈部区域解剖结构不规则，组织复杂，有脑脊液、肺、肌肉、骨、神经、淋巴结、周围空气等这些不同磁化率组织，导致局部磁场不均匀。另外，臂丛神经汇合成腋神经段，由于走行及解剖结构复杂，经常显示非常不理想。采用注射对比剂方式进行臂丛 MR 成像，会大大优化臂丛神经的显示。

3D Nerve View 序列是专门为做臂丛设计的序列，该序列采用 3D STIR 做脂肪抑制，还增加了一组运动敏感梯度，即运动敏化驱动平衡（motion sensitized driven equilibrium，MSDE）。该梯度可以类似于弥散序列中的扩散梯度，可以导致移动的组织信号下降，从而有效地抑制颈部静脉及锁骨下动脉信号，对臂丛的显示较好。臂丛图像采用冠状位薄层扫描，可以进行图像后处理重建，如 MPR（多平面重建）、MIP（最大信号强度投影）、CPR（曲面重建）（图 6-9）。

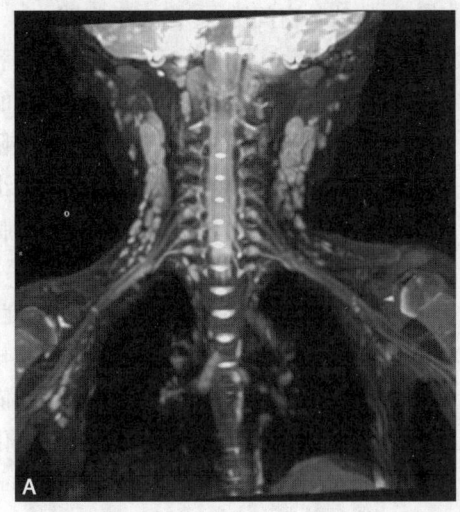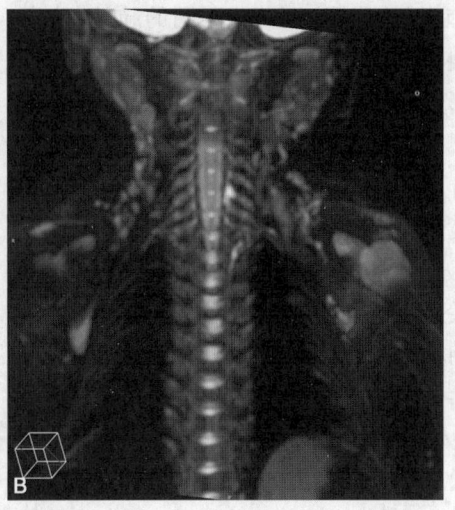

图 6-9　臂丛神经 MR 成像
A. 正常臂丛神经；B. 臂丛神经束连续，左侧 C₅~C₆ 神经根 T₂ 信号不均匀略增高，C₅ 神经根鞘可见小囊肿。

③腰骶丛神经:腰骶丛神经比较粗,神经走行相对比较规律,脂肪抑制相对容易,因此 MR 成像效果较好。

【附】神经系统 MR 检查常用序列及临床科研应用(数字资源 6-6)

 数字资源 6-6　神经系统 MR 检查常用序列及临床科研应用

(二)呼吸系统

1. 儿童呼吸系统影像学解剖特点　肺位于纵隔两旁的胸廓内,右肺 3 叶,左肺 2 叶,分别包含 10 个和 9 个肺段。肺组织由无数肺泡和大小不等的支气管和血管组成。终末细支气管以下的支气管和肺组织形成次级小叶,为肺的基本解剖单位。呼吸性毛细支气管以下细支气管、肺泡管、肺泡等形成腺泡,为呼吸单位,成人长 7.5mm,新生儿 1.5mm,7 岁小儿为 4mm。

肺门是肺与纵隔之间的通道,即肺支气管、血管、淋巴和神经进出的地方。正常肺门可见肺动脉主干及其分支、肺静脉、气管支气管和淋巴结。CT 横断面上一般把右肺门分为上中下三部分,左肺门分为上下两部分。肺门的主要结构为肺动、静脉,支气管,其中支气管比较清楚,变异少。

(1)肺野、肺叶的解剖定位:肺叶通常根据其在胸内位置和肺裂来定位。肺段的解剖定位比较困难,需要根据其与肺动脉及其伴行的段支气管的关系来进行判断。两侧肺因肺裂(胸膜裂)而分成不同的肺叶,肺裂包括水平裂和斜裂,水平裂仅存在于右叶,呈水平走向。水平裂呈三角形或椭圆形;斜裂左右肺均有,斜裂为弧形软组织密度影,其上部外侧段较内侧段靠后。呈"八"字形。其下部呈倒"八"字,肺裂 CT 表现为线状或带状软组织密度影,缺乏血管结构。肺野的密度于吸气状态下扫描时较呼气相时的平均 CT 值低。呼气相时肺后部因重力关系血管较粗,前后的密度差增加。

(2)气管和支气管:胸段气管位于中线或偏右侧,食管前方或稍右。左右支气管在肺门处分成肺叶支气管,肺叶支气管入肺后反复分支,形如树状,称为支气管树。支气管是 CT 上确定肺段和亚段的主要依据。肺段支气管以下分支,依次排列是肺亚段支气管及其各级分支、肺小叶细支气管、终末细支气管、呼吸性细支气

管、肺泡管(肺囊泡、肺泡)。新生儿气管的分叉位置于 T_3~T_4 水平,到 10 岁降至 T_5 水平。婴幼儿气管于 CT 上呈圆形,10 岁以后为椭圆形或马鞍形。气管是薄壁含气结构,在隆突处分为左右支气管后斜向走出纵隔。叶和段支气管多数能显示,两侧主支气管起始部紧靠于中线部位,呈卵圆形环状影。

(3)肺血管:肺的血液供应系统由功能性肺循环(肺动脉和肺静脉),以及营养性体循环的支气管动脉和支气管静脉构成。肺内肺动脉分支紧密伴行于同名支气管,并有相一致的分布区域,而肺静脉与支气管的关系不太密切,分支分布与支气管多不一致。正确了解肺动脉、静脉和支气管三者之间的位置关系对于影像诊断较为重要。支气管动脉由胸主动脉或肋间动脉发出,与支气管伴行,营养肺内支气管壁、肺动静脉壁和脏层胸膜。肺内血管的 CT 表现主要取决于肺血管的管径大小和走行方向,增强 CT 可以明确区分肺动静脉和肺血管的形态和病变。选择合适的扫描增强时机,在存在支气管动脉扩张畸形病变时可以观察到支气管动脉的影像特征。

(4)纵隔:纵隔位于两肺之间,包含呼吸、心血管、消化、神经、淋巴、胸腺等多个系统的组织器官。纵隔位于两侧胸膜内侧面之间,胸骨之后,脊柱之前,上方起自胸廓入口,下方止于横膈。为了便于纵隔病变的定位、定性、定量诊断分析,临床上把纵隔分五个区:以胸骨柄下缘与第 4 胸椎间隙连线为界,把纵隔分为上、下两区。上纵隔以气管后缘为界,分为前后纵隔,下纵隔以心包为中心,分为前、中、后三部。Kirks 则将纵隔分为前、中、后三区,脊柱前缘连线之后为后纵隔,自胸骨柄近端画一与脊柱前缘平行的线,将脊柱前区分为前及中纵隔区。此外,纵隔间隙主要包括:①腔静脉后气管前间隙;②主-肺动脉窗间隙;③隆突下间隙。

食管前壁与气管后壁、左主支气管以及左心房相邻,远段位于降主动脉的右侧和奇静脉的左侧。

胸腺起源于第三鳃囊,位于前上纵隔,较柔软,为 T 细胞生长、发育和储存之处。胸腺由大小不等的两叶构成,胸腺左叶常较右叶大。正常小儿胸腺大小及形态变异较大,与年龄及营养状况有密切关系。CT 上胸腺位于胸骨后,血管前间隙内,呈软组织密度,等于或稍高于肌肉,轻度均匀强化。正常胸腺柔软,不推移压迫邻近结构。胸腺宽厚度、前后、上下和横径,依年龄而异。仅上下径随年龄增长,宽、横、前后各径变化不大。而胸腺厚度随年龄减少,0~10 岁平均厚 1.5cm(±0.46 SD),10~20 岁厚 1.0cm(±0.36 SD),正常不超过 2cm。10 岁以下小儿胸腺通常为四边形,侧边稍稍隆起或呈微波

形,10 岁以后胸腺呈三角形或箭头状,两缘平直或微内凹。

纵隔淋巴结分以下几组:①气管旁淋巴结,包括气管两旁、上腔静脉后的奇静脉窝淋巴结;②大血管前淋巴结或前纵隔淋巴结,位于上腔静脉、主动脉弓左肺动脉前方;③气管支气管淋巴结,包括主动脉窗淋巴结,以及位主动脉弓以下,气管隆嵴以上层面的上腔静脉和升主动脉后方,气管和右主支气管前方的淋巴结;④支气管肺淋巴结,包括上叶尖段支气管平面下至基底段支气管平面的肺门区淋巴结;⑤隆突下区淋巴结,位于左右支气管间的空隙,前方为肺动脉,后方为食管下至左房;⑥其他,包括内乳动脉淋巴结、心周淋巴结以及后纵隔淋巴结。也有学者把纵隔淋巴结分为前组淋巴结、气管支气管淋巴结与后组淋巴结;内乳淋巴结、血管前淋巴结和心旁淋巴结称为前组淋巴结;增大多见于淋巴瘤、转移瘤和肉芽肿性疾病。气管支气管淋巴结由气管旁淋巴结、主肺动脉窗淋巴结、支气管周围淋巴结和隆突下淋巴结构成,多由于肺部疾病,如感染、结核、结节病、真菌病等累及所致增大。后组淋巴结包括食管旁和下肺韧带淋巴结。

年幼儿常见纵隔及腋下淋巴结,体积小,边缘清晰光滑,年长儿纵隔淋巴结直径通常<1cm。观察淋巴结情况一般需要用增强 CT 扫描,可以对比增强前后淋巴结的密度变化和内部特征,确定淋巴结的位置、侵犯程度和与周围纵隔结构的关系,有助于进行肿瘤性或感染性病变的鉴别等。

(5)心脏和血管:刚出生的新生儿血液循环由胎儿循环过渡到成人循环。生后 1~3 天内心脏生理性增大,与动脉导管关闭有关,心胸比率以 0.60 为正常上限,以后逐渐缩小。新生儿心脏多为球形,右心较左心大,至 2 岁时心胸比率为 0.50。初生新生儿于 T_3、T_4 水平纵隔左旁,有时可见密度增高结节影,边缘光滑,为动脉导管功能性关闭后在主动脉端呈局限性膨凸所致。透视下见搏动为导管结(ductus bump),几天后缩小或消失,为生理现象。如持续至新生儿期以后或反增大为病理表现。

(6)胸廓(胸壁):胸壁是由胸廓骨骼及其周围的软组织构成,两侧对称。胸廓形态与肺充气状态、胸壁软组织和骨骼的发育以及呼吸功能有关。正常足月儿肋骨呈水平走向,胸廓前后径与横径相仿呈圆柱形。随年龄增长,肋前端下降,1 岁以后胸廓逐渐形成圆锥形。成人正常胸壁软组织的胸内投影亦可见于儿童期。

胸膜可分为脏层胸膜和壁层胸膜,两者之间为胸膜腔。壁层胸膜有肋间神经和膈神经的分支分布,脏层胸膜向肺实质内伸入形成叶间胸膜。壁层和脏层胸膜在肺根处相互移行,移行部的胸膜紧贴肺根并下延成肺韧带。壁层胸膜相互转折处的小间隙为胸膜窦。

横膈的位置、形态与体位、呼吸状态,以及年龄等因素有关。正常横膈呈边缘光滑锐利之穹窿状。6 个月以内婴儿经常采取卧位,腹部充气多,故膈位置较高(第 8 后肋),且左膈较右膈高。6 个月至 1 岁小儿双膈同高,以后随着年龄增长,心尖下坠,90% 正常儿左膈低于右膈,一般相差不超过 1 个肋间。

(7)肺间质:肺间质一般是指构成肺的支架,包括支气管、血管、淋巴管周围的间质间隙,其充满疏松结缔组织及伸向周围的细支气管;位于脏层胸膜下的疏松结缔组织为胸膜下间质间隙;介于肺泡上皮和毛细血管基膜之间的弹性胶原纤维(实质的间质间隙)。可分为中心性(或轴位)间质即围绕支气管血管束的分隔,以及外围性(或隔)间质包括小叶间隔和胸膜下间质。HRCT 上可见的最小肺单位为肺小叶。肺小叶在 HRCT 上呈多边形或锥体形,底位于肺表面,尖向肺门。它是肺的最基本解剖单位。每一终末细支气管的结构范围称为腺泡(初级小叶,6mm 大小)。每 3~5 个腺泡组成一个肺小叶(次小叶,约 1~1.5cm 大小)。小叶之间的间隔称小叶间隔;小叶间隔表现为纤细均匀长约 1~2.5cm 的线状影。相当于胸片上左心衰和间质水肿的 Kerley B 线。小叶间隔正常情况看不见,仅 0.1mm 厚。当垂直于平面时可见约 0.2~0.3mm 点状影。每个小叶中央是支气管和肺动脉,肺静脉走在小叶间隔,淋巴在小叶间隔和围绕支气管血管束的中心或轴位间质。每个小叶的肺动脉直径约 1mm;小叶内肺泡动脉直径约 0.5mm,在 HRCT 上可见;小支气管在壁增厚时可见。1mm 的支气管壁厚约 0.15mm。

2. 放射影像学在儿童呼吸系统疾病中的应用

(1)普通 X 线检查:由于含气的肺组织具有良好的自然对比,故呼吸系统疾病,包括肺、胸膜、横膈病变,仍首选传统 X 线检查,辅以其他影像学检查。

1)胸片:新生儿胸部 X 线检查有一定的特殊性,常规采用仰卧位或水平侧位投照,摄片范围据病情需要而定。一般胸部疾病,常规摄正位片,根据病情可加侧位片。婴幼儿照片常采取仰卧位,平静吸气末曝光。胸片要求脊柱显露,能观察到心影后肺纹理,无偏斜或旋转(图 6-10)。3 岁以上小儿应拍摄立位片,以扩大肺野范围,观察病变。

2)透视:主要用于观察肺、心脏、横膈、肋骨的呼吸运动状态,尤其通过吸呼气动态变化观察发现气道梗阻性病变,如支气管异物等,弥补胸片不足。

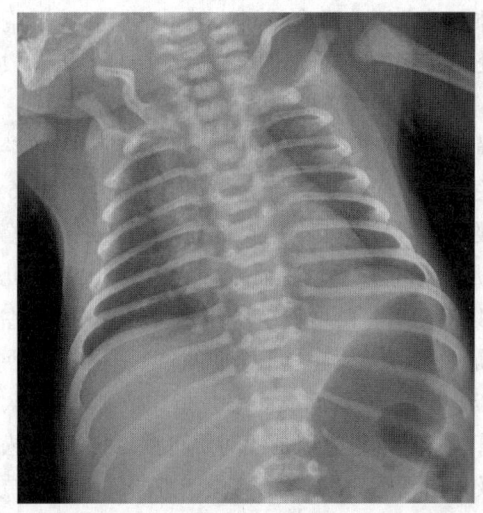

图 6-10 新生儿正常胸部 X 线正位片（仰卧位）
两肺纹理清晰,纵隔心影居中,上纵隔增宽,心尖位于左侧胸腔,双膈面及膈角未见异常,胸廓诸骨清晰锐利。

3）食管造影:食管吞钡可用于婴幼儿难治肺炎的病因了解,如胃食管反流,观察支气管肺前肠畸形的交通,以及发现疑似肺内病变的食管异常,如食管裂孔疝、异物等。

（2）CT 检查:由于 CT 检查的特殊诊断价值,已广泛应用于临床。螺旋 CT 的优势在于可以在一定程度上消除呼吸气运动的影响而获取更多的诊断信息,可以清晰显示肺内细微结构,如肺小叶气道、血管,小叶间隔、肺间质,并能观察到小病灶,病灶内和周围的轻微变化。通过增强扫描、多层面重建和三维重建技术进一步提高病变的显示率。但在对儿童进行 MSCT 检查时,应把握好适应证,尽量避免不必要的大范围、多脏器扫描,

以减少 X 线辐射对人体的影响。

胸部常规 CT 扫描要求患儿仰卧位。扫描范围从胸锁关节到横膈面,怀疑上气道病变患儿,可自颅底水平开始扫描。对于复杂性感染性病变、先天发育异常、肺血管病变、纵隔占位和纵隔肺门淋巴结,以及大血管和心脏心包病变,需进行增强 CT 扫描。成像在注射造影剂后至开始扫描的时间先后分为:肺动脉成像（9~11 秒）、主动脉成像（15~20 秒）、肺实质成像（40~50 秒）。

可以对胸部病变进行定位,发生于肺实质,胸膜或胸壁,也可对病变性质进行鉴别,如感染性、炎症性、血管性或肿瘤性。对肺实质病变性质进行进一步鉴别,如间质性病变或实质性病变,肺部螺旋 CT 可以显示 1mm 的小结节,尤其位于肺尖、胸膜下、后肋膈角的病灶,对肺结节的检出率高,有利于肺结节病变的评估。螺旋 CT 的多层面、三维重建及仿真内镜技术可显示气管支气管树的外形及内腔,直观观察支气管管腔外的气体,确定支气管狭窄长度及支气管周围病变（图 6-11）。对支气管疾病,特别是主气道及左、右主支气管的疾患进行准确定位,如气管异物、气管内新生物、各种病因引起的气管狭窄等。胸部增强 CT 对于进一步明确病变诊断及鉴别诊断具有临床价值,尤其对支气管肺发育畸形性、肺动静脉畸形性、纵隔大血管畸形及胸部肿瘤性病变等,可以显示病变部位,大小,形态,与气管及血管的关系,与周围组织器官的界面、密度,可以观察到纵隔肿瘤、淋巴结、血管畸形等情况,尤其对纵隔肿瘤的定位、定性和对周围器官的侵犯,对血管的侵犯包围,乃至肿瘤的分期等都有重要意义（图 6-12、书末彩图 6-13）。

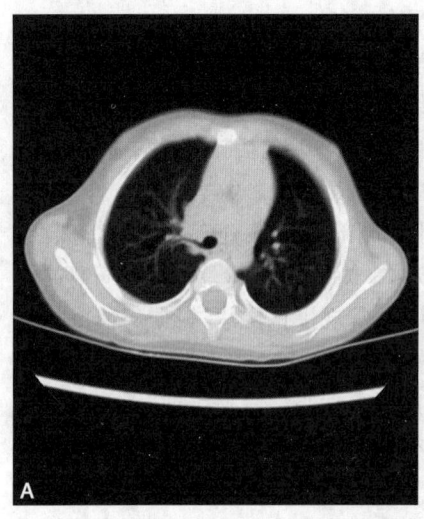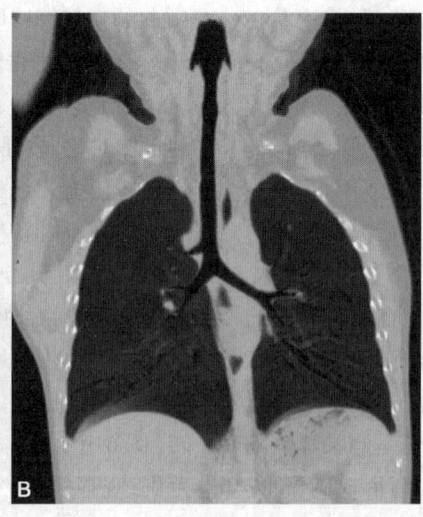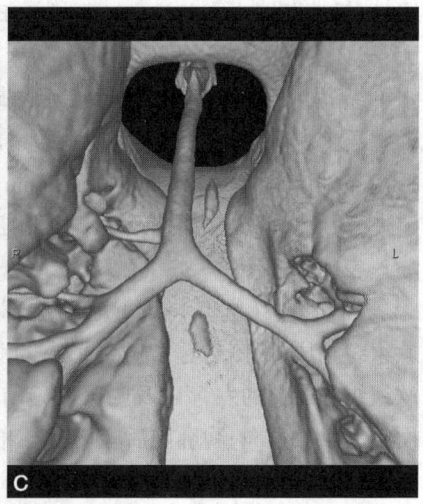

图 6-11 胸部 CT 平扫气道重建——气管支气管畸形
A. CT 轴位;B. 三维气道重建图;C. 最小密度投影（Min IP）;主气管右侧壁见一纤细支气管分支,深入右肺上叶尖段,右肺上叶支气管管腔细。

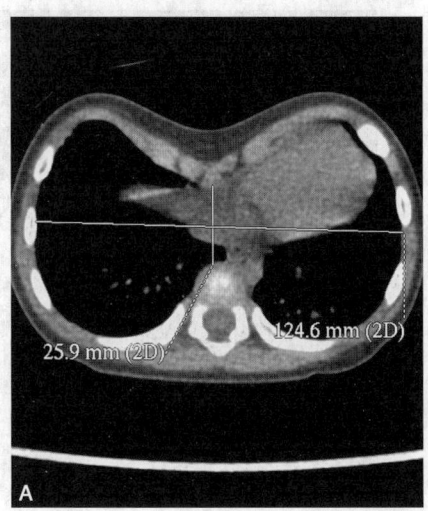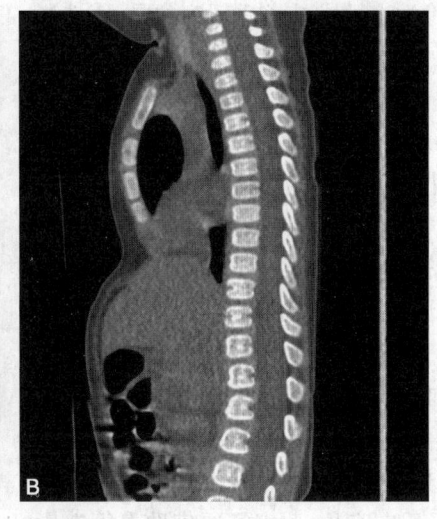

图 6-12　胸部 CT 胸壁重建——漏斗胸

A. CT 轴位图像；B. CT 矢状位图像

胸骨下端内凹，距脊柱椎体前缘最短距离 25.9mm，同层面胸廓左右径为 124.6mm。

（3）MR 检查：MRI 因可直接三维成像，组织分辨率高，血液流空效应可清楚显示血管的位置、管腔、走行及与病变的关系，必要时需静脉注射 0.1mmol/kg Gd-DTPA 进行增强扫描。MR 观察纵隔内淋巴结，尤其是肺门区和气管分叉下淋巴结不易与血管混淆，前纵隔肿瘤时有助于判断肿瘤的范围，与大血管关系，后纵隔肿物时有助于判断椎管内侵犯。但其扫描时间较长，肺内病变显示较差，对戴心脏起搏器、手术金属夹患儿禁用，且不适用于危急情况。

（三）心脏大血管系统

1. **儿童心血管系统影像学解剖特点**　新生儿的心脏形态变化较大，可为"类中间型"，球形或靴形心。心脏面积相对大，心胸比率可达 0.60，2 天内渐缩小，与动脉导管功能性关闭有关。婴儿期心脏纵轴呈横斜位，尤其卧位照片中，心胸比率可超过 0.50，而 2~3 岁以上小儿则心胸比率为 0.50。学龄儿童的心脏比例已接近成人。另外，膈肌位置、体型、照相体位对心脏大小和形态都有不同程度的影响，加之某些心脏病未必表现为心脏横径加宽，因此，识别早期轻度病理性心脏增大较为困难。我们在使用普通胸片观察心脏时，不仅需要观察心脏的大小及形态，还要观察心脏各房室弓的形态。由于小儿心脏的解剖和生理的特点，及婴幼儿期先天性心脏病畸形比较复杂，X 线胸片缺乏典型表现。目前对于复杂先心病的诊断均使用 CTA 和 MR 检查。

在 CTA 及 MR 图像上正常影像学表现为：①上、下腔静脉和右心房：上腔静脉位于上纵隔右缘，侧位居中偏前位于气管前方，大致垂直向下与右心房相延续，无明显界限。下腔静脉居右后心膈角处，入膈后很短几乎立即流入右心房，且较上腔静脉略宽。右心房位于脊柱右缘，侧位在中下方略偏后，大致居于右心室和左心房之间，呈椭圆形，其耳部凸向左上前方。②右心室和肺动脉：右心室大致呈圆锥状，肌小梁较粗大，为确定形态（解剖）学右心室的主要依据。右缘为三尖瓣口，顶端向上构成流出道呈圆锥状，肺动脉瓣下至室上嵴一段为内壁光滑的漏斗部。室上嵴在造影片上呈负影。主肺动脉起自右室漏斗部上端，三个窦构成明显分界，肺动脉瓣叶为细线状负影。主肺动脉干向左上斜行，位于升主动脉的左前方，于脊椎左缘分成左、右肺动脉。侧位主肺动脉位于升主动脉前方，近心段相互重叠。③肺静脉和左房：左心房为椭圆形，在前后位居中偏左，气管分叉的下方，耳部位向左上向前凸。侧位构成心影后上部，亦呈椭圆形，前下方与左心室相连。左、右肺静脉于近肺门处汇合成两个主干，一般于低于肺门动脉的水平引流左心房，但变异很多。④左心室及主动脉：左心室前后位偏左呈斜置的长椭圆形，侧位呈三角形，心尖伸向左前下方，肌小梁纤细，多可见前后组乳头肌所致的带状"充盈缺损"。心室的舒张期和收缩期左心室的大小和形态均有明显变化。二尖瓣与其相连，主动脉瓣口有三个窦，二尖瓣与主动脉瓣呈纤维连接。主动脉根部发出左、右冠状动脉后上行至弓部分出三个头臂动脉干，依次为无名动脉、左颈总动脉和左锁骨下动脉。侧位和左前斜位适于观察主动脉全貌。

2. **放射影像学在儿童心血管系统疾病中的应用**　在

进行心血管疾病影像学诊断时,应着重观察的是,①造影剂的充盈顺序。了解血液循环的功能变化。正常为体静脉→腔静脉→右心房→右心室→肺动脉及其分支→肺静脉→左心房→左心室→主动脉等。异常改变包括:a. 早期或短路充盈,即右心室造影肺动脉显影的同时,主动脉的早期充盈示主动脉骑跨。左心室造影右心室同时显影的短路充盈为室水平左向右分流的证据。b. 延迟充盈:右室流出道和肺动脉狭窄时可使肺动脉分支延迟充盈。c. 不充盈:三尖瓣闭锁时右心室不充盈;肺动脉闭锁时肺动脉无顺行充盈。d. 再充盈:此点需要借助血管造影术进行观察,右心造影时左心充盈期右心房、室和肺动脉再度显影,说明在相应的解剖部位由左向右分流。e. 反向充盈:此点需要借助血管造影术进行观察,胸主动脉造影时造影剂反流入左室,左室造影剂反流入左房分别提示主动脉瓣和二尖瓣关闭不全。②解剖变化。高分辨 CT 心脏扫描对解剖学异常诊断具有较高特异性。可以显示心脏各腔形态、大小、位置及其相互间的关系,例如左、右心室的形态、位置、空间关系,两大动脉与心腔间的连接及空间排列关系,此为复杂先天性心脏病的诊断基础,可以准确显示大动脉异位、法洛四联症的肺动脉狭窄类型、部位和程度,主动脉骑跨及其程度;房室间隔缺损部位和大小,以及主动脉和肺动脉及其分支的形态变化。③密度的改变。造影剂密度改变在一定程度上可以帮助心血管造影的"定量诊断"。如右侧心腔早期显影,左向右分流(不含造影剂血液的流入)可使其产生局限性密度减低区域,显影缺损,判断缺损大小。还可以通过血管内造影剂浓度差特点判断是否存在逆流,如冠状动脉起源异常时的逆灌注。

(1)普通 X 线检查

1)心脏位置的先天性异常:心脏的位置可依心底到心尖的轴线指向而定,心脏轴线指向左侧为左位心,心脏轴线指向中间为中位心,心脏轴线指向右侧为右位心。心脏位置异常结合胸腹腔实质脏器的形态和位置,可以做出右位心,右旋心的诊断。

2)心脏房室增大:心脏大小形态改变为判断心血管异常的重要标志。心脏增大可为所有房室普遍增大、个别房室增大、数个房室联合或先后增大。判断心脏大小、外形,结合肺血情况,对典型的心脏病常可定性诊断或提供重要诊断线索(图6-14、图6-15)。

3)肺血管异常:心、血管疾病的 X 线诊断,除心脏形态、大小、位置改变外,肺血管的改变对血流动力学的判断具有重要意义。有助于某些先天性心脏病确立诊断,对病损程度以及心脏功能可做出相应评估,供治疗选择。X 线胸片中,肺血管正常形态见于以下情况:

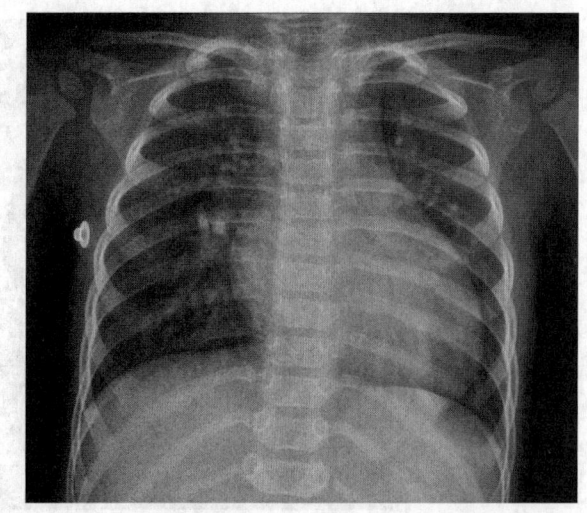

图 6-14　胸部 X 线平片,左向右分流先天性心脏病
双肺血管增粗增多,心影增大,双膈低位。

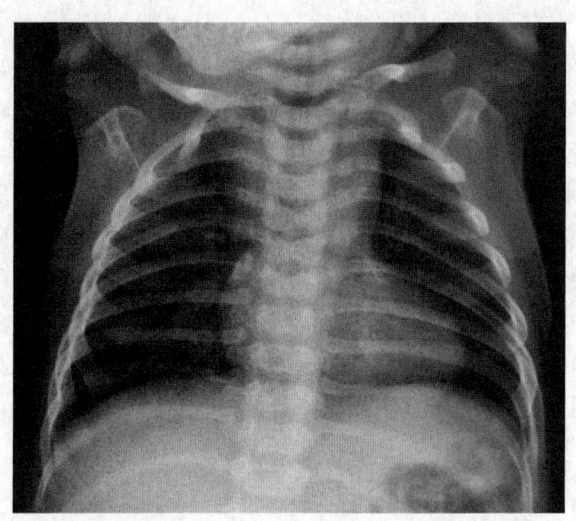

图 6-15　胸部 X 线平片,右向左分流先天性心脏病
靴形心,肺血管纤细、减少。

①累及左右心的阻塞性病变,如主动脉瓣及轻度肺动脉瓣狭窄、心肌病。②小型左向右分流型心脏病(QP∶QS≤2∶1)。③平衡性病变,如室间隔缺损伴肺动脉瓣狭窄。肺血管增多见于:①左向右分流型先天性心脏病,如分流量较大(QP∶QS≤2∶1以上)的房室间隔缺损。②动静脉血混合的双向分流,如完全性大动脉错位、单心室等。这种分流型的肺血增多,分流量较大时,常常导致肺动脉高压(肺动脉平均压 2.66kPa 以上)。③少数心排血量增多的疾病,如贫血性心脏病。肺血减少见于右心和肺动脉阻塞性或功能性病变。右向左分流先天性心脏病,肺静脉回流通路狭窄、二尖瓣狭窄或阻塞、左心衰竭、心包缩窄、某些心肌病。

(2)CT 检查:螺旋 CT 增强轴位扫描能显示心脏和胸部大血管及其周围结构的横断面解剖,还可从任意角度和任意平面显示其二维及三维解剖结构。心电门控技术的应用,消除了心搏和呼吸运动的伪影,进一步提高了空间分辨率,在先天性心脏病和心肌病等心脏疾患的诊断中具有很高的价值,可清晰显示主动脉及分支、腔静脉、肺动静脉及其分支,肺动静脉畸形、肺动静脉瘘和肺静脉异常回流,侧支循环,评估血管对气管的压迫、推移等情况。肺血管成像目前已公认为肺血管病变首选及最佳检查方法,对于观察肿瘤的供血动脉和引流静脉也具有很高价值。在隔离肺的诊断和鉴别诊断中具有决定性价值。

MSCT 具有高扫描速度、门控技术及多种重建算法,是儿童冠状动脉成像首选检查方法。目前已开发出的心脏应用软件还可用于心功能分析,如计算射血分数等。在儿童川崎病所致冠状动脉各种病变及先天性冠状动脉畸形等方面发挥重要作用(图 6-16～图 6-20,图 6-17 见书末彩图)。

(3) MR 检查:近年来,心脏磁共振(cardiac MRI,CMR)检查受到越来越多人的关注。CMR 具有大视野、无电离辐射、多序列、任意平面成像、组织分辨率高等特点,而且能够在一次扫描中完成心脏形态、结构、功能及心肌活性的评估,被称为心脏一站式检查,因而正逐渐广泛应用于各种心血管疾病。

心脏磁共振成像(cardiac magnetic resonance imaging,CMR)常可进行解剖成像、功能电影成像、灌注成像、对比剂延迟强化成像,弥散张量成像(diffusion tensor imaging,DTI)、血流成像(4D flow)、弛豫特性定量(T_1、T_2 mapping)、非对比剂增强的全心磁共振冠脉成像(whole heart MR coronary angiography,WH-MRCA)及血氧水平依赖(blood oxygenation level dependent,BOLD)的心脏磁共振成像。MR 成像不仅可以显示解剖结构,还

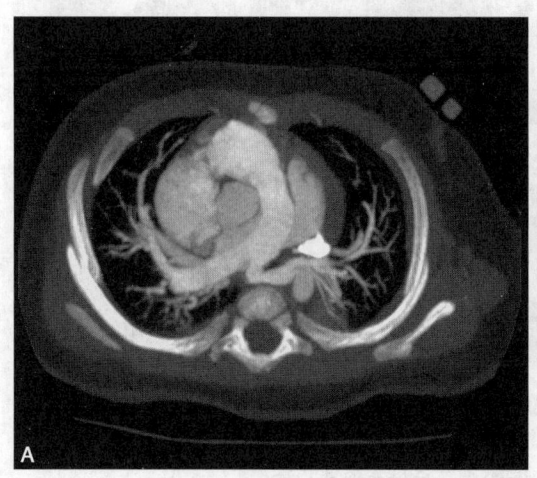
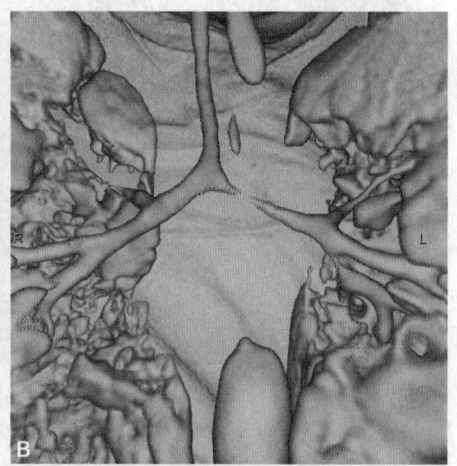

图 6-16　胸部大血管 CT 增强扫描,肺动脉吊带
A. 胸部大血管最大密度投影(MIP)图;B. 大气道重建图
左肺动脉起源于右肺动脉,左肺动脉半环绕气道走行,左主支气管受压变扁。

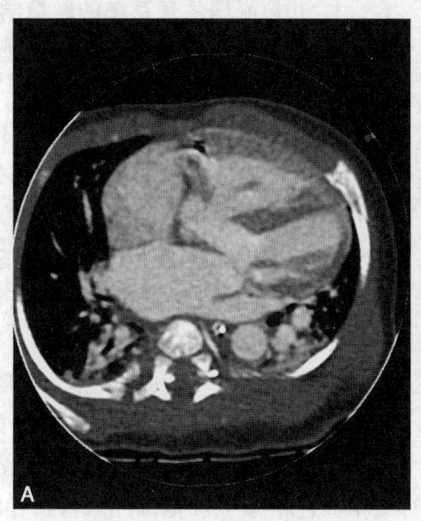
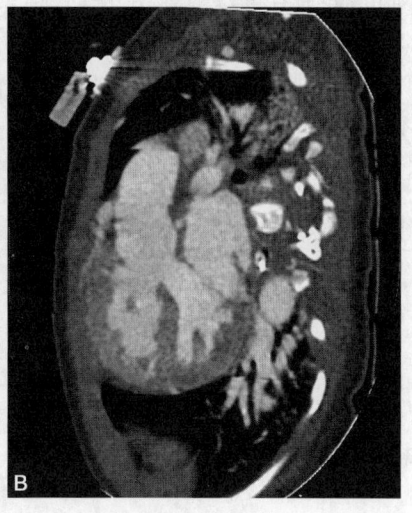

图 6-18　心脏 CT 扫描,房间隔缺损

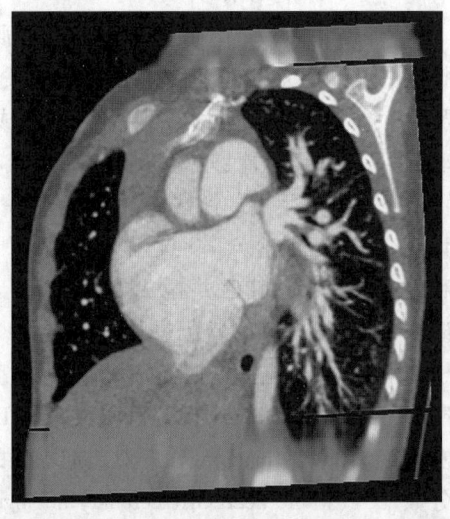

图6-19　心脏 CT 扫描，室间隔缺损

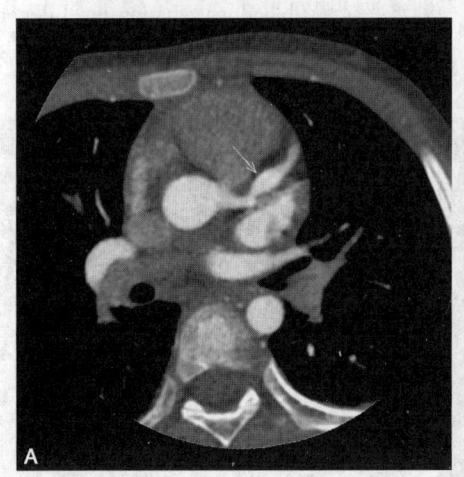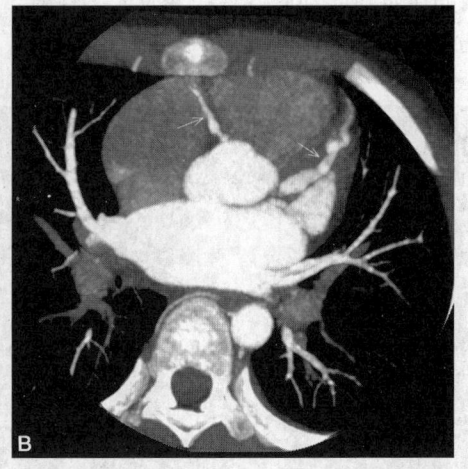

图6-20　冠状动脉 CT 扫描，川崎病

A. 冠脉 CT 轴位像；B. 冠脉 CT 轴位 MIP 像
双侧冠状动脉不均匀扩张，部分区段呈瘤样扩张。

可以为我们提供心脏功能指标，如肺循环和体循环血容量及比值，左室舒张末压力，左室舒张末容积、收缩末容积，（体表面积矫正）心室容量，每搏输出量，心排血量，射血分数，主动脉瓣二尖瓣瓣膜形态，瓣膜厚度，瓣叶的最大开口面积，瓣膜流量及流速，瓣膜压力梯度。当瓣膜关闭不全存在时，可测得反流量及反流分数。

【附】常用的 CMR 成像技术及应用（数字资源6-7）

数字资源6-7　常用的 CMR 成像技术及应用

（四）泌尿生殖系统

1. **儿童泌尿生殖系统的影像学解剖特点**　婴幼儿的肾脏体积较成人相对大，而小儿腰部较短，因此肾脏位置较低，下极可位于 $L_4 \sim L_5$ 水平。新生儿肾脏轮廓呈分叶状，这种胎儿分叶征象通常于 5~6 岁时消失，也有持续至成年期的。分叶的隆起部分与肾小盏相对应，此点不同于瘢痕肾。新生儿的肾皮质较髓质相对薄，此后渐增厚，肾周脂肪膜极薄，至 8 岁左右才达成人厚度，加之 5 岁以下小儿肠道生理性积气较多，故肾脏轮廓于平片上常显示不全。

一般小儿左肾较右肾长，双侧长径相差不超过 1.5cm。新生儿肾脏长径约 5cm 左右，婴幼儿期肾脏长径可达 4.5 个腰椎高度，2 岁以后肾脏长径一般在 4 个腰椎高径增减 1cm 范围内。肾长径约为宽径的 2 倍，厚度的 4 倍，肾脏两极较厚。肾实质厚度在出生时约

1.3cm,15 岁可增至 3cm。肾长轴略向前、外侧倾斜,与脊柱构成锐角,偶见肾长轴与脊柱平行。侧位观肾脏和椎体前缘重叠。肾盂多位于第一腰椎间隙至第二腰椎水平,新生儿更低。两侧肾盂位置上下相差不应超过0.5~1 个椎体的高度。肾盂可位于肾内,也可位于肾外。肾盂的体积也会受多种因素影响。如新生儿及幼婴肾盂相对小,为肾内型,儿童期肾盂相对增大,约半数为肾外型。肾积水时肾盂体积也会明显增大。婴儿输尿管较成人粗,且活动度较大,因此解剖走行颇多变异。婴儿输尿管可表现为伸长、纡曲或见黏膜皱襞。膀胱的形状和大小主要取决于充盈情况和膀胱张力。婴幼儿多为椭圆形或梨形,至学龄期膀胱逐渐变圆。1 岁以下婴儿,半充盈的膀胱可部分地疝入腹股沟而于其两侧形成"耳状突起",这种暂时性的膀胱腹股沟疝为正常变异。当膀胱充盈饱满时,膀胱的表面因黏膜舒展而显得光滑,反之,在半充盈的情况下,膀胱轮廓可因黏膜皱襞而表现为毛糙,与膀胱炎症相似。膀胱三角区因黏膜紧贴于肌层不会受黏膜皱襞的影响,一直表现为光滑锐利。排尿时,膀胱可表现为波浪状边缘。

2. 放射影像学在儿童泌尿系统疾病中的应用

(1) 传统泌尿系平片:为更好显示肾脏轮廓、位置、大小、形态、结石、异常钙斑及腰大肌轮廓,并同时观察脊柱及骨盆,检查前应尽可能排除肠内容和气体。照片范围上界应包括肾上腺区(T₁₀ 水平),下界影包括尿道。由于婴幼儿肠道内积气较多,肾周脂肪囊非常薄,肾脏轮廓通常显示欠清晰。

(2) 静脉肾盂造影:静脉肾盂造影检查(intravenous pyelography,IVP 或 intravenous urogram,IVU)因简单易行,并同时显示肾、输尿管、膀胱的整体解剖形态和功能状态,是泌尿系统疾病的首选筛查方法(图 6-21)。检查前需禁食禁水 3~6 小时。年长患儿造影前 2~3 天禁服含重金属药物。检查前 1 天进少渣饮食。造影之前应排空粪便。因婴幼儿胃肠道生理积气较多,造影剂用量需充足。

静脉肾盂造影多采用 300mg/ml 碘造影剂静脉推注,造影剂用量:体重不足 7kg 患儿为 3ml/kg,体重大于 7kg 患儿用量为 2ml/kg,最高用量不超过 100ml。泌尿造影片的投照时间为 7~10 分钟、15~20 分钟、30~40 分钟。对于肾功能欠佳、肾显影不清晰者,需加照 60 分钟甚至 90 分钟。肾功能差的患儿有时需于注药后 2 小时,甚至 24 小时摄片(如婴儿型多囊肾)观察肾盂。透照体位常规选择仰卧位及俯卧位,俯卧位有利于输尿管充盈显示,对于需延缓肾盂造影剂排空者,可采用头低

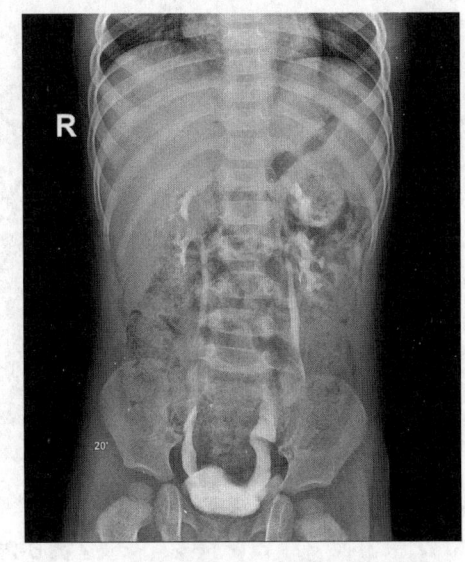

图 6-21　静脉肾盂造影,双肾输尿管积水Ⅲ级

位投照。

(3) 顺行性肾盂输尿管造影:本法为经皮穿刺或经肾造瘘口插管直接进入肾盂,抽取尿液确定导管进入肾盂后,注入 30%~60% 含碘造影剂,随之进行显影。主要用于静脉肾盂造影不显影,但需了解肾盂输尿管是否通畅、肾盂排空功能、输尿管形态和走行等情况。

(4) 排尿性膀胱尿道造影:排尿性膀胱尿道造影(voiding cystourethrography,VCUG)本法主要使用于下尿路病变,如观察膀胱形态、容积及排尿功能、膀胱输尿管反流,以及尿道形态(图 6-22)。具体操作可依病情选择不同方法将造影剂注入膀胱。

1) 常规法(逆行膀胱尿道造影):将导尿管经尿道插入膀胱后,手持注射器注入 3~4 倍的稀释的含碘造影剂(300~350mg/ml)。新生儿注入量约为 30ml,婴幼儿约 50~70ml,儿童 100~150ml。亦可于患儿有尿意或尿道口开始滴尿时即停止注药并摄片。

2) 耻骨上膀胱穿刺法或经膀胱引流管/瘘口造影法:经穿刺处或引流口插管注入稀释的含碘造影剂,造影剂的用法用量均同上。此法多用于尿道梗阻、插管困难病例。

注药完毕后立即进行膀胱正侧位拍片,作为静态的膀胱图像,用以观察膀胱充盈状态和是否存在输尿管反流。随后嘱患儿排尿,拍摄排尿期图像,用以了解尿道形态及是否存在膀胱输尿管反流。排尿结束后进行正位摄片,了解剩余尿量和输尿管反流程度(见图 6-22)。

(5) 逆行性尿道造影:此法系将导尿管插入尿道口内 1~2cm 处,注射造影剂同时摄片,适用于观察男性前尿道疾病。对后尿道观察常不够满意。

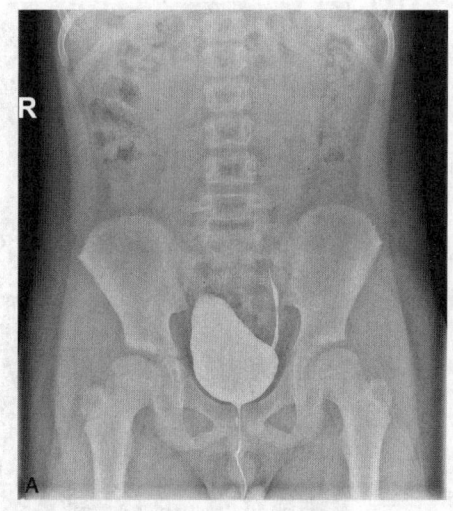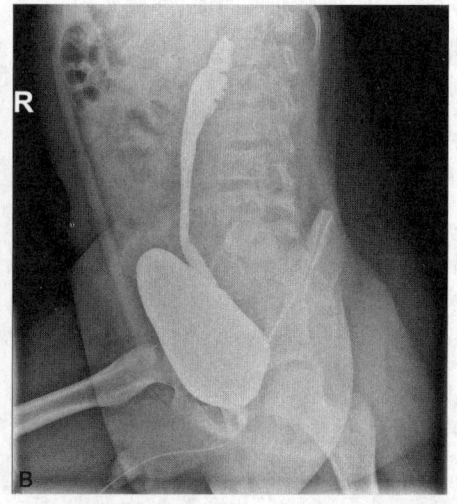

图 6-22 排尿性膀胱尿道造影
A. 正位片；B. 侧位片
在经尿道注射造影剂过程中，左侧膀胱输尿管出现Ⅰ级反流，在排尿过程中，右侧膀胱输尿管出现Ⅲ级反流。

（6）CT检查：泌尿系统CT扫描的适应证为：①泌尿系肿物、腹膜后肿物，了解肿物的起源、范围，以及与周围组织关系及血供情况；②肾外伤；③少数肾及肾周感染；④先天畸形；⑤盆腔疾病。

CT扫描一般采取仰卧位，扫描范围应包括整个肾区或向下包括骨盆腔，视病情需要可进行调整。通常进行平扫、增强动脉期及增强静脉期三期扫描。

CT可见肾脏位于腹膜后，肾蒂朝向内、前方。肾门区切面上肾脏呈马蹄状，其上、下层面之肾呈脐状。平扫时肾CT值为30~50Hu，密度低于肝脏和脾脏，皮质和髓质分界不清，肾盂呈水样密度。增强CT扫描可清

楚显示肾动、静脉，肾皮、髓质，肾窦门区，肾集合系统，膀胱壁、膀胱腔内、外病变。增强CT动脉期可见主动脉和肾动脉显影，肾实质密度弥漫性增深，CT值可达80~120Hu，静脉期肾动脉及腔静脉密度略减低，可见肾静脉及腔静脉显影。主动脉和下腔静脉各位于中线的左及右侧。肾动脉位于静脉的后方管径较静脉细，左肾静脉较右侧者长，行经主动脉和肠系膜上动脉之间向右进入下腔静脉。肾实质强化较动脉期均匀，集合系统内有造影剂充填。通过后重建，更利于显示病变本身的形态特征和血供特点，并可以全方位显示病变与周围组织、器官及大血管的关系（图6-23）。输尿管在CT平扫

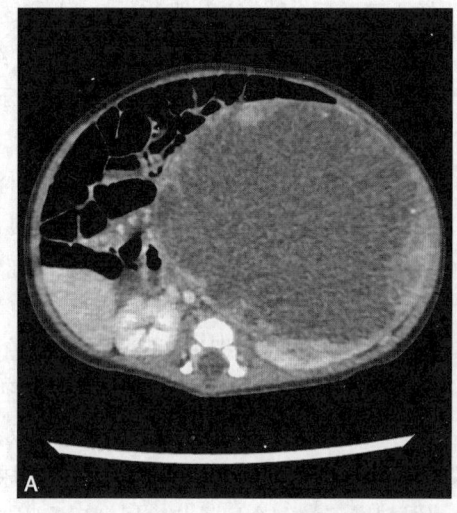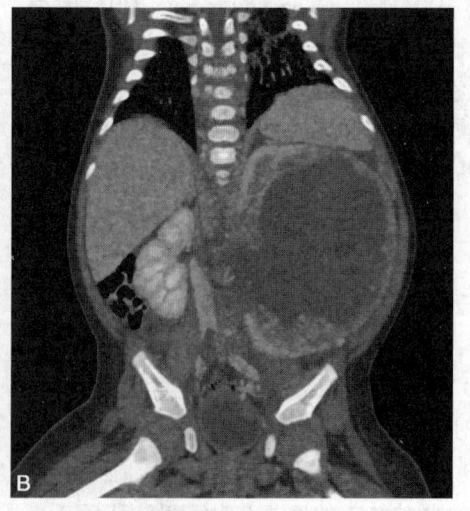

图 6-23 腹部CT，左侧肾母细胞瘤
A. CT增强静脉期轴位像；B. CT增强静脉期冠状位像
左肾巨大实性占位，边界清晰，残肾位于瘤灶边缘，瘤灶轻度不均匀强化，残肾明显强化呈"边缘征"。

时表现为小圆形水样密度结构,增强静脉期可见圆形造影剂充盈影。膀胱含有尿液时,CT 平扫轴位像可见盆腔内含液体密度囊状器官影,边缘清楚。当膀胱被含有造影剂的尿液充盈时,更容易辨认。对于怀疑肾脏集合系统、输尿管及膀胱病变时,如肿瘤或外伤,需延迟 10~20 分钟进行显像,突出显示肾盂、肾盏、膀胱。对于盆腔肿瘤性病变,延迟显像可以判断肿瘤与膀胱的关系。

CT 还能清楚显示肾上腺,肾上腺位于肾前、上方,横膈脚外前方,肝、脾的内侧,腔静脉和脾静脉后方。右侧较左侧稍高。肾上腺呈较细的倒 Y 或 V 形,厚度不超过膈脚,边缘平直或略凹陷。CT 平扫密度与肾脏相近。增强后均匀强化。

(7) MR 检查:磁共振泌尿系造影(magnetic resonance urography,MRU),又称 MR 水成像,多采用 T_2WI 加脂肪抑制序列,在清除软组织背景情况下,冠状位和矢状位图像可清晰完整显示整个泌尿系统的形态和走行,对重复肾、双输尿管、尿路梗阻有较高的诊断准确性。最新研究显示,MR 肾成像对于分肾功能的测定亦具有较高的准确性。

除了进行水成像,因 MRI 有较高的软组织分辨率,并可多平面扫描,其对肾区、腹膜后肿物和骨盆腔肿物的诊断亦具有较高价值,对病灶形态和范围的判断更精确。利用磁共振的血管流空效应,在不需注射造影剂的情况下仍可显示肿物和下腔静脉和腹主动脉的关系,且无辐射损伤。对于肾血管管径的测量,CT 图像测量结果较 MR 测量结果准确。MR 对于泌尿系统的结石显示不及 CT,必要时需联合多序列进行判读。

肾上腺在 MR 的 T_1WI 和 T_2WI 图像上信号均类似于肝脏。MR 对子宫和卵巢的显示有明显优势,新生儿子宫长约 3.5cm,宫颈前后径大于宫底。3~8 岁子宫开始增长,10~13 岁长 4~5cm,青春期达 5~8cm,并下降至盆腔。卵巢位置变异多,显示率低。前列腺紧贴膀胱下壁,T_1WI 呈均匀等信号,T_1WI 上前后部信号不一致。精囊位于前列腺后上方,膀胱三角区后边的两侧,为长囊状,T_2WI 高信号,T_1WI 等信号。睾丸呈椭圆形,位于阴囊内,具稍长 T_1、长 T_2 信号,左睾丸较右侧低,大小因年龄而异。

(五)消化系统

1. 儿童消化系统影像学解剖特点

(1) 胃肠道系统

1) 食管:食管上起自第 6 颈椎、下端于第 10 胸椎水平处和胃贲门部相接,但婴幼儿上、下端两端均较年长儿高一个椎体。婴儿期咽后壁软组织丰富,使咽和食管上段向前移位,同时食管略右偏,尤其是呼气时食管右移更明显。食管弹力组织及肌肉组织在婴幼儿期尚未发育成熟,因此管径相对较成人宽,生理弯曲及狭窄区不如成人明显。年幼儿童的食管黏膜光滑纤细,影像学检查很难观察到清晰的黏膜组织。

当婴幼儿吞咽动作快时,食管远端膈上方可出现第二收缩,偶于食管中段见一过性蹼形缩窄,并无病理意义。食管灼伤患儿偶出现第三收缩。食管远端的阀门机制包括食管括约肌、膈食管膜、贲门缩肌、食管胃贲门角及食管前庭部,其中起主要作用的是食管前庭部。婴儿期由于前庭部功能尚不够完善,压阶差(15~30mmHg)下降,使胃食管反流颇为常见,但很少超过食管中段、主动脉弓水平以上。Schatzki Gary 环系正常食管和胃黏膜交界处的环状凹陷,其位置对诊断食管裂孔疝有重要意义。

2) 胃:胃位于腹腔左上方,为一弧形囊状器官,上连食管,入口为贲门,出口为幽门,连接十二指肠。胃有两缘、两面和两口。胃的两缘,即胃小弯和胃大弯;胃的两面,是指胃的前壁和后壁;胃的两口,即贲门和幽门。从整体上可将胃分为胃底、胃体、胃窦。胃窦实际上是指移行部和幽门部(包括幽门窦和幽门管)的范围。中等充盈的胃,其轮廓比较清楚。胃小弯长 12~15cm,胃大弯长 25~30cm。小弯最低点称为角切迹。胃大弯最低点多在脐或脐以上。胃容量在新生儿约为 70ml,成人可达 3 000ml。大部分正常儿童都可显示胃黏膜皱裂,并在胃底及大弯形成边缘性切迹即胃皱裂,但在新生儿、婴儿时黏膜皱裂多不显著。胃的上部在胃食管交界部相对固定,其下部由十二指肠第一段在腹膜后固定。除此之外,胃尚由胃脾韧带、肝胃韧带、胃膈韧带及胃结肠韧带与相邻的肝脾膈结肠等器官相连。胃壁从外向内分为浆膜层、肌层、黏膜下层和黏膜层,在充盈状态下厚度一般为 1~2mm,超过 5mm 可以考虑胃壁增厚。

年幼儿胃底与左膈间有一定距离(绝大多数为1cm),不像儿童或成人胃底紧贴膈面。婴儿期胃通常为水平横胃,尤当结肠大量充气时更为明显,甚至形成"胃扭转"征象。随着小儿的生长,活动增多,胃逐渐变为"鱼钩形",积气积液量亦接近成人,其位置、形态和体积的易变性也逐步减轻,至儿童期以后与成人基本相同。胃型与人的体型具有一定的相关性。

婴儿胃肌层不发达,以致胃的形状和体积易随其内容物的多寡及外界因素的影响而产生显著变化。加之胃贲门及膈肌松弛,生理仰卧位和流质饮食,空气易随吞咽动作、哭闹、呼吸而进入胃内,使胃内积气较多。当积气量过大时，胃扩张明显。婴儿期胃体、窦部无明确界限。新生儿和婴儿期胃黏膜不易显露，直到1岁左右才逐渐变显著，至儿童期和成人所见相仿。胃的蠕动在婴儿和儿童也不同。出生初期胃蠕动波甚浅、少，且间歇出现，难得有一个以上的蠕动波，胃和小肠胀气更进一步抑制胃的蠕动，蠕动波一般自胃体部开始，偶尔幽门前区的收缩甚至似幽门管狭窄，胃蠕动波于6个月以后逐渐明显，婴儿期后接近成人所见。

3）小肠：小肠是消化道中最长的一段，分为十二指肠、空肠和回肠。

十二指肠由前肠尾段和中肠头段共同形成，分为球部、降部、水平部和升部。十二指肠球部几乎全被腹膜覆盖，属于腹膜内位器官，是十二指肠唯一具有较大活动部分，而降部则为腹膜外位器官，无活动性，其内侧紧贴胰腺，十二指肠乳头位于降部后内侧壁，为肝胰管壶腹的开口处。水平部也属腹膜外位器官，自右向左横过第3~4腰椎移行为升部，升部最短，末端为腹膜内位，沿脊柱左侧向上至第1~2腰椎，再向下扭转成十二指肠空肠曲，并借Treitz韧带附着于后腹壁。新生儿和小婴儿的十二指肠球部多为球形或柱状，少数为三角形，位于幽门窦的后方。新生儿和婴儿期的十二指肠升、降段黏膜皱襞不如儿童期明显。

空/回肠由中肠发育形成，中肠头支形成空肠和回肠的大部，尾支的盲肠芽以前的部分形成回肠远段，盲肠芽以后的部分形成升结肠及横结肠右2/3，盲肠芽近段形成盲肠，远段形成阑尾。空回肠表面全覆有腹膜，由小肠系膜固定于后腹壁。空肠位于左上腹部及左中下腹部，占近侧2/5，回肠位于中下腹部与右下腹部，占远侧3/5。Cole分组法分为十二指肠（第1组小肠）、左上腹空肠上段（第2组小肠）、左中腹空肠下段（第3组小肠）、右中腹回肠上段（第4组小肠）、右中下腹回肠中段（第5组小肠）和盆腔的回肠下段（第6组小肠）。一般情况下，空肠管径稍大，黏膜环状皱襞密而多，而回肠管径较小，黏膜皱襞稀疏。组织学上，小肠管壁分四层——黏膜层、黏膜下层、肌层和浆膜层，黏膜层和部分黏膜下层共同向腔内折叠形成黏膜皱襞。小肠肠壁在充盈状态下厚度1~2mm，通常超过4mm可考虑肠壁增厚。胎儿出生后几分钟，胃内即充气，5~6小时横、降结肠即能见到气体，8~9小时气体达乙状结肠。故生后10~12小时全部胃肠道均应充气，偶见30余小时才完成直肠充气。6个月以下婴儿若肠管的生理积气减少或缺如，提示胃肠梗阻。但未成熟儿，大脑损伤或昏迷的新生儿，肾上腺功能不全婴儿，肠炎、腹泻、脱水儿及机械通气儿，均可表现为肠道生理性积气减少或缺如，

需与高位肠梗阻鉴别。婴儿期后，小肠生理积气减少，佝偻病或体弱多患儿，小肠生理积气增多。

4）结肠及直肠：结肠分为三部分。第一部分为升结肠，在右下腹回盲部开始向上行至肝曲；第二部分自肝曲平行向左走行至脾曲称为横结肠；第三部分自左侧脾曲然后向下行至乙状结肠称为降结肠。其下端连接乙状结肠、直肠、肛门。成人结肠长约130cm，约为小肠的1/4。结肠比小肠短而粗，盲肠直径7.5cm，向远侧逐渐变小，乙状结肠末端直径只有2.5cm。结肠袋是结肠的特征性表现，结肠袋的外形、数目、深度可随结肠的功能状态而变化，婴幼儿特别是新生儿期可以无明显结肠袋结构。生后最初几个月，结肠框开阔，结肠肝曲位置低，横结肠中段下垂不显著，乙状结肠冗长屈曲。盲肠及升结肠的近段活动度也较年长儿大。生后2~3个月，盲肠位置略高，位髂嵴上方，尚未完全下降至正常髂凹内，有时呈圆锥形。

直肠位于盆腔的后部，上接乙状结肠，下连肛管，直肠长约12~15cm，肛管长约3cm。以腹膜反折为界，直肠分为上段直肠和下段直肠。肛管直肠环：由肛管内括约肌、直肠纵肌的下部、肛管外括约肌的深部和部分肛提肌——共同组成肛管直肠环，其功能为括约肛管的功能，若手术切断后，可引起肛门失禁。齿状线是直肠和肛管的交界线，具有重要的临床意义。

（2）肝胆系统：肝脏为腹部最大的实质性器官，新生儿期占腹腔的2/5。肝右叶下端可达髂骨嵴，左叶超过中线达左季肋部。此后随年龄的增长而相应缩小。

肝的解剖和成人相同，只是肝右叶较成人者大。由于婴儿和幼童血管周围缺乏脂肪，因此圆韧带和镰状韧带周围脂肪产生的垂直裂不如成人明显。肝裂靠近正中，近乎前后走行，系将左叶分为内及外侧段的重要标志。静脉韧带位于尾叶和肝左叶内侧段之间，与肝门共同形成CT图像上的横裂，胆囊窝和下腔静脉的连线，或肝中静脉为肝左、右叶的分界。应外科手术精确定位的要求，结合肝之沟裂，根据肝静脉叶段间走行分为右肝前、后段和左肝内、外段，再按照门静脉左、右分支，肝叶段内的行径，把右肝前后段和左肝外侧段分为上、下两段加上尾叶、左肝内侧段共八段。

胆囊呈梨形或椭圆形，位于右上腹肝右叶的前下方。随着年龄的增大，胆大小和肝脏的比例于2岁左右达成人水平。新生儿胆囊长1~5cm，儿童期胆囊横径3~5cm，纵径5~7cm，胆囊的大小可因个体差异和禁食状态而变化。胆囊壁大多为1~3mm厚，并不随年龄增厚。小儿胆总管横径一般4mm（成人4~8mm），门静脉7mm，肝动脉与胆总管伴行，有时鉴别较困难。

（3）胰腺：胰腺形似曲棍球棒，横置于脊柱前方，胃后脾内侧。脾静脉、肠系膜上动脉和静脉位于胰体颈后方，为重要的解剖标志。

（4）脾脏：脾位于左膈下，外缘光滑，内缘因毗邻脏器压迹而呈分叶状隆起，最常见的隆起部位夹在左肾上极和胰尾之间，尤似肾或胰尾部肿块。脾上极前内缘与胃底相邻，脾门平面前缘也与胃底相邻，内缘与胰尾左肾上极为邻。脾下极前与结肠脾曲，内缘邻左肾，外侧上下极均与腹壁相贴。

2. 放射影像学在儿童消化系统疾病中的应用

（1）胃肠道系统：婴儿胃肠道因有生理性积气，有时虽能用腹部平片来观察胃肠道情况，例如坏死性小肠结肠炎，绝大多数病例除部分急腹症外，均需采用对比剂造影的方法。

1）腹部平片：常规采用立位、仰卧位。按照患儿的情况和需要，可加摄正或倒立侧位，侧卧水平向投照，以观察肠内外气体分布情况，有无软组织包块、腹腔积液、钙化灶等。

正常情况下婴儿的小肠和结肠内生理积气较多（图6-24）。新生儿及幼小婴儿的小肠积气表现为互相紧邻的圆形或多角形透亮影，如网状。半岁左右将有长圆形的短袢状肠曲掺杂其中。1岁前后，肠管积气程度转轻，呈短袢状者更多。至2～3岁后，肠管仅有少量积气，呈局部或散在分布。肠管生理性积气，均无明显液平面，肠管也无扩张或张力性改变。正确地认识不同年龄组小儿空肠回肠的正常X线形态（如积气量、形状、分布），对早期诊断动力性或机械性肠梗阻是极为必要的。如果儿童结肠生理积气减少或缺如，同时伴有小肠

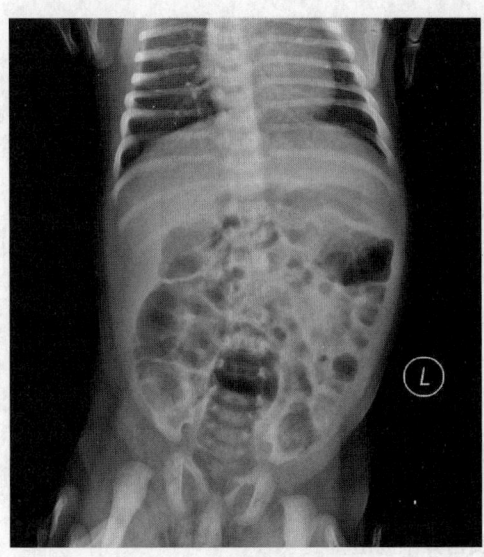

图 6-24　正常婴儿腹部平片
小肠较多生理性积气，腹脂线清晰。

瘀胀，一般为机械性小肠梗阻的征象。由于婴儿结肠肌层薄弱，结肠袋形不发达，当小肠高度胀气，并超越结肠而位于腹腔的外围部分时，单凭充气肠管的外形和位置识别小肠抑或结肠，以此鉴别动力性和机械性肠梗阻是不可靠的。遇上述情况应用臀高位或腹部倒立位检查，观察直肠和脊柱前升、降结肠内有无积气。如仍有怀疑，可采用钡剂灌肠观察其充气情况，或做短期追踪检查，观察小肠及结肠内充气程度、形态、张力、液面的变化。一切肠外积气均为病理现象，绝大多数有胃肠道穿孔，少数为腹部手术后残留气体、肠壁积气破裂或纵隔积气潜入腹腔所致的良性气腹。

成人和较大儿童腹部的两侧应当见到由腹膜脂肪层所构成的较透亮的线状阴影——腹脂线。若腹脂线影像模糊，部分或全部消失，则说明腹膜有充血、水肿至腹膜炎。但在婴幼儿，因腹膜脂肪层薄，X线片上腹脂线影可部分或完全不显现。

2）食管造影：食管造影检查用于观察食管形态、黏膜、蠕动，常用于诊断食管蠕动障碍、食管异物、食管狭窄、食管气管瘘等疾病。一般采用奶瓶或匙喂食钡剂，观察吞咽动作、食管解剖形态及蠕动情况，以及胃食管前庭部解剖、位置和生理功能。仰卧和俯卧位点片摄影最能显示胃食管反流、食管裂孔疝。怀疑食管气管瘘时，采用碘造影剂，俯卧位透视下点片检查。

3）消化道造影：上消化道造影检查常用于胃食管反流、食管裂孔疝、膈疝等疾病的诊断（图6-25）。

上消化道造影一般口服造影剂，少数不合作小儿用鼻饲管注钡。检查前需禁食6～12小时。在观察胃及十二指肠解剖结构和功能时，需借助于各种体位的运用。小婴儿的胃幽门管和十二指肠球部于俯卧位或斜侧卧位观察最清楚。如要了解胃的排空能力，应当以胃完全充盈后所见为依据。在婴儿期，由于胃壁肌弱而幽门肌强，胃的主动排空能力差，钡剂的排空在很大程度上取决于胃体及胃窦部是否积气。仰卧位时气体聚积在胃体部，因而妨碍钡剂的流通。俯卧位或右侧卧位时，积存于胃体及窦部的钡剂会迅速地排空。因此胃肠造影时，正确运用体位，胃内容物可于4小时内出空，否则可延缓到4～12小时，甚至24小时，不能认为是病态。

高位梗阻患儿呕吐严重引起脱水和营养不良Ⅲ度者，简单的胃肠检查往往加重小儿病情，并有导致死亡的危险，必须注意。

4）全消化道造影：全消化道造影检查适用于慢性或反复腹痛、呕吐、原因不明的贫血、消化道出血、肠道炎症、胃肠畸形、部位不明的腹部占位等情况（图6-26）。

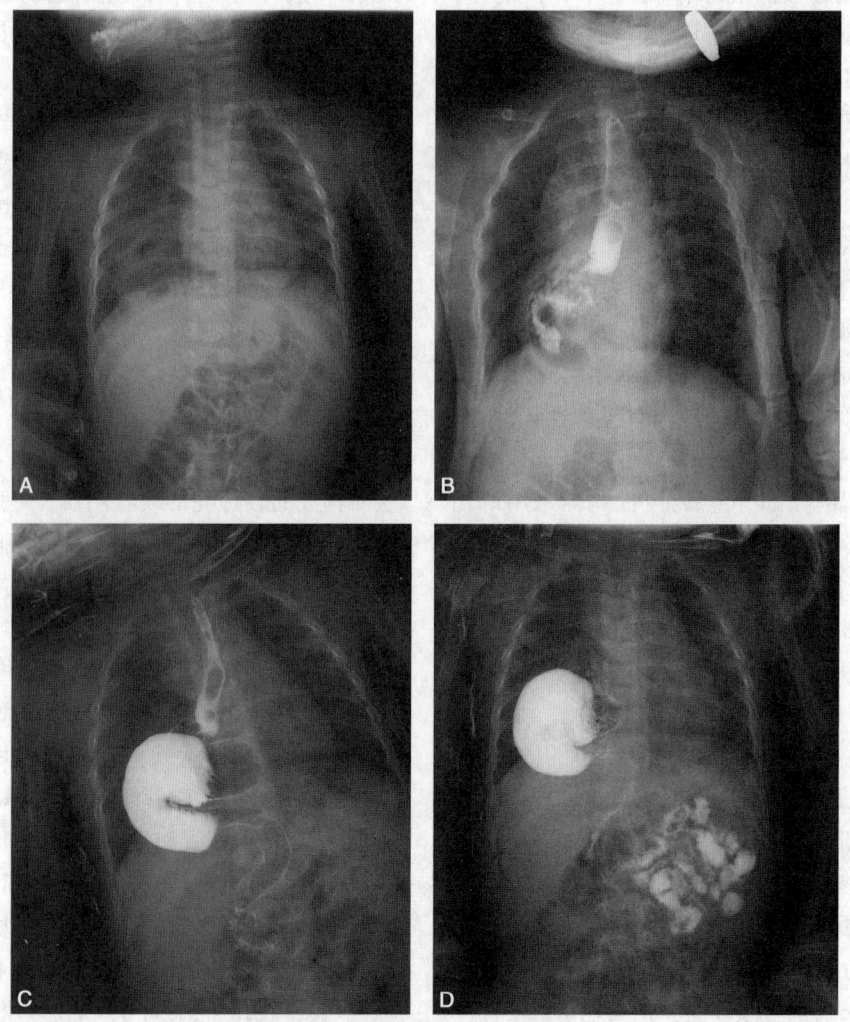

图 6-25　上消化道造影，食管裂孔疝

A. 胸部平片；B~D. 消化道造影

胸部平片可见右侧胸腔可见含气囊泡影，消化道造影可见贲门及大部分胃体均位于右侧胸腔，胃体部有扭转。

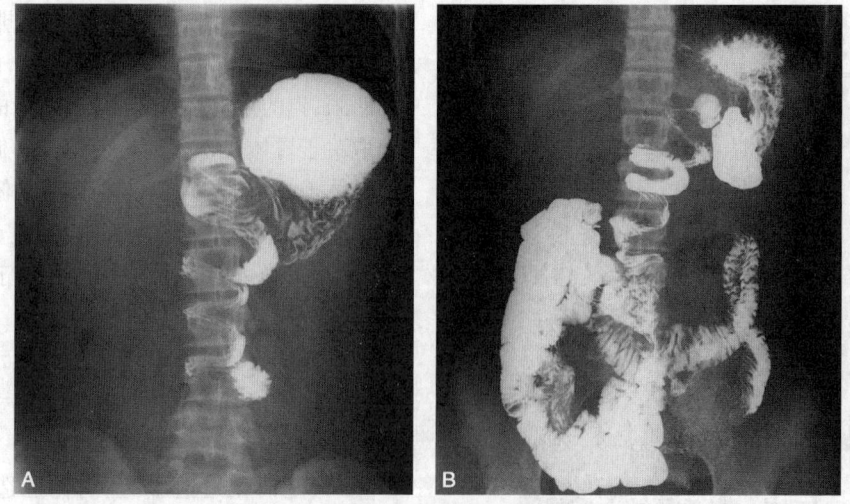

图 6-26　全消化道造影肠旋转不良合并中肠扭转

钡剂通过十二指肠水平段后自脊柱左缘向下拐头，呈"苹果皮"征，螺旋向左腹部下行，空回肠大部分位于右腹部。

检查前禁食要求及造影剂的选择同上消化道造影检查,根据不同病情可采用一次或分次服钡法(每隔 15~30 口服 20~50ml),总量 300~500ml。在全消化道造影检查中,对于食管、胃和十二指肠解剖结构和功能的观察方法同上消化道造影,近段空肠显影后间隔 0.5~1 小时顺序观察各段小肠形态、走行、肠黏膜及肠蠕动情况。

钡餐检查下,大多数新生儿小肠黏膜不显示,5 个月以后,其 X 线形态在很大程度上取决于肠内容物(气体和黏液)的多少。如肠内容物多,黏膜纹将不显示,若较少则呈现为较疏落而相对粗厚的羽毛状或环状影。此时肠袢分节状充盈,横径粗细可不一致。但学龄期如果出现肠袢分节状充盈,横径粗细不均则提示小肠运动功能不良。小儿回肠远端的黏膜纹可为纵行、环形或砂砾状,砂砾状小圆形充盈缺损为较大的淋巴滤泡压迫小肠黏膜所致,3~10 岁小儿最常见。

小肠运动功能的正常范围很大,钡剂到回盲部约 2~6 小时,小肠排空时间约 7~8 小时。钡剂在小肠内滞留超过 9 小时以上者为小肠淤滞的表现,但此又与服用硫酸钡混悬液的配方有关。小儿能站立之前,小肠第六组(回肠远段)位于骨盆腔之上方。在无梗阻的情况下,造影剂应于 6~8 小时内充盈结肠。鉴别机械性或动力性肠梗阻,可口服碘水溶液(25%~30%)或碘水溶液和钡的混合液。

5) 结肠造影:又称灌肠检查,多用于便秘、便血、肠套叠、急腹症和肠道畸形等疾病的诊断(图 6-27)。依据病情使用不同的造影剂,结肠造影通常使用钡剂,但肠套叠的诊断和治疗需用气灌肠,对肠息肉的诊断使用气钡双重造影。临床怀疑胎粪栓塞的患儿,在使用含碘造影剂灌肠进行诊断的同时,可达到治疗的目的。对有肠炎或疑有肠坏死可能的肠梗阻病例,使用含碘造影剂灌肠较为安全。

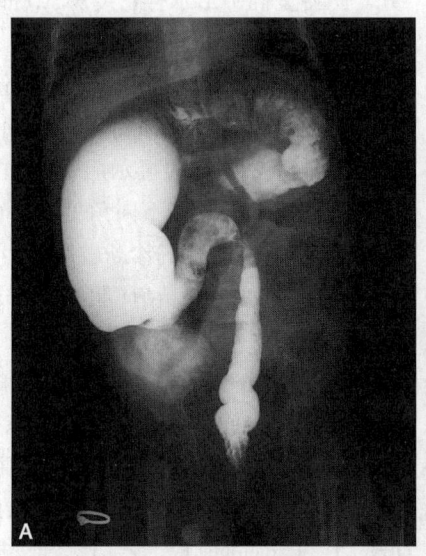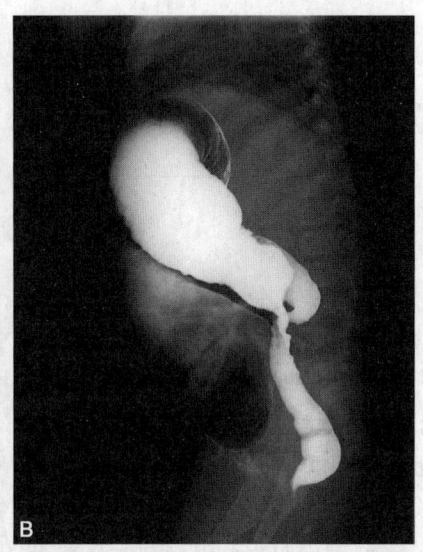

图 6-27 下消化道造影先天性巨结肠
A. 正位片;B. 侧位片
骶前肠管及乙状结肠远段呈痉挛状态,结肠袋消失,乙状结肠远段以近肠管明显扩张增宽,扩张段及狭窄段间可见漏斗形过渡段。

钡灌肠前 1~2 小时应清洁洗肠(新生儿巨结肠和急腹症例外)。鉴于小儿不易合作的特点,施行钡剂灌肠或气灌肠诊断和治疗肠套叠时,最好用带球囊的双腔导管(Foley 管)注入造影剂,以免造影剂外溢并可保持肠腔内压力。但新生儿的直肠管径窄小,肠壁非常薄,膨胀的气囊有导致肠壁撕裂、穿孔的可能,宜慎用。

结肠袋形在新生儿期甚浅、少,有时在横结肠脊柱右缘处和乙状结肠直肠交界处见生理性缩窄环,前者即为 Cannon 环。小儿回盲瓣的收缩功能差,所以在一般

压力下施行钡灌肠时,经常有多量钡液进入回肠末段。1/3~2/3 小儿阑尾充盈。婴儿的阑尾较年长儿相对粗长。

6) CT 检查:随着容积 CT 扫描,多期增强及 CT 图像的多平面重建及三维重建技术的提高,胃肠道 CT 扫描对胃肠道病变的检出率也大大提到。其主要适应证包括:①胃肠道占位性病变,如淋巴瘤的诊断与鉴别分期;②腹腔内占位的诊断及鉴别诊断,如肠系膜肿瘤及淋巴管瘤;③胃肠道畸形,如肠重复畸形等;④腹腔内感染;⑤急腹症,如阑尾炎、脓肿,结石,腹部肿瘤破裂,探

测气腹等方面,均较腹部平片敏感,能较正确判断急慢性机械性肠梗阻的梗阻部位程度和病因;⑥腹部外伤:除实质器官外,增强扫描能揭示肠系膜、肠壁的损伤、活动性出血和腹腔内的积血等手术指征的影像学表现;⑦不明原因的血性腹水。

7)MR 胃肠道成像:胃肠道因有胃肠蠕动、心血管搏动、呼吸运动、腹腔脂肪组织的干扰,使 MR 的应用受到限制。随着快速 MRI 和消除伪影序列的开发,呼吸心脏门控技术的应用,以及胃肠道对比剂、静脉增强等方法,使胃肠 MRI 的应用逐渐增多。

MRE 能够进行多方位扫描成像,通过平面重建,多方位观察;可以进行一些小肠电影扫描及功能成像。软组织对比度高,没有电离辐射;缺点是扫描时间长,空间分辨率不如 CTE。

【附】MR 胃肠道成像(数字资源 6-8)

数字资源 6-8　MR 胃肠道成像

(2)肝胆系统

1)腹部平片:腹部平片肝影居右上腹部,受胃肠道充气的影响,其下界常难以判断。腹部平片对肝胆疾病的诊断价值有限,可用于观察肝胆部位的异常气体分布、钙化及结石影,粗略估计肝大小、形态,判断邻近胃肠道内气体含量和分布方式。

2)术中胆管造影法:术中胆管造影有利于显示手术中不易暴露的肝管和胆总管下段,对了解黄疸患儿胆管解剖情况有价值。造影可于手术探查中或手术接近完毕时进行。一般用含碘造影剂从胆囊管或胆总管注入。

3)术后胆管造影法:通常于手术后 1~2 周进行。经手术留置于胆总管的"T"形引流管,一次注入 10ml 左右含碘造影剂,在透视下或摄片观察胆管有无残余结石、蛔虫、狭窄、扩张、变形及排空情况。检查完成后应尽量吸出注入的造影剂。

4)CT 检查:CT 扫描主要用于:①肝脏弥漫性病变;②肝内占位性病变;③外伤;④感染(肝脓肿和肉芽肿)、囊肿和先天性畸形;⑤某些代谢性疾病;⑥了解胆管阻塞部位及原因、先天性胆总管扩张等。

CT 扫描包括平扫、增强动脉期、增强静脉期、延迟期等不同扫描时相。平扫目的除检出病灶外,有助于增强扫描参考定位,制定增强方案,与增强扫描进行前后对比,了解病灶强化程度。正常肝实质密度均匀,平扫时 CT 值为 50~80Hu,增强后达 60~100Hu。平扫时肝动脉、肝静脉和门静脉密度均低,增强后动脉期肝动脉及分支可清晰显影,静脉期及延迟期肝静脉及门静脉显影,均为高密度。因此增强扫描主要用于显示肝脏血管性病变,术前了解肝脏肿瘤位置、形态、累及范围、血供、肿瘤与第一、第二肝门的关系,肿瘤与肝内大血管的毗邻关系,用于术前对瘤灶性质的判断,评估手术切除的可能性和范围。必要时加行延迟期扫描,进一步了解病灶血供特点,有利于鉴别诊断。增强 CT 扫描对梗阻性黄疸病例的梗阻平面和病因的判断亦具有较高的价值。

肝内胆管 CT 图像上看不到。胆管扩张明显时需与门静脉鉴别。增强扫描因血管增强常可把两者区分开。胆囊呈椭圆形水样密度影,CT 值为 0~20Hu。胆囊壁薄约 1~2mm,可增强。

观察胆道病变可选用 CT 胆管造影检查,需要口服或静脉注射胆道造影剂,胆道造影剂静注后延迟 30~60 分钟后进行 CT 扫描,显示胆管(肝内外)和胆囊,多平面后重建技术可以从不同角度和层面显示和追踪胆道系统,胆总管结石症的诊断较敏感性。但该方法对严重肝功能障碍、梗阻性黄疸(胆红素>3mg/dl)者的应用也受到限制。

5)MR 检查:MRI 对肝胆病变的诊断应用较为广泛(图 6-28)。腹部器官的正常形态变化较大。信号强度与磁场强度、使用的脉冲序列、胃肠内容物的理化性质和器官的 T_1、T_2 弛豫时间有关。在所有腹部器官中,肝的 T_1、T_2 时间最短。胰、脾、肾皮质、肾髓质的 T_1、T_2 值依次递增。因此,肝与周围组织间具良好的对比度。肝在 T_1 上较脾脏的信号强(白),在 T_2 上较脾弱(灰黑)。肝脏信号相对均匀一致。在大多 SE 脉冲序列中,肝内血管表现为异常低信号或无信号(黑血)。镰状韧带因其无氢质子,故在任何脉冲序列中均表现为低信号。冠状位对主动脉肝内分支和门静脉、肝静脉显示较好。

胆囊显示较清楚,其信号强度与胆汁浓度有关。新鲜胆汁表现为 T_1WI 低信号,T_2WI 高信号,而浓缩胆汁则因水分丢失使 T_1 缩短,于 T_1WI、T_2WI 上均表现为等信号或高信号。

肝、胆 MRI 常规扫描技术及应用:T_1WI 序列通常采用 SE 序列、GRE 序列及同反相位成像,T_2WI 序列通常采用 FSE 或 FSE 结合脂肪抑制技术,冠状位或矢状位

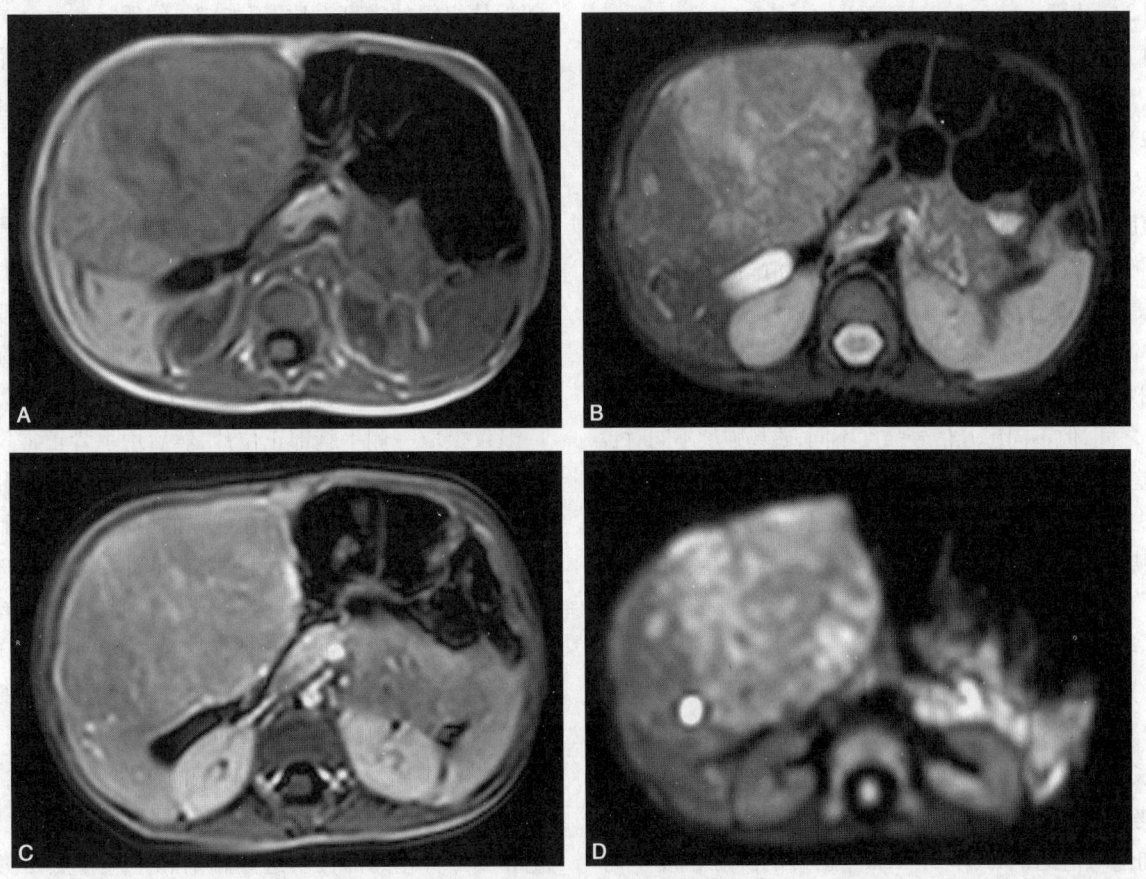

图 6-28　腹部 MR，肝母细胞瘤

A. 轴位 T_1WI 像；B. 轴位 T_2WI 压脂像；C. T_1WI 增强像；D. DWI 像

肝右叶类圆形混杂信号肿块，T_1WI 以等/略低信号为主，T_2WI 以等/略高信号为主，瘤灶不均匀弥散受限，增强后可见强化。

扫描常采用 FIASTA 序列，增强扫描多采用多期相 Gd 增强，FIESTA 可进行增强扫描，血管显示为高信号，有利于鉴别诊断。常规序列还包括 DWI 序列。

　　磁共振胰胆管成像（magnetic resonance cholangio pancreatography，MRCP）是目前常规应用的肝胆胰管系统成像方法。胆囊、胆道及胰管中有胆汁及胰液等液体组织充盈，一般来说具有长 T_2 的特性。所以采用重 T_2 加权成像的方式成像，使用长 TE，使其他组织信号几乎衰减完全，这样就形成了强烈的对比。需要注意的是，胆汁并不是纯水，当胆汁浓缩时，呈短 T_1 表现，在 T_1 加权像上甚至能表现为高信号或分层样的高低信号，而含有浓缩胆汁的胆囊在 MRCP 可能无法成像。临床中可进行 2D 或 3D MRCP 成像，2D 采用单激发重 T_2 厚层序列扫描，3D 采用自旋回波重 T_2 薄层扫描。

　　肝胆磁共振成像目前用于：①肝脏肿瘤，如最常见的肝脏血管瘤、肝母细胞瘤、肝胆系横纹肌肉瘤；②肝脏弥漫性病变，如脂肪肝、朗格汉斯细胞组织细胞增生症肝脏浸润、嗜酸性粒细胞增多症肝脏浸润、肝铁质沉着症等；③胆囊及胆管疾病，如硬化性胆管炎、先天性胆总管囊肿（图 6-29）、胆道闭锁等；④肝脏其他病变，如门脉海绵样变性、肝外伤等。

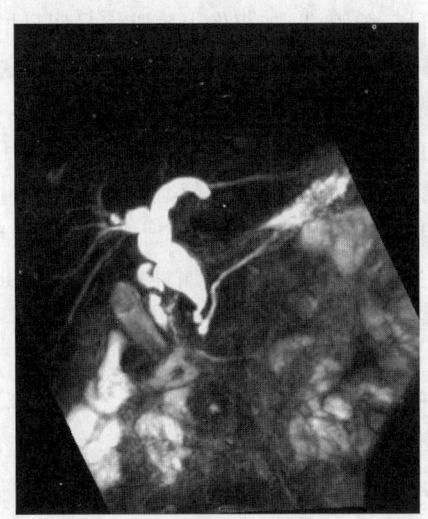

图 6-29　磁共振胰胆管成像

胆总管囊肿并肝门区及部分肝内胆管扩张，胰管可见显示，胰头水平胰管局限性略增宽。

（3）胰腺

1）腹部 X 线平片：正常胰腺在普通 X 线平片中看不到，诊断价值有限。

2）CT 检查：胰腺边缘光滑或分叶，幼儿期胰腺密度较均匀，稍低于正常肝，CT 值为 40~70Hu。至少年期，胰腺密度因有脂肪隔而变不均匀。小儿因缺乏腹膜后脂肪，与胃、十二指肠、空肠分界不清，需要增强 CT 才能提高密度分辨率。

3）MR 检查：胰腺 MR 成像常规使用时用轴位 T_1 和 T_2 加权像，DWI。在 T_1 和 T_2 加权像上，其信号强度介于肝、脾之间，但不同患儿信号强度不同，磁场强度不同时也可有差异。增强扫描多采用多期相 Gd 增强，观察病变强化模式，血供及与周围组织结构的关系，有利于鉴别诊断。

胰腺疾患儿科较少见，主要为肿瘤炎症、外伤和畸形。

（4）脾脏

1）腹部平片：对脾脏病变诊断意义不大。

2）CT 检查：脾脏位于左上腹，在 CT 横断面上前后径长度不超过 5 个肋单元，小儿肋间隙变异较大。还应参考其占有的所在层面腹前后径的比例，一般不超过 2/3 和绝对值约 7cm、厚 3~4cm。正常的脾脏密度均匀一致，低于肝脏 CT 值，看不到其内血管。

平扫常常不能确定脾脏疾病，必须增强扫描，区别副脾、肠管或淋巴结。增强 CT 扫描动脉期（约 20~30 秒）脾脏呈不均匀强化，呈花斑脾。约于 50~70 秒相当于门静脉期逐渐变均匀。脾静脉沿胰腺后缘自左向右汇入肠系膜静脉构成门静脉主干，横截面约 1.0cm。

3）MR 检查：MR 脾脏成像，常用的扫描序列是轴位 T_1 和 T_2 加权序列及 DWI 序列。T_1 加权像上脾脏信号低于肝脏、胰腺，T_2 加权像上脾脏信号明显增高。增强扫描多采用多期相 Gd 增强，观察病变强化模式，血供及与周围组织结构的关系，有利于鉴别诊断。

脾脏疾病在儿科并不少见，其影像学检查用来发现脾脏发育畸形（多脾、无脾、异位脾）、肿瘤（白血病、淋巴瘤、转移瘤）、囊肿、淋巴血管瘤、外伤、感染（脓肿、结核、寄生虫、卡氏肺囊虫）；代谢性病变，如 Gaucher 病、门脉高压症等。

（六）肌肉骨骼系统

1. 儿童肌肉骨骼系统的影像学解剖特点　儿童骨骼的有机成分较无机成分相对多，因此其韧度及弹性较好，外伤时易致不完全性骨折。另一方面由于小儿骨组织内含钙量少，在 X 线上骨小梁致密度低并较纤细，与邻近软组织的密度对比，不如成人鲜明。

长管状骨在结构上分为骨干、干骺端（包括临时钙化带以及和它邻接的软骨性骨松质）、骨骺板及骨骺。正确认识骨骺出现和愈合的年龄、骨骺的解剖位置，以及正常变异对儿科骨关节病的影像学诊断颇为重要。

（1）骨骺：不同部位骨骺出现时间及其与骨干愈合的时间虽然有一般的标准，但正常范围的波动颇大。即使在同一小儿，其上肢、下肢以及同一部位的双侧骨骺的骨化程度有时亦不一致。因此骨龄与正常标准相差不远时，并无重要临床意义。目前在骨龄计算方面，一般仅摄取一侧手腕部正位片，然后用手骨正常发育图谱来推测年龄。对出生最初几个月的小儿，膝部和足部照片观察骨龄最为相宜。在妊娠的最后 2 个月，胎儿股骨远端的骨骺开始骨化，因此所有足月女婴和 96% 的足月男婴在出生时膝部能见到骨化之骨骺，否则即有早产或骨发育落后的可能。此外，第一、二乳白齿牙胚和肱骨近端骨骺对小儿胎龄的判断颇可靠，尤其齿胚的发育不受骨发育影响，对胎龄的判断更正确。

（2）干骺端：小儿长骨骨干的两端称干骺端，有着丰富的血管，骨生长活跃，骺板是软骨细胞不断生长、分化和成熟骨化的部位。这些解剖和生理特点是炎症和某些骨病容易发生于该部位的原因，也说明为什么某些发育或营养障碍性疾病（如佝偻病）的典型性病理改变都发生于干骺端。此外由于该区域新生骨小梁呈平行排列，其走行与骨的长轴一致，并不坚实，容易发生骨折。在同年龄的健康小儿，临时钙化带的正常厚度常有相当大的差别，一般在 1mm 左右，2~6 岁时密度与相邻之骨皮质密度相等。

正如骨骺一样，正常干骺端也有不少变异，例如儿童期干骺缘临时钙化带有时呈细小的波纹状，尤多见于指骨，特别像大骨节病。有时见尖刺状骨影自骨端向骨骺板伸展，应与骨破坏或增生性病变鉴别。几个月内的婴儿的尺骨远侧干骺端，可见生理性的杯状变形。随着年龄的增长，杯状变形逐渐消失，但干骺端仍不光滑，应结合临床及其他 X 线征与佝偻病鉴别。有些儿童的胫、腓、股骨之干骺端可见骨皮质缺损阴影，常位于后方骨皮质，具有硬化边缘，可为单或多囊性，无膨胀性改变，无临床症状，不同于炎症和真性肿瘤。

（3）骨干：管状骨骨干是由骨膜、骨皮质及骨髓腔三个部分组成。正常情况下骨膜在影像学上不显影。1~6 个月的婴儿，可见不同程度的骨膜增生，对称性、单或多层性，多见于股骨及胫骨，可能与婴儿期骨迅速生长有关。

小儿骨组织的新生和吸收过程明显地较成人活跃，

其生理或病理过程的发展远较成人迅速,于新生儿期更为突出。例如,于感染后 14 天内甚至 1 周内,即可显示骨质破坏,随后迅速出现增生改变。骨折的愈合期比成人短。此外正常婴儿及儿童中,长骨骨干的嵴、沟和隆突部分发育较差,不如成人明显。早产儿或足月新生儿的长管状骨(亦可见于其他骨骼),有时见生理性硬化现象,出生后数周内逐渐消失。

骨盆的生长发育在 2 岁内为最为迅速。骨盆形态也随之改变。熟悉这些生长发育过程对判断早期髋关节疾患颇为重要。出生时骨盆由软骨分隔的髂骨、坐骨和耻骨以及骶骨组成。髂骨嵴和髋臼缘也是软骨性的,骶骨位置较髂骨相对高,髋臼角和髂骨角偏大,股骨头尚未骨化。骨盆入口呈圆形。新生儿股骨颈最高点至"Y"形软骨连线的距离一般为 8~10mm,颈干角出生时约 146°,此后逐渐减小,至少年期一般为 132°±10°。新生儿的股骨前倾角较儿童后期明显增大,一般为 40°。儿童期男女骨盆均为类圆形,于 13 岁左右三块骨盆骨完全骨性融合。耻骨联合保持终身。坐、耻骨间的软骨之骨化发生在 7~9 岁,于骨化过程中,有时膨大呈球形或不规则钙化,大多于 12 岁达骨性融合,少数小儿于其间形成一额外的骨化中心。嵴髂骨化发生于 12~14 岁,骨化自外侧端开始,通常有多个骨化中心,使骨髂骨化呈断续状,大约至 29 岁左右才完全骨性融合。骨髂出现之前髂骨上缘呈波浪形。儿童期前髋臼顶是由软骨构成,以后骨化,偶尔形成一分离的骨化核,如持续不与髂骨融合即为髋臼骨,易与骨折、死骨和肌腱钙化等混淆。少数情况下,坐骨棘和髋臼上缘处出现副骺,通常见于 14~18 岁。

骨盆部骨骼的正常变异较多,除上述所见外,有时坐骨体、坐骨支的外缘明显不规则,密度不均匀,因此诊断骨软骨病时必须十分慎重。新生儿耻骨上支有时可见单或双侧的垂直裂缝,于几周内消失,偶见硬化边缘非常像骨折线。也有小儿出生时双侧耻骨支骨化延迟或不规则,于几个月内逐渐出现多个骨化中心,以后联合骨化,此种变异提示耻骨上支可由单个或多个骨化中心构成。骨盆骨二次骨化中心的骨化融合时间和形态有时两侧不太一致。

骨髓造血开始于妊娠 16~20 周,继续增加直至出生时,造血组织占据整个骨髓。此后部分红骨髓按一定规律生理性转化为脂肪骨髓。其转换过程自四肢向中轴骨发展长骨骨骺及骨突部、骨化后数月(<1 年)即成脂肪骨髓。1~10 岁时膝、肘以下及肱、股骨骨干均已有脂肪骨髓。10~20 岁肱股骨远及近侧干骺端进行性转化黄骨髓。25 岁后(成人型)只有正中轴骨、肱骨和股

骨近端等部位有红骨髓分布,一般两侧对称。

(4) 软骨:属于特化的致密的结缔组织,主要成分是胶原蛋白和弹性蛋白。它可以比韧带和肌腱承载更大的压力。人体软骨有三种类型,分别是纤维软骨、弹性软骨、透明软骨。纤维软骨具有很强抗拉伸能力,也最耐磨。例如椎间盘、耻骨联合、膝关节的半月板、肩关节及髋关节的关节唇。弹性软骨是最柔软的软骨类型,最适合保持结构的外形,例如耳郭软骨、咽鼓管和会厌软骨。透明软骨又称之为关节软骨,是体内最为常见的软骨类型,主要包括软肋骨、气管软骨、鼻软骨,及可动关节的软骨。其表面光滑、摩擦系数低,并且能够承受巨大负荷,保护关节免于相互磨削,并为关节运动提供缓冲力。软骨内没有血管,软骨的血液运送能力较差,所以受伤后很难愈合。

健康的关节软骨能有效地减少摩擦及使重力均匀分布在整个关节。软骨为少细胞结构,其中 4% 为软骨细胞,65%~85% 成分为水,15%~20% 为细胞外基质,主要为 II 型胶原蛋白,3%~10% 为蛋白聚糖(PGs),PGs 位于细胞外基质,吸水及吸附钠等阳离子,使软骨保持张力。

2. 放射影像学在肌肉骨骼系统疾病中的应用

(1) X 线平片检查:X 线检查至今仍为骨、关节疾病,如外伤(图 6-30)、炎症、先天性畸形和各种代谢及遗传性、内分泌性骨病的首选和最常用的检查方法。但对骨肿瘤的准确定位,累及范围的判断,对解剖结构复杂部位的骨损伤、炎症、畸形的诊断,需辅以其他检查方法。

(2) CT 检查:CT 较 X 线平片有较高密度分辨率及空间分辨率,采集的数据常规通常进行骨窗和软组织窗重建,分别用于观察骨骼关节结构及软组织结构,能显示骨、肌肉、脂肪、钙化等不同密度。还可以通过多平面重建,从不同角度观察骨关节的解剖关系以及周围肌群、血管和神经(图 6-31)。VR 容积成像更能有利于观察头颅骨、骨盆骨和脊柱骨。因此对肌肉骨关节病的诊断具有重要价值。

CT 对骨和软组织病变的敏感性和特异性均较好,主要应用于以下情况:①结构复杂部位的骨关节病,如早期骶髂关节炎、脊柱结核,观察死骨存留、椎旁脓肿等。如因为 CT 能分辨脂肪、肌肉、骨骼等不同密度的组织,对髋关节脱位病例能直接观察髋臼内脂肪垫,测量髋臼角和股骨之前倾角(15°~30°),股骨近端前移程度,髂腰肌后移压迫伸长的关节囊造成关节囊峡部,以及圆韧带和臀大肌等情况。②骨骼外伤。③脊柱及其他骨畸形,某些先天性畸形矫治前,如先

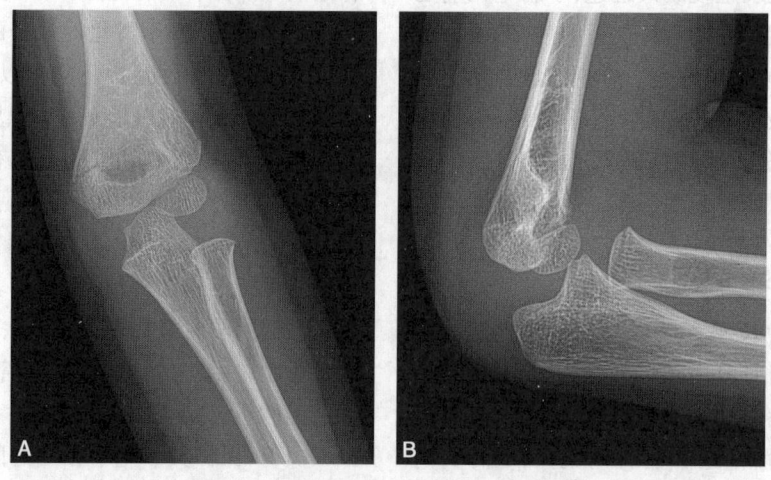

图6-30 肘关节正、侧位X线片，肱骨髁上骨折

A.肘关节正位；B.肘关节侧位

左肱骨髁上可见横行骨折线，骨折两端无明显成角及移位，左肘诸关节对位好。

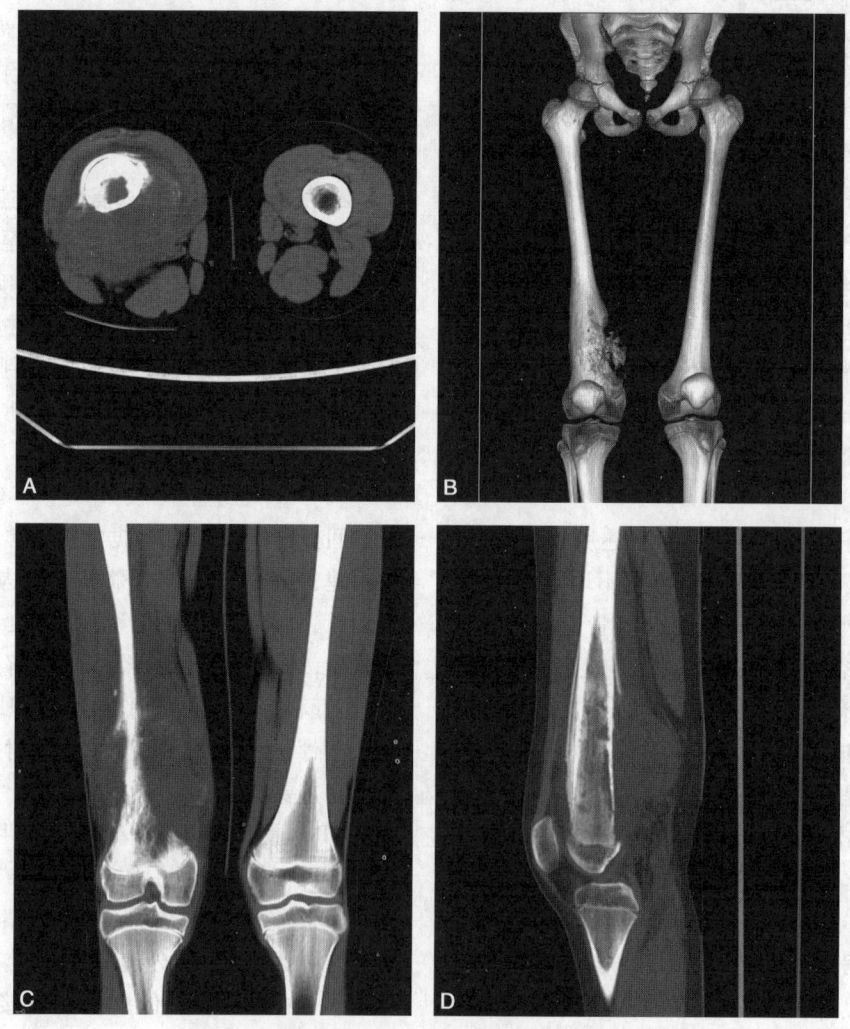

图6-31 CT扫描股骨骨肉瘤

A.轴位像；B.三维重建像；C.冠状位像；D.矢状位像

左股骨可见大片状骨破坏，骨皮质不连续，可见针状及层状骨膜反应，局部软组织密度肿块影。

天性髋脱位 CT 有助于了解股骨头位置和周围软组织的细节。④原发骨肿瘤及椎外肿瘤的骨浸润,如骨盆部骨肿瘤,CT 可显示病变与泌尿生殖器和消化道的关系,显示肿瘤侵犯骨骼的部位、范围,显示软组织内瘤骨,分辨骨旁或骨膜肉瘤,以利于制定手术方案和预后估计。

CT 平扫可以满足大部分肌肉骨骼系统疾病的诊断。下列情况需行 CT 增强检查:①疑有等密度肿块;②了解软组织肿块的血供情况;③依据病变增强特点帮助定性;④了解病变与重要血管的关系。

(3)MR 检查:CT 及 MRI 计算机扫描及磁共振成像于肌肉骨骼系统的应用中常互相补充。MRI 的软组织密度分辨率远远胜过 CT。应用不同参数成像能清楚显示骨髓(红骨髓和脂肪骨髓)、骨皮质、软骨(透明软骨和纤维软骨)、脂肪、肌腱、韧带、血管、纤维、出血等结构(图 6-32)。

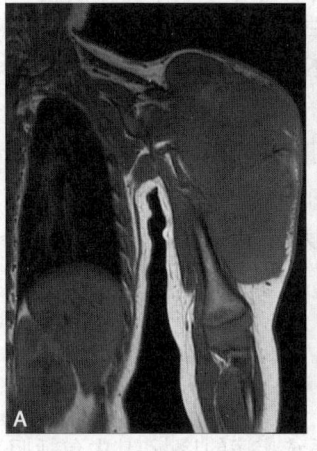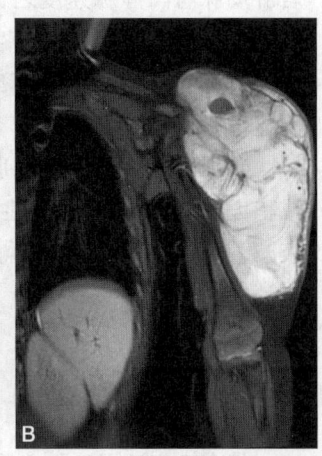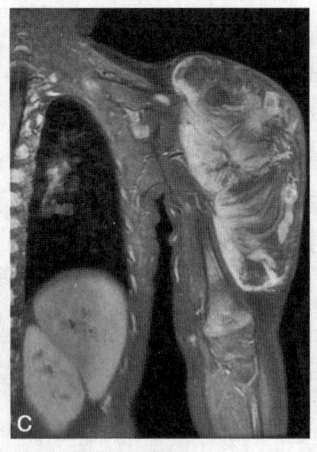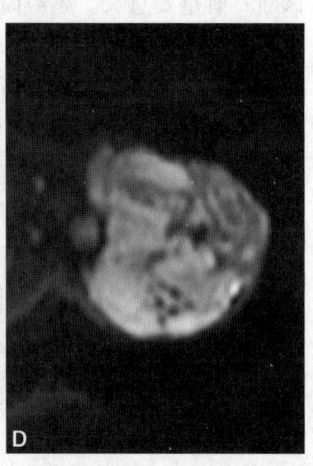

图 6-32 MR 扫描左肱骨尤因肉瘤
A. T_1WI;B. T_2WI 压脂图;C. T_1WI 增强;D. DWI。

【附】MR 骨关节成像常用的技术及应用(数字资源 6-9)

数字资源 6-9 MR 骨关节成像常用的技术及应用

(彭芸)

参考文献

[1] 孙国强. 实用儿科放射诊断学. 北京:人民军医出版社,2011.

[2] 杨正汉,冯逢,王霄英. 磁共振成像技术指南:检查规范、临床策略及新技术应用. 北京:人民军医出版社,2010.

[3] 彭芸. 实用儿童磁共振诊断学. 北京:人民卫生出版社,2019.

第4节 超声诊疗技术

一、概述

超声诊断是利用超声向人体器官组织内部发射并接收其回声信号进行疾病检查的。超声诊断的研究已有 60 余年历史,它是在现代电子学发展的基础上将雷达原理与声学结合的一种诊断方法。

(一)B 型超声的声像图分析及意义

正常体内各组织的回声强弱不一,由强到弱排列如下:肾窦>胰腺>肝脏>肾皮质>肾髓质>血液。当有病理改变时,组织回声增强、光点增粗增多;或回声减低、光点变细;或回声不均匀。钙化及骨骼的回声最强呈白色,清亮的液体呈无回声,图像上为黑色。超声图像具有实时性,可以动态观察病变,例如对扭转类疾病的观察,对餐前餐后、排尿前后,排尿过程的观察。

(二)儿科超声的优势及检查方法

儿科病人多数腹壁薄,可以使用高频探头,高频探头犹如放大镜,可以观察很多细微结构,对疾病的精准诊断具有重要意义。超声简便,经济,无创无辐射,可作为很多疾病的首选检查。

检查前准备与成人有所不同。

1. 空腹检查 3 岁以上小儿当日晨禁食水。新生儿禁食水 4 小时,婴幼儿禁食水 6 小时。

2. 疑似肾积水患儿需饮水憋尿后观察。

3. 观察结肠需用开塞露排便后观察。

4. 3 岁以下不配合患儿口服 10%水合氯醛(0.5~0.7ml/kg)入睡后进行检查。

二、肝脏疾病

正常肝实质呈均匀的中低水平回声;门静脉、肝动脉、肝静脉和胆管内为无回声。门静脉和肝静脉的管腔较宽,在图像上可以清晰地显示呈树枝样自然走行,由于门静脉的管壁厚度介于动脉和静脉壁之间,在图像上门脉管壁的回声较肝静脉壁强,加之门脉和肝静脉的走行方向相反,很容易区分;肝动脉和胆管的管径细小,正常时仅能显示一、二级分枝,胆管内无血流信号。

1. **肝囊肿** 儿童肝囊肿相对少见,因此儿童肝脏探及囊肿时要注意与某些疾病囊肿样改变鉴别。超声对于囊性病变敏感,可观察囊壁情况及囊腔内液体是否清亮,有无分隔,有无继发感染。

2. **肝脓肿** 依据不同的病程,脓肿超声表现不同。典型的肝脓肿表现为边界清晰,内有液性无回声区,有时可呈中等水平回声,内散在点絮状回声漂移。脓肿壁可光滑、规则亦可较模糊和不规则。脓肿外周有时可见低回声的新环形带,代表炎性水肿区。慢性脓肿的壁常较厚。早期的病变未液化时,表现为不均匀的低回声区,边界不清,彩色多普勒超声显示病灶内血流丰富,需注意与肝脏肿瘤鉴别。小的肝脓肿,超声于肝脏内可探及散在多数圆形低回声病灶,直径 0.5~1.5cm,多见于白血病化疗过程中。当脓肿较大且液化充分时,在超声引导下对脓肿穿刺抽吸治疗,可明显地缩短疗程。

3. **肝硬化** 超声对弥漫性肝实质病变的诊断缺乏特异性。早期肝硬化的肝脏声像图可能看不出明显异常。中晚期病变可显示肝体积稍大或缩小,被膜不光滑,呈波浪状或锯齿状,肝内回声普遍性增强、增粗,且不均匀。肝静脉变细,可模糊不清;门静脉肝外段和脾门静脉增宽,或伴纡曲。脾大,往往提示门脉高压,可伴有腹水征。个别病例尚能显示脐旁静脉开放。彩色及频谱多普勒显示门静脉血流速度减慢,肝动脉血流加快。据 Waldemar Gorka 等报道,正常人在禁食情况下,肝动脉血流速度小于 60cm/s,门静脉速度大于 20cm/s,若肝动脉与门静脉速度之比大于 3.0,提示门脉高压、肝硬化可能。肝豆状核变性是儿童常见肝硬化原因之一。表现为肝脏边缘凸凹不平呈波浪状。肝实质回声明显增粗、减低且不均匀。

4. **脂肪肝** 典型脂肪肝的声像图表现为肝脏不大或稍大,肝内中前部弥漫性回声增强且细腻,后方回声衰减,肝肾回声对比差异增大。重者肝内管道回声模糊或消失。

三、胆道疾病

超声已广泛用于胆道系统疾病的诊断,其中包括胆石症、急性和慢性胆囊炎、胆道蛔虫症、胆囊和胆管肿瘤、先天性胆囊和胆管畸形,以及阻塞性黄疸的诊断和鉴别诊断等。超声显示胆囊大小形态和肝内外胆管管径准确、简便、可靠。利用脂肪餐后胆囊超声的测量比较,可以进行胆囊收缩功能检查而无需使用造影剂。超声检查无禁忌证,黄疸时可照常进行,基本可以替代胆囊造影。特别是胆囊较小,胆道较细时,超声仍能辨别。

1. **胆囊炎** 正常空腹胆囊呈梨形或茄形,但个体差异较大。胆囊壁呈薄而光滑的弧形曲线、囊内无回声,后壁回声增强。急性胆囊炎时胆囊常肿大,探查时常伴有明显的局限性压痛。典型的急性胆囊炎囊壁水肿增厚,故出现两层强回声中间低回声的夹层亦称"双边征"。囊内可出现细回声光点漂移或有沉积物。慢性胆囊炎时胆囊壁常增厚、边缘模糊,典型者胆囊萎缩变形,内有结石征象。胆囊炎时脂肪餐试验往往收缩功能减退。儿童原发胆囊炎少见,常继发于胆道畸形。如超声探及胆囊明显增大,壁不厚,局部无明显压痛时,应提示临床注意除外川崎病。

2. **胆石症** 典型的胆囊结石有以下表现:①胆囊内出现点状或团块状强回声,大的结石可呈弧形或近球形结构。②其回声强度超过同水平的胆囊壁。③伴有声影。④随体位变动而移动,但嵌顿于颈部和黏附于胆囊皱襞时不能移动。超声可发现比重低的漂浮胆石。多数细小胆石称为胆砂,平铺于胆囊下壁,经仔细检查

6 章

可见声影且易随体位变动,与平铺于胆囊壁的胆泥或浓缩胆汁不同。后者无声影,亦不易随体位而移动。超声探测胆囊结石的敏感度很高,能够发现直径小至 2～3mm 的结石,对于胆囊内多种结石(包括 X 线透光阳性与 X 线透光阴性结石)诊断准确率为 95%～98%。超声对小儿肝内外胆管结石检出率亦较高,往往可以经超声确诊,不需再作其他检查。

　　3. **先天性胆总管扩张**　超声可显示胆总管及肝内胆管的囊状或管状扩张。胆总管扩张超声表现为门脉前方管状或囊状无回声(图 6-33),囊内可有强回声结石或胆泥团。由于其位于门脉前方的特定的解剖位置,只要仔细认真检查,超声的诊断符合率可达 100%。超声可根据患儿临床症状、肝门区软组织肿胀情况及胆总管形态判断胆道穿孔的存在与否[1]。

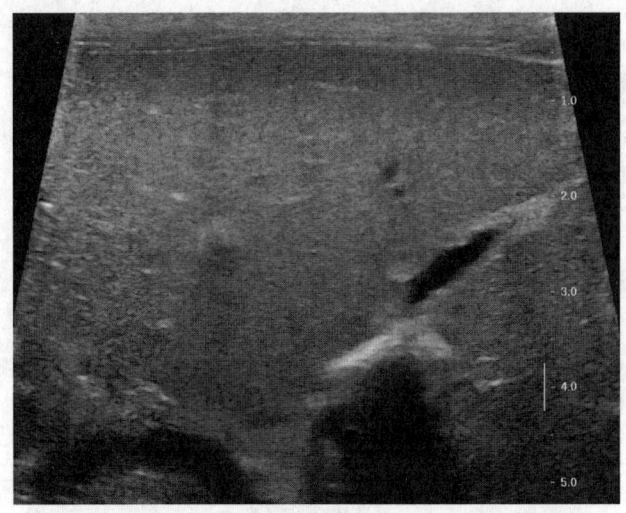

图 6-34　胆道闭锁
女,2 个月,黄疸,大便发白。图中所示胆囊充盈差,形态僵硬。

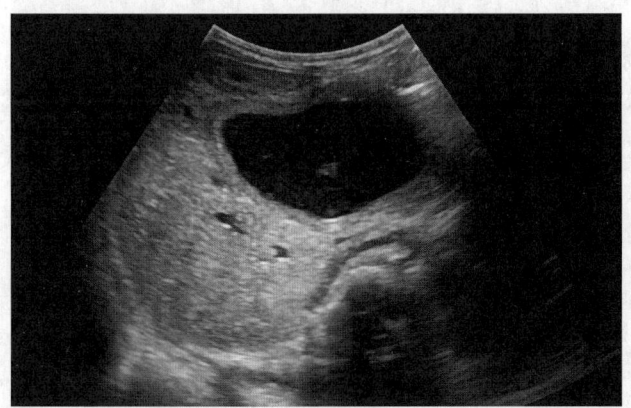

图 6-33　先天性胆总管囊肿
男,3 岁,腹痛就诊,图中所示为胆总管囊性扩张,内见絮状沉积物。

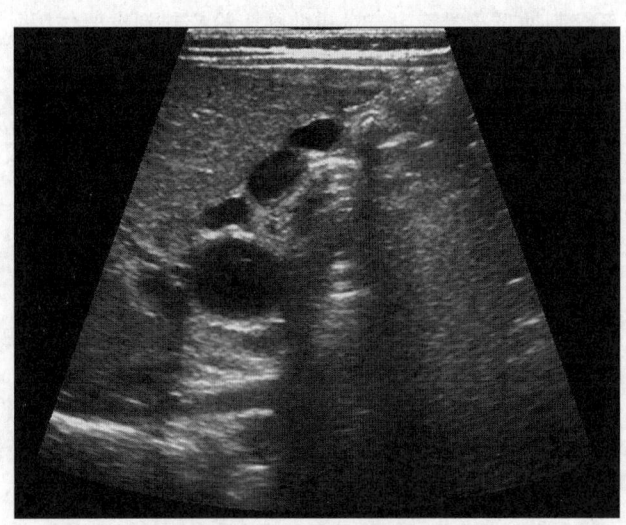

图 6-35　囊肿型胆道闭锁
女,2 个月。皮肤巩膜黄染 2 月,胆囊形态扭曲僵硬,胆总管区见一囊腔。

　　4. **胆道闭锁**(biliary atresia)　超声对胆道闭锁的诊断有一定价值,其主要表现为:①胆囊形态僵硬(图 6-34),可充盈差,体积小,或充盈类似正常大小;②喂奶前后无明显收缩;③10% 的胆道闭锁患儿可在肝门区探及孤立囊肿,与肝内不相通,对胆道闭锁有重要提示作用,为囊肿型胆道闭锁(图 6-35)。有时胆道闭锁与重度淤胆型肝炎鉴别困难。

　　5. **胆道蛔虫症**　胆道蛔虫症尽管近年来逐渐减少,但仍可见到重者。超声检查对胆道蛔虫症可以确诊,其表现主要为:①胆总管常呈轻度扩张。②于胆总管内可见平行的双线状强回声,中间低回声带为蛔虫假体腔,横断面为圆环状强回声;近几年首都医科大学附属北京儿童医院所见病例多为有 3～5 条蛔虫充满胆总管,且肝总管、左右肝管及其分支内亦可见多条蛔虫充填,甚至穿出肝外。③胆囊内有蛔虫时可见胆囊内有平行线状或虚线状回声,多呈弧形或蜷曲状,需与胆泥鉴

别。④超声有时可显示蛔虫在胆管或胆囊内蠕动。

四、胰腺疾病

　　正常胰腺表现为条带状均匀点状回声,回声水平与肝实质相近或略低。胰腺无包膜,需根据下腔静脉、肠系膜上动静脉,脾动静脉等相邻血管和邻近器官对胰腺进行解剖学定位、定界。检查时需空腹,否则易受胃肠气体干扰。与成人不同,儿童胰腺超声显示率可达到 100%。

　　1. **急性胰腺炎**　水肿型胰腺炎超声可见胰腺普遍均匀性肿大,多数呈腊肠样,内部回声减低,但也可回声正常或增强;出血型和坏死型胰腺炎胰腺增大,回声不

均匀,内可见低回声区,胰腺周围或盆腔内可有包裹或游离积液。小网膜均肿胀。

2. 慢性胰腺炎 慢性胰腺炎超声可探及胰腺稍大或不大,边缘不规则,实质回声粗糙,胰管扩张可伴扭曲。胰管扩张。小网膜囊可不肿胀。可有假性胰腺囊肿。

3. 假性胰腺囊肿 急慢性胰腺炎或胰腺外伤可形成假性胰腺囊肿。超声可清晰显示囊肿位置,监测囊肿变化。大多数囊肿位于胰腺体尾部(图6-36),胰头部囊肿少见。首都医科大学附属北京儿童医院曾报告10例均发生在胰尾部。超声于胰腺周围可探及囊状无回声区,壁薄边缘清晰,多见单房,偶见多房,囊肿一侧边缘与胰腺组织无分界。囊肿形态呈类圆形或不规则形。外伤所致时可见胰腺断裂处的缝状低或无回声。慢性胰腺炎所致时,可见胰腺实质回声增强,胰管扩张。囊肿内出血时,囊内可见散在细回声光点漂移。超声引导下穿刺抽吸及置管引流对辅助临床治疗起到重要作用。

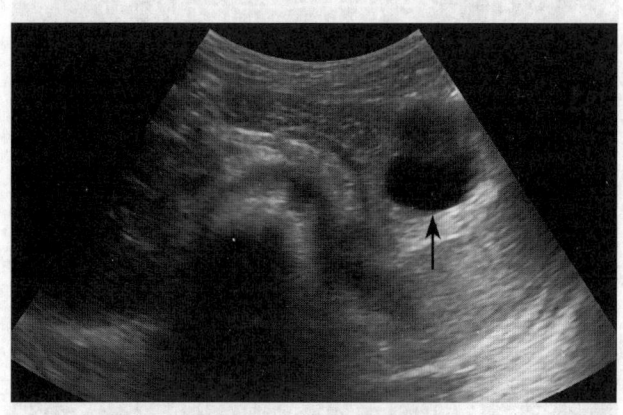

图6-36 胰腺假性囊肿
女,6岁,腹痛就诊,图中箭头所示胰尾区无回声,内见纤维。

五、胃肠道疾病

高频探头的应用使得超声在儿童胃肠道疾病的应用显得尤为突出。实时动态超声可以追踪各段消化道的走行,观察消化道壁各层结构,观察系膜情况。

1. 先天性肥厚性幽门狭窄 近十年,由于超声在儿科的广泛应用,特别是超声能够明确地探查到增厚的幽门肌,并且可以测量其厚度及幽门管长度,故超声诊断婴儿肥厚性幽门狭窄,几乎已完全代替了上消化道钡餐造影。尽管超声诊断幽门狭窄还存在一些不足,但其操作简便,无损伤,无放射性,诊断准确率接近100%,目前已成为诊断肥厚性幽门狭窄的重要选择检查手段。

超声于患儿右上腹胆囊内侧可探及幽门环形肌增厚,亦称炸面饼圈征(图6-37)。诊断标准为幽门环形

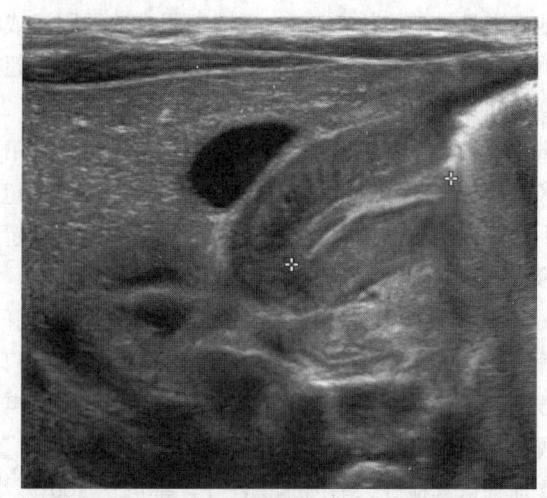

图6-37 先天性肥厚性幽门狭窄
男,25天,呕吐就诊,图中可见幽门肌层增厚,幽门管延长,图中测量为幽门管。

肌厚≥3mm,幽门管长≥1.5cm。其次还可探及胃体积扩大,排空受阻,蠕动增强,且至幽门处蠕动消失,幽门迟迟不能开放。此外,超声还能监测婴儿肥厚性幽门狭窄的术后改变,幽门环形肌逐渐缩小,至6~8周后恢复正常。

2. 十二指肠模式狭窄 根据膜的位置表现为十二指肠降段扩张或降段与水平段均积液扩张,宽度可达3cm,蠕动增强,腔内可见高回声的膜状组织随肠蠕动来回摆动(图6-38),持续观察可见滞留液自膜上的小孔射出。膜的远端肠管萎瘪。常见的隔膜多位于十二指肠乳头附近。笔者医院遇一病例,婴儿期出现呕吐,超声显示幽门口后近十二指肠球处梗阻。因其位置高,呕吐出现时间晚,故考虑幽门管溃疡所致瘢痕狭窄。手术证实为膜式狭窄,位于幽门后1cm处,是我们见到的位置最高的膜式狭窄。在探查怀疑十二指肠梗阻的患儿时,若其十二指肠充盈不佳或下胃肠减压后,可经胃管注入适量的生理盐水,此时十二指肠可充盈较好并有

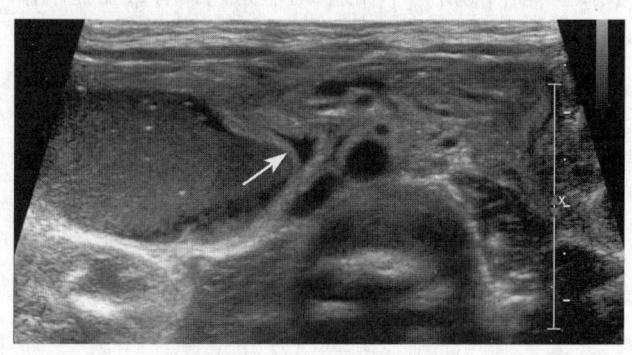

图6-38 十二指肠模式狭窄
男,14小时,孕期肠梗阻就诊,图示可见十二指肠扩张,箭头所指处为十二指肠降部水平部交界处膜样结构。

蠕动,便于观察。

3. 环形胰腺　十二指肠积液扩张,位置偏高,位于降段的中部,并与胰头关系密切,有时十二指肠边缘可见非常薄的胰腺组织环绕(图 6-39)。十二指肠腔内见不到膜状组织。需要指出的是,环形胰腺的超声图像并不像我们想象得那么清晰,大多数情况下对环绕的胰腺组织显示不满意,需要操作者仔细观察,并借助间接征象综合判断,包括梗阻位置高,腔内探及不到膜,与胰头关系密切。笔者医院曾遇一例环形胰腺与膜式狭窄并存的患儿,该患儿的环形胰腺十分典型,超声显示十二指肠降段周围有环绕的胰腺组织,但却不是造成梗阻的因素,经仔细探查此外还另有一隔膜存在,造成十二指肠梗阻。

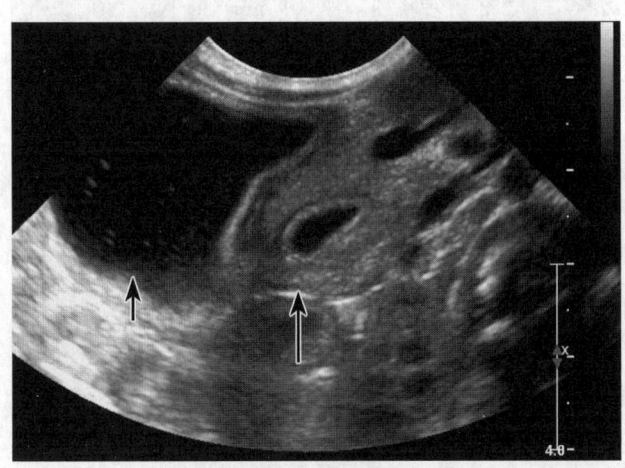

图 6-39　环形胰腺
女,5 天,呕吐就诊,超声可见十二指肠降部周围胰腺组织环绕(长箭头),近端肠管扩张(短箭头)。

4. 先天性肠旋转不良合并中肠扭转　中肠扭转超声可见到肠系膜上静脉围绕肠系膜上动脉旋转,并可见到系膜旋转时形成一个中等回声团块(图 6-40),移动探头可见明显的旋转感,此征象为中肠扭转的特征性改变,无需鉴别。探查时可继发十二指肠降段积液扩张,也可无梗阻。十二指肠水平部随系膜根部旋转,未行至屈氏韧带处。盲肠及回盲部高位或位于左侧腹。少数病例扭转度数少,复查时或术中见肠扭转自行复位。本病与十二指肠膜式狭窄、环形胰腺构成新生儿十二指肠梗阻的三大主要原因。

5. 小肠闭锁　超声表现为高位或低位肠梗阻表现,高位梗阻多为空肠近端闭锁,低位梗阻为空肠远端及回肠闭锁。闭锁近端小肠不同程度积液扩张(图 6-41A),仔细探察可发现细小的萎瘪的无肠内容物或含有少量肠内容的小肠即为闭锁远端。结肠细小呈胎儿型结肠,在两侧腹可看到萎瘪细小的升、降结肠(图

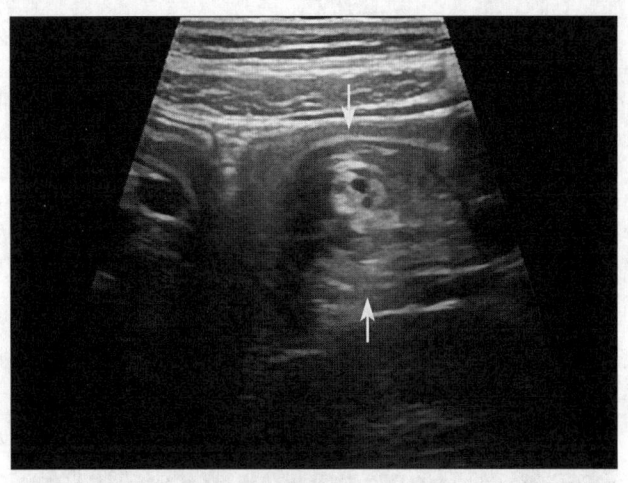

图 6-40　先天性肠旋转不良合并中肠扭转
女,2 天,生后呕吐就诊,超声可见十二指肠水平部呈旋涡状(箭头)。

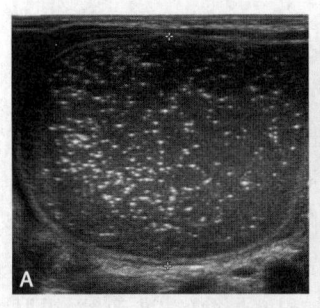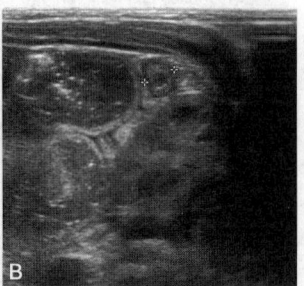

图 6-41　小肠闭锁
男,20 小时,肠梗阻就诊。A. 显示小肠明显扩张;B. 显示可见细小结肠(光标测量处)。

6-41B)。右下腹可见到萎瘪的蘑菇头样回盲部。并探及闭锁远端的末端回肠细小,肠壁发育差,整个肠管呈低回声。在探查新生儿低位小肠梗阻病例时需仔细观察未扩张的小肠及结肠形态,勿将扩张的小肠误认为积液的结肠,低位小肠闭锁及全结肠型无神经节症为新生儿低位小肠梗阻的重要原因。胚胎后期的闭锁常可见到因肠管病变造成的局部粘连及系膜增厚,但有时患儿肠管胀气明显给探查及诊断增加了很大难度。

6. 小肠重复畸形　可发生于消化道的任何一部分,大多数见于回肠和回盲部附近,多数与肠管不相通。由于分泌物增多,呈一囊性肿物改变,压迫邻近肠管,导致肠梗阻或诱发肠扭转。该型超声检出率可达100%。超声于腹部任何部位可探及囊状无回声(图 6-42),其壁可见消化道壁层次,即两层强回声之间可见低回声肌层结构,该征象为特异性改变,如能见到即可确诊。肿物呈圆形或椭圆形,绝大多数单发,偶见多发,无分隔,多可移动。检查时需注意与囊性畸胎瘤鉴别。

如囊肿与肠管相通,囊内多为胃黏膜,囊肿可位于消化道内或管腔外,亦可与消化管并行呈管道状。合并

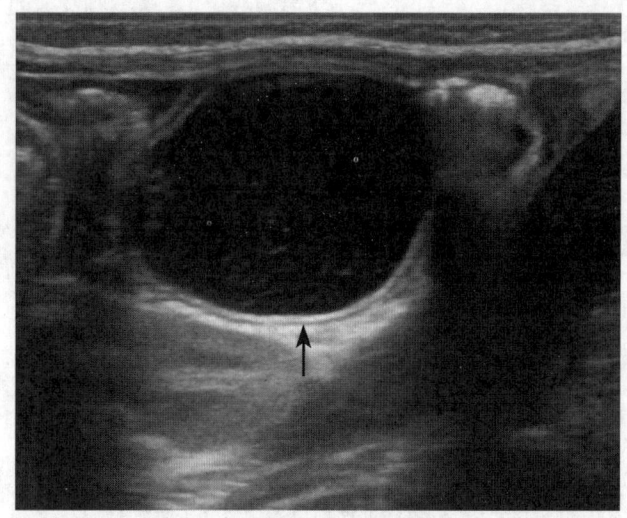

图6-42 囊肿型重复畸形

女,15天,发热就诊,图中可见末端回肠边缘囊性包块,可见肠壁结构(箭头)。

肠套叠多见。此型由于多数重复肠管与正常肠管差异不大,超声难以鉴别,其检出率不足1/3。超声所见的异常征象为:可探及异常扩张积液的肠祥,肠壁增厚,内衬粗大黏膜,蠕动增强。间隔长时间反复多次复查,肠管位置固定不动,形态无明显变化。

7. 梅克尔憩室 梅克尔憩室最简便、准确、无辐射的诊断方法为超声。在脐下水平探查腹腔肠管,即5、6组小肠。超声表现为一黏膜增厚的形态异常,小段管道结构,边界清晰,长度1~3cm,壁厚0.2~0.4cm,一端为盲端,一端可见与正常回肠相通(图6-43),腔内萎瘪,或可见积液呈薄壁囊状[2]。此征象不需鉴别,但寻找困难,需要仔细、耐心。有炎症或穿孔时可见周围系膜增厚形成粘连,此时极易显示。极个别病例梅克尔憩室形

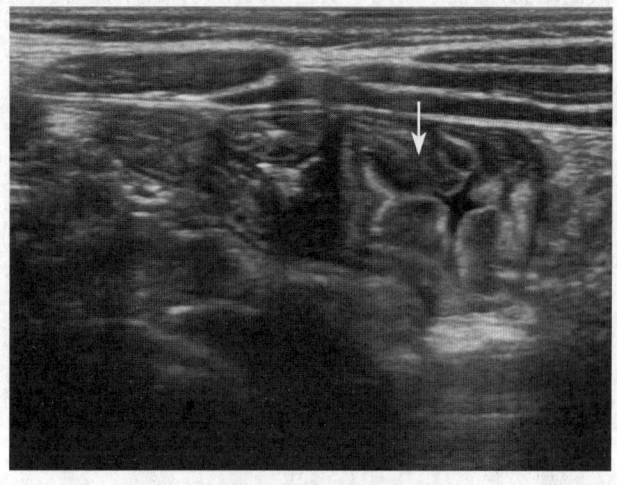

图6-43 梅克尔憩室

男,3岁,肠套叠就诊,套叠复位后见梅克尔憩室呈黏膜粗大的肠祥。箭头所示为粗大的黏膜。

态及粗细均与肿胀的阑尾相似,呈长条状,加之周围系膜增厚,容易误诊为急性阑尾炎,此时通过寻找回盲部及阑尾可鉴别。

8. 炎症性肠病 超声可见一段或几段肠管肠壁增厚(图6-44),根据疾病程度不同,肠壁不同程度受损。轻者层次尚存,重者肠壁层次消失呈低回声且厚薄不均,边缘不光整,厚度可超过1cm,且黏膜不光整,边缘不规则。周围肠管间隙可探及不规则条状低回声。如溃疡穿孔,可探及肠壁不连续,腹腔内可探及脓肿。超声在诊断炎症性肠病时,需要与其他原因导致的肠壁炎性改变鉴别。

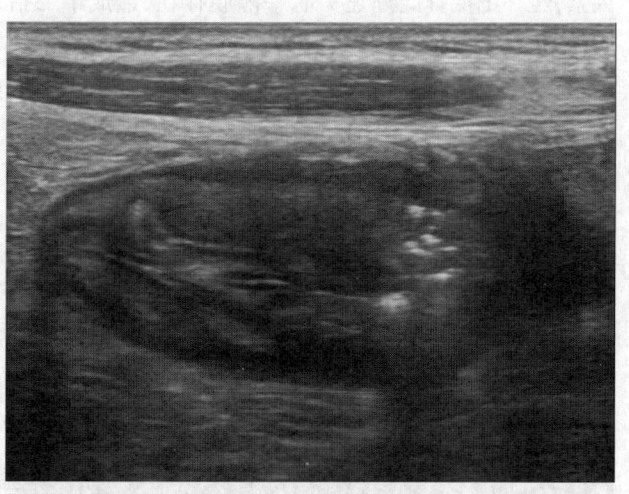

图6-44 炎症性肠病

男,15岁,腹痛。图中所示为肠壁肿胀增厚的结肠。壁内强回声光点提示溃疡。

9. 腹型紫癜 过敏性紫癜属过敏性血管炎,是儿童常见的微血管变态反应性全身性血管疾病。超声对其消化道改变极为敏感,表现为肠壁全层增厚,多为0.6~0.7cm,厚者可达1cm,为中等回声,横断面呈"面包圈样"(图6-45),肠壁层次可以辨认,以黏膜肿胀为主。纵断面有时黏膜呈"花瓣样"。可累及一段或数段肠管,增厚的肠管多位于左腹部及盆腔,十二指肠降段及水平段肿胀较为特异,而回盲部及末段回肠较少见。增厚的肠管周围可有局部肠系膜增厚及肿大的系膜淋巴结。当继发肠套叠时可见到"同心圆"征象。

10. 肠套叠 由于安全、准确、无创、无辐射,超声检查已经成为目前疑似肠套叠的最佳检查方法。超声的典型改变为"同心圆"包块(图6-46)。回结型套叠,回盲部消失,包块多位于右上腹。小肠套叠,回盲部正常,位置随机。3岁以上套叠患儿需寻找原发病。肠套叠可继发于肠炎、肠壁血肿、肠道畸形、肠息肉、肠恶性淋巴瘤、肠淋巴腺肿大。其中梅克尔憩室为最常见的继

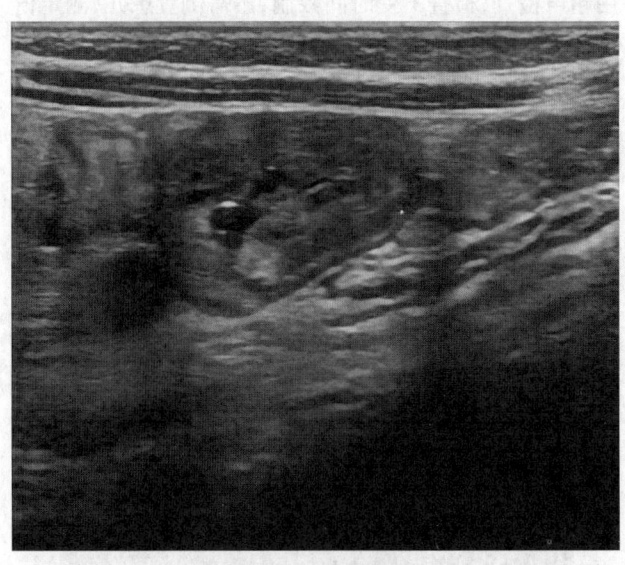

图 6-45 腹型紫癜
男,6 岁,腹痛。图中所示为肠壁肿胀增厚的空肠。

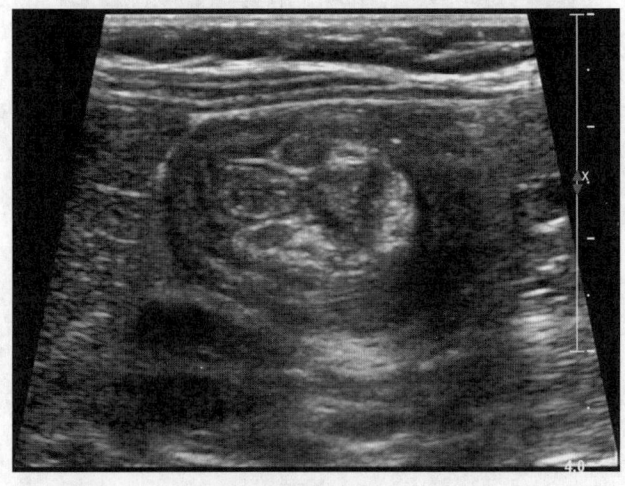

图 6-46 肠套叠
男,2 岁,间断腹痛就诊,图中所见为右上腹同心圆包块。

发因素。在继发因素中,肠重复畸形、息肉、肠壁淋巴瘤、腹型紫癜及部分梅克尔憩室病例均可被超声直接检测出来并直接诊断[3]。此外腹部疾患手术后也可继发套叠。

11. 阑尾炎 阑尾炎是小儿常见急腹症之一。由于超声可以动态实时追踪肠管并通过回盲部的解剖标志对儿童正常阑尾显示率极高。正常阑尾检出率为 84%,3~6 岁儿童检出率为 94.1%。儿童正常阑尾外径小于 0.6cm(图 6-47),因此当阑尾肿胀时超声易于识别,并准确判断单纯性阑尾炎,化脓性阑尾炎及阑尾炎穿孔、阑尾脓肿形成。急性单纯性阑尾炎表现为阑尾黏膜肿胀,阑尾腔萎瘪(图 6-48)。急性化脓性阑尾炎表现为阑尾腔内积脓,且常伴有粪石。常有大网膜包裹呈高回声。阑尾穿孔时阑尾腔张力减低或已萎瘪,周围常

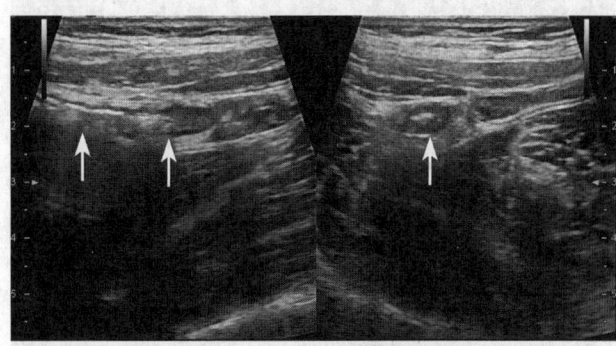

图 6-47 正常阑尾
男,5 岁,图中所示右侧为正常阑尾长轴(双箭头),左侧为短轴(单箭头)。

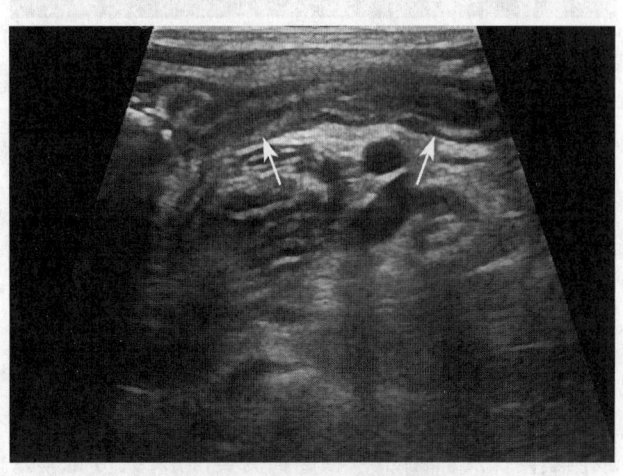

图 6-48 急性单纯性阑尾炎
男,6 岁,腹痛。图中两箭头所指为肿胀的阑尾长轴,腔内无积脓及粪石。

见条片状低回声。阑尾脓肿为无回声或低回声,边界清楚,脓肿除位于右下腹外,还可位于右上腹肝下、中腹部,膀胱后方或左下腹[5]。新生儿及婴幼儿阑尾炎临床症状不典型,发现时多已形成阑尾脓肿。部分阑尾炎初期易被临床医生误诊为胃肠炎,而最终发展为阑尾脓肿。部分阑尾炎由于未及时诊断而进展为粘连梗阻。因此临床医生应注意及时行超声检查,避免延误诊断。对于肥胖患儿,阑尾显示率降低,超声诊断时需要结合临床情况。超声引导下经皮阑尾脓肿穿刺抽脓是缩短疗程的有效方法。

12. 肠息肉 儿童期结肠息肉多见于 2 岁以上小儿。以幼年性息肉(juvenile polyp)最多见。常见部位为直肠、乙状结肠。检查前经开塞露排便,沿结肠框扫查,结肠腔内可探及低回声结节,多呈圆形或卵圆形,直径多为 1~2cm,边界清楚,其内可见少量网眼状细小无回声囊(图 6-49)。CDFI 显示息肉内呈分枝状丰富血流。有时可见蒂,并可见到蒂内主干的丰富血

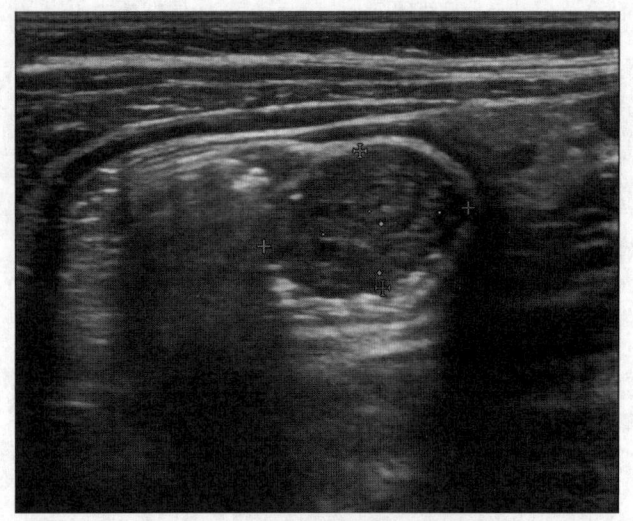

图6-49 结肠息肉（幼年性息肉）
女，4岁，因腹痛行常规超声检查偶然发现，升结肠内一枚息肉。图中测量标尺即为息肉。

流[4]。此征象一般不需鉴别可直接确诊。经肛门插管注入生理盐水，息肉显示更加清晰，并有助于蒂的观察。

13. 腹股沟斜疝 腹股沟斜疝是小儿外科常见疾患之一。婴儿疝内容物以小肠多见，其次可为结肠、盲肠、大网膜。疝内容经腹股沟管至阴囊。超声于腹股沟或阴囊内探及管状回声，横断面为类圆形，纵切面呈条状混杂回声，其下界清楚，上界缺乏。如疝入为肠管时壁偏厚，壁内可见低回声肌层。腔内为无回声并夹杂细颗粒状或块状强回声，可有气体，伴有强回声光点漂移现象。长时间观察可见蠕动，并与腹腔内肠管相通。如疝入肠管扩张较明显，有一定张力，壁层次模糊，肠管两端突然变尖，呈鸟嘴样改变，与腹腔内肠管不连续，则提示有嵌顿。若疝入物为大网膜，则呈混杂高回声。超声是诊断该病最准确且简便的方法。

14. 先天性巨结肠 先天性巨结肠一般可经钡灌肠进行诊断。近年来用超声进行先天性巨结肠诊断的报道增多。超声可见到宽大含气的肠管，几乎占据整个腹部。超声仅能提示有巨结肠的存在，在分型方面X线检查仍优于超声，故目前钡灌肠检查仍为术前必不可少的分型及确诊方法。但是对于全结肠型巨结肠超声则有一定优势，可见到全段结肠细小，而小肠积液扩张，出现功能性肠梗阻改变。

15. 先天性肛门闭锁 根据直肠盲端至会阴肛门区皮肤的距离分为高位（>2cm），中间位（1.5~2cm）和低位（<1.5cm），术前需确定直肠盲端的位置以选择手术进路。以往均靠X线检查，要待生后6~8小时以后吞咽气体到达盲端方能进行，并需将患儿倒置。现可采用超声检查，检查不受时间限制，不需倒置患儿，测定值可较X线更为准确。检查时患儿取截石位，探头接触患儿肛门会阴皮肤，作矢状切面扫查即可测量直肠远端距肛门隐窝的距离（图6-50）。对于合并会阴瘘患儿，超声可探到直肠远端到会阴部体表的纤细瘘管。

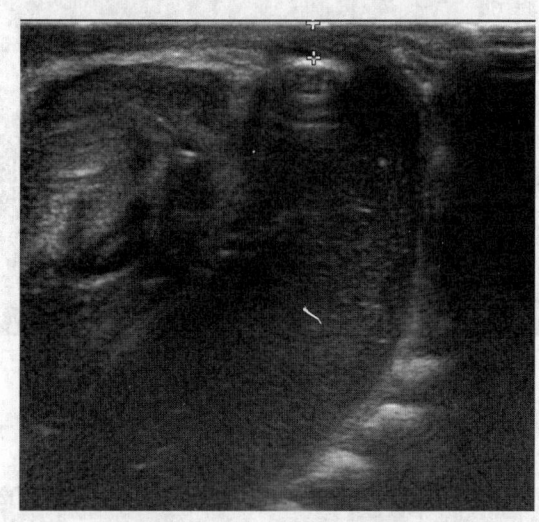

图6-50 先天性肛门闭锁
男，1天，无排便就诊，超声可见直肠内充满稀便，盲端距皮约0.4cm。

16. 肠梗阻 肠梗阻是常见的外科急症，新生儿期及儿童期肠梗阻的病因有所不同。儿科可使用高频探头对肠梗阻的存在，梗阻位置做到精准判断，并根据梗阻周围改变对梗阻原因做到初步乃至准确推断。其获得的信息量远大于平片，且无辐射，并可反复观察。

六、泌尿系统

在小儿泌尿外科的诊断中，过去静脉尿路造影一直是最重要的诊断方法。但近年来由于超声检查的广泛应用，在小儿泌尿外科影像学检查中，超声几乎能够显示泌尿外科的每一种疾患（但尚不能定量肾功能），实际上在大部分情况下，超声已经能够替代静脉尿路造影检查。超声检查价廉、无创，可重复检查，图像显示不依赖于肾功能。当肾功能严重受损时，静脉尿路造影显影不良或不显影，超声则可以鉴别肾积水、多房性肾囊性变、多囊肾、肾发育不良、肾发育不全及肾缺如。超声可以观察肾动脉、肾静脉和肾内血管直至弓状血管，能清楚地显示下腔静脉内的瘤栓。超声很容易区分儿童肾皮质与肾髓质，这是目前能够鉴别两者的唯一非侵入性检测方法。

（一）肾及输尿管

1. 正常声像图　小儿肾脏超声横切面类似圆形，冠状面呈椭圆形。儿童直至青春期前，肾周及躯体脂肪少，肾脏表面强回声的肾轮廓线多不明显。肾髓质锥体大，回声较低，皮髓质回声差异大，因此两者易于分辨。新生儿及 2~3 个月婴儿，肾皮质回声与肝脏相等，但 4 个月以上肾皮质回声比肝实质回声低。肾窦由肾血管、肾盂、肾盏、脂肪及结缔组织构成，为强回声区。新生儿 75% 单侧或双侧肾盂可有少量尿液，表现肾窦回声分离，其前后径可达 1cm。正常情况下于膀胱后方探查不到充盈的输尿管，但在强迫性不排尿时，少数儿童可于单侧或双侧见到充盈的输尿管，扩张和收缩交替出现，一般最大内径不超过 0.5cm。

2. 融合肾　融合肾分为同侧融合型和对侧融合型。同侧融合型很少见；对侧融合型又分为蹄铁形肾、S 形肾和团块肾。蹄铁形肾较多见。超声可见两肾轴呈倒八字，于侧腰部探查两肾下极不清楚，无明确边缘，并向腹主动脉前方延伸。于仰卧位横切面探查，在腹主动脉前方可见厚约 1cm 肾实质回声，两端与两肾下极相连。经背部探查可见双肾旋转不全，肾门位于肾的前面，有时可见合并轻度或中度肾积水。

3. 异位肾　异位肾多为单侧，偶有双侧。盆腔是肾脏常见的异位部位，盆腔异位肾往往于同侧髂总动脉附近探查到肾脏。多数为发育不良的小肾，肾轴无固定方向。由于腹腔内肠气干扰，且多数小肾无正常结构，探查较困难。但合并肾及输尿管积水者诊断较容易。合并输尿管口异位者，超声发现异位的小肾，对手术有帮助。

4. 重复肾　重复肾超声可见正常连续的肾窦强回声被一条肾皮质回声带完全分开，患侧肾多较对侧大。尽管有不同意见，但多数作者认为超声检查重肾的敏感性与静脉尿路造影相同。单纯性重肾无临床症状。完全性重肾的上输尿管可以异位开口于膀胱、尿道或子宫，可合并输尿管囊肿。上肾盂或上、下肾盂均合并积水时，超声诊断很容易检出（图 6-51）。如上下肾盂均不扩张，其间肾皮质分隔带需与肥大的肾柱鉴别。肾柱仅一端与肾皮质相连，另一端虽很接近对侧肾皮质，但仔细观察有肾窦强回声将其分开。个别病例与分支型肾盂鉴别较困难。上肾盂发育很小时，静脉尿路造影及超声均显示不清，但超声有时可于下腹部探查到扩张的上输尿管与静脉尿路造影显影的下输尿管粗细不等，由此诊断为重肾、双输尿管。

5. 肾发育不全及肾发育异常　肾发育不全多为单侧，可见到小肾脏，各径线测值明显缩短，肾内结构仍清

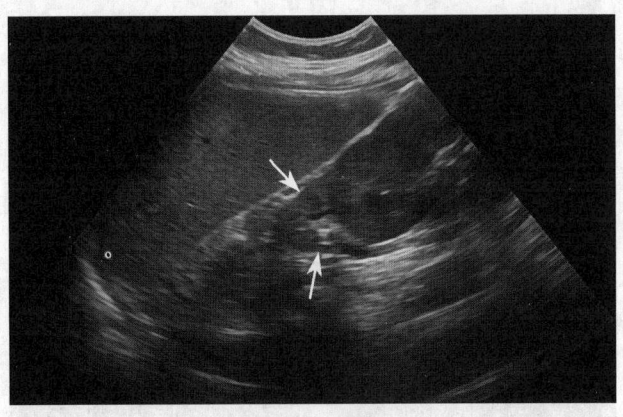

图 6-51　重复肾
女，8 岁，滴尿。图中箭头所指为发育不良的上半肾。

晰显示，皮、髓质尚可辨认，肾中心区的肾窦回声与周围肾实质回声对比度相对增加。在儿童期超声诊断肾发育不全必须与后天性肾萎缩鉴别，后者肾轮廓、结构模糊不清，肾皮质回声增强，皮髓质回声无明显差异，肾窦回声不显著。许多肾发育不全也同时有肾发育异常，超声表现为肾脏小，回声增强，无正常肾结构，皮、髓质分界完全消失（图 6-52）。

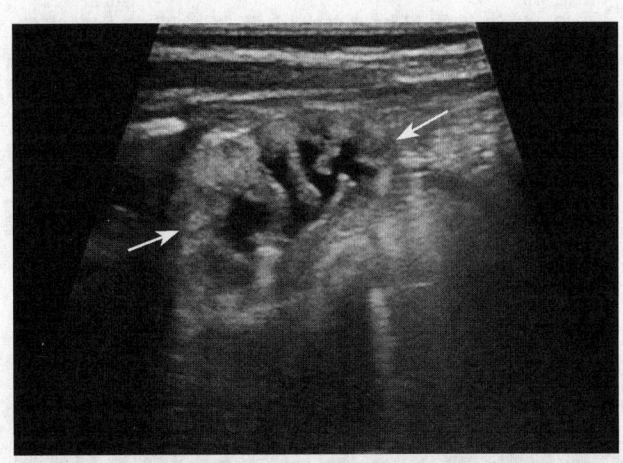

图 6-52　肾发育不全
男，8 个月，临床诊断代谢性酸中毒，常规检查发现，双肾发育不全（两箭头所指），图中所示为一侧发育不全的肾脏，肾脏回声增强，皮髓结构模糊不清，同时合并积水。

6. 单纯性肾囊肿　囊肿呈圆形或椭圆球形，可位于肾实质的任何部位，少数位于肾盂旁。如囊肿靠近肾脏边缘，往往向肾表面隆起。囊壁非常薄；光滑整齐，囊肿为无回声，囊肿后方回声明显增强。

7. 常染色体隐性遗传性多囊肾　即婴儿型多囊肾。双侧肾明显增大，形态无明显改变，肾脏轮廓与周围组织分界不清楚，肾盂显示不清楚，髓质回声普遍增强且分界不清楚，或呈弥漫混杂的星点状短线状强回声

（图 6-53），其内可见散在分布的小囊状无回声区[5]，内径可达 0.4~0.5cm。高频探头可在肾实质内探及扩张的呈放射状排列的肾小管。半数以上在肾脏外缘可见低回声带，为受压的正常的肾皮质。部分患儿合并肝脏纤维化及肝内胆管扩张症。

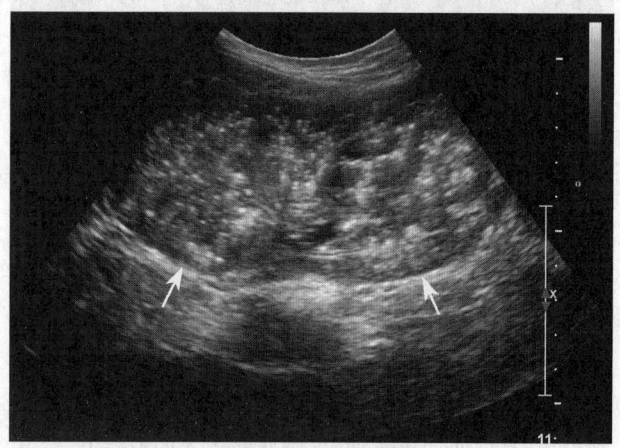

图 6-53 婴儿型多囊肾
男，8 岁，常规超声检查发现，双肾髓质内密布不规则强回声光点双肾内正常结构消失（两箭头所指）。

8. 常染色体显性遗传性多囊肾 即成人型多囊肾。双肾增大，肾内可见弥漫密集的大小不等的囊腔，囊间可见少许肾实质回声（图 6-54），两侧病变也可不对称，甚至一侧很轻，一侧严重。病变轻者可见到集合系统回声。

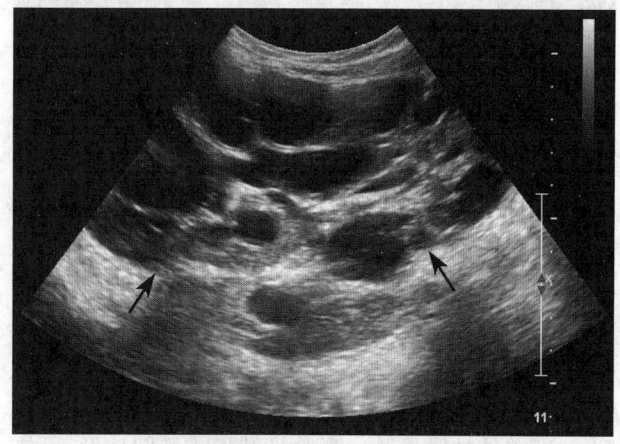

图 6-54 成人型多囊肾
女，8 岁，间断腹痛行超声检查发现，双肾内多发大小不等囊肿（两箭头所指）。

9. 多房性肾囊性变 为肾发育不良。单侧发病，于肾区可探及多发的卵圆形或圆形囊状无回声区，大小不等，互不相通（图 6-55），探查不到正常肾实质及集合系统回声，该侧通常亦见不到输尿管。曾有报道 22 例

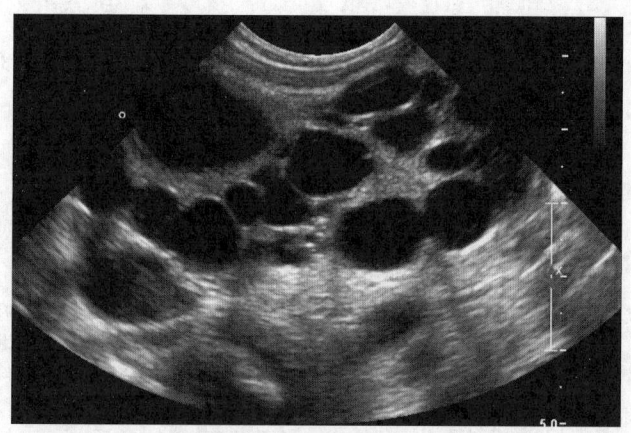

图 6-55 多房性肾囊性变
男，2 天，产检异常就诊，超声可见左肾呈多囊性改变，未见正常实质结构，囊腔大小不一，未见相通。

多房性肾囊性变，13.6% 囊肿进行性增大，13.6% 囊肿缩小或完全消失，其余无变化。本病也可发生于重肾的上半肾以及马蹄肾的一侧。

10. 肾盂输尿管连接部梗阻 超声可诊断肾积水，即肾窦回声（集合系统回声）分离，肾盂和肾盏不同程度扩张（图 6-56），内为无回声。轻度肾积水，肾脏大小及外形正常，中度肾积水肾脏可有不同程度增大。轻、中度积水时肾实质往往无明显改变；重度肾积水时肾实质变薄；极重度肾积水时肾实质非常薄。肾积水在声像图上为无回声，与肾实质及周围组织回声对比强，肾盂肾盏有特异性形态及位置，大部分病例有肾实质衬托，特别是中度以上肾积水，不易被漏诊。超声检查轻度肾积水时，由于仅依靠肾盂分离测量其宽度来诊断，往往与静脉尿路造影不符合。大量饮水和膀胱过度充盈可影响肾盂尿液的排空，有些小儿肾盂前后径 ≥1cm，静脉尿路造影仍显示肾盏正常。有时静脉尿路造影显示肾盏杯形消失，诊断为轻度肾积水，由于梗阻

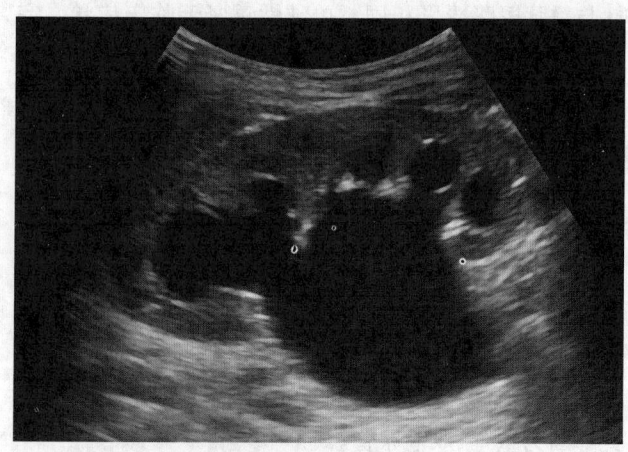

图 6-56 肾积水（肾盂输尿管交界处梗阻）
男，2 岁，产前发现积水，随访中。

不严重或不明显,同时检查前禁水,肾盂内少尿,超声显示肾盂不充盈或不扩张,肾盏显示不清楚,不能确定肾积水。饮水后利用高频探头观察肾盏杯口形态,可提高轻度肾积水的诊断符合率。

11. 输尿管膀胱连接部梗阻　超声见到肾积水合并输尿管积水,可诊断输尿管远端病变。同时进一步探查有否输尿管囊肿和输尿管口异位。

12. 输尿管膨出　输尿管膨出分为单纯型及异位型,后者多合并重肾双输尿管。超声于膀胱基底部可见单侧或双侧囊肿回声(图 6-57),其壁薄且清楚光滑,多数可见蠕动现象及扩张的输尿管与囊肿相连。囊肿引流的肾盂输尿管可有不同程度积水。超声能够检出直径 0.5cm 的小囊肿。当上肾部功能严重受损,静脉尿路造影显影不满意及于膀胱内未发现囊肿时,超声可清楚地探查到囊肿并可了解上肾盂上输尿管积水程度。

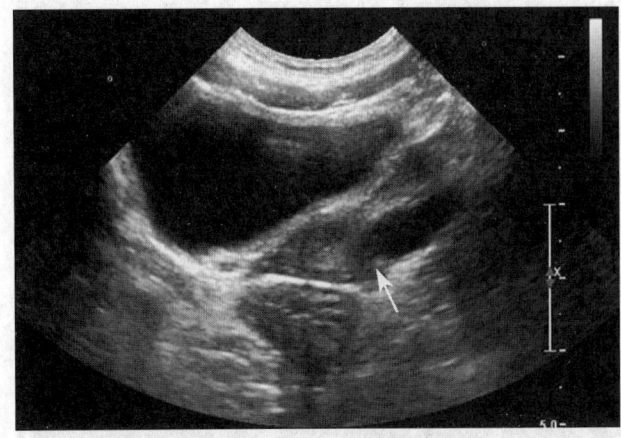

图 6-58　输尿管开口异位
女,19 个月,肾积水就诊,超声可见左侧输尿管扩张,末端开口于宫颈(箭头)。

造影及排尿性膀胱尿道造影均不能检出,超声很容易见到患侧扩张的输尿管,对照静脉尿路造影,同侧显影的输尿管不扩张,即可诊断重肾、双输尿管、上输尿管口异位。

14. 膀胱输尿管反流　膀胱输尿管反流分为输尿管口扩张和不扩张两种。前者超声可见肾输尿管积水,探查输尿管口较宽大,呈圆洞状,有时内径可达 1cm 以上,可诊断为膀胱输尿管反流。后者输尿管口不扩张,仅为功能异常。既往排尿性膀胱尿道造影检查(VCU)是金标准,随着超声腔内造影在儿科的应用,膀胱尿道超声造影逐渐应用于诊断输尿管反流,安全准确,无辐射。

(二)膀胱及尿道

1. 正常声像图　膀胱内尿液呈无回声,其大小、形态及壁厚度随尿液充盈程度而不同。充盈较好时一般呈圆形或椭圆形,壁薄且光滑;充盈欠佳时壁厚且不规则。黏膜为细强回声带,肌层为中等回声,充盈饱满时厚 1~2mm。超声还可以看到黏膜下壁内段输尿管,正常内径 1~2mm。输尿管内尿液与膀胱内原有尿液的比重相差或超过 0.010 时,超声可见输尿管口喷尿现象,于单侧或双侧输尿管口自下而上或呈对角线方向间歇出现由许多移动光点构成的条状强回声。用微凸阵探头纵横切面观察尿道口区域,往往可见尿道近端内有少量尿液。男孩还可以看到前列腺回声。

2. 后尿道瓣膜　超声可探及双侧肾及输尿管积水,膀胱增大,壁增厚,厚度范围 4~18mm 不等,且内缘不规则、不光整,成小梁。双侧输尿管迂曲扩张全程显示,入膀胱处可有增宽,提示反流。于患儿排尿时在会

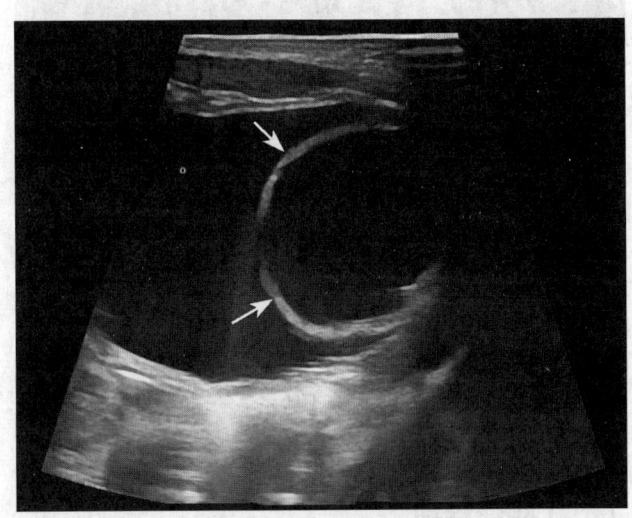

图 6-57　输尿管囊肿
男,12 个月,肾积水就诊,超声可见左侧输尿管全程扩张,末端囊肿(两箭头所指)。

13. 异位输尿管口　异位输尿管口往往因口小,不易找到,故能插入导管造影者不足 10%。由于肾功能受损,静脉尿路造影不显影或显影不良。超声在肾区或髂窝探及发育不良的小肾可提示诊断,但要注意与淋巴结鉴别。如膀胱充盈较好,超声可见异位开口的扩张输尿管于膀胱后方向下延伸,下端已经超过膀胱下缘仍未见进入膀胱(图 6-58)。如肠气少,腹壁薄,可见到扩张的输尿管进入后尿道、上部阴道或子宫。如输尿管不扩张,超声诊断较困难,但饮水后健侧输尿管口可见明显的间歇喷尿现象,而患侧却无此现象,据此征象可判断异位输尿管口的侧别。有时合并的重肾很小,静脉尿路

阴部纵切面能较满意地探及扩张的后尿道,梗阻远端尿道纤细,部分病例可见瓣膜回声(图6-59)。

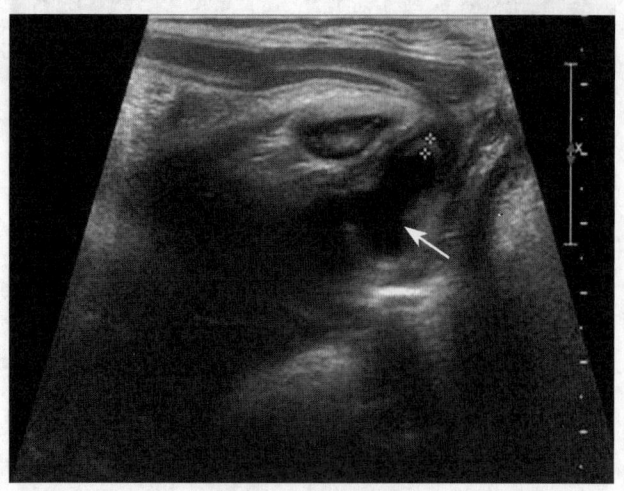

图6-59 后尿道瓣膜
男,7个月,排尿困难就诊,超声可见后尿道增宽(箭头),梗阻远端尿道萎瘪。梗阻处弧形高回声为瓣膜结构(两光标所示)。

七、生殖系统

(一)子宫及阴道

1. **正常声像图** 各年龄组采用超声都可以探及子宫和阴道。在新生儿期,由于宫内母体激素的刺激,可见雏形的月经后子宫,比青春期前的子宫长而厚,长度范围2.3~4.6cm(均值3.4cm),宫底宽0.8~2.1cm(均值1.26cm),宫颈宽0.8~2.2cm(均值1.41cm)。几乎所有新生儿都能看到子宫内膜回声,大约30%内膜周围可见低回声的晕环,另外20%腔内可见液体,液体周围有厚的强回声边。数周后子宫缩小,宫底与宫颈比例相等或比宫颈小。7岁以前子宫几乎没有变化,以后逐渐增长变大,宫体比宫颈增长更明显。接近青春期时,形状如成人子宫,宫底类似球形比颈部大,常可见到内膜回声。青春期正常子宫长2.0~3.3cm,最大宽径0.5~1cm;青春期后正常子宫长5~8cm,宽1.6~3cm。当月经将要来潮时,子宫降入盆腔,轴变得更倾斜。

在婴儿及儿童,超声均能显示正常阴道。较好地充盈膀胱可提供声窗。阴道纵切面呈管状与子宫颈相连,为低至中等回声,横切面为扁圆形。婴儿排尿时,超声很容易显示尿液经常反流进入阴道,并很容易与子宫直肠窝内的液体鉴别。

2. **先天性阴道梗阻** 先天性阴道梗阻一般分为三型:Ⅰ型最常见,系处女膜闭锁;Ⅱ型是阴道上1/3段有一厚约7mm的横隔所致阴道闭锁;Ⅲ型极少见,为阴道远端闭锁。女孩在青春期,间歇性腹痛(不来月经者)应首先考虑阴道梗阻。超声于膀胱后方可探及明显扩张的阴道、宫腔及宫颈,呈囊肿状,内为无回声或低回声,用探头压迫可见回声光点漂移现象。如近端阴道扩张,远段不扩张,可诊断为阴道上1/3段闭锁。鉴别处女膜闭锁与阴道远端闭锁可经会阴部探查,此方法能够观察闭锁段的长度,前者闭锁段很短,而后者长1~4cm(图6-60)。

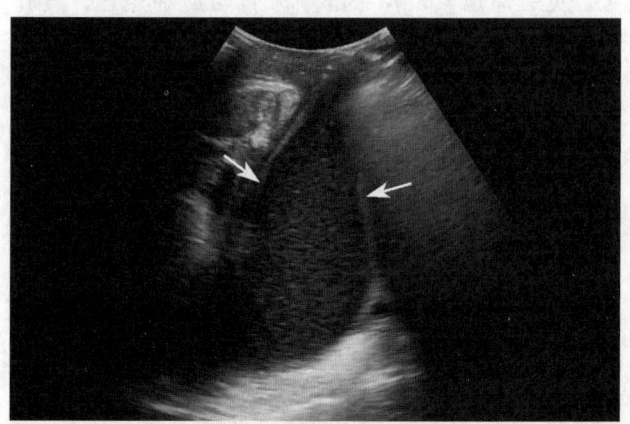

图6-60 处女膜闭锁
女,12岁,无月经就诊,会阴部超声可见阴道积液扩张(箭头所指)。

3. **性早熟** 超声在观察女性生殖及监测卵泡方面独具优势。精准测量子宫各径线,及双侧卵巢内大于0.2cm的卵泡数量及外径。

(二)阴囊疾病

1. **鞘膜积液** 可为原发或继发。常见的为睾丸鞘膜积液及精索鞘膜积液,前者超声表现为阴囊内睾丸周围无回声区,后者表现为精索区,可探及长圆形无回声囊,边界清晰光滑。如积液上通腹腔,下通睾丸鞘膜,即为交通性睾丸精索鞘膜积液。

2. **隐睾** 可位于腹股沟管及其内,外环口或腹膜后。常见的为腹股沟型隐睾,超声表现为腹股沟管或其内外环口处可探及椭圆形均匀低回声结节,边缘清晰光滑,患侧阴囊内空虚。腹腔型隐睾因其位置深在,易受肠气干扰而探查困难,应注意扫查膀胱周围,肾脏下方,腰大肌前方。当隐睾萎缩极小时超声仔细探查往往亦能找到。

3. **附睾睾丸炎** 附睾头、体、尾呈不同程度增大(图6-61),可呈球形,或条状,回声减低,且不均匀。

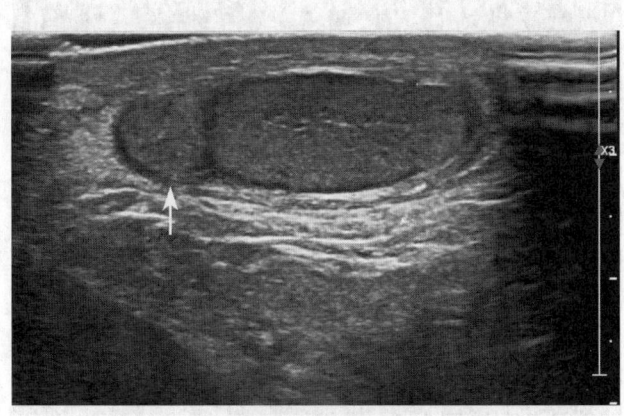

图 6-61 附睾炎
男,10 岁,阴囊疼痛就诊,超声可见右侧附睾肿胀(箭头)。

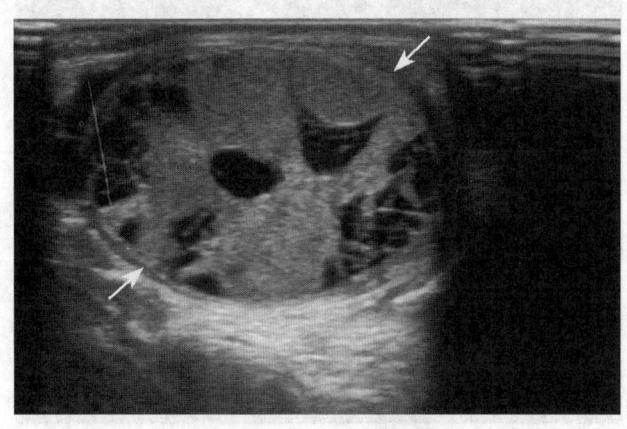

图 6-64 睾丸内胚窦瘤
男,2 岁,右侧睾丸无痛性增大,超声可见右侧睾丸内实性占位,实性为主(箭头),边缘可见残留睾丸组织。

炎症侵及睾丸时,睾丸肿大,回声可减低不均匀。彩色多普勒血流显像附睾及睾丸内血流信号较健侧丰富明亮,以动脉为主,血流速度加快。患侧阴囊壁可增厚,精索增粗,可伴有鞘膜积液。部分附睾睾丸炎系由于附件扭转所致,于附睾或睾丸周围超声可探及 1cm 左右高回声结节,彩色多普勒检查内探及不到血流信号。

4. **睾丸扭转** 急性期阴囊红肿,睾丸肿大,实质内无血流信号(见书末彩图 6-62),周边为环绕血流。回声改变与扭转时间相关,时间较长者回声不均匀,可有小液化区,周边少量积液。

睾丸炎症与扭转是儿童阴囊急症最常见的两种疾病,超声是鉴别两者最有效的检查方法。

5. **睾丸肿瘤** 超声是观察睾丸肿瘤最精准简便的检查方法。最常见的两种睾丸肿瘤为畸胎瘤(图 6-63)及内胚窦瘤(图 6-64),此两种肿瘤的超声表现各有特点,较容易判断,准确的提示对临床帮助较大。

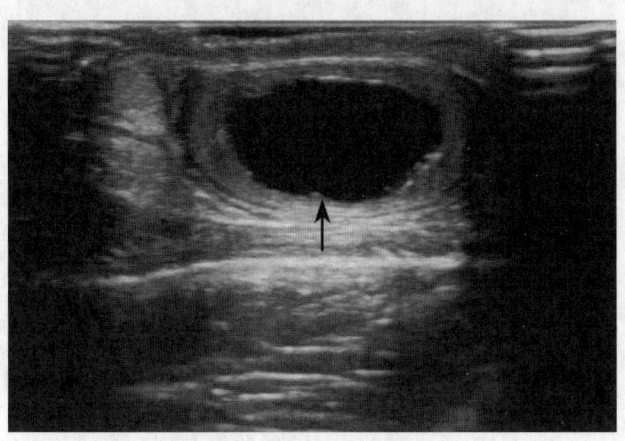

图 6-63 睾丸畸胎瘤
男,4 个月,体检发现,左侧睾丸内囊性占位(箭头),边缘散在点状强回声。

八、腹部闭合性损伤

对于腹部闭合性损伤的患儿,超声因其简便准确成为首选检查,对于无法移动的患儿,超声可随时提供床边检查并随时动态观察进展情况,为临床决策提供帮助。

1. **肝损伤** 肝实质局限性回声增强,可有血肿。

2. **肾损伤** 肾实质回声增强,皮髓结构消失,被膜下积血较常见,对于肾损伤的患儿务必使用彩色多普勒观察肾脏血流,关注肾蒂有否损伤,及输尿管有无损伤。

3. **胰腺损伤** 胰腺损伤往往是不同程度裂伤,超声显示断裂处呈无回声缝隙,同时监测假性胰腺囊肿的出现。

九、腹部肿瘤

超声的实时性及多角度探查为肿瘤定位奠定基础,儿童腹部的很多肿瘤具有较特异的回声,在定位准确的情况下,根据回声特点可以做出精准的诊断。

(一)肝脏肿瘤

1. **肝母细胞瘤** 肿块单发,边缘清楚光滑,实性,以中等偏强回声为主。移动探头有多结节感(图 6-65)。肿物周缘有时可探及低回声晕环,系由于肿瘤水肿或肝组织受压所致。肝门区淋巴结多数不大。单纯囊性病变少见。当肿物较大,区别肝内、外肿物有困难时,可让患儿深呼吸,观察肿物与肝实质之间有无上下错动,如运动完全一致,即为肝内。另外胆囊下移位

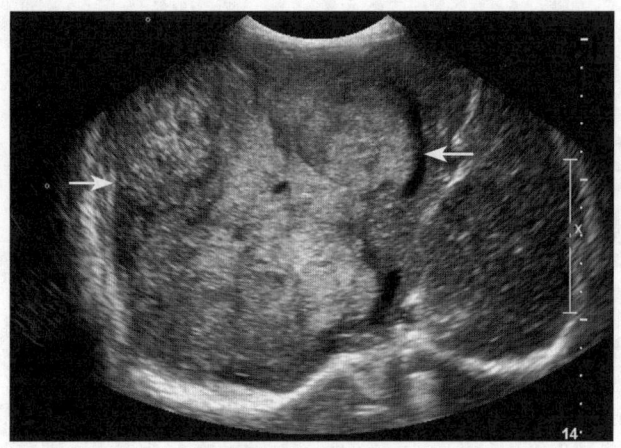

图 6-65　肝母细胞瘤
女,2岁,腹部包块就诊,超声可见肝右叶巨大实性占位,呈高回声(两箭头所指)。

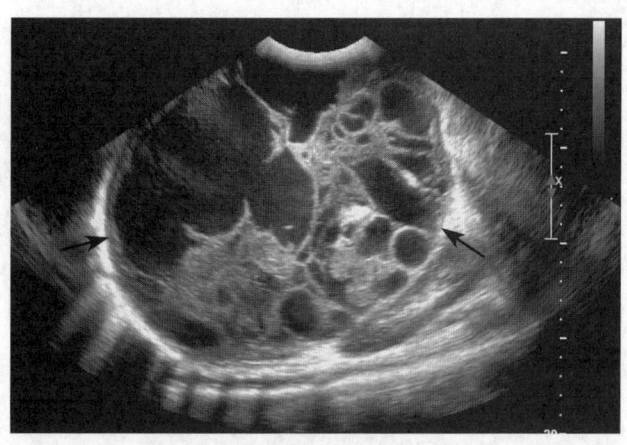

图 6-67　肝脏 UES(囊性为主)
男,3岁,腹部包块就诊,肝内囊性为主包块,呈蜂窝状。

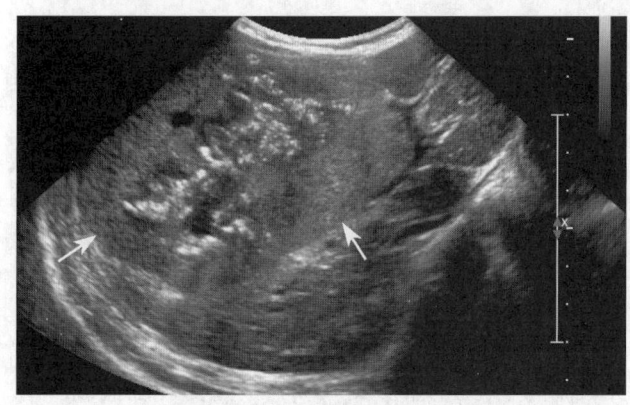

图 6-68　婴儿型血管内皮细胞瘤
男,5个月,腹胀就诊,超声可见肝内实性为主的包块(两箭头所指),内见大量点状钙化。

于肿物下方,也可诊断为肝内肿瘤。

2. **肝脏未分化胚胎性肉瘤**　为两种类型:一种表现为以实性为主的混合回声包块,内含有大小不等的不规则无回声区或多发小囊腔(图 6-66),实性区呈高回声与低回声混杂。另一种表现为囊性为主包块,可有多发厚薄不均之分隔(图 6-67),囊腔间有少量的低到高回声的实性部分。肿瘤在进展过程中囊腔可以逐渐增多。钙化少见。临床以实性为主居多。文献中记载囊性为主者在首诊时曾被误诊为肝棘球蚴病、肝囊肿、肝脓肿、肝脏间叶错构瘤、胰腺囊肿。个别病例下腔静脉内可见瘤栓。

3. **婴儿型血管内皮细胞瘤**

(1)单发包块型:边界清晰,内部回声多样化,可以相对均匀,也可回声强弱不均,部分瘤体内部可探及囊腔或钙化(图 6-68),彩色多普勒超声呈富血供表现。

(2)多发结节型:肝内多发大小相似或大小不一的球形低回声结节,或小灶状低回声,边界清晰,回声均

匀,有的大结节内可见到肝静脉的异常分支纡曲穿行。

4. **间叶型错构瘤**　多为肝内可探及多房分隔性囊性肿块,囊大小不一。也可为一个大囊腔,或囊实相间(图 6-69)。如继发出血,囊内可见细回声光点漂移。

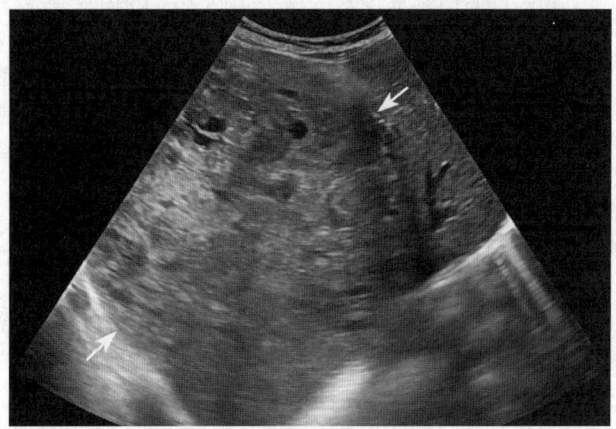

图 6-66　肝脏 UES(实性为主)
女,5岁,腹部包块就诊,肝内巨大囊实性占位(两箭头所指),内见多发细小囊腔结构。

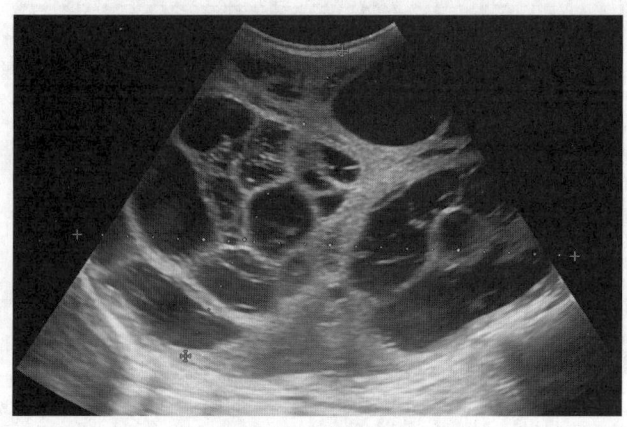

图 6-69　间叶错构瘤
女,10个月,腹胀就诊,超声可见肝内囊性为主包块,囊腔大小不等。

少数错构瘤也可显示实性回声。当肿瘤呈蜂窝状囊腔并实性成分较少时需与淋巴管瘤鉴别。但肝脏淋巴管瘤的发病率明显低于间叶错构瘤[1]。

（二）胰腺肿瘤

胰母细胞瘤　超声于腹膜后胰腺区可探及肿块,肿物多单发,巨块,形态不规则分叶,内部回声不均匀,可呈中等偏强回声或低回声,多数病例内可见散在的不等量斑点状或块状强回声（图 6-70）,后曳声影。少数病例可伴有囊状无回声。早期边界清楚可探及瘤周包膜,晚期病例肿块较大时可达 20cm,界限不清,探及不到正常或受压胰腺。但可见脾静脉沿肿瘤后缘走行,确定肿瘤来源胰腺。肿块较小时（胰头部偏小）显示其明确位于胰腺内,周围可见受压的正常胰腺组织。胰头内肿瘤伴有胆总管、肝内胆管、胆囊、胆囊管及胰管扩张。少数病例肿瘤可包绕腹膜后血管,如腹主动脉、肝脾动脉等。此外,超声还可探查肝脾内转移病灶,肝内转移瘤可单发或多发的低回声结节,分布肝左右叶各段,多发者大小不等,以肝脏边缘区多见。在首都医科大学附属北京儿童医院的 8 例中,3 例先后发生肝转移,1 例同时脾转移。

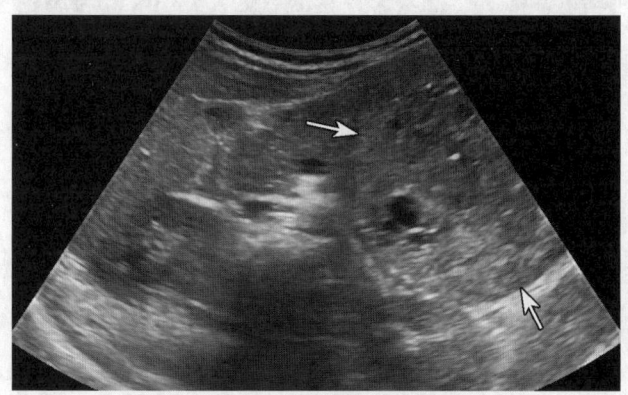

图 6-70　胰母细胞瘤
女,4 岁,腹膜后肿物就诊,超声显示胰尾实性占位（两箭头所指）,回声不均,可见多发钙化及小囊腔。

（三）肾脏肿瘤

1. 肾母细胞瘤　超声鉴别肾内与肾外肿瘤一般不困难。典型的肾母细胞瘤呈囊实性,也可表现为完全实性及纯囊性改变。瘤超声可于肿块周围探及残留受压的部分肾实质,其与肿瘤呈握球状（图 6-71）。肾母细胞瘤（nephroblastoma）可起源于肾盂内,充填肾盂及输尿管上段。由于超声可从不同切面不同角度探查,且血

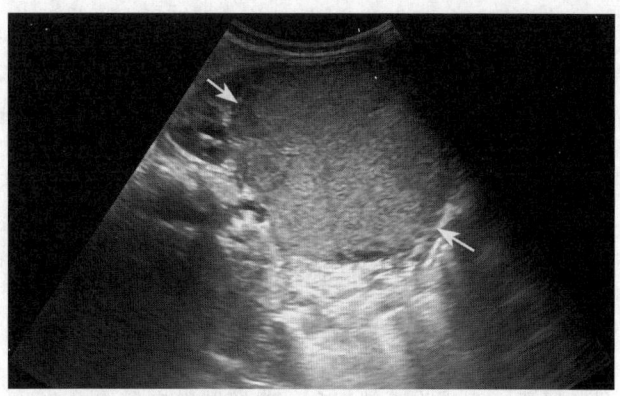

图 6-71　肾母细胞瘤
女,8 个月,左肾占位就诊,超声可见左肾中下极实性占位（两箭头所指）,内散在小囊腔。

管腔内液体与周围对比度很大。因此观察肾静脉下腔静脉比静脉造影更准确,也比平扫 CT 效果满意。同时可鉴别下腔静脉梗阻是腔内瘤栓还是肿瘤压迫所致。超声可以清楚地显示肾静脉及下腔静脉内的瘤栓位置、大小及形态。表现肾静脉、下腔静脉增粗,内可见中等偏强回声条块。较长的瘤栓可延伸达右心房内。

2. XP 肾癌　超声图像具有一定特点,表现为位于肾脏一极的类圆形高回声包块,边界清晰（图 6-72）。结合年龄及血尿症状,超声较容易提示诊断。

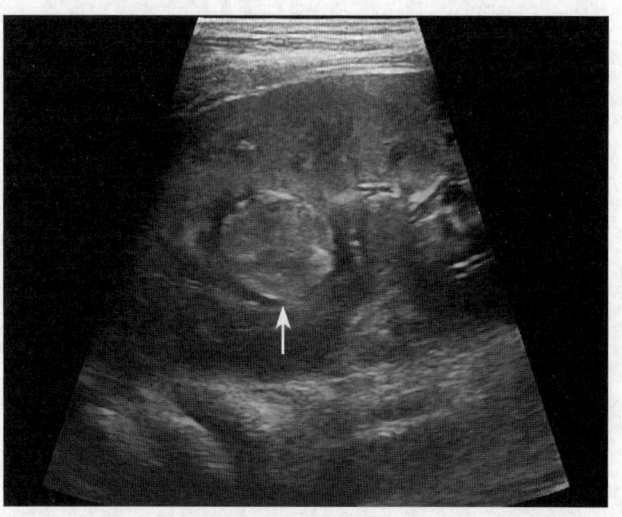

图 6-72　肾癌
男,12 岁,血尿待查,超声可见左肾实质内稍高回声结节（箭头）,形态规则边界清晰。

（四）输尿管肿瘤

对于输尿管病变,儿科超声最大的优势是使用高频探头实时追踪观察输尿管全程。输尿管肿瘤往往导致肿瘤以上输尿管及肾盂积水,此时更便于观察。

炎性肌纤维母细胞瘤:是目前首都医科大学附属北京儿童医院输尿管肿瘤中占比最高的肿瘤。肿瘤侵犯输尿管壁,形态不规则,低回声无囊腔及钙化。

（五）膀胱肿瘤

超声对于含液的空腔脏器显示更加清晰,因此膀胱壁的微小病变均可被探查到。

1. 膀胱横纹肌肉瘤 为儿童膀胱恶性肿瘤中最常见的肿瘤。表现为膀胱三角区自膀胱壁向腔内凸出生长的包块,分叶状,低回声可见囊腔。可在膀胱腔内摆动(图6-73)。

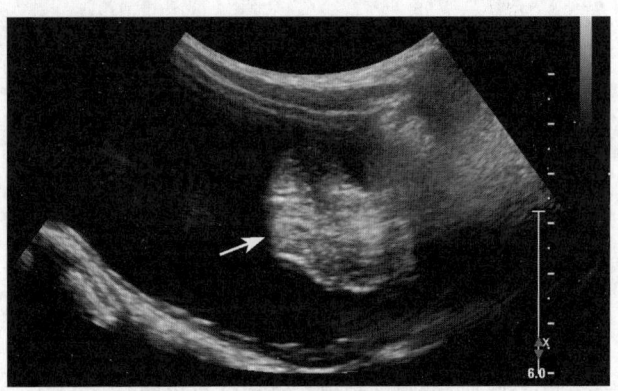

图6-73 膀胱横纹肌肉瘤

男,6岁,排尿困难就诊,超声可见膀胱三角区不规则占位,边界可辨(箭头)。

2. 尿路上皮乳头状瘤 瘤体小呈结节状,非三角区,凸向腔内生长(见书末彩图6-74)。

（六）卵巢肿瘤

超声对卵巢肿瘤的探查颇具优势,不仅可以明确定位来源于哪侧卵巢,更可判断是否扭转。根据首都医科大学附属北京儿童医院临床资料统计儿童卵巢肿瘤的扭转率可达70%,超声通过观察蒂部肿胀及动态旋转可以明确诊断扭转,这对于指导临床决定是否急诊手术很有价值。

（七）神经源性肿瘤

1. 神经母细胞瘤 腹膜后可探及外形不规则肿块,多数较大,无明显包膜,大多数边界不清,内部通常呈不均匀的中等偏强回声,也可见低回声,偶见无回声区。约半数可见散在细颗粒状或点状强回声钙化(图6-75)。腹膜后大血管多被推移、包绕(图6-76),常见于

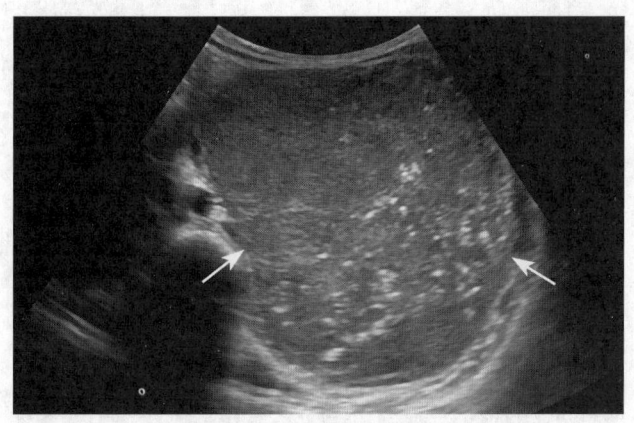

图6-75 神经母细胞瘤

男,5岁,腹部包块。图中两箭头所示为瘤体,内部强回声光点为典型的沙粒样钙化。

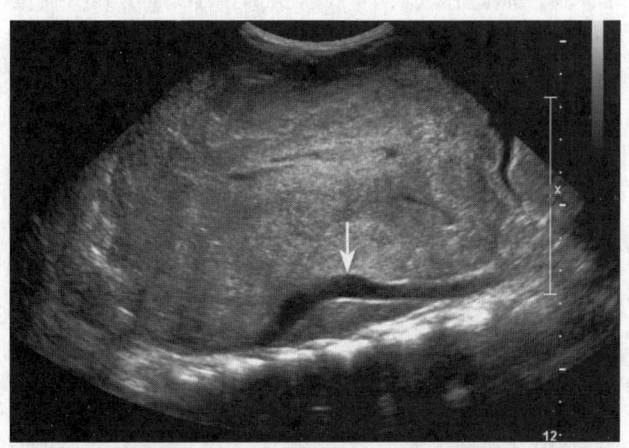

图6-76 神经母细胞瘤（包血管）

男,2岁,腹部包块。图中所示为肿瘤长轴切面,箭头所示为瘤体深面穿行的腹主动脉长轴。

腹主动脉、腹腔动脉、肝动脉、脾动脉、肠系膜上动脉、双侧肾动静脉及下腔静脉。患侧肾脏不同程度被推移。腹膜后多处大小不等的肿大淋巴结。如肿物位置较高,多位于胰腺及脾静脉后方,胰腺及脾静脉前移,也可继续向上延伸,与胸部后纵隔病变相连。部分病例肿块与肾脏分界不清,甚至侵入肾门和肾实质内。来自肾上腺的神经母细胞瘤,对肾脏推移明显,包绕血管少见,肿瘤多数呈类圆形,相对规则,边界清楚。特殊Ⅳ期患儿,原发瘤位于肾上腺,直径约2～4cm,边界清楚,内部回声不均匀。如不仔细观察,常易遗漏或误认为肝内病灶。多伴有肝内广泛转移病灶。肝转移时,肝脏增大,肝内实质回声不均匀,可见散在低回声,等回声,或强回声结节,后者多见,边界欠清楚。

2. 神经纤维瘤 超声表现特点鲜明,横断面呈类圆形,纵断面呈长条柱状,可以单一或一簇(图6-77)。沿神经走行,根据神经受累程度不同而粗细不同。病变

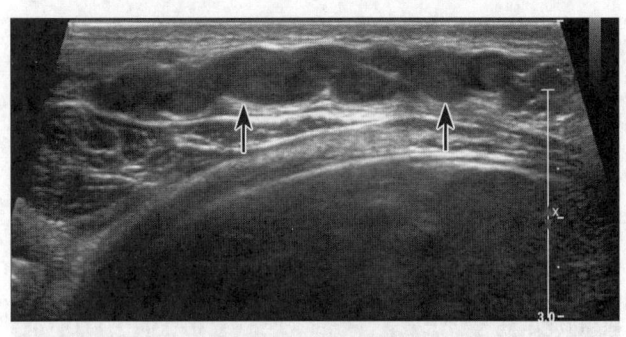

图 6-77　神经纤维瘤
女,5岁,皮下结节。图中箭头所示为皮下脂肪层内瘤体长轴。

边界清晰,低回声,均匀,血供不丰富。

(八)胃肠道肿瘤

由于超声可以追踪各段消化道,因此对于消化道来源肿瘤可以清晰显示。

1. 肠壁淋巴瘤　是儿童消化道肿瘤中最常见者,可累及一段或多段肠管。受累肠壁全层增厚呈面包圈样或偏心增厚(图 6-78),肿块向肠腔内外隆起,边缘凸凹不平,黏膜紊乱,蠕动消失,局部肠腔狭窄。两端与正常肠壁相延续。肠管周围及肠系膜可见多数大小不等低回声肿大淋巴结,部分可融合成小肿块。当肿瘤向肠腔外生长时,受肿瘤牵拉局部肠壁可不规则扩张,局部虽无狭窄,但腔内黏膜不光整,蠕动消失。回盲部肠管受累时常继发回结型肠套叠。

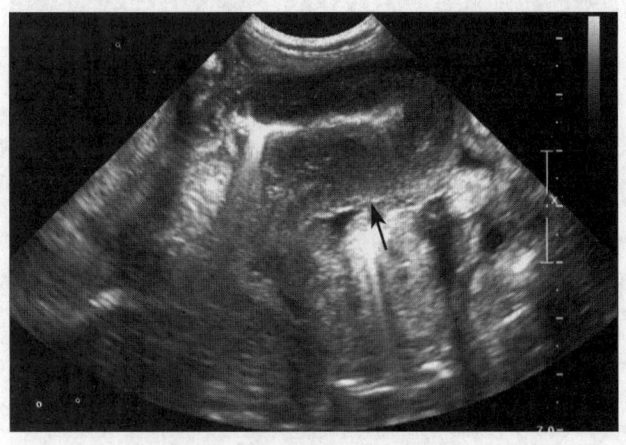

图 6-78　淋巴瘤累及肠壁
男,3岁,腹痛。图中箭头所示受累肠壁增厚,回声减低,层次消失。

2. 胃肠间质瘤　肠壁低回声包块,向肠腔内外凸出生长,形态不规则,分叶,无被膜,血供丰富,早年超声易误诊为血管瘤。

3. 肠壁血管瘤　肠壁不规则增厚,回声不均,层次

消失。常为一侧肠壁受累,血供十分丰富。结合血便的临床症状,诊断并不困难。

十、胸腔病变超声检查

1. 胸膜腔积液　超声检查胸膜腔积液相当敏感,准确性也高,可弥补物理诊断和 X 线检查的不足。应用超声在胸壁上或通过肝、脾向横膈方向探查,可显示胸膜腔内和横膈上方是否存在无回声区。临床上常用于:①决定有无积液(或积脓、积血),特别是少量积液;②当 X 线检查一侧或双侧胸腔大片致密,难以确定是肺内病变还是胸膜病变,后者是胸膜增厚还是积液,或两者兼有时,超声鉴别常有较大的帮助;③协助选择适宜的穿刺部位。对于临床穿刺失败或包裹性积液患儿的定位诊断和指导穿刺抽液更具有实际意义。

2. 肺实变　超声表现为均匀中等回声,类似肝脏组织故称为肝样变(图 6-79)。内可见支气管充气改变。并可见沿肺血管走行的血流信号。

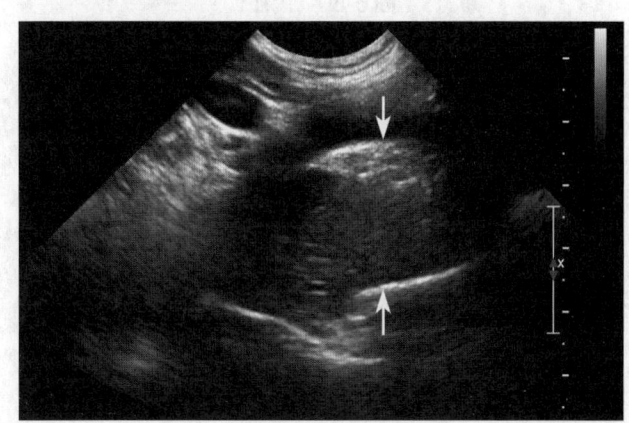

图 6-79　肺实变
女,5岁,间断咳嗽两个月,超声可见右上肺实变(箭头),少量胸腔积液。

3. 胸膜和肺肿瘤　由于肺内气体影响和肋骨干扰,一般胸膜和肺肿瘤的超声检查不如 CT 确诊率高。但较大的肿瘤均可检出,实性肿瘤定性困难。在有多量胸腔积液的情况下,超声可探查部分壁层胸膜有无局部实性占位性病变。在巨大胸膜间皮细胞瘤时可探查到回声不均匀的实性肿物。

4. 先天性后外侧膈疝　左侧后外侧疝超声于左侧胸腔内可探及多数管状回声,其壁可见层状结构,内为无回声和气体回声。部分可见其延伸至腹腔。长时间观察可见蠕动现象。腹部肠管明显减少,仅可探及胃及部分结肠。胃的位置下移至中腹部。少数病例胃也可随小肠进入胸腔。心脏多有右移。右侧后外侧疝除于

右侧胸腔内可探及肠管外,还可探及肝脏甚至胆囊回声。如患儿有呕吐,胸腔内肠管扩张较明显,并张力较高,则提示有嵌顿。超声不但可观察膈上的肠管,确诊膈疝,局部纵横切面反复扫查时还常可探及横膈缺损的大小(图6-80)。

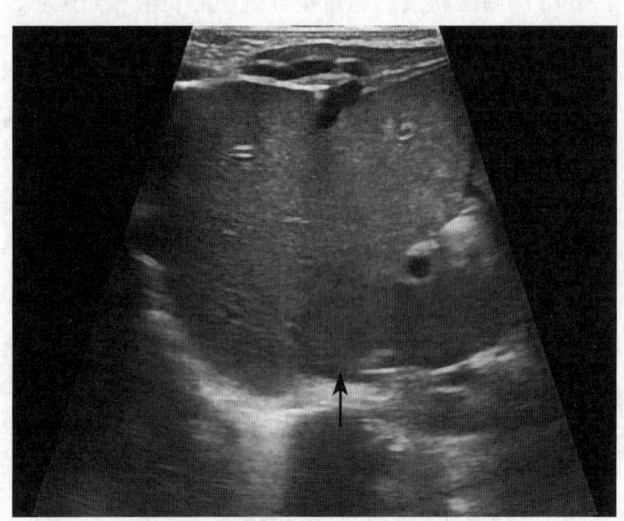

图6-80 膈疝
女,5天,外院胸片右膈抬高。超声显示部分肝脏疝入胸腔,箭头所指为肝脏。

5. 食管重复畸形 亦称食管囊肿为前肠囊肿最多见的一种,又称肠源性囊肿或消化道重复畸形。由于囊肿大多位于后纵隔和脊柱旁沟内,超声通常采取腹卧位探查。经脊柱两侧肋间隙于后纵隔内可探及囊状无回声,右侧居多,壁可见消化道层次,其中环状低回声为肌层,腔内无分隔,偶可见多发。形态多种多样,圆形或椭圆形较常见,以中上纵隔为多。也可呈三角形、梭形、连成串状或像葫芦样呈分叶状。个别病例可延伸至膈下。囊内很少有气体,但囊肿与食管、胃肠交通时,内可探及气体回声。腔内散在细光点漂移,则提示囊内有出血或液体较黏稠。部分病例合并肠囊肿。

十一、纵隔超声检查

儿童纵隔最常见的病变为肿瘤。超声经锁骨上窝、胸骨上窝,经剑下,经前肋间及后肋间可检测到上纵隔、下纵隔、前后纵隔的肿瘤。儿童纵隔最常见的两种肿瘤为来源于胸腺的淋巴瘤(前、上纵隔)及来源于交感干(后纵隔)的神经母细胞瘤。对此两类肿瘤,超声图像较有特异性。根据位置及瘤体回声诊断并不困难。此外,纵隔畸胎瘤及淋巴管瘤也因其图像特点较容易判断。当纵隔内瘤体较大时,超声不易判断位置来源,因此定性较困难。

1. 胸腺淋巴瘤 超声表现为胸腺弥漫增厚增大,半包围心底大血管,极低回声,一般无钙化和囊腔(图6-81)。因胸腺前方无严重遮挡,故本病不会漏诊。

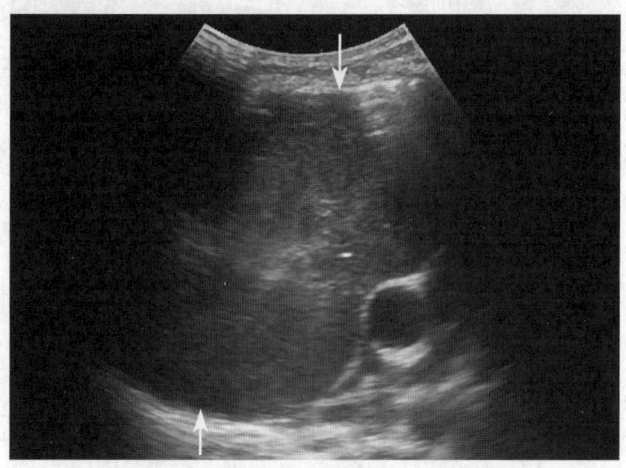

图6-81 纵隔淋巴瘤
男,9岁,咳嗽就诊,上纵隔巨大实性包块(两箭头所指),边界清晰。

2. 神经母细胞瘤 位于后纵隔,呈低回声边界清晰,常有沙粒样钙化是其特征(图6-82)。瘤体较大时经前胸及背部均可探及,瘤体较小时则需在背侧逐一肋间扫查椎体两侧,避免漏诊。如瘤体小且同时被含气肺组织和椎体遮挡则超声难以探及。

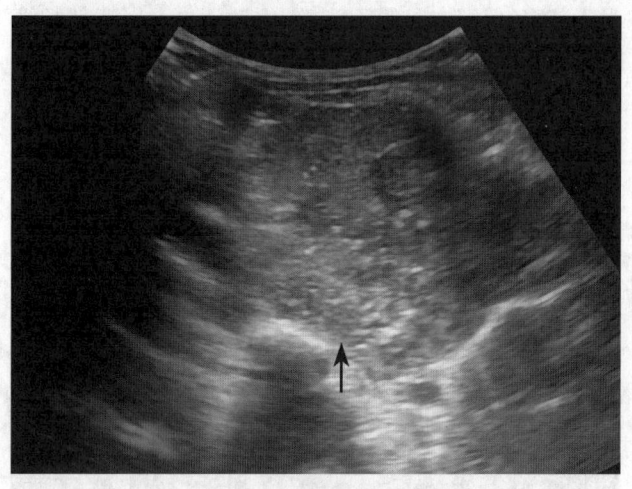

图6-82 纵隔神经母细胞瘤
女,2岁,纵隔占位就诊,超声可见左后纵隔巨大实性包块(箭头所指),内多发钙化。

十二、浅表组织超声检查

1. 甲状腺弥漫性病变 临床常见Graves病和桥本甲状腺炎。超声表现为甲状腺弥漫肿大,回声增粗,血供异常丰富,呈火海征(图6-83)。

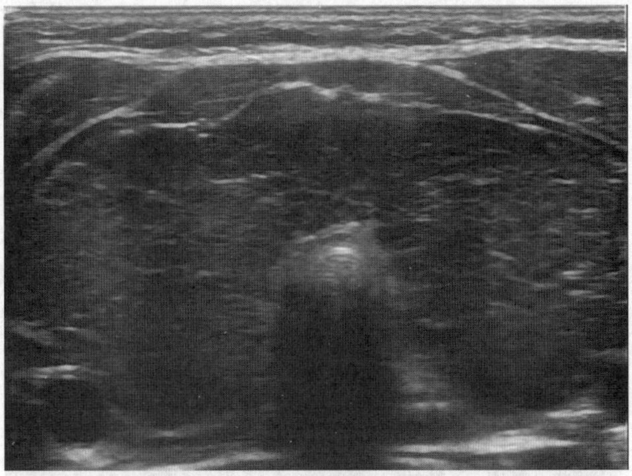

6 章

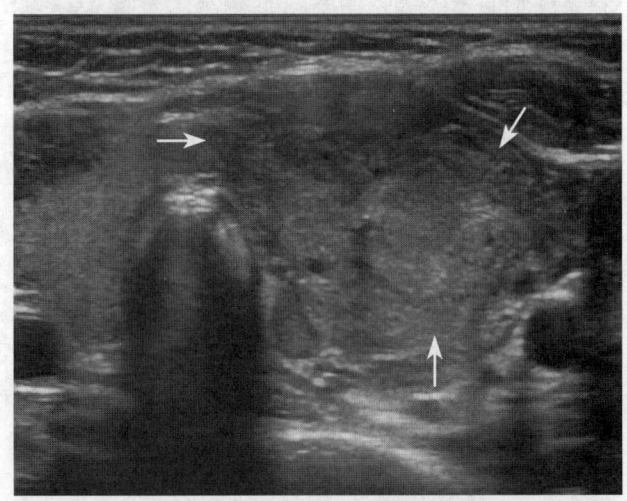

图 6-83 甲状腺肿大

女,6 岁,颈部肿大就诊,超声可见甲状腺体积增大,实质回声不均减低。

2. 甲状腺癌 和成人常见微小癌不同,儿童期甲状腺癌病变弥漫,往往累及整叶或整个甲状腺,甚至无包块感(图 6-84)。病变呈低回声背景上大量点状钙化。可见到颈部淋巴结转移。

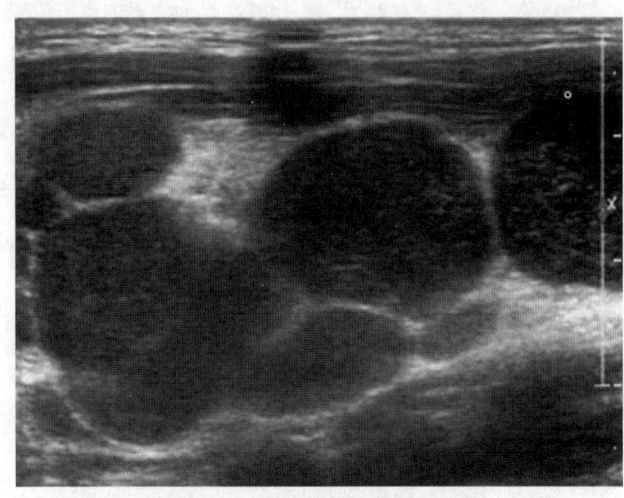

图 6-85 淋巴瘤累及颈部淋巴结

男,10 岁,颈部包块。图中为颈部多发受累淋巴结,呈类圆形。

(2) 转移性淋巴结:淋巴结增大,纵横比缩小,皮髓结构消失,在原发瘤存在的状态下,诊断并不困难。部分淋巴结转移体积并不增大,但回声具备原发瘤的特点。如神母淋巴结转移,淋巴结内可见的点状钙化。

(3) 淋巴结炎:淋巴结增大,内部回声不均,可有液化,周围软组织肿胀,并可见到条片状粘连(图 6-86)。局部压痛明显。

(4) 反应性增生:淋巴结呈长圆形,皮髓结构清晰,门型血流。

6. 颈部先天囊肿类疾病 超声对分辨囊实性极为敏感。

(1) 甲状舌骨囊肿:囊肿位于颈前舌骨周围,多紧贴舌骨(图 6-87)。

(2) 鳃源性囊肿:颈前胸锁乳突肌旁可见囊肿(图 6-88)。

(3) 皮样囊肿:多位于胸骨上窝小囊肿(图 6-89)。

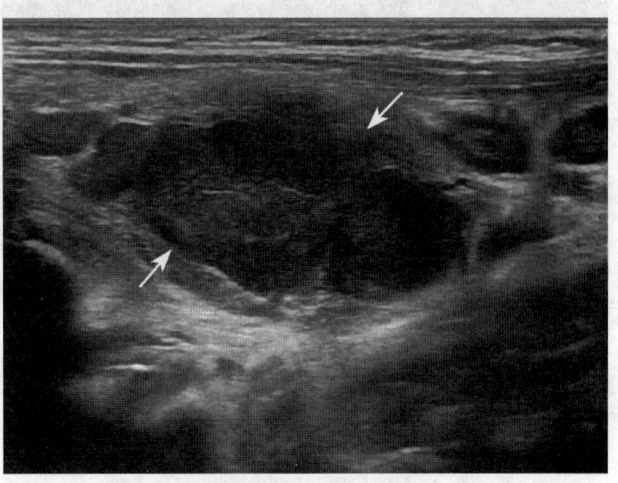

图 6-84 甲状腺癌

女,9 岁,甲状腺结节就诊,超声显示甲状腺左叶实性占位(两箭头所指),内见多发钙化及少许囊腔。

3. 甲状腺异位或缺如 甲状腺最常见的异位区域为口底舌根部,表现为低回声结节,血供丰富。而正常甲状腺区无甲状腺回声。因此切勿将异位甲状腺当成占位而切除。

4. 乳腺病变 儿童期乳腺病变较少,在性早熟儿童,乳核发育呈一低回声区。而青春期女童可有纤维腺瘤,超声表现为均匀低回声,边界清晰光整。

5. 颈部淋巴结病变 颈部淋巴结的首选检查为超声。

(1) 淋巴瘤:淋巴结增大,类圆形,多发,均匀低回声(图 6-85)。

图 6-86 颈部淋巴结炎

男,8 岁,颈部疼痛就诊,超声显示左颈部淋巴结增大(两箭头所指),周围软组织肿胀。

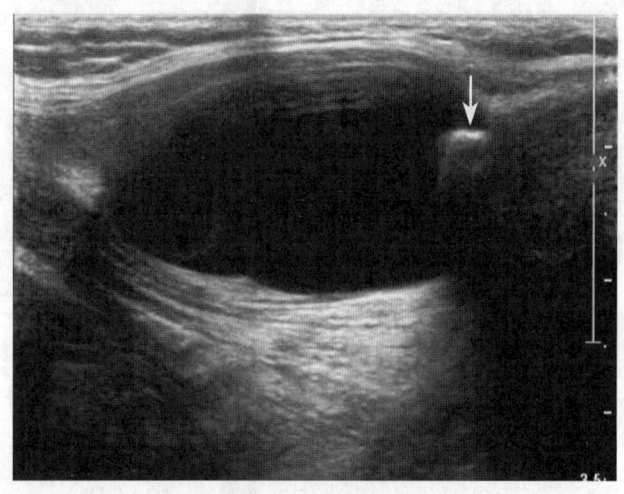

图 6-87　甲状舌骨囊肿
女,3 岁,发现颈部结节就诊。图中为紧贴舌骨上缘的
囊肿,箭头所示为舌骨。

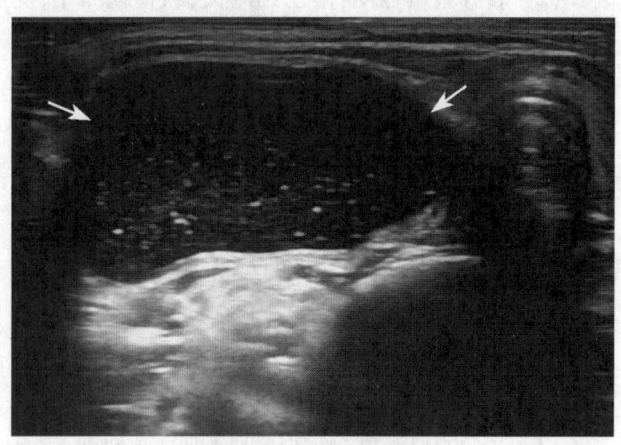

图 6-88　鳃源性囊肿
男,22 个月,右颈部包块就诊,超声显示右侧颈部囊性
包块(两箭头所指),壁厚不均,内点状回声漂浮。

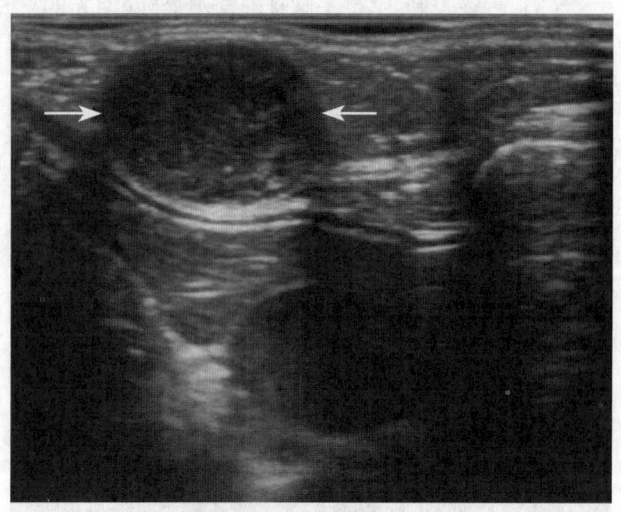

图 6-89　皮样囊肿
男,5 岁,胸骨上窝包块就诊,超声可见颈前胸骨上窝
囊性结节(两箭头所指),内见密集点状回声。

十三、肌骨超声检查

高频超声可见清晰的皮下软组织层次、肌肉纹理、关节软骨形态及骨皮质的连续性。

1. **骨髓炎**　超声可见软组织肿胀,甚至积脓,局部骨质破坏,骨皮质不连续。发生在干骺端的感染可累及骺软骨及关节腔,超声可以观察软骨的破坏情况及关节腔积液(图 6-90)。

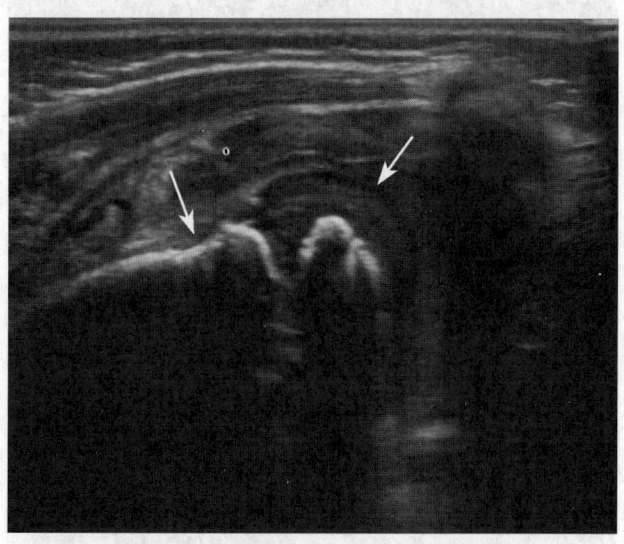

图 6-90　骨髓炎
男,6 个月,左肩关节肿痛就诊,超声可见左侧肩关节肿胀,肱骨干骺端骨质破坏(左箭头),骺软骨周围积脓(右箭头)。

2. **骨肿瘤**　儿童原发骨肿瘤少见,而骨转移常见。最常见的骨转移为神经母细胞瘤,超声图像较有特异性,表现为受累骨骼局部形成低回声血供丰富的软组织肿块,并有密集的针状瘤骨形成(图 6-91)。

3. **骨折**　超声可显示骨皮质不连续,可监测骨痂

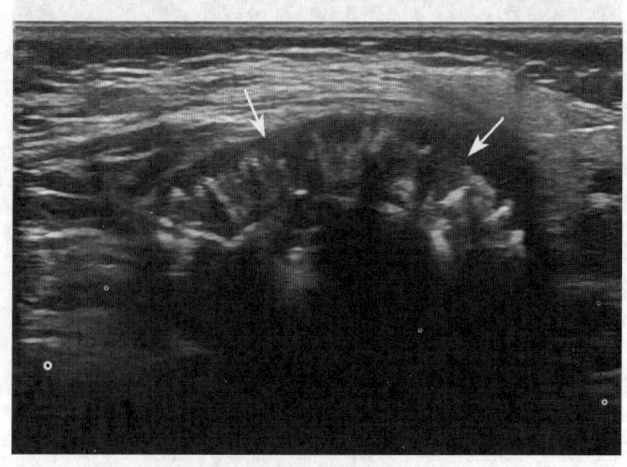

图 6-91　神经母细胞瘤骨转移
男,4 岁,下颌包块就诊,超声可见左侧下颌针状骨质破坏(箭头)。

形成情况。

4. **软组织肿瘤** 超声是体表软组织肿瘤最简便有效的检查方法。儿童软组织肿瘤种类繁多,例如钙化上皮瘤表现为低回声、中心钙化或回声衰减,边缘血供丰富(见书末彩图 6-92)。血管瘤无被膜,呈不均匀回声,与正常组织分界不清。而一些软组织肉瘤则呈相对均匀低回声,边界清晰,有占位效应,血供较丰富。

十四、血管超声检查

超声对于躯干及肢体大血管的显示极具优势,可直观地追踪血管全程,二维图像观察内膜及腔内情况,多普勒超声观察频谱形态、流速、阻力指数等指标,反映血流动力学改变。

1. **门静脉海绵样变性** 门静脉海绵样变性是门静脉系统先天狭窄或闭塞;或继发于门静脉系统的炎症,导致门静脉慢性阻塞,入肝血流受阻,造成门静脉压力升高及侧支循环的形成。超声表现肝门部正常门静脉结构消失,多数病例找不到正常门脉主干,代之以蜂窝状或多条扭曲管状无回声结构(图 6-93)。彩色多普勒显示蜂窝状无回声区内血流方向不一,形成红蓝镶嵌的彩色网。频谱多普勒记录到连续性低速门脉样血流频谱。肝内门脉系统普遍狭窄,管壁增厚回声增强。肝脏不大或缩小,肝实质回声正常。脾门静脉增宽,脾大。

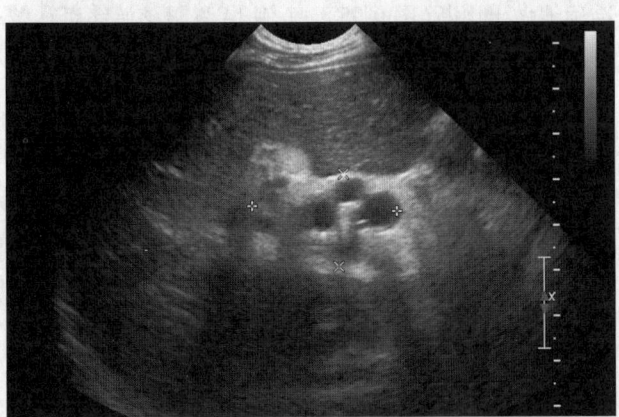

图 6-93 门脉海绵样变
男,4 岁,便血就诊,超声可见肝门区门静脉纡曲扩张(光标)。

2. **胡桃夹现象** 也称胡桃夹综合征或左肾静脉压迫综合征(left renal vein entrapment syndrome)。左肾静脉汇入下腔静脉的行程中,因走行于腹主动脉和肠系膜上动脉之间形成的夹角内受到挤压,称为胡桃夹现象。诊断标准:仰卧位左肾静脉狭窄前扩张段内径与狭窄段内经之比>3/1,或脊柱后伸位 15~20 分钟后,左肾静脉

明显受压,其扩张段内径比狭窄段内经宽 4 倍以上,即可诊断。

3. **肾动脉狭窄** 二维超声患侧肾脏体积缩小,长径较健侧小于 1.5~2cm。肾内结构正常。8 岁以下小儿,腹部前后径小,腹壁薄,超声可清楚地显示肾动脉及狭窄段内径。同时还可观察合并腹主动脉狭窄及狭窄后扩张。彩色多普勒血流显像示狭窄处血流亮度增加,靠近狭窄下游呈杂色血流。肾动脉闭塞者则主肾动脉腔内无血流信号。重度肾动脉狭窄或闭塞者,患侧肾内血流信号明显减少或几乎无血流信号。脉冲多普勒频谱肾动脉血流峰值流速大于 180cm/s 示肾动脉狭窄大于 50%,大于 200cm/s 示狭窄大于 70%。正常肾动脉与邻近腹主动脉峰值流速之比(RAR)约 1:1.6,若 RAR 大于 3.5,则提示肾动脉狭窄程度大于 60%。肾动脉狭窄后肾内动脉收缩期加速时间延长,加速度减小,多普勒频谱变为三角形、圆顶形或平坦形等。一般认为收缩早期切迹消失,加速时间大于 0.07 秒,提示狭窄 ≥75%。

4. **静脉血栓或瘤栓** 中等回声栓子在无回声衬托下容易显示,且通过能否压闭血管可辅助判断腔内是否存在栓子。儿童期较常见的血栓部位为下肢深静脉血栓,超声可检测并随访栓子的变化。瘤栓则常出现于肾母细胞瘤患儿的下腔静脉及肾静脉,以及肝母细胞瘤的门静脉及分支,探查肝内门静脉分支时需要使用高频探头避免漏诊(图 6-94)。

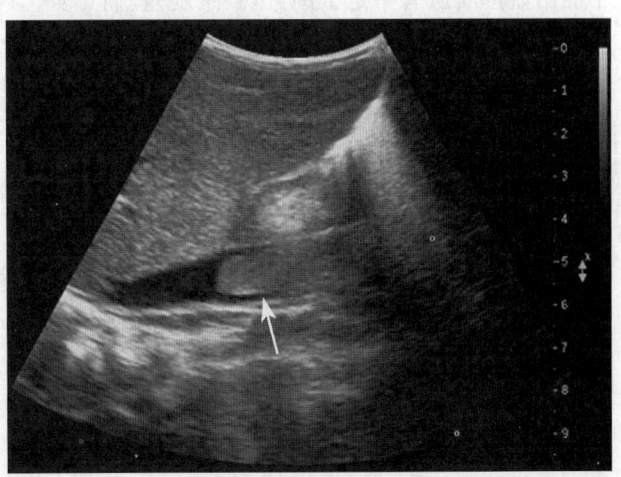

图 6-94 下腔静脉瘤栓
女,1 岁,肾母就诊,肝后段下腔静脉内见中等回声瘤栓(箭头)。

十五、颅脑超声

颅脑超声简便易行,已经开展多年,适用于新生儿

和 6 个月以下前囟未闭的婴幼儿。这是因为超声受到颅骨的阻碍之故。利用高分辨力小凸阵超声探头通过前囟行一系列冠状断面和矢状断面扫查,可清楚显示大脑的沟回轮廓、脑实质、丘脑、尾状核和整个脑室系统。正常大脑实质呈均匀弥漫性低回声,脑室腔为无回声区,脉络丛和大脑镰为强回声。在新生儿尤其是未成熟儿,颅内出血的发生率很高,是新生儿呼吸窘迫、窒息、死亡的最重要原因之一。颅内出血的临床诊断困难,CT 问世后才有可能及时作出正确诊断。但 CT 检查较昂贵,且需要患儿镇静后检查,对病情危重者搬动患儿既不方便,又容易出现危险。超声检查为新生儿颅内出血诊断开辟了新的途径。

颅内出血的声像图表现依出血的部位、范围而不同,常见者为尾状核靠近侧脑室壁出现强回声团(室管膜下出血);可破入侧脑室引起侧脑室内积血,使侧脑室扩大,回声增强(脑室内出血);室管膜下出血也可破入脑实质,引起脑实质内较大的血肿,表现为血肿部位的强回声并可引起中线向对侧移位(脑实质内出血)。亦可单独发生脑室内脉络膜丛出血、脑实质出血等。超声尚能显示颅内出血的常见合并症——脑室扩张和脑积水。超声诊断新生儿颅内出血相当敏感,准确率一般达到 96%,可与 CT 相媲美。超声检查无需搬动患儿,可在床旁甚至婴儿保温箱内进行,又无放射性,且收费较低便于多次随诊观察,故已成为新生儿颅内出血的首选检查方法。超声对产伤引起的硬膜外出血和蛛网膜下腔出血诊断虽有一定帮助,但敏感度差,尚不如 CT 检查。超声诊断脑积水敏感、准确、可靠。通过前囟尚能检查颅内肿瘤、囊肿、脓肿和某些先天性脑部畸形。

十六、周围神经超声检查

儿童的神经较细,神经的病变也较成人少。超声可显示臂丛神经、正中神经、坐骨神经。当神经损伤或卡压时可见到神经束肿胀增粗,回声减低,更易被超声探及。有些软组织肿瘤包绕神经时可见到神经在肿瘤中穿行。

十七、体内异物超声检查

高频超声可以显示金属及非金属异物。除特殊物品,如海洋球、花种子等,异物在超声图像中均表现为强回声。异物可存在于软组织及空腔脏器,如胃肠、膀胱、阴道等。

1. 浅表软组织异物 超声显示不受影响,可在异物的周围见到软组织肿胀,粘连包裹或脓腔形成。一般均需手术取出。

2. 胃肠道异物 略受肠道气体干扰,但超声仍能显示绝大部分异物。且不仅可探及异物,而且可分辨具体位置,位于哪一段消化道,同时显示对消化道壁无损伤,以及有无肠梗阻存在,由此判定是否需要手术干预。尤其在海洋球异物造成肠梗阻患儿,外科干预方法从最初的开腹切肠管取异物到开腹不切肠管只做肠外按压,再到不开腹只做超声定位下体外按压,将海洋球异物压碎自行排出。超声的精确判断及精准定位可以直接指导临床医生以最小损伤甚至是无创的方法解除病患[6]。而对于吸铁石异物,超声可显示不同段的消化道吸附情况,以及是否形成内疝梗阻并需要急诊手术。

3. 泌尿生殖道异物 异物种类繁多,女孩多见发夹,男孩多见塑料丝。首都医科大学附属北京儿童医院 1991 年 6 月至 1994 年 12 月于尿频、尿急、尿痛或血尿待查的患儿中经超声发现 4 例膀胱异物,均为男孩,年龄 9~14 岁,其中 2 例塑料丝、1 例塑料管、1 例气门芯。异物长度从 3.5~100cm 不等。超声可在膀胱内探及线状或管状强回声,盘绕呈多环状,随体位移动。其中 1 例因异物时间较长,膀胱壁增厚,黏膜毛糙。膀胱异物多为塑料性质,X 线平片观察较困难。静脉尿路造影及排尿性膀胱尿道造影异物又很容易被造影剂遮挡。由于异物与周围尿液回声差异极大,超声能够很容易并很准确地做出诊断(图 6-95)。1 例 14 岁男孩始终否认曾放置过异物,最后根据超声所见,手术取出 100cm 长塑料丝;另 1 例 9 岁男孩,超声发现异物总长度 3.5cm,约 1.5cm 仍位于后尿道内,4 天后异物随尿排出。膀胱尿

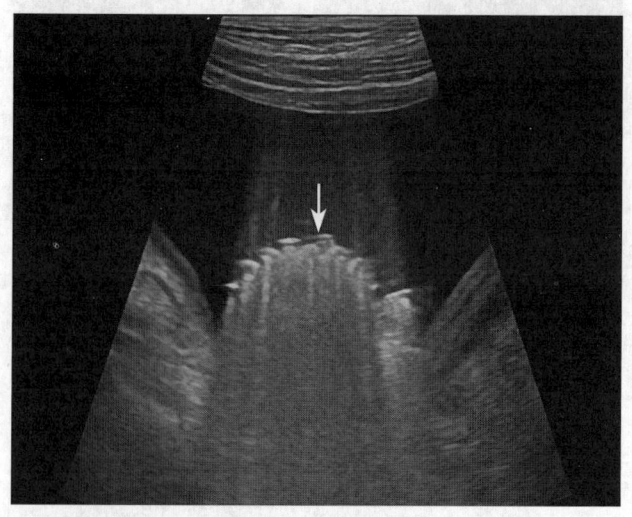

图 6-95 膀胱异物

男,11 岁,尿道塞铁珠 2 天,超声可见膀胱内多发强回声堆积(箭头),伴声影。

道内异物超声较容易显示。学龄期女童则把纸团等异物放入阴道。

十八、术中超声检查

对于一些术中临床医生肉眼不易发现的病变,可借助超声定位。例如肝母细胞瘤复发灶,瘤灶较小且距离肝被膜较远,切除时需要将探头置于肝脏表面对其精准定位。

十九、超声造影检查

目前血管内超声造影由于尚未常规应用于儿童,而腔内超声造影已获批可常规应用于儿童。现已应用较成熟的领域为膀胱尿道超声造影诊断膀胱输尿管反流。既往诊断膀胱输尿管反流的金标准公认为排泄性膀胱尿道造影,为了避免接触放射线,越来越多的医院开始尝试使用超声造影替代放射造影。使用的造影剂为注射用六氟化硫微泡,其操作过程与放射造影类似。超声造影可显示反流并分级,同时可显示有无肾内反流(图6-96)。

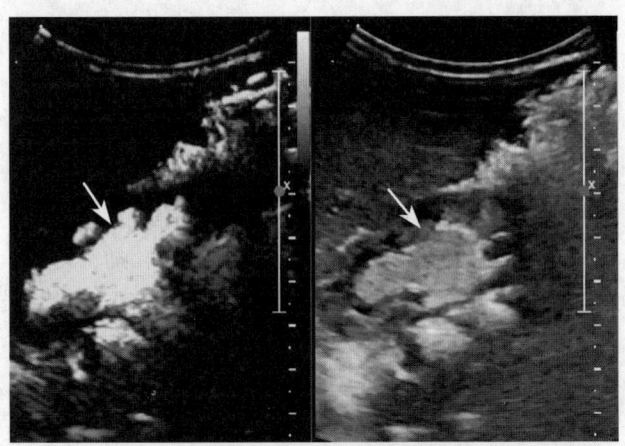

图6-96 膀胱尿道超声造影
女,5个月,泌尿系感染就诊。超声造影模式下显示造影剂反流至一侧肾盂肾盏,且肾盂肾盏扩张,肾盏形态尚存(两箭头所指),提示膀胱输尿管反流Ⅳ级。

二十、超声弹性成像检查

人体内介于固体与液体之间的大部分组织(包括病变组织),在受到内部或外部施加的、有规律变化的、通过机械振动或声脉冲辐射(acoustic radiation force impulse,ARFI)等产生的应力后,于受力方向可产生不同程度的形变,此外,在垂直于受力方向也可诱导产生剪切波,这种形变程度与剪切波传导速度,均与组织的弹性特征密切相关,属于受检组织的内在特点之一,如受检组织与参照标准间的硬度差异具备诊断意义时,该结果可有利于提示最终诊断。

超声弹性成像检查的主要技术包括应力式弹性成像(strain elastography,SE)、基于剪切波技术为基础的弹性成像(shear wave elastography,SWE),后者则进一步细分为瞬时弹性成像(transient elastography,TE)、点式剪切波弹性成像(points shear wave elastography,pSWE)、二维实时剪切波弹性成像(two dimension shear wave elastography,2D-SWE)。其中,二维实时剪切波弹性成像近年来逐步得到重视,得益于日益先进的计算机后处理技术,现有的二维剪切波弹性成像设备,具有数据的高速采集能力优势,已有研究证明凭借该特点,现有设备可在不能充分保证屏气合作的儿童人群中,准确获取肝脏的硬度信息,而诸如"马赫圆锥"脉冲发射理论的实际应用,能够进一步减低整体能量输出,从而提高了儿童临床应用的安全性。

目前儿童弹性成像领域多集中于对儿童肝脏硬度差异的检测,其潜在临床价值已被成功应用于胆道闭锁与乳儿肝炎的鉴别(见书末彩图6-97、书末彩图6-98);少部分研究集中于儿童肝脏肿瘤研究相关领域,证明在好发年龄段内,可有效应用于肝母细胞瘤与肝血管瘤的鉴别;此外,也有部分学者认为剪切波弹性成像可对隐睾的质地硬度做出评估,从而判断其发育程度。近年来肌骨应用方面,有学者尝试对肌肉硬度做出量化治疗,从而对神经系统疾病所致肌肉痉挛或脊柱侧弯在制定治疗方案过程中,提供准确的参考依据。但整体来说,该项技术在儿科的应用,仍处于初步的可行性研究范畴,缺乏基于多中心、大样本、前瞻的大型研究予以佐证。

(贾立群 王晓曼)

参考文献

[1] XIN Y, WANG X M, JIA L Q, et al. Value of Ultrasound in Diagnosing Perforation of Congenital Choledochal Cysts in Children. Journal of Ultrasound in Medicine, 2021, 40 (10): 2157-2163.

[2] HU Y X, WANG X M, JIA L Q, et al. Diagnostic Accuracy of High-Frequency Ultrasound in Bleeding Meckel Diverticulum in Children. Pediatric Radiology, 2020, 50(6): 833-839.

[3] 辛悦,贾立群,王晓曼. 儿童继发性肠套叠的超声表现. 2011, 8(5): 1106-1115.

[4] WANG Y, WANG X M, JIA L Q. Ultrasonography with the Colonic Segment-Approach for Colonic Polyps in Children. Pediatric Radiology, 2019, 49(13): 1735-1741.

[5] 贾立群,王晓曼. 实用儿科腹部超声诊断学. 北京:人

民卫生出版社,2009.

[6] WANG X M,DONG Y W,JIA L Q,et al. Ultrasound Detection of Crystal Gel Ball Ingestion in Children. Pediatric Radiology,2019,49(13):1850-1852.

第5节 放射性核素检查

儿科核医学检查是指在小儿各年龄阶段,应用放射性核素示踪技术,对多种疾病进行临床诊断。放射性核素检查是一种分子功能影像,可同时提供形态解剖和功能代谢的定性及定量信息,具有简便、安全、灵敏、无创等特点。因此,核医学检查在儿科疾病中,能够提供丰富、独有的诊断信息,发挥着独特、重要的临床价值,应用广泛,越来越受到人们的重视。

一、概述

核素(nuclide)是指具有一定的质子数、中子数和能量状态的原子。放射性核素(radionuclide)的原子核处于不稳定状态,可发生衰变,并发出射线。

(一)放射性药物

放射性药物(radiopharmaceutical)通常由放射性核素及其标记物两部分组成。儿科放射性核素检查应用的放射性药物剂量会根据患儿体重或体表面积在成人用量基础上进行校正,以求最小化剂量。因此,检查所用放射性药物非常微量,对人体无害、无毒副作用、无过敏反应,也不会引起血流动力学和渗透压改变。

诊断用放射性药物也称为显像剂或示踪剂(tracer),多采用发射 γ 光子的核素及其标记物。^{99m}Tc 是 SPECT 显像检查中最常用的放射性核素药物,其物理半衰期较短,为6.02小时,广泛用于儿科放射性核素检查。^{18}F-氟代脱氧葡萄糖(^{18}F-fluorodeoxyglucose,^{18}F-FDG)是临床应用最为广泛的正电子放射性药物,用于 PET 显像,物理半衰期为110分钟。其他还有^{123}I、^{125}I、^{111}In、^{51}Cr、^{67}Ga、^{201}Tl 等放射性核素标记的药物[1]。

(二)显像仪器

单光子发射计算机断层显像仪(single photon emission computed tomography,SPECT)是儿科放射性核素显像不可缺少的基本设备。而 PET 是正电子药物显像的基本设备,空间分辨率更高。另外,融合影像设备 SPECT/CT 断层显像可以对横断、矢状、冠状位3个断面图像进行分析,将 SPECT 或 PET 灵敏反映的体内组织器官生理、生化和功能的变化与 CT 提供的精确解剖结构信息相结合,实现解剖与功能影像相互补充,为临床提供更加全面、客观、准确的诊断依据。

(三)儿科核医学检查准备、体位保持与 镇静

不同检查项目的检查前准备各不同,如肾动态显像检查前需饮水,肝胆动态显像及异位胃黏膜显像检查前需禁食等。检查前需取下影响检查的金属物体。

核医学检查多数需要动态采集、全身检查,检查过程常常需要半小时或更长时间,显像检查部位在检查期间要求保持体位不变,如果检查期间身体移动,会出现移动伪影,影响检查结果。部分患儿年龄较小,或因疾病因素不能保证在检查期间保持体位不动,则需要镇静。水合氯醛口服或灌肠是目前应用较多的镇静方式,患儿到达核医学科前,需要儿科医师提前做好镇静准备工作[2]。

二、临床应用

(一)泌尿系统

1. 肾静态显像

(1)原理及方法:静脉注射能被肾近曲小管上皮细胞重吸收并与细胞质内巯基结合,能较长时间滞留于皮质内的显像剂,如^{99m}Tc-二巯基丁二酸(^{99m}Tc-DMSA)。注射2小时后应用 SPECT 图像采集可获得肾皮质影像,以观察双肾的形态、位置、大小、功能状况和肾内占位性病变。

（2）正常影像所见：双肾呈蚕豆状，中心平第 1~2 腰椎，纵轴呈"八"字形，大小与年龄相关。肾影外带的

显像剂分布较高，中心和肾门处较低，显像剂分布基本均匀，两侧肾影基本对称（图 6-99）。

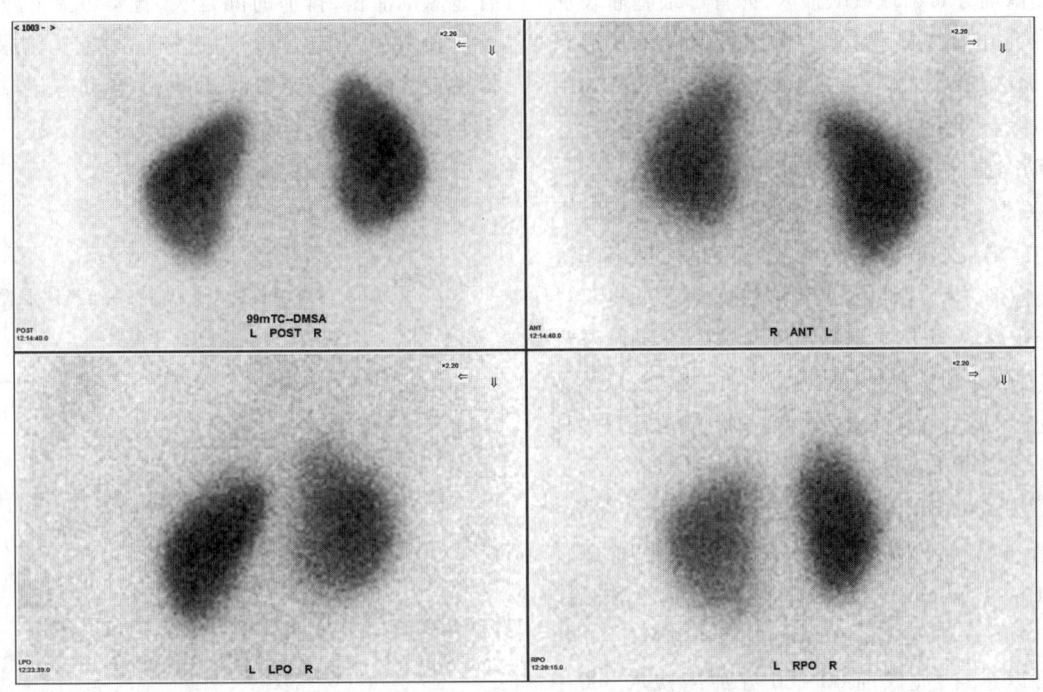

图 6-99 正常肾静态显像表现

（3）临床应用

1）先天性肾脏疾病：马蹄肾为双肾下极相连；孤立肾表现为一侧肾脏不显影；异位肾表现为下腹部或盆腔出现形态异常或体积缩小的肾影；多囊肾表现为肾影增大，肾内多发大小不等的圆形或斑片状显像剂缺损区。

2）肾盂肾炎：急性肾盂肾炎早期，肾实质内局灶性缺血，肾静态显像表现为肾内单发或多发的局限性显像剂分布稀疏或缺损[3]。及时有效的治疗可使缺血区消失（图 6-100），若有瘢痕形成或发展为慢性肾盂肾炎，则出现肾皮质变薄、肾影缩小，显像剂分布不均匀，

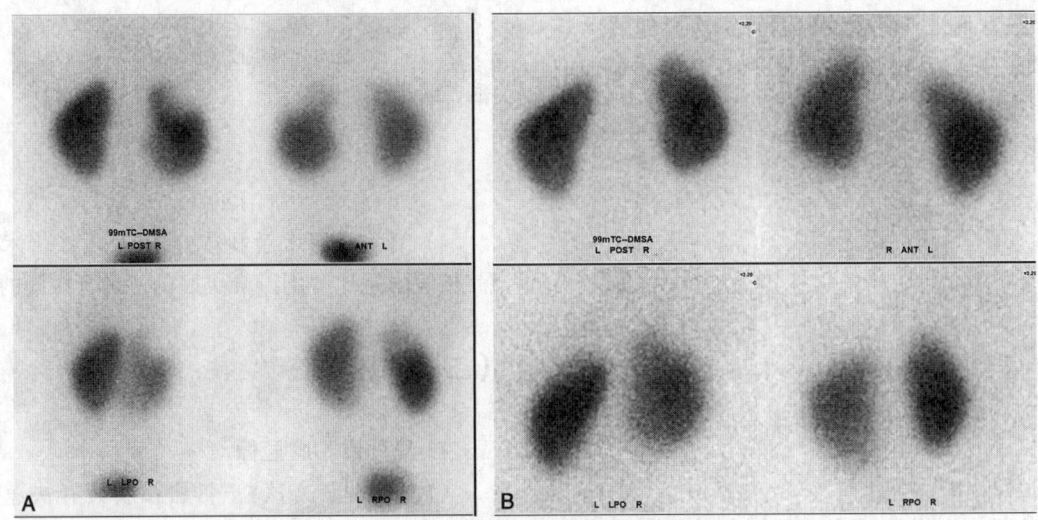

图 6-100 急性肾盂肾炎肾静态显像治疗前后对比

A. 6 个月男婴，间断发热、泌尿系感染 1 个月，行肾静态99mTc-DMSA 显像（双肾前位、后位、左后斜位及右后斜位平面显像）可见右肾上极外侧缘皮质显像剂分布明显稀疏，局部缺损；左肾皮质内显像剂分布均匀，未见明显分布稀疏及缺损。双侧分肾功能相对摄取比：L=55.46%，R=44.54%。考虑右肾上极外侧缘皮质功能明显受损（Goldraich 分级 I 级）；B. 抗感染 4 个月后复查肾静态显像，原右肾上极外侧缘皮质功能明显修复好转。

楔形显像剂分布稀疏缺损区则为瘢痕[4]。

3）肾占位性病变：表现为受累肾脏内单发或多发的局限性显像剂分布稀疏或缺损区，如肾母细胞瘤表现为圆形显像剂分布缺损区。但肾静态显像仅反映形态上的改变，无法判断病变性质，可结合超声、CT 和 MRI 等影像手段综合分析。

2. 肾动态显像

（1）原理及方法：静脉注射能被肾小球滤过或肾小管上皮细胞分泌且不被重吸收的，经尿液迅速排出的快速通过型显像剂，用 γ 相机对准肾区快速动态采集双肾的显像剂分布影像，可依次观察到腹主动脉、肾动脉及肾血管床的灌注影像和显像剂浓聚在肾实质的影像，以及显像剂随尿液流经肾盂、肾盏和输尿管到达膀胱的排泄过程。

显像剂分为肾小球滤过型显像剂——^{99m}Tc-二乙三胺五乙酸（^{99m}Tc-diethylene triamine pentaacetic acid，^{99m}Tc-DTPA）和肾小管分泌型显像剂——^{99m}Tc-双半胱氨酸（^{99m}Tc-ethulenedi cysteine，^{99m}Tc-EC）、^{99m}Tc-巯基乙酰三甘氨酸（^{99m}Tc-mecrcapto acetyltri gluycine，^{99m}Tc-MAG$_3$）。患儿检查前可以进食，显像前 30~60 分钟需饮水 300~400ml，并排空膀胱。

（2）正常影像所见：①血流灌注相对应肾图 a 段：自腹主动脉显影开始，2~3 秒后双肾显影，4~6 秒时肾影清晰，10~12 秒后腹主动脉影逐渐消退，双肾对称分布腹主动脉两侧，肾影形态完整，显像剂分布均匀对称；②实质功能相对应肾图 b 段：显像剂注射 1 分钟后双肾显像并逐渐增强，2~3 分钟双肾实质内显像剂分布达到高峰，双肾影最清晰；③皮质清除相对应肾图 c 段：3~5 分钟后显像剂进入肾盂、肾盏，肾实质影像逐渐减低，膀胱显影，逐渐增浓。20~25 分钟后，肾实质显像剂基本清除完全（数字资源 6-10）。

数字资源 6-10　正常肾动态显像及肾图表现

（3）临床应用：

1）评价肾功能状态：多种原因引起的肾实质病变或肾血流灌注障碍，都将导致肾脏功能损伤。表现为肾影轮廓欠清，双肾摄取和清除显像剂过程缓慢或消失，本底增高。

2）肾积水及上尿路梗阻的评价：为肾动态显像在

儿童中最广泛的应用。肾动态显像主要表现为肾实质摄取显像剂高峰时间延迟，肾影可显示较差，集合系统有显像剂滞留，排泄时间延长，肾图可见 c 段延长或持续上升，并可测定 GFR，判断分肾功能，为泌尿外科手术提供参考依据（数字资源 6-11）。肾动态显像还可应用于 UPJO 术后疗效判断，评价分肾功能[3]。

数字资源 6-11　上尿路机械性梗阻术前及术后利尿肾动态图像

3）重复肾畸形分肾功能判定：先天性肾重复畸形具有独特的解剖结构，应用肾脏超声、CT 可以很好地进行形态学诊断。肾动态显像结合了动态影像和功能分析，在患肾分肾功能评估方面有独特的价值。肾动态显像可进行上下半肾感兴趣区（region of interest，ROI）勾画，计算上下半肾的功能及 GFR，评价上下半肾尿路引流情况以及梗阻类型。肾动态典型表现为上、下分隔状影，先后出现并排出，部分显像剂不能完全排出。如合并输尿管囊肿，可表现为早期膀胱同侧放射性缺损，后期有或无填充；合并输尿管扩张时，可有输尿管持续显像（数字资源 6-12）。

数字资源 6-12　重复肾利尿肾动态图像

4）肾移植肾术后及肾外伤、肾输尿管术后有无尿漏：核医学是比解剖影像更好的评价肾尿漏的方法。

（二）消化系统

1. 异位胃黏膜显像

（1）原理及方法：正常胃黏膜具有快速摄取高锝酸盐（^{99m}TcO$_4^-$）的特性，异位的胃黏膜同样具有这种特性，故在静脉注射 ^{99m}TcO$_4^-$ 后异位胃黏膜可很快聚集 ^{99m}TcO$_4^-$，形成放射性浓聚灶，通过 SPECT 显像可以在体外进行诊断及定位。

（2）正常影像所见：胃黏膜持续摄取显像剂，部分显像剂可经胃黏膜分泌并排泄至十二指肠,显像剂通过肾脏清除,双肾可显影,晚期膀胱影渐浓。胸腹部无其他浓聚灶。

（3）临床应用:儿科消化道出血主要是由梅克尔憩室（Meckel's diverticulum,MD）和小肠重复畸形引起,据报道约 80% 的 MD 有异位胃黏膜覆盖,胃黏膜分泌的胃酸可在局部形成溃疡,导致反复出血,MD 的出血率可高达 60%。$^{99m}TcO_4^-$ 异位胃黏膜显像对由于异位胃黏膜引起的小儿消化道出血具有很高的诊断价值,该方法简单、无创、准确性高。影像表现为腹部异常浓聚影,与胃同步显影,随时间延长逐渐增浓。梅克尔憩室多呈灶状,常位于右下腹,且位置相对固定（图 6-101）。肠重复畸形则多呈条状,或逐渐呈肠型（图 6-102）。

2. 肝胆动态显像

（1）原理及方法:经静脉注射的放射性肝胆显像药物被肝细胞（多角细胞）自血液中选择性摄取,并通过近似于处理胆红素的过程,将其分泌入胆汁,继而经由胆道系统排泄到肠道。注射显像剂后,使用 γ 照相机或 SPECT 进行动态连续采集到 60 分钟,可以观察药物被肝脏摄取、分泌、排出到胆道和肠道的过程,了解肝胆系的形态,评价其功能。若怀疑胆道闭锁,需在 6~24 小时做延迟显像;诊断胆漏时,更需要多体位,多次延迟显像以及断层显像获得确诊。

常用显像剂有 ^{99m}锝-二乙基乙酰苯胺亚氨二醋酸（^{99m}Tc-two ethyl iminodiacetic,^{99m}Tc-EHIDA）。

（2）正常影像所见:注药后 1~3 分钟肝脏已清晰显影,逐渐增浓,15~20 分钟达高峰。5 分钟胆管内可出现显像剂,随后左肝管、右肝管、总肝管和胆囊管、胆囊依次显影,胆囊一般在 45 分钟内已显影。显像剂被排泄到肠道一般不迟于 45~60 分钟（图 6-103）。

（3）临床应用

1）胆道闭锁和新生儿肝炎的早期鉴别:放射性核素肝胆显像作为一种具有肝胆系统特异性的无创影像学检查日益为临床所重视。若 24 小时延迟显像肠道内出现放射性分布,则可诊断为新生儿肝炎;反之,若胆囊和肠道内无放射性分布,则需排除胆道闭锁。若肝细胞严重受损,肝脏分泌胆汁明显减少,会出现胆道闭锁的假阳性诊断,可在肝胆显像前 5~7 天应用苯巴比妥增加显像剂的肝胆排泄,并可应用 SPECT 断层显像,提高准确性及灵敏度（图 6-104）。

2）急性胆囊炎及慢性胆囊炎:急性胆囊炎、胆管炎与慢性胆囊炎在小儿较少见,多见于年长儿童。急性胆囊炎最特异的病理生理表现为炎症、水肿或其他原因造成的胆囊管水肿。肝胆显像一般表现为肝脏影像正常,肝胆管显影,肠道排泄正常,而胆囊持续不显影。而慢性胆囊炎则一般表现为肠道先于胆囊出现显像剂分布,胆囊在延迟到 1~4 小时显影。

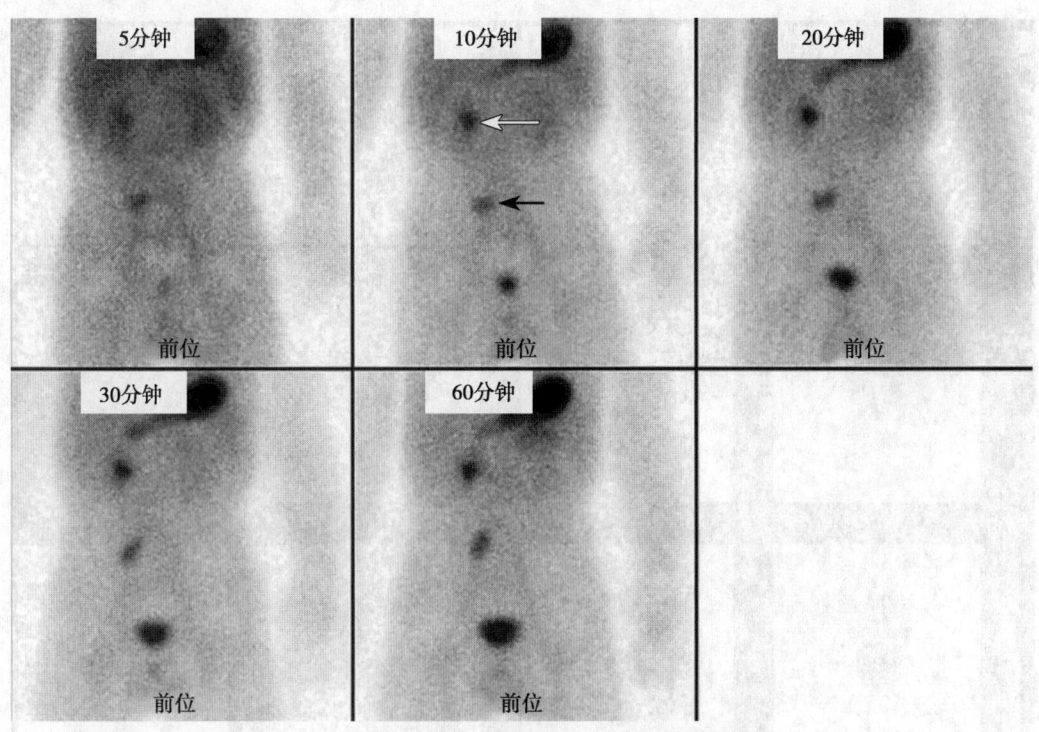

图 6-101　梅克尔憩室异位胃黏膜显像图像

8 岁男童,右上腹压痛 2 周,伴鲜血便、贫血,异位胃黏膜显像示胃显影的同时可见右中腹、右下腹两处固定的异常显像剂浓聚灶（10 分钟图像的白色箭头和黑色箭头）,手术证实两处均为梅克尔憩室病灶,一处位于空肠,一处位于回肠。

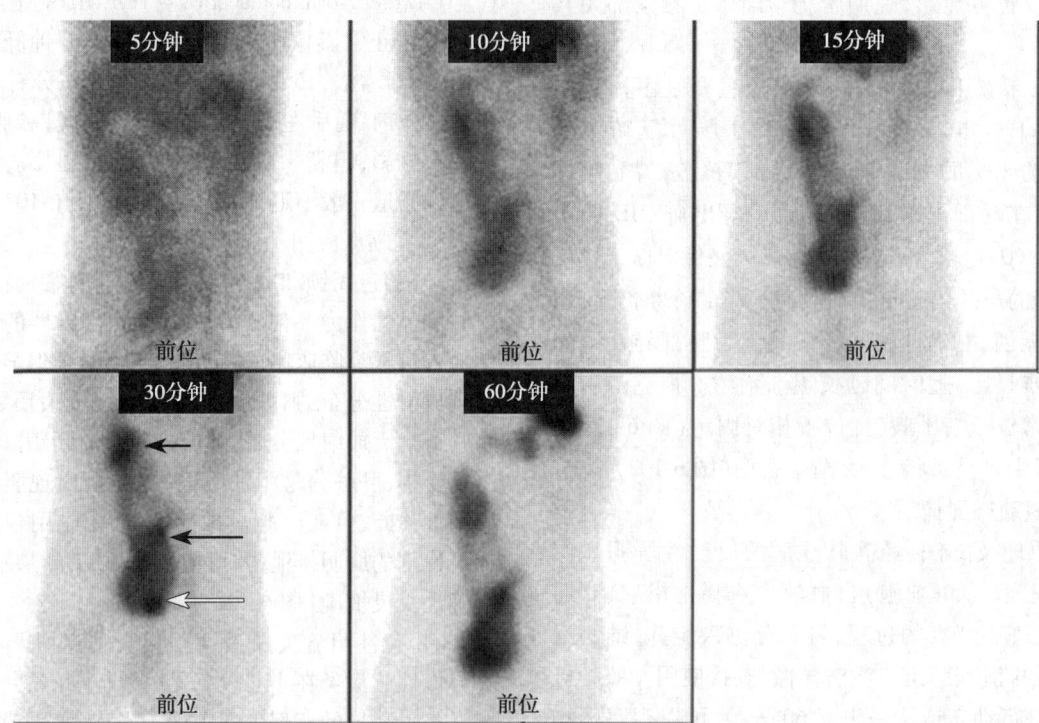

图 6-102 肠重复畸形异位胃黏膜显像图像

9 岁男童,反复腹痛、黑便。异位胃黏膜显像示与胃显影(短黑箭头)同时出现腹部两处条状显像剂浓聚影,随时间延长逐渐增浓,手术证实为两处肠重复畸形,一处为空肠(4cm×5cm,长黑箭头),一处为回肠(3cm×4cm,白箭头)。

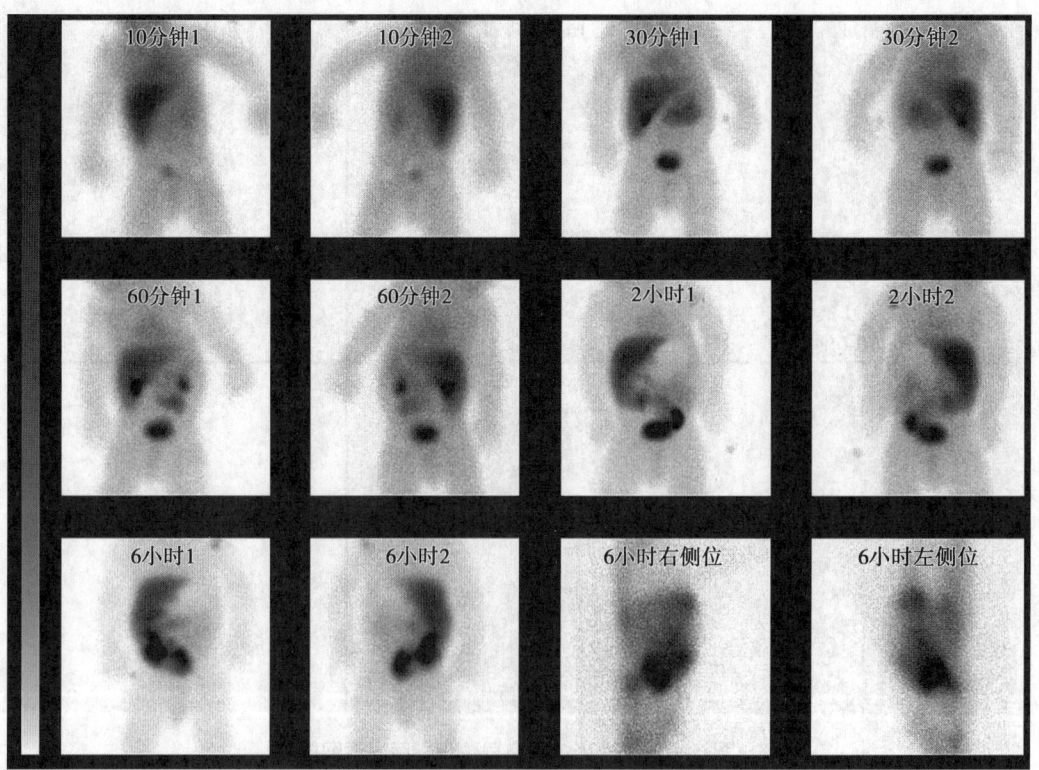

图 6-103 肝胆动态显像正常图像

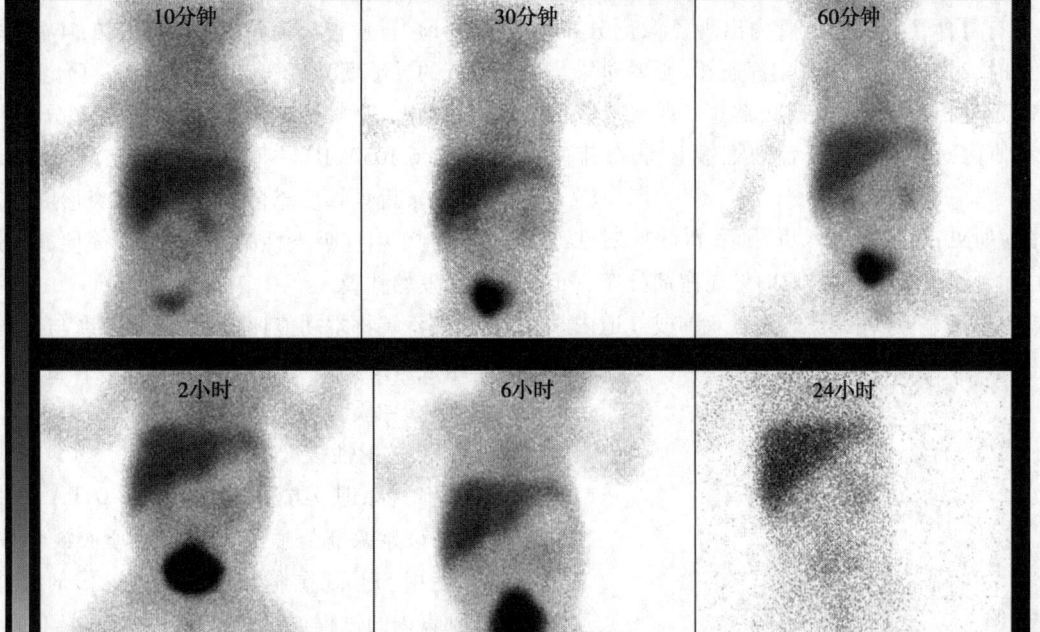

图 6-104　胆道闭锁肝胆显像图像

15 天男婴,出生后 6 天出现黄疸,大便白陶土色,肝胆显像示胆囊及肠道始终未出现显像剂,行胆道造影证实为胆道闭锁。

3)胆总管囊肿:在肝胆动态显像图像上表现为胆总管扩张部分显像剂分布滞留,构成椭圆形或梭形浓聚影,可在肝影、胆囊影消退甚至进餐后仍残存。

4)胆漏:胆漏是胆囊切除术或外伤的一种常见并发症。肝胆显像能很容易地诊断胆漏,在行肝胆显像时可见显像剂漏入腹腔,不受周围组织或肠道气体的干扰,还可以用于胆漏治疗后评估疗效。

5)胆道支气管瘘:肝胆动态显像作为无创的示踪技术,可清晰显示瘘管部位及走行,术前可为术中处理瘘管提供依据,还可进行术后评估,对于小的瘘口具有高度敏感性[5]。显像时可见病变肝区显像剂不易排出,逐渐增多,同时经胆管与支气管连接处延伸至肺内支气管,可见支气管显影。

6)进行性家族性胆汁淤积症术后评估:进行性家族性肝内胆汁淤积症(progressive familial intrahepatic cholestasis,PFIC)是一组异质性疾病,患者可存在多种基因突变,导致肝内胆汁酸或其他胆汁成分分泌受损。肝胆动态显像可于术后观察患者胆汁分流情况,并可半定量计算胆汁分流率,为患者的术后随访及进一步治疗提供依据。

3. 99mTc-GSA 肝储备功能显像

(1)原理及方法:99m锝-乙二烯三胺五醋酸-半乳糖人血清白蛋白(technetium galactosyl human serum al-

bumin,99mTc-GSA)能够与肝细胞表面去唾液酸糖蛋白受体(asialoglycoprotein receptor,ASGPR)特异性结合,经静脉注射后进行动态显像及静态显像,可反映有功能肝细胞的数量,从而评价肝功能。肝脏摄取率(LHL15)和血液清除率(HH15)是最常用的定量评价指标。LHL15为静脉注射99mTc-GSA 后 15 分钟时肝脏放射性计数(L15)与肝脏和心脏放射性计数之和(L15+H15)的比值;HH15 是静脉注射99mTc-GSA 后 15 分钟与 3 分钟时心脏放射性计数比值(H15/H3)。

(2)临床应用:99mTc-GSA 显像可有效评估不同区域肝组织功能状态。99mTc-GSA 进入肝细胞降解后不经胆道排泄,不受高胆红素血症的影响,可作为高胆红素血症患者肝功能评估的有效手段。对于各种遗传代谢性疾病,以及药物性或其他各种原因导致的急性或亚急性肝衰竭的患儿,肝移植是最有效的办法。99mTc-GSA 显像一方面可评价术前部分肝功能,避免肝衰竭,另一方面可有效评估术后供肝与自体肝的肝功比例,以及随访部分肝功能变化情况。肝胆动态显像及99mTc-GSA 均可用于术前评估残余肝功能、术后肝脏再生情况[6]。

4. 胃食管反流及胃排空显像

(1)原理及方法:将不被胃黏膜吸收的显像剂99mTc-DTPA 加入牛奶中,可通过口服或胃管引入胃内,随之排入肠腔。用 SPECT 显像仪对胸腹部进行 60 分钟连续动态采集,如有胃食管反流则食管内出现显像剂分布。之后,于 1 小时、2 小时、4 小时采集静态相,必要时采集一帧 24 小时延迟相,出现胃食管反流者可观察显像剂是否被吸入肺内,胃排空延迟者则继续记录胃排空情况。

正常影像所见:显像剂进入胃,随后胃区放射性分布随显像时间延长逐渐减低,肠道内见显像剂分布。正常儿童食管内不见显像剂浓聚影,儿童双肺或气道内未见显像剂出现(数字资源 6-13)。

数字资源 6-13 正常胃排空图像表现

(2)临床应用:

1)胃食管反流诊断、治疗随访:本法诊断胃食管反流的灵敏度为 90% 以上,无创伤,符合生理状况,可长时间动态观察,只要食管内出现显像剂分布则提示有反流(图 6-105A、B)。

2)胃食管反流合并吸入性肺炎诊断:胃食管反流较重者可引起吸入性肺炎,本法可简便、灵敏地发现反流继发的肺吸入。

3)胃排空功能评价:胃排空速度与食物性状和化学组成有关:流体食物>固体-液体混合食物>固体食物;糖类>蛋白质>脂肪。

5. 放射性核素唾液显像

(1)原理及方法:将 $1ml^{99m}Tc$-DTPA 滴在患儿舌头后部,该显像剂与唾液腺分泌的唾液混合并被吞咽下去,使用 SPECT 显像仪动态采集显像剂经过食管被吞咽到胃内的过程,共采集 60 分钟[5]。具有简便、高灵敏

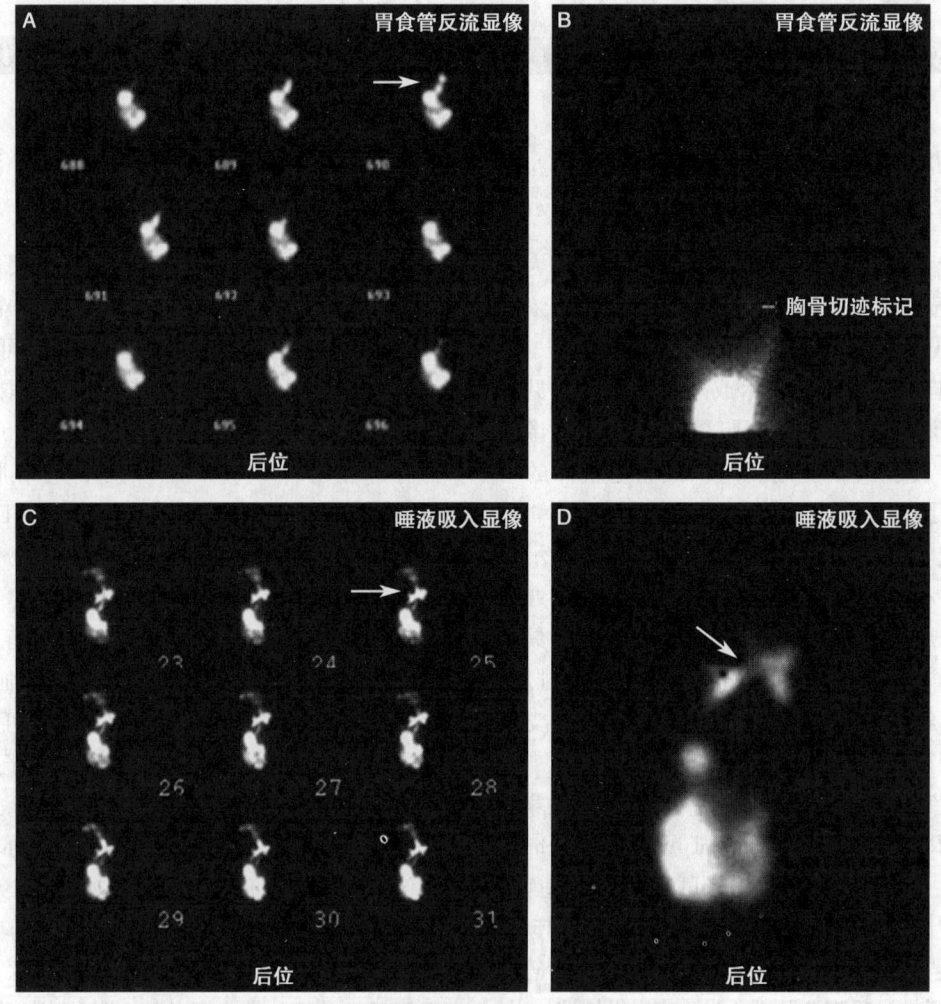

图 6-105 胃食管反流显像与唾液吸入显像

2 岁女童,反复肺部感染,临床疑诊误吸性肺炎。A、B. 胃食管反流显像可见食管内多次出现条状影(箭头所示),提示存在严重反流,但肺内无显像剂分布,无肺吸入证据;C、D. 唾液吸入显像示双侧支气管可见显影(箭头所示),诊断吸入性肺炎。

度等优势,同时唾液吸入显像的辐射剂量低,全身辐射剂量仅 0.05mSv,明显低于吞咽钡餐显像。

(2)正常影像所见:滴入口腔的显像剂进入食管和胃内,消化管之外的任何部位不应出现显像剂分布。

(3)临床应用:

1)诊断吸入性肺炎:放射性核素唾液显像是一个完全符合生理状况的检查,可出现气管、支气管、肺等的异常显像剂分布,并帮助确定被吸入的水平以及吸入物被清除的能力(图 6-105C、D)。

2)诊断食管气管瘘:放射性核素唾液显像可表现为食管影旁出现分枝状显像剂分布,通过增加显像时间,或行断层扫描可提高检查敏感性。SPECT/CT 扫描的可同时提供 CT 解剖信息,能够更准确的判断瘘管的位置、形态、周围组织情况及肺内炎症(数字资源 6-14)。

数字资源 6-14 气管食管瘘唾液显像图像

6. ^{99m}Tc-HSA 显像诊断蛋白丢失性肠病

(1)原理及方法:静脉注射^{99m}Tc 标记人血清白蛋白显像(^{99m}Tc-HSA)后,于 10 分钟、30 分钟、1 小时、2 小时、4 小时、24 小时间断行下腹部前后位静态显像,可连续观察肠道内有无可疑放射性聚集,提示可能为肠道蛋白丢失,发现可疑部位后可行局部 SPECT/CT 断层显

像,增加局部解剖信息。为除外因^{99m}Tc 脱标经肠道分泌所致假阳性,10 分钟时常行头颈部静态显像,如甲状腺、唾液腺显影,则提示脱标。

(2)正常影像所见:大血管、心血池、肝脏、脾脏、双肾显影,余腹部无放射性分布。

(3)临床应用:^{99m}Tc-HAS 显像可以确定有无胃肠道蛋白丢失,丢失量及部位(图 6-106),具有较高的敏感性及特异性,但尚不能说明丢失原因,具体原因需结合临床、实验室检查及内镜检查等综合分析。

(三)骨骼系统

包括骨血流、血池显像及全身骨显像。

1. 原理及方法 ^{99m}Tc-MDP(亚甲基二磷酸盐)是目前最常用的全身骨显像剂,注入体内后立即利用 SPECT 连续动态采集 1 分钟,获得血流灌注相,注射显像剂后 5~10 分钟采集一帧图像为血池相,2~4 小时后再行全身骨显像,骨骼各部位摄取亲骨性显像剂的量与局部骨骼的血流灌注量,骨无机盐代谢更新速度、成骨细胞活跃的程度相关。还可行局部断层显像帮助准确定位以及提高敏感性。

2. 正常影像所见 儿童处于生长发育期,骨骺未愈合,骨骺的骨生长区会摄取更多的显像剂,肋骨和肋软骨结合部也可见生理性的显像剂聚集。由于骨显像剂通过肾脏排泄,可见双肾可膀胱显影,鼻咽部和鼻窦区血流量较多,显像剂分布较多。

3. 临床应用

(1)继发性骨肿瘤:分为继发性良性骨肿瘤和继

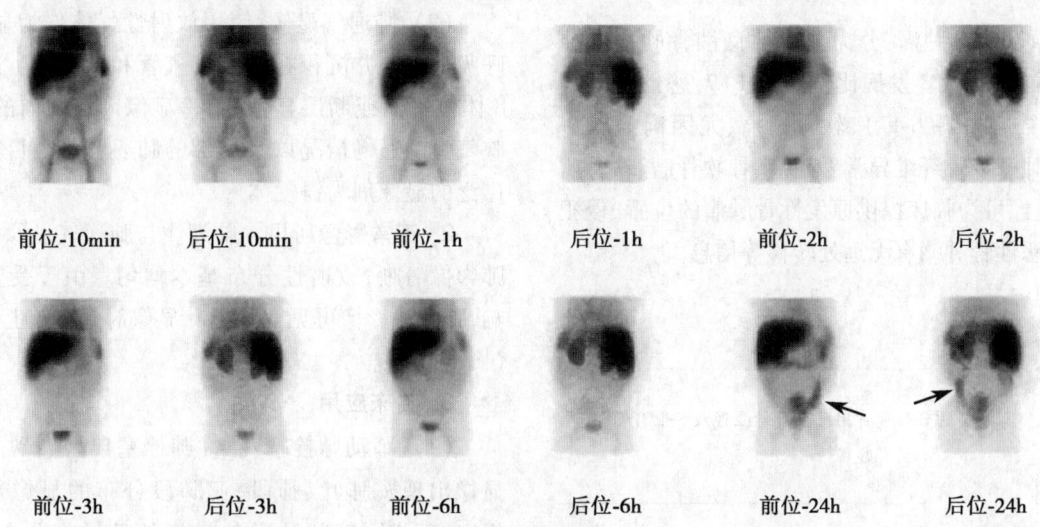

| 前位-10min | 后位-10min | 前位-1h | 后位-1h | 前位-2h | 后位-2h |
| 前位-3h | 后位-3h | 前位-6h | 后位-6h | 前位-24h | 后位-24h |

图 6-106 先天性小肠淋巴管扩张症^{99m}Tc-HAS 显像图像

8 岁男童,反复腹泻、消瘦、水肿,发育迟缓,低蛋白血症,为明确有无肠道丢失蛋白,行^{99m}Tc-HAS 显像示:6 小时可见腹部条状影(箭头所示),提示存在肠道蛋白丢失。患儿行肠镜及病理诊断先天性小肠淋巴管扩张症。

发性恶性骨肿瘤,儿童继发性良性肿瘤以朗格汉斯细胞组织增生症(Langerhans cells histiocytosis,LCH)累及骨最为常见,又称嗜酸性肉芽肿。单骨 LCH 预后良好,有自愈倾向;多骨累及时,可采用化疗或局部放疗。不同骨受累情况对应的预后及治疗方法不同,故应用骨显像进行骨受累部位及程度的全面评估尤为重要(数字资源 6-15)。儿童继发性骨肿瘤以血液系统白血病、淋巴瘤和起源于中、外胚层的非上皮性肿瘤为常见,如神经母细胞瘤(数字资源 6-16)、肾母细胞瘤等。儿童肿瘤在就诊时已有远处转移者较多见。全身骨显像是诊断恶性肿瘤骨转移的一种重要手段,不仅较常规 X 线早 3~6 个月发现骨转移病灶,还可以对全身骨骼评估,对肿瘤临床分期、治疗方案的选择以及预后判定至关重要。骨转移典型表现为全身骨骼多发、无规律不规则的显像剂异常浓聚灶,对可疑病灶可结合 SPECT/CT 断层显像进行诊断。

数字资源 6-15　LCH 全身骨显像及 SPECT/CT 断层显像

数字资源 6-16　神经母细胞瘤全身骨显像及 SPECT/CT 断层显像

(2)原发性骨肿瘤:分为原发性良性骨肿瘤和原发性恶性骨肿瘤,两者发病比例约为 1∶7,恶性骨肿瘤以骨肉瘤(数字资源 6-17)、软骨肉瘤、尤因肉瘤较多见,良性骨肿瘤以骨纤维异常增殖症、骨软骨瘤、软骨瘤多见。骨显像可为临床提供原发性骨肿瘤的位置、侵犯范围,以及恶性骨肿瘤有无远处转移等信息。

数字资源 6-17　骨肉瘤全身骨显像及 SPECT/CT 断层显像

(3)代谢性骨病:是一组因骨骼内在缺陷或其他疾病继发引起的骨代谢紊乱性疾病,包括甲状旁腺功能亢进、畸形性骨炎(也称佩吉特病)、骨质疏松症、骨软化症等。骨扫描一般均表现为骨骼对显像剂的弥漫性摄取增高。各种类型的甲状旁腺亢进可由于甲状旁腺激素(parathyroid hormone,PTH)分泌过多,使骨吸收增加并伴有成骨活性增高,骨显像可见全身骨骼显像剂摄取弥漫增高,软组织及肾影淡或不显影,呈现"超级骨显像(super bone scan)"。导致严重骨质疏松发生骨折时,可出现局灶性显像剂摄取增高。

(4)急性骨髓炎:骨髓炎的三时相骨显像可见病变部位血流相、血池相、延迟相均出现显像剂异常浓聚,且骨骼上显像剂消退延缓。而蜂窝织炎在血流相、血池相上表现为病变区弥漫性的显像剂分布增高,延迟相上相应部位骨骼显像剂分布基本正常。

(5)骨折:隐匿骨骨折、应力性和机能不全性骨折在 X 线及 CT 上无明显形态学改变,而骨显像可以灵敏检测,因此在寻找不明原因骨痛方面作用显著。骨显像还常用于检测先天性骨骼发育障碍所致的全身多发骨折。

(四)呼吸系统肺通气灌注显像

1. 原理及方法

(1)肺灌注显像:静脉注射大于肺毛细血管直径(7~9μm),直径大小为 10~40μm 的放射性颗粒,⁹⁹ᵐ锝标记大颗粒聚合人血清白蛋白(⁹⁹ᵐTc-macroaggregated albumin,⁹⁹ᵐTc-MAA)最为常用。这些颗粒随血流进入右心,在血液中混合均匀,经肺动脉进入肺内一过性随机嵌顿在部分肺小血管和毛细血管床内。

(2)肺通气显像:使用放射性气体作为显像剂,经呼吸道吸入并沉积在终末支气管和肺泡内。同样利用 8 体位平面或断层显像,获得显像剂在肺内的分布,反映气道的通畅情况以及局部的肺通气量。目前应用最广泛的显像剂为锝气体。

2. 正常影像所见　肺灌注与肺通气显像均可见双肺影像清晰,放射性分布基本均匀。由于受重力的影响,肺灌注影像可见双肺下叶显像剂分布较上叶稍增高(图 6-107)。

3. 临床应用

(1)肺动脉栓塞:急性肺栓塞典型表现为肺灌注显像出现按肺叶、肺段、亚肺段分布的显像剂分布缺损区,而相同部位肺通气显像的显像剂分布正常,呈现"不匹配"改变(数字资源 6-18)。若局部持续灌注不良,则局部通气也可受损,出现肺通气灌注显像"匹配"改变。

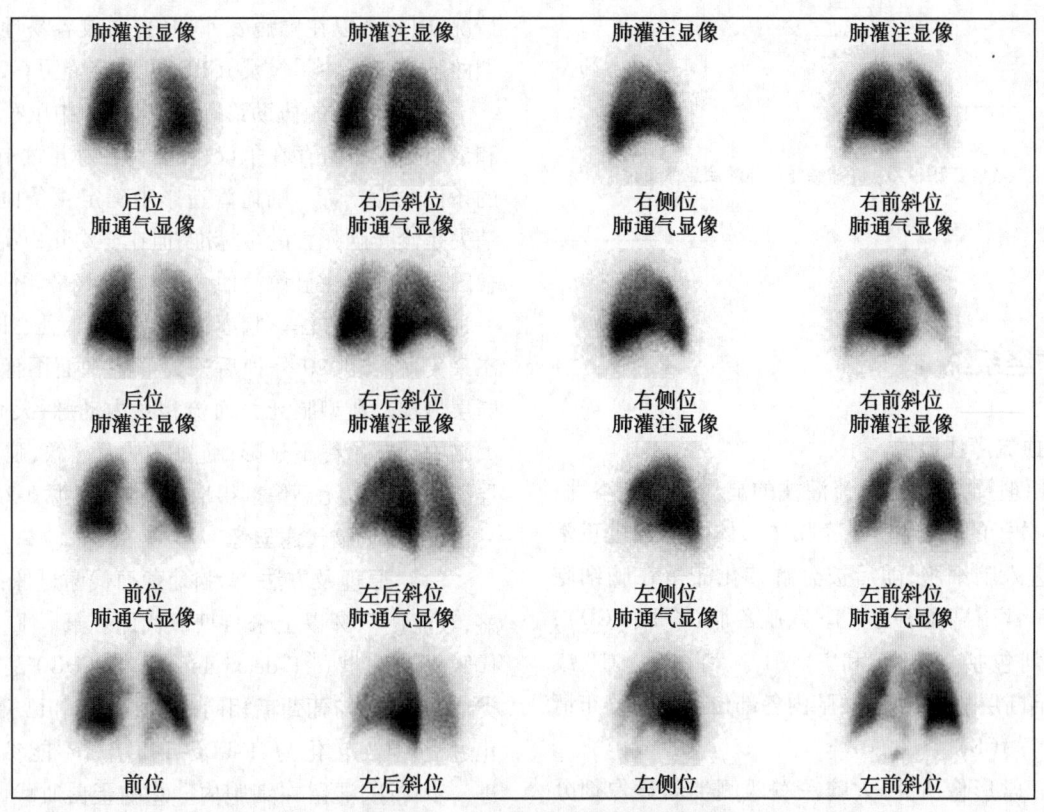

图 6-107 正常肺通气灌注图像表现
八体位图像,肺通气(二、四排)及肺灌注(一、三排)图像显像剂分布均匀一致。

数字资源 6-18 肺栓塞肺通气灌注显像图像

（2）大动脉炎合并肺动脉损害:大动脉炎累及肺动脉的患者约占大动脉炎患儿的 50%,累及肺动脉时表现为患侧肺弥漫性灌注减低,通气功能正常。此时需结合肺 CTA 联合诊断,除外肺大动脉血栓,则支持肺动脉炎。

（3）肺动脉畸形:肺动脉闭锁、肺动脉狭窄、肺动脉发育不全或缺如等肺动脉畸形,肺灌注显像均可表现为受累肺动脉供血区的放射性分布减淡或缺损,通气功能正常,需结合临床及其他相关检查与肺栓塞或大动脉炎时肺动脉受累相鉴别。

（4）肺动脉静脉畸形及遗传性毛细血管扩张症:①肺动脉静脉畸形又名肺动静脉瘘,是一种先天性血管畸形,是肺动静脉间出现异常交通支形成短路。②遗传性毛细血管扩张症是一种常染色体显性遗传病。毛细血管扩张多发生在口、鼻、胃肠道、皮肤、手指;动静脉畸

形常发生在胃肠道、肺、脑及肝脏等部位,可发生出血。当病变发生在肺内时,患儿会出现通气血流比例失衡,导致顽固的低氧血症。

肺灌注显像99mTc-MAA 正常情况下被阻拦在肺毛细血管中,当存在肺动静脉间异常交通支或肺毛细血管扩张时,99mTc-MAA 可进入肺静脉,然后依次经左心房、左心室进入体循环,因此表现为一些血流丰富器官如脑、甲状腺、肝、肾等显影(数字资源 6-19)。肺灌注显像可通过半定量测定肺内及肺外器官放射性计数计算肺外分流率,反映分流程度。

数字资源 6-19 肺动静脉畸形肺通气及肺灌注显像图像

（5）肝肺综合征:是在发生严重肝病,门脉高压或先天性门体静脉分流时出现的肺内血管扩张(IPVD)所致的动脉氧合异常。肺通气灌注显像会出现肺外脏器

显影,可协助诊断(数字资源 6-20)。

数字资源 6-20　肝肺综合征肺灌注显像图像

(五)神经系统

1. 脑血流灌注显像

(1)原理及方法:脑血流灌注的显像剂为脂溶性、电中性、小分子的化合物,经静脉注入体内可通过正常血脑屏障进入脑细胞,随后被分解转化滞留在脑细胞内。SPECT 常用显像剂为^{99m}Tc-双胱乙脂(^{99m}Tc-ECD),PET 显像剂包括^{15}O-H$_2$O 和^{13}N-NH$_3$。利用 SPECT 或 PET 进行脑断层显像,可观察脑内各部位显像剂分布情况,并可计算 rCBF。

(2)正常影像所见:大脑左右两侧半球显像剂分布对称,皮质各叶、基底神经节、丘脑、脑干及小脑皮质等灰质结构显像剂分布较浓,脑白质显像剂分布稀疏(数字资源 6-21)。

数字资源 6-21　脑血流灌注显像

(3)临床应用

1)新生儿缺氧缺血性脑病:新生儿缺血缺氧性脑病(hypoxic ischemic encephalopathy,HIE)是一种常见的新生儿疾病,脑灌注显像可见患儿大脑受损部位呈局灶性、显像剂分布减淡缺损,血流灌注减低。脑灌注显像是早期诊断 HIE 较灵敏的方法,可较好地反映 HIE 病情的程度,评价疗效和估计预后,并可作为长期随访观察的手段。

2)癫痫灶的定位诊断:神经核医学显像作为无创性检查,在癫痫定位诊断方面有着明显的优势。癫痫灶在发作期,局部脑血流增加,病灶显像剂浓聚,在发作间期则局部血流减低,病灶显像剂分布稀疏。由于^{99m}Tc-ECD 在首次通过血流进入大脑后,可在脑内停留数小

时,有足够的时间进行显像反映注射当时的脑血流灌注情况,因此可以在癫痫发作期给药,较容易地获得发作期的脑血流灌注图像及 rCBF(见数字资源 6-21)。

3)脑死亡的协助诊断:临床医学中脑死亡的定义和诊断标准一直存在争议,在婴幼儿及儿童中做出判断的条件尤为严苛。脑血管造影中确定 4 条血管脑血流消失是诊断脑死亡的金标准,但在婴幼儿中实施起来比较困难。脑灌注显像简便、安全、无创,是评估脑死亡的一种重要辅助方法。脑灌注显像评价脑死亡时,应先动态采集血流相,20 分钟后采集静态平面图像及 SPECT 断层显像。典型脑死亡血流相颈内动脉、大脑前动脉、大脑中动脉始终不显影;脑静态平面显像,脑 SPECT 断层显像脑组织无显像剂摄取(见数字资源 6-21)。

2. PET 脑代谢显像

(1)原理及方法:①脑葡萄糖代谢显像:脑代谢旺盛,其能量 90% 以上来自糖氧代谢。氟[^{18}F]标记的氟代脱氧葡萄糖(^{18}F-deoxyglucose,^{18}F-FDG)是葡萄糖的类似物,具有与葡萄糖相同的细胞转运和己糖激酶磷酸化过程,但当转化为^{18}F-FDG-6-PO$_4$后不能参与葡萄糖进一步代谢,滞留在细胞内。②脑蛋白质代谢显像:是以放射性核素标记的氨基酸作为显像剂,显示脑组织对氨基酸摄取和蛋白质合成水平,目前最常用的显像剂是^{11}C-MET(^{11}C-甲基-L-蛋氨酸)。

(2)正常影像所见:正常脑葡萄糖代谢影像与脑灌注影像相似,灰质的放射性分布明显高于白质,大脑皮质、基底节、丘脑、小脑显像剂分布较高,两侧基本对称。

(3)临床应用

1)癫痫灶的定位诊断:^{18}F-FDG PET 脑代谢显像对癫痫灶定位有很高的价值[7],部分癫痫患儿发作间期脑内可见一处或多处代谢减低区,为癫痫的外科治疗提供了可靠的定位依据(数字资源 6-22)。

数字资源 6-22　癫痫^{18}F-FDG PET 脑代谢显像图像

2)脑肿瘤的良恶性鉴别、分级、疗效和预后判断以及复发或残存病灶的诊断:CT 和 MRI 在脑肿瘤定位诊断中价值明确,为首选方法,但在肿瘤良恶性鉴别、疗效评价、复发或残存病灶的早期定位和患者预后判断等

方面存在局限性,而 PET 正是在这些方面体现出独特优势,与 CT 和 MRI 实现优势互补。

3) 新生儿缺氧缺血性脑病(HIE):HIE 患儿 ^{18}F-FDG PET 脑显像呈现低代谢状况,病情越重越明显。

3. PET 神经受体和神经递质显像

(1) 原理及方法:利用发射正电子或单光子的放射性核素标记特定的配体,基于受体-配体特异性结合特性,通过 PET 或 SPECT 显像仪器对活体人脑特定受体结合位点进行精确定位并获得受体的分布、密度与亲和力影像。借助生理数学模型,可以获得定量或半定量指标,包括脑内受体与配体特异性结合浓度、脑内受体密度和亲和力参数以及代谢参数。

(2) 临床应用:目前研究应用较多的有多巴胺递质、多巴胺转运蛋白、多巴胺受体显像,γ 氨基丁酸/苯二氮䓬受体显像、生长抑素受体显像及乙酰胆碱受体显像等。

4. 脑脊液显像

(1) 原理及方法:将无刺激和不参与代谢的水溶性显像剂 ^{99m}Tc-DTPA 经腰椎穿刺注入蛛网膜下腔(脑池显像)或经侧脑室穿刺注入侧脑室(脑室显像),利用 SPECT 动态追踪显示它随脑脊液分布的情况,从而了解脑脊液的生成、流动和吸收情况。

(2) 正常影像所见:脑池显像的显像剂注入蛛网膜下腔后,1 小时到达小脑延髓池。3~6 小时脊髓蛛网膜下隙影逐渐消退,颅底各基底池、四叠体池、胼胝体池和小脑凸面陆续显影,前、后位影像呈向上"三叉戟"形,基底为基底池和四叠体池的重叠影像,中央为胼胝体池,两侧为外侧裂池,其间空白区为左右侧脑室。24 小时后可见上矢状窦显影,大脑凸面有显像剂分布,呈"伞"状。脑室系统始终不显影,各时相影像两侧对称。

(3) 临床应用

1) 交通性脑积水:脑池显像典型表现为显像剂可随脑脊液反流进入侧脑室显影,前、后位影像呈豆芽状,同时清除缓慢,24~48 小时大脑凸面及上矢状窦显像剂分布极少。

2) 脑脊液漏的诊断和定位:本方法简单、阳性率、灵敏度高,脑脊液漏口及漏管部位出现异常显像剂分布影像或鼻道或耳道棉拭子可检测到放射性计数,有助于病变部位的定位诊断(数字资源 6-23)。

数字资源6-23　脑脊液漏脑池显像图像

3) 梗阻性脑积水的诊断:脑室显像显示脑室系统某部位脑脊液循环受阻,脑室扩大。中脑导水管阻塞表现为对侧侧脑室立即显影,而第三脑室以下脑脊液间隙持续不显影。室间孔完全阻塞,显像剂在该侧侧脑室持久滞留,第三脑室以下脑脊液间隙和对侧侧脑室完全不显影。第四脑室出口阻塞表现为全脑室明显扩大,基底池和小脑延髓池持续不显影。

(六)心血管系统

1. 心肌灌注显像

(1) 原理及方法:目前在国内应用最广泛的心肌灌注显像剂为 ^{99m}Tc-MIBI,它是一种小分子、正一价、脂溶性的化合物,静脉注射后通过被动弥散方式进入心肌细胞,其首次通过心肌的摄取率约为 66%,在心肌内的分布与冠状动脉的血流量呈正比。

(2) 正常影像所见:静息状态下,一般仅左心室显影,其中心尖部心肌较薄,显像剂分布略稀疏;室间隔膜部是纤维组织,显像剂分布稀疏、缺损;其余各心肌壁分布均匀。右心室及心房由于心肌较薄,血流量相对较低,显影不清,负荷试验后可轻度显影。婴幼儿左心室各壁放射性分布与成人明显不同,间隔放射性摄取最高、下壁次之、前壁放射性摄取最低。

(3) 临床应用

1) 川崎病(Kawasaki disease,KD):是一种急性自限性血管性疾病,主要影响婴幼儿,以亚洲地区发病率最高。该病心血管受累明显,常累及冠状动脉,引起冠状动脉扩张、狭窄及闭塞等,导致心肌缺血。心肌灌注显像无创、简便,能够在早期准确诊断患儿心肌缺血及时指导治疗,以及在治疗随访过程中对疗效和预后做出判断。

2) 心肌病:扩张型心肌病心肌灌注显像表现为左心室腔扩大,左心室壁变薄,显像剂分布不均匀,呈弥漫显像剂分布稀疏或缺损;肥厚型心肌病的心肌呈不对称性增厚,以室间隔增厚明显,部分病例可表现为心尖部心肌局部增厚或整个左心室室壁均增厚;缺血性心肌病典型表现为负荷显像呈节段性显像剂分布稀疏或缺损,静息显像的显像剂分布减低区减少或未见异常,呈"可逆性改变"。

3) 心肌炎:病毒性心肌炎是小儿常见的心脏病之一,轻者可以无症状,重者可出现急性心力衰竭甚至猝死,早期诊断和及时治疗极为重要。各种病因导致心肌炎时,心肌炎细胞浸润,肌纤维退行性变,心肌不均匀肥大、瘢痕形成。心肌活检是"金标准",但有创。心肌灌注显像可表现为多处小范围、严重程度不一致的放射性分布稀疏或缺损,与冠脉供血分布不一致,即"花斑样改变"。

2. ¹⁸F-FDG 心肌代谢显像

(1)原理及方法:正常空腹状态下,心肌所需能量的 70%~80% 来自脂肪酸的有氧代谢,当血糖和胰岛素浓度增高时,如进食后葡萄糖可成为心肌的主要能量来源。当心肌缺血,氧供不足时,脂肪酸的氧化代谢受抑制,缺血心肌则依赖于葡萄糖无氧酵解产生的能量。¹⁸F-FDG 是葡萄糖的类似物,在血糖浓度适度增高的情况下,可被正常和缺血但存活的心肌细胞摄取而显影,已坏死的心肌细胞不能显影。代谢活性的存在是心肌细胞存活的最可靠标志,因此 ¹⁸F-FDG 心肌代谢显像是判断心肌细胞存活的"金标准"。

(2)正常影像所见:心肌葡萄糖代谢显像与心肌灌注影像基本相同,心肌显影清晰,显像剂分布均匀。

(3)临床应用:多种先天性心脏病(congenital heart disease,CHD)可导致继发性的心肌缺血,部分可发展为心肌梗死。¹⁸F-FDG 心肌代谢显像常结合心肌血流灌注显像进行判断,心肌灌注显像上的显像剂分布稀疏缺损区,同期心肌代谢显像可表现为局部显像剂分布正常或增加,呈"灌注-代谢不匹配"表明心肌缺血但仍然存活。若心肌灌注和心肌代谢显像均表现为显像剂摄取减低或缺损,则提示心肌梗死。先天性心脏病常常手术风险较高,术前可评估心肌活力帮助确定治疗方案,并预测疗效及预后。

(七)内分泌系统

1. 甲状腺显像

(1)原理及方法:甲状腺组织具有选择性摄取或浓聚碘的能力。放射性 ¹³¹I 或 ¹²³I 引入体内后,可以被有功能的甲状腺组织摄取,碘在甲状腺内的分布状态可反映其形态与功能。可口服 ¹³¹I 或 ¹²³I 后 24~48 小时进行 SPECT 显像。锝与碘属于同族元素,也能被甲状腺组织摄取和浓聚,因此 ⁹⁹ᵐTcO₄⁻ 也可用来进行甲状腺显像,图像质量较 ¹³¹I 好,辐射量小,利于儿童使用。可静脉注射 ⁹⁹ᵐTcO₄⁻ 后 15⁹⁹ᵐTcO₄⁻ 30 分钟进行 SPECT 采集。

(2)正常影像所见:正常甲状腺影像位于颈前正中,分为左、右两叶,呈蝴蝶形分布于气管两侧,两叶下部常相连,称为峡部。两叶放射性分布基本均匀,周边及峡部组织较薄,放射性分布略稀疏,有时可见形态变异,如椎体叶显影。一般放射性碘仅被甲状腺特异性摄取,而 ⁹⁹ᵐTcO₄⁻ 也可被唾液腺等摄取而显影。

(3)临床应用

1)异位甲状腺的诊断及定位:甲状腺显像表现为颈前外其他部位甲状腺组织显影。需注意除舌根部异位甲状腺外,其他先天性异位甲状腺功能一般很差,故不显影时不能排除本病可能(数字资源 6-24)。

数字资源6-24 异位甲状腺显像图像

2)颈前肿物鉴别:甲状舌管囊肿是指在胚胎早期甲状腺发育过程中甲状舌管退化不全在颈部遗留形成的先天性囊肿,需与甲状旁腺相鉴别,甲状腺显像可以很好地进行区别。

3)甲状腺毒症的病因诊断:甲状腺毒症实质血液循环中甲状腺激素过多,引起的以神经、循环、消化等系统兴奋性增高和代谢亢进为主要表现的一组临床综合征。根据甲状腺的功能状态,可分为甲状腺亢进型和非甲状腺功能亢进型,前者以 Graves 病、高功能腺瘤最常见,后者以亚急性甲状腺炎最常见。Graves 病表现为双叶甲状腺外形增大,浓集放射性普遍增强,周围软组织本底放射性明显增高(图 6-108A);高功能腺瘤表现为结节摄取显像剂明显增高,其余甲状腺组织摄取减低(图 6-108B);而亚急性甲状腺炎的典型表现为双叶甲状腺放射性分布普遍降低,显影不清晰,周围软组织本底放射性分布明显增高,与血中甲状腺激素水平升高呈"分离"显像(图 6-108C)。

4)甲状腺结节功能的诊断:甲状腺显像中根据结节摄取显像剂是高于、相近、低于周围正常甲状腺组织或不摄取显像剂,将结节分为热结节、温结节、凉结节或冷结节。热结节多见于功能自主性甲状腺腺瘤(图 6-108B);温结节多见于甲状腺腺瘤、结节性甲状腺肿(图 6-109A);凉结节和冷结节组织分化不良或功能减低,可见于腺瘤、结节性甲状腺肿、甲状腺癌、囊肿、出血、亚急性甲状腺炎等(图 6-109B、C),单发者甲状腺癌发生率较高。

5)甲状腺癌转移灶的寻找:甲状腺癌在儿童及青少年中不常见,但主要病理类型仍然是分化型甲状腺癌。分化型甲状腺癌治疗后甲状腺球蛋白(thyroglobulin,Tg)水平升高提示可能存在病灶。在寻找转移灶之前需去除正常的甲状腺组织,手术切除后一般采用大剂

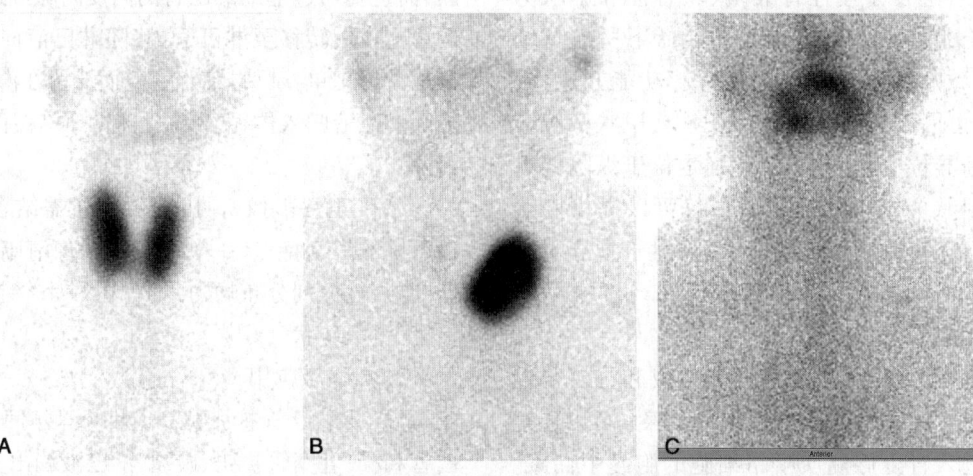

图 6-108 甲状腺毒症各病因甲状腺显像图像

A. 17 岁男性,近 3 个月心悸、手抖,甲状腺功能亢进,TRAb 阳性,临床考虑 Graves 病。甲状腺显像示甲状腺肿大,弥漫性显像剂摄取浓聚。B. 16 岁女性,心悸、手抖、体重下降 2 周,甲状腺功能提示 T_3、T_4 水平升高,TSH 降低,甲状腺显像示甲状腺左叶结节显像剂浓聚,余甲状腺摄取减低,诊断高功能腺瘤。C. 15 岁男性,颈部疼痛、心悸、手抖 1 周,甲状腺功能提示 T_3、T_4 水平升高,TSH 降低,甲状腺显像示甲状腺摄取显像剂明显减低,考虑亚甲炎,患者 2 个月后复查甲状腺功能恢复正常。

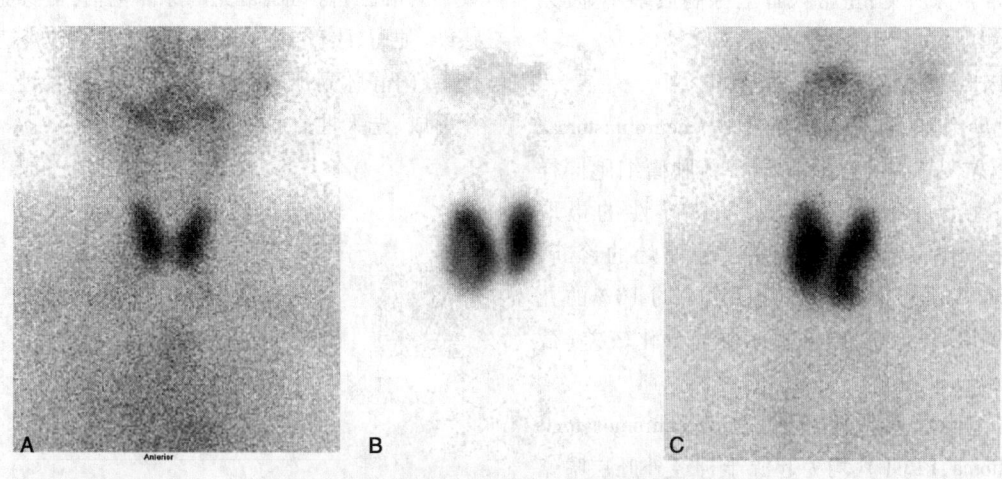

图 6-109 甲状腺显像温结节、凉结节及冷结节

A. 患儿甲状腺超声提示甲状腺左叶结节,行甲状腺显像:甲状腺结节与其他甲状腺组织显像剂摄取一致,为温结节。B. 甲状腺右叶下极结节显像剂摄取高于本底,低于甲状腺组织,为凉结节。C. 甲状腺左叶下极显像剂缺损,为冷结节。

量 ^{131}I 摧毁全部正常甲状腺组织。4 周后待血清 TSH 浓度大于 30mU/L 时再行甲状腺残余病灶及转移灶显像,同时可以利用 ^{131}I 中的 β 射线进行治疗(数字资源 6-25),清除残余甲状腺(清甲)、清除甲状腺转移病灶(清灶)。

数字资源 6-25 甲状腺癌转移显像

2. 甲状旁腺显像

(1)原理及方法:静脉注射 ^{99m}Tc-MIBI 后,分别与 15 分钟和 2 小时采集早期和延迟影像,为双时相法,目前较常用,延迟相加做 SPECT/CT 断层显像,可提高病灶检出率及定位准确性。

(2)正常影像所见:甲状旁腺体积小,功能正常时不显示,减影法仅可见比本底还低的甲状腺空白区,双时相法仅见甲状腺影,延迟相较淡。

(3)临床应用:甲状旁腺功能亢进以甲状旁腺激素分泌过多,伴有血钙浓度增高为特征。约有 90% 的患儿由甲状旁腺实质性良性腺瘤所引起,极少数系由甲状旁腺增生,继发于慢性肾衰竭、软骨症和甲状旁腺癌而引起。孕妇长期甲状旁腺功能低下所致持续低钙血症,可致新生儿暂时性甲状旁腺功能亢进,生后即可发病,可因严重高钙血症而死亡。甲状旁腺显像还可以诊断异位甲状旁腺瘤,特别是位于纵隔的甲状旁腺瘤。甲状旁腺手术前显像不仅可以提供腺瘤的位置、大小,还可以了解其功能状态,对于指导手术有重要意义。

3. 肾上腺髓质显像

（1）原理及方法:肾上腺髓质能合成和分泌肾上腺素和去甲肾上腺素,分泌后的去甲肾上腺素可以通过再摄取方式进入肾上腺髓质嗜铬细胞的胞囊中储藏。^{131}I 或 ^{123}I 标记的间位碘代苄胍(MIBG)是去甲肾上腺素的类似物,静脉注入体内后也可被嗜铬细胞摄取而使肿瘤显像。静脉注射显像剂后,可于 24 小时和 48 小时行全身、局部或断层显像。^{123}I-MIBG 图像质量优于 ^{131}I-MIBG。

（2）正常影像所见:正常人肾上腺髓质多不显影,仅有少数人隐约显影,两侧大致对称。

（3）临床应用

1）神经母细胞瘤:神经母细胞瘤(neuroblastoma,NB)是儿童最常见的颅外实体肿瘤,NB 肿瘤细胞同样可表达去甲肾上腺素转运蛋白,可特异性的摄取 MIBG 而显影,MIBG 显像不仅可用于原发灶的诊断,还用于寻找转移灶并帮助进行分期[8]。约 10% 的儿童 NB 患者 MIBG 显像阴性,常提示肿瘤分化较差(数字资源 6-26)。

2）嗜铬细胞瘤及副神经节瘤(pheochromocytoma and paraganglioma,PPGL):均为起源于神经外胚层嗜铬组织的肿瘤,是罕见的神经内分泌肿瘤,位于肾上腺者为嗜铬细胞瘤,位于肾上腺以外则称为副神经节瘤。

数字资源 6-26　神经母细胞瘤 ^{123}I-MIBG 显像

（八）血液系统

淋巴显像

（1）原理与方法:将放射性标记的胶体或大分子物质注入皮下组织间隙,显像剂不能透过毛细血管基底膜,而主要通过毛细淋巴管的内皮间隙或通过内皮细胞的吞噬作用转移至淋巴管内,随淋巴液向心引流,一部分被淋巴窦单核巨噬细胞吞噬而滞留在淋巴结,另一部分随淋巴液归入体循环,被肝、脾等单核巨噬细胞系统清除。

（2）正常影像所见:图像判断需结合显像部位淋巴系统的解剖特点,一般淋巴结影像清晰,多呈圆形或卵圆形,显像剂分布均匀,左右基本对称,淋巴链影像连贯,可呈串珠状。

（3）临床应用

1）肠淋巴管扩张症:以小肠淋巴回流受阻,肠淋巴管和/或乳糜管扩张、破裂,淋巴液漏出为主要特征的疾病,分为原发性和继发性。原发性主要是淋巴管先天畸形或发育异常造成淋巴回流受阻,肠道淋巴管扩张,是儿童常见的蛋白丢失性肠病,肠道蛋白丢失显像只能判断肠道蛋白丢失,但不能判断具体原因,淋巴显像有助于病因诊断(数字资源 6-27)。继发性是其他疾病导致小肠淋巴管扩张,常见的原因包括:自身免疫性疾病、感染、肿瘤、腹部外伤、手术、缩窄性心包炎、充血性心力衰竭、门静脉高压、巴德-基亚里综合征、上下腔静脉血栓形成、先天性心脏病术后等。

数字资源 6-27　肠蛋白丢失淋巴显像图像

2）怀疑淋巴系统受累出现淋巴水肿,或出现乳糜尿、乳糜胸、乳糜腹、乳糜心包时,淋巴显像可明确淋巴阻塞或外漏的部位和程度,为临床选择手术治疗方案提供依据。

（九）肿瘤显像

1. ^{18}F-FDG PET/CT 肿瘤显像

（1）原理及方法:^{18}F-FDG 是葡萄糖类似物,可通过与葡萄糖相同的摄取转运机制,即通过葡萄糖转运体进入细胞内。^{18}F-FDG 进入细胞后与葡萄糖同样在己糖激酶的作用下被磷酸化为 6-磷酸脱氧葡萄糖(^{18}F-FDG-6-P),但不能进入后续的葡萄糖代谢步骤从而滞留在细胞内。细胞对 ^{18}F-FDG 的摄取量与其葡萄糖代谢率呈正比。多数肿瘤细胞葡萄糖的代谢增加,且肿瘤细胞的原发灶和转移灶具有相似的高代谢特性,因此^{18}F-FDG全身显像,可以发现原发肿瘤并进行全身分期。

(2)正常影像所见:正常儿童体内^{18}F-FDG生理性摄取与葡萄糖代谢有关,脑、眼外肌、心脏、肝、脾、胃肠道、泌尿道、骨髓等均可见显像剂分布不同程度增高。儿童常见胸腺摄取^{18}F-FDG青少年胸腺生理性摄取消失。骨生长中心特别是干骺端也可见^{18}F-FDG高摄取。

(3)临床应用

1)淋巴瘤:淋巴瘤是继白血病和中枢神经系统肿瘤之后儿童第三大常见恶性疾病,大部分类型的霍奇金淋巴瘤(Hodgkin lymphoma,HL)和非霍奇金淋巴瘤(non-Hodgkin lymphoma,NHL)可高摄取^{18}F-FDG。^{18}F-FDG PET/CT可进行全身扫描全面显示病灶分布情况,对于发现正常大小的恶性淋巴结,探查淋巴瘤的结外器官侵犯有独特优势,有利于准确分期。淋巴瘤治疗后,^{18}F-FDG PET/CT能够鉴别残余组织是否仍有肿瘤活性残留,因为^{18}F-FDG能被残留肿瘤活性组织摄取,瘢痕或纤维组织则^{18}F-FDG摄取缺损,常规CT及MR等解剖影像则难以判定。更重要的是^{18}F-FDG PET/CT可以显示肿瘤代谢活性的变化,评价治疗是否有效(数字资源6-28)。

数字资源6-28 ^{18}F-FDG PET/CT肿瘤显像的临床应用

2)神经母细胞瘤:是儿童时期最常见的颅外实体肿瘤。神经母细胞瘤代谢活跃,原发肿瘤及转移灶摄取^{18}F-FDG增高。相较于^{123}I-MIBG显像,^{18}F-FDG PET/CT的优势有检查时间短,注射药物后1小时即可显像,而^{123}I-MIBG则需要间隔24小时;^{18}F-FDG PET/CT分辨率较高,在显示小病灶及病灶范围方面也优于^{123}I-MIBG。但^{123}I-MIBG特异性高于^{18}F-FDG。^{123}I-MIBG在鉴别治疗后瘢痕与残留肿瘤组织、骨髓受累方面优于^{18}F-FDG PET/CT。当已知或怀疑神经母细胞瘤病灶不摄取^{123}I-MIBG时,则可用^{18}F-FDG PET/CT进行评估,若^{18}F-FDG代谢增高,常提示肿瘤分化差(见数字资源6-28)。

3)肾母细胞瘤:肾母细胞瘤又称Wilms瘤,是最常见的儿童肾脏恶性肿瘤,^{18}F-FDG摄取增高。^{18}F-FDG

PET/CT在肾母细胞瘤活检定位、分期、复发的诊断、疗效的检测方面有价值(见数字资源6-28)。

4)骨肿瘤:骨肉瘤和尤因肉瘤是儿童两种主要的骨恶性肿瘤。^{18}F-FDG PET/CT能够发现局部CT和MRI不易发现的远处转移,以及骨扫描不易评估的骨外软组织转移。解剖影像缺乏肿瘤活性定量信息,^{18}F-FDG PET/CT则可评估肿瘤放疗或化疗后的代谢变化,在监测治疗反应,预测长期预后方面有潜在应用价值(见数字资源6-28)。

5)横纹肌肉瘤:横纹肌肉瘤(rhabdomyosarcoma,RMS)是儿童软组织肿瘤的一种,约10%~28%的RMS存在远处转移,通常为肺部、骨髓、骨、网膜及胸膜。^{18}F-FDG PET/CT作为全身显像,是评估远处转移的有效手段,在诊断淋巴结转移、骨或骨髓转移方面优于CT、MRI等传统影像(见数字资源6-28)。

6)甲状腺癌术后随访:^{18}F-FDG PET/CT对于鉴别甲状腺结节的良、恶性价值不高。但因为部分甲状腺癌病灶摄碘差,肿瘤体积小,^{123}I或^{131}I扫描呈阴性。^{18}F-FDG PET/CT常用于甲状腺癌术后,^{131}I清除甲状腺组织治疗后,血清甲状腺球蛋白升高,怀疑存在复发或转移,而全身^{123}I或^{131}I扫描呈阴性的患者。

7)移植后淋巴组织增殖性疾病(post-transplantation lymphoproliferative disorders,PTLD):PTLD是指异体器官移植或造血干细胞移植后机体在免疫抑制状态下发生的一种淋巴组织增生或淋巴瘤,可发生在全身任何部位,是儿童最常见的器官移植后恶性疾病。PTLD病变通常代谢活跃,^{18}F-FDG摄取明显增高,^{18}F-FDG PET/CT可用来进行全身范围的移植后监测,或确认临床可疑的PTLD病灶,可发现隐匿病变并指导病灶活检。^{18}F-FDG PET/CT还可对PTLD进行疗效评估,为治疗提供代谢变化信息,及时调整治疗方案,在促进疾病缓解的同时减少移植物排斥反应。

8)朗格汉斯细胞组织细胞增生症(Langerhans cells histiocytosis,LCH):LCH在2016年修订的组织细胞分类中定义为炎性髓系肿瘤。LCH病情轻重悬殊,预后差异大,治疗方案从观察自愈至化疗、干细胞移植跨度很大,故准确的评估受累器官对治疗方案的制定尤为重要。骨显像可评估骨质受累,^{18}F-FDG PET/CT还可更全面地评估全身其他脏器受累情况,当患儿怀疑为多系统累及时可行本检查。

9)其他少见恶性肿瘤:滑膜肉瘤、肾上腺皮质肿瘤、肝母细胞瘤、畸胎瘤、神经外胚层肿瘤、生殖细胞瘤等较为少见,少于儿童肿瘤的 1%,均可见^{18}F-FDG 摄取增高,可应用^{18}F-FDG PET/CT 评估远处转移情况以及进行治疗后随访。

2. 生长抑素受体显像

(1) 原理及方法:生长抑素 (somatostatin, SST) 是由下丘脑、垂体、脑干、胃肠道和胰腺等器官组织分泌的一种肽类激素,能同生长抑素受体 (somatostatin recep-tor, SSTR) 结合,抑制多种激素的释放。SSTR 分为SSTR1~5 五种亚型,多种恶性肿瘤,特别是神经内分泌肿瘤细胞表面高表达 SSTR。

SST 的类似物如奥曲肽 (Octreotide)、[Tyr3]-oct-reotide (TOC)、[Tyr^3, yr8]-octreotide (TATE) 及 [I-NaI3] octreotide (NOC),可被单光子核素 (^{111}In 及^{99m}Tc) 或正电子核素 (^{68}Ga 及^{64}Cu) 标记,应用 SPECT 及 PET 可对高表达 SSTR 的肿瘤进行显像。

(2) 临床应用:生长抑素受体显像主要用于神经内分泌肿瘤的定位和分期,特别是对于分化好的神经内分泌肿瘤,病灶检出率和阳性率较高。对于垂体腺瘤、副神经节瘤、嗜铬细胞瘤等,也常用生长抑素受体显像进行评估。

(杨吉刚)

参考文献

[1] 王荣福. 核医学. 4 版. 北京:北京大学医学出版社,2018.

[2] 陈跃,杨吉刚,邵付强,等. 儿科核医学诊疗技术操作规范和临床应用指南. 中国医学影像技术,2017,33(10):1591-1595.

[3] GORDON I,PIEPSZ A,SIXT R. Auspices of Paediatric Committee of European Association of Nuclear Medicine. Guide-lines for standard and diuretic renogram in children. Eur J Nucl Med Mol Imaging,2011,38(6):1175-1188.

[4] 中华医学会儿科学分会肾脏学组. 泌尿道感染诊治循证指南(2016). 中华儿科杂志,2017,55(12):898-901.

[5] YUAN L,YANG H,YANG J,et al. Congenital Tracheo-biliary Fistula Shown on 99mTc-EHIDA Hepatobiliary Scintigra-phy. Clin Nucl Med,2016,41(2):164-166.

[6] 杨吉刚,庄红明. 唾液吸入显像在儿童肺吸入诊断中的价值. 中华核医学与分子影像杂志,2016,36(4):284-286.

[7] ERGÜN EL,SAYGI S,YALNIZOGLU D,et al. SPECT-PET in Epilepsy and Clinical Approach in Evaluation. Semin Nucl Med,2016,46(4):294-307.

[8] BAR-SEVER Z, BIASSONI L, SHULKIN B, et al. Guidelines on nuclear medicine imaging in neuroblastoma. Eur J Nucl Med Mol Imaging,2018,45(11):2009-2024.

第 6 节　内镜检查

一、概述[1]

消化内镜对消化系疾病的诊断具有革命性的意义,消化内镜下治疗扩展了腔镜微创治疗又一大领域,使很多病人免受了开刀之苦。消化内镜的发展经过了三个里程碑:19 世纪初德国 Bozzini 发明了硬式内镜;20 世纪中叶美国 Hirschowitz 发明了纤维光学内镜;20 世纪后期美国首先创造发明了电子内镜并应用于临床。电子内镜的产生给消化内镜带来了一次巨大的飞跃,主要包括电子内镜和观测系统(彩色监视器、中央处理器、光源装置)两大部分,目前在成人临床诊治上得到广泛使用。近年来儿童胃肠镜技术对患儿疾病诊断已日臻完善。此外,一些新的内镜技术,如胶囊内镜、超声镜、双气囊小肠镜也已在儿科消化疾病诊治中应用逐渐增多并日渐成熟中。随着儿童年龄的变化,体格大小不同,所患疾病种类亦不同,因此儿童内镜技术的临床应用较成人更困难,根据不同年龄不同疾病诊治目的的,应

选择不同的内镜检查技术和治疗手段,儿童内镜诊治,不能只强调操作手法娴熟,还应熟练掌握儿童消化道疾病相关的知识。

二、消化道内镜的种类与选择

(一)消化道内镜分类

1. 软式电子内镜　又分为两类。

第一是电子胃镜、结肠镜、十二指肠侧镜和双/单气囊小肠镜,主要工作原理为光源通过光导纤维传导到电子内镜管内,照亮观察物。镜前端数码摄像头(CCD)对观察物成像后,通过电缆将信号传入计算机图像处理系统,通过监视器成像。目前可用于儿童的有经鼻内镜(镜身插入部分外径 5.8mm、钳道内径 2.15mm、全长1 420mm),电子胃镜(外径 8.0 ~ 9.9mm,钳道内径2.8mm、3.2mm,插入部有效长度 1 030 ~ 1 100mm,全长

1 350～1 400mm)、电子结肠镜(外径 11.7～13mm,钳道内径 3.2mm、3.7mm,插入部有效长度 1 330～1 680mm,全长 1 655mm～2 005mm)。十二指肠镜(外径 13.3mm、钳道内径 3.65～4.15mm、插入部有效长度 1 240mm、全长 1 550mm),单(双)气囊电子小肠镜(外径 9.2～9.3mm、钳道内径 2.8mm、插入部有效长度 2 000mm、全长 2 300～2 345mm)。

第二类是超声内镜,有扇扫和环扫超声内镜及超声小探头,其中扇扫超声内镜(外径 12.6mm,钳道内径 3.7mm,有效长度 1 250mm、全长 1 555mm),环扫超声内镜(外径 11.8mm,钳道内径 2.2mm,有效长度 1 250mm、全长 1 555mm),超声小探头(超声频率 12MHz、20MHz,外径 2.4mm,有效长度 2 050mm、全长 2 140mm)。

2. 胶囊内镜 全称为"智能胶囊消化道内镜系统",又称"医用无线内镜",由内镜胶囊和上述观测系统两部分组成,主要用于胃镜和结肠镜不能观测的小肠疾病的检查。胶囊内镜经口吞入后进入消化道下行,整个过程持续约 8～10 小时,其间拍摄约 8 万张照片,可记录食管、胃、小肠、部分大肠病变情况,最后胶囊可自行排出体外。胶囊内镜具有检查方便、无创伤、无导线、无痛苦、无交叉感染、不影响正常生活等优点,但目前胶囊内镜尚不能进行组织活检。

(二)选择合适尺寸规格的消化内镜

儿童食管、胃和肠道内径随年龄增长不断增大,因此根据不同年龄选用合适尺寸的消化内镜是成功、安全地进行检查的前提。一般情况下,鼻胃镜可用于新生儿及小婴幼儿检查,普通内镜和结肠镜可用于较大龄儿童检查,治疗时应根据患儿年龄、治疗目的和所需辅助耗材的要求,来选择不同尺寸的带有附送水功能胃肠治疗镜。

三、消化内镜的术前准备、操作和监护[2-7]

(一)术前准备

1. 术前评估,签署知情同意书 详细询问患儿病史并做体格检查,这将决定操作类型、操作地方(如手术室或内镜室)、人员和设备配置等。

签署知情同意书:在内镜操作之前必须获取患儿父母或法定监护人的知情同意,签署知情同意书,内容包括内镜操作目的、禁忌证、并发症及处理措施等。

2. 患儿准备

(1)身份识别:核对患儿姓名、性别、年龄。

(2)对进行内镜检查的儿童需要做好心理准备。检查前给予适当的心理准备能减少患儿的不安、焦虑。推荐在麻醉或深度镇静下行儿童内镜检查。

(3)患者术前检查包括血常规、凝血功能,根据患儿病情必要时增加心肺功能评估(心肌酶、心电图、胸部 X 线或胸部 CT)和肝功能;根据内镜操作所需消毒要求和所使用的内镜清洗消毒剂的不同,必要时检查乙型肝炎、丙型肝炎血清学指标、HIV、梅毒等特殊病原的检测,以减少操作中的交叉感染。对于消化道大出血需要急诊内镜手术者,术前应查血型,交叉配血,开放静脉,做好输血准备。

(4)禁食的建议:胃镜检查禁食时间根据饮食种类而不同,母乳需 4 小时,配方奶需 6 小时,固体食物需 8 小时。如果有食管狭窄、幽门梗阻、胃动力不足则需延长禁食时间。幽门梗阻者,检查前还需抽空胃内容物并洗胃。全麻下行内镜检查,至少需禁食 4～6 小时。

3. 器械及消毒准备

(1)消化内镜的洗消:严格按照国家卫生健康委员会颁发的《软式内镜清洗消毒技术规范》进行内镜的清洗、消毒、灭菌,定期进行环境检测,防止内镜中心交叉感染。

消毒的基本原则包括:①进入人体无菌组织、器官,或接触破损皮肤、破损黏膜的软式内镜及附件应进行灭菌;②与完整黏膜相接处,而不进入人体无菌组织、器官,也不接触破损皮肤、破损黏膜的软室内镜及附属物品,器具,应进行高水平消毒。具体操作流程包括:预处理——侧漏——清洗——漂洗——消毒——干燥等六个步骤。同时消毒内镜应每季度进行生物学监测,达到相关要求(菌落数≤20CFU/件)。常见的消毒灭菌剂参数如表 6-1。

表 6-1 常见消毒灭菌剂参数

消毒灭菌剂	高水平消毒及灭菌
邻苯二甲醛	浓度:0.55% 时间:消毒≥5 分钟
戊二醛	浓度:2% 内镜消毒:≥10 分钟 灭菌:≥10 小时
过氧乙酸	浓度:0.2%～0.35% 时间:消毒≥5 分钟 灭菌≥10 分钟
二氧化氯	浓度:100～500mg/L 时间:3～5 分钟
酸性氧化电位水	有效氯:60mg/L 时间:3～5 分钟

（2）检查内镜、主机、光源、活检钳、治疗器械、内镜消毒设备等是否正常。术前应检查内镜的控制钮及送气送水功能是否正常。

（3）检查急救药物及抢救设备是否正常。术前常规准备急救药品（如肾上腺素、止血药物等）；和急救及监护设备（如氧气、吸引器、复苏气囊、气管插管、脉搏血氧监护仪等）。

4. 结肠镜检查前的肠道准备 内镜检查和治疗的安全性及诊治成功率很大程度上取决于术前肠道准备的质量。目前清洁肠道方法无统一规范，国内外洗肠方法不尽相同。

国外 ESGE/ESPGHAN 指南推荐儿童使用聚乙二醇（polyethylene glycol，PEG）联合抗坏血酸盐或柠檬酸镁按 40ml/kg 加清水配置成低剂量溶液（也可以配成冷茶或运动饮料）对患儿进行清洁洗肠；不同年龄肠道清洁剂使用剂量如下：苦味酸钠与柠檬酸镁混合制剂（每袋含苦味酸钠 0.01g、氧化镁 3.5g、柠檬酸 12.0g）洗肠，<6 岁 0.25 袋，6~12 岁 0.5 袋，>12 岁 1 袋。国内《中国儿童胃镜结肠镜检查规范操作专家共识》推荐使用聚乙二醇电解质散、乳果糖、镁盐等，还可以服用刺激性泻药如番泻叶进行术前清洁洗肠。

结合国内外指南，首都医科大学附属北京儿童医院消化科肠道准备方法如下（供参考）：

（1）6 岁以下：术前 3 天开始口服乳果糖糖浆，剂量为：<1 岁 20~30ml/次，温开水 100~200ml；1~3 岁 30~50ml/次、温开水 200~300ml；3~7 岁 50~80ml/次、温开水 300~500ml；7~14 岁 80~200ml/次、温开水 500~1 000ml；10 分钟后饮适量温开水；或番泻叶代茶饮 10g/d。术前清洁洗肠，清洁标准须达到肠道清洁度"好""较好"水平（见书末彩图 6-110）。

（2）6 岁以上：术前一日晚服用 1 000ml 水＋1 袋，1 小时内喝完，至睡前多活动按摩腹部，喝完后 1 小时若无排便，可以用开塞露肛注刺激排便。手术当日晨起服用 1 000ml 水＋1 袋，1 小时内喝完，多活动、多排便，清洁标准须达到肠道清洁度"好""较好"水平。如不合格，继续清洁洗肠，并多活动。

5. 内镜操作原则及注意事项

（1）一定要注意进镜手法轻柔，循腔进镜。充气适量，不可过量充气以免穿孔。如气体或胃液过多影响观察，可按压吸引钮，抽出气体、液体。

（2）操作过程中，最好有专人安抚患儿。

（3）取活检时要看清取材部位，尽量避免在血管周围取材。息肉切除时要注意观察电切及电凝是否完全，有无焦痂脱落。

6. 其他 如做过钡餐检查，应间隔 2 天再行胃镜检查。

（二）内镜操作及术中监护

内镜操作时多采取左侧卧位，但还需根据不同治疗术式选择不同体位，根据不同麻醉目的采用不同插管方式，详见后面消化内镜诊断和治疗部分。在消化内镜术中必须全程对患儿进行生命体征监护，一般监测血氧饱和度、呼吸、心电图及无创血压。

（三）术后监护

消化内镜操作完成后，局麻患儿和全麻患儿均应注意观察患儿生命体征、呼吸情况及腹部情况（包括有无腹胀、腹痛等），术后嘱咐患儿家长观察患儿有无腹胀、腹痛、便血等不适症状，如有不适及时通知医护人员。局麻胃镜活检术后 2 小时方可进食、进水；全麻患儿待意识完全清醒、肠功能恢复后方可进食、进水。

四、消化内镜术的儿科诊断和治疗应用

（一）胃（食管）内镜检查治疗术

【目的】 用于有上消化道症状、诊断不明确或需要进行治疗的患儿。

【适应证】

1. 诊断适应证

（1）不明原因上腹痛或脐周疼痛；

（2）上消化道出血，如呕血、黑便；

（3）不明原因呕吐；

（4）吞咽困难、吞咽痛；

（5）难治性胃食管反流病（gastroesophageal reflux disease，GERD），不明原因胸痛；

（6）腐蚀性异物；

（7）不明原因腹泻；

（8）炎症性肠病（inflammatory bowel disease，IBD）；

（9）不明原因贫血；

（10）体重减轻、生长迟缓；

（11）其他系统疾病累及上消化道。

2. 治疗适应证

（1）上消化道异物或食物嵌塞；

（2）经胃镜放置营养管；

（3）上消化道出血；

（4）食管、胃底静脉曲张；

（5）上消化道狭窄；

（6）息肉切除；

（7）贲门失弛缓症内镜下治疗；

（8）经皮镜下胃造瘘（percutaneous endoscopic gastrostomy，PEG）。

【禁忌证】

1. 绝对禁忌证

（1）有严重的心肺、神经系统疾病或处于休克昏迷等不能耐受者；

（2）疑有腹膜炎、严重腹胀者；

（3）用于诊断上消化道穿孔。

2. 相对禁忌证

（1）有出凝血机制障碍的出血性疾病者；

（2）有腹水者；

（3）有发热、急性咽喉炎、扁桃体炎者；

（4）严重脊柱畸形。

【操作前准备】

1. 常规上述术前准备和签署知情同意书（详见本章节第三部分）。如做过钡餐检查，应间隔 2 天后再行胃镜检查。

2. 局麻患儿术前 10~15 分钟，用 2% 丁卡因（或 2%~4% 利多卡因）行咽部喷雾麻醉，每 3~5 分钟 1 次，共 3 次，或 2~5ml 利多卡因胶浆含服，充分麻醉后咽下。术前 10 分钟，口服祛泡剂 2~4ml。

3. 全麻患儿由麻醉医师根据患儿具体情况决定麻醉方式及麻醉用药。

【操作方法】

1. 患儿左侧卧位，松解裤带和领扣，头略后仰，双腿弯曲，全身放松，均匀呼吸，有活动义齿应取出。有眼镜者取下眼镜。

2. 嘱患儿咬住牙垫，必要时请助手帮忙把紧牙垫圈。术者左手托胃镜操纵部，右手持镜由牙垫圈内插入口腔，看清解剖结构，随患儿吞咽动作顺势将胃镜送入食管。

3. 循腔进镜，一边推进一边注气，做大致观察，使镜身依次通过食管、贲门、胃体、胃窦、幽门及十二指肠球部、降部。

4. 退镜时，应依次仔细观察十二指肠降部、球部、幽门、胃窦、胃角、胃体、胃底、贲门，对胃底和贲门采用高位翻转和正视观察。病变部位做活检或摄影。

5. 胃镜退出贲门前应吸出胃内气体，然后观察食管，直至完全退出，取出牙垫圈。

6. 术后咽喉麻木感消失后可进食、进水。不要食用过硬和过热的食物。

【并发症及其处理】

1. 器械损伤。包括擦伤、穿孔、出血、食管贲门撕裂、下颌脱臼、腮腺肿大等。

2. 心血管及麻醉意外等。

3. 其他。包括喉头痉挛、吸入性肺炎、咽喉部感染或咽后脓肿。

上述并发症只要操作规范，动作轻柔，寻腔进镜大多可避免。要做好监护和急救准备，如出现药物过敏、呼吸抑制等情况时分别给予抗过敏性休克、气管插管、人工呼吸等紧急处理。如果出现出血，经过内科应用止血药物和抑酸药物，或内镜下止血处理无效或食管、胃肠穿孔，需行外科手术治疗。

（二）结肠镜

【目的】　用于有下消化道症状，但疾病性质或部位诊断不明确或需要进行治疗。

【适应证】

1. 诊断适应证

（1）下消化道出血；

（2）不明原因腹痛；

（3）不明原因腹泻；

（4）炎性肠病；

（5）肛周病变（肛瘘、肛周脓肿）；

（6）肠息肉；

（7）移植物抗宿主病（graft versus host disease，GVHD）；

（8）不明原因贫血；

（9）体重不增、生长迟缓；

（10）其他系统疾病累及下消化道。

2. 治疗适应证

（1）肠息肉切除；

（2）结肠狭窄；

（3）下消化道出血；

（4）下消化道异物；

（5）乙状结肠扭转回复。

【禁忌证】

1. 绝对禁忌证

（1）有严重的心肺、神经系统疾病或处于休克昏迷无法耐受者；

（2）疑有肠穿孔、腹膜炎、腹腔内有广泛粘连者；

（3）严重的坏死性肠炎、巨结肠危象、完全性肠梗阻。

2. 相对禁忌证

（1）有出凝血机制障碍的出血性疾病者；

（2）肠切除7天以内；

（3）近期有肠穿孔；

（4）明显腹胀者。

【操作前准备】

1. 常规上述术前准备和签署知情同意书（详见本节第三部分）。

2. 下消化道内镜检查较上消化道内镜检查对患儿刺激性大，以往认为学龄儿童可在非镇静状态下实施结肠镜检查。对个别精神紧张或胃肠蠕动特别强烈的患儿，术前30分钟用阿托品0.01~0.02mg/（kg·次），肌内注射。术前15分钟给予10%水合氯醛0.5ml/（kg·次），口服或保留灌肠、地西泮0.3mg/（kg·次），肌内注射或咪达唑仑0.1~0.3mg/（kg·次），静脉注射。近些年随着舒适化医疗的开展，多数学者认为儿童应在镇静和全麻（和/或骶管麻醉）下镜检，减轻焦虑及心理损伤，实施过程需要麻醉医师根据需要选择合适的麻醉方式和麻醉用药。

【操作方法】

1. 患儿检查前排空大、小便，左侧卧位或仰卧位。

2. 直肠指检了解直肠肛门有无异常，注意肛门是否通畅和直肠走向。

3. 内镜端在插入肛门之前应涂上润滑油，然后轻轻从肛门插入内镜，缓慢注气使肠管张开，保持内镜沿肠管腔上行，边移动内镜边观察黏膜状况。一般情况下，发现病灶即停止进镜，若同时做活检，应注意不宜过深，以免穿透肠壁。由于肠镜对黏膜的刺激，在直肠与结肠交界处往往发生一过性肠管痉挛。此时应少许等待，当肠管张开时再继续进镜。如遇上进镜困难时，应变换患儿体位，呈仰卧位或右侧卧位，甚至用外压法协助进镜，且不可在未看清肠腔时盲目用力进镜。结肠镜检查的基本要点是：①直视下循腔进镜；②在能观察的前提下尽量少注气；③避免袢的形成，一旦形成应尽快消除；④尽可能钩拉，把结肠套在内镜上；⑤粪渣过多、肠腔狭窄、广泛糜烂及溃疡出血进镜困难者、腹痛难忍不合作者均应终止进镜，切勿强行插入。

4. 进镜后，病情允许时，尽量做全结肠镜检查。镜端插入至回盲部或回肠末端。

5. 肠黏膜的观察主要在退镜时，要反复观察，并注意肝曲、脾曲、降乙结肠移行部皱襞后方是否有病变。若内镜滑出时一些弯曲部观察不满意，应重新进镜仔细观察。退镜时避免骤退，逐段抽气降压，以减轻术后腹胀，防止穿孔。直肠远端检查有时需采取反转手法。

6. 在进镜和退镜过程中注意观察的镜下表现：黏膜有无水肿、充血、出血、糜烂、苍白、增厚、萎缩、结节等；溃疡的大小、形状、数目、部位；有无息肉及肿瘤。

7. 对病变或可疑病变部位取活检标本，原则上应在退镜肠腔减压、肠壁变厚时进行。但对于进镜时发现的微小病变，也可先活检，以免退镜时遗漏及不易寻找。

8. 估计病变在左半结肠的患儿可选用乙状结肠镜做检查。肠道准备及术前用药同全结肠镜。

【注意事项】

1. 术前禁食，过于饥饿的患儿，可饮少量糖水。但全麻患儿在术前2小时绝对禁食水。

2. 小儿消化道壁薄而柔软、容易穿孔，术者一定要循腔进镜。检查中观察患儿反应。全麻儿童要有完善的监护和抢救设备。全麻患儿在检查过程中需要心肺、血压、经皮测氧饱和度监护，直至完全清醒。

3. 术者应操作熟练而轻巧，辨别病变要快，尽量缩短检查时间。行结肠镜检查时由于机械性刺激，往往会引起直肠和乙状结肠交界部的纵行肌和环行肌的收缩而影响进镜，可稍待舒张后再进镜。当内镜插入升结肠后，先找回盲瓣开口，然后送镜入回肠，勿强行插入。

4. 粪渣过多影响视野者，肠腔狭窄不能通过者，广泛糜烂溃疡出血进镜困难者，腹痛难忍不合作者，应终止进镜，勿强行插入。

5. 术后处理　镜检未发现病变也未行活检者，患儿稍作休息，如无不适可以回家。做过活检的患儿，应嘱患儿家长密切观察出血情况。如行息肉切除，应留院观察1~3天，并进流质或半流质饮食，经观察未出现并发症者可以出院。术后3天，避免剧烈运动，不能行钡灌肠。

【并发症与处理】　小儿结肠镜起步较晚，据不完全统计，并发症有术前麻醉引起全身痉挛，术中操作引起结肠系带断裂、大量出血、穿孔、气腹等。有文献报道1 000例结肠息肉切除术发生少量出血者仅占0.8%。

1. **活检出血**　找到出血部位后，喷洒止血剂可止血或电凝微波止血，应用全身止血药物，若大出血不止，行外科手术。

2. **穿孔**　穿孔是小儿结肠镜检查过程中的严重并发症。易发生穿孔的因素有活动性结肠炎、结肠狭窄、粘连、憩室、息肉切除，以及操作者技术不够熟练盲目进镜所致。若穿孔，应及早外科处理。

3. **息肉摘除术后凝固综合征**　由于电凝固对肠壁的损伤，可引起0.5%~1.2%患者存在跨膜性烧伤，即所谓息肉摘除术后凝固综合征。结肠镜术1~5天后出现发热、局限性腹痛、腹膜炎等表现。血象显示白细胞增多。处理为流食,一般不需要外科手术治疗。

4. 其他并发症　包括脾破裂、急性阑尾炎、肠系膜血管撕裂、菌血症、腹膜后脓肿、皮下气肿、腹壁出血点等。必要时需给予外科处理。全麻患儿的麻醉意外,需要紧急救治。

（三）双气囊小肠镜

【目的】　对小肠疾病进行诊断和治疗。

【适应证】

1. 原因不明的消化道出血,多种检查未能明确病因。

2. 克罗恩病、肠结核等累及消化道多部位疾病的全消化道评估。

3. 小肠造影有异常发现需要活检确诊。

4. 疑有小肠器质性病变,如小肠肿瘤、小肠吸收不良综合征、慢性腹痛、腹泻等。

5. 多发性息肉患儿全消化道评估。

6. 小肠疾病镜下治疗,如出血病变的注射治疗、息肉电切术、狭窄扩张、异物取出术。

【禁忌证】　小肠镜检查操作难度较胃镜和结肠镜大,时间长,进镜和退镜时易损伤肠管。并发症机会较胃镜和结肠镜高。所以要注意掌握适应证的同时排除禁忌证。

1. 有明确的胃镜或结肠镜禁忌证。

2. 可疑的小肠穿孔。

3. 严重呼吸困难患者(机械通气者除外)。

4. 寰枢椎半脱位。

5. 血流动力学不稳定。

6. 急性胰腺炎或急性胆道感染患儿。

7. 精神疾患或不配合的患儿。

8. 全身情况极度衰竭或休克者。

9. 咽、喉部和严重呼吸道疾病。

10. 严重出、凝血障碍,严重脊柱畸形。

【操作前准备】　双气囊小肠镜检查即可经口进镜,术前准备同胃镜。也可经肛门进镜,术前准备同结肠镜。从何处进镜取决于患儿病情,如怀疑病灶位于空肠段,可经口进镜。如怀疑病灶位于回肠段,可经肛门进镜。术前要充分了解患儿病情。

1. 术前禁食一晚,或 8 小时以上,从肛门进镜还需要肠道准备。

2. 停用非甾体抗炎药、抗凝药物。

3. 推荐全身麻醉。

4. 常规左侧卧位。从肛门进镜,还可选择仰卧位。

5. 签署知情同意书。

【操作方法】

1. 经口法

（1）双气囊小肠镜检查需要双人协作操作:术者控制旋钮方向,插送内镜,助手负责托镜和插送外套管。采取全身麻醉时,麻醉师负责镇静、麻醉和生命体征监测。

（2）经口进镜方法同胃镜检查。当进镜至胃腔时,助手将外套管推至镜身 150～160cm 刻度处,经过十二指肠球部和降段后至十二指肠空肠曲,将内镜前端气囊充气,并固定,将外套管推至内镜头端,并将外套管前端气囊充气并固定,然后缓慢拉直内镜和外套管缩短肠管,消除肠内结袢。内镜气囊放气后向深部进镜,尽量在肠蠕动停止时循腔进镜,然后重复上述步骤。即进镜→内镜前端气囊充气→固定→外套管气囊放气、推进→外套管气囊充气、固定→拉镜(可隔一周期拉镜)→内镜镜身气囊放气→进镜。内镜外套管交替前进和双气囊交替充放气,采用进镜和退拉结合即可使镜身缓慢匀速地推进到深部小肠。

2. 经肛门法　从肛侧进镜与结肠镜进镜方法类似。结肠内进镜时尽可能少注气,到达盲肠将双气囊充气后退拉内镜,取直镜身,抽吸结肠内气体显露回盲瓣口;然后释放内镜气囊,对准瓣口,进镜。进入回肠后,方法同经口法。也可在镜身于降乙结肠交界时,将镜身前端气囊充气并固定,助手将外套管推至镜身 150～160cm 刻度处,外套管气囊充气、固定。拉镜身和外套管,将乙状结肠拉直。内镜镜身放气,进镜至结肠脾曲,将镜身前端气囊充气并固定,外套管气囊放气、滑进至结肠脾曲,外套管气囊充气、固定。镜身前端气囊放气,进镜至结肠肝曲,将镜身前端气囊充气并固定,外套管气囊放气、滑进至结肠肝曲,充气后固定。两个气囊均处于充气状态,拉镜,使结肠管套在镜身上。内镜镜身气囊放气,至回肠末端。将镜身前端气囊充气并固定,外套管气囊放气、滑进至回肠末端,充气后固定。以后步骤同经口法。

3. 联合法　当从一侧进镜(经口或经肛)未能发现病变,在小肠内标记。再从另一侧进镜检查,至找到标记处。

4. 发现病变后　用清水冲洗,仔细观察病灶并内镜下拍照。活检送病理学检查。目前,多数内镜专家认为,只要发现可以解释病情的病变时,可终止检查[3]。

【注意事项】

1. 使用 CO_2 气体,减少腹胀,提高操作成功率。

2. 为减轻痛苦,对儿童进行检查时,推荐全身麻醉。需要麻醉医师在场合作。

3. 在检查时应注意由于充气和镜身刺激,会导致心率呼吸下降。注意监测。并准备好抢救设备。

【并发症及其处理】

1. 腹痛、腹胀、小肠黏膜损伤,给予对症处理。

2. 穿孔,外科手术治疗。

3. 心血管及麻醉意外等,严密监测,如出现上述情况及时给予急救处理:抗过敏性休克、心源性休克、气管插管、人工呼吸等。

(四)内镜下逆行胰胆管造影术

内镜下逆行胰胆管造影术(endoscopic retrograde cholangiopancreatography,ERCP)是将十二指肠镜插至十二指肠降段,找到十二指肠乳头,经内镜活检孔道插入造影导管,并进入乳头开口部、胆管或胰管内,注入造影剂,做胰胆管造影。

【目的】 用于胰胆疾病的诊断。

【适应证】 凡属胰胆疾病及疑有胰胆疾病者,皆为适应证。术前应进行腹部 B 超或 CT 检查,了解胰胆管的大致情况。主要适应证有:

1. 诊断适应证

(1)胆:新生儿和婴儿胆汁淤积症、胆总管囊肿、原发性硬化性胆管炎(刷式细胞学检查)。

(2)胰:异常胆胰疾病评价。

2. 治疗适应证

(1)胆:胆总管结石、胆汁泄漏(术后/创伤后)、良性胆道狭窄、原发性硬化性胆管炎、恶性胆道狭窄、寄生虫病(蛔虫病、肝片吸虫病)。

(2)胰:慢性胰腺炎、复发性急性胰腺炎、胰腺分裂、胰管泄漏(术后/创伤后)、胰腺假性囊肿。

【禁忌证】

1. 上消化道梗阻,虽经扩张,内镜仍无法通过。

2. 严重心、肺、肾、肝功能不全,不能耐受内镜检查。

3. 急性胰腺炎或慢性胰腺炎急性发作时。

4. 急性或严重的胆道感染。

5. 碘过敏者。

6. 有胆道狭窄或梗阻,又不具备胆道引流技术者。

7. 有其他内镜检查禁忌者。

【操作前准备】

1. 常规上述术前准备和签署知情同意书(详见本节第三部分)。此外还需行血、尿淀粉酶测定,腹部 B

超、CT、MRI、MRCP 等。术者应了解病史、检查目的、特殊要求,阅读有关辅助检查结果;掌握好适应证。

2. 操作人员 X 线防护。

3. 去除含有金属物品的衣服。

4. 碘过敏试验。

5. 检查前 1 天晚上吃易消化食物,禁食水 8 小时检查。

6. 术前 30 分钟肌内注射地西泮 10mg 及山莨菪碱 10mg,口服去泡剂 3~5ml。

7. 尽管目前 ERCP 应用于小于 10 岁儿童的经验较少,但儿童仍推荐全麻下进行检查,检查过程需要麻醉医师全程参与,除选择合适的麻醉方法和用药外,还应密切监控特殊体位下的通气情况。

【操作方法】

1. 体位 一般先取左侧卧位,内镜通过幽门后,再更换为俯卧位,或俯卧位进镜检查。

2. 插镜至十二指肠降部,寻找乳头,并摆正乳头位置,使乳头位于视野中心。

3. 插入导管,如乳头辨认不清,切勿盲目插管。以免损伤乳头黏膜,造成局部水肿、出血而致插管困难。必要时可行乳头切开术。

4. 注射造影剂 0.2~0.6ml/s。胰管造影选主胰管和小分支显影而胰泡不显影最为理想。需造影剂 2~5ml,充盈胆管需要 10~20ml,充盈胆囊需要 40~60ml。显示胆管及胰管并摄片。

【注意事项】

1. 严格掌握适应证。

2. 使用器械需无菌处理。

3. 注入造影剂不宜过多,压力不宜过大。

4. 患儿术后禁食 1 天,卧床休息 2~3 天。造影后 2~4 小时及次日早晨查血、尿淀粉酶。次日查血常规、肝功能。如有异常,需要给予抗生素及抑酸药物、抑制胰腺分泌的药物。

5. 术后当日中午禁食、输液,必要时加用抗生素。

6. 严密观察病情,有无黄疸、腹痛、体温升高等情况,予以相应处理:

(1)如血、尿淀粉酶增高,又伴腹痛或发热症状者,按急性胰腺炎处理。

(2)如仅淀粉酶增高而无临床症状者,追查血淀粉酶正常为止。

(3)如胆管狭窄,造影剂进入狭窄管腔以上或进入囊肿者,在密切观察排空情况的同时,需给予广谱抗生素预防感染;必要时,行外科手术治疗。

(4)胰胆管显影的患者低脂半流饮食 2~3 天。

【并发症及其处理】

1. **胰腺炎** 可按急性胰腺炎处理。给予禁食、补液,应用抗生素及抑酸药物、抑制胰腺分泌的药物。

2. **胆道感染** 行 EST 鼻胆管引流等内镜下治疗,全身抗感染治疗,必要时行手术治疗。

3. **穿孔** 需要行外科手术。

4. **出血** 找到出血部位后,喷洒止血剂可止血或电凝微波止血,应用全身止血药物,若大出血不止,行外科手术。

(五)胶囊内镜

【目的】 主要用于对小肠疾病进行诊断和治疗。

【适应证】

1. 不明原因的消化道出血,经上下消化道内镜检查无阳性发现者。

2. 其他检查提示的小肠影像学异常。

3. 各种炎症性肠病,但不含肠梗阻者及肠狭窄者。

4. 无法解释的腹痛、腹泻。

5. 小肠肿瘤(良性、恶性及类癌等)。

6. 不明原因的缺铁性贫血。

【禁忌证】

1. 经检查证实有消化道畸形、胃肠道梗阻、消化道穿孔、狭窄或瘘管者。

2. 体内植入心脏起搏器或其他电子仪器者。

3. 有严重吞咽困难者。

4. 各种急性肠炎、严重的缺血性疾病及放射性结肠炎,如细菌性疾病活动期、溃疡性结肠炎急性期,尤其暴发型者。

5. 对高分子材料过敏者。

【操作前准备】

1. 常规上述术前准备,并和胶囊操作医生一起与患儿及家长签署知情同意书。消除患儿恐惧心理,争取患儿的合作。

2. 术前 12 小时禁食,但可饮水。术前 6 小时喝口服洗肠液(方法同结肠镜)。

3. 如患儿自行吞服胶囊失败,则需考虑行胃镜将胶囊送入胃内,6 岁以下儿童需麻醉下进行操作。患儿在术前 6 小时禁食,2 小时禁水。

【术后医嘱】 术后 4 小时可以进食喝水(尽量固体食物为主),鼓励患儿多走动。

1. 仔细观察患儿大便情况,观察胶囊是否排出。

2. 麻醉患儿去枕平卧,清醒后再进食。

(六)超声内镜

超声内镜检查术(endoscopic ultrasonography,EUS)指在内镜直视下对消化管黏膜的病变、壁内病变及壁外邻近脏器进行超声扫描检查。其最大特点是能清晰显示与组织学相对应的消化道管壁的超声层次结构。从而能用于小儿的先天性肥厚性幽门狭窄、胰腺疾病和息肉病变等的诊断。

目前临床应用的超声内镜主要有扇扫、环扫超声内镜及超声小探头。

【目的】 主要对食管、胃、十二指肠和胰腺等疾病进行诊断及辅助治疗。

【适应证】

1. **诊断适应证**

(1) 食管:先天性食管狭窄、嗜酸细胞食管炎、食管重复畸形。

(2) 胃:胃重复畸形、胃底静脉曲张。

(3) 十二指肠:十二指肠重复畸形。

(4) 胰胆管:胆管结石、胰腺假性囊肿、胰腺疾病。

2. **治疗适应证** 胰腺假性囊肿、胰腺疾病。

【禁忌证】

1. **绝对禁忌证**

(1) 严重心肺疾患:如重度心肺功能不全、重度高血压、严重肺功能不全、急性肺炎。

(2) 食管化学性、腐蚀性损伤的急性期,极易造成穿孔。

(3) 严重的精神疾病患者,患者往往不能很好地合作。

(4) 用于诊断上消化道穿孔。

2. **相对禁忌证**

(1) 一般心肺疾病;

(2) 急性上呼吸道感染;

(3) 严重的食管静脉曲张;

(4) 透壁性溃疡;

(5) 食管畸形、脊柱及胸廓畸形;

(6) 有出血倾向者;

(7) 有腹水者。

【操作前准备】

1. 常规上述术前准备和签署知情同意书(详见本节第三部分);

2. 清洁肠道同其他内镜(如胃镜、结肠镜、小肠镜等)肠道准备。

【操作方法】

1. **超声小探头** 目前用于儿童的超声内镜检查多

可通过小探头超声内镜检查完成。

（1）进镜方法与胃镜相同，技术操作重点在于建立超声探头检查环境。

（2）将超声内镜置于所需探查的病变部位附近，将超声小探头经活检孔道插入至病变部位附近。

（3）使用水泵通过活检孔道向管腔内注水，边注水边超声探查，流速适中，不宜过快、过慢，注水量以漫过探头与病变为宜，避免病变周围气体干扰，必要时可变换体位检查。

（4）内镜检查图像根据管壁结构不同呈不同回声。

2. 环扫超声内镜

（1）操作技术手法与胃镜相同。

（2）其难点在于超声内镜视野范围比胃镜窄，对操作者内镜操作技术要求较高。

（3）超声内镜到达检查部位后，需要向水囊内注水观察周围病变，需要操作者准确了解周围器官、血管、胆道、淋巴结等解剖关系。

3. 扇扫超声内镜

（1）术前准备好穿刺针与负压注射器，也可以用一次性注射器代替。

（2）初学者建议备好穿刺针与负压注射器后，将穿刺针插入并安置于内镜腔道内，调节穿刺针外鞘长度，使之处于合适的长度，锁住安全锁。

（3）取出穿刺针，插入超声内镜对患者行检查，显示病变，并选择合适的穿刺位置，应用彩色多普勒功能扫查穿刺区域内的血管，以避免误伤血管。

（4）将穿刺针缩回外鞘并锁定，将针连同外鞘插入超声内镜工作管道，穿刺针手柄固定于内镜工作管道外口。

（5）确定穿刺位置，解除手柄上的锁，推进穿刺针约1cm直至在声像图上见到抵住消化道壁的针尖。在声像图上针尖显示为线状强回声，并可有金属产生的"彗星尾"。

（6）如穿刺针为球形头针芯，则需后退针芯几毫米，使针尖锐利。

（7）在超声引导下将穿刺针刺入目标。当针尖进入目标内，如使用穿刺针为球形头针芯，需将针芯插回原来的位置，将针道内混入的不需要的组织排除，然后彻底拔出针芯；如使用穿刺针为楔形头针芯，直接拔出针芯。

（8）连接已准备好的负压注射器，打开负压阀。在EUS的监视下，保持针尖在病灶中，来回提插。为了提高穿刺阳性率，在提插操作中每次进针时稍微更改穿刺方向，使穿刺路径在病变内形成扇形。每针结束后，缓慢释放负压，拔出穿刺针。

（9）对EUS-FNA取得的组织进行处理，根据目的不同选取不同的处理方法。

（10）检查结束后需密切观察患者是否有并发症。

【注意事项】

1. 超声内镜检查前，需检查水泵是否可正常工作。

2. 超声内镜必须在有水无气体干扰环境进行。

3. 因超声内镜检查要求受检查者处于安静状态，为保证安全及有效性，建议静脉麻醉并气管插管麻醉完成检查。

【并发症及其处理】

1. 内镜超声引导下的细针吸取细胞学检查（endoscopic ultrasonography guided fine needle aspiration, EUS-FNA）是一种相对安全的检查，并发症的发生率较低，约1%，主要是感染和出血。其他一些较少见的并发症，包括食管或十二指肠穿孔，胆囊或胆管穿刺造成的胆汁性腹膜炎，针道的种植转移。这些并发症在囊性病变中发生概率要略高一些，穿刺术后的菌血症很少见。

2. 胰腺囊性病变细针穿刺术后出血常常表现为腹痛，且大部分可经保守治疗后好转。针对感染，可考虑术前预防性应用抗生素，尽量多的抽取囊液可减低感染的风险。

（张晶）

参考文献

［1］李益农，陆星华. 消化内镜学. 北京：科学出版社，2004.

［2］FRIEDT M, WELSCH S. An update on pediatric endoscopy. Eur J Med Res, 2013, 18(1):24.

［3］THOMSON M, TRINGALI A, DUMONCEAU JM, et al. Paediatric Gastrointestinal Endoscopy: European Society for Paediatric Gastroenterology Hepatology and Nutrition and European Society of Gastrointestinal Endoscopy Guidelines. J Pediatr Gastroenterol. 2017, 64(1):133-153.

［4］FABIOLA F, FEDERICA G, FRANCESCA V, et al. Applications of wireless capsule endoscopy in pediatric age: an update. Acta Biomed, 2018, 89(9S):40-46.

［5］JEAN-MARC D, PIERRE HD, CHRISTIAN J, et al. Indications, Results, and Clinical Impact of Endoscopic Ultrasound (EUS)-guided Sampling in Gastroenterology: European Society of Gastrointestinal Endoscopy (ESGE) Clinical Guideline-Updated January 2017. Endoscopy, 2017, 49(7):695-714.

［6］中华医学会消化内镜学分会儿科协作组. 中国儿童胃镜结肠镜检查规范操作专家共识. 中华消化内镜杂志，

2019,36(1):6-9.

[7] 中华医学会消化内镜学分会超声内镜学组.中国内

镜超声引导下细针穿刺临床应用指南.中华消化内镜杂志,2017,34(1):3-13.

第 7 节 支气管镜术

一、概述

20 世纪 60 年代中期,以导光玻璃纤维束为光通路的纤维支气管镜问世。日本学者池田(Ikeda)等将其应用于临床,命名为可曲性纤维支气管镜,简称"支气管镜"。其管径细、可弯曲转换方向、能插入深部支气管;照明采光好、视野范围大、视野清晰;能直接检查到局部的微小病变以及气管支气管动力学状况。这些特点是传统的肺部 X 线平片、支气管造影和 CT 等不可比拟的。其可在直视下通过活检通道进行活检、刷检或灌洗。应用支气管镜既可诊断疾病又可进行治疗,其操作简便、安全、患者痛苦少。20 世纪 80 年代末又发展了电子支气管镜。支气管镜已成为诊断和治疗气管支气管及肺部疾病的有力工具。从检查、记录到手术和非手术治疗,支气管镜术的功能与用途随着科学的进步不断地扩展,学科也在不断地发展。20 世纪我们称为的"气管镜检查",随着活检、钳取、灌洗等治疗技术的应用发展成"支气管镜术"[1-7]。近十余年来,由于各方面技术进展,如激光、氩气刀、支架等介入技术的应用已形成"气管镜介入肺脏病学"[8]。

在我国,儿科支气管镜术已发展逾 30 年,已安全地开展了大量支气管镜手术[1-4,8-15]。本节主要介绍支气管镜术操作规范及其在呼吸疾病诊断中的应用。

二、支气管镜术适应证及禁忌证[5]

(一)适应证

1. 喉鸣。
2. 反复或持续性喘息。
3. 局限性喘鸣。
4. 不明原因的慢性咳嗽。
5. 反复呼吸道感染。
6. 可疑异物吸入。
7. 咯血。
8. 撤离呼吸机困难。

9. 胸部影像学异常 ①气管、支气管肺发育不良和/或畸形;②肺不张;③肺气肿;④肺部团块状病变;⑤肺部弥漫性疾病;⑥纵隔气肿;⑦气道、纵隔占位;⑧血管、淋巴管、食管发育异常;⑨胸膜腔病变需鉴别诊断者。

10. 肺部感染性疾病的病原学诊断及治疗。
11. 胸部外伤、怀疑有气管支气管裂伤或断裂者。
12. 需经支气管镜行各种介入治疗者。
13. 心胸外科围手术期患儿的气道评估和管理。
14. 引导气管插管、胃管置入。
15. 其他 如不明原因的生长发育迟缓、睡眠障碍等需鉴别诊断者。

(二)禁忌证

儿科支气管镜术的禁忌证多取决于术者的技术水平和必要的设备条件。其相对禁忌证:

1. 严重心肺功能减退者。
2. 严重心律失常 心房、心室颤动及扑动,Ⅲ度房室传导阻滞者。
3. 高热 持续高热而又亟须行支气管镜术者,可将其体温降至 38.5℃ 以下再行手术,以防高热惊厥。
4. 活动性大咯血者、严重的出血性疾病、凝血功能障碍、严重的肺动脉高压及可能诱发大咯血者等。
5. 严重营养不良,不能耐受手术者。

三、支气管镜的种类与选择

(一)支气管镜分类

儿科支气管镜术所述支气管镜主要指可弯曲支气管镜。主要有三种类型:

1. **纤维支气管镜(纤支镜)** 20 世纪 60 年代问世,主要工作原理为光源通过光导纤维传导到气管内,照亮观察物体。物镜通过光导纤维将气管内影像传导到目镜。目前根据镜身插入部分的直径可有 5.0mm、

4.0mm、3.6mm、2.8mm 和 2.2mm 等几种。5.0mm 和 4.0mm 的有 2.0mm 活检孔道,3.6mm、2.8mm 的有 1.2mm 活检孔道,2.2mm 的没有活检孔道。

2. **电子支气管镜** 20 世纪 80 年代问世,主要工作原理为光源通过光导纤维传导到气管内,照亮观察物体同上。但镜前端的数码摄像头(CCD)可对观察物摄像后,通过电线将信号传入计算机图像处理系统,通过监视器成像。其图像清晰度大大优于纤维支气管镜。随着 CCD 技术发展,目前镜身插入部分直径最细的为 3.1mm,有 1.2mm 的活检孔道,可以用至新生儿。

3. **结合型支气管镜** 2004 年问世,主要工作原理为光源通过光导纤维传导到气管内,照亮观察物体。物镜通过光导纤维将气管内影像传导到镜手柄中的 CCD,对观察物摄像后通过电线将信号传入计算机图像处理系统,通过监视器成像。包含上述两种,其图像清晰度介于纤维支气管镜和电子支气管镜之间。由于支气管镜插入部分不再受 CCD 尺寸的限制,其插入部分可制作得更细。目前有 4.0mm 和 2.8mm 两种,分别有 2.0mm 活检孔道和 1.2mm 活检孔道,适合儿科应用。

(二)选择合适尺寸规格的支气管镜

儿童气管、支气管内径随年龄增长不断增大,根据不同年龄选用合适尺寸的支气管镜是成功、安全地进行检查的前提。一般情况下,5.0mm 和 4.0mm 直径的支气管镜多用于 1 岁以上儿童,其活检孔道较粗(2mm),可进行吸引、灌洗、气管支气管黏膜和肺活检及介入治疗。2.8mm 和 3.1mm 直径的支气管镜可用于新生儿至青少年全年龄段,其活检孔道为 1.2mm,亦可进行吸引、灌洗、活检、刷检及部分介入治疗。

四、支气管镜术的术前准备、麻醉、操作和监护

(一)术前准备

1. **支气管镜术前检查常规** 除必需的检查,如血常规、凝血功能、肝功能、胸 X 线片或胸部 CT、血气分析、心电图、肺功能以外,为避免操作中的交叉感染,还需进行乙型肝炎和丙型肝炎血清学指标、HIV、梅毒等特殊传染病原的检测。全身麻醉的患儿还应接受肝肾功能检查,以评估患儿对麻醉药物的耐受情况。

2. **签署支气管镜术知情同意书** 无论采取局麻或全麻,术前均应以医师法和医学伦理学为指导原则,向家长或其监护人说明支气管镜术目的、操作检查中及麻醉的可能并发症,并签署检查知情同意书。全麻的患儿还应由麻醉医师与监护人另签署麻醉同意书。询问有无对麻醉药物过敏病史。对小儿,特别是 4~5 岁以上的儿童,应配合进行心理护理,尽量消除其紧张和焦虑情绪,取得患儿的配合。

3. **支气管镜术术前评估** 由于镇静和麻醉药物,如咪达唑仑和丙泊酚等,对呼吸和心血管系统有不同程度的抑制作用,加之患儿本身有基础疾病,患儿在检查操作过程中可能出现呼吸抑制和低氧血症,喉、气管、支气管痉挛,血压下降及心律失常等并发症。因此,术前应做好麻醉方法的选择及患儿对于麻醉及手术耐受程度的评估。对于新生儿及有严重呼吸困难患儿更需做好评估,并做好应急预案。

4. **支气管镜术急救准备** 术前常规准备急救药品,如肾上腺素、支气管舒张剂、止血药物、地塞米松等;急救及监护设备,如氧气、吸引器、复苏气囊、气管插管、心电监护仪、除颤仪等。

5. **患儿术前准备** 6~8 小时禁食固体食物和奶液,术前 3 小时禁水。

(二)麻醉方法

目前支气管镜术中主要有两种麻醉方法:

1. **利多卡因气管内局部黏膜表面麻醉方法(简称"边麻边进"方法)** 具体方法为:术前 30 分钟肌内注射阿托品(0.01~0.02mg/kg,总量不超过 0.5mg),以减少检查时由于迷走神经刺激引起的心率减慢和气道分泌物增多。术前用 1%~2% 利多卡因喷鼻咽部。静脉注射咪达唑仑(0.1~0.3mg/kg,总量不超过 10mg)。对婴幼儿用被单加以约束,对学龄儿说明术程以减轻其恐惧心理,鼓励勇敢精神,取得配合。经鼻或口(固定口器)插入支气管镜到声门前,将 1%~2% 利多卡因 1~2ml 经活检孔道喷洒到喉及周围。稍后,通过声门下行到气管。观察气管位置、形态,黏膜色泽,软骨环的清晰度,隆突的位置等。按检查方向在左或右侧支气管开口处,通过活检孔道再次给 1%~2% 利多卡因 1ml,再稍后,继续进入。根据需要,先向要检查部位喷洒利多卡因,再推进支气管镜到此部位检查治疗,即所谓的"边麻边进"[1]。患儿出现局部刺激症状可重复给利多卡因。用药总量应控制在 5~7mg/kg。6 个月以下小儿用浓度 1% 的利多卡因。以患儿不咳嗽、可耐受、不挣扎、无呼吸困难为麻醉成功。

2. 静脉复合全身麻醉 国内外应用静脉复合麻醉的药物组合,因麻醉师的经验不同而多种多样。目前,多以静脉应用丙泊酚(propofol)为主,复合芬太尼、瑞芬太尼或舒芬太尼的一种,亦有复合氯胺酮的。除静脉途径用药外,还有吸入氧化亚氮和七氟烷诱导及维持麻醉的报道。但因麻醉深度易变,吸入麻醉剂操作人员及对周围环境存在影响,国内应用不普遍。为了维持患儿术中的通气与氧合功能,多在麻醉时应用气管插管或喉罩等以确保气道通畅,便于实施辅助或控制呼吸。静脉复合麻醉随着科学的发展,近年来应用日渐增多。它的应用使儿科支气管镜操作更容易,提高了手术的安全性及舒适性,特别适合于介入诊断及治疗,是儿科支气管镜术很好的麻醉方法。对患儿极度不合作,以及有智力、语言障碍、鼻咽部畸形等的患儿,应安排在全身麻醉下行支气管镜检术。

采用芬太尼和异丙酚等进行静脉麻醉的具体方法如下[5]。

(1)诱导:咪达唑仑 0.05~0.075mg/kg,芬太尼 1~2μg/kg,丙泊酚 1~1.5mg/kg,入睡后常规用利多卡因鼻腔、咽喉表面麻醉。

(2)维持:持续泵注异丙酚 6~8mg/(kg·h),麻醉较浅时静脉注射 10~20mg;气管内利多卡因表面麻醉不可省略。亦可不用持续输液泵维持,在麻醉浅时静脉加注 10~20mg(1~1.5mg/kg)。一般在支气管镜术后 5~10 分钟患儿即可恢复清醒。但此方法有抑制呼吸且不能很好地抑制咳嗽反射的缺点,治疗费用亦明显增高。

术中、术后的全面监测及呼吸管理特别重要。开展此项工作应强调医疗安全,包括设施与仪器的配备、人员的准入、各项规章制度的制定及严格执行。

(三)支气管镜操作和术中监护

行儿科支气管镜术时,患儿多采取仰卧位,肩部略垫高,头部摆正。将支气管镜经鼻孔轻柔送入,注意观察鼻腔、咽部有无异常;见及会厌及声门后,观察会厌有无塌陷、声带运动是否良好及对称;进入气管后,观察气管位置、形态,黏膜色泽,软骨环的清晰度,隆突的位置等。然后观察两侧主支气管和自上而下依次检查各叶、段支气管。一般先检查健侧再查患侧,发现病变可留取分泌物、支气管肺泡灌洗液,进行刷检或活检。检查过程中注意观察各叶、段支气管黏膜外观,有无充血、水肿、坏死及溃疡,有无出血及分泌物,管腔及开口是否通畅、有无变形,是否有软化、狭窄或其他畸形,是否有异

物、新生物阻塞。检查时尽量保持视野位于气管支气管腔中央,避免碰撞管壁、刺激管壁引起咳嗽、支气管痉挛及损伤黏膜。操作技术应熟练、准确、快捷,尽量缩短时间。

在支气管镜术中必须全程对患儿进行生命体征监护,一般监测血氧饱和度、呼吸、心电图及无创血压。

儿童,特别是婴幼儿,其气道狭小,气管内黏膜十分娇嫩,支气管镜的置入不仅加重气道狭窄,反复多次操作极易引起黏膜水肿;加之镇静或麻醉药物对呼吸的抑制作用,极容易出现缺氧和呼吸困难。因此在儿童支气管镜操作时,应该通过鼻咽导管(插入的深度为同侧鼻翼至耳垂长度的 2/3,流量 0.5~2.0L/min)或面罩(流量 2~4L/min)以保障患儿对氧的需求。全麻患儿可在麻醉时应用气管插管或喉罩,以确保气道通畅和供氧。检查过程中理想的血氧饱和度应达 95% 以上,如低于85%~88%,应暂时停止操作。

(四)术后监护

支气管镜操作完成后,应继续监测血氧饱和度及心电图,并观察有无呼吸困难、咯血、发热等。对局麻患儿可在支气管镜室或病房监测 2~4 小时,对全麻患儿则要待患儿清醒、不吸氧、血氧饱和度维持在 95% 以上时,方可返回病房继续监测及观察。由于局麻药物的持续作用,可以引起患儿误吸,因此术后 2 小时方可进食、进水。术后监护期间根据患儿情况可以继续吸氧、吸痰,保持呼吸道通畅。密切监测发热、咯血和气胸等并发症的征象。

五、支气管镜的诊断作用

(一)支气管镜下形态学诊断

1. 小儿气道特点

(1)鼻咽部:小儿鼻咽部的特点是淋巴组织(也称腺样体)丰富,在儿童期增生明显。腺样体过度肿大,可引起阻塞性呼吸困难、睡眠障碍等。儿童在经鼻插管或用支气管镜时易碰到该腺体引起出血或阻塞。腺样体一般在青春期以后即可萎缩变小。

(2)喉腔:喉口的下方称为喉腔(laryngeal cavity)。喉腔是呼吸道最狭窄的部位,在小儿尤为明显。喉腔借前庭裂和声门裂分为上部的喉前庭、下部的喉下腔及中间部的喉中间腔。喉中间腔向两侧突出的间隙称为喉室。喉室内有声带,是发音器官。声带之间的裂隙称为

声门,声门裂发育过程中,声带部和软骨间部两者的发育是不平衡的。出生时声门裂长约6.5mm,其膜间部和软骨间部分别为3.0mm和3.5mm;当1岁时,声带发育至8mm,膜间部仍为3mm。以后膜间部增长较快而声带发育相对慢。声门裂在3岁时长约10mm,成人达24mm左右。

喉腔声门入口处形似三角。小儿的喉腔呈漏斗形,幼儿声门高度约为底部横径的2倍。声门以下至环状软骨以上是小儿呼吸道最狭窄处。喉腔的位置随年龄的增长而下移:新生儿喉口的位置较高,声门相当于颈椎3~4水平。婴儿喉的位置相当于第1、2胸椎交界处至第4颈椎下缘平面之间。6岁时,声门降至第5颈椎水平,仍较成人为高。喉腔的最狭窄部位在咽与食管相移行部的咽腔,咽腔约位于颈前正中,会厌软骨至环状软骨下缘之间。

(3)气管及支气管:小儿气管、支气管的特点是管腔窄、气管软骨柔弱、气管黏膜血管多、管腔弹性组织发育差和纤毛功能相对弱。因此,小儿容易发生呼吸道感染是由其解剖和生理特点决定的。小儿气管直径依年龄不同则相差很大。新生儿气管直径仅5~6mm,而成人则为20~25mm。气管横径在2岁以前为5~9mm,2~10岁为7~15mm。从新生儿到成人,气管的长度增加约3倍,直径增加约4倍。

2. 支气管镜下气管支气管异常表现[9-13] 支气管镜柔软而又可弯曲,在气管支气管中可以随意调整它的前进方向。超细支气管镜可以插入到段、亚段支气管以下的小支气管,直接检查小气道区域的情况。图像采集亦更加清晰。形态学中主要检查喉、气管、支气管黏膜是否正常,管腔是否变形、狭窄,管壁的运动状态(见书末彩图6-111~彩图6-114),有无畸形、囊肿(见书末彩图6-115)、血管瘤(见书末彩图6-116)、瘢牛、肿瘤(见书末彩图6-117)、异物(见书末彩图6-118~彩图6-120)、出血点、窦道(见书末彩图6-121)以及分泌物的情况等。通过摄影和录像可将观察的情况记录和展示,供临床医生会诊、教学、科研和网上交流应用。

支气管镜下形态学可按如下步骤检查。

(1)气管、支气管壁的异常:如支气管黏膜是否充血、肿胀,有无血管扩张、纤曲或血管瘤,表面有无粗糙不平,气管、支气管软骨环是否清晰可见,黏膜部位有无溃疡、结节或肿物生长,肿物形态与周围组织关系,有否瘘管、憩室、黏液腺扩大以及色素沉着等。

(2)气管、支气管管腔异常:包括气管、支气管有否阻塞、狭窄、扩张、移位或异常分支,以及这些管腔异常的形态、程度。

(3)气管支气管管腔异常物质:注意观察和采集分泌物,了解其性质,有无血块、钙化物质、异物、肉芽组织、干酪样物质等。

(4)动力学改变:观察喉、声带活动状况,隆突波动,检查中有否支气管痉挛、软化,其与呼吸和咳嗽的关系。常见的气管支气管软化指气管或支气管在呼气相时管壁向管腔内塌陷,直径缩短,类似管腔狭窄;吸气相可恢复原位,实际管腔无缩窄。管腔直径塌陷1/2为轻度,1/2~3/4为中度,塌陷3/4以上管腔几近闭合者为重度。婴幼儿气管支气管软化最多见于1岁以内,与遗传和生长发育有关,大部分软化可在1岁后逐渐改善。另可见于原发性气管支气管软骨发育不良等。呼吸机气压损伤及血管、心脏、肿物等对气道长时间压迫,都会造成继发性气管支气管肺发育不良,从而发生气管支气管软化。局部可见膜部/软骨的比例大于1:3,管腔塌陷>1/2。

(二)经支气管镜获取病原学和病理学标本

1. 支气管肺泡灌洗术[5,12] 自1974年Reynolds等创立了支气管肺泡灌洗术(bronchoalveolar lavage,BAL)以来,为研究肺部疾病开辟了一个新的研究手段和检查方法。支气管肺泡灌洗液目前已用于多种疾病的临床诊断、预后评估等,如肺部感染、过敏性肺炎、哮喘、肺癌、肺泡蛋白沉着症、尘肺、特发性肺纤维化、结节病、肺含铁血黄素沉着症、淋巴细胞浸润性疾病、组织细胞增多症X、免疫受损者的机会性感染等,有"液体肺活检"之称。

(1)BAL的操作方法:在BAL的操作方法及支气管肺泡灌洗液(bronchoalveolar lavage fluid,BALF)的处理方法上尚存在着很大的差别。目前较多采用的方法如下:将支气管镜的前端插入一个叶的某一段,嵌顿于段支气管或亚支开口进行灌洗。弥漫性病变多选择右中叶和左舌叶,局灶性病变则在病变处留取灌洗液。所用液体应为37℃生理盐水,此温度很少引起咳嗽、支气管痉挛和肺功能下降,且液体回收理想,BALF所获的细胞多。根据小儿年龄,每次将5~20ml生理盐水[1ml/(kg·次)],总量达3ml/kg注入此肺段,并用吸引器以100mmHg的负压立即将液体回抽。为防止细胞丢失、肺泡巨噬细胞(alveolar macrophage,Am)黏附于容器壁上,应将液体回抽到塑料或硅化的回收容器中。

(2)BALF的细胞成分:BALF的正常值为淋巴细胞<15%,中性粒细胞<3%,嗜酸性粒细胞<0.5%,Am

80%~95%。在嗜酸性粒细胞性肺炎、哮喘、过敏性支气管炎等时肺泡嗜酸性粒细胞明显增多,可达 20%~95%。这些结果对 X 线表现不典型,又缺乏外周血嗜酸性粒细胞增多的患儿极为有益,可避免肺活检而做出诊断。在特发性肺纤维化和结缔组织病,中性粒细胞增加而 Am 减少。在弥漫性肺出血和含铁血黄素沉着症,Am 增多,同时可有游离红细胞,Am 中充满含铁血黄素或吞有红细胞。在肺泡蛋白沉着症,Am 增多,形态胀大呈泡沫状。

所取标本用于病原学检测者,需注意在操作过程中,避免在取标本前通过活检孔道吸引上呼吸道的分泌物。近年来多用防污染灌洗导管进行病原学检测研究,可有效降低灌洗液的污染。

2. 支气管肺活检技术 经支气管镜取病理学标本有几种方式:毛刷活检、活检钳活检和针吸活检。其中毛刷活检和针吸活检多用于细胞学检查,活检钳活检用于组织学检查。近年来,随着介入技术的发展,冷冻活检术也在儿科有着良好的应用前景。

(1) 刷检术:是经可弯曲支气管镜工作孔道用细胞刷获取支气管和/或肺部病变部位分泌物及脱落细胞的一种检查方法,留取标本后进行涂片、特殊染色和培养等。保护性毛刷用于获取感染性疾病的病原菌。

(2) 黏膜活检术:支气管镜到达气管支气管可视的管壁病变部位后,活检钳通过工作孔道到达病变处进行黏膜活检。标本进行印片、特殊染色、病理和培养等。

(3) 透壁肺活检术(transbronchil lung biopsy,TBLB)[14]:可弯曲支气管镜接近靶支气管,活检钳通过支气管镜工作孔道达靶支气管后,突破管壁对支气管镜难以直视的外周病灶进行活检,用以诊断肺弥漫性和肺周边局灶性病变。儿科应用 TBLB 的适应证主要有肺间质性疾病、卡氏肺囊虫肺炎、结节病、肺泡蛋白沉着症等。肺活检对肿瘤诊断阳性率达 80%,对弥漫性肺疾病诊断阳性率可达 79%。

(4) 透壁针吸活检术(Transbronchial needle aspiration,TBNA)[15]:是通过可弯曲支气管镜部署穿刺针,经气管或支气管壁刺入纵隔和肺内淋巴结、肿物或浸润型病变内,获取组织或细胞学标本的一项技术。TBNA 技术应用范围宽广,具有良好的敏感性和特异性。

(5) 冷冻活检术[16]:随着适于儿科应用的冷冻探头的研发,可应用冷冻冻切原理由冷冻探头替代活检钳行支气管黏膜活检术及透壁肺活检术。冷冻探头经支气管镜工作孔道送达病变部位进行冷冻 3~6 秒,立即将软镜与探头一起拉出,可获取更理想的支气管黏膜或肺组织进行病原学、病理学等检查。行冷冻肺活检者需评估出血风险,并预置止血球囊,准备硬质气管镜、止血药品等大咯血应急抢救物品。

随着影像、超声及现场细胞学技术的发展,借助 X 线、导航、环形超声等可提高活检阳性率[17,18]。快速现场评价(rapid onsite evaluation,ROSE)的应用,使取材更精确。

六、支气管镜术并发症

(一)麻醉药物过敏

一般用 1%丁卡因或 2%利多卡因,毒性很小,也有个别报道死亡者。过敏者往往初次喷雾后即有胸闷、脉速而弱、面色苍白、血压降低甚至呼吸困难。

(二)出血

为最常见并发症,可表现为鼻出血或痰中带血,一般量少,都能自动止血。出血量大于 50ml 的出血须高度重视,要积极采取措施。

(三)发热

感染性肺疾患患者及 BAL 后的患者发生率高。除了与组织损伤等因素有关外,尚可能有感染因素参与。治疗除适当使用解热镇痛药外,应酌情应用抗生素。

(四)喉头水肿

经过声门强行进入,支气管镜过粗或技术不熟练反复粗暴抽插支气管镜均可造成喉头水肿、喉痉挛。应立即吸氧,给予抗组胺药,或静脉给予糖皮质激素。严重者出现喉痉挛,应立即用复苏器经口鼻加压给氧,进行急救。

(五)支气管痉挛

可由麻醉药物、BAL、操作不当和患儿过敏体质等多种因素引发。术前应用阿托品可有效预防。

(六)发绀或缺氧

支气管镜检查能降低动脉血氧分压 10~20mmHg,

对静息动脉血氧分压小于 60~70mmHg 者进行支气管镜检查，可能有一定危险，术后应继续给予吸氧并进行监护。

（七）窒息

原发性肺结核气管支气管旁肿大淋巴结破溃，大量干酪物质注入气管内引起窒息。在做一侧全肺不张检查时，另一侧合并狭窄或检查后出血或气管痉挛引起窒息。

（八）气胸、纵隔气肿

多发生于支气管、肺活检后或肺内病变严重的患者。对于高压性或交通性气胸，应及时行胸腔闭式引流术。

七、儿科经支气管镜介入诊断技术展望

经支气管镜介入诊断技术水平的提高，在于提高其病原、病理取材的可用性及精确性。因儿童气道相对成人较为狭小，目前在成人应用较好的支气管内超声、电磁导航等定位技术难以在儿科广泛应用。但随着分子水平病原、病理学的进展，如微生物宏基因组测序等技术的应用，经支气管镜介入诊断技术亦会在儿科有着更广阔的应用前景。我们要抓住儿科支气管镜诊疗技术快速发展的契机，在儿科界进行规范化管理宣传和教育，开展介入诊断治疗适宜技术应用研究，使支气管镜诊疗术在儿科更上一层楼，更好地造福于儿童。

（刘玺诚 焦安夏）

参考文献

［1］刘玺诚,江沁波,姜英,等.纤维支气管镜在儿科疾病诊治中的应用及分型.中国实用儿科杂志,1999,14(9):548-550.

［2］焦安夏,刘玺诚,江沁波,等.儿童肺不张纤维支气管镜下的病因诊断研究.中国实用儿科杂志,2002,17(11):656-658.

［3］陈志敏,刘金玲,王财富.小儿纤维支气管镜检查与治疗的安全性探讨.临床儿科杂志,2006,24(1):31-33.

［4］刘恩梅,黄英,罗征秀,等.无痛纤维支气管镜检术在小儿肺部疾病诊断与治疗中的应用.重庆医科大学学报,2006,31(2):280-281.

［5］国家卫生健康委员会人才交流服务中心儿科呼吸内镜诊疗技术专家组,中国医师协会儿科医师分会内镜专业委员会,中国医师协会内镜医师分会儿科呼吸内镜专业委员会,等.中国儿科可弯曲支气管镜术指南(2018年版).中华实用儿科临床杂志,2018,33(13):983-988.

［6］温洋,彭芸,翟仁友,等.小儿先天性H型气管食管瘘的诊断.医学影像学杂志,2012,22(14):1665-1669.

［7］曾森强,樊慧峰,卢根,等.儿童先天性支气管桥畸形临床与解剖形态分析.中华实用儿科临床杂志,2017,32(16):1262-1266.

［8］DING H,XU X,LIU XCH,et al. Treatment of congenital tracheal stenosis by balloon-expandable metallic stents in paediatric intensive care unit. Interactive Cardio Vascular and Thoracic Surgery,2012,14(5):548-550.

［9］焦安夏,饶小春,江沁波,等.迁延与非迁延性肺炎支原体肺炎患儿气道黏膜损害特点的对照研究.中国循证儿科杂志,2010,5(2):111-115.

［10］马渝燕,焦安夏,饶小春,等.儿童支气管异物246例临床分析.中华医学杂志,2010,90(18):1272-1274.

［11］JIAO AX,SUN L,LIU F,SHEN KL,et al. Characteristics and Clinical Role of Bronchoscopy in Diagnosis of Childhood Endobronchial Tuberculosis. World J Pediatric, 2017, 13 (6):599-603.

［12］祁雪,彭珊,郭琰,等.支气管肺泡灌洗液 Xpert MTB/RIF检测对儿童肺结核诊断准确性研究.中国循证儿科杂志,2019,14(6):418-421.

［13］焦安夏,刘玺诚,饶小春,等.支气管镜在儿童支气管黏液表皮样癌诊治中的应用.中华实用儿科临床杂志,2015,30(16):1249-1252.

［14］杨海明,李惠民,刘玺诚,等.经支气管镜肺活检术对儿童间质性肺疾病的诊断价值.中华实用儿科临床杂志,2015,30(16):1227-1228.

［15］叶乐平,虞琳,徐旻皓,等.经支气管针吸活检术在儿科的应用暨文献复习.中华实用儿科临床杂志,2015,30(16):1253-1257.

［16］陈小波,罗群,陈愉,等.冷冻肺活检对间质性肺疾病诊断有效性及安全性的前瞻性研究.中华结核和呼吸杂志,2018,41(6):467-471.

［17］陈愉,李时悦,陈汉章,等.电磁导航支气管镜实时引导肺活检对肺外周微小病变的诊断价值.中华结核和呼吸杂志,2014,37(8):579-582.

［18］高亭,贺舜,朱继庆,等.薄层CT导航联合径向超声在肺外周病变诊断中的价值.中华结核和呼吸杂志,2019,42(12):888-894.

第 8 节 电生理检查技术

一、心电图

（一）小儿心电图特征

小儿心电图与成人心电图有明显不同。小儿生长发育新陈代谢旺盛，年龄愈小愈为明显，可归纳为几个方面：①心率较成人快；②各间期及各波时间较成人短；③各波振幅尤其是心前区导联振幅较高；④右室占优势，尤其婴幼儿心电轴右偏；⑤T 波在不同年龄期有一定改变。这些特点与小儿在不同年龄期的解剖生理特点有关。

小儿右室占优势，以后逐渐变化，至青春期心脏和血管发育到成人水平，以左室占优势，左室壁的厚度为右室的两倍多。新生儿期心电图表现为心电轴右偏，可达 +195°，右心前区导联呈 rR′ 或 R 型，左心前区导联 R/S<1，生后 5 天内 T_{V1} 直立，T_{V5} 倒置。P 波较高，可达 0.3mV。随年龄增长，心电轴右偏逐渐减轻，5 岁以后近于成人，多数为 +30°~+90°。

婴幼儿右心前区导联 QRS 波以 Rs、RS 及 rsr′ 型为主，与成人的 rS 型不同，5 岁以后 V₁ 导联的 QRS 波基本以 rS 型为主。左心前区导联 S 波随年龄增长而逐渐变浅。

小儿胸壁较薄，心脏已靠近胸壁，婴幼儿膈肌位置较高，心脏呈横位，心室接近前胸的接触面较大，加以组织及皮肤导电性能较好，因此，小儿 QRS 波的振幅，尤其是心前区导联的振幅较成人为高。

（二）心电图

1. 心电图检查的指征　心电图能精确反映出心房、心室肌及传导组织在激动过程中所产生的电压变化和时序，有助于诊断心肌和传导系统功能性和器质性的变化，尤其对心律失常有独到之处。但是，心电图检查也有一定的局限性，例如对于心室肥厚患儿，其病因仍应根据临床资料，主要借助于超声心动检查及其他检查方法明确是先天性心脏病、瓣膜病等；又如心电图有 ST-T 改变，也应根据临床寻找病因，是否由于缺血、休克、心肌炎、心包炎或药物作用等所致。心电图诊断给临床提供病因诊断依据，因此临床对心脏疾病的诊断应根据病史、体格检查、心电图、超声心动及其他实验室检查等全面综合分析，才能正确作出诊断。

心电图的协助临床病因的诊断范围如下：

（1）对各种心律失常，可起决定性的诊断作用。

（2）心肌梗死、冠状动脉供血不足等。

（3）心肌病变：心肌炎、心肌病等。

（4）心房、室肥厚：心电图可分辨左或右心房、心室肥厚，但应配合 X 线、超声心动图检查，其准确性差，可有假阳性或假阴性的结果。

（5）心包炎：急性心包炎、心包积液、缩窄性心包炎。

（6）药物对心脏的影响，如洋地黄、抗心律失常药、锑剂等。

（7）电解质失衡：高、低血钾症及高、低血钙症。

（8）某些疾病对心脏的影响：风湿热、结缔组织病、高血压、急性传染病、营养不良、染色体畸变及神经、肌肉、血液、肺、肝、肾、内分泌等疾病。

（9）心脏手术：心导管检查、外科大手术等操作对心脏的影响。

（10）心脏停搏：了解心律及心肌的情况。

（11）原因不明的晕厥。

（12）心脏位置异常：如右位心。

2. 心电图阅读步骤和报告方式　心电图是辅助临床诊断的一种检查手段。在阅读心电图时应尽可能地了解病人的病情。心电图的阅读步骤和报告方式如下：

（1）全面检查心电图各导联有无伪差，标记有无错误，定准电压的实际大小，有无其他技术误差等。

（2）找出 P 波，确定心律。测定 P-P 或 R-R 间隔，计算心率。如房率和室率不一致时，应分别计算，在窦性心律中出现室性期前收缩，心率的计算应包括期前收缩的次数在内。如为心房颤动等心律失常，则应连续测量 10 个 RR 间隔，求其均数，然后计算平均心室率。

（3）测量 PR 间期、QT 间期、QRS 时间及心电轴，根据小儿年龄查阅正常值，是否在正常范围内。

（4）观察 P、QRS、ST、T、U 波的方向、形态、时间、振幅，并测量 ST 段偏移的程度，注意各波之间的关系。可自心前区导联开始，再看肢体导联，将异常情况顺序列出，如 P_I、aVF 倒置，QRSV1 呈 Rsr′ 型，ST_{II} 下降，ST_{aVR} 上升，T_{V5} 倒置等。以上测量的结果均应参考小儿各年龄的正常值，并写出异常数值。

（5）参阅心电图申请单，了解患者年龄、性别、临床诊断及用药情况,写出心电图诊断意见,必要时建议复查。心电图诊断应包括:①节律类别;②心电轴有无偏移;③心电图是否正常、对心电图图形的特殊描述等;④对临床的建议。

在心电图是否正常一项内可有以下四种情况。

1)心电图正常:极少见的标准心电图诊断。

2)心电图大致正常:常用的心电图诊断,不代表心脏正常。仅在个别导联上出现轻度异常的改变,如QRS波的钝挫等,并无其他显著的变异。

3)心电图可疑:不常用的心电图诊断,容易造成误解。在主要导联上有轻度异常的改变,或个别导联上有一项特殊改变而不能肯定异常者。

4)心电图不正常:应注明为哪一类型的心电图不正常,如房性(室性)期前收缩、ST-T改变、QRS波增宽、心室肥厚、房室传导阻滞、阵发性室上性心动过速等。

心电图诊断可给临床提供疾病的病因诊断依据;而临床对心脏疾病的诊断应根据病史、体格检查、心电图、超声心动及其他实验室检查等全面综合分析,才能正确作出心脏病的病因诊断。

3. 心电图诊断 小儿心电图具体诊断内容,详见第二十七章心血管系统疾病底节心律失常部分。

(三)动态心电图

1. 概述 1961 年动态心电图(Holter)问世,我国于 1978 年 4 月引进,动态心电图记录仪体积小,重量轻,监测 24 小时心率变化,大大提高了心电异常,尤其是心律失常的阳性诊断,是临床心血管疾病医疗和科研不可缺少的诊断手段之一,成为评估抗心律失常药物疗效的"金标准"。

2. 动态心电图安装与回放 动态心电图仪能够一次连续记录 24 小时以上的体表心电图,并能对患者在日常活动中,身体和精神状况不断变化条件下进行心电检测,还可以将患者的日志与心电图的改变联系起来。

目前的动态心电图多采用双极导联,5 或 7 条导线组成 3 个双极导联和 1 个无关电极,同步记录三个通道心电信号。

动态心电图的回放系统是动态心电图仪的重要组成部分。在分析的过程中,首先要进行 QRS 波的检出,确定每个心搏的位置,然后根据心搏的特征逐个分析。分析的内容包括心律失常分析、ST 段的偏移、心率变异性分析、心房颤动的分析,对于装有起搏器的病人,还可以进行起搏心电图的分析。

由于 P 波的振幅很小,计算机无法识别动态心电图中的 P 波,因此在目前的技术条件下,所有的动态心电图系统都不能对 P 波形态准确识别。这样就使得计算机并不能对所有的心律失常事件进行分析,如房颤、房室阻滞、预激综合征等需要人工识别。

对于 QRS 波的识别要求 QRS 波形检出程序要有很强的适应能力,以保证对不同病人的不同形状 QRS 都能检出。当检出程序灵敏度较低就会漏掉一些振幅较小的 QRS 波,在分析时会出现很多假的停搏。反之,QRS 波检出程序灵敏度过高时会检出很多假的 QRS 波。此外,QRS 波形的检出程序应该有比较强的干扰能力。

心室激动产生的 QRS 波与窦性及心房激动产生的 QRS 波在形态上有较大的差别。为此正确识别出室性 QRS 波,再加上 RR 间期的节律分析就可以分析室性心律失常。

伪差的识别:由于动态心电图佩戴记录的时间比普通心电图长,受到呼吸、体位、运动、排汗等影响,尤其是儿童活动量大,存在干扰和伪差。

回放分析及留图时需要注意的问题:

(1)目前采用自动分析和人工修改的方式,完成一份高质量的动态心电图报告,一定要细心分析、鉴别和编辑。

(2)P 波的观察:在回放中,对 P 波形态发生改变时,要观察其变化过程,与前后进行比对,鉴别是起搏点的改变还是自律性不稳定或是呼吸体位的影响。

(3)PR 间期的变化:要尽量捕捉到 PR 间期变化的过程,给临床提供诊断信息。如旁路或双径路,或是迷走张力改变所致。

(4)长间歇:监测长间歇,可将 PAUSES 值修改,这样可以监测到比较完整的长间歇数目。如果长间歇为房性期前收缩未下传,即可得知房性期前收缩未下传的数目。如果为窦房传导阻滞及窦性停搏,可为临床的治疗或是否需要安装起搏器提供参考。

(5)心律失常:在期前收缩流行病学研究中,心电图是必不可少的工具,但动态心电图的意义更大,除了能进行期前收缩诊断还能对期前收缩进行计数,并判断期前收缩的发生规律和影响因素。监测中有快速心律失常,要将快速心律失常发作前和终止时的心电图保留,对于全天经常发作的快速心律失常要将最快和最长的心律失常条图保留,提供临床参考。

(6)ST 及 T 波改变:监测中发现 ST 及 T 波的改变,最好能保留其改变的过程及 ST 压低最深的图样。

3. 儿童正常动态心电图 窦性心律的频率可随时间、活动、休息等生物节律与生理状态的变化发生一定规律,活动时心率增快,休息时心率减慢,夜间睡眠时心率明显减慢,部分正常人可在动态心电图检测到短暂的 PR 间期延长或二度房室传导阻滞(多为二度Ⅰ型),与迷走神经张力增高有关。正常儿童的心率随年龄增长而变化,正常儿童心率波动范围详见表 6-2,可根据相应年龄段心率范围设置 Holter 分析的心率高限和低限。

表 6-2　首都医科大学附属北京儿童医院不同年龄段心率范围参考表

单位:次/min

年龄段	正常低限	正常高限
新生儿	80	180
1~12 个月	80	170
<1~3 岁	70	140
<3~5 岁	70	130
<5~7 岁	60	120
<7~12 岁	50	110
<12~18 岁	50	110

4. 动态心电图在心律失常诊断中的应用

(1)用于室性期前收缩的诊断:正常人室性期前收缩≤100 次/24h,或 5 次/h,超此数目只能说明心脏电活动异常,是否属于病理原因要结合临床资料判断。

室性期前收缩以 LOWN 法分级,三级及三级以上即成对室性期前收缩、多形性室性期前收缩、短阵室性心动过速、多形性室性心动过速、持续性室性心动过速均有病理意义。室性期前收缩的 LOWN 分级越高,器质性心脏病可能性越大(表 6-3)。但是,LOWN 分级没有考虑到室性期前收缩的电生理机制,对室性心律失常的特征及频率有所忽视。有研究显示,室性期前收缩的频率与病人的预后关系也比较密切。

表 6-3　室性期前收缩 LOMN 分级

分级	心电图特点
0	无室性期前收缩
1	单形、偶发、<30 次/h
2	单形、频发、≥30 次/h
3	多源、多形性室性期前收缩
4A	连续的(成对)室性期前收缩
4B	连续≥3 次室性期前收缩(短阵室性心动过速)
5	RonT 型室性期前收缩

(2)用于监测 Q-T 间期延长:长期临床实践发现虽然 Q-T 间期延长并非都发生严重的心律失常,但是先天性或后天性长 Q-T 间期综合征者,易发生室性心律失常和猝死。有研究比较动态心电图和标准心电图在监测 Q-T 间期延长中的作用认为动态心电图监测 Q-T 间期延长的重要意义在于发现 R 波落在 T 波上的室性期前收缩,推算期前收缩指数估计其预后的严重性,并可以观察药物对 Q-T 间期的影响。

Q-T 间期延长的相关影响因素如下:①自主神经系统:动物实验证明,切断右侧星状神经节或电刺激左侧星状神经节,可引起 Q-T 间期延长及 T 波增高。②脑血管意外:在颅内肿瘤、脑外伤、颅内出血、脑外科手术也可引起 Q-T 间期延长。③心肌炎:心肌炎患者各种检查恢复正常后,若心电图仍有 Q-T 间期延长,则心肌炎仍处于活动期。④电解质紊乱低钾、低钙、低镁均可导致 Q-T 间期延长及 T 波改变。

(3)用于评价抗心律失常药物疗效:动态心电图监测用于评价抗心律失常药物的促心律失常作用的意义,在于使抗心律失常治疗更加及时、有效和安全。目前可采用 ESVEN 标准,药物治疗后达到以下标准才能判定有效:室性期前收缩减少≥70%,成对减少≥80%,短阵室速消失≥90%,15 次以上室性心动过速及运动时≥5 次的室性心动过速完全消失。

(4)用于评价高危病人预后:1999 年 SCHMIDT 等发现在室性期前收缩后,窦性心律可出现先加速后减速的变化,由于内源性刺激触发神经反射性调节的结果,称为窦性心律震荡。有研究发现,部分心肌梗死后及重度心力衰竭等患者存在该现象的减弱或消失,故此指标可用于心源性猝死高危者预后的评价,预测价值高于心率变异性且更具独特性。

(5)用于发现心源性疾病:儿科不明原因的胸闷、心悸、眩晕或晕厥症状的病人较多。青春期初期(10~14 岁)明显多于其他年龄段,这可能与青春期发育初期机体内分泌的变化引起自主神经功能紊乱有关。因此,此年龄段如出现上述症状,更应注意识别是否为心源性因素所致。盲目诊断为"心肌炎",会对患儿的精神、心理发育造成不良影响,影响学习和生活质量,应给予充分重视。故可通过 24 小时动态心电图的监测了解患儿相关症状发作时有无心律失常发生,及时鉴别心源性疾病。

(四)直立倾斜试验

1. 概述　直立倾斜试验(head-up tilt test,HUT)是通过调整倾斜的角度使受试者被动倾斜,从而激发和诊断晕厥的一种方法。作为一种临床诊断试验,目前已广泛用于自主神经介导性晕厥中不同血流动力学类型的诊断,是晕厥诊断中的重要客观检查手段。

2. HUT 操作方法　HUT 包括基础直立倾斜试验(BHUT)和药物激发的直立倾斜试验[如舌下含化硝酸甘油激发直立倾斜试验(SNHUT)及多阶段异丙肾上腺素激发直立倾斜试验]。

(1) BHUT:试验前 3 天停用一切影响自主神经功能的药物,试验前禁食,试验环境要求安静、光线暗淡、温度适宜。应用多导生理监护仪监测心电图及血压变化,出现晕厥或晕厥先兆症状时连续记录。首先,患儿仰卧 10 分钟,记录基础血压、心率、心电图,然后再站立于倾斜床上,倾斜 60°,监测血压、心率、心电图变化及临床表现,直至出现阳性反应或完成 45 分钟的全过程。

(2) SNHUT:在基础直立倾斜试验的基础上,若完成 45 分钟试验时,患儿为阴性反应,则令患儿保持在同一倾斜角度下站立在倾斜床上并舌下含化硝酸甘油 4~6μg/kg(最大量不超过 300μg),再持续观察至阳性反应后含药后 20 分钟,含药后动态监测血压、心率,并动态描记心电图。

(3) 异丙肾上腺素激发的直立倾斜试验:若完成基础直立倾斜试验时,患儿的反应仍为阴性,则令患儿仍站立在倾斜床上并静脉注射异丙肾上腺素,每 2 分钟逐渐增加剂量,剂量范围为 0.02~0.08μg/kg,持续时间 ≤20 分钟,当心率达到 150 次/min 时或患儿出现症状时终止试验并将患儿放至平卧位,注射后每 1 分钟记录 1 次血压、心率的变化。判断异丙肾上腺素激发的直立倾斜试验阳性的标准是:患儿在试验的任何阶段出现晕厥或晕厥先兆,伴收缩压的突然下降(下降幅度 >40mmHg)和/或心率的突然下降(降至 <50 次/min),则立即使患儿恢复仰卧位,并记录从试验开始或用药开始直至症状出现的时间。

3. HUT 阳性反应判断标准

(1) 体位性心动过速综合征阳性反应的判断标准:平卧位时心率在正常范围,在直立试验或直立倾斜试验的 10 分钟内心率较平卧位增加 ≥40 次/min 或心率最大值达到标准(6~12 岁儿童 ≥130 次/min,13~18 岁儿童 ≥125 次/min);同时收缩压下降幅度小于 20mmHg(10.7kPa,1mmHg = 0.133kPa),舒张压下降幅度小于 10mmHg。同时伴有直立后头晕或眩晕、胸闷、头痛、心悸、面色改变、视物模糊、倦怠、晨起不适,严重时可出现晕厥等症状。

(2) 直立性低血压阳性反应的判断标准:患儿在由卧位变为直立体位或在直立试验或直立倾斜试验的 3 分钟内血压持续下降,收缩压下降 ≥20mmHg 和/或舒张压下降幅度 ≥10mmHg,心率无明显变化。

(3) 直立性高血压阳性反应的判断标准:在直立倾斜试验的 3 分钟内血压升高,收缩压增加 ≥20mmHg 和/或舒张压较平卧位增加幅度达到标准(6~12 岁儿童增幅 ≥25mmHg;13~18 岁儿童增幅 ≥20mmHg);或血压最大值达到标准(6~12 岁儿童 ≥130/90mmHg,13~18 岁儿童 ≥140/90mmHg)。

(4) 血管迷走性晕厥阳性反应的判断标准:患儿在 HUT 中出现晕厥或晕厥先兆伴下述情况之一者为阳性。①血压下降;②心率下降;③出现窦性停搏代之交界性逸搏心率;④一过性二度或二度以上房室传导阻滞及长达 3 秒的心脏停搏。其中血压下降标准为收缩压 ≤80mmHg(10.7kPa,1mmHg = 0.133kPa)或舒张压 ≤50mmHg 或平均血压下降 ≥25%。如患儿未达到以上标准,但已出现晕厥或接近晕厥者仍为阳性。心率减慢是指心动过缓:4~6 岁,心率 <75 次/min;7~8 岁,心率 <65 次/min;大于 8 岁,心率 <60 次/min。晕厥指突然发生的短暂的意识丧失伴不能维持自主体位,但在恢复平卧位后意识可在几秒钟后自行恢复,5 分钟内完全恢复正常。晕厥先兆是指试验中出现面色苍白、出汗、胸闷、过度换气,继之黑矇、听力下降、反应迟钝,但无意识丧失,恢复平卧位后症状消失。其中血压明显下降、心率无明显下降者称为血管迷走性晕厥血管抑制型,以心率骤降为主、收缩压无明显下降者称为血管迷走性晕厥心脏抑制型,心率与血压均有明显下降者称为血管迷走性晕厥混合型。若受试者在试验过程中未出现心率和血压的变化,则视为结果阴性。

4. HUT 的适应证与禁忌证

【适应证】

(1) 临床怀疑血管迷走性晕厥、体位性心动过速综合征、直立性低血压或直立性高血压,经其他方法未能确诊者。

(2) 需与"假性晕厥"发作(如癫痫、精神心理因素导致 T-LOC)鉴别诊断者。

【禁忌证】

(1) 主动脉瓣狭窄或左心室流出道狭窄所致晕厥。

(2) 重度二尖瓣狭窄伴晕厥。

(3) 肺动脉高压或右室流出道梗阻所致晕厥。

(4) 已知有冠状动脉近端严重狭窄。

(5) 脑血管疾病。其他已知的器质性心脏病患儿亦应慎重。

（五）平板运动试验

1. 概述 运动试验是心电图负荷试验中最常用的一种，故又称运动负荷试验。是临床评价心功能无创伤方法之一。通过运动给心脏以负荷，增加心肌耗氧量，诱发心肌缺血，观察心电图的变化，评价心脏对运动量的耐受程度、药物治疗效果等，辅助临床诊断。

目前有多种运动试验方案可供选择。最广泛应用的是 Bruce 方案、Naughton 方案和 ACIP 方案。Bruce 方案为变速变斜率运动，是目前最常用的方案，在儿科采用改良的 Bruce 方案，即平板速度达到 3.4 英里/小时（1 英里＝1 609.344 米）后仅增加坡度以达到运动负荷的增加。

平板运动试验的主要目的是通过运动负荷加重患儿的心肌缺血以达到检查心脏病变是否存在。适用于相关检查均正常且可以配合此项检查的学龄前儿童、学龄儿童及青少年。

2. 平板运动试验操作方法

（1）病人准备：向患儿家长及患儿做详细的解释工作，说明检查目的、检查过程、检查的安全性，同时也不排除意外的发生。

1）详细询问病史、体格检查及 12 导联心电图，鉴别有无运动试验的禁忌证。

2）患儿检查前 1 小时禁食。

（2）运动试验室尽量保持室温 20~22℃、湿度 40%~60%，过高或过低的室温和湿度都会影响运动耐力。

（3）皮肤准备：为了得到满意的心电图结果，皮肤准备非常重要。用酒精纱布用力摩擦电极放置部位以除去角质层，应选择黏性较高的电极片，电极宜安置在皮下组织少的部位而不易移动。导联线固定好，以免运动时心电图出现伪差。

（4）运动试验过程

1）采用改良 Bruce 方案，首先作静息心电图或过度呼吸后的心电图，以减少假阳性，测量运动前血压，运动试验期间和运动后，每 2~3 分钟测量 1 次血压，直到运动后 6~15 分钟，如果运动中出现血压下降，则应随时测量血压。

2）运动过程中严密观察心电图，每 2~3 分钟记录 1 次心电图，测量 1 次血压。

3）达到运动终点时，立即记录心电图、血压，以后每 2 分钟记录心电图、血压，直到心电图恢复运动前的标准或接近此标准，大多数活动平板仪均自动记录心电图和血压，一般需要 5~8 分钟，最大可以持续到运动终点后 15 分钟。

目前国内外常用的是以达到按年龄预计可达到的最大心率（HR$_{max}$）或亚极量心率（85%~90% 的最大心率）为负荷目标，前者称为极量运动试验，后者称为亚极量运动试验。运动中持续监测心电改变，运动前、运动中每当运动负荷量增加一次均记录心电图，运动终止后即刻及此后每 2 分钟均应重复心电图记录直至心率恢复至运动前水平。进行心电图记录时应同步测定血压。

3. 诊断结果的判断

（1）运动试验阳性标准

1）运动中出现典型心绞痛。

2）ST 段水平型或下斜形下移>0.1mV（J 点后 60ms）持续≥1 分钟为运动试验阳性标准。

3）ST 段弓背抬高≥0.1mV（1mm）。

4）运动中或运动后出现严重心律失常，如室速、房扑或房颤、传导阻滞等。

在判断阳性结果时应注意以下影响因素：①高血压患儿可因长期心脏收缩期负荷过重，继发产生 ST 段下降及 T 波倒置。②慢性肺动脉高压、肺功能不全者由于缺氧可以合并 ST 段改变。③药物影响：如奎尼丁、维拉帕米、普萘洛尔、胺碘酮等抗心律失常药物，可减慢心率，减轻 ST 段下降程度而造成假阴性。④电解质紊乱、贫血等可引起 ST 段下移及期前收缩，应注意鉴别。⑤自主神经功能紊乱者运动试验易出现假阳性，因此必要时应先做直立或倾斜试验或过度通气 30 秒钟，如心电图已出现 ST 段改变，可不必做运动试验。

（2）运动试验可疑阳性标准：ST 段水平型或下斜形下移 0.05~0.1mV 之间（J 点后 60ms）持续≥1 分钟。正常儿童运动试验的心电图表现与成人明显不同，其特点有：①T 波异常发生率低；②J 点下降伴 ST 段倾斜向上的多见；③容易达到较高的最大心率；④运动中平均血压反应较成人小；⑤心律失常以窦性心律失常或房性心律失常多见。

运动试验的合并症在小儿很少见，成人资料与运动试验有关的死亡率 0~1/10 万，死因为急性心肌梗死及严重心律失常（室速、房颤、窦性停搏等），其发生均与原发基础心脏病有关。

4. 平板运动试验适应证与禁忌证

【适应证】 对于心脏结构功能正常的患有胸痛、胸闷、心悸、气短、心电图改变的患儿，了解各种心血管病对运动的反应；了解运动引起的心律失常及缺血性 ST-T 改变，早期检出高血压，评估抗心律失常药物的有效性等。

【禁忌证】

（1）心脏结构功能异常（心脏扩大，心功能降低）。

（2）严重的心律失常：心肌梗死心电图改变、高度或三度房室传导阻滞。

（3）未控制的伴有临床症状或血流动力学障碍的心律失常。

（4）急性心肌炎或心包炎。

（5）临床合并其他系统的急性病变。

（6）急性非心脏性功能失调影响运动试验或被运动试验加剧。

（7）躯体障碍影响安全性或运动量。

（六）经食管心房调搏术

1. 概况 经食管心房调搏检查是一项无创性临床心脏电生理的诊断和治疗技术。该方法充分利用食管与心脏解剖关系的特点，记录体表及食管内心电图以获得心脏各部位的电生理参数进行测量，揭示某些心律失常的发生机制、诊断和治疗某些心律失常。

2. 发展简史 早在1906年Cremer首先在食管内放置电极导管，首次从食管途径记录到心电活动。1969年Burack将食管心室调搏术应用于临床。我国于1982年首次报道经食管心房调搏用于窦房结功能检查。食管心房调搏无创、安全、简单、操作方便等特点，适合我国广大基层医院。2000年起国内儿科心血管诊疗中心的心内电生理和射频消融术介入治疗，逐渐替代了食管调搏术。

3. 食管心房调搏适应证和禁忌证

【适应证】

（1）严重窦性心动过缓、严重不明的黑朦、晕厥怀疑窦房结房室结功能异常者。

（2）阵发性胸闷、心悸、气急，尤其突发突止未能记录到心电图者。

（3）安装永久性心脏起搏器前需了解房室传导功能者。

（4）了解预激综合征旁道电生理特性及阵发性室上性心动过速分型者。

（5）预防性心房起搏治疗。

（6）复杂心律失常标测与分析。

【禁忌证】

（1）心电图呈严重心肌缺血改变。

（2）急性心肌炎、心内膜炎、心包炎以及流出道梗阻等。

（3）严重心律失常血流动力学不稳定，如高度房

室传导阻滞、室性心动过速等。

（4）各种疾病引起的严重心脏扩大、严重心功能不全者。

（5）电解质紊乱、心电图Q-T间期明显延长，易诱发扭转型室性心动过速者。

（6）中、重度高血压。

4. 窦房结功能检测

（1）窦房结恢复时间（sinus node recovery time, SNRT）：正常值800~1 500ms，SNRT >1 500ms 为阳性，SNRT > 2 000ms 可诊断病态窦房结综合征。SNRT >5 000ms 为安装心脏起搏器的绝对指征。

（2）校正窦房结恢复时间（corrected sinus node recovery time, CSNRT）：校正窦房结恢复时间 = 窦房结恢复时间 - 起搏前 PP 间期

正常值：<500ms。

（3）窦房传导时间（sinoatrial conduction time, SACT）

1）S1S1 连续刺激法：窦房传导时间：①P1P3-P0P0/2；②P1P3-P3P4/2。计算起搏前 10 次窦性周期平均值 P0P0；5 次 P1P3 及 P3P4 平均值（P1 为末次 S1 刺激产生的 P 波；P3 为刺激终止后第一次窦性 P 波；P1~P3 为代偿间期；P3~P4 为刺激停止后第一个窦性周期）。

2）S1S2 程控期前刺激法：窦房传导时间：P2P3-P0P0/2。（P1 为 S1S1 基础刺激产生的 P 波，P2 为心房期前刺激产生的 P 波；P3 为刺激终止后第一次窦性 P 波；P2~P3 为代偿间期；此后的窦性 P 波为 P4、P5 等）。

3）正常值：<160ms。

（4）窦房结有效不应期（SNERP）

正常值 330~430ms。>500ms 为异常。

5. 房室交界区功能检测

（1）房室交界区传导功能检测测定房室传导阻滞点

1）一度房室传导阻滞点：超过 PR 间期正常值上限时的起搏频率。文氏型房室传导阻滞点：出现文氏型房室传导阻滞的最低起搏频率。2:1 房室传导阻滞点：出现 2:1 房室传导阻滞的最低起搏频率。

2）正常值：一度房室传导阻滞点≥100 次/min；文氏点≥130 次/min；2:1 房室传导阻滞点≥180 次/min。

3）如测定值低于正常值，应注意迷走神经张力增高所致。静脉注射阿托品 0.02mg/kg，2 分钟后重复上述检查。

（2）房室交界区起搏功能检测：测定房室交界区恢复时间（AVJRT）：①测定窦房结恢复时间过程中如停止起搏后首先出现的是房室交界区逸搏或逸搏心律，则

最后一次刺激脉冲后的 QRS 波群到第一个房室交界区异搏 QRS 波群的时间为 AVJRT。②正常值：<1 500ms。如>2 000ms 提示房室交界区起搏功能低下。注意双结病变。

6. 食管法心脏电生理治疗

（1）终止室上性心动过速

1）短阵猝发刺激：S1S1 定数刺激。5～10 次，频率 200～300 次/min。（首选）

2）超速抑制：S1S1 定时刺激。频率高于心动过速频率 20～30 次/min，最高超过心动过速频率 50/分；时间 2～10 秒。

（2）终止房扑（Ⅰ型）

1）短阵猝发刺激：S1S1 定数刺激。5～10 次，频率 300～400 次/min。如一次未能转复，可于短时间内反复刺激。

2）超速抑制：S1S1 连续刺激，频率为心房扑动频率的 120%～130%；时间 2～10 秒。如一次未能转复，可逐步增加起搏频率（每次增加 5～10 次/min）或延长起搏时间。

（3）诱发心动过速的方法

S1S1 法：超速抑制、分级递增、短阵脉冲猝发、亚速刺激法。

S2 期前收缩法：RS2、S1S2、S1S2S3。

（七）心脏电生理检查（希氏束电图）

1. 概况 心脏电生理检查是评价心脏电功能精确的有创方法。在自身心律或起搏心律时，记录心内电活动，分析其表现和特征加以推理，作出综合判断。主要目的是对心律失常进行诊断或在此基础上对心律失常进行治疗。心脏电生理检查主要用于有症状而心电图和动态心电图不能明确诊断的患者，心脏电生理检查既能明确诊断同时还能指导药物和导管消融治疗。

2. 希氏束电图记录方法 希氏束电图（HBE）是房室束激动产生的电位图，它对认识心律失常的机制，提高心律失常的诊断和防治具有重要意义，在心电图学和心脏电生理学研究工作中是不可缺少的组成部分。

导管法为临床记录希氏束电图的标准方法。小儿静脉血管细，用 F4～F6 电极，四极管为宜。把电极经血管插入心腔，直接接触房室束，以记录其激动电波，当电极探查到希氏束时，可见 A 波之后，V 波之前，有一狭窄的双相或三相波，即为希氏束电波（H）波，振幅很微小，为棘突碎裂波，称之为 His 电图；有时导管在右心室内，可能探查到右束支电位图，根据导管电极的位置和该波与 V 波的距离，可以与 His 波鉴别。

希氏束电图的测量方法及各间期的意义标准的记录应同步记录三个导联的体表心电图（Ⅰ、aVF、V）和心内希氏束电图，从三个体表心电图判定 P 波起始点的时相和 QRS 波起点的时相。多导电生理仪同步记录心内电图，可见清晰希氏束电图。

导管法记录希氏束电图应在心导管室进行，检查前患儿应停用心脏药物 3 天以上。基本设备条件包括无菌环境、透视设备、监测及显示设备、抢救设备（抢救药品、除颤器、起搏器、呼吸机等），与心脏插管有关的器材，如手术器械、穿刺插管。导管导线等都要严格灭菌，插管手术严格按照无菌操作规程，应严谨地掌握适应证和禁忌证。

3. 希氏束电图临床应用

（1）确定房室传导阻滞的位置：常规体表心电图根据 P 波和 QRS 波的关系，把房室传导阻滞区分为一度、二度及三度房室传导阻滞三类。发生传导阻滞的部位，只能通过经验性规律予以推测：例如 P-R 间期明显延长和文氏型房室传导阻滞，阻滞部位多系房室结，莫氏Ⅰ型房室传导阻滞，阻滞部位多系束支水平，房室传导阻滞伴有 QRS 波宽大畸形者，多系束支水平，不伴宽大畸形 QRS 者，多系房室交界区阻滞。但是也有例外情况，例如完全性房室传导阻滞 QRS 波窄的，可能是希氏束内阻滞，而 QRS 波宽大畸形，也可能是希氏束内阻滞合并束支阻滞。故单纯根据体表心电图判断阻滞位置是不够精确的，希氏束电图的 A-H-V 波与体表心电图的 P-QRS 相配合，把 P-R 间期进一步划分为 P-A、A-H、H、H-V 间期，分别代表右房内、房室结、希氏束、希浦系传导时间，使判断房室传导障碍的位置，更加精确可靠，而且可以揭示多水平的传导障碍，补充了体表心电图的不足。

（2）判断异位搏动的起源：QRS 波宽大畸形的异位搏动，可能是室性异位搏动，也可能是室上异位搏动伴室内差异性传导（或束支阻滞），有时体表心电图鉴别困难。希氏束电图对鉴别室性异位搏动和室上性搏动伴室内差异性传导等甚为可靠，主要观察 H 波和 V 波的关系，室上性搏动伴室内差异性传导希氏束电图中其相应的 V 波之前有 H 波，H-V 间期与同一次检查中下传的 H-V 间期相符。如果异位起搏点在心室以内低位，则 V 波发生在前，逆传 H 波常掩盖于 V 波中而不可辨认，或位于 V 波之后，如果异位起搏点位于希氏束分叉以下高位，则逆传的 H 波出现在先，下传的 V 波出现在后，这时 H 波和 V 波之间的距离反映异位起搏点至希氏束的逆传时间和异位起搏点至心室的下传时间两者的差数,它必然比顺序下传的 H-V 间期为短,这种逆传 H 波位于 V 波之前的室性异位搏动常位于束支的分叉水平故称为分支型搏动。

(3)鉴别室上性心动过速伴有室内差异性传导与室性心动过速:希氏束电图断定室上性心动过速,应根据每个 V 波(QRS)以前有 H 波,其 H-V 间期正常或延长;断定室性心动过速,应根据每个 V 波(QRS 波)以前无 H 波或即使有 H 波,其 H-V 间期比从室上性激动下传为短。在实际工作中,判断宽 QRS 波心动过速的性质时,首先要肯定探查电极的位置应该是能够记录到希氏束电位的。如在 V 波之前没有 H 波,才能肯定没有 H 波的意义。其前无 H 波相伴,证实为双向性心动速,起源于心室。

(4)阐明某些房室交界区隐匿性传导现象:房室交界区的隐匿性传导指激动能进入房室交界区,但未能走完全程即衰减而不能传出。房室交界区包括房室结和希氏束,激动进入房室交界区的深度,有时可借希氏束电图说明。如有些表面上看起来是 3:1 的房室传导关系,其实其中有一个激动已隐匿性地传到希氏束水平(但未穿出)。从心室水平着眼,它是 3:1 传导,从希氏束水平着眼,它是 3:2 下传,而且常伴有房室结的文氏现象;这种 3:1 传导,实际上是 3:2 传导的"流产型"。只有用希氏束揭示。窦性心律时,紧随室性期前收缩以后的 P 波不能下传至心室,致期前收缩后的回归周期呈完全性代偿间歇,解释为该室性期前收缩激动已隐匿性地逆行传入希氏束的近侧段或房室结的下部,在该处产生了新的不应期,故紧随于后的 P 波激动不能穿过房室交界区。这种设想,用希氏束电图可阐明。在希氏束电图中,紧随于室性期前收缩之后的 A(P)波,没有 H 波相随,证明了室性期前收缩已隐匿性地激动了房室交界区。由于 H 波常隐埋于 V 波中,故不易记录到逆传的 H 波。

(5)证明隐匿性房室交界区期前激动:隐匿性房室交界区期前激动指发自房室交界区(常常是发自希氏束)的期前激动既未逆行激动心房,也未下传激动心室,在体表心电图上既无逆传型 P 波,也无下传的 QRS 波显示。但它能影响房室传导,在隐匿性房室交界区期前激动所形成的不应期中发生的 P 波,有的不能下传(由于处于有效不应期),有的虽能下传,但 P-R(A-H)间期延长(由于处于相对不应期),貌似二度房室传导阻滞,但实际上是干扰现象,与真正房室传导阻滞意义不同,所以称为假性二度房室传导阻滞。这种心律失常在体表心电图上只能作推理性判断;而希氏束电图却可

提供诊断的直接根据。因为房室交界区激动有 H 波,因而在希氏束电图中,它就不是隐匿性的了。

4. **导管法希氏束电图检查的适应证及禁忌证** 主要是明确检查目的,对受检查者的诊断治疗有所裨益。禁忌证如下:①病情严重或周身情况甚差;②发热或周身性感染疾病;③感染性心内膜炎;④化脓性感染病灶或局部皮肤感染;⑤重度心功能不全;⑥致命性心律失常;⑦肝功能不正常;⑧静脉炎或近期静脉血栓形成;⑨出血性疾病。

二、脑电图

是通过安置在头皮或颅内的电极记录大脑皮质神经元的自发性、节律性电活动,反映了皮层神经元产生的突触后电位的节律性变化,是一种反映脑功能状态的检查方法,具有较高的灵敏性,是小儿神经系统疾病的重要实验室检查手段。脑电图用于鉴别各种小儿发作性症状的性质;协助临床确定癫痫及其发作类型或癫痫综合征,辅助评估抗癫痫发作药物治疗疗效及抗癫痫发作药物撤药后复发风险,癫痫外科术前评估;可评价脑损伤程度及判断预后;可作为脑损伤、脑死亡的判定指标。

头皮脑电图监测的种类主要有常规脑电图、动态脑电图、视频脑电图。根据国际脑电图学会的建议,头皮脑电图记录常规使用国际 10-20 系统确定电极的安放位置。常规脑电图描记应至少记录 20 分钟的无干扰图形,在此期间应进行下列常规的诱发试验:睁闭眼试验、过度换气、闪光刺激和睡眠诱发。常规脑电图优点是方便快捷,缺点是记录时间短,对发作性疾病的阳性率低,尤其是缺乏睡眠记录时,常常不能发现异常放电,因此对癫痫患者多作为一种筛查方法。动态脑电图通常连续记录 24 小时,又称 24 小时脑电图监测。适用于临床怀疑癫痫发作,但常规脑电图无阳性发现者,发作或放电稀少,短程脑电图不易捕捉到者。其优点是记录时间长,捕捉到异常放电或发作的概率高,监测期间可相对自由活动,不需要药物诱导睡眠或剥夺睡眠,不影响自然生活周期及发作规律。缺点是医生不能观察到发作时的临床表现,有时难以确定发作性质或类型,并可能遗漏脑电图特征不典型的临床发作;干扰伪差多,导致分析判断错误,造成假阳性,误导临床诊断;不能及时修理接触不良或脱落的电极,可导致监测质量不佳或监测失败。视频脑电图是在长程脑电图监测的基础上增加 1~2 个摄像头,同步拍摄患者的临床发作情况。优点是通过录像观察发作时表现,与同步脑电图记录对照分

析,更准确地判断发作性质、类型;准确掌握患者的活动状态及脑电图变化,及时发现并排除干扰伪差及故障,降低假阳性或阴性率。缺点是由于电缆线与脑电主机连接,患儿活动范围受限;监测需在医院内完成,受时间和环境限制,可能会影响患者的正常生物钟和发作规律;需要消耗更多的人力和物力。

根据颅内电极植入技术的不同,颅内电极脑电图分为术前(硬膜下电极脑电图、立体定向脑电图)和术中脑电图两种。

脑电图检查的注意事项:检查前一天洗头,减少头皮油脂造成的皮肤电阻;检查前避免服用镇静催眠药物和中枢兴奋药物,以减少药物对脑电活动的影响;癫痫患者除特殊情况外,一般不应停药;入睡困难的患儿可在检查前酌情应用水合氯醛等药物诱导睡眠;检查应在进食后 3 小时内进行,避免因饥饿造成低血糖影响检查结果;脑电图室应安静,光线柔和,温度适宜,避免过冷寒战或过热出汗影响记录质量;申请者应注明服药种类、剂量及时间以供阅图时参考。

备注:①多导生理记录:根据患儿情况及诊断要求,可同步记录心电、眼动、表面肌电、呼吸等多种生理信号。②记录过程:应包括清醒、入睡、至少一个完整睡眠周期和觉醒后的脑电图,并在记录开始或结束前进行睁闭眼试验、过度换气试验、闪光刺激或特殊刺激诱发试验。③癫痫外科术前评估的患者,应至少监测到 3~5 次癫痫的临床发作。

三、肺功能检查及报告

【目的】 对呼吸系统疾病以及其他系统疾病累及呼吸系统的患儿,进行肺功能损害程度、类型、治疗效果和病情发展方面的临床评估。

【适应证】

1. 各种呼吸系统疾病及肺外疾病肺功能受损程度及类型的临床评估。

2. 喘息患者气流阻塞的可逆性评价。

3. 喘息患者气道高反应性评价。

4. 中心及外周气道阻力增高的分析及鉴别。

5. 哮喘药物治疗疗效的评价。

6. 外科疾病患者(如脊柱侧弯)手术前后肺功能评估及变化。

【禁忌证】

1. 严重哮喘发作患者避免以用力呼气方式测定肺功能,以防止气道阻塞加重。

2. 哮喘发作期禁忌支气管激发试验。

3. 不配合肺功能操作的儿童。

【临床常用肺功能基本参数概念】

1. **肺容量概念** 在呼吸运动过程中,胸廓和肺发生不同程度的扩张和回缩,肺内容纳的气量相应随之改变,据此可分为四种基础肺容积和四种基础肺容量。基础肺容积是在安静状态下一次呼吸所出现的呼吸气量变化,彼此互不重叠,包括以下 4 项:

(1)潮气容积(tidal volume,VT):平静呼吸时每次吸入或呼出的气量。

(2)补吸气容积(inspiratory reserve volume,IRV):平静吸气后能继续吸入的最大气量。

(3)补呼气容积(expiratory reserve volume,ERV):平静呼气后能继续呼出的最大气量。

(4)残气容积(residual volume,RV):补呼气后,肺内不能呼出的残留气量。

肺容量是由两个或两个以上的基础肺容积组成,包括以下 4 项:

(1)深吸气量(inspiratory capacity,IC):平静呼气后能吸入的最大气量,由 VT+IRV 组成。

(2)肺活量(vital capacity):最大吸气后能呼出的最大气量,由 IC+ERV 组成。

(3)功能残气量(functional residual capacity,FRC):平静呼气后肺内所含有的气量,由 ERV+RV 组成。

(4)肺总量(total lung capacity,TLC):深吸气后肺内所含有的总气量,由 VC+RV 组成。

书末彩图 6-122 所示为基础肺容积和肺容量的构成,肺容量各项参数的实测值与预计值比较,其百分比范围 80%~120% 视为正常。

2. **肺通气功能** 通常采用最大呼气流量-容积曲线(maximal expiratory flow-volume,MEFV)方法测定,主要参数的概念如下:

(1)第 1 秒用力呼气容积(forced expiratory volume in one second,FEV_1)、用力肺活量(forced vital capacity,FVC)和 1 秒率(FEV_1/FVC):受试者在深吸气末(即 TLC 位),做最快速度和最大力量的呼气动作,所呼出气量为用力肺活量(FVC);在呼气的第 1 秒钟内呼出的气体容积为 FEV_1,单位为升(L),FEV_1 占 FVC 的百分比为 1 秒率。FEV_1 是敏感反映较大的气道阻力的重要参数,在实际应用中,通常以 FEV_1 实测值占预计值百分比 FEV_1% 来作比较,正常应占预计值 80% 以上。

(2)呼气峰流速(peak expiratory flow,PEF)或呼气峰流速率(peak expiratory flow rate,PEFR):MEFV 测定过程中,用力呼气瞬间最大流速,单位为升/分(L/min)

或升/秒(L/s)。PEF 发生于 FVC 最初的 0.1 秒时限内,与呼气用力程度密切相关。PEF 在呼气曲线上出现早,反映大气道通畅情况,为用力依赖的指标。由于个体差异较大,在确定正常参考值时,通常应用个人最佳值作为参考。PEF 实测值 ≥80% 预计值或个人最佳值为正常。

(3)最大中期呼气流速:在 MEFV 上以肺活量的 75%、50%、25% 时的流量分别定义为 V_{75}(或 FEF_{25})、V_{50}(或 FEF_{50})、V_{25}(或 FEF_{75})。最大中期呼气流速(maximal mid expiratory flow,MMEF/MMF)是指在 FVC 曲线上,用力呼出气量在 25%~75% 之间的平均流量。

MMEF 主要取决于 FVC 非用力依赖部分,主要受小气道直径影响,可较好反映小气道阻力的变化,流量下降反映小气道的气流阻塞。

如果 FEV_1、PEF、FEF_{25} 正常,FEF_{50}、FEF_{75} 降低可用于对小气道阻塞性疾患的早期诊断,正常应占各指标预计值 80% 以上。

肺容量测定结果通常与肺通气功能测定结果结合分析,判断肺功能异常的类型。如表 6-4 所示,一般用肺容量参数(主要是 VC)和时间肺活量参数(主要是 FEV_1%、FEV_1)结合判断,书末彩图 6-123 所示为不同类型肺通气功能障碍在流量-容积曲线上的表现。

表6-4 肺通气功能障碍不同类型

类型	VC	FEV_1	FEV_1/FVC	RV	TLC
阻塞型	减低或正常	减低	减低	增高	增高或正常
限制型	减低	减低或正常	增高或正常	减低或正常	减低
混合型	减低	显著减低	减低	变化不定	变化不定

3. 弥散功能 肺内气体通过气相弥散、膜相弥散和血相弥散这三个连续不断的步骤完成气体交换,其中膜相弥散时影响弥散量的主要因素。弥散量的概念是当肺泡膜两侧某气体分压差为 1mmHg 时,在单位时间内(1 分钟)由肺泡经呼吸膜到达红细胞的气体量(ml)为该气体的弥散量(DL)。临床检测弥散功能时,常用 CO 弥散量检测法来反映呼吸膜的扩散特性,应用 0.3% CO、10%He、20%O_2,以及 N_2 的混合气体,测定指标称为 D_LCO,单位是 ml/(mmHg·min)。正常弥散功能应在预计值 80% 以上。

4. 气道阻力(以脉冲振荡测定法为例说明) 呼吸阻力或气道阻力包括黏性阻力、弹性阻力和惯性阻力三大部分。目前临床应用较多的直接测定气道阻力的方法为脉冲振荡方法(impulse oscillometry,IOS)。与传统肺功能测定方法不同,IOS 的基本原理是由外部发生器产生矩形电磁脉冲,通过扬声器转换成包含各种频率的机械波,然后施加在受试者的静息呼吸上,连续记录自主呼吸时通过气道的压力与流速,经过计算得出各种振荡频率下的测定值。相对于传统肺功能检查而言,IOS 需要病人配合较少,对 3 岁以上的病人可进行检查。IOS 方法主要参数如下:

(1)Zrs:呼吸总阻抗。通常认为是黏性阻力、弹性阻力和惯性阻力之和。理论上弹性阻力和惯性阻力方向相反,相互抵消,故正常情况下 Zrs 主要反映黏性阻

力的大小,其单位是 kPa/(L·s)。儿科临床应用参考下述标准,实测值与预计值比较百分比 120% 以上视为异常。

(2)R:阻抗或阻力,代表黏性阻力。其中 R5 通常认为代表总气道阻力,R20 代表中心气道阻力,其单位是 kPa/(L·s)。儿科临床应用参考下述标准,实测值与预计值比较百分比 120% 以上视为异常。

(3)X:电抗,反映弹性阻力和惯性阻力,低频率时反映弹性阻力,高频率时反映惯性阻力。其中 X5 通常认为代表周围电抗,其单位是 kPa/(L·s)。儿科临床应用参考下述标准,而实测值减去预计值的差值低于 -0.2kPa/(L·s)视为异常。

(4)Fres:共振频率,在该频率,动态的"弹性阻力和惯性阻力"相同,故反映黏性阻力的大小,其单位是 Hz。儿科临床应用参考下述标准,实测值减去预计值的差值大于 10Hz 视为异常。

数字资源 6-29 所示为 IOS 原理和气道阻力构成,以及中央和外周气道阻塞在 IOS 阻抗/电抗频谱图上的典型表现。

数字资源6-29 IOS 原理、气道阻力构成及气道阻塞阻抗/电抗频谱图

5. 潮气呼吸法肺功能测定 潮气呼吸方法测定肺功能在儿科临床主要应用于婴幼儿,因其不会主动配合指定要求的呼吸方式,故需在药物睡眠状态下进行潮气呼吸法测定肺功能。在此基础上,可应用呼吸阻断法测定肺顺应性和气道阻力。潮气呼吸法以及阻断法主要参数概念如下:

(1) 潮气量(tidal volume,VT):平静呼吸状态下每次吸入或呼出的气量,婴幼儿潮气量为 6~10ml/kg。

(2) 呼吸频率(respiratory rate,RR):足月新生儿呼吸频率 35~60 次/min,3~12 月婴儿 26~38 次/min,1~3 岁平均 24 次/min。

(3) 吸呼比(inspiratory to expiratory ratio,TI/TE):吸气时间和呼气时间比值。正常小儿吸呼比为 1:(1~1.5)。周围气道阻塞呼气时间延长;吸气性呼吸困难小儿如先天性喉喘鸣吸气时间延长;限制性通气功能障碍呼气时间缩短。

(4) 达峰时间比(ratio of time to peak tidal expiratory flow to total expiratory time,TPTEF/TE):达到呼气峰流速的时间与呼气时间之比,是反映气道阻塞的重要指标。阻塞性通气障碍达峰时间比下降,阻塞越重,比值越低;限制性通气功能障碍达峰时间比可正常或增高;混合型通气障碍此值可正常或下降。参考标准为 30%~40%,低于 30% 视为异常。

(5) 达峰容积比(ratio of volume at peak tidal expiratory flow to expiratory tidal volume,VPEF/VE):达到呼气峰流速的容积与呼气容积之比。阻塞性通气障碍达峰容积比下降,阻塞越重,比值越低;限制性通气功能障碍达峰时间比可正常或增高;混合型通气障碍此值可正常或下降。参考标准为 30%~40%,低于 30% 视为异常。

(6) 潮气呼吸流速-容量环(Tidal Breathing Flow-Volume,TBFV)形态:健康婴幼儿 TFV 环近似椭圆形;阻塞性通气障碍 TFV 环呈矮胖型,阻塞越重,呼气降支的斜率越大,甚至向容量轴凹陷;限制性通气功能障碍 TFV 环呈瘦长型。

(7) 中期流速比(ME/MI,TEF50/TIF50):潮气呼气中期流速与吸气中期流速之比,是反映气道阻塞(主要是大气道、上气道阻塞)的重要指标。与 TBFV 环结合起来,可区分胸内外上气道阻塞情况。中期流速比小于 0.6,TBFV 环呼气支出现平台,提示胸内上气道阻塞;中期流速比大于 1.5,TBFV 环吸气支出现平台,提示胸外上气道阻塞。

(8) 呼吸系统顺应性(respiratory system compliance,Crs):单位压力改变时所引起的肺容积改变,单位是 ml/(kg·cmH$_2$O)。小儿呼吸系统顺应性较成人差,

为 1~2ml/(kg·cmH$_2$O)。顺应性下降见于 RDS,肺纤维化、肺萎陷和肺限制性疾病等。在肺气肿(除大疱性肺气肿),婴幼儿哮喘等引起肺总量增加时,顺应性增大。

(9) 阻力(Rrs):用维持单位时间内流速改变所需的压力差来表示,单位是 cmH$_2$O/(L·s)(1cmH$_2$O = 0.098kPa),婴幼儿气道狭窄,阻力较高,约为成人的 10 倍,为 10~30cmH$_2$O/(L·s)。

【操作前准备】 针对肺功能测定内容的不同需要进行不同的操作前准备,包括肺功能仪准备和受试者准备两个方面,另外支气管舒张试验和支气管激发试验还包括吸入药物准备。

1. 肺功能仪准备(以 Jaeger MasterScreen 肺功能仪为例说明)

(1) 环境定标:打开电源,肺功能仪进行自检。随后在环境定标模式下自动进行纬度、大气压、温度、湿度定标,由于仪器携带环境质控传感装置及接受范围软件,故环境条件在可接受范围内仪器可正常运行。

(2) 容积定标:在容积定标模式下,通常用标准 3L 气体量筒进行容积定标,保证容量和流速参数的准确性。

(3) 气体定标:一口气呼吸法测定弥散功能和残气时需要进行气体定标,在气体定标模式下进行自动定标,所需标准混合气体的各混合成分为 0.3% CO、10% He、20% O$_2$ 以及 N$_2$。

(4) APS 定标:进行支气管激发试验前需要对雾化药物的装置进行 APS(气雾激发系统)定标,在 APS 模式下进行自动定标,确保从雾化装置输出激发药物的准确剂量。

2. 受试者准备

(1) 肺容量和肺通气功能测定以及 IOS 法测定气道阻力的受试儿童无需作特殊准备。

(2) 支气管舒张试验:试验前停用以下影响结果的药物:8 小时前停用阿托品类药,12 小时前停用 β$_2$ 激动剂和茶碱类药,24 小时前停用茶碱缓释片及色甘酸钠。

(3) 支气管激发试验

1) 无喘息及呼吸困难症状,FEV$_1$≥80%预计值。

2) 试验前检查心电图,有明显心电图异常的患儿暂避免支气管激发试验。

3) 试验前停用以下影响结果的药物:12 小时前停用吸入糖皮质激素,12~48 小时前停用茶碱类药物,24 小时前停用口服 β$_2$ 激动剂、抗胆碱能药物、白三烯受体拮抗剂,48 小时前停用长效的 β$_2$ 激动剂。

4) 试验当天避免剧烈运动和吸入冷空气;避免进食咖啡、茶、可乐饮料、巧克力及其他含咖啡因的食物。

(4) 潮气呼吸法:婴幼儿采用潮气呼吸法测定肺功能时,>1个月小儿必须用镇静剂,水合氯醛 30~50mg/kg,如要做多项或较复杂的检查,可加量到 100mg/kg。新生儿可自然睡眠。

3. 吸入药物准备

(1) 支气管舒张剂(用于支气管舒张试验):推荐按照表6-5剂量给不同年龄受试儿童雾化吸入支气管舒张剂。

表6-5 不同年龄小儿雾化吸入沙丁胺醇剂量

年龄/岁	0.5%沙丁胺醇/ml	生理盐水/ml
1~4	0.25	1.75
5~8	0.5	1.5
9~12	0.75	1.25
>12	1	1

(2) 支气管激发药(用于支气管激发试验,以醋甲胆碱为例):醋甲胆碱配置浓度为 50mg/ml,然后分别倍比稀释成为 25mg/ml、6.25mg/ml、3.125mg/ml,共 4 个浓度的支气管激发剂备用。

【操作方法】 针对不同的肺功能测定内容以及不同规格型号的肺功能,操作方法有所不同。以下按照儿科临床常用的肺功能测定内容进行分述。叙述中涉及的肺功能仪以 Jaeger MasterScreen 型肺功能仪为例说明。

1. 肺容量测定 可直接测定的肺容量包括 VT、IRV、ERV、IC、VC 共五种;RV、FRC、TLC 必须通过间接法测得通常首先测定 FRC 或 RV,再借助直接测定的肺容量换算得出其他指标。以下为直接测定肺容量的操作步骤,RV 的测定在弥散功能的测定中一并介绍。

(1) 完成肺功能仪环境定标和容积定标。

(2) 输入受试者基本资料及病史资料。

(3) 操作者耐心细致地向受试儿童说明此项检查的做法、注意事项、并作出示范动作,指导儿童正确配合指定的呼吸方式。

(4) 受试儿童放松,立正站直,头稍上抬,口含连接于传感器的一次性口器,注意舌和牙齿不要阻挡口器,嘴唇闭紧不漏气,夹上鼻夹。

(5) 在所用肺功能仪的肺容量测定模块下,操作者指导受试儿童平静正常呼吸,显示 10 次潮气波形后,记录潮气量(VT)。注意呼吸曲线平稳,基线零点无漂移。

(6) 操作者让受试儿童在一次平静呼气末继续缓慢呼气到残气(residual volume,RV)位直至呼气平台出现,然后尽力深吸气至肺总量(total lung capacity,TLC)位。

(7) 仪器自动计算并获得测定参数,重复测试 3 次,选取最好值并保存结果。以上方法测定获得直接测定肺容量,包括 VT、IRV、ERV、IC、VC。

2. 肺通气功能测定

(1)~(4)步骤同肺容量测定步骤(1)~(4)。

(5) 在所用肺功能仪的流速容量曲线测定模块下,指导受试儿童平静呼吸,显示潮气波形后,让受试儿童做最大吸气至 TLC 位后以最大的用力、最快的速度做呼气直至达 RV 位,再次吸气至 TLC 位。

(6) 仪器自动计算并获得测定参数,重复测试至少,3 次,选取最好值并保存结果。

3. 残气和弥散功能测定(以一口气法为例)

(1) 完成肺功能仪环境定标、容积定标和气体定标。

(2) 输入受试者基本资料及病史资料。

(3) 操作者耐心细致地向受试儿童说明此项检查的做法、注意事项,并做出示范动作,指导儿童正确配合指定的呼吸方式。

(4) 受试儿童放松,立正站直,头稍上抬,口含连接于传感器的一次性口器,注意舌和牙齿不要阻挡口器,嘴唇闭紧不漏气,夹上鼻夹。Jaeger MasterScreen 型肺功能仪提供一口气法的练习程序,可在此模块下让受试儿童进行测试练习。

(5) 在所用肺功能仪的弥散功能测定模块下,指导受试儿童平静呼吸,显示潮气波形后,记录潮气量。注意呼吸曲线平稳,基线零点无漂移。

(6) 让受试儿童在一次平静呼气末继续缓慢呼气到残气位直至呼气平台出现,然后做最大快速吸气至 TLC 位(此时会有约 1L 混合气体被吸入受试者肺内),随即让其屏气 10 秒,倒计时出现至 0 时,迅速让患儿尽可能用力快速呼气至 RV 位。

(7) 仪器自动计算并获得测定参数,重复测试需等待 4 分钟后。重复测试至少 3 次,选取最好值并保存结果。

4. 支气管舒张试验操作方法(气道可逆性试验)

(1) 测定基础肺通气功能,操作详见肺通气功能测定操作方法。

(2) 雾化吸入支气管舒张药。

（3）15分钟后重复测定肺通气功能。

（4）仪器自动计算 FEV_1 的改善率。吸入支气管舒张剂后 FEV_1 改善率≥15%，且 FEV_1 绝对值增加 0.2L 以上判定为阳性。

5. 支气管激发试验（以 Jaeger MasterScreen 型肺功能仪的 APS 激发系统为例）

（1）完成肺功能仪环境定标、容积定标和 APS 定标。

（2）输入病人基本资料及病史资料。

（3）受试儿童先休息15分钟，测定基础肺通气功能、血压及经皮动脉血氧饱和度（SaO_2）。

（4）经 APS 吸入盐水，2分钟后重复步骤2测定肺通气功能，与基础值比较，若 FEV_1 下降≥10%，则休息5分钟，然后重复步骤2，若仍≥10%，则终止试验；若

FEV_1 下降<10%，则继续，此时的 FEV_1 作为参照值。

（5）从最低浓度开始经 APS 吸入醋甲胆碱，2分钟后测定肺通气功能，若 FEV_1 下降<20%，则吸入下一个浓度。

（6）按照表6-6规程直至 FEV_1 比参照值下降达到或超过20%，停止吸入激发药；同时观察受试儿童有无咳嗽、喘息、呼吸困难等症状，询问其有无不适，并听诊心肺。随即吸入支气管舒张药。

（7）15分钟后复查肺通气功能，至 FEV_1 恢复或接近基础值，复查病人的体征、血压及 SaO_2。

（8）仪器自动计算 $PD_{20}-FEV_1$ 值，$PD_{20}-FEV_1$ 意义为导致 FEV_1 下降至参照值的20%时所吸入的醋甲胆碱的累计剂量，$PD_{20}-FEV_1<12.8\mu mol/L$ 为激发试验阳性或气道反应性增高。

表6-6 Jaeger MasterScreen 型肺功能仪 APS 支气管激发系统给药规程

步骤	药物	浓度	剂量	吸入次数	累计剂量/μmol
R1	—				
R2	NaCl	0.9%	0.072mg	5	2
P3	Mch	3.125mg/ml	9.75μg	1	0.05
P4	Mch	3.125mg/ml	9.75μg	1	0.1
P5	Mch	6.25mg/ml	19.5μg	1	0.2
P6	Mch	6.25mg/ml	39μg	2	0.4
P7	Mch	25mg/ml	78μg	1	0.8
P8	Mch	25mg/ml	156μg	2	1.6
P9	Mch	25mg/ml	312μg	4	3.2
P10	Mch	50mg/ml	624μg	4	6.4
P11	Mch	50mg/ml	1 248μg	8	12.8
D12	沙丁胺醇	5mg/ml	5mg	1	

6. IOS 方法测定气道阻力

（1）完成肺功能仪环境定标和容积定标。

（2）操作者耐心细致地向受试儿童说明此项检查的做法、注意事项，指导儿童进行潮气呼吸。

（3）受试儿童放松，立正站直，头稍上抬，口含连接于传感器的一次性口器，注意舌和牙齿不要阻挡口器，嘴唇闭紧不漏气，夹上鼻夹，双手轻压双颊，平静自主呼吸，避免口及咽喉的动作，如咽口水、屏气等。

（4）在所用肺功能仪 IOS 测定模块下指导受试儿童平静呼吸，潮气呼吸曲线平稳后开始记录，持续记录1分钟后停止。

（5）仪器自动计算并获得测定参数，重复测试至

少3次，选取最好值并保存结果。

7. 潮气呼吸法测定肺功能

（1）完成肺功能仪环境定标、容积定标。

（2）输入受试者基本资料及病史资料。

（3）受试者安静睡眠中，放置连接于肺功能仪传感器的面罩于其口鼻之上并避免周围漏气。

（4）在所用肺功能仪潮气分析模块下显示至少10次潮气波形。

（5）仪器自动计算并获得测定参数，重复测试至少5次，选取平均值并保存结果。

（6）在所用肺功能仪顺应性/阻力分析模块下，先进行阻断球阀压力自检测试，自检正常后进行阻断法测

定顺应性和阻力。至少获得 5 次可接受的顺应性测定曲线后,仪器自动计算并获得测定参数,选取平均值并保存结果。

【注意事项】

1. 肺功能仪的性能及其稳定性直接影响测定结果准确性,每日操作前需严格进行各项环境参数定标和容积定标;应定期由专业人员对仪器进行专业维护。

2. 受试者严格按照操作者指令密切配合呼吸,是获得准确肺功能结果的前提,因此操作前给受试儿童耐心细致讲解和示范至关重要。例如在测定 MEFV 曲线时,应避免受试儿童以下常见的呼吸不当,如吸气不足、呼气过早、开始呼气不果断、呼气速度过慢、呼气用力不均匀、呼气不完全、呼气过程中突然顿挫和吸气咳嗽等。对于小年龄儿童可选取诱导式动画程序(如吹蜡烛、吹气球等演示动画)辅助完成测试。

3. 操作者应能识别因受试者配合不当所产生的异常图形。例如在测定 MEFV 曲线时,一条满意的 MEFV 曲线标准包括:吸气相饱满,呼气升支陡直,呼气时间达 4 秒以上曲线降支恢复到基线水平表现为平台,呼气曲线无顿挫中断,最大用力呼气外推容量<5%,重复测定参数变异率<5%。

4. 直接测定肺容量和肺通气功能仅受仪器性能和受试者配合因素影响,关注以上注意事项 1~3 可达到质量控制要求;间接测定肺容量、弥散功能等多用到气体分析法,除以上注意事项外,还要注重气体定标、结合受试者临床状况来分析和判断气体在肺内分布有无影响因素等。

5. 肺功能参数正常预计值受年龄、性别、身高、体重、种族等因素影响,需选择本地区健康儿童的统计分析数据获得相关参数预计值公式,作为正常参考值。

【并发症及其处理】 绝大多数肺功能测定的内容无特殊并发症,需要注意的是支气管激发试验有一定危险性,但在严格掌握适应证的情况下安全性很高,很少导致严重支气管痉挛。密切监测激发试验中受试儿童的症状和呼吸系统体征,以及适时监测 SaO_2,在结束支气管激发剂吸入后给予支气管舒张剂,并监测其肺通气功能恢复或接近试验前基础水平,是防止出现严重支气管痉挛的关键。

【肺功能检查报告】 由于肺功能检查内容繁多,在临床实际应用中,应根据临床申请的具体内容进行操作及报告,除此之外,应充分结合临床病史、影像学表现特点、介入检查所见、组织病理特征等可获得的临床资料对肺功能结果综合分析,为临床诊断提供思路。以下为肺功能检查报告应涵盖的内容,但在实际应用中根据检查内容取舍。

(1) 参考预计值标准,对所测定的各项肺功能参数数据直接进行判读。

(2) 结合数据及图形对通气功能障碍的不同类型进行判断:阻塞型、限制型、混合型。

(3) 结合数据及图形对小气道通气功能障碍判断。

(4) 弥散功能判断。

(5) 结合数据及图形对中心型和外周型气道阻力异常判断。

(6) 肺顺应性判断。

(7) 结合数据及图形对支气管舒张试验判断。

(8) 结合数据及图形支气管激发试验判断。

(9) 提供临床建议。

四、多导睡眠监测

多导睡眠监测(polysomnography,PSG)是指同时记录、分析多项睡眠生理学指标,进行睡眠医学研究和睡眠疾病诊断的一种技术。

多导睡眠监测技术可以了解受试者有无打鼾、呼吸暂停,暂停的次数、持续时间,可用于诊断睡眠呼吸暂停综合征(obstructive sleep apnea syndrome,OSAS),还可用于各种睡眠障碍性疾病(失眠、白天过度嗜睡、夜惊症、发作性睡病、周期性腿动、不宁腿综合征等)的诊断。因此,多导睡眠监测是目前公认的研究睡眠疾病的方法[1]。

在儿童睡眠呼吸疾病中,最重要、对健康危害最大的是 OSAS,该病是指由于睡眠过程中频繁的部分或全部上气道阻塞,扰乱睡眠过程中的正常通气和睡眠结构而引起的一系列病理生理变化。OSAS 最主要的临床症状是打鼾。但是,不是所有的打鼾都是 OSAS。儿童打鼾的发病率为 4.1%~27.6%,而儿童 OSAS 的发病率为 1.2%~5.7%。因此,如果儿童经常打鼾且伴有 OSAS 的任何症状和体征,则应该对儿童进行多导睡眠监测。如果没有条件做标准多导睡眠监测,医师应该进行其他检查,如夜间视频记录、夜间血氧饱和度监测、白天小睡时的多导睡眠监测或便携式的睡眠监测。如果高度怀疑患有 OSAS 而替代检查方法未能明确诊断 OSAS,则需要进行标准多导睡眠监测[2]。

标准的多导睡眠监测应在夜间连续监测不少于 7 小时,应包括脑电图、眼动电图、下颌肌电图、腿动图和心电图,同时应监测血氧饱和度、胸腹运动、口鼻气流、鼾声等。根据需要可增加扩展通道[1]。

【适应证】

1. 用于鉴别单纯鼾症与 OSAS。

2. 用于评价存在下列问题的患儿 包括睡眠结构紊乱、白天嗜睡、生长发育迟缓、肺源性心脏病及不明原因的红细胞增多,尤其在患儿同时存在打鼾症状时。

3. 诊断 OSAS 并评价其严重程度。

4. 持续正压通气(continuous positive airway pressure,CPAP)治疗时的压力滴定,CPAP 治疗开始后的定期复查。

5. 评估 OSAS 手术治疗后效果。

6. 用于中枢性睡眠呼吸暂停(central sleep apnea)及睡眠低通气(sleep hypoventilation)的诊断及鉴别。

7. 诊断非呼吸相关性睡眠障碍,如夜间癫痫发作、发作性睡病等。

8. 支气管发育不全、支气管哮喘、神经肌肉病、新生儿出现明显危及生命事件时,在一定情况下也应考虑行多导睡眠监测检查。

9. 对于阻塞性睡眠呼吸障碍,美国胸科协会推荐多导睡眠监测用于以下情况:①鉴别良性或原发性打鼾;②评价儿童(特别是打鼾儿童)睡眠结构紊乱、白天睡眠过多、肺源性心脏病、生长困难、不能解释的红细胞增多;③睡眠期间显著的气流阻塞;④确定阻塞性呼吸是否需要外科治疗或是否需要监测;⑤喉软化患者睡眠时症状恶化或生长困难或伴有肺源性心脏病;⑥肥胖患者出现不能解释的高碳酸血症、长期打鼾、白天高度嗜睡等;⑦镰状细胞贫血患者出现 OSAS 表现;⑧既往被诊断为 OSAS,而有持续打鼾或其他相关症状;⑨持续正压通气时参数的设定;⑩监测肥胖 OSAS 患者减轻体重治疗后睡眠呼吸障碍严重程度的改善;⑪重症 OSAS 患者治疗后随诊。

【操作方法】

1. 操作前准备

(1) 监测前应清洗头发、皮肤,否则影响电极粘贴并可造成阻抗过大。

(2) 监测前不使用镇静、催眠、兴奋类药物和食物。

2. 操作步骤

(1) 用皮尺测量受试者的头部,根据国际标准 10-20 电极安置系统,确定脑部电极以及参考电极的位置,用标记笔做好标记,再用少许磨砂膏清洁贴电极处的皮肤。

(2) 将电极安置在受试者的头上。电极安置后,做适当固定。

(3) 电极安置后,在为受试者监测前应测阻抗值,并将阻抗值记录下来。阻抗需在 5kΩ 以下,否则应重新安置电极。

(4) 用磨砂膏清洁局部皮肤后,粘贴眼电、心电、腿动以及参考电极。脑电参考电极的位置在耳后隆凸的位置。

(5) 安置胸腹带、鼾声、血氧饱和度以及口鼻气流传感器。

(6) 将所有导线与采集盒相应接口接好。

(7) 启动电脑中的睡眠监测软件,输入受试者的资料,即可进行监测。

(8) 为受试者监测前需进行生物定标。嘱受试者做睁眼、闭眼、眨眼、咬牙、眼球向左看、向右看等动作,同时在注解窗口做记录。

(9) 监测开始时,需关灯并做"关灯"标记。

(10) 结束睡眠监测时,做"开灯"标记,停止记录,叫醒受试者。将导线与采集盒分离,去除受试者头上及身上的电极,清洁电极、传感器及导线。

【注意事项】

1. 应尽可能地进行整夜多导睡眠监测。整夜监测时间不少于 7 小时。

2. 夜间定时观察受试者及睡眠监测信号情况,必要时及时调整。

3. 以成人患者为主要对象的睡眠实验室开展婴幼儿多导睡眠监测时,应配备相应的医护和技术人员,如儿科呼吸内科、儿科神经内科或儿科睡眠医学专业医师。技术员及护士等应接受基础儿科工作培训。用于婴幼儿多导睡眠监测的房间应结合婴幼儿的特点进行相应的调整,如窗帘、被褥的颜色、图案,尽量减少检查设备的暴露,放置适当的玩具等。

4. 检查期间,儿童的母亲或监护人可以陪伴儿童,可以按照日常生活节律进行哺乳或饮食。

5. 多导睡眠监测是睡眠障碍疾病的检查方法,但疾病的诊断仍需结合临床病史。

【临床应用】 多导睡眠监测可以对观察对象的睡眠结构进行分期,对睡眠中发生的呼吸、血氧、CO_2、心率、肢体运动变化进行记录和分析。

正确的睡眠分期是进行多导睡眠监测图结果分析的第一步。目前国际上较为通用的睡眠分期标准采用的是 2005 年美国睡眠研究会(American Academy of Sleep Medicine,AASM)发表的睡眠分期标准,也有睡眠中心仍然按照 Rechtschaffen A 和 Kales 两位作者总结的标准,即 R&K 标准。

记录、分析睡眠呼吸事件的目的在于对睡眠呼吸紊乱性疾病进行诊断、评价和疗效观察。睡眠呼吸事件的判断，儿童与成人有所不同。在成人，每次呼吸暂停或低通气持续的时间需≥10秒方能认为是一次呼吸事件，但儿童呼吸频率较成人快，且不同年龄呼吸频率不同，因而，在儿童，一次呼吸事件持续的时间定义为大于或等于两个呼吸周期。由此，儿童阻塞性睡眠呼吸暂停定义为睡眠中口鼻气流幅度下降>90%并持续≥2个呼吸周期，而胸腹呼吸仍存在；低通气定义为鼻压力气流幅度下降>30%，且持续时间≥2个呼吸周期，同时伴有血氧饱和度下降3%以上和/或觉醒。呼吸暂停/低通气指数（apnea/hypopnea index，AHI）为睡眠中平均每小时呼吸暂停和低通气的次数；阻塞性呼吸暂停指数（obstructive apnea index，OAI），是指睡眠中平均每小时阻塞性呼吸暂停的次数。[3]

儿童 OSAS 的多导睡眠监测诊断标准国际上尚未统一。我国在 2007 年制定的《儿童阻塞性睡眠呼吸暂停低通气综合征诊疗指南草案（乌鲁木齐）》参考了1996 年美国胸科学会关于儿童 OSAS 的指南，指南指出，每夜睡眠过程中阻塞性呼吸暂停指数（OAI）>1 或 AHI 睡眠呼吸暂停低通气指数（AHI）>5 为异常。最低动脉血氧饱和度低于 0.92 定义为低氧血症。满足以上两条可以诊断 OSAS。美国睡眠医学会在 2005 年发表的第 2 版《国际睡眠疾病分类》（ICSD-2）中提出了新的诊断标准，即当儿童出现夜间打鼾、呼吸费力，白天出现多动、瞌睡等症状，同时睡眠监测中阻塞型睡眠呼吸暂停、混合型呼吸暂停和低通气指数（OAHI）≥1 次/h 并伴有相关临床症状时，认为可以诊断 OSAS。由于正常儿童可以有少量中枢型呼吸暂停，因此，新标准对呼吸事件的性质做了规定，把中枢型呼吸暂停排除在呼吸事件指数之外。2014 年，更新后的《国际睡眠疾病分类》第 3 版（ICSD-3）继续沿用了该诊断标准[4]。2020 年，我国《儿童阻塞性睡眠呼吸暂停诊疗指南》工作组，按照循证医学指南的制定方法，依据近十几年来发表的临床研究证据，对我国 2007 年制定的儿童 OSAS 的诊治指南进行了修订和更新，新指南推荐将 OAHI>1 作为儿童 OSAS 的诊断界值[5]。

（袁越　田莉　向莉　许志飞）

参考文献

[1] AURORA RN, ZAK RS, KARIPPOT A, et al. Practice parameters for the respiratory indications for polysomnography in children. Sleep,2011,34(3):379-388.

[2] MARCUS CL, BROOKS LJ, DRAPER KA, et al. Clinical Practice Guideline: Diagnosis and Management of Childhood Obstructive Sleep Apnea Syndrome. Pediatrics, 2012, 130 (3): 576-584.

[3] BERRY RB, BROOKS R, GAMALDO CE, et al. The AASM Manual for the Scoring of Sleep and Associated Events: Rules, Technical Specification, Version 2.3. Darien, Illinois: American Academy of Sleep Medicine,2016.

[4] American Academy of Sleep Medicine. International classification of sleep disorders, 3rd ed. Darien, IL: American Academy of Sleep Medicine,2014:63-68.

[5] 中国儿童 OSA 诊断与治疗指南制订工作组,中华医学会耳鼻咽喉头颈外科学分会小儿学组,中华医学会儿科学分会呼吸学组,等. 中国儿童阻塞性睡眠呼吸暂停诊断与治疗指南(2020). 中华耳鼻咽喉头颈外科杂志,2020(8):729-747.

第 9 节　遗传病分子诊断技术

在儿科疾病中，有不少疾病是由遗传物质的改变所导致的，统称为儿科遗传病[1]。遗传病主要包括染色体病、单基因病、多基因病、线粒体病和基因组病。目前已经明确 4 000 多个基因突变与 6 000 多种遗传病表型的对应关系。自人类基因组计划完成以来，我们对基因组序列变异和影响基因表达的非基因序列变化即表观遗传改变如何影响人类健康的理解得到了前所未有的扩展。据估计，有 53/1 000 名儿童和青少年可能患有具有重要遗传改变的疾病。如果将先天性畸形包括在内，这一比率将上升到 79/1 000[2]。在儿科医学中，遗传学检测通常用于诊断潜在病因未明的儿童疾病，并为遗传咨询和可能的特定治疗方案提供依据。即使在无法得到特殊治疗的情况下，确定遗传致病基因也可以为患者和其家属提供准确的预后和复发风险信息。

遗传疾病的诊断的核心环节是遗传学检测，包括利用分子或细胞遗传学手段分析与个人健康状况有关的遗传信息。遗传学诊断并等同于遗传学检测，常需要借助于疾病的一系列症状和体征，以及相关基因的功能分析。随着遗传检测技术的发展，遗传学诊断越来越多地被应用于各种罕见和相对常见的遗传性疾病。遗传学诊断将成为很大一部分医疗决策的基础,并将与常规医疗护理无缝结合。虽然目前大多数遗传学检测的目的是明确病因,但遗传学检测也可能会作为一种确定个体是否易患某种疾病的手段得到更广泛的应用。遗传学检测应用的另一个重要领域是个体化药物治疗,即主要明确参与药物代谢的基因的遗传变异与某些药物治疗效果和毒副反应差异的关系,作为个体化治疗的依据。

针对不同的遗传性疾病,所使用的分子诊断技术有所不同。

一、核型分析和显带技术

染色体数量和结构的异常由细胞分裂过程中的错误分裂导致,影响整条或部分染色体,通常被称为染色体病,在各种畸形综合征和肿瘤的发生发展中非常常见。这些染色体异常的诊断对于遗传咨询中的疾病预后和再发风险等问题具有重要意义。经典的细胞遗传学核型分析(Karyotyping)是较早应用于遗传病诊断的手段,是诊断染色体病的“金标准”。骨髓细胞遗传学研究在肿瘤监测(特别是白血病患者)中有重要作用。

核型分析的标本通常来源于外周血淋巴细胞,皮肤活检中获得的培养成纤维细胞、羊水(脱落细胞)、绒毛和胎儿脐带血等组织,或在植入前诊断的情况下,通过卵裂期活检、极体活检或囊胚活检进行分析。根据对染色体处理方法和染料的不同,核型分析显带技术分为十余种,包括 G 显带(吉姆萨溶液染色),Q 显带(氮芥喹吖因等染色,带型与 G 显带相同),R 显带(用荧光、加热或其他处理获得与 G 显带深浅相反的带型),T 显带(显示端粒),C 显带(显示着丝粒),N 显带(显示核仁组织区)及限制性内切酶显带等。其中,最基本、最常用的是 G 显带技术,即制备中期或前中期染色体标本,

用胰酶处理后用吉姆萨溶液染色,最后在显微镜下观察后,图像被摄像机拍摄或捕获并存储在计算机上以供分析。

人类有 23 对共 46 条染色体,1~22 号染色体被归类为常染色体,性染色体女性为 XX,男性为 XY(图 6-124)。中期染色体分散后通常呈 450~550 条带。采用甲氨蝶呤、过量胸腺嘧啶核苷等将有丝分裂的细胞阻断在 S 期的同步培养方法,制备出有丝分裂前期和前中期的染色体标本,所获得染色体条纹较常规制片更加丰富、精细,此为高分辨染色体制备技术,可在每个细胞的单套染色体上显示 550~850 条带,从而可以检测到更微小的染色体异常。

核型分析的临床适应证包括[3]:高龄妊娠(>35岁)产前诊断,胎儿超声多发畸形,多发先天异常,原因不明的胎儿生长受限,出生后生长发育异常,两性畸形,伴或不伴解剖异常的原因不明的智力障碍,原发性闭经或不孕,复发性流产(≥3 次)或死产和新生儿死亡史,已知或疑似染色体结构数目异常患者的一级亲属,临床表现与已知染色体病一致,一些恶性肿瘤和染色体断裂综合征(如布卢姆综合征、范科尼贫血等)。

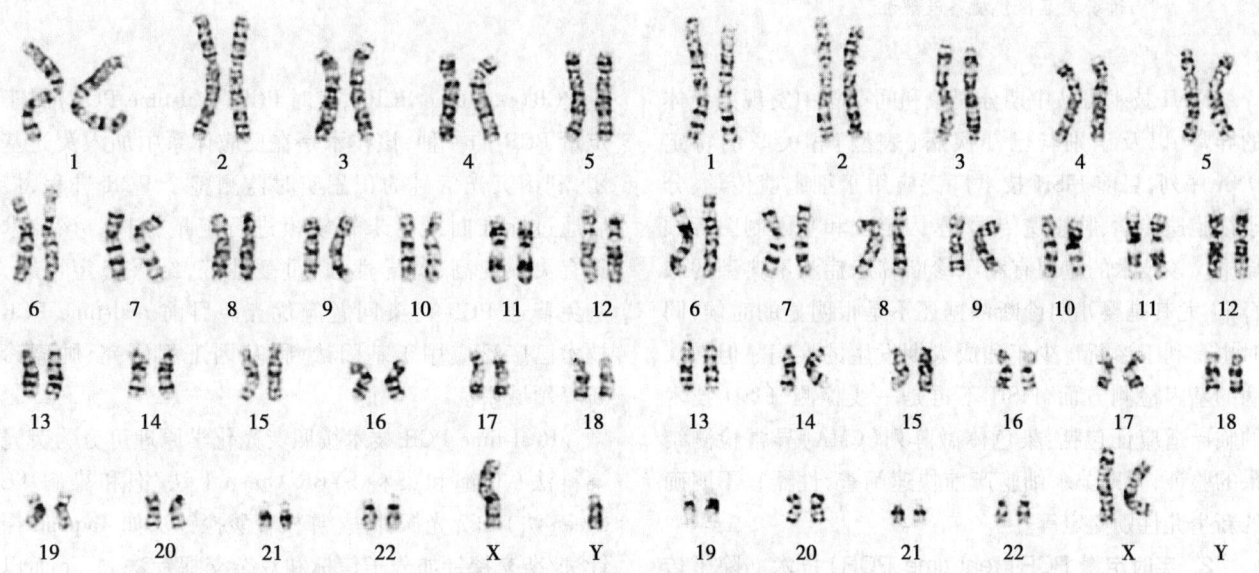

图 6-124　人类男性(左侧)、女性(右侧)G 显带中期核型图(约 450~550 条带阶段)

二、荧光检测技术

1. 荧光原位杂交（FISH）技术   常规的细胞遗传学技术无法检测到<5Mb 的染色体结构变异,荧光原位杂交(fluorescence in situ hybridization,FISH)技术使用基因序列或位点特异性 DNA 探针进行检测,用于识别特定 DNA 片段的位置、缺失或重排,可以检测到低于核型分析分辨率的微小异常(50~200kb)。FISH 可以快速分析大量细胞样品,不同的荧光染料可显示不同的颜色,无需细胞培养就能分析期间细胞,具有快速、经济、安全、灵敏度高和特异性强的优点。对于 FISH 技术检测,操作人员必须预先知道异常发生部位,并且在该部位有针对性地选择特异性探针。尽管有这些局限性,FISH 技术仍是经典的染色体分析方法的有力补充。

通过荧光显微镜,可以检测到用标签(如荧光染料)标记的位点特异性或序列特异性的 DNA 探针。显微镜的载玻片上的中期分裂象和间期核(不分裂)的染色体中包含目的 DNA 的序列。探针和目的 DNA 经变性生成单链 DNA,将探针加入染色体样本中,孵育足够长的时间,如果存在目的序列,可以与探针杂交,探针只和它的互补链杂交而不会与基因组上其他 DNA 序列反应,杂交结果可以通过荧光显微镜观察到(图 6-125)。

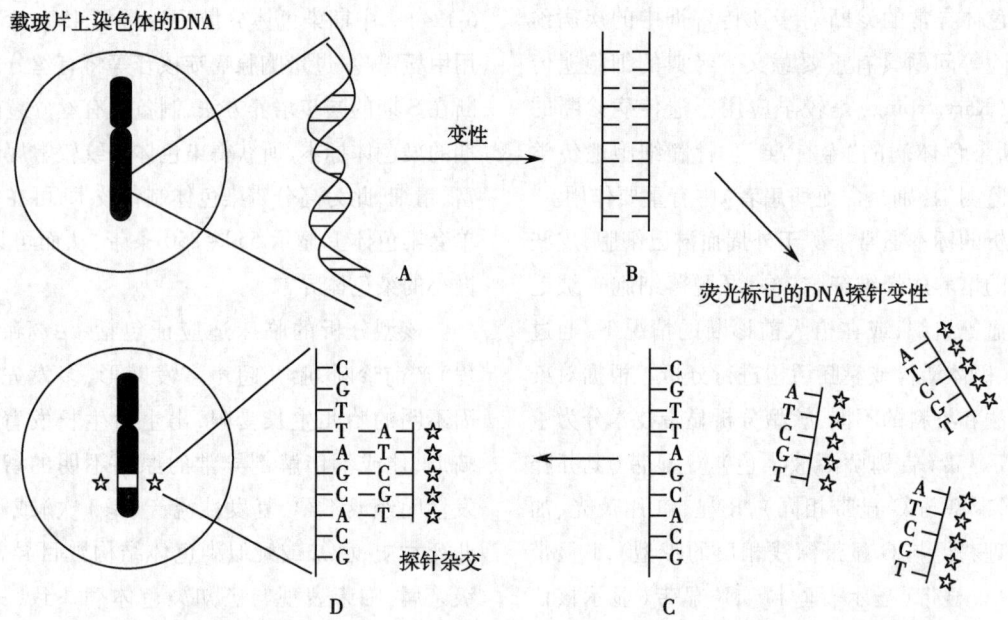

图 6-125　荧光原位杂交（FISH）是将在玻片上分裂中期染色体或间期核中的双链 DNA

A. 变性成单链 DNA;B. 在标记了荧光的大量 DNA 单链或探针存在的情况下,玻片上(原位)的 DNA 复性或退火;C. 探针退火或与染色体基因组中的互补 DNA 杂交;D. 探针在染色体或细胞核的信号通过荧光显微镜观察及照相。

FISH 技术可从中期分裂象和间期核中发现染色体的异常,以及识别与已知疾病(表型)相关联的特定 DNA 序列,目前 FISH 技术广泛应用于细胞遗传学、分子细胞遗传学、肿瘤遗传学、基因定位和基因制图等领域中。该技术的应用有利于诊断临床症状不典型的综合征,尤其是婴儿期诊断依据还不是很明显的时候,同时也有利于诊断青少年和成人期发生的疾病。但在疾病的基因检测方面,FISH 不再是一线检测,FISH 技术的临床适应证包括:染色体微阵列(CMA)异常检测结果的验证,间期羊水细胞产前快速筛查,性器官不明确的新生儿性别鉴定等。

2. 实时定量 PCR(real-time PCR) 技术   除了传统的 FISH 技术,临床常用的荧光检测技术还有实时定量 PCR(real-time PCR),实时 PCR(real-time PCR)属于定量 PCR 的一种,该技术是在反应体系中加入荧光基团,利用荧光信号的积累实时监测整个 PCR 进程,最后通过标准曲线对未知模板进行定量分析。该技术具有灵敏度高,特异性强,重复性好,结果稳定可靠,避免普通 PCR 污染问题等优点。目前 real-time PCR 技术已广泛应用于基因诊断、基因工程研究、肿瘤诊断等领域中。

Real-time PCR 技术按照荧光化学原理可分为荧光染料法(非饱和染料 SYBR Green I 法/饱和染料 LC Green 法)和荧光探针法(寡核苷酸探针法如 Taqman 探针法/杂交探针如分子信标和双杂交探针法)。下面以特异性强灵敏度高,条件易优化;设计较简单的 Taqman

探针法为例对 real-time PCR 技术进行介绍。

Taqman 探针法的原理是利用 Taq 酶的 5′-3′外切酶活性,在传统 PCR 技术一对特异性引物的基础上增加了一条荧光双标记探针。该探针可与上、下游引物之间的 DNA 模板序列特异性结合。探针的 5′端标以荧光报告基团,3′端标以荧光淬灭基团。在 PCR 退火复性期,探针与 DNA 模板特异性结合。在 PCR 延伸阶段,Taq 酶在引物的引导下,沿着模板合成新链,当移动至探针结合的位置时便发挥其 5′-3′外切酶活性将探针降解成单核苷酸,使荧光报告基团与淬灭基团分离,前者的荧光信号释放并被检测。因此,每合成一条新链就有一个探针被裂解并释放出一个荧光信号。荧光信号强度与 PCR 产物量相对应。一般 Taqman 定量 PCR 实验过程为:目的基因查找比对→探针与引物设计→探针与引物合成→配置反应体系→反应参数→重复实验,优化条件→获得曲线数据,比对标准曲线→再重复验证。

Real-time PCR 技术的临床适应证包括:染色体微阵列(CMA)异常检测结果的验证,病毒性肝炎/性病相关病原体的基因检测,优生优育项目(人巨细胞病毒、风疹病毒单纯疱疹病毒 Ⅱ 型等)诊断,其他病原体(如结核杆菌、肺炎支原体等)检测,肿瘤诊断等项目的 SNP 基因分型/甲基化检测,药物代谢酶的基因分型等。

三、多重连接探针扩增技术

多重连接探针扩增(multiplex ligation-dependent probe amplification,MLPA)技术是一种针对待检 DNA 序列进行定性和半定量分析的技术,可用于判断靶序列是否有拷贝数的异常。该技术高效、特异,已经应用于人类基因组学、分子细胞遗传学、肿瘤诊断学领域及多种疾病的研究。

MLPA 的基本原理是利用探针和靶序列 DNA 进行杂交,之后通过连接、PCR 扩增,产物毛细管电泳分离,对收集的数据进行软件分析最后得出结论。每对 MLPA 探针包括两个荧光标记的寡核苷酸片段,一个由化学合成,一个由 M13 噬菌体衍生法制备,每个探针都包括一段引物序列和一段与待检样品互补的特异性序列。在 MLPA 反应中,两个寡核苷酸片段都与靶序列进行杂交,之后使用连接酶连接两部分探针。连接反应高度特异,只有当两个探针与靶序列完全杂交,即靶序列与探针特异性序列完全互补,连接酶才能将两段探针连接成一条完整的核酸单链;反之,如果靶序列与探针序

列不完全互补,即使只有一个碱基的差别,都会导致杂交不完全,使连接反应无法进行。连接反应完成后,用一对通用引物扩增连接好的探针,每对探针的扩增产物的长度都是唯一的,范围在 130~480bp。最后,通过毛细管电泳分离扩增产物,软件分析得出结论。只有当连接反应完成,才能进行随后的 PCR 扩增并收集到相应探针的扩增峰,如果检测的靶序列发生点突变、甲基化或缺失/重复突变,那么相应探针的扩增峰便会缺失、降低或增加。因此,根据扩增峰的改变就可判断靶序列是否有拷贝数的异常,甲基化或点突变存在。以 MECP2 试剂盒为例(数字资源 6-30),示 MLPA 分析正常个体、重复型的结果。

数字资源 6-30　MLPA 分析结果

MLPA 技术在临床中的主要应用范围是突变检测、微小缺失/重复综合征检测、甲基化检测、染色体亚端粒基因重排检测、染色体非整倍体检测及肿瘤诊断等。

四、染色体芯片分析技术

染色体芯片分析(chromosomal microarray analysis,CMA)技术又被称为"分子核型分析",能够在全基因组水平进行扫描,可检测染色体不平衡的拷贝数变异(copy number variation,CNV),尤其是对于检测基因组微缺失、微重复等基因组拷贝数异常等方面具有突出优势。

根据芯片设计与检测原理的不同,染色体芯片分析技术可分为两大类:基于微阵列的比较基因组杂交(array-based comparative genomic hybridization,aCGH)技术和单核苷酸多态性微阵列(single nucleotide polymorphism array,SNP array)技术。通过 aCGH 芯片能够很好地检出 CNV,而 SNP 芯片除了能够检出 CNV 外,还能够检测出大多数的单亲二倍体(uniparental disomy,UPD)和多倍体,并且可以检测到一定水平的嵌合体(mosaicism)。而设计涵盖了 SNP 探针的 aCGH 芯片,可同时具有传统 aCGH 芯片和 SNP 芯片的特点。

aCGH 是分别用绿色荧光染料标记病人的 DNA,用

红色荧光染料标记正常参考 DNA 的分子技术,包含整个基因组的寡核苷酸(短 DNA 片段)被固定在基片或微阵列网格上。将等量的 2 份 DNA 样本混合,并在每个检测区域测量绿红荧光比。病人 DNA 的重复区域显示出过量的绿色荧光,而缺失区域则显示过量的红色荧光。如果病人的 DNA 和对照组的 DNA 是相等的,那么绿色荧光:红色荧光的比例是 1∶1,被检测的区域显示为黄色。目前 aCGH 可以在单外显子分辨率水平上进行检测,其优点包括能够同时检测基因组中所有关键致病区域,非复发性致病区域的重复和缺失,以及单基因和相邻基因缺失综合征。此外,aCGH 并不总是需要细胞培养来获得足够的 DNA,大大缩短了检测时间。aCGH 的局限性是它不能检测染色体平衡易位或倒位,也不能检测到低水平的染色体嵌合体。在不同类型的 aCGH 中,有一些具有更强的针对性。靶向 aCGH 可以有效地检测临床上已知的隐匿性染色体变异,这些染色体变异通常与已知的疾病表型相关。全基因组阵列的目标是整个基因组,更高效、更密集地均匀分布在整个基因组区域。它的缺点是如果缺失或重复涉及非疾病相关区域,则对检测结果临床意义的解释将变得困难。

SNP array 技术在临床中更为常用,只需将待测样本 DNA 与一整套正常基因组对照数据进行对比即可获得检测结果。单核苷酸多态(single nucleotide polymorphism,SNP)是两个核苷酸之间的多态变异,当大量平行分析时,它们可以提供有价值的临床信息。在人类基因组中通常存在几百万个 SNP。SNP 阵列可以帮助检测单亲二倍体(即遗传信息只来自父母一方)以及家庭中的血缘关系。在人类基因组中,有许多拷贝数变异导致缺失或重复。因此,除已知的明确致病变异,大多数检测到的拷贝数变异都需要对父母进行检测,因为其可能是良性的或偶然的多态性变异。新发异常(即只出现在孩子身上而未出现在父母身上)如果与只发生在孩子身上的异常表型相关,并且包含了具有重要功能的基因,那么它往往更为重要。

CMA 检测临床适应证包括[4]:不明原因的智力落后/发育迟缓(DD/ID),自闭症谱系障碍(ASDs),先天性多发性畸形(MCA),不明原因反复流产,产前超声检测提示胎儿发育异常,无创产前 DNA 检测(NIPT)提示高风险,流产物等。

五、Sanger 测序技术(一代测序技术)

Sanger 测序法即双脱氧链末端合成终止法(chain termination method),是经典的 DNA 测序方法(也称为一代测序技术),测序结果直观可视,是目前基因检测方法中的金标准。

Sanger 测序法中,特异性的寡核苷酸引物定位于 DNA 模板并与之结合后,在 DNA 聚合酶的作用下,模板上引物延伸,直到掺入一种链终止核苷酸为止。每一次序列测定由一套四个单独的反应构成,每个反应含有所有四种脱氧核苷酸三磷酸(dNTP),并混入限量的一种不同的双脱氧核苷三磷酸(ddNTP)。由于 ddNTP 缺乏延伸所需要的 3-OH 基团,使延长的寡聚核苷酸选择性地在 G、A、T 或 C 处终止。终止点由反应中相应的双脱氧而定。每一种 dNTPs 和 ddNTPs 的相对浓度可以调整,使反应得到一组长几百至几千碱基的链终止产物。它们具有共同的起始点,但终止在不同的核苷酸上,可通过高分辨率变性凝胶电泳分离大小不同的片段,凝胶处理后可用 X-光胶片放射自显影或非同位素标记进行检测。根据待测序列区的长度、所要求的测序精确度,采用四种荧光染料标记终止物 ddNTP 或引物,经 Sanger 测序反应后,产物 3′端(标记终止物 ddNTP 法)或 5′端(标记引物法)带有不同荧光标记,通过毛细管电泳对突变进行定位和鉴定,或证实所构建的重组 DNA 的方向与结构等。

Sanger 测序针对单核苷酸改变以及小片段的缺失和重复突变,结果准确,通常稳定读长可以达到 700bp 甚至 900bp。但 Sanger 测序无法检测结构变异(structural variation,SV)及大片段的重复突变;对杂合性缺失也无法检出(图 6-126)。同时,该测序法只能逐段测序,通量小,因此其测序速度比较慢,耗时长,成本高,单个测序反应中只能检测有限长度的基因序列。

Sanger 测序法的临床适应证包括:单基因病致病突变的检测,靶向药物相关位点检测,以及针对特定突变的产前诊断等。

六、高通量测序技术(二代测序技术)

高通量测序技术又称二代测序(next-generation sequencing,NGS)技术,是遗传病检测领域的一项革新性技术,近年来在遗传病检测领域得到了广泛应用。

高通量测序技术的基本流程分为文库制备、上机测序和生物信息学分析。文库制备对于后续的工作流程极为重要,通常会先对 DNA 进行片段化处理,然后再向两端添加特定的接头来构建测序文库。上机测序步骤是将文库样品加入流动槽然后置于测序仪中,通过扩增

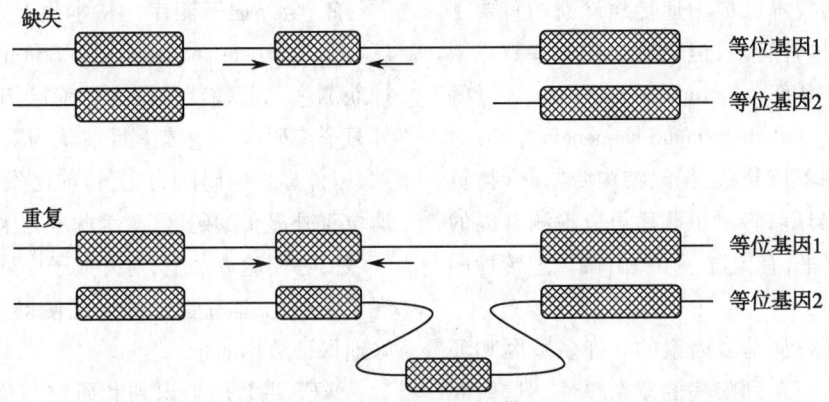

缺失

等位基因1

等位基因2

重复

等位基因1

等位基因2

图 6-126 Sanger 测序无法检出整个外显子的缺失或重复突变

从而生成数百万个单链 DNA 拷贝,然后采用边合成边测序的方法向反应体系内添加 DNA 聚合酶、接头引物和带有特异荧光标记的 dNTP,最后通过激光激发荧光信号,计算机再将记录下来的光学信号转换为碱基。根据测序平台的性质和应用,有不同的测序读长(35~150bp)和测序模式(双端和单端模式)。生物信息学分析是从获得测序仪测得的短片段 DNA(read)开始,然后对这些原始数据进行过滤,数据比对、变异检测以及相关的质控分析。过滤原始数据是为了切除测序接头序列和 read 的低质量序列。数据比对是核心步骤,因为经过文库制备和上机测序之后,read 的顺序关系就已丢失,需要通过参考基因组(hg19 或 hg38)找到每一条 read 的位置,并按顺序排列好。然后就可以对不同的变异类型(如单核苷酸变异、碱基插入/缺失、拷贝数变异等)进行检测。最后,为了提供可供变异致病性进行解

读的信息,还要对变异进行注释。注释内容包括有变异的基本信息、正常人群频率、软件预测结果、已知基因的致病情况等。

该技术目前应用于人基因组、动植物基因组、微生物基因组;此外,除了 DNA 序列分析以外,还有针对 mRNA 的转录组以及蛋白质组、表观组学的研究,都在高通量测序技术的推动下出现了飞速的发展(图 6-127)。

高通量测序目前在医学领域的研究主要集中在针对人的基因组测序、转录组测序以及针对微生物的宏基因组测序。这里重点介绍目前在临床工作中较为常见的几种高通量测序技术。根据高通量测序目的序列的差异,应用于临床的高通量测序又可以分为以下几类:①目标区域捕获测序;②全外显子组测序;③全基因组测序;④转录组测序。目前以目标区域捕获测序及全外

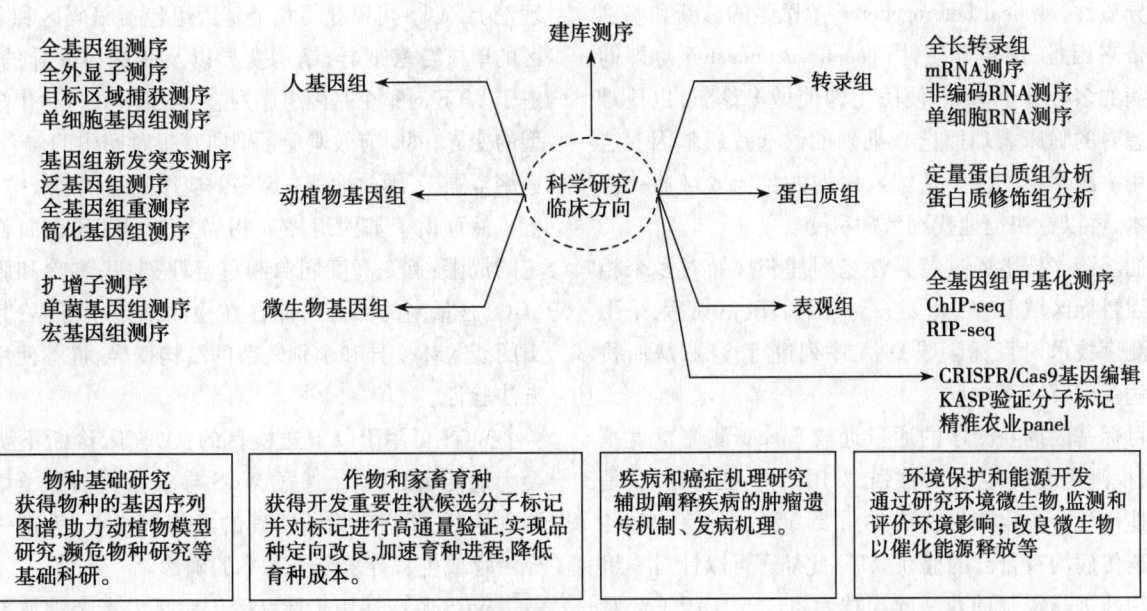

建库测序

全基因组测序
全外显子测序
目标区域捕获测序
单细胞基因组测序

基因组新发突变测序
泛基因组测序
全基因组重测序
简化基因组测序

扩增子测序
单菌基因组测序
宏基因组测序

人基因组

动植物基因组

微生物基因组

科学研究/
临床方向

转录组

蛋白质组

表观组

全长转录组
mRNA测序
非编码RNA测序
单细胞RNA测序

定量蛋白质组分析
蛋白质修饰组分析

全基因组甲基化测序
ChIP-seq
RIP-seq

CRISPR/Cas9基因编辑
KASP验证分子标记
精准农业panel

物种基础研究	作物和家畜育种	疾病和癌症机理研究	环境保护和能源开发
获得物种的基因序列图谱,助力动植物模型研究,濒危物种研究等基础科研。	获得开发重要性状候选分子标记并对标记进行高通量验证,实现品种定向改良,加速育种进程,降低育种成本。	辅助阐释疾病的肿瘤遗传机制、发病机理。	通过研究环境微生物,监测和评价环境影响;改良微生物以催化能源释放等

图 6-127 基于高通量测序平台技术,提供贯穿于基因组、转录组、蛋白质组和代谢组组学的解决方案

显子组测序为代表的技术已成为遗传病诊断的重要工具,这两种检测技术尽管有效,但仍然存在一些技术限制,特别是在检测结构变异(structural variation,SV)等方面。全基因组测序(whole genome sequencing,WGS)理论上可以同时检测单核苷酸变异、结构变异(含拷贝数变异)及线粒体变异等,转录组测序可以检测基因的转录本结构和表达水平,有望进一步提升临床遗传检测的效能。

常见的儿科疾病通常是多因素的。许多基因和环境因素的结合导致了一系列疾病的复杂事件。这些因素组合的复杂性增加了寻找导致疾病的遗传变异的挑战。遗传工具包括完整的人类基因组序列、基因变异的公共数据库和人类单体型图谱。除了公共基因数据库之外,基因分型和DNA测序成本的大幅降低,使得大量患者中的海量遗传变异得到有效检测。

对于高通量测序技术检测的基因变异,目前通过人群频率、生物信息学预测、功能实验、家系共分离、新发变异、等位基因数据等因素综合评价,采用下述特定标准五级术语来对其进行描述:"致病的""可能致病的""临床意义不明的""可能良性的"和"良性的";一般情况下临床报告会报告"致病的"和"可能致病的"这两个分类变异[5]。医生在临床决策时采用分子检测信息时,应尽量避免使用此类信息作为孟德尔疾病的唯一证据,在可能的情况下应与其他临床资料(如产前超声检测、产后酶检测、体格检查、家系信息等)结合进行综合判断。

1. 目标区域捕获测序 目标区域捕获测序(panel region sequencing)也被称为panel测序,其检测范围是根据不同诊断或治疗需要而选择出的部分基因序列。临床异质性(clinical heterogeneity)给医生的诊断和鉴别诊断带来困难;遗传异质性(genetic heterogeneity)即同一疾病的多种分子基础,使医生即使做出诊断,也很难根据患者的临床表现而选择准确的候选致病基因。这时采用一次性检测多个基因或序列的目标区域捕获测序技术,可以更快捷地找到致病突变。

捕获测序技术通过特异性基因捕获探针对多个相关基因目标区域DNA片段进行片段捕获、富集后,采用二代测序技术对目标区域DNA序列进行检测,从而找出致病基因及突变位点。

目标基因捕获测序的通量远较Sanger测序覆盖基因多,检测速度快;且针对性强、费用适中、性价比高,是临床遗传学分子检测工作中的重要方法。目前针对各系统遗传病均有自己的捕获序列;此外还可以针对一组靶向用药进行定制捕获。此项技术也广泛应用于针对特定研究方向的科研工作中。

2. 全外显子测序 从本质上来说,全外显子组测序(whole exome sequencing,WES)也是一种"目标区域捕获测序",其捕获范围为目前已知的约2万个基因的外显子编码区。遗传学目前认为对表型产生影响的序列,以外显子编码区为主,目前已发现的致病突变85%均位于外显子编码区[6],因此成为医学遗传学重点关注区域。在实验方法上,对外显子序列的捕获试剂最早实现了商业化,捕获探针的优化使得效率稳定,从而能较好地保证数据质量。

WES主要用于识别和研究与疾病、种群进化相关的编码区及UTR区域内的变异,结合大量的公共数据库提供的外显子数据,有利于更好地解释所得变异与疾病的关系。WES目前应用的领域包括孟德尔疾病研究、肿瘤基因组研究、复杂疾病研究、药物基因组学研究和人群队列研究等。

向检测机构提供详细的临床信息可以提高诊断的概率。WES结果的解读主要受益于准确和详细的临床表型纳入。提供给检测机构的临床信息越多,临床报告就越详细和有价值。与目标区域捕获测序相比,WES提高了诊断率,覆盖了全部基因;但其检测周期相对较长,费用较高,且可能发现更多变异,为结果解读及变异致病性分类带来更大挑战。

WES的临床适应证为疾病尚无目标区域捕获测序基因包,或诊断尚不明确的患者,医生可以考虑在临床基础上通过WES对所有基因的蛋白质编码区进行筛选。

3. 全基因组测序 全基因组测序(whole-genome sequencing,WGS)是对整个基因组所有碱基进行测序。理论上,WGS可以获得整个基因组包括编码区和非编码区的单核苷酸变异,结构变异以及线粒体变异的信息。由于WGS对整个基因组序列进行检测,并可检出多种类型的变异,同时有效避免了靶向富集时产生的偏差,临床适用范围广,因此被越来越多的应用到临床实践中。

然而由于基因组序列相当复杂,WGS也面临了一定的局限:首先高度同源和重复序列、鸟嘌呤和胞嘧啶(GC)含量高的部分可能存在检测结果不可靠;其次检出的线粒体变异和个别复杂的结构变异,推荐使用其他方法验证。

WGS可用于以下送检目的:①临床诊断不明但怀疑为遗传病的患者,通过WGS寻求相关的分子诊断和鉴别诊断;②临床诊断明确的遗传病患者,为进一步指导治疗或生育寻求分子水平的确诊。

WGS临床适用于怀疑遗传病是患者全部或部分症状原因的所有情况[7]:①高度怀疑患者有遗传病的可能

（如临床症状、体征和其他检测结果提示，家族史阳性或近亲结婚家系），但先前经过如染色体核型、微阵列芯片或全外显子组测序等一种或多种遗传学检测未获得明确的分子诊断；②患者表型为非特异性不明原因的智力落后和/或发育迟缓、非已知综合征的多发畸形等，或临床诊断明确但目标疾病遗传异质性高（先天性白内障、腓骨肌萎缩症、脑白质病等），为获得时间或经济效益而寻求一次性、全面性的遗传学检测（新生儿重症患儿等）；③目标疾病遗传异质性低，虽已有公认的靶向检测方法，但有可能部分致病变异（非编码区变异等）不在靶向检测的范围（神经纤维瘤 1 型等），此时应结合具体情况选择优先的检测方法。

除上述遗传病诊断领域外，全基因组测序技术的临床应用还包括：①基于高通量测序的低深度全基因组测序（copy number variation sequencing，CNV-seq）技术，分析基因组水平的拷贝数变异（copy number variation，CNV）。与 CMA 技术相比，CNV-seq 技术检测通量高、成本低、操作简单、对低比例嵌合体检测准确，弥补了核型分析与芯片检测的不足，因此对于染色体病高风险胎儿，可以作为一线产前诊断方法以供选择。但该技术的局限性在于无法检测异倍体以及杂合性缺失（含 UPD，即单亲二倍体），需要结合其他检测技术进行检测[8]。②除了针对 CNV 的遗传病进行分析诊断外，该技术衍生出的无创产前 DNA 检测（non-invasive prenatal testing，NIPT）技术还广泛应用于产前筛查。该技术仅需采取孕妇静脉血，利用高通量测序技术对母体外周血浆中的游离 DNA 片段（包含胎儿游离 DNA）进行测序，并将测序结果进行生物信息分析，可以从中得到胎儿的遗传信息，精准检测胎儿染色体异常情况，具有精度高、风险低、无流产风险等优势。

WGS 的检测局限性包括以下情况[8]：①目标疾病致病基因的相当一部分变异类型不在 WGS 检测范围，例如 Beckwith-Wiedemann 综合征等基因印迹疾病。②目标疾病致病基因存在高度重复或同源区域等情况，如先天性肾上腺皮质增生（*CYP21A2* 基因相关）等。③由于线粒体基因组变异有杂质性的特点，对于线粒体 DNA 变异识别存在局限性，需用特异性高的线粒体 DNA 检测方法进行验证。④人类基因组参考序列仅来源于有限个体，部分基因组区域还存在参考序列的误差和空白间隙，变异识别可能出现假阳性和假阴性。⑤鸟嘌呤和胞嘧啶（guanine and cytosine，GC）占比高区域的覆盖可能不完全。WGS 的覆盖均一性虽较捕获测序有显著改善，但由于基因组构型的复杂性，高 GC 含量区域的变异评估应谨慎。⑥部分变异类型：如环状染色体

等复杂结构变异，WGS 的检出率及准确性仍有待进一步的确认。

4. 转录组测序（RNA-Seq）　转录组测序（RNA-sequencing，RNA-Seq）的研究对象为特定组织或细胞在某一发育阶段或功能状态下所能转录出来的所有 RNA 的总和，主要包括信使 RNA（mRNA）和非编码 RNA（non-coding RNA，ncRNA）。转录组研究是基因功能及结构研究的基础和出发点，通过新一代高通量测序，能够全面快速地获得某一物种特定组织或器官在某一状态下的几乎所有转录本序列信息，在分析转录本的结构和表达水平的同时，还可以发现未知转录本和稀有转录本，从而弥补唯一遗传信息的局限性，准确地分析基因表达差异、基因结构变异、筛选分子标记等生命科学的重要问题，目前已广泛应用于基础研究、临床诊断和药物研发等领域。

RNA-Seq 技术利用新一代高通量测序平台对基因组 cDNA 测序，通过统计相关 Reads（用于测序的 cDNA 小片段）数计算出不同 mRNA 的表达量，分析转录本的结构和表达水平，同时发现插入、缺失、可变剪接导致的未知转录本和稀有转录本，鉴定 UTR，精确地识别可变剪切位点以及编码序列单核苷酸多态性，比较样本间的表达水平差异，提供最全面的转录组信息。该技术流程主要包括样品制备、文库构建、DNA 成簇扩增、高通量测序和数据分析。转录组测序无需预先针对已知序列设计探针，即可对任意物种的整体转录活动进行检测，提供更精确的数字化信号、更高的检测通量及更广泛的检测范围，是目前深入研究转录组的强大工具。

在临床实践中，转录组测序的适应证包括[9-13]：①罕见遗传疾病候选致病基因的辅助筛选与诊断；②线粒体疾病的患者的分子诊断；③经目标区域捕获测序/全外显子测序/全基因组测序遗传分析未确诊罕见遗传病患者的进一步诊断。

（郝婵娟　李巍）

参考文献

［1］杜传书. 医学遗传学. 3 版. 北京：人民卫生出版社，2014.

［2］KLIEGMAN RM，GEME ST. Nelson Textbook of Pediatrics. The 21st edition. Ankara：Elsevier，2019：632.

［3］中国医师协会检验医师分会. 染色体核型检验诊断报告模式专家共识. 中华医学杂志，2016，96（12）：933-936.

［4］中华医学会儿科学分会内分泌遗传代谢学组. 染色体基因组芯片在儿科遗传病的临床应用专家共识. 中华儿科

杂志,2016,54(6):410-413.

[5] RICHARDS S,AZIZ N,BALE S,et al. Standards and guidelines for the interpretation of sequence variants:a joint consensus recommendation of the American College of Medical Genetics and Genomics and the Association for Molecular Pathology. Genet Med,2015 May,17(5):405-424.

[6] CHOI M,SCHOLL UI,JI W,et al. Genetic diagnosis by whole exome capture and massively parallel DNA sequencing. Proc Natl Acad Sci USA,2009,106(45):19096-19101.

[7] 中华医学会医学遗传学分会临床遗传学组. 低深度全基因组测序技术在产前诊断中的应用专家共识. 中华医学遗传学杂志,2019,36(4):293-296.

[8] 中国医师协会医学遗传学分会,中华医学会儿科学分会内分泌遗传代谢学组,中国医师协会青春期医学专业委员会临床遗传学组等. 全基因组测序在遗传病检测中的临床应用专家共识. 中华儿科杂志,2019,57(6):419-423.

[9] CUMMINGS BB,MARSHALL JL,TUKIAINEN T,et al. Improving genetic diagnosis in Mendelian disease with transcriptome sequencing. Sci Transl Med,2017,9(386):eaal5209.

[10] FRÉSARD L,SMAIL C,FERRARO NM,et al. Identification of rare-disease genes using blood transcriptome sequencing and large control cohorts. Nat Med,2019,25(6):911-919.

[11] KREMER LS,BADER DM,MERTES C,et al. Genetic diagnosis of Mendelian disorders via RNA sequencing. Nat Commun,2017. 8:15824.

[12] GONORAZKY HD,NAYMENKO S,RAMANI AK,et al. Expanding the Boundaries of RNA Sequencing as a Diagnostic Tool for Rare Mendelian Disease. Am J Hum Genet, 2019, 104(3):466-483.

[13] WAI HA,LORD J,LYON M,et al. Blood RNA analysis can increase clinical diagnostic rate and resolve variants of uncertain significance. Genet Med,2020,22(6):1005-1014.

7 第七章
产前筛查与诊断

一、产前诊断的重要意义

（一）产前诊断的定义

产前诊断（prenatal diagnosis），又称出生前诊断（antenatal diagnosis）或宫内诊断（intrauterine diagnosis），是指在胎儿出生前用各种方法了解胎儿的外表结构、对胎儿的染色体进行核型分析、检测胎儿细胞的生化成分或基因分析，从而对某些胎儿先天性、遗传性疾病做出诊断。

出生前诊断是近代医学科学的一项重大进展，随着优生工作的开展，胎儿质量越来越受到社会和家庭的重视，尽管人们对胎儿先天异常的病因学和发病机制还远未阐明，但出生前诊断技术的发展，尤其是影像学、细胞遗传学、生物化学和分子生物学等技术的发展，为了解胎儿的生理和病理生理，产前明确诊断某些严重胎儿先天畸形和遗传性疾病，防止该类有严重缺陷的胎儿出生，提供了重要手段。

胎儿是新生儿的前期，两者都是围产医学（perinatal medicine，也称围生医学）的核心，围产保健（perinatal health care，也称围生保健）是指围绕胎儿出生前后以保护母婴安全、提高出生质量为目的，对孕产妇和胎儿、婴儿进行的预防性保健工作。就出生前诊断而言，产科、儿科必须并肩合作，两科的合作应从胎儿期开始，还应有遗传、病理、影像等学科的共同参与才能取得最佳的效果。出生前诊断的目的有3个：①诊断一些先天畸形或遗传性疾病；②了解胎儿的生长发育和成熟度；③诊断非遗传性疾病和胎儿宫内窘迫，然后根据诊断结果进行选择性流产或宫内治疗。出生前诊断目前已成为世界各国应用最广泛、实用价值最为显著的预防性优生措施。胎儿科学的发展方兴未艾，胎儿出生前诊断仅属一般介绍，以起到促进儿科尤其是新生儿学科的发展。

（二）胎儿先天畸形的原因

据报道，我国活产新生儿外表可见的先天性畸形发生率约为13‰，其发病原因不外乎为遗传因素、环境因素两者共同作用的多因素原因。文献报道认为先天性畸形10%~25%与遗传因素有关，10%~20%与环境因素有关，遗传与环境共同作用的因素占60%~80%，也有人认为约有80%以上的先天畸形由环境因素造成。临床上应根据先天畸形的性质进行综合的病因分析。

1. **单发畸形** 如神经管畸形（neural tube defects，NTD）、唇裂伴或不伴腭裂、先天性心脏病等常为多基因遗传病，对于单发畸形的诊断必须经过各种检查排除伴有其他内在畸形，如内脏畸形、脑发育障碍或各种微小畸形后才能决定，以下分别叙述常见的单发畸形：

（1）神经管畸形：在我国，胎儿畸形中以神经管畸形的发病率最高，尤其是北方地区，神经管畸形占畸形总数的40%~50%。据《中国出生缺陷防治报告（2012）》数据，2 356万名农村育龄妇女免费服用叶酸，2011年全国神经管缺陷发生率为0.45‰，较2000年下降了62.3%[1]。无脑儿、脊柱裂等发病主要在妊娠早期，为前神经管和/或后神经管闭合不全引起。有报道认为，妊娠早期神经管闭合与绒毛膜促性腺激素（hCG）有关，女性胚胎对hCG要求比男性高，因此神经管畸形以女性胎儿多见。前神经管闭合在排卵后25天，闭合不全可形成无脑儿，后神经管闭合在排卵后27天，闭合不全可形成脊柱裂。有报道维生素B$_{12}$、叶酸缺乏，妊娠早期剧吐或妊娠合并糖尿病造成酮症酸中毒等内环境异常时，也可以影响神经管闭合。此外，妊娠早期高热>38.5℃并持续一周以上者，神经管畸形的发病率增高，长期在高温环境中工作的孕妇胎儿神经管畸形的发生率有增高的趋势，妊娠早期用药不当也可以造成神经管闭合不全。

无脑儿、脊柱裂主要为多基因遗传，有一次无脑儿或脊柱裂分娩史者再发风险率为5%，有两次无脑儿或脊柱裂分娩史者再发风险率为10%，有三次分娩史者再发风险率可达20%以上，有家族遗传史者多为隐性遗传。

（2）脑积水：可以表现为常染色体显性或隐性遗传，以及X连锁显性或隐性遗传，亦可为多基因遗传。脑积水合并脊柱裂常为多基因遗传。染色体异常病例（如三体综合征）常可伴有脑积水。非遗传病例引起的脑积水如肿瘤压迫第三、四脑室，或由风疹病毒、巨细胞病毒、弓形虫或腮腺炎病毒等感染引起的脑组织炎症粘连，再次妊娠可不发生此症。

（3）唇裂（伴有或不伴有腭裂）：单纯唇腭裂主要为多基因遗传。通常，健康夫妇胎儿发生唇裂的概率是1‰，生育一胎唇裂患儿的夫妇再发风险为4%，生育二胎唇裂的再发风险概率为10%。有报道如果夫妇Ⅰ级亲属中有一例唇裂患者，其胎儿的发病概率为3%~

4%，即为常人的 30~40 倍；如果Ⅱ级亲属中有一例唇裂患者，其胎儿的发病概率为 0.6%~0.8%，是常人的 6~8 倍；如果Ⅲ级亲属中有一例唇裂患者，其胎儿的发病概率为 0.2%~0.4%，是常人的 2~4 倍。但如果唇腭裂是某些综合征的临床表现之一，其遗传方式则不同。

环境因素常影响唇腭裂的发病率，如父母亲年龄、妊娠期用药、疾病等。妊娠剧吐持续 3 个月或更长者唇腭裂的发生概率增高。妊娠期的病毒感染如 TORCH 感染、孕妇的疾病如糖尿病、癫痫等亦增加唇腭裂的发病机会。此外，妊娠早期服用抗癫痫药物，或服用苯巴比妥、地西泮、水杨酸盐、鸦片制剂等可增加发病 2~10 倍。

（4）肢体畸形：包括多指/趾、并指/趾、畸形足、关节异常、髋关节脱臼、短肢等。除单发外，常可见于一些常染色体显性或隐性遗传病，可以是某些综合征的症状之一，如畸形足可见于 18 三体综合征或 13 三体综合征；髋关节脱臼可以是多基因遗传，亦可见于常染色体隐性遗传病如鸟头侏儒症（Seckel 综合征）。关节松弛或挛缩可见于某些综合征，可以为常染色体显性、隐性或伴性遗传，如肩部、膝部关节反复脱位，肘关节弯曲、强直等。指/趾畸形如多指/趾或并指/趾，可见于常染色体显性或隐性遗传，有家族史，可为单肢或多肢畸形，或合并其他部位畸形。

环境因素对肢体畸形有很大影响，20 世纪 60 年代欧洲发生的反应停事件，出现了成千上万例海豹短肢畸形儿，引起了人们对于药物致畸的重视。动物实验发现，用大剂量维生素 A 可引起短肢并指等畸形。此外，烟酸酰胺（nicotinamide）亦可能影响胎儿的肢体发育。

（5）先天性心脏病（简称先心病）：一项历时 3 年的全国性调查数据显示，中国胎儿先心病的发病率为 7.4‰，其确切的病因至今尚未完全阐明。20 世纪 60 年代末，美国心血管遗传病学专家 Nora 等提出了先心病的多基因遗传学说，认为先心病是由环境因素和遗传因素相互作用引起的，这一学说较好地解释了先心病发病机制中遗传因素的作用，从而为大多数学者所接受[1]。

从遗传学角度可将先心病大致分为三大类：第一类为染色体畸变所致的先心病；第二类为单基因遗传的先心病。这两类患儿多伴有心外其他系统的畸形或病损。先心病常为多系统损害的一个组成部分，仅极少数单基因遗传病以先心病为唯一表现。先心病患儿中，13%~25% 伴有心外畸形，其中一半以上为染色体病或单基因遗传病患者。第三类为多基因遗传所致的先心病，临床上往往表现为孤立性的心血管畸形。

2. 多发畸形　多发畸形大多有遗传学的基础，现已知 8% 为染色体结构或数目异常，其次表现为某些综合征或序列征，具有单基因遗传病的遗传规律，另外将近 50% 左右的病例原因不明。

（三）产前诊断的指征

一些胎儿先天缺陷高发的人群，尤其是妊娠妇女，称为高危人群或高危孕妇。对于有下列因素的孕妇，应加强产前遗传咨询和必要的产前诊断，以防止先天缺陷胎儿的出生。

1. 高龄孕妇（年龄 ≥35 岁）。胎儿染色体异常的机会比正常人高很多倍，如 25~35 岁孕妇生育唐氏综合征的频率为 0.15%，而 35 岁以上的孕妇为 1%~2%，40 岁以上则可达 3%~4%，其他一些异倍体也与孕妇年龄有关。

2. 不良生育史的孕妇，如生育过先天性畸形、无脑儿、唐氏综合征以及其他染色体异常患儿等。

3. 有反复流产、难孕、不能解释的围产期死亡（主要是多发性先天畸形）史的孕妇。

4. 夫妇一方是染色体平衡易位携带者。

5. 有家族性遗传疾病史或夫妇一方患有遗传疾病的孕妇。

6. 孕期有可疑病毒感染的孕妇。

7. 孕期使用有致畸药物，如抗肿瘤药物、孕激素等的孕妇。

8. 孕早期有接触过有害物质史，如大剂量放射线、有害物质等。

9. 患有慢性疾病的孕妇，如胰岛素依赖性糖尿病、癫痫、甲亢、自身免疫性疾病、慢性心脏病、肾脏病等。

10. 产前母血筛查高危者，如唐氏综合征或 NTD 筛查有高危者。

11. 产前 B 超检查怀疑胎儿可能有染色体异常的孕妇。

12. 医师认为有必要进行产前诊断的其他情形。

二、产前诊断的方法

产前诊断是实行优生优育，提高出生人口素质的重要途径，其理想的效果是限制群体所带有的有害基因繁衍。对一些患有严重遗传性疾病的胎儿，经产前明确诊

断后可终止妊娠,不使其成为社会和家庭的负担。出生前诊断主要从以下四个方面来检测胎儿是否患有先天性、遗传性疾病:

1. 观察表型 应用超声、X 射线、磁共振(MRI)、胎儿镜等检查、观察胎儿畸形。

2. 染色体核型分析 利用羊水、绒毛细胞或胎儿血细胞培养,进行染色体核型分析,主要检出染色体疾病和脆性 X 综合征等。

3. 分析基因产物 利用羊水、羊水细胞、绒毛细胞或胎儿血液等进行蛋白质、酶和代谢产物的分析,主要检测某些先天性代谢性疾病、血红蛋白分子病和神经管缺陷等。

4. 基因检测分析 应用 DNA 分子杂交、限制性内切酶和 PCR 等 DNA 重组技术对病理基因进行检测分析。随着分子生物学的进展、人类基因组计划的实施,已有人应用基因芯片(DNA Chip)技术进行单基因遗传病的诊断,通过基因芯片人们可以大规模、高通量地对成千上万个基因同时进行研究,从而解决了传统的核酸印迹杂交技术操作繁杂、检测效率低等不足,这是今后基因检测发展的方向。

总体来说,出生前诊断的方法有侵入性和非侵入性两大类(表 7-1)。

表 7-1　　出生前诊断方法

侵入性		非侵入性
胎儿组织分析	胎儿形态观察	生化及胎儿组织分析
羊膜穿刺	超声诊断	母血清生化指标检查
绒毛活检		(AFP、hCG、uE$_3$、PAPP-A)
胎血分析	X 线诊断	母血中胚胎细胞富集分析
胎儿皮肤活检		宫颈灌洗液中胚胎细胞
胎儿肝脏活检	磁共振	富集分析
胎儿肌肉活检		

AFP:甲胎蛋白;hCG:绒毛膜促性腺激素;uE$_3$:游离雌三醇;PAPP-A:妊娠相关蛋白 A。

(一) 遗传优生咨询

遗传优生咨询是优生工作的重要组成部分。遗传优生咨询服务不仅适用于有遗传病病史或具有某些不利因素的对象,而且也适用于广大健康生育年龄的男女,其涉及范围广泛,包括婚前咨询、受孕前咨询和怀孕后的咨询。但就产前诊断而言,遗传优生咨询

主要涉及怀孕期间的咨询。孕期咨询应从早孕开始,有适应证者应在孕中期进行产前诊断。孕期咨询中最多见的是:

1. 有异常孕产史者的咨询

(1) 习惯性流产史:据报道其发病率占总妊娠数的 0.4%~0.5%,常见的原因有内分泌异常如甲状腺功能减退、多囊卵巢综合征、卵巢黄体功能不良;染色体异常如父母有某些染色体易位、胚胎非整倍体和多倍体,母亲患有慢性疾病如重度肾炎、糖尿病等;子宫异常如先天畸形、发育不良等;母儿血型不合如 Rh 或 ABO 血型不合;胚胎或胎儿发育不良等;凝血及免疫因素如抗磷脂抗体综合征、遗传性易栓症、母胎间同种异体免疫紊乱等。

(2) 死胎分娩史:死胎发生原因中胎盘脐带因素占 39%,胎儿畸形占 23%,较严重的妊娠期高血压疾病占 19%,其他如过期妊娠、肝性脑病等严重内科疾患及外伤史等约占 9%,原因不明的占 10%左右。此外,如病毒、弓形虫等急性感染也常可致胎死宫内。

(3) 胎儿畸形分娩史:要根据各种资料,如病史、临床检查和病理检查等分析是否为遗传因素或环境因素的影响,再发的概率如何,有无预防的方法,根据畸形种类、畸形部位考虑合适的产前诊断的方法。

(4) 不孕:对不孕的评估常常涉及产科、泌尿科、内分泌科、遗传学等多个学科。在受孕困难的健康人群中,有相当比例的人可能有染色体重排或造成生育障碍的染色体因素。这些异常包括性染色体病、染色体异位、倒位或缺失。同时,一些可用的辅助生殖技术,如 IVF 和 ICSI 可能使这些夫妇具有生育相关出生缺陷和/或智力迟缓后代的风险,或使他们的后代也有同样的生育障碍。

2. 此次妊娠期患病或有不良接触史者的咨询

(1) 妊娠剧吐:妊娠早期呕吐重者,可发生酸中毒,酮尿,影响胚胎神经管闭合或增加唇腭裂发病机会。尿酮体持续时间较长如超过一个月以上者,妊娠中期应做一些相应检查,以便发现某些胎儿发育异常。有较严重反应一般治疗不能缓解的,应积极进行各种产前诊断以排除胎儿发育异常。

(2) 先兆流产:许多资料表明自然流产是对异常胚胎的自然淘汰。例如有报告在 1 000 例流产中作染色体核型检查:发现有 30.5%异常,其中三体综合征占 49.8%,45,XO 占 23.7%,发病率是存活儿的 24 倍,17%为三倍体,少数为非平衡易位等。也有报告自然流产胎儿中非染色体异常性畸形儿发病率也高,畸形婴儿中孕期有先兆流产史者又比对照组高。如果胚胎染色

体畸变严重的,容易死亡而流产,轻度畸变的可能发育到足月分娩,但常有发育缺陷。所以对于先兆流产的保胎处理应当慎重,以免保留了有发育缺陷的胎儿。

病因不够明确的先兆流产(不能排除胎儿发育不良的因素)自愈或治愈者,应密切注意胎儿发育情况。妊娠中期应酌情进行必要的产前诊断。

(3)妊娠期患病、用药或其他不良接触史:临床常遇到孕妇主诉早孕期感冒、发热,或未发觉妊娠而使用对胎儿有毒性作用的药物等问题。早孕期如感冒、发热达 38.5℃ 以上(也有报道达 38.9℃ 以上)者,容易对胎儿造成不良影响。有条件者可以进行一些特异检查,如 TORCH 感染的病毒血清学检查等。一般除临床上要密切注意胎儿发育外,妊娠中期可进行一些必要的、损伤性小的产前诊断检查,如母血甲胎蛋白、唐氏综合征的产前筛查、超声检查等。

在妊娠早期,如发觉误用或接触了对胎儿有毒性的药物或物质,应分析用药或接触的时间、剂量、用法、毒性强弱、胎儿可能发生的异常种类等。如果胎儿发生异常的概率较高,孕期较早者可考虑终止妊娠,否则可于孕中期进行一定的产前诊断检查。

(4)其他:例如父母年龄问题,不少报告认为孕妇年龄<18 岁或>35 岁(尤其 37 岁以上),胎儿染色体异常的发病率明显增高。父亲年龄>55 岁时,染色体异常亦可见增多,近亲结婚者、有遗传病病史者等都应进行咨询及必要的产前诊断检查[2]。

(二)绒毛活检

绒毛活检(chorionic villi sampling,CVS)已广泛用于妊娠早期遗传病的产前诊断,可在 B 超引导下经宫颈或经腹部穿刺取样,近年来国际上都倾向于经腹穿刺,它具有副作用小、容易掌握、成功率高等优点。CVS大多在妊娠 8~12 周进行,所需绒毛量仅为 5~20mg。

1. 绒毛细胞分析方法

(1)直接法:取材后无需细胞培养即进行分析。

(2)培养法:将绒毛胚外中胚层间质细胞解离为单细胞悬液,在培养瓶内建立单层细胞培养(monolayer culture),一般经 1~2 周培养后再进一步分析。

(3)快速产前诊断方法:运用 DNA 技术的快速产前诊断方法,针对间期的胎儿细胞,不需要细胞培养,操作与阅片过程相对简单,可较快得到结果。常用的快速产前诊断方法包括荧光原位杂交、染色体微阵列分析、基因组拷贝数变异测序、荧光定量 PCR 技术、多重连接依赖式探针扩增技术等。但这些方法又各有局限性、成

本昂贵等不足[3]。

2. 绒毛细胞分析的临床应用

(1)染色体核型分析:①直接法。具有快速、避免母体细胞污染等优点,但分裂指数低、染色体形态差,并可出现胎盘局限性嵌合体(confined placental mosaicism,CPM)现象。②培养法。经培养后收获细胞、制片,其染色体形态、显带质量优于直接法。主要缺点为可能发生母体细胞污染,文献报道其发生率为 1%~2%,故绒毛染色体异常者还应进一步进行羊水细胞染色体核型复核。

(2)免疫玫瑰花环试验:可测定胎儿的 Rh 表型,用于诊断母胎血型不合,及早进行妥善处理。

(3)绒毛细胞内酶活性测定:由于绒毛细胞中酶活性较稳定,不受孕周增加的影响,可以用于某些代谢疾病的诊断。

(4)用于单基因遗传病的基因诊断:提取绒毛细胞 DNA,应用 PCR 技术通过探针杂交、酶切位点多态性(restriction fragment length polymorphism,RFLP),进行基因连锁分析,目前主要用于诊断血友病、地中海贫血、镰刀状细胞贫血、进行性假肥大性肌营养不良等单基因遗传病。

(三)羊膜腔穿刺

1. 穿刺时间　一般羊膜腔穿刺(amniocentesis)选择在 16~20 周时进行。其优点是:①羊水量多,经腹壁穿刺进针容易,不易伤及胎儿;②此期羊水内有活力细胞(viable cell)比例高,培养容易成功;③检查发现问题,可及时妥善处理。近年来,亦有报道进行妊娠早期(10~14 周)的羊膜腔穿刺,但由于妊娠早期羊水量少,操作相对比较困难,其确切的临床诊断效果、副作用还有待于进一步的评价。

2. 羊水细胞培养(amniotic cell culture)　其目的是在人为培养条件下获得更多的胎儿细胞,便于进行有效的产前诊断,如染色体的核型分析。

3. 临床应用　羊膜腔穿刺的应用范围广泛,既可用于诊断也可用于治疗(图 7-1)。

4. 安全问题　国内外大量实践证明,羊膜腔穿刺对孕妇和胎儿较安全,很少引起早产、流产或胎儿畸形,流产率和早产率与对照组比较无明显增高,文献报道与羊膜腔穿刺相关的流产率为 0.5%[4]。偶可见术后腹部胀痛、感染或羊水渗漏等。

5. 羊膜腔穿刺的禁忌证　①有稽留流产或先兆流产的孕妇;②有出血倾向的孕妇;③有急性生殖道炎症或穿刺部位皮肤有感染者;④心、肝、肾、肺疾患在活动

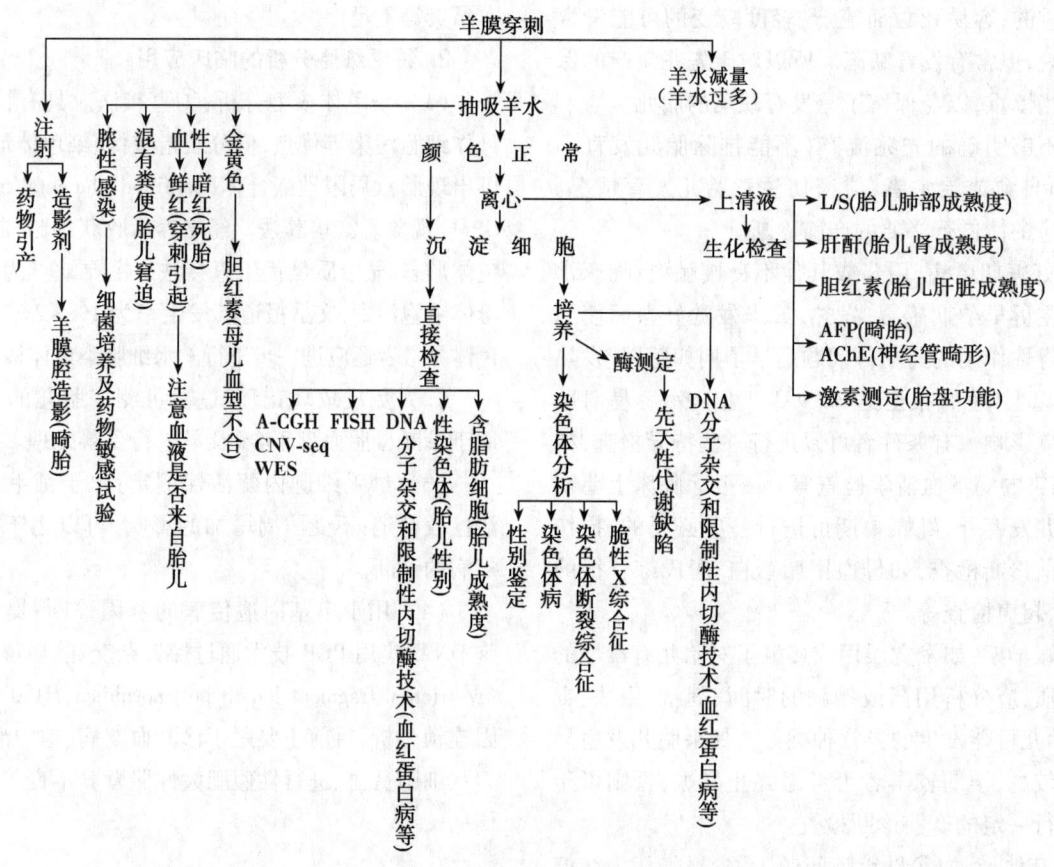

图 7-1 羊膜腔穿刺的应用

L:卵磷脂;S:鞘磷脂;AChE:羊水乙酰胆碱酯酶。

期或功能明显障碍者;⑤各种疾病的急性阶段;⑥术前24小时内两次体温在37.5℃以上者。

(四)胎儿血采样

胎儿血采样(fetal blood sampling)又称脐带穿刺(cordocentesis),一般在妊娠17~39周进行,胎儿血采样后,胎儿丢失的危险概率取决于取样的适应证和操作者的经验,一般与操作有关的流产概率约为1%[4]。胎儿血样本应用主要有以下几个方面:

1. 快速核型分析 对就诊较迟,可疑的羊水细胞嵌合体、超声提示胎儿有与染色体异常关系密切的结构畸形、羊水过少等情况时,脐带穿刺是最理想的检查方法。胎血细胞培养只需48小时,制备染色体形态好,成功率高,特别在确诊脆性X综合征方面是羊水和绒毛检查无法比拟的。

2. 单基因疾病的诊断 血友病及地中海贫血可通过基因诊断技术对羊水或绒毛细胞DNA进行分析,但仍有20%的血友病患者需要检查胎血中的凝血因子Ⅷ、Ⅸ,40%的β珠蛋白生成障碍性贫血需查胎儿β/γ血红

蛋白的比例才能确定。而α珠蛋白生成障碍性贫血的胎血血红蛋白电泳分析,比DNA分析更为迅速。此外,部分严重的溶血性贫血和慢性肉芽肿病等代谢性疾病只能通过胎血分析进行诊断。

3. 胎儿宫内发育迟缓(intrauterine growth retardation,IUGR)的监测 胎儿宫内发育迟缓时血pH值、氧分压(PO₂)、氧饱和度、血糖、血脂、胰岛素水平、氨基酸浓度等有改变,通过胎儿血液生化指标的测定,可对症状前代谢异常的宫内发育迟缓胎儿作出早期诊断[5]。

4. 宫内感染的诊断 通过对胎儿血清特异性抗体IgM的测定,可对弓形体病、单纯疱疹、风疹、巨细胞包涵体病、艾滋病等进行宫内诊断,对缺乏血清学证据的尚可通过电镜直接检查胎血中的病毒颗粒。

(五)超声检查

自1972年Campbell等报道第一例经产前超声诊断的胎儿畸形以来,由于B超性能的不断提高、专业队伍的日益壮大,同时B超检查对胎儿的无损伤性,使它在产前诊断中的应用范围越来越广泛,目前B超在诊断胎

儿先天畸形中起到了相当重要的作用。以下简要叙述常见的胎儿 B 超异常的鉴别诊断[6,7]:

1. 脸面部畸形

(1) 眼的畸形。小眼或无眼畸形常见的疾病是隐眼畸形综合征:常染色体隐性遗传,表现为隐眼畸形、并指、生殖、肾脏和气管的发育异常。Neu-Laxova 综合征:常染色体隐性遗传,表现为小头,无脑回畸形、突眼、严重的宫内发育迟缓、皮下组织水肿和鱼鳞病。小眼畸形还可见于眼耳脊柱发育不良综合征,Walker-Warburg 综合征,染色体异常如 13 三体、18 三体,Fryns 综合征等,除眼发育异常外,往往还伴有其他脏器的发育异常。致畸因子为酒精、去氧肾上腺素、TORCH 感染(风疹)。

眼距短或独眼畸形多见于唇/腭裂;颅面骨发育不全综合征:常染色体显性遗传,表现为冠状缝颅缝早闭、脸中部发育不全、小下颌、突眼畸形;染色体异常:13 三体;前脑无裂畸形序列征。

眼距宽可见于 Noonan 综合征,基底细胞痣综合征,面正中裂,Larsen 综合征,或染色体异常,如 4p 缺失、11q 缺失、10 三体、18 三体,以及 CHARGE 综合征(CHARGE association)等。

(2) 颌面骨畸形。小颌畸形见于 Cornelia de Lange 综合征,脑-肋骨-下颌骨综合征,Shprintzen 综合征:面部和肢体的畸形、发育迟缓、精神发育障碍;小头畸形可见于鸟头侏儒症,史-莱-奥综合征(Smith-Lemli-Opitz syndrome):均为常染色体隐性遗传,常伴有其他结构异常及宫内发育迟缓。Carpenter 综合征:常染色体隐性遗传,表现为尖头、并指、前轴多指;染色体异常如 18 三体等;致畸因子:酒精、氨基蝶呤、阿米替林、甲氨蝶呤、丙戊酸。

脸裂可见于史-莱-奥综合征;基底细胞痣综合征;Treacher Collins 综合征:常染色体显性遗传,表现为脸部和耳的异常;Van der Woude 综合征:常染色体显性遗传,面正中旁裂;短肋骨-多指趾综合征Ⅱ型:常染色体隐性遗传,骨骼发育不全,表现为肋骨短小、胸廓狭窄、多指/趾、面中部分裂;染色体异常如 13 三体、18 三体;羊膜束带综合征:羊膜早破所致,由于胎儿突起部分被纤维束带粘着、缠绕导致不对称性结构破坏,伴有各种异常;Fryns 综合征;致畸因子为酒精、卡马西平、可待因、可的松、乙琥胺、氟奋乃静、高热、丙米嗪、甲硝唑、美芬妥因、奎宁、射线、丙戊酸。

2. 头颅异常

(1) 头形异常。特殊头形如草莓头(strawberry):可见于 18 三体;柠檬头(lemon):多见于开放性神经管缺陷;三叶草头(cloverleaf):可见于颅面骨发育不全综合

征、Pfeiffer 综合征;三角头:见于 11q 缺失(Jacobsen 综合征);短头畸形:见于 Cornelia de Lange 综合征、21 三体。

1) 大头畸形。贝-维综合征(Beckwith-Wiedemann syndrome):宫内巨人症,表现为巨舌、脐疝、肾脏异常;母亲糖尿病;基底细胞痣综合征;颅内肿块(肿瘤、颅内出血、囊肿);正常的变异;脑室增大;X 连锁脑积水;前脑无裂畸形。

2) 小头畸形。德朗热综合征(Cornelia de Lange syndrome);塞克尔综合征(Seckel syndrome);史-莱-奥综合征;梅克尔-格鲁贝尔综合征(Meckel-Gruber syndrome);Neu Laxova 综合征;神经管缺陷;Walker Warburg 综合征;染色体异常:5p 部分单体综合征(猫叫综合征)、13 三体;原发性小头畸形;致畸因子:酒精、氯氮䓬、氯磺丙脲、氯米芬、叶酸代谢病、乙内酰脲、高热、美芬妥因、吩噻嗪、苯丙酮尿症(phenylketonuria,PKU)、射线、三甲双酮、丙戊酸、TORCH 感染(巨细胞病毒、风疹、弓形虫、水痘)。

(2) 颅内积液。双侧脉络膜囊肿(脉络膜积液)、孔洞脑囊肿(与侧脑室沟通)、脑室增大(脉络膜周围积液,脉络膜位置固定)。

单侧幕上积液:邻近脑膜的蛛网膜囊肿、动静脉畸形(多普勒检查可证实)、出血(复合肿瘤,常涉及脑室,形状改变)、脑裂畸形(可见结构破坏性液体积聚)、肿瘤(通常是复合性肿瘤,具有密度增强区域);幕下积液:蛛网膜囊肿(囊肿将小脑压向脑干,小脑蚓部尚完整)、丹迪-沃克综合征(Dandy-Walker syndrome):囊肿将两个发育不全的小脑半球分隔,蚓部缺失;中央性积液:脑动静脉干瘤(多普勒检查可证实)、蛛网膜囊肿、第三脑室扩张伴胼胝体不发育、前脑无裂畸形(丘脑融合、单脑室、脸部畸形)、积水性无脑畸形(脑幕上结构完全破坏)。

(3) 脑异常。脑室增大基底细胞痣综合征;致死性水肿(Hydrolethalus syndrome):常染色体隐性遗传,表现为脑积水、多指、心脏缺损、羊水过多;Neu Laxova 综合征;Walker Warburg 综合征;X 连锁脑积水;骨硬化症(osteopetrosis):常染色体隐性遗传,表现为弥漫性骨硬化,引起骨密度增强,骨折,脑室增大,长骨短小;染色体异常如 11q 缺失,三体综合征;致畸因子为氨基蝶呤、一氧化碳、氯苯那敏、可待因、可的松、乙琥胺、黄体酮、奎宁、TORCH 感染(巨细胞病毒、弓形虫、水痘)。

头颅回声增强颅内出血、颅内钙化、复合肿瘤(如畸胎瘤)。

3. 躯体异常

(1) 脊柱异常。脊柱短小可见于露脑畸形或无脑

儿;尾骨退化综合征:表现为神经管尾骶部分分裂,骶骨缺失或发育不全,肾和下肢畸形;脊椎胸腔发育不全综合征:主要发生于波多黎各人中,表现为椎骨缺损导致胸腔和脊柱短小,腹部隆起;Klippel Feil 综合征:颈椎异常、蹼颈、面部不对称;眼耳脊椎发育不全综合征。

椎体扁平畸形骨生成不全Ⅰ型(atelosteogenesis):严重的肢体短小、钙化障碍导致四肢短小侏儒;Kniest 综合征:常染色体显性遗传,表现为脊柱后侧凸、椎骨扁平、管状长骨缩短;先天性脊椎骨骺发育不全(congenital spondyloepiphyseal dysplasia):常染色体显性遗传,表现为脊椎短小伴椎体扁平,导致脊椎后侧凸和脊椎前凸;致死性发育不全(thanatophoric dysplasia):十分常见的骨骼发育不全,胸廓狭窄,肋骨短小,长骨呈弓形,椎体扁平。

(2)体表异常。体表肿块主要有水囊状淋巴管瘤、脑膨出、错构瘤、血管瘤或淋巴管瘤包括 Proteus 综合征(不对称性灶性过度生长、皮下肿瘤、偏身肥大)和血管骨肥大综合征(Klippel-Trenaunay-Weber syndrome)(表现为大的皮肤血管瘤,相关的骨骼和软组织肥大,受影响的肢体或身体部分巨大畸形)、神经管缺陷。

前腹壁缺损可见于膀胱外翻、泄殖腔外翻、腹裂畸形、脐尿管囊肿、羊膜束带综合征、Cantrell 五联症(pentalogy of Cantrell):异位心,脐膨出,前膈疝,心包隔膜。

脐膨出可见于巨体-巨舌-脐疝综合征、13 三体、羊膜束带综合征、CHARGE 综合征、Cantrell 五联症、无足并腿畸形,致畸因子为吩噻嗪。

(3)内脏畸形。心旋转畸形可见于肺缺失;心脾综合征(cardiosplenic syndrome、无脾或多脾):正常身体不对称侧壁缺损,包括严重的心脏缺损以及胸腔内和腹腔内脏畸形、膈疝、胸腔内肿块;Scimitar 综合征:继发于右肺发育不全和肺静脉回流异常的右位心。

胸腔肿块可见于支气管闭锁(实质性或囊性)、囊性腺瘤样畸形、囊性水样淋巴管瘤、膈疝、Fryns 综合征、Marfan 综合征、神经母细胞瘤神经源性或支气管源性囊肿、畸胎瘤、气管或食管双重囊肿、18 三体。

膈疝可见于 4p 缺失(Wolf Hirschhorn 综合征)、Fryns 综合征、12p 部分四倍体(Pallister Killian 综合征)、9 三体、18 三体。

腹腔积液或囊肿可见于前脑膜膨出、腹水、肠梗阻、胆总管囊肿、膀胱扩张、重复性肠囊肿、子宫阴道积水、肾盂积水、输尿管积水、胎粪性囊肿、肠系膜囊肿、多囊性肾发育不全、神经母细胞瘤、卵巢囊肿、肾周尿囊肿、尾骶畸胎瘤、脐静脉曲张、脐尿管囊肿。

肠梗阻可见于 21 三体、22 三体、前腹壁缺损、幽门闭锁、肠闭锁、囊性纤维增生、Fryns 综合征、肛门闭锁、肠旋转不良;VATER 联合征:椎体缺损、肛门闭锁、气管食管瘘、食管闭锁、桡骨和肾发育不全;肠扭转。

腹水可见于 21 三体、Turner 综合征、胎粪性腹膜炎、继发于泌尿生殖道梗阻的尿性腹水。致畸因子:CMV、微小病毒(parvovirus)、梅毒、弓形虫。

肾盂积水可见于泄殖腔或膀胱外翻、异位输尿管疝、腹内肿块、膀胱或输尿管扩张、输尿管连接处梗阻、输尿管膀胱连接处梗阻、膀胱输尿管反流。

肾发育不全可见于糖尿病性胚胎病、史-莱-奥综合征、隐眼畸形综合征、缺指/趾;外胚层发育不全分裂综合征(ectrodactyly ectodermal dysplasia clefting,EEC):常染色体显性遗传、唇裂、缺指/趾畸形、泌尿生殖道畸形;MURCS 联合征:副中肾管发育不全、肾发育不全、颈胸廓体节发育不全;VATER 联合征。

肾肿大可见于肾上腺肿块(如神经母细胞瘤,出血)、代偿性肥大(对侧肾缺失)、交叉融合异位、双集尿系统(有或无梗阻)、肾盂积水、膀胱或输尿管扩张、Prune belly 综合征(腹壁膨胀,泌尿道梗阻,隐睾三联症)、集尿系统梗阻或反流扩张、多囊性肾发育不全(多为单侧)、肾周尿性囊肿、肿瘤(Wilms 或错构瘤,中胚层肾瘤通常为单侧)、巨体-巨舌-脐疝综合征、梅克尔-格鲁贝尔综合征(Meckel-Gruber syndrome)、13 三体、婴儿型多囊肾(多为双侧)。

4. 四肢畸形 手握拳畸形可见于史-莱-奥综合征、Neu Laxova 综合征、吹口哨面容综合征;多发翼状胬肉综合征:常染色体隐性遗传,关节屈曲挛缩和屈肌表面翼状胬肉(蹼),水囊状淋巴管瘤、面部的异常;9 三体;13 三体;18 三体;羊膜束带综合征;关节弯曲畸形;Pena Shokeir 综合征。

股骨轻度短小可见于早期发生的宫内发育迟缓、Russel Silver 综合征、Neu Laxova 综合征、Shprintzen 综合征、软骨发育不全(杂合子)、股骨发育不良异常面容综合征、季肋骨发育不良、窒息性胸廓发育不全、Kniest 综合征、先天性脊椎骨骺发育不全、12p 部分四体、21 三体、Turner 综合征。

不对称性肢体短小可见于 Cornelia de Lange 综合征、RussellSilver 综合征(表现为不对称骨骼发育障碍,头大小正常,身材矮小,股骨发育不良及异常面容综合征)、股骨-腓骨-尺骨综合征(FFU 综合征)、Holt Oram 综合征(常染色体显性遗传,骨骼畸形,尤其是上肢,心脏缺损)、假反应停综合征、血小板减少桡骨缺失综合征(TAR syndrome,常染色体隐性遗传,桡骨不发育,血小板减少症)、13 三体、18 三体、尾骨退化综合征、

VATER 联合征等。致畸因子为氨基蝶呤、阿米替林、可卡因、华法林、雌激素、氟尿嘧啶、氟哌啶醇、丙米嗪、黄体酮、四环素、反应停、丙戊酸。

桡骨短小可见于 Cornelia de Lange 综合征、颅面骨发育不全综合征、Holt-Oram 综合征、假反应停综合征、血小板减少、桡骨缺失综合征;13 三体、18 三体、VATER 联合征;致畸因子为氟尿嘧啶、口服避孕药、丙戊酸。

多指/趾畸形可见于史-莱-奥综合征、致死性水肿(Hydrolethalus syndrome)、梅克尔-格鲁贝尔综合征(Meckel-Gruber syndrome)、口-面-指综合征Ⅱ型(Mohr 综合征);Ellis Van Creveld 综合征:常染色体隐性遗传的骨骼发育不全,表现为不成比例的肢体短小,胸廓狭窄,多指,心脏缺损;短肋-多指综合征;13 三体;Carpenter 综合征;致畸因子:硫唑嘌呤、氯苯那敏、苯丙醇胺。

并指/趾畸形可见于 Cornelia de Lange 综合征、Russel Silver 综合征、史-莱-奥综合征、隐眼畸形综合征、头面骨发育不全综合征、Neu Laxova 综合征、口-面-指综合征Ⅱ型(Mohr 综合征)、缺指/趾外胚层发育不全分裂综合征、Holt Oram 综合征、假反应停综合征、尖头并指畸形、Carpenter 综合征、Pfeiffer 综合征、10 三体,致畸因子为氨蝶呤、氯米芬、环磷酰胺、阿糖胞苷、甲氨蝶呤、吩噻嗪、去氧肾上腺素。

畸形足可见于致死性水肿、颅面骨发育不全综合征、骨生成不全Ⅰ型、肢体弯曲发育不全、Ellis Van Creveld 综合征、吹口哨面容综合征、4p 缺失、9 三体、18 三体羊膜束带综合征、关节弯曲畸形、尾骨退化综合征、Pena Shokeir 综合征、脊柱神经管闭合不全,致畸因子为氨蝶呤、氯米芬、可的松、吩噻嗪。

(六)胎儿磁共振成像

胎儿 MRI 检查不是常规的产前筛查手段,而是作为产前超声诊断的辅助和补充。因此,对胎儿进行 MRI 检查前,必须具备有经验的超声科医师出具的相关超声诊断报告。胎儿 MRI 检查的适应证主要包括神经系统与非神经系统异常。其中,中枢神经系统(central nervous system,CNS)异常和可能侵犯气管的颈部包块是进行胎儿 MRI 检查的主要适应证。胎儿 MRI 检查在胎儿神经系统异常疾病的诊断中,明显优于产前超声检查及生后体格检查,如胎儿脑室扩张、中线部位缺损(胼胝体缺如等)、后颅窝异常、皮质发育畸形及具有某些脑部畸形家族史的胎儿等。在非神经系统异常疾病中的应用相对有限,主要用于诊断可能侵犯气管的颈部包块,在诊断脊柱畸形、胸部包块、腹盆腔异常及不明原因羊水过少时的作用证据尚较少。由于疾病本身、胎位、孕妇体位、羊水过少或视野较小,可能导致产前超声检查受限时,胎儿 MRI 检查却可提供更多有效信息,可能为胎儿疾病治疗及分娩方式的选择提供指导。胎龄 <18 周时,由于胎儿较小及胎动影响,以及胼胝体或小脑蚓部等尚未完全发育,胎儿 MRI 检查效果并不理想。产前超声检查多于胎龄为 18~20 周时进行,《美国胎儿影像指南(2014)》推荐胎儿 MRI 检查时机为胎龄 20~22 周时,可更好地评估和治疗已确诊或疑诊的胎儿异常。推荐胎儿 MRI 检查采用 1.5T MRI 检查技术,对于评估胎儿解剖结构,3.0T MRI 检查技术的图像质量更好,但其特殊吸收比率(specific absorption rate,SAR)高于前者[8]。

三、分子细胞遗传学和分子遗传学

(一)分子细胞遗传学

荧光原位杂交(fluorescence in situ hybridization,FISH)技术是 20 世纪 80 年代末在已有放射性原位杂交技术基础上发展起来的一种非放射性分子细胞遗传学技术,具有快速、安全、灵敏度高以及探针可长期保存等特点,是目前最常用的原位杂交手段之一。FISH 技术操作程序的简化和检测灵敏度的提高,使得 FISH 技术从原先的一种次要检测手段日益转变成一种首要的生物学核酸检测技术,已广泛应用于染色体数目异常、缺失、易位等所致疾病的诊断。荧光原位杂交技术采用荧光标记的 DNA 探针,探针与样本 DNA 杂交后,根据探针与被检测样本中 DNA 序列的互补性,在荧光显微镜下检测荧光信号而得出结果。与传统的产前细胞遗传学诊断方法相比,荧光原位杂交技术具有简便快速、检测成功率高等特点,可以在获取标本后 24~48 小时出结果,比以往所需的时间明显缩短。

(二)分子遗传学

染色体微阵列分析(chromosome microarray analysis,CMA)技术又被称为"分子核型分析",在全基因组水平进行脱氧核糖核酸杂交检测,能够发现 50~100kb 的缺失和重复[9]。微阵列比较基因组杂交(array-CGH)是提取样本中基因组 DNA,采用基因芯片杂交技术,将芯片杂交扫描结果进行生物信息学分析,以发现受检者染色体上存在的重复/缺失来检测染色体畸变。array-CGH

作为一种高分辨率、高通量、高效率的全基因组筛查方法,将染色体病的诊断提高到亚显微甚至基因水平上。很多病例超声提示胎儿结构异常,而常规 G 显带染色体检查正常。采用 array-CGH 可以从分子遗传的层面发现胎儿异常的原因,为临床分析基因型与表型的关系提供科学依据,并对相关功能基因进行定位和研究。近年来,该技术在筛查胎儿基因病方面起到重要作用,还可应用于单细胞植入前遗传学筛查(preimplantation genetic screening,PGS)。基因组拷贝数变异测序(copy number variation sequencing,CNV-seq)是对样本 DNA 进行低深度全基因组测序,可以检测 100kb 以上的微小缺失和重复,和 CMA 一样具有高分辨率,自动化程度高等优势,在产前遗传性疾病诊断中应用越来越广泛[3]。CMA 和 CNV-seq 不需细胞培养,不需要活的细胞,可以对任何类型的胎儿/胎盘组织或羊水进行基因检测,是死胎或死产胎儿基因检测的最佳方法。核型分析联合分子诊断正逐渐成为产前诊断的最佳选择,尤其是超声软指标异常者。

(三)全外显子组测序

以高通量基因测序(nest generation sequencing,NGS)技术为基础,可以进行全基因组测序(whole-genome sequencing,WGS)和全外显子组测序(whole exome sequencing,WES)。WGS 采用 NGS 技术分析整个基因组,包括非编码区(内含子)和编码区(外显子),但检测和分析耗时长、费用昂贵。由于内含子为非编码基因片段,因此人们将重点放在检查基因组编码区(外显子)进行 WES。WES 的检测目标是约 22 000 个蛋白质的编码基因,只占基因组序列的 1%~2%,涵盖 85% 的孟德尔遗传病致病位点,所以 WES 应用更广泛。近年来国内外学者对 WES 技术在产前诊断中的应用进行了研究探索,发现 WES 比 CMA 能多检测出 8.5% 的致病性遗传变异,有助于发现更多胎儿结构异常的病因,可以更准确地预测胎儿预后和再次妊娠的复发风险[10]。但鉴于目前 WES 存在出报告时间长(8~12 周)、费用昂贵、临床意义不明变异(variants of unknown significance,VOUS)和偶然发现基因突变的伦理问题,不建议将 WES 作为常规产前诊断方法推广应用,胎儿结构畸形及有复杂不良生育史的病例,应在做完核型和 CMA 或 CNV-seq 后结果为阴性的情况下,才会建议进一步做 WES 检测,并且检测前还需要向孕妇说明 WES 检测后也可能无法明确致病原因[11]。

四、孕妇血液学检查在产前诊断中的应用

(一)唐氏综合征的产前母血筛查

20 世纪 70 年代后期,英国学者在应用甲胎蛋白(AFP)产前筛查 NTD 的过程中发现怀有唐氏综合征胎儿的孕妇血清中 AFP 浓度下降。到 80 年代后期,Wald 等发现妊娠早、中期孕妇血清中多种生化指标改变与胎儿唐氏综合征有关,目前最为确定的指标有四个:妊娠相关血浆蛋白 A(pregnancy associated plasma protein-A,PAPP-A)、AFP、游离雌三醇(uE$_3$)、hCG(或游离 βhCG)。在唐氏综合征胎儿母亲血清妊娠相关蛋白 A、AFP 和 uE$_3$ 浓度与相同孕周的中位数值比较明显降低,而血清 hCG(或游离 β-hCG)浓度明显增高。当前世界各国普遍应用妊娠相关蛋白 A+游离 β-hCG 结合孕妇年龄作为妊娠早期筛查唐氏综合征的指标;而应用 AFP+hCG(或游离 β-hCG),加或不加 uE$_3$ 结合孕妇年龄作为妊娠中期唐氏综合征的产前筛查。据报道通过筛查和风险率的评估,假阳性率为 5% 时,有 60%~70% 的唐氏综合征胎儿被检出。

(二)无创性产前筛查

Herzenberg 于 20 世纪 70 年代首先应用母亲和胎儿 HLA 抗原的不同从母亲血液中分离胚胎细胞。此后,大量的资料证实,胚胎细胞能经胎盘屏障转移到孕妇的血循环中,提示可以利用孕妇外周血提取胚胎细胞进行产前遗传性疾病的诊断。卢煜明在 1997 年就发现了孕妇外周血中存在游离的胎儿 DNA,并发展出了一套新技术来准确分析和度量母亲血浆内的胎儿 DNA,被誉为"无创 DNA 产前检测"的奠基人[12]。作为一种对胎儿染色体非整倍体筛查手段,无创产前 DNA 测试,使用来自孕妇血浆的无细胞胎儿 DNA 进行检测。这些 DNA 学术上也被称为循环游离胎儿 DNA,浓度 3%~13%,被认为主要来自胎盘,并在分娩后数小时内从母体血液中清除。无创产前 DNA 分析已在临床上用于胎儿非整倍体风险检测。2009 年以来,高通量测序技术的突破使胎儿染色体非整倍体的无创性产前诊断逐渐走向临床。目前,该技术对常见的 21 三体和 18 三体有较高的检出率,假阴性率很低,基本可以满足临床需求,是产前诊断里程碑式的突破。2012 年 11 月 20 日,美国妇产科学会与美国母胎医学会共同发表委员会指导意见:按照适应

证,可推荐无创 DNA 产前检测作为非整倍体高危人群的初筛检测。2016 年,国家卫生和计划生育委员会发布了《高通量基因测序产前筛查与诊断技术规范(试行)》,规范 NIPT 的临床应用。最近一些医疗机构开始探索 NIPT-plus 的临床应用,在产前筛查上述常见染色体病的基础上,增加了数十种基因组拷贝数变异以及其他常染色体非整倍体的产前筛查,进一步拓展了 NIPT 的适用领域。

五、胎教对胎儿的影响

怀孕以后,不但要加强孕妇的营养,设法避免孕妇罹受感染、避免烟酒及某些药物,还要重视胎教,使胎儿处在宁静、优美和最适宜的环境中,尽量地生长发育。胎儿是一个充满活力的个体,能对常听音乐,母亲腹部的抚摸,甚至对经常母子"对话",发生有益的反响。孕妇要心平气和,心情舒畅,控制情绪激动至最低限度,并且多听好音乐,多看好故事,好图景,多散步和多做轻度劳动,使胎儿得到良好影响。

(阮焱)

参考文献

［1］ 李广镰,张开滋,Tsung OCheng MD. 心血管遗传病学. 北京:中国协和医科大学、北京医科大学联合出版社,1994.

［2］ 严仁英. 实用优生学. 2 版. 北京:人民卫生出版社,1998.

［3］ 银益飞,朱宝生. 产前诊断实验室检测技术的规范应用. 实用妇产科杂志,2020,36(3):166-170.

［4］ MARKI. EVANS, MARKP. JOHNSON, YUVAL YARON, et al. 产前诊断. 段涛,胡娅莉,吕时铭,译. 北京:人民卫生出版社,2010.

［5］ D. K. JAMES, P. J. STEER, C. P. WEINER, et al. 高危妊娠. 段涛,杨慧霞,译. 北京:人民卫生出版社,2008.

［6］ B. Benacerraf. Ultrasound of fetal syndrome. Churchill Livistone. N. Y. 1998.

［7］ A. MILUNSKY. Genetic disorders and the fetus:Diagnosis,Prevention,and Treatment. 2nd ed. Plenum publishing corporation. N. Y. 1986.

［8］ HERSHEY, DOUGLAS W. Fetal imaging:executive summary of a joint Eunice Kennedy Shriver National Institute of Child Health and Human Development,Society for Maternal-fetal Medicine,American Institute of Ultrasound in Medicine,American College of Obstetricians. J Ultrasound Med:2014 May,33(5):745-757.

［9］ 吴星,胡娅莉. 分子核型分析与产前诊断. 中华围产医学杂志,2012,15:51-55.

［10］ 朱湘玉,胡娅莉,李洁. 国际产前诊断学会、母胎医学会和围产期质量基金会关于使用全基因组测序进行胎儿诊断的联合立场声明的解读. 中华妇产科杂志,2019,54(9):645-648.

［11］ 刘洪倩,刘俊涛,邬玲仟. 低深度全基因组测序技术在产前诊断中的应用专家共识. 中国遗传学杂志,2019,36(4):293-296.

［12］ W. L. MARTIN, L. G. DURRANT, D. T. Y. LIU. Non-invasive fetal cell isolation from maternal blood:Review. Bri J. Obstet & Gynecol. 1998,105:576.

8 第八章
药物治疗与麻醉

第 1 节　儿科药物治疗概述

　　药物疗法是防治疾病综合措施中的一个重要组成部分,但药物在治疗疾病的同时,对人体也可能产生不良的作用,甚至可能是某些疾病的病源。人体对药物的反应如敏感性或耐受性可能因体质、年龄的不同而各异。因此,使用药物必须了解该药的药理作用、作用机制、药代动力学特性,掌握其适应证、不良反应及禁忌证等。药物选择时要权衡疗效与副作用,考虑使用方便、经济性等各方面因素;对婴幼儿用药更要审慎。以下就儿科用药特点、药物剂量计算法及给药方法等分别叙述。

一、儿科药物疗法的特点

　　儿童的解剖、生理和生化功能,尤其是肝、肾、神经和内分泌功能与成人差异很大,药效学和药动学有其自身规律。而且由于儿童处于生长发育阶段,各年龄段体内的生理病理过程有所不同,同一药物在儿童体内的吸收、分布、代谢及排泄过程不仅与成人不同,而且在儿童各年龄阶段也有所不同。儿童在疾病发生的种类、临床表现及预后与成人不尽相同。总之,儿童用药具有特异性,要考虑以下特点。

　　1. 小儿体液占体重的比例较成人大,水盐转换率较成人快,但对水及电解质代谢的调节功能较差,易致失衡,对影响水盐代谢或酸碱代谢的药物较成人更敏感。如,儿童在应用利尿剂后极易产生低钠血症或低钾血症。

　　2. 小儿处于生长发育时期,其消化系统、血液系统、神经系统,以及肝、肾功能等发育不完善,特别是新生儿及早产儿的肝、肾功能和某些酶系统尚未成熟,用药不当常可致不良反应甚至中毒。对一些在肝内生物转化的药物尤其敏感,如氯霉素易致"灰婴综合征"。有些药物对某种体质异常的小儿可引起特异反应。

　　3. 小儿处在快速生长发育中,易发生营养紊乱性疾病。这些病可能影响机体抵抗微生物的能力和对药物代谢耐受能力。

　　4. 小儿年龄不同,发育营养状况也不同,不能一概以成人剂量的几分之几计算,除了要尽量按体重或体表面积计量外,还必须充分考虑其生理特点。

　　5. 用药依从性对药物疗效的影响在儿童阶段更加明显。药物剂型规格的选择在满足病情需要的基础上,应充分考虑儿童的用药依从性。比如口服药物应尽量选择液体制剂或具有灵活性的固体制剂,如颗粒剂、分散片等。

二、儿科药物剂量的计算

　　小儿用药剂量一直是儿科临床工作中既重要又复杂的问题。处于生长发育阶段的儿童,特别是新生儿,无论在生理方面还是药物代谢水平上,均与成人存在较大的差异。由于药物清除率较低,药物中毒的风险更大,因此儿童用药剂量更需准确。用药剂量应按药品说明书推荐的儿童剂量(每千克或每平方米用药),根据儿童体重或体表面积计算。如果药品说明书中儿童剂量没有确定,医师应参考国内外相关诊疗指南或从儿科权威书籍中寻求建议。或者参考成人剂量,根据儿童年龄、体重、体表面积进行推算,目前多采用后两者。具体计算方法如下:

1. 根据小儿体重计算

　　(1) 根据药品说明书推荐的儿童剂量按儿童体重计算

$$儿童每次(或每日)剂量=儿童体重(kg)×每次(或每日)药量/kg$$

此方法方便、实用,为临床常用的最基本的计算方法。

　　(2) 根据成人剂量按体重计算

$$儿童剂量=成人剂量×儿童体重(kg)/70kg$$

此方法简单易记,但仅用于药品说明书中未提供儿童剂量时,且对年幼儿剂量偏小,而对年长儿,特别是体重过大儿,剂量偏大。因此,计算剂量时应同时考虑年龄因素,并根据临床经验作适当增减。

　　(3) 若不知患儿准确体重,实际称量又有困难,可按下列公式推算

$$1{\sim}6个月儿童体重(kg)=3\ 或出生时体重(kg)+月龄×0.6$$

$$7{\sim}12个月儿童体重(kg)=3\ 或出生时体重(kg)+月龄×0.5$$

$$1岁以上儿童体重(kg)=年龄×2+7(kg)\ 或+8$$

注意:用本法推算的儿童体重应视儿童营养状况适当增减。如某些药物要求计算准确,或由于营养问题致体重与年龄不相符时,则需称量实际体重。

2. 根据体表面积计算 由于很多生理过程(如基础代谢、肾小球滤过率等)与体表面积的关系比与体重、年龄更为密切,因此按体表面积计算剂量最为科学、合理,适用于各个年龄段,即无论任何年龄,其每平方米体表面积的用药剂量是相同的。但以体表面积计算剂量比较烦琐,临床使用不便,主要适用于安全范围窄,毒性较大的药物,如抗肿瘤药、激素等。体表面积推算方法有两种:

(1)根据某几个体重算出应有的体表面积:以体重为横坐标,体表面积为纵坐标,画一曲线(图8-1),由此曲线可得出任何体重应得的体表面积值。

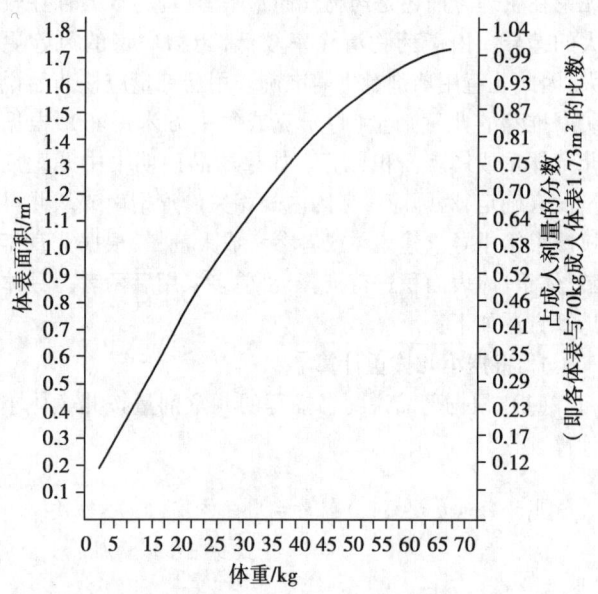

图 8-1 体重与体表关系和各体表与70kg成人体表的比较

用法举例:体重 15kg 小儿,根据此曲线,体表约为 0.6m²,其用药量约为成人的 0.35。将成人剂量×0.35 即得 15kg 小儿的剂量。

(2)根据体重计算体表面积(BSA):体重低于 30kg 的儿童 BSA(m²)= 0.035(m²/kg)×体重(kg)+0.1(m²)。

体重在 30~50kg 者,则不用以上公式,在 30kg 体重的 BSA = 1.15m² 的基础上,按体重每增加 5kg,BSA 增加 0.1m²,如下列数字依次递增:

体重	体表面积
35kg	1.2m²
40kg	1.3m²
45kg	1.4m²
50kg	1.5m²

当药品说明书按体表面积已推荐儿童剂量时,儿童剂量=儿童体表面积(m²)×剂量/m²。

当药品说明书未按体表面积推荐儿童剂量时,如果仅知成人剂量,可根据体表面积的比例计算出各年龄儿童的记录。以下列公式计算:

$$儿童剂量 = 成人剂量×儿童体表面积(m²)/$$
$$成人体表面积(1.73m²)$$

也可用:小儿剂量 = 成人剂量×(小儿体重(kg)+3)×2/100(由上列公式推算来)但体重在 30kg 以上者则不加 3,即以上公式改为成人剂量×小儿体重×2/100。

例如:氯苯那敏成人剂量一般为 4mg,一个体重 10kg 小儿应用时则为 4×0.45(10kg 体重的体表面积)/1.73(70kg 体重的体表面积)= 1mg 或 4×(10+3)×2/100 = 1mg。

以上的药物计算方法各有缺点,在实际工作中,药物有效剂量受各种因素的影响,且儿童年龄不同,肝、肾功能状况均不同,对各种药物的吸收、代谢及排泄亦各不相同,因此不能机械地用一种公式来决定给药剂量。还需斟酌具体情况,根据临床经验作出具体决定。

三、给药途径及方法

给药途径关系到药物的吸收分布及发挥作用的快慢、持续时间,还关系到患儿的用药依从性。应根据患儿的病情采用不同的给药途径。

1. 口服 对于婴幼儿患者,可选择液体药物或将药物制成水剂或乳剂,非肠溶、非缓控释的药片也可研成细小粉末后临时混入水(视具体药物,也可混入奶、软性食物)中喂服。3 岁以上的小儿可训练其吞咽药片。如果患儿处于昏迷状态,不能咽食或拒绝服药而又无法注射时,可由鼻饲胃管滴入或输入。唯对年长儿应用胃管输入法时,须特别慎重,以防在患儿烦恼或挣扎拒服时药物入肺,尤以油类药物最易吸入肺内,应尽量避免。

2. 注射给药 以下几种情况可用注射给药:①病情严重的患儿需要速效药物时;②昏迷或呕吐不能服药时;③患消化道疾病不易吸收药物时。采取注射给药法时,注射途径有皮下、肌内和静脉注射。抽取注射溶液前须反复查看标签是否为所需的药品,加强审查药物标签及核对剂量。

3. 舌下给药及直肠给药 舌下给药时由血流丰富

的颊黏膜吸收,直接进入全身循环,可在很大程度上避免肝脏的首过消除。直肠给药时药物可通过淋巴系统和直肠上、中、下静脉进入体循环;其中,经淋巴系统和直肠中、下静脉吸收的药物(通过下腔静脉直接进入体循环)能避开首过消除。

4. 雾化吸入 雾化吸入疗法适用于呼吸道疾患,首选适应证是阻塞性气道疾病,尤其是哮喘急性发作。目前主要的小容量雾化吸入装置为射流雾化器、超声雾化器和滤网式雾化器三种,三者各有优缺点;其中射流雾化器在临床中更为常用,可用压缩空气或连续氧气气流[1]。雾化颗粒直径对药物沉积位置有直接影响,有效雾化颗粒直径应在 $0.5 \sim 10\mu m$。其中粒径 $5 \sim 10\mu m$ 的雾粒主要沉积于口咽部,粒径 $3 \sim 5\mu m$ 的雾粒主要沉积于肺部,粒径 $<3\mu m$ 的雾粒 $50\% \sim 60\%$ 沉积于肺泡。目前临床最常用的雾化吸入药物为糖皮质激素,其次为 β_2 受体激动剂、抗胆碱能药物、黏液溶解剂。布地奈德、丙酸氟替卡松、丙酸倍氯米松是常用的雾化吸入糖皮质激素。对呼吸道刺激性较强的药物不宜作雾化吸入,油性制剂也不能以吸入方式给药,以免引起脂质性肺炎;非雾化吸入制剂不推荐雾化吸入使用,因为无法达到有效雾化颗粒要求,且可能存在辅料诱发哮喘发作的风险。

儿童用药应合理选择给药途径:能口服给药的,不选用注射给药;能肌内注射给药的,不选用静脉注射或静脉滴注给药。必须选用静脉注射或滴注给药的应加强监测。另外,肌内注射较大量或刺激性强的药物,应注意注射部位,由臀大肌的外上方注入,必须使针头偏向外侧以免药物刺激坐骨神经或触及其边缘而发生感觉障碍、足下垂或更大范围的瘫痪。特别对瘦弱的婴儿更应警惕坐骨神经受损,而致长期的下肢瘫痪。

四、儿童药物不良反应

药物不良反应(adverse drug reaction,ADR)是指合格药品在正常用法、用量下出现的与用药目的无关或意外的有害反应。近年来,ADR 给儿童健康和生命安全带来的危害正日益受到人们的关注。

1. 药物不良反应分类 药物不良反应的发生机制是比较复杂的,一般分为 A、B、C 三型。

(1) A 型不良反应:是由于药物的药理作用所致,特点是可以预测,发生率高,死亡率低。反应的发生与剂量有关,停药或减量后症状很快减轻或消失。

(2) B 型不良反应:是与药物的正常药理作用完全无关的一种异常反应。特点是一般很难预测,常规毒理学筛选不能发现,发生率低,死亡率高。进一步分类为遗传药理学不良反应和变态反应。

(3) C 型不良反应:有些不良反应难以简单地归于 A 型或 B 型,有学者提出为 C 型不良反应。C 型不良反应的特点有背景发生率高、非特异性(指药物)、没有明确的时间关系、潜伏期较长、不可重现,有些发生机制尚在探讨中。例如妇女妊娠期服用己烯雌酚,子代女婴至青春期后患阴道腺癌。

2. 儿童 ADR 发生率高 根据 2006 年参加国家药品不良反应监测的儿童医院报告的相关资料显示,儿童用药不良反应发生率达 12.9%,其中新生儿可达 24.4%,而成人仅为 6.9%。导致儿童 ADR 发生率高的一个重要原因是由于儿童生理病理的特点导致儿童对某些药物的耐受较成人差。如婴幼儿血脑屏障不完善,镇静剂、麻醉剂、吗啡类药物等容易透过血脑屏障,进入中枢神经系统,可能导致呼吸中枢抑制;再如新生儿肝肾功能极度不成熟,尤其是早产儿血浆蛋白亲和力低、红细胞缺乏葡萄糖-6-磷酸脱氢酶(G-6-PD)和谷胱甘肽还原酶,应用对乙酰氨基酚、磺胺类药物、过量维生素 K_3 等可引起高胆红素血症和胆红素脑病。

儿童 ADR 发生率高的另一个重要原因是儿童用药信息缺乏。近年来我国多家医院对本院药品说明书各项目中儿童用药信息的调查显示,用于儿童的药品有约 50%缺乏儿童用药信息。首都医科大学附属北京儿童医院在 2011 年承担的卫生部委托课题"儿童用药现状调查与分析"中,发表的《我国儿童常用药品现状分析》一文结果显示,纳入调查的 1 098 种药品,其说明书中提供有儿童用法用量等信息的仅 500 种药品。由于儿童用药信息缺乏,导致大部分药物在缺乏儿童药代动力学数据和多中心验证资料的情况下在广大儿童群体中"试用",这意味着患儿、医生同时承担着巨大风险。

3. 儿童 ADR 防治 为减少药物不良反应的发生,儿科用药要考虑下列几点:

(1) 根据儿童疾病特点,合理选药:儿童用药除需全面了解所用药物及患儿的情况外,还必须熟悉儿科用药的药物选择、药物适应证、药代动力学、药效学、给药方法、剂量计算、药品不良反应及儿童禁用、慎用的药物等方面的知识,以期获得最好的治疗效果,尽可能地避免或减少不良反应和药源性疾病。如需联合用药时,还应熟悉有关药物相互作用。

(2)严格掌握用药剂量,并根据具体情况进行调整:药物剂量应随儿童年龄、体重、体表面积及病情不同而变化,不能将儿童视为缩小的成人,按照成人剂量进行简单换算,而应该根据儿童的生理特点和药物在儿童体内的代谢动力学特点,确定用药剂量和用药间隔。多数药物的代谢受到患儿肝肾功能的影响,加之儿童期个体肝肾功能不成熟,因此要密切关注患儿的肝肾功能,必要时要调整用药剂量。对于一些个体差异大、治疗窗比较窄的药物应在血药浓度监测下使用。

(3)根据儿童不同年龄段特点,选择合适的剂型和给药途径:药物剂型和给药途径不仅影响药物吸收,而且关系到药物分布和发挥作用的快慢、强弱及作用时间的长短。应根据儿童各生长发育阶段的生理特点和病情需要、用药目的以及药物本身的性质,选择适当的给药途径。

遵循能不用药就不用,能少用就不多用,能口服不肌内注射、能肌内注射不静脉输注的用药原则,以减少药物不良反应的发生。重症、急症或有呕吐者多用注射剂,尤其是新生儿静脉给药可直接进入血液循环,是治疗危重症较可靠的给药途径。

(4)密切观察药物疗效和不良反应:由于年幼儿童不具备语言表达能力或表达能力差,治疗时应密切观察药物疗效和不良反应。如,6岁以下小儿使用氨基糖苷类药物,若剂量过大、疗程较长,可能导致听神经和前庭不可逆性损害,造成耳聋、眩晕和共济失调,而且表现隐匿,不易发现,需要特别关注。

发生不良反应的处理措施:临床治疗中,当怀疑是药物不良反应又不能确定时,如果病情允许,最可靠的方法是首先停用可疑药物,这样可以及时中止致病药物对机体的继续损害,并有助于诊断。停药后临床症状消失或减轻,提示药物不良反应可能性大。当确诊或疑为药源性疾病时,应积极采取措施挽救。一般来说,属于 A 型不良反应的处理,可以通过调整药量、用另一种药理作用相似的药物替代或加用具有拮抗作用的药物。B 型不良反应必须停药,必要时应立即去医院就诊。此外,以下措施可供参考:

1)加强排泄,延缓吸收:对于一些与剂量相关的药源性疾病的治疗,可通过利尿、导泻、洗胃、催吐、口服

碳片吸附以及血液透析等方法加速药物的排泄,延缓和减少吸收。

2)使用拮抗药:利用药物的相互拮抗作用来降低药理活性,减轻药物不良反应。如鱼精蛋白能与肝素结合使之失去抗凝活性,可用于肝素过量引起的出血。

3)对症处理:如对过敏性皮肤损害可对症局部用药,缓解瘙痒症状;对恶心、呕吐等消化道反应可给予止吐剂和胃黏膜保护剂治疗;对药物热可用解热镇痛药治疗等。但要注意的是,有不少患者可能对多种药物敏感。因此,在进一步治疗和选择药物时,应尽量简化治疗,避免重复使用同类药物而加重已经发生的不良反应,保证儿童用药安全。

五、肝肾功能不全的患儿用药

1. **肝功能不全的患儿用药** 肝脏是人体最大的实质性脏器和消化腺体,具有多种重要的生理功能,其中以代谢功能为主。药物在体内代谢的主要场所是肝脏,而新生儿、婴幼儿肝药酶系统发育不成熟,各种酶活性低,使代谢减慢,易致药物在体内蓄积中毒。

肝脏严重损害时,会引起明显的水、电解质、糖、蛋白质等物质代谢障碍,生物转化功能异常,解毒功能减退,胆汁分泌和排泄障碍,以及由于血流改变造成药物的吸收、分布、代谢、排泄等药动学变化。口服药物在吸收时,肝脏会发生"首过"效应,肝功能受到损害会导致首过消除减少,肝细胞对药物的提取率下降,代谢减少,药物清除半衰期延长,造成药物生物利用率增加,药效增强、药物蓄积,进而增加药物的肝毒性[2]。因此肝功能受损的患儿在使用具有肝毒性的药物时应谨慎,详见数字资源 8-1。

数字资源 8-1 肝损伤患儿慎用的药物

(1)肝功能不全患儿的用药原则:①明确诊断,确定用药目的,合理选药,精简用药。②尽可能地选择不经肝脏代谢和对肝脏毒性小的药物。③避免选用需经肝脏代谢活化的前体药物(如避免使用泼尼松,直接选

用有活性的泼尼松龙）。④禁用或慎用可诱发肝性脑病的药物。肝性脑病及其前期对镇静药和麻醉药十分敏感，往往会引起深度中枢抑制。⑤初始治疗宜小剂量，可延长给药间隔，避免长期服用。⑥必要时可进行血药浓度监测，做到给药方案个体化。⑦定期检查肝功能，及时调整治疗方案。

（2）肝功能不全患儿抗菌药物的选择[3]：肝功能减退时，抗菌药物的选用及剂量调整需要考虑肝功能减退对该类药物体内过程的影响程度，以及肝功能减退时该类药物及其代谢物发生毒性反应的可能性。根据现有资料，肝功能减退时抗菌药物的应用有以下几种情况，见表 8-1。①药物主要由肾排泄，肝功能减退者不需调整剂量。②药物经肝、肾两个途径清除，肝功能减退者药物清除减少，血药浓度升高，同时伴有肾功能减退的患者血药浓度升高尤为明显，但药物本身的毒性不大。严重肝病患者，尤其肝、肾功能同时减退的患者在使用此类药物时需减量应用[4]。③药物主要由肝脏清除，肝功能减退时清除明显减少，但并无明显毒性反应发生，肝病时仍可正常应用，但需谨慎，必要时减量给药，治疗过程中需严密监测肝功能。④药物主要经肝脏或有相当量经肝脏清除或代谢，肝功能减退时清除减少，并可导致毒性反应的发生，肝功能减退患者应避免使用。

表 8-1　肝功能减退患儿抗菌药物的应用

肝功能减退时的应用	抗菌药物
按原治疗量应用	青霉素 G、头孢唑啉、头孢他啶、庆大霉素、妥布霉素、阿米卡星、其他氨基糖苷类、万古霉素、去甲万古霉素、多黏菌素类、达托霉素*、利奈唑胺*、米卡芬净
严重肝病时减量慎用	哌拉西林、美洛西林、羧苄西林、阿洛西林、头孢噻吩、头孢曲松、头孢哌酮、头孢噻肟、替加环素、甲硝唑、伊曲康唑、伏立康唑*、卡泊芬净*
肝病时减量慎用	红霉素、异烟肼#、克林霉素、林可霉素
肝病时避免应用	红霉素酯化物、两性霉素 B、磺胺药、四环素、氯霉素、咪康唑、利福平

注：* 在严重肝功能不全者中的应用目前尚无资料；# 活动性肝病时避免应用。

2. 肾功能不全的患儿用药

（1）肾功能不全时药代动力学的特点：肾脏是药物排泄的主要器官，也是药物代谢的器官之一。肾功能不全时，药物在体内的药代动力学过程会发生一系列变化。①对吸收的影响：肾功能不全有许多因素，如胃肠道功能紊乱、某些治疗肾功能不全的药物等可影响药物的吸收速率与吸收程度。②对分布过程的影响：药物在体内的分布主要用表观分布容积来表示，可根据体内药物含量除以血药浓度计算得出，主要受药物的脂溶性和蛋白结合率的影响。蛋白结合率大或水溶性药物的分布容积较小，而脂溶性药物的分布容积较大。肾功能不全时许多因素如水肿、腹水等可增加药物的表观分布容积，导致血药浓度降低，但同时药物的蛋白结合率下降，游离药物浓度增加，故临床上很难判断肾功能衰竭对药物分布影响的结果。③对生物转化的影响：肾皮质内也有活性微粒体氧化酶系统参与药物的生物转化。肾功能不全时，药物的还原和水解反应速率减慢，生物转化效率降低。除此之外，肾功能不全还会通过药物的蛋白结合率而影响药物在肝脏的代谢。④对排泄的影响：和前面三个环节相比，肾脏对排泄的影响非常显著。除部分药物经肝胆系统清除外，绝大多数药物主要以原形或代谢产物的形式通过肾脏排泄。肾功能减退时，药物的排泄减慢，血药浓度升高。

因此，对肾功能受损的患儿进行药物治疗时应谨慎选药（详见数字资源 8-2），必要时调整给药剂量和疗程。

数字资源 8-2　肾病患儿慎用的药物

（2）肾功能不全患儿的用药原则：①明确诊断、合理选药。②避免或减少使用对肾脏毒性大的药物，应选用无肾脏毒性或肾毒性较小的药物。③注意药物相互作用，特别应避免肾毒性的药物合用。④肾功能不全而肝功能正常者可选用具有双通道排泄的药物。⑤根据肾功能情况调整用药剂量和给药间隔时间，必要时进行血药浓度监测，设计个体化给药方案。

（3）肾功能不全患儿抗菌药物的选择[3]：基本原则为——尽量避免使用肾毒性抗菌药物，确有应用指征时，严密监测肾功能情况；根据感染的严重程度、病原菌种类及药敏试验结果等选用无肾毒性或肾毒性较低的抗菌药物；使用主要经肾排泄的药物，须根据患者肾功能减退程度以及抗菌药物在体内清除途径调整给药剂量及方法。

常用的抗菌药物中有以下几种情况，详见表8-2。

表8-2　肾功能减退患儿抗菌药物的应用

肾功能减退时的应用	抗菌药物
按原治疗量应用	阿奇霉素、头孢哌酮、利福喷丁、卡泊芬净、替硝唑、多西环素、头孢曲松、利福布汀、米卡芬净、乙胺嘧啶、米诺环素、利福昔明、伏立康唑口服制剂、克林霉素、利奈唑胺、伊曲康唑口服液、氯霉素、替加环素、萘夫西林
轻、中度肾功能减退时按原治疗剂量，重度肾功能减退时减量应用	红霉素、美洛西林、氨苄西林/舒巴坦[a]、利福平、克拉霉素、哌拉西林、阿莫西林/克拉维酸[a]、甲硝唑、乙胺丁醇、苯唑西林、哌拉西林/他唑巴坦[5][a]、达托霉素[a]、吡嗪酰胺、氨苄西林、头孢哌酮/舒巴坦[a]、氟康唑[a]、氟胞嘧啶[a]、阿莫西林
轻、中、重度肾功能减退时均需减量应用	青霉素、头孢氨苄、头孢唑肟、亚胺培南、磺胺甲噁唑、羧苄西林、头孢拉定、头孢噻肟、美罗培南、甲氧苄啶、替卡西林、头孢呋辛、头孢吡肟、厄他培南、阿洛西林、头孢孟多、拉氧头孢、头孢噻吩、头孢西丁、替卡西林/克拉维酸、头孢唑啉、头孢他啶、氨曲南
避免应用，确有指征应用时需在治疗药物浓度监测下或按内生肌酐清除率调整给药剂量	庆大霉素、链霉素、万古霉素、两性霉素B去氧胆酸盐[b]、妥布霉素、其他氨基糖苷类、去甲万古霉素、伊曲康唑静脉注射液[b,c]、奈替米星、替考拉宁、伏立康唑静脉注射液[d]、阿米卡星、多黏菌素B、卡那霉素、多黏菌素E
不宜应用	四环素、呋喃妥因

注：[a]轻度肾功能减退时按原治疗量，只有严重肾功能减退者需减量；[b]该药有明显肾毒性，虽肾功能减退者不需调整剂量，但可加重肾损害。[c]非肾毒性药，因静脉制剂中赋形剂（环糊精）蓄积，当内生肌酐清除率（Ccr）<30ml/min时避免应用或改口服。[d]非肾毒性药，因静脉制剂中赋形剂（环糊精）蓄积，当内生肌酐清除率（Ccr）<50ml/min时避免应用或改口服。

（4）肾功能不全患儿的药物剂量调整：肾功能不全者应按肾功能损害的程度调整用药剂量，并按药物成分由肾脏的排泄率（肾小球滤过率）来选择药物和剂量。除此之外肾脏替代疗法，无论是腹膜透析还是血液透析都可能对药物的排泄产生影响，且影响因素多而复杂。所以，透析患者使用药物前应了解药物是否会被透析清除。药物用量的调整方法包括减少药物剂量、延长用药时间或两者同时采用，一些常用药物在肾功能不全时的剂量调整可参考美国医师协会《肾衰处方手册（第五版）》（*Drug Prescribing in Renal Failure：Dosing Guidelines for Adults and Children. 5th*）。

（王晓玲）

参考文献

［1］中华医学会临床药学分会《雾化吸入疗法合理用药专家共识》编写组. 雾化吸入疗法合理用药专家共识（2019年版）. 医药导报,2019,38(2):135-145.

［2］董金玲. 肝功能不全与合理用药. 肝癌电子杂志,2015,3:40.

［3］抗菌药物临床应用指导原则. 北京:人民卫生出版社,2015.

［4］KYRIAKIDIS, IOANNIS MUNCHEN S, et al. "Clinical hepatotoxicity associated with antifungal agents." Expert opinion on drug safety vol. 2017, 16, (2):149-165.

［5］JOYCE, EMILY L, et al. "Piperacillin/Tazobactam and Antibiotic-Associated Acute Kidney Injury in Critically Ill Children." Journal of the American Society of Nephrology: JASN vol. 2019. 30(11):2243-2251.

第 2 节　解热镇痛抗炎药在儿科的应用

解热镇痛抗炎药是一类具有解热、镇痛作用的药物,这类药物大多还有抗炎、抗风湿的作用。由于这类药物的药学结构与同样具有抗炎作用的糖皮质激素的甾体结构不同,因此也被称为非甾体抗炎药(non-steroidal anti-inflammatory drugs,NSAIDs)。NSAIDs 在儿科临床广泛应用,尤其是用于发热的处理,以下关于药理作用、适应证、用法用量等内容将主要围绕这类药物在儿童发热中的应用进行阐述。目前国内外指南一致推荐儿童使用的退热药物是对乙酰氨基酚和布洛芬。

一、解热镇痛抗炎药的药理作用

解热镇痛抗炎药通过抑制环氧化酶(cycloxygenase,COX)活性而减少前列腺素(prostaglandin,PG)的生物合成而起解热、镇痛、抗炎作用[1];而 PG 可引起下丘脑体温调节中枢的体温调定点上调,增加局部痛觉感受器对缓激肽等致痛物质引起的痛觉敏感性,以及引起局部组织的血管扩张和组织水肿等炎症反应。当体温升高时,NSAIDs 通过使下丘脑体温调节中枢 PG 合成减少而下调体温调定点,进而使机体产热减少,周围血管扩张、出汗等散热增加,最终使升高的体温恢复到正常水平。NSAIDs 对正常的体温不会产生影响,作为镇痛药使用时无成瘾性、无镇静作用。对乙酰氨基酚和布洛芬,在儿童退热方面效果相当[2],但对乙酰氨基酚没有抗炎作用。

NSAIDs 的一些共同的不良反应亦与其药理作用有关。体内 COX 有两种同工异构酶,即 COX-1 和 COX-2。前者在胃(肠)壁、肾脏和血小板等皆有正常表达,具有保持该组织正常生理功能的作用;后者为诱导型,与机体的炎症反应等病理过程关系密切。包括布洛芬和对乙酰氨基酚在内的部分解热镇痛抗炎药由于对 COX 选择性不强,可因此出现普遍的胃肠道不良反应等。

二、解热镇痛抗炎药的适应证

对乙酰氨基酚和布洛芬可用于儿童普通感冒或流感等引起的发热,也用于缓解儿童轻至中度疼痛,如头痛、牙痛、神经痛、关节痛等;但对外伤性剧痛及内脏平滑肌绞痛无效。而且,这类药物仅能缓解症状,不能治疗引起疼痛、发热的病因,因此需注意同时对病因进行分析,必要时给予相应治疗,尤其以发热为主要症状的严重疾病要尽早识别,并开始针对病因的特异性治疗。

发热儿童是否需要药物退热应结合儿童的一般状况、基础疾病、不适程度和体温综合确定。药物退热的主要目标是减轻患儿因发热所致的不适,改善患儿舒适度,而非恢复正常体温[3]。发热是一种生理机制,有益于机体抗感染;但过高的体温可给患儿带来一系列不适,并增加机体代谢需求、心肺负荷。儿童在发热期间,除了经口摄入量减少之外,其活动、睡眠和行为等方面也可能受到不同程度的影响。对 0~5 岁儿童发热舒适度的评估可使用中文版《新生儿疼痛和不适量表》和 Wong-Baker 面部表情疼痛量表[4,5]。《新生儿疼痛和不适量表》包括 5 个维度,每个维度有 4 个行为描述,分别赋 0~3 分,0 分为无疼痛与不适,15 分为疼痛与不适最严重(详见数字资源 8-3)。Wong-Baker 面部表情疼痛量表是儿童常用的疼痛评估方法,可参考此量表从患儿面部表情看出高热对患儿的舒适程度影响。但不管是新生儿疼痛与不适量表还是 Wong—Baker 量表,达到多少分才能给予退热剂是目前尚未解决的问题。

数字资源 8-3　新生儿疼痛和不适量表(中文版)

我国 2016 版《中国 0 至 5 岁儿童病因不明急性发热诊断和处理若干问题循证指南》推荐:对 ≥2 月龄,肛温 ≥39.0℃(口温 38.5℃、腋温 38.2℃),或因发热出现了不舒适和情绪低落的发热儿童需要药物退热。对患有慢性疾病或病重、有重要脏器功能障碍者,如心力衰竭、呼吸衰竭等的儿童,发热可导致代谢率增高,加重脏器负担或损害,导致病情恶化,则应积极降温[3]。对使用退热药的患儿,要鼓励其适当的液体摄入。

由于对乙酰氨基酚经肝脏代谢、经肾排泄,且其中间代谢产物对肝脏有毒性,因此要格外注意重度肝、肾功能不全患儿禁用该药[1]。而布洛芬有加重肾脏损伤的可能性,严重者可导致肾小管、肾乳头坏死的风险,因此肾功能中度及以上异常或功能不全患儿禁用布洛芬[3]。

三、解热镇痛抗炎药的用法与用量

对乙酰氨基酚的剂量为口服每次 15mg/kg,不超过每次 0.6g,一日量不宜超过 2g;直肠给药时,1~6 岁儿童 0.125g/次或 0.15g/次,6 岁以上,0.3g/次。布洛芬的剂量为口服每次 10mg/kg,一日不能超过成人限量 2.4g;直肠给药时,1~3 岁儿童 50mg/次,3 岁以上,100mg/次[2,6]。对乙酰氨基酚两次用药的最短间隔时间为 6 小时,布洛芬两次用药的最短间隔 6~8 小时[2]。两药的特点见表 8-3[3]。需要强调的是,无论是否改变给药途径(口服转直肠给药,或直肠给药改口服),其用药间隔时间都需同样遵守。此外,对乙酰氨基酚和布洛芬均有相应的口服制剂和栓剂,需严格按药品说明书推荐的给药途径给药,不可随意改变其给药途径。

表 8-3 对乙酰氨基酚与布洛芬的特点

	对乙酰氨基酚	布洛芬
温度下降时间	1~2 小时	1~2 小时
起效时间	<1 小时*	<1 小时
达峰时间	3~4 小时	3~4 小时
作用持续时间	4~6 小时	6~8 小时
适用年龄	3 个月及以上	6 个月及以上
每次最大剂量	600mg 或 15mg/(kg·次)(以两者中较低剂量为准)	400mg 或 10mg/(kg·次)(以两者中较低剂量为准)
每日最大剂量	4g	2.4g 或 40mg/(kg·d)(以两者中较低剂量为准)

注:*退热药起效一般是 30~60 分钟内。

四、解热镇痛抗炎药的不良反应及注意事项

对乙酰氨基酚常规剂量下较少引起不良反应,偶见皮疹、荨麻疹、药物热及粒细胞减少;但长期大量用药会导致肝肾功能异常,甚至急性肝衰竭。此外,对乙酰氨基酚可能导致罕见严重的皮肤反应,包括致命的 Stevens-Johnson 综合征、中毒性表皮坏死松解症等。布洛芬引起的不良反应一般为轻度的肠胃不适,偶有皮疹、耳鸣、头痛等,严重可引起消化道出血,亦有布洛芬引起急性肾损伤的报道[7]。发生严重不良反应时应停药,并给予对症处理。对乙酰氨基酚和布洛芬用于儿童退热时还须注意以下几点:

1. 注意药物的相互作用(表 8-4)。

表 8-4 对乙酰氨基酚、布洛芬与其他药物的相互作用[3]

药品	相互作用
对乙酰氨基酚	与卡马西平、苯巴比妥、苯妥英、异烟肼合用增加肝毒性
	与利福平合用可能减弱退热效果
	长期大量与阿司匹林或其他 NSAIDs 合用可显著增加肾毒性的发生风险
	与华法林合用可以增加出血的风险
布洛芬	与其他 NSAIDs 合用可增加胃肠不良反应
	与抗凝药(如华法林)、抗血小板药(如阿司匹林)合用可增加出血风险
	与地高辛、甲氨蝶呤合用可升高这两种药物的血药浓度
	与环孢素合用可增加肾毒性
	与锂剂合用可升高锂的血药浓度
	与呋塞米合用可减弱呋塞米的排钠及降压作用,同时增加肾毒性
	与二甲双胍合用可增强降糖作用,可能出现低血糖风险

2. 不推荐对乙酰氨基酚与布洛芬交替使用或联合使用。使用解热镇痛药的首要目的是改善患儿的舒适度,而不是单纯降低体温,联合使用或交替使用并不能改善患儿舒适度并且可能增加药物副作用。

3. 解热镇痛抗炎单方制剂不要与复方感冒制剂联合使用,以免药物成分有相同而造成药物过量。

4. 注意药物的给药频次及单次剂量,不要过量使用。布洛芬过量没有特异的解救药只能对症处理。对乙酰氨基酚的解救药品为乙酰半胱氨酸。

5. 解热镇痛抗炎药不能预防热性惊厥的发生,只能减轻发热给患儿带来的不适。热性惊厥主要发生在体温上升期,与体温上升速度有关(快速上升更易发生惊厥),而与体温的高度无关。

6. 这些解热镇痛抗炎药基于安全性不推荐用于儿童退热:阿司匹林在儿童患病毒感染性疾病时使用,增加瑞氏综合征的风险。赖氨匹林为阿司匹林和赖氨酸复盐,16岁以下儿童使用可能发生瑞氏综合征,16岁以下儿童慎用,3个月以下婴儿禁用。尼美舒利可能会引起致命的胃肠道出血、溃疡和穿孔,严重心血管血栓性不良事件、心肌梗死,肝肾损伤等。安乃近是氨基比林和亚硫酸钠结合的化合物,氨基比林可能引起儿童造血系统、泌尿系统等严重伤害。

(胡利华)

参考文献

[1] 陈新谦,金有豫,汤光.陈新谦新编药物学.18版.北京:人民卫生出版社,2018.

[2] 罗双红,舒敏,温杨,等.中国0至5岁儿童病因不明急性发热诊断和处理若干问题循证指南(标准版).中国循证儿科杂志,2016,11(2):81-96.

[3] 国家呼吸系统疾病临床医学研究中心,中华医学会儿科学分会呼吸学组,中国医师协会呼吸医师分会儿科呼吸工作委员会,等.解热镇痛药在儿童发热对症治疗中的合理用药专家共识.中华实用儿科临床杂志,2020,35(3):161-169.

[4] 龚宗容,舒敏,万朝敏,等.中文版《新生儿疼痛和不适量表》在0至5岁儿童急性发热舒适度的信度和效度研究.中国循证儿科杂志,2015,10(5):328-331.

[5] 龚宗容,舒敏,万朝敏,等.Wong-Baker面部表情疼痛量表对0至5岁急性发热儿童舒适度评估的效果.中国循证儿科杂志,2015,10(6):401-404.

[6] 国家药典委员会.中华人民共和国药典临床用药须知.北京:人民卫生出版社,2015.

[7] MISURAC JM, KNODERER CA, LEISER JD, et al. Nonsteroidal anti-inflammatory drugs are an important cause of acute kidney injury in children. J Pediatr,2013,162(6):1153.

第3节　抗病原微生物药物在儿科的应用

抗病原微生物药物是指能杀灭或抑制引起人体感染的细菌、真菌、厌氧菌、支原体、衣原体等病原微生物的药物,包括化学合成或半合成、植物来源等,也包括由细菌、放线菌、真菌等微生物经培养而得到的具有杀菌或抑菌的活性产物[1](不包括病毒)。

抗病原微生物药物在治疗感染性疾病过程中,应注意药物与机体、病原微生物三者的辩证关系(图8-2);同时抗病原微生物药物在某些条件改变后病原微生物易产生抗药性而使药物药效降低或完全丧失出现中介或耐药,因此临床应用中应注意病原微生物耐药及其变迁的流程趋势合理选择与正确使用,避免治疗失败。

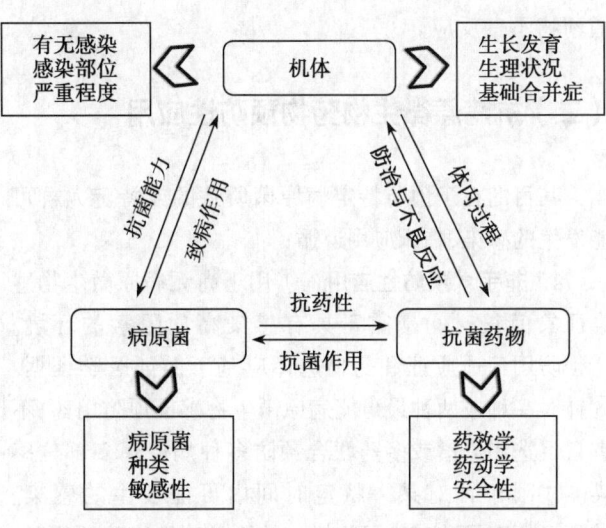

图8-2　机体、病原微生物、抗病原微生物药物三者关系示意图

一、抗病原微生物药物的合理使用

为了正确合理使用抗菌药,许多国家都制定了相应的指南来规范和指导临床合理应用。2015 年,原国家卫生和计划生育委员会制定了《抗菌药物临床应用指导原则》,从有无抗菌药物应用指征与选用品种及给药方案等方面制定系列的临床应用原则[2]:

(一)抗病原微生物药物治疗性应用基本原则

抗病原微生物药物治疗性应用包括:①诊断为细菌性感染。②尽早查明感染病原,病原种类及药物敏感试验结果。③经验治疗限于:在病原微生物感染临床诊断成立而未获知病原微生物及药敏结果前;或无法获取培养标本或无条件完成病原微生物培养分离及药敏等情况下,可根据患者的感染部位、感染性质、感染环境、是否合并其他基础疾病、既往抗病原微生物药物用药史等,并结合当地细菌耐药性监测信息推测可能的病原体,先给予抗菌药物经验治疗。待获知病原学检测及药敏结果后,综合评估及时调整用药方案;对培养结果阴性的患者,应根据经验治疗的效果和患者情况采取进一步治疗。④根据病原菌、感染部位、感染严重程度和患儿的生理、病理情况正确选择抗病原微生物药物。⑤根据抗病原微生物药物的药效学和药动学特性科学设计治疗方案。⑥抗病原微生物药物的联合使用应严格掌握联合用药指征,联合用药宜选具有协同或相加作用的药物联合,三种及以上药物联用仅适用于个别特殊情况,同时须注意联合用药后可能增加药物不良反应。

(二)抗病原微生物药物预防性应用

其目的在于预防特定病原菌所致的或特定人群可能发生的感染,临床应用遵循:

1. 非手术预防性应用 ①用于尚无病原微生物感染征象但长时间暴露于具有感染高危因素的环境。②预防用药适应证和药物选择应基于循证医学证据。③针对一种或两种最可能病原微生物感染预防用药,不宜盲目选用广谱或多药联合预防多种病原菌多部位感染。④限于针对某一特定时间内可能发生的感染。⑤积极纠正导致感染风险增加的原发疾病或基础状况,否则应再权衡利弊。⑥对于严重中性粒细胞缺乏(ANC ≤ 0.1×10^9/L)、实体器官移植、造血干细胞移植等易被感染的高危人群,其预防使用抗病原微生物药物指征与方案需结合相应的诊疗指南等进行。

2. 围手术期预防性应用 目的是预防手术部位感染,以及清洁-污染或污染手术后手术部位感染及术后可能发生的全身性感染。其预防性原则应根据手术切口类别、手术创伤程度、可能的污染病原微生物种类、手术持续时间、感染发生机率和严重程度、抗病原微生物药物耐药监测和经济学等维度,综合评估后定。

(三)抗病原微生物药物在特殊病理、生理状况患者中的临床应用

1. 肝、肾功能减退患者抗病原微生物药物的应用 需要考虑患者肝、肾功能状态对该抗病原微生物药物及其代谢物体内过程的影响程度、发生毒性反应的可能性(详见本章第 1 节)。

2. 新生儿抗病原微生物药物的应用 新生儿期一些重要器官发育尚未成熟,对药物的处置能力较婴幼儿及儿童期差异较大,应用抗病原微生物药物需注意:①新生儿尤其早产儿肝、肾均未发育成熟,肝代谢酶的产生不足或缺乏或活性不足,肾排泄功能较差,应避免应用主要经肾排泄的氨基糖苷类、万古霉素、去甲万古霉素等,以及主要经肝代谢的氯霉素等毒性大的抗菌药物,确有指征时需监测血药浓度,据此实施个体化给药。②新生儿期对于药理毒理相对安全的药物如青霉素类、头孢菌素类等 β-内酰胺类药物需根据 PK 特性调整方案,以避免体内蓄积导致过量中毒反应,尤其是注意中枢神经系统毒性反应。③新生儿期组织器官日益成熟,对药物的处置能力随日龄增长而变化,需按日龄调整给药方案。④新生儿期避免应用影响生长发育的四环素类、喹诺酮类,以及可导致胆红素脑病、溶血性贫血的磺胺类药和呋喃类抗菌药物。

此外,对于儿童抗病原微生物药物的选择有一些特殊的注意事项,详见表 8-5。根据以上抗病原微生物药物合理应用的要求以及临床对各种细菌感染的经验和药敏结果,儿童常见病原微生物感染的治疗药物推荐详见数字资源 8-4。

数字资源8-4　儿童常见病原微生物感染的治疗药物推荐

表 8-5　儿童抗菌药物临床应用注意事项

药物	毒副作用	警示
氯霉素类	对造血系统有毒副作用,可导致再生障碍性贫血,虽发生率仅 1/40 800～1/24 500,但曾用过氯霉素者发生率是未用者的 13 倍,12 岁以下儿童较多见。易导致新生儿灰婴综合征严禁使用	除化脓性脑膜炎无替代治疗药物时使用
四环素类	天然四环素类不推荐儿科使用,但在多重耐药的复杂感染且无其他更适宜的可选药物时,短期选用半合成新型四环素衍生制剂如多西环素、米诺环素、替加环素等	不可用于 8 岁以下患儿
多肽类	儿科全身使用的有万古霉素、去甲万古霉素、替考拉宁和多黏菌素等,除多黏菌素(国内尚未获批上市)外,主要针对耐甲氧西林金黄色葡萄球菌、耐药肺炎链球菌等,多黏菌素侧重耐碳青霉烯的肠杆菌科及非发酵菌的侵袭性严重感染。主要针对耐甲氧西林金黄色葡萄球菌使用中注意这类药物的自身的肝肾毒性相对较大,同时小儿对药物处置能力存在较大的个体差异,清除能力差,易致药物伤害[3]	不推荐非特殊感染的首选
噁唑烷酮类	主要用于万古霉素耐药的屎肠球菌引起的感染以及由多重耐药肺炎链球菌(multidrug-resistant streptococcus pneumoniae, MDRSP)引起的社区获得性肺炎、菌血症等	不宜用作抗革兰氏阳性菌的首选,长时间应用易发生骨髓抑制、酸中毒等严重不良反应
利福霉素类	利福平对肝功能有一定的损害	儿科限用于结核病、麻风病和 MRSA 感染时联合用药
磺胺类	可能引起肝肾损害、高铁血红蛋白血症等	2 月龄以下禁用
喹诺酮类	在动物实验中对幼年动物负重关节的软骨发育有破坏性改变	用于 14 岁以下未成年儿童须权衡利弊谨慎使用
氨基糖苷类	有明确的耳、肾毒性,在内耳外淋巴液中浓度超过其在其他组织中浓度的 670 倍,而且一旦进入内耳,半衰期比其在血清中延长 15 倍。耳毒性在大剂量时达 44%,氨基糖苷类的有效血清浓度和中毒浓度甚接近	仅在应用指征明确且无其他更适宜的药物可选用,用前进行听力或药物基因筛查(与耳聋基因突变有关),治疗过程中进行血药浓度监测,并密切临床观察
林可酰胺类	有神经肌肉阻滞作用,可增强其他神经肌肉阻滞剂的作用,应避免联用	4 岁以下慎用,新生儿禁用

　　不合理的抗病原微生物药物广泛应用不仅延误诊治,增加患者的经济负担和发生药物不良反应概率,对于常用抗病原微生物药物儿科主要不良反应可参见表 8-6。

表 8-6　常用抗病原微生物药物儿科主要不良反应

不良反应类型	主要诱发药物	主要表现
肾脏损害	氨基糖苷类、多黏菌素类、两性霉素 B、(去甲)万古霉素、头孢菌素类、青霉素类、四环素类、磺胺类等	尿常规检查异常、血生化检查异常、尿量变化、肾功能减退直至衰竭等。肾毒性大多为可逆性,一般于停药后逐渐恢复
肝脏损害	红霉素酯化物、四环素类、林可霉素、克林霉素、磺胺类、呋喃唑酮、两性霉素 B、头孢菌素类、青霉素类等	血清转氨酶升高、黄疸、肝大、肝细胞脂肪变性、肝炎症状等。肝损害大多为可逆性,于停药后逐渐恢复
胃肠反应	大环内酯类、四环素类、氯霉素、头孢菌素类、青霉素类等	恶心、呕吐、上腹不适、腹泻等
神经系统损害	青霉素、氟喹诺酮类、氨基糖苷类、(去甲)万古霉素、多黏菌素 B、呋喃类、亚胺培南等	痉挛、癫痫、听力和视力损害、周围神经炎、神经肌肉接头阻滞等

续表

不良反应类型	主要诱发药物	主要表现
造血系统损害	氯霉素、青霉素类、头孢菌素类、克林霉素、链霉素、四环素、两性霉素 B、磺胺类、(去甲)万古霉素等	贫血、粒细胞和血小板减少、再生障碍性贫血、凝血功能障碍、自身免疫性溶血性贫血、溶血尿毒综合征
变态反应	几乎所有抗菌药物均可引起,常见药物为青霉素类、链霉素、喹诺酮类、磺胺类、甲氧苄啶、呋喃类等	皮疹、过敏性休克、药物热、血清病型反应、溶血性贫血等
二重感染	广谱抗菌药物	未被抑制细菌的大量繁殖,引起呼吸系统、泌尿系统、消化道感染甚至败血症

引自:原国家卫生与计划生育委员会《抗菌药物临床应用指导原则》2015 版。

近年来,多重耐药菌株的快速产生与广泛传播是一个相当严重的问题,如多重耐药肺炎链球菌(multidrug-resistant streptococcus pneumoniae,MDRSP)、耐甲氧西林的金黄色葡萄球菌(methicillin-resistant Staphylococcus aureus,MRSA)、耐万古霉素的肠球菌(vancomycin-resistant Enterococcus,VRE)、耐碳青霉烯类的肺炎克雷伯菌(carbapenem-resistant Klebsiella pneumoniae,CRKP)、碳青霉烯耐药肠杆菌(Carbapenem-resistant Enterobacteri-aceae,CRE)等"超级细菌",以及多重耐药性结核分枝杆菌(multidrug-resistant tuberculosis,MDR-TB)以及其他多重耐药菌如铜绿假单胞菌、大肠埃希菌、变形杆菌、痢疾杆菌等均在逐渐增加,国家细菌耐药监测网多年的数据反映这也与广谱抗病原微生物药物的广泛应用相关。

二、抗病原微生物药物的联合应用原则

抗病原微生物药物的联合应用要有明确指征,且仅限:①病原菌尚未查明的严重感染,包括免疫缺陷者的严重感染(致病菌不明的严重感染);②单一抗病原微生物药物不能控制的混合感染;③单一抗病原微生物药物不能有效控制的感染性心内膜炎或败血症等关键部位的重症感染;④长疗程易对某些药物产生耐药性的感染,如结核病、深部真菌病;⑤降低抗病原微生物药物毒副作用;⑥联合用药通常采用两种药物联合,3 种及 3 种以上药物联合仅用于特殊情况,如结核病治疗等。

为便于抗病原微生物药物联合使用,依据作用性质将其分为以下四类。

1 类:繁殖期杀菌剂:如青霉素类、头孢菌素类、万古霉素、杆菌肽等。

2 类:静止期杀菌剂:如氨基糖苷类(链霉素类)、多黏菌素、利福平、喹诺酮类等。

3 类:速效抑菌剂:如氯霉素类、红霉素、林可霉素等。

4 类:慢效抑菌剂:如磺胺类药、硝基呋喃类等。

根据抗病原微生物药物的作用特点,有些学者提出联合用药规律:①抑菌剂+抑菌剂=两者相加的效果;②繁殖期杀菌剂+抑菌剂=拮抗效果;③杀菌剂+杀菌剂=两者相乘的效果。如 1 类和 2 类皆为杀菌剂,故青霉素及链霉素合用时常可获得增强作用,但在临床实践观察中由链霉素引起的耳聋日渐增多,目前已很少联合应用;多黏菌素类和青霉素类合用也可使疗效增强。过去认为 1 类和 3 类合用常降低其抗菌效能,见于青霉素类和氯霉素合用时。但目前已有新的观点,如选择不同半衰期的抗菌药物,如 β-内酰胺类抗菌药物+阿奇霉素,即可减少或避免此拮抗作用。3 类和 4 类合用可获相加作用。1 类速效杀菌剂和 4 类慢效抑菌剂合用亦可提高疗效。由于机体的抗菌作用有着复杂的因素,在实际联合应用时要参考以上规律,密切观察病情改变及药物敏感试验。

三、常用抗菌药物的适应证、剂量、用法及不良反应

(一)青霉素类

1. **天然青霉素** 青霉素(penicillin)G 应用于临床已半个多世纪,至今仍为临床普遍应用的抗菌药物。其缺点是易致过敏,迅速由肾脏排出和抗菌谱过窄,且细菌耐药问题亦日趋严重。配成水溶液不稳定,遇酸、碱等易破坏,且不耐热,室温中 24 小时后抗菌效能大部消失。临床应用其不同的盐,如钠盐、钾盐、普鲁卡因青霉素、苄星青霉素(长效青霉素)。

主要用于 β 溶血性链球菌 A 组及 B 组、肺炎链球菌、葡萄球菌等阳性球菌对青霉素敏感菌感染治疗。此外,青霉素对部分革兰氏阳性(G^+)杆菌如破伤风杆菌、

白喉杆菌、炭疽杆菌及产气荚膜杆菌敏感；对螺旋体如钩端螺旋体、回归热及梅毒螺旋体等；以及对放线菌都有强大的抗菌作用。青霉素对革兰氏阴性（G⁻）细菌除淋球菌和脑膜炎双球菌外，很少有杀菌作用。

青霉素 G 对组织毒性极微，除鞘内注射外，其他用药途径包括局部、口服、肌内、静脉、胸腹腔及关节腔内给药，均较为安全。但口服用药大部分被胃酸和消化酶破坏，疗效不肯定。当大剂量静脉滴注时，应考虑到钠或钾中毒的潜在危险性（青霉素 G 钾盐 100 万单位含钾离子 67mg）。

青霉素的不良反应以过敏性变态反应最严重，轻者发生红斑疹、荨麻疹、血管神经性水肿；中度可见血清病型反应，如面部潮红、气喘、呼吸困难或晚发的过敏现象，如剥脱性皮炎；重者即刻可发生危及生命的过敏性休克。在询问病史时，发现对此药物有过敏史的患儿，应改用其他药物治疗，避免在皮内试验期间发生危险。青霉素类抗生素皮试原则及方法如下[4]：无论成人或儿童，口服、静脉滴注，还是肌内注射都应在使用前进行皮试；停药 72 小时以上应重新皮试。

理想的青霉素皮试液应包括：①代表次要抗原决定簇的青霉素 G、青霉噻唑盐和青霉吡唑酸盐；②代表主要抗原决定簇的青霉噻唑-多赖氨酸；③如拟用氨基青霉素，在无法获得青霉噻唑盐、青霉吡唑酸盐皮试可增加氨苄西林或阿莫西林成分。

仅以青霉素 G 进行皮试，其含有降解产物，仍可预测 90%~95% 次要抗原决定簇所致的速发型过敏反应；同时以组胺（浓度 0.01g/L）为阳性对照和生理盐水为阴性对照，有助于甄别假阳性和假阴性。

皮肤过敏试验一般采取皮内注射法，以生理盐水至含青霉素 500U/ml 的皮试液 0.02~0.03ml 注入前臂掌侧皮内成一皮丘，于 20 分钟后观察局部情况，如注射处稍隆起而周围不红肿为阴性反应，可以给药；如注射处丘疹变大周围红肿直径在 1cm 左右为弱阳性，应在另一前臂用生理盐水做对照试验，确认弱阳性者应慎用或最好不用药；如局部出现红肿，皮丘直径>1cm（或比原皮丘增大超过 3mm）或局部红晕，用手指尖触摸有硬感为阳性。

皮试禁忌证及注意事项[4]：

（1）皮试禁忌证：①近 4 周内发生过速发型过敏反应者；②过敏性休克高危人群，如哮喘控制不佳，小剂量过敏原导致严重过敏反应病史等；③有皮肤划痕症、皮肤肥大细胞增多症、急慢性荨麻疹等皮肤疾病。

（2）皮试前注意事项：①皮试本身亦可能导致速发型过敏反应；②部分药物会影响皮试结果：a. 抗组胺药物：皮试前应停用全身应用一代抗组胺药（苯海拉明）至少 72 小时，二代抗组胺药（西替利嗪、氯雷他定）至少 1 周；停用鼻腔喷雾剂至少 72 小时；b. H₂受体拮抗剂：雷尼替丁等 H₂受体拮抗剂应停用至少 48 小时；β 受体阻滞剂和血管紧张素转化酶抑制剂（ACEI）等药物可能影响对速发型过敏反应救治，皮试前应停用至少 24 小时，尤其是存在发生严重过敏反应可能时；③皮试前应准备好肾上腺素及注射用具等，注射后 20 分钟不让患儿离去，以防出现严重的过敏反应。

（3）严重速发性过敏反应处理：皮试或用药中发生过敏性休克等严重速发型过敏反应，应及时就地采取抢救：①迅速中止皮试或继续给药操作，及时建立静脉通路；②皮下注射或在注射青霉素处按年龄大小肌内注射 1:1 000 肾上腺素成人 0.3~0.5ml；儿童 0.01mg/kg 体重，最多 0.3ml[3]，必要时 10~15 分钟后重复 1 次。如不见效或休克状态延续可用静脉注射，同时应用葡萄糖盐水加氢化可的松、升压药及针灸、人工呼吸等。

2. 半合成青霉素　半合成青霉素较天然青霉素抗菌谱大为提高。

（1）半合成耐酶青霉素：常用甲氧西林（meticillin）、苯唑西林（oxacillin）、萘夫西林（nafcillin）、氯唑西林（cloxacillin）、双氯西林（dicloxacillin）、氟氯西林（flucloxacillin）等，抗菌谱与青霉素 G 相仿。但具有耐葡萄球菌 β-内酰胺酶的特点，主要适用于产青霉素酶的甲氧西林敏感的葡萄球菌感染，体外抗菌活性以双氯西林和氟氯西林最强，但肺炎链球菌、A 组溶血性链球菌或青霉素敏感的葡萄球菌感染则不宜采用。其中甲氧西林不耐酸，不能口服，杀菌能力较弱，临床应用时需较大剂量，肌内注射时疼痛较著，并可发生骨髓抑制，国内已不生产。

（2）半合成广谱青霉素

1）氨苄西林（ampicillin）：对球菌的作用略逊于青霉素 G，但对肠球菌活性优于青霉素 G。对部分 G⁻杆菌有较强的抗菌作用，是其有别于其他青霉素的一个特点，对耐药金黄色葡萄球菌、铜绿假单胞菌、肺炎杆菌则无效，易被青霉素酶破坏。适用于治疗敏感菌所致的呼吸道感染、泌尿系统感染、胆道感染、血流感染等，可以作为肠球菌、李斯特菌感染的首选药，在处理肠球菌感染时与氨基糖苷类联合使用有协同作用。氨苄西林毒性较小，主要用于肌内注射或静脉注射，口服时可有轻度胃肠道反应，皮疹发生率可高达 7%~26%。

2）阿莫西林（amoxycillin）：为氨苄西林同类产品，抗菌谱也相似，但口服较氨苄西林吸收好，杀菌作用更强，且血、尿浓度比口服同量的氨苄西林高 2~3 倍。治疗肺炎链球菌所致下呼吸道感染疗效较氨苄西林高,其不良反应同氨苄西林。

3)哌拉西林(piperacillin):属脲基青霉素类,抗菌谱与氨苄西林相仿,但对G⁻杆菌尤其是肠杆菌科细菌作用更强,且有抗假单胞属细菌的作用,对沙门菌、志贺菌、大肠埃希菌、变形杆菌、脆弱拟杆菌、肺炎杆菌、部分沙雷菌、克雷伯菌及铜绿假单胞菌等均有较强抗菌活性。用于敏感菌株引起的呼吸道感染、尿路感染、胆道感染、腹腔感染及皮肤软组织感染等。其副作用为胃肠道反应,如恶心、呕吐、食欲减退等;偶有过敏性皮疹及肝、肾功能和血象改变。

近年来不断有新一代青霉素药物研制成功获批上市供应临床。如羧苄西林、替卡西林、美洛西林、阿洛西林等具有氨苄西林的性质,并有抗假单胞属等细菌的作用。

(二)头孢菌素类

是以冠头孢菌培养而得的天然头孢菌素C为原料,经半合成制成的一种抗病原微生物药物,根据抗菌谱、抗菌活性、对β-内酰胺酶的稳定性,以及肾毒性的差异分第一、二、三、四代。

1. **第一代头孢菌素** 主要作用于需氧G⁺球菌和少数G⁻杆菌,其敏感的细菌主要有A组溶血性链球菌、肺炎链球菌、甲氧西林敏感的葡萄球菌、流感嗜血杆菌、奇异变形杆菌等。但因其对G⁻菌的β-内酰胺酶抵抗力较弱;易于产生耐药性。第一代头孢菌素注射用品种有一定肾毒性,某些品种因肾毒性明显已不用,现临床常用的有:①头孢唑啉:为该类注射剂代表品种,主要适用于敏感菌所致的上、下呼吸道感染,尿路感染,血流感染,心内膜炎,骨、关节感染和皮肤及软组织感染等;常作为外科手术预防用药。②头孢拉定、头孢氨苄、头孢羟氨苄等为口服制剂代表品种,其抗菌作用较头孢唑啉差,主要适用于治疗敏感菌所致的轻症病例。

2. **第二代头孢菌素** 对G⁺菌抗菌作用与第一代相近。由于本类头孢菌素具有抗G⁻菌产生的β-内酰胺酶的能力,故对大肠埃希菌、流感嗜血杆菌、奈瑟菌等优于第一代头孢菌素。

(1)头孢呋辛(cefuroxime):为第二代头孢菌素,对G⁺球菌及绝大多数G⁻细菌均有较强的抗菌作用,组织渗透性好,肾毒性低,可用于下呼吸道、泌尿系统、皮肤及软组织感染,以及血流感染、盆腔感染和腹腔感染需与抗厌氧菌药合用。头孢呋辛也可用于围手术期预防用药,其钠盐为注射剂,酯化制剂可口服。

(2)头孢克洛(cefaclor):为第二代头孢菌素,对G⁺球菌及绝大多数G⁻细菌均有良好作用,特别对流感嗜血杆菌作用好,常用于呼吸道感染、尿路感染、皮肤软组织感染及耳鼻喉科感染等。

(3)头孢孟多(cefamandole):为第二代头孢菌素,对G⁺球菌及绝大多数G⁻细菌均有良好作用,用于肺炎链球菌、流感嗜血杆菌、克雷伯菌属、金黄色葡萄球菌(包括耐青霉素酶和不耐青霉素酶)、乙型溶血性链球菌、奇异变形杆菌等敏感菌所引起的肺部感染、尿路感染、胆道感染、皮肤软组织感染、骨和关节感染以及败血症、腹腔感染。也预防性用于围手术期减少术前、术中、术后感染。儿童(3月龄以上)一般轻、中度感染用药剂量50~100mg/(kg·d),每隔4~8小时给药一次,敏感的细菌是有效的,重症感染给药剂量可增至150mg/(kg·d)(但不能超过成人最大用药剂量)。在患儿无症状或细菌根除后,用药应持续至48~72小时。对于化脓性链球菌引起的感染,为防止引起风湿热和肾小球肾炎并发症,最小剂量应最少持续10天。在治疗慢性尿道感染时应经常规细菌学及临床效果评估,在这期间若有重复持续感染,应以较高的剂量治疗数周。肾功能减退应减少剂量,并测量肾功能状况及注意出血并发症的发生。若应用大剂量,偶可发生低凝血酶原血症,有时可伴出血,因此在治疗前和治疗过程中应测定出血时间。

(4)头孢替安(cefotiam):为第二代头孢菌素,用于敏感菌所致的败血症,术后感染,烧伤感染,皮下脓肿、痈、疖、疖肿,骨髓炎,化脓性关节炎,扁桃体炎(扁桃体周围炎、扁桃体周围脓肿),支气管炎,支气管扩张合并感染,肺炎,肺化脓症,脓胸,胆管炎,胆囊炎,腹膜炎,肾盂肾炎,膀胱炎,尿路炎,前列腺炎,脑脊膜炎,子宫内膜炎,盆腔炎,子宫旁组织炎,附件炎,前庭大腺炎、中耳炎、鼻旁窦炎等。儿童患者一般轻中度感染剂量40~80mg/(kg·d),分3~4次静脉注射;对于小儿败血症等重症和难治性感染剂量增至160mg/(kg·d)。

(5)头孢丙烯(cefprozil):为第二代头孢菌素,用于敏感菌所致的非复杂性皮肤和皮肤软组织的轻中度感染。儿童上呼吸道感染每次7.5mg/kg,每天2次;皮肤或皮肤软组织感染每次20mg/kg体重,每天1次。儿童中耳炎每次15mg/kg,每天2次;急性鼻窦炎每次7.5mg/kg,每天2次;严重感染每次15mg/kg,每天2次。疗程一般7~14天,乙型溶血性链球菌所致的急性扁桃体炎、咽炎的疗程不少于10天。

3. **第三代头孢菌素** 对G⁺菌的抗菌作用低于第一代,而对G⁻菌的作用较第二代头孢菌素强,对多种β-内酰胺酶稳定,副作用低,在临床上应用较多。常用的有：

（1）头孢噻肟（cefotaxime）：对 G⁺ 菌的作用与第一代头孢菌素近似或稍弱；对大肠埃希菌等肠杆菌科细菌及链球菌（肠球菌除外）有较强抗菌作用。血清 $t_{1/2}$ 约 1 小时，能较好进入软组织。多数品种不易透过正常血脑屏障，脑膜炎时也可增加透入量，用于治疗婴幼儿脑膜炎、G⁻ 杆菌败血症效果良好。

（2）头孢曲松（ceftriaxone）：对 G⁺ 菌有中度抗菌作用；对 G⁻ 菌作用较强，耐第一代头孢菌素及庆大霉素的一些 G⁻ 菌对其敏感。本品在消化道不吸收，体内分布广且可透过血脑屏障，$t_{1/2}$ 约 8 小时，具有长效广谱的特点，每日一次注射即能维持 24 小时疗效，故常用于儿童全身感染，包括败血症及脑膜炎。

（3）头孢哌酮（cefoperazone）：抗菌作用弱于头孢噻肟及头孢曲松，但对铜绿假单胞菌有较强活性。本品对 β-内酰胺酶稳定吸收后广泛分布于各组织及体液中。约 75% 药物自胆汁排出。用于肾功能不全者或肝、胆道感染，但在肝功能不全或胆道梗死者禁用。

（4）头孢他啶（ceftazidime）：可对抗多种 β-内酰胺酶，对 G⁺ 菌的作用似第一代头孢霉素或稍弱，而对 G⁻ 菌作用突出。对铜绿假单胞菌作用明显，优于其他 β-内酰胺类和氨基糖苷类抗菌药物，也是治疗脑膜炎球菌感染的良好药物。

口服不吸收，仅用于静脉注射。在体内广泛分布于各个脏器，在骨组织、心肌、胆汁及尿液中也保持一定浓度。适用于治疗单一感染及多种敏感菌引起的感染以及对其他抗菌药物耐药的细菌感染。但肠球菌、耐新青霉素的葡萄球菌、李斯特菌、弯曲菌及难辨梭状芽孢杆菌均对其耐药。

（5）头孢唑肟（ceftizoxime）：对多种 G⁺ 菌和 G⁻ 菌产生的 β-内酰胺酶稳定，对 G⁻ 菌的作用较强，但铜绿假单胞菌对其耐药。

此外，临床比较常用的品种还有头孢甲肟（cefmenoxime）、头孢地尼（cefdinir）、头孢泊肟酯（cefpodoxime）、头孢克肟（cefixime）、头孢布烯（ceftibuten）、头孢地嗪（cefodizime）、头孢妥仑匹酯（cefditoren pivoxil）等，其作用同其他三代头孢。其中头孢地尼、头孢妥仑匹酯、头孢克肟、头孢泊肟酯为口服三代头孢，方便临床及序贯疗法降低费用。

4. 第四代头孢菌素　常用的包括头孢匹罗（cefpirome）、头孢吡肟（cefepime）等，抗菌谱和适应证均与三代头孢相似，但对 G⁺ 菌及 G⁻ 菌的作用均优于三代头孢。

头孢吡肟（cefepime）：高度耐受多数 β-内酰胺酶，

很少诱导细菌产生 β-内酰胺酶。对大多数 G⁺ 菌及 G⁻ 菌，包括多数对氨基糖苷类或第三代头孢菌素耐药的菌株有效，对铜绿假单胞菌亦有效。

5. 新型头孢菌素制剂　新头孢菌素如头孢洛林（ceftaroline）有较广的抗菌谱，体外抗菌试验显示对 G⁺ 菌和 G⁻ 菌及一些厌氧菌均有很好的抗菌活性，其药用形式为头孢洛林酯（ceftaroline fosamil），对 G⁺ 菌（包括 MRSA 和其他对万古霉素敏感性降低的葡萄球菌）具有良好的抗菌活性[5]；头孢洛林对需氧的 G⁻ 菌，尤其是常见的呼吸系统病原菌有比较可靠的抗菌活性，如流感嗜血杆菌和卡他莫拉菌。头孢洛林与阿维巴坦联合应用对产生 ESBL 的大肠埃希菌和肺炎克雷伯菌及产 Amp C 酶的阴沟肠杆菌抗菌效果较好，但对非发酵 G⁻ 菌抗菌活性较差[5-12]；在体外对厌氧 G⁺ 菌的抗菌活性与阿莫西林-克拉维酸相似，对艰难梭状芽孢杆菌和 G⁻ 厌氧菌，如普氏菌属和脆弱拟杆菌抗菌活性较差[13,14]。因此有人称其为第五代头孢菌素，分别于 2010 年、2012 年在美国和欧洲批准上市，目前用于治疗成人社区获得性细菌性肺炎和急性细菌性皮肤和皮肤结构感染。

（三）头霉素类

儿科常用头霉素类抗菌药物如头孢西丁（cefoxitin）、头孢米诺（cefminox）、头孢美唑（cefmetazole），其抗菌谱和作用特点与第二代头孢菌素相仿，突出优点是对大多数 ESBLs 稳定，对多数厌氧菌包括脆弱拟杆菌敏感，可用于胃肠道等术前预防用药；氧头孢烯类如拉氧头孢（monalactam）等，其抗菌谱和作用特点与第三代头孢菌素相仿，对大多数 ESBLs 稳定，多数厌氧菌包括脆弱拟杆菌对之敏感，常用于需氧菌-厌氧菌混合感染，如腹腔感染、盆腔感染，但不宜用于铜绿假单胞菌感染；单环类如氨曲南（aztreonam）等对肠杆菌科细菌和铜绿假单胞菌等需氧 G⁻ 菌敏感，对质粒介导和大多数染色体介导产生的 β-内酰胺酶稳定，但对需氧 G⁺ 菌和厌氧菌无效，肾毒性低、免疫原性弱，可用于对青霉素类和头孢菌素类过敏的患者，属于窄谱类抗菌药物。

（四）碳青霉烯类

是一类广谱、强效的 β-内酰胺类抗菌药物。对 G⁺ 菌和 G⁻ 菌、厌氧菌、需氧菌都有强大的抗菌作用，但对 MRSA、嗜麦芽窄食单胞菌、黄杆菌属作用差，对非典型病原体无效，对 ESBLs 及 AmpC 酶稳定，在严重细菌感

8章

染特别是治疗耐药菌感染中有极其重要的地位。常用于重症,尤其是多重耐药的需氧 G⁻ 杆菌重症感染患儿,也适用于病原菌尚未查明的免疫缺陷者中的重症感染,如中性粒细胞缺乏症伴发热的经验治疗。原有中枢神经系统疾病或肾功能减退未减量用药者,易产生中枢神经系统不良反应。本类药物与丙戊酸联用,可致后者血药浓度低于治疗浓度诱发癫痫。近年来克雷伯菌属、非发酵菌如不动杆菌属、肠杆菌科细菌中对碳青霉烯类耐药率迅速上升,严重威胁了其临床疗效,因此本类药物必须严格掌握适应证合理应用,不宜用于轻症感染,更不可作为预防用药。常见品种有:

1. **亚胺培南(imipenem)** 对 ESBLs 及 AmpC 酶高度稳定,在体内可被肾脱氢肽酶 I 代谢失活,常与脱氢肽酶抑制剂西司他丁(cilastatin)按 1:1 制成复合剂,能阻断肾肽酶对其破坏,使前者在体内保持有效浓度。本品在超剂量、快速静脉给药时易引起中枢神经系统毒性反应,可诱发抽搐。本药通过血脑屏障较差,不用于中枢神经系统感染。

2. **美罗培南(meropenem)** 抗菌作用与亚胺培南相仿,但对需氧 G⁻ 杆菌作用较亚胺培南强,对铜绿假单胞菌作用在本类药物中最强。对肾脱氢肽酶稳定。可透过血脑屏障,适用于敏感菌所致的中枢神经系统感染。

3. **帕尼培南(panipenem)** 其抗菌作用同亚胺培南,其临床制剂是与倍他米隆(betamipron)制成 1:1 的复合剂,可抑制帕尼培南向肾皮质转移减少在肾组织中蓄积,显著降低肾毒性,对 G⁺ 球菌作用在本类药物中相对较显著。

4. **厄他培南(ertapenem)** 抗菌作用与亚胺培南相仿,对产 ESBLs 和 AmpC 的肠杆菌科细菌作用较显著,对 MRSA、肠球菌、铜绿假单胞菌和不动杆菌较弱,血半衰期较长,可一天一次给药。

5. **法罗培南(faroenem)** 是目前上市的仅供口服品种,对链球菌属、甲氧西林敏感葡萄球菌、流感嗜血杆菌、卡他莫拉菌和大肠埃希菌、克雷伯菌属等多数肠杆菌科细菌具有良好抗菌活性,对不动杆菌属、铜绿假单胞菌抗菌活性差,对拟杆菌属等厌氧菌亦有良好抗菌活性。法罗培南对超广谱 β-内酰胺酶等多数 β-内酰胺酶稳定。适用于敏感菌所致的急性细菌性鼻窦炎、慢性支气管炎急性细菌性感染加重、社区获得性肺炎、单纯性皮肤及软组织感染。

(五)β-内酰胺酶抑制剂

由于细菌产生 β-内酰胺酶,致使一些常见的 β-内酰胺类抗菌药物因结构中 β-内酰胺环水解而失活。常用的竞争性 β-内酰胺酶抑制剂有舒巴坦(青霉素烷砜钠 sulbactam)、克拉维酸钾(clavulanate)、他唑巴坦(Tazobactam)。虽然 β-内酰胺酶抑制剂本身抗菌活性较弱,但是对 β-内酰胺酶具有强的抑制或钝化作用,与 β-内酰胺酶类抗菌药物联用,可增强抗菌药物对产酶菌株的抗菌活性,扩大抗菌谱。

常用的含 β-内酰胺酶抑制剂的抗菌药物复合制剂有:①阿莫西林/克拉维酸;②替卡西林/克拉维酸;③氨苄西林/舒巴坦;④哌拉西林/他唑巴坦;⑤头孢哌酮/舒巴坦;其三种酶抑制剂抑酶作用比较见表 8-7。

表 8-7 三种酶抑制剂抑酶作用比较

	克拉维酸	舒巴坦	他唑巴坦
TEM-1	强	–	强
SHV-1	强	–	强
传统酶	强	–	强
ESBLS	强	–	强
AMPC	–	弱	弱
模拟菌产 AMPC	–	弱	强
不动杆菌酶	弱	强	弱
嗜麦芽产金属酶	强	–	–

为了克服细菌的这种耐药性,开发和寻找新的 β-内酰胺酶抑制剂。近年来成功开发了具有二氮杂环辛烷类化合物(DBO)结构的新型 β-内酰胺酶阿维巴坦[15],与上述三种酶抑制剂的"自杀性"作用机制不同,与 β-内酰胺酶发生可逆性共价结合,阿维巴坦自身结构可经逆反应恢复,因而具有长效的抑酶作用。阿维巴坦对 A 类酶(包括 ESBLs 和 KPC)、C 类酶(主要为 AmpC)及部分 D 类酶有抑制作用,与上述三种酶抑制剂相比,抑酶谱更广,且不会诱导 β-内酰胺酶产生,但阿维巴坦不能抑制金属 β-内酰胺酶(MBLs)。阿维巴坦与头孢他啶联合制剂分别于 2015 年和 2016 年在美国和欧洲批准上市,我国于 2019 年引入大陆市场,对产 ESBLs 肠杆菌科细菌及产肺炎克雷伯菌碳青霉烯酶(KPC)的碳青霉烯类耐药肠杆菌科细菌(CRE)效果好,但产金属酶的 CRE 对其耐药,多重耐药的其他 G⁻ 菌如铜绿假单胞菌和鲍曼不动杆菌效果差,对 G⁺ 菌效果差,目前批准的适应证包括复杂性腹腔感染、复杂性尿路感染以及医院获得性肺炎,与克拉维酸及他唑巴坦比较见表 8-8。

表 8-8 β-内酰胺酶抑制剂的抑酶作用比较[16]

β 内酰胺酶	阿维巴坦	克拉维酸	他唑巴坦
A 组			
TEM-1	8	58~130	32~40
SHV-4	1.5~	4~555	3~120
KPC-2	38~170	6 500~>100 000	4 100~80 000
CTX-M-15	5	12	6
C 组			
AmpC	128	>100 000	4 600
P99	80~100	>100 000	1 300~5 000

注:对 A、C 类 β-内酰胺酶的半数最大抑菌浓度(IC$_{50}$,nmol/L)。

(六)单环 β-内酰胺类

如氨曲南对肠杆菌科细菌、铜绿假单胞菌等需氧 G$^-$ 菌具有良好抗菌活性,对需氧 G$^+$ 菌和厌氧菌无抗菌活性。用于敏感需氧 G$^-$ 菌所致尿路感染、下呼吸道感染、血流感染、腹腔感染、盆腔感染和皮肤、软组织感染。用于治疗腹腔和盆腔感染时需与甲硝唑等抗厌氧菌药物合用,用于病原菌未查明患者的经验治疗时宜联合抗 G$^+$ 菌药物。本品尚可与其他药物联合治疗产金属 β-内酰胺酶 G$^-$ 菌感染,但应注意细菌可能同时产水解氨曲南的 β-内酰胺酶。可用于替代氨基糖苷类药物与其他抗菌药物联合治疗肾功能损害患者的需氧 G$^-$ 菌感染。

(七)大环内酯类抗菌药物

大环内酯类(macrolides)是由链霉菌产生的一种弱碱类抗菌药物,因分子结构都含有一个较大的内酯环而得名。主要通过抑制细菌蛋白质合成而抑制细菌生长,高浓度的有杀菌作用,对需氧 G$^+$ 菌、厌氧球菌和某些 G$^-$ 菌包括奈瑟菌、嗜血杆菌、流感嗜血杆菌、百日咳杆菌等有较好的效果,对嗜肺军团菌、弯曲菌、支原体、衣原体等也有良好效果,常作为青霉素过敏患者的替代用药使用,也是治疗军团菌病、弯曲菌肠炎的首选药物。

1. 红霉素(erythromycin) 抗菌谱与青霉素 G 相似,对青霉素产生耐药性的菌株,大多对红霉素敏感。

对 G$^+$ 细菌,如金葡菌、链球菌、肺炎链球菌、白喉杆菌、炭疽杆菌等均有较强的抑制作用。故此药主要用于对青霉素产生耐药或过敏的病例。由于大量使用,大环内酯类对肺炎链球菌的耐药率急剧上升,在我国及其他亚洲国家已高达 80%~90%。红霉素除抗细菌作用外,对细胞内微生物如肺炎支原体、衣原体及军团菌等亦有一定的抑制作用。常用剂量为 20~40mg/(kg·d),分 3~4 次口服。静脉注射为 15~30mg/(kg·d),浓度为 0.5~1.0mg/ml,应缓慢注射,因刺激性较大,不可用于胸腔或鞘内注射,也不宜单用。

红霉素口服迅速被胃酸破坏,采用肠溶胶囊剂或与碳酸氢钠配伍可减少破坏,增加吸收。口服量过大时有恶心、呕吐、上腹部疼痛及腹泻等。由于红霉素通过肝脏自胆汁排泄,长期大量口服可引起肝脏损害,应慎用。静脉注射如浓度过高,速度过快,可发生疼痛和静脉炎。尿中排药量小,口服后仅有 4%;注射后有 15% 自尿排出,故可用于肾功能较差的病儿。不可与维生素 C、氯霉素、肝素等同时静脉注射。内耳淋巴液中亦有高浓度潴留,大剂量应用亦可引起耳鸣及暂时性听觉障碍,不宜与耳毒性药物联用。

2. 十六元环大环内酯类 由于红霉素有胃肠道反应和肝脏损害,故在 20 世纪 70~80 年代开发了一组十六元环大环内酯类药物(表 8-9),其抗菌作用比红霉素稍弱,但其不良反应率明显降低而广泛应用,我国自 90 年代以来,因其抗菌作用弱及耐药率高,在三级医院已逐渐弃用。

3. 十四元环大环内酯类 现临床常用的有克拉霉素(clarithromycin)、罗红霉素(roxithromycin)。克拉霉素、罗红霉素是第二代半合成大环内酯类,口服耐酸,其代谢产物 14-羟克拉霉素仍有生物活性。抗菌谱及临床应用同红霉素,但不良反应轻,主要为胃肠道反应,对肝、肾无毒性。对 G$^-$ 杆菌作用优于红霉素,克拉霉素 10~15mg/(kg·d),罗红霉素 10mg/(kg·d),均分为每日 2 次。

4. 十五元环大环内酯类 典型代表是阿奇霉素(azithromycin),属第二代大环内酯类中唯一十五元环含氮的大环内酯类。抗菌谱同红霉素,口服对酸稳定,其优点是在组织内浓度高,半衰期长达 60 小时,故可减少给药次数和延长抗菌效果。目前国内外推广三日疗法,每日剂量 10mg/(kg·d),每日 1 次,依从性好,深受家长及患者欢迎。其不良反应偶见胃肠道反应及转氨酶升高。

表8-9 十六元环大环内酯类抗菌药物

药名	药理作用	用法用量	注意
罗他霉素	为第二代吉他霉素,抗菌谱同吉他霉素,因易渗入菌体,杀菌作用强,对其他大环内酯类的耐药菌亦有良好作用,对阳性厌氧菌有效	成人口服:600mg/d,分3次 小儿口服:每日15mg/kg	偶见过敏反应、消化道反应、视物模糊及转氨酶上升。慎用于年幼儿、孕妇和肝功能减退者
麦迪霉素(麦地霉素、美地霉素)	抗菌作用与柱晶白霉素相似,对革兰氏阳性菌作用较强,对奈瑟菌、百日咳杆菌、支原体均有作用。多用于敏感菌感染及对青霉素G过敏反应者	成人口服:0.8~1.2g/d,分4次。小儿口服每日30mg/kg	口服有轻度胃肠道刺激,皮疹少见
乙酰麦迪霉素(米卡霉素、美欧卡霉素、醋酸麦迪霉素)	为麦迪霉素的第二代产品,抗菌谱同麦迪霉素,口服无苦味,血药浓度高,药效持续时间长达5小时,体内代谢物仍有抗菌活力,抗菌活力优于麦迪霉素。适用于儿科	成人口服:600mg/d,分3~4次 小儿口服:每日20~40mg/kg	口服对胃肠道刺激性小,有恶心、呕吐、腹泻,偶有皮疹、SGOT、SGPT及碱性磷酸酶上升,可发生口腔炎、口角炎
乙酰螺旋霉素	抗菌谱同红霉素,但抗菌活力弱于红霉素。用于敏感菌所致的轻度感染	成人口服:0.2g/次,3~4次/d 小儿口服:每日30mg/kg	对酸不稳定,宜用肠溶片,与同类药物有完全性交叉耐药,其余见红霉素

引自:王丽.儿科临床药理学.北京:人民卫生出版社,2015。

(八)其他用于革兰氏阳性球菌感染的抗菌药物

1. 林可霉素类 是从链丝菌的发酵液中提取的林可胺类碱性抗菌药物,临床常用有:

(1) 林可霉素(洁霉素):作用与抗菌机制同红霉素类,作用于敏感菌的核糖体50s亚基,抑制蛋白质的合成,只对G⁺菌有较强抑菌作用。对人型支原体菌敏感,但对其他型支原体则差,对厌氧菌等亦无效,剂量为30~60mg/(kg·d),口服,静脉滴注量可减半。

(2) 克林霉素(又名氯洁霉素,克林达霉素):抗菌谱同林可霉素。多用于G⁺球菌或厌氧菌感染,如外科败血症、骨髓炎或腹腔感染,剂量为10~20mg/(kg·d),可口服、肌内注射、静脉滴注。

2. 糖肽类 属于糖肽类抗病原微生物药物有万古霉素、去甲万古霉素、替考拉宁,均只对G⁺菌有效,为窄谱杀菌药。本类药物为时间依赖性杀菌剂,但其PK/PD评价参数为AUC/MIC。目前我国肠球菌属对糖肽类耐药率低,尚无万古霉素耐药葡萄球菌的报道。

(1) 万古霉素(vancomycin)[17]:对各种G⁺菌包括球菌和杆菌均有良好抗菌作用,用于严重的G⁺菌所致感染,包括MRSA、耐甲氧西林表皮葡萄球菌(MRSE)、氨苄西林耐药的肠球菌及青霉素耐药的肺炎链球菌感染。本药静脉给药分布较广,可透过血脑屏障,脑膜炎时可达有效抗菌浓度,口服不吸收,可用于难辨梭菌所致的假膜性小肠结肠炎或葡萄球菌性肠炎。由于具有明显肾毒性、耳毒性,故肾功能不全及年幼儿(<6岁)患者谨慎使用,且使用中应密切监测血浆药物浓度,必要时监测听力,并根据肾功能调整给药剂量。快速静脉滴注可发生类过敏反应,称为"红人综合征",需控制滴速和单位时间的给药量。万古霉素通常不用于手术前预防用药,但在MRSA感染发生率高的地区或一旦发生感染后果严重的情况,如某些脑部手术、心脏手术、全关节置换术,也可单剂预防。

(2) 去甲万古霉素(norvancomycin):由放线菌中提取而得,其抗菌作用同万古霉素,用于耐药金葡菌感染,如血流感染、骨髓炎、假膜性小肠结肠炎,其口服不吸收,只能静脉注射,药物不良反应同万古霉素。

(3) 替考拉宁(teicoplanin):对金葡菌、链球菌、肠球菌等G⁺菌和一些厌氧菌有抗菌作用,在皮肤软组织和骨关节中浓度较高,对所有G⁻菌无效。较难通过血脑屏障,对中枢神经系统感染无效。

3. 噁唑烷酮类 利奈唑胺为全合成的噁唑烷酮类抗菌药,用于治疗多重耐药的G⁺菌引起的感染,包括由MRSA引起的疑似或确诊医院获得性肺炎(hospital-acquired pneumonia,HAP)、社区获得性肺炎(community-acquired pneumonia,CAP)、复杂性皮肤或皮肤软组织感染(skin and soft tissue infection,SSTI)以及耐万古霉素肠球菌(vancomycin-resistant Enterococcus,VRE)感染。

口服吸收迅速完全,绝对生物利用度近100%,在肺组织、皮肤及软组织浓度高,口服或静脉注射剂量相同。利奈唑胺儿童使用疗程不宜过长,否则发生周围神经和视神经病变以及其他不良反应的可能性增加。

4. **利福霉素类**　此类常用利福平、利福霉素、利福喷汀及利福布汀。该类药物抗菌谱广,对分枝杆菌属、G⁺菌、G⁻菌和不典型病原体有效。可用于:①结核病及非结核分枝杆菌感染(利福平与异烟肼、吡嗪酰胺、乙胺丁醇联合是各型肺结核短程疗法的基石。利福喷汀也可替代利福平作为联合用药之一。利福布汀可用于合并HIV患者的抗分枝杆菌感染的预防与治疗)。②麻风:利福平为麻风联合化疗中的主要药物之一。③预防用药:利福平可用于脑膜炎奈瑟菌咽部慢性带菌者或与该菌所致脑膜炎患者密切接触者的预防用药;但不宜用于治疗脑膜炎奈瑟菌感染,因细菌可能迅速产生耐药性。④对MRSA、甲氧西林耐药凝固酶阴性葡萄球菌(methicillin-resistant coagulase-negative Staphylococcus,MRCNS)所致的严重感染万古霉素治疗欠佳时联合治疗。禁用于对本类药物过敏的患者和曾出现血小板减少性紫癜的患者。肝功能不全、胆管梗阻、慢性酒精中毒患者应用利福平时应适当减量。

5. **夫西地酸**　对G⁺菌有良好的抗菌活性,但对腐生葡萄球菌及链球菌属、肺炎链球菌、肠球菌属作用稍差,与其他抗菌药间无交叉耐药,毒性低微,常用于皮肤、骨关节感染及心内膜炎等。

(九)氨基糖苷类

是一类由氨基糖与氨基环醇以苷键相结合的碱性抗菌药,因水溶性好,性质稳定,抗菌谱广,价格低廉曾广泛应用;但具有肾毒性、耳毒性(耳蜗、前庭)和神经肌肉阻滞作用,因此用药期间应监测肾功能,听力筛查,观察神经肌肉阻滞症状。肾功能减退时需根据减退程度减量给药,并进行血药浓度监测调整给药方案。新生儿、婴幼儿、老年患者应尽量避免使用本类药物,临床有明确指征需应用时,应权衡利弊并做好血药浓度、肾功能监测与听力筛查。常用药物介绍如下:

1. **链霉素(streptomycin)**　对肠杆菌科有良好作用,对葡萄球菌等G⁺球菌作用差,对结核分枝杆菌有强大作用,是治疗结核病的首选药物。因链霉素毒性较大,且易使细菌发生耐药(应用4~5日后可使细菌产生耐药性),目前已渐为新的同类药物所代替。治疗结核病时链霉素常与异烟肼或对氨水杨酸合用减少或延迟耐药性的产生。不良反应主要有:①神经损害:第八对

脑神经的前庭支及耳蜗易受普通链霉素的影响,而听觉支则易受双氢链霉素的影响,但疗程在1周以内极少发生。耳蜗损害常在用药数月后或停药后发生,多不易完全恢复。②过敏反应:存在交叉过敏,对一种氨基糖苷类过敏的患者可能对其他氨基糖苷类也过敏。③其他:如恶心、呕吐、间歇性管型尿、粒性白细胞缺乏、全血细胞减少、心肌炎等有时亦可发生。

2. **庆大霉素(gentamycin)**　对肠杆菌科细菌和铜绿假单胞菌均有强大抗菌活性,对葡萄球菌等G⁺菌也有良好作用,用于大肠埃希菌、变形杆菌等G⁻杆菌感染,如血流感染、肺炎、胆道感染、尿路感染、化脓性腹膜炎等,亦可用于严重的葡萄球菌属、肠球菌属、铜绿假单胞菌、鲍曼不动杆菌感染的联合治疗。肠道感染时可口服用药。口服给药不吸收,对全身感染可静脉滴注或肌内注射。脓腔、胸腔、腹腔感染可用1 000~2 000U/ml的生理盐水溶液局部注入或局部湿敷。与其他氨基糖苷类之间有部分交叉耐药性。长期注射此药或用量过大,须高度警惕肾毒性,尿内可出现蛋白、红白细胞及管型,故应常规作尿液检查。偶可引起恶心、呕吐、眩晕、手足麻木、耳鸣及耳聋等。6岁以下儿童更易出现严重耳聋,应慎用。也可发生神经肌肉接头部位的阻断。如静脉滴注的浓度太高或速度太快,可致呼吸抑制及呼吸肌麻痹。

3. **妥布霉素(tobramycin)**　抗菌谱与庆大霉素基本相同。对铜绿假单胞菌有强大的抗菌作用是此药的特点,它比庆大霉素强2~4倍,对庆大霉素耐药的铜绿假单胞菌仍有效。临床主要用于铜绿假单胞菌等G⁻杆菌及葡萄球菌所引起的严重感染,如呼吸系统、泌尿系统、腹腔内、皮肤、软组织和骨感染及血流感染等。不良反应相对较少,对肾脏及耳蜗的毒性皆较庆大霉素轻。由于对角膜刺激作用小,目前在临床上的眼用制剂较多。

4. **阿米卡星(丁胺卡那霉素,amikacin)**　为卡那霉素的衍生物,是儿科常用的氨基苷类药物之一,对G⁺及G⁻菌均有杀菌作用,尤其对G⁻杆菌有较强的抗菌活性,如对大肠埃希菌、铜绿假单胞菌等。

5. **奈替米星(netilmicin)**　对耐药的金葡菌、铜绿假单胞菌及其他耐氨基糖苷类的耐药菌,均有较好的疗效。其毒性反应比其他氨基糖苷类低,且其抗菌药物后效应较长,一般每日给药一次。

关于氨基糖苷类的毒副作用已越来越引起人们的关注,许多报告指出除与先天遗传因素有关外,其中有不少与氨基糖苷类使用不当有关。因此儿童用药过程中应严密观察不良反应,用前应监测药物基因选择合适

药物,使用中应进行血药浓度监测,根据结果个体化给药。表8-10列出氨基糖苷类抗菌药物全身用药后毒性反应的频度供参考。

表8-10 氨基糖苷类抗菌药物全身用药后毒性反应的相对频度

氨基糖苷类抗生素	耳蜗	前庭器	肾脏
链霉素	+++	+++	++
新霉素	+++++	++	+++
庆大霉素	++	++	++
妥布霉素	+	+	+
阿米卡星	+++	+	+++
奈替米星*	+	+	+

注:*此类药神经肌肉阻滞作用大于妥布霉素。

(十)其他

1. 多黏菌素(polymyxin) 是一种多肽类抗菌药物,分子量较大,有A、B、C、D、E、M等几种,均有肾脏毒性,以多黏菌素B、E危害最小用于临床。此类药物的纯度只有65%~75%,故常以单位计算(纯药1mg约相当于1万U)。多黏菌素B的抗菌活性略优于E,其作用机制主要为破坏细胞膜的完整性,使其与亲水性抗生素如碳青霉烯类、替加环素、β内酰胺类等联合使用产生协同作用,常与上述药物联合使用对抗各类广泛耐药的G⁻菌如产碳青霉烯酶的肠杆菌科细菌引起的重症感染。可用于G⁻杆菌所致的败血症、尿路感染、烧伤创面感染,尤其是铜绿假单胞菌败血症以及婴儿腹泻等,近年来多重耐药和广泛耐药的G⁻菌日益增加,本类药物的应用逐渐增多,尤其是"超级细菌"感染目前相对敏感的药物。局部外用于皮肤、黏膜、眼、耳等处。对G⁺菌、G⁻球菌以及真菌均不敏感。

(1)多黏菌素B(polymyxin B):可由不同途径应用,肌内注射或静脉滴注剂量为1.5~2.5mg/(kg·d)。也可作鞘内、体腔内、外用或喷雾等。

(2)多黏菌素E(polymyxin E):又名抗敌素或黏菌素(colistin),性质与多黏菌素B相似,主要用于婴儿致病性大肠埃希菌肠炎,口服剂量为5万~10万U/(kg·d)。注射用时适应证同多黏菌素B。

多黏菌素注射用药可以引起多种不良反应:①肾毒性发生率高,肾脏损害出现蛋白尿、管型尿及血尿等。超过3mg/kg·d或用药时间过长,可出现氮潴留和肾小

球滤过率减少。②对神经系统的毒性反应:如脸红、眩晕、乏力、运动失调、眼球震颤、昏睡以及末梢神经障碍、皮肤感觉异常或过敏,手足发麻等,肾功能不全者更易发生。静脉滴注剂量大、速度快,可致神经肌肉接头的阻断而发生呼吸抑制。鞘内注射量大时可引起头痛、颈强直、脑脊液细胞和蛋白增加及发热等。③其他反应有肌内注射处疼痛,偶有发热和各种皮疹。

2. 磷霉素(phosphonomycin,fosfomycin) 是一种全合成的新广谱抗菌药物,对多种G⁺球菌及G⁻杆菌包括金葡菌、链球菌、大肠埃希菌、肺炎杆菌、沙门菌属、变形杆菌、流感嗜血杆菌、铜绿假单胞菌等有抗菌作用。其特点为:①抗菌谱广;②对于细菌细胞壁合成的早期起杀菌作用;③与其他抗菌药物无交叉过敏性,细菌对此药与其他抗菌药物也无交叉耐药性;④毒性较小。口服、肌内注射或静脉注射均可,剂量为40~50mg/(kg·d),分3~4次口服。静脉注射一次量为0.25~0.5g,但由于其抗菌作用不强,血中有效浓度维持时间短,治疗严重感染时需加大治疗剂量并与其他抗菌药物联合应用,如治疗MRSA重症感染是与糖肽类抗菌药物联合。

(十一)磺胺类药物

磺胺类(sulfonamides)药物是人工合成的抗菌药物,对G⁺菌和G⁻菌均具有抗菌作用,但目前细菌对该类药物的耐药现象普遍存在。本类药物可分为:①口服易吸收可全身应用类:如磺胺甲噁唑、磺胺嘧啶、磺胺多辛、复方磺胺甲噁唑(磺胺甲噁唑与甲氧苄啶,SMZ/TMP)、复方磺胺嘧啶(磺胺嘧啶与甲氧苄啶,SD/TMP)等,适用于大肠埃希菌等敏感肠杆菌科细菌引起的急性单纯性尿路感染,敏感大肠埃希菌、克雷伯菌属等肠杆菌科细菌引起的反复发作性、复杂性尿路感染,敏感伤寒和其他沙门菌属感染,卡氏肺孢子虫肺炎的治疗与预防,小肠结肠炎耶尔森菌、嗜麦芽窄食单胞菌、部分耐甲氧西林金黄色葡萄球菌感染以及星形奴卡菌病等。磺胺多辛与乙胺嘧啶等抗疟药联合可用于氯喹耐药虫株所致疟疾的治疗和预防。②局部应用类:如磺胺嘧啶银、醋酸磺胺米隆、磺胺醋酰钠等。主要用于预防或治疗Ⅱ、Ⅲ度烧伤继发创面细菌感染,如肠杆菌科细菌、铜绿假单胞菌、金黄色葡萄球菌、肠球菌属等引起的创面感染。醋酸磺胺米隆适用于烧伤或大面积创伤后的铜绿假单胞菌感染。磺胺醋酰钠则用于治疗结膜炎、沙眼等。柳氮磺吡啶口服不易吸收,主要用于治疗溃疡性结肠炎。

磺胺类药不宜用于 A 组溶血性链球菌所致扁桃体炎或咽炎,以及立克次体病、支原体感染的治疗。禁用于对任何一种磺胺类药物过敏以及对呋塞米、砜类(如氨苯砜、醋氨苯砜等)、噻嗪类利尿药、磺脲类、碳酸酐酶抑制剂过敏的患者。禁用于新生儿及 2 月龄以下婴儿。

磺胺类药物可致粒细胞减少、血小板减少及再生障碍性贫血,用药期间应定期检查周围血象变化。红细胞中缺乏葡萄糖-6-磷酸脱氢酶患者易发生溶血性贫血及血红蛋白尿,也可致肝脏、肾脏损害,引起黄疸、肝肾功能减退,严重者可发生肝坏死,用药期间需定期监测肝肾功能。肝肾严重异常者避免使用。

(十二)喹诺酮类抗菌药物

为化学合成抗菌药物,对 G^- 杆菌如大肠埃希菌、痢疾杆菌、产气杆菌、变形杆菌等有抗菌作用,对部分铜绿假单胞菌也有效。某些品种如左氧氟沙星、莫西沙星对 G^+ 菌如肺炎链球菌、A 组溶血性链球菌等及衣原体属、支原体属、军团菌及厌氧菌等也有抗菌作用。临床用于敏感菌所致的呼吸道感染、尿路感染、急性菌痢及其他肠道或胆道感染。细菌对本品和其他抗菌药物间交叉耐药性较少,口服吸收好。

由于此类药物可引起幼年动物软骨损害,18 岁以下未成年人缺乏充分安全用药资料,因此在儿科临床应用中尚存争论。此外,使用中注意避免与制酸剂和含钙、铝、镁等金属离子的药物合用减少本类药物的吸收;本类药物可引起抽搐、癫痫、意识改变、视力损害等严重中枢神经系统不良反应,有肾功能减退或中枢神经系统基础疾病的患者不宜使用;肾功能减退患者必需使用时需根据肾功能减退程度制定个体化治疗方案。常用的喹诺酮类抗菌药物有诺氟沙星、氧氟沙星、左氧氟沙星、环丙沙星、莫西沙星等。

(十三)其他广谱抗菌药

广谱抗菌药指对 G^+ 及 G^- 菌、立克次体、支原体、螺旋体、阿米巴原虫等均具有杀灭或抑制作用得名。常用广谱抗菌药除上述几种外还有四环素类和氯霉素类。

1. **四环素类**　抗菌药物包括四环素及半合成四环素,如多西环素、米诺环素及替加环素等。共同特点为抗菌谱广,对 G^+ 优于 G^- 菌,米诺环素及多西环素对嗜麦芽窄食单胞菌和嗜肺军团菌在体外有抗菌活性;替加环素为首个甘氨酰环素类抗菌药物,是米诺环素的

衍生物,对 G^+ 及 G^-、厌氧菌和非典型病原体均有抗菌活性,对多重耐药 G^- 菌包括产 ESBLs 及碳青霉烯酶的肠杆菌科细菌、碳青霉烯类耐药的鲍曼不动杆菌也有良好抗菌活性。对铜绿假单胞菌和变性菌属细菌无抗菌活性。

四环素类药物主要用于布鲁菌病、霍乱、回归热、衣原体感染和立克次体病等特殊感染,为首选药物,还可与其他药物联合用于炭疽、鼠疫等。替加环素目前主要用于与其他药物联合治疗多重耐药和广泛耐药 G^- 杆菌所致的复杂感染,但由于组织分布广、血药浓度低,不推荐用于血流感染。不良反应主要包括可导致牙齿黄染及牙釉质发育不良,抑制胎儿及幼儿骨骼生长,大剂量会造成肝毒性,8 岁以下儿童用药缺乏安全资料。

2. **氯霉素(chloromycetin, chloramphenicol)**　是一种广谱抗菌药物,能抑制许多致病菌生长,包括 G^+ 球菌及杆菌,如金黄色葡萄球菌、溶血性链球菌、肠球菌、肺炎链球菌、炭疽杆菌、白喉杆菌等;以及 G^- 杆菌如沙门菌、布鲁氏菌、产气杆菌、肺炎杆菌、流感嗜血杆菌、脑膜炎双球菌、痢疾杆菌等都有抑制作用。对立克次体和某些病毒也有一定的作用。对原虫和真菌无效。过去曾广泛应用于临床,因其对骨髓有损害,现仅用于少数感染,如化脓性脑膜炎等。氯霉素的不良反应:①抑制骨髓:偶可引起再生障碍性贫血。用药期间必须注意血象变化,发现异常时应立即停药,一般可逐渐恢复。②灰婴综合征(Gray baby syndrome):发生于未成熟儿和新生儿早期,因该期患儿的肝脏的葡糖醛酸转移酶少,对氯霉素的解毒功能与葡糖醛酸结合的能力都低,加以肾脏排泄能力也较弱,易蓄积中毒。③其他:有胃肠道症状,偶可出现视神经炎、视力减退、多发性神经炎、神经性耳聋等,或表现为幻视、幻听、精神失常等症状。

(十四)抗真菌药物

1. **两性霉素 B(amphotericin B) 及其含脂制剂**　为多烯类深部抗真菌药,对新型隐球菌、白念珠菌、皮炎芽生菌、曲菌、酵母菌、球孢子菌、荚膜组织胞浆菌等有较强的抑制作用,高浓度有杀菌作用,对细菌则无效。用于全身性真菌感染。口服不吸收,肌内注射刺激性极大,必须由静脉滴注。不易透过血脑屏障,治疗真菌性脑膜炎时需同时鞘内给药。

两性霉素 B 毒性较大,注射后可发生寒战、高热、头痛、呕吐等。静脉滴注常引起肾功能损害,少数患

者可发生肝毒性、低钾血症、血液系统毒性。用药期间应定期测定肾功能、肝功能、血电解质、周围血象、心电图等,应避免联合应用其他肾毒性药物,出现肾功能损害时,根据其损害程度减量给药或暂停用药。鞘内注射可致蛛网膜炎,背部及下肢疼痛和知觉丧失等严重反应。

为减少毒副作用,目前相继开发了两性霉素 B 脂质体、两性霉素 B 脂质体复合物、两性霉素 B 脂质体胶状分散剂,含脂复合制剂耐受性较好,在肝、脾、肺等组织中浓度增加,在肾组织中浓度降低,与输注相关的不良反应和肾毒性明显减少。

两性霉素类药物需避光缓慢静脉滴注,常规制剂每次静脉滴注时间为 4~6 小时或更长;含脂制剂通常为 2~4 小时。给药前可给予解热镇痛药或抗组胺药或小剂量地塞米松静脉推注,以减少发热、寒战、头痛等全身反应。如治疗中断 7 天以上需重新自小剂量开始用药递增剂量。

2. 氟胞嘧啶(flucytosine,5-FC) 又称 5-氟胞嘧啶,对念珠菌、隐球菌及地丝菌有良好抑制作用,对部分曲菌以及引起皮肤霉菌病的分枝孢子菌、瓶霉菌也有作用。用于念珠菌和隐球菌所致严重感染,单独应用效果不如两性霉素 B,且易产生耐药性,为增加疗效可与氟康唑、两性霉素 B 等合用。禁用于严重肾功能不全与对本药过敏的患者。对于骨髓抑制、血液系统疾病或同时接受骨髓抑制药物的患者,肝、肾功能损害的患者应慎用。

3. 氟康唑(fluconazole) 为氟代三唑类抗真菌药,对新型隐球菌、白念珠菌及黄曲菌、荚膜组织胞浆菌等有抑制作用,对曲霉菌无抗菌活性。用于播散性侵袭性念珠菌病(包括血流感染、腹膜炎、肺炎、尿路感染等),球孢子菌病及念珠菌阴道炎等;也可用于预防念珠菌感染的发生。常见不良反应有恶心、呕吐、腹痛、腹泻、胃肠胀气等,还有皮疹、头痛、肝、肾功能异常等。

4. 伏立康唑(voriconazole) 主要用于侵袭性曲霉病、非粒细胞缺乏患者念珠菌血症及念珠菌属所致播散性皮肤感染、腹部、肾脏、膀胱壁及伤口感染;食管念珠菌病,不能耐受其他药物或经其他药物治疗无效的赛多孢菌属和镰孢霉属所致的严重感染。与氟康唑和伊曲康唑间存在交叉耐药。口服吸收良好,可口服或注射给药。

5. 泊沙康唑(posaconazole) 是伊曲康唑的衍生物,对毛霉属、根霉属等接合菌具良好抗菌活性。用于严重免疫功能缺陷患者的预防侵袭性曲霉病和念珠菌病;口咽部念珠菌病的治疗,伊曲康唑或氟康唑治疗无效者。

6. 伊曲康唑(itraconazole) 抗菌谱较氟康唑广,有抗曲霉活性,抗念珠菌活性强于氟康唑。口服吸收良好,可口服或注射给药。静脉注射液用于中性粒细胞缺乏疑似真菌感染的经验治疗,肺部及肺外芽生菌病及组织胞浆菌病等治疗。口服剂适用于皮肤真菌所致的足趾和/或手指甲癣以及本品注射剂的序贯治疗。不良反应常见厌食、恶心、腹痛和便秘,有一定的心脏毒性。肝肾功能不全者以及心脏病患者应慎用。

7. 卡泊芬净(caspofungin)、米卡芬净(micafungin) 为棘白菌素类抗真菌药,通过抑制丝状真菌和念珠菌细胞壁成分 β-D-葡聚糖的合成,使真菌细胞溶解起作用。对烟曲霉、黄曲霉、土曲霉和黑曲霉具良好抗菌活性,对白念珠菌等多数念珠菌属具高度抗真菌活性,但对近平滑念珠菌作用相对较弱,新型隐球菌天然耐药。主要用于侵袭性念珠菌病、其他抗真菌药无效或不能耐受的曲霉菌病,是伴有中性粒细胞减少的念珠菌血症且近期有唑类药物使用史患者的首选药物。

8. 灰黄霉素(griseofulvin) 本品不易透过角质层,对深部真菌和细菌感染无效,用于治疗皮肤癣菌引起的各种浅部真菌病癣病,如头癣、体癣、股癣。不良反应一般都较轻,常见的有恶心、呕吐、食欲减退,以及头痛、嗜睡、困乏等。偶可有皮疹、暂时性白细胞减少、黄疸等。

9. 制霉菌素(nystatin,fungicidin) 多烯类抗真菌药,体外抗菌活性与两性霉素 B 相仿,口服不吸收。用于治疗皮肤黏膜念珠菌病,口服可治疗肠道或食管念珠菌病;局部用药治疗口腔念珠菌病、泌尿生殖系等念珠菌病。注射可致严重毒性反应,不宜应用。副作用常见恶心、胃部烧灼感等胃肠道反应,偶有头晕、头痛、失眠、皮疹,白细胞减少,丙氨酸转氨酶升高等。

(王刚)

参考文献

[1] 杨宝峰. 药理学. 9 版. 北京:人民卫生出版社,2018.

[2] 国家卫生和计划生育委员会. 抗菌药物临床应用指导原则(2015 版). 2015.

[3] 国家卫生计生委医政医管局,国家卫生计生委合理用药专家委员会. 国家抗微生物治疗指南. 第 2 版. 北京:人民卫生出版社,2017.

[4] 国家卫生计生委抗菌药物临床应用与细菌耐药评价专家委员会. 青霉素皮肤试验专家共识. 中华医学杂志,2017,

97(40):3143-3146.

［5］RICHTER SS,HEILMANN KP,DOHRN CL,et al. Activity of ceftaroline and epidemiologic trends in Staphylococcus aureus isolates collected from 43medical centers in the United States in 2009. Antimicrob Agents Chemother,2011,55(9):4154-4160.

［6］KARLOWSKY JA,ADAM HJ,DECORBY M R,et al. In vitro activity of ceftaroline against gram-positive and gramnegative pathogens isolated from patients in Canadian hospitals in 2009. Antimicrob Agents Chemother,2011,55(6):2837-2846.

［7］GE Y,BIEK D,TALBOT GH,et al. In vitro profiling of ceftaroline against a collection of recent bacterial clinical isolates from across the United States. Antimicrob Agents Chemother,2008,52(9):3398-3407.

［8］JONES RN,FARRELL DJ,MENDES RE,et al. Comparative ceftaroline activity tested against pathogens associated with community-acquired pneumonia:results from an international surveillance study. J Antimicrob Chemother,2011,66(Suppl 3):iii69-iii80.

［9］JONES RN,MENDES RE,SADER HS. Ceftaroline activityagainst pathogens associated with complicated skin and skin structure infections:results from an international surveillance study. J Antimicrob Chemother,2010,65(Suppl 4):iv17-iv31.

［10］MORRISSEY I,GE Y,JANES R. Activity of the new cephalosporin ceftaroline against bacteraemia isolates from patients with community-acquired pneumonia. Int J Antimicrob Agents,2009,33(6):515-519.

［11］IIZAWA Y,NAGAI J,ISHIKAWA T,et al. In vitro antimicrobial activity of T-91 825,a novel anti-MRSA cephalosporin,and in vivo anti-MRSA activity of its prodrug,TAK-599. J Infect Chemother,2004,10(3):146-156.

［12］SADER HS,FLAMM RK,CASTANHEIRA M,et al. Activity of ceftaroline-avibactam tested against multidrugresistant Enterobacteriaciae and methicillin-resistant Staphylococcus aureus collected USA hospitals in 2011. The 22nd European Congress of Clinical Microbiology and Infectious Diseases,London,UK,2012.

［13］CITRON DM,TYRRELL KL,MERRIAM CV,et al. In vitro activity of ceftaroline against 623diverse strains of anaerobic bacteria. Antimicrob Agents Chemother,2010,54(4):1627-1632.

［14］SNYDMAN DR,JACOBUS NV,MCDERMOTT LA. In vitro activity of ceftaroline against a broad spectrum of recent clinical anaerobic isolates. Antimicrob Agents Chemother,2011,55(1):421-425.

［15］CATHERINE L,TOOKE. β-Lactamases and β-Lactamase Inhibitors in the 21st Century. Journal of Molecular Biology. 2019,431:3472.

［16］杨帆,王明华. 值得期待的新 β 内酰胺酶抑制剂阿维巴坦及其复合制剂,第三军医大学学报,2013,35(23):2498-2501.

［17］万古霉素临床应用剂量专家组. 万古霉素临床应用中国专家共识(2011 版). 中国新药与临床杂志,2011,30(8):561-563.

第4节 肾上腺皮质激素在儿科的应用

肾上腺皮质激素(adrenocortical hormones)是由肾上腺皮质分泌的所有激素的总称。它们是由肾上腺皮质中三层细胞组织内的胆固醇演变而来,其化学结构与胆固醇相似,故名皮质类固醇、类固醇或甾体类激素。按其对人体生理的影响可分为:①糖皮质激素(glucocorticoid)对糖代谢和间叶组织均有重要作用,能对抗炎症反应,对电解质作用小,以可的松和氢化可的松为代表;②盐皮质激素(mineralocorticoid)具有调节盐类或电解质代谢的作用,以醛固酮为代表;③性激素在儿童阶段,主要可影响儿童生长以及外生殖器官发育,以雄激素为代表。

促肾上腺皮质激素(adrenocorticotropic hormone,ACTH)能刺激肾上腺皮质使其分泌皮质激素。促皮质激素与糖皮质激素的分泌是成正比的,即促皮质激素越多,糖皮质激素的分泌也越多。但糖皮质激素也能反过来调节促皮质激素的分泌,即糖皮质激素越多,促皮质激素的分泌越少,称为负性反馈作用。这样彼此调节,人体自然得到适合于当时需要的激素分泌量。也是由于这样彼此调节的作用,在反复应用糖皮质激素治疗疾病时,垂体分泌促皮质激素的功能受到抑制,促皮质激素逐渐减少,因而肾上腺分泌糖皮质激素的功能也受到抑制,发生萎缩。此时如果忽然停用糖皮质激素,可能发生急性皮质功能衰竭。儿科临床主要应用的肾上腺皮质激素是糖皮质激素。因此,以下所述生理、药理作用,适应证和不良反应都是指这类药物。

一、肾上腺皮质激素的生理作用

1. 对糖代谢的影响 糖皮质激素有以下几种功用：①促进糖原异生，其原料来源于肝以外的组织，特别是肌肉中蛋白质分解产生的氨基酸及其代谢的中间产物作为原料合成糖原；②使葡萄糖分解为二氧化碳的氧化过程减慢，从而有利于代谢中间产物如丙酮酸、乳酸等在肝、肾中再合成为葡萄糖；③减少机体组织对葡萄糖的利用和摄取。因此，糖皮质激素在维持血糖的正常水平以及保持肝脏、肌肉的糖原含量方面起到重要的作用，能使肝、肌糖原及血糖升高。此激素也抑制结缔组织中的糖蛋白合成。

2. 蛋白质代谢 糖皮质激素促进多种组织中的蛋白质分解，同时抑制肝内特殊蛋白质和酶（如酪氨酸氨基转换酶）的合成，或经转氨作用成为葡萄糖的前身物质，进而合成葡萄糖和糖原。对肝外组织，特别是肌肉、胸腺、淋巴腺等的蛋白质合成则有显著抑制作用。激素可升高血清氨基酸含量和尿氮的排泄，使身体处于氮的负平衡状态。长期大量应用可致生长减慢、肌肉消瘦、皮肤变薄、骨质疏松、淋巴组织萎缩和伤口愈合延缓等。

3. 脂肪代谢 激素促使脂肪酸由脂肪组织转入肝脏，然后游离脂肪酸在肝内分解，产生一种对糖脂酶具有抑制作用的物质，有利于糖原异生。它激活四肢皮下的脂酶，使肝内脂肪重新分布在面、躯干等部位，四肢脂肪减少，形成向心性肥胖。在促进脂肪分解过程中，可使糖尿病患者诱发酮症。

4. 水和电解质代谢 糖皮质激素中的氢化可的松及可的松，和醛固酮一样有储钠、排钾的生理作用，主要作用于肾远曲小管，促进钠重吸收和钾排泄。

二、肾上腺皮质激素的药理作用

1. 抗炎作用 糖皮质激素对各种炎症反应包括物理、化学、细菌、免疫、缺血、肿瘤等感染性或非感染性的炎症反应，都有明显的抑制作用，能减轻急性炎症的渗出、水肿、充血、白细胞浸润及吞噬反应。因此，临床上可以减轻感染中毒症状，减轻皮肤、黏膜或浆膜的渗出，也可抑制炎症后期毛细血管和成纤维细胞增生，因而延缓肉芽组织生成，防止黏膜、浆膜和胸膜等的粘连及瘢痕形成，减轻后遗症。皮质激素具有强大的抗炎作用，其机制可能是多方面的：①稳定溶酶体膜，从而减少其中水解酶的释放；②促进黏多糖

合成并抑制其降解酶，保护细胞间基质，减轻毛细血管的通透性；③抑制前列腺素、白三烯类物质等花生四烯酸代谢产物的生成；④抑制肉芽组织中的 DNA 合成，抑制成纤维细胞的增生，减少胶原纤维和细胞间质增殖。

2. 免疫抑制和抗过敏作用 糖皮质激素主要抑制免疫应答反应，对细胞免疫的影响大于体液免疫。其免疫抑制作用是一个较复杂的过程，是许多环节的综合因素，包括：影响巨噬细胞吞噬及处理抗原的作用；破坏参与免疫活动的淋巴细胞，间接抑制抗体的生成；抑制免疫母细胞的分裂增殖、浆细胞合成抗体及致敏的淋巴细胞；大剂量时干扰补体参与免疫反应；影响抗原抗体结合后发生的过敏反应。

3. 抗毒素作用 糖皮质激素可通过其对代谢的影响，提高人体对有害刺激的应激能力，减轻细菌内毒素对机体细胞的损害。它可稳定溶酶体酶，减少内源性致热原的释放，同时可作用于下丘脑体温调节中枢，降低其对致热原的敏感性。因此，可用于感染时的毒血症，使患者高热下降，食欲增加，其他中毒症状也随之减轻。

4. 抗休克作用 常用于严重休克，对多种原因引起的休克，如中毒性休克、低血容量性休克、心源性休克都有对抗作用。其抗休克作用机制可能是：①抑制某些炎性因子的产生，减轻全身炎症反应综合征及组织损伤，使微循环血流动力学恢复正常，改善休克状态；②稳定溶酶体膜，减少心肌抑制因子的形成；③扩张痉挛收缩的血管和兴奋心脏、加强心脏收缩力；④提高机体对细菌内毒素的耐受力。

5. 对心血管系统的作用 糖皮质激素可加强心肌收缩力，对抗去甲肾上腺素收缩血管的作用及改善微循环，在急性肾上腺皮质功能不全伴休克时，激素恢复循环功能最为有效，又能增强外周血管对儿茶酚胺类的反应性，从而保持一定的血管张力。

6. 对血液及造血系统的影响 糖皮质激素可刺激骨髓、促进红细胞生成，使中性粒细胞增加的同时，减少嗜酸性粒细胞、淋巴细胞及单核细胞。大剂量皮质激素还能使红细胞和血小板增多，并增高纤维蛋白原的浓度，缩短凝血时间。

7. 对中枢神经系统的作用 糖皮质激素可提高中枢神经系统的兴奋性，出现情绪波动、失眠等症状，甚至个别患者可诱发精神失常和脑电图的改变。大剂量可致患儿惊厥。

8. 对肌肉、骨骼的作用 糖皮质激素能维持肌肉

的正常收缩。激素缺乏时易致肌肉无力及疲乏感。激素过多时促进蛋白质分解代谢,导致肌组织耗损,又可使机体处于氮的负平衡状态,影响骨骼的代谢。同时,激素可拮抗维生素 D,使胃肠道的钙吸收减少,从而影响钙的沉积。

9. 对内分泌系统的作用　糖皮质激素还能抑制下丘脑-垂体-肾上腺皮质轴的功能,显著地抑制脑垂体分泌 ACTH,以致肾上腺皮质受抑制,日久后发生萎缩,其萎缩程度与激素用量大小和时间成正比。

三、肾上腺皮质激素的适应证

1. 内分泌疾病　治疗原发性和继发性(垂体性)肾上腺皮质功能减退症及先天性肾上腺皮质增生症等。

2. 结缔组织病　包括活动性风湿热、类风湿病、过敏性紫癜、系统性红斑狼疮等。

3. 变态反应性疾病　如支气管哮喘急性发作或持续状态、嗜酸性粒细胞肺炎、严重的药物过敏症、血清病、过敏性喉水肿等。

4. 感染性疾病　限于已应用了有效抗感染药物治疗的严重感染,如脓毒败血症、暴发型流行性脑脊髓膜炎、粟粒性结核、结核性脑膜炎或胸膜炎及其他伴有明显中毒症状的感染。

5. 血液系统疾病　如急性白血病、自身免疫性溶血性贫血、原发性血小板减少性紫癜、再生障碍性贫血、免疫性白细胞缺乏症、淋巴肉瘤、输血反应等。

6. 消化系统疾病　急性重型肝炎昏迷前期及昏迷期、出血性坏死性肠炎、局限性肠炎、原发性脂肪痢。

7. 泌尿系统疾病　肾病综合征等。

8. 神经系统疾病　多发性神经根神经炎、急性脊髓炎、颅内高压症等。

9. 皮肤疾患　如湿疹、接触性皮炎、新生儿皮脂硬化症、剥脱性皮炎、天疱疮、牛皮癣、肛门瘙痒等。

10. 五官科疾患　如角膜炎、虹膜炎、视网膜炎、视神经炎等。以及各种原因引起的急性喉炎、过敏性喉炎等。但有角膜溃疡时禁用。

11. 抗休克　各种原因引起的休克,如中毒性、过敏性、心源性以及低血容量性休克等,须注意结合病因治疗和其他抗休克治疗。

12. 异体器官移植　用于异体组织器官移植排斥反应的预防及治疗;异基因造血干细胞移植后的移植物抗宿主病的预防及治疗。

13. 预防治疗某些炎症反应后遗症　应用糖皮质激素可预防某些炎症反应后遗症及手术后反应性炎症的发生,如组织粘连、瘢痕挛缩等。

四、肾上腺皮质激素的用法与用量

1. 替代疗法(substitutiontherapy)

(1) 长期小剂量替代疗法:2011 年,卫生部发布的《糖皮质激素类药物临床应用指导原则》中指出,对于原发或继发性肾上腺皮质功能减退症,每日给予生理需要量,可服用氢化可的松,起始剂量每日 0.3～0.5mg/kg。根据昼夜分泌的节律性,一般用 2/3 量于清晨服,1/3 量于午后服。对个体患儿应根据其对治疗的反应,根据其需求调整长期替代治疗的剂量。

(2) 应激替代:适用于肾上腺危象时抢救。

(3) 抑制替代:用于先天缺乏 21-羟化酶等疾病。21-羟化酶缺乏时,17-羟孕酮不能转变为皮质醇,同时雄激素合成过多。应用外来皮质醇替代不足的内生皮质醇,同时抑制促皮质素(ACTH)的分泌和减少雄激素的合成,称为抑制替代疗法。

2. 大剂量短程疗法　适用于感染、变态反应等病程不长但严重的疾病,如感染性休克、过敏性休克、急性溶血危象、中枢性高热、低血糖昏迷、神经血管性水肿、喉水肿、维生素 D 中毒伴急性高血钙等。所需激素疗程一般不长,几日至几周(不超过 1 个月)。可静脉滴注氢化可的松 4～8mg/(kg·d),能达到迅速退热和减轻中毒症状,一旦病情转危为安,如用药仅几天可立即停用,不需逐步减量。一般持续用药 3～5 天,病情好转后可减量或停药。如病情缓和后,仍需要使用糖皮质激素,可改用口服泼尼松,2～4 周内病情稳定者逐渐减量后停药。

3. 较长期一般剂量疗法　适用于风湿热、类风湿关节炎、血小板减少性紫癜、肾病综合征、皮肌炎、系统性红斑狼疮、溶血性贫血等。多选用泼尼松,用量为 1～2mg/(kg·d),待出现满意效果后,一般为 4～8 周后逐渐减量,以探求能控制症状的最小维持量。疗程一般为 6～12 个月,必要时可延长至 2 年。

4. 间歇疗法(或称隔日疗法)　为既有效又安全的激素治疗方案。用于需长期大剂量治疗的各种疾病,可保证疗效,减少机体应激性,降低危险和不良反应。其理论根据是在正常情况下激素分泌呈昼夜波动变化的规律性,以早晨 6～9 时血浓度最高,午夜 1～2 时最低,如此周而复始。因此采用隔日疗法,可以避免对丘脑-

垂体-肾上腺轴的抑制而减少副作用。

文献显示,经每日疗法呈现显著库欣综合征外貌的患儿,如改用隔日疗法后,仍能保持原有疗效,而库欣综合征外貌则大为减轻,甚至完全消失。其缺点为适用范围受到限制,仅限用于库欣综合征,不适用于全身性系统性红斑狼疮伴肾炎、血小板减少性紫癜、多发性肌炎、风湿性多发性肌痛和严重风湿性关节炎等。隔日疗法是将2日的总量于隔日早晨1次给予,此时恰好在正常分泌的高峰,对肾上腺皮质的功能抑制较小。目前多主张先用连日疗法,待症状缓解后,再改为隔日疗法。也可用间歇方法给药,如每周总量于3天或4天服完,然后停4天或3天。

连日疗法及隔日疗法都需根据疾病性质决定疗程的长短,依据病情的轻重决定用量大小。在开始治疗阶段用较充足剂量,如泼尼松 1~2mg/(kg·d),待症状消退、病情稳定后逐渐减少用量,直至长期维持小剂量 0.5~1mg/(kg·d)或停用。

5. 大剂量冲击疗法　适用于危重症病人的抢救,比如重症狼疮危象、顽固性肾病综合征、严重血小板减少性紫癜、川崎病以及急性颅内压升高、器官移植后抗排斥反应等危及生命的疾病。可用甲泼尼龙 15~30mg/(kg·d),最大剂量 1g/d,一般用 1~3 天,观察疗效,但应密切注意在用药后会引起的急性高血压及循环系统的症状[1,2]。

总之,使用皮质激素治疗各种性质不同的疾病,其剂量大小和疗程长短,取决于病变的性质、疾病自然过程的长短、病情的轻重、治疗的效果和反应,单独或与其他药物联合应用,以及治疗的目的等因素。

全身用药首先以口服为主,选择价格低廉、安全性高、疗效明确的,同时要考虑药源供应充足等因素。长期用药时最好交替使用各种制剂,例如开始用泼尼松疗效较好,以后不满意时,可改用或加用地塞米松,待原发病症状消失,可停用后加的药。常用糖皮质激素的作用强度、效价和等效剂量见表8-11[3]。

表 8-11　常用糖皮质激素的作用强度、效价和等效剂量

类别	药物	对糖皮质激素受体的亲和力	水盐代谢（比值）	糖代谢（比值）	抗炎作用（比值）	等效剂量/mg	血浆半衰期/min	作用持续时间/h
短效	氢化可的松	1.00	1.0	1.0	1.0	20.00	90	8~12
	可的松	0.01	0.8	0.8	0.8	25.00	30	8~12
中效	泼尼松	0.05	0.8	4.0	4.0	5.00	60	12~36
	泼尼松龙	2.20	0.8	4.0	4.0	5.00	200	12~36
	甲泼尼龙	11.90	0.5	5.0	5.0	4.00	180	12~36
	曲安西龙	1.90	0	5.0	5.0	4.00	>200	12~36
长效	地塞米松	7.10	0	20.0~30.0	30.0	0.75	100~300	36~54
	倍他米松	5.40	0	20.0~30.0	25.0~35.0	0.60	100~300	36~54

关于停药指征:①原发病的临床症状及实验室所见均已恢复正常,药量已减至最小维持量时,可考虑停药;②充分使用糖皮质激素后,治疗效果仍不乐观,不宜再用;③糖皮质激素引起严重副作用且药物无法控制时,需立即停药或迅速大减量[4]。

停药前,经过评估,有下丘脑-垂体-肾上腺皮质轴(hypothalamic-pituitary-adrenal axis,HPA)抑制和肾上腺皮质功能减退风险的患儿,可考虑在停药前 4~6 周内,间断地在间歇期加用促皮质素,以便更有利于患儿本身的肾上腺皮质功能的恢复。

6. 局部用药　糖皮质激素局部用药包括有雾化吸入、皮肤外用、关节腔注射、眼内注射、皮损内注射等,应用于多种疾病的治疗。需要注意的是,对儿童患者,即使局部用药,长期使用较大剂量糖皮质激素者也可能出现全身不良反应[3]。

五、肾上腺皮质激素的不良反应及注意问题

1. 类肾上腺皮质功能亢进症　长期大量应用糖皮质激素可产生水、电解质、糖、蛋白及脂肪等代谢失常,表现为向心性肥胖、满月圆脸、痤疮、多毛、浮肿、高血压、高血脂、低血钾、疲惫无力、糖尿、易受感染等。但症状可于停药后逐渐消失,约数月即恢复正常,一般

不需特殊治疗,饮食方面需用低盐、低糖、高蛋白及加用氯化钾以减轻症状。对患有较严重的高血压、动脉硬化、心肾功能不全及糖尿病的患儿,应禁用糖皮质激素。如同时并用洋地黄类及利尿药,则应注意补充钾盐。

糖皮质激素可增加钙磷排泄,同时有抗维生素 D 的作用,以致影响钙的吸收;长期应用还可抑制成骨细胞的活力,减少蛋白质和黏多糖的合成,使骨质形成发生障碍,可致骨质疏松,甚至产生自发性骨折,在小儿时期更易发生,故须同时补充维生素 D 及钙盐。

2. 诱发或加重感染　糖皮质激素降低机体抵抗力,易产生继发感染或使体内潜在感染灶扩大或播散,尤其是白血病、再生障碍性贫血、肾病综合征、肝病以及抵抗力较弱的患儿更易发生。在用药期间应注意病情改变,必要时加用抗菌药物。对原有静止期结核病灶的患儿易致扩散,如需长期应用糖皮质激素时,应同时用抗结核药物。

对某些病毒感染,尤以有皮肤病变的急性病毒性感染,易致病变扩散。例如水痘感染一般病情不严重,但往往在使用激素后产生出血性水痘或继发细菌感染,严重的会导致死亡。因此,水痘为皮质激素禁忌证。

3. 诱发或加重溃疡　糖皮质激素既可增加胃酸及胃蛋白酶分泌,又减少胃黏液分泌,降低胃肠黏膜的抵抗力,易诱发或加重胃或十二指肠溃疡,甚至可致消化道出血或穿孔。同时也阻碍组织修复,使溃疡愈合迟缓。

4. 引起神经精神症状　可发生兴奋、激动、失眠等症状,约 1/10 的病例则可出现欣快感,个别病例可诱发精神病或癫痫发作。因此,这类病人应慎用或禁用,必要时并用抗精神病药或抗癫痫药物。儿童患者应用大剂量糖皮质激素时,可引起惊厥。

5. 影响生长发育　糖皮质激素有对抗生长激素的作用,能抑制小儿骨骼成长及蛋白质合成。妊娠早期应用糖皮质激素后可致流产或胎儿畸形。因此,孕妇应慎用。

6. 肾上腺皮质萎缩或功能不全　长期应用糖皮质激素或突然停药都可导致肾上腺功能不全或萎缩,或称肾上腺皮质危象,可出现倦怠、头昏、食欲缺乏、恶心、呕吐,有时可伴有腹痛、腹泻、发热等,继以低血压、低血糖、甚至昏迷或休克,尤其在大手术、创伤、出血或重症感染等应激情况时易于发生。此危象可发生于停药后的 1 年内任何时间。

7. 反跳现象及撤药综合征　长期应用糖皮质激素后,如减量太快或突然停药,可迅速出现原有症状,甚至症状加重,称为反跳现象。有时还可出现一些原来没有的症状,如肌痛、肌强直、关节痛等,称为戒断综合征或撤药综合征(withdrawal syndrome)。有些哮喘、类风湿病、肾病综合征等疾病长期用药患者可能在减量太快或突然停用后表现全身不适,情绪消沉,有恐惧感和自觉性症状复发等。出现这种情况时,应重新用药或适当加大激素剂量。

8. 其他毒副作用　如电解质紊乱、类固醇性假性风湿病、高血压、高脂血症、肌肉萎缩、伤口愈合迟缓、皮肤痤疮、色素沉着等。另外应用促肾上腺皮质激素后,还能引起药物过敏反应。

为减少药物不良反应,使用糖皮质激素必须要:①详细了解病情,全面衡量应用激素对病人的利弊。②注意禁忌证。③需要长期使用激素的患者应作相应检查,如拍摄 X 射线胸腹片等以除外结核病,有时拍摄骨片排除骨质疏松等。④可用激素局部治疗,就不用或少用口服、注射给药,例如支气管哮喘患儿可先用气雾吸入剂,局限性风湿性关节炎可首选激素关节内注射。⑤需用激素较大剂量及长期治疗的患儿应有适当的体力活动,食物中应多给予蛋白质、蔬菜、水果、维生素 B、维生素 C 等。⑥注意联合用药问题,如肾病综合征、系统性红斑狼疮等病可联合应用激素及其他免疫抑制剂,如环磷酰胺、硫唑嘌呤等,以减少各自的用量及副作用。⑦在应用激素的过程中,应密切观察副作用及并发症,特别要注意防止肾上腺皮质功能减退和感染。⑧注意激素维持量的调整,尽可能减至最小的有效量及掌握适当用药时间,从而逐渐减量以至停用。

(周颖)

参考文献

[1] 中华医学会儿科学分会.糖皮质激素在儿童风湿病中应用专家共识(上).中华儿科杂志,2018,56(3):166-173.

[2] 中华医学会儿科学分会儿童用药委员会.糖皮质激素在儿童风湿病中应用专家共识(下).中华儿科杂志,2019,57(1):16-20.

[3] 陈新谦,金有豫,汤光.陈新谦新编药物学.18版.北京:人民卫生出版社,2018.

[4] 杨宝峰,陈建国.药理学.9版.北京:人民卫生出版社,2018.

第5节 小儿麻醉

一、小儿麻醉相关生理解剖特点

（一）呼吸系统

新生儿头大、颈短、舌体大。声门相当于颈椎 3~4 平面，成人相当于颈椎 5~6 平面。会厌软骨较大，呈 U 形，易折叠，造成气管插管困难。新生儿及小婴儿气管插管时，在标准头后仰位下用喉镜挑起会厌显露声门；当声门暴露困难时，应将喉部向头侧按压。新生儿气道最狭窄的部位在环状软骨，气道直径大约 4~6mm，在环状软骨处气道横截面积约 $14mm^2$，若内壁水肿 1mm，气道面积将减少 50% 以上。新生儿气管与左右支气管中轴延长线的夹角分别为 47° 和 30°，插管过深易插入右侧支气管。新生儿及婴儿肋骨呈水平位，处于吸气相位置，主要靠膈肌运动满足通气。新生儿及婴儿胸壁柔软，顺应性高，难以维持胸腔负压，每次呼吸均有功能性呼吸道闭合。小儿年龄越小，功能残气量相对越小。吸入麻醉时，肺泡内麻醉药浓度上升快，所以小儿吸入麻醉诱导迅速，也存在过量导致心功能异常的危险。

（二）循环系统

新生儿心肌收缩组织少，心室顺应性较低，舒张末期心室容积的较小改变即可引起心室舒张末压的显著变化。婴儿每搏输出量相对固定，因此增加心排血量的唯一有效途径是增加心率。新生儿心率在 120~140 次/min，出生时收缩压为 60~70mmHg。随着年龄增长，血压逐渐升高；脉搏趋于下降，至 12 岁时与成人相近。新生儿及小婴儿心肌中交感神经分布较少，支配心肌的副交感神经发育完全，新生儿及婴儿容易发生心动过缓。术中心动过缓的原因有缺氧、麻醉药副作用、外科手术操作和低血容量等。早产儿及小婴儿血容量按体重计算比成人大，但血容量绝对值很小，对术中出血敏感。

（三）神经系统

新生儿脑相对大，约为体重的 10% 左右；而成人则为 2%。儿童大脑耗氧量 5.5ml/100g·min 比成人 3.5ml/100g·min 的高出 50%。因此，脑血流与成人存在显著差异，总体脑血流量比成人高 50%~70%，更多

的血液流向灰质。足月儿及非应激状态的婴儿，脑血流自主调节功能完好无损。在整个儿童时期，自主调节并没有发生与年龄相关的变化，儿童自我调节的细节还不得而知。酒精和 NMDA 受体拮抗剂导致新生啮齿类动物的程序性细胞死亡，大多数全麻药和镇静药也作用于 NMDA 和 GABA 受体，导致新生动物的凋亡和神经认知功能障碍。当同时使用多种麻醉药物并在较长时间内使用时，这些影响会加剧。另外，对新生动物的影响是否可以转化为对人类的影响仍然存在争议[1,2]。

（四）消化系统

新生儿肝脏功能发育不全，转氨酶浓度和活性较低；造成新生儿对药物结合能力差，降解反应减少，清除半衰期延长。肝脏合成凝血因子 Ⅱ、Ⅶ、Ⅸ、Ⅹ 的过程必须有足够的维生素 K 参与，新生儿维生素 K 不足，生后摄取少、吸收不良及合成不足等原因会造成相关凝血因子缺乏。新生儿维生素 K 依赖凝血因子（Ⅱ、Ⅶ、Ⅸ、Ⅹ）的血浆浓度约为成人值的 50%。新生儿胃液 pH 值呈碱性。新生儿期贲门较松弛，幽门相对紧缩，胃发育呈横向，胃食管反流的发生率较高；正常吞咽和呼吸的协调能力在生后 4~5 个月才发育完全。

体温调节系统为使中心体温保持在 37±0.29℃ 的狭窄正常范围内，机体有一套高度精密、高效的调节系统，它利用外周血管收缩、寒战和不寒战的产热来保存和/或产生热量；而外周血管舒张和触发出汗，导致热量损失。除了不能利用寒战产生热量，其他机制在新生儿中均可以发挥作用。早产儿和新生儿体表面积相对较大，体表面积和体重的比值为 0.07（$0.2m^2$/3.0kg），明显高于成人 0.023（$1.72m^2$/75kg）。与成人相比，在寒冷环境下，儿童按比例损失更多的热量。反之亦然，婴儿和儿童不仅冷却速度快，而且在体温过低后恢复体温的速度也快，是成人的 2~3 倍[3]。

二、麻醉管理和技术

（一）麻醉用药

1. 静脉麻醉药

（1）咪达唑仑（midazolam）：是一种水溶性、短效苯

二氮䓬类受体激动剂,该药具有催眠、镇静、抗焦虑、遗忘、抗惊厥和中枢性肌肉松弛作用。单独应用咪达唑仑对血流动力学影响不大。咪达唑仑可产生剂量依赖性抑制呼吸中枢,静脉注射 $0.13 \sim 0.2mg/kg$ 可迅速产生通气抑制,3 分钟时作用最强,可用于新生儿气管插管,但不能阻断气管插管的应激反应。口服 $0.5mg/kg$ 咪达唑仑作为术前镇静,10 分钟内即可产生可靠的顺行性遗忘作用,麻醉诱导前可有效地对患儿进行镇静。咪达唑仑最主要的问题是呼吸抑制;当应用咪达唑仑镇静或麻醉维持,发生术后镇静作用过深或时间过长抑制呼吸时,可用氟马西尼来拮抗其残余作用。

(2)丙泊酚(propofol):是最常用的静脉麻醉药,具有高度脂溶性,通常在一个臂脑循环时间内使患儿失去知觉。作用时间短暂,血药浓度由于再分布和消除迅速下降,丙泊酚初始分布半衰期为 $2 \sim 8$ 分钟。丙泊酚是 GABA 受体的激动剂,增强 GABA 诱导的氯电流,从而产生催眠作用。丙泊酚最显著的副作用是在麻醉诱导期间降低动脉压,动脉压的下降与心排血量减少及全身血管阻力降低有关。丙泊酚不改变肺血管阻力[4];因此,可能影响心内分流。诱导剂量的丙泊酚可引起呼吸暂停,发生率和持续时间取决于剂量、注射速度及术前用药。丙泊酚可抑制咽喉反射,可用于轻度喉痉挛的治疗。它还具有降低脑耗氧量和颅内压、降低眼压及止吐作用。丙泊酚注射液含有大豆油、甘油和纯化卵磷脂;考虑到微生物可能在乳剂中滋生,加入依地酸二钠以抑制细菌生长;即使这样,临床使用时仍要注意无菌技术。健康儿童静脉诱导剂量:$3 \sim 5mg/kg$,持续时间 $5 \sim 10$ 分钟,持续静脉给药用量为 $6 \sim 12mg/(kg \cdot h)$。此外,丙泊酚的副作用除了心血管和呼吸抑制外,还有注射部位疼痛及短暂的癫痫样运动;罕见的丙泊酚输注综合征可发生在长时间、高剂量输入丙泊酚时,临床表现为代谢性酸中毒、横纹肌溶解和心肾功能衰竭。对鸡蛋和坚果过敏的儿童,有发生丙泊酚过敏性反应的可能,应用需谨慎。

(3)氯胺酮(ketamine):氯胺酮的主要临床效应是由 NMDA 受体的拮抗作用产生的。氯胺酮的血浆清除可用二室模型来描述,脂溶性高导致其分布容积相当大,快速分布使其具有相对较短的半衰期。氯胺酮可经静脉、肌内注射、经口、经鼻及直肠给药,其中生物利用度最高为肌内注射、最低为口服用药。氯胺酮可选择性抑制皮质及丘脑部分的神经元功能,同时兴奋边缘系统,此过程使中脑和丘脑区域的非特异性路径产生功能性分离;氯胺酮产生剂量相关的意识消失和镇痛作用。但是,氯胺酮产生的是一种木僵状态的睡眠,患儿可睁眼,并保留多数生理反射。有关氯胺酮镇痛方面的研究表明,它不仅可以单独作为围手术期镇痛剂;还可以作为辅助镇痛药物防治痛觉过敏和异常性疼痛,减少阿片类药物的使用[5,6],作为围手术期多模式镇痛的组成部分。氯胺酮不良反应包括呼吸抑制、流涎过多,苏醒期异常等。

2. 吸入麻醉药

(1)七氟烷(sevoflurane):七氟烷是一种低血气分配系数的氟化醚类液态吸入麻醉剂。因为它非常适合麻醉诱导,所以在小儿麻醉应用中获得了广泛欢迎。七氟烷的 MAC 值因年龄而异,婴儿期 3.3%,$1 \sim 12$ 岁 2.6%。复合 60% N_2O,MAC 下降程度达 25%。在七氟烷麻醉中,3 岁以下儿童的心率保持稳定,年长儿童略增加(10%)。七氟烷对循环系统有剂量依赖性的抑制作用,血压随吸入浓度的增加而降低,左室收缩功能降低。七氟烷对呼吸道无刺激性,但存在呼吸抑制作用,降低潮气量作用呈剂量相关性。吸入浓度达 1MAC 以上时,呼吸频率亦下降,导致每分钟通气量下降,造成呼气末二氧化碳浓度增高。七氟烷增加脑血流、增加颅内压,降低脑耗氧量的作用与异氟烷相似。七氟烷与碱石灰反应生成复合物 A,复合物 A 在包括大鼠在内的啮齿类动物体内是有毒性的,而在人类或哺乳动物则未发现。七氟烷比氟烷或异丙酚更容易出现躁动或谵妄,可能的因素有年龄小、焦虑及疼痛等。

(2)地氟烷(desflurane):地氟烷具有与 N_2O 相似的低血气分配系数。地氟烷有刺激性气味,在麻醉诱导过程中呼吸副反应发生率高,多用于麻醉维持。当合用 N_2O 时,地氟烷 MAC 值在婴儿为 7.5%,儿童为 6.4%。地氟烷对心血管系统的影响与异氟烷相似,能降低全身血管阻力,增加心率。地氟烷能引起剂量依赖性呼吸抑制,潮气量、每分钟通气量、最大吸气流量和对高碳酸血症的通气反应均减少,而呼吸频率增加。

(3)氧化亚氮(nitrous oxide,N_2O):是一种无色、带有甜味、无刺激性气体,不易燃但助燃。N_2O 起效快,作用消失快。但麻醉效能低(MAC 104%),常需要与其他麻醉药物复合应用。N_2O 相对不溶性导致了含气空间的膨胀,因为它在血中溶解度是在氮气中的 34 倍。N_2O 可引起潮气量减少和呼吸频率增加,每分钟通气量可维持不变。对于剧烈疼痛的操作,如骨折复位、敷料或石膏更换,N_2O 具有良好的镇痛作用。其不良反应有弥散性缺氧、闭合空腔增大及骨髓抑制等。

3. 肌肉松弛剂

(1)顺式阿曲库铵(cis-atracurium):顺式阿曲库铵是中时效肌松药,ED_{95} 为 $0.05mg/kg$,完全阻滞的起效时间为 7.5 分钟,时效 45 分钟。顺式阿曲库铵的量增至 0.2mg/kg,起效时间为 2.7 分钟。顺式阿曲库铵的恢复指数不受给药总量及方式的影响,清除半衰期约为 24 分钟,其消除主要通过霍夫曼消除,而在体内酯酶水解的作用有限。肌松恢复时间与初始剂量无关,约为 13 分钟。顺式阿曲库铵的突出优点是无组胺释放作用,心血管稳定性好。

(2)罗库溴铵(rocuronium):是中效甾类化合物为基础的非去极化肌松药。在不同麻醉类型的婴儿和儿童中,2 倍 ED_{95} 剂量罗库溴铵起效时间 1~1.5 分钟,罗库溴铵的起效时间大约是琥珀胆碱的 2 倍。静脉注射 0.6mg/kg 后 90 秒可做气管插管,临床肌松维持 45 分钟。用量增至 1.0mg/kg,60 秒即可气管插管。此药不释放组胺,对心血管系统无明显作用,临床应用剂量无心率和血压变化。罗库溴铵主要依靠肝脏消除,其次是肾脏;肾功能衰竭并不影响其时效与药代动力学,而肝功能障碍可能延长其时效。

(3)琥珀胆碱(Succinylcholine):是唯一用于临床的去极化肌松药,该药具有起效迅速、作用时效超短的特点,常作为快速实施气管插管的肌松药。静脉注射琥珀胆碱 0.8~1mg/kg 后,1.5~2 分钟拇指内收肌的肌颤搐达最大抑制,咬肌、咽喉肌等肌松作用在 1 分钟内即达高峰,可维持呼吸暂停 4~5 分钟,肌张力完全恢复为 6~12 分钟。儿童气管插管剂量为 1.5mg/kg,婴幼儿除静脉注射外,还可以肌内注射。不良反应包括心血管反应、高钾血症、肌纤维成束收缩、眼压增高、颅内压增高、胃内压升高、术后肌痛、恶性高热及 II 相阻滞。

(二)术前准备

1. 术前麻醉评估

(1)择期手术患儿术前评估对于患儿手术麻醉非常重要。在此期间,麻醉医师应评估患儿病情、择期手术的必要性和患儿及家属的心理状况。麻醉医师亦需阐述麻醉诱导方法,解释相关问题;完善术前准备,制订合适的麻醉计划。

(2)对急诊患儿拟行手术的性质和患儿病理改变是麻醉访视的关键。气道状态的评估是非常重要的,特别是拟行快速诱导的患儿。在择期手术时禁食状态是确定的;但在紧急情况下,病史可能不确定,特别是使用麻醉性药物后或一般状况不良的儿童应假定为饱胃状态。紧急状态下评估儿童的血流动力学尤为重要,血流动力学不稳定可与出血、脓毒症或第三间隙液体丢失有关。

(3)共存疾病的患儿早产儿若孕后龄小于 60 周,术后有发生呼吸暂停的危险。上呼吸道感染儿童可能会出现严重的麻醉并发症,这类儿童是否可以实施手术及麻醉取决于很多因素。上呼吸道感染的儿童气道应激性高,增加了喉痉挛、支气管痉挛风险。拔管后发生喘息性呼吸困难、肺不张、肺炎及严重缺氧的概率亦增加。如果患儿出现急性上呼吸道感染且逐渐加重或肺部有啰音,则建议取消手术;如果患儿病情平稳,无发热且上呼吸道感染已有数天,通常可以实施麻醉。

2. 术前镇静

(1)术前焦虑及干预措施:接受麻醉和手术的儿童在术前会经历明显的焦虑和痛苦。据报道,多达 50% 接受手术的儿童在术前表现出明显的焦虑,术前镇静(或简称术前用药)常用于减轻这种焦虑。可能增加焦虑的因素包括与家人分离、对术后疼痛的不良预期、对手术和/或麻醉的恐惧、失去独立性和对死亡的恐惧。这种焦虑可能是轻微的,不需要干预,但在其他情况下,当父母和/或孩子情绪表现得相当异常时,各种各样的抗焦虑措施可能是有益且必要的。

(2)目的及指征:麻醉前用药的目的因麻醉医师、家长和儿童的不同而异,目标应包括通过减轻忧虑、不确定性、恐惧感或兴奋感来减轻患儿和父母双方的心理压力,帮助促进儿童和父母的分离。其他特征包括药效迅速、可预测的起效和消退时间、易于管理、低成本和使麻醉诱导更加便利等。术前用药的指征包括有手术史的儿童,他们通常知道手术带来的不适;不会轻易与父母分离的儿童;麻醉医师认为诱导时父母在场没有好处的儿童;患神经发育障碍和/或精神健康问题的儿童,可导致行为障碍、自闭症或其他人格障碍;需要平稳麻醉诱导的儿童(如患有发绀性心脏病);青少年表现出明显的焦虑等。

(3)方法:术前镇静用药可以通过不同的途径进行,口服和直肠给药是最常用的;虽然很受欢迎,但由于生物利用度的显著波动和明显的首过效应,这些途径给药的疗效并不是可预测的。

1)口服途径:口服是最易接受的途径。需要关注的问题包括药物的口感、所需容积、起效及持续时间、麻醉恢复期有无行为异常及与其他药物有无相互作用等。美国的一项大规模调查显示,90% 的儿童术前选择口服咪达唑仑作为镇静剂,剂量为 0.5mg/kg、最大用量 15~20mg,可产生持续的抗焦虑作用,安全性高。

2)鼻腔途径:经鼻内给药可采用两种方法:经鼻内滴注和经鼻内喷洒。准确的用药剂量是必要的,当使用鼻腔途径时,可迅速起效。虽然患儿给药过程短暂,但通常是不愉快的,也可能引起忧虑和恐惧。右美托咪定是选择性 α_2 肾上腺素能受体激动剂,清除半衰期在 1.5~2 小时。鉴于其独特的作用机制和对心血管功能有限的影响,可作为鼻腔黏膜用药。在进入手术室前,儿童经鼻腔给予 $2\mu g/kg$ 右美托咪定比经口给予 $0.5mg/kg$ 咪达唑仑更易入睡。

3)直肠途径:在出现更好的口服药物之前,直肠用药仍是手术前镇静的一种选择。它的使用因麻醉医师、麻醉机构、手术麻醉部位等而异,管理方式也有很大的不同。在我国大多数儿科医疗中心,水合氯醛作为镇静催眠及抗惊厥类药物至今仍广泛使用。水合氯醛直肠给药可以迅速吸收,30 分钟内起效,达峰时间为 1 小时。剂量为 25mg/kg,最大量为 1g。此药已被世界卫生组织国际癌症研究机构公布的致癌物清单中列为 2A 类致癌物。

3. 术前禁食 大量研究表明,儿童在麻醉诱导 2~3 小时前适当饮用清液体(水、苹果汁),其胃残余容积或 pH 值与标准禁食相比并无差异。婴幼儿比成人代谢率高、体温易于受环境等因素影响,而且比成人更容易发生脱水。这一改良的禁食方案可降低麻醉诱导期间低血容量的发生率。国外一些医疗中心已采用午夜后不食用牛奶和固体食物,麻醉诱导前 3 小时饮用不限种类的清液体的禁食方法。值得注意的是,在我国一些大型的儿科中心,患儿数量众多,采取同样的禁食原则(午夜后禁食),接台手术患儿难免会等待时间过长,势必增加麻醉和手术风险。如何做到术前合理的安排,尽量采取个体化的方案是关键。首都医科大学附属北京儿童医院目前仍采取术前禁水 4 小时、禁食 6 小时的术前禁食指南。针对小儿外科手术时间短、数量多的特点,采用分时间段、分组禁食的办法,不仅有利于管理,而且对儿童及其父母而言更加人性化。母乳不同于配方奶,母乳喂养的婴幼儿可在麻醉诱导前 4 小时最后喂奶一次。

(三)麻醉方法和术中监测

1. 麻醉方法

(1)气管插管全麻:有些大型手术在实施全麻的过程中,需要给予肌松剂;这种情况下必须借助器材和设备进行气管插管,通过麻醉机对患儿的呼吸功能进行有机的调控。气管插管的优点包括能在任何手术体位下保持呼吸道通畅;可以防止异物进入呼吸道,同时便于清除气管和支气管内分泌物;便于进行控制呼吸和辅助呼吸管理,保障给氧,同时便于吸入麻醉药的应用;麻

醉医师可以远离手术区而不影响麻醉和手术的进行。气管插管是声门下装置,插管困难会出现缺氧。插管时,可造成咽喉痛、喉水肿、声带麻痹及杓状软骨脱位。气管插管全麻能够维持呼吸循环功能的稳定,离不开性能优良的麻醉机和监护设备。

(2)喉罩全麻:喉罩属于声门上装置,使用方便、操作便捷,是一种不需要使用肌松剂就可以维持呼吸道通畅的全身麻醉方法。饱胃、未禁食及患有反流性食管炎的患儿,存在胃内容物反流误吸的风险。咽喉部病变患儿,当病变导致上呼吸道梗阻时,应用喉罩会给术中麻醉管理造成麻烦。气管受压及气管软化的患儿应用喉罩全麻亦会出现呼吸道梗阻。肺顺应性降低患儿,高气道压力会发生喉罩周围漏气和正压通气的气体进入胃内造成危害。

(3)全麻复合椎管内麻醉:椎管内麻醉是将局麻药注入椎管内的不同腔隙,使脊神经所支配的相应区域产生麻醉作用。包括蛛网膜下腔阻滞(又称脊髓麻醉)与硬膜外阻滞两种方法,骶管阻滞是通过穿刺骶裂孔把局麻药注入硬膜外腔实现硬膜外阻滞的方法。在 20 世纪前,受简陋麻醉设备的困扰,我国儿童麻醉方法多沿用基础+椎管内阻滞的麻醉方法。

(4)全麻复合外周神经阻滞:小儿由于解剖标志不清,给神经阻滞操作带来一定困难。借助于外周神经刺激器和超声定位实施外周神经阻滞,可以提高成功率、减少穿刺造成的副作用。超声准确定位,给药效果一目了然,阻滞效果超越了传统的体表坐标定位技术和神经刺激技术。

(5)麻醉下监护:在综合性儿童医院,手术室外照顾患儿已经成为麻醉医师业务"快速增长"点。许多儿童需要进行微小操作、而不是手术,如果这些操作需要多次且带来痛苦或恐惧,如何解除痛苦是一个显而易见的问题。对于任何的镇静麻醉,为了防止吸入性肺炎的发生,必须采取禁食措施。当存在异常气道、颅内压高、意识障碍、有睡眠呼吸暂停病史、呼吸循环功能衰竭及急性呼吸道感染等情况时,不适合镇静麻醉。以 MRI 镇静麻醉为例,根据患者情况和影像学检查要求选择气道维持方法。在大多数儿童,"生理"气道(非人工气道)是可以维持的。有时,托下颌、放入口咽通气道及安置侧卧位也是需要的。这些患儿可以靠输注丙泊酚,维持自主通气和鼻导管给氧完成镇静麻醉。

(6)支气管内插管全麻:是单肺通气时应用的一种技术,它的缺点是不能给术侧肺组织供氧及吸引。左右支气管与隆突的夹角不同,使得右支气管插管成功率较高;插入左支气管插管时需将导管旋转 180°,

并将患儿头部转向右侧;另外,也可使用右侧带有斜面的导管或在导管内放置管芯塑形帮助定位。导管进入支气管,可以通过听诊手术侧肺呼吸音来判断;也可使用纤维支气管镜确定导管的位置或引导导管进入主支气管。

2. 术中监测 随着外科手术难度及广度的发展,为确保手术顺利进行,监测成为必不可少的手段。现代监测多为连续性监测,麻醉医生可以及时发现异常情况,及时查清原因给予纠正。基本监测包括心电图、心率、无创血压、脉搏血氧饱和度、呼气末二氧化碳和体温;必要时的扩展监测包括麻醉深度监测、有创血压、中心静脉压、尿量、失血量、血气分析、凝血功能和脑氧饱和度等。

(1)脉搏血氧饱和度(SpO_2):是一种连续无创性监测末梢血氧饱和度的仪器。小婴儿由于体内氧储备低,容易发生缺氧,在儿童和婴幼儿术中监测SpO_2,能够反映动脉SaO_2的情况。然而此种监测也有其局限性,当血红蛋白<5g/dl,存在异常血红蛋白、低血容量、使用血管活性药及静脉注射亚甲蓝均可引起错误结果。

(2)心电图(ECG):常规心电图用于监测心率和鉴别心律失常。小婴儿心肌顺应性受限,每搏量相对固定,心排血量与心率呈正相关。若心动过缓,可能是缺氧的早期体征。

(3)动脉血压的高低主要取决于心排血量、外周血管阻力和血容量的变化。

1)无创测量法:对婴幼儿进行无创血压监测是最便捷的测量血压方法。合适的袖带宽带是确保血压测量准确的前提,袖带的宽度应为上臂总长的2/3,袖带太窄测得结果偏高,太宽则血压值偏低。

2)有创测量法:动脉内置管直接测压结果准确。通常选择的部位是桡动脉、肘动脉、股动脉及足背动脉等外周动脉穿刺置管的方法。桡动脉位置表浅易于触及,故为动脉置管的首选部位。动脉穿刺置管的主要不良反应包括局部血肿、血栓和感染,罕见远端组织坏死。

(4)呼气末二氧化碳分压($P_{ET}CO_2$):能及时反映肺泡通气功能、气道通畅情况及循环功能和肺血流的变化。$P_{ET}CO_2$增加的因素:可能由于CO_2生成增加,如发热,肺泡通气减少,钠石灰失效造成重复呼吸等。$P_{ET}CO_2$下降的因素:由于生成CO_2减少、低血压、肺血流减少及肺泡通气量过高等。

(5)中心静脉压(central venous pressure,CVP):是指右心房或靠近右心房的上、下腔静脉内的压力。儿童

的CVP正常值与成人相近,压力为$4~12cm\ H_2O$。中心静脉导管可经颈内静脉、颈外静脉及锁骨下静脉等途径置入。颈内静脉定位和穿刺相对容易,是最常用的途径,以右侧为首选。此操作的并发症为感染、静脉血栓、空气栓塞、导管故障、心律失常和出血。

(6)麻醉深度监测:脑电双频指数(bispectral index,BIS)是分析脑电波形相互位相的一致性和相互关系比例的测定分析方法。BIS麻醉深度监测仪是一种基于EEG的仪器,能够对麻醉患儿催眠的相对程度或清醒状态有良好的预测。被广泛用于临床麻醉中。它可以通过对EEG波形在清醒和睡眠之间作回归分析,保持并量化原始脑电的非线性关系,预测镇静和催眠程度。BIS值越小,镇静程度越大,两者的相互性良好。儿童大脑的发育成熟及突触形成要持续到5岁左右,婴幼儿EEG与大龄患儿和成人不同,BIS的运算法则是在对大龄儿童及成人原始EEG的综合分析基础之上形成的,该法则是否可用于婴幼儿值得进一步研究。

(7)体温(T):体表各部位温度相差很大,在同一条件下不同部位的体温可能不同。中心体温远较皮肤温度更为重要,中心温度应以直肠及食管测温为准。全身麻醉期间可监测肺动脉、鼻咽、鼓膜、食管,直肠等部位体温,而这些部位在手术期间很容易获得且监测结果较为准确。

(8)尿量:可作为血容量及心排血量充足的重要指标,新生儿阶段除外,围手术期如果尿量在0.5~1ml/(kg·h),则说明肾灌注充足,功能正常。

(9)脑氧饱和度($SctO_2$):脑氧测量法是一种无创技术,类似于颈静脉球部静脉血氧饱和度监测,通过激光光源发出四段近红外光波,探测HbO_2、Hb及其他组织,通过专利算法,得出脑氧数值。临床适应证包括高危手术、心血管外科手术、胸外科,移植手术等,另外,也适用于高危人群,如早产儿及新生儿需要吸氧治疗时,避免吸氧浓度过高造成损伤。

(张建敏)

参考文献

[1] LIU X,JI J,ZHAO GQ. General anesthesia affecting on developing brain:evidence from animal to clinical research. J Anesth. 2020;34(5):765-772.

[2] JEVTOVIC-TODOROVIC V. Exposure of developing brain to general anesthesia:what is the animal evidence? Anesthesiology. 2018;832-839.

[3] MASSEY HC,HOUSE JR,TIPTON MJ. Cutaneous vascular responses of the hands and feet to cooling,rewarming and hy-

poxia in humans. Wilderness Environ Med. 2018;29(1):45-55.

[4] BAEHNER T,KIEFER N,GHAMARI S,et al. A National Survery:Current clinical practice in pediatric anesthesia for congenital heart surgery. World J Pediatr Congenit Heart Surg. 2020;11(3):257-264.

[5] JALILI M,BAHREINI M,DOOSTI-IRANI A,et al. Ketamine-propofol combination(ketofol)vs propofol for procedural se-dation and analgesia;systematic review. Am J Emerg Med. 2016;34(3):558-569.

[6] ASSOULINE B,TRAMER MR,et al. Benefit and harm of adding ketamine to an opioid in a patient-controlled analgesia device for the control of postoperative pain;systematic review and meta-analyses of randomized controlled trails with trail sequential analyses. Pain. 2016;157(12):2854-2864.

第6节 围手术期疼痛管理

一、疼痛定义及疼痛评估

1. **疼痛定义** 国际疼痛研究协会(International Association for the Study of Pain,IASP)将疼痛定义为"一种与实际或潜在的组织损伤相关的不愉快主观感觉和情感体验,伴随着现存的或潜在的组织损伤"。引起术后疼痛的主要原因有手术操作造成神经纤维末梢切段、受损,受损部位释放炎性因子或化学性递质(如缓激肽、K^+、组胺等)刺激感觉神经终末感受器产生疼痛。其次,局部受损的神经远端发生非特异性变性,神经元电活动增加,神经末梢发芽,产生痛觉过敏,痛阈降低,即使弱小的阈下刺激也能产生疼痛。疼痛是一种主观的体验,在围手术期,它可以被定义为"病人诉说的伤害"。婴儿、语言学习期的幼儿可能无法描述他们的痛苦或主观体验;这导致许多人错误地得出结论,年幼儿童不会像成年人那样经历疼痛。事实上,所有负责传递和感知痛觉的神经通路在胎儿妊娠24周时就已经存在并工作。很明显,孩子们在不能够表达疼痛体验的意义时,就已经获得了疼痛体验[1]。疼痛评估的目的是提供关于疼痛位置和强度的准确数据,以及有效地应用减轻或消除疼痛措施。

2. **疼痛评估** 疼痛评估是处理疼痛的第一步,是制订镇痛治疗措施的基础。目前常用的疼痛评估方法包括自我评估、行为评估和生理变化评估等。3岁以下的小儿需要通过自我描述、行为评估和生理指标进行综合评估。常用的评估方法有CRIES评分法(C-crying;R-requires increased oxygen administration;I-increased vital signs;E-expression;S-sleeplessness)及FLACC评分法(F-face,L-legs,A-activity,C-crying,C-consolability)[2]。CRIES评分法主要适用于足月儿及早产婴儿外科手术后疼痛评分。CRIES评分法通过哭泣、呼吸、循环、表情和睡眠等进行评估。各项相加总分最低0分,最高10分。分数越高,疼痛越严重。FLACC评分法常用于2个月至7岁患儿术后疼痛的评估,对于认知方面欠缺的儿童进行评估非常有效。FLACC评分法通过面部表情、腿的动作、活动、哭闹和可安慰性进行评估。各项相加总分最低0分,最高10分。评分越高表明患儿不适和疼痛感觉越明显,需镇痛治疗。3岁以上的儿童有报告疼痛的能力,并且可以利用颜色、数字或含面部表情的图片进行疼痛分级,即视觉模拟评分(visual analogue scale,VAS)。另一种是脸谱示意图,表示不痛到剧痛,并在刻度旁边画有小儿易于理解的笑脸、愁脸或哭脸,然后让小儿自己在标尺上指出疼痛的程度。此法易被小儿理解。学龄儿童可以用数字分级方法,如无痛是0分,最痛是10分。

二、围手术期疼痛管理

(一)疼痛治疗用药

1. **阿片类镇痛药** 阿片类镇痛药主要包括激动阿片受体的镇痛药(包括阿片生物碱类镇痛药、合成阿片类镇痛药)和具有镇痛作用的阿片受体部分激动药。它们主要作用于中枢神经系统的阿片受体,选择性地消除或缓解痛觉,同时消除因疼痛引起的情绪反应。本类药物多数反复应用易致成瘾性和耐受性,临床上又称为麻醉性镇痛药。

(1)吗啡(morphine):镇痛作用相当于或优于其他阿片类药物的镇痛作用,用于中重度急性疼痛和慢性癌性疼痛的治疗,亦是评价其他阿片类药物的标准。口服吗啡的生物利用度约为38%,这是由于药物在肠黏膜和肝脏的广泛代谢。在早产儿中,只有不到20%的吗啡与血浆蛋白结合,而成人这一比例为35%。虽然吗啡主要通过肝脏代谢清除,但存在肝脏疾患的儿童影响不明显。全身给药后的镇痛主要通过激活椎管上的阿片受体介导,脊髓水平的吗啡镇痛是由阿片受体 Mu 介导的。随着鞘内和硬膜外给药途径的应用,吗啡镇痛变得越来越重要。口服吗啡有即时和控释两种剂型。短效吗啡每 3~4 小时服用一次,长效吗啡每 12 小时服用一次。静脉注射、皮下和肌内注射大约每 3~4 小时一次。持续静脉注射吗啡通常用于小儿患者术后镇痛。剂量范围 5~40μg/(kg·h),剂量差别受多种因素影响,诸如小婴儿的月龄、是否实施心脏手术等。由于吗啡的脂溶性较低,且不能通过血脑屏障,血浆吗啡水平与镇痛效果没有直接关系,因此,必须谨慎地滴定每个患儿的剂量才能产生效果。新生儿术后机械通气时间与吗啡输注剂量及时间直接相关。吗啡可以单独或与其他药物(如局部麻醉药)联合以单剂量或连续输注的方式注入硬膜外腔(包括骶管)。与芬太尼等其他阿片类药物相比,吗啡的脂溶性相对低,因此,从硬膜外腔和脑脊液循环进入体循环的吗啡相对少,25μg/kg 吗啡注入硬膜外腔 2 小时后,血浆内吗啡浓度可忽略不计。硬膜外或骶管吗啡的剂量是 25~100μg/kg,起效时间在 5 分钟之内。单次硬膜外注射吗啡 25μg/kg 和 50μg/kg 在镇痛效能和持续时间上作用相当,加大剂量可能导致作用时间延长,但可能产生更多的副作用。在儿童和各种外科手术中使用鞘内吗啡的剂量 2~30μg/kg 不等,原则是使用尽可能低的剂量以尽量减少副作用的发生率。第一次术后镇痛需求的时间似乎依赖于鞘内给药的剂量。虽然鞘内注射吗啡可减少术后阿片类药物的消耗,但与单纯静脉注射阿片类药物相比,与阿片类药物相关的副作用并未减少。

(2)芬太尼(fentanyl):是合成的苯基哌啶类药物。芬太尼在儿童体内的药代动力学可以用年龄和体重作为协变量的双室模型来描述。经黏膜途径给药的芬太尼的生物利用度约为33%。芬太尼与吗啡相比具有较高的脂溶性,广泛分布于组织中。与单次给药相比,持续输注芬太尼超过 24 小时的危重新生儿和儿童稳态分布容积更大,由此导致最终药物清除时间延长。与年龄相关的药代动力学差异在儿童患者中转化为不同的药效学,例如,停止芬太尼输注后,儿童对芬太尼的清除半衰期缩短。尽管使用了按公斤体重计算的大剂量芬太尼,但是婴儿血浆中芬太尼的浓度低于幼儿,在幼儿的浓度又低于成人,这就意味着儿童需要更大的剂量。持续输注芬太尼通常用于使用机械通气儿童的镇痛和镇静,注射速率一般为 0.5~2.5μg/(kg·h)。静脉注射

芬太尼用于儿科手术可降低围手术期应激反应,并提供比吗啡更好的血流动力学稳定性。初始剂量大于 10μg/kg 芬太尼可为新生儿提供 75~90 分钟的麻醉,降低术中及术后的儿茶酚胺水平,心脏手术累积剂量可达 50~150μg/kg。胸壁僵硬是新生儿和儿童快速静脉注射芬太尼的常见副作用,2μg/kg 的剂量就可以产生这种效果。其机制可能是喉部或舌部肌肉肌张力增加造成完全气道阻塞。肌张力的增加可以通过使用肌肉松弛剂或纳洛酮逆转。提高输注速率以达到更高水平的镇痛可能导致芬太尼血浆水平升高,从而可能导致阿片类药物相关的副作用。与硬膜外吗啡相比,恶心、呕吐、呼吸抑制等不良反应发生率较低,但镇痛时间较短。芬太尼也可制成黏膜制剂口服,用于疼痛手术术前镇静和镇痛。

(3)瑞芬太尼(remifentanil):是苯基哌啶类药物中最新的一种。注射后起效迅速,作用消失快。瑞芬太尼的这种特性使得它在神经外科和其他需要术中唤醒测试、神经监测和需要麻醉后气道反射快速恢复的手术中特别有用。瑞芬太尼与其他阿片类药物在产生镇痛、呼吸抑制、恶心呕吐和嗜睡的能力上相似。瑞芬太尼完全由静脉途径在临床上使用。与其他阿片类药物不同,瑞芬太尼的药代动力学是高度可预测的,个体间变异性较小。瑞芬太尼由于其结构中有酯键,可被组织和血浆中非特异性胆碱酯酶迅速水解,主要代谢产物经肾排出。清除率不依赖于肝、肾功能,即使在严重肝脏疾病患者,其药代动力学与健康儿童相比无显著差别,只是对通气抑制更敏感,可能与血浆蛋白含量低、游离药物增加有关。无论静脉输注时间多长,其血浆浓度减半的时间始终在 4 分钟以内。瑞芬太尼单次剂量可以作为插管用药。儿童未使用肌松剂,复合 5% 七氟烷,瑞芬太尼 ED95 为 0.75μg/kg;婴儿复合丙泊酚 4mg/kg 时,瑞芬太尼的插管剂量为 3μg/kg[3]。

(4)舒芬太尼(sufentanil):镇痛作用强,是芬太尼的 5~10 倍。在一些研究中,经静脉注射后,舒芬太尼血浆浓度随时间呈指数衰减,符合三室模型;静脉注射后,肺对舒芬太尼的首过摄取、保存、释放与芬太尼相似。虽然多达 70% 的儿童发生困倦,但呼吸抑制并不常见。大剂量的舒芬太尼 1~3μg/kg 可降低手术切口反应,在短时间外科手术过程中,超过 0.5μg/kg 剂量与较高的呕吐和呼吸抑制有关。小儿心脏手术,舒芬太尼的剂量可达 10~15μg/kg。舒芬太尼 0.7μg/kg 硬膜外给药用于围手术期镇痛,起效快、作用持续时间大于 3 小时。

2. 非阿片类镇痛药 非阿片类镇痛药广泛应用于

小儿术后急性疼痛治疗。它们单独使用或作为多模式镇痛方法的一部分,以减少阿片类药物的需求和阿片类药物相关的副作用。所有在成人应用的药物均有在儿童应用的报道,但它们被使用并没有药理学的依据。儿童、特别是新生儿,仍是疼痛治疗的"孤儿"。

(1)对乙酰氨基酚(acetaminophen):又称扑热息痛(paracetamol),作为一种解热镇痛药或一线非阿片类镇痛药被广泛应用于儿科,用于轻度至中度疼痛的缓解,它有多种配方供儿童使用。包括肠内制剂,如口服片剂(包括可溶性和缓释)、滴剂、胶囊和栓剂。对乙酰氨基酚是 NSAID 类的代表性药物。口服剂量 20mg/kg,30~60 分钟后药物浓度达到峰值。口服维持用药间隔为 4 小时,剂量 10mg/kg,在新生儿每日最大剂量为 60mg/kg,年长儿童 90mg/kg。术前通过直肠给予对乙酰氨基酚栓剂 40mg/kg,可以减少术后疼痛。

(2)曲马多(tramadol):非阿片类中枢镇痛药。对中度和重度疼痛有效,越来越多地用于儿科围手术期镇痛,它还用于术后寒战和一些慢性疼痛,如复杂区域疼痛综合征。曲马多在肝内代谢,代谢产物由肾脏排出。静脉负荷剂量可达 3mg/kg,间隔 6 小时 1~2mg/kg。曲马多可用于术后持续止痛,剂量为 8~10mg/(kg·d)。

3. 局部麻醉药 局麻药阻滞电压依赖性通道,从而阻断了轴突上神经冲动的产生和传导。现有的局麻药分为两大类别:氨基酯类和氨基酰胺类。酰胺类局麻药主要通过肝细胞色素 P450 连接的酶代谢。局麻药主要的全身毒性有心脏毒性和神经毒性。据报道,利多卡因血浆浓度达 7~10μg/ml,布比卡因血浆浓度达 1.5~2.5μg/ml 时就会出现神经系统毒性反应症状。婴幼儿局麻药血浆蛋白结合率较成人低,发生全身毒性的风险更大,伴随心脏毒性之后发生的中枢神经系统毒性反应也很常见。

(1)利多卡因(lidocaine):是酰胺类中效局麻药,局部注射后 3~5 分钟起效,作用持续时间为 45~60 分钟。在肝脏被酰胺酶分解。其药理特点是起效快、组织穿透力强、弥散性好,无明显血管扩张作用。其毒性随药物浓度增大而增加,在婴幼儿行口咽和气管表面麻醉,利多卡因浓度不宜超过 2%。利多卡因注入过快或剂量过大时,患儿可出现头晕、眼花、耳鸣等症状,甚至发生局麻药中毒反应。

(2)布比卡因(bupivacaine):其特点是麻醉起效慢,但作用时间长。神经阻滞后 5~10 分钟起效,作用持续时间可达 5~6 小时。布比卡因的麻醉作用和毒性均比利多卡因强 4 倍。常用浓度为 0.06%~0.25%,单次给药剂量不超过 2mg/kg。用于硬膜外阻滞,对运动

神经阻滞差。布比卡因的不良反应少,偶尔会出现中毒反应,尤其是经骶管腔给药时,注入血管会产生心脏毒性,严重时可致心搏骤停。

(3)罗哌卡因(ropivacaine):神经阻滞起效时间约为 10 分钟,作用持续时间为 4~5 小时。神经阻滞效能高于利多卡因,低于布比卡因;罗哌卡因对 A$_\delta$ 和 C 类神经纤维的阻滞比布比卡因更为广泛。罗哌卡因最大特点是对感觉神经纤维的阻滞优于对运动神经纤维的阻滞,浓度低于 0.2% 时产生感觉神经与运动神经的分离阻滞,术后可进行四肢运动。罗哌卡因的毒性比布比卡因小,对中枢神经系统和心血管系统的潜在毒性低,是一种较为安全的局麻药。罗哌卡因常用浓度为 0.06%~0.25%,单次给药剂量不超过 2.5mg/kg。

(二)疼痛管理

根据手术类型及小儿的疼痛程度,合理选择镇痛方法。

1. 小儿术后镇痛常用方法 对于中度以下疼痛、术后不要求禁食的患儿可以采用口服给药的方法;对于不能口服或不接受口服的患儿,也可经直肠给药。对于切口比较大的手术或腔镜手术,可以在切口周围实施局麻药浸润的方法,既可以延长术后需求镇痛的时间,同时减少其他镇痛药物的应用。经静脉给药镇痛时,由于血药浓度波动大,药物起效快,不良反应常见,应加强监测。区域神经阻滞可提供完善的镇痛,全身不良反应少见,尤其适用于不宜使用阿片类药物镇痛的患儿。对于腹部及下肢手术,可经硬膜外或骶管给药镇痛。5 岁以上的患儿,经充分交流并告知患儿镇痛器械的使用方法后,可以进行患者静脉自控镇痛和硬膜外自控镇痛;5 岁以下的患儿,则需要在护士或父母的帮助下使用镇痛。此外,也可以通过一些非药物的方法治疗小儿手术后疼痛,如分散注意力、玩游戏、看电视等方法[4]。

2. 小儿术后镇痛常用药物 阿片类药物是最常用的镇痛药,但不良反应明显,尤其是新生儿及婴幼儿,易通过血脑屏障,在脑内浓度增高,同时因为肝酶系统发育不成熟,药物作用增强,易发生呼吸抑制。NSAID 药物如对乙酰氨基酚和酮咯酸,常用于轻、中度小儿疼痛,可单独或复合阿片类药物应用,减少阿片类药物的用量及不良反应,NSAID 用于小儿时,胃肠道症状少见,且安全剂量范围较大,是小儿镇痛的首选药物。局麻药常用于区域阻滞或骶管阻滞镇痛,常用药物有布比卡因和罗哌卡因。局麻药的清除和排泄较慢,血浆中游离药物的

浓度高,易发生全身毒性反应。在许多常见的儿科手术中,应用周围神经阻滞(如阴茎背神经、髂腹股沟神经及腘窝神经等)也能显著减轻术后疼痛[5]。

3. 小儿手术后镇痛的注意事项 尽量选择患儿容易接受的给药方法,如能经口服或直肠给药镇痛,尽量不使用肌内注射途径,减少患儿痛苦。镇痛药物采取个体化给药原则,剂量由小到大,定时限量给药,定期、反复评估疼痛程度,及时调整给药剂量。复合不同机制的镇痛药物及镇痛方法,即所谓的"多模式镇痛",不仅增加镇痛效果,还可以减少各种药物单独应用的不良反应。在术前和术中给予止痛药物,可在术后疼痛发生之前降低中枢伤害感受器的敏感性,达到"超前镇痛"的目的。消除或减轻急性疼痛和术后异常感受引起的行为改变,加强术后镇痛效果。阿片类药物存在呼吸抑制的风险,处理包括停药、纳洛酮拮抗、吸氧,必要时呼吸支持。此外,其他不良反应,如恶心呕吐、局麻药毒性反应亦应高度关注[6]。

(郑铁华)

参考文献

[1] MCPHERSON C,MILLER SP,EL-DIB M,et al. The influence of pain,agitation and their management on the immature brain. Pediatr Res. 2020;88(2):168-175.

[2] BELTRAMINI A,MILOJEVIC K,PATERON D. Pain assessment in newborns,Infants and children. Pediatr Ann. 2017;46(10):387-395.

[3] KAMATA M,TOBIAS JD. Remifentanil:applications in neonates. J Anesth. 2016;30(3):449-460.

[4] WALCO GA,KOPECKY EA,WEISMAN SJ,et al. clinical trial designs and models for analgesic medications for acute pain in neonates,infants,toddlers,children and adolescents:Action recommendations. Pain. 2018;159(2):193-205.

[5] PINTO N,SAWARDEKAR A,SURESH S. Regional anesthesia:options for the pediatric patient. Anesthesiol Clin. 2020;38(3):559-575.

[6] FRIZZELL KH,CAVANAUGH PK,HERMAN MJ. Pediatric perioperative pain management. Orthop Clin North Am. 2017;48(4):467-480.

9 第九章
体液平衡及液体疗法

人体内所含液体称为体液(body fluid),是一种溶液,溶剂是水,溶质是葡萄糖、蛋白质、尿素等有机物及钠、钾、钙、镁、氯、HCO_3^- 等无机物。体液不断与外环境进行物质交换,即新陈代谢,但又通过机体的各种生理调节,始终保持体液的相对稳定。主要是容量、渗透压、酸碱度及各种溶质浓度的稳定,以保证组织细胞的各种生命活动得以正常进行。外环境变化及消化道、呼吸、肾及内分泌等疾病,均可影响体液平衡,当体液紊乱超过机体调节能力时,即可引起体液平衡失调,而体液平衡失调又可导致全身各器官功能的正常运行紊乱,此时常需进行液体疗法以纠正体液紊乱。小儿尤其是婴幼儿新陈代谢旺盛,机体调节能力差,比成人更易引起体液平衡失调。为了正确地进行液体疗法,医师需对体液的生理平衡及体液平衡失调的病理生理有一较全面的了解。

第1节 体液的生理平衡

一、体液及其分布

不同年龄其体液总量(total body water,TBW)占体重的百分比不同。胎儿的 TBW 很高,之后随着年龄逐渐下降,足月儿 TBW 约占出生体重的 75%;早产儿较足月儿 TBW 高。婴儿期此百分比迅速下降,至 1 岁时,TBW 约占体重的 60%。此后这一比例将持续维持至青春期,相当于成人 55%~60% 的水平[1,2]。青春期女童 TBW 约占体重的 50%~55%,这是因为女童身体含脂肪量相对比男童高,而脂肪中几乎不含水。青春期男童肌肉增长较女童快,肌肉含水较多,因此 TBW 仍保持在体重的 60%[2,3]。同样道理各年龄段的肥胖儿童,其 TBW 占体重的百分比也比正常儿童略低。

体液可分为两部分,细胞内液(intracellular fluid,ICF)及细胞外液(extra cellular fluid,ECF),胎儿及新生儿 ECF 相对较多,约占总体液的近一半,随着年龄增长,ECF 所占比例逐渐下降,ICF 相对增加,至 1 岁以后这一比例才趋于稳定,已接近成人水平。ICF 约占体重的 35%~40%,即 350~400ml/kg,ECF 占 20%~25%,即 200~250ml/kg。

ECF 又分为两部分:一部分是血液的血浆,另一部分是存在于组织细胞之间的组织间液(包括淋巴液和脑脊液)。血浆约占体重的 5%,新生儿和小婴儿时所占比例更高,早产儿约占体重的 10%。病理情况下,如脱水、贫血、红细胞增多、心功能衰竭、血浆渗透压异常、低白蛋白血症等,血浆量可以发生改变。正常情况下,组织间液约占体重的 15%,病理情况下组织间液可迅速增加,如心功能衰竭、蛋白丢失性肠病、肝功能衰竭、肾病综合征和脓毒症时可导致组织间液增多进一步导致水肿。

细胞外液中极少部分分布于一些密闭腔隙中(如关节囊、颅腔、胸腔、腹腔、肠腔等,即第三间隙液),起润滑、减少摩擦等作用。在生理状态下,这部分液体量很少,且较稳定,并不影响体液平衡大局。但在病理情况下,如胸、腹腔大量积液时,腹泻或肠梗阻时肠腔积液较多时,均可明显影响体液平衡。

二、体液的成分与渗透压

体液由溶液组成,其溶剂是水,溶质主要为电解质,以及少量非电解质。细胞内、外液所含溶质有很大差异,细胞内液主要成分为有机磷酸盐、蛋白质、K^+、Mg^{2+} 等。细胞内的有机阴离子分子量较大,不易通过细胞膜,使细胞内液溶质保持相对恒定。细胞外液的主要成分是 Na^+ 及其相应的阴离子 Cl^- 及 HCO_3^-(图 9-1)。细胞内外液之所以能保持其溶质有很大差异,除了细胞膜对各种溶质具有不同的通透性外,也与溶质转运方式各异及细胞生理活动有关。例如细胞膜上的 Na^+-K^+-ATP 酶,即钠泵,可主动将进入细胞内的 Na^+ 泵出至细胞外,与细胞外液中的 K^+ 进行交换,使细胞内液的 K^+ 浓度为细胞外液的 25~30 倍,细胞外液 Na^+ 浓度为细胞内液的 10 倍。

除血浆蛋白因分子量较大,不能从毛细血管壁渗出至间质液,其他成分均能相互通透,因此细胞间液与血浆液的其他成分基本相同。各部分体液的阴阳离子的毫当量浓度(mEq/L)是相等的,以保持体液的电中性。

溶液渗透压(osmotic pressure)与该溶液单位体积中所含溶质的颗粒数多少相关,而与溶质种类无关。每 1 毫摩尔(mmol)电解质离子或非电解质分子,在溶液中所产生的颗粒数是相等的,其所产生的渗透压也相等。将 1mmol 电解质离子或非电解质分子所产生的渗透压

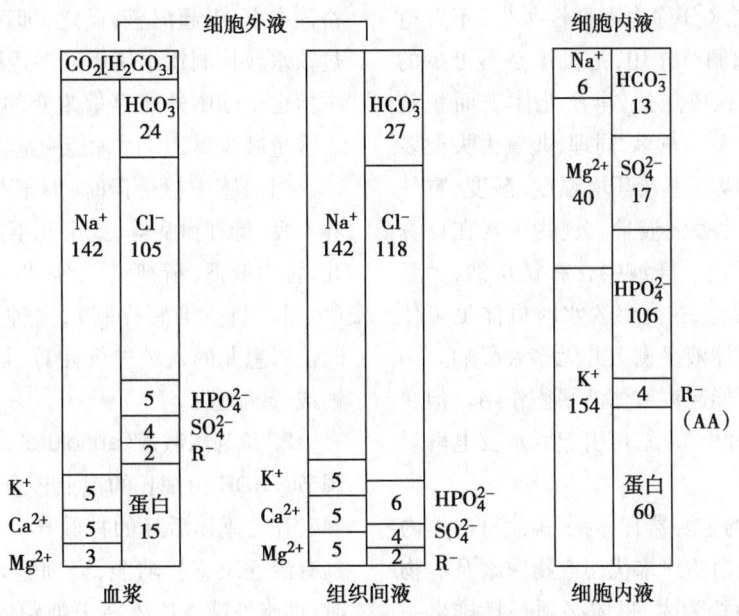

图9-1 三部分体液的成分各不同

它们的渗透浓度(mOsm/L)均相等,各部分体液的阴、阳离子的(mEq/L)电荷相等,即维持电中性。图中每种电解质下的数字单位为 mEq/L;R-表示其他有机酸根,AA 为氨基酸。

称为 1 毫渗透分子(mOsm)。人体在生理状态下,体液渗透压保持在 285~295mOsm/L。

各部分体液的溶质成分保持相对稳定,而水却可迅速地通透细胞膜及毛细血管壁,流动方向取决于渗透压及毛细血管内的流体静力压。细胞内外液间,水由渗透浓度低的一方流向高的一方,直至各部分渗透压达平衡。毛细血管中的血浆蛋白所产生的胶体渗透压,使组织间液水流向血管内,而血管内的流体静力压(来自心脏泵血压)使水流向组织间液。在毛细血管动脉端,流体静力压高于血浆蛋白胶体渗透压,使水从毛细血管流向组织间液,而静脉端正相反,其流体静力压低于胶体渗透压,使水又回到血管中,最终使血浆区与组织间液保持渗透压平衡。由此可见,各部分体液的溶质量的差异是保持其各自容量稳定的必要条件,Na^+是保持细胞外液容量、K^+是保持细胞内液容量、血浆蛋白是维持血浆容量的主要溶质。尿素能自由通过细胞膜及毛细血管壁,均匀分布于各种体液中,因此虽能产生渗透压,但不影响体液容量的分布。由于各部分体液的渗透压最终达平衡,因此测定血浆渗透压,即可反映全身体液的渗透压。Na^+是细胞外液的主要电解质,与其相应的阴离子及 HCO_3^- 一起所形成的渗透浓度,可占血浆渗透浓度的90%以上,故根据血浆 Na^+ 浓度用以下公式可大致推算出体液的渗透压:

$$体液渗透压(mOsm/L) = Na^+(mmol/L) \times 2 + 10$$

三、体内水、钠平衡的调节

(一)人体水与电解质出入量平衡

正常人体不断通过皮肤、呼吸蒸发水分,出汗及排尿和粪丢失一定量的水和电解质,为了维持体液水与电解质平衡,丢失必须及时予以补充。正常水的来源有两种:饮食中所含水及代谢食物或机体自身的糖、脂肪、蛋白所产生的水(每代谢 100kcal,即 418.4kJ 约可产生水 20ml)。食物中含有丰富的钠、钾等电解质,机体较易通过进食得到补充。

机体每日丢失液量与其代谢热量有关,正常情况下人体每代谢 100kcal 所消耗的水约为 150ml、钠 3mmol、钾 2mmol,需通过饮食补充(表 9-1)。

表 9-1 人体代谢 100kcal/418.4kJ 所消耗的水、钠及钾

丢失途径	水/ml	钠/mmol	钾/mmol
皮肤	30	0	0
肺(呼吸)	15	0	0
汗	20	0.1	0.2
尿	80	2.8	1.6
粪	5	0.1	0.2
总计	150	3.0	2.0

皮肤、呼吸蒸发所失水分称为不显性丢失,不含电解质,对体液失衡不能起调节作用,是机体必不可少的丢失。失水量与体表面积成正比,早产儿体表面积较大,故不显性丢失比婴儿及儿童多,同理,儿童丢失要多于成人。另外,体温、呼吸频率及环境温度、湿度、空气对流情况均可影响不显性丢失液量。这些因素在计算液体疗法时,均应估计在内。汗液中含有氯化钠,大量出汗时需额外补充水和盐。在高渗脱水时机体虽可使出汗减少,但出汗在调节体液平衡上并无多大影响。

正常粪便量很少,不能起调节体液平衡作用。但在腹泻时粪便大量丢失水和电解质,可引起脱水及电解质紊乱。

肾是调节体液平衡的重要器官,为了排泄每日体内所产生废弃物,主要是蛋白质终末代谢产物尿素及矿物盐,后者以来自饮食的钠盐为主,机体必须每日排出一定量的尿液。但尿量及其成分可有很大的伸缩性,当机体缺水或渗透压增高时,肾可通过减少尿量及浓缩尿液来纠正体液失衡。尿浓缩最多可达每升含溶质1 400mOsm,尿比重达1.035。新生儿及婴儿尿浓缩能力差,尿液浓度最高能达800mOsm/L;当血浆渗透压过低时,肾可将尿液稀释至含溶质100mOsm/L,尿比重降至1.003,婴儿肾稀释功能相对较成熟。表9-1所列尿量80ml/100kcal是指基础代谢时,肾既不浓缩又不稀释时的尿量,此时尿液渗透压正好与血浆相等,为300mOsm/L。必要时,排出同量溶质,尿量可减少至20ml/100kcal或增加到240ml/100kcal,所以每日摄水量在一定范围内增减,机体仍能维持其体液平衡。虽然从肾排泄的溶质负荷随饮食不同而各不相同,但每日排尿量不应少于 $400ml/m^2$ 体表面积(约相当于新生儿25ml/kg,婴儿20ml/kg,儿童15ml/kg左右)。只在水与电解质出入量超过肾调节能力时,机体才可发生水与电解质紊乱。由于肾对调节体液平衡具有重要作用,因此在进行液体疗法时,恢复肾循环应作为首要目标。

(二)体液渗透压平衡的调节

人体每日水及电解质的出入量随主观意识、习惯及客观环境影响,可发生很大变化。如人体失水或摄钠盐过多,可使体液渗透浓度增高;反之,摄水过多或丢失钠盐,可使体液渗透浓度降低。机体可通过以下机制,使渗透压恢复正常:

1. 渴感(thirst) 可使人体主动要求饮水,这对调节体液平衡起重要作用。渴感中枢位于下视丘,它对血浆渗透压改变十分敏感,渗透压只增高1%~2%即可兴奋该中枢,引起渴感;反之,即可抑制渴感,最终机体通过饮水或抑制饮水使体液渗透压恢复正常。另外、渴感中枢也受细胞外液容量改变的影响,但不很敏感,只在血容量减少≥10%时才能引起渴感。

当渴感中枢受损时,如某些中枢神经疾病、重度营养不良、低钾血症等,或患儿不能表达口渴时,如幼小婴儿、智力低下、精神病儿等,以及患儿进行静脉输液时(入量不再受渴感控制),这种调节机制失去作用。此时需对患儿的入量进行计算,量出为入,否则易引起高钠或低钠血症。

2. 抗利尿激素(antidiuretic hormone,ADH)及肾的调节 ADH由视丘的视上核合成,经漏斗柄轴索,进入并贮存在垂体后叶的神经部。下视丘视上核中的囊泡具有渗透压感受功能,当细胞外液渗透压(血钠)增高时,细胞外液渗透压高于细胞内液,囊泡细胞因内液外渗而发生皱缩,可促使垂体后叶将ADH释放至血液循环;反之,细胞外液渗透压降低时,细胞外液渗透至细胞内,使囊泡细胞肿胀,ADH释放受抑。细胞外液渗透压达280mOsm/L为ADH正常释放阈,只要其渗透压增高或降低1%~2%,即可促使或抑制ADH释放。另外,血容量的改变也可影响ADH的释放,但不如渗透压敏感,当脱水≥释放时,才引起ADH的释放。

血液循环中的ADH可与肾集合管上的特异性受体结合,引起集合管对尿液中的水回吸收增加,使细胞外液渗透压降至正常,并引起尿量减少、尿浓缩、尿渗透压及比重增高。相反,当血液循环中缺乏ADH时,肾集合管不能通透及回吸收水,使尿量增加、尿渗透压及比重降低,最终导致水从体内排出,使细胞外液渗透压回升至正常水平。

总之,通过上述机制,机体可根据需要,自动控制、调整饮水及排尿多少来恢复体液的正常容量及渗透压。

(三)体液容量及钠平衡的调节

细胞内外液的容量主要取决于其所含溶质量,细胞内液所含溶质相对稳定,其容量改变主要受细胞外液渗透压影响。细胞外液容量改变主要取决于其钠及相应的阴离子含量,即钠(伴一定量的水)从体内丢失,如脱水或失血时,细胞外液容量减少。摄钠过多,如静脉输入较多生理盐水或进食盐过多(由于体液渗透压增高,引起渴感中枢兴奋及ADH释放,促使饮水、减少排尿),最终均引起细胞外液容量增高。当体液容量发生改变时,机体主要通过肾保留或排出更多钠盐来进行调节,以恢复细胞外液正常容量。因人体对钠的摄入主要根据个人习惯,除个别情况,如肾上腺皮质增生症失盐型、Addison 病等患儿有一定嗜盐倾向外,机体对钠的需求感不如对水的需求那样敏感,故不能通过主动增减摄入钠盐量来调整细胞外液容量。实际人体每天摄盐量均明显超过生理需要量。

当细胞外液容量发生改变时,机体可通过以下机制进行调节:

肾是调节钠及细胞外液容量平衡的主要器官。肾小球每日滤出大量钠盐(约相当于摄入量的百倍),99%被肾小管回吸收,仅不足 1% 由尿排出。在正常情况下,2/3 钠盐从近端肾小管,约 1/5 从亨氏袢按等渗状态与水一起被回吸收。因此进入远端肾小管的尿液是等渗的,余下约 12% 的钠盐由远端肾小管及集合管吸收。但这两部分小管在内分泌作用下,是肾调节钠由尿排出多少的主要部位。控制肾钠排出的机制有两个:

1. 肾素-血管紧张素-醛固酮系统(renin-angiotensin-aldosterone system,RAAS)   肾素由位于肾脏入球小动脉近球旁致密斑细胞合成、贮存,当细胞外液降低,有效血容量减少,肾灌注不良时,肾交感神经兴奋,可促使肾素释放至血液循环。它使血管紧张素原转变为血管紧张素 I,后者在血管紧张素转换酶作用下,转变为血管紧张素 II。血管紧张素 II 可刺激肾上腺皮质球状带分泌醛固酮,抑制肾素产生(反馈作用),并兴奋渴感中枢及直接促使近端肾小管回吸收盐。醛固酮作用于远端肾小管及集合管,具有保留钠、排钾作用,使钠回吸收增加,尿钠减少,血钠增多、血浆渗透浓度增加。醛固酮与血浆中血管紧张素 II 增高均能刺激渴感中枢,通过饮水,使细胞外液容量恢复正常。

反之,当细胞外液容量超过正常时,位于颈动脉窦、主动脉弓、入球小动脉的压力感受器兴奋,反射性地使入、出肾小球小动脉扩张,肾小球滤过率增加,进入肾小管钠增多。肾血液灌注增加,肾素分泌受抑,血浆醛固酮下降,使远端肾小管及集合管回吸收钠减少,尿排钠增加,血钠及血渗透浓度降低。后者抑制渴感中枢及ADH 释放,使饮水减少,尿排水增多。这样通过肾排出更多的钠与水,使细胞外液容量恢复正常。这一过程常需数小时,甚至 1~2 天。不像单纯饮水过多,引起的体液渗透压降低,只需 1~2 小时即可被纠正。

2. 心钠素(cardionatrin)   由心房肌细胞所产生、贮存及释放,当血容量增加,心房肌纤维被牵拉,心钠素即释放进入血液循环。除本身对肾脏具有较强的利钠及利尿作用,更可抑制肾素-血管紧张素-醛固酮系统及 ADH 的释放,消除醛固酮的回吸钠及 ADH 的回吸水作用,引起肾排钠及水增加,细胞外液过多可

被纠正。

四、体液钾平衡的调节

体内 98% 以上的钾存在于细胞内,细胞内液钾浓度为 150mmol/L,比外液高 35~40 倍。细胞内钾与其相应的阴离子(主要是磷酸根及蛋白质)是保持细胞内液容量的溶质。儿童生长、发育,体重增加,细胞内钾含量也随之增加(其浓度不变),当营养不良时,肌肉等组织消减,细胞内钾随之减少。细胞外液钾含量只占体内钾的 2%,其浓度也很低,但机体能通过调节始终使其保持 3.5~5mmol/L 这一狭窄生理范围内。这一浓度对维持神经、肌肉正常兴奋性,以及保持心肌、骨骼肌、各脏器平滑肌的正常收缩十分重要。血钾过高或过低可引起神经麻痹及各类肌肉瘫痪,严重时可危及生命。细胞外液钾浓度不是总能精确反映细胞内液钾水平。

细胞内、外液间所以能保持钾浓度这样大的梯度,主要依靠细胞膜上的 Na^+-K^+-ATP 酶,即钠-钾泵。通过消耗热量不断将细胞内 Na^+ 转运至细胞外液,并将 K^+ 由细胞外液转运入细胞内。

小儿每日钾需要量为 1~2mmol/kg,食物成分中的植物及动物细胞,均含有丰富的钾,上消化道能较充分地将钾吸收。因此,只要摄入饮食的热量达基础热量,钾的摄入往往超过人体需要。人体经较长时日饥饿或禁食,可发生钾的负平衡。摄入的钾只有一小部分从粪便或出汗排泄,在正常情况下,对体内钾的平衡不能起重要作用;80%~90% 的钾是从肾排出,并可根据机体需要减少或增加排出。因此肾是调节体液钾平衡的主要器官。为了保持细胞外液,即血钾浓度稳定及体内钾出入量的平衡,机体需进行以下两方面的调节:

(一)细胞内、外液间钾分布的平衡

人体每日通过饮食所吸收的钾,要比细胞外液所含钾的总量多,而肾需经 6~8 小时才能将摄入量的 50% 排出体外。如果没有细胞内、外间钾的调节,每餐所吸收的钾足以使血钾升高达危险程度。实际进食后,所吸收的钾能迅速进入细胞内暂时贮存,如肌肉、肝、红细胞及骨骼等细胞,以使血钾维持在正常水平,然后逐渐再由肾将过多的钾从尿排出。

维持细胞内、外液钾浓度平衡的 Na^+-K^+-ATP 酶,也受内分泌等多种因素影响:①胰岛素:胰岛素对调节细胞内外钾平衡起重要作用,它可促进 Na^+-K^+-ATP 酶将细胞外液钾泵入细胞内,此作用与钾伴随葡萄糖进入细

胞内无关。另外,血钾增高可促使胰岛素释放,低血钾抑制其释放,形成调节的反馈机制。②β 受体抑制剂也有促进 Na^+-K^+-ATP 酶的作用,相反,α 受体兴奋剂可抑制 Na^+-K^+-ATP 酶,使血钾增高。③酸碱平衡的影响:代谢性酸中毒时,H^+ 进入细胞内以缓冲酸中毒时,需与细胞内 K^+ 进行交换,以维持细胞内液电中性,使细胞内钾进入细胞外液。相反,代谢性碱中毒时,H^+ 自细胞内外出,K^+ 进入细胞内。但由于体内有机酸(如乳酸、酮酸)堆积所致的酸中毒,上述 K^+ 转移情况不明显。因为有机酸根阴离子可与 H^+ 一起进入细胞内,无需 K^+ 外移以维持电中性。呼吸性酸中毒及碱中毒也不引起血钾改变。④组织损伤时,细胞内钾外出至细胞外液,组织修复时正相反。葡萄糖进入细胞内合成糖原,氨基酸合成蛋白质及糖转变为能量时,均需钾的参与,可促使细胞外液钾进入细胞内。⑤细胞外液渗透压急性升高时,如高血糖,可使细胞内钾外出,血钾增高;低渗形成多较缓慢,一般不影响钾的流动。⑥肌肉运动可使钾从细胞内流向细胞外,运动停止时钾又重新回到细胞内。

(二)肾的调节

从尿排出钾多少,并不总与钾的肾小球滤过率相一致,但当肾功能衰竭少尿时,钾不能从肾排出,可引起高血钾症。正常情况下,由肾小球滤过的钾,约 60% 被近端肾小管所吸收,30% 由亨氏袢吸收,仅不足 10% 进入远端肾小管及集合管。当人体摄入钾不足时,进入远端肾小管、集合管的钾可继续被吸收,甚至可使尿钾几乎为零。当摄入钾过多时,钾不但不再被吸收,过多的钾更可从远端肾小管及集合管分泌至尿液中。尿钾排出甚至可超过肾小球所过滤钾量的 20%~100%。尿排钾多少受以下因素影响:①血钾增高时,尿排钾增加,血钾低下时,尿钾减少;②醛固酮使远端肾小管及集合管分泌钾、回吸钠,使尿钾增加。血钾增高可促使肾上腺皮质分泌醛固酮;反之,抑制其分泌,这对醛固酮分泌具有反馈作用;另外,血容量减少时,血管紧张素Ⅱ增高可使醛固酮分泌增加,心钠素作用正相反。③酸碱平衡可影响尿钾的排出,这与肾皮层集合管具有 K^+-H^+-ATP 酶,可进行 K^+-H^+ 交换相关。当酸中毒时,H^+ 被排入尿中,以与 K^+ 交换,使尿钾减少;碱中毒时,H^+ 进入血液循环以与钾交换,使尿钾增加;另外、血钾高低也可影响体液的酸碱平衡,低血钾时集合管回吸钾,排出 H^+,可致代谢性碱中毒;反之,高血钾可引起酸中毒。④流经远端肾小管的尿量增加时,如利尿剂应用、细胞外液容量增加或水肿患儿利尿期,从尿失钾均增加。

五、钙、磷及镁的代谢平衡

(一)钙的代谢平衡

人体内 99% 的钙存在于骨骼与牙齿中,主要以羟磷灰石结晶形式贮存,其余 1% 钙,大部分存在于细胞内,只有一小部分位于细胞外液中,后者却具有十分重要的生理功能。细胞外液钙与骨骼保持动态平衡,其浓度稳定在较窄范围内,正常儿童血浆钙浓度为 2.25~2.75mmol/L(9~11mg/dl),日龄 3 日内新生儿为 2mmol/L(8mg/dl)。血钙可分为三个部分:①蛋白结合钙约占 40%,主要与白蛋白结合,这部分钙不能通透毛细血管,也不能扩散至细胞内;②复合钙约占 14%,钙与阴离子酸根结合成磷酸盐、枸橼酸盐、乳酸盐,这种钙可通透毛细血管壁至组织间液,但不能扩散至细胞内;③游离钙(free calcium)约占 46%,不但能透过毛细血管,也能扩散至细胞内。这三部分钙在一定条件下维持动态平衡,例如血液 pH 值可影响游离钙所占百分比,pH 值每下降 0.1,游离钙所占比例增加 10%,pH 值上升 0.1,则后者下降 10%。游离钙具有很重要的生理功能,它参与体内很多生物学过程,如骨的形成、细胞成长分裂、血液凝固、某些内分泌的释放及酶的反应等;并可影响细胞膜电位,影响肌肉的应激及收缩,心肌的自律性及神经的传导。

体内总钙量的平衡取决于钙从肠吸收及由肾排出量之间的平衡;而钙在骨及细胞外液中的分布则主要取决于内分泌,包括维生素 D 的调节。

1. 钙从肠道吸收　小儿每日从饮食摄入钙的推荐量为:0~6 个月 200mg/d,7~12 个月 260mg/d,1~3 岁 700mg/d,4~8 岁 1 000mg/d,9~18 岁 1 300mg/d。

肠钙主要从十二指肠及空肠上部吸收,吸收过程需通过肠上皮载体蛋白并消耗能量。从饮食摄入的钙并不能完全被肠道所吸收,$1,25(OH)_2D_3$ 可促进肠钙吸收,甲状旁腺素(parathyroid hormone,PTH)也可通过促进肾羟化 $25(OH)D_3$,使其转变为具有较强生物活性的 $1,25(OH)_2D_3$,间接促进钙的吸收。另外一些因素也可影响肠钙的吸收,例如每日摄钙量不足、体内缺钙或人体需钙量增加时肠钙吸收增加;食物中含有可与钙结合的植酸盐、草酸盐、枸橼酸盐时,或蛋白质营养缺乏,可引起肠钙吸收减少。

2. 钙从肾排出　血中的游离钙及复合钙可滤过肾小球进入肾小管,被滤过的钙 99% 被肾小管重吸收,其中 50%~55% 由近段肾小管,20%~30% 由亨氏袢升支粗段回吸收,此时钙是受钠、水的回吸收所驱动而被被动吸收的;10%~15%由远端肾小管,2%~8%由集合管回吸,在此部位钙的回吸与钠回吸收无关,而是一种主动回吸过程,且受内分泌控制。$1,25(OH)_2D_3$ 实际可看作是一种内分泌,可促进钙从这部分肾小管回吸,使尿钙减少;PTH 对钙从此段小管回吸也有类似的促进作用,当 PTH 增高时,尿排钙减少,反之增加;另外,PTH 促使近端肾小管羟化 $25(OH)D_3$,使 $1,25(OH)_2D_3$ 形成增加,因此也具有间接促进钙从远端小管回吸的作用。此外,降钙素、维生素 D、噻嗪类利尿剂和血容量减少等亦可促进钙的重吸收。

有些非特异性因素可引起尿排钙增多,如代谢性酸中毒、高磷血症、长时间饥饿、长期卧床不活动及使用呋塞米或渗透性利尿药时等。

3. 骨骼与细胞外液钙、磷浓度间的平衡 骨是钙的巨大储存库,它对维持血钙的正常浓度起着重要调节作用,而保持正常的血钙、血磷浓度又是保证骨骼正常矿化不可缺少的条件。骨由胶原纤维为主的有机基质,即骨样组织及沉着于其中的钙盐结晶组成。骨骼看似坚硬,但却不断进行着更新重塑,即破骨细胞不断将旧骨溶解,释放出钙、磷,并转运至细胞外液,称之为骨吸收。而成骨细胞不断分泌基质,在细胞外液钙、磷浓度正常时,骨盐不断沉着,形成新骨。骨的更新重塑及细胞外液钙、磷浓度的稳定主要受甲状腺旁腺素(PTH)、$1,25(OH)_2D_3$ 及降钙素的调节。

(1) PTH:对防止血钙过低起重要作用,当血钙降低时,甲状旁腺的主细胞即分泌 PTH 至血液循环。PTH 除了前述可通过增加 $1,25(OH)_2D_3$ 形成,使肠吸收钙增多,及使远端肾小管回吸钙增加,尿排钙减少,它更可促使骨吸收,动员骨中钙、磷进入细胞外液,此三种作用均使血钙恢复正常。反之,当血钙增高时,可抑制 PTH 分泌,形成反馈。

(2) $1,25(OH)_2D_3$:可促进小肠吸收钙,减少钙、磷从尿排出,增强骨吸收。这些作用可使细胞外液钙、磷浓度升高,为钙盐沉着至骨样组织,形成新骨创造了条件。

(3) 降钙素(calcitonin):降钙素是由甲状腺的滤泡旁细胞(又称 C 细胞)所分泌。当血钙浓度升高时,刺激降钙素分泌增多,当血钙接近正常水平低限时,则抑制降钙素分泌。降钙素总的生理效应是降低血钙、血磷,使细胞外液游离钙浓度维持在正常水平。它具有抑制骨中破骨细胞活性的作用,能阻止骨吸收,从而减少钙、磷进入细胞外液;对肾脏可促使钙、磷从尿中排泄增加。但降钙素过低的患儿,如甲状腺切除后,并不引起高钙血症;降钙素过高时,如甲状腺瘤,也不会引起低钙

血症。因此认为降钙素对时刻维持血钙正常浓度,并不起主要调节作用,其主要作用可能在于防止骨质被过度吸收及血钙突然增高。

(二)磷的代谢平衡

磷在体内含量丰富,仅次于碳、氮及钙元素,占第 4 位。体内磷 85% 位于骨骼,14% 位于细胞内,1% 位于细胞外液,只有小部分存在于血浆内。在细胞内,除磷酸盐是细胞内液的主要阴离子外,其余 90% 的磷都以有机磷形式存在,如甘油磷酸盐、ATP、磷蛋白、磷脂及核苷酸等。血磷的 10% 与蛋白质结合,5% 与阳离子钙、镁、钠结合形成磷酸盐,85% 为游离磷酸盐,此游离磷酸盐的 85% 为 HPO_4^{2-},15% 为 $H_2PO_4^-$。

磷在体内具有很多重要功能,例如:①骨的形成;②参与组成 ATP 及代谢糖、脂肪、蛋白的各种酶;③是核酸中核苷酸及细胞膜中磷脂必不可少的成分;④磷酸盐是细胞外液及肾小管内尿液中的缓冲系统成分;⑤红细胞传递氧及维持白细胞、血小板正常功能均需有机磷酸盐的作用。

血浆无机磷的正常值:新生儿为 $1.4~2.8$ mmol/L($4.3~8.7$ mg/dl);婴儿 $2~2.75$ mmol/L($3.7~8.5$ mg/dl);儿童 $1.5~1.78$ mmol/L($4.5~5.5$ mg/dl)。血磷急性显著增高,可引起低钙血症而引起惊厥;但血钙变化常不影响血磷值。与其他电解质相比,磷浓度随年龄的变化更大。因需要磷来促进生长,故儿童时期血磷浓度高。此外,血浆磷浓度存在日夜变化,睡眠时达到峰值。

磷在体内的平衡

(1) 摄入及吸收:磷通过食物被肠道主动吸收入体内,吸收几乎完全在小肠(以空肠为主),通过旁细胞扩散过程和维生素 D 调节的跨细胞途径来完成。

奶及肉类食物含磷丰富,是磷的主要来源。$1~10$ 岁儿童每日推荐的摄入量为 880mg;>10 岁每日 1 200mg。摄入的磷约 80% 可被吸收,$1,25(OH)_2D_3$ 及 PTH 均可促进肠道吸收磷;然而,与磷摄入量变化的影响相比,维生素 D 对磷吸收变化影响较小。肠内同时摄入能与磷酸盐结合的物质,如钙、镁或铝等,可减少磷从肠道吸收。

(2) 由肾排泄:游离磷酸盐及复合磷酸盐均可滤过肾小球,90% 被肾小管回吸,其中大部分从近端肾小管回吸,余约 10% 通过尿排除。PTH 作用于近端肾小管,使其减少磷的回吸,尿排磷增加;而 $1,25(OH)_2D_3$ 的作用正相反,使近端肾小管回吸磷增加,尿排磷减少。尿排磷还受血磷水平的影响,只要血磷超过肾阈,血磷

浓度越高,尿排磷越多。另外,细胞外液增多,利尿剂尤其是碳酸酐酶抑制剂的应用,高血糖及碱性尿时,尿磷也可增加。

此外,成纤维细胞生长因子-23(FGF-23)可抑制近端肾小管对磷的吸收,在高磷血症时其水平升高。FGF-23还通过减少羟化酶来抑制肾脏中骨化三醇的合成。

(3)骨磷的调节:钙与磷均是组成骨骼的主要成分,细胞外液与骨磷间维持着动态平衡。$1,25(OH)_2D_3$及PTH均可使破骨细胞活性增加,促进骨吸收,使血磷增高,降钙素的作用正相反。另外,血游离钙及磷的浓度与骨盐形成密切相关,钙、磷值(mg/dl)的乘积=40时,有助于骨的矿化,当两者乘积<20或>70时,骨盐即不能形成。

(三)镁的代谢平衡

体内镁约50%位于骨骼,49%位于细胞内,分布在肌肉及肝组织较多,仅1%存在于细胞外液。细胞外液含量虽少,但可与骨及细胞内镁进行交换,维持动态平衡。正常血镁稳定在0.75~0.9mmol/L(1.8~2.2mg/dl)这一狭窄范围内,其中55%为游离镁,25%为复合镁,20%与蛋白质结合。血镁高低常不一定能反映体内镁的营养状况。

镁是细胞内的主要阳离子,除了构成骨骼外,它的主要功能是激活细胞内各种酶系统,参与ATP酶的激活、葡萄糖的酵解、DNA及RNA的转录、蛋白质的合成等;血镁更可影响肌肉、神经的应激性及传导。

镁在体内的平衡

(1)摄入与吸收:绿色蔬菜、谷物、豆类、坚果、肉及鱼等含镁均较丰富,正常饮食的儿童,一般不存在摄入不足的情况。每日镁摄入的推荐量:婴儿50~70mg,1~6岁150~200mg,≥7岁250~300mg。摄入镁的25%~55%在小肠上部被吸收,余均随粪便排出。体内镁不足、维生素D、PTH分泌增加及肠吸收钠增加时,可促进肠吸收镁;体内镁过多、同时摄入过多钙或磷均可使肠镁吸收减少。

(2)肾排泄:肾排泄是镁平衡的主要调节因子。肾可根据每日镁从肠道的吸收量来调节其排镁量,以维持平衡。游离镁及复合镁可从肾小球滤过,被滤过的镁20%~30%由近端肾小管回吸,65%由亨氏袢,尤其是其升支粗段回吸,少量从远端肾小管及集合管吸收,仅不足5%从尿排出。新生儿的近端再吸收可能更高。高镁血症抑制髓袢升支粗段的再吸收,提示其与主动转运有

关。低镁血症增加了髓袢升支粗段和远端小管的吸收。钙负荷增加、PTH减少、细胞外液容量增加及利尿剂的应用均可使肾小管回吸镁受抑,尿排镁增多;镁缺乏、低钙、PTH、降钙素、细胞外液容量不足等均能促使肾小管回吸镁,使尿排出镁减少。

(3)骨及软组织的调节:细胞外液镁能与骨及细胞内镁进行交换,以维持动态平衡,使血镁保持稳定。PTH可促进骨吸收,将骨钙与镁释放至细胞外液。

六、体液酸碱平衡的调节

溶液中能提供氢离子(H^+),使氢离子浓度H^+增高的溶质为酸,如盐酸、硫酸、碳酸及磷酸等。其中游离度高的酸,如HCl在溶液中全部被离解为H^+及Cl^-为强酸;游离度低,只部分被离解的酸为弱酸。溶液中能与H^+结合,使溶液H^+浓度降低的溶质为碱,如OH^-、氨(NH_3)及HCO_3^-等;同样,根据其在溶液中是全部离解或部分离解可区分为强碱与弱碱[1-3]。

pH值为$[H^+]$的-log值,常用以表示溶液的酸碱度,pH值<7为酸性,pH值>7为碱性,pH值=7为中性。

人体代谢食物可产生大量酸性代谢产物,这些酸负荷可分为两类:①挥发酸:糖、脂肪、蛋白质经代谢,均产生H_2CO_3,$H_2CO_3=H_2O+CO_2$,最终以CO_2形式通过呼吸由肺排出体外;②固定酸:含硫的氨基酸如蛋氨酸,半胱氨酸,经代谢可产生硫酸,含磷的核酸及磷脂则产生磷酸。在病理情况下,糖及脂肪不完全代谢时,可产生有机酸,如缺氧时,葡萄糖经无氧酵解可产生大量乳酸;饥饿或糖尿病时产生酮体。这类酸只能通过肾由尿排出。在正常饮食情况下,成人每日约可产生H^+ 1mmol/kg,儿童2~3mmol/kg。

虽然体内不断产酸,从体外摄入的饮食也不都是中性的,但在生理情况下,机体能使体液的pH值维持在7.35~7.45这一狭窄范围内。体液正常pH值,对维持多种生理功能十分重要。例如体内各种酶的生化反应、氧在体内转运、肌肉(包括心肌)收缩及血液凝固等,都必须在此pH值范围内才能正常进行。当pH值<6.8或>7.8时,人体难以存活。人体酸碱平衡的有效维持主要依靠体液的缓冲系统、肺及肾的调节。

(一)体液缓冲系统

缓冲系统(buffer system)由弱酸与其酸根组成,具有能迅速中和酸及碱的双重作用。当强酸或碱进入体

内时,可将其中和,使体液 pH 值不发生显著升高或下降。人体主要缓冲系可归为三类:①HCO_3^-/H_2CO_3;②蛋白质-/H 蛋白质(包括血红蛋白);③HPO_4^{2-}/$H_2PO_4^-$。其中以细胞外液的 HCO_3^-/H_2CO_3 系统最重要,因其作用迅速,缓冲容量大,且可由肺及肾随时调节,不断补充被消耗的缓冲成分,清除过多的成分,以恢复其正常缓冲功能。蛋白质缓冲系统对维持细胞内酸碱平衡具有重要作用。

以碳酸氢盐缓冲为例,当内源性或外源性固定酸进入人体时,缓冲系的 HCO_3^- 与之反应:

$$H^+ + HCO_3^- \Longleftrightarrow H_2CO_3 \Longleftrightarrow H_2O + CO_2 \quad (公式 1)$$
强酸　碱储备　弱酸　　CA(碳酸酐酶)

其效应是:使强酸变为弱酸 H_2CO_3,避免 pH 值急剧下降(仍略有下降),H_2CO_3 增加使血中 pCO_2 上升,碱储备 HCO_3^- 被消耗而下降。为了恢复 pCO_2 及 HCO_3^-,使 pH 值完全恢复正常,尚需肺及肾进行调节。同样,当碱性液进入体液后,缓冲系中的 H_2CO_3 与之反应:

$$OH^- + H_2CO_3 = H_2O + HCO_3^-$$

结果 H_2CO_3 被消耗及碱储备 HCO_3^- 增加,最终也需肺及肾予以恢复。

体液的 pH 值与缓冲系统的关系可用 Henderson-Hasselbalch 公式来表示:

$$pH = pK'(缓冲常数) + \log[碱基^-]/[酸]$$

以碳酸氢盐缓冲系统为例:

$$pH = 6.1 + \log[HCO_3^-]/[H_2CO_3]$$

当 HCO_3^-/H_2CO_3 = 20/1 时,pH 值 = 7.4(体液正常 pH 值)。

由于细胞外液中的 H_2CO_3 与 CO_2 维持动态平衡,在 pH 值为 7~7.7 范围内,血浆中 99% 以上的 CO_2 总量是以溶解状态 CO_2 存在。CO_2 的溶解度与动脉血二氧化碳分压(pCO_2)成正比:

$$CO_2(mmol/L) = 0.03 \times pCO_2(mmHg)$$

由于一般实验室常测定 pCO_2 而不测 H_2CO_3,故上述公式可演变为:

$$pH = 6.1 + \log[HCO_3^-]/0.031 \times pCO_2$$

Kasirer 及 Bleich 将公式进一步演变为用 $[H^+]$(nmol/L)来表示:

$$[H^+] = 24 \times pCO_2/HCO_3^-$$ 此公式可更直观了解 pH 值,HCO_3^- 与 pCO_2 三者的关系。由此可见血浆的 $[H^+]$ 或 pH 值不单取决于 HCO_3^- 或 pCO_2,而是取决于两者之比。了解三者关系对临床医师理解酸碱平衡十分重要(表 9-2)。已知此公式中两个值,可计算出另一个值。

表 9-2　pH 值与[H$^+$]nmol/L 的关系

pH 值	7.0	7.1	7.2	7.3	7.4	7.5	7.6	7.7
[H$^+$]	100	79	63	50	40	32	25	20

(二)肺的调节

即通过呼吸进行调节,调节可在几分钟内出现。代谢性酸中毒时,固定酸被 HCO_3^-/H_2CO_3 缓冲系的 HCO_3^- 中和,使 H_2CO_3 即 pCO_2 增加(见公式 1),pH 值略有下降。此两者均可刺激延髓呼吸中枢,使呼吸加深、加快,肺通气增加,排出更多 CO_2,使 pCO_2 恢复正常,pH 值部分恢复。同理,代谢性碱中毒时,呼吸变浅、变慢,使 pCO_2 升高,被碱消耗的 H_2CO_3 恢复正常,pH 值随之有所恢复。但代谢性碱中毒时的呼吸代偿不如代谢性酸中毒时有效,因呼吸通气减少同时也降低氧分压,缺氧可抑制通气进一步降低。

机体代谢糖、脂肪所产生的 CO_2,可通过呼吸随时从肺排出,使体内 H^+ 不发生多大变化。但在肺通气不良或过度时,可引起呼吸性酸碱平衡失调。

(三)肾的调节

在正常情况下,肾是调节酸碱平衡的最重要器官,但肾调节较慢,需数日完成。它可将从肾小球滤过的 HCO_3^- 重吸收,并可由肾小管主动(消耗能量)排泌 H^+ 至肾小管腔,同时将新产生的 HCO_3^- 回吸至血液,以补充被消耗的碱储备。

$$CO_2 + H_2O = H_2CO_3 = H^+(排泌至肾小管腔) + HCO_3^-(回吸至血)$$

1. HCO_3^- 重吸收　由肾小球滤过的 HCO_3^-,90%~95% 被近端肾小管重新吸收,回吸过程见图 9-2。这一

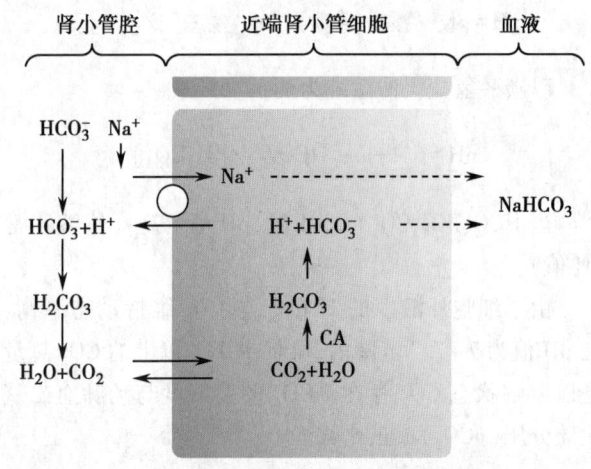

图9-2　肾小球滤过的 HCO_3^- 被近端肾小管重吸收的过程

HCO_3^- 分子量大,不能直接从肾小管吸收,而需先与 H^+ 结合,形成 H_2O 及 CO_2 后,扩散至肾小管细胞形成 HCO_3^- 再被吸收至血液循环(CA:碳酸酐酶)。

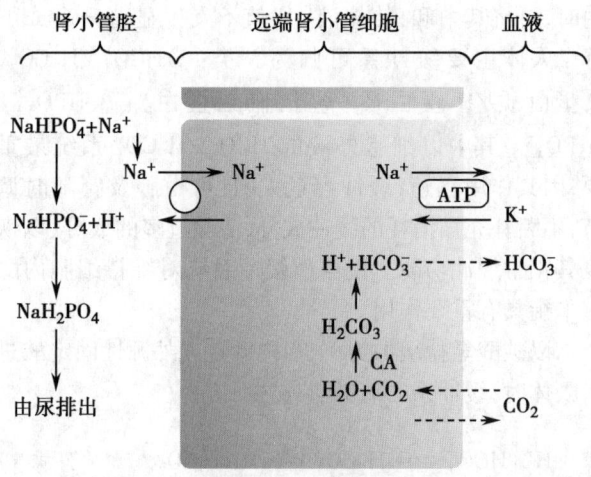

图9-3　酸化尿

远端肾小管通过 Na^+-H^+ 交换将 H^+ 排泌至肾小管腔,以与尿液中缓冲系 $NaHPO_4^-$ 中和,形成弱酸 NaH_2PO_4 由尿排出。肾小管细胞通过排 H^+ 产生新的 HCO_3^-,进入血液循环(CA:碳酸酐酶)。

过程并未增加体液碱储备,也不影响其 pH 值。但如果肾每天减少回吸仅1%,将可引起代谢性酸中毒,即近端肾小管酸中毒。

HCO_3^- 重吸收受多种因素影响:代谢酸中毒、pCO_2 增高(呼吸性酸中毒)、低钾血症、低氯血症及细胞外液容量减少时,肾小管细胞主动排 H^+ 及 HCO_3^- 重吸收均增多;反之,代谢性碱中毒、pCO_2 降低(呼吸性碱中毒)、高钾血症及细胞外液容量增多时,HCO_3^- 重吸收减少,HCO_3^- 由尿排出增多。

2. 重新产生 HCO_3^-　远端肾小管及集合管可通过排泌 H^+ 以产生新的 HCO_3^-,补充碱储备。其方式有两种:

(1)酸化尿:远端肾小管所排泌的 H^+ 被从肾小球滤过的缓冲成分所缓冲,使尿液 pH 值不致过低而影响 H^+ 继续排出。缓冲成分中以 $HPO_4^{2-}/H_2PO_4^-$ 最重要,H^+ 可被 HPO_4^{2-} 中和形成 $H_2PO_4^-$(图9-3)。HPO_4^{2-} 是一种弱酸,在尿液中可被碱滴定中和,故称之为可滴定酸。从肾小球滤过的其他弱酸及其弱酸盐,也可起缓冲作用,如肌酸酐,当尿 pH 值下降时,其重要性增高;另外、糖尿病酮症酸中毒(diabetic ketoacidosis,DKA)时,β 羟丁酸盐、乙酰乙酸盐可成为尿液中重要的缓冲成分。有些因素可影响排 H^+ 及尿液中可滴定酸的形成:代谢性酸中毒、pCO_2 增加(呼吸性酸中毒)、低钾血症及盐皮质激素过多可增加 H^+ 排泌;反之,则减少排泌。另外,代谢性碱中毒时,肾集合管细胞更可将 H^+ 泵至间质液,而将 HCO_3^- 排至肾小管腔以与尿中 Cl^- 进行交换。

(2)尿排铵(NH_4^+):远端肾小管及集合管细胞在谷氨酰胺酶的催化下,可将细胞内谷氨酰胺分解产生

NH_3,NH_3 可扩散至肾小管腔,与肾排泌的 H^+ 结合,形成 NH_4^+(NH_3+H^+ NH_4^+),NH_4^+ 与被肾小球过滤的酸根结合,形成铵盐由尿排出(图9-4)。此过程不影响尿 pH 值,也不产生可滴定酸。

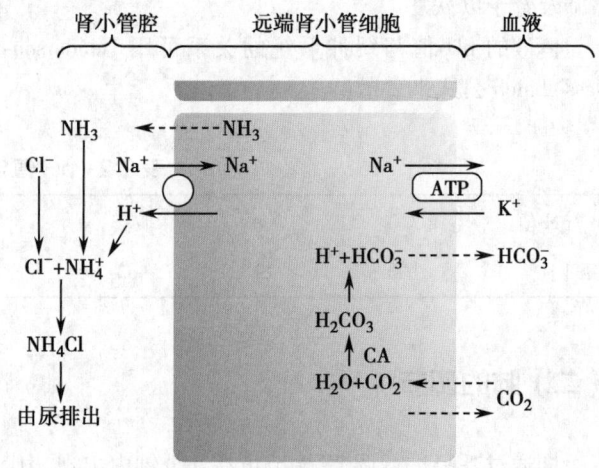

图9-4　尿排铵

远端肾小管通过 Na^+-H^+ 交换将 H^+ 排泌至肾小管腔,以与 NH_3 结合形成 $NH4^+$ 由尿排出,肾小管细胞通过排 H^+ 产生新的 HCO_3^- 进入血液循环。NH_3 是由小管细胞内的氨基酸谷氨酰胺分解产生(CA:碳酸酐酶)。

远端肾小管及集合管排 H^+ 发生障碍,即为远端肾小管酸中毒。

(张晶)

参考文献

[1] CAMERON, ANDREW M. Current Surgical Therapy,

Thirteenth Edition. Elsevier, Inc, 2020:1319-1326.

[2] KLIEGMAN RM, ST. GEME JW, BEHRMAN RE, et al. Nelson Textbook of Pediatrics. 21th ed. Philadelphia: Elsevier

Saunders, 2020:389-425.

[3] 张向阳, 陈旭岩. 水、电解质和酸碱平衡紊乱临床评估与管理. 北京: 中国科学技术出版社, 2020.

第 2 节　水与电解质平衡失调及液体疗法

当体液紊乱超过机体生理调节能力时, 即可引起各种体液平衡失调, 包括体液容量、渗透压、酸碱度及各种溶质浓度的平衡失调, 影响全身各组织器官功能的正常进行, 严重时, 甚至可危及患儿生命[1]。此时需及时采取液体疗法(fluid therapy), 即通过补充(或限制)某些液体的治疗方法, 以纠正体液平衡失调。

一、脱水及其液体疗法[1-5]

脱水(dehydration)又称失水, 是指机体因摄水过少和/或失水过多, 超过机体生理调节能力时所致的体液容量不足(首先是细胞外液减少)的病理现象。小儿比成人更容易发生脱水, 尤其是婴幼儿, 这是因为小儿新陈代谢旺盛, 对水电平衡调节能力差。如婴儿每日水的生理需要量, 大致占其细胞外液总量的 1/2, 而成人只占 1/7。

脱水的原因有: ①液体入量不足: 如饮水不足、纳食减少、频繁呕吐, 昏迷时渴感消失等; 和/或②体液丢失过多: 以呕吐、腹泻、胃肠引流等引起体液从消化道丢失最常见; 其次是经肾丢失, 见于利尿剂、脱水剂的应用, 尿崩症(垂体性、肾性), 糖尿病及失盐性肾病等; 大量出汗、大面积烧伤体液从皮肤丢失; 环境气温高、湿度低

或对流大时、呼吸急促、气管切开术均可使体内水分从皮肤、肺蒸发增多而引起脱水。

(一)脱水的诊断及分类

1. 脱水程度　临床一般用脱水占体重的百分数来评价脱水程度。主要根据患儿病后出入量、病史及脱水时的体征来诊断。脱水时组织间液减少, 可表现为前囟、眼窝下陷, 皮肤弹力差(捏起皮肤再松开, 皮肤展平时间延迟); 血液循环不足, 组织灌注不良, 可表现有脉搏增快、减弱, 血压下降, 尿量减少, 肢端凉, 精神萎靡、嗜睡; 细胞内脱水表现为口腔黏膜干燥、泪液减少, 烦躁及肌张力增高等。根据脱水程度可将脱水分为轻、中、重三度, 它们的临床表现见表 9-3。

表 9-3　脱水的临床表现

临床表现		脱水程度		
		轻	中	重
体重降低	≤2 岁	<5%	5%~9%	10%~15%
	>2 岁	<3%	3%~6%	7%~9%
口渴		+	++	+++
尿量		轻度减少	明显减少	无尿
前囟(婴儿)、眼窝		正常或稍陷	下陷	明显下陷
皮肤弹力		正常	差	明显差
口黏膜		稍干	干燥	明显干燥
脉搏		稍增快	增快	明显增快、弱
血压		正常	正常或稍降	降低
毛细血管充盈时间		正常	2 秒左右	>3 秒
肢端		温暖	稍凉	凉、湿
精神		正常	萎靡~嗜睡	嗜睡~昏迷

2. 脱水性质 由于脱水患儿所丢失的液体并不总是等渗液,以及病后所摄入液体所含电解质各不相同,加之机体对渗透压的调节,最终均可影响体液的渗透压平衡。当失钠及失水仍呈正常体液的比例时,即为等渗脱水,失钠多于失水时,为低渗性脱水,失水多于失钠时为高渗脱水。体液 Na^+ 及其相应的阴离子浓度所产生的渗透压,相当于细胞外液渗透压的95%,故血钠的测定有助于推断体液渗透压的高低,血钠的正常值为130~150mmol/L。但血钠测定结果不能取代仔细询问病史及临床观察。

(1)等渗性脱水(isotonic dehydration):指脱水时体液的渗透压仍保持在正常范围,血钠在130~150mmol/L。因为机体能通过肾、渴感及抗利尿激素等的调节,尽量使体液仍保持在等渗状态,所以临床80%以上的脱水都属等渗性脱水,尤其是脱水不严重时。等渗脱水主要是丢失细胞外液,由于外液仍保持等渗,细胞内液的容量基本无改变,临床主要表现为细胞外液(组织间液及血液循环)减少的体征(见表9-3)。

(2)低渗性脱水(hypotonic dehydration):指脱水时体液渗透压低于正常,血钠<130mmol/L。无论是通过消化道、肾或皮肤丢失的液体,其电解质渗透压一般均低于体液,最多是近于或等于体液,如霍乱引起的腹泻、烧伤时皮肤渗出,均不会引起低渗性脱水。如果患儿通过饮水或输液使缺水得到部分补充,钠等电解质未得到补充,仍继续丢失,即可引起低渗性脱水。故低渗性脱水多发生在所失液体含电解质较高(如霍乱、痢疾及烧伤),病程迁延(如腹泻日久),饮水而又不吐的患儿,尤其是营养不良或3月龄以内的婴儿。重症病例常与输非电解质液过多有关。

低渗脱水时的临床表现具有以下特点:

1)细胞内水肿:以脑细胞水肿最突出,表现为精神萎靡、嗜睡、面色苍白、体温低于正常,严重时可昏迷、惊厥,甚至发生脑疝,表现为呼吸节律不整,瞳孔不等大等。虽然患儿脱水较重,但口腔黏膜湿润,常无口渴。早期多尿,严重时变为无尿,此时机体已不能自行纠正低渗状态。

2)细胞外液脱水相对较严重:在细胞外液脱水的基础上,部分外液渗入细胞内。故同样程度的脱水,低渗脱水时循环不良及组织间液脱水的体征更加突出。

3)神经肌肉应激性低下:因钠离子有保持神经、肌肉应激性的生理功能。血钠明显降低时,患儿可表现为肌张力低下,腱反射消失,心音低钝及腹胀,症状类似低钾血症。

(3)高渗性脱水(hypertonic dehydration):指脱水时体液渗透压高于正常,血钠>150mmol/L。虽血钠高,但患儿体内仍存在钠缺失,只是失水相对多于失钠。下述情况较易引起高渗性脱水:①急性失水所致的较重脱水,尤其伴呕吐不能进水者,如急性腹泻仅1~2天即引起较重脱水者;②含电解质较少的液体丢失较多时,如渗透性腹泻、病毒性肠炎、尿崩症、利尿剂或肾浓缩功能差所引起的大量排尿;③发热、环境温度较高或肺过度通气等引起不显性丢失增多,而又不能及时补充水分者;④患儿因病不能饮水,不能表达渴感(如婴儿、智力障碍儿)或渴感丧失时(如昏迷)被忽略喂水,以及得不到淡水补充时,如沙漠、航海环境中;⑤治疗时补充含钠液过多。

高渗脱水时细胞外液渗透压高于细胞内液,水从细胞内液流到细胞外液,引起细胞内脱水,细胞外液脱水被外渗的细胞内液纠正,使患儿循环不良及组织间液脱水的体征相对减轻。容易引起对脱水程度估计的不足。细胞内脱水表现为高热、烦躁、烦渴、口腔黏膜明显干燥、无泪、尿少、肌张力增高、腱反射亢进,严重时意识障碍、惊厥及角弓反张。脑组织中毛细血管内皮细胞与脑细胞紧密相连,无间质,脑细胞脱水时水直接进入血液循环,可引起颅内压降低,脑血管扩张,严重时发生脑出血或脑血栓形成,可危及生命或引起后遗症。近年来报道高渗脱水可引起脑脱髓鞘病,患儿脑脊液中髓磷脂碱性蛋白(myelin basic protein,MBP)浓度极度增高。在高钠血症的发展过程中,大脑内产生了自发性渗透溶质,这些溶质增加了脑细胞内的渗透压,从而防止了由于水从细胞内移入高渗性细胞外液而继发的脑细胞收缩。在纠正高钠血症期间,这些独特的渗透性物质会缓慢消散,随着细胞外渗透压的迅速降低,可能会产生新的梯度,导致水从细胞外空间进入大脑细胞,从而引起脑水肿。脑水肿可能表现为癫痫发作、脑疝和死亡。为了最大限度地减少高渗脱水纠正过程中脑水肿的风险,血清钠浓度每24小时降低的幅度不应超过12mEq/L。严重高渗性脱水可能需要在2~4天内纠正。

(二)补液常用液体的种类及补液途径

补液常用液体可分为三类:

1. 非电解质溶液 包括饮用水及5%~10%葡萄糖溶液等。其药理效应是:①补充由呼吸、皮肤所蒸发的水分(不显性丢失)及排尿丢失的水;②可纠正体液高渗状态;③但不能单独用于补充体液丢失。

葡萄糖注射液:5%及10%葡萄糖是临床最常用的

非电解质液。5% 葡萄糖溶液渗透压为 278mOsm/L,接近血浆渗透压,红细胞不被破坏,可安全地静脉输入。葡萄糖在体内迅速被代谢而产生热量及 CO_2,或转变为糖原储存于肝、肌细胞内,其实际效果同白水,可视为无张力的液体。10% 葡萄糖液比 5% 溶液供给更多热量,但其渗透压比 5% 葡萄糖液高 1 倍。葡萄糖静脉输入速度应保持在每小时 0.5~0.85g/kg,即每分钟 8~14mg/kg,输入过快或溶液浓度过高,可引起高血糖及渗透性利尿。

2. **等渗电解质溶液**　此类溶液的电解质渗透浓度在 300mOsm/L 左右,接近体液的渗透浓度。其药理效应为:①补充体液损失;②纠正体液低渗状态及酸碱失衡,其含钾溶液可纠正低钾血症;③不能用于不显性丢失的补液以及稀释尿液时的补液。

氯化钠注射液及葡萄糖氯化钠注射液:0.9% 氯化钠溶液,即生理盐水,每升含 Na^+、Cl^- 各 154mmol/L,渗透浓度为 308mOsm/L。含 5%~10% 葡萄糖的生理盐水,即为葡萄糖氯化钠注射液,除葡萄糖能提供热能外,该溶液的效用与生理盐水完全相同。

生理盐水的渗透浓度虽与体液相近,但其 Cl^- 浓度远比正常血浆 Cl^- 103mmol/L 为高,不利于代谢性酸中毒的纠正。尤其是婴幼儿肾排 Cl^- 功能较差时,大量输入易引起高氯性代谢性酸中毒。故临床常用等渗碱性液取代 1/3 量的生理盐水,即构成儿科常用的 2:1 溶液。但急性呕吐所引起的脱水酸中毒及迁延性呕吐所致的低氯性碱中毒均可用生理盐水或其稀释液来纠正,因其可扩充血容量,补充呕吐所失的 Cl^-,只要恢复肾循环,前者可通过尿排出酸性代谢产物,纠正酸中毒;后者有尿后即应注意适当补钾,体内过多的 HCO_3^- 可随尿排出。

复方氯化钠注射液:即林格(Ringer)液,每 100ml 含氯化钠 0.85g,氯化钾 0.03g,氯化钙(结晶)0.033g,为含钠、钾、钙、氯的等渗溶液,渗透浓度同生理盐水,其 Na^+、K^+、Ca^{2+} 的浓度与血浆相近,Cl^- 的浓度同生理盐水,也明显高于血浆,同样存在不利于纠正代谢性酸中毒的缺点。目前市售乳酸钠林格注射液(有含 5% 葡萄糖及不含糖两种制剂)做了改进,市售的乳酸钠林格注射液(不含糖),每 1 000ml 含氯化钠 6.0g,氯化钾 0.3g,氯化钙 0.2g,乳酸钠 3.1g。各种电解质浓度均较接近血浆,且含有 28mmol/L 乳酸根,有利于酸中毒的纠正。溶液中含有钙离子,与血中抗凝药混合可致血液凝固,故不适于输血时采用。另外,溶液所含钾及钙离子浓度不够高,常不足以纠正低钾或低钙血症。

氯化钠乳酸钠注射液(2:1 溶液):由 2 份生理盐水及 1 份 1/6mol 乳酸钠或 1.4% 碳酸氢钠临时配制而成。溶液的渗透浓度同生理盐水为 316mOsm/L,但所含 Cl^- 浓度为 105mOsm/L,与血浆一致,且含 HCO_3^-,其浓度为 53mOsm/L,显著高于血浆,可提供碱贮备,纠正酸中毒。

1.4% 碳酸氢钠溶液及 1/6M 乳酸钠注射液:均为等渗碱性含钠液,能增加体液碱储备,中和 H^+,纠正代谢性酸中毒。市售碳酸氢钠针剂一般为 5% 溶液,使用时应稀释至等渗,即 1.4% 溶液,为便于计算,临床常将此 5% 溶液 1 份,加葡萄糖液 2 份配制而成。乳酸钠针剂为 11.2% 溶液,相当于 1mol(M)溶液,使用时需稀释 6 倍,使其成为 1/6M 等渗溶液。乳酸钠进入体内需在有氧条件下,经肝代谢转变为 HCO_3^- 后才具有纠酸作用。当患儿缺氧、休克、心力衰竭、肝功能异常及未成熟儿时均不宜使用。

上述等渗含钠液的成分和电解质渗透浓度见表 9-4。

表 9-4　常用等渗电解质液成分及渗透浓度

溶液种类	电解质浓度/(mmol·L⁻¹)					渗透浓度/(mOsm·L⁻¹)
	Na^+	K^+	Cl^-	HCO_3^-	Ca^{2+}	
生理盐水	154	–	154	–	–	308
林格液	146	4	155		2.5*	310
乳酸钠林格液	130	4	109	28	1.5*	274
2:1 溶液	158	–	105	53		316
1.4% 碳酸氢钠液	167	–	–	167		334
1/6M 乳酸钠液	167	–	–	167		334
血浆	142	5	105	24	276+39** =315	

注:* Ca^{2+} 1mmol/L 可产生 2mOsm/L 渗透压;** 其他电解质。

3. 1/2~2/3 张含钠电解质液 为等渗电解质液的稀释液,即用5%葡萄糖液将等渗含钠液稀释成1/2~2/3张的溶液。除严重脱水、休克或低渗脱水患儿,宜首先用等渗含钠液快速静脉输入,以迅速补充血容量、恢复肾循环外,一般脱水临床常用1/2~2/3张电解质液进行补液。这类溶液既能补充体液的累积损失,又可补充不显性丢失及肾排水的需要,有利于肾对水、电解质平衡的调节,以及排出体内堆积的酸性代谢产物等,又可防止发生高钠血症。

(1)3:4:2溶液:由3份5%葡萄糖液,4份生理盐水及2份1/6mol乳酸钠或1.4%碳酸氢钠溶液组成,此液实际是2/3张的2:1溶液。

(2)3:2:1溶液:由3份葡萄糖液,2份生理盐水,1份1/6mol乳酸钠或1.4%碳酸氢钠组成。为1/2张溶液,是2:1溶液用葡萄糖液稀释1倍的溶液。

其他等渗电解质液的稀释液:生理盐水、林格液等均可根据病情需要用葡萄糖液稀释成1/2~2/3张液。目前商品有复方电解质葡萄糖液M3A、M3B、MG3及R2A等注射液[4]。R2A属2/3张电解质液;M3A,M3B、MG3均属1/2张液(表9-5)。

表9-5 临床常用的1/2张~2/3张含钠液电解质成分及渗透浓度

| 溶液种类 | 电解质浓度/（mmol·L^{-1}） | | | | | 电解质 |
	Na$^+$	K$^+$	Cl$^-$	HCO$_3$$^-$	mOsm/L	张度
3:4:2液	105	–	70	35	210	2/3
3:2:1液	79	–	51	28	158	1/2
0.45%氯化钠溶液	77		77		154	1/2
复方电解质葡萄糖 R2A*	60	25	49	25	174	2/3
复方电解质葡萄糖 MG3	50	20	50	20	140	1/2
复方电解质葡萄糖 M3A	60	10	50	20	140	1/2
复方电解质葡萄糖 M3B	50	20	50	20	140	1/2

注:*复方电解质葡萄糖R2A液尚含有Mg^{2+}2mEq/L及HPO$_4$$^-$13mEq/L,葡萄糖含量:M3B 2.7%、MG3 10%。

口服补液盐(oral rehydration salt,ORS)是世界卫生组织推荐的配方,最初其成分是:氯化钠3.5g、碳酸氢钠2.5g、氯化钾1.5g、无水葡萄糖20g,用饮用水稀释至1L供口服。为2/3张电解质溶液。ORS适用于轻、中度脱水患儿补充累积损失,但新生儿宜慎用。ORS推广后使腹泻病的病死率显著下降,后根据临床疗效及需求逐渐改进。2002年推荐出低渗ORS配方:氯化钠2.6g、氯化钾1.5g、枸橼酸钠2.9g、无水葡萄糖13.5g,加饮用水1L。目前配方已有商品供应,称为"口服补液盐Ⅲ号"[3,5]。

也有用50~80g/L谷物(米粉、米汤)代替葡萄糖,制成谷物ORS。由于谷物来源充足、价廉,有利于补充营养,适用于边缘农村地区。对照观察用于治疗霍乱,疗效与葡萄糖ORS相同(表9-6)。

表9-6 不同ORS的成分及电解质渗透浓度

| 口服补液盐 | 电解质浓度/（mmol·L^{-1}） | | | | 电解质 | |
	Na$^+$	K$^+$	Cl$^-$	HCO$_3$$^-$	mOsm/L	张度
标准ORS	90	20	80	30	220	2/3
低渗ORS	75	20	65	30	170	>1/2

注:ORS Ⅱ及低渗ORS均含2.9g枸橼酸钠,因其分子量约为290,2.9g相当于10mmol/L。该酸为三价酸,10mmol/L含Na$^+$及枸橼酸根阴离子各30mEq/L,后者经体内代谢,产生HCO$_3$$^-$30mEq/L。

4. 生理维持液 虽也属等渗含钠液的稀释溶液,但渗透浓度一般小于等于1/3张,主要用以补充水及钠、钾的生理需要(表9-7)。

生理维持液:其配方是5%~10%葡萄糖溶液800ml、生理盐水200ml、氯化钾1.5g。

葡萄糖钠钾注射液(简称糖盐钾溶液):含葡萄糖

表 9-7　常用生理维持液的成分及电解质渗透浓度

液体	电解质浓度/（mmol·L^{-1}）				电解质	
	Na$^+$	K$^+$	Cl$^-$	HCO$_3^-$	mOsm/L	张度
生理维持液	30	20	50	–	100	1/3
糖盐钾溶液	30	20	50	–	100	1/3
1/4～1/3 生理盐水	39～51	–	39～51	–	78～101	1/4～1/3
复方电解质 R4A 液	30	–	20	10	60	1/5

8%、氯化钠 0.18%、氯化钾 0.15%。其电解质浓度见表 9-7。有商品供应，可作为生理维持液。

如果患儿只需维持生理需要 1～2 天，尤其较大儿童或能部分进食者，也可用 1/3～1/5 张生理盐水，或目前市场上供应的复方电解质葡萄糖 R4A 注射液作为维持液。

5. **高渗电解质液**　3%氯化钠注射液主要用于治疗低钠血症。5%及 10%氯化钠注射液多用于配制不同浓度的氯化钠溶液（表 9-8），每支 10ml 或 20ml，便于携带。

表 9-8　用 10%氯化钠等溶液配制各种常用电解质溶液举例

电解质溶液	5%葡萄糖	10%氯化钠	5%碳酸氢钠	总液量*
生理盐水	100ml	9ml	–	109ml
3:4:2液	100ml	4ml	6ml	110ml
3:2:1液	100ml	3ml	4.5ml	108ml

注：*总液量超过 100ml 部分临床可忽略不计。

（三）脱水的纠正

脱水治疗的要点是：①及早恢复血容量及组织灌注，尤其是肾循环；②补充累积损失，即补充体液所失液量及电解质，纠正酸碱失衡；③防止新的脱水及电解质紊乱发生，包括补充生理需要及继续丢失；④密切观察、记录患儿恢复情况，及时分析病情，随时调整补液方案。

1. **恢复血容量及组织灌注**　有明显血容量及组织灌注不足症状体征的患儿，如面色苍白、四肢凉、脉细弱、尿量显著减少等，应立即静脉输入等渗含钠液，如 2:1 溶液，林格乳酸钠液或生理盐水（呕吐所致脱水）20ml/kg，在 0.5～1 小时内快速输入，必要时可重复一次。在补液过程中，恢复肾循环及尿量具有十分重要意义，因为只有

肾恢复功能后，才能对体液平衡进行调节。只要所给液体大致符合机体需要，肾能保留所需，排出所余，保持体液平衡，使补液更为容易。肾循环未恢复前，过早给予低渗溶液容易引起体液低渗状态。高渗性脱水很少发生循环不良，一般不需补充等渗含钠液扩容，但脱水严重，引起循环不良时，也可补充等渗含钠液。因快速补给，不会使血钠更高（但如数小时内供给，则随着不显性丢失及继续丢失水，可使高钠血症加重）。

如果患儿脱水不十分严重，无循环不良或循环不良症状、体征不重时，可直接采用 2/3 张或 1/2 张含钠液扩容并补充累积损失，不一定要用等渗含钠液扩充血容量。

2. **累积损失的补充**　即脱水的纠正，需根据患儿的脱水程度、张度、有无酸碱失衡及低钾等情况，有计划地进行。

（1）补液量：主要根据患儿脱水程度及年龄。婴幼儿轻度脱水，补充累积损失液量为 30～50ml/kg，中度 50～90ml/kg，重度 100～120ml/kg；2 岁以上儿童分别为 <30ml/kg，30～60ml/kg，60～90ml/kg。前文所述恢复血容量的输液量均包括在补充累积损失液量内计算。低渗性脱水细胞外液脱水严重，临床容易将脱水程度估计过高，补充累积损失的液量可略减少，如估计为重度脱水时，可按中度脱水补；反之，高渗性脱水时，易将脱水程度估计过低，补充累积损失的液量可略增加。

（2）补充液体的张度及速度：补充累积损失开始时，液体张度宜高一些，速度快一些，以后张度及速度均适当降低，但补充累积损失液体的总张度：等渗脱水按 1/2 张～2/3 张液补充，低渗性脱水按 2/3～等张液补充，高渗性脱水按 1/3～1/2 张液补充。等渗及低渗性脱水累积损失宜在 8～12 小时内补足，输液速度相当于每小时 8～10ml/kg。高渗性脱水体内仍缺钠，故仍应给低渗含钠液，如所补充液体张度过低（如输葡萄糖液），速度过快，血钠下降过快，会引起急性脑水肿而发生惊厥等症状。血钠下降速度以每小时不超过 1～2mmol/L，每天不超过 10～15mmol/L 为宜。高渗脱水患儿有尿后，

在所输液体中加入适量钾盐,既可提高所输液体的渗透压,又不增加钠负荷。例如对无血容量及组织灌注明显不足的患儿,可先输 1/2 张含钠液,如 3:2:1 液,患儿有尿后,再用 1/4~1/6 张含钠液内加氯化钾,使其浓度达 0.15%(0.1%~0.3%)继续补充累积损失,这种液体总的渗透浓度相当于 1/3~1/2 张液(渗透浓度为 110~135mOsm/L);补充累积损失输液速度为每小时 5~7ml/kg。有人主张累积损失在 48 小时内补足,这样每日输液量为 1/2 累积损失+每日生理需要。

(3)酸碱失衡的纠正:补充累积损失的过程中,应同时纠正酸碱失衡,临床上以代谢性酸中毒最常见。多数患儿酸中毒可在输入含 HCO_3^- 及 NaCl 溶液(如 2:1 液及其稀释液)的过程中被纠正。因为除溶液中的 HCO_3^- 有利于酸中毒的纠正,随着组织灌注及肾循环的恢复,葡萄糖的供给,体内酸性代谢产物经尿排出,酮酸及乳酸被代谢为 CO_2,酸中毒可进一步自行纠正。如片面按血 HCO_3^- 或二氧化碳结合力缺少程度,用公式计算出所需补充 $NaHCO_3$ 来补液,往往可引起高钠血症或代谢性碱中毒。由于呕吐严重引起的代谢性酸中毒,或迁延性呕吐引起的代谢性碱中毒,均可用生理盐水或其稀释液补充累积损失,以补充所丢失的 Cl^-(参见本章体液酸碱平衡失调章节)。

(4)钾的补充:脱水患儿由于较长时间(如≥3天)饮食不足或丢失钾,如腹泻、呕吐及糖尿病酸中毒等,体内常有钾缺少,如不补充,患儿可在补液过程中出现低钾血症,严重时可危及生命。故对这类患儿在补充累积损失时要进行补钾。静脉输入氯化钾,溶液浓度不宜超过 0.3%,必须待患儿有尿后缓慢滴入,否则易引起高血钾症。快速从静脉注射钾盐,可致心搏骤停,在非监护情况下必须绝对禁忌。一般可在患儿有尿后,用加钾的 1/2~2/3 含钠液继续补充累积损失。也可口服10%氯化钾溶液,每日 200~250mg/kg,分 6 次,每 4 小时 1 次,口服较安全,适用于不严重的病例。钾是细胞内电解质,缺钾完全纠正常需数日,待患儿进食热卡达基础热量时,即可停止补充钾盐。

(5)补液途径:口服补液是最简便、经济、安全,又符合生理的补液途径。ORS 在我国经多年临床应用,已证明对绝大多数腹泻所致的轻、中度脱水有良好效果。按照我国国情,指南强烈推荐腹泻患儿无论是否存在脱水均应尽早口服低渗 ORS,以有效预防脱水发生和阻止脱水由轻度向中度进展。按脱水程度计算累积损失量,少量多次喂服 ORS,轻度脱水约 50ml/kg,在 4 小时喂入,中度脱水 60~90ml/kg,在 6 小时左右喂入。重度脱水、呕吐频繁、意识障碍、呼吸困难、急腹症儿及新生

儿一般不宜采用口服补液。胃肠道外输液,以静脉输液效率最高,临床最常采用,可从头皮或四肢静脉输入。其缺点是输入液量及电解质不能受患儿渴感调节,因此输入液体必须经严格计算,无计划的输液,有一定危险性。灌肠输液、皮下输液效率低,已被淘汰。骨髓腔或腹膜腔输液虽能较快被吸收,但操作复杂,易于引起感染,不宜常规采用。但在情况紧急下,如小婴儿严重循环障碍静脉穿刺困难时,可采用骨髓穿刺输液。

3. 密切观察、记录病情 输液过程中应密切观察患儿恢复情况,包括每天测体重,随时记录出入量,观察表 9-3 所列各项症状、体征恢复情况及有无合并症发生等,如腹胀等低钾表现。必要时测尿比重,血钾、钠、氯及尿素氮、肌酐等。每数小时应小结分析一次病情,以便必要时随时调整输液计划。

(四)脱水的预防

1. 体液生理需要的维持 正常人体不断通过皮肤蒸发出汗、呼吸、排尿及粪丢失一定量水及电解质。这些丢失需及时补充,称为体液的生理需要。机体的生理需要与其代谢热量相关(见表 9-1)。每代谢 100kcal(418.4kJ)热约需水 150ml。由于食物代谢或组织消耗尚可内生水(约为 20ml/100kcal),故实际需外源补充水可按 120~150ml/100kcal 估计,最低也不能低于 100~120ml/100kcal。环境温度、湿度、对流条件改变(如新生儿蓝光照射),或机体情况变化(如体温升高、呼吸增快等)均可影响上述生理需要量。例如体温高于37℃,每超过 1℃需增加生理需要液量12%;通气过度需增加液量 10~60ml/100kcal,多汗增加 10~25ml/100kcal。

每日电解质的生理需要:Na^+ 为 3mmol/100kcal,K^+ 为 2mmol/100kcal,以氯化钠、氯化钾供给即可满足 Cl^- 的生理需要。输入生理维持液量(见表 9-7),即可满足电解质的生理需要,此液即按含 Na^+ 为 3mmol/100ml,K^+ 为 2mmol/100ml,Cl^- 为 5mmol/100ml 设计。

患儿饮食不足需进行液体疗法时,所需热量可按基础代谢计算,即每日 1 000kcal/m² 体表面积计算(1kcal =4.184kJ),按上述每消耗 100kcal 热量需水 120~150ml 计算,则每日需生理维持液 1 200~1 500ml/m²,至少 1 000~1 200ml/m²。儿科习惯用体重 kg 来计算液量,生理维持液量可按婴儿每日 70~90ml/kg,幼儿 60~70ml/kg,儿童 50~60ml/kg 计算(表 9-9)。静脉输入液量也可通过调整输液速度加以控制,每小时输入速度婴儿为 3ml/kg,幼儿为 2.5ml/kg,儿童 2ml/kg 左右为宜。

表 9-9　基础代谢时所需维持液量

患儿	每日所需液量		每日需液量低限		输液速度 ml/（kg·h）
	ml/m²	ml/kg	ml/m²	ml/kg	
婴儿	1 200~1 500	70~90	1 000~1 200	50~55	3
幼儿	1 200~1 500	60~70	1 000~1 200	45~50	2.5
儿童	1 200~1 500	50~60	1 000~1 200	40~45	2

国外目前常采用以下按体重计算生理需要液量的办法 3：3~10kg 体重儿按 100ml/kg，10~20kg 体重儿按 1 000ml+每超过 10kg 体重 1kg，增加 50ml，>20kg 体重儿按 1 500ml+每超过 20kg 体重 1kg，增加液量 20ml 计算。例如 25kg 小儿每日所需生理维持液为：1 500ml+（25kg−20kg）×20ml/kg。

患儿如能部分进食，进食液量应计入生理需要量中。如患儿肾功能正常，尿量可作为观察补液量是否恰当的参考。尿量过多常说明输液过多。尿量维持在每小时婴儿 2~2.5ml/kg，幼儿 1.5~2ml/kg，儿童 1~1.5ml/kg 左右为宜。

单用静脉输液维持生理需要时，一般难以满足患儿热量的需要。如输液持续时间较短（3 天以内），患儿又无营养不良，一般只需输 5% 葡萄糖液，已能满足 20% 以上热量需要，即可防止发生酮症及体内自身蛋白质的消耗。待患儿恢复进食后，即能迅速补足体内的营养缺失。

如较长时间不能进食，尤其是营养不良儿，则需通过静脉营养或鼻饲等肠内营养补充营养需要。静脉输入葡萄糖浓度不宜过高，否则可引起高血糖及渗透性利尿，以每小时输入不超过 0.5~0.85g/kg，即每分钟 8~14mg/kg 为宜。

2. 体液继续丢失的补充　患儿开始补液后，大多数仍继续有不同程度的体液异常丢失，如腹泻、呕吐、皮肤出汗或渗出等。这部分液体如不给予及时补充，又会发生新的脱水、电解质紊乱。补充继续丢失的原则是异常丢失多少及时补充多少。这就需要根据每个患儿，每日不同情况，做出具体的判断（表 9-10）。腹泻丢失量实际临床不易收集测量，一般可按每天 10~40ml/kg 估计，用 1/3~2/3 张电解质液补充，呕吐液（包括胃引流液）一般用 3 份生理盐水，1 份 0.15% 氯化钾液溶液补充。继续丢失液可每 4~6 小时估计一次，加入补充累积损失的液体或生理维持液中补给，也可经口补充。一般不宜晚于丢失后 6 小时再补充。

表 9-10　各家报道不同丢失液中钾、钠、氯浓度的范围或均值

单位：mmol/L

体液		[Na⁺]	[K⁺]	[Cl⁻]
胃液或胃引流液		20~30	5~20	100~150
回肠瘘液	近端造瘘	103~143	6~29	90~136
	远端造瘘	46	3	21
盲肠瘘液		45~135	5~45	18~88
腹泻液	霍乱	12±10	40±5	95±10
	致病性大肠杆菌	47±25	37±10	43±30
	病毒肠炎	14±13	26±8	6±5
烫伤渗出液		140	5	110

二、钠代谢紊乱及其处理

（一）低钠血症

正常血钠浓度为 130~150mmol/L，当血钠低于 130mmol/L 时，称为低钠血症（hyponatremia）。由于 Na⁺

及其相应阴离子所产生的渗透浓度占细胞外液总渗透浓度的 95%，因此低钠血症时细胞外液的渗透压是降低的。但用血钠低于 130mmol/L 作为诊断标准时，需注意排除以下两种情况：①低钠血症伴血渗透浓度正常：见于原发性或继发性高脂血症及高蛋白血症（如多发性骨髓瘤、静脉输免疫球蛋白）。由于所测的钠只存在于

血浆的水中,当血浆中不含水的脂肪或蛋白过高时,用此血浆容积作为分母来计算血浆的钠浓度,必会使血钠结果低于正常。此时如采用离子选择性电极来测定血浆所含水中的 Na^+ 或先去除血浆中的脂肪或蛋白质后再测血钠,其值是正常的。因此这种低钠称为假性低钠血症(pseudohyponatremia)。临床不需处理,如按低钠血症采取限水或补充钠盐来处理,反而可引起体液张力紊乱。②低钠血症伴血渗透浓度增高:见于糖尿病高血糖或静脉输入高渗溶液,如高渗葡萄糖、20%甘露醇或造影剂泛影酸钠等。由于这些溶质不能通过细胞膜,细胞外液高渗时,细胞内水外流至细胞外,使细胞外液的 [Na^+] 被稀释而降低。血糖每高于正常值 100mg/dl,可使血钠下降 1.6mmol/L。这类患儿体液总容量及细胞外液钠含量并未减少,无需按低钠血症来处理。但细胞外液的高渗溶质可引起渗透性利尿,反之可导致脱水,甚至高钠血症。此时宜根据利尿情况,适当补充所丢失的水及电解质,如补充适量 1/2~1/3 张含钠液。

1. 病因与分类 低钠血症的病因是体内缺失钠(钠从体内丢失或较长时间摄入钠不足)和/或体内水过多(摄入水超过肾排水能力)。可将低钠血症分为以下三类:

(1) 低钠伴细胞外液容量减少:即低渗性脱水。钠是保持细胞外液容量的主要电解质,体内钠不足可引起细胞外液容量减少,细胞内发生水肿。胃肠道是钠盐丢失的最常见途径,如吐、泻及胃肠引流;其次是通过肾脏丢失,如由于先天性泌尿道畸形、梗阻、肾发育不良等所致的肾性失钠,先天性肾上腺皮质增生症失盐型。长期用利尿剂及渗透性利尿(如糖尿病),急性肾功能衰竭恢复时的利尿期,均可从尿丢失钠。通过皮肤丢失钠盐所致低钠血症临床较少见,如大面积烫伤、大量出汗等。通过这些途径丢失的液体均为低渗液,至多为等渗液,按理不会引起低钠血症,但若患儿通过饮水或静脉输入过多非电解质液,使水的缺失获得补充或部分补充,而钠仍继续丢失,即可引起低钠血症。

(2) 低钠伴细胞外液容量正常或轻度增加:见于某些少见的内分泌疾病,如甲状腺功能减退、肾上腺皮质功能不全等,低钠发生机制不完全清楚。临床较常见的有抗利尿激素不适当分泌综合征(syndrome of inappropriate ADH secretion,SIADH),指在没有高渗血症或低血容量的生理刺激下,垂体或其他组织不适当地释放抗利尿激素(antidiuretic hormone,ADH)。常见病因为:某些肿瘤(如胰腺癌、白血病、淋巴肉瘤等),肺部疾病(如支气管源肺癌、肺结核、肺炎、肺脓肿、正压呼吸等),中枢神经系疾病(如脑膜炎、脑炎、脑出血、栓塞及脑瘤等)及药物(如鸦片、抗癫痫药、长春新碱及环磷酰胺等)。由于 ADH 分泌增加,肾集合管回吸水增加,尿量减少,尿浓缩,其渗透浓度>50mOsm/L,细胞外液被稀释而引起低钠血症。由于患儿有效血容量并不减少,尿 [Na^+]一般均>20mmol/L。患儿肾上腺及肾功能均正常,也无钾及酸碱平衡异常。血中 ADH 水平增高,尿酸降低。

(3) 低钠伴细胞外液容量过多:为稀释性低钠血症。①水、钠潴留疾病:临床多伴有水肿,如肾病综合征、肝硬化及充血性心力衰竭,水潴留多于钠,因此引起低钠,尿钠常<20mmol/L。②水中毒:单纯饮水过多很少会引起水中毒,因为肾具有稀释功能,可将过多的水排出,除非肾排水功能有一定障碍。如较小婴儿肾稀释能力较差,可因用过度稀释的奶喂养而发生水中毒(同时伴钠摄入不足)。肾功能衰竭无尿或少尿的患儿,饮水过多也可引起。另外,胃肠道外给液,因不受渴感控制,可因输入水过多而发生低钠,如脱水患儿用大量低渗(含钠很少)液补充;或巨结肠用大量白水灌肠。溺水(淡水)患儿也可引起水中毒。

2. 临床表现 轻度低钠血症患儿症状可不明显,低钠程度虽严重,如形成过程较缓慢的病人,症状也可很轻。这与患儿细胞内液部分电解质外渗至细胞外液,使内外液间的渗透压梯度降低有关;反之,低钠迅速发生,则症状严重。根据低钠血症的病理生理,可将其临床表现归为三方面:

(1) 细胞内水肿:低钠血症时,细胞外液渗透压降低,为维持内外液间渗透压平衡,细胞外液水进入细胞内,引起细胞内水肿,这是各种不同病因所致的低钠血症共有的特征。临床表现参见本节"低渗性脱水"。

(2) 细胞外液容量改变:低渗性脱水时,因低钠使水从本已脱水的细胞外液进一步流向细胞内,使患儿细胞外液脱水比同等程度的等渗性脱水更重,循环不良(四肢凉、脉细弱、尿少)及组织间液脱水的症状(皮肤弹性差,眼窝、前囟凹陷)更明显。

SIADH 时,细胞外液容量,包括有效血容量并不减少,摄水较多时,略有增加,但罕见引起水肿。

水钠潴留所引起的低钠,细胞外液容量增加,表现为皮下水肿。肾病综合征及肝硬化患儿血浆蛋白减少,血液渗透压降低,使水从血液循环流向组织间液,引起有效血液循环减少,后者可致渴感及 ADH 分泌,导致细胞外液进一步增加。充血性心力衰竭时,动脉血容量减少,静脉及组织间液容量增加,可引起静脉压增高及水肿。

水中毒时,细胞外液容量增多,体内钠并未增减,过多的水仍按正常分布的比例,2/3 进入细胞内,1/3 存在于细胞外。组织间液的水常不足以引起可凹性水肿,除非水中毒极为严重,如溺水时。

（3）神经、肌肉应激性低下：Na$^+$有保持神经、肌肉应激性的生理功能,故低钠血症较严重时,可引起肌张力低下,腱反射消失,心音低钝及肠麻痹腹胀,症状类似低钾血症。

3. 治疗　低渗脱水治疗参阅本章第 2 节中"脱水的纠正"部分的治疗原则。累积损失需用 2/3 张至等渗含钠液补充,开始用等张液,病情好转可改为 2/3 张液。低渗性脱水患儿如输入低渗溶液过多,常仍不能纠正细胞外液脱水症状,反可引起严重低钠,脑细胞水肿,颅压增高症状。如低钠血症严重出现惊厥时,无论病因如何,均应立即给予高渗盐水溶液,使血清钠快速提高至一定水平,使惊厥得到控制。此时宜采用 3% 氯化钠溶液治疗,静脉每输入 12ml/kg 此溶液,可提高血钠 10mmol/L,应缓慢静脉滴注,1 小时以上为宜,将血钠提高到 >120mmol/L。症状缓解后,患儿尿量常明显增多,需继续输入 2/3 张~等张含钠液,直至累积损失被纠正,脱水症状消失。症状严重发生脑疝时,也可先用 20% 甘露醇 1g/kg 减轻脑水肿,并适当补充 2/3 张~等张液。低氧血症可以加重脑水肿,同时低钠血症也可以使低氧性脑细胞水肿恶化。因此,应监测血氧饱和度并积极纠正缺氧。

导致低钠血症的不同病因及其相应的病理生理决定低钠血症的治疗方案。

长期用过度稀释奶喂养所引起的低钠血症,如出现脑症状,可用 3% 氯化钠治疗。水、钠潴留所致低钠的治疗措施是治疗原发病,以及限制水、钠的摄入,重症出现低钠症状时,可用利尿药,并适当补充由尿所丢失的钠盐。水中毒时细胞外液容量增多,可给予 3% 氯化钠或甘露醇均能暂时使血容量进一步增多,有引起心力衰竭、肺水肿的危险。轻症时可限制摄水,重症可采用利尿剂,并用等渗或高渗含钠液补充由尿所失的钠盐。需用 3% 氯化钠时,输入速度宜缓慢。

SIADH 主要问题是水过多,而不是钠缺乏,因此轻症只需适当限制水的入量。有症状时可给利尿药,如呋塞米(尿液约相当 1/2 张含钠液),再用 2/3 张~等张液补充由尿所丢失的钠盐(并非丢失的尿量),其效应是由尿排出体内过多的水。脑症状严重时也可用 3% 氯化钠治疗。

低钠血症治疗过程中需要精确监测,避免过快纠正低钠血症,否则会导致脑桥脱髓鞘病(central pontine myelinolysis,CPM)。CPM 常发生在低钠纠正后数天,表现为神志不清、激惹、弛缓性或痉挛性肢体瘫痪,甚至死亡。慢性低钠血症治疗时尤其要注意勿使血钠上升过快,每日提高血钠不超过 12mEq/L。

（二）高钠血症

是由体内水缺失和/或摄入钠过多所引起的,当血钠 >150mmol/L 时,称为高钠血症(hypernatremia)。其病理生理改变是：高钠时细胞外液渗透压增高,为维持细胞内外液间的渗透平衡,细胞内水外渗至细胞外,造成细胞内脱水及细胞外液脱水程度相对较轻(伴脱水的患儿)或细胞外液容量增加(摄钠盐过多的患儿)。

1. 病因

（1）体内水缺失

1）摄水过少：口渴是防止高钠血症的重要机制,意识不清的患儿渴感消失,婴儿或智力低下的患儿不能表达口渴,若不注意供给足够水分,可引起高钠血症；新生儿喂奶及水不足；沙漠、航海等环境得不到饮用的淡水等也均可引起。

2）丢失水或低渗液过多：失水途径有：①胃肠道：临床最常见,如急性腹泻,失水多,失盐相对较少时；②肾：如垂体或肾性尿崩症(垂体尿崩症可原发,也可由颅脑外伤、炎症或占位性病变引起),用利尿药、脱水药后或糖尿病所引起的渗透性利尿,尿量过多时；③不显性丢失增加：如高热、肺通气过度的患儿,早产儿(体表面积较大),新生儿蓝光照射及环境温度过高、湿度低、对流强等。

（2）摄盐过多：以医源性病因多见,其中最常见的是纠正脱水、酸中毒时补充含钠液(氯化钠或碳酸氢钠等溶液)浓度过高或量过多,静脉或口服补液均可引起。误将食盐当成糖加入婴儿奶中；长时间喂奶粉,兑水过少又未充分喂水；溺水时吞入大量海水所引起的高钠血症也偶可发生。

2. 临床表现　根据病理生理可将临床表现分为以下三方面：

（1）细胞内脱水表现：患儿常首先表现为烦渴、超高热(体温达 40℃ 以上)、口腔黏膜干燥及无泪等。除因肾排水过多所引起的高钠血症(尿比重 <1.010)外,其他病因的高钠血症尿量减少,尿浓缩、比重增高。脑细胞脱水症状是高钠血症共同的特征,表现最突出,如意识障碍、烦躁不安、颈强直,严重时出现角弓反张、肌震颤、局部或全身抽搐。脑组织中毛细血管内皮细胞与脑细胞紧密相连,血、脑之间几乎无间质存在,脑细胞脱水时,水直接流入血液循环,不像其他组织进入细胞间

液，因此可造成脑容积缩小。由于脑密闭在颅腔内，脑细胞皱缩可使颅内压降低，导致脑血管扩张，脑血流变缓，严重时可引起脑出血或血栓形成，危及生命或留下后遗症。

上述严重症状多发生在急性高钠血症患儿。慢性高钠血症，即高钠形成过程较缓慢时，细胞内可产生新的溶质，如将蛋白质分解为分子量较小的氨基酸，以提高细胞内渗透压，减少细胞内、外液间的渗透压差，使细胞脱水程度减轻，因此有时血 Na⁺ 很高但症状却不明显。

（2）细胞外液容量改变：由于病因不同，细胞外液容量可有以下不同改变：①单纯失水时，细胞内、外液所失水量之比，等于其容量之比，即 2 : 1。如患儿失水为 90ml/kg，则细胞内液失水占 60ml/kg，外液失水仅 30ml/kg，故细胞外脱水症状可很轻或不明显。②丢失低渗液所引起的高钠血症，细胞内、外液容量均减少，但由于细胞内水外渗，可使细胞外脱水被部分纠正，使外液脱水症状相对较轻（参阅本章高渗性脱水）。③盐过多所引起的高钠，细胞外液容量有不同程度增加，严重时可引起心力衰竭、肺水肿。

（3）神经、肌肉应激性增高：Na⁺ 可增高神经、肌肉的应激性，高钠血症时，患儿的肌张力常增高，腱反射亢进，严重时可致角弓反张。

3. 治疗 严重高钠血症，尤其是慢性高钠血症的患儿，如迅速静脉输入葡萄糖溶液或张度过低的含钠液，会使细胞外液的渗透浓度很快下降。此时细胞内液的渗透浓度仍维持在原来较高水平，细胞外液水进入细胞内，有时反而可引起脑水肿。这是高钠血症患儿在输液过程中常发生惊厥等中枢神经症状，甚至死亡的原因。

合理的治疗方案应包括：①静脉输入液体张度不宜过低。②所输入的溶液中可加入钾，如氯化钾，但输入溶液的氯化钾浓度不应超过 0.3%，一般可用 0.15%（0.1%~0.3%）。这样既可提高输入液的渗透浓度，又不增加钠负荷，而且 K⁺ 可进入细胞内，有利于细胞内脱水的纠正。③输液速度不宜过快。

（1）单纯失水的治疗：即患儿基本无钠的丢失。轻症只需多饮白水；重症可静脉输入 1/4~1/8 张含钠液，加入氯化钾，使该溶液的氯化钾浓度为 0.15%~0.3%，含葡萄糖浓度以 2.5%为宜。这样的溶液实际相当于生理维持液（1/5 张生理盐水中加氯化钾，使氯化钾浓度达 0.15%）。此类溶液的电解质张度相当于 1/3~1/2 张液。累积损失可在 2 天内补足，即每天输液量为：1/2 累积损失量加每日生理需要量，共 2 天均

匀输入。

（2）丢失低渗液所致高钠血症的治疗：患儿血钠虽增高，体内仍有缺钠。应首先设法恢复血液循环及尿量，可较快速地输入 1/2~2/3 张含钠液 20~30ml/kg。若患儿血液循环良好或经上述治疗循环恢复后，可用加有氯化钾的 1/4~1/6 张含钠液，氯化钾浓度为 0.1%~0.3%补充累积损失，输液速度为每小时 5~7ml/kg 或累积损失在 2 天内补足（参见本章脱水的纠正）。

治疗原发疾病很重要，如中枢性尿崩症需用醋酸去氨加压素治疗。

（3）盐过多患儿的治疗：盐过多引起的高钠血症，血容量普遍增多，输入过多液体，有可能引起心力衰竭、肺水肿。可先用利尿药，如呋塞米，促进体内钠的排出，但利尿必将带出更多的水（尿渗透浓度低于细胞外液），使血钠更增高。因此需同时输入低渗液，如 1/3~1/8 张电解质液，输液量及速度应根据利尿多少而定。盐中毒严重或伴肾功能不良时，需采用透析治疗。

三、钾代谢异常

（一）低钾血症

正常血清钾在 3.5~5mmol/L 范围内，血钾低于 3.5mmol/L 时称为低钾血症（hypokalemia）。症状轻重与血钾降低程度及快慢有关，一般血钾低于 3mmol/L 时才引起症状，慢性低钾，血钾很低症状却相对较轻。白血病患儿，白细胞很高时，标本置于室温较久，使钾被白细胞所摄取，可引起假性低血钾（pseudohypokalemia）。

1. 病因 可归为以下三类，但具体患儿可由多种病因所致：

（1）钾摄入减少：长期禁食或进食减少可引起低钾，但实际临床很少发生，因缺钾时尿排钾可自行减少到很低水平。除非同时伴有钾从体内丢失，如患儿有腹泻或处于手术后等。

（2）钾丢失过多：失钾途径如下。

1）肾外丢失。①消化道：较长时间腹泻、呕吐、胃肠引流，导泻或肠瘘等均可引起钾丢失。慢性呕吐除丢失胃液中的钾外（胃液或胃引流液每升约含钾 5~20mmol），主要失钾是由于呕吐可引起代谢性碱中毒及血容量减少（继发醛固酮分泌增多），两者均可引起尿排钾增多。②出汗：每升汗液约含钾 5~10mmol，出汗过多可引起失钾，但在儿科罕见。③其他：滥用泻药、聚磺苯乙烯或黏土摄入，可增加粪便钾丢失。

2）肾丢失。从尿中失钾过多是临床最常见的原

因,如:①多尿。长时间使用利尿药,渗透性利尿,急性肾功能衰竭利尿期;②肾小管疾病。肾小管酸中毒、间质性肾炎、Bartter 综合征;③醛固酮原发增多。肾上腺腺瘤、肾上腺皮质增生症、皮质醇增多症及大剂量盐皮质激素的应用等。或继发性增多:血容量减少、肾动脉狭窄、镁缺乏等;④代谢性碱中毒。代谢性碱中毒时,血中 $NaHCO_3$ 增高,使滤过进入远端肾小管中的尿液 $NaHCO_3$ 也增多,Na^+ 在肾小管内被吸收,需与 K^+ 或 H^+ 进行竞争性交换,碱中毒时,体内 H^+ 不足,Na^+-H^+ 交换减少,主要通过 Na^+-K^+ 交换以与小管内过多的 Na^+ 进行交换,使尿钾大量丢失。

(3)钾向细胞内转移。代谢性碱中毒时,细胞外液 K^+ 进入细胞内与 H^+ 进行交换;细胞修复,糖原等合成时,均可使钾向细胞内转移。另外,胰岛素、β 肾上腺素受体兴奋剂(如沙丁胺醇)也可使钾进入细胞内而引起血钾降低。例如糖尿病酸中毒用胰岛素治疗后(葡萄糖进入细胞合成糖原)往往易出现低钾血症。腹泻引起脱水、酸中毒时测血钾常正常;当脱水、酸中毒被纠正时,葡萄糖及血 K^+ 回到细胞内,同时尿量恢复,导致钾从尿中丢失,这也是为什么这些患儿在脱水酸中毒被纠正时易出现低钾血症的原因。周期性瘫痪(periodic paralysis)(低血钾型)发病与大量钾突然进入细胞内有关,一些能促进钾进入细胞内因素,如运动、过多摄入糖类食物、胰岛素增高及应激状态时肾上腺素释放等均可诱发本病发作。茶碱过量、钡中毒、甲苯中毒均可引起钾向细胞内转移。

2. 临床表现 根据病理生理可将临床表现分为以下三方面。

(1)神经、肌肉生理功能障碍:低血钾时,细胞内外液钾浓度之比增高,使肌细胞静息电位的负值增加,影响细胞正常除极,从而使神经、肌肉的应激、传导性及肌肉的收缩发生障碍,可累及全身骨骼肌、心肌及平滑肌。①骨骼肌:轻症表现为四肢无力,腱反射减弱,严重时引起肢体瘫痪,腱反射消失,进一步可累及躯干,引起呼吸肌瘫痪而危及生命;②平滑肌:肠肌麻痹可致腹胀,当血钾<2.5mmol/L 时可出现肠梗阻,肠鸣音消失,肠蠕动减慢可导致便秘,也可引起膀胱尿潴留;③心肌:心肌收缩力减弱,心音低钝,可致低血压。

(2)心电图改变及心律失常:由于心肌复极异常,低钾血症心电图典型的改变是:ST 段下降、T 波低平、增宽,甚至双向或倒置;U 波明显,及 QT 间期延长。低钾血症时,心肌细胞阈电位降低,使其自律性增高,易于发生心律失常,如期前收缩、异位心动过速。用洋地黄的患儿发生低钾血症时,易于引起洋地黄中毒。

(3)慢性低钾血症的影响:长期低钾,可使肾小管上皮细胞发生空泡性改变,日久可致肾硬化及间质纤维化,病理上难与慢性肾盂肾炎区分。肾浓缩及稀释尿功能发生障碍,引起患儿多尿、夜尿及烦渴,可引起肾性尿崩症。慢性低钾更可影响蛋白质的代谢,减少生长激素分泌,可使患儿生长、发育障碍,尤以 Bartter 综合征为明显。低钾的病因诊断需根据病史,必要时测定患儿酸碱平衡状况,尿钾、氯及 HCO_3^-。如原发或继发醛固酮增多患儿,尿钾增高。低钾血症可刺激尿氨生成,肝功能衰竭时临床表现更明显,因为肝脏不能代谢血氨,使血氨升高,因此,低钾血症可以使肝性脑病加重。

3. 治疗 主要是消除低钾的原发病因及补充钾盐。补钾时,既要设法迅速消除低钾造成的危险,如呼吸肌麻痹、严重心律失常,又不要快速将体内所缺的钾全部补足,以防发生高钾血症。钾是细胞内的主要电解质,钾进入细胞内需一定时间,短时快速由静脉给钾,可致心搏骤停,必须绝对禁忌。患儿有尿后再补钾,有利于防止高钾血症的发生。

钾盐制剂以氯化钾最常用,只有在低钾伴较重代谢酸中毒时,如肾小管酸中毒,可选用碳酸氢钾、枸橼酸钾或葡萄糖酸钾(有机酸根在体内被代谢为 HCO_3^-)。磷酸钾适用于糖尿病酸中毒恢复时的补钾,磷酸有助于补充细胞内磷的缺失,这类患儿也可用氯化钾,并通过进食摄取磷酸盐。轻、中度低钾可口服 10% 氯化钾溶液,口服钾最安全、方便、经济。每日剂量为 $200\sim250mg/kg$,分 $4\sim6$ 次,每 $4\sim6$ 小时 1 次。只在患儿口服或吸收困难,或低钾症状严重,如出现呼吸肌麻痹,明显心律失常时可采取静脉补钾。静脉补充氯化钾时,其浓度不应超过 0.3%,缓慢静脉点滴,速度不宜超过每小时 0.5mmol/kg。病情好转再改为口服。若欲采用较高浓度氯化钾或输入速度较快时,必须做心电图监护。如无钾继续丢失,体内缺钾常需数日才能完全被纠正。待患儿开始进食,热量已达基础热量时,即可停用氯化钾治疗。

(二)高钾血症

血钾 $\geqslant5.5mmol/L$ 称为高钾血症(hyperkalemia),但应注意排除由于标本溶血所造成的高钾误差。如足跟穿刺取血或静脉切开导致的溶血,长时间应用止血带或拳头紧握而导致肌肉局部释放引起的实验室血钾检测值假性升高,称为假性高钾血症。这种情况在儿童中很常见,应注意鉴别。高钾血症可引起心律失常及肌肉瘫痪。

1. 病因

（1）钾摄入过多：如患儿肾功能良好，尿量充足，口服或静脉滴注钾盐过多时，一般不引起或只引起血钾一过性增高。但若高浓度迅速从静脉注入钾盐，如将氯化钾针剂误认作其他针剂注射，可致血钾急剧升高，引起心脏停搏。也曾报道静脉输入大剂量青霉素钾盐引起严重高血钾。血库储存 3 周的血液，其血浆钾浓度可达 30mmol/L，较小婴儿快速过多输入也可致高血钾。

（2）钾由细胞内转移至细胞外液：①内分泌影响。胰岛素不足，β_2 肾上腺受体抑制剂及醛固酮减少，均可使细胞内钾转移到细胞外。但并不引起血钾明显增高，如基础胰岛素水平减少一半，血钾仅上升 0.5mmol/L。②代谢性酸中毒。由于 HCO_3^- 丢失所致的代谢性酸中毒，为维持细胞内外酸碱平衡，H^+ 进入细胞内以与 K^+ 进行交换，可使血钾增高；但有机酸酸中毒无此效应，因有机酸根可与 H^+ 一起进入细胞内，无需进行 H^+-K^+ 交换。③组织细胞损伤。细胞内含钾丰富，当组织细胞广泛损伤时，如缺氧、外伤、大范围手术、急性溶血、内脏器官出血、严重感染及采用细胞毒药物（如抗癌药、免疫抑制剂）治疗时等，细胞内钾大量释放至细胞外液。如同时有肾排钾障碍，即可引起较严重高钾血症，较典型的例子是挤压综合征。④周期性瘫痪高钾型，发生机制尚不详。

（3）尿排钾减少：常是引起高钾血症的根本原因，因为临床常见的高钾血症，几乎均与尿钾排出减少有关，如肾排钾良好，即便患儿摄钾过多或细胞内钾外移，一般仍可将血钾维持在正常范围。少尿或无尿常发生在急性肾功能衰竭或有效血容量减少（如休克、严重脱水）的患儿。

醛固酮促进钾从远端肾小管排泌，醛固酮产生减少可导致继发性高钾血症，这些疾病包括各种原发性肾上腺疾病（如 Addison 病、醛固酮合成缺乏症、21-羟化酶缺乏症、肾上腺脑白质营养不良、先天性肾上腺发育不全等），肾素-血管紧张素系统活性降低（尿路梗阻、肾移植所致肾素缺乏）或其活性受抑制（如应用保钾利尿剂）。

各种肾小管疾病也可影响钾排出，而致高钾血症，如假性醛固酮减少症Ⅰ型，假性醛固酮减少症Ⅱ型、WNK1 或 WNK4 的激活突变引起的 Gordon 综合征、Bartter 综合征 2 型等。

2. 临床表现 除引起高钾的原发病表现外，还表现为：

（1）神经、肌肉症状：高钾血症时，神经肌肉细胞内外 K^+ 之差减少，使细胞静息膜电位增高（负值减少），引起细胞除极过程延缓、复极增快，传导速度变慢。当静息膜电位达到或超越阈电位时，细胞不能产生动作电位，使全身肌肉无力，严重时瘫痪。但这些症状常在血钾高于 8mmol/L 时才出现。下肢骨骼肌常最早受累，而后上升到上肢及躯干，但一般不累及呼吸肌。患儿也可有腹胀、肌肉酸痛、皮肤感觉异常及腱反射减弱或消失。

（2）心电图异常及心律失常：由于心肌除极、复极异常，心电图早期表现为 T 波高耸、变窄，血钾进一步增高，可引起 R 波幅降低，S 波变深，ST 段降低，QRS 增宽，PR 及 QT 间期延长；继之可出现 P 波低平、增宽。心律失常的发生与血钾增高程度并不完全平行，一般急性高血钾易诱发严重心律失常。高钾可引起窦性心动过缓、窦性停搏、房室传导阻滞、结或室性自律性心律，室性心动过速及室颤。

3. 治疗 当血钾显著增高，如 ≥7mmol/L，临床出现肌无力症状和心电图改变时，必须做紧急处理，以防止心律失常发生或进一步恶化。可选用以下速效措施，这些措施的疗效虽都短暂，一般只能维持数小时，但为进一步降低血钾争取了治疗时间：①钙剂：Ca^{2+} 可增高心肌细胞阈电位（负值减少），迅速改善心肌除极、收缩。一般可用 10% 葡萄糖酸钙溶液 0.2~0.5ml/kg，缓慢静脉注射（2~10 分钟以上），并做心电图监护，一旦出现心动过缓，立即停止注射。如高钾心电图改变无改善，5 分钟后可再重复 1 次。正采用洋地黄治疗的患儿不宜注射钙剂。②胰岛素加葡萄糖治疗：可促使血钾迅速进入细胞内，以降低血钾，如用 10% 葡萄糖溶液 5~10ml/kg，内加普通胰岛素 0.15~0.3 单位/kg（即每给 1g 葡萄糖，同时给普通胰岛素 0.3 单位）在 2 小时以上静脉点滴，并随时监测血糖，防止发生低血糖。无糖尿病的患儿，在 1~2 小时单输葡萄糖 0.5g/kg（10% 葡萄糖液 5ml/kg），可促使机体内生胰岛素，也可使血钾浓度下降 1~2mmol/L。③碳酸氢钠治疗：碱化细胞外液可促使 K^+ 向细胞内转移，静脉滴注 1.4% 碳酸氢钠或 M/6 乳酸钠溶液（1~2mmol/kg）可降低血钾，缓解症状，尤其适用于因 $NaHCO_3$ 丢失所引起的代谢性酸中毒患儿。但应注意防止高钠血症及代谢性碱中毒发生。喷雾吸入沙丁胺醇，通过刺激 β_2 受体，可促使钾迅速进入细胞内，不必通过静脉注射。

一般高血钾患儿可采用以下治疗措施。

（1）限制钾摄入，减少钾吸收：立即停用含钾的食盐代用品或药物。需输血的患儿可用洗涤红细胞。伴急性肾功能衰竭时，需限制含钾的饮食，仅采用不含钾的糖及脂肪满足患儿基础热量需要，以防自身组织细胞增强分解代谢，将钾外释至细胞外液。阳离子交换树脂如聚磺苯乙烯,每克可结合钾 1mmol,口服或灌肠后可阻止钾自肠道吸收。常用剂量为每次 0.25～0.5g/kg,每 6～12 小时 1 次口服或保留灌肠。与 25% 山梨醇或 20% 甘露醇(每次 0.25～0.5g/kg)一起服用可促进肠内容物迅速到达结肠,有助于防止便秘及提高疗效,因结肠是分泌钾较多的部位。保留灌肠时,灌肠液稀释至每 100ml 水中含树脂 50g。保留灌肠比口服作用快数小时。

(2) 促进钾自尿中排出:如患儿伴有脱水,应先输含钠液扩充血容量,恢复肾循环,增加尿量;作用于亨氏袢的利尿剂,如呋塞米(1～2mg/kg)可使尿排钾增加,尤适用于伴有水肿或心力衰竭的患儿,但对因醛固酮减少所引起的高钾血症无效,此时氟氢可的松替代治疗对醛固酮缺乏引起的钾代谢紊乱治疗多有效,采用生理剂量可给予氟氢化可的松每日 0.05mg 口服。

(3) 减少细胞内钾外流:如纠正缺氧,避免饥饿,控制感染,停用抗代谢、抗肿瘤药及能引起溶血的药物。

(4) 透析疗法:腹膜或血液透析对治疗高血钾有良好的疗效,适用于血钾很高,心电图改变明显或虽经治疗细胞内钾仍继续大量外渗的患儿。严重肾功能衰竭和内源性血钾产生明显增多的疾病(如肿瘤溶解综合征或横纹肌溶解)的患儿,通常需要透析来迅速降低血清钾。一些患有慢性肾功能衰竭的婴儿即使没有高钾血症,也需要进行透析,以保证足够的热卡摄入。年长儿一般很少需要透析来控制慢性高钾血症。

四、钙代谢异常

(一)低钙血症

血清钙低于 2.1mmol/L(8.5mg/dl) 称为低钙血症(hypocalcemia),低于 1.75～1.88mmol/L(7～7.5mg/dl)时可引起惊厥或手足搐搦。

1. 病因　引起低钙血症的常见原因有:

(1) 维生素 D 缺乏:见本章第 1 节钙、磷代谢平衡部分及第 15 章相关内容;以及维生素 D 在体内羟化发生障碍(肝、肾疾病,药物影响,如苯妥英钠等),不能形成具有生物活性的维生素 D。

(2) 甲状旁腺功能减退:正常血钙与骨钙维持动态平衡,甲状旁腺素(parathyroid hormone,PTH)的主要功能是动员骨钙进入血液循环,当 PTH 分泌减少,即可导致低钙。甲状旁腺功能减退的常见病因有:①暂时性 PTH 分泌减退,如新生儿甲状旁腺功能减退,甲状旁腺亢进母亲所生新生儿;②先天性甲状旁腺发育不全,如染色体异常,DiGeorge 综合征等;③后天性甲状旁腺功能减退,如颈部手术后,常见甲状腺切除术后;自身免疫性甲状旁腺功能减退;低镁血症,低镁可抑制 PTH 释放,并抑制 PTH 动员骨钙至血的作用。

(3) 经尿丢失钙过多:如慢性肾功能衰竭、肾小管酸中毒及高磷血症。

(4) 游离钙降低:只有游离钙才能渗出毛细血管,发挥其生理功能,当游离钙低下时,虽总血钙正常,但仍可发生低钙症状。引起游离钙降低的常见原因有:代谢性或呼吸性碱中毒 pH 值增高时,血游离脂肪酸增高,可与游离钙结合,使游离钙降低,如急性胰腺炎时。

2. 临床表现　钙离子能降低神经、肌肉细胞膜的静息膜电位,从而降低其兴奋性,使神经、肌肉不易应激。当低钙血症时,神经、肌肉应激性增高,容易引起兴奋。轻度低钙时,可致感觉异常,如口周、手足麻木、刺痛;严重时儿童可引起手足搐搦,婴儿常引起全身惊厥、喉痉挛,可致窒息甚至死亡。患儿未发作痉挛时,膝腱等深腱反射亢进,面神经叩击(Chvostek)征,束臂加压试验(Trousseau 征)呈阳性(参阅第十五章营养性疾病)。

慢性低钙血症常伴骨骼、皮肤症状,如骨痛、骨畸形及易于骨折,皮肤干燥、脱屑,头发无光泽及指甲脆等。也曾报道可致白内障。

3. 治疗　主要是针对病因进行治疗及补充钙剂。如维生素 D 缺乏所致佝偻病,手足搐搦症低钙需用维生素 D 治疗。当患儿发生惊厥,应立即静脉缓慢注射或滴注 10% 葡萄糖酸钙 0.5ml/kg,最大不超过 10ml。近年来,有报道用输液泵先给葡萄糖酸钙负荷量,再持续给维持量治疗,认为对恢复及维持血钙浓度均优于间断输钙法。氯化钙含钙量较多,元素钙占氯化钙的 27%,10% 溶液可口服,吸收快,可使血钙迅速上升,且呈酸性,有助于增加游离钙的比例,但血钙上升不持久,需每 4～6 小时口服 1 次。婴儿手足搐搦症补钙同时给予维生素 D,治疗 3 天左右可使血钙维持稳定在正常血钙水平。氯化钙溶液对胃有一定刺激性,必要时可稀释 1 倍服用,较小婴儿服用此药一般不宜超过 1 周,因其易引起代谢性酸中毒。碳酸钙的钙元素含量高,占碳酸钙的 40%,醋酸钙的钙元素占 23%,这两种钙剂酸碱度偏中性,胃肠反应少,目前临床较常采用。乳酸钙含元素钙 13%,葡萄糖酸钙片含钙仅 9%,虽含钙量较低,疗效不如前述几种药,但价格较便宜,必要时也可用于治疗慢性低钙血症。除药物治疗外,应注意饮食中钙的补充,奶及豆类制品均含钙较丰富。

（二）高钙血症

血钙高于 10.5mg/dl（2.63mmol/L），游离钙高于 5mg/dl（1.25mmol/L）称为高钙血症（hypercalcemia）。虽儿科不常见，但长期高钙可致肾结石、肾功能不全等不良后果。血浆蛋白（白蛋白或球蛋白）增高的患儿，因蛋白可与钙结合使血钙增高，但这种患儿游离钙是正常的，不属于真正的高钙血症。

1. 病因 以下为较常见的病因。

（1）甲状旁腺功能亢进：①原发性。甲状旁腺增生、腺瘤或腺癌；②继发性。患有甲状旁腺功能减退母亲所生的婴儿；长期低钙血症所致甲状旁腺过度增生，如慢性肾功能衰竭。

（2）恶性肿瘤：能破坏骨质的肿瘤，包括骨原发瘤，如多发性骨髓瘤，以及各种肿瘤的骨转移均可引起骨吸收增加而致高钙血症；有的肿瘤如肺癌等虽未累及骨骼，但可产生能激活破骨细胞的物质，如甲状旁腺激素相关蛋白（parathyroid hormone-related protein，PTHrP），使骨钙吸收增多。

（3）维生素 D 过量：以摄入过量较多见。有人认为婴儿特发性高钙血症的发病原因也与维生素 D 摄入过多相关。

另外，肉芽肿性疾病（如结节病，偶见结核病等），皮下脂肪坏死症所引起的高钙血症，目前认为与体内巨噬细胞内生过多维生素 D 所致。

（4）长期卧床不起，身体不负重，可引起骨脱钙而致高钙血症。

（5）遗传性疾病：如家族性低钙尿性高钙血症（familial hypocalciuric hypercalcemia，FHH），又称良性高钙血症，由 3q2 染色体有突变基因所致，为常染色体显性遗传，外显率近 100%；又如 Williams 综合征，为 7q11,23 染色体上的邻近基因缺失所致，患儿有特殊面容，智能障碍，心血管畸形。

（6）其他：如低磷酸酯酶血症、低磷酸盐血症、维生素 A 中毒等。

2. 临床表现 除原发病临床表现外，高钙本身轻症可无明显症状，较重时可出现以下症状。

（1）神经、肌肉症状：高钙可致神经、肌肉兴奋性降低，可引起患儿不同程度的意识障碍及精神、行为改变，全身无力、肌肉张力低下。

（2）胃肠症状：厌食、喂养困难，恶心、呕吐，便秘，继发体重不增，生长停滞。

（3）心血管表现：可引起心律失常，如心动过缓、房室传导阻滞，QT 间期缩短；血钙急剧增高，如静脉较快推注钙剂，可致心搏骤停。洋地黄制剂可加重高钙的心血管症状。高钙偶可引起高血压。

（4）泌尿系统症状：尿不能浓缩，可引起多尿、口渴、多饮。尿钙增高，可致血尿、肾结石。严重时可致肾钙化、肾功能障碍。

（5）高钙危象（hypercalcemic crisis）：发生在血钙急剧升高的病例，除上述症状明显加重，还可出现脱水、发热、急性肾功能衰竭，甚至死亡。

3. 治疗 消除高钙的原发病因是治疗的根本，对高钙本身也需进行处理。轻、中度高钙只需停止钙及维生素 D 的摄入；重度或出现高钙危象时可进行以下处理。

（1）促进尿钙排出：有脱水时应予纠正，无脱水的患儿可输 1/2～2/3 张含钠液 10～20ml/kg 后，注射呋塞米促进钙从尿排出，每日 1～2 次，需监测血电解质，以防其发生紊乱。噻嗪类利尿药可引起肾小管回吸钙，不宜采用。

（2）抑制破骨细胞活性，减少骨钙吸收：①二磷酸盐，如帕米磷酸二钠（pamidronate）0.4～0.5mg/kg 静脉滴注，曾用于肾移植或肾功能衰竭继发的 PTH 增高所致的高钙血症，副作用相对较少。但不宜用于血磷正常或增高的患儿，因可引起骨矿化过度。②降钙素 4～8IU/kg 皮下注射，每 6 小时一次，可降低血钙，但疗效不持久，不适用于慢性高钙血症。③肾上腺皮质激素，普卡霉素（plicamycin）适用于癌症所致的高钙血症。

五、镁代谢异常

（一）低镁血症

正常血镁为 0.74～1.03mmol/L（1.5～2.06mEq/L，1.8～2.5mg/dl），低于 0.74mmol/L 时称为低镁血症（hypomagnesemia），儿科临床不多见。

1. 病因

（1）镁摄入不足：长期饥饿、营养不良、全静脉营养时未供给镁剂，以及慢性腹泻等肠吸收不良。慢性腹泻脱水较重在纠正酸中毒后更易发生。

（2）镁丢失过多：胃肠道和肾脏丢失是低镁血症的主要原因，主要包括以下方面：

1）胃肠道：腹泻液中的镁含量高达 200mg/L；胃内容物镁含量只有大约 15mg/L，但是胃液大量丢失仍可导致低镁发生。脂肪泻时，由于镁与脂肪形成镁-脂盐的原因，可导致镁的丢失；限脂饮食可以降低镁的丢失；降钾制剂（patiromer）可与镁结合，引起低镁血症。长期使用质子泵抑制剂可导致低镁血症,机制不清,可能与肠道对镁吸收的改变有关。

2）肾脏:肾脏排出镁过多也可引起低镁血症。①药物:利尿剂影响肾小管对镁的代谢,其中袢利尿剂可轻度增加镁的排出,而噻嗪类利尿剂的作用较小,保钾利尿剂可减少镁的排出。药物毒素作用亦可导致肾脏镁丢失,如两性霉素可导致镁大量消耗,其通常与一些肾小管缺陷疾病有关;顺铂则会引起肾脏镁严重丢失。渗透剂如甘露醇,糖尿病患儿高血糖时,急性肾小管坏死恢复期时的高尿素,均可使尿镁排出增加。表皮生长因子受体抑制剂可导致肾镁丢失。静脉输液通过增加血管内容量,降低肾脏钠和水的再吸收,从而减少镁的再吸收。通常高钙血症会抑制 Henle 袢对镁的再吸收,但是家族性低尿钙性高钙血症或锂引起的高钙血症中这种抑制作用不会发生。②遗传代谢病:许多罕见的遗传性疾病会导致肾脏镁的丢失。Gitelman、Bartter 综合征是最常见的常染色体隐性遗传病。Gitelman 综合征由于远端肾小管中噻嗪类敏感性钠-氯共转运蛋白缺陷引起肾镁丢失而导致低镁血症。少数患有 Bartter 综合征的患儿也可出现低镁血症,其原因可能是多基因突变致使 Henle 袢对钠和氯离子重吸收发生障碍。这两种综合征均可出现低钾、代谢性碱中毒。一般情况下低镁血症多不严重且无临床症状,但有时会出现手足搐搦症状。其他目前已知的引起低镁血症的遗传代谢病包括:低镁血症继发性低钙血症、家族性低镁血症伴高钙尿症和肾钙化病(Michelis-Castrillo 综合征)、家族性低镁血症伴高钙尿症、肾钙质沉积症和严重眼部受累综合征、常染色体隐性遗传性肾镁消耗伴正常尿钙症、常染色体显性遗传性肾镁消耗症、肾囊肿和糖尿病综合征、EAST 综合征、常染色体显性甲状旁腺功能减退症等。

3）其他:新生儿也可出现低镁血症[6,7],如慢性先天性低镁血症及新生儿暂时性低镁血症。新生儿暂时性低镁血症原因不明,在糖尿病母亲所生的婴儿中更常见,可能是由于渗透性丢失而导致母体镁缺乏所致。其他孕产期疾病也可导致镁丢失而使婴儿容易发生低镁血症。低镁血症更常见于宫内生长发育迟缓的婴儿。由于库血中的柠檬酸盐可以与镁螯合,因而可引起换血的新生儿发生低镁血症。

2. 临床表现 镁是细胞内的电解质。低镁血症可使甲状旁腺分泌 PTH 减少,同时使组织对 PTH 反应下降,进而引起继发性低钙血症。因此,低镁血症需与低钙血症相鉴别。通常只有镁含量<0.7mg/dl 时才会出现症状。低镁血症可引起神经、肌肉兴奋性增高,其症状类似低钙血症,可表现为烦躁、震颤、手足徐动、惊厥及手足搐搦,Babinski 征、Chvostek 征、Trousseau 征呈阳性。低镁血症可致心动过速,室性心律失常,尤其是正在使用洋地黄的心脏病患儿。心电图可表现为 PR 间期或 QT 间期延长,T 波低平。但是,对于重度低镁血症,尽管血钙正常,仍可出现上述临床症状和体征。低镁血症引起的持续性低钙血症是佝偻病的一种罕见病因。低镁患儿常同时伴有低钙血症及低钾血症。低镁血症可以引起尿排钾增多,仅补镁治疗即可纠正低钾血症。

3. 治疗 如患儿无症状,又能经口进食时,则可通过富含镁的食物进行补充。长期采用全静脉营养时应注意补充镁。症状明显时可用 25%硫酸镁针剂深部肌内注射(早产儿忌用),每次剂量为 0.2~0.4ml/kg,每日 2~3 次,共 2~3 天。静脉滴注 2.5%硫酸镁必须十分谨慎,仅用于重症病例,可按硫酸镁每次 0.05~0.1g/kg,用 5%葡萄糖液稀释成 1%溶液,缓慢点滴。如果患儿出现发汗、潮红或体温升高,应降低静脉输液的速度。此外,因其可引起血压下降,治疗过程需严密监测血压等生命体征。肾功能不全的儿童应使用低剂量的硫酸镁。

长期治疗通常采用口服补镁。制剂包括葡萄糖酸镁(5.4mg 元素镁/100mg),氧化镁(60mg 元素镁/100mg)和硫酸镁(10mg 元素镁/100mg),也可以使用缓释制剂。镁的剂量应分开口服,以减少导泻的副作用。口服镁的替代方法是肌注和夜间鼻饲注入,目的是最大限度地降低腹泻发生率。

(二)高镁血症

血镁>1.03mmol/L(2.06mEq/L,2.5mg/dl)为高镁血症(hypermagnesemia)。

1. 病因 由于胃肠道没有调控镁吸收的负反馈机制,临床上明显的高镁血症多数是由于摄入过多而引起的,但这种情况并不常见。某些泻药、灌肠剂、治疗药物过量时使用的导泻剂和抑酸药中镁含量均很高,因此容易发生高镁血症;此外,高镁血症还可发生于完全静脉营养的患儿。产妇妊娠高血压时静脉滴注硫酸镁,可致新生儿早期发生高镁血症。

因肾可将过多的镁由尿排出,所以肾功能正常的患儿很少会发生高镁血症。肾功能衰竭是引起高镁血症最常见的病因,此外,家族性低尿钙性高钙血症、DKA、锂摄入、乳-碱综合征和肿瘤溶解综合征也可出现轻度高镁血症。DKA 时,尽管尿中镁丢失引起细胞内明显镁缺乏,但血浆镁水平仍升高,表现为高镁血症,这类患儿在接受胰岛素治疗后常发生低镁血症。

2. 临床表现 血镁明显增高时(>4.5mg/dl)才引起临床症状。高镁时神经、肌肉应激性降低,并可抑制神经末梢释放乙酰胆碱,当血镁≥5mg/dl(2mmol/L,4mEq/L)时,可致全身肌肉无力,腱反射降低或消失;也可引起血管扩张,血压下降,以及房室或室内传导阻滞等心血管系症状。心电图表现为 PR 间期延长,QT 间期缩短,T 波改变及 QRS 增宽。如血镁>10mg/dl,患儿可出现昏睡、昏迷、呼吸肌麻痹。严重的高镁血症(>15mg/dl)会导致完全性心脏传导阻滞和心脏停搏,多发生于硫酸镁静脉注射过快时。高镁血症的其他表现包括恶心、呕吐和低钙血症。

3. 治疗 包括立即停用镁制剂和治疗原发病。钙是镁的拮抗剂,紧急情况下,特别是出现神经系统和心脏症状时,应立即给予 10mg/kg 的葡萄糖酸钙静脉输注。必要时,需采用腹膜或血液透析治疗。血液透析比腹膜透析起效快。换血治疗是适用于新生儿的另一种治疗方法。支持治疗包括心肺状态监测、补液、电解质监测以及升压药的使用。

六、体液酸碱平衡失调

正常人体可保持体液的酸碱平衡,当体液酸过多或碱减少使 pH 值有所下降(pH 值<7.4)的过程称为酸中毒(acidosis)。机体能通过代偿使体液仍维持在 7.35~7.45 正常范围内,如酸中毒严重,超过机体代偿能力,使 pH 值<7.35 时,称为酸血症(acidemia)。同样体液碱过多或酸减少使 pH 值有所升高(pH 值>7.4)的过程称为碱中毒(alkalosis),碱中毒严重使 pH 值>7.45 时,称为碱血症(alkalemia)。酸中毒或碱中毒二者还可分别分为代谢性及呼吸性两类,按 Henderson Hasselbalch 公式(见本章第 1 节体液酸碱平衡调节),当血浆 $HCO_3^-/H_2CO_3 = 20:1$ 时,pH 值=7.4。当各种病因引起此比值的分子 HCO_3^- 原发性降低或增高所致的 pH 值减增,称为代谢性酸碱失衡,所谓"原发性"是指非代偿性增减而言。同样各种病因引起的分母[H_2CO_3]或 pCO_2 原发性增高或降低所致的 pH 值下降或增高,称为呼吸性酸碱失衡。临床上患儿也有同时存在酸、碱中毒的情况,称为混合型酸碱失衡。体液酸碱平衡失调,尤其是酸血症或碱血症时,可影响全身各组织器官的正常功能,严重时可导致死亡,故临床需重视酸碱平衡的诊治。

(一)代谢性酸中毒

代谢性酸中毒(metabolic acidosis)是临床最常见的酸碱失衡。因体液内源性或外源性固定酸增加,或丢失 HCO_3^- 所致。其特点是细胞外液中碱储备 HCO_3^- 由于从体内丢失或被 H^+ 中和所消耗而原发下降,患儿经肺增加通气代偿,可使 H_2CO_3 或 pCO_2 继发降低,使血浆 HCO_3^-/H_2CO_3 比值接近 20:1,pH 值仍维持在正常,但偏低范围(代偿);如酸中毒严重超过机体代偿能力,或肺代偿功能发生障碍时,则 pH 值可降至 7.35 以下(失代偿),形成代谢性酸血症。

1. 病因 可分为三类。

(1) 体液丢失 HCO_3^- 过多:多数从消化道丢失,如腹泻、胃肠引流、肠梗阻等,这是由于肠内容含有较多 HCO_3^-;少数情况可自肾丢失,如近端肾小管酸中毒,碳酸酐酶抑制剂如乙酰唑胺的应用等。

(2) 外源性摄入或内源性产生固定酸过多:①外源性。如甲醇中毒(甲醇在体内被代谢生成甲酸),乙烯乙二醇(防冻液成分)中毒,水杨酸盐中毒,长期输入盐酸氨基酸溶液等。一次性大剂量应用水杨酸制剂可发生急性中毒,而药物逐渐积累可引起慢性中毒。乙二醇是防冻剂的一种成分,会在肝脏中转化为乙醛酸和草酸,引起严重的代谢性酸中毒。②内源性。如糖尿病或饥饿时,脂肪不能被完全代谢而产生酮体(乙酰乙酸、β-羟丁酸等);当组织相对缺氧,如剧烈运动、持续惊厥,或绝对缺氧,如呼吸心搏骤停、窒息、休克时,体内葡萄糖经无氧酵解代谢产生大量乳酸;肝功能衰竭时由于乳酸代谢障碍,也可引起高乳酸血症。

(3) 肾排 H^+ 障碍:急、慢性肾功能衰竭时,体内酸性代谢产物如硫酸、磷酸不能完全经肾从尿中排出,而在体内堆积,以及远端肾小管酸中毒时,肾小管不能通过排 H^+ 制造新的 HCO_3^- 以补充已被消耗的碱储备,均可引起代谢性酸中毒(见图 9-3、图 9-4)。

肾小管酸中毒分为 4 型:远端型(Ⅰ型)、近端型(Ⅱ型)、混合型(Ⅲ型)和高钾型(Ⅳ型)。在远端肾小管酸中毒时,儿童可能伴有低钾血症、高钙尿、肾结石和肾钙质沉积症。生长发育不良是慢性代谢性酸中毒最常见的临床表现。由于远端肾小管酸中毒患儿尿液酸化异常,即使存在代谢性酸中毒,其尿液 pH 值>5.5。

肾功能衰竭时会引起代谢性酸中毒。轻到中度肾功能不全时,剩余的肾单位可通过增加泌酸来代偿以保持平衡。当肾小球滤过率低于正常值 20%~30% 时,代偿能力不足,会出现代谢性酸中毒。肾小管损伤可导致一些患儿出现慢性肾功能衰竭,此时远端肾小管泌酸障碍(远端肾小管酸中毒),即使在肾小球滤过率很高时也会发生酸中毒。

许多先天性代谢疾病会导致代谢性酸中毒,尤其是新生儿期代谢性酸中毒更应考虑存在此方面因素。代谢性酸中毒可能是酮酸、乳酸和其他有机阴离子产生过多引起的。某些患儿可同时伴有低血糖症或高氨血症。大多数患儿会出现发作性急性失代偿性酸中毒,其诱发原因包括摄入特殊成分饮食,疾病因素或患儿对某种饮食或医学治疗耐受不良。在一些先天性代谢疾病时,患儿常出现慢性代谢性酸中毒。

2. 临床表现 除引起酸中毒的原发病症状外,酸中毒本身轻症可无特异的临床症状。较重时,体液 pH 值降低可刺激呼吸中枢(还可能有颈动脉、主动脉上的

化学感受器),使患儿呼吸加深、加快。有的患儿可表现为频繁呕吐,机体可通过排出胃酸以减轻酸中毒。严重酸中毒,尤其酸血症时,可致精神萎靡、嗜睡,甚至昏迷、惊厥等神经症状;血清 pH 值<7.2 时可降低心肌收缩力及周围血管阻力,引起低血压、心力衰竭、肺水肿,并容易诱发心室颤动。酸血症还可以引起肺血管收缩,在新生儿可引起持续肺动脉高压。急性酸血症时机体可出现胰岛素抵抗、蛋白质分解增加、ATP 合成下降。慢性代谢性酸中毒可引起厌食、生长停滞、肌肉张力低下及骨质疏松等。

3. 诊断 诊断需根据病史,原发病及代谢性酸中毒的症状、体征来进行综合判断。确诊需根据实验室检查,单纯代谢性酸中毒的诊断指标是血气分析 HCO_3^-、pCO_2 及 pH 值均降低(表 9-11)。

表 9-11 根据血气变化诊断酸碱失衡

类型	HCO_3^-	pCO_2	pH 值	诊断
1	↓	↓	↓	代谢性酸中毒
	↑	↑	↑	代谢性碱中毒
2	↓	↓	↑	呼吸性碱中毒
	↑	↑	↓	呼吸性酸中毒
3	↓	↓	→	代谢性酸中毒+呼吸性碱中毒
	↑	↑	→	代谢性碱中毒+呼吸性酸中毒
4	↓	↑	↓↓↓	代谢性酸中毒+呼吸性酸中毒
	↑	↓	↑↑↑	代谢性碱中毒+呼吸性碱中毒
5	→	↑	↓↓	急性呼吸性酸中毒未代偿 呼吸性酸中毒+代谢性酸中毒
	→	↓	↓↓	急性呼吸性碱中毒未代偿 呼吸性碱中毒+代谢性碱中毒
6	↑	→	↑↑	代谢性碱中毒未代偿
	↓	→	↑↑	代谢性酸中毒+呼吸性酸中毒

阴离子间隙(anion gap,AG)反映细胞外液中未被临床经常测定的阴离子(包括蛋白质阴离子、HPO_4^{2-}、SO_4^{2-} 及少量乳酸、尿酸、草酸及丙酮酸等有机酸盐)的 mmol/L 值,它有助于代谢性酸中毒的诊断及其病因的鉴别。

正常情况下,血清中阳离子与阴离子数目相等,以保持离子电荷正负平衡。AG 是测定的阳离子(Na^+)与测定的阴离子($Cl^- + HCO_3^-$)之差,即 $AG = Na^+ - (Cl^- + HCO_3^-)$,正常平均值为 12mmol/L(8~16mmol/L)。

根据 AG 值可将代谢性酸中毒分为两类:①高 AG 代谢性酸中毒。包括肾功能衰竭时酸性代谢产物体内堆积;内源性产酸过多,如酮症酸中毒、乳酸酸中毒;外源性摄酸过多,如水杨酸中毒等;②AG 无明显增高的代谢性酸中毒。包括 HCO_3^- 丢失过多所致的代谢性酸

中毒,如腹泻引起的酸中毒,近端及远端肾小管酸中毒;以及长时间或过多摄入含 Cl^- 的酸性药物,如氯化铵,静脉输入盐酸氨基酸溶液。

4. 治疗 治疗重点应是纠正引起代谢酸中毒的原发病及尽早恢复肾循环,而不是单纯依靠供给碱性溶液。若只根据血 HCO_3^- 的不足,用以下公式计算所需补充 $NaHCO_3$ 量,即所需 $NaHCO_3$ mmol 量 =(24 - 患儿 HCO_3^- mmol/L 值)×体重(kg)×0.3,迅速用其纠正酸中毒。有时可引起以下不良后果:①高钠血症。②血容量扩充过快,有引起心力衰竭、肺水肿的危险。③迅速输入碱性液使细胞外液 pH 值上升,呼吸深、快减轻,血 pCO_2 及 CO_2 浓度随之上升。但所输入的 HCO_3^- 不能直接通过血脑屏障及细胞膜,而 CO_2 则可迅速通透,暂时

使脑内及细胞内 pH 值更低,反而使病情加重。④酸中毒时,细胞外液 H$^+$ 进入细胞内以与 K$^+$ 交换,如酸中毒迅速被纠正,K$^+$ 又回到细胞内,若不注意及时补充钾盐,可致低钾血症。这种情况常见于糖尿病酸中毒及迁延性腹泻患儿。⑤佝偻病、慢性肾功能衰竭患儿,在给予碱性液时,可引起血游离钙下降而致手足搐搦症。⑥有机酸堆积所致的代谢性酸中毒,有机酸有时可随病情变化而增减,如糖尿病酮症酸中毒,按上述公式计算所需 NaHCO$_3$ 予以补充。一旦使用胰岛素治疗,酮体被细胞摄取,代谢为 CO$_2$ 由肺呼出,酸中毒自行纠正,所输入的 NaHCO$_3$ 则可导致代谢性碱中毒。同样,组织缺氧所致的高乳酸血症,一旦缺氧改善,乳酸继续被代谢为水和 CO$_2$,已输入的 NaHCO$_3$ 会造成体内碱相对过多。另外,如患儿窒息或休克无改善,体内仍继续加速产生乳酸,即使按上述公式所计算的 NaHCO$_3$ 剂量输入,常仍不足以纠正酸中毒。

代谢性酸中毒用碱性液的指征有两个:①HCO$_3^-$ 丢失过多或肾小管排 H$^+$ 障碍,不能产生新的 HCO$_3^-$ 所致的代谢性酸中毒;②无论何种病因,只要酸中毒严重,适当用碱性液纠正,可争取抢救时间,以便弄清病因进一步治疗。一般主张 pH 值<7.2 时,才是应用碱性液的指征,使 pH 值纠正到 7.2~7.3 为宜。多数情况下碱性液剂量可按每次 1~2mmol/kg(相当于 1.4% 碳酸氢钠或 1/6mol 乳酸钠溶液 6~12ml/kg)计算,此量约可提高血 HCO$_3^-$ 3~6mmol/L,以 1/2 张~等渗碱性液配方在数小时内由静脉滴注。根据病情需要可重复用药。慢性代谢性酸中毒的患儿治疗常使用碱制剂口服疗法。年长儿童可使用碳酸氢钠片;小年龄儿童常口服枸橼酸盐溶液,因为枸橼酸盐在体内经肝脏代谢可转变为 HCO$_3^-$。常用的制剂有两种:①枸橼酸钠钾糖浆。每升含枸橼酸钠及枸橼酸钾各 100g,每毫升含钠、钾各 1mmol,HCO$_3^-$ 2mmol;②苏氏(Shohl)溶液。每升含枸橼酸 140g,枸橼酸钠 98g,为不含钾的碱性液。使用何种制剂类型需由患儿血钾水平来决定。由于 I 型或 II 型肾小管酸中毒患儿存在低钾血症,需要使用枸橼酸钾制剂以利于补钾。大多数慢性肾功能衰竭患儿不能耐受额外剂量补钾治疗。

血液透析也可以用于纠正代谢性酸中毒,尤其是适用于肾功能不全特别是伴有明显尿毒症或高钾血症的患儿。血液透析对纠正由甲醇或乙二醇中毒引起的代谢性酸中毒有优势,因为血液透析可以将有害毒素有效清除。另外,这些患儿代谢性酸中毒通常比较严重,对静脉碳酸氢盐治疗无反应。腹膜透析可以纠正因肾功能不全引起的代谢性酸中毒。

在补充碱性液的同时还需对代谢性酸中毒的病因进行治疗。肾上腺功能不全的患儿需要给予糖皮质激素和盐皮质激素治疗;糖尿病酮症酸中毒患儿需要胰岛素治疗;乳酸酸中毒患儿需改善组织缺氧。甲醇或乙二醇引起的代谢性酸中毒患儿,在纠正酸中毒的同时,需要使用药物来分解它们在机体代谢过程中产生的有毒物质。甲吡唑目前已取代乙醇作为治疗的首选药物。这些药物主要通过抑制乙醇脱氢酶而起作用(乙醇脱氢酶是参与乙二醇或甲醇分解代谢第一步的酶)。先天遗传代谢性疾病引起的代谢性酸中毒,治疗时还需同时治疗原发病。

(二)代谢性碱中毒

代谢性碱中毒(metabolic alkalosis)主要是由于从胃黏膜或肾小管上皮丢失 H$^+$ 过多或从体外摄入 HCO$_3^-$ 过多所致(包括枸橼酸盐、乳酸盐等能在体内被代谢为 HCO$_3^-$)。代谢性碱中毒的特点是细胞外液中 HCO$_3^-$ 原发性增高,经肺减少通气代偿,可使 H$_2$CO$_3$ 或 pCO$_2$ 继发性增高,HCO$_3^-$/H$_2$CO$_3$ 仍能保持接近 20/1,使 pH 值保持在正常偏高范围(代偿),但肺减少通气到一定程度必然会引起缺氧。因此这种代偿有一定限度,不如谢性酸中毒时呼吸代偿那么有效,当体液 pH 值>7.45 时(失代偿),即为代谢性碱血症。

肾脏通常通过增加碱的分泌对代谢性碱中毒作出反应。产生代谢性碱中毒主要有两种情况:①身体额外产生的碱导致代谢性碱中毒。②肾脏排泄碱的能力降低使代谢性碱中毒持续存在。

根据尿氯化物水平将代谢性碱中毒的病因分为两类。容量不足可以导致低尿氯性碱中毒;因此,必须纠正容量不足方可使代谢性碱中毒得以纠正。这些患儿的容量不足是由于 Na$^+$ 和 K$^+$ 丢失引起的,此时 Cl$^-$ 的丢失常常远超过 Na$^+$ 和 K$^+$ 丢失的总和。由于 Cl$^-$ 丢失是容量不足的主要原因,因此这些患儿需要补充 Cl$^-$ 来纠正容量不足和代谢性碱中毒,故被称为对氯离子治疗有效的代谢性碱中毒。反之,尿液中氯离子升高的碱中毒患儿对容量补充没有反应,故被称为氯离子抵抗性代谢性碱中毒。

氯离子抵抗性代谢性碱中毒根据血压又可以进一步分类。伴有高血压的氯离子抵抗性代谢性碱中毒患儿可以存在醛固酮水平增高或类似状况,肾上腺瘤或肾上腺增生的儿童其醛固酮水平增高,从而导致钠潴留而引起高血压。同时醛固酮可使肾脏泌氢和排钾增多从而引起代谢性碱中毒和低钾血症。此时,尿氯离子水平不降低是因为容量过多而不是容量不足。容量增多和高血压使 Na$^+$ 和 Cl$^-$ 得以正常分泌,尽管此时醛固酮水平较高,此称为盐皮质激素逃逸现象。

1. 病因 以下为儿科常见的病因。

(1)胃酸大量丢失:长期呕吐,如幽门肥大性狭窄或鼻胃管引流,引起胃酸(HCl)丢失,体内 $CO_2 + H_2O \rightarrow H^+ + HCO_3^-$。当胃黏膜 H^+ 从胃液中大量丢失,即可产生相同当量 HCO_3^- 进入血液循环,常引起低氯性代谢性碱中毒。

(2)利尿剂:长时或反复使用呋塞米或噻嗪类利尿药,可引起代谢性碱中毒。其发生机制主要是肾小管上皮细胞排出 H^+ 增加,使新生成的 HCO_3^- 增多,并进入血液循环(机制与上述胃黏膜丢失 H^+ 产生 HCO_3^- 类似),丢失 H^+ 方式:①利尿药抑制 Na^+ 及 Cl^- 从肾小管回吸,肾小管腔内 Na^+ 增高,可促进肾小管上皮排 H^+ 以与 Na^+ 进行交换;②利尿药可引起低钾血症,低钾可促使肾小管细胞产生 NH_3 增加,NH_3 可与肾小管细胞所产生的 H^+ 结合,形成 NH_4^+ 由尿排出。另外,利尿引起 $NaCl$ 及 H_2O 排出增加,可致细胞外液容量减少,使其 HCO_3^- 相对增高,也是其引起代谢性碱中毒原因之一。

(3)外源性摄入过多碱性溶液:包括静脉输入或口服,肾功能良好时,可将过多的 HCO_3^- 由尿排出,因此所引起的代谢性碱中毒,一般较轻或为暂时性。心肺复苏期间给予大量静脉注射碳酸氢钠时可能会引起代谢性碱中毒。用柠檬酸盐抗凝的血制品,其柠檬酸盐可被肝脏转化为碳酸氢盐,当大量输注血制品时患儿可发生代谢性碱中毒。肠内营养液中的乙酸也可引起医源性代谢性碱中毒。对患有乳酸酸中毒或 DKA 的患儿过分积极给予碳酸氢盐纠酸可能会导致代谢性碱中毒,尤其是引起乳酸性酸中毒病因已被纠正时(重度脱水患儿的血容量已恢复)。一旦引起乳酸酸中毒病因消除,乳酸可在肝脏被转化为碳酸氢盐,如继续给予碳酸氢盐即可引起代谢性碱中毒。类似现象也可发生在 DKA 治疗中,因为静脉注射胰岛素可使酮体代谢并产生碳酸氢盐。如在治疗 DKA 患儿时合理使用碳酸氢盐制剂可避免这种现象发生,原因在于尿中大量酮体可防止碳酸氢盐再生。代谢性碱中毒一般会发生在肾尿排泄碳酸氢盐功能不全的患儿中,这些患儿通常存在容量不足或肾功能不全。

(4)盐皮质激素过多:见于原发性醛固酮增多症、肾动脉狭窄、Batter 综合征(肾素分泌过多症)、Gitelman 综合征、皮质醇增多症、肾上腺肿瘤及服用甘草(具有类似盐皮质激素活性)过量等。醛固酮促进远端肾小管重吸收 Na^+,以及排泌 H^+ 及 K^+,即促进 Na^+-H^+ 及 Na^+-K^+ 交换,失 H^+ 及 K^+(低钾血症)均可导致代谢性碱中毒。

(5)呼吸性酸中毒被迅速纠正:呼吸性酸中毒时,血 HCO_3^- 代偿性升高,如肺通气经人工或自然呼吸迅速改善,使血 pCO_2 降至正常,而 HCO_3^- 增高尚未被纠正,可引起代谢性碱中毒,通常见于慢性肺疾病需要机械通气的患儿。慢性呼吸性酸中毒时肾脏通过增加血 $[HCO_3^-]$ 进行调节,由于呼吸性酸中毒迅速纠正后这种调节仍持续存在,从而出现代谢性碱中毒。其原因在于机体早期对呼吸性酸中毒进行代偿期间引起 Cl^- 丢失,慢性呼吸性酸中毒患儿的血管内代偿已耗尽,故而导致代谢性碱中毒持续存在。另外,很多患有慢性呼吸性酸中毒的儿童接受利尿剂治疗,可进一步降低血容量;此时纠正低血量也可进一步引起代谢性碱中毒发生。

(6)细胞外液丢失 Cl^- 过多:如先天性失氯性腹泻时,正常小肠黏膜上 HCO_3^- 和 Cl^- 交换存在缺陷,从而引起大量 Cl^- 经大便排出。另外,大便中 H^+ 和 K^+ 的丢失可引起代谢性碱中毒和低钾血症,同时由于容量不足引起经肾脏排 H^+ 和 K^+ 增加,进一步加重代谢性碱中毒和低钾血症。囊性纤维化时,过多的 $NaCl$ 从汗液丢失,但很少引起代谢性碱中毒、低钾血症和低钠血症;而尿量增加可引起容量不足,进而导致代谢性碱中毒和低钾血症。由于"适度"的分泌,钠离子丢失和肾脏水潴留共同作用维持了血管内容量,从而低钠血症并不常见。此类患儿常同时伴 Na^+、K^+ 及水的丢失,引起代谢性碱中毒与细胞外液减少,HCO_3^- 相对增高。继发低钾血症及近端肾小管回吸 HCO_3^- 增多可致代谢性碱中毒。

(7)其他:氯离子含量极低的配方奶喂养可导致氯离子缺乏和容量不足,从而继发代谢性碱中毒和低钾血症。

2. 临床表现 患儿除有原发病的临床表现外,代谢性碱中毒本身,缺乏特异性临床症状与体征,患儿可表现呼吸浅慢(但临床实际并不常见)。碱中毒可促进钙与蛋白结合,使游离钙浓度下降,引起手足搐搦、腱反射亢进。合并低钾血症时,可表现肌张力减低。患儿常伴有脱水,但原发与继发性醛固酮增多症所引起的代谢性碱中毒,多无脱水症状,且常伴有高血压。对氯离子治疗有反应的代谢性碱中毒通常有口渴和嗜睡等容量不足的症状,与之相反,对氯离子治疗无反应的儿童则会有高血压相关的症状。

严重代谢性碱中毒可引起心律失常,尤其并发低钾血症时,患儿较易引起洋地黄中毒。

3. 诊断 原发病的病史及体征常能对诊断提供重要线索,如较长时间的呕吐或经常用利尿药,就应考虑本病的可能;恶性高血压应想到有无醛固酮增多症,从而考虑是否有本病。代谢性碱中毒的血气分析特点是:HCO_3^-、pCO_2 及 pH 值均升高(表 9-11)。由于代谢性碱中毒的呼吸代偿最低效,HCO_3^- 比正常值每增高 1mmol/L,

pCO_2 仅代偿性增高 0.6mmHg，pCO_2 很少能 ≥55mmHg。患儿常伴有低氯及低钾血症。

根据对生理盐水治疗是否有效可将代谢性碱中毒分为两类：①生理盐水有效类（氯离子治疗有效）：绝大多数代谢性碱中毒都属此类，包括呕吐、用利尿药、呼吸性酸中毒恢复期、失氯等所致的代谢性碱中毒。患儿多伴有脱水，尿 Cl^- <10mmol/L 为其特点（近 12 小时刚用过利尿药者例外）。②生理盐水无效类（氯离子治疗抵抗）：盐皮质激素过多所致代谢性碱中毒属此类。患儿细胞外液容量一般无减少或反而增多（Bartter 综合征可减少），常伴高血压，尿 Cl^- >20mmol/L。代谢性碱中毒伴低钾血症是囊性纤维化的早期表现，汗液 Cl^- 升高可有助于诊断。

4. 治疗 代谢性碱中毒的治疗方法取决于碱中毒的严重程度和潜在病因。轻度代谢性碱中毒（[HCO_3^-] <32mEq/L）的儿童，通常无需干预，但取决于具体情况。服用恒定剂量袢利尿剂的先天性心脏病儿童，轻度碱中毒一般不需要治疗。而因为胃肠减压导致代谢性碱中毒加重的患儿应给予适当治疗。如果同时合并有呼吸性酸碱紊乱，治疗方案也应有所改变。并发呼吸性酸中毒患儿代谢代偿中会有碳酸氢盐的增加；因此，pH值升高的严重程度比 [HCO_3^-] 更重要。相反，呼吸性碱中毒和代谢性碱中毒患儿有发生重度碱血症的风险；即使碳酸氢盐值的升高仅为轻度，也可能需要治疗。

中度或重度代谢性碱中毒儿童通常需要干预治疗。最有效的治疗方案是解决潜在病因。

生理盐水敏感类代谢性碱中毒只需静脉滴注生理盐水或其 1/2~2/3 张稀释液纠正脱水，代谢性碱中毒即可被纠正。因输入生理盐水可扩充细胞外液容量，既可稀释 HCO_3^- 使之有所降低，并补充缺失的 Cl^-，又可改善肾循环，使血中过高的 HCO_3^- 由尿中排出。但对伴有缺钾的患儿，需同时补充钾盐，否则代谢性碱中毒难以被纠正。如果合并严重的代谢性碱中毒，应用胃肠减压的患儿需要减少甚至停止胃肠减压；应用利尿剂的患儿，需减少利尿剂的用量或应用保钾类利尿剂，同时补充氯化钾。或使用 PPI 制剂降低胃酸分泌。

生理盐水不敏感类代谢性碱中毒，通常都伴有高血压，如醛固酮增多症，用生理盐水治疗无效，部分疾病过度补液会加重高血压，治疗重点和目标是消除过量醛固酮效应。首先要治疗原发病，在原发病暂不能根治前，为减轻病情，除适当补充氯化钾治疗外，可采用螺内酯（spironolactone）或阿米洛利（amiloride）治疗，以抵消盐皮质激素对肾小管的作用。因这些药与醛固酮作用相反，能促使肾小管回吸 K^+，排出 $NaHCO_3$。为防止发生高血钾，需监测血钾以指导治疗。

在某些严重代谢性碱中毒的患儿中，可考虑使用乙酰唑胺，但并非常规用药。乙酰唑胺是一种碳酸酐酶抑制剂，可降低近端肾小管中碳酸氢盐的吸收，引起尿中大量碳酸氢盐丢失，因此使用该药时，应密切监测尿钾及血容量，必要时减少其他利尿剂用量。

盐酸、氯化铵或盐酸精氨酸等酸性药物，仅适用于重症代谢性碱中毒需快速纠正时，或伴有充血性心力衰竭或肾功能衰竭的患儿。但这些药副作用较多，一般不主张采用。必要时可用血液透析治疗。

原发病治疗：先天性失氯性腹泻（常染色体隐性遗传病）是由于正常小肠黏膜上碳酸氢盐和氯离子交换存在缺陷，从而引起大量氯离子经大便排出。另外，大便中 H^+ 和 K^+ 的丢失可引起代谢性碱中毒和低钾血症，同时由于容量不足引起经肾脏排 H^+ 和 K^+ 增加，进一步加重代谢性碱中毒和低钾血症。因此可经过口服补充 K^+ 和 NaCl 进行治疗。质子泵抑制剂的应用可以通过降低胃液中 HCl 的产生，达到降低腹泻量以及补充电解质的作用。

原发病治疗还包括切除肾上腺腺瘤，停止甘草摄入，治疗肾血管疾病等。糖皮质激素可用于治疗糖皮质激素-可治愈性醛固酮增多症、17α-羟化酶缺乏症和 11β-羟化酶缺乏症。对 11β-羟基类固醇脱氢酶缺乏症的患儿，使用螺内酯可阻断盐皮质激素受体，降低皮质醇的盐皮质激素效应。Liddle 综合征患儿对螺内酯无反应，但可使用氨苯蝶啶或阿米洛利，阻断钠离子通道，从而对 Liddle 综合征患儿起到治疗效果。Bartter 或 Gitelman 综合征治疗包括口服补钾和补钠，保钾利尿剂可对部分患儿有效。Gitelman 综合征患儿常需要补充镁剂，而重度 Bartter 综合征患儿常需要吲哚美辛治疗。

（三）呼吸性酸中毒

呼吸功能发生障碍，体内所产生的 CO_2 不能被及时、充分地排出体外，即可致呼吸性酸中毒（respiratory acidosis）。其特点是原发二氧化碳潴留，动脉血 pCO_2 升高，pH 值下降，经肾代偿可继发 [HCO_3^-] 增高，使 pH 值恢复至正常偏低程度，即为代偿性呼吸性酸中毒；呼吸性酸中毒严重，超过肾代偿能力，使 pH 值<7.35 时，为失代偿，即酸血症。

1. 病因 凡能引起肺通气和/或换气障碍，CO_2 排出受阻的各种病因，均可致呼吸性酸中毒。

（1）上气道及肺部疾病：呼吸道阻塞（喉痉挛、喉水肿、气管异物、支气管痉挛、阻塞性睡眠呼吸暂停、扁桃体肥大、声带麻痹、外源性肿瘤、外源性或内源性血管瘤、溺水等);肺部疾患(肺炎、毛细支气管炎、肺水肿、肺出血、气胸、哮喘、新生儿肺透明膜病、胎粪吸入、急性呼吸窘迫综合征、囊性纤维化、支气管肺发育不良、肺发育不全、肺血栓栓塞、间质纤维化等);呼吸肌无力或麻痹(肌肉营养不良、甲状腺功能减退、营养不良、低钾血症、低磷血症、药物(琥珀酰胆碱、皮质类固醇)等);胸廓创伤,吸入空气中的 CO_2 含量过高及呼吸机管理不善等。

(2) 中枢神经系统抑制:脑部炎症、脑外伤或脑肿瘤、中枢性睡眠呼吸暂停、原发性肺通气不足、脑卒中、缺氧性脑损伤、肥胖-通气不足综合征、颅内压升高、药物抑制(巴比妥类、麻醉、苯二氮䓬类、丙泊酚)等。

(3) 脊髓、周围神经疾病或神经肌肉接头疾病:膈肌麻痹、吉兰-巴雷综合征、脊髓灰质炎、急性弛缓性脊髓炎、脊髓肌肉萎缩症、蜱虫麻痹、肉毒杆菌中毒、肌无力、多发性硬化症、脊髓损伤、药物[维库溴铵、氨基糖苷类、有机磷(农药)]等。

(4) 其他:连枷胸、心脏停搏、脊柱后侧凸、腹水或腹膜透析导致膈肌运动减少。

2. 临床表现 除原发病的症状和体征外,患儿多伴有鼻翼扇动、三凹征等缺氧症状。呼吸性酸中毒本身常缺乏特异性表现。有的患儿可致血管扩张,引起皮肤潮红,颅内血流增多,头痛,偶致颅内压增高;pCO_2 中度增高时,可引起血压略升高,pCO_2 继续增高时,血压反可下降。呼吸性酸中毒持久且严重,可引起乏力、神志恍惚、烦躁、震颤、肌阵挛、嗜睡、昏迷及视神经乳头、眼球结膜水肿,也可诱发心室颤动,后者可突然发生,也可发生在呼吸性酸中毒被迅速纠正时。

3. 诊断 病史及体检常可提示 CO_2 潴留。动脉血气分析的特征是:pCO_2 升高,HCO_3^- 增多及 pH 值下降(表9-11)。呼吸性酸中毒时肾小管通过排出 NH_4^+ 及可滴定酸方式,增加 H^+ 从尿排出以回吸及产生新的 HCO_3^-,使血中 HCO_3^- 代偿性增加,以减轻 pH 值下降的程度,但这种代偿常需数日才能完成。急性呼吸性酸中毒时,pCO_2 由 40mmHg 每增高 10mmHg,HCO_3^- 仅能代偿性增加 1mmol/L,因此 pH 值下降相对较明显;慢性呼吸性酸中毒时,肾可充分发挥代偿作用,pCO_2 由 40mmHg 每增高 10mmHg,HCO_3^- 可代偿性增加 3.5mmol/L,致 pH 值降低程度相对较轻。呼吸性酸中毒的患儿,可以通过计算肺泡及动脉血血氧梯度区分有无肺部疾病,因肺部疾病时血氧梯度往往增大。

4. 治疗 急性呼吸性酸中毒根本的治疗是去除病因,恢复有效通气,必要时,可进行人工机械通气。急性呼吸性酸中毒患儿多伴有缺氧,应给氧吸入。呼吸性酸中毒严重时,如动脉血 pH 值<7.15 时,为防止室颤等心血管严重并发症的发生,可静脉滴注少量 1.4% 碳酸氢钠溶液,一般每次提高血 HCO_3^- 5mmol/L 为宜(约相当于 1.4% 碳酸氢钠溶液 9ml/kg)。$H^+ + HCO_3^- \rightarrow H_2CO_3 \rightarrow H_2O + CO_2$,应用碱性药物虽然能减轻酸中毒,提高血 pH 值,却使血 pCO_2 更加增高,但有利于争取时间,以便采用改善患儿通气的治疗。

设法改善患儿的通、换气,排出体内蓄积的 CO_2 也是治疗慢性呼吸性酸中毒的主要措施。虽其原发病常难以完全恢复,但祛痰、解除支气管痉挛、控制肺部炎症及充血性心力衰竭等,常能使某些患儿情况有所改善。慢性呼吸性酸中毒即便 pCO_2 明显增高,其 pH 值一般很少<7.25,患儿多可耐受。但如果同时合并代谢性酸中毒,pH 值急剧下降,常可危及生命。故应注意脱水和缺氧的纠正和热量的供给。酸中毒使周围静脉容量缩减,静脉输液易致中心血容量急剧扩张,引起心力衰竭、肺水肿,故输液不宜过多、过快。

正常体液内 CO_2 浓度升高时,对呼吸中枢具有兴奋作用,这对维持正常呼吸具有重要作用。慢性呼吸性酸中毒时,pCO_2 长期增高,呼吸中枢对 CO_2 刺激的敏感性降低。呼吸主要依靠缺氧刺激主动脉弓及颈动脉窦化学感受器来维持其兴奋。此时如给患儿吸入较高浓度的氧气,使血氧饱和度突然上升,对上述化学感受器的兴奋作用,顿时消失,反之可导致呼吸衰竭。故需给氧时,最初可采用鼻管给氧,氧流量 1~2L/分,氧浓度以 25% 左右为宜。

采用呼吸机人工通气时,不宜使血 pCO_2 迅速降至正常,以 2~3 天内降至正常为宜。否则呼吸性酸中毒时代偿性的 HCO_3^- 增高,不能随之立即通过肾排出,因此反可引起代谢性碱中毒,有可能使患儿缺氧加重,诱发心律失常,甚至死亡。

(四)呼吸性碱中毒

各种原因所致的肺换气过度,使体内所产生的 CO_2 排出过多,即可引起呼吸性碱中毒(respiratory alkalosis)。其特征是动脉血 pCO_2 原发性降低,引起 pH 值升高,通过肾代偿,可使 HCO_3^- 继发性减少,致 pH 值趋于正常偏高程度(为代偿性呼吸性碱中毒)。pCO_2 降低超过肾代偿能力,使 pH 值>7.45 时,即引起呼吸性碱血症(失代偿)。

1. 病因 引起肺通气过度的常见原因有:

(1) 呼吸中枢受刺激引起呼吸深快:如缺氧、高热、疼痛、颅内病变(感染、肿瘤、出血、外伤、中毒性脑病、肝性脑病等)及药物中毒(如水杨酸中毒早期)等。

（2）肺性：肺炎因缺氧所致的呼气过度、哮喘早期、肺梗死、剧烈运动及心力衰竭、肺水肿等。

（3）精神性：癔症性呼吸过度，小儿长时哭喊。

（4）人工呼吸机通气过度。

2. 临床表现 除原发病症状外，患儿可表现为口周、四肢发麻，肌肉痉挛疼痛，偶有耳鸣；碱中毒时可使血浆游离钙浓度下降，致患儿神经、肌肉应激性增高，肌腱反射亢进，可引起手足搐搦，甚至全身惊厥发作。低碳酸血症可引起脑血管痉挛，使脑血流减少、头晕、头痛、兴奋、幻觉、晕厥及脑电图缺氧改变。碱中毒时血红蛋白与氧的亲和力增强，在微循环中，氧合血红蛋白不易解离，可致组织缺氧。碱血症时患儿可感心悸，心电图可有 ST-T 改变，严重时可致心律失常。

3. 诊断 主要根据原发病及其所引起的呼吸深快。血气分析动脉血 pCO_2 降低，HCO_3^- 代偿性降低及 pH 值升高（见表 9-11）。呼吸性碱中毒时，肾可通过减少 H^+ 排出，使远端肾小管生成新的 HCO_3^- 减少，近端肾小管回吸 HCO_3^- 减少，使其从尿中排出增多，结果引起血中 HCO_3^- 代偿性降低，使 pH 值趋于正常。但这种代偿一般需 2~3 天才能达较充分程度，故急性呼吸性碱中毒时，HCO_3^- 下降程度较轻，一般不低于 18mmol/L，pH 值升高相对较明显，否则应考虑同时合并有代谢性酸中毒。慢性呼吸性碱中毒时，肾代偿可较充分，动脉血 pCO_2 自 40mmHg，每下降 10mmHg，HCO_3^- 可降低 4mmol/L，pH 值升高相对较轻。由于肾排 HCO_3^- 增多，伴 Cl^- 回吸收增加，故患儿血 Cl^- 常代偿性增高。另外，碱血症时磷酸盐进入细胞内，可致血磷减少。

4. 治疗 很少需要特异性治疗呼吸性碱中毒，主要是治疗引起通气过度的原发病。苯二氮䓬类药物可缓解焦虑或精神性过度通气。短期吸入含 3%二氧化碳的气体可能有帮助，轻症急性通气过度可使用再次吸入纸袋气体以提高患儿的 PCO_2，有时可使症状减轻，但之前应注意除外其他引起过度通气的疾病。用呼吸机的患儿应降低每分钟通气量或增加无效腔。本病不宜采用酸性药物如氯化铵治疗。患儿发生手足搐搦时，可静脉缓慢注射葡萄糖酸钙。

（五）混合型酸碱平衡失调

同一患儿同时发生两种或两种以上酸碱平衡失调称为混合型酸碱平衡失调。临床并不很少见。

1. 分类 一般可将其分为两类：

（1）相加性混合型酸碱平衡失调：指呼吸、代谢性酸中毒或此两种碱中毒同时存在。由于此时 pCO_2 及

HCO_3^- 已无法相互代偿，前者使 pH 值降低比单纯一种酸中毒时明显，后者使 pH 值升高更明显。

1）呼吸性酸中毒合并代谢性酸中毒：例如呼吸窘迫综合征或重症肺炎时。CO_2 排出障碍，引起呼吸性酸中毒，动脉血 pCO_2 升高；患儿缺氧可致高乳酸血症，如进食不足可致酮症，两者均可引起代谢性酸中毒，使 HCO_3^- 不但不能代偿性增高，反可降低，致 pH 值下降显著。

2）呼吸性碱中毒合并代谢性碱中毒：例如严重创伤患儿，可因疼痛刺激引起呼吸深、快，CO_2 排出过多致呼吸性碱中毒，血 pCO_2 降低。如患儿同时进行胃肠减压，胃酸丢失或因大量输血使得大量枸橼酸钠（为抗凝剂，在体内可被代谢为 HCO_3^-）进入体内，均可引起代谢性碱中毒，使 HCO_3^- 不能代偿性降低或反而升高，致 pH 值显著增高。

（2）相抵消性混合型酸碱平衡失调：即酸中毒及碱中毒同时存在，可减轻动脉血 pH 值变化，甚至能保持正常。

1）呼吸性酸中毒合并代谢性碱中毒：例如慢性充血性心力衰竭时，具有呼吸性酸中毒，如患儿用利尿剂过度，可致代谢性碱中毒。其血气分析特点是：动脉血 pCO_2 升高，HCO_3^- 也增高，但增高程度超过呼吸性酸中毒 HCO_3^- 代偿性增高应达限度，pH 值正常或接近正常。

2）呼吸性碱中毒合并代谢性酸中毒：较典型的病例是水杨酸盐中毒，水杨酸血浓度过高，可刺激呼吸中枢，引起呼吸通气过度致呼吸性碱中毒，而后水杨酸又可影响体内糖代谢，抑制三羧酸循环，使体内乳酸、丙酮酸增加，促使脂肪代谢加速，致酮体产生增多，加上患儿从皮肤（多汗）、呼吸（呼吸深快）及尿（呼吸性碱中毒时尿丢失水、Na^+、K^+ 及 HCO_3^- 增多）丢失水及电解质增多，这些因素均可引起代谢性酸中毒的发生。患儿 pCO_2 及 HCO_3^- 均明显下降，其下降程度均大于单纯呼吸性碱中毒或单纯代谢性酸中毒所能达到的代偿限度，而 pH 值变化却相对较轻。呼吸性碱中毒合并代谢性酸中毒也可发生于肝性脑病的患儿。

3）代谢性酸中毒合并代谢性碱中毒：这种情况临床不多见。诊断主要根据患儿血气分析正常，即 pCO_2、HCO_3^- 及 pH 值均在正常范围，而 AG 值（阴离子间隙）明显增高。AG 增高说明存在高 AG 代谢性酸中毒，而血气值却正常，提示患儿存在代谢性碱中毒，血气正常是两者抵消的结果。

两种以上酸碱紊乱同时存在，称为多元性酸碱平衡失调，临床较少见。

2. 诊断 血气分析需结合病史，尤其是呼吸性酸碱失衡。表 9-12 为单纯性酸碱失衡的血气特征及其代

偿范围,如患儿实测的代偿指标超过预计代偿限度,应考虑存在混合型酸碱失衡。如代谢性酸中毒患儿,[HCO_3^-]=10mmol/L,pCO_2 预期代偿范围=1.5×[HCO_3^-]

+8±2=1.5×10+8±2=23±2。如实际测得患儿 pCO_2 >25mmol/L,超过预期值,提示合并呼吸性酸中毒。以下列举四个实际病例以加深理解:

表9-12　单纯性酸碱失衡血气特征及其预期代偿范围

表现		原发改变	代偿改变	预期代偿范围
代谢性酸中毒		↓HCO_3^-	↓pCO_2	pCO_2=1.5×[HCO_3^-]+8±2
代谢性碱中毒		↑HCO_3^-	↑pCO_2	[HCO_3^-]每↑10mmol/L,pCO_2↑7mmHg
呼吸性酸中毒	急性	↑pCO_2	↑HCO_3^-	pCO_2 每↑10mmHg,HCO_3^-↑1mmol/L
	慢性			pCO_2 每↑10mmHg,HCO_3^-↑3.5mmol/L
呼吸性碱中毒	急性	↓pCO_2	↓HCO_3^-	pCO_2 每↓10mmHg,HCO_3^-↓2mmol/L
	慢性			pCO_2 每↓10mmHg,$HCO3^-$↓4mmol/L

例1:急性重症肺炎患儿,测血气 pH 值7.13,pCO_2 52mmHg,[HCO_3^-]16.1mmol/L,BE -10.5,pO_2 49.5mmHg。患儿为Ⅱ型呼吸衰竭,有低氧血症及呼吸性酸中毒,呼吸性酸中毒时[HCO_3^-]应代偿性增高,按表9-12的急性呼吸性酸中毒,pCO_2=52mmHg 时,[HCO_3^-]应增高1.2mmol/L。此患儿不但不增高,反而明显降低,BE 也为明显负值,故患儿同时存在代谢性酸中毒。由于呼吸性酸中毒合并代谢性酸中毒,故 pH 值明显降低。

例2:患儿因误服大量阿司匹林来笔者医院就诊,患儿呼吸深快,查血气 pH 值7.39,pCO_2 24mmHg,[HCO_3^-]15mmol/L,呼吸深快,pCO_2 降低,可诊断为急性呼吸性碱中毒。根据表9-12急性呼吸性碱中毒,pCO_2 每降低10mmHg,[HCO_3^-]下降2mmol/L,此患儿 pCO_2=24mmHg,比正常降低40-24=16,预期[HCO_3^-]代偿下降3.2mmol/L,实际患儿[HCO_3^-]比正常降低=24mmol/L-15mmol/L=9mmol/L。故患儿同时并发代谢性酸中毒,由于呼吸性碱中毒加代谢性酸中毒使 pH 值正常。

例3:肺心病合并肺炎,患儿呼吸困难、水肿。经吸氧、抗生素及利尿剂治疗6天后查血气,pH 值7.52,pCO_2 64.3mmHg,[HCO_3^-]53mmol/L,BE +26,PO_2 61mmHg,患儿有低氧血症。根据 pH 值呈碱血症,pCO_2 及[HCO_3^-]均升高,BE+26可诊断为代谢碱中毒,估计与多次使用利尿药有关。按表9-12代谢性碱中毒时[HCO_3^-]每增高10mmol/L,pCO_2 代偿性增高7mmHg,此患儿[HCO_3^-]比正常高53mmol/L-40mmol/L=13mmol/L,pCO_2 预期代偿增高=1.3增高/L-4,此患儿 pCO_2 为64.3mmHg,实际增高64.3mmHg-40mmHg=14.3mmHg,显著高于预期值。故应考虑合并呼吸性酸中毒,显然与肺心病肺炎有关。

例4:糖尿病患儿呕吐4天,测血气 pH 值7.37,pCO_2 37mmHg,[HCO_3^-]24mmol/L,结果正常。但患儿血浆[Na^+]123mmol/L,[K^+]2.8mmol/L,[Cl^-]73mmol/L,AG 值=[Na^+]-([Cl^-]+[HCO_3^-])=123-(73+24)mmol/L=26mmol/L,明显高于正常值,可诊断患儿有高 AG 代谢性酸中毒,查尿酮体(++++),代谢性酸中毒考虑与糖尿病酮症酸中毒有关。但患儿血气值正常,应考虑患儿同时存在代谢性碱中毒抵消所致,代谢性碱中毒可能由呕吐及低钾所引起。

(张晶)

参考文献

[1] KLIEGMAN RM,ST. GEME JW,BEHRMAN RE,et al. Nelson Textbook of Pediatrics. 21th ed. Philadelphia:Elsevier Saunders,2020:389-425.

[2] 国家卫生健康委员会,国家中医药管理局. 儿童急性感染性腹泻病诊疗规范(2020年版). 传染病信息,2021,34(1):1-8.

[3] SHANE AL,MODY RK,CRUMP JA,et al. 2017 Infectious Diseases Society of America clinical practice guidelines for the diagnosis and management of infectious diarrhea. Clin Infect Dis,2017,65(12):1963-1973.

[4] 陈新谦,金有豫,汤光. 陈新谦新编药物学. 18版. 北京:人民卫生出版社,2018.

[5] 中华医学会儿科学分会消化学组. 中国儿童急性感染性腹泻病临床实践指南. 中华儿科杂志,2016,54(7):483-488.

[6] 邵肖梅,叶鸿瑁,丘小汕. 实用新生儿学. 5版. 北京:人民卫生出版社,2019.

[7] 张向阳,陈旭岩. 水、电解质和酸碱平衡紊乱临床评估与管理. 北京:中国科学技术出版社,2020.

10 第十章
物理与康复疗法

第 1 节 物理疗法

一、电疗

电疗法是利用不同类型的电流和电磁场治疗疾病的方法,是物理治疗中最常用的方法之一。不同类型电流对人体主要生理作用不同,本节是从多样的电疗方法中,选出在儿科常用的几种,概括性介绍它们的定义、生物学效应、治疗作用及临床应用方法。

(一)直流电疗法

将低电压(30~80v)、小强度(小于50mA)的平稳直流电作用于人体来治疗疾病的方法称为直流电疗法,又称直流电刺激。

1. 生物学效应

(1)对细胞代谢的影响:直流电阳极范围内细胞膜蛋白凝集致密,通透性和代谢降低;而阴极范围内细胞膜变疏松,通透性升高,代谢增强[1]。

(2)对组织兴奋性的影响:局部直流电阳极区及其附近组织兴奋性降低,阴极区及其附近组织兴奋性增高,其兴奋和抑制作用与电极放置部位、电流强度及持续时间密切相关[1]。

(3)对血管的影响:在直流电刺激作用下,血管舒张,改善局部血液循环。

2. 治疗作用

(1)调节神经系统功能

1)调节中枢神经系统功能:经颅直流电刺激可能影响皮质兴奋/抑制平衡。经皮脊髓直流电刺激可影响脊髓传导束及脊髓环路的电活动,从而起到治疗慢性疼痛及改善运动功能等作用,将阳极置于腰骶部、阴极置于颈部,即可产生上行电流,可使反射兴奋性增高,反之兴奋性降低,如下行电流可使舞蹈病患儿的抽搐和无意识运动消减,上行电流则使其加重[2]。

2)调节自主神经功能:当直流电刺激皮肤感受器时,可通过自主神经反射性地影响内脏器官血管舒缩功能。

3)修复周围神经损伤:直流电可促进局部血液循环、预防神经元凋亡,使神经纤维的再生加速,对周围神经损伤有治疗价值。

(2)消炎、镇痛、促进伤口愈合、软化瘢痕:直流电阳极具有消炎、镇痛等作用,阴极可改善局部组织营养,具有促进伤口愈合等作用。

(3)促进骨折愈合:直流电的电解作用可造成阴极周围氧张力减低,10~20μA小剂量阴极直流电能促进骨再生和修复。

(4)化学性烧伤作用:可利用该作用进行拔毛,破坏皮肤上的疣、痣等赘生物或倒睫的毛囊。

3. 治疗技术和方法

(1)仪器设备:电压在100V以下、电流输出为0~50mA的直流电疗机,电极板、衬垫、固定带等。

(2)操作方法

1)体位选择:患儿取舒适仰卧位,暴露治疗部位。

2)电极:由电极板和衬垫组成,衬垫为厚1.0cm的温湿绒布,可吸附电解产物、防止灼伤皮肤、增强皮肤导电性。

3)电极放置方法:①并置法:两个电极放在病灶的一侧,上下或左右并置,适用于治疗身体浅部或体表病变,如周围神经和血管疾病等;②对置法:两个电极分别放置在身体某部位的内外两侧或前后面,适用于较深病灶的治疗,如头部、关节及内脏器官等部位;③斜对置法。两个电极分别放置在身体某部位内外两侧的上下部斜对置。电极的大小和放置方法根据治疗目的和治疗部位的特点进行选取。对小儿进行治疗,经常采用两个等大电极,因其电流密度相等,使双侧治疗部位的感觉相对一致,治疗时患儿比较安静。

4)治疗剂量及疗程:治疗剂量与治疗时间的长短直接相关,一般儿童治疗剂量为0.02~0.08mA/cm²,以患儿耐受为度。治疗开始时患儿耐受量较小,经过3~5分钟再微增剂量,这样患儿就能更好地耐受。每次治疗时间10~20分钟,每日或隔日一次,视病情,10~20次为一个疗程,休息5~7天后可以重复治疗[1]。

4. 临床应用

(1)适应证:周围神经病、自主神经失调、孤独症谱系障碍、注意力缺陷多动障碍、脑性瘫痪、癫痫、角膜炎、骨折延迟愈合、关节炎、中耳炎、皮肤瘢痕、术后粘连等[1-4]。

(2)禁忌证:高热、心肝肾功能衰竭、出血倾向、皮肤急性化脓性感染、急性湿疹、恶性肿瘤及对直流电不能耐受者。

5. 注意事项

(1)接通电流之前,必须仔细检查电疗机,各部件均正常方能用于治疗。

（2）电极片需展平，衬垫温度以不烫为度，湿度以拧不出水为度，衬垫有电极套时应将衬垫的一面贴在皮肤上，严防放反。

（3）检查治疗部位皮肤，如有感觉障碍和损伤等情况，则避开此部位，如果毛发过多，应剃去或用温水浸湿。

（4）治疗时注意观察患儿反应及仪器工作情况，避免患儿哭闹、乱动，以免电极移动、脱落，出现烧伤、触电等；开关及调节电流时需缓慢旋转电位器；避免通电时间过长引起化学性烧伤。

（5）治疗结束后不要搔抓治疗部位皮肤，若有充血、刺痒或小丘疹，可局部外涂甘油乙醇。

6. 医嘱示例[2-3]

诊断 注意力缺陷多动障碍

医嘱 直流电疗法

　　电极 35cm^2 2个。

　　部位、方法 阳极：右侧眼眶上；阴极：左侧背外侧前额叶皮质（DLPFC）区。

　　剂量 1.5mA。

　　时间 10~20分钟。

　　疗程 每日1次，治疗10次为一疗程。

（二）直流电药物离子导入疗法

应用直流电将治疗所需药物离子经过皮肤、黏膜导入体内治疗疾病的方法称为直流电药物离子导入疗法，简称离子导入疗法。

1. 生物学效应

（1）对皮肤渗透性及药物离子的影响：药物离子可经过皮肤汗腺管和毛孔进入皮内，可使渗透率提高20~60倍。

（2）对导入离子分布的影响：直流电直接导入离子直达皮内，堆积在表皮内形成"离子堆"，以后通过渗透作用进入血液循环。

2. 治疗作用 该疗法具有直流电和药物的双重治疗作用，比单纯的药物或直流电作用疗效好[1]。

3. 治疗技术和方法 具体治疗技术和方法参阅直流电疗法。

（1）仪器设备：直流电治疗仪、药液、浸药所用的滤纸、纱布、衬垫要注明阳极（+）和阴极（-）。

（2）治疗方法：包括衬垫法、电水浴法、体腔法三种。衬垫法最常用，将与作用电极面积相同的滤纸或纱布用药液浸湿后，放在治疗部位的皮肤上，其上面再放

衬垫和铅片，非作用电极下的滤纸或纱布用普通温水浸湿即可，导入的极性要正确。

4. 临床应用

（1）适应证：结膜炎、弱视、周围神经病、慢性支气管炎、小儿先天性肌性斜颈、关节炎、骨折延迟愈合等（表10-1）[4-6]。

表 10-1 常用导入的药物[3]

导入药物	极性	药物名称	浓度或剂量/%
钙	+	氧化钙	5~10
镁	+	硫酸镁	3~5
钾	+	氯化钾	3~5
碘	-	碘化钾	5~10
银	+	硝酸银	1~3
阿司匹林	-	阿司匹林	2~10
氨茶碱	+/-	氨茶碱	1~2
肾上腺素	+	盐酸肾上腺素	0.01~0.02
庆大霉素	+	硫酸庆大霉素	2 000~4 000U/L
维生素 B$_1$	+	维生素 B$_1$	100mg/L
肝素	-	肝素	500U/ml
谷氨酸	-	谷氨酸钠	3~5
五味子	-	五味子煎剂	50
杜仲	+	杜仲煎剂	30

（2）禁忌证：高热、心肝肾功能衰竭、出血倾向、皮肤急性化脓性感染、对拟导入的药物过敏者。

5. 注意事项

（1）对可能发生过敏的药物做过敏试验。

（2）配制导入药液的溶剂一般多采用蒸馏水、无离子水、乙醇、葡萄糖等，药物必须新鲜、无污染，配制的药液应放在玻璃瓶内保存，避光的药液应放在棕色的瓶内，保存一般不超过1周。

（3）遵循直流电疗法的注意事项。

6. 医嘱示例

诊断 眼外伤并发眼底陈旧性出血（左眼）

医嘱 直流电药物离子导入疗法

　　药物氨妥碘液（-）导入。

　　电极 直径5cm圆形眼电极1个、50cm^{2}矩形电极1个。

　　部位、方法 先将安妥碘液2ml洒在与衬垫面积相同的滤纸上，再将圆形眼电极置于左

眼(-),50cm² 矩形电极置于颈枕部(+)。

剂量 耐受性,学龄儿童可耐受 0.2~0.5mA。

时间 15~20 分钟。

疗程 每日 1 次,15~20 次为一疗程。可作数疗程治疗。

(三)低频脉冲电疗法

频率在 1 000Hz 以下的脉冲电流称作低频电流或低频脉冲电流,医学上应用低频脉冲电流作用于人体来治疗疾病的方法称为低频脉冲电疗法(low frequency impulse current therapy)。临床上常使用的疗法包括神经肌肉电刺激疗法、功能性电刺激疗法和经皮电神经刺激疗法。儿童临床应用的频率一般在 0.5~2Hz 之间。

1. 生物学效应 低频脉冲电刺激细胞产生动作电位,从而兴奋神经肌肉组织,引起肌肉收缩。此外,低频脉冲电流能够增加局部血供营养及促进伤口愈合。

2. 治疗作用

(1)预防及治疗肌肉萎缩:一般采用神经肌肉电刺激疗法,患儿神经受损或长时间制动后,会出现的肌肉萎缩和无力。神经肌肉电刺激疗法能够刺激失运动肌群,使之收缩,从而预防和治疗肌肉萎缩,结合康复训练,能够促进神经肌肉功能的重建[12]。

(2)促进肌肉功能重建:国内外统称为功能性电刺激疗法,该功能可以刺激肌肉产生功能性活动,如上肢可产生抓握动作,下肢出现足背伸,吞咽肌群产生吞咽动作[13]。

(3)缓解各种急慢性疼痛:应用经皮电神经刺激疗法对急性疼痛具有较好的镇痛效果。

(4)改善血液循环:同直流电疗法。

此外,应用低频脉冲电流作用于相应脊髓节段可反射性地调节内脏功能,作用于下颈及上胸段后,能改善支气管哮喘患儿的外呼吸功能。

3. 治疗技术和方法

(1)神经肌肉电刺激疗法:选用能输出方波、三角波的低频脉冲电治疗仪,电流频率 0.5~100Hz,波宽 1~1 000ms,电流输出强度 0~100mA,调制频率每分钟 1~30 次,治疗前需确定患儿适宜的参数。由弱到强对电流强度缓慢调节,以引起明显肌肉收缩且无明显皮肤疼痛为度。电极放置方法主要有两种:①单极法:一个直径 3cm 左右的电极为主极,连接阴极,置于受累肌肉的运动点上;另一个直径 15~20cm 的电极连接阳极,置于颈背部(上肢治疗时)或腰骶部(下肢治疗时)。②双极

法:在受累肌肉的肌腹两端放置两个电极,近端电极为阳极,远端电极为阴极。电刺激应分段进行,常规先刺激 3~5 分钟,其间肌肉收缩 10~15 次休息数分钟,再次进行刺激,重复 4 组,总收缩次数达 40~60 次。在治疗神经损伤严重的患儿时,起初使其每分钟收缩 1 次,治疗量为总收缩 10~15 次;患儿病情好转后可逐步增加肌肉收缩的次数达到每组 20~30 次,总收缩次数达到 80~120 次。一般每天治疗 1~3 次,一个疗程 15~20 天。临床上还有通过刺激痉挛肌肉的拮抗肌,加强拮抗肌的收缩拉伸痉挛肌肉,而降低肌张力。

(2)功能性电刺激疗法:选用多通道、可输出方波或其他波形的低频脉冲治疗仪,波宽 0.1~1ms,脉冲波组宽度 1.8s,频率 20~100Hz,能分别调节相应通道的治疗参数。临床上在步行训练时应用最多:将电极片置于小腿前外侧,其中阴极放在后,阳极放在前,调节电流强度的大小,给予微小电刺激帮助定位,寻找一个能够刺激肌肉背屈收缩的点,这个点就是放置阴极电极片的部位,再把阳极电极片放在胫前肌合适位置;设定电刺激肌肉训练模式和治疗参数,在步态分析系统中确定最适合患儿的刺激方式;设定胫骨倾斜角度为电刺激触发开关,足跟抬起时电刺激开始,胫前肌等肌肉收缩,促进足背屈,足跟落地时电刺激结束。开始治疗时每次刺激 10 分钟,每天数次,刺激时间随着步行功能的改善逐渐延长,适时调节电流参数,最终过渡到自主活动。儿童康复常用便携式表面电刺激,可随身携带便于活动和治疗。

(3)经皮神经电刺激法:①将两个电极对置或并置于痛点、运动点、穴位、神经节段或神经走行部位;②根据治疗需要选择电流频率、波宽、治疗时间,每次 20~30 分钟,每天 1~2 次,可较长时期连续治疗。

4. 临床应用 低频脉冲电疗法对婴幼儿是一种比较适宜的治疗方法,可促进神经兴奋传导和肌肉功能恢复正常。

早期疗效优于晚期,部分疾病的治疗期限较长。

(1)适应证:脑性瘫痪、急性炎症性脱髓鞘性多发性神经病、周围神经损伤、先天性肌性斜颈、吞咽功能障碍、脑脊髓损伤术后、各种脑炎恢复期、一氧化碳中毒、肠麻痹、尿潴留等疾病的治疗。

(2)禁忌证:生命体征不稳定、癫痫未有效控制、电疗有过敏反应、对电极片严重或持续性过敏反应、治疗部位皮肤破损、有出血倾向、严重心脏病或戴有心脏起搏器等。

5. 注意事项 先用弱电流让患儿适应,以消除恐惧,再调节电流到治疗量;根据患儿的功能障碍选择合

适的电疗方法及需要刺激的部位;放置电极时需根据操作方法选择合适的位置,治疗参数的设置应随着患儿的恢复情况进行调节。

6. 医嘱示例

例1 诊断 周围神经损伤

　　　医嘱 功能性电刺激疗法

　　　　　电极 50cm 22个。

　　　　　部位、方法 以损伤部位为中心与其远端并排。

　　　　　频率 30~60次/min。

　　　　　波形 双向,波幅可调,缓升缓降。

　　　　　剂量 弱→中剂量。

　　　　　时间 20~40分钟。

　　　　　疗程 每日1~2次,20次为一疗程,可作数疗程。

例2 诊断 吞咽功能障碍

　　　医嘱 神经肌肉电刺激疗法

　　　　　电极 表面电极2个。

　　　　　部位、方法 表面电极片贴敷于舌骨上、下肌群。

　　　　　频率 3~1 000Hz。

　　　　　波形 双向,波幅可调,缓升缓降。

　　　　　剂量 0→观察到喉部肌群有反应。

　　　　　时间 5~20分钟。

　　　　　疗程 每日1~2次,20次为一疗程,可作数疗程。

(四)中频电疗法

应用频率1~100kHz的脉冲电流治疗疾病的方法称为中频电疗法,可分为干扰电疗法、调制中频电疗法、等幅中频电疗法、低中频电混合疗法。

1. 生物学效应

(1) 无电解作用:中频电流是正弦交流电,作用时无正负极之分,亦不产生电解作用,所以电极可以大为简化,中频电疗即使用比较薄的衬垫也不会损伤皮肤。

(2) 能克服组织电阻,易穿透组织,增加作用深度。

(3) 收缩阈和痛阈分离现象:中频电可使皮肤痛觉感受器的刺激性降低,痛阈升高,患儿对其耐受性好,无哭闹反应。

(4) 神经体液调节:中频电流刺激可促进血液循环,缓解缺血所致的肌肉痉挛,改善缺氧状态;另外,电刺激还可使人体释放具有镇痛作用的吗啡样物质。

2. 治疗作用

(1) 促进局部血液循环:中频电停止作用后10~15分钟局部充血反应比较明显。50~100Hz的低频调制中频电流有明显的促进局部血液和淋巴循环的作用;多次治疗后血液循环的改善为单次作用累积效应及自主神经功能调整的结果。

(2) 镇痛作用。

(3) 对肌肉的作用:目前认为刺激病变肌肉最合适的电流是由低频调制的中频电流,中频电刺激比低频电有更深的穿透力,更适合用于颈部咽肌群等深部肌肉病变的治疗,对吞咽功能障碍也有明显的治疗效果[7]。

(4) 调整内脏平滑肌张力:能刺激自主神经,改善内脏血液循环,提高胃肠、胆囊、膀胱等内脏平滑肌张力,调整内脏功能,使其运动功能正常化。

(5) 软化瘢痕和松解粘连。

(6) 调整神经系统功能:等幅中频电流可作用于神经节段或反射区,可以促进汗腺、乳腺分泌,促进食欲,降低血压,对自主神经及高级神经活动均具有调节作用。

(7) 消炎作用:主要由于中频电作用后局部组织的血液循环改善,加强氧代谢,促使炎症吸收与消散等。

3. 治疗技术和方法

中频电疗法中以调制中频电疗法和等幅中频(音频)电疗法最为普及。电极放置方法参见低频电疗法和直流电法。但中频电疗法所采用的电极衬垫比较薄。

(1) 适应证:脑性瘫痪、周围神经损伤、吞咽功能障碍、胃下垂、术后肠麻痹、尿潴留、儿童遗尿症、关节纤维性挛缩、瘢痕及瘢痕挛缩、术后粘连、炎症后硬化、注射后硬结、血肿机化等。

(2) 禁忌证:急性感染性疾病、出血性疾病、肿瘤、局部有金属固定物、置有心脏起搏器者、血栓性静脉炎、各种重要脏器疾病急性进展期、对电流不能耐受者。

4. 注意事项

(1) 中频电疗机特别是微电脑控制的治疗机应与高频电疗机分开,分设于两室,以免中频电疗机的工作受高频电磁波的干扰影响。使用前应检查治疗功能是否正常工作,电极、导线是否完好,导线插头、导线夹等是否牢固。

(2) 治疗时不要接触机器,不可随便活动。选择适合治疗部位的电极,衬垫放置治疗部位上,尽量使病灶位于两电极中间。

(3) 治疗期间注意观察有无副作用,如有头晕、头疼、胸闷、嗜睡等症状发生,应及时调节电流强度或停止治疗。

5. 医嘱示例

例1　诊断　胸锁乳突肌血肿(左侧)

　　　医嘱　中频电疗法

　　　　　　电极　6cm² 2 个。

　　　　　　部位、方法　左侧胸锁乳突肌血肿块处并置。

　　　　　　波形　等幅正弦电流。

　　　　　　剂量　4~8mA,触之有收缩感,患儿不哭。

　　　　　　时间　15~20 分钟。

　　　　　　疗程　每日 1 次,20 次为一疗程,可作数疗程。

例2　诊断　吞咽功能障碍

　　　医嘱　中频电疗法

　　　　　　电极　导电橡胶电极。

　　　　　　部位、方法　双侧甲状软骨旁及下颌缘间的皮肤。

　　　　　　波形　调制波形指数波、方波。

　　　　　　剂量　选择患儿耐受的电流强度。

　　　　　　时间　每次 20 分钟。

　　　　　　疗程　每日 1 次,5 次为一疗程,根据病情需要治疗 2~4 个疗程。

(五)高频电疗法

利用频率 100kHz~300GHz,波长 3 000m~1mm 的正弦交流电作用于人体并治疗疾病的电疗法称为高频电疗法。儿科领域常见的是超短波疗法;短波、微波疗法少见。现以超短波疗法为例。

1. 生物学效应　高频交流电产生高频电磁场,作用于人体引起热效应和非热效应。

2. 治疗作用　超短波治疗一般采用无热量、微热量,称为小剂量治疗,主要作用如下:

(1) 对炎症的作用:促进炎症吸收消散;增加病灶内白细胞、抗体数量;抑制病原体生长;促进细胞有丝分裂,加快损伤组织修复。

(2) 对神经系统的影响:减轻神经细胞凋亡[8];促进周围神经损伤后髓鞘及轴索再生;调节自主神经节或神经丛兴奋性;降低感觉神经兴奋性,抑制传导。

(3) 对内脏功能的影响:作用于胃肠,能缓解胃肠道痉挛,促进其吸收和分泌;作用于肺部,能扩张肺血管,改善呼吸功能。

(4) 镇痛作用:加快致痛物质、炎性介质的清除,减轻疼痛感,干扰痛觉引起的神经冲动。

3. 治疗技术和方法

(1) 治疗剂量:剂量按照患儿的温热感觉程度分为四级。由于儿童不能准确表达自己的感觉,只能通过仪器的输出值和氖光管亮度并结合自己的实践总结出最佳量值。Ⅰ级无热(最弱)剂量:无温热感,电流表为 40~60mA(不同治疗机有差异),氖光管若明若暗。Ⅱ级微热(弱)剂量:微温感,电流表为 60~70mA,氖光管微亮。Ⅲ级温热(中)剂量:温热感,电流表为 70~80mA,氖光管明亮。Ⅳ级热(强)剂量:明显热感能耐受,电流表为 80~100mA,氖光管辉亮。应当指出的是:治疗机输出值的调节,不是单靠旋转电流表指针的增高或降低,而是在谐振状态下(电流表达到最高值,氖光管最亮)调节电极与皮肤的间隙,间隙加大时剂量减少,间隙减小时剂量增大。Ⅰ、Ⅱ级的剂量称为小剂量,多用于婴幼儿的急性炎症。小至中剂量用于儿童的迁延性或慢性疾病。小儿疾病基本不用强剂量。治疗小儿疾病,剂量尤须准确,严禁剂量过大,否则不但不能提高疗效,反而可导致不良反应发生。

(2) 治疗时间:一般新生儿为 3~4 分钟;婴幼儿多采用 6~8 分钟;年长儿 10~12 分钟。如治疗时间过长,由于儿童血管壁弹性较差,血管神经功能在患病期间易于紊乱,治疗局部易显示渗出现象。儿童急性炎症治疗,疗程不宜太长,5~7 次即可。

(3) 电极的放置和大小:经常采用矩形或圆形板式电极,并置或对置或斜对置。电极与体表的间隙 1.0~3.0cm。电极要大于病变区,为(1.2~1.5):1。

4. 临床应用

(1) 适应证:急性、亚急性炎症,如婴幼儿腹泻、肠痉挛、急性横贯性脊髓炎、脑血管炎、脑炎恢复期、急性炎症性脱髓鞘性多发性神经病、骨髓炎、扭挫伤等。

(2) 禁忌证:恶性肿瘤、出血倾向、结核病、严重心肺功能不全、局部金属异物及植入物。

5. 注意事项

(1) 电路应在谐振状态下工作。

(2) 导线不能交叉或打圈,不能直接接触皮肤。

(3) 儿童头部及新生儿治疗必须采用小功率(五官)超短波电疗机,板式圆形电极直径 4cm 或 8cm,无热量,治疗时间 4~6 分钟。

(4) 心脏部位不宜做对置法治疗。

(5) 新生儿、婴幼儿治疗时,如母亲抱着患儿治疗,注意电极不要在母子之间放置。电极要靠近患儿病灶。母亲的手臂不能接触电极,以免能量直接传输给母体。

(6) 对儿童急性病治疗时,无论是住院患儿或是门诊患儿,均需在每次治疗前复查病情,判定是否采用原来的方法和剂量。只有认真观察病情变化,适时调配剂量和方法,才能提高疗效。

(7) 对创面的治疗,务必在换药后进行。

(8) 患儿治疗时防止汗液、泪液、尿液流至电极下引起烫伤。

6. 医嘱示例

例1 诊断 肺炎(或腺病毒肺炎,如有心力衰竭,纠正72小时后方可理疗)

    医嘱 超短波电疗法

        电极 160cm² 板式电极(婴儿)2个。

        部位、方法 胸背部对置(或背部、腋下部斜对置)。

        间隙 2.0~3.0cm。

        剂量 无热量。

        时间 6~8分钟。

        疗程 每日1次,治疗5~7次。

例2 诊断 婴幼儿腹泻

    医嘱 超短波电疗法

        电极 160cm² 板式电极2个。

        部位、方法 腹、腰部对置法。

        间隙 2.0~3.0cm。

        剂量 无热量。

        时间 6~8分钟。

        疗程 每日1次,治疗5~7次。

二、生物反馈疗法

生物反馈疗法(biofeedback therapy, BFT),又称电子生物反馈训练法,是应用电子仪器将人体内正常或异常的生理活动信息转换为可识别的光、声、图像、曲线等信号,以此训练患儿学会通过控制这些现实的信号来调控不随意(或不完全随意的)、通常不能感受到的生理活动,以达到调节生理功能及治疗某些身心性疾病目的的方法。

1. 生物学效应
生物反馈训练借助现代电子技术,将人体内部某些不受意识支配或不被觉察的特定生理活动,如心律、胃肠道平滑肌收缩以及脑电节律等动态信息,经仪器检验、放大和转换,以声、光、仪表指针,或监控装置显示的符号、数字等信号形式,直接而又连续不断地反馈给患儿,使其随时能够觉察自己体内某些生理过程的即刻动态变化。与此同时,患儿根据反馈信息,有意识地在一个可能变动的范围内,学习控制这些

原本不受意识支配的生理活动过程。

2. 治疗作用

(1) 促进神经肌肉功能恢复。

(2) 调节脑电活动。

(3) 降低交感神经兴奋性。

3. 治疗技术和方法
常用生物反馈仪都是由生理信息检测、信号处理、反馈显示、数据收集记录四部分组成。BFT根据检测和反馈信息的不同,可分为肌电生物反馈、脑电生物反馈、手指温度生物反馈等,在儿童康复中常用的有肌电生物反馈、脑电生物反馈两种[9-11]。

(1) 肌电生物反馈(electromyographic biofeedback, EMGBF):是通过反馈仪将肌电信号叠加输出,转化成患儿可直接接受的反馈信息(如颜色、数字、声响等),患儿根据反馈信息对病肌进行功能训练的一种疗法。按临床应用目的可分为两类:一类是放松性(松弛性)反馈;另一类是增强性(再训练性)反馈。

治疗方法:检查并确认治疗仪各开关旋钮在位正常工作,嘱患儿取舒适体位,暴露治疗部位,用肥皂水清洁拟安放电极部位的皮肤(角质层厚的部位可先用细砂纸轻擦皮肤后再清洁),再用75%酒精脱脂。将2个涂以导电膏的电极并列固定于治疗部位皮肤上,另将地极放在相应特定的位置,将电极导线与治疗仪相连,患儿戴耳机,将治疗仪接通电源,启动后调节旋钮测定肌电基线,显示肌电数值,并发出灯光和声音信号。按治疗要求,由医技人员或录音带的指导语引导患儿学会根据视听反馈信号,通过自我控制调节肌电电压,从而使治疗部位肌肉放松或紧张,进行训练。治疗完毕,关闭电源,从患儿身上取下电极。

(2) 脑电生物反馈(electroencephalograph biofeedback, EEGBF):是生物反馈中重要的一种,也被称为"神经生物反馈""神经反馈""神经治疗",是应用操作性条件反射原理,利用仪器将脑电信息加以处理,以视觉或听觉的形式显示给患儿,让其知道自身脑电变化,通过一段时间调节大脑状态,进而达到治疗目的的疗法。

治疗方法:将电极置于患儿头部并让其注意仪器显示的声、光反馈信号的变化,一旦特定的脑电节律出现即告知患儿认清并记住当时反馈信号的特征,在治疗中要求患儿努力寻求发生这种信号时大脑和身体所有表现的活动状态,并逐渐诱导产生这种信号。

4. 临床应用

(1) 适应证

1) 肌电生物反馈:适用于脑卒中、脑性瘫痪、脊髓损伤、周围神经损伤、痉挛性斜颈、软组织损伤、腰背痛、哮喘、紧张性头痛、泌尿生殖系统功能障碍等疾病。

2）脑电生物反馈:适用于癫痫、注意缺陷多动障碍、学习障碍、睡眠障碍、抽动障碍、轻中度智力低下、孤独症谱系障碍、焦虑症、抑郁症、创伤后应激综合征等疾病。

（2）禁忌证:诊断不明者、重度智力低下、意识障碍和认知障碍、精神分裂症急性期、感觉性失语、严重心脏病、青光眼等。

5. 注意事项

（1）治疗训练环境应安静、舒适、光线明亮,将外界干扰降至最低。治疗时,让患儿充分理解和密切配合,集中注意力,仔细体会肌肉放松和紧张的感觉,注意视听信号与医技人员或录音带的指导用语。

（2）选取最佳的治疗电极类别与参考电极放置位置,治疗后在皮肤上做好记号,以便下次治疗时参考选取。

（3）治疗中治疗师指导语的语速、音调、音量要适宜。

（4）进行若干次治疗后,可让患儿自己默诵指导语,按照在治疗室学会的感受和自我控制技术,在家中不用治疗仪进行自我训练,以强化认识和记忆,巩固疗效,最后过渡到完全不用治疗仪进行自我训练治疗。每日治疗训练可进行多次。

（5）训练期间出现不良的反应,如血压升高、头痛、头晕、呕吐、失眠、妄想、癫痫发作等现象时应停止训练。

6. 医嘱示例

例 1　诊断　痉挛型脑性瘫痪

　　　医嘱　肌电生物反馈疗法

　　　　　　部位、方法　2 个电极分别固定在胫前肌肌腹和外踝上 3cm 腓骨前缘,参考电极置于膝关节处,半主动模式。

　　　　　　时间　20~30 分钟。

　　　　　　疗程　每周 3~5 次,20~30 次为一疗程。

例 2　诊断　注意力缺陷多动障碍

　　　医嘱　脑电生物反馈疗法

　　　　　　部位、方法　电极固定于头部,抑制 θ 波,增加 SMR 波。

　　　　　　时间　20~30 分钟。

　　　　　　疗程　每周 3~5 次,20~30 次为一疗程。

三、光疗

光疗法是利用日光辐射或人工光源防治疾病和促进机体康复的方法。本节主要概括介绍三种临床中比较常用的人工光源:红外线、紫外线、激光。

（一）红外线疗法

1. 生物学效应

（1）人体对红外线有吸收、辐射和反射作用。

（2）温热效应:近红外线,穿入人体组织较深约 10mm,多应用于略深的病变部位及对热敏感者。远红外线,大部分被表层皮肤吸收,穿透组织深度小于 1mm,多应用于浅表、有渗出的病变部位。

（3）红斑反应:红外线照射皮肤时,被照局部呈现浅红色不规则网状分布,为红外线的红斑反应。近红外线照射区皮肤,红斑呈花斑状,远红外线照射区皮肤红斑均匀[1]。

2. 治疗作用

（1）改善局部血液循环。

（2）缓解肌肉痉挛。

（3）镇痛。

（4）促进组织再生。

3. 治疗技术和方法

（1）设备选择:红外线治疗设备常用的有红外线灯、白炽灯。红外线灯为不发光辐射器,辐射远红外线。有台式和落地式,台式灯的功率为 50~600W,落地灯的功率可达 1 500W,适用于局部病灶治疗。白炽灯（石英红外线）主要辐射近红外线与少量可见光,多适用于局部治疗,特别是深部病灶[1]。

（2）操作方法

1）治疗时采取舒适体位,充分暴露治疗部位。

2）照射前检查照射部位对温热感是否正常,并对有创伤口进行清创。

3）治疗灯从上方垂直照射病灶区,灯与皮肤的距离一般为 30~60cm,以照射部位有舒适的温热感为准。每次平均照射 15~20 分钟,每日 1 次,10 次为一疗程。

4）对有创伤口,在照射过程中如见到创面已干燥,再延长照射 3~5 分钟,每日 1 次,直至创面愈合;若能隔日 1 次或连照 2 日休息 1 日,休息日配用小剂量紫外线照射,可以加速创面愈合。

5）红外线局部照射可配合应用中西药物涂布,或配合针刺治疗,可提高治疗效果。

4. 临床应用

（1）适应证:亚急性和慢性损伤、炎症,如软组织扭挫伤恢复期、肠系膜淋巴结炎、睾丸鞘膜积液、小儿支气管炎、软组织炎症感染吸收期、面神经麻痹、伤口愈合迟缓、肌痉挛、新生儿红臀、湿疹等。

（2）禁忌证：恶性肿瘤、活动性结核、高热、急性扭挫伤（24 小时内）、急性化脓性炎症、闭塞性脉管炎、出血倾向、局部皮肤温热感觉障碍、血液循环障碍、认知功能障碍者等。

5. 注意事项

（1）首次照射前应仔细检查患儿及询问家长，是否有皮肤感觉障碍，如有一般不予照射。

（2）非照射区用敷布盖好。如治疗部位接近头部，用治疗巾将头部遮隔，以免损伤角膜、晶体和视网膜。不要将敷布直接盖住患儿的眼、口、鼻，以免影响呼吸或造成精神紧张。

（3）照射新鲜的植皮、瘢痕区时应拉大照射距离，并密切观察照射部位，以免烫伤。

（4）对有创伤口照射时，应注意观察创面情况，防止因照射时间过长出现渗出。

（5）若患儿不能分辨温热感的程度，医务人员应注意调节。观察皮肤出现淡红色均匀红斑即可，如出现大理石状红斑，提示温度过高，应立即调整照射距离或停止照射。

（6）治疗过程中需严密看护患儿，不得使其随意移动体位，防止烫伤。如有大汗、头晕、心慌、烦躁等症状应立即停止照射并及时告知医师。

（7）照射结束后，在治疗室内留观 10～15 分钟，没有不适症状才能离开。

6. 医嘱示例

诊断　睾丸鞘膜积液（左侧）

医嘱　远红外线照射

　　　灯具　普通远红外线灯 250～300W。

部位　以左侧阴囊为中心照射。

距离　40cm。

剂量　微热量。

时间　15～20 分钟。

疗程　每日 1 次，10 次为一疗程，休息 1 周可重复应用。

（二）紫外线疗法

1. 生物学效应

（1）皮肤对紫外线的吸收和反射：紫外线被皮肤表层吸收后，引起生物物理效应和生理治疗作用。

（2）皮肤红斑反应：紫外线照射皮肤或黏膜后，经过 2～6 小时的潜伏期，被照射局部呈现淡红色至暗红色、边界清楚的红斑，称为紫外线的皮肤红斑反应，紫外线红斑实质上是皮肤或黏膜的一种非特异性急性反应，为一种光化学皮炎[1]。

1）紫外线的剂量标志：临床应用时以红斑反应的强弱作为紫外线的剂量标志。由于儿童皮肤薄嫩，表现出红斑反应潜伏期短，出现早，消退快。

2）紫外线生物剂量："生物剂量"是紫外线照射治疗的计量单位。一个生物剂量，即最弱红斑量（minimal erythema dose，MED），是紫外线灯管在一定距离垂直照射下引起机体最弱红斑反应（阈红斑反应）所需要的照射时间，其剂量单位通常为秒，偶有用分作单位。由于个体对紫外线敏感性存在差异，紫外线生物剂量因人而异。

3）紫外线红斑的分级：由于紫外线剂量不同，可引起不同程度的红斑反应（表 10-2）[1]。

表 10-2　紫外线红斑分级

红斑等级	生物剂量	红斑反应	症状	皮肤脱屑	色素沉着
Ⅰ级：亚红斑	<1MED	无	无	无	无
Ⅱ级：阈红斑	1MED	微红，12 小时内消退	较大面积照射时有轻微灼热感	无	无
Ⅲ级：弱红斑（一级红斑量）	2～4MED	淡红，界清，24 小时左右消退	灼热、痒感，偶有微痛	轻微	可有，较轻
Ⅳ级：中红斑（二级红斑量）	5～6MED	鲜红色红斑，皮肤微肿，3 天内消退	刺痒，明显的灼热感	轻度	轻度
Ⅴ级：强红斑（三级红斑量）；小儿基本不用此剂量	7～10MED	暗红，皮肤水肿，4～5 天逐渐消退	较重度的刺痛和灼热感，可有全身性反应	明显	明显
Ⅵ级：超强红斑（四级红斑量）；小儿不用此剂量	>10MED	暗红，肿痛，并发水泡，5～7 天后逐渐消退	重度的刺痛和灼热感，可有全身性反应	表皮大片脱落	明显

（3）皮肤色素沉着：一次大剂量或反复小剂量紫外线照射后，可引起皮肤着色均匀，边缘清楚，深棕色的色素沉着，可作为皮肤防御功能客观指标之一，也反映了垂体的功能状态（促黑素细胞生成素由垂体分泌）。

（4）促进维生素 D 生成：波长 275~297nm 的紫外线可显著促进维生素 D 的合成。

（5）对细胞的影响：细胞内含有的核糖核酸（RNA）和脱氧核糖核酸（DNA）对波长 300nm 以下的紫外线有较强的吸收作用。小剂量紫外线照射可促进 DNA 的合成和细胞的有丝分裂。

（6）抑制变态反应：红斑量紫外线照射，有抑制Ⅰ、Ⅳ型变态反应的作用。Ⅰ型变态反应与肥大细胞、嗜碱性粒细胞脱颗粒释放大量活性递质有关。

（7）荧光反应：在临床上利用许多荧光物在紫外线的照射下产生一定颜色的可见光这一现象，进行肿瘤组织和某些皮肤病的检验诊断。

（8）光敏反应：由光敏剂引发的光化学反应称为光敏反应，包括光毒反应和光变态反应。

2. 治疗作用

（1）杀菌作用。

（2）消炎作用。

（3）促进伤口愈合。

（4）脱敏作用。

（5）防治佝偻病。

（6）调节机体免疫功能。

（7）镇痛作用。

（8）光致敏作用：紫外线与某些药物、光敏剂合用治疗某些免疫系统疾病：如皮肤 T 细胞淋巴瘤（如 Sézary 综合征）、银屑病、白癜风等[12,13]。

（9）免疫耐受作用：紫外线照射供体特异性抗原诱导免疫耐受，可以用于预防和治疗急性和慢性移植物抗宿主病。

3. 治疗技术和方法

（1）仪器设备：分为高压汞灯及低压汞灯。

1）高压汞灯：又称"热水银灯"，是最常用的人工紫外线光源，主要产生可见光的绿色部分及中、长波紫外线；有落地式（适合全身和局部照射）、台式（适合局部照射）及水冷式（适合贴在皮肤上的照射或石英导子体腔照射）。

2）低压汞灯：又称"冷光紫外线灯"，主要产生短波紫外线；有落地式（适合大面积照射）、手提式（适合小面积照射）、体腔式（通过石英导子做体腔内照射）、荧光灯（适合光敏疗法）及"黑光灯"（可做全身照射及光敏疗法）。

（2）生物剂量测定：测定生物剂量是为了确定不同个体对紫外线的敏感性，以便较为准确地掌握紫外线防治剂量。因不易做到对每个患儿都能进行准确测试，可将健康儿童的生物剂量的均值作为确定剂量的参考，并在治疗时严密观察，依据患儿具体变化及时调。

1）生物剂量测定器及测定方法：先用厚纸做一生物剂量测定器，共有 6 孔，每孔均为 1.0cm×1.5cm。孔间距离为 1.0cm。另外，准备一滑动盖板，测定时把测定器固定在测试部位，周围及各孔均用布和滑动盖板遮住，再将紫外线灯垂直对准测定器。高压汞灯距离一般为 50cm，低压汞灯距离为 3~5cm。以照射 10 秒为例观察结果，依次打开各孔，这样第 1 孔共照射 6 次，积累时间为 60 秒，第 2 孔共照 5 次，积累时间为 50 秒，以后各孔依次递减 10 秒，第 6 孔只照 1 次为 10 秒，照射后 6~12 小时观察最弱红斑出现的位置。

2）测定部位：一般多选用对紫外线敏感的下腹部，也可选前臂屈侧。

3）阈红斑反应的观察：照射后 6~12 小时观察测定部位，如出现五条红斑反应，说明第 5 孔照射 20 秒，出现最弱红斑，而第 6 孔照射 10 秒没达到阈红斑值，故其阈红斑值为 20 秒，即一个生物剂量为 20 秒（1MED = 20 秒）。如照射后 6 个孔均未出现或全部出现红斑反应，则应适当增减每孔照射时间，重新测定。如在照射后 24 小时观察，则以所见到的最弱红斑前一孔的照射时间为一个生物剂量。

（3）照射方法：临床常用的照射方法有全身照射法、局部照射法、体腔照射法。

1）全身照射法：最好采用紫外线保健灯（亦可用高压汞灯），其发射光谱为 280~320nm，分前后两区照射。婴幼儿以脐部和腰部为中心照射，以后随年龄增长，中心位置逐渐下移。学龄儿童在下腹和腰骶部，照射距离为 50cm，10~20 次为一疗程。全身紫外线照射生物剂量递加见表 10-3。

表 10-3　全身紫外线照射生物剂量递加表

次数	1~3	4~6	7~9	10~12	13~15	16~18	19~20
慢速递加	1/6	1/4	2/4	3/4	1.0	1¼	1½
快速递加	1/4	1/2	3/4	1.0	1¼	1½	2.0

注意事项：①儿童全身照射隔日 1 次。开始照射前、后各 1 周给儿童口服钙剂。②建议小剂量照射，照射结束时分别达到 1.0~1.5~2.0MED。③个体全身紫外线照射前，必须对其做生物剂量测定，严防因紫外线照射剂量过大而引起的精神不振、倦怠、食欲减退、睡眠不实等不良反应，如出现不良反应立即停止照射，休息 2~3 个月后，减小剂量重新开始。④全身紫外线照射不应出现红斑反应，如果某个部位出现微弱红斑，则需中断 2~4 周，再照射时要减小剂量。

2）局部照射法：指在病变区及其周围健康皮肤1.0~3.0cm为照射野。可采用落地式、水冷式、盘式紫外线灯进行局部体表照射。要用同一剂量照射，每次照射时照射野边界相同。非照射区用布巾盖好。

常见的局部照射法包括病变部位照射法、节段照射法、分区照射法、中心加量照射法、多孔照射法及穴位照射法。病变部位照射法适合治疗有明确病变部位的疾病；节段照射法适合于照射机体相应节段，可反射性治疗该节段支配的内脏器官的疾病；分区照射法适合于将治疗部位分成数区；中心加量（中心重叠）照射法适合重症和顽固性感染；多孔照射法适合大面积照射，临床常用来治疗带状疱疹后遗痛、大面积肌筋膜炎，还用于预防和治疗佝偻病；穴位照射法适合利用中医穴位的理论，调节穴位经络，平衡脏腑功能。

3）体腔照射法：常采用水冷式高压汞灯或体腔低压汞灯，根据病情选择合适的石英导子，用1.0~2.0MED即可。体腔照射方法：①先用75%乙醇浸泡石英导子30分钟；②再用生理盐水冲洗，并用无菌纱布擦干石英导子及光导电极；③导子装入腔内，启动治疗；④紫外线通过导子强度会减弱，照射剂量应增加，黏膜对紫外线的敏感性比皮肤低，其生物剂量是皮肤的1.5倍；⑤治疗完毕后取出石英导子，冲洗干净并用75%乙醇浸泡消毒备用；⑥每日或隔日1次，5~10次为一疗程。

4. 临床应用

（1）适应证：新生儿头皮下脓肿、特应性皮炎、疖、痈、佝偻病、呼吸道感染、骨折、急性关节炎、免疫功能低下、移植物抗宿主病、外耳道等腔道内感染等。

（2）禁忌证

1）绝对禁忌证：恶性肿瘤、高热、活动性结核、日光性皮炎、心肝肾功能障碍、出血倾向、出血性疾病、系统红斑狼疮、皮肌炎、着色性干皮病、发育不良痣综合征、Bloom综合征、Gorlin综合征、Cockayne综合征、光过敏性疾病以及应用致光敏的药物（光敏治疗除外）等。

2）相对禁忌证：非黑素细胞癌前病变及肿瘤史、近期接触光敏物质、卟啉病、近期有砷剂摄入、放疗、有黑素瘤家族史、免疫抑制状态及白内障等。

5. 注意事项

（1）紫外线可使空气产生臭氧，治疗室应通风良好，室温保持在22~24℃，屏风隔离或单独房间。尽可能预约患儿集中时间治疗，以减少开灯次数。照射部位涂有药物时应先擦掉，以免发生光敏反应；照射创面有坏死组织或脓性分泌物时，应在清创换药后进行；照射头部时，应把头发剃光。

（2）注意保持灯管清洁，防止灰尘积存，勿用手摸灯管壁，以免污染管壁影响紫外线透过，每日使用前宜用75%酒精棉签或干细绒布擦拭管壁一次。应经常检查水冷式体腔紫外线灯的水冷系统是否良好，如有故障不得开灯。

（3）紫外线灯管的照射强度随着时间的延长而衰减，一般每隔3个月测定一次生物剂量。高压汞灯应用500~1 000小时后应更换，更换灯管时应重新测定生物剂量。

（4）个体进行紫外线照射前，必须进行生物剂量测定，严防因照射剂量过大，导致局部组织的坏死。

（5）对于初次治疗者，治疗前应告知患儿家长照射后可能会出现局部发红、刺痒，不要擦洗和挠抓，治疗过程中不要服用光敏药物或吃光敏食物。

（6）在治疗过程中，患儿需用同一灯光照射，采取合适体位，充分暴露照射部位，清洁治疗部位的皮肤，并用不透光的布巾遮盖非照射部位，加以防护。

（7）患儿、陪护家长及操作者均需佩戴防护目镜或用盐水纱布遮盖眼部，或治疗床一端设置布帘，患儿头部在布帘之外遮隔紫外线辐射，以免发生电光性眼炎。

（8）每次照射的剂量应依据当时病情需要，在上次剂量的基础上调整。

（9）因UVA联合光敏剂补骨脂素治疗疾病的光化学疗法可诱发白内障，且年龄越小越易诱发，因此，小于12岁的儿童不宜口服应用补骨脂素。

6. 医嘱示例

例1　诊断　急性颈淋巴结炎（左侧）

　　　医嘱　紫外线疗法

　　　　　　灯具　低压汞灯盘式灯管。

　　　　　　部位、方法　左颈部肿大淋巴结区、口腔黏膜照射。

　　　　　　距离　距肿大淋巴结3.0cm，灯管距口唇1.0cm，口腔黏膜照射时要张开口。

　　　　　　剂量　肿大淋巴结区1.0~2.0MED；口腔黏膜3.0~6.0MED，下次剂量复查后定。

　　　　　　疗程　隔2日1次，治疗3~5次。

例2　诊断　新生儿头皮下脓肿

　　　医嘱　紫外线疗法

　　　　　　灯具　手提式短波紫外线治疗仪。

　　　　　　部位、方法　头部脓肿区及周围2.0cm范围，剪发、消毒、切开排脓后再照射。

距离 3.0cm。

剂量 1.0MED,下次剂量复查后定。

疗程 隔2日1次,治疗2~3次。注意换药后理疗。休息日配用五官超短波电疗。

例3 诊断 新生儿背部皮下坏疽

医嘱 紫外线疗法

灯具 台式高压汞灯。

部位、方法 背部皮下坏疽区已切开,中心加量照射法。

距离 50cm。

剂量 创面(已切开处)2.0MED,周围皮肤 1.0MED,新生肉芽、上皮 0.5MED。下次剂量复查后定。

疗程 隔2日或3日1次,治疗7~10次。注意换药后理疗。休息日配用超短波电疗法,已显出新生肉芽、上皮组织,则配用远红外线照射。

(三)激光疗法

激光是受激辐射所产生的光,应用激光治疗疾病的方法称为激光疗法。

1. 生物学效应

(1)热效应。

(2)压力效应。

(3)电磁效应。

(4)光化效应。

2. 治疗作用

(1)小功率激光的作用

1)消炎作用。

2)促进组织再生。

3)镇痛作用。

4)"激光针灸"作用。

(2)大功率激光的作用:经聚焦后,利用焦点的高能、高温、高压的电磁场作用和烧灼作用,主要用于烧灼、切割、分离组织,亦有凝固止血作用。

3. 治疗技术和方法

(1)小功率氦-氖激光器是医学上用途最广的激光器,可采用原光束、聚焦或散焦局部或穴位照射法。输出波长 632.8nm 的红光激光,功率 5~30mW 时,照射距离 30~100cm(视病情及激光器功率而定)。照射剂量尚无统一标准,小功率氦-氖激光输出功率在 10mW 以

下,每个治疗部位照射时间 5~10 分钟。每日照射 1 次,一般同一部位照射不超过 12~15 次。

(2)大功率激光器多采用二氧化碳(CO_2)激光器、Nd-YAG 激光器、氩离子激光器作原光束或聚焦照射,用以烧灼、切割等。CO_2 激光器是输出波长 10.6μm 的红外激光。照射距离一般为 150~200cm。以局部有舒适温热感为宜,切勿过热。每次照射时间 10~15 分钟。每日 1 次,7~12 次为一疗程。

4. 临床应用

(1)适应证:小功率激光用于婴幼儿腹泻、遗尿症、局部炎症、呼吸道感染、周围神经病、湿疹、皮肤或黏膜溃疡、注射硬结、扭挫伤、过敏性鼻炎等。大功率激光用于色素痣、疣状痣、寻常疣、血管瘤等。

(2)禁忌证:恶性肿瘤(适合光敏治疗除外)、结核感染、急性血管障碍、严重血液系统疾病、高热、出血倾向、心肺肾衰竭、与黑色素瘤有关的皮肤病变、光敏性皮肤或正在服用光敏性药物等。

5. 注意事项

(1)光导纤维不得挤压、弯曲,以防折断。3~6个月定期检查激光器的输出强度,强度过弱时应停止使用,更换灯管。

(2)激光治疗时不能直接照向人眼或经反射至人眼部,操作者及患儿均应佩戴激光防护眼镜。

(3)治疗过程中,患儿不能随意变换体位或移动激光管。

(4)光敏治疗的患儿于注射药物后 1 个月内应居住暗室,严禁日光直晒,以免发生全身性光敏反应。

(5)操作人员应定期做健康检查,特别是眼底视网膜检查[1]。

6. 医嘱示例

诊断 婴幼儿腹泻

医嘱 氦-氖激光腹部穴位照射

照射法 原光束照射法。

取穴 神阙、天枢。

功率 10mW。

距离 30cm。

时间 每穴 5~8 分钟。

疗程 每日 1~2 次,治疗 7~10 次,如每日照射 2 次,须间隔 6~8 小时。

四、水疗法

水疗法是利用含有各种不同成分、温度、压力的水,以气泡、涡流等不同的形式,提高心肺耐力、增加肌力、

扩大关节活动度、改善姿势平衡和运动控制能力的一种康复治疗技术,是儿童感觉统合训练的主要手段之一。

1. 生物学效应

(1) 温度刺激作用:冷水浴能够兴奋神经,提高脂肪代谢、气体代谢及血液循环,促进主动运动;温水浴能够扩张血管,改善新陈代谢,提高疼痛阈值,缓解痉挛,放松身心[14]。

(2) 机械作用:水疗通过水的气泡、喷雾、冲洗、摩擦、涡流等方式碰撞身体表面产生机械效应。

(3) 化学作用:水中溶解的各种矿物盐类、液体及微量气体所产生的化学刺激作用,使得身体与水之间的热交换随之变化。

2. 治疗作用

(1) 温度刺激:热水浴通过促进血管舒张、加快新陈代谢、提高疼痛阈值、减轻痉挛、提高肌力、改善心理状态。冷水可控制早期炎症、缓解疼痛、消除水肿、辅助人体散热。

(2) 机械作用:静水压能消除水肿,减少组织渗出,强化心肌、呼吸肌,增强心肺耐力、促进疲劳恢复;水的浮力可改善姿势平衡、发展运动协调性、促进感觉恢复[15]。

(3) 化学作用:水中可溶解各类溶质(中药、臭氧、抗菌剂、表面活性剂等)可清洁消毒,改善伤口微环境,促进创面愈合,软化瘢痕并促进组织吸收。

3. 治疗技术和方法

(1) 涡流浴:选择大小合适的装置(上肢用、下肢用、全身用涡流浴装置),检查装置是否完好,注入 2/3 浴水,温度 37~42℃,打开涡流开关和充气开关。患儿采取舒适体位,将肢体浸入水中。水温保持恒定,水流强度适中。治疗时间一般 15~30 分钟,10~20 次为一疗程。

(2) 气泡浴:检查气泡浴装置是否完好,再将气泡发生器置于浴盆底部,注入 2/3 浴水,温度 37~38℃。开动气泡发生器,使浴水中充满足够气泡。患儿脱衣入水,仰卧。治疗时间 15~20 分钟。每日或隔日治疗 1 次。

(3) 水中运动:水中运动治疗是利用水的特性让患儿在水中通过运动达到缓解症状,改善功能的一种治疗方法。水中运动治疗频率为每周 3~4 次,每次时间 20~30 分钟。小儿在水中利用水浮力可以进行辅助运动、支托运动和抗阻运动。水中运动治疗的类型包括一般性水中运动治疗(水中平衡协调训练、步行训练、肌力训练、耐力训练、关节活动度训练等)、水中有氧训练、水中医疗体操等。

4. 临床应用

(1) 适应证:神经系统疾病(脑性瘫痪、周围神经损伤、脊柱疾病等);肌肉疾病(肌炎、肌营养不良等);骨科术后,骨关节病变或损伤导致肢体功能障碍;烧伤康复期、伤口管理及压疮康复;其他功能障碍和活动受限(感觉障碍、关节活动度下降、平衡功能障碍等)的患儿[2]。

(2) 禁忌证:皮肤、眼和耳的感染或炎症、开放性伤口、水及空气传染的相关疾病、严重的癫痫、心力衰竭、呼吸功能不全等生命体征不稳定者不宜水疗。

5. 注意事项

(1) 水疗室温度应保持在 24~26℃,室内通风良好、整洁安静。

(2) 治疗前应检查治疗设备完好情况,浴槽用后必须清洗消毒。

(3) 治疗中严密观察患儿在水中的情况,治疗完毕后休息 15~20 分钟离开。

6. 医嘱示例

诊断　脑性瘫痪　痉挛型双侧偏瘫　GMFCS2 级
医嘱　水疗
　　　疗程　每日 1 次,每次 30~60 分钟,每周 3~4 次,康复训练周期为 3 个月。

五、石蜡疗法

石蜡疗法是用加热后的石蜡作为传导热的介质,将热能传递至机体以治疗疾病的方法。

1. 生物学效应

(1) 温热作用:石蜡具有蓄热性能好的特点。石蜡涂抹于身体某一部位后,局部皮肤温度很快升高 8~12℃,经过 5~12 分钟后缓慢下降,在 0.5~1 小时内保持一定的温度,其温热作用较深,可达皮下 0.2~1.0cm。

(2) 机械作用:石蜡对其包裹的皮肤及皮下组织产生柔和的机械压迫作用,同时使温热向深部组织传递。

(3) 润滑作用:医用高纯度石蜡,含油量 0.8%~0.9%,具有润泽、软化皮肤瘢痕,使之柔软,富有弹性的作用。

2. 治疗作用

(1) 改善局部血液循环。

(2) 促进药物吸收、炎症消散。

(3) 促进上皮组织生长、加速创面愈合。

3. 治疗技术及方法

(1) 蜡饼法:适用于躯干或肢体较平整部位的治

疗,蜡饼面积大小根据治疗部位的不同而定。治疗方法:①蜡饼制作。准备熔点在50~56℃的医用石蜡,采用隔水加热法,在电热熔蜡槽上将石蜡熔化,将其倒入铺有塑料布或橡胶布的不锈钢或铝盘中,厚度2~3cm,自然冷却至石蜡初步凝结成块,再将蜡盘放入45~50℃保温箱中备用。②具体操作为患儿取舒适体位,暴露治疗部位,下垫一次性治疗巾或棉布、塑料布。将蜡块取出,敷于治疗部位,外包塑料布与棉垫保温。③治疗时间及疗程。每次治疗20~30分钟,每日或隔日治疗1次,15~20次为1个疗程。

(2)刷蜡法:适用于躯干凹凸不平部位的亚急性挫伤、扭伤或面部的治疗,具有加强石蜡机械压迫的作用。治疗方法:①熔蜡。将熔蜡槽内的蜡熔化并恒温在50~60℃。②具体操作为患儿取舒适体位,暴露治疗部位,用毛刷浸蘸蜡液后在治疗部位迅速而均匀地涂抹,使蜡液在皮肤表面冷却,形成一层导热性低的蜡膜保护层,再在保护层外反复涂刷,当蜡层厚度达约0.5cm时,用塑料布、棉垫包裹保温。③治疗时间及疗程。每次治疗20~30分钟,每日或隔日治疗1次,15~20次为1个疗程。

(3)浸蜡法:也叫石蜡浴,主要适用于手足的治疗。治疗方法:①熔蜡。选用熔点稍低的医用石蜡,将熔蜡槽内的蜡熔化并恒温在50~60℃。②具体操作为患儿取舒适体位,先将需治疗的手或足浸入蜡液1~2秒后并立即提出,反复约10次或直到身体表面蜡层厚度达0.5~1cm成为手套或袜套样,然后再持续浸入蜡液中。③治疗时间及疗程。每次治疗20~30分钟,每日或隔日治疗1次,15~20次为1个疗程。

4. 临床应用

(1)适应证:软组织扭挫伤、腱鞘炎、滑囊炎;植皮术后、烧伤后软组织粘连、瘢痕及关节挛缩;周围神经损伤、神经痛、神经性皮炎等。

(2)禁忌证:表皮菲薄的新瘢痕、高热、有出血倾向及出血性疾病、有温热感觉障碍、石蜡过敏[1]。

5. 注意事项

(1)治疗前检查治疗部位皮肤是否完整、清洁干净、有无出血、化脓感染等情况,并告知患儿家长不可随意活动治疗部位,避免蜡膜破裂后蜡液流出导致烫伤,治疗后患儿需穿衣休息半小时后再出门,避免受寒。

(2)治疗时依据患儿对热的耐受程度调节石蜡的使用温度,在皮肤感觉障碍、血液循环障碍等部位蜡疗温度宜稍低,骨突部位可垫毛巾,以防止烫伤。

(3)对患儿进行刷蜡和浸蜡重复操作时要注意蜡的边缘不要超过第一层,以免烫伤。

(4)治疗过程中应注意观察患儿反应,如出现皮疹、瘙痒等过敏反应及其他不适,应立即终止蜡疗,并对症处理。

(5)石蜡可反复多次使用,要注意防止水进入蜡液,以免因水导热性强而引起烫伤;尘埃、汗、表皮等物容易沉于石蜡底部,建议每年更换2~3次或将石蜡再生。

(6)石蜡有可燃性,不可直接加热,加热石蜡要注意安全,避免引起火灾。

(7)治疗完毕,取下蜡块,置于急流水下冲洗,晾干后将其放回蜡槽内。

6. 医嘱示例

例1 诊断 脑性瘫痪 痉挛型双侧偏瘫
　　医嘱 蜡疗(蜡饼法)
　　　　 部位 双下肢。
　　　　 时间 20~30分钟。
　　　　 疗程 每日或隔日治疗1次,15~20次为一疗程。

例2 诊断 踝关节扭伤(右踝)
　　医嘱 蜡疗(浸蜡法)
　　　　 部位 右踝。
　　　　 时间 20~30分钟。
　　　　 疗程 每日或隔日治疗1次,15~20次为一疗程。

例3 诊断 瘢痕(颈部)
　　医嘱 蜡疗(刷蜡法)
　　　　 部位 颈部。
　　　　 时间 20~30分钟。
　　　　 疗程 每日或隔日治疗1次,15~20次为一疗程。

六、经颅磁刺激治疗

经颅磁刺激(transcranial magnetic stimulation,TMS)是利用脉冲磁场作用于中枢神经系统(主要是大脑),改变皮质神经细胞的膜电位,使之产生感应电流,影响神经细胞代谢和神经电活动。TMS有单脉冲经颅磁刺激(sinde-pulse transcranial magnetic stimulation,sTMS)、双脉冲经颅磁刺激(paired transcranial magnetic stimulation,pTMS)及重复经颅磁刺激(repetitive transcranial magnetic stimulation,rTMS)三种刺激模式,目前临床最常用的是rTMS,在儿童神经精神康复研究中被广泛应用,并被中国脑性瘫痪康复指南推荐为A级治疗手段[16]。

1. 生物学效应

（1）对大脑皮质的影响：在局部脑组织中产生感应性电流，达到改变局部大脑皮质兴奋性的目的。

（2）对神经递质的影响：经颅磁刺激通过广泛的大脑皮质间及皮质下通路，改善神经递质的平衡来调节脑内的兴奋抑制平衡[17]。

（3）对突触可塑性的影响：TMS 通常是以长时程增强（long term potentiation，LTP）和长时程抑制（long term depression，LTD）效应影响突触的可塑性。目前达成共识的是高频刺激在皮质引起 LTP 样的神经兴奋性增高，低频刺激在皮质引起 LTD 样的兴奋性降低[18]。

2. 治疗作用

（1）改善脑瘫肢体运动功能。

（2）改善异常行为和认知[19]。

（3）改善注意力。

（4）镇痛作用[20]。

3. 治疗技术和方法

（1）对疾病进行评估，完成治疗前 rTMS 讨论记录。

（2）由其法定监护人签署知情同意书。

（3）首次治疗前测定患儿皮质静息运动阈值（resting motor threshold，RMT）。患儿取坐位或仰卧位，使用单脉冲模式刺激利手侧拇指运动区皮质（M1），刺激 10 次，其中 5 次可以诱发拇指外展肌运动（诱发拇指外展肌诱发电位达到 50μv 以上），该刺激强度能量为 RMT。一般 2~6 岁儿童因神经发育问题，可能引不出可靠的运动阈值，需要根据临床经验和儿童个体差异使用。

（4）患儿取坐位或仰卧位，将治疗线圈放于需要治疗的部位。根据病情需要调节刺激参数：强度、频率、刺激时间、时间间歇。开始治疗，一般 20 分钟后，设备自然停止。治疗结束，对治疗效果进行评估，以决定是否继续治疗。

（5）疗程：10~20 次为一疗程，每周 3~5 次，通常每天治疗 1 次。可根据患儿病情和疗效反应，追加一个疗程。一个 rTMS 治疗方案，如果连续 2 个疗程治疗反应不佳，应该更改 rTMS 治疗方案或转诊患儿应用其他治疗技术。

（6）需要测量运动阈值的 4 种情况：①首次治疗前；②治疗 2 周后；③更换药物或方案；④更换其他品牌 TMS 设备。

4. 临床应用

（1）适应证：2 岁以上儿童；脑性瘫痪；孤独症谱系障碍；注意力缺陷多动障碍。

（2）禁忌证：有癫痫发作史或癫痫家族史的患儿

禁止使用高频率高强度刺激；有颅内金属植入物、心脏起搏器、心脏支架、耳蜗植入等医疗设备植入者；颅骨缺损者；颅内压增高者；颅内感染者；急性期的脑外伤、脑出血、脑梗死者；视网膜脱落者。

5. 注意事项

（1）TMS 磁场辐射极小，对患儿没有不良影响。安全起见，如果操作者是孕妇，其腹部需与线圈保持 0.7m 的距离。

（2）可能出现的不良反应有头痛、恶心、听力损害、晕厥、癫痫发作等，一旦出现立即停止治疗。

6. 医嘱示例

例1 诊断 偏侧痉挛型脑性瘫痪（左侧）

　　　医嘱 重复经颅磁刺激（rTMS）

　　　　　部位 左侧大脑 M1 区。

　　　　　强度 80% RMT（静息运动阈值）。

　　　　　频率 1Hz。

　　　　　刺激时间 12 秒。

　　　　　间歇时间 3 秒（重复 80 串）。

　　　　　时间 20 分钟。

　　　　　疗程 20 天一疗程。

例2 诊断 孤独症谱系障碍

　　　医嘱 重复经颅磁刺激（rTMS）

　　　　　部位 背外侧前额叶（DLPFC）。

　　　　　强度 80% RMT（静息运动阈值）。

　　　　　频率 5Hz。

　　　　　刺激时间 4 秒。

　　　　　间歇时间 56 秒。

　　　　　时间 20 分钟。

　　　　　疗程 10 天一疗程。

（尚清）

参考文献

［1］燕铁斌. 物理治疗学. 3 版. 北京:人民卫生出版社,2018.

［2］封虹宇,周惠嫦,张盘德. 经颅直流电刺激在儿童神经和精神心理疾病治疗中的研究进展. 中国康复医学杂志,2018,33(7):865-869.

［3］SOLTANINEJAD Z,NEJATI V,EKHTIARI H. Effect of Anodal and Cathodal Transcranial Direct Current Stimulation on DLPFC on Modulation of Inhibitory Control in ADHD. J Atten Disord,2019,23(4):325-332.

［4］GELFUSO GM, FERREIRA-NUNES R, DALMOLIN LF,et al. Iontophoresis enhances voriconazole antifungal potency and corneal penetration. Int J Pharm,2020,576(25):1-35.

［5］PEREZ VL, WIROSTKO B, KORENFELD M, et al.

Ophthalmic Drug Delivery Using Iontophoresis：Recent Clinical Applications. J Ocul Pharmacol Ther，2020，36（2）：75-87.

［6］DA LUZ DC，DE BORBA Y，RAVANELLO EM，et al. Iontophoresis in lateral epicondylitis：a randomized，double-blind clinical trial. J Shoulder Elbow Surg，2019，28（9）：1743-1749.

［7］王鹏，王学新，王亚楠，等.脉冲电刺激在脑卒中吞咽障碍治疗中的研究进展.中国康复，2019，34（8）：441-444.

［8］樊永梅，张长杰.无热量超短波治疗对大鼠脑缺血再灌注损伤后 SPCA1 的影响.中华物理医学与康复杂志，2018，40（2）：11-12.

［9］DARLING KE，BENORE ER，WEBSTER EE. Biofeedback in pediatric populations：a systematic review and meta-analysis of treatment outcomes. Transl Behav Med，2019，8（17）：1-14.

［10］AGGENSTEINER PM，BRANDEIS D，MILLENET S，et al. Slow cortical potentials neurofeedback in children with ADHD：comorbidity，self-regulation and clinical outcomes 6months after treatment in a multicenter randomized controlled trial. Eur Child Adolesc Psychiatry，2019，28（8）：1087-1095.

［11］CASELLATO C，AMBROSINI E，GALBIATI A，et al. EMG-based vibro-tactile biofeedback training：effective learning accelerator for children and adolescents with dystonia? A pilot crossover trial. J Neuroeng Rehabil，2019，16（1）：150.

［12］中国医师协会皮肤科医师分会规范化诊疗工作委员会，中国医学装备协会皮肤病与皮肤美容专业委员会皮肤外科装备学组和皮肤光治疗学组.窄谱中波紫外线家庭光疗临床应用专家共识.中华皮肤科杂志，2019，52（3）：156-161.

［13］中国康复医学会皮肤病康复专业委员会，中国医学装备协会皮肤病与皮肤美容分会光医学治疗装备学组.紫外线治疗皮肤病临床应用专家共识.中华皮肤科杂志，2019，52（12）：872-877.

［14］丛芳，崔尧.脊髓损伤水疗康复中国专家共识.中国康复理论与实践，2019，25（1）：40-49.

［15］王俊，王建强，王轶钊，等.水疗康复技术专家共识.中国康复医学杂志，2019，34（7）：756-760.

［16］李晓捷，唐久来，马丙祥，等.中国脑性瘫痪康复指南（2015）.中国康复医学杂志，2015，30（7）：747-753.

［17］LEE JY，KIM HS，KIM SH，et al. Combination of Human Mesenchymal Stem Cells and Repetitive Transcranial Magnetic Stimulation Enhances Neurological Recovery of 6-Hydroxydopamine Model of Parkinsonian's Disease. Tissue Eng Regen Med，2020，：67-80.

［18］黄步哲，廖亮华，高丽君，等.高频与低频重复经颅磁刺激对脑外伤患者认知功能的影响.中华物理医学与康复杂志，2019，41（5）：329-331.

［19］BOVY L，BERKERS RMWJ，POTTKÄMPER JCM，et al. Transcranial Magnetic Stimulation of the Medial Prefrontal Cortex Decreases Emotional Memory Schemas. Cereb Cortex. 2020，30（6）：3608-3616.

［20］AAMIR A，GIRACH A，SARRIGIANNIS PG，et al. Repetitive Magnetic Stimulation for the Management of Peripheral Neuropathic Pain：A Systematic Review. Adv Ther，2020，37（3）：998-1012.

第 2 节　现代康复疗法

一、康复的定义

康复医学（rehabilitation medicine）是一门有关促进残疾人及患者/患儿康复的临床医学学科，其目的是最大限度地恢复病伤残者的功能，为他们重返社会创造必要条件。

康复医学与临床医学的不同点见表 10-4。

从上表可以看出康复医学在服务对象、目的、手段方面与临床医学有所不同。

儿童康复医学又是康复医学的一个分支，是研究儿童残疾的特点、对生长发育的影响及其预防和康复的学科。研究目的是尽量预防和减轻残疾对儿童身心发育的不良影响，帮助残疾儿童尽可能像健全儿童那样学习和生活。由于儿童对疾病和损伤的反应在解剖、生理和

表 10-4　康复医学与临床医学的不同点

	康复医学	临床医学
服务对象	主要为躯体残疾者	患疾病的人
服务目的	最大限度地恢复功能，为重返社会创造基本条件	治愈病人
服务手段	运动疗法、作业疗法、语言治疗、康复工程、康复心理等康复技术，辅以手术和药物	药物、手术及特殊疗法等为主，辅以其他

心理等诸方面不同于成人，而残疾和功能障碍对儿童发育、生活和学习的影响有其特殊性，所以在功能评定上要考虑到发育上的特点；康复医疗计划和管理要照顾到

儿童的兴趣、接受力和理解力;在形式和方法上也要有特殊考虑。因此,儿童康复医学就是研究上述有关儿童康复的特殊问题。

儿童康复(child rehabilitation)是指应用各种措施,尽量减轻小儿生理、解剖或心理上的损伤而导致的功能障碍或缺失,使小儿能正常地生活在社会中。康复针对的是功能障碍或缺失,是通过最大限度地发挥其残存功能,以提高身体上、心理上、社会上、职业上、经济上的能力,从而缩小与健康儿童之间的差距。帮助儿童在穿衣、吃饭、读书及其他日常生活活动方面,在受到病残限制的范围内,达到最大的能力。

二、儿童康复的对象

儿童康复对象范围相当广泛,并随着时代发展逐渐扩大。儿童若因病残而有碍参加体力、娱乐或教育的童年活动,则可认为他有躯体或矫形外科等方面的障碍。临床常见的儿童残疾障碍疾病有脑性瘫痪、颅脑损伤后遗症、脊髓损伤、先天性脊膜膨出、神经系统肿瘤、智力低下、臂丛神经损伤、骨关节损伤或骨关节炎、先天性肢体缺如或畸形、后天截肢、先天或后天髋脱位、进行性肌营养不良、进行性脊髓性肌萎缩、先天或后天聋哑、视觉障碍、孤独症谱系障碍等。

我国残疾儿童状况:第二次全国残疾人抽样调查于 2006 年 4 月 1 日至 5 月 31 日结束。调查结果显示,截至 2006 年 4 月 1 日,全国各类残疾人为 8 296 万人。其中 0~14 岁的残疾人口为 387 万。学龄(6~14 岁)残疾儿童为 246 万人,占全部残疾人口的 2.96%。残疾情况按数量多少依次分类是:智力残疾(intelligence disability)儿童 76 万人,肢体残疾(extremity disability)儿童 48 万人,听力残疾言语残疾(hearing and speech disability)儿童 28 万人,视力残疾(vision disability)儿童 13 万人,精神残疾(psychiatric disability)儿童 6 万人,多重残疾(multiple disabilities)儿童 75 万人(表 10-5)。

常见的需要进行康复治疗的疾病和障碍如下:

(1) 疾病

1) 脑性瘫痪(cerebral palsy):脑性瘫痪是一组持续存在的中枢性运动和姿势发育障碍、活动受限综合征,这种综合征是由于发育中的胎儿或婴幼儿脑部非进行性损伤所致。脑性瘫痪的运动障碍常伴有感觉、知觉、认知、交流和行为障碍,以及癫痫和继发性肌肉、骨骼问题。

表 10-5 六种残疾儿童定性标准

残疾种类	康复医学
视力残疾儿童	好眼最佳矫正视力低于 0.3
听力语言残疾儿童	较好耳平均听力损失大于 41 分贝或失语、失声、构音不清
智力残疾儿童	智力商数低于 50,适应性行为低于一般水平
肢体残疾儿童	上下肢体或脊椎、中枢神经有残缺、截除、畸形或功能障碍
精神残疾儿童	患精神病 1 年以上,有社会功能紊乱者
多重残疾儿童	兼有两种以上残疾的儿童

2) 孤独症谱系障碍(autism spectrum disorder):是一组导致社交、职业或其他重要功能有临床意义损害的孤独症样综合征,表现为在多种场合下的社会交流和社交互动方面存在持续性的缺陷,以及受限、重复的行为模式、兴趣或活动;这些症状必须存在于发育早期,可随年龄增长而逐渐表现或被掩盖,且不能用智力障碍或全面发育迟缓来更好地解释[1]。

3) 精神发育迟滞(mental retardation):是一组精神发育不全或受阻的综合征,特征为智力低下和社会适应困难,多在中枢神经系统发育成熟以前起病(18 岁前)。

4) 全面性发育落后(global developmental delay):5 岁以下处于发育早期的儿童,存在多个发育里程碑的落后,因年龄过小而不能完成一个标准化智力功能的系统性测试,病情的严重性等级不能确切地被评估。

5) 其他:遗传性疾病、脊髓性肌萎缩、进行性肌营养不良、多发性硬化(multiple sclerosis)等。

(2) 功能障碍(dysfunction):当应具有的功能不能正常发挥时,即称为功能障碍。儿童的功能障碍是指由各种疾病或损伤引起各个领域功能的落后与异常。

1) 肢体运动功能障碍(limb motor dysfunction):肢体的随意和不随意运动、协调性运动等功能的异常。

2) 智力障碍(intellectual disability):是指智力显著低于正常人水平,并伴有适应行为障碍。此类残疾是由于神经系统结构、功能异常,使个体活动和参与受到限制,需要环境提供全面、广泛、有限和间歇的支持。

3) 沟通功能障碍(communication dysfunction):接受、发出、加工和理解概念或语言的、非语言的及图形符号系统的能力上存在的一种障碍。沟通障碍可能表现在倾听、发出语言和/或言语的过程中,最常见的是言语障碍(发声障碍、构音障碍)、语言障碍(失语症、口吃、语言发育迟缓和异常）。

4）社交障碍（social barrier）：分为社交心理障碍、社交功能障碍、社交焦虑障碍。有些由心理因素引起，有些是智力障碍或孤独症谱系障碍的表现。

5）生活自理障碍：即生活不能自理，不能自己处理日常生活。分为生活完全不能自理、生活大部分不能自理和生活部分不能自理三个等级。

6）其他：如视力障碍、听力障碍等。

对残疾儿童认真采取康复措施，可以显著减少残疾的发生和减轻疾病引起的障碍，我们应该牢牢地抓住残疾的康复、教育和预防三个重点。康复，是解决残疾儿童问题的关键；教育康复，是残疾儿童自立的基础；预防残疾，是提高人口素质的重要途径。

三、儿童康复的原则

康复医学是多专业合作和跨学科的学科[2]。多专业是指儿童康复常涉及小儿内科、神经科、骨科、眼科、耳鼻喉科等；在学科方面常涉及医学、工程学、心理学、教育学、社会学等，即便在康复医学中也有康复医师、治疗师、社会工作者等不同的康复专业。所以必须依靠多个专业和多个学科的分工合作才能实现康复的目标。为此，康复医学的工作形式多采用由多种专业和学科的人员组成。康复治疗一般采取康复治疗小组的形式。

儿童康复需遵循以下原则：

1. 不同生长发育阶段的康复治疗目标及策略选择不同。

2. 早期发现，早期干预。

3. 综合性康复（comprehensive rehabilitation）包括医疗康复、教育康复、职业康复、社会康复。

（1）医疗康复（medical rehabilitation）：是指康复中所有涉及医学的内容。

（2）教育康复（educational rehabilitation）：是指通过特殊教育而进行的康复，尤其是对盲、聋、哑、智力障碍、孤独症谱系障碍儿童的训练与教育。

（3）社会康复（social rehabilitation）：是研究和协助解决残疾儿童经过医疗、教育、职业康复后，重返社会遇到的一切问题。

（4）职业康复（vocational rehabilitation）：是促进年龄大的残疾儿童将来在职业上自立的一种康复服务。

4. 个体化原则（principle of individuation）。

5. 与日常生活相结合。

6. 康复治疗与教育相结合、与游戏玩耍相结合。

7. 集中式康复与社区康复相结合。

8. 遵循循证医学的原则。

四、康复评定

在康复治疗前要进行康复评定。康复评定（rehabilitation evaluation）是康复医学中一项重要手段。由于康复医学的对象是残疾儿童的功能障碍，目的是最大限度地复原其功能，因此康复评定就不是寻找疾病的原因和诊断，而是客观地、准确地评定功能障碍的性质、部位、范围、严重程度、发展趋势、预后和转归，为制订康复治疗计划打下牢固的科学基础。这种评定可以用仪器或徒手进行。评定至少应在治疗前、中、后各进行一次，根据评定结果制订、修改治疗计划和对康复效果做出客观的评价。

全面评定（over-all assessment）的内容可根据《国际功能、残疾和健康分类（儿童和青少年版）》[international classification of functioning, disability and health (children and youth version)，ICF-CY]框架制定。

1. 身体功能与结构评定

（1）精神功能评定：格塞尔发育诊断量表（Gesell development diagnosis schedules，GDDS）用于3岁前儿童总体发育水平的评定。韦氏智力量表（Wechsler intelligence scale，WIS）是临床工作中最常用的智力测验量表。用于儿童的韦氏智力量表包括两种：韦克斯勒幼儿智力量表（Wechsler Preschool and Primary Scale of Intelligence，WPPSI），适用于3~6岁儿童；韦氏儿童智力量表（Wechsler intelligence scale for children，WISC），适用于6~16岁儿童。心理教育评估量表（psycho-educational profile，PEP）用于孤独症谱系障碍及相关发育障碍儿童的心理发育水平评估。

（2）感觉功能和疼痛评定：听觉、视觉、痛觉功能评定。儿童感觉统合发展评定量表（Sensory Integrative Schedule，SIS）适用于3岁以上儿童的前庭功能、本体感觉功能和触觉功能等评定。

（3）发声和语言功能评定：如构音障碍的评定。汉语版《S-S语言发育迟缓评定法》（sign-significate relations，S-S）用于语言发育里程碑评定。

（4）神经肌肉骨骼和运动有关功能的评定：包括关节活动范围评定、关节稳定功能评定（如骨关节的影像学检查）、肌力（muscle strength）评定，痉挛评定量表即改良Ashworth量表（Modified Ashworth Scale，MAS）等。

（5）运动功能评定：包括神经反射评定（深反射、原始反射、病理反射等），不随意运动反应功能评定（翻正反应、平衡反应等），随意运动控制功能评定（平衡测试、步态分析等）。

2. 活动与参与的评定

（1）交流能力评定：可使用格塞尔发育诊断量表、《S-S 语言发育迟缓评定法》、语言行为里程碑评估与安置计划。

（2）运动能力评定：脑瘫儿童的评估方法包括粗大运动功能分级系统（gross motor function classification system, GMFCS）、粗大运动功能测量（gross motor function measure, GMFM）；手功能分级系统（manual ability classification system, MACS）、精细运动功能评定量表（Fine Motor Function Measure Scale, FMFM）。Peabody 运动发育评定量表（Peabody Developmental Motor Scale, PDMS）、Alberta 测试量表（Alberta Infant Motor Scale, AIMS）多用于发育迟缓儿童的运动能力评估。

（3）日常生活活动能力评定：残疾儿童能力评定量表中文版、儿童功能独立性评定量表。

（4）人际交往和人际关系评定：如孤独症谱系障碍筛查诊断使用的改良的婴幼儿孤独症量表（the Modified Checklist for Autism in Toddlers, M-CHAT）、孤独症行为量表（Autism Behavior Checklist, ABC）、儿童孤独症评定表（Childhood Autism Rating Scale, CARS）、孤独症诊断访谈检查（Autism Diagnostic Interview-Revised, ADI-R）、孤独症诊断观察量表-2（Autism Diagnostic Observation Schedule Second Edition, ADOS-2）等。

（5）主要生活领域评定：教育评定、游戏能力评定等。

3. 环境评定

（1）产品和技术评定：例如患儿可能进食的食品。

（2）矫形器和辅助用具评定。

（3）支持和相互联系情况评定：例如家庭亲属的情况、接受医疗服务的情况等。

（4）服务、体制和政策评定：例如环境改造和医疗保险政策等。

五、现代康复治疗的内容

儿童康复（child rehabilitation）的对象大部分是永久性残疾，对残疾儿童来说，全面康复中的医疗康复和教育康复是最重要的，下面分别来介绍。

医疗康复指凡是在医学上为达到康复目的而应用的功能诊断、治疗、训练和预防残疾的技术和科学。医疗康复是残疾儿童全面康复的基础，对康复目标的实现起着重要的作用。在医疗康复方面最关键的是给予康复训练并提供康复辅助器具，缺少以上两项服务则是对患儿康复效果的很大制约因素。

教育康复是全面康复的重要组成部分，以教育和训练手段改善或恢复受损害的机体功能，使受损害的个体重返社会、适应社会。教育康复以特殊教育为主要内容，是残疾儿童全面康复的基本途径。通过教育与训练的手段，提高残疾儿童的素质和能力。这些能力包括智力、日常生活的操作能力、职业能力及适应社会的心理能力等方面。

除了物理因子疗法和中医治疗，现介绍以下几种现代康复方法。

（一）运动疗法

运动疗法（kinesiotherapy）是指利用器械、徒手或患儿自身力量，运动疗法通过某些运动方式（主动或被动运动等），使患儿获得全身或局部运动功能、感觉功能恢复的训练方法。属于物理疗法（physical therapy, PT）两大组成部分之一（另一组成部分为物理因子疗法，见本章第 1 节）。

运动疗法主要应用于运动功能障碍的儿童，如脑性瘫痪。它的原理是神经易化技术，包括 Bobath 技术、Brunnstrom 治疗技术、本体感觉神经促进疗法（proprioceptive neuromuscular facilitation）、Vojta 治疗技术等[2]。

Bobath 疗法是目前流行的方法。此法是由英籍德裔物理疗法师 Berta Bobath 提出的，尤其是用于小儿脑瘫。其特点是在患儿身上选出一些控制运动的关键点，对痉挛的部位采用设计出的反射抑制模式（reflex inhibiting pattern, RIP）进行抑制，待痉挛被抑制后，让患儿进行主动的、小范围的、不太用力的和不引起痉挛的关节运动，或通过平衡、翻正或防护反应引起运动，再利用负重的肢体上取得平衡；再被动或主动地将障碍的肢体停放在关节活动范围的任意点上，在此位置上控制不动，并在此点上主动上升或下降，然后再复原，以此来训练对运动的控制。对于肌张力低的患儿可通过对深部固有感受器及体表感受器的叩击刺激提高肌张力，使患儿能保持一定的姿势。

Bobath 法手技较为复杂，几乎没有固定的方法，但无论哪种手法，都要贯穿抑制和促进的原则，较好的手技是在正确地评定时抓住患儿的关键部位，给予适当的辅助和刺激，发挥患儿的潜在能力，做到一边克服异常的姿势，一边诱发主动运动，从而体验和学习正常的运动感觉及运动模式，避免异常姿势模式的出现。

应用 Bobath 法前，首先对障碍进行评定，评定时要注意观察在不同位置和运动中姿势和肌张力的变化;异常的姿势和运动模式如何,何种占优势;功能和残疾的程度等。其次要明确训练目的,例如,是降低肌张力,还是提高肌张力,或是稳定姿势张力;哪些异常姿势和运动需要抑制,哪些需要促进;哪些是患儿需要训练的功能技巧性活动等。最后要掌握此法的原则,即要尽量应用患侧,不主张用健侧代偿;对痉挛和弛缓要分别对待,对痉挛采用抑制的原则,对弛缓采用促进的原则;另外,运动疗法要与作业疗法及其他疗法相结合等原则。

运动疗法的训练内容包括:

1. 关节活动度(range of motion,ROM)的训练
包括被动活动、主动活动和牵张活动。脑瘫、周围神经损伤、肌肉病均需要维持和扩大关节活动的训练,以增强患儿运动能力、减轻并发症。

(1)被动运动(passive exercise):完全由外力进行,无任何主动肌肉收缩,常用于当患儿不能主动活动关节或未意识到活动某一肢体,有助于防止关节挛缩。

关节松动技术是治疗者在关节活动可动范围内完成的一种针对性很强的手法操作技术,属被动运动范畴,其操作速度比推拿速度慢,在应用时常选择关节的生理运动和附属运动作为治疗手段,主要治疗因力学因素(非神经性,如烧伤引起的关节挛缩)引起的关节功能障碍。可以有效地改善关节活动范围,保持或增加其伸展性。

(2)主动运动(active exercise):是由肌肉主动收缩而产生关节的活动。主动关节活动的目的和被动活动相同。当患儿需要部分外力协助来完成主动活动时,为主动助力运动(active assistant exercise),但此时外力不宜过大,否则即成为被动活动。例如,如肌力为 1~3级,主动助力活动可提供足够的帮助以产生应有的关节活动度。

(3)牵伸运动(stretch exercise):是用于牵张短缩的软组织以增加关节的活动范围,也包括被动和主动两种,在做牵张训练时要掌握原则和注意事项,最好由专业人员来做。

屈伸活动:①被动活动。患儿仰卧位,治疗人员站于患侧,下方手置于踝关节的后跟部,上方手置于膝下,随着膝关节的屈伸,上方的手移至膝关节外侧。为了使髋关节充分屈曲,必须屈膝以松弛腘绳肌的张力;为使膝关节充分屈曲,常需屈曲髋关节以松弛股直肌的张力。②主动和主动助力活动。可同上体位进行,也可利用悬挂或其他助力进行帮助。③牵张。应考虑固定骨盆,否则牵张的力量将移到脊柱,从而出现替代动作。例如伸膝时作屈髋以牵张腘绳肌。患儿仰卧,治疗人员

跪于床或垫上,面向患儿头位,由助手按住对侧大腿,用肩支撑患儿侧小腿,患膝伸直,两手抱住股骨的远端,利用治疗人员由弯腰至伸直使患儿髋关节被动屈曲。

髋关节外展和内收:患儿仰卧,治疗人员一手托住踝部,另一手置于膝下,作外展。为使能做内收,对侧髋应稍做外展。注意保持膝关节于伸直位,且无内外旋。牵张内收肌群还可增加髋关节的外展,牵张髂胫束以增加髋的内收。

髋关节内外旋:患儿仰卧,患肢伸直位,治疗人员一手置于膝关节下,另一手在踝关节部,做大腿内外旋转动作或使患侧下肢屈髋屈膝 90°,则一手支撑膝关节,另一手肘部托住患儿小腿,手抓住小腿近端,转动小腿以旋转髋关节。

2. 增加肌力和肌肉耐力的训练 增强肌力(muscle strength)的基本原则为首先使肌肉以较大强度收缩,重复一定次数或持续一定时间以引起适度的肌肉疲劳,以便通过超量恢复原理使肌肉纤维增粗,肌力增强。其次是掌握训练间隔时间,使后一次训练在前一次训练引起的超量恢复阶段内进行,以便使超量恢复得以巩固与积累,达到训练效果。

本方法需按不同肌力等级选用相应的方法。例如 0~1 级可采用肌肉电刺激和主观努力收缩瘫痪肌肉;2~3 级可采用辅助下进行主动运动和负荷训练;4 级时做抗阻训练等。

增强肌肉耐力(muscular endurance)的基本原则是肌肉对抗 30%~40% 最大阻力作收缩练习,逐渐延长训练时间或重复次数,可以重点训练慢肌纤维,增加肌肉有氧代谢酶活性,增加肌糖原储备及肌肉毛细血管密度,使肌肉能更持久地收缩。

肌肉耐力训练常以肌肉等张收缩的训练方式进行,也可以等长收缩及等速运动方式进行。

肌力训练时应注意正确掌握运动量,正确掌握运动间隔时间,注意训练时不要引起明显疼痛;调动患儿主动运动积极性,使其密切配合训练;训练前要做适当准备活动和放松运动,应根据障碍性质、程度、年龄等因素设定肌力训练的目标。可以完成或维持全范围的关节活动范围练习。

肌力训练适用于脑瘫儿童,可有效地促进和恢复脑瘫患儿的耐力和肌力,增强其关节的稳定性。进行性肌营养不良、脊髓性肌萎缩不适于此训练,虽然这类进行性加重的肌肉疾病也需要主动肌力训练,但其主要目的是肌力的维持,切忌引起肌肉疲劳,以免引起疾病进展加速。

3. 平衡能力(balanced capacity)训练 平衡稳定

能力是人体在特定状态下维持身体姿势的能力,尤其是在较小的支撑面上控制身体重心的能力,包括静态平衡和动态平衡。基本原则为训练从大支持基底开始,逐步过渡到小支持基底;偏离稳定位置的幅度由小到大;最后方可改变支持基底的平整度和/或稳定性。

平衡训练内容包括坐位平衡训练、侧方肘支撑调整训练、膝手位的平衡训练、跪位平衡训练、立位平衡训练、增加复杂程度的训练,如在平衡板上的训练、在大球上或滚桶上的训练等。

4. 核心训练(core training) 主要包括核心力量(core strength)训练和核心稳定性(dynamic neuromuscular stabilization)训练两个方面。人体的机体核心主要是指脊柱和骨盆及其周围的肌肉群所构成的区域。人体的核心肌肉群是指肌肉的起、止点位于膈肌与盆底肌群之间的区域的肌肉群,例如横膈肌、盆底肌及腹肌、腰背肌、臀肌和下肢肌肉。核心力量训练的是针对核心肌群及其深层肌肉、韧带在神经支配控制下收缩产生的力量训练。核心稳定性训练是通过调节神经-肌肉控制系统来加强机体局部和整体的稳定性、协调性。

无论是哪种平衡能力都是核心稳定性的体现,而核心稳定性又需要核心力量训练来支撑,是核心训练的直接结果。所以,核心力量训练可以提高人体在不同状态的平衡稳定能力,与一般力量训练比较,核心力量训练在提高人体平衡能力方面作用更明显;核心力量训练有助于提高人体站立的稳定性。

5. 步行训练 可在平行杠内做基本动作训练,首先在平行杠内做站立训练,然后转移到步行训练,也可利用辅助器具(如步行器和拐杖)训练步行。假如下肢残障程度严重,上肢功能相当好,可进一步采用轮椅训练,让患儿达到生活能自理。

减重步态训练是运用电动升降及吊带控制,减轻患儿腿部的重量,让患儿在安全的环境下进行步行、平衡、站立等运动能力的训练。减重训练仪器可以和辅助下肢活动的电动机器人一起使用,也可以配合跑步机应用,运动功能较好的患儿可进行天轨悬吊减重步行训练。

6. 其他训练方法 运动再学习(motor relearning programme)训练将中枢神经系统可塑性作为核心,认为损伤后对运动功能进行恢复训练,是人体一种运动的再训练或再学习过程。运动再学习的训练重点强调患儿主观参与和认知重要性,按照科学的运动学习方法对患儿进行再教育以恢复其运动功能,可控制的肌肉活动练习和控制训练中的各个运动部分,使患儿充分体验每一个简单动作到每一组复杂动作的正常运动感觉和所需

力度,从而较好地掌握和提高运动控制能力,促进多肌群的协调运动。这种方法多用于偏瘫患儿的康复。

运动控制(motor control)理论与任务导向性训练(task-oriented training):运动控制是调节或管理动作所必需机制的能力,运动控制理论包括反射理论、等级理论、程序理论、生态学理论等。系统理论综合了各种理论特点,是较新的运动控制理论,它认为动作从感觉、认知和个体多个运动过程的相互作用,以及个体、任务和环境的相互作用而产生。任务导向性训练是基于这种新理论的方法,它是指根据患儿个体能力和训练目的,设计具体的任务或活动,通过引导患儿完成这些任务或进行这些活动,达到提高运动技能目的的训练方法。运用运动控制原理,通过任务导向训练,结合个人、任务、环境因素提高患儿粗大运动功能。

(二)作业疗法

作业疗法(occupational therapy,OT)的目的是针对有功能障碍的患儿通过选择作业活动的训练,使其功能恢复,改善和增强患儿生活、学习等的能力,提高生活质量。

在作业疗法治疗前必须对患儿进行功能评价。如肌张力的评价(通过被动运动、姿势观察等方式)、Ashworth痉挛等级评定、上肢关节活动度的评定、头颈控制能力、翻身能力、坐位保持和坐位平衡能力、爬行能力、手功能、手眼协调性以及日常生活动作等的评价。

1. 作业疗法内容 作业疗法内容众多,常用于儿童康复的有以下几种:

(1)功能性作业疗法:主要是训练躯体功能障碍或残疾,改善上肢的活动能力。根据障碍的情况选择不同的作业活动,手功能训练、视觉功能训练、手眼协调能力训练、书写能力训练等,以增大关节运动范围,增强肌力,改善运动的协调性和灵活性,改善手部运动的灵巧性,提高肌肉运动的耐力,改善对运动的调节控制,使其能完成日常生活和学习必需的活动,同时促进患儿的运动发育等。

(2)儿童作业疗法:此法主要针对发育障碍儿或其他残疾儿。是通过专门训练、游戏、文体活动、集体活动、感觉统合训练等促进患儿感觉运动技巧的发展,掌握日常生活活动技能,提高社会生活能力。因为患儿在发育期,促进认知功能发育的治疗作业很重要,包括注意力、记忆力、计算能力、综合能力、推理能力、抄写技能、社会技能、交流技巧的作业活动训练。在治疗训练中还应重视发挥患儿父母关怀和影响的作用,重视应用

各种矫形器和辅助器,重视使用玩具游戏作为治疗手段。

(3)提高日常生活活动能力治疗:促进运动发育、上肢功能、感知认知功能的训练,应与日常生活动作训练相结合。如训练饮食动作时需要头的控制、手眼协调、手的功能、咀嚼、吞咽时相应部位的运动;训练更衣动作,洗漱动作,排泄动作,洗浴动作,书写动作等。

(4)其他内容:感觉统合训练、强制性诱导疗法、镜像视觉反馈疗法也常用于患儿的作业疗法中。

2. 作业疗法的实施过程

(1)基础训练:进行作业疗法时首先要进行基础训练,如头控制能力训练、翻身训练、坐位平衡训练、爬行训练等。然后进行上肢功能训练,如上肢支撑能力训练,可在俯卧位姿势下,用双上肢支撑身体,治疗师将其双下肢托起,待保持平衡后,患儿可用双上肢交替前行。另外,患儿可取坐位,在其小腿前放小板凳,指导患儿用双上肢支撑站起来。

(2)手部训练:基本原则是以功能较好的手为中心进行,不可勉强患儿一定要使用右手,以免增加训练难度。如手功能训练,手部动作的发育是由握到捏,从笨拙到灵巧。因此,手部动作的训练必须按照发育的顺序去进行。训练患儿拿起东西,放下东西、手指动作、投掷与打击动作的训练,双手协调性的训练,手眼协调性训练,多种综合性手部动作的训练等。如在日常生活动作中配合手部动作训练更有意义。日常生活动作训练包括患儿进食训练、更衣训练、如厕动作训练、睡眠及良好肢位的保持训练,家长抱患儿的正确方法等。

(3)姿势控制训练:良好的姿势保持是从事日常生活活动等所必需的一项基本内容,尤其对于不随意运动型、共济失调型和肌张力低下的患儿,各种体位的姿势保持显得尤为重要。

(4)异常姿势的矫正训练:如非对称姿势的矫正训练,在治疗方垫上治疗师将一只手放在患儿腘窝下,另一只手托住患儿同侧脚掌,使这侧下肢屈曲于胸前,足平放在垫上,然后治疗师用自己的下肢对患儿屈曲的下肢进行固定,用同样的方法使患儿另一侧下肢也屈曲于胸前。最后,治疗师用双手通过患儿掌心握住他的手,并在身体前交叉抱于其双下肢前,这样可有效地促进患儿双上肢在身体前的运动,同时提高患儿头的控制能力。

在姿势矫正训练中,姿势矫正椅在训练中起到一定作用。如手足徐动型脑瘫儿,针对患儿常出现的头、躯干、四肢控制能力差,运动中伴有不随意运动的现象,训练和日常生活中可让患儿坐在特殊的姿势矫正椅中,并对其躯干、双下肢进行约束,以增加稳定性,抑制不随意运动。

(三)言语疗法

儿童常出现的语言障碍有语言发育迟缓,这类患儿智力和语言能力都落后于正常同龄儿童。另一类常见的语言障碍为运动性构音障碍,它的发病机制主要由于神经病变导致的与语言运动有关的肌肉的痉挛麻痹或运动不协调,因此,常影响发声的质量、发音、呼吸、共鸣和言语的韵律。

在进行语言训练前应进行听力测试和语言评价,收集与语言障碍可能有关的所有资料。例如现病史、教育史,甚至心理方面的资料,还要做构音障碍检查,根据评价结果可设定语言训练内容。言语疗法的原则是选择安静的场所、合理的训练时间、有效的形式及家长指导,使其语言训练长期坚持下来,才能取得良好效果。

对于语言和言语发育障碍的儿童,言语疗法(speech therapy)主要有以下训练内容:

1. 语言发育迟缓的训练 目的是促进患儿的语言发育,将语言能力最大程度地发挥出来。训练开始的起点为患儿语言所处的开始阶段,训练时要注意向两个方面扩展,一是同一阶段横向扩展,如患儿可以先理解部分名词的意思,然后进一步扩大名词的理解;二是向上一水平扩展,如果横向扩展达到一定水平,便以下一阶段的能力为目标,即可训练动词的理解。还要使之把已训练的内容尽量在生活中应用和巩固。另外,创造一个良好的语言环境是提高语言能力的关键之一。

2. 构音障碍(dysarthrosis)训练 首先根据构音器官和构音障碍评定的结果进行构音运动方面的训练,例如呼吸训练:首先调整坐姿,做双臂外展和扩胸运动,同时进行呼吸训练,也可在呼吸末向前下方轻轻按压腹部来延长呼气的时间和增加呼气的力量,并可结合发音一起训练。还要做下颌、舌、唇的训练;在此基础上再进行构音和表达的训练。构音训练主要是在做唇、舌、下颌的动作后,要其尽量长时间保持这些动作,随后做无声的发音动作,最后轻声引出目的音。原则为先发元音,后发辅音,再将元音与辅音相结合,反复训练,最后过渡到单词和句子的训练。

(四)心理疗法

心理疗法(psychotherapy)是治疗者应用心理学的原则与方法医治患儿的各种心理障碍,包括情绪、认知与行为等问题。治疗目的在于解决患儿因躯体的残疾障碍而必然产生的一系列不适应社会环境的心理障碍,从而更好地适应环境、学习和生活。

小儿的心理障碍常常会被认为是智力问题而忽略,所以临床应加以鉴别,在有问题时给予心理治疗,使他们从痛苦中恢复并开始正常学习。处理这些问题行为,在儿童心理疗法中最常用的是行为矫正(behavior modification),它是属于对人类行为进行分析和矫正的心理学方法,也就是通过识别环境和某一特定行为之间的相互作用关系,识别该行为出现的原因,并实施某些程序和方法,来帮助人们改变他们的行为。

(1)行为矫正的内容:行为矫正是一种客观和系统的方法,遵循的是应用行为分析(applied behavior analysis,ABA)的原理,包含以下四个方面的内容:

1)观察、测量和评估个体当前可观察到的行为模式;

2)取定环境中行为发生的先前事件(前因)和发生之后的结果;

3)建立新的行为目标;

4)通过控制所确定的先前事件和行为结果,促进新行为的学习或者改变当前的行为。

(2)用于行为形成和增加的行为矫正技术:包括正强化、负强化、间歇强化、代币制、行为契约等。

(3)用于行为减少或停止的行为矫正技术:包括惩罚、消退、区别强化、厌恶疗法、系统脱敏法等。

(4)具体实施方法:包括操作性行为法,强化物、行为强化的方法,以及系统训练方法。其中系统训练是保证患儿康复训练高效率进行的重要手段,一个系统、完整的个人训练计划包括以下内容:

1)行为目标的制定:旨在说明被训练患儿将要做什么,如何做。应包括四个组成部分:①要学习新的行为的患儿是谁;②学习新的行为的患儿通过训练将要达到的、可被观察和测定的具体动作行为;③患儿在完成行为目标时是否需要帮助或需要何种帮助;④患儿完成行为目标的次数、时间、频率等。

2)任务分析:是治疗师在选择行为目标之后,尚需将它分解成若干小项目,可为3~4个小项目或更多,并根据患儿基础程度和实践情况而定。

3)强化物的确定:强化物是指在行为强化的过程中,凡是能加强行为的强度或提高行为发生率的行为结果的被称为强化物,如患儿得到老师的表扬或奖励后会更加努力地去做。在这里老师的表扬或奖励即是强化物。

4)提示方法的确定:提示方法目的是暂时用来启发新行为的,一旦这种行为得到巩固,就要将提示逐渐撤出。提示方式有四种:即口头提示、姿势提示、触体提示和永久提示等。

5)记录:是康复训练计划实施的一个重要组成部分,它可以清楚地反映患儿训练的情况,康复训练计划实施的进展,能及时发现患儿训练中存在的问题和困难等。记录最好用表格或图表,力求清晰明了和合理。

(五)矫形器和辅助器具

对许多障碍患儿来说,要取得明显的康复疗效,必须采取综合手段进行全面康复,将残疾儿童的潜能最大限度地挖掘出来,这不只需要治疗和训练,还需要辅助和代偿。随着我国康复事业的发展和科技的广泛应用,矫形器及其他辅助器具疗法逐渐被康复领域重视。

1. 目的 辅助、补救患儿的功能障碍,以一种最小的辅助方式发挥患儿最理想的功能潜力,包括步行能力、社交沟通能力和生活自理能力等,还包括同样接受教育、追求合适的职业和生活自立。

2. 种类 辅助器具是指为残疾人使用而特别生产的或可有效地防止、补偿、减轻、抵消残损、残疾或障碍的任何产品、器械、设备或技术系统。目前我国使用的辅助器具的分类标准采用的是1992年国际标准(ISO 9999)。脑瘫儿童常用以下六个种类。

(1)用于治疗和训练的辅助器具;

(2)矫形器;

(3)生活自理和防护辅助器具;

(4)个人移动辅助器具;

(5)维持坐姿等正确姿势辅助器具;

(6)用于娱乐的游戏用具等。

3. 残疾患儿常用的矫形器和辅助器具 矫形器(orthosis)是用于人体四肢和躯干等部位,通过生物力学作用以预防、矫正畸形和治疗及补偿其功能的器械。

(1)下肢矫形器:常用的有长下肢矫形器,除适用于脑瘫外,还可用于脊柱裂、脊膜膨出、神经肌肉损伤等原因引起的下肢瘫痪、骨折的预防、膝屈曲挛缩的预防、改善功能为目的的治疗过程等。作为肢体障碍的代偿功能而在日常生活中永久使用的不多。常用长下肢矫形器有膝-踝-足矫形器(knee-ankle-foot orthosis,KAFO)和髋-膝-踝-足矫形器(hip-knee-ankle-foot orthosis,HKAFO)。短下肢矫形器如踝-足矫形器(ankle-foot orthosis,AFO)常用于先天性或后天性内外翻足、尖足和各种瘫痪性疾患引起的足踝关节不稳定等。可起到扩大足与地面的接触、加强体重的支持、足踝关节的稳定、改善步态、防止足部变形等作用。一般用于痉挛性瘫痪患儿和少数弛缓性瘫痪患儿。对痉挛性强的或因使用矫形器后有可能诱发痉挛加重的患儿则不宜使用。踝-足矫形器分金属踝-足矫形器和塑料踝-足矫形器。其中塑料踝-足矫形器使用最多,经常穿在鞋里。为了能够在晚间睡眠时保持一定的肢位,也可夜间使用。但是持续夜间使用常会妨碍患儿发育,易压伤,效果亦不佳,所以使用时要慎重考虑。

髋关节外展矫形器,可用于剪刀步态的脑瘫患儿,还可抑制内收肌群的痉挛,防止和治疗继发性髋关节脱位。

其他,如托马氏鞋跟,适用于平足症和足内翻;矫形鞋可矫正足畸形,维持平衡和站立行走的正常姿势。

(2)上肢矫形器:常用的有肘矫形器,目的是抑制肘屈曲,使肘支撑负重。腕关节伸展矫形器,适用于屈腕肌痉挛患儿。拇指外展矫形器,目的是抑制拇指内收,改善手的功能。伸指板适用于握拳患儿,使五指伸展。

(3)躯干部矫形器:如胸腰骶椎矫形器常用于进行性肌营养不良症和脑瘫患儿选择性脊神经后根切断术后腰部保护及预防脊椎侧弯、前后凸等患儿。

(4)个人移动的辅助器具:常用助行器(walker),对上肢功能障碍轻,而下肢功能障碍较重的患儿可借助于助行器行走移动。分前后方使用的步行式助行器,有轮式助行器。

(5)拐杖:根据患儿障碍的需要不同,拐杖分为手杖、臂杖和腋杖三种基本类型。其中手杖和臂杖又有单脚和多脚之分。各种拐杖都必须以手握杖柄,并由手承担一部分体重。因此,要求使用者手的握力和上肢各关节的功能应无失常现象。脑瘫儿童经常四肢均受累,因此使用拐杖的较少,截瘫型可用。

(6)轮椅(wheelchair):对上肢功能较好的瘫痪儿童,3岁以后仍不能独行者,应考虑配用轮椅。四肢功能均较严重的患儿应考虑配用能保持坐姿的手推车协助移动。

(7)维持坐姿辅助器具:对重症运动障碍儿童如何能维持患儿坐位是最重要的问题。患儿能保持坐位的稳定,对上肢的使用、和周围人的交往、对患儿的心理、防止躯干的变形、防止食物逆流等情况均有利。瘫痪儿童在坐姿时,应该保持头部于躯干正中位,躯干稍往前倾,髋屈曲外展,膝屈曲成90°,双足平放地面。

另外,不同类型运动障碍儿童坐姿的要求亦不同。例如,脊髓性肌萎缩症等弛缓型患儿肌肉活动不足,难以保持坐位姿势,仰卧位时多呈蛙式姿势,此类患儿易出现胸椎和腰椎前凸或后凸,常因髋关节发育不全导致关节脱位。此型坐姿椅应使患儿保持前倾体位,采取适当的抗重力姿势。

痉挛性四肢瘫痪患儿因屈肌群肌张力过高、四肢活动受限,同时颈后群肌肉短缩而造成头后仰、胸腰椎弯曲,上下肢屈曲、内收或内旋、坐位时呈蜷缩状态。此类患儿易出现脊椎后凸、胸廓变形、肋骨隆起、髋关节脱位、各部位关节挛缩。因此患儿应旋转躯干,在全身肌肉放松的情况下行伸展运动,坐姿椅应让患儿上下肢外展外旋位。

不随意运动型脑瘫患儿是伸肌占优势的患儿,手足出现紧张性不随意运动,伸展时左右肢体呈非对称性,坐位时伸展过度或肢体肌张力低下时呈屈曲姿势。患儿非对称性明显,脊椎易侧弯、腰椎前凸、胸廓变形、肩髋关节脱位或各部位的关节挛缩。此型患儿必须使用有力的支撑器具,使颈部能维持在正中位置,同时屈曲髋关节以缓解全身的过度紧张。

(8)生活自理相关的辅助器具:为帮助瘫痪患儿克服能力障碍,在日常生活中尽量依靠自己的能力,减少依赖别人的帮助,充分开发和增强身体正常部分的功能而设计制作的辅助器具,临床常用以下几种:

1)粗柄汤勺和弯把勺:适用于握力差的对细柄握不紧的患儿。对痉挛性患儿可将粗柄重量增加,再根据上肢功能障碍的不同而配备弯把勺。长柄汤勺适用于抓握能力差的患儿,便于整个手掌握住,长柄与勺的角度也可因人而异。

2)汤勺、铅笔固定带:适用于手不会持物的患儿。用尼龙胶带固定在手掌上,然后将餐具、铅笔等插入小袋里使用。

3)带环的杯子:适用于拿不住杯子的患儿,使杯子能挂在手掌上。

4)带圈的吸管和杯子固定台:适用于不能自己喝水的患儿。为防止插在杯子里的吸管乱转,需上下有洞来固定或在杯子里利用塑料弹力夹子固定。如不用吸管,插上软管便可躺在床上喝饮料。

5)盘碗吸垫:适用于使用匙叉不灵活的患儿,进食时能将碗盘固定在桌上,防止滑动。

6)盘碗一侧加高、弧度加大的餐具:适用于患儿不能独立吃饭时训练用,与防滑垫、弯把勺等配合使用效果更佳。

7)带胶带的梳子:适用于不能握住梳柄的患儿,把梳柄用尼龙胶带固定在手掌上梳理头发。

8)发挥安全作用的安全帽:适用于能独立行走,但平衡功能不好且易摔跤的患儿,或合并有癫痫的患儿在发作时的头部保护。

4. 作用　着重指辅助器具中矫形器类的作用。矫形器在临床的作用因疾患不同,起到了不同的作用,根据临床观察和康复评价的结果,总结如下:

(1) 稳定作用:正常肢位的保持、局部的稳定作用,抑制痉挛和预防肢体挛缩变形,以及术后矫正位的保持。矫形器具有抑制痉挛的作用是康复治疗中不可缺少的重要手段之一。合适的矫形器可降低双下肢各个关节,包括骨盆周围的肌肉紧张度;矫形器还可抑制足的原始反射,这些原始反射易在脑瘫患儿中长期存在,并导致患儿的异常姿势和不良平衡。

(2) 治疗作用:改善固定的运动模型、改善功能,以及增强代偿和补助失去的功能。小儿使用矫形器的目的偏重于改善功能障碍,因而短时间使用矫形器的较多,作为以提高能力为辅助目的而长期使用的少,这是与成人使用矫形器的不同点。另外,较重的手足徐动型脑瘫患儿使用矫形器治疗的亦少,因此型患儿全身不自主的动作难以用局部矫形器得以控制。

(3) 支撑作用:维持对体重的支撑与稳定,以及控制不随意运动和不自主的关节运动。例如大部分脑瘫患儿,尤其是痉挛性脑瘫患儿,双下肢肌张力增高,步行时呈剪刀样步态,双足呈尖足内翻,使患儿行走功能受限。而踝、足是人体承重的最大支撑部位,保持踝足的稳定性,维持其生物力学特征,是步行的关键之一。

在矫形器的使用中,还要充分考虑作为医疗康复手段之一,其也有不足之处,如对痉挛性脑瘫患儿,矫形器不合适会引起持续性的肌肉牵张和挛缩,因而增强痉挛和联合反应,从而加重功能障碍。所以,必须严格执行矫形器处方,定期地进行检查和运动功能评价。

5. 流程　在为患儿进行辅助器具疗法时,要认真地执行使用的流程。

(1) 先由医生提出配用辅助器具的要求、目的和能够达到的效果,并且征求 PT 师和 OT 师的意见。

(2) 请康复工程有关技术人员(如矫形器技师)了解患儿情况。

(3) 技师能制作时,再向患儿家长说明理由并获得同意。

(4) 最后由医生开具正式处方。内容包括制作矫形器的目的、种类、材料及注意事项。

6. 注意事项

(1) 防止矫形器对身体的压迫,佩戴要合适,随着年龄的增长需调整更新。

(2) 辅助器具质地要轻,外形要美观,制作要简单。

(3) 穿戴要容易。

(4) 材料应结实不易破损。

(5) 适合小儿日常生活动作的辅助器具,要根据患儿不同年龄、不同生活能力有所区别。

(6) 要让患儿自己学会正确使用、穿戴。

(7) 为了保证其效果,还必须和运动疗法、手术治疗等结合起来。

(六)其他医疗方法

有一些手术和药物治疗也被用于残疾儿童的医疗康复,但多是用于控制和减轻并发症,要严格掌握适应证。如对于痉挛性脑瘫儿童 A 型肉毒毒素的局部注射也是一种有效、安全的缓解痉挛的治疗技术。许多脑瘫儿童的肌肉骨骼并发症会随年龄增长而加重,选择合适的时机进行肌腱延长、肌腱转移、旋转截骨术等矫形手术可以缓解肌肉痉挛、平衡肌力、矫正畸形、调整肢体负重力线、改善运动功能,为康复治疗创造有利条件。选择性脊神经后根切断术(selective posterior rhizotomy, SPR)可有效减轻中度到重度痉挛性脑瘫的痉挛程度,改善功能,提高步行能力,对脑瘫患儿身体结构和功能领域有积极的长期影响。

(七)特殊教育

特殊教育(special education)是指运用特殊设备,采用特殊的教育教学方法,通过特殊的教育和教学,传授特殊设计的课程,促进特殊儿童身心发展的活动。教育,是一种提高人的综合素质的实践活动。特殊教育,不仅像普通教育那样,在德、智、体、美、劳诸方面对学生进行教育,还特别强调进行补偿缺陷和发展优势的教育,其主要精神是考虑到每个孩子个体内在及个体之间的个别差异。

1. 盲童教育　学习盲文和定向行走。

2. 聋儿教育　助听器的配置和使用、听力和语言训练。

3. 培智教育　对智力障碍儿童要尽早、尽快、尽量地挖掘他们内在的潜质。教育的内容应该是人生存于这个社会所必需的、最常用、最实际的知识,培养最基本、最实用的能力,方法是反复训练。教育的目标是使他们具有生活自理能力,独立生存的职业劳动能力,相应的道德行为习惯及社会适应能力。

4. 孤独症儿童的教育　强调早发现、早干预的原则,内容以社交沟通训练为主,早期注意行为矫正和行为控制,在孩子生命全程为其提供社会支持[1]。

5. 超常儿童的教育　为他们提供适合的学习方法和学习环境,充分发挥其潜能。

(八) 引导式教育

引导式教育(conductive education)不是单纯的康复技巧或治疗方法,而是一个以教与学互动为本,从而达到功能康复的复杂而完整的体系。

1. 引导式教育的组成

(1) 引导员:应了解患儿所有的心理、生理问题,对患儿有整体的认识,并对患儿教授所有日常生活的作业和言语。引导员在引导式教育中起重要的主导作用。

(2) 患儿小组:引导式教育通常是以小组形式进行的。分组时将情况相似的患儿分为一组,或按年龄、病情轻重不同分组。一般 15~20 名患儿为一小组。患儿在小组内参加集体活动,互相模仿,有利于学习人际交往、表达思想感情、发展动作和语言,并且不断重复、强化。小组活动的方式胜于个别教育。

(3) 患儿家长:引导式教育中要鼓励患儿家长参与,这不仅有利于教育家长而且可以协助训练,甚至在今后承担引导员的角色。

(4) 训练器材:引导式教育要有必备的训练器材及放置空间。训练器材有木条长台、矮凳、梯背椅(架)、木棒排、横棒、斜板、墙镜、橱柜、便盆、放在地上的梯等(图 10-1)。

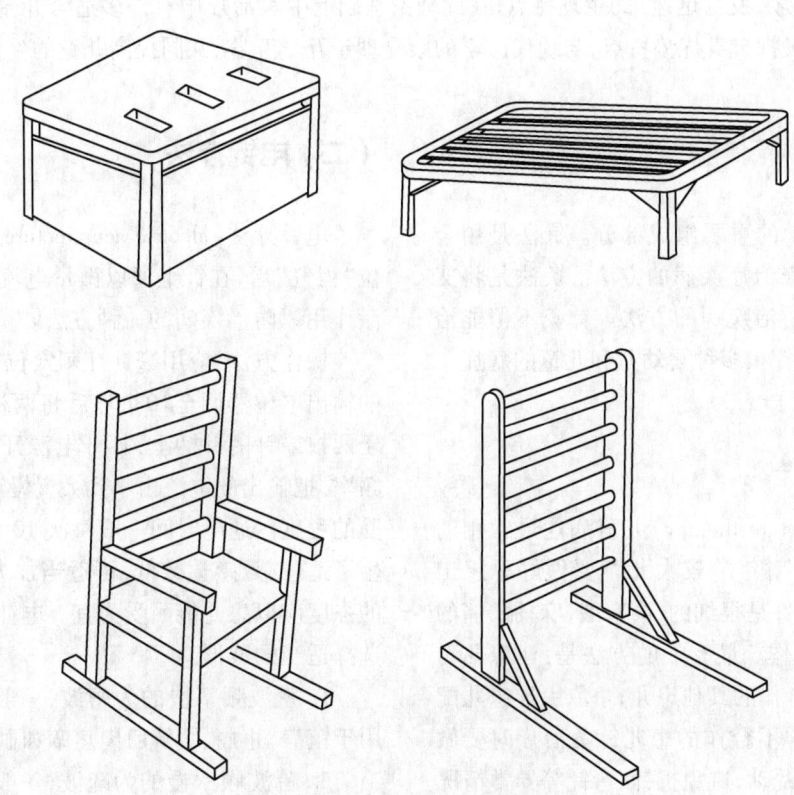

图 10-1　引导式教育训练器材

2. 引导式教育的内容

(1) 节律性意向言语:节律性意向是引导式教育中的一种促进方法,是使用言语去计划执行一项运动。分为两部分:①意向:是指想要达到的目标。当一个患儿表达一种意向时说:"我……",意味着他在思想上准备活动,要在学习上达到一个目标,言语联系着运动,可以促进运动的学习。②节律性:有节律地数数或唱歌,给患儿们一个时间的感觉,并且不断重复、强化、帮助发展他们运动的节律。

训练时让患儿随着节律性运动数数,如从 1 数到

5,同时使用动态言语"上、上、上"或"下、下、下",或结合动作说"噢""吗""好"等。大运动如躺卧、站立、坐位等训练时也都结合节律性意向言语进行。节律性意向活动不仅给患儿提供对人体形象、空间、时间、目标的认识,还可以训练患儿的注意力、思考力、方位辨认、表达及理解能力。

(2) 作业:引导式教育中要安排一系列作业,其中包括一种或多种运动作业或目标性功能性作业,引导患儿去设定准确的目标并努力完成。运动作业可分成几个部分,使患儿尽量能够完成。

（九）其他教育康复模式

如音乐治疗、注意力训练、游戏治疗等。

（张雁）

参考文献

［1］张嵘,张晨.孤独症谱系障碍——医学前沿与研究进展.北京:北京大学医学出版社,2018.
［2］李晓捷.实用儿童康复学.北京:人民卫生出版社,2018.

第3节 中医康复疗法

中医康复疗法是在中医学理论指导下,运用中药、针灸、推拿、心理、自然、音乐、饮食等多种方法,针对伤残、病残和慢性病的特点,进行辨证治疗的综合疗法。与西方康复医学相比,中医康复疗法在中医临床治疗的基础上又具有自己的特点,包括预防与康复结合、长于功能康复、内调和外治结合、注重利用自然物理、提倡形神共养等。中医认为儿童具有"生机蓬勃,发育迅速"的生理特点,在此理论基础上中医治疗中有许多适合儿童康复的方法和手段,中医儿童康复应充分发挥自身优势特点,与现代医学的康复理论互学互鉴,共同提高儿童的生命质量。

一、针法

针灸学是传统医学的重要组成部分。针法是用金属针具刺激人体穴位来治疗疾病的方法。灸法是将艾绒点燃后熏烤穴位来防治疾病的方法。针灸不但能治疗成人的病症,还能治疗很多种婴幼儿和儿童的病症。

（一）毫针疗法

针刺治疗(acupuncture therapy)儿科病症最常用的针具是毫针。针治前,对年龄较大儿童要做好思想工作,解释针刺时所用的针是很细的,会有酸、麻、胀、痛的感觉,尽力争取患儿合作。最有效的方法是:让患儿看一看针灸治疗时非常合作的其他患儿,争取引导患儿配合。对婴儿及年龄较小不合作的患儿针灸治疗时要做好固定工作,以免肢体乱动,避免折针、弯针等异常情况的发生。为婴幼儿施行针刺治疗时,患儿不能诉说针感,因而要努力争取掌握静心体会针治时的"气至"("得气")(持针的手感觉到"针下沉紧""如鱼吞钩饵之沉浮")。

为患儿针治时,针刺的深度较成人浅,年龄愈小,针刺愈浅。针刺的深度应以中指同身寸计算,根据患儿年龄的大小,身体的胖瘦及针刺的穴位适当增减。针刺婴儿时,宜浅刺而疾出针。古代对儿童针刺时可比婴儿针刺较深。

患儿针刺可留针10~15分钟,也可以不留针。进针"得气"后,捻转提插施行适当的针刺补泻手法后即退针。

（二）电针疗法

电针疗法(electric acupuncture therapy)是在针刺穴位"得气"后,在针上通以微量电流,以针和电的综合刺激作用以防治疾病的一种方法。

操作方法:应用毫针针刺穴位"得气"后,将电针机的输出电位器调至"0",然后将两根输出导线分别连接于两根毫针的针柄上,打开电源开关,选择所需波型和频率,把输出的电流由小到大慢慢调高至患儿感觉能耐受的程度。通电时间一般每次10~20分钟。若患儿产生了适应感,感觉减低,可适当加大电流量。电流刺激的强度应以患儿能耐受为宜。电针治疗时,应根据病情选择适当的波形。

1. 密波 频率快的为密波,一般在50~100次/s,适用于镇静、止痛、缓解肌肉痉挛和血管痉挛等。

2. 疏波 频率慢的为疏波,一般在2~5次/s。疏波的刺激作用比较强,能够引起肌肉收缩,提高肌肉与韧带的张力。常用于治疗麻痹,以及肌肉、韧带、肌腱、关节的损伤等。

3. 疏密波 是疏波、密波交替出现的波型。这种波型能克服单一波型容易产生适应的缺点。常用于止痛,治疗坐骨神经痛、扭伤、挫伤、关节炎、面神经麻痹等病症。

4. 断续波 是有节律地时断时续自动出现的波型。这种波不易产生适应,常用于治疗麻痹、瘫痪。

注意事项:①调节电流量时,应当逐渐从小到大,不要突然增强;②通电后会产生肌肉收缩,应事先告诉患儿;③对心脏病患儿使用电针治疗时,应避免电流回路通过心脏;④邻近延髓的部位不宜用电针;⑤在邻近脊髓部位使用电针时,电流的强度要小些,不可给予强刺激。

（三）皮肤针疗法

皮肤针又叫梅花针、七星针,是用5枚或7枚不锈钢针集成一束固定在针柄的一端而制成。

操作方法:手握针柄后部,示指压在针柄上,用75%酒精消毒皮肤后,用已消毒的皮肤针对准叩刺部位,使用手腕之力,将针尖垂直叩打在皮肤上,并立即提起,反复在皮肤表面上叩击浅刺。患儿使用时,宜用较轻腕力进行叩刺,局部皮肤略有潮红,患儿轻微或无疼痛为宜。

（四）三棱针刺法

三棱针一般用不锈钢制成,针柄较粗呈圆柱形,针身呈三棱形,尖端三面有刃,针尖锐利。

操作方法:针刺前,用75%酒精消毒针刺部位。以手持针,用拇指、示指捏住针柄,中指指腹紧靠针身下端,针尖露出1～2mm,对准已消毒的穴位,刺入深度0.5～1cm,随即将针迅速退出,轻轻挤压针孔周围,致少许出血。然后用消毒棉球按压针孔。多用于十宣、十二井等手指末端穴位,可治疗小儿惊厥、高热、咽喉肿痛等病症。三棱针刺法适合用于儿童,婴儿宜用毫针代替。

体质虚弱、有出血倾向的患儿或损伤后不易止血的患儿不宜使用。

（五）耳针疗法

耳针是在耳郭穴位上用针刺或其他方法进行刺激防治疾病的方法。

操作方法:①探查耳穴:用探针、火柴梗或毫针柄等物配合轻、慢、均匀的压力寻找反应点。当压到敏感点时,患儿会出现皱眉、呼痛、躲闪等反应。压痛最明显的一点即为耳穴。②消毒:用75%酒精进行消毒。③针刺:选用25mm或30mm毫针进行针刺治疗。针刺时以左手固定耳郭,右手迅速进针,进针深度以穿入软骨但不透过对侧皮肤为度。④留针:毫针一般留针10～20分钟。⑤出针:出针后用消毒干棉球按压针孔片刻以防出血,必要时再涂以碘酒或酒精,以防感染。

除应用毫针针刺耳穴治疗外,亦可应用王不留行子等用胶布固定,进行按压刺激耳穴进行治疗,每天嘱患儿自行按压3次以上。

注意事项:严密消毒,预防感染;耳郭有炎症或冻伤的部位应禁针。

（六）穴位注射疗法

穴位注射疗法(point injection therapy)是一种针刺与药物相结合的治疗方法,用注射器将药物注入穴位,通过针刺与药物的共同作用来治疗疾病的方法。

操作方法:使用一次性注射器,吸入药液。局部皮肤常规消毒后,左手固定穴位,右手持针快速刺入,当达到一定深度出现酸、麻、胀等"得气"感应后,回抽一下,如无回血,便可注入药液,一般注入药物0.3～0.5ml。

注意事项:①严格遵守无菌操作,防止感染。②注意所用药物的性能、药理作用、剂量、配伍禁忌、副作用和过敏反应。凡能引起过敏反应的药物必须先做皮试。皮试阳性者不可应用。③勿将药物注入关节腔、脊髓腔和血管内。④在神经干通过的部位做穴位注射时,应注意避开神经干。

（七）激光针灸疗法

激光针灸(laser acupuncture)是利用激光照射穴位治疗疾病的方法。目前常用的仪器是半导体激光器,波长650nm,可见红光,为冷光源。半导体激光照射,可穿透组织,深度可达1～1.5cm,故能刺激穴位,通过穴位与经络,调整人体脏腑功能。应用这种疗法可以治疗神经损伤、运动损伤、支气管炎、泄泻、遗尿、鼻炎等多种病症。

操作方法:应用半导体激光照射针灸穴位,每穴照射10～15分钟,亦可局部照射,照射病变部位2～5分钟。如治疗鼻炎时,可以照射鼻腔。

首都医科大学附属北京儿童医院曾应用半导体激光针灸治疗臂丛神经麻痹、坐骨神经麻痹、面神经麻痹、遗尿、尿频、婴幼儿腹泻、颈部扭伤、腕部扭伤、踝部扭伤、习惯性便秘、肠痉挛等多种病症。通过临床实践,笔者观察到半导体激光针灸疗法有很多优点:①没有副作用。②完全无痛,而且操作简便易行。③无需消毒针治穴位,不会感染。④易被患儿所接受。

（八）穴位埋线疗法

穴位埋线疗法是将羊肠线埋入针灸穴位,利用羊肠线对穴位的持续刺激作用治疗疾病的方法。此法可应用于年龄较大而且合作的儿童。

操作方法:常规消毒局部皮肤,将 1~2cm 长已经消毒的羊肠线,放置在腰椎穿刺针针管的前端,后接针芯,左手拇指与示指绷紧或捏起进针部位皮肤,右手持腰椎穿刺针刺入穴位,当出现酸、麻、胀等针感后,边推针芯,边退针管,将已消毒的羊肠线埋入针灸穴位的皮下组织或肌层内,然后敷盖消毒纱布于针孔处。

注意事项:严格无菌操作,防止感染。羊肠线头不可暴露于皮肤外。要避免损伤内脏、大血管和神经干。皮肤局部有溃疡或有感染时不宜埋线。

(九)穴位磁疗法

穴位磁疗是运用磁场作用于人体的经络穴位治疗疾病的方法。

操作方法:用胶布将直径 5~10mm、厚 3~4mm 的磁铁片,直接贴敷在穴位上,磁铁片表面的磁场强度约为数百至 1 000GS。

(十)皮内针疗法

皮内针是以特制的小型针具固定于皮下或皮内进行较长时间埋藏的针法。

《黄帝内经》中有"静以久留"的记载,这种方法可以给皮部以弱而长时间的刺激以达到治疗的目的。皮内针以特制钢丝为材料,分为颗粒型和揿针型两种。皮内针疗法对慢性顽固性疾病和疼痛性疾病均有较好的疗效[1]。婴幼儿皮肤娇嫩,容易用手触碰埋针处,故多以揿针型皮内针为主。

操作方法:对穴位消毒后,以小镊子夹住针柄,将针尖对准所选腧穴轻轻刺入,用事先准备好的小胶布粘住针柄覆盖于皮肤上。

一般可留针 24 小时,夏季出汗较多时,埋针时间可适当减短。

(十一)穴位贴敷疗法

穴位贴敷疗法是在穴位上贴敷药物,通过药物和穴位的共同作用治疗疾病的方法。

在药物选择上凡是临床有效的汤剂、丸剂都可以在熬膏或研末后用于穴位贴敷,更应注意选择通经走窜、开窍活络的药物。对儿童用药应注意避免刺激性强和毒性大的药物。这种疗法适用范围广泛,对感冒、咳嗽、哮喘、面神经麻痹、厌食、遗尿、流涎等有效,还可用于防病保健[2]。

操作方法:对贴敷部位进行酒精消毒,将药物对准穴位,再用胶布固定。

根据药物的刺激强度确定贴敷时间,一般药物可贴敷 1 天,刺激性强的药物减少贴敷时间。

二、灸法

(一)艾条灸

1. **温和灸** 将艾条的一端点燃,手持艾条对准应灸的穴位或患处,距皮肤约 30mm 高处进行熏灸。此法适用于年龄较大而且合作的儿童,不适合于婴儿。

2. **雀啄灸** 艾条燃着的一端与施灸部位并不固定在一定的距离,而是好像麻雀啄食一样,上下移动。此法亦适用于年龄较大而且合作的儿童,不适合于婴儿。

3. **回旋灸** 将左手示指与中指分开,按压在灸治穴位的两旁。右手手持艾卷,燃着艾条的一端,在距离灸治穴位约 30mm 高处,反复缓慢地做小的回旋(转圈)动作。此法适合用于儿童和婴儿。

为儿童灸治时,每穴灸 1~2 分钟。

(二)温灸器灸

温灸器灸是将艾条或艾绒放于专门的温灸器中,点燃后将温灸器放于穴位上治疗的方法,施灸时应避免眼鼻处。此法适合婴幼儿,但需要在家长的帮助下实施,家长应留意施灸处的皮肤,以局部红晕为度,每处 5~10 分钟。

三、拔罐疗法

拔罐疗法(cupping)是以杯罐作工具,借助热力排去其中空气,使其吸着于皮肤的治疗方法。拔罐疗法可适用于神经损伤、肌肉疼痛、消化不良等。拔罐部位以肌肉丰满、皮下组织松弛及毛发少的部位为宜。

操作方法:将拔罐部位擦洗干净,用镊子捏紧棉球蘸 95% 酒精,点燃棉球,往玻璃火罐里一闪,迅速将罐子扣在皮肤上。取罐时,以手指轻压罐子边缘皮肤,使空气进入,即可取下罐子。每次可根据病情选一至数个穴位。每日或隔日 1 次,7~10 日为一疗程。患儿应采用舒适体位,儿童皮肤娇嫩,留罐时间不要过长。操作时谨防烫伤皮肤。

拔罐法在下列情况下则不宜使用:高热、抽搐、痉挛等;皮肤过敏、有出血倾向、全身水肿或溃疡破裂处、肌肉瘦削或骨骼凹凸不平及毛发多的部位不能应用。

四、中药药浴疗法

药浴(medicated bath)历史悠久,早在《黄帝内经》就有"摩之浴之"的论述。小儿中药药浴疗法是药浴疗法的重要组成部分,早在东汉《华佗遗书》就有华佗用药浴治疗小儿寒热的记载。在儿童康复中,中药药浴联合针灸、按摩等疗法在治疗小儿脑瘫、臂丛神经损伤、肌性斜颈、高危儿、发育迟缓等疾病中,可发挥活血化瘀、疏通经络的作用,对调节患儿肌张力,提高肌力,促进局部和全身血液循环,促进功能恢复取得较好疗效[3]。

小儿中药药浴具有很多优点,特别是对于年龄小的儿童更为适宜,主要表现为:①患儿易于接受,避免受打针吃药之苦。②用药灵活安全,减少消化道刺激。③适用范围广,对内科疾病,神经、肌肉和骨骼损伤均有较好的效果。

小儿药浴疗法的主要方法为:①熏蒸法:利用药物水煎加热蒸发的药气熏蒸患处或局部。②熏吸法:让患儿以口鼻嗅吸药气,使药物作用于呼吸道黏膜。③洗法:又分为沐浴法、淋洗法、冲洗法、浸洗法,适合于外感伤风、肢体疼痛、四肢僵硬、皮肤病等。

在进行小儿药浴操作时,要注意水温适中,一般保持在32~38℃,过敏体质儿童应先用药水在手臂内侧擦拭,如有红疹瘙痒应停用。沐浴时要注意保暖,儿童洗浴应有家长陪伴,每次时间不宜过长。

五、推拿疗法

小儿推拿(infantile massage)又称小儿按摩,是在中医基础理论和相关临床知识的指导下,根据小儿的生理病理特点,在体表固定穴位或部位施以手法,来调整小儿脏腑、气血、经络功能以防治疾病的一种外治方法。小儿推拿的穴位具有自身的特点,除少数经穴、奇穴外,多数穴位是小儿特定穴位,分别有点状(精宁、威灵、一窝风)、线状(天河水、三关)、面状(八卦、腹)穴位,且多分布在肘膝关节以下。小儿肌肤柔弱,推拿手法操作要求轻柔深透,适达病所而止。在手法操作时,为减轻皮肤摩擦,常使用爽身粉、按摩油、葱姜汁等。

常用的手法有八种:①推法:用拇指面接触皮肤,按一定方向向前推动。②拿法:将拇指和其他手指对称用力在穴位上稍稍用力拿起。③按法:用指尖、指腹或掌心,直接按压在选定的穴位上,施以压力。④摩法:用示指、中指、无名指的指腹或掌心,在治疗穴位由上至下施以压力,由左向右摩转。⑤揉法:用手指指端、掌根或鱼际等处贴住治疗部位做柔和回旋的揉动。⑥掐法:用手指指端在身体某部位或穴位处掐压,是一种刺激力强的手法。⑦搓法:两手掌或两指相对,合搓某一部位。⑧摇法:两手扶住患肢关节两端,做前后上下摇摆的动作。

小儿推拿的适应证为:咳嗽、发热、厌食、便秘、面神经麻痹、分娩性臂丛神经损伤、坐骨神经麻痹、脑性瘫痪[4]、婴幼儿斜颈、遗尿等。对皮肤破裂、溃疡、创伤性出血或急性外科疾病如骨折等,不宜治疗。

捏脊疗法(paraspinal massage)是小儿推拿手法中别具特色的,通过对小儿脊柱部位(即中医称之督脉和膀胱经循行范围)的捏、拿、按等手法,有调理阴阳、疏通经络的作用,既可以单独应用也可以配合其他推拿手法应用,对消化、神经及其他系统功能的恢复有促进作用。具体操作:患儿俯卧露出整个背部,施术者沿小儿脊柱(督脉),自下而上,自尾骨长强穴开始,用示指及拇指将皮肤轻轻提起,沿督脉上升,边推边捏,至颈部风府穴为止。如此自下而上,反复操作10遍,每日1次。可在推捏过程中,每捏3下,将两指之间的肌肉向上方提一下,或用两手拇指在肾俞穴按摩2~3下。禁忌证为脊柱皮肤有破损,感染性疾病(骨结核、脊髓炎等),出血倾向,诊断不明者慎用。

【附1】小儿针灸常见病处方

针灸治疗时应根据中医基础理论脏腑经络选穴配穴。选穴的基本原则是根据中医针灸基础理论,以循经取穴为主。①局部选穴:即在所病的脏腑、五官、肢体的局部选取穴位进行针灸治疗。如胃痛取中脘,前额部头痛取印堂,肩痛取肩髃等。②远部选穴:当诊断病变属于哪一经络脏腑之后,选取有关经络四肢部穴位。如咳嗽,哮喘,取尺泽、列缺;胃痛取足三里。在应用时,既可选取所病脏腑本经腧穴,也可以选取表里经或其他有关经脉中的穴位。如治疗哮喘,亦可选取与肺经相表里的大肠经的合谷穴进行治疗。远部选穴还包括"上病下取"与"下病上取"选穴法。③对症选穴:针对个别症状的治疗措施。如发热选取大椎、曲池、合谷;昏迷急救选取人中与内关等。④邻近穴:在病痛的邻近选取穴位。如目疾取太阳等。

(一)呼吸系统病症

1. **急性上呼吸道感染(感冒)** 大椎、风池、合谷。咽喉肿痛加少商,鼻塞加迎香,头痛加印堂、太阳。

2. **急、慢性支气管炎** 肺俞、尺泽、列缺、合谷。

3. 哮喘与喘息性支气管炎 定喘、肺俞、尺泽、孔最、膻中、列缺、合谷。

（二）心血管系统病症

1. 心悸、心动过速、心动过缓、心律不齐 神门、内关、心俞、巨阙、膻中、厥阴俞。

2. 高血压 曲池、足三里、太冲。

3. 低血压 素髎、人中、内关。

（三）消化系统病症

1. 腹泻病 中脘、天枢、足三里、合谷、大肠俞，呕吐加内关。

2. 乳积、食积、疳症 中脘、足三里、四缝。泄泻、腹胀加天枢，呕吐加内关。

3. 呕吐 中脘、内关、足三里。

4. 婴儿幽门痉挛 中脘、内关、合谷、足三里。

5. 厌食 四缝、内关、足三里。

6. 急、慢性胃炎、胃痉挛、胃及十二指肠溃疡、胃下垂 中脘、胃俞、足三里、内关。

7. 急性胃肠炎 中脘、天枢、足三里、内关、合谷。

8. 肠痉挛（肠绞痛） 中脘、天枢、关元、足三里、上巨虚、内关、合谷。

9. 便秘 天枢、大肠俞、支沟、上巨虚、足三里、合谷。

10. 胆囊炎、胆道蛔虫症 胆俞、胆囊穴、阳陵泉、足三里、内关。亦可应用至阳或第七胸椎棘突下的华佗夹脊穴针刺治疗。

11. 脱肛 长强、大肠俞、承山、百会、上巨虚（或足三里）、气海。腹泻者加天枢、关元穴。便秘者加支沟。此外，亦可应用经外奇穴肛周3点（位于肛门周围，相当于时针3点钟处，距肛周缘外半寸的地方）和肛周9点（在肛周相当于时针9点钟处，距肛门周缘半寸的地方）。

（四）泌尿系统病症

1. 遗尿症 关元、中极、气海、三阴交、大椎（或百会），灸气海、关元、中极。亦可应用半导体激光照射关元、中极、大椎或百会、三阴交进行治疗。

2. 神经性尿频 关元、气海、三阴交、大椎，灸气海、关元。亦可应用半导体激光照射上述穴位。

3. 尿潴留 关元、气海、中极、三阴交、足五里。

（五）神经系统疾病

1. 脑性瘫痪与小儿急性偏瘫 治疗上肢瘫痪取肩髃、曲池、外关、合谷。下肢瘫痪取髀关、伏兔、阴市、阳陵泉、足三里、环跳、殷门、委中、承山、昆仑。

2. 面神经麻痹 地仓、颊车、下关、颧髎、迎香、太阳、阳白、翳风、合谷、攒竹。

3. 臂丛神经麻痹 大椎、肩髎、肩髃、臂臑、肩贞、手三里、曲池、外关、合谷、内关、通里、八邪。

4. 腓神经麻痹 阳陵泉、足三里、上巨虚、悬钟、解溪、昆仑、八风。

5. 胫神经麻痹 环跳、殷门、委中、合阳、承山、太溪、三阴交、八风。

6. 坐骨神经麻痹 环跳、殷门、委中、承山、昆仑、阳陵泉、足三里、悬钟、解溪、八风。

7. 多发性神经根炎（急性炎症性脱髓鞘性多发性神经病） 上肢麻痹取大椎、肩髃、肩髎、肩贞、臂臑、曲池、手三里、外关、合谷、内关、通里。下肢麻痹取髀关、伏兔、梁丘、阳陵泉、足三里、肾俞、大肠俞、环跳、殷门、委中、承山。

8. 头痛 前额痛取印堂、阳白、头维、合谷。偏头痛取太阳、率谷、外关、风池。头顶痛取百会、太冲、合谷。后头痛：风池、后溪。

9. 肋间神经痛 支沟、阳陵泉、内关、华佗夹脊穴。

10. 坐骨神经痛 环跳、殷门、委中、承山、阳陵泉、足三里、悬钟、昆仑。

11. 膈肌痉挛（呃逆） 膈俞、膻中、中脘、内关、足三里。

12. 舞蹈症 大椎、风池、内关、合谷、阳陵泉、足三里、三阴交、太冲。

13. 失语症 哑门、廉泉、通里、风池。

14. 多发性抽搐 合谷、内关、神门、大椎、阳陵泉、太冲。

（六）心理、情绪、行为异常和精神疾病

1. 夜惊症 中冲、内关、神门、百会、合谷。

2. 梦游症 百会、印堂、大椎、内关、神门、合谷。

3. 失眠与睡眠不宁 神门、内关、三阴交、足三里、百会、大椎、风池。

4. 癔症 内关、合谷、太冲、神门、人中、大椎。

5. 神经衰弱 内关、神门、大陵、足三里、三阴交、百会、大椎。

6. 多发性抽动症（抽动-秽语综合征） 百会、大椎、风池、印堂、合谷、内关、神门、阳陵泉、足三里、三阴交、太冲。

（七）肌肉与关节病症

1. 上眼睑下垂 阳白、攒竹、丝竹空、鱼腰、合谷。

2. 落枕 风池、天柱、后溪、养老、列缺、合谷。

3. 腰痛 肾俞、大肠俞、华佗夹脊、委中、昆仑。

4. 关节炎 肩关节取肩髃、肩髎、肩贞、合谷。肘关节取曲池、手三里、合谷。腕关节：阳溪、阳池、外关。髋关节取环跳、阳陵泉。膝关节取膝眼、梁丘、阳陵泉。

踝关节取解溪、昆仑、丘墟、太溪。

5. **扭挫伤**　选取阿是穴为主，并根据扭挫伤部位选取穴位。如腕关节扭伤取阳溪、阳池、外关。膝关节扭伤取膝眼、阳陵泉、梁丘。踝关节扭伤取昆仑、解溪、丘墟等。

6. **腓肠肌痉挛**　委中、合阳、承山。

（八）传染病

1. **腮腺炎**　颊车、下关、翳风、外关、合谷、关冲。

2. **百日咳**　肺俞、尺泽、列缺、合谷、身柱、大椎。

（九）急症

1. **小儿惊厥（急惊风）**　人中、合谷、太冲、手十二井或十宣、印堂、大椎、阳陵泉。

2. **休克**　人中、百会、内关、足三里、涌泉、中冲。

3. **晕厥**　人中、内关、中冲、足三里。

4. **高热**　大椎、曲池、合谷、手十二井或十宣。

5. **中暑**　人中、大椎、曲泽、委中、内关、曲池、合谷、手十二井。

（十）外科病

1. **急性单纯性阑尾炎**　阑尾穴、上巨虚、足三里、曲池、合谷。

2. **麻痹性肠梗阻**　天枢、关元、上巨虚、足三里、合谷、大肠俞。

（十一）皮肤病

1. **带状疱疹**　华佗夹脊、曲池、合谷、血海，并用半导体激光照射局部。

2. **荨麻疹**　灵台、膈俞、风池、大椎、曲池、合谷、血海，并可用半导体激光照病变部位。

（十二）口腔病症

1. **口炎**　应用半导体激光照射局部，并可针合谷、地仓。

2. **牙痛**　上牙痛取下关、合谷。下牙痛取颊车、合谷。

3. **流涎症**　承浆、地仓、合谷。

（十三）眼耳鼻喉科病

1. **急性结膜炎**　太阳、睛明、瞳子髎、合谷、太冲、风池。

2. **近视**　太阳、承泣、睛明、阳白、光明、合谷。

3. **斜视**　内斜视取太阳、瞳子髎、合谷。外斜视取攒竹、合谷。

4. **耳聋、听觉减退、耳鸣**　耳门、听宫、听会、翳风、风池、外关、合谷。

5. **聋哑**　耳门、听宫、听会、翳风、风池、合谷、哑门、通里。

6. **梅尼埃病**　听宫、听会、翳风、印堂、太阳、外关、

内关、百会、风池、足三里。

7. **鼻炎、鼻窦炎、鼻出血**　迎香、印堂、上星、合谷。

8. **咽炎、喉炎、扁桃体炎**　风池、颊车、天容、合谷、少商、商阳、中冲。

（十四）其他

儿童单纯性肥胖症脾虚湿阻型：天枢、梁丘、足三里、公孙、中脘、阴陵泉、丰隆、气海、水分。胃热湿阻型：天枢、梁丘、足三里、公孙、曲池、合谷、支沟、上巨虚、内庭。

【附2】小儿推拿常见病处方

（一）呼吸系统病症

1. **咳嗽**

（1）风寒咳嗽：推攒竹、推坎宫、揉太阳、开天门各200次，清肺经、运八卦、揉一窝风、揉掌小横纹各200次，揉肺俞150次。

（2）风热咳嗽：推攒竹、推坎宫、揉太阳、开天门各200次，清肺经、清天河水、揉小天心各200次，挤捏天突、肺俞各50次。

2. **发热**

（1）外感发热：推攒竹、推坎宫、揉太阳、开天门各200次，清天河水200次。风寒者加推三关200次，揉掐二扇门50次；风热者加挤捏大椎50次，推脊100次。

（2）肺胃实热：清肺经、清肝经、清大肠经各200次，揉板门100次，退六腑200次，揉天枢100次。

（二）消化系统疾病

1. **便秘**

（1）实秘：清大肠、清肝经、补肾经200次，退六腑、揉膊阳池、推下七节骨100次，揉腹100次，捏脊10次。

（2）虚秘：补脾经、补肾经各200次，揉二马、推三关、按揉足三里100次，摩腹100次，捏脊10遍。

2. **腹泻**

（1）寒湿泻：补脾经、补大肠200次，推三关、揉外劳宫、摩腹各100次。

（2）伤食泻：补脾经、清大肠、退六腑各200次，揉板门、运八卦100次，揉腹50次。

3. **厌食**

（1）脾失健运：补脾经、清肝经、运八卦200次，揉外劳宫、掐揉四横纹100次，摩腹100次，按揉脾俞、肝俞100次，捏脊20次。

（2）胃阴不足：分腹阴阳、补脾经、补肾经、运八卦各100次。按揉胃俞、肾俞100次。

4. **疳积**　补脾经、揉板门、掐揉四横纹各200次，

分腹阴阳、揉中脘、揉足三里各 100 次,捏脊 20 次。

(三)神经系统和精神疾病

1. **脑瘫** 补脾经、补肾经各 200 次,揉外劳宫 100 次,揉百会、四神聪、气海、关元、足三里、肾俞各 50 次,顺四肢手足三阳和三阴经络循行方向各按揉 5 次,捏脊 10 次。

2. **注意力缺陷与多动障碍** 补肾经、补脾经、清肝经各 200 次,按揉二马 100 次,清天河水、按揉小天心 50 次,摩百会、关元 50 次,捏脊 10 次。

3. **抽动症** 补肾经、补脾经、清肝经各 200 次,按揉迎香、攒竹、地仓、关元各 50 次,摩腹 100 次,按揉风池、大椎各 100 次,捏脊 10 次。

4. **分娩性臂丛神经损伤** 拿揉振足太阳阳经筋、颈夹脊,循前中斜角肌以一指禅法手法推至缺盆,揉拨缺盆,力求柔和渗透过斜角肌达臂丛神经根及干。循患肢手太阳经筋、手阳明经筋、手少阴经筋、手太阳经筋、手厥阴经筋、手少阳经筋施以罗纹面一指禅推法,在有筋结表现的穴位及部位着重施术。点按揉足三里、阳陵泉、悬钟[5]。

(四)遗尿

1. **肾阳不足** 补肾经、推三关、揉外劳宫各 200 次,按揉关元、肾俞、命门、三阴交、百会 100 次,擦腰骶 100 次。

2. **肺脾气虚** 补脾经、补肺经、推三关各 200 次,揉百会、关元 100 次,擦腰骶 100 次。

(五)肌性斜颈

拇指与示指、中指顺着肌肉的走向,按揉患侧胸锁乳突肌、斜方肌 3~5 分钟,重点作用于胸锁乳突肌肿块及增粗部位;拇指和食中二指相对于胸锁乳突肌两侧,弹拨增粗的胸锁乳突肌及肿块 3~5 分钟,手法适度,由轻而重,逐渐加大指力,避免动作粗暴;轻揉擦理患侧面颊、耳郭周围及下颌 2~3 分钟;双手夹捧头部两侧,避开双耳,以颈椎为纵轴,将面部向患侧缓慢旋转 2~3 次,注意动作和缓;托住枕部,另一手扶住下颌,将患儿头部向健侧肩部倾斜,尽量使耳部接触健侧肩部,反复 3~4 次,逐渐拉长患侧胸锁乳突肌及患侧颈部肌群,切勿猛然加力[6]。

(六)近视

分推坎宫、眼眶各 200 次,揉睛明、攒竹、太阳、四白各 300 次,揉翳风、风池各 200 次。

(吕忠礼)

参考文献

[1] 于婧洁,张曼,李海天,等.针灸配合撤针贴压耳穴和蜡疗治疗周围性面神经麻痹 50 例.世界中医药,2016,11(09):1868-1872.

[2] 于尚多,孙玮辰,王富春.基于现代文献探讨穴位贴敷治疗小儿慢性咳嗽选穴及用药规律.吉林中医药,2018,38(03):249-252.

[3] 王旭龙.药浴联合推拿治疗小儿脑瘫粗大运动障碍的临床效果.实用临床医学,2019,20(05):41-43.

[4] 刘炜,刘清国,马建强,等.从"补脾强肾"小儿推拿手法论治小儿脑瘫现代生物医学进展,2019,19(20):3841-3844.

[5] 马建强,李凤岩,吕忠礼.推拿手法治疗分娩性臂丛神经损伤的临床观察.中国中医骨伤科杂志,2018,26(03):46-49.

[6] 齐熙堃,马建强,吕忠礼.综合干预康复治疗先天性肌性斜颈疗效研究.河北中医药学报,2015,30(04):43-45.

11 第十一章
中医儿科学发展史简介及辨证施治

第1节 中医儿科学发展史简介

中医儿科学是以中医学理论体系为指导,用中医学的治疗方法为手段,研究从胎儿至青少年这一时期的生长发育,生理病理,喂养保健以及各类疾病的预防和治疗的一门临床医学科学[1]。

中医学源远流长,绵延数千载,为中华民族的繁衍和昌盛做出了重大贡献。中医儿科学也荟萃了中华民族数千年来小儿养育和疾病防治的丰富经验[2]。历代医家为了新一代的健康成长,做出了卓越的贡献。随着中医学的发展中医儿科逐渐形成了自己的理论和实践体系,并不断充实发展。中医儿科学的发展大体可以划分为四个主要阶段:即中医儿科学的萌芽阶段、形成阶段、发展阶段和新时期[3]。

中医儿科学的起源很早,在先秦、汉、晋、南北朝时期就开辟了中医儿科的先河。《黄帝内经》约成书于西汉,是现存我国最早比较完整的重要医学文献。其内容汇集了春秋战国以来积累的大量医学实践,奠定了中医(基本)理论的基础,不仅成为内外各科疾病防治的指导原则,对小儿病症亦有记载。在《扁鹊仓公列传》中记录了"小儿医"的命名。东汉末期张仲景著《伤寒杂病论》,后经晋代王叔和整理其伤寒部分,编成《伤寒论》;北宋校正医书局校其杂病部分,成为《金匮要略方论》;这两部古书中也有对儿科临床起指导性作用的著述。历代医家的记载与探索逐渐形成了中医儿科的基本理论。

到了隋唐时期涉及儿科疾病的著作更是渐多,中医儿科的大量名家、名著不断涌现,促进了中医儿科学的发展,为儿科疾病的辨证论治提供了全面理论依据和丰富的治疗方法,形成了中医儿科学较系统完整的学术体系。同时在药物学方面,唐代曾两次编修本草,包括了不少儿科用药,充实了医药学的内容。收录于《永乐大典》的《颅囟经》是至今最早的儿科专著。可见儿科在唐代的医学中已发展成为重要的专业。

随着时代的进展,到了宋、金、元时期,儿科学有了更大的发展。《小儿药证直诀》是钱乙的名著,内容包括各种小儿病症如惊搐、痘疮、咳嗽、发热、吐泻等常见病的治验病例及应用方剂等方面内容,是儿科临床较早、较系统的专著之一。其后,刘昉等编写《幼幼新书》记载了育婴方法、新生儿疾病及发育异常的症状,汇集了前代方书和民间流传的小儿验方,尤其对"惊风"和小儿消化系统疾病的治疗,记载精详,亦是内容丰富的

儿科专著。在金、元时期金元四大家各有所长,医史上出现了刘完素(寒凉派)、张子和(泻下派)、李东垣(温补派)、朱丹溪(养阴派)四大学派,论医各有偏重,对医疗技术都能因时因地革新创造,特别后二人所主张的调理脾胃及保护正气,均适用于小儿。各家学说百家争鸣,名家辈出,学术方面各有所长,使中医儿科学向治疗、急救、预防、保健等全方面发展,进一步推动了中医儿科的前行。

明清时期儿科医药学更有重要创作。名医李时珍曾从事医疗实践30多年,包括小儿科。编著了世界学术界所推崇的《本草纲目》,书中证古论今是儿科医药方面的重要参考书。同时另一重大发明是接种人痘预防天花,在医学发展史上开创了免疫学的先驱[4]。儿科医生薛铠著《保婴撮要》,包括在《薛氏医案》中,对儿科证治论述甚详,其子薛已在此书序文中指出小儿药量应依年龄而异。王肯堂著《幼科证治准绳》,总结了当时儿科诊疗知识,他根据五脏系统分门别类地详述小儿疾病,并能推论小儿的恢复功能盛衰,故"投之以药,易为见功"。小儿按摩推拿术也是明代儿科治疗学的一个重要组成部分。《小儿按摩经》《小儿推拿活婴全书》等推拿专著的出版,形成了小儿推拿术的独特体系,扩充并提高了明代小儿治疗学的内容和水平。

新中国成立后,在中国共产党的中医政策和"继承、发扬、整理、提高"的方针指导下,中医儿科的发展更是到了新时期、新时代,中医儿科从自我封闭的系统中解脱出来,逐渐开始走上了与现代科学技术相结合的中医、中西医相结合的发展道路,取得了前所未有的新进展,在临床上运用中医中药疗效比较显著,尤其对中医特色病的治疗疗效又是更胜一筹,取得了可喜成绩。在继承古代针灸学的基础上,又开展了系列外治疗法对儿科临床疗效起到了非常重要的作用[5]。近年来在积累了丰富临床经验的同时,又注重名老中医药专家经验传承,在中医理论与临床经验方面不断深入研究,使中医理论的研究及临床疗效的提高又上了新的台阶,更好地推动了中医儿科事业的发展。与此同时更加大力度发展中西医结合,中医理论与现代医学理论及检测有效相结合,科学研究不断深入。并且运用严密的科研方法,采用先进的检测指标,改进剂型和给药方法,研制效果更佳、应用更方便的新药物、新疗法指导临床,扩大中医药临床应用范围,使中医药发展如虎添翼。这对于提

高我国儿科学的医疗与预防工作的发展均起到了极大的推动作用。总之,随着现代自然科学、社会科学的高速发展与现代技术的进步,学科间交叉渗透,中医儿科学在保持其自身体系的基础上,应用现代科技手段研究不断提高,已开始了中医儿科学发展现代的新历程。

中医儿科学的形成与发展已有数千年的历史,目前正在向着科学现代化方向前进,实现这一战略目标科学研究是其必由之路,人才培养是基础工程。可以相信,经过长期努力,中医儿科的现代化,将随着整个中医学的现代化而逐步实现。

(闫慧敏　柳静)

参考文献

[1] 姜之炎,赵夏.中医儿科学.2 版.上海:上海科学技术出版社,2020.

[2] 汪受传.中医儿科学.9 版.北京:中国中医药出版社,2018.

[3] 张奇文,朱锦善.实用中医儿科学.北京:中国中医药出版社,2019.

[4] 程超寰.中国古代如何防治瘟疫(下).上海中医药报,2020.

[5] 武简侯.中医儿科外治备要.2 版.北京:中国中医药出版社,2020.

第 2 节　辨证施治在儿科临床的应用

一、小儿生长发育与保健

(一)年龄分期

儿童生命活动的开始,起源于阴阳两精相互交结而形成的胚胎,胚胎是一个新生命的开始,经过不断生长、发育直至成年。关于小儿年龄的分期,古代各家所论不一,一般按《小儿卫生总微论方·大小论》所说"当以十四以下为小儿治"。但随着社会的发展,15~18 岁少年均在求学阶段,无论是身体发育还是社会心理的发展均有别于成人,所以目前儿科的服务范围延至 18 岁。

1. **胎儿期**　从男女生殖之精相合而受孕,直至分娩断脐,属于胎儿期。胎儿寄生于母体之内,依靠母体的气血供养,在胞宫内生长发育,因而与母体休戚相关。胎儿期又分三阶段,妊娠早期 12 周为胚胎期,易受各种因素影响如感染、药物、劳累等,易造成流产;妊娠中期的 15 周,胎儿各器官迅速成长,功能也趋成熟;妊娠晚期的 13 周,胎儿以肌肉发育和脂肪积累为主,体重增长快。后两个阶段胎儿若受到伤害,易造成早产。先天之本,一生之根基,胎儿期对人的一生有着重要影响。

2. **新生儿期**　自出生后脐带结扎,至生后满 28 天,称为新生儿期。新生儿开始脱离母体而独立生存,其脏腑娇嫩、形气未充的生理特点在这一时期表现得尤为突出。此期的保健护理特别重要,要掌握新生儿的特殊生理状态,如睡眠时间长、体重先减后增、生理性黄疸、乳房肿大、假月经等,将其与病态相区别,避免误诊。

3. **婴儿期**　出生 28 天后至 1 周岁为婴儿期,又称乳儿期。婴儿已经初步适应了外界环境,显示出蓬勃的生机,生长发育特别迅速。1 周岁时,小儿体重增长到出生时的 3 倍,身长增长到出生时的 1.5 倍。这一时期机体对水谷精微的需求特别旺盛,而婴儿脾胃未充,运化力弱,脾常不足的特点表现显著,肺为娇脏,卫表不固,御邪能力弱,这一时期小儿易患肺系疾病。

4. **幼儿期**　1 周岁后至 3 周岁为幼儿期。幼儿期小儿的生长发育速度较前减慢,尤其是在体格发育方面。饮食已逐步过渡到普通饮食,此期小儿学会了走路,活动范围扩大,接触周围事物的机会增多,感邪患病的机会也较前增加。要注意脾胃功能的调理和肺系疾病的预防。这一阶段小儿智力发育比较突出,语言、思维和对外界事物的认知能力增强,正是培养良好的生活习惯、卫生习惯和健康的心理状态的最佳时期。

5. **学龄前期**　3 周岁后至 7 周岁为学龄前期。这一时期小儿体格发育稳步增长,智能发育趋于完善,进一步培养儿童良好的基本素质,包括身体素质和心理素质。

6. **学龄期**　7 周岁后至青春期来临(女 12 岁,男 13 岁)称学龄期。学龄期一般处于小学学习阶段,此期小儿在体格方面仍稳步增长,乳牙依次换上恒牙,除生殖系统外,其他器官的发育到本期末已接近成人水平。智能发育更为成熟,控制、理解、分析、综合等能力增强,这个时期要逐步建立其义务感和责任感。对疾病的预防除儿童期常见的传染病外,应根据个体情况有针对性地进行预防工作。

7. 青春期 是从儿童期到成人期的过渡阶段，个体差异较大，一般女孩自11~12岁到17~18岁，男孩自13~14岁到18~20岁。青春期在生理上的显著特点是肾气盛，天癸至。生殖系统发育趋于成熟，女孩乳房发育、月经来潮，男孩精气溢泻，出现遗精；体格生长也出现第二次高峰，体重、身长增长显著。近年来，由于多种因素的影响，小儿进入青春期的平均年龄有提早的趋势。青春期小儿在心理上也处于动荡时期，既要适应生理变化带来的心理问题，又要适应社会、环境变化带来的社会心理问题，尤其是性心理变化最为突出，这一时期针对群体的青春期心理、性心理的辅导十分必要。

（二）生长发育

生长发育是小儿的基本特征之一，是按照一定的规律持续进行的，直至长为成人。掌握儿童生长发育规律及生理特点，及时纠正儿童生长发育过程中的问题，保障小儿健康成长，具有重要意义。

1. 胚胎成长 从受孕到分娩，是生命的起始阶段。男女生殖之精相合，通过胎盘脐带吸收母体的营养物质迅速成长，40周的时间从一个受精卵成长为胎儿，其间脏腑、经脉、形体在成长过程中极易因各种病理因素影响而受到损伤，自古医家就十分重视对胎儿成长规律的研究。《淮南子·精神训》："一月而膏，二月而肤，三月而胎，四月而肌，五月而筋，六月而骨，七月而成，八月而动，九月而躁，十月而生，形体以成，五脏乃形。"较详细地描述了胎儿的成长过程，为中医保胎、养胎、胎教学说的形成奠定了基础。

2. 体格生长 中医文献中对小儿体格生长有观察记录，但缺乏测量数据。近代通过大规模的、有组织的测量和统计得出的各项生长发育指标，在中医临床中也得到很好的运用（具体数据见第二章生长发育）。

3. 智能发育 也称行为发育。因婴幼儿的神经心理发育大量地反映于日常的行为之中，一般分为感知发育、运动发育、语言发育、性格发育四个方面（参考第二章生长发育）。我国古代医家用变蒸学说解释小儿生长发育规律，变蒸之名首见于西晋王叔和的《脉经》，古代医家认为，由于小儿生长发育旺盛，其形体、神智都在不断地变异，蒸蒸日上，逐渐向健全方面发展。变者，变其情智，发其聪明；蒸者，蒸其血脉，长其百骸。对于变蒸学说的具体内容和使用价值历来争议颇多，但其按照时间顺序对小儿在体格、情智方面生长发育规律的描述为我们留下了宝贵的历史资料。

（三）小儿保健

1. 新生儿期 小儿初生，乍离母体，脏腑柔弱，气血未充，全赖悉心呵护。首先出生时做好皮肤黏膜的清洁，包括口腔、眼、耳、二阴及全身皮肤，注意胎脂对皮肤黏膜有一定的保护作用，清洗要适度；断脐后的脐部要保持清洁、干燥，让脐带残端自然脱落。衣物要柔软，保暖。尽早开乳，母乳喂养为宜。

2. 婴儿期 婴儿期生长发育迅速，合理喂养显得特别重要，推荐母乳喂养，母乳喂养简便经济。应注意的是要建立进食规律，既有助于脾胃消化也利于小儿睡眠规律的养成。辅食的添加要遵守由少到多，由稀到稠，由细到粗，由一种到多种，在婴儿健康、消化功能正常时逐步添加。这一时期还应按照国家计划免疫工作条例，按期完成预防接种工作。

3. 幼儿期 进入幼儿期小儿活动力增强，智力发育迅速，培养良好的生活、卫生习惯十分重要。饮食要均衡，按时进餐，相对定量，不挑食、不偏食；起居有节，保证小儿充足的睡眠时间，尤其是夜间的睡眠时间；尽量养成定时排便的习惯。2岁以后的小儿活动范围扩大，还应注意防止外伤、烫伤、触电、异物的吸入等意外事故的发生。

4. 学龄前期 此期小儿智识已开，求知欲旺盛，身体的成长进入平缓期，身心的健康尤为重要。这一阶段除良好的生活、卫生习惯的巩固培养外，还要逐渐培养小儿的自理能力、受挫能力，保护好小儿的好奇之心、探索之心。

5. 学龄期 是小儿发育成长的重要阶段。家长和教师的言传身教不仅使小儿学到认知世界的知识，更重要的是获取知识的方法。培养德、智、体、美、劳全面发展的有用人才。注意劳逸结合，用眼卫生，预防近视；重视感冒发热等小病的治疗，减少免疫性疾病的发生。

6. 青春期 青春期肾气充盛，是人体第二个生长高峰，生殖系统发育，是小儿从生理、心理向成人过渡时期。做好男、女生的生理卫生教育，正确对待女孩的月经来潮和男孩的遗精。青春期也是精神心理的动荡时期，鼓励家长正确引导，形成正确的价值观、人生观。

二、中医儿科特点

小儿在生长发育的各个阶段中，在生理、病理、辨证和治疗方面均有其特点，非成年人的缩小版。为了适应这些情况，就需要对不同年龄的小儿，根据其生理病理特点,灵活运用辨证施治的规律,治疗疾病时才能收到良好的效果。

(一)生理特点

1. 脏腑娇嫩,形气未充 是泛指小儿时期各脏腑系统的生理功能,如初生之萌芽,均未达到成熟和完善的程度,表现为脏腑娇嫩,形气未充,气血津液未盛,经脉未定,腠理不密,卫气未固,容易导致外邪的侵入。古人把这种生理现象,概括为"稚阴稚阳",又有"稚阳未充,稚阴未长"的说法。"阳"是指体内各种生理功能的活动,"阴"是指体内精、血、津、液等具体物质。所谓"稚阴稚阳"是指小儿时期,无论在物质基础和功能活动方面,均处于嫩弱尚未充实完善的阶段,因此,应加强护理,否则就容易引起疾病。

2. 生机蓬勃,发育迅速 小儿出生后,生机特别旺盛,具有发育迅速,日新月异的特点。例如,在智力方面,表现逐渐活泼;在饮食方面,食量逐渐增加,消化功能日益活跃;在肌肉骨骼方面,逐渐强壮,行走运动,日趋稳定;在脏腑气血方面,逐渐向成熟和完善方面发展。年龄愈小,发育愈快,相对地需要更多的水谷精微之气来补充,故有"阳常有余,阴常不足""肝常有余,脾常不足"的说法。这说明小儿在生长发育的过程中,体内阴阳争胜,代表生机的"阳"总是旺盛的,而相对的代表营养物质的"阴"则常常感到不足;但因"脏腑娇嫩",喂养过多又易致病,故对小儿的喂养工作既要加强,又要细致。

(二)病理特点

1. 发病容易,变化迅速 由于上述小儿的生理特点,加以寒暖不能自调,饮食不知自节,因此,外易被六淫所侵,内易为饮食所伤而发病。故小儿患呼吸道和消化道疾病者居多。发病之后,变化迅速,临床表现为"易寒、易热、易虚、易实"。在先天禀赋不足或后天喂养不当等因素的影响下,常可引起发育障碍,可表现为解颅、五迟、五软等病态。

此外,由于小儿神气脆弱,突受外界刺激,或异常声音惊吓,易引起夜卧不宁、夜惊等症。感受温热之邪,传变迅速,引动肝风容易发生惊厥。以后随年龄的增长,与外界接触机会增多,小儿对疾病的防御能力又较差,故容易感受"时行疫病"(即流行性传染病),如麻疹、水痘、痄腮、百日咳等。又如小儿患病毒性肺炎、中毒性菌痢或麻疹合并肺炎等重症时,毒热

较重,高热持续,大量耗伤小儿机体的正气和阴液,故易导致突然出现体温下降、面色苍白、四肢厥冷、脉细欲绝等心阳虚衰现象,这就是实热证转虚证、阳证转阴证的表现。如果抢救及时,处理得当,则四肢转温、面色、脉象好转,阳气恢复,病情转危为安,由虚寒之阴证又转为阳复之证。正如《温病条辨》中指出:"小儿肤薄神怯,经络脏腑嫩小,不奈三气发泄。邪之来也,势如奔马"。这说明了小儿生理与病理的关系和病情变化迅速的特点。

2. 脏气清灵,易趋康复 由于小儿为纯阳之体,生机旺盛,发育迅速,活力充沛,患病又很少受七情的影响,病变虽然发展迅速,只要处理得当,护理适宜,一旦病邪消退,组织修复迅速,正气易于康复,故机体恢复也较快。

(三)病因特点

小儿疾病的病因基本与成人相同,但由于小儿脏腑娇嫩,形气未充,卫外功能不固及小儿缺乏生活自理能力与经验等特点,因此在致病因素及发病特点上又与成人不完全相同。

1. 先天因素 母亲分娩后即发现其有与生俱来的疾病,是因先天"禀赋"异常,父母遗传因素及怀胎十月对胎儿的影响所致的疾病。轻症可见胎热、胎毒、胎黄、胎怯等,重症可见痴呆、五迟、五软、解颅、癫痫等。因此了解和认识先天致病因素,对于防治先天性疾病是十分必要的。

2. 外感因素 小儿卫外功能尚未健全,寒暖不能自调,由此因外感因素而致病的远较成人为多。外感因素包括六淫中的风、寒、暑、湿、燥、火及疫疠之邪均易使小儿发病,如很多时行急性传染病,小儿具有特殊的易感性,且为小儿期所多见或特有,如水痘、奶麻、痄腮、丹痧等。小儿新生诸疾,因胎位不正,横生倒产,分娩损伤,也可导致初生婴儿的疾病,如产伤骨折、头颅血肿、窒息等;此外护养不周、饭前便后不洗手,生吃不洁瓜果蔬菜等不良卫生习惯亦可感染诸寄生虫病等,也被列为外因所致的疾病。

3. 内伤因素 小儿饮食不知自节及洁净,以及家长哺养不当,故内易为饮食所伤,出现脾胃病最为多见。虽然小儿智识未开,但随着生活节奏的加快,学龄儿童因情志失调而出现心理行为障碍的疾病也逐渐增多。

4. 意外因素 小儿因缺乏生活知识和自理能力,对外界的危险事物缺乏识别和防范,常可引起意外损伤,轻则惊吓,重则中毒、触电、溺水、窒息、外伤与异

物吸入等,给小儿带来痛苦,重则可致残,甚至危及生命[1]。

三、诊法与辨证

中医儿科的诊法与辨证也是在四诊八纲的基础上进行的。但由于小儿不能诉说或正确诉说病情,故在四诊中以望诊较为重要,还应结合其他三诊(闻、问、切),根据临床证候进行辨证施治。所谓"辨证"就是运用四诊的方法,了解患儿的病史、症状和体征,进而分析、归纳,辨别疾病发生的原因、部位、性质及其发展趋势,以掌握疾病的实质;所谓"施治"就是根据疾病实质,结合患儿个体特点,选用适当治疗方法。

(一)诊法

诊法是临床诊查疾病的各种方法的总称。传统的诊法,包括望、闻、问、切四诊,历代儿科医家根据儿科特点特别重视望诊。《幼科铁镜》说"望、闻、问、切,故医家之不可少一者也,在大方脉则然,而小儿科则惟以望诊为主"。

1. 望诊 是医者运用视觉观察病情,儿科望诊不仅要求光线充足、安静的环境,更要医者细心敏锐的观察能力,在短时间内了解患者的神、色、形、态,对疾病的轻重缓急有大体判断。

(1)望神:包括望精神、意识、体态、面目,尤以观察眼神最为重要,神清气爽,体态自如,面色润泽,目睛清亮灵动,是为得神;精神萎靡,反应迟钝,面容枯槁,目睛呆滞不灵活,是为失神。神生于精,精是后天水谷化生,藏于五脏,又与先天肾精相合;故得神者脏腑功能尚存,正气未衰,病属轻浅;失神者,脏腑衰败,正气不足,病情深重。

(2)望色:指望面部、肌肤、目睛、毛发、爪甲的颜色和光泽,以望面色最为重要。正常小儿面部气色红润光泽,患病后常有以下变化:

1)面部红赤多属实热证,午后两颧潮红多为阴虚证(或因停食);

2)面色苍白多属虚寒证,白而虚胖则为气虚(如发育很快的婴幼儿患佝偻病),白而枯槁则为血虚(如贫血);

3)面色萎黄而无光泽多为脾胃虚弱(如营养不良),面目色鲜黄为阳黄(如黄疸型传染性肝炎),暗黄属阴黄(如先天性胆管梗阻的晚期);

4)面色青晦,多为寒证、痛证,面色青紫或唇青为肝风内动、抽搐或瘀血之证;

5)面色暗黑,多属肾虚,或由于瘀血所致。

(3)望形体:观察形体,可以辨别小儿体质的强弱,证候的虚实和病情的轻重。凡发育正常,筋骨坚强,肌肉丰满,皮肤柔嫩,毛发润泽,姿态活泼者为健康的表现。反之若发育不正常,形瘦发枯,筋骨软弱,囟门逾期不合,胸部凸出或凹陷均属先天肾气不足或后天脾胃失调;若腹部胀满青筋暴露多属患病日久;若四肢伸屈不利、瘫软、枯萎、拘挛、颤动、抽搐、足膝外翻或内翻、角弓反张等,应注意先天畸形或热伤经络引起的肝风或后遗症。大凡形体健壮者,则不易感受疾病,虽病亦多属实证、热证,而且易愈;反之形体虚弱的小儿,每易感受疾病,病多见虚证、寒证,治疗亦难速效,而且易反复。

(4)望皮肤:皮肤是人体最大的器官,色微黄、透红润、有光泽为气血调和的表现。望皮肤重点要看有无痘、疹、痧、斑,判断疾病的性质属寒、热、虚、实、顺证、逆证。通常斑疹色泽鲜红或紫红,伴有发热者多为实证、热证,若斑疹色淡红则多为气不摄血,色淡紫者为阴虚内热,色紫红者为血热夹瘀。痘疹的分布稀疏,疱液清凉多为轻症、顺证,若疱疹稠密,疱液混浊,疹色紫暗则为重症。出麻疹顺序先头面、胸腹而后四肢手足则为顺证;若麻疹透发不畅,或疹出骤没又伴高热则为逆证。

(5)望小儿指纹:小儿指纹是示指桡侧的浅表络脉,儿科临床上常以观察3岁以下小儿指纹作为望诊内容之一,指纹部位分为风、气、命三关(第一节风关、第二节气关、第三节命关)。观察者用左手示指、拇指握住小儿示指末端,右手拇指在小儿示指桡侧由命关向风关轻推几次,使指纹显露,便于观察。正常小儿指纹隐约可见,色泽淡紫,纹形挺直,不超风关。纹在风关是邪浅病轻,纹透气关是邪较深重,纹达命关时尤为重笃。纹紫色为热,淡红为虚、青色为风,主痛。青兼黑紫是血络闭郁。指纹的变化虽可反映病变的轻重、深浅,但只能作为诊断参考。

一般认为指纹充盈度的变化主要与静脉压有关。心力衰竭、肺炎等患儿,大多数可见指纹向命关伸延,这是由于静脉压升高所致。静脉压愈高,指纹的充盈度就愈大,也就愈向指尖方向伸展。指纹的色泽在某些程度上可反映体内缺氧的程度,缺氧愈甚,血中还原血红蛋白量就愈高,指纹的青紫色也就愈明显。因而肺炎及心力衰竭的患儿多出现青紫或紫色指纹。贫血的小儿由于红细胞及血红蛋白减少,指纹多色淡。

(6)望咽喉:咽喉为肺胃之门户,正常小儿的咽喉淡红而光润,不肿不痛。外感时咽红为风热,色淡为风寒,咽部疱疹红赤,为外感邪毒。如红肿溃烂、疼痛伴高热,全身出丹痧者为喉痧(猩红热)。若喉头疼痛、咳声嘶哑如犬吠、壮热、喉间有白膜,则为白喉。腮颊满口糜烂、色红而疼痛者为口糜。腮腭和舌上满布白屑,状如鹅口,称为鹅口疮。观察上腭颜色之变化对判断病情轻重也有一定帮助(尤其在脾胃病更为明显),正常上腭为粉红色,有光泽,上腭白或淡黄为脾胃虚弱(消化不良小儿上腭可如蒙乳皮状);上腭红紫多为实热证;淡粉红为血虚;深紫为瘀血。

(7) 望舌:小儿正常舌质为淡红色,舌苔薄白而明润。如舌尖红为心火上炎,舌质淡为血虚,舌质深红属脏腑热盛,舌绛红为热入营血(热性病的极期)。重舌、吐舌、弄舌为心脾热结或惊风的预兆,多见于婴幼儿。舌苔为胃气所生,病邪在表舌苔薄白,白厚腻为湿浊,黄腻为湿热,黄厚而糙者属热盛而胃阴耗伤。中根部有褐苔为胃有宿食。局部剥蚀无苔(地图舌)为胃阴不足。哺乳儿乳白苔,新生儿舌红无苔,此属正常现象。望苔时需注意有无食物及药物染苔。如食用醋、橄榄等使舌苔变灰黑。

(8) 望前后阴部:前阴指外生殖器,为肾所主,络属肝经。男孩阴囊不紧不弛,稍有色素沉着,表示肾气充足,此乃正常状态(如在疾病发展过程中则有向病愈之趋势)。如阴囊松弛不收主热象,如舌蜷囊缩为肝肾气绝(表示病重危)。女孩前阴红赤而湿为湿热,外阴瘙痒则需注意蛲虫。肛门周围糜烂潮红为大肠湿热;肛门口弛而不张为元气不足,直肠脱出肛外属中气下陷。

2. **闻诊**　是医者运用听觉、嗅觉诊察病情。小儿患病时表现的各种声音和气味是比较可观的,通过医生的辨识在病症的诊断中具有重要价值。

(1) 听声音:正常小儿哭声清亮而长,并有泪液,并无其他症状。小儿患病时,若哭声洪亮而有力多为实证,哭声细弱无力为虚证;哭声尖锐惊怖者多为急重症,哭声低弱目干无泪者为气阴衰竭危证。正常小儿语音清晰,语声有力,语调抑扬顿挫有度。若语声低微,时断时续,神志不清,多属心气大伤;若声音粗壮,语无伦次,妄言乱语多属热扰心神或邪陷心包。咳嗽是儿科临床常见症状,初咳、咳声不扬为肺失宣降;剧咳、咳兼喘憋为肺失肃降;干咳无痰,咳声稍哑为燥热伤津;咳声重浊,痰多喉鸣为痰浊阻肺;久咳声轻无力,为肺气虚弱;久咳声哑,为肺阴耗伤。

(2) 嗅气味:小儿口气臭秽,多属脾胃积热;口气酸腐,多属乳食积滞。大便臭秽为肠腑湿热;大便酸臭为伤食积滞;便稀无臭为虚寒泄泻。

3. **问诊**　在儿科主要是向其家属或保育人员询问病史。现就根据儿科特点,简述如下:

(1) 问寒热:小儿凡蜷缩就暖、喜投怀抱,多是恶寒。授乳时觉口舌热为发热。手掌心热多为胃有食滞。久热不退时,辨别是否阴虚、疳热或小儿夏季热(暑热证)。

(2) 问汗:注意汗的多少或有汗、无汗及出汗时间。

1) 自汗:醒时不活动即经常出汗,为气虚或阳虚(如佝偻病);

2) 盗汗:入睡后及醒前出汗多,醒后汗止为阴虚(如结核病);

3) 汗出如珠、四肢厥冷、为"绝汗",属病情危重(如休克等)。

(3) 问头身:小儿啼哭摇头或以手打头者为头痛。若四肢屈伸不宁而呻吟者多属肢体疼痛。头仰而不能俯、颈项强直者,乃属惊风抽搐。

(4) 问二便:大便秘结干燥,多为胃肠实热;大便稀薄,完谷不化,为脾虚寒;下痢脓血,为大肠湿热。小便黄赤为里热。儿童遗尿多为肾气虚。

(5) 问饮食:多食易饥为胃火盛;食欲减退为脾胃虚;食后胃痛减轻为虚证;食后痛重为实证。能食、食后胀满为胃强脾弱。乳儿口唇干燥、频思吮乳为口渴;拒不吮乳,为舌痛或口内生疮或脾胃不和。如有呕吐,则需辨别为伤食、为胃热或脑部疾病引起呕吐等。

(6) 问睡眠:小儿无论有病无病,以能安睡者佳。睡眠不宁、烦躁不安,属心胃有热;睡眠不深,易惊醒,为心气虚;睡中咬牙为虫积或胃热;睡中惊叫属惊吓。

此外,应结合病史特点,注意询问既往史,传染病接触史,生长发育史等。

4. **切诊**　切诊是医者运用手指切按患儿体表以诊查疾病的方法。包括脉诊和触诊两部分。

(1) 脉诊:小儿因惧怕生人,不易合作,切脉时多啼叫恐惧不安,致使呼吸快,脉搏的迟、数、大、小有较大变化。故3岁以下小儿之脉难以为凭。更需结合其他三诊以确定病候。幼小患儿切脉时可以一指定三关。小儿平脉较成人快,1~2岁左右脉搏是每一息6~7至;3~6岁每一息5~6至;以后随年龄增加,而脉搏相对减少,儿童时期以滑脉居多。小儿诊脉重点:以浮、沉、迟、数,而辨别表、里、寒、热;以无力、有力而辨别虚实。

1) 浮脉:轻按即能清楚感到脉搏跳动,主表证;

2) 沉脉:轻按不易感觉,重按才可触到,主里证;

3) 迟脉:脉搏比正常该年龄小儿缓慢,主寒证;

4) 数脉:脉搏比正常该年龄小儿快,主热证;脉有力为实证,脉无力为虚证。

(2) 触诊:触诊是抚按小儿的头、颈、胸、腹、四肢等部位,以观察其生长发育情况及病理改变。

1)头颈部:颅囟凹陷较甚称为囟陷,多为久病或泻痢,属虚证。若膨隆凸起称为囟填,多属实热证。颈项两侧如有核肿大连珠成串,推之能移动,则为瘰疬(如淋巴结核)。

2)胸部:胸骨前凸为鸡胸,胸椎后凸为龟背,胸骨两侧肋骨前段突出称串珠肋,均因先天不足,后天失养所致。青春期前小于8岁女孩如有乳房结节、压之微痛,多为乳房发育,是性早熟的表现,是肾阴不足,肝郁化火,聚痰成核。青春发育期女孩,已经发育的乳房若触及边界较清晰、活动度较好的包块,多为乳腺纤维瘤,多由肝郁气滞所致。

3)腹部:腹部坚实拒按为实证(多属虫积或食滞,亦包括急腹症)。按之濡软而痛减轻者为虚证。腹部膨胀叩之如鼓为气胀;胀而光亮,推叩之有液体波动多是积水。腹部有包块为癥瘕积聚。

4)四肢:手背热甚于手心为外感,手心热甚于手背为胃有食滞或阴虚,手足发冷表示阳气不足,手足冷而胸腹热,多为热深厥深。

(二)辨证

"证"是对机体在疾病发展过程中某一阶段病理反应的概括,包括病变的部位、原因、性质以及邪正关系,反映这一阶段病理变化的本质。辨证是在综合分析四诊资料的基础上,分析疾病病因、明确病变部位、确定病症的病机,判断邪正消长、疾病变化趋势,加以概括和归纳。结合儿科疾病的特点,八纲辨证、脏腑辨证、卫气营血辨证最为常用。

1. 八纲辨证 八纲即阴阳、表里、寒热、虚实,为中医辨识疾病的总纲,但临证时八纲不可并举,当以阴阳为纲,表、里、寒、热、虚、实为要。阴阳者,医道之总纲,六要者,病变之关键。《素问·阴阳应象大论》说"善诊者,察色按脉,先别阴阳"。

(1)阴阳:阴阳是八纲中的总纲,一切病症都不外乎阴证和阳证两大类。表证、热证、实证可归属于阳证范畴;里证、寒证、虚证可归属阴证的范畴。在人体整个生命活动过程中,始终存在着阴阳的对立统一,而且在一定的限度内保持相对的动态平衡(即正常的生理状态)。如这种相对的动态平衡遭到暂时的破坏而出现阴阳某一方面的偏盛、偏衰,人体就从生理状态而转化为病理状态。因此,治疗疾病的目的就是纠正阴阳某一方的偏盛偏衰。如阴虚时用补阴药,阳虚时用补阳药。另外,阴阳两方面不是静止的、绝对的,而是在一定条件下可以各自向相反的方向转化。也就是说,在某一种条件下,阴可以转化为阳,阳也可以转化为阴。例如:肺炎患儿在初期有高热、咳嗽、面红、脉数、大便干、小便黄等热证、实证(可概括为阳证);如病情恶化转向心力衰竭时,出现汗出、肢冷、呼吸浅促、面色苍白、脉细弱等,则属于虚证、寒证(可概括为阴证),这就是阳证向阴证转化的表现。

(2)表里:是指病变所在的部位和病情的轻重深浅。

1)表证:一般指外感病,表示病变在表,如恶寒、发热、有汗(或无汗)、头痛、鼻塞、舌苔薄白、脉浮等。表示病变较浅,病情较轻。一般认为表证多见于感染性疾病的初期,是机体对致病因子的一种防御反应。

2)里证:表示病变在脏腑,如里热证可见高热、烦躁不安、口渴、大便秘结或腹泻,小便黄,舌苔黄厚,严重者可致神志不清。表示病变较深,病情较重。里证多见于感染性疾病的中期与极期,亦见于有器质或功能损害的非感染性疾病,是致病因子对内脏组织器官侵袭的结果。

小儿由于卫气不固,外邪易从表入里,故临床常见表里兼证,即既有发热恶寒之表证;又有咳喘腹泻之里证。此乃病情转变迅速所致。

(3)寒热:是指病症的不同性质。辨明寒证、热证,是治疗时用热药或凉药的依据。

1)寒证:凡由寒邪侵袭,或人体生理功能减退,能量代谢降低,对致病因子反应低下所引起的证候,均属寒证。单纯之寒证可表现为面色苍白、畏寒、四肢发凉、口不渴或喜热饮、小便清、大便溏、舌质淡、苔白、脉迟(多见于慢性消耗性疾病或热性病后期)。小儿感受寒邪后,易从寒化热,故临床上表寒证少见,多为表热、里热或表寒里热证。

2)热证:是由于受热邪或人体生理功能旺盛,能量代谢增高,对致病因子反应亢进所引起的证候,均属热证。在儿科较为多见,其表现为发热、口渴、面红、烦躁、大便干、小便黄、舌质红、苔黄腻。

(4)虚实:是指体质的强弱与病邪的严重程度。一般地说,"虚证"指机体生理功能减退,抵抗力下降而出现的病理状态;"实证"指邪气过盛或机体反应性强,或组织内脏功能失调所产生的病态。小儿处于生长发育时期,新陈代谢旺盛,故以实证较多。虚实的辨别,可以从以下几方面判断:

1)病的新久:新发病、时间短、多属实证;久病、正气受损、多表现为虚证。

2)体质的强弱:一般发育营养较好的小儿,得病初期多属实证;体质虚弱者,部分病儿得病初期即可见虚证。

3) 结合症状区别:如脉搏有力为实证,无力为虚证;舌质红为热证(包括实热与虚热),淡为虚证,寒证。咳嗽有力为实证,咳嗽无力为虚证等。

2. 脏腑辨证　脏腑辨证是根据脏腑的生理功能、病理表现,对疾病证候进行归纳,推究病机,判断病位、性质、正邪盛衰的一种辨证方法。是临床各科的诊断基础,是辨证体系中的重要组成部分。脏腑辨证包括脏病辨证、腑病辨证及脏腑兼病辨证。腑病较少单独出现,常与脏病相连,故脏病辨证是脏腑辨证的主要内容。

(1) 心与小肠病辨证。心位于胸中,心包络围护其外,为心主的宫城。其经脉下络小肠,两者相为表里,心主血脉,又主神明,其华在面,开窍于舌。小肠分清泌浊,具有化物的功能。心的病变主要表现为心主血脉的功能失常及心主神志的功能失调。常见证候为:

1) 心气虚证:临床表现心悸气短(动则加重)、易惊少寐,自汗、面色淡白,倦怠乏力,喜出长气,舌质淡、苔白、脉细或数无力。治宜补心气、安心神。常用参术苓甘汤加黄芪等。

2) 心阳虚证:除具有心气虚的证候外,还有面色淡滞、形寒肢冷、心区憋闷,或见足跗浮肿,舌质淡润,舌苔白、脉迟缓或结代。治宜温心阳、益心气。常用养心汤加减。严重者出现心阳虚脱时,心悸气短,大汗淋漓,四肢厥冷,口唇青紫,呼吸微弱;甚则神志不清,脉微细欲绝。治宜回阳救逆。急煎人参四逆汤灌服。

3) 心火亢盛证:临床表现烦闹不安、夜啼少寐,口舌糜烂、小便短少、舌尖红、苔黄、脉数(如舌炎、溃疡性口炎等)。治宜清心降火。常用导赤散方或黄连上清丸治疗。

4) 痰火扰心证:临床表现面赤气粗,烦闹不休,打人骂人,哭笑喜乐无常,神志有时清楚或不清楚,小便短赤,大便秘结,舌红,苔白腻或黄腻,脉滑数。治宜清心火化痰。常用温胆汤加味治疗。

5) 邪犯心包证:中医认为心包是心的外围,具有保护心的作用。当温热病邪(感染性疾病)发展至心受累时,首先侵犯心包,而出现意识障碍,或神志昏迷、谵语、灼热烦躁、舌质红绛而不灵活,舌苔黄腻,脉滑数或细数等,也称为"热入心包"。治宜清热解毒、芳香开窍。常用清营汤加减。或加用安宫牛黄丸(散)、局方至宝丹之类药物。若痰阻心窍,出现神志朦胧,喉有痰声,苔白腻,脉滑数。治宜涤痰开窍。热痰阻窍者,常用温胆汤加减;寒痰阻窍者,可用导痰汤加减。

(2) 肝与胆病辨证。肝的功能:肝藏血,主疏泄,其华在爪,开窍于目,与胆相表里。肝胆病变常表现为疏泄功能失常,肝不藏血,阴血亏虚,筋脉失养,目失涵养。中医认为肝脏主要有调节全身气机功能和舒畅条达的作用,包括现代医学的中枢神经、自主神经、消化系统及某些心血管系统的功能。如肝气郁结时,可出现神经系统症状;肝气旺或不足时,可影响脾胃功能而出现消化道症状;小儿肝炎往往从脾胃治疗而加用一些疏肝理气的药物。眼科某些疾病也多从肝脏治疗。肝与胆是通过经络联系、构成表里关系的,发病时常互相影响,故治疗时常肝胆同治。胆的一部分功能,基本上与现代医学的胆相似。常见证候为:

1) 肝火上炎:多因情志不遂,肝郁化火,或热邪内犯等引起。表现为头晕胀痛,面红目赤,口苦口干,急躁易怒,不眠或噩梦纷纭,胁肋灼痛,便秘尿黄,耳鸣如潮,吐血衄血,舌红苔黄,脉弦数。治宜清肝泻火,常用龙胆泻肝汤加减治疗。

2) 肝胆湿热:多由感受湿热之邪,或偏嗜肥甘厚味,脾胃失健,湿邪内生,郁而化热所致。临床表现为食欲缺乏、恶心、呕吐、腹胀、胁痛、巩膜及皮肤发黄、尿黄赤、舌苔黄腻、脉数。治宜清利肝胆湿热法。常用茵陈蒿汤加味治疗。

3) 热动肝风:在儿科所见多为热性病过程中,由于邪热亢盛,燔灼肝经,热闭心神而发病。表现为高热神昏、两目窜视,颈项强直,牙关紧闭,手足躁扰或抽搐。舌红或绛,脉弦数。治宜清热平肝熄风法。常用清瘟败毒饮加镇肝熄风之药。

4) 肝阳上亢:多因情志过极或肝肾阴虚,致使阴不制阳,水不涵木而发病。表现为眩晕耳鸣,头目胀痛,面红目赤,烦急易惊,口苦便干,小便黄少,舌红少苔,脉弦有力。常用天麻钩藤饮或龙胆泻肝汤加减治疗。

5) 肝阴不足:多由情志不遂,气郁化火,或慢性疾病、温热病等耗伤肝阴引起。表现为头晕目眩、两目干涩、视物不清、手足心热、潮热盗汗或见手足蠕动。口咽干燥,或舌红少津,脉弦细数。治宜滋肝阴养肝血。常用杞菊地黄汤加味治疗。

(3) 脾与胃病辨证。脾胃位于中焦,经脉互为络属,为表里关系。脾主运化水谷,胃主受纳腐熟,脾升胃降,共同完成食物的消化吸收与输布,为气血生化之源,后天之本,脾又具有统血,主四肢肌肉的功能。脾胃病常见证候为:

1) 脾气(阳)虚:因小儿脾肾常不足,饮食不节,过食生冷,肾阳不足,脾失温煦。表现为纳少腹胀,饭后尤甚,肢体倦怠,少气懒言,腹痛喜温喜按,大便溏薄或清稀,舌淡胖,苔白滑,脉缓或沉迟无力。治宜健脾和胃。

常用参苓白术散加味治疗。

2）脾虚湿困：小儿饮食不节，过食生冷，脾阳受阻，湿邪内生。表现为脘腹胀满、恶心欲吐、食欲减退、身倦肢懒、腹痛腹泻，苔白厚腻。脉濡缓。治宜温阳健脾利湿。常用理中丸合四神丸。

3）脾不统血：脾气亏虚不能统摄血液。主要表现为面色苍白、皮下出血、尿血、便血、月经量过多，常伴见食少便溏，神疲乏力，少气懒言，舌淡苔白，脉细弱。治宜补脾摄血。常用归脾汤加减治疗。

4）中气下陷（脾气下陷）：多因久痢久泻导致脾气亏虚，升举无力而反下陷表现为脘腹重坠作胀，食后尤甚，或便意频数，肛门坠重，或久泻久痢、脱肛等。伴见气少乏力，肢体倦怠，声低懒言，头晕目眩。舌淡苔白，脉弱。治宜升阳益气。常用补中益气汤加减治疗。

5）胃热炽盛：多由饮食不节，嗜食辛辣肥腻，化热生火，或情志不遂，气郁化火，或热邪内犯等所致。临床可见胃脘灼痛，嘈杂吞酸，食后易饥或口渴多饮，口臭牙龈肿痛，大便秘结，舌质红，舌苔黄，脉数有力。治宜清泻胃火。常用清胃散加减治疗。

6）食滞胃脘：由饮食不节，暴饮暴食，或脾胃素弱，运化失健引起，表现为胃胀腹满、嗳气吞酸或呕吐酸腐食物，吐后胀痛得减，或矢气便溏，泻下物酸腐臭秽，舌苔厚腻，脉滑。治宜消食导滞。常用三仙散加味治疗。

（4）肺与大肠病辨证。肺居胸中，经脉下络大肠，与大肠相为表里。肺主气，司呼吸，主宣发肃降，通调水道。外合皮毛，开窍于鼻。大肠主传导，排泄糟粕。中医所谓肺的功能，包含了呼吸系统的功能以及体液循环和水盐代谢调节；肺的病变，主要为气失宣降，肺气上逆，或腠理不固及水液代谢方面的障碍，临床上往往出现咳嗽、气喘、胸痛、咯血、小便不利等症状。大肠的病变主要是传导功能失常，主要表现为便秘与泄泻。常见证候为：

1）肺气虚证：由久病咳喘，或气的生化不足所致的肺气不足和卫表不固的证候。临床表现为咳喘无力，痰多清稀、呼吸短促，体倦懒言，声音低怯，痰多清稀，面色㿠白，或自汗畏风，易于感冒，舌淡苔白，脉虚弱。治宜补肺益气。常用补肺汤治疗。

2）肺阴虚证：多由久咳伤阴，痨虫袭肺，或热病后期阴津损伤导致肺阴不足，虚热内生的证候。临床表现为干咳无痰，或痰少而黏，口燥咽干，形体消瘦，午后潮热，手足心热，盗汗，颧红，舌红少津，脉细数。治宜滋阴润肺。常用百合固金汤加减治疗。

3）风寒犯肺证：是指风寒外袭，肺卫失宣。临床表现为咳嗽、痰稀薄色白，鼻塞流清涕，或有恶寒发热，无汗，头身痛。舌苔薄白，脉浮紧。治宜疏风散寒，宣肺止咳，常用三拗汤合止嗽散加减治疗。

4）风热犯肺证：风热侵犯肺系，肺卫受病。临床表现为咳嗽痰稠色黄，鼻塞流黄浊涕，身热，微恶风寒，口干咽痛，烦恼不安，舌尖红苔薄黄，脉浮数。治宜疏风清热，宣肺化痰，常用桑菊饮加减治疗。

5）痰热壅肺证：外邪犯肺，或有宿痰，郁而化热，痰热互结，壅阻于肺。临床表现为咳嗽喘促、痰黄黏稠，甚咯脓血，发热，烦闹不安，鼻翼扇动，咽喉肿痛，大便秘结，小便黄少，舌质红、苔黄或黄腻。治宜清肺热，止咳平喘。常用麻杏石甘汤合苇茎汤加减治疗。

（5）肾与膀胱辨证。腰为肾之府，肾藏精，主水，纳气，主骨生髓，其华在发，开窍于耳，与膀胱相表里。肾所藏之精是机体生长、发育和生殖的物质基础，肾主水是指肾中精气的蒸腾气化对人体水液的输布起到平衡和调节作用，膀胱的贮存和排泄尿液作用亦依赖于肾的气化功能。在儿科肾的病变多表现在生长发育异常，水肿、久喘、小便异常也常责之于肾与膀胱。常见证候为：

1）肾精不足证：多由先天禀赋不足，后天失于调养导致肾精亏虚，出现生长发育障碍。临床表现为发育迟缓，囟门迟闭，身材矮小，骨弱肢柔，反应迟钝，智识不聪，舌质淡瘦，苔少，脉细弱。治宜滋养肝肾，益精填髓，左归丸加减治疗。

2）肾阴虚证：多因禀赋不足或热病伤阴及肾，导致肾阴亏虚，水不涵木，相火偏旺。表现为形体偏瘦，眩晕耳鸣，潮热盗汗，五心烦热，青春期女孩可出现月经量少闭经或崩漏，舌质红舌苔少，脉细数。治宜补益肝肾，滋水涵木，以六味地黄丸为基本方结合病症加减治疗。

3）肾阳虚证：在儿科常表现为脾肾阳虚，临床表现为身疲乏力，肢冷、便溏，食欲减退，浮肿或有腹水，面色㿠白，舌质淡苔少或无苔，脉沉无力。治宜温补脾肾利水，常用真武汤加减治疗。

4）膀胱湿热证：感受湿热之邪，饮食不节，脾胃内伤，湿热丛生，下注膀胱。表现为尿频、尿急，尿道涩痛，尿液短赤或淋漓不尽，可伴有发热、小腹胀痛，或见尿中有砂石、血尿，舌质红苔黄腻，脉数。治宜清热解毒，利尿通淋，常用八正散加减治疗。

（6）五脏间的关系：儿科常见的脏与脏之间的关系，简述如下：

1）心与肺：心主血，肺主气，心肺相依，相互为用，共司人体的呼吸吐纳、血液循环。心血足则肺气充沛；联结心之搏动和肺之呼吸两者之间的中心环节，主要是积于胸中的"宗气"。由于宗气具有贯心脉而行气血,走息道而司呼吸的生理功能,所以血液循环与呼吸运动之间相互联系,在病理上也相互影响。

2)心与肝:心主一身之血脉,肝有贮藏和调节血液的功能。血液生化于脾,贮藏于肝,通过心而运行于全身。心行血功能正常,肝有所藏。若肝不藏血,则心无所主,则血运失常。心与肝的关系主要表现在血液、神志方面的依存与协同。若心血不足,以致血亏肝旺,出现"血不养筋",筋骨酸痛、拘挛、抽搐等症。

3)心与脾:心主血,脾统血。脾为气血生化之源,脾的运化需要心血的滋养与心阳的推动,而心的功能也需脾输布水谷精微来滋养。心主血液的运行,脾有统摄血液的功能。故心脾的关系密切。临床常见有"心脾两虚",表现为心悸、健忘、失眠、面色萎黄、食减便溏等症。

4)肝与脾:肝与脾的关系,主要表现在饮食物的消化和血液的生成、贮藏及运行方面。肝气太旺或脾气虚,都容易出现"肝胃不和",表现为胁痛、胃痛、腹胀等症。

5)脾与肺:肺主气,脾运化输布水谷精微,肺气靠脾运化水谷精微来滋养。肺与脾的关系,主要表现在气的生成和津液的输布代谢两个方面。临床上对肺气虚的病,有时可用补脾益肺的方法进行治疗(可见于哮喘病儿)。

3. 卫气营血辨证　卫气营血辨证是清代医学家叶天士在《内经》《伤寒论》理论基础上创立的论治外感温热病的辨证方法。卫、气、营、血,即卫分证、气分证、营分证、血分证这四类不同证候。当温热病邪侵入人体,一般先起于卫分,邪在卫分郁而不解则传变而入气分,气分病邪不解,以致正气虚弱,津液亏耗,病邪乘虚而入营血,营分有热,动血耗阴势必累及血分。温热病按照卫气营血的方法来辨证,可分为卫分证候、气分证候、营分证候和血分证候四大类。

(1)卫分证:温热病邪侵犯人体肌表,致使肺卫功能失常。病变主要累及肺卫。其基本临床特征是发热与恶寒并见,发热较重,恶风(寒)较轻。咳嗽,咽喉肿痛。舌边尖红,苔薄,脉浮数。

(2)气分证:为温热邪气由表入里,内入脏腑,正盛邪实,阳热亢盛的里热证候。常见的有热壅于肺、热扰胸膈、热在肺胃、热迫大肠等。临床特点为发热不恶寒反恶热,舌红苔黄,脉洪大而数,常伴有心烦、口渴、面赤。若兼咳喘、胸痛、咯吐黄稠痰者,为热壅于肺;若兼心烦懊恼坐卧不安者,为热扰胸膈;若兼大汗、喘急、烦闷、渴甚,脉数而苔黄燥者为热在肺胃;若兼胸痞、烦渴、下利,为热迫大肠。

(3)营分证:营行脉中,内通于心,温热病邪内陷,营阴受损,心神被扰,是温热病深重阶段的表现。病位多涉及心和心包络。营分证多因气分证不解内传所致,也有温热病邪由卫分不经气分逆传营分,甚至不经卫、气分而直入营分。临床表现有身热夜甚,口渴不甚,心烦不寐,甚或神昏谵语,斑疹隐现,舌质红绛,脉象细数。临床以气营两燔、热伤营阴、热陷心包证多见。

1)气营两燔证:症候为壮热不已,口渴烦躁,谵语妄动,或见斑疹,舌质红绛,舌苔少津,脉洪数。

2)热伤营阴证:症候为发热夜甚,心烦不寐,口反不渴,时有谵语,斑疹隐现,舌绛而干,脉细数。

3)热陷心包证:症候为肌肤灼热,神昏谵语或昏聩不语,舌謇肢厥,舌质鲜绛或干绛,脉细数。

(4)血分证:温热邪气深入阴分,损伤精津液,血热盛动血,心神错乱,是温热病危重阶段表现出的证候。主要累及心、肝、肾三脏,临床以血热妄行和血热伤阴多见。

1)血热妄行证:是热入血分,损伤血络。临床表现为在营分证的基础上,更见烦热躁扰,昏狂,谵妄,斑疹透露,色紫或黑,吐衄,便血,尿血。舌质深绛或紫,脉细数。

2)血热伤阴证:是血分热盛,阴液耗伤而见的阴虚内热的证候。临床表现有持续低热、暮热朝凉、五心烦热、口干咽燥、神倦耳聋、心烦不寐、舌上少津、脉虚细数。

(5)卫气营血证候的传变规律:在外感温热病过程中,卫气营血的证候传变,有顺传和逆传两种形式。

1)顺传:外感温热病多起于卫分,渐次传入气分、营分、血分,即由浅入深,由表及里,按照卫、气、营、血的次序传变,标志着邪气步步深入,病情逐渐加重。

2)逆传:即不依上述次序传变。又可分为两种:一为不循经传,如在发病初期不一定出现卫分证候,而直接出现气分、营分或血分证候;一为传变迅速而病情重笃为逆传,如热势弥漫,不但气分、营分有热,而且血分受燔灼出现气营同病,或气血两燔[2]。

四、中医治疗

中医的治疗思想是我国历代医家在长期的医疗实践中对人体的生理活动、心理变化、外感病邪、内伤七情引起的病理变化进行反复认识、不断检验、总结整理,由感性认识上升为理性认识,从而形成的一整套治疗各种疾病的思想(中医临床思维)。在中医临床思维的指导下,派生出对临床有指导作用的治疗原则,可归纳为治病求本,以平为期,知常达变,因势利导。

(一)治疗原则[3]

1. 治病求本 《素问·阴阳应象大论》:"黄帝曰:阴阳者,天地之道也,万物之纲纪,变化之父母,生杀之本始,神明之府也,治病必求于本。"明确提出了中医治病的基本原则是必求于本。所谓"本"就是各种原因引起机体的阴阳失衡,包括气血脏腑衰盛,虚邪贼风,七情所伤,饮食劳倦等任何病因病机,它们最终的表现形式,就是阴阳失调。中医治疗的总则便是治病求本,调和阴阳,以平为期。

2. 扶正与祛邪 在中医辨证观相反相成的思想指导下,扶正祛邪是中医治则的第二个层次。"正"即人体之真气,是气血脏腑的正常生理功能,"邪"指致病因素,疾病的发生和发展就是"正""邪"相互斗争的过程。扶正就是扶助正气的意思,使正气充足,达到消除病邪的作用。祛邪就是祛除病邪的意思,邪祛而正自安。

3. 三因制宜,随证治之 在中医整体和谐、形神统一思想指导下派生出中医治则的第三个层次,因人、因时、因地制宜,按照中医辨证理论,根据证型变化分型治之。派生出寒者热之、热者寒之、虚者补之、实者泻之,以及同病异治、异病同治等治疗方法。

(二)治疗方法

1. 内治疗法 是指药物直接进入体内的疗法,以口服作为主要途径,以汗、吐、下、和、温、清、消、补八法为基础,按照中医治疗原则辨证施治。近年来随着科技的发展,工艺水平的提高,遵循中医理论,病症结合,研制出的中药复方或单品注射液也逐渐应用于儿科临床。

2. 外治疗法 指作用于体表的各种疗法,又以使用药物为区别,分为药物外治疗法和非药物外治疗法。药物外治疗法有贴敷疗法(如三伏贴、肚脐贴、膏药、油膏),熏洗疗法、涂敷或塌渍疗法、吹药疗法。非药物外治疗法有拔罐、刮痧、放血、埋线疗法。

3. 针灸疗法 使用针法和灸法防治疾病的办法。常用的有毫针、三棱针、头皮针、揿针、刺四缝疗法。常用的灸法有艾条灸、温和灸、回旋灸、雀啄灸、隔物灸。

4. 推拿疗法 小儿推拿法方法简单、方便、有效,又不受医疗条件限制,近年来作为对小儿呼吸道、消化道等常见病的辅助治疗广为推广,更多的是用于小儿日常保健。常用手法有推、揉、按、摩、运、掐、搓、摇、捏、拿、拍等手法[3]。

总之,儿科治疗方法及用药有其特点,小儿患外感六淫之邪和内伤饮食者居多,因而在临床表现为阳证、实证、热证为主。故在治法上常用发汗解表法、清热解毒法、健脾和胃法、消食导滞法等。此外,亦可配合针灸、捏脊、推拿等辅助疗法。由于小儿发病较快,变化较多,常需多次观察和反复辨证,才能得出正确结论。

组方用药方面,要结合儿科生理和病理的特点,组方要严谨,用药要得当,不宜开大方,不宜滥用药。在一般情况下,尽可能不用或少用大苦大寒或大辛大热药,以免伤阴耗液,攻伐正气。总之,组方用药宜药少力专,并注意药的味道,以便小儿服用。本书中各病种的中药处方举例,一般皆为儿童用量,婴幼儿及新生儿宜酌减。

(闫慧敏　柳静)

参考文献

[1] 汪受传. 中医儿科学. 9 版. 北京:中国中医药出版社,2018.

[2] 李灿东. 中医诊断学. 10 版. 北京:中国中医药出版社,2018.

[3] 武简侯. 中医儿科外治备要. 2 版. 北京:中国中医药出版社,2020.

12 第十二章
儿科护理

儿科护理学(pediatric nursing)是一门研究小儿生长发育规律及其影响因素、儿童保健、疾病预防和护理,以促进小儿身心健康的科学。其服务对象的年龄范围已经扩展至从出生到年满18岁。随着儿科临床医学专业的不断发展,儿科护理专业知识的范围逐渐扩大,涉及儿童心理学、社会学、教育学等多学科的运用。因此,儿科护理学已不仅是一门专业护理学科,也是一门综合性的护理学科。小儿处于不断生长发育的动态变化过程中,具有不同于成人的特征和需要,儿科护理不但要在医院运用多元化的知识和技能,还要走进社区进行健康指导,使家长也掌握科学育儿的护理知识和技能,以满足小儿生长发育的特殊要求。

小儿成长发育过程中的预防保健也属于儿科护理范围。良好的成长环境要求愉悦、优美、安全、有亲人陪伴;喂养方面做到适时、均衡,培养良好的进餐习惯;根据小儿智力发育的情况进行合理的早期教育,培养小儿的思维能力和创造性;自婴儿期开始因势利导,合理选择体育锻炼项目,如新生儿抚触、婴儿操及随年龄增长后的各种专项体育锻炼。

儿科护理的模式已经发展为以小儿及其家庭为中心护理,即以家庭为中心的护理模式。以家庭为中心的护理模式,强调护理需要重视家庭和谐与健康,需要视家庭成员为维护健康的重要参与者,要指导家长如何妥善地照顾患儿,满足家长和患儿在一起的需要,认同家长在患儿患病过程中的重要作用,并为患儿及家长提供适当及需要的护理。因此,医院管理方面需要建立完善的家长陪护设施及条件,通过多种方式,让患儿享受家的温馨。同时,以家庭为中心的护理模式要求儿科护理人员不仅要掌握小儿生长、发育的规律,还要掌握有关家庭支持、社会沟通等知识,不断进行指导,与患儿及家长建立良好的伙伴关系,让家长学会科学地照顾患儿,培养患儿的自我管理能力,学会自我照顾。

第1节 患儿一般护理

一、环境

医院环境是患儿入院的第一印象,良好的医疗环境能给患儿带来愉悦的心情,有利于患儿的诊疗和身心康复[1]。儿童医院所服务的儿童群体对视觉信息有着特殊的认知喜好,儿童的注意力最容易被生动有趣、色彩鲜明的图形图像所吸引。现代医院在环境设计上已经适当地迎合儿童的这种感知特征,在场所营造的细微方面着重加以体现[2-3]。门诊候诊区环境布置、装饰和摆设生活化,设置儿童娱乐的场所,播放儿童影视节目,以减轻患儿的陌生感和恐惧感。病房的设计应适合儿童心理、生理特点,可张贴或悬挂卡通画等装饰,窗帘及患儿被服可采用颜色鲜艳、图案活泼的布料制作,鼓励医疗机构建立家庭式病房,营造家庭气氛,为患儿创造一个安全、温馨的住院环境。医护人员的服装生活化,采用游戏作为治疗工作中护患沟通的桥梁,给患儿愉悦的就医体验。

二、休息与睡眠

患儿患病期间,身体的消耗会增加,体力也会有所下降,调整好休息与睡眠,也是治疗方法之一。患儿在患病初期常有发热、头痛、腹痛、腹泻、水肿、少尿、皮疹、瘙痒、呼吸急促、脉搏增快等临床症状。此时,均应卧床休息,待症状逐渐减轻后慢慢增加活动,对休息时间进行调整,还需要观察体征的变化、实验室检查的正常值。医护人员与家长、患儿共同讨论制订活动与休息方案,在实施过程中不断调整。

1. 护士按病种、患儿情况、家长需求,选择合适的病室,进行护理评估。

2. 病室的环境安静、舒适、温馨。一般病室温度、湿度应依患儿年龄大小而定(表12-1),室内光线柔和。世界卫生组织关于儿科病区噪声推荐值为30～40dB(A)[4,5],正常睡眠室内温度的建议上限是24℃(75℉),美国照明工程协会(Illuminating Engineering Society of North America,IES)建议,医院病房中白天适宜

表 12-1 不同年龄段患儿适宜温湿度

年龄	室温/℃	相对湿度/%
早产儿	24～26	55～65
足月新生儿	22～24	55～65
婴幼儿	20～22	55～65
年长儿	18～20	50～60

光照强度为 10~30lx；允许患儿将喜欢的玩具带进病室；按患儿的年龄、病情，为需要留陪住的家长提供必要的设施，使患儿能安心休息和睡眠。

3. 保持患儿的精力，切实做到下列护理措施。①做好基础护理：根据患儿病情给予洗脸、漱口、洗脚、清洁会阴、沐浴等。新生儿还应做好脐部护理。沐浴可以有效预防患儿的皮肤糜烂。②长期卧床的患儿更要注重皮肤护理，定时给予翻身、变换体位，促进血液循环，保持床单清洁、干燥、平整，以促进患儿舒适，预防压力性损伤。③协助患儿大小便，尤其夜间避免患儿独自去厕所，防止跌倒或突然起床加剧病情。④协助患儿进食水、口服药物等。⑤保持室内空气流通及适宜的温度、湿度。⑥按病情恢复的情况及患儿的年龄培养自理能力，鼓励自理行为。

三、饮食

饮食的质与量取决于每一个患儿的需求，以按需供给为原则。患儿患病期间因消耗增加，一般不应减少饮食的质和量，以正常喂养为原则。在因疾病需要试验膳食、治疗膳食时，必须按膳食管理实施。母乳是初生婴儿最好的天然食品，WHO 推荐完全母乳喂养至 6 个月，然后继续母乳喂养同时开始添加适宜的辅食。6~18 月龄是婴幼儿缺铁性贫血的高发期，与婴儿开始添加辅食的年龄一致。6 月龄后还没有添加辅食或辅食添加不合理是导致缺铁性贫血的重要原因。因此，大多数国家推荐开始给婴儿添加辅食时应先选择铁强化米粉，美国膳食协会（American Dietetic Association，ADA）还提出可将肉泥作为添加的第一种食物。添加谷类食物后，可以逐渐添加蔬菜、水果、肉、家禽、鱼等，各种蔬菜水果的添加顺序并无固定要求。经研究证明，选用工业化生产的婴幼儿辅食为佳，它的营养成分搭配均衡、密度大，适合婴幼儿生长发育的需要。到幼儿期可与自制食品搭配喂养。婴幼儿时期有了良好的喂养基础，生长发育就得到了基本保证。良好的饮食习惯也不容忽视。护士要为患儿创造良好的进餐氛围，年龄稍大的患儿，围坐圆桌进餐，也会减轻焦虑，增进食欲。

四、游戏和学习

游戏是儿童生活中的一个重要组成部分。通过游戏，儿童能够识别自我及外界环境，发展智力及动作的协调性，初步建立社会交往模式，学会解决简单的人际关系问题等。对于住院患儿，游戏还具有一定的辅助治疗作用。它可以帮助患儿发泄不良情绪，缓解紧张与压力，同时也有助于护理人员观察病情变化，了解患儿对疾病的认识程度、对住院治疗及护理等经历的感受，也有助于护理人员向患儿解释治疗和护理过程，进行健康教育等。治疗性游戏可分为三类：情绪宣泄性游戏、指导性游戏和生理健康促进性游戏。护理人员也可根据患儿的年龄段选择合适的游戏，如婴儿期多为单独性游戏，幼儿期多为平行性游戏，学龄前期多为联合性或合作性游戏等。住院也会使部分患儿上学中断，影响患儿学习，可在志愿者的帮助下，在病房开展教学活动或提供条件进行网络学习。

五、心理状态

患儿住院后护士要了解其心理及社会方面的需求，采取相应的护理措施，满足患儿需求，以最佳心理状态接受住院治疗。

1. 向患儿家长询问患儿的生活习惯及环境有关情况，如患儿是否了解为什么住院，患儿生活习惯以及喜欢什么玩具，平时用什么言词或方式表示自己的需要和要求，患儿的昵称等。医护人员对患儿的关心与负责，可以增强患儿家长对医护的信任感，有利于解除父母的疑虑，能密切配合医疗、护理工作。

2. 根据患儿的年龄，用简单易懂的语言或其他方式，向患儿介绍医院的情况和生活制度，熟悉病区环境；介绍有关的医护人员，并说明日夜均会得到关心与照顾，介绍同室的其他患儿并逐渐熟悉，使患儿对新环境尽快适应，以减少焦虑心理。

3. 尽可能多地与患儿接触，在给患儿做护理时，与其亲切交谈，多加抚摸、微笑及呼其爱称，均可使患儿减少陌生感及疑虑。对一些不善表达的患儿更要多关心和爱抚。

4. 做好各项护理工作，病室环境舒适、饮食安排可口、护理操作熟练等，均能直接影响患儿的情绪。护士应有相应的知识、技术和技巧，除可使患儿心理上得到安慰，还可增强其对医护人员的信任。

5. 由于婴幼儿语言表达能力有限，部分年长儿也不能完全正确诉说，因此，对患儿要经常巡视，不仅要观察病情变化，而且要观察患儿的姿态、面部表情、动作等方面的变化。

经过上述与家长及患儿的沟通，护士对患儿做出初步的评估。

六、以家庭为中心的护理模式

以家庭为中心的护理(family-centered care,FCC)是指医务人员不仅重视患儿的医疗问题,而且充分考虑和重视家庭作为影响患儿健康的重要因素,为患儿及家庭成员提供全面的健康维护。随着医学发展从强调"治愈"(cure)向强调"关怀照顾"(care)转化,"以家庭为中心的护理"模式逐渐受到重视。该模式最早于1972年由 Fond 及 Luciano 提出,Yauger 第一次将其定义为"认识家庭面对的问题和其需求并提供家庭中的每位成员适宜的服务"。其概括为七个部分:①家庭必须参与到整个过程中;②必须评估家庭成员的个性特征;③家长必须参与作决定;④主要照顾者应参与照护计划的制订和评价;⑤家庭应参与一些技术性的照顾;⑥家庭的日常照护应被鼓励在院内练习,除非对患儿不利;⑦应在患儿出院后给予持续的支持[6,7]。

以家庭为中心的特点是医务人员不再简单地将患儿视为一种临床病例,仅关注其医疗问题;而是意识到儿童是属于一个家庭、一个社区和一种生命或文化的特殊形式,不仅对医疗问题给予较多关注,同时更加强调家庭对患儿健康的重要影响。在综合考虑患儿及其家庭成员的生理、心理和社会各方面的状况及相互关系后,为患儿及家庭成员提供全面的健康维护。FCC 的特征是以建立患儿、家庭和照顾者之间的良好关系为基础,传递健康信念,尊重患儿和家庭的选择权,强调三者间的协作。该模式的实施基础是合作关系,其最具特色的措施体现在邀请家庭积极地参与护理评估、计划、措施实施及评价,家庭参与的程度取决于他们的意愿。该模式还要求医护人员和家庭之间保证信息公开。

护理人员在实施 FCC 过程中,首先要正确理解 FCC 观念,观念的树立是实施的基础。护理人员与家庭之间的适当沟通在实施中非常重要。在医院,父母的主要角色是患儿和医护人员之间的协调者,护理人员要站在父母的角度解决问题,增加沟通交流的机会和深度,促进父母在医疗护理决策上的参与性。另外,护理人员在密切观察和分析患儿及家庭的自我实现能力后,鼓励积极参与自我管理,并给予他们尊重、信任与帮助,制订适合患儿可行的个体化治疗护理方案,这是基于不断评估基础上的合理授权,可以大大提升护理质量和满意度。

七、医院感染隔离防护要求

医院感染(hospital infection)指患儿在医院内获得的感染,包括住院期间发生的感染和在医院内获得、出院后发生的感染,但不包括入院前已开始或入院时已处于潜伏期的感染。医院工作人员在医院内获得的感染也属于医院感染。感染性疾病的传播途径十分复杂,有时某种疾病可同时通过几种途径传播。感染性疾病的主要传播途径包括接触传播、飞沫传播、空气传播和经虫媒传播。目前医院内感染的预防与控制,需要建立在标准预防的基础上。所谓标准预防(standard precaution),是针对医院所有患儿和医务人员采用的一组预防感染措施。包括手卫生,根据预期可能的暴露选用手套、隔离衣、口罩、护目镜或防护面屏,安全注射,被动和主动免疫及环境清洁等。也包括穿戴合适的防护用品处理患儿环境中污染的物品与医疗器械,其基于患儿的血液、体液、分泌物(不包括汗液)、非完整皮肤和黏膜均可能含有感染性因子的原则[8,9]。

在标准预防的基础上,医院根据疾病传播的强度及传播途径(接触传播、空气传播、飞沫传播和其他途径传播),结合本院实际情况,制订相应的隔离与预防措施。一种疾病可能有多种传播途径时,应在标准预防的基础上,采取相应传播途径的隔离与预防。隔离病室应有隔离标志,并限制人员出入传染病患儿的房间,可疑传染病者应安置于单人隔离房间。受条件限制的医院,同种病原体感染的患儿可安置于一室。常见传染性疾病患儿采取隔离预防措施详见下表(表12-2)。

严重急性呼吸综合征(曾称"传染性非典型肺炎")、人感染高致病性禽流感及新型冠状病毒肺炎的隔离与防护,应将患儿安置于有效通风的隔离病房或隔离区域内,必要时置于负压隔离病房。严格限制探视者,尽量采取视频方式探视,如确需探视,探视者应正确穿戴个人防护用品,遵守手卫生规定,并严格限定人数和时间。严格落实陪护人员管理要求,实行一患一陪,做好信息登记,严格执行防护标准,并与患儿一同开展体温和呼吸道症状监测。严格落实人员聚集与集体用餐等防控要求。患儿进行吸痰、气管切开、气管插管、咽拭子采集、支气管镜检等操作时,可能被患儿分泌物及体内物质喷溅的诊疗护理工作前,应戴防护面罩或全面型呼吸防护器。限制患儿活动范围,离开隔离病房或隔离区域时,应戴外科口罩。减少转运,确实需要时注意防护,避免产生气溶胶的操作。

护理人员应经过专业培训,掌握正确的防护技术,方可进入隔离病区工作。严格按照防护规定着装。不同区域应穿着不同服装,且颜色应有区别或有明显标志。穿脱防护用品应严格按照进出区域划分,按程序做好个人防护。下班前应沐浴、更衣后,方可离开隔离区。

表 12-2　常见传染病传染源、传播途径及隔离预防

疾病名称		传染源	传播途径				隔离预防						
			空气	飞沫	接触	生物媒介	口罩	帽子	手套	防护镜	隔离衣	防护服	鞋套
病毒性肝炎	甲型、戊型	潜伏期末期和急性期患儿			+		±	±	+		+		
	乙型、丙型、丁型	急性和慢性病患儿及病毒携带者			#		±	±	+				
麻疹		麻疹患儿	+	++	+		+	+	+		+		
流行性腮腺炎		早期患儿和隐性感染者		+			+	+			+		
脊髓灰质炎		患儿和病毒携带者		+	++	苍蝇、蟑螂	+	+	+		+		
流行性出血热		啮齿类动物、猫、猪、狗、家兔	++		+		+	+	+	±	±		
狂犬病		患病或隐性感染的犬、猫、家畜和野兽			+		+	+	+		+		
伤寒、副伤寒		患儿和带菌者			+		±	±	+		+		
细菌性痢疾		患儿和带菌者			+				±		+		
霍乱		患儿和带菌者			+				±		+		+
猩红热		患儿和带菌者		++	+		+	+	+		+		
白喉		患儿、恢复期或健康带菌者		++	+		+	+	+		+		
百日咳		患儿		+			+	+	±		+		
流行性脑脊髓膜炎		患儿和脑膜炎双球菌携带者		++			+	+	±		±		
鼠疫	肺鼠疫	感染了鼠疫杆菌的啮齿类动物和患儿		++	+	鼠蚤	+	+	+		+		
	腺鼠疫				+	鼠蚤	±	±	+		+		
炭疽		患病的食草类动物和患儿		+	+		+	+	+		+		
流行性感冒		患儿和隐性感染者		+	+		+	±	±		+		
肺结核		开放性肺结核患儿	+	++			+	+	+		+		
严重急性呼吸综合征		患儿		++	+		+	+	+	±		+	+
获得性免疫缺陷综合征		患儿和病毒携带者			•				+		+		
手足口病		患儿和隐性感染者		+	+		+	+	±		+		
梅毒		梅毒螺旋体感染者			•				+		+		
淋病		淋球菌感染者			■				+		+		
人感染高致病性禽流感		病禽、健康带毒的禽		+	+		+	+	+	±		+	+

注:在传播途径中,"+".传播途径之一;"++".主要传播途径;"#".接触患儿的血液、体液而传播。在隔离预防中,"+".应采取的防护措施;"±".工作需要可采取的防护措施;"●".性接触或接触患儿的血液、体液而传播;"■".性接触或接触患儿的分泌物污染的物品而传播。

医用防护口罩的效能可持续4小时,遇污染或潮湿应及时更换。离开隔离区前应对佩戴的眼镜进行消毒。在接触多个同类传染病患儿时,防护服可连续应用。接触疑似患儿时,应每个患儿之间进行更换。防护服被污染时及时更换。戴医用防护口罩或全面型呼吸防护器应进行面部密合性试验。在隔离区工作的人员应每日监测体温2次,超过37.5℃及时就诊。

八、预防意外伤害

儿童意外伤害(childhood unexpected injury),是一种突发事件,是生活中对人生命安全和健康有严重威胁的一种危险因素,由于内部或外在原因造成具有客观规律性的损伤或死亡[10]。儿科患儿年龄较小,其好奇心和模仿性强,对外界致伤因素缺乏警惕性,无自我保护能力,故住院期间发生意外伤害的潜在危险概率高。因此,医院内一切设施均应考虑患儿的安全。病房门可设电子门锁,其编号程序建议经常更换。阳台护栏要高过患儿肩部,病房窗户外面设置护栏网。能下床活动的患儿不能单独到阳台或楼梯处玩耍,以防发生意外。药柜上锁,钥匙由专人保管。患儿及家长不进杂物室、配膳室,以免沾染污物或烫伤。患儿外出治疗和检查时,要有相关工作人员陪同,保护患儿安全,防止走失。地面采取防滑措施,婴幼儿床栏固定到位,防止坠床跌倒损伤[11]。消防安全通道保持通畅,紧急情况时使用的防护用具、抢救物品应放在固定位置,应急设备应定期监测并处于备用状态。护理人员给患儿实施治疗操作时,严格执行查对制度,遵守操作规程,有效预防院内意外伤害的发生。

(张琳琪)

参考文献

[1] 占媛,叶贝珠,王芳,等.住院患者对病房环境的评价及其影响因素.解放军护理杂志,2018,35(8):1-7.

[2] 张铧允,卜玉鑫.现代儿童医院环境公共空间人性化设计策略.建材与装饰,2020(16):95,97.

[3] 赵静,王林申,孙成豪.基于环境行为学的医院住院部公共空间设计分析.中国医院建筑与装备,2020,21(6):54-56.

[4] 冯素英,李菲,牟莉萍,等.某三级综合医院病房噪音暴露现状与分析.实用医院临床杂志,2015,1:120-121,122.

[5] 周永英,徐曼.新生儿重症监护病房噪音污染对早产儿听力发育的影响.心理医生,2016,22(12):164-165.

[6] 李敏,崔文香,谢莹,等.儿科领域以家庭为中心的护理模式实施现状研究.中国实用护理杂志,2014,30(30):39-42.

[7] HARRISON TM. Family-centered pediatric nursing care:State of the science. Pediatr Nurs,2010,25(5):335-343.

[8] 中华人民共和国卫生部.医院隔离技术规范.中华人民共和国卫生行业标准 WS/T 311—2009,2009.

[9] 北京大学第一医院,国家卫生计生委医院管理研究所,首都医科大学宣武医院,等.病区医院感染管理规范 WS/T 510—2016.中国感染控制杂志,2017,16(3):289-292.

[10] 祝益民.儿科危重症监护与护理.北京:人民卫生出版社,2017.

[11] 崔焱,仰曙芬.儿科护理学.北京:人民卫生出版社,2017.

第2节　护理基本操作技术

一、物理降温技术

物理降温(physical cooling),是局部或全身冷疗通过传导与蒸发作用带走身体的热量,使发热患儿感到舒适。正常患儿直肠温度波动在36.5~37.5℃,口腔温度较其低0.2~0.3℃,腋下温度又较口腔温度低0.3~0.5℃,正常腋下温度为36~37℃,凡体温超过正常范围称为发热。正常情况下,进食、运动、哭闹、衣被过厚、环境温度过高均可致体温升高;饥饿、少动、保暖不佳时可致体温降低。2月龄以上儿童体温≥38.2℃,伴明显不适时,可使用解热镇痛药,药物应严格按照说明书建议的剂量口服,若患儿有高热惊厥史则需提早处理,物理降温的方法目前指南多推荐温水外敷、退热贴、温水浴,同时可配合减少穿着的衣物、降低室内温度等方式。

(一)退热贴

通过接触传导达到降温、促进患儿舒适的目的。将退热贴置于患儿前额,必要时置于患儿体表大血管分布处如颈部、腋下、腹股沟等,注意观察患儿局部皮肤颜色,如出现苍白、发绀等情况应立即停止使用。退热贴每片限用一次,属于辅助降温治疗,若高温持续不退,应请医生诊治。期间注意观察患儿反应及舒适度,监测体温并记录。

(二)温水浴

利用温水接触皮肤,通过蒸发、传导作用增加机体散热,达到降温以促进患儿舒适的目的。

温水浴前做好环境准备,盆内盛 32~34℃温水。松开床尾及盖被,不过多暴露,脱去衣服,浴巾铺身下。测试水温,怀抱患儿入浴盆,用浸湿的小毛巾依次给予患儿洗脸、头、四肢、背部等。腋下、腹股沟是大血管经过处血流丰富,可适度拭洗。温水浴约 10 分钟后,患儿皮肤微微呈现粉红色,用浴巾擦干患儿皮肤,更换干净衣裤等,协助患儿取舒适体位,半小时后复测体温,期间持续观察患儿反应及水的温度,避免水温过低引发患儿寒战。

在选择上述两种物理降温法时,要注意对患儿隐私的保护,酌情关闭门窗,用床帘或屏风遮挡患儿。

二、氧气疗法

氧气疗法(oxygenic therapy),简称氧疗,是通过给氧,提高动脉血氧分压和动脉血氧饱和度,纠正各种原因造成的缺氧状态,促进组织的新陈代谢,维持机体生命活动的一种治疗方法。

(一)氧疗适应证

血气分析检查结果是用氧的指标,当患儿的动脉血氧分压低于 6.6kPa 时(正常值 10.6~13.3kPa,6.6kPa 为最低限值),则应给予吸氧。

1. **肺活量减少** 因呼吸系统疾患而影响肺活量者,如哮喘、支气管肺炎和气胸等。

2. **心肺功能不全** 使肺部充血而致呼吸困难者,如心力衰竭时出现的呼吸困难。

3. **各种中毒引起的呼吸困难** 使氧不能由毛细血管渗入组织而产生缺氧,如巴比妥类药物中毒或一氧化碳中毒等。

4. **昏迷** 如脑血管意外或颅脑损伤等。

5. **其他** 某些外科手术前后、大出血休克的患儿等。

(二)氧疗的作用

氧气治疗的主要作用在于提高动脉血氧分压,改善人体的氧气供应,减轻因代偿缺氧所增加的呼吸和循环的负担。由于氧合血红蛋白解离曲线的特点,小量吸氧的效果在严重缺氧时比轻度缺氧时明显。不同疾病发生缺氧的原因不同,吸氧效果亦异。凡因肺组织病变影响换气功能,引起氧气吸收障碍或通气量不足者,吸氧效果显著;凡因循环功能不全或贫血引起氧运输障碍者,吸氧有一定效果,但不能从根本解决缺氧问题;凡有静脉至动脉分流者如青紫型先天性心脏病,则吸氧效果不显著。

(三)氧疗的临床指征

1. **呼吸困难** 早期缺氧,除表现呼吸费力外,呼吸次数多加快。若病情过重,呼吸濒于衰竭,呼吸次数反可减慢,而且呼吸无力。

2. **心动过速、血压增高** 这也是早期缺氧表现,若缺氧长时间不得到解决,心率及血压均可下降。

3. **烦躁不安** 这是严重急性缺氧的重要表现,但有时被忽略。在心、肺疾患的患儿发生原因不明的烦躁时,首先应想到是否是缺氧所致。若缺氧不及时改善,以致严重脑缺氧,可引起昏迷、惊厥。

4. **皮肤色泽改变** 面色青灰是严重缺氧的表现,但口周发青多受局部循环或皮肤影响,不一定与缺氧程度平行。通常情况下口唇及甲床发绀是缺氧程度较重的表示,但发绀可由局部循环等因素所致,不一定有低氧血症,而严重贫血时虽缺氧但可无发绀。

缺氧的临床表现要根据患儿具体病情分析,不可单凭个别症状即判断为缺氧,如有心动过速时,要除外哭闹、发热等因素。

(四)氧疗的方法

首先要了解患儿的情况,患儿的年龄、意识状态、呼吸节律、频率、缺氧的程度。还要具体地观察患儿鼻腔的情况,有无鼻中隔偏曲或鼻痂阻塞。评估患儿合作的程度,再与患儿及家长讨论吸氧的目的,借此过程了解他们对吸氧知识的了解及心理状态,以便修订护士的健康教育计划。选择一种既能适合病情需要,又能为患儿和家长所接受的吸氧方法,根据评估情况按医嘱实施吸氧。

1. 鼻导管吸氧法 常用的给氧方法,多用于中度缺氧患儿。首先检查患儿鼻腔有无分泌物堵塞及异常,用湿棉签清洁鼻腔,然后将鼻导管插入一侧鼻孔,长度为鼻尖至耳垂的1/3,固定于鼻翼及面颊部。每12小时更换一次,双侧鼻孔交替使用,随时清洁鼻腔分泌物,防止导管堵塞。氧气流量视患儿呼吸困难程度而定,一般1~2L/min,可使吸入氧浓度达25%左右。鼻导管吸氧节省氧气,但高流量长时间吸氧,可刺激鼻腔黏膜,患儿感觉不适。

2. 双孔鼻管给氧法(改良鼻导管) 目前儿科最常用的吸氧法,一种是双孔鼻导管,在导管前端有两个小孔,使用时将双孔对准鼻孔,并用胶布将其固定于鼻下。这种鼻管不深入鼻腔中,对鼻黏膜无刺激,管腔也不易被鼻痂堵塞,患儿易于接受,但不合作的婴幼儿易脱管。另一种是双腔鼻塞吸氧管,环状导管,在导管前端有鼻塞,使用时将输氧管与氧源连接,打开氧源调节流量,将鼻塞透气孔置于鼻孔内,环状导管经耳轮环绕,移动活扣使之固定。此种吸氧管易于固定不易脱管,但双透气孔置于鼻孔内,患儿感觉不适,不易接受。

3. 面罩给氧法 鼻导管给氧效果不好时,可用面罩给氧。面罩给氧时氧流量应充足,通常为每分钟4~6L,吸入氧浓度40%~50%。由于面罩给氧时口鼻皆吸氧,其效果常较相同流量的鼻导管给氧法更佳。但需要注意保持面罩与口鼻的正确位置,多数重症肺炎患儿,应用此法给氧后都可使低氧血症得到改善。面罩给氧常与雾化吸入相结合,即所谓"雾化给氧"。由于一般管道氧供给的氧气含水甚微,雾化给氧可使氧气得到合理的湿化,防止呼吸道分泌物干燥,同时还可与雾化给药结合应用。在实践中观察表明,长时间给氧,配合应用加温湿化器时,对呼吸道不良影响最少,也更符合生理要求。但面罩固定在患儿面部有异物感,患儿醒来时会摇头欲挣脱口罩。为了达到既输氧又雾化的目的,现在临床多采用的方法是用双孔鼻导管吸氧,每日定时雾化吸入,效果较为满意。

4. 氧气头罩给氧法 对婴幼儿或不合作的患儿,按年龄的不同选用大小合适的头罩。给氧时,将患儿的头部罩入头罩,勿触及患儿下颌及面部,注意防止擦伤患儿皮肤。罩顶设有氧气通入插孔及多个气孔,可控制进入空气量以调节氧浓度。并可保持适当的湿度,氧气如直接吹在患儿脸上会影响舒适度。此种方法的缺点

是耗氧量大,氧流量5L/min,氧浓度可维持在40%左右,可持续监测给氧浓度。

特殊给氧方法包括各种正压给氧,如呼吸道持续正压给氧、间歇正压给氧(即人工呼吸器给氧)和呼气终末正压给氧等。

(五)氧疗注意事项

1. 解决患儿的缺氧问题,除原发病的治疗外,在给氧同时应特别注意改善循环功能和纠正贫血。

2. 防止呼吸抑制。II型呼吸衰竭的患儿,由于$PaCO_2$长期处于高水平,呼吸中枢失去了对二氧化碳的敏感性,呼吸的调节主要依靠缺氧对周围化学感受器的刺激来维持。吸入高浓度氧,解除了缺氧对呼吸的刺激,使呼吸中枢抑制加重,甚至呼吸停止。因此,对II型呼吸衰竭的患儿,应低浓度、低流量(1~2L/min)给氧,维持PaO_2在60mmHg即可。

3. 预防氧中毒。当氧浓度高于60%、持续时间超过24小时,即有可能出现氧中毒。其特点是肺实质的改变,主要表现为胸骨下不适、疼痛、灼热感,继而出现呼吸增快、恶心、呕吐、烦躁、干咳。早产儿可产生晶状体后纤维组织增生,出现不可逆的失明。因此要定期监测血气,当患儿缺氧情况好转后,及时停止吸氧。

4. 在患儿吸氧过程中,护士应观察、询问患儿的感受。根据患儿脉搏、血压、呼吸方式、精神状态、皮肤颜色及温度等,衡量氧疗效果。还可测定动脉血气分析观察疗效,从而调整用氧方法和浓度。

5. 吸氧时先调节好氧流量再与患儿连接,停氧时先取下鼻导管或面罩,再关闭氧流量表。

6. 氧气治疗应特别注意安全,治疗环境内要防火、防油、防热、防震。平时注意检查氧气开关,勿漏气。患儿的床上用品应选棉质品,因羊毛或合成纤维的卧具会摩擦引起静电火花。

三、鼻饲技术

鼻饲(nasal feeding)是指将导管经鼻腔插入胃内,从管内灌注流质食物、水分和药物的方法。常用于不能经口进食的患儿,如早产、昏迷、口腔疾患、食管狭窄、食管气管瘘等。其目的是从管内灌注营养丰富的流食,保证患儿摄入足够的营养和热量。

护士首先要对患儿年龄、病情、意识状态、鼻腔情况(有无鼻中隔弯曲、鼻腔炎症、阻塞等)、鼻饲的目的、合作的程度、过去是否接受过此项护理操作、家长和患儿

是否焦虑等进行评估。

根据胃管插入的途径不同分为鼻饲法或口饲法,早产儿由口或鼻均可,出牙以后宜采取鼻饲法。胃管的粗细依年龄、病情而异,对于较大儿童不宜用过小的导管,以免误入气管。插管方法:将患儿床头抬高 30°,需要吸痰的患儿先行吸痰。用生理盐水润滑胃管前端,将胃管由口腔或鼻孔插入胃中,插入深度为前额发际—剑突或鼻尖—耳垂—剑突。证实胃管在胃内的方法:①注射器连接胃管回抽,有胃液抽出;②使胃管的末端浸在水面以下,观察有无气泡,患儿呼气时若见气泡,则是误入气管,应立即将导管拔出;③空注射器注入 3~5ml 气体,置听诊器于剑突下,听诊有气过水声。如有憋气及呛咳情况,即须将胃管拔出。拔出胃管时,宜将胃管夹紧,以防剩余物质滴入气管内。每次确定鼻饲前,均需证明胃管在胃内。用注射器抽取适宜温度(38~40℃)的鼻饲饮食慢慢注入,速度应视患儿年龄、病情及鼻饲液的浓度而定。新生儿鼻饲时不宜推注,应撤去针芯,将鼻饲液注入空针筒以自然重力灌入胃内。鼻饲完毕,再注入少量的温开水冲洗胃管,避免食物积存管腔中变质,造成胃肠炎或堵塞管腔。长期鼻饲患儿应每日进行口腔护理,并定期更换胃管[1]。操作中注意观察患儿反应,做好心理护理。

四、洗胃及胃肠减压法

洗胃(gastric lavage)是将胃管经鼻(口)腔插入胃内,反复注入和吸出一定量的溶液,以冲洗并排出胃内容物,减轻或避免吸收中毒的胃灌洗方法。在进行此项操作前,护士要了解患儿的病情、年龄、诊断、意识状态、生命体征、口腔黏膜有无损伤;该患儿洗胃的目的,如为中毒患儿洗胃,要了解中毒时间、途径及毒物性质;患儿能否合作、耐受情况如何;家长及患儿对洗胃的知识、经验有多少;患儿是否恐惧或有负罪感;家长对抢救患儿的态度。

患儿取坐位或半坐卧位,昏迷患儿去枕平卧,头偏向一侧。插入胃管并确定胃管入胃(同鼻饲法)。毒物不明者,用温开水或 0.9%氯化钠注射液洗胃;毒物明确者用拮抗剂洗胃;强酸、强碱中毒者,严禁洗胃。每次注入洗胃液量:新生儿 5ml,幼儿 50~100ml,儿童 200ml;洗胃液温度为 37~38℃。严禁一次灌入过多洗胃液,以免造成急性胃扩张,其总量为 500~1 000ml。先用注射器将胃内容物抽出,观察其性质,遵医嘱留取胃内容物送检。注入灌洗液,再抽出弃去,如此反复冲洗至抽出液变清、无味为止。对吸入羊水的新生儿则用小量生理盐水洗胃。若遇重症腹胀病例,则导管可留于胃中数小时。如抽出有困难,应考虑卧床位置不当、引流管插入过长或在胃中蜷曲成团等原因,可让患儿适当变换体位或稍稍移动胃管。拔管时用纱布包裹胃管末端,反折胃管,嘱患儿屏住呼吸迅速将胃管拔出。洗胃过程中注意观察患儿病情变化、面色、神志、呼吸等情况,发现异常立即停止洗胃,报告医生对症处理。对昏迷、危重患儿实施心电监护,在监测下洗胃。

胃肠减压(gastrointestinal decompression)是利用负压吸引和虹吸的原理,通过胃管将积聚于胃肠道内的气体及液体吸出,减低胃肠道内的压力和胃肠道张力,从而改善血液供应,促进胃肠道蠕动功能恢复的一种治疗措施。备齐所需物品至患儿床旁,按上述方法插入并检查胃管至胃内,固定引流管于患儿鼻翼及面颊部,连接胃肠减压装置。患儿在胃肠减压过程中,护士应每 2 小时冲管一次,保持引流通畅;每日做口腔护理两次;如自胃管内注入药物时应停止吸引,夹管 1 小时;记录引流液的性质及量,有血性引流液时立即通知医生。

通过操作过程及护理的观察与指导,家长掌握洗胃及胃肠减压的目的,患儿在神志清楚的情况下,能很好地合作,不发生不良反应。

五、灌肠术和排气法

灌肠术(enema)是将一定量的液体或药物通过肛管由肛门经直肠灌入结肠,以帮助患儿清洁肠道或由肠道供给药物,达到排便、排气,缓解症状、药物直接在肠道吸收治疗疾病的技术。

护士做灌肠术操作前,要了解患儿的病情、意识状态,排便及治疗情况,肛周皮肤黏膜情况,灌肠的目的,能否耐受与合作,患儿与家长有何心理反应,环境是否符合操作要求。

灌肠液为肥皂水或 0.9%氯化钠溶液,温度 39~41℃,用于降温 28~32℃,肝性脑病患儿禁用肥皂水灌肠,以减少氨的产生和吸收。6 个月以下的婴儿需 50ml,6 个月至 1 岁的患儿约需 100ml,1~2 岁时约 200ml,3~7 岁需 300~400ml,7 岁以上的患儿则需 400~800ml,注意出入量相等。先用凡士林或液状石蜡润滑肛管前端,徐徐插入肛门约 5~10cm(视年龄大小而异),固定肛管,开放管夹,使灌肠液缓慢流入。若大便干燥、坚固,则需用油类使干粪浸软,然后用液体灌洗。对于先天性巨结肠患儿,则采用巨结肠清洁灌肠法,用灌肠注射器将 50ml 的 0.9%氯化钠溶液缓慢注入,每次注入量不超过 100~150ml,以顺时针方向按摩腹部,再将稀释的粪便排出,反复多次,总量不超过 100ml/kg,注意出入量平衡。灌肠中注意观察患儿病情变化,如发现患儿面色苍白、脉速、出冷汗、剧烈腹痛等应立即停止灌肠,并报告医生处理。

如遇严重腹胀、肠麻痹等情况,可用直肠肛管排气。插管后按揉腹部或使患儿翻身,保留肛管 20 分钟,记录排气时间及效果、患儿的反应,必要时可间隔几小时后再重复插管排气。

通过操作过程及护理的观察与指导,患儿合作,家长能协助护士保持患儿的体位,排便排气后患儿舒适。如为巨结肠患儿,术中肠腔清洁,能满足手术需要。

六、吸痰技术

吸痰(sputum suctioning)是指当患儿不能通过咳嗽排出痰液时,利用负压的作用,经吸痰导管将痰液吸出,以保持呼吸道通畅的方法。负压可来自电动吸引器,也可以是中心负压吸引装置。

(一)经口鼻吸痰

经口鼻吸痰是呼吸道管理中有效清除呼吸道分泌物的方法之一,在临床上广泛应用。同时,利用物理震动的原理,通过人工的方法对肺部进行拍打,拍打的震动使分泌物自肺泡及支气管松脱,使痰液易于吸出。适用于肺部感染、肺不张、气管插管或气管切开及昏迷的患儿。

吸痰前护士准备好用物,吸引器或中心吸引装置、一次性无菌吸痰管(内有无菌手套)、无菌有盖吸痰杯、无菌纱布、拍背器。协助患儿侧卧,操作者立于患儿正面。手保持手背隆起、手掌中空的杯状或持拍背器利用手腕部的力量进行拍背,拍背频率每分钟不少于 120 次,顺序是由下至上、由外至内,动作适度,用力均匀。两侧肺部均需拍打,每侧不少于 3 分钟。拍背后使患儿平卧,调节吸引负压,将一次性吸痰管与吸引器连接吸净鼻咽部及口腔痰液。吸引器负压应在吸痰前调节好,一般<100mmHg,痰液黏稠不易吸出时可增高至 150~200mmHg。过高的负压易致黏膜损伤,甚至肺泡萎陷。吸痰管插入过程中不带负压,到达吸引部位启动吸引器,在吸引过程中边旋转吸痰管边后退,在痰多的部位可左右旋转吸引 2~3 次。每次吸痰时间不超过 15 秒,吸引时间过长会引起憋气和缺氧。

拍背及吸痰操作过程中,要注意拍背时不在裸露的皮肤上进行,避开肋骨以下和脊柱部位,避免疼痛。对

较大的患儿,拍背顺序以肺门部位为界,肺门以上由上至下,肺门以下由下至上,促使分泌物经由肺门排出。根据患儿肺部病症特点采用不同的体位进行拍背和引流,如右下肺病变者取左侧卧头低脚高位进行拍背和引流。操作过程中需密切观察患儿的耐受情况,尤其是先天性心脏病患儿,吸痰前酌情吸氧。

通过操作过程及护理的观察与指导,家长掌握吸痰的目的,患儿在神志清楚的情况下,能很好地合作,无不良反应。

(二)气管内吸痰

气管内吸痰是护理机械通气患儿常用的技术操作,目的是保持呼吸道通畅,以达到良好的通气效果。吸痰管经气管导管或气管套管直达气管内,通过负压吸净气管内痰液,从而通畅气道。适用于气管插管或气管切开机械通气的患儿。

护士操作前评估患儿病情、年龄、意识状态、合作程度、生命体征、血氧饱和度、痰液黏稠度。呼吸机参数设定、气管插管深度、型号。了解吸痰指征,必要时肺部听诊。向患儿及家长解释吸痰目的、方法、注意事项及配合要点。

携用物至患儿床旁,核对并解释,协助摆好体位。儿童给予纯氧 2 分钟,婴儿和新生儿提供基础氧浓度+10%的氧。连接吸引器电源或中心负压吸引装置,检查吸引器、管道有无漏气。调节负压,压力的调节以能吸出痰液为宜,或遵医嘱。建议:儿童不超过 39.9kPa;婴幼儿不超过 26.6kPa;足月儿不超过 26.6kPa;早产儿不超过 13.3kPa。血氧饱和度升至 96% 以上时,戴手套,取出吸痰管,将吸引器与吸痰管连接试吸生理盐水。左手扶住气管插管,将吸痰管轻柔、迅速、准确地送入气道内,旋转上提,吸净痰液,每次吸引时间不超过 15 秒,吸痰过程中密切观察患儿生命体征、血氧饱和度及痰液性质、颜色、量。吸痰结束,将呼吸机与气管套管处连接好,处理吸痰管,脱手套,用生理盐水冲洗负压管道。再次给纯氧,待血氧饱和度升至正常水平,将氧浓度调至原来参数。评价吸痰效果,手消毒,观察患儿生命体征变化及感受,有无憋气、发绀、呼吸困难的症状;呼吸机工作状况。安置患儿,擦净面部,取舒适体位。

密闭式吸痰(closed suction system)是指不脱开呼吸机和不停止机械通气,吸痰管外套有透明薄膜,整个吸痰过程都在封闭情况下完成。密闭式吸痰管构成:主要由透明三通管、注水口、高质量的硅胶吸痰管、薄膜防护套和负压控制按钮组成。操作方法:①检查各管道连接

的密闭性,吸痰时不分离呼吸机;②调节吸痰压力;③用一只手持吸痰管外套膜向人工气道内送管,达到所需刻度(一般前端超出气管导管前端≤1cm);④另一只手控制按钮开通负压进行吸痰,慢慢左右旋转向外提,直至痰液吸尽;⑤吸痰完成后,慢慢抽回吸痰管,直至看到吸痰管上黑色指示线为止;⑥经注水口注入无菌生理盐水,按下控制按钮,以便清洗导管内壁,减少吸痰管上的细菌繁殖。密闭式吸痰管 3 天更换一次[2]。

机械通气患儿不做常规吸痰,下列情况需给予吸痰:患儿出现明显的痰鸣音或可以从人工气道观察到有痰液冒出;患儿不能进行有效的咳嗽将痰液排出;血氧饱和度下降;在容量控制机械通气时气道峰压增加,在压力控制机械通气时潮气量减少。气管内吸痰要求无菌操作。对无自主呼吸的患儿和对缺氧耐受性差的患儿,建议两人配合完成操作。开放性吸痰与密闭式吸痰区别见表 12-3。

表 12-3 开放性吸痰与密闭式吸痰的区别

项目	开放性吸痰	密闭式吸痰
方式	患儿暂停机械通气	患儿持续机械通气
时间	较长	短暂
吸痰效果	不能很好把握吸痰管插入深度,易造成气道黏膜损伤及吸痰不彻底	能确切吸痰深度,可减少气道黏膜损伤及定位痰液多的部位行彻底吸痰
污染程度	产生大量含菌微粒,污染各种物品表面易造成空气污染和交叉感染	不造成空气污染,且能避免吸痰引起的交叉感染
耐受程度	不易耐受,易烦躁,容易引起胸闷、气急、剧烈呛咳及呼吸困难等表现	易耐受,稍烦躁,无明显胸闷气促及呼吸困难,有呛咳
心率	增快,易因暂时脱机缺氧致使心律失常	增快,不会因脱机缺氧致心律失常

七、给药技术

药物治疗有预防疾病、维持正常生理功能、协助诊断、治疗疾病、减轻痛苦和不适的作用。用药前应评估患儿的病情、年龄、意识状态、皮肤血管情况;药物性质、作用及反应;患儿及家长对药物、操作的了解程度;能否合作及心理反应。遵医嘱选择最适合该患儿的给药方式。

(一)口服给药

口服给药(oral medication)是指将药物经口服后,被胃肠道吸收、利用,起到局部或全身作用,以达到防治和诊断疾病的目的。为最常用、最方便而且较安全的给药法,对患儿身心的不良影响小,只要条件许可,尽量采用口服给药。但吸收慢,对急救、意识不清、呕吐不止、禁食等患儿不适用。不同药物剂型采取不同的取药方法:水剂取药时应注意药杯刻度与视线平行;片剂应用药勺取出或研磨成粉剂(先摆固体药,后摆水剂及油剂),患儿哭闹时不可给药,最好将其抱起或头略抬高,以免呛入气管或呕吐。通常用 40~60℃ 温开水服药,不可将药物混于茶、奶或主食哺喂。对牙齿有腐蚀作用或使牙齿染色的药液,应用吸管;服用止咳糖浆后,暂不饮水,如服用多种药物,应最后服用糖浆;胃动力药及保护胃黏膜的药需要在饭前服用;用退热剂后要多喝水,以增强药物疗效。肠溶或时间缓释片剂、胶囊则不可研碎或打开服用,以免破坏药效。不同年龄段的患儿可以选择不同的剂型,建议婴幼儿选用糖浆、水剂、冲剂等,也可将药片捣碎后服用;年长儿可训练和鼓励其自行服药,护理人员需及时查看是否服下。患儿家长了解安全用药的知识,鼓励患儿主动配合,以达到预期效果。

(二)注射法

注射法(injection)是将无菌药液或生物制剂注入体内,达到防治和诊断疾病的目的。注射给药具有吸收快、血药浓度升高迅速、给药量准确的特点,重症、急症或有呕吐者多用此法。常用注射法根据针头刺入不同的组织可分为皮内注射、皮下注射、肌内注射、静脉注射及动脉注射。该操作需严格执行无菌操作及查对制度;根据注射方法、药物的剂量、黏稠度和刺激性的强弱选择合适的注射器和针头;注射部位应避开神经和血管(动、静脉注射除外),不能在化脓感染、局部皮肤有炎症、瘢痕、硬结及患皮肤病处进针,需长期注射的患儿应经常更换注射部位;注射药物要现配现用,以防药效下降或被污染;注射前要排尽注射器内的空气,尤其是动、静脉注射,防止形成空气栓塞;进针注射前,需抽动活塞检查有无回血,动、静脉注射必须见到回血才能推药;肌内注射常用部位有股外侧肌、臀肌及上臂三角肌。疫苗接种注射时传统方法要回抽,无回血再行注射,近年来研究显示不回抽能够减少疼痛不适感,而且注射常用部位没有大血管,不会出现并发症,因此美国 CDC 已不推荐免疫接种注射时回抽。患儿家长了解注射的目的,患儿能主动配合,无不适,注射部位无硬结、感染,护患沟通有效。

(三)雾化吸入

雾化吸入(nebulization)是应用雾化装置将药液分散成细小的雾滴以气雾状喷出,经鼻或口吸入达到治疗效果的治疗方法。因其直接作用于呼吸道局部,对呼吸道疾病有疗效快、局部药物浓度高、用药量少、应用方便及全身不良反应少等优点,已作为呼吸系统相关疾病重要的治疗手段。雾化吸入装置是一种将药物转变为气溶胶形态,并经口腔(或鼻腔)吸入的药物输送装置。适合于任何年龄儿童。小容量雾化器是目前临床最为常用的雾化吸入装置,其储液容量一般小于 10ml。根据发生装置特点及原理不同,目前临床常用雾化器可分为射流雾化器(jet nebulizer)、超声雾化器(ultrasonic nebulizer)和振动筛孔雾化器(mesh nebulizer)3 种[3]。

1. 雾化吸入药物 目前临床最常用的雾化吸入药物主要有吸入性糖皮质激素、短效 β_2 受体激动剂、短效胆碱 M 受体拮抗剂、黏液溶解剂等。非雾化吸入制剂不推荐用于雾化吸入治疗。

(1)吸入性糖皮质激素:常用药物为布地奈德混悬液,是国内常用的雾化吸入药物,常用于治疗支气管哮喘、毛细支气管炎、急性喉气管支气管炎、支气管肺发育不良、闭塞性细支气管炎等。

(2)支气管舒张剂:常用药物为短效 β_2 受体激动剂,如沙丁胺醇和特布他林;短效胆碱 M 受体拮抗剂,如异丙托溴铵,两者联合应用,常用于 COPD 和支气管哮喘急性发作时的起始治疗。

(3)黏液溶解剂:常用药物为乙酰半胱氨酸,用于治疗浓稠黏液分泌物过多的呼吸道疾病。

2. 雾化吸入药物的应用

(1)哮喘喘息发作:吸入用沙丁胺醇溶液+异丙托溴铵+布地奈德混悬液。

(2)毛细支气管炎:吸入用沙丁胺醇溶液+布地奈德混悬液。

(3)急性喉炎:布地奈德混悬液。

(4)化痰:乙酰半胱氨酸。

3. 喘息患儿雾化液的配制(表 12-4)

表 12-4 喘息患儿雾化液的配制

药物	0~2岁	>2~<4岁	>4~<6岁	>6岁
吸入性沙丁胺醇溶液	1mg	2mg	3mg	5mg
异丙托溴铵	125μg	250μg	250μg	250μg
生理盐水	1.25ml	0.5ml	0.5ml	0.5ml
吸入用布地奈德混悬液	0.5mg	1mg	1mg	1mg

4. 护理 病室的理想温度为 18~20℃,相对湿度为 50%~60%。雾化前向患儿及家长耐心解释雾化吸入的必要性和注意事项,指导学龄儿童正确的吸入体位与呼吸方法,获得家长、患儿的配合,在安静状态下进行。儿童雾化吸入时应根据需要进行剂量调整,尽可能使用口罩吸入(年幼者应使用面罩吸入器),优选密闭式面罩。雾化吸入装置建议专人专用,用后清水冲洗,定期消毒,避免污染和交叉感染。

雾化吸入治疗最好在饭前 30 分钟或饭后 2 小时进行,避免因雾化后吸痰时刺激患儿,造成呕吐不适;对咳嗽无力、痰液不易排出的患儿,雾化前清理鼻腔分泌物,保证药液的顺利吸入;使用面罩吸入布地奈德混悬液治疗前不能给患儿涂抹油性面膏,以免引起脂性肺炎;治疗中,面罩要完全罩住口鼻,贴紧皮肤,保证吸入肺内的药雾微粒量,达到治疗效果。

雾化中出现呛咳喘憋、呼吸困难时,要暂停雾化对症处理,如患儿吸入沙丁胺醇后出现心动过速、震颤,应及时与医生联系;患儿咳嗽频繁时,停止吸入,饮少量温水,缓解后继续;对于哮喘急性发作、呼吸困难的患儿,建议使用氧气驱动雾化器,氧驱动雾化吸入的氧气流量宜在 6~8L/min(氧气不经过湿化)。

雾化后应及时漱口或清洗、擦拭脸部,以减少药物对皮肤的刺激;轻叩背部便于痰液排出,亦可用空气震荡仪帮助患儿排痰,期间密切观察病情,及时清理口鼻分泌物。

机械通气时雾化吸入,应适当增加吸入药物的剂量,同时缩短雾化吸入间隔时间,增加治疗次数,床头抬高 30°~50°,采取健侧卧位,利于药液沉积到患侧。对于需长期雾化治疗的儿童,应定期随访评估疗效。

(四)其他

外用法以软膏为多,也可用水剂、混悬剂、粉剂等。

要避免儿童用手抓摸药物、误入口、眼、耳而引起意外伤害。新生儿可根据病情做滴鼻和通过气道内给药；含剂、漱剂等只能用于能合作的较大患儿；经耳道给药时，注意正确的拉耳方法：3 岁以下，将耳垂往下往后拉；对 3 岁以上的儿童，则将耳垂往上往后轻拉，与用耳温计在外耳道内测温的方法相同。

八、静脉治疗护理技术

静脉治疗（infusion therapy）是指将各种药物（包括血液制品）以及血液，通过静脉注入血液循环的治疗方法，包括静脉注射、静脉输液和静脉输血；常用工具包括：注射器、输液（血）器、一次性静脉输液钢针、外周静脉短导管（留置针）（peripheral intravenous catheter, PIVC）、中心静脉导管（central venous catheter, CVC）、经外周静脉置入中心静脉导管（peripherally inserted central catheter, PICC）、完全置入式静脉输液港（totally implanted venous device, TIVD）以及输液附加装置等。一次性静脉输液钢针宜用于短期或单次给药，腐蚀性药物不应使用一次性静脉输液钢针。外周静脉短导管宜用于短期静脉输液治疗，不宜用于腐蚀性药物等持续性静脉输注。PICC 宜用于中长期静脉治疗，可用于任何性质的药物输注，不应用于高压注射泵注射造影剂和血流动力学监测（耐高压导管除外）[4]。

静脉治疗已经从一项单纯的临床护理操作技能发展为涉及多学科、多领域的复合型技能。其涉及血管通路装置的置入、维护和管理，同时还要求临床工作人员就装置和血管通路的选择进行临床决策。静脉治疗团队应由置管经验丰富且经过培训的护士组成，组织架构清晰，覆盖全院范围的专业团队及其成员，利用自身的知识和技能协同合作，在完成临床输液实践、控制临床输液质量的基础上，实现对临床护士的静脉治疗的专业培训，着力于推进最佳静脉治疗实践的开展。在儿童专科医院，可建立儿科静脉治疗团队；在有儿科专业的综合医院中，至少要有儿科护士在静脉治疗团队中发挥作用；综合医院儿科规模较大（100 张床位），也可考虑单独建立儿科静脉治疗团队[5]。

（一）外周静脉短导管留置

外周静脉短导管是经外周静脉置入、长度为 2 ~ 6cm 的输液装置，导管头端位于外周静脉。操作简单、使用方便，套管具有柔软、可随血管形状弯曲的特点，在血管中呈漂浮状态，对血管刺激性小。因其对血管的保护及减轻了患儿反复穿刺的痛苦，越来越多的医疗机构和患儿家长接受并选择使用外周静脉短导管。

具体护理技术操作步骤、注意事项及常见并发症的预防与处理，可详见附录 4 外周静脉短导管穿刺技术。

导管留置期间出现有静脉炎或外渗等征象，应尽早拔除导管。我国静脉输液护理技术操作规范[6]建议每 72 ~ 96 小时更换一次外周静脉短导管，但已有证据显示与 3 ~ 4 天更换留置针相比，出现临床指征时更换留置针的静脉炎、导管相关性血流感染发生率无显著差异，且降低了穿刺次数，节省了费用[7]。出现临床指征是指穿刺部位发生以下情况的任何一种：①滴速减慢或不滴；②局部有渗出；③穿刺点周围发红、有压痛；④患儿主诉穿刺部位明显不适。

（二）经外周静脉置入中心静脉导管

经外周静脉置入中心静脉导管是经外周静脉（上肢为贵要静脉、肘正中静脉和头静脉等，下肢为大隐静脉、小隐静脉或股静脉等，新生儿还可通过头部颞静脉、耳后静脉）置入，导管头端位于上腔静脉中下 1/3 与右心房交界处或位于下腔静脉横膈膜水平。PICC 具有穿刺成功率高、节省人力及时间、操作简单安全、留置时间长、避免反复穿刺等特点。它可适用于缺乏外周静脉通道的患儿、锁骨下或颈内静脉插管禁忌的患儿，需要输注 pH 值>9 或 pH 值<5、渗透压>600mOsm/L 的药物[5]，全静脉营养，反复采血或输注血制品，需要长期静脉治疗的患儿，以及家庭病床的患儿。禁用于预插管处有感染、瘢痕、血管外科手术史、静脉血栓形成史、放疗史、动静脉瘘、肢体肿胀者，严重出血性疾病、严重凝血功能障碍者，穿刺侧有其他导管者[8]。

PICC 置管操作应由经过 PICC 专业知识与技能培训、考核合格且有 5 年及以上临床工作经验的操作者完成。放置导管前应先测量所需置入导管的长度，根据导管生产商的建议修剪导管。三向阀式导管应于导管末段而非尖端做修剪。使用局部麻醉剂（外涂膏剂或皮内注射）可减轻置管相关疼痛。改良式的赛丁格技术（modified seldinger technique, MST）可消除损伤导管的风险。中心静脉置管推荐采用超声引导法进行穿刺。超声导引下 PICC 置管可减少徒手盲插的相关风险，并提高穿刺成功率。PICC 留置时间不宜超过 1 年或遵照产品使用说明书。静脉导管拔除后应检查导管的完整性，PICC、CVC、TIVD 还应保持穿刺点 24 小时密闭。

新生儿 PICC 置管操作流程详见数字资源 12-1。

儿童超声引导下 PICC 置管操作流程详见数字资源 12-2。

数字资源 12-1 新生儿 PICC 置管操作流程

数字资源 12-2 儿童超声引导下 PICC 置管操作流程

（三）经外周静脉置入中心静脉导管维护

PICC 维护在治疗间歇期间至少每 7 天维护一次，主要内容是更换输液接头、冲洗导管、更换透明敷料。无菌透明敷料应至少每 7 天更换一次，无菌纱布敷料应至少每 2 天更换一次；若穿刺部位发生渗液、渗血时应及时更换敷料；穿刺部位的敷料发生松动、污染等完整性受损时应立即更换。

PICC 维护前护理人员需做好评估、物品及环境准备。

新生儿 PICC 维护操作流程详见数字资源 12-3。

儿童 PICC 维护操作流程详见数字资源 12-4。

数字资源 12-3 新生儿 PICC 维护操作流程

数字资源 12-4 儿童 PICC 维护操作流程

（四）完全置入式静脉输液港维护

完全置入式静脉输液港是一种完全置入皮下供长期留置在体内的静脉输液装置，由供穿刺的注射港体及静脉导管两部分组成，导管末端位于上腔静脉。一般置入时间为 5 年左右。它可适用于需要长期或反复静脉输注药物进行治疗的患儿，反复进行输血、抽血、全静脉营养、化疗药物输注的患儿。禁用于确诊或疑似感染、菌血症或败血症者，体形与输液港尺寸不匹配者，及对输液港材质过敏者[9]。

儿童输液港可选择在局部麻醉+镇静或全身麻醉下进行，主要由外科医师或麻醉医师在手术室或导管室按外科手术要求放置，护士仅进行置管的配合及无损伤针的连接、使用及维护。

儿童静脉输液港插针操作流程详见数字资源 12-5。

儿童静脉输液港拔针操作流程详见数字资源 12-6。

数字资源 12-5 儿童静脉输液港插针操作流程

数字资源 12-6 儿童静脉输液港拔针操作流程

TIVD 不使用且未连接无损伤针时，输液港处可无敷料覆盖。无损伤针留用时，应使用胶布、无菌胶带和固定装置将无损伤针固定在输液港隔膜上，再以密闭敷料覆盖。建议每 5~7 天更换一次透明的半通透性敷料，纱布敷料每 2 天更换一次。当在透明的半通透性敷料下使用纱布用以支撑针头且不会遮蔽穿刺部位时，每 5~7 天更换一次。长期输液患儿每 7 天更换无损伤针 1 次。

输液港的拔除可在手术室由医师操作，常使用切开术将输液港从"皮下袋"中取出，再用缝线或无菌胶布重新闭合"皮下袋"的切口。

（刘丽丽）

参考文献

［1］崔焱,仰曙芬. 儿科护理学. 北京:人民卫生出版社,2017.

［2］祝益民. 儿科危重症监护与护理. 北京:人民卫生出版社,2017.

［3］中华医学会临床药学分会《雾化吸入疗法合理用药专家共识》编写组. 雾化吸入疗法合理用药专家共识（2019 年

版).医药导报,2019,38(2):135-146.

[4] 张琳琪,吴旭红.儿童外周静脉短导管置人与维护.北京:科学出版社,2021.

[5] 儿童静脉输液治疗临床实践循证指南工作组.儿童静脉输液治疗临床实践循证指南.中国循证儿科杂志,2021,16(1):1-42.

[6] 吴欣娟,徐波,郑一宁,等.静脉治疗护理技术操作规范.中国护理管理,2014,14(1):1-5.

[7] 刘巧艳,朱丽群,周英凤,等.外周静脉短导管选择与置人的最佳证据分析.护士进修杂志,2020,35(6):550-555.

[8] 张琳琪,王春立.腔内心电图定位技术在儿童 PICC 置管中的应用进展.中华现代护理杂志,2020,26(1):8-11.

[9] 徐波,耿翠芝.肿瘤治疗血管通道安全指南.北京:中国协和医科大学出版社,2015.

13

第十三章
常见症状的鉴别诊断

一、发热

发热是儿科临床最常见的症状之一,是由于各种致热原导致前列腺素 E_2 释放,作用于下丘脑,使体温调定点升高,从而出现产热效应。

儿童体温可受多种因素影响,如因性别、年龄、种族而异;可因昼夜和季节而波动,清晨低,下午稍高,夏季稍高;喂奶、饭后、运动、哭闹、衣被过厚、室温过高、情绪波动及其他可导致机体高代谢的疾病等均可使体温升高,在去除诱因后,部分儿童体温可恢复正常。而疾病导致的儿童发热多为自限性,如常见的病毒感染;部分细菌感染通过病史的询问、初步的查体及实验室检查可做出快速诊断,并及时给予相应的治疗使疾病恢复。

最新的《中国 0 至 5 岁儿童病因不明急性发热诊断和处理若干问题》的循证指南中提出[1],发热是体温升高超出 1 天中正常体温波动的上限。目前临床工作中通常将肛温 ≥38℃ 或腋温 ≥37.5℃ 定义为发热。由于腋温更容易被接受,现多采用腋温测量判断是否发热。

肛表温度比腋表高 0.3~0.4℃。测温时间的长短对体温数值也有影响,测温时间腋表 5 分钟、肛表 2 分钟。正常体温一般为 36~37℃,如只是个别一次体温达37.4℃,全身情况良好,又无自觉症状,不属病态。按照发热程度分类,37.5~38℃ 为低热,38.1~38.9℃ 为中度发热,39~41℃ 为高热,≥41℃ 为超高热。

按发热时间长短分为四类:①短期发热是<2 周,多伴有局部症状及体征;②长期发热是 ≥2 周,有的可无其他明显症状、体征,需实验室检查诊断;③发热待查指发热持续 2 周以上,体温 37.5℃ 以上,经查体、常规实验室检查不能确诊者;④慢性低热指低热持续 1 个月以上。

在短期发热中,发热时间≤7 天视为急性发热,应更加重视严重疾病的发现。包括脓毒症、菌血症、细菌性脑膜炎、肺炎(各种病原体感染)、泌尿系统感染、皮肤软组织感染、化脓性骨髓炎、关节炎、中耳炎、疱疹病毒感染、病毒性脑炎、病毒性脑膜炎、手足口病和川崎病等。

不同疾病具有特征性的热型,可对诊断有一定的提示作用。常见热型有:①稽留热。多为高热常持续40℃ 左右,一日间温差一般不超过 1℃,见于伤寒、肾盂肾炎、大叶肺炎等。②弛张热。多在 39℃ 左右,一日间温差超过 2℃,但最低温度未达正常,见于败血症、重症肺结核等。在非感染性疾病中,川崎病及幼年特发性关节炎常表现为弛张热。③间歇热。一日间高热与正常体温交替出现,或高热期与无热期交替出现,见于疟疾、回归热等。④波浪热。体温逐渐上升达高峰后逐渐下降至低热或正常体温,可平稳数日再次波动,以上反复出现似波浪,可连续数月,常见于布鲁菌病。⑤不规则热。热型无一定规律,热度高低不等,持续时间不定,见于流行性感冒、肺结核、脓毒败血症、癌症等。但由于抗菌药物的应用,以及激素等药物的不合理使用,导致目前疾病特点及热型常不典型,鉴别诊断困难。

【病理生理】 在外界环境温度不是过高或过低,以及适当保温条件下,人体能保持体温恒定在 37℃ 左右。这是由于位于下丘脑的体温中枢能接受来自身体周围的冷、热神经感受器的信息,并感受进入下丘脑血循环温度。这些信息经处理后,下丘脑能调节身体的产热及散热使其保持平衡。在正常情况下,下丘脑将调定点(set point)设定在 37℃,使核心体温维持正常。细胞代谢增加、肌肉活动、哭闹、寒战等可使机体产热增加;皮肤血管收缩,有意识地增加衣被可使机体散热减少;末梢血管扩张、出汗、降低环境温度、增加对流均可使机体散热增加。

不同病因所致发热机制各不相同:①致热原性发热。是临床最常见的发热机制,感染性发热是由各种病原体及其代谢产物(脂多糖或毒素)、疫苗等致热物质所致,称为外源性致热原,并可诱导宿主细胞(包括巨噬细胞、网状内皮细胞、淋巴细胞、上皮细胞及成纤维细胞等)产生能引起发热的介质,如白细胞介素 1、白细胞介素 6 及肿瘤坏死因子等,称为内源性致热原。可能经前列腺素 E 的作用,调高下丘脑体温中枢的调定点,使体温上升至发热的水平。而非感染性疾病,如恶性肿瘤、创伤、手术、免疫性疾病、梗死、肺栓塞等所引起的发热,是由于被损伤的细胞、组织坏死及异常细胞均可产生内源性致热原而引起发热。此外,部分药物及代谢产物也可作为致热原引起机体的发热。②产热过多。如剧烈运动、惊厥、哭闹等由于产热过多,可导致发热。此外,小婴儿长期摄入蛋白质过高,高热能饮食及甲状腺功能亢进等代谢增高的患儿均可引起长期低热。③散热障碍。广泛性皮炎、烧伤、外胚层发育不良致汗腺缺乏,环境温度、湿度过高、新生儿衣被过厚致"捂热综合征"等均可引起发热。④体温调节功能障碍。见于下丘脑体温中枢受累,如大脑发育不全,脑性瘫痪,颅脑损伤、出血,高钠血症,新生儿脱水热,安眠药中毒,暑热症等。这类发热有时可达超高热程度,退热药常无效。

发热时人体免疫功能增强,可增加白细胞的动力及活性,刺激干扰素的产生及激活 T 细胞的功能;发热可使一些病原体生长受抑,均有利于清除病原体,促进疾病好转。动物实验证实,感染后有发热者比无发热者的病死率低。但发热尤其是高热时,也会对机体带来一定危害,如高热惊厥,发热使氧消耗增加,对本已缺氧者可加重组织缺氧;发热时每搏输出量增加,可使心脏病或贫血患者加重心脏负担引起心力衰竭等。因此,对每一具体患儿应做具体分析,必要时给予对症治疗。

【病因及鉴别诊断】

1. **短期发热** 一般诊断多无困难,只要仔细询问病史,如流行病学史、传染病接触史,疾病发生发展过程,并注意局部症状及体征,如有无呼吸系统、消化系统、泌尿系统、神经系统等的症状与体征,有无皮疹、出血点、黄疸,贫血,淋巴结或肝、脾大及局部感染病灶等。必要时需进行有关实验室检查以明确诊断。短期发热在儿科多数由感染引起,预后良好或属自限性疾病。但发热也可能是危重症的早期表现,尤其具有精神萎靡、嗜睡、面色苍白等中毒症状较重者,更应仔细检查,必要时宜住院治疗。

2. **长期发热** 发热持续 2 周以上无阳性体征者,常是临床诊断、鉴别诊断的难点,疾病类型受地区、年代、年龄而不同,发热待查(fever of unknown origin,FUO)更是其中诊断的难点。目前国内外针对发热待查的诊断依据仍未完全统一。经典的 FUO 为 1961 年由 Pertersdorf 和 Beeson 提出,其根据 100 例以长期发热的患者进行总结,后提出相应诊断标准为:持续发热至少 3 周,体温大于 38.3℃,且经过 1 周的住院时间仍无法确诊的称为不明原因发热。2017 年发表在《中华传染病杂志》的《发热待查诊治专家共识》中将发热待查分为 4 类[2]:经典型的发热待查以及特殊人群的发热待查,而特殊人群的发热待查就包括了住院患者的发热待查、粒细胞缺乏患者的发热待查以及 HIV 感染者的发热待查。但针对儿童的 FUO 尚无统一的标准。依据前述的儿童 FUO 的诊断依据,首都医科大学附属北京儿童医院分析 1993—1998 年以发热待查收住院的患儿 744 例[3],3 岁以下婴幼儿以感染性疾病、先天性疾病、恶性肿瘤为主要病因;学龄前和学龄儿童以感染性疾病、结缔组织病、恶性肿瘤为主,以上感染性疾病中均以呼吸道感染为首位。在对 2010—2017 年首都医科大学附属北京儿童医院以发热待查收入院的患儿进行病因分析,感染性疾病居首位,其次为其他疾病、未明确诊断、血液系统疾病和结缔组织病,随年龄的增长,感染性疾病的比例逐渐下降,疾病病因构成情况较既往存在一定的变化。

3 岁以下婴幼儿急性发热在 1 周左右而无病灶者,需询问疫苗接种史,如 b 型流感嗜血杆菌、肺炎链球菌、百白破疫苗等,曾接种者可减少该病的发生。3 岁以下婴幼儿可分三个阶段:<1 个月、1~3 个月、3~36 个月。

新生儿期: 由于免疫系统不成熟,易受病原微生物的感染并导致严重的并发症。尤其对于细菌感染导致的细菌性脑膜炎、肺炎、败血症、肠炎、泌尿系统感染,也可有环境及母婴因素所致的晚发细菌感染(B 组链球菌、大肠埃希菌、单核细胞增生李斯特菌)等;病毒感染如巨细胞病毒、肠道病毒和单纯疱疹病毒等感染也可导致严重的疾病而影响预后。需要进行相应评估,做到及时发现,尽早干预。针对新生儿发热,国内外指南均指出:血常规、CRP、尿常规、胸片、血培养应作为常规检查,同时应注意中枢神经系统感染的评价,完善脑脊液检查及培养。对于病毒感染,应注意宫内感染,而单纯疱疹病毒则易导致中枢神经系统感染而影响预后。肠道病毒虽多为自限性疾病,但新生儿肠道病毒感染同样可导致严重的并发症,如中枢神经系统感染及血液系统改变等。非感染性疾病中,包裹过多捂热可致假性发热,打开衣被 15~30 分钟后体温正常则不属发热。

1~3 个月: 多考虑有病毒感染,可有明显季节性,呼吸道合胞病毒和 A 型流感病毒感染多见于冬季,肠道病毒感染常见于夏秋季。常见细菌感染疾病有中耳炎、肺炎、脐炎、乳腺炎、皮肤和皮下软组织感染等。重症感染可引起化脓性脑膜炎(以无乳链球菌、大肠埃希菌、肺炎链球菌、单核细胞增生李斯特菌等多见)、肺炎、败血症、泌尿系统感染等。

3~36 个月: 约 1/3 患儿可无局部感染体征,多数发热可由病毒感染引起,多可自限。重症细菌感染的病原菌除围产期感染,与 1~3 个月者相同。随着时代的发展,虽革兰氏阳性球菌在血流感染中仍占主要地位,如凝固酶阴性葡萄球菌,但革兰氏阴性菌的比例在逐渐升高,如大肠埃希菌、肺炎克雷伯菌、铜绿假单胞菌等。并且耐药情况不容忽视,尤其对于 CRE 的关注日益增加。对于持续或致局部感染,如脑膜炎、血流感染、肺炎、蜂窝织炎、心包炎、骨髓炎或化脓性关节炎应予以重视。相应疾病可能会有局部体征,查体时应注意评估。此外,针对小婴儿,如有宿主因素的存在,在感染的病原中,同时需要注意真菌感染的存在。

针对 3~36 个月的婴幼儿发热处理,常规进行血常规、尿常规的检查。如有呼吸系统症状需进行胸部 X 射线检查,而当存在神经系统症状则建议进一步完善脑脊液的检查。

3 岁以上儿童长期发热的病因如下:

(1)感染:其中以呼吸系统感染占首位,包括病毒、支原体、化脓性细菌及结核菌等;其余系统性感染有肠道、泌尿系统、中枢神经系统(如脑炎、脑膜炎)、心血管系统(如感染性心内膜炎、心包炎)、肝胆系统(如肝炎、胆管炎、肝脓肿等);全身性感染(如败血症、结核病、伤寒、副伤寒、斑疹伤寒、布鲁菌病、EB病毒、巨细胞病毒感染、莱姆(Lyme)病、钩端螺旋体病、疟疾、黑热病、血吸虫病),以及真菌感染(如新型隐球菌病等)。脓肿性或局限性感染(如骨髓炎、肾周围脓肿、膈下脓肿、阑尾脓肿、肝、脾脓肿、髂腰肌脓肿、肛周脓肿等)。

(2)风湿性疾病:或称结缔组织病、自身免疫性疾病,以幼年型特发型关节炎(juvenile idiopathic arthritis, JIA)最常见;随着链球菌感染能及时被抗生素控制,风湿热现已较少见;其他风湿性疾病有系统性红斑狼疮、结节性多动脉炎、多发性大动脉炎、川崎病、血清病、皮肌炎、结节性非化脓性脂膜炎、韦格纳(Wegner)恶性肉芽肿及血管性免疫母细胞淋巴结病等。

(3)血液系统疾病及恶性肿瘤:以白血病最常见,其他有噬血细胞综合征、恶性淋巴瘤、神经母细胞瘤、肾母细胞瘤、嗜铬细胞瘤、恶性组织细胞病、朗格汉斯细胞组织细胞增生症及尤因肉瘤(Ewing's sarcoma)等。确诊需要进行骨髓细胞学检查及病理活检。

(4)下丘脑体温中枢受累的疾病:如颅脑损伤、大脑发育不全、中毒性脑病、脑炎后遗症及间脑病变等,这类发热有时可达超高热,退热药常无效。

(5)散热障碍:中暑、无汗性外胚层发育不良、鱼鳞病等。

(6)其他:药物热、药物中毒(如水杨酸、阿托品、安眠药)高钠血症(垂体性或肾性尿崩症、医源性)创伤、手术、疫苗接种、内出血、栓塞与血栓形成、炎性肠病、婴儿骨皮质增生症及免疫缺陷病等。

3. 慢性低热　首先要除外结核病,包括肺外结核,并寻找是否存在慢性感染灶或脓肿,如慢性腺窝性扁桃体炎、淋巴腺炎、鼻窦炎、龋齿、牙龈脓肿、肛周脓肿及腹腔、盆腔的脓肿等。慢性低热常由感染后引起,如链球菌感染后及其他感染后的低热。

慢性低热的非感染性疾病有甲状腺功能亢进,尿崩症,风湿性疾病,炎性肠病(克罗恩病及溃疡性结肠炎)、血液病、夏季低热、蛋白质摄入过高及测试体温时间过长等。

除外上述病因,如仍找不到低热原因,患儿又无任何病态,只需追踪观察,低热常在数月后自行降至正常。

【发热待查诊断的初步筛查】　多数发热待查患儿由于症状或局部体征均不典型而难诊断,通过病史、查体、实验室及辅助检查等可提供初步诊断线索。

儿童发热待查病因众多,目前已知的有200余种,不同地区、不同人群的病因构成均有不同。但目前仍以感染性疾病占首位。1岁以内婴儿以细菌感染最为多见,随年龄增长,病毒感染的比例逐渐升高。

1. 病史　①年龄:各年龄阶段疾病类型不同。②接触史:包括患者及动物。狗虽已接种钩体病疫苗,但仍可携带和排泄该菌,人接触后可被传染;猫可引起猫抓热;禽类粪便中可携带隐球菌;食过兔和松鼠肉可致口咽、淋巴结或伤寒样土拉菌病;也需询问曾否被蜱蜇过或去某寄生虫流行地区,如蜱虫可导致立克次体感染。③有不当饮食习惯或婴幼儿期曾居住过的流行病区,寄生虫可由于不洁饮食史导致感染;疟疾、组织胞浆菌病、球孢子菌病等可能在接触数年后发病;不同地区的矿砂、灰尘、工艺品等也可能是疾病的媒介。④药物史:包括局部用药等。⑤家族史:如家族性自主神经功能障碍。⑥需要询问疫苗接种史以及旅游史。⑦应详细询问病史,包括用药史及前驱感染史。对药物热及感染后继发的免疫损伤诊断有利。⑧对于发热的程度、热型以及伴随症状的掌握,均有助于疾病的诊断。

2. 查体　仔细查体可提供诊断线索。①一般情况:首先应判断患儿测量体温是否正规,测量时间过长也可导致体温数值升高。此外,随着儿童精神心理疾病的比例逐渐升高,伪热在临床中也经常出现。若为真正的发热,应注意发热时是否出汗,若体温持续高而无汗提示可能由于脱水、尿崩症、外胚层发育不良、家族性自主神经功能障碍等所致。②眼:眼睑结膜炎提示麻疹、Cox、EB病毒感染、淋巴肉芽肿、猫抓热等;球结膜炎提示川崎病或钩端螺旋体病;结膜瘀斑提示感染性心内膜炎;葡萄膜炎提示结节病、JIA、红斑狼疮、川崎病、白塞病和血管炎;脉络膜视网膜炎提示CMV感染、弓形虫病和梅毒。眼球突出提示眼窝肿瘤、甲状腺毒症、神经母细胞瘤、眼窝感染、韦格纳肉芽肿或假性肿瘤;对光反射消失可由下丘脑功能障碍所致,无泪、无角膜反射、舌平滑无乳头等提示家族性自主功能障碍。③额窦或上齿龈部有压痛提示鼻窦炎。④口腔:反复霉菌感染提示免疫缺陷疾病;扁桃体有渗出,提示乙型链球菌、EB病毒感染。⑤热疱疹:常见肺炎球菌、链球菌、立克次体感染,偶见于沙门菌或葡萄球菌感染。⑥肌肉和骨骼:骨有局限性压痛提示骨髓炎或肿瘤骨髓侵入。有肢体被动体位应注意有无肌肉脓肿,如髂腰肌脓肿等。斜方肌压痛提示膈下脓肿,广泛肌肉压痛提示皮肌炎、旋毛虫病、多动脉炎、川崎病、支原体或虫媒病毒感染。⑦直肠指诊:触及直肠周围淋巴结肿大或压痛,提示盆腔深部脓肿、髂部淋巴结炎、盆腔骨髓炎;便潜血阳性提示肉芽肿结肠炎或溃疡性结肠炎。⑧反复寒战和尖峰样:高热常见于败血症、肾周或尿路感染、肝或胆道感染、感染性心内膜炎、疟疾、布鲁菌病、鼠咬热或局部脓肿。深腱反射亢进提示甲状腺毒症。⑨淋巴结：淋巴结肿大可见于多种病原感染，如EBV、CMV、结核、汉塞巴尔通体、立克次体、细菌、真菌（隐球菌）等。非感染性疾病中，如JIA、SLE、亚急性坏死性淋巴结炎、肿瘤性疾病等。对于淋巴结的性质应进行甄别。⑩皮疹也可作为疾病诊断的重要依据，详见皮疹的鉴别诊断。⑪其他：如肝脾是否肿大，对于疾病的判断也同样具有帮助。

3. **实验室检查** 需根据病史、体格检查所提供的线索选择性进行，应常规进行血及尿常规检查，白细胞低于 $5×10^9/L$ 除肠伤寒外，细菌感染可能性较低，但同时需要注意革兰氏阴性杆菌感染早期以及在重症细菌感染所致的骨髓抑制时也可见到白细胞下降；白细胞明显增高，尤其杆状中性粒细胞增高常提示有细菌感染，同时应辅以 CRP、PCT 等炎症因子的检查。以下检查有助于部分疾病的诊断：①血涂片可查出疟疾、丝虫病、锥虫病或回归热以及部分细胞内的病原体。②血沉升高提示有炎症，需进一步检查是否有感染、自身免疫病或恶性病，若血沉明显增高，则需要注意结核、川崎病、恶性肿瘤或自身免疫性疾病。血沉不增高不能排除可能有感染或 JIA。小婴儿若血沉明显增快，但与体温不符，则需要注意多发性大动脉炎等血管炎的可能。③血培养多为需氧培养，只有怀疑厌氧菌感染时才进行厌氧培养。在有宿主因素（如有免疫缺陷、粒细胞缺乏、血液系统疾病、应用免疫抑制剂及腹部外科手术、脑脓肿等）并伴有发热时，应注意加做真菌培养。血培养应规范采取以利于判断结果的病理意义，培养出多种细菌常为污染，而即使单瓶培养出肺炎链球菌、大肠埃希菌、铜绿假单胞菌、白念珠菌等，也常有临床意义。感染性心内膜炎、骨髓炎或深部脓肿患者常需反复多次进行血培养。分离钩端螺旋体、弗朗西斯菌或耶尔森菌需选用特殊培养基。患者需常规进行尿细菌培养。④结核菌素皮肤试验有助于结核感染的诊断。⑤影像学检查：根据病史及体征所提供线索，可进行相关的影像学检查（包括 X 射线检查、CT/增强 CT、核磁共振、造影等），心脏超声检查心瓣膜赘生物可诊断感染性心内膜炎，腹部超声可检查肝、膈下、盆腔脓肿或肿瘤。头颅核磁检查可发现脑脓肿以及颅内脱髓鞘病变。⑥骨髓检查用于白血病、转移瘤、分枝杆菌、霉菌、寄生虫病、组织细胞增多症、噬血细胞增多症或贮积病，取骨髓后应做细菌、分枝杆菌、霉菌等培养。而组织病理活检用于淋巴瘤、亚急性坏死性淋巴结炎以及 EBV 相关增殖性疾病等疾病的诊断。⑦血清学检查有助于诊断 EB 病毒、CMV、弓形虫、沙门菌、土拉菌、布鲁氏菌、钩端螺旋体、猫抓热、立

克次体病等感染的诊断。⑧放射性核素扫描：有助于发现腹部脓肿及骨髓炎，尤其病灶不局限于某一肢体或病灶多发时。67 镓可聚集到肿瘤或脓肿的炎性组织（白细胞）。其他尚有 99m 锝、18 氟脱氧葡糖电子放射扫描（FDG-PET）等。应尽量避免儿童接受大量放射线，故应有临床指征时才进行。⑨内镜检查：支气管镜、腹腔镜、纵隔镜和胃肠内镜可直接观察病变和取活检，侵入性检查在操作前应衡量利弊。⑩一些新技术的应用，对于病原学的诊断有很大的帮助，如宏基因组测序、Filmarray 等方法的广泛临床应用。

对于发热待查，即使医疗水平不断提高，但仍有一部分最终无法明确病因，因此，多科协作及长期随诊同样重要。

二、呕吐

见第二十六章消化系统疾病相关内容。

三、婴幼儿腹泻

见第二十六章消化系统疾病相关内容。

四、呼吸困难

见第二十五章呼吸系统疾病相关情况。

五、青紫

青紫（cyanosis）是皮肤黏膜浅表毛细血管血液中的还原血红蛋白（颜色为蓝紫色）增多（>50g/L）或变性血红蛋白增多（高铁血红蛋白含量超过血红蛋白总量的15%）时，皮肤黏膜呈现青紫色，多见于黏膜及皮肤较薄、毛细血管较丰富处，如口唇、鼻尖、两颊及指/趾甲等处。皮肤有异常色素沉着可致假性青紫，但压之不褪色。若皮肤有黄疸或水肿以及环境光线不同情况下也可影响青紫程度的判断，因此检查应在自然条件下进行。

人体血红蛋白浓度可影响青紫的发生：血红蛋白明显低下的患者不容易显示青紫，因血中还原 Hb 达到 ≥50g/L，临床才能显示青紫。重度贫血即使脉氧分压明显下降，还原 Hb 不易达到 50g/L；相反，Hb 明显增高时，如初生新生儿 Hb 常增高 ≥180g/L，动脉血氧分压轻度下降，还原 Hb 容易超过 50g/L 而出现青紫。新生儿青紫以中心性青紫为主，其中原发肺部疾病为首要病

因,心源性青紫次之。高海拔地区人群,由于所处地区氧分压下降,氧含量降低,氧与血红蛋白结合不充分,导致还原血红蛋白增多继而出现青紫。

青紫按发病机制不同,可分为三类:①中心性青紫:可见于各种病因引起的肺通气、换气不良及右向左分流的先天性心脏病。青紫的特点是动脉血氧饱和度降低,青紫多均匀分布于全身皮肤、黏膜,皮肤常温暖。②周围性青紫:由于末梢循环血流缓慢,组织从毛细血管摄取更多的氧,致局部毛细血管血含氧减少,还原 Hb ≥ 50g/L,常见于休克、心力衰竭或环境寒冷等引起的末梢循环不良者。青紫的特点是动脉血氧饱和度正常,青紫多发生在四肢末梢指、趾端,皮肤冷。③变性血红蛋白血症:如高铁血红蛋白或硫化血红蛋白血症,某些药物及中毒也可导致高铁血红蛋白血症而出现青紫,如利多卡因的不良反应。这些变性 Hb 呈棕黑色,无携氧能力,血中浓度超过 15g/L 时,可表现青紫而动脉血氧饱和度正常或稍低。

【病因及鉴别诊断】 心源性、肺源性及周围性青紫均属于还原血红蛋白量增多所致青紫。呼吸、循环系统疾病以及高原低气压可致动脉氧饱和度下降而发生青紫。

1. 中心性青紫

(1) 右向左分流的心血管疾病:即静脉血通过分流混入动脉血中,使动脉血氧分压及饱和度降低而出现青紫,当右向左分流超过 25% 以上时刻出现青紫。是儿科发生青紫的重要原因之一。如大动脉转位、法洛四联症、肺动脉狭窄、原发性肺动脉高压、三尖瓣闭锁、左心发育不良综合征、单心房、单心室、右心室双出口、动脉总干、完全性肺静脉连接异常、持续胎儿循环及动静脉瘘等。有差异性青紫时提示有动脉导管未闭,只有下肢青紫时,应考虑主动脉缩窄,动脉导管位于缩窄的下方,静脉血经动脉导管至缩窄以下的主动脉段,引起下肢青紫;若只有上肢青紫时,应考虑大动脉转位,主动脉出自右心室,由静脉血供体循环而出现青紫,肺动脉出自左心室供肺循环,氧合血经动脉导管流向主动脉头臂血管的下方,故下肢青紫减轻而上肢青紫重。以上青紫吸入100% 氧也不能缓解,心脏阳性体征和彩色多普勒超声心动图检查有助于诊断。

(2) 呼吸性疾病:是由于肺通气、换气发生障碍,血液通过肺时,不能充分与氧结合所引起的青紫,患儿常有呼吸困难体征,常见的病因有:

1) 呼吸道梗阻:如新生儿后鼻孔闭锁、胎粪吸入、先天性喉、气管畸形、急性喉炎、会厌炎、严重咽喉壁脓肿及颈部间隙感染、惊厥时喉痉挛、气管异物、血管环或肿物压迫气管、溺水及变态反应时支气管痉挛等。小下颌畸形(下颌后缩舌后坠)、先天性喉软骨软化、声带麻痹、气管狭窄、血管环压迫气管。致出生后气道阻塞、喘鸣、发绀。

2) 肺部及胸腔疾病:以重症肺炎最常见,其他疾病如呼吸窘迫综合征、支气管肺发育不良、毛细支气管炎、支气管哮喘、肺水肿(包括高原肺水肿)、肺气肿、肺不张、肺纤维化、胸腔大量积液、气胸、膈疝等。

3) 神经、肌肉疾病:中枢性呼吸抑制可引起呼吸暂停而致青紫,如早产儿中枢发育不成熟、新生儿围产期缺氧、低血糖、重症脑炎、脑膜炎、脑水肿、颅内压增高及镇静剂(如苯巴比妥)过量等。呼吸肌麻痹时也可致青紫,如多发性神经根炎、重症肌无力、脊髓灰质炎及有机磷中毒等。颅内出血、癫痫发作、低钙血症所致喉痉挛、呼吸暂停、脑病、脑室内出血、皮肌炎等也可出现青紫。

2. 周围性青紫

(1) 全身性疾病:如充血性心力衰竭、休克,寒冷时周围血管收缩及先天性或继发性红细胞增多症致血液黏稠等。

(2) 局部血流障碍:血管受压等能影响局部血循环血流时,可引起局部发生青紫。如新生儿出生时先露部位受压或脐带绕颈所致的局部青紫,肢体较长时间受压,血栓性静脉炎及雷诺病等。

3. 混合性青紫 中心性青紫和周围性青紫并存时称为混合性青紫,主要见于各种原因引起的心功能不全,此时肺循环淤血、肺内氧合不足,同时周围循环淤血。初生新生儿暂时性青紫:由于初生时肺尚未完全扩张,肺换气功能不完善,以及周围皮肤血流灌注不良可引起青紫;或在啼哭时偶有青紫,因为啼哭时胸腔内压增加,右房、右室压力升高,静脉血经卵圆孔和动脉导管出现右向左分流,可出现一过性青紫,啼哭停止青紫即消失。

4. 变性血红蛋白血症 血红蛋白分子是由珠蛋白及血红素组成,血红素包括原卟啉及铁元素,正常铁元素是二价铁(Fe^{2+}),具有携氧功能,变性血红蛋白血症时含三价铁(Fe^{3+})增多,失去携氧能力,如高铁血红蛋白血症或硫化血红蛋白血症。当这种变性血红蛋白浓度大于 15g/L 时,即可引起组织缺氧及皮肤、黏膜发绀。动脉血氧饱和度正常或稍低。

(1) 遗传性高铁血红蛋白血症

1) 遗传性 NADH 细胞色素 b5 还原酶缺乏症:此酶在正常时能将高铁血红素转变为正常血红素,先天缺乏时血中高铁血红蛋白增多,可高达 50%。属常染色体隐性遗传疾病,青紫可于生后即发生,也可迟至青少年时才出现。

2) 血红蛋白 M 病:是常染色体显性遗传疾病。属异常血红蛋白病,是构成 Hb 的珠蛋白结构异常所致。这种异常血红蛋白 M 不能将高铁血红蛋白还原成正常 Hb 而引起青紫。

(2) 后天性高铁血红蛋白血症:较常见,由于进食或接触具有强氧化作用的化学成分或药物引起,正常 Hb 被氧化为高铁血红蛋白。以亚硝酸盐中毒最常见,如将亚硝酸钠误当食盐放入食物中,青菜中的硝酸盐可因青菜变质而转变为亚硝酸盐,进食后引起的青紫称肠源性青紫。含有芳香胺及硝基化合物的物质也可引起本病,如磺胺、非那西丁、伯氨喹啉及苯胺染料等。

(3) 硫化血红蛋白血症:凡能引起高铁血红蛋白血症的药物或化学成分几乎都能引起本病。发病机制尚不明。与高铁血红蛋白不同,硫化血红蛋白呈蓝褐色。高铁血红蛋白血症维生素 C 及亚甲蓝治疗有效,而硫化血红蛋白血症无效。

鉴别变性血红蛋白血症可采患儿血一滴(呈深褐色),置于玻片或滤纸上,在空气中晃动或用氧气吹之,血色不变;而中心性青紫则迅速变为鲜红色。另外,血红蛋白电泳及分光镜检查有助于本病诊断。

【诊断要点】 针对青紫的诊断需要注意病史的详尽询问,如患儿是否有不良生产史。而针对青紫应着重描述青紫出现的时间、部位以及有无其他症状。如新生儿出生后全身持续青紫,应注意右向左分流的先天性心脏病,其次应注意鉴别呼吸系统疾病及先天性血红蛋白病。而如为阵发性青紫应注意有无中枢神经系统疾病所致的呼吸暂停。而在年长儿中出现的青紫,既往体健,应着重检查有无呼吸系统疾病、中毒及休克等。在查体中应注意相应体征并及时进行相关的辅助检查。如心脏超声、肺部影像等。

六、昏迷

见第四十四章急危重症理论与技术相关内容。

七、惊厥

见第三十章神经系统疾病相关内容。

八、婴儿哭闹

婴儿哭闹(baby crying)是没有语言表达能力的婴儿表达要求或痛苦的一种方式。婴儿受到饥饿、困乏、需排尿或排便等内在生理刺激,或外界冷、热、湿、疼痛、痒、疾病或精神上的刺激都可引起哭闹。婴儿哭闹是日常生活中普遍存在的现象,也常成为家长就医的唯一主诉。多数属于生理性。但当婴儿出现某些异常的情况下,如疾病造成的不适则表现为病理性的哭闹,需要积极寻找病因,采取及时的治疗。

【病因及鉴别诊断】 引起婴儿哭闹的原因大致可分为两类:

1. **生理性哭闹** 啼哭是新生儿期一种本能的反应,哭声洪亮有力,多属生理现象;不哭或哭声微弱反而是一种异常病理反应。婴儿哭闹首先应考虑是否饥饿、尿布潮湿、排便、衣被过热、过冷、体位不适、惊吓、出牙、喂养不当、蚊虫叮咬等上述生理或外界刺激所引起;部分婴儿在环境以及生活规律出现改变时可出现哭闹,冬季室内空气不流通,污浊,引起氧含量下降,可导致婴儿不适产生哭闹;婴儿被动吸烟,可因刺激婴儿迷走神经导致胃肠平滑肌痉挛产生哭闹。有的婴儿养成抱哄习惯,尤其在傍晚睡眠前常哭闹,俗称"闹觉""吵瞌睡",睡眠后则可停止。在去除诱因后哭闹可缓解,但若无上述因素,并且表现为哭闹不止,不易安抚则需详细检查有无病理现象。

2. **病理性哭闹** 凡能引起身体不适或疼痛的任何疾病,均可致小儿哭闹不安,甚至在其他临床症状尚不明显前,即表现为哭闹。因此,应仔细检查全身各部位有无不适或疼痛处。以下列举以哭闹为突出表现的常见疾病,供鉴别诊断参考:

(1) 中枢神经系统疾病:新生儿颅缝未闭,颅脑疾病颅内压增高时,症状、体征可不明显,但可表现高调尖声的哭叫,称为脑性尖叫,此时应注意有无囟门的异常。常见疾病有缺氧缺血性脑病、颅内出血、脑炎、脑膜炎、核黄疸、脑积水等;相反,哭声单调或哭声少、反应迟钝提示脑发育障碍。

(2) 腹痛:肠痉挛、急腹症如肠套叠、肠梗阻、阑尾炎、腹股沟嵌顿等可引起突然阵发尖叫及持续性哭闹不易缓解,常伴脸色苍白、呕吐、出汗、腹泻或便秘等。急腹症常有腹部或腹股沟阳性体征,如腹胀、肠型、压痛、肿块及肠鸣音异常等,但由于患儿哭闹查体不配合,以及小婴儿可能存在腹部症状不突出,如肠套叠的患儿腹部包块可不明显,阑尾炎患儿常因症状不典型,诊断时已出现穿孔,易漏诊。因此必要时口服水合氯醛待患儿入睡后再检查腹部,并酌情进行影像学检查确诊(详见本章"十、腹痛")。

(3) 感染、创伤:各种感染或创伤均可引起婴儿烦躁、哭闹,应仔细检查找出感染、创伤的种类及部位,特别应注意隐藏部位有无红、肿、热、疼的感染灶或损伤，如颈部、腋窝、背部、臀部、肛周等。耳屏有压痛时应考虑有无中耳炎、外耳道疖肿。肢体活动时剧烈哭叫，伴有被动体位，应考虑有无关节、骨髓炎、骨折或关节脱臼。口炎、咽炎、鼻塞也可引起哭闹，尤其在吃奶时。皮疹所致瘙痒以及蛲虫感染可因肛门奇痒引起哭闹。在婴儿排尿时出现哭闹应注意泌尿系统感染。

（4）其他：维生素 D 缺乏症所致佝偻病可有"夜啼"。维生素 A 或 D 中毒，由于可引起肢体痛，婴儿也可表现为哭闹。贫血等营养不良患儿可有烦躁、哭闹、睡眠不安等；甲状腺功能亢进母亲所生的新生儿，可有烦躁、哭闹等症状。猫叫样哭声提示可能存在 5 号染色体异常的猫叫综合征。

九、头痛

头痛（headache）是小儿内科门诊患儿常见的主诉。虽然大多数头痛患儿没有就诊，但儿童头痛患病率不断增加，且随年龄逐渐增加，7 岁前儿童为 37%~51%，15 岁前为 52%~82%[4]。女童是男童的 4 倍，病情从间歇性发作到慢性每日发作均有可能，部分患儿头痛可延续至成年，一级或二级亲属罹患头痛家族史的儿童更常发生头痛[5]。本文重点介绍小儿头痛的概况和评估。

【病因】　头痛病因可分为原发性和继发性[6]，大多数因急性头痛而就诊的儿童，最常见的病因是原发性头痛和感染性病因的继发性头痛，后者以病毒性疾病或上呼吸道感染为主。

头痛的病因复杂，儿童头痛大多数是良性的，但也可以是一种严重疾病的早期表现，临床上应该认真询问病史，仔细检查，做好鉴别诊断，及时正确做出诊断，特别是要第一时间识别出严重或危及生命的原因，以免延误病情。严重感染、肿瘤、蛛网膜下腔出血和颅内出血、一氧化碳中毒、高血压等危及生命的疾病常因颅内压（intracranial pressure，ICP）增高和/或缺氧等各种机制导致脑损伤出现头痛，疾病常进展迅速甚至危及生命[7]。

【病理生理】　头部的各种结构并不都能引起疼痛感觉，对疼痛刺激敏感的结构包括颅内及颅外结构。颅内结构：①静脉窦及其分支；②颅底动脉，如大脑基底动脉及其分支的近端；③颅底部硬脑膜；④三叉、舌咽、迷走神经，面神经的中间支及颈 1~3 脊神经及其分支。颅外结构包括覆盖头颅表面的组织（如头皮、皮下组织、头颈部肌肉、肌膜及动脉）及耳（外耳、中耳、乳突），鼻旁窦、牙齿及眼等组织结构。对刺激不敏感而且不会产生疼痛的组织结构有颅骨、大部分软脑膜、脑实质、脑室、脑室管膜及脉络丛。

总之，颅内主要疼痛敏感结构是血管，刺激血管疼痛的机制是血管扩张、炎症和牵拉移位。如颅内压增高引起的头痛，主要是由于颅内动脉的牵拉和移位所致。颅内幕上大血管传导是通过三叉神经，三叉神经的三个分支均分布于大脑、动脉，可引起眼部、前额及颞部的牵涉痛。颅内幕下血管痛传导是通过前三对颈神经。源于颅后窝结构的牵涉痛放射至枕部及颈部。

【头痛分类】

1. 国际分类　在成功推出两版"国际头痛疾病分类（International Classification of Headache Disorders，ICHD)"的基础上，2018 年国际头痛协会头痛分类委员会制定了第 3 版（ICHD-3 版）。与前两版主要基于专家意见共识进行分类相比，第 3 版的头痛分类工作有了更多的证据支持。头痛领域的临床与研究人员应该使用 ICHD-3 版分类标准，因此版较前做了很多改进，再用之前的分类标准对研究无益。

（1）原发性头痛。①偏头痛：是一种常见的致残性原发性头痛，有两种主要类型：无先兆偏头痛是一种以头痛为特征的临床综合征，有其特殊性和相关症状；先兆偏头痛：主要特征是短暂的局灶性神经症状，通常先于或伴随头痛出现；②紧张性头痛：是原发性头痛最常见的类型，不同研究显示它在普通人群中的终身患病率达 30%~78%；③三叉神经自主神经性头痛；④其他原发性头痛。

（2）继发性头痛。主要包括：①缘于头颈创伤或损伤的头痛；②缘于颅或颈部血管性疾病的头痛；③缘于颅内非血管性疾病的头痛；④缘于物质或物质戒断的头痛；⑤缘于感染的头痛；⑥缘于内环境紊乱的头痛；⑦缘于颅骨、颈、眼、耳、鼻、鼻窦、牙、嘴或其他颅面部结构疾患的头或面痛；⑧缘于精神疾患的头痛。

（3）痛性脑神经病，其他面痛和头痛。①痛性脑神经病和其他面痛；②其他头痛：包括未分类的头痛和无特征性头痛。

2. 临床分类（也称作头痛模式）　首先由 Rothner[8] 描述，对临床应用很有价值。根据其起病急缓及病情经过的特点，将小儿头痛分为 5 种类型，其中每一类型提示头痛不同的病理生理和诊断（表 13-1）。

（1）急性头痛型（acute）：既往健康儿童突然主诉头痛，常伴有病毒感染（如流行性感冒、上呼吸道感染和咽炎）。如急性头痛伴有局灶性神经体征，应意识到是否有颅内出血（如动脉瘤、血管畸形或凝血疾病）。突然头痛伴发热，需考虑是否有脑膜炎，必要时行脑脊液常规等分析。

表13-1 5种类型头痛的病因鉴别

急性全头痛	急性复发型
发热	偏头痛
全身感染	复杂型偏头痛
中枢神经系统感染	偏头痛变异型
中毒（铅、钴）	丛集性头痛
惊厥后	惊厥后
电解质紊乱	**慢性进展型**
高血压	脑肿瘤
低血糖	假性脑瘤
腰椎穿刺后	脑脓肿
创伤	硬膜下血肿
脑血管栓塞	脑积水
血栓	脑出血
出血	高血压
胶原病	血管炎
脑血管病	**慢性非进展型和混合型**
急性局部头痛	慢性每日头痛（慢性偏头痛）
鼻窦炎	慢性紧张性头痛
中耳炎	诈病
眼部疾病（青光眼）	脑震荡后
牙齿疾病	抑郁症
创伤	焦虑症
枕部神经痛	
颞下颌关节功能不良	

（2）急性复发型（acute-recurrent）：表现周期性和复发性头痛，间歇期无症状。常见于原发性头痛中的偏头痛和紧张性头痛，少见丛集性头痛，反复脑外伤等。

（3）慢性进展型（chronic-progressive）：头痛的发生频率及症状逐渐加重，其病理机制是颅内压增高，如脑肿瘤、脑积水、原发性颅内压增高（假性脑瘤）、慢性脑膜炎、脑脓肿或硬膜下血肿。

（4）慢性非进展型（chronic non-progressive）：是指慢性非进展型头痛或慢性每日头痛（chronic daily headache，CDH），表现发生头痛的频率接近持续性，CDH定义是指每次头痛持续≥4小时，每月频率≥15次，头痛持续≥4个月。一些青春期的患儿有持续性非间歇性头痛。CDH最常见的头痛类型是慢性偏头痛，神经系统检查正常，但常有不被认识的神经因素所致的焦虑，

以及不明显的器质性病因交织一起。

（5）混合型（mixed）：常在慢性非进展型头痛背景基础上叠加急性复发性头痛发作（常指偏头痛）。因此它是CDH的变异型。

【头痛的评估与诊断】 对儿童头痛的评估包括详尽的病史采集、体格检查和神经系统的相关检查[9]。需特别关注提示颅内感染或占位性病变等危及生命原因的临床特征。

详细询问病史，包括头痛起病急缓，是否呈发作性或日趋加重，发作频率及发作持续时间，头痛部位与性质，头痛是如何缓解及加重，有无其他伴随症状，如发热、头晕、呕吐等，有无其他全身性疾病。体检除注意神经体征，也应仔细检查全身性及颅外各器官有无阳性体征。根据病史及体检，对原发性头痛（最常见）或继发性头痛可以提供诊断线索。神经系统检查是提示是否需要进一步评估（包括神经影像学检查）最敏感的指标。如果初始评估怀疑为继发性头痛，则应进行其他诊断性检查，要根据患儿临床情况而定，如血常规、血生化、脑脊液、脑电图、脑超声等。头颅影像学等检查（CT、MRI或MRA等）可参考如下指征：①病史询问最近头痛程度，或头痛类型有无变化，或是否伴有其他神经功能障碍；②神经系统查体发现神经系统局灶征，或颅内压增高体征，或有意识障碍等。

头痛模式有助于病因诊断。确定头痛是新发还是复发有助于鉴别头痛病因。大多数原发性头痛表现为发作性头痛，可发展为慢性头痛。询问患儿发病以来出现的所有头痛情况，而不只是前来就医的头痛原因，有助于识别这一模式。复发性发作性头痛的急性改变对明确病因往往具有提示作用。

十、腹痛

腹痛（abdominal pain）是儿科常见的临床症状，也是小儿内外科之间会诊最频繁的一类症状。腹痛以消化道疾病为主，可发生于新生儿期到青春期各个年龄段，各年龄组有不同特点。腹痛不仅是腹部诸多脏器疾病的共同症状，也是腹部以外疾病的临床征象。小儿腹痛应经过认真的询问、检查才能得出初步的答案，决不可掉以轻心。

引起腹痛的病因多种多样，同一疾病可以表现不同的腹痛，不同的疾病也可表现类似的腹痛。有的情况很急，必须在几小时内决定手术。延误诊断，失去手术时机，将会给小儿带来痛苦甚至终身损害。

【腹痛的分类】 小儿腹痛分为功能性腹痛及器质

性腹痛两大类。

1. 功能性腹痛（functional abdominal pain） 系因体质因素和环境因素引起的腹痛，90%～95%复发性腹痛（recurrent abdominal pain，RAP）为功能性腹痛。功能性腹痛的确切病因尚未肯定，一般分为心理和生理两方面因素。功能性腹痛多由内科疾病引起，以内科治疗为主。

2. 器质性腹痛（organic abdominal pain） 即腹内某器官有病理解剖上的改变，其病理改变多是破坏性的或残留潜在病灶，极易复发。器质性腹痛常由外科疾病引起，常需手术治疗。

【发病机制】 腹腔脏器本身痛觉并不敏感，腹痛的发生大体上可有三种形式：

1. 绞痛 多由管状器官的肌肉痉挛或梗阻并痉挛引起，如肠管、胆管及输尿管等痉挛或梗阻，多表现为阵发性绞痛。

2. 钝痛 由器官被膜受牵扯引起，如肝、肾、阑尾及腹膜等炎症肿胀所引起的被膜牵扯，多表现为持续性钝痛，疼痛部位多与器官病变所在的部位一致。

3. 放射痛 内脏疼痛通过自主神经沿着相应的脊神经反射到相应部位，如肝、胆系统的疼痛有时可放射到右肩。此外，腹部之外器官病痛也可反射到腹部，如大叶性肺炎患儿可有较严重的反射性腹痛，脊柱结核及带状疱疹等侵犯腹部脊神经时都可出现较重的腹痛，腹型破伤风及腹型癫痫的腹肌痉挛也可致剧烈的腹痛。

【临床表现】

1. 症状 不同病理常反映不同性质的腹痛，而儿童常常不能准确地表述腹痛的性质。低龄儿童难以诉说腹痛，更缺乏定位、定性能力，如婴幼儿罹患急性阑尾炎时，很少诉说右下腹痛，几乎无一例外地将疼痛点均指向脐部。而年长儿只能讲述疼痛发作的情景，是阵发性还是持续性，是逐渐减轻还是逐渐加重，不能表达成人描述的刀割样锐痛、钻顶样疼痛、放射性疼痛等疼痛特征。因此，儿科医生应着重询问及了解儿童腹痛具有的某些特殊征象，如年长儿腹痛至少表现活动受限，出现行走缓慢、身体前屈、手扶腹部、惧怕震动、拒绝蹦跳及腹部拒按等现象。婴幼儿表现为腹部怕压、怕震，当婴儿哭闹时，家长习惯于怀抱摇晃或拍打催眠，若存在腹痛，常表现为越摇越哭越拍越闹的现象，常引起母亲的警惕。医生接诊时应仔细追问家长是否发现孩子腹痛上述各项表现，注意观察搬动孩子或孩子自己上床、起坐等活动的灵敏性、力量及反应表情。

儿童腹内器官病变除引起腹痛外，一般有合并症状，如精神不佳、烦躁、哭闹、恶心、呕吐、拒食、发热等，有时出现腹胀、腹泻、不能排气、排便或有便血。

2. 体征 腹部检查是儿童腹痛的关键检查，也是难点检查，许多医生对哭闹的患儿往往束手无策。随着医疗技术的进展，影像学检查、实验室辅助检查方法在腹痛的诊断中占有越来越重的比例，但临床体检仍为现阶段的主要诊断手段，至少是初诊手段。

儿童腹部检查具有不同于成人的特殊要求，如检查前小孩应排便、排尿，以排除便秘、尿潴留造成的假象。受检儿童应充分暴露腹部，婴幼儿解开尿布，年长儿裤子应脱至大腿中部，避免遗漏嵌顿性腹股沟斜疝及睾丸扭转等疾病。腹部检查体位以仰卧、屈髋、屈膝为好，母亲怀抱位，由于小儿脊柱前屈，易导致检查失真。儿童腹部检查顺序应为望、听、叩、触，以一种缓和的方式接触患儿腹部，使患儿易于接受。

腹部检查的目的是发现腹部阳性体征，包括压痛、紧张、肿物、肠型，这些都需患儿准确回答。年长儿腹部检查要争取合作，引导正确回答。对紧张压痛的检查必须反复多次才能确认是否阳性。

3岁以下特别是哭闹不停的儿童，则以客观方法反复观察为主，首先肯定腹部有无压痛点与局部紧张程度。不合作患儿腹部检查方法包括：

（1）对比检查法：第一步，母亲在患儿头部安慰患儿，握住患儿双手。医生双手分别按压患儿腹部左右、上下，比较哭闹反应。第二步，放开患儿左手，允许其自由活动。医生双手同时按压腹部左右或上下两处，任凭患儿以左手抵抗，患儿一般是先尽力推开压痛点处之医生的手，抵抗之一侧常为压痛部位。第三步，医生一手压迫压痛点，另一手压其他部位。对照患儿自由的左手抵抗及哭闹情况，以便更明确压痛点疼痛程度及范围。同样对比方法观察腹肌紧张，凭手感及压下深度体会肌紧张程度，随患儿哭闹呼吸，无腹肌紧张侧检查之手渐渐压下，而有腹肌紧张侧检查之手则不能压下。

（2）三次核对检查：器质病变的压痛紧张必须恒定，要求"三固定"。即固定的性质（疼痛的程度、紧张的程度），固定的位置及范围，多次检查均一致。儿童腹部检查至少经过3个不同时间，以明确体征固定性。每次检查有一定间隔，若3次中有1次为阴性，则不能称为固定性，需要继续观察。三次检查时间为：第一次，初诊时反复进行检查；第二次，在常规检查、检验返回之后复查；第三次，在回家前或收住院前再复查。

（3）三层六区检查：正规腹部扪（触）诊应该做到三层六区全面检查。三层为：浅层抚摩腹壁观察皮肤疼痛过敏（如阑尾蛔虫、蛲虫）及急性肠梗阻之肠型（注意扪到的肠型宽度与张力）；中层按压以测紧张、压痛；深层探索肿物及深压痛。六区为:腹部的左、右、上、下、中及直肠指检双合诊。

(4)镇静或睡眠后检查:以上诊断仍不肯定时待患儿睡眠后再复查,阳性者更有肯定意义。门急诊患儿可给予10%水合氯醛糖浆0.5ml/kg(相当于50mg/kg),婴幼儿最多不超过10ml/次。怀疑外科急腹症的患儿应避免术前饮水,可予以10%水合氯醛灌肠或静脉推注地西泮每次0.2~0.5mg/kg。在镇静状态下,按压腹部病变部位,患儿可表现为躁动、哭闹,可明确压痛点及肌紧张区域。若患儿对腹部触诊无反应,则可排除外科急腹症情况。

【诊断与鉴别诊断】 儿童腹痛涉及的病种很多,必须分析到具体临床病种。分析儿童腹痛采用三级分析法,即:

1. 器质性与功能性腹痛的鉴别(第一级分析)

(1)器质性腹痛:腹痛具有持续性、局限性、固定性的特点。即持续6小时以上的腹痛,腹部局部性体征为压痛、肌紧张、肿物、肠型。以上各项必须具有固定的位置、固定的范围、固定的性质,多次检查不变,为典型的急腹症。

(2)功能性腹痛:腹痛具有间歇性、泛化性、非固定性的特点。腹痛间歇性发作,腹软不胀,无固定的紧张、压痛或肠型,可以除外器质性病变。腹痛发作过后能正常行走,正常饮食,一般可以排除急腹症。

2. 器质性腹痛三类与功能性腹痛两类的鉴别(第二级分析)

(1)器质性腹痛三类:器质性腹痛可按腹部体征的性质分为三类。

1)"局部炎症"(local diseases)类:腹腔内某一脏器发生炎症,以局部范围压痛、肌紧张为主征,依据压痛的位置结合症状即能做出诊断。如急性阑尾炎、急性胆囊炎、梅克尔憩室炎、急性胰腺炎等均表现为不同部位的腹部压痛、紧张。

2)"肠梗阻"(intestinal obstruction)类:小儿外科疾病引起的机械性肠梗阻系由先天或后天因素引起的肠腔内、肠腔外、肠壁病变导致的肠腔阻塞,先天畸形为儿童肠梗阻的重要原因。机械性肠梗阻以腹绞痛、腹胀、肠型为主征,可分为两组进行诊断:

肠腔内梗阻:以肿物为主征,如肠套叠、蛔虫团或异物团堵塞。

肠腔外梗阻:以肠型为主征,如肠粘连、索条压迫、肠扭绞,嵌顿性腹股沟斜疝也属此类。

3)"腹膜炎"(peritonitis)类:以腹胀、全腹压痛、肌紧张、听诊肠鸣音消失为主征,可分为四种情况进行分析:

病灶性或蔓延性:系指腹腔内脏器的原发炎症蔓延至腹腔感染,如阑尾炎引起的腹膜炎,表现为全腹压痛,以右下腹压痛突出。

原发性或血源性:系指无腹腔内脏器病变而形成的腹膜炎,多数病例找不到病因,目前认为可经血行感染、淋巴管感染、肠道感染或女孩阴道上行感染引起。腹部检查无突出的压痛区,以脓性腹水为主,穿刺涂片多有球菌。又分为:①腹水感染性。腹水呈混浊,原有肝硬化或肾病综合征的患儿腹腔内大量腹水基础上,继发感染并发腹膜炎,多为血行感染引起。②胆汁性。腹水为胆汁,如婴儿原发性胆汁性腹膜炎。③阴道炎性。阴道有脓性分泌物,涂片与腹腔穿刺涂片均为球菌。多发生于5~10岁的女孩,因宫颈经常开放,阴道分泌物尚未酸化不能阻止感染上行,细菌培养多显示与腹腔一致。

穿孔性:叩诊有气腹,X射线见膈下有气。分为:①创伤穿孔。有腹部创伤史,穿刺有大便汁。②溃疡穿孔。有溃疡病病史,穿刺为酸性黏液或杂有胆汁。③伤寒穿孔。有伤寒史,发热、腹胀、穿刺为大便汁。

坏死性:绞窄性肠梗阻引起,多有腹胀,扣诊有囊肿样闭袢肠型,腹腔穿刺有血水。

(2)功能性腹痛两类:特点为间歇性、无固定阳性腹征,多为痉挛性腹痛。

1)原发性肠痉挛(primary enterospasm):可分为免疫或过敏性肠痉挛,查不出器质性病变。多为肠痉挛症,最易与外科腹痛相混。肠痉挛发作多在10分钟内自然缓解,很少超过1~2小时,小孩痛后吃、玩正常。常可在多日甚至数年中长期发作,但不影响生长、发育、营养。

2)继发性肠痉挛(secondary enterospasm):病史长,有其他症状,需按各系统进行检查,包括胃肠造影、胆胰造影、超声检查、内镜检查、神经检查、血液血管检查、代谢检查、免疫检查、毒物检查等。继发性肠痉挛大体上可有8种,分别为:①消化道炎症、溃疡、肿瘤、重复畸形。②胆胰管汇合异常、胆总管扩张与结石。③幽门螺杆菌或贾第虫感染。④神经性痉挛如腹型癫痫、腹型破伤风、脊髓瘤等。⑤血液血管病如腹型紫癜与肠系膜脉管炎。⑥代谢病如克汀病、糖尿病。⑦慢性免疫病如风湿病、川崎病等。⑧农药中毒及食物中毒。

3. 具体引起腹痛病变器官的鉴别(第三级分析) 无论是器质性腹痛还是功能性腹痛,按此方案分析到某一疾病后,必须按该病的诊断关键反复核对,方可作诊断。如右下腹痛及固定压痛多为阑尾炎;腹痛伴呕吐、血便、腹块多为肠套叠。最后,按治疗需要进一步分析病理分型与分期,方可制订治疗计划。

总之,儿童腹痛的鉴别诊断在于避免延误手术时机,因此区别外科性器质性腹痛与内科功能性腹痛性情况为重点。实际上儿科急门诊以腹痛就诊患儿约 1/10 为外科情况,并且随着经济水平的提高,外科急腹症日趋减少,腹部外科情况的诊断与治愈率已有很大把握。

十一、皮疹

皮疹常是儿科临床诊断疾病的重要线索,皮疹的类型和分布是进行鉴别诊断时最有用的两项特征。根据皮疹发生时间及机制,可分为原发性皮损和继发性皮损两大类,但有时两者不能截然分开,如脓疱疮的原发性皮损为脓疱,但继发于丘疹或水疱的脓疱则属于继发性皮损。

(一)原发性皮损

由皮肤病的组织病理变化直接产生的皮肤损害,对皮肤病的诊断和鉴别诊断具有特别重要的价值。

1. **斑疹(macule)**　是指皮肤黏膜的局限性颜色变化,皮损与周围皮肤平齐,不隆起,也不凹陷。大小不一,形状不规则。直径一般小于 2cm,大于 2cm 时称斑片。根据发病机制和特征不同可分为红斑、出血斑、色素斑。红斑是由局部皮肤真皮毛细血管扩张、充血所致,压之可褪色。它可以是炎症性的,如日光晒伤后出现的红斑,也可以是非炎症性的,如微静脉畸形(鲜红斑痣)(见书末彩图 13-1)。出血斑是皮肤局部出血或红细胞外渗所致,呈紫红色,压之不褪色,直径 2mm 以下称为瘀点,大的称为瘀斑。色素斑可以是色素沉着斑如咖啡斑(见书末彩图 13-2)、太田痣、外来色素所致的文身;也可以是色素减退斑如白色糠疹、花斑癣;或色素脱失斑如白癜风(见书末彩图 13-3)。

2. **丘疹(papule)**　为限局性、实质性、高出皮面的浅表损害,直径一般小于 1.0cm,其病变通常位于表皮或真皮浅层。介于斑疹与丘疹之间的稍隆起皮面的损害称为斑丘疹。丘疹顶端有水疱称为丘疱疹。儿童最常见于丘疹样荨麻疹(见书末彩图 13-4)。传染性软疣的丘疹顶部中央凹陷如脐窝(见书末彩图 13-5)。出血性或坏死性丘疹见于皮肤血管炎或流行性脑脊髓膜炎。

3. **斑块(plaque)**　相邻丘疹扩大彼此融合,成为扁平隆起皮面的损害,直径大于 1cm 的称为斑块。颜色可以是红色(如银屑病)、紫色(如扁平苔藓)、黄色(如黄瘤病,见书末彩图 13-6)或白色(如硬化性苔藓)。

4. **风团(wheal)**　风团为隆起皮肤表面、暂时性、局限性水肿隆起,常突然发生,迅速消退,不留任何痕迹。风团大小不一,形状不定,发作时伴有剧痒。最常见于荨麻疹(参见"荨麻疹"部分),也可见于过敏性紫癜早期、疱疹样皮炎和大疱性类天疱疮,偶见于朗格汉斯细胞组织细胞增生症及肥大细胞增生症等。色素性荨麻疹中在红褐色或褐色斑疹上摩擦后出现风团(Darier 征)是该病的特征。

5. **结节(nodule)**　为局限性、实质性的深在性损害。有时结节可隆出皮肤表面,如结节性红斑、结节性黄瘤。少数结节性损害可由表皮局限性显著地增厚所致,如结节性痒疹,由于患者反复搔抓,临床上成为坚实、隆起皮肤表面的结节。皮下结节常见于脂肪组织的脂肪瘤和结节性红斑。

6. **水疱(blister)和大疱(bulla)**　为内有腔隙、含有液体、高出皮面的损害。直径小于 0.5cm 的称为水疱,大于 0.5cm 的称为大疱。水疱内含有血样液体者称血疱。水疱可发生在角层下,如白痱;表皮内,如单纯疱疹、水痘(见书末彩图 13-7)和天疱疮等;或表皮下,如大疱性类天疱疮(见书末彩图 13-8)、多形红斑等。

7. **脓疱(pustule)**　为一局限性的皮肤隆起,内含有脓液。其色呈混浊或黄色,周围常有红晕,疱破后形成糜烂,溢出脓液,形成脓痂。脓疱可以是有菌性的如脓疱疮(见书末彩图 13-9),也可以是无菌性的,如脓疱型银屑病。

8. **囊肿(cyst)**　为内含液体或半固体的囊样损害,囊肿一般位于真皮内或皮下,呈圆形或椭圆形稍隆起皮面,如囊肿性痤疮(见书末彩图 13-10)。有时囊肿仅可触后感知,如患猪囊虫时的皮内囊性结节,触之可有弹性感。

9. **肿瘤(tumour)**　为发生于皮内或皮下组织的增生性损害,或大范围浸润性团块。部分高出皮面或仅能触及。肿瘤的大小、形状、颜色、软硬度及深浅因病变的性质而不同。如有色素细胞增生,则呈黑色。婴儿血管瘤(见书末彩图 13-11)是儿童最常见的皮肤良性肿瘤。

(二)继发性皮损

原发性皮损经过搔抓、感染、治疗处理和在损害修复过程中演变而成的皮损。

1. **鳞屑(scale)**　为表皮角质层的脱落,大小、厚薄不一,小的呈糠秕状(如单纯糠疹),大的为直径数厘米或更大的片状(如剥脱性皮炎及猩红热等)。银屑病的特征表现为云母状或蛎壳状鳞屑(见书末彩图13-12)。

2. 痂(crust) 由皮肤损害处的浆液、脓血、脱落组织与微生物等混合干燥后形成。浆液性痂呈淡黄色,脓痂呈蜜黄色,血痂则呈棕红色(见书末彩图13-13)。

3. 糜烂(erosion) 为局限性的表皮或黏膜上皮缺损所致的潮红湿润面。水疱、脓疱破裂或浸渍处表皮脱落成为糜烂,表面常有渗出或结痂。糜烂因损害较浅,愈后较快,且不留瘢痕。

4. 溃疡(ulcer) 为皮肤或黏膜深层真皮或皮下组织的局限性缺损(见书末彩图13-14)。溃疡大小不一,表面有脓液、浆液或血液,基底可有坏死组织,愈后留有瘢痕。

5. 浸渍(maceration) 由于皮肤长时间浸水或处于潮湿状态,角质层吸收了过多水分而使皮肤浸软变白,甚至起皱称为浸渍(见书末彩图13-15)。

6. 瘢痕(scar) 为真皮或皮下组织缺损或破坏后,经新生结缔组织修复而成。低于正常皮肤表面为萎缩性瘢痕,高于皮肤表面为增生性瘢痕。瘢痕表面平滑,失去正常皮纹。

7. 皲裂(fissure) 为皮肤表面深浅不一的线形裂隙,常见于手掌、足跖、指/趾关节、口角等部位。常伴有疼痛,深的皲裂可出血。

8. 抓痕(scratch) 由于搔抓将表皮或真皮浅层抓破、擦伤而形成的线状损害,表面结成血痂,愈后不留瘢痕,常遗留色素沉着。常见于各种瘙痒性皮肤病,如特应性皮炎或疱疹样皮炎等。

9. 苔藓样变(lichenification) 为皮肤增厚、粗糙、皮纹加宽、增深、干燥、局限性边界清楚的皮肤限局性损害,常为一些慢性瘙痒性皮肤病如神经性皮炎的主要表现。

10. 萎缩(atrophy) 是由于皮肤的结构成分减少所致(见书末彩图13-16)。表皮萎缩时其下血管较为清晰可见,有时皮肤轻度发皱。盘状红斑狼疮时,表皮萎缩失去正常的皮肤纹理,呈"烫平"的外观。真皮或皮下组织萎缩时,由于结缔组织或皮下脂肪减少,皮肤出现限局性的凹陷,多发生于炎症及外伤之后。表皮和真皮也可同时发生萎缩,如皮质醇增多症中的萎缩纹。

当接诊以皮疹问题为主诉的患者时,明确诊断需要获取患者有关当前皮肤问题的详细病史,以及全面的皮肤检查。在许多患者中,一般病史可能与诊断相关,包括皮疹或皮损的起病时间、持续时间、部位、病情演变及症状;家族史、职业暴露、共存疾病、用药及社会或心理因素方面的其他信息;皮肤病的诊断亦具有其自身的特点,特别强调皮疹的视诊和触诊,包括病损的类型、形态、排列和分布。

(三)荨麻疹

荨麻疹(urticaria)是一种常见病和常见的临床表现,是由于皮肤、黏膜小血管扩张及渗透性增加出现的一种局限性水肿反应(见书末彩图13-17)。临床上表现为大小不等的风团伴瘙痒,约20%的患者伴有血管性水肿[10],一般人群中荨麻疹的患病率约为20%。慢性荨麻疹是指风团每天发作或间歇发作,持续时间>6周。

【病因】 荨麻疹的病因较为复杂,依据来源不同通常分为外源性和内源性[11]。外源性原因多为一过性,如物理因素(摩擦、压力、冷、热、日光照射等)、食物和某些食品添加剂、药物、植入物等;内源性原因多为持续性,包括感染、劳累、维生素D缺乏或精神紧张、针对IgE或高亲和力IgE受体的自身免疫反应及慢性疾病,如风湿热、系统性红斑狼疮、甲状腺疾病、淋巴瘤、白血病、炎症性肠病等[11,12]。通常急性荨麻疹常可找到原因,而慢性荨麻疹的病因多难以明确。

【分类】 结合病史和体检,将荨麻疹分为自发性和诱导性。前者根据病程是否>6周分为急性与慢性,后者根据发病是否与物理因素有关,分为物理性和非物理性荨麻疹。可以有两种或两种以上类型荨麻疹在同一患者中存在,如慢性自发性荨麻疹合并人工荨麻疹[11]。

【诊断与鉴别诊断】 诊断主要依据详细病史、体格检查证实存在特征性皮损以及必要的实验室检查,以便于明确诊断、评估病情及了解病因。

有些疾病的皮损特征与荨麻疹相似,需要进行鉴别诊断,是否存在瘙痒是一项有用的临床特征,需要鉴别的瘙痒性疾病包括:特应性皮炎、接触性皮炎、药疹、昆虫叮咬、大疱类天疱疮、多性红斑、植物诱导的皮损等;非瘙痒性疾病包括:病毒疹,耳颞综合征等。需要与荨麻疹性血管炎鉴别,后者通常风团持续24小时以上,可有疼痛感,皮损恢复后留有色素沉着,病理提示有血管炎性改变。另外,还需要与表现为风团或血管性水肿形成的其他疾病,如荨麻疹型药疹、血清病样反应、丘疹性荨麻疹、败血症、成人Still病、遗传性血管性水肿、大疱性类天疱疮、肥大细胞增生症、全身炎症反应综合征、严重过敏反应等鉴别,可依据其他临床表现、实验室检查或组织病理学检查明确。

（四）紫癜

紫癜（purpura）为压之不褪色的紫红色皮损,由于皮肤血管内血液渗出进入皮肤所致。紫癜可呈斑疹性或隆起性（可触性紫癜）皮损。紫癜既可以表现为儿童期轻微创伤相关的一种无害表现,也可以表现为某种致命性疾病的起病征象。视出血面积大小,紫癜可分为瘀点和瘀斑,针尖大小（<2mm）的紫红色出血点称为瘀点,而较大片融合的出血病变称为瘀斑（见书末彩图13-18）。与其他红斑性或血管性皮损不同,紫癜性皮损压之不褪色。

【病因】　紫癜是由血管完整性遭到破坏（创伤、感染、血管炎和胶原病）所致,或由初期或凝血功能异常（血小板减少、血小板功能异常、凝血因子缺乏或凝血因子功能异常）所致。

1. 血管完整性遭到破坏

（1）创伤:是儿童紫癜最常见的病因。

（2）感染:多种病原感染可出现紫癜皮损,如病毒、细菌、立克次体等。暴发性紫癜（purpura fulminans,PF）是一种危及生命的急性疾病的体征,最常见于脑膜炎奈瑟菌感染后,也可伴发于其他感染（如水痘、A 组链球菌、肺炎链球菌）。PF 表现为先出现红斑,随后出现蓝色或黑色的中心区域出血性坏死,周围绕以红斑状边缘。病变疼痛且有硬结。出现 PF 的原因是微血管血栓形成导致组织坏死、皮肤梗死和出血,常有弥散性血管内凝血（disseminated intravascular coagulation,DIC）的实验室证据。

（3）血管炎:过敏性紫癜（Henoch-Schönlein purpura,HSP）是儿童血管炎最常见的疾病,平均发病年龄为 6 岁。皮肤紫癜是诊断 HSP 的一个必要条件,其特征为直径 2~10mm 的凸出皮面的紫癜病变,常融合成片。紫癜往往集中在臀部和下肢,呈对称性分布。

（4）其他:药物因素（如磺胺类、青霉素类水合氯醛和苯妥英钠等）,维生素 C 缺乏症,胶原病,色素性紫癜性皮肤病等。

2. 凝血功能异常

（1）血小板减少和/或功能障碍:免疫性血小板减少症（immune thrombocytopenia,TP）、溶血尿毒综合征（hemolytic uremic syndrome,HUS）、血液系统疾病（如急性白血病、再生性障碍性贫血等）和肿瘤等。

（2）弥散性血管内凝血（DIC）:感染是 DIC 最常见的病因。

（3）凝血因子缺乏:最常见的先天性凝血因子缺乏症是血管性血友病（von Willebrand disease,VWD）、血友病 A（因子Ⅷ缺乏）和血友病 B（因子Ⅸ缺乏）。

（4）维生素 K 缺乏症。

（5）肝脏疾病:遗传性或获得性肝脏功能障碍引起的肝脏合成凝血因子功能受损可导致凝血功能障碍和紫癜。

【诊断与鉴别诊断】　皮肤紫癜不是一种简单的疾病,常在发病初期作为疾病的首发症状出现,在临床工作中需要特别强调以皮肤紫癜为主要临床表现的诊断和鉴别诊断。

紫癜的病因诊断主要依据患者的年龄、性别、临床表现/症状、既往史和家族史、体征及实验室检查等进行综合分析;要特别关注患儿就诊时的一般状况和生命体征,如伴有发热、嗜睡的紫癜儿童,往往提示病情较为严重,需要紧急救治。紫癜患儿的初始筛查应包括:全血细胞计数（CDC）和外周血涂片,凝血酶原时间（PT）和国际标准化比值（INR）,活化部分凝血活酶时间（aPTT）;对于疑似出血性疾病的患者,应根据初始筛查结果和临床情况,开展有鉴别意义的相关检查,必要时可进行皮肤活检。

鉴别诊断:①皮肤紫癜伴血小板减少性疾病,如免疫性血小板减少、血栓性血小板减少性紫癜等;②以皮肤紫癜为主要表现的血管炎性疾病,如过敏性紫癜;③伴有皮肤紫癜的自身免疫性疾病,如系统性红斑狼疮;④血液系统疾病、肿瘤;⑤皮肤病:如多形红斑、色素性紫癜性皮肤病等[13]。

十二、多汗

汗腺广泛分布于皮肤的真皮层,汗液分泌过多称为多汗（hyperhidrosis）。出汗本是一种生理现象,机体通过出汗蒸发,可吸收、散发热量,以维持体温正常;但如在环境温度、衣被保温适宜,小儿安静或入眠时,仍大量出汗,就有可能为病理性多汗。但需结合其他伴随症状进行分析,如经仔细检查未发现任何异常,出汗仍可能是生理性的,因出汗多少存在个体差异,有的与遗传有关。多汗是小儿的常见症状,小儿新陈代谢旺盛、活泼多动,出汗一般比成人多。

【出汗的生理】　出汗是一种神经反射活动,下丘脑有出汗中枢,经延髓与脊髓侧束传至交感神经,刺激汗腺分泌汗液。来自大脑皮质及皮肤温觉感受器的冲动,以及血循环温度升高均可刺激出汗神经中枢,通过交感神经兴奋引起出汗。一般交感神经末梢的神经介质是肾上腺素,而人体大部分汗腺的交感神经末梢介质是乙酰胆碱,乙酰胆碱可促进汗腺分泌。在生理情况下,环境炎热、衣被过厚、运动时体内产热增加及进食辛辣刺激性食物均可通过上述神经反射,引起出汗,以增加散热;而掌、跖及额部皮肤的交感神经末梢的介质是肾上腺素,精神紧张或情绪激动可引起这些部位出汗。这两种形式出汗并不是截然分开的,而是经常以混合形式出现。

【病因与鉴别诊断】 常见多汗的原因有:

(1)大脑皮质的影响:如精神紧张、恐惧、感情激动等,此外,如脑损伤、剧烈疼痛及家族性自主神经功能异常等。

(2)下丘脑出汗中枢及其以下通路受激动致交感神经兴奋:

1)感染性疾病:慢性感染如结核等;重症感染如败血症、感染性休克;各种感染性疾病及热性病的退热期等。

2)风湿性疾病:风湿热、类风湿关节炎及系统性红斑性狼疮等。

3)代谢、内分泌、营养性疾病:身体虚弱、婴儿营养不良、佝偻病、低血糖;肥胖症、甲状腺功能亢进、脑垂体功能亢进及糖尿病等。

4)心血管疾病:如充血性心力衰竭、休克。

5)药物和中毒:解热镇痛药、催吐药、毛果芸香碱及哌替啶等,以及汞、铅、砷、有机或无机磷等中毒。

6)其他:如嗜铬细胞瘤、间脑综合征。

(3)颅内、脑干、脊髓及交感神经节的炎症或损伤:如颅内炎症、出血、损伤、脊髓灰质炎、多发性神经根炎、脊髓空洞症、横断性脊髓炎或损伤。

多汗是特异性较低的症状,需根据伴随的症状、体征及必要的实验室检查进行鉴别诊断,不宜单根据多汗来诊断疾病,如根据婴儿多汗就诊断佝偻病,夜间盗汗诊断结核等。

十三、水肿

正常人体微循环流体静力压增高驱使体液从毛细血管外渗至组织间液,而血浆蛋白的胶体渗透压驱使组织间液回渗到血管内,两者保持动态平衡。当微循环流体静力压增高和/或血浆蛋白胶体渗透压降低时,组织间液含量增多。水积聚在皮下组织称为水肿(edema),根据水肿的分布范围可分为全身性及局部性两类,积聚在体腔可形成积液,如胸腹腔积液、心包积液等,常发生在严重水肿时。用手指压踝部或胫前水肿部位,引起凹陷者称为可凹性水肿,否则为不可凹性水肿,前者水肿部位随重力而变,如站立、行走,水肿多位于下肢,休息后,下肢水肿减轻,骶背部明显;不可凹性水肿液含有蛋白质成分,水肿部位不随体位而变。

【病因与鉴别诊断】

1. **肾源性** 肾脏疾病时肾小球滤过率降低以及肾小管对水、钠重吸收增加引起的水、钠潴留使血容量过多,导致全身性水肿是最常见的病因,如急性肾小球肾炎、肾病综合征、急或慢性肾功能衰竭等。尿蛋白阳性,红、白细胞增多,可见管型及血生化、肾功能异常(如尿素氮、肌酐增高,肾病时白蛋白降低,胆固醇增高),有助于诊断。

2. **心源性** 充血性心力衰竭时全身体循环静脉压升高,使毛细血管流体静脉压增高,液体从毛细血管外渗至组织间隙而引起水肿,见于各种心脏病,如先天性、风湿性、心肌和心包疾病、心律失常等;严重贫血、甲状腺功能亢进及脚气病等均可因高每搏输出量而引起心力衰竭。患儿多有呼吸困难,尤其是活动后,体征有心脏扩大、杂音、肝大、颈静脉怒张等。必要时需进行心脏X射线及超声检查。

3. **营养性** 血浆蛋白浓度减少时,血浆胶体渗透压下降,低于流体静力压时,体液即外渗至组织间隙而引起水肿,见于低蛋白血症(血浆白蛋白低于 2.5g/dl)时引起的营养不良可凹性水肿。如营养不良(长期蛋白摄入不足)、丢失蛋白过多(如肾病综合征自尿丢失、肠病自粪便丢失、大面积烫伤自皮肤丢失)或肝脏产生白蛋白的障碍(如肝功能衰竭),均可引起低蛋白血症而致全身性水肿。

4. **血管神经性** 由于变态反应使毛细血管通透性增加在身体局部出现红肿,如口唇甚至整个面部或躯干、肢体的一部分突然肿起,水肿不可凹,表面稍红,发痒,常伴有荨麻疹为其特点。发生在喉部可致喉头水肿,引起呼吸困难,需紧急处理,否则可致窒息。引起水肿的过敏原可以是食物、药物、血清病、植物孢子花粉、昆虫叮咬,以及物理刺激如寒冷等。这种水肿常突然发生,消退也甚迅速。

5. **静脉或淋巴液回流受阻** 静脉受阻导致静脉压和毛细血管流体静力压增高可引起的水肿。见于肝硬化性门静脉高压、缩窄性心包炎、肝静脉阻塞综合征(Budd-Chiari syndrome)、上腔或下腔静脉阻塞综合征、血栓性静脉炎、肿物外压及长期站立等均可引起静脉回流受阻,使其远端发生局部可凹性水肿,如肝硬化可致下肢水肿、腹水及食管下段胃底、腹壁静脉扩张。淋巴管受阻使蛋白含量高的淋巴液积聚于组织间隙引起水肿,见于先天性淋巴管畸形如 Tunner 综合征、Noonan 综合征,以及获得性疾病如丝虫病。炎症(如蜂窝织炎)、外伤、手术、肿物压迫也可引起淋巴管引流受阻。

6. 其他 甲状腺功能减退所致的黏液水肿,指压不可凹,患儿有生长发育及智力低下、皮肤和毛发干燥等,血 T_3、T_4 降低,TSH 增高。新生儿硬肿症、极低出生体重儿、早产儿维生素 E 缺乏及摄食盐或输注含钠液过多时,均可引起水肿。

十四、黄疸

见十四章新生儿疾病与第二十六章消化系统疾病。

十五、便血

便血(hematochezia)系指消化道出血,血液自肛门排出体外。便血可表现为粪便带血或全血便,可混有脓液及黏液,出血量多少不等。极少量出血不引起粪便色泽改变,须经隐血试验才能确定者,称为隐血便。

【便血分类】

1. 按出血部位

(1)上消化道出血:是指由于各种原因所致的食管、胃、十二指肠、肝脏、胆道和胰腺的出血,即十二指肠悬韧带以上的消化道出血。临床常表现为呕血和黑便。

(2)下消化道出血:是指十二指肠悬韧带以下部位的消化道出血,包括小肠、结肠、直肠和肛门等部位的出血。临床多表现为便血。

2. 按出血速度

(1)急性消化道出血:发病急、出血量大、速度快为其特点,短时间内可引起机体的病理改变,甚至危及生命。

(2)慢性消化道出血:发病缓慢,呈持续或间断性且出血时间较长的少量出血为其特征。早期常无症状,长期将有贫血的临床表现。

3. 按出血原因

(1)内科性出血:是全身出血性疾病的一种表现,如血液病、肝脏疾病、感染性疾病、维生素缺乏症等,一般不需要手术治疗。

(2)外科性出血:主要为消化道器质性病变所致,如消化道先天性畸形、肠套叠、胃食管静脉曲张破裂出血等,多需要急诊或择期手术治疗。

【病理生理】

1. 出血后凝血过程 病变处破裂出血,局部血管内压力减低,同时破裂的血管收缩痉挛增加出血的阻力,使出血流速缓慢,提供了凝血条件。凝血酶原激活为凝血酶,凝固血浆纤维蛋白原成为纤维蛋白,加上血

小板沉积形成血凝块堵住出血口。如果达到破口内外压力平衡,则可止血。如果出血口内压力增高,血凝块被冲脱,则出血复发。经常反复最后达到止血。或破口太大,出血流速太高,出血不止而致死亡。

2. 不同出血形式的转归 出血口压力不高时,如静脉小破口多能自然止血,或稍加外力压迫出血处一定时间即可止血。出血口太大则必须借外力压迫 3 天或更长才能使出血口闭合粘连而止血。动脉出血压力高很难自然止血。完全断开的血管断端回缩、痉挛,使出血口缩小较易止血。动脉侧壁撕裂,破裂处不能回缩,破口不能缩闭,则难依靠凝血块止血,或能暂时止血,随后又被高压的动脉血流冲刷形成一个憩室,称为假性动脉瘤。常发生周期性大出血。

3. 休克 消化道出血后循环血容量减少,引起两个反应。第一个反应是普遍的血管痉挛使血管床减少以维持血压,同时根据需要进行循环调控作用,选择性开闭末梢捷径血管,实行血量再分配。为了保证心、脑的血液供应,器官减少供血顺序如下:胃肠道→皮肤肌肉→内脏(肝、肾、肺)→心脑,即所谓的休克代偿作用(compensation of shock)。第二个反应是组织间的液体向血管内渗入,以增加血量,稀释血液,降低血黏度,加速血循环。如果出血停止,靠代偿或适当补充血量(输液或输血)可以使血量恢复稳定,微循环恢复正常开放,患儿精神体力经过休息后完全恢复,血压、脉搏恢复正常。

如果代偿期间不能止血,各处组织细胞长时间缺氧、酸中毒,产生大量乏氧细胞毒,加重血管痉挛,破坏毛细管渗透性,血量进一步降低,损害循环,加重中毒和休克。此时的病理生理形成恶性循环,为临床休克。如无有效抢救措施,将危及生命。如果抢救不力,重要器官长期缺氧丧失功能甚至坏死,特别是血管丧失弹性,出现多处弥散性血管内凝血(DIC),则成为不可逆性休克,抢救概率渺茫。

如果代偿时间太长,被减少血液供应的器官缺血时间太长,则该器官可能发生弥散性血管内凝血甚至坏死,即使休克得以恢复,也可能发生后遗症,如应激性溃疡、胃肠出血、肾衰竭、多尿或无尿、肺水肿等,仍需积极抢救。如果临床休克时间过长,循环恢复后可以发生肠道缺血再灌注反应、细菌移位、败血症、多器官衰竭,尽管竭力抢救每个器官的功能,多难以奏效而死亡。此外,大量出血与输血可引起凝血机制的紊乱,以致出血不止,也是出血性休克死亡的重要原因。

4. 贫血 大出血早期,外围血血红蛋白检查并不低,常见于白细胞增加与血小板的急剧下降。随着代偿

作用的持续,细胞间水分大量进入循环血中,则血红蛋白迅速下降。血压与血红蛋白下降为出血性休克的典型标志。由于血管渗透性的破坏,血液内水分外渗,发展为血浓缩,则见于血红蛋白增高,视为垂死的象征。

出血后,贫血是必然现象。如果血红蛋白不低甚至增高,必须警惕脱水的存在。休克后的脱水特别是慢性脱水常常是突然迟发性再休克死亡或败血症的主要原因,这种脱水急性期应以输液为主,纠正电解质低张。大出血恢复后期低蛋白低张慢性脱水则须逐渐增加营养,提高蛋白,补充铁剂。过多输血使血红蛋白提高,增加血黏度。对循环也是不利的。

5. 营养不良 大量失血会损失大量蛋白,一般出血停止后,正常饮食不久即可恢复营养平衡。少数患儿特别是反复大出血后,严重低蛋白引起代谢紊乱导致负氮平衡恶性循环,则可发展为恶病质慢性脱水。患儿明显消瘦,精神不佳,烦躁,眼窝塌陷,睡眠时眼睑闭不严,皮肤干燥粗糙、无弹性,血红蛋白高于正常。但血压、脉搏、呼吸正常,能进饮食,表现为重度脱水。输液稍多,立刻水肿,随时可以突然死亡。因此,大出血后迅速恢复蛋白代谢平衡不可忽视。发现负氮平衡必须及时纠正,必要时辅以静脉营养,有利于大出血后的恢复。

【病因】 小儿便血病因较多,可归纳为以下几种:

1. 消化道局灶性病变 如消化道局灶性感染或局部组织、血管损伤等为便血最常见的原因,有时出血量较大。常见的疾病如下:

(1)食管静脉曲张:小儿期发病率不高,常见于门静脉高压症、肝硬化晚期、慢性充血性脾大等。食管下段曲张静脉一旦损伤,则有不同程度的出血,往往有较大量呕血,同时伴有大量便血或柏油样便。

(2)消化性溃疡:小儿期各年龄组均可发病,十二指肠溃疡多见于年长儿,胃溃疡常见于小婴儿,多无典型的胃痛史。胃出血常有呕血及柏油样便。十二指肠溃疡大出血时,则多以柏油样便为主,极少呕血。若出血量少,则只有大便潜血阳性。

(3)应激性溃疡:应激性出血是指患儿在重伤或重病的应激状态下,特别是在休克、感染、颅脑外伤、手术、大面积烧伤、心肺肝肾等脏器功能衰竭时,常有大面积糜烂性胃炎而引起急性消化道出血。临床表现呕血及便血。由于存在严重的原发病,出血若不能及早控制,预后较差。

(4)急性出血性坏死性肠炎:除便血之外,常伴有烦躁、腹胀、腹痛、腹泻、高热及全身感染中毒症状。便血量可以很大以致发生休克,也可很小而被忽略。

(5)梅克尔憩室:憩室多位于距回盲部30~100cm

的回肠远端,血便可呈暗红或鲜红,并可伴呕吐及腹痛。

(6)肠套叠、肠扭转或肠重复畸形:此三种病多于婴幼儿期发病,以阵发性哭闹(腹痛)、呕吐及便血为其特征,少数可只有便血直至休克而腹痛症状不明显。

(7)肠系膜血管栓塞:有腹痛和较大量便血。便色与发病部位有关,小肠高位可为柏油样便,部位较低或血量大则为鲜红色。

(8)消化道血管瘤及其他肿瘤:血管瘤出血量可大可小。恶性原发或转移瘤如出血量小,有时可与慢性肠套叠混淆。

(9)钩虫病或血吸虫病:便血量一般较少。

(10)流行性出血热:可有大量便血,常伴有其他出血症状及感染中毒症状。

(11)阿米巴痢疾:便血不多,粪便伴黏液或脓液,镜下可找到阿米巴原虫或包囊。

(12)细菌性痢疾:常为脓血便,伴发热、腹痛和里急后重。

(13)肠伤寒出血:先有2~3周的高热表现,伴腹泻、腹痛,血便颜色决定于出血量大小及出血部位。

(14)肠结核:小儿肠结核多属溃疡性,伴有消瘦、发热、腹泻等。出血量多不大。

(15)直肠或结肠息肉:多为成形便外鲜血或便后滴血,在小儿无痛性小量便血中最常见。肛门指检多可摸到小球形息肉。大出血多在息肉蒂断裂时。

(16)痔及肛裂:婴儿痔很少见(称先天性痔),多为先天性血管畸形,有时可大出血。肛裂的出血量少,一般伴有排便时疼痛。

2. 出血和凝血障碍的血液病 主要由于血小板减少或凝血障碍,全身有出血倾向,尤其黏膜损伤易于出血不止,故可见消化道出血,大便呈柏油样,部分患儿为鼻出血后咽下的血由消化道排出。患儿常伴有贫血、出血性皮疹、皮下瘀斑、淋巴结和肝脾大。可结合出血时间、血块收缩、血小板数量及有关凝血的检查进行鉴别。常见的疾病有:

(1)新生儿出血症:初生后2~6天发病,由于体内维生素K缺乏,常见较大量消化道出血,或其他部位黏膜出血。

(2)血小板减少性紫癜:可见便血,伴皮内出血点及其他黏膜出血。检查血小板计数及出、凝血时间,骨髓穿刺巨核细胞增多也有助于诊断。新生儿或婴幼儿患Wiskott-Aldrich综合征时,除有血小板减少性紫癜引起的骨膜下出血外亦有肠出血,排血水样便。

(3)再生障碍性贫血:呈严重贫血外貌及皮内出血点。由于血小板减少,可出现便血。血象和骨髓象呈全血减少。

（4）白血病：因血小板减少而有出血倾向，可见便血。血象和骨髓象以资鉴别。

（5）血友病、凝血酶原减低和纤维蛋白原缺乏症等凝血异常疾病：可见便血，多伴有皮下瘀斑、关节腔出血等。外伤后易出血不止等症状，应检查凝血功能以资鉴别。

3. 毛细血管渗透性异常可见于皮肤或黏膜损伤时，不容易止血。

（1）过敏性紫癜：消化道出血量或多或少，可以同时发生肠套叠，典型病例有分布在四肢的出血性斑疹及阵发性腹痛，关节疼痛等症状。

（2）维生素 C 缺乏病：便血不多见，消化道出血量较大时，可出现柏油样便，同时可见牙龈等黏膜出血及骨膜下出血。仔细询问喂养史有助于诊断。

4. 严重代谢障碍所致血管渗透性增高和出血、凝血功能异常，易有浆膜或黏膜出血，同时可见鼻出血、胃出血、胸腔或心包出血。常见的疾病如下：

（1）尿毒症：可有胃、肠、鼻出血或血性胸腔积液及心包积液。有肾功能不全史，尿检查及血生化（尿素氮等）检查可助诊断。

（2）代谢性酸中毒：常见胃出血，吐咖啡样胃内容物。

（3）肝性脑病：晚期全身出血倾向尤其多见，常见较大量便血者。黄疸、肝功能异常可助诊断。

（4）休克：早期血液再分布，引起胃肠道毛细血管内凝血而致出血或黑便，以及濒死性咖啡色呕吐。

【临床表现及检查】

1. **病史要点**　要了解有无腹痛、腹泻史，腹痛、腹泻的次数、间隔时间，了解大便次数、颜色、性状，便血的量，血与便混合还是分开，有无脓性黏液或便后滴血。既往皮肤上有无出血点及皮疹，腹部有无包块，有无溃疡病、鼻出血、服用药物史、家族中有无同样病患者。

2. **查体要点**　皮肤上有无出血点或紫癜，口唇黏膜上有无色素斑，鼻咽腔有无血迹或活动性出血，腹部有无腹胀、压痛、肌肉紧张、肿物及肝脾大，直肠指诊黏膜是否光滑、有无肿物及大便的性状。

3. **实验室检查**

（1）血液学检查：血常规、血小板、血细胞比容、出凝血时间等。

（2）肝功能检查。

（3）粪便常规检查：有无红细胞、脓细胞、虫卵等，并行便潜血检查及大便培养等。

（4）骨髓检查：对疑有血液病者应进行骨髓分类

检查。

4. **特殊检查法**

（1）吞线检查：此试验适用于年长能合作的患儿。吞线检查必须在大出血停止 48 小时后，而粪便潜血仍为阳性时进行。方法是：用一条白丝线，长度约为头顶到脐的距离，一端穿上一个胶囊或小糖球，令患儿吞下。线的外端卡过牙缝，粘固在面颊，照常进食饮水。随胃肠蠕动，白线即逐渐下行至十二指肠，24 小时后，轻轻拉出白线，见线的末段为焦黄色，则可以排除食管、胃、十二指肠及胆道出血。若此法排除上消化道出血，需要紧急剖腹手术探查时，只探察小肠结肠即可。吞线试验阳性可见于三种情况：①吞线颜色显示为白、红、黄，为食管（胃）出血；②吞线下段黑色为胃出血；③吞线呈白、黄、红为十二指肠以下出血，无黄区应疑为胆道出血。

（2）超声检查：对肠套叠、肠重复畸形、梅克尔憩室、门静脉高压症都有一定的帮助，可估计肠内积血与肿瘤出血，为简便易行、可重复的无创检查方法。

（3）钡餐及钡灌肠检查：钡剂及空气双重造影，有助于诊断胃肠道疾病。钡餐诊断食管静脉曲张、胃溃疡、肿瘤等，钡灌肠诊断息肉症、慢性肠炎及肠旋转不良等。

（4）内镜检查：出血不止，估计为十二指肠以上出血或结肠出血，患儿条件和设备条件许可应该积极施行内镜检查，可直接观察病变部位、原因和范围，可进行照相、录像、取活检，同时进行止血治疗。

（5）放射性同位素扫描：放射性^{99m}Tc 扫描主要用于诊断梅克尔憩室或肠重复畸形因异位胃黏膜引起出血。因^{99m}Tc 易被胃黏膜吸入，聚积在胃黏膜，用以鉴别是否有异位胃黏膜存在。

（6）血管造影及插管：近年来影像介入治疗发展很快，活动性大出血时可以行选择性小动脉插管造影，同时进行治疗。

（7）腹腔镜检查：经各种检查仍不能明确出血原因，腹腔镜检查可发现梅克尔憩室、肠重复畸形、肝脏、脾脏病变等。

【诊断分析】　诊断便血，关键在于判断出血轻重缓急、估计出血量、确定出血部位及出血病因。

1. **排除假性消化道出血**

（1）出生时或吮乳时吞入母血，或小儿因鼻腔、口腔、呼吸道出血咽下，可导致柏油样粪便或呕出咖啡样物。

（2）服用某些药物或食物而致粪便呈鲜红色或柏油样，粪便常规检查无红细胞，潜血检查阴性，但服用铁剂或肉类食物时可潜血试验阳性,停用3天后复查则转为阴性。

(3) 肛门附近出血沾污粪便。

2. 估计出血量、失血速度 一般是根据排出体外血液的数量、颜色进行粗略估计。大便潜血试验阳性,提示每日出血在5ml以上。当出现黑便时,出血量一般每日在50~75ml以上。年长儿童胃内潴留200ml左右血液时可引起呕血。一次出血量不足20ml为小量出血,一次出血超过200ml为大量出血。估计出血量时,不能忽视患儿的年龄和体重,宜作为估计出血量的重要参考。急性大量出血时,呕吐物或大便可呈暗红或鲜红色,甚至有血凝块。在24小时内丢失循环血量20%~25%的患儿可出现失血性休克症状。如遇这种情况,在诊断病因的同时,宜采取抢救措施。

3. 确定出血部位 一般根据出血量、颜色及吐泻情况可以判断。呕血或经胃管吸出血液,提示上消化道出血,常因开始出血时血液向下流动而先有柏油样黑便。反复排出黑便而无呕血,提示出血来自十二指肠或空肠。暗红色血便多来自小肠,结肠以上出血且血液与粪便均匀混合。鲜红色血便提示直肠、结肠出血,血液常附着在粪便之外,与粪便不混合。结肠出血若在肠道停留较久,亦可转为暗红色,上消化道出血如量较大,迅速由肛门排出,亦可为鲜红色。

4. 判断出血病因 一般按三大类原因分析:

(1) 消化道局部病变:估计到可能的部位后按创伤、感染、畸形、肿瘤各类分析。

(2) 全身出血性疾病:对于便血患儿应常规进行血液学检查,包括全血常规、血小板计数、出凝血时间、凝血酶原时间、凝血因子、血细胞比容,可以筛出大部分凝血缺陷性疾病。出血时间延长,提示为血小板减少性疾病;凝血酶原时间延长,可见于血液病、肝脏和小肠疾病,或胆道阻塞所致的维生素K吸收不良;部分凝血时间延长伴有正常凝血酶原时间,提示为血友病。

(3) 感染:指系统感染如肠伤寒、败血症等。

【治疗原则】 便血的治疗原则为急则治标,缓则治本。先以非手术疗法控制出血,同时做必要的检查和化验,尽可能做出定位、定性诊断,为手术创造条件。便血的抢救措施如下:

1. 非手术治疗

(1) 动态监测:监测生命体征,包括体温、心率、呼吸、血压。记录呕血量、便血量及尿量。复查血红蛋白及血细胞比容。

(2) 休克复苏

1) 输液:快速扩容,输注生理盐水,按每个治疗量20ml/kg,给予2~3个治疗量。以后交替给予血液及晶体液各半,直到血压稳定。

2) 输血:血红蛋白降至60g/L以下,应输血治疗。最好为新鲜血或浓缩红细胞。按10~15ml/kg输入。若仍有活动性出血,再输入1个治疗量。

3) 血管活性药物:血压下降,可给予多巴胺、多巴酚丁胺。

(3) 一般措施

1) 卧床休息。

2) 禁食、胃管抽吸:上消化道出血时留置胃管,抽吸胃酸和血块,减少对胃的刺激。

3) 镇静疗法:小儿便血常伴有精神紧张、躁动不安,加剧出血,应给予地西泮、苯巴比妥钠等镇静剂。

(4) 药物治疗

1) 止血药物:临床上小儿常用的止血药物有维生素K₁、酚磺乙胺、氨甲苯酸、氨甲环酸卡络柳钠、巴曲酶、凝血酶等,以及中药三七粉、白芨粉、云南白药等。

2) 垂体后叶素:门静脉高压出血者,应用垂体后叶素,首剂2~5单位,加10%葡萄糖20ml静脉注入,以后用5~10单位加入10%葡萄糖液中静脉滴注,每6小时1次。

3) H₂受体拮抗剂:消化性溃疡或应激性溃疡出血者,给予西咪替丁、雷尼替丁、法莫替丁、奥美拉唑等。

4) 生长抑素:生长抑素对上消化道出血有较好的止血效果,可用于治疗食管静脉曲张出血。

(5) 局部止血疗法

1) 胃灌洗止血法:①冷盐水洗胃。用于上消化道出血的治疗。冷盐水100ml加入1~2mg去甲肾上腺素经胃管灌注,反复冲洗,保留20ml夹管30分钟后抽液观察。②止血药灌注。通过胃管注入制酸剂、西咪替丁、云南白药、三七粉等止血药剂。

2) 三腔管压迫止血法:用于年长儿门静脉高压引起的食管、胃底静脉曲张破裂出血。压迫时间不宜超过24~48小时。

3) 内镜止血法:在内镜直视下通过注射硬化剂、喷洒药物、高频电灼、激光凝固、钳夹止血等方式进行治疗。

4) 选择性动脉灌注止血法:在选择性动脉造影的同时,经造影导管直接滴入血管收缩药物(加压素)发挥止血作用,也可经导管注入人工栓子进行栓塞止血。

2. 手术治疗 根据不同的病因、出血的部位,选择不同的手术途径、切口和手术方法。小儿便血应尽可能采用非手术方法治疗,开腹手术探查是不得已的危险手段,尽可能在出血抢救的同时明确病因。开腹探查手术的适应证为：①经积极的保守治疗仍出血不止或短时间内反复大出血威胁患儿生命；②复发性慢性消化道出血，致患儿贫血不能控制；③一次出血控制后诊断明确，有再次出血危险者。术前应尽可能明确诊断，初步判明出血部位，以决定手术途径及切口选择，对手术方式应做充分的讨论和选择。手术探查发现局限性出血病灶者，如梅克尔憩室、肠重复畸形、限局性胃肠道血管瘤等应彻底切除病灶。

十六、血尿

见第二十八章泌尿生殖系统疾病。

十七、腹水

正常腹腔内仅含少量液体，对内脏起滑润作用，液体增多称为腹水（ascites）。腹水也是全身严重水肿的局部表现，大量腹水可使患儿腹部膨隆呈蛙腹状，脐部凸出；膈肌上升影响呼吸，可致患儿呼吸困难、端坐呼吸；腹水压迫下腔髂总静脉，影响下肢静脉回流，可致下肢水肿。腹部叩诊有移动性浊音，叩击一侧腹壁，对侧可扪及水波感。少量腹水的体征不明显，腹部B超检查可发现。

【病因及诊断】

1. 门静脉高压　是形成腹水的主要原因，门静脉血流受阻所致。病因包括：①门静脉的海绵样变性、栓塞、肿瘤压迫等；②各种原因的肝硬化，如感染（病毒性肝炎、肝内寄生虫病如血吸虫病）等，遗传代谢病（肝豆状核变性、半乳糖血症等），自身免疫性肝炎等；③肝静脉受阻，如肝静脉受阻综合征（Budd-Chiari syndrome）、缩窄性心包炎等。

这类腹水的体征是上腔静脉压不增高，颈静脉无充盈，肘静脉压正常，腹壁、食管常因侧支循环形成而有静脉曲张，下肢也可有静脉曲张及水肿。肝、脾有不同程度肿大或变硬，肝功能多异常。腹水为漏出液。

2. 肾脏疾病　如肾病综合征，从尿丢失大量蛋白可引起腹水，急、慢性肾小球肾炎也可引起腹水，但腹水量较少。

3. 心血管疾病　大量腹水见于三尖瓣狭窄、下移和缩窄性心包炎，心肌病晚期心力衰竭和右心房黏液瘤堵塞下腔静脉入口时。心脏B超检查可明确诊断。

4. 腹膜炎　结核性、化脓性（原发或继发性感染）等。

5. 其他　乳糜性、肿瘤所致血性腹水、新生儿腹水

偶见胎粪性、胆汁性（婴儿自发性胆总管穿孔）、尿液性（新生儿后尿道瓣膜引起尿路梗阻）等。

【鉴别诊断】　腹水是全身水肿的一部分，注意寻找原发病，腹水应与腹内巨大囊肿鉴别，如卵巢囊肿、腹膜囊肿及巨大肾盂积水等。B超检查可明确囊肿与消化道位置的关系。腹水检查大致可分三类：①漏出液。腹水比重多<1.018，Rivalta试验阴性，蛋白定量<25g/L，细胞计数少。非感染性腹水为漏出液。②渗出液。腹水稍混浊、脓性或血性，易凝块，比重多>1.018，Rivalta试验阳性，蛋白定量>25g/L，细胞计数明显增多，通常>(500~1 000)×10⁶/L。感染性腹水为渗出液，也可见于恶性肿瘤。③乳糜性腹水。腹水呈乳白色，乙醚试验阳性，含多量脂肪滴。

十八、肝大

见第二十六章第5节肝、胆疾病。

十九、脾大

见第二十九章第6节脾脏疾病。

二十、身材矮小

矮小症（short stature）过去名称为侏儒症（dwarfism），矮小儿童是指身长低于同种族、同性别、同年龄正常儿童身长第三百分位或低于两个标准差的儿童。根据不同病因的临床表现将身材矮小分为体型匀称和非匀称两大类，分别又根据生长速率正常或减慢再分类；体型不匀称、外观异常可伴综合征。导致矮小的原因复杂，与遗传、代谢、内分泌、骨骼生长、营养和长期慢性疾病以及社会环境等因素有关。应详细询问病史和全面体格检查，合理选择实验室及特殊检查，进行全面分析，做出诊断。

【病因及鉴别诊断】

1. 体型匀称，生长速率正常

（1）特发性矮小（idiopathic short stature）：一般包括体质性生长发育迟缓或青春期延迟（constitutional delay of growth and puberty，CDGP）以及家族性矮小（familial short stature，FSS），是一组目前病因未明的导致身材矮小疾病的总称。前者（青春期延迟）出生体重正常，多有家族史，男性多见。青春期前生长缓慢，身长较正常儿童低于2~4个标准差，智力正常，到青春期开始，生长发育增快，可达到正常水平，即可确定诊断。后者

（家族性矮小）：家族中父母身材较矮，身长有一定程度不足，但其生长速率，骨和牙的发育及性成熟均属正常范围。无任何内分泌功能异常表现。

（2）小于胎龄儿（small for gestational age，SGA）：分为低出生体重正常身长（SGA$_W$）、低出生体重短小身长SGA$_{WL}$和正常出生体重短小儿SGA$_L$：出生时体重指<2 500g或小于同胎龄的体重的第十百分位线。身长是指低于同胎龄儿的第十百分位线。2岁时80%患儿实现生长追赶。部分小儿生长缓慢，始终不能完全追赶，直至成年仍为矮小状态。外貌及智力发育与年龄相符。青春期发育的年龄多正常，但出现早发育和胰岛素抵抗者较正常而发生率高。少数病例伴有先天畸形、先天性心脏病、严重智力发育障碍或伴有某些综合征等。他们的生长激素分泌一般正常。

2. 体型匀称，生长速率减慢

（1）全身性疾病：各个系统的慢性疾病均可导致生长速度减慢的匀称型矮小。如寄生虫病（血吸虫病、肝吸虫病、疟疾等），感染（结核病、慢性肠炎或痢疾）、吸收不良综合征、胃肠疾病，先天性心脏病，以及长期用激素治疗等均可导致生长迟缓。这类身材矮小的诊断主要依靠原发疾病的临床特征。

（2）内分泌疾病所致的侏儒：主要见于甲状腺、垂体、卵巢及肾上腺皮质功能障碍等。

1）甲状腺功能减退症（甲减）：本病始于胎儿或新生儿期称为"呆小症"或克汀病。甲状腺素缺乏直接影响脑组织及骨骼的发育，如未及时诊断治疗常造成智力落后及侏儒症。晚发性甲状腺功能减退，发病年龄均在2岁以后，智力影响较小，外貌无典型甲状腺功能减退表现易被漏诊。因此，矮小儿童生长速度减慢者应常规测血T$_3$、T$_4$和TSH。

2）垂体性侏儒：主要是垂体前叶生长激素分泌不足引起生长发育迟缓。常自1岁后开始发病，体格发育较同龄小儿缓慢，随年龄增长，落后越明显，但智力发育多数正常，面容幼稚，呈娃娃脸，生长激素刺激实验峰值各国不同。我国目前采用的标准为<10ng/ml。随着基因检测技术的普及，越来越多的原来诊断为特发性者，已经明确了基因异常等遗传基础。少数继发病例可因垂体及邻近组织的病变，如肿瘤、感染（脑炎、脑膜炎、结核病）、血管病变、外伤及X射线损伤等所致。

3）精神因素所致身矮：由于家庭或社会因素使患儿精神抑郁，患儿改变生活环境后，生长速率能较快地增长。

4）糖尿病患儿治疗中，长期胰岛素用量不足也可出现矮小。与长期糖尿病控制不良有关，有发黄、肤干、腹大等体征。

5）特纳综合征（Turner syndrome）：又称先天性卵巢发育不全症，为X性染色体缺陷，经典的为45,XO核型，尚有多种嵌合染色体核型。临床表现为矮小、多痣、颈蹼、发际低、肘外翻及盾状胸、乳距增宽等体征，可有智力低下，检查可合并高血压、心血管异常；先天肾脏畸形如马蹄肾、自身免疫性甲状腺疾病和糖尿病等。骨龄多正常。通过特殊体征和染色体核型检查可以确诊。

6）Laron综合征：由于缺乏功能性的GH受体而致。出生体重正常，头大颜面小，鞍鼻，智力低下，血生长激素水平正常，IGF-1浓度降低。

7）性早熟：女孩8岁前，男孩9岁前第二性征开始发育，少部分患儿虽然由于过早发育最初生长过速，但最终身高是矮的。

3. 体态不匀称的身材矮小

（1）骨骼系统及遗传代谢性疾病

1）维生素D缺乏性佝偻病：主要见于婴幼儿，少数重病患儿可有骨骺畸形及侏儒状态。早期给予维生素D，合理喂养可避免发生。

2）肾性佝偻病（肾性骨营养障碍）：各种慢性肾脏疾病如慢性肾炎、慢性肾盂肾炎、肾积水、多囊肾等均可使肾功能减退。由于肾脏病变不能合成1,25-二羟维生素D$_3$，影响肠道对钙的吸收及钙从骨中游离和大量磷积于体内，产生血磷高、血钙低，导致肾性佝偻病使呈矮小体型。

3）抗维生素D佝偻病（家族性低血磷症）：有多种遗传方式，如X连锁显性、常染色体显性和隐性遗传。常有家族史而无维生素D缺乏史。系肾小管回吸收磷障碍和肠吸收钙不良，血磷低，尿磷高，从而影响骨质钙化。一般剂量维生素D治疗无效。2~3岁时仍有活动性佝偻病骨骼变化。常常需终身口服中性磷酸盐合剂治疗才有效，部分可以在数年后缓解。

4）范科尼综合征：多发性肾近曲小管功能不全，本病为常染色体隐性遗传病。由于肾小管转运功能障碍，正常应由肾小管回吸收的物质如葡萄糖、氨基酸、磷酸盐、重碳酸盐、钠、钾及钙盐等由尿大量排出，以致临床出现酸中毒、低血钾和低血磷，进而引起重型佝偻病或骨质疏松。如同时伴有体内胱氨酸大量存留，则称为胱氨酸累积症。

5）肾小管酸中毒：为肾小管碳酸酐吸收障碍或分泌氢不足所致。尿中丢失大量碳酸离子和钠、钾、钙离子。临床出现身材矮小、酸中毒、低血钾，同时又因体内钙不足，形成佝偻病和骨质软化。尿中含大量钙，故有磷酸钙沉着，出现尿结石及肾组织有钙化点。

6）维生素D依赖性佝偻病：是先天性疾病，为常染色体隐性遗传。分为Ⅰ型和Ⅱ型。临床表现与维生素 D 缺乏佝偻病相似,Ⅰ型多在婴儿早期发病,而Ⅱ型则可以在儿童任何年龄发病,甚至成人发病。可能由于环磷酸腺苷(cAMP)生成障碍,以致远端肾曲小管细胞对甲状旁腺无反应,使尿磷排量减少而导致高血磷和低血钙。血钙常低于 2mmol/L(8mg/dl),故可出现手足搐搦或惊厥。多见于 10 岁以下儿童,患者矮小肥胖。X 射线所见与维生素 D 缺乏佝偻病相似。口服钙剂和维生素 D 治疗有一定效果。

7)先天性成骨不全:为常染色体显性遗传病。临床表现有三大特征:易骨折、蓝巩膜、耳聋。可分三型:①胎儿型最严重,大都为死胎或生后不久死亡,颅骨骨化不全,产前或生后即有骨折;②婴儿型较常见,生后可有骨折,轻度损伤即可造成骨折,4~5 岁后骨折次数频繁,巩膜多为蓝色;③少年型最轻,出生时无骨折,儿童期反而易骨折。X 射线可见长骨细长,骨折愈合后骨呈弯曲畸形。

8)软骨营养障碍:本病为常染色体显性遗传,常有家族史。主要是长骨干骺端软骨细胞形成不全,影响骨的长度。但骨膜下成骨不受影响,宽度仍可增加,则形成四肢粗短、躯干相对长、下肢弯曲、手指短厚、前额突出、腰椎前突、臀向后突为其临床特征,呈侏儒体型。

9)大骨节病:本病是一种慢性地方病,多累及儿童及青少年。由于全身管状骨长径发育停止过早而形成侏儒。

(2)先天性代谢性疾病

1)黏多糖贮积症:是一种多糖氨基糖代谢障碍所导致的隐性遗传性疾病。近年来已经明确多种分型,达到 7 种类型。氨基多糖酶的缺陷导致代谢底物堆积,引起溶酶体贮积症。其中以Ⅰ型及Ⅳ型较常见。黏多糖Ⅰ型患者出生后体格发育正常,6 个月至 2 岁开始出现侏儒状态。黏多糖Ⅳ型患者全身骨骼除颅骨面部外均有改变,主要是脊柱骺端发育不良,形成扁平脊柱及严重侏儒。智力发育多正常。除 X 射线骨骼变化外,尚可在周围血、骨髓的白细胞及尿内检出黏多糖酸。

2)糖原贮积症:为常染色体隐性遗传病。目前已有 13 型。根据不同酶的缺陷及临床主要表现分为肝型、肌肉型及心型。以肝型糖原贮积症Ⅰ型(Von Gierke病)最常见。本病由于肝、肾等细胞缺乏葡萄糖-6-磷酸酶,以致分解过程发生障碍,过多糖原贮积在各组织中,肝、肾显著增大,表面光滑无压痛,不伴黄疸。婴儿期无明显症状,随年龄增长,低血糖症状逐渐明显。重症患儿在新生儿期即发生脱水酸中毒。患儿全身发育迟缓,形成侏儒状态。但面容丰满,行动困难,智力发育不受影响。肌肉型及心型较少见。

4. 身材矮小伴有外观畸形的综合征 体格矮小伴有各种先天畸形的病很多,大多与常染色体或性染色体的畸变重复或缺失有关。不少表现有矮小的综合征常常有各种特异基因的改变。

(刘钢 胡冰 胡惠丽 周红 王燕霞
吴明昌 张君儒 巩纯秀)

参考文献

[1] 罗双红,舒敏,温杨,等.中国 0 至 5 岁儿童病因不明急性发热诊断和处理若干问题.中国循证儿科杂志,2016,11(2):81-96.

[2]《中华传染病杂志》编辑委员会.发热待查诊治专家共识.中华传染病杂志,2017,35(11):641-655.

[3] 徐保平,申昆玲,江载芳,等.744 例儿童发热待查的临床分析.中华儿科杂志,2000,38:549-552.

[4] PERRY MC,YAEGER SK,TOTO RL,et al. A Modern Epidemic:Increasing Pediatric Emergency Department Visits and Admissions for Headache. Pediatr Neurol,2018,89:19.

[5] LIPTON RB,BUSE DC,ADAMS AM,et al. Family impact of migraine:development of the impact of migraine on partners and adolescent children(IMPAC)scale. Headache,2017,57(4):570-585.

[6] Headache Classification Committee of the International Headache Society(IHS). The International Classification of Headache Disorders,3rd ed. Cephalalgia,2018,Vol. 38(1)1-211.

[7] TSZE DS,OCHS JB,GONZALEZ AE,et al. Red flag findings in children with headaches:Prevalence and association with emergency department neuroimaging. Cephalalgia, 2019,39:185.

[8] ROTHNER AD. Headaches in children and adolescents. Child Adolesc Psychiatr Clin N Am,1999,8:727.

[9] WÖBER C,WÖBER-BINGÖL Ç,ULUDUZ D,et al. Undifferentiated headache:broadening the approach to headache in children and adolescents,with supporting evidence from a nationwide school-based cross-sectional survey in Turkey. J Headache Pain,2018,19(1):18.

[10] ZUBERBIER T,ABERER W,ASERO R,et al. The EAACI/GA^{2}LEN/EDF/WAO guideline for the definition,classification,diagnosis and management of urticaria. Allergy,2018,73(7):1393-1414.

[11] 中华医学会皮肤性病学分会荨麻疹研究中心.中国荨麻疹诊疗指南(2018 版).中华皮肤科杂志,2019,52(1):1-5.

[12] 朱奕铸,唐慧,王朵勤,等.维生素 D 与慢性荨麻疹的研究进展.国际皮肤性病学杂志,2017,43(4):223-226.

[13] 翟文生,樊璐璐,高旭光,等.以皮肤紫癜为临床表现儿童相关性疾病的鉴别诊断.光明中医,2019,34(1):161-164.

14 | 第十四章
新生儿疾病

14章

新生儿(neonate,newborn)是指从出生断脐到生后 28 天内的婴儿,新生儿是婴儿的特殊阶段,新生儿从宫内环境到外界环境需要适应过程,容易发生许多问题。研究新生儿生长发育、保健、疾病防治的学科称新生儿学(neonatology),是儿科学的重要组成部分。由于新生儿是胎儿的延续,新生儿许多问题与母亲孕期情况和胎儿生长发育密切相关,因此提出围产期和围产医学的概念。围产期是指出生前后的一个特定时期,在国际上围产期有 4 个不同的时间定义,我国将围产期的时间定义为从妊娠 28 周到出生 7 天,在围产期内的胎儿和新生儿称为围产儿。围产医学(perinatal medicine/perinatology)是指研究孕母、胎儿及新生儿的保健、疾病防治的学科,围产医学涉及产科学、遗传学、儿科学、营养学等多个学科,属于交叉学科。

近年来新生儿医学发展迅速,新生儿疾病谱也发生了明显变化,早产儿已成为新生儿科的主要问题[1],全球早产儿发生率达 10%。我国剖宫产率达 40% 左右,剖宫产新生儿问题也比较多[2]。新生儿疾病的诊断和治疗技术也显著发展,如吸入一氧化氮、高频机械通气、亚低温、连续性肾脏替代治疗(continuous renal replacement therapy,CRRT)和体外膜氧合器(extracorporeal membrane oxygenator,ECMO)等技术已逐渐推广应用。本章内容反映了新生儿医学的主要新进展。

14章

第 1 节　新生儿概述

一、新生儿分类及定义

不同胎龄和出生体重新生儿的发育特点和生理状况明显不同,根据胎龄、出生体重、出生体重与胎龄关系、出生后周龄等进行分类,根据各类新生儿的生理特点分别进行医疗管理。

1. **根据出生时胎龄分类**　根据出生时胎龄,分为足月儿(term infant)、早产儿(preterm infant)和过期产儿(postterm infant)。足月儿是指出生时胎龄满 37^{+0} ~ 41^{+6} 周(260~293 天)的新生儿;早产儿是指出生时胎龄<37 周(<260 天);过期产儿是指出生时胎龄≥42 周(≥294 天)。也有提出将足月儿再分类[1]:胎龄 37^{+0} ~ 38^{+6} 周者为早期足月儿(early term infant),胎龄 39^{+0} ~ 40^{+6} 周者为完全足月儿(full term infant),胎龄 41^{+0} ~ 41^{+6} 周者为晚期足月儿(late term infant)。将早产儿再分为[2]:胎龄 34^{+0} ~ 36^{+6} 周者为晚期早产儿(late preterm infant),胎龄 32^{+0} ~ 33^{+6} 周者为中期早产儿(moderate preterm infant),胎龄 28^{+0} ~ 31^{+6} 周者为极早产儿(very preterm infant),胎龄<28 周者为超早产儿(extremely preterm infant),见表 14-1。

2. **根据出生体重分类**　根据出生体重,分为正常出生体重儿(normal birth weight)、低出生体重儿(low birth weight,LBW)、极低出生体重儿(very low birth weight,VLBW)、超低出生体重儿(extremely low birth weight,ELBW)和巨大儿(macrosomia),见表 14-2。

表 14-1　新生儿胎龄分类及定义

分类名称	英文名称	胎龄定义/周
足月儿	term infant	37^{+0} ~ 41^{+6}
早期足月儿	early term infant	37^{+0} ~ 38^{+6}
完全足月儿	full term infant	39^{+0} ~ 40^{+6}
晚期足月儿	late term infant	41^{+0} ~ 41^{+6}
早产儿	preterm infant	<37
晚期早产儿	late preterm infant	34^{+0} ~ 36^{+6}
中期早产儿	moderate preterm infant	32^{+0} ~ 33^{+6}
极早产儿	very preterm infant	28^{+0} ~ 31^{+6}
超早产儿	extremely preterm infant	<28
过期产儿	postterm infant	≥42^{+0}

表 14-2　新生儿出生体重分类及定义

分类名称	英文名称	出生体重/g
正常出生体重儿	normal birth weight	2 500~3 999
低出生体重儿	low birth weight	<2 500
极低出生体重儿	very low birth weight	<1 500
超低出生体重儿	extremely low birth weight	<1 000
巨大儿	macrosomia	≥4 000

3. **根据出生体重与胎龄关系分类** 根据出生体重与胎龄关系,分为适于胎龄儿(appropriate for gestational age,AGA)、小于胎龄儿(small for gestational age infant,SGA)和大于胎龄儿(large for gestational age infant,LGA)(表14-3)。

在不同国家和种族、不同时代,相同胎龄平均出生体重有所差别,1986年我国曾制订不同胎龄出生体重曲线,但已不适用于现在的状况。2015年朱丽等[3]发表了我国不同胎龄新生儿出生体重及百分位数曲线(表14-4、表14-5、见书末彩图14-1、见书末彩图14-2),这是我国迄今为止样本量最大(16万例),地域分布最广(25个省、市、自治区)的新生儿出生体重及百分位数曲线研究。

4. **根据出生后周龄分类**
(1)早期新生儿:指出生1周以内的新生儿。
(2)晚期新生儿:指出生第2~4周的新生儿。

表14-3 根据出生体重与胎龄关系分类

分类	出生体重与胎龄关系
适于胎龄儿(AGA)	出生体重在同胎龄平均体重的第10~90百分位
小于胎龄儿(SGA)	出生体重在同胎龄平均体重的第10百分位以下
大于胎龄儿(LGA)	出生体重在同胎龄平均体重的第90百分位以上

表14-4 中国不同胎龄男性新生儿出生体重百分位数参考值

胎龄/周	男性新生儿出生体重百分位数参考值/g						
	P_3	P_{10}	P_{25}	P_{50}	P_{75}	P_{90}	P_{97}
24	356	434	520	624	737	846	962
25	444	538	642	766	901	1 031	1 166
26	534	645	765	909	1 064	1 212	1 366
27	628	753	890	1 053	1 226	1 390	1 561
28	724	865	1 017	1 196	1 387	1 566	1 752
29	825	980	1 147	1 343	1 549	1 742	1 941
30	935	1 105	1 286	1 497	1 718	1 925	2 136
31	1 059	1 244	1 440	1 666	1 902	2 122	2 346
32	1 205	1 404	1 614	1 857	2 108	2 341	2 578
33	1 376	1 590	1 814	2 071	2 337	2 584	2 830
34	1 576	1 801	2 036	2 306	2 585	2 843	3 104
35	1 803	2 035	2 279	2 558	2 847	3 114	3 384
36	2 053	2 289	2 536	2 820	3 114	3 386	3 662
37	2 308	2 543	2 790	3 073	3 366	3 637	3 912
38	2 515	2 749	2 993	3 273	3 562	3 828	4 098
39	2 643	2 877	3 121	3 399	3 685	3 949	4 215
40	2 723	2 959	3 203	3 482	3 767	4 030	4 294
41	2 784	3 021	3 266	3 545	3 830	4 092	4 355
42	2 839	3 077	3 323	3 602	3 887	4 148	4 410

引自:朱丽,张蓉,张淑莲,等.中国不同胎龄新生儿出生体重曲线研制.中华儿科杂志,2015,53(2):97-103。

表 14-5　中国不同胎龄女性新生儿出生体重百分位数参考值

胎龄/周	女性新生儿出生体重百分位数参考值/g						
	P_3	P_{10}	P_{25}	P_{50}	P_{75}	P_{90}	P_{97}
24	303	358	424	513	621	739	879
25	394	465	550	662	796	939	1 104
26	487	574	677	810	967	1 132	1 319
27	582	685	805	959	1 137	1 320	1 524
28	679	799	936	1 109	1 305	1 504	1 722
29	780	916	1 070	1 260	1 473	1 686	1 915
30	889	1 041	1 211	1 419	1 647	1 872	2 111
31	1 011	1 180	1 366	1 591	1 834	2 070	2 318
32	1 151	1 338	1 540	1 781	2 039	2 285	2 541
33	1 314	1 518	1 736	1 993	2 263	2 518	2 780
34	1 502	1 722	1 954	2 224	2 505	2 768	3 035
35	1 719	1 950	2 193	2 472	2 760	3 027	3 298
36	1 960	2 197	2 444	2 727	3 017	3 285	3 556
37	2 203	2 439	2 684	2 964	3 251	3 515	3 781
38	2 408	2 639	2 879	3 152	3 432	3 690	3 950
39	2 543	2 770	3 006	3 274	3 549	3 803	4 057
40	2 623	2 848	3 082	3 348	3 621	3 871	4 123
41	2 680	2 905	3 137	3 401	3 672	3 921	4 171
42	2 730	2 953	3 184	3 447	3 716	3 963	4 211

引自：朱丽,张蓉,张淑莲,等. 中国不同胎龄新生儿出生体重曲线研制. 中华儿科杂志,2015,53(2):97-103。

14章

二、高危新生儿

高危新生儿(high risk infant)指已发生或存在高危因素可能发生危重情况的新生儿,对高危新生儿需密切观察、监护和及时救治。符合下列情况者可定为高危新生儿。

1. **产妇存在高危因素**　如产妇年龄超过 40 岁或小于 16 岁;产妇合并糖尿病、心血管疾病、高血压、呼吸疾病、肾脏疾病、胆汁淤积症、贫血、血小板减少症、出血等。

2. **胎儿存在高危因素**　如多胎、宫内窘迫、胎儿心率或节律异常、先天畸形等。

3. **出生过程存在高危因素**　胎盘异常如胎盘早剥、前置胎盘等;羊水过多或过少;胎儿胎位不正、臀位产;早产或过期产、急产或滞产;羊水被胎粪污染、胎膜早破和感染;脐带过长(>70cm)或过短(<30cm)或被压迫;剖宫产等。

4. **新生儿存在高危因素**　如早产儿、低出生体重儿、小于胎龄儿、大于胎龄儿、巨大儿;出生后窒息、面色苍白或青紫;出生后患各种新生儿疾病等。

三、新生儿病房设置标准

由于不同新生儿的生理和病理生理状况差别非常大,需要在不同级别病房分别进行医疗护理。根据当地经济、社会、人口、医疗资源等实际情况,设置不同级别的新生儿病房,将新生儿病房进行分级建设和管理[4],不同国家分类标准不同,我国目前将新生儿病房分为三级,六个等次[5]。

1. **一级新生儿病房**　是指新生儿基础医疗护理病

房,主要具备下列能力和条件:新生儿产房复苏,健康新生儿评估及出生后护理,有高危因素的足月新生儿的护理和医学观察,需要转运的病理新生儿离院前稳定病情。所有开展分娩业务的医院都应至少建立一级新生儿病房。

2. 二级新生儿病房 是指新生儿特别医疗护理病房,分为两个等次。每个县级城镇和城市综合性医院应建立二级新生儿病房。

二级 A 等:具备一级新生儿病房的能力和条件,以及下列能力和条件。①生命体征稳定的出生体重≥2 000g新生儿或胎龄≥35 周早产儿的医疗护理;②生命体征稳定的病理新生儿的内科医疗护理;③上级新生儿病房治疗后恢复期婴儿的医疗护理。

二级 B 等:具备二级 A 等新生儿病房的能力和条件,以及下列能力和条件。①出生体重≥1 500g 的低体重新生儿或胎龄≥32 周早产儿的医疗护理;②生命体征异常但预计不会发展到脏器功能衰竭的病理新生儿的医疗护理;③不超过 72 小时的持续气道正压通气(continuous positive airway pressure,CPAP)或不超过 24 小时的短时间机械通气;④实施脐动脉置管和血液置换术等特殊诊疗护理技术。

3. 三级新生儿病房 是指新生儿重症监护病房(neonatal intensive care unit,NICU)。发达国家平均每100 万人口建立 1 个三级新生儿病房。我国每个地级城市应至少有 2~3 家医院建立三级新生儿病房,省会城市应至少有 3~5 家医院建立三级新生儿病房,一般NICU 设床位 30 张左右。

(1)NICU 基本要求:具备一、二级新生儿病房的能力和条件及下列特殊能力和条件。①配备监护和抢救单元,可进行各种监护,如呼吸、心率、心电图、血压、凝血、电解质、血气分析等重要生理功能持续监护;②开展各种重症抢救技术,如无创通气、长时间机械通气、换血疗法等;③开展各种置管技术,如周围动静脉置管、脐动静脉置管、胸腔闭式引流置管等;④开展各种影像学检查,如 CT、磁共振(MRI)、床旁超声和心脏超声等;⑤开展主要病原学诊断。

三级病房分为三个等次:

三级 A 等:具备下列特殊能力和条件,①出生体重≥1 000g 低体重新生儿或胎龄≥28 周早产儿的医疗护理;②严重脓毒症和各种脏器功能衰竭内科医疗护理;③持久提供常规机械通气;④实施唇裂修补术、体表轻度畸形矫治等小型手术。

三级 B 等:具备三级 A 等新生儿病房的能力和条件,以及下列特殊能力和条件,①出生体重<1 000g 低体重新生儿或胎龄<28 周早产儿的全面医疗护理;②高频通气和一氧化氮(NO)吸入治疗;③儿科各专业的诊断治疗,包括有创循环监护、脑电监护、亚低温治疗、支气管镜、连续血液净化、早产儿眼病治疗等;④实施中、大型外科手术。

三级 C 等:具备三级 A、B 等新生儿病房的能力和条件,以及下列特殊能力和条件。①实施体外循环支持的严重先天性心脏病修补术;②实施体外膜氧合器(ECMO)治疗。

(2)NICU 病房布局:以往 NICU 病房多为大房间,把所有病床集中在一起,便于集中管理,但是这种模式的明显缺陷是不利于消毒隔离,易发生院内感染,噪声大,也不利于医生护士的分工负责。近年 NICU 房间布局以小房间为主,每个房间放 4~8 张床,每张床占地面积为 8~12m²。同时 NICU 要按功能分区,把特殊病例如重症感染、超低出生体重儿、免疫缺陷等放在小房间,每个小房间 1~2 张床,便于隔离和保护。NICU 还要配备小型检验室、仪器室、治疗室等。为避免空气传播疾病,NICU 应有空气净化装置。

(3)NICU 收治对象:收治各种需要监护或抢救处理的高危新生儿,主要包括以下几方面。

①母亲高危妊娠:母亲患各种疾病,如妊娠高血压综合征、糖尿病、心脏病、胆汁淤积症、感染等。②高危分娩出生的新生儿:分娩过程中发生各种并发症所娩出的新生儿,如胎位异常、多胎等。③胎龄和体重异常:早产儿、极低和超低出生体重儿、小于胎龄儿、大于胎龄儿、巨大儿、过期产儿等。④围产期缺氧:产前、产时、产后有窒息缺氧病史。⑤呼吸疾病:呼吸困难,需要进行呼吸管理者;反复发生呼吸暂停。⑥脑损伤:反复惊厥、昏迷、颅内出血。⑦心血管疾病:青紫、复杂性先天性心脏病,严重心律失常,心功能不全,各种原因所致的休克。⑧消化道疾病:腹胀、反复呕吐、腹泻合并脱水,怀疑坏死性小肠结肠炎。⑨严重高胆红素血症,需要换血。光疗新生儿也需要监护。⑩血液疾病:中重度贫血、红细胞增多症、双胎输血综合征、出血倾向。⑪严重感染:胎膜早破>18 小时,反应差、食欲缺乏、皮肤花纹、四肢凉。⑫严重内分泌代谢疾病,反复低血糖。⑬严重水电解质平衡紊乱:脱水、水肿、严重酸碱平衡紊乱。⑭单个或多个脏器功能衰竭。⑮外科疾病:严重畸形,外科术前、术后监护。⑯其他需要监护或抢救的重危病症。

四、新生儿专科队伍配备

新生儿专科队伍包括新生儿专科医师、专科护士、专科技术人员。

1. 新生儿专科医师 在完成儿科住院医师规范化培训(3年)和新生儿专科医师培训(3年)后,成为新生儿专科医师,从事新生儿专科工作。各级新生儿病房都应该配备相应数量的新生儿专科医师。

我国规定 NICU 医师与病人之比至少 0.5∶1,发达国家多为 1∶1。其中主任 1 名,副主任 1~2 名,主治医师 3~4 名,总住院医师 2 名,住院医师 10~20 名。所有医师均应经过专门的新生儿医学和新生儿急救知识训练,主任由新生儿专家担任,具备高级职称,主治医师是新生儿专科医师,能处理 NICU 各种日常问题,掌握各种仪器的使用。

2. 新生儿专科护士 NICU 护士非常重要,应保持一支相对稳定的训练有素的专科护士队伍,护士与病人的比例(1~1.5)∶1,发达国家多为(2~3)∶1。护士长由新生儿专科护理专家担任,必须经过正规 NICU 的进修学习,护士除掌握一般的新生儿护理知识外,还应掌握急救复苏技术,正确使用监护仪,熟练进行各种插管和穿刺,仔细观察新生儿各种病情变化。

3. 新生儿专科技术人员 北美洲国家 NICU 还配备新生儿专科技术人员,包括呼吸治疗师、营养师、临床药师、物理治疗师、护理技师、社会工作者等。

(陈超)

参考文献

[1] SPONG CY. Defining "term" pregnancy recommendations from the defining "term" pregnancy workgroup. JAMA,2013,309(23):2445-2446.

[2] World Health Organization. Born Too Soon:The global action report on preterm birth. Bull World Health Organ,2012.

[3] 朱丽,张蓉,张淑莲,等. 中国不同胎龄新生儿出生体重曲线研制. 中华儿科杂志,2015,53(2):97-103.

[4] Committee of on Fetal and Newborn. Levels of neonatal care. Pediatrics,2012,130(2):587.

[5] 中国医师协会新生儿专业委员会. 中国新生儿病房分级建设与管理指南(建议案). 中华实用儿科临床杂志,2013,28(3):231-237.

第2节 正常足月儿特点及管理

随着新生儿医学和围产医学的不断发展,新生儿疾病发病率和死亡率逐年明显下降,存活新生儿后遗症发生率亦明显减少和减轻,为提高我国人口素质发挥了良好的奠基作用。但新生儿医学毕竟是医学的特殊领域,从胎儿到新生儿以及出生后的 28 天,尚有许多有关的生理现象、疾病机制、临床特点和疗法有待研究探讨。为保证优生优育的顺利开展,有必要先从目前已知的新生儿生理着手[1-2]。

一、正常足月儿特点

足月儿在新生儿时期的特点是逐渐适应宫外环境,各器官系统功能及形态发生着有利于生存的变化,但又容易发生不适应现象。为了做好新生儿保健,必须很好掌握新生儿的生理特点。

1. 呼吸系统 正常足月儿的呼吸系统在分娩时,已具备建立和维持正常呼吸运动和气体交换的条件,宫内胎儿在 12 周时已有微小的呼吸运动,32 周时便可具有类似于成熟肺泡的多面体结构,在胎龄 34~35 周时肺泡表面活性物质急剧增多,到足月时更为丰富。在整个妊娠过程中,肺泡内液体的产生对肺泡保持基本扩展和维持发育十分重要,至分娩时约有 30~60ml/kg 的肺液,防止肺泡的黏着。由于临产和经过产道时的挤压,胎儿胸廓受到 9.2kPa(70mmHg)以上压力,致使 1/3(30~40ml)的肺液被挤出气道,肺内遗留的液体为第一次呼吸创造了肺泡容易张开的条件,然后肺液在生后数小时内由肺血管及淋巴系统吸收。

第一次呼吸所需负压颇高,约 -3.4~-3.9kPa(-25~-29mmHg)。而第一次呼吸的产生与许多因素相关。

2. 循环系统 胎儿娩出后随着脐带结扎,胎儿胎盘的循环终止,体循环压力即刻上升。随着新生儿呼吸的建立,肺循环阻力随即降低,肺血流迅速增加可达出生前的 8~10 倍。肺循环阻力下降后使动脉导管的分流量明显下降,加上前列腺素作用,动脉导管在生后 72 小时内形成功能性关闭,生后一年左右完成解剖学的关闭。体循环阻力上升和肺循环阻力下降,使左心房压力增高,回心血量减少,右心压力下降,出生后数分钟使卵圆孔功能性关闭(2~3 个月内结构性关闭)。

正常足月新生儿的心率一般是规则的,为 120~160 次/min。有时可出现一过性的心率波动。血压在 6.66/4kPa(50/30mmHg)~10.66/6.7kPa(80/50mmHg),其高低和脐带结扎迟早有关,脐带延迟结扎使足月新生儿的血容量增加 30%,维持正常血压。新生儿时期心肌储备力低,代偿调节能力不足,故新生儿较易出现心力衰竭,特别是在补液速度过快和超量时。

3. 泌尿系统和肾功能 出生后 12 小时新生儿肾血流量仅为心排血量的 4%~6%,生后一周增加到 8%~10%,直至 2 岁才达成人水平,即占心排血量的 20%~25%。肾小球滤过率(GFR)仅为成人的 1/4~1/2,约 20ml/(1.73m^2·min),到 1 岁可达成人水平。

新生儿肾小管排泄分泌功能与肾小球滤过功能基本平衡,肾脏能回吸收摄入钠的 60%,钾在近端小管完全回吸收,而在远端肾小管分泌;但远端肾小管上皮细胞钠、钾、ATP 酶活力低和小管内外钠钾交换机制未发育完善,故排钾能力较低,使新生儿有高钾血症倾向。钙和磷排泄的 50%~60% 发生在近端肾小管,20%~30% 在 Henle 袢,10%~15% 在远端肾小管,其余在集合管排泄。钙的回吸收率低,其排泄功能与体重成正比,容易导致低钙血症。磷的回吸收达 99.6%,1 个月后逐渐降低到 73%,因此导致血磷水平较高。新生儿的葡萄糖肾阈值低,故当输注或口服大量葡萄糖,或浓度过高、输液过快时,极易发生高血糖并出现尿糖阳性。氨基酸的排泄和回吸收率均较差,可有生理性高氨基酸尿出现,不同氨基酸有不同的排泄率。新生儿肾小管泌 H$^+$ 和 HCO$^-$ 重吸收功能均不足,因此肾脏酸碱平衡的调节功能有限而易发生代谢性酸中毒。

新生儿肾脏的尿浓缩功能相对不足,且浓缩与稀释功能无昼夜差异。使新生儿在液量不足或疾病情况下易发生脱水。另外,新生儿尿最低渗透压可达 40mOsm/L,但因肾小球滤过率低,利尿过程慢,故在给予低渗液负荷或输液过快时易发生水肿。

4. 血液系统 新生儿血容量约为 85ml/kg(80~100ml/kg),其量多少与脐带结扎的时间有关。

新生儿血象也随脐带结扎时间早晚而异,延迟结扎者红细胞、血红蛋白等均明显增高[3]。新生儿正常血象见血液系统疾病章节。新生儿第一天白细胞计数较高,以后逐渐减至正常范围。出生时中性粒细胞约占 60%,淋巴细胞占 35%,出生后 4~6 天两者相等,形成第一次交叉。随后淋巴细胞上升占 60%,中性粒细胞占 35%,4~6 岁时两者又相等,形成第二次交叉。

新生儿出生时 T、B 淋巴细胞数量与成人已无明显差异,但免疫应答能力明显不足。新生儿有多种凝血因子不足,维生素 K 依赖的因子 Ⅱ、Ⅶ、Ⅸ、Ⅹ,以及 Ⅺ、Ⅻ 均仅为成人的 50% 左右,生后第 2、3 天最低。因此,活化部分凝血活酶时间、凝血酶原时间、凝血活酶生成时间均延长。缺乏程度较重者可致新生儿出血症。

5. 消化系统 足月新生儿的吸吮、吞咽功能与呼吸运动三者协调良好。出生两周内食管下端括约肌集束收缩功能较差,胃底肌发育差且呈水平位,幽门括约肌较发达,故新生儿易发生胃-食管反流而出现溢奶,早产儿更多见。消化道表面积相对较大,肌层薄,能适应较大量流质食物的消化吸收。运动较快(尤其下消化道),出生时咽入胃中的空气 3~4 小时可达到直肠。

新生儿消化道能分泌足够的消化酶,唯胰淀粉酶要到生后 4 个月才达成人水平。其中凝乳酶对于消化蛋白质起较大作用。胃液中有解脂酶但数量相对不足,且新生儿肝脏产生的胆汁较少,都可影响脂肪的乳化。母乳中含有的解脂酶对脂肪的消化发挥了主要作用,所以母乳中 85%~90% 的脂肪能被吸收。而牛乳或配方乳喂养则由于牛缺乏解脂酶容易引起婴儿脂肪消化不良甚至腹泻。

新生儿小肠约为其身长的 8 倍(成人为 4.5 倍),分泌及吸收面积大,吸收力好,通透性高,有利于母乳中免疫球蛋白的吸收,但也易对其他蛋白分子(包括牛乳、大豆蛋白)的吸收而产生过敏反应。

新生儿出生后,原来没有细菌的肠道开始有细菌定植,一些益生菌如双歧杆菌、乳酸菌等可以改善肠道对营养物质的消化和吸收,刺激肠道的免疫功能(对小肠 IgA 免疫细胞发育亦起到刺激作用),干扰致病菌在肠黏膜定植和感染。研究发现,分娩方式可显著影响菌群组成,剖宫产婴儿的肠道细菌尤其是益生菌定植较阴道分娩婴儿延迟。母乳喂养的足月儿在出生第 4 天时肠道中已有益生菌。因此,非纯母乳喂养、剖宫产或生命早期接受抗生素的婴儿,易发生肠道菌群构成的异常,影响肠道功能和免疫系统的发育[4-5]。

6. 代谢特点 能量代谢是指生物体内营养物质在代谢过程中伴随能量产生和利用的过程。初生时产热能源主要来自糖代谢,但因糖储备不足,新生儿动用越来越多的脂肪和少量蛋白质产热。

出生后,来自母体的营养供应突然中断,新生儿虽可以自身调节,但血糖浓度仍下降,由于作为替代产能的酮体氧化能力已经存在,故新生儿低血糖可呈无症状性,但持续性的低血糖可导致脑损伤。新生儿对外源性葡萄糖的耐受性有限,对疾病新生儿或低体重儿,静脉输糖时一定要严格控制速度和浓度,否则易导致高血糖且同样有脑损害作用。

新生儿由于葡萄糖醛酰转移酶不足,加之胆红素来源过多、肠-肝循环增加等因素,使其对胆红素代谢过程发生障碍而出现不同程度的黄疸(生理性或暂时性黄疸)。血清白蛋白、前白蛋白及转铁蛋白均是由肝脏产生的,正常足月儿血清白蛋白约(0.321±0.042)mg/L,前白蛋白约为(1.08 ± 0.241)mg/L,转铁蛋白约为(19.96±3.45)mg/L。

7. 体温调节功能 足月新生儿主要通过增加皮肤水分的蒸发实现散热。寒冷时,新生儿没有寒战反应,此时代谢、肺通气量及心搏出量均增加,从而提高产热效能,同时末梢血管收缩,减少散热,新生儿皮肤血管收缩的反应性强,但因皮下脂肪少(尤其是早产儿),且体表面积相对较大,故总的保温能力差。当体温降到35℃以下时,新生儿主要通过非寒战性产热即化学性产热进行代偿。

8. 神经系统 新生儿的脑发育领先于其他器官,其重量约占体重的10%~12%(成人为2%),但神经元之间的上、下及横向联系通路较少,兴奋-抑制的反应过程不完善,故常有泛化的不随意运动。

新生儿具备多种原始反射,如觅食、吸吮、吞咽、拥抱、握持等反射,某些反射在生后数月消退。此外,在年长儿及成人一些属病理性的反射,如佛斯特征、巴宾斯基征、克尼格征。不对称紧张性颈反射,在正常新生儿可出现并持续数周。腹壁反射及提睾反射不稳定。角膜及瞳孔光反射存在。

新生儿有敏感的皮肤触觉、温度觉及味觉。视觉能适应20~25cm距离的物体,能追随红色圆环(8~10cm)或轮廓鲜明、对比强烈的黑白卡注视90°。传导性(包括骨和气体传导)听觉稍迟钝,但新生儿喜听高频率的女声,且对声音有定向反应。以前认为新生儿嗅觉不敏感,仅对强烈刺激性的气味有反应,现知新生儿能分辨母亲的体味,并对喜欢和不喜欢的气味表现不同的应答。

9. 内分泌系统 婴儿出生时垂体前叶已具正常功能,后叶功能稍不足。生长激素(hGH)出生时仍维持胎儿中期所达水平。胎儿血清中 T_4 到足月时可达11.5μg/dl,T_3 约达60ng/dl,胎儿 rT_3 为150ng/dl。血清TSH水平到足月时达10μU/ml。甲状旁腺常有暂时性功能低下。肾上腺在胚胎第三周开始发育,皮层分化为胎儿皮层和真皮层(在被膜下),随后胎儿皮层迅速退化,真皮层发育,到生后约6个月时占领整个皮层。

10. 免疫系统 新生儿中性粒细胞的应激、趋化、黏附力及吞噬和杀菌作用弱于成人,其单核细胞受刺激后,粒细胞克隆因子 G-CSF 和 IL-6、IL-8 生成量相对较低。新生儿白细胞分化成产 IgM 浆细胞的能力较强,而分化成产 IgG 和 IgA 浆细胞的能力极弱。其 T 细胞的表型亦相对不成熟,对辅助 B 细胞产生免疫球蛋白、激活吞噬细胞的能力较低。T 细胞产生 IL-2 和细胞毒素的能力与成人相似,产生 TNF 和 GM-CSF(粒细胞吞噬细胞克隆刺激因子)约为成人的50%,产生 γ 干扰素和 IL-4 仅及成人的10%~20%,新生儿 NK 细胞的活性亦较低。

新生儿出生时血清 IgG 完全来自母体,可等于或稍高于母体的水平,约7~14g/L。IgM 不能通过胎盘均为胎儿自己产生,足月儿浓度约为50~100mg/L,如>200~300mg/L时提示宫内感染可能或有母血成分的刺激。IgA 则仅可测得为0~22mg/L。母乳喂养的新生儿可从母乳中获得分泌型 IgA、乳铁蛋白和溶菌酶等,故使其非特异性免疫能力得到一定程度的提高。

新生儿补体含量偏低,参与炎症反应和免疫应答的血浆纤维结合蛋白水平亦低,两者均仅为成人的1/2量。

二、足月儿体格检查

新生儿检查(newborn examination)的目的主要是:①获得有关胎儿生长发育的资料,借以判断婴儿的胎龄及宫内生长状况,作为指导照护(care)及以后保健的依据;②发现围产期危重情况如产伤、窒息、感染等,以便及时治疗;③发现遗传性综合征(如 21-三体综合征)及先天畸形(如心血管畸形、无肛、髋关节脱位等),以便制订即刻或远期计划。为此,要求在婴儿出生一周内最好每天进行一次检查:出生后即刻重点检查有无窒息(Apgar 评分)、产伤或严重畸形,根据体重、头围、外貌特征及肌张力等鉴定胎龄及宫内生长状况,以决定是否需要集中重点监护(置 NICU),以及完善各项实验室检查排除问题后确保患儿安全出院[1,6]。

1. 外表特征 正常足月新生儿检查基本状况如下:体重在 2 500g 以上,半数接近 3 200g;体重低于 2 500g 者或为早产儿,或为宫内生长障碍的足月儿(小样儿,SGA)。身长47cm 以上,多数约50cm。头发分条清楚,全身覆盖胎脂,基本无胎毛。耳壳软骨发育良好,轮廓明显。乳腺可摸到结节。指甲长到或长过指端。整个足底有足纹交错分布。男婴阴囊有多条皱褶,睾丸已下降。女婴大阴唇遮盖小阴唇。以上均系足月儿区别于未成熟儿(早产)之点。

一般检查还可有下述发现:头位产者头皮水肿(先

锋头,需与头颅血肿鉴别,后者应慎防伴有颅内损伤可能);常在腰骶部及臀部皮肤可见胎生青记;第二天起多数出现黄疸,常在一周内消退;皮肤泛红(3天内);上眼睑可有小出血点;数天内鼻尖出现粟粒疹;牙龈切缘及硬腭中线近旁有白色小珠;乳腺增大(2~3周内自然消退);臀位产者会阴部水肿。口腔内小珠及乳腺增大都属正常。女婴出生后前几天阴道少量出血而无其他部位出血者,也属正常,此与乳腺增大均系母体雌激素对胎儿的影响,出生后骤然终止之故。

2. 发育成熟度检查 新生儿成熟度的判定是加强对新生儿进行围产期监护的重要措施。除以上外部特征外,还可通过反射及肌张力的检查大概了解婴儿的成熟程度。觅食反射、拥抱(moro)反射和交叉伸腿反射(crossed leg extension)是常规检查的原始反射。神经肌肉张力的检查包括仰卧姿态、仰卧扶坐、前臂弹回、围巾征、腘窝角及足背屈角等方面,这些检查的具体操作方法和评分参见本章第5节。

3. 新生儿行为评估 随着围产医学的发展,对新生儿的评价已从传统的神经反射和对新生儿成熟度的评估转移到复杂、灵敏的新生儿行为评估,以此来检查围产期高危因素对新生儿的影响,评估新生儿神经运动发展水平,尽早准确识别处于发育伤残危险的婴儿,有利于为他们提供及时的早期康复干预。

三、正常足月儿管理

体重正常的婴儿在产房做好常规处理后,可让他(她)俯躺在母亲身上(仰位分娩者)吸吮几口母乳,或由母亲抱着(手膝支撑分娩者),直至回到卧室(不安排母婴同室者婴儿到婴儿室)。护理工作从此开始。

1. 环境 母婴同室对促进产母泌乳和产生对婴儿的连结感情有重要作用。Klaus和Kennell提出正常产后即刻实行母婴同室的婴儿条件是:5分钟Apgar评分7分以上,体重超过3 200g,心率110~170次/min,呼吸37~70次/min,皮肤颜色正常,呼吸顺畅。不实行母婴同室的产科婴儿室最好分成小间,以利消毒隔离。婴儿室婴儿床号、婴儿身上的标志、母亲姓名及床号都必须相符,严防误领婴儿的事故发生。

2. 日常护理 日常护理的要求是保持体温、促进营养和预防疾病,并在常规工作中注意婴儿的体重及行为。研究证实,袋鼠式护理对新生儿疼痛具有一定的干预效果[7]。

(1) 体温:婴儿最适的环境温度是中性温度,此时机体既不散热也不需肌肉运动及化学产热(棕色脂肪燃烧)。在湿度约50%、无风和婴儿穿衣盖被的条件下,最适的温度是24℃。

(2) 营养:提倡母乳喂养。母乳最适合婴儿的消化及吸收能力,且哺乳这个互应过程对连结感情的巩固有重要作用,故母乳喂养绝非用任何"人乳化"奶粉人工喂养所能代替。

(3) 防病:①首先是防感染。接触婴儿的医护人员必须身体健康,没有口鼻及皮肤感染,并须注意个人卫生,严格执行无菌操作。新生儿中发生腹泻或接触性传染病时,除消毒隔离外,要排除传染源来自护理人员的可能。皮肤是细菌可能侵入的门户之一,严防擦伤。清洁后及浴后用软毛巾吸干,然后在皮褶处撒少许滑石粉或松花粉,颈部只许用指抹,以防直接撒粉被婴儿吸入。健康婴儿生后1天注射乙肝疫苗,母乙肝三阳者,出生后先肌内注射高价免疫球蛋白,2周后再注射乙肝疫苗。生后3天接种卡介苗,宜在出院前进行。②完成新生儿疾病筛查和听力筛查。

3. 抚触 大量研究已证实抚触有助于新生儿生长发育,促进神经系统发育的完善,增强免疫力,有助于婴儿智力开发及增强社会适应能力,增进亲子感情,同时也可以治疗某些疾病。

4. 出院检查 许多西方国家,产后母婴健康良好者,可在1~2天后回家。我国各地有不同的规定。

(谢利娟)

参考文献

[1] 邵肖梅,叶鸿瑁,邱小汕.实用新生儿学.5版.北京:人民卫生出版社,2019.

[2] 白波,陈波,李广洪,等.新生儿窒息复苏后发生持续性肺动脉高压的危险因素探讨.中国妇幼保健杂志,2019,34(2):351-354.

[3] 曹玮,谢利娟.延迟脐带结扎对新生儿近远期影响的研究进展.国际儿科学杂志,2015,42(1):8-10.

[4] 郑凯,吴军华,邱海燕.影响新生儿肠道细菌定植相关因素的研究进展.中国微生态学杂志,2017,29(11):1350-1353.

[5] SABRINA T,NAN S,HAN CW. The microbiome in early life:implications for health outcomes. Nature Medicine,2016,22(7):713-722.

[6] KLIEGMAN RM,GEME JS. Nelson textbook of pediatrics. 21th ed. Philadelphia:Saurder,2019.

[7] BENOIT D. Skin-to-skin care is an effective and safe intervention to reduce procedural pain in neonates. Evid Based Nurs,2017,20(4):113.

第3节 早产儿特点及管理

早产儿(preterm infant)是指胎龄小于37周(≤259天)出生的新生儿,无论其出生体重。绝大部分早产儿体重小于2500g,身长小于45cm。早产儿各器官解剖结构和生理功能不成熟,与足月儿明显不同,呈现早产儿特点,早产儿属于高危新生儿,需要特殊照顾和管理[1]。

一、发生率和病死率

不同种族、人种、不同社会经济阶层中,早产儿及低出生体重儿发生率不同。据WHO 2013年统计报告:每年全世界有1500万早产儿出生,早产儿占全世界活产婴儿的11.1%,其中60%早产儿在南亚及撒哈拉以南非洲地区。在低收入国家中,早产儿发生率平均12%,高收入国家为9%。WHO在2018年更新数据显示在184个国家中,早产儿发生率在5%~18%不等,中国约为7.1%[2,3]。早产儿数量居前三位的国家分别是印度、中国、尼日利亚。全世界每年有超过100万例婴儿死于早产并发症。早产是新生儿死亡的首要原因,是五岁以下儿童死亡的第一大原因。

二、病因

发生早产的原因仍未完全明确。

1. 孕母因素 常起重要作用,如妊娠并发高血压、严重贫血、营养不良,急性感染,肾脏或心脏疾患者早产率亦明显升高。

2. 子宫脐带胎盘因素 畸形子宫,子宫发育不良,子宫肌瘤,子宫颈功能不全,子宫内膜炎,羊膜早破,羊水过多,绒毛膜炎症,脐带过短、扭转、前置胎盘,胎盘早剥或胎盘梗死、纤维化、水肿、血肿形成等与早产相关,近年来认为50%~80%的早产与绒毛膜炎症有关。

3. 胎儿因素 常为多胎、胎位异常或胎儿畸形。医源性早产可因孕母疾病或保护胎儿而终止妊娠,产科干预如羊水穿刺操作等。此外,孕母年龄<18岁,有不良妊娠史,分娩间隔小于2年者,孕母体重<45kg者,孕妇每日蛋白质摄入<50g者等,早产发生率高。孕母不良习惯(饮酒、吸毒、吸烟或被动吸烟)及情绪波动均为原因。

三、生理解剖特点

1. 外表特点 头大,囟门宽大,颅缝可分开,头发呈短绒样,耳壳软,耳舟不清楚;皮肤呈红薄嫩,水肿发亮,毳毛多,胎脂丰富,皮下脂肪少,趾(指)甲软,不超过趾(指)端;乳腺结节常不能触到;肋骨软,肋间肌无力,吸气时胸壁易凹陷,腹壁薄弱;跖纹少而浅,仅在中前部见1~2条足纹,足跟光滑;男婴睾丸未降或未全降。女婴大阴唇不能遮盖住小阴唇。

2. 体温调节功能差 因体温中枢发育不成熟,皮肤散热迅速,产热能力差(肌肉活动少、棕色脂肪少),故常可呈低体温(<35℃),常因寒冷而导致硬肿症的发生。

3. 呼吸系统 呼吸浅快不规则,部分早产儿呈现间歇性呼吸暂停及喂奶后暂时性青紫。此外,原发性呼吸暂停亦常见于早产儿,呼吸功能不稳定主要与早产儿呼吸中枢及呼吸器官未发育成熟有关。又因肺泡气体交换率低,呼吸肌发育不全,肋骨软弱,吸气无力,常有肺膨胀不全症。因肺泡表面活性物质少,易患新生儿呼吸窘迫综合征(respiratory distress syndrome, RDS)。此外,尚因咳嗽反射弱,不易咳出气管、支气管的黏液,而易产生肺不张或肺炎。早产儿气道常可因机械通气等致气压伤或高浓度氧而导致支气管肺发育不良(broncho-pulmonary dysplasia, BPD)。

4. 心血管系统及血压 早产儿常呈动脉导管延迟关闭,造成对心、肺、肾、肠的血供有影响,需要警惕。又因其血容量不足或心肌功能偏弱,常致血压偏低。

5. 消化系统 吸吮力较差,吞咽反射弱,贲门括约肌松弛,胃容量小,易产生溢乳窒息。消化力弱,易发生呕吐、腹胀、腹泻。淀粉酶发育不全,脂肪消化能力逊于成熟儿。对脂溶性维生素吸收不良。坏死性小肠结肠炎(necrotizing enterocolitis, NEC)在早产儿中发病率较高。

6. 神经系统 各种反射如吞咽、吸吮、觅食、对光、眨眼反射等均不敏感,觉醒程度低,嗜睡,拥抱反射不完全,肌张力低。此外,由于早产儿(尤其是出生体重<1500g,胎龄<32周)脑室管膜下存在着发达的胚胎生发层组织,因而易导致脑室内出血。早产儿常发生脑室周围脑实质出血性坏死,以后形成脑室周围白质软化。

故生后 3 天内应给予常规头颅 B 超检查(床旁检查为妥)。

7. 肝脏功能 因葡萄糖醛酸转换酶不足,胆红素代谢不完全,生理性黄疸持续时间长且较重。常引起高胆红素血症,甚至并发胆红素脑病。肝贮存维生素 K 较少,Ⅱ、Ⅶ、Ⅸ、Ⅹ凝血因子缺乏,易致出血。维生素 D 储存量较少,易患佝偻病。因肝糖原转变为血糖功能低,血糖常偏低。因肝合成蛋白质的功能不足,血浆蛋白低下,易致水肿。

8. 血液系统 出生几天后,外周血红细胞及血红蛋白迅速下降,出生体重愈低,红细胞及血红蛋白降低愈早。有核红细胞在外周血象中可持续较长时间。血小板数略低于成熟儿。血管脆弱,易出血。常因维生素 E 缺乏引起溶血。

9. 肾脏功能 肾单位较成熟儿少,肾小球滤过率低,对尿素、氯、钾、磷的清除率亦低。因抗利尿激素缺乏,尿浓缩能力亦差。此外,胎龄愈小,肾小管重吸收葡萄糖阈值愈低,尿糖可呈阳性。

10. 水电解质和酸碱调节功能 由于调节机制不成熟、环境及疾病等因素,使之在水过多与水不足之间的安全范围相当狭窄,易导致电解质失衡。在生后几天内部分早产儿常呈代谢性酸中毒、呼吸性酸中毒或呼吸性碱中毒。

11. 免疫功能 由于体液免疫和细胞免疫均不成熟,从母体来的 IgG 含量较少,皮肤屏障功能差,故对某些感染的抵抗力较弱,容易引起败血症等。此外,频繁的医护操作,更增加了感染机会。

四、早产儿管理

早产儿因胎龄、体重不一,故生活能力亦不同。超早产儿尤需特别护理[4]。强调仔细、耐心、轻柔、迅速地护理和严密的监护,并关注感情的培育。

1. 出生时护理 分娩时提高产房温度,娩出后在开放式远红外暖床上护理,及时清除口鼻黏液,结扎脐带,用柔软新毛巾吸干全身羊水,但不必擦去皮肤上的胎脂。

2. 一般护理 对早产儿喂奶、穿衣、试表及换尿布工作需在暖箱中轻柔完成,避免不必要的检查及移动,每 4~6 小时测体温一次,体温应保持恒定(皮肤温度 36~37℃、肛温 36.5~37.5℃),每日在固定时间称一次体重,宜在哺乳前进行。早产儿生理性体重减轻的幅度和恢复可随出生体重的不同而变化。超早产儿可延迟至 2~3 周才恢复到出生体重。

3. 保暖 早产儿需要的中性温度一般为 32~35℃,相对湿度 55%~65%(超早产儿湿度要求更高);体重 1 501g~2 000g 者,暖箱温度在 32~33℃;体重 1 001g~1 500g 者,暖箱温度在 33~34℃;<1 000g 者,暖箱温度宜在 34~35℃。在无暖箱的条件下,保暖方法需因地制宜执行。

4. 氧疗 勿常规使用,仅在发生青紫及呼吸困难时才给予吸氧,且不宜长期持续使用。吸入氧浓度以 30%~40%为宜,根据氧饱和度检测情况上调或下调吸入氧浓度。维持经皮脉氧饱和度目标值为 90%~95%[5]。浓度过高,吸氧时间过长,可引起支气管肺发育不良和/或早产儿视网膜病。

5. 维持血糖稳定 据统计出生后 24 小时内有半数早产儿可出现低血糖,且为无症状的,故需监测血糖,应保持不低于 2.6mmol/L(46mg/dl)水平,以避免低血糖脑损伤发生。

6. 喂养 临床情况稳定及体重>1 500g 的早产儿常不需全静脉营养(total parenteral nutrition,TPN),出生 2 小时即可喂养,目前主张早期,从微量逐步增加到足量喂养。第一次经口喂消毒过的水,如吸吮、吞咽无问题,可再给予糖水,以后给奶。如有吸吮、吞咽、呼吸动作不协调,胃排空延迟等可用管饲法。

早产儿亦强调生母母乳喂养,因早产儿母乳(特别是初乳)中的氮元素、蛋白质、脂肪酸、钠、氯、钙、镁、锌、铜、铁及 sIgA 含量均高,适合快速生长和需要保护的早产儿,对母乳喂养的早产儿还宜根据体格生长情况合理添加"人乳强化剂"[6]。如母乳不足,则应选用早产儿配方粉。早产儿配方粉至少含蛋白质 2g/100ml,碳水化合物 8~9g/100ml(并非全部为乳糖,配有部分低聚糖),脂肪中则含有 40%~50%的中链脂肪酸,能量为 75~80kcal/100ml,渗透压应较低,为 250~300mOsm/(kg·H₂O)。待早产儿体重达 2 000g 时,可以改用早产儿出院后配方粉,逐渐过渡到足月儿配方粉。早产儿喂养应该个体化,需按日龄及接受情况而变动。第一日总量(水和奶)可 60~90ml/kg(每日 50~72kcal/kg),每 2~4 小时喂一次,以后逐渐增加至约 150~180ml/(kg·d)(每日 110~135kcal/kg)[7]。体重小于 1 000g 者主要靠静脉营养,但宜早期微量喂养,可每 2~4 小时给 0.5~1ml 母乳,逐步增加。如为管饲者,饲前先进行抽吸,如吸出的量小于上次奶量的 30%者,可回注,并不必改动方案;否则,应在再次注入量中减去此量。在静脉营养期间,宜经常行非营养性吸吮训练(无孔橡皮奶头),有利于刺激肠胃运动功能及分泌消化激素的功能,使其及早过渡到经胃肠喂养,降低静脉营养的并发症。

7. 维生素及铁剂的供给　早产儿体内各种维生素贮量少，生长又快，维生素和铁相对缺乏。母乳或人乳喂养早产儿，出生后一次性给维生素 K_1 1～3mg。出生后第 2 周可给维生素 D 800～1 000IU/d，3 月龄后改为 400IU/d 直至 2 岁[8]。早产儿一般缺乏维生素 E，可给予维生素 E 5～10mg/d，直至体重达到 1 800g 为止。近年来推荐对用氧或机械呼吸的早产儿给予适量维生素 A，对预防支气管肺发育不良和早产儿视网膜病有益。为预防 B 族维生素及维生素 C 缺乏，可服用复合维生素 B 半片和维生素 C 50mg，每日 2 次。早产、低出生体重儿铁储备低，需肠道补充铁制剂。目前的推荐是在建立肠道喂养后开始补充元素铁 2～4mg/(kg·d)，从出生后 2～6 周直至校正年龄 1 岁。该补充量包括强化铁配方粉、母乳强化剂、食物和铁制剂中的铁元素含量[4]。早产儿配方粉喂养的早产儿，视配方粉成分决定维生素及矿物质是否需要额外补充。不能经胃肠喂养者，在全静脉营养中加入多种维生素。

8. 预防感染　为护理中极为重要的一环。须做好早产儿室及暖箱的日常清洁消毒工作。每日定时通风，定期乳酸蒸气消毒 NICU，要经常更换氧气瓶、吸引器、水瓶、暖箱水槽中的水。要严格执行消毒隔离制度，护理人员手卫生尤其重要，护理前后用肥皂洗手(流动水冲洗)或戴消毒手套，各项操作必须严格按照院感控制的有关规定实施。护理人员按期做鼻咽拭子培养。感染及带菌者应调离早产儿室工作。早产儿中有感染者宜及时治疗。有传染病者及时隔离。

9. 出院标准　早产儿出院前，应能自己吸吮进奶，在一般室温中体温平稳，体重稳定增长，并已达 2 000g 以上。近期无呼吸暂停及心动过缓发作，已停止用药及吸氧一段时期。此外，还应对早产儿在出生后完成听力筛查，部分先天性出生缺陷病筛查，出院前做眼底检查，排除早产儿视网膜病，常规进行血红蛋白检查有无贫血。在上述情况均稳定的条件下，可考虑早产儿出院。出院前需对家长进行护理指导，出院后做定期随访评估(体格、智能及行为发育)，并给予相关指导干预。

五、超早产儿特点及管理

超早产儿(extremely premature infant，EPI)是指胎龄<28 周的早产儿，其中出生体重<1 000g 者为超低出生体重儿(extremely low birth weight infant，ELBW)。近年来，超早产儿和超低出生体重儿发生率有逐年增高趋势，英国、美国 ELBW 的发生率为 0.3%[3]。2005 年中华医学会儿科学会新生儿学组对 22 个省、自治区和直辖市共 47 个城市 62 所医院的 45 722 例产科新生儿调查资料显示，ELBW 占 0.2%，但实际发生率可能更高，因为大多数农村地区的统计资料不全[9]。

1. 围产期管理[1,4]　建立产科与儿科的讨论会，从母婴两方面考虑，将损伤控制在最小限度内，确定合适、最佳的分娩时间和分娩方式，准备好复苏设备和复苏技术熟练的儿科医生在场，出生时的保暖要放在头等重要的位置，从产房(或手术室)将超早产儿送到婴儿室或 NICU 时，应该有合适的转运系统等[5]。

2. 体温管理　要给予中性温度(大致 36℃左右)，在出生后最初 1～2 天要给予高湿度环境(湿度保持 90%)。

3. 预防感染　由于超早产儿常呈低 γ 球蛋白血症，皮肤、消化道黏膜屏障不成熟、免疫防御功能差等，很容易感染并扩散，尤其是院内感染占非常重要的地位，且以耐药菌和条件致病菌为主，临床治疗困难，是死亡的主要原因之一。手接触是院内感染的主要途径，医护人员要接触这些超早产儿必须严格按照医院感染控制部门的要求洗手，所有接触婴儿的医疗护理用品都应严格消毒。感染时症状并不明显，需仔细寻觅，即使仅仅是一顿奶吃得不好、体温稍许波动、反应稍许呆滞、轻微硬肿或呼吸暂停出现、心率增快等，均提示感染可能。

4. 营养管理[7]

(1) 肠道内营养：早期微量喂养可促进胃肠功能的发育，缩短达到全肠道营养的时间、体重恢复快，降低胆汁淤积及院内感染的发生，减少住院天数等。如全身状态稳定出生后第二天即可开始喂养，以新鲜生母乳为首选，从 0.5～1ml 开始，3～6 小时一次，如无潴留，每次适量增加，争取 2～3 周内逐渐达到全肠道喂养。如无母乳，低渗透压配方乳也可作为初始的肠道喂养选择。多采用管饲喂养。对超早产儿要关注 NEC 发生的可能，即使轻微腹胀或偶有呕吐亦应停喂观察并作适当检查。对于不能经肠道喂养或喂养不耐受的婴儿可给予非营养性吸吮。

(2) 肠道外营养：葡萄糖静脉滴注从 4～6mg/(kg·min)开始，能耐受每日可逐步加量 1～2mg/(kg·min)。最大量不超过 11～14mg/(kg·min)，密切监测血糖。氨基酸在出生后 4 小时即可给予，可从 1.5～2g/(kg·d)开始，每日增加 1g/kg。最大量 3.5～4.0g/(kg·d)。脂肪乳剂从 1g/(kg·d)开始，每日增加 0.5～1g/kg，最大量 3.0g/(kg·d)。维生素和微量元素补充亦宜早期开始。静脉营养时有一整套的正规检查项目必须执行(具体参见《中国新生儿营养支持临床应用指南》)。

5. 维持水电解质平衡[1] 由于超早产儿皮肤角质甚薄,故不显性失水多,有作者用暖箱内高湿度环境办法,亦可在婴儿体上覆盖塑料布,使不显性失水大大减少。

超早产儿肾小球滤过率低下,输液量少许增加,即可造成负担,一般从 80ml/kg 开始[小于 750g 早产儿需更多,100ml/(kg·d)],以后逐步增加到 120~180ml/(kg·d),但输液量过大与动脉导管开放(patent ductus arteriosus,PDA)有关。超早产儿肾小管对钠回吸收较差,但补钠不当,又会变为高钠血症。因此,一般在生后第 2 天可给予钠 2~3mmol/(kg·d),并最好测血钠后再酌情补给。

6. 呼吸系统管理 由于超早产儿胸廓柔软,肺扩张能力有限,肺泡换气面积相对小,肺表面活性物质产生不足,肺血管阻力高,肺顺应性差,气道阻力高,通气/血流比值失常等,易发生肺透明膜病、呼吸暂停、支气管肺发育不良等。《2019 年欧洲新生儿呼吸窘迫综合征管理指南》推荐,RDS 患儿应在疾病早期尽早使用治疗性肺表面活性物质,推荐方案为 CPAP 通气压力至少为 6cmH₂O,FiO₂>0.30,病情仍加重者,给予肺泡表面活性物质治疗。

超早产儿动脉血氧分压维持在 6.7~10.6kPa(50~80mmHg),经皮动脉血氧饱和度应在 90%~95%,不超过 95% 为宜。呼吸机应用时尽量采用非插管性呼吸支持,常用方法为鼻塞 CPAP,减少气管插管和机械通气时间,机械通气时采用适宜的肺保护策略,包括:尽可能地无创呼吸支持,同步呼吸,容量保证或压力调节容量控制通气,较小的潮气量,合适的 PEEP,允许性高碳酸血症策略,高频通气等,将可能由呼吸机造成的肺损伤减少到最低程度。

超早产儿呼吸暂停发生率可高达 70%,在积极寻找病因的同时,用托背法即靠触觉来刺激皮肤使呼吸回复,同时给氧,如反复发作,目前多给予枸橼酸咖啡因兴奋呼吸中枢。

7. 循环系统管理 新生儿持续性肺动脉高压(persistent pulmonary hypertension of the newborn,PPHN)、PDA 为超早产儿常见的循环系统问题。由于其肺动脉舒张与收缩不完善,当低氧血症、高碳酸血症、代谢性酸中毒、循环量减少、心功能不全、低体温等,均可造成PPHN,故应根据病因进行处理,给予纠正酸中毒、呼吸机和肺血管扩张剂应用,关于 NO 的疗效及安全性目前仍没有定论。对于 PDA 是否要早期关闭也有不同意见,部分超早产儿 PDA 可自然闭合。目前的大多数做法是,如果 PDA 持续存在并有临床症状,需控制液量在 120~140ml/(kg·d),并考虑早期干预,药物可用吲哚美辛或布洛芬,应用药物关闭失败可手术结扎。

8. 神经系统管理 脑室内出血(intraventricular hemorrhage,IVH)、脑室周围白质软化(periventricular leuko-malacia,PVL)是引起超早产儿死亡、脑瘫、视听和认知障碍的主要原因,各种使血压波动、血流变动、血管舒缩的因素,如脐带结扎、窒息、低氧血症、高碳酸血症、抽搐、气胸、败血症、酸中毒等均可导致 IVH。孕母和胎儿脑血流降低或血压降低也可导致超早产儿的 PVL,其症状很不突出,有时仅表现为呼吸暂停。IVH 和 PVL以床边头颅 B 超诊断为首选方法,但对弥漫性病灶检查受限,故主张出院前或矫正胎龄 40 周时行头颅 MRI 检查。超早产儿 IVH 和 PVL 重在预防。

9. 贫血及管理 超早产儿的贫血可能是其红细胞生成素量低下和活性不足之故,亦可能是医源性采血化验的结果,如血红蛋白<80g/L 或压积<25%,可考虑输血(如日龄小于 28 天,应用无创呼吸支持者 Hb<100g/L,压积<30%,有创呼吸支持者 Hb<120g/L,压积<40%均应考虑输血),输血最好用肝素抗凝血浓缩红细胞悬液 10~15ml/kg,4~6 小时内持续滴入。促红细胞生成素应用可减少输血次数,不能避免输血,目前应用不普遍。

10. 早产儿视网膜病的防治 对超早产儿必须严格控制用氧,切忌高浓度或长时期的应用。此外,换血、贫血、吲哚美辛应用、败血症、低氧血症、低碳酸血症、水分供给过多和母体糖尿病等都是造成本病的危险因素,要高度予以重视,进行早期筛查。首次筛查应在出生后4~6 周或矫正胎龄 32 周后,并根据眼科需要随访。

11. 听力问题及管理 据报道,有 11% 的超早产儿存在听力损害,其原因是未成熟的脑受诸多围产期不利因素(如高胆红素血症、低氧、酸中毒、颅内损害、NICU 环境中噪声等)侵害所致。对超早产儿在入住和出院时均应做听力筛查,并应长期定期(1~3 个月)随访复查和评估,如有失听可获早期干预。对 6 个月内婴儿,一般用听觉脑干反应或耳声发射法进行听力筛查。

(何振娟)

参考文献

[1] 邵肖梅,叶鸿瑁,邱小汕.实用新生儿学.5 版.北京:人民卫生出版社,2019.

[2] World Health Organization. Born too soon:the global action report on preterm birth. World Health Organisation, 2012, 380:1713.

[3] BLENCOWE H, COUSENS S, OESTERGAARD M, et al. National, regional and worldwide estimates of preterm birth. The Lancet, 2012, 379:2162-2172.

［4］中华儿科杂志编委会,中华医学会儿科学分会新生儿学组.早产儿管理指南.中华儿科杂志,2006,44（3）:188-191.

［5］中国新生儿复苏项目专家组.中国新生儿复苏指南（2016年北京修订）.中国新生儿科杂志,2016,31（4）:241-246.

［6］早产儿母乳强化剂使用专家共识工作组,中华新生儿科杂志编辑委员会.早产儿母乳强化剂使用专家共识.中华新生儿科杂志,2019,34（5）:321-328.

［7］中华医学会肠外肠内营养学分会儿科协作组,中华医学会儿科学分会新生儿学组,中华医学会小儿外科学分会新生儿学组.中国新生儿营养支持临床应用指南.中华小儿外科杂志,2013,34（10）:782-787.

［8］中华医学会儿科学分会新生儿学组,中华医学会儿科学分会儿童保健学组.早产/低出生体重儿喂养建议.中国儿童保健杂志,2011,19（9）:868-870.

［9］MCCARTHY EK, DEMPSEY EM, KIELY ME. Iron supplementation in preterm and low-birth-weight infants:a systematic review of intervention studies. Nutrition Reviews, 2019, 77（12）:865-877.

第4节　高危新生儿监护和转运

新生儿出生后经历从宫内到宫外环境的巨大变化,涉及呼吸、心血管、体温调节等各系统。由于新生儿代偿能力差,病情变化快,高危新生儿随时可能发生各种危重情况,需要对生命体征、各脏器功能等进行密切监护和评估,良好的监护可以早期发现问题,及时处理,减少患病率和病死率[1,2]。

高危新生儿需要在新生儿重症监护病房（NICU）集中监护和抢救,如果本单位没有NICU,应将高危新生儿转运到设立NICU的单位,有些特殊病例,如外科病例、先天性疾病病例应转运到具备相应条件的NICU。新生儿转运需要特殊的设备和条件。

一、高危新生儿监护

随着医学科学的发展,许多技术被用于高危新生儿监护[3,4],新生儿重症监护病房仪器设备集中,医护人员经过专门训练,熟练掌握高危新生儿监护技术。高危新生儿监护主要包括基础监护、呼吸、心血管、神经、消化、高胆红素血症、肾功能、血液、感染等,以下分别进行阐述。

（一）基础监护

1. 体温监测　新生儿产热少、散热多,易发生低体温损伤。对新生儿要进行体温监测,一般采用水银温度计,最好测量腋下皮肤温度,尽量不测量肛温,以避免肠道损伤,腋温保持在36.5~37.5℃。在暖箱或远红外辐射台的体温监测通常采用热敏电阻温度传感器,监测皮肤温度。近红外温度测定仪,可监测鼓膜等处温度,相关性较好。

2. 体液平衡监测　大多数新生儿出生后24小时内排尿,如生后24小时内未排尿或以后尿量<1ml/（kg·h）,要注意是否存在循环或肾功能异常等问题。对高危新生儿需每天监测尿量、体重,记录24小时出入量。

3. 血糖监测　出生后如延迟开奶而未静脉补液者易发生低血糖,一般正常新生儿出生后12小时如没有喂养或静脉供应糖,会耗尽糖原储备;早产儿或小于胎龄儿,由于糖原及脂肪储存不足而发生低血糖。因此,对所有早产儿、低出生体重儿、小于胎龄儿、大于胎龄儿和巨大儿、生后延迟喂养者、患病新生儿,应常规监测血糖,每天4~6次,直到血糖稳定。如血糖<2.6mmol/L应及时给予纠正。

4. 生化血气监测　危重新生儿容易发生内环境紊乱,严重感染、缺氧、炎症损伤等可导致生化血气异常,及时监测生化电解质和血气分析可早期发现病情变化,对危重新生儿一般每天监测1~3次血气分析。

采用动脉血或动脉化的毛细血管血进行分析。判断氧分压（PaO_2）、二氧化碳分压（$PaCO_2$）、酸碱平衡（pH值、BE、HCO_3）等。一般新生儿pH值维持在7.35~7.45,PaO_2维持在50~70mmHg,$PaCO_2$维持在35~45mmHg。

（二）呼吸系统监护

高危新生儿容易发生呼吸问题,导致缺氧、脑损伤,甚至死亡,应及时进行监测。

1. **临床表现** 密切观察有无呼吸困难、呼吸不规则、呻吟、青紫、呼吸暂停等表现。

2. **经皮动脉血氧饱和度(percutaneous arterial oxy-gen saturation, SpO$_2$)监测** 是最常使用的监测氧合状态的方法,通过测量双波长光源和光传感器间氧合和还原血红蛋白的差异得到氧饱和度值,当血流通过光源和光传感器之间时,不同量的红光(660nm)和红外光(940nm)被吸收,这种差异转换为电信号,显示氧饱和度值。对所有高危新生儿、氧疗的新生儿都必须24小时实时监测SpO$_2$,研究显示,超低出生体重儿SpO$_2$水平应保持在90%~95%[1,2]。

3. **经皮二氧化碳分压(transcutaneous partial pressure of carbon dioxide, TcPCO$_2$)监测** 应用微电极将局部皮肤加热后使局部血流增加,用化学电极监测该处氧和二氧化碳水平,虽然二氧化碳不需加热局部皮肤即可测量,但加热后获得的数值更可靠,可动态观察体内变化情况。TcPCO$_2$准确性还不够稳定,可用于观察PaCO$_2$变化趋势,需结合动脉血气监测结果分析,减少动脉血气检测次数。测定TcPCO$_2$需2小时更换一次探头位置,以避免皮肤烫伤。

4. **呼气末二氧化碳分压(partial pressure of end-tidal carbon dioxide, PetCO$_2$)监测** 用于气管插管患儿,连接于气管插管末端和呼吸机Y端之间,用于监测呼气末CO$_2$分压。由于CO$_2$值在呼吸周期中变化较大,而新生儿呼吸相对较快而潮气量相对较小,故新生儿PetCO$_2$准确性还不够,需结合血气分析,用于动态观察PaCO$_2$变化趋势。

5. **肺部影像学监测** 有呼吸困难、青紫的患儿,应及时进行床旁肺部超声和胸片等影像学检查,了解两肺疾病情况。对RDS等重症患儿,需动态检查。对突然发生青紫、烦躁不安的患儿,需随时紧急检查。

6. **冷光源皮肤透照试验** 怀疑气胸者,可用冷光源进行皮肤透照试验,比较两侧胸壁的光晕大小,光晕增大一侧提示存在气胸。此方法简单易行,可更早发现气胸,早期处理,减少死亡率。

7. **呼吸力学监测** 对严重呼吸疾病或机械通气患儿需监测呼吸力学,常用参数有:压力(P)、容量(V)、流量(flow)、肺顺应性(compliance,C)、气道阻力(resistance,R)、潮气量(tidal volume,VT)、每分通气量(minute ventilation,MV)等。呼吸力学环有:压力容量环(P-V)、压力流量环(P-Q)、容量流量环(V-Q)等。用于监测肺顺应性、气道阻力、肺容量、有无漏气等情况。肺顺应性下降常见于RDS、肺水肿、气胸等,气道阻力增加常见于胎粪吸入、慢性肺病、气道分泌物等。

(三)心血管系统监护

1. **临床表现** 观察有无青紫、皮肤花纹或发灰、四肢末梢冰凉、意识障碍、水肿、尿量等。检查心率、心律、心音、杂音、肤色、肝脏大小、股动脉搏动、毛细血管再充盈时间、四肢末梢温度、水肿等。如股动脉搏动减弱,提示存在主动脉狭窄,如发现差异性青紫,提示存在经过动脉导管水平的右向左分流,有助于早期发现心脏疾病。

2. **心电监护** 对所有高危新生儿都要24小时实时心电监护,监测心率、心律、心电图等。

3. **常规血压监测** 虽然血压不是一个敏感的指标,但对高危新生儿常规定时监测血压非常重要,一般2~4小时测1次,对休克、失血等患儿要每小时测1次,注意血压计袖带大小,必要时测四肢血压。

4. **有创血压监测** 重症新生儿需频繁监测血压,可采用有创监测技术,新生儿一般应用脐动脉和桡动脉进行有创血压监测。

(1)脐动脉置管:操作时约束四肢,切除脐残端保留约1cm,暴露脐动脉(约在4点及7点钟),插管后缝线及桥式固定。选择导管大小,体重>1 500g为5Fr,体重<1 500g为3.5Fr。插入深度高位位于T$_{6-9}$,低位位于L$_{3-4}$,可根据公式BW(kg)×3+9(cm)或肩-脐距+2(cm)。常见并发症有血栓形成和栓塞、感染、低血糖、空气栓塞、DIC、血管穿孔等。拔出导管指征为使用已满1周、病情稳定、不需频繁监测血压、发生并发症。

(2)桡动脉置管:常选用24G的静脉留置针,与桡动脉成15~30°进针,有回血后拔出针芯,留置导管,接延长管及三通,用含1U/ml肝素的生理盐水持续维持,可监测血压、脉搏,并可供临床采血用。但需注意有无感染、栓塞等并发症发生。

5. **中心静脉压监测** 对休克、心功能不全需监测中心静脉压,指导扩容补液。

6. **其他监测** 可根据具体情况选择超声心动图、胸片、电解质、心肌酶谱、肌钙蛋白等检查。

(四)神经系统监护

新生儿脑损伤发生率较高,并且不容易及时发现,判断预后也非常困难,但早期发现对医生和家长都非常重要,因此,对高危新生儿要进行神经系统监护。

1. **临床表现** 密切观察意识、反应、头围、囟门、瞳孔、肌力、肌张力、各种反射等。

2. **实验室检查** 监测血糖、电解质、脑脊液常规、生化、培养等,血气、血氨、血氨基酸、有机酸等。

3. **床旁头颅超声**　对怀疑或存在神经系统临床表现、早产儿应常规检查头颅超声,检查时间为出生后 1~7 天、2 周、1 个月及出院前,以早期发现颅内出血等疾病。

4. **头颅 CT 和 MRI**　由于 CT 暴露射线问题,新生儿 CT 检查主要限于足月儿怀疑颅内出血的急诊检查。大多数情况下,应以 MRI 检查为主,早产儿脑白质损伤早期做弥散加权成像(diffusion weighted imaging,DMI),以后做 T_1 和 T_2 加权。

5. **振幅整合脑电图(amplitude-integrated electro-encephalography,aEEG)**　监测脑电生理,可反映脑电背景活动和异常活动,操作简单,受环境干扰小,容易判读,可长时间床旁连续监测,但不能反映病变部位。目前临床用于早期辅助诊断 HIE 严重程度。

6. **常规脑电图(electroencephalograhpy,EEG)**　是检测脑电生理的主要方法,可反映脑电背景活动和异常放电,能反映不同的部位和频率,需要有经验的专业人员进行分析。

7. **脑干诱发电位**　对缺氧、高胆红素血症、宫内感染、先天性疾病等可能存在脑损伤者,应及时检查脑干诱发电位,对早期诊断有一定价值。

8. **近红外光谱仪(near-infrared spectroscopy,NIRS)**　在近红外光线范围(700~1 100nm)内通过测定氧合血红蛋白和脱氧血红蛋白来监测脑组织氧合代谢,新生儿可用于监测脑氧合代谢和血流动力学的变化,特点为安全、无创、持续床旁监测。

(五)消化系统监护

1. **临床表现**　密切观察有无呕吐、便血,大便性状,黄疸等。观察腹部外观,有无腹胀、肠型、皮肤颜色、舟状腹、肠鸣音、包块等。

2. **影像学检查**　对腹胀或呕吐患儿应及时进行腹部超声检查,并随时复查,同时选择腹部 X 线片检查等。

3. **食管下端 pH 值测定**　反映有无胃食管反流。

(六)高胆红素血症监护

新生儿高胆红素血症发生率非常高,须密切观察动态变化,严防发生胆红素脑病。

1. **临床表现**　密切观察皮肤黄疸变化,根据皮肤黄疸分布估计严重程度。同时观察神经系统症状,注意胆红素脑病的早期表现。

2. **胆红素监测**　对所有新生儿从出生后第一天开始检测经皮胆红素,每天检测 2~3 次,经皮胆红素检测无创简便,便于多次反复检测。如经皮胆红素高于中危水平,需检测血清总胆红素和直接胆红素。

3. **脑干听觉诱发电位监测**　胆红素脑病者脑干听觉诱发电位可发生异常,如怀疑应及时监测。

(七)血液系统监护

1. **临床表现**　观察皮肤颜色、皮疹、有无出血点、有无肝脾大等情况。

2. **血常规监测**　观察血红蛋白、白细胞、血小板、网织红细胞、血细胞比容、外周血涂片等,了解是否发生红细胞增多或贫血、血小板减少等,必要时行骨髓穿刺检查。

3. **凝血功能监测**　危重病人常发生凝血功能障碍,需监测凝血功能全套、D-二聚体等,判断是否发生DIC 及病情严重程度。

(八)肾功能监护

对高危新生儿要常规监测肾功能指标。

1. **临床表现**　观察有无水肿、24 小时尿量等。

2. **肾功能监测**　一般先检查肌酐和尿素氮,如有问题再进一步检查其他项目。

(九)感染指标监测

新生儿特别是早产儿免疫功能差,易发生感染,对有胎膜早破、窒息、母产前发热等病史者,更应注意发生感染。

1. **临床表现**　每天多次密切观察体温、精神反应情况、进奶量、皮肤颜色、四肢循环、毛细血管充盈时间、有无呼吸暂停等情况。

2. **血常规**　定期检测血常规,感染患儿血白细胞明显增加,严重革兰氏阴性细菌感染者,血白细胞减少。血小板降低是新生儿重症感染的重要表现。

3. **非特异性炎症指标**　新生儿发生感染性炎症时C 反应蛋白(CRP)、白介素等常升高,可以快速检查,已成为监测新生儿感染的重要指标。

4. **病原学检查**　新生儿感染时要动态检测病原,如血培养、痰培养、尿培养等。

总之,由于新生儿疾病临床表现不典型,病情进展快,不容易早期发现问题,常措手不及。因此,对高危新生儿要从多方面进行监护,全面了解各脏器的病理生理变化,及时发现可能出现的异常情况,给予及时治疗。

二、高危新生儿转运

高危新生儿转运(neonatal translation)是指将可能发生或已经发生危险情况的新生儿,通过专业的新生儿转运团队从产房或基层医院转运到NICU,使高危新生儿及时获得抢救[5]。高危新生儿转运对提高危重病人的抢救成功率非常重要,发达国家已普遍建立先进的转运系统。近年来,我国许多地方已开展新生儿转运,建立新生儿转运规范和指南[6]。

(一)转运方式

1. **转运途径** ①陆路:目前我国新生儿转运以陆路为主。②水路:在海岛、乡村可通过水路转运。③航空:通过专用急救飞机转运新生儿,可进行远距离转运。

2. **转运模式** ①由急救中心统一转运:转出医院先与急救中心联系,派救护车将高危新生儿转运到接收医院。②转出医院转运:有些医院配备急救车,将危重病人转送到具备NICU的医院。③接收医院转运:省级和地级区域中心医院建立先进的NICU,建立新生儿转运系统,拥有转运车、转运队伍,转出医院直接与这些医院联系,这些医院派转运团队去接收转运。

3. **转运网络** 在当地卫生行政部门组织协调下,建立区域新生儿转运网络,随着通信技术的发展,转运网络更加便捷高效。

(二)转运设备

1. **转运车** 基本要求与一般救护车相似,但要配备能够升降、固定转运暖箱的装置。

2. **转运暖箱** 应配备专用于新生儿转运的转运暖箱。

3. **急救器械** 包括车载呼吸机、监护仪、负压吸引器、便携式氧气瓶、血糖仪等。还有喉镜、气管导管、复苏囊、输液器等。

对特殊危重病例需要配备特殊设备,对缺氧缺血性脑病病例配备亚低温设备转运,对重症呼吸衰竭病例配备体外膜氧合器(ECMO)设备转运[7]。

4. **急救药品** 配备重要急救药品,生理盐水、葡萄糖液、肾上腺素、异丙肾上腺素、多巴胺、多巴酚丁胺、地高辛、安定、苯巴比妥等。

(三)转运队伍

应有从事新生儿专科3年以上高年资住院医师和专科护士各1名。转运人员必须经过严格的培训才能上岗,掌握转运流程、病人抢救、所有仪器的使用。转运队伍应24小时值班待命,配备专用电话,与转出医院保持通畅联系。

(四)转运指征

新生儿转运的主要对象是高危新生儿,高危新生儿是指出生后可能发生或已经发生危重情况的新生儿。主要包括以下情况:经过复苏后仍处于危重状况;呼吸困难、反复呼吸暂停;青紫、复杂性先心性心脏病、心力衰竭、休克;严重脑损伤、频繁惊厥;严重高胆红素血症需要换血;急性贫血或红细胞增多症;严重感染,胎膜早破(>18小时);频繁呕吐,明显腹胀,腹泻、脱水;需要立即手术的先天性畸形,暂不需要手术的严重先天性畸形;出生体重<1 500g极低体重儿,胎龄<32周早产儿;过期产儿,小于胎龄儿,大于胎龄儿,双胎或多胎;手术产儿和高危妊娠产妇所生的新生儿等。

(五)转运流程和环节

1. **转运前联系** 符合转运指征者,转出医院主管医生向接收医院提出转运要求,与接收医院转运中心电话联系,并负责办理转运相关手续,完成转运单的填写,告知家长在转运途中患儿可能发生的危险,签署转运知情同意书后,正式启动转运程序。

2. **接收医院准备** 接收医院接到转运电话后,立即启动转运程序,转运团队立即到位,发车前检查所有医疗设备,调试至正常工作状态。同时向转出医院询问病人情况,对患儿目前情况有充分了解,指导转出医院先抢救病人。

3. **转运前病人准备** 高危新生儿在转运前必须进行基本的救治,使患儿尽可能达到基本的稳定状态,避免在转运途中发生死亡。转运团队到达后对患儿详细检查,与转出医院一起抢救病人,使患儿病情初步稳定。

4. **转运途中监护与救治** 在转运车中转运暖箱必须妥善固定,行车途中密切观察新生儿肤色、呼吸、心率和周围循环状况,持续监护血氧饱和度和脉搏等情况。如果发现肤色或监护指标异常,立即开展救治。

5. **返回交接** 转运返回接收医院后,通过绿色通道将患儿直接送到 NICU,转运团队与 NICU 值班医生护士进行交接,详细介绍患儿病史和病情变化,转运过程情况。

6. 转运记录　转运过程必须有详细记录,记录患儿姓名、性别、胎龄、出生体重、诊断、基本病情;记录转运前、转运途中病情变化;记录转运出发时间、到达和离开转出医院时间、返回时间。

7. 其他　转运结束后由转运团队消毒转运设备,补齐所有物品,并处于备用状态。

(陈超)

参考文献

[1] SAHNI R. Continuous noninvasive monitoring in the neonatal ICU. Curr Opin Pediatr,2017,29:141-148.

[2] MOLLER AB,PATTEN JH,HANSON C,et al. Monitoring maternal and newborn health outcomes globally:a brief history of key events and initiatives. Tropical Medicine and International Health,2019,24(12):1342-1368.

[3] CHUNG HU,RWEI AY,HOURLIER-FARGETTE A,et al. Skin-interfaced biosensors for advanced wireless physiological monitoring in neonatal and pediatric intensive-care units. Nature Medicine,2020,26:418-429.

[4] HARFORD M,CATHERALL J,GERRY S,et al. Availability and performance of image-based,non-contact methods of monitoring heart rate,blood pressure,respiratory rate,and oxygen saturation:a systematic review. Physiological Measurement,2019,40:06TR01.

[5] 陈孟雨,高喜容,吴运芹.危重新生儿转运的进展.中国小儿急救医学,2017,24(7):541-545.

[6] 中国医师协会新生儿专业委员会.中国新生儿转运指南.中华实用儿科临床杂志,2013,28(2):153-155.

[7] VIEIRA J,FRAKES M,COHEN J,et al. Extracorporeal membrane oxygenation in transport part 1:extracorporeal membrane oxygenation configurations and physiology. Air Medical Journal,2020,39:56-63.

第 5 节　新生儿行为能力和早期干预

新生儿行为能力(neonatal behavioral competence)的发现和新生儿行为神经测查的建立及广泛应用是近 40 余年来儿科领域的新进展[1,2]。新生儿行为神经测查能较全面反映大脑的功能状态。通过测查,既可发现各种有害因素造成的轻微脑损伤,又可成为观察治疗和康复效果的敏感指标;对于正常新生儿,有利于早期促进智力的发展。因为 0~2 岁是大脑发育最迅速和代偿能力最强的时期,如能从新生儿期开始早期良好育儿刺激,就能最大限度地挖掘大脑潜能,开发智力,促进代偿性康复,对预防心理社会因素和围产损伤所致的智力低下等伤残,均可起到事半功倍的效果。

一、新生儿行为能力

1. 新生儿行为能力主要表现

(1) 视觉:新生儿在觉醒状态时能注视物体、移动眼睛,头追随物体移动的方向,这是中枢神经系统完整性的最好预示因素之一。眼电图证明,新生儿目光追随物体时,眼睛有共轭功能。动力检影镜显示,新生儿最优视焦距为 19cm。

(2) 听觉:如在新生儿耳旁柔声呼叫或说话,觉醒状态的新生儿会慢慢转过头和眼睛向发声的方向,有时已会用眼睛寻找声源。

(3) 嗅觉、味觉和触觉:新生儿 5 天时能区别自己母亲的奶垫和其他乳母奶垫的气味。生后第 1 天对不同浓度的糖溶液吸吮的强度和量不同。新生儿对触觉也很敏感,如果你将手放在哭着的新生儿的腹部或握住他的双手,可使他利用触觉停止哭闹。

(4) 习惯形成:睡眠状态的新生儿均有对连续光和声反复刺激反应减弱的能力,这说明新生儿具备了对刺激有反应,短期记忆和区别两种不同刺激的功能,可以认为这是一种简单形式的学习。

(5) 和成人相互作用:新生儿已具有和成年人相互作用的能力。新生儿哭是引起成人反应的主要方式,还会用表情如注视、微笑和皱眉引起母亲的反应。

新生儿行为能力和状态密切相关。新生儿状态有 6 个:深睡、浅睡、瞌睡、安静觉醒、活动觉醒和哭。新生儿在不同状态有不同的行为能力。

2. 新生儿行为测定方法

(1) 布雷寿顿(Brazelton)新生儿行为估价评分

(Neonatal Behavioral Assessment Scale, NBAS):这是一种综合性行为和神经检查法。包括 27 个行为项目和 20 个神经反射。由于测查项目多,所需时间长,结果分析较复杂,在我国较难推广应用。

(2) 新生儿 20 项行为神经测查法(neonatal behavioral neurological assessment, NBNA):这是汲取美国布雷寿顿新生儿行为估价评分和法国阿米尔-梯桑(Amiel Tison)神经运动测定方法的优点,结合我们自己的经验,建立的我国新生儿 20 项行为神经测查方法。20 项行为神经测查分为 5 个部分:行为能力(6 项)、被动肌张力(4 项)、主动肌张力(4 项)、原始反射(3 项)、一般估价(3 项)。每项评分为三个分度,即 0 分、1 分和 2 分。满分为 40 分,35 分以下为异常。具体方法见表 14-6。

适用范围:NBNA 方法只适用于足月新生儿,早产儿需纠正胎龄满 40 周后测查[2,3]。足月窒息儿可从出生后 3 天开始测查,如果评分低于 35 分,7 天应重复,仍不正常者 12~14 天再测查,因为该日龄测查有评估预后的意义。

测查环境和检查者的训练:测查者应在新生儿两次喂奶中间进行,检查环境宜安静、半暗。测查室温应为 22~27℃,检查在 10 分钟内完成。

测查者不可能单靠阅读资料或看录像学会合格的 NBNA 检查方法。掌握此方法必须通过传授,亲自操作,并接受数次辅导,最后通过合格检验,才能达到测查合格标准。总分误差不应超过 2 分。

3. 新生儿行为测查的意义

(1) 作为新生儿出生检查的一部分。新生儿在一般体格检查同时做新生儿行为神经检查,可以全面了解新生儿体格发育、视听感知能力和神经系统情况。

(2) 新生儿检查时,家长在场观看,使家长了解新生儿能力,学会和新生儿交往,密切亲子关系以利于优育和智力开发。

(3) 早期发现轻微脑损伤,充分利用早期中枢神经系统可塑性强的时机,通过早期干预,促进代偿性康复,防治伤残。

(4) 作为围产高危儿因素对新生儿影响的检查手段。

二、早期干预

儿童发展是指体能、心理、情感和社会交往能力全面发展。重视儿童的早期发展具有持久的影响[4,5]。

1. 早期干预含意 "早期"的含义可解释为"生命的早期"或"症状出现的早期",但干预开始的年龄对干预效果具有极其重要的意义,特别是生后第一年最重要。"干预"的含义有两种:一种情况是心理社会或生物学高危儿从新生儿开始通过有组织、有目的的丰富环境的教育活动,促进婴幼儿发育里程碑的获得,可预防伤残的发生。另一种情况是当功能障碍完全明确时,其优点是直接针对功能障碍和只应用于选择的人群。这种情况可直接称为"康复"。但有风险,特别是脑瘫。早期干预既包括预防也包括早期康复,是同一过程的两个不同阶段。

2. 早期干预的重要性 脑发育的关键期和可塑性。

脑的发育:出生后头几年是大脑发育最迅速时期,新生儿脑重 370g,6 个月时为 700g(占成人脑重的 50%),2 岁和 4 岁时脑重为出生时的 3 倍和 4 倍,4 岁时脑重已与成人接近。神经细胞之间由突触连接在生后迅速增加,6 个月时约为出生时 7 倍,2 岁突触的密度约为成人的 1.5 倍。关键期是指脑在结构和功能有很强的适应和重组的能力的时期,易于受环境的影响。研究证明视觉和语言发育有关键期。可塑性不是指神经细胞的再生,而是指由于突触再生所造成的神经回路的巨大潜力。

3. 早期干预的效果 据调查我国 0~14 岁智力低下发生率为 1.2%,全国约有 300 多万智力低下儿,引起智力低下原因中约有 20%(60 多万)是社会心理和围产高危因素造成。经系统研究结果证明,早期干预可减少 60 多万智力低下儿童。早产儿脑瘫的发生率为 29.13‰。研究证明,对早产儿进行早期干预,每年可以减少约 3 万名脑瘫患儿。近年来,0~3 岁健康人格培养研究显示,早期综合干预使干预组幼儿人格趋向总分比对照组高 13.0 分。行为问题检测率降低 8.31%。均有显著性差别,0~3 岁是培养健康人格的黄金时期。

4. 早期干预的实施

(1) 干预类型:①新生儿个体化发育护理和评价计划(newborn individualized developmental care and assessment program, NIDCAP)。②通过指导家长间接对受干预对象进行训练。从小儿生后开始对家长指导以促进亲子之间相互作用,改善亲子关系。以后指导者进一步指导家长如何合理、有效地促进婴幼儿智能发育。这是一种最有效的方法。③直接对婴幼儿干预,如亲子活动。④对婴儿直接干预和指导家长进行干预相结合。⑤家长会议。

（2）干预的方法

1）新生儿期：在 NICU 期间，通过降低声音、光线和活动的水平来调节婴儿的物理环境；在暖箱中设置鸟窝式盖被让婴儿保持假设的胎儿体位，有利于自我安慰调节行为。

高危儿出院后，针对人体主要感觉器官给予适宜刺激和/或环境变更刺激。新生儿发育干预的四种主要方式是：①听觉刺激，如说话、音乐等；②视觉刺激，如看人脸或玩具；③触觉刺激，被动屈曲肢体、抚摸和按摩等；④前庭运动刺激，抱着轻轻摇晃，用被单或大球给以轻轻摇晃。以上干预措施排列不同的组合。对新生儿过度刺激时表现为反应迟钝、目光呆滞，甚至出现自主神经应激反应和功能障碍的体征，如打嗝、喷嚏、呕吐和憋气，严重的出现呼吸暂停、心动过缓及青紫，这时要立即停止干预。

2）婴幼儿期：除按摩、体操外，按婴儿运动发育规律做俯卧抬头、拉坐、翻身、爬、站立和走等主动运动训练。在日常生活中主要为育儿刺激（caring stimulation）和玩耍。小儿需要感受丰富多彩的外界环境，即各种颜色、多样形状、气味和声音等。从不成熟的反应朝着复杂的、主动的反应方向发展。没有母亲、父亲或家庭成员及其他照看人员的育儿刺激，小儿的感知和运动能力得不到充分的发展。早期育儿刺激包括食物、玩具和家务活动等。哺乳时眼神、声音和微笑的交流，使小儿变得敏捷，提高对人们面容和声音的辨别能力。

（3）早期干预的程序：由医生、护士和神经康复工作者组成一支综合性的队伍，开始时应接受有关知识的学习和培训，如新生儿、婴幼儿的心理行为特点和发展规律，掌握必要的测查方法，如新生儿行为神经测查、婴幼儿智力测查、0~1岁神经运动检查和全身运动（general movements，GMs）质量等方法。明确早期干预的任务、目标和方法，以后在工作中定期参加培训，继续学习婴儿心理学、婴幼儿教育学及有关小儿神经和康复等知识，以提高早期干预质量。①新生儿期干预，有条件的单位可在新生儿病房进行 NIDCAP。②对新生儿家长指导，应在新生儿出生后尽快和其父母解释早期干预的目的，为改善高危儿的预后，回答双亲提出的问题，解除父母的焦虑情绪，向家长说明新生儿能力并做示教。教会家长和新生儿交往及安慰新生儿的方式，懂得分辨新生儿的各种状态。敏感地理解孩子的需求，及时准确地

反应。使家长能积极和正确地进行早期干预。③出院后干预，定期随访。最好第一年每月1次，第2年每2~3月1次。每次访视时应做神经运动检查，每半年做智力测查或筛查，发现异常及时进行物理康复或特殊教育。根据小儿发育情况，制订下一步干预要求。④在婴儿期最初2~3个月内，召开家长会，做系统讲课。讲课内容包括早期干预的重要性、婴幼儿智力发育规律、婴儿按摩和体操、三浴锻炼、喂养和常见病防治，介绍适龄玩具、婴儿书刊及家长交流经验等。目的是激发家长进行早期干预的积极性，并使婴儿健康少患病，以利于干预顺利进行。⑤进行直接干预，1岁以后可参加亲子活动。

【附】新生儿20项行为神经测查方法

新生儿行为神经测查方法分为五部分20项（表14-6）。

第一部分：新生儿行为能力共6项（1~6项）。

（1）对光习惯形成：也称对光刺激习惯化。在睡眠状态下，婴儿对手电筒短暂照射眼睛产生不愉快的反应后，重复光刺激有反应减弱的能力。此项测验就是检查这种反应减弱的能力。用2节1号电池手电筒一个，手电光扫射新生儿两眼1秒，观察其反应。第一次反应终止后5秒钟，再重复刺激，每次照射时间和手电筒距眼的距离相同。连续2次反应减弱后停止测试，如不减弱，连续照射最多12次。如果新生儿对最初刺激无反应或反应极小。可以松松包被和轻摇小床，以便使婴儿进入更适合于测试的状态。如果婴儿对下一次刺激有反应，以此次算作第一次刺激。如果几次刺激后仍无反应，则进入下一项检查，如果孩子醒来或已经觉醒，必须停止反应减弱项目测试，在1~2天内的适当时间再测试。评分方法为观察和记录反应减弱甚至消失的连续2次的前一次次数。0分为≥11次，1分为7~10次，2分为≤6次。

（2）对声音形成习惯：此项测查新生儿对于扰乱性听刺激抑制能力。用长方形小红塑料盒（7cm×3.5cm×3.5cm），内装有黄豆，摇动时发出格格声。在安静环境下小儿对突发的格格声产生反应。测查应在睡眠状态进行，距小儿耳旁约10~15cm处，响亮地垂直摇动格格声盒3次约1秒，小儿可产生惊跳，用力眨眼和呼吸改变等反应，待反应停止后5秒钟再重复刺激。连续2次反应减弱时停止测试，如不减弱，连续刺激最多12次。观察和评分方法如第1项。

表14-6 足月新生儿行为神经评分表

病历号 _____ 姓名 _____ 性别 _____ 出生体重 _____g
父或母姓名 _____ 住址 _____ 孕周 _____ 首次检查日期 _____
父母职业 _____ 文化程度:小学,中学中专,大专大学 电话 _____
经济收入:平均每人 _____ 评价:总分 _____ 检查者 _____
需记录确切时间(秒) _____

项目	检查时状态	评分 0	评分 1	评分 2	日龄/天 2~3	5~7	12~14	26~28
行为能力								
1. 对光习惯形成	睡眠	≥11	7~10	6				
2. 对声音习惯形成	睡眠	≥11	7~10	≤6				
3. 对格格声反应	安静觉醒	头眼不转动	头和眼转动<60°	头和眼转动≥60°				
4. 对红球反应	同上	同上	同上	同上				
5. 对说话的脸反应	同上	同上	同上	同上				
6. 安慰	哭	不能	困难	容易或自动				
被动肌张力								
7. 围巾征	觉醒	环绕颈部	肘略过中线	肘未到中线				
8. 前臂弹回	同上	无	慢,弱,>3秒	活跃,可重复,≤3秒				
9. 腘窝角	同上	>110°	90~110°	<90°				
10. 下肢弹回	同上	无	慢,弱>3秒	活跃,可重复≤3秒				
主动肌张力								
11. 颈屈,伸肌主动收缩(头竖立)	觉醒	缺或异常	困难,有	好,头竖立,1~2秒或以上				
12. 手握持	同上	无	弱	好,可重复				
13. 牵拉反应	同上	无	提起部分身体	提起全部身体				
14. 支持反应	同上	无	不完全,短暂	有力,支持全部身体				
原始反射								
15. 踏步或放置	同上	无	引出困难	好,可重复				
16. 拥抱反射	同上	无	弱,不完全	好,完全				
17. 吸吮反射	同上	无	弱	好,和吞咽同步				
一般估价								
18. 觉醒度	觉醒	昏迷	嗜睡	正常				
19. 哭声	哭	无	微弱,尖声过多	正常				
20. 活动度	觉醒	缺或过多	略减少或增多	正常				

（3）非生物听定向反应（对格格声反应）：这是一种在婴儿觉醒状态时对格格声刺激反应的测查方法。如果对初次刺激未引出反应，在以后检查中可以重复刺激。将小儿头放在中线位，在新生儿视线外距耳约10~15cm处连续轻轻摇动小塑料盒，发出柔和的格格声，持续摇到小儿最优反应。可以变更声音的强度和节律性，以引起小儿的注意，避免反应减弱和习惯化。持续摇动不超过15~20秒，左右交替刺激共4次。测查时避免其他声音或因看检查者的脸而分散其注意力，观察新生儿眼和头转向声源的能力。评分：0分为头和眼球不能转向格格声源，1分为眼和头转向声源，但转动<60°，2分为转向格格声≥60°。并记录头转向声源≥60°的次数。如4次刺激中，转向声源≥60°2次，评分为2(2)，括号内为转头次数。

（4）非生物视定向反应（对红球反应）：大多数新生儿觉醒状态时有注视物体和简短地追随物体运动的能力。红球直径约为5cm。环境安静、半暗，使小儿不因光线太亮而睁不开眼。做视定向测查时，将小儿包裹好，暴露颈部，因头部转动可受颈部衣服和包被的影响。抱新生儿在膝上或半卧位用手托起小儿头和背部，如新生儿不完全觉醒时，可以轻轻地上下摇动使其睁开眼，包裹可限制其干扰性运动，半卧位抱起有助于小儿觉醒。检查者将小儿头放在中线位，手持红球，距小儿眼前方约20cm，轻轻转动小球，吸引小儿注视，然后慢慢地沿水平方向移动小球，从中线位移动到一边，如果眼和头追随红球到一边将头和红球恢复到中线位，红球再向另一侧移动。然后垂直方向移向头上方，再呈弧形从一侧移动到另一侧180°，看小儿是否继续追随，一时引不出反应，在规定时间内可重复进行。进行操作时，应避免和小儿谈话或因你的脸分散他们的注意力。评分时，0分为眼和头不转动，1分为眼和头转动<60°，2分为眼和头转动≥60°。如果向上垂直方向看红球抬头≥30°加1分，头追随移动红球180°又加1分。在移动180°时，视线可以中断，但经过努力又能继续追随即可。例如新生儿在水平方向转头60°后又能弧形追随红球180°，评分为2分(+2分)。

（5）生物性视听定向反应（对说话的脸反应）：新生儿在觉醒状态，检查者和新生儿面对面，相距约20cm，用柔和且高调的声音说话，吸引小儿注视时，从中线位慢慢移向一侧，然后是另一侧，移动时连续发声，观察新生儿的眼和头追随检查者脸移动的能力，操作和评分方法同第4项。注意测查时小儿视和听同时反应，如果小儿未注视你，不要过早移动你的脸和声音，不然新生儿是听到声音才转动头，仅测查了听的能力。

（6）安慰：是指哭闹的新生儿对外界安慰的反应。评分时，0分为哭闹时经任何安慰方式不能停止；1分为哭闹停止非常困难，需要抱起来摇动或吸吮奶头才不哭；2分自动不哭，也可经安慰，如和小儿面对面说话，手扶住小儿上肢及腹部或抱起来即不哭。

第二部分：被动肌张力共4项(7~10项)。

受检新生儿在觉醒状态呈仰卧位，头在正中，以免引出不对称的错误检查结果。

（7）围巾征：检查者一手托住新生儿于半卧位姿势，使颈部和头部保持正中位，以免上肢肌张力不对称。将新生儿手拉向对侧肩部，观察肘关节和中线的关系。评分时，0分为上肢环绕颈部，1分为新生儿肘部略过中线，2分为肘部未达到中线。

（8）前臂弹回：只有新生儿双上肢呈屈曲姿势时才能检查，检查者用手拉直新生儿双上肢，然后松开使其弹回到原来的屈曲位，观察弹回的速度。评分时，0分为无弹回；1分为弹回的速度慢或弱，弹回时间>3秒；2分为弹回时间<3秒，可重复引出。

（9）腘窝角：新生儿平卧，骨盆不能抬起，屈曲下肢呈胸膝位，固定膝关节在腹部两侧，然后举起小腿，测量腘窝的角度。评分时，0分为>110°，1分为90°~110°，2分为<90°。

（10）下肢弹回：受检新生儿髋关节呈屈曲位时才能检查，如未呈屈曲位，检测者可屈伸小儿下肢2~3次，使其自动屈曲位。新生儿仰卧，头呈正中位，检查者用双手牵拉新生儿双小腿，使之尽量伸直，然后松开，观察弹回情况。评分同前臂弹回项目。

第三部分：主动肌张力共4项(11~14项)。

主动肌张力均应在觉醒状态时测查。

（11）颈屈肌、颈伸肌主动收缩（头竖立反应）：此项为检查新生儿颈屈肌、颈伸肌主动肌张力。拉新生儿从仰卧到坐位姿势，新生儿试图竖起他的头部，使之与躯干平行，但新生儿头相对重，颈屈肌、颈伸肌主动肌张力较弱，当小儿起坐时头向后仰，正常新生儿颈屈肌、颈伸肌主动肌张力是平衡的，在坐直位时，头一般能竖立1~2秒。在坐位稍向前倾时头向前倒。检查时，新生儿呈仰卧位，检查者用双手握住新生儿双上臂和胸部乳头及肩胛骨下方，以适当的速度拉新生儿从仰卧位到坐位，观察其颈部屈伸肌收缩及试图竖起头的努力，并记录坐直位时头竖立的秒数。操作可重复2次。评分时，0分为无竖头反应或异常；1分为有竖头的动作，但不能维持；2分为能竖立1~2秒或以上。并在评分后括号内注明竖头秒数。如坐位时头竖立3秒，评分为2(3")。

（12）手握持：新生儿呈仰卧位，检查者的手指从小儿手的尺侧伸进其掌心,观察其抓握的情况。评分时,0分为无抓握,1分为抓握弱,2分为非常容易抓握并能重复。

(13)牵拉反应:新生儿呈仰卧位,手应是干燥的,检查者示指从尺侧伸进其手内,先引出抓握反射。然后检查者拉住新生儿上臂屈曲,伸直来回1~2次。在肘部伸直时突然提起小儿离开检查台(同时用大拇指在必要时抓住新生儿的手,加以防护)。一般新生儿会主动抓住检查者的手指使其身体完全离开检查台。注意检查者不能因为怕小儿坠落而用自己的手抓住新生儿的手拉起来,这样无法检查和评定新生儿对牵拉的主动肌张力。0分为无反应;1分为提起部分身体,2分为提起全部身体。

(14)支持反应:检查者用手握住新生儿前胸,拇指和示指外其他手指分别放在两腋下,示指放在拇指对侧锁骨部位,支持新生儿呈直立姿势,观察新生儿头颈部、躯干和下肢主动肌张力和支持身体呈直立位情况。评分主要根据头颈部和躯干直立情况,正常时下肢也可保持屈曲。评分时,0分为无反应;1分为不完全或短暂,直立时头不能竖立;2分为有力地支撑身体,头竖立。

第四部分:原始反射共3项(15~17项)。

在觉醒状态时测查。

(15)自动踏步和放置反应:自动踏步和放置反应的意义相同,一项未引出可用另一项代替。自动踏步,新生儿躯干在直立位时,使其足底接触检查桌面数次,即可引出自动迈步动作,如果检查者扶着小儿身体顺迈步方向向前,新生儿似能扶着走。放置反应,竖抱起新生儿一手扶住新生儿一下肢,另一下肢自然垂下,使该垂下的下肢的足背接触检查桌边缘,该足有迈上桌面的动作。然后交替测查另一足的放置反应。评分时,0分为无踏步也无放置反应,1分为踏一步或有一次放置反应,2分为踏2步或在同足有两次放置反应或两足各有一次放置反应。

(16)拥抱反射:新生儿呈仰卧位,检查者拉小儿双手上提,使小儿颈部离开检查桌面约2~3cm,但小儿头仍然后垂在桌面上,突然放下小儿双手,恢复其仰卧位。由于颈部位置的突然变动引出拥抱反射。表现为双上肢向两侧伸展,手张开,然后屈曲上肢,似拥抱状回

收上肢至胸前,可伴有哭叫。评定结果主要根据上肢的反应。评分时,0分为无反应;1分为拥抱反射不完全,上臂仅伸展,无屈曲回收;2分为拥抱反射完全,上臂伸展后屈曲回收到胸前。

(17)吸吮反射:将乳头或手指放在新生儿两唇间或口内,则引起吸吮动作。注意吸吮力、节律,与吞咽是否同步。哺乳时需要呼吸、吸吮和吞咽3种动作协同作用。评分时,0分为无吸吮动作;1分为吸吮力弱;2分为吸吮力好,和吞咽同步。

第五部分:一般估价共3项(18~20项)。

(18)觉醒度:在检查过程中能否觉醒和觉醒程度。评分时,0分为昏迷,1分为嗜睡,2分为觉醒好。

(19)哭声:在检查过程中哭声情况。评分时,0分为不会哭;1分为哭声微弱、过多或高调;2分为哭声正常。

(20)活动度:在检查过程中观察新生儿活动情况。评分时,0分为活动缺或过多,1分为活动减少或增多,2分为活动正常。

总分不包括加分。视听定向力加分和头竖立秒数是新生儿行为能力进步的指标。

(鲍秀兰)

参考文献

[1]新生儿行为协作组.应用20项新生儿行为神经测定预测窒息儿的预后.中华儿科杂志,1994,32:210.

[2]早产儿早期干预协作组.早期干预促进早产儿智能发育.中华儿科杂志,1998,36:598.

[3]早期干预降低早产儿脑瘫发生率研究协作组.早期干预降低早产儿脑瘫发生率研究.中国儿童保健杂志,2005,13:381.

[4]BRAZELTON TB. Neonatal behavioral assessment scale. 4nd ed. Devon:Latimer Trend & Company,Plymouth,2011,10-79.

[5]KOLDEWIJN K,VAN WASSENAER A,WOLF MJ,et al. A neurobehavioral intervention and assessment program in very low birth weight infants:outcome at 24 months. J Pediatr,2010,156:359-365.

第6节 新生儿窒息与复苏

新生儿窒息(asphyxia of newborn)是指由于产前、产时或产后的各种病因,使胎儿缺氧或娩出后未能建立规律呼吸,以低氧、高碳酸血症和酸中毒为主要病理生理改变,是导致新生儿死亡和儿童伤残的重要原因之一。

【病因与危险因素】 凡影响母体和胎儿间血液循环和气体交换的原因都会引起窒息。常见高危因素见表14-7。

表 14-7　新生儿窒息高危因素

产前高危因素		产时高危因素	
产妇糖尿病	前置胎盘	胎儿原因剖宫产	羊水胎粪污染
妊娠高血压综合征/子痫/先兆子痫	羊水过多/过少	急诊剖宫产	强制宫缩
高血压、心脏病	早产/胎膜早破	产前或吸引器助产	胎儿窘迫
自身免疫性疾病	过期妊娠	胎位不正,先露异常	胎盘早剥
孕妇应用硫酸镁/β 受体激动剂等	多胎妊娠	早产/急产	脐带绕颈
孕妇吸毒	胎儿生长受限	脐带脱垂	大量产时出血
妊娠感染	未进行产检	滞产(超过 24 小时)	羊膜炎
家族性神经肌肉疾病	胎儿心律失常	第二产程延长	胎膜早破超过 18 小时
妊娠中晚期贫血	胎儿畸形	全麻	巨大胎儿
年龄<16 岁或>35 岁	胎动减少	分娩前 4 小时应用麻醉药	
既往死胎/新生儿死亡史	胎儿贫血、同种异体免疫	母亲休克或低血压	

【病理生理】　缺氧或缺血均会引起机体代偿反应,首先是呼吸代偿反应,过度呼吸以满足机体对氧的最低需求,若不能纠正缺氧迅速转入原发性呼吸暂停,但受感官刺激仍可出现节律性喘息状呼吸,频率和强度逐渐减退,最后进入继发性呼吸暂停,如不予以积极抢救则会死亡。心输出量开始正常,心率先有短暂增快,动脉压暂时升高,随着 $PaCO_2$ 上升,PaO_2 和 pH 值迅速下降,血液再分布,非生命器官血管收缩,而保持脑、心肌、肾上腺等生命器官的供血供氧;当缺氧继续加重,心率转慢、心血输出量减少、血压下降、中心静脉压上升、心脏扩大、肺毛细血管收缩、阻力增加、肺血流量减少,动脉导管重新开放,恢复胎儿型循环,致使缺氧再次加重而心衰[1]。呼吸和循环障碍可导致多器官功能障碍。

【辅助检查】

1. **血气分析**　可测定脐动脉血气或出生后 1 小时内动脉血血气。主要表现为低氧血症、高碳酸血症、代谢性酸中毒。早期 $PaO_2 < 6.5kPa(50mmHg)$,$PaCO_2 > 8kPa(60mmHg)$,pH 值<7.20,BE<-5.0mmol/L。

2. **血清电解质**　窒息患儿可发生电解质和血糖紊乱,特别是血钙和血糖,应测定血清钾、钠、氯、钙、磷、镁和血糖。

3. **肝肾功能**　可能导致急性肝肾损伤,应监测肝肾功能。

4. **心肌酶和心电图**　可导致心肌损伤,必要时可检测心肌酶及其同工酶、肌钙蛋白。心电图 P-R 间期延长,QRS 波增宽,波幅降低,T 波升高,ST 段下降。

5. **头颅影像学检查**　B 超或 CT/MRI 能发现颅内出血的部位和范围及是否存在 HIE。

6. **脑电图或振幅整合脑电图**　评估是否存在脑损伤及脑损伤的严重程度,筛查适合低温治疗的患儿,有条件的医院均应进行监测[2]。

【诊断依据】　2016 年中华医学会围产医学分会新生儿复苏学组制订了新生儿窒息诊断的专家共识[3],明确了新生儿窒息诊断标准:

(1) 产前具有可能导致窒息的高危因素。

(2) 1 或 5 分钟 Apgar 评分≤7 分,仍未建立有效自主呼吸。

(3) 脐动脉血 pH 值<7.15。

(4) 排除其他引起低 Apgar 评分的病因。

以上(2)~(4)为必要条件,(1)为参考指标。但目前该建议应用仍不广泛,没有大样本的临床研究支持。目前国内对"新生儿窒息"的诊断仍然仅靠 Apgar 评分(表 14-8),1 分钟 Apgar 评分 8~10 分为正常,4~7 分为轻度窒息;0~3 分为重度窒息。

【并发症】

1. **中枢神经系统**　缺氧缺血性脑病和颅内出血。

2. **呼吸系统**　急性呼吸窘迫综合征、羊水或胎粪吸入综合征、呼吸衰竭、持续性肺动脉高压及肺出血等。

3. **血管系统**　表现为心律失常、心力衰竭、心源性休克等。

4. **泌尿系统**　肾功能不全、肾衰竭及肾静脉血栓形成等。

5. **代谢方面**　低血糖或高血糖、低钙及低钠血症等。

6. **消化系统**　应激性溃疡、坏死性小肠结肠炎和肝功能障碍。

表14-8　新生儿 Apgar 评分标准[3]

体征	评分标准		
	0	1	2
皮肤颜色	青紫或苍白	躯干红,四肢青紫	全身红
心率/(次·min⁻¹)	无	<100	>100
对刺激反应	无	皱眉,有些动作	咳嗽哭,喷嚏
肌张力	松弛	四肢稍屈曲	四肢活动佳
呼吸	无	浅、慢、不规则、哭声弱	正常,哭声响

7. 血液系统　贫血、凝血功能异常、血小板减少和 DIC。

【复苏】　窒息复苏是产科、儿科医护人员必须掌握的技术,需严格培训合格才能上岗。为指导新生儿复苏,美国儿科学会和心脏协会制订了新生儿复苏指南,每5年修订1次;我国也在原卫生部的主导下,建立了新生儿复苏项目[4,5]。新生儿复苏流程图见图14-3,复苏操作见视频14-1。

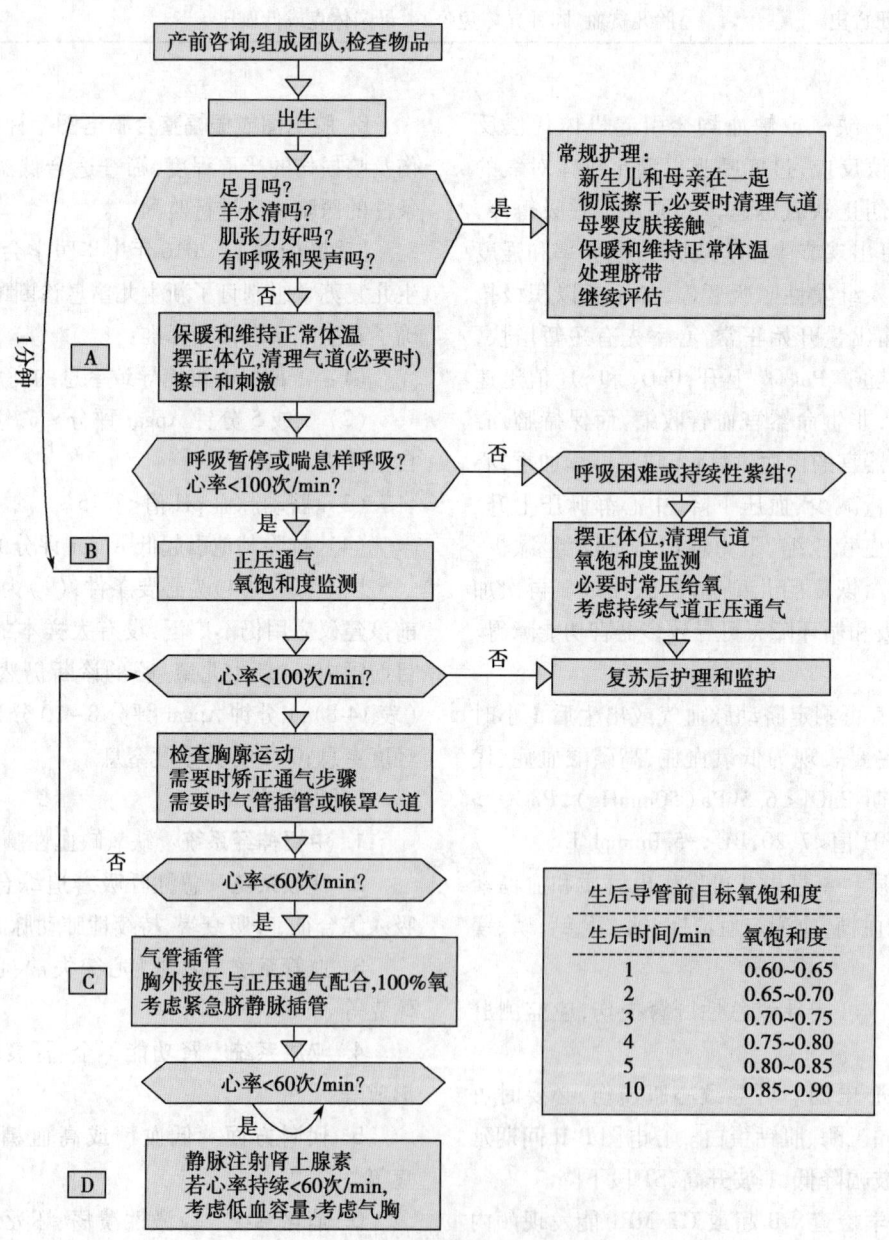

图 14-3　新生儿复苏流程图

视频 14-1　新生儿复苏

1. 复苏准备　①每次分娩时有至少有 1 名熟练掌握新生儿复苏技术的医护人员在场。②多胎分娩的每名新生儿都应有专人负责。③复苏小组每个成员需有明确的分工,均应具备熟练的复苏技能。④新生儿复苏设备和药品齐全,单独存放,处于备用状态,且要定期核查。

2. 复苏基本程序　复苏的基本程序就是评估-决策-措施,在整个复苏过程中不断地重复。评估主要基于 3 个体征:心率、呼吸、右上肢氧饱和度,通过评估这 3 个体征中的每一项来确定每一步骤是否有效,其中,心率对于决定进入下一步骤尤为重要。

3. 复苏步骤

(1) 快速评估:出生后立即用几秒钟的时间快速评估 4 项指标,①足月吗? ②羊水清吗? ③有哭声或呼吸吗? ④肌张力好吗? 以上 4 项中有 1 项为"否",则进行以下初步复苏。

(2) 初步复苏

1) 保暖:将新生儿放在辐射保暖台上或因地制宜采取保温措施。对体重<1 500g 的极低出生体重,将其头部以下躯体和四肢放在清洁的塑料袋内,或盖以塑料薄膜置于辐射保暖台上。因高温会引发呼吸抑制,也应注意避免。

2) 体位:置新生儿头轻度仰伸位(鼻吸气位)。

3) 吸引:目前不主张常规吸引,因为过度吸引可能导致喉痉挛和迷走神经性心动过缓,并使自主呼吸出现延迟。应限制吸管的深度和吸引时间(10 秒),吸引器的负压不应超过 100mmHg。胎儿娩出后,用吸球或吸管清理分泌物,先口咽后鼻腔。

4) 羊水胎粪污染时处理:当羊水有胎粪污染时,新生儿娩出后应立即评估有无活力;有活力时(自主呼吸良好或哭声响,心率>100 次/min,肌张力正常)继续初步复苏;如无活力,采用胎粪吸引管进行气管内吸引。

5) 擦干:快速擦干全身,拿掉湿毛巾。

6) 刺激:用手拍打或轻弹新生儿足底或摩擦背部 2 次,以诱发自主呼吸,如这些努力无效,表明新生儿处于继发性呼吸暂停需要正压通气。

7) 有关用氧的推荐:产房应具备空氧混合仪及脉搏氧饱和度监测仪。所有正压通气均要基于氧饱和度进行。足月儿可用空气复苏,早产儿先给予 30%~40%

的氧,并根据氧饱和度调整给氧浓度,使氧饱和度达到目标值。如果有效通气 90 秒心率不增加或氧饱和度增加不满意,应考虑将氧浓度提高到 100%。脉搏氧饱和度监测仪的传感器应放在导管前位置(右上肢)。

(3) 正压通气:复苏成功的关键在于建立充分的正压通气。

1) 指征:①呼吸暂停或喘息样呼吸;②心率<100 次/min。

2) 方法:①气囊面罩正压通气。②T-组合复苏器(T-piece 复苏器),应预先设定吸气峰压 20~25cmH₂O、呼气末正压 5cmH₂O、最大气道压(安全压)30~40cmH₂O。③喉罩通气道,是一个用于正压通气的气道装置。指征为新生儿复苏时如气囊-面罩通气无效,气管插管失败或不可行时,喉罩通气道能提供有效的正压通气。目前仅用于体重≥2 000g 的新生儿。

3) 如有自主呼吸,且心率>100 次/min,可停止正压通气。如自主呼吸不充分或心率<100 次/min,需继续正压通气或气管插管。

(4) 喉镜下经口气管插管的指征:①需要气管内吸引清除胎粪;②气囊面罩正压通气无效或需要延长;③胸外按压;④经气管注入药物;⑤特殊复苏情况,如先天性膈疝或超低出生低体重儿。

(5) 胸外按压

1) 指征:充分正压通气 30 秒后心率<60 次/min,在正压通气同时须进行胸外按压。

2) 方法:在新生儿两乳头连线中点的下方,即胸骨体下 1/3 进行按压。胸外按压的手法有,①拇指法,即用两个拇指按压胸骨,两手环绕婴儿胸廓,其余手指支撑其脊柱。②双指法,即用一手的中指加示指或中指加无名指,用指尖压迫胸骨。按压的深度约为前后胸直径的 1/3,产生可触及脉搏的效果。胸外按压和正压通气需默契配合,两者的比例应为 3:1,即 90 次/min 按压和 30 次/min 呼吸。30 秒重新评估心率,如心率>60 次/min,停止胸外按压继续人工通气。如心率仍<60 次/min,除继续胸外按压外,应考虑使用肾上腺素。

(6) 药物:很少需要用药。心动过缓通常是因为肺部充盈不充分或严重缺氧,而纠正心动过缓最重要的步骤是充分的正压通气。

1) 肾上腺素:①指征,心搏停止或在 30 秒的正压通气和胸外按压后,心率持续<60 次/min。②剂量,静脉注入 0.1~0.3ml/kg 的 1:10 000 溶液;气管注入 0.5~1ml/kg 的 1:10 000 溶液,必要时 3~5 分钟重复 1 次。③用药方法,首选脐静脉注入,有条件的医院可经脐静脉导管给药。如脐静脉插管操作过程尚未完成时,可首先气管内注入肾上

腺素 1:10 000,每次 0.5~1ml/kg,若需重复给药则应选择静脉途径;无条件开展脐静脉置管的单位根据指征仍可采用气管内注入。

2)扩容剂:①指征,低血容量、怀疑失血或休克的新生儿对其他复苏措施无反应时,考虑扩充血容量。②扩容剂的选择,可选择等渗晶体溶液,推荐使用生理盐水。大量失血则需要输入与患儿交叉配血阴性的同型血或 O 型红细胞悬液。③方法,首次剂量为 10ml/kg,经外周静脉或脐静脉缓慢推入(>10 分钟)。在进一步的临床评估和观察反应后可重复注入 1 次。给窒息新生儿和早产儿不恰当的扩容会导致血容量超负荷或发生并发症,如颅内出血。

新生儿复苏时一般不推荐使用碳酸氢钠。

4. 如按复苏流程规范复苏,患儿情况无改善,应积极寻找原因。应特别注意正压人工呼吸是否合适。同时注意鉴别其他原因导致的复苏困难。

5. 复苏后监护 新生儿窒息复苏又称心肺脑复苏,脑细胞存活具有时间依赖和不可逆的特点,而窒息缺氧是一个动态的连续过程,因此,应采取产前预防-产时复苏-复苏后监护的链式管理模式。为确保复苏成功和最大限度降低靶器官损伤,应严格遵循新生儿复苏-复苏后稳定项目的内容,积极做好复苏成功后的处理,也是决定最终复苏成功和远期预后的重要因素。

复苏后的新生儿可能有多器官损害的危险,应继续监护,包括:①体温管理;②生命体征监测;③早期发现并发症。复苏后立即进行血气分析,有助于估计窒息的程度。及时对脑、心、肺、肾及胃肠等器官功能进行监测,早期发现异常并适当干预,以减少窒息造成的死亡和伤残。一旦完成复苏,为避免血糖异常,应定期监测血糖,低血糖者静脉给予葡萄糖。对 36 孕周以上出生、患有进行性加重的中重度 HIE 患儿,建议采用低温治疗。

【预防】 除做好产前检查,对高危胎儿进行监护,针对不同原因及时处理外,孕妇自我监测胎动,有助于早期发现胎儿缺氧,如果胎儿心跳、胎动变慢或加速,即须给孕妇吸氧。改变体位向左侧卧或半卧位,以免胎儿对母腹主动脉的压迫和脐带受压,并寻找病因解除。同时继续监测胎心率、宫缩,当胎儿头露出后,取头皮血测 pH 值,如≤7.25 也表示有胎儿窘迫,宜及时处理。

(周文浩)

参考文献

[1] 邵肖梅,叶鸿瑁,丘小汕. 实用新生儿学. 5 版. 北京:人民卫生出版社,2019.

[2] 新生儿神经重症监护单元建设专家共识工作组,中华医学会儿科学分会新生儿学组. 新生儿神经重症监护单元建设专家共识. 中国循证儿科杂志,2018,13(4):241-247.

[3] 中华医学会围产医学分会新生儿复苏学组. 新生儿窒息诊断的专家共识. 中华围产医学杂志,2016,19(1):3-6.

[4] 中国新生儿复苏项目专家组. 新生儿复苏指南(2016 年北京修订). 中华围产医学杂志,2016,19(7):481-486.

[5] 叶鸿瑁,虞人杰,朱小瑜. 中国新生儿复苏指南及临床实施教程. 北京:人民卫生出版社,2017.

第 7 节 新生儿液体疗法

新生儿液体疗法(fluid therapy)具有阶段性的特点,正常情况下由于宫内外环境的巨大变化,从胎儿向新生儿转变的过程伴随着水电解质平衡的显著变化。新生儿水电解质平衡特点与其他婴幼儿明显不同,在不同新生儿中,早产儿与足月儿显著不同,超早早产儿更是非常复杂[1,2]。因此,新生儿液体疗法具有显著的自身特点。

一、新生儿水电解质平衡特点

(一)细胞外液减少

新生儿生后细胞外液(extracellular water,ECW)减少,胎龄越小,减少越多,体重下降越明显,这是新生儿适应宫外环境的生理转变的结果。

(二)生理性体重下降

新生儿生后常有体重下降的过程,其下降程度与出生体重和胎龄相关。出生体重和胎龄越小,下降程度越明显,持续时间越长,但不伴有脱水和低钠血症,称为生理性体重下降[1,2]。足月儿一般下降 3%~5%,出生体重大于 1 500g 的早产儿通常下降 5%~10%,极低出生体重儿可下降 10% ~ 15%,超低出生体重儿甚至下降 15% ~ 20%。生理性体重下降可能与热量摄入不足有关,但更主要的原因是生后细胞外液减少。第一周内积极的胃肠道外营养虽然可以减轻体重下降的程度,但是细胞外液减少仍然存在。胎龄较小的早产儿易出现低钠血症,每日钠摄入量要酌情增加。

(三)不显性失水

不显性失水(insensible water loss,IWL)包括皮肤(70%)和呼吸道(30%)的蒸发失水,不包括出汗。不显性失水量与胎龄、日龄、环境温度和湿度、代谢率及皮肤的完整性有关。

1. **胎龄和日龄** 与较其他年龄阶段的婴儿及儿童相比,新生儿的皮肤薄嫩,皮肤的抗蒸发屏蔽作用欠佳,且相对体表面积较大、呼吸频率较快,新生儿经皮肤和呼吸道的不显性失水较多。这些现象在早产儿就更明显。新生儿胎龄越小,则皮肤的成熟度越差,皮肤抗蒸发的屏障功能越差;胎龄和出生体重越小,则相对体表面积越大、呼吸频率越快,经皮肤和呼吸道的 IWL 越多。生后皮肤角化层迅速成熟,到第一周末 IWL 可明显减少。

2. **呼吸频率** 早产或合并其他心肺疾病、代谢性酸中毒、兴奋哭闹、活动增多等,这些均可增加新生儿每分钟通气量,增加呼吸道 IWL。

3. **环境温度和体温** 体温每升高 1℃ 则代谢率增加 10%、IWL 增加 10% ~ 30%;环境温度高于适中温度,即便没有体温升高也可增加 IWL;但是低于适中温度的环境温度并不伴 IWL 降低。光疗或远红外辐射保温下,IWL 可增加 50%,这种 IWL 的增加与胎龄相关,如超低出生体重儿在远红外辐射保温下,经皮肤 IWL 可高达每天 150ml/kg。

4. **环境湿度** 增加环境湿度可减少 IWL,根据出生胎龄酌情提高早产儿保暖箱的湿度可使早产儿经皮肤 IWL 降低。对超低出生体重儿提高环境湿度至 80% ~ 90%,可将 IWL 降低至足月儿水平。

(四)肾脏对水电解质的调节作用

新生儿尤其是早产儿的肾脏浓缩功能较差,对水摄入不足的耐受能力差。足月儿的肾脏能有效回吸收钠,一般情况下可满足其生长发育的需要。胎龄<34 周的早产儿由于其肾小管发育落后于肾小球,肾小管对醛固酮的反应低下,肾小管上皮细胞 Na^+-K^+-ATP 酶水平较

低,钠为负平衡,因此每日钠的需要量有所增加。但胎龄较小的早产儿,肾脏灌注量少,肾小球滤过率低,钠盐超负荷时不能迅速增加尿量排除多余的钠盐,又易出现高钠血症。

对于胎龄<32 周的早产儿,尤其是胎龄<28 周或体重<1 000g 的早产儿,由于肾小球滤过率低、远曲小管对醛固酮不敏感,且生后常合并酸中毒和负氮平衡,钾离子从细胞内转移到细胞外,在生后最初 2 天易发生高钾血症。早产儿在生后最初 24 ~ 72 小时内即使没有钾的摄入或肾衰竭,血清钾水平也比较高,甚至可出现危及生命的高钾血症。

(五)内分泌对水电解质平衡的影响

参与水电解质平衡调节的激素主要包括心房钠尿肽(atrial natriuretic peptide,ANP)、抗利尿激素(antidiuretic hormone,ADH)和肾素-血管紧张素-醛固酮系统(renin-angiotensin-aldosterone system,RAAS)。ANP 在胎儿早期即刻产生,并在胎儿晚期超过母体水平,生后新生儿 ANP 水平继续升高,在生后 48 ~ 72 小时达到高峰,此时正值新生儿利钠和利尿的高峰期。研究显示 RDS 早产儿呼吸功能改善后,ANP 水平明显升高。ADH 水平在生后 24 小时内较高,之后降低。

新生儿合并 RDS、窒息、颅内出血时,可引起 ADH 分泌增多,发生抗利尿激素异常分泌综合征(syndrome of inappropriate antidiuretic hormone,SIADH),表现为尿少、水潴留和严重低钠血症,血浆渗透压降低,尿渗透压增高。SIADH 诊断标准:血[Na^+]<130mmol/L,血渗透压<270mOsm/L,尿渗透压增高(尿稀释试验时尿渗透压不能达到 100mOsm/L 以下),肾上腺及肾功能正常。早产儿肾小管对醛固酮的反应迟钝,增加了低钠血症和高钾血症的危险。

(六)利尿和尿钠特点

新生儿在生后早期具有特征性的水钠代谢特点,通常可分为三个阶段:利尿前期、利尿期和平衡期。利尿前期:生后 12 ~ 48 小时,无论摄入量多少,尿量一般都较少,约 0.5 ~ 3ml/(kg·h),肾小球滤过率较低,钠钾排出水平低,水分丢失的主要途径是不显性失水。利尿期:生后 1 ~ 5 天尿量和尿钠都突然增加,与摄入量和之前的细胞外液减少无关。新生儿体重下降主要发生在这个阶段。利尿期初始,血钠浓度经常上升,因为水的负平衡更为明显。血钾浓度下降,是因为大量水和钠离

子刺激远端肾小管排泌钾离子。平衡期:生后 4~5 天后当细胞外液下降到一定程度并维持稳定,尿量和尿中电解质的排出减少,并且开始与摄入量相关,在耐受的前提下增加摄入量,以提供足够的能量,促进生长发育。

二、新生儿液体需要量

(一)新生儿早期液体需要量[3]

新生儿早期,尤其是早产儿生后 1 周生理性体重下降比较明显,一般会下降出生时体重的 5%~15%。生后第 1 周,粪便中丢失水很少,生长还未开始,负水平衡每天 10ml/kg。足月新生儿生后最初几天液体需要量约为每天 60ml/kg(不显性失水 20ml/kg+尿量 50ml/kg-负水平衡 10ml/kg)。早产儿不显性失水较多,早产儿液体需要量比足月儿多,随出生体重或胎龄的减少而增高,生后第 1 天早产儿液体需要量约为每天 80ml/kg(不显性失水 60ml/kg+尿 40ml/kg-负水平衡 20ml/kg)。对出生体重<1 000g 的超低出生体重儿由于不显性失水多,液体需要量可能更多。新生儿第 1 天尿量较少,电解质丢失不多,补液中可不加电解质,以后钠和钾的需要量各为每天 2~3mmol/kg,氯为每天 2~4mmol/kg。

(二)新生儿平衡期液体需要量

随着日龄增长和开始肠道喂养,肾溶质负荷和粪便中丢失增加,以及生长发育所需的水,至生后第 2 周,足月儿液体需要量应增加至每天 120~150ml/kg,早产儿生后第 2~3 周应增加至每天 150ml/kg。体重<1 500g 的早产儿在生后第 2 周和第 3 周尿钠排泄高,需增加钠的摄入量至每天 3~5mmol/kg。

上述液体需要量仅适用于适中温度和相对湿度 30%~50%环境下的正常新生儿。许多因素都可影响液体需要量的估计,如远红外线下液体需要量应每天增加 45~60ml/kg,光疗下液体需要量应每天增加 20ml/kg(未覆盖塑料薄膜时)。在机械通气时吸入充分湿化的气体应减少液体每天需要量 10ml/kg。存在肾功能衰竭、心力衰竭、PDA 时也必须限制液体需要量。

(三)特殊情况新生儿的液体需要量

1. **超低出生体重儿(ELBW)** 出生体重<1 000g 的超低出生体重儿的液体疗法是一个非常特殊的问题。因为超低出生体重儿体表面积较大和皮肤屏障功能不全,经皮肤的不显性失水较多,并且经常处于远红外辐射热下或光疗下,不显性失水每天可能超过 200ml/kg。因此,ELBW 尤其是胎龄<27 周、体重<800g 的超未成熟儿,在生后 24~48 小时易发生以高血钠(>150mmol/L)、高血糖(>7mmol/L)、高血钾(>6mmol/L)和失水为特征的高渗综合征。高钠、高糖和高渗透压均可导致中枢神经系统损害,应尽量减少不显性失水丢失。

(1)生后第 1 天:补液量从每天 100~105ml/kg 开始,不需补充电解质;生后 2~4 天补液量逐渐增加,最高可达每天 140~160ml/kg,钠需要量每天 2~3mmol/kg,钾需要量每天 1~3mmol/kg。

(2)生后第 4~7 天:随着皮肤角质层成熟,不显性失水下降,液体量可减少 10%~20%,以不超过每天 150ml/kg 为宜,允许生理性体重下降达出生体重的 20%。

2. **新生儿呼吸窘迫综合征(RDS)** RDS 早期少尿是常见的特征,但当临床情况稳定后,肾功能与正常新生儿相似。近年来,观察到 RDS 患儿肺部情况改善前先出现自发性利尿,若在利尿发生之前供给过多液体可导致 PDA 和 BPD 的发病率增高。当 RDS 患儿正压通气时也可引起肾脏灌流减少和 ADH 分泌增加。RDS 患儿补液方案一般是:第 1 天 50~60ml/(kg·d),第 2~4 天 60~80ml/(kg·d),第 4~7 天 80~100ml/(kg·d),>1 周 100~120ml/(kg·d)。

3. **围产期窒息** 围产期缺氧的新生儿常有脑和肾脏的损害,常伴 SIADH 和/或急性肾功能衰竭,这两种情况都可引起尿少而临床上难以区分。因此,对有围产期窒息的新生儿,在生后前 2 天应限制液体摄入量(不显性失水量+尿量-20ml/kg 负水平衡),至生后第 3 天,若尿量正常,液体量可恢复至正常水平。急性肾衰竭的少尿期,除非血[K⁺]<3.5mmol/L,否则不予补钾;多尿期可伴有大量 Na⁺ 和其他电解质的丢失,必须及时进行补充。SIADH 的处理:严格控制液体量(每天 30~50ml/kg),补充生理需要量钠盐(每天 2~3mmol/kg),还可同时应用呋塞米。多数患儿在生后 48~72 小时对治疗出现反应,表现为尿钠排泄增多和尿量增多。

4. **胃肠道疾病** 由胃肠道疾病如坏死性小肠结肠炎(NEC)、肠道感染和解剖畸形所致的体液失衡是新生儿的常见问题。新生儿腹泻多为等张性失水,静脉补液量根据累积损失量、维持量和继续损失量的估计而定。由于新生儿细胞外液多和体表面积大,累积损失量和维持量均相对较多,但补液速度应均匀,以防短期内输入大量液体而致肺水肿和心力衰竭。NEC

或肠梗阻常需胃肠减压,可丢失大量的胃肠道液体,酸性胃液的丢失可引起低氯性代谢性碱中毒,而下消化道梗阻性疾病常有碱性或中性肠液的丢失,应从静脉补以等量的与引流液相仿的含 Na^+ 和 K^+ 的溶液。严重代谢性碱中毒可用盐酸精氨酸 $2 \sim 4mmol/kg$,在 $6 \sim 12$ 小时内静脉滴注。

5. 围手术期　新生儿围手术期补液应包括正常维持量、累计损失量和额外损失量三方面。根据脱水程度不同,轻度脱水需增加补液量 $30ml/kg$,中度脱水增加 $60ml/kg$,重度脱水增加 $90ml/kg$。根据渗透压不同,高渗性脱水多见于高热、过度出汗、烧伤暴露疗法和气管切开等病例,治疗主要是补水,可用 5% 葡萄糖液或 0.45% 低渗盐水,补水量(ml)= 血钠上升值(mmol/L)×体重(kg)×4。等渗性脱水主要见于急性呕吐、急性肠梗阻、肠瘘、急性腹膜炎、中毒性肠炎等,治疗宜输入等渗盐溶液。低渗性脱水多见于持续的体液丧失,如肠瘘、胆瘘、反复呕吐、肠梗阻等,更容易出现休克。应及时补充高渗盐水(1.5% ~ 3%),恢复血浆渗透压,补钠量(mEq)= 血清钠下降值(mmol/L)×体重(kg)×0.6(1mEq 钠为 6ml 生理盐水)。要根据额外损失液的成分估算后给予全量补充,如胃肠减压液每 100ml 应补充生理盐水 50ml 和 5% 葡萄糖液 50ml(盐:水 = 1:1);小肠液每 100ml 应补充生理盐水 70ml、5% 葡萄糖液 10ml、1.9(M/6)乳酸钠或 1.4% 碳酸氢钠 20ml(盐:水:碱 = 7:1:2);结肠瘘给予 5% 葡萄糖液、生理盐水、等渗碱性溶液比例为 6:3:1。补充各种额外损失液时,每 100ml 应多给 10% 氯化钾 $1 \sim 1.5ml$。

三、新生儿液体疗法

(一)补充生理需要量

不同出生体重各日龄的生理需水量见表 14-9。实施液体疗法时,对新生儿仅补充葡萄糖液难以满足新生儿每日热量的需求,且每日足量蛋白质/氨基酸的摄入对促进生长发育和改善神经发育十分有益,因此对新生儿特别是早产儿要注意蛋白质/氨基酸等其他营养素的补充,必要时给予部分或全静脉营养输注。对于发热、呼吸增快、皮肤暴露面积较大、接受蓝光照射、有气管插管机械通气等情况时要增加不显性失水的补充。静脉营养的补充应注意在 $18 \sim 24$ 小时匀速输注。

表 14-9　不同出生体重新生儿不同日龄的生理需水量

单位: ml/(kg·d)

日龄	<1 000g	1 000 ~ 1 500g	1 500 ~ 2 500g	>2 500g
第 1~3 天	100~120	90~100	80~100	70~80
第 4~7 天	130~140	120~140	100~120	90~120
第 8~28 天	140~160	140~160	120~140	120~140

(二)补充继续损失量

新生儿每日继续损失的液体主要为呕吐、腹泻、胃肠或胸腔等各种引流、肠造瘘等丢失的液体。

(三)补充累积损失量

1. 补液量　根据脱水程度决定补液量。轻度脱水 $50ml/kg$,中度脱水 $50 \sim 100ml/kg$,重度脱水 $100 \sim 120ml/kg$。

2. 溶液种类　根据脱水性质决定溶液种类,即等渗性脱水用等张含钠液,低渗性脱水用高张含钠液,高渗性脱水用低张含钠液。在脱水性质无法明确时可先按等渗性脱水选择溶液种类。

3. 补液速度　取决于脱水程度,原则上重度脱水需先扩充血容量,新生儿常用的扩容液体为生理盐水、1.4% 碳酸氢钠液、5% 白蛋白。累积损失量在 8 小时内补足。

(四)电解质需要量

钠、钾和氯化物的维持需要量约为 $1 \sim 2mmol/(kg \cdot d)$。新生儿在生后最初几日通常不补钾。"见尿补钾"的原则同样适用于早期新生儿。新生儿液体治疗时应考虑各种原因导致的电解质丢失量,例如经胃或回肠造口术引流导致的电解质丢失量大,在静脉输液时需要注意额外补充(表 14-10)。

表 14-10 经胃及小肠排出的电解质量

单位：mmol/L

	Na⁺	K⁺	Cl⁻	HCO₃⁻
经胃的排出量	130~140	10~30	140	/
经肠的排出量	100~140	10~30	50~60	40~75

四、新生儿液体疗法的监测和评估

新生儿液体疗法在不同胎龄、不同体重、不同日龄、不同疾病，以及同一疾病的不同阶段都不相同，因此必须根据具体情况制订补液方案，及时监测水电解质平衡状态，调整液体疗法的方案[4]。补液目的在于：①维持血[Na⁺]135~145mmol/L；②维持尿量 ≥ 每小时 1ml/kg，尿比重≤1.012；③维持体重在生理性下降的范围之内（5%~15%），然后在营养摄入足够的情况下每天体重增加 25~35g。

液体治疗需要监测的项目有，①临床表现：新生儿特别早产儿刚出生时稍水肿，几天内应消失，如再出现水肿表示体内水分过多，相反如出现黏膜干燥、皮肤弹性减退或血压下降表示体内水分过少；②体重：是主要监测项目，每次称体重应在相同条件下进行；③尿量和尿比重：尿量可提示体内水进入量的多少。尿少时除考虑入液量不足外还要考虑肾衰竭，肾衰竭时在入液量足够的情况下尿量<1ml/（kg·h），且持续 24 小时以上。尿比重表示尿的浓度，新生儿应在 1.008~1.012；④血常规中的血细胞比容；⑤血清电解质：Na⁺、K⁺和 Cl⁻，其中血 Na⁺对每日入液量的评估更重要。

五、新生儿酸碱平衡紊乱的处理[2, 4]

（一）呼吸性酸中毒

呼吸性酸中毒的治疗主要是针对原发疾病和给予积极的呼吸支持，以改善肺泡通气量。对危重新生儿，可通过有创或无创辅助通气来有效改善通气功能。

（二）呼吸性碱中毒

呼吸性碱中毒的治疗主要是针对原发因素，如调整呼吸机的设置和寻找中枢神经系统原发病。

（三）代谢性酸中毒

碳酸氢钠是新生儿期治疗代谢性酸中毒最常用的碱性液体。碳酸氢钠应在有效通气建立后，经过稀释后缓慢应用。根据血气分析结果，碳酸氢钠用量可根据 BE 值计算：碳酸氢钠用量（mmol）= BE 值（mmol/L）×体重（kg）×0.3。一般给予计算量的一半，以免纠正过度。进一步的碳酸氢钠用量根据血气分析而定。在纠正酸中毒过程中，细胞外液中的钾离子减少，应注意钾平衡。对严重乳酸酸中毒或肾衰竭，可考虑肾替代治疗。

（四）代谢性碱中毒

常见的代谢性碱中毒是早产儿 BPD 长期接受利尿剂治疗而出现混合型酸碱平衡紊乱。早产儿因慢性呼吸性酸中毒而出现肾脏的代偿，保留 HCO₃⁻，长期的利尿治疗可致低血钾和细胞外容量减少，加重碱中毒，应给予补钾治疗；代谢性碱中毒本身也可引起低血钾。尿氯<10mmol/L 者，常伴有细胞外液减少，使用生理盐水即可奏效；尿氯>20mmol/L 者，除尿氯排出过多外，常伴有细胞外液正常甚至增高，应用生理盐水无效，治疗较困难。尽量去除病因，碱性液应用过多者停用碱剂；缺钾者积极补钾；对原发性醛固酮增多症和 Barter 综合征者给予螺内酯。对长时间呼吸性酸中毒合并代谢性碱中毒者，给予改善通气，必要时呼吸机辅助通气，控制动脉血二氧化碳分压的下降速度。

（五）混合型酸碱平衡紊乱

在高危新生儿中常有混合型酸碱失调，一般根据血气分析结果只能判断两种单纯型酸碱失调组成的混合型酸碱失调，称为二重酸碱失调（double acid-base disorder，BABD）。常见的为代酸合并呼酸、呼酸合并代酸、呼碱合并代酸、呼酸合并代碱、呼碱合并代碱、高 AG 代酸合并代碱、高 AG 代酸合并高氯性代酸。AG 的应用，又可确诊三重酸碱失调（triple acid-base disorders，TABD）。TABD 多发生于病危新生儿中，常见的为呼酸合并高 AG 代酸+代碱、呼碱合并高 AG 代酸+代碱。

（六）混合型酸碱失衡的治疗

1. 积极治疗原发病 如处理休克、缺氧等，注意保护肺、肾。

2. 同时纠正两种或三种原发性酸碱失衡，伴有呼酸，主要为改善通气，原则上不补碱，否则反而增加 CO_2 潴留，只有 pH 值＜7.20 时，酌情补充 5% 碳酸氢钠。

3. 维持 pH 值相对正常 ①补碱原则：当 pH 值＜7.20 时，特别是混合性代酸时，应积极补碱，否则可对机体产生四大危害（心肌收缩无力、心室颤动、血管对活性药物敏感性降低、支气管解痉药敏感性下降）。②补酸原则：一般不需补酸。代碱合并呼碱时，酌情补充盐酸精氨酸，25% 盐酸精氨酸(ml)=[(实测[HCO_3^-]−27)mmol/L]×0.5×0.84×体重(kg)，加入 5%～10% 葡萄糖液中静脉滴注，连用两天，监测血钾，若 pH 值＞7.64，病亡率可达 90%。

4. 纠正电解质紊乱 特别注意纠正低钾血症及低钠血症。

5. 纠正低氧血症 危重患者并发混合性酸碱失衡时，常有低氧血症。

（黑明燕）

参考文献

[1] OH W. Fluid and electrolyte management of very low birth weight infants. Pediatr Neonatol,2012,53:329-333.

[2] DELL KR. Fluid, electrolytes, and acid-base homeostasis.//MARTIN RJ,FANAROFF AA,WALSH MC. Neonatal-perinatal medicine:diseases of the fetus and infant. St. Lous:Elsevier Mosby,2011:669.

[3] 王卫平,孙锟,常立文. 儿科学. 9 版. 北京:人民卫生出版社,2018.

[4] LAI NM,AHMAD KAMAR A,CHOO YM,et al. Fluid supplementation for neonatal unconjugated hyperbilirubinaemia. Cochrane Database Syst Rev,2017,8(8):CD011891.

14章

第8节 新生儿营养支持

营养对提高早产儿和危重新生儿的存活率及生存质量均有很大的作用。以前新生儿营养的目的仅是满足需要、预防缺乏和促进生长，近年来，证据显示早期营养对远期健康也有重要的影响。因此，目前的新生儿营养目标已经转变为既要满足需要和促进生长，又要预防营养过剩，有利于远期健康。

一、基本理论

足月儿营养目标是保证其从胎儿到出生后的成功过渡，早产儿的营养目标则是让其在宫外的环境中继续宫内的生长速率和适当的追赶生长[1]。

1. **营养支持目标及生理需要量** 足月新生儿的营养支持目标可参考纯母乳喂养儿，早产儿只能参照从不同胎龄早产儿的出生体重或死胎的化学分析获得的宫内营养增长速率。足月儿出生后 0～3 月龄的生长目标为体重每天增加 25～35g、身长每周增加 0.7～0.8cm、头围每周增加 0.4cm。早产儿在矫正胎龄（出生时胎龄＋出生后日龄）40 周之前的体格发育理想目标为体重增加 10～15g/(kg·d)，身长增加 0.75～1.0cm/周，头围增加 0.75cm/周。新生儿的营养需要量随出生体重、胎龄、喂养方法和疾病因素而不同。

（1）能量：足月母乳喂养儿每天摄入 85～100kcal/kg 即能达到适当的生长，配方乳喂养者由于吸收效率低而需要较高的能量摄入（100～110kcal/kg）。早产儿的能量需要比足月儿高，因为较高的静息能量消耗、较快的生长速率和较多的大便中丢失。除由疾病所致的能量需要增加外，早产儿摄入能量 120kcal/(kg·d) 时可有适当的体重增加 10～15g/(kg·d)。若预期体重增加速率为 18～20g/(kg·d)（根据胎儿超声估计），则每天供给能量 130～135kcal/kg 更为合理。

（2）蛋白质：足月母乳喂养儿蛋白质摄入低达 1.5g/(kg·d) 即能适当的生长。人乳中蛋白质含量低（1.1%），但其氨基酸谱完全适合于新生儿独特的氨基酸需要。配方乳喂养的足月儿需要较多的蛋白质摄入 2～3g/(kg·d) 来代偿其蛋白质的不理想。早产儿蛋白质需要量比足月儿大，为每天 3.5～4.0g/kg（肠内营养）。

（3）碳水化合物：碳水化合物的最低需要量 11.5g/(kg·d) 才能满足脑的能量需要和最低程度的糖

原异生。早产儿由于糖原储存和糖原异生能力较差,比足月儿更易发生低血糖。新生儿葡萄糖的利用速率为 4~8mg/(kg·min),此速率也常被用作肠外营养的葡萄糖输注速率。

(4) 脂肪:肠内营养的足月儿脂肪需要量为 5~6g/(kg·d),肠外营养的婴儿则罕见>4g/(kg·d)的脂肪输入。亚油酸(ω-6)和 α-亚麻酸(ω-3)是对于脑发育和前列腺素合成所必需的脂肪酸,其衍生物花生四烯酸(AA)和二十二碳六烯酸(DHA)是脑、视网膜和红细胞膜的磷脂组成,早产儿合成能力较低,配方乳中应于添加。

(5) 矿物质、微量元素及维生素:①足月儿钠需要量为 1~3mEq/(kg·d)。早产儿为 2~4mEq/(kg·d)。妊娠最后 3 个月胎儿每天从母亲获得钙 120mg/kg 和磷 70mg/kg,足月儿若能从饮食中获得 40~60mg/(kg·d) 钙和 20~30mg/(kg·d)磷就能很好地骨骼矿化,而早产儿每天需肠内供给钙 120~230mg/(kg·d)和磷 60~140mg/(kg·d)才能达到宫内的增加速率。②足月儿每天铁的生理需要量为 1mg/(kg·d),适于胎龄足月儿的铁储备能够维持 4~6 个月婴儿血红蛋白合成的需要。早产儿由于经常处于扰乱铁平衡的应激状态,母乳喂养的早产儿应在达到全肠内喂养后(出生后 2 周左右)开始补铁,剂量 2mg/(kg·d);接受 r-HuEPO 治疗的婴儿应与 r-HuEPO 同时开始补铁 6mg/(kg·d)。③早产儿应该补充 Vit A 和 Vit D。Vit D 的需要量,800~1 000IU/d,3 个月后改为 400IU/d。人乳含有足够的与饮食中不饱和脂肪酸含量相称的 Vit E,不需要额外补充,早产儿为了预防贫血,应每天补充 Vit E 5mg。所有的新生儿都应在出生时接受 Vit K₁ 0.5~1mg 预防新生儿出血症,母乳喂养儿在生后 4~6 周时还需重复给药,预防晚期 Vit K 缺乏所致的颅内出血。

2. 新生儿营养能力 协调的吸吮和吞咽然后将食物加工并被机体吸收利用是新生儿出生时面临的最为复杂的发育技能之一,成功与否依赖于其胃肠道动力及消化吸收功能的成熟情况。

(1) 胃肠道动力发育:尽管胎儿胃肠道结构在孕 25 周时就已发育成熟并能消化吸收乳汁,但胃肠道动力和功能的发育比较缓慢,易发生喂养不耐受。

1) 吸吮和吞咽:孕 15 周就可检测到胎儿口部的吸吮动作,吸吮和吞咽协调要到 34 周才成熟。34 周以下的早产儿需管饲喂养。

2) 食管:孕 32 周时食管蠕动协调,但收缩幅度、传播速度及下食管括约肌的压力均较低,缺乏抗胃食管反

流(gastroesophageal reflux,GER)的屏障作用。极低出生体重早产儿 GER 的发生率可达 80%。

3) 胃:早产儿胃排空较慢,可导致胃潴留和 GER。经幽门喂养并不能改善喂养的耐受性,因为早产儿肠道动力也不成熟。

4) 小肠:胎龄<31 周的早产儿小肠呈低幅而无规律的收缩,几乎无推进性活动。随胎龄的成熟,蠕动的频率、振幅和时间逐渐增加,并能够向下移行,足月时出现清晰可辨的 Ⅰ、Ⅱ、Ⅲ 相移动性运动复合波。早产儿的胃肠道运输时间较长,容易出现腹胀、胃潴留等喂养不耐受的体征。

5) 结肠:早产儿结肠动力也不成熟,当有呼吸窘迫或感染时,常可出现类似于巨结肠的功能性肠梗阻。

上述因素都可导致早产儿喂养不耐受,限制肠内喂养的开始及进展。但禁食对于胃肠道的结构和功能都会造成不利的影响,出生后尽快建立肠内喂养十分必要。"微量肠内喂养(minimal enteral feeding,MEF)"的目的就是通过肠内喂养少量的乳汁来促进肠道动力成熟和预防胃肠道黏膜萎缩。

(2) 新生儿消化和吸收能力:新生儿有天然的饮食来源——人乳,否则新生儿没有能力从复杂的饮食中消化和吸收营养素。

1) 蛋白质:新生儿胃蛋白酶的作用是完整的,在 1 周左右就能够建立胃的酸性环境(pH 值<4),但十二指肠各种蛋白酶的水平相对较低,只能消化饮食中 80%~85%的蛋白质。

2) 碳水化合物:新生儿胰淀粉酶水平较低,乳糖酶出现于孕 24 周,直到 36 周才达足月儿水平,对碳水化合物的消化能力较差,特别是乳糖,易发生乳糖不耐受,但可通过结肠细菌发酵途径来补救。

3) 脂肪:足月儿能吸收 85%~90%,早产儿仅为 50%,并取决于饮食中脂肪的类型。新生儿脂肪的消化开始于胃脂酶和口腔中的舌脂酶,这两种脂酶在酸性 pH 值时功能完整,主要作用于中链甘油三酯(MCT),不需要胆盐。长链甘油三酯(LCT)的消化有赖于胰脂酶的作用和胆盐的乳糜微粒化,早产儿胰脂酶活性较低,胆酸和胆盐的水平也较低,因此对脂肪的消化吸收能力有限。

二、肠道内营养

新生儿肠道内营养的喂养实践进展较快,包括乳品的种类、喂养的方法及早期的营养方案等,临床医生应

针对不同个体的不同特点设计最佳的个体化喂养计划[1,2]。

1. 乳品选择

（1）母乳：人乳是足月新生儿的最佳饮食，除了营养学的优点外，还提供许多其他婴儿食品中缺少的免疫因子、激素、酶和活性肽，对婴儿的胃肠道功能、宿主防御、神经发育结局及远期健康的益处已被很好证实。

（2）捐赠乳：捐赠母乳应用仍存在争议。主要顾虑是感染传播的风险。如果建立捐赠母乳库，建议进行捐赠者筛查、捐赠乳巴氏消毒，并向家长咨询告知相关风险。捐赠母乳同样可减少感染、NEC和住院时间[3]。对于无法母乳喂养的 ELBW 使用捐赠母乳开始喂养。

（3）配方乳：可以获得的配方乳有足月儿配方乳、早产儿配方乳、早产儿出院后配方乳、特殊配方乳等。应根据新生儿胎龄、耐受情况、患病情况及获得便利进行选择。胎龄<34周的早产儿一般选用早产儿配方奶。胎龄大于34周以上早产儿可选用出院后早产儿配方奶或足月儿配方奶。喂养不耐受患儿可选择适度水解的配方奶或氨基酸配方奶。早产儿出院后配方奶主要用于早产儿出院后喂养，较足月儿配方奶含有更多的能量和蛋白质，有利于早产儿追赶生长。

（4）人乳强化剂：与单纯母乳喂养相比，母乳喂养并添加母乳强化剂的早产儿，其体重、身长和头围增加更快，宫外营养不良的发生率减少。对于胎龄小于32周且体重增加不理想的早产儿，母乳喂养容量达到50ml/（kg·d）以上时，需添加人乳强化剂[3]。

各种乳制品营养成分见表 14-11、表 14-12。

2. 早产儿肠内营养实施方案

（1）开始喂养的时间：生后应尽早开始肠道喂养。开奶前应满足以下条件，①无口腔分泌物异常增多、呕吐或胆汁样胃潴留。②腹软不胀，肠鸣音正常。如果腹部查体异常，应进行腹部 X 片检查。③呼吸频率。经口喂养应<60次/min，鼻饲喂养应<80次/min。④出生体重>1 500g 的稳定早产儿，生后 24 小时内开始喂养。⑤谨慎喂养，在超低出生体重儿（ELBW）和VLBW 中存在围产期窒息、血流动力学不稳定、败血症、舒张末期血流缺失、正在接受吲哚美辛或布洛芬治疗、血流动力学症状明显的 PDA 或其他临床考虑可能导致 NEC 情况时。足月儿存在围产期窒息、红细胞增多症和先天性心脏病等情况时，也会增加 NEC 风险，需要谨慎喂养。

表 14-11　人乳和强化人乳（人乳+人乳强化剂）营养组成（每100ml）

	人乳/1周	成熟人乳/1个月	成熟人乳+人乳强化剂
能量/kcal	67	67	80
蛋白质/g	2.4	1.4	2.4
乳清蛋白与酪蛋白之比	70/30	70/30	70/30
脂肪/g	3.8	4.0	4.1~4.8
中链甘油三酯/%	2	2	10~15
碳水化合物/g	6.1	6.6	6.9~8.2
乳糖/%	100	100	80~85
钙/mg	25	25	112~139
磷/mg	14	13	61~78
镁/mg	3.1	3.1	4.0~9.8
钠/mEq	2.2	1.1	1.6~1.7
钾/mEq	1.8	1.5	2.1~3.0
氯/mEq	2.6	1.6	1.9~2.6
锌/μg	500	340	1 030~1 320
铜/μg	80	64	104~230
维生素 A/IU	560	390	980~1 305
维生素 D/IU	4	2	120~150
维生素 E/mg	1.0	1.1	4.2~5.5

引自：FURMAN L,SCHANLER RJ,AVERY S. Diseases of the Newborn. 10th ed. Philadalphia：Elsevier Saunders,2018:997。

表 14-12　人乳及各种配方乳主要营养成分比较（每100ml）

营养素	人乳	足月儿配方乳	早产儿院内配方乳	早产儿出院后配方乳
能量/kcal	~67	67	81	73
蛋白质/g	~1.0	1.4	2.4	2.1
脂肪/g	~3.5	3.6	4.3	4.0
碳水化合物/g	~7.0	7.3	8.7	7.6
钙/mg	~26	53	140	83
磷/mg	~14	32	74	47
钠/mmol	~0.9	0.8	1.8	1.1
铁/mg	~0.04	1.2	1.5	1.3
锌/mg	~0.3	0.6	1.2	0.9
维生素 A/μg	~68	61	300	102

引自：DI TUDSHOPE，D PAGE，M GILROY. Infant formulas for preterm infants：In-hospital and post-discharge. Journal of Paediatrics and Child Health,2012,48:768-776。

（2）喂养方法选择：最好的喂养方法是经口喂养，下列情况下需要管饲喂养。①胎龄<34周；②吞咽、呼吸、吸吮不协调的新生儿；③呼吸急促，>60次/min；④惊厥发作频繁；⑤辅助通气支持；⑥心血管功能不稳定者如心动过速、低血压、休克等；⑦唇腭裂（特殊奶瓶喂养前）。管饲喂养有间断和持续喂养两种方法，前者模拟正常的喂养模式和允许肠道激素的周期性释放，更符合生理。经幽门喂养仅保留给不能耐受胃管饲喂养或因严重GER而有增加吸入风险的婴儿。

（3）微量喂养：也称为营养喂养。可减少胃肠道萎缩，促进胃肠道发育成熟以便尽快过渡到全肠道喂养。起始喂养量1~24ml/（kg·d），先缩短喂养间隔如从每6小时一次缩短到每4小时一次，再到每2小时一次，然后再增加喂养量。

（4）喂养量的增加速率：出生体重<1 500g和胎龄≤34周的早产儿加奶速度以≤20ml/（kg·d）较为安全。其他胎龄早产儿和足月儿加奶速度20~30ml/（kg·d）。根据体重的加奶速度可参考表14-13。每次加奶前应评估喂养耐受情况、腹部情况，进行个体化管理。

表14-13　新生儿管饲喂养用量与添加速度

单位：ml/（kg·d）

出生体重/g	间隔时间	开始用量	添加速度	最终喂养量
<750	q. 2h. *#	≤10×1周	15	150
750~1 000	q. 2h. *#	10	15~20	150
1 001~1 250	q. 2h. *#	10	20	150
1 251~1 500	q. 3h.	20	20	150
1 501~1 800	q. 3h.	30	30	150
1 800~2 500	q. 3h.	40	40	165
>2 500	q. 4h.	50	50	180

注：* 因为可能造成母乳分层，不建议用母乳进行持续喂养；# 可以从1ml/12h开始逐渐过渡到q. 2~3h. 。

（5）喂养不耐受：如果开奶后出现喂养不耐受需要进行详尽评估，包括婴儿状态、心肺功能，重点评估潴留量、性质、腹部体征、大便情况等。胎龄<32周的早产儿不伴有其他临床症状的单纯胆汁潴留不是禁食指征。增加喂养量或持续喂养可能有益于改善喂养耐受性。胆汁样潴留、呕吐、血便、腹胀、呼吸暂停或心动过缓等需要密切随访评估。体重<750g的早产儿潴留量>2ml或体重751~1 000g的早产儿潴留量>3ml（或>喂养量

的20%）时，若无以上症状，可以继续喂养。如果临床查体有任何发现，需要进行腹部X片检查。如果腹部评估正常，①使用鼻胃管或口胃管进行持续喂养，②使用母乳或特殊配方乳（例如深度水解配方）。

3. **早产儿出院后营养**　绝大多数的VLBW早产儿出院时都存在严重的生长迟缓，对于这些婴儿出院后的喂养选择，既要考虑早期追赶生长的需要，还要考虑过度营养对远期的不利影响。一般来说，对于出院时不存在EUGR的婴儿，尽可能推荐母乳喂养，若无母乳也可选用足月儿配方乳喂养；而对于出院时存在EUGR的婴儿，如果母乳喂养则应添加人乳强化剂；如果选择配方乳喂养，则应选用含有较高营养素和能量密度的出院后配方乳喂养，直至达到追赶生长[4]。

三、肠道外营养

在临床实践中，早产儿特别是ELBW营养支持很难达到，这些婴儿在出生后最初的2周中可有明显累积的营养缺失。越来越多的证据提示：早期积极的肠外营养（parenteral nutrition，PN）联合早期肠内喂养可以使蛋白质的丢失降至最低和改善生长结局[1,2]。因此，PN已经成为NICU中早产儿和危重新生儿的有效营养支持手段，特别是在出生后的早期。

1. **能量需求**　胃肠外营养（PN）应提供足够的热量，用于能量消耗（休息、代谢率、活动及体温调节）和生长。到出生后第1周末时，接受PN的早产儿需达到80~100kcal/（kg·d）的能量。最初给予30~40kcal/（kg·d）的热量摄入，以防止分解代谢，之后增至完整的能量需求。碳水化合物和脂肪主要提供能量热量。

2. **肠外营养组成**

（1）氨基酸：为达到正氮平衡，需提供足量的蛋白质和能量摄入，并且必需氨基酸/非必需氨基酸需进行最佳混合。出生后24小时内早期给予氨基酸，起始输注速率为2.0g/（kg·d），如果能耐受，可逐渐递增至4g/（kg·d）。

（2）脂类：脂肪乳剂可提供必需脂肪酸（亚麻酸和亚油酸），是一种重要的非蛋白质能量来源。脂肪乳剂可在出生后24~48小时内开始，起始输注速率为0.5~1g/（kg·d），以0.5~1g/（kg·d）的速度增加，直至3.0g~3.5g/（kg·d）。若高胆红素血症达到换血水平时，减少脂肪输注剂量为1g/（kg·d）。应注意监测甘油三酯，甘油三酯>1.7mmol/L，输注量减半。

（3）碳水化合物：出生后需补充外源性葡萄糖，维

持血糖 2.6~8mmol/L,以防止低血糖。葡萄糖的初始输注速率为 4~6mg/(kg·min),如果能够耐受,每天增加 1~2mg/(kg·min),直至最大达到 12mg/(kg·min)。由于早产儿,特别是超低出生体重儿,容易发生高血糖和低血糖,应对其监测血糖。最低输注浓度不能低于 5%。低于 5% 葡萄糖张力较低,可能导致溶血。最低不能低于 4mg/(kg·min),要保证葡萄糖所占能量比例。

（4）其他营养素:静脉营养应根据需要和静脉营养的时间给予电解质、矿物质(钙、磷和镁)、水溶性维生素和生长所需的微量元素。

3. 肠外营养实施和并发症

（1）胃肠外营养(PN)可通过外周或中心静脉输注。多数情况下通过中心静脉导管给予 PN。

（2）为避免所输注的任何营养素过多或不足,以及为监测与 PN 有关的并发症,需进行实验室监测,以调整胃肠外营养(PN)的组成。

（3）与胃肠外营养(PN)有关的并发症包括:胆汁淤积、导管相关性感染和脓毒症、浸润、皮肤坏死脱落、空气栓塞。

（周文浩）

参考文献

[1] 邵肖梅、叶鸿瑁、丘小汕. 实用新生儿学. 5 版. 北京:人民卫生出版社,2019.

[2] 中华医学会肠外肠内营养学会儿科协作组,中华医学会儿科学会新生儿学组,中华医学会小儿外科学分会新生儿学组. 中国新生儿营养支持临床应用指南. 中华小儿外科杂志,2013,34(10):782-787.

[3] 中国医师协会新生儿科医师分会营养专业委员会,中国医师协会儿童健康专业委员会母乳库学组,《中华儿科杂志》编辑委员会. 新生儿重症监护病房推行早产儿母乳喂养的建议. 中华儿科杂志,2016,54(1):13-16.

[4]《中华儿科杂志》编辑委员会,中华医学会儿科学分会儿童保健学组,中华医学会儿科学分会新生儿学组. 早产、低出生体重儿出院后喂养建议. 中华儿科杂志,2016(1):6-12.

第 9 节　新生儿呼吸系统疾病

呼吸系统疾病是新生儿最常见的问题,其中新生儿呼吸窘迫综合征和感染性肺炎仍是新生儿主要死亡原因之一,在复苏开展较好的大城市和发达地区胎粪吸入综合征发生率明显下降,但由于早产儿存活率增加,支气管肺发育不良发生率呈上升趋势,呼吸暂停和肺出血发生率也比较高。近年来,新生儿呼吸治疗技术发展比较快,掌握新生儿呼吸治疗技术是新生儿科的基本工作,也是抢救危重新生儿的重要方法。本节主要阐述新生儿主要呼吸疾病及呼吸治疗技术。

一、新生儿呼吸窘迫综合征

新生儿呼吸窘迫综合征(neonatal respiratory distress syndrome,RDS)为肺表面活性物质缺乏所致的两肺广泛肺泡萎陷和损伤渗出的急性呼吸衰竭,多见于早产儿和择期剖宫产新生儿,生后数小时出现进行性呼吸困难、青紫和呼吸衰竭[1]。病理上出现肺透明膜,又称肺透明膜病(hyaline membrane disease,HMD)。早产儿 RDS 发病率约 5%~10%,胎龄越小发病率越高,择期剖宫产新生儿 RDS 发生率约 0.9%~3.7%。

【病因与发病机制】　1959 年,Avery 和 Mead 首次发现 RDS 为肺表面活性物质(pulmonary surfactant,PS)缺乏所致,PS 由肺泡Ⅱ型上皮细胞合成分泌,分布于肺泡表面形成单分子层,能降低肺泡表面张力,防止肺泡萎陷和肺水肿。导致 PS 缺乏的因素都可能促使发生 RDS,其中早产儿和剖宫产是 RDS 的主要病因和危险因素。

1. 早产儿　RDS 主要发生在早产儿。因早产儿肺发育未成熟,PS 合成分泌不足,胎龄 15 周时,可在细支气管测得肺表面活性物质蛋白 B(SP-B)和 C(SP-C)的 mRNA,胎龄 24~25 周开始合成磷脂和活性 SP-B,以后 PS 合成量逐渐增多,但直到胎龄 35 周左右 PS 量才迅速增多。因此,胎龄<35 周的早产儿易发生 RDS,并且,胎龄越小发生率越高。

2. 剖宫产新生儿　正常分娩对产妇和胎儿都是一个强烈的应激反应过程,分泌和释放大量儿茶酚胺和糖皮质激素等,这些激素能促使胎儿肺泡Ⅱ型上皮细胞分泌和释放肺表面活性物质。剖宫产(尤其是择期剖宫产)没有经过正常分娩的宫缩和应激反应,儿茶酚胺和糖皮质激素分泌释放较少,PS分泌和释放不足。同时,剖宫产新生儿肺液转运障碍,影响PS功能。因此,剖宫产新生儿RDS发生率较高[2]。

3. 糖尿病母亲新生儿 母亲患糖尿病时,胎儿血糖增高,胰岛素分泌相应增加,胰岛素可抑制糖皮质激素,而糖皮质激素能刺激PS的合成分泌,因此,糖尿病母亲新生儿PS合成分泌受影响,即使为足月儿或巨大儿,仍可发生RDS。

4. 围产期窒息 缺氧、酸中毒、低灌注可导致急性肺损伤,抑制肺泡Ⅱ型上皮细胞产生PS。

5. 重度Rh溶血病 患儿胰岛细胞代偿性增生,胰岛素分泌过多抑制PS分泌。

6. PS蛋白功能缺陷 PS蛋白对PS功能至关重要,许多研究显示PS蛋白中的SP-A、SP-B、SP-C的基因突变或某些缺陷,如 *SP-A* 基因变异,*SP-B* 基因缺陷等,不能正常表达PS蛋白,导致PS功能缺陷,PS不能发挥作用,发生RDS。

肺表面活性物质缺乏时肺泡壁表面张力增高,肺泡逐渐萎陷,进行性肺不张,发生缺氧、酸中毒,肺小动脉痉挛,肺动脉高压,导致动脉导管和卵圆孔开放,右向左分流,缺氧加重,肺毛细血管通透性增高,血浆纤维蛋白渗出,形成肺透明膜,使缺氧酸中毒更加严重,造成恶性循环。

【病理变化】 RDS患儿肺呈暗红色,质韧,在水中下沉。光镜下见广泛的肺泡萎陷,肺泡壁附一层嗜伊红的透明膜,气道上皮水肿、坏死、脱落和断裂(见书末彩图14-4)。电镜下肺Ⅱ型细胞中的板层小体成为空泡。

【临床表现】 由于病因不同,发生RDS新生儿的胎龄和出生体重不同,不同类型RDS的临床特点有所不同,以下是新生儿RDS的常见临床表现。

1. 早产儿RDS RDS典型临床表现主要见于早产儿,生后1~2小时即可出现呼吸急促,继而出现呼吸困难、呻吟、吸气相凹陷、青紫,病情呈进行性加重,至生后6小时症状已非常明显。然后出现呼吸不规则、呼吸暂停、呼吸衰竭。体检两肺呼吸音减弱。血气分析PaCO₂升高,PaO₂下降,BE负值增加。生后24~48小时病情最为严重。轻型病例可仅有呼吸困难、呻吟、青紫,经无创通气治疗后可恢复。近年来,由于PS的早期使用,RDS典型临床表现已比较少见。

2. 剖宫产新生儿RDS 主要见于晚期早产儿和足月儿,与剖宫产的胎龄密切相关,胎龄<39周剖宫产

RDS发生率较高。研究显示,胎龄37周择期剖宫产者RDS发生率为3.7%,38周为1.9%,39周以后明显减少,为0.9%。剖宫产新生儿RDS起病时间差别较大,有些患儿生后1~2小时即发生严重呼吸困难,而有些患儿生后第1天呼吸困难并不严重,胸片为湿肺表现,但生后第2天或第3天呼吸困难突然加重,胸片两肺呈白肺,发生严重呼吸衰竭。剖宫产新生儿RDS常合并重症持续性肺动脉高压(persistent pulmonary hypertension,PPHN),表现为严重低氧性呼吸衰竭。

3. PS蛋白缺陷RDS 生后数小时即发生严重呼吸困难,进行性加重,表现为重症呼吸衰竭,给PS治疗后短时间内(2~3小时)临床表现可改善,但5~6小时后临床表现又非常严重,依赖PS的治疗,最终预后较差,多于数天内死亡。

并发症:由于缺氧和酸中毒,RDS患儿易并发持续性肺动脉高压(PPHN)、肺出血等。

【辅助检查】

1. 肺部X线检查 本病肺部X线检查有特征性表现(图14-5)。早产儿RDS胸片主要改变为:两肺野透亮度普遍降低、毛玻璃样(充气减少),可见均匀分布的细小颗粒(肺泡萎陷)和网状阴影(细支气管过度充气);随着病情加重,两肺透亮度进一步降低,可见支气管充气征(支气管过度充气),延伸至肺野中外带;重症病例肺野透亮度更加降低,心缘、膈缘模糊,整个肺野呈白肺,支气管充气征更加明显,似秃叶树枝。胸廓扩张良好,横膈位置正常。

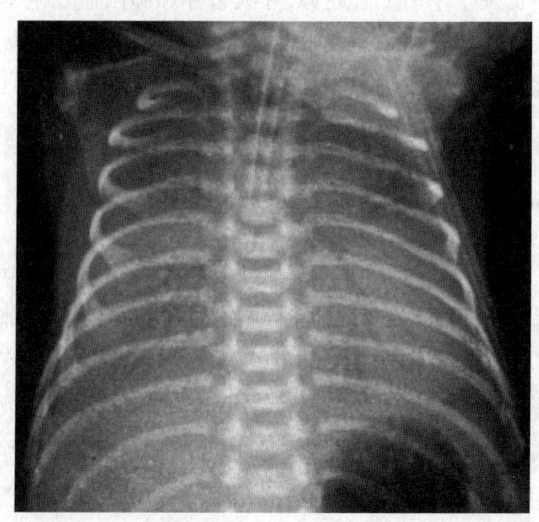

图14-5 新生儿呼吸窘迫综合征肺部X线变化

剖宫产新生儿RDS部分病例生后第1天胸片常表现为湿肺,甚至重症湿肺,肺水肿、肺野模糊,第2、3天出现严重RDS,甚至白肺,支气管充气征常不典型。

2. **肺部超声检查** RDS肺部超声主要表现为：①胸膜线异常，弥漫增厚、毛糙；②多个肺野显示肺泡-间质综合征（alveolar-interstitial syndrome，AIS）或白肺；③多个肺野A线消失；④胸膜下肺实变和支气管充气征。以上4项特征中具有2项以上者，可以超声诊断为RDS。超声诊断RDS的灵敏度为85.8%，特异度92.8%，阳性预测值94.8%，阴性预测值81.3%。超声灵敏度高于胸片，超声特异度和胸片相比，超声的阴性预测值高于胸片。

【诊断与鉴别诊断】

1. **诊断依据**

（1）病史：早产儿RDS主要见于胎龄较小的早产儿，胎龄越小发生率越高；剖宫产新生儿RDS主要见于胎龄<39周足月儿或晚期早产儿；继发性RDS有严重缺氧或感染等病史，常见于足月儿，早产儿也可发病。

（2）临床表现：生后出现进行性呼吸困难，严重低氧性呼吸衰竭。继发性RDS于严重缺氧或感染时发生严重呼吸衰竭。

（3）肺部影像变化：早产儿RDS两肺病变比较均匀分布，早期两肺野透亮度降低、毛玻璃样，严重者整个肺野呈白肺，可见支气管充气征。其他类型RDS胸片严重渗出，病变广泛。

2. **RDS需与下列疾病鉴别**

（1）B族溶血性链球菌感染：产前感染发生的B族链球菌（group B streptococcus，GBS）肺炎或败血症，临床表现与肺部早期影像表现极似RDS，有时不容易鉴别。但该病常有产妇羊膜早破或感染表现，抗生素治疗有效。

（2）湿肺：重症湿肺与RDS较难鉴别，湿肺生后数小时出现呼吸困难，但病程短，病情相对较轻，X线表现以肺泡、间质、叶间胸膜积液为主。肺部超声可鉴别RDS和湿肺，湿肺超声图像特征为双肺点、AIS和胸腔积液等，胸膜线异常是鉴别RDS和湿肺的首要特点，RDS胸膜线毛糙、增厚（厚度>1.45mm），湿肺胸膜线光滑。

（3）感染性肺炎：表现为呼吸困难、呻吟，但不呈进行性发展，X线表现两肺渗出，分布不均匀。

【治疗】 早产儿出生后应密切观察呼吸变化，一旦出现呼吸困难、呻吟，先使用无创通气，并根据肺部影像和临床表现，考虑RDS，早期使用PS治疗，如病情严重，应立即气管插管，使用机械通气[3]。

1. **无创通气** 生后出现呼吸困难者应早期使用无创通气治疗，初始呼吸支持先使用经鼻持续气道正压通气（continuous positive airway pressure，CPAP），如CPAP失败则使用经鼻间隙正压通气（nasal intermittent positive pressure ventilation，NIPPV）或无创高频通气（noninvasive high frequency ventilation，nHFV）。无创通气能使肺泡在呼气末保持正压，防止肺泡萎陷，有助于萎陷的肺泡重新张开。及时使用无创通气可减少机械通气的使用。如使用无创通气后呼吸困难未缓解，或出现反复呼吸暂停、$PaCO_2$升高、PaO_2下降，应改用机械通气。

2. **肺表面活性物质药物治疗**

（1）给药指征：美国儿科学会指南和欧洲新生儿RDS防治指南建议：新生儿出生后应密切观察呼吸情况，如出现呻吟、呼吸困难，先使用CPAP，如CPAP压力>5cmH_2O、FiO_2>30%，可给PS治疗。

（2）给药剂量：每种PS药品各自有推荐剂量，各不相同，目前国内使用的两种PS推荐的剂量范围分别为每次75~100mg/kg和100~200mg/kg。给药剂量应根据病情严重程度而定，两肺呈白肺、广泛渗出等重症病例需使用较大剂量，使用推荐剂量上限，轻症病例使用推荐剂量下限。

（3）给药次数：对轻症病例一般给1次即可，对重症病例需要多次给药，如呼吸机参数吸入氧浓度（FiO_2）>0.4或平均气道压（MAP）>8cmH_2O，应重复给药。根据国内外经验总结，严重病例需给2~3次，但一般最多给4次，间隔时间根据需要而定，一般为6~12小时。

（4）给药方法：PS有两种剂型，需冷冻保存，干粉剂用前加生理盐水摇匀，混悬剂用前解冻摇匀，使用前将药瓶置于37℃预热数分钟，使PS磷脂更好地分散。用PS前先清理呼吸道，然后将PS经气管插管注入肺内，仰卧位给药。对轻症病例使用无创通气者，可使用微创给药方法（LISA或MIST），通过胃管插入声门下进入气道给药，避免传统的气管插管。微创给药方法的目的是尽可能减少气管插管所致的损伤。

3. **机械通气** 对无创通气效果不理想者，应采用机械通气，一般先使用常频机械通气，初调参数呼吸频率40~50次/min，吸气峰压（PIP）15~20cmH_2O，PEEP 5~6cmH_2O。如常频机械通气参数比较高，效果不理想，可改用高频机械通气，减少常频正压通气所致的肺损伤。使用机械通气病情改善者应尽早撤离机械通气，在撤离机械通气过程中使用咖啡因，可以加速撤机，减少再次气管插管和机械通气。撤机后再改用无创通气。

4. **体外膜氧合器** 对少数严重病例，胎龄>34周者，上述治疗方法无效时，可使用体外膜氧合器（ECMO）技术治疗。

5. **支持治疗** RDS因缺氧、高碳酸血症导致酸碱、水电解质、循环功能失衡,应及时纠正。液体量不宜过多,以免造成肺水肿,生后第1、2天控制在60~80ml/kg,第3~5天80~100ml/kg。代谢性酸中毒可给5%NaHCO₃,所需量(ml)=碱剩余×体重(kg)×0.5,先给半量,稀释2~3倍,静脉滴注;改善循环功能可用多巴胺3~10μg/(kg·min)。

6. 并发症治疗 合并持续肺动脉高压时,使用吸入一氧化氮(NO)治疗(详见第10节),剖宫产新生儿RDS、重症感染所致的RDS常合并严重PPHN,吸入NO治疗非常重要。

7. 原发病治疗 对继发于重症感染者,应积极抗感染治疗。

【预防】

1. 早产儿RDS产前预防 目前推荐对胎龄<34周,可能发生早产的产妇静脉或肌内注射倍他米松或地塞米松,可明显降低早产儿RDS发生率。倍他米松:每次12mg,间隔24小时,一个疗程2次,肌内注射;或地塞米松:每次6mg,间隔12小时,一个疗程4次。一般使用1个疗程即可,必要时可使用第2个疗程。产前激素治疗的最佳时间是分娩前24小时至7天给药。

2. 剖宫产新生儿RDS的预防 尽可能避免胎龄<39周择期剖宫产,研究显示,对胎龄35~38周必须择期剖宫产者,产前给产妇1个疗程激素治疗,可能会降低新生儿RDS发生率。

二、胎粪吸入综合征

胎粪吸入综合征(meconium aspiration syndrome,MAS)是由于新生儿在出生过程中吸入被胎粪污染的羊水,发生气道阻塞、肺部炎症及一系列全身病理生理变化所致的综合征。MAS多见于足月儿和过期产儿,常有胎儿窘迫、产程延长、胎盘功能不全、难产等高危分娩病史。近年来,由于产前预防和产房复苏技术的普及,MAS发生率已明显下降,但在基层地区,发生率和病死率仍较高。

【病因与发病机制】 主要原因为胎儿窘迫和出生时窒息,常见于胎盘早剥、脐带脱垂、臀位产等异常分娩。胎儿因缺氧发生肠壁痉挛、肛门括约肌松弛,使胎粪排出,羊水被胎粪污染。低氧血症又刺激胎儿呼吸中枢,出现喘息样呼吸而吸入被胎粪污染的羊水。胎粪吸入主要发生在分娩过程中胎儿喘息或深吸气时。

【病理与病理生理】 胎粪吸入后肺及全身各脏器可发生一系列病理与病理生理变化。

1. 气道阻塞 胎粪吸入使气道发生机械性阻塞,气道炎症发生充血水肿,加重气道阻塞,不完全性阻塞时胎粪呈活瓣样,发生肺气肿,严重者发生气漏。完全阻塞则发生肺不张。

2. 炎症反应 胎粪含有脂肪酸、胆固醇、脱落细胞等,可刺激气道和肺泡发生炎症反应,胎粪吸入后24~48小时炎症反应最为严重。在炎症反应过程中,炎症细胞大量浸润,释放大量炎性介质,如白介素1、6、8、肿瘤坏死因子、血小板活化因子等,炎症反应破坏气道和肺泡上皮细胞,使肺泡毛细血管通透性增加,造成肺水肿,血浆物质如白蛋白、纤维蛋白原、蛋白溶解酶等大量渗出,2~3天后,这些物质可形成肺透明膜,加重肺损伤。同时肺血管广泛性坏死、出血、微血栓形成。

3. 肺表面活性物质被破坏 由于胎粪的直接损害作用、炎症介质和血浆渗出物的抑制作用,使肺表面活性物质的合成、分泌及活性严重受损,导致肺泡萎陷和肺透明膜形成,进一步加重肺损伤。

4. 合并急性呼吸窘迫综合征(ARDS) 由于气道和肺泡严重炎症反应、炎症介质的作用、肺表面活性物质受损伤、肺水肿、渗出等,重症胎粪吸入综合征易并发ARDS。

5. 合并持续性肺动脉高压(PPHN) 由于低氧血症、酸中毒导致肺血管痉挛,容易发生持续性肺动脉高压,右向左分流,加重缺氧。

【临床表现】 生后即出现呼吸困难,先发生呼吸浅促,然后是呼吸困难。轻者青紫不明显,48小时后病情开始恢复;重者呼吸困难加重,伴呻吟、三凹征、青紫,发展至呼吸衰竭。由于肺气肿患儿胸廓隆起较明显,两肺呼吸音减低。皮肤、脐带、指/趾甲被胎粪染成黄绿色。重症患儿因严重缺氧和酸中毒,发生持续性肺动脉高压,经动脉导管或卵圆孔右向左分流,青紫严重,吸氧不能改善。如病情突然恶化,呼吸困难和青紫突然加重,提示并发气胸或纵隔气肿。

【辅助检查】

1. 肺部X线表现 按严重程度可分为三型。轻度:主要表现为肺纹理增粗、斑点斑片状渗出影、肺气肿。中度:主要表现为肺气肿和肺泡渗出,可见颗粒状、片状、团块状、结节状阴影,渗出影密度较高,有些病例见节段性肺不张,以肺气肿为主者,肺透亮度明显增高,心影缩小。重度:两肺颗粒、斑片或团块状影更加广泛,伴严重肺气肿,发生气漏综合征,可见气胸、纵隔气肿(图14-6)。肺部X线改变常在7~10天逐渐好转,但有时会持续数周。

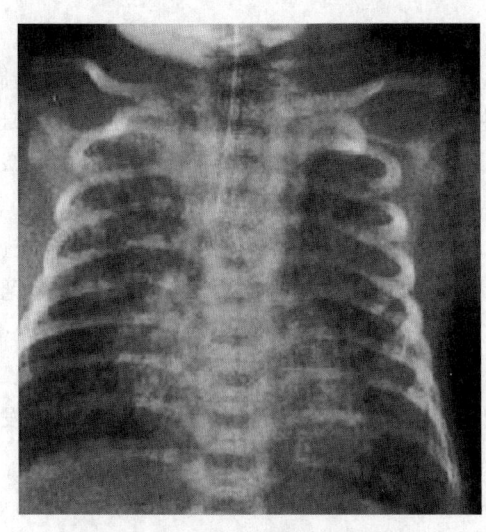

图 14-6 胎粪吸入综合征胸片表现
肺纹理增多增粗,两肺过度膨胀,膈面压低,可见斑片状渗出影与过度膨胀区间隔现象。

2. **血气分析** 对 MAS 患者,应及时做血气分析,常表现为低氧血症、高碳酸血症、酸中毒。

【治疗】 维持最佳通气和氧合,积极纠正低氧血症和高碳酸血症。

1. **清理呼吸道** 对羊水被胎粪污染者,应在新生儿娩出后,迅速吸净口腔、鼻咽部分泌物,必要时气管插管吸清气管内分泌物。在气道未清理之前,不行正压通气。

2. **氧疗和无创通气** 对轻度 MAS 出现呼吸困难者,可先使用头罩吸氧。如 $FiO_2>0.4$ 时,可使用持续气道正压通气(CPAP),对阻塞性通气障碍或肺气肿患者须谨慎应用或不用 CPAP。

3. **机械通气** 如呼吸困难比较严重,头罩吸氧或 CPAP 不能改善者,应尽早改用机械通气,对没有严重合并症者可先使用常频机械通气,呼吸机参数调节要根据病情不同个体化,如胸片以肺气肿为主或血气分析 $PaCO_2$ 较高时,则吸气峰压较低,$15\sim20cmH_2O$ 即可,PEEP $4\sim5cmH_2O$,频率宜快,有利于 CO_2 排出。如胸片以渗出、肺不张为主,可提高吸气峰压,$20\sim25cmH_2O$,PEEP $5\sim6cmH_2O$。如病情加重,合并气漏、RDS、PPHN 或常频机械通气疗效不理想,可改用高频机械通气。

4. **肺表面活性物质治疗** 研究显示,对重症 MAS 使用肺表面活性物质可改善病情,如影像学提示肺实质出现类似 RDS 表现,呼吸机参数 $FiO_2>0.5$ 或 MAP>$12cmH_2O$ 时可考虑使用肺表面活性物质[4]。

5. **吸入一氧化氮(iNO)治疗** 如合并严重 PPHN 发生低氧性呼吸衰竭,使用 iNO 治疗,NO 选择性扩张肺血管,降低肺动脉压力,改善 PPHN。如没有 iNO 条件,可使用西地那非,为磷酸二酯酶 5 型抑制剂,降低肺血管阻力。

6. **体外膜氧合器(ECMO)** 对重症 MAS 患者,在机械通气和 iNO 等治疗效果不理想,可使用 ECMO 治疗。

7. **其他治疗** 抗感染,维持血压稳定,保持水电解质平衡,纠正酸中毒。

三、新生儿感染性肺炎

新生儿感染性肺炎(infectious pneumonia)是指病原侵入呼吸系统,发生肺部感染性炎症,可发生在产前、产时或产后,病原包括细菌、病毒、支原体、衣原体、原虫等。早产儿感染性肺炎临床表现不典型,需密切观察。长时间机械通气者容易发生肺部感染,称为呼吸机相关性肺炎(ventilator associated pneumonia,VAP)。

【病因与发病机制】

1. **产前感染** 通过羊水或血行传播。胎膜早破>12 小时,羊水即被污染,超过 24 小时者几乎全部被污染,病原体由阴道上行进入宫内。孕母在孕后期发生感染,病原体经血行通过胎盘传给胎儿,发生全身感染,肺炎是全身感染的一部分。产前感染病原体常为革兰氏阴性杆菌、B 族溶血性链球菌、巨细胞病毒、弓形体、解脲脲原体、梅毒螺旋体等。

2. **产时感染** 胎儿在娩出过程中吸入孕母阴道的分泌物,病原以革兰氏阴性杆菌为主。沙眼衣原体感染也可发生,但它所致的肺炎在出生后数周才出现症状。

3. **出生后感染** ①接触传播:与呼吸道感染患者密切接触,先发生上呼吸道感染,再向下蔓延发生肺炎,病原以病毒为主,如呼吸道合胞病毒(RSV),但多继发细菌感染。②血行传播:新生儿脐炎、败血症、皮肤感染时,可经血行播散发生肺炎。③院内感染:吸引器、气管插管、面罩、暖箱等消毒不严,医护人员手没洗干净,室内空气不流通,暖箱湿度过高,不按时换水等,都可引起感染。常见的病原为大肠埃希菌、鲍曼不动杆菌、肺炎克雷伯菌、铜绿假单胞菌、葡萄球菌等。

【临床表现】 常表现为呼吸困难、三凹征、口吐泡沫、青紫等,咳嗽较少。两肺呼吸音减弱,湿啰音常不明显,一般无发热。早产儿肺炎常表现为呼吸暂停、不哭、不吃、体温不升。产前或分娩过程中发生的 B 族链球菌肺炎,全身症状比较明显,呼吸困难严重,肺部 X 线表现呈白肺,极似 RDS,常被误诊为 RDS。

使用机械通气者常发生呼吸机相关肺炎,属院内感染,病原菌耐药率高,痰多,病程迁延反复,治疗比较困难。呼吸道合胞病毒肺炎病情进展较快,两肺广泛渗出,呼吸困难比较严重。

【辅助检查】

1. **肺部 X 线检查** 宫内和分娩过程中感染发生的肺炎,在生后第 1 天肺部 X 线表现可不明显,第 2 或 3 天才出现明显改变。X 线以支气管肺炎表现为主,呈点状或斑片状渗出影,大小不等,以两下肺、心膈角、左心后区多见。部分病例表现为间质性肺炎,肺纹理增多增粗,伴肺气肿。

2. **肺部超声检查** 肺炎的超声影像包括局部胸膜线异常,病灶处可见肺实变灶、支气管充气征和肺泡-间质综合征表现。

3. **血气分析** 观察 PaO_2、$PaCO_2$、pH 值和 BE 变化。

4. **病原学检查** 及时取咽拭子或呼吸道分泌物做病原学检查。

【治疗】

1. **加强护理和监护** 保持呼吸道通畅,痰多者给予雾化吸入,加强吸痰。对新生儿肺炎需要密切监护,动态观察呼吸变化、监测 SpO_2 和心肺功能。

2. **抗感染治疗** 及时进行病原学检查,根据检查结果及药敏试验选用抗感染药物。产前或分娩过程中感染的肺炎,选择针对革兰氏阴性杆菌的抗生素,GBS 感染者宜选用青霉素。出生后感染中,社区获得性肺炎病原对抗生素敏感性较好,一般选用头孢第三代抗生素。医院获得性肺炎病原耐药率较高,选用针对性抗生素。病毒感染性肺炎可选用抗病毒药物。

3. **氧疗和呼吸支持** 出现呼吸困难者需要氧疗,一般先使用头罩吸氧,使经皮动脉血氧饱和度维持在 90%~95%。头罩吸氧无效者,可使用无创通气,如 CPAP。如发生严重呼吸衰竭需气管插管和机械通气。

四、新生儿肺出血

新生儿肺出血(pulmonary hemorrhage)是指肺的大量出血,至少累及 2 个肺叶,常发生在一些严重疾病的晚期。近年来,随着监护救治技术的发展,肺出血发生率有所下降,但肺出血的病因和发病机制比较复杂,早期诊断和治疗比较困难,肺出血的病死率仍较高,尤其是超早产儿,肺出血发生率和病死率都比较高[5]。

【病因】 新生儿肺出血病因仍未完全阐明,与以下因素有关。

1. **缺氧** 主要为重度窒息、呼吸窘迫综合征、胎粪吸入综合征等,发生严重缺氧者,肺出血多发生在生后第 1~3 天,其中 30% 发生在第 1 天,75% 发生在生后第

4 天内。

2. **感染** 原发病主要为重症败血症、感染性肺炎、坏死性小肠结肠炎等,严重病毒感染也可导致肺出血。感染所致肺出血多发生在生后 1 周左右,其中 88% 发生在出生 5 天后。

3. **寒冷损伤** 主要发生在寒冷损伤综合征、硬肿症、高黏滞综合征,常同时合并缺氧或感染,多见于早产儿。

4. **早产儿** 早产儿肺发育未成熟,发生缺氧、感染、低体温时更易发生肺出血,胎龄越小肺出血发生率越高,超早产儿常发生肺出血。

5. **其他** 弥漫性血管内出血、凝血功能障碍、机械通气压力过高、心力衰竭、输液过快过量等也可引起肺出血,但这些病因一般都与缺氧、感染病因同时存在。

【病理变化】 肺外观呈深红色,肿胀。镜检可见肺泡和间质出血,但以肺泡出血为主,肺泡结构破坏,毛细血管扩张充血。

新生儿肺出血的病理类型一般分为三类:点状肺出血、局灶性肺出血和弥漫性肺出血。陈克正等报道 788 例尸检发现新生儿肺出血中,点状肺出血占 3.5%,局灶性肺出血占 63.2%,弥漫性肺出血占 33.3%。

【临床表现】 患儿常有缺氧、感染、寒冷损伤、早产等基础病史,且原发病较为严重。发生肺出血时常出现以下临床表现:

1. **全身症状** 突然发生面色苍白、青紫,反应差,四肢冷、呈休克状态。

2. **呼吸困难** 突然发生严重的呼吸困难,出现三凹征、呻吟、呼吸暂停,呼吸暂停恢复后呼吸仍不规则,经皮动脉血氧饱和度突然下降。

3. **肺部体征** 肺部可闻及中粗湿啰音,或湿啰音比原来增多。

4. **出血表现** 约半数病例从口鼻腔流出血性液体,或气管插管内流出泡沫样血性液。常发生多部位出血,皮肤出血点或瘀斑、注射部位出血等。

【辅助检查】

1. **胸部 X 线检查** 一旦怀疑肺出血,应立即行 X 线检查,新生儿肺出血典型的肺部 X 线表现为:①两肺透亮度突发性降低,出现广泛性、斑片状、均匀无结构的密度增高影,这是肺出血演变过程中极为重要的 X 线征象;②肺血管瘀血影,两肺门血管影增多,呈较粗网状影;③心影轻中度增大,以左心室增大为主,严重者心胸比例>0.6;④大量肺出血时两肺透亮度严重降低,呈"白肺"。

2. **超声检查** 发生肺出血病情非常紧急,床旁超

声检查可以快速观察肺出血状况,做出初步诊断。

3. 实验室检查 白细胞一般明显增高,尤其是感染病因所致者,但也可以正常或下降。血气分析显示酸中毒,$PaCO_2$ 升高,PaO_2 下降,BE 负值增大。

【诊断与鉴别诊断】

1. 诊断依据 一般基于原发病非常严重,临床表现明显加重,突然发生呼吸困难和呼吸不规则,口鼻腔或气管插管内出血。肺部 X 线表现两肺门密度显著增高。

但肺出血早期诊断较为困难,看到口鼻腔流血为时已晚。迄今尚无早期诊断的明确指标,有赖于医师的警惕性,对有严重缺氧、感染、寒冷损伤的新生儿,如出现反应差、呼吸困难、呼吸暂停、面色苍灰、酸中毒等情况,应随时警惕发生肺出血。

肺出血易发生漏诊和误诊,仅半数病例发生口鼻腔或气管插管内流出血性液体,而另外半数病例被漏诊。陈克正等报道 788 例尸检发现新生儿肺出血中,生前临床诊断肺出血者仅 26.8%,而 73.2% 没有诊断,因此,新生儿肺出血漏诊率比较高。此外,有 5% 临床诊断肺出血者,实为消化道出血,而有 7% 肺出血病例被误诊为消化道出血。

2. 鉴别诊断 有时肺出血与呼吸窘迫综合征和感染性肺炎较难鉴别。呼吸窘迫综合征的 X 线表现常为两肺毛玻璃样,广泛颗粒影,两肺透亮度逐渐降低,心影模糊,肋间隙变窄。而肺出血肺透亮度突然降低,心影增大,肋间隙增宽。感染性肺炎 X 线表现为肺纹理增多增粗,两肺淡斑片状,以下肺为主,心影不增大。而肺出血两肺呈大片高密度影,以肺门为主,涉及各叶。如不能鉴别应动态观察肺部 X 线表现或肺部超声检查。

【预防与治疗】 肺出血病死率较高,应强调预防,要加强对新生儿缺氧、低体温和感染的防治,以免发展至严重阶段。如病情加重须密切观察,早期治疗肺出血。

1. 一般治疗 注意保暖,对低体温者应逐渐复温,使体温保持在正常范围;及时纠正酸中毒,改善循环功能,适当控制液体量。

2. 机械通气 正压通气和呼气末正压是治疗肺出血的关键措施,一旦发生肺出血,应立即气管插管正压机械通气,吸气峰压 20~25cmH₂O,呼气末正压(PEEP)6~8cmH₂O,呼吸频率 40~50 次/min,然后根据病情调节呼吸机参数。如果病情非常严重,常频机械通气效果不明显,可改用高频机械通气或直接进行高频机械通气,高频机械通气效果比常频通气好。对严重广泛肺出血,病情好转后呼吸机参数调整不能操之过急。

对已经发生的肺出血给予机械通气治疗为时较晚,因此,对缺氧或感染非常严重的病例,须密切观察临床表现,如发生呼吸困难或呼吸暂停,同时一般状况较差,应在发生肺出血之前早期进行机械通气。

3. 肺表面活性物质治疗 对严重肺出血两肺呈白肺者,给肺表面活性物质治疗能缓解病情,改善血氧饱和度。

4. 原发病治疗 积极抗感染治疗,感染是肺出血的主要原因,一般病情非常严重,应加强抗生素治疗,同时辅以免疫治疗,输注丙种球蛋白、中性粒细胞、粒细胞集落刺激因子等。

5. 对症治疗

(1)改善微循环:可用多巴胺 3~7μg/(kg·min)和多巴酚丁胺 5~10μg/(kg·min),持续静脉滴注,有早期休克表现者给予 0.9% NaCl 扩容。

(2)纠正凝血功能障碍:肺出血患儿常伴有全身凝血功能障碍,对高危患儿可给予小剂量肝素,每次 20~30U/kg,间隔 6~8 小时 1 次,皮下注射。

(3)保持正常心功能:可用多巴酚丁胺 5~10μg/(kg·min),持续静脉滴注,如发生心力衰竭用地高辛。

(4)补充血容量:对肺出血致贫血者可输新鲜血,每次 10~15ml/kg,保持血细胞比容在 0.45 以上。

(5)应用止血药:可使用巴曲酶 0.2U 加生理盐水 1ml 气管插管内滴入,同时用巴曲酶 0.5U 加生理盐水 2ml 静脉滴注,但止血药效果常不理想。

五、新生儿呼吸暂停

呼吸暂停(apnea)是指呼吸暂时停止时间>20 秒,并伴有心率减慢<100 次/min 或出现青紫、血氧饱和度下降。早产儿呼吸暂停发生率与胎龄密切相关,胎龄越小,发生率越高,胎龄<28 周早产儿呼吸暂停发生率达 80%~90%,极低出生体重儿呼吸暂停发生率 50%。反复呼吸暂停可致脑损伤或猝死,应及时处理。如呼吸暂停 3~15 秒后又出现呼吸,不伴有心率或血氧饱和度下降,称为周期性呼吸。

【病因与分类】

1. 原发性呼吸暂停 为早产儿呼吸中枢发育未成熟所致,不伴其他疾病。胎龄越小发病率越高。

2. 继发性呼吸暂停 常继发于以下病理情况:①各种原因引起的缺氧;②各种肺部疾病;③各种感染;④中枢神经系统疾病;⑤代谢紊乱,如低血糖、低钙血症、低钠血症、酸中毒等;⑥严重贫血或红细胞增多症;⑦反射性呼吸暂停,多见于侵入性操作,如气管插管、插胃管、吸痰等,胃食管反流可引起呼吸暂停;⑧环境温度过高或过低;⑨母亲分娩时用过麻醉镇静剂。

新生儿呼吸暂停又可分为中枢性、阻塞性和混合性呼吸暂停。中枢性呼吸暂停系呼吸中枢受抑制所致,其特征是呼吸暂停期间呼吸运动停止,气道内气流停止。阻塞性呼吸暂停为上呼吸道梗阻所致,其特征是呼吸暂停期间气道内气流停止,但仍有呼吸动作。混合性呼吸暂停兼有这两类因素和特征。早产儿呼吸暂停多为混合型呼吸暂停为主。

【发病机制】 早产儿呼吸中枢发育未成熟,中枢化学感受器不敏感,呼吸中枢的组织结构及神经元之间的联系不完善,神经冲动传出较弱,任何细微的干扰均可发生呼吸调节障碍。新生儿呼吸系统解剖结构发育未完善,肺泡通气量、潮气量较小,肺代偿能力较差,肺牵张反射较弱,当呼吸负荷增加时,不能有效延长吸气时间。早产儿外周化学感受器发育不成熟,易出现过度抑制和亢进,缺氧或酸中毒可抑制呼吸中枢,同时降低新生儿对 CO_2 的反应性,缺氧越严重对 CO_2 的反应越差,这与成人对缺氧的反应相反。低血糖、低钠血症、低钙血症等均可抑制呼吸中枢,引起呼吸暂停。

【临床表现】 原发性呼吸暂停多发生在胎龄<34周或出生体重<1 500g 早产儿。常在出生后 2~7 天开始出现,在数周内可反复发作。继发性呼吸暂停病情变化与原发病密切相关,伴有原发病的临床表现。呼吸暂停发作时出现青紫、肌张力低下、心率减慢、血氧饱和度下降、血压降低,如不及时发现可致脑缺氧损伤,甚至死亡。早产儿反复呼吸暂停者视网膜病(retinopathy of prematurity,ROP)发生率增加。

【诊断与鉴别诊断】

1. **诊断依据** 原发性呼吸暂停主要见于早产儿,常合并多种并发症,只有排除各种病理情况后才能作出诊断。心肺监护仪或呼吸心动描记可协助诊断。继发性呼吸暂停要进行细致的询问病史、体检、辅助检查等,查找原发病,做出病因诊断。1 小时内呼吸暂停发作超过 3 次,为呼吸暂停反复发作。

2. **鉴别诊断** 呼吸暂停需与周期性呼吸鉴别,后者呼吸暂停5~10秒,发作时一般无青紫,不伴心率减慢,但早产儿周期性呼吸常发展为呼吸暂停。

【治疗】

1. **加强监护和护理** 加强监护是防治早产儿呼吸暂停的重要措施,对容易发生呼吸暂停的早产儿应进行24小时心肺和经皮动脉血氧饱和度监护,设置灵敏的报警。同时应定时巡查,密切观察,及时发现呼吸暂停的发生。

体温保持正常,减少或避免不必要的操作和不良刺激,保持舒适安静的环境。应将患儿头部放在中线位置,颈部姿势自然,以减少上呼吸道梗阻。

2. **刺激呼吸** 一旦发现患儿发生呼吸暂停,应立即进行托背、触觉刺激、弹足底等刺激呼吸。如出现青紫,应立即气囊加压给氧。

3. **药物治疗** 呼吸暂停反复发作者,应给予药物治疗,目前常用药物为咖啡因。

(1)枸橼酸咖啡因(caffeine citrate):是目前治疗早产儿呼吸暂停的主要药物[6],对呼吸中枢的刺激作用比氨茶碱更强,疗效比氨茶碱好,半衰期较长,不良反应较少,脂溶性高,透过血脑屏障快。咖啡因还能促进膈肌的收缩性,防止膈肌疲劳。研究表明早期使用咖啡因(<3 天)能减少支气管肺发育不良的发生率和改善早产儿拔管至无创通气的成功率。负荷剂量 20mg/kg(相当于咖啡因 10mg/kg),24 小时后给维持量,每次 5mg/kg(相当于咖啡因 2.5mg/kg),每天 1 次,静脉滴注或口服,吸收较好,30 分钟至半小时达到有效血药浓度。咖啡因有效血药浓度一般在 5~25mg/L,比较稳定,如血药浓度<50mg/L 很少出现不良反应,如>60mg/L 可出现烦躁不安或惊厥、心动过速,少见的不良反应有胃食管反流、便秘、尿钠尿钙排泄增加等。咖啡因半衰期长(100 小时),停药后 7~10 天,仍可可测得一定水平的血药浓度。由于枸橼酸咖啡因疗效好,安全,使用方便,已取代氨茶碱。

(2)氨茶碱:已逐渐少用。负荷剂量 4~6mg/kg,静脉滴注,12 小时后给维持量,每次 2mg/kg,每天 2~3次。在早产儿氨茶碱的半衰期长达 30 小时,比成人长5~6 倍。氨茶碱治疗血药浓度范围较窄,一般在 5~15mg/L,并且血药浓度不稳定,波动范围比较大,如血药浓度>15mg/L 可出现不良反应。氨茶碱常见不良反应有烦躁、心动过速、低血压、惊厥、呕吐、喂养不耐受、腹胀、胃肠道出血、高血糖及电解质紊乱等。

4. **无创通气** 对频发的阻塞性或混合性呼吸暂停,药物治疗后仍然发作者,可使用无创通气,一般先使用鼻塞持续气道正压通气(nasal continuous positive airway pressure,NCPAP),增加功能残气量和肺容积,减少呼吸暂停的发生。CPAP 压力一般用 5~6cmH₂O,吸入氧浓度(FiO₂)0.21~0.30。如 CPAP 效果不理想,可改用鼻塞间隙正压通气(NIPPV)。

5. **机械通气** 经药物和无创通气治疗后,呼吸暂停仍频繁发生者需用气管插管和机械通气,由于呼吸暂停患儿肺部疾病不严重(除肺部疾病所致的呼吸暂停外),要严格控制呼吸机参数,否则容易导致过度通气,严重者导致气漏。根据病情变化和血气分析结果调节参数。

6. **原发病治疗**　早产儿呼吸暂停除中枢神经和呼吸系统发育未成熟外,常同时存在许多其他病理情况,在生后 1~2 周内常见的有缺氧、心肺疾病、感染、低血糖症、低钙血症、低钠血症、酸中毒、中枢神经系统疾病、红细胞增多症、环境温度过高或过低、母亲分娩时使用过麻醉镇静剂。2 周以后常见的有胃食管反流、继发感染、颅内出血、早产儿贫血等。对这些疾病和合并症应积极进行相应的治疗。

六、新生儿支气管肺发育不良

支气管肺发育不良(bronchopulmonary dysplasia,BPD)是指生后不久发生呼吸困难,需要无创通气或机械通气,在纠正胎龄 36 周仍依赖氧疗,并有肺功能异常。近年来,由于早产儿存活率显著提高,BPD 发生率也呈增加趋势,在胎龄<32 周早产儿,BPD 发生率达 20%~30%,胎龄<28 周早产儿,BPD 发生率达 50%~60%,重症 BPD 病死率比较高,BPD 已成为 NICU 最棘手的问题之一[7,8]。

40 多年来,BPD 的概念一直存在不同观点。1967 年 Northway 首次报道的病例名称为支气管肺发育不良,属于"经典型"或"老型"BPD,主要发生在胎龄>32 周早产儿,日龄>28 天仍依赖氧疗,肺部病变比较严重。后来,经典型 BPD 越来越少见,新型 BPD 更为常见,新型 BPD 主要发生在胎龄<32 周早产儿,到纠正胎龄 36 周仍依赖氧疗,曾称为慢性肺疾病(chronic lung disease,CLD)。2000 年和 2018 年,美国国立儿童健康与人类发育研究所(National Institute of Child Health and Human Development,NICHD)BPD 研讨会决定,仍使用 BPD 名称,而不再使用 CLD 名称。

【**病因**】　BPD 病因非常复杂,是多种因素综合作用所致,研究显示,BPD 的发生主要与以下危险因素相关。

1. **早产和低出生体重**　绝大多数 BPD 发生在早产儿,早产儿是 BPD 发病的根本内在原因,胎龄越小、出生体重越低,BPD 发生率越高。目前,BPD 主要发生在胎龄<32 周早产儿,在胎龄<28 周、出生体重<1 000g 早产儿中发生率更高。

2. **易感性和遗传倾向**　研究显示,有些早产儿更容易发生 BPD,起病早,病情重,可能具有一定的易感性和遗传倾向。近几年对遗传在早产儿 BPD 发生中的作用进行了许多研究。

3. **氧疗**　早产儿肺发育未成熟,对氧非常敏感,研究证实早产儿暴露于高浓度或长时间氧疗与肺损伤密切相关,氧疗浓度越高、时间越长,BPD 发生率越高。

4. **机械通气**　BPD 与机械通气密切相关,许多证据显示,机械通气参数越高、时间越长,BPD 发生率越高,机械通气是 BPD 的重要病因。

5. **感染**　研究显示宫内感染是 BPD 的重要危险因素,绒毛膜羊膜炎与 BPD 密切相关,宫内解脲脲原体感染容易累及肺,发生 BPD,生后第一天解脲脲原体培养阳性的患儿气道炎症反应增加,解脲脲原体在气道持续定植与 BPD 的危险性增加有关。宫内巨细胞病毒感染会导致全身多脏器损伤,肺是重要受累脏器,使肺发育障碍,生后继续发生肺损伤,最终发生 BPD。生后感染:早产儿长时间气管插管和机械通气容易合并反复肺部感染,是导致 BPD 的重要危险因素。生后发生败血症者也增加 BPD 的危险性。同时肺部反复感染不容易撤离机械通气,延长机械通气时间,进一步加重肺损伤,导致恶性循环。

6. **心肺血流动力学变化**　动脉导管开放(PDA)和室间隔缺损(VSD)也是 BPD 危险因素,PDA 和 VSD 发生左向右分流,导致肺充血水肿,肺血管损伤增生,肺动脉高压、右心室负荷加重,加重肺部炎症反应。同时,PDA 和 VSD 分流量较大者撤离机械通气更加困难,致使长时间依赖氧疗和机械通气。许多研究显示,早产儿左向右分流量越大、持续时间越长,BPD 发生率越高,病情越严重。

7. **其他因素**　此外,还有许多危险因素与早产儿 BPD 有关。如营养不良、小于胎龄儿(SGA)、肾上腺功能不全等。

【**发病机制**】　BPD 主要发病机制是肺部长时间炎症反应。在早产儿肺发育未成熟的基础上,发生高氧肺损伤、容量伤、气压伤、感染等,导致瀑布式的继发性炎症反应,大量炎症细胞浸润,释放大量炎症介质,进一步导致肺损伤,最终发生 BPD。整个过程非常复杂,是多种危险因素综合作用的结果,有许多环节尚未清楚。

1. **早产儿肺发育未成熟**　BPD 主要发生在早产儿,与早产儿肺结构及生理特点密切相关。早产儿肺泡毛细血管通透性较足月儿高,容易发生渗出,渗出液富含血浆蛋白,称为"高蛋白性肺水肿",中性粒细胞也随之渗出。新型 BPD 与肺发育未成熟的关系更为密切,新型 BPD 主要发生在超早产儿,由于肺的解剖结构和肺功能极不成熟,出生时肺发育刚完成管道形成,容易受到氧和压力损伤等因素干扰,肺泡发育进程受阻,肺泡发育不良和肺泡数目减少。

2. **氧损伤**　早产儿对氧非常敏感,极易发生氧损伤,对极低出生体重儿,即使吸室内空气也有可能发生氧损伤,因为与宫内低氧环境比较,吸空气氧的浓度仍过高。吸氧可直接损伤肺泡上皮细胞、毛细血管内皮细胞,使肺泡毛细血管通透性增高,加重肺泡渗出,吸高浓度氧可使肺泡气体交换膜增厚,气体交换变得困难,需要更高浓度的氧,形成恶性循环。

3. 容量伤和气压伤 机械通气时过高的潮气量和气道压力可直接损伤气道和肺泡上皮细胞,破坏肺的结构,发生肺泡融合和肺气肿,加重肺泡渗出。未成熟肺过度膨胀可导致毛细血管内皮细胞、上皮细胞和基底膜产生严重裂缝,导致严重的机械性损伤。同时机械通气促发严重的肺部炎症反应和促炎症因子的释放,导致进一步的肺损伤。

4. 感染导致肺损伤 感染是导致肺损伤的重要因素,包括宫内感染和出生后感染,发生绒毛膜羊膜炎者羊水中的炎症因子进入胎儿肺,发生肺部炎症反应及肺损伤,出生后肺部炎症反应及肺损伤继续发展。生后早期反复肺部感染可促发肺部炎症反应,发生感染性炎症,加重肺损伤,促使 BPD 发生发展。

5. 继发性炎症反应 大量研究显示,继发性炎症反应导致肺损伤是发生 BPD 的关键环节,上述各种因素所致的肺损伤都可导致瀑布式继发性炎症反应,释放大量炎症介质。炎症介质具有广泛的生物活性,如引起炎症介质的再释放、细胞趋化作用、毛细血管通透性增加、肺血管收缩,进一步导致肺损伤。

6. 肺纤维化 炎症介质能刺激成纤维细胞增殖、分泌纤维蛋白,炎症反应后肺发生修复反应时,向纤维化方向发展,最终形成肺纤维化。

【病理变化】 BPD 肺病理变化非常广泛,几乎累及各级支气管和肺泡。较大的支气管黏液腺大量增生,广泛或局灶性的支气管软化。小气道发生广泛的黏膜上皮细胞增生,平滑肌增生,管壁增厚,管腔狭窄。各级支气管可见广泛的炎症反应,炎症细胞浸润、水肿,气道上皮细胞坏死、脱落。间质细胞增生、纤维化。肺泡数量减少,肺泡总面积减少,发生肺气肿。肺毛细血管内皮细胞增生、通透性增高。

经典型 BPD 肺部病变非常严重,支气管结构变形和增生,代偿性肺气肿,肺纤维化非常明显(见书末彩图 14-7)。新型 BPD 以肺泡发育进程受阻为主,肺泡发育不良,数目减少,体积增大,肺泡结构简单化,肺微血管发育不良,形态异常,肺和气道损伤或纤维化较轻。

【临床表现】 BPD 绝大多数发生在胎龄<32 周早产儿,生后早期发生呼吸困难需要氧疗,严重者需要机械通气,并产生依赖,反复发生肺部感染,不易控制,气

道分泌物增多,呼吸困难明显,三凹征,易发生 CO_2 潴留和低氧血症。部分病例并发肺动脉高压和心力衰竭。轻症病例可逐渐脱离呼吸机,以后病情逐渐恢复正常。重症病例常需要机械通气或氧疗数月,甚至数年,病死率较高,存活者生长发育和肺功能受到严重影响。

"经典型"或"老型"BPD 主要的临床特点:发生于较大的早产儿,平均胎龄 34 周,生后有 RDS 等严重原发疾病,需要机械通气和高浓度氧疗,日龄超过 28 天仍依赖氧疗,肺部病变比较严重。目前,经典型 BPD 越来越少见。

新型 BPD 主要的临床特点:发生于较小的早产儿,胎龄<32 周,或体重<1 500g,肺部原发疾病较轻或没有,生后不需要高浓度氧疗,但数日或数周后逐渐发生进行性呼吸困难,需要提高吸入氧浓度或机械通气,直到纠正胎龄 36 周仍依赖氧疗,肺部病变不是很严重。

【辅助检查】

1. 影像学检查 1967 年,放射科医师 Northway 首次描述 BPD 时主要根据肺部 X 线表现,国际上多采用 Northway 的分期法,将 BPD 肺部 X 线改变分为 4 期(表 14-14)。Weinstein 采用记分法将 BPD 肺部 X 线改变分为 6 级(表 14-15)。这些是经典型 BPD 的肺部病变,现在比较少见。而新型 BPD 的肺部 X 线表现比较轻,表现为肺纹理增粗,肺气肿,肺纤维化不明显。

表 14-14 BPD 肺部 X 线表现的 Northway 分期法

分期	肺部 X 线表现
Ⅰ期	2~3 天,为肺透明膜病典型改变
Ⅱ期	4~10 天,全肺明显混浊
Ⅲ期	10~20 天,进入慢性肺病变期,有小透亮区及密度增高区
Ⅳ期	>1 个月,广泛的索状透亮区,伴有条状密度增高影

表 14-15 BPD 肺部 X 线表现的 Weinstein 分级法

分级	肺部 X 线表现
1 级	轻度的、不明确的混浊、模糊
2 级	有明确的线网状模糊影,中内带为主
3 级	更加粗的线网状模糊影,扩展到外带
4 级	除 3 级改变外,有非常小的但可看得出的囊状影
5 级	囊状透亮区比 4 级多,密度增高区与囊状透亮区相等
6 级	囊状透亮区比密度增高区大,肺呈囊泡样改变

此外,肺部超声检查,可观察肺部病变动态变化。对少数特殊病例可进行肺部 CT 和 MRI 检查。

2. **肺功能检查** BPD 患儿肺容量下降,肺顺应性较差,气道阻力明显增高。

【诊断与鉴别诊断】

1. **诊断依据** 主要依据早产儿有机械通气和氧疗病史、临床经过及肺部影像学特点,早产儿依赖氧疗($FiO_2 > 21\%$)超过 28 天可诊断为 BPD。如胎龄 <32 周,根据纠正胎龄 36 周或出院时需要 FiO_2 分为,①轻度:不需要用氧;②中度:$FiO_2 < 30\%$;③重度:$FiO_2 \geq 30\%$ 或需要机械通气。如胎龄 32 周,根据生后 56 天或出院时 FiO_2 分为上述轻、中、重度。

2. **鉴别诊断** BPD 应与以下疾病鉴别。

(1)Wilson-Mikity 综合征:该病也属于慢性肺病,X 线检查可见两肺蜂窝样囊性变,与 BPD 相似,但该病出生时常无呼吸困难,常在生后 2~3 周起病,没有机械通气和吸高浓度氧的病史。

(2)早产儿慢性肺功能不全(chronic pulmonary insufficiency of prematurity, CPIP):该病常发生在出生体重 <1 000g 的早产儿,生后数天无症状,多在第 2 周后出现呼吸衰竭,X 线检查可见肺部分布不均匀的气囊肿。

【预防和治疗】 目前 BPD 尚无特别有效的治疗方法,以预防为主,尽可能减少 BPD 的发生或减轻 BPD 的严重程度。对已发生 BPD 者应积极采取综合治疗措施。

1. **呼吸支持** 早期使用无创呼吸支持,如早产儿刚出生时发生呼吸困难,应尽可能先使用无创呼吸支持,如 CPAP、NIPPV 或无创高频等,尽可能降低吸入氧浓度,密切监护血氧饱和度,使血氧饱和度保持在 90%~95%。

对必须使用机械通气的早产儿,应尽可能降低呼吸机参数,缩短机械通气时间,使用咖啡因等,尽早撤离机械通气。撤离呼吸机后再改用无创通气,然后逐渐撤离无创通气,直至撤离氧疗。

2. **积极防治感染** BPD 常合并肺部感染,多为耐药菌感染,分泌物多,致使不容易撤离氧疗和机械通气。应采取严格措施预防早产儿感染,对发生肺部感染者,积极控制感染至关重要,只有将肺部感染控制住,才能撤离氧疗或机械通气。经常做痰培养,有针对性使用抗生素,同时积极进行肺部物理治疗,清除气道分泌物。

3. **糖皮质激素的应用** 激素具有抗炎、降低肺毛细血管通透性等作用,对 BPD 有一定的治疗作用。但激素不良反应较多,抑制生后早期神经系统发育,增加脑瘫发生率,应谨慎掌握激素的疗效与不良反应的利弊平衡。

2012 年美国儿科学会建议采用 Dart 方案,对中重度 BPD 在生后 2 周仍依赖机械通气者,使用地塞米松,0.15mg/kg,q. d. ×3 天;0.10mg/kg,q. d. ×3 天;0.05mg/kg,q. d. ×2 天;0.02mg/kg,q. d. ×2 天,一个疗程剂量共 0.89mg/kg。也可以局部使用激素,减少全身不良反应。

4. **营养支持** BPD 是消耗性疾病,加强营养支持非常重要,良好的营养状态可增强抗病能力和机体恢复能力。

5. **适当限制液体量和使用利尿剂** BPD 患儿常有肺水肿、肺间质肿胀,应适当限制液体入量,一般每天 110~130ml/kg。早产儿生后早期限制液体量比较困难,可使用利尿剂,减轻肺水肿,改善肺功能,但利尿剂易引起电解质紊乱,应小剂量口服。

6. **其他治疗** 近年来 BPD 常合并肺动脉高压,可采用吸入一氧化氮(iNO)或西地那非治疗。

七、新生儿呼吸支持技术

新生儿呼吸功能代偿能力有限,发生呼吸疾病后容易导致呼吸衰竭,需要相应的呼吸支持。近年来,新生儿呼吸支持技术发展比较快,主要技术包括普通吸氧(头罩吸氧、鼻导管吸氧)、无创通气、机械通气、体外膜氧合器等[9]。

(一)新生儿氧疗指征与监测

氧疗是新生儿呼吸疾病最基本的支持治疗,但由于氧疗与早产儿视网膜病(ROP)密切相关,早产儿氧疗更加受到重视,如何规范氧疗已成为早产儿救治过程中的重要问题,新生儿氧疗应注意以下问题。

1. **氧疗指征** 有呼吸困难的表现,吸室内空气时经皮动脉血氧饱和度(SpO_2)低于正常参考范围,应给予氧疗。但对新生儿 SpO_2 正常参考范围有不同意见,研究显示,胎龄 <28 周超早产儿,SpO_2 参考范围为 90%~95%,因此,对超早产儿 $SpO_2 < 90\%$ 应给予氧疗。但对其他胎龄的早产儿或足月儿还没有研究结论,一般认为 SpO_2 低于 89%(相当于 $PaO_2 < 60mmHg$)需要给予氧疗。SpO_2 仅是氧疗指征的一个方面,还要考虑患儿的胎龄、疾病状况、一般情况等。

早产儿氧疗要严格掌握指征,如无发绀和呼吸窘迫、PaO_2 或 SpO_2 正常者不必氧疗。要及时处理各种合并症,尽可能使患儿平稳渡过危重期,这样可以减少氧疗机会。早产儿呼吸暂停主要针对病因治疗,必要时间断氧疗,不必持续氧疗。

2. **控制吸入氧浓度** 新生儿氧疗要严格控制吸入氧浓度（FiO_2），以最低 FiO_2 维持 PaO_2 60~70mmHg，SpO_2 90%~95%，不宜超过 95%。如病情好转、血气改善后，及时降低 FiO_2，调整氧浓度应逐步进行，以免血氧波动过大。

3. **缩短氧疗时间** 对需要氧疗者应尽可能缩短氧疗时间，积极治疗各种合并症，及时下调吸入氧浓度，及时撤离辅助通气，使氧疗时间缩短。

4. **氧疗监测** 所有在氧疗过程中的新生儿（尤其是早产儿），都必须连续监测 SpO_2，根据 SpO_2 或血气分析结果调整 FiO_2，一般将 SpO_2 维持在 90%~95%，不宜高于 95%。如不具备氧疗监测条件，应将患儿转到具备监测条件的医院。

（二）普通吸氧

普通吸氧适用于轻度呼吸衰竭。普通吸氧包括头罩吸氧、鼻导管吸氧和暖箱吸氧。对日龄较大足月儿可用鼻导管吸氧，氧流量 0.5~1.0L/min；对早产儿可采用头罩吸氧，氧流量为 4~6L/min；对胎龄较小早产儿可采用暖箱吸氧。

不管采用何种吸氧方式，均应采用有空氧混合的气源，医院集中供应氧气和空气，在床头设备带输出终端装有空氧混合器，显示 FiO_2，根据患儿实际需要调节 FiO_2。

（三）无创通气

无创通气（non-invasive ventilation, NIV）是指采用鼻塞或面罩等无创伤性联接病人的呼吸支持技术。在普通吸氧下，仍出现呼吸困难者，应改为无创通气。过去，新生儿无创通气只有持续气道正压通气（CPAP），近年双水平气道正压通气（BiPAP、SiPAP）、鼻塞间隙正压通气（NIPPV）、无创高频通气（NHF）等相继应用于临床。

无创通气对有自主呼吸的患儿在整个呼吸周期的吸气及呼气相均提供一定的正压，以保持气道处于一定的扩张状态，增加跨肺压力，扩张肺泡，增加功能残气量，防止肺泡发生萎陷，能改善肺顺应性和通气/血流比值（V/Q），减少肺表面活性物质的消耗。鼻塞法还可避免气管插管，早期使用无创通气可减少机械通气应用，因此，无创通气技术已成为早产儿最常用的基本呼吸支持技术。

1. **使用指征** 无创通气主要应用于早产儿，早产

儿肺容量及功能残气量较小，肺泡容易萎陷，患儿常出现呼吸困难、呻吟、三凹征、青紫，发生呼吸衰竭，如普通吸氧不能维持正常 SpO_2 或虽能维持 SpO_2 在正常范围，但仍有呼吸困难，肺部 X 线表现为弥漫性透亮度降低、细颗粒阴影、多发性肺不张、支气管充气征、肺水肿、毛玻璃样改变和肺膨胀不全等，应改用无创通气。

2. **适应证** 无创通气主要用于以下呼吸疾病。

（1）新生儿呼吸窘迫综合征（RDS）：RDS 肺顺应性降低，引起肺泡萎陷，功能残气量、动脉血氧分压下降。无创通气使肺泡稳定扩张，增加肺功能残气量，改善氧合。对轻度和中度 RDS 应先使用无创通气，CPAP 压力一般为 5~6cmH_2O，如病情需要可每次调高 1~2cmH_2O，最高一般不宜超过 8cmH_2O。

（2）早产儿呼吸暂停：无创通气可显著减少呼吸暂停发作次数，其作用机制尚不十分清楚，可能与以下几方面有关。①减少肋间-膈间神经抑制反射，维持胸壁稳定性；②增加功能残气量，稳定动脉血氧含量；③增加肺顺应性，使肺牵张感受器的敏感性及其对呼吸中枢的抑制反射减轻。CPAP 压力一般为 4~5cmH_2O，根据病人的治疗反应进行适当调整。

（3）新生儿湿肺：近年来新生儿湿肺发生率比较高，尤其是剖宫产新生儿，容易发生湿肺，呼吸困难比较重，无创通气可以缓解呼吸困难，避免使用机械通气。

（4）支气管肺发育不良：早产儿 BPD 是一个逐渐发展的过程，早期需要无创通气，如病情严重改为机械通气。恢复期撤离呼吸机后通常需要再次无创通气，并且维持较长时间。

（5）气管插管拔管后的应用：经过气管插管机械通气治疗一段时间后拔管的早产儿，仍然存在发展为呼吸衰竭的危险因素，存在暂时性的自主呼吸微弱或暂停，有肺泡塌陷倾向，呼吸中枢相对抑制，需逐渐成熟。CPAP 可保证上呼吸道通畅和增加功能残气量，从而减少呼吸暂停，避免再次气管插管。

（四）机械通气

机械通气（mechanical ventilation）是新生儿重症呼吸衰竭常用的呼吸支持技术，但机械通气也可导致肺损伤和呼吸道感染，如何规范使用机械通气非常重要。

1. **机械通气指征** 新生儿 RDS、BPD、重症湿肺、感染性肺炎、反复呼吸暂停等，一般先用无创通气，如病情加重无创通气治疗不能维持正常 SpO_2 或 $PaCO_2$，或虽能维持 SpO_2 和 $PaCO_2$ 在正常范围，但仍有较明显的呼吸困难、三凹征，应改用机械通气。肺出血、心

跳呼吸骤停等危重症,一旦发生应立即气管插管和机械通气。

2. 机械通气方式和模式　一般情况下,通常先使用常频机械通气,如常频机械通气效果不理想,病情加重,不能维持正常 SpO_2,则改用高频机械通气。对有些严重肺部疾病可直接使用高频机械通气。常频机械通气方式有压力控制和容量控制,新生儿通常使用压力控制,小潮气量通气可降低 BPD 发生率。机械通气有许多模式,包括容量保证(VG)、压力支持通气(PSV)、压力调节容量控制(PRVC)、神经调节辅助通气(NAVA)等,应根据病人实际状况选择使用。

3. 机械通气参数调节　对不同病人的不同状况,使用不同的机械通气参数,应熟练掌握机械通气参数的意义及调节。早产儿肺发育未成熟、肺容量比较小,如机械通气参数较高或突然调高参数,会导致严重的肺损伤、气漏等不良反应,早产儿气漏病死率比较高。因此,早产儿机械通气应仔细调节参数,尽可能使用较低参数。

4. 机械通气的撤离　由于机械通气并发症较多,机械通气的基本原则是尽早撤离,如果病情改善,应尽快下调参数,尽早撤离机械通气。

(五)体外膜氧合

体外膜氧合器(extracorporeal membrane oxygenation,ECMO)是采用体外人工膜肺,暂时替代肺氧合功能的技术,是一项复杂的生命支持技术,可以显著降低新生儿低氧性呼吸衰竭患儿病死率。由于 ECMO 是有创性操作,因而通常是在所有的常规治疗方法均无效的情况下才考虑使用。近年来,由于高频机械通气、肺表面活性物质和吸入一氧化氮的广泛应用,许多重症呼吸疾病得到有效治疗,新生儿 ECMO 使用率明显减少。但

对少数非常严重的呼吸衰竭患儿,高频机械通气效果仍然比较差,使用 ECMO 后可得到救治,现我国开展 EC-MO 的单位也明显增多。

(陈超)

参考文献

［1］DONDA K,VIJAYAKANTHI N,DAPAAH-SIAKWAN F,et al. Trends in epidemiology and outcomes of respiratory distress syndrome in the United States. Pediatric Pulmonology,2019,54(4):405-414.

［2］LI Y,ZHANG CX,ZHANG DF. Cesarean section and the risk of neonatal respiratory distress syndrome:a meta-analysis. Arch Gynecol Obstetr,2019,300:503-517.

［3］SWEET D,CARNIELLI V,GREISEN G,et al. European consensus guidelines on the management of Respiratory Distress Syndrome-2019 Update. Neonatology,2019,115(4):432-450.

［4］EL SHAHED AI,DARGAVILLE PA,OHLSSON A,et al. Surfactant for meconium aspiration syndrome in term and late preterm infants. Cochrane Database Syst Rev,2014(12):CD002054.

［5］AHMAD KA,BENNETT MM,AHMAD SF,et al. Morbidity and mortality with early pulmonary haemorrhage in preterm neonates. Arch Dis Child Fetal Neonatal Ed,2019,104:F63-F68.

［6］KUMAR VHS,LIPSHULTZ SE. Caffeine and clinical outcomes in premature neonates. Children,2019,6:118-135.

［7］HIGGINS RD,JOBE AH,KOSO-THOMAS M,et al. Bronchopulmonary dysplasia:executive summary of a workshop. J Pediatr,2018,197:300-308.

［8］THÉBAUD B,GOSS KN,LAUGHON M,et al. Bronchopulmonary dysplasia. Nat Rev Dis Primers,2019,5(1):78-101.

［9］WHEELER CR,SMALLWOOD CD. 2019 year in review:neonatal respiratory support. Respir Care,2020,65(5):693-704.

第 10 节　新生儿持续性肺动脉高压

新生儿持续性肺动脉高压(persistent pulmonary hypertension of the newborn,PPHN)是指生后肺血管阻力持续性增高,肺动脉压超过体循环动脉压,使由胎儿型循环过渡至正常"成人"型循环发生障碍,而引起的心房和/或动脉导管水平血液的右向左分流,出现严重低氧血症等症状。PPHN 是一个由多种因素引起的综合征,多见于足月儿或晚期早产儿,北美报道发病率约为 1.9/1 000 活产新生儿[1]。1969 年首次认识该病时,因考虑其血流动力学改变类似于胎儿循环,曾称为持续胎儿循环(persistent fetal circulation,PFC),但因出生后肺动脉压的持续增高,故现称为新生儿持续性肺动脉高压(PPHN)。近年来,早产儿肺动脉高压逐渐增多,尤其

14章

是支气管肺发育不良合并肺动脉高压,发病机制和临床特点与 PPHN 有所不同,有待进一步研究。

【病因与发病机制】

PPHN 的病因和危险因素诸多,在美国 PPHN 最常见的病因是胎粪吸入综合征(42%),其次是病因未明确(27%),其他病因为 RDS、败血症、窒息、先天性膈疝、剖宫产、母亲孕期用药和遗传因素等[2,3]。

1. **缺氧** 是 PPHN 最常见的病因,包括各种原因所致的缺氧,如宫内慢性缺氧或围产期窒息、许多肺部疾病等。缺氧可致内源性一氧化氮合酶(eNOS)及 Ca^{2+} 敏感钾通道基因表达降低,而后者是介导肺血管扩张的重要介质。

2. **肺部疾病** 胎粪吸入综合征(MAS)和呼吸窘迫综合征(RDS)是 PPHN 的重要病因,尤其是重度 MAS 和择期剖宫产所致的足月儿 RDS,常伴有非常严重的 PPHN,病死率比较高。研究显示,剖宫产明显增加新生儿 PPHN 发生率[3]。

3. **感染** 肺炎或败血症时,由于细菌或病毒、内毒素等引起的心脏收缩功能抑制,肺微血管血栓形成,血液黏滞度增高和肺血管痉挛等导致肺动脉高压。

4. **肺发育不良** 包括肺实质及肺血管发育不良,如先天性膈疝是 PPHN 的常见病因。肺发育不良常存在肺动脉可溶性鸟苷酸环化酶(sGC)活性降低,使血管反应性下降。

5. **母亲孕期用药** 母亲孕期使用非甾体抗炎药物(NSAID),如布洛芬、吲哚美辛和阿司匹林等,这些环氧化酶抑制剂能减少花生四烯酸的合成,使胎儿动脉导管提早关闭。胎儿动脉导管关闭,可致肺动脉结构重塑,肺动脉肌化(muscularization),继发肺血管增生,肺血管阻力增高而导致 PPHN。但最近一个多中心研究显示[4],没有证据支持孕期母亲使用非甾体抗炎药物增加新生儿 PPHN 发生率。Chambers 等报道母亲在孕期使用选择性 5-羟色胺再摄取抑制剂(SSRI)类抗抑郁药,可使新生儿 PPHN 发生率增加,在孕 20 周之后仍使用该药可显著增加 PPHN 发生率。但 Jong 等 meta 分析显示,目前还不能确定母亲孕期使用抗抑郁药与新生儿 PPHN 的相关性。

6. **甲状腺功能亢进** 母亲孕期甲亢和新生儿甲亢可直接或间接影响肺血管的成熟、内源性舒血管物质的代谢、氧耗、血管平滑肌的反应性及表面活性物质的产生,导致 PPHN。

7. **遗传因素** 内源性一氧化氮(NO)在调节肺血管张力及生后循环转换中起重要作用。研究显示,氨基甲酰磷酸合成酶基因多态性与 PPHN 相关,该基因的多态性与尿素循环中间产物精氨酸和瓜氨酸水平相关。新生儿期尿素循环尚未发育完善,由于遗传因素而致的氨基甲酰磷酸合成酶功能低下,使精氨酸和瓜氨酸水平下降而影响 NO 的产生,最终导致 PPHN。

【病理】 PPHN 肺血管病理变化基本包括 3 种类型[1]:

1. **肺血管发育不全(underdevelopment)** 指气道、肺泡及相关的动脉数量减少,血管面积减小,使肺血管阻力增加。见于先天性膈疝、肺发育不良等,该类型治疗效果最差。

2. **肺血管发育不良(maldevelopment)** 指在宫内表现为平滑肌从肺泡前(preacinar)生长至正常无平滑肌的肺泡内(intraacinar)动脉,而肺小动脉的数量正常。由于血管平滑肌肥厚、管腔减小,使血流受阻。慢性宫内缺氧可引起肺血管重塑(remodeling)和血管中层肌肥厚,胎儿动脉导管早期关闭(如母亲应用阿司匹林、吲哚美辛等)可继发肺血管增生,这些病人的治疗效果较差。

3. **肺血管适应不良(maladaptation)** 指肺血管阻力在生后不能迅速下降,肺小动脉数量及肌层的解剖结构正常。常由于围产期应激所致,如低氧、酸中毒、胎粪吸入、高碳酸血症、低体温等,这些病人占 PPHN 的大多数,其肺血管阻力增高是可逆的,对药物治疗常有反应。

【临床表现】

1. **病史** 多为足月儿或过期产儿,也常见于晚期早产儿。常有宫内缺氧或围产期窒息病史,原发病常为胎粪吸入综合征、择期剖宫产相关的 RDS、先天性膈疝等。

2. **临床表现** 主要表现为严重青紫,一般在生后 12 小时内青紫就很严重。常表现为差异性青紫:动脉导管开口前(右手)与动脉导管开口后(左手和下肢)的经皮动脉血氧饱和度差>10%,提示患儿有 PPHN 并存在动脉导管水平的右向左分流。生后短期内可有呼吸困难,但一般气急不明显,常无呼吸暂停、三凹征或呻吟。继发于胎粪吸入综合征和 RDS 者,生后短期内呼吸困难比较严重。胸骨左缘下部可闻及三尖瓣反流所致的心脏收缩期杂音,但体循环血压正常。

【辅助检查】

1. **动脉血气分析** 显示严重低氧血症,二氧化碳分压相对正常。

2. 胸部 X 线检查 对青紫新生儿应立即行 X 线检查,观察肺部病变。特发性 PPHN 肺野常清晰,肺部病变不严重,血管影少,与青紫程度不相称。肺部疾病所致的 PPHN 则表现为相应的肺部 X 线特征,如严重 MAS、RDS、先天性膈疝等。约半数患儿 X 线检查显示心脏增大。

3. 心电图检查 可见右心室占优势,也可出现心肌缺血表现。

4. 心脏超声检查 一旦考虑 PPHN,应立即做心脏多普勒超声检查,排除先天性心脏病的存在,并能准确测定肺动脉压力。使用多普勒超声技术测定三尖瓣反流和肺动脉瓣反流压差法,推算肺动脉收缩压(PASP)和肺动脉舒张压(PARP)。检测三尖瓣反流峰值流速(VTR)及压差($\Delta P=4VTR^2$),根据三尖瓣反流压差法估测 PASP,在无右室流出道梗阻和肺动脉狭窄时,PASP 等于右室收缩压(RVSP),根据 $\Delta P=RVSP-$右房压(RAP),PASP$=4\times VTR^2+$RAP,当右房大小分别为正常、轻度和明显扩大时,RAP 分别为 0.667kPa、1.33kPa、2.0kPa。一般认为 PASP > 4.0kPa 为肺动脉高压(PHN),与心导管测压值相关性较好。

(1)肺动脉高压的间接征象:如右室收缩前期与收缩期时间比值、肺动脉血流加速时间、加速时间/右室射血时间比值、肺动脉平均血流速度等,动态观察对评估 PPHN 疗效有一定意义。

(2)肺动脉高压的直接征象:可显示开放的动脉导管,根据导管水平的血流方向可确定右向左分流、双向分流或左向右分流;测定三尖瓣反流速度,计算肺动脉压,肺动脉收缩压 $=4\times$反流血流速度$^2+$CVP(5mmHg),当肺动脉收缩压≥75%体循环收缩压时,可诊断为肺动脉高压。

【诊断】 根据病史、临床特点及心脏超声做出诊断[4-7]。

1. 病史 仔细询问 PPHN 相关病史。

2. 临床特点 新生儿早期出现严重青紫、低氧血症、酸中毒,给予积极通气仍不能缓解,胸部 X 线检查病变与低氧程度不平行,除外气漏及青紫型先天性心脏病者,应考虑 PPHN 的可能。

3. 心脏超声 显示右向左分流,肺动脉压力高于主动脉压力,根据三尖瓣反流速度估算肺动脉压力。

【治疗】 治疗目的是尽快降低肺血管阻力,降低肺动脉压力,维持体循环血压,纠正右向左分流,改善

氧合[6,7]。

1. 维持内环境稳定 根据血气分析结果纠正酸中毒,使 pH 值维持在 7.35~7.45 即可。过去常通过碱化血液、过度通气,使血气 pH 值增高达 7.45~7.55,以舒张肺血管,从而达到缓解肺动脉高压,但由于碱中毒会导致脑血管收缩,脑血供减少,现在已不主张这种治疗方法。

2. 维持正常血压 当有血容量丢失或因应用血管扩张剂后血压降低时,可使用 0.9%NaCl 扩容。同时可使用多巴胺 3~10μg/(kg·min)和/或多巴酚丁胺 5~10μg/(kg·min)。

3. 机械通气 保持良好的氧合,使动脉导管开口前的 PaO_2 维持在 60~80mmHg,氧饱和度维持在 90%~95%。为尽量减少肺气压伤,可允许 $PaCO_2$ 稍升高,$PaCO_2$ 40~50mmHg。如患儿无明显肺实质性疾病,呼吸机参数尽可能调低。如严重肺部疾病,调高呼吸机参数,呼吸频率可设置 40~60 次/min,吸气峰压 20cmH_2O 左右,呼气末正压 5~6cmH_2O,吸气时间 0.3~0.4 秒。如氧合改善不明显,使用高频呼吸机。

4. 吸入一氧化氮(iNO) 自 20 世纪 90 年代中期开始,iNO 成为 PPHN 最有效的治疗方法。一氧化氮是由血管内皮细胞产生和释放的血管活性物质,iNO 可激活鸟苷酸环化酶,产生环鸟苷一磷酸使肺血管平滑肌舒张。Meta 分析显示,iNO 治疗 PPHN 30~60 分钟后肺动脉压明显下降,血氧饱和度和动脉血氧分压显著改善,降低对氧的需求。iNO 治疗组对 ECMO 的需求减少($OR=0.30,95\%CI\ 0.21\sim0.42$)[7,8]。

(1)适应证:主要用于足月儿或晚期早产儿 PPHN,如 $FiO_2>60\%$,$PaO_2<50$mmHg,$SpO_2<85\%$,氧合指数(OI)>25,心超提示心排血量正常,存在右向左分流,可以使用 iNO。

(2)剂量:iNO 起始剂量常用 15~20ppm,一般 30~60 分钟起效,如效果不明显,可调高至 20~30ppm,如病情改善逐渐下调,可在 3~5 天后降至 5ppm 维持。

(3)持续时间:一般需要 3~5 天,重症病例适当延长治疗时间,先天性膈疝需要用更长时间。

(4)撤离减量方法:病情改善时,iNO 逐渐减量撤离,不可骤停,否则会导致缺氧加重、病情反跳。根据 SpO_2 和 FiO_2 监测结果调节 iNO 剂量,如 SpO_2 维持在 90%~95%,FiO_2 降至 40%~50% 时,逐渐下调 iNO 剂量,减至 10ppm 后每 6~12 小时减 1ppm,直至停用。

(5)不良反应:常见不良反应有高铁血红蛋白血

症、凝血功能障碍。监测血高铁血红蛋白水平,每12小时测定一次,使其水平不超过3%;观察有无出血倾向,监测血小板和凝血功能。

吸入一氧化氮是 PPHN 的首选治疗方法,然而20%~30%的 PPHN 患儿对 iNO 疗效不佳,少数病例停用 iNO 后病情出现反复,iNO 的费用比较高。需要考虑这些不利因素。

5. 使用降低肺动脉压药物 可使用药物治疗使肺血管平滑肌舒张,缓解肺动脉高压。但不同病因所致的 PPHN 对药物有不同的反应,扩血管药物往往不能选择性扩张肺动脉,同时还扩张体循环动脉,不良反应比较多,需注意监测体循环血压。常用药物有以下几类。

(1) 西地那非(sildenafil)[9]:是 5 型磷酸二酯酶(PDE5)抑制剂。磷酸二酯酶能降解 cGMP,西地那非通过抑制磷酸二酯酶对 cGMP 的降解作用,从而增加 cGMP 水平,促进肺血管舒张、抑制血管平滑肌生长,可显著减少停用 iNO 引起的反跳性血管痉挛。随机盲法对照研究显示,口服西地那非组(1mg/kg,每 6 小时 1次)较对照组氧合显著改善,病死率显著下降。美国新生儿药物手册(NEOFAX)已收录该药,是目前治疗新生儿 PPHN 的常用药物,没有 iNO 的单位或对 iNO 和其他常规治疗无效时,可使用该药。剂量 1~2mg/kg,每 6~12 小时 1次,口服。但新生儿使用西地那非的药代动力学及安全性需要进一步研究。

(2) 米力农(milrinone):是 3 型磷酸二酯酶(PDE3)抑制剂,可改善心肌收缩力、降低血管阻力。近年报道米力农治疗 PPHN,可明显改善氧合,但部分患儿出现脑室内出血,是否与药物有关还不清楚,需进一步大样本随机对照研究。

6. 吸入一氧化氮供体 雾化吸入 NO 供体可在肺内局部产生 NO,扩张肺血管,可有效降低肺动脉高压而不影响体循环血压。NO 供体是一类含有硝基、在体内生成 NO 而发挥作用的血管扩张药,主要包括有机硝酸盐即硝酸酯类、有机亚硝酸盐、斯德酮亚胺类、无机亚硝酸盐、亲核一氧化氮供体和硝普钠等,目前研究较多的是硝酸甘油和硝普钠。徐孝华等给低氧性肺动脉高压需机械通气的新生儿雾化吸入硝酸甘油,治疗后 30~60分钟,肺动脉压力明显下降,血氧饱和度明显改善,而体循环血压无改变。NO 供体雾化吸入操作简单、价格低廉,有望成为治疗 PHN 的一种新方法。

7. 体外膜氧合 对重症 PPHN 可以使用体外膜氧合(ECMO),RCT 研究显示,ECMO 治疗 PPHN 可明显减少病死率($OR=0.14,95\%CI\ 0.03~0.69$)。Lazar 等总结 2000—2010 年 ECMO 治疗新生儿 PPHN 的 10 年经验,1 569 例新生儿 PPHN 接受 ECMO 治疗,治疗日龄(3.1±0.1)日,ECMO 持续时间(6.9±0.1)日。治疗前病情都非常严重,FiO_2(98.5±0.2)%、平均气道压力(18.3±0.2)cmH_2O、PEEP(6.7±0.2)cmH_2O、PIP(37.0±0.6)cmH_2O、pH 值 7.23±0.01、PaO_2(42±0.7)mmHg,$PaCO_2$(51.6±0.6)mmHg。治疗结果存活率达 81%。Logistic 回归分析显示,早产儿、ECMO 治疗前 pH 值<7.2、SaO_2<65%、ECMO 持续时间>7 天,预后较差,是死亡独立预测因素。

(陈超)

参考文献

[1] FOSHAT M,BOROUMAND N. The evolving classification of pulmonary hypertension. Arch Pathol Lab Med,2017,141:696-703.

[2] STEURER MA,JELLIFFE-PAWLOWSKI LL,BAER RJ,et al. Persistent pulmonary hypertension of the newborn in late preterm and term infants in california. Pediatrics, 2017, 139(1):e20161165.

[3] BABOOA N,SHI WJ,CHEN C. Factors relating caesarean section to persistent pulmonary hypertension of the newborn. World J Pediatr,2017,13(6):517-527.

[4] MATHEW B,LAKSHMINRUSIMHA S. Persistent pulmonary hypertension in the ewborn. Children,2017,4:63-77.

[5] DE BOODE WP,SINGH Y,MOLNAR Z,et al. Application of neonatologist performed echocardiography in the assessment and management of persistent pulmonary hypertension of the newborn. Pediatric Research,2018,84:S68-S77.

[6] 中华医学会儿科分会新生儿学组,中华儿科杂志编辑委员会.新生儿肺动脉高压诊治专家共识.中华儿科杂志,2017,55(3):163-168.

[7] HANSMANN G,APITZ C. Treatment of children with pulmonary hypertension. Expert onsensus statement on the diagnosis and treatment of paediatric pulmonary hypertension. The European Paediatric Pulmonary Vascular Disease Network,endorsed by ISHLT and DGPK. Heart,2016,102:ii67-ii85.

[8] KESHAVARZ A,KADRY H,ALOBAIDA A,et al. Newer approaches and novel drugs for inhalational therapy for pulmonary arterial hypertension. Expert Opinion on Drug Delivery,2020,17(4):439-461.

[9] KELLY LE,OHLSSON A,SHAH PS. Sildenafil for pulmonary hypertension in neonates. Cochrane Database of Systematic Reviews,2017,8(8):CD005 494.

第 11 节　新生儿神经系统疾病

随着围产医学诊治水平的日益提高和重症监护病房的日渐普及,早产儿尤其是极早早产儿和危重新生儿的存活率已经有了较大幅度的提高,神经发育的伤残率呈现不降反升的趋势,与我们的无病生存的救治目标相悖。缺氧缺血性脑损伤多年来一直是国内外新生儿领域研究的热点,包括足月儿缺氧缺血性脑病和早产儿脑室周白质损伤(早产儿脑病)。此外,可引起胎儿和新生儿脑损伤的还有颅内出血、先天性畸形、遗传代谢病、感染以及血糖、胆红素代谢紊乱等多种因素,它们总的发病率并不低,且有一定病死率及病残率,同样应该予以关注。

一、足月儿缺氧缺血性脑病

缺氧缺血性脑病(hypoxic-ischemic encephalopathy, HIE)是由围产期缺氧所致的颅脑损伤,是新生儿死亡和伤残的主要原因,国外发生率约为活产儿的 $1/1\ 000 \sim 6/1\ 000$,其中 $15\% \sim 20\%$ 在新生儿期死亡,存活者中 $25\% \sim 30\%$ 可能留有某种类型的远期神经发育后遗症,如智力低下、脑瘫、惊厥和认知缺陷等,给家庭及社会带来巨大影响。

【病因与发病机制】

1. 病因　当脑的灌注降低严重到足以超过组织从血液中提取氧气的能力时 HIE 发生。一般来说,单纯的缺氧不会引起严重的脑损伤,只有在缺氧同时伴有缺血时才会造成严重的神经系统损伤。至于产前、产时和出生后的缺氧缺血事件在新生儿 HIE 的发病机制中的相对重要性很难绝对量化,尽管以前的资料显示,相当部分的新生儿 HIE 主要与产前因素相关,但是近来 MRI 资料证实:绝大多数有 HIE 和产时窒息证据的患儿仅展示急性的脑损伤,而没有产前慢性缺氧缺血性脑损伤的证据。导致胎儿缺氧缺血的急性产时事件包括胎盘早剥、帆状胎盘、脐带脱垂、子宫破裂、横位滞产等急性胎盘或脐带障碍。

2. 发病机制　HIE 是由缺氧缺血事件所起动并在缺氧缺血后继续进展和演变的病理过程,可以人为地分为三个损伤阶段:原发性损伤阶段、继发性损伤阶段和慢性三级损伤阶段,且绝大多数神经元的死亡不是发生在窒息缺氧的原发性损伤阶段,而是发生在缺氧缺血后的继发阶段中,HIE 的防治重点应主要针对迟发性的神经元损伤。

(1) 原发性细胞损伤阶段——原发性能量衰竭:缺氧缺血事件是细胞损伤的原发阶段。在此阶段,脑血流和氧运的减少启动了潜在有害的生化级联反应,包括葡萄糖氧化磷酸化不能进行、无效的葡萄糖无氧酵解引起细胞内 ATP 迅速耗竭、乳酸堆积、细胞膜去极化、兴奋性氨基酸释放,以及细胞内 Na^+、Ca^{2+}、水、自由基、游离脂肪酸的堆积,从而导致细胞毒性水肿和细胞死亡。

(2) 窒息复苏期间假性能量恢复阶段——"潜伏期":窒息复苏后,脑氧合和灌注恢复,细胞内磷酸肌酸和 ATP 水平迅速地部分或完全恢复,细胞毒性水肿也在 $30 \sim 60$ 分钟后暂时消退。然而,脑能量衰竭的过程在 $6 \sim 48$ 小时后可以再次发生。

(3) 迟发性细胞损伤阶段——继发性能量衰竭:此阶段以细胞能量代谢的第二次衰竭、惊厥、细胞毒性水肿、兴奋毒性物质堆积和最终神经元死亡为标志。在此阶段中,线粒体功能障碍在神经细胞凋亡的发生中起了关键的作用,细胞色素 C 从线粒体释放到细胞质,可激活 caspases 的级联反应,最终促发凋亡的发生。

因此,在 HIE 的发病机制中,最关键的环节是二次能量衰竭的发生,两次能量衰竭之间的"潜伏期"就是所谓的治疗"时间窗",是减轻脑损伤的神经保护措施能被成功应用的最佳时期。此间期在动物模型约为 $6 \sim 15$ 小时,在人类新生儿中可能更短(6 小时左右)。

【神经病理】　围产期窒息所致 HIE 的神经病理学特征为包括大脑皮质(特别是发育进程中比较高级的区域,如旁中央区、罗兰氏前区、视皮质和海马)、基底核、丘脑和脑干等部位病变的不同组合。脑白质也常被累及,特别是呈分水岭分布的矢状旁区;尽管并不常见,大脑后部白质损伤也可以作为 HIE 的主要损伤类型而发生。一般来说,遭受严重的长期缺氧缺血事件的患儿,上述所有结构都有可能被累及;而伴突然、严重的完全性窒息事件的损伤则主要在基底核、丘脑等深部灰质结构和脑干。

【临床表现】　HIE 的临床症状和体征取决于窒息缺氧事件的严重性和持续时间(后者更重要),神经系统症状一般于生后 $6 \sim 12$ 小时出现,逐渐加重,至 72 小时达高峰,随后逐渐好转。严重者多在 72 小时内恶化或死亡[1]。

1. 出生到 12 小时 主要的症状是继发于大脑半球的抑制,婴儿不容易被唤醒,呈周期性呼吸。瞳孔反应完整,可有自发性眼动。半数患儿可在出生后 6~12 小时表现为肌张力低下、颤动或惊厥。拥抱、握持、吸吮和吞咽反射可能消失或抑制。特别严重的患儿,惊厥也可能发生于窒息后的 2~3 小时。

2. 12~24 小时 此期间患儿有明显增加的激惹,部分患儿开始惊厥或发生呼吸暂停、颤动和近端肢体软弱无力(上肢重于下肢)。拥抱反射亢进,哭声尖而单调,深腱反射增强。

3. 24~72 小时 严重受累患儿的意识水平进一步恶化,深度昏睡或昏迷,常在一段时间不规则呼吸之后呼吸停止。脑干功能障碍在此期比较常见,严重受累的患儿最常在此期死亡。

4. 72 小时以后 到此期仍然存活的患儿通常在以后的几天到几周中逐渐改善,然而某些神经学异常的体征仍然持续存在。患儿可有轻到中度昏睡,喂养障碍(研究表明喂养障碍持续时间与远期预后具有显著的相关性)。脑干功能障碍在累及深部核团的选择性神经元坏死的患儿中特别明显。四肢肌张力低下是普遍

的特征。

【诊断】

1. HIE 的临床诊断和分度 HIE 的诊断必须具备新生儿早期的神经学症状和患儿曾经经历过严重的窒息事件两方面的证据。因此,临床表现是诊断 HIE 的主要依据,同时具备以下 4 条者方可确诊:①有明确的可导致胎儿宫内窘迫的异常产科病史,以及严重的胎儿宫内窘迫表现(胎心<100 次/min,持续 5min 以上;和/或羊水Ⅲ度污染)或在分娩过程中有明显窒息史;②出生时有重度窒息,指 1 分钟 Apgar 评分≤3 分,并延续至 5 分钟时仍≤5 分;和/或出生时脐动脉血气 pH 值≤7.00;③出生后不久出现神经系统症状,并持续至 24 小时以上,如意识改变(过度兴奋、嗜睡、昏迷),肌张力改变(增高或减弱),原始反射异常(吸吮、拥抱反射减弱或消失),病重时可有惊厥,脑干体征(呼吸节律改变、瞳孔改变、对光反应迟钝或消失)和前囟张力增高;④排除电解质紊乱、颅内出血和产伤等原因引起的抽搐,以及宫内感染、遗传代谢性疾病和其他先天性疾病所引起的脑损伤。根据患儿生后 3 天内的神经系统表现,可将 HIE 患儿分为轻、中、重三度(表 14-16)[2]。

表 14-16 HIE 的临床分度[2]

项目	轻度	中度	重度
意识	兴奋、抑制交替	嗜睡	昏迷
肌张力	正常或稍增高	减低	松软或间歇性肌张力增高
拥抱反射	活跃	减弱	消失
吸吮反射	正常	减弱	消失
惊厥	可有肌阵挛	常有	有,可呈持续状态
中枢性呼吸衰竭	无	有	明显
瞳孔改变	正常或扩大	常缩小	不对称或扩大,对光反射迟钝
EEG	正常	低电压,有痫样放电	爆发抑制,等电线
病程及预后	症状在 72 小时内消失,预后好	症状在 14 天内消失,可能有后遗症	症状可持续数周,病死率高,存活者多有后遗症

2. 神经影像学在新生儿 HIE 辅助诊断及预后判断的价值 影像学检查的目的不是诊断 HIE,而是明确 HIE 的神经病理类型及病变的部位和范围。MRI 是识别 HIE 的最好方法,颅脑超声则主要适用于早产儿脑损伤如脑室内出血、脑室周白质软化的监测。

足月儿 HIE 的 MRI 表现可被归纳为两种主要的类型:①以基底核、丘脑损伤为主,这种类型的损伤最常见于急性缺氧缺血事件之后,也被归因于急性近完全性窒

息后的损伤类型;②以分水岭区域损伤占优势,这种类型的损伤典型见于"长期不完全性窒息"之后,也可见于低血压、感染和低血糖之后。以基底核/丘脑损伤为主的患儿有最差的运动和认知结局,特别是伴内囊后肢信号异常者以后多数发生脑瘫;以分水岭区域的白质/皮质损害占优势者则主要表现为认知缺陷[3]。

3. 振幅整合脑电图在早期识别中重度 HIE 和预后评估中的价值 HIE 的治疗时间窗很短,仅 6 小时左

右,因此尽早识别处于中重度 HIE 危险的患儿十分重要。HIE 患儿生后 1 周内脑电图异常程度基本与临床分度一致,主要表现为背景活动异常,如低电压、等电位和爆发抑制等,后两者往往是预后不佳的预兆。然而,要在危重新生儿早期床旁进行脑电图连续监测并不现实,振幅整合脑电图(aEEG,又称为脑功能监测仪)是脑电图连续记录的简化形式,与常规脑电图相比,aEEG 具有操作方便、图形直观、容易分析等优点,尤其适用于 NICU 中危重新生儿的床旁脑功能监护。文献显示,在窒息后 6 小时甚至 3 小时以内,用 aEEG 监测即可早期发现处于发生中重度 HIE 危险的患儿,为早期干预提供客观的依据,为治疗赢得宝贵时间。另外,出生后早期连续监测 aEEG 48~72 小时对 HIE 患儿的远期结局也有重要预测价值。aEEG 的背景活动重度异常、背景波恢复正常的时间和睡眠-觉醒周期重新出现的时间均是预测 HIE 足月儿神经发育结局的敏感指标。Meta 分析显示:aEEG 预测足月新生儿 HIE 神经发育不良的总灵敏度为 86%(95%CI:81%~89%)、特异度为 90%(95%CI:86%~93%)[4]。

【治疗】 迄今为止,HIE 的治疗是以稳定内环境为目的的对症支持疗法加特异性亚低温作为标准治疗方法,并不主张过多的所谓的"特殊神经保护"治疗。尽管多种药物和疗法经历了广泛的实验研究,如钙通道阻滞剂、自由基清除剂、谷氨酸受体拮抗剂、神经生长因子、高压氧、干细胞移植等,但由于缺乏大样本安全性和有效性的多中心随机对照试验(RCT),距离临床应用还有相当距离。国家卫生健康委员会新生儿疾病重点实验室复旦大学儿科医院、《中国循证儿科杂志》与国际 GRADE 工作组中国中心一起制定了《足月儿缺氧缺血性脑病循证治疗指南》,为临床医生提供了可操作性的 HIE 治疗参考方案[5]。

HIE 治疗的基本原则包括支持对症治疗和特殊神经保护措施两个方面。支持对症治疗是为了阻断缺氧缺血的原发事件和避免/减轻继发性的脑损伤;特殊神经保护措施则是希望针对 HIE 的发病机制,寻找阻断缺氧缺血生化级联反应的药物或方法,减轻和预防脑损伤。

1. 维持适当的通气和氧合 大多数窒息新生儿在宫内已经发生了明显的缺氧缺血,出生后通气和灌流障碍可进一步加重已经存在的脑部损害。低氧可导致脑血流自我调节功能障碍,也可引起神经元和脑白质损伤;高氧则可以引起脑桥下脚神经元坏死和脑血管收缩。尽管动物实验提示缺氧缺血时轻度高碳酸血症有神经保护作用,但严重的高碳酸血症可加重组织酸中毒,损伤脑血流

自我调节功能,扩张脑血管引起颅内出血;低碳酸血症则可引起脑血管收缩和脑血流降低。因此在缺氧缺血时推荐维持正常的氧分压和二氧化碳分压,避免低氧血症、高氧血症、高碳酸血症和低碳酸血症的发生。

2. 维持适当的脑血流灌注,避免血压剧烈波动 HIE 存在压力被动性脑循环,任何轻度的血压波动都会加重脑损伤,因此应维持正常动脉血压值,避免发生体循环低血压、高血压和血液高凝状态。重度窒息和 HIE 的患儿常有多系统的累及,临床常喜欢应用小至中剂量多巴胺,目的是改善心排血量和预防脑、肾脏的进一步缺血,然而迄今尚缺乏足以证实其可降低足月儿 HIE 的病死率和严重伤残率的证据,因此不推荐在 HIE 患儿中常规应用。

3. 维持适当的血糖水平 在 HIE 的处理中,应该严密监测血糖水平,维持在 75~100mg/dl。关于血糖与新生儿 HIE 的关系,Nadeem 对 52 例 HIE 患儿生后 72 小时内血糖监测值与 23 个月的神经发育结局进行相关性分析,仅发现早期低血糖(<2.6mmol/L)与 2 岁时的不良结局相关。Cool Cap 研究分析了低血糖(40mg/dl)和高血糖(>150mg/dl)与 HIE 的关系。在控制脑病、出生体重、Apgar 评分、pH 值和之后的干预措施等因素后,18 个月时死亡或神经发育障碍在生后 12 个小时内低血糖(81%),高血糖(67%)或任何葡萄糖紊乱(67%)的患儿中更多见,而正常血糖的患儿仅占 48%。

4. 适量限制入液量,预防脑水肿 不建议常规使用甘露醇或激素预防脑水肿。新生儿脑水肿一般都在 HIE 的第 2 天或第 3 天发生,很少发生脑疝,且由于颅缝未闭,新生儿脑水肿罕见脑灌注压降低。因此对于脑水肿的处理,更重要的是预防液体负荷过重,HIE 患儿常同时存在抗利尿激素异常分泌和肾功能障碍,供给过多的液体可增加脑组织中水的含量而加重脑损伤,但应维持尿量>1ml/(kg·h)。甘露醇虽能减轻脑水肿,但不能减轻最终脑损伤程度,只有在颅内压明显升高,导致脑灌注压严重下降时才使用甘露醇。

5. 苯巴比妥控制惊厥 惊厥常发生在大多数的中重度 HIE 病例中,可进一步加重脑的损伤,惊厥的控制极为重要。苯巴比妥是治疗新生儿 HIE 惊厥的首选药物,然而治疗的时机存在争议。Meta 分析结果显示,预防性应用苯巴比妥并不能降低 HIE 的病死率和严重伤残发生率,因此不建议苯巴比妥作为 HIE 惊厥发生的预防用药。

6. 亚低温疗法 是迄今唯一被推荐临床用于中、重度 HIE 的特殊神经保护措施[6],国际上 6 个大型的多中心 RCT 均已完成试验,其中 2 个(中国和新西兰 Cool-

Cap)采用的是选择性头部降温治疗,另外 4 个(美国 NICHD、英国 TOBY、奥地利 N.N.N 和澳大利亚 ICE)是全身亚低温治疗。6 大 RCT 的 meta 分析显示:与对照组相比较,亚低温治疗组的病死率显著降低($RR = 0.76, 95\% CI: 0.65 \sim 0.90$);随访至 18~24 月龄时严重神经运动发育障碍($RR = 0.69, 95\% CI: 0.55 \sim 0.87$)、智力发育迟缓($RR = 0.66, 95\% CI: 0.53 \sim 0.83$)、脑瘫($RR = 0.70, 95\% CI: 0.54 \sim 0.91$)和失明($RR = 0.54, 95\% CI: 0.33 \sim 0.90$)的发生率均明显降低($P$ 均 < 0.05);不良反应除亚低温组血小板明显减少($P = 0.04$)外,其他如心律失常、凝血功能异常、低血压、败血症、肺高压等的发生率两组间无统计学差异(P 均 > 0.05)。所以,亚低温治疗新生儿 HIE 降低死亡和伤残率的"利"明显大于其不良反应的"弊",作为目前的中重度 HIE 标准治疗措施,应尽可能创造条件实施。

二、早产儿脑白质损伤

早产儿脑白质损伤包括脑室周白质软化(periventricular leukomalacia, PVL)和脑室周出血性梗死(periventricular hemorrhagic infarction, PHI),前者是指侧脑室周白质区域的缺血性坏死,而后者是一种从出血进展到缺血的出血性脑损伤。由于损伤了少突胶质细胞(OL)而损害了髓鞘的形成,使患儿不能适当控制肢体的位置和运动,因此已被认为与脑瘫(CP)的发生密切相关。近年来的神经影像学和神经病理学研究显示:发育中的早产儿脑白质损伤常同时伴有神经元/轴突、丘脑、基底核、大脑皮质、脑干和小脑的广泛累及,不仅与运动功能障碍有关,也与视、听觉障碍以及认知缺陷密切相关。因而,PVL 已经不能涵盖后面出现的发育和认知缺陷,故现在多数时候称作早产儿脑病,比 PVL 更能反映早产儿脑白质损伤后包括灰质在内的发育障碍导致的功能改变和不良结局。

(一)脑室周白质软化

PVL 是指脑室周白质对称性的缺血性坏死,特征性地分布在侧脑室背侧、侧侧到外侧角的白质,特别涉及脑室周白质的半卵圆区、视区和听区。此病在尸检中的发病率高达 25%~75%,而颅脑超声报道 32 周以下早产儿 PVL 的发生率仅为 5%~15%,这是因为颅脑超声只能检测到局灶型的脑室周白质损伤。近年来应用 MRI 检测发现,70% 左右的小早产儿脑白质均有弥漫性的高信号,提示在极不成熟的早产儿中脑白质损伤比以

前所认为的要普遍和常见得多。

1. 神经病理

(1)PVL 的神经病理学特征:PVL 有两种类型,局灶型和弥漫型。局灶型 PVL 主要发生在长穿支动脉末梢带,位于大脑白质的深层,以所有细胞组成的丢失和局灶性坏死为特征,坏死可以大于数毫米,肉眼可见,并在几周中演变成多发性的囊性损害,容易被颅脑超声发现,称之为"囊性 PVL"。但是,在现代的 NICU 中,这种严重的损害仅见于少数的 PVL,而常见的是仅在显微镜下可见并在几周内演变成神经胶质瘢痕的局灶性坏死,不易被颅脑超声发现,称为"非囊性 PVL"。弥漫型 PVL 是一种较轻的脑白质损伤,特别容易发生在出生后长期存活的极小早产儿中,其神经病理学特征为分化早期不成熟的少突胶质细胞弥漫性丢失和肥大的星形胶质细胞增生,后果为白质容量减少、髓鞘发育障碍和脑室扩张。

(2)PVL 与"早产儿脑病":早期的观察认为,与足月儿缺氧缺血的易损部位(深层灰质核团和矢状旁区)不同,早产儿大脑血供的末梢边缘带脑室周白质对缺氧缺血特别容易受损,而灰质结构特别是大脑皮质,对缺氧缺血有相对的抵抗力,因此脑室周白质损伤一直被作为早产儿脑损伤的特殊部位。随着神经影像学和神经病理学的进展,近年来发现早产儿脑损伤实质上是白质和灰质损伤的综合体;容量 MRI 分析也显示,存活的 PVL 早产儿在矫正胎龄足月时、儿童期及青春期均有大脑皮质、丘脑、基底核、海马和小脑的容量减少。为了强调这一点,Volpe 教授建议采用"早产儿脑病"的名称替代"脑白质损伤"或"PVL",以便更确切地反映早产儿脑损伤的复杂性[7]。

2. 发病机制 在早产儿脑病中,白质损伤和灰质损伤的发病机制可能相同,主要不同是灰质损伤的靶细胞是发育中的神经元,而白质损伤是少突胶质前体细胞(pre-OL)。在危重的早产儿中,多重的代谢和感染事件可以在多个时间点对多个器官系统同时进行攻击(多重打击学说)。多学科的证据表明:感染/炎症和缺氧缺血可以相互作用导致脑室周白质损伤。处于脑发育关键期内在的易损性加外在的损伤因素是早产儿脑白质损伤病理生理的基础和核心,也是造成早产儿脑损伤特有病理损伤类型的原因[3]。

分化早期的少突神经胶质细胞的内在脆弱性是其对缺氧缺血/炎症介质易感的基础。胎龄 32 周之前,约 90% 的少突胶质细胞为少突胶质前体细胞,对自由基、兴奋性氨基酸、细胞因子的毒性作用极为敏感,可通过凋亡机制介导细胞死亡。通过特异的免疫活性标志物

证实在弥漫型的白质损伤中,有明显的小胶质细胞活化和星形胶质细胞增生,提示活化的小胶质细胞在少突胶质前体细胞的弥漫性损伤中的炎症机制中可能起了重要的作用。

3. 临床表现

(1) PVL 临床表现:PVL 也可能存在于出生时,但是通常发生在出生以后,表现为早期颅脑超声强回声(生后 3~10 天),接着出现典型的无回声的囊腔形成(生后 14~20 天)。直至婴儿后期明显的神经学后遗症——痉挛性脑瘫出现之前,PVL 通常是无症状的(寂静型)。一般来说,严重患病的早产儿以后发生 PVL 的危险高,但是也有相当数量的 PVL 患儿在新生儿期没有严重的并发症,尤其是极早早产儿以脑发育成熟障碍为主,这显然与足月儿 HIE 相反,当足月儿 HIE 严重到足以引起神经学后遗症时,其新生儿早期往往临床病情较重,且常伴有多器官的累及。

(2) PVL 发生的高危因素:①可影响早产儿脑血流自主调节功能的因素,如胎龄、体重、低血压、低氧、酸中毒、低血糖、高黏滞血症、颅内压增高和惊厥等;②可诱发胎儿或早产儿供血供氧障碍的因素,如母亲孕期合并症(妊娠高血压、子痫、胎-胎输血、产时失血、胎盘脐带异常、宫内窘迫等)、新生儿疾病(产时窒息、血容量降低、低碳酸血症、反复呼吸暂停、心动过缓、红细胞增多症、症状性动脉导管开放、先天性心脏病、低血压等);③可诱发胎儿和新生儿炎症反应的因素,如宫内感染、绒毛膜羊膜炎、胎膜早破、双胎妊娠一胎宫内死亡、败血症等;④可能对脑发育有不利影响的因素,如出生前/后长期应用糖皮质激素、甲状腺功能减退等。这些产前、产时或产后的因素相互作用、相互加强或多次作用(多重打击)形成一个慢性的进展性的病理生理过程(拉长的时间窗),这和足月儿单次严重或持续时间较长的损伤打击不同,同时也为较长的损伤时间窗内采取单个或多个不同的干预或联合干预提供了潜在可能。

4. 诊断

颅脑超声(US)是诊断局灶型 PVL 的主要手段,表现为侧脑室外上方对称性回声增强;局灶性的回声增强可在几天或几周后形成特征性的多发性无回声的囊腔,有时可呈蜂窝样改变;然后,大约 1~3 周后囊腔逐渐缩小,2~3 个月后囊腔消失,遗留扩大的脑室和髓磷脂的减少。因此,US 应定期随访直至矫正胎龄足月时(40 周 PMA)。脑白质损伤的定义为:①囊性损害存在至少直径≥0.5cm,超声上呈双侧对称性分布的无回声区,位于侧脑室的外侧角附近;②脑室周白质区域弥漫性超声强回声持续>14 天,无囊腔形成[4]。

新生儿颅脑超声尽管对局灶型 PVL 的诊断高度可靠,但对非囊性的弥漫型白质损伤的检测远不如 MRI 敏感[8]。非出血性脑白质损伤的常规 MRI 特点为:早期 T_1WI 表现为白质区域的高信号,T_2WI 为低信号或等信号;后期为 T_1WI 信号消失或低信号或白质容积减少,T_2WI 为高信号或表现为弥漫性过度高信号,严重者有脑室形态改变。弥散加权磁共振成像早期(1~2 周内)表现为高信号,晚期为低信号或等信号。建议在生后 4~14 天做首次 MRI 检查,矫正胎龄 36~40 周或出院前再次复查,此时的 MRI 检查对评估髓鞘发育和预后判断价值较大。

(二)脑室周出血性梗死

PHI 为脑室周白质大面积的出血性坏死,位于侧脑室背侧、侧侧和外侧角。坏死灶多为单侧性,少数病例虽为双侧性,也是不对称的。损害比较广泛,从额叶直到顶-枕区,也可呈局灶性。

1. 神经病理

约 80% 的 PHI 患儿伴有大的 IVH,过去常被误解为是 IVH 的进一步伸展,然而神经病理学研究发现这种脑实质损害是一种出血性的坏死,可能是由于静脉的梗死,梗死的部位集中于脑室角附近,因为引流大脑白质的髓静脉就在此处汇合和在室管膜下区域与终末静脉连接。这种损害在神经病理学可与 PVL 区别,后者是脑室周白质的缺血坏死,循环障碍的部位是动脉,通常是非出血性的和对称性的损害。然而,在体内要区分这两种损害是相当困难的,而且两种损害常同时存在。

2. 发病机制

IVH 相关的脑白质损伤发病机制仍不清楚,存在以下两种不同的观点:

(1) PHI 的发生与 IVH 直接相关:这是根据以下几个临床观察到的事实得出的观点。①PHI 总是伴随或跟随大的脑室周-脑室内出血(PV-IVH)而发生,罕有在 PV-IVH 出血前被观察到;②当脑室系统有双侧累及时,白质损伤总是在较大的 PV-IVH 的同侧。这些资料提示是 IVH 或其伴随的生发基质出血导致了终末静脉的阻塞和出血性静脉梗死,两者之间的关系可用深部白质的静脉引流来解释。该静脉系统除来源于生发基质外,还从大脑白质、脉络丛、纹状体和丘脑引流血液,这三条静脉的行程向前到尾状核头部汇合,形成终末静脉,之后进入颈内静脉,然后再直接向后与 Galen 静脉连接。在生发基质出血的常见部位血流方向呈独特的"U"字形回路,与 PHI 的发生密切相关。

(2) PHI 与 IVH 同时发生:由于生发基质和脑室周白质都是动脉血供的边缘末梢带,当外周血压降低时缺血性损伤的危险增加,特别是面临压力被动性脑循环时;同样,在这些区域的出血也很可能作为缺血再灌注的继发现象而发生。支持这个理论的依据是通过颅脑超声同时检测到白质损伤和IVH;而且,再灌注损伤的标志物次黄嘌呤和尿酸水平在以后发生白质损伤的患儿中出生后第一天就已升高。

3. 诊断 床旁US是最常应用的筛查手段,Ⅳ级IVH即指IVH合并PHI。PHI在US的冠状切面病灶为单侧性,若为双侧性也是不对称的,呈新月形和三角形脑实质内强回声(IPE),从侧脑室向外侧角放射。矢状切面可充分见到病灶的扩展,可为局灶性(仅涉及额、顶或顶枕区)和广泛性(从额叶一直伸展到顶枕区)。强回声区以后可演变为囊腔形成,但这种囊腔与PVL的囊腔不同,PHI的囊腔倾向是大的和单个的,而且罕见随时间而消失。CT和MRI对PHI急性期诊断价值不大,但MRI随访可证实新生儿期后白质破坏的程度。

4. 防治 由于PHI的主要原因是IVH,因此要重点预防。近年来由于预防干预的成功,严重的IVH已经明显减少,PHI的发生率也随之下降。

三、新生儿颅内出血

颅内出血是新生儿期常见的临床问题,严重者导致死亡或遗留远期后遗症。根据部位不同可分为硬膜外出血、硬膜下出血、原发性蛛网膜下腔出血、生发基质-脑室内出血(GMH-IVH)、小脑出血、脑实质出血。根据原因不同,可以分为创伤性颅内出血和缺氧性颅内出血。由于产科和新生儿重症救护技术的进步和VLBW存活率的提高,产伤所致出血明显减少,而缺氧所致GMH-IVH已成为新生儿尤其是早产儿最常见的颅内出血类型[1]。

(一)生发基质-脑室内出血

GMH-IVH是早产儿最常见的缺氧性颅内出血,随着新生儿医疗护理水平的提高,近年来GMH-IVH的发生率虽有所下降,然而由于极低出生体重儿成活率的提高,GMH-IVH仍然是NICU中小早产儿影响存活和远期预后的重要因素。

1. 病因和发病机制 多种因素可致早产儿发生GMH-IVH,包括血管内因素(血流动力学不稳定)、血管因素(血管本身发育不成熟,对缺氧缺血易损)和血管外因素(局部血管缺乏支持组织)。早产儿IVH的起源

部位特征性地位于脑室周室管膜下生发基质,此区域代谢旺盛,对缺氧和高碳酸血症极为敏感。生发基质富含血管,而这些血管在解剖学上是一种不成熟的毛细血管网,仅由一层内皮细胞组成,缺乏肌层和结缔组织支持,因此当缺氧致脑血流自我调节功能受损时,惊厥、气管内吸引、扩容、静脉输注高渗溶液或一些不恰当的护理等均可致血压波动而促发此处的血管破裂出血。

2. 临床表现 IVH主要见于围产期窒息和需机械通气的呼吸窘迫早产儿,50%的患儿出血开始于生后第1天,25%的患儿出血发生于第2天,至生后72小时颅脑超声可发现90%的IVH患儿。少数病例由于多种临床病理状态所致出血发生更晚,也有病例由于孕母血小板减少致使胎儿宫内就发生颅内出血,甚至胎死宫内。IVH的临床表现有三种类型:急剧恶化型、断续进展型和临床寂静型。以寂静型最为常见,占IVH病例的50%,无临床症状或体征,仅在超声或CT检查时发现;断续进展型其次,症状在数小时至数天内断续进展,表现为神志异常、呆滞或激惹,肌张力低下,动作减少,呼吸不规则;急剧恶化型最为少见,但临床症状也最严重,患儿可在数分钟至数小时内迅速恶化,出现意识障碍、呼吸困难或暂停、抽搐、瞳孔光反射消失、四肢肌张力低下,伴血红蛋白下降、前囟紧张、血压下降、心动过缓以及难以纠正的酸中毒等。

3. 诊断 识别IVH的高危因素和应用合适的筛查程序是建立IVH诊断的两个基本步骤。NICU的早产儿是发生IVH的高危人群,应当予以常规的筛查。高危因素包括母亲产前未使用糖皮质激素、绒毛膜羊膜炎、胎儿宫内窘迫、低出生体重、呼吸窘迫、气胸、循环血压或脑血流剧烈波动等。各种影像学技术可对出血的部位、程度进行定量和定性分析,不主张采用腰穿的方法诊断颅内出血,尤其是当出现单侧大量幕上出血和后颅窝出血时。

(1)颅脑超声:床旁连续颅脑超声可对早产儿IVH的开始时间、出血的严重程度和部位提供可靠的信息,而且价廉方便,又无放射线,因此是诊断GMH-IVH的首选方法。通过颅脑超声可将GMH-IVH分为4级。Ⅰ级,出血限于室管膜下,不伴或伴少量IVH(<10%脑室区域);Ⅱ级,不伴脑室扩张的IVH(10%~50%脑室区域);Ⅲ级,IVH(>50%脑室区域)伴脑室扩大;Ⅳ级,脑室内出血合并脑实质出血或脑室周出血性梗死。建议在生后24小时内、3天和7天各做一次颅脑超声,然后每周1次直至出院,病情突然变化应随时检测。

(2)CT检查:CT也是证实IVH部位和程度的有效手段,但不能床旁进行,并有使患儿脑和眼暴露于射

线的缺点。对硬膜下出血、后颅窝出血和某些脑实质的损害的诊断价值,CT 优于颅脑超声。

（3）MRI：MRI 探测 I～II 级 IVH 明显优于头颅超声,对于合并弥漫性脑实质损伤或脑出血合并症的评估优势更加明显。缺点是价格昂贵,不便于普及和床旁使用,由于扫描时间长,不能使用金属物件等限制使危重新生儿的使用价值大大下降。

4. 预防 随着对 GMH-IVH 发病机制的深入认识,已制订一系列合理预防出血的干预措施,产前和出生后的干预都显示了不错的前景。产前干预包括预防早产、宫内转运、产前给孕妇使用糖皮质激素以及最佳的分娩处理等。出生后的干预包括：正确的复苏措施,预防血压波动和血流动力学障碍,纠正凝血异常等。

5. 治疗

（1）GMH-IVH 的急诊处理

1）维持脑的灌流和预防脑血流动力学障碍：大量 IVH 时,由于动脉压降低和颅内压增高,脑的灌流减少,因此必须维持血压在足够的水平上,同时也应避免血压的过度波动和脑血流速度的突然升高,过分积极的治疗反而可能加重已经存在的脑损伤。

2）其他支持疗法：包括维持正常的通气、循环、体温、代谢等。

3）连续随访颅脑超声：若患儿能够存活,应通过颅脑超声连续评估脑室大小,间隔时间根据病情而定,病情越重,间隔时间越短,一般不要超过 5～10 天。头围迅速增加、前囟饱满和颅缝分离等脑积水的临床体征往往在脑室扩张发生后几天到几周才出现。

（2）进行性出血后脑室扩张的处理：出血后脑室扩张的处理目的是降低或减少由于出血引起的颅内压升高和继发氧自由基及炎症因子升高导致的脑实质损伤；减少各种针对 PHVD 的有创干预措施导致的医源性损伤和减少脑室腹腔分流的需求。根据连续超声测定脑室扩张的进展速率和严重程度,同时监测头围生长速率,可将出血后脑室扩张分为下列 4 种情况：

1）缓慢进展脑室扩张（<2 周）的处理：最合适的处理方案就是严密观察,连续颅脑超声随访脑室大小和 RI／ΔRI 值,同时密切观察头围增长速率、前囟张力及临床情况。因为有相当部分的患儿脑室扩张可以自发停止,过早干预并不能改善其远期结局。

2）持续缓慢进展脑室扩张（>2 周）的处理：一般来说,脑室扩张自发停止多在 4 周之内发生,只要患儿没有头围迅速生长,没有颅内压增高或 RI／ΔRI 值异常,可再继续观察 2 周。但在任何时候出现脑室扩张迅速进展的迹象或持续进展超过 4 周时,即应开始进行

干预。

连续腰穿的目的是通过移出血性脑脊液使脑室间歇性缩小和允许脑脊液的产生和吸收之间的平衡得以修复,最终达到有效地终止脑积水过程进展的目的。成功的关键在于侧脑室和蛛网膜下腔之间存在交通和能够放出足够量的脑脊液（每次 10ml／kg）。并发症包括低钠血症、脑膜炎、硬膜下脓肿、脊柱骨髓炎和迟发性脊柱表皮肿瘤等。尽管对照研究未能证明腰穿对于减少脑积水分流手术和远期伤残明显有效,但是该技术至少可以暂时减缓病情的进展。

碳酸酐酶抑制剂（乙酰唑胺）或渗透性药物（甘油）可以减少脑脊液的产生,但因碳酸酐酶对神经胶质细胞分化和髓鞘形成有明显的重要性和渗透性药物有高渗的危险,不推荐此两类药物在临床应用。

3）快速进展脑室扩张的处理：此组患儿可在短期内发生明显颅内压增高,应该积极治疗。①连续腰穿防止脑室的迅速扩大,但若病情已达此阶段时,连续腰穿往往效果不佳。②埋置皮下脑脊液存储器,是目前使用最广泛的一种措施,并被推荐为 PHVD 的标准治疗措施。操作相对简单,并发症也少。③脑室外引流,当腰穿无效而又不适于进行脑室腹腔分流术时（如体重太小或病情太重不能耐受手术、脑脊液血性或蛋白含量高易致分流管堵塞等）,可考虑暂时直接早期脑室外引流,少数患儿也可能由于脑脊液吸收旁路重建而得以恢复。④永久性脑室-腹腔分流术（V-P 分流术）,此法为 PHVD 后脑积水的最终治疗手段。手术适应证为体重>2.5kg、没有感染、脑脊液蛋白< 1.5g／L。V-P 分流术只是疏通脑脊液,并不能根本解决脑脊液的来源问题,因此患儿必须长期依赖 V-P 分流存活。⑤DRIFT 综合治疗[9]（drainage、irrigation, and fibrinolytic therapy）,即引流、灌洗和纤溶综合治疗方法,也称脑室灌洗法。此法的目的是尽可能去除脑室内血液成分、减轻 IVH 后氧自由基/炎症反应和尽早地减轻对脑室的压力。随机对照试验证实,尽管死亡率没有降低,但 DRIFT 治疗降低了最终使用 V-P 分流术的数量和 2 岁时智能伤残的发生率。

4）脑室扩张停止进展的处理：大约 60% 的缓慢进展脑室扩张可自发性或经治疗后部分或完全停止,但有 5% 的患儿以后可以再发,因此对于脑室扩张停止进展的患儿均应随访一年。

（二）硬膜下出血

硬膜下出血主要由小脑幕或大脑镰撕裂所致。严

重的小脑幕撕裂可以致死,特别是伴 Galen 静脉、直窦或横窦撕裂时,血块可伸展到后颅窝迅速压迫脑干。小脑幕轻度撕裂所致的幕上或幕下出血比严重的致死性撕裂常见,出血也可发生在小脑幕的游离缘,特别是小脑幕和大脑镰的连接处,并向前进一步伸展到蛛网膜下腔或脑室系统。在某些臀位产的患儿,可因枕骨分离伴小脑幕和枕窦撕裂而引起后颅窝大量出血和小脑撕裂。单纯的大脑镰撕裂比小脑幕撕裂常见,出血来源于下矢状窦和胼胝体上方的大脑纵裂池,大脑表面的桥静脉破裂也可引起大脑表面的硬膜下血肿。产伤性颅内出血常同时伴有脑挫伤,后者也是引起临床症状的主要原因。

小脑幕撕裂伴大量幕下出血在出生时即可出现明显的神经系统症状,表现为中脑及脑桥上部受压的症状,如木僵、斜视、瞳孔不等大和光反射迟钝、颈项强直和角弓反张等。

轻度小脑幕撕裂伴后颅窝硬膜下血肿常见于难产性臀位牵引儿,其临床表现可有三个阶段:出生数小时内患儿可无任何症状,此期系血肿缓慢增大,通常<24小时,也可长达3~4天;随着颅内压增高,患儿可出现前囟饱满、激惹或嗜睡等症状,随着病情进展,患儿出现脑干受压的体征,包括呼吸异常、眼动异常、斜视、面瘫和惊厥。

大脑镰撕裂伴硬膜下出血的患儿开始可出现双侧弥漫性脑症状,以颅内压增高症状为主,如兴奋、激惹等,直至血块伸展到小脑幕下时才出现明显的类似于小脑幕撕裂的神经系统症状。

大脑表面硬膜下血肿的临床表现可有三种类型,轻度出血可无明显的临床症状,或仅表现兴奋、激惹;局灶性脑定位体征常开始于生后第2或3天,表现为局灶性惊厥、偏瘫、眼向对侧偏斜,发生小脑幕切迹疝时可有瞳孔散大、对光反应减弱或消失等第3对脑神经受压的表现;第三种类型可在新生儿期无任何硬膜下出血的症状体征,但在数月后发生硬膜下积液。

新生儿硬膜下出血的诊断主要取决于临床症状识别和颅脑影像学证实。严重小脑幕和大脑镰撕裂者预后极差,即使存活也常发生脑积水和其他后遗症。外科手术指征取决于出血病灶的大小、颅内压增高的体征和是否存在脑疝。

(三)原发性蛛网膜下腔出血

原发部位在蛛网膜下腔内,不包括硬膜下、脑室内或小脑等部位出血后向蛛网膜下腔的扩展。此种类型的出血在新生儿十分常见尤其是早产儿,与缺氧、酸中毒、产伤有关。由于出血原因为缺氧引起毛细血管内血液外渗,而非静脉破裂,故大多数出血量少。轻度出血可无症状或症状轻微。中度出血可引起惊厥,常开始于生后第2天,惊厥发作间歇期患儿情况良好。大量蛛网膜下腔出血可致患儿病情迅速恶化和死亡,但并不常见。蛛网膜下腔出血的诊断常因其他原因腰穿发现均匀一致的血性脑脊液而提示,确诊需通过 CT 检查,颅脑超声对蛛网膜下腔出血不够敏感。

(四)小脑出血

尸检报告提示,原发性小脑出血在 NICU 的人群中并不少见,在胎龄<32 周和体重<1 500g 的早产儿中发生率为 15%~25%,在足月儿也可发生。小脑出血的发病机制是多因素的,特别是产伤、缺氧和早产。在早产儿中发病机制与 IVH 相似,在足月儿中发病机制与产伤有关。在臀位产的患儿中,最严重的产伤类型就是枕骨分离伴后颅窝出血和小脑撕裂。早产儿颅骨较软,外部压力压迫枕部也可导致顶骨下枕骨向前移位,扭曲窦汇和枕窦,从而引起小脑出血,这种情况常发生在臀位牵引、产钳分娩和应用面罩加压通气时。

(周文浩)

参考文献

[1] VOLPE JJ. Neurology of the newborn. 6th. Saunders:Elsevier Inc,2018.

[2] 中华医学会儿科学分会新生儿学组. 新生儿缺氧缺血性脑病诊断标准. 中国当代儿科杂志,2005,7:97.

[3] BACH AM, FANG AY, BONIFACIO S, et al. Early magnetic resonance imaging predicts 30-month outcomes after therapeutic hypothermia for neonatal encephalopathy. J Pediatr,2021,238:91-101. e1.

[4] LEE IC, HONG SY, WENG YH, et al. Amplitude integrated electroencephalography and continuous electroencephalography monitoring is crucial in high-risk infants and their findings correlate with neurodevelopmental outcomes. Front Pediatr,2021:691764.

[5] 卫生部新生儿疾病重点实验室复旦大学附属儿科医院,《中国循证儿科杂志》编辑部,GRADE 工作组中国中心. 足月儿缺氧缺血性脑病循证治疗指南(2011 标准版). 中国循证儿科杂志,2011,6:327-336.

[6] OUWEHAND S,SMIDT LCA,DUDINK J,et al. Predictors of outcomes in hypoxic-ischemic encephalopathy following hypothermia:a meta-analysis. Neonatology. 2020,117(4):411-427.

[7] VOLPE JJ. Dysmaturation of premature brain：importance，cellular mechanisms，and potential interventions. Pediatr Neurol,2019,95:42-66.

[8] AGUT T, ALARCON A, CABAÑAS F, et al. Preterm white matter injury：ultrasound diagnosis and classification. Pediatr Res,2020,87(Suppl 1):37-49.

[9] PAZANDAK C, MIR IN, BROWN LS, et al. Placental pathology，cerebral blood flow，and intraventricular hemorrhage in preterm infants：is there a link? Pediatr Neurol, 2020, 108:65-69.

第12节 新生儿高胆红素血症

黄疸(jaundice)是新生儿中最常见的临床问题,绝大多数新生儿黄疸预后良好,但因未结合胆红素对中枢神经系统有潜在毒性,处理不当可造成永久的后遗症,因此应引起临床充分的重视。

14章

一、新生儿胆红素代谢特点

胆红素主要来源于衰老的红细胞降解。血红素在血红素加氧酶(HO)的催化下氧化成胆绿素Ⅸα,然后再迅速被胆绿素还原酶还原成胆红素Ⅸα,同时产生等量的一氧化碳(CO),CO和循环中血红蛋白结合形成碳氧血红蛋白(COHb),因此测定呼出气中CO(ETCO)和循环中COHb有助于评估胆红素的产生速率。

新生儿胆红素代谢特点如下[1]:

1. **胆红素生成相对较多** 新生儿红细胞数量多且寿命短,因此新生儿每天产生的胆红素量(8~10mg/kg)为成人的2倍。新生儿非血红蛋白的血红素(如肌红蛋白、肝内游离血红素)和尚未成熟就在造血器官中破坏的红细胞也较多。

2. **肝细胞对胆红素的摄取能力不足** 新生儿由于肝脏配体蛋白缺乏,肝细胞对胆红素的摄取能力不足,Y和Z蛋白的活性要到出生后5天才接近成人水平。

3. **肝脏微粒体中形成结合胆红素的功能缺陷** 未结合胆红素与葡萄糖醛酸结合成结合胆红素,需要尿苷二磷酸葡萄糖醛酸转移酶(UDP-glucuronosyltransferase,UGT)的作用,足月新生儿的UGT活性仅为成人的1%,出生后迅速增加,3月龄达成人水平,中国黄疸患儿中该酶缺陷占比并不少见[2]。

4. **胆红素排泄缺陷** 未结合胆红素必须转化成结合胆红素才能从胆汁排泄到肠道,新生儿肝脏排泄胆红素的能力比年长儿差。新生儿肠道菌群尚未建立,不能将肠道内的结合胆红素还原成尿胆素原和尿胆素排出体外。

5. **"肠肝循环"特点** 新生儿肠壁有较多的β葡萄糖醛酸苷酶,可将结合胆红素水解为未结合胆红素又被肠道吸收入血液循环,加重肝脏的胆红素负荷。1g胎粪含胆红素1mg,胎粪排出延迟可使肠肝循环明显增加。

二、生理性黄疸与病理性黄疸

(一)生理性黄疸

新生儿生理性黄疸是指单纯因胆红素代谢特点引起的暂时性黄疸,多在出生后第2~3天出现,第4~6天达高峰,足月儿在生后2周消退,早产儿在3~4周消退。足月儿峰值不超过12.9mg/dl(220.5μmol/L),早产儿不超过15mg/dl(256.5μmol/L),且没有任何疾病状态。由于不同地区、不同种族、不同胎龄和日龄的新生儿血清胆红素峰值并不相同,要制订一个各地区都适用的新生儿高胆红素血症的诊断标准来区分生理性黄疸与病理性黄疸并不合理,临床意义也不大,硬性规定"生理性"黄疸的上限将会有误导的可能。此外,应该指出在有些所谓"生理性"黄疸的血清总胆红素(TSB)水平也可发生胆红素脑病,尤其是低出生体重儿或危重新生儿。

(二)病理性黄疸

新生儿出生后的胆红素水平是一个动态变化的过程,对于胎龄≥35周的新生儿,美国AAP指南[3]推荐当胆红素水平超过新生儿小时胆红素列线图的95百分位时定义为高胆红素血症,应该予以干预。我国新生儿小时胆红素百分位值列线图也已经发表(图14-8),可作为病理性黄疸诊断和干预的参考[4]。除TSB水平外,生后 24 小时以内出现黄疸;每天 TSB 上升幅度 > 85.5μmol/L(5mg/dl)或每小时上升幅度 > 8.5μmol/L

(0.5mg/dl);结合胆红素 > 25.6~34μmol/L(1.5~2mg/dl);黄疸持续不退超过 2 周也应考虑为病理性黄疸。

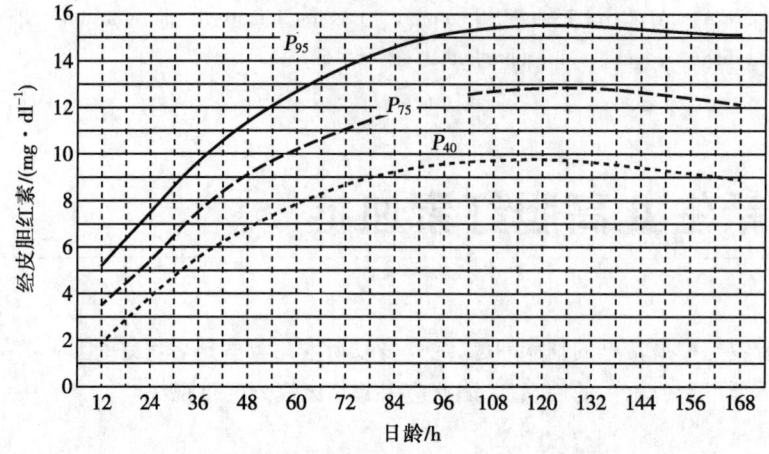

图14-8　新生儿小时经皮胆红素百分位数列线图

(三)高胆红素血症严重程度分类

根据不同的胆红素水平升高程度,胎龄 > 35 周的新生儿高胆红素血症还可以分为:①重度高胆红素血症,指 TSB 峰值超过 342μmol/L(20mg/dl)。②极重度高胆红素血症,指 TSB 峰值超过 427μmol/L(25mg/dl)。③危险性高胆红素血症,指 TSB 峰值超过 510μmol/L(30mg/dl)[5]。

(四)高胆红素血症病因

新生儿病理性黄疸可分为未结合胆红素升高和结合胆红素升高两大类。

1. 未结合胆红素升高的病因

(1)胆红素负荷增加

1)新生儿溶血病:详见本节三、母婴血型不合溶血病。

2)红细胞酶或结构缺陷:G-6-PD 缺陷也是新生儿高胆红素血症的常见原因,多见于我国广东、广西和四川地区。其他如丙酮酸激酶缺陷和红细胞膜或结构异常也可引起新生儿期溶血和高胆红素血症。临床表现取决于环境因素和遗传的基因型,当新生儿存在缺氧、酸中毒、低血糖、感染、接触樟脑丸或应用某些药物等均可诱发溶血而发生严重的黄疸。

3)其他原因导致的胆红素产生过多:头颅血肿、颅内出血或其他隐匿的内出血都可使红细胞破坏增加。新生儿红细胞增多症也可引起新生儿黄疸加重。

4)肠肝循环增加:肠梗阻或胎粪排出延迟可增加胆红素自肠道重吸收,而使黄疸加重。

5)感染:细菌感染是新生儿高胆红素的一个重要原因,除可引起红细胞的破坏加速外,还可抑制 UGT 的活性,从而降低了胆红素的转化和排泄。

(2)胆红素清除减少

1)母乳性黄疸:母乳性黄疸可分早发型和晚发型,真正的母乳性黄疸(breast milk jaundice)是指晚发型,而早发型又称母乳喂养性黄疸(breast feeding jaundice),这是两种不同的情况。母乳喂养性黄疸是由于母乳摄入不足,肠肝循环增加,导致 TSB 水平增高。黄疸出现于生后 3~4 天,早期开奶和增加哺乳次数可促进肠道动力和减少胆红素的吸收,有助于预防母乳喂养性黄疸的发生。晚发型母乳性黄疸通常发生在生后第 1 周后期,至 2 周左右达到高峰,然后逐渐下降,若继续喂养,黄疸可历时 3~12 周消退,而中止喂养,TSB 可在 24~72 小时明显下降。一般认为母乳性黄疸预后良好,但对 TSB 值较高的患儿尤其是早产儿仍应注意观察、积极干预和随访。

2)Gilbert 综合征:常染色体显性遗传或隐性遗传,*UGT1A1* 基因突变导致 UGT 活性减低或有胆红素摄取功能障碍。本病特点为良性、慢性或复发性的发病过程,不伴有肝损害和溶血情况。临床表现为较轻的黄疸、血胆红素 < 85μmol/L(5mg/dl)或稍高。如果 UGT 活性低下或同时有摄取功能的双重障碍时,则黄疸表现稍重。本病酶诱导剂治疗有效,预后良好。

3)Crigler-Najjar 综合征:简称 C-N 综合征,为遗传性 UGT 活性缺乏,分 CN-Ⅰ型、CN-Ⅱ型。CN-Ⅰ型为常染色体隐性遗传,患儿由于缺乏 UGT,生后 2~3 天即出现严重黄疸而需换血,以后需要长期光疗。随着患儿日渐长大,皮肤增厚和色素增加,体表面积占身体比例减少,可使光疗效果减弱。根治疗法需肝移植或基因治疗。CN-Ⅱ型较常见,亦名 Arias 综合征,系部分 UGT 活性缺陷,属常染色体显性遗传,病情较 Ⅰ 型轻,TSB 在 137~340μmol/L(8~20mg/dl),可表现为新生儿期较轻的黄疸,肝药酶诱导剂治疗有效,服苯巴比妥 5mg/kg,每晚 1 次,2~4 周后血胆红素可下降。但也可发生严重的高胆红素血症和胆红素脑病。

4) Lucey-Duscoll 综合征:亦称家族性暂时性高胆红素血症,有明显家族史,可发生在多个同胞中。多数于生后 48 小时内可发生严重黄疸,TSB 可达 340.2μmol/L(20mg/dl)或更高。如不及时换血治疗,可发生胆红素脑病。发病原因是母亲孕中期和后期血清中存在一种尚未被证实的 UGT 抑制素,通过胎盘到达胎儿体内,有抑制 UGT 的作用。UGT 抑制素于生后 2 周内逐渐消失,黄疸也随之消退。

5) 其他:黄疸可是半乳糖血症的表现之一,但常同时伴有其他症状,如呕吐、肝脾大等。延长的"生理性"黄疸也可是先天性甲状腺功能减退的一个症状,甲状腺素缺乏可延迟肝酶(UGT)和胆红素转运系统成熟。10%~25%的幽门狭窄有血清未结合胆红素增高,机制尚不清楚,可能系肠道激素抑制 UGT 的活性。另外,某些药物可抑制肝脏 UGT 活性,而加重"生理性"黄疸。

2. 结合胆红素升高的病因 新生儿结合胆红素升高虽不多见,但病因很多,有感染性(病毒、寄生虫、细菌等)、代谢性(半乳糖血症、果糖不耐症)、α₁ 抗胰蛋白酶缺乏症及胆道畸形等。由于各种病因的处理不同,应尽可能早期明确诊断,以改善预后。

三、母婴血型不合溶血病

胎儿红细胞所具有的血型抗原恰为母亲所缺少时,胎儿红细胞通过胎盘进入母体循环,可使母体产生相应的抗体,此抗体(IgG)又经胎盘循环进入胎儿循环,作用于胎儿红细胞使其致敏并导致溶血,这是新生儿溶血病发病的基本原理。在我国以 ABO 血型系统母婴不合引起溶血者最为常见,其次为 Rh 血型不合,其他如 Kell、Duffy、Kidd、MNSs 等抗原性较弱的血型系统不合引起的新生儿溶血病极为少见。

【发病机制】

1. Rh 血型不合溶血病 Rh 血型系统共有 5 种抗原,即 D、C、c 和 E、e。红细胞的 Rh 表型取决于 D 抗原的存在,凡有 D 抗原者为 Rh 阳性,缺乏 D 抗原为 Rh 阴性。Rh 溶血病在第一胎发病率很低(1%左右),尽管整

个孕期都可有少量胎儿红细胞进入母体循环,可引起母亲致敏的胎母输血多发生在妊娠末期或临产时,而初次免疫反应的产生需要 2~6 个月,且为 IgM 抗体不能通过胎盘,故第一胎常处于原发性免疫反应的潜伏阶段而不发病。一旦母亲已经致敏,再次妊娠暴露于 Rh D 抗原时,就会产生 IgG 记忆反应,仅需数日就可出现以 IgG 为主的抗体,能够通过胎盘使胎儿红细胞致敏而发生溶血。由于 Rh 系统的抗体只能由人类红细胞引起,如果第一胎发生 Rh 溶血病提示母亲以前曾经接触过 Rh 阳性红细胞,如输血、流产、异位妊娠或各种产前操作、孕母母亲为 Rh 阳性等。Rh 阴性的频率在种族中有很大差异,白种人群中约占 15%,我国某些少数民族(如维吾尔族)中也占 5%以上,但在汉族人群中仅占 0.34%。RhD 溶血病主要发生在 Rh 阴性母亲和 Rh 阳性的胎儿,但 Rh 溶血病也可发生于母婴均为 Rh 阳性时,其中以抗 E 较为多见,我国汉族人群中无 E 抗原者几乎占半数,其他如抗 C 或抗 e、抗 c 也可引起新生儿溶血病。

2. ABO 血型不合溶血病 ABO 血型不合溶血病的发病机制与 Rh 溶血病相似,即母亲的抗 A 或抗 B 抗体进入胎儿循环,与胎儿红细胞表面的 A 或 B 抗原反应。但是,ABO 血型抗原的免疫原性与 Rh 血型系统的肽类抗原不同,其为碳水化合物抗原,不依赖 T 细胞,产生抗体主要为 IgM,不伴有记忆反应,也不随反复接触抗原而增加抗体亲和力。A 型和 B 型血者天然的抗 B 和抗 A 抗体主要为不能通过胎盘的 IgM,然而,由于细菌、病毒或食物中 AB 抗原的持续刺激,同种免疫抗体可存在于 O 型血的个体内,包括能够通过胎盘的 IgG 抗体。因此,ABO 血型不合溶血病仅限于 O 型母亲和 A 或 B 型的胎儿,且常发生于第一胎(40%~50%)。与 Rh 溶血病相比较,ABO 溶血病相对较轻,这是因为 A 和 B 抗原也存在于红细胞外的许多组织中,通过胎盘的抗 A 或抗 B IgG 仅小部分与红细胞结合,其余都被其他组织的 AB 血型物质所吸收。

【临床表现】 新生儿溶血病的临床表现可以轻重不一,Rh 溶血病和 ABO 溶血病的临床特点比较见表 14-17。

1. 轻至中度贫血 病情不太严重的婴儿通常出现自限性溶血病,在出生后 24 小时内表现为高胆红素血症。患儿同时可能有症状性贫血(如嗜睡或心动过速),但无循环衰竭的征象。贫血的程度因同种免疫性溶血的类型而异。ABO 血型不合的婴儿出生时通常没有或仅有轻微贫血,如果出现重度溶血,应寻找其他原因。存在 Rh 或一些稀有血型不合的婴儿可表现为需要输注红细胞的症状性贫血。部分患儿可出现晚发性贫血。

表 14-17 Rh 溶血病和 ABO 溶血病的比较

	Rh 溶血病	ABO 溶血病
临床特点		
频率	不常见	常见
苍白	显著	轻
水肿	较常见	罕见
黄疸	重度	轻~中度
肝脾大	显著	较轻
第一胎受累	很少	约半数
下一胎更严重	大多数	不一定
晚期贫血	可发生	很少发生
实验室特点		
母血型	Rhd、e、c	O(多数)
婴儿血型	RhD、E、C	A 或 B
贫血	显著	轻
抗人球蛋白试验(直接)	阳性	改良法阳性
抗人球蛋白试验(间接)	阳性	阳性
红细胞形态	有核红细胞增多	小球形红细胞增多

2. 胎儿水肿 有危及生命的重度贫血(如胎儿水肿)婴儿表现为皮肤水肿、胸腔或心包积液、腹水。RhD 和一些稀有血型(如 Kell 血型系统)不合的婴儿有发生胎儿水肿的风险,特别是对于未接受产前检查者。ABO 溶血病少见。

【诊断与干预】

1. 出生前诊断及干预 首次产前就诊时进行 RhD 分型和抗体筛查。对于 RhD 阴性的女性,可在妊娠第 28 周时重复抗体筛查,并应在分娩时再次筛查。

(1) 定期监测抗体滴度和胎儿基因分型:孕早期通过羊水细胞或绒毛测定胎儿 RhD 分型可准确识别处于溶血风险的胎儿,提供母亲选择终止妊娠的机会,胎儿 Rh 阴性也可尽早使家属放心和避免进一步操作。抗体滴度随访时间通常为妊娠中期每 2~4 周 1 次,妊娠晚期每 1~2 周 1 次,常用的 RhD 溶血病的临界滴度为 1:16 或 1:32。胎儿超声是评估母婴血型不合妊娠的基本手段,有助于证实胎儿疾病的严重程度和早期发现胎儿水肿,超声引导在胎儿脐血采样和宫内输血时也必不可少。多普勒血流速度监测的目的是检测胎儿因贫血而致血液黏度降低时的血流动力学代偿性变化。

(2) 出生前治疗

1) 胎儿宫内输血:对于在宫内严重受累(血细胞比容≤30%)的胎龄<32 周和肺功能不成熟的胎儿,可在 B 超引导下行胎儿脐血管穿刺直接进行血管内红细胞输注。输入血应为与母亲血清不凝的抗原阴性的浓缩红细胞,容量按输注后血细胞比容达到 40%计算,可重复。

2) 孕母注射静脉用免疫球蛋白(IVIG):在孕 28 周前,胎儿受累较重但尚未发生胎儿水肿者,可给孕母注射 IVIG 400mg/(kg·d),疗程 4~5 天。间隔 15~21 天可以重复,直至分娩。但是该法因成本极高而应用受限。

3) 提早分娩:如果宫内输血操作困难或胎儿不能耐受,也可在 35 周之前计划分娩。在计划分娩之前,应当从羊水评估胎儿肺的成熟性,并在产前 48 小时供给糖皮质激素促胎肺成熟。母亲分娩前 1 周开始口服苯巴比妥可诱导胎儿肝酶成熟,减少生后换血需要。

2. 出生后诊断及处理

(1) 对疑有母婴血型不合溶血病的新生儿应进一步做下列实验室检查:红细胞及血红蛋白下降(脐血<14g/dl),网织红细胞增高(>6%)、外周血有核红细胞增高(>10/100 个白细胞)等均提示患儿可能存在溶血。Rh 血型不合者 Coombs 试验直接法阳性即可确诊,并可作释放试验以了解是哪种 Rh 血型抗体。ABO 溶血病需做改良法 Coombs 试验、抗体释放试验及游离抗体三项试验。其中改良法直接 Coombs 试验和/或抗体释放试验阳性均表明新生儿的红细胞已致敏,基本可以确诊,以释放试验阳性率较高。若仅游离抗体阳性只能表明新生儿体内有抗体,并不一定致敏,故不能作为确诊依据。

(2) 新生儿治疗:治疗目的为,①预防严重贫血和低氧所致的宫内或出生后不久的死亡;②避免由于高胆红素血症所致的胆红素脑病。

1) 产房复苏及胎儿水肿的处理:儿科医生应该参与分娩和心肺复苏。脐血标本立即测定新生儿血型、抗体滴度、血红蛋白和胆红素浓度。如果出生时即有胎儿水肿、严重贫血、高心排血量心力衰竭或休克的体征,应保持有效通气、抽取腹水或胸腔积液,并尽快换血。危重者可先用浓缩红细胞小量输血或部分交换输血以纠正贫血,然后再以正常红细胞比容的 2 倍血容量进行换血。

2) 大剂量 IVIG 在新生儿溶血病中的应用:出生后一旦明确诊断为新生儿溶血病,可尽早静脉滴注 1 剂 IVIG 0.5~1g/kg,于 2 小时内滴入。

3) 连续监测血清未结合胆红素和预防胆红素脑病:对高胆红素血症者应采取积极措施(光疗或换血

降低血清胆红素,保持内环境稳定,以避免胆红素脑病的发生。

4) 纠正贫血:早期贫血严重者往往血清胆红素很高而需换血。晚期贫血出现心率加快、气急或体重不增时应适量输血。输血的血型应不具有可引起发病的血型抗原和抗体,可输注浓缩红细胞,每次 10~20ml/kg。

5) 胆汁淤积症的监测:由于溶血和宫内输血造成的铁过载是引起胆汁淤积症的重要因素。虽然目前临床资料显示溶血所致的胆汁淤积症可在生后 1 周至 3 个月自发缓解,但是在此期间直接胆红素和肝脏酶学的监测是非常必要的。

四、胆红素脑病

胆红素脑病是描述胆红素毒性所致的基底核和不同脑干核损伤的中枢神经系统表现,以往习惯将“胆红素脑病”与“核黄疸”名词互换应用。为避免在文献中混淆及取得一致性,建议“急性胆红素脑病”用于描述出生一周内的新生儿因胆红素毒性所致的急性临床表现,“核黄疸”用于描述胆红素毒性的慢性和永久性表现。除了典型的胆红素脑病,胆红素还可以引起其他类型的轻型神经系统损伤,可以表现为一个或多个系统功能障碍,称为胆红素引起的神经功能障碍(bilirubin induced neurological dysfunction,BIND)。BIND 可以表现为认知、学习、运动障碍,或仅表现为耳聋和听觉障碍,如听神经病,高胆红素血症所致的认知障碍可能与其听觉障碍相关。

【病理生理】

1. 胆红素脑病的病理学特征　脑部黄染有两种类型,一种表现为整个脑部弥漫性黄染,另一种黄染主要局限于基底核,特别是下丘脑、苍白球、纹状体和各种脑干核,小脑也可受累,特别是齿状核和小脑蚓部。绝大多数有上述病理变化的足月新生儿都有极高的 TSB 水平(>513μmol/L,30mg/dl)和相应的临床症状,但是脑部黄染也可发生在生前无临床胆红素脑病体征和 TSB 水平也不高的死于其他原因的早产儿,这些患儿脑部黄染的病理学改变与典型的胆红素脑病不同,表现为大脑皮质神经元降解、海绵样变和胶质变性等非特异性损害,提示可能先有弥漫性的脑损伤,而使脑易于在相对较低的 TSB 水平发生胆红素的沉积。

2. 胆红素神经毒性的发病机制

(1) 胆红素的化学特性:在血清中,胆红素二价阴离子(B^{2-})是未结合胆红素的主要形式,以与白蛋白联结的形式存在(AB^{2-}),仅极少的胆红素以游离形式存在。游离胆红素除 B^{2-} 外,还有胆红素单价阴离子(BH^-)和胆红素酸(BH_2)。BH_2 是在酸性情况下,B^{2-} 接受 2 个 H^+ 所形成的。在这些形式中,由于 B^{2-} 能与生物膜的磷脂结合,BH_2 有明显的聚集倾向,因此 B^{2-} 和 BH_2 是胆红素毒性的主要形式。

白蛋白和胆红素的联结是影响胆红素毒性的重要因素。胆红素/白蛋白(B/A)= 1 时,1g 白蛋白可联结 145μmol/L(8.5mg/dl)胆红素,若足月儿血浆白蛋白 3~3.5g/dl,则可联结 428~479μmol/L(25~28mg/dl)的胆红素。B/A>1,部分胆红素与白蛋白的联结疏松;当 B/A>3 时,部分胆红素游离成游离胆红素。除血浆白蛋白水平外,许多其他因素也可影响其与胆红素的联结,诸如药物及其他内源性毒性物质可与胆红素竞争白蛋白,因此当存在可引起内源性游离脂肪酸和有机阴离子增加的情况,如低氧、低体温、低血糖、感染、饥饿时,以及应用某些外源性药物(磺胺、水杨酸盐、青霉素类等),均能增加游离胆红素水平。

(2) 胆红素的细胞毒性:体外和体内实验研究证实,胆红素对细胞氧化磷酸化、cAMP 合成、糖原合成、氨基酸代谢、DNA 合成、脂质代谢、髓鞘形成、神经递质合成、离子通道和突触传递,以及兴奋性氨基酸的体内平衡等方面均有影响,因此胆红素的毒性作用是通过多个水平损伤神经细胞和造成永久性后遗症。

(3) 血脑屏障功能状态与胆红素脑病:血脑屏障(BBB)可限制某些水溶性和大分子物质进入中枢神经系统,但输注高渗溶液时,大分子的蛋白质也可进入,因此 Levine 提出了 BBB 选择性开放学说,即当高渗、低氧、高碳酸血症等因素导致 BBB 功能受损时,胆红素与白蛋白联结的大分子复合物也可通过开放的 BBB 侵袭神经元。

(4) 神经元的易感性:胆红素脑病主要侵袭神经元而非神经胶质,提示神经元对胆红素有选择性的易感性,这可能是由于神经元表面的细胞膜有丰富的神经节苷脂,较易与胆红素结合,引起膜损伤的连锁反应。同时伴随的神经元损伤可增加其对胆红素的易感性,因此许多可损伤神经元的情况,如窒息缺氧、低血糖、颅内出血、感染、接触毒物等,都可增加神经元对胆红素脑病的易感性。

【临床表现】

1. 胆红素脑病的典型症状　传统将典型的胆红素脑病分为 4 期:警告期、痉挛期、恢复期和后遗症期,前三期又称急性胆红素脑病,第四期称慢性胆红素脑病。

(1) 急性胆红素脑病:警告期表现为嗜睡、肌张力低下和吸吮无力。发热和肌张力增高见于痉挛期,患儿哭声高尖,角弓反张。发热系间脑累及。第3期通常发生在1周以后,患儿肌张力增高逐渐恢复,而代之以肌张力低下。低出生体重儿发生胆红素脑病通常缺乏上述典型症状,而表现为呼吸暂停、心动过缓、循环和呼吸功能急骤恶化等。同族免疫性溶血、G-6-PD缺乏、窒息、败血症、代谢性酸中毒和低白蛋白血症(<3.0mg/dl)等是胆红素脑病的高危因素。通常足月儿发生胆红素脑病的TSB峰值在25mg/dl以上,但合并高危因素的新生儿在较低胆红素水平也可能发生,低出生体重儿甚至在10~14mg/dl即可发生。

(2)慢性胆红素脑病:此期即胆红素脑病后遗症期,可有典型的演变史。第1年主要表现为喂养困难、高调哭声和肌张力低下,但深腱反射亢进,颈强直反射持续和运动发育迟缓。胆红素脑病后遗症的4大典型特征如锥体外系运动障碍,听觉异常、眼球向上运动受限和牙釉质发育不良要到1岁以后甚至更晚才出现。流行病学资料提示,某些亚临床胆红素脑病的新生儿也可发生轻度运动功能障碍或认知功能异常等后遗症。

2. 早产儿低胆红素脑病 尸检已证实低胆红素水平的早产儿也可有胆红素脑病的病理改变,但在随访中少有典型的胆红素脑病表现。在新生儿期也无胆红素脑病的特异表现。以往研究证实听觉损害是胆红素神经毒性最敏感的指标,是低胆红素的早产儿胆红素脑病的主要表现。与足月儿不同,锥体外系异常少见。一方面原因是早产儿较轻的高胆红素血症即得到了积极的治疗。另一方面,可能与早产儿中枢神经系统发育不成熟有关。与足月儿相比,对胆红素的通透性和代谢存在差异。早产儿的脑可通过重塑或修复来代偿。

3. 胆红素诱导的神经功能障碍 BIND包括一系列轻微的神经系统表现和后遗症,可表现为视力、听力、步态、言语、认知及语言障碍、孤独症。BIND可能是可逆的,但若不处理则可能导致永久的不可逆性神经功能障碍[6]。

五、新生儿高胆红素血症的诊断与鉴别诊断

以未结合胆红素增高为主的新生儿高胆红素血症是新生儿门诊就诊及入院的最常见原因。高胆红素血症的监测、高危因素的评估以及正确及时的处理对于预防重度高胆红素血症和胆红素脑病具有十分重要的意义。

1. 识别新生儿病理性高胆红素血症 评估黄疸必须在光线明亮的环境下进行。首先观察黄疸的色泽,其次观察黄疸分布情况,可助粗略估计血胆红素水平,在无条件急测胆红素时可助参考。黄疸通常开始于面部(85.5μmol/L,5mg/dl),随着TSB的上升,黄疸进展到下腹部(171μmol/L,10mg/dl)和足底(342μmol/L,20mg/dl)。对重度黄疸患儿应特别注意有无神经系统症状,如精神萎靡或激惹、前囟是否紧张、有无凝视、肌张力有无减低或增高、新生儿各种生理反射是否减弱或消失等。

2. 实验室检查

(1)经皮胆红素测定(TcB):与血清胆红素值具有较好的相关性,无创、床旁监测,快速读取数值。理论上与TSB值一致,但是受新生儿接受光疗及皮肤色素等影响,其结果与TSB水平不完全一致。另外,在胆红素水平较高时测定值可能低于实际TSB水平,因此在TcB值超过小时胆红素列线图的第75百分位时建议测定TSB。在临床使用中应定期对仪器进行质控。

(2)血清胆红素测定(TSB):目前在新生儿黄疸的风险评估及处理中均按照TSB作为计算值,TSB是诊断高胆红素血症的金标准。

(3)其他:目前有胆红素和呼出气CO测定,仅用于科研,临床不普及。

3. 寻找病理性高胆红素血症的原因 对于高胆红素血症的鉴别诊断,应仔细询问病史,黄疸出现的时间有一定的参考意义。应结合临床表现选择相应的实验室检查,详细参见表14-18。

表14-18 新生儿高胆红素血症的实验室检查

指征	检查措施
24小时内出现黄疸	测量TSB和/或TcB、Coombs试验、败血症检查、血常规+Ret
黄疸程度超过新生儿时龄	测量TSB和/或TcB、Coombs试验、败血症检查、血常规+Ret
正接受光疗或TSB升高迅速,不好用病史及体检解释	测定血型、Coombs试验、血常规、直接和间接胆红素,有条件检查网织红细胞计数、G-6-PD、ETCO,并根据患儿出生时间和TSB水平在4~24小时内复查TSB
TSB超过换血水平或对光疗无反应,或直接胆红素水平升高	检查网织红细胞计数、G-6-PD、ETCO,尿液分析和培养,如病史及体征提示脓毒症,完善相关检查
生后3周仍存在黄疸或疾病患儿有黄疸	测定总胆红素和直接胆红素,如直接胆红素增高,需明确是否为胆汁淤积,需筛查甲状腺功能减退和半乳糖血症

（1）出生24小时内出现的黄疸，首先考虑母婴血型不合引起的溶血，其次为宫内感染、隐匿性出血或败血症。

（2）出生后第2~3天出现的黄疸常常是"生理性"的，也可能是严重疾病的一种表现，如Lucey Driscoll综合征、C-N综合征和早发型母乳喂养性黄疸。在我国广东、广西地区要警惕G-6-PD缺陷的发病。

（3）出生后3天和1周之内的黄疸，应当考虑细菌性败血症或尿路感染，也可能是其他感染如梅毒、弓形虫、CMV或肠道病毒感染。继发于头颅血肿、胎粪延迟排出、红细胞增多症所致的黄疸，以生后第4~5天较为明显。

（4）出生1周以后开始的黄疸，提示母乳性黄疸、败血症、先天性溶血性贫血急性发作（球形红细胞增多症、丙酮酸激酶缺陷）、药物诱发溶血（如G-6-PD缺陷）。

（5）出生1个月持续不退的黄疸，未结合胆红素升高者仍要考虑母乳性黄疸、甲状腺功能减退或遗传性非溶血性高胆红素血症。结合胆红素升高可继发于新生儿溶血病、静脉营养之后的胆汁淤积、宫内病毒感染或先天性胆道闭锁。

六、新生儿高胆红素血症的处理

目的是降低血液胆红素水平，预防重度高胆红素血症和胆红素脑病的发生。光疗是最常用的有效又安全的方法。换血疗法可以换出血液中的胆红素、抗体及致敏红细胞，一般用于光疗失败、溶血症或已出现早期胆红脑病临床表现者。另外，还有一些药物可以起到辅助治疗作用。关于新生儿高胆红素血症的干预指征仍是一个争议的热点，尤其是足月或近足月的新生儿，应从血清TSB值、胎龄、出生体重、日龄和有无高危因素等几个方面综合考虑，既要避免过度的诊断和治疗，又要

防止对新生儿早期胆红素监测不足而导致胆红素脑病。B/A比值可作为高胆红素血症干预决策的参考。中华医学会儿科分会新生儿学组在2014年发表了"新生儿高胆红素血症诊断和治疗专家共识"[5]。在新生儿临床管理中应严格遵循该指南。

【治疗】

1. 光疗 未结合胆红素经光照后可有三种变化：构形异构体、结构异构体和光氧化作用的产物，其中以结构异构体（又称光红素）的形成最为重要，它能快速从胆汁和尿液中排泄而不需要通过肝脏代谢，是光疗降低血清TSB水平的主要原因。

（1）光疗设备与方法：光源可选择蓝光（波长425~475nm）、绿光（510~530nm）或白光（550~600nm）。光疗设备可采用光疗箱、荧光灯、LED灯和光纤毯。光疗方法有单面光疗和双面光疗。光疗的效果与暴露的面积、光照的强度及持续时间有关。标准光疗光照强度为$8~10W/(cm^2 \cdot nm)$，强光疗为$>30W/(cm^2 \cdot nm)$。胆红素水平接近换血标准时建议采用持续强光疗（持续>12小时）。

（2）光疗指征：新生儿高胆红素血症的光疗标准很难用统一的数值来界定，不同胎龄、不同日龄的新生儿都应该有不同的光疗指征，还需考虑是否存在胆红素脑病的高危因素。出生胎龄35周以上的晚期早产儿和足月儿可参照2014年发表的专家共识推荐的光疗标准（图14-9）[5]，或将TSB超过小时胆红素曲线的95百分位数作为光疗干预标准。在尚未具备密切监测胆红素水平的医疗机构可适当放宽光疗标准。出生体重<2 500g的早产儿光疗标准亦应放宽，可以参考表14-19[5]。极低出生体重儿或皮肤挤压后存在大片瘀斑的新生儿，可给予预防性光疗。在结合胆红素增高的患儿，光疗可以引起"青铜症"，但无严重不良后果。

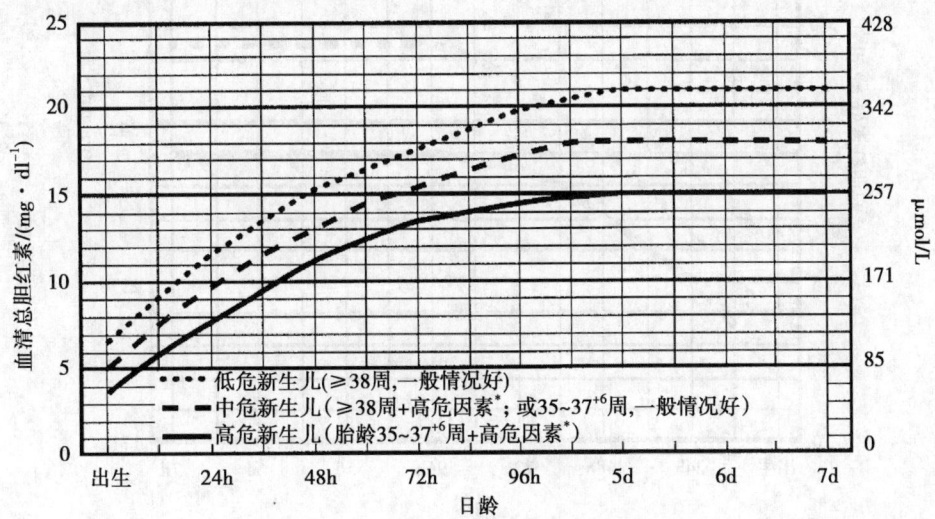

图14-9 胎龄35周以上的光疗曲线[5]

表 14-19　新生儿光疗和换血标准[5]

单位: mg/dl

出生体重	总胆红素											
	<24 小时		<48 小时		<72 小时		<96 小时		<120 小时		≥ 120 小时	
	光疗	换血	光疗	换血	光疗	换血	光疗	换血	光疗	换血	光疗	换血
<1 000g	4	8	5	10	6	12	7	12	8	15	8	15
1 000~1 249g	5	10	6	12	7	15	9	15	10	18	10	18
1 250~1 999g	6	10	7	12	9	15	10	15	12	18	12	18
2 000~2 299g	7	12	8	15	10	18	12	20	13	20	14	20
2 300~2 499g	9	12	12	18	14	20	16	22	17	23	18	23

（3）光疗中应注意的问题:因光疗采用的蓝光波长最易对黄斑造成伤害,光疗时应用黑色眼罩遮住双眼。用遮光的尿布遮盖会阴部。尽量暴露其他部位的皮肤。光疗过程中不显性失水增加,应注意补充液体,保证足够的尿量排出。监测患儿体温,避免体温过高。光疗过程中密切监测胆红素水平的变化,一般 12~24 小时监测一次,对于溶血症或 TSB 接近换血水平的患儿需 q.4~6h. 监测。当胆红素水平降至光疗标准以下时可暂停光疗,但需密切监测 TSB 水平,以防反跳。光疗时出现发热、腹泻、皮疹依据程度决定继续光疗或停止光疗。

（4）停止光疗指征:对于>35 周新生儿,一般当TSB<222~239μmol/L（13~14mg/dl）可停光疗。具体方法可参照,①应用标准光疗时,当 TSB 降至低于光疗阈值胆红素 50μmol/L（3mg/dl）以下时,停止光疗;②应用强光疗时,当 TSB 降至低于换血阈胆红素 50μmol/L（3mg/dl）以下时,改标准光疗,然后在 TSB 降至低于光疗阈值胆红素 50μmol/L（3mg/dl）以下时,停止光疗;③应用强光疗时,当 TSB 降至低于光疗阈值胆红素50μmol/L（3mg/dl）以下时,停止光疗。

2. **换血**　换血能有效地降低胆红素,换出已致敏的红细胞和减轻贫血。但换血需要一定的条件,亦可产生一些不良反应,故应严格掌握指征。

（1）换血指征:①出生胎龄 35 周及以上的晚期早产儿和足月儿可参照中国新生儿高胆红素血症诊断和治疗专家共识推荐的换血参考标准(图 14-10)[5],出生体

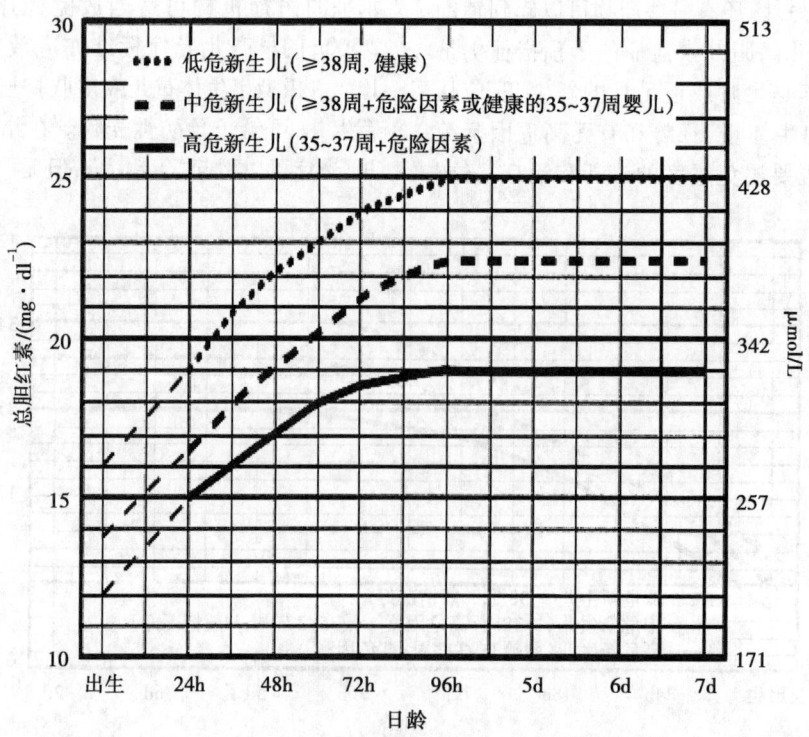

图 14-10　胎龄≥35 周新生儿换血指南[5]

重<2 500g 的早产儿换血标准可参考表 14-19[5]。在准备换血的同时先给予患儿双面强光疗 4~6 小时,若 TSB 水平未下降甚至持续上升,立即给予换血。②严重溶血,出生时脐血胆红素>4.5mg/dl(76mmol/L),血红蛋白<110g/L,伴有水肿、肝脾大和心力衰竭;③已有急性胆红素脑病的临床表现者无论胆红素水平是否达到换血标准都应换血。

（2）血源的选择:Rh 溶血病换血选择 Rh 血型同母亲,ABO 血型同患儿,紧急情况下也可选择 O 型血。ABO 溶血病如母亲 O 型血,患儿为 A 型或 B 型,首选 O 型红细胞和 AB 型血浆的混合血。紧急情况下也可选择 O 型血或同型血。

（3）换血量:为新生儿血容量的 2 倍或 150~160ml/kg。

（4）换血途径:可选用脐静脉和较大的静脉换血。也可选用脐动脉和静脉同步换血或外周静脉换血。

（5）换血中应注意的问题:①换血过程中应注意监测生命体征并做好记录。注意严格无菌操作。②注意监测血气、血糖、电解质、血钙、血常规。③换血时需等容量匀速地抽出和输入血液。一般控制全程在 90~120 分钟内。

3. 药物治疗

（1）静脉注射丙种球蛋白(IVIG):确诊新生儿溶血病者可采用 IVIG 1g/kg 于 6~8 小时静脉持续输注。必要时可 24 小时重复使用 1 剂。

（2）白蛋白:1g 白蛋白可联结胆红素 145μmol/L(8.5mg),故传统推荐在换血前 1~2 小时输注白蛋白 1g/kg,以增加换出 40% 的胆红素。但由于换血所换出的胆红素仅为体内总胆红素的小部分,而应用白蛋白后可使 TSB 水平暂时升高反而有增加胆红素脑病的危险,因此近来并不推荐在换血前常规应用白蛋白。

（3）酶诱导剂:酶诱导剂能诱导肝细胞微粒体 UGT 的生成,增加未结合胆红素与葡萄糖醛酸结合的能力,从而增加肝脏清除胆红素的功能。常用的酶诱导剂是苯巴比妥,但需用药 2~3 天开始生效。

（4）阻断肠肝循环:某些情况(如使用抗生素、肠外营养)可影响肠道菌群的建立,减少肠道内结合胆红素的排出,使用益生菌制剂改变肠道内环境,对黄疸的减轻,尤其是母乳性黄疸可作为一种辅助治疗,但疗效尚有争论。

（5）锡-原卟啉:合成的金属卟啉是血红素加氧酶

的强力竞争性抑制剂,使血红素转变成胆绿素的过程被抑制,从而减少胆红素的形成,但临床应用尚未得到美国食品药品管理局(FDA)的批准。

【预防】

1. 高危因素的评估　每个新生儿出生后都应进行重度高胆红素血症高危因素的评估,对于存在高危因素的新生儿,住院期间应注意监测胆红素水平及其动态变化趋势,根据上述建议进行干预,并适当延长住院时间。常见的高危因素包括:出生后 24 小时内出现黄疸,合并有血型不合同族免疫性溶血症或其他溶血(如 G-6-PD 缺陷),胎龄 37 周以下的早产儿,头颅血肿或明显瘀斑,单纯母乳喂养且因喂养不当导致体重丢失过多等。

2. 对于不具备上述高危因素且黄疸属于生理性范畴的新生儿,应帮助母亲成功建立母乳喂养,出院前对父母进行新生儿黄疸防治知识的宣教,并制订出院后的随访计划。每一个出院的新生儿均应测 1 次 TSB 或 TcB,根据出院前胆红素水平处于小时胆红素曲线的位置决定随访频度。TSB 位于 75 百分位以上应暂缓出院。鉴于我国目前大部分产科阴道分娩新生儿在出生后 48~72 小时出院,剖宫产在 96~120 小时出院。对于存在上述高危因素的新生儿,出院后随访时间可以考虑提前。

（周文浩）

参考文献

［1］邵肖梅,叶鸿瑁,丘小汕.实用新生儿学. 5 版.北京:人民卫生出版社,2019.

［2］孙碧君,赵诸慧,杨琳,等. UGT1A1 基因 G71R 突变与新生儿不明原因严重高胆红素血症相关.中国循证儿科杂志,2015,10(1):29-33.

［3］American Academy of Pediatrics Subcommittee on Hyperbilirubinemia. Management of hyperbilirubinemia in the newborn infant 35 or more weeks of gestation. Pediatrics,2004,114:297-316.

［4］新生儿高胆红素血症临床研究协作组. 新生儿小时经皮胆红素百分位曲线图预测高胆红素血症价值的多中心临床研究.中华儿科杂志,2015,53(1):830-834.

［5］中华医学会儿科分会新生儿学组. 新生儿黄疸干预推荐方案.中华儿科杂志,2014,52(10):745-748.

［6］LE PICHON JB, RIORDAN SM, WATCHKO J, et al. The neurological sequelae of neonatal hyperbilirubinemia:definitions,diagnosis and treatment of the kernicterus spectrum disorders (KSDs). Curr Pediatr Rev,2017,13(3):199-209.

14章

第13节 新生儿血液系统疾病

一、新生儿贫血

贫血(anemia)是指单位体积血液中红细胞、血红蛋白(hemoglobin,Hb)和血细胞比容低于正常值,或其中一项明显低于正常。临床多以 Hb 浓度作为衡量有无贫血的标准,Hb 降低的程度来判断贫血的轻重。新生儿贫血程度与出生胎龄及体重、在院接受治疗时间成反比,而与医源性失血等因素呈正相关。由于 Hb 与血容量有关,脱水或水滞留时,会影响 Hb 浓度。新生儿期贫血多数伴随其他症状出现,如伴有反应低下、呼吸暂停、喂养困难等,容易被忽视。

【病因】 新生儿贫血的原因较多,分为生理性和病理性,急性和慢性。急性失血可致循环衰竭,可危及患儿生命,需及时诊断,正确治疗。

1. 新生儿生理性贫血(physiological anemia) 足月儿生后 3 周 Hb 值变化不大,生后 6~12 周时 Hb 可逐渐下降到 95~110g/L。原因是:①红细胞减少;②生后血氧饱和度上升,促红细胞生成素下降;③新生儿红细胞寿命较短(70~90 天);④体重增加,生长迅速,血容量扩充使红细胞稀释;⑤医源性失血。早产儿 Hb 下降明显,生后 4~8 周下降到 70~90g/L。其原因是早产儿铁储备少、早产儿红细胞寿命更短(60~80 天)、促红细胞生成素浓度更低、生长较足月儿更快、医源性失血量相对多等综合因素所致。生理性贫血并不是真正意义上的贫血,而是氧容量超过组织需要的一种生理反应,无需治疗。

2. 新生儿病理性贫血 依据贫血的病因分为失血性贫血、溶血性贫血和红细胞生成减少性贫血三大类。

(1) 新生儿失血性贫血:新生儿失血性贫血可发生在出生前、出生时及出生后 3 个不同时期。

1) 出生前失血:多见于胎-母输血、胎-胎输血(如单卵双胎)、胎儿-胎盘出血、前置胎盘。胎-母输血可通过 K-B 酸洗脱试验进行诊断,由于胎儿 Hb 对酸洗脱有抵抗力,而成人 Hb 可被洗脱,故遗留下褪色的母体红细胞,故应用酸洗脱试验可在母亲外周血涂片上观察到胎儿红细胞并予以计数,正常母血中胎儿血红蛋白 F(HbF)<2%。

2) 出生时失血:主要由于分娩时产科意外、胎盘及脐带畸形所致,如前置胎盘、胎盘早剥、产伤致新生儿颅内出血、器官损伤性内出血或母体出血。出生时失血多为急性失血,且出血量较大。

3) 出生后失血:以脐带、胃肠道和内出血最常见,内出血如头颅血肿、颅内出血、腱膜下出血、肝脾或腹膜后出血等。出生后失血的原因包括新生儿出血性疾病(维生素 K 缺乏)、先天性凝血因子缺乏、弥散性血管内凝血(DIC)、各种原因的血小板减少及医源性失血等。新生儿重症监护病房(NICU)的极低出生体重儿(VLBW),出生之后前 6 周因实验室检查失血量每周为 11~22ml/kg,相当于有效循环血容量的 15%~30%。并且认为出生体重 1 000g 的早产儿,每抽取 6~7ml 血液,相当于成人失血 450ml。因此,医务人员要严谨评估患儿实验室检查项目的必要性,尽量应用微量标本检测法进行分析,对于减少医源性失血具有重要意义。

(2) 溶血性贫血:新生儿期多见。新生儿溶血性贫血几乎均伴有黄疸、血清胆红素的升高。根据病因可分为三大类。①同族免疫性溶血性贫血,在溶血性贫血中最多见,在我国最常见的是 ABO 血型不合,其次是 Rh。②红细胞内在缺陷(酶、膜、血红蛋白)所致的溶血性贫血,包括红细胞膜异常(遗传性球形红细胞增多症、遗传性椭圆形红细胞增多症、遗传性口形红细胞增多症),血红蛋白异常(地中海贫血)及红细胞酶的异常(葡糖-6-磷酸脱氢酶缺陷、丙酮酸激酶缺陷、己糖激酶缺陷),以葡糖-6-磷酸脱氢酶缺陷病常见。③红细胞免疫性(获得性)溶血性贫血,包括感染、代谢紊乱、药物、维生素 E 缺乏等所致,其中感染占多数。

(3) 红细胞生成减少:临床较为少见,包括先天性红细胞发育不全(先天性再生障碍性贫血)、感染(微小病毒、风疹病毒、获得性细菌/病毒败血症)、难治性铁幼粒细胞贫血综合征、营养缺乏(蛋白、铁、叶酸、维生素 B_{12})、先天性白血病。

国内研究发现贫血新生儿中由失血因素引起者>50%,原因包括胎-母输血、胎-胎输血、颅内出血、新生儿出血症等;而晚期新生儿贫血则多继发于感染。此外,新生儿窒息、脐带胎盘异常、母婴血型不合及医源性失血亦是新生儿期贫血的高危诱发因素。

【临床表现】 贫血的临床表现与病因、失血量及贫血的速度有关。临床表现可以对贫血的原因提供重要的线索,皮肤黏膜苍白是最常见的症状。

1. 原发病表现 失血性疾病可有便血、呕血、脐部渗血等,溶血性贫血可伴有黄疸。

2. 非特异性表现 贫血貌:面色苍白、唇色淡,重者可出现气促、淡漠、喂养困难。

3. 溶血患儿脾大、水肿。

4. 急性失血患儿心率增快、脉搏细、血压下降、低血容量性休克,无肝脾大。

5. 慢性失血时,常常有不同程度的贫血貌,呼吸促,有明显的肝脾大,或有心脏扩大和偶见心力衰竭。

【辅助检查】

1. 血常规 红细胞计数、Hb、血细胞比容(Hct)及红细胞平均值测定,确定是否有贫血、贫血性质及程度。网织红细胞计数增加,常提示溶血或出血所致的贫血;网织红细胞计数减少,注意感染、先天性再生障碍性贫血。

2. 末梢血涂片 可发现红细胞形态异常、幼稚细胞等。

3. 血清胆红素 溶血及内出血的患儿血清胆红素常增加。

4. 抗人球蛋白试验(Coombs 试验) 同族免疫性溶血患儿 Coombs 试验常阳性。

5. 凝血项目检查 必要时查凝血因子活性。有出血倾向的患儿凝血项、血小板可能出现异常。

6. 母血抗碱血红蛋白含量 正常<2%。胎-母输血时常增高。

7. 葡糖-6-磷酸脱氢酶(G-6-PD)活性测定 G-6-PD 活性测定降低提示 G-6-PD 缺陷。高铁血红蛋白还原率是检查红细胞 G-6-PD 缺陷的筛选试验。

8. 血红蛋白电泳、血红蛋白酸洗脱试验

9. 血和脑脊液培养 有助于败血症的诊断,血/尿分离病毒、IgM 测定等有助于宫内感染的诊断。

10. 骨髓涂片及红细胞抗体检测

11. 超声检查 颅脑超声、腹部超声等。

【诊断与鉴别诊断】

1. 诊断标准 新生儿 Hb 随日龄不同有生理性变化,新生儿贫血的诊断目前国际上尚缺乏统一标准。国外一般以出生后 Hb 水平或 Hct 低于正常同龄对照组的2个标准差来判断贫血。国内目前多以出生2周内静脉血 Hb<130g/L,末梢血 Hb<145g/L,红细胞数<4.6×10⁹/L,Hct<0.43,2周至1个月末梢血 Hb≤110g/L,作为贫血的诊断标准。2周内贫血依据 Hb 的浓度分为轻、中、重和极重度四度。Hb 在 90～110g/L 为轻度;60～90g/L 为中度;30～60g/L 为重度;<30g/L 为极重度。依据发生的日龄分为早期贫血和晚期贫血,7 天内出现的

贫血为早期贫血,7 天后出现的贫血为晚期贫血。

2. 鉴别诊断

(1)病史:①家族史,询问家族成员是否有贫血、黄疸、肝脾大及输血或补充铁等。家族史对于调查引起贫血的遗传性疾病具有重要意义。②母亲病史,特殊药物摄入史、接触过樟脑丸或其他有毒化学品、孕期感染史等。③产科病史,母亲阴道流血、前置胎盘、胎盘早剥、产伤、剖宫产、多胎妊娠等。④父母祖籍、血型及母亲孕产史。

(2)根据病史、临床表现、家族史等针对性行网织红细胞计数、胆红素、直接抗人球蛋白试验、母子交叉免疫试验、凝血三项检查。必要时检查凝血因子活性、母血抗碱血红蛋白含量、G-6-PD 活性测定、骨髓涂片及红细胞抗体、血小板抗体等检测。

新生儿贫血的诊断流程见图 14-11。

【治疗】 治疗新生儿贫血必须考虑新生儿红细胞生成的具体情况、孕龄、早产儿和足月贫血的不同原因、临床情况以及每种可用治疗方案的风险和益处。

1. 病因治疗 原发病治疗,减少抽血,尤其是主要因采血导致血液丢失的极低出生体重儿。

2. 输血治疗 应根据贫血程度及起病缓急来决定是否输血[1]。

(1)失血性贫血输血指征:①出生 24 小时内静脉血 Hb<130g/L。②急性失血量≥10%总血容量。③静脉采血所致失血量≥5%～10%总血容量。④患肺部疾患时应维持 Hb≥130g/L,可增加氧输送至全身,减少氧的利用。⑤先天性心脏病左向右分流时应维持 Hb≥130g/L,可增加肺血管阻力,减少左向右分流。⑥贫血同时有气促、淡漠、喂养困难。

(2)输血量计算:一般为每次 10～20ml/kg,大于4 小时输注。输注 3ml/kg 浓缩红细胞或 6ml/kg 全血可提高 Hb 10g/L。对于有动脉导管未闭的新生儿,输注浓缩红细胞,最好≤10ml/kg,大于 4 小时输注,如果需要重复输血,最好间隔至少 24～48 小时。输血量 = 体重(kg)×[期待的 Hb 值(g/L)-患儿 Hb 值(g/L)]×0.6。急性失血时应按 10ml/kg 的全血补充血容量。

(3)足月儿输血指征:①无急性出血证据、Hb 在 80～100g/L 稳定的新生儿,严密观察。②有症状的贫血或有基础疾病的患儿需输血,如无法解释的呼吸障碍/生命体征不稳定/生长发育迟缓/活动减少,维持 Hb>80g/L。基础疾病,严重的心肺疾病,Hb>130g/L;中度的心肺疾病,Hb>100g/L;大手术,Hb>100g/L。

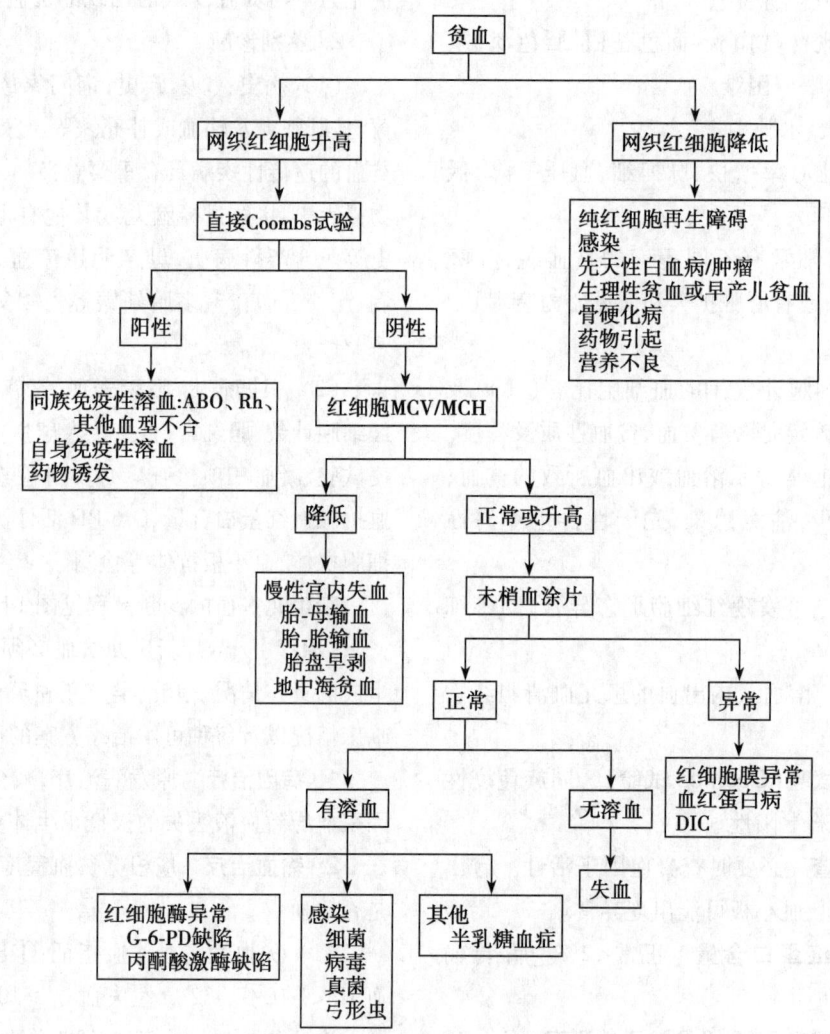

图 14-11　新生儿贫血的诊断流程

（4）早产儿输血指征（表 14-20、表 14-21）：①自主呼吸。室内空气条件，Hb＜70g/L 时；吸氧，Hb＜80g/L 时。②CPAP 辅助通气下。＜28 天，Hb＜100g/L 时；≥28 天，Hb＜80g/L 时。③有创辅助通气。＜28 天，如果氧浓度＜30%，Hb＜110g/L 时；如果氧浓度≥30%，Hb＜120g/L 时。≥28 天，Hb＜100g/L 时。

（5）输血不良反应：包括溶血反应、传递感染，特别是乙型肝炎、丙型肝炎、巨细胞病毒（CMV）。此外，

尚有移植物抗宿主反应、对血浆及 HLA 抗原过敏及血容量过度负担等，应予以重视。

3. 铁剂治疗　大量失血患儿，需补充铁剂，以补充储存铁量。元素铁每天按 2~3mg/（kg·d）给予，补充时间至少 3 个月，加服维生素 C 可促进铁的吸收。

4. 早产儿贫血的预防

（1）延迟脐带结扎：早产儿出生时脐带延迟结扎 60 秒，以减少后期严重贫血的发生，减少输血的次数。

表 14-20　早产儿贫血输血指征

日龄/d	依赖呼吸支持			依靠自主呼吸		
	欧美		澳大利亚	欧美		澳大利亚
	Hb/（g·dl⁻¹）	血细胞比容（Hct）/%	Hb/（g·dl⁻¹）	Hb/（g·dl⁻¹）	血细胞比容（Hct）/%	Hb/（g·dl⁻¹）
0~7	≤11.5	≤35	≤13.5	≤10.0	≤30	≤12.0
8~14	≤10.0	≤30	≤12.0	≤8.5	≤25	≤10.9
>14	≤8.5	≤25	≤10.0	≤7.5	≤23	≤8.5

表 14-21 我国早产儿贫血输血指南

Hb/ (g·L⁻¹)	Hct/%	机械通气	临床数据	浓缩红细胞输注法
≤110	≤35	中度	-	15ml/kg,2~4 小时内输入
≤100	≤30	轻度	-	15ml/kg,2~4 小时内输入
≤80	≤25	仅需供氧	存在以下表现之一:①心率>180 次/min 或呼吸>80 次/min(>24 小时);②乳酸≥ 2.5mmol/L,供氧压力增加>20%;③能量需求过高[≥100kcal/(kg·d)];④心动过缓或呼吸暂停(24 小时内≥2 次)无临床症状且红细胞计数<0.1×10¹²/L	20ml/kg,2~4 小时内输入(可分为 2 次输注)
≤70	≤20			20ml/kg,2~4 小时内输入(可分为 2 次输注)

(2)减少医源性失血:集中采血,合理进行辅助检查,尽量选择微量血样。

(3)补充铁剂:元素铁 2~4mg/(kg·d),补铁时间最早为生后 2 周,不能迟于生后 2 个月,应持续 12~15 个月。

(4)补充维生素 E:维生素 E 为抗过氧化剂,对维持红细胞膜的完整性及稳定性很重要,用法为 25IU/d,疗程 2 周。

(5)补充叶酸:40~1 000μg/d。

(6)重组人促红细胞生成素(rHuEPO)疗法:可预防早产儿贫血,并可减少贫血患者的输血量及次数。生后 2 周开始使用,皮下注射,每次 250U/kg,3 次/周,连用 4 周。早产儿贫血是一种动态过程,而其原因也不单纯是 EPO 产生减少,因此在 rHuEPO 治疗中还存在剂量、时间、疗程以及蛋白、铁补充等问题,有待临床深入研究。

二、新生儿维生素 K 缺乏性出血症

新生儿维生素 K 缺乏性出血症(vitamin K deficiency bleeding,VKDB)又称新生儿出血病(hemorrhagic disease of the newborn,HDN),是正常新生儿生后 2~7 天有生理性维生素 K(VitK)依赖的凝血因子 Ⅱ、Ⅶ、Ⅸ、Ⅹ 活性低下而引起的出血性疾病,及时补充 VitK 是防治 VKDB 的根本措施,未用 VitK 预防者发病率为 0.25%~1.7%。

【病因】

1. **新生儿 VitK 贮量少** 孕母的 VitK 只有 10% 可通过胎盘达到胎儿体内,母乳中 VitK 的含量(15μg/L)少,为牛奶(60μg/L)的 1/4,初生时母乳量不足,出生后新生儿体内 VitK 贮量少,因此,母乳喂养儿发生本病者较牛奶喂养儿多 15~20 倍。

2. **VitK 合成不足** VitK 可由正常肠道菌群合成,初生新生儿肠道无菌,奶量不足,影响合成 VitK。肝胆疾病(如先天性胆道闭锁、胆汁淤积症、肝炎综合征等)因胆汁分泌减少和/或肝细胞受损,影响肠黏膜对 VitK 的吸收和合成。

3. **其他** 孕母服用 VitK 抑制药(抗惊厥药、抗凝药、抗结核药等)可致 VitK 缺乏。

【临床表现】 本病特点是新生儿突发性出血,皮肤黏膜、消化道出血,严重者可有颅内出血或肺出血,血小板和纤维蛋白原均正常。根据发病的日龄,临床可有三种类型:早发型、经典型及晚发型。

1. **早发型** 生后 24 小时内发病,较罕见,与孕母用药有关。如母亲孕期使用抗凝药(双香豆素)、抗癫痫药(苯妥英钠、苯巴比妥)及抗结核药(利福平、异烟肼)等,可干扰胎儿 VitK 的功能。出血部位可有皮肤出血、脐带残端渗血、头颅血肿、胃肠道出血,也可有颅内、胸腔或腹腔内出血。

2. **经典型** 生后 2~7 天发病,多于生后 2~3 天发病。出血部位以胃肠道最常见,其他有脐带残端、皮肤、帽状腱膜下、颅内、注射部位或手术伤口的渗血等。出血程度轻重不等。颅内出血多见于早产儿,可致死亡或留有后遗症。本型发生多见于单纯母乳喂养的新生儿。

3. **晚发型(迟发型)** 生后 2 周至 3 个月发病,甚至 6 个月内发病,发生率约为(4~10)/10 000 活产儿,以颅内出血最常见,约占 60%~80%。主要发生于母乳喂养儿,部分患儿与肝胆疾病、腹泻、使用广谱抗生素(抑制肠道菌群)、长期禁食或静脉营养时未补充 VitK 有关;母亲饮食中缺乏 VitK,其婴儿也易患本病。

【辅助检查】

1. **凝血功能检查** 凝血酶原时间延长为临床首要诊断依据,部分凝血活酶时间延长,凝血时间正常或轻度延长,血小板正常。

2. **凝血因子测定和 PIVITKA-Ⅱ测定** 有条件者可测定凝血因子,Ⅱ、Ⅶ、Ⅸ、Ⅹ因子的水平下降和前体蛋白 PIVITKA-Ⅱ(protein induced by VitK antagonists)增高,后者在 VitK 缺乏时不能被羧化产生上述有活性的凝血因子,故 PIVITKA-Ⅱ堆积增高。一般认为,PIVITKA-Ⅱ≥2μg/L 提示 VitK 缺乏。

3. **血清 VitK 测定** 测定血中 VitK 水平可直接反映人体 VitK 的营养状态,它的水平一般<200ng/L。因其与近期饮食的摄入量相关,不能反映机体的存贮。

【诊断】 主要根据病史特点、临床表现、实验室检查和 VitK 治疗效果,其中 PIVITKA-Ⅱ测定是其诊断的金标准,直接测定血清中的 VitK 也是诊断的可靠指标。健康新生儿生后 2~5 天发生自发出血现象,血小板和出血时间正常,可考虑本病,若凝血酶原时间延长则可确诊本病,PIVITKA-Ⅱ增高是诊断的金指标。临床经 VitK 或新鲜血浆等治疗有效,可为辅助诊断。

欧洲儿科胃肠病肝病和营养学协会对 VKDB 的诊断建议:凝血酶原时间≥4 倍正常值,并且至少满足下列一项标准:①血小板计数正常或升高,纤维蛋白原水平正常,缺乏纤维蛋白降解产物;②静脉注射维生素 K 后 20~30 分钟凝血酶原时间恢复正常,一般情况下不需要补充凝血因子;③PIVKA(通常使用 PIVKA-Ⅱ)水平超过正常范围。

【鉴别诊断】 应与新生儿生后 1 周内其他原因的出血相鉴别:

1. **消化道出血** 应与咽下综合征、应激性溃疡、消化道畸形和感染等所引起的消化道出血鉴别,这些病人无凝血障碍。咽下综合征是新生儿出生时咽下母亲产道的血液或带血的羊水等,于生后不久即发生呕吐,呕吐物呈棕色,也可有血便,但血量均微,洗胃后可止吐。另外,碱变性试验(Apt 试验)有助于鉴别母血及新生儿血。取 1 份呕吐物加水 5 份,混匀后离心,取上清液 5 份加 1%氢氧化钠(0.25nmol)1 份,混匀后静置 2 分钟,上清液仍为粉红色,说明血中含较多胎儿血红蛋白(HbF),出血来自新生儿;如上清液转变为棕黄色,则是吞入的母血。因为 Hb 在新生儿 60%~90%为 HbF,成人 97%为 HbA,而 HbF 具有抗碱作用。

2. **产伤性出血** 多发生于分娩的先露部位,生后即出现。但需注意产伤偶可与本病同时并存,使出血加重。

3. **血小板减少性紫癜** 可在生后 1 周内出血,但患儿血小板显著减少,凝血机制无障碍。

4. **其他先天性凝血因子缺乏** 如Ⅷ因子(血友病 A)及Ⅸ因子缺乏(血友病 B),在新生儿期有出血症状

者仅占 3%~35%。VitK 治疗无效,凝血项检查示凝血酶原时间正常、部分凝血活酶时间延长。

5. **弥散性血管内凝血(DIC)** 多见于早产儿及合并低氧血症、酸中毒、败血症、休克等的危重病儿,常同时伴有血小板减少、低纤维蛋白原及 D-二聚体升高,而本病则见于健康新生儿。

【治疗】

1. **促凝治疗** 天然食物所含的 VitK 主要是 VitK₁和 VitK₂,均为脂溶性维生素,需在胆汁的参与下由肠道吸收。肠道细菌特别是大肠埃希菌能合成 VitK₂。VitK₃ 和 VitK₄ 系水溶性人工合成制剂,口服后无需胆汁中胆盐的作用,能直接由肠道吸收,但对新生儿有明显副作用,可引起或加重高胆红素血症,并致溶血,增加引起胆红素脑病的机会;对 G-6-PD 缺乏的病儿可引起急性溶血,这两种 VitK 被肝脏利用转变为凝血酶原的时间也远较 VitK₁ 缓慢,故新生儿宜采用 VitK₁ 治疗。VitK₁ 1~5mg 静脉注射或肌内注射,治疗量为每次 1~5mg,每日 1 次,3~5 天。静脉注射时注意速度,1mg/min,过快可引起面色潮红、支气管痉挛、心动过速及血压下降等过敏反应。静脉注射起效最快,一般在注射后 4 小时内凝血酶原时间即可趋于正常。肌内注射后注意局部压迫止血。

2. **输新鲜血浆或全血以及时补充凝血因子,纠正贫血** 每次 10~20ml/kg,病情重时每日 1 次,如休克时可据出血情况加量。

3. **可应用凝血酶原复合物(prothrombin complex concentrates,PCC)协助止血**

4. **对症治疗** 有消化道出血者应暂时禁食及胃肠道外静脉营养;颅内压增高时酌情使用脱水剂;局部出血应压迫止血。

【预后】 与出血部位、出血量多少及治疗是否及时有关。一般预后良好,多于生后 10 天内止血,不再复发。出血过多,治疗延误者可致命,颅内出血预后差,重者死亡,幸存者常留有后遗症。

【预防】 新生儿每日 VitK 需要量约为 1~5μg/kg。由于 VitK 血浆浓度生理性低,新生儿和小婴儿是 VKDB 严重的高危人群,补充足够的维生素 K 可预防绝大多数 VKDB[2]。所以,所有健康的新生儿都应接受维生素 K 预防,并记录好给药方式。

维生素 K 预防的方式:①出生时注射 1mg 维生素 K₁;②或出生时、生后 4~6 天和 4~6 周时分别口服 2~3mg 维生素 K₁;③或出生时口服 2mg 维生素 K₁,之后每周口服 1 次 1mg 维生素 K₁,一直到 3 个月。口服策略的成功取决于服药的依从性,如果婴儿服药后 1 小时内

出现呕吐或反流,可重复口服原剂量。在所有给药途径中,肌内注射是保证给药有效、可靠的首选途径。

应注意:维生素 K 口服不适合早产儿、有胆汁淤积、肠吸收障碍或不能口服、母亲服用了影响维生素 K 代谢药物的新生儿。

20 世纪 90 年代曾报道肌内注射 VitK$_1$ 可能增加白血病和癌症的概率而主张改为出生后口服 VitK$_1$ 1~2mg,有的在出院前及满月后再各口服 1 次 5mg,后经多年对照观察证实 VitK$_1$ 无论肌内注射或口服均未增加癌症的发生率,而口服 VitK$_1$ 却不能有效预防晚发 VKDB。乳母应多进食含 VitK 丰富的食物或每日口服 VitK$_1$ 5mg,孕母接受抗惊厥药物治疗者应在妊娠末期 3 个月每日口服 VitK$_1$ 5mg,均有利于防止发生本病。

(王亚娟)

参考文献

[1] GIRELLI G,ANTONCECCHI S,CASADEI AM,et al. Recommendations for transfusion therapy in neonatology. Blood Transfus,2015,13:484-497.

[2] NG E,LOEWY AD. Guidelines for vitamin K prophylaxis in newborns. Paediatr Child Health,2018,23:394-397.

第14节　新生儿消化系统疾病

新生儿消化系统疾病较多,其中消化道感染、坏死性小肠结肠炎和先天畸形比较常见。新生儿消化系统疾病常以呕吐、腹胀、腹泻、血便等为主要症状,但有些患儿病情进展很快,发展为新生儿急腹症,甚至发生胃肠道穿孔,危及生命,因此,消化疾病已成为新生儿病房重要问题。本节主要介绍新生儿腹泻和坏死性小肠结肠炎,消化道先天畸形请参阅本章第 19 节。

一、新生儿腹泻

新生儿腹泻(neonatal diarrhea)是指新生儿以腹泻为主要症状的消化道疾病。由于新生儿消化道解剖生理特点、免疫功能发育未成熟及环境因素,容易发生腹泻。新生儿腹泻包括感染性和非感染性,感染性腹泻病原以细菌、病毒、真菌、寄生虫较为常见。新生儿腹泻容易发生脱水,须及时防治。

【病因】

1. 非感染性因素

(1) 过敏:主要是对牛奶蛋白过敏。

(2) 消化酶缺陷:以双糖酶(主要是乳糖酶)缺陷较为常见,包括先天性和继发性,肠道对糖的消化吸收不良,发生腹泻。

(3) 炎症性肠病:肠道炎症反应、慢性腹泻、C 反应蛋白显著增高、抗生素治疗无效。

(4) 药物因素:长时间使用某些药物可导致肠道吸收不良、功能紊乱,发生腹泻。

2. 感染性因素

(1) 细菌:以大肠埃希菌较为常见,致病性大肠埃希杆菌(EPEC)、产毒性大肠埃希菌(ETEC)和出血性大肠埃希菌(EHEC)都曾发生过新生儿流行性腹泻,尤以 EPEC 更常见,传染性强,有时引起整个病区新生儿腹泻的流行。传染源多来自孕母分娩前后的腹泻,或宫颈存在大肠埃希菌在分娩过程中致新生儿感染,也可能在分娩后由母亲感染,于生后 1~6 天发病。其他传播方式是与腹泻新生儿直接或间接接触,或从工作人员的手或带菌者间接感染。

鼠伤寒沙门菌也是新生儿感染性腹泻的重要病原,鼠伤寒沙门菌分布广泛,感染源常来自孕妇或工作人员中的带菌者或患者,鼠伤寒发病率高的地方要特别注意新生儿腹泻的流行。新生儿感染沙门菌后带菌率比儿童或成人要高,新生儿腹泻控制后要多次做大便培养,至少连续三次阴性后方可出院。

其他细菌,如空肠弯曲菌、耶尔森菌、产气单胞菌、铜绿假单胞菌、金黄色葡萄球菌、产气杆菌等也可引起新生儿腹泻。

(2) 病毒:轮状病毒是引起新生儿腹泻最常见的病原之一,主要经粪-口途径传播。健康成人可作为带毒者,已感染的新生儿是重要感染源,可通过护理人员传播,也可经呼吸道、胎盘传播。轮状病毒在环境中较稳定,不易自然灭活,正常大便中也可找到该病毒,大便中找到轮状病毒,不一定就是腹泻的病原,如接触患儿大便轮状病毒的核苷酸或基因构形相同,才能认为是感染的病因。柯萨奇病毒、埃可病毒、巨细胞病毒、肠道腺病毒等也可引起新生儿感染性腹泻。

(3)真菌:长时间使用抗生素可继发真菌感染,发生腹泻,以白念珠菌较多见。

(4)其他:支原体、衣原体、梅毒、寄生虫(滴虫、梨形鞭毛虫、隐形孢子虫)等也可引起新生儿感染性腹泻。

【临床表现】

1. **消化道症状** 每天腹泻数次或十多次,大便性状与病原有关,可呈稀水样便、黏液便、血样便,常有食欲缺乏、腹胀、呕吐。

2. **全身症状** 常有发热、精神萎靡、哭吵不安,严重者出现嗜睡、面色苍白、口周发绀。

3. **水电解质平衡紊乱** 新生儿腹泻常在短时间内发生脱水、酸中毒、低钠血症、低钾血症等并发症,严重者面色发灰、皮肤花纹、四肢发凉、尿少,发生休克。

4. **其他** 有些患儿同时伴有其他部位的感染,如肺炎、中耳炎、尿路感染、鹅口疮、败血症等。

不同病原所致的新生儿腹泻各有一定特点:

(1)大肠埃希菌肠炎:致病性大肠埃希菌肠炎大便常为水样、蛋花汤样,有腥臭味;产毒性大肠埃希菌肠炎大便为稀水样;侵袭性大肠埃希菌肠炎大便呈黏液脓血样,有腥臭味,大便量不多。

(2)鼠伤寒沙门菌肠炎:大便性状多变,可呈水样、黏冻样、黑绿色或灰白色,有明显的腥臭味。

(3)金黄色葡萄球菌肠炎:大便多为黄绿色、暗绿色、水样,有腥臭味。

(4)轮状病毒肠炎:起病急,常发热,大便稀水样,量多,腥臭味可不明显。

(5)真菌性肠炎:大便呈黄绿色稀水样,或豆腐渣样,泡沫多。

【诊断】

1. **病史及流行情况** 要详细询问病史,了解流行病学情况,有助于诊断。

2. **临床表现** 详细观察大便性状,同时密切观察病情发展,新生儿脱水程度较难估计,尤其是早产儿,皮下脂肪少,用皮肤弹性估计脱水并不准确,应根据连续的体重记录、尿量测量。

3. **病原学检查** 及时留取标本做细菌培养。如怀疑轮状病毒感染,要同时查病毒抗原。如怀疑真菌感染,大便镜检可见真菌孢子和菌丝。

4. **血气分析和电解质检查** 新生儿腹泻易发生酸中毒和电解质紊乱,应及时做血气分析和电解质检查,做到及时治疗。

【预防】 新生儿腹泻的预防主要是消毒隔离和治疗患者,切断感染源。一旦发现新生儿腹泻应立即隔离,并积极治疗。如已发生多例感染,立即将直接或间接接触过的新生儿集中在一个房间,每天做大便培养,严密观察腹泻的发生。对大便培养阳性者再另外集中隔离。

腹泻流行的新生儿病房都应检疫,不收新病人,将已康复的新生儿集中在一起,大便培养阴性 3 次后出院,未发生腹泻的新生儿也另外集中在一间,经过潜伏期(1~6 天)后大便培养阴性 3 次后方可出院。任何患儿出院后,原床位上的用品如被褥、被单、枕头及病床都应消毒。

新生儿病房在流行期间应每天消毒,地板湿拖,家具湿揩,不让灰尘飞扬,定时做空气、地板、墙壁和家具拭子培养。

工作人员应特别注意洗手,每接触一患儿后应立即洗手,方可接触另一患儿,定时做手拭子、鼻腔拭子和大便培养,阳性者暂脱离新生儿病房。喂奶前需戴消毒手套然后装奶头。对有粪便污染的尿布和床单需集中在一起,消毒后才可送出病房。

【治疗】

1. **控制感染** 根据病原及药敏结果,选用抗生素,对革兰氏阴性杆菌,可选用第三代头孢抗生素。病毒性腹泻和非感染性腹泻不必使用抗生素。真菌性肠炎应停用抗生素,使用抗真菌药。

2. **纠正水电解质紊乱** 对新生儿腹泻要随时观察是否有脱水、酸中毒和电解质紊乱,要及时予以纠正。

(1)补液量:参考表 14-22,但新生儿个体差异较大,不同出生体重,不同日龄,需要量均不同,要个体化,对轻、中度脱水补液量不宜过多。对重度脱水,有循环衰竭者,先给 0.9% NaCl 扩容,10~20ml/kg,静脉滴注 30 分钟。

表 14-22 新生儿腹泻液体补充量

单位: ml/(kg·d⁻¹)

脱水程度	累计损失	继续损失	生理需要	合计
轻度	40~60	10	80~100	120~160
中度	60~80	20	80~100	160~200
重度	80~100	40	80~100	200~240

（2）补液性质：等渗脱水补 1/2 张，低渗脱水补 2/3 张，高渗脱水补 1/3 张。

（3）补液速度：输液总量的一半，以 8~10ml/（kg·h）速度静脉滴注，约需 8 小时，另一半以 5~6ml/（kg·h）速度静脉滴注。早产儿补液速度应<7ml/（kg·h）。

（4）纠正酸中毒：用碳酸氢钠，根据血气分析 BE 值计算，5% 碳酸氢钠（ml）= -BE×体重（kg）×0.5，先用计算量的一半，用 5% 葡萄糖液等量稀释静脉滴注。纠正酸中毒的目标是使 pH 值不低于 7.25。

（5）纠正电解质紊乱：新生儿腹泻易发生低钠血症和低钾血症，补钠量参考表 14-23。补钾不宜操之过急，见尿补钾。如血钾<3.5mmol/L，可给氯化钾 1.5~3mmol/（kg·d），用 10% 氯化钾 1~2ml/（kg·d），稀释成 0.15%~0.2%，持续静脉滴注。

表 14-23　新生儿腹泻补钠量

单位：mmol/kg

脱水程度	累计损失	继续损失	生理需要	合计
轻度	2~4	0.05~0.1	1~3	3~7
中度	7~8	0.02~0.2	1~3	8~10
重度	10~11	0.04~0.8	1~3	12~15

3. **其他治疗**　可用蒙脱石散，每次 0.5g，每天 2~3 次。腹泻时间较长者需用微生态调节剂。

二、新生儿坏死性小肠结肠炎

新生儿坏死性小肠结肠炎（necrotizing enterocolitis，NEC）是指以小肠和结肠坏死性炎症为特点，以腹胀为主要症状，腹部 X 线检查以部分肠壁囊样积气为特征的消化道严重急症。近年来，随着早产儿数量增多，存活时间延长，早产儿 NEC 发生率呈增高趋势，尤其在极低和超低出生体重早产儿[1]。美国报道出生体重 500~1 500g 早产儿 NEC 发生率 7%，2011 年我国新生儿学组对 31 家 NICU 调查结果显示，极低出生体重儿 NEC 发生率 6.6%（170/2 564）。NEC 病死率高达 20%~30%，是早产儿后期（第 2~4 周）主要死亡原因，已成为新生儿科最为棘手的问题之一[2]。

【病因与发病机制】　NEC 病因尚未完全阐明，是由多种原因共同作用所致，其中以早产和感染最为重要[3]。

1. **早产和低出生体重**　早产和低出生体重是 NEC 发生的主要危险因素。90%~95% 的 NEC 发生在出生胎龄小于 36 周的早产儿，在极低出生体重儿 NEC 发生率为 5%~10%。Fitzgibbons 等多中心前瞻性研究显示，出生体重越小，NEC 发病率越高，501~750g 组 NEC 发生率 12.0%，751~1 000g 组 9.2%，1 001~1 250g 组 5.7%，1 251~1 500g 组 3.3%。早产儿消化系统解剖结构和功能发育不成熟是发生 NEC 的根本内在因素。

2. **遗传易感性**　有些早产儿更容易发生 NEC，有些足月儿也发生 NEC，显示 NEC 发生可能有一定的遗传易感性，在 NEC 病例中有 51.9% 可能与遗传因素有关（$P<0.001$，95%CI：33.2%~70.6%）。

3. **肠道菌群失衡**　肠道菌群失衡可能与 NEC 发生有关，早产儿肠道菌群缺乏多样性，引起新生儿肠道菌群紊乱的因素很多，其中早期使用抗生素可能起重要作用。生后 4 天内应用抗生素会降低新生儿肠道菌群多样性，改变菌群结构，双歧杆菌生长抑制，肠球菌过度生长。多中心回顾性队列研究（$n=4\,039$）显示，对细菌培养结果为阴性的极低出生体重儿，长时间（≥5 天）早期（生后 3 天内）经验性抗生素治疗可能与不良预后有关，抗生素治疗每增加一天，都将增加 NEC 发生风险（$OR=1.07$，95%CI：1.04~1.10，$P<0.001$），尤其对肠内喂养开始晚的患儿（≥5 天），早期长时间经验性抗生素治疗会明显增加 NEC 风险（$OR=1.50$，95%CI：1.14~1.97）。

4. **感染**　感染与 NEC 密切相关，有报道 1/5 的严重 NEC 与轮状病毒感染有关。Bagci 等前瞻性研究（$n=1\,804$）发现星状病毒感染与部分 NEC 发生有关（$P=0.004$）。巨细胞病毒感染也可导致 NEC。Okogbule-Wonodi 等研究（$n=368$）显示，围生期脲原体感染可增加早产儿 NEC 发生率（$OR=2.43$，95%CI：1.13~5.22，$P=0.023$）。阪崎肠杆菌也常引起 NEC 暴发，主要是使用了被污染的配方乳所致。多中心前瞻性研究（$n=2\,035$）显示，新生儿晚期败血症是 NEC 发生的危险因素（$OR=5.38$，95%CI：2.86~10.14，$P=0.000$），早发败血症也与 NEC 发生有关（$P=0.004$），败血症休克患儿有 50% 发生 NEC。Meta 分析研究（$n=624$）显示败血症与 NEC 发生有密切关系（$OR=4.94$，95%CI：2.14~11.41）。

5. **肠内喂养**　不适当的肠内喂养会增加 NEC 发生率，如肠内喂养量过多，加奶速度过快，近 90% 的 NEC 发生在开始肠内喂养后的新生儿。研究发现 NEC 患儿母乳喂养率明显低于对照组（$OR=0.32$，95%CI：0.11~0.98），平均微量喂养［<1ml/（kg·h）］时间明显短于对照组（平均相差 -2.9 天，95%CI：-4.9~-0.9 天），达到全量喂养时间明显早于对照组（平均相差

-4.4 天,95%CI:-7.3~-1.5 天)。Meta 分析($n=151$)显示,母乳喂养与配方乳喂养相比 NEC 发生危险性下降($RR=0.21$,95%CI:0.06~0.76),母乳喂养可使 NEC 发生风险降低 79%(95%CI:24%~94%)。

6. 药物 研究显示输注大剂量静脉丙种球蛋白(IVIG)可能会增加 NEC 发生风险,Figueras-Aloy 等在患有同种免疫性溶血性黄疸的晚期早产儿及足月儿进行观察性研究($n=492$)显示,大剂量使用 IVIG(500mg/kg,2~4 小时输入)是 NEC 发生的独立危险因素($OR=31.66$,95%CI:3.25~308.57)。使用 H_2 受体拮抗剂与 NEC 发生率增高有关,Terrin 等多中心前瞻性研究($n=274$)显示,雷尼替丁增加极低出生体重儿 NEC 发生风险($OR=6.6$,95%CI:1.7~25.0,$P=0.003$)。H_2 受体拮抗剂提高胃内 pH 值,不利于病原微生物灭活和抗原结构水解,增加早产儿对 NEC 易感性。

7. 围生期窒息 围生期窒息使机体产生"潜水反射",导致肠道血流分布减少,引起肠道缺血,进而导致 NEC 发生。流行病学研究和病例对照研究尽管发现围生期窒息可影响肠系膜上动脉血流并导致喂养不耐受,但没有发现与 NEC 发生有关。

8. 输血 最近研究显示,输血可能与 NEC 发生有关。Paul 等回顾性队列研究($n=2311$)显示,输注浓缩红细胞会增加极低出生体重儿 NEC 发生风险($OR=2.3$,95%CI:1.2~4.2)。Singh 等进行 1:2 配对病例对照研究($n=111$)显示,早产儿输血后 48 小时内患 NEC 风险增加($OR=5.55$,95%CI:1.98~15.59,$P=0.001$)。Mohamed 等 meta 分析显示,输血后 48 小时内是 NEC 的危险因素,输血相关 NEC 病死率更高。因此,输血后 48 小时内须密切观察病情变化,加奶要非常谨慎,甚至暂缓加奶。

【病理变化】 NEC 可累及整个小肠和结肠,但好发部位多在回肠远端和升结肠近端,轻症者坏死肠段只有数厘米,重症者可伸延至空肠和结肠部位,但一般不影响十二指肠。早期病变主要为肠黏膜及黏膜下层充血、水肿、出血、坏死。进展期病变范围扩大,累及肌层,严重者肠壁全层坏死,可并发肠穿孔和腹膜炎。

【临床表现】 以早产儿多见,散发为主,无明显季节性。出生后排胎粪正常,常在生后 2~3 周内发病,以 2~10 天为高峰。在新生儿腹泻流行时 NEC 也可呈小流行。

1. 全身症状 NEC 患儿常有反应差、精神萎靡、拒食,严重病例面色苍白或青灰、四肢厥冷、休克、酸中毒、黄疸加重,反复呼吸暂停、心律减慢。体温正常或低热,或体温不升。早产儿 NEC 一般先出现全身症状,很快

进展。

2. 腹胀和肠鸣音减弱 先有胃排空延迟、胃潴留,随后出现腹胀。轻者仅有腹胀,严重病例症状迅速加重,腹胀如鼓,肠鸣音减弱,甚至消失。腹胀和肠鸣音减弱是 NEC 较早出现的症状,对高危患儿要随时观察腹胀和肠鸣音次数的变化。但早产儿 NEC 腹胀不典型。

3. 腹泻和血便 开始时为水样便,每天 5~6 次至十余次不等,1~2 天后为血样便,可为鲜血、果酱样或黑便。早产儿病例可无腹泻和肉眼血便,或仅有大便隐血阳性。

4. 呕吐 患儿可出现呕吐,呕吐物可呈咖啡样或带胆汁。早产儿常无呕吐,先表现为胃潴留,胃内可抽出咖啡样或胆汁样胃内容物。

如病情进展可并发败血症、多脏器功能不全、DIC、肠穿孔和腹膜炎,出现腹膜炎和腹水时腹壁外观发红、发亮、水肿,然后发紫[4]。早产儿 NEC 肠穿孔发生率显著高于足月儿。

【辅助检查】

1. 血常规检查 NEC 患者白细胞增高或减少,分类左移。重症 NEC 多伴有血小板减少。

2. 粪便常规检查 外观色深,隐血阳性,镜检下有数量不等的白细胞和红细胞。

3. 病原学检查 积极做病原学检查,大便细菌培养以大肠埃希菌、克雷伯菌和铜绿假单胞菌多见。血培养结果与粪培养一致,对诊断 NEC 的病因有意义。手术时取腹腔液作培养,阳性率高。

4. C 反应蛋白(CRP) CRP 显著升高是 NEC 病情进展的重要指标,CRP 对早期诊断灵敏度较差,但特异度相对比较好,CRP 显著升高者,提示 NEC 病情严重。

5. 腹部 X 线检查 对诊断 NEC 有非常大的价值,但早产儿 NEC 表现不典型,要多次随访检查,观察动态变化。

(1) 早期表现:①小肠轻、中度胀气,结肠可少气或胀气;②肠腔内可有小液平;③肠壁黏膜及肠间隙增厚;④肠管排列紊乱,外形僵硬,管腔不规则或狭窄变细。

(2) 进展期变化:①肠腔胀气加重,液平增多,呈阶梯状,提示病变累及肌层;②肠壁黏膜下层出现积气,表现为密集的小泡样透亮区,称肠壁囊样积气(pneumatosis intestinalis),浆膜下积气呈细条状、半弧形或环状透亮影;③肠壁积气时间较长,气体可从肠壁上升至门静脉,导致门静脉积气,在肝脏门脉处呈现树枝样向上

的透亮影;④肠管固定;⑤腹腔积液,急性肠穿孔时出现气腹,如穿孔处被肠系膜覆盖封闭,逸出的气体被吸收后,X 片上难以显示游离气腹。

6. 腹部超声检查　近年开展了腹部超声检查,对观察肠壁血流状况、是否存在腹水、门静脉积气等,床旁超声检查比腹部 X 线片更有优势。

【诊断】

1. 病史和临床表现　对有高危因素的早产儿,要密切观察腹胀和肠鸣音变化。但早产儿 NEC 早期临床表现主要是非特异性的喂养不耐受、胃潴留、反应差、精神萎靡、呼吸暂停等,而腹胀、呕吐、血便不明显。一旦腹胀比较明显,病情已非常严重,很快发生肠穿孔。早产儿 NEC 肠穿孔发生率高达 20%～30%,而足月儿为 3%～4%,早产儿 NEC 呕吐和血便发生率较低。因此,早产儿发生喂养不耐受、胃潴留、反应差、精神萎靡、呼吸暂停等表现时,应密切观察病情变化,立即行腹部 X 线片。

2. 腹部影像学检查　腹部 X 线片是诊断 NEC 的主要手段,一旦怀疑 NEC,应立即行腹部 X 线正侧位片,但早期 X 线征象多为非特异性的肠道动力改变,很难诊断 NEC,应每隔 6～8 小时随访腹部 X 线片,观察动态变化。

由于腹部 X 线片诊断存在一定的主观性,不同医师对腹部 X 线片的认识和判断存在差异,Coursey 等[5]建立 Duke 腹部 X 线评分量表(Duke abdominal assessment scale,DAAS),对腹部 X 线片表现根据量表进行评分,定为 0～10 分。0 分:肠腔充气正常;1 分:肠腔轻度扩张;2 分:肠腔中度扩张或正常充气伴有粪便样球状透明影;3 分:局部肠袢中度扩张;4 分:局部肠间隙增厚或肠袢分离;5 分:多发肠间隙增厚;6 分:肠壁积气可能伴有其他异常表现;7 分:肠袢固定或持续扩张;8 分:肠壁积气(高度怀疑或者肯定);9 分:门静脉积气;10 分:气腹。评分越高病情越严重,评分≥7 分,提示已发生肠坏死,需要手术治疗。通过腹部 X 线评分量表,将腹部 X 线表现进一步细化和量化,有助于判断 NEC 的严重程度。

腹部超声检查可观察肠壁血流状况、是否存在腹水、门静脉积气等,比腹部 X 线片更容易动态随访。

3. NEC 分期诊断　1978 年 Bell 根据全身表现、腹部表现及 X 线片结果,将 NEC 的严重程度分为三期(表 14-24)[6],Ⅰ期为疑似病例,临床表现为非特异性;Ⅱ期为确诊病例;Ⅲ期为进展期。Bell 分期诊断有助于 NEC 的早期诊断,但 Bell 分期的Ⅰ期仍然是非特异性的,很难做出明确诊断。

表 14-24　NEC 严重程度分期(Bell 标准)及治疗

分期	全身症状和体征	胃肠道症状和体征	腹部影像学检查	治疗
ⅠA 期 疑似 NEC	体温不稳定、呼吸暂停、心动过缓和嗜睡	胃潴留,轻度腹胀,大便潜血阳性	正常或肠管扩张,轻度肠梗阻	绝对禁食,胃肠减压和抗生素治疗等
ⅠB 期 疑似 NEC	同ⅠA 期	直肠内鲜血	同ⅠA 期	同ⅠA 期
ⅡA 期 确诊 NEC(轻度)	同ⅠA 期	同ⅠA 期和ⅠB 期,肠鸣音消失和/或腹部触痛	肠管扩张、梗阻、肠壁积气征	同ⅠA 期,如 24～48 小时培养无异常,抗生素治疗 7～14 天
ⅡB 期 确诊 NEC	同ⅡA 期,轻度代谢性酸中毒,轻度血小板减少	同ⅡA 期,肠鸣音消失,腹部触痛明显和/或腹壁蜂窝织炎或右下腹包块	同ⅡA 期门静脉积气、和/或腹水	同ⅡA 期,补充血容量,纠正酸中毒,抗生素治疗 14 天
ⅢA 期 NEC 进展(重度,肠壁完整)	同ⅡB 期,低血压,心动过缓,严重呼吸暂停,混合性酸中毒,DIC,中性粒细胞减少,无尿	同ⅡB 期,弥漫性腹膜炎,腹胀和触痛明显,腹壁红肿	同ⅡB 期,腹水	同ⅡB 期,扩容、应用血管活性药物,机械通气,如保守治疗无效,尽快手术
ⅢB 期 NEC 进展(重度,穿孔)	同ⅢA 期,病情突然恶化	同ⅢA 期,腹胀突然加重	同ⅡB 期,腹腔积气	同ⅢA 期,手术

4. 肠道炎症标记物 近年开展 NEC 肠道炎症标记物研究,试图通过检测外周血或粪便中的炎症标记物,达到早期发现和诊断 NEC。研究较多的有肠道脂肪酸结合蛋白(I-FABP)、肝脂肪酸结合蛋白(L-FABP)和葡萄糖苷酶(CBG)等。但是,炎症标记物血清水平还不稳定,特异性较差,尚未用于临床。

【预防】 由于 NEC 病情重、早期诊断困难、病死率高,预防非常重要。应针对 NEC 的病因和危险因素,采取积极预防措施,尽可能降低 NEC 的发生率。

1. 积极防治感染 不同部位、不同病原感染,都与 NEC 的发生密切相关,积极预防和治疗新生儿感染,对预防 NEC 非常重要。必须强化预防意识,降低院内感染发生率。同时密切观察病情变化,早期发现,一旦出现感染,应给予积极治疗。在临床工作中应权衡利弊,仔细观察和评估早产儿的病情变化,尽可能限制抗生素的使用,尤其是减少出生后早期预防性使用抗生素,这对预防 NEC 有重要意义。

2. 口服益生菌制剂 许多 NICU 给予极低出生体重儿预防性口服益生菌制剂,国际上已开展许多 RCT 研究,现有证据显示,使用益生菌预防的早产儿,NEC 发生率明显降低。但也担心早产儿使用益生菌制剂的安全性,是否会增加感染?因此,在许多国家还没有普遍推广应用。

3. 母乳喂养 母乳喂养对预防 NEC 的效果比较明确,应大力提倡母乳喂养,因地制宜,在新生儿科建立母乳库,提高母乳喂养比例。

4. 喂养方法 适当增加肠内喂养的量和速度,可促进早产儿的生长发育,但喂养量和速度超过早产儿的承受能力时则增加发生 NEC 的风险。在临床实践中,必须权衡利弊,要时时刻刻评估早产儿的实际情况,根据实际情况,随时调整喂养量和速度,不能机械性地照搬公式,应该掌握动态平衡,掌握肠内喂养量和速度的调整节奏。近年来,发达国家对早产儿肠内喂养的量和速度更加积极,但发达国家母乳喂养率比较高,而我国新生儿病房母乳喂养率比较低,不宜照搬发达国家的方法。

5. 输血 输血后 48 小时内是 NEC 的危险因素,输血相关的 NEC 病死率更高。因此,输血后 48 小时内须密切观察病情变化,不加奶,甚至减少肠内喂养量。

【治疗】 一旦怀疑发生 NEC,应立即开始内科治疗,内科治疗是基础,必须积极采取各种措施[7]。

1. 禁食 对有可能发生 NEC 或一旦怀疑 NEC 患儿应立即停止肠内喂养,可先禁食 1~2 天,观察病情的发展,计划下一步治疗。对确诊的患儿,轻症禁食 3~5

天,重症禁食 7~10 天,大部分患儿同时需要胃肠减压,禁食期间进行肠外营养支持。待腹胀、呕吐消失、肠鸣音恢复、食欲恢复,才可开始喂奶,以新鲜母乳为宜。现在主张禁食时间不宜太长,争取尽早恢复肠内喂养,从少量开始(1~2ml/次),根据耐受情况逐渐缓慢加量,恢复肠内喂养初期的奶量要严格控制。应避免禁食时间太长,而恢复喂养速度又太快,导致病情反复。

2. 密切监护 应 24 小时密切监护生命体征和观察腹部情况,监测血常规、生化、血气分析、CRP 等,动态随访腹部 X 线片,随时评估病情变化,为进一步治疗提供依据。血小板明显下降和 CRP 明显升高是病情恶化的主要指标。

3. 改善循环状况 根据血压、末梢循环、尿量等情况,给予扩容、血管活性药物应用。早产儿扩容量既要足够,但又要注意避免过量,以免发生心功能不全和肺水肿。

4. 加强抗感染治疗 感染既是 NEC 的主要病因,但同时几乎所有 NEC 都继发感染。NEC 患儿感染的病原多为耐药菌,毒力强,加强抗感染治疗至关重要。NEC 患儿感染的病原主要为革兰氏阴性菌和厌氧菌。

5. 积极支持治疗 NEC 患儿全身状况比较差,需要积极支持治疗。

6. 外科治疗 约 1/3 的 NEC 患儿需要外科手术治疗,但手术指征和时机一直存在争议。肠穿孔是手术的绝对指征,但肠穿孔患儿因合并严重腹膜炎、休克,手术耐受力比较差,术中、术后病死率比较高,尤其是超低出生体重儿肠穿孔,病死率更高。

由于肠穿孔作为手术指征往往为时已晚,因此提出许多相对指征,如肠袢固定、腹壁红肿、腹部触到肿块、门静脉积气、内科治疗无效等。但这些手术相对指征临床较难确定,不同医院、不同医生对这些手术相对指征的把握度也有不同。目前还没有非常明确的量化指标决定手术时机,并且手术指征和时机随时在快速变化,只能通过内科和外科密切合作,仔细观察和随时评估病情变化,根据病人的实际情况,尽可能把握相对最好的手术指征和时机。一旦决定手术治疗,围手术期处理非常重要,仔细做好术前准备,采取积极措施使患儿内环境保持稳定,提高手术耐受力。

(陈超)

参考文献

[1] NEU J. Necrotizing enterocolitis: the future. Neonatology, 2020;117:240-244.

[2] HAN SM, HONG CR, KNELL J, et al. Trends in inci-

dence and outcomes of necrotizing enterocolitis over the last 12years：a multicenter cohort analysis. J Pediatr Surgery, 2020, 55：998-1001.

［3］HACKAM D, CAPLAN M. Necrotizing enterocolitis：pathophysiology from a historical ontext. Semin Pediatr Surg, 2018,27(1)：11-18.

［4］BATTERSBY C,LONGFORD N,COSTELOE K,et al. Development of a gestational age-specific case definition for neonatal necrotizing enterocolitis. JAMA Pediatr, 2017, 171 (3)：256-263.

［5］COURSEY CA,HOLLINGSWORTH CL,WRISTON C, et al. Radiographic predictors of disease severity in neonates and infants with necrotizing enterocolitis. Amer J Roentgenol, 2009, 193(5)：1408-1413.

［6］Agnoni A, Amendola CL. Necrotizing enterocolitis：current concepts in. practice. J Am cademy Physician Assistants, 2017,30(8)：16-21.

［7］IAN H. JONES IH, HALL NJ. Contemporary outcomes for infants with necrotizing enterocolitis—a systematic review. J Pediatr,2020,220：86-92.

第15节　新生儿感染性疾病

由于新生儿免疫功能发育未成熟,感染性疾病发生率高,严重感染是引起新生儿死亡和遗留神经系统后遗症的重要原因,因此早期诊治具有重要意义。

一、巨细胞病毒感染

巨细胞病毒(cytomegalovirus,CMV)是最常见的先天性感染病原,先天性 CMV 在活产儿中发病率为 0.5%~2%。大多数新生儿 CMV 感染来自母亲病毒再次激活,母亲的免疫状态与新生儿 CMV 感染的严重程度有关,母亲原发感染时垂直传播发生率为 30%~40%,母亲为非原发感染时垂直传播率<4%。

【感染类型】 CMV 感染可发生于出生前、出生时和出生后。宫内传播是最重要的传播途径,母亲原发感染、再次感染不同病毒株及潜伏感染病毒激活等均可引起胎儿感染。出生后感染主要通过母乳,常见于早产儿,尤其是极低和超低出生体重者。根据感染时间分为先天性 CMV 感染(出生后 3 周内从新生儿尿液标本分离到 CMV)、围生期感染(与母亲经生殖道和母乳排CMV 密切相关)、出生后感染。与先天性感染比较,出生后感染远期后遗症较少,通常不发生于足月儿。

【临床表现】

1. 先天性 CMV 感染 先天性 CMV 感染国际专家组于 2017 年发表了孕妇及新生儿先天性 CMV 感染预防、诊断与治疗共识[1],根据临床表现将先天性 CMV 感染分为中-重度、轻度、仅存在感音性耳聋、无症状四种。

(1) 中-重度症状:①存在先天性 CMV 感染的新生儿可存在多种表现:如血小板减少、肝脾大、发育迟缓、肝炎(转氨酶升高或胆红素升高)、肺炎。②中枢神经系统受累症状,如小头畸形、脑室增大、颅内钙化、脑室周围异常回声、皮质或小脑发育畸形、脉络膜视网膜炎、感音性耳聋或脑脊液中人 CMV-DNA 阳性。

(2) 轻症:出现 1~2 种轻微的先天性 CMV 感染相关临床表现,如肝脏轻度增大、血小板水平轻度降低或丙氨酸转氨酶轻度升高。

(3) 仅有感音性耳聋(sensorineural hearing loss, SNHL)。

(4) 无症状感染:无明显的先天性 CMV 感染症状并且听力正常。约 90% 的先天性 CMV 感染者出生时无临床表现,是引起儿童期发生 SNHL 非遗传性的重要原因。

2. 围产期 CMV 感染 急性期感染可有多器官系统受累表现,中枢神经系统 CMV 感染的临床表现主要有惊厥(约 10%),在严重感染的病例可发生颅内软化灶、钙化(常见于脑室周围组织),约见于 50%~60% 的患儿。脑脊液检查可见脑炎改变、白细胞和蛋白质升高。

3. 出生后感染 主要发生于早产儿,经母乳感染是主要途径,也可经输血发生感染。研究显示:在接受 CMV 血清学阴性和/或去白细胞血制品的 VLBW 儿中未见输血相关 CMV 感染[2]。病变主要累及肝脏、血液系统、眼底、呼吸系统、消化系统等,表现为肝酶升高、黄疸、肝脾大、呼吸暂停、腹胀、血小板减少、中性粒细胞减少、贫血、脉络膜视网膜炎、肺炎、肠炎、脓毒症样综合征,患儿也可表现为呼吸系统疾病加重,严重者发生器官功能衰竭。随着极低和超低出生体重早产儿存活率提高,目前这些免疫功能发育极不成熟的早产儿,出生后 CMV 感染已引起关注[3]。

【诊断】

1. 临床表现

2. 病毒检查

(1)病毒分离:尿液中较易分离到病毒。目前从尿液分离病毒仍然是诊断先天性 CMV 感染最敏感和特异的方法。

(2)PCR 检测 CMV-DNA:感染患儿经尿液或唾液排病毒量高,PCR 为早期发现 CMV 感染敏感而有效的方法,可进行早期诊断。由于绝大多数先天性 CMV 感染患儿出生时无临床表现,但其为引起非遗传性耳聋的最重要的原因,因此早期诊断对指导后期随访具有重要意义。出生后 3 周内从新生儿尿液或唾液标本分离到 CMV 可诊断先天性 CMV 感染,可通过 qPCR 法对新生儿出生后 3 周内的唾液或尿液样本以及干血片检测人 CMV-DNA。唾液和尿液的灵敏度和特异度最高,是目前诊断先天性 CMV 感染的最佳方法。有研究显示使用唾液干湿纸片较使用干血纸片在诊断先天性 CMV 感染的灵敏度更高,因此有望将来用于先天性 CMV 感染筛查[4]。

(3)血清学检查:经胎盘来自母体的 IgG 抗体半衰期为 23 天,如新生儿体内 CMV IgG 抗体持续升高提示新生儿感染。检测 CMV 特异性 IgM 有助于诊断。

3. 脑脊液 呈脑膜脑炎改变,白细胞升高,以淋巴细胞为主,蛋白质升高。

4. 影像学 钙化为最常见,头颅 CT 可见脑室周围钙化、穿通脑、多囊性脑软化、脑积水、脑裂等畸形。头颅 B 超常见脑室周围囊肿,多见于室管膜下生发层基质、脑室扩大、脑室周围强回声、脑室周围钙化等,在基底节和丘脑可见分枝状强回声,多普勒显示为感染引起的血管病变。MRI 对诊断神经发育异常有重要价值,可发现神经细胞移行障碍、髓鞘化障碍、小脑发育不良等,并可发现脑白质异常,但 MRI 对钙化的诊断不及 CT 敏感。

5. 脑干听觉诱发电位 CMV 感染有临床表现的患儿约有 16% 发生感音性听觉障碍,而无症状的感染者仅 3% 发生听觉障碍。但所有感染者听觉损害可进行性加重,6 岁时听觉障碍总发生率为 15%。因此对 CMV 感染的婴儿应密切进行听觉随访检查。

6. 眼科检测 诊断先天性 CMV 感染的新生儿均应进行眼科检查,症状性感染患儿可表现为视网膜瘢痕、斜视和皮质盲。

【治疗】 目前仅推荐治疗症状性中枢神经系统疾病或严重的局部器官损害疾病,包括中-重度先天性 CMV 感染。

更昔洛韦对先天性 CMV 感染有效,尤其是可避免发生进行性听觉损害。剂量为每次 6mg/kg,q.12h.,静脉缓慢输注 1 小时,疗程 6 周。副作用包括:白细胞减少,转氨酶升高,直接胆红素升高。此外,长期静脉输注需要留置中心静脉,增加感染风险。因此有学者推荐使用静脉更昔洛韦治疗 2~3 周,然后改为缬更昔洛韦(valganciclovir,VGCV)口服完成 6 周的疗程。研究显示,在有神经系统受累的患儿,延长口服治疗达 6 个月与治疗 6 周比较,前者神经系统后遗症发生率降低,两种疗程副作用相似[5]。因此,有专家推荐在症状性先天性 CMV 感染患儿,使用口服缬更昔洛韦每天 16mg/kg,分 2 次使用,治疗 6 个月。但是,有关先天性 CMV 症状性感染患儿的治疗,目前仍然主张根据患儿感染表现进行评估,充分考虑和权衡长期治疗的利弊,制订个体化治疗方案。

尽管目前仅推荐治疗有症状的 CMV 感染,非症状性感染者不需要治疗,但定期随访十分重要,因可早期进行听力和智力发育评估,发现异常尽早干预,随访中如发现任何发育落后,应进行早期物理治疗干预,改善预后。先天性 CMV 感染患儿需要每 6 个月进行听力检查,直到 3 岁,随后每年检查一次。在症状性 CMV 感染发生 SNHL 的患儿,约 2% 为严重听力损害需要使用电子耳窝移植治疗;无症状性先天性 CMV 感染引起的 SNHL 可持续到青春期,但 5 岁以后发生 SNHL 的风险与非感染患儿无差异,因此建议随访听力到 5 岁[6]。

由于出生时无临床表现的先天性 CMV 感染者中有 10%~15% 在 2 岁前可发生 CMV 感染引起的耳聋,这些无临床表现者是否可经过治疗改善预后尚不明确。还需要进行深入研究,探讨可早期预测无症状性感染者发生神经性耳聋等不良结局的指标,以指导临床进行防治。此外抗病毒治疗在早产儿出生后经母乳感染 CMV 时是否有益尚不明确。

【预后】 出生时即有症状的患儿预后差,40%~60% 发生永久性后遗症,包括小头、智力发育障碍、发育迟缓、惊厥、脑瘫、SNHL。出生时无症状的 CMV 感染新生儿最常见的后遗症是感音性耳聋,发生率为 6%~23%,在所有发生感音性耳聋的儿童中,约 1/3 是 CMV 感染引起。CMV 感染引起的感音性耳聋可在新生儿听力筛查时正常,目前已有学者提出将新生儿先天性 CMV 感染与听力筛查结合,早期发现感染患儿以指导早期干预。

头颅 CT 或 MRI 对预测预后有价值,有症状的先天性 CMV 感染患儿中,70%者 CT 异常;CT 正常的患儿无明显智力障碍发生。早产儿出生后发生 CMV 感染对远期神经发育预后的影响尚未明确。

二、先天性梅毒

先天性梅毒指通过母婴垂直传播引起的胎儿或新生儿梅毒螺旋体感染。约 2/3 的先天性梅毒螺旋体感染患儿在出生时可无症状,但如未进行治疗,常于出生后 3 个月内发病,引起后遗症。

【流行病学】　先天性梅毒的流行病学特点与母亲感染密切相关,妊娠期母亲初发感染早期梅毒,如未治疗,垂直传播发生率为 70%~100%;母亲患晚期潜伏梅毒,则胎儿感染发生率为 10%~30%。妊娠期经母婴垂直传播可能发生先天性梅毒感染的情况有:妊娠期未进行梅毒螺旋体血清学检查;高危人群妊娠早期血清学检查阴性,但妊娠后期未复查;临近分娩时发生感染,孕妇血清学检查阴性;孕妇感染梅毒未进行治疗或延迟治疗;治疗后或分娩时 VDRL 滴度≥16;治疗与分娩间隔时间<4 周。2007 年 WHO 宣布消灭母婴传播先天性梅毒行动计划,通过阻断母婴传播,使先天性梅毒发生率明显降低[7]。

【临床表现】　60%的感染病例在出生时无临床表现,其中 2/3 在出生后 3~8 周起病。先天性梅毒的临床表现包括死胎、早产、宫内生长迟缓、肝脾大、骨骼损害(骨软骨炎、骨膜炎)、全身淋巴结肿大、鼻炎(鼻塞)、皮肤损害、肾病、肺炎、高胆红素血症、贫血、中枢神经系统异常等。

神经梅毒是发生后遗症的主要因素。先天性梅毒侵犯中枢神经系统主要发生于有症状的患儿,在无症状的患儿中很少见。后遗症包括脑积水、脑神经损害、智力障碍、惊厥、脑梗死、耳聋、失明、瘫痪及行为障碍等[8]。

【诊断】

1. **母亲病史**　至关重要,通过血清学检查可明确。

2. **新生儿临床表现**　如前所述,但大多数感染患儿新生儿期可无临床表现,因此需要进行实验室和/或影像学检查协助诊断。

3. **血清学检查**

(1) 非特异性梅毒螺旋体血清学检查:包括快速血浆反应素实验(rapid plasma regain,RPR)或性病实验室试验(venereal disease research laboratory,VDRL),可因母亲体内抗体经胎盘进入胎儿而出现假阳性,非诊断指标,可作为随访指标。如高危儿出生时及随访到 6 月均阴性,可除外先天性梅毒。

(2) 梅毒螺旋体血清特异性血清学检查:梅毒螺旋体凝集试验(*T. pallidum* particle agglutination test,TP-PA)对先天性梅毒无诊断价值。

(3) 梅毒螺旋体 IgM 抗体:IgM 抗体不能通过胎盘,因此新生儿检测梅毒螺旋体 IgM 抗体可用于诊断先天性梅毒感染。

如母亲分娩时为潜伏梅毒,则患儿出生时母亲和新生儿血清学检查均可阴性,因此任何有临床表现怀疑梅毒感染的婴儿,尽管母亲分娩时血清学检查阴性,均需进行相关检查[9]。

4. **脑脊液检查**　新生儿期对有临床表现的先天性梅毒患儿应进行脑脊液检查以明确有无神经梅毒,表现为无菌性脑膜炎。脑脊液 VDRL 阳性有助于诊断,但灵敏度仅 22%~69%。光螺旋体抗体吸附试验较 VDRL 敏感,有学者推荐使用荧光螺旋体抗体吸附试验进行脑脊液检查,但如有损伤可出现假阳性,应注意鉴别;脑脊液荧光螺旋体抗体吸附试验阴性可除外神经梅毒。RPR不能用于神经梅毒诊断。PCR 检查脑脊液中梅毒螺旋体灵敏度和特异度分别为 75%和 96%~100%。使用青霉素治疗后再进行脑脊液检查,阳性率明显降低[10]。

5. **影像学检查**　长骨 X 线片有助于新生儿先天性梅毒诊断。对神经梅毒患儿需要进行神经影像学检查(头颅 B 超、CT 或 MRI)。

【处理】　如母亲梅毒血清学检查阳性,下列情况应对新生儿进行全面检查和考虑治疗:①母亲未治疗;②母亲用非青霉素类药物治疗(如红霉素);③母亲在分娩前 1 个月内进行治疗;④母亲虽经治疗,但随访RPR 滴度下降未达 4 倍以上,或未复查 RPR;⑤母亲治疗情况不清。此外,对新生儿不明原因的皮疹、水疱、肝脾大、淋巴结肿大、黄疸、骨骼损害等,需考虑进行梅毒血清学检查和治疗。

1. **有症状患儿**　普鲁卡因青霉素或水剂青霉素 5万单位/(kg·次),年龄≤1 周,q.12h.;8~30 天,q.8h.;>30 天,q.6h.。疗程 10~14 天。普鲁卡因青霉素或水剂青霉素对神经梅毒有效,而苯唑西林无效;神经梅毒治疗剂量相同,多数学者推荐治疗 14 天。

2. **无症状患儿**　当母亲未治疗,或未正规治疗,或治疗无效,或未随访 RPR 时,新生儿均要接受治疗,此外对母亲在分娩前 1 个月内治疗的新生儿也应治疗。普鲁卡因青霉素或水剂青霉素每次 5 万单位/kg,疗程10~14 天。

【随访】 所有先天性梅毒感染或梅毒血清学检查阳性的新生儿应进行随访,包括梅毒血清学检查、精神运动发育、视觉和听力。经正规治疗后,黄疸、肝脾大、骨骼损害等在 3 个月好转。

在出生后 2、4、6、12 个月复查 RPR,直到转阴性或滴度下降≥4 倍。如感染患儿经正规足疗程治疗,或新生儿未感染,则在出生后 3~4 个月 RPR 滴度应下降,大多数 6 个月转阴性。

出生时 RPR、TPPA 阳性,但 IgM 阴性的患儿出院后应定期随访以明确是否发生感染。经治疗后,如 RPR 滴度上升,或持续到 6~12 个月未下降,应重新进行评估检查,包括脑脊液检查,并给予静脉青霉素 G 治疗 10 天。而梅毒螺旋体特异性抗体(如 TPPA)在未感染的新生儿可持续阳性到出生后 15 个月;出生后 18 个月如 TPPA 仍阳性,应重新进行检查并考虑治疗。神经梅毒患儿 6 个月时复查脑脊液,如 VDRL 阳性应重新治疗。2 岁时如脑脊液白细胞数仍然异常,应重新治疗。

三、新生儿败血症

败血症(sepsis)是指各种病原菌(包括致病菌和条件致病菌)侵入血液循环,并在其中生长繁殖和产生毒素引起的全身性感染。在新生儿期细菌感染最常见,也称细菌性脓毒症(bacterial sepsis)这一概念,根据起病时间将新生儿细菌性脓毒症分为早发型(early-onset sepsis,EOS,日龄<7 天)和晚发型(late-onset sepsis,LOS,日龄≥7 天),两种类型致病菌、危险因素、临床表现等不同,这一分类方法有助于指导临床诊治,尤其是经验性选择抗生素。

【病原学】 早发型感染常见病原菌主要来自母亲定植或感染,包括 B 族链球菌(GBS)、大肠埃希菌、李斯特菌,其他细菌较少见,如肠球菌、草绿色链球菌、克雷伯菌、流感嗜血杆菌、金黄色葡萄球菌、肺炎链球菌及凝固酶阴性葡萄球菌。晚发型感染病原菌来源于社区或新生儿重症监护病房(NICU),NICU 新生儿医院内感染细菌包括革兰氏阴性菌(如大肠埃希菌、肺炎克雷伯菌、铜绿假单胞菌等)、革兰氏阳性菌(如凝固酶阴性葡萄球菌、金黄色葡萄球菌、粪肠球菌),发达国家报道凝固酶阴性葡萄球菌是 NICU 晚发型感染最常见致病菌;革兰氏阴性菌是发展中国家 NICU 晚发型感染的主要致病菌,近年来革兰氏阳性菌有增加趋势。近期多中心研究结果显示[11]:革兰氏阴性菌最常见,同时,真菌也是引起 NICU 早产儿 LOS 的重要病原。

【流行病学】 早发型感染发生率约(1~4)/1 000 个活产儿,但出生体重<1 500g 的早产儿发生率是正常出生体重新生儿的 10 倍,危险因素包括母亲产前(产时)发热、绒毛膜羊膜炎、胎膜早破(>18 小时)、早产和低出生体重。晚发型感染主要发生于 NICU 住院的早产儿,危险因素包括留置中心静脉导管、机械通气、延迟开始肠道喂养、外科手术、早产儿并发症(动脉导管开放、坏死性小肠结肠炎、支气管肺发育不良等),感染患儿的死亡率为 17%~18%,革兰氏阴性菌感染者死亡率为 40%。国内近期的研究结果显示[11,12]:LOS 仍然是引起 NICU 早产儿死亡的重要原因,不同单位 NICU 早产儿 LOS 发生率存在明显差异,因此可进一步通过质量改进措施进行干预,以降低早产儿 LOS 发生率。

【临床表现】 早发型感染可为无临床表现的菌血症、全身感染、肺炎和/或脑膜炎。呼吸窘迫最常见,严重感染患儿可发生持续性肺动脉高压(PPHN)。其他非特异性体征包括激惹、反应差、体温不稳定、循环灌注差、低血压。严重者可出现感染性休克、DIC。胃肠道表现有食欲缺乏、呕吐、肠梗阻。中枢神经系统感染可表现惊厥、呼吸暂停。

晚发型感染临床表现多样,足月儿常有发热,早产儿可表现体温不稳定或低体温,早期表现有嗜睡、呼吸暂停次数增加或出现严重呼吸暂停、喂养不耐受和/或对呼吸支持的需求增加。严重感染患儿出现休克、DIC,部分患儿可发生骨关节化脓性炎症或深部脓肿。

【实验室检查】

1. 细菌培养 在使用抗生素前进行。

(1)血培养:阳性率与标本量有关,儿童血培养瓶采血量 1~3ml,采用全自动封闭式微生物检测系统,大多数阳性血培养在 24~48 小时可获得结果,但母亲产时使用抗生素可降低新生儿血培养阳性率。

(2)尿培养:早发型感染时尿培养阳性率极低,血培养阴性的患儿极少出现菌尿,晚发型感染患儿常伴尿培养阳性。因此不推荐将尿培养作为早发型常规检查项目,但在晚发型感染患儿,当怀疑全身感染时,应采用无菌导尿或耻骨上膀胱穿刺取尿液标本进行尿培养。

(3)脑脊液:新生儿败血症患儿均应进行脑脊液检查,但在临床病情不稳定或凝血功能尚未纠正前,暂缓进行腰穿检查。

2. 血常规 出生时未成熟中性粒细胞/中性粒细胞总数(I/T)比值最高,72 小时后下降到 0.12,I/T 比值是诊断新生儿败血症最敏感的中性粒细胞指标。出生后 24 小时连续 2 次动态检测 I/T 值正常,且血培养阴性,对新生儿早发型的阴性预测价值达 100%(95%CI 99.90%~100%),但特异性和阳性预测值仅为 51% 和

8.8%;此外,国内 I/T 比值检测不能很好地进行推广。因此,在诊断中单独使用血常规指标的价值有限。

3. C-反应蛋白(CRP) 在新生儿感染后 24~48 小时动态检测 CRP 可提高敏感性,如均正常则阴性预测价值高(99%),有助于除外感染,指导临床缩短抗生素使用时间。但出生后早期引起 CRP 升高的原因很多[13],如早产胎膜早破(preterm premature rupture of membranes,PPROM)、母亲发热、妊娠高血压、产前母亲使用激素、胎儿宫内窘迫等均可引起 CRP 升高,且生后数天新生儿 CRP 正常范围有很大变异,受胎龄影响,因此不能单独使用诊断 EOS。此外,在非感染性疾病引起的炎症反应时也可升高。

4. PCT 健康足月儿出生后血浆 PCT 水平逐渐升高,约生后 24 小时达到最高(0.1~20ng/ml),然后开始下降,在生后 48~72 小时下降到正常水平。在 EOS 诊断中需要注意上述生理性升高。其在早期诊断新生儿脓毒症中的价值高于 CRP,感染后早期(4 小时)开始上升,6 小时达高峰,维持 8~24 小时。在晚期早产儿和足月儿,参考出生后 48 小时内 PCT 年龄特异性界值,对指导合理使用抗生素具有一定价值,有助于减少抗生素使用[13]。

【治疗】

1. 抗生素 由于新生儿败血症死亡率高,早期表现非特异性,因此临床上常早期经验性使用抗生素,但如除外细菌感染后应尽快停用抗生素;如细菌培养阳性,应根据药物敏感试验调整抗生素,尽可能选用窄谱抗生素。在早发型感染,国外发达国家选择青霉素和氨基糖苷类,但发展中国家主要使用青霉素和第三代头孢菌素。晚发型感染则要根据不同地区和单位的病原菌流行病学资料选择抗生素。随着抗生素的普遍应用,新生儿晚发型败血症的病原发生变迁,由于耐药菌[如耐甲氧西林的金黄色葡萄球菌(MRSA)和多重耐药的革兰氏阴性菌]感染,针对医院内新生儿晚发型败血症,临床更倾向于使用广谱抗生素治疗,在 MRSA 感染较多的单位,晚发型败血症常选择万古霉素。抗生素疗程需根据病原菌、病原菌清除的时间和是否合并中枢神经系统感染而定,如培养阳性,疗程从第一次培养阴性开始计算,因此一旦培养阳性,经治疗后需要及时复查血培养,根据疾病病情确定最终疗程。早发型感染如未合并中枢感染疗程 10 天,晚发型感染如未合并中枢感染疗程 10~14 天。早发型或晚发型中枢感染疗程 14~21 天,革兰氏阴性杆菌感染至少 21 天。

2. 对症支持治疗 包括呼吸支持(吸氧、机械通气、使用肺表面活性物质),循环支持(扩容和血管活性药物、PPHN 治疗),纠正酸中毒,抗惊厥等。

3. 免疫治疗 静脉注射免疫球蛋白(IVIG)、粒细胞集落刺激因子(G-CSF)等药物在新生儿败血症的治疗疗效尚未完全明确,不主张常规应用,在严重感染、中性粒细胞降低的患儿可考虑使用。

4. 在血培养证实的晚发型导管相关性感染需要拔出中心静脉导管,尤其是发生金黄色葡萄球菌、革兰氏阴性菌感染和真菌感染时。

【预防】

1. 早发型感染的预防 包括两个方面:针对母亲产前和分娩时高危因素对胎儿感染进行预防;出生后根据发生早发型感染的危险因素对新生儿进行预防。国外发达国家对 GBS 引起的早发型感染已有预防指南,包括对 GBS 快速检测和母亲产时使用抗生素预防的方法,可使 GBS 引起的早发型脓毒症发生率明显降低。

2. 晚发型感染的预防 随着危重新生儿救治水平的提高,新生儿晚发型脓毒症的预防是目前面临的重要问题。大量的研究显示:采取综合预防措施,如"集束化"管理,可明显降低新生儿医院感染发生率。这些综合措施包括:手卫生,穿隔离衣和戴手套,对侵袭性诊疗装置(如呼吸机、中心静脉导管)的严格管理,对仪器设备的严格消毒,感染流行病学监控等。

四、新生儿真菌感染

新生儿重症监护病房(NICU)新生儿可因早产、免疫功能发育不成熟、各种疾病引起继发性免疫功能低下等多种危险因素引起新生儿全身真菌感染。当存在全身感染表现,血液或正常无菌体腔液(包括尿液、脑脊液、腹水)真菌培养阳性,则为侵袭性真菌感染(invasive fungal infection,IFI)。

中心静脉导管真菌定植是 NICU 患儿发生侵袭性真菌感染最重要的危险因素。其他危险因素包括早产、低出生体重、使用 H_2 受体拮抗剂或抗生素(尤其是第三代头孢菌素)、肠外营养、静脉脂肪乳剂、气管插管、呼吸道和胃肠道念珠菌定植、细菌性血流感染以及胃肠道疾病(如先天畸形和坏死性小肠结肠炎)。

【流行病学】 皮肤和胃肠道是最主要的念珠菌定植部位。VLBW 早产儿中侵袭性念珠菌病感染发生率为 1%~5%,ELBW 早产儿为 10%,较 NICU 足月儿发生率高 25~30 倍。美国疾病预防控制中心(CDC)国家医院内感染监测系统(National Nosocomial Infection Surveillance,NNIS)报道,在出生体重<1 000g 的早产儿中,50% 的 NICU 真菌性血流感染率≥7.5%,25% 的 NICU

真菌性血流感染率≥13.5%。ELBW 早产儿发生侵袭性念珠菌感染病死率为 23%～66%,病死率与胎龄和出生体重相关,此外可影响早产儿神经发育结局。近 10年来,发达国家采取多种预防措施,使早产儿真菌感染发生率明显降低。近期多中心研究结果显示[11]:NICU早产儿 LOS 病原中真菌占 17.1%,且真菌感染可增加早产儿发生 PVL、BPD 和 NEC 的风险。

【病原学】 新生儿真菌感染病原菌中以念珠菌属最常见,占新生儿侵袭性真菌感染的 90%～95%,包括白念珠菌和非白念珠菌,后者包括近平滑念珠菌(*C. parapsilosis*)、季也蒙假丝酵母菌(*Candida guillier-mondii*)、热带念珠菌、光滑念珠菌(*Candida glabrata*)、克柔念珠菌(*C. krusei*)等,其中白念珠菌占最常见。我国研究资料也显示,念珠菌属仍是真菌感染的主要病原菌,但非白念珠菌比例逐渐有上升趋势,应引起重视。

【临床表现】

1. **先天性念珠菌病(congenital candidiasis)** 较少见,早产儿和足月儿均在出生后 24 小时内起病,表现为明显的红斑,2～3 天后蜕皮。白细胞明显升高。足月儿不引起侵袭性念珠菌病,早产儿可引起念珠菌血流感染或侵袭性念珠菌病,表现为脓疱疹、胸部 X 线检查表现为 RDS,血培养阳性,感染途径主要为吸入感染羊水所致。

2. **念珠菌血流感染** NICU 患儿发生感染时临床表现非特异性,主要表现为呼吸暂停、喂养不耐受、体温不稳定、血小板减少。念珠菌血流感染时约 10%～50%合并中枢神经系统感染,且在超低出生体重早产儿发生念珠菌脑膜炎时约 50%血培养可阴性。

3. **播散性念珠菌病** 真菌感染可局限于血流、尿、或脑脊液,或播散引起一个或多个器官感染,真菌脓肿可见于心脏、骨骼、肾脏、膀胱、眼或脑。

【诊断】 新生儿临床表现非特异性,临床怀疑菌感染时需要进行相关实验室检查明确诊断。

1. **真菌培养** 念珠菌感染时,血液或其他无菌体腔液真菌培养阳性有诊断意义,血培养阳性率为 40%～60%,仍然是新生儿感染的主要诊断方法。念珠菌培养比细菌培养耗时长,至少需要 36 小时以上,一般需要3～5 天,且深部器官感染时血培养可能为阴性。

2. **血清学检查** 其中最有价值的为半乳甘露聚糖抗原试验(GM 试验)和 β-D-葡聚糖试验(G 试验或 BG试验)。G 试验可用于深部真菌感染和真菌血症的诊断,多种侵袭性真菌感染均可阳性,可用于血液、脑脊液的检测,阴性预测值为 100%。但多种因素可引起假阳性,体液中的蛋白酶可干扰检测结果,输注白蛋白或球蛋白后可出现假阳性,新生儿使用血制品可使 β-D-葡聚糖升高,在评价结果时应注意。另一方面,由于感染程度不同及试剂最低检测限的限制,也可出现假阴性。因此,对疑诊患儿应进行多次检测,并结合临床和其他实验室指标进行判断。

3. **分子生物学检测** 应用分子生物学方法检测标本中真菌 DNA 或 RNA 可用于早期快速诊断真菌感染,但目前尚未解决检测方法的标准化问题,需深入研究。

4. **其他** 由于新生儿侵袭性真菌感染可播散到其他部位,因此需要明确是否有器官脓肿形成。血流感染发生后,应进行心脏超声、肾脏超声、头颅超声及眼底检查。如患儿发生消化道疾病如 NEC、局部肠穿孔等,应进行腹部 B 超以明确是否有肝脏、脾脏、腹腔感染。如有关节肿胀、活动受限等感染性关节炎或骨髓炎的临床表现,需要进行关节腔穿刺、X 线、MRI 等检查以明确诊断。如念珠菌血症持续存在,发生上述器官感染的可能性增加,应反复进行上述各器官检查,包括腹部 B 超或CT、头颅 CT 或 MRI 等,以除外真菌脓肿形成。

【治疗】

1. **抗真菌治疗**

(1) 两性霉素 B:两性霉素 B 去氧胆酸盐(AmB-D)是广谱的抗真菌药物,对念珠菌具有高度快速杀菌作用,目前仍是侵袭性念珠菌病等真菌感染的主要选用药物,可用于新生儿侵袭性念珠菌病治疗,剂量每日1mg/kg,但其具有明显肾毒性和输注相关不良反应。两性霉素 B 含脂复合制剂(LFAmB)的抗菌谱、抗菌活性和临床疗效与 AmB-D 相仿,但肾毒性降低,可用于AmB-D 治疗无效或不能耐受 AmB-D 治疗的侵袭性念珠菌病患儿。

(2) 三唑类(azoles):由于氟康唑在肾毒性等安全性方面的优势,目前在新生儿应用较多,其在新生儿真菌感染防治中的研究报道也最多。氟康唑在脑脊液中浓度高,可用于治疗中枢神经系统感染,该药主要经肾脏排泄,尿液浓度高,可用于念珠菌尿路感染。IDSA 指南推荐未使用氟康唑预防的患儿可使用氟康唑治疗,剂量每日 12mg/kg[14]。其他三唑类药物在新生儿的研究很少,伏立康唑对非白念珠菌的抗菌活性较氟康唑强,但缺乏婴儿使用的剂量。

(3) 棘白菌素类(echinocandins):包括卡泊芬净、米卡芬净等。可有效治疗侵袭性念珠菌病,对非白念珠菌抗菌效果好,但近平滑念珠菌有少数菌株耐药。本类药物在脑脊液和泌尿系统浓度低,不能进入玻璃体,但可进入脑组织。选用时需要进行眼底检查排除眼部感染。卡泊芬净是第一个用于儿科的棘白菌素类药物,尽管对大多数念珠菌属有效,但对季也蒙假丝酵母菌和近平滑念珠菌等感染需要达到的最低抑菌浓度较高,副作用包括血栓性静脉炎、低钾血症、肝酶升高。目前在小婴儿及新生儿的应用资料很少。米卡芬净具有广泛的抗念珠菌活性,抗菌作用强,副作用较少,最近在新生儿的研究显示了其安全性和有效性,目前推荐剂量为 10mg/(kg·d)。新生儿感染时,棘白菌素类药物应在出现对上述药物耐药或上述药物治疗出现不良反应而无法使用 AmB-D 或氟康唑时考虑使用。棘白菌素类在新生儿的理想剂量仍然需要进一步研究。IDSA 指南推荐棘白菌素用于新生儿真菌感染挽救性治疗,或因耐药或毒性反应而不能使用两性霉素 B 脱氧胆酸盐及氟康唑时[14]。

2. 血流感染时需要拔出中心静脉或深静脉置管　诊断明确后即刻拔出导管与病死率降低、感染时间缩短、器官受累减少等有关。

3. 辅助治疗　中性粒细胞功能与杀灭真菌和清除真菌能力有关。在感染活动期,应纠正中性粒细胞减少,可应用集落刺激因子进行辅助治疗。

【预防】　由于新生儿真菌感染存在多种危险因素,首先应针对危险因素采取预防措施,包括:①避免使用广谱抗生素;②避免不必要的长时间使用抗生素;③尽量减少使用血管置管(中心静脉及动脉);④严格执行手卫生制度。

在采用上述预防措施后,侵袭性念珠菌感染仍然较高时考虑使用抗真菌药物预防。①氟康唑:预防性使用氟康唑可降低早产儿侵袭性念珠菌感染发生率。IDSA 推荐对侵袭性真菌感染发生率>10%的中心,在出生体重<1 000g 患儿中,口服或静脉应用氟康唑预防念珠菌感染,3~6mg/(kg·次),一周 2 次,持续应用 6 周。②制霉菌素:是最早用于预防研究的药物之一。制霉菌素预防的局限性为仅能在开始肠道喂养时使用,其主要用于预防胃肠道内真菌定植和播散。但念珠菌定植和播散可发生在多个部位,包括皮肤、中枢神经系统、胃肠道、呼吸道等,ELBW 早产儿早期常不能使用,尤其在发生肠梗阻、胃肠道疾病、喂养不耐受时,患儿不能经肠道喂养。

由于真菌感染主要发生于早产儿,针对危险因素采取综合措施预防是关键,包括预防性使用氟康唑、减少使用广谱抗生素、加强对中心静脉置管管理等措施。

五、新生儿破伤风

新生儿破伤风是由破伤风杆菌引起的严重急性感染,新生儿感染主要因断脐时使用未消毒的剪刀及线绳,脐部未严格消毒,导致细菌进入血流发生感染。常在生后 7 天左右发病,又称"七日风"。低出生体重与预后不良有关,早期诊治(出生一周内)可改善预后。

【病原学】　破伤风梭状芽孢杆菌为革兰氏阳性厌氧菌,广泛存在于自然界,抵抗力极强,需高压消毒、使用含碘消毒剂或气体消毒剂灭活。

【发病机制】　出生后坏死的脐残端及其分泌物使该部位氧化还原电势降低,有利于破伤风杆菌生长并产生痉挛毒素,经淋巴液入血,与球蛋白结合进入中枢神经系统,也可在神经肌肉接头处吸收,经外周神经或运动神经上行到脊髓和脑干。毒素与中枢神经系统组织中神经节苷脂结合,使突触小体不能释放抑制性神经递质,导致肌肉强烈持续收缩;此外毒素可兴奋交感神经,引起心动过速、血压升高。

【临床表现】　潜伏期 2~14 天,潜伏期短的患儿病情严重。开始表现为哭吵,因面肌痉挛,患儿张口、吸吮困难;随后牙关紧闭,口角上牵,出现"苦笑"面容;双手握拳,上肢过度屈曲,下肢强直性伸直,呈角弓反张,强直性痉挛阵阵发作,即使在发作间隙,肌张力仍然偏高。轻微刺激即可引起痉挛发作。呼吸肌和喉肌痉挛引起呼吸困难、窒息,肌肉痉挛可引起吞咽困难、便秘和尿潴留。此外因持续痉挛强直发作或感染,可出现发热。痉挛期可持续 2~3 周。

【诊断】　根据不洁分娩史、起病时间及临床表现可进行诊断。早期或不典型患儿可进行压舌板试验,即用压舌板检查患儿咽部,下压时患儿紧咬压舌板则为阳性,可确诊。

【治疗】

1. 控制痉挛　①首选地西泮,0.3~0.75mg/kg,缓慢静脉注射,每 4~6 小时一次,好转后逐渐延长间隔时间。痉挛好转后改经胃管口服,0.5~1mg/kg,口服地西泮半衰期较长。药物剂量需根据患儿病情进行个体化调整,必要时可增加剂量,但需要注意其可引起呼吸抑制。②苯巴比妥:半衰期较长,维持时间长,副作用较少。负荷剂量 10~30mg/kg,维持量 5mg/(kg·d)。③水合氯醛:10%溶液每次 0.5ml/kg,临时使用,灌肠或经胃管注入。④泮库溴铵:为神经肌肉阻滞剂,重症患儿使用呼吸机时可考虑使用。

2. 破伤风抗毒素　只能中和尚未与神经节苷脂结合的毒素。马血清破伤风抗毒素(TAT)1 万~2 万单位肌内注射,精制 TAT 可静脉注射。人破伤风免疫球蛋白(TIG)血浓度高,不产生血清病,500IU 肌内注射,但价格贵不易获得。

3. 青霉素　10 万~20 万 U/kg,每日 2 次,疗程 10 天。

4. 甲硝唑　首剂 15mg/kg,以后每次 7.5mg/kg,每 12 小时一次。

4. **脐部护理** 使用氧化消毒剂(3%过氧化氢)清洗脐部,再涂含碘消毒液消灭脐部残留细菌。

5. **其他** 保持环境安静,避免不必要刺激,呼吸支持,营养支持。

【预防】 推广无菌分娩。在不能保证无菌分娩的孕妇,母亲产前使用破伤风抗毒素。

(曹云)

参考文献

[1] RAWLINSON WD, BOPPANA SB, FOWLER KB, et al. Congenital cytomegalovirus infection in pregnancy and the neonate: consensus recommendations for prevention, diagnosis and therapy. Lancet Infec Dis, 2017, 17(6):177-188.

[2] JOSEPHSON CD, CALIENDO AM, EASLEY KA, et al. Blood transfusion and breast milk transmission of cytomegalovirus in very low birth weight infants. JAMA Pediatrics, 2014, 168(11):1054-1062.

[3] WEIMER KED, KELLY MS, PERMAR SR, et al. Association of adverse hearing, growth, and discharge age outcomes with postnatal cytomegalovirus infection in infants with very low birth weight. JAMA Pediatr, 2020, 174(2):133-140.

[4] BOPPANA SB, ROSS SA, SHINAMURA M. Saliva polymerase chain reaction assay for cytomegalovirus screening in newborns. N Engl J Med, 2011, 364:2111-2118.

[5] KIMBERLIN DW, JESTER PM, SANCHEZ PJ, ET AL. Valganciclovir for symptomatic congenital cytomegalovirus disease. N Engl J Med, 2015, 372(10):933-943.

[6] LANZIERI TM, CHUNG W, FLORES M, et al. Hearing loss in children with asymptomatic congenital cytomegalovirus infection. Pediatrics, 2017, 139(3):e20162610.

[7] WIJESOORIYA NS, ROCHAT RW, KAMB ML, et al. Global burden of maternal and congenital syphilis in 2008and 2012: a health systems modelling study. Lancet Glob Health, 2016, 4(8):e525-e533.

[8] MICHELOW IC, WENDEL GD JR, NORGARD MV. et al. Central nervous system infection in congenital syphilis. N Engl J Med, 2002, 346:1792.

[9] HERREMANS T, KORTBEEK L, NOTERMANS DW. A review of diagnostic tests for congenital syphilis in newborns. Eur J Clin Microbiol Infect Dis, 2010, 29:495-501.

[10] SILVA S, HENRIQUES R, GOMES JP, et al. Could we miss congenital neurosyphilis? Lancet Infect Dis, 2012, 12:816.

[11] JIANG SY, YANG CZ, YANG CY, et al. Epidemiology and microbiology of late-onset sepsis among preterm infants in China, 2015—2018: A cohort study. International J Infect Dis, 2020 Jul;96:1-9.

[12] JIANG SY, YAN WL, ZHANG L, et al. Mortality and morbidity in infants<34 weeks' gestation in 25 NICUs in China: a prospective cohort study. Front Pediatr, 2020, 8:33.

[13] STOCKER M, VAN HERK W, EL HELOUS, et al. Procalcitonin-guided decision making for duration of antibiotic therapy in neonates with suspected early-onset sepsis: a multicentre, randomised controlled trial (NeoPIns). Lancet, 2017, 390(10097):871-881.

[14] PAPPAS PG, KAUFFMAN CA, ANDES DR, et al. Clinical practice guideline for the management of Canadidiasis: 2016 update by the Infectious Disease Society of America. Clin Infect Dis, 2016, 62(15):e1-e50.

第16节 新生儿代谢紊乱

新生儿代谢紊乱的范围比较广,本节主要叙述比较常见的新生儿低血糖症、高血糖症、低钙血症、低镁血症和低钠血症。

一、新生儿低血糖症

不论胎龄和出生体重,新生儿血糖<2.6mmol/L(47mg/dl),称为低血糖症(hypoglycemia)。多数新生儿期发生的低血糖病例为生后暂时性低血糖症,少数病例低血糖持续存在或反复发生,称为持续性或顽固性低血糖[1]。新生儿低血糖容易导致脑损伤,严重者遗留神经系统后遗症,必须高度重视,及时诊断和治疗。

【病因】

1. **新生儿暂时性低血糖症的主要病因**[2]

(1)糖摄入减少:早产儿、患病新生儿因喂养困难,或因各种原因延迟喂养,糖摄入减少,常发生低血糖症。

(2)糖消耗过多:患病的新生儿糖消耗增加,易发生低血糖症,如新生儿窒息、感染、酸中毒、硬肿症等时常出现低血糖症。

（3）糖原储存不足:早产儿、小于胎龄儿糖原储存不足,并且糖原异生功能差,喂养困难,易发生低血糖症,极低出生体重儿低血糖症发生率可达30%~50%。

（4）糖尿病母亲婴儿:出生后葡萄糖来源中断,而胰岛素水平较高,易发生低血糖症。

2. 新生儿持续性低血糖的主要病因[3,4]

（1）高胰岛素血症:Beckwith综合征、胰岛细胞瘤、胰岛细胞增生症等患儿因胰岛素水平较高,表现为持续性低血糖症。

（2）先天性代谢疾病:包括糖代谢障碍,如糖原累积病、半乳糖血症等糖原分解减少;氨基酸代谢障碍,如枫糖尿病等;脂肪代谢紊乱,如肉毒碱代谢病等,可发生持续性低血糖症。

（3）内分泌疾病:垂体功能低下、皮质醇缺乏症、胰高血糖素缺乏症、肾上腺素缺乏症等。

【临床表现】 新生儿低血糖症多为无症状型。出现症状者主要表现为精神萎靡、嗜睡、喂养困难、肌张力低下、呼吸暂停、阵发性青紫,也可表现为烦躁、震颤、惊厥。反复发生或持续性低血糖要考虑Beckwith综合征、胰岛细胞瘤、胰岛细胞增生症、遗传代谢性疾病等。频繁发生低血糖者无论有无症状,均可引起脑细胞损伤,脑干诱发电位和脑MRI检查显示异常,常留有智能障碍、运动功能障碍等后遗症。

【诊断】 新生儿正常血糖值下限存在不同观点,为了尽可能避免发生脑损伤,现在认为,不论胎龄和出生体重,新生儿血糖<2.6mmol/L(47mg/dl),均称为低血糖症,必须干预。新生儿低血糖症的临床表现不典型,诊断主要依靠对血糖的监测,对有可能发生和已发生低血糖症的新生儿都应进行血糖监测,每天4~6次,直到血糖稳定。对所有早产儿、低出生体重儿、小于胎龄儿、巨大儿、大于胎龄儿、延迟喂养者、患病新生儿等,都必须进行血糖监测。

对反复发生或持续性低血糖症要积极查找病因,尽快进行相关检查,做出病因诊断。

【治疗】

1. 早期喂养 对可能发生低血糖症者生后1小时即开始喂10%葡萄糖,生后2~3小时开始喂奶。

2. 静脉滴注葡萄糖 对不能肠内喂养者,应及时静脉滴注葡萄糖,维持正常血糖。血糖<2.6mmol/L(47mg/dl)者无论有无症状,应给予10%葡萄糖6~8mg/(kg·min)静脉滴注,如血糖低于1.6mmol/L(29mg/dl)应给予10%葡萄糖8~10mg/(kg·min)静脉

滴注,维持血糖在正常范围。如发生惊厥应立即给予25%葡萄糖2~4ml/kg(早产儿用10%葡萄糖2ml/kg)静脉注射,速度为1ml/min。需注意的是,新生儿血管壁承受能力欠佳,外周血管可耐受的葡萄糖输注浓度上限为12.5%,且高浓度葡萄糖液输注过程中需加强局部皮肤和血管的观察和监测,及时发现和处理静脉液体的渗漏。

3. 激素 如患儿需要10%葡萄糖12mg/(kg·min)以上的静脉滴注速度才能维持血糖>2.6mmol/L时,可加用氢化可的松5~8mg/(kg·d)静脉滴注,或泼尼松1~2mg/(kg·d)口服。

4. 病因治疗 对反复发生或顽固性低血糖症,应进行病因治疗。胰高血糖素缺乏症者用胰高血糖素0.1~0.3mg/kg,肌内注射。高胰岛素血症者用二氮嗪(diazoxide),5~15mg/(kg·d),分3次口服。胰岛细胞瘤、胰岛细胞增生症者,需外科手术治疗[3,4]。

二、新生儿高血糖症

新生儿血糖>7mmol/L(126mg/dl)时称为高血糖症(hyperglycemia)。早产儿糖代谢能力较差,如输注葡萄糖过多,易发生高血糖症,在极低出生体重儿高血糖症发生率可达50%~60%。

【病因】

1. 新生儿对医源性输注的葡萄糖耐量降低 这是新生儿高血糖症常见的原因。新生儿(尤其是早产儿)对糖的代谢能力较差,静脉给葡萄糖浓度过高、速度过快,易发生高血糖症。早产儿和极低出生体重儿的糖耐量更低,糖利用率只有2~3mg/(kg·min),更易发生高血糖症。

2. 应激性高血糖症 重危疾病如严重感染、硬肿症、窒息缺氧等患儿,因儿茶酚胺分泌增加促使糖原分解加速、糖原异生作用增强、高血糖素和皮质醇分泌增加,常发生严重高血糖症。

3. 药物性高血糖症 母亲分娩前或新生儿出生后用过激素、氨茶碱、咖啡因等药物,可发生高血糖症。

4. 先天性糖尿病 非常少见,可表现为短暂性或持续性高血糖症。

【临床表现】 血糖>7mmol/L(126mg/dl)即可出现尿糖和渗透性利尿,甚至发生脱水,为高渗性脱水,出现烦躁不安,脱水体征不明显。新生儿尤其是早产儿颅内血管壁发育较差,因高血糖症发生严重高渗血症可导致颅内出血。高血糖症还可引起呼吸暂停。

【治疗】 新生儿生后数天要监测血糖,根据血糖

水平调整葡萄糖输注量和速度,对早产儿、高危儿要严格控制葡萄糖滴入速度,稀释药物用 5% 葡萄糖液。如血糖持续超过 15mmol/L(270mg/dl)可使用胰岛素,可选择静脉持续应用胰岛素或皮下注射胰岛素的方式,并减少静脉常规液体中的葡萄糖输注量,但要密切监测血糖,防止发生低血糖症,尤其是对体内糖原储备严重不足的早产儿和小于胎龄儿要严密监测血糖,当血糖监测值降低一半时予以适当提高静脉常规液体中的葡萄糖输注量,以维持血糖处于正常范围的高值为宜。

三、新生儿低钙血症

正常新生儿血清总钙 2.25~2.75mmol/L(9~11mg/dl),当血清总钙<2.0mmol/L(8mg/dl)或血清离子钙<0.9mmol/L(3.6mg/dl)称为低钙血症(hypocalcemia)。新生儿易发生低钙血症。新生儿低钙血症是足月和近足月新生儿发生无热惊厥的最常见原因之一。

【病因】 按起病时间分为早期和晚期低钙血症,早期低钙血症发生在生后 3 天内,多见于早产儿、窒息、糖尿病母亲新生儿,为胎儿钙储存不足、甲状旁腺功能受抑制、降钙素分泌增多所致,窒息缺氧使钙内流可引起低钙血症。晚期低钙血症发生在出生 3 天以后,多见于牛乳喂养的新生儿,为磷摄入过多所致。碱中毒也可发生低钙血症。

【临床表现】 主要为神经肌肉兴奋性增高,出现不安、震颤、惊跳、手足抽搐、惊厥,严重者出现喉痉挛和窒息。早产儿低钙血症一般无惊厥,常表现为屏气、呼吸暂停、青紫,严重者可发生猝死。心电图示 Q-T 间期延长,足月儿大于 0.19 秒,早产儿大于 0.20 秒。尿钙定性检查阴性。

【治疗】 发生低钙血症者即给 10% 葡萄糖酸钙 1~2ml/kg,加 5% 葡萄糖液 1~2 倍稀释缓慢静脉滴注,有症状者 q.8~12h.,症状控制后改为 q.d.,静脉滴注,维持 3 天。钙剂静脉滴注过快可使心脏停搏致死,如心率<100 次/min 应暂停注射,钙剂外溢致血管外可造成组织坏死。对甲状旁腺功能不全者除补钙外,需注意补充维生素 D 制剂。低钙血症伴低血镁症时,单纯补钙可导致血镁更低,应注意同时补镁。

四、新生儿低镁血症

正常新生儿血清镁为 0.8~1.15mmol/L(1.9~2.8mg/dl),离子镁为 0.40~0.56mmol/L(0.97~1.36mg/dl),血清镁<0.66mmol/L(1.6mg/dl)为低镁血症(hypomagnesemia),新生儿和婴幼儿容易发生低血镁症。

【病因】

1. **镁摄入量减少** ①早产儿:胎儿从母体获得镁主要在孕期后 3 个月;②新生儿暂时性低镁血症:为一过性,常伴低钙血症;③宫内发育迟缓:胎盘转运镁障碍、母亲供给镁减少;④禁食。

2. **镁吸收不良** ①腹泻:影响肠道对镁的吸收;②先天性镁吸收障碍:为遗传疾病;③牛乳喂养:因磷摄入多,影响镁的吸收。④肝胆疾病:可导致镁在肠道吸收减少。

3. **镁丢失过多** ①肾小管疾病:缺氧缺血、先天异常等可使肾小管重吸收镁障碍。②药物:许多药物可抑制肾小管对镁的重吸收,使尿镁排泄增加,如利尿剂、氨基糖苷发生改变,导致细胞内失钾,继而缺镁;胰岛素可增加尿镁排泄。③糖尿病母亲:糖尿病母亲因肾重吸收镁发生障碍,常有缺镁和甲状旁腺功能低下,导致新生儿低镁血症。④高钙血症:不管什么原因引起的高钙血症,都可引起低镁血症。

4. **镁在体内重新分布** 许多原因使细胞外液镁进入细胞内,发生低血镁症。代谢性碱中毒时细胞外镁进入细胞,使血镁降低。

【临床表现】 临床表现多样性,无特异性,与血清镁降低的程度不完全平行,血清镁<0.5mmol/L(1.2mg/dl)可出现症状。

1. **神经肌肉系统** 主要表现为神经肌肉兴奋性增高,出现烦躁不安、震颤、惊跳、两眼凝视、面肌或手足抽搐、腱反射亢进、四肢强直,严重者出现喉痉挛、呼吸暂停、窒息。

2. **心血管系统** 低镁血症时可导致心肌细胞兴奋性和自律性增高,传导速度减慢,可发生各种类型的心律失常,如期前收缩、阵发性心动过速、心室颤动、传导阻滞。心电图表现为:早期 T 波高尖、QRS 波增宽,严重者 PR 间期延长、ST 段下移、T 波平坦、倒置,出现 u 波,Q-T 间期正常,可与低钙血症鉴别。

3. **消化系统** 食欲缺乏、呕吐、腹胀。

4. **呼吸系统** 气管、支气管平滑肌收缩,可发生气喘、呼吸困难。

5. **低镁血症并发症** 低镁血症常合并低钙血症、低钾血症。合并低钙时,以神经肌肉兴奋为主。低镁血症与低钙血症在临床表现上难以鉴别,并且许多低镁血症常伴低钙血症,因此在低钙血症经钙剂治疗无效时应考虑低镁血症可能。合并低钾时,表现以肌无力为主,发生严重低钾血症时,补钾不易纠正,低镁血症是低钾血症难以纠正的重要原因。

【诊断】　有下列情况时应高度怀疑低镁血症:有多种电解质紊乱;原因不明、难以纠正的低钙血症、低钾血症;顽固性心律失常;难治性心力衰竭;长期使用利尿剂;严重感染;呕吐、腹泻后突然发生惊厥;血清镁<0.66mmol/L 即可诊断。24 小时尿镁比血镁更能反映实际情况,尿镁排出<1.0mmol/L 提示体内缺镁,但肾小管重吸收镁障碍引起的低镁血症,尿镁排泄增加,>1.5mmol/L。

【治疗】

1. **补镁**　2.5% 硫酸镁 2～4ml/kg 缓慢静脉滴注(每分钟不超过 1ml),如症状未控制可重复给药,2～3 次/d,惊厥控制后改为口服,10% 硫酸镁每次 1～2ml/kg,2～3 次/d。早产儿不能肌内注射,肌内注射过浅可致局部坏死。镁进入细胞内速度非常缓慢,补镁同时适当补钾,促进镁进入细胞,细胞内外镁转运速度较慢、肾保镁作用较差,补镁需持续 7～10 天。补镁过程中,如出现肌张力过低,呼吸抑制,立即给 10% 葡萄糖酸钙 2ml/kg,静脉滴注。

2. **纠正其他同时存在的电解质紊乱**　低镁血症常伴有低钙和低钾,在补镁的同时可适当补钙和补钾。伴低钙的低镁血症,用钙剂和维生素 D 治疗常无效,甚至使血镁更低,症状加重,应强调用镁剂治疗。

3. **治疗原发病**

五、新生儿低钠血症

血清钠<130mmol/L 称为低钠血症(hyponatremia)。正常血清钠主要由肾脏在抗利尿激素、醛固酮等作用下进行调节,新生儿肾脏调节功能较差,易发生钠代谢紊乱。

【病因】

1. **摄入不足**　禁食患儿、重危患儿、早产儿喂养困难,钠摄入减少,如补钠量不足,可致低钠血症。

2. **丢失增多**　①胃肠道丢失:腹泻、外科引流等;②尿钠丢失:利尿剂、急性肾功能衰竭多尿期;③盐皮质激素缺乏:各种原因引起的肾上腺皮质功能不全,如先天性肾上腺皮质增生症、醛固酮缺乏症;④皮肤丢失:皮肤渗出;⑤假性醛固酮缺乏症:远端肾小管和集合管对醛固酮不反应。

3. **水滞留**　水摄入过多或排泄障碍,会引起稀释性低血钠症。①水摄入过多:口服或静脉补无盐或低盐溶液过多;②肾排水障碍:急性肾功能衰竭;③充血性心力衰竭;④抗利尿激素异常分泌综合征(SIADH):在窒息、缺氧、感染、缺氧缺血性脑病、脑膜炎、颅内出血、心肺功能障碍、机械通气等情况时,ADH 分泌增多,引起水滞留。

4. **体内重新分布**　低钾血症时细胞内液失钾,细胞外液中的钠进入细胞内,使血钠降低。

【临床表现】　血清钠<125mmol/L 即可出现症状,如<115mmol/L 可发生严重脑水肿。失钠性低钠血症主要表现为低渗性脱水症状,细胞外液减少,血液浓缩,眼眶前囟凹陷,皮肤弹性较差,四肢冷,血压下降,严重者出现休克。严重急性低钠血症可发生脑细胞水肿,出现烦躁、嗜睡、昏迷或惊厥,但慢性低钠血症脑水肿表现不明显。稀释性低钠血症时细胞外液增多,血液稀释,渗透压降低,血压不降低,水肿明显,但 SIADH 者水肿不明显。SIADH 患儿血浆渗透压降低,<280mOsm/L,尿渗透压增高,稀释试验时尿渗透压不能降到 100mOsm/L 以下。

【治疗】

1. **病因治疗**　积极治疗原发病。

2. **失钠性低钠血症**　以补钠为主,所需钠量(mmol)=(140-患者血清钠)(mmol/L)×0.6×体重(kg)。对肾上腺皮质功能减退者应使用盐皮质激素。

3. **稀释性低钠血症**　限制水的进入量,增加水的排出,使血清钠和血浆渗透压恢复正常。可使用髓袢利尿剂,增加水的排出,对症状明显者给予 3% NaCl 静脉滴注,同时使用利尿剂。3% NaCl 12ml/kg 可提高血钠 10mmol/L,先给半量,要求在 4～6 小时将血钠提高到 125mmol/L,然后在 24～48 小时使血钠恢复正常,对慢性低钠血症不宜用 3% NaCl 快速纠正。对肾功能衰竭者可进行腹膜透析。SIADH 多为暂时性,随着原发病的改善而缓解,治疗主要是限制水的进入量,50ml/(kg·d),一般不需补钠,如血钠<120mmol/L 或出现脑水肿症状,也可用 3% NaCl[5]。

(黑明燕)

参考文献

[1] 邵肖梅,叶鸿瑁,邱小汕. 实用新生儿学. 5 版. 北京:人民卫生出版社,2019.

[2] DUTTA S, SINGH B, CHESSELL L, et al. Guidelines for feeding very low birth weight infants. Nutrients, 2015, 7(1): 423-442.

[3] DEMIRBILEK H, HUSSAIN K. Congenital hyperinsulinism: diagnosis and treatment update. J Clin Res Pediatr Endocrinolo, 2017, 9(Suppl 2): 69-87.

[4] HAY WW JR, ROZANCE PJ. Neonatal hyperglycemia-

causes,treatments,and cautions. J Pediatr,2018,200:6-8.

[5] FELD LG,NEUSPIEL DR,FOSTER BA,et al. Clincial practice guideline:maintenance intravenous fluids in children. Pediatr,2018,142(6):e20183083.

第 17 节　新生儿寒冷损伤综合征

新生儿寒冷损伤为低体温所致,病情严重者出现新生儿硬肿症(sclerema neonatorum),以皮下脂肪组织硬化、水肿为特征,多发生在寒冷季节,多见于重症感染、窒息、早产及低出生体重儿。严重低体温、硬肿症者可继发肺出血、休克及多脏器功能衰竭而致死[1]。

【病因与病理生理】

1. **新生儿体温调节特点**　①新生儿尤以早产儿体温调节中枢发育不成熟,产热代谢的内分泌调节功能低下,糖原和棕色脂肪贮备少,体表面积相对较大,皮肤薄,血管分布较多,易于散热。②新生儿缺乏寒战的物理产热机制,棕色脂肪为其化学产热的主要部位,占体重2%~6%,位于肩胛间区、颈部、腋窝、胸腹大血管、肾上腺周围,消耗后不能再生。③新生儿皮下脂肪组织中饱和脂肪酸含量比未饱和脂肪酸多,前者熔点较高,当体温降低时,皮脂易发生凝固而硬化。

2. **新生儿低体温的易患因素**　以受寒和感染最为常见。近年来,随着生活条件和医疗水平的提高,寒冷所致硬肿症的发生率已经明显降低。感染时消耗增加,摄入不足,产热不够,以及感染所致的休克、缺氧、酸中毒和循环障碍等均可能是导致硬肿症的促发因素。

3. **寒冷损伤对机体的影响**　低体温对机体各个脏器的功能都可产生不同程度的抑制作用,寒冷损伤的决定因素是低温的程度和持续时间、合并的病理状态(主要是低氧和低血糖)和机体的代偿能力。正常状态下,体温、氧合和血糖呈维系能量代谢的三角关系,而在病理状态下,如果单独或相继出现低体温、低血糖或低氧血症,三者之间就会互为因果,相互加重,从而形成恶性循环,最终导致能量三角关系的丧失,从而损害各器官系统的功能。

(1) 循环障碍:冷应激时由于血管收缩,组织无氧酵解增加,引起酸中毒和微循环障碍。严重时毛细血管通透性增加,血浆蛋白外渗,组织水肿,甚至有效循环血量不足,出现低血压、休克状态。寒冷亦可引起心肌损害、心脏收缩和舒张功能不全、心率减慢、QT间期延长,30℃以下可见心房颤动,28℃以下心室颤动发生率增高。

(2) DIC 和出凝血机制改变:寒冷导致毛细血管壁受损,释出组织凝血活酶;血浆外渗、血液浓缩,导致红细胞聚集,血液黏滞度增高;低温也可影响血小板功能、PT 和 PTT 时间延长、出血时间延长。这些因素的综合作用可引起 DIC 或出血倾向。

(3) 呼吸功能障碍:呼吸频率、每分通气量和潮气量随体温降低成比例下降,体温低于 30℃ 时可出现呼吸暂停和肺出血。低氧和酸中毒致肺部血管收缩,发生肺动脉高压。

(4) 其他:低体温可使代谢率升高、氧离曲线左移、氧利用率降低、药物代谢降低、钾离子内移致低钾血症、酸中毒。由于血流重新分布,肾血流动力学和肾小管水钠的重吸收受到明显影响,引起寒冷性多尿,严重者发生肾功能不全。低温时消化液分泌减少,肠蠕动减弱,肠道缺血造成新生儿坏死性小肠炎。低温可引起免疫抑制,尤其是细胞免疫。

【临床表现】　寒冷损伤主要发生在寒冷季节,尤以我国北方各省发生率和病死率较高,但也可发生于夏季和南方地区。多侵犯生后 1 周内的婴儿,特别是早产儿。临床表现包括低体温、皮肤硬肿和多系统功能损害三大主征。

1. **低体温**　以早产儿和低出生体重儿居多,全身或肢端凉,体温常在 35℃ 以下,严重者 30℃ 以下。

2. **皮肤硬肿**　包括皮脂硬化和水肿两种病变。皮脂硬化处皮肤变硬,紧贴皮下组织,不易捏起和推动;硬中带肿,严重时肢体僵硬,不能活动,触之如硬橡皮样;皮肤呈紫红、苍灰或发绀。水肿则指压呈凹陷性,主要出现在皮肤或皮下脂肪硬化部位。硬肿为对称性,累及的多发部位顺序依次为下肢、臀部、面颊、上肢、背、腹、胸部等,手掌、足底和生殖器等缺乏皮下脂肪的区域不受累。临床上按皮肤硬肿面积占全身的百分比分为轻、中、重三度。硬肿面积越大,各器官功能损害越重,病情越重,病死率越高。

3. **器官功能损害**　本病早期常有不吃、不哭等反应低下表现。随着体温降低,硬肿出现或加重,可伴有循环障碍、休克、DIC、肺出血、急性肾衰竭以及酸碱、电解质平衡紊乱和内分泌调节紊乱等多系统功能损害表现。

（1）循环障碍及DIC：重度低体温患儿，特别是体温<30℃或硬肿加重时，常伴有明显的微循环障碍表现，如面色苍白、发绀、四肢凉、皮肤呈花纹状，毛细血管再充盈时间延长，严重者发生DIC。心率早期可有一过性增快（>160次/min），随病情加重或体温低下可逐渐减慢，严重时可低于100次/min，且心音低钝，有时心律失常。若体温恢复，心率仍<100次/min，考虑有心源性休克或心力衰竭存在，此时常有明显心肌损害，心肌酶谱升高；心电图主要表现为窦性心动过缓、低电压、QT间期延长、ST-T波改变和一度房室传导阻滞等。

（2）肺出血：多发生在重度低体温（<30℃）硬肿症患儿的疾病极期，主要表现为，①呼吸困难及发绀突然加重，给氧后症状不缓解；②肺内湿啰音迅速增加；③血气显示PaO₂迅速下降；④气管插管内吸出血性液体；⑤泡沫样鲜血自鼻、口涌出。肺出血是本病最危重的临床征象和主要死因，如不及时急救，可在数小时内死亡。

（3）其他：主要为急性肾衰竭和内环境紊乱，如代谢性酸中毒、高钾血症、低钙血症、低钠血症和低血糖症等。

【诊断】 新生儿硬肿症分轻、中、重度（表14-25）。诊断依靠病史和临床表现，有保暖不当或严重感染、窒息、产伤史等；临床表现为低体温、反应低下，病情加重后发生硬肿，多器官功能损害。实验室检查根据需要检测动脉血气、血电解质及尿素氮或肌酐、心电图、胸部X线片等。本症需要与新生儿局限性水肿和新生儿皮下坏疽鉴别[2]。

表14-25 新生儿冷伤分度及评分标准*[1]

| 评分 | 体温 | | 硬肿范围/% | 器官功能改变 |
	肛温/℃	腋-肛温差/℃		
0	≥35		<20	无明显改变
1	<35	0或正值	20～50	明显改变
4	<30	负值	>50	功能衰竭

注：*具有体温、硬肿范围和器官功能改变每项分别评1分，总分为0分者属轻度，1～3分为中度，4分以上为重度。硬肿范围计算：头颈部20%，双上肢18%，前胸及腹部14%，背部及腰骶部14%，臀部8%，双下肢26%。器官功能低下，不吃、不哭、反应低下、心率慢或心电图及血生化异常；器官功能衰竭指休克、心力衰竭、DIC、肺出血、肾功能衰竭等。

【预防】 低温对机体的影响是多方面的，应该严格按照世界卫生组织和最新的新生儿复苏指南中规定的采取更加积极主动的保暖措施来减少或避免寒冷损伤对机体的影响。

【治疗】 新生儿硬肿症患儿的首要处理是诊断和治疗并发疾病。感染、代谢紊乱、心脏病和其他先天性畸形必须及时治疗。应监测患儿的体温、液体状态和电解质水平，并积极维持在正常范围内。

1. **复温** 正确复温是治疗新生儿硬肿症的重要措施。对体温稍低者（34～35℃）可用预热的衣被包裹置于25～26℃室温中，加用热水袋、热炕、电热毯包裹或母怀取暖等方法，体温多能很快升至正常。对体温明显降低者（≤33℃），有条件者可先在远红外辐射热保暖床快速复温，或暖箱复温，温度高于患儿皮肤温度1℃，随着患儿体温升高，逐渐升高床温，复温速度约0.5～1℃/h，直至体温正常。复温时应监护患儿生命体征，包括血压、心率、呼吸等，体温监测应包括肛温、腋温、腹壁皮肤温度及环境温度。

2. **控制感染** 由于感染是硬肿症的诱因之一，故应适当选用广谱抗生素。尿量明显减少时慎用，对新生儿肾脏有毒副作用的药物。

3. **热量和液体供给** 严格计算出入量。存在明显心、肺、脑和肾功能损害者，应严格限制输液速度和液量（每天60～80ml/kg）或根据血压、血气等指标采取量出为入的原则补充液量并保障有效组织灌注。提供足够的热量有助于体温的恢复。胃肠功能紊乱者不宜进食，应予以部分或完全静脉营养，静脉滴注葡萄糖每分钟6mg/kg，根据血糖水平调整糖速。

4. **纠正器官功能紊乱**

（1）循环障碍：低温时多有代谢性酸中毒，根据血气值计算稀释后给予。血压降低伴心率减慢者首选多巴胺或同时使用多巴酚丁胺5～15μg/（kg·min）静脉滴注，增加心肌收缩力和改善肾血流。

（2）DIC：早期DIC高凝状态，可用微量肝素疗法，每日0.2～0.5mg/kg，分次（每8或12小时一次）皮下注射。新生儿高凝状态维持时间较短，很快会进入消耗性低凝期，应用时应密切监测试管法凝血时间，二剂肝素后应给予新鲜冰冻血浆或根据凝血报告补充冷沉淀物。

（3）急性肾衰竭：尿少或无尿可给呋塞米，每次1～2mg/kg，每天1～2次，或将一天的总量加入常规补液中24小时持续静脉滴注，效果更好，同时严格限制液量。无效时加用小剂量多巴胺静脉滴注。并发高钾血症应限制钾的摄入,严重时给予胰岛素治疗,中央静脉注射适量葡萄糖酸钙可抵消钾对心脏的毒性作用。

(4) 肺出血:一经确定诊断,早期给予气管内插管进行正压呼吸治疗,平均气道压 7~12cmH$_2$O,此时最好改为高频机械通气治疗,以便更好地改善肺的氧合功能。病情好转后逐渐降低呼吸机参数。积极治疗引起肺出血的病因,如 DIC、肺水肿、急性心、肾功能衰竭等。

新生儿硬肿症死亡率高。由于该病是早产儿和低出生体重儿存在严重疾病的情况下发生,及时诊断和治疗相关疾病至关重要。换血疗法可能有助于降低死亡率,但是相关数据有限。

(周文浩)

参考文献

[1] 邵肖梅,叶鸿瑁,丘小汕. 实用新生儿学. 5 版. 北京:人民卫生出版社:2019.

[2] ZEB A,DARMSTADT GL. Sclerema neonatorum:a review of nomenclature, clinical presentation, histological features, differential diagnoses and management. J Perinatol, 2008, 28: 453-460.

第18节 早产儿视网膜病

早产儿视网膜病(retinopathy of prematurity,ROP)是一种发生于早产儿的视网膜血管异常增生性疾病。1942 年首次报道,但直到 1980 年才引起普遍关注,当时美国等发达国家由于早产儿存活率明显提高,ROP 发生率显著增加,许多早产儿因发生 ROP 导致失明或严重视力障碍。1991 年美国多中心 ROP 研究小组(CRYO-ROP)调查显示,出生体重<1 251g 早产儿 ROP 发生率 65.8%(2 699/4 099),出生体重<1 000g 早产儿为 81.6%(1 815/2 237)。2002 年美国再次进行多中心研究(ETROP),出生体重<1 251g 早产儿 ROP 发生率 68%(5 541/6 998)[1,2]。因此,尽管经过 20 多年不懈努力,ROP 仍然是早产儿的重要威胁。近年来,我国早产儿存活率明显改善,ROP 发生率也明显增加[3]。目前 ROP 已成为世界范围内儿童致盲的重要原因,约占儿童致盲原因的 6%~18%,加强对 ROP 的防治非常重要。

【病因与危险因素】

1. 早产低出生体重　ROP 发病因素很多,但目前一致认为早产低体重是发生 ROP 的根本原因。胎龄越小,体重越低,视网膜发育越不成熟,ROP 发生率越高,病情越严重。CRYO-ROP 小组研究显示,出生体重<750g、750~999g、1 000~1 250g 早产儿 ROP 发生率分别为 90%、78.2%、46.9%;胎龄≤27 周、28~31 周、≥32 周早产儿 ROP 发生率分别为 83.4%、55.3%、29.5%。

2. 基因与遗传因素　研究发现,有些早产儿即使不吸氧也发生 ROP,而有些早产儿即使较长时间氧疗也不发生 ROP,提示 ROP 的发生有明显个体差异,可能与特殊基因有关。

3. 氧疗　早产儿由于肺发育未成熟,依靠氧疗才能维持生命,但氧疗与 ROP 密切相关,早产儿各器官发育未成熟,早产儿视网膜血管对氧极为敏感,高浓度氧可使视网膜血管收缩,引起视网膜缺氧,诱导产生血管生长因子,导致新生血管形成。氧疗是否会导致 ROP 取决于多个因素,包括氧疗浓度、氧疗时间、氧疗方式、动脉氧分压的波动及对氧的敏感性等。

(1) 吸氧浓度:胎儿在宫内环境相对缺氧,生后空气环境氧浓度较高。早产儿吸氧浓度越高,ROP 发生率越高,但目前很难确定吸氧浓度超过多少更易发生 ROP。

(2) 氧疗时间:研究显示氧疗时间越长,ROP 发生率越高,但有些早产儿氧疗数天就可以发生 ROP,而有些氧疗数月也不一定发生 ROP。有报道发生 ROP 早产儿平均氧疗时间为(69±44)天,没有 ROP 氧疗时间为(39±30)天(P<0.000 1)。

(3) 氧疗方式:研究显示不同氧疗方式对视网膜血管发育可产生不同的影响,吸入氧浓度波动较大、吸入高浓度氧后突然停氧,导致动脉血氧分压波动越大(尤其是生后 2 周内),对 ROP 的进展起重要作用,ROP 的发生率越高,程度越重。

4. 贫血和输血　早产儿贫血发生率较高,经常需要输血。有研究显示贫血和输血与 ROP 的发生发展有关,出生体重<1 500g 早产儿中未发生 ROP 者与发生 ROP 者的输血次数明显不同(1:7),发生 ROP Ⅰ~Ⅲ期与 ROP 阈值病变的早产儿输血次数不同(6:16)。

5. 代谢性酸中毒　研究显示代谢性酸中毒是 ROP 的危险因素。酸中毒可引起新生鼠视网膜新生血管形成,酸中毒持续时间越长,新生血管形成发生率越高,酸中毒持续1、3、6天,视网膜新生血管形成发生率分别为34%、38%、55%,酸中毒后2~5天发生率最高。

6. 其他 反复呼吸暂停、感染、$PaCO_2$过低也是ROP的危险因素。

【发病机制】 早产儿视网膜血管发育未成熟,在血管进一步成熟过程中,由于代谢需求增加导致局部视网膜缺氧,在各种高危因素作用下,使发育未成熟的视网膜血管收缩、阻塞,视网膜血管发育停止,导致视网膜缺氧。视网膜缺氧可继发血管生长因子大量产生,从而刺激新生血管形成,最终导致ROP。因此,ROP的发生可分为两个阶段:第一阶段,视网膜血管阻塞或发育受阻、停止;第二阶段,视网膜缺氧继发新生血管形成。新生血管均伴有纤维组织增殖,纤维血管膜沿玻璃体前面生长,在晶状体后方形成晶状体后纤维膜,膜的收缩将周边部视网膜拉向眼球中心,引起牵拉性视网膜脱离,使视网膜结构遭到破坏,最后导致眼球萎缩、失明[4,5]。

1. 视网膜新生血管形成 视网膜新生血管形成在ROP发病机制中起主导作用。视网膜缺氧是导致新生血管形成的关键因素。由于早产儿视网膜存在无血管区而发生缺氧,缺氧可诱导视网膜产生血管生长因子,进而刺激新生血管形成。新生血管形成是一个复杂的、众多血管因子之间相互作用、相互调节的结果。体外研究表明,新生血管形成主要包括以下步骤:血管基底膜酶降解,内皮细胞趋化、迁移、有丝分裂,内皮细胞和周细胞相互作用,形成血管管腔和新的基膜。其中,内皮细胞起主导作用。

2. 参与视网膜新生血管生成的因子 现已发现多种因子参与新生血管生成,其中促进血管增生的因子有:血管内皮生长因子(vascular endothelial growth factor,VEGF)、胰岛素样生长因子-1(insulin-like growth factor-1,IGF-1)、碱性成纤维细胞生长因子(basic fibroblast growth factor,bFGF)、肝细胞生长因子(hepatocyte growth factor,HGF)、表皮生长因子(epidermal growth factor,EGF)、血小板衍生生长因子(platelet derived growth factor,PDGF)、β-转化生长因子、血管促白细胞生长素等。抑制血管增生的因子有:色素上皮衍生因子(pigment epithelium-derived factor,PEDF)、一氧化氮(NO)等。当血管生成物质与抗血管生成物质达到平衡时,血管生成的"开关"关闭;若这一平衡被打破,血管生成物质占优势,"开关"打开,于是血管生成。

【临床表现】

1. 发病对象 早产儿ROP主要发生在出生体重<1 500g的早产儿,但体重1 500~2 000g早产儿也可发生ROP,发生率为5%~7%,总体而言,体重越轻发生率越高。

2. 危险因素 有以下危险因素病史者容易发生ROP,需密切注意,如缺氧、氧疗、反复呼吸暂停、机械通气、休克、贫血、输血、感染、酸中毒、母亲年龄>35岁、多胎等。

3. 发病时间 ROP绝大部分出现在矫正胎龄35~41周(高峰期为38.6周),最早为矫正胎龄31~32周,90%患者均在矫正胎龄44周以前出现。急进型ROP病程进展非常快,务必特别注意。

4. 眼底检查 ROP临床表现主要是眼底视网膜的血管变化,通过眼底检查发现病变。根据ROP国际分类法(ICROP),ROP眼底病变要确定眼底区域。①按区域定位:将视网膜分为三区。Ⅰ区,以视盘为中心,以视盘到黄斑中心凹距离的2倍为半径的圆内区域。Ⅱ区,以视盘为中心,以视盘至鼻侧锯齿缘距离为半径,Ⅰ区以外的区域。Ⅲ区,Ⅱ区以外的颞侧半月形区域,是ROP最高发的区域。②按时钟钟点定位病变范围:将视网膜按时钟钟点分为12个区域计算病变范围。

5. 视网膜病变严重程度 按视网膜病变严重程度将ROP分为Ⅰ~Ⅴ期。Ⅰ期:视网膜后极部有血管区与周边无血管区之间出现一条白色平坦的细分界线。Ⅱ期:白色分界线进一步变宽且增高,形成高于视网膜表面的嵴形隆起。Ⅲ期:嵴形隆起愈加显著,呈粉红色,此期伴纤维增殖,进入玻璃体。Ⅳ期:部分视网膜脱离,根据是否累及黄斑可分为a、b两级。Ⅳa为周边视网膜脱离未累及黄斑,Ⅳb为视网膜脱离累及黄斑。Ⅴ期:视网膜全脱离,常呈漏斗型,可分为宽、窄、前宽后窄、前窄后宽4种漏斗型。此期有广泛结缔组织增生和机化膜形成,导致晶状体后纤维膜。

6. 一些特殊病变

(1) 附加病变(plus):后极部视网膜血管怒张、扭曲,或前部虹膜血管高度扩张。plus是ROP活动期指征,一旦出现提示预后不良。存在plus时在病变分期的期数旁写"+",如Ⅲ期+。

(2) 阈值病变(threshold ROP):指Ⅲ期ROP,位于Ⅰ区或Ⅱ区,新生血管连续占据5个时钟范围,或病变虽不连续,但累计达8个时钟范围,同时伴plus。此期是早期治疗的关键时期。

(3) 阈值前病变(prethreshold ROP):包括两种情况。若病变局限于Ⅰ区,ROP可为Ⅰ、Ⅱ、Ⅲ期。若病变位于Ⅱ区,则有3种可能,Ⅱ期ROP伴plus;Ⅲ期ROP不伴plus;Ⅲ期ROP伴plus,但新生血管占据不到连续5个时钟范围或不连续累计8个时钟范围。

(4) Rush病变:ROP局限于Ⅰ区,新生血管行径平直。Rush 病变发展迅速,一旦发现应提高警惕。

（5）退行期:大多数患儿随年龄增长 ROP 自然停止,进入退行期。此期特征是嵴上血管向前面无血管区继续生长为正常视网膜毛细血管,嵴逐渐消退,周边视网膜逐渐透明。

【诊断与筛查】 由于早产儿存在发生 ROP 的风险,早期诊断显得非常重要。Ⅰ期和Ⅱ期 ROP 为疾病早期,一般不需要立即治疗,需严密观察。而Ⅳ期和Ⅴ期 ROP 为晚期,治愈率很低,视力损害和致盲发生率均非常高。Ⅲ期为治疗的关键,如发现Ⅲ期病变即开始治疗,疗效比较好,大部分可以避免致盲。早期诊断 ROP 最好的办法是开展筛查。因此,建立筛查制度,在合适的时机进行眼底检查,成为 ROP 早期诊断及防治的关键[5,6]。

1. 筛查对象和指征 以最小的人力、财力投入,最大限度地避免漏诊为原则,有效的筛查既要及时检测出阈值 ROP,又要减少不必要的检查次数。由于 ROP 主要发生在较小的早产儿,国际上一般将出生体重<1 500g 或胎龄<32 周的所有早产儿,不管是否吸过氧都列为筛查对象;对出生体重在 1 500~2 000g 或胎龄在 32~34 周的早产儿,如吸过氧或有严重合并症者,也列为筛查对象。

我国各地医疗卫生水平差异较大,出生体重 1 500~2 000g 早产儿 ROP 发生率达 5%,应将筛查对象范围适当扩大,才能最大限度地减少严重 ROP 的发生和避免出现不良后果。为此,卫生部在 2004 年制定了现阶段《早产儿治疗用氧和视网膜病变防治指南》(以下简称《指南》)。《指南》确定 ROP 筛查对象是:①胎龄<34 周或出生体重<2 000g 的所有早产儿;②出生体重>2 000g 早产儿,如病情危重曾经接受机械通气或 CPAP 辅助通气,氧疗时间较长者。该筛查指征比国际上多数国家都要高,增加了筛查工作量,但我国刚刚开展筛查,筛查制度还没有普遍建立,将筛查标准定得高一些,有利于减少漏诊和增强大家的筛查意识。

2. 筛查时间 初次筛查时间最好同时考虑生后日龄和矫正胎龄,尤其是矫正胎龄与严重 ROP 出现的时间更相关,即出生时胎龄越小者发生 ROP 的时间相对越晚。出生体重<1 251g 早产儿中,矫正胎龄<43 周者,60%发展为Ⅰ期 ROP,18%为Ⅲ期;Ⅰ期 ROP 平均出现于矫正胎龄 34.3 周,阈值前 ROP 出现于矫正胎龄 35.7~36.6 周,阈值 ROP 出现于矫正胎龄 36.7~37.3 周(平均 36.9 周),95%阈值 ROP 出现于矫正胎龄 42 周以前,但最早可在 31 周出现。目前,大多数国家将首次筛查时间定在生后第 4 周或矫正胎龄 32 周。美

国儿科学会和眼科学会在 2006 年对孕周、日龄、矫正胎龄和 ROP 初筛的关系有一个很好的总结(表 14-26)。我国的《指南》规定,首次筛查时间为生后 4~6 周。

表 14-26 根据出生时的胎龄决定首次筛查的时机

胎龄/周	首次检查的年龄/周	
	矫正胎龄	生后日龄
22	31	9
23	31	8
24	31	7
25	31	6
26	31	5
27	31	4
28	32	4
29	33	4
30	34	4
31	35	4
32	36	4

3. 检查方法 一般用间接眼底镜或眼底数码相机检查。

（1）间接检眼镜:传统方法一般用间接检眼镜和屈光度 25D 或 28D 的透镜进行眼底检查,这是目前国际上主要的检查方法。检查前半小时用 0.2%环喷托酯和 1%去氧肾上腺素充分扩大瞳孔,检查时用 1 滴 0.5%丙氧苯卡因先使眼球麻醉,然后用开睑器将眼睑分开,结合用巩膜压迫器以观察极周边视网膜的情况。检查结束后用普通抗生素眼药水消炎。整个检查过程应在护理人员、新生儿科医生和眼科医生的共同协作下完成,尤其是 VLBW 或 ELBW 以及病情尚不稳定者,应同时监测生命体征。为减少乳汁吸入,检查后 30 分钟至 2 小时方可进食,应监测血糖以防低血糖发生。但间接检眼镜检查有一定的主观性,可能存在漏诊,需要检查者有较高的技术。

（2）眼底数码相机:近年来越来越多的 NICU 采用先进的眼底数码相机(RetCam)进行检查。扩瞳、表面麻醉和开睑方法同前。在数码摄像机镜头上挤适量凝胶,与眼球充分吻合,按正中位、上、下、左、右共 5 个方向对视网膜摄像,成像储存于电脑中,可打印,也可远程传输给有经验的眼科医生。优点是,①检查者不必是有经验的眼科医生,技术员或护士经培训即可进行此操

作,可以节约人力;②检查结果比较客观,不同眼科医生对结果判断的准确性、一致性和可靠性大大增加;③检查结果可保存,有利于病情随访,不容易错过手术时机,也有利于资料统计;④可减少由检查本身造成的眼球损伤。

4. **随访方法** 根据第一次检查结果而定。如双眼无病变,可隔周复查 1 次,直到纠正胎龄 42 周,视网膜血管长到锯齿缘为止。如有 I、II 期病变,应每周复查 1 次,随访过程中若 ROP 程度下降,可每 2 周检查 1 次,直至病变完全退行。若出现 III 期病变,应考虑治疗,如达到阈值水平,应在诊断后 72 小时内进行激光或冷凝治疗。

随访频度应根据上一次检查的结果,由眼科医生决定,直至矫正胎龄足月,视网膜完全血管化(表 14-27)。

表 14-27　早产儿 ROP 眼底随访及处理措施

眼底检查发现	应采取的处理措施
无 ROP 病变	隔周随访 1 次,直至矫正胎龄 44 周
I 期病变位于 II ~ III 区	隔周随访 1 次,直至病变退行消失
II 期病变	每周随访 1 次,直至病变退行消失
Rush 病变	每周随访 1 次,直至病变退行消失
阈值前病变	每周随访 1 次,考虑激光或冷凝治疗
III 期阈值病变	应在 72 小时内行激光或冷凝治疗
IV 期病变	玻璃体切割术,巩膜环扎手术
V 期病变	玻璃体切割术

患儿转院或出院后,仍应坚持眼科随访直至矫正胎龄 44 周。所以,在出院前需再次和家属强调 ROP 随访的重要性,应该以书面形式告知家属,让家属完全知晓该病的不良预后。只有通过医务人员和家属的共同努力,严格贯彻随访制度,才能达到无遗漏地全面筛查和全程随访。

5. **筛查管理** 在具体筛查工作中有许多问题需要协调解决,必须对筛查的过程和筛查的患儿进行有序管理,做到该查的必须查,该何时查必须何时查,不能遗漏。例如,对纳入筛查对象的早产儿,出生后即进行登记,建立登记表,记录出生后医疗及用氧情况,在生后规定时间开始第 1 次筛查,记录筛查结果。根据第 1 次筛查结果决定下次筛查时间,如果患儿尚在住院,床位医师必须记录筛查结果。如果患儿已出院,必须在出院医嘱上写清楚,让家长了解。

【**预防**】 针对 ROP 病因和危险因素,采取相应的综合预防措施,对降低 ROP 发生率具有重要作用。

1. **加强对早产儿各种合并症的防治** 早产儿合并症越多、病情越严重,ROP 发生率越高,加强对早产儿各种合并症的治疗,使早产儿尽可能平稳度过危险期,减少氧疗机会,可以降低 ROP 发生率。

2. **规范氧疗** 早产儿由于呼吸系统发育不成熟,生后常依靠氧疗才能维持生命,在氧疗时要注意以下问题:①尽可能降低吸氧浓度;②缩短氧疗时间;③减少动脉血氧分压的波动。

研究显示,氧疗与 ROP 关系非常复杂,在不同时期会产生不同的作用,可产生多重作用或相反作用,许多环节还没有被认识,有待于进一步的动物实验及临床研究。面对这些矛盾,在临床工作中最为重要的是尽可能使患儿病情保持稳定,使动脉血氧分压保持稳定,既要避免长时间吸入高浓度氧,又要避免发生严重缺氧,规范氧疗非常重要。

3. **其他** 积极防治呼吸暂停,治疗代谢性酸中毒,预防贫血及减少输血,防治感染,防治 $PaCO_2$ 过低。

ROP 致病因素众多,发病机制非常复杂,目前还没有单一的预防手段,应采取综合性的预防措施,同时对高危病例进行规范的筛查,早期发现 ROP 病变,及时进行激光或手术治疗,避免失明。

【**治疗**】 在筛查过程中,一旦发现 III 期病变,应及时开始治疗。目前国际上主要采用激光治疗和手术治疗,但激光和手术治疗对视网膜产生不同程度的破坏性,治疗后视网膜血管不再继续发育,从而导致视力受损。近年,药物治疗成为研究热点[7-9]。

1. **药物治疗** ROP 药物治疗主要是应用抗血管内皮生长因子(VEGF)抗体治疗 ROP,目前美国 FDA 已批准 4 种抗 VEGF 抗体药物可以临床使用[7]:贝伐单抗(bevacizumab)、兰尼单抗(ranibizumab)、哌格太尼钠(pegaptanib)、阿柏西普(aflibercept)。给药方法一般为玻璃体内注射。初步结果显示有较好疗效,但具体使用方法、指征、疗程、临床安全性等问题有待更多的临床证据。

2. **激光光凝治疗** 随着间接检眼镜输出激光装置的问世,光凝治疗早期 ROP 取得良好效果。与冷凝治疗相比,光凝对 I 区 ROP 疗效更好,对 II 区病变疗效相似,且操作更精确,可减少玻璃体积血、术后球结膜水肿和眼内炎症。对阈值 ROP 首选光凝治疗。光凝在全麻下进行,通过间接检眼镜激光输出系统,在 20D 或 28D 透镜下进行,在视网膜无血管区施行 800 ~ 2 000 个光凝点。以往用氩(Ar)离子激光治疗,但 Ar 激光属蓝绿光,易被眼球的其他结构吸收而引起严重并发症,如角膜混浊、术后白内障等。现多用二极管激光治疗,二极管激光属红光或红外光,穿透性强,不易被屈光间质吸收,并发症少。

3. 冷凝治疗　据 CRYO-ROP 小组研究表明,对阈值 ROP 进行视网膜周边无血管区的连续冷凝治疗,可使 50% 病例免于发展到黄斑部皱劈、后极部视网膜脱离、晶状体后纤维增殖等严重影响视力的后果。冷凝治疗通常在局麻下进行,亦可在全麻下操作,在间接检眼镜直视下通过结膜透入眼内施行 40~50 个冷凝点。目前 ROP 冷凝治疗的短期疗效已得到肯定,但远期疗效还有待进一步确定。

4. 巩膜环扎术　如果阈值 ROP 没有得到控制,发展至Ⅳ期或尚能看清眼底的Ⅴ期 ROP,采用巩膜环扎术可能取得良好效果。巩膜环扎术治疗 ROP 的目的是解除视网膜牵引,促进视网膜下液吸收及视网膜复位,阻止病变进展至Ⅴ期。

5. 玻璃体切割手术　巩膜环扎术失败及Ⅴ期患者,只能做复杂的玻璃体切割手术。术后视网膜得到部分或完全解剖复位,但患儿最终视功能的恢复极其有限,很少能恢复至有用视力。

(陈超)

参考文献

[1] HELLSTRÖM A,SMITH LEH,DAMMANN O. Retinopathy of prematurity. Lancet,2013,382:1445-1457.

[2] BLENCOWE H,LAWN JE,VAZQUEZ T,et al. Preterm-associated visual impairment and estimates of retinopathy of prematurity at regional and global levels for 2010. Pediatr Res,2013,74:35-49.

[3] 早产儿视网膜病变多中心调查协作组. 中国大陆早产儿视网膜病变临床特点和眼底病变的多中心调查. 中国循证儿科杂志,2015,10(3):161-165.

[4] HARTNETT ME. Pathophysiology and mechanisms of severe retinopathy of prematurity. Ophthalmology, 2015, 122:200-210.

[5] CHAN-LING T,GOLE GA,QUINN GE,et al. Pathophysiology,screening and treatment of ROP:a multi-disciplinary perspective. Progress in Retinal and Eye Research,2018,62:77-119.

[6] FIERSON WM,American Academy of Pediatrics Section on Ophthalmology,American Academy of Ophthalmology,et al. Screening examination of premature infants for retinopathy of prematurity. Pediatrics,2013,131:189-195.

[7] SANKAR MJ,SANKAR J,CHANDRA P. Anti-vascular endothelial growth factor(VEGF)drugs for treatment of retinopathy of prematurity. Cochrane Database of Systematic Reviews,2018,1(1):CD009734.

[8] HARTNETT ME. Advances in understanding and management of retinopathy of prematurity. Survey of Ophthalmology,2017,62:257-276.

[9] HOLMSTRÖM G,HELLSTRÖM A,GRÄNSE L,et al. New modifications of Swedish ROP guidelines based on 10-year data from the SWEDROP register. Br J Ophthalmol,2019,0:1-7.

第 19 节　新生儿常见外科疾病

新生儿常见外科疾病包括先天畸形(出生缺陷)、创伤、肿瘤及感染四大类,以先天畸形最为常见。2012 年中国出生缺陷防治报告出生缺陷的总发生率为 5.6%,而出生缺陷死亡率在全国婴儿死因中的构成比顺位由 2000 年的第 4 位上升至 2011 年的第 2 位,达 19.1%。因此不断提高严重出生缺陷的诊断和治疗水平,提高成活率是目前的主要任务和挑战。

一、先天性食管闭锁及气管食管瘘

先天性食管闭锁及气管食管瘘(congenital esophageal atresia and tracheoesophageal fistula)简称"食管闭锁-气管瘘",是一种严重的先天性发育畸形[1]。发病率为 1:(3 000~4 000)个活产新生儿,早产未成熟儿多见。多达 50% 患儿伴有其他畸形,其中 25% 是危及生命或需急诊手术的,如肛门闭锁、肠旋转不良、肠闭锁等。先天性心脏病是最常见的合并畸形,其并发症发生率和死亡率也最高。其他常见的合并畸形包括泌尿生殖系统、骨骼、肛门、直肠和其他胃肠道,最多见十二指肠闭锁。畸形可单发,也可几种畸形同时存在,1973 年 Quan 等用 VATER 综合征表示合并的畸形(V 脊柱、A 肛门直肠、TE 气管食管瘘、R 桡骨/肾脏)。以后扩展为 VACTERL(C 心脏和 L 肢体)。

最早发现本病的是 Willion Durston 医生,他于 1670 年报告了一对胸部连体婴中的一个食管近端盲闭。1697 年,Hhomas Gibsin 详细描述了一例食管闭锁-气管瘘患儿的基本特征。1939 年第一次手术修复成功,Leven 和 Ladd 各自报道了一例分期手术成功的病例。1943 年 Haight 和 Towsley 报告了第一例一期吻合成功的病例。近年来,随着手术技术、麻醉和新生儿监护水平的提高,静脉营养及抗生素的合理使用,使患儿成活率不断提高,目前国际上体重 1 500g 以上,没有严重心脏畸形的患儿成活率已达 97% 以上。现在越来越关注患儿的术后并发症,长期临床预后与生活质量。

【病因与病理分型】 本病发病机制目前仍不清楚,有人认为与炎症、血管发育不良或遗传因素有关。通过家族中垂直以及横向散发的病例报道认为本病是多基因遗传疾病。研究发现,10% 的病例表现有非特异性染色体异常,如易位、缺失和复制。胚胎期原始前肠在发育过程中,贯通和分隔发生障碍,就可形成食管闭锁和食管气管瘘。根据不同形态的畸形,可分为 5 种病理类型(图 14-12)。

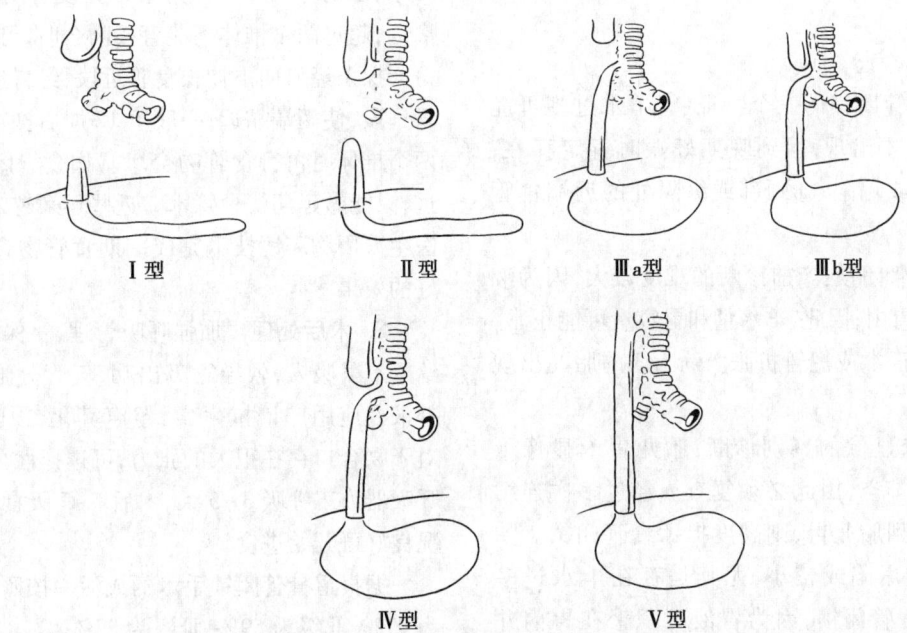

I 型   II 型   IIIa 型   IIIb 型

IV 型   V 型

图 14-12 先天性食管闭锁-气管瘘分型

I 型:食管近、远端均为盲端,无食管气管瘘。占 4%~8%。

II 型:近端食管有瘘管与气管交通,远端食管为一盲端。占 0.5~1%。

III 型:近端食管为一盲端,远端食管有瘘管与气管交通。占 85%~90%。

IV 型:食管近、远端各有瘘管与气管交通。占 1%。

V 型:无食管闭锁,但有瘘管与气管交通,呈 H 型。占 4%~5%。

【病理生理及预后分级】 以最常见的 III 型为例。由于食管上段盲袋容量仅几毫升,不能吞咽的唾液反流入气管,引起吸入性肺炎或肺不张;由于存在食管下段与气管之间的瘘管,气体可经过气管食管瘘进入胃肠道引起腹胀,使膈肌抬高,同时有效潮气量减少,造成肺通气功能严重受损,瘘越大,腹胀越严重,呼吸困难就越严重;高酸度的胃分泌物通过气管食管瘘反流进入气管,使肺实质发生一种严重的化学刺激性肺炎。

1994 年 Spitz 等认为影响预后的主要因素是体重和是否合并严重的先天性心脏病,提出了一个根据上述两点的简化的预后分级方法(表 14-28)。

【临床表现】 典型表现为唾液不能下咽,反流入口腔,出生后即流涎,带泡沫的唾液从口腔、鼻孔溢出,有时发生恶心、咳嗽、气急和暂时性发绀。如喂水或奶,在吸吮一两口后即出现呛咳,随即奶汁从口鼻溢出,同时出现呼吸窘迫和发绀。若迅速从咽部吸除液体后,婴儿情况又趋于正常,以后每次试行喂奶,均发生同样症状。

表 14-28 Spitz 分级方法

分级	特征	存活率
I	出生体重>1 500g,没有严重心脏病	97%
II	出生体重<1 500g,或有严重心脏病	59%
III	出生体重<1 500g,并有严重心脏病	22%

体格检查时,往往发现腹部显著膨胀,叩诊呈鼓音,这是因为大量气体从气管通过下段食管瘘进入胃肠道(第Ⅲ型及Ⅳ型),但在第Ⅰ型和Ⅱ型中小儿不能吞咽气体,气管与远段食管之间又无交通,因此胃肠道内无气,腹部即呈平坦瘪塌状。

【诊断】

1. 产前 B 超检查

(1) Ⅰ型食管闭锁的三个特征:①羊水过多可能到中期妊娠后期才出现,但到晚期妊娠时肯定存在;②胎儿胃未显像或塌陷;③颈部或纵隔处的近端食管扩张。

(2) Ⅲ型食管闭锁:产前诊断的难度较大,因为液体可通过瘘流入胃内;因此,羊水量和胃容量可能正常,且近端食管可能正常或短暂扩张。约 1/3 的胎儿出现羊水过多。

胎儿胃小/未显像的鉴别诊断:胎儿胃未显像可能是由于近期胃排空,因此必须复查。经过多次连续检查仍没有观察到胎儿胃,则高度提示食管闭锁。如果胎儿胃显像但塌陷或较小,尤其是存在羊水过多时,仍应怀疑有食管闭锁,因为胃液可积聚在胃内并导致胃扩张。

2. 出生后新生儿第一次喂食时发生呕吐、气哽、咳嗽、发绀等症状,应立即想到食管闭锁的可能。当疑此诊断时,由鼻孔或口腔插入 F8 导管,假如导管插入 10cm 左右受阻或屡次从口腔返出,诊断已基本明确。有时导管卷曲在盲端或口腔内,会造成误认已进入胃内的假象,但不能抽得胃液。

3. X 线检查 导管插入达盲端后,注入 1ml 空气立即摄片包括颈、胸、腹的正侧位片,可清楚显示闭锁的食管盲端和部位。不宜使用碘油或稀钡等造影剂,因其均可增加发生肺炎的危险性。Ⅰ型和Ⅱ型胃肠内无气体、Ⅲ型和Ⅳ型胃肠内充气,第Ⅴ型确诊困难,需采用纤维支气管镜和食管造影明确诊断。

4. CT 三维重建 除可以显示近端食管盲端的位置外,还可以显示远端气管食管瘘的位置,测量食管近远段的距离。

【治疗】

1. 术前处理 自转送病儿起,就应注意保暖、置暖箱。将婴儿于头高足低位,放置导管于上段食管持续吸引分泌物,使分泌物不致滞留而被吸入呼吸道,同时每 30 分钟吸除口咽分泌物,并吸氧,超声雾化。静脉应用抗生素,并适量补液。

2. 手术 一般于完成术前准备后可手术,但如有肺炎、肺不张等,则可待肺部情况尽可能改善后,延期 1~2 天进行[2]。

手术以Ⅲ型食管闭锁为例,采用气管内插管麻醉,右侧胸膜外入路,分离结扎食管气管瘘,施行食管端端吻合术。如两端吻合有张力,可于上段食管做环形肌切开术,以延伸长度。如为第一型食管闭锁、食管两端距离远,超过两个椎体不能直接吻合时,可行胃造瘘喂养,每天探条经口向下伸长食管近段,经胃造瘘向上延长食管远段,使两端靠近,一般于 12 周后食管两端距离小于两个椎体时再行食管吻合术。如食管闭锁两端距离过远,只能做延期代食管术。近些年来越来越多的儿外科医生采用胸腔镜技术完成一期食管吻合术并取得了良好的效果[2]。

3. 术后处理 加强呼吸管理,要保持呼吸道通畅,给予氧气吸入,软导管吸出咽、气管分泌物。继续静脉补液及应用广谱抗生素、超声雾化、预防和治疗肺炎。对于吻合口存在很大的张力,可选择性全身麻痹和应用呼吸器人工呼吸 3~5 天,术后 5~7 天食管造影,吻合情况良好可开始进食。

据报道食管闭锁手术的成活率按照 Spitz 分级Ⅰ级为 97%,Ⅱ级为 59%,Ⅲ级为 22%。

近年来虽然出生体重仍是影响预后的主要因素,由于新生儿监护水平的提高使早产、高危儿的成活率提高,但是严重的心脏畸形、多发畸形仍是影响预后的重要因素。

对于食管闭锁术后的患者长期随访结果表明:新生儿期进行一期食管吻合成年的生活质量较好。生活质量的测试显示一期食管吻合者优于分期结肠代食管者。心理评估测试显示患者成年后的学习、情感和行为问题多于正常人,合并主要的先天性畸形者或在新生儿期需要长时间人工呼吸者的认知行为明显受损。

二、先天性膈疝

先天性膈疝(congenital diaphragmatic hernia,CDH)是因胚胎发育异常,导致后外侧 Bochdalek 管膈肌缺损,腹部脏器疝入胸腔,多伴有同侧及对侧肺泡、支气管及肺血管发育不良的"综合征"。发病率为 1/(2 200~5 000)。受累的新生儿通常在出生后最初数小时内便出现轻至重度呼吸窘迫,甚至危及生命[3]。随着产前诊断的发展和新生儿诊疗的改善,生存率也随之改善,但患儿仍存在显著的死亡和并发症风险。

【病因】　病因不明,可能与遗传、药物和环境中的化学物质等因素所致有关。动物实验证明缺乏维生素 A 或除草醚(nitrofen)可导致胎鼠出现先天性膈疝。本病染色体异常占 30%,为常染色体显性或隐性遗传,近来发现 15q24~q26 异常。2004 年奥地利 Marks Heng-stschlager 根据分子细胞基因学分析,首次报道 15q24~ter 缺失者,预后不良。母亲再妊娠发病率约占 2%,同胞发病约占 5%,家族发病不足 2%。

【胚胎学】　横膈是胸腹腔间穹窿状、肌和肌腱复杂交错的胚胎结构。最初为从头侧向心包腔内胚层肿块,胚胎 4~5 周时,部分隔开胸腔和腹、盆腔,并与食管背侧系膜融合。胸腹膜继从侧腹壁间质进入,与食管系膜和腹侧横膈融合,而双侧胸腹管仍保持开放状态。第 6 周,胸腹管膜生长与横膈连接形成完整的横膈,融合缺陷则形成后外侧疝(Bochdalek 疝)。右侧先闭合,故左侧发病率为右侧的 5 倍。胸腹管闭合不全如发生在胚胎 10 周,肠管从脐索还纳腹腔前,肠管大量进入胸腔。当胸腹管闭合而未肌组织化时,横膈则成为后外侧疝的疝囊,约占 10%~15%。

【病理生理】　由于疝形成发生于肺发育的关键时期,影响了双侧肺支气管分支、肺泡和动脉分支发育,气体交换面积亦减少。肺表面活性物质功能失常,肺泡发育不良、动脉分支减少;肺泡前和肺泡内小动脉内膜增厚,肺血管床面积小;肺血管异常收缩,肺毛细血管血流亦减少。低氧血症、高碳酸血症和持续肺高压,经未闭动脉导管和卵圆孔形成心内右向左分流,使新生儿呈持续性胎儿恶性循环状态。左室发育不良是影响预后重要因素。细胞调节剂水平改变,如一氧化氮、内皮素、前列腺素、白细胞三烯、儿茶酚胺和肾血管紧张素,参与和加重此病变过程。

对肺发育的影响:随着肺压迫严重,支气管和肺动脉分支形成相应减少,从而导致肺发育不全逐渐加重。膈疝同侧肺发育不全最严重。发生纵隔移位和对侧肺组织受压,对侧肺也会出现发育不全。动脉分支形成减少,导致肺动脉树的肌层增生,会增加新生儿持续性肺动脉高压(PPHN)的风险[4]。

【临床表现】　主要表现为呼吸系统症状。严重者生后立即或数小时内即出现呼吸困难,急促、发绀、哭闹或喂奶、变动体位时加重。因哭闹时患侧胸腔产生更大负压,使更多腹腔脏器进入胸腔,造成呼吸困难,吸奶后更多液体和空气进入胸腔内的胃肠道,使呼吸窘迫,如不及时或适当处理可发生死亡。极轻微症状或无症状仅见于极少数患者,且在其年龄稍大后出现。呕吐较少见,如发生往往是疝入胸腔内肠管嵌顿或伴有肠旋转不良所致。

对于新生儿期即有症状者,呼吸窘迫的程度取决于肺发育不全的严重程度及有无 PPHN。分娩后,低氧血症和酸中毒在既存肺动脉肌层增生的基础上诱发反应性血管收缩,进一步增加 PPHN 的风险。有时,肺发育不全可能非常严重,导致患儿不能存活。

大多数 CDH 发生在左侧,约 15% 发生于右侧,1%~2% 为双侧。双侧膈疝患者的死亡率较高。患者中有约 50% 可见相关异常,包括染色体异常、先天性心脏病和神经管缺陷。

查体时发现患侧呼吸音减弱甚至消失,闻及肠鸣音。心尖冲动与心界向对侧移位。重者腹部呈舟状。

【诊断】
1. 产前诊断
(1) 高清超声检查:三维或四维超声诊断已被公认是产前诊断金标准。孕龄 18 周,胎儿胸、腹腔应被低密度、线样回声的横膈分隔。第 14~15 周,胸腔内见不均匀含气囊性阴影,胃泡影消失和一侧横膈影不完整,纵隔和心脏移位,腹围明显小于孕龄,预示大部分内脏、甚至肝脏通过膈缺损疝入胸腔。

孕期 18 周,心脏四腔位、右心房平面测量胎儿肺与头围比(lung and head ratio,LHR),为预后提供可重复检查指标。有研究报告 LHR>1.35,存活率 100%;LHR 0.6~1.35,存活率 61%;LHR<0.6,预后差。

超声检查预后不良表现:①膈疝发生于孕期 24~25 周前,羊水过多;②右侧膈疝,肝脏位于胸腔;③左膈疝疝入脏器达锁骨平面,或四腔位达心脏影平面;④多发畸形。

(2) MRI 检查:2009 年德国 A. Kristina Kilian 等对左侧膈疝胎儿进行超声和 MRI 测定肺容量和 LHR 对比,预测胎儿预后和体外膜氧合器(ECMO)应用指征,MRI 结果明显优于超声检查;右侧膈疝检查阳性明显低于左侧。

2. 生后诊断　新生儿有呼吸困难和青紫应想到本病,需要进行以下辅助检查明确诊断。

(1) 胸腹部 X 线片:显示患侧胸腔内见肠管充气影,心脏和纵隔偏离中线,横膈影消失,腹部胃泡影缩小或消失,肠管充气影减少。放置喂养管可能有助于诊断,胸部 X 线检查可显示喂养管位于胸腔内或偏离预

14章

期位置。如果 CDH 发生在右侧,表现为大的胸部软组织肿块,而腹腔内无肝脏影。

(2)消化道造影:由胃管注入含碘造影剂,可观察到胸腔内消化道影像。

(3)增强 CT:具有诊断意义,同时可以显示患侧肺发育情况。

【治疗】

1. 产前处理 目前国外由围产医学科、遗传学科、新生儿内、外科、监护和麻醉专家组成胎儿外科治疗评估中心,为孕妇作出详尽分娩计划,与新生儿监护。膈疝一经确诊,尽快做以下抉择:

(1)胎儿有染色体或其他致死性多发畸形,终止妊娠。

(2)产前用糖皮质激素:临床糖皮质激素小剂量早期使用,是唯一公认的产前干预手段。

(3)胎儿镜下宫内胎儿气管堵塞:对孕 26 周前诊断;肝脏疝入+LHR<0.9 的预后不良胎儿,应用胎儿镜行气管气囊暂时堵塞,其目的是肺液体排出减少,造成代偿性肺发育。但美国 Harrison 对临床病例随机对照研究发现本技术并未使患儿长期生存率得到明显改善。

(4)胎儿膈疝修补术:Harrison 成功进行了 9 例手术,由于术中死亡、术后并发症高,未取得预想的良好效果。

2. 出生后治疗 新生儿期呼吸窘迫根本原因是肺发育不良和肺动脉高压,近年多数中心主张延期手术而非急症手术[5]。等待患儿肺循环相对稳定,血气分析等指标基本正常再施行手术。

(1)术前准备:及时纠正和稳定婴儿的氧合、血压(BP)和酸碱状态。酸中毒和缺氧会增加发生肺高压的风险。低血压会增加右向左分流的风险,从而导致组织缺氧。包括保暖、吸氧、血气检测、抗感染、补液、纠正酸中毒及电解质紊乱,胃肠减压,超声心动图检测肺动脉高压等。对于呼吸窘迫的患儿处理包括,①机械通气。立即进行插管和机械通气,应避免使用吹氧法和/或球囊-面罩给氧,以免导致腹部膨胀和肺压迫。②建立动脉和中心静脉通道。监测血压和动脉压,经右腕动脉穿刺,测量导管前血氧饱和度。微泵控制下,经中心静脉持续滴注血管活性药物;③维持血压(BP)。应给予血压支持,将平均动脉压维持在≥50mmHg,尽量减少右向左分流。血压支持包括使用等张液、正性肌力药(如多巴胺和/或多酚丁胺),以及氢化可的松。④吸入一氧化氮(NO)。选择性扩张肺血管,部分婴儿应用后暂时性反应良好。目前多在 ECMO 插管前,NO 与 CMV 或

HFV 联合应用。⑤ECMO。使肺血管阻力下降和肺休息,使患儿逐步适应,为手术创造条件。ECMO 的主要指征是,常规治疗失败,补液和正性肌力药物不能纠正的低血压,持续代谢性酸中毒。

(2)手术:手术修补包括还纳腹部脏器和一期缝合膈肌缺损。左后外侧疝经腹入路修复,逐步将疝入胸腔的肠管、胃或脾脏轻柔复位。注意检查缺损的大小、有无疝囊、肺发育的程度及可能的合并畸形,缺损采用间断缝合修补,缺损大、膈肌重度发育不良者,修复时张力增加从而损害整个胸廓顺应性,需要 Gore-Tex 补片修补缺损。右后外侧膈疝采用经胸入路修补。

近年来,越来越多的作者报告新生儿膈疝经术前准备,情况稳定者,可采用胸腔镜或腹腔镜下完成膈肌修补术。

(3)术后处理:必要时继续呼吸机辅助,以保证充分供氧,避免酸中毒和高碳酸血症;输液,静脉营养和使用抗生素;必要时应用镇痛、镇静剂。

CDH 的并发症发病率和死亡率与肺发育不全和肺动脉高压的严重程度有关。导致 CDH 患者死亡率增加的其他因素包括存在相关畸形(如心脏缺陷和染色体异常)和早产。三级医疗中心的出生后生存率有所改善,为 70%~92%。生存率升高的原因为治疗方式转变,从早期手术干预转变为进行术前加强支持治疗以避免肺损伤,随后行手术矫正。然而,这些数据来自出生于或转诊到配备专业技术人员及先进技术(如 ECMO)的三级医疗中心的足月患者,而不包括死产、死于三级医疗中心外,或自然流产或治疗性流产的病例。一项来自瑞典的人群研究显示,计入产前丢失的 CDH 病例后,总体生存率为 55%。CDH 幸存者的远期并发症包括慢性呼吸系统疾病、胃肠道反流、生长迟滞、膈疝复发、神经发育延迟,以及肌肉骨骼畸形。

三、先天性肥厚性幽门狭窄

先天性肥厚性幽门狭窄(congenital hypertrophic pyloric stenosis,CHPS)是一种以剧烈呕吐为特征的疾病。由于幽门肌层增生肥厚,使幽门管狭窄和延长而引起的胃出口机械性梗阻,为新生儿常见的外科疾病。发病率每 1 000 例活产儿中大约有 2~3.5 例,但地区与地区之间的发病率和发病趋势差异显著。男性患病多于女性,为(4~6):1,早产儿比足月儿多见。30%~40% 的病例发生于第 1 胎(风险增加近 1.5 倍),年龄较大产妇的婴儿中比较少见。

【病因】 病因不明,但可能与多种因素相关,包括

遗传易感性和环境因素。新生儿高胃泌素血症和胃酸过多可能也有一定作用。

1. 环境因素　母亲在妊娠期间吸烟可使 CHPS 的风险增加至 1.5~2.0 倍。一些研究表明奶瓶喂养而非母乳喂养会增加 CHPS 的风险。一项来自丹麦的大型人群研究发现，婴儿生后 4 个月，奶瓶喂养可使 CHPS 的风险增至 4 倍以上，而在奶瓶和母乳混合喂养的婴儿中风险增加相近。

2. 遗传因素　一项丹麦的大型人群注册研究对幽门狭窄的家族聚集性研究观察到了显著的家族聚集性，与无受累亲属的个体相比，单卵双胎中一方发病，另一方的发病率会增加至将近 200 倍，患者双卵双胎或兄弟姐妹的发病率会增加至 20 倍。研究估计的遗传力为 87%。父母双方对遗传力的贡献相近[6]。已经识别出多个决定 CHPS 易感性的遗传位点。有全基因组关联研究确定了一个包含载脂蛋白 A1（apolipoprotein A1，APOA1）基因群的易感位点[7]。研究还证实了既往发现的另外 2 个易感位点（近 MBNL 1 和 NKX 2~5）对总

体风险的贡献很小。

3. 大环内酯类抗生素　红霉素和阿奇霉素均可使 CHPS 的风险增加，尤其当用于年龄小于 2 周的新生儿时。一项纳入超过 100 万例年龄小于 90 日婴儿的回顾性队列研究中，总的 CHPS 率为 2.29/1 000[8]。有研究发现女性晚期妊娠或母乳喂养期间使用大环内酯类抗生素与其后代发生 CHPS 存在关联，与男性后代相比，女性后代中的这种关联更强。

【**病理**】　本病的病理改变为幽门壁显著肥厚，以环肌为主，肌层厚 4~7mm，而正常儿幽门肌层仅 1~3mm。幽门呈橄榄状肿块，色泽较苍白，质地如硬橡皮。在幽门切面上，肥厚的肌层将幽门管黏膜压缩，形成较深的皱褶，使管腔缩小。肥厚组织的界限在胃窦部不太明显，逐渐向胃端变薄，但在十二指肠始部肥厚的肌层突然终止，并且稍凸向十二指肠腔内，像子宫颈突入阴道内一样，形成所谓小穹窿（图 14-13）。组织学检查幽门环形肌纤维增生肥厚，纵行肌纤维数量无明显增多，仅轻度肥厚。

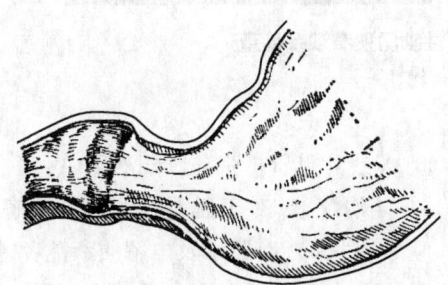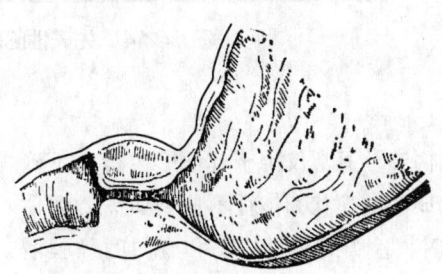

图 14-13　正常幽门的解剖与先天性肥厚性幽门狭窄的病理情况

【**临床表现**】　呕吐为主要的症状，多在出生后 3~4 周开始，少数在 7~10 天或更早即出现，开始呕吐的平均时间为出生后 22 日，极少见的发生于 12 周龄后。

呕吐的特点为进行性加重，最初病儿仅有溢奶，很快几乎每次喂奶后即刻或 15~30 分钟发生呕吐，呈喷射状，呕吐物为带凝块的奶汁，白色不含胆汁，少数病例（17%~18%）的呕吐物中可含有新鲜或咖啡色血性液，通常是由刺激性胃炎或食管炎造成。病儿有很强的饥饿感，呕吐后有觅食反射，如再喂奶，仍能用力吸吮。

腹部检查可见上腹部膨胀，并有起自左肋下向右上腹移行的胃蠕动波，在喂奶后最容易见到。右上腹触摸到幽门肥厚所形成的橄榄样肿块，检查者需有耐心，在患儿吸吮腹壁松弛时或熟睡时较易触及，必要时可给予 10% 水合氯醛口服镇静后检查。

因为摄入液体和能量不足，排尿量明显减少，粪便干燥，有时几天才排出少量弹丸样大便。体重非但不

增，且逐渐下降，发病后几周，其体重可较出生时还轻，病儿呈现消瘦和脱水，皮下脂肪消失，面、颈和四肢皮肤松弛，出现皱纹，时间愈久，消瘦愈严重。由于呕吐丧失大量胃酸和钾离子，可引起碱中毒，呼吸变浅而慢。碱中毒可使血中游离钙下降，表现有喉痉挛和手足搐搦。晚期脱水严重，肾功能受损，酸性代谢产物潴留，可形成代谢性酸中毒，碱中毒症状不明显。

【**诊断**】　根据典型病史，在出生后 2~4 周出现进行性加重，呈喷射状的呕吐，呕吐物为奶汁和奶块，体检见到从左到右的胃蠕动波，尤其摸到橄榄样肿块，诊断即可确定。

1. 腹部 B 超检查　为首选的辅助检查方法，以横切面上的典型"靶环"征为特点。诊断标准为：幽门肌厚度（pyloric muscle thickness，PMT）3~4mm，幽门管长度（pyloric muscle length，PML）15~19mm。幽门直径（pyloric diameter，PD）10~14mm。测量值在这些范围内

或高于这些范围则支持诊断。其他较少用的超声诊断标准包括:幽门容积(pyloric volume,PV)和幽门比(pyloric ratio,PR)。PV = 0.25π×PD²×PML;与正常儿比患儿的值显著更高。PR = PMT/PD,其在 CHPS 婴儿中显著较高,PR 对检测 CHPS 的灵敏度和特异度分别为96%和94%。

2. X线钡餐检查 一般仅用于体格检查以及超声检查不具诊断性的情况。典型特征是细长的幽门管"线样"征、两条沿幽门管走行的薄细的钡轨道"双轨"征、幽门管以锥形尖端结束的"鸟嘴"征(图 14-14)及幽门前区钡剂隆起的"肩"征。上消化道造影的主要缺点是辐射暴露。

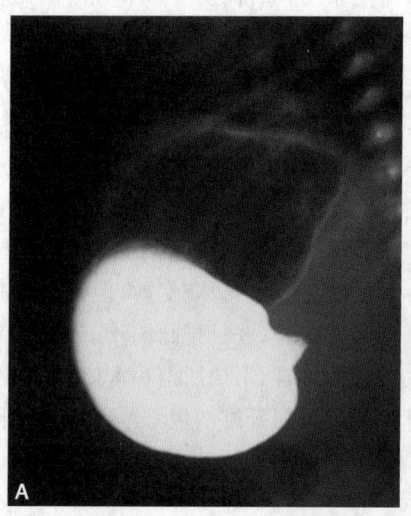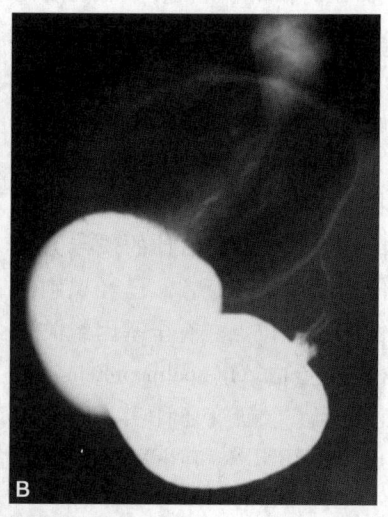

图 14-14 先天性肥厚性幽门狭窄钡餐检查
A. 鸟嘴征;B. 双轨征。

3. 上消化道内镜 通常仅用于其他影像检查不确定的患者,或因 CHPS 的症状和体征不典型而需要评估其他消化道疾病时。检查时可见胃窦和幽门的黏膜增厚。如果怀疑嗜酸性粒细胞性胃炎(类似于 CHPS),则内镜可用于获取组织样本。

【鉴别诊断】 临床表现不典型的病例需与下列疾病鉴别。

1. 幽门痉挛 多在出生后即发病,为不规则间歇性呕吐,不呈进行性加重。呕吐量也不如幽门肥厚性狭窄多。这种病儿触不到幽门肿块,如用阿托品和氯丙嗪等解痉镇静剂后呕吐很快消失。B 超检查幽门肌层不肥厚。

2. 胃食管反流 正常新生儿由于食管下括约肌神经肌肉发育未完善可发生生理性胃食管反流,表现为不规则的溢奶,可喂较稠厚的奶品,喂食后将孩子置于半竖坐位。待食管下括约肌抗反流机制成熟后,多在 6~9 周内自愈。

3. 胃扭转 新生儿、幼婴胃体沿着贲门、幽门线扭转,常是由右转到左方,这是一种暂时性胃体变位扭曲,属于器官轴型扭转。小儿吃奶后发生呕吐,不含胆汁,移动病儿时呕吐更明显,腹部无阳性体征。X 线检查可见到胃大弯位于小弯之上、双胃泡和双液平面。

4. 先天性幽门闭锁、先天性幽门膜状狭窄 是极为罕见的消化道畸形,其特点是出生后喂奶即发生呕吐,X 线片见胃扩张和广阔液平。

【治疗】 对于无明显脱水及电解质紊乱的患儿,应尽早手术。有脱水及电解质紊乱者,按脱水的不同程度补液,纠正脱水及电解质紊乱,手术要待血电解质正常后进行。如严重消瘦可用全肠道外营养 5~6 天。

手术方法:Fredet 和 Ramstedt 提出的幽门环肌切开术应用普遍,操作容易,效果良好。手术采用取右上腹横切口或脐环上弧形切口入腹,于幽门前上方无血管区沿肥厚的幽门纵轴全长切开浆膜及部分肌层,用幽门分离钳逐渐分开幽门肌层,使幽门黏膜向外膨出。

近年来腹腔镜幽门肌切开术已被普遍接受和应用,与 Ramstedt 术比较,手术时间、恢复完全喂养的时间或住院的时间没有差异。但腹腔镜组婴儿的呕吐发作更少,接受的镇痛药物剂量也更少。一项类似的随机研究也报道了腹腔镜治疗能更快速恢复肠道喂养和缩短住院时间,但腹腔镜治疗中有 3%~5% 的病例幽门环肌切开不完全。手术后 6~12 小时后可经口摄入少量糖水,如无呕吐,开始少量多次给奶,48 小时后恢复正常喂养。一般术后可有几天少量呕吐。

幽门环肌切开术的严重并发症发生率很低,手术近远期效果均良好。患儿营养不良状态很快得到改善,体重迅速增加,生长发育和同年龄的正常儿一样。

四、先天性肠旋转不良

先天性肠旋转不良(congenital malrotation of intestine)是指胚胎期肠道以肠系膜上动脉为轴心的旋转运动不完全或异常,使肠管位置发生变异和肠系膜的附着不全而引起肠梗阻,是十二指肠梗阻中的重要类型[9]。发病率约为 5 000 个活产儿中 1 个,男性多于女性。1923 年 Dott 发表了关于肠旋转异常胚胎学和外科表现的经典文章,首次阐明了临床和胚胎表现之间的相关性。1936 年 Ladd 发表了经典的肠旋转不良治疗的文章,其奠定了肠旋转不良的手术基础,一直沿用至今。

【胚胎学和病理】 在胚胎发育的第 4~8 周,胚胎体腔无法容纳迅速发育的胃肠道。因此,原始肠祥突入卵黄蒂内,也就是未来将形成的脐部,形成一个生理性脐疝。该肠祥的轴心是发育中的肠系膜上动脉(superior mesenteric artery,SMA)。随着原始肠祥突出腹腔外,肠管开始正常旋转,首先逆时针旋转 90°。这种最初的旋转,由以下两个因素驱动:①近端肠管("动脉前部分"或十二指肠空肠祥)的生长比远端肠管("动脉后部分"或盲肠结肠祥)快;②肝脏快速生长。原始肠祥继续生长,之后在第 8~10 孕周还纳回腹腔,在此期间,肠祥再逆时针旋转 180°。整个过程原始肠祥共逆时针旋转 270°。

一旦肠管旋转到最终位置,就会固定在腹后壁。近端肠管在妊娠期早期固定于腹膜后腔(Treitz 韧带处),而结肠的固定是逐步进行,通常在接近足月时完成。

肠管正常旋转和固定最终使肠系膜基底宽大,从左上腹的 Treitz 韧带延伸至右下腹的回盲瓣。大多数旋转异常会导致肠系膜基底部异常狭窄。由于中肠悬挂于这种狭窄的血管蒂而不是宽大的肠系膜基底部,有发生肠扭转的风险。

最常见的旋转异常为无旋转和旋转不良(旋转不完全):

1. **无旋转** 如果原始肠祥的两个分支在还纳回腹腔时均没有进一步旋转,则为无旋转。这种情况下,小肠位于腹腔右侧,而结肠位于腹腔左侧。无旋转的危险性低于旋转不良,一般情况下其肠系膜基底部比旋转不良时更加宽大,发生肠扭转的风险较小。不过,无旋转通过影像学检查难以诊断;有症状的患者可能需行腹腔镜或开腹探查手术以确诊。对影像学表现提示无旋转的无症状患者,可予以观察。

2. **典型的肠旋转不良** 发生旋转不良时,十二指肠空肠支保持在无旋转的位置,而盲肠结肠支有部分旋转(通常约为 90°旋转而不是 180°)。最终导致盲肠位于中上腹,且该异位盲肠被腹膜束带固定于右侧腹壁。这些腹膜束带称作 Ladd 束带,它们横跨十二指肠,可对十二指肠造成外部压迫,引起梗阻。

3. **其他罕见的旋转异常** 包括:

(1)十二指肠空肠支反向旋转,导致十二指肠位于 SMA 的前方。

(2)盲肠结肠支反向旋转,导致横结肠位于 SMA 的后方。

(3)十二指肠空肠支反向旋转同时盲肠结肠支正常旋转,导致十二指肠旁疝。这种情况下,十二指肠位于 SMA 的前方。在十二指肠前方,盲肠结肠支正常旋转,因而右半结肠肠系膜形成盲袋,小肠可以疝入其中。

【临床表现】 肠旋转不良出现症状出现时间:55%<1 周、75%<1 月、90%<1 岁。少数病例可延至婴儿、较大儿童甚至成人发病,约有 0.2%的肠旋转不良终身无症状。

1. **新生儿肠旋转不良** 绝大多数病儿出生后 24 小时内均有胎粪排出,量与性状基本正常或稍少。起初喂奶经过多良好,一般是在第 2 天左右喂养开始后出现呕吐。呕吐为本病最突出的症状,特点是含有大量胆汁,呕吐物呈碧绿或黄色,每日至少 3~6 次不等。由于十二指肠梗阻为不完全性或间歇性,故发病后症状仍可暂时好转,但呕吐很快复发。腹部体征不多。梗阻位于十二指肠第二、三段,故只有胃和十二指肠近端的充气和扩张,由于呕吐频繁,上腹膨隆并不严重。个别病例偶然可以见到上腹部从左到右的胃蠕动波。肛门指诊可有胎便或黄色大便。

肠扭转:约 1/3 的肠旋转不良患儿会在出生后 1 个月内表现出危及生命的肠扭转并发症。当小肠围绕 SMA 扭曲时发生肠扭转,导致大部分中肠血供不足。除非尽早纠正,否则会造成肠缺血、肠坏死,这将不可逆转。患儿表现为呕吐频繁,呕吐物中可含有血性物,亦可排出血性便,腹部呈现弥漫性膨胀、压痛和腹肌紧张,并出现休克症状,如肠管发生扭转坏死及穿孔则腹部红肿发亮并可出现坏死瘀斑,迅速进入感染中毒性休克期,死亡率极高。

2. **婴儿及儿童肠旋转不良** 有些婴儿在出生后曾有过呕吐,但其程度不严重,旋即停止,经过几周或几个月后,婴儿又发生含胆汁的呕吐,并可长期间歇性地发作,患儿往往因进食而出现腹痛、食欲缺乏、消瘦及营养不良。少数患者可以一直无症状,突然因肠扭转产生剧烈腹痛而就诊。

【诊断】 肠旋转不良者随时存在发生急性或慢性肠扭转和肠坏死的危险性,延误诊断和治疗可以造成广泛的肠坏死,并发短肠综合征,患者终身需要依靠静脉营养,甚至死亡。及时正确的诊断至关重要[10]。

凡是新生儿有高位肠梗阻的症状,呕吐物含大量胆汁,曾有正常胎粪排出者,应考虑本病,并可做以下辅助检查。

1. 腹部立位平片 新生儿在生后第一周内发生肠梗阻(腹膜带压迫兼有肠扭转),因十二指肠内容物不能下行,所以空肠和回肠萎瘪,部分病人肠内可有少量气体,甚至完全无气体充盈,典型的X线片显示下腹部只有少数气影或显示一片空白致密影,胃和十二指肠球部扩张,左上腹和右上腹略低处各有一个液平面,但右部的液平面较窄,不及十二指肠闭锁病例液平面宽广。虽然极少具有诊断价值,但为排除肠穿孔(存在气腹)的重要筛查工具且有助于快速完成手术探查。

2. 腹部B超检查 超声可以帮助诊断和筛查肠旋转不良。提示肠旋转不良的超声表现包括:正常情况下肠系膜上静脉(superior mesenteric vein,SMV)位于肠系膜上动脉(superior mesenteric artery,SMA)的右侧,而肠旋转不良者SMV则位于SMA的前方或左侧;十二指肠第3段不是位于正常的肠系膜后位置(即SMA及主动脉之间的腹膜后间隙);有肠扭转的漩涡征(由血管围绕肠系膜蒂基底部扭转导致);十二指肠扩张(提示Ladd束带压迫造成十二指肠梗阻);十二指肠梗阻且远端肠道有气体。

3. 造影检查

(1)上消化道造影检查:是放射学诊断肠旋转不良和肠扭转的金标准。主要用于诊断相对比较困难的婴儿和儿童病例,造影的主要征象包括,十二指肠球部明显扩张,钡剂通过受阻或减慢;十二指肠明显异位,即Treitz韧带位于腹腔右侧、位置低,小肠位于右侧腹;十二指肠呈螺旋状样改变;十二指肠梗阻,其表现可能与十二指肠闭锁相似,如果有肠扭转,则可能有鸟嘴征。

上消化道造影诊断肠旋转不良的假阴性率及假阳性率分别是6%~14%和7%~15%。当造影的结果不确定,但高度怀疑肠旋转不良或有远端肠梗阻的征象时,可进一步做全消化道造影,对有症状的患者复查上消化道造影或通过钡灌肠评估结肠旋转情况。

(2)钡剂灌肠:是传统的放射学诊断方法,适用于新生儿肠旋转不良者,如显示盲肠位置异常,位于上腹部或左侧,具有重要诊断意义,钡灌肠对本病的确诊率为80%~85%。

4. CT检查 CT有以下表现也提示肠旋转不良:十二指肠第3段不能从肠系膜动脉及主动脉之间通过;

近端小肠大部分位于中线右侧。肠系膜上动脉及肠系膜上静脉位置异常;漩涡征,提示血管绕肠系膜蒂基底部扭转。对于症状不典型的肠旋转不良者可以进行此项检查。

【鉴别诊断】 需要鉴别的疾病包括先天性十二指肠闭锁、狭窄和环状胰腺,这些畸形的临床症状都非常相似,呕吐均带胆汁。X线直立位平片上见到两个高位液平面,下腹无气,可能诊断为十二指肠闭锁,下腹有少量气体者则可能诊断为环状胰腺或十二指肠狭窄或肠旋转不良,腹部超声检查对确诊本病最为关键,需要注意的是肠旋转不良可以与上述几种先天畸形同时存在。

【治疗】 肠旋转不良应急诊手术,中肠扭转造成的绞窄性肠梗阻者应尽快完成术前准备后立即手术。术前准备包括静脉补液,严重者输血浆或成分血,给予广谱抗生素和维生素K,胃管减压。肠旋转不良通过Ladd手术治疗。

肠旋转不良的手术称为Ladd术式,其包括:①复位扭转的肠管。肠扭转多是顺时针方向的,需要逆时针复位到肠系膜根部完全展开。②松解十二指肠周围的异常粘连带。松解腹膜系带(也称Ladd带),同时彻底松解十二指肠悬韧带及近端空肠与系膜根部,以及肠袢间的异常粘连,将十二指肠与回盲部彻底分离而拉直,肠系膜展开。③切除位置异常的阑尾。还纳肠管时,将十二指肠和近端空肠置右侧腹,回盲部和升结肠置左上腹。④坏死肠管的处理。复位后肠管色泽无改变,有肠坏死者,应将完全坏死无生机的肠管切除,正常肠管端端吻合。如果不确定肠道能否存活,可以先关腹,在24~36小时后重新评估肠道。如果存在明确肠坏死,则应行肠切除及造瘘术。

Ladd手术的目的不是将肠道恢复至正常结构,这在解剖学上是不可能的。是通过将肠系膜基底部增宽并将肠道置于无旋转状态,尽可能减小将来发生肠扭转的风险,并且术后可能发生粘连,会对肠道起固定作用,从而降低后来发生肠扭转的风险。

腹腔镜下手术:在肠旋转不良没有合并肠扭转和肠缺血时,可在腹腔镜下实施Ladd手术。有人提出腹腔镜手术的复发率可能较高,因为术后粘连较少。现在尚无前瞻性研究比较腹腔镜手术与开腹手术纠正肠旋转不良的结果,有观察性研究的有限证据没有证实腹腔镜修复术后复发率更高。

术后予以禁食和胃肠减压,输液,应用抗生素,要注意保温,一般3~4天可以开始逐渐经口喂养。

肠旋转不良患者术后的总体死亡率为3%~9%。肠扭转、肠坏死、早产和合并其他先天性异常使死亡率增加,而在无肠缺血且其他方面健康的患儿中死亡率接近于零。

五、先天性巨结肠

先天性巨结肠(congenital megacolon)是造成新生儿低位肠梗阻的原因[11,12]。又称无神经节细胞症(aganglionosis)。1886 年由 Hirschsprung 医师首先描述,故也称为赫尔施普龙病(Hirschsprung's disease,HD)。特点为远段肠管的神经节细胞缺如,病变从内括约肌开始延伸至不同程度的近端肠管。发生率为 5 000 个活产儿中 1 个。多见于男性,男女之比为(3~4):1,但长段型男女发生率接近,比率为(1.5~2):1。

【病因学】　关于 HD 的病因,目前最认可的理论是起源于神经嵴的神经母细胞从头向尾移行时发生障碍,该过程始于胚胎第 4 周,止于第 7 周,此时神经嵴来源的细胞到达结肠远端。当这些细胞未能到达远端结肠时,该段肠管无神经节细胞,因此无功能,从而导致 HD[11,12]。神经母细胞向神经节细胞分化的过程发生障碍和肠内神经节细胞破坏也可造成该病。

1. **遗传因素**　已在 HD 患者中发现了数种基因的突变。HD 的遗传机制复杂,该病由多个罕见基因的变异导致,其外显率低且表达存在差异。因此,相比致病性变异较少者,存在多个致病性变异者的发病风险明显增加。对于非综合征型 HD,长段型 HD 往往呈常染色体显性遗传,而短段型往往呈常染色体隐性或多因子遗传。

RET 原癌基因是主要涉及的基因,该基因发生突变会导致功能丧失。在 *RET* 中已识别出超过 20 种不同的突变。大约半数家族性病例和 1/3 散发病例存在 *RET* 编码序列突变。一项研究中,82% 的全结肠无神经节细胞症患者存在 *RET* 变异,而短段型 HD 患者中有 33% 存在这种变异。HD 病例大都与 *RET* 相关,即使没有明确的编码序列突变,这表明该基因的非编码序列变异可导致 RET 受体酪氨酸激酶功能丧失,从而在该病的发生中起到重要作用,而这种酪氨酸激酶似乎在发育中的组织中转导生长和分化信号。

2. **相关综合征**　HD 与染色体异常有关,即综合征型 HD。

(1) 12%~16% 的 HD 患者存在唐氏综合征。而仅有不足 1% 的唐氏综合征患者存在 HD,但唐氏综合征患者的 HD 总体风险远高于一般人群。

(2) 先天性中枢性低通气综合征(congenital central hypoventilation syndrome,CCHS)与 HD 同时存在时

称为 Haddad 综合征。

(3) Mowat-Wilson 综合征:由锌指 E 盒结合同源框 2 基因(zinc finger E box-binding homeobox 2,ZEB2;也称 SIP01),单倍剂量不足导致。约 50% 的 Mowat-Wilson 综合征患者存在 HD,其他特征包括独特的面部特征、中至重度智力障碍、泌尿生殖系统异常和心脏缺陷。

(4) Waardenburg 综合征:这是一种常染色体显性遗传性色素疾病,几乎所有 4 型 Waardenburg 综合征患者都有 HD。

【病理生理学】　巨结肠的病理生理学尚不完全清楚。在病变结肠段最重要的发现是缺乏神经节细胞,神经节细胞的缺如使病变肠段失去正常蠕动,即间歇性收缩和放松的推进式运动,而发生一个总的收缩,使肠段经常处于痉挛状态,所以粪便通过发生障碍。

现在较为普遍认为非肾上腺素能抑制神经系统缺乏是发生"无神经节段"不能舒张的关键因素。在 HD 病变肠管肽能纤维减少或缺如,致使肠管不能正常舒张。

【病理学】　巨结肠大体病理特征是近端结肠扩张和肥厚,然后突然或逐渐过渡到正常或狭窄的远端肠管。虽然近端扩张和肥厚的程度随年龄增加,从扩张的近端到狭窄的远端肠管间的圆锥形的移行段通常在新生儿期就很明显(图 14-15)。

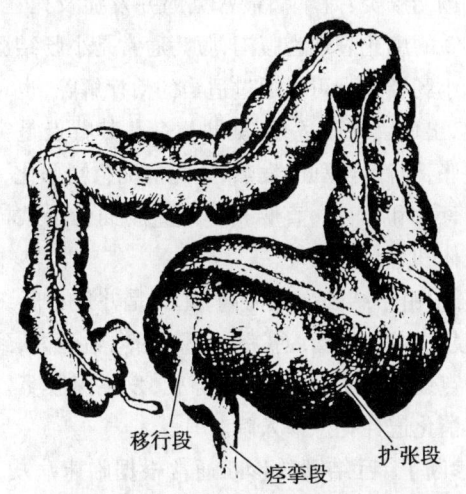

移行段　　痉挛段　　扩张段

图 14-15　先天性巨结肠大体病理

组织学上 HD 的特性是肠肌层和黏膜下神经丛的神经节细胞缺乏,而在神经节细胞位置代之以无髓的副交感神经纤维,其数量增多并增粗,紧密交织成束,代替了正常的神经丛。无神经节细胞段近端为不同长度的神经节发育不良区域,这一区域的特性为在肠肌层和黏膜下层的神经节细胞和神经纤维数量减少。

【病理分型】　根据无神经节细胞肠管所波及的范

围分为 6 型。

1. 常见型 无神经节细胞段自肛门向上达乙状结肠远端。约占巨结肠总数的 75%。

2. 短段型 无神经节细胞段仅限于直肠远端部分。占 8%。

3. 长段型 无神经节细胞段可包括乙状结肠近端、降结肠、横结肠甚至部分升结肠。约占 4%。

4. 全结肠型 无神经节细胞段包括整个结肠及末端回肠。约占 5%。

5. 超短段型 无神经节细胞段仅限于直肠末端 3~4cm。

6. 全肠型 病变累及全部结肠及小肠,甚至十二指肠,罕见。

【临床表现】 巨结肠中 80%~90% 的患儿在新生儿期出现症状并被诊断。胎便排出延迟是新生儿患儿最主要的症状,超过 90% 的患儿生后 24 小时无胎粪排出或仅排少量,持续 2~3 天尚未排净,同时伴有腹胀、呕吐,表现为急性低位肠梗阻症状,很多患儿通过直肠指诊或灌肠后排出胎便,肠梗阻症状解除,数日或数周后可排便正常,但以后肠梗阻症状又重复出现。腹部检查多数患儿腹部明显膨胀,多可见肠型。直肠指检:直肠有裹手感,拔指后有大量气便排出,气便排出后腹胀缓解。

小肠结肠炎:是本病最常见的并发症及死亡原因。大约 1/3 的患儿表现为腹泻,腹泻通常是小肠结肠炎的症状。小肠结肠炎可以通过适当的治疗解除,也可以发展恶化,出现巨结肠危象,威胁生命。其特点是突发性高度腹胀,胆汁样呕吐,发热,全身情况急剧恶化,脱水、电解质紊乱和休克。直肠指检或直肠插管爆破样排出大量气体和恶臭水样便。

另外,由于结肠内压力高,尤其是并发小肠结肠炎时,黏膜发生溃疡,肠腔扩张,肠壁菲薄,血运差,致使某些薄弱点逐渐发生坏死,最后穿孔,发生腹膜炎。少数患儿以消化道穿孔急诊入院。

【诊断】 巨结肠的诊断通常根据临床病史、放射学检查、肛门直肠测压及直肠壁活检的组织学检查确定。

1. X 线检查

(1) 腹部立卧位平片:典型病例显示为低位肠梗阻的征象,即出现扩张的肠袢和液平面。偶尔可在非扩张的直肠和其上扩张的结肠见到少量气体。合并小肠结肠炎的患儿腹部平片显示肠壁增厚和黏膜不规则或非常扩张的结肠袢,提示巨结肠危象,出现肠穿孔的患儿可见到气腹。

(2) 钡灌肠检查:可显示痉挛肠管及扩张肠管直径的明显差别,并可按痉挛段长度进行临床分型。特点为,典型的病例显示钡剂从非扩张的直肠通过圆锥形的移行区进入扩张的结肠;病变段神经支配异常故可见不规则的收缩;钡剂潴留,24 小时复查肠腔内仍有钡剂残留。对于临床高度怀疑 HD 的新生儿,即使造影结果正常也不能完全排除 HD。一项单中心回顾性研究纳入了临床怀疑有 HD 的新生儿,造影剂灌肠结果不确定的新生儿中有 32% 最终诊断为 HD,而造影剂灌肠结果阴性的新生儿中这一比例为 2.5%。

2. 肛管直肠测压 是很有用的筛查检测,在超短段型中尤为有用。检查结果证实扩张直肠可引起肛门内括约肌反射性松弛即可以排除 HD。直肠球囊扩张无法引起肛门内括约肌松弛则提示 HD,但可出现假阳性结果。据报道肛门直肠测压的阳性预测值为 75%~95%,但在不足 1 月龄的婴儿和长期慢性便秘的患者中准确度不太高。

3. 直肠活检 目前是确定巨结肠诊断的检查。直肠吸引活检无需全身麻醉即可在床旁或门诊实施,在距肛门约 2~4cm 直肠后壁吸引摘取小块黏膜及黏膜下层组织,送病理检查有无神经节细胞,以明确诊断。支持 HD 的活检结果还包括神经纤维增生、黏膜肌层乙酰胆碱酯酶活性或染色增加,以及固有层钙视网膜蛋白免疫反应性纤维减少或缺如。直肠活检结果正常几乎就可以排除 HD,但前提是从正确的部位获取活检样本,且样本至少含有少量黏膜肌层。

【治疗】

1. 结肠灌洗法 适用于未确诊的病例,或已确诊作为术前准备的手段。将肛管插至扩张段结肠内,用温生理盐水洗肠,注意保持出入量相等或出量稍多,同时轻柔按摩腹部,帮助粪便排出。忌用清水洗肠。作为术前准备时,可根据扩张段肠管扩张程度选择洗肠时间,新生儿一般为 1 周(1 次/d)。

2. 小肠结肠炎的治疗 禁食,减压,温盐水洗肠,口服肠道抗生素如甲硝唑、多菌素 E 等。同时输液纠正脱水及电解质紊乱,补充血容量。

3. 结肠造瘘术 适应证包括:确诊病例,患儿一般情况差,营养不良不能耐受根治术;结肠灌洗不能缓解腹胀;合并严重小肠结肠炎的巨结肠危象者;并发肠穿孔腹膜炎者及长段型洗肠困难者均应行结肠造瘘术。此外,全结肠型一般采用回肠末端造瘘术。

4. 根治术 诊断明确,全身状况良好者,应尽早行根治术。

近年来无论国际还是国内普遍采用经肛门直肠内

结肠拖出术,手术适用于短段型、常见型和部分长段型,对于长段型经肛门拖出困难者,加用腹腔镜进行腹腔内结肠游离,辅助完成手术。手术于齿状线上 0.5~1cm 环行切开直肠黏膜,向上分离直肠黏膜约 2.5~3cm,环行切开直肠肌鞘,沿直肠周向上分离至直肠腹膜反褶处,切开腹膜,结扎切断乙状结肠系膜,将痉挛段、移行段及明显扩张的结肠均拖出肛门切除,纵行切开保留直肠肌鞘后壁,注意下拖乙状结肠系膜无扭转,将近端结肠与直肠黏膜切口间断端端吻合。术中要做快速冷冻病理检查证实要吻合的近端结肠有神经节细胞后方可进行吻合。手术不需开腹,手术打击明显减小,术后恢复快,住院时间短。

六、新生儿围手术期处理

新生儿期外科疾病绝大多数为先天性畸形。新生儿各个系统发育尚不完善,机体处于不稳定状态,调节功能和外界环境的适应能力差,但有些畸形直接影响患儿的生命,必须在此期内施行手术治疗,因此新生儿围手术期的处理是否及时正确直接影响手术的成败及预后。

(一)手术时机选择

新生儿期有威胁生命的先天性畸形存在时,手术时机的选择按照对生命威胁的严重程度分为以下三类。

1. **特急** 严重威胁患儿的生命,要争取时间,立刻手术。此类疾病包括消化道穿孔、肠扭转、肠绞窄。

2. **急症** 先天性肠闭锁、食管闭锁或胎便性腹膜炎、腹壁裂、脐膨出、膈疝等绝大多数致命性畸形,在充分准备后争取早做手术,如手术条件不具备而勉强手术比因准备条件而迟做一两天死亡率更高。

3. **非急症威胁生命的畸形** 如幽门狭窄、肠狭窄、先天性巨结肠等,根据不同疾病做好相应的手术前准备后,限期内手术。

(二)围手术期处理

1. **保持稳定的环境温度** 新生儿体温调节中枢发育不成熟,体表面积大,皮肤薄嫩,血管多,容易散热;皮下脂肪少,尤其是棕色脂肪组织(brown adipose tissue,BAT)含量少,BAT 具有保温和产热的双重作用,故新生儿产热能力差,当遇寒冷刺激时,体温明显下降,容易发生硬肿症、低血糖、酸中毒,进而发生 DIC,危及生命。

为此,无论是术前还是术后,需特别注意患儿的保暖,特别是寒冷季节保暖尤为重要。最好置于适中的温度环境中(或暖箱),一般未成熟儿出生 4 小时内的适中温度为 33~35℃,体重越轻,适中温度越高;12 小时以后为 32~34℃,4 天后改为 30~32℃,成熟儿可低 1~2℃,在这种温度环境中,可使维持体温正常所需的产热量达到最少,以减少散热和机体的消耗。

2. **呼吸管理** 有些先天性畸形以青紫、窒息、呼吸困难为主要临床表现,如先天性食管闭锁并气管食管瘘、先天性膈疝等;还有一些疾病如新生儿消化道穿孔、胎粪性腹膜炎、巨结肠危象、感染、败血症、休克、DIC 等也可引起以呼吸困难、低氧血症、肺水肿及肺顺应性降低为主要表现的急性呼吸窘迫综合征(ARDS),常可导致死亡。

3. **维持有效循环血容量** 新生儿失血 20~30ml 即相当于成人失血 500ml,临床上发现血红蛋白<9g/dl,血细胞比容<30%,即应输新鲜血或红细胞悬液。出现休克时,除静脉补液外,可输血浆 10~20ml/kg,并可输低分子右旋糖酐 10ml/kg。

4. **纠正水和电解质紊乱** 术前常规测定血生化、血气分析。结合临床症状予以纠正。患外科疾病的新生儿易发生脱水和低钠,即低张性脱水。术前轻度低张性脱水者用 2:1 液(2 份生理盐水和 1 份 1.4% 碳酸氢钠)加等量的 10% 葡萄糖液,按 30~50ml/kg,于 1~2 小时内静脉滴入;中度和重度低张性脱水时应先在 0.5~1 小时内快速静脉滴入 2:1 液或生理盐水 20ml/kg,再根据血生化或血气分析结果调整含钠液的补充量。使血清钠达到 130mmol/L,继之用 4:1 液(4 份 5%~10% 葡萄糖液和 1 份生理盐水)30~50ml/kg。然后根据实验室检查和临床情况酌情继续补充。经过 2~5 小时准备,临床生命体征基本平稳后即可手术。慢性脱水者,如先天性肥厚性幽门狭窄伴轻度代谢性碱中毒时,除每日生理需要量外,使用生理盐水 50~100ml 缓慢静脉滴注额外补充即可。切忌快速补给大量含钠液,试图一次性补足慢性低钠脱水状态可造成急性心力衰竭。

5. **营养支持** 外科新生儿因疾病引起摄入量减少导致的营养消耗和因手术创伤及围手术期感染所致的营养代谢改变可以同时存在,营养支持对新生儿患儿异常重要。①肠内营养(EN):无论在术前术后,在胃肠道功能合适的情况下首选肠道喂养。手术后一旦肠功能恢复,可逐步开始肠内营养。开始少量等渗糖水经口或造口管给予,然后加入对半稀释的配方奶。待患儿耐受良好,即可给予正常浓度的配方奶。

②全胃肠外营养(TPN):适应证包括新生儿经胃肠道摄入不能达到所需总热量70%;术前有较重的营养不良或低体重未成熟儿;禁食时间超过3天;行较大的腹部手术或合并严重感染。短期(<2周)应用可通过周围静脉给予,如果长期应用应考虑放置经外周静脉穿刺中心静脉置管(PICC)。应用肠外营养时,热量摄入为68~80kcal/(kg·d),氮热比为1:(200~300),过高能量摄入与TPN有关的胆汁淤积发生密切相关;液体量一般为120~160ml/(kg·d);氨基酸剂量为2~3g/(kg·d),选用小儿专用配方;脂肪乳剂1~3g/(kg·d)。

6. 应用抗生素 对于无菌手术的Ⅰ类切口、无明显免疫受损和其他感染存在时,无需用药。对可能有污染的Ⅱ类切口或早产、低体重儿、辅助呼吸、多处插管等危险因素存在者,需全身预防性应用抗生素,可静脉输入第二或第三代头孢类抗生素,使用时间一般主张不宜超过48小时。Ⅲ类切口,应治疗性使用抗生素控制感染,选择广谱有效的抗生素,如第三代头孢类抗生素,消化道手术应加用甲硝唑。

(陈永卫)

参考文献

[1] TEAGUE WJ, KARPELOWSKY J. Surgical management of oesophageal atresia. Paediatr Respir Rev, 2016, 19:10-5.

[2] COMELLA A, TAN TANNY SP, HUTSON JM, et al. Esophageal morbidity in patients following repair of esophageal atresia:a systematic review. J Pediatr Surg, 2021, 56(9):1555-1563.

[3] YANG MJ, RUSSELL KW, YODER BA, et al. Congenital diaphragmatic hernia:a narrative review of controversies in neonatal management. Transl Pediatr, 2021, 10(5):1432-1447.

[4] TSAO K, LALLY KP. Innovations in the surgical management of congenital diaphragmatic hernia. Clin Perinatol, 2012, 39(2):363-374.

[5] BURGOS CM, FRENCKNER B. Addressing the hidden mortality in CDH:a population-based study. J Pediatr Surg, 2017, 52:522.

[6] KROGH C, FISCHER TK, SKOTTE L, et al. Familial aggregation and heritability of pyloric stenosis. JAMA, 2010, 303:2393.

[7] FEENSTRA B, GELLER F, CARSTENSEN L, et al. Plasma lipids, genetic variants near APOA1, and the risk of infantile hypertrophic pyloric stenosis. JAMA, 2013, 310:714.

[8] EbERLY MD, EIDE MB, THOMPSON JL, et al. Azithromycin in early infancy and pyloric stenosis. Pediatrics, 2015, 135:48.

[9] 陈永卫. 肠旋转不良的诊断. 临床外科杂志, 2011, 19(8):520-521.

[10] LAMPL B, LENIN TL, BERDON W, et al. Malrotation and midgut volvulus:a historical review and current controversies in diagnosis and management. Pediatr Radiol, 2009, 39:359-366.

[11] HEUCKEROTH RO. Hirschsprung disease—integrating basic science and clinical medicine to improve outcomes. Nature Reviews Gastroenterology Hepatology, 2018, 15(3):152-167.

[12] KAPUR RP, AMBARTSUMYAN L, SMITH C. Are we underdiagnosing hirschsprung disease? Pediatric Developmental Pathology, 2020, 23(1):60-71.

第20节 新生儿分娩损伤性疾病

新生儿分娩损伤性疾病发生率约0.1%~0.7%,是指出生过程中发生的、对新生儿身体功能和结构的损伤。下面介绍几种常见的新生儿分娩损伤性疾病[1,2]。

一、新生儿骨折

(一)锁骨骨折

是新生儿分娩损伤性中最常见的一种,常见于肩部娩出困难和臀位产娩出过程中过度牵拉胎儿肩部时。多发生于锁骨中央或中外1/3处,可以呈横断性骨折,也可以呈不完全性骨折(青枝骨折)。青枝骨折多无症状易于漏诊,常在因其他病情需要拍摄胸部X线检查时发现锁骨骨折部位存在局部骨痂形成而回顾性诊断。新生儿出生后发现下列情况则应高度怀疑存在锁骨骨折:①双侧肩膀形态不对称,患侧锁骨有增厚模糊感;②上肢活动度不一致;③局部软组织肿胀压痛;④有骨擦感或骨痂形成。锁骨骨折的确诊依靠X线。锁骨骨折一般不需处理,存在严重错位的锁骨骨折可予以患侧肩膀和锁骨的弹性绷带固定,一般10~14天即可自愈。

随小儿生长发育,肩部增宽,错位及畸形均会自行消失。

（二）长骨骨折

新生儿分娩损伤性长骨骨折的部位较常见于肱骨和股骨,多见于难产、臀位或横位产、剖宫产等。肱骨骨折多发生于中段或中上 1/3 处,股骨骨折多见于中上段。长骨骨折多为横断或斜形骨折,根据难产史、临床表现和 X 线检查可明确诊断。肱骨骨折一般采用绷带固定法,也可采用小夹板固定法,存在严重移位者则需做闭合复位及石膏固定。股骨骨折一般采用悬吊牵引法或 Pavlik 吊带固定或绷带固定法。通常需要固定 3～4 周。

（三）颅骨骨折

新生儿分娩损伤性颅骨骨折常发生于需要使用产钳或胎头吸引器助产分娩、或母亲存在骨盆狭窄导致颅骨不均匀受压时。以顶骨骨折最常见,也可发生凹陷性骨折,后者常是产钳分娩的并发症。常见的症状是颅内出血或硬膜下血肿的临床症状。对于初生的新生儿,如存在难产史、头颅软组织损伤时,应注意摄头颅 X 线片或头颅 CT 以协助诊断外骨折和颅内病变。线性颅骨骨折不伴有脑损伤者,可很快自愈,仅需观察,凹陷性颅骨骨折则应请外科会诊,请外科提出治疗意见。

二、新生儿周围神经损伤

（一）臂丛神经损伤[1-3]

是指分娩过程中臂丛神经根被过度牵拉而导致损伤,表现为患侧臂丛神经所支配的上肢出现运动障碍。肩难产和臀位分娩是主要原因。高危因素为巨大儿、宫缩乏力、第二产程延长、产钳助产、肩难产、高龄初产及多胎。臂丛神经损伤可同时合并锁骨骨折。患儿常在出生后不久被发现一侧上肢运动障碍。臂丛神经损伤的类型和临床表现见表 14-29,其中最常见的为 I 型,约占全部病例的 90%,其次为 III 型,约占10%,II 型发生率极低;其中 III 型的预后极差。臂丛神经损伤的诊断主要依靠病史和临床查体。MRI 检查可证实神经根的断裂或撕脱。电生理学检查有助于臂丛神经损伤的定位诊断,但肌电图检查应在损伤 3 周内进行,3 个月后可再次复查以了解神经功能恢复程度。随着显微外科手术的发展,臂丛神经损伤有早期手术探查的趋势,手术指征为 6 个月患侧肢体功能尚未恢复。因病理类型不同,臂丛神经损伤自发恢复的可能性及时间也不同,所以观察 3～6 个月比较合适,在观察恢复期间,将上臂置于外展 90° 外旋位,肘微屈,手心向上,掌心向面。手麻痹者腕置中间位,手掌握纱布垫。配以按摩、理疗、针灸等治疗,应进行患肢被动活动,以防发生挛缩畸形。

表 14-29　分娩损伤性臂丛神经损伤的分型及临床表现

分型	损伤的神经	临床表现	其他
I 型（上臂型）	颈 5～6 神经根	受累肢体呈现为"服务员指尖（waiter tip）"位,肩以下上肢不能外展、外旋,前臂不能旋后	约 5% 病例合并膈肌麻痹
II 型（下臂型）	颈 7～胸 1 神经根	手腕活动消失(手麻痹),握持反射消失,二头肌肌腱反射可引出	如胸 1 的交感神经纤维受损,可伴发同侧 Horner 综合征,除 II 型表现外,可见同侧眼睑下垂及瞳孔缩小,半侧面部无汗
III 型（全臂型）	整个臂丛神经颈 5～胸 1	整个上肢的弛缓性麻痹	可同时合并胸锁乳突肌血肿,锁骨或肱骨骨折

（二）膈神经麻痹

膈神经损伤导致同侧膈肌运动瘫痪称为膈神经麻痹。单侧多见,75% 伴有同侧臂丛神经麻痹。生后第 1天即可出现症状,表现为呼吸窘迫,胸腹 X 线或超声可见患侧横膈抬高,纵隔向对侧移位,呼吸时两侧横膈的升降相反。无需特殊治疗,多在 1～3 个月逐渐恢复。

严重受累患儿可能需长期机械通气。

（三）面神经损伤

面神经损伤单侧较常见。发生原因是周围神经部分受压、中枢神经系统损伤和先天性缺陷所致。面神经麻痹多数为周围性麻痹,是由于宫内压迫神经或分娩时产钳放置不当,或骶骨峡压迫损伤面神经所致,偶尔也可由于面神经发育不全引起。中枢性面神经损伤常是由于颅脑损伤伴颅内出血所致。主要表现为患儿啼哭时颜面不对称,患侧前额平坦,眼睑不能完全闭合,鼻唇沟变浅,口角下垂并向健侧歪斜。一般无需特殊治疗,出生数天后症状消失。中枢性面神经损伤,待颅内病变好转、治愈而消失。严重分娩损伤导致的面神经断裂则需早期行神经吻合术。

三、新生儿头颅血肿及帽状腱膜出血

是由于胎儿头颅在产道受压、牵拉、器械助产等所致,随着产前诊断、产程监护、手术方式的改进,本病发生率已明显减少。本病多可自行吸收,无需特殊治疗。出血较多引起贫血时,可适量输血;引起高胆红素血症时,需进行光疗。不建议抽吸血肿。新生儿分娩出生后需常规应用维生素 K_1 治疗,防止因发生新生儿出血症而导致出血加重。

(一)新生儿头颅血肿

头颅血肿(cephalohematoma)又称骨膜下血肿,常位于一侧或两侧顶骨部,局部皮肤不肿,不变色,多在生后数小时或 2~3 天才明显,1 周内达最大范围,以后渐吸收缩小。血肿界限清楚,不越过骨缝,有波动感,局部皮肤颜色无改变,借此可与产瘤(先锋头)及帽状腱膜下血肿鉴别,后两者的范围均可超越骨缝,产瘤出生时即发现,界限不分明,压之柔软且可凹,无波动感,局部皮肤可呈红或紫色。头颅 X 线片可见局部颅骨有缺损,而头颅血肿颅骨完整,偶见颅骨有线样骨折。巨大头颅血肿可致失血性贫血及高胆红素血症。头颅血肿吸收较慢,因大小不同可在 2 周至 3 个月左右消退。

(二)新生儿帽状腱膜出血

新生儿分娩损伤导致的帽状腱膜下血肿(subgaleal hematoma)通常出血量较大,生后不久即见头皮局限性肿胀,出血可通过软组织扩散,出血量较少时血肿范围较局限,有的可被产瘤所掩盖,出血量多时,肿胀范围逐渐扩大,可累及整个头皮,甚至波及额、眼周、枕或颈背部。血肿有波动感,常使前囟不易扪清,所覆皮肤可呈青紫色。出血严重时可致贫血或低血容量休克,若不及

时治疗可引起死亡。

四、新生儿内脏出血

新生儿生后处于生理性凝血因子缺乏和血小板减少的时期,血管壁弹力纤维发育不良,毛细血管通透性差等内在因素,若遇缺氧、产伤等外因则可加重出血,也可有毛细血管扩张症、胚胎性肿瘤破裂而引起出血者。目前随着产科技术的改进,内脏出血(visceral hemorrhage)已少见,损伤中以肝脏损伤最常见,其次有脾、肾上腺、肾脏等。

(一)肝脏破裂

肝受伤的初期先在肝包膜下形成血肿,右上腹可摸及肿物而临床症状常不明显,待出血量增多肝包膜破裂引起腹腔内积血,可出现急性失血性休克、腹胀、脐部偶呈蓝色,即 Cullen 征,诊断需靠腹部超声检查。肝脏破裂可同时发生脾破裂。

(二)肾上腺出血

较少见,可见于分娩损伤、缺氧或重症感染的应激,首都医科大学附属北京儿童医院曾见 1 例生后 15 小时双侧肾上腺巨大血肿破裂入腹腔致失血性休克,病理诊断为神经母细胞瘤。肾上腺出血 90% 为单侧,多见于右侧。新生儿肾上腺相对较大,毛细血管丰富,其周围缺乏间质支持,容易受伤和出血。右侧肾上腺位于肝和脊柱间,易被挤压,其静脉直接开口于下腔静脉,受静脉压高的影响,受伤后易引起出血。少量出血可无症状,仅在腹部超声检查可探查到,或在较大的婴儿 X 线片或尸检中见到钙化灶。大量出血可引起休克,双侧肾上腺出血可出现一过性肾上腺皮质功能不全的症状。腹部超声检查可明确诊断,但重症者常在尸检时才被确诊。治疗除抗休克外,应按急性肾上腺皮质功能不全处理,加用氢化可的松 5mg/(kg·d)静脉滴注。

(三)肾脏损伤

臀位产时可引起肾破裂或肾蒂撕脱,生后不久出现血尿,腹部渐膨隆,有腹水并可扪及可移动的肾肿物。出血量多时有贫血及失血性休克等。腹部超声检查可明确诊断。鉴别诊断包括肾脏肿瘤伴发出血及肾静脉

血栓形成或梗死,剖腹探查若肾有广泛出血坏死则应做肾切除术。

（黑明燕）

参考文献

［1］王卫平,孙锟,常立文.儿科学.9版.北京:人民卫生出版社,2018.

［2］GANGARAM AKANGIRE,BRIAN CARTER. Birth injuries in neonates. Pediatr Rev,2016,37(11):451-462.

［3］GROSSMAN JAI,PRICE A,CHIM H. Complications in surgery for branchial plexus birth injury:avoidance and treatment. J Hand Surg Am,2018,43(2):164-172.

第21节　新生儿疾病筛查

新生儿疾病筛查(neonatal screening)是指通过相对简便的检查方法,对某些危害严重但可以采取防治措施的新生儿疾病进行较大群体过筛,使这些疾病在临床症状尚未表现之前或表现轻微时,得到早期诊断,早期治疗,避免重要脏器发生不可逆性损害所导致的死亡或生长智能发育落后[1]。新生儿疾病是降低新生儿患病率和后遗症发生率、提高人口质量的一项极其重要的公共卫生政策。我国新生儿疾病筛查起始于1981年,目前法定的新生儿筛查疾病有遗传代谢性疾病筛查、听力筛查、早产儿视网膜病筛查、先天性心脏病筛查等。

一、新生儿遗传代谢性疾病筛查[1, 2]

（一）筛查对象

1. 基本筛查　筛查对象为所有活产新生儿。基本筛查项目包括苯丙酮尿症和先天性甲状腺功能减退,根据地域特点不同,有些地区还增加了先天性肾上腺皮质增生症(CAH)、葡萄糖6磷酸酶缺乏症(G-6-PD)等疾病的筛查。

2. 扩展筛查　筛查对象为高危新生儿,包括在新生儿期已出现非特异性临床表现、危重病例、有遗传代谢病家族史等。采用串联质谱技术,可以查数十种遗传代谢病,部分地区对少数有临床特殊需求的患儿进行遗传代谢性疾病的基因筛查。

（二）筛查疾病种类

1. 苯丙酮尿症(phenylketonuria,PKU)　属常染色体隐性遗传,由于苯丙氨酸羟化酶的缺失所致,因尿中排出大量的苯丙酮酸而命名。本病可导致患儿智力低下和运动障碍。新生儿期无特殊的临床表现,有些可出现喂养困难和呕吐,新生儿筛查是早期诊断的有效方法。

新生儿开奶3天后采集毛细血管血,置于滤纸片上晾干待测。血苯丙氨酸浓度可采用Guthrie细菌生长抑制实验半定量测定,亦可用荧光测定法定量测定。正常小儿血苯丙氨酸浓度<0.12mmol/L(2mg/dl),当血苯丙氨酸浓度>0.24mmol/L(4mg/dl)时,应复查并用定量法(氨基酸分析、高效液相法、荧光法)精确测定。典型PKU的血苯丙氨酸浓度>1.2mmol/L(20mg/dl),0.12~0.36mmol/L(2~6mg/dl)为轻度高苯丙氨酸血症,0.36~1.2mmol/L(6~20mg/dl)为中度高苯丙氨酸血症。用高效液相色谱仪进行尿蝶呤分析可鉴别典型和非典型PKU(BH$_4$缺乏)。早产儿或少数足月儿可因苯丙氨酸羟化酶成熟迟缓,血苯丙氨酸水平可暂时升高,筛查实验可呈阳性,生后随着酶的成熟,血苯丙氨酸水平可降至正常,这种情况属于假阳性结果。

2. 先天性甲状腺功能减退(congenital hypothyroidism,CH)　简称"先天性甲低",由于甲状腺轴的发生、发育、功能障碍和代谢异常而导致甲状腺功能减退。本病分为两类:一类为散发性甲低,系因甲状腺发育不足或甲状腺激素合成途径中酶缺乏所致,少数有家族史。另一类为地方性甲低,多见于甲状腺肿流行地区,因该地区水、土壤和食物中缺碘所致。先天性甲低新生儿可无症状,或仅有可疑症状,如低体重、心率缓慢、少动、生理性黄疸延长、喂养困难、顽固性便秘等。新生儿症状不典型,早期诊断依赖于筛查。

新生儿出生3天后,采用干血滴纸片检测促甲状腺素(TSH)浓度作为初筛,若结果>20mU/L,再采集血样本测定血清T$_4$和TSH;若血清T$_4$降低,而TSH明显增高时可确诊。疑有 TSH 和促甲状腺素释放激素（TRH）分泌不足的患儿可行 TRH 刺激实验，如 TSH 反应水平低可考虑垂体 TSH 缺乏；若 TSH 反应高峰正常，则提示下丘脑病变。

3. 葡萄糖-6-磷酸脱氢酶缺乏症（G-6-PD 缺乏症） 为 X 性联不完全显性遗传病，新生儿期临床表现为溶血性贫血和高间接胆红素血症，重症可导致胆红素脑病[3]。发病诱因为感染、窒息缺氧、酸中毒和使用氧化剂类药物，如维生素 K_3、维生素 C、阿司匹林、磺胺类等。

G-6-PD 缺乏症的筛查试验常采用 3 种方法：荧光斑点法、硝基四唑氮蓝（NBT）纸片法和高铁血红蛋白还原试验，其中荧光斑点法的敏感性和特异性均较高。新生儿生后 3 天采集足跟血滴于滤纸片上，进行荧光斑点法筛查。对可疑的患儿，再进行 G-6-PD 活性定量测定，正常值因测定方法而异：①WHO 标准定量法为（12.1±2.09）IU/gHb；②NBT 定量法为 13.1～30.0NBT 单位；③G-6-PD/6-PGD 比值测定，正常人>1.30，杂合子 1.0～1.29，显著缺乏者<1.0，此测定方法可提高杂合子检出率，女性杂合子检出率可高达 70%～90%。

4. 先天性肾上腺皮质增生症（congenital adrenal cortical hyperplasia,CAH） 为常染色体隐性遗传病，是由于肾上腺皮质激素合成过程中所需酶先天性缺陷所致的一组疾病，因肾上腺皮质醇合成受阻，通过负反馈作用，促肾上腺皮质激素（ACTH）分泌增加，导致肾上腺皮质增生。21-羟化酶（21-OHD）缺乏是 CAH 中最常见的类型，占 90%～95%。根据 21-羟化酶缺乏程度，临床上可分为失盐型（严重缺乏）、男性化型（不完全缺乏）和不典型型。失盐型患儿生后不久即出现肾上腺皮质功能减退和失盐症状，新生儿常于生后 1～4 周出现精神萎靡、厌食、呕吐、低钠血症、高钾血症、脱水和代谢性酸中毒，若诊断治疗不及时则可发生循环衰竭。

该病筛查主要是对 21-羟化酶缺乏的筛查诊断。新生儿于生后 2～5 天足跟采血，滴于滤纸片上，通过酶联免疫吸附法、荧光免疫法等测定 17-羟孕酮（17-OHP），以筛查 21-羟化酶缺乏。一般筛查时，17-OHP>500nmol/L 为典型 CAH，150～200nmol/L 可见于各种类型的 CAH 或假阳性。阳性病例通过测定血浆皮质酮、睾酮、脱氢表雄酮（DHEA）和 17-OHP 等以确诊。新生儿 CAH 筛查能使 70% 的 21-羟化酶缺乏患儿在临床症状出现前得以早期诊断。

（三）筛查方法

1. 滤纸片法 采用国际统一的 Guthrie 法，使用特定干滤纸片，比较简单方便。采血时间应在新生儿出生 72 小时充分哺乳后（至少哺乳 6～12 次）进行，以避免因哺乳不足、无蛋白质负荷时苯丙酮尿症筛查的假阴性。出生 72 小时后的采血可避开促甲状腺素的生理性增高，以减少甲状腺功能减退症筛查的假阳性。采取微量血样，用酒精棉球消毒新生儿足跟内侧或外侧，针刺使血液自行流出，然后轻用无菌棉球擦去第一滴血（因常含组织液），然后取 3 滴血置于滤纸片上，避免在同一处重复滴血，并使血滴通透滤纸正反两面，至少需 3 个血斑。血滤纸片自然晾干后，置 4℃冰箱保存，尽快邮寄到有关筛查实验室。

2. 串联质谱技术 遗传代谢病种类繁多，危害严重，是临床的疑难病，许多遗传代谢病国内目前没有诊断技术。传统的"一种疾病，一次检验"，花费大量的人力、物力和资金，诊断技术难以满足临床需要。串联质谱技术能一次对滤纸血片上的 3mm 微量血同时进行 20～30 种遗传代谢病进行检测，每次检测仅需 2～3 分钟，灵敏度和准确性均很高，实现了"多种疾病，一次检验"的目标，有显著的社会意义和经济效益。

3. 其他方法 DNA 技术能明确疾病的基因病变，是诊断遗传代谢病的特异方法，少数地区已开始应用于疾病的筛查。

二、先天性葡萄糖醛酸转移酶缺乏症筛查[3, 4]

先天性葡萄糖醛酸转移酶缺乏症又称克里格勒-纳贾尔综合征（crigler-najjar syndrome, CNS）、先天性葡萄糖醛酰转移酶缺乏症、先天性非梗阻性非溶血性黄疸、伴有胆红素脑病（核黄疸）的先天性非溶血性黄疸等，是一种少见的、发生于新生儿和婴幼儿的遗传性高胆红素血症。正常情况下，足月新生儿的 UGT 活性仅为成人的 1%，出生后迅速增加，3 月龄达成人水平。先天性葡萄糖醛酸转移酶缺乏症的患儿则由于先天性葡萄糖醛酸转移酶的缺乏导致肝脏微粒体中形成结合胆红素的功能缺陷，从而出现严重的高胆红素血症且易发展为不可逆性的胆红素脑病。开展先天性葡萄糖醛酸转移酶缺乏症的筛查对于降低胆红素脑病的发生率有积极的意义。

（一）先天性葡萄糖醛酸转移酶缺乏症的分型

根据肝细胞内葡萄糖醛酸转移酶缺乏程度，先天性葡萄糖醛酸转移酶缺乏症分为Ⅰ型和Ⅱ型，分别为常染色体隐性遗传和常染色体显性遗传。Ⅰ型先天性葡萄糖醛酸转移酶缺乏症罕见，是 Griglel-Najjar 型基因突变纯合子。新生儿出生后很快出现严重的进行性加重的病理性黄疸，胆红素浓度可高达 $289 \sim 816\mu mol/L$，主要为非结合胆红素浓度升高。新生儿易发生胆红素脑病，约在出生后 2 周内常出现肌肉痉挛和强直、惊厥、角弓反张等表现。患儿临床上无溶血的表现，胆汁呈无色、无胆红素，胆囊造影正常。Ⅱ型先天性葡萄糖醛酸转移酶缺乏症少见，是 Grigler-Najjar 型基因突变杂合子。新生儿出生后不久出现黄疸，但程度较Ⅰ型轻，胆红素脑病少见，通常无神经系统症状，仅有少数病人因血中非结合胆红素较高，从而引起锥体外系的损害，智力发育正常。

（二）先天性葡萄糖醛酸转移酶缺乏症的机制

衰老的红细胞破坏等原因产生的、与配体蛋白结合的未结合胆红素被运送到肝细胞的光面内质网后，与葡萄糖醛酸结合成结合胆红素，这是体内胆红素代谢的重要方面，该结合过程需要尿苷二磷酸葡萄糖醛酸转移酶（UDP-glucuronosyl transferase, UGT）的作用。目前已知的是仅有 UGT1A1 参与胆红素结合代谢过程，UGT1A1 是胆红素进行解毒作用的关键酶。UGT1A1 酶的编码基因定位于染色体（2q37.8），它由四个共同外显子（exon 2~5）和一个多变的第一外显子（exon 1A1~1A13）构成，第一外显子编码不同的 N 端，此部分决定该酶底物的特异性；UGT 启动子包含 TATA 盒，TATA 盒为精确调节转录起始的 DNA 序列。无论是非编码区启动子 TATA 盒数目的改变，还是编码区核苷酸序列的改变，都可导致酶表达减少或结构的变化，最终使酶活性降低。先天性葡萄糖醛酸转移酶缺乏症的发病机制是由于 UGT1A1 编码区域不同部位的基因突变，导致 UGT1A1 酶活力减少甚至缺如。先天性葡萄糖醛酸转移酶缺乏症根据 UGT1A1 的缺乏程度分为Ⅰ型和Ⅱ型。Ⅰ型是常染色体隐性遗传型，肝内 UGT1A1 完全消失；Ⅱ型，常染色体显性遗传，系葡萄糖醛酸转移酶活性减少但不消失。由于 UGT1A1 酶活力减少甚至缺如，从而造成胆红素结合功能障碍。

（三）先天性葡萄糖醛酸转移酶缺乏症的治疗

关于本病的治疗详见本章第 12 节。

（四）先天性葡萄糖醛酸转移酶缺乏症的筛查方法

先天性葡萄糖醛酸转移酶缺乏症筛查方法的制订是根据该病的发病机制而定的。由于葡萄糖醛酸转移酶活性降低的本质是基因突变，因此对本病的筛查方法主要是：聚合酶链反应-等位基因特异性寡居核酸探针点杂交法（PCR-ASO），PCR 结合限制酶切法/PCR-限制性长度多态性法，单核苷酸多态性检测法（SNP），等位基因特异性扩增法（PASA），PCR 产物直接测序法。但要注意的是，基因突变在人群中存在种族和地区的差别，因此在利用基因突变的原理进行疾病筛查检测时，需要结合种族和地区性特点来进行。

三、新生儿其他疾病筛查

（一）早产儿视网膜病的筛查

根据 2004 年卫生部制定的《早产儿治疗用氧和视网膜病变防治指南》，对胎龄<34 周或出生体重<2 000g 的所有早产儿，以及出生体重>2 000g 的早产儿但病情危重曾经接受机械通气或 CPAP 辅助通气、吸氧时间较长者进行早产儿视网膜病的筛查，首次筛查时间为生后 4~6 周（详见本章第 18 节）。

（二）新生儿听力筛查

对于正常出生新生儿，在出生后 48 小时至出院前采用筛查型耳声发射仪或自动听性脑干反应仪进行初筛，未通过者及漏筛者于 42 天内进行双耳复筛。复筛仍未通过者应当在出生后 3 个月龄内转诊至省级卫生行政部门指定的听力障碍诊治机构进行全面诊断。对于在新生儿重症监护病房（NICU）住院的新生儿在出院前进行自动听性脑干反应（AABR）筛查，未通过者直接转诊至听力障碍诊治机构。对于具有听力损失高危因素的新生儿，即使通过听力筛查，仍应当在 3 年内每 6 个月进行随访 1 次，在随访过程中怀疑有听力损失时，应当及时到听力障碍诊治机构就诊（详见耳鼻喉科章节）。

14章

（三）新生儿先天性心脏病筛查

新生儿先天性心脏病筛查的方法为双指标法[5]，该方法由复旦大学附属儿科医院黄国英教授团队建立，通过对心脏的听诊和脉搏血氧饱和度的检测，对新生儿先天性心脏病进行早期筛查，对于发现问题的新生儿及时转诊到相应的指定上级医疗单位进行下一步检查和诊断，分别制订随访或干预计划，促进先天性心脏病的早发现、早诊断和合理干预。双指标法筛查新生儿先天性心脏病，方法简单易行，无创伤性，有较高的可靠性，是适合新生儿筛查的方法，已于 2018 年 7 月在全国推广实行（详见先天性心脏病章节）。

（四）新生儿免疫功能筛查

对新生儿进行免疫功能筛查，可以早期发现一些重要的免疫缺陷疾病，做到早期治疗。主要采用抽血进行免疫指标监测的方法进行筛查。

（五）滥用药物筛查

母亲妊娠期或哺乳期滥用药物可对新生儿产生毒性作用。母亲疑有滥用药物史时，应做新生儿尿液筛查。

（六）发育性髋关节发育不良筛查

发育性髋关节发育不良（developmental dysplasia of the hip，DDH）以往称为先天性髋关节脱位，是儿童最常见的髋关节疾病，发病率 1.5‰~20‰。DDH 并非先天发病，而是出生时髋关节结构存在异常并在出生后发育过程中不断恶化的病变，早期诊断非常重要。髋关节超声，结合临床髋关节检查，可以更好地早期诊断和早期干预，是 DDH 病变控制和获得良好疗效的关键。

（黑明燕）

参考文献

［1］RAJABI R. Updates in newborn screening. Pediatric Ann,2018,47(5):e187-190.

［2］邵肖梅,叶鸿瑁,邱小汕.实用新生儿学.5 版.北京:人民卫生出版社,2019.

［3］杜立中.新生儿高胆红素血症.北京:人民卫生出版社,2015.

［4］吴晓静,钟丹妮,叶德志,等.广西黑衣壮族高胆红素血症新生儿 UGT1A1 基因突变分析.中国当代儿科杂志,2014,16(5):485-489.

［5］ZHAO Q,MA X,GE X,et al. Pulse oximetry with clinical assessment to screen for congenital heart disease in neonates in China:a prospective study. Lancet,2014,384:747-754.

15

第十五章
营养性疾病

第1节 蛋白质-能量营养不良

根据世界卫生组织定义,营养不良(malnutrition)是指个体摄入的能量或营养素缺乏、过量以及不平衡,包括蛋白质-能量营养不良(protein-energy malnutrition,PEM)、微量营养素相关营养不良、超重和肥胖,以及饮食相关的非传染性疾病四种形式。蛋白质-能量营养不良是由于膳食中蛋白质和能量摄入不足、吸收不良或消耗增加而导致的机体生长发育和功能障碍,往往也伴随着其他营养素的缺乏。据2020年WHO数据,全球5岁以下儿童营养不良检出率在逐年下降,但是仍有4 700万儿童消瘦(占7.5%)和1.44亿儿童生长迟缓(占21.3%)。据2019年报告,我国5岁以下儿童生长迟缓率持续下降,1990—2013年5岁以下儿童生长迟缓率由33.1%下降为8.1%,其中城市儿童由11.4%降至4.3%,农村由40.3%降至11.2%[1,2]。营养缺乏导致的营养不良是5岁以下儿童期发病和死亡的最常见原因,2017年,全球约45%的5岁以下儿童的死亡与营养缺乏有关。因此,世界各国都将5岁以下儿童营养不良患病率作为评价国家社会发展进步的主要指标之一。儿童营养不良主要以能量缺乏者多见,蛋白质-能量混合型次之,单纯严重蛋白质缺乏者较少见。蛋白质-能量营养不良仍是影响我国儿童生长发育和健康的主要疾病,营养不良不仅威胁儿童期的健康,而且也增加了成年期慢性疾病的发生风险[3]。

【病因】

1. 摄入不足或吸收障碍

(1) 食物短缺:贫穷、自然灾害、战争等原因导致食物缺乏,使得儿童长期处于饥饿状态。

(2) 喂养方式不当:家长喂养知识缺乏,使婴儿长期乳类不足;辅食添加过迟或不合理(米汤、稀粥、面汤);长期以淀粉类(米、面)食物为主,致使蛋白质摄入不足。

(3) 饮食习惯:患儿挑食、偏食等不良饮食习惯使得营养素摄入不足或不均衡。

(4) 心理异常:特别是青春期青少年为了追求苗条而节食,严重者发生神经性厌食。

(5) 吸收障碍:见于长期腹泻、慢性疾病、肠结核、幽门痉挛或梗阻、胰蛋白酶缺乏等,由于影响食欲,妨碍蛋白质等营养素吸收与利用,低蛋白血症时发生水肿。

2. 消耗过多

(1) 体力活动量过大:比如进行某些运动项目的

儿童,日常训练强度过大致使能量大量消耗。

(2) 疾病影响:许多疾病如先天性心脏病、消化道畸形及炎症、恶性肿瘤、遗传代谢病、创伤和烧伤等,在抑制儿童食欲的同时,也增加了机体的能量与蛋白质消耗,严重时致低蛋白性水肿,这一类营养低下又被称为蛋白质-能量消耗(protein-energy wasting,PEW)。

3. 合成代谢障碍 肝脏能合成各种血浆蛋白,如白蛋白、纤维蛋白、凝血酶原,亦能合成部分球蛋白。肝脏疾病如肝硬化、肝炎时肝功能减退,合成蛋白质的功能降低,因而血浆蛋白低下,发生水肿及腹水等症状。

4. 高风险儿童 多见于宫内营养不良引起的低出生体重儿以及双胎、多胎及早产儿等,先天异常和发育迟缓、产后母亲抑郁、家庭关系紧张、特殊健康和营养信仰(抑制饮食)增加生后喂养问题的风险,导致营养不良发生。

【病理与病理生理】 当膳食能量和蛋白质供应不足时,机体在减少活动和能量消耗而进行适应性反应的同时,体内多种激素水平和身体成分发生明显改变,体重减轻,各器官功能低下,并出现负氮平衡。

1. 内分泌激素和代谢紊乱 首先,在能量摄入不足时,体内胰岛素水平下降而胰高血糖素水平升高,使得储存的糖原分解释放葡萄糖供组织利用,同时脂肪分解增强,糖异生过程和酮体生成增加,为肌肉、肝脏、大脑等器官提供能量。随着脂肪组织的动员利用和耗竭,在胰岛素降低的作用下,肌肉蛋白分解加强,生成的氨基酸进入肝脏,保证了肝脏和血浆蛋白的合成,维持血浆蛋白的稳定;如病情继续进展,则最终引起体重减轻、负氮平衡和低蛋白血症的出现,免疫功能以及心、肝、肾、脑等多脏器功能低下。消化液和消化酶合成分泌减少,肠道蠕动减弱,菌群失调,易发生腹泻;肝脏由于脂肪分解、消耗过多而出现脂肪浸润及脂肪变性。在水、电解质代谢方面,由于能量缺乏导致细胞膜钠-钾-ATP泵功能障碍,引起细胞内钠潴留、低渗性脱水和低血钾,同时还会发生低血镁、低血钙、酸中毒等[4]。

另外,其他一些激素分泌亦发生紊乱,表现为甲状腺素和性激素分泌减少,导致基础代谢率下降,青春期女性可出现初潮推迟或闭经。皮质醇、生长激素水平升高,但胰岛素样生长因子(IGF-1)减少,导致生长停滞。肾素-醛固酮分泌增加和负氮平衡、低蛋白血症导致水肿发生。

2. 组织器官病理改变[4,5]

（1）消化系统：胃肠黏膜萎缩变薄,致皱襞消失,肠绒毛变短,黏膜上皮细胞成扁平,细胞数量减少,唾液腺、肠壁消化腺均有严重萎缩、退化、胰腺变小,空泡萎缩,内含颗粒减少,脂肪变性,各种消化酶活力低下。消化吸收功能显著减退,肠蠕动减少,大便中出现乳糖和蔗糖,易引起高渗性腹泻,严重者单糖亦不能耐受。

（2）中枢神经系统：脑体积变小,重量减轻,脑细胞不仅数量减少,成分亦有改变。类脂质、卵磷脂、胆固醇的量都下降,如营养不良发生在胎儿期、新生儿期及婴儿期等脑发育的关键期可导致不可逆的改变,乃至影响日后的智力及行为。

（3）循环系统：心肌细胞虽萎缩不明显,但肌纤维混浊肿胀,心肌收缩力减弱,心搏出量少,心电图示低电压,血压亦偏低。

（4）肾脏：肾脏出现肾小管混浊肿胀,脂肪变性,致使尿比重下降。

（5）免疫系统：中至重度营养不良时胸腺淋巴组织萎缩,脾脏、淋巴结、扁桃体、肠及阑尾淋巴组织萎缩。非特异性免疫功能如皮肤屏障、白细胞吞噬及补体功能低下。细胞免疫功能及体液免疫功能均降低,淋巴细胞增殖分化低下,淋巴免疫因子如白细胞介素、肿瘤坏死因子、免疫球蛋白（IgG、IgM、IgA）均降低,IgG 亚类缺陷,多为 IgG_2 和 IgG_4。T 淋巴细胞减少,T 细胞亚群改变,CD4/CD8 比值明显降低;在抗原刺激下产生的干扰素明显减少。由于回忆反应及皮肤迟发型超敏反应减弱,表现出结核菌素试验假阴性。

【临床分型】　临床上主要根据儿童体格测量指标,如年龄别体重（weight for age,W/A）、年龄别身高（height for age,H/A）和身高别体重（weight for height,W/H）对儿童蛋白质-能量营养不良进行判断及分度（表 15-1）,相对于年龄别体重和年龄别身高,身高别体重可以更好地判断营养不良状况和干预情况。

1. 离差法（标准差法）

（1）低体重（underweight）：儿童体重低于同年龄、同性别参照人群值的正常变异范围。低于均值（或中位数）减 2 个标准差,但高于或等于均值（或中位数）减 3 个标准差为中度;低于均值（或中位数）减 3 个标准差为重度。主要反映近期或慢性营养不良。

（2）生长迟缓（stunting）：儿童身长（高）低于同年龄、同性别参照人群值的正常变异范围。低于均值（或中位数）减 2 个标准差,但高于或等于均值（或中位数）减 3 个标准差为中度;低于均值（或中位数）减 3 个标准差为重度。主要反映慢性长期营养不良。

表 15-1　儿童营养不良分型与分度[5]

分类方法及营养状态	指标范围	分度
Gomez（低体重）	年龄别体重中位数的	
	90%~75%	轻度
	75%~60%	中度
	<60%	重度
Waterlow（消瘦）	身高别体重中位数的	
	90%~80%	轻度
	80%~70%	中度
	<70%	重度
Waterlow（生长迟缓）	年龄别身高中位数的	
	95%~90%	轻度
	90%~85%	中度
	<85%	重度
WHO（消瘦）	身高别体重	
	$-2SD$ 和 $3SD$ 之间	中度
	$<-3SD$	重度
WHO（生长迟缓）	年龄别身高	
	$-2SD$ 和 $3SD$ 之间	中度
	$<-3SD$	重度

（3）消瘦（wasting）：儿童体重低于同性别、同身长（高）参照人群值的正常变异范围。低于均值（或中位数）减 2 个标准差,但高于或等于均值（或中位数）减 3 个标准差为中度;低于均值（或中位数）减 3 个标准差为重度。主要反映近期急性营养不良。

注意,对于主要因蛋白质缺乏引起的水肿型营养不良,体重下降可以不明显。

2. 百分位数法[5,6]

（1）低体重（underweight）：儿童体重低于同年龄、同性别参照人群值的第 5 百分位。主要反映近期或慢性营养不良。

（2）生长迟缓（stunting）：儿童身长（高）低于同年龄、同性别参照人群值的第 5 百分位。主要反映慢性长期营养不良。

（3）消瘦（wasting）：儿童体重低于同性别、同身高参照人群值的第 5 百分位。

营养不良程度的判定见表 15-1。

3. Z 评分（Z scores）　又称标准差离差法（SDS）,Z 评分=（实测值-同年龄同性别参考值均数）/标准差（表 15-2）。

（1）低体重（underweight）：儿童按年龄别体重 Z 评分小于-2 但大于-3 为中度;小于-3 为重度。

（2）生长迟缓（stunting）：儿童按年龄别身长（高）Z 评分小于-2 但大于-3 为中度;小于-3 为重度。

表15-2 儿童营养不良分型与分度（Z评分法）

分型	轻度	中度	重度
低体重	−2≤Z评分<−1	−3≤Z评分<−2	Z评分<−3
消瘦	−2≤Z评分<−1	−3≤Z评分<−2	Z评分<−3
生长迟缓	−2≤Z评分<−1	−3≤Z评分<−2	Z评分<−3

（3）消瘦（wasting）：儿童按身高别体重Z评分小于−2但大于−3为中度；小于−3为重度。

【临床表现】

1. **中度营养不良** 早期表现为活动减少、精神较差、体重生长速度不增，仅见皮下脂肪减少、肌肉松弛。营养不良初期，身高不受影响，但随病情加重，骨骼生长减慢，身高亦低于正常。患儿多烦躁、睡眠不安、食欲减退。

2. **重度营养不良** 临床上可分为消瘦型、水肿型以及混合型3种表现形式。

（1）干瘦型营养低下：又称营养不良性消瘦（marasmus）[4]，指重度蛋白质-能量营养不良（以能量缺乏为主），通常是由多种慢性疾病（纤维囊性变、结核、癌症、艾滋病、乳糜泻等）继发引起的。在发展中国家，喂养不当以及腹泻是营养低下的主要原因。临床表现为消瘦、憔悴、衰弱，体内脂肪储备基本耗竭；体重低于同年龄平均体重的60%或低于身高别体重均值的70%（图15-1）。皮下脂肪层消减，顺序依次为腹部、胸、背、腰部、上、下肢、臀部、额、颈、颏及面颊部。肌肉萎缩、肌张力低下；皮肤干燥、苍白、皱纹和松弛，失去弹性。毛发稀疏、易脱落；头显得大，但与身高比例协调。严重时出现体温降低、脉搏柔弱且低慢、节律不齐、心音低钝、血压偏低、呼吸表浅。基础代谢通常减低。还可见舌乳头萎缩、鹅口疮等。对周围环境不感兴趣，睡眠障碍，或抑郁与烦躁交替出现；易患便秘或饥饿性腹泻，腹隆起、腹壁变薄，可见肠形。

（2）水肿型营养低下：又被称为恶性营养不良或夸希奥科（Kwashiorkor）[4]。夸希奥科是非洲当地的译音，意指"红小孩"，系指断奶后母亲不再给小儿喂奶，致使食物内蛋白质严重不足，特别是必需氨基酸的不足。本病常发生于工业不发达的地区如非洲地区，是当今世界最流行的一种营养不良，多见于6个月（断奶后）至5岁。虽经治疗小儿的身高和体重可有所改善，但始终不能达到营养良好的正常儿童值。夸希奥科在我国虽已罕见，但仍有发生，如不及时治疗，患儿可死亡。

夸希奥科以低蛋白血症和水肿为主要表现特征，水肿一般从下肢开始，逐渐向上发展（图15-2）。其发生是由于蛋白质摄入不足引起的；其他因素如急性感染、中毒以及某些特殊的微量营养素和氨基酸的缺乏亦参与了疾病发生。由于水肿的存在，患儿体重可以正常或稍低，一般在标准年龄别体重的60%~80%之间。因而对于这一类型的营养低下，单靠体重不能反映机体的真正营养状态。体格检查发现皮下脂肪消减不明显，但肌肉萎缩明显；水肿程度从脚背的轻微凹陷性水肿到累及眼睑和阴囊的全身性水肿。在四肢、躯干和面部水肿出现之前，内脏水

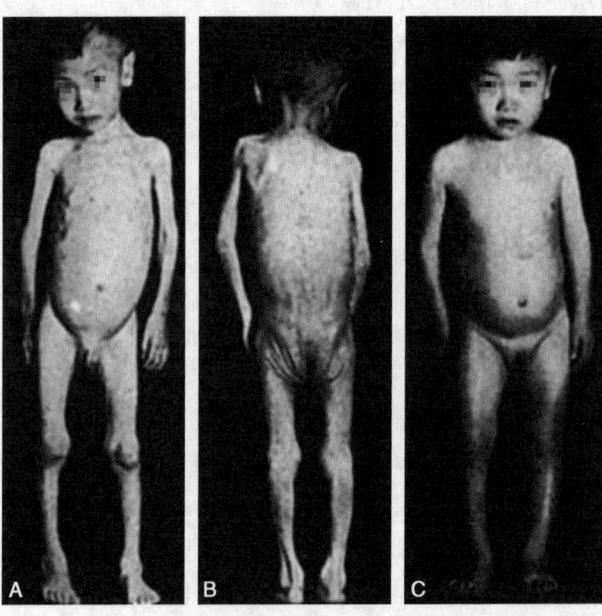

图15-1 营养不良的儿童
患儿4岁，A.治疗前体重8.2kg；B.显示臀肌萎缩；C.治疗11个月后，体重增至11.5kg。

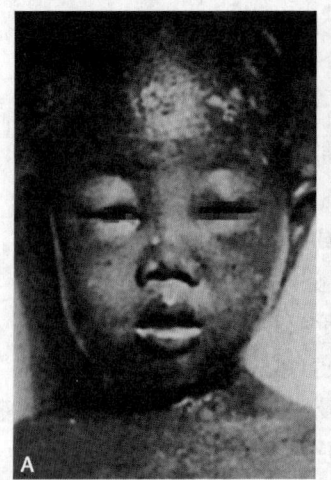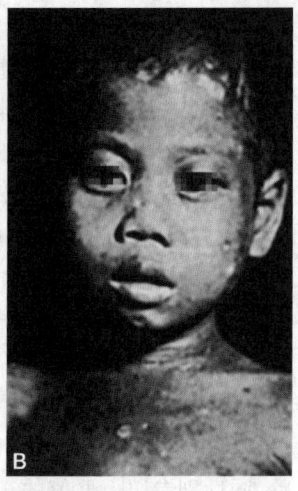

图15-2 营养不良性水肿
男孩，9岁，饮食只限大米、小米及咸萝卜。A.入院时显示全身水肿；B.治疗12天后水肿全消，其体重与血浆蛋白均比入院时有明显改善。

肿往往已经发生,出现腹胀、肝脾大。腹部检查会发现质地较软、边界不清的肿大肝脏,同时伴随腹胀和肠鸣音减低;胸部检查可发现双侧水泡音。头发稀疏、易断并颜色变浅,呈现出灰色、黄白色或红色;营养补充后可使头发颜色逐渐恢复,出现有深有浅的现象。常见的皮肤变化可以是分布于躯干和四肢的色素沉着性皮炎,也可以是渗出性皮疹;严重时可出现受压处的脱皮现象。其他常见症状还有口角干裂、舌乳头萎缩、鹅口疮等。腮腺增大和面部水肿导致"满月脸"的形成。另外,冷漠和不思饮食也是夸希奥科的典型症状。

(3) 消瘦-水肿混合型:即同时存在蛋白质和能量不足的混合型营养不良。

3. 胎儿期营养不良　又称宫内营养不良,可引起低体重儿、小于胎龄儿。孕中期发生的营养不良会明显影响脑的发育,进而累及神经及精神运动的发育,导致脑功能障碍,而后引起小儿认知及智能缺陷。孕后期营养不良影响骨骼肌及脂肪组织的发育。除此之外,还会对免疫、内分泌等其他系统产生持久损害,还与成年期慢病发生有关;并且宫内营养不良发生的时间越早,对生后健康的影响也越大[3]。

4. 新生儿营养不良　可以是胎儿营养不良的继续,也可发生于生后 1 个月内,其病因多与喂养不当、消化系统先天畸形如唇、腭裂、胃肠道发育不良或遗传代谢性疾病等有关。临床表现为生理性体重下降后不易再回升,体重继续减轻,皮下脂肪消失导致额部起皱、颧骨突起,呈"小老头"外貌。好哭、烦躁,食欲下降或拒奶。免疫功能低下,易感染;常合并贫血,维生素缺乏及水肿。合并腹泻酸中毒者,因呼吸功能代偿差,临床可见不典型酸中毒表现,应加以警惕。

【并发症】

1. 营养性细胞性贫血　患儿造血所需原料如蛋白质、铁、维生素 B_{12} 等均易缺乏,故易患贫血。常见者为缺铁性贫血。

2. 维生素及微量元素缺乏　尤以维生素 A、B 及 C 缺乏较常见。由于生长迟缓,钙和磷需要较少,因而继发严重的维生素 D 缺乏较为少见;但如果患佝偻病在前而营养不良在后,两者可同时存在。严重营养不良常伴铁、锌、铜、硒等缺乏,尤以锌缺乏明显。

3. 感染　营养不良儿易继发感染如支气管肺炎、腹泻、结核病、中耳炎、尿路感染及败血症等,特别是婴幼儿腹泻可迁延不愈,常伴电解质紊乱,如此形成恶性循环,更加重了营养不良。

4. 自发性低血糖　迁延不愈的患儿有时可突然发生自发性低血糖,表现为体温不升、面色灰白、神志不清、脉搏缓慢,乃至呼吸暂停,但无抽搐,若不及时静脉注射葡萄糖溶液,可因呼吸暂停而死亡。

5. 发育迟缓　严重营养不良影响大脑功能的发育,使其认知功能降低,学业不良,并且营养不良程度越重,对认知功能的影响也越大。

6. 成年期劳动能力下降　儿童期营养不良还可以影响成年期的体格,比如成年期瘦小、骨骼肌肉系统发育不良,使劳动能力下降。

7. 成年期易发慢性非传染性疾病　近年来研究还发现,生命早期时期的营养不良还可以增加成年期冠心病、高血压、糖尿病、肥胖、过敏性疾病等慢性非传染性疾病的发生风险[5]。

【诊断】

1. 根据病史、喂养史、体格检查以及上述临床表现,蛋白质-能量营养不良的诊断并不困难。然而,对轻症的患儿要注意早期识别,尽早干预治疗;体格检查时要特别注意鉴别水肿型营养不良。同时还要注意原发性和继发性营养不良的鉴别,寻找原发疾病并积极治疗。

2. 体格测评和膳食调查

(1) 体格测量:测量患儿身高(长)、体重,然后根据参照人群(WHO 标准或中国九省市标准,见第二章生长发育)的年龄别体重、年龄别身高和身高别体重曲线,进行营养状况(低体重、生长迟缓、消瘦)的评估和分类。

(2) 膳食调查:可采用 24 小时膳食回顾法、食物频数法和称重法,计算婴幼儿平均每天各类食物的摄入量,并根据食物成分表中各种食物的能量及营养素含量计算此膳食的能量和各种营养素摄入量。再将各类食物的量与推荐的同年龄儿童每日各类食物的适宜摄入量以及膳食营养素参考摄入量进行比较,评价其膳食的合理性以及每天能量和各种营养素的摄入状况。

3. 实验室检查

(1) 血浆蛋白浓度降低:血浆总蛋白量大多在 50g/L 以下,血浆白蛋白大多在 30g/L 以下。至水肿完全消失时,则血浆总蛋白大多达 55g/L,血浆白蛋白大多在 35g/L 左右,可称为水肿的"临界水平"。虽然血浆总蛋白和白蛋白的检测方法简单、费用便宜,然而其半衰期较长(18~20 天),并且在低蛋白摄入情况下其代谢随之变缓,因此白蛋白不能及时反映机体的营养状况,不能作为早期识别营养不良的指标。转铁蛋白、前白蛋白、视黄醇结合蛋白等血浆蛋白的半衰期相对较短,分别为8~9天、2~3天和12小时,可以反映近期机体营养状况的变化。

氮平衡是指人体氮摄入量与排出量之间的关系,其计算公式为:氮平衡=摄入氮(食物氮)-尿、粪和皮肤排出的总氮。营养不良状态下为负氮平衡。

(2)血浆胰岛素生长因子1(IGF-1)降低:IGF-1在介导生长激素促进生长发育中具有重要作用。营养不良患者在其身长(高)、体重等体格发育指标尚未改变之前已下降,且不受肝功能的影响,被认为是蛋白质营养不良早期诊断灵敏可靠的指标。

(3)血浆必需氨基酸与非必需氨基酸的比值下降:可出现氨基酸尿,血浆牛磺酸含量明显降低,也可作为早期诊断指标。

(4)多种血清酶活性降低:如淀粉酶、胆碱酯酶、转氨酶、碱性磷酸酶、胰酶和黄嘌呤氧化酶等的活性降低,治疗后又很快恢复正常。

(5)血糖水平降低,呈糖尿病型耐量曲线,血清胆固醇水平降低。

(6)微量元素含量降低:如血清铁、锌、硒、铜、镁等均低,尤以血锌在重度营养不良降低显著。

(7)免疫指标评价:常用的指标有T淋巴细胞、末端转脱氧核苷酰酶、迟发皮肤超敏反应、调理功能、唾液IgA以及总淋巴细胞计数(TLC)。通常TLC低于1 500/mm³时可能存在营养不良;对于3个月以内的婴儿,TCL低于2 500/mm³时为异常。

(8)肝肾功能、血酸碱度和电解质监测:严密监测这些指标的变化,对于严重营养不良特别是夸希奥科尤为重要。

【治疗】 蛋白质-能量营养不良的治疗原则包括加强营养支持和监测,调节消化道功能,治疗原发性疾病、合并症及并发症。其中营养支持主要是补充蛋白质和能量,纠正维生素和矿物质的缺乏,加强患儿和照料人的心理治疗;同时需要监测体重恢复情况,避免营养不良再发生[4-6]。根据患儿机体情况选择实施口服、鼻胃管饲喂或静脉营养支持的途径。

1. 营养支持

(1)轻度-中度营养不良:通过改善膳食,增加其能量和蛋白质等营养素摄取,满足其生长发育所需。对于6月龄以下母乳喂养的婴儿,可增加母乳强化剂,增加能量和蛋白质等营养素的供给。非母乳喂养可选择合适的高能量特殊配方,6月龄以后的婴儿在继续母乳喂养或配方奶喂养的基础上,注意提供富含能量和蛋白质的辅食,适量补充维生素和矿物质同时培养婴幼儿良好的饮食行为习惯。

(2)重度营养不良:需要按照危重症处理。在积极治疗原发病,纠正水、电解质紊乱和并发症的同时,根据胃肠道耐受情况进行针对性营养治疗,循序渐进补充能量、蛋白质及各种微量营养素。

重度营养不良的治疗方案通常可分为3个不同的阶段,即初始期(1~7天)、恢复期(2~6周)和随访期(7~26周)。在初始期,首先纠正水、电解质紊乱,维持体液平衡,可采用口服补液或静脉输注补液,在开始治疗时期特别是24~72小时内,应严密观察水、电解质和酸碱平衡的变化。营养不良患儿体内往往存在钾、镁的丢失而钠潴留,同时大多还存在钙、锌、铁以及维生素的缺乏,应给予补充纠正,但是铁除外。铁剂的补充应至少在进入恢复期后开始,因为过早补铁不仅会干扰蛋白的防御机制,而且还会加剧组织细胞的氧化损伤。另外,由于患儿大多合并感染,因此应积极进行抗感染治疗。

初始阶段的能量供给在患儿近期摄入能量的基础上增加20%左右,应该是安全的。如果无法对患儿近期饮食摄入量进行判断,那么能量供给应控制在推荐摄入量的50%~75%,较为安全。经消化道供给时应少量多次。WHO推荐两种不同的能量配方,即F75和F100,配料为脱脂奶粉、面粉、糖、植物油、维生素和矿物质混合物,其能量分别为75kcal/100ml和100kcal/100ml。

对于血浆蛋白过低的患儿,可给予白蛋白或血浆输注。在此时治疗过程中,应注意避免再喂养综合征(refeeding syndrome)的发生,其特征是营养治疗开始1周内,由于蛋白质合成增强同时碳水化合物摄入引发的胰岛素分泌释放,使得血浆磷、钾、镁大量进入细胞内而出现的低磷、低镁、低钾血症,表现溶血性贫血、肌肉无力、呼吸循环衰竭、心律失常、低血压、休克、谵妄、幻觉、昏迷甚至死亡等[4,5]。

经过初始阶段的治疗,在严密监测电解质、心脏功能以及喂养耐受性的基础上,能量供给可以每天10%~20%的速度增加。如果无上述不良反应,在患儿体重开始增加和追赶生长之前,能量供给应稳定在一个合适水平,不能无限制地增加。对于3岁以内的婴幼儿,能量供给应在标准身高体重需要能量的100%~120%。在治疗的恢复阶段,增强的合成代谢要求蛋白质供给与能量供给相匹配,按照WHO推荐,蛋白质能量比达到8.9~11.5才能促进儿童瘦体质量增加[7](表15-3);患儿对维生素和矿物质的需求亦增加,需要量要高于相应的日推荐摄入量。营养支持途径尽量采用口服或管喂的肠道内支持。

表 15-3　WHO 推荐儿童体重增加所需要的
能量和蛋白质以及蛋白质/能量比

体重增加/ (g·kg⁻¹· d⁻¹)	蛋白质/ (g·kg⁻¹· d⁻¹)	能量/ (kcal· kg⁻¹·d⁻¹)	蛋白质/ 能量
10	2.82	126	8.9
20	4.82	167	11.5

经过初始期和恢复期历时 7 周的治疗,患儿水肿和合并感染往往均已被控制和好转,食欲增强,精神状态和情绪也有了好转。此时可以实施随访期的治疗措施,患儿可以自由进食,逐渐进行正常的体力活动,通常情况下 6 个月可基本追赶上正常儿童,完全恢复。

追赶生长(catch-up growth)是指因能量和蛋白质摄入不足或消耗性疾病等病因导致的生长迟缓,在去除这些因素后出现的生长加速现象。为了实现儿童追赶生长,所需能量一般要高出推荐摄入量的 20%~30%;同时蛋白质需求量也要增加。身高的追赶生长往往在体重增加后的几个月才开始。判断营养不良婴幼儿(<3 岁)追赶生长能量需要量,可参照 WHO 推荐的 5 岁以下严重营养不良儿童的能量补充,计算分 3 步进行[6]:

第一步:早期治疗:能量供给需维持儿童现有体重,即获得的能量至少应达到现有体重的能量需要量。

第二步:治疗中期:逐渐增加能量摄入,达到实际身长(高)的标准体重(P_{50} 或均值)的能量需要量,有营养不良儿童常合并感染,能量需要较正常增加 8kcal/kg。

第三步:恢复期:能量摄入应达到按实际年龄的标准体重(P_{50} 或均值)的能量需要量。

举例说明:一个 12 个月男孩,体重 7kg,身长 72cm;这个年龄的膳食推荐量为 80kcal/(kg·d);实际身长的标准体重为 9kg(W/H 的 P_{50}),实际年龄的标准体重为 10kg(W/A 的 P_{50})。此婴儿追赶生长所需的能量为:

第一步:80kcal/(kg·d)×7kg=560kcal/d

第二步:80kcal/(kg·d)×9kg=720kcal/d

第三步:80kcal/(kg·d)×10kg=800kcal/d

2. 调整饮食改善消化能力　可根据儿童的年龄、营养不良的程度、消化功能和对食物的耐受力以及儿童体格增长速度逐步调整膳食方案。由少到多,由稀到干,由单一到多样化,直到小儿恢复到正常进食,营养改善为止;开始时应给予少渣食物;补充消化酶和 B 族维生素以助消化。当血浆及肠道酶的活性逐步恢复后,肠道吸收脂肪及蛋白质的功能乃得以改善。

3. 中医中药治疗　中医称营养不良为"疳积",是小儿四大疾病"痘、麻、疳、惊"之一。其治疗以健脾补气、理中化积为主。主要采用参苓白术散加减,此外捏脊、推拿、针灸及割治等民间广为应用,亦有一定疗效,尤其适用于农村缺医少药的地方。

4. 精心护理　营养不良患儿精神多抑郁、少言寡欢。病室应创造良好的气氛,医护人员态度应和蔼、亲切、多给患儿抚爱。居室阳光宜充足,空气新鲜,清洁并卫生。卧床患儿尤应精心护理及喂养,防止呕吐及呛咳。对食欲差者不可强迫喂养。长期卧床者应勤翻身以免发生压疮。对低体温者注意保暖。

5. 定期监测　治疗期间的喂养类型、摄入量、进食时间以及有无呕吐都应详细记录。同时,定期测评儿童体重和身高(长)。根据儿童年龄、营养不良程度和并发症,安排随访和监测时间,可以从每周 1 次到 2~3 个月 1 次。轻中度营养不良的儿童干预后 W/H 达到 P_{10},而且在间隔 1 个月的两次体格测评中显示体重增长满意,则表明治疗成功,但仍需要定期随访 4~9 个月,防止再发生营养缺乏。如积极干预后体重仍增长缓慢,需要排除可能存在的器质性疾病。

6. 积极治疗原发病及其并发症　当合并细菌感染时,应积极查明病灶并给予相应的抗生素治疗。其他并发症如低血糖、心力衰竭等并发症需对症处理。重度贫血者,血红蛋白低于 40g/L,可多次小量输血。

【预防】

1. 消除贫困,保证丰富的食物供应　食物短缺是许多发展中国家儿童营养不良患病率高发的主要原因,解决贫困问题是减少此病发生的前提。

2. 做好孕期保健　儿童时期的营养不良多系婴幼儿营养不良的继续,而后者又多源于胎儿期营养不良。为此,应做好孕期保健,加强对孕妇的营养指导,特别应做好孕中、晚期的营养指导。

3. 合理、均衡喂养,保证蛋白质-能量的充足摄入　首先大力提倡婴儿母乳喂养,及时进行食物转换,合理添加过渡期食品(辅食),养成良好的饮食习惯;学龄期儿童的一日三餐应均衡合理搭配。加强大众营养宣教,提高父母的养育技能。

4. 加强生长监测　定期进行体格发育和营养监测,推广使用儿童生长发育监测图,更加直观、更早发现体重的变化,有利于早干预、早治疗。

5. 预防出生缺陷和先天性疾病的发生　如肠道畸形、先天性心脏病、遗传代谢病等,可减少继发性营养不良的发生。

6. 积极防治感染性疾病 肺炎、腹泻等感染性疾病是儿童营养不良发生的主要高危因素之一，与蛋白质-能量营养不良之间往往互为因果，因此对感染性疾病应积极预防和治疗。

（李晓南）

参考文献

[1] United Nations Children's Fund (UNICEF), World Health Organization, International Bank for Reconstruction and Development/The World Bank. Levels and trends in child malnutrition: Key Findings of the 2020 Edition of the Joint Child Malnutrition Estimates. Geneva: World Health Organization, 2020.

[2] 中华人民共和国国家卫生健康委员会. 中国妇幼健康事业发展报告 (2019), 2019.

[3] HOFFMAN DJ, POWELL TL, BARRETT ES, et al. Developmental Origins of Metabolic Disease. Physiol Rev, 2021, 101 (3): 739-795.

[4] DIPASQUALE V, CUCINOTTA U, ROMANO C. Acute Malnutrition in Children: Pathophysiology, Clinical Effects and Treatment. Nutrients, 2020, 12(8): 2413.

[5] KLIEGMAN RM, GEME JWS, BLUM NJ, et al. Nelson Textbook of Pediatrics. 21st ed. Philadelphia: Saunders Elsevier, 2020: 333-342.

[6] WHO. WHO Guideline: Updates on the management of severe acute malnutrition in infants and children. Geneva: World Health Organization, 2013.

[7] MARCDANTE KJ, KLIEGMAN RM. Nelson Essentials of Pediatrics. 8th ed. Philadelphia: Saunders Elsevier, 2019.

第2节 维生素 A 缺乏

维生素 A 缺乏 (vitamin A deficiency) 是指体内维生素 A 缺乏引起眼睛、生长、免疫、胚胎等多系统损害的全身性疾病，按照缺乏的程度和阶段分为临床型维生素 A 缺乏 (clinical vitamin A deficiency)、亚临床型维生素 A 缺乏 (subclinical vitamin A deficiency) 及可疑亚临床型维生素 A 缺乏 (suspicious subclinical vitamin A deficiency)。临床型维生素 A 缺乏表现为干眼症，可疑亚临床型缺乏 (也称边缘型) 和亚临床型维生素 A 缺乏无干眼症表现，主要与夜盲症、反复呼吸道感染、腹泻和贫血等广泛影响有关，增加婴幼儿的发病率和死亡率。

维生素 A 缺乏症是全球范围内发展中国家最普遍存在的公共卫生问题，大约有 1.27 亿学龄前儿童为维生素 A 缺乏，其中 440 万患有一定程度的干眼症[1,2]。发展中国家有 720 万孕妇为维生素 A 缺乏，1 350 万为边缘型维生素 A 缺乏；每年有 600 多万孕妇发生夜盲症。近年来，我国临床型维生素 A 缺乏已少见，以边缘型和亚临床型维生素 A 缺乏为流行特征，5 岁以下的儿童、孕妇和乳母是高危人群。2015 年我国 5 岁以下儿童维生素 A 缺乏为 9.23%，边缘型维生素 A 缺乏为 31.53%；12 岁以下儿童维生素 A 缺乏为 5.16%，边缘型维生素 A 缺乏为 24.29%。维生素 A 缺乏和边缘型缺乏在农村多于城市，西部及边远地区尤为严重，小年龄儿童缺乏更多[1]。临床型维生素 A 缺乏是联合国千年发展目标重点消灭的疾病之一。

【吸收与代谢】

1. 维生素 A 的来源 维生素 A (类视黄醇) 是指一组具有全反式视黄醇生物活性的所有 β-芷香酮类衍生物 (β-ionone)，包括视黄醇 (retinol)、视黄醛 (retinal)、视黄酯 (retinyl ester) 及视黄酸 (retinoic acid, RA)，其中视黄酸是维生素 A 在体内发生多种生理作用的重要活性形式。维生素 A 有两大来源，一类是动物性食物来源的维生素 A_1 和维生素 A_2，维生素 A_1 即全反式视黄醇是维生素 A 类物质最基本的形式，哺乳动物及咸水鱼的肝脏含量最丰富，乳、蛋含量丰富；维生素 A_2 即 3,4 双脱氢视黄醇，存在于淡水鱼的肝脏中，后者只有视黄醇生物活性的 40%。另一类来源是植物类食物的维生素 A 原 (provitamin A) 或类胡萝卜素 (carotenoid)，其中 β-胡萝卜素 (β-carotene) 具有的维生素 A 活性最高，在深绿色蔬菜含量最丰富，在胡萝卜和黄红色水果中含量丰富，其在肠道转化为视黄醇的比例是 6:1 (近期研究其转化率可能在 12:1~20:1)。每日维生素 A 推荐供给量婴儿为 400μg RE/d，其他年龄儿童为 500~700μg RE/d。

视黄醇单位之间换算：1 视黄醇当量 = 1μg 视黄醇 = 3.33IU 维生素 A = 6μg β-胡萝卜素，视黄醇 1IU = 0.3μg。

维生素 A 和 β-胡萝卜素皆为脂溶性，其消化吸收的机制与脂类相同 (图 15-3)。

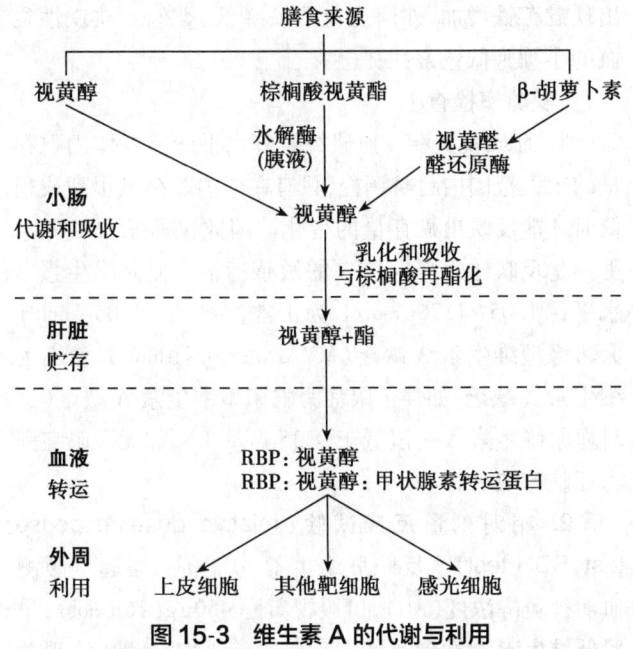

图 15-3 维生素 A 的代谢与利用

2. **维生素 A 的转运** 维生素 A 在小肠细胞吸收，与乳糜微粒结合，通过淋巴系统入血，转运到肝脏，再酯化为棕榈酸酯储存在星状细胞。当周围靶组织需要时，肝脏中的视黄酯经酯酶水解为视黄醇，与肝脏合成的视黄醇结合蛋白(retinol-binding protein，RBP)和转甲状腺素蛋白(TTR)即前白蛋白(prealbumin，PA)结合形成复合体，以减少视黄醇从肾小球滤过。

3. **维生素 A 的核受体** 上述复合体与靶细胞上的特异的视黄醇结合蛋白受体 STRA6 相结合，将视黄醇释放入靶细胞转变为视黄酸，视黄酸与其细胞核膜的特异性受体视黄酸核受体(retinoic acid receptor，RARs)和类视黄醇核受体(retinoids X receptor，RXRs)相结合，上调或抑制几百种基因的表达[3]。视黄酸作为"类固醇-甲状腺-类视黄醇家族"核激素发挥作用，其他激素核受体须与 RXR 结合才能发挥作用。已知有 500 多种基因通过维生素 A 核受体受维生素 A 调节，维生素 A 在很多组织的发育和保持中具有中心作用[2]。

【生理功能与病理改变】

1. **构成视觉细胞内的感光物质** 眼部对维生素 A 缺乏特别敏感，位于视网膜上视杆细胞的 11-顺式视黄醛(all-trans retinal)与视蛋白(opsin)结合，形成与感受暗光有关的视紫红质(rhodopsin)；当光线照射到视网膜时，发生一系列复杂的生物化学反应，导致神经冲动。在此过程中，除了消耗能量和酶外，还有部分视黄醛变成视黄醇被排泄，所以必须不断地补充维生素 A，才能维持正常视觉过程。

2. **影响上皮稳定性、完整性** 维生素 A 缺乏导致上皮组织内的黏液分泌细胞被角蛋白生成细胞替代，这种改变导致皮肤、眼结膜和角膜干燥。维生素 A 能调节糖蛋白和黏多糖等化合物有关的酶表达，最后导致严重的眼干燥症和角膜溃疡。缺乏的初期病理改变是上皮组织的干燥，继而形成过度角化变性和腺体分泌减少。这种变化累及全身上皮组织，尤其是呼吸道、消化道和泌尿道。

3. **促进生长发育和维护生殖功能** 维生素 A 通过细胞的 RNA、DNA 的合成及生长激素的分泌而影响生长发育，还影响正常精子发生、胚胎和胎盘发育。视黄酸对基因表达的作用决定胎儿身体各部分发育顺序。

4. **维持和促进免疫功能** 维生素 A 以其特定的途径参与维持机体的免疫活性，帮助机体维护淋巴细胞库，参与维护 T 细胞介导的免疫反应，促进免疫细胞产生抗体，促进 T 淋巴细胞产生某些细胞因子。维生素 A 缺乏通过影响免疫细胞内视黄酸受体的表达相应下降而影响机体的免疫功能。

5. **改善铁营养状况** 可改善铁的吸收，促进储存铁的运转，增进造血功能。β-胡萝卜素也可促进铁的吸收。

6. **维持神经系统正常发育和功能** 近年发现维生素 A 在早期神经系统发育和维持神经系统正常功能中具有重要作用[2]。

【病因】

1. **先天贮存不足** 早产儿、双胎儿、低出生体重儿等，体内维生素 A 贮量不足，生长发育迅速，易发生维生素 A 缺乏。

2. **摄入不足和需求增加** 母乳初乳富含维生素 A，婴儿母乳不足或无母乳，又未及时足量添加配方奶和牛奶，长期给予单纯淀粉类食物喂养，或断母乳后，牛奶摄入量不够，给予脱脂乳、炼乳，辅食品种贫乏，动物性食物及富含 β-胡萝卜素的蔬菜和水果摄入少。另外患慢性感染性疾病、肿瘤等，使维生素 A 的消耗增多。

3. **吸收不良** 各种消化系统疾病，如慢性腹泻、慢性肝炎、肠炎、先天性胆道梗阻等，或膳食脂肪过低影响维生素 A 及 β-胡萝卜素的吸收。

4. **代谢障碍** 肝病、甲状腺功能减退、蛋白质营养不良导致视黄醇结合蛋白合成不足和锌缺乏等，可使维生素 A 从肝脏转运障碍，导致血浆维生素 A 降低。

【临床表现】 维生素 A 缺乏症的临床表现与其缺乏的阶段和程度有密切关系(图 15-4)。在可疑和亚临床缺乏阶段主要表现为非特异的临床表现，如感染增加和贫血等，在重度缺乏阶段才表现为维生素 A 缺乏的特异表现——干眼症。

1. **亚临床状态维生素 A 缺乏** 包括可疑(或目前

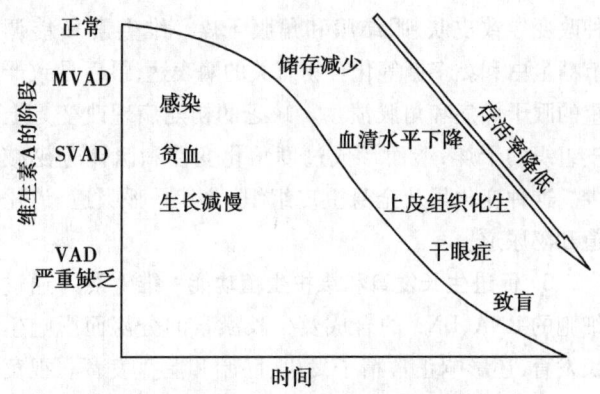

图 15-4 维生素 A 缺乏程度与临床表现的关系

国内多表述为边缘型)及亚临床维生素 A 缺乏,是指维生素 A 摄入不足导致体内维生素 A 贮存下降或基本耗竭,血浆或组织中维生素 A 水平处于正常低值水平或略低于正常水平,无维生素 A 缺乏眼干燥症特异临床表现,而出现与维生素 A 有关的其他非特异的表现,如反复上呼吸道、消化道感染,缺铁样贫血等[3]。

2. 临床型维生素 A 缺乏

(1) 眼部表现:眼部的症状和体征是维生素 A 缺乏症最早被认识到的严重表现。夜盲或暗光中视物不清最早出现,持续数周后,开始出现干眼症的表现,外观眼结膜、角膜干燥,失去光泽(见书末彩图 15-5),自觉痒感,泪减少,眼部检查可见结膜近角膜边缘处干燥起皱褶,角化上皮堆积形成泡沫状白斑,称为结膜干燥斑或比托斑(Bitot's spots)(见书末彩图 15-6)。继而角膜发生干燥、混浊、软化(见书末彩图 15-7),自觉畏光、眼痛,常用手揉搓眼部导致感染;严重时可发生角膜溃疡、坏死,引起穿孔,虹膜、晶状体脱出,导致失明,是年幼儿童失明的重要原因。常与严重蛋白质能量营养不足息息相关。

(2) 皮肤表现:开始时仅感皮肤干燥、易脱屑,有痒感,渐至上皮角化增生,汗液减少,角化物充塞毛囊形成毛囊丘疹。检查触摸皮肤时有粗砂样感觉,以四肢伸面、肩部为多,可发展至颈背部甚至面部。毛囊角化引起毛发干燥,失去光泽,易脱落,指/趾甲变脆易折、多纹等。

(3) 生长发育障碍:严重缺乏时表现为身高落后,牙齿釉质易剥落,失去光泽,易发生龋齿。

(4) 感染易感性增高:在边缘型和亚临床维生素 A 缺乏阶段,免疫功能低下就已存在,主要表现为反复呼吸道和消化道感染,且易迁延不愈,增加疾病发病率和死亡率,尤其是 6 个月以上和 2 岁以下儿童,值得临床医生高度重视。

(5) 贫血:边缘型和亚临床型维生素 A 缺乏时会出现贮存铁增加、外周血血清铁降低、类似于缺铁性贫血的小细胞低色素性贫血。

【实验室检查】

1. 血浆视黄醇 血浆视黄醇水平能够在体内贮存量的很大范围内自身调控,只有在体内贮存量很高或很低时才能反映出贮存量的变化。因此仅血浆视黄醇水平不是反映体内维生素 A 的敏感指标。血浆维生素 A 水平在 $1.05 \sim 1.76 \mu mol/L$ 为正常;在 $0.7 \sim 1.05 \mu mol/L$ 为边缘型维生素 A 缺乏(MVAD);$<0.7 \mu mol/L$ 诊断为维生素 A 缺乏,如伴干眼症为临床型维生素 A 缺乏(这时血浆维生素 A 一般低于 $0.35 \mu mol/L$),如无干眼症则为亚临床缺乏。

2. 相对剂量反应试验(relative dose response test, RDR test) 反映肝维生素 A 储备。晨起空腹测血清视黄醇浓度(A0),口服视黄醇 $450 \mu g(16 \mu mol)$,早餐低维生素 A 饮食,5 小时后午餐前再取血测血清视黄醇浓度(A5),以下列公式计算:

$$RDR = (A5 - A0)/A5 \times 100\%$$

维生素 A 缺乏时,多余的 RBP 贮存肝脏。口服视黄醇后,肝中即释放出 RBP 入血与视黄醇结合,在血中浓度升高快、幅度大,维持时间超过 5 小时,$RDR \geqslant 20\%$ 说明则考虑为阳性结果。当视黄醇 $> 0.7 \mu mol/L$ 时 RDR 是比单独血浆视黄醇水平来反映不足维生素 A 情况的更敏感指标[4]。

3. 改良的相对剂量反应试验(modified relative dose response test, MRDR test) 通常维生素 A_2 不存在于血中,其附着在 RBP 上;如果维生素 A 贮存处于低水平,给予测定剂量后,维生素 A_2 即可出现在血中,于服药后 5 小时采血一次即可。同时测定血清视黄醇(SR)和维生素 A_2(SDR)水平,其摩尔比率按照以下公式计算:$MRDR = SDR/SR,\geqslant 0.6$ 为缺乏。

4. 血浆视黄醇结合蛋白(RBP)测定 与血清维生素 A 有比较好的相关性,低于 $23.1 mg/L$ 有维生素 A 缺乏的可能。但在感染、蛋白质-能量营养不良时亦可降低,可同时检查 C 反应蛋白(CRP)除外感染的影响。

5. 视觉功能检查暗适应测定 用暗适应计和视网膜电流变化检查,如发现暗光视觉异常有助于诊断。视觉功能检查暗适应测定常用于亚临床维生素 A 缺乏,但不适用于婴幼儿,且不能排除其他营养因素和生理因素的影响。锌与蛋白质缺乏暗适应时间也可延长。

6. 眼结合膜印迹细胞学方法 反映亚临床阶段缺乏,用于检查学龄前儿童和中小学生维生素 A 的营养状况,较简便适用。经采样、固定、染色,显微镜下区分细胞种类、大小、形态,以判定维生素 A 营养状况,结果与血清维生素 A 浓度呈正相关。

7. 尿液脱落细胞检查 加 1% 甲紫于新鲜中段尿中,摇匀计数尿中上皮细胞,如无泌尿道感染,超过 3 个/mm³ 为异常,有助于维生素 A 缺乏的诊断,找到角化上皮细胞具有诊断意义。

【诊断】

1. 临床型维生素 A 缺乏 有维生素 A 缺乏摄入不足喂养史、营养不良、长期腹泻等有关疾病史,有眼干燥症和皮肤干燥的特异典型表现,常伴蛋白质热能营养不良体征,血清维生素 A 多低于 0.35μmol/L。

2. 边缘型维生素 A 缺乏

(1) 膳食维生素 A 摄入低于 50% RNI;

(2) 0.7μmol/L≤血浆维生素 A<1.05μmol/L;

(3) RDR≥20%,相对剂量反应试验阳性。

3. 亚临床维生素 A 缺乏

(1) RDR≥20%,相对剂量反应试验阳性;

(2) 血浆维生素 A<0.7μmol/L;

(3) 眼结合膜印迹细胞学检查(在眼科进行)。

由于边缘型和亚临床型维生素 A 缺乏无特异临床特征,可结合流行病学,凡是反复出现上呼吸道、消化道感染和缺铁性贫血常规治疗效果不明显的儿童,即使实验室不能检测血浆维生素 A,也应考虑是否存在边缘型或亚临床维生素 A 缺乏。给予诊断性治疗可以取得较好效果,如能做血浆维生素 A 测定则能诊断。

【治疗】 无论临床症状严重与否,甚或是无特异表现的边缘型和亚临床维生素 A 缺乏,都应该尽早进行维生素 A 的补充治疗,因为多数病理改变经治疗后都可能逆转而恢复。

1. 调整饮食、去除病因 提供富含维生素 A 的动物性食物或含胡萝卜素较多的深绿色蔬菜、黄红色水果及蔬菜,有条件的地方也可以采用维生素 A 强化的食品,如婴儿的配方奶粉和辅食等。此外,应重视原发病的治疗。

2. 维生素 A 制剂治疗 2005 年在 WHO、UNICEF 和 IVACG(The International Vitamin A Consultative Group)主持下,制定了因诺琴蒂微量营养素研究报告,具体见表 15-4[5]。

(1) 临床型维生素 A 缺乏:口服 5 000IU/(kg·d)× 5 天,后每天 2.5 万 IU;或肌内注射爱的命(含维生素 A 2.5 万 IU、维生素 D 2 500IU)×(3~5)天,后改为口服,到眼部症状消失后改服预防量。或采用大剂量补充方法见表。

表 15-4 常规与年龄相适宜的预防与治疗性维生素 A 大剂量补充建议

年龄	治疗性[1]	预防性	频率
<6 月龄	50 000IU	50 000IU	在 10、14 和 16 周龄接种及脊髓灰质炎疫苗接种时
6~11 月龄	100 000IU	100 000IU	每 4~6 个月一次
>1 岁	200 000IU	200 000IU	每 4~6 个月一次
妇女	200 000IU[2]	400 000IU	产后 6 周内

注:[1]:同年龄段人群,眼干燥症确诊后立即给予单剂量,24 小时后再给一次,2 周后再给一次;确诊为麻疹的立即给予单剂量,24 小时后再给一次;蛋白-能量营养不良确诊时给予单剂量,此后每日补充维持需要量的补充量;[2]:育龄期妇女(13~49 岁)确诊为活动性的角膜损害的立即补充维生素 A 200 000IU,24 小时后再给一次,2 周后再给一次;轻度眼部体征(夜盲症和/或比托斑)的育龄期妇女补充维生素 A 10 000IU/天或 25 000IU/周,至少 3 个月。

(2) 亚临床状态维生素 A 缺乏:口服 1 500~2 000IU/d,直到血维生素 A 水平正常;或大剂量口服 10 万~20 万 IU,每 4~6 个月重复 1 次。

3. 眼局部治疗 除全身治疗外,对比较严重的维生素 A 缺乏症患者常需眼睛局部治疗。

(1) 用维生素 AD 滴剂直接滴眼。

(2) 为预防结膜和角膜发生继发感染,可采用抗生素眼药如用左氧氟沙星或妥布霉素眼膏抗感染,每天 3~4 次,可减轻结膜和角膜干燥不适。

(3) 还可采用上皮生长因子类眼液,每天 3 次,有助角膜修复。注意治疗时动作要轻柔,勿压迫眼球,以免角膜穿孔,虹膜、晶状体脱出。

【预防】

1. 健康教育 平时注意膳食的营养平衡,如果经常食用富含维生素 A 的动物性食物(牛奶、鸡蛋、肝脏等)和深绿色蔬菜和黄红色水果及蔬菜,一般不会发生维生素 A 缺乏。小年龄儿童是预防维生素 A 缺乏的主要对象,孕妇和乳母应多食上述食物,或口服多种微量营养素,以保证新生儿和乳儿有充足的维生素 A 摄入。母乳喂养优于人工喂养,人工喂养婴儿应尽量选择维生素 A 强化的配方奶。

2. 预防性干预 一般在流行地区可采用大剂量预防(见表 15-4),每 4~6 个月一次,由政府卫生部门组织实施。到 2009 年,全球有 103 个国家中有 77% 的 5 岁以下儿童每年 2 次大剂量补充维生素 A,明显减少儿童疾病和死亡率。我国 2002 年在国家及贫困县采用预防性大剂量补充方法取得很好效果,目前已由政府出资免费对贫困地区 5 岁以下儿童服用含 50% RNI 维生素 A 的营养包改善儿童早期发展。

【附】 维生素 A 中毒

人体摄入过量维生素 A 可引起一系列全身中毒症状,称为维生素 A 中毒(hypervitaminosis A/vitamin A toxicity)。常因家长误以为维生素 A 为营养品,多服有利小儿发育与健康;或将浓维生素 A 误为较淡的制剂而长时间超剂量摄入;或在吃配方奶同时又添加过多维生素 AD 制剂预防佝偻病,以致每日摄入总量明显超过最高安全量。除摄入过量维生素 A 制剂(包括鱼肝油、鲨鱼肝中维生素 A 与 D 的比例为 10:1)外,动物肝脏储存大量维生素 A,国内近 20 年鲜有报道维生素 A 中毒的案例,但是国外仍有报告小儿与成人过量摄入各种动物肝脏致急性或慢性维生素 A 中毒者,包括北极熊肝、狗肝、鸡肝等。还有报告因维生素 A 代谢异常,中等剂量维生素 A 可致中毒,个人耐受量不一,有家族性倾向,可能有遗传因素。孕早期每日服维生素 A 7 500μg (25 000IU) 可致流产及胎儿畸形[6]。

一、临床表现

维生素 A 中毒有急性、慢性两型。

1. 急性维生素 A 中毒 此型较少见,急性型一次或短时间内连续数次摄入超大剂量的维生素 A,如婴幼儿一次食入或注射维生素 A 30 万 IU 以上可致急性中毒。从曾发生的急性维生素 A 过多症病例看,成人多为大量食用富含维生素 A 的食物,如北极熊、鲨鱼和鳕鱼等的肝而发生中毒,儿童则多因意外服用大量维生素 A 和 D 制剂引起。

临床表现在摄入后 6~8 小时,最多在 1~2 天内出现。主要有嗜睡或过度兴奋,头痛、呕吐等高颅压症状,12~20 小时后出现皮肤红肿,继而脱皮,以手掌、脚底等厚处最为明显,数周后方恢复正常。婴幼儿以高颅压为主要临床特征,囟门未闭者可出现前囟隆起。脑脊液检查压力增高,细胞数正常,蛋白质量偏低,糖正常。血浆维生素 A 水平剧增,可达 500μg/L 以上。

2. 慢性维生素 A 中毒 较急性型多见,多因不遵医嘱长期摄入过量维生素 A 制剂引起。从已发生的病案看,成人每天摄入 8 万~10 万 IU,持续半年;或每天 3 万~4 万 IU,超过 8 年可引起慢性中毒。婴幼儿每天摄入 5 万~10 万 IU,超过 6 个月即可引起慢性中毒;也有报道每天仅服 2.5 万 IU,1 个月即出现中毒症状。这种情况常见于采用口服含维生素 A 和 D 的鱼肝油制剂治疗维生素 D 缺乏性佝偻病时,由于许多鱼肝油制剂既含有维生素 D,又含有维生素 A,当口服途径使用较大治疗剂量的维生素 D 时极易造成维生素 A 的过量。表现为:

(1) 全身症状:食欲下降,体重不增或反降,可有低热、多汗、烦躁等。

(2) 皮肤:干燥、鳞片样脱屑、瘙痒、皮疹、口唇皲裂、毛发干枯、脱发、手掌心脱皮等。

(3) 骨骼、肌肉:骨骼、肌肉疼痛,以四肢管状骨多见,可有局部肿胀、压痛,但不红、不热,活动受限。幼儿骨骼生长过速,变脆,易折。如下肢股骨、胫骨受累,可有骨骺包埋,干骺早期愈合,致身材矮小及两侧肢体不等长畸形与跛行。颅骨如有颞、枕部肿痛,可有假性颅骨软化。

(4) 神经系统:颅压高的症状如头痛、呕吐、眩晕、视觉模糊及脑神经受压的症状等,较急性型少见。

(5) 其他:严重病例可有肝、脾大,肝纤维化及肝硬化,门脉压增高,脾功能亢进致贫血及全血细胞降低,出血,肝功能衰竭可致死。

二、诊断

1. 详细询问病史 维生素 A 摄入史及每日膳食,以了解维生素 A 摄入过多的病史。

2. 骨 X 线检查 对诊断有重要价值。管状骨骨干周围骨膜下新骨形成是最主要的征象,常有软组织肿胀;骨质吸收,骨干变细,干骺端骨质稀疏;干骺相嵌,如包埋状。颅骨在婴儿时期常可见颅缝分离、增宽、囟门扩大,颅缝周围骨质硬化,密度明显增高(图 15-8、图 15-9)。

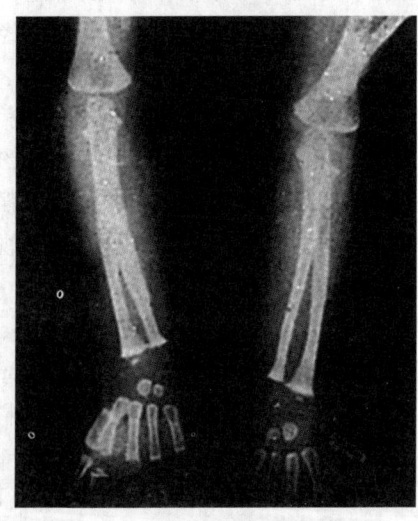

图 15-8 维生素 A 中毒长骨表现

女孩,2 岁,双胎之幼者,有典型病史及体征,X 线表现两尺骨有骨膜下新骨形成,以左侧尺骨为明显,呈薄壳状,与萎细的干骺端形成"梭子"样改变,诸骺板呈尖刺,软组织肿胀。

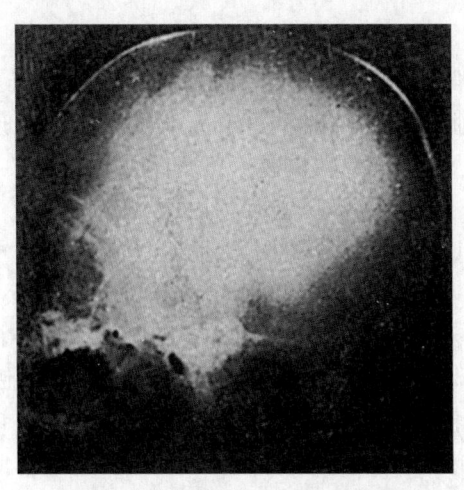

图15-9 维生素A中毒颅骨表现

男孩,18个月,3个月起加用浓鱼肝油,每月50~100ml,临床显示两颞部凸出。X线表现:头颅X线片仅显示冠状缝、人字缝及颅缝裂开,人字缝周围骨质增白明显,1个月后随访头颅X线片,颅缝增宽恢复正常,缝周骨质增白仍存在。

3. 化验检查 血清维生素A浓度明显增高,可达正常数倍乃至20倍以上。血清碱性磷酸酶也常有增高。脑脊液压力可增高,细胞、蛋白和电解质多正常。

根据维生素A摄入史、症状与体征不难诊断,如有典型骨X线表现及血清维生素A浓度的增高,更可确诊。

三、治疗及预防

诊断成立应立即停服所有含维生素A的制剂与富含维生素A的食物,如强化维生素A的食品与动物肝脏等。临床症状短时间内迅速好转,血清维生素A维持较高水平可达数月,骨骼病变恢复则需数月至1年余,干骺包埋者可能后遗肢体畸形。各年龄小儿、孕妇与乳母服维生素A制剂时,应计算每日饮食中维生素A总量不可超过"营养素参考摄入量"。用大剂量维生素A防治疾病时,要在医生指导、观察下进行,不可超过最高安全量,即每日可耐受最高摄入量,即儿童可耐受最高摄入量2 000μg RE/d,孕妇及乳母为2 400μg RE/d。食动物肝要适量,不可每日吃,以防维生素A摄入过多。β-胡萝卜素是维生素A的安全来源,一般不导致发生维生素A中毒。但摄入过多可产生β-胡萝卜素血症,血中β-胡萝卜素浓度增高,皮肤、掌心皮肤黄染,但眼巩膜及尿无黄染,无其他症状。曾见于连续大量进食胡萝卜、西红柿或柑橘的正常儿童,停止进食后,2~6周后黄染迅速消退。

(李廷玉)

参考文献

[1] SONG P, WANG J, WEI W, et al. The Prevalence of Vitamin A Deficiency in Chinese Children: A Systematic Review and Bayesian Meta-Analysis. Nutrients, 2017, 9(12): 1285.

[2] 王卫平. 儿科学. 9版. 北京: 人民卫生出版社, 2019.

[3] LAI X, WU X, HOU N, et al. Vitamin A Deficiency Induces Autistic-Like Behaviors in Rats by Regulating the RARβ-CD38-Oxytocin Axis in the Hypothalamus. Mol Nutr Food Res, 2018, 62(5): 1700754.

[4] BROWN E, AKRÉ J. Indicators for assessing vitamin A deficiency and their application in monitoring and evaluating intervention programmes. Geneva: World Health Organization, WHO/NUT/96. 10.

[5] WHO. Guideline: Vitamin A supplement in infants and children 6~59 months of age. Geneva: World Health Organization, 2011.

[6] NASSER Y, JAMAL Z, ALBUGEAEY M. Carotenemia. 2021 Jan 17. In: StatPearls[Internet]. Treasure Island(FL): StatPearls Publishing, 2021: 30521299.

第3节 维生素D缺乏性佝偻病

佝偻病(rickets)是一类多种因素导致钙磷代谢异常而引起的以长骨生长板软骨细胞分化异常、生长板软骨基质和类骨质矿化障碍为主要特征的慢性疾病。发生于长骨骨骺和干骺端融合之前的儿童生长发育期。婴幼儿阶段的佝偻病即可因维生素D缺乏也可因钙缺乏引起,称营养性佝偻病(nutritional rickets)[1],其中维生素D缺乏性佝偻病(rickets of vitamin D deficiency)最为常见。17世纪40年代英国医生Whistler和Glisson最早描述了佝偻病。到了18和19世纪,欧洲工业革命导致居住环境拥挤、空气污染严重、户外活动缩减等变化使得阳光照射减少,使得佝偻病高发流行。1822年波兰医生Sniadecki首次报道了缺乏日光照射引起维生素D缺乏而导致的儿童佝偻病。20世纪初以来,欧美国家鼓励孩子多晒太阳以及服用含有维生素D的鱼肝油对佝偻病的治疗作用得到了证实,继而通过实施维生素D强化食品策略,使得佝偻病发生率大幅度降低[2]。

自 20 世纪 50 年代起,我国大力推广佝偻病的防治工作,发病率逐年降低,重症佝偻病大为减少,但维生素 D 缺乏及维生素 D 缺乏性佝偻病仍然是我国儿童需要重点预防的疾病。

【维生素 D 的代谢】 维生素 D 是脂溶性维生素,因抗佝偻病作用被发现。作为继维生素 A、B 和 C 之后的第四种维生素,命名为维生素 D,其化学本质是类固醇类激素。目前已知至少有 10 种不同形式,但最重要的是维生素 D₂(麦角钙化醇或麦角骨化醇,ergocalciferol)和维生素 D₃(胆钙化醇或胆骨化醇,cholecalciferol)。理论上两者生物学功能相同,但有研究显示维生素 D₃ 的生物学作用强于维生素 D₂。维生素 D₂ 存在于植物中,由日光紫外线照射麦角固醇(ergosterol)而生成,如麦角、覃类、酵母等。维生素 D₃ 是由大多数脊椎动物包括人类的表皮和真皮内的 7-脱氢胆固醇(7-dehydrocholesterol)经日光中紫外线(波长 290～315nm)照射而生成。如果夏秋季节接受足够的日光照射,皮肤合成的维生素 D 可以满足人体需要。天然食物中,除如鱼肝油、乳酪、动物肝脏、蛋黄等含有一定量维生素 D 外,绝大部分食物包括人乳的维生素 D 含量都比较低。

人体需要的维生素 D,90% 由阳光照射皮肤产生,膳食提供的维生素 D₂ 或 D₃ 大约为 10%,因此阳光照射是自然状况下机体维生素 D 的主要来源。食物来源的维生素 D(维生素 D₂ 或维生素 D₃)从肠道通过形成乳糜微粒经由淋巴系统转运至门静脉系统,进入血液循环,然后与维生素 D 结合蛋白结合,转运并储存于脂肪、肌肉等组织,特别是脂肪组织有较高含量。维生素 D₂ 和维生素 D₃ 均无生物活性,必须经过两次羟化。首先在肝细胞微粒体和线粒体中经 25-羟化酶作用下生成 25-(OH)-D,是血液循环中的主要存在形式;其血浆半衰期约 2～3 周,在血浆含量较多且稳定,可代表机体维生素 D 的储备和作为反映机体维生素 D 营养状况的可靠指标。25-(OH)-D 随血液循环到达肾脏,在肾脏近端肾小管上皮细胞线粒体 1α-羟化酶的作用下,转化为 1,25-(OH)₂-D,为生物活性形式,其在血液循环中约 85% 与维生素 D 结合蛋白相结合;约 15% 与白蛋白结合;仅 0.4% 以游离形式存在,与靶细胞上的受体结合而发挥其生物效应。

维生素 D 与 25-(OH)-D 可通过胎盘,脐带血 25-(OH)-D 浓度与母血呈正相关关系但低于母血。胎龄越近于足月,胎儿体内贮存维生素 D 越多,因而早产儿维生素 D 储备较少。母体维生素 D 缺乏,通过胎盘转运提供给胎儿的维生素 D 是有限的,胎儿通常处于维生素 D 营养先天不足的状况。

【维生素 D 生理作用、钙磷代谢调节】 维生素 D 充足、血浆 25-(OH)-D 在 50nmol/L 以上时,肠道对钙的吸收率为 30%,在快速生长发育期可达 60%～80%;维生素 D 缺乏时,肠道对钙的吸收率则仅为 10%～15%。1,25-(OH)₂-D 的主要生理功能:①促进小肠黏膜细胞基因表达合成钙结合蛋白,增加小肠黏膜上皮的刷毛缘对钙、磷的吸收;②增加肾脏近端肾小管对钙、磷重吸收;③对骨组织具有双向作用,促进成骨细胞活性,促进骨桥蛋白及骨钙蛋白合成,参与骨形成和骨钙沉积;抑制破骨细胞增殖,促进破骨细胞的分化,促进骨 Ca、P 释放入血,从而调节机体钙、磷平衡,维持骨骼正常矿化过程。当血钙过低时,甲状旁腺分泌甲状旁腺激素(parathyroid hormone,PTH)功能增强,PTH 刺激肾脏 1,25-(OH)₂-D 合成增多;PTH 与 1,25-(OH)₂-D 共同作用于骨组织,使破骨细胞活性增加,降低成骨细胞活性,骨重吸收增加,骨钙释放入血;两者还促进肾小管钙重吸收;1,25-(OH)₂-D 同时促进肠道钙吸收增加,以维持血钙稳态。血钙升高时,PTH 分泌减少,降钙素(calcitonin,CT)分泌增加,抑制骨钙释放入血,抑制肾小管生成 1,25-(OH)₂-D,血钙沉积到骨骼,肾小管重吸收钙减少,肠道吸收钙减少,进而血钙降低。

目前已经证实,肾外多种细胞和组织都存在 1α-羟化酶,具有把 25-(OH)-D 转化为 1,25-(OH)₂-D 的能力,并表达维生素 D 受体。因此,除骨骼健康作用外,维生素 D 与其受体结合发挥广泛的生物学功能,其缺乏亦与包括常见肿瘤、心血管疾病、糖尿病、代谢综合征以及自身免疫性疾病等的发生密切相关。

【病因】

1. **日光照射不足** 居住地纬度、季节、天空云量、空气污染、高层建筑遮挡、户外活动时间、衣着(皮肤暴露面积)、紫外线防护措施、肤色等影响紫外线照射强度均可以影响维生素 D 的合成。

2. **摄入不足** 人乳和牛乳中维生素 D 含量较少,人乳中维生素 D 平均含量只有 22IU/L(15～50IU/L)[3]。断母乳后未辅以维生素 D 强化的配方奶或其他奶制品喂养或没有补充维生素 D,均会导致维生素 D 缺乏。

3. **孕期及哺乳期母体维生素 D 缺乏** 母亲长期在室内工作生活、未及时补充维生素 D 和钙,会导致胎儿维生素 D 和钙储备减少。此外,母亲营养不良、肝肾疾病、慢性腹泻,以及早产、双胎均可使胎儿维生素 D 和钙贮存不足,同时乳汁中含量也会更低。

4. **生长发育过快** 婴儿尤其是早产儿、双胎婴儿以及青少年阶段生长速度快,骨骼生长迅速,对维生素

D 需求量增大,易发生维生素 D 缺乏。

5. 疾病影响 患胃肠道和肝胆疾病,如吸收不良综合征、慢性腹泻、先天性胆道狭窄或闭锁、婴儿肝炎综合征等均影响维生素 D 吸收,肝肾功能损害影响维生素 D 羟化,1,25-(OH)₂-D 生成不足而引起佝偻病。

6. 药物影响 抗惊厥类药物如苯妥英钠、苯巴比妥等以及抗结核药异烟肼可干扰维生素 D 的合成与代谢,导致维生素 D 缺乏;另外,糖皮质激素可对抗维生素 D 的钙调节作用。

【病理生理和病理变化】 当维生素 D 不足或缺乏时,钙磷经肠道吸收减少,血钙磷降低引起甲状旁腺素(PTH)分泌增加,加速旧骨吸收,释放钙磷到细胞外液,以维持血浆钙的正常水平;同时刺激肾脏 1α-羟化酶活性以促进 1,25-(OH)₂-D 的合成,增加肾小管对钙而抑制对磷的重吸收,使得磷经肾脏被大量排出,血磷降低,钙磷乘积降低,骨样组织钙化过程发生障碍,成骨细胞代偿性增生,在干骺端造成骨样组织堆积。骨膜下骨样组织不能钙化,骨质疏松、软化,长骨负重后发生骨骼弯曲;颅骨骨样组织堆积、软化。另外骨样组织堆积致使碱性磷酸酶分泌增多,出现血生化改变[4]。

佝偻病时,破坏软骨细胞正常增殖、分化和凋亡的程序,生长板临时钙化带处的肥大软骨细胞基质不能矿化,钙化带消失。因肥大软骨细胞不能正常凋亡,肥大细胞相对增多,形成生长板进行性增厚,细胞拥挤,干骺端堆积大量骨样组织,造成干骺端膨大,在各个肋骨端形成"串珠"和在上下肢长骨远端形成"手足镯"等变形。细胞外液钙磷乘积<40,以膜内成骨方式发育的颅骨,颅骨骨化障碍而颅骨软化,颅骨骨样组织堆积出现"方颅"。骨膜下骨样组织不能矿化,皮质骨变薄。骨干成骨细胞和破骨细胞介导的骨代谢平衡异常,骨基质矿化障碍,骨骼发生弯曲,形成骨骼畸形如膝内翻或膝外翻等。经治疗后修复非常迅速,生长板堆积的肥大软骨细胞基质迅速矿化,即干骺端临时钙化带恢复。骨膜下的骨样组织也迅速矿化,即出现骨膜新生骨,随后经改建恢复正常。

【临床表现】 临床上把维生素 D 缺乏性佝偻病分为 4 期,即初期、活动期、恢复期和后遗症期。症状和体征的发生基础是肌肉发育及神经兴奋性的改变和生长最快部位的骨骼改变。围产期就出现维生素 D 缺乏的婴儿的佝偻病症状和体征会出现较早。另外,由于维生素 D 具有广泛的生物学作用,罹患佝偻病的患儿可能出现行为发育问题和免疫功能下降。

1. 初期(早期) 多见于 6 月龄以内,特别是 3 月龄以内小婴儿。主要为神经兴奋性增高的表现,如多汗、夜惊、夜啼、易激惹;多汗与气候无关。由于汗液刺激,患儿经常摩擦枕部,形成枕秃。这些并非佝偻病的特异症状,仅作为临床早期诊断的参考依据。此期骨骼表现不明显。血钙、磷正常或稍低,碱性磷酸酶正常或稍高,血 25-(OH)-D 水平降低,PTH 升高。此期骨 X 线片常无骨骼病变而显示长骨干骺端无异常,也可呈现临时钙化带模糊变薄,干骺端稍增宽。

2. 激期(活动期) 初期的婴儿因未被关注未及时治疗,在神经精神症状的基础上,病程持续,导致 PTH 功能持续增强,出现钙、磷代谢失常的典型骨骼改变(图 15-10),往往发生在生长速度较快的部位;因患儿年龄、维生素 D 缺乏的程度不同,骨骼变化亦不同。

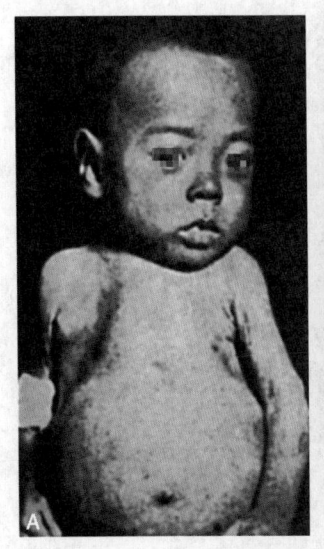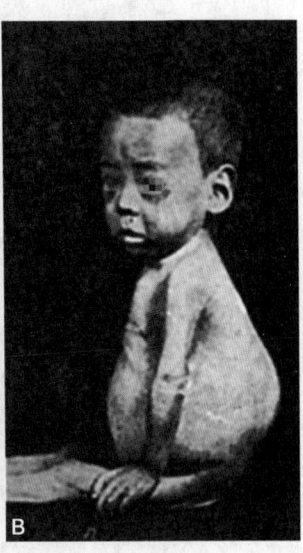

图 15-10 佝偻病儿
1 岁男孩,有显著的佝偻病态:A. 显示顶骨圆凸、肋骨串珠、郝氏沟及小提琴胸腹式畸形;B. 显示脊柱后凸。

(1) 头部:①颅骨软化,多见于 3~6 个月的婴儿,6 月龄以内婴儿的维生素 D 缺乏性佝偻病骨骼损害以颅骨软化为主。检查者用双手固定婴儿头部,指尖稍用力压迫颞枕部呈现乒乓球样软化,按压枕、顶骨中央,有弹性感。此后即使病情仍在进展,颅骨软化消失。②骨膜下骨样组织增生,致颞、顶骨对称性隆起,形成"方颅"(图 15-11),重者可呈"蝶鞍颅"(图 15-12)或"十字颅"(图 15-13)。③前囟门增大,闭合延迟,严重者可迟至 2~3 岁。④出牙迟,可至 1 岁以后出牙,严重者牙齿排列不齐,釉质发育不良。

(2) 胸部:①肋骨串珠,也称佝偻病串珠(rachitic rosary),由于肋骨干骺端增生膨大,使得肋骨与肋软骨交界处钝圆隆起,外观似串珠,以第 7~10 肋骨最明显。②郝氏沟(Harrison's groove),因肋骨软化使得膈肌附着处的肋骨受膈肌牵拉而内陷,形成沿胸骨下缘水平的

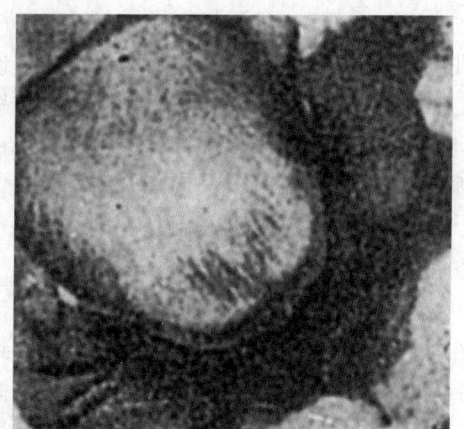

图 15-11 方颅

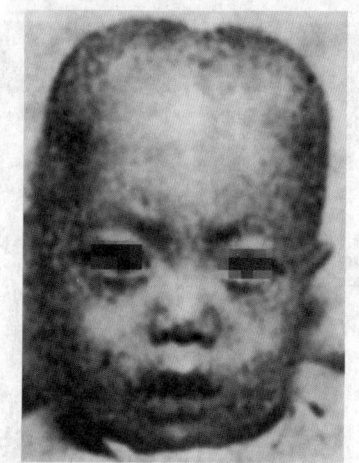

图 15-12 蝶鞍颅

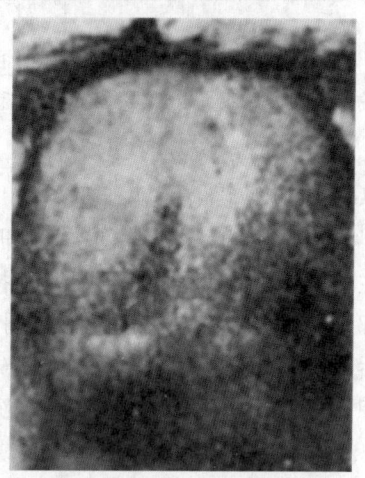

图 15-13 十字颅

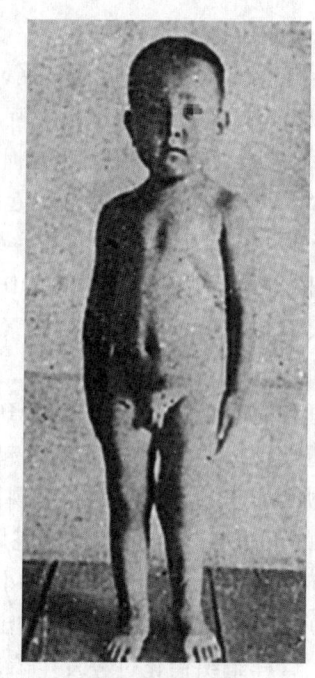

图 15-14 漏斗胸

（3）四肢和脊柱：①长骨干骺端增生肥大，引起手腕、足踝部位呈钝圆形隆起，形似手镯（图 15-15）或脚镯，多见于 6 个月以上的婴幼儿。②骨质软化和肌肉关节松弛使得婴儿站立行走后因双下肢负重，可出现股骨、胫骨、腓骨弯曲，膝内翻者为"O"型腿（图 15-16），膝外翻者为"X"型腿（图 15-17）。检查时，让小儿直立，两腿靠拢，膝关节相距 3cm 以内者为轻度"O"型腿，3～6cm 者为中度，6cm 以上者为重度；检查"X"型腿时，测量两腿靠拢时两踝间的距离，判断标准与"O"型腿相同；偶见"K"型样下肢畸形。③严重时可出现脊柱侧弯或后突，以及骨盆畸形（髋外翻），导致女性患儿成年后因骨盆异常而难产。

（4）其他：重症佝偻病会伴有韧带松弛、肌肉软弱无力，可表现为坐、立、走等"里程碑运动"发育落后，如

凹沟，多发生于 1 岁以内的小儿。③鸡胸（pigeon chest）或漏斗胸（funnel chest），肋骨骺部位内陷而胸骨前突，形成鸡胸；胸骨剑突部位内陷，则形成漏斗胸（图 15-14）。胸部的这些改变均会引起胸腔体积减小，严重时压迫心、肺组织，引起心、肺功能障碍。

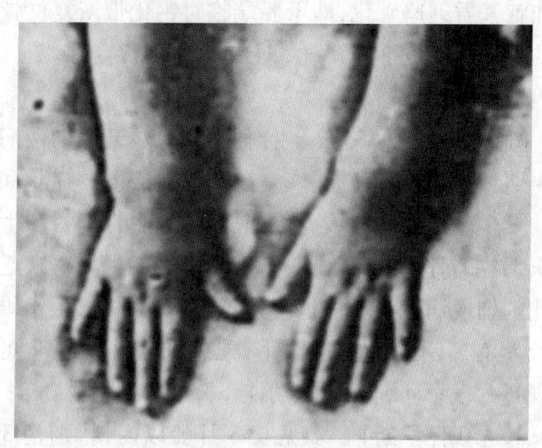

图 15-15 佝偻病性手镯

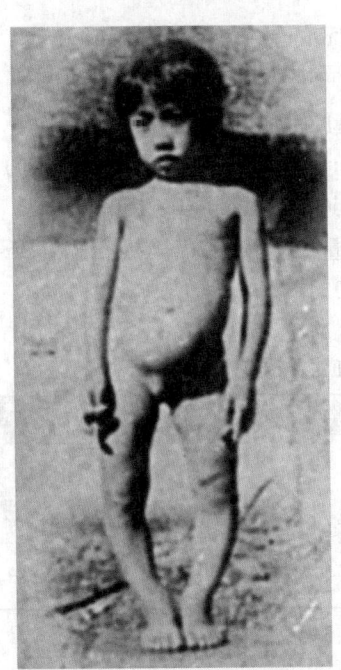

图 15-16 "O"型腿

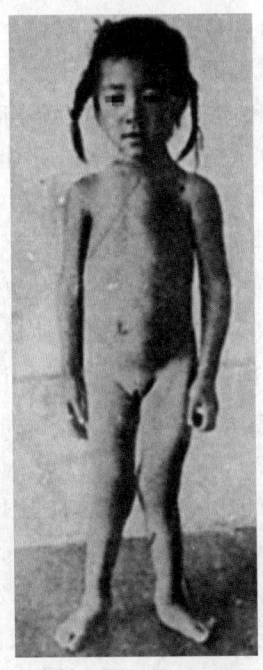

图 15-17 "X"型腿

竖颈无力、腹部膨大如"蛙腹";可致脊柱畸形,包括脊柱后突或侧弯;重症者骨盆前后径变短形成扁平骨盆。较大儿童可诉腿痛。此外,囟门闭合延迟(正常 2 岁前闭合),牙齿萌出延迟(10 月龄时门牙未萌出,18 月龄时磨牙未萌出)也是维生素 D 缺乏性佝偻病的体征。因免疫功能降低,易患各种呼吸道、消化道感染,并使感染加重,死亡率提高。重症佝偻病儿常伴营养不良及贫血,并有可能因骨髓外造血而肝、脾大,还可合并多种营养素缺乏以及智力发育迟缓。有报告维生素 D 缺乏的贫血患儿

用铁剂等治疗无效,只用维生素 D 即可能治愈。

(5)血生化检测:该期特征性血生化改变是血钙正常低限或稍低,血磷明显降低,碱性磷酸酶明显升高;血 25-(OH)-D 显著降低,PTH 增高。

(6)X 线检查:长骨干骺端增宽,临时钙化带模糊或消失,呈毛刷状或杯口状改变;生长板厚度增宽(>2mm);骨皮质变薄、骨质疏松、骨密度降低(图 15-18)。可有骨干弯曲畸形或骨折。

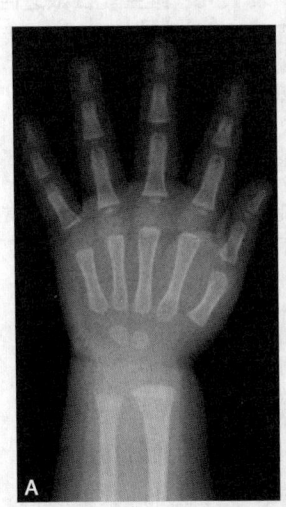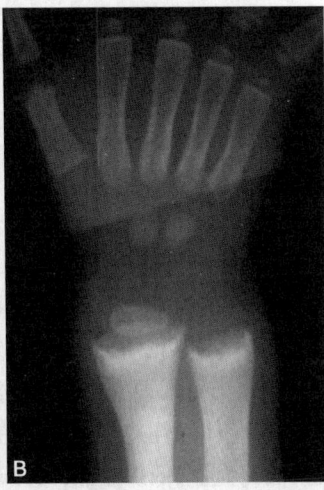

图 15-18 正常儿童(A)与佝偻病(B)腕部骨骼 X线表现

引自:ROBERT MK. Nelson Textbook of Pediatrics. 18th ed. Elsevier Science,2007.

3. 恢复期 初期或激期患儿经日光照射或维生素 D 治疗后,症状消失,体征逐渐减轻或消失;血钙、磷、碱性磷酸酶、25-(OH)-D 水平逐渐恢复正常;骨 X 线片长骨干骺端临时钙化带重现、增宽、密度增加,生长板<2mm。治疗 1 个月后血钙、磷水平接近正常,碱性磷酸酶约 1~2 个月降至正常水平,治疗 2~3 周后骨骼 X 线改变有所改善。

4. 后遗症期 多见于 3 岁以后的儿童,因婴幼儿期严重佝偻病而遗留不同程度的骨骼畸形。一般无临床症状,血生化检测正常。

【诊断与鉴别诊断】

1. 诊断 根据患儿维生素 D 缺乏的高危因素、临床症状和体征、血生化改变做出临床诊断,通过骨骼 X 线检查确诊。早期诊断并给予及时治疗可以预防和避免骨骼畸形的发生,然而在初期仅有非特异性的神经精神症状,如多汗、烦躁、夜惊等,骨骼改变不明显。仔细询问病史,明确维生素 D 缺乏的高危因素是做出诊断的关键。

实验室检查表现是 25-(OH)-D、血清磷、血清钙

和尿钙下降;与此相反,血清 PTH、碱性磷酸酶(ALP)和尿中磷水平升高。维生素 D 缺乏性佝偻病患儿血清 25-(OH)-D 在早期明显降低(血清 25-(OH)-D<30nmol/L)。维生素 D 缺乏性佝偻病不同时期的血生化改变见表 15-5。目前把维生素 D 营养状况分为四个级别:缺乏、不足、充足和中毒。血清 25-(OH)-D<30nmol/L 为维生素 D 缺乏,30~50nmol/L 为维生素 D 不足,50~250nmol/L 为维生素 D 充足,>250nmol/L 为维生素 D 中毒。一般认为,对于儿童群体通过晒太阳和满足膳食维生素 D 推荐量后,血清 25-(OH)-D 将达到 50nmol/L 以上。较为理想的血液循环 25-(OH)-D 适宜范围为 50~150nmol/L。不推荐通过补充较大剂量维生素 D,人为提升血清 25-(OH)-D 接近 250nmol/L[5]。

表 15-5 维生素 D 缺乏性佝偻病不同时期血生化改变[4]

分期	Ca^{2+}	PO_4	ALP	PTH	25-(OH)-D	1,25-(OH)$_2$-D
初期	正常或降低	正常或降低	升高	升高	降低	正常
激期	降低	降低	明显升高	明显升高	明显降低	正常、升高或降低
恢复期	趋于正常	趋于正常	趋于正常	趋于正常	趋于正常	趋于正常

2. 鉴别诊断 应注意与下列疾病相鉴别[6]。

(1)与其他不同病因导致的各类佝偻病的鉴别

1)维生素 D 依赖性佝偻病:分为 I 型和 II 型,均为常染色体隐性遗传。两型临床均有严重的佝偻病症状,低钙血症、低磷血症,碱性磷酸酶明显升高及继发性甲状旁腺功能亢进。I 型主要是由于 1α-羟化酶基因突变致此酶缺陷,25-(OH)-D 向 1,25-(OH)$_2$-D 羟化障碍,往往 1~2 岁后出现佝偻病表现,可伴发代谢性酸中毒和氨基酸尿;需要长期给予 1,25-(OH)$_2$-D 治疗。II 型主要是维生素 D 受体基因突变,1,25-(OH)$_2$-D 不能发挥功能,多于婴儿期发病,50%~70% 合并斑秃或全秃;血中 25-(OH)-D 浓度正常,血中 1,25-(OH)$_2$-D 浓度增高。治疗需要大剂量 1,25-(OH)$_2$-D 和钙。

2)低血磷性抗维生素 D 佝偻病:即家族性低磷血症,最常见于遗传性佝偻病,为 X 连锁或常染色体显性或隐性遗传,前者表现为 PHEX 基因突变致使排磷素降解障碍,较多见;而后者为纤维生长因子 23(FGF-23)(主要的排磷素)基因突变致使其自身降解减少。PHEX 基因和 FGF-23 基因突变的结局均为肾小管重吸收磷障碍,引起血磷降低,尿磷增加,骨骼矿化障碍。生化特点为血钙正常、血磷明显降低,而尿磷增加。治疗主要采用 1,25-(OH)$_2$-D 和磷。采取通常治疗剂量维生素 D 治疗佝偻病无效。

3)继发性抗维生素 D 佝偻病:又称为肝性或肾性佝偻病,主要是由于慢性肝、胆疾病或服用抗癫痫药,使 25-(OH)-D 生成减少,或慢性肾功能不全使 1,25-(OH)$_2$-D 生成障碍,引起钙磷代谢紊乱,甲状旁腺功能亢进,出现佝偻病症状。

4)缺钙性佝偻病:多发生于热带或亚热带地区儿童,日照多致体内维生素 D 不缺乏;因缺钙所致佝偻病。患儿血 25-(OH)-D 正常,血浆结合钙、总钙水平偏低,血磷正常、碱性磷酸酶升高,经钙剂治疗后临床症状、血生化异常和佝偻病体征,均可得到显著改善。目前已将维生素 D 缺乏性佝偻病和缺钙性佝偻病统称为营养性佝偻病。

5)远端肾小管性酸中毒:远端肾小管排泌 H^+ 障碍,血 H^+ 增多,血 pH 值降低,代谢性酸中毒,尿液不能酸化,尿 pH 值>6。酸中毒状态,致使骨质脱钙、骨骼软化而变形,出现佝偻病体征,身材矮小。泌 H^+ 障碍,Na^+-H^+ 交换减少,导致 Na^+-K^+ 交换增加,尿 K^+ 排出增多,形成低血钾。

(2)与具有佝偻病样骨骼体征但不是佝偻病的相关疾病的鉴别

1)软骨发育不全:为遗传性软骨发育障碍,成纤维细胞生长因子受体 3(FGFR3)基因突变所致,呈常染色体显性遗传。有头大、前额及下颌突出,鼻根平坦,四肢及手指短粗,五指平齐,上部量与下部量不成比例,腰椎前凸、臀后凸、弓形腿、"V"字形手。血钙磷正常;X 线示骨干粗短,干骺端增宽,缺乏佝偻病改变。

2)先天性甲状腺功能减退:又称克汀病(呆小病),具有特殊面容和体态,眼裂小、眼距宽、鼻梁低、舌大常伸出口外,四肢短小、躯干相对较长,头发稀疏,皮肤干、粗糙,可有黏液性水肿。还有嗜睡,表情呆滞,哭声小,智力低下,肌张力低下,低体温等。检测血 T_3、T_4、TSH 有助于诊断。

3)脑积水:主要表现头颅逐渐增大。因颅内压增高、前囟大而饱满、颅缝裂开,严重时两眼向下呈"落日眼",颅骨叩诊有破壶声,无佝偻病的四肢及胸部体征。头颅 CT 或核磁检查有助于诊断。

4) 黏多糖病:黏多糖是一种长链复合糖分子,与蛋白质形成蛋白多糖。蛋白多糖是结缔组织、线粒体、核膜、质膜等的重要组成成分,在溶酶体内被降解代谢。黏多糖代谢异常时,常多器官受累,可出现多发性骨发育不全,如头大、头型异常、脊柱畸形、胸廓扁平等症状。此病除临床表现外,主要依据骨骼的 X 线变化及尿中黏多糖的测定作出诊断,基因检测可明确具体类型。

【治疗】 佝偻病的治疗目的在于控制活动期,防止畸形发生,因此应做到早发现、早诊断、早治疗。

1. 维生素 D 治疗 剂型选择、剂量大小、疗程长短、给药次数(单次或多次)、途径(口服或肌内注射)等应根据患儿具体情况而定,强调个体化用药。给药方式应以口服为主,由于口服用药比肌内注射能更快恢复血液循环 25-(OH)-D 水平。初期和激期依据患儿的年龄特点给予相应的维生素 D 治疗剂量(表 15-6)[1]。当新生儿或小婴儿有低钙症状(如惊厥)者,可静脉缓注或点滴 10% 葡萄糖酸钙,并口服钙剂。详见本章第 4 节维生素 D 缺乏性手足搐搦症的治疗。

表 15-6 维生素 D 缺乏性佝偻病的维生素 D 治疗量

年龄	持续 90 天的每日剂量/IU	大剂量冲击疗法/IU
<3 月龄	2 000	不采用
3~12 月龄	2 000	5 万
>12 月龄~12 岁	3 000~6 000	15 万
>12 岁	6 000	30 万

一般不建议采用大剂量冲击疗法。大剂量维生素 D 冲击疗法与治疗效果无正比例关系,不缩短疗程,与临床分期无关。

大剂量冲击疗法时,极少数个体会出现高钙血症和/或高钙尿症。只有口服用药依从性差或无法口服时,可采取大剂量冲击疗法 5 万~30 万 IU 一次。大剂量冲击疗法不可多次应用。任何一种给药方法,用药 1 个月后应随访,如症状、体征、血生化或骨骼 X 线检查,已痊愈,改为预防量;如进入恢复期则按恢复期治疗 1 个月后复查。若治疗无改变或改变不明显,应考虑其他疾病,注意鉴别诊断。治疗过程中应避免高钙血症、高钙尿症和维生素 D 过量。

治疗维生素 D 缺乏性佝偻病的维生素 D 最小推荐剂量是 2 000IU/d(50μg/d),至少是 3 个月,有时可能需要更长疗程。3 个月后改预防量 400~800IU/d。

2. 钙补充 提倡补充维生素 D 和补钙同时进行。首选用含钙丰富的膳食(牛奶、配方奶和豆制品等)补充。不需考虑年龄和体重,膳食来源的钙元素至少 500mg/d。膳食不能满足时,额外口服补充钙剂。

3. 其他治疗 ①适量的日照促使皮肤维生素 D 合成;②必要时补充其他矿物质和维生素;③严重畸形时,可行外科手术矫正。

【预后】 治疗后,较轻的骨骼畸形随着体格生长多能自行矫正。严重的下肢畸形,4 岁后可考虑外科手术矫形。

【预防】 3 岁之前的维生素 D 缺乏容易导致骨骼异常,因此我们强调维生素 D 缺乏性佝偻病的预防应从围产期开始,以 1 岁内小儿为重点对象,并系统管理到 3 岁,做到"抓早、抓小、抓彻底"。但 3 岁之后,各年龄段儿童和青年仍然面临维生素 D 不足或缺乏的风险。

1. 保持适当日照 晒太阳是预防佝偻病最有效、方便、经济的方法。提倡夏秋季节晒太阳,冬春季节额外补充维生素 D。夏秋季节平均户外活动时间应在每天 1~2 小时。UV-B(290~315nm)比 UV-A(320~400nm)波长短,在早晨和傍晚时由于斜照而容易散射,这两个时间段受阳光照射时,皮肤合成维生素 D 很少;只有上午 10 点至下午 3 点(无论春夏秋冬)这段时间 UV-B 与 UV-A 的比值最高,才有足够的 UV-B 光子到达地球表面,使得皮肤高效合成维生素 D[2]。晒太阳的时间,一般在上午 9~10 点和下午 3~4 点较为合适。婴儿只穿尿布每周晒太阳 30 分钟或穿衣服每周晒太阳 2 小时,可以使血浆维生素 D 水平维持在 27.5nmol/L。夏季日照要少穿衣,不可过分防护遮挡紫外线,可在屋檐及树荫下得到折射的紫外线,但紫外线不能穿透窗玻璃,必须开窗晒。日照"适当"是必要的,过分日照反而有害健康。减少空气污染对防治佝偻病也是非常重要的。

2. 维生素 D 补充

(1)围产期:孕妇应该至少达到 400~1 000IU/d 的维生素 D 摄入量,有益于胎儿贮存维生素 D,以避免母源性维生素 D 缺乏,满足胎儿和出生后一段时间生长发育的需要。孕妇应多户外活动,食用富含钙、磷、维生素 D 及其他营养素的食物。

(2)婴幼儿期:新生儿出生后即可补充维生素 D,

而不需要推迟到生后2周。对于婴幼儿,应提倡母乳喂养,户外活动,每天1~2小时。自婴儿(包括纯母乳喂养儿)出生后2周摄入维生素D 400IU/d至2岁。维生素D摄入量应包括食物、日光照射、维生素D制剂以及强化食品中的维生素D含量。夏秋季节,如果婴儿每天进食500ml以上的配方奶(提供200IU维生素D),加上适当的户外活动,可不必额外补充维生素D。冬春季节则要及时补充。早产儿、低出生体重儿、双胎儿生后即可开始补充维生素D 800~1 000IU/d,3个月后改为400~800IU/d。

(3)学龄前期、学龄期和青春期:最新的流行病学调查数据显示,随着儿童年龄的增加,血清25-(OH)-D水平呈现逐渐下降趋势,尤其是处于青春期生长突增阶段的青少年,学习任务重,户外活动少,也容易出现维生素D缺乏,因此必要时可补充维生素D。

维生素D强化食品在预防维生素D缺乏和儿童佝偻病方面,起着十分重要的作用。西方国家自20世纪50年代即开始在牛奶中普遍强化了维生素D;80年代,北京儿童医院、北京市儿科研究所李同教授率领课题组,率先在牛奶中强化了维生素AD,为儿童佝偻病的预防做出了重要贡献。为避免维生素D摄入过多或不足,应加强强化食品的监督、管理及检测,普及宣传维生素D与钙的知识,合理补充。

【附】维生素D中毒

维生素D中毒(hypervitaminosis D/vitamin D toxicity)是由于摄入过量维生素D及其代谢产物制剂而引起的全身中毒性疾病,以持续性高钙血症和高钙尿症,继而发生各脏器组织钙盐沉积、脏器功能受损为特征。目前将高钙血症(≥2.75mmol/L)和血清25-(OH)-D>250nmol/L,并伴有高钙尿症和甲状旁腺激素抑制的状况界定为维生素D中毒。通常日光照射和膳食来源的维生素D,一般不会过量或中毒。本节所论述的维生素D中毒,不包括过量服用1,25-(OH)$_2$-D、阿法骨化醇等活性维生素D类似物以及维生素D受体激动剂如卡泊三醇等导致的高钙血症,其高钙血症药理学和维生素D制剂治疗的副作用,与维生素D摄入量无关。

一、病因

理论上,只要在可耐受最高摄入量以内就不会对机体造成损害,但其中毒剂量的个体差异大。维生素D的可耐受最高摄入量(tolerable upper intake level,UL)见表15-7。从所报道的维生素D中毒病例看,成人接受10万IU/d(2.5mg/d)的维生素D,数周或数月可发生中毒。小儿服用(2万~5万)IU/d(0.5~1.25mg/d)或2 000IU/(kg·d)[50µg/(kg·d)],连续数周或数月可发生中毒;敏感小儿服用4 000IU/d(100µg/d),连续1~3个月即可中毒。

维生素D过量或中毒的常见原因为[7]:

1. 佝偻病治疗过程中维生素D过量 为掌握维生素D的用量、给药途径或疗程不当所致,反复或大剂量使用维生素D。另外,热带或亚热带地区儿童因缺钙所致佝偻病,被使用大剂量维生素D治疗。

2. 滥用维生素D 有的家长误将维生素D当作营养药物,自行购买及长期过量服用维生素D制剂及多种维生素D强化食品等,可致蓄积中毒。

3. 误服或误用 将维生素D制剂误认为其他药物或将维生素D制剂的单位剂量认错,长期或连续过量服用而致中毒。将其他骨骼代谢性疾病或内分泌疾病误诊为维生素D缺乏性佝偻病而长期大剂量补充维生素D。

二、病理生理和病理变化[4]

维生素D摄入量增加后,1,25-(OH)$_2$-D升高,肠道吸收钙增加和骨吸收增强,骨钙释放入血,从而导致血钙升高,血钙升高后;进而甲状旁腺激素分泌减少,尿钙排出增加;降钙素(CT)分泌增加,调节血钙沉积于骨与其他器官组织,从而维持血钙稳态。随着大剂量维生素D的持续作用,血钙急剧升高,即使尿钙排泄增多,也不能维持血钙稳态,引起神经肌肉兴奋性降低,影响胃肠道、肾脏、中枢神经、心血管和骨骼肌等系统功能。细胞外液钙磷乘积>60,钙磷结晶会沉积于软组织、损害肾功能、血管钙化等。

维生素D中毒最主要的病理改变是脏器转移性钙化。心脏可发生心包膜下钙化斑块,心肌、冠状动脉、心瓣膜及腱索、大动脉等部位有多发性钙沉积和肌钙化性坏死。肺脏层胸膜下及肺泡壁可见多发钙化斑点。肾小球及肾曲小管有钙沉积,重者有无数钙化斑点。肾皮质内由无数的肾小球钙化点构成"钙化星"环绕在肾的皮质层。甚者胃黏膜腺底部发生钙斑。骨及骨髓的钙化更为严重,骨小梁表面成骨细胞坏死钙沉积;重者骨髓坏死,钙质沉积,充满于髓腔,即骨质硬化的病理改变。

三、临床表现

维生素D中毒症状多样,但多为非特异性症状,早期症状为厌食、恶心、呕吐、顽固性便秘、体重下降、倦怠、烦躁不安、低热、口渴、过量饮水/多尿等。

1. 胃肠道 恶心、呕吐、厌食、腹痛、肠蠕动减少、便秘、生长迟缓。

表15-7 中国居民膳食营养素可耐受最高摄入量[2]

年龄/岁	钙/mg	磷/mg	铁/mg	碘/μg	锌/mg	硒/μg	铜/mg	氟/mg	锰/mg	钼/μg	维生素A/μg RAE^b	维生素D/μg	维生素E/mg·α-TE^d	维生素B_6/mg	叶酸^e/μg	烟酸/mg·NE^f	烟酰胺/mg	胆碱/mg	维生素C/mg
0~	1 000	–^a	–	–	–	55	–	–	–	–	600	20	–	–	–	–	–	–	–
0.5~	1 500	–	–	–	–	80	–	–	–	–	600	20	–	–	–	–	–	–	–
1~	1 500	–	25	–	8	100	2	0.8	–	200	700	20	150	20	300	10	100	1 000	400
4~	2 000	–	30	200	12	150	3	1.1	3.5	300	900	30	200	25	400	15	130	1 000	600
7~	2 000	–	35	300	19	200	4	1.7	5.0	450	1 500	45	350	35	600	20	180	1 500	1 000
11~	2 000	–	40	400	28	300	6	2.5	8.0	650	2 100	50	500	45	800	25	240	2 000	1 400
14~	2 000	–	40	500	35	350	7	3.1	10	800	2 700	50	600	55	900	30	280	2 500	1 800
18~	2 000	3 500	42	600	40	400	8	3.5	11	900	3 000	50	700	60	1 000	35	310	3 000	2 000
50~	2 000	3 500	42	600	40	400	8	3.5	11	900	3 000	50	700	60	1 000	35	310	3 000	2 000
65~	2 000	3 000	42	600	40	400	8	3.5	11	900	3 000	50	700	60	1 000	35	300	3 000	2 000
80~	2 000	3 000	42	600	40	400	8	3.5	11	900	3 000	50	700	60	1 000	30	280	3 000	2 000
孕妇（早）	2 000	3 500	42	600	40	400	8	3.5	11	900	3 000	50	700	60	1 000	35	310	3 000	2 000
孕妇（中）	2 000	3 500	42	600	40	400	8	3.5	11	900	3 000	50	700	60	1 000	35	310	3 000	2 000
孕妇（晚）	2 000	3 500	42	600	40	400	8	3.5	11	900	3 000	50	700	60	1 000	35	310	3 000	2 000
乳母	2 000	3 500	42	600	40	400	8	3.5	11	900	3 000	50	700	60	1 000	35	310	3 000	2 000

注：^a 未制定参考值者用"–"表示。有些营养素未制定可耐受最高摄入量，主要是因为研究资料不充分，并不表示过量摄入没有健康风险；^b 视黄醇活性当量（RAE，μg）＝膳食或补充剂来源视黄醇（μg）＋1/2补充剂纯品全反式β-胡萝卜素（μg）＋1/12膳食全反式β-胡萝卜素（μg）＋1/24其他膳食维生素A原类胡萝卜素（μg）；^c 不包括来自膳食维生素A原类胡萝卜素的RAE；^d α-生育酚当量（α-TE）；膳食中总α-TE（mg）＝1×α-生育酚（mg）＋0.5×β-生育酚（mg）＋0.1×γ-生育酚（mg）＋0.02×δ-生育酚（mg）＋0.3×α-三烯生育酚（mg）；^e 指合成叶酸摄入量上限，不包括天然食物来源的叶酸；^f 烟酸当量（NE，mg）＝烟酸（mg）＋1/60色氨酸（mg）。

2. 肾脏 烦渴、多尿、脱水、血尿、高血钠、低血镁、低钾血、肾结石、肾钙质沉着症、远端肾小管酸中毒、尿中出现蛋白质、红细胞及管型等改变,最后发生急慢性肾功能衰竭。

3. 中枢神经系统 注意力不集中、头痛、嗜睡、定向能力减弱、语言及视听觉(耳鼓膜钙化)障碍,易激惹或抑郁、偏执狂、幻觉、共济失调,急性中毒可出现颅内压增高及惊厥。

4. 心血管 血压升高、心动过缓、房室传导阻滞、心电图 ST 段改变、心搏骤停。

5. 肌肉骨骼 肌肉无力、骨痛、骨量减少及骨质疏松症。

四、影像学检查

疑有维生素 D 中毒患儿,一般采用手腕包括前臂肘关节 X 线检查进行诊断。干骺端硬化带是维生素 D 中毒常见 X 线征象之一,但并非是特征性表现。维生素 D 中毒的主要 X 线表现:①尺桡骨干皮质骨模糊并有骨膜反应;②皮质骨松化或骨质疏松;③尺桡骨干骺端硬化带或"疏密"带;④骨干皮质增厚致密;⑤骨髓钙化;⑥腕骨化骨核钙化环增厚硬化。凡有明确的维生素 D 应用过量史,同时出现上述至少三种征象,才能诊断维生素 D 中毒。严重中毒者可见骨髓、肾、血管、心脏及四肢软组织、大脑镰等部位有转移性钙化斑点。通常肾脏钙化也是一特征性表现;在所有的影像学检查手段中,以 B 超为优,如 B 超显示肾锥体回声增强的肾钙化,X 线和 CT 可不出现异常。

五、实验室检查

血浆 25-(OH)-D 浓度>250nmol/L(100ng/ml)可做出诊断;同时血钙≥2.75mmol/L。根据血钙浓度,把高钙血症分为三度:血清钙<3mmol/L 为轻度;血清钙 3~3.5mmol/L 为中度;血清钙>3.5mmol/L 为重度。血清钙>4.5mmol/L,可发生高钙血症危象。轻度和中度高钙血症时,通常无临床症状。血磷正常或升高及碱性磷酸酶正常或稍低;甲状旁腺激素降低。尿钙/肌酐(mmol/mmol)比值增加,尿钙定量>0.1mmol/(kg·d)(根据年龄段不同,尿钙/肌酐正常参考比值分别为:1岁以内<2.2,1~3 岁<1.5,3~5 岁<1.1,5~7 岁<0.8,7岁以上<0.67)。患儿可出现蛋白尿、红细胞、白细胞和管型,少数病例血尿素氮升高、脱水、电解质紊乱以及肾功能异常。

六、诊断

诊断维生素 D 过量,病史是关键。所有维生素 D 中毒病例都是各种原因摄入大剂量维生素 D 所致。首先应询问病史,应特别详细询问使用维生素 D 的起始时间、每剂剂量、累积剂量。询问婴幼儿是否食用过强化维生素 D 的食品、数量及时间。根据维生素 D 过量病史和临床高血钙的症状,再结合血清 25-(OH)-D、甲状旁腺激素、血钙、尿钙以及影像学检查,做出临床诊断。对维生素 D 中毒的诊断,目前认为儿童血液循环 25-(OH)-D(D_2+D_3)>250nmol/L 就要考虑维生素 D中毒;若不能检测 25-(OH)-D 或者 PTH,但有维生素 D 过量病史,出现了高钙血症的相关症状,仍可诊断维生素 D 中毒[8]。

七、鉴别诊断

1. 高钙血症鉴别 特发性婴儿高钙血症表现与维生素 D 中毒相似,但无维生素 D 过量史;原发性或继发性甲状旁腺功能亢进症状也与维生素 D 中毒相同,可有肾钙化,但 X 线表现为普遍性骨质稀疏,用肾上腺皮质激素治疗无效。

2. 多尿、尿常规异常 易被误诊为泌尿系感染,但用抗生素治疗无效,可以区别;另外,重金属镉等中毒亦可损伤肾脏。

3. 肾脏钙化 需与以下疾病鉴别,如结节病、肾小管酸中毒、慢性肾衰竭、肾皮质坏死、肾梗死、肾结核、肾结石(如三聚氰胺所致)、镁缺乏等。

4. X 线骨骼改变 需与佝偻病恢复期,铅、铋、氟中毒等鉴别。

八、治疗[8,9]

1. 停用维生素 D 中毒确诊后立即停止补充维生素 D 和钙剂,低钙和低磷饮食。

2. 水化疗法 输注等渗氯化钠溶液,增加肾小球滤过,通过肾小球滤出钙,钠离子阻止肾小管对钙离子重吸收。以纠正脱水,恢复肾功能。在机体容量恢复和维持前提下,可使用髓祥利尿剂。水化的生理盐水量可达到生理维持剂量的 1.5~2.5 倍或最大量不超过2 000ml/(m²·d)。重度高钙血症时,静脉水化和利尿剂同时使用。髓祥利尿剂抑制尿钙再吸收,增加尿钙排泄。呋塞米的剂量为 1~2mg/(kg·d),4~6 小时一次。

3. 糖皮质激素疗法 糖皮质激素通过减少细胞外活性转运过程降低肠钙吸收和增加尿钙排泄,以降低血钙水平。糖皮质激素改变肝脏维生素 D 代谢,减少1,25-(OH)₂-D 合成,有利于合成非活性代谢物,降低肠道钙吸收。口服泼尼松 1~2mg/(kg·d)或 20~40mg/(m²·d)。用药24~72 小时后起效。糖皮质激素疗法通常恢复血清钙水平正常需要数天。严重病例可根据血钙及 X 线片情况,适当延长用药时间。

4. 抑制骨吸收疗法 降钙素和双膦酸盐都具有抑制破骨细胞介导的骨吸收功能,从而减少骨钙释放,可用于重度高钙血症。降钙素通常在 2~4 小时内起效，副作用小，推荐间断给药，每次使用剂量为 2~4IU/kg，总次数不超过 24 次；但因易产生快速耐受而于数天后失效。双膦酸盐通过与细胞表面膜结合导致破骨细胞凋亡、影响破骨细胞寿命、抑制破骨细胞诱导的骨吸收。静脉输注帕米膦酸钠剂量每次为 0.5~1mg/kg。根据血清钙水平，可重复一次。口服制剂阿仑膦酸钠对快速降低血钙也是安全有效。阿仑膦酸钠始剂量为 5mg/d，可增加到 10mg/d。双膦酸盐可导致流感样症状，如发热等[8,9]。

5. 血液透析　是高钙血症危象和出现急性和/或慢性肾衰竭患者的首选治疗方法。对上述药物措施效果不明显的重度高钙血症建议做血液透析。

九、预防

维生素 D 总体安全性好。膳食推荐量维生素 D 或营养性佝偻病治疗剂量维生素 D 导致高钙血症或高钙尿症的风险极小。

1. 加强宣教　增强患儿家长对维生素 D 的认识，严格掌握预防量，防止滥用。在哺喂各种婴儿配方奶粉和其他乳类及强化食品时，一定要仔细阅读配方中维生素 D 的含量。

2. 医务人员应正确使用维生素 D 制剂，严防过量

（1）严格掌握维生素 D 预防或治疗剂量，见"维生素 D 缺乏性佝偻病"章节。由于引起中毒的维生素 D 剂量在个体间差异甚大，因而应对患儿个体化防治，并注意定期监测病情变化。

（2）需要做突击治疗前，应详细询问患儿在过去所用维生素 D 剂量；使用维生素 D 大剂量注射剂前，一定要严格掌握适应证。应尽可能用口服维生素 D，非必要时不用注射剂型。

（3）用一般维生素 D 剂量疗效不满意时，应检查血浆 25-(OH)-D、血钙、磷及碱性磷酸酶，以及尿钙，排除胃肠、肝、肾疾病及遗传性佝偻病后，再慎重决定是否用突击疗法。

（张会丰）

参考文献

[1] MUNNS CF,SHAW N,KIELY M,et al. Global Consensus Recommendations on Prevention and Management of Nutritional Rickets. Horm Res Paediatr,2016,85(2):83-106.

[2] FELDMAN D,PIKE WJ,BOUILLON R. Vitamin D:Volume 2:Health,Disease and Therapeutics,4th Edition,Academic Press,2017.

[3] HERNIGOU P,AUREGAN JC,DUBORY A. Vitamin D:part Ⅱ:cod liver oil,ultraviolet radiation,and eradication of rickets. Int Orthop,2019,43(7):1755-1771.

[4] GENTILE C,CHIARELLI F. Rickets in Children:An Update. Biomedicines,2021,9(7):738.

[5] PLUDOWSKI P,HOLICK MF,GRANT WB,et al. Vitamin D supplementation guidelines. J Steroid Biochem Mol Biol,2018,175:125-135.

[6] ALLGROVE J,SHAW NJ. A Practical Approach to Vitamin D Deficiency and Rickets. Endocr Dev,2015,28:119-133.

[7] GALIOR K,GREBE S,SINGH R. Development of Vitamin D Toxicity from Overcorrection of Vitamin D Deficiency:A Review of Case Reports. Nutrients,2018,10(8):953.

[8] MARCINOWSKA-SUCHOWIERSKA E,KUPISZ-URBAŃSKA M,ŁUKASZKIEWICZ J,et al. Vitamin D Toxicity-A Clinical Perspective. Front Endocrinol(Lausanne),2018,9:550-558.

[9] DEMIR K,DONERAY H,KARA C,et al. Comparison of Treatment Regimens in Management of Severe Hypercalcemia Due to Vitamin D Intoxication in Children. J Clin Res Pediatr Endocrinol,2019,11(2):140-148.

第4节　维生素 D 缺乏性手足搐搦症

维生素 D 缺乏性手足搐搦症(tetany of vitamin D deficiency)又称佝偻病性低钙惊厥(hypocalcemia seizure with rickets)或婴儿手足搐搦症(infantile tetany)，是由于维生素 D 缺乏、血钙降低而引起的神经肌肉兴奋性增强的一种疾病。主要表现为惊厥、手足搐搦或喉痉挛等症状。多发生于 2 岁以下婴幼儿，特别是<6 月龄小婴儿，在我国北方冬春季常见。因推广维生素 D 补充策略，已较少发生。

【病因】　此病的病因与维生素 D 缺乏性佝偻病相同，为维生素 D 摄入和皮肤合成不足。能引起维生素 D 或钙缺乏的病因（见本章第 3 节）均可引发本病，特别是在应用维生素 D 治疗佝偻病过程中或冬春季交替时节。维生素 D 治疗佝偻病使钙向骨骼沉积，如果钙摄入不足或肠道吸收减少，则易造成低血钙；冬春交替时

节患儿接触日光增多,皮肤合成维生素 D 快速增加,大量钙沉着于骨,血钙暂时下降而促使发病。有些患儿在遇到感染、饥饿、体液代谢紊乱和酸碱平衡失调等因素时,即可发病。如长期腹泻或梗阻性黄疸使维生素 D 与钙的吸收减少,以致血钙降低;急性感染性疾病时,因细胞内的磷释放到细胞外液,使血清磷浓度突然增高,致血钙降低。

【病理生理与发病机制】 低钙血症是本症发病基础。钙离子对维持正常的神经兴奋传导和肌肉收缩功具有重要作用。甲状旁腺存在钙敏感性受体能时刻感知钙离子变化。一旦血钙下降,甲状旁腺合成和分泌甲状旁腺激素(PTH)增加,使骨骼脱钙以使血钙恢复正常。若甲状旁腺代偿功能不足,血钙即不能维持正常水平。若血清总钙量降至 $1.75 \sim 1.88$ mmol/L($7 \sim 7.5$ mg/dl)或钙离子降至 1.0 mmol/L(4 mg/dl)以下时,引起神经肌肉兴奋性增加,出现惊厥、手足搐搦或喉痉挛。

正常血清钙分为可弥散钙(约占总钙量的 60%)和非弥散钙。前者是发挥功能的主要形式,大部分呈游离的离子化状态(即 Ca^{2+})(约占血清总钙量的 50%),其余部分与磷酸根、碳酸氢根或枸橼酸根结合;后者(约占血清总钙量的 40%)与蛋白质结合,其中大部分与白蛋白结合。血清钙离子(Ca^{2+})浓度主要受氢离子浓度、磷酸盐离子浓度和蛋白质浓度的影响。根据公式 $[Ca^{2+}] \times [HCO_3^{2-}] \times [HPO_4^{2-}]/[H^+] = K^+$,血内氢离子浓度越高则钙离子越多,碱中毒时则相反。磷酸盐越多则钙离子越少;血浆蛋白越高则可弥散钙越少,钙离子亦相应地减少。反之,血浆蛋白低时,结合的钙也减少,钙离子相对地比较高,即使血清总钙量低到一般手足搐搦症的水平以下,可以不出现痉挛症状。当白蛋白降低时,检测的血钙水平会偏低,血白蛋白标准水平为 40 g/L,白蛋白每下降 1 g/L,血钙下降 0.02 mmol/L,需要校正。校正公式:校正后血钙(mmol/L)= 血钙检测值(mmol/L)+ 0.02[$40-$白蛋白(g/L)]。若血钙检测值为 2.2 mmol/L、血浆白蛋白 30 g/L,校正后血钙为 $2.2 + 0.02(40 \sim 30) = 2.4$ mmol/L。在临床工作中,当直接测定血清钙离子浓度比较困难时,可利用图表(图 15-19)从血清总钙量及血浆总蛋白量求出钙离子量。

【临床表现】 小婴儿主要表现惊厥、喉痉挛,较大婴儿和幼儿多表现手足搐搦,另外有些患儿可有佝偻病的症状和体征。

1. 典型症状

(1)惊厥(convulsion):一般为无热惊厥,突然发作,表现为四肢抽动,两眼上翻,面肌痉挛,意识暂时丧

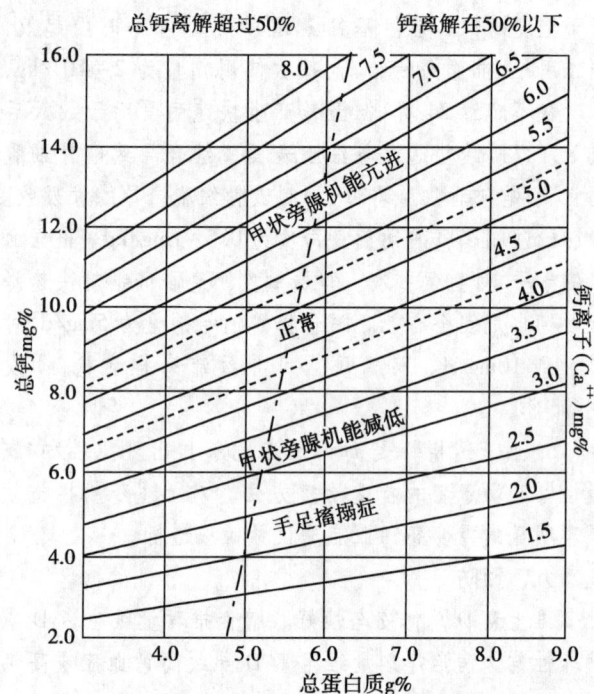

图 15-19 依据血浆总蛋白量及血清总钙量计算钙离子浓度

失或伴大小便失禁等。每日发作次数不等,每次持续数秒至数分钟。发作停止后多入睡,醒后活泼如常。轻者仅有惊跳或短暂的眼球上窜,而意识清楚。新生儿可只有呼吸暂停或屏气,面肌抽动或双眼凝视等。

(2)手足搐搦(tetany/carpopedalspasm):表现为双手腕屈曲,手指伸直,拇指内收贴近掌心,称为助产士手(图 15-20);足踝关节伸直,足趾强直下屈,足底呈弓状,称为芭蕾舞足(图 15-21)。发作时意识清楚。

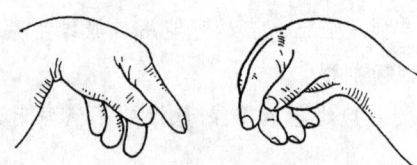

图 15-20 手足搐搦症病例的手痉挛

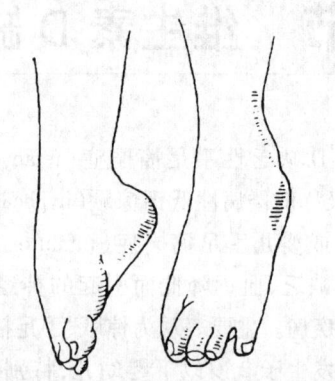

图 15-21 手足搐搦症病例的足痉挛

（3）喉痉挛（laryngospasm）：声门及喉部肌肉突发痉挛引起吸气性呼吸困难和喉鸣，严重者可发生窒息死亡。6个月以内的小儿有时可表现为无热阵发性青紫，应高度警惕为严重的手足搐搦症。患儿进行肌内注射时偶可诱发喉痉挛。

（4）其他症状：患儿往往有睡眠不安、易惊哭、出汗等神经兴奋现象。其他先发或并发的疾病可致发热。

2. 隐性体征　不具备上述典型症状而有下列神经肌肉兴奋体征时，可称为隐性手足搐搦症。

（1）面神经征或佛斯特征（Chvostek sign）：用指尖或叩诊锤反复轻叩颧弓和口角间的面颊部（第7脑神经穿出处），即颧突下方0.5~1.0cm，耳垂前方2cm处，出现眼睑及口角抽动为阳性。该征对低钙血症诊断的敏感性和特异性不高。血钙正常的新生儿在最初数日甚至1个月内，会呈现假阳性。据报道29%的个体即使存在低钙血症时，并未引出该体征。该征是神经对机械刺激敏感的非特异性征象，是神经肌肉兴奋性增强的证据。

（2）腓反射（peroneal reflex）：用叩诊锤叩击膝部下外侧腓骨小头处的腓神经，足部向外侧收缩为阳性。

（3）陶瑟征（Trousseau sign）：用血压计袖带如测血压样包裹上臂，充气使袖带压力维持在收缩压与舒张压之间，5分钟之内表现为腕关节痉挛，手腕和拇指屈曲，为陶瑟征阳性，其机制为供应运动神经的动脉血流量减少。与面神经征相比，陶瑟征是反映低钙血症更特异的指标，94%低钙血症患者陶瑟征阳性。

【实验室检查】　需要检测血钙、磷、镁；血碱性磷酸酶；肝功能（白蛋白）；肾功能、血糖、血25-（OH）-D和甲状旁腺激素等以诊断或鉴别诊断。血清钙低于1.75~1.88mmol/L（7.0~7.5mg/dl）或离子钙低于1.0mmol/L（4mg/dl）。血磷水平可正常或高或低、碱性磷酸酶可正常或升高、血镁正常或稍低。通常25-（OH）-D低于25nmol/L（10ng/ml）才会发生低钙血症[1]。若血钙降低，甲状旁腺激素在"正常参考值"范围，即甲状旁腺功能代偿不足。该症时，甲状旁腺激素水平"正常"或升高。

【诊断与鉴别诊断】　婴儿出现无热惊厥，抽后神志清楚，无神经系统阳性体征者，或较大幼儿及儿童出现手足搐搦者应首先考虑本病。如有引起低钙的原因，维生素D缺乏史，或已有佝偻病症状及体征者，结合实验室检查，均有助于诊断。静脉注射钙剂有效可作为诊断性试验治疗。

此病需与具有惊厥、手足搐搦及喉痉挛这三大类似症状的疾病进行鉴别。

1. 惊厥的鉴别诊断　在新生儿时期，鉴别时须特别注意生产性损伤、先天性脑部发育不全及败血症等。若为较大的婴儿须特别注意各种急性感染性疾病（如上或下呼吸道感染）起病时的神经系统症状、脑炎或热度不高的脑膜炎（如结核性脑膜炎，偶遇流行性脑脊髓膜炎亦可暂时无高热）、婴儿痉挛症、低血糖症。

（1）低血糖症：常发生于清晨空腹状态下，可有进食不足、感冒或腹泻史，重症惊厥后转入昏迷，血糖常低于2.2mmol/L（40mg/dl）。口服糖水或静脉注射葡萄糖液后立即好转。

（2）婴儿痉挛症：为癫痫的一种类型，起病于1岁以内，发作时上肢前屈内收握拳，下肢屈曲至腹部，头及躯干前屈，呈点头样抽搐和意识障碍。突然发作，持续数秒或数十秒自行停止。智力迅速减退。脑电图显示高峰节律紊乱。血清钙正常，钙剂治疗无效。

2. 手足搐搦症的鉴别诊断[2]

（1）甲状旁腺功能不全所致的手足搐搦症：新生儿刚离母体，可能有暂时性甲状旁腺功能不足现象。新生儿如用牛奶喂养，由于牛奶中磷的含量较高，以致钙不易吸收，血钙降低，同时高血磷抑制甲状旁腺素分泌，而发生手足搐搦。此外，还有原发性甲状旁腺功能减退，如先天性甲状旁腺发育不全、甲状旁腺激素基因突变等。以上各种病例，都有一个共同的血生化特征，即血磷增高、血钙减低、碱性磷酸酶正常以及甲状旁腺素水平下降。

（2）碱中毒：由于长期呕吐或反复洗胃而发生低氯性碱中毒；由于水杨酸中毒等所致的呼吸深长，发生呼吸性碱中毒；或由于静脉滴注过量碳酸氢钠等，都可使钙离子（Ca^{2+}）下降而出现手足搐搦的症状。

（3）低血镁：见于新生儿及婴儿，多为人工喂养，并有摄食不足或腹泻史，也可由于遗传性镁吸收缺陷所致。表现为知觉过敏，触觉及听觉的刺激可引起肌肉震颤、手足抽搐甚至惊厥。血清镁低于0.58mmol/L（1.4mg/dl）。亦偶见于早产儿及小样儿。母亲往往有妊娠中毒症、糖尿病、甲状腺亢进症。亦见于用枸橼酸盐抗凝的血液换血的新生儿溶血症患儿，此时血液内镁和钙均降低。也可由于腹泻迁延过久，或因酶的缺乏而致肠吸收不良等影响镁的吸收。亦有由于醛固酮增多症或原发性低血镁而发生惊厥者。若低镁血症不纠正，低钙血症难以纠正。低镁血症损害PTH分泌，导致周围PTH抵抗和低钙血症的发生。因此对任何低钙血症患儿都需除外低镁血症。

（4）低钠血症和高钠血症：腹泻等原因致机体脱水时，可出现低钠血症，发生嗜睡、呕吐、惊厥等神经症状。在脱水及酸中毒纠正过程中，当血钠上升、血钾下降时，出现高钠血症，可发生手足搐搦的症状。新生儿窒息或呼吸窘迫综合征时，如输入大量碳酸氢钠溶液，也可因高钠血症而出现惊厥。

（5）慢性肾脏病过程中继发的手足搐搦症：由于肾功能不全，肾小管排磷的功能减低，血磷增高，以致血钙降低。此类疾病多有白蛋白减低或慢性酸中毒，故很少发生手足搐搦症。但如血清钙极度减低，或因输入碱性溶液使血清 pH 值上升时，即可出现惊厥或手足搐搦的症状。

（6）维生素 B_6 缺乏症和依赖症：婴幼儿时期如缺乏维生素 B_6，或为维生素 B_6 依赖症，亦可出现抽搐。

3. 喉痉挛的鉴别诊断 其中需最先与急性喉炎鉴别：多因病毒感染引起炎症，大多伴有上呼吸道感染症状，表现为声音嘶哑，犬吠样咳嗽，吸气性呼吸困难，可伴发热，无其他低钙症状和体征，血钙正常，钙剂治疗无效。

【治疗】 首先控制惊厥、解除喉痉挛；其次补充钙剂，使血钙迅速上升；然后给予维生素 D，使机体维持钙稳态。

1. 急救处理 立即吸氧，应用镇静、止痉剂[3]，首选地西泮，每次 0.3 ~ 0.5mg/kg 静脉注射，单剂最大量不超过 10mg，必要时 10 ~ 15 分钟后可重复 1 次；或苯巴比妥钠肌内注射或静脉注射，负荷量 15 ~ 20mg/kg，以后每次 2.5 ~ 5mg/kg，每日 1 ~ 2 次；或 10% 水合氯醛保留灌肠，每次 40 ~ 50mg/kg，总量不超过 10ml。喉痉挛时应先将舌头拉出口外，做人工呼吸或加压给氧，必要时行气管插管术。

2. 钙剂治疗 可用 10% 葡萄糖酸钙 5 ~ 10ml 加 10% 葡萄糖溶液 10 ~ 20ml 静脉滴注或缓慢静脉注射（10 分钟以上），如条件具备同时进行心电监测。而后可采用 10% 葡萄糖酸钙（以钙元素计）1.0mmol/（kg·d）持续静脉输注，最大剂量不超过 8.8mmol/（kg·d）[3]，例如 10% 葡萄糖酸钙 4 ~ 5ml/（kg·d）用 10% 葡萄糖溶液 150 ~ 200ml 稀释，通过微量注射泵持续缓慢静注，疗程 3 ~ 5 天。无输液泵时，每日可重复 2 ~ 3 次，

直到惊厥停止后改为口服钙剂。轻症，或惊厥、喉痉挛控制后先口服 10% 氯化钙，每次 5 ~ 10ml，一日 3 次；服用时宜用糖水稀释 3 ~ 5 倍，以免刺激胃黏膜。另外，氯化钙有酸化血的作用，使钙离子浓度迅速升高，但不宜久服，以防高氯血症，一般 3 ~ 5 天后改为其他钙剂，如葡萄糖酸钙、乳酸钙、碳酸钙等；服钙剂时应计算钙元素的量。若较小年龄患儿同时发生腹泻或各种感染性疾病时（如上呼吸道传染病），或大年龄患儿伴有肾脏疾患，在应用氯化钙时易致酸中毒，必须谨慎。

需要注意的是，静脉注射钙剂时速度不能过快，因可致暂时性血钙太高而引起心传导阻滞，发生意外危险；另外，钙剂亦勿皮下注射或肌内注射，应定期检查输注部位，以防发生硬肿及腐烂、坏死等反应。

3. 维生素 D 治疗[4] 急救处理后，给予维生素 D 治疗，用法同维生素 D 缺乏性佝偻病。活性维生素 D 可短期（5 ~ 7 天）使用。阿法骨化醇（1a-羟化维生素 D）口服剂量为 30 ~ 50ng/（kg·d），半衰期为 30 ~ 35 小时，一天一次。骨化三醇（1,25-$(OH)_2$-D）口服剂量为 15 ~ 30ng/（kg·d），半衰期为 5 ~ 8 小时，每天给药 2 ~ 3 次。

【预防】 与预防佝偻病相同。注意避免呼吸道和消化道感染、饥饿等因素的诱导。罹患婴儿肝炎综合征时，因肝细胞受损，导致 25-(OH)-D 生成障碍，容易并发低血钙症，在补充维生素 D 同时尚需酌情给予活性维生素 D 如 1,25-$(OH)_2$-D。

（张会丰）

参考文献

［1］BAKALLI I，KOLA E，CELAJ E，et al. Curr Health Sci J. The Approach to Tetanic Hypocalcemia Caused by Vitamin D Deficiency. Curr Health Sci J，2019，45（4）：412-415.

［2］BOVE-FENDERSON E，MANNSTADT M. Hypocalcemic disorders. Best Pract Res Clin Endocrinol Metab，2018，32（5）：639-656.

［3］王卫平,孙琨,常立文. 儿科学. 9 版. 北京：人民卫生出版社,2018.

［4］SHAW NJ. A Practical Approach to Hypocalcaemia in Children. Endocr Dev，2015，28：84-100.

第5节 维生素 E 缺乏

维生素 E（vitamin E）是生育酚（tocopherol）类和三烯生育酚（tocotrienol）类的总称，因对母鼠生育所必须而命名；共包括 8 种化合物，即 α、β、γ、δ-生育酚和 α、β、γ、δ-三烯生育酚，其中 α-生育酚是自然界中分布最

广泛、含量最丰富且活性最高的形式;也是人体组织中维生素 E 的主要形式(占 90%),其对热、酸稳定,对碱不稳定。虽然维生素 E 在自然界中普遍存在,由于维生素 E 摄入量不足而产生缺乏症者,应该不常见。然而,90% 美国人的摄入量并没有达到 15mg/d 的推荐量;亚洲人群中分别有 67%、80%、56% 和 72% 的儿童青少年、成年人、老年人和孕妇存在维生素 E 缺乏或不足。维生素 E 为脂溶性,当小儿肠道对膳食脂肪的吸收功能低下或发生障碍时,易致维生素 E 吸收不良,继而发生维生素 E 缺乏(vitamin E deficiency)。人类维生素 E 缺乏主要导致神经系统异常;近年来重点研究其抗氧化性能,证明维生素 E 可保护神经系统、心血管系统、骨骼肌和视网膜等组织免受氧化损伤,但其作用的更深层机制仍待研究[1,2]。

【代谢与病理生理】 维生素 E 只能在植物中合成,因此植物性食物是其重要来源,其中谷物类、大豆以及植物油中维生素 E 的含量最为丰富,其人体吸收率在 40% 左右。食物中的维生素 E 在小肠中胆酸、胰液和脂肪的存在下,以混合微粒形式被吸收利用。在血液循环中,维生素 E 在脂蛋白和红细胞之间进行快速交换,红细胞中维生素 E 每天有 1/4 被交换,提示红细胞中的含量与血浆中的含量高度相关。因此,血浆维生素 E 水平下降时,会导致红细胞中含量降低而发生膜破裂和溶血。

在人体内维生素 E 主要储存在脂肪组织、肝脏、肌肉等组织器官中,其中以肾上腺、脑垂体、睾丸、血小板以及红细胞中浓度最高。在膳食缺乏时肝脏以及血浆和红细胞中的含量则迅速下降,而脂肪组织中的含量则保持相对稳定;其他组织如脑神经、心脏和肌肉中维生素 E 含量也下降缓慢。维生素 E 主要被氧化成生育醌、葡糖醛酸从胆汁排出,或进一步在肾脏被降解为生育酸经尿排出;另外,皮肤和肠道粪便也是其排泄的途径。

维生素 E 的主要功能是通过与自由基等作用,氧化自身而发挥抗氧化作用,清除体内自由基并阻断其引发的链反应,防止生物膜(细胞膜、细胞器膜等)和脂蛋白中多不饱和脂肪酸、细胞骨架及其他蛋白中的巯基免受自由基和氧化剂的攻击。维生素 E 发生氧化还原和发挥抗氧化的过程中,需要维生素 C、β-胡萝卜素和硒的参与,因而相互之间有协同作用。当维生素 E 缺乏时,生物膜上的多不饱和脂肪酸容易发生过氧化反应,特别是微粒体和线粒体的膜。如毛细血管内皮细胞受损,可使毛细血管的通透性增加,产生水肿、出血,如早产儿的颅内出血。

除了抗氧化作用以外,维生素 E 还可以通过作用于其受体、转运体、基因转录因子、酶,以及调控生物膜上的脂筏,发挥对细胞增殖/凋亡、生物膜功能与修复、信号转导和基因表达等多种功能的调控,在动脉粥样硬化、糖尿病、肥胖、炎症、缺血/再灌注损伤、伤后愈合、神经退行性变、生殖、非酒精性脂肪肝、肿瘤、衰老等的发生中起着有益的作用[2-4]。然而,维生素 E 与这些疾病的确切关系仍有待研究证实。

成年人维生素 E 缺乏时,由于体内有储存,出现症状的时间较晚,比如一般需要 5~10 年才会出现神经系统方面的异常。对于婴幼儿来说,当维生素 E 缺乏时,若不用维生素 E 治疗,则可迅速发生神经方面的症状,因发育中的神经系统对维生素 E 缺乏更为敏感。维生素 E 缺乏主要影响脊索的后柱、第三和第四脑神经核、周围神经的大髓鞘轴突管、脑干的细长核和楔形叶,以及肌肉和视网膜。维生素 E 缺乏及早治疗其症状可以恢复和预防发展。如治疗过晚则收效甚微[5]。

【病因】

1. **体内储存少** 新生儿体内维生素 E 基本上是孕晚期从母体获得,故早产儿体内维生素 E 的贮存低于正常新生儿;同时早产儿对脂肪及脂溶性维生素吸收较差,因而存在维生素 E 缺乏。

2. **摄入减少** 母乳中维生素 E 的含量与多不饱和脂肪酸量的比例适宜,其比例系数在 0.5 左右。配方奶中如多不饱和脂肪酸含量过高,比例系数失调时,临床上出现维生素 E 缺乏症状。

3. **吸收障碍** 在胆汁流出受到障碍或肠内脂蛋白合成有缺陷时,可能发生严重的维生素 E 吸收不良,如胆道闭锁、胆汁郁积性肝病、短肠综合征、囊性纤维性变(多发生于白种人)、无 β-脂蛋白血症、慢性腹泻等。

4. **转运障碍** 见于维生素 E 缺乏性共济失调,系肝脏 α-生育酚转运蛋白基因(TTPA)突变导致 α-生育酚不能被装配到 VLDL 中而入血供组织器官利用[6]。

5. **需求、利用增加** 早产儿铁剂摄入量过大,则相应地对维生素 E 的需要量加大,以保护细胞膜的类脂质免于氧化。如过早使用铁剂治疗早产儿贫血,则破坏胃肠道中的维生素 E,阻止其吸收,加重其缺乏。患地中海贫血、镰状细胞性贫血及葡糖-6-磷酸脱氢酶缺乏等疾病时,由于红细胞破裂或缺乏其他抗氧化途径而可能引起维生素 E 利用过度,而导致缺乏。

【临床表现】

1. 神经系统改变　常见于无 β 脂蛋白血症（Bassen-Kornzweig 综合征）和维生素 E 缺乏性共济失调等先天性遗传代谢病、患慢性胆汁淤积性肝胆管病或囊性纤维化的儿童。临床症状多于 1 岁以后出现，特征类似于 Friedreich 共济失调，脊髓小脑共济失调伴深部腱反射消失。具体表现为躯干和四肢共济失调和骨骼发育畸形，振动和位置感觉消失，眼肌麻痹，肌肉衰弱，上睑下垂，视野障碍，眼移动障碍（眼肌麻痹），构音障碍等；同时认知和行为发育也会受到损害。与 Friedreich 共济失调不同的是，头震颤明显而心脏受累少见。无 β 脂蛋白血症的血浆维生素 A 和 E 浓度均显著降低，而维生素 E 缺乏性共济失调患儿仅有维生素 E 浓度降低[6,7]。

2. 贫血　多发生在出生体重小于 1 500g 的早产儿以及婴幼儿，表现溶血性贫血，网织红细胞增多；给予维生素 E 后溶血即可停止。

3. 水肿　多见于小婴儿，全身水肿以下肢为主，早产儿易发生新生儿硬肿症，用维生素 E 3 天后大多可缓解。母亲妊娠期缺乏维生素 E，新生儿易发生颅内和内脏出血。

【诊断】　根据临床表现和有早产、脂肪吸收不良等上述病史，结合下列实验室检查，即可明确诊断。

1. 血浆中维生素 E 测定　儿童血浆正常 α-生育酚浓度在 16.8μmol/L（0.7mg/dl）以上，若于 12～16.8μmol/L（0.5～0.7mg/dl）之间时，为降低；低于 12μmol/L（0.5mg/dl）时，为缺乏。因为血脂水平对维生素 E 的血浆浓度有直接影响，如婴儿维生素 E 与血脂比值小于 0.6mg∶1g，成人比值小于 0.8mg∶1g，可认为维生素 E 缺乏。

2. 溶血试验　维生素 E 缺乏时，红细胞膜脆性增加而易发生溶血。红细胞与 2.0%～2.4% 的过氧化氢溶液 37℃ 条件下孵育 3 小时，溶血率>5% 时，提示维生素 E 缺乏的可能。

3. 血红蛋白测定　多在 60～100g/L 之间，网织红细胞轻度升高，周围血涂片可见棘形和固缩红细胞，血小板可增高，骨髓象可见多核的幼红细胞。

【治疗】　对于新生儿，给予维生素 E 10～30mg/d，疗程 1 周，然后通过奶喂养补充。对于儿童，维生素 E 0.5～1mg/（kg·d），血象改善和症状纠正后持续治疗（1～3 个月）[6]。对于慢性脂肪吸收不良或胆汁淤滞症应采用水溶性维生素 E 口服或肌内注射。对于先天性的维生素 E 缺乏性共济失调患儿，需要大剂量维生素 E（300～1 000mg/d）治疗[6]。

维生素 E 与其他脂溶性维生素相比，口服维生素 E 相对毒性较低，摄入大剂量维生素 E 可能干扰维生素 A 和维生素 K 的吸收。同时，维生素 E 剂量过大，若每日量大于 15mg/kg，长期使用可造成血清肌酸酶活性增高，尿肌酸排泄量增多，患者自感肌肉无力、视觉模糊、头疼。维生素 E 过量还可导致凝血机制障碍而发生出血倾向，特别是早产儿；也可使男女两性均出现乳房肥大。另外，维生素 E 大剂量静脉注射曾引起早产儿细菌性和真菌性脓毒血症的危险性增高，很可能抑制正常嗜中性粒细胞杀伤细菌和真菌的能力。具有高渗透性的维生素 E 口服制剂被认为与增加早产儿患坏死性小肠结肠炎风险有关，这可能归因于配方的渗透性所致。

【预防】　平衡膳食是预防营养缺乏病最好的方法。婴儿应坚持母乳喂养，母乳中维生素 E 的含量（成熟乳 4mg/L，初乳 10～18mg/L）是牛奶的 10 倍；配方奶粉中的含量（1mg/100kcal）高于母乳。早产儿和低体重儿在出生后的头 3 个月，应补充维生素 E 5～10mg/d。脂肪吸收不良的患儿，应补充水溶性维生素 E 5mg/d，以预防缺乏。正常婴幼儿和儿童的每日维生素 E 参考摄入量见中国居民膳食营养素参考摄入量（第三章附 2）；维生素 E 的可耐受最高摄入量见表 15-7。

（齐可民）

参考文献

［1］ MALIK A，EGGERSDORFER M，TRILOK-KUMAR G. Vitamin E status in healthy population in Asia：a review of current literature. Int J Vitam Nutr Res，2019，24：1-14.

［2］ KHADANGI F，AZZI A. Vitamin E-the next 100years. IUBMB Life，2019，71（4）：411-415.

［3］ ZINGG JM. IUBMB-Life 2019：Vitamin E-Regulatory Roles. IUBMB Life，2019，71（4）：409-410.

［4］ GALLI F，AZZI A，BIRRINGER M，et al. Vitamin E：Emerging aspects and new directions. Free Radic Biol Med，2017，102：16-36.

［5］ TRABER MG，HEAD B. Vitamin E：How much is enough，too much and why！Free Radic Biol Med，2021，177：212-225.

［6］ EUCH-FAYACHE G，BOUHLAL Y，AMOURI R，et al. Molecular，clinical and peripheral neuropathy study of Tunisian patients with ataxia with vitamin E deficiency. Brain，2014，137（Pt 2）：402-410.

［7］ KLIEGMAN RM，GEME JWS，BLUM NJ，et al. Nelson Textbook of Pediatrics. 21st ed. Philadelphia：Saunders Elsevier，2020.

第 6 节 脚气病

脚气病（beriberi）为机体长期缺乏维生素 B_1（又称硫胺素）（thiamine）而引起的全身性疾病，临床以神经系统、心血管系统和胃肠道症状为其特点，多见于以精白米为主食的地区。早在公元 7 世纪，我国医学家孙思邈就在其"千金方"中对脚气病做过描述，并指出常服谷皮煎汤可以防治。1630 年荷兰内科医生 Jacob Bontius 在欧洲首次记录脚气病。到了 19 世纪末，在海军船员中脚气病的发病率较高，并发现在米饭中加入麸皮，副食中加入牛奶和肉类则疗效显著。1926 年荷兰科学家 Jansen 和 Donath 首次从米糠中分离出了结晶形式的硫胺素，1936 年 Williams 在美国新泽西人工合成了硫胺素，后来被命名为维生素 B_1。近年来，脚气病的发病率虽然有明显下降，但在全球范围内仍有发生。在一些中低收入国家和地区维生素 B_1 缺乏仍是一个公共健康问题。国内本病已较少见，仅个别地区偶有发生[1-3]。

【**代谢及病理生理**】 维生素 B_1 常与其他 B 族维生素同存于食物中，属水溶性维生素，在体内以辅酶形式参与多种酶系统活动，尤其在碳水化合物氧化过程中起作用。维生素 B_1 广泛存在于谷类、豆类、坚果、酵母、肝、肉、鱼等食物中，以谷类外胚层糠麸中最丰富，精制白米时损失多，碱性溶液中加热易分解而失去活性。维生素 B_1 在肠道中吸收不完全，体内存储不多，易发生缺乏；其在成人体内含量约为 30mg，主要分布于肌肉、脑、心脏、肝脏及肾脏，在人体内的半衰期 9~18 天，由肾脏排出[4,5]。

维生素 B_1 在小肠内主要依赖硫胺素转运蛋白 1 和 2 而被吸收，在肝、肾等组织转化为一磷酸硫胺素（thiamine monophosphate，TMP）、焦磷酸硫胺素（thiamine pyrophosphate，TPP）和三磷酸硫胺素（thiamine triphosphate，TTP），其中 TPP 占 80%，是发挥作用的主要形式。TPP 主要在线粒体、胞浆和过氧化物酶体中参与物质和能量代谢。通常，人体每 1 000kcal 的能量摄入，需要摄入 0.5mg 维生素 B_1。维生素 B_1 缺乏时主要引起碳水化合物氧化、能量 ATP 产生障碍，导致血中丙酮酸和乳酸堆积，致使主要以葡萄糖供能的神经组织，心肌和骨骼肌损害，出现相应的症状。游离型维生素 B_1 又能抑制胆碱酯酶对乙酰胆碱的水解作用，缺乏时使神经递质乙酰胆碱、谷氨酸、γ-氨基丁酸的量降低，从而引起神经传导障碍，脑细胞受损出现功能下降，神经纤维髓鞘发育不良[3-5]。

【**病因**】

1. 摄入不足 单纯母乳喂养未加辅食，而乳母又缺乏维生素 B_1；肠道外营养的婴儿未补充维生素 B_1；婴儿辅喂煮沸的牛奶。米面类加工过精，米淘洗过多，习惯吃捞饭不吃米汤；蔬菜切碎后浸泡过久，不吃菜汤；或在食物中加碱烧煮等，使维生素 B_1 大量丢失；以及长期挑食，偏食等均可导致缺乏[1-3]。

2. 需要量增加 生长发育迅速的小儿、孕母、碳水化合物摄食较多者或有感染发热时，对维生素 B_1 需要量增加，如不补充，易导致缺乏。

3. 吸收利用障碍 胃肠道及肝胆疾病如慢性消化紊乱、胃酸分泌减少、长期腹泻、肝炎、肝硬化等可引起维生素 B_1 吸收障碍。常生吃鱼类及贝类者，因其含硫胺素酶可分解维生素 B_1。

4. 疾病和药物影响 有报道在充血性心力衰竭的住院患者中，有 13%~93% 存在维生素 B_1 缺乏；患败血症、外伤、肾衰竭使用利尿剂或透析的患者也大多存在维生素 B_1 缺乏[3,4]。

5. 遗传因素 *TPK1*、*SLC19A2*、*SLC19A3*、*SLC25A19* 等基因突变致使维生素 B_1 焦磷酸化及其转运蛋白表达障碍，组织细胞维生素 B_1 缺乏[5,6]。

【**病理变化**】 可见于多发性周围神经炎、节段性变性和髓鞘脱失，下肢常见的神经如坐骨神经最先受累。有施万（Schwann）细胞水肿，空泡变性甚至崩解。神经轴突亦发生肿胀变性，碎裂和萎缩。脑神经（第 Ⅲ、Ⅵ 对），迷走神经（喉返神经）也有变性。软脑膜充血，小动脉周围有针尖样出血。间脑、延髓附近有神经细胞消失，胶质细胞和血管内皮细胞增生。心脏扩张肥大，以右室更明显。显微镜下见心肌纤维细胞及间质水肿，重者细胞变性坏死。肺动脉，全身周围毛细血管和小动脉亦见扩张。胃肠道充血扩张，黏膜充血，滤泡肿胀，肠系膜淋巴结肿大。还可见组织水肿，多见于下肢；体腔浆液渗出，出现心包、胸腔和腹腔积液。受神经支配的肌肉萎缩，镜下可见肌纤维横纹消失、混浊肿胀和脂肪变性。此外，肝和肾脏有淤血和脂肪变性。

【**临床表现**】 婴儿脚气病一般起病急，较大儿童及成人起病则较缓慢。临床上可分为神经型或脑型（干型）、心血管型（湿型）、亚临床型。年长儿症状近似成人，以水肿和多发性神经炎为主。

1. 亚临床型 常有乏力、精神萎靡、食欲缺乏、呕吐、腹泻、腹痛、腹胀,生长发育迟减慢;如病情发展则出现神经型或心血管型的症状。

2. 神经(干)型 早期表现烦躁不安、哭声嘶哑、失声,继则反应迟钝、神情淡漠,严重者可突然发生惊厥、昏迷,甚至死亡。其他表现有软弱无力、感觉迟钝,颈背四肢肌张力低下,深浅反射完全消失。脑脊液常规检查正常。出现周围神经炎者常自下肢往上蔓延,先感觉过敏,后麻木,呈袜套感,呈对称性。

3. 心血管(湿)型 早期表现踝部水肿、渐延及全身,甚或可出现心包、胸腔及腹腔积液。常突发充血性心力衰竭,患儿烦躁不安、尖叫、呛咳、气促,常伴喉头水肿而失声,形成独特的喉鸣(脚气病哭声),同时出冷汗、唇及指/趾青紫、心率快、出现奔马律、心音低钝、心脏扩大、肝急剧增大,继而全身发绀、水肿乃至死亡。

4. 婴儿型 多见于新生儿,孕母缺乏维生素 B_1。表现为哭声无力、精神萎靡、吸吮乏力、水肿、嗜睡。有些患儿出生时无异常,4~5 日后发病。给予含维生素 B_1 的奶喂养后症状即消失。

5. 韦尼克-科尔萨科夫综合征(Wernicke-Korsa-koff syndrome) 是韦尼克脑病(Wernicke encephalopathy,WE)和科尔萨科夫精神病(Korsakoff psychosis,KP)的总称,因维生素 B_1 缺乏而引起的神经、精神障碍。WE 以眼部运动异常(眼部肌肉瘫痪、视网膜出血、视盘水肿等)、步态不稳共济失调、认知障碍(表情淡漠、昏厥、遗忘、洞察力缺失等)为三大特征性表现;KP 主要表现为工作记忆缺失。此综合征为常染色体隐性遗传,与维生素 B_1 转运蛋白 *SLC19A2*、*SLCA3* 基因突变,以及维生素 B_1 辅酶 BCKDC、OGDH 缺陷有关,多发于年长儿和成人,以欧洲人群多见,酗酒往往为诱发因素[6,7]。

【诊断与鉴别诊断】

1. 临床诊断 维生素 B_1 缺乏症的诊断主要依靠膳食营养缺乏史以及上述临床表现,详细询问患儿以及乳母的饮食喂养情况,有无营养不良和/或维生素 B_1 吸收不良、消耗过多等因素;同时可根据实验室检查做出诊断。婴儿脚气病变化多端,且进展较快,不易早期做出诊断,应注意识别。年长儿及成人周围神经炎时,蹲踞试验显示起立困难。挤压腓肠肌有压痛,膝及踝反射消失。对可疑患儿给维生素 B_1 试验性治疗,心血管或眼肌麻痹等表现在 12 小时或更短时间内改善。

2. 实验室诊断 血液中维生素 B_1 总量的 80% 是以 TPP 的形式存在于红细胞中,因而常采用直接测定全血或红细胞中 TPP 含量以及间接测定红细胞转酮醇酶活性(ETKA),以判断维生素 B_1 缺乏状态[2,4]。

(1)全血或红细胞 TPP 含量测定:正常人 70~180nmol/L,目前尚无明确诊断缺乏界值点;诊断维生素 B_1 缺乏的可靠性有待商榷。

(2)红细胞 ETKA 测定:在提取的血液红细胞中加入饱和量的 TPP,观察转酮醇酶活性变化,结果以活性系数表示,即加 TPP 后活性与基础活性的比值。活性系数 ≥1.15、≥1.25 和 ≥1.40 时分别提示中、高缺乏风险及缺乏[2]。此法灵敏、可靠,常见于临床或临床症状出现之前,故有人称之为亚临床检查法。

(3)硫胺素负荷试验,尿中排出量减少。

(4)血中丙酮酸和乳酸增高;代谢性酸中毒。

(5)血及尿中乙醛酸(glycoxylate)的增高被推荐为本病的诊断性试验。

(6)脑 CT 出现双侧基底节对称性低密度影可作为脑型脚气病的辅助诊断。

3. 鉴别诊断 水肿者应与肾炎、肝脏疾病、蛋白质-能量营养不良等鉴别;神经系统表现为主者应与脑炎、婴儿痉挛症、童年期脑脊髓病变(Leigh's disease)、低血镁、低血糖等鉴别;心血管系统表现为主者应与贫血心脏病、病毒性心肌炎、阿-斯综合征等鉴别。对于婴儿型脚气病,特别是暴发性脑病或心脏病型,病情危重且进展较快,因而可疑时应及时给予维生素 B_1 肌内注射,作为试验性治疗。

【治疗】 轻症患儿口服维生素 B_1 10~30mg/d 即可奏效;有胃肠吸收障碍者可肌内注射,10mg/d,连续 5~7 日。对哺乳期的乳母亦应给予维生素 B_1 补充,10mg/次,每日 2~3 次。对于蛋白质-能量营养不良的患儿,为了避免再喂养综合征时的急性维生素 B_1 缺乏,在给予能量支持治疗开始前至少 30 分钟,应静脉或口服补充 10~30mg/d 维生素 B_1,5~7 日后减量至 5~10mg/d,持续 1 个月。对于成年人营养不良,给予营养支持前给予静脉滴注 300mg 维生素 B_1,以后给予 200~300mg/d 连用 3 日;然后减量至 100mg/d 连用 2~4 周[8]。

对心型及脑型重症患儿,应尽快给予大剂量维生素 B_1 治疗,肌内注射 10~30mg/d,1~2 周后改为口服 10mg/d。对心型伴急性心功能衰竭时,须立即抢救,可静脉注射维生素 B_1,首剂 50~100mg,视病情发展情况,每 3~4 小时用药 1 次,药量逐渐减半,心功能衰竭控制后改为肌内注射或口服,每次 10mg,每日 2~3 次。静脉注射时需用静脉制剂,不用葡萄糖液稀释,以免血中丙酮酸增高加重病情,甚或引起心搏骤停。对呼吸困难及酸中毒表现者应同时吸氧及静脉滴注 5% 碳酸氢钠,少尿者可同时使用利尿剂。不宜使用山梗茶碱等呼吸兴奋剂以免增加机体耗氧量。对心力衰竭患者不宜使用洋地黄制剂。对韦尼克-科尔萨科夫综合征患者，可给予 100~200mg/次，静脉滴注，每日 2~3 次，病情稳定后改为肌内注射或口服。由于肾上腺皮质激素可使血糖增高，乳酸和丙酮酸氧化受阻可致病情恶化，亦不宜使用。治疗 B$_1$ 缺乏病时应同时补充其他 B 族维生素[6-8]。

对应用维生素 B$_1$ 无效的患儿，可选用优硫胺（丙硫胺）或呋喃硫胺，不被人体中所含的硫胺酶所破坏，口服吸收快，在组织和脑脊液中产生的维生素 B$_1$ 浓度较口服维生素 B$_1$ 高。

经上述治疗后，水肿、心力衰竭以及眼肌麻痹等危急症状可在 12~24 小时内消失，但周围神经病变和心肌损害则往往需数周至数月之后，方能逐渐恢复。因此，病情稳定后应继续服维生素 B$_1$ 维持量（1~5mg/d）。

【预防】　保持均衡饮食，保证蛋、奶类及肉类等维生素 B$_1$ 丰富食物的适量摄入。婴儿 4~6 个月后应及时添加辅食。加强营养监测与宣教，积极开展婴幼儿、儿童、孕妇及乳母等易感人群的维生素 B$_1$ 监测，缺乏者及时补充；对于产米地区及以米为主食者，强调食品种类多样化及平衡膳食。加强粮食加工的卫生监督和指导，防止谷物碾磨中维生素 B$_1$ 的过多耗损；同时进行维生素 B$_1$ 食品强化[1,2]。不同年龄段人群每日维生素 B$_1$ 参考摄入量见第三章中国居民膳食营养素参考摄入量（第三章附 2）；维生素 B$_1$ 的可耐受最高摄入量见表 15-7。

（齐可民）

参考文献

［1］JOHNSON CR, FISCHER TD, THACHER TD, et al. Thiamin deficiency in low-and middle-income countries：Disorders, prevalences previous interventions and current recommendations. Nutr Health, 2019, 25（2）：127-151.

［2］WHITFIELD KC, BOURASSA MW, ADAMOLEKUN B, et al. Thiamine deficiency disorders：Diagnosis, prevalence, and a roadmap for global control programs. Ann NY Acad Sci, 2018, 1430：3-43.

［3］KENNEDY DO. B Vitamins and the Brain：Mechanisms, Dose and Efficacy-A Review. Nutrients, 2016, 8（2）：68.

［4］DINICOLANTONIO JJ, LIU J, O'KEEFE JH. Thiamine and Cardiovascular Disease：A Literature Review. Prog Cardiovasc Dis, 2018, 61（1）：27-32.

［5］MARCÉ-GRAU A, MARTÍ-SÁNCHEZ L, BAIDE-MAIRENA H, et al. Genetic defects of thiamine transport and metabolism：A review of clinical phenotypes, genetics, and functional studies. J Inherit Metab Dis, 2019, 42（4）：581-597.

［6］CHANDRAKUMAR A, BHARDWAJ A, JONG GW. Review of thiamine deficiency disorders：Wernicke encephalopathy and Korsakoff psychosis. J Basic Clin Physiol Pharmacol, 2018, 30（2）：153-162.

［7］SINHA S, KATARIA A, KOLLA BP, et al. Wernicke Encephalopathy-Clinical Pearls. Mayo Clin Proc, 2019, 94（6）：1065-1072.

［8］《中国国家处方集》编委会. 中国国家处方集（儿童版）. 北京：人民军医出版社, 2013.

第 7 节　维生素 B$_2$ 缺乏

维生素 B$_2$（vitamin B$_2$）即核黄素（riboflavin），于 20 世纪 30 年代被发现并从食物中提取出来；因色黄且分子中含核糖醇，故命名。维生素 B$_2$ 广泛存在于植物和动物体内，在奶类、鸡蛋、动物内脏、肉类及绿叶蔬菜中含量最为丰富；多与蛋白质结合存在，耐热，不耐光，亦不耐碱。维生素 B$_2$ 缺乏（vitamin B$_2$ deficiency）又名核黄素缺乏，以舌、唇、口、外生殖器等处皮肤黏膜病变为特征，常与其他 B 族维生素同时存在，特别与烟酸关系密切。早在我国皇帝《内经·素问》中即有核黄素缺乏的记载，被称为"口疮"；明代《外科正宗》中被称为"肾囊风""绣球风"[1]。鉴于维生素 B$_2$ 在多种食物中的含量丰富，现代社会维生素 B$_2$ 缺乏的原因已经不是摄入不足，而是少见的遗传缺陷和吸收障碍性疾病[2]。然而，人群维生素 B$_2$ 摄入不足（亚临床缺乏）仍较普遍，比如中国儿童青少年中有 77% 存在维生素 B$_2$ 摄入不足[3]。

【代谢及病理生理】　食物中的维生素 B$_2$ 主要以游离核黄素形式和蛋白结合形式即黄素腺嘌呤二核苷酸（flavin adenine dinucleotide, FAD）与黄素单核苷酸（flavin mononucleotide, FMN）存在；前者主要存在于牛奶和鸡蛋，而后者存在于其他食物中。核黄素在细胞内在黄素激酶和 FAD 合成酶的作用下，生成 FMN 和 FAD，两者作为辅助因子参与多种酶反应过程，涉及三羧酸循环、脂肪酸 β-氧化、一氧化氮合成、支链氨基酸代谢等代谢以及染色质重塑、DNA 修复、蛋白折叠、细胞凋亡等。因此，维生素 B_2 缺乏时，FMN 和 FAD 生成和转化失调，物质氧化还原反应发生障碍，影响蛋白质、脂肪及糖的代谢，肝脏脂肪与糖原含量增加、游离脂肪酸氧化减少，内脏重量增加。另外，其他几种维生素（叶酸、维生素 B_6、烟酸与维生素 K）的代谢以及重要辅助因子（辅酶 A、辅酶 Q_{10} 等）和激素（类固醇、甲状腺素等）的合成均需要 FMN 和 FAD 的参与[2,4]。因而维生素 B_2 缺乏时这些维生素的代谢、转化与利用障碍，会加剧相应的病理变化与临床症状。表皮的粒层及其机体细胞内的色素减少或消失，重症者则有角化变态，表层的毛细血管扩张。唇舌的切片亦见显著角化现象。鼻唇交界处的毛囊角化显著。睑缘有时发炎，眼结膜可轻度充血。肝脏肿大、结构被破坏，线粒体增大伴脊的数量与大小增加。此外，核黄素辅酶亦是高铁血红蛋白还原成血红蛋白所必需，故维生素 B_2 缺乏时红细胞中可有高铁血红蛋白增高[1]。

【病因】 维生素 B_2 在体内存贮很少，当摄入不足或需要量增加时，则可能发生缺乏；当摄入过多时，即随粪便或尿液排出体外。

1. **摄入不足** 维生素 B_2 缺乏多见于长期以大量淀粉类膳食为主食，而又少食动物性食物及新鲜蔬菜者。烹调方式不合理会造成维生素 B_2 的丢失或破坏，比如淘米过度、蔬菜切碎后浸泡洗涤、高温加热等。

2. **吸收障碍** 慢性胃肠疾患、胆道狭窄、肝炎等均可影响维生素 B_2 吸收。

3. **消耗增多或需要量增加** 维生素 B_2 因体内储存较少，在应急状态下如妊娠、哺乳、寒冷、体力活动增加、精神紧张以及灼伤、创伤、结核病或长期发热时，体内蛋白质消耗增多维生素 B_2 需要量增加，易发生维生素 B_2 缺乏病。

4. **疾病治疗及药物影响** 见于新生儿高胆红素血症接受光疗时，因胆红素与维生素 B_2 可同时被降解，血浆中维生素 B_2 明显下降。新生儿长期光疗后，尤以母乳喂养者，易致维生素 B_2 缺乏，因母乳中维生素 B_2 含量仅为牛乳的 1/5。肾衰竭行血液透析时可失去水溶性维生素。长期接受静脉营养治疗而遗漏添加维生素 B_2 者皆易导致维生素 B_2 缺乏。另外，一些药物可干扰维生素 B_2 的利用，如化疗药物阿霉素、抗疟药阿的平、治疗精神病药物丙米嗪、阿米替林等均可抑制维生素 B_2 转化为活性辅酶衍生物。

5. **遗传因素** 人群中 10%~15% 存在维生素 B_2 先天遗传性的吸收和利用能力降低。一些参与维生素 B_2 代谢的核黄素转运蛋白 RFVT1、RFVT2、RFVT3 基因（SLC52A1、SLC52A2、SLC52A3）、FAD 合成酶基因 FLAD1 等的突变，可引起严重的维生素 B_2 缺乏和功能障碍[2,4]。

【临床表现】

1. **唇舌症状** 多见于年长儿。

（1）口角炎（angular stomatitis）：又称口角疮，初起时口角湿润、发白，渐发生糜烂与皲裂。裂缝由口角向外侧延伸可达 1~2cm 长，两侧均可发生，但往往以一侧较重；表皮剥脱后形成溃疡（图 15-22）。常有黄色或黄黑色结痂，张口时易出血。年长儿易渐变成慢性，与皮肤连接处常见深棕色色素沉着。

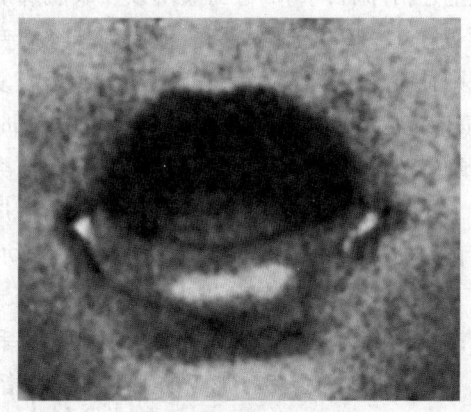

图 15-22 口角疮

（2）唇炎（cheilosis）：上下唇干燥，唇缘处黏膜可呈鲜艳的绯红色，甚至糜烂、纵裂，张口或哭闹时即裂缝而出血。沿黏膜与皮肤连接处可见零星的血痂。往往下唇较重，恢复后可留有狭窄瘢痕。

（3）舌炎（glossitis）：疼痛且味觉减退。早期有蕈状乳头及舌后部轮廓状乳头肥厚，以后萎缩、消失、乳头变平；平而光滑的舌面呈鲜艳的洋红色，强烈日光下可显微蓝的光彩。严重时舌面可见裂隙。

2. **眼部症状** 不如唇、舌症状多见。一般呈血管增生性结膜炎，且特点为炎症增生的毛细血管由结膜侵入角膜，因而在 1~2 日于结膜的边缘可见到很多毛细血管形成环角膜炎。在角膜边缘还可出现 1~2 粒小白疱。出现畏光、流泪、烧灼感或痒感。病势进一步发展，增生的毛细血管可侵入角膜全部，以致角膜混浊发生溃疡，引起虹膜炎。睑缘亦发炎，以下睑及眼眦部为重。常见红肿及黏稠分泌物。

3. **皮肤症状** 主要是脂溢性皮炎，多发生于鼻唇交界处，鼻翼、耳后、额部眉间等皮脂腺较多处。开始时皮脂溢出，为丝状皮脂，充塞于皮脂腺口，高出于皮面，多则结成干痂，可见黄白色的脱屑，拭出后在皮褶中可见红点。皮肤症状有的显现阴囊皮炎或阴唇炎，表现为红斑、湿疹或丘疹，严重时糜烂、结痂。

4. **贫血** 可见缺铁性贫血。

5. **Brown-Vialetto-Van Laere(BVVL)综合征** 先天性核黄素转运蛋白 RFVT2 或 RFVT3 的缺陷,引起快速进行性的脑神经退行性改变,出现乏力、肌张力低下、脑神经功能障碍症状(听力、感觉异常、呼吸困难等)。FAD 基因突变时表现出肌阵挛、构音障碍、吞咽困难等[2,4]。

【诊断】

1. **临床诊断** 依靠本病的特殊症状、详细饮食史及维生素 B_2 治疗的快速反应。但由于常与其他 B 族维生素同时存在,诊断时较为困难。维生素 B_2 缺乏的皮肤症状与烟酸缺乏症者有别,前者为丝状皮脂溢出,起于鼻唇交界处,而烟酸缺乏症则为皮炎,多见于暴晒或易摩擦的部位。

2. **实验室检查** 有助于早期诊断,早期发现亚临床缺乏,并进行早期防治。

(1)血红细胞维生素 B_2 含量测定,尿中维生素 B_2 浓度或排出量测定。

(2)尿排泄负荷试验:口服维生素 B_2 5mg 后,收集 4 小时尿液测定排出量。结果 <400μg/4h 尿者为缺乏,400~799μg/4h 尿者为不足。

(3)红细胞谷胱甘肽还原酶活性系数(EGR-AC)测定:是目前公认的检测体内维生素 B_2 有无缺乏的特异性诊断方法。EGR 是 FAD 的黄素蛋白酶,维生素 B_2 缺乏时此酶活性下降。EGR-AC 即在患儿血标本中加入 FAD 后 EGR 活性与原活性的比值,其正常 AC 值为 0.2~1.2;如果介于 1.2~1.5 为体内维生素 B_2 不足,如果 ≥1.5 则为缺乏。此指标不适用于 G-6-PD 患儿,因为此病红细胞对 FAD 的需要量显著增加。

【治疗】 口服维生素 B_2 5~10mg/次,每日 3 次,一般坚持服用至症状完全消失。经治疗后,阴囊瘙痒等自觉症状 3 天内便可减轻或消失,阴囊炎在 1~2 周内大多数可痊愈;口腔症状一般需 2~4 周消失。如与烟酸或复合维生素 B 合用则效果更好。不能口服患儿可改肌内注射 5~10mg/d[5]。同时给予平衡膳食,并于短期内予以较日常更多的 B 族维生素。口唇炎、阴囊炎时的糜烂、渗出,可给予对症治疗如 1% 硼酸液湿敷;合并化脓等感染者,进行抗生素治疗[3]。

【预防】 一般认为体内不能存储维生素 B_2,故每日应有一定量的摄入。维生素 B_2 的参考摄入量见第三章中国居民膳食营养素参考摄入量(第三章附2)。鼓励摄入富含维生素 B_2 的食品如动物内脏、蛋类、肉类、乳制品及绿叶蔬菜等。接受光疗的新生儿或接受血液透析疗法以及静脉营养等的患儿均应注意补充维生素 B_2。

(齐可民)

参考文献

[1] 杨月欣,葛可佑.中国营养科学全书.2版.北京:人民卫生出版社,2019.

[2] BALASUBRAMANIAM S CHRISTODOULOU J, RAHMAN S. Disorders of riboflavin metabolism. J Inherit Metab Dis, 2019,42(4):608-619.

[3] WANG H, WANG D, OUYANG Y, et al. Do Chinese Children Get Enough Micronutrients? Nutrients, 2017, 9 (4):E397.

[4] O'CALLAGHAN B, BOSCH AM, HOULDEN H. An update on the genetics, clinical presentation, and pathomechanisms of human riboflavin transporter deficiency. J Inherit Metab Dis, 2019,42(4):598-607.

[5] 胡亚美,张金哲,江载芳.儿科药物治疗学.北京:中国医药科技出版社,2011.

第 8 节 烟酸缺乏

烟酸(niacin)又称尼克酸、维生素 B_3,广泛存在于动植物组织中,尤以瘦肉、豆类、鱼类、花生中的含量较为丰富;既耐热又耐碱,是各种维生素中性质最稳定的一种。人体内烟酸除了食物直接来源以外,亦可由色氨酸代谢而生成;牛奶和鸡蛋中仅含有少量烟酸,但色氨酸丰富。在体内发挥作用的并非烟酸本身,而是其氨基化代谢产物烟酰胺(nicotinamide)亦称尼克酰胺。烟酸缺乏(nicotinic acid deficiency)又名癞皮病或倍拉格病(pellagra)(系意大利译名,意思是粗皮),在我国古代被称为"黍癞",是由于体内烟酸和色氨酸联合缺乏导致的营养性疾病,主要以皮疹、消化及神经系统症状为主要特征。早在 18 世纪,对该病的临床表现就有比较详细的描述,但直到 1917 年 Goldberger 才证实本病与饮食因素有关。1937 年用尼克酸治疗人体糙皮病取得明显效果。1945 年发现用色氨酸治疗亦有同样疗效。癞皮病曾广泛发生于以玉米为主食的地区,比如 19 世纪

80年代的意大利和90年代的非洲有大量儿童和成人患此病;20世纪上半叶美国亦发生此病流行。1959年我国进行营养调查时,发现新疆的南疆地区有癞皮病的流行。近年来,由于膳食多样化和结构的趋于合理,癞皮病的发生与流行已很少见,但仍有个别病例发生,包括遗传性的先天烟酸缺乏[1-3]。

【代谢及病理生理】 烟酸主要以辅酶形式广泛存在于机体各种组织中,在肝脏、心脏和肾脏中含量较高,血中含量较少。血中的烟酸约90%以辅酶的形式存在于红细胞中,血浆中浓度较低。饮食中烟酸主要经胃和小肠吸收,经门静脉进入肝脏,以烟酰胺形式参与两个辅酶的构成,即烟酰胺腺嘌呤二核苷酸(nicotinamide adenine dinucleotide,NAD,曾被称为辅酶I)和烟酰胺腺嘌呤二核苷酸磷酸(NADP,曾被称为辅酶II)。色氨酸在犬尿氨酸酶、3-羟基邻氨基苯甲酸3,4-双氧化酶等作用下可生成NAD;而维生素 B_6 为犬尿氨酸酶的辅酶,因而缺乏时会影响NAD合成。NAD和NADP作为辅酶在很多氧化还原反应中起重要作用,包括葡萄糖酵解、丙酮酸盐代谢、戊糖的生物合成以及脂肪、氨基酸和嘌呤的代谢。在肝脏未经代谢的烟酸和烟酰胺随血流进入其他组织,再参与辅酶的形成。因此,烟酸缺乏时会出现一系列能量代谢障碍。同时,NAD参与一些酶如ADP核糖聚合酶、去乙酰化酶等的合成与活性,通过遗传和表观遗传途径发挥对肿瘤、衰老、心血管系统等代谢性疾病发生的调控。另外,烟酸可激活免疫细胞、脂肪细胞和脑细胞上的特异性G蛋白受体——烟酸受体1和2(NIACR1和NIACR2),对炎症反应和脂肪水解发挥调控;其中NIACR1激活也与大剂量烟酸引起的皮肤潮红有关。如果烟酸摄入过量,则大部分经甲基化形成 N'-甲基烟酰胺和 N'-甲基-2-吡咯酮-5甲酰胺(简称2-吡咯酮),从尿中排出。烟酸大量服用具有降低血胆固醇、甘油三酯及 β-脂蛋白浓度和扩张血管的作用[1,2,4]。

【病因】

1. 摄入不足 主要见于以玉米为主食者,因为玉米所含烟酸大部分是结合型,未经分解释放不能被机体消化酶水解利用。色氨酸(烟酸前体)和赖氨酸摄入减少或亮氨酸摄入过多,亦可引起烟酸缺乏。

2. 吸收障碍 如慢性营养不良、腹泻、幽门梗阻、慢性肠梗阻、肠结核等均可影响烟酸的吸收。

3. 疾病因素 许多致病菌如沙门菌、痢疾杆菌、金黄色葡萄球菌、肺炎球菌、百日咳杆菌等不能自身合成烟酸以繁殖,须从被感染人体组织中夺取烟酸,故此类患儿易并发烟酸缺乏病。除了炎症以外,糖尿病、肥胖等疾病亦可引发NAD合成障碍。

4. 药物 系指可干扰烟酸代谢的药物,常见的为异烟肼,后者可干扰吡多醇作用,而吡多醇则是色氨酸通过尿氨酸参与烟酰胺代谢途径中的重要辅酶。某些抗癌药物,特别是6-巯基嘌呤长期服用亦可导致本病。

5. 先天性遗传病 如Hartnup病和黄尿酸尿症,前者主要因为小肠和肾小管输送色氨酸和其他氨基酸的转运蛋白基因(SLC7A5、SLC7A8、SLC6A19)缺陷引起色氨酸缺乏;后者是因为色氨酸向烟酸转化过程中犬尿氨酸酶、3-羟基邻氨基苯甲酸3,4-双氧化酶等关键酶基因缺陷导致NAD合成障碍[5]。

6. 其他因素 维生素 B_2、B_6 以及铁缺乏时,会影响色氨酸向烟酸的转化,引起烟酸缺乏。日光暴晒可引起体内卟啉及其类似物增多,发生光敏反应而诱发此病。局部摩擦、重体力劳动等因素亦可诱发本病。

【病理变化】 烟酸缺乏时,主要病变表现在皮肤、消化道和神经系统。真皮浅层胶质发生水肿和病变,乳头状血管扩张充血,表皮层过度角化,随后发生萎缩坏死。皮肤出现红斑,渗液,可形成疱疹及大疱,以后结痂、萎缩及着色。严重时皮疹弥漫全身,皮脂腺及毛囊枯萎。消化道表现为口内及舌黏膜红肿、充血,久病则舌刺萎缩。常伴继发感染,形成溃疡。结肠肠壁增厚、发炎,有小片状假膜形成。其后肠黏膜萎缩,肠腺减少。肝内可见脂肪浸润。神经系统的病变包括脱髓鞘和神经节细胞变性。脊髓侧索与后索亦可出现脱髓鞘。

【临床表现】 早期症状不明显,可出现厌食、困倦及眩晕,四肢有烧灼及麻木感。病程进展则可出现皮肤、消化道、神经系统症状,表现出"4D"特征,即腹泻(diarrhea)、皮炎(dermatitis)、痴呆(dementia)和死亡(death),若同时患有其他慢性病则临床症状加重[5-7]。典型症状常在夏秋季日光强烈照射时发作,有时亦可被热辐射及皮肤物理性损伤所诱发。

1. 皮肤症状 可以缓慢或突然发生,皮疹多在受到强烈日光照射或摩擦等刺激后发生。首先在暴露处,双手出现对称性红斑,与日晒斑很相似,轻症病例很易被漏诊。红斑逐渐转红棕色,两周后皮肤变粗和脱屑及色素沉着而变深,在手腕皮肤处与周围健康皮肤有鲜明的界限,似手套(癞皮病手套)(图15-23、图15-24)。同样的变化可发生于足及下肢或颈项部。婴儿多在臀部与尿布接触处发生;阴囊、阴唇及肛周处亦可发生红斑。严重时形成水疱,似烫伤状,破裂后易继发感染。随着病情好转,水肿及红色渐退;痊愈后可有大块脱皮,渐见新生的粉红色皮肤。慢性病例或反复发作者,则皮肤变厚,过度角化,并有裂隙,有的产生胼胝,常见于膝盖、肘

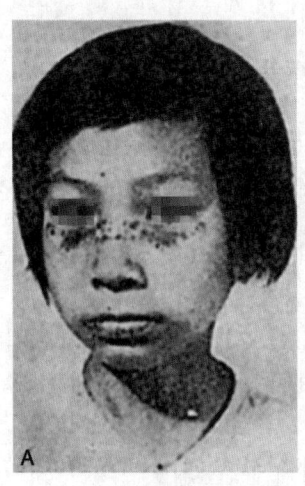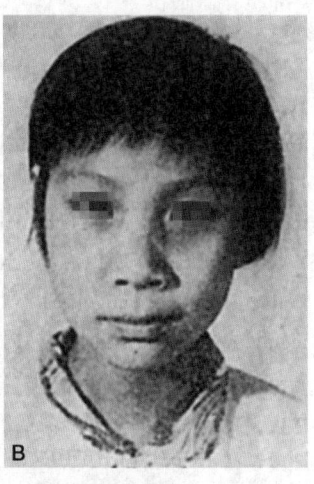

图 15-23　烟酸缺乏病面部的皮疹
A. 入院时,治疗前;B. 治疗 1 周后。

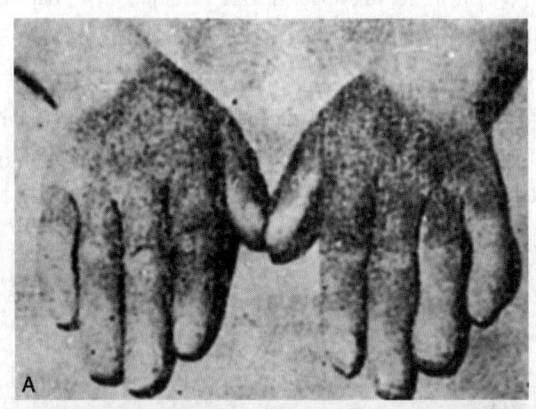

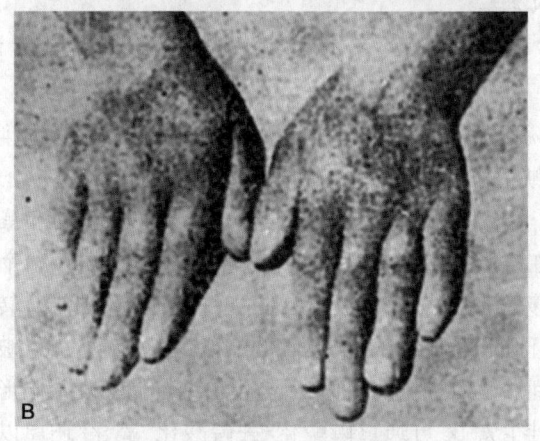

图 15-24　烟酸缺乏病手部的皮疹
与图 15-23 为同一患儿,A. 治疗前;B. 治疗 1 周后。

和足跟部位[2]。

2. 消化道症状　常见食欲缺乏、恶心、呕吐、腹泻、口腔炎、舌炎等症状。舌炎早期表现为舌尖及两侧边缘肿胀、舌乳头肿大,以后全舌发红似鲜牛肉色,继而萎缩、上皮脱落,呈现"地图舌"。口腔黏膜溃疡、齿龈肿胀。腹泻呈水样或糊状,量多、有恶臭,有时甚至带血。多数患者的胃液缺乏胃酸和胃蛋白酶,因而消化功能受到影响。

3. 神经系统症状　表现为精神烦躁、忧郁、注意力不集中、情绪失常、定向消失、失眠、谵妄,严重者精神完全错乱或痴呆,偶或有四肢强直和昏睡状态。感觉系统改变有畏光及鲜艳颜色,难以忍受噪声,味觉异常,手足可有烧灼感、麻木及麻痹等周围神经炎症状;腱反射早期亢进,晚期消失。

4. 其他表现　常伴有大细胞性或正常细胞低色素性贫血,用铁剂或烟酸治疗有效;伴其他 B 族维生素缺乏时会出现相应的症状。

5. 母孕期体内烟酸含量不足引发出生缺陷　母孕期容易出现烟酸缺乏,包括遗传性的 NAD 合成代谢异常而引发的 NAD 缺乏,往往导致死胎和脊柱裂、心脏异常、肾发育不良、腭裂等出生缺陷的发生[5]。

【诊断】　诊断主要依据膳食烟酸摄入史以及典型的临床症状及体征,实验室检查有助于明确诊断。

1. 尿中烟酸代谢产物测定　尿中 N′-甲基烟酰胺与 2-吡啶酮含量降低,后者更为敏感,于临床症状出现前已有下降。

2. 红细胞内辅酶测定　红细胞内 NAD 含量可作为烟酸缺乏的灵敏指标,NAD 与 NADP 比值低于 1.0 时,大多提示有烟酸缺乏。

3. 皮肤活检　病理可见血管扩张充血但无炎症浸润,真皮浅层胶原水肿,表皮层过度角化、萎缩坏死[7]。

【鉴别诊断】

1. 不典型皮疹　可误认为多形红斑、肢痛症、晒斑、中毒性皮炎、红斑性狼疮、脓疱病、湿疹、接触性皮炎、日光性皮炎以及过敏性紫癜等。

2. 胃肠症状须与肠炎鉴别。

3. 非营养性癞皮病　类癌综合征利用过多的色氨酸合成血清素和儿茶酚胺,导致色氨酸消耗增多,引发癞皮病。另外,影响色氨酸氧化代谢酶的先天性异常(如 hartnup 病、色氨酸尿症等)也常导致癞皮病的发生,在诊断与治疗时应注意鉴别。

【治疗】　烟酸口服成人 50~100mg/次,每日 3 次;儿童每次 0.5~1mg/kg,每日 2~3 次。静脉注射 20~50mg/d。用药半小时左右可出现皮肤发热,发红和烧灼感等血管扩张的表现,稍减量或多次分服,可减少此种反应。或改用烟酰胺成人 50~100mg/次,每日 3 次;儿童 25~50mg/次,每日 2~3 次。静脉注射 25~200mg/d。患遗传性烟酸缺乏症者,可长期服大量烟酸。烟酸在肝内经过甲基化,如用大剂量过久,则阻碍胆碱的乙酰化,引起肝内脂肪浸润,故消化系统症状消除后应减少药量,每日口服 15~20mg 即可;同时随着年龄增长,剂量可逐渐减少。

烟酸单次大剂量补充可出现面部、上肢和胸部潮

15章

红、瘙痒、灼热感以及胃肠道不适等症状,长期大剂量可引发肝功能损害[7]。

局部皮肤病损害严重者,可用软敷料包裹,并避光。口腔炎者应注意口腔卫生。有精神症状者给予对症治疗。对伴发其他营养缺乏病者,可添加 B 族维生素或酵母片等。低色素贫血给予铁剂[7]。常规膳食治疗应以高能量、高蛋白食物和新鲜蔬菜为主,注意选择含烟酸丰富的食物。

【预防】 植物性食物中主要是烟酸,而动物性食物中以烟酰胺为主。玉米中的烟酸属于结合型,在烹调时加入少许(0.6% ~ 0.8%)碳酸氢钠,可使烟酸游离出来,同时又不至于破坏维生素 B_1 和 B_2。因此,均衡膳食,保证肉类、禽蛋类、乳类及蔬菜类摄入,可以满足机体每日需求。烟酸的推荐摄入量用烟酸当量(niacin equivalence,NE)表示,平均 60mg 色氨酸可转化为 1mg 烟酸,因而烟酸当量(mg NE)= 烟酸(mg)+1/60 色氨酸(mg)。烟酸的参考摄入量见中国居民膳食营养素参考摄入量(第三章附 2);其可耐受最高摄入量见表 15-7。

(齐可民)

参考文献

[1] 杨月欣,葛可佑. 中国营养科学全书. 2 版. 北京:人民卫生出版社,2019.

[2] USMAN AB,EMMANUEL P,MANCHAN DB,et al. Pellagra,a re-emerging disease:a case report of a girl from a community ravaged by insurgency. Pan Afr Med J,2019,33:195.

[3] USMAN AB,EMMANUEL P,MANCHAN DB,et al. Pellagra,a re-emerging disease:a case report of a girl from a community ravaged by insurgency. Pan Afr Med J,2019,33:195.

[4] KIRKLAND JB,MEYER-FICCA ML. Niacin. Adv Food Nutr Res,2018,83:83-149.

[5] SHI H,ENRIQUEZ A,RAPADAS M,et al. NAD Deficiency,Congenital Malformations,and Niacin Supplementation. N Engl J Med,2017,377(6):544-552.

[6] MOUSA TY,MOUSA OY. Nicotinic Acid Deficiency (Pellagra). In:StatPearls [Internet]. Treasure Island(FL):StatPearls Publishing,2020.

[7] KLIEGMAN RM,GEME Ⅲ JWS,BLUM NJ,et al. Nelson Textbook of Pediatrics. 21th ed. Philadelphia:Saunders Elsevier,2020.

第 9 节 维生素 B_6 缺乏及依赖症

维生素 B_6(vitamin B_6)是一组含氮化合物,是 2-甲基-3-羟基-5-羟甲基吡啶的衍生物,包括吡哆醇(pyridoxine)、吡哆胺(pyridoxamine)、吡哆醛(pyridoxal)3 种形式及其相应的磷酸化形式,即 5′-磷酸吡哆醇(PNP)、5′-磷酸吡哆胺(PMP)和 5′-磷酸吡哆醛(PLP),它们具有同等的生物活性。1934 年 Gyorgy 从酵母中发现了一种有异于维生素 B_1、维生素 B_2 和烟酸的物质,称之为维生素 B_6。1938 年吡哆醇结晶被分离出来,并于 1939 年人工合成。随后于 1942 年又发现了吡哆胺和吡哆醛两种具有活性的物质。维生素 B_6 广泛存在于各种食物中,肝、肉、全麦及大豆中含量丰富,人奶、牛奶及谷类中的含量均可满足人体需要。动物性食物中主要含吡多醛及其磷酸化形式,植物性食物主要含吡多醇、吡多胺及其磷酸化形式。目前市售药物维生素 B_6 主要是盐酸吡多醇。维生素 B_6 遇光及碱易被破坏;去糠及麸皮后维生素 B_6 被去除 60% ~ 80%,烹调可使食物内 B_6 减少 25%。于 20 世纪 50 年代,婴儿奶制品在加工过程中经高温加热,导致吡哆醛大量丢失,致使喂养的婴儿出现惊厥和多种代谢异常症状。目前,显著的临床维生素 B_6 缺乏已不多见,但亚临床缺乏仍存在[1,2]。

【代谢及病理生理】 膳食中不同形式的维生素主要在空肠和回肠被吸收,然后经磷酸化形成 5′-磷酸化吡哆醛和吡哆胺,与血浆白蛋白和红细胞蛋白结合转运到肝脏和其他组织;被吸收的非磷酸化维生素 B_6 被运送到肝脏后进行磷酸化,后与蛋白结合储存。不同形式的维生素 B_6 可通过磷酸化/去磷酸化、氧化/还原以及氨基化/脱氨基化过程进行相互代谢转化,以满足脑等组织细胞的利用和其功能发挥,这需要关键酶黄素单核苷酸(FMN)依赖酶和吡哆醛磷酸氧化酶的参与,因而维生素 B_2 缺乏时可影响维生素 B_6 的代谢。肝脏中 5′-磷酸化吡哆醛在黄素腺嘌呤二核苷酸(FAD)和烟酰胺腺嘌呤二核苷酸(NAD)依赖酶的作用下,脱磷酸并被氧化成 4-吡哆酸和其他代谢产物,经尿排出。机体摄入的维生素 B_6 有一半经此代谢方式排出体外。

维生素 B_6 的磷酸化形式中,只有磷酸化吡哆醛以辅酶参与 140 种酶(人体 70 种)的活性,调控机体多种代谢反应和功能,包括氨基酸代谢(转氨基、脱羧、氨基内消旋、色氨酸代谢)、碳水化合物和脂质代谢、红细胞生成和线粒体功能等。比如,5'-磷酸吡哆醛是正常脑代谢中谷氨酸脱羧酶及两种氨基丁酸转换酶必需的辅酶,如果缺乏可致 5-羟色胺、多巴胺、γ-氨基丁酸等神经递质合成减少,出现抽搐及末梢神经疾患。维生素 B_6还参与氨基酸跨过细胞膜的主动转移过程,螯合金属类物质。同时,5'-磷酸吡哆醛还作为丝氨酸羟甲基转移酶的辅酶参与叶酸和一碳单位的代谢影响表观遗传过程,对多种基因表达发挥调控。另外,5'-磷酸吡哆醛还具有非辅酶的功能,主要包括抗氧化功能、对类固醇激素受体和免疫功能的调控、作用于 P2 嘌呤能受体 7 抑制 ATP 释放[2]。

【病因】

1. 摄入不足　　常见于患营养不良,乳母长期热量不足,牛奶加温过高或反复加热,乳母口服避孕药等。

2. 需要量增加　　生长发育速度较快的儿童对维生素的需要量大;服用某些药物如异烟肼、肼屈嗪和青霉胺、环丝氨酸、雌激素-孕酮类避孕药或维生素 B_6 的拮抗剂等,可消耗过多的维生素 B_6。

3. 肠道吸收减少　　常见于慢性腹泻、吸收不良综合征等消化系统疾病患儿。

4. 依赖量(超常量)的不足　　系指患维生素 B_6 依赖者,如维生素 B_6 依赖性痉挛、贫血、胱硫醚尿症、黄尿酸尿症和同型半胱氨酸尿症等先天代谢性疾病,对维生素 B_6 的需求均属超常。

【临床表现】

1. 非维生素 B_6 依赖型　　儿童缺乏的症状主要包括生长速度减慢、神经兴奋性增强、周围神经炎、皮炎及贫血等。

(1) 婴儿抽搐:用缺乏维生素 B_6 的配方奶喂养婴儿可于 1~6 个月后出现烦躁、全身性抽搐、胃肠不适以及惊吓加重等症状。

(2) 周围神经炎:可发生于用异烟肼治疗结核病过程中,服用维生素 B_6 或减少药物剂量可改善其症状。口服异烟肼也可伴发糙皮病的表现。

(3) 皮炎及贫血:口角炎、舌炎、眼周、鼻周及口周皮脂溢出。可出现小细胞贫血,草酸尿,草酸膀胱结石,高血糖,淋巴细胞减少,抗体生成减少以及易发生各种感染等。

2. 维生素 B_6 依赖综合征(vitamin B_6 dependence syndrome)　　主要系由于某些先天性的酶结构及功能的缺陷,致使 5'-磷酸吡哆醛代谢异常或活性低下,引起相关代谢紊乱。如对患儿给予大大超过正常需要量的

维生素 B_6 治疗,可完全或部分纠正代谢紊乱和临床症状[2-4]。

(1) 维生素 B_6 依赖性痉挛:主要见于多种基因缺陷引起的先天性遗传代谢病,比如吡哆醇(胺)氧化酶基因(PNPO)、PLP 结合蛋白基因(PROSC)、α-氨基己二酸半醛脱氢酶基因(ALDH7A1)、组织非特异性碱性磷酸酶基因(ALPL)、5-吡咯啉羧酸脱氢酶基因(ALDH4A1)等缺陷,导致 5'-磷酸吡哆醛合成、与蛋白结合转运、脑内转运、细胞内转运等障碍,或一些代谢产物聚集使 5'-磷酸吡哆醛活性丧失,引起脑内 γ-氨基丁酸合成减少;吡多醇或 5'-磷酸吡哆醛治疗有效。婴儿出生后不久至 6 个月即可出现反复惊厥或痉挛样发作,往往伴呼吸暂停、低血压和昏迷等,出生时 Apgar 评分低,MRI 显示缺血缺氧性脑损伤样改变,脑电图改变为典型的肌阵挛高振幅型[2,3]。

(2) 维生素 B_6 反应性贫血:系氨基乙酰丙酸合成酶异常,维生素 B_6 缺乏时活性更低,导致血红蛋白合成障碍。红细胞为小细胞低色素。血清铁浓度增加,铁结合蛋白饱和度亦上升,含铁血黄素沉着在肝及骨髓,利用铁合成血红蛋白能力降低。

(3) 胱硫醚尿症(cystathioninuria):为常染色体隐性遗传,由于胱硫醚酶(维生素 B_6 为其辅酶)的缺陷,使胱硫醚不能分解成半胱氨酸与丝氨酸,大量胱硫醚随尿排出;患儿呈现智力低下、肾性尿崩症、耳畸形伴耳聋或眼畸形等。治疗可给予大剂量维生素 B_6。

(4) 维生素 B_6 依赖性同型半胱氨酸尿症:又称 I 型高胱氨酸尿症(homocystinuria type I),为一种常染色体隐性遗传蛋氨酸代谢病。由于胱硫醚 β 合成酶缺陷,与辅酶维生素 B_6 结合障碍,致使半胱氨酸与丝氨酸结合为胱硫醚受阻,血半胱氨酸与蛋氨酸水平升高,尿中半胱氨酸排出增多。患儿表现出智力低下、血栓形成、晶状体脱位、骨骼异常等。治疗可给予大剂量维生素 B_6。

【诊断与鉴别诊断】　　根据患儿的临床表现、饮食情况、疾病及药物服用史,即可做出初步诊断。鉴于维生素 B_6 缺乏的一些症状与其他 B 族维生素相似,较难鉴别。因此应结合实验室诊断,并进行试验性治疗。对于抽搐的患儿,应与癫痫、婴儿痉挛症、脑炎等鉴别。

1. 5'-磷酸吡哆醛和总维生素 B_6 测定　　其血浆浓度易受血浆白蛋白和 ALP 的影响,而其在红细胞中的含量则相对稳定。

2. 尿中吡哆酸和总维生素 B_6 测定　　可及时反映饮食维生素 B_6 的摄入变化。

3. 色氨酸负荷试验　　5'-磷酸吡哆醛为色氨酸代谢

关键酶犬尿氨酸酶的辅酶,因而维生素 B_6 缺乏时,色氨酸代谢产物和衍生物增加。其方法为:口服 50~100mg/kg 色氨酸液(每次总量不超过 2g),患儿尿中可出现大量黄嘌呤酸(黄尿酸);正常人无此现象,但在维生素 B_6 依赖病者此试验可为阴性。

4. 天冬氨酸转氨酶(AST)和丙氨酸转氨酶(ALT) 维生素 B_6 缺乏时,两种酶的活性降低。

【治疗】 对于膳食摄入不足的患儿,每日给予维生素 B_6 5~25mg,共 3 周,然后 2~5mg/d,持续数周。对于服用一些药物引起 B_6 缺乏的患儿,口服或肌内注射 15~300mg/d,共 3 周,然后 1~2mg/(kg·d)维持治疗。

对维生素 B_6 依赖征的患儿,可口服或肌内注射维生素 B_6 10~250mg/d,直至痊愈;大多需要终身治疗。对于由于 B_6 缺乏或依赖引起的抽搐,应肌内注射维生素 B_6 100~200mg/d 或 20~30mg/(kg·d),如果疗效不佳时可增加剂量至 300~400mg/d 或 40~50mg/(kg·d),持续 1 周;然后口服 5~25mg/d 维持治疗。必要时,可同时补充其他 B 族维生素。在日常喂养和饮食方面,应多摄取维生素 B_6 丰富的食物,如全谷类、瘦肉、鱼肉、大豆、坚果等[3-5]。

治疗过程中注意预防过量摄入而中毒,主要表现为恶心、呕吐等胃肠道症状;过量引起的周围神经病变通常发生于成人。

【预防】 平衡膳食通常含有足够的吡哆醇,因而维生素 B_6 缺乏罕见。接受吡多醇拮抗剂如异烟肼治疗时,应给予维生素 B_6 补充,严密观察其神经系统表现。注意尽早识别维生素 B_6 依赖患儿,及时补充维生素 B_6。维生素 B_6 的参考摄入量见中国居民膳食营养素参考摄入量(第三章附2)。

(齐可民)

参考文献

[1] 杨月欣,葛可佑. 中国营养科学全书. 2 版. 北京:人民卫生出版社,2019.

[2] WILSON MP, PLECKO B, MILLS PB, et al. Disorders affecting vitamin B6 metabolism. J Inherit Metab Dis, 2019, 42(4):629-646.

[3] MASTRANGELO M, CESARIO S. Update on the treatment of vitamin B6 dependent epilepsies. Expert Rev Neurother, 2019, 19(11):1135-1147.

[4] KKLIEGMAN RM, GEME Ⅲ JWS, BLUM NJ, et al. Nelson Textbook of Pediatrics. 21th ed. Philadelphia: Saunders Elsevier, 2020.

[5] 《中国国家处方集》编委会. 中国国家处方集(儿童版). 北京:人民军医出版社,2013.

第 10 节 叶酸缺乏

叶酸(folic acid)属于水溶性 B 族维生素,是一组由蝶酸与谷氨酸结合而成,化学名称为蝶酰谷氨酸(pteroylglutamic acid, PGA)的一类化合物的统称;其英文名除了 folic acid 以外,还有 folate、folates 和 folacin;最早于 1941 年被 Mitchell 等人从菠菜中发现而命名。自然界中叶酸广泛存在于动物性和植物性食物中,如肉类、肝、肾酵母、蘑菇、新鲜蔬菜(菠菜、莴苣、芦笋)、豆类和水果中。由于叶酸与出生缺陷、心血管疾病等研究的逐步深入,它已成为极其重要的微量营养素。在临床上叶酸缺乏(folic acid deficiency)主要引起神经管畸形(neural tube defects, NTDs)及巨幼细胞贫血,在我国的西北、华北和西南地区农村尚不少见。近年来随着孕龄妇女叶酸的服用,全国围产期神经管缺陷发生率由 1987 年的 27.4/万下降至 2017 年的 1.5/万,降幅达 94.5%,从围产期重点监测的 23 个出生缺陷病种的第 1 位下降至第 12 位;但预防工作仍需加强[1]。

【代谢及病理生理】 叶酸在食物中大多以与多个谷氨酸结合的形式存在,不易被小肠吸收;需要在小肠黏膜细胞分泌的 γ-谷氨酸酰基水解酶的作用下,水解为单谷氨酸叶酸,才能被小肠黏膜吸收。然后,在 NAPDH 和维生素 C 的作用下,被还原成二氢叶酸与四氢叶酸;再经甲基化作用形成 5-甲基四氢叶酸、亚甲基四氢叶酸等多种活性形式发挥作用,其中 5-甲基四氢叶酸占 80%,是血液和组织中的主要形式。这些还原型叶酸大部分被运往肝脏,重新转化成多谷氨酸结合形式而储存,其量占体内叶酸总量的 50% 左右。肝脏每日释放约 0.1mg 叶酸至血液,以维持血清叶酸水平。叶酸主要通过尿及胆汁排出体外,又经肾小管及小肠吸收,排出量极少;粪便排出量因肠道细菌可合成叶酸而难以确定[2]。

叶酸为一种辅酶,为一碳单位的传递体,参与甲基的转移反应、氨基酸内在转换、嘌呤环和嘧啶的形成等,因而在细胞 DNA、RNA 合成以及表观遗传修饰、基因表达调控中起着重要作用。叶酸在代谢生成 5-甲基四氢叶酸和 5,10-二甲基四氢叶酸的过程与蛋氨酸循环紧密相关,代谢生成的甲基被转移给 DNA 用于其甲基化修饰。在叶酸代谢过程中,5,10-二甲基四氢叶酸还原酶(MTHFR)起着重要作用,其基因多态性决定着酶的活性,比如多态性位点 C677T 在人群中 CC 纯合型占 50%,酶活性正常;CT 杂合型和 TT 纯合型分别占 40% 和 10%,酶活性不同程度的降低。这使得二甲基四氢叶酸向甲基四氢叶酸转化障碍,影响同型半胱氨酸的代谢,出现高半胱氨酸血症,同时影响 RNA 和 DNA 的合成,最终导致心血管疾病、肾功能不全、肿瘤、神经管畸形、唐氏综合征等疾病的易感性增加。另外,叶酸还参与血红蛋白及甲基化合物如肾上腺素、胆碱、肌酸等的合成。因此,叶酸对细胞分裂、增殖和组织生长有极重要的作用[2,3]。

通常认为,叶酸缺乏经历 4 个阶段:第一期表现为血清叶酸低于 6.8nmol/L(3ng/ml),但红细胞叶酸储备仍大于 454nmol/L(200ng/ml),为早期负平衡;第二期红细胞叶酸继续被消耗,低于 363nmol/L(160ng/ml);第三期时出现 DNA 合成缺陷,体外脱氧尿嘧啶抑制试验阳性,粒细胞过多分裂;第四期即临床叶酸缺乏期,出现巨幼红细胞贫血等症状。

【病因】

1. 摄入不足 多见于孕前、孕期及哺乳期摄入富含叶酸食物较少的母亲,单纯母乳喂养未及时添加辅食的婴儿,严重挑食、偏食的小儿。也见于食物烹调加工不当,叶酸不耐热,经加热后约 50%~90% 被破坏。婴儿对叶酸的需要量(按单位体重)是成年人的 10 倍,但体内储存能力有限,因而如果婴儿摄入不足,则会在出生后几周内出现缺乏的症状。

2. 需要量增加 本病多见于 6~18 个月的婴儿,生长发育迅速,对营养物质需要量相对增加;若未及时添加辅食或添加质和量不足,均易发生本病。患感染性疾病、肿瘤等慢性消耗性疾病、溶血性贫血、血液透析时对叶酸需要量增加。妊娠时尤其是最初 3 个月,叶酸需要量可增加 5~10 倍。

3. 吸收障碍 患腹泻、短肠综合征等胃肠道疾病影响叶酸的吸收,患肝脏疾病影响叶酸的代谢,均可致叶酸缺乏或功能不能发挥。

4. 维生素 C 缺乏 维生素 C 缺乏时,不能使叶酸转化为活性四氢叶酸。叶酸能代替维生素 C 参与酪氨酸代谢,当维生素 C 缺乏时,可引起机体对叶酸的需要量增加,造成叶酸不足。

5. 锌缺乏 锌作为叶酸结合酶的辅助因子,对叶酸的吸收亦起重要作用。缺锌可降低结合酶的活性,并可减少结合酶的量而降低叶酸的吸收。

6. 药物影响 一些抗惊厥药物(苯妥英钠)和抗代谢药物(甲氨蝶呤)可抑制叶酸的吸收;口服避孕药、氟尿嘧啶、阿糖胞苷、异烟肼、乙胺嘧啶、环丝氨酸等药物可影响叶酸的吸收和代谢。对乙酰氨基酚和阿司匹林可降低叶酸与血浆蛋白结合能力,从而使储备型叶酸减少而增加叶酸的排出量。广谱抗生素抑制了肠道细菌,减少叶酸合成。

7. 遗传因素 MTHFR 酶基因变异如多态性位点 c.677C>T、c.1298A>C 等以及剪切突变 c.1348+1C>A,使得酶活性不同程度的降低,影响叶酸代谢转化。多态性位点 c.677C>T 在西班牙人和中国北方人群中频率较高,决定了神经管畸形的高发病率。另外,一些先天遗传代谢疾病,如叶酸吸收障碍系小肠质子偶联叶酸转运体基因缺陷;婴儿脑叶酸缺乏系高亲和力自身抗体与大脑脉络丛膜上的叶酸受体结合,阻止其透过血脑屏障进入脑内[3-5]。线粒体氧化磷酸化系统异常、丝氨酸缺乏、吡哆醇依赖性癫痫等先天代谢性疾病,也可引发叶酸代谢异常[6]。

【临床表现】

1. 巨幼细胞贫血 患儿肤色苍黄,口唇、睑结膜、甲床苍白,少数可出现黄疸;头发黄、细、干、疏,肝脾大。常有食欲减退、腹胀、腹泻及舌炎;以舌炎最为突出,舌质红、舌乳头萎缩、表面光滑,俗称"牛肉舌",伴疼痛。通常 1/3 的叶酸缺乏患者只表现出贫血症状,而单纯表现神经系统症状者也占 1/3。

2. 神经系统症状 叶酸缺乏时常见神经系统表现包括乏力、手足麻木、感觉障碍、行走困难等周围神经炎、亚急性或慢性脊髓后侧索联合变性表现;小儿和老年患者常出现精神症状,如无欲、嗜睡或精神错乱。孕期叶酸不足可使儿童脑容量小,且影响语言、空间视觉发育[7]。

3. 神经管畸形 母孕期特别是早期叶酸缺乏可引起胎儿脊柱裂、脑脊膜膨出、无脑畸形等。

4. 高同型半胱氨酸血症 血中同型半胱氨酸聚集升高,除了叶酸缺乏时 5-甲基四氢叶酸生成减少影响蛋氨酸与同型半胱氨酸代谢以外,维生素 B_{12} 和 B_6 缺乏亦可以通过降低蛋氨酸合成酶以及胱硫醚酶的活性影响上述两种氨基酸代谢,引起血中半胱氨酸增多;另外,MTHFR 基因异常致使此酶活性降低亦是高同型半胱氨酸血症的原因之一。此症主要表现为骨骼异常(骨质疏松、脊柱侧弯等)、晶状体脱位(或伴青光眼、视网膜脱离)、血栓、智力发育落后、行为障碍、惊厥等。

5. 肿瘤性疾病 MTHFR 基因异常致使叶酸代谢障碍与许多癌症发生密切相关,如乳腺癌、肠癌、白血病、头颈部肿瘤、肺癌等[3]。

6. 脑叶酸缺乏症 是指脑内脑脊液中5-甲基四氢叶酸缺乏伴或不伴外周血叶酸缺乏或水平低下而引起的中枢神经系统异常，主要表现为难治性癫痫、发育迟缓、进行性的共济失调、痉挛性运动障碍等。早期发现和识别病因（先天遗传代谢性疾病），会有助于治疗[6]。

【诊断】 依据上述临床表现，结合饮食、喂养史以及实验室检查进行诊断。注意，亚临床叶酸缺乏时临床上无明显特征性表现，但血生物化学检查有所改变。

1. 血清叶酸含量 反映近期膳食叶酸摄入情况。血清叶酸正常值为11.3~36.3nmol/L（5~16ng/ml），血清叶酸<6.8nmol/L（3ng/ml）表示缺乏；但红细胞叶酸储备仍>454nmol/L（200ng/ml）时，提示亚临床缺乏。

2. 红细胞叶酸含量 反映体内组织叶酸的储备情况。当红细胞叶酸<318nmol/L（140ng/ml）时，表明缺乏。

3. 血浆同型半胱氨酸含量 当受试者维生素 B_6 及维生素 B_{12} 营养状况适宜时，血浆同型半胱氨酸可作为反映叶酸状况的敏感指标。叶酸缺乏者血中叶酸水平降低，而血浆同型半胱胺酸含量增高，一般以同型半胱氨酸含量>16μmol/L 为升高（正常值为5~15μmol/L）。血浆同型半胱氨酸浓度升高，反映细胞内叶酸水平缺乏或依赖叶酸反应的功能受到损伤，但缺乏特异性；可以通过服用叶酸后血浆同型半胱氨酸浓度迅速下降以验证。

【治疗】

1. 口服叶酸 5~15mg/d；因维生素 C 可促进四氢叶酸转化，可加服维生素 C 300mg/d。治疗1~2日后即可见食欲、精神改善；网织红细胞上升，至4~7日达高峰，于2~6周后恢复正常。血象恢复期宜加铁剂以弥补造血旺盛后铁不足。叶酸的疗程常需数月，即用至体内年老红细胞均被新生富含叶酸的红细胞替代为止。同时注意叶酸治疗前，应排除维生素 B_{12} 缺乏。

2. 严重患儿在治疗开始 48 小时，血钾可突然下降，加之心肌因慢性缺氧，可发生突然死亡。因此，严重巨幼细胞贫血患儿，治疗时应同时给钾；伴心功能不全者，应小剂量多次输血以满足慢性缺氧状态之需。输血点滴速度应慢。

3. 对于在应用抗叶酸或抗癫痫药物，需要加大叶酸剂量，或肌内注射亚叶酸（folinic acid）（甲酰四氢叶酸）则可更有效地减少抗叶酸药物的副作用。

4. 对于先天性脑叶酸缺乏、叶酸吸收障碍或 MTHFR 酶基因缺陷的患儿，可使用亚叶酸治疗，往往疗程长、剂量大。

5. 去除病因及改善饮食是保障不再复发的重要措施。选择易消化富有蛋白质、叶酸的食物。

【预防】

1. 重视孕前、孕早期及乳母叶酸的供给 我国育龄妇女膳食叶酸摄入量平均 266μg/d，如减去烹调损失估计摄入量不足 200μg/d。妇女于孕前 1 个月至孕早期 3 个月内，每日增补 400μg 叶酸预防，可有效地降低我国出生缺陷高危人群中神经管畸形的发病率，可达 85%；对于曾生育过神经管缺陷或服用抗癫痫药物的高危孕妇，口服 4mg/d 叶酸可预防神经管畸形再发。正常孕妇使用叶酸补充剂时，应避免长期过量服用带来的健康危害；有报道孕期过量叶酸补充（>1mg/d）可增加小于胎龄儿风险并对儿童认知发育产生不良影响。

2. 合理喂养婴儿，按时添加辅食 必须将喂养知识教给母亲认真贯彻，减少叶酸缺乏症发生。叶酸在不同年龄组别的参考摄入量见中国居民膳食营养素参考摄入量（第 3 章附 2）；其可耐受最高摄入量见表 15-7。

3. 早期诊治诱发病因 如婴儿腹泻、急性感染、营养不良等，可在治疗过程中适量加叶酸，恢复期注意合理营养。

（齐可民）

参考文献

［1］中华人民共和国国家卫生健康委员会. 中国妇幼健康事业发展报告（2019）. 2019.

［2］KENNEDY DO. B Vitamins and the Brain：Mechanisms，Dose and Efficacy—A Review. Nutrients，2016，8（2）：68.

［3］ZHANG Y，ZHAN W，DU Q，et al. Variants c. 677 C>T，c. 1298 A>C in MTHFR，and c. 66 A>G in MTRR Affect the Occurrence of Recurrent Pregnancy Loss in Chinese Women. Genet Test Mol Biomarkers，2020，24（11）：717-722.

［4］COLSON NJ，NAUG HL，NIKBAKHT E，et al. The impact of MTHFR 677 C/T genotypes on folate status markers：a meta-analysis of folic acid intervention studies. Eur J Nutr，2017，56（1）：247-260.

［5］RAMAEKERS VT，SEGERS K，SEQUEIRA JM，et al. Genetic assessment and folate receptor autoantibodies in infantile-onset cerebral folate deficiency（CFD）syndrome. Mol Genet Metab，2018，124（1）：87-93.

［6］POPE S，ARTUCH R，HEALES S，et al. Cerebral folate deficiency：Analytical tests and differential diagnosis. J Inherit Metab Dis，2019，42（4）：655-672.

［7］ARS CL，NIJS IM，MARROUN HE，et al. Prenatal folate，homocysteine and vitamin B12 levels and child brain volumes，cognitive development and psychological functioning：the Generation R Study. Br J Nutr，2019，122（s1）：S1-S9.

第 11 节　维生素 B_{12} 缺乏

维生素 B_{12}（vitamin B_{12}）属于水溶性 B 族维生素，又被称为钴胺素（cobalamin），包含一组含钴的类咕啉化合物，是目前唯一含有金属元素的维生素。其结构是由 4 个还原性吡咯环组成的大环，中心含一个钴离子，称为咕啉，是 B_{12} 结构的核心；咕啉大环上结合一氰基，故维生素 B_{12} 的化学全名为 α-5,6 二甲基苯并咪唑-氰钴酰胺，简称氰钴胺，其分子中的氰基可被其他基团替代，形成不同类型的钴胺素。维生素 B_{12} 缺乏（vitamin B_{12} deficiency）主要引起可逆性的骨髓造血异常以及神经脱髓鞘疾病，多发生于自身免疫性萎缩性胃炎患者（过去被称为恶性贫血，pernicious anemia）、素食者以及素食母亲完全母乳喂养的婴儿[1]。

【代谢及病理生理】　维生素 B_{12} 主要存在于动物性食物中，特别是瘦肉和肝脏。食物中的 B_{12} 常以蛋白质结合形式存在，在胃内被酸化后游离出来，然后与胃黏膜细胞分泌的内因子（糖蛋白）结合进入回肠被吸收；在回肠黏膜细胞中，维生素 B_{12} 又与内因子分离，再与一种血浆转运蛋白即转钴胺素 Ⅱ 蛋白（holo Tc Ⅱ）结合形成转钴胺素，最终通过肝脏及其他各组织细胞膜受体进入细胞内。维生素 B_{12} 在体内储存量很少，只有 2~3mg，主要在肝脏中；每日丢失量也很少，占 0.1%。但是有效的肠肝循环对其重吸收和维持含量稳定起着重要作用，在摄入量不足的情况下几个月乃至几年内不会缺乏。正常成年人，肝脏中储存的维生素 B_{12} 可供机体使用 6 年[1]。

维生素 B_{12} 在细胞中转化为甲钴胺素、羟钴胺素以及 5′-脱氧腺苷钴胺素，发挥功能。维生素 B_{12} 在人体内只是两种酶的辅助因子，即蛋氨酸合成酶和 L-甲基丙二酰辅酶 A 异构酶。维生素 B_{12} 在缺乏状态下，蛋氨酸循环和叶酸转化减少引起甲基传递障碍，导致氨基酸、核酸合成代谢异常；同时引起 DNA 甲基化程度降低，影响基因表达。另外，L-甲基丙二酰辅酶 A 异构酶活性也会受到影响，甲基丙二酰辅酶 A 则通过此酶的非维生素 B_{12} 依赖活性，被水解为甲基丙二酸和 α-甲基柠檬酸，两者在血中水平升高，尿中排出增多。维生素 B_{12} 缺乏引起神经系统损伤的机制涉及神经脱髓鞘、自身免疫反应阻止内因子协助维生素 B_{12} 的吸收；局部或弥漫性脱髓鞘，往往开始于末梢神经，再向中心发展而累及

脑和脊髓，严重者发生脑萎缩。像叶酸一样，维生素 B_{12} 缺乏也要经过 4 个阶段，依次出现血清维生素 B_{12}、红细胞维生素 B_{12} 含量降低，生化功能受损及核酸合成减少，最后出现临床症状[1,2]。

【病因】

1. **摄入不足**　母亲为素食主义或患恶性贫血者，在孕前、孕期及哺乳期摄入动物性食物较少，婴儿出生后单纯母乳喂养而又未及时添加辅食，但 4 个月龄前很少发生缺乏；严重挑食、偏食的儿童，摄入动物性食物较少。

2. **吸收不良**　完全或重度吸收不良见于恶性贫血、重度萎缩性胃炎、幽门螺杆菌相关胃炎、胃大部切除、回肠切除、炎性肠病等患儿；部分或轻度吸收不良主要见于患轻度萎缩性胃炎、服用胃酸抑制剂或二甲双胍的患儿。恶性贫血在任何年龄均可发病，发病率在 (50~4 000)/10 万，但多见于老年人；在非洲和欧洲人群中的发病率明显高于亚洲人群。

3. **先天遗传代谢病**　钴胺素病（A、B、C、D 型）由于相关酶的缺陷使得维生素 B_{12} 代谢障碍。

【临床表现】[1-4]

1. **胃肠症状**　由于消化道黏膜上皮细胞 DNA 合成障碍，食欲低下、恶心、厌食、甚至呕吐、腹泻，舌乳头和味觉消失；严重时影响生长发育。

2. **皮肤黏膜症状**　可发生皮肤色素沉着，舌炎、口角炎，头发黄、细、干、疏。

3. **巨幼细胞贫血**　外周血多叶核中性粒细胞和巨幼细胞贫血出现（不能与叶酸缺乏区分），为早期临床表现。全身症状轻重和贫血程度不一定成正比。患儿肤色苍黄，口唇、睑结膜、甲床苍白，少数可出现黄疸；肝脾大。

4. **神经系统表现**　婴儿主要表现激惹、萎靡、肌张力低下、发育迟缓、不自主运动（粗大动作）；儿童主要表现出生长缓慢、学习成绩下降；成人则主要表现为肢体感觉障碍、麻木、震颤，肌腱反射初期减退而后亢进，精神方面表现出抑郁、嗜睡、激惹亢奋等错乱。

5. **神经管缺陷**　与叶酸一样，母孕期维生素 B_{12} 缺乏亦可引发神经管缺陷发生。

6. **钴胺素病（A、B、C、D 型）**　系先天遗传代谢病，

15章

由于相关酶的缺陷使得维生素 B_{12} 代谢障碍,往往伴随甲基丙二酸和/或同型半胱氨酸升高;以脑损伤为主要临床表现,也可伴有血液系统异常、肾病、视神经和眼底病变等。

【诊断】 依据上述临床表现,结合饮食、喂养史及实验室检查进行诊断。然后进行病因识别诊断。同时,注意亚临床缺乏的识别,体内维生素 B_{12} 含量降低,但无临床症状,多由于维生素 B_{12} 吸收不良引起[1,2,4,5]。

1. **血清维生素 B_{12} 测定** 血清 B_{12} 浓度通常在 $200\sim900pg/ml$(乘以 0.738 后换算成 pmol/L)。如果血清维生素 B_{12} 浓度低于 $200pg/ml$($148pmol/L$),结合贫血和神经系统症状,可诊断缺乏;但是由于血中转钴胺素和结合咕啉两种形式 B_{12} 的存在,出现假阳性和假阴性的概率较高。另外,合并某些疾病(如肝脏疾病、肾衰竭、实体肿瘤等)时血清维生素 B_{12} 含量可正常或升高。

2. **血清全转钴胺素(holotranscobalamin)含量** 转钴胺素在血清中的含量占总维生素 B_{12} 含量的 20%,半衰期较短(6 分钟),饮食摄入缺乏或吸收障碍后一周即有下降;如其浓度降至 $20\sim45pmol/L$ 以下,提示可能存在缺乏。此指标不能反映机体维生素 B_{12} 的储存状况。

3. **血清甲基丙二酸和同型半胱氨酸** 如两者浓度分别大于 $400nmol/L$ 和 $21\mu mol/L$,提示维生素 B_{12} 临床缺乏。

4. **血液和骨髓检查** 参见血液系统疾病相关章节。

5. **病因诊断** 如抗内因子抗体、抗胃泌素抗体等。

6. **治疗性诊断试验** 给予维生素 B_{12} $1\mu g/d$ 肌内注射,连续 10 日,外周血和骨髓象好转。

【治疗】

1. **维生素 B_{12} 治疗** 应肌内注射维生素 B_{12} $100\mu g/d$,2 周后改为每周 2 次,连续 4 周或待血象正常后每月 1 次,维持治疗至痊愈;治疗过程中注意监测血钾变化。为了防止剂量过大致低钾血症的发生,可小剂量开始,前 3 日 $10\mu g/d$,第 4 日 $100\mu g/d$,第 5 日 $500\mu g/d$,然后 $1\,000\mu g$ 隔日 1 次,连用 5 次。对于出现明显神经系统症状时,应肌内注射 B_{12} $500\sim1\,000\mu g/d$,至少 $1\sim2$ 周,然后减量维持治疗。对于恶性贫血或胃切除的患儿,应长期接受维持治疗。对于巨幼细胞贫血的患儿,可加用叶酸、维生素 B_6 和铁剂,以纠正贫血。经治疗,一般 $2\sim4$ 天精神好转,网织红细胞在 1 周左右增至高峰,贫血好转。通常贫血纠正需要 $2\sim3$ 个月,而神经系统恢复则需要 6 个月。口服给药也是有效的,且较方便,口服 2mg 效果与肌内注射 1mg 效果相当[1,2,4]。

哺乳期母亲可同时给予维生素 B_{12} 补充,母亲口服补充 $1\sim2$ 个月后,乳汁中维生素 B_{12} 含量可加倍,以增加婴儿的摄入。

对于维生素 B_{12} 依赖的先天遗传代谢病(如钴胺素病、甲基丙二酸血症),需要大剂量长期应用维生素 B_{12}。

2. **饮食治疗** 在均衡膳食的基础上,增加肉类、动物内脏、鱼、蛋类等富含维生素 B_{12} 的食物。

3. **亚临床维生素 B_{12} 缺乏治疗** 低剂量($50\mu g/d$)口服。

【预防】

1. **均衡合理膳食** 均衡膳食,保证肉类等动物性食物的摄入,特别是育龄期妇女及其孕期。合理喂养婴儿,按时进行食物转换,合理均衡添加辅食。维生素 B_{12} 在不同年龄组的参考摄入量见中国居民膳食营养素参考摄入量(第 3 章附 2)。

2. **早期诊治诱发病因** 如恶性贫血、胃肠道慢性炎症、婴儿腹泻、营养不良等,及时给予维生素 B_{12} 的补充。

(齐可民)

参考文献

[1] KLIEGMAN RM, GEME III JWS, BLUM NJ, et al. Nelson Textbook of Pediatrics. 21th ed. Philadelphia: Saunders Elsevier, 2020.

[2] WOLFFENBUTTEL BHR, WOUTERS HJCM, HEINERFOKKEMA MR, et al. The Many Faces of Cobalamin(Vitamin B(12))Deficiency. WMayo Clin Proc Innov Qual Outcomes, 2019, 3(2):200-214.

[3] KAUR S, GORAYA JS. Dermatologic findings of vitamin B_{12} deficiency in infants. Pediatr Dermatol, 2018, 35(6):796-799.

[4] DEMIR N, KOC A, USTYOL L, et al. Clinical and neurological findings of severe vitamin B_{12} deficiency in infancy and importance of early diagnosis and treatment. J Paediatr Child Health, 2013, 49(10):820-824.

[5] DESHMUKH U, KATRE P, YAJNIK CS. Influence of maternal vitamin B_{12} and folate on growth and insulin resistance in the offspring. Nestle Nutr Inst Workshop Ser, 2013, 74:145-156.

第 12 节 坏血病

坏血病(scurvy)是由于机体维生素 C 缺乏所引起的一种累及多个系统的疾病,早在公元前 1500 年古埃及埃伯斯氏古医籍中就有了关于坏血病症状的描述。在随后的二百年的人类发展过程中,人们普遍认为坏血病与航海有关,大批航海船员死于坏血病。到了 1747 年,英国海军的一名外科医生 James Lind 首先发现柑汁类(橘子汁和柠檬汁)可治愈船员的坏血病,其他新鲜绿色食物可以预防坏血病。儿童坏血病首先于 1894 年由 Thomas Barlow 医生进行了描述,当时又称为 Barlow 病。然而直到 20 世纪 30 年代,欧洲科学家先后分离出了己糖醛酸以及发现了抗坏血酸(ascorbic acid)的分子结构,并进行了人工合成维生素 C,并获得成功[1]。目前,坏血病常见于老年人,在儿童中已少见;但在缺少新鲜蔬菜、水果的北方牧区,或对人工喂养儿忽视辅食补充,特别在边远山区农村,仍因喂养不当而致发病,多见于 6~24 个月婴幼儿。经常食用西式快餐的儿童,因饮食缺乏新鲜的蔬菜和水果,导致维生素 C 缺乏与坏血病发生[2,3]。

【代谢、功能与病理生理】 维生素 C 广泛存在于水果及蔬菜中,水果以柑橘类、葡萄类、莓类等含量丰富,蔬菜则以绿叶菜、出芽的菜、豆类、块茎类、薯类含量较多。维生素 C 极易溶于水,在酸性环境中稳定,遇热、光、氧气、碱性环境以及铜铁等金属离子时,易被氧化破坏;另外,蔬菜被剁、切、挤压后,或在长期储存过程中释放抗坏血酸氧化酶,使维生素 C 破坏而损失。正常人乳中维生素 C 含量与乳母摄食维生素 C 多少成正比例,通常母乳中维生素 C 含量为 $227.2 \sim 397.6 \mu mol/L(4 \sim 7mg/dl)$,可满足一般婴儿的需要。新鲜兽乳所含维生素 C 比人乳少,牛乳中含量一般只有人乳的 1/4,经储存、加热、消毒灭菌后,几乎完全被破坏。

成人体内总的维生素 C 含量是 $1\,500 \sim 2\,500mg$,体内维生素 C 的半衰期为 10~20 天,每天更新转换 45~60mg。如果膳食维生素 C 缺乏,其在体内的储存在 30~40 天即可被耗竭。维生素 C 主要分布于脑、肾上腺皮质、眼晶状体、肝脏、脾脏、胰腺和肾脏等组织器官,其在白细胞中的含量为血浆的 10~30 倍。食物中的维生素 C 的吸收效果和生物利用度随摄入量增加而降低,成年人每天摄入大于 500mg 时对血浆浓度上升和体内储存贡献不大,基本达到饱和 $80 \mu mol/L$。然而当静脉

输注维生素 C 时,其限制吸收机制不起作用,比如静脉注射 1.25g 时血浆浓度则达 $1\,000 \mu mol/L$;5~10g 时则达 $5\,000 \mu mol/L$。当体内维生素 C 含量下降到 350mg 或 VC 缺乏 8~12 周时,就会表现出坏血病的症状;而要维持体内 350mg 的水平,每天至少摄入 10mg 维生素 C[2,4]。

维生素 C 的作用主要依赖于其作为 α-酮戊二酸双加氧酶类的辅助因子以及抗氧化作用而实现的,主要功能包括:①参与胶原蛋白合成并维持其完整性;②参与 5-羟色胺、去甲肾上腺素等神经递质以及胆固醇的合成与代谢;③参与肉碱的合成;④通过低氧诱导因子介导的基因表达,影响细胞增殖分化与凋亡、能量代谢、肿瘤发生、血管舒缩、细胞基质及屏障、金属离子及葡萄糖转运等过程;⑤有助于将三价铁还原为二价铁,利于肠道对铁的吸收、血红蛋白的合成以及铁蛋白贮于肝内;同时能使叶酸转变为四氢叶酸,促进红细胞的成熟;⑥保护 DNA、蛋白质及膜结构,并可参与清除自由基;⑦与白细胞吞噬功能相关,可提高人体免疫功能。还可以通过维持二硫键的稳定性促进毛发蛋白合成,缺乏时二硫键断裂,毛发蛋白质结构遭到破坏,出现波浪状或卷曲状毛发,称为坏血病螺旋状毛发[4]。

有些芳香族氨基酸代谢需维生素 C 参与,故患坏血病时可有酪氨酸尿;新生儿期尤以低体重儿常见一过性血酪氨酸过高;早产儿如用高蛋白乳液喂养,尿内常排出多量酪氨酸和苯丙氨酸。这几种情况皆可用维生素 C 矫正。

【病因】 对于人类、豚鼠、热带蝙蝠等少数动物,体内缺乏 L-古洛糖酸内酯氧化酶,不能催化体内的葡萄糖转化为维生素 C,因而只能从食物中摄取。如果膳食摄入不足、代谢需求或排泄增加,则可导致维生素 C 的缺乏。

1. 摄入不足或吸收障碍 正常情况下,婴儿出生时有适宜的来自母体的维生素 C 储备,故 3 个月以下婴儿发病较少。但是,如孕母饮食缺乏维生素 C,新生儿即可患坏血病。乳母如缺乏维生素 C,或婴儿用牛乳、羊乳或未强化乳粉、奶糕、面糊等喂养而又未按时添加水果、蔬菜等辅食时,则易发生坏血病。年长儿发生坏血病是因饮食中缺乏新鲜蔬菜、水果所致[2,3]。中国 4~18 岁儿童青少年维生素 C 摄入量未达到推荐量的占

54%~75%；平均摄入量偏低，为 38~60mg/d[5]。

患慢性消化功能紊乱或长期腹泻等消化道疾病、食物过敏、精神疾病（抑郁、精神分裂症、神经性厌食等）、化疗、酗酒等影响进食和吸收。

2. **抵抗或需要增加** 代谢紊乱（如低渗状态、低钠血症、酸中毒）、癫痫时生酮饮食治疗、胰岛素抵抗或缺乏、压力或代谢应激状态（如伤口愈合、烧伤、妊娠、手术和感染等）可增加对维生素 C 的需求；某些药物（如肾上腺皮质激素、四环素、降钙素、对乙酰氨基酚、氟奋乃静、氟哌啶醇、含雌激素避孕药等）可影响机体维生素 C 代谢，造成维生素 C 的缺乏；低睾酮血症时分解代谢增强和胰岛素抵抗、维生素利用相关基因突变等也会增加维生素 C 的需求。另外，生长活跃时，体内组织的维生素 C 含量锐减；早产儿生长发育较快，维生素 C 的需要量相对较正常婴儿为大，应予较多补充。

3. **排泄增多** 利尿剂、酒精会增加肾脏对水溶性维生素的清除代谢；吸烟增加对维生素 C 的消耗率增加一倍以上；肾功能不全降低肾脏对水溶性维生素的重吸收；血液透析使水溶性维生素丢失增加。

4. **其他因素** 如长期摄入大量维生素 C，其分解代谢及肾脏排泄增加以降低血浆维生素 C 浓度。如突然停用大量维生素 C，可发生坏血病。孕期长期应用大量维生素 C，新生儿即使生后每日摄入常规量的维生素 C，仍可能患坏血病。

【病理变化】 维生素 C 缺乏时，胶原的主要成分羟基脯胺酸和硫酸软骨素减少，使胶原纤维形成发生障碍，引发出血和骨骼变化。其结果可出现下列病变：①由于结缔组织形成发生障碍，毛细血管内皮细胞间缺乏结合质，以致毛细血管脆性及管壁渗透性增加，可在皮肤、黏膜、骨膜下、关节腔及肌肉内出血。②骨骼病变：多在肋骨软骨连接部位及长骨端，尤其在腕、膝和踝关节附近。由于基质缺乏，骨样组织的形成与软骨内骨化发生障碍，但软骨基质内钙质沉着继续进行。特征是干骺端临时钙化带钙质堆积，形成临时钙化带致密增厚。成骨作用被抑制，不能形成骨组织，已形成的骨小梁变脆易折，干骺端骨质脆弱，常导致骨折和骨骺分离。原有的皮质骨和松质骨由于内吸收而出现一般性骨萎缩。骨外膜变松，由于出血倾向常可见骨膜下出血。③牙齿病变：牙龈充血与水肿，或齿质细胞层退化，因胶原缺乏而牙齿松动。牙龈的病变开始是牙龈乳头增生及肉芽组织生长，后逐渐坏死，此病变常见于已出牙的小儿。病情严重者可有骨骼肌退行性病变，心脏肥大，

骨髓抑制及肾上腺萎缩。

【临床表现】

1. **非特异症状** 起病缓慢，自饮食缺乏维生素 C 至发展成坏血病历时约 3~4 个月。早期可表现倦怠、软弱、激动、食欲减退、呕吐、腹泻、体重减轻及面色苍白等，往往伴有低热，似与出血有关；有并发症时，体温可更升高。呼吸亦较浅，可能与肋骨疼痛有关。

2. **骨骼症状** 下肢尤以小腿部肿痛最为常见。肿胀多沿胫骨骨干部位，局部温度略增，但不发红，压痛显著；由于是骨膜下出血，按压时无水肿样凹陷。两腿外展、小腿内弯如蛙状，不愿移动，呈假性瘫痪；而且由于剧痛而哭闹，拒绝触摸腿部。肋骨与肋软骨交接处，尖锐地凸出，形成坏血病串珠。在凸起部分的内侧可摸得凹陷，这是由于肋骨与肋软骨接合处的胸骨板半脱位。

3. **出血症状** 全身任何部位可出现大小不等和程度不同的出血，最常见者为长骨骨膜下出血，尤其是股骨下端和胫骨近端；不易为 X 线检查所发现，直至痊愈期才开始伴有表面钙化。同时伴局部关节部位（多见于膝、踝关节）皮肤瘀点和瘀斑。牙龈黏膜下出血，使牙龈呈紫红色，肿胀光滑而松脆，稍加按压便可溢血。如肿胀面积扩大，可遮盖牙齿，表面可有淤血堆积；如继发细菌感染，可引起局部坏死、腐臭与牙齿脱落。眼睑或结膜、眼窝部骨膜下出血，使眼球突出；严重者视网膜出血，导致视神经萎缩。晚期偶有胃肠道、生殖泌尿道和脑膜出血；约 1/3 患者的尿中出现红细胞，但肉眼很少见到血尿。

4. **其他症状** 年长儿可有皮肤毛囊角化，其外观与维生素 A 缺乏所致者难以区别。婴幼儿患者常伴有巨幼细胞贫血或缺铁性贫血，主要是由于维生素 C 缺乏影响叶酸和铁代谢所致。坏血病患儿抵抗力降低，常易并发感染如中耳炎、疖病、肺炎等。

【诊断】 典型坏血病具有典型的症状与体征，结合喂养、饮食史及好发年龄，诊断通常较容易。隐性与早期坏血病因缺乏特异性症状诊断较难，应结合影像学、实验室检查等综合分析，注意早期识别。

1. **喂养史和临床症状** 母乳饮食缺乏新鲜蔬菜或水果，人工喂养儿未添加含维生素 C 的辅食。早期无特异性症状，随着疾病发展可出现肢体肿痛、蛙形腿、牙龈及黏膜下出血等特征性症状。

2. **影像学检查** 四肢长骨的 X 线检查，对本病诊断极为重要。从膝、踝、腕部摄取 X 线片，可以得到坏血病早期诊断的根据，尤以稍增厚的和不整齐的白色骺

线(显示临时钙化带因钙的积累而加厚)、骺线之下靠近骨干的部分出现全宽度的黑色缝或侧角的黑色点,或三角形的缺损(显示不同程度的骨质稀疏,在 X 线片上为透亮的缝或点),为本病特征(图15-25、图15-26)。

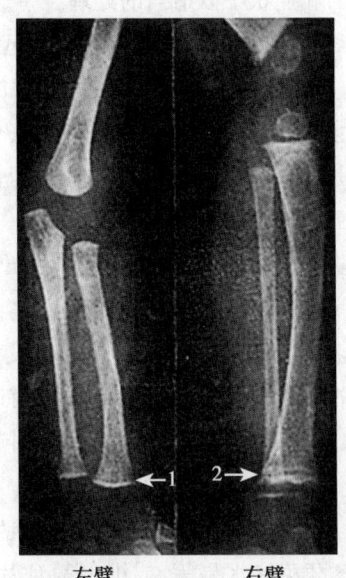

图15-25 坏血病早期 X 线长骨照片

8个月病儿,左腕的长骨端显示钙化预备线增厚,桡骨外侧的角上(箭头1指处)有稀疏点。右腿长骨两端的钙化预备线都增厚;踝部胫骨的钙化预备线既增厚,又不整齐,其内侧稀疏部分(箭头2指处)成一黑带。

随着病程进展可见以下几种变化:①骨皮质变薄,骨小梁结构萎缩,导致骨干透明度增加,如毛玻璃样;②上述的稀疏点或稀疏缝增大,成为全宽度的黑色带,可称为"坏血病带";③骨化骨骺的中心亦如毛玻璃样,其周围绕以明显的白色环线,与骨干端相近处最为稠密;④在骨骺端两侧线与增厚的骺线相连处,出现细小骨刺,由于它的位置伸向侧面,称为"侧刺(lateral spur)";⑤骨膜下出血处的阴影,使受累的长骨形如杵状或梭状,有时在长骨的两个远端出血,则形成哑铃状,经治疗后其轮廓更加清楚;⑥在严重病例中,还可出现骨骺与骨干分离和错位;⑦肋骨前端增宽,其顶端圆突如压舌板状,易与佝偻病肋骨的杯状末端相区别。

3. 实验室检查

(1) 血浆维生素 C 含量测定:空腹血浆维生素 C 浓度<11.4μmol/L(0.2mg/dl)时为缺乏,介于11.4~22.7μmol/L(0.2~0.4mg/dl)为不足,>22.7μmol/L(0.4mg/dl)时为正常。若血浆的维生素 C 浓度>34.1μmol/L(0.6mg/dl),可排除坏血病。但较低的浓度也不能证实坏血病的存在,临床诊断往往与血浆维生素 C 的浓度并不平行。标本必须在收集后的48小时内测定。

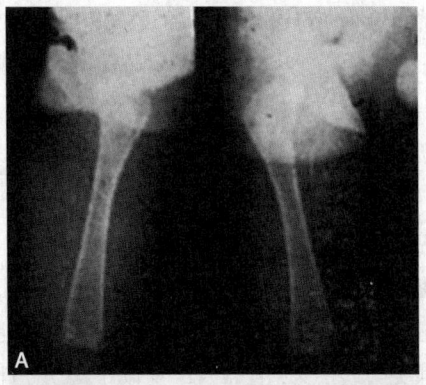

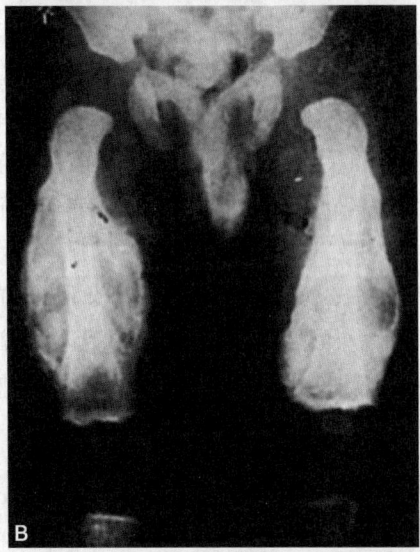

图15-26 坏血病长骨 X 线照片显示骨膜下血肿

男孩,7个月,A.大腿软组织梭形肿胀,致密,显示骨膜下大量出血;B.治疗24天后,骨稀疏明显好转,临时钙化带厚密,透亮带消失,骨膜下血肿,有多量钙质沉着。

(2) 白细胞、血小板维生素 C 浓度:通过草酸处理的血液经过离心沉淀出现的白细胞、血小板层(血块黄层),测定其抗坏血酸浓度,其浓度正常值为1590.4~1704.0μmol/L(28~30mg/dl)。

(3) 维生素 C 负荷试验:一次性口服维生素 C 20mg/kg(最大量500mg),然后收集4小时的尿液,测定维生素 C 含量,如果>3mg 为正常,介于1~3mg 为不足,<1mg 为缺乏。

(4) 毛细血管脆性试验:又称束臂试验,在前臂曲侧面肘弯下3~4cm 处划一直径5cm 的圆圈,然后按照测血压方法使压力维持在收缩压与舒张压之间,持续8分钟后解除压力,5分钟后观察圆圈内新出血点的数目。新出血点在成年男性>5个为阳性,女性>10个为阳性。

(5) 其他:血清钙、磷正常,碱性磷酸酶活力减退,数值下降，与活动佝偻病所见相反。晚期有明显贫血，一般为小细胞性；当叶酸代谢受障碍时，可出现大细胞性或混合性贫血。

4. 治疗试验 怀疑坏血病时，用维生素 C 治疗有特效，可以协助诊断。

【鉴别诊断】

1. 肢体肿痛 应与以下疾病鉴别：①感染性疾病如化脓性关节炎、骨髓炎、蜂窝织炎和深部脓肿等。②风湿性关节炎，少见于 2~3 岁以下婴儿，且为游走性，还有其他风湿热的特异性症状和体征可资鉴别。③血液或软组织肿瘤，坏血病发生骨膜下出血时应注意鉴别，通常根据坏血病的其他症状、X 线检查及治疗试验可明确诊断。④婴儿型骨皮质增生症：发病年龄多在生后 6 个月，其周身症状及骨骼压痛有时与坏血病相似，但病变多见于扁平骨，如下颌骨、肩胛骨、颅盖骨、锁骨等；面部常多累及，有时也同时累及四肢。血沉增快及血清碱性磷酸酶增高。X 线检查可见骨质增生和骨皮质变厚，经数月渐消。⑤重金属中毒：可出现骨痛症状，但常伴有口腔及消化道症状如齿龈红肿酸痛、糜烂出血、牙齿松动，特征性的手足皮肤发红、发痒和剧痛，以及高血压、肾功能损害等，严重者手指和足趾变黑，甚至脱落。

2. 肢体假瘫 需与脊髓灰质炎、佝偻病、创伤、先天性梅毒等鉴别。

3. 肋骨串珠 需与佝偻病鉴别，佝偻病时的串珠因骨骺软骨带增宽，凸出处两侧对称，触摸时无凹陷感。

4. 出血症状 应与其他出血性疾病如血小板减少性紫癜、过敏性紫癜、血友病、白血病、败血症型流行性脑脊髓膜炎等鉴别；眼窝出血和眼球突出时应与神经母细胞瘤及慢性黄色瘤鉴别；牙龈出血时，当与牙龈炎鉴别。

需要指出的是，维生素 C 试验性治疗是坏血病诊断和鉴别诊断的强有力证据。

【治疗】 对轻症患儿给予维生素 C 口服，每次 100~300mg，每日 2~3 次。对重症患者及有呕吐、腹泻或内脏出血症状者，应改为静脉滴注维生素 C，每日 1 000mg，病情减轻后给予口服 500~1 000mg/d。通常，疗程为 1 个月或直到全部临床症状或体征消失[2,3]。同时尚应供给富含维生素 C 的新鲜水果、蔬菜或蔬菜汁和果汁。此外，还要根据需要适当补充其他维生素，特别要注意补充同时缺乏的维生素 D。合并巨幼细胞贫血者，维生素 C 治疗量应加大，另外给予适量叶酸或维生素 B$_{12}$。

骨骼病变明显的患儿，应安静少动，以防止骨折及骨骺脱位。有牙龈出血者应注意口腔清洁。有并发症者应针对病因和症状予以适当的处理。

经维生素 C 治疗后，坏血病的症状会迅速改善并在几周内消失。通常一般症状（如乏力、嗜睡、恶心、厌食、疼痛等）会在 2~3 天内减轻，关节肿胀也在几天内消退，下肢即可活动，约 3 周内局部压痛全消。骨骼病变及骨膜下出血所致血肿的恢复需时较长，重者需经数月消失。皮肤损害短期内也会明显改善，出血点、瘀斑颜色迅速变浅，2~4 周后留下棕褐色素沉着而后慢慢消退。毛囊角化在 1~2 周后减轻，4 周后卷发消失。牙龈在 1~2 周内由紫色渐变为红色，但肿胀消退需要 3 个月的时间，除了当时的牙齿脱落外，不会引起长久的延迟损害[2,3]。

【预防】 孕妇和乳母的饮食应包括维生素 C 丰富的食物如新鲜蔬菜和水果等，或维生素 C 片口服，以保证胎儿和乳儿获得足够的抗坏血酸。母乳维生素 C 含量高，婴儿出生后提倡母乳喂养，生后 4~6 个月开始食物转换，添加果（菜）汁或泥等非乳类食物。婴儿配方奶（粉）都强化了维生素 C；喂鲜牛（羊）奶的人工喂养婴儿，每天都应补充适量维生素 C。我国各年龄正常儿、孕妇、乳母维生素 C 的参考摄入量见中国居民膳食营养素参考摄入量（第三章附 2）；维生素 C 的可耐受最高摄入量见表 15-7。患病时维生素 C 消耗较多，应予以较大剂量。

维生素 C 少见明显毒性，成人每日服用量超过 2g，可引起胃酸增多、恶心、腹痛、腹泻等症。另外，大剂量维生素 C 还可致尿酸和草酸排出增加，长时间大剂量每日 2~4g 以上可致泌尿系结石，并可造成对大剂量的依赖。因此，肾功能不全或透析患儿应避免大剂量维生素 C 的供给。

（齐可民）

参考文献

[1] NASHAWATY M, MAHMOUD A, HASSAN S, et al. Nutrition and art: 19th century images of scurvy, chlorosis, and pellagra. Clin Dermatol, 2021, 39(5): 858-863.

[2] FORTENBERRY M, RUCKER H, GAINES K. Pediatric Scurvy: How an Old Disease Is Becoming a New Problem. J Pediatr Pharmacol Ther, 2020, 25(8): 735-741.

[3] BRAMBILLA A, PIZZA C, LASAGNI D, et al. Pediatric

Scurvy：When Contemporary Eating Habits Bring Back the Past. Front Pediatr，2018，6：126.

［4］PADAYATTY SJ，LEVINE M. Vitamin C：the known and the unknown and Goldilocks. Oral Dis，2016，22（6）：463-493.

［5］WANG H，WANG D，OUYANG Y，et al. Do Chinese Children Get Enough Micronutrients? Nutrients，2017，9（4）：397.

第 13 节　锌缺乏

锌（zinc）是体内第二大含量的微量元素，对于蛋白质代谢与合成、核酸代谢以及细胞膜的稳定性均至关重要；锌还作为 300 多种酶的辅助因子参与酶的活性，为多种细胞代谢功能所必需。因此，锌在生长发育、性功能成熟、免疫系统发育及功能等方面具有重要的生理功能，同时亦参与组织增生修复（免疫系统、伤口愈合、皮肤和胃肠道完整性）。锌缺乏（zinc deficiency）为人体缺锌引起的全身性疾病，对它的认识始自 1961 年 Ananda S. Prasad 等报道的"伊朗乡村病"，又称锌缺乏性侏儒（zinc deficiency dwarfism），表现身材矮小、生殖器发育不良、缺铁性贫血、肝脾大、精神不振、嗜土等症，锌治疗有良效。其后，在埃及发现类似病例；发达国家也陆续有锌营养缺乏经实验证实的报道。在发展中国家，感染性疾病高发增加了锌缺乏发生的风险。我国自 20 世纪 70 年代末以来，全国各地有大量关于锌缺乏病的报道，以小儿为多见。目前在全球范围内有 30% 的人存在锌缺乏，多见于发展中国家 5 岁以下的儿童；给儿童预防性补充锌（10mg/d）可以使各种疾病的发病率平均降低 9%，包括腹泻、肺炎及其并发症[1,2]。

【代谢及体内分布】　锌食入后主要在十二指肠和近端小肠处，在两类转运蛋白 ZnT（降低细胞内锌）与 Zip（增加细胞内锌）的作用下，以被动扩散方式或主动方式吸收，吸收率为 20%~40%。主动吸收主要是锌黏附于肠黏膜刷状缘上，在金属硫蛋白协助下进行。锌在门静脉血浆中与白蛋白结合，约 30%~40% 被肝脏摄取，随后释放回血液中。成人体内含锌约 2g，95%以上在细胞内，其组织分布为 80%~85% 存在于肌肉和骨骼中，且代谢更新较慢；肝脏和皮肤中的锌分别占 8% 和 11%；眼脉络膜及精子中含锌浓度最高。正常人血浆（清）锌仅占机体锌总量的 0.1%，浓度平均约 13.8μmol/L（90μg/dl）左右，与前白蛋白、$α_2$-巨球蛋白、运铁蛋白及氨基酸等结合形式存在。血液中的锌 75%~88% 存在于红细胞中，血浆占 12%~23%，白细胞和血小板中占 3%。代谢后的锌约 90% 通过粪便排泄，部分自尿液、汗液、脱落皮肤细胞及头发丢失[1,4]。

【锌的生理功能】

1. 参与酶的结构和功能　锌是各种锌依赖酶的必要物质，现已知人体内有 300 余种酶含锌或为锌依赖酶，如 RNA 和 DNA 聚合酶，促进 RNA 和 DNA 合成；碳酸酐酶促进机体气体运输排出；谷氨酸脱氢酶、羧肽酶、氨基肽酶和中性蛋白酶等与蛋白质合成相关；乳酸脱氢酶、苹果酸脱氢酶等则与糖代谢相关；碱性磷酸酶促进脱羧反应，参与骨骼代谢。锌缺乏则引起上述各种酶功能异常，造成生长发育迟滞。

2. 调节细胞的分化和基因表达　锌广泛地参与核酸和蛋白质的代谢，因此对细胞分化，尤其是细胞复制等基本生命过程产生影响。紧密结合的锌能稳定 RNA、DNA 和核糖核蛋白体的结构，核酸合成和降解的控制均与锌依赖有关。因而锌对人体的生长发育有密切关系。

3. 维持生物膜结构和功能　在细胞膜中，锌主要结合在细胞膜含硫、氮的配基上，形成牢固的复合物，从而维持细胞膜稳定，减少过氧化脂质及其他游离基对细胞膜结构的损害，减少毒素吸收和组织损伤。锌作为酶的构成成分在稳定酶结构的同时，还通过与细胞膜的含硫、氮配基结合稳定细胞质膜，维护正常的细胞膜转运、屏障以及受体结合等功能。锌缺乏时红细胞膜脆性和通透性增加，易发生溶血以及毒素侵袭和膜氧化损伤。

4. 维持正常味觉和食欲　味觉素（gustin）是一种含 2 个锌的多肽，锌作为味觉素的结构成分，起着支持、营养和分化味蕾的作用。另外，锌对口腔黏膜上皮细胞的结构、功能、代谢也是一个重要的营养因素。缺锌时味觉素合成减少，味蕾更新障碍，味觉下降，食欲减低。

5. 神经调节功能　锌在脑神经元发生、成熟、迁移、突触形成过程中起着重要作用，同时对脑组织 N-甲基-D-天冬氨酸受体（NMDA）/钙通道以及 γ-氨基丁酸受体功能具有显著影响，对于维持正常的神经发育及功能至关重要[3]。

15章

6. 免疫活性作用 在微量元素中,锌对免疫功能影响最明显,锌可促进淋巴细胞有丝分裂及细胞转化,维持 T 细胞免疫功能。锌缺乏可引起动物胸腺、脾脏萎缩,对各种 T 细胞的功能、淋巴细胞功能、天然杀伤细胞的功能、胸腺激素的产量和活性产生一定影响,导致机体免疫低下。随着锌的补充,免疫功能随之提高。因而,锌对于保证免疫系统的完整性是必需的。

7. 对激素的作用 锌可以在分泌、活性以及与组织的结合等各个阶段上影响胰岛素、生长激素和性激素。相反,激素也可以调控机体锌元素的代谢过程。缺锌可直接降低生长调节素刺激软骨生长的生物学效应。

8. 促进维生素 A 代谢和暗视觉 锌参与维生素 A 还原酶活化和视黄醇结合蛋白合成,缺锌引起维生素 A 代谢不良,导致暗适应异常[3,4]。

【病因】[1,4]

1. 摄入不足 谷类等植物性食物含锌量较肉、鱼、蛋、奶等动物性食物少,故素食者易缺锌。

2. 需求增加 生长发育期和营养不良恢复期相对锌需要量增多,孕妇与乳母需锌亦较多,如摄入不足,可致母亲与胎儿、乳儿缺锌。全胃肠道外营养如未补锌或补锌不足,可致严重缺锌。感染、发热时锌需要量增加,同时食欲下降,入量减少,易致缺锌。

3. 吸收障碍 慢性腹泻如吸收不良综合征、脂肪泻、胰腺囊性纤维性变、短肠综合征等,均可使锌吸收减少。锌的吸收受多种因素的影响,比如食物中植酸、膳食纤维、钙和铁等二价金属元素摄入过量均会抑制锌的吸收。牛乳中含锌量与母乳相似,但吸收利用率不及母乳锌高。

4. 丢失过多 许多疾病如反复失血、溶血,外伤、烧伤皆可使大量锌随体液丢失;肝硬化、慢性尿毒症时,因低蛋白血症引起尿锌排出增多;一些药物如长期应用金属螯合剂(如青霉胺等)及反复静脉滴注谷氨酸盐,与锌结合自尿排出,皆可致锌缺乏。

5. 遗传缺陷 肠病性肢端皮炎(acrodermatitis enteropathica, AE)为一种少见的常染色体隐性遗传病,常于母乳喂养停止后 2~4 周内发病;因小肠吸收锌功能缺陷致严重锌缺乏。

6. 其他因素 如铅中毒以及被动吸烟所致镉摄入增多等原因,均影响锌的吸收,并加重锌的缺乏。唐氏综合征与先天性胸腺发育异常可伴锌缺乏,原因尚不清楚。

【临床表现】

1. 生长发育落后 缺锌妨碍核酸和蛋白质合成,影响小儿生长发育。缺锌小儿身高体重常低于正常同龄儿,严重者有侏儒症。

2. 神经精神发育障碍 缺锌可影响小儿智能发育,有认知行为改变,如认知能力不良、精神萎靡、共济失调、精神发育迟缓、注意力缺陷、行为障碍等。

3. 厌食、异嗜癖 缺锌时味蕾功能减退,味觉敏锐度降低,食欲缺乏,摄食量减少。含锌消化酶如羧基肽酶 A 的活力降低,消化能力也减弱。同时出现异嗜癖,即喜食泥土、墙皮、纸张、煤渣或其他异物的现象。

4. 性发育及功能障碍 青春期性发育迟缓或停滞,第二性征出现延迟。如男性生殖器睾丸与阴茎过小,睾酮含量低,性功能低下;女性乳房发育及月经初潮晚;男女阴毛皆出现晚等。

5. 反复感染 缺锌小儿细胞免疫及体液免疫功能皆可能降低,易患各种感染,包括反复感冒、肺炎、腹泻等。

6. 皮肤黏膜表现 缺锌严重时,可有皮肤干燥、各种皮疹、痤疮、脱屑性皮炎、大疱性皮炎,肢端及口周红肿、口角炎、萎缩性舌炎、复发性口腔溃疡,下肢溃疡长期不愈及程度不等的秃发等;病变亦可累及会阴部。

7. 胎儿生长发育落后、多发畸形 孕妇如缺锌严重,可致胎儿生长发育落后、低体重、流产、早产及各种畸形,包括神经管畸形等。产妇因子宫收缩乏力而产程延长、出血过多。

8. 肠病性肢端皮炎 以急性口周及肛门周围皮炎、头发脱落、生长迟缓为特征性表现。同时有肢端皮肤损害,顽固性腹泻,秃发及生长发育障碍,免疫力降低而易患感染。血浆(清)锌、红细胞锌、肌肉锌、发锌及尿锌等皆降低。

【诊断】 儿童锌缺乏是一种或多种的生物学功能降低的结果,可依据高危因素、临床表现和实验室结果等综合判断。

1. 高危因素和临床表现 了解儿童喂养史,有无长期素食、偏食或厌食,评价膳食锌摄入量是否不足(<RNI 的 60%),或长期吸收不良的病史如慢性腹泻等。主要表现为食欲下降、嗜睡、体格生长迟缓、味觉减退、消瘦、反复感染、年长儿性发育延迟等,但这些症状和体征都缺乏特异性。

2. 实验室诊断[1,4,5]

(1) 空腹血浆(清)锌:血浆(清)锌浓度是诊断锌缺乏的常用指标,但在轻度缺乏时往往无变化;在中-重度缺乏时下降明显。因锌 60%~80% 与白蛋白结合,因此清晨空腹血清锌低于 $70\mu g/dl$(10.7$\mu mol/L$)、非空腹血清锌低于 65μg/dl（9.95μmol/L）为锌缺乏。一般血清锌比血浆锌略高出 5%~15%，因部分锌从红细胞与血小板中释出，取血距测定时间越长，锌测定值越偏高。取血后应立即分离血浆并测定。注意取血要避免溶血，因红细胞锌高于血浆锌 10 余倍；标本勿污染，橡皮塞与橡皮膏含锌，应避免使用。血浆（清）锌受近期饮食含锌量的影响；此外，肝、肾疾病及急、慢性感染与应激状态皆可使血浆（清）锌下降。

（2）餐后血清（浆）锌浓度反应试验（post meal zinc concentration reaction，PZCR）：空腹取血测血清锌（A_0），然后进食（标准饮食，总热能按全日的 20% 计，蛋白质：脂肪：碳水化合物为 10%~15%：30%~35%：50%~60%）。餐后 2 小时再取血测血清锌（A_2），按下列公式计 PZCR 值：PZCR =（$A_0 - A_2$）÷A_0×100%。如 PZCR > 15%，则为锌缺乏。测试原理为：反复证实餐后血浆锌水平下降约 15%（因餐后肝脏摄取锌增加及合成含锌消化酶到肠道等原因），缺锌时下降幅度较大。需要抽血 2 次，但尚未广泛用于临床。

（3）红细胞、白细胞锌含量：为反映人体锌营养水平较灵敏的指标，但操作较复杂，临床不易推广。

（4）血清碱性磷酸酶：锌参与碱性磷酸酶活性中心的形成，故血清碱性磷酸酶活性可有助于反映婴幼儿锌营养状态，缺锌时下降，补锌后又上升。

（5）血液中含锌蛋白测定：如金属硫蛋白和胸腺肽等含锌蛋白质或酶可被用来评价机体锌的营养状况，但尚未广泛用于临床。

（6）其他：尿锌能反应锌的代谢水平，需收集 24 小时尿标本，现已很少使用。发锌受头发生长速度、环境污染、洗涤方法及采集部位等多种条件影响，且与血浆锌无密切相关，并非诊断锌的可靠指标。

3. 诊断性试验治疗　锌缺乏的最终确诊依赖于补充治疗试验，即在试验性进行锌补充后，体格生长发育、食欲以及免疫功能等得到明显改善。由于锌对上述功能并没有药理上的作用，因而锌补充后如果出现功能改善，即可确定锌缺乏。临床上，如果患儿考虑锌缺乏时，按 1mg/（kg·d）剂量的试验性锌补充是安全、合理的。

【治疗】

1. 积极治疗原发疾病　去除引起缺锌的原因；改善饮食，适当增加富含锌的食物。

2. 补充锌　可选择甘草锌、葡萄糖酸锌和硫酸锌等制剂。按元素锌计，每日口服锌剂 0.5~1.5mg/kg，或按推荐的每日锌元素参考摄入量加倍给予，最大量

每日 20mg，疗程 3 个月，轻症可较短。对继发性锌缺乏，因吸收不良及丢失过多的严重程度不同而异，开始锌用量可每日 1mg/kg，如继续丢失过多，每日可增至 2mg/kg。

3. 肠病性肢端皮炎患者终身锌剂补充　婴幼儿开始治疗时每日给元素锌 3mg/kg，静脉给药锌剂量为每日 300~1 000μg/kg；成人每日需锌 30~50mg。

4. 全胃肠道外静脉营养锌补充　补锌建议剂量：早产儿 0.4mg/（kg·d），3 个月以下的足月产小儿 0.2mg/（kg·d），较大婴儿及幼儿 0.1mg/（kg·d），儿童 0.05mg/（kg·d）。当锌丢失过多时，尤以自胃肠道丢失，用量需加大。应随时检测血浆锌。有严重缺锌表现时，可静脉给锌 0.3~0.5mg/（kg·d），到皮肤病变消失，血浆锌正常。应用过量锌可致血浆铜降低。为了利于锌的吸收，口服锌剂最好在饭前 1~2 小时。

5. 疾病状态下的锌补充　由于急性腹泻时大便锌丢失增加，在急性腹泻期间和腹泻后常规补充锌能够降低疾病的严重程度和持续时间。2004 年 WHO 和 2016 中国指南均建议腹泻儿童口服补液盐的同时给予锌补充，<6 月龄 10mg/d，>6 月龄 20mg/d，疗程 2~4 周[6]。下呼吸道感染患儿补充锌也有缩短病程的效果。

低锌所致厌食、异食癖一般服锌剂 2~4 周见效，生长落后 1~3 个月见效；因而疗程为 3~6 个月。用锌剂治疗时，应随时观察疗效与副作用，并监测血浆锌、铜、铁。除肠病性肢端皮炎或全胃肠道外静脉营养等特殊情况外，要及时停药，以免长期过量服用。

【预防】　儿童锌不足或缺乏的预防在于改善饮食，提高膳食锌的摄入量。

1. 鼓励母乳喂养　人初乳含锌量较高，最高可达 306μmol/L（2 000μg/dl），成熟乳中含量平均为 300~500μg/dl。人乳中的锌吸收利用率也较高，故婴儿母乳喂养对预防缺锌有利。人工喂养儿最好给予一些锌强化的婴儿配方粉。

2. 按时添加辅食　6 个月以后提供含锌较丰富的食物如瘦肉、蛋黄、鱼、动物肝脏作为辅食，同时纠正儿童挑食和偏食习惯。

3. 慎重选择强化锌的食品，要注意其锌含量，一次摄入大量锌或长期锌摄入量过多皆可致中毒。

各年龄段锌的参考摄入量见中国居民膳食营养素参考摄入量（第三章附2）；其可耐受最高摄入量见表 15-7。

【附】锌中毒

一般膳食中含锌量不会有锌中毒的危险。临床应用口服或静脉注射或误服大剂量的锌，或食用镀锌器皿存放的酸性食物或饮料，锌溶于酸中，都可发生急性锌中毒。症状有腹痛、恶心、呕吐、腹泻、步态不稳、嗜睡等；严重时可引起惊厥、昏迷、脱水和休克、死亡。成年人一次摄入 2g 以上会发生急性中毒的症状。临床上锌的催吐剂量为一次服用 300mg 锌。长期补充 50~100mg/d 的锌可致慢性锌中毒，表现为食欲缺乏、精神萎靡、免疫功能低下、血清铁和铜下降、顽固性贫血、中性粒细胞与淋巴细胞减少、血 HDL-C 降低而 LDL-C 升高。

对误服大剂量可溶性锌盐者，应立即洗胃，可采用 1% 鞣酸液、5% 活性炭悬液或 1∶2 000 高锰酸钾液等。但如呕吐物带血液，应避免用胃管及催吐剂。根据情况口服硫酸钠导泻，内服牛奶以沉淀锌盐。必要时输液，以纠正水和电解质紊乱，并给予祛锌疗法等。慢性锌中毒者应停止使用含锌的制剂，给予相应的对症治疗。

(李晓南)

参考文献

[1] 杨月欣, 葛可佑. 中国营养科学全书. 2 版. 北京：人民卫生出版社, 2019.

[2] AHSAN AK, TEBHA SS, SANGI R, et al. Zinc Micronutrient Deficiency and Its Prevalence in Malnourished Pediatric Children as Compared to Well-Nourished Children: A Nutritional Emergency. Glob Pediatr Health, 2021, 8: 2333794X211050316.

[3] MAXFIELD L, SHUKLA S, CRANE JS. Zinc Deficiency. [Updated 2021 Aug 13]. In: StatPearls [Internet]. Treasure Island (FL): StatPearls Publishing, 2021.

[4] CHASAPIS CT, NTOUPA PA, SPILIOPOULOU CA, et al. Recent aspects of the effects of zinc on human health. Arch Toxicol, 2020, 94(5): 1443-1460.

[5] WIERINGA FT, DIJKHUIZEN MA, FIORENTINO M, et al. Determination of Zinc Status in Humans: Which Indicator Should We Use? Nutrients, 2015, 7: 3252-3263.

[6] 中华医学会儿科学分会消化学组.《中华儿科杂志》编辑委员会. 中国儿童急性感染性腹泻病临床实践指南. 中华儿科杂志, 2016, 54(7): 483-488.

第 14 节 肥胖

自工业化时代以来，肥胖（obesity）的发生率逐年升高。目前随着经济全球一体化进程的加快，肥胖问题已经从发达国家蔓延到许多发展中国家，呈现出全球流行态势。儿童肥胖大多属于单纯型肥胖，是机体内在遗传因素和外界环境因素相互作用的结果。肥胖不仅威胁儿童本身的健康，而且大多会延续到成年，增加成年期患糖尿病、心血管疾病、癌症等慢性非传染性疾病的风险。因此，肥胖的预防和治疗是儿科工作者焦点关注的、同时也是亟待解决的健康问题之一。

【流行病学】 自 20 世纪 70 年代开始肥胖从西方发达国家向全球蔓延。1975—2016 年，全球范围内 5~19 岁儿童青少年肥胖率从 0.7%（女）和 0.9%（男）上升到了 5.6%（女）和 7.8%（男）；肥胖总人数由当时的 1 100 万增加到了 1.26 亿。2016 年全球超重和肥胖的总数在 5~19 岁儿童达到了 3.4 亿，5 岁以下儿童也高达 3 900 万。从增加趋势来看，2010—2016 年 5~19 岁儿童肥胖增长率在亚洲、特别是太平洋岛国最高，中国为 43%；北美和欧洲最低，为 10% 以下[1]。具体到中国，学龄期儿童青少年超重和肥胖率从 1985 年的 1% 上升到了 2015 年的 28.2%（男）和 16.4%（女）[2]。

虽然遗传因素在儿童肥胖的发生中起着重要作用，但是往往需要与环境因素和行为因素（能量摄入增加、体力活动少等）共同作用。遗传因素的单独作用只见于 Prader-Willi 综合征等罕见的肥胖患儿，绝大多数肥胖属于多基因遗传。对双胞胎的研究发现，体脂肪含量与分布的遗传度为 65%~80%；基础代谢、饮食习惯、食物嗜好的遗传度也在 30% 以上。另外，早期的不良营养因素暴露也会增加后期肥胖的发生风险，低出生体重儿及儿童期营养低下或营养过剩均与成年后肥胖、心血管病等慢性疾病的发生有关。因此，生命全程内特别是生命早期开始预防和管理肥胖等慢病的发生和发展至关重要。

【病因及发病机制】 根据病因，可将儿童肥胖症分为单纯型（特发性、原发性）和病理型（内源性、继发性），其中病理型肥胖只占 5% 以下，绝大多数患者属于单纯型。病理型肥胖主要是由一些遗传综合征、单基因病、内分泌疾病、脑和下丘脑损伤或肿瘤、精神性疾病、药物等所致,常见病理性肥胖见表15-8。单纯型肥胖的发生通常很难找到明确的病因,一般认为是机体能量失衡、能量摄入多于能量消耗而致使脂肪在体内过量聚集,是多基因参与并与环境因素(饮食习惯、体力活动等)相互作用的结果[3,4]。

表 15-8 儿童病理性肥胖相关疾病

病因	特征性临床表现
遗传综合征	
Alström 综合征	认知障碍、性腺功能低下、视神经变性、耳聋、糖尿病、心肌病
Prader-Willi 综合征	新生儿肌无力、出生后正常生长、手和脚小、精神发育迟滞、性腺功能低下、15 号染色体部分缺失、食欲亢进而发生严重肥胖、生长激素释放肽生长素水平异常升高
Bardet-Biedl 综合征	视神经变性、并指/趾、多指/趾、性腺功能低下、肾功能异常、精神发育迟滞
Carpenter 综合征	并指/趾、多指/趾、颅缝早闭、精神发育迟滞
Cohen 综合征	轻度儿童期开始肥胖、身材矮小、肌张力减退、精神发育迟滞、小头、视功能下降
Fröhlich 综合征	下丘脑瘤
Turner 综合征	卵巢发育不良、淋巴水肿、颈蹼、X 单染色体
单基因病	
染色体 9q 34 缺失	早发型肥胖、精神发育迟滞、头型宽短、一字眉、下颌前突、行为和睡眠障碍
ENPP1 基因突变	位于染色体 6q、胰岛素抵抗、儿童期肥胖
瘦素及瘦素受体基因突变	罕见、早发严重肥胖、不育(低促性腺激素型性腺功能减退症)、瘦素治疗有效
MC4 受体基因突变	早发严重肥胖、身高增长快速、食欲亢进、高胰岛素血症、纯合子较杂合子严重、相对常见
促阿片-黑素细胞皮质素原缺乏	肥胖、红头发、肾上腺功能不全、高胰岛素原血症
PSK1 缺乏	小肠病变、低血糖、甲状腺功能减退、ACTH 缺乏、糖尿病
内分泌疾病	
高胰岛素血症	胰岛细胞增生、胰腺瘤、低血糖、Mauriac 综合征
假性甲状旁腺功能低下	低血钙、高血磷、皮下组织钙化、身材矮、掌骨短、精神发育迟滞
皮质醇增多症	肾上腺增生或垂体瘤、中心型肥胖、满月脸、多毛、高血压
甲状腺功能减退	身材矮、乏力、怕冷、腹胀
生长激素缺乏	身材矮、生长速度慢
黑色棘皮症(acanthosis nigricans)	特定的好发部位如腋窝、颈部等,出现污褐色到灰色的色素性、乳头瘤病样角化性皮损;糖耐量和胰岛素异常
精神心理疾病	
抑郁症	抑郁表现
神经性贪食、神经性厌食	暴饮暴食、自我催吐、厌食,体像障碍
脑和下丘脑病变	
脑损伤(外伤、射线暴露)	相应病史、神经系统表现,影像学特征
脑、下丘脑肿瘤	影像学特征
Rohhad/Rohhadnet 综合征	体重迅速而极度增加、肺通气功能下降、伴随着心跳缓慢,过度出汗等体液平衡失调,下丘脑和自主神经功能障碍,易伴发神经系统肿瘤
药物	
抗抑郁药、抗癫痫药、精神类药物、糖皮质激素、磺酰脲类药物	原发疾病和药物服用史

15 章

1. **膳食平衡失调** 膳食脂肪(特别是饱和脂肪)、糖类以及精细加工、能量密度高的食物摄入增加;另外,儿童较强的食欲、吃饭速度过快、三餐不均衡(不吃早餐而午餐和晚餐进食过多)以及吃零食过量等饮食行为异常也导致能量摄入增加。

2. **体力活动减少** 现代人(包括儿童在内)的体育锻炼和体力活动减少使得能量消耗较少,过多的能量在体内以脂肪形式积聚。看电视和玩电子游戏与儿童青少年肥胖的发生具有很强的相关性,因为看电视时往往伴随进食行为(小吃、糖果、巧克力等),增加了能量摄入,同时降低了能量消耗。

3. **心理行为异常** 儿童社会心理行为异常,如压抑、焦虑等心理问题所引起的低预期性、低持久性和注意力不集中、缺乏毅力、易受环境干扰等不良的气质特征,可影响儿童食欲和饮食习惯,在肥胖发生中也起着促进作用。另外,家庭环境气氛是否和谐、父母的精神压力、焦虑等均会影响儿童对食物的态度和饮食习惯。一旦肥胖发生后,孩子往往被称为懒惰、愚蠢、丑陋等而表现出孤独、不合群。这些不良的心理行为因素不仅关联着肥胖的发生,也直接影响着肥胖治疗的效果。另外,睡眠时间减少在肥胖的发生中亦起着促进作用。

4. **环境因素暴露** 不良室内外环境因素(吸烟、空气污染、多环芳烃、三丁基锡、双酚 A、多氯联苯、邻苯二甲酸、全氟辛酸、阻燃剂等)的暴露可刺激脂肪细胞增多、变大,使食欲增加,降低胰岛素敏感性等。

5. **生命早期不良因素暴露** 母孕期患糖尿病、饥饿致使胎儿营养低下、早产、出生后非母乳喂养、追赶生长过快、抗生素或某些益生菌的使用干扰肠道菌群的正常定植与发育。

肥胖的发生可从群体与个体两个层面来看。从人类群体进化角度看,我们的祖先在长达几百万年的进化过程中,其生存始终经受着缺食、饥饿的威胁,人类逐渐形成了一套对付这种威胁的"节约基因型"(thrifty genotype)反应系统,如瘦素和胰岛素,以调控和贮存能量利于机体生存。现代社会,人类饥饿被解除、食物供应极大丰富,机体还没有形成有效的对抗能量摄入和脂肪储积增加的应急机制,则会发生能在体内无限制贮存,引起肥胖、糖尿病等慢病发生。从个体水平看,肥胖的发生也就是机体脂肪细胞分化增殖加速和脂肪堆积的过程。婴儿出生后第 1 年体脂肪含量增加迅速,1 岁后逐渐减少,于 5~6 岁达最低点,7 岁后又逐渐增加,这一过程被称为脂肪重聚(adiposity rebound)。脂肪重聚发生越早,

青少年期和成年期发生肥胖的风险可能也越大。

【**病理生理及并发症**】 肥胖的病理生理是复杂的,最根本的变化是脂代谢的紊乱,即脂肪在体内过量聚集及血脂异常。随着脂肪的聚集,组织内血管增生、血流减少,细胞因子如瘦素分泌增多而脂联素减少,α-肿瘤坏死因子(TNF-α)、白介素 6 和 1β 等致炎因子分泌增加;同时 M1 巨噬细胞浸润增多,引发更严重的慢性炎症反应、胰岛素抵抗等。脂代谢紊乱的具体类型和情况由于研究的人群、种族不同而报道结果不完全一致。炎症反应的轻重也会因体脂分布的部位不同而存在差异,"苹果型"肥胖(脂肪主要聚集于腹腔内脏)的炎症反应要明显强于"梨型"肥胖(脂肪主要聚集于臀部和皮下)[5]。

美国青少年中 4% 患有代谢综合征(metabolic syndrome),而肥胖的青少年中患代谢综合征的比率高达 30%;另外,超重和肥胖儿童中有 9%~13% 合并高血压。因此,肥胖儿童会有更大的概率较早地发生心血管疾病和糖尿病等。肥胖也可致其他内分泌紊乱,包括生长激素、皮质醇、性激素等分泌异常。单纯型肥胖儿童虽然存在生长激素分泌抑制,但胰岛素样生长因子 1(IGF-1)正常,同时瘦素分泌增加,导致身高和骨龄发育较快,成年后身高几乎不受影响。对性发育的研究表明,肥胖女孩性成熟年龄提前,而男孩则延迟。另外,肥胖儿童也可出现骨关节病变(股骨头滑脱和胫骨内翻)、睡眠窒息或通气障碍综合征、脂肪肝及胆囊病变等。

【**诊断与鉴别诊断**】 肥胖的诊断主要是根据体内脂肪含量多少,即超过标准的 15% 即为肥胖。理想的体脂判断方法应该是用生物电阻抗(BIA)、双能 X 线吸收(DEXA)、计算机断层扫描(NMRS)、体密度浮水试验等较精确的方法,但这些方法复杂且费用高,不易被推广。因此,一般的体格测量指标仍被用来进行肥胖的判断。

1. **身高别体重** 实际体重超过参照人群标准身高体重的 10% 为超重,超过 20% 为肥胖;其中超出标准体重介于 20%~30% 为轻度,介于 30%~50% 为中度,大于 50% 为重度。WHO 建议对于 5 岁以下儿童,基于 WHO 的身长(高)别体重标准曲线,>2SD 为超重、>3SD 为肥胖[2,4]。

2. **BMI** 其计算公式为:体重(kg)/身高(m)^2,对体脂含量受身高的影响有一定程度的控制,可以较好地反映儿童的体脂含量。尽管仍不能排除瘦体质和青春期的影响,但 BMI 仍被越来越多国家用于对儿童肥胖的判断。需注意这些界值点会因种族、性别、年龄的不同而存在差异。美国将 2~18 岁儿童、青少年超重和肥

胖的界值点分别定为参照人群 BMI 标准曲线的第 85 百分位和 95 百分位，而将超过 95 百分位的 20% 或 BMI≥35，定为极度肥胖；WHO、国际肥胖工作组（International Obesity Task Force，IOTF）和中国建议将 2～18 岁（WHO 为 5～18 岁）超重和肥胖的 BMI 界值点分别定为参照人群标准曲线的 1SD 和 2SD。在参照人群标准方面，中国建立了 0～18 岁儿童、青少年 BMI 百分位曲线（见第 2 章附表）；同时中国疾病预防控制中心妇幼中心根据 WHO 的 2006 年和 2007 年 0～5 岁和 5～19 岁儿童青少年 BMI 参考标准，制定了 6 岁以下儿童 BMI 参照百分位曲线。因此，对于 6 岁及以下儿童，既可使用 WHO 的 BMI 参照标准，也可使用中国 BMI 参照标准；对于 6 岁以上儿童，则使用中国儿童 BMI 参照标准[3,4,6]。对于成年人，在美国等西方国家，通常将 BMI＝25kg/m² 和 30kg/m² 分别定为超重和肥胖的界值点；在中国，超重和肥胖的 BMI 界值点分别定为 24kg/m² 和 28kg/m²。

3. 皮脂厚度、腰围、臀围等 不能作为主要诊断指标，因为测量误差较大，但可以作为辅助诊断，特别是对于瘦体块质量较大的患儿。

在对儿童肥胖进行诊断时，通常遵循下列程序：对按照上述标准判断为肥胖的患儿，应详细询问病史，包括患儿及家庭饮食情况、心理行为、体力活动情况、家族遗传代谢病及代谢综合征等；同时进行体格检查和必要的实验室检查，包括空腹血脂、血糖、肝功能（丙氨酸转氨酶、天冬氨酸转氨酶等）以及肾功能（尿素氮、肌酐等）等。在进行诊断时，应注意与表 15-8 中病理性肥胖相鉴别。通常，病理（内源性）肥胖患儿身材较矮、骨龄落后，往往伴有智力缺陷，亦无明显肥胖家族史。对于

判断为超重的患儿，如果伴有高血压、血胆固醇升高、BMI 在 1 年内增加 3～4kg/m²、缺乏对肥胖危害的认识等任何一项，应该进行与上述肥胖患儿同样的检查；如果不伴这些表现，则一年后复诊。对于未超重的儿童，则每年进行常规筛查，发现超重，尽早控制[3,4,7,8]。

【治疗】 由于儿童身心正处于不稳定的发育阶段，因而对儿童肥胖的治疗不同于成年人，有其特殊性。治疗儿童肥胖的首要目标是重塑能量摄入和消耗之间的平衡，使体重稳定而不至于过快增加，这样随着身高的生长，BMI 会逐渐下降；而长期目标是降低 BMI 以逆转和预防短期和远期并发症，特别是重度肥胖儿童。这些目标的实现需要对儿童采取饮食调理、增加体力活动、心理行为矫正等综合措施，同时需要家庭、学校和社区等多方的参与。

在实施治疗措施之前，应对患儿的膳食、体力活动情况进行详细了解，同时也要了解患儿本人及其父母等家人对肥胖治疗是否有足够的心理准备、是否接受治疗、能否坚持。在对上述这些因素有足够的了解后，可以制定下列治疗目标：一是矫正患儿家人在内的饮食和日常生活方式，使患儿及其家人对肥胖的危害有明确深入的了解；二是预防和治疗肥胖并发症；三是体重管理。对于 2～6 岁的儿童，如果是超重或肥胖但无并发症者，维持现有体重不使其再增加；如果属于肥胖且伴有并发症者，需要减体重。对于 6 岁以上患儿，如果是超重但无并发症者，可进行现有体重维持；对于超重伴有并发症或肥胖（不管有无并发症），均需要进行减体重治疗。需要指出的是，减重目标不能设定太高，根据肥胖程度每个月减 0.5～2kg 较为合适（表 15-9）[7,8]。

表 15-9 不同年龄肥胖儿童体重控制目标

年龄	BMI	体重控制目标
2~5 岁	85~94 百分位	体重维持或控制体重增长速度
	>95 百分位	体重维持直到 BMI<85 百分位；如果需要减体重，则不超 0.5kg/月
6~11 岁	85~94 百分位	体重维持或控制体重增长速度
	95~99 百分位	体重维持直到 BMI<85 百分位；或缓慢减体重，但不超过 0.5kg/月
	>99 百分位	需减体重，但不超过 1kg/周
12~18 岁	85~94 百分位	体重维持直到 BMI<85 百分位；或缓慢减体重
	95~99 百分位	减体重直到 BMI<85 百分位，但不超过 1kg/周
	>99 百分位	需减体重，但不超过 1kg/周

1. 饮食治疗 饮食调整应在均衡膳食的基础上减少高脂肪、高能量食物的摄入。重塑能量摄入和消耗之间的平衡是首要目标。最实际有效的方法是从食物中剔除高脂肪、高能量食物和高血糖指数食物，保证水果和蔬菜的足量摄入，每天吃早餐，避免漏餐，并减少家庭外出就餐的次数，限制含糖饮料和果汁的摄入；利用"红黄绿指示灯"对食物进行标识，利于孩子选择。儿童减肥不能使用节食的手段，要做到能量平衡，能量摄入不能低于儿童需要量，并且保证合适的三大营养素比例。切记，单靠饮食调理来进行体重控制和减肥是很难成功的，必须和运动相结合[3,4,7]。

2. 运动治疗 运动可以增加脂肪组织对胰岛素的敏感性，降低空腹和餐后游离脂肪酸、LDL 以及甘油三酯水平，增加 HDL 水平，并诱导脂肪酸的氧化，从而达到增加基础代谢率、减少机体脂肪含量的目的。在具体实施上，患儿每天的体力活动应该在目前活动量的基础上有所增加，在除去学校体育活动后，再保证有至少 30 分钟至 1 小时的中-高强度体力活动，比如游泳、自行车、球类、快步走、爬楼梯等，运动时心率维持在各年龄最大心率的 60%~80%。注意运动方式要与年龄相适应，保持有氧运动，运动强度以第二天不感觉肌肉酸疼为适宜；在锻炼过程中动作不要过大和过猛，避免下肢关节的损伤。将看电视、玩电子游戏等静止运动的时间限制在每天 2 小时以内，以便增加其他能够消耗体力的运动和游戏；同时交通工具采用步行或骑自行车而不是坐机动车等[3,4,7]。

3. 心理行为矫正 主要是矫正不良的饮食习惯，改变静逸的生活方式，加强对肥胖危害的认识等。许多用于成人肥胖的行为矫正措施也被成功地应用到了肥胖儿童和青少年，主要是对食物摄入和体力活动进行自我记录和管理，改变暴饮暴食的习惯，对良好的习惯进行鼓励；同时还应对包括父母在内的家庭成员进行行为矫正。另外，如果患儿存在社会心理行为异常，如压抑、焦虑等心理问题，应积极治疗。

4. 家庭、社区、学校的共同参与 在肥胖治疗过程中家庭成员的参与、学校和社区的宣教亦非常重要，大家共同努力改变孩子不良的生活、饮食习惯，为孩子肥胖的治疗创造一个良好的环境。

5. 药物治疗 被 FDA 批准的减肥药可以用于 16 岁以上的 BMI≥30kg/m² 或 BMI≥27kg/m² 伴至少 1 种严重并发症（糖尿病、高血压等）患儿，但尚缺乏效果的评估研究报道。通常药物治疗 3 个月体重下降不明显（≤4% BMI *Z* 评分），即应停用，以避免副作用。对于 16 岁以下的仅是超重的儿童、青少年，反对使用减肥药物[3,4]。

治疗肥胖的药物主要包括四类：能量消耗促进剂、食欲抑制剂、营养吸收抑制剂及胰岛素调节剂。其中能量消耗促进剂如苯丙胺（amphetamine）、二硝基酚（dinitrophenol）、芬氟拉明（fenfluramine）、麻黄素（ephedra）等，因副作用大而被禁用。西布曲明（sibutramine）作为食欲抑制剂的代表药物，主要是非选择性抑制食欲中枢神经细胞对 5-羟色胺、去甲肾上腺素以及多巴胺的重新摄取；曾一度被应用于临床，但后因严重的心血管系统损害和焦虑、抑郁等严重副作用而被禁用。目前在美国被 FDA 批准应用于儿童的减肥药物只有奥利司他（orlistat），属于营养吸收抑制剂，主要通过抑制胰脂肪酶活性来减少肠道对脂肪的消化和吸收，可用于 12 岁以上的青少年，副作用主要是脂溶性维生素的缺乏。在中国，这些药物尚未被批准应用于临床[3,4]。

其他药物虽然未被 FDA 批准用于儿童肥胖治疗，但临床应用已证实有一定效果。二甲双胍（metformin）作为降血糖药，不仅可改善青少年肥胖的糖耐量和胰岛素异常，延缓发展为 2 型糖尿病，还对降低体脂肪含量和血脂水平有一定的作用。生长激素可以减少 Prader-Willi 综合征患儿体内脂肪含量并促进瘦体块质量的增加[3,4]。

6. 手术治疗 常用的手术方法有腹腔镜胃捆扎术、Roux-en-Y 式腹腔镜胃旁路术或胃部分切除术，主要用于极度肥胖并伴有严重并发症的患者。儿童肥胖手术的适应证包括青春期发育 Tanner 4/5 期以上，身高达到或接近成人，且 BMI≥40kg/m² 伴轻度并发症（高血压、血脂异常、轻度睡眠呼吸暂停、非酒精性脂肪肝炎等）或 BMI≥35kg/m² 伴严重并发症（2 型糖尿病、重中度呼吸睡眠暂停、假性脑瘤、非酒精性脂肪肝炎伴晚期纤维化等），或经过正规治疗，极度肥胖合并发症持续存在等。手术存在严重副作用，如胃食管反流、食管扩张、缺铁性贫血、叶酸、维生素 B₁ 和钙缺乏等[3,4]。

【预防】 肥胖的治疗比较困难，尚无特效的方法，因而治疗肥胖的最好方法还是预防，特别是从婴幼儿开始早期防控。改变不良的饮食、运动等生活习惯，倡导健康生活方式。做到母孕期均衡营养，婴儿出生后母乳喂养，按时添加辅食，从小养成均衡健康的饮食习惯、爱活动和锻炼的习惯，保证足够的睡眠和肠道健康，阻止室内外有害环境因素暴露；同时定期生长发育监测和超重/肥胖筛查。当然这需要儿童个人、家庭、政府、学校、社区、食品工业等多方面的共同努力，才能够遏制肥胖的继续流行。

（齐可民）

参考文献

[1] World Health Organization, Obesity and Overweight, 2021.

[2] 马淑婧,张艳青,羊柳,等. 1991—2015 年中国 9 个省份儿童青少年超重和肥胖率的变化趋势分析. 中华预防医学杂志,2020,54(02):133-138.

[3] KUMAR S, KELLY AS. Review of childhood obesity: from epidemiology, etiology, and comorbidities to clinical assessment and treatment. Mayo Clin Proc,2017,92(2):251-265.

[4] STYNE DM, ARSLANIAN SA, CONNOR EL, et al. Pediatric obesity-assessment, treatment, and prevention: an endocrine society clinical practice guideline. J Clin Endocrinol Metab,2017, 102(3):709-757.

[5] CHAIT A, DEN HARTIGH LJ. Adipose tissue distribution, inflammation and its metabolic consequences, including diabetes and cardiovascular disease. Front Cardiovasc Med,2020,7:22.

[6] 李辉,季成叶,宗心南,等. 中国 0~18 岁儿童、青少年体块指数的生长曲线. 中华儿科杂志,2009,47(7):493-498.

[7] VERDUCI E, BRONSKY J, EMBLETON N, et al; ESPGHAN Committee on Nutrition. Role of Dietary Factors, Food Habits, and Lifestyle in Childhood Obesity Development: A Position Paper From the European Society for Paediatric Gastroenterology, Hepatology and Nutrition Committee on Nutrition. J Pediatr Gastroenterol Nutr,2021,72(5):769-783.

[8] BARLOW SE. Expert committee recommendations regarding the prevention, assessment, and treatment of child and adolescent overweight and obesity: summary report. Pediatrics, 2007, 120(4):164-192.

15章

第 15 节　血脂异常

血脂异常(dyslipidemia)是威胁儿童青少年的主要健康问题之一,除了遗传基因所导致的原发性血脂异常以外,继发性于肥胖、代谢综合征等疾病及不良生活方式的血脂异常发病率在逐年增加。对血脂异常进行及早筛查与诊断,显得十分重要。膳食干预、增加体力活动等生活方式的改善是儿童青少年时期血脂异常的首选治疗措施,无效时考虑使用药物治疗,但要严格掌握年龄、疾病类型等适应证。

【病因与流行病学】　血脂异常主要指血浆总胆固醇(TC)、低密度脂蛋白胆固醇(LDL-C)或甘油三酯(TG)水平升高以及高密度脂蛋白胆固醇(HDL-C)水平降低等。血脂异常的分类有多种方法,包括病因分类、表型分类、基因分类及临床分类等。根据病因可将血脂异常分为原发性和继发性两大类。原发性血脂异常主要是由遗传性基因异常和/或与环境因素相互作用所引起的,患病特点呈家族聚集性,有明显的遗传倾向且发病率低。继发性血脂异常是指继发于一些全身性疾病和不良生活方式,或应用一些药物引起的不良反应,是儿童青少年常见的脂代谢紊乱形式。

原发性血脂异常主要包括家族性高胆固醇血症(familial hypercholesteremia,FH)、家族性高甘油三酯血症(familial hypertriglyceridemia,FTG)等(表 15-10)。家族性高胆固醇血症是一种因 LDL-C 代谢清除障碍而导致其在体内积聚并伴早发心血管疾病的常染色体显性遗传性疾病,其中 LDL 受体(LDL-R)基因缺陷者占 85%~90%,其次是载脂蛋白 B(apoB)、前蛋白转换酶枯草杆菌蛋白酶 9

(PCSK9)等基因异常。通常情况下,纯合型家族性高胆固醇血症的人群患病率在 1:160 000~1:300 000,而杂合型家族性高胆固醇血症的患病率则为 1:200~1:300。纯合型患者往往于 20 岁前出现严重的动脉粥样硬化,如不及时有效治疗则多于 30 岁前死亡;杂合型患者的心血管病风险增加,女性 60 岁时和男性 50 岁的风险较正常人分别高出 30% 和 50%[1]。

继发性血脂异常常发生于某些疾病(如肥胖、糖尿病、甲状腺功能减退症、肝脏和肾脏疾病等)和不良生活方式(膳食能量摄入增加、体力活动减少、吸烟、嗜酒等);另外,一些药物如糖皮质激素、β-受体阻断剂、抗 HIV 蛋白酶抑制剂等也可以导致机体脂代谢发生紊乱。

代谢综合征(metabolic syndrome)是由一组代谢紊乱综合征组成的一种疾病状态,主要包括肥胖、脂代谢紊乱、高血糖和高血压,其在肥胖儿童中的检出率为 30%。代谢综合征主要的脂代谢异常特征是血浆 HDL-C 降低,极低密度脂蛋白(VLDL)及小颗粒 LDL 增加,这些均是心血管病的高危因素。

目前,2 型糖尿病在儿童青少年糖尿病中的比例由 15 年前的 3% 上升到了 45% 以上。这类患儿往往肥胖,并容易并发高血压、高脂血症、非酒精性肝脏疾患、代谢综合征等。研究表明,30%~40%的 2 型糖尿病青少年患儿在初诊时即存在明显的高脂血症,血浆 TC、TG、LDL-C 升高而 HDL-C 降低;1 型糖尿病患儿伴发血脂异常的比例为 10%~20%。遗憾的是,只有 1% 的糖尿病患儿进行了高脂血症的治疗。

表 15-10 原发性血脂异常分类

	突变基因	基因产物	发病年龄	临床特点
家族性高胆固醇血症				
家族性 LDL-R 异常	LDL-R(OMIM 143 890),常染色体显性遗传	低密度脂蛋白受体	儿童、青少年、成年早期	TC 和 LDL-C:纯合子高出正常 5~6 倍以上;杂合子高出正常 2~3 倍以上。黄色瘤、角膜环;常于青少年期和青、中年期发生动脉粥样硬化及心血管疾病。发病率分别为 1/1 000 000 和 1/500
家族性载脂蛋白 B 异常	APOB(OMIM 144 010),常染色体显性遗传	载脂蛋白 B100	成年早期	TC 和 LDL-C 升高,常高出正常 2~3 倍以上。黄色瘤、角膜环;于青、中年期发生动脉粥样硬化与心血管病。发病率为 1/500~1/700
常染色体隐性高胆固醇血症	ARH(OMIM 603 813),常染色体隐性遗传	ARH 适配蛋白	不定	TC 和 LDL-C 高出正常 5~6 倍以上;黄色瘤、角膜环;于青少年期发生动脉粥样硬化与心血管病。发病率很低,主要在意大利撒丁岛
PCSK9 基因过表达突变	PCSK9(OMIM 607 786),常染色体显性遗传	前蛋白转换酶枯草杆菌蛋白酶 9	成年早期	TC 和 LDL-C 升高,常高出正常 2~3 倍以上。黄色瘤、角膜环;于青、中年期发生动脉粥样硬化与心血管病
沃尔曼病和胆固醇酯贮积症	LIPA(OMIM 278 000、278 000),常染色体隐性遗传	溶酶体酸脂酶	婴儿期、儿童青少年期	沃尔曼病表现肝脾大、生长迟缓、脂肪泻、贫血、黄疸等,常于婴儿期死亡。胆固醇酯贮积症表现为高胆固醇血症、肝脏肿大及肝硬化
植物固醇血症	ABCG5、ABCG8(OMIM 605 459、605 460),常染色体隐性遗传	ATP 结合盒蛋白 G5、G8	儿童期	血浆谷甾醇、菜籽甾醇等植物固醇含量增加,高于正常水平 10~100 倍;TC 轻-中度升高。表现反复发作关节炎、脾大、黄色瘤;早发冠心病
家族性高甘油三酯血症				
家族性乳糜微粒血症	LPL、apoCⅡ(OMIM 609 708、608 083)	脂蛋白脂酶、载脂蛋白 CⅡ	儿童期	黄色瘤、肝脾大、易激惹、反复发作的腹痛,同时易发胰腺炎;空腹血浆"奶油样"改变,TG 水平在 10mmol/L 以上。发病率为 1/1 000 000
家族性高甘油三酯血症	LPL、apoCⅡ、apoE、apoA5(OMIM 606 368)	脂蛋白脂酶、载脂蛋白 CⅡ、E、A5	儿童期	TG 中等程度升高,HDL-C 水平降低;人群发病率为 5%~10%。易发心血管病、肥胖、糖尿病、高血压以及高尿酸血症
家族性异常 β 脂蛋白血症	apoE₂ 亚型纯合子	载脂蛋白 E	青少年期后	TG 和 TC 升高,HDL-C 降低。多种皮肤黄色瘤,偶见角膜弓;动脉粥样硬化风险高

续表

	突变基因	基因产物	发病年龄	临床特点
混合型高脂血症				
家族性混合型高脂蛋白血症	LPL、apoC Ⅱ、apoC Ⅲ、CETP，多基因遗传	脂蛋白脂酶、载脂蛋白 C Ⅱ、C Ⅲ、胆固醇酯转运蛋白	20 岁以后	临床特征多种多样，TC 和 TG 可同时升高，或仅为胆固醇或 TG 单项升高；人群发病率最高，为 1% ~ 2%，呈家族聚集倾向；在冠心病患者中此病占 30% 左右
原发性混合型高脂血症	不详	不详	成年期	表现与家族性乳糜微粒血症相似，同时有 TC 升高；人群发病率相对较高，为 1/1 000
低高密度脂蛋白血症	ABCA1、apoA-Ⅰ、LCAT（OMIM 600 046、107 680、245 900）	载脂蛋白 A-Ⅰ卵磷脂胆固醇酯酰基转移酶	儿童期	HDL-C 含量极少，组织细胞中胆固醇酯聚集，出现扁桃体橘黄色肿大、淋巴结及肝脾大、骨髓浸润造血异常、多发性神经变性、角膜混浊等体征。发病罕见
低低密度脂蛋白血症				
无 β 脂蛋白血症	MTP（OMIM 157 147），常染色体隐性遗传	微粒体 TG 转运蛋白	儿童期	β-脂蛋白缺乏，脂肪吸收不良，棘红细胞增多，共济失调和视网膜色素变性。发病罕见
家族性低 β 脂蛋白血症	apoB（OMIM 107 730）	载脂蛋白 B	儿童期、成人期	纯合子表现类似无 β 脂蛋白血症，杂合子症状较轻。人群发病率为 3/10 000
原发性胆汁酸吸收障碍	SLC10A2（OMIM 601 295）	回肠钠依赖性胆酸转运载体	婴儿期	出生后的头几天即开始发生脂肪泻和腹泻，影响婴儿生长发育
PCSK9 基因抑制突变	PCSK9（OMIM 607 786）	前蛋白转换酶 SK9	儿童期	LDL-C 和 apoB 显著低下，发生心血管系统疾病的风险降低

　　肾病综合征是儿童时期最常见的肾脏疾病，脂代谢紊乱是其临床特征之一，主要表现为血浆 TC、LDL-C、TG 以及磷脂水平升高，HDL-C 正常或降低；而持续性的这种高脂血症会使脂质在肾脏沉积，引发肾小球硬化。目前，关于高脂血症的发生机制尚不完全清楚，除了血浆胶体渗透压降低以及慢性炎症反应以外，HMG-CoA 还原酶和胆固醇酯转运蛋白活性增强、卵磷脂胆固醇酰基转移酶（LCAT）活性降低导致肝细胞中 VLDL 和胆固醇代谢异常，而糖基磷脂酰肌醇高密度脂蛋白结合蛋白1（GPIHBP1）表达减少和血管生成素相关蛋白 4（ANGPTL4）表达增加而抑制脂蛋白脂酶（LPL）活性，引起 TG 升高[2]。

　　【诊断】　儿童青少年期血脂异常往往与成年期血脂异常及心血管系统疾病发生密切相关，因而对血脂异常进行及早筛查与诊断，显得十分重要。目前多采用美

国国家胆固醇教育计划（NCEP）于 1992 年发布的儿童青少年血脂异常诊断标准（表 15-11）以及基于家族史和高危因素的选择性筛查方案；高甘油三酯血症的诊断则采用美国心脏病学会建议的血浆 TG 界值点，即 ≥1.70mmol/L。成人标准多采用 NCEP-ATP Ⅲ 成人血脂异常判定标准（表 15-12）。儿童青少年血脂异常筛查诊断界值点，需根据儿童人群整体血脂水平、其与成年高脂血症及心血管系统等疾病的关系、种族差异等因素综合考虑后进行完善[3]。对于考虑家族性高胆固醇血症患儿，可针对主要致病基因（LDL-R、apoB 和 PCSK9）进行基因诊断，其他基因可视表型特征进行有目的选择[4]。

　　【筛查】　在儿童青少年时期，血脂异常大多为特发性，由多基因、多因素相互作用所致；少数为单基因遗传和继发性血脂异常。单基因遗传血脂异常往往

表 15-11 2~19 岁儿童青少年血脂异常
诊断标准（NCEP）

项目	理想水平 <75 百分位	临界高值 75~95 百分位	高脂血症 ≥95 百分位
TC/(mmol·L⁻¹)	<4.40	4.40~5.15	≥5.18
LDL-C/(mmol·L⁻¹)	<2.85	2.85~3.34	≥3.37
TG/(mmol·L⁻¹)*			
2~9 岁	<0.85	0.85~1.12	≥1.13
10~19 岁	<1.02	1.02~1.46	≥1.47
HDL-C/(mmol·L⁻¹)	>1.66	1.55 ~ 0.91（临界低值）	≤0.91（降低）

注：* 美国心脏病学会建议血浆 TG 升高的界值点为 TG≥
1.70mmol/L,已被广泛采用。

表 15-12 20 岁以上成人血脂异常诊断
（NCEP ATP Ⅲ）

血脂指标	界值点
TC/(mmol·L⁻¹)	
理想	<5.18
临界高值	5.18~6.19
高值	≥6.22
LDL-C/(mmol·L⁻¹)	
理想	<2.59
近理想	2.59~3.34
临界高值	3.37~4.12
高值	4.14~4.90
极高值	≥4.92
HDL-C/(mmol·L⁻¹)	
降低	<1.04
良好	≥1.55
TG/(mmol·L⁻¹)	
理想	<1.70
临界高值	1.70~2.25
高值	2.26~5.64
极高值	≥5.64

会出现特异性的临床表现,确诊可通过基因检测进行;继发性血脂异常首先会表现出相应原发病的特征,不难识别。因而,真正需要进行血脂筛查(screening of dyslipidemia)的对象主要包括 3 组人群,即患有未被诊断的单基因血脂异常(如家族性高胆固醇血症

等),未被诊断的能引起血脂异常的原发疾病(如肾病综合征、糖尿病等)以及多基因、多因素引起的特发性血脂异常。然而,在如何对儿童青少年进行血脂筛查、诊断的诸多问题上,如筛查界值点、筛查年龄、筛查方法等,目前尚无统一的方案;同时筛查工作的效果亦不令人满意。

1. **筛查方法** 血脂呈现出随年龄、性别而变化的特点;同时种族亦会对血脂发生影响,如美国黑人儿童血浆 TC 和 HDL-C 水平较其他种族儿童高,而血浆 TG 水平则低。因此,这些特点为何时开始进行儿童、青少年血脂筛查提供了依据。常用的筛查方法有选择性筛查、普遍筛查和级联筛查[5,6]。

(1) 选择性筛查:1992 年 NCEP 建议对儿童青少年血脂异常进行选择性筛查(targeted screening),随后这一建议于 2008 年被美国儿科学会采纳和修改,即对有早发心血管病或高胆固醇血症家族史(男性 55 岁前发病、女性 65 岁前发病)和没有明显心血管病家族史但本身有肥胖、高血压、糖尿病以及吸烟等心血管病高危因素的 2 岁以上和 8~10 岁以下的儿童,要进行血脂筛查,具体可参考 NCEP 制定的 2 岁以上儿童青少年高胆固醇血症的筛查流程。基于家族史的选择性筛查只能筛选出 30%~60% 的家族性高胆固醇血症患儿。

(2) 普遍筛查:2011 年美国心肺和血液研究所(National Heart Lung and Blood Institute, NHLBI)建议普遍筛查(universal screening),即对所有 9~11 岁(与青春期前 TC 和 LDL-C 的浓度高峰一致)和 17~21 岁两个年龄段的儿童青少年进行血脂筛查;而对于有心血管病和血脂异常家族史的 2~8 岁和 12~16 岁儿童,进行选择性筛查。通常第一次空腹血 LDL-C 浓度≥3.37mmol/L,需进行复查;如果两次检测均值仍≥3.37mmol/L,则为异常。

(3) 级联筛查:对于筛选出的 TC 升高儿童,采用级联筛查(cascade screening)可进一步筛查父母和其他家庭成员,有助于家族性高胆固醇血症的诊断,其检出率达到 96%。

2. **筛查指标** 在对儿童进行血脂筛查时,考虑到成本效益问题,是否纳入所有的血脂指标呢?按照美国儿科学会和 NCEP 的建议,血浆 TC 被作为初始的实验室筛查指标;如果异常,再追溯家族史并进行脂蛋白等其他指标检测。对于儿童来说,LDL-C 水平是决定是否启动治疗以及治疗方案、目标制定的依据。在成人,往

往同时采用 TC 和 HDL-C 来进行高胆固醇血症的筛查，虽然这尚未在儿童青少年血脂筛查指南中得到推荐，但已经在实际工作中得到了应用。然而，在日常临床工作中，通常同时运用多项血脂指标进行诊断[3]。

3. 筛查效果　通过对住院患者的个体筛查方案和对学校、社区的群体筛查方案的实施效果进行评价发现，在儿童血脂筛查随访检测过程中，即使是免费筛查，家长的依从性也较差。同样，医生的依从性亦不令人满意，比如在随访过程中，只有半数医生对血浆胆固醇检测进行复查，只有 42% 的医生询问家族史，38% 的医生给出饮食建议，其中推荐患儿去看营养师进行更有效饮食调理的只占 12%。因此，还需进行多方面的膳食营养和血脂异常防治知识宣教[3]。

【治疗】

1. 膳食治疗　儿童青少年高胆固醇血症的治疗是基于 1992 年 NCEP 的建议原则，主要从所有儿童青少年群体及患高脂血症或存在高危因素的个体两个层面，采取措施降低机体胆固醇水平。基于整个人群，主要是改善所有儿童青少年的膳食和生活习惯。对于 2 岁以下的儿童，不应限制膳食脂肪摄入；对于 2 岁以上的儿童，日常膳食应遵照膳食指南，脂肪摄入量控制在总能量的 30% 以内，其中饱和脂肪控制在 10% 以内，反式脂肪控制在 1% 以内；胆固醇摄入量控制在 300mg/d 以内。对于 1~2 岁的孩子，如果超重或肥胖、或有肥胖、脂代谢紊乱及心血管病家族史，可以使用低脂奶喂养。

对于 1 岁以上高脂血症患儿或有高脂血症、心血管病、糖尿病等家族史的个体，首先应该采取心血管健康综合生活方式饮食 1(cardiovascular health integrated life-style diet 1(CHILD-1) 进行干预，总脂肪限制在 25%~30%，其中饱和脂肪 8%~10%、多不饱和脂肪 10%、单不饱和脂肪 10%~15%，避免反式脂肪摄入；胆固醇控制在 300mg/d；限制含糖饮料的摄入；保证足量膳食纤维摄入（5 岁以上，最大量 14g/1 000kcal）；每天至少 1 小时的中-高强度体力活动（5 岁以上）。CHILD-1 饮食干预 3 个月血浆 TC 和 LDL-C 水平继续升高，则采用 CHILD-2 饮食。实施更严格的膳食干预措施，将饱和脂肪摄入量限制在总能量的 7% 以内，胆固醇摄入量限制在 200mg/d；同时增加体力活动[6]。对于通过膳食干预和体育锻炼仍不能使血脂降到理想水平的，可考虑使用药物治疗。

对于高甘油三酯血症患儿，膳食脂肪摄入量应控制在总能量的 30% 以内，其中饱和脂肪供能低于 7%；碳水化合物和蛋白质供能保持在 55%~60% 和 15%~20%。对于严重患儿，特别是原发性高甘油三酯血症，应严格限制膳食脂肪摄入量，将脂肪摄入量控制在总能量的 10%~15%。另外，应增加膳食 n-3 脂肪酸的摄入，同时也可应用鱼油 n-3 脂肪酸补充制剂。

2. 药物治疗　在 1992 年美国 NCEP 建议的基础上，美国儿科学会和心脏病学会对儿童青少年高脂血症的药物治疗原则进行了修改。采用药物治疗的年龄定在 8~10 岁以后（处于 Tanner II 期以上），但对于严重高脂血症或伴有多种心血管病高危因素时，可适当放宽年龄限制。对于 8 岁以上的儿童青少年高胆固醇血症患者，经膳食干预治疗 6~12 个月后血浆 LDL-C 水平仍 >4.91mmol/L（不伴心血管病高危因素）或 LDL-C 水平仍 >4.14mmol/L（伴高血压、肥胖、家族性早发心脏病史）或 LDL-C 水平仍 >3.37mmol/L（伴糖尿病），可考虑实施药物治疗。对于 8 岁以下儿童的高胆固醇血症，应以膳食治疗为主；只有在血浆 LDL-C>12.93mmol/L 时，如家族性高胆固醇血症纯合子状态下，才考虑给予药物治疗[5]。

单纯膳食治疗只能使 LDL-C 水平降低 10%~15%，因而对于家族性高胆固醇血症患儿，同时需要进行药物治疗以到达 LDL-C 水平降低 30%~50% 以上或降至 3.36mmol/L 以下的目标。对于合并糖尿病、肾脏疾病、先天性心脏病、胶原性心血管病等的患儿，应该采取更积极的措施以降低血浆 LDL-C 水平，如糖尿病患儿血浆 LDL-C 水平 >3.36mmol/L 时，即应考虑药物降脂治疗。

关于儿童青少年高甘油三酯血症的药物治疗，目前虽然无来自专业学会和组织的指南，但有学者提出了指导性建议。对于高甘油三酯血症患儿，只有在膳食治疗和体育锻炼无效或疗效差时，才考虑药物治疗。鉴于目前尚无足够的药物治疗儿童高甘油三酯血症的证据，故大多借鉴成人的治疗方案。对于血浆 TG 水平在 1.5~5.0mmol/L 的患儿，首先进行膳食治疗和体育锻炼 6 个月；如效果不佳则考虑使用鱼油 n-3 脂肪酸，如同时合并 TC 或 LDL-C 升高者可加用他汀类药物。对于血浆 TG 水平在 5.0~10.0mmol/L 的患儿，首先进行膳食治疗、体育锻炼和 n-3 脂肪酸治疗 6 个月；如效果不佳则加用贝特类药物，如同时合并 TC 或 LDL-C 升高者可加用他汀类药物[7]。

（1）胆汁酸螯合剂：胆汁酸螯合剂（bile acid sequestrants）主要有考来烯胺（cholestyramin，消胆胺）、考来替泊（colestipol，降胆宁）、考来维仑（colesevelam）等。其作用机制为与胆酸结合、抑制肠道对胆固醇重吸收，抑制肠肝循环，使肝内胆固醇减少，从而使肝脏 LDL 受体活性增加而去除血浆中 LDL-C。因药物本身不能被肠道吸收，故其毒副作用较小，主要表现为胃肠道不适症状以及脂溶性维生素的缺乏，也可引起血浆 TG 升高。因此，长期应用此药时应补充维生素，合并 TG 水平升高时慎用。使用考来烯胺治疗儿童高胆固醇血症时，宜从小剂量（4g/d）开始，最大量 16g/d。2009 年考来维仑被美国 FDA 批准用于儿童青少年高胆固醇血症的治疗，这是唯一一个被批准的胆汁酸螯合剂类药物；具体适用对象为年龄在 10~17 岁患家族性高胆固醇血症男孩和月经初潮后女孩，剂量为 3.75g/d；此药也可以与小剂量他汀类药物联合应用[2,5,8]。

（2）他汀类：他汀类（statins）药物为 HMG-CoA 还原酶抑制剂，包括瑞舒伐他汀（rosuvastatin）、阿伐他汀（atorvastatin）、辛伐他汀（simvastatin）、洛伐他汀（lovastatin）、普伐他汀（pravastatin）和氟伐他汀（fluvastatin）等；通常治疗的剂量为 10~40mg/d。HMG-CoA 还原酶是肝脏中胆固醇合成过程中的关键酶，他汀类药物通过抑制此酶的活性，减少肝细胞内胆固醇合成，进而上调 LDL 受体表达，进一步清除血浆 LDL-C。通常情况下，此类药物可以使血浆胆固醇水平降低 20%~50%。鉴于许多关于他汀类药物治疗儿童高胆固醇血症疗效及安全性的报道，美国 FDA 已批准了上述此类药物用于 10 岁及以上儿童青少年家族性高胆固醇血症治疗的一线药物，其中普伐他汀可应用于 8 岁及以上儿童。对于有早发冠心病家族史的患儿，可提前到 10 岁前（6~8岁）开始使用此类药物。他汀类药物的常见副作用有肝脏转氨酶和肌酸激酶升高、肌肉酸痛、横纹肌溶解以及潜在的致胎儿畸形作用[2,5,8]。

（3）胆固醇吸收抑制剂：依折麦布（ezetimibe）为新型的降胆固醇药物，主要作用于肠道抑制胆固醇吸收，但与胆汁酸螯合剂不同，此药可经肠肝循环被机体吸收。已证实此药可使血浆胆固醇水平降低 20%，在成人往往与他汀类药物合用；目前已被 FDA 批准用于 10 岁以上的杂合型家族性高胆固醇血症患儿。用药剂量 10g/d，其副作用主要局限于胃肠道不适[5,8]。

（4）PCSK9 抑制剂：前蛋白转化酶枯草杆菌蛋白酶 Kexin-9（proprotein convertase subtilisin/kexin type-9，PCSK9）在人体肝、肠、肾、脑等组织中表达，其主要作用是结合并降解 LDL-R，使其不能清除 LDL-C。2015 年 PCSK9 的两款抑制剂（即其单克隆 IgG 抗体）Evolocumab 和 Alirocumab 已被欧洲和美国 FDA 批准用于成人；Evolocumab 已被批准用于 12 岁及以上儿童纯合型家族性高胆固醇血症的治疗[2,8]。

（5）贝特类：贝特类（fibrates）药物主要有吉非罗齐（gemfibrozil）、苯扎贝特（bezafibrate）、非诺贝特（fenofibrate）等，适应证是高甘油三酯血症。研究发现，此类药物可使血浆 TG 水平降低 50%，使 HDL-C 水平升高 20%。其作用机制复杂，其中途径之一是对过氧化物酶增殖因子活化受体-α（PPARα）的调节，通过激活此转录因子的活性，促进 LPL 表达及脂肪水解，抑制 apoB 及 VLDL 的合成与分泌，进而降低血浆 TG 水平。此类药物副作用类似于他汀类药物，但程度相对较轻[6]；目前尚未被 FDA 批准用于儿童。

（6）烟酸：烟酸与烟酰胺可通过抑制肝脏 VLDL 的合成发挥对血浆 LDL-C 和 TG 的降低作用，同时还可升高 HDL-C 水平。然而，其较严重的副作用限制了其临床应用，主要的副作用包括皮肤潮红、发热、肝功能损害、高尿酸血症、糖耐量降低等。儿童使用年龄是 10 岁以上，100~250mg/d，分 3 次餐后服用；最大量不超过 10mg/（kg·d）。目前尚未被 FDA 批准用于儿童[8]。

3. 其他治疗 对于家族性高胆固醇血症纯合子患儿以及血浆 TG 在 10.0mmol/L 以上的患儿（往往并发急性胰腺炎），应在上述药物治疗的基础上，给予血液透析、脂质清除（lipid apheresis）治疗。肝移植、基因治疗将是此类疾病潜在有待发展的治疗措施。

（齐可民）

参考文献

[1] VALLEJO-VAZ AJ，RAY KK. Epidemiology of familial hypercholesterolaemia：Community and clinical. Atherosclerosis，2018，277：289-297.

[2] AGRAWAL S，ZARITSKY JJ，FORNONI A，et al. Dyslipidaemia in nephrotic syndrome：mechanisms and treatment. Nat Rev Nephrol，2018，14（1）：57-70.

[3] HANEY EM，HUFFMAN LH，BOUGATSOS C，et al. Screening and treatment for lipid disorders in children and adolescents：systematic evidence review for the US Preventive Services Task Force. Pediatrics，2007，120（1）：189-214.

[4] STURM AC，KNOWLES JW，GIDDING SS，et al. Clinical Genetic Testing for Familial Hypercholesterolemia：JACC Scientific Expert Panel. J Am Coll Cardiol，2018，72（6）：662-680.

[5] LOZANO P, HENRIKSON NB, DUNN J, et al. Lipid Screening in Childhood and Adolescence for Detection of Familial Hypercholesterolemia: A Systematic Evidence Review for the U. S. Preventive Services Task Force [Internet]. U. S. Preventive Services Task Force Evidence Syntheses, formerly Systematic Evidence Reviews. Rockville (MD): Agency for Healthcare Research and Quality(US), 2016, 14-05204-EF-2.

[6] WILLIAMS LA, WILSON DP. Nutritional Management of Pediatric Dyslipidemia. [Updated 2020Jan 14]. In: Feingold KR, Anawalt B, Boyce A, et al. editors. Endotext [Internet]. South Dartmouth(MA): MDText. com, Inc, 2000.

[7] VALAIYAPATHI B, SUNIL B, ASHRAF AP. Approach to hypertriglyceridemia in the pediatric population. Pediatr Rev, 2017, 38(9): 424-434.

[8] MILLER ML, WRIGHT CC, RODRIGUEZ B. Use of Lipid Lowering Medications in Youth. [Updated 2020Jan 12]. In: Feingold KR, Anawalt B, Boyce A, et al. , editors. Endotext [Internet]. South Dartmouth(MA): MDText. com, Inc, 2000.

16

第十六章
免疫性疾病

16章

第1节 临床免疫学基础

免疫（immunity）来源于拉丁文 *immunis* 一词，意指"免除"，表示抵御感染的一种状态。研究免疫系统的结构与功能，以及应用的一门学科，称之为免疫学。人类对免疫的认识是从与感染性疾病的斗争中开始的。最早有史记载人类有意诱导免疫是中国在 15 世纪采用人痘接种预防天花，使用天花脓疱的痂皮注入皮肤表面的小切口，从而预防天花的发生。18 世纪，英国医生 Edward Jenner 发明牛痘菌，预防天花，从而最终战胜了天花病毒。这些利用免疫防控感染的成果，标志着经验免疫学的开启。早期的免疫学主要涉及抗感染免疫。分子生物学、遗传学理论和技术的进步，带动了免疫学的快速发展，单纯抵御感染功能的经典免疫学概念已经为现代免疫学理论所替代。现代免疫学理论的核心是"识别自身，排斥异己"，以便维持机体稳定。机体在受到内在的（如衰老、受损和突变的细胞）和外在的（如生物性或理化性）因子刺激后，激活免疫系统，引起免疫反应，以消除这些有害的刺激因子，使机体保持稳定。如免疫系统功能不完善，可能发生免疫功能缺陷或低下，不能有效清除有害因子，发生感染或肿瘤性疾病。反之，如由于免疫反应过分强烈，产生剧烈的炎症反应，也可出现除感染和肿瘤以外的其他各种各样临床疾病[1-4]。

儿科学与免疫学的关系更为密切，感染性疾病是儿童时期最常见的疾病，引起感染的内在因素可能就是原发性或继发性免疫缺陷病。自身免疫性疾病、过敏性疾病和各种类型肿瘤的发生与免疫功能紊乱有关。免疫功能异常引起的儿科慢性炎症可能是成年期代谢综合征、糖尿病、心血管和神经系统疾病的原因。此外，小儿的免疫生理和免疫病理与成人不尽相同，免疫性疾病的临床表现也有别于成人，使儿科免疫学在临床免疫学中具有其独特性。

一、免疫系统

（一）免疫器官和组织

免疫系统由免疫器官、免疫细胞和免疫分子组成。根据解剖位置与功能不同，免疫器官可分为中枢免疫器官和周围免疫器官。胸腺和骨髓属于中枢免疫器官。造血干细胞在骨髓分化为 B 淋巴细胞发育的场所，胸腺是 T 淋巴细胞发育的器官。脾脏和全身淋巴组织是周围免疫器官，它们是成熟 T 和 B 淋巴细胞定居的部位，也是发生免疫应答的场所。此外，黏膜免疫系统和皮肤免疫系统也是重要的局部免疫组织[2]。

免疫细胞包括造血干细胞、淋巴细胞系、单核巨噬细胞系、粒细胞系、红细胞、肥大细胞和血小板等（图 16-1）。全部免疫细胞均来自骨髓多能造血干细胞（stem cells，SC），在骨髓间充质细胞和各种细胞因子组成的微环境中，SC 向不同的方向定向分化发育为不同的细胞系。引起 SC 定向发育为淋巴干细胞（SL）的特殊因子还不清楚，但已有许多表明 SL 存在的证据。例如，Bruton 酪氨酸激酶（BTK）作用于前 B 细胞受体（BCR）与 BCR 信号复合体的下游，为 B 细胞分化发育所必需。BTK 缺陷则导致骨髓中 B

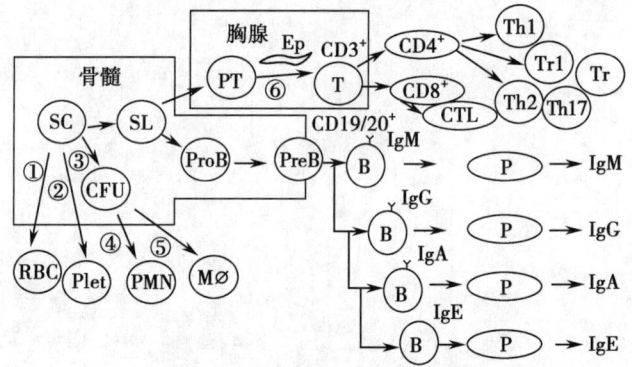

图 16-1　免疫细胞的种类和发育

细胞的发育停止在原 B 细胞到前 B 细胞的阶段，致一种称为 X 连锁无丙种球蛋白血症的原发性免疫缺陷病。在 T 细胞发育过程中，基质细胞分泌的白介素 IL-7 是诱导 T 细胞增殖的重要细胞因子。IL-7 通过作用于 T 细胞表面的 IL-7R 发挥作用。若人的 IL-7R 之一 IL-7Rα 缺陷，则 T 细胞发育障碍，致联合免疫缺陷病。此外，胸腺发育障碍也可致联合免疫缺陷，此类患者为 DiGeorge 综合征[1,2,5]。

免疫分子包括免疫细胞膜分子，如抗原识别受体分子、白细胞分化抗原分子（CD）、主要组织相容性分子及一些其他受体分子等。免疫分子也包括由免疫细胞和非免疫细胞合成和分泌的可溶性分子,如免疫球蛋白分子、补体分子及细胞因子等。

根据免疫反应的特点,可将其分为固有免疫(innate immunity)反应和适应性性免疫(adaptive immunity)反应。固有免疫无抗原特异性,即刻发生,能将抗原信息传递给获得性免疫;适应性免疫具有抗原特异性和免疫记忆功能。淋巴细胞及其分泌的细胞因子参与获得性免疫反应,并对固有免疫细胞进行反馈调节。

(二)免疫细胞

1. **淋巴细胞** 淋巴细胞是参与适应性免疫应答的主要免疫细胞,在人外周血白细胞中约占 20% ~ 40%。淋巴细胞根据细胞表型及功能不同,主要分为自然杀伤(NK)细胞、B淋巴细胞、T淋巴细胞[1-4]。

(1) T淋巴细胞:CD3$^+$ 的T淋巴细胞代表总T细胞,占外周血淋巴细胞的 70% ~ 80%。T淋巴细胞是介导细胞免疫应答的主要免疫细胞。T细胞表面表达抗原特异性受体,即T细胞受体(TCR)。根据TCR的组成不同,T细胞可分为 αβT 细胞和 γδT 细胞。后者属于先天性免疫细胞,主要分布在黏膜及皮肤免疫系统,可通过识别 CD1 分子提呈的抗原被活化,在宿主抗感染免疫中发挥重要作用。αβT 细胞即为通常提及的T细胞,根据细胞表面分子表达及抗原识别 MHC 限制性不同,可分为 CD8$^+$T 细胞和 CD4$^+$T 细胞。CD8$^+$T 细胞的主要功能为直接杀伤靶细胞,又称细胞毒性T细胞(cytotoxic T lymphocytes,CTL)。CD4$^+$T 细胞的功能为调节免疫反应,又称辅助性T细胞(T helper lymphocytes,T$_H$)。

(2) B淋巴细胞:成熟B细胞表达 CD19/20,占外周血淋巴细胞的 15% ~ 20%。B淋巴细胞是介导体液免疫应答的主要免疫细胞。其表面表达抗原特异性受体,即B细胞受体(BCR),实为一种膜结合免疫球蛋白(Ig)分子。B细胞通过 BCR 识别并结合特异性抗原,从而活化增殖,分化为浆细胞,后者合成分泌与自身 BCR 具有相同抗原特异性的抗体,从而执行体液免疫应答的功能。B细胞的主要功能为产生免疫球蛋白;多数B细胞产生抗体时,需要T细胞的辅助,称为T细胞依赖性(B2)细胞,少数不需要T细胞辅助,称为T细胞非依赖性(B1)细胞。B细胞也能分泌某些细胞因子和向T细胞呈递抗原信息。

(3) 自然杀伤细胞(natural killer cell,NK cell):NK细胞表面标记为 CD16/56,是一类大颗粒淋巴细胞,在人外周血淋巴细胞中约占 5% ~ 10%。为非特异性细胞免疫的效应细胞。无需抗原致敏,不受自身 MHC 限制,NK细胞即可发挥杀伤某些病毒和肿瘤的作用。

2. **树突状细胞** 树突状细胞(DC)表面有膜性树突样突起,因而得名。DC为专职抗原提呈细胞,非成熟DC摄取、处理抗原能力强,成熟后抗原提呈能力增强,从而刺激活化T淋巴细胞。

3. **单核/巨噬细胞(MΦ)** 外周血大单核细胞表达 CD14,定位于组织后,成为不同的 MΦ(包括神经系统的小胶质细胞),具有吞噬和消化抗原的能力。并能将抗原信息通过细胞膜表面的人类主要组织相容抗原(MHC)与T细胞表面的T细胞受体(TCR)结合而传递给T细胞,故又称抗原呈递细胞(APC)。MΦ还能分泌 IL-1,辅助T细胞的活化、增殖和分化,在促进免疫反应的发生和发展中具有重要作用。MΦ分泌的 IL-6、IL-1 和肿瘤坏死因子(TNF)-α 等前炎症因子和一氧化氮(NO),促进炎症的发生和发展。

4. **中性粒细胞** 中性粒细胞是外周血白细胞的主要组成部分,约占 50% ~ 70%。为免疫应答的效应细胞,在趋化因子和调理素(如 MΦ、T细胞分泌的细胞因子和补体活化产物等)作用下,具有吞噬、释放氧自由基和溶酶体酶、杀灭化脓性致病菌等功能。研究发现,中性粒细胞也具有调节适应性免疫应答的功能。

5. **其他固有免疫细胞** 杀伤性淋巴细胞(killer cells,K细胞),表面具有 IgG Fc 受体,当特异性抗原抗体结合后,IgG 抗体的 Fc 与 K 细胞的 Fc 受体桥连,促进 K 细胞杀伤抗原。故又称抗体依赖性细胞毒性细胞(antibody dependent cytotoxic cells,ADCC)。NKT细胞同时表达 CD3 和 CD16/56,这些细胞除参与即刻固有免疫反应外,还调节 DC 的功能,调节获得性免疫反应。

(三)细胞表面分子

1. **主要组织相容性抗原和T细胞受体**

(1) 主要组织相容性抗原(major histocompatibility complex,MHC):与排斥反应相关的抗原系统多达 20 种以上,其中能引起强排斥反应的抗原称为主要组织相容性抗原或主要组织相容性复合体。MHC 是免疫细胞识别自我和非我的关键组成分子,不仅决定免疫应答的类型,也是决定免疫应答结局的关键。人主要组织相容性抗原又称为人白细胞抗原(human leucocyte antigen,HLA)。控制机体免疫反应能力的基因(immune re-

sponse gene,Ir)也存在于 MHC 内,因此 MHC 不仅与移植排斥有关,也与免疫应答调节相关[6,7]。

（2）T 细胞抗原受体:T 细胞抗原受体(T cell antigen receptor,TCR)是 T 淋巴细胞识别抗原的主要结构,属于 Ig 超家族,约 95% 成熟 T 细胞为 TCRαβ。α 链和 β 链编码基因分别定位于第 14 号和第 7 号染色体。TCRγδT 细胞多见于胸腺内和少数成熟 T 细胞(1%~10%),属于固有免疫细胞[8]。

（3）HLA 和 TCR 的功能:APC 与 T$_H$ 细胞,或靶细胞与 CTL 相互作用时,必须具有相同的 HLA 表型才能发挥作用,称为 MHC 限制性。抗原与 MHC 分子首先形成复合物并将抗原信息传递给 T 细胞,T$_H$(CD4$^+$)细胞只能识别 APC 的 MHC-Ⅱ 类抗原,而 CTL(CD8$^+$)只能识别靶细胞的 MHC-Ⅰ 类抗原。T 细胞上的 TCR 与 CD3 分子以非共价键结合的方式组成 TCR 复合分子(TCR complex),其中 TCR 识别抗原,而 CD3 分子则与抗原信号由 T 细胞膜向细胞内传导有关[7,8]。

2. 白细胞分化抗原 白细胞分化抗原(cluster of differentiation,CD)不同谱系的血细胞在分化成熟的不同阶段以及细胞活化过程中出现或消失的细胞表面标记,以 CD 来统一命名。多为穿膜糖蛋白分子,参与免疫系统的重要生理和病理过程,包括免疫细胞信息传递、基因表达调控、活化、增殖、分化。至今已确定了 371 个 CD 分子,一些已命名的 CD 分子,按其生理功能还有特定的名称,对临床疾病的诊断及治疗有重要应用价值。CD40 和 CD154（CD40 配体）,CD80（CTLA-4,CD152,B7~1)/86(B7~2)和 CD28 两对分子在免疫调控中的共刺激作用尤其重要。

3. Toll 样受体(TLR) 属于跨膜蛋白,已确认 23 种 TLR 分子,存在于多种细胞膜上。DC 的 TLR 与抗原分子结合,将信息传递至细胞内,触发产生各种细胞因子,诱导 T 细胞分化为不同的亚群,发生特定的适应性免疫反应。因此,TLR 被认为是固有免疫和适应性免疫反应的重要桥梁。已知 TLR 1~10 单核苷酸多态性与人类疾病有关联。

（四）细胞黏附分子

由黏附分子介导的细胞与细胞之间及细胞与细胞外基质(extra cellular matrix,ECM)成分的结合对免疫细胞的信号转导、分化、活化、增殖及趋化(归巢)功能均起重要作用。根据黏附分子的结构特点可将其分为四族分子,即免疫球蛋白超家族(Ig superfamily,IGSF)、整合素家族(integrin)、选择素家族(selectin)及钙黏素族

(cadherin),现已将黏附分子归类于 CD 分子[1-4]。

1. 整合素家族 整合素家族的黏附分子主要介导细胞与细胞外基质的黏附活性,使细胞附着形成整体而得名。包括极迟活化抗原(very late activation antigen,VLA)、淋巴细胞功能抗原-1(LEA-1,CD11/CD18)、细胞间黏附分子-1(CD54)、-2 及-3(ICAM-1、2、3)、补体受体 3(CR3,CD11b/CD18,Mac-1)、p150/95(CD11C/CD18)和血管细胞黏附分子-1(VCAM-1)等。

2. 选择素家族 包括内皮细胞选择素(E-selectin,CD62E)、血小板选择素(P-selectin,CD62P)及淋巴细胞选择素(L-selectin,CD62L),在白细胞与内皮细胞黏附、炎症发生,以及淋巴细胞归巢中发挥着重要作用。

3. 免疫球蛋白超家族 成员众多,分布广泛,参与多种免疫细胞间的黏附,为免疫细胞的应答提供活化或抑制信号。其配体多为免疫球蛋白超家族的黏附分子或整合素族的分子。

4. 钙黏素族 为 Ca^{2+} 依赖的细胞与细胞间的黏附分子,对早期胚胎组织细胞的发育甚为重要。由上皮细胞来源者为 E-Cadherin,由神经细胞、肌细胞和肺细胞来源者为 N-Cadherin,由胎盘来源者为 P-Cadherin。

（五）细胞因子及其受体

细胞因子(cytokine)是一种功能强大的小分子糖蛋白,调节机体的生理功能,参与多种细胞的增殖、分化和行使功能。细胞因子多为小分子多肽,与受体间的亲和力极高,主要以自分泌、旁分泌或内分泌的形式发挥作用。细胞因子广泛存在于各个系统,发挥极为重要的生理或病理作用。通过结合到免疫细胞表面受体来传递复杂的分子信号,从而控制免疫细胞的活化、增殖、分化及效应等[1-4]。

1. 白细胞介素 1979 年第二届淋巴因子国际会议将介导白细胞间相互作用的一些细胞因子命名为白细胞介素(interleukin,IL),并以阿拉伯数字排列命名,迄今已正式命名至 IL-38。

2. 集落刺激因子 集落刺激因子(colony stimulating factor,CSF)刺激造血干细胞形成细胞集落,包括多集落刺激因子(Multi-CSF,IL-3)、GM-CSF(粒细胞巨噬细胞集落刺激因子)、G-CSF(粒细胞集落刺激因子)、M-CSF(巨噬细胞集落刺激因子)等。广义来说,还包括刺激红细胞的红细胞生成素(erythropoietin,Epo),刺激造血干细胞的干细胞因子(stem cell factor,SCF),刺激胚胎干细胞的白血病抑制因子(leukemia inhibitor factor,LIF)以及刺激血小板的血小板生成素(thrombopoietin,

Tpo)等,均有集落刺激活性。

3. 干扰素　干扰素(interferon,IFN)可抵抗病毒的感染,干扰病毒的复制,还有抗肿瘤、免疫调节、控制细胞增殖及引起发热等作用。根据来源和理化性质的不同,干扰素可分为 Ⅰ 型干扰素和 Ⅱ 型干扰素。其中,IFN-α、IFN-β 和 IFN-γ 已用于病毒感染等疾病的临床治疗,分别由白细胞、成纤维细胞和活化的 T 细胞、NK 细胞产生。

4. 肿瘤坏死因子　肿瘤坏死因子(tumor necrosis factor,TNF)可直接诱导肿瘤细胞凋亡,引起发热和炎症反应,大剂量 TNF-α 可引起恶病质。TNF 包括 TNF-α、TNF-β(lymphotoxinα,LT-α)、LT-β、TNF 相关凋亡诱导配体(TNF related apoptosis inducing ligand,TRAIL)等。

5. 趋化因子　具有趋化作用的细胞因子能吸引免疫细胞到免疫应达局部,参与免疫调节和免疫病理反应。趋化因子(chemokine)多为小于 100 个氨基酸的小分子多肽。可分为 CC 亚家族、CXC 亚家族、C 亚家族和 CX3C 亚家族。CXC 亚家族包括 IL-8、IP-10(IFN inducible protein-10)、甲基乙二醛合酶(methylglyoxal synthase,MGSA)等;CC 亚家族包括 MIP-1(macrophage inflammatory protein-1)、MCP-1(macrophage chemotactic protein-1)、RANTES(regulated upon activation,normal T expressed and secreted)等。

6. 生长因子　生长因子(growth factor)为对各种细胞具有生长作用的细胞因子,如表皮生长因子、胰岛素样生长因子、血管内皮细胞生长因子等。

7. 细胞因子受体　细胞因子需与细胞表面的细胞因子受体相结合后才能发挥效应。有些细胞因子受体共同使用同一条多肽链,如 IL-3、IL-5 和 GM-CSF 共同使用同一 β 链,IL-2、IL-4、IL-7、IL-9、IL-15 等共同使用同一 IL-2 受体 γ 链(CD132);IL-6、G-CSF、白血病抑制因子、抑瘤素 M(Oncostatin M)、睫状神经营养因子共同使用同一 gp130 蛋白(CD130)的受体链。

检测细胞因子是判断机体免疫功能的重要指标,具有重要的实验室研究意义和临床实用价值,包括疾病的辅助诊断、病程估计、预后判断及细胞因子治疗监测等。

细胞因子治疗的疾病包括肿瘤、感染、造血功能障碍、先天性或后天性免疫缺陷病、过敏反应、炎症等。在某些情况下,可用细胞因子拮抗剂治疗疾病,例如用 IL-1 拮抗剂治疗中毒性休克和类风湿关节炎等。细胞因子作为佐剂与疫苗共用可增强抗原的免疫原性,提高疫苗效果。

(六)免疫球蛋白

免疫球蛋白(immunoglobulin,Ig)由 B 淋巴细胞接受抗原刺激后增殖分化生产的浆细胞产生,具有特异性结合抗原和介导免疫应答的功能,是抗体组成成分[1-4]。

1. 免疫球蛋白的合成转换

(1)免疫球蛋白的结构:Ig 单体由 2 条相同重链(heavy chain,H 链)和 2 条相同的轻链(light chain,L 链)组成,在重链与轻链间及重链与重链之间有链间二硫键共价相连。每条链由可变区(V)或 Fab 段和稳定区(C)或 Fc 段组成。由于结构的轻微区别,可将其分为 5 类(class),分别命名为 IgG、IgM、IgA、IgE、IgD,其中的 IgG、IgA 又可进一步分为不同的亚类(subclass)。IgM 为五聚体,而 IgA 为二聚体,由结合链(join chain)连接;而分泌片(secretory component)则使单体 IgA 结合为二聚体。这些不同类别免疫球蛋白在免疫系统中的作用也不同。

(2)免疫球蛋白合成是其基因重组和重排的结果,Ig 轻链基因包括 V、J(V 区)和 C(C 区);重链基因包括 V、D、J(V 区)和 5'-Cμ-Cδ-Cγ3-Cγ1-Cε2(伪基因)-Cα1-Cγ2-Cγ4-Cε-Cα2～3'(C 区)。首先 V 区基因片段 V、D、J 经重排连接为 VDJ,完成高频突变(somatic hypermutation,SHM),使免疫球蛋白成为具有抗原特异性和高亲和力抗体。经过重组的 VDJ 再选择性与 C 区基因片段连接,形成完整的 Ig 分子,如 VDJ-Cμ 的产物为 IgM,VDJ-Cδ 为 IgD,VDJ-Cγ3 为 IgG3,VDJ-Cα1 为 IgA1 和 VDJ-Cε 为 IgE 等。这一过程称为级别转换重组(class switch Recombination,CSR)。B 细胞受到抗原刺激后,细胞膜表面最早出现 IgM 和 IgD,随后向 IgG、IgA 和 IgE 转换,B 细胞膜 Ig 类别决定了其分泌的 Ig 类别。

2. 免疫球蛋白的生物学活性

(1)结合抗原:通过 V 区或 Fab 段与抗原特异性结合,由于 V 区的易变性和多样性(SHM),而能与成千上万种抗原特异性结合。因此,V 区是决定抗体特异性的部位。

(2)活化补体:IgG 和 IgM 抗体在与抗原特异结合后,分子发生构型改变,暴露了其位于重链 C 区的补体结合位点,使补体 C1q 特异结合 Fc 段,进而形成 C1 脂酶,触发补体的经典活化途径。

(3)Fc 受体结合:多种细胞表面存在免疫球蛋白 Fc 受体,可与 Ig 分子的 Fc 段特异性结合,从而介导一系列生物学功能,如调理作用、ADCC 和对免疫细胞的调节作用。

16章

（4）其他活性：通过产生抗 Fab 段抗原的抗体（抗独特型抗体）调节免疫反应。IgG 可主动通过胎盘等。

（七）补体

补体（complement）是一组具有生物学活性的血清蛋白，与先天免疫及适应性免疫协同清除血液循环及组织中的病原微生物。活化后产生一系列生物学效应，如溶解细胞效应、促吞噬效应、炎症效应等。补体及其调控分子共同构成补体系统（complement system），形成机体免疫系统的一个重要组成部分。大部分补体由肝细胞合成，少数可由单核细胞、巨噬细胞及上皮细胞产生[1-4]。

1. 命名和分类 补体系统由固有成分、调控蛋白和受体等 30 余种成分组成，包括：①经典途径成分：C1q，C1r，C1s，C2，C3，C4，C5，C6，C7，C8，C9，甘露糖结合蛋白（mannose binding protein，MBP），甘露糖结合蛋白相关血清蛋白酶（MASP）；②旁路途径成分：B 因子，D 因子，P 因子，C3 肾炎因子（C3Nef）；③体液补体抑制因子：C1 抑制剂（C1INH），C4 结合蛋白（C4bp），H 因子，I 因子，S 蛋白，过敏毒素灭活剂（AI）；④补体受体：CR1，CR2，CR3，CR4，C3aR，C5aR，C1qR；⑤膜表面补体调节蛋白：CR1，DAF，MCP，C8bp，CD59 等。

2. 补体受体及膜表面补体调节蛋白

（1）补体受体 1（complement receptor 1，CR1）：又称为 C3b 受体和 CD35，主要存在于红细胞、中性粒细胞、单核/巨噬细胞、B 细胞、T 细胞、NK 细胞和肾小球囊细胞等，能与 C3b 或 C4b 特异性结合。CR1 的主要功能为抑制补体活化、清除免疫复合物和免疫调节。

（2）补体受体 2（CR2、C3d 受体、CD21）：主要存在于成熟 B 细胞和树突状细胞，某些单核细胞、NK 细胞、胸腺细胞也表达少量 CR2。CR2 的主要功能是对 B 细胞的分化，增殖、记忆和抗体产生起重要的调节作用。

（3）补体受体 3（CR3、C3bi 受体、CD11b/CD18）：属于黏附分子整合素家族。

（4）促衰变因子（decay accelerating factor，DAF，CD55）：DAF 对补体 C3 转化酶和 C5 转化酶具有促进衰变的作用，因而可保护自身细胞免受补体攻击。

（5）膜辅助因子蛋白（membrane cofactor protein，MCP，gp45~70，CD46）：MCP 表达在除红细胞外的大多

数宿主细胞上，能够抑制补体活性。

除上述补体受体外，还有 CR4、C3a 受体、C5a 受体、C3e 受体、C1q 受体、H 因子受体，均在机体中发挥重要的调节作用。

3. 补体的活化和生物学功能 生理情况下，补体在外周循环中以无活性的酶原形式存在。在特定情况下，补体通过经典途径、MBL 途径及旁路途径等三种方式被激活，依次促发级联活化反应，最终形成膜攻击复合物，导致靶细胞裂解死亡。三种活化途径的激活物与活化顺序不同，但都汇集于 C5，通过 C5 转化酶裂解 C5 为 C5a 与 C5b。C5b 结合于细胞表面，依次与 C6、C7、C8 及 C9 结合，最终形成膜攻击复合物，在胞膜上形成小孔，使得可溶性小分子及水分子可自由通过，导致细胞渗透压改变，从而发生溶解死亡。补体在机体免疫系统中有着重要作用，除溶解病原微生物外，补体还参与调节先天免疫与适应性免疫。补体在机体防御中有三大生物学功能。首先，补体可增强机体抗感染先天免疫：通过膜攻击复合物直接溶解细菌；通过 C3b 与 C4b 发挥调理作用；以及通过 C3a、C4a 与 C5a 作用于白细胞表面的受体，诱导炎症反应等。其次，补体调节适应性免疫：通过 C3b、C4b、免疫细胞上的 C3 受体及滤泡树突状细胞，增强抗体应答以及免疫记忆；通过 MBL、C1q、C3b 及 C4b 等促进抗原提呈；以及通过 C3a、C3b 与 C5a 等影响 T 细胞功能。最后，补体参与免疫应答的后期阶段：通过 C1、C2 与 C4 等促进组织免疫复合物的清除；通过 C1 及 C3、C4 的结合片段等促进凋亡细胞的清除；以及通过 CD46 诱导调节 T 细胞等。

二、免疫应答

免疫应答是指机体的免疫系统识别自身、排除异己，维持机体内环境稳定的一种生理功能，主要由免疫细胞与免疫分子完成。通常，免疫应答包括免疫细胞对抗原的识别、细胞活化增殖、分化成效应细胞，以及产生效应的过程（图 16-2）。根据免疫应答识别的特点与效应机制的不同，可分为先天免疫和适应性免疫。机体免疫系统识别到异己抗原后，两者相互联系、相互影响、共同协作，最终清除异己物质。适应性免疫应答的主要参与细胞为 T、B 淋巴细胞，淋巴细胞对抗原的识别具有特异性；抗原先被抗原提呈细胞摄取、处理，然后提呈给淋巴细胞，刺激细胞活化、增殖，并分化成效应细胞。因此从接触抗原到产生应答有一个延迟时间，通常需要数日。适应性免疫应答产生后往往形成免疫记忆[1-4,9]。

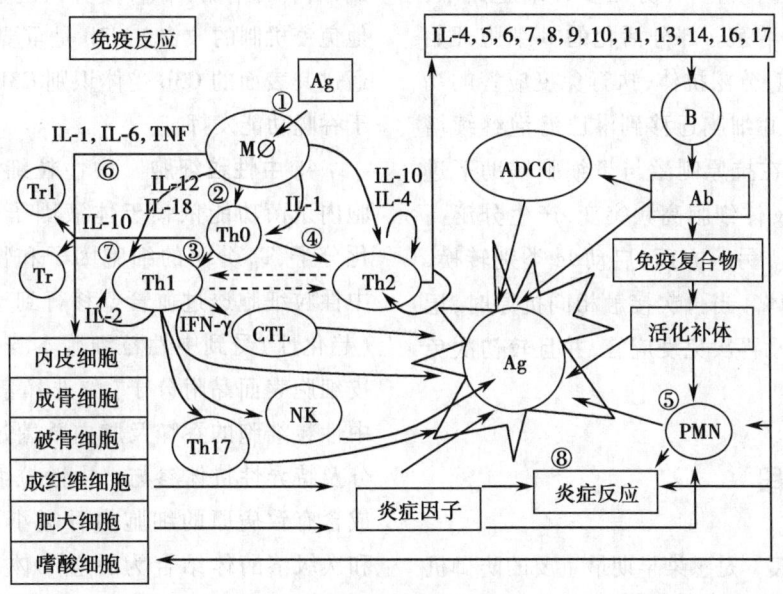

图 16-2 免疫应答示意图

（一）抗原识别与呈递

抗原识别是指抗原提呈细胞将摄取处理的抗原以 MHC/抗原肽复合物的形式提呈给 T 细胞受体 TCR 特异性结合的过程。单核/巨噬细胞、树突状细胞和 B 细胞的重要功能是将抗原信息呈递给 T_H 细胞，吞噬抗原后，分解为多肽和脂多糖等特异性抗原决定簇。这些抗原决定簇从 APC 的细胞质转移到细胞膜，与细胞膜主要组织相容抗原（MHC）结合为复合物，进而将抗原信息传递给 T_H 细胞。T_H 细胞表面接受抗原的受体（TCR）与抗原-MHC 复合物结合，使抗原信息进入 T 细胞。CD4$^+$T 细胞和 CD8$^+$T 细胞分别只能识别抗原-MHCⅡ和抗原-MHCⅠ复合物，具有非常严格的限制性。T 细胞表面的 CD4 和 CD8 分子同 APC 表面的 MHC Ⅱ及 MHC Ⅰ类分子的结合也加强了 TCR 与抗原肽间的亲和力，促进了 T 细胞抗原识别与活化。

（二）T 淋巴细胞活化增殖和分化

1. 淋巴细胞活化增殖 APC 将抗原信息传递给 T 细胞并分泌 IL-1 促使 T 细胞活化，通过 IL-2 自分泌——IL-2 受体途径，活化的 T 细胞开始增殖。初始 T 细胞的活化需要双信号。第一信号来自于 TCR 与 MHC/抗原肽复合物的特异性结合。而 T 细胞表面的协同刺激分子受体与 APC 表面的协同刺激分子配体间的相互作用提供了第二信号。

2. 淋巴细胞分化 APC 在吞噬、消化抗原的同时，细胞膜 TLR 与抗原分子片段结合，诱导 APC 分泌 IL-1、IL-6、TNF-α、IL-12、IL-10 和 TGF-β 等细胞因子，调节免疫反应和炎症反应的进一步发展，诱导初始 CD4$^+$T 细胞（T_H0）向不同 T 细胞亚群分化。CD8$^+$T 细胞识别结合 MHC Ⅰ/抗原肽复合物活化后，分化成 CTL 细胞；CD4$^+$ T 细胞结合 MHC Ⅱ/抗原肽复合物活化后，分化成 Th 细胞。这些抗原分子片段包括病原体相关分子模式（pathogen-associated molecular patterns，PAMP）和组织损伤相关模式（damage-associated molecular patterns，DAMP）。PAMP 主要为入侵的病原体或过敏原，DAMP 为体内存在的炎症和代谢物质、组织和细胞破坏后的产物和肿瘤抗原等。

（三）B 淋巴细胞活化增殖和分化

B 细胞通过表面的 BCR 识别并结合特异性病原微生物抗原，产生了 B 细胞活化的第一信号。结合抗原后，B 细胞可通过胞吞作用内化抗原，进行加工处理，并通过 MHC-Ⅱ/抗原肽复合物形式表达于细胞表面。同时，B 细胞表面的协同刺激分子 CD80 与 CD86 的表达也增加。提呈抗原的 B 细胞与 Th 细胞特异性结合，形成免疫突触。两种细胞间多种协同刺激分子受体与配体相互作用提供了 B 细胞活化的第二信号，其中最重要的是 B 细胞表面的 CD40 分子与 T 细胞表面的 CD40L 分子间的结合。一方面，两者间的结合也进一步促进了 T 细胞的活化,并分泌多种细胞因子,增强 B 细胞的活化与增殖。部分活化的 B 细胞开始增殖,并分化成浆细胞,分泌抗体,执行免疫应答的功能。而另一部分活化 B 细胞迁移到淋巴滤泡继续增殖,形成生发中心,并在抗原刺激与 T 细胞辅助下进一步分化发育,进行 Ig 体细胞高频突变,产生分泌高亲和力抗体的浆细胞。另一方面,启动 Ig 类别转换,可产生多种类别的抗体。当再次接触相同抗原时,记忆性 B 细胞能迅速启动再次免疫应答,并且较初次免疫应答更强、更有效。

(四)免疫效应阶段

1. **特异性细胞免疫** 是感染早期最重要的防御机制,也是主要的抗肿瘤免疫反应。IFN-γ 激活 CD8$^+$T 细胞,发挥其直接杀伤病原体的效应(细胞毒性 T 细胞,CTL)。IFN-γ 也促进自然杀伤细胞(NK)破坏病原体。T$_H$1 细胞分泌的 IFN-γ 又能促进树突状细胞分泌更多的 IL-12,诱导 T$_H$0 细胞向 T$_H$1 细胞极化。Th2 细胞主要是刺激 B 细胞,诱导抗体产生,参与体液免疫应答;另外,Th2 细胞也介导过敏反应。Th17 细胞诱导炎症反应,参与机体抗真菌免疫及自身免疫性疾病的发生。Tfh 细胞主要在生发中心辅助 B 细胞分化成效应细胞,参与体液免疫。而 Treg 细胞则调节、抑制机体的炎症反应与免疫应答。

2. **特异性体液免疫** 是参与感染后期的防御机制。主要通过以下方面发挥作用:①循环免疫球蛋白和抗体:在 T$_H$2 细胞的辅助下,B 细胞合成分泌免疫球蛋白和抗体。抗体具有直接抗微生物(中和抗体)和抗毒素的作用。②分泌型抗体:B 细胞黏膜表面最主要的抗体成分是分泌型 IgA(sIgA),其作用是防止微生物定植。③抗体依赖的细胞毒性作用:抗体参与的抗体依赖的细胞毒性(ADCC)作用的机制还不十分清楚。该过程不需补体参与,由抗体决定 ADCC 反应的抗原特异性。

3. **补体作用** 补体活化对机体建立有效的免疫反应及炎症应答非常重要。补体活化的产物——C3a、C5a 和 C4a(高浓度时)诱导肥大细胞及嗜碱性粒细胞产生组织胺,诱导上述细胞的脱颗粒反应。C3a 和 C5a 还可增加血管通透性,促进白细胞渗透过血管壁并抵达病原微生物的入侵部位。C4b 具有中和病毒作用。微生物表面 C5a 的积聚诱导膜攻击复合物形成,后者可溶解细胞,使其内的病原体暴露于机体其他免疫机制的攻击。C3b 是重要的调理素,吞噬细胞通过其表面的 C3b 受体识别 C3b 包被的病原体,有利于吞噬功能发挥。

4. **中性粒细胞** 中性粒细胞的趋化、吞噬和细胞内杀菌功能依赖于体液因子的调节,包括补体活化分子、T$_H$ 分泌的细胞因子和特异性抗体。活化的中性粒细胞透过血管壁移行到达靶组织或感染部位(趋化性)受到中性粒细胞本身、细胞因子及血管内皮细胞表面黏附分子(如选择素及其受体等)调控。中性粒细胞的吞噬及胞内杀菌过程需活化的补体成分及特异性抗体参与。中性粒细胞吞噬致病原后形成含有致病原的细胞内吞噬小泡,吞噬小泡与初级和次级溶酶体结合为吞噬小体,使溶酶体向小泡内释放颗粒(脱颗粒)、各种抗微生物因子和大量毒性氧自由基,以便杀灭被吞噬的微生物。白细胞的抗微生物产物,如溶菌酶、一氧化氮(NO)及多种自由基一方面可破坏病原微生物,但同时亦可能造成机体组织的炎症损伤。

(五)淋巴细胞凋亡

致病微生物被清除后,大量活化的淋巴细胞通过凋亡形式死亡,使其数量恢复到免疫应答前的水平,仅少数淋巴细胞继续存活,成为记忆淋巴细胞。记忆淋巴细胞再次遇到相应的致病微生物入侵时,发生即刻免疫反应,是机体重要的抗感染防御功能。淋巴细胞凋亡不足可能导致淋巴系统肿瘤和自身免疫性疾病,淋巴细胞凋亡过甚则发生免疫缺陷病。

免疫应答是一个复杂多元的过程,是各种免疫细胞和免疫分子活性的综合效应结果。免疫应答的目的是清除抗原物质,一旦抗原被清除,免疫应答即随之结束,使机体恢复平稳状态。各种原因引起免疫细胞和分子活性出现异常,导致免疫功能失衡,都会发生不同阶段免疫应答的紊乱,引起免疫性疾病,包括免疫缺陷病、过敏性疾病、自身免疫病、炎症和肿瘤[10,11]。

(毛华伟)

参考文献

[1] 曹雪涛,何维.医学免疫学.3 版.北京:人民卫生出版社,2015.

[2] 杨锡强.免疫系统及其功能.中国实用儿科杂志,2000,15:52.

[3] OWEN JA,PUNT J,STRANDORD SA. Kuby Immunology. 7th ed. England:Macmillan Higher Education,2013.

[4] JANEWAY CA,TRAVERS P,WALPORT M,et al. Immunobiology:The Immune System In Health And Disease. 4th ed. New York:Garland Science,1999.

[5] ABBAS AK. T cell maturation in the thymus. In:Abbas AK. Cellular and Molecular Immunology. 3rd ed. London:WB. Saunders Co,1997:174.

[6] SUN JC,BEILKE JN,LANIER LL. Adaptive immune features of natural killer cells. Nature,2009,457(7229):557.

[7] MAFFEI A,PAPADOPOULOS K,HARRIS PE. MHC

class I processing pathways. Human Immunol,1997,54:91.

[8] GARCIA KC. Molecular interactions between extracellular components of the T cell receptor signaling complex. Immunol Rev,1999,172:73.

[9] 杨锡强. 免疫应答. 中国实用儿科杂志, 2000, 15:119.

[10] 杨锡强. 免疫应答失调与疾病. 中国实用儿科杂志, 2000,15:119.

[11] 金伯泉,熊思东. 医学免疫学. 5版. 北京:人民卫生出版社,2012.

第2节 小儿免疫功能特点

16章

小儿处于生长发育过程中,免疫生理状况与成人显著不同,且不同年龄段也有所差异。出生时胸腺约重 10~15g,诱导 T 细胞成熟的功能已完善;6~13 岁时可达 30g 左右;以后逐渐萎缩,20 岁时约 20g,老年人可低于 10g。出生时脾脏重约 5~10g,壮年人为 100~300g,老年人稍有缩小。出生 3 个月时脾组织的生发中心和滤泡基本形成。出生后数周淋巴结髓质和皮质才分化明晰,在受抗原刺激后逐渐形成生发中心;淋巴结发育于青春期达高峰,其退化较慢,至老年期仅有轻度萎缩。

传统认为小儿时期,特别是新生儿和未成熟儿处于不成熟阶段,其某些免疫防御功能亦显低下。实际上,出生时免疫器官和免疫细胞均已发育成熟,其免疫反应能力低下更可能是免疫系统"无经验"之故,即因以往未曾接触抗原,故未能建立免疫记忆。许多不适当的,以成人为标准的体外试验提示新生儿期对感染的易感性增高了,其实并未在体内得到证实。

一个产自健康母亲,并能获得亲生母亲母乳喂养的足月新生儿有能力对抗大多数感染,只有当这一自然过程被破坏,如未成熟儿或非母乳喂养时,才会因不适宜的免疫反应而出现感染。基于这样的认识,新生儿免疫功能应该进行深入研究和筛查,并以此可在新生儿期发现许多原发性免疫缺陷病。

一、中性粒细胞

1. **绝对数量** 受分娩的刺激,出生后 12 小时外周血中性粒细胞计数高达 $13×10^9/L$,72 小时后逐渐下降至 $4×10^9/L$。维持一段低水平后,再度上升,逐渐达到成人水平。新生儿骨髓中性粒细胞储藏库空虚,严重新生儿败血症易合并中性粒细胞减少或缺乏症。

2. **趋化性和黏附功能** 新生儿中性粒细胞体外趋化功能较成人差,生后 21 天时自由移动功能已达到成熟儿水平,但定向趋化功能仍然很低。新生儿中性粒细胞黏附功能低于成人,是由于趋化反应无力,导致中性粒细胞不能穿过血管内皮细胞之故。分娩过程的不同对中性粒细胞趋化功能并无影响,但可致中性粒细胞数量暂时性升高。中性粒细胞黏附功能在经产道分娩者

高于剖宫产者。

3. **吞噬、杀菌和呼吸爆发功能** 新生儿中性粒细胞的吞噬和杀菌功能与成人相比仅有轻微的下降,但在疾病或应急状态下,则可明显下降,包括调理素浓度、吞噬、超氧歧化酶和超氧根产生,杀灭真菌的能力降低和感染部位细菌数量增加等[1]。

二、单核/巨噬细胞

新生儿单核细胞发育已经完善,但因缺乏辅助因子,其趋化、黏附、吞噬、氧化杀菌、产生 G-CSF、IL-8、IL-6、IFN-γ、IL-12 等细胞因子和抗原提呈能力均较成人差。新生儿时期接触抗原或过敏原的类型和剂量不同直接影响单核/巨噬细胞,特别是 DC 的免疫调节功能,

将影响新生儿日后的免疫状态与应答。

三、B 细胞和免疫球蛋白

B 细胞来自前 B 细胞,最先见于 7 周孕龄的胎儿肝脏,随后见于 12 周孕龄的骨髓中。B 细胞的发育需要一系列造血基质细胞、抗原、T 细胞以及各种白细胞介素如 IL-2、IL-3、IL-4、IL-6 等的相互作用。X 连锁无丙种球蛋白血症(X-linked agammaglobulinemia,XLA)和 X 连锁高 IgM 综合征(X-linked Hyper-IgM syndrome,XLHIM)是分别由于 B 细胞胞浆酪氨酸激酶(BtK)和 T 细胞表面 CD40 配体(CD40Ligand,CD40L)缺陷所致[2]。该两种疾病发病机制的明确,说明影响 B 细胞发育分化的分子涉及 B 细胞内在因素,也涉及 T 细胞等外在因素。

1. 新生儿 B 细胞的表型和功能(图 16-3) 胎儿和新生儿有产生 IgM 的 B 细胞,但无产生 IgG 和 IgA 的 B 细胞,分泌 IgG 的 B 细胞到 2 岁时、分泌 IgA 的 B 细胞 5 岁时达成人水平。新生儿存在依赖 T 细胞的 B 细胞免疫应答,包括 IgG 亚类产生。胎儿和新生儿 B 细胞多数能表达 CD5 和 CD1c,对 IL-2、IL-4 和葡萄球菌蛋白 A 刺激能产生增殖反应。新生儿 B 细胞也生产多反应性 IgM 抗体对抗各种自身抗原,其意义尚不清楚。

2. 母体免疫球蛋白及特殊抗体的胎盘转运 IgG 是唯一能通过胎盘的免疫球蛋白类别,其转运过程为主动性。一些母体抗原特异性抗体,如破伤风、白喉抗毒素、灰髓炎、麻疹、腮腺炎和风疹抗体能顺利通过胎盘;然而一些抗革兰氏阴性菌抗体属 IgM,如抗大肠埃希菌 O 和 H,沙门菌菌体 O 抗体则不能通过胎盘。母体转运给新生儿的特异性抗体可能抑制新生儿自身特异性抗体的产生。此为延迟某些疫苗接种,如百日咳、麻疹/风疹分别至 2 个月和 12~15 个月的原因。

3. 新生儿产生的免疫球蛋白 胎龄 28 周的未成熟儿生后即能产生微量 IgM(平均 6mg/dl),而足月儿可达 11mg/dl),生后 IgM 发育更快,男孩于 3 岁时,女孩于 6 岁时达到成人血清水平。脐血 IgM 水平增高,提示宫内感染。新生儿的 IgG 和 IgG 亚类均来自母体,自身合成的 IgG 比 IgM 慢,反映了 B 细胞内在的发育程序。生后 3~5 个月 IgG 降至最低点,至 10~12 个月时体内的 IgG 均为新生儿自身产生,8~10 岁达成人水平。

IgG 亚类随年龄增长而逐渐上升,IgG₂ 代表细菌多糖的抗体,其上升速度在 2 岁内很慢,在此年龄阶段易患荚膜细菌感染。中国香港人群的 IgG₂ 水平似乎比白种人为高。

血清 IgA 是发育最迟的一种免疫球蛋白,要到青春后期或成人期才达到成人水平。新生儿期不能测出分泌型 IgA,2 个月时唾液中可测到分泌型 IgA;2~4 岁时才达成人水平。出生第一天的新生儿可测定到低水平抗大肠埃希菌 O 特异性 IgA 分泌型抗体,并于 12 个月时达成人水平。生后头几个月唾液中存在抗大肠埃希菌 O 特异性 IgM 抗体,可能是对 IgA 相对性缺乏的代偿机制。

过早断母乳的婴儿血清 IgA 较一直母乳喂养者高,提示肠道免疫活性细胞接触牛乳蛋白,导致更多的全身性免疫反应。

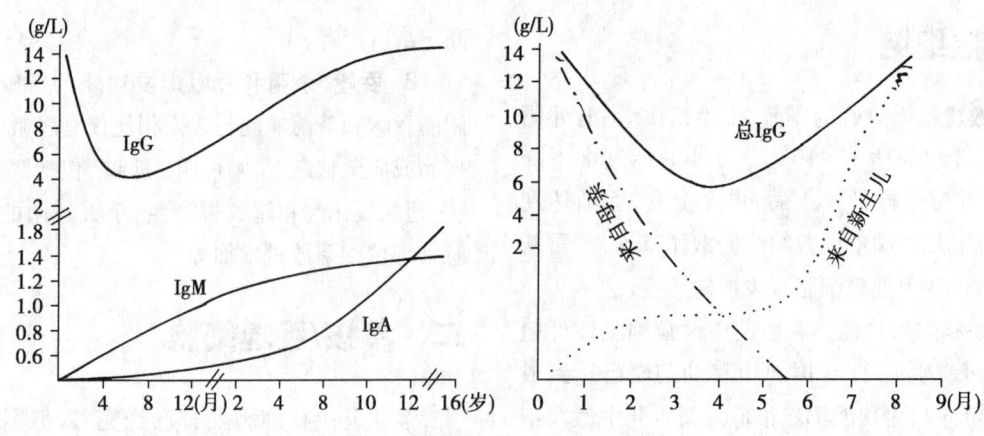

图 16-3 免疫球蛋白的个体发育

左图显示 IgG、IgM 和 IgA 个体发育,由于母体 IgG 能通过胎盘,使出生时婴儿血清 IgG 水平甚高,随母体 IgG 代谢降解,于生后 3~5 个月降至最低点,婴儿自身的 IgG 逐渐产生,约 8~10 岁时达成人水平。IgM 和 IgA 出生时几乎为零,IgM 发育最快,于 6~8 岁时达成人水平;IgA 于 11~12 岁时接近成人浓度。右图显示出生后 9 个月内婴儿血清 IgG 动态变化。

四、T 细胞及其分泌的细胞因子

1. **T 细胞发育** T 细胞来源于骨髓前体细胞,称为原胸腺细胞,于胎龄 8 周时移行至胚胎胸腺,获得 T 细胞受体(TCR),95% 的原胸腺细胞的 TCR 为 α、β 链异二聚体,3%~5% 为 γ、δ 链二聚体。γ/δT 细胞在对抗病毒、分枝杆菌等感染中起着第一道防线的作用。

成熟 T 细胞占外周血淋巴细胞 80%,因此外周血淋巴细胞计数可反映 T 细胞数量。出生时淋巴细胞数目较少,4~6 天后超过中性粒细胞的百分率,4~6 岁时两者相当,此后随年龄增长,逐渐降至老年的低水平。

2. **新生儿 T 细胞表型和功能** 绝大多数脐血 T 细胞(97%)为 CD45RA⁺"初始" T 细胞(成人外周血为 50%),而 CD45RO⁺记忆性 T 细胞极少。新生儿 T 细胞表达 CD25 和 CD40 配体较成人弱,辅助 B 细胞合成和转换 Ig、促进吞噬细胞和 CTL 的能力差[3]。

3. **T 辅助细胞(Th)亚群** 初始 T 细胞活化导致其向不同的功能方向分化,依据其分泌的细胞因子不同,形成具不同效应和调节功能的 Th 亚群:Th1、Th2、Th17、Treg 等。在 IL-12 和 IFN-γ 诱导下,向 Th1 细胞发展,并分泌 Th1 类细胞因子 IFN-γ、IFN-α 和 TNF-β,促进吞噬细胞和迟发性皮肤过敏(delayed-type hypersensitivity,DTH)反应;而 Th 2 产生 IL-4、IL-5、IL-10 和 IL-13,促进抗体应答,包括产生 IgE,并抑制吞噬细胞的多种功能。新生儿 Th2 细胞功能较 Th1 细胞为优,有利于避免发生母子免疫排斥反应。

4. **新生儿 T 细胞产生的细胞因子** 新生儿 T 细胞能产生足量 IL-2 和淋巴毒素、约成人水平 50% 的 TNF 和 GM-CSF,但只产生成人水平 10%~20% 的 IFN-γ 和 IL-4。脐血单个核细胞产生 IL-10 减少与初始细胞数量呈负性相关。随年龄增长接受抗原刺激增多,记忆性 T 细胞产生增多,记忆性 T 细胞及其产生的 IFN-γ 均逐渐升高,超过 175 天后 IFN-γ 可达到成人水平。

五、自然杀伤细胞和抗体依赖性细胞毒功能

自然杀伤(NK)细胞在成人外周血中占 10%~15%,形态学上表现为大体积和具有颗粒,功能上无黏附性和吞噬性。NK 细胞的功能为自然溶解杀伤靶细胞活性,以对抗某些肿瘤和被病毒(如疱疹病毒和巨细胞病毒)感染的细胞。

六、补体和其他介质

在感染过程中,产生或活化多种体液性介质,如补体系统、纤连蛋白、激酶系统、凝血系统和甘露糖结合蛋白。

(一)补体

母体补体不能转输给胎儿,早在胎龄 6~14 周时胎儿便能合成补体成分。新生儿补体经典途径(CH50、C3、C4、C5)活性是其母亲的 50%~60%,生后 3~6 个月达到成人水平。旁路途径的各种成分发育更为落后,B 因子和备解素仅分别为成人的 35%~60% 和 35%~70%。未成熟儿补体经典和旁路途径均低于成熟儿,而足月小样儿的浓度与正常新生儿相似。

(二)纤连蛋白

新生儿血浆纤连蛋白浓度仅为成人的 1/3~1/2,未成熟儿则更低。当发生呼吸窘迫综合征、围产期窒息、新生儿败血症和宫内生长迟缓时,血浆纤连蛋白浓度将进一步下降。

足月新生儿脐血单核细胞和基质连接的纤连蛋白的结合能力与成人相似,但尚不清楚这一现象是否说明新生儿单核细胞上纤连蛋白受体也与成人相当。

(三)甘露糖结合血凝素

血浆甘露糖结合蛋白又称甘露糖结合血凝素(mannose binding lectin,MBL)属于集素(collectin),在宿主尚未获得特异性免疫能力之前,它的抗感染作用尤其重要。在 2 岁以前的婴儿,获得性抗体反应尚不完善时,MBL 在保护宿主免受感染中具有重要意义。未成熟儿 MBL 水平较成人低,是其易于感染的原因之一,生后 10~20 周 MBL 达到足月新生儿水平。

(赵晓东)

参考文献

[1] SUN J,WANG Y,LIU D,et al. Prenatal diagnosis of X-linked chronic granulomatous disease by percutaneous umbilical blood sampling. Scand J Immunol,2012,76(5):512-518.

[2] BHUSHAN A,COVEY LR. CD40:CD40L interactions in X-linked and non-X-linked hyper-IgM syndromes. Immunol Res,2001,24(3):311-324.

[3] HASSAN J,REEN DJ. T-cell function in the human newborn. Immunol Today,2000,21(2):107-108.

第3节 原发性免疫缺陷病

一、概述

原发性免疫缺陷病（primary immunodeficiency diseases，PID）是一类由单个基因突变导致的临床综合征，疾病以遗传病因为主，免疫系统功能变化通常有特定规律可循，因而是解析机体抗感染免疫机制的理想模型。大多数PID以易发感染为主要特征，因此称其为免疫功能"缺陷性"疾病。从遗传学角度看，这类疾病的致病基因突变通常引起编码蛋白质表达的缺失或明显较少，因此导致其所在通路的功能下降所致。

PID的分子基础通常决定疾病特征和转归。临床上，对每一例PID病患，都应力争综合其临床信息和生物学信息，运用细胞生物学、分子生物学、遗传学和免疫学理论进行全面分析和解释[1,2]。

（一）定义

免疫缺陷病（immunodeficiency，ID）指因免疫细胞和免疫分子发生缺陷或功能异常增强导致的免疫应答缺如、水平降低或亢进，导致机体抗感染免疫功能低下或免疫功能失调的一组临床综合征。免疫缺陷病可为遗传性，即由不同基因缺陷导致免疫系统功能损害的疾病，称为原发性免疫缺陷病（primary immunodeficiency，PID）；也可为出生后环境因素影响免疫系统，如感染、营养紊乱和某些疾病状态所致，称为继发性免疫缺陷病（secondary immunodeficiency，SID）；因其程度较轻，又称为免疫功能低下（immuno-compromise）。由人类免疫缺陷病毒（human immunodeficiency virus，HIV）感染所致者，称为获得性免疫缺陷综合征（acquired immunodeficiency syndrome，AIDS）。由上可见，"缺陷"二字代表着人们对这类疾病的早期认识。随着科学技术的不断发展，人们发现免疫系统单基因突变导致的临床表现远远超出感染，至少还具备四种感染以外的临床特征，亦即自身免疫、过度炎症、过敏和恶性肿瘤，如此复杂的表现系因为单个基因参与的免疫细胞发育、分化、维持和功能发挥各不相同，尤其是某些基因尚可因GOF导致过度的免疫应答。因此，自2017年版国际免疫学会联盟PID分类标准开始，建议采用免疫出生错误（inborn error of immunity，IEI）这一概念，以避免局限理解这类疾病的含义和范畴。目前，虽然IEI逐渐为研究者和临床医生接受，但PID仍在沿用。

（二）发病率

原发性免疫缺陷病传统被认为属罕见病，但报道的发病率数据可能远远低于实际数据。最保守的估计PID发病率介于1/10 000～1/50 000活产婴之间。但是，由于分子诊断水平的不断发展、免疫缺陷到免疫失调临床表型的大幅度拓展等原因，目前对PID的发病率估计越来越高。现在认为，作为一个整体，PID或IEI的发病率至少应该介于1/1 000～1/5 000活产婴之间。事实上，近来的研究发现，某一单个疾病的PID基础，竟然可能占到人群的1%，提示PID的发病率估算仍然远远低于实际情况。我国作为世界第一人口大国，每年的新生儿出生量约为1 600万～1 800万，如按照1/1 000活产婴发病率推算，我国每年新增PID患儿约16 000～18 000例。

（三）命名和分类

国际免疫学会联盟（The International Union of Immunological Societies，IUIS）免疫出生错误专家委员会（Expert Committee of Inborn Errors of Immunity）自1970年开始每两年按照致病基因对PID或IEI进行分类更新。2019年更新报道最终纳入了404种疾病，由430种已知遗传缺陷所致。本次更新报道包含10个亚类，分别归于10个表，其中表9骨髓衰竭为新增。10个亚类分别为：同时影响细胞和体液免疫的缺陷（immunodeficiencies affecting cellular and humoral immunity）、具有相关或综合征特征的联合免疫缺陷（combined immunodeficiencies with associated or syndromic features）、抗体为主的缺陷（predominantly antibody deficiencies）、免疫失调性疾病（diseases of immune dysregulation）、先天性吞噬细胞数量或功能缺陷（congenital defects of phagocyte number or function）、固有免疫和先天免疫缺陷（defects in intrinsic and innate immunity）、自身炎症性疾病（autoinflammatory disorders）、补体缺陷（complement deficiencies）、骨髓衰竭（bone marrow failure）、IEI的拟表型

（phenocopies of inborn errors of immunity）[3]。

（四）新生儿筛查

基于人群的新生儿筛查旨在通过一定技术手段在尚未发病的婴儿中早期发现、鉴定一批可治的严重疾病，以根本改变患儿预后和减少并发症发生。重症联合免疫缺陷（severe combined immunodificiency，SCID）为一组异质性单基因突变导致的致死性疾病，如未经早期根治性治疗，绝大多数患儿于两岁内病死，未发生感染情况下，造血干细胞移植成功率很高，可有效挽救患儿生命，因而完全符合新生儿筛查的必要条件——Jungner 标准。

T 细胞剪切环（T cell receptor excision circle，TREC）是初始 T 细胞抗原受体重排过程中产生的环状 DNA，能够反映最近从胸腺中迁出至外周的 T 细胞水平，能特异性反映初始 T 细胞数量。TREC 作为环状 DNA 又被证明十分稳定，不易降解，且不随细胞分裂进行复制，因而成为初始 T 细胞群体理想的标志。2005 年，Kee Chan 和 Jennifer Puck 首次将从干纸片血斑中提取的 DNA 采用定量 PCR 法检测 TREC，并用于 SCID 和其他 T 细胞减少症大规模人群筛查。截至目前，美国绝大部分州采用 TREC 进行 SCID 新生儿筛查，覆盖 92% 新生儿。广泛开展以 TREC 为基础的新生儿筛查，使 SCID 诊断治疗方式和预后发生了根本性改变，早期筛查和提前确诊促进了后续的造血干细胞移植，因而大幅度提高了 SCID 救治成功率。

B 细胞早期发育相关的关键基因突变导致原发性 B 细胞缺陷，如 X 连锁无丙种球蛋白血症和常染色体隐性遗传的无丙种球蛋白血症。患儿外周血几乎没有 B 细胞，血清所有免疫球蛋白水平显著降低。与 TCR 重排类似原理，在 B 细胞抗原受体重排过程中，V-D-J 重排产生一种称为 kappa 重组剪切环（kappa recombining excision circles，KREC），也是一种十分稳定的环状 DNA 片段，KREC 水平能准确反映 B 细胞扩增史并可能用于评估抗体缺陷和移植后患儿 B 细胞重建进程。2011 年，Nakagawa 等首次将 KREC 用于人群筛查，发现 XLA 患者外周血和干纸片样本均无法检出 KREC。西班牙和瑞典已经将 KREC 于 TREC 联合应用同时筛查 T 细胞和 B 细胞减少症。两者同时使用不仅可以有效筛查出诸如 XLA 等严重 B 细胞缺陷，也可提高 TREC 对某些疾病的检出率。位于 TCR 重排下游的分子缺陷，如 ZAP70 缺陷、MHC-Ⅱ类分子缺陷、迟发型 ADA 缺陷、迟发型 RAG1/2 缺陷等疾病，可因同时采用 KREC 筛查获得线索。

（五）预警症状

我国作为全球最大的发展中国家，罕见疾病的防治正逐渐受到国家的高度重视。然而，提高我国 PID 防治水平仍是一个艰巨的系统工程，需要建立一个由儿科医师、患儿及家庭、政府机构、社会组织和药品/生物技术供应商等构成的联合体，以及一个从人群筛查、早期识别、转诊、专科检查、分子诊断、管理及根治、预防的综合防治体系。在目前尚未开展基于人群的普筛之前，早期识别是整个 PID 防治体系最为关键的环节。其中尤为关键的是根据相对特殊的临床表现怀疑 PID。国际和我国已有的经验都显示，大多数 PID 患儿可能首先由呼吸、耳鼻喉、感染、皮肤等儿科亚专科医师接诊，如何让非免疫专科医师和大众了解 PID 早期识别的重要线索显得十分重要。

PID 虽为罕见病，但其临床表现与诸多常见疾病重叠，及时由常见疾病症状怀疑 PID，是早期诊断、及时启动合理治疗的关键。为了提高医务人员（尤其是非免疫专科医务人员）和大众对 PID 的警觉，Jefrey Modell 基金会专门提出了 10 条 PID 预警症状（warning signs）：

（1）1 年内≥4 次新的耳部感染。

（2）1 年内≥2 次严重鼻窦感染。

（3）超过两个月抗生素治疗无明显疗效。

（4）1 年内≥2 次肺炎。

（5）婴儿不能增重或不能正常生长。

（6）复发性深部皮肤或脏器脓肿。

（7）持续鹅口疮或皮肤真菌感染。

（8）需要静脉抗生素清除感染。

（9）两种或两种以上深部感染，包括败血症。

（10）PID 家族史。

以上 10 条中，具备两条或以上，应该考虑 PID 可能并建议就医。

由于医疗资源和医疗体系的差异，以上预警体系可能并不适应我国国情。因此，有必要建立适合中国国情的 PID 预警指征。理想的预警症状体系应来源于坚实的临床证据，但遗憾的是，目前我国有关 PID 的发病率、患病率、治疗情况和远期预后等关键临床信息尚较为贫乏，建立基于循证的 PID 早期识别线索目前仍难以实现。2015年,由中华医学会儿科学分会免疫学组牵头,广泛征集同行意见和建议,经过多次讨论,形成了我国第一个以早期识别和确诊PID为目的的专家共识。该专家共识具有如下特点:①参考欧洲免疫缺陷学会临床工作委员会为非免疫专科医师制定的以患儿为中心的PID多步骤筛查指南,以各专业医师都熟悉的病历书写程序,总结提示PID可能性的重要线索。②本共识主要针对非免疫专业儿科医师。虽然部分PID,如普通变异型免疫缺陷病(common variable immunodeficiency, CVID)多于成年期起病,但其早期表现和临床经过与儿科病例相似,可供成人内科医师参考。③本共识第二部分描述临床表现或临床表现组合所提示PID病种,我们将OMIM号列于每种PID疾病后,以便非免疫儿科医师读者了解、查询相关单基因遗传PID信息。④近年来新发现的PID不断涌现,本共识主要针对国内已有描述的PID病种,因而不甚完善,今后需要定期更新,以更全面、准确地预警PID。

1. 病史

(1) PID标记性表现:感染病史。

1) 反复细菌感染(比同年龄儿童发作更频繁)。

2) 一次或多次严重感染(脑膜炎、骨髓炎、肺炎、败血症等)。

3) 感染异常严重或呈慢性过程,常规治疗无效。

4) 内脏器官脓肿。

5) 反复皮下脓肿。

6) 持续或反复腹泻。

7) 机会感染(如肺孢子虫病、肺曲霉菌病等)。

8) 严重或持续性疣,全身性传染性软疣。

9) 播散性念珠菌病,1岁后复发性鹅口疮。

10) 疫苗接种不良反应(播撒性BCG、水痘疫苗感染、脊髓灰质炎疫苗感染)。

(2) 家族史

1) 家族中有PID患者或有与患儿类似症状者(X连锁遗传:男性患病,女性带病;或常染色体隐性/显遗传:男女均可患病和携带)。

2) 原因不明的婴儿早亡,因感染致死。

3) 父母(祖父母)为近亲。

4) 多个家庭成员患自身免疫性疾病或血液系统恶性肿瘤。

(3) 其他

1) 胸腺缺如或发育不良。

2) 慢性腹泻、吸收不良、胰腺功能不足。

3) 脐带延迟脱落(>4周)。

4) 乳牙延迟脱落。

5) 进行性发育迟缓。

6) 难治性阻塞性肺部疾病。

7) 严重湿疹或皮炎。

8) 体重不增或消瘦。

9) 输血后移植物抗宿主反应(graft versus-host reaction, GVHR)。

10) 肉芽肿。

11) 早发或反复自身免疫性溶血性贫血。

12) 早发炎症性肠病。

13) 早发或家族聚集发病淋巴瘤。

14) 伤口愈合不良、瘢痕。

15) 反复发热。

16) 不明原因支气管扩张,肺大疱,间质性肺部疾病。

2. 体征

(1) 皮肤及其附件:毛发及牙齿异常、湿疹、新生儿红皮病、部分白化症、皮肤苍白、色素失禁、甲萎缩、播撒性疣或传染性软疣、先天性斑秃、白化症、瘀斑(早发性和慢性)、冷脓肿、毛细血管扩张症、无汗症。

(2) 口腔:严重齿龈炎和口腔炎、复发性牙周炎、阿弗他口腔炎、牙釉质发育不良、恒牙脱落。

(3) 眼:视网膜病变、毛细血管扩张。

(4) 淋巴组织:淋巴结和扁桃体缺如、严重淋巴结肿大、无脾症、肝脾大。

(5) 神经系统:共济失调、小头畸形、巨头症。

(6) 其他:杵状指、畸形、生长延迟或不匀称发育。

3. 基础血液学检测

(1) 血常规:中性粒细胞减少,淋巴细胞减少,嗜酸细胞增多,巨噬细胞巨大颗粒,血小板减少、体积变小,贫血(再生障碍性、溶血性贫血)。

(2) 血液生化:低钙血症、低纤维蛋白血症、高甘油三酯血症、高铁蛋白血症、低CRP等。

以上病史、体检和基础血液学检测仅仅提供了识别PID的线索,在临床实践中如何合理运用还需要非免疫专业儿科医师在实践中体会,也需要免疫专业和非免疫专业医师的合作。近年来,高通量测序技术加速应用于儿科临床和科学研究,使儿科遗传性疾病的诊断呈现"井喷"态势,各种各样以前认识不够充分的遗传性疾病得以成功诊断,大大丰富了儿科医师的知识体系。但是,序列测定主导的市场还没有有效引导搭建一个完整的诊断体系,其中的功能分析平台尤为欠缺,导致大量疑诊病例累积,未能启动科学规范的治疗。在 PID 领域,可以在以下几方面着力完善:①继续提高儿科医师对 PID 的警觉和早期识别能力;②建立单基因遗传病遗传学诊断指南,逐步规范高通量测序开单资质和诊断行为;③在全国布局建设 PID 功能诊断中心,形成 PID 分子诊断协作网络,并逐步完成于遗传性诊断体系的有机整合;④完善后勤保障体系,尤其是中心城市间隔夜冷链快运等支撑流式细胞分析的物流体系;⑤不断促进全国 PID 诊断治疗中心建设,形成协作网络,对接国家需求的同时,分片负责区域 PID 患儿的日常防治和转诊。

(六)共同临床表现

原发性免疫缺陷病的临床表现由于病因不同而极为复杂,但其共同的表现非常相似,即反复感染、易患肿瘤、自身免疫性、过敏和过度炎症性疾病。

1. 反复和慢性感染 免疫缺陷最常见的表现是感染,表现为反复、严重、持久的感染。

不常见和致病力低下的细菌常为致病的病原。许多患儿常需要持续使用抗菌药物以预防感染的发生。

(1)感染的部位:以呼吸道最常见,如复发性或慢性中耳炎、鼻窦炎、结膜炎、支气管炎或肺炎。其次为胃肠道,如慢性肠炎。皮肤感染可为脓疖、脓肿或肉芽肿。其他部位感染如脑膜炎和骨关节感染。也可为全身性感染,如败血症、脓毒血症。

(2)感染的病原体:一般而言,抗体缺陷时易发生化脓性感染。T 细胞缺陷时则易发生病毒、结核分枝杆菌和沙门菌属等细胞内病原体感染;也易发生真菌和原虫感染。补体成分缺陷好发生奈瑟菌属感染。中性粒细胞功能缺陷时的病原体常为金黄色葡萄球菌。病原体的毒力可能并不很强,常呈机会感染。PID 感染病原谱因病而异。有的 PID,感染病原谱十分广泛,如 SCID,几乎所有各类病原微生物均易感;而另一些 PID,则可能仅对窄谱甚至单个病原体易感,如 MSMD 主要对结核分枝杆菌易感,TLR3 缺陷则仅对单纯疱疹病毒易感,感染后临床表现显著重于正常个体。病原学诊断对 PID 诊断和治疗均至关重要,病原学特征可提示机体免疫缺陷的部分和性质,当然对抗感染治疗方案的选择也起决定性作用。因 PID 基础疾病影响机体针对抗原的免疫应答,在采用血清学诊断手段时也注意客观分析,易出现假阴性结果。基于抗原、核酸等病原体成分的检测通常更为可靠。

(3)感染的过程:常反复发作或迁延不愈,治疗效果欠佳,尤其是抑菌剂疗效更差,必须使用杀菌剂,剂量偏大,疗程较长才有一定疗效。同时,也应该注意并非所有 PID 的感染都不可控制。吞噬细胞缺陷易患的细菌感染,常对敏感的静脉抗生素治疗反应良好。某些 PID 如 IRAK4 缺陷和 MyD88 缺陷,虽然幼年对细菌易感性明显增高,但在年长后,随着适应性免疫应答逐渐建立增强,感染病情可出现明显改善。

一些非免疫性因素也可能造成对感染的易感性,如呼吸道或泌尿道畸形、阻塞或发育异常、先天性功能异常、侵入性导管等。在考虑原发性免疫缺陷病时,应排除这些易患感染的非免疫因素。

2. 自身免疫性 诸多 PID 具有免疫失调表现,其中最常见的是自身免疫性疾病。Alain Fisher 等报道法国 2 183 例 PID 患者中,26.2%患有明显自身免疫,其中最为常见的是自身免疫性血细胞减少,自身免疫一旦发生,将明显增加治疗难度,预后更差。主要表现包括血细胞减少、关节炎症、红斑狼疮样改变、肝脾淋巴结大、血管炎症和各种器官特异性自身免疫表现,如免疫复合物性肾炎、1 型糖尿病、免疫性甲状腺功能减退等。究其发病机制,涉及调节性 T 细胞发育和功能发挥缺陷、自身反应性 T/B 细胞隐性选择失败、BCR 编辑缺陷、外周自身抗原诱导的细胞死亡障碍、T/B 细胞过度活化、免疫复合物清除障碍、一型干扰素产生过度等各种复杂过程。参与上述过程的各种关键基因突变即会导致自身免疫,或同时导致免疫缺陷和自身免疫。其中,主管胸腺细胞负性选择的关键基因——自身免疫调节因子(AIRE)突变后,导致的 APECED,是首个单基因突变致自身免疫的经典案例。主管调节性 T 细胞发育和功能发挥的系列基因,如 FOXP3、CTLA-4、LRBA 缺陷导致调节性 T 细胞这一重要的外周免疫耐受维持机制被打破,因而导致全身性自身免疫综合征。上述基因突变及其病理生理后果的解析十分有助于开发针对此类 PID 和共享类似机制的其他自身免疫病的新型治疗方法,有望为各类自身免疫性疾病带来治疗领域的革命性发展。

3. 过敏性疾病 部分 PID 伴发过敏性疾病,如 DOCK8 缺陷伴有食物过敏和气道过敏症,STAT3 常染色体显性负调所致的高 IgE 综合征血清 IgE 水平极度增高,但却不伴有典型过敏症。ZNF341 双链突变、IL6ST(编码 gp130,为 IL-6、IL-11、IL-27、LIF、OSM、CNTF 等受体的共享组分)或 IL6R 临床上都具有 AD-HIE 相似的表现,血清 IgE 水平亦显著增高。其他 PID 如 Wiskott-Aldrich 综合征、RAG1/2 缺陷、IPEX 等调节性 T 细胞缺陷都可伴有不同程度 IgE 增高和过敏表现。

4. 炎症性疾病 单基因突变导致的自身炎症综合征为最典型代表,Ⅰ型干扰素、炎症小体和炎症小体以外如 NF-κB 等一系列主要隶属于机体天然免疫机制介

16章

导的自发性炎症,临床上表现为周期热、皮疹、关节痛、关节炎、血管炎等症。另外,免疫失调导致诸多PID伴有或主要表现为过度炎症反应,如家族性噬血淋巴组织细胞增生症(FHL)、IL-10-IL-10受体通路缺陷导致的炎症性肠病等。其他一些PID,新近也认识到其在特定情况下可能发生过度炎症状态,如慢性肉芽肿病受真菌成分触发发生爆发性肺-胸膜炎。PID出现的自身免疫和过度炎症反应可能分别主要有适应性和天然免疫应答介导,但多数情况下两者之间具有千丝万缕的联系,并不易于区分。这类伴有过度炎症的PID,通常能够明确其分子基础和干预靶点,通过免疫/炎症抑制治疗常可获得较好效果。

5. 恶性肿瘤 原发性免疫缺陷病患儿未因严重感染而致死者,随年龄增长易发生自身免疫性疾病和肿瘤,尤其是淋巴系统恶性肿瘤。其发生率较正常人群高数十倍乃至100倍以上。淋巴瘤,尤以B细胞淋巴瘤(50%)最常见,T细胞瘤和霍奇金病、淋巴细胞性白血病。自身免疫淋巴增生综合征、X连锁淋巴增生综合征(1型)和P110δ过度活化综合征等PID均伴有淋巴瘤发生高风险,需在诊疗过程中随时予以关注。大多数PID淋巴瘤发生机制尚不清楚,推测与机体免疫监视功能下降和继发病毒感染有关。继发EBV感染的PID,易患伯基特淋巴瘤。一些伴有染色体修复障碍的PID如遗传性毛细血管扩张、共济失调、免疫缺陷综合征(AT)、Nijmegen断裂综合征、Bloom综合征等易患淋巴网状内皮细胞瘤和其他恶性肿瘤。腺癌、鳞癌和其他肿瘤在某些PID也可能发生,如X连锁高IgM综合征发生周围神经外胚层肿瘤,OX40缺陷易发生卡波西肉瘤等。

6. 其他临床表现 其他临床特征包括生长发育延迟或停滞、淋巴结肿大及淋巴增生表现,某些抗体缺陷却又表现为扁桃体/淋巴结缺如、特殊面容等。

7. 既往史、家族史和体格检查

(1)既往史:脐带延迟脱落是黏附分子缺陷的重要线索。严重的麻疹或水痘病程提示细胞免疫缺陷,而接触性皮炎则表明细胞免疫功能完善。了解是否使用过免疫抑制剂,是否做过扁桃体切除、脾切除或淋巴结切除术,是否进行放射治疗以便排除由此引起的继发性免疫缺陷病。了解有无输血或血制品史,有无不良反应如移植物抗宿主反应(GVHR),则是提示严重联合免疫缺陷病的重要线索。预防注射史应详细记录,如发生疫苗感染,常提示PID。

(2)家族史:一旦发现家族中有明确早年夭折、可疑为原发性免疫缺陷病的特殊表现,应进行家谱调查。原发性免疫缺陷病先证者也可能是基因突变的开始者,从而家族中无类似患者。了解家族中有无患过敏性疾病如哮喘、湿疹,自身免疫性疾病和肿瘤患者,有助于对先证者诊断的评估。

(3)体格检查:感染严重或反复发作,可出现营养不良、轻-中度贫血、体重或发育滞后现象。B细胞缺陷者的周围淋巴组织如扁桃体和淋巴结变小或缺如。X连锁淋巴组织增生症的全身淋巴结肿大。反复感染可致肝脾大,皮肤疖肿、口腔炎、牙周炎和鹅口疮等感染证据可能存在。某些特殊综合征则有相应的体征。

(七)实验室检查

具有标志性表现——反复感染或其他免疫失调的部分临床表现或阳性家族史提示原发性免疫缺陷病可能性,需进行相应的实验室检查和辅助检查,明确是否存在免疫缺陷及免疫缺陷的性质。因免疫网络极为复杂,对免疫功能进行全面评估几乎是不可能的。为此,可分为3个层次:①初筛试验;②进一步检查;③特殊或研究性试验(表16-1)。

表16-1 免疫缺陷病的实验室检查

初筛试验	进一步检查	特殊/研究性试验
B细胞缺陷:		
IgG、M、A水平	B细胞计数(CD19或CD20)	进一步B细胞表型分析
同族凝集素	IgG亚类水平	淋巴结活检
嗜异凝集素	IgE水平	抗体反应(Φx174、KLH)
抗链球菌溶血素O抗体	抗体反应(破伤风、白喉、风疹、流感嗜血杆菌疫苗)	体内Ig半衰期
分泌型IgA水平	抗体反应(伤寒、肺炎球菌疫苗)	体外Ig合成
		B细胞活化增殖功能
侧位X线片咽部腺样体影		基因突变分析

初筛试验	进一步检查	特殊/研究性试验
T 细胞缺陷：		
外周淋巴细胞计数及形态	T 细胞亚群计数（CD3、CD4、CD8）	进一步 T 细胞表型分析
胸部 X 线胸腺影	丝裂原增殖反应或混合淋巴细胞培养，HLA 配型	细胞因子及其受体测定（如 IL-2、IFN-γ、TNF-α）
迟发皮肤过敏试验（腮腺炎、念珠菌、破伤风类毒素、毛霉菌素、结核菌素或纯衍生物）	染色体分析	细胞毒细胞功能（NK、CTL、ADCC）酶测定：ADA、PNP胸腺素测定，细胞活化增殖功能，皮肤，胸腺活检，基因突变分析
吞噬细胞：		
WBC 计数及形态学	化学发光试验	黏附分子测定
NBT 试验	WBC 动力观察	（CD11b/CD18，选择素配体）
IgE 水平	特殊形态学，移动和趋化性	变形性、黏附和凝集功能测定
	吞噬功能测定	氧化代谢功能测定
	杀菌功能测定	酶测定（MPO、G-6-PD、NADPH 氧化酶）
		基因突变分析
补体缺陷：		
CH50 活性	调理素测定	补体旁路测定
C3 水平	各补体成分测定	补体功能测定（趋化因子、免疫黏附）
C4 水平	补体活化成分测定（C3a、C4a、C4d、C5a）	同种异体分析补体体内存活时间

注：ADA：腺苷脱氨酶；ADCC：抗体依赖性杀伤细胞；CTL：细胞毒性 T 细胞；G-6-PD：葡萄糖 6 磷酸脱氧酶；KLH：锁孔虫戚血蓝素；MPO：髓过氧化酶；NADPH：烟酰胺腺苷二核苷磷酸；NBT：四唑氮蓝；NK：自然杀伤细胞；PNP：嘌呤核苷磷酸酶；Φx：嗜菌体。

1. 免疫球蛋白测定　应设立不同年龄正常儿童 IgG、IgM、IgA（表 16-2）和 IgE 值。免疫球蛋白水平在正常同龄儿均值的 2*SD* 范围内可视为正常。年长儿和成人总 Ig（包括 IgG、IgM 和 IgA）大于 6g/L 者，应属正常，低于 4g/L 或 IgG 低于 2g/L 时提示缺陷。总 Ig 为 4 ~ 6g/L 或 IgG 为 2~4g/L 者为可疑的抗体缺陷，应做进一步抗体应答试验或 IgG 亚类测定。IgE 增高见于某些吞噬细胞功能异常，特别是趋化功能缺陷。

表 16-2　健康儿童血清免疫球蛋白含量

单位：g/L（均值）

年龄组	测定人数	IgG	IgA	IgM
新生儿	7	5.190~10.790（8.490）	0.001~0.018（0.009）	0.018~0.120（0.069）
4 个月~	11	3.050~6.870（4.970）	0.110~0.450（0.280）	0.310~0.850（0.580）
7 个月~	20	4.090~7.030（5.560）	0.210~0.470（0.340）	0.330~0.730（0.530）
1 岁~	60	5.090~10.090（7.590）	0.310~0.670（0.490）	0.980~1.780（1.380）
3 岁~	85	6.600~10.390（8.240）	0.580~1.000（0.790）	1.100~1.800（1.450）
7 岁~	50	7.910~13.070（10.720）	0.850~1.710（1.280）	1.200~2.260（1.730）
12 岁~	30	8.270~14.170（11.220）	0.860~1.920（1.390）	1.220~2.560（1.890）

注：表内数字为均值±2 个标准差，括弧内为均值。

2. 抗 A、抗 B 或抗 AB 同族凝集素　代表 IgM 类抗体功能，正常情况下，生后 6 个月婴儿抗 A、抗 B 滴度至少为 1:8(AB 血型者例外)。

3. 抗链球菌溶血素 O(ASO)和嗜异凝集素滴度　由于广泛的食物、吸入物以及呼吸道细菌都可诱发这些自然抗体。一般人群嗜异凝集素滴度均大于 1:10，代表 IgG 类抗体。我国人群由于广泛接受抗菌药物，ASO 效价一般较低，若血清 ASO 在 12 岁后仍低于 50 单位可提示 IgG 抗体反应缺陷。

4. 分泌型 IgA 水平　一般测定唾液、泪、鼻分泌物和胃液中分泌型 IgA，其标本收集较为困难，至今尚无正常年龄对照值。收集唾液的方法为：令小孩咀嚼棉球，然后挤压浸满唾液的棉球，将唾液收集在 5ml 注射器内。唾液经过滤后，即可测定分泌型 IgA。

5. 外周血淋巴细胞绝对计数　外周血淋巴细胞约 80% 为 T 细胞，因此外周血淋巴细胞绝对计数可代表 T 细胞数量，正常值为 $(2\sim6)\times10^9/L$；$<2\times10^9$ 为可疑 T 细胞减少，$<1.5\times10^9$ 则可确诊。应重复检查，并作涂片观察形态学。正常婴儿外周血淋巴细胞绝对值高于儿童其他时期，此时若出现淋巴细胞 $<1.5\times10^9/L$，更提示淋巴细胞减少症，对 SCID 及其他伴有淋巴细胞减少症的联合免疫缺陷病具有重要提示价值。

6. 胸部 X 线及 CT 检查　婴幼儿期缺乏胸腺影者提示 T 细胞功能缺陷，新生儿期常规胸部 X 线检查胸腺影，是筛查胸腺发育不全的重要手段。如能进行 CT 平扫或增强检查，则更能准确观察胸腺体积。婴幼儿时期前上纵隔部分通常为胸腺填充，平扫可见软组织影，增强则更能将大血管排除在外，精确测量胸腺体积。胸腺萎缩甚至缺如常提示伴有明显淋巴细胞减少症的联合免疫缺陷。但是，一些后天因素如重症感染、皮质激素使用亦可导致胸腺萎缩，应注意鉴别。

7. 迟发皮肤过敏试验　迟发皮肤过敏试验(delayed cutaneous hypersensitivity，DCH)代表 TH1 细胞功能。将一定量抗原注入皮内，24~72 小时观察注射部位的反应。常用的抗原和用量为腮腺炎病毒疫苗 1mg/ml，旧结核菌类(1:1 000)，也可用结核菌纯蛋白衍生物(PPD)，毛霉菌素(1:30)，白念珠菌素(1:100)，白喉类毒素(1:100)，以上抗原均为 0.1ml 皮内注射。若上述皮试阴性，可加大浓度重复试验，如将破伤风、白喉类毒素和白念珠菌素浓度改为 1:10。

DCH 为免疫记忆应答，皮试前应接种过这些疫苗或有相应的感染史。因此，2 岁以内儿童可能因未曾致敏，而出现阴性反应。应同时进行 5 种以上抗原皮试，只要有一种抗原皮试阳性，即可说明 TH1 细胞功能正常。当上述皮试均为阴性时，而又能证明曾接种过这些疫苗或有相应的感染史时，则可确定为 TH1 细胞功能低下。植物凝血素(PHA)的致敏性较差，二氮氯苯(DNCB)的皮肤刺激性太大，且有潜在致癌的可能性，因而均少用于临床。

8. 四唑氮蓝染料试验　四唑氮蓝染料(NBT)为淡黄色可溶性染料，还原后变成蓝黑色甲颗粒。正常中性粒细胞进行吞噬时，糖代谢己糖磷酸旁路被激活，产生的氢离子和超氧根使 NBT 还原。未经刺激的中性粒细胞具有此还原能力者为 8%~14%，增高时提示细菌感染，慢性肉芽肿病患儿通常低于 1%，甚至测不出。预先用内毒素刺激中性粒细胞，或将 NBT 与乳胶颗粒混合后再进行中性粒细胞培养，涂片计数 NBT 阳性细胞数。正常人阳性细胞大于 90%，而慢性肉芽肿病患儿常低于 1%，而疾病携带者则可呈嵌合体。

9. 补体 CH50 活性、C3 和 C4 水平　总补体缺陷可被 CH50 活性法测定，其原理为血清补体成分能通过经典补体途径溶解抗体结合的羊红细胞，CH50 正常值为 50~100U/ml。C3 占总补体的 50% 以上，C4 是仅次于 C3 的主要补体成分。C3 正常值新生儿期为 570~1 160mg/L，1~3 个月 530~1 310mg/L，3 个月~1 岁 620~1 800mg/L，1~10 岁 770~1 950mg/L。C4 正常值为新生儿期 70~230mg/L，1~3 个月 70~270mg/L，3~10 岁 70~400mg/L。

10. 进一步检查　经过初步筛查，虽然一些原发性免疫缺陷病已能做出诊断，但尚有一些疾病需进一步检查才能确诊。包括 T、B 细胞及亚类计数(表 16-3 和表 16-4)、免疫球蛋白亚类分析(表 16-5)、抗体反应、T、B 细胞增殖反应、吞噬细功能检测、HLA 配型等。其中，蛋白抗原 IgG 应答可采用：破伤风、白喉、流感嗜血杆菌 B、肺炎蛋白连接疫苗等，亦可采用甲肝、乙肝疫苗。多糖抗原 IgG 应答可采用：肺炎链球菌多价多糖疫苗。抗体应答检测可在 2 岁以上儿童及成人使用。若能确定患儿未接种过白喉、破伤风疫苗，使用该疫苗接种，并于第 3 次接种后 2~3 周测定抗白喉或破伤风抗体滴度，可反映抗体(IgG1)功能。

(八)治疗

1. 一般处理　包括预防和治疗感染，注重营养，加

表 16-3　不同年龄及性别正常儿童外周血淋巴细胞各亚群比例

单位：%

淋巴细胞亚群	性别	0~28天	1~5个月	6~12个月	1~3岁	4~7岁	8~11岁	12~17岁
T细胞	男	68.29*(54.26~80.94)	63.31(54.28~71.67)	64.04(55.32~73.11)	65.84(53.88~72.87)	68.00(60.05~74.08)	66.90*(57.10~73.43)	66.94(56.84~75.02)
	女	75.78(74.15~82.16)	66.61(57.45~75.22)	67.00(60.15~72.29)	64.17(53.37~71.91)	67.19(59.50~75.56)	70.00(62.06~76.54)	68.01(61.29~73.13)
CD4 T细胞	男	47.70*(41.90~55.58)	41.96*(33.72~52.43)	38.36*(28.17~47.74)	35.17(24.08~42.52)	33.26*(26.17~40.76)	30.21*(24.00~38.72)	30.80*(22.25~39.00)
	女	53.76(51.37~58.57)	45.13(37.71~56.05)	44.54(35.23~51.41)	35.96(26.19~45.48)	35.00(28.49~41.07)	34.09(28.47~41.39)	34.53(26.36~40.90)
CD8 T细胞	男	19.10(16.94~26.18)	18.45(14.08~24.70)	22.98*(15.88~31.48)	25.04*(19.00~32.51)	26.98(19.68~34.06)	27.00(21.01~33.94)	28.58(21.91~36.80)
	女	19.44(17.27~27.18)	17.83(12.61~25.08)	19.00(14.11~27.77)	21.81(16.29~29.88)	25.28(19.70~32.04)	27.98(22.50~32.37)	27.40(20.99~33.73)
B细胞	男	18.69*(7.70~35.29)	25.25(17.34~36.03)	22.23(17.20~29.71)	19.00*(13.23~26.39)	14.62(10.21~20.12)	13.69(9.19~19.48)	13.00(8.84~17.76)
	女	9.26(7.49~17.71)	22.74(14.71~31.04)	22.21(16.57~27.65)	20.57(13.93~30.49)	15.65(10.46~21.77)	13.58(9.23~18.15)	12.58(7.73~16.84)
NK细胞	男	8.64(5.90~15.56)	9.00(5.89~14.85)	8.88(5.67~15.90)	12.24(7.21~20.90)	14.80(9.00~22.24)	17.00(10.01~26.98)	18.0610.12~28.34)
	女	8.26(6.92~14.19)	8.04(4.92~13.45)	8.00(4.84~15.47)	11.03(6.53~22.24)	13.77(7.83~20.99)	13.72(7.75~23.47)	17.55(11.43~27.57)
CD4/CD8	男	2.28(1.98~3.10)	2.28(1.47~3.23)	1.69*(0.93~2.52)	1.44*(0.90~2.13)	1.25*(0.87~1.94)	1.08*(0.81~1.66)	1.03*(0.65~1.65)
	女	2.76(1.97~3.32)	2.66(1.62~3.77)	2.36(1.28~3.40)	1.65(1.05~2.53)	1.34(1.02~2.05)	1.24(0.92~1.73)	1.26(0.85~1.76)
CD4CD8 双阳性 T细胞	男	0.63(0.35~3.30)	0.59(0.33~0.92)	0.44(0.22~1.23)	0.34(0.15~1.01)	0.29*(0.15~0.68)	0.41(0.23~0.94)	0.37*(0.20~0.80)
	女	0.79(0.60~1.56)	0.62(0.33~1.17)	0.53(0.31~0.82)	0.37(0.15~0.96)	0.39(0.22~0.71)	0.51(0.21~0.92)	0.55(0.32~1.08)
γδT细胞	男	3.09(2.54~5.30)	4.88(3.32~7.40)	6.47(3.95~10.40)	9.80(4.94~17.98)	12.20(6.92~19.84)	12.60(8.10~20.76)	10.80(6.55~20.28)
	女	3.33(2.52~11.47)	5.58(3.49~8.29)	5.77(3.80~9.20)	10.20(5.07~17.60)	11.30(7.00~19.60)	12.30(7.80~23.35)	11.45(6.40~18.50)
TCRαβ CD4CD8 双阴性 T细胞	男	0.62(0.33~0.86)	0.64(0.33~1.12)	0.86(0.41~1.55)	1.01*(0.37~1.80)	1.31(0.18~2.81)	1.60*(0.82~2.91)	1.48(0.61~2.31)
	女	0.40(0.22~0.94)	0.71(0.40~1.16)	1.05(0.57~1.53)	1.13(0.56~2.36)	1.25(0.19~2.43)	1.32(0.68~2.16)	1.40(0.80~2.52)
初始 CD4 T细胞	男	87.67(80.47~93.49)	82.40(69.15~88.10)	78.45(59.28~88.09)	70.30(46.14~84.40)	62.20(45.56~75.28)	57.80(39.72~69.59)	53.20(39.50~66.26)
	女	87.27(78.15~90.70)	84.15(67.52~89.73)	80.30(65.58~87.86)	67.50(46.42~81.20)	62.85(40.75~72.70)	58.55(39.85~71.80)	54.65(43.30~63.20)
中心记忆 CD4 T细胞	男	12.11(6.37~19.02)	15.10(10.11~28.20)	18.40(10.15~33.38)	26.40(13.88~48.12)	32.90(22.06~46.46)	34.55(24.24~52.73)	37.80(25.34~49.90)
	女	12.55(8.94~21.70)	14.50(9.21~32.18)	16.90(11.74~32.72)	28.85(17.12~47.60)	32.05(21.66~52.74)	35.30(23.25~51.30)	36.50(30.85~45.25)

16章

续表

淋巴细胞亚群	性别	0~28天	1~5个月	6~12个月	1~3岁	4~7岁	8~11岁	12~17岁
效应记忆 CD4 T 细胞	男	0.09(0.05~0.27)	1.02*(0.28~2.10)	1.33(0.42~3.96)	2.80(0.94~6.46)	4.30(2.08~8.78)	6.20*(3.40~11.17)	8.10(4.68~15.70)
	女	0.12(0.05~0.50)	0.70(0.16~1.82)	1.01(0.42~2.26)	2.50(0.90~5.17)	4.05(1.90~9.20)	5.05(2.65~9.90)	6.75(4.20~16.25)
耗竭 CD4 T 细胞	男	0.05(0.02~0.34)	0.23(0.00~1.64)	0.30(0.00~1.49)	0.20*(0.00~1.36)	0.20(0.00~1.06)	0.25(0.10~1.29)	0.20(0.00~1.54)
	女	0.05(0.01~0.25)	0.20(0.00~0.68)	0.30(0.00~1.07)	0.10(0.00~0.50)	0.20(0.00~1.47)	0.30(0.07~1.65)	0.40(0.10~2.10)
初始 CD8 T 细胞	男	88.92(82.14~96.93)	81.40(68.90~94.60)	72.50(47.36~92.45)	63.50(36.80~83.16)	61.30(41.58~77.90)	55.85(41.41~73.04)	52.80(35.34~72.32)
	女	90.20(84.66~92.62)	80.45(63.39~94.29)	72.70(53.16~90.14)	65.40(38.19~86.18)	62.00(38.03~79.08)	55.05(36.05~72.25)	53.90(37.00~69.35)
中心记忆 CD8 T 细胞	男	10.53(3.01~16.90)	13.05(5.14~25.55)	11.00(4.82~24.11)	15.80*(5.18~31.66)	20.60(12.08~30.54)	24.95(13.21~37.89)	21.00(10.96~31.00)
	女	8.99(7.23~11.85)	13.45(5.51~27.25)	11.30(7.09~31.70)	20.20(6.66~34.14)	22.05(11.91~36.87)	26.70(13.05~39.45)	24.05(14.00~36.85)
效应记忆 CD8 T 细胞	男	0.05(0.03~0.53)	0.78(0.10~4.95)	2.01(0.20~8.94)	3.40(0.70~11.22)	4.90*(1.58~13.18)	5.60(1.53~15.39)	7.50(2.38~15.84)
	女	0.19(0.06~0.55)	0.64(0.02~4.74)	2.00(0.18~7.06)	3.10(0.60~12.01)	3.75(1.11~14.51)	6.60(2.00~16.75)	5.00(2.40~15.50)
耗竭 CD8 T 细胞	男	0.12(0.03~0.73)	0.65(0.02~9.61)	9.30(0.15~28.32)	15.50*(0.84~33.02)	10.30(1.70~24.62)	8.40(2.01~21.65)	13.80(5.08~31.24)
	女	0.24(0.05~1.16)	0.34(0.00~10.48)	3.63(0.12~20.70)	6.75(0.50~24.45)	9.80(1.30~22.85)	8.60(1.35~21.50)	12.75(3.90~27.25)
初始 B 细胞	男	87.20(77.80~92.90)	93.15(87.55~94.85)	87.80(75.28~92.77)	77.60(65.54~86.62)	64.50(48.36~75.84)	64.85(51.84~77.61)	67.26(53.78~78.64)
	女	88.75(70.95~93.72)	92.40(87.99~94.63)	87.20(79.08~93.04)	76.20(59.59~85.28)	62.35(52.04~75.78)	64.70(44.95~75.80)	68.55(48.38~77.85)
类别转换记忆 B 细胞	男	2.47(0.96~3.63)	2.16(0.99~4.71)	3.96(1.77~7.06)	7.40*(2.98~14.18)	12.90(7.76~19.90)	14.60(8.96~24.09)	13.50(7.15~23.10)
	女	2.93(1.85~20.45)	2.18(0.93~4.23)	4.40(1.24~7.81)	7.70(3.60~18.55)	14.20(8.61~20.19)	13.95(8.85~22.90)	15.40(8.94~23.75)
过渡 B 细胞	男	31.60(9.50~56.50)	19.90(15.05~29.95)	12.60(6.04~21.62)	9.80*(5.24~17.22)	6.70(2.58~12.30)	5.30*(2.50~9.07)	3.70(1.38~9.42)
	女	23.55(9.83~38.68)	21.45(11.77~30.45)	13.30(5.84~18.76)	8.80(4.73~15.68)	6.35(3.41~11.17)	4.30(1.75~10.30)	3.05(1.35~5.50)
浆母细胞	男	1.30(0.50~3.40)	1.35(0.60~3.95)	2.43(0.71~5.88)	2.00(0.50~7.06)	2.80(0.90~7.36)	2.25(0.70~5.67)	1.80(0.49~7.06)
	女	2.74(0.39~8.06)	1.70(0.69~3.42)	2.80(0.44~7.40)	2.20(0.60~10.31)	2.45(0.80~9.75)	2.20(0.70~7.95)	1.75(0.46~5.80)

注:表中数据以中位数(上一行)与第10~90百分位数(下一行)表示,带*的指标表示有性别差异。淋巴细胞各精细分群的比例(%)设定为:总 T 淋巴细胞、B 淋巴细胞、NK 细胞、CD4 T 细胞、CD8 T 细胞、CD4CD8 双阳性 T 细胞(DPT)的相对计数为各群占总淋巴细胞的比例;TCRγδ T 细胞、TCRαβ 双阴性 T 细胞(DNT)的相对计数为占总 T 淋巴细胞的比例;CD4T 细胞、CD8T 细胞各精细分群的相对计数分别为占 CD4T 细胞、CD8T 细胞及的 B 细胞比例。

表 16-4　不同年龄双性别正常儿童外周血淋巴细胞各亚群绝对计数

单位：个/μl

淋巴细胞亚群	性别	0~28 天	1~5 个月	6~12 个月	1~3 岁	4~7 岁	8~11 岁	12~17 岁
T 细胞	男	3 073(1 856~4 021)	3 488(2 179~4 424)	3 595(2 187~6 352)	2 843(1 794~4 247)	1 989(1 424~2 664)	1 686*(1 325~2 276)	1 661(1 184~2 144)
	女	3 636(2 421~4 577)	3 369(2 766~4 068)	3 625(2 488~5 422)	2 778(1 775~3 953)	2 092(1 480~2 847)	1 864(1 297~2 480)	1 617(1 169~2 071)
CD4T 细胞	男	2 156(1 330~3 105)	2 279(1 461~3 018)	2 188(1 125~3 768)	1 467(902~2 253)	960*(686~1 358)	794*(531~1 110)	776(522~1 084)
	女	2 548(1 744~3 226)	2 287(1 890~2 988)	2 539(1 433~3 874)	1 518(948~2 477)	1 066(767~1 592)	897(621~1 258)	843(554~1 109)
CD8T 细胞	男	880(657~1 152)	979(556~1 687)	1 396*(686~2 278)	1 131*(580~1 735)	754(518~1 125)	690(480~1 112)	713(489~1 009)
	女	1 026(609~1 348)	956(658~1 276)	1 059(710~1 843)	979(531~1 521)	773(553~1 127)	714(509~1 050)	672(423~900)
B 细胞	男	774(344~2 090)	1 234(734~2 265)	1 302(916~18 32)	822*(461~1 456)	423*(280~623)	350(216~536)	316(203~476)
	女	466(292.26~858.94)	1 058(667.15~2 044.69)	1 226(807.44~1 803.72)	867(537.11~1 464.39)	473(303.52~777.25)	333(247.05~578.16)	309(176.56~415.64)
NK 细胞	男	350(267~730)	471(290~780)	588*(306~896)	508(270~1 053)	406(258~727)	423*(246~792)	425(210~804)
	女	377(266~602)	411(221~722)	416(243~924)	473(241~978)	432(227~668)	366(203~584)	404(232~789)
CD4CD8 双阴性 T 细胞	男	34(16~121)	28(16~56)	25(9~67)	16(6~50)	9*(4~21)	10(6~26)	9*(4~21)
	女	37(30~70)	31(19~73)	29(13~50)	15(6~50)	12(6~25)	13(5~29)	13(7~30)
γδT 细胞	男	97(51~240)	141(92~279)	238(128~436)	267(114~539)	233(124~410)	210(124~388)	198(81~343)
	女	139(71~356)	187(94~301)	205(143~409)	283(128~520)	243(134~428)	234(121~462)	176(85~358)
TCRαβ CD4CD8 双阴性 T 细胞	男	20(11~26)	18(11~45)	29(16~58)	27*(9~57)	23(4~55)	26(13~48)	23(12~37)
	女	17(6~35)	23(13~38)	37(19~72)	31(16~58)	26(4~49)	23(12~41)	22(13~44)
初始 CD4 T 细胞	男	1 943(1 182~2 585)	1 839(1 170~2 595)	1 802(764~2 972)	918(472~1 760)	595(321~972)	407*(294~683)	410(230~627)
	女	1 982(1 592~2 853)	1 908(1 433~2 546)	1 967(1 042~3 160)	929(530~1 837)	633(339~1 037)	489(299~857)	442(276~654)
中心记忆 CD4 T 细胞	男	227(145~387)	318(213~647)	362(206~796)	377(212~735)	305*(211~478)	268*(165~475)	257(182~403)
	女	339(162~544)	341(239~676)	384(236~803)	448(220~800)	341(232~601)	317(219~463)	296(203~422)
效应记忆 CD4 T 细胞	男	3(1~6)	21*(5~48)	29(11~60)	41(15~87)	40(23~84)	45(24~87)	60(29~117)
	女	3(2~13)	16(3~42)	23(12~56)	33(14~93)	41(20~97)	42(24~94)	53(31~128)

16 章

续表

淋巴细胞亚群	性别	0~28天	1~5个月	6~12个月	1~3岁	4~7岁	8~11岁	12~17岁
耗竭CD4 T细胞	男	2(1~4)	5(0~40)	5(0~33)	4*(0~22)	1*(0~13)	2(0~9)	2(0~12)
	女	2(0~4)	4(0~16)	7(0~23)	2(0~12)	2(0~17)	2(1~15)	3(1~18)
初始CD8 T细胞	男	775(535~1054)	800(503~1276)	909*(535~1677)	653*(356~1095)	462(297~730)	380(245~657)	375(231~568)
	女	892(519~1205)	741(484~1009)	726(461~1235)	589(295~971)	447(293~768)	387(232~665)	328(210~560)
中心记忆CD8 T细胞	男	101(29~140)	124(41~305)	165(51~316)	156(56~406)	158(85~268)	179(92~287)	152(74~228)
	女	93(45~127)	124(46~256)	131(59~381)	177(54~379)	173(80~350)	178(100~301)	154(87~275)
效应记忆CD8 T细胞	男	1(0~5)	6(1~70)	28(2~120)	39*(6~145)	38(10~129)	40(9~130)	55*(16~109)
	女	2(1~4)	6(0~52)	22(2~116)	28(4~163)	28(8~104)	45(14~157)	35(13~110)
耗竭CD8 T细胞	男	1(0~6)	5(0~133)	146*(2~430)	154*(9~440)	80(11~218)	56(12~164)	100(29~269)
	女	2(1~13)	3(0~109)	54(1~220)	75(3~294)	69(9~210)	64(11~175)	68(20~218)
初始B细胞	男	675(268~1674)	1157(691~2132)	1146(726~1626)	629(323~1089)	264*(147~431)	233(123~362)	206(116~347)
	女	432(196~801)	947(597~1941)	1032(729~1197)	677(371~1197)	295(171~469)	203(140~381)	185(98~296)
类别转换记忆B细胞	男	15(8~67)	29(12~54)	51(22~103)	52*(26~124)	51*(31~94)	52(28~89)	40(20~86)
	女	20(14~48)	25(10~44)	52(16~124)	72(33~146)	64(38~115)	51(30~90)	42(27~70)
过渡B细胞	男	282(33~526)	250(136~464)	164(65~288)	78(35~172)	27(10~66)	18(7~37)	11(4~37)
	女	95(36~384)	223(122~445)	172(74~266)	70(33~181)	28(14~60)	15(5~37)	9(3~19)
浆母细胞	男	12(2~27)	19(6~42)	33(9~72)	17(4~63)	11(4~28)	7(3~21)	6(1~23)
	女	18(1~29)	18(8~36)	30(6~109)	23(4~88)	11(4~40)	8(2~36)	5(1~15)

注：表中数据以中位数（上一行）与第10~90百分位数（下一行）表示，带*的指标表示有性别差异。

表16-5 正常儿童血清 IgG 及其亚类水平

单位: g/L

年龄	例数	IgG	IgG1	IgG2	IgG3	IgG4
0个月~	24	9.21±0.33 (5.68~13.52)	5.64±0.98(3.88~7.40)	2.27±0.43 (1.41~3.11)	0.56±0.11 (0.34~0.78)	0.34±0.08 (0.19~0.51)
3个月~	6	3.39±0.90 (1.63~5.15)	2.28±0.32 (1.65~2.91)	0.69±0.12 (0.45~0.93)	0.27±0.05 (0.17~0.37)	0.16±0.05 (0.06~0.26)
6个月~	17	5.50±0.61 (4.30~6.76)	3.31±0.51 (2.31~4.31)	1.13±0.16 (0.82~1.44)	0.33±0.06 (0.21~0.45)	0.19±0.05 (0.09~0.29)
1岁~	33	5.62±1.14 (3.39~7.85)	3.46±0.77 (1.95~4.97)	1.38±0.40 (0.60~2.18)	0.36±0.08 (0.20~0.57)	0.22±0.07 (0.08~0.36)
3岁~	40	6.73±1.31 (4.16~9.30)	4.15±0.79 (2.60~5.70)	1.74±0.50 (0.76~2.72)	0.39±0.09 (0.21~0.65)	0.23±0.10 (0.03~0.41)
5岁~	40	8.12±0.21 (5.95~10.64)	5.00±0.77 (3.49~6.51)	2.11±0.40 (1.33~2.89)	0.50±0.09 (0.32~0.68)	0.31±0.07 (0.17~0.45)
7岁~	24	9.13±1.33 (6.52~11.74)	5.62±0.93 (3.80~7.44)	2.44±0.46 (1.54~3.34)	0.57±0.13 (0.31~0.83)	0.31±0.07 (0.17~0.45)
10~13岁	27	10.38±1.64 (7.17~13.59)	6.35±0.94 (4.51~8.19)	2.83±0.44 (1.97~3.69)	0.64±0.11 (0.42~0.86)	0.39±0.10 (0.19~0.59)
成人	20	11.57±1.87 (7.90~15.24)	7.24±1.16 (4.97~9.51)	3.26±0.61 (2.06~4.46)	0.68±0.11 (0.46~0.90)	0.44±0.09 (0.26~0.62)

注:以均值±标准差表示,括弧内为95%可信范围。

资料来源:蒋利萍,杨锡强,张远维,沈锦.儿童血清免疫球蛋白G亚类水平.上海免疫学杂志,1990,10:161。

强家庭宣教,增强父母和患儿对抗疾病的信心等。许多患儿经静脉注射丙种球蛋白或其他治疗后,能较正常地生长发育和生活,应鼓励这些患儿尽可能参加正常的生活。若患儿尚有一定抗体合成能力,可接种灭活疫苗,如百白破混合三联疫苗。除细胞免疫缺陷外,应常规每两年测一次结核菌素(或PPD)皮试,以监测结核感染。若有感染应及时治疗,如果抗菌药物无效,应考虑真菌、分枝杆菌、病毒和原虫感染的可能。有时需长期抗菌药物预防性给药。

T细胞缺陷患儿不宜输血或新鲜血制品,以防发生移植物抗宿主反应。若必须输血或新鲜血制品时,应先将血液进行放射照射,剂量为2 000~3 000rad。为防止巨细胞病毒(CMV)血源性感染,供血者应做CMV筛查。患儿最好不做扁桃体和淋巴结切除术,脾切除术通常视为禁忌,某些适应证必须做脾切除者,应在术前给予必要的疫苗接种,术后长期给予抗菌药物预防感染。糖皮质激素类也应慎用。

严重抗体和细胞免疫缺陷患儿,禁用减毒活疫苗如天花、灰髓炎、麻疹、腮腺炎、风疹和结核等,以防发生疫苗诱导的感染。当患儿接触水痘患者后,应注射水痘-带状疱疹免疫球蛋白(VZIG)或用阿昔洛韦预防。

卡氏肺囊虫性肺炎(pneumocystis carinii pneumonia, PCP)是细胞免疫缺陷病和HIV感染的重要并发症,当CD4+细胞计数1岁内婴儿<1 500/ml,1~2岁<750/ml,2~5岁<500/ml,年长儿<200/ml,或任何年龄组CD4细胞<25%总淋巴细胞时应进行感染的预防。

当同胞中已确定为联合免疫缺陷者,新生儿期应进行免疫学筛查。家庭中已发现免疫缺陷患者,应接受遗传学咨询,妊娠期应做产前筛查,必要时终止妊娠。

2. 替代治疗 即缺什么、补什么的治疗原则,可暂时性缓解其临床症状。大约80%以上的原发性免疫缺陷病伴有不同程度的低IgG血症或无IgG血症。因此,替代治疗最主要是补充IgG。其他替代疗法包括特异性免疫血清、输注白细胞、细胞因子(转移因子、胸腺素等)。

(1)静脉注射丙种球蛋白(IVIG):仅限于低IgG血症,一般剂量为每月静脉注射IVIG 300~600mg/kg,注射后血清IgG呈现峰值,于第2次注射前下降至谷值。连续注射后,无论峰值或谷值均逐月上升,至6个月达到稳定平台。输注后务必使血清IgG谷值能达正常水平(>6g/L)。近年来研究发现血清IgG谷浓度与患者远期预后相关,因此强调治疗剂量应个体化,以能控制感染,使患儿症状缓解,获得正常生长发育为尺度。

（2）高效价免疫血清球蛋白:高效价免疫血清球蛋白（special immune serum globulins, SIG）是从免疫接种或自然感染的供体的血清中收集来的抗原特异性免疫血清,含有高效价特异性抗体。现正式用于临床的有水痘-带状疱疹、狂犬病、破伤风和乙肝 SIG。其他正在临床验证的高价血清包括抗 B 组链球菌、铜绿假单胞菌、细菌多糖、呼吸道合胞病毒、HIV 和巨细胞病毒等。SIG 用于严重感染的治疗,也用于特殊个体（如肿瘤化疗、造血干细胞移植前）预防。

（3）血浆:血浆中除有 IgG 外,尚含有 IgM、IgA、补体和其他免疫活性成分,可用于治疗免疫缺陷病,剂量为 20ml/kg,必要时可加大剂量。大剂量静脉滴注时可有唇部针刺感和麻木感,一般并不严重,不必停用。血浆供体应做严格生物学污染过筛试验,以避免 CMV、HIV 和肝炎病毒血源性传染。

（4）输注白细胞:用于吞噬细胞缺陷患儿伴严重感染时,分离的白细胞应先进行放射处理,以抑制其中可能存在的 T 细胞。新鲜白细胞必须在 3~4 小时内静脉注入患儿体内,并需要反复数次。由于白细胞在体内存活时间太短以及反复使用会发生不良免疫反应,故仅用于严重感染时,而不作持续常规替代治疗。

（5）细胞因子治疗:①胸腺素类包括胸腺五肽（thymopentin-5, TP-5）对胸腺发育不全、湿疹血小板减少伴免疫缺陷病有一定疗效。②转移因子改善细胞免疫缺陷的临床症状尚未得到肯定。③其他细胞因子如 IFN-γ 治疗慢性肉芽肿病、高 IgE 血症、糖原累积症 I 型和不全性 IFN-γ 受体缺陷病。粒细胞集落刺激因子（G-CSF）治疗中性粒细胞减少症。IL-2 治疗严重联合免疫缺陷病和选择性 IL-2 缺陷病。

（6）酶替代治疗:腺苷脱氨酶（ADA）缺陷者,可输注红细胞（其中富含 ADA）,可使部分患儿获得临床改善。牛 ADA 多聚乙二烯糖结合物（PEG-ADA ERT）肌内注射的效果优于红细胞输注,可纠正 ADA 缺陷所致的代谢紊乱。PEG-ADA 在 1986 年首次用于治疗 ADA-SCID,迄今为止,全球已有超过 150 人接受治疗。患儿可很好耐受,可修复免疫系统至防护水平,但长期随访提示免疫系统的恢复仍不完全。因此,PEG-ADA 目前的定位是其他治疗方案的辅助治疗。

3. 原发性免疫缺陷病的免疫重建　免疫重建（immune reconstitution）是采用正常细胞或基因片段植入患儿体内,使之发挥其功能,以持久纠正缺陷。免疫重建的方法有胸腺组织移植、干细胞移植和基因治疗。

（1）胸腺组织移植:①胎儿胸腺组织移植:将 16 周以内的胚胎胸腺植于腹膜下或皮下用于治疗细胞免疫缺陷病,尤其是胸腺发育不全症。胎儿胸腺组织来之不易,使胸腺移植的使用受到很大限制。②培养的胸腺上皮细胞移植:体外胸腺组织培养数周后淋巴细胞死亡,而胸腺上皮细胞则生长良好。将此培养物移植于腹内或肌肉内。约 1/10 接受胸腺移植的患者发生淋巴瘤,免疫重建的效果不确定,目前仍处于研究阶段,临床已较少使用此方法。

（2）造血干细胞移植（hematopoietic stem cell transplantation, HSCT）:由于绝大多数 PID 系由造血干细胞来源的造血或免疫细胞内在缺陷所致,因而造血干细胞移植理论上对这些 PID 具有根治效果。1968 年首次采用 HSCT 成功治疗 SCID 来,全球已有数千例 PID 患儿接受了骨髓移植,并成为多种 PID 的唯一根治手段。随着时间的推移,主要由于高分辨率 HLA 分型的广泛采用、供者和干细胞来源的不断丰富、毒性较小的减强度预处理（RIC）方案探索以及移植物处理技术进步等原因,移植成功率和患儿远期预后越来越好。

我国儿科免疫和血液同行们予 2006 年开始探索 PID 造血干细胞移植技术应用,上海、重庆、广东、北京等地陆续针对 SCID、WAS、CGD、HIM 等 PID 病种进行了有效的移植实践。十几年后的今天,造血干细胞移植已成为我国 PID 病患根治治疗的重要手段,数量众多（可能达到 500 例）的 PID 患儿获得新生。一些移植难度较大的病种,如对预处理极度敏感的 DNA 连接酶 4 缺陷、单倍体供者慢性肉芽肿病等都取得了初步成功。由于我国多年实行独生子女政策,众多 PID 患儿无法获得 HLA 完全匹配的同胞兄妹供者,国内同行也开展了脐带血干细胞移植和针对 CGD 等疾病的单倍体供者移植探索并取得初步成功。总之,虽然我国 PID 造血干细胞移植治疗实践起步较晚,能力水平较西方国家尚有一定差距,但也在快速发展中,并形成了自己的特色。

PID 新病种不断涌现,一发现 PID 的发病机制极其复杂,大多数主要影响造血和免疫系统,但亦有诸多 PID 累及其他系统,如骨骼、神经、肌肉等,这些异常无法采用造血干细胞移植纠正。另外,一些抗体为主的缺陷如 XLA、CVID,免疫球蛋白替代治疗能够取得较为满意的临床效果,这些疾病如接受造血干细胞移植,免疫重建难度和并发症风险极高,因而不建议采用 HSCT。表 16-6 总结了 HSCT 目前的 PID 适应证。建议我国各 PID 移植中心首先从医学角度出发,严格评估移植适应证和风险,慎重决定是否进行每一例 PID 病患的 HSCT。

表 16-6 PID 造血干细胞移植适应证

造血干细胞移植有效	造血干细胞移植部分有效	造血干细胞移植疗效存在争议
重症联合免疫缺陷病(SCID)	软骨毛发发育不全	普通变异型免疫缺陷病
联合免疫缺陷病(CID)^	PGM3 缺陷	丙种球蛋白缺乏症
X 连锁慢性肉芽肿病(CGD)	STAT1 功能获得性突变	补体缺陷(除 Cq1 缺乏外)
DOCK8 缺陷	STAT3 功能获得性突变	DiGeorge 综合征
DOCK2 缺陷	严重的先天性中性粒细胞减少症	IKBA 缺陷
X 连锁多内分泌腺病肠病伴免疫失调综合征(IPEX)	ADA2 缺陷	NEMO 缺陷
Wiskott-Aldrich 综合征(WAS)	CIQ 缺陷	
WIP 缺陷	CD25 缺陷	
ARPC1B 缺陷	IL-10 缺陷	
CD40 配体缺陷	IL-10 受体缺陷	
CD40 缺陷	DNA 双链修复障碍疾病	
X 连锁淋巴组织增生综合征 1 型(XLP1),X 连锁淋巴组织增生综合征 2 型(XLP2)		
P110δ 活化综合征(APDS)		
MHC-Ⅱ类分子缺陷病		
显性遗传的高 IgE 综合征		
CTLA-4 单倍剂量不足		
LRBA 缺陷		
家族性噬血淋巴组织细胞增生症 1~5 型		
GATA2 缺陷		
RAB27A 缺陷		
白细胞黏附分子 1 缺陷		
网状组织发育不全		

注:^取决于临床及免疫表型;DOCK8:胞质分裂蛋白 8;WIP:WAS 蛋白互动蛋白;ARPC1B:肌动蛋白相关蛋白 2/3 复合体亚单位 1B;MHC:主要组织相容性复合体;CTLA-4:细胞毒性 T 淋巴细胞相关蛋白 4;LRBA:脂多糖(LPS)诱导的米样锚定蛋白;GATA2:GATA 结合蛋白 2;RAB27A:RAS 致癌基因家族成员;PGM3:乙酰葡糖胺磷酸变位酶;STAT1:信号转导转录活化因子 1;STAT3:信号转导活化因子 3;ADA2:腺苷脱氨酶 2;NEMO:NFκB(核因子 κB)基本元件。

(3)基因治疗:20 世纪 90 年代,人类首次采用逆转录病毒载体介导,将目的基因转移到造血干细胞和祖细胞(HSC/Ps),成功治疗了原发性免疫缺陷病——腺苷脱氨酶缺陷,标志着基因治疗步入临床试验,并阐明此技术尤其适用于起源造血干细胞的疾病,但又无法接受传统造血干细胞移植患者的根治治疗。利用患者自体造血干细胞,将其中有缺陷的基因进行替换,再将基因纠正的自体细胞移植给患者,可避免移植物抗宿主病(allo-HSCT 后发病和死亡的主要原因)风险,也解决众多病患无法获得合适供者的困难,因而被认为是极具潜力的挽救生命替代方法。

二、联合免疫缺陷

联合免疫缺陷病(combined immunodeficiency dis-ease,CID)为一组主要表现为 T 细胞缺陷,同时伴有不同程度其他细胞(如 B 细胞、NK 细胞)缺陷的异质性疾病,目前发现至少 18 种不同基因突变所导致的疾病。国外流行病学研究显示,CID 患病率约为 1/(50 000~100 000)活产婴。CID 中最为严重的类型为严重联合免疫缺陷病(severe combined immunodeficiency,SCID),通常于生后 2~7 个月内出现生长发育停滞、持续性腹泻、呼吸道症状、鹅口疮、肺囊虫肺炎、明显的细菌感染和播散性卡介苗感染等。如不经严格隔离、造血干细胞移植或基因治疗,SCID 患儿几乎均于 2 岁内死亡[1,2]。依据最新版 PID 分类,CID 目前包括以下类型,见表 16-7。

表 16-7 联合免疫缺陷病

疾病	循环 T	循环 B	血清 Ig	相关表现	遗传	基因缺陷及病理生理	OMIM 号
1. T–B+（SCID）							
（a）γc 缺陷	明显降低	正常或增加	降低	NK 明显降低；遗漏病例 T/NK 细胞可正常或降低；Omenn 综合征	XL	IL-2,-4,-7,-9,-15,-21γ 链受体缺陷	300400
（b）JAK3 缺陷	明显降低	正常或增高	降低	NK 明显降低；遗漏病例 T 和/或 NK 可存在	AR	Janus 活化激酶 3 缺陷	600173
（c）IL7Rα 缺陷	明显降低	正常或增高	降低	NK 正常	AR	IL-7α 链缺陷	146661
（d）CD45 缺陷	明显降低	正常	降低	γ/δT 正常	AR	CD45 缺陷	151460
（e）CD3δ*/CD3ε*/CD3ζ* 缺陷	明显降低	正常	降低	NK 正常，γ/δT 缺失	AR	T 细胞抗原受体复合物的 CD3δ，CD3ε，或 CD3ζ 链缺陷	186790,186830,186740
（f）Coronin-1A 缺陷*	明显降低	正常	降低	可见胸腺	AR	T 细胞移行和从胸腺输出缺陷	605000
2. T-B-SCID							
（a）RAG 1/2 缺陷	明显降低	明显降低	降低	可有 Omenn 综合征，γ/δT 增殖，自身免疫和/或肉芽肿	AR	VDJ 重组缺陷；重组酶活化基因（RAG）1 或 2 缺陷	601457
（b）*DCLRE1C*（Artemis）缺陷	明显降低	明显降低	降低	VDJ 重组缺陷，放射性敏感；可有 Omenn 综合征	AR	VDJ 重组缺陷；Artemis DNA 重组酶修复蛋白缺陷	600899
（c）DNA-PKcs 缺陷*	明显降低	明显降低	降低	（广泛研究的 scid 鼠缺陷）	AR	VDJ 重组缺陷；DNA-PKcs 重组酶修复蛋白缺陷	600899
（d）网状发育不良，AK2 缺陷	明显降低	降低或正常	降低	T,B 和 NK 缺陷伴粒细胞减少，聋哑	AR	淋巴样和髓样细胞成熟障碍（干细胞缺陷），线粒体腺苷激酶 2 缺陷	103020
（e）腺苷脱氨酶（ADA）缺陷	生后缺乏（零突变）或进行性降低	生后缺乏或进行性降低	进行性降低	NK 降低，常伴助骨软骨连接处炎症，神经系统表现，听力障碍，肺和肝受损；部分性 ADA 缺陷可临床表现较轻或延迟出现	AR	ADA 活性缺失，对淋巴细胞有毒性的代谢产物（dATP，S-adenosylhomocysteine）增高	102700
3. Omenn 综合征	存在；不同程度减少	正常或降低	IgE 增高，其余降低	红斑，嗜酸性粒细胞增高，淋巴结大，肝脾大	AR	RAG1/2，Artemis，IL7Rα，RMRP ADA，DNA 连接酶 IV，γc 不全性突变，或伴有胸腺发育不全；一些病例突变基因不明	603554

续表

疾病	循环 T	循环 B	血清 Ig	相关表现	遗传	基因缺陷及病理生理	OMIM 号
4. DNA 连接酶 IV 连接酶	降低	降低	降低	小头；面部畸形；放射性敏感；可有 Omenn 综合征，临床表现延迟出现	AR	DNA 连接酶 IV 缺陷，非同源末端连接（NHEJ）障碍	601837
5. Cernunnos/NHEJ1 缺陷*	降低	降低	降低	小头，宫内生长迟缓，放射性敏感	AR	Cernunnos（NHEJ1）缺陷，非同源末端连接（NHEJ）障碍	611291
6. CD40 配体缺陷	正常；可进行性降低	IgM⁺/IgD⁺ B 细胞存在，分泌其他 Ig 的 B 细胞缺乏	IgM 增高和正常，其他 Igs 降低	中性粒细胞减少，血小板减少；溶血性贫血，肝胆疾病，机会感染	XL	CD40 配体（CD40L）缺陷致 B 细胞同种型转换障碍和树突状细胞信息传递障碍	300386
7. CD40 缺陷*	正常	IgM⁺/IgD⁺ B 存在，分泌其他 Ig 的 B 细胞缺乏	IgM 增高和正常，其他 Igs 降低	中性粒细胞减少，胃肠道和肝胆疾病，机会感染	AR	CD40 缺陷致 B 细胞同种型转换障碍和树突状细胞信息传递障碍	109535
8. 嘌呤核苷磷酸化酶（PNP）缺陷	进行性降低	正常	正常或降低	自身免疫溶血性贫血，神经系统	AR	PNP 缺失，增高的毒性代谢产物，特别是 dGTP 引起 T 细胞和神经细胞损伤	164050
9. CD3γ 缺陷*	正常，TCR 表达下降	正常	正常		AR	CD3γ 缺陷	186740
10. CD8 缺陷*	CD8 细胞缺陷，CD4 细胞正常	正常	正常		AR	CD8 α 链缺陷	186910
11. ZAP-70 缺陷	CD8 细胞缺陷，CD4 细胞正常	正常	正常		AR	ZAP-70 信号传递激酶缺陷	176947
12. Ca²⁺ 通道缺陷							
（a）ORAI-1 缺陷*	数量正常，但 TCR 介导的活化障碍	正常	正常	自身免疫，无汗性外胚叶发育不良，非进行性肌病	AR	Ca²⁺ 释放活化通道（CRAC）调节成分 ORAI-1 缺陷	610277
（b）STIM-1 缺陷*	数量正常，但 TCR 介导的活化障碍	正常	正常	自身免疫，无汗性外胚叶发育不良，非进行性肌病	AR	基质交互作用分子 Ca 离子感受器 STIM-1 缺陷	605921
13. MHC-I 缺陷	CD8 细胞降低，CD4 细胞正常	正常	正常	血管炎	AR	TAP1,TAP2 突变或 TAPBP（甲硫蛋白）基因导致的 MHC-I 缺陷	604571

第 16 章

续表

疾病	循环 T	循环 B	血清 Ig	相关表现	遗传	基因缺陷及病理生理	OMIM 号
14. MHC-Ⅱ 缺陷	数量正常，但 CD4 细胞下降	正常	正常或降低	体重降低，腹泻，呼吸道感染	AR	MHC-Ⅱ 蛋白（CIITA, RFX5, RFXAP, RFXANK 基因）的转录因子突变	209920
15. Winged helix 缺陷（裸鼠）*	明显降低	正常	降低	全秃，胸腺上皮细胞异常，T 细胞成熟障碍（广泛研究的裸鼠）	AR	FOXN1 转录因子突变（裸鼠）	600838
16. 完全 DiGeorge 综合征	显著下降	低或正常	降低	淋巴组织增生（淋巴结病，肝脾大，自身免疫（可相似于 IPEX 综合征），T 细胞增殖障碍	AD	染色体 22q11.2 缺失或少数病例为其他染色体异常，包括 10p；转录因子 TBX1 杂合子缺失	188400
17. 软骨毛发发育不良	降低或异常；淋巴细胞增殖障碍	正常	正常或降低；抗体反应不同程度下降	短肢侏儒症伴干骺端骨发育不全，头发稀少，骨髓衰竭，自身免疫，易患淋巴瘤及其他恶性肿瘤，精子生成障碍，小肠神经系统发育不良	AR	RMRP（RNase MRP RNA）突变影响核糖体 RNA，线粒体 DNA 复制和细胞周期调控	250250
18. IKAROS 缺陷*	正常，但淋巴细胞增殖障碍	缺乏	可能下降	贫血，中性粒细胞减少，血小板减少	AD	造血特异性锌指蛋白和淋巴样分化调节剂 IKAROS 突变	
19. STAT5b 缺陷*	轻中度降低	正常	正常	生长激素不过敏性侏儒，外表畸形，湿疹，淋巴细胞间质性肺炎，自身免疫	AR	STAT5b 缺陷，γδT，Treg，NK 细胞发育和功能受损；T 细胞增殖障碍	604260
20. ITK 缺陷*	轻中度降低	正常	正常或降低	EBV 相关淋巴增生	AR	ITK 缺陷，EBV 相关淋巴增生	613011
21. MAGT1 缺陷*	CD4 细胞降低	正常	正常	EBV 感染，淋巴瘤；病毒感染，呼吸道及胃肠道感染	XL	MAGT1 突变损伤镁离子流量，导致 TCR 信息传递障碍	300715
22. DOCK8 缺陷	降低	降低	IgM 下降，IgE 增高	NK 细胞降低，嗜酸性粒细胞增高，反复感染；严重特异质，泛发性皮肤病毒和细菌（金葡）感染，易患恶性肿瘤	AR	DOCK8 缺陷	243700

注：XL：X 连锁遗传；AR：常染色体隐性遗传；AD：常染色体显性遗传；SCID：严重联合免疫缺陷病；EBV：Epstein-Barr 病毒；MHC：主要组织相容性抗原复合物；Ca^{2+}：钙离子；MHC：主要组织相容性抗原复合物；Coronin-1A：肌动蛋白结合蛋白；DCLRE1C（Artemis）：DNA 铰链蛋白复合 1C 蛋白/SNM1 样蛋白；DNA-PKcs：DNA-依赖性蛋白激酶催化亚单位；Cernunnos/NHEJ1（非同源末端连接分子 1）和 SLC23A3（溶质载体家族 23，即核基转运因子成员 3）的同义词；ZAP-70：T 细胞相关蛋白-70；STIM-1：传感器基质相互作用分子-1；FOXN1：叉头盒蛋白 N1 基因编码翼型螺旋（Winged helix）主序的转录因子；DiGeorge 综合征：胸腺发育不全；DOCK8：胞质分裂促进剂 1；MAGT1：镁离子运送蛋白 1；DOCK8：胞质分裂促进剂 1；STAT5b：信号转导及转录激活因子 5B；ITK：IL-2 诱导性 T 细胞激酶；IKAROS：调节淋巴细胞成熟及分化的锌指纹蛋白。

* 至今论文中报道少于 10 例。

DOCK8 缺陷，IKAROS 缺陷和 MAGT1 缺陷为新加入的病种。

（一）X 连锁严重联合免疫缺陷病

X 连锁 SCID（X-SCID）为一种外周血 T 细胞和 NK 细胞缺失，虽有 B 细胞但抗体合成障碍的疾病，免疫学表型为 T⁻B⁺NK⁻（OMIM 308 380）。本病系 X 连锁隐性遗传，致病基因为 IL-2 受体共同 γ 链（γc），位于 X 染色体长臂。X-SCID 约占所有 SCID 50%，患病率约 1/（150 000~200 000）活产婴。1968 年完成首例造血干细胞移植（HSCT）。

【病因与发病机制】 X-SCID 是由于 γc 基因（IL2RG 基因）突变所致。IL2RG 基因位于 Xq12~13.1，属于造血细胞因子受体家族，基因编码序列 1 124 个核苷酸，由 8 个外显子组成。γc 持续表达于 T、B、NK、髓红系祖细胞表面，细胞因子与受体结合，γc 将向与其相连的 JAK3 传导活化信号。JAK3 是酪氨酸激酶家族成员。JAK3 磷酸化后，依次活化信号转导分子，导致 STAT5 蛋白磷酸化，形成二聚体进入细胞核，从而改变细胞转录程序。IL2RG 基因缺陷不仅导致 T 细胞缺陷，也引起 NK 细胞发育障碍。

【临床表现】 由于母源性抗体的存在，患儿通常于生后 2~5 个月内起病，表现为与抗生素无关的口腔念珠菌病，持续性腹泻，呼吸道各种细菌、病毒（如呼吸道合胞病毒、腺病毒、偏肺病毒、副流感病毒等）、卡氏肺囊虫等感染。细菌感染对抗生素治疗反应差，病毒排毒时间明显延长。法国和美国报道了大量发生机会性感染的 X-SCID 病例，主要包括白念珠菌，卡氏肺孢子菌，铜绿假单胞菌，沙门菌和其他革兰氏阴性和阳性菌，疱疹病毒及真菌。我国 SCID 患儿生后数月内多接受卡介苗接种，部分患儿可发生局部、区域甚至全身播散性卡介苗感染，十分难治，死亡率高。由于大多数婴儿有母源性的抗脊髓灰质炎病毒抗体，脊髓灰质炎疫苗接种少有引起小儿麻痹症和心肌炎。消化道可发生轮状病毒或贾第鞭毛虫感染而致严重消化不良。如果不进行造血干细胞移植，X-SCID 患儿通常在生后 2 岁内死亡。生长发育延迟或停滞是 X-SCID 常见表现，但偶有患儿于生后 1 岁才发生。可伴有脂溢性皮炎、硬化性胆管炎，血液系统可发生各系血细胞减少。可能与母胎输血移植物抗宿主病（MF-GVHD）有关。

部分非典型 X-SCID 患儿起病偏晚，临床表现较轻，具有正常数目的 T 淋巴细胞，揭示了 γc 蛋白分子生物学的重要特点。具有低水平的正常 γc 或残存 γc 功能可能允许部分 T 细胞发育而导致临床表型差异。

【实验室检查】 淋巴细胞减少症（lymphopenia）最常见，绝大部分患儿外周血淋巴细胞绝计数<2.5×10⁹/L，甚至<1.5×10⁹/L。如发生 MF-GVHD，外周血淋巴细胞水平可有一定程度上升。通过流式细胞术可发现患儿外周血 T 细胞（CD3、CD3/CD4、CD3/CD8）和 NK 细胞显著减少，B 细胞相对数显著增高，绝对值正常，免疫球蛋白水平多全面下降。伴有 MF-GVHD 时患儿外周血 T 细胞可接近正常水平，诊断较困难，可对外周血中存在的 T 细胞进行表型和功能分析进行鉴别，亦可采用各种方法明确患儿循环中有母源性 T 细胞存在确诊。重庆医科大学附属儿童医院确诊的 40 例 X-SCID 中，采用 STR 方法发现约 30%（12/40）例患儿外周血中具有母源性信号，但仅有 4 例出现不同程度 GVHD 临床表现。

胸部影像学检查可发现胸腺影减小或缺如。此外，可发现其他外周淋巴器官，包括淋巴结和扁桃体发育不良。

【治疗与预后】 X-SCID 与其他 SCID 一样属儿科急诊，自明确诊断即应启动严格隔离、IVIG 替代治疗和复方新诺明预防感染。禁止接种一切减毒活疫苗。血液制品应经过辐照清除具有增殖能力的细胞。本病唯一根治方法为 HSCT，此外，X-SCID 基因治疗临床试验已经开启，远期治疗效果尚待进一步观察。

（二）Jak3 缺陷

Jak3 缺陷（Jak3 deficiency）系由 Jak3 基因缺陷导致的常染色体隐性遗传 SCID，具有与 X-SCID 类似的临床和免疫学表型，但为常染色体遗传，发病率远较 X-SCID 低，约占 SCID 的 10%。JAK3 缺陷的患儿临床表现为反复细菌或病毒感染，外周血 T 细胞及 NK 细胞严重减少，B 细胞数量正常或稍减少但存在功能障碍。

【病因与发病机制】 Jak3 缺陷由 Jak3 基因突变所致。JAK3 是一种非受体酪氨酸激酶，主要表达于造血干细胞，与 IL-2、IL-4、IL-7、IL-9、IL-15 的共同受体共同 γ 链（γc）相结合，对信号从 γc 至转录激活家族（STATs）的传导尤为重要，影响免疫细胞发育与活性。JAK3 突变所致常染色体隐性遗传的 SCID 患儿缺乏 T 细胞及 NK 细胞，B 细胞数量正常，但存在功能障碍。故血清免疫球蛋白水平也明显降低。

【临床表现】 Jak3 缺陷临床表现与 X-SCID 高度

相似,免疫学表型亦为 T⁻B⁺NK⁻SCID,但为常染色体隐性遗传。生后几个月内出现生长发育停滞、慢性腹泻、严重呼吸道或全身感染等 SCID 共同临床表现。淋巴细胞减少症可有可无,但 T 细胞绝对值下降,B 细胞绝对值正常或升高。有研究总结了 27 例 Jak3 缺陷患儿的临床特点,起病年龄为生后至 72 个月,8 例有慢性腹泻,6 例有间质性肺炎,3 例有皮疹,1 例有脑膜炎。

【诊断与鉴别诊断】 对于具有 T⁻B⁺NK⁻SCID 免疫学表型,并且除外 X-SCID 的患儿,均应考虑 Jak3 缺陷的可能。有报道 Jak3 缺陷在某些近亲结婚流行地区占 B⁺SCID 的 37.8%。截至目前,Jak3 缺陷的诊断主要依靠 JAK3 蛋白检查,功能分析及基因诊断。

【治疗】 根治的唯一手段为 HSCT,由于病例稀少,有关 Jak3 缺陷 HSCT 的报道不多,但已有采用全相合同胞兄妹及半相合父母供者取得移植成功的案例。Joseph L 等学者对 10 例 *JAK3* 突变患儿接受干细胞移植后进行随访,其中 9 例存活(年龄 4~18 岁),并发现干细胞移植对 T 细胞的重建有较理想的效果,所有存活患儿 T 细胞功能均正常,但对 B 细胞及 NK 细胞的重建效果欠佳。基因治疗目前尚处在临床前研究阶段。

(三)IL-7 受体 α 链缺陷

IL-7 受体 α 链(IL-7Rα)缺陷(IL-7Rα deficiency)为一种常染色体隐性遗传的 T-SCID,约占所有 SCID 1%~2%。患儿外周血 T 细胞缺乏,但有正常水平的 B 细胞和 NK 细胞,B 细胞水平也可升高。

【病因与发病机制】 IL-7 由骨髓或胸腺的基质细胞表达。IL-7 受体由两条链构成:γc 为 IL-2、Il-4、IL-9、IL-15 和 IL-21 共有,α 链则为 IL-7R 独有,胸腺内表达 IL-7R 的细胞为早期胸腺细胞,IL-7 信号维持其生存与发育。IL-7Rα 链基因位于常染色体 5p13,基因产物又称 CD127。尽管目前报道的 IL-7RαSCID 病例有限,但突变类型仍包括无义突变、错义突变和拼接位点突变等多个突变类型。

【临床表现】 IL-7RαSCID 具有典型 SCID 临床表现,外周血 T 细胞选择性缺如或极度低下,但 B 细胞和 NK 细胞绝对值正常。重庆医科大学附属儿童医院报道了 1 例 IL-7RαSCID 患儿。于生后 15 天反复发热、咳嗽、腹泻,卡介苗接种处破溃、流脓伴左腋下包块,肝脾大,营养发育差。淋巴细胞绝对计数明显减少。免疫球蛋白 IgG 6 867mg/L,IgA 249mg/L,IgM 206mg/L,IgE

23U/L。淋巴细胞分类:T 淋巴细胞 0,B 淋巴细胞 58%,NK 细胞 42%。其兄 4 月龄时夭折于重症感染。患儿为 *IL-7Rα* 基因复合杂合突变。通过流式细胞术分析 IL-7Rα 链(CD127)快速诊断此病,也可与 γc(CD130)同时检测,以助鉴别 X-SCID。*IL-7Rα* 基因检测是最终确诊依据。

【治疗】 与其他类型的 SCID 相同,IL-7RαSCID 需要积极的支持治疗,唯一的根治手段为 HSCT。由于全球确诊病例不多,对该病 HSCT 的远期疗效尚不肯定。

(四)腺苷脱氨酶缺陷

腺苷脱氨酶(adenosine deaminase,ADA)缺陷为常染色体隐性遗传 SCID 的主要病种之一,约占所有 SCID 的 14%。由于缺乏 ADA 酶活性,导致脱氧腺苷和脱氧三磷酸腺苷毒性代谢中间产物在细胞内堆积,淋巴细胞对此毒性尤为敏感,因而出现 T⁻B⁻SCID 表型。部分具有残留 ADA 酶活性的患儿可在儿童期甚至成人期晚发。

【病因与发病机制】 ADA 是一种氨基水解酶,参与嘌呤代谢过程。*ADA* 基因发生突变,可致 ADA 酶活性完全消失,导致淋巴细胞生存周期缩短,出现 T⁻B⁻SCID。ADA 或 PNP 缺陷尚可导致淋巴细胞增殖功能受限,过快凋亡及其他一系列病理生理改变。截至目前,超过 50 种重型 *ADA* 基因突变和 10 余种轻型 *ADA* 基因突变被报道。

【临床表现】 ADA 缺陷基本临床表现与其他类型 SCID 类似,典型 ADA 缺陷患儿外周血淋巴细胞绝对计数十分低下,可低于 0.5×10^9/L,通常于生后 1~2 个月出现危及生命的间质性肺炎,生后 3~4 个月诊断,移植前死亡率明显高于其他 SCID。值得注意的是,目前尚未发现 ADA 缺陷患儿出现母胎输血所致的 GVHD。体检发现与淋巴组织缺如、感染、生长发育停滞相关。近50% 患儿出现骨骼异常,如肋软骨连接处凹陷、闭合不全及骨盆发育不全等。ADA 缺陷亦可累及肝脏和神经系统,出现智力发育迟滞和肝功能异常。保留残留 ADA 酶活性(约为正常人 1%~5%)者,可表现为晚发联合免疫缺陷,于儿童期或成人期出现进行性免疫球蛋白下降,不同程度淋巴细胞减少和各种感染。

【实验室检查】 患儿红细胞、淋巴细胞或成纤维细胞 ADA 活性检测是可靠的筛查方法,ADA 酶活性极低或缺乏。通过分析骨髓和外周血 T、B 淋巴细胞数量有助于 ADA 缺陷诊断,因为骨髓淋巴细胞相对年轻,胞内毒性产物积聚尚不严重,因而骨髓中可检出一定数量 T、B 细胞。进行 ADA 基因分析可确定诊断。

【治疗】　HSCT 目前仍是主要的治疗方法之一,但是,ADA 缺陷 HSCT 难度较其他 SCID 大,成功率较低。国外 ADA 酶制剂已在临床应用于 ADA 患儿替代治疗,但价格不菲。ADA 缺陷为经典的基因治疗病种,早在 1990 年就进行了临床研究。新一代基因治疗最近在 ADA 缺陷取得了成功,具有良好的应用前景。

（五）RAG1/2 缺陷 SCID 或 Omenn 综合征

重组活化基因 1 或 2(recombination activating gene 1 or 2,RAG1/2)是 T、B 细胞抗原受体组装过程中打断双链 DNA 的酶,其缺陷可导致 $T^-B^-NK^+$ SCID,具有典型 SCID 表现,为常染色体隐性遗传,约占所有 SCID 20%。当 RAG1/2 发生减功能突变(hypomorphic mutation)时,RAG1/2 具备一定残留酶活性,外周血则可出现一定数量 T 细胞。患儿除具有 SCID 基本感染特征外,还出现淋巴结、肝脾大、红皮病、嗜酸性粒细胞增高和自身免疫表现等,除外移植物抗宿主病后可考虑 Omenn 综合征。

【病因与发病机制】　T、B 细胞通过其多样性的受体识别外来抗原,V-D-J 重组实现 B 细胞抗原受体(BCR,即 Ig)和 T 细胞抗原受体(TCR)组装,而启动这一组装过程的首要环节即为 RAG1/2。当发生完全 RAG 缺陷,V(D)J 重组不能启动,淋巴细胞不能形成前 B 和前 T 细胞受体并获得存活信号。因此在完全 RAG1/2 缺陷患儿会出现淋巴细胞减少症(T-B-SCID)。RAG1/2 发生轻型的错义突变时,RAG1/2 突变可残留酶活性,胸腺内可完成一定数量,功能不全,具有自身反应特点的 T 细胞和 B 细胞受体组装,导致典型 SCID 外的其他临床表现,包括 Omenn 综合征,不典型 SCID(atypical SCID,AS),合并肉芽肿和/或自身免疫的联合免疫缺陷(combined immunodeficiency with granulomas and/or autoimmunity,CID-G/AI)及其他晚发的不典型表现。

【临床表现】　RAG1/2 所致 SCID 具有典型 SCID 表现,如为 Omenn 综合征,则除 SCID 的感染、生长发育停滞表现外,还早期出现红皮病、淋巴结、肝脾大、嗜酸性粒细胞增高和 IgE 增高。Omenn 综合征患儿淋巴细胞减少症很少见,但 T 细胞增殖水平十分低下提示 T 细胞功能异常。另外,如有条件可采用流式细胞术或分子

生物学方法分析 TCR 多样性,如多样性严重受限,应考虑 Omenn 综合征,但前提是除外各种原因导致的 GVHD。除了典型 SCID 和 Omenn 综合征外,RAG 基因突变可引起 AS。AS 特指患者外周血存在一定数量的 T 细胞($> 300/\mu l$),T 细胞功能降低但未缺如的状态(<30%),并且除外母源性 T 细胞植入。AS 与 Omenn 综合征的临床表现可以有部分重叠,比如皮疹。但是 AS 缺乏典型 Omenn 综合征肝脾淋巴结肿大等严重淋巴增殖性表现,而且自身免疫性表现是 AS 的重要特征。血细胞减少症,尤其是自身免疫性溶血性贫血最常见,其次可发生严重血管炎。CID-G/AI 是 RAG 基因缺陷的另一个临床表型。主要以自身免疫性表现和/或炎症,尤其是多个器官肉芽肿形成为特征。部分 Omenn 综合征患儿 IgE 水平可正常。

【治疗】　RAG1/2 所致 SCID 治疗与其他类型 SCID 治疗相同。Omenn 综合征由于具有一些自身免疫表现,必要时可采用皮肤局部或全身激素治疗。根治治疗的唯一手段为 HSCT。对于晚发的 CID-G/AI 或其他不典型情况,治疗比较棘手。需要免疫抑制剂或免疫调节剂来控制自身免疫问题,同时也提高了慢性和机会性感染的风险。

三、免疫缺陷综合征

（一）Wiskott-Aldrich 综合征

WAS 综合征是一种罕见的 X 连锁隐性遗传性疾病,以血小板减少、血小板体积减小、湿疹、免疫缺陷、易患自身免疫性疾病和淋巴瘤为特征。发病率约为每百万新生儿 1~10 例,如不经造血干细胞移植,WAS 蛋白表达阴性患儿生存期仅约 15 岁左右。虽同为 WAS 基因突变所致,但本病病情严重度和预后差异很大,轻至仅有独立的血小板减少,可存活至成年期,重至生命早期出现危及生命的出血、免疫缺陷、自身免疫和恶性肿瘤。根据 1997 年 Zhu 等提出的意见,可将 WAS 基因突变导致得疾病分为典型 WAS、X 连锁血小板减少症(X-linked thrombocytopenia,XLT)、间歇性 X 连锁血小板减少症(intermittent X-linked thrombocytopenia,IXLT)和 X 连锁粒细胞减少症(X-linked neutrapenia,XLN)几种不同类型,后者不具备血小板减少和血小板体积减小特点,而主要表现为先天性中性粒细胞减少。

【病因与发病机制】　WAS 基因定位于 X 染色体

（Xp11.22~11.23），编码含 502 个氨基酸的 WAS 蛋白（WASp）。WASp 是第一个发现的细胞骨架成束促进因子家族成员，该家族还包括后来陆续发现的 N-WASP 和 WAVE1~3。通过 EVH1 结构域，WASp 与 WASp 相互作用蛋白（WIP）结合，后者通过阻止翻译后降解来调节 WASp 稳定性。

目前已报道超过 400 种 WAS 基因突变。错义突变是最常见的突变类型，多位于第 1~4 外显子，一般伴有残余 WASp 表达，通常病情较轻。但是，一些可能影响 WASp-WIP 结合位点的错义突变，可能导致 WASp 降解增多患儿表现出偏重病情。其次为拼接位点突变，多位于 WAS 基因的 3' 端，对 WASp 表达水平的影响不确定，病情差异因此也较大，可能有更高发生淋巴瘤风险。无义突变和插入/缺失、复合突变分布于整个 WAS 基因，通常完全没有 WASp 表达，对应典型 WAS 临床表现。第九外显子 GBD 区的错义突变（L270P、S272P、I276S、和 I294T）导致 XLN。推测上述突变影响 VCA 区与 GBD 区的结合，WASP 自体抑制的发夹结构解除，导致活化型 WASp 增多，诱发粒细胞过度凋亡而产生特殊疾病类型。

【临床表现】 临床表现通常发生在生命的最初几个月到几年，可非常复杂。虽然大多数患儿出现血小板减少症和感染，但其他临床并发症（如湿疹、自身免疫和恶性肿瘤）可以不同方式出现，且严重程度差异极大。表现较轻的 WAS 通常被称为 X 连锁血小板减少症（XLT），这种称谓仍然部分沿用，因其反映不同临床表型、对应的不同性质基因突变、远期预后也有所不同。然而，由于 XLT 患儿病情可发展严重，如出现自身免疫性疾病和恶性肿瘤，目前建议放弃使用 XLT 定义，仅以"轻度"或"重度"WAS 予以区分，以提高人们对此类情况的动态认识，即便是症状较轻的患儿，也要以纵向方式长期监测。

重度 WAS 患儿的预期寿命降低明显，不同文献报道生存期仅约 8~15 岁，目前可行的根治治疗还仅有异基因造血干细胞移植。

1. **出血倾向** 超过 80% 的 WAS 和 XLT 患儿早发出血倾向，尤其是血丝便，大部分患儿在新生儿期即可出现。另有瘀斑、瘀点、咯血和血尿等自发出血倾向，创伤后出血加重，严重者可出现威胁生命的消化道大出血、颅内出血。循环血小板数量减少伴血小板体积减小是该病的特征。

2. **湿疹** 约 80% 的 WAS 患儿可出现异位性湿疹，范围和严重程度差异很大，重者可严重影响患儿生活质量并继发感染。部分患儿嗜酸性粒细胞增多和血清 IgE 水平升高，皮疹特征符合特应性皮炎诊断标准。机制方面，可能与树突状细胞功能障碍和 TH2 过度极化，导致皮肤屏障功能损害有关。过敏性鼻炎、哮喘和食物过敏相关疾病也较常见于 WAS 患儿。与一般人群相比，儿童 WAS 患者对常见食物致敏原（如花生、虾、牛奶、蛋清、小麦）过敏反应的患病率增加，食物过敏诊断率也更高。WAS 患儿调节性 T 细胞功能不足，导致其对 TH2 效应细胞的抑制功能缺陷，可能是导致 IgE 介导食物过敏原的机制。

3. **感染** WAS 患儿易受细菌、病毒和真菌感染。细菌性中耳炎、鼻窦炎和肺炎较为常见，脓疱、蜂窝织炎和脓肿也常见。其他细菌感染包括小肠结肠炎和尿路感染，以及脑膜炎和败血症。易感的病毒病原包括 VZV、HSV、EBV、CMV 和 HPV，病情可能非常严重。机会性感染也可发生，如念珠菌病、传染性软疣、曲霉菌病和卡氏肺孢子虫病等。WAS 乙肝病原体之所以如此广泛，可以用其免疫缺陷的性质和程度得以解释。WAS 先天免疫多种细胞成分的功能缺陷，除了易患感染，也可能与自身免疫和恶性肿瘤发病风险增高有关。

在适应性免疫方面，WAS 患儿表现出多种 T 和 B 细胞亚群的表型和功能缺陷。首先，T 细胞数量和功能异常，损害细胞免疫，导致患儿对细胞内病原体易感性增加。T 细胞数量降低可在生命早期出现，提示胸腺输出减少。WAS 患者某些重要的 T 细胞亚群也存在缺陷，外周血 CXCR5$^+$CD4$^+$ 滤泡辅助 T 细胞（Tfh）数量和功能缺陷，有助于解释该病体液免疫功能缺陷，即 IgM 水平降低，IgA 升高，疫苗应答不足，特别是对多糖抗原的抗体产生能力缺陷。

另一方面，WAS 患者 B 细胞发育和分化也存在内在缺陷。患者骨髓中 B 细胞前体细胞构成异常，未成熟 B 细胞频率降低。外周血 B 淋巴细胞绝对计数低于正常范围，成人患者 B 淋巴细胞绝对计数则基本正常。外周血 B 细胞亚群的分布不同，与年龄匹配的健康对照相比，患者过渡期 B 细胞可正常或升高，而成熟的初始 B 细胞数量正常或下降。记忆 B 细胞数量通常减少，而 CD21^{low}B 细胞则过度扩增，后者为初始 B 细胞样细胞，可能具有自身反映潜能的 B 细胞亚群。另外，WAS 患者的 B 细胞还表现出分化成熟缺陷，如体细胞超突变频率降低、免疫球蛋白重链可变区基因的重排受限、优先使用免疫球蛋白 γ3 重链恒定区（Cγ3）基因等异常。上述异常的发生机制尚不清楚,但有理由推测,这些异常可能使抗体多样化减少,从而导致病原体清除效率低下和感染倾向,也可能导致慢性炎症条件下的耐受性崩溃和自身免疫性疾病发生。

4. 自身免疫性疾病 WAS 和 XLT 患儿均常发生自身免疫性疾病,美国和欧洲研究发现其发生率可高达 40%~72%,移植后患者也有超过 20% 发生。自身免疫性疾病包括自身免疫性溶血性贫血、血管炎、关节炎和肾脏疾病,也可有炎症性肠病、中性粒细胞减少症和自身免疫性血小板减少性紫癜。自身免疫性细胞减少症(包括溶血性贫血、中性粒细胞减少症和血小板减少症)是最常见的并发症,其次是关节炎、血管炎、炎症性肠病(表现为克罗恩病或溃疡性结肠炎)和免疫介导的肾病,如 IgA 肾病和过敏性紫癜。然而,许多影响其他器官和组织(如皮肤、肌肉、眼睛和肝脏)的自身免疫并发症也被描述。

5. 恶性肿瘤 WAS 和 XLT 患儿发生淋巴系统恶性肿瘤的风险明显增高,恶性肿瘤的患病率高达 13%~22%,尤其是淋巴瘤。回顾性研究报道,恶性肿瘤平均发病年龄为 9.5 岁,已有自身免疫性疾病患儿的发病风险增加。淋巴瘤主要是淋巴结外的非霍奇金型,常由 EBV 引起,是最常被诊断的恶性肿瘤。淋巴母细胞性白血病、骨髓增生异常、骨髓增生性疾病和其他非淋巴网状肿瘤(如精原细胞瘤、睾丸癌、胶质瘤、神经瘤和卡波西肉瘤)也有被描述。一般认为,临床症状较轻的 WAS 患儿同样会罹患恶性肿瘤。但一项对临床评分为 1~2 分的 WAS 患儿回顾性研究表明,与具有严重表型患儿相比,风险可能降低,恶性肿瘤的患病率为 5%,出现恶性肿瘤时的中位年龄为 34 岁。良性淋巴结肿大、滤泡反应性增生等良性增生改变亦较常见。有报道发现 WAS 患儿发生淋巴增殖性疾病的风险明显增加,预后极差。

此外,WASp 的 Cdc-42 结合位点突变导致 X-连锁中性粒细胞减少症,该病患儿可具有完全正常的血小板水平,但中性粒细胞持续或反复减少。由于 XLN 系由 WAS GOF 突变导致其在中性粒细胞过度活化,中性粒细胞凋亡过度而致中性粒细胞减少症,因而较其他原因导致的粒细胞缺乏症(如 *ELANE* 基因突变所致的先天性重症粒细胞缺乏症)病情往往较轻,甚至可无明显感染表现,而在儿童体检时偶然发现。

【实验室检查】 WAS 患儿血清免疫球蛋白水平可呈现特征性变化,IgG 水平可正常或升高,大部分患儿 IgM 水平降低,而 IgA 和 IgE 水平升高。湿疹严重者 IgE 水平尤高。外周血总 B 细胞水平可正常。随年龄增长,较多出现淋巴细胞减少症和 T 细胞数量减少。T 细胞增增殖、分化功能均降低。通过商品化的抗体和流式细胞术分析外周血单个核细胞胞浆内 WASp 表达是一种快速诊断手段,可在数小时内确诊 WAS。不仅如此,除个别例外,如 WASp 完全缺失,患儿临床表现通常为典型 WAS,预后较差,一般需要尽早接受造血干细胞移植。XLT 患儿 WASp 可有表达,但表达水平较正常同龄儿低。携带者 WASp 表达正常。*WAS* 基因突变为确诊依据。

【临床评分系统】 国际通行采用血小板减少、血小板体积(MPV)减小、湿疹、感染、自身免疫性疾病和/或恶性肿瘤 6 项指标对病情评分。1 分:仅有血小板减少、MPV 减小,无其他临床表现。2 分:血小板减少,MPV 减小;轻度、短暂湿疹;伴或不伴轻症感染。3 分:血小板减少、MPV 减小;持续但治疗有效的湿疹;反复发生需抗生素治疗的感染。4 分:除血小板异常,有持续、难以控制的湿疹和可能危及生命的感染。5 分:血小板异常、湿疹及反复感染外,出现自身免疫性疾病和/或恶性肿瘤。5A:伴自身免疫性疾病;5M:伴恶性肿瘤。值得注意的是,2 岁以下幼儿临床评分虽为 1~2 分,但部分病例今后可进展为典型 WAS。

【治疗】 WAS 的治疗方案需根据临床严重程度、病程、*WAS* 基因突变和 WASp 的表达情况而定。WAS 患儿如未行根治治疗,终将死于感染、出血和恶性肿瘤等并发症。

1. 一般治疗 改善营养状态,可补充必需的维生素、微量元素及其他营养素。可接种灭活疫苗,不应接种活疫苗,包括卡介苗和减毒脊髓灰质炎活疫苗等。

2. 湿疹治疗 严重湿疹需局部使用激素或短期全身激素治疗,近来也有用他克莫司软膏等治疗取得良好效果的报道。湿疹伴感染需局部使用抗生素制剂。如有食物过敏证据,应避免相应饮食。

3. 感染防治 WAS 患儿易发生各种感染,对细菌、真菌、病毒、卡氏肺囊虫等病原体易感性增高。生后 2~4 年可使用复方新诺明预防感染。因血小板水平难以维持,出血倾向明显而行脾切除的患儿应终身使用抗生素预防感染。感染发生时,应仔细寻找病原学依据,争取针对性使用抗感染药物。

4. IVIG 替代治疗 典型 WAS 患儿通常具有对多糖抗原的抗体产生缺陷,对其他抗原的抗体应答也不充分,IgG 抗体的代谢速度可高于正常同龄儿。因此对典型 WAS 患儿应给予足量 IVIG 输注,即每次 300 ~ 600mg/kg,每 3~4 周输注一次。该手段大幅度延长了 WAS 患儿生存期,使其获得造血干细胞移植机会。轻型患儿如无感染表现,可仅在血小板危象时使用大剂量 IVIG 治疗,不必进行常规替代治疗。

5. 出血的治疗 避免接触性运动,头部损伤应进行及时的医疗评估。无明显感染史的 XLT 提倡行脾切除术,但必须于术前进行有计划的接种多糖疫苗,抗生素预防也可明显减少术后脓毒症风险,所有脾切除术后 XLT 患儿血小板减少症均立即且持续上升,且基本不会复发,血小板激动剂(如 Eltrombopag)对提高 WAS/XLT 患儿的血小板计数有一定作用,但在儿童中无效。血小板输注应尽量避免,除非有颅内出血、消化道大出血等严重出血情况,不应以血小板水平作为判断是否进行血小板输注的指标,皮肤瘀斑、瘀点、血便等出血情况也不应输注血小板。所使用的任何血液制品均应经过辐照。

6. 造血干细胞移植(HSCT) 异基因 HSCT 可以治愈该病所有临床表现,到目前仍是本病唯一可行的根治方法。大样本研究证实,WAS 移植后 5 年总生存率约为 90%,8 ~ 10 年后的总生存率约为 75% ~ 80%。WAS 也已成为造血干细胞移植根治 PID 的典型病种。HLA 同型同胞供体移植效果最佳。患儿临床特征(如接受时的年龄和疾病严重程度)、供者类型等因素均明显影响总生存率。移植时年龄越大,总生存率越低。脐带血干细胞和不匹配相关供者移植总生存率较低。但是,对于单倍体相合供者,新近研发的移植物操作方法将移植物抗宿主病(GVHD)的风险明显最低,不管采用体内或体外去除 T 细胞手段,都有可能最大限度降低移植风险和提升免疫重建效率。临床评分 3 分以上,WASp 蛋白表达缺如的病例,均需要早期进行移植。轻型患儿是否进行 HSCT 需逐案评估,1990—2011 年在全球不同中心移植的 24 例较轻患者的 HSCT 结果的回顾性研究结果提示,总生存率达到 83%,且无并发症发生,但因时间跨度大,最近移植病例的总体生存率可能还要高。

7. 基因治疗 全球数据显示,仅有约 20% WAS 患者有幸获得 HLA 完全相同家庭捐赠者的 HSCT。虽然近年来组织配型不完全匹配供体的 HSCT 取得明显进展,但其死亡风险更大是不争的事实。与 HSCT 相比,基因治疗由于采用患者自体造血干细胞进行基因修饰,因而具有以下优势:①理论上所有患者都可及;②理论上没有移植排斥反应风险;③预处理方案和术后免疫抑制的强度可大幅度减小,潜在的并发症明显减少。慢病毒介导的自体造血祖细胞基因矫正可为患者带来显著益处,可作为 WAS 的治疗方案之一,但更长时间的随访观察非常必要,以确定其远期治疗效果和安全性。

(二)共济失调毛细血管扩张综合征

共济失调毛细血管扩张综合征(ataxia telangiectasia)是一组多系统受累的存在免疫缺陷的 DNA 双链断裂修复缺陷综合征,为常染色体隐性遗传病平均发病率为 1/(40 000 ~ 100 000)活产婴。

【病因与发病机制】

1. 遗传学基础 致病基因(ataxia telangiectasia mutated,ATM)定位于染色体 11q22.23,含有 ATM、开放阅读框架(ORF)和磷脂酰肌醇 3 激酶(phosphatidylinositol 3 kinases,PI-3 激酶)三个结构域。*ATM* 基因的未翻译区(untranslated regions,UTRs)存在广泛的突变位点,累及 ATM、ORF 和 PI-3 激酶三个区域。目前发现超过 500 种突变,70% 为大片段缺失,其他突变形式有拼接位点突变、插入、框内缺失和无义突变,也有错义突变报道。

2. 发病机制 ATM 蛋白作为 PI-3 激酶相关家族成员,参与细胞周期调控、细胞内蛋白转运和 DNA 损伤的反应。当细胞受到放射线照射时,ATM 蛋白的主要功能是使细胞周期处于静止期,使受损的 DNA 得以修复。ATM 通过磷酸化途径保持 p53 的稳定性和与蛋白酪氨酸激酶 c-Abl 结合为复合物以便调控细胞周期。*ATM* 基因突变使受损细胞持续处于分裂期,受损的 DNA 在细胞不断分裂过程中其 DNA 不但得不到修复,更容易发生进一步断裂。细胞端粒有缩短的现象,导致细胞凋亡。此可解释 AT 患儿对射线高度敏感及小脑 Purkinje 细胞死亡诱发的进行性小脑共济失调。由于 DNA 断裂修复同样在生理性减数分裂重组,V(D)J 重组和成熟 B 细胞类别转换、TCR 和免疫球蛋白基因组装中发挥重要生理性功能。因此,ATM 突变可导致免疫功能障碍,肿瘤易感和不孕不育等。

【临床表现】 患儿突变形式不同可导致临床表型的极大差异,从典型 AT 临床表型到无任何临床症状。

1. 神经系统表现 神经变性是最主要的临床表现,共济失调出现于 1 岁内者占 20%,2 岁 65%,4 岁 85%,少数病例可延迟至 4~5 岁才出现。病情呈现缓慢进展,最终导致严重的运动障碍。典型表现为注视快速运动物体时,头部转动快于眼球运动,步履蹒跚,躯干摇晃,共济失调步态等。一些病例出现智力发育迟缓,但多数患儿智力在 20 岁或 30 岁前正常。

2. 眼部和皮肤毛细血管扩张 毛细血管扩张最早发生于球结合膜,发生年龄 1~6 岁。随年龄增长,毛细血管扩张更加明显并于鼻侧部、耳、前臂后侧及腿弯部和手足背部等部位出现。延髓毛细血管扩张可导致其他眼部并发症如斜视、眼球震颤、辐辏障碍等。

3. 反复感染 约 80% 患儿有反复感染等免疫缺陷表现,主要表现为复发的中耳炎、鼻窦炎与肺炎,可导致支气管扩张,IVIG 替代治疗可改善。感染可发生于共济失调及毛细血管扩张前。与其他 PID 不同,AT 患儿很少发生机会感染。

4. 内分泌异常 存活到青春期的 AT 患儿可能无第二性征出现。一些男性患儿睾丸和女性卵巢萎缩,随病程进展可出现生长停滞。可合并抗胰岛素性糖尿病,其原因为胰岛素受体数量不足或亲和性减弱。

5. 恶性肿瘤 AT(纯合子)患儿的恶性肿瘤发病率大约高出健康同龄人群 100 倍。最常见的为淋巴系统恶性肿瘤,其他还包括腺癌、生殖母细胞瘤、网状细胞癌、骨髓瘤和神经系统恶性肿瘤。

不典型的病例和轻型患儿的症状出现晚、临床进展缓慢、对射线敏感性减弱。所谓"部分性 AT"临床表型表现为共济失调、免疫缺陷、染色体不稳定性的不同组合,但无毛细血管扩张。提示这些疾病可能与 AT 密切相关,或称为 AT 的变异型。Nijmegen 断裂综合征的临床表现酷似 AT,伴有小头畸形,有时可有智力发育停滞,但无共济失调和毛细血管扩张。

【实验室检查】

1. 细胞学检查 外周血细胞计数常显示淋巴细胞减少和红细胞增多,粒细胞也可减少。可发现染色体不稳定和有明显的断裂,体外培养淋巴细胞寿命缩短,对放射线照射和化学辐射高度敏感,细胞周期 G_1 和 S 期缺乏切点,使细胞不能停留在静止期。正常人淋巴细胞经放射线处理后 p53 蛋白增加,使细胞周期从 G_1 到 S 期延迟,AT 患儿 p53 蛋白信号传递途径存在障碍,在受到照射后不能延迟细胞周期。免疫球蛋白和 T 细胞受体基因位于染色体 7 和 14,患儿淋巴细胞染色体 7、14 出现频繁断裂,重组和异位。

2. 体液免疫缺陷 80% 病例有 IgA 降低甚至缺乏,血清 IgE 缺陷也较常见,IgG 降低较为少见,但常伴 IgG_2 和 IgG_2/IgG_4 亚类缺乏。80% 的病例血清中存在低分子量 IgM。对病毒和细菌抗原的抗体反应明显缺乏。

3. 细胞免疫缺陷 ①尸检时不易发现胸腺,但显微镜下可找到散在的胸腺网状组织,其中淋巴细胞稀少,无哈氏小体,皮质和髓质分界不清。②外周血总 T 细胞和 $CD4^+T$ 细胞数减少,CD4/CD8T 细胞比率下降,TCR 为 α/β 链。T 细胞功能障碍包括迟发型皮肤过敏反应、增殖反应和排斥反应均可能减弱。③淋巴细胞对 PHA、PWM 等的增殖反应下降,TCRVβ 和 B 细胞受体多样性受限,T 细胞受体删除环(TREC)水平显著下降。

4. 其他检查 肝功能轻度受损,肝门脉区实质细胞和小圆细胞浸润,实质细胞核肿胀和空泡变性为其特点。血清甲胎蛋白和癌胚蛋白增高。许多器官,如中枢神经系统、垂体前叶、甲状腺、肾上腺、肝、肾、肺、心、胸腺、平滑肌和脊神经节细胞的细胞形态异常,包括巨大、变形和深染色质的细胞核。

【治疗】 A-T 根治困难,目前移植治疗后 3 年存活率仅为 25%,且对于神经系统改善并不理想,目前主张对症治疗为主。有抗体缺陷患儿需要免疫球蛋白替代疗法和抗生素预防治疗。可以采用针对常见细菌呼吸道病原体(如流感嗜血杆菌、流感病毒和肺炎球菌)的疫苗接种敏感抗生素用于控制感染。合并恶性肿瘤时的放射性治疗具有很大的矛盾性,使用时宜采用小剂量,化学治疗也需要权衡其细胞毒性。

【预后】 AT 临床表现的多样性很难确定其全面预后。早期可能死于恶性肿瘤或肺部感染,也可能长期存活。

(三)胸腺发育不良

1965 年 DiGeorge 报道首例胸腺发育不良,故名 DiGeorge 综合征(DGS),又名胸腺发育不全。临床表现包括胸腺发育不全致免疫缺陷、甲状旁腺发育不全致低钙血症、先天性心脏疾病和面部发育畸形。大部分病例为部分性 DiGeorge 综合征,即指胸腺未受损害,其 T 细胞数量及功能正常,很少并发感染。少数病例为完全性 DiGeorge 综合征,即胸腺缺陷者,其中部分患儿免疫功能缺陷有逐渐好转趋势。完全性 DiGeorge 综合征患儿的 T 细胞数量和功能可以显著下降,具有明显的感染倾向,甚至可表现为 SCID。本病多为散发,亦可呈常染色体显性遗传[4]。

【病因与发病机制】 DGS 本质上是由于头部神经嵴细胞迁徙、分化及胚胎发育第四周第三、四对咽腭弓发育异常所致。病因复杂,可能因素有接触致畸形制剂和母体患糖尿病等。大多数 DGS(90%)患儿及心脏畸形患儿在 22q11 存在基因缺失。DGS 应该视为一组临床综合征中的一个严重类型,即以临床表现各英文单词首个字母缩写为"CATCH"22-综合征,即 22q11 缺失所致的心脏缺损(cardiac)、面部异常(abnormal)、胸腺发育不全(thymic)、上颚畸形(cleft)和血钙降低(hypocalcemia)。

22q11.2 的 3Mbp 区域已经鉴定含有大约 40 个基因,根据已经报道 DGS 缺失片段的共有序列及动物实验证据已经鉴定出多个与 DGS 表型相关的基因,而不同的缺陷基因可能引起不同的疾病相关表型。对于 DGS 患儿表型最重要的为 *TBX1* 基因。在绝大部分 DGS 患儿中其缺失区域均包含有 *TBX1* 基因。*TBX1* 基因编码蛋白为转录因子,含 T-box 结构域,可结合相应 DNA 序列,参与发育调节。其他基因包括 *DGCR2/LAN/IDD*、*DGCR6*、*GSCL*、*GSC2*、*GP1BB* 等。

DGS 还有其他染色体位点异常,包括单倍体 10q13、18q21 和 17p13,9q 双倍体及同源染色体 18q。

【临床表现】

1. 心脏异常 大多数患儿伴有左心流出道畸形。其他损害有右心流出道畸形包括肺动脉闭锁及法洛四联症、右心室流出道及肺动脉管狭窄等。

2. 低钙血症 低钙血症所致的手足抽搐通常发生在生后 24~48 小时内,1 例患儿在 5 岁时才首次诊断低钙血症。40 例长期随访中,26 例低钙血症得以纠正,4 例死亡,其余 10 例患儿仍在继续接受治疗。生后最初两周低钙血症尤其突出,新生儿起病的低钙惊厥中部分患儿即为 DGS 患儿,但大多数为暂时表现,随年龄而缓解。

3. 面部特征 面部特征包括面部较长、球型鼻尖和狭窄的鼻翼、腭裂、颧骨扁平、眼距增宽、斜眼、低垂耳并伴有耳郭凹陷和耳轮发育不全及下颌过小。其他少见的体型异常有小头畸形、身材矮小、指/趾细长、腹股沟疝和脊柱侧凸。

4. 反复感染 完全 DiGeorge 综合征患儿因胸腺发育不良而致免疫功能缺陷,常易发生反复感染,表现为慢性鼻炎、反复肺炎(包括卡氏肺囊虫肺炎)、口腔念珠菌感染和腹泻。患儿非常衰弱而不易成活。

5. 神经精神问题 随着治疗手段的改进,DGS 患儿存活者增多,神经精神问题已受到重视。患儿存在轻度神经精神发育落后和认知障碍。大多数病儿 IQ 为

73±10 分。进行性肌强直、步态不稳等提示存在神经退行性变。

6. 自身免疫性疾病 DGS 发生自身免疫性疾病的机会比正常儿童为高,包括幼年型类风湿关节炎、自身免疫性溶血性贫血和甲状腺炎。

【实验室检查】

1. 血液检查 低钙、高磷,甲状旁腺素降低或缺乏。

2. 影像检查 胸部放射性检查可能提示无胸腺影。X 线可见心脏和大血管异常,如右位动脉弓、肺动脉扩张和心脏扩大等。磁共振发现部分病例小脑蚓部和后颅窝变小,以及前角附近小囊肿形成。

3. 免疫功能检查 18 例心脏手术病例中,仅 3 例患儿纵隔内见到胸腺。①不完全性 DGS:残存有胸腺组织,T 淋巴细胞增殖反应正常,Th 细胞功能明显降低。出生时淋巴细胞数为 500~1 500/mm^3,1 岁时均基本达到正常范围。B 细胞数量和 IgG 正常甚至升高、可有自身抗体。抗体亲和力和持久性可能不如正常同龄儿童者。②完全性 DGS:是否存在残留的胸腺组织并不是确定完全性 DGS 的标准,而 T 细胞增殖反应缺陷可认定为完全性 DGS。随年龄增长,T 细胞数量上升并不能改善其增殖反应。NK 细胞数也减少,其数量和功能受损程度与 T 细胞的受损程度一致。B 细胞数量增多,可出现免疫球蛋白增高或降低,IgA 缺乏症和抗白喉破伤风类毒素特异性抗体低下。

4. 产前诊断和明确疾病携带者 DGS 患儿将疾病传给子代的机会为 50%,羊水细胞或绒毛膜细胞染色体 FISH 分析发现 22q11 缺失可做出产前诊断。父母患先天性心脏病或已确诊为 22q11 缺失者,是产前检查的重点对象。产前超声学检查可发现心脏畸形。

【诊断与鉴别诊断】 目前没有 DGS 公认的诊断标准。欧洲免疫缺陷学会的诊断标准可做参考,分为部分性 DGS 和完全性 DGS 标准。

1. 部分性 DGS 标准 ①确诊。3 岁前 CD3$^+$T 细胞减少(小于 500/mm^3)伴以下其中一种情况:a. 心脏圆锥动脉干缺陷以及实验室或临床提示低钙血症;b. 心脏圆锥动脉干缺陷和染色体 22q11.2 缺失;实验室或临床提示低钙血症和染色体 22q11.2 缺失;c. 心脏圆锥动脉干缺陷、实验室或临床提示低钙血症和染色体 22q11.2 缺失。②很可能。3 岁前 CD3$^+$T 细胞减少(小于 500/mm^3)伴染色体 22q11.2 缺失。③可能。3 岁前 CD3$^+$T 细胞减少(小于 500/mm^3)伴以下至少一种情

况:a. 心脏缺陷;b. 实验室或临床提示低钙血症;c. 面部畸形或腭畸形。

2. 完全性 DGS 标准 确诊:CD3⁺T 细胞重度减少/缺发(少于 500/mm³)伴以下所有情况。无胸腺表现为少于 500/mm³ 近期胸腺输出细胞和/或 TRECs<100/100 000 T 细胞;甲状旁腺功能低下;心脏缺陷。

【治疗】

1. 手术治疗 心脏畸形通常是 DGS 最严重及威胁生命的因素。应对患儿进行尽可能积极的治疗,包括手术治疗。面部等畸形的矫正也可择期进行。进行手术时若需输血,应先进行 X 线照射,以防移植物抗宿主病。

2. 低钙血症的治疗 可用钙制剂、维生素 D 和低磷饮食治疗。发生低钙惊厥者,应立即使用药物止惊和给予静脉注射离子钙。难治的 DGS 患儿中,重组人甲状旁腺激素是一种选择。

3. 感染的预防和治疗 如有严重免疫缺陷,可用复方磺胺甲噁唑防感染,也可考虑输注 IVIG。必须慎重使用活疫苗。

4. 免疫重建 不完全性 DGS 不需要考虑免疫重建治疗。但对完全性 DGS 患儿(对丝裂原刺激无增殖反应),则应尽早考虑做 MHC 配型骨髓移植或胸腺移植。相配的无关供者移植的存活率为 33%,相配的同胞移植时为 60%。

【预后】 先天性心脏病的严重程度是判定 DGS 预后的主要指标。其他预后因素包括免疫缺陷及低甲状旁腺功能状况。

(四)高 IgE 综合征

根据遗传方式和临床表型,高 IgE 综合征(hyper IgE syndrome,HIE)可分为常染色体显性遗传高 IgE 综合征(AD-HIES)和常染色体隐性遗传高 IgE 综合征(AR-HIES)。AR-HIES 较少见,已知致病基因有 *DOCK8* 和 *TYK2*。其中,*DOCK8* 突变占 AR-HIES 大多数;而 *TYK2* 突变目前报道极少。AD-HIES 占所有 HIES 患儿的 60%~70%,多数为散发。1966 年首次报道,命名为 Job 综合征,临床主要包括嗜酸性粒细胞增多、湿疹以及反复皮肤和肺部感染等。1972 年发现 IgE 升高为主要特征,并提出高 IgE 综合征的名称。该表型后来扩大到许多结缔组织和骨骼异常。AD-HIES 由信号转导与转录活化因子 3(signal transducer and activator of transcription 3,STAT3)基因突变引起,其特征为经典的临床三联症:反复葡萄球菌性皮肤脓肿、复发性坏死性肺炎并伴有肺大疱形成,以及血清 IgE 显著升高[1,2,5]。

【病因与发病机制】 2007 年发现 *STAT3* 基因突变是 AD-HIES 的致病原因。*STAT3* 基因位于染色体 17q21.2 区,编码含 770 个氨基酸的转录因子 STAT3。*STAT3* 突变涉及所有功能域,但热点突变位于 DNA 结合结构域和 SH2 结构域。目前发现突变数量超过 60 种,多为杂合错义突变和缺失突变,导致产生具有显性负性活性的蛋白,抑制正常蛋白的功能。显性负性 *STAT3* 突变导致多种细胞缺陷,包括 TH17 细胞,记忆 B 细胞,T 滤泡辅助细胞和黏膜相关 T 细胞减少,以及幼稚 B 细胞对 IL10 和 IL21 的反应能力减弱等,这些免疫功能缺陷导致了 AD-HIES 患儿细菌、真菌易感和抗体产生不足。其中,Th17 是近年发现的一类辅助性 T 细胞亚群,对清除真菌和细胞外细菌感染至关重要。IL-6 启动 Th17 分化,分化发育过程依赖 STAT3 信号转导。IL-21 和 IL-23 与相应受体结合,导致 STAT3 激活,诱导 RORγt 表达,从而启动相应基因转录,分泌细胞因子 IL-17A、IL-17F、IL-21、IL-22。*STAT3* 突变导致 HIES 患儿外周血 Th17 细胞缺陷。患儿 T 细胞在葡萄球菌肠毒素 B 促丝裂原或白念珠菌抗原刺激下均无法产生 IL17。Th17 细胞数量减少可作为提示 AD-HIES 的标志。

【临床表现】 *STAT3* 突变导致的 AD-HIES 是多系统疾病,临床主要表现为湿疹,反复金黄色葡萄球菌和真菌感染,反复肺炎伴肺大疱形成,血清 IgE 异常增高和嗜酸性粒细胞增多;同时累及结缔组织、骨骼、牙齿和脉管系统。反复肺炎是 HIES 重要的临床特征。最常见的病原体是金黄色葡萄球菌,肺炎链球菌和流感嗜血杆菌也很常见,曲霉菌、铜绿假单胞菌和非分枝杆菌常引起慢性感染。肺部真菌可入侵血管并伴有致命性出血。反复肺部感染导致并发肺脓肿、肺大疱和气胸。肺部疾病严重损害了患儿的生活质量,是 STAT3-HIES 患儿死亡率高的原因之一。除肺炎外,上呼吸道感染,如鼻窦炎、中耳炎、外耳炎、乳突炎等在 HIES 患儿中也非常常见。皮肤感染常常表现为金黄色葡萄球菌引起的脓肿,典型表现为既不发热也不疼痛的冷脓肿。大部分患儿发生皮肤黏膜白念珠菌感染,可表现为指甲、口咽、食管和阴道黏膜疾病。另外,STAT3-HIES 患儿中,水痘带状疱疹病毒再次激活发生率显著增加,这可能与患儿记忆 T 细胞缺陷有关。

骨骼和结缔组织系统异常也是 STAT3-HIES 患儿的特征性表现。特殊面容青少年明显,包括面部皮肤粗

710 | 第十六章 免疫性疾病

糙、眼距增宽、鼻翼肥大、面部不对称、前额凸出、耳和鼻软组织增厚、轻微凸颌等。其他表现还包括乳牙不脱落、口腔病变，骨骼异常，轻微损伤后骨折，关节过伸常见。血管异常可能是结缔组织异常的表现，包括冠状动脉和脑动脉等中动脉的动脉瘤，扩张和扭曲变形等。这些症状可能导致心肌梗死，蛛网膜下腔出血和肠道出血。

皮疹往往是最初的表现，面部和头皮上的脓疱或湿疹样发作通常在生命的头几周开始，并持续到青少年时期。与其他过敏性患儿相比，尽管 HIES 患儿总 IgE 和抗原特异性 IgE 升高，但食物过敏和严重过敏反应较少，这可能是与 STAT3 功能相关。STAT3 介导的信号转导对肥大细胞介导的血管通透性至关重要，而在 STAT3-HIES 患儿中，该通路受抑。其他临床表现包括胃肠道症状，如胃食管反流病、吞咽困难、慢性嗜酸性粒细胞性食管炎和胃肠道动力障碍导致食物嵌塞。中枢神经系统影像学异常较常见，脑部 MRI 可以看到无症状的局灶性白质高信号，其外观类似于小血管疾病。另外，HIES 患儿的霍奇金淋巴瘤和非霍奇金淋巴瘤的发病率有所增加。

【实验室检查】 血清 IgE 水平和嗜酸性粒细胞增高是突出的实验室检查异常表现。嗜酸性粒细胞增多在 90% 以上的患者中发现，嗜酸性粒细胞至少比正常高出 2 个标准差，常常大于每微升 700 个细胞。患儿在幼年即提示血清 IgE 异常增高，峰值通常大于 2 000IU/ml。血清 IgE 水平不是静止的，其浓度随着时间大幅度波动，有的患儿在确诊后几年内 IgE 水平还会降至正常范围内。IgE 水平与疾病的严重程度无相关性。血清 IgG 和 IgM 水平基本正常，有些患儿有 IgA 低下。但是患儿对荚膜类微生物特异性抗体反应受抑。淋巴细胞表型通常提示记忆性 T 和 B 细胞减少及 Th17 细胞降低。

STAT3 蛋白检测可能提示患儿蛋白表达正常，但进行功能学试验，则发现 STAT3 磷酸化活化、与靶基因 DNA 结合等功能减低。STAT3 是 AD-HIES 的致病基因，进行一代 Sanger 测序或下一代高通量基因测序可检测 STAT3 序列变异。目前发现的突变位点覆盖 STAT3 蛋白的所有功能结构域，热点突变位于 DNA 结合域和 SH2 结构域。已知的突变数量超过 60 种，多为杂合错义突变和缺失突变。

【诊断与鉴别诊断】 当患儿表现为反复皮肤感染、囊肿性肺炎和血清 IgE 水平显著升高等，可考虑 HIES 诊断。进一步行基因测序则可明确基因诊断。1999 年，美国国立卫生研究院（national institutes of health, NIH）基于患儿的临床特征和实验室检查，制定了 HIES 的评分系统（表 16-8），该系统包括免疫/感染学特征和骨骼/结缔组织学异常指标。每一个指标不同严重程度给予一定的分值，最终统计所有指标的总分。诊断标准：评分总分超过 40 分者可临床诊断 HIES，分值在 20~40 分的患儿需要随访，小于 20 分基本不考虑 HIES。为了尽量提高 AD-HIES 诊断的准确性，患儿应同时具有免疫/感染特征和非免疫特征。免疫学/感染特征包括血清 IgE 浓度升高、嗜酸性粒细胞增多、反复皮肤脓肿、肺炎、感染后肺实质性病变、其他严重或致命感染、新生儿皮疹、湿疹、鼻窦炎或中耳炎和皮肤黏膜念珠菌病。非免疫性特征包括乳牙保留、脊柱侧弯、轻微创伤后的骨折、关节过伸、特征性面容、鼻翼增宽、高腭弓、先天性骨骼异常和淋巴瘤。此 HIES 的评分系统其最突出的特点是与年龄有关，最后一项指标即小年龄矫正，是为了弥补婴幼儿临床表现不典型而制定。如乳牙保留和脊柱侧弯在婴幼儿观察不到，所以年龄越小这一项评分越高。另一个特点是多元记分制，HIES 的各种表现并非特有，常与其他疾病有重叠，也没有特定的实验室检查金标准，仅有一项指标得分高不一定能最终确诊。

2010 年 Woellner 等人在 JACI 上发表了针对 STAT3 缺陷高 IgE 综合征的诊断参考指南。①可能 STAT3 缺陷 AD-HIES：IgE >1 000IU/ml，再加上基于反复肺炎、新生儿皮疹、病理性骨折、特征性面容和高腭弓五个临床特征加权评分>30 分；②很有可能 STAT3 缺陷 AD-HIES：具有上述特征，同时加上 Th17 细胞缺乏或明确的 HIES 家族史；③确诊 STAT3 缺陷 AD-HIES：上述特征，同时具有 STAT3 基因显性负性杂合突变。

AD-HIES 需与特应性皮炎、慢性肉芽肿病（CGD）和 Wiskott-Aldrich 综合征（WAS）等相鉴别。特应性皮炎患儿血清中 IgE 含量升高，病情严重患儿经常被怀疑患有 HIES，而且许多特应性皮炎患儿也容易发生葡萄球菌反复感染。但是，特应性皮炎患儿通常没有 AD-HIES 的其他特征，并且通常比 AD-HIES 患儿的过敏种类和程度更加严重。AD-HIES 患儿发生皮肤感染与脓肿时，注意与慢性肉芽肿病（CGD）皮肤脓肿相鉴别。吞噬细胞功能试验和基因检测可辅助鉴别。另外，WAS 综合征与 HIES 相似，WAS 综合征患儿存在湿疹和反复感染，但往往伴有血小板减少，并且自身免疫性疾病和淋巴瘤的发生率较高，通常比 HIES 更具有机会性感染。另外，WAS 综合征绝大多数发生在男性患儿，而 HIES 为常染色体显性遗传，男女皆可发病。

表16-8 NIH高IgE综合征临床评分表

临床表现	分值^a									
	0	1	2	3	4	5	6	7	8	10
血清IgE最高值/(IU·ml⁻¹)^b	<200	200~500			501~1000				1001~2000	>2000
皮肤脓肿	无		1~2		3~4				>4	
肺炎总次数	无		1		2		3		>3	
肺实质异常	无						支气管扩张		肺大疱	
乳牙保留	无	1	2		3				>3	
脊柱侧弯,最大弯曲度	<10°		10°~14°		15°~20°				>20°	
轻微外伤引起骨折	无				1~2				>2	
嗜酸性粒细胞计数最高值/μl^c	<700			700~800			>800			
特征性面容	无		轻微			有				
中线异常	无					有				
新生儿皮疹	无				有					
湿疹(最严重阶段)	无	轻度	中度		严重					
每年上呼吸道感染次数	1~2	3	4~6		>6					
念珠菌病	无	口腔	指甲		全身性					
其他严重感染	无				严重					
致命性感染	无				有					
关节过伸	无				有					
淋巴瘤	无				有					
鼻翼增宽^e	<1SD	1~2SD		>2SD						
高腭弓	无		有							
小年龄矫正	>5岁			2~5岁		1~2岁		≤1岁		

注：^a 最右边一栏为每一表现的最高得分；^b 正常值<130IU/ml；^c 700/μl=1SD,800/μl=2SD(超过正常平均值2SD)；^d 腭裂、舌裂、半椎体和其他脊柱的异常；^e 与同龄同性别的对照组比较。

【治疗与预后】 目前尚不清楚 AD-HIES 的最佳管理方式，主要是对症和支持性治疗，包括预防性使用抗生素和抗真菌药、感染早期积极治疗、免疫球蛋白治疗，以及选择性造血干细胞移植（HSCT）。抗生素和抗真菌剂的使用取决于感染的性质和受累程度。皮肤需用局部抗菌疗法如稀释的漂白剂沐浴，同时用保湿霜和外用类固醇。抗过敏药物有助于控制瘙痒、改善湿疹症状。可以考虑钙和维生素 D 改善骨骼健康。

AD-HIES 患儿对感染易感性大大增加。反复下呼吸道感染会导致支气管扩张和肺大疱等的发生，就肺部损伤而言，早期诊断和抗生素预防的使用可能与更好的预后相关。主要是预防金黄色葡萄球菌感染，减少肺炎发生，以降低肺大疱发生率，常用药物为复方磺胺甲噁唑。可用抗真菌药伊曲康唑预防真菌感染。但目前还尚不清楚 AD-HIES 患儿何时需要开始预防性使用抗微生物药物。也无明确的证据预防性治疗是否应在特定的时间段内还是长期持续进行。由于 AD-HIES 患儿抗原特异性免疫球蛋白 G 应答降低；因此免疫球蛋白替代治疗是有益的，现已在临床实践中成功应用，可以降低肺部感染的发生率。

HSCT 在 AD-HIES 患儿中的作用仍在研究中。从总体来看，尽管 HSCT 不能纠正 AD-HIES 的血液系统外表现，比如脊柱侧弯，但似乎对感染的频率和严重程度具有有益的影响。如果在疾病的早期进行 HSCT，并进行适当的物理治疗，这可能是一种有效的治疗选择，尤其是对于供体匹配的患儿。尽管已有 HSCT 治疗 AD-HIES 患儿的报道，但尚不清楚哪些患儿是合适的移植对象。

（五）DOCK8 缺陷

DOCK8 缺陷是 *DOCK8*（dedicator of cytokinesis 8）基因突变导致的一种原发性免疫缺陷病。最初于 2004 年报道为常染色体隐性遗传高 IgE 综合征，但 DOCK8 缺陷影响 T 淋巴细胞和 B 淋巴细胞功能，实为联合免疫缺陷。DOCK8 缺陷的确切患病率尚不清楚，主要发生在近亲婚育率高的土耳其和阿拉伯地区；但在欧洲和中国等其他人群也有报道。临床表现以严重过敏、反复细菌、病毒感染和恶性肿瘤为特征。自然病程结局较差，造血干细胞移植（HSCT）为根治手段[1,2,6]。

【病因和发病机制】 *DOCK8* 位于 9 号染色体短臂，包含 48 个外显子，编码大小约为 190kD 的大蛋白质。DOCK8 在免疫系统中高度表达，参与细胞内信号转导和肌动蛋白细胞骨架调控。*DOCK8* 基因大多数突变是缺失，大小范围从数个碱基对到跨越整个基因座，常常导致蛋白表达缺失或明显下降。其他突变包括无意义突变和剪接位点突变，以及单碱基插入和 2 个碱基对插入，错义突变罕见。DOCK8 缺陷导致淋巴细胞减少，尤其是 CD4$^+$ T 淋巴细胞减少。在 CD8$^+$ T 细胞中，初始和记忆细胞亚群通常都减少，而大多数 CD8$^+$ T 细胞表现为耗竭表型。此外，DOCK8 缺陷患儿 CD8$^+$ T 细胞 IFNg 和 TNFa 等抗病毒细胞因子降低。DOCK8 在 B 细胞的 TLR9-MyD88 信号通路中发挥了重要作用，对于 TLR9 驱动的 B 细胞增殖和分化至关重要。DOCK8 缺陷影响抗体应答，CD27$^+$ 记忆 B 细胞明显减少；由 Toll 样受体 9 刺激的 B 细胞增殖和免疫球蛋白生成降低。因此，DOCK8 缺陷型患儿可以出现免疫系统的多种异常，包括 T 细胞功能缺陷和抗原特异性抗体产生抑制，从而致皮肤持续病毒感染、皮肤黏膜念珠菌病、复发性肺部感染、特应性皮炎和其他变应性疾病、肿瘤、甚至是自身免疫疾病。

【临床表现】 DOCK8 缺陷虽然也被称作常染色体隐性遗传高 IgE 综合征，与 STAT3-HIES 各具临床特征（表 16-9）。DOCK8 缺陷表现为严重慢性皮肤病毒感染、反复肺感染、过敏和易发恶性肿瘤等。严重皮肤病毒感染有助于将 DOCK8 与其他疾病鉴别。病原体通常是单纯疱疹病毒、人乳头状瘤病毒、传染性软疣病毒和水痘带状疱疹病毒。患儿经常发生疱疹性湿疹、慢性溃疡性口唇或肛门生殖器单纯疱疹病毒感染、或单纯疱疹病毒角膜炎。DOCK8 缺陷患儿也反复发生鼻窦、肺和中耳感染，并且超过三分之一的患儿发生了乳突炎或支气管扩张等并发症。病原体主要是革兰氏阳性和革兰氏阴性细菌，例如肺炎链球菌、流感嗜血杆菌；也有真菌如耶氏肺孢子虫，以及呼吸道腺病毒等病毒。约半数病例发生皮肤黏膜念珠菌病，可能与部分受损的 TH17 细胞功能有关。另外，部分患儿由于沙门菌肠炎、贾第鞭毛虫病或诺如病毒等病原而反复或持续发生胃肠道感染。隐孢子虫感染所致的胆道相关性肝病可能相当严重。

特应性皮炎往往在婴儿期开始出现，常早于其他症状出现。患儿常由金黄色葡萄球菌继发皮肤感染，包括脓肿，从而进一步加剧了特应性皮炎。与 STAT3-HIES 不同的是，DOCK8 缺陷患儿也有其他特应性疾病表现。大多数患儿对多种食物或过敏原都具有严重过敏反应，包括过敏性休克，并且部分患儿还会发生嗜酸性食管炎，哮喘也较常见。另外，DOCK8 缺陷患儿可并发自身

表 16-9　STAT3-HIE 与 AR-HIE 临床表现比较

感染	STAT3-HIE	DOCK8 缺陷
窦肺		
细菌	+++	+++
病毒	+	+
真菌	+++	+
皮肤		
脓肿	+++	++
病毒（HPV/HSV/MCV）	−	+++
念珠菌病	++	++
变应性疾病		
新生儿皮疹	+++	−
湿疹	+++	+++
哮喘	−	++
食物/吸入过敏	−	+++
肿瘤		
淋巴瘤	+	++
鳞状细胞癌	−	++
非免疫系统表现		
特殊面容	+++	
乳牙保留	+++	
骨骼异常	+++	
血管异常	+++	
中枢神经系统异常	+++	+
实验室发现		
高 IgE	+++	+++
低 IgM	−	+++
T 淋巴细胞减少	−	+++
嗜酸性粒细胞增高	+++	+++
Th17 细胞降低	+++	++

免疫性疾病，包括自身免疫性溶血性贫血、葡萄膜炎、甲状腺功能减退症，以及血细胞减少症和血管炎等。血管异常认为是由血管炎引起。可见脑动脉瘤和狭窄，并与卒中和烟雾病有关。也有并发系统性红斑狼疮的报道。

恶性肿瘤是 DOCK8 的一个关键特征，并且特别具有侵略性，在年轻时出现。约20%的患儿继发至少一种肿瘤，约10%的患儿死于肿瘤。在这些患儿中，最常见的恶性肿瘤是鳞状细胞癌，皮肤的慢性 HPV 感染是其中原因之一。第二其次，淋巴瘤是第二常见的肿瘤。EBV 阴性弥漫大 B 细胞淋巴瘤和 EBV 阳性 Burkitt 淋巴瘤均有报道。而淋巴瘤倾向于结节外淋巴瘤，包括原发性中枢神经系统淋巴瘤以及皮肤 T 细胞白血病/淋巴瘤。在 DOCK8 缺陷患儿中，微囊腺瘤和平滑肌瘤等罕见肿瘤也有报道。

【实验室检查】 血常规提示淋巴细胞减少，并随着年龄增长常常伴有进行性淋巴细胞减少。绝大多数患儿 IgE 升高和嗜酸性粒细胞增多。嗜酸性粒细胞水平通常至少为 800/μl。中位 IgE 水平为 5 201IU/ml，但也有 IgE 水平稍高、甚至正常的报道。IgG 水平正常或升高，IgA 正常或降低。IgM 水平降低，并且通常随着年龄的增长而下降。对蛋白质结合疫苗或多糖结合疫苗的抗体反应变异较大。

【诊断与鉴别诊断】 临床考虑高 IgE 综合征，伴严重病毒感染、变态反应、IgM 水平低，但无实质肺部异常、乳牙保留和轻微创伤性骨折的患儿，需考虑 DOCK8 缺陷可能。结合 DOCK8 蛋白表达分析和遗传学检测，从而确证 DOCK8 缺陷。鉴别诊断包括可能导致嗜酸性粒细胞增多和血清 IgE 水平升高的其他原发性免疫缺陷。如前所述，DOCK8 缺陷与 STAT3-HIES 具有某些相似临床特征，但这两种原发性免疫缺陷病也具有区别，STAT3-HIES 往往同时具有非免疫学特征，例如结缔组织和骨骼异常以及乳牙保留；而 DOCK8 缺陷则具有特征性的过敏性疾病和皮肤病毒感染。另外，可通过 5 个临床特征帮助分析患儿是否更可能携带 STAT3 或 DOCK8 突变。这 5 个特征包括肺实质性异常、上呼吸道感染、嗜酸性粒细胞增多、乳牙保留和轻微创伤性骨折。

【治疗与预后】 DOCK8 缺陷患儿病情严重，预后较差，未经治疗死亡率高，约一半患儿在 20 岁之前死亡。在一项国际性回顾性调查中发现，患儿在 10 岁、20 岁和 30 岁时，总生存率分别为 87%、47% 和 33%。造血干细胞一直是唯一根治手段，同时对症支持治疗很重要。

对症支持治疗　漂白浴可减少皮肤感染机会，推荐患儿使用。对于皮肤病毒感染，有采用伐昔洛韦预防单纯疱疹病毒感染有效的报道，但对人乳头状瘤病毒和传染性软疣病毒尚无有效治疗方法。积极治疗特应性皮炎对于保护皮肤屏障和限制病毒和细菌感染尤为重要。基于 DOCK8 缺陷患儿特异性抗体应答受损，建议免疫球蛋白替代治疗，可减少呼吸道感染机会。

造血干细胞移植是唯一根治选择，对大多数 DOCK8 患儿治疗有效。建议在疾病早期阶段进行造血干细胞移植，在等待移植治疗之前，必须积极应对与感染和恶性肿瘤相关的重大并发症。

四、抗体缺陷

抗体缺陷为主的原发性免疫缺陷病（primary antibody deficiencies,PADs)是最主要的 PIDs,占所有 PIDs 病例的一半以上。

影响 B 细胞发育、分化、活化及抗体分泌的环节都可能导致 PADs,目前已明确 39 个 PADs 致病基因及 46 种疾病,而这些基因及疾病仍在持续更新中(表 16-10)。*BTK*、*IGHM*、*CD79A*、*CD79B*、*BLNK*、*PIK3R1* 等基因影响早期 B 细胞发育,外周血缺乏成熟 B 细胞,导致严

重的 PADs 表型。*AICDA*、*UNG*、*MSH6* 等基因参与 B 细胞在次级淋巴器官的类别转换和体细胞高频突变,这些基因突变致抗体类别转换异常,使得 IgA、IgG 水平低下,而 IgM 水平正常或增高。B 细胞的终末发育起受到 TNF 受体超家族(*TNFRSF13C*、*TNFSF12*、*TNFRF13B*)、B 细胞受体家族(*CD19*、*CD21*、*CD81*)等基因的调控,这些基因突变表现为常见变异型免疫缺陷病表型。

表 16-10 抗体缺陷为主的免疫缺陷病

疾病	致病基因	遗传方式	OMIM	Ig	表型
1. 严重的免疫球蛋白减少,持续或严重的 B 细胞缺乏,无丙种球蛋白					
X 连锁先天性无丙种球蛋白血症	*BTK*	XL	300300	所有亚型球蛋白缺乏,部分球蛋白可检测	严重细菌感染,原始 B 细胞数目正常
μ 重链缺陷	*IGHM*	AR	147020	所有亚型球蛋白减少	严重细菌感染,原始 B 细胞数目正常
λ5 缺陷	*IGLL1*	AR	146770		
Igα 缺陷	*CD79A*	AR	112205		
Igβ 缺陷	*CD79B*	AR	147245		
BLNK 缺陷	*BLNK*	AR	604515		
P110δ 缺陷	*PIK3CD*	AR	602839		严重细菌感染,自身免疫(炎症性肠病)
P85 缺陷	*PIK3R1*	AR	615214		严重细菌感染,全血细胞减少,原始 B 细胞减少或缺如
E47 缺陷	*TCF3*	AD	616941		反复细菌感染
	TCF3	AR	147141		严重、反复细菌感染,难以存活
ZIP7 缺陷	*SLC39A7*	AR	601416		早发感染,疱样皮炎,难以存活,血小板减少
Hoffiman 综合征	*TOP2B*	AD	126431		反复感染,脸部畸形,肢体异常
2. 至少 2 种免疫球蛋白亚类严重减少,正常或减少的 B 细胞数目,CVID 表型					
CVID	不详			低 IgG、IgA 和/或低 IgM	感染、淋巴组织增生、自身免疫性血细胞减少、结节病
P110δ 活化综合征 APDS	PIK3CD 功能获得性突变	AD	615513	IgG、IgA 下降,IgM 正常或下降	严重细菌感染、CMV 及 EBV 病毒血症、自身免疫、淋巴结及脾脏增大、淋巴组织增生,淋巴瘤
	PIK3R1	AD	616005		严重细菌感染、CMV 及 EBV 病毒血症、自身免疫、淋巴结及脾脏增大、淋巴组织增生,淋巴瘤,发育迟缓

续表

疾病	致病基因	遗传方式	OMIM	Ig	表型
PTEN 缺陷	*PTEN*	AD	158350	正常或降低	反复感染,淋巴组织增生,自身免疫,发育迟缓,肾小球肾炎
CD19 缺乏	*CD19*	AR	107265	低 IgG、IgA 和（或低）IgM	反复感染,可能有肾小球肾炎
CD81 缺乏	*CD81*	AR	186845	低 IgG,正常或降低的 IgA 和 IgM	反复感染,可能有肾小球肾炎
CD20 缺乏	*CD20*	AR	112210	低 IgG,正常或增高的 IgM 和 IgA	反复感染
CD21 缺乏	*CD21*	AR	120650	低 IgG,抗肺炎链球菌抗体反应低下	反复感染
TACI 缺乏	*TNFRSF13B*	AR 或 AD	604907	低 IgG、IgA 和（或低）IgM	临床表型多样
BAFF 受体缺乏	*TNFRSF13C*	AR	606269	低 IgG 和 IgM	临床表现多样
TWEAK 缺乏	*TNFSF12*	AD	602695	低 IgA 和 IgM,抗肺炎链球菌抗体反应低下	肺炎,细菌感染,疣,血小板减少,中性粒细胞减少
TRNT1 缺乏	*TRNT1*	AR	612907	B 细胞缺乏和低丙种球蛋白血症	先天性铁粒幼细胞贫血,耳聋,发育迟缓
NF-KB1 缺乏	*NF-KB1*	AD	164011	正常或低下 IgG、IgA 和 IgM,低下或正常 B 细胞	反复窦肺感染,COPD,EBV 感染、自身免疫性血细胞减少,自身免疫性甲状腺炎,脱发
NF-KB2 缺乏	*NF-KB2*	AD	615577	低 IgG、IgA 和 IgM,低 B 细胞	反复窦肺感染,脱发、内分泌病
IKAROS 缺乏	*IKZF1*	AD（单倍体剂量不足）	603023	低 IgG、IgA 和 IgM,低下或正常 B 细胞,B 细胞和 Ig 随年龄下降	反复窦肺感染,急性淋巴细胞白血病,自身免疫
IRF2BP2 缺乏	*IRF2BP2*	AD	615332	低丙种球蛋白血症,IgA 缺乏	反复感染,自身免疫及自身炎症
ATP6AP1 缺乏	*ATP6AP1*	XL	300972	球蛋白水平多样变化	肝大,白细胞减少,低铜
ARHGEF1 缺乏	*ARHGEF1*	AR	618459	低丙种球蛋白血症,缺乏抗体	反复感染,支气管扩张
SH3KBP1 缺乏	*SH3KBP1*	XL	300310	IgG、IgM 低下,缺乏抗体	严重细菌感染
SEC61A1 缺乏	*SEC61A1*	AD	609213	低丙种球蛋白血症	反复的严重呼吸道感染
RAC 缺乏	*RAC2*	AR	602049	低 IgG、IgA 和 IgM,低下或正常 B 细胞,疫苗应答低下	反复窦肺感染,IgA 缺乏,链球菌感染后肾小球肾炎,荨麻疹
MOGS 缺乏	*MOGS*	AR	601336	低 IgG、IgA 和 IgM,B 细胞低下,疫苗应答低下	细菌和病毒感染,严重神经系统疾病,先天性糖基化障碍Ⅱb型

续表

疾病	致病基因	遗传方式	OMIM	Ig	表型
3. 严重的 IgG 和 IgA 下降伴有正常或增高的 IgM,B 细胞正常,高 IgM					
AID 缺乏	*AICDA*	AR	6055258	IgG 和 IgA 减少,IgM 增加,记忆 B 细胞数目正常但缺乏体细胞高频突变	细菌感染,淋巴结增大,自身免疫
		AD	605257	IgG 减少或缺如,IgA 缺乏,IgM 增加,记忆性 B 细胞数目正常伴体细胞高频突变异常	细菌感染,淋巴结增大
UNG 缺乏	*UNG*	AR	191525	IgG 和 IgA 减少,IgM 增加	增大的淋巴结
INO80 缺乏	*INO80*	AR	610169	IgG 和 IgA 减少,IgM 增加	严重细菌感染
MSH6 缺乏	*MSH6*	AR	600678	IgM 增高,IgG 减少水平不定	易患肿瘤
4. 亚型、轻链或功能缺陷,B 细胞数目正常					
Ig 重链突变	14q32 染色体病	AR		一种或多种 IgG、IgA 亚型减少,IgE 缺乏	可无症状
Kappa 链缺乏	IGKC	AR	147200	所有免疫球蛋白含有 lambda 轻链	可无症状
IgG 亚型缺乏	不详	?		一种或多种 IgG 亚型减少	可无症状
IgG 亚型缺乏伴 IgA 缺陷	不详	?		IgA 减少伴至少一种 IgG 亚型减少	反复细菌感染
选择性 IgA 缺乏	不详	?		IgA 缺乏	可无症状
特异性抗体缺乏	不详	?		球蛋白水平正常	特异性抗体产生低下
婴儿暂时性低丙种球蛋白血症	不详	?		IgG 和 IgA 减少	可无症状
CARD11 增功能突变	CARD11	AD	616452	多克隆 B 细胞增生	脾大,淋巴结大,疫苗反应低下
选择性 IgM 缺乏	不详	?		IgM 缺乏	肺炎链球菌/细菌感染

引自:STUART G. TANGYE. WALEED AL-HERZ. et al. Human Inborn Errors of Immunity:2019 Update on the Classification from the International Union of Immunolgyical Societies Expert Committee,Journal of clinical Immuology,2020 Jan;40(1):24-64。

注:AD. 常染色体显性遗传;AR:常染色体隐性遗传;XL:X 连锁遗传;? 遗传方式不明。

PADs 既包括严重的免疫球蛋白缺乏和 B 细胞缺如,也包括球蛋白水平正常的选择性抗体缺乏,临床表型轻重不一。慢性的反复感染、自身免疫现象、慢性炎症和罹患肿瘤是主要的临床表现。由于自母体获得的 IgG 在出生后前半年的保护效益,PADs 患儿一般在半岁以后才表现出反复感染的症状。PADs 患儿对于真菌、结核通常不易感,化脓性细菌是其主要的病原,病毒感染并不常引起特别的病程经过,但先天性无丙种球蛋白血症患儿可出现肠道病毒感染相关脑炎,APDS 患儿出现 EBV 及 CMV 病毒血症。

免疫球蛋白替代是治疗 PADs 的关键环节。丙种球蛋白的用量根据患儿体重、IgG 谷浓度及临床情况等因素确定。IgG 谷浓度维持在 5g/l 以上可显著减少感染及住院的风险,每 3~4 周注射 1 次 400~600mg/kg 的丙种球蛋白通常可维持该谷浓度。丙种球蛋白的剂量及治疗间隔应个体化。在不同的病理状态下,对于球蛋白的需求也不同,在感染期间或存在长期慢性感染如支气管扩张,需要额外增加丙种球蛋白的用量。

PADs 患儿还伴有自身免疫、慢性炎症和罹患肿瘤的风险,在丙种球蛋白替代治疗的同时,要注意关注并评估其全身情况,监测肿瘤风险,合理选择药物控制自身炎症及自身免疫情况。

随着丙种球蛋白替代治疗的规范开展和抗生素的预防性应用,PADs 患儿的生存时间明显延长,但慢性器官损害已成为影响患儿生存质量的重要因素。PADs 儿童如果能得到早期诊断、规范治疗和管理,可以获得正常的生长发育水平,但还需要加强卫生习惯、生活环境及营养方面的支持,减少对于传染性疾病的暴露。

(一)X 连锁无丙种球蛋白血症

X 连锁无丙种球蛋白血症(X-linked agammaglobulinemia,XLA)1952 年由 Ogden C. Bruton 医生发现(也被称为 Bruton 病),是最早被描述的 PIDs,也是最主要的抗体缺陷病。BTK 基因突变是其致病原因,发病率为 1/200 000~1/100 000。

【病因与发病机制】 XLA 是由于 Bruton 酪氨酸激酶(bruton tyrosine kinase,BTK)基因突变所致。BTK 基因位于 X 染色体长臂 Xq21.3~22,长度为 37kb,包含 659 个氨基酸,19 个外显子。致病性突变可发生在 BTK 蛋白所有结构域及非编码区,突变形式包括错义突变、无义点突变、移码突变、拼接部位突变、缺失突变等。遗传形式为 X 连锁隐性遗传,一般是女性携带,男性发病,但有 X 染色体失活的女性罕见病例,也有无家族史的自发突变病例。

【临床表现】

1. **淋巴结缺如** 扁桃体几乎不可见是 XLA 的特征性体征,颈部及腹股沟等处的淋巴结多不明显,但部分患儿由于 T 细胞区域增生,外周淋巴结也能触及。

2. **反复感染** XLA 最主要的临床表现是呼吸道和消化道的反复感染,多在出生后半年母亲抗体消失后出现,但由于生活环境、抗生素应用等情况不同,也有患儿 3~5 岁甚至更晚时间出现症状。病原主要为荚膜菌(如铜绿假单胞菌、金黄色葡萄球菌、流感嗜血杆菌、肺炎链球菌等)和肠道病毒。症状的轻重与患儿的年龄、替代治疗的规范程度、生活居住环境有关。大部分病毒感染在 XLA 患儿中并不引起特别的病程,但肠道病毒可能引起筋膜炎、皮肌炎、脑膜脑炎。肠道病毒相关的脑炎可能引起慢性的神经系统病变,如认知障碍、听力下降等。大约由 2%~5%接受了脊髓灰质炎病毒接种

的 XLA 儿童出现疫苗相关性瘫痪和脑炎,而这一比例与正常儿童暴露于野生脊髓灰质炎病毒株的感染率一致。

3. **反复慢性腹泻** 贾第鞭毛虫引起的慢性反复腹泻在 XLA 的患儿中常见,但与典型病例的腹痛和腹泻不一致,腹部不适、疲惫可能是主要的表现。轮状病毒、弯曲杆菌、肠道病毒、隐孢子虫等都会引起 XLA 患儿慢性腹泻。

4. **自身免疫** XLA 患儿可能出现糖尿病、类风湿关节炎、炎症性肠病等自身免疫性疾病。其关节炎多为非化脓性、单个大关节的炎症,关节水肿伴有轻微的疼痛,在 IgG 浓度低于 8g/L 的患儿中更易出现。感染及免疫损伤是关节炎的可能原因。患儿的关节炎和肠病可分离出病原,但即便清除感染后,炎症仍存在,且对 TNF-α 抑制剂反应欠佳,但丙种球蛋白的替代治疗有一定疗效。

5. **肿瘤** 虽在不同人种中,肿瘤发生率并不相同,但 XLA 患儿存在更大的肿瘤风险。XLA 患儿出现胃腺癌的时间早于普通人群,而结直肠癌、淋巴瘤在 XLA 患儿中的发生率也明显增高。

6. **其他** 大约 10%~25%的 XLA 患儿有中性粒细胞低下表现,但具体机制仍未阐明。虽然 XLA 患儿 IgE 并不增高,但过敏性鼻炎、结膜炎等过敏性疾病的比例高。其他罕见临床表现包括膜性肾病、肾小球肾炎、淀粉样变性、皮肤肉芽肿性血管炎等。

【实验室检查与诊断】

1. **细胞计数与功能** 外周血白细胞及淋巴细胞数目通常无减少,约 10%~25%的 XLA 患儿在丙种球蛋白治疗前有中性粒细胞减低,淋巴组织、骨髓及直肠黏膜固有层中浆细胞缺如,外周血 B 细胞数目明显减少(多小于总淋巴数目的 1%)。

2. **血清 Ig 与抗体应答** XLA 患儿总 Ig 及各亚类显著降低,血清 IgG、IgA 与 IgM 通常<100mg/dl。有个别患儿 IgG 低下,但 IgA 或者 IgM 水平基本正常,甚至极个别患儿 Ig 水平接近正常。由于缺乏 B 细胞,XLA 患儿疫苗接种应答显著降低,抗原特异性抗体低下。

3. **BTK 基因与蛋白检测** 流式细胞术或者 Western blotting 在单核细胞和血小板表面不能检测到 BTK 蛋白表达。有条件的实验室可以行 BTK 基因测序诊断。

【鉴别诊断】 XLA 需与其他导致无丙种球蛋白血症或低丙种球蛋白血症的疾病相鉴别,其他导致无丙种球蛋白血症或低丙种球蛋白血症的疾病,B 细胞水平往往正常。根据家族史、临床表现、Ig 水平低下、外周血 B

细胞缺乏,临床可确诊 XLA。有条件可以进一步进行 *BTK* 基因与蛋白检测,以明确分子诊断。

【治疗】

1. **静脉或皮下丙种球蛋白替代治疗** XLA 患儿一旦诊断应立即应用丙种球蛋白替代治疗。每 3~4 周 400~600mg/kg 注射一次免疫球蛋白,以维持 IgG 水平在 5g/L 以上。但剂量应该个体化,有支气管扩张及脑膜脑炎时增加剂量。静脉及皮下丙种球蛋白均是理想的给药途径。

2. **抗生素的应用** 对于小于 15 岁的儿童预防性的使用抗生素可能会有益处,但并不推荐低剂量长期使用。如果患儿有持续 3 周以上的新发咳嗽症状或因感染而住院治疗,需要至少 6 周以上的抗生素治疗。

3. **注意肿瘤、自身免疫、慢性并发症等情况** 规范应用丙种球蛋白使 XLA 患儿感染及住院的次数减少,预期寿命延长,但肿瘤、慢性炎症及肺部疾病等并发症成为影响其生存质量的重要因素,应加强对于 XLA 患儿除感染以外的肿瘤、自身免疫及炎症等情况的关注。

4. **基因治疗** XLA 发病机制明确,基因治疗为其可能的治疗方式。已在 XLA 小鼠模型中成功利用逆转录载体重建 B 细胞发育与功能,基因治疗将来可能会成为 XLA 的一种治疗方式。

5. **避免注射活细菌及病毒疫苗** 虽然 XLA 患儿对疫苗接种不能产生有效的应答,但仍推荐接种灭活的病毒和细菌疫苗,以期能产生 T 细胞介导的免疫应答,不过活疫苗为禁忌,应避免接种。

6. **辅助治疗** 避免饮用未经处理的饮用水,减少贾第鞭毛虫等肠道病原的暴露。加强手卫生,避免接触感染源。

【预防与预后】 Ig 替代治疗和抗生素的使用已很大的改善了 XLA 患儿的预后,只要早期诊断辅以合理治疗,XLA 患儿少有侵袭性感染,大部分都能生存到成年,且生活质量显著提高。但慢性肺病并发症、肿瘤成为 XLA 患儿死亡的重要原因之一,应引起关注和重视。

对于 XLA 家系进行遗传咨询、鉴定突变携带者对于预防 XLA 发生有重要帮助。在新生儿期进行 K-删除重组切除环(KREC)检测可早期筛查 XLA 患儿,以最大程度早期诊断以减少感染暴露的风险。

(二)普通变异型免疫缺陷病

普通变异型免疫缺陷病(common variable immuno-deficiency,CVID)是一种常见的抗体缺陷病,以血清免疫球蛋白降低,伴或不伴 B 细胞数量降低,以及反复慢性感染为特征。该类患儿患自身免疫性疾病、淋巴增殖性疾病以及肿瘤的概率增高。男女患病率无明显差异。据估计,发病率为 1:10 000~1:50 000,任何年龄均可发病,但大多数起病于幼儿期或青春期。CVID 患儿存在 T、B 细胞缺陷,同时伴有固有免疫缺陷。

【病因与发病机制】

1. **CVID 分子遗传学机制** 约 90%CVID 病例无明确的分子遗传学诊断,大多数 CVID 患儿为散发病例,约 10%~20% 有阳性家族史,其中 80% 的 CVID 家系为常染色体显性遗传,同时伴有选择性 IgA 缺陷(sIgAD)。基因连锁分析发现 CVID 可能的致病位点位于染色体 4q、6 号和 16q。目前发现的致病位点包括:*ICOS*、*TACI*、*CD19*、*CD20*、*CD81*、*CD21*、*BAFFR*、*TWEAK*、*TRNT1*、*NF-KB*、*IKZF1*、*IRF2BP2*、*ATP6AP1*、*ARHGEF1*、*SH3KBP1*、*SEC61A1*、*RAC2*、*MOGS*、*PIK3CD*、*PIK3R1*、*PTEN*。

2. **B 细胞缺陷** 多数患儿外周血和淋巴组织中 B 细胞数量大致正常,但 B 细胞不能分化为产生抗体的浆细胞,为未成熟 B 细胞,少数 CVID 患儿外周血 B 细胞减少甚至难以测出。CVID 患儿 B 细胞缺陷包括 5 种类型:B 细胞产生缺陷、早期外周 B 细胞成熟障碍、B 细胞活化和增殖障碍、生发中心缺陷。B 细胞的内在缺陷使其不能分泌免疫球蛋白或仅能分泌 IgM,却不能完成抗体类别转化。

3. **T 细胞缺陷** 约半数 CVID 患儿有 T 细胞功能障碍。所有 CVID 中,超过 70% 患儿 CD4$^+$T 细胞减少(主要为 CD4$^+$CD45RA$^+$初始 T 细胞),25%~30% 患儿 CD8$^+$T 细胞数量增加,CD4/CD8 比值降低,部分患儿调节性 T 细胞减少。另外,细胞因子分泌变化,辅助性 T 细胞功能减弱,T 细胞信号转导异常,共刺激分子 CD40 配体表达减少等也参与 CVID 发病。

4. **NK 细胞缺陷** 少部分 CVID 患儿表现为外周血 NK 细胞数量减少。

5. **固有免疫缺陷** 部分 CVID 患儿显示出 DC 细胞成熟障碍,引起 IL-12 分泌减少及共刺激因子上调,限制 DC 细胞同 T 细胞的相互作用。另外,CVID 患儿 TLR 信号通路也存在异常,可能导致浆细胞样 DC 细胞反应受损和 B 细胞成熟障碍。

【临床表现】 CVID 具有明显的临床异质性。与 XLA 患儿相比,CVID 患儿的扁桃体和淋巴结大小正常或增大,约 25% 的患儿有脾大。

1. **感染** 常表现为反复细菌感染,易累及呼吸道和胃肠道,导致急/慢性鼻窦炎、中耳炎、支气管炎、肺炎、急/慢性腹泻病。易感病原菌包括荚膜细菌(肺炎链球菌、链球菌和流感嗜血杆菌)、空肠弯曲杆菌、沙门菌属等。其他病原体如支原体、念珠菌、卡氏肺囊虫、单纯疱疹和带状疱疹病毒也可感染 CVID 患儿。CVID 患儿感染严重程度不及 XLA,常呈慢性发病,病程持久,可造成病变组织器质性损害。

2. 慢性肺病 CVID 患儿发生反复细菌性肺炎及支气管扩张风险增加,37.5%~73%的 CVID 患儿合并支气管扩张。9%~15%的 CVID 患儿可见阻塞性肺部疾病表现。非干酪性肉芽肿性病变在 5.4%~22%的 CVID 患儿中也有发现。肺部影像学常表现为网状、结节状或毛玻璃样。高分辨率 CT(HRCT)有助于发现淋巴样间质性肺炎。肉芽肿性肺病和淋巴样间质性肺炎提示疾病预后较差。慢性肺病是导致 CVID 患儿死亡的主要原因之一。

3. 肉芽肿疾病 肉芽肿性或非典型结节样病变见于 8%~22%的 CVID 患儿,多累及肺部、淋巴结和脾脏,亦可见于皮肤、肝脏、骨髓、肾脏、胃肠道、眼睛或大脑。

4. 胃肠道疾病 常见疾病包括消化道感染、CVID 相关性自身免疫性肠病(CVID-associated autoimmune enteropathy,AIE)及肝功能异常。轻度水样腹泻很常见,约 20%的患儿会周期性发生。幽门螺杆菌是 CVID 中重要的致病菌,可导致慢性活动性胃炎,累及胃窦和胃体。贾第鞭毛虫感染是引起肠道症状的一个重要原因。AIE 常表现为持续性慢性腹泻、脂肪泻、体重下降及肠吸收营养不良,病理学特征包括肠绒毛扁平、隐窝扭曲伴淋巴细胞增多(多为 CD8$^+$T 细胞)、淋巴组织增生及浆细胞缺失。大约 10%的 CVID 患儿有明显的肝功能异常。

5. 自身免疫性疾病 约 25%~30%CVID 患儿合并自身免疫性疾病,常表现为自身免疫性溶血性贫血、免疫性血小板减少症或 Evans 综合征,自身免疫性中性粒细胞减少相对少见。

6. 淋巴组织增生和肿瘤 淋巴增殖现象和/或脾大见于至少 20%CVID 患儿,病理学特征包括非典型淋巴组织增生、反应性淋巴组织增生或肉芽肿性炎症伴浆细胞和生发中心界限缺失。恶性肿瘤见于约 6%~9%的 CVID 患儿,主要表现为淋巴瘤和实体瘤,以非霍奇金淋巴瘤最为常见。

7. 其他 CVID 相关表现 包括骨质疏松症和甲状腺功能减退症。

【实验室检查】

1. 免疫球蛋白和抗体反应 血清免疫球蛋白含量普遍偏低,但一般不会低至 XLA 水平。绝大多数 CVID 患儿血清 IgG 降低(至少低于平均年龄 2SD,少数小于 1g/L),大多数患儿的 IgA 水平较低,约一半患儿的 IgM 水平较低。对各种抗原刺激缺乏免疫应答,血清同族血凝素效价低下。噬菌体 Φx174 抗体反应显示可产生少量中和抗体,抗体类别仅限于 IgM,很少向 IgG 转换。

2. B 细胞计数 CVID 患儿 B 细胞数量和表型异质性显著,且与临床表现密切相关。40%~50%患儿外周血 B 细胞轻微下降,大约 13%的 CVID 患儿外周血中 B 细胞数量少于 3%。淋巴结活检和直肠黏膜活检发现浆细胞缺如。外周血 B 细胞呈未成熟状态,此与脐血 B 细胞的特征类似。

3. T 细胞计数和功能 大部分 CVID 病例 T 细胞亚群异常,表现为 CD4$^+$T 和初始 CD4$^+$CD45RA$^+$T 细胞数量减少,CD8$^+$T 细胞数量增加,CD4/CD8 比例下降(小于 1)。外周血 T 细胞经丝裂原(PHA)诱导的增殖反应和分化能力均低下,产生细胞因子的能力不足。

【诊断】 年龄>4 岁且证实具有以下特征的患儿可诊断为 CVID。

1. 血清总 IgG 浓度明显下降(至少低于平均年龄 2SD),IgM 或 IgA 至少一类明显下降。

2. 免疫缺陷症状发病年龄大于 2 岁。

3. 血清同族血凝集素效价低下和/或疫苗反应低下。

4. 排除其他已明确病因的低丙球蛋白血症。

【鉴别诊断】 应将 CVID 和其他可出现低丙球蛋白血症的疾病进行鉴别。

1. 继发性体液免疫缺陷 ①药物相关性低球蛋白血症:抗疟药、抗癫痫药(卡马西平和苯妥英钠)、糖皮质激素、柳氮磺吡啶和利妥昔单抗等;②感染性疾病:先天性风疹病毒、巨细胞病毒或刚地弓形虫感染、HIV 感染等;③其他系统性疾病:严重烧伤、重度营养不良、肾病综合征、淋巴管扩张症、蛋白丢失性肠病等。

2. 婴幼儿短暂性低丙种球蛋白血症 多数患儿在 2 岁时 IgG、IgM 和 IgA 水平及 5 岁时疫苗抗原反应和细胞免疫功能恢复正常,而 CVID 患儿疫苗抗原反应持续性受损。

3. 其他原发性免疫缺陷病 ①IgG 亚类缺乏症:IgG、IgM 和 IgA 正常,IgG1 或 IgG2 降低;②高 IgM 综合征:IgG、IgA 和 IgE 显著降低,IgM 正常或增加,B 细胞总数正常,多数存在 CD40L、CD40、AID 或 UNG 基因缺陷;③X 连锁无丙种球蛋白血症:IgG、IgM 和 IgA 显著降低,B 细胞显著减少或缺如,多数存在 BTK 基因缺陷;④X 连锁淋巴增殖性疾病:EB 病毒感染后 IgG 可降低伴 IgM 增加,T 细胞和 B 细胞总数正常但有功能障碍,自身反应性效应性 CD8$^+$T 细胞增多,NK 细胞功能障碍,存在 *SH2D1A* 基因缺陷;⑤重症联合免疫缺陷病:婴儿早期起病,多重病原菌感染、机会致病菌感染和重症感染表现突出,T 细胞总数显著降低,B 细胞和 NK 细胞数量不等,存在 *IL2RG*、*JAK3*、*IL2R*、*RAG1/RAG2*、*AK2* 或 *ADA* 等基因缺陷。

【治疗】 治疗原则是规律足量的免疫球蛋白替代治疗、抗生素防治感染、治疗并发症和造血干细胞移植。

1. **免疫球蛋白替代治疗** 免疫球蛋白替代治疗是基本治疗,推荐静脉输注和皮下注射。静脉注射用丙种球蛋白(intravenous immune globulin,IVIG)推荐剂量为每 3~4 周 400~600mg/kg,皮下注射的标准剂量为每周 100~150mg/kg,维持 IgG 最低浓度至少 7g/L。对于严重持续性感染、慢性肺病和免疫性肠病,需加大丙种球蛋白用量,同时应定期监测血清 IgG 浓度并根据个体情况调整用药剂量。

2. **抗生素防治感染** 在免疫球蛋白替代治疗基础上,适当增加抗生素治疗及预防感染治疗。对于反复或慢性腹泻 CVID 患儿,需警惕贾第鞭毛虫、弯曲杆菌、沙门菌或隐孢子虫感染。

3. **并发症治疗** 对于自身免疫性溶血性贫血和淋巴组织增生性患儿,类固醇药物为一线药物。对于肺、肝和胃肠道炎症和肉芽肿损害的患儿,应在免疫球蛋白替代治疗基础上,联合糖皮质激素和免疫抑制剂治疗。

4. **造血干细胞移植治疗** 不推荐造血干细胞移植治疗作为 CVID 患儿的首选治疗方案。对于部分严重病例,如血液系统的严重改变及继发恶性肿瘤的患儿可行造血干细胞移植治疗。

【预后与转归】 CVID 患儿的预后取决于感染的频率、是否合并结构性肺损伤、自身免疫性疾病以及肿瘤。严重感染、慢性肺病、自身免疫性疾病和肿瘤是导致 CVID 患儿死亡的主要原因。

(三)高 IgM 综合征

高 IgM 综合征(hyper IgM syndrome,HIM)为一组罕见的免疫缺陷病,表现为血清 IgG、IgA 和 IgE 水平下降,IgM 正常或升高。该类疾病主要源于抗体成熟过程中类别转换重组(class-switch recombination,CSR)缺陷。已发现数种临床表型及遗传缺陷相异的疾病种,主要包括 CD40L、CD40、AID(activation-induced deaminase)、UNG(uracil-DNA glycosylase)及 NEMO(nuclear factor kappa B essential modifier)缺陷等。HIM 最常见的遗传方式为 X 连锁隐性遗传,由编码 CD40L 的 *CD40LG* 基因突变所致,约占 HIM 的 70%。根据遗传缺陷不同,HIM 患儿的临床表现各异,轻者表现为单纯的体液免疫缺陷,重者则表现为联合免疫缺陷。

【遗传学基础与发病机制】 抗体成熟过程包括类别转换重组、体细胞高频突变及记忆 B 细胞产生等一系列重要事件,主要发生在二级淋巴器官,通过抗原以及 T 细胞依赖的方式实现。活化 CD4$^+$ T 细胞表达 CD40L,结合 B 细胞组成型表达的 CD40 受体,通过提供协同刺激信号,活化下游 NF-κB 信号通路,促进 NF-κB 依赖基因表达,如活化诱导的胞苷脱氨酶基因(activation-induced cytidine deaminase,*AICDA*)。活化诱导的胞苷脱氨酶(AID)、尿嘧啶 N-糖基化酶(uracil N-glycosylase,UNG),以及错配修复蛋白 PMS2 等参与 CSR 过程。因此,上述基因的突变,均可导致 CSR 的缺陷,导致 HIM。所有形式的 HIM 均存在 B 细胞缺陷,CD40L 缺陷的患儿同时存在 T 细胞缺陷,CD40 缺陷的患儿还存在树突状细胞/单核细胞缺陷。

CD40LG 突变导致的 X 连锁 HIM(XHIM)是最常见的类型,约占 HIM 的 70%。CD40L 属于肿瘤坏死因子(TNF)超基因家族的二型跨膜蛋白,*CD40LG* 基因突变散布整个基因,多为错义突变(约 39.5%),插入突变也较常见,热点突变主要集中在 5 号外显子,该区域与 TNF 有很高的同源性。其次为常染色体隐性遗传 AID 缺陷,但有报道指出编码 AID C 端基因的无义突变表现为常染色体显性遗传特征。CD40 缺陷和 UNG 缺陷也呈常染色体隐性遗传。另外,INO80 缺陷、MSH6 缺陷、LCK 缺陷、PIK3CD 功能获得性突变,均可导致血清 IgM 升高。

【临床表现】 CD40L 和 CD40 缺陷主要表现为联合免疫缺陷,AID 及 UNG 缺陷主要表现为体液免疫缺陷。

1. **CD40L 和 CD40 缺陷**

(1)感染:随着来自母体的抗体衰减,XHIM 患儿在出生后 6 个月至 2 岁出现反复上呼吸道感染、中耳炎和肺炎,主要病原体为荚膜菌,如肺炎链球菌和流感嗜血杆菌。机会性感染也较常见。耶氏肺孢子菌肺炎可为本病的最早表现。约 1/3 患儿出现慢性或迁延性腹泻。隐孢子虫和贾第鞭毛虫感染可导致慢性腹泻,且隐孢子虫感染和硬化性胆管炎及胆管细胞癌发生相关。CD40L 缺陷患儿合并 CMV 感染,肝硬化及胆管细胞癌为常见的并发症。CD40L 缺陷患儿易合并隐球菌和弓形虫感染,可影响中枢神经系统。皮肤和软组织感染常见,扁桃体和气管周围软组织感染往往威胁生命。

(2)中性粒细胞减少:大于 50% 的 XHIM 患儿有

间断或持续性中性粒细胞减少症,造成持续性口炎和反复发生的口腔溃疡。大多数中性粒细胞减少的患儿表现为髓系前体细胞发育阻滞或细胞数目减少。

(3) 肿瘤及其他:XHIM 患儿肿瘤发生风险增加,包括肝脏和胆道肿瘤,此很少见于其他类型的原发性免疫缺陷病。淋巴瘤和白血病也有报道。少部分患儿会出现自身免疫病,包括血小板减少、溶血性贫血、关节炎及炎症性肠病等。

2. AID、UNG 缺陷及其他疾病类型

(1) 感染:典型特征为反复窦肺部感染,主要为含荚膜细菌导致,最终可导致支气管扩张。AID 缺陷极少患有机会菌感染。患儿通常在儿童早期发病,中位数发病年龄为 2 岁左右,但诊断大多较迟,有些患儿在成年才得以诊断。

(2) 淋巴增生:AID 缺陷一个显著特征,约 75% 患儿有淋巴增生,导致扁桃体、淋巴结、脾脏等淋巴组织增生,可能需要手术切除。

(3) 自身免疫:约占 20%~30% 的 AID 缺陷患儿,表现为血细胞减少、肝炎、炎症性肠病及关节炎等。中性粒细胞减少罕见。

UNG 缺陷报道病例数少,临床表型与 AID 缺陷相似。其他类型的疾病,除其特殊的体征外,临床表现与 AID 缺陷类似,但程度较轻。

【实验室检查】

1. 免疫球蛋白 血清 IgG、IgA、IgE 缺乏或明显降低,血清 IgM 水平正常或升高。IgM 增高与反复和慢性刺激有关,而不是 CD40L 缺陷的直接结果。需注意的是,尽管这类疾病也称作高 IgM 综合征,但约一半的 CD40L 缺陷患儿的血清 IgM 水平正常,甚至是降低的。

2. 特异抗原应答水平 对蛋白(破伤风、白喉和流感嗜血杆菌)和多糖(肺炎链球菌)抗原缺乏抗体反应。

3. 淋巴细胞计数及功能 患儿外周血 B 细胞数目和表达膜 IgM、IgD 正常,偶可同时表达 IgM 和 IgG,而缺乏其他类型的免疫球蛋白表达。

4. 其他检查 约一半以上 CD40L 缺陷患儿呈持续性或周期性的中性粒细胞减少,25% 患儿存在贫血。

5. 基因及蛋白检测 可用流式细胞术检测活化 T 细胞表面的 CD40L 表达或 B 细胞与单核细胞 CD40 的表达,以辅助诊断 CD40L 缺陷或 CD40 缺陷。新生儿期 T 细胞 CD40L 分子呈现生理学低表达,应在 19~28 周后才进行此类检查。可提取外周血 DNA 标本,行 *CD40LG*、*CD40*、*AICDA*、*UNG* 基因分子诊断,以明确突变类型。*CD40LG* 基因分析也可用于产前诊断和发现女性疾病携带者。

【治疗与预后】 免疫球蛋白替代治疗与感染控制是 HIM 的有效治疗手段,异体干细胞移植是 CD40L 缺陷患儿的唯一根治方式。

1. 免疫球蛋白替代治疗 免疫球蛋白替代治疗能有效降低感染的发生与严重程度,并且可能降低 IgM 水平,甚至达到正常水平。患儿通常恢复正常的生长,临床症状消失,部分患儿中性粒细胞减少症得到缓解。需根据患儿体重及免疫球蛋白波谷浓度来确定所需免疫球蛋白剂量,注射方式包括静脉注射(IVIG)和皮下注射(SCIG)。

2. 感染治疗及预防 患儿一旦发生细菌感染,应立即使用抗生素治疗。为防止耶氏肺孢子菌肺炎的发生,CD40L 与 CD40 缺陷患儿需长期接受复方磺胺甲噁唑的预防性治疗。注意用水卫生,以减少隐孢子虫的感染。

3. 造血干细胞移植 异体干细胞移植是 CD40L 缺陷患儿的唯一根治方式,但常有报道植入效果差及移植后并发症(移植后患儿 GVHD 发生率高达 40%)。有资料显示,年龄较小、移植时无肝病及接受过清髓预处理者结局较好。

4. 重组 CD40L 替代治疗 2011 年,3 例 XHIM 患儿接受皮下注射重组 CD40L 治疗。此治疗无明显副作用,可作为严重机会感染的治疗方式。

5. 其他综合辅助治疗 对持续中性粒细胞减少症可用 G-CSF 治疗。并发淋巴细胞增生、关节炎或其他自身免疫性疾病而对 IVIG 无反应的患儿可采用激素及免疫抑制剂治疗。

总体来讲,XHIM 的预后比 XLA 差。该病患儿的死亡率为 10%~20%,确诊后中位生存时间为 25 年。死亡原因疾病早期主要为严重感染,后期主要为终末期肝损害。因此规律监测肝功能及超声检查(至少每年 1 次)对于疾病随访非常重要,并通过 PCR 技术检查大便中隐孢子虫与微孢子虫(约每年 2 次)。

(四)选择性 IgA 缺乏症

在原发性抗体缺陷病中,以选择性 IgA 缺乏症(selective IgA deficiency,sIgAD)最为常见。sIgAD 是反复感染的重要原因之一。特点:①IgA 水平显著低下;②常伴 IgG2 缺陷,其他免疫球蛋白水平正常或升高;③伴有或不伴有 T 细胞功能障碍;④本症常常伴有其他疾病,如自身免疫病、肺部疾病、肠道疾病、过敏性疾病、神经系统疾病和恶性肿瘤等。其病情、治疗和预后等同这些伴发病关系十分密切,必须充分注意伴发病的发生和发展。此外,选择性 IgA 亚类(IgA1、IgA2)的缺乏也越来越引起人们的注意。

【病因与发病机制】 本症的发病机制与普通变异性免疫缺陷病(CVID)相似,可为常染色体隐性遗传或常染色体显性遗传,也可为散发性。第 6 对染色体上的 MHC(人类为 HLA)位点,特别是 HLA-Ⅱ 的 DR、DQ 和 DP 位点氨基酸或表位的多态性与本病密切有关,与 MHC-Ⅲ 的 C4A 或 21 羟化酶(CYP21)位点突变也有关联。IgA 缺陷病与第 9 对染色体上的 *PAX5* 基因突变可能有关,但还未得到确认。IgA1 或 IgA2 亚类缺乏是由于第 14 对染色体的免疫球蛋白重链基因缺失所致。许多病例的 TH 细胞功能异常,B 细胞得不到 T 细胞提供的有效辅助刺激信号,不能合成转换 IgA。已证实 T 细胞分泌的转化生长因子-β(TGF-β1)不足是原因之一。

多数认为本病是由多种病因导致的一组综合征,除遗传因素外,环境因素亦很重要。

【临床表现】 本症的临床表现多种多样,最轻者可长期无任何症状,不少患儿仅表现轻度的上呼吸道感染,也有的患儿发生各种伴发症,特别是自身免疫病、过敏性疾病、反复感染等。与国外相比,我国报道的患儿神经系统疾病、自身免疫病及过敏性疾病的发生率相对少见,而呼吸道感染和肠道疾病则较多见。

1. **呼吸道感染** 因该症缺乏分泌型 IgA,黏膜表面的局部免疫能力不足,故容易发生呼吸道感染。症状可能在婴幼儿期开始,部分患儿可持续到青春期,此后有所缓解。还有一些患儿在成人期开始出现症状,甚至可推迟至 50~60 岁才发病。

2. **肠道疾病** 部分病例存在胃肠道症状,如腹泻和吸收障碍。小肠活检可发现黏膜固有层中几乎都是 IgM 浆细胞,而缺乏 IgA 浆细胞。本症可伴发乳糜泻、溃疡性结肠炎、节段性小肠炎、萎缩性胃炎、胃溃疡、肠淋巴管扩张症、肠道贾第鞭毛虫感染、胰腺炎和肝炎等。

3. **自身免疫病** 约 50% 的病例伴有自身免疫病,如慢性活动性肝炎、系统性红斑狼疮、皮肌炎、类风湿关节炎、结节性动脉周围炎、慢性甲状腺炎、混合结缔组织病、特发性肾上腺皮质功能减退症、自身免疫性溶血性贫血、免疫学血小板减少症、1 型糖尿病等。常见的有自身免疫现象(仅有自身抗体,而无症状),包括抗 IgA 抗体、抗 IgG 抗体、抗 IgM 抗体、抗甲状腺球蛋白抗体、抗人球蛋白抗体、类风湿因子、抗核抗体、抗脱氧核蛋白抗体、抗平滑肌抗体、抗线粒体抗体、抗基底膜抗体、抗壁细胞抗体等。本病与自身免疫病的因果关系尚未明确。

4. **神经系统疾病** 有些患儿伴有智力低下和感觉神经异常,与原发性癫痫也有密切关系。

5. **过敏性疾病** 25%~50% 患儿伴发过敏。与本症相关的过敏性疾病主要有哮喘、过敏性结膜炎、过敏性鼻炎、荨麻疹、湿疹和食物过敏等。选择性 IgA 缺乏症患儿输注含 IgA 的血制品时,可发生严重过敏反应。

6. **恶性肿瘤** 选择性 IgA 缺陷症患儿有时伴发恶性肿瘤,如肺癌、结直肠癌、乳腺癌、卵巢癌、子宫癌、胸腺瘤、白血病和淋巴瘤等。有人还注意到本症和自身免疫病、恶性肿瘤可同时存在。

7. **其他** 一些选择性 IgA 缺乏症患儿存在染色体异常,主要是第 18 对染色体长臂或短臂的部分缺失(18-q 综合征),或为环状 18 染色体。

【实验室检查】 患儿血清 IgA 水平显著低于正常,IgG、IgM 一般正常,有时可代偿性升高。伴有过敏性疾病的患儿可见血清 IgE 水平升高。伴有反复感染的患儿往往合并 IgG2 和/或 IgG4 缺陷。约 40% 的患儿可测到自身抗体。绝大部分 sIgAD 患儿 T 细胞和 B 细胞数量正常,有些 SIgAD 患儿循环中 T 细胞数量减少,有些患儿在有丝分裂原刺激后不能产生干扰素,增殖反应也有所减低,还可见到辅助性 T 细胞数量减少,IgA 特异性抑制性 T 细胞的存在。

【诊断与鉴别诊断】

1. **诊断标准** 诊断需满足以下几条标准:血清 IgA 降低或缺乏;血清 IgM、IgG 正常;年龄 ≥4 岁;排除其他可导致低丙种球蛋白血症的疾病。根据 IgA 含量的不同分为两型:血清 IgA ≤ 0.07g/L 为 SIgAD;血清 ≥ 0.07g/L,但低于正常值两个标准差,为部分型 sIgAD。6 月至 4 岁时 IgA 水平低的患儿,应持续监测 IgA 水平,直到 4 岁方能明确诊断。

2. **鉴别诊断** 应排除其他可引起低丙种球蛋白血症的原发性免疫缺陷病,对于伴有自身免疫性疾病、恶性肿瘤等,需进行相应疾病的鉴别。

【治疗】 主要治疗各种伴发病,如伴有系统性红斑狼疮、应用免疫抑制剂。如发生感染则以敏感抗生素抗感染。对于腹泻患儿可考虑口服含有丰富的分泌型 IgA 的人初乳。禁忌输含 IgA 的新鲜血和免疫球蛋白制剂。当患儿需要输血时,应输洗涤红细胞。

【预后】 本症临床经过较轻,一些患者到五六十岁仍几乎未见异常表现,或只有轻度反复呼吸道感染。相当一部分婴儿患儿未经治疗可以自然痊愈,常在 5 岁以内 IgA 水平达到正常。极少数患儿发展为普遍变异型免疫缺陷病。由于本症的预后主要取决于伴发病,故应仔细检查有无伴发病,以便早期治疗。

（五）婴儿暂时性低丙种球蛋白血症

婴儿暂时性低丙种球蛋白血症（transient hypogam-maglobulinemia of infancy，THI）是指血清免疫球蛋白（immunoglobulin，Ig）G 为主的 Ig 水平暂时性降低，伴或不伴 IgA 或 IgM 降低，随着年龄增长逐渐达到或接近正常水平的自限性疾病。

【病因与发病机制】 THI 于 1956 年最先由 Gitlin 和 Janeway 描述，其病因及确切发病机制至今仍不明了，可能与正常同龄儿产生免疫球蛋白的能力存在个体差异有关。根据目前研究发现，一些细胞因子如肿瘤坏死因子 α、IL-10 及 CD19⁺B 细胞与 THI 发病相关。有研究提出 CD19 复合体异常引起 B 淋巴细胞对抗原刺激应答低下从而导致 THI 发生。也有学者推测由于 T 淋巴细胞成熟缺陷，延迟 B 淋巴细胞功能成熟，从而引起 THI 发病。

【临床表现】 THI 患儿中男性多见，以生后 6 个月易患感染性疾病为主要临床表现，大多为上呼吸道感染、中耳炎、鼻窦炎或支气管炎等不威胁生命的感染，偶尔会出现重度侵袭性感染如菌血症和细菌性脑膜炎或黏膜念珠菌病。随着年龄的增长，免疫球蛋白水平逐渐恢复，反复感染通常 9~15 月龄时消退，而 IgG 水平通常 2~4 岁时恢复正常，极少数患儿持续到 6 岁。多达 1/3 的 THI 患儿合并过敏性疾病，如特应性皮炎（湿疹）、过敏性鼻炎、食物过敏等。与罹患普通湿疹不同，THI 患儿的湿疹最终随 IgG 水平恢复正常而消退。此外有病例报道，THI 患儿有出现中性粒细胞减少和自身免疫性溶血性贫血的现象。

【诊断与鉴别诊断】 对于 THI 的诊断，目前仍基于实验室检查和临床表现缓解后进行的回顾性排他诊断，其诊断要点主要包括：①血清 IgG 水平低于相同年龄组水平 2 个以上标准差或少于 2.5g/L，伴或不伴其他血清免疫球蛋白水平下降；②B 细胞、T 细胞数目基本正常，3~4 周岁时血清 IgG 水平恢复正常；③对感染或疫苗接种能产生正常的特异性抗体；④大多为中耳炎、咽炎、支气管炎等不威胁生命的感染，一旦发生条件致病微生物感染或严重侵袭性感染常提示不是本病；⑤应排除已知引起低丙种球蛋白血症的其他原因，如早产儿、药物、肿瘤、染色体异常等，以及鉴别其他具有类似表现的原发性免疫缺陷，如 XLA、CVID，甚至 SCID。

【治疗】 治疗的原则是积极控制感染和支持治疗。对于反复呼吸道和/或内耳感染的 THI 患儿，也可给予抗生素预防治疗。通常并不提倡采用免疫球蛋白替代治疗，对于反复出现重度感染，并且尝试进行抗生素预防无效的 THI 患儿可考虑使用免疫球蛋白治疗，但在这种情况下，最重要的是与其他严重免疫球蛋白缺陷相鉴别。已报道的病例大多采用短疗程的免疫球蛋白治疗，少则只注射 1 次，多则最长 18 个月。通常根据感染发生频率和严重程度，以及除 IgG 外的免疫球蛋白水平增加，决定是否停止应用免疫球蛋白。THI 患儿应给予常规预防接种。对于合并过敏性疾病的患儿，应给予相应的治疗。THI 患儿总体预后良好。

五、免疫失调性疾病

根据国际免疫学会联合会 IUIS 免疫出生差错专家小组 2019 年的更新，免疫失调性疾病包括 7 类：家族性噬血淋巴组织细胞增生症（familially hemophagocytic lymphohistiocytosis，FHL）、伴色素减退 FHL 综合征、调节 T 细胞缺陷、伴或不伴淋巴增殖的自身免疫、免疫失调性肠炎、自身免疫淋巴细胞增生综合征（autoimmune lymphoproliferative syndrome，ALPS）和伴 EBV 易感淋巴增生性疾病[3]（表 16-11）。

（一）家族性噬血淋巴组织细胞增生症

家族性噬血细胞性淋巴组织细胞增生症（familial hemophagocytic lymphohistiocytosis，FHL）是一组罕见的由于各种致病因素导致活化的淋巴细胞及组织细胞过度增生，但免疫无效引起多器官高炎症反应的临床综合征。本病罕见，其发病率因地区、人群不同而存在差异，发病率大约是 1：50 000 个活产婴，多在婴幼儿期发病，但也有成年期发病的病例报道。既往 FHL 分为 5 型，除 FHL1 尚未明确具体致病基因外，FHL 2~5 分别由 PRF1、UNC13D、STX11、STXBP2 基因突变所致。近年又发现 FAAP24 和 SLC7A7 基因突变也导致 FHL。该病起病急，常由病毒感染触发，包括 EB 病毒（EBV）、巨细胞病毒（CMV）感染，病情进展迅速，若未及时针对性治疗，病死率极高[1,2,7]。

【病因与发病机制】 FHL 是由于编码穿孔素、Munc 13~4、突触融合蛋白 11、Munc 18~2 和 FAAP 24 等因子的基因突变，导致自然杀伤（NK）细胞和细胞毒性 T 细胞（CTL）细胞毒活性受抑，表现为清除病毒感染和突变细胞的穿孔素/颗粒酶功能障碍。NK 细胞或 CTL 细胞毒功能受损，不能及时有效清除病毒或其他抗原，但持续刺激和活化免疫细胞，引起单核巨噬细胞系统反应性增生并释放大量细胞因子，形成细胞因子风暴，引起多脏器浸润及全血细胞减少等，从而导致 FHL 临床表型。

724 | 第十六章　免疫性疾病

表16-11　免疫失调性疾病

疾病	遗传缺陷	遗传方式	OMIM	循环T细胞	循环B细胞	功能缺陷	相关特征
1. 家族性噬血细胞组织细胞增生症（FHL综合征）							
穿孔素缺陷（FHL2）	PRF1	AR	170280	活化T细胞增加	正常	NK和CTL 细胞毒功能降低或缺如	发热，HSM，HLH，血细胞减少
UNC13D/Munc 13～4缺陷（FHL3）	UNC13D	AR	608897	活化T细胞增加	正常	NK和CTL 活性降低或缺如（细胞毒功能和/或脱颗粒）	发热，HSM，HLH，血细胞减少
Syntaxin 11缺陷（FHL4）	STX11	AR	605014		正常		发热，HSM，HLH，血细胞减少
STXBP2/Munc 18～2缺陷（FHL5）	STXBP2	AR/AD	601717		正常		发热，HSM，HLH，血细胞减少
FAAP24缺陷	FAAP24	AR	610884	活化T细胞增加	正常	杀伤自体EBV转化B细胞缺陷，NK细胞功能正常	EBV感染引起的淋巴增生性疾病
SLC7A7缺陷	SLC7A7	AR	222700	正常	正常	巨噬细胞高炎性反应，NK细胞功能正常	赖氨酸尿蛋白不耐受，出血倾向，肺泡蛋白沉积症
2. 伴色素减退FHL综合征							
Chediak-Higashi综合征	LYST	AR	606897	活化的T细胞增加	正常	NK和CTL 功能降低（细胞毒功能和/或脱颗粒）	部分伴白化病，发热，HSM，巨大溶酶体，中性粒细胞减少，血细胞减少，出血倾向，进行性神经功能障碍
Griscelli综合征2型	RAB27A	AR	603868	正常	正常	NK和CTL 功能降低（细胞毒功能和/或脱颗粒）	部分伴白化病，发热，HSM，HLH，血细胞减少
Hermansky-Pudlak综合征2型	AP3B1	AR	603401	正常	正常	NK和CTL 功能降低（细胞毒功能和/或脱颗粒）	部分伴白化病，反复感染，肺纤维化，出血倾向，中性粒细胞减少，HLH
Hermansky-Pudlak综合征10型	AP3D1	AR	617050	正常	正常	NK和CTL 功能降低（细胞毒功能和/或脱颗粒）	眼皮肤白化病，严重中性粒细胞减少，反复感染，癫痫发作，听力丧失，神经发育延迟
3. 调节性T细胞缺陷							
X连锁多内分泌腺病肠病伴免疫失调（IPEX）	FOXP3	XL	300292	正常	正常	CD4+CD25+FOXP3+调节性T细胞缺如和/或功能缺陷	自身免疫性肠病，早发性糖尿病，甲状腺炎溶血性贫血，血小板减少，湿疹，IgA，IgE升高
CD25缺陷	IL2RA	AR	147730	正常或降低	正常	CD4+CD25+细胞缺如伴Treg功能受损	淋巴组织增生，自身免疫，体外T细胞增殖功能受损
CD122缺陷	IL2RB	AR	618495	CD8+记忆T细胞增加，Treg降低	记忆B细胞增加	IL2Rβ表达减少，响应IL-2/IL-15的信号转导失调，未成熟NK细胞增加	淋巴组织增生，淋巴结肿大，肝脾大，自身免疫性贫血，皮炎，肠病，高丙种球蛋白血症，反复病毒感染（EBV，CMV）

续表

疾病	遗传缺陷	遗传方式	OMIM	循环 T 细胞	循环 B 细胞	功能缺陷	相关特征
CTLA4 缺陷（ALPSV）	CTLA4	AD	123890	降低	降低	Treg 功能受损	自身免疫性血细胞减少,肠病,间质性肺病,淋巴外淋巴细胞浸润,反复感染
LRBA 缺陷	LRBA	AR	606453	CD4 数量正常或降低,T 细胞失调	B 细胞数量正常或低	IgG 和 IgA 显著降低	反复感染,炎症性肠病,自身免疫病
DEF6 缺陷	DEF6	AR	610094	轻度 CD4$^+$ 和 CD8$^+$ 淋巴细胞减少症	B 细胞数量低或正常	Treg 功能受损	肠病,肝脾大,心肌病,反复感染
STAT3 突变 GOF	STAT3	AD（GOF）	102582	降低	降低	STAT3 信号转导增强,Th17 分化增多,淋巴增生和自身免疫,Tregs 数量降低且功能受损	淋巴组织增生,实体器官自身免疫病,反复感染
BACH2 缺陷	BACH	AD	605394	进行性 T 细胞降低	记忆 B 细胞发育障碍	特异性转录因子表达单倍体不足	淋巴细胞性结肠炎,鼻窦,肺部感染
FERMT1 缺陷	FERMT1	AR	173650	正常	正常	IgG,IgM,IgA 和 C3 在基膜下胶样样中的细胞内积累	以先天性水疱,皮肤萎缩,光敏性,皮肤脆性和脱屑为特征的皮肤病

4. 伴或不伴淋巴增生的自身免疫

疾病	遗传缺陷	遗传方式	OMIM	循环 T 细胞	循环 B 细胞	功能缺陷	相关特征
APECED（APS-1）,自身免疫性多腺体综合征	AIRE	AR/AD	240300	正常	正常	AIRE 是胸腺内自身反应性 T 细胞阴性选择和 Tregs 的产生检查点	自身免疫病:甲状旁腺和甲状腺功能减退,肾上腺功能不全,糖尿病,性腺功能障碍和其他内分泌异常,牙釉质发育不全,脱发,肠病,恶性贫血,慢性皮肤黏膜念珠菌病
ITCH 缺陷	ITCH	AR	606409	未评估	未评估	可能通过影响自身反应性 T 细胞的无能诱导和 Tregs 的产生致免疫失调	早发性慢性肺病（间质性肺病）,自身免疫病（甲状腺炎,1 型糖尿病,慢性腹泻或肠病,肝炎）,发育迟缓,特殊面容
三肽基肽酶 II 缺陷	TPP2	AR	190470	降低	降低	TPP2 缺陷致过早免疫衰老和免疫失调	不同程度淋巴组织增生,严重自身免疫血细胞减少,高丙种球蛋白血症,反复感染
JAK1GOF	JAK1	AD GOF	147795	未评估	未评估	JAK1 过度活化	HSM,嗜酸性粒细胞增多,嗜酸性粒细胞性肠炎,甲状腺疾病,发育迟缓,病毒感染
脯肽酶缺陷	PEPD	AR	613230	正常	正常	多肽酶 D	常有自身抗体,慢性皮肤溃疡,湿疹,感染

16 章

续表

5. 伴结肠炎的免疫失调性疾病

疾病	遗传缺陷	遗传方式	OMIM	循环 T 细胞	循环 B 细胞	功能缺陷	相关特征
IL-10 缺陷	IL10	AR	124092	正常	正常	IL-10 无功能性分泌	炎症性肠病（IBD），毛囊炎，反复呼吸道疾病，关节炎
IL-10R 缺陷	IL10RA	AR	146933	正常	正常	白细胞对 IL-10 无应答	IBD，毛囊炎，反复呼吸道疾病，关节炎，淋巴瘤
	IL10RB	AR	123889	正常	正常	白细胞对 IL-10，IL-22，IL-26，IL-28A，IL-28B 和 IL-29 无应答	IBD，毛囊炎，反复呼吸道疾病，关节炎，淋巴瘤
NFAT5 单倍体不足	NFAT5	AD	604708	正常	正常	记忆 B 细胞和浆母细胞降低	IBD，反复鼻窦，肺部感染
TGFB1 缺陷	TGFB1	AR	618213	正常	正常	抗 CD3 反应中 T 细胞增殖能力下降	炎症性肠病（IBD），免疫缺陷，反复病毒感染，小头畸形和脑病
RIPK1 缺陷	RIPK1	AR	618108	降低	正常/降低	MAPK，NF-κB 通路活化减少	反复感染，早发性炎症性肠病（IBD），进行性多关节炎

6. 自身免疫淋巴细胞增生综合征（ALPS，Canale-Smith 综合征）

疾病	遗传缺陷	遗传方式	OMIM	循环 T 细胞	循环 B 细胞	功能缺陷	相关特征
ALPS-FAS	TNFRSF6	AD/AR	134637	TCRα/β+CD4-CD8-T 细胞增加	正常，记忆性 B 细胞低	FAS 途径细胞凋亡障碍	脾大，腺病，自身免疫性血细胞减少，易患淋巴瘤，IgG 和 IgA 正常或增高，血清 FasL，IL-10，维生素 B₁₂ 升高
ALPS-FASLG	TNFSF6	AR	134638	双阴 T 细胞增加	正常	FAS 途径细胞凋亡障碍	脾大，腺病，自身免疫性血细胞减少，SLE，可溶性 FasL 不高
ALPS-Caspase10	CASP10	AD	601762	双阴 T 细胞增加	正常	淋巴细胞凋亡障碍	腺病，脾大，自身免疫病
ALPS-Caspase 8	CASP8	AR	601763	双阴 T 细胞轻度增加	正常	淋巴细胞凋亡障碍和活化障碍	腺病，脾大，细菌和病毒感染，低丙种球蛋白血症
FADD 缺陷	FADD	AR	602457	双阴 T 细胞增加	正常	淋巴细胞凋亡障碍	脾功能减退，细菌和病毒感染，脑病和肝功能障碍反复发作

7. 伴 EBV 易感的淋巴增殖性疾病

疾病	遗传缺陷	遗传方式	OMIM	循环 T 细胞	循环 B 细胞	功能缺陷	相关特征
SAP 缺陷（XLP1）	SH2D1A	XL	300490	活化 T 细胞正常或升高	记忆 B 细胞	NK 细胞和 CTL 细胞毒功能降低	EBV 感染引起的临床和免疫学特征；HLH，淋巴组织增生，再生障碍性贫血，淋巴瘤

疾病	遗传缺陷	遗传方式	OMIM	循环 T 细胞	循环 B 细胞	功能缺陷	相关特征
XIAP 缺陷(XLP2)	*XIAP*	XL	300079	活化 T 细胞正常或升高, iNKT 正常或低	记忆 B 细胞正常或降低	CD95 诱导 T 细胞凋亡增强, AICD(活化诱导细胞凋亡)增强	EBV 感染, 脾大, 淋巴组织增生, HLH, 结肠炎, IBD, 肝炎, iNKT 细胞降低
CD27 缺陷	*CD27*	AR	615122	正常	无记忆 B 细胞	低丙种球蛋白血症, 抗疫苗/感染抗体反应差	EBV 感染引起的临床特征, HLH, 再生障碍性贫血, B-淋巴瘤
CD70 缺陷	*CD70*	AR	602840	数量正常, Treg 低, 活化和功能差	记忆 B 细胞降低	低丙种球蛋白血症, 抗疫苗/感染抗体反应差	EBV 易感, 霍奇金淋巴瘤, 部分患儿可有自身免疫性疾病
CTPS1 缺陷	*CTPS1*	AR	615897	正常或低, 活化和增殖功能降低	记忆 B 细胞降低	IgG 正常/高, 抗原增殖反应差	反复/慢性细菌和病毒(EBV, VZV)感染, EBV 相关淋巴组织增生, B 细胞非霍奇金淋巴瘤
CD137 缺陷(41BB)	*TNFRSF9*	AR	602250	正常	正常	IgG, IgA 低, 对 TD 抗原和 TI 抗原的反应差, T 细胞增殖能力下降, IFNγ 分泌, 细胞毒性	EBV 相关淋巴组织增生, B 细胞淋巴瘤, 慢性活化 EBV 感染
RASGRP1 缺陷	*RASGRP1*	AR	603962	活化,增殖和迁移功能差, 幼稚 T 细胞降低	活化,增殖和迁移功能差	IgM 和 IgG 正常, IgA 升高	反复肺炎, 疱疹病毒感染, EBV 相关淋巴瘤
RLTPR 缺陷	*CARMIL2*	AR	610859	数量正常, CD4 高, 幼稚 CD4$^+$ 和 CD8$^+$ T 细胞增加, Treg 和 MAIT 低, CD28 诱导功能差	数量正常, 记忆 B 细胞低	正常或减低, T 细胞依赖性抗体反应差	反复细菌, 真菌和分枝杆菌感染, 病毒性疣, 软疣, EBV 相关淋巴组织增生性疾病或肿瘤, 过敏性体质
X 连锁免疫缺陷伴镁缺陷, EBV 感染和瘤形成(XMEN)	*MAGT1*	XL	300853	CD4 低, 胸腺输出细胞低, CD4/CD8 比例倒置, MAIT 细胞降低, CD3 增殖反应差	总数正常, 记忆 B 细胞降低	进行性低丙种球蛋白血症, NKG2D 表达受损致 NK 和 CTL 细胞毒性降低	EBV 感染, 淋巴瘤, 病毒感染, 呼吸道感染, 糖基化缺陷
PRKCD 缺陷	*PRKCD*	AR	615559	正常	记忆 B 细胞低, CD25B 细胞高	B 细胞凋亡缺陷	反复感染, 慢性 EBV 感染, 淋巴组织增生, SLE 样自身免疫病(肾病和抗磷脂综合征), IgG 低

注:HSM:肝脾大;HLH:噬血淋巴组织细胞增生症;SLE:系统性红斑狼疮;IBD:炎症性肠病。

16 章

1999 年首次在两个 HLH 巴基斯坦家系中提出 FHL1,但迄今仍不清楚致病基因。FHL2 的致病基因是 *PRF1*,编码穿孔素,是 NK 细胞和 CLT 细胞执行细胞杀伤功能的主要介质。该基因突变导致完全或部分穿孔素表达下调,从而致 NK 细胞和 T 细胞杀伤功能受损。FHL3 的致病基因是 *UNC13D*,编码 Munc 13~4 蛋白,主要参与囊泡与细胞膜的融合过程,启动细胞颗粒的释放。该蛋白质缺乏可导致细胞毒性作用及脱颗粒功能障碍。FHL4 的致病基因是 *STX11*,编码突触融合蛋白,与 Munc 家族蛋白相互作用,形成复合体。*STX11* 基因缺陷导致 NK 细胞和 CTL 细胞毒性功能及脱颗粒功能缺陷。FHL5 的致病基因是 *STXBP2*,编码突触融合蛋白结合蛋白-2(Munc 18~2),通过与突触融合蛋白相互作用,引发细胞毒颗粒内容物的释放,杀伤靶细胞。该基因突变可造成 Munc 18~2 与突触融合蛋白相互作用减弱,蛋白质稳定性下降,造成 NK 和 CTL 细胞杀伤功能降低或丧失。*FAAP24* 和 *SLC7A7* 基因突变也能导致 FHL,但 NK 细胞功能正常。

【临床表现】 FHL 患儿常于生后 1 岁内起病,但也有迟至成年发病者。临床表现多不典型,症状、体征多样,发热、肝脾大为常见临床特征。发热多为持续性;肝脾大明显,且呈进行性加重;约 50% 患儿有淋巴结肿大,但不显著;皮疹无特征性,常为一过性,往往出皮疹时伴高热。中枢神经系统症状一般在病程晚期出现,亦可发生于早期,表现为兴奋性增高、前囟饱胀、颈强直、肌张力增强或降低、抽搐,第 VI 或 VII 对脑神经麻痹等。该病常由感染触发,其中 EBV、CMV 感染最常见。

FHL-2 发病率占总 FHL 的多数,约 1/3 左右。迄今发现超过 120 种突变,大多数突变导致穿孔素蛋白表达及功能的明显下降,突变发生频率因种族而异。FHL1 在巴基斯坦人中有相关报道。FHL3 和 FHL2 的临床表现类似。*UNC13D* 基因突变在各种族中频率不同,韩国报道该基因突变频率在总 FHL 患儿中高达 89%。FHL4 患儿较 FHL2 和 FHL3 表现更轻,因为 IL-2 刺激可部分恢复 NK 细胞杀伤功能。目前已报道的 *STX11* 突变绝大多数是来自土耳其裔患儿。同 FHL4 相似,FHL5 患儿的 NK 细胞功能受损也可被 IL-2 刺激部分恢复,临床表现也相对较轻。FAAP24 缺陷患儿多表现为 EB 相关淋巴细胞增殖性疾病和 HLH。SLC7A7 缺陷还表现为赖氨酸尿蛋白不耐受、出血倾向和肺泡蛋白沉积症。

【实验室检查】 血常规提示两系或三系降低,Hb 和 PLT 减少多见,中性粒细胞减少相对少见。甘油三酯、血清铁蛋白、转氨酶、胆红素水平升高,纤维蛋白原水平下降。骨髓检查在早期可表现为增生性骨髓象,活动期可见明显组织细胞增多伴噬血现象。血清可溶性 IL-2 受体(sCD25)水平升高及 NK 细胞活性降低。

sCD25 与疾病活动性密切相关,可作为监测病情及预测复发的指标。患儿血清中的炎症细胞因子水平升高,如肿瘤坏死因子-α(TNF-α),γ 干扰素(IFN-γ)和白细胞介素-6 等。细胞功能检测方面,*PRF1* 基因缺陷导致穿孔素表达及功能异常;而 MUNC 13~4、STX11、STXBP2 缺陷可导致 NK 细胞及 CTL 脱颗粒异常,细胞表面溶酶体相关膜蛋白(CD107α)表达水平降低。采用流式细胞术可分析 NK 细胞及 CTL 穿孔素、CD107α 蛋白水平以及细胞杀伤功能,如明显下降需考虑 FHL。Sanger 测序和下一代高通量测序可以明确致病基因突变。

【诊断】 采用国际组织细胞学会 2004 年发布的 HLH-2004 诊断标准(表 16-12),诊断 HLH。若患儿小年龄发病、有家族史或无家族史但反复多次发作,使用化疗难以达到临床缓解的 HLH 患儿,应高度怀疑 FHL,及时进行相关蛋白及基因检测协助诊断。

表 16-12 HLH-2004 诊断标准

符合以下两条标准中任何一条时可以诊断 HLH:
1. 分子诊断符合 HLH:有目前已知的 HLH 相关基因突变,如 *PRF1*、*UNC13D*、*STX11*、*STXBP2*、*LYST*、*RAB27A*、*AP3B1*、*AP3D1*、*SHD1A*、*BIRC4*、*ITK*、*MAGT1*、*CD27* 等
2. 符合以下 8 条指标中的 5 条:
(1) 发热
(2) 脾大
(3) 血细胞减少(累及两系或三系):血红蛋白<90g/L(4 周内婴儿<100g/L),血小板<100×10⁹/L,中性粒细胞<1.0×10⁹/L
(4) 高甘油三酯血症(空腹≥3.0mmol/L,相当于≥265mg/dl)和/或低纤维蛋白原血症≤1.5g/L
(5) 骨髓、脾或淋巴结可见噬血细胞但无恶性表现
(6) 血清高铁蛋白血症≥500μg/L
(7) 可溶性 CD25(即 IL2 受体)升高≥2 400U/ml
(8) NK 细胞活性减低或缺如

【治疗与预后】 FHL 病情进展迅速,病势凶险,如不及时有效治疗,其中位生存期仅为 2 个月。治疗包括抑制高炎症反应、杀灭病原感染的细胞及造血干细胞移植三方面。国际组织细胞学会发病的 HLH-2004 方案是目前最常用的 HLH 治疗方案,HSCT 仍是目前根治 FHL 的唯一方法。

(二)白细胞异常色素减退综合征

白细胞异常色素减退综合征(Chediak-Higashi syndrome, CHS)又称先天性白细胞颗粒异常综合征,是一种罕见的常染色体隐性遗传性疾病,主要表现为皮肤和眼色素减退或部分白化、免疫缺陷、出血倾向和外周神经病变等。本病患儿通常会在 10 岁内发展至该病的加速期,表现为 HLH,发展至加速期的患儿死亡率极高。1952 年 Chediak 和 1954 年 Higashi 对该病进行了描述,故命名为 Chediak-Higashi 综合征。CHS 发病率约为 1/1 000 000,目前国内约有 100 例左右患者报道[1,2,8]。

【病因与发病机制】　本病的致病基因是 LYST(lysosomal trafficking regulator,溶酶体转运调节蛋白)基因。人类 LYST 基因定位于 1q42.3,含 55 个外显子,编码含 3 801 氨基酸残基的胞浆蛋白。目前研究提示,CHS 患儿有一定基因型与表现型相关性,错义突变引起青少年或成人期起病的轻症病例。

【临床表现】　CHS 患儿可表现为肤色毛发异常、轻度出血倾向、反复感染或神经系统病变等。反复感染是 CHS 患儿常见的就诊原因。常见为反复皮肤、呼吸道或全身性化脓性感染,常见金黄色葡萄球菌感染或伴发真菌感染。CHS 患儿在加速期之前出血不明显,可为轻微的皮肤瘀斑。进入加速期后,肝脾大和全血细胞减少,可诱发严重出血。神经系统表现为进行性智力低下、惊厥、脑神经麻痹和进行性周围神经病,包括震颤、肌萎缩、无力、深腱反射减弱、步态不稳和足下垂。神经系统病变在儿童 CHS 患儿中少见,随着患儿年龄的增长,神经系统病症越来越明显,在成人 CHS 患儿中常见。

【实验室检查】

1. **细胞学检查**　特征性表现为细胞内巨大细胞器(包涵体、溶酶体和黑色素体)。包涵体存在于所有颗粒性细胞中,中性粒细胞、嗜酸性粒细胞和嗜碱性粒细胞内颗粒形态不规则,蓝色或灰蓝色,PAS 染色阳性。而淋巴细胞内的巨大颗粒呈圆形或卵圆形,嗜天青色。患儿黑色素细胞内充满黑色素体,主要分布于细胞核周围。骨髓粒细胞充满空泡和异常颗粒,偶尔空泡非常巨大,为 PAS 阳性和酸性磷酸酶阳性包涵体。

2. **免疫学检查**　CHS 患儿具有显著的免疫学遗传表现。中性粒细胞和单核细胞的趋化和细胞内杀菌功能降低,而吞噬功能正常。NK 细胞数和与靶细胞结合的能力正常,但其杀伤功能缺乏。经靶细胞等特异性刺激后,CHS 患儿的 NK 细胞和 CTL 细胞的颗粒胞吐作用下降,从而导致细胞表面 CD107a 表达减少。因此,实验室可通过流式细胞术检测 NK 细胞和 CTL 细胞活化后细胞表面 CD107a 表达水平快速有效的筛查 CHS。

3. **其他检查**　部分患儿可有神经系统检查异常。

脑部 CT 和 MRI 显示播散性脑和脊髓萎缩,电生理研究表明神经纤维传导电位显著受损,肌电图为正常或提示神经元受损。组织化学和电子显微镜发现周围神经组织神经鞘膜细胞内特征性巨大颗粒。肌肉组织呈神经源性萎缩伴有异常的酸性磷酸酶阳性颗粒和自饮性空泡。

4. **分子遗传学诊断**　人 LYST 基因位于 1q42.3,含 55 个外显子。临床怀疑 CHS 患儿,需通过基因检测明确分子诊断。基因诊断是遗传性疾病诊断的金标准。

【诊断与鉴别诊断】　CHS 患儿的临床表现较为明晰,根据患儿皮肤毛发和眼的白化病症状、反复感染、出血倾向、外周神经病变,甚至加速期的 HLH 表型,以及骨髓检查发现有核细胞内特征性的异常粗大的包涵体颗粒,可以临床诊断,同时进行 YST 基因分析,可确诊本病。诊断 CHS 后,需对患儿病情评估,行完整的神经系统和血液学检查,同时对患儿家庭进行遗传咨询。另外,评估患儿是否进入加速期,讨论移植等相关治疗。

CHS 需与急性白血病和其他 FHL 伴色素异常疾病相鉴别。急性白血病有明显的血液系统相似症状,少数患儿细胞质颗粒形态学检查有假 Chediak-Higashi(pseudo-Chediak-Higashi,PCH)颗粒,多为嗜天青颗粒融合而成的形态各异的粉红色、紫红色巨大包涵体。根据两者其他典型临床特征有助于鉴别。Griscelli 综合征和 Hermansky-Pudlak 综合征,与 CHS 同属贮积症,有类似的临床表现。两者皆为罕见的常染色体隐性遗传病,前者分为两型,后者分为十型。2 型 Griscelli 综合征、2 型和 10 型 Hermansky-Pudlak 综合征都伴有免疫缺陷,NK 和 CTL 活性下降,需要慎重鉴别。2 型 Griscelli 综合征除特征性的头发黑色素光镜下呈大块状分布,其他特征和 CHS 几乎一样,包括色素减退、免疫缺陷、出血倾向、神经病变等,甚至亦有病情"加速期",可行的鉴别方法就是光学显微镜对头发色素的直接观察。10 型 Hermansky-Pudlak 综合征还可表现为抽搐、听力丧失和神经发育迟滞等。另外,骨髓有核细胞中的特征性巨大包涵体仅见于 CHS,可辅助鉴别。

【治疗与预后】　CHS 目前尚无特殊治疗方法,主要为对症支持治疗,控制感染和出血甚为重要。有现症感染时,需积极控制感染。保护皮肤,避免日光损伤,建议外出时佩戴太阳镜以尽量减少紫外线对眼睛造成的损害。化疗对加速期有一定作用,但仅为暂时性缓解。加速期的治疗与 HLH 化疗方案相同,包括联合激素、环孢霉素和依托泊苷,大约 75% 患儿在 8 周内缓解,但常复发。骨髓移植对控制感染、改善免疫功能和加速期症状方面均有明显效果,但不能改变色素减退,能否阻止

16章

神经系统退行性变尚不清楚。目前学界认为进展到加速期的患儿，应在控制病情基础上尽早给予造血干细胞移植。多数患儿于 10 岁内死亡，大约三分之二患儿于 3 岁内死亡，死亡原因包括化脓性感染、出血和加速期并发症。小部分患儿为 *LYST* 基因错义突变，临床症状轻微，能长期存活，但其神经系统症状使预后也相对较差。

（三）IL-10/IL-10 受体缺陷相关免疫失调性肠炎

IL-10 与 IL10 受体（IL-10R）缺陷所导致的免疫缺陷主要以过度炎症反应为特征，临床表现为炎症性肠病、毛囊炎、反复呼吸道感染与关节炎等肠外症状。针对此类患儿的过度炎症反应，需激素与免疫抑制剂等内科治疗，而骨髓移植是唯一根治方式[2,9,10]。

【病因与发病机制】 IL-10 是具有重要免疫调节功能的抗炎细胞因子，通过抑制诸如 TNF-α、IL-12 等细胞因子的产生而下调炎症反应，从而在维持机体免疫系统稳态方面发挥着重要作用。因此，IL-10 通路的缺陷将导致机体过度的炎症反应，从而损伤胃肠道黏膜，进而导致慢性炎症以及自身免疫等。目前已报道有 IL-10 缺陷、IL-10R1 缺陷及 IL-10R2 缺陷导致免疫失调性肠炎。

【临床表现】 IL-10、IL-10R 缺陷主要在 3 岁前发病，多数在 1 岁内起病，对于临床表型，*IL-10* 突变与 *IL-10R* 突变相似。表现为难治性的炎症性肠病，同时并发肛周、直肠阴道或肠道皮肤窦道，以及脓肿形成。肠镜显示肠道深部或透壁溃疡，组织病理提示活动性肠炎、大量炎症浸润及脓肿形成。使用激素与免疫抑制剂等内科治疗疗效不佳，经常需要诸如部分肠切除等外科干预。除肠道炎症反应外，IL-10、IL-10R 缺陷还可导致脓皮病、口腔溃疡、毛囊炎、关节炎以及反复感染等。感染包括呼吸道和泌尿道感染。并且有报道 IL-10R2 缺陷的患儿发生 EB 病毒相关淋巴瘤。由于病情严重，往往导致患儿营养不良，生长发育落后。

【实验室检查】 IL-10 信号通路功能障碍是 IL-10、IL-10R 缺陷的主要特征。分子遗传学分析是确诊该病的金标准。当临床诊断 IL-10 或 IL-10R 缺陷时，可通过一代 Sanger 测序或下一代高通量测序，进行基因诊断，辅助确诊和遗传咨询。

【诊断与鉴别诊断】 对于早期发病的炎症性肠病，尤其是伴有肛周窦道与严重结肠炎患儿，同时结合实验室 IL-10 信号通路功能障碍，需临床考虑 IL-10、IL-10R 缺陷。进一步分子遗传学检测可行基因确诊。IL-10、IL-10R 缺陷所致免疫失调性肠炎需与其他可引起炎症性肠病的免疫缺陷相鉴别，包括 IPEX、XIAP 缺陷、CD25 缺陷、CGD、CVID 等，这些 PID 除有肠炎外，都还有其他特征性临床表现。其中，IPEX 缺陷还有糖尿病、甲状腺炎等内分泌疾病，以及溶血性贫血、血小板减少等其他自身免疫。而 XIAP 缺陷还有脾大、淋巴组织增生、EBV 感染、HLH 等其他表型。

【治疗与预后】 IL-10、IL-10R 缺陷主要是对症支持治疗，激素与免疫抑制剂是常用药物。根据既往报道，大多数患儿对抗炎症药物，包括激素、甲氨蝶呤、沙利度胺，以及抗 TNFα 单克隆抗体等生物制剂部分有效，但很难诱导疾病转归与持续改善。内科治疗无效患儿，可考虑外科手术治疗。异基因造血干细胞移植是唯一根治方式，应尽早考虑。

（四）X 连锁淋巴组织增生性疾病 1 型

X 连锁淋巴组织增生性疾病（X-linked lymphoprol-iferative disease，XLP）是一种罕见的 X 连锁隐性遗传的原发性免疫缺陷疾病。因致病基因不同，XLP 分为两型：XLP1 和 XLP2。X 连锁淋巴组织增生性疾病 1 型（XLP1），由编码信号转导淋巴活化分子相关蛋白（SLAM-Associated Protein，SAP）的 *SH2D1A* 基因突变所致，约占所有 XLP 患儿的 80%~90%。XLP 发病率约为（1~3）/1 000 000 男性。XLP1 典型临床特征为 EBV 相关 HLH、异常丙种球蛋白血症、淋巴增生和恶性淋巴瘤等，也可见再生障碍性贫血、淋巴细胞性脉管炎等。该病死亡率高，需早期诊断并及时进行造血干细胞移植[1,2,11]。

【病因与发病机制】 *SH2D1A* 基因定位于 Xq25 区，基因组 DNA 长约 25kb，包括 4 个外显子，编码由 128 个氨基酸构成的 SAP 蛋白。一方面，*SH2D1A* 基因突变导致 SAP 蛋白表达和/或功能异常，影响其介导的 T/B 细胞相互间作用，削弱 2B4 介导的 IFNγ 产生，抑制 CTL 和 NK 细胞对病毒感染细胞的杀伤，不能杀灭 EBV 感染的 B 细胞，导致淋巴瘤形成及异常丙种球蛋白血症。另一方面也导致 T 细胞过度活化产生大量细胞因子，发展为 HLH 等临床表现。EBV 感染往往是 XLP1 临床和免疫表现的触发因素。

【临床表现】 XLP1 典型临床特征为 EBV 相关 HLH、异常丙种球蛋白血症、淋巴增生和恶性淋巴瘤等。在出现典型临床症状之前，XLP1 患儿大多数都较轻微，非常隐匿，临床表现多样。XLP1 患儿对 EBV 特别敏感，对其他疱疹病毒如单纯疱疹病毒、巨细胞病毒和 6 型疱疹病毒的免疫反应正常。

HLH在XLP1患儿中较为常见,多由EB病毒感染触发。表现为CD8⁺T细胞、EBV感染B细胞和巨噬细胞大量增生并在全身各脏器浸润,造成急性重型肝炎和骨髓增生不良。全身性大量吞噬红细胞和核碎片的组织细胞浸润主要的病理特点。XLP1患儿出现HLH时,临床表现较为凶险,如未经正规治疗,大多数发病后平均生存时间仅2个月。部分患儿可通过化疗等得到暂时缓解,但容易出现HLH复发。

约30%的XLP1患儿可出现异常丙种球蛋白血症,常有不同程度的低IgG血症,也可有IgM增高。淋巴组织(淋巴结、脾白质、胸腺、骨髓)可发生坏死、钙化和缺失。约30%的患儿发生恶性淋巴瘤,以B细胞淋巴瘤常见,少数为T细胞性。病理学通常是Burkitt型,少数为霍奇金淋巴瘤。

【实验室检查】 一般而言,本病在EBV感染前无任何实验室异常,仅部分病儿呈现不同程度的免疫球蛋白异常。EBV感染早期,外周血白细胞增高,出现大量变异淋巴细胞,主要为活化的T细胞。多数患儿CD8细胞数量增多,CD4/CD8细胞比率降低。骨髓髓系增生活跃,伴核左移。感染中期,外周血全血象减少。骨髓淋巴样细胞广泛浸润,主要为活化的T细胞和浆细胞,伴有细胞坏死和组织细胞吞噬血细胞现象。感染晚期,骨髓大量坏死。而免疫学检测方面,XLP1患儿记忆B细胞降低,NK细胞和CTL细胞杀伤功能下降。可采用流式细胞术检测外周血单个核细胞胞浆内SAP蛋白表达,快速辅助XLP1诊断。基因检测是确诊XLP1的金标准。目前已发现了100余种SH2D1A基因突变。

【诊断与鉴别诊断】 男性患儿临床表现为EBV相关HLH、异常丙种球蛋白血症、淋巴增生和恶性淋巴瘤等,需考虑XLP1、SH2D1A基因检测可辅助确诊。当同一母亲生育两个或两个以上男孩,EBV感染后表现为XLP症状,可诊断XLP1。当符合以下表现时,需考虑XLP1:①主要指标。男性患儿基因分析证实存在XLP位点突变相关标记;男性患儿于EBV感染后出现XLP临床症状。②次要指标。EBV感染前高IgA或IgM血症;低IgG1或IgG3,EBV感染后抗EBNA抗体产生不当;噬菌体Φ$_x$174刺激后不能发生IgM-IgG转换。符合2项主要指标或1项主要指标和2项次要指标者,可诊断XLP1。此外,母系一方有确诊的XLP患儿,任何与该母系有血缘关系的男性均需考虑可疑人群。XLP1临床表现复杂,应与散发性致死性传染性单核细胞增生症、非X连锁严重EBV感染综合征、X连锁高IgM血症、X连锁无丙种球蛋白血症、Fas缺陷和CVID等鉴别。

【治疗与预后】 XLP1患儿即使在使用化疗等治疗手段,生存率仍然较低,唯一的根治方法为异基因造血干细胞移植。移植成功与否取决于移植时患儿年龄,小于15岁时成功率较高,故早期诊断并及时进行造血干细胞移植极其重要。有低丙种球蛋白血症患儿,给予规范的IVIG替代治疗,以预防反复细菌和病毒性感染,但不能防止日后发生再生障碍性贫血和淋巴瘤。对于发生HLH的患儿,尽早使用HLH-2004方案进行治疗。确诊淋巴瘤后也应尽快开始相应的手术及化疗。利妥昔单抗用于HLH及淋巴瘤患儿,仅可延长患儿疾病缓解时间,但对减少其死亡率并无帮助。总体上,XLP1患儿的病死率较高,其中70%死于10岁前,少数病例存活到40岁。

(五)X连锁淋巴组织增生性疾病2型

XIAP(X-linked inhibitor of apoptosis protein,XIAP)缺陷导致X连锁淋巴组织增生性疾病2型(XLP2),是一种罕见的X连锁原发性免疫缺陷疾病。该病于2006年由Rigaud在一组具有XLP临床特征但无SAP基因突变的患儿中报道。XLP2临床表现多样,主要依据致病基因BIRC4突变分析和其编码的XIAP蛋白筛查诊断[1,2,11]。

【病因与发病机制】 XLP2致病基因BIRC4定位于Xq25区,编码XIAP蛋白。XIAP既可通过BIR结构域对Caspase活性进行抑制,也可通过RING结构域催化对Caspase等的降解作用,从而阻止多种因素诱导的细胞凋亡。

【临床表现】 XLP2临床表现多样,甚至有少部分患儿可无任何临床表现,仅在进行家族疾病筛查时被发现。临床可表现为HLH、异常丙种球蛋白血症、出血性结肠炎或炎症性肠病、脾大和肝炎等临床表型,并且各临床症状常可交替重叠发生。

HLH为常见临床表现,可为首发症状,发生率可达76%~90%,且以复发性HLH多见,复发率可达70%左右。出现HLH的患儿相对发病年龄较小,与XLP1不同,XLP2患儿不易出现重型HLH。NK细胞和T细胞毒性功能未见明显异常。

约30% XLP2患儿发生异常丙种球蛋白血症,主要表现为IgG和/或IgA不同程度下降。部分患儿仅具有异常丙种球蛋白血症单一临床表现。约20%患儿出现慢性出血性结肠炎或炎症性肠病,临床经过较为凶险,可发展为致命的肠道疾病。90%左右的患儿表现为脾大,目前认为同血细胞减少和发热相关,为发生HLH的先兆体征。脾脏中累积有大量的活化的CD8⁺T细胞和噬血细胞,这也证实了其远期并发HLH的可能。除此之外,XLP1患儿中还有肝炎、胆管炎、川崎病、银屑病等免疫调节功能异常疾病的报道。

【实验室检查与诊断】 免疫学检测发现 iNKT 细胞减低、记忆 B 细胞正常或降低,而 T 细胞 Fas 诱导的凋亡和活化诱导的细胞死亡上升。如果临床高度怀疑,即便蛋白表达正常,仍应进行基因分析。XLP2 仅仅依靠临床表现和普通的实验室检查难以确诊。基因分析时 XLP2 患儿诊断的金标准。通过一代 Sanger 测序或下一代高通量测序,可以明确基因突变情况和携带者信息。目前 BIRC4 基因已发现了 50 余种致病突变,包括无义突变、错义突变、插入突变和缺失突变等。

【治疗与预后】 XLP2 是一种致死性疾病,预后不良。异基因造血干细胞移植是目前唯一有希望的根治方法。移植成功与否与接受移植时的年龄相关,小于 15 岁时造血干细胞移植成功率较高。目前已知存活 XLP2 患儿年龄最高为 39 岁,随着诊疗技术的提高,该病的预期寿命可能会增加。

（六）自身免疫性淋巴细胞增生综合征

自身免疫淋巴细胞增生综合征(autoimmune lymphoproliferative syndrome, ALPS)为一种遗传性淋巴细胞凋亡障碍性引起的淋巴细胞稳态失衡的疾病。主要表现为慢性非恶性淋巴细胞增生、自身免疫性血细胞减少同时有较高并发肿瘤的风险。1967 年,Canale 和 Smith 首次报道了 5 例疑似恶性淋巴瘤的病例,患儿主要表现为淋巴结肿大、脾大和自身免疫性血细胞减少,当时命名 Canale-Smiths 综合征。lpr 和 gld 突变的淋巴增生的老鼠模型和这些患儿的临床表现相似。随后在患儿中也鉴定出 FAS 基因突变。因此正式将该种疾病命名为 ALPS。目前全球确诊病例已超过 700 例[1,2,12]。

【病因与发病机制】 自身免疫因机体免疫系统耐受被打破而发生。免疫耐受分为中枢和外周耐受,前者通过骨髓或胸腺内自身反应性淋巴细胞凋亡实现,后者则包括无能、外周细胞凋亡清除和调节性 T 细胞等,而 FAS-FASL 是诱导淋巴细胞凋亡的最主要途径。ALPS 为一种细胞凋亡缺陷所致的人类遗传性疾病。目前发现的突变基因包括 FAS、FASL、CASP10,然而将近 1/3 的 ALPS 患儿没有鉴定出突变基因。大部分 ALPS 患儿双阴性 T 细胞($CD3^+TCR\alpha\beta^+CD4^-CD8^-T$, DNT)增加,在发病中起着重要的作用。

【临床表现】 ALPS 最先出现也是最常见的临床表现是慢性、非恶性淋巴细胞增生,呈现淋巴结肿大、肝脾大。不同基因突变所致的不同 ALPS 表现有所不同,表 16-13 总结了各型 ALPS 的主要临床特点。几乎 100% 的 ALPS 患儿发生淋巴结硬性肿大,超过 90% 的患儿发生脾大,约半数的患儿出现肝脏肿大。典型的淋巴结肿大涉及颈部、腋下、腹股沟区,其他部位如肠系膜、腹膜后、盆腔、纵隔也出现淋巴结肿大。ALPS 患儿出现的淋巴结增生及肝脾大通常都为以 DNT 为主的 T 细胞增生区。

ALPS 的第二大临床表现是自身免疫,约 70% 的患儿发生,常可合并其他临床症状,常需要药物干预治疗。自身免疫介导的损伤常见于血液系统,造成自身免疫性溶血性贫血,自身免疫性血小板减少及自身免疫性中性粒细胞减少。

ALPS 易继发肿瘤,尤其是淋巴瘤;继发霍奇金淋巴瘤、非霍奇金淋巴瘤的风险分别是正常人的 50 倍和 14 倍。ALPS 患儿淋巴瘤活检结果常提示肿瘤细胞呈多克隆增生状态,而其他淋巴瘤肿瘤细胞则多呈单克隆状态。ALPS 继发肿瘤的风险约为 10%~20%,最常见于 FAS 突变的 ALPS。

表 16-13 ALPS 及其相关疾病分类

旧命名	新命名	相关基因	临床表现
ALPS 0	ALPS-FAS	FAS(纯合突变)	脾大,淋巴结病,自身免疫性血细胞减少,罹患淋巴瘤的风险增高,IgG 和 IgA 正常或增高,sFasL、IL10、VitB$_{12}$ 水平升高、DNT 增高、凋亡缺陷
ALPS Ⅰa	ALPS-FAS	FAS(杂合突变)	同上
ALPS Ⅰm	ALPS-sFAS	FAS	脾大,淋巴结病,自身免疫性血小板减少、DNT 增高
ALPS Ⅰb	ALPS-FASL	FASL	脾大,淋巴结病,自身免疫性血细胞减少,SLE,sFasL 水平不增高、DNT 增高
ALPS Ⅱa	ALPS-CASP10	CASP10	淋巴结病,脾大,自身免疫、DNT 增高
ALPS Ⅲ	ALPS-U	不明或不能确定	未发现的已知基因突变
ALPS Ⅱb	CEDS	CASP8	淋巴结病,脾大,细菌和病毒感染,低丙种球蛋白血症
ALPS Ⅳ	RALD	NRAS/KRAS	脾大,淋巴结病,自身免疫血细胞减少

【实验室检查】 ALPS患儿DNT增高是本病的标志性表现,在外周血中大于总淋巴细胞的1.5%或CD3⁺T细胞的2.5%,但是ALPS样患儿中DNT正常或轻微增高。淋巴细胞凋亡试验在鉴定胚系FAS突变具有诊断价值;其他生物学标志物包括白介素10、白介素18、可溶性Fas配体、维生素B_{12},能够在很大程度上预测FAS突变。由于患儿有自身免疫性表现,可以检测自身抗体。影像学检查有助于诊断和监测继发性恶性疾病。淋巴结活检有助于帮助诊断和排除其他恶性疾病,典型的淋巴结病理表现包括副皮质区扩大伴多克隆TCRαβT细胞浸润,滤泡发育不全伴浆细胞多克隆增生。一代Sanger测序或下一代高通量测序可以明确致病基因突变信息。

【诊断与鉴别诊断】 儿童时期出现全身淋巴结肿大、脾大、自身免疫性多系血细胞下降需考虑ALPS。1999年美国NIH牵头制定了ALPS诊断标准,2009年,通过全球合作收集了超过500例ALPS患儿资料,并对ALPS诊断标准进行了修订(表16-14)。满足两条必要条件及至少一条首要辅助条件,确诊ALPS。满足两条必要及至少一条次要辅助条件,考虑ALPS疑似诊断。

表16-14 ALPS诊断标准(2009年)

诊断条件
必要条件
(1) 慢性病程(>6个月)、非恶性、非感染性的淋巴细胞增生和/或脾大
(2) 外周血中DNTs(CD3⁺TCRαβ⁺CD4⁻CD8⁻T)细胞比例大于总淋巴细胞的1.5%或总CD3⁺T细胞的2.5%辅助条件
首要辅助条件
(1) 体外淋巴细胞凋亡功能缺陷(两次独立检测)
(2) 发现体细胞或胚系 *FAS*、*FASL*、*CASP10* 基因突变
次要辅助条件
(1) 血浆中升高的细胞因子,sFASL>200pg/ml 或 IL10>20pg/ml 或 IL18>500pg/ml 或维生素 B_{12}(血清或血浆中)>1 500ng/L
(2) 淋巴结活检结果出现典型的免疫病理学变化,如淋巴滤泡及附皮质区的增生
(3) 发生自身免疫性血细胞减少(包括溶血性贫血、血小板减少症、中性粒细胞减少症)及血清IgG水平增高(多呈多克隆性增高)
(4) 有非恶性非感染性淋巴细胞增生相关疾病的家族病史

ALPS需与淋巴瘤和淋巴结结核等鉴别。由于FAS本质上为抑癌基因,故其突变后恶性肿瘤发生风险明显增高。因此,ALPS患儿应密切监视有无淋巴瘤出现。关键鉴别诊断依靠深入的病理分析。淋巴结结核和ALPS通常不难鉴别。ALPS患儿除非伴有严重的血细胞减少,一般情况通常良好,无结核感染证据。结核感染可致外周血双阴性细胞增高,但均为γδ细胞。

【治疗与预后】 ALPS致死的因素主要是严重的自身免疫情况、脾功能亢进、无脾相关的败血症和继发的淋巴瘤;故治疗原则为:部分ALPS患儿仅表现为淋巴结或肝脾大,或轻度的血象改变,仅需密切随访,暂时无需治疗。若合并自身免疫表现,尤其是较为严重的血细胞减少时才需要使用免疫抑制剂。前使用的免疫调节药物有糖皮质激素、大剂量丙种球蛋白、利妥昔单抗、西罗莫司、吗替麦考酚酯,其中最早使用也可能是最可靠的药物是糖皮质激素。大部分ALPS患儿使用吗替麦考酚酯后自身免疫性疾病都有明显的好转。西罗莫司应用于难治性血细胞减少以及自身免疫疾病效果良好,对DNT减少也有一定的作用。利妥昔单抗在治疗部分ALPS患儿是有效的,当其他药物无效或不能耐受时也可以使用利妥昔单抗。FAS蛋白的胞内区域突变易继发淋巴瘤,应严密监测淋巴增生情况。短期内出现淋巴结肿大者应注意有无淋巴瘤可能,可采用影像学或功能影像学手段评估肿物的侵袭性,必要时进行淋巴结活检或其他病理学检查。目前唯一可治愈ALPS的方法为造血干细胞移植。由于其条件严苛,极少有相关案例的报道。

ALPS患儿经早期干预、定期随访其总体预后较好,仅有不足5%病例在长期随访中死亡。死因主要包括脾切除后脓毒症和进展为恶性疾病,仅个别因严重溶血性贫血和药物毒性死亡。

(七)X连锁免疫失调、多内分泌腺体病和肠病

X连锁免疫失调、多内分泌腺体病和肠病(immune dysregulation, polyendocrinopathy, enteropathy X-linked, IPEX)系由 *FOXP3* 基因突变引起CD4⁺CD25⁺FOXP3⁺调节T细胞发育和功能异常所致的严重X连锁隐性遗传性疾病。IPEX患儿常于婴儿期出现腹泻、湿疹样皮疹、1型糖尿病、甲状腺疾病和其他由于机体免疫调节功能严重失调所致的自身免疫性疾病。目前尚无IPEX确

切发病率资料,部分报道推测可能在 1:500 000[1,2,13]。

【病因与发病机制】 IPEX 由 *FOXP3* 基因突变所致,编码 FOXP3 蛋白。该蛋白为核转录因子,其中最重要的是高度保守的 FKH 结构域,通过该基序结合 DNA 发挥抑制功能。FOXP3 主要表达于胸腺、脾脏和淋巴结等淋巴组织,FOXP3 蛋白表达量或质的改变使调节性 T 细胞失去正常免疫抑制功能,最终导致免疫自稳功能被打破,发生过强免疫应答甚至自身免疫所致。

【临床表现】 通常具有男性早发腹泻、生长发育迟缓、幼年夭折、死胎等家族史,为诊断的重要线索。肠病、皮炎和内分泌异常是 IPEX 患儿典型的三联症。几乎每位患儿都会出现肠病,常于新生儿期间发病,少数患儿发病晚,可能与 FOXP3 轻微突变相关。多表现为水样泻,偶伴有黏液血便,可发生明显生长发育迟滞,严重病例需全静脉营养维持。病理主要表现为小肠黏膜下层及黏膜固有层淋巴细胞浸润引起的黏膜萎缩、破坏。部分患儿病变累及结肠,可被误诊为溃疡性结肠炎或克罗恩病。

早发 1 型糖尿病为 IPEX 最常见的内分泌系统表现,其次为甲状腺疾病。另外,其他自身免疫现象如自身免疫性溶血性贫血、免疫性血小板减少症、自身免疫性中性粒细胞减少症、淋巴结肿大、脾大、肾脏损害及脱发等。

IPEX 患儿的感染概率亦明显增高,如肺炎、脑膜炎、骨髓炎等,常见病原为肠球菌属及金黄色葡萄球菌。由皮肤屏障功能受损、免疫抑制治疗等后天因素所致可能性大。部分患儿表现为皮肤湿疹样皮疹,新生儿期可表现为红皮病。还可出现局限性银屑病样皮疹、大疱性类天疱疮样皮疹、指甲纵脊等。目前报道的 IPEX 患儿多于婴儿期起病,如未经根治治疗常死于两岁前,如早期启动免疫抑制治疗,部分患儿可存活至儿童期。

【实验室检查】 外周血象可能出现贫血及血小板减少表现,嗜酸性粒细胞水平可阵发性增高。IgE 水平通常增高,外周血各种淋巴细胞相对数和绝对值变化亦不大。随病程延长,各种自身抗体可出现,如针对甲状腺、胰岛、小肠黏膜、红细胞和血小板的自身抗体等。CD4+CD25+FOXP3+ 调节 T 细胞缺乏和/或功能受抑。但部分患儿即使发现明确的 *FOXP3* 基因突变并具有典型临床表现,CD4+CD25+T 细胞 FOXP3 蛋白表达频率和水平仍可正常。目前仍将此检查用作 IPEX 筛查,如 CD4+CD25+ 调节性 T 细胞表达 FOXP3 极其低下,可高度怀疑 IPEX 诊断并支持进一步基因诊断,但如为正常

表达,仍不能否认 IPEX 可能。采用一代 Sanger 测序或下一代高通量测序,检测 *FOXP3* 基因突变,是确诊 IPEX 的金标准。既往已报道的 *FOXP3* 突变主要集中在 FKH 结构域,但也有个别病例出现特殊突变。

【诊断与鉴别诊断】 对于男性患儿存在早发性难治性腹泻、生长发育迟缓、湿疹样或者银屑病样皮疹、胰岛素依赖性糖尿病、甲状腺功能减退等,需考虑 IPEX 诊断。若具有男性早发腹泻、生长发育迟缓、幼年夭折、死胎等家族史,支持 IPEX 诊断。实验室检测 CD4+CD25+FOXP3+ 调节性 T 细胞缺乏或功能障碍。基因检测 *FOXP3* 突变,确诊该病。

IPEX 需要 1 型糖尿病、自身免疫性多内分泌腺病、念珠菌病伴外胚层发育不良(APECED)和 IPEX 样综合征等相鉴别。IPEX 患儿 1 型糖尿病常在婴儿期出现,同时伴有皮肤表现和严重水样泻,提示基础疾病存在。APECED 患儿常见表现皮肤黏膜念珠菌病、甲状旁腺功能低下、肾上腺皮质功能不全及外胚层发育异常等。除 *POXP3* 基因突变导致典型 IPEX 综合之外,其他相关基因亦可导致 IPEX 样综合征,如 CD25 缺陷和 STAT5b 缺陷。前者除具有 IPEX 类似表现外,还具备对病毒易感性增高,而后者外周血 T 细胞核 NK 细胞数量减少,可有多种病毒感染,生长发育落后但生长激素水平正常,而胰岛素样生长因子(IGF-1)水平低下等。此外,FOXP3 蛋白质检测和基因分析可辅助鉴别。

【治疗】 IPEX 病情通常较重,需积极对症支持治疗。注意加强营养,积极根据病原抗感染。免疫抑制治疗是目前唯一有效的保守治疗手段,通常采用激素及免疫抑制剂(环孢素或他克莫司),可使肠病临床病理表现、内分泌问题好转,存活期延长,可存活至 10 岁左右。但是,免疫抑制治疗的相关并发症常成为死亡原因。近来也有报道采用西罗莫司等免疫抑制剂治疗 IPEX 报道,但病例数均偏少,疗效是否改善、毒副作用是否明显减少等问题尚不清楚。造血干细胞移植是 IPEX 唯一的根治治疗手段,但是,IPEX 造血干细胞移植治疗的病例数尚十分有限,移植患儿的远期预后尚不肯定。

六、吞噬细胞缺陷

根据国际免疫学会联合会 IUIS 免疫出生差错专家小组 2019 年的更新,吞噬细胞缺陷包括先天性中性粒细胞减少症、趋化缺陷、呼吸爆发缺陷和其他非淋系缺陷四类[3](表 16-15)。

表 16-15　先天性吞噬细胞数量或功能缺陷

疾病	遗传缺陷	遗传方式	OMIM	受影响细胞	受影响功能	相关特征
1. 先天性中性粒细胞减少症						
弹性蛋白酶缺陷（SCN1）	ELANE	AD	130130	N	髓系分化	易发生 MDS/白血病，严重先天性中性粒细胞减少或周期性中性粒细胞减少
GFI 1 缺陷（SCN2）	GFI1	AD	600871	N	髓系分化	B/T 淋巴细胞减少
HAX1 缺陷（Kostmann 病）（SCN3）	HAX1	AR	605998	N	髓系分化	认知和神经系统缺陷伴 HAX1 两个亚型缺陷，易发生 MDS/白血病
G6PC3 缺陷（SCN4）	G6PC3	AR	611045	N	髓系分化，趋化作用，O_2^- 产生	先天性心脏病，泌尿生殖道畸形，内耳性耳聋，躯干四肢静脉扩张
VPS45 缺陷（SCN5）	VPS45	AR	610035	N	髓系分化，趋化	髓外造血，骨髓纤维化，肾肿大
糖原累积症 1b	G6PT1	AR	602671	N+M	髓系分化，趋化作用，O_2^- 产生	空腹低血糖，乳酸酸中毒，高脂血症，肝大
X 连锁中性粒细胞减少/骨髓发育不良	WAS	XL, GOF	300392	N	分化和有丝分裂（因 WASp GTPase 结合域中 GOF 突变）	中性粒细胞减少，髓系成熟障碍，单核细胞减少，不同程度淋巴组织异常
P14/LAMTOR2 缺陷	LAMTOR2	AR	610389	N+M	内涵体生成	中性粒细胞减少，低丙种球蛋白血症，CD8 细胞毒功能降低，部分白化病，生长发育落后
Barth 综合征（3-甲基戊烯二酸尿 II）	TAZ	XL	300394	N+L+Mel	线粒体功能	心肌病，肌病，发育迟缓，中性粒细胞减少
Cohen 综合征	VPS13B	AR	607817	N	髓系分化	特殊面容，智力障碍，肥胖，耳聋，中性粒细胞减少
Clericuzio 综合征（皮肤异色症伴中性粒细胞减少）	USB1	AR	613276	N	髓系分化	视网膜病，发育迟缓，特殊面容，皮肤异色症
JAGN1 缺陷	JAGN1	AR	616012	N	髓系分化	髓系成熟障碍，骨质疏松
3-甲基戊烯二酸尿症	CLPB	AR	616254	N	髓系分化，线粒体蛋白	神经认知发育障碍，小头畸形，低血糖，肌张力低下，共济失调，惊厥，白内障，宫内发育迟缓
G-CSF 受体缺陷	CSF3R	AR	138971	N	应激性粒细胞生成紊乱	染色质重构，髓系分化，中性粒细胞分化和功能缺陷
SMARCD2 缺陷	SMARCD2	AR	601736	N	染色质重构，髓系分化，中性粒细胞分化和功能缺陷	中性粒细胞减少，发育迟缓，骨、造血干细胞、骨髓发育不良
特定颗粒缺陷	CEBPE	AR	189965	N	终末成熟和整体功能障碍	中性粒细胞减少症，双叶核中性粒细胞
Shwachman-Diamond 综合征	SBDS DNAJC21 EFL1	AR AR AR	607444 617052 617941	N N+HSC N+HSC	中性粒细胞成熟，趋化作用，核糖体生物发生	全血细胞减少症，胰腺外分泌功能不足，软骨发育不良 全血细胞减少症，胰腺外分泌功能不足
HYOU1 缺陷	HYOU1	AR	601746	N	未折叠蛋白反应	低血糖，炎症性伴发症
SRP54 缺陷	SRP54	AD	604857	N	蛋白易位至内质网，髓样分化和中性粒细胞功能缺陷	中性粒细胞减少症，胰腺外分泌功能缺陷

16 章

续表

疾病	遗传缺陷	遗传方式	OMIM	受影响细胞	受影响功能	相关特征
2. 趋化功能缺陷						
白细胞黏附分子缺陷 1 型 (LAD1)	ITGB2	AR	600065	N+M+L+NK	黏附,趋化作用,内吞作用,T/NK 细胞毒功能	脐带延迟脱落,皮肤溃疡,牙周炎,白细胞增多
白细胞黏附分子缺陷 2 型 (LAD2)	SLC35C1	AR	605881	N+M	血管内滚动,趋化作用	轻度 LAD1 表现伴 hh 血型,生长延迟,发育迟缓
白细胞黏附分子缺陷 3 型 (LAD3)	FERMT3	AR	607901	N+M+L+NK	黏附,趋化作用	LAD1 表现,出血倾向
Rac2 缺陷	RAC2	AD LOF	608203	N	黏附,趋化作用,O_2^- 产生	伤口愈合延迟,白细胞增多
β 肌动蛋白缺陷	ACTB	AD	102630	N+M	迁移	智力障碍,身材矮小
局限性青少年牙周炎	FPR1	AR	136537	N	甲酰化肽诱导的趋化	仅牙周炎
Papillon-Lefèvre 综合征	CTSC	AR	602365	N+M	趋化作用	牙周炎,部分有掌跖角化病
WDR1 缺陷	WDR1	AR	604734	N	扩散,存活,趋化作用	轻度中性粒细胞减少,伤口愈合差,严重口腔炎,中性粒细胞核内肌动蛋白骨架异常
纤维囊性化	CFTR	AR	602421	仅 M	趋化作用	呼吸道感染,胰腺功能不全,汗液氯增高
中性粒细胞减少伴联合免疫缺陷(MKL1 缺陷)	MKL1	AR	606078	N+M+L+NK	细胞骨架基因表达降低	轻度血小板减少
3. 呼吸爆发缺陷						
X 连锁慢性肉芽肿病(CGD), gp91phox	CYBB	XL	306400	N+M	杀伤(O_2^- 产生障碍)	感染,自身炎症,IBD,Kell 位点缺失的患儿有 McLeod 表型
常染色体隐性遗传 CGD	CYBA	AR	608508	N+M	杀伤(O_2^- 产生障碍)	感染,自身炎症
	CYBC1	AR	618334	N+M	杀伤(O_2^- 产生障碍)	感染,自身炎症
	NCF1	AR	608512	N+M	杀伤(O_2^- 产生障碍)	感染,自身炎症
	NCF2	AR	608515	N+M	杀伤(O_2^- 产生障碍)	感染,自身炎症
	NCF4	AR	613960	N+M	杀伤(O_2^- 产生障碍)	感染,自身炎症
G6PD 缺陷 I 型	G6PD	XL	305900	N	O_2^- 产生降低	感染
4. 其他非淋巴组织缺陷						
GATA2 缺陷(MonoMac 综合征)	GATA2	AD	137295	M + 外周血 DC	多系血细胞降低	易发分枝杆菌,HPV,组织胞浆菌病感染,肺泡蛋白沉积症,MDS/AML/CMMoL,淋巴瘤
先天性肺泡蛋白沉积症	CSF2RA	XL(假常染色体双等位基因突变)	300770	肺泡巨噬细胞	GM-CSF 信号转导	肺泡蛋白沉积症
	CSF2RB	AR	614370			

注:MDS:骨髓增生异常综合征;LAD:白细胞黏附缺陷;AML:急性髓性白血病;CMMoL:慢性粒单核细胞白血病;N:中性粒细胞;M:单核细胞;Mel:黑色素细胞;L:淋巴细胞;NK:自然杀伤细胞。

（一）严重先天性中性粒细胞减少症

严重先天性中性粒细胞减少症（severe congenital neutropenia，SCN）是一种以中性粒细胞成熟障碍为特征的异质性遗传性综合征，估计患病率约为（3～8.5）/1 000 000。SCN 患儿外周血中性粒细胞绝对计数多数小于 0.5×10^9/L，在婴儿期开始即出现反复严重的感染。长期中性粒细胞缺乏者容易发生真菌感染。部分患儿可能导致骨髓增生异常综合征或急性髓性白血病[1,2,14]。

【病因与发病机制】　中性粒细胞等固有免疫系统是人体抗感染的第一道防线。感染发生后，受感染细胞释放大量的细胞因子和趋化因子，诱导中性粒细胞等炎症细胞从血液循环趋化到感染部位。中性粒细胞通过脱颗粒和呼吸爆发活化等杀灭微生物。活化的中性粒细胞形成的细胞外诱捕网可协助杀菌和限制细菌播散。中性粒细胞严重减少则会导致严重的病原体感染，包括细菌和真菌等。

目前已知 ELANE、GFI1、HAX1、G6PC3、VPS45 基因突变皆可导致先天性中性粒细胞减低，分别称为 1～5 型 SCN。其中，ELANE 常染色体显性突变和 HAX1 基因常染色体隐性突变最为常见。VPS45 的生理功能广泛，发生突变后，不仅影响血液系统，也导致神经系统、骨和肾脏等其他系统的表型。

【临床表现】　SCN 主要表现为从婴儿期开始的反复严重感染。最频繁感染的部位是皮肤和黏膜，也常常导致中耳炎、齿龈炎、皮肤感染、肺炎、深部脓肿和败血症等。口腔问题常见牙周炎、牙龈炎和龋齿。败血症有致命的风险。革兰氏阳性细菌和革兰氏阴性细菌都是 SCN 患儿潜在的感染病原，长期中性粒细胞减少患儿还容易导致曲霉属、念珠菌属和毛霉菌等深部感染。SCN 患儿感染风险与中性粒细胞减少的程度和持续时间有关，若未经恰当治疗，感染可持续一生。

除感染外，SCN 患儿也容易继发骨质减少和骨质疏松。部分 SCN 患儿还表现出其分子遗传病因相关的特殊表型。HAX1 突变患儿可能有发育迟缓或癫痫等神经系统表现。G6PC3 突变患儿具有心脏、泌尿生殖系畸形、甲状腺功能减退、内耳听力下降、躯干和四肢静脉扩张。VPS45 突变所致 SCN5 患儿血液系统表现为红细胞大小不等、异形红细胞增多、高丙种球蛋白血症、髓外造血、骨髓纤维化、进行性贫血和血小板减少等；另外，还可能出现肾肿大、脾大、骨硬化、发育延迟、皮质盲、听力

丧失和胼胝体薄等神经系统表现。因此，每位 SCN 患儿都必须进行全面的临床检查，以明确累及的组织系统。另外，SCN 具有恶性转化可能，一部分患儿会发生白血病或骨髓增生异常。

【实验室检查】　中性粒细胞绝对计数重度下降是 SCN 的典型实验室特征。不同基因突变患儿还具有其他特殊表型。ELANE 突变可有单核细胞增多、嗜酸性粒细胞增多；G6PC3 突变血小板降低；GFI1 突变外周血非成熟髓系细胞增多、淋巴细胞减低；VPS45 突变患儿红细胞大小不等、异形红细胞增多、进行性贫血和血小板减少，甚至还有高丙种球蛋白血症。骨髓细胞学检测显示中性粒细胞发育停滞于早幼粒/中幼粒细胞阶段，早幼粒细胞可有胞质空泡化和嗜天青颗粒异常。分子遗传学检测有助于基因确诊。

【诊断与鉴别诊断】　出生后即出现持续的中性粒细胞重度降低，临床表现为反复严重感染，骨髓检测提示中性粒细胞发育停滞于早幼粒细胞阶段，成熟中性粒细胞缺乏，需考虑 SCN 可能，再进一步进行基因检测可确诊该病。此外，ELANE 基因突变也可导致周期性中性粒细胞减少症。临床表现为 14～35 天一次的中性粒细胞减少，大多数患儿发作周期为 21 天左右。主要表现为反复发热、阿弗他口炎、咽炎、牙龈炎和细菌感染。周期性中性粒细胞减少症常常趋于良性，但已有患儿死于感染的报道。

SCN 需与其他导致中性粒细胞减少的疾病相鉴别。在儿童阶段，免疫介导的中性粒细胞减少是中性粒细胞计数低的常见原因，通常不需要大量的检查或特殊的治疗干预。自身免疫性白细胞减少症是在病毒感染的情况下发生的，主要是由针对 FcRgⅢb 或 CD16 的抗体引起，可持续数月才能自发消退。少数情况下，可见于其他自身免疫性疾病，如红斑狼疮和 Evans 综合征。除此之外，其他遗传性疾病也可导致中性粒细胞减少，但这些疾病往往还有其他系统病变的表型，有助于临床鉴别。

【治疗与预后】　G-CSF 治疗、对症支持和抗感染是 SCN 的主要治疗方式，造血干细胞移植是唯一的根治手段。G-CSF 的应用使得 SCN 患儿的救治取得了突破，是 SCN 患儿的首选治疗方法。G-CSF 的治疗通常以 3～5μg/kg 的剂量开始，大多数患儿会有治疗反应。异基因造血干细胞移植是 SCN 患儿的根治手段。对于 G-CSF 治疗无反应患儿和发生白血病或骨髓增生异常综合征的患儿，需考虑干细胞移植，但同时需平衡移植相

16章

关毒性。

SCN 患儿有发生血液系统疾病恶性转化的可能,急性髓细胞性白血病和骨髓增生异常综合征是主要的并发症。其中具有 *ELANE* 基因 C151Y 和 G214R 突变的患儿具有较高的风险。G-CSF 治疗剂量的增加也会增加白血病风险。

(二)慢性肉芽肿病

慢性肉芽肿性疾病(chronic granulomatous disease, CGD)是由负责吞噬细胞呼吸爆发功能的烟酰胺腺嘌呤二核苷酸磷酸(NADPH)氧化酶复合物缺陷所导致的一种原发性免疫缺陷病。CGD 为一种罕见病,不同国家地区,CGD 患病率不同。CGD 发病年龄变异较大,从婴儿期到成人不等,绝大多数 CGD 患儿在 5 岁之前被确诊,诊断中位年龄为 2.5~3 岁。近年来,青春期或成年期诊断 CGD 患儿数量有所增加。临床主要表现为反复严重的细菌、真菌感染,肉芽肿形成,以及炎症并发症。NADPH 氧化酶复合物亚基,*CYBB*、*CYBA*、*NCF1*、*NCF2* 和 *NCF4* 基因突变会导致 CGD。抗感染是该病的主要治疗和预防方式,造血干细胞移植是目前唯一根治手段[1,2,15]。

【病因与发病机制】 吞噬细胞通过呼吸爆发参与细菌和真菌的杀菌过程,活化 NADPH 氧化酶是参与呼吸爆发的关键酶。NADPH 氧化酶是由膜结合蛋白和胞质蛋白组成的复合物:gp91phox 和 p22phox 位于细胞膜;胞质蛋白包括 p47phox(NCF1)、p67phox(NCF2)和 p40phox(NCF4)等。它们在吞噬细胞激活时起协同作用,产生对杀死病原菌必不可少的活性氧。NADPH 氧化酶复合物五个亚基中任何一个突变都会引起活性氧产生缺陷,从而导致 CGD。编码 gp91phox 的 *CYBB* 基因突变导致 X-连锁 CGD,在西方国家约占总病例的 65%~70%。*NCF1* 常染色体隐性突变约占 20%,*CYBA* 和 *NCF2* 常染色体隐性突变各约占总病例的 5%,而 *NCF4* 突变导致 CGD 仅有个案报道。但是,近亲结婚率较高的地区,隐性形式的 CGD 的患病率超过 X 连锁 CGD 的患病率。在中国,与其他非近亲人群相似,X 连锁 CGD 占大多数,不同地区数据约为 70%~90%。

【临床表现】 CGD 主要表现为严重反复的细菌和真菌感染、肉芽肿形成和其他炎症性疾病,如结肠炎。大体上,*CYBB* 基因突变导致的 X 连锁 CGD 表型通常比常染色体隐性遗传的 CGD 病情重。而且,X 连锁 CGD 男性通常较早诊断,直肠周围脓肿和化脓性淋巴结炎发生率更高,年轻时死亡率也更高。

1. **感染** CGD 患儿感染常导致肺炎、淋巴结炎、肝脾肿、骨髓炎和皮肤脓肿、蜂窝织炎。脓肿最常见的部位是肛周和直肠周围以及肝脏。感染病原谱在不同地区有所差异。在北美,金黄色葡萄球菌、洋葱伯克霍尔德菌、黏质沙雷氏菌、诺卡氏菌和曲霉菌的最常见的病原体。欧洲的一项报道中,沙门菌和念珠菌属是 CGD 的前五个最常见病原体,而洋葱伯克霍尔菌和诺卡氏菌占比不足 1%。在拉丁美洲,洋葱伯克霍尔菌和诺卡氏菌也不常见。牛分枝杆菌卡介苗是最常见的病原体,其次是金黄色葡萄球菌、曲霉菌、克雷伯菌和假丝酵母等。国内一项研究发现,所有 CGD 患儿均有细菌感染;而 42% 有真菌感染。细菌主要是肺炎克雷伯菌、金黄色葡萄球菌、大肠埃希菌、表皮葡萄球菌和卡他莫拉菌。真菌感染主要由白念珠菌和烟曲霉引起。除这些常见微生物外,其他罕见细菌感染包括贝塞斯格兰德杆菌引起的坏死性淋巴结炎、败血症和脑膜炎;紫罗兰杆菌和弗朗西丝菌导致的败血症等。

CGD 患儿真菌感染率非常高,也是 CGD 患儿的主要死亡原因。真菌感染往往是隐匿性的,没有症状或仅表现为生长不良或不适。其他常见的体征和症状包括咳嗽,发热和胸痛等。真菌感染通常是通过吸入孢子或菌丝,导致肺炎,从而局部扩散到肋骨和脊柱或转移到大脑。肺和胸壁是最常见的真菌感染部位。曲霉菌是导致肺部侵入性真菌感染的常见原因,其中烟曲霉感染最为常见。

CGD 患儿对分枝杆菌易感,如结核和卡介苗 BCG 等,导致分枝杆菌病。在北京、上海和重庆的报道中,50%~60% 的 CGD 患儿皆有卡介苗病,甚至其中 41% 死于播散性卡介苗感染。由此可见,卡介苗病是 CGD 患儿的重要疾病负担,应及时识别这些临床表现。

2. **炎症并发症** 高炎症反应也是 CGD 患儿的常见临床表现,X 连锁 CGD 患儿中的发生率是常染色体隐性遗传患儿的两倍。CGD 患儿炎症反应失调的具体机制目前尚不明确。可在任何年龄出现症状,但大多数在前十年发生。其中,胃肠道的炎症表现最为常见,发生率为 33%~60%。CGD 患儿易发生肛周疾病,肛瘘和直肠周围脓肿的发生率很高。严重结肠炎可能是生长迟缓的重要原因。除胃肠道外,肝脏受累也较频繁,可发生肝脓肿,常难以治愈,并且易复发。泌尿生殖道表现也较常见,如肉芽肿性膀胱炎、膀胱假瘤和嗜酸性膀胱炎。肺部表现包括肉芽肿性肺疾病和间质性肺纤维化。眼部累及脉络膜视网膜炎、葡萄膜炎和眼肉芽肿。巨噬细胞活化综合征也在 CGD 患儿中有报道。

3. 其他表现 由于肠道炎症病变和反复感染,CGD 患儿常出现生长迟缓。反复感染可导致慢性呼吸道疾病,可能发生支气管扩张,闭塞性细支气管炎和慢性纤维化。消化系统除胃肠道外,也可发生牙龈炎、口腔炎、口疮性溃疡和牙龈肥大。自身免疫性疾病常见,包括特发性血小板减少症、幼年特发性关节炎、重症肌无力、IgA 肾病和抗磷脂综合征等。X 连锁 CGD 的女性携带者通常为正常个体,无临床表现。当出现严重 X 染色体偏倚失活,则携带者会发病。目前报道的临床表现主要为自身免疫现象,包括盘状狼疮样皮肤病变、口疮性溃疡、光敏性皮疹、关节痛等。

【实验室检查】 四唑氮蓝(NBT)试验和二氢罗丹明(DHR)试验皆可辅助 CGD 的临床诊断。DHR 试验不但能检测患儿,还能检测 X 连锁 CGD 携带者。基因突变可导致相应蛋白表达的降低甚至缺失。用 Western blot 或流式细胞分析方法可检测 gp91phox、p22phox、p47phox、p67phox 蛋白表达。若蛋白表达降低或缺失,支持 CGD 临床诊断。但蛋白表达数量正常,不能排除 CGD 的诊断;可通过 NBT 试验或 DHR 试验检测吞噬细胞功能是否受损。另外,基因测序可进行 CGD 的基因诊断。传统的 Sanger 测序和下一代高通量测序技术皆可检测致病基因的变异情况,辅助 CGD 分子诊断。

【诊断与鉴别诊断】 当肺部、肝脏和皮肤发生反复严重的细菌和真菌感染,尤其是男性患儿时,应当考虑 CGD 的诊断。在结核流行和 BCG 接种地区,出现卡介苗病和严重结核感染时,建议检测有无 CGD 的存在。当患儿临床怀疑 CGD,需进行 NBT 试验或 DHR 试验检测吞噬细胞的功能,辅助 CGD 的临床诊断;而基因测序明确分子诊断。

CGD 需要与其他具有反复严重感染或炎症性肉芽肿的疾病相鉴别。*STAT3* 基因突变导致的常染色体显性遗传高 IgE 综合征与 CGD 临床感染表现相似。但高 IgE 综合征同时具有湿疹、冷脓肿、特异性面部特征、骨骼异常和血清 IgE 水平显著升高等表型辅助鉴别。另外,在临床考虑 CGD 时,还需要注意与过敏性支气管肺曲霉菌病、囊性纤维化和克罗恩病等相鉴别。

【治疗与预后】

1. 积极防治感染 CGD 患儿尽早而积极地抗感染是非常重要的环节,经常需要长期服用抗生素才能治疗彻底。治疗初期,通常根据经验选用抗生素和抗真菌药物。尽量明确致病菌的属性,从而相应调整抗感染。CGD 患儿注意真菌感染,侵袭性真菌感染最常见肺受累。对于具有肺部症状和不明原因发热患儿,可考虑经验性抗真菌治疗。除积极治疗现症感染外,需坚持预防细菌和真菌感染。复方磺胺甲噁唑和伊曲康唑是常用预防用药,需长期使用。另外,患有 CGD 的患儿避免接种 BCG 疫苗。

γ 干扰素在 CGD 防治中的使用,目前尚无明确结论。在临床实践中,应根据 CGD 患儿情况具体考虑是否给药。

2. 炎症治疗 结肠炎等炎症并发症的处理往往比较困难,且治疗时间较长。通常激素有效,但易复发,且长期使用导致生长迟缓、骨质疏松和感染风险增加等并发症。英夫利昔单抗治疗可快速改善病情,但是与患儿感染和死亡增加相关,应尽量避免。水杨酸衍生物和硫唑嘌呤也可用于结肠炎治疗。造血干细胞移植可治愈 CGD 相关结肠炎,大多数患儿移植后结肠炎完全消退。感染及其诱发的高炎症反应需联合使用抗生素和激素治疗。

3. 造血干细胞移植和基因治疗 异基因造血干细胞移植是目前 CGD 唯一的根治手段,且在近年来取得了较大的进步。基因治疗为无合适移植供体的 CGD 患儿提供了一种治疗选择。近年来,借助新型自灭活慢病毒载体的使用和治疗方案的优化,基因治疗工作令人鼓舞。

4. 预后 随着对 CGD 疾病认识的深入,以及抗感染药物的使用,CGD 患儿的生存期和生命质量得以大大改善。根据研究报道,CGD 患儿 10 岁时生存率为 88%~97%,20 岁时 73%~87%,30 岁时 46%~55%。总体来看,X 连锁 CGD 患儿的总生存率低于常染色体隐性 CGD 患儿。

（三）白细胞黏附分子缺陷症

白细胞黏附缺陷(leukocyte adhesion deficiency, LAD)是一种罕见的常染色体隐性遗传疾病,以反复感染和中性粒细胞显著升高为特征表现。根据致病基因不同,LAD 可分为三型:LAD1、LAD2 和 LAD3。LAD1 由 *ITGB2* 基因突变导致,除感染外,脐带脱落延迟和牙周炎也是重要的临床表现。*SLC35C1* 基因突变导致

LAD2,相对于 LAD1 感染较轻,但有严重的精神运动和生长迟缓以及孟买血型。LAD3 由 *FERMT3* 基因突变导致,以反复感染和出血倾向为临床特征。目前 LAD1 病例报道最多,LAD2 和 LAD3 皆只有少数病例报道[1,2,16]。

【病因与发病机制】 白细胞在防御各种微生物感染中发挥了重要作用。白细胞向炎症部位的迁移过程涉及多种黏附分子间的协作与级联反应,若这些黏附分子发生缺陷,则会导致一系列临床疾病,包括 LAD。*ITGB2* 基因编码整合素 β_2 蛋白,若发生突变,β_2 蛋白表达缺乏或降低,抑制白细胞在血管内皮的黏附,从而导致 LAD1。病理特点为各种组织炎症部位完全缺乏中性粒细胞,局部无脓性物产生。*SLC35C1* 基因编码 GDP 岩藻糖转运蛋白,基因突变导致白细胞选择素配体的岩藻糖基化降低,影响白细胞在活化内皮细胞上的滚动,从而导致 LAD2 的发生。但该基因突变引起生长障碍和精神运动迟滞的细胞缺陷和分子机制尚不清楚。*FERMT3* 基因编码 Kindlin-3 蛋白,在造血细胞和内皮细胞中表达,对整合素活化至关重要。*FERMT3* 基因突变,则会引起整合素激活障碍,从而导致 LAD3 疾病的发生。

【临床表现】 反复感染和中性粒细胞显著升高是三种 LAD 的特征表现。所有 LAD 患儿中,大多数感染发生在皮肤和皮下组织。口腔疾病可表现为口腔溃疡、严重的牙龈炎和牙周炎,并可能导致牙齿完全脱落。文献报道,有一半患儿可发生败血症,约三分之一患儿发生深部脓肿。除反复感染外,三种 LAD 有自身独特的临床表现。

LAD1 最显著的临床表现是皮肤和黏膜表面的反复细菌性感染,特点为感染部位无脓形成、无痛性坏死,轻微创伤部位形成进行性扩大、经久不愈的溃疡。脐炎和脐带延迟脱落等脐带并发症和粒细胞增多是早期 LAD1 的常见表现。感染的严重程度与 CD18 的缺陷相关。重度缺陷患儿反复发生威胁生命的感染,若没有进行造血干细胞移植,常在 2 岁之前致命。革兰氏阴性细菌、革兰氏阳性细菌和真菌皆是易感病原。

LAD2 主要表现为免疫缺陷、中重度智力低下、身材矮小、面部粗糙及孟买血型。在婴儿期,白细胞黏附缺陷引起反复感染,感染的程度较 LAD1 轻,多不危及生命。LAD2 患儿感染发生率随着时间而逐渐降低。在成长后期,主要罹患牙周炎,感染频率较低且较不严重,而精神运动障碍和生长迟缓较为突出。代谢紊乱也

是 LAD2 患儿的一个主要问题。患儿表现为独特的面部特征,包括宽鼻尖、舌头突出和下颌突出、身体畸形、身材矮小、精神运动迟缓、智力低下和癫痫等。另外,LAD2 患儿红系细胞上 H 抗原缺乏,表现为孟买血型。

LAD3 患儿临床特征是反复性细菌感染、出血性疾病和白细胞增多。由于血小板黏附异常,导致患儿出血,可能导致胃肠道出血、颅内出血和肺出血等。另一个特征是与骨硬化症相似,骨密度增加。同 LAD1 相似,LAD3 患儿也具有脐带脱落延迟以及伤口愈合不良等表型,成长后期也会发生牙周炎,但细菌感染没有 LAD1 感染严重。

【实验室检查】 LAD 患儿外周血中性粒细胞计数增多;感染后计数显著上升。另外,LAD1 患儿白细胞表面 CD18 表达缺失或减少。重度缺陷患儿 CD18 表达低于正常水平的 2%,中度缺陷患儿表达水平介于 2%~30%。患儿的体内白细胞趋化试验显示中性粒细胞不能从血管向皮肤部位移动;体外趋化小室法提示中性粒细胞对各种趋化素的刺激反应减弱,移动功能受损。LAD2 患儿细胞表面糖蛋白 SLeX 表达缺陷,红系细胞表面 H 抗原缺乏。LAD3 的 β_2 整合素表达正常,但活化存在缺陷。基因分析可检测 *ITGB2*、*SLC35C1* 和 *FERMT3* 基因的变异情况,分别辅助 LAD1、LAD2 和 LAD3 的确诊。

【诊断与鉴别诊断】 患儿有反复感染和中性粒细胞计数明显升高,需考虑 LAD 诊断可能,若患儿同时具有反复感染、脐带延迟脱落、脐炎和伤口愈合不良等,提示 LAD1。若伴有精神运动障碍和生长迟缓等神经系统表现,需考虑 LAD2。同时具有反复发作细菌感染和严重出血倾向,可考虑 LAD3。实验室检测患儿白细胞 CD18 表达水平和糖蛋白 SLeX 表达水平,可辅助临床诊断。进行 *CD18* 基因、*SLC35C1* 基因和 *FERMT3* 基因测序,可确证 LAD。诊断 LAD 需与其他可导致白细胞增多的疾病相鉴别,如普通感染、白血病等。普通感染有时会导致白细胞显著升高,但通常无既往反复感染病史。类白血病、白血病和其他淋巴细胞增生性疾病伴白细胞增多症可发生白细胞增多,但两者间的典型临床表现不同。同时,实验室检验和基因检测可提供鉴别参考。

【治疗与预后】 感染防治和对症支持治疗是 LAD 患儿的主要管理方式。发生急性感染时积极应用有效抗生素。对于反复严重感染,可以考虑抗生素预防性使用。严格的口腔卫生和牙齿保健对于所有 LAD 患儿都

是非常重要,应对定期在牙科进行评估随访。LAD2 具有岩藻糖代谢缺陷,但岩藻糖补充治疗目前尚无明确结论是否有益,有待进一步深入研究。HSCT 有报道用于根治 LAD1 和 LAD3 患儿,但有较高的严重并发症,包括移植物排斥和严重急性移植物抗宿主病。总体来讲,HSCT 为 LAD 严重患儿的治疗提供了一种选择,可在发生威胁生命的感染之前进行,但同时需优化移植方案以期获得最佳收益。

LAD1 患儿若未经 HSCT 治疗,生存期与 CD18 表达水平相关。重度缺陷患儿 2 岁时存活率为 39%;若 CD18 表达超过 4% 的患儿,到 2 岁及整个儿童早期的存活率均大于 90%。目前 LAD2 和 LAD3 患儿数量有限,对整个疾病病程和预后的了解有待进一步认识。

(四)孟德尔易感分枝杆菌病

孟德尔易感分枝杆菌病(Mendelian susceptibility to mycobacterial disease,MSMD)是一类由于单核巨噬细胞——T 细胞通路缺陷导致的一类罕见免疫缺陷病,临床主要表现为患儿感染毒力弱的非结核分枝杆菌包括卡介苗(BCG)。MSMD 主要是由于 γ 干扰素(IFNγ)-白介素 12(IL12)循环通路中的分子缺陷所导致。15 种基因突变,包括 IFNGR1、IFNGR2、IL12B、IL12RB1、STAT1、IKBKG、CYBB、TYK2、IRF8、ISG15、RORC、JAK1、IL12RB2、IL23R 和 SPPL2a,可导致 MSMD。其中 IKBKG 及 CYBB 位于 X 染色体,其余皆为常染色体遗传。目前全球共发现超过 500 例 MSMD 患儿,其中最为常见的类型为 IL12RB1 缺陷及 IFNGR1 缺陷,约占所有 MSMD 患儿 2/3。MSMD 的主要治疗方式为抗分枝杆菌治疗,IFNγ 在部分类型 MSMD 有效[1,2,17]。

【病因与发病机制】　分枝杆菌感染机体时,吞噬细胞吞噬分枝杆菌,产生细胞因子 IL12,其为 IL12p40 和 IL12p35 组成的异源二聚体。通过 IL-12 受体(由 IL12Rβ₁ 和 IL-12Rβ₂ 组成的异源二聚体),IL12 刺激 T 细胞和 NK 细胞,诱导 IFN-γ 合成与分泌。通过 IFNγ 诱导产物及 IFNγ 本身的作用,最终导致分枝杆菌杀伤。由此可见,单核巨噬细胞与 T 细胞之间的 IFNγ-IL12 通路在控制分枝杆菌感染中发挥了重要作用。其中任何一环发生缺陷,即可导致机体感染分枝杆菌。

【临床表现】　MSMD 根据分子缺陷不同,临床表型轻重各异,从无症状感染到严重系统性、播散性感染。完全缺陷患儿早年发生播散性感染,而部分缺陷患儿可晚至青少年出现轻型感染。在不同地区的患儿,感染分枝杆菌菌株可能有所不同,毒力也不同,包括环境分枝杆菌、BCG、牛结核分枝杆菌、人结核分枝杆菌等。在中国内地、香港特别行政区及东南亚一些地区,普遍接种卡介苗,因此 MSMD 患儿通常表现为卡介苗感染。而在其他不接种 BCG 的国家地区,则主要变现为环境非结核分枝杆菌(NTM)感染,如禽分枝杆菌及偶发分枝杆菌等。分枝杆菌感染可累及肺部、胃肠道、皮肤、淋巴网状系统以及骨髓等。临床表现往往无特异性,包括发热、腹泻、腹痛、肝脾淋巴结大、消瘦等。卡介苗感染时,局部引流淋巴结增大,并与皮肤及周围组织形成窦道;此外也可通过血源传播形成播散性感染,如脑膜炎、骨髓炎。MSMD 患儿对其他病原如沙门菌、李斯特菌、真菌、利斯曼原虫以及病毒也易感。

1. 常染色体隐性完全 IFNGR1 缺陷　新生儿或儿童早期即发生严重播散性分枝杆菌感染,接种 BCG 者发生 BCG 疾病,77% 有环境分枝杆菌感染,平均出现年龄 3.1 岁。分枝杆菌感染易反复。病情严重,无病间隔期短,存活低,大部分儿童期死亡,不到 20% 患儿可存活到 12 岁。此外单核细胞增多性李斯特菌、巨细胞病毒、水痘-带状疱疹病毒、副流感病毒、呼吸道合胞病毒及弓形虫感染均有报道。

2. 常染色体显性部分 IFNGR1 缺陷　在儿童晚期或青少年期发病,平均出现年龄 13.4 岁。表现为局部或播散性 BCG 感染,以及 NTM 感染,组织胞浆病、沙门菌感染也有报道。73% 接种 BCG 者有 BCG 疾病,79% 有环境分枝杆菌感染。此类患儿最显著的一个特征即是多灶性 NTM 骨髓炎。鸟分枝杆菌所致骨髓炎最常见(79%),单独出现见于 32% 患儿。

3. 常染色体隐性部分 IFNGR1 缺陷　临床表型较完全缺陷患儿轻,感染发生也较晚,首次感染出现时间为 11.25 岁 ±9.13 岁,1 例长期鸟分枝杆菌感染者在获得诊断及开始治疗后初期死亡。大部分可无症状。

4. 常染色体隐性 IL12RB1 和 IL12B 缺陷　IL12RB1 缺陷患儿常见,儿童早期起病,大部分由活的 BCG 疫苗引起,90% 患儿在 BCG 接种 1 年内出现症状。沙门菌和环境分枝杆菌与 BCG 感染出现时间相似。结核分枝杆菌感染出现时间晚,为 2.5~31 岁。90% 为单一病原感染。多发感染主要为分枝杆菌和沙门菌感染。分枝杆菌感染很少复发,沙门菌感染常复发。其他感染病原包括皮肤黏膜念珠菌病、播散性巴西芽生菌和组织胞浆菌感染,肺炎克雷伯菌、新型诺卡菌。IL12B 缺陷患儿临床表型较完全 IFNγR 缺陷患儿轻。大多数患儿在儿童早期起病,主要表现为局部或播散性卡介苗病,沙门菌感染也有报道。

5. STAT1 缺陷 STAT1 缺陷依据其遗传方式以及缺陷程度的不同,其临床表型也各有不同。AR 完全 STAT1 缺陷对分枝杆菌和病毒皆易感,如播散性 BCG 感染、单纯疱疹病毒性脑炎,以及暴发性 EBV 感染等,病情严重。此类患儿若不接受骨髓移植,可在婴儿期死亡。AR 部分 STAT1 缺陷患儿 MSMD 表型较轻,表现分枝杆菌及沙门菌感染。单纯疱疹病毒与呼吸道合胞病毒感染也曾报道。AD STAT1 缺陷患儿表型与 AR 部分 IFNγR 缺陷相似,可表现为播散性 BCG 感染与禽分枝杆菌感染。

6. CYBB 缺陷 CYBB 缺陷主要导致 CGD 病,表现为反复细菌感染、真菌感染、炎症反应,以及一部分患儿接种卡介苗后导致播散性 BCG 感染。但一部分 CYBB 缺陷患儿只表现为 MSMD,反复播散性分枝杆菌感染。并且在所有吞噬细胞中,只有巨噬细胞的氧化呼吸爆发功能受到影响。

7. IRF8 缺陷 包括常染色体隐性遗传(AR)和常染色体显性遗传(AD)两种。AR IRF8 缺陷患儿临床表现较重,婴儿早期即发生播散性 BCG 感染和口腔念珠菌病。而 AD 缺陷患儿表型相对较轻,儿童早期发生播散性卡介苗病。IFNGR2 缺陷患儿临床表现与 IFNGR1 缺陷患儿相似,病例数少。常染色体隐性遗传 ISG15 缺陷临床表型与 IL12RB1 和 IL12B 缺陷类似。患儿表现为播散性 BCG 感染并发窦道形成,但对病毒的易感性并未增加。

【实验室检查】

1. 微生物学证据 BCG 接种局部异常明显。BCGosis 更具提示诊断意义。用生物化学或分子生物学方法鉴定分枝杆菌亚型,如卡介苗、鸟分枝杆菌、结核分枝杆菌等。

2. IFNγ-IL12 通路分析 利用流式细胞术检测细胞表面受体,比如 IFNγR1、IL12RB1 的表达可以辅助疾病诊断。若蛋白表达正常,则需进行功能试验。

3. 基因突变分析 临床考虑 MSMD 后,需进行分子遗传学检测,以明确相应的分子缺陷。下一代高通量测序和相关基因检测包测序,有助于快速地进行基因分析,从而明确遗传诊断。

【诊断与鉴别诊断】 对于具有反复、播散性分枝杆菌感染或卡介苗病的患儿应考虑 MSMD。根据家族史、特征性临床表现、实验室 IFNγ-IL12 循环通路功能缺陷,以及结合基因检测结果,可以确诊 MSMD。MSMD 需与其他具有分枝杆菌感染的疾病相鉴别。少部分

CGD 患儿与 MSMD 患儿临床有重叠,即表现分枝杆菌和沙门菌感染。但 CGD 患儿具有反复细菌和真菌感染,以及过度炎症反应导致的肉芽肿,且吞噬细胞呼吸爆发功能存在缺陷。单核细胞低及分枝杆菌病综合征(MonoMAC 综合征由)GATA2 缺陷导致,主要表现为儿童晚期或成年发病,除播散性非结核分枝杆菌病,患儿还容易患真菌感染、病毒感染、组织胞浆病,以及进行性肺泡蛋白质沉积,而且患儿血细胞减低。

【治疗与预后】 对现症感染者,积极长期的抗分枝杆菌治疗很关键。根据实验室病原鉴定、病原分型及药敏试验,选取相应的抗感染药物。对于 IFNγ 产生不足患儿,重组人 IFN-γ 治疗是最主要的治疗手段,其中 IL12RB1 缺陷者应用 IFNγ 治疗能显著延长生存时间,提高生存质量。对 IFNγ 应答能力缺陷患儿,目前尚无明确有效治疗手段。骨髓移植是唯一的根治方式,已有常染色体隐性遗传完全 IFNγR 缺陷患儿进行骨髓移植的报道,但最终结果不一,有待进一步研究证实。常染色体隐性遗传完全 IFNγR 缺陷和完全 STAT1 缺陷患儿分枝杆菌感染较难控制,预后较差。

七、固有免疫缺陷

根据国际免疫学会联合会 IUIS 免疫出生差错专家小组 2019 年的更新,固有与初始免疫缺陷病包含孟德尔遗传的分枝杆菌易感性疾病、疣状表皮发育不良、严重病毒感染易感性疾病、单纯疱疹病毒脑炎、侵袭性真菌易感性疾病、慢性皮肤黏膜念珠菌病、TLR 信号通路缺陷伴细菌易感性疾病、其他非造血组织有关的先天性免疫缺陷和其他与白细胞相关的免疫出生差错九个亚类(表 16-16)。

(一)外胚层发育不良免疫缺陷综合征

外胚层发育不良免疫缺陷综合征(anhidrotic anhidrotic ectodermal dysplasia with immunodeficiency, EDA-ID)为一类遗传性罕见病,临床表现包括外胚层发育不良、反复感染、血管异常、骨质异常等。患儿由于皮肤及附件等外胚层起源的组织发育缺陷,导致出生后皮肤角化过度、色素沉着、汗腺、皮脂腺、黏液腺、牙齿发育不良,毛发的结构和分布异常,血管异常,身材偏矮,合并智力低下的约 30% ~ 50%。由于黏液腺和牙齿发育不良或缺如,导致患儿容易发生呼吸道感染、影响胃肠消化吸收功能。

表 16-16　固有与初始免疫缺陷

疾病名称	致病基因	遗传方式	OMIM	受累细胞	功能障碍	相关特征
1. 孟德尔遗传的分枝杆菌易感性疾病						
IL-12/IL-23 受体 β₁ 链缺陷	*IL12RB1*	AR	601604	L+NK	IFN-γ 分泌	易感染分枝杆菌和沙门菌
IL-12p40(IL-12 和 IL-23)缺陷	*IL12B*	AR	161561	M	IFN-γ 分泌	易感染分枝杆菌和沙门菌
IFN-γ 受体 1 缺陷	*IFNGR1*	AR/AD	107470	M+L	IFN-γ 结合和信号传递	易感染分枝杆菌和沙门菌
IFN-γ 受体 2 缺陷	*IFNGR2*	AR	147569	M+L	IFN-γ 信号传递	易感染分枝杆菌和沙门菌
STAT1 缺陷(AD LOF)	*STAT1*	AD	600555	M+L	IFN-γ 信号传递	易感染分枝杆菌和沙门菌
巨噬细胞 gp91Phox 缺陷	*CYBB*	XL	300481	仅 M	杀伤功能(O_2^- 产生)	仅易感染分枝杆菌
IRF8 缺陷(AD)	*IRF8*	AD	601565	CD1c+MDC	CD1c + MDC 亚群分化	易感染分枝杆菌
IRF8 缺陷(AR)	*IRF8*	AR	601565	CD1c+MDC	CD1c + MDC 亚群分化	易感染分枝杆菌和其他致病菌
SPPL2a 缺陷	*SPPL2A*	AR	608238	M+L	cDCs 与 Th1 发育受损	分枝杆菌与沙门菌易感
Tyk2 缺陷	*TYK2*	AR	176941	正常,多种细胞因子信号传递缺陷	正常	易感染胞内细菌(分枝杆菌,沙门菌)和病毒,IgE 正常或增高
P1104A TYK2 纯合缺陷	*TYK2*	AR	176941	L	对 IL-23 应答缺陷	MSMD 或结核分枝杆菌
ISG15 缺陷	*ISG15*	AR	147571		IFNγ 产生缺陷	易感染分枝杆菌(BCG),脑钙化
RORγt 缺陷	*RORC*	AR	602943	L+N	RORγT 蛋白功能缺乏,IFNγ 产生缺陷,产生 IL-17A/F 的 T 细胞缺失	易感染分枝杆菌和念珠菌
JAK1 缺陷(LOF)	*JAK1*	AR	147795	N+L	IFN-γ 产生	易感染分枝杆菌和病毒,泌尿道癌
2. 疣状表皮发育不良(HPV)						
EVER1 缺陷	*TMC6*	AR	605828	角质细胞	EVER1/EVER2/CIB1 在角质细胞形成复合物	人乳头状瘤病毒(HPV)(B1 组)感染和皮肤癌(EV 型)
EVER2 缺陷	*TMC8*	AR	605829			HPV(B1 组)感染和皮肤癌(EV 型)
CIB1 缺陷	*CIB1*	AR	618267			

16章

续表

疾病名称	致病基因	遗传方式	OMIM	受累细胞	功能障碍	相关特征
WHIM(疣,低免疫球蛋白血症,感染,骨髓粒细胞减少综合征)	CXCR4	AD GOF	162643	粒细胞+L	趋化因子受体 CXCR4 对配体 CXCL12 (SDF-1)反应增强	疣,中性粒细胞减少,B 细胞减少,低丙种球蛋白血症

3. 严重病毒感染易感性疾病

疾病名称	致病基因	遗传方式	OMIM	受累细胞	功能障碍	相关特征
STAT1 缺陷(AR LOF)	STAT1	AR	600555	T+NK+M	STAT1 依赖性 IFN-α/β/γ 反应受损	严重病毒和分枝杆菌感染
STAT2 缺陷	STAT2	AR	600556	T+NK	STAT1 依赖性 IFN-α/β/γ 反应受损	严重病毒感染(播散性麻疹疫苗感染)
IRF9 缺陷	IRF9	AR	147574	白细胞和其他细胞	IRF9 与 ISGF3 依赖性 IFN-α/β/λ 反应受损	严重流感
IRF7 缺陷	IRF7	AR	605047	白细胞/浆细胞源性树突状细胞/非造血细胞	IFN-α/β/γ/λ 产生受损	严重流感
IFNAR1 缺陷	IFNAR1	AR	107450	白细胞和其他细胞	IFNAR1 依赖的 IFN-α/β 无反应性	黄热病疫苗严重感染和麻疹疫苗感染
IFNAR2 缺陷	IFNAR2	AR	602376	广泛表达	IFNAR2 依赖的 IFN-α/β 无反应性	严重病毒感(感染播散性麻疹疫苗感染,HHV6)
CD16 缺陷	FCGR3A	AR	146740	NK	NK 功能受累	严重疱疹病毒感染,尤其是 VZV/EBV/HPV
MDA5 缺陷(LOF)	IFIH1	AR	606951	体细胞和造血细胞	病毒识别受损	鼻病毒和其他 RNA 病毒感染

4. 单纯疱疹病毒脑炎(HSE)

疾病名称	致病基因	遗传方式	OMIM	受累细胞	功能障碍	相关特征
TLR3 缺陷	TLR3	AD/AR	603029	中枢神经系统(CNS)固有细胞和成纤维细胞	TLR3 依赖性 IFN-α/β/γ 反应受损	单纯疱疹病毒1型脑炎(临床不全外显率)
UNC93B1 缺陷	UNC93B1	AR	608204	CNS 固有细胞和成纤维细胞	UNC93B 依赖性 IFN-α/β/γ 反应受损	单纯疱疹病毒1型脑炎
TRAF3 缺陷	TRAF3	AD	601896	CNS 固有细胞和成纤维细胞	TRAF3 依赖性 IFN-α/β/γ 反应受损	单纯疱疹病毒1型脑炎
TRIF 缺陷	TICAM1	AD/AR	607601	CNS 固有细胞和成纤维细胞	TRIF 依赖性 IFN-α/β/γ 反应受损	单纯疱疹病毒1型脑炎
TBK1 缺陷	TBK1	AD	604834	CNS 固有细胞和成纤维细胞	TBK1 依赖性 IFN-α/β/γ 反应受损	单纯疱疹病毒1型脑炎
IRF3 缺陷	IRF3	AD	616532	CNS 固有细胞和成纤维细胞	HSV1 诱导的 IFN-α、β 产生和 IRF3 磷酸化降低	单纯疱疹病毒1型脑炎

续表

疾病名称	致病基因	遗传方式	OMIM	受累细胞	功能障碍	相关特征
DBR1 缺陷	*DBR1*	AR	607024	CNS 固有细胞和成纤维细胞	抗病毒 IFNs 产生缺陷	单纯疱疹病毒 1 型脑炎
5. 侵袭性真菌易感性疾病						
CARD9 缺陷	*CARD9*	AR	607212	单核巨噬细胞	CARD9 信号通路	侵袭性念珠菌感染, 深部皮肤真菌病和其他侵袭性真菌感染
6. 慢性皮肤黏膜念珠菌病						
IL-17RA 缺陷	*IL17RA*	AR	605461	上皮细胞/成纤维细胞/单核巨噬细胞	IL-17RA 信号通路受损	慢性黏膜皮肤念珠菌病（CMC）, 毛囊炎
IL-17RC 缺陷	*IL17RC*	AR	610925	上皮细胞/成纤维细胞/单核巨噬细胞	IL-17RC 信号通路受损	CMC
IL-17F 缺陷	*IL17F*	AD	606496	T 细胞	含 IL-17F 的二聚体	CMC, 毛囊炎
STAT1GOF	*STAT1*	AD GOF	600555	T/B/单核细胞	STAT1 获得性功能突变影响分泌 IL-17 的 T 细胞发育	CMC, 各种真菌、细菌和病毒（HSV）感染, 自身免疫病（甲状腺炎, 糖尿病, 血细胞减少症）, 肠病
ACT1 缺陷	*TRAF3IP2*	AR	607043	T 细胞/成纤维细胞	成纤维细胞对 IL-17A、IL-17F 无反应, T 细胞对 IL-17E 无反应	CMC, 眼睑炎, 毛囊炎, 巨舌
7. TLR 信号通路缺陷伴细菌易感性疾病						
IRAK-4 缺陷	*IRAK4*	AR	606883	L+N+M	TIR-IRAK4 信号通路受损	细菌感染（化脓性）
MyD88 缺陷	*MYD88*	AR	602170	L+N+M	TIR-MyD88 信号通路受损	细菌感染（化脓性）
IRAK1 缺陷	*IRAK1*	XL		L+N+M	TIR-IRAK1 信号通路受损	细菌感染, Xq28 的 MECP2 和 IRAK1 大片段新缺失致 X 连锁 MECP2 缺陷相关综合征
TIRAP 缺陷	*TIRAP*	AR	614382	L+N+M	TIRAP 信号传递, 成纤维细胞和白细胞 TLR1/2、TLR2/6 和 TLR4 刺激降低	儿童期葡萄球菌感染
8. 其他非造血组织有关的先天性免疫缺陷						
先天性无脾（ICA）RPSA 缺陷	*RPSA*	AD	271400	无脾	RPSA 编码核糖体蛋白 SA（核糖体亚单位成分）	菌血症（无荚膜细菌）

16章

续表

疾病名称	致病基因	遗传方式	OMIM	受累细胞	功能障碍	相关特征
先天性无脾（ICA）HMOX 缺陷	*HMOX*	AR	141250	巨噬细胞	HO-1 调节铁再循环和血红素依赖性损伤	溶血，肾炎，炎症
锥虫病	*APOL1*	AD	603743	体细胞	脂质	锥虫病
NBAS 缺陷致急性肝衰竭	*NBAS*	AR	608025	体细胞和造血细胞	ER 应激	发热致肝衰竭
急性坏死性脑病	*RANBP2*	AD	601181	广泛表达	核孔蛋白	发热致急性脑病
CLCN7 缺陷伴骨硬化病	*CLCN7*	AR	602727	破骨细胞	分泌溶酶体	骨硬化病伴低钙血症，神经系统表现
SNX10 缺陷伴骨硬化病	*SNX10*	AR	614780	破骨细胞	分泌溶酶体	骨硬化病伴视力障碍
OSTM1 缺陷伴骨硬化病	*OSTM1*	AR	607649	破骨细胞	分泌溶酶体	骨硬化病伴低钙血症，神经系统表现
PLEKHM1 缺陷伴骨硬化病	*PLEKHM*	AR	611466	破骨细胞	分泌溶酶体	骨硬化病
TCIRG1 缺陷伴骨硬化病	*TCIRG1*	AR	604592	破骨细胞	分泌溶酶体	骨硬化病伴低钙血症
TNFRSF11A 缺陷伴骨硬化病	*TNFRSF 11A*	AR	603499	破骨细胞	破骨细胞生成	骨硬化病
TNFSF11 缺陷伴骨硬化病	*TNFSF11*	AR	602642	基质细胞	破骨细胞生成	骨硬化病伴低钙血症，严重生长迟缓
NCSTN 缺陷化脓性汗腺炎	*NCSTN*	AD	605254	上皮细胞	毛囊 γ 分泌酶调节角化	化脓性汗腺炎伴痤疮
PSEN 缺陷化脓性汗腺炎	*PSEN*	AD	104311	上皮细胞	毛囊 γ 分泌酶调节角化	化脓性汗腺炎伴皮肤色素沉着
PSENEN 缺陷化脓性汗腺炎	*PSENEN*	AD	607632	上皮细胞	毛囊 γ 分泌酶调节角化	化脓性汗腺炎

9. 其他与白细胞相关的免疫出生差错

疾病名称	致病基因	遗传方式	OMIM	受累细胞	功能障碍	相关特征
IRF4 单倍剂量不足	*IRF4*	AD	601900	L+M	IRF4 为多能转录因子	惠普尔病（肠原性脂肪代谢障碍）
IL-18BP 缺陷	*IL18BP*	AR	604113	白细胞和其他细胞	IL-18BP 综合分泌性 IL-18	致死性病毒性肝炎

EDA-ID 患儿对多种病原菌易感（细菌、结核分枝杆菌、肺孢子虫、病毒等）、抗体应答及 NK 细胞的细胞毒性受损、低丙种球蛋白血症、高 IgM 血症、自身免疫性疾病和炎症性疾病（炎症性结肠炎称为 NEMO colitis）。免疫学特征包括患儿对多糖抗原产生抗体反应受损、低免疫球蛋白血症、高 IgM 血症、自然杀伤细胞（NK）细胞毒性功能受损和自身免疫性疾病。EDA-ID 在遗传学上有其异质性，有学者根据遗传方式将其分为 4 型：Ⅰ型为 X 连锁隐性遗传男子型（54.4%），症状典型；Ⅱ型为 X 连锁隐性遗传女子型（20.2%），为基因携带，只有部

分症状;Ⅲ型为常染色体隐性遗传(7.9%),常并智力低下;Ⅳ型为常染色体显性遗传(10.2%),类似少汗型,两性均可患病,有并指/趾畸形;尚有未分类者(7.2%),为非遗传型,致病因素可能与染色体畸变、病毒感染、局部因素和体内激素(如甲状旁腺素水平低下)等影响有关。

本症无特殊治疗,以对症处理为主。发热时积极物理降温,避免高温环境,同时应预防感染及中暑,保持鼻咽部湿润度;若发生感染时,需要根据经验或药敏采用敏感药物抗病原微生物。大多数 XL-EDA-ID 和所有的 AD-EDA-ID 都需要静脉或皮下注射丙种球蛋白;部分 XL-EDA-ID 和几乎所有的 AD-EDA-ID 患儿均容易发生白念珠菌和肺孢子虫的感染,因此强烈推荐早期、足量的服用抗真菌药及复方磺胺甲噁唑预防用药。EDA-ID 患儿造血干细胞移植治疗成功率低,且难以改变外胚层异常,需要研究新的根治方法。

（二）IRAK4 和 MYD88 缺陷

白细胞介素-1 受体(IL-1R)相关激酶 4(IRAK4)及髓样分化因子(MYD)88 缺陷是罕见的原发性免疫缺陷病,患儿临床表现类似,均为常染色体隐性遗传。两者缺陷选择性地损伤除 TLR3 以外的 Toll 样受体和白细胞介素-1 受体(TIR)介导的信号转导。IRAK4 和 MYD88 缺陷分别于 2003 年、2008 年首次报道。

IRAK4 缺陷除 G298D 和 R12C 外,绝大部分突变均导致其表达及功能缺失。*MyD88* 突变几乎均为功能缺失,无义突变可表现为表达缺失。两者缺陷主要影响 TIR 信号转导,造成 NF-κB 和 MAPK 通路缺陷。

IRAK4 或 MYD88 缺陷的患儿主要表现为侵袭性或非侵袭性化脓感染,尤其是革兰氏阳性化脓性球菌易感,对常见的细菌、病毒、真菌、寄生虫抵抗力正常。患儿容易发生的威胁生命的侵袭性细菌感染(InvBD),包括侵袭性肺炎链球菌病(IPD)、脑膜炎、败血症、关节炎、骨髓炎、深部组织器官脓肿等,病原菌主要是肺炎链球菌、金黄色葡萄球菌、铜绿假单胞菌。另外,还容易形成非侵袭性的细菌感染(NInvBD),主要局限于皮肤和上呼吸道,病原菌主要为金黄色葡萄球菌和铜绿假单胞菌。部分 IRAK4 缺陷的患儿可有脐炎或脐带脱落延迟。患儿往往在 2 岁前均发生感染,部分患儿死亡,但许多患儿随着年龄增长侵袭性感染改善,十几岁后侵袭性细菌感染明显减少。

IRAK4、MYD88 缺陷患儿在婴幼儿期预后不良(有报道死亡率 38%)。推荐肺炎链球菌、流感嗜血杆菌和

脑膜炎奈瑟球菌疫苗,以及预防性使用抗生素(复方 SMZ 或青霉素类)。同时建议经验静脉注射或皮下注射免疫球蛋白至少到 10 岁。随着年龄的增长,患儿感染情况可明显改善,其他 PID 不具此特点。因此在婴幼儿时期强有力对症治疗可改善预后。

（三）WHIM 综合征

WHIM 综合征:疣(warts)、低丙种球蛋白血症(hypogammaglobulinema)、感染(infection)及无效生成性慢性粒细胞缺乏(myelokathexis)综合征,是一种常染色体显性遗传病,主要由 CXCR4(趋化因子受体 4)蛋白羧基末端杂合子突变引起。

WHIM 综合征患儿易发生持续性人乳头状瘤病毒(HPV)感染,机制不明,表现为顽固性的疣,寻常疣和尖锐湿疣多见;另外,几乎所有的患儿从幼儿时期即发生反复感染,肺炎、鼻窦炎、蜂窝织炎、尿道炎、血栓性的静脉炎、脐炎、骨髓炎、深部软组织感染和皮肤感染。主要的病原菌包括嗜血杆菌、肺炎链球菌、肺炎克雷伯菌、金黄色葡萄球菌、变形杆菌等。部分患儿反复的肺炎可导致支气管扩张,这些支扩患儿一般合并铜绿假单胞菌/洋葱伯克霍尔德菌感染。HPV 感染可致外阴皮肤癌,其他脑肿瘤和卡波西肉瘤也有报道。病毒相关性肿瘤发病率增加,如 EBV 相关 B 细胞淋巴瘤等。

本病一般呈良性慢性病程,预后大多良好,G-CSF、GM-CSF 可明显提高粒细胞的数目;患儿急性感染时,根据药敏积极使用抗生素控制感染,建议复方磺胺甲噁唑预防感染,部分资料显示 HPV 疫苗有助于预防 HPV 感染及后续恶变。皮肤、黏膜 HPV 感染若进行手术切除后要密切监测;CXCR4 抑制剂(普乐沙福)治疗可能有效。

（四）慢性皮肤黏膜念珠菌病

慢性皮肤黏膜念珠菌病(chronic mucocutaneous candidiasis,CMC)是一组临床表现主要为慢性持续性皮肤、黏膜、指/趾甲等浅表真菌(主要为念珠菌)感染的原发性免疫缺陷病;也可能合并其他感染、内分泌自身免疫、肿瘤等。目前,尚无对 CMC 的发病率及预后的统计。主要由于 Th17 细胞数量或功能缺陷以及其细胞因子 IL-17 信号通路异常所致。

CMC 患儿对真菌清除能力受损是 CMC 主要和特征性临床表现的基础,病原以念珠菌为主,表现为皮肤慢性局部炎症、糜烂或溃疡、过度增生或有鳞屑,黏膜上

皮可由轻微的嘴角唇炎迁延至严重红肿炎症,直至真菌肉芽肿和结痂。易感部位为口及食管黏膜、躯干(尤其是腋窝及会阴部位)以及手、指甲(甲癣或真菌性甲沟炎)。需要注意的是,尽管患儿以浅部真菌病为主,但严重病例也可能出现侵袭性真菌感染。

STAT1-GOF 所致 CMC 通常伴发自身免疫性疾病,包括自身免疫性甲状腺炎、胰岛素依赖性糖尿病等,也可能发生自身免疫性肠病、血细胞减少等。其中甲状腺炎最常见。

IL-17A/F 缺陷患儿可能发生毛囊炎,ACT1 可能发生睑缘炎、毛囊炎和巨舌症。CMC 患儿真菌肉芽肿可能导致严重的临床并发症,主要为念珠菌肉芽肿致手部无力,食管狭窄致消化吸收不良,慢性感染增加了鳞状细胞癌发病风险。

长期预防和治疗真菌治疗是 CMC 的主要治疗手段,由于念珠菌感染率高,氟康唑被推荐为一线全身系统抗真菌药,氟康唑耐药者可选用两性霉素,伊曲康唑、伏立康唑、泊沙康唑已经替代氟康唑成为新型抗真菌药。目前 CMC 移植治疗仅有零星报道,还需要更多病例证明其有效性。有零星报道鲁索替尼治疗部分 STAT1 GOF 患儿有效。

八、补体缺陷

【概述】 补体是天然免疫的重要组成部分,同时作为天然免疫和获得性免疫的桥梁。补体与免疫系统的很多分支相互作用,不但保护机体免于感染,对机体保持免疫稳态起重要作用。补体系统缺陷导致广泛的临床表现形式,包括反复细菌感染、遗传性血管神经性水肿(hereditary angioedema,HAE)、风湿性异常、白细胞黏附分子缺陷-1 型(leucocyte adhesion deficiency type 1,LAD-Ⅰ)和溶血尿毒综合征。通常聚集为 2 个临床分类:反复荚膜菌感染伴或不伴风湿性异常和反复耐瑟菌感染。风湿性异常包括系统性红斑狼疮(SLE)、SLE 样疾病、皮肌炎、过敏性紫癜、膜增殖性肾小球肾炎、血管炎等。C1 抑制物缺陷导致 HAE,CR3 缺陷导致 LAD-Ⅰ,CD59 缺陷导致阵发性睡眠性血红蛋白尿(paroxysmal nocturnal hemoglobinuria,PNH)[18]。

【发病机制】 补体最初被描述为能溶解抗体致敏的细菌和红细胞的物质。补体的不同功能均需要通过 2 个不同的通路来达到 C3 的活化或固定。经典通路通常利用抗体作为识别分子。一旦获得性免疫防护被活化,特异性抗体结合到微生物,形成 C1q 的结合位点,导致有效的经典途径的活化。凝集素通路由甘露聚糖结合凝集素(MBL)始动,它通过结合 MBL 相关的丝氨酸蛋白酶(mannan-binding lectin-associated serine protease,MASP)形成复合体,裂解 C4 和 C2 形成凝集素通路 C3 转化酶(C4b2a)。凝集素通路也可被纤维凝胶蛋白(ficolin)活化。替代途径是抗体非依赖的,依赖于天然 C3 进行最小的自动的水解。水解的 C3 与因子 B 结合。与水解的 C3 结合的因子 B,被因子 D 裂解为 Ba 和 Bb。水解的 C3Bb,可持续低水平地将 C3 裂解为 C3b。若 C3b 结合于适当的表面,则因子 B 与之相关,由因子 D 裂解为 C3bBb,是一种强力有效的 C3 转化酶。在替代通路,备解素(properdin)稳定 C3b 与 Bb 的复合体,延长酶的半衰期。备解素见于伴有降低唾液酸内容物的活化的病原表面,而不见于富含唾液酸的宿主细胞膜。抑制性因子 H 抑制 C3bBb 的形成和降解 C3bBb。因子 I 灭活 C3b。不同的通路均汇集于 C3 成分,通常结局是 C3b 在靶表面丛集性沉积。C3b 上的不稳定硫酯组可共价稳定结合于相邻病原细胞表面或改变的宿主细胞膜暴露的氨基或羟基组,该过程放大 C3 的缓慢水解,也促进后续靶病原表面或改变的自身结构上的补体活化。替代途径也被经典或凝集素通路产生的 C3b 活化和放大。C3b 可作为吞噬细胞的调理素,也始动最后的常见通路。当 C3b 与 C3 转化酶结合,C5 被裂解。C5 具有一个不稳定的细胞膜结合位点,与 C6 结合后形成稳定的复合物。活性 C5b67 可与脂膜结合。结合的 C8 可插入细胞膜。C9 的加入使脂质双层穿透导致细胞的渗透性溶解。

【临床表现】

1. 旁路途径和终末途径缺陷

(1) 备解素(properdin)缺陷:X 连锁隐性遗传,世界范围内有逾百例患者,脑膜炎球菌败血症风险呈 250 倍升高,易出现爆发的致命的脑膜炎球菌感染,病死率高达 34%~63%。无自身免疫现象。非脑膜炎球菌引起的反复中耳炎和肺炎见于一家系。

(2) 因子 B 缺陷:仅有 1 例因子 B 缺陷患儿,表现脑膜炎球菌血症,无自身免疫疾病的病史。

(3) 因子 D 缺陷:因子 D 缺陷很少见,表现侵袭性脑膜炎球菌感染,与备解素缺陷相近。大肠埃希菌和肺炎双球菌感染风险增加,还有反复淋球菌感染发作。与自身免疫无相关性。

(4) 膜攻击复合体缺陷:C5~C8 缺陷者表现轻的反复的脑膜炎球菌感染,病死率呈 5~10 倍增加。终末补体成分缺陷较少出现 SLE 样疾病,可能与凋亡细胞残骸清除失功能有关。仅见孤立的 SLE 病例报道。SLE 样疾病见于 C5 缺陷者,SLE 样疾病和膜增殖性肾小球肾炎见于 C6 缺陷者,硬皮病,类风湿关节炎和 SLE 样疾病见于 C7 缺陷者。C9 缺陷在日本尤为常见,发生率1/1 000,缺陷者 C9 水平为正常值的1/3~1/2,1/3患儿有流行性脑脊髓膜炎,部分患儿患 SLE。

2. 凝集素通路缺陷

(1) MBL 缺陷:功能性血清 MBL 水平受外显子1和启动子区的常见多态位点影响。多态位点所致的氨基酸替换影响 MBL 单聚体形成为多聚体,因此阻碍功能性 MBL 分子形成。10%~15%西方人携带缺陷基因型,在很多情况下不导致感染敏感性增强,但与儿童及成人反复感染有关。若伴发其他原发或继发免疫缺陷,则 MBL 缺陷是反复呼吸道感染的危险因素。

(2) MASP-2 缺陷:患儿表现自身免疫症状和反复呼吸道感染的结合,病情较 MBL 缺陷重。10 例患儿被报道,其中 3 例无明显疾病症状。西方人常见的 D105G 频率为1%~3%。

(3) Ficolin3 缺陷:1 例患儿儿童期出现反复呼吸道感染,后期出现脑脓肿和反复肺炎。血清中 ficolin3 和 ficolin3 依赖的补体活化缺失。为纯合移码突变所致,西方人中频率为1%。

3. 经典途径缺陷 经典途径早期成分缺陷出现 SLE 样疾病的机制包括免疫复合物清除受损,凋亡细胞清除受损,补体依赖的 B 细胞耐受受损。补体缺陷患儿出现 SLE 样疾病,特点为早发,较少有肾、肺、心包受累。环形光敏感皮疹明显。暴发性肾小球肾炎,进展性肾病和肾衰也较少见。抗核抗体,抗 DNA 抗体,狼疮凝集物相对低或缺乏。抗 Ro/SSA 抗体经常升高。

(1) C1q 缺陷:世界范围内有 64 例患者,98%有皮肤狼疮,是与 SLE 样疾病最相关的补体成分。很多患者死于反复细菌感染、病毒感染和肾衰竭。C1q 缺陷的一些患者也出现弥漫念珠菌病和口腔阿弗他损伤,继发于念珠菌病的脚趾变形。

(2) C1r/C1s 缺陷:*C1r* 和 *C1s* 在 12p[10] 上紧密相关,不具有 C1r 蛋白的个体 C1s 水平也降低(约 20%~40%正常水平)。C1r/C1s 缺陷极少见,12 例患者被报道,57%有狼疮样疾病,对荚膜细菌感染敏感性增加。

(3) C4 缺陷:*C4* 基因呈高度多态性。C4A 和 C4B 缺陷见于 6%高加索人。纯合 C4A 和纯合 C4B 同时缺陷者极少见,完全 C4 缺陷见于 28 例患者。低 *C4A* 拷贝数和完全 C4 缺陷患者易于出现 SLE,但英国和西班牙的数据不支持相关性。15%高加索人 SLE 患者为 C4A 缺陷,是第二位与 SLE 样疾病相关的补体缺陷。患者经常出现抗 Ro/SSA 抗体,但缺乏抗 La/SSB 抗体。C4 缺陷患者荚膜菌(肺炎双球菌、流感嗜血杆菌、脑膜炎

球菌)感染敏感性增强。纯合 C4B 缺陷者表现为荚膜菌感染敏感性增强。C4A 或 C4B 缺陷与 IgA 肾病、过敏性紫癜、慢性肝炎、硬皮病、膜肾病、亚急性硬化性全脑炎、1 型糖尿病有关。4 例 C4 缺陷患者在 2~25 岁死亡。*C4A*,*C4B* 和 *C2* 基因在 HLA Ⅲ 区域紧密关联,考虑高加索人群 *C4* 无效等位基因的高频率,推测联合的杂合的 *C2* 和 *C4A* 或 *C2* 和 *C4B* 突变出现率约 1/1 000。目前 18 例(来自于 9 个家系)患者被报道,30%表现 SLE、SCLE、CCLE、狼疮样脂膜炎或其他自身免疫异常。

(4) C2 缺陷:C2 缺陷是最常见的纯合补体缺陷,C2 缺陷在高加索人中的出现率为 1/10 000~20 000,瑞典有 450 例患者。90%的 C2 缺陷是源于 6 号染色体上的 *HLA-B** 18,*S042*,*DRB1** 15 MHC 单倍型的 28bp 的纯合缺失,与血清低 IgG2 和 IgG4 相关。一部分 C2 缺陷个人不易于感染,仅少数 C2 缺陷患者易患反复细菌感染。C2 缺陷患者也与风湿性异常相关,如膜肾小球肾炎、过敏性紫癜、皮肌炎、亚急性皮肤狼疮、多肌炎、霍奇金淋巴瘤,也与冠状动脉硬化有关。C2 缺陷患者出现 SLE 的频率较低,估计约 10%,起病与常规 SLE 患者近似,女性占多数,通常不严重,但青春期前起病者例外。抗核抗体和抗自然 DNA 抗体滴度低或缺乏,抗 Ro/SSA 抗体出现频率高(ANA 阴性 SLE)。C2 缺陷中 SLE 的确切流行率可能较低,因为很多患者是健康的。携带者狼疮样表现不增加。

4. C3 和调节蛋白缺陷

(1) C3 缺陷:C3 缺陷极少见,27 例患者被报道(来自于 19 例家系)。缺陷者 C3 浓度<1%正常值。由于 C3 片段的调理不足,患者易于出现荚膜菌感染,很少导致 SLE 样病。完全性原发的 C3 缺陷患者也易于出现免疫复合物介导的疾病如血管炎和肾炎。日本的 C3 缺陷患者对免疫耐受打破更敏感。SLE 样综合征、发热、血管炎皮肤损伤、关节炎,见于 28%的 C3 缺陷患者。感染病原除了与经典途径类似的脑膜炎球菌,其他病原包括肺炎双球菌、流感嗜血杆菌、产气肠杆菌、大肠埃希菌、化脓性链球菌、金黄色葡萄球菌也有报道。呼吸道感染最明显,包括肺炎、扁桃体炎、鼻窦炎、中耳炎。肾脏疾病包括 MPGN 和系膜毛细血管性肾小球肾炎,见于 26%的 C3 缺陷患者。具有肾小球肾炎的患者,ANAs 经常检测不到,其他 SLE 样病的系统指标也缺乏。

(2) 因子 H 缺陷:因子 H 缺陷导致不受调节的 C3bBb 活化和 C3 的耗竭。22 例患者被报道。与膜增殖性肾小球肾炎Ⅱ型强相关,一些病例与不典型溶血尿毒综合征相关。相关的感染与继发的因子 B 和 C3 低

浓度相关。伴有 MPGN 的部分因子 H 缺陷患者也与年龄相关的黄斑变性有关。

（3）因子 I 缺陷:因子 I 直接灭活 C3b。常染色体共显性遗传,31 例患者被报道。纯合因子 I 缺陷与因子 H 缺陷一样不常见,表现为荚膜菌感染增加,也与肾小球肾炎和无菌性脑膜炎相关。使补体替代通路功能受损,伴继发性因子 B 和 C3 水平降低。杂合的因子 H、因子 I、C3、因子 B、膜共因子蛋白(MCP 或 CD46),补体因子 H 相关蛋白 2 和 3(CFHR1/CFHR3)的一个常见缺失均可影响不典型溶血尿毒综合征出现风险。

（4）C1-INH 缺陷:C1-INH 抑制 C1r 和 C1s 的酶活性。C1-INH 与 C1r 和 C1s 共价结合,使 C1 巨分子复合体解聚。C1-INH 缺陷常染色体显性遗传,流行率为 1/50 000,导致的遗传性血管神经性水肿(hereditary angioedema,HAE)是荨麻疹的一种特殊变异型,水肿主要累及深的真皮和下层的结构(皮下脂肪、筋膜和肌肉)。临床表现皮肤非炎性的深部位结节、斑疹或界限清楚的水肿区域,经常累及胃肠道和呼吸道。自身免疫频率增加,尤其肾小球肾炎。一些患者也出现 SLE。10% ~ 25%病例呈散发。在缺乏家族史情况下,诊断在青春期前很难建立,尽管症状典型开始于儿童期。发作后,患者可耐受另一次发作约 72 ~ 96 小时。活化的 C1 酯酶正常底物 C2 和 C4 水平降低,但很少感染。

5. 调节蛋白缺陷

（1）阵发性睡眠性血红蛋白尿(paroxysmal nocturnal hemoglobinuria,PNH):PNH 是独一无二的克隆性干细胞异常。发病除了需要 X 连锁 *PIGA* 基因体细胞突变,PNH 克隆具有生长优势(双发病理论)。更多证据提示针对非突变细胞的阴性选择是突变克隆占主导的原因。*PIGA* 基因产物为正常合成糖基-磷脂酰肌醇分

子所必须,至少有 40 种蛋白借助该分子锚定于细胞膜,其中包括 CD59、CD55 和 C8bp。PNH 患儿红细胞表面不表达 CD59、CD55。CD55 也被称为衰退增强因子,可防止 C3b 沉积所触发的全 C3 转化酶(C3bBb)形成。CD59 也被称为反应性溶解的膜抑制子,是一种细胞表面糖脂,通过阻止 C9 的打开,阻断 C9 与 C5b-C8 复合体结合,防止 MAC 形成。CD59、CD55 和 C8bp 缺陷可单独存在。血细胞来源的红细胞和血小板对补体攻击敏感,临床表现为血管内溶血、血栓事件和骨髓衰竭。PNH 可分为两种类型:①溶血的 PNH:特征为明显的血管内溶血的发作和典型的大量 PNH 克隆;②发育不良的 PNH:特征为血细胞减少(中性粒细胞减少、血小板减少和或贫血)。15%患者可自然缓解。抗补体治疗临床有效。

（2）补体蛋白细胞膜受体缺陷:白细胞 CD18 缺陷导致不能形成补体受体(CR)CR3(CD11c/CD18)、CR4(CD11b/CD18)和 LFA1(CD11c/CD18),统称为 β₂ 整合素。临床表现为白细胞黏附分子缺陷-1 型(leucocyte adhesion deficiency type 1,LAD),特征为严重反复皮肤黏膜感染。中性粒细胞黏附、渗出和吞噬功能严重受损。

【实验室检查】 总的溶血补体分析(CH50)检测患儿的血清溶解兔抗羊抗体包被的绵羊红细胞的能力。一个 CH50 值为 200 意味着一份血清稀释 1:200 倍能溶解 50% 兔抗羊抗体包被的绵羊红细胞。AH50 试验利用兔或豚鼠红细胞,特异性活化替代通路,用 EGTA 螯合钙离子阻断经典和凝集素通路。溶血的替代通路分析不能检测 properdin 缺陷。

部分 C4A、C4B、C2 或联合的 C4A/C2 缺陷,CH50、C3 和 C4 可在正常范围内。若患儿持续低 C4 或 C4 低-正常水平,C4 的同种异型分析是最简便的方法来检测

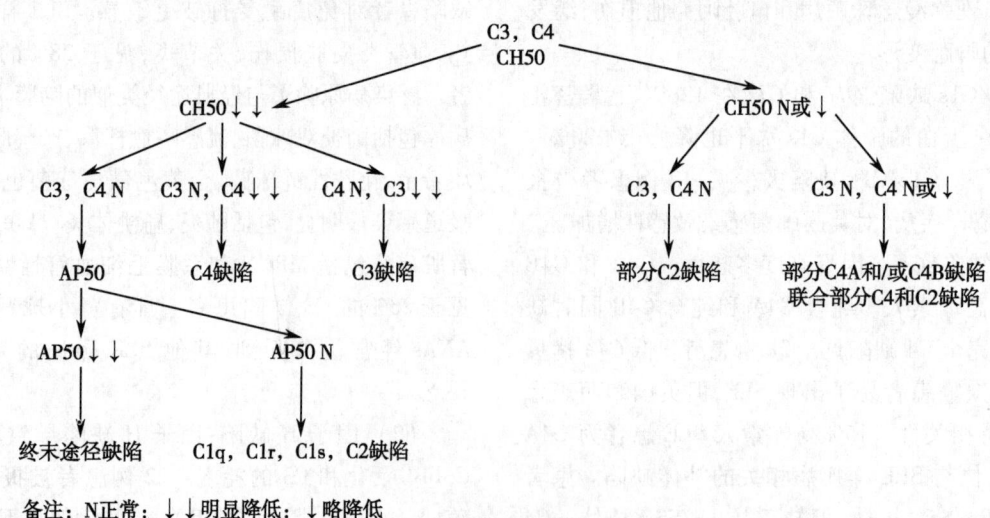

图 16-4　补体缺陷诊断思路流程图

部分 C4A 或 C4B 缺陷。1~5 个拷贝的长（21kb）或短（14.6kb）*C4* 基因位于 6p[21,3] 上 MHC 的中间区域。至今，2~7 个拷贝 *C4* 基因经常存在于正常个体的二倍体基因组中。通过实时 PCR 分析可准确检测 *C4A* 和 *C4B* 基因的拷贝数变异。

CH50 为零或极低，AH50 正常，提示 C1q、C1r、C1s、C2 或 C4 缺陷。AH50 为零或极低，CH50 正常，提示因子 B 或 D（极少见），或备解素缺陷。AH50 和 CH50 均为零或极低，提示 C3、C5、C6、C7、C8 或 C9 缺陷。晚期成分低，尤其 C3、AH50 和 CH50 低，提示因子 H 或 I 缺失。携带者的 CH50 分析通常是正常的。补体缺陷诊断思路流程图见图 16-4，诊断方法组合分析见表 16-17。

表 16-17 补体缺陷诊断方法组合分析

经典途径	凝集素途径（MBL）	凝集素途径（Ficolin-3）	旁路途径	可能缺陷
+	+	+	+	无
−	+	+	+	C1q、C1r、C1s
+	+	+	−	备解素，因子 B、D
+	−	+	+	MBL
+	+	−	+	Ficolin-3
+	−	−	+	MASP2 或 Ficolin3 和 MBL
−	−	−	−	C3、C5、C6、C7、C8、C9
−	−	−	+	C4、C2、C1 抑制剂

【鉴别诊断】

1. **继发的 C1q 缺陷** SLE、低补体荨麻疹血管炎综合征、冷球蛋白血症、严重联合免疫缺陷病可出现继发 C1q 缺陷，由于消耗增加，尤其存在针对 C1q 的自身抗体时。

2. **获得性 HAE** C1q 浓度通常低，针对 C1-INH 抗体常见。

3. **继发性 C3 降低** 因子 H 和 I 缺陷可伴发因子 B 和 C3 降低。C3 肾因子的存在可使 C3 浓度降低，使脑膜炎球菌感染敏感性增加。

【治疗与预后】 建议用结合四价（A、C、Y、W-135）脑膜炎球菌疫苗预防接种所有补体缺陷患儿，但不能提供完全的保护。近端补体缺陷使 C3d 产生减少者，需 2 个月后重复接种该疫苗。C3 形成缺陷者需接种 13 价结合和 23 价非结合肺炎双球菌疫苗。接种后需监测抗体滴度以确保出现保护作用。旁路途径或 C5~C9 缺陷者是脑膜炎球菌感染的高危人群，可预防或按需应用抗生素（利福平、头孢曲松，>18 岁时可用环丙沙星）。

C1-INH 应用于上呼吸道水肿，痛性腹部痉挛，口咽部手术时的预防应用和其他方法治疗无效的频繁发作者。MBL 建议应用于 MBL 缺陷同时合并其他免疫缺陷而易于出现严重感染者。新鲜冰冻血浆可提供 C2，也是目前 C1q 或 C3 缺陷者的唯一治疗方法。新鲜冰冻血浆置换可清除自身抗体和补充缺陷的补体成分，可用于因子 H 缺陷者和不典型溶血尿毒综合征者，建议每周 2 次应用。

九、原发性免疫缺陷病拟表型

原发性免疫缺陷病拟表型是指一类临床表现类似原发性免疫缺陷病，但并非由生殖细胞突变引起且不符合孟德尔遗传规律的疾病。主要由 PID 致病基因体细胞突变、针对免疫活性分子尤其是细胞因子产生自身抗体两种原因引起（表 16-18）。

（一）自身免疫性淋巴细胞增生综合征-FAS 体细胞突变

自身免疫性淋巴细胞增生综合征（autoimmune lymphoproliferative syndrome，ALPS）是一类由 FAS 凋亡通路信号转导障碍所致，以淋巴细胞大量异常存活为特征的综合征。主要表现为非恶性淋巴细胞的慢性聚集，TCRα/β+CD3+CD4-CD8- 双阴性 T 细胞（DNT）明显增高和淋巴细胞体外凋亡障碍。ALPS-sFAS 由 *FAS* 基因体细胞突变引起。

【病因与发病机制】 FAS 途径是体内诱导淋巴细胞凋亡的最主要途径，当 FAS 蛋白缺乏或功能缺陷，不能通过 FAS 激活死亡结构域从而促发半胱天冬酶级联作用，淋巴细胞凋亡障碍，双阴性 T 细胞（TCRα/β+、CD3+、CD4-、CD8-、DNT）的增加，另外，DNT 细胞 Akt-mTOR 通路转导途径过度激活。上述因素导致 T 细胞过度存活以及异常的 B 细胞活动。常染色体显性/隐性遗传的 *FAS* 基因突变为大多数 ALPS 的遗传基础，为经典的 ALPS，部分患儿 *FAS* 基因的体细胞突变导致 ALPS 拟表型（ALPS-sFAS）。一般认为 ALPS-sFAS 较胚系 FAS 突变的患儿普遍发病时间相对晚，且发生脾大及淋巴结病变程度稍轻。

【临床表现】 与 ALPS 极其类似，仅从临床表现不能区分 ALPS 和 ALPS-sFAS。

表 16-18 原发性免疫缺陷病拟表型

疾病名称	基因缺陷/ 可能机制	外周血 T 细胞	外周血 B 细胞	血清 Ig	相关表现/ 相似的 PID
1. 体细胞突变相关					
自身免疫性淋巴组织增生症（ALPS-SFAS）	TNFRSF6 体细胞突变	双阴性 T 细胞↑	正常, CD5⁺ B 细胞数量增多	正常或↓	脾大,淋巴结病,自身免疫性血细胞减少,淋巴细胞凋亡缺陷/ALPS-FAS
RAS 相关自身免疫性白细胞增生症（RALD）	KRAS(GOF)体细胞突变	正常	B 细胞增多	正常或↓	脾大,淋巴结病,自身免疫性血细胞减少,粒细胞增多症,单核细胞增多症,淋巴细胞凋亡缺陷/ALPS 样表型
RAS 相关自身免疫性白细胞增生症（RALD）	NRAS(GOF)体细胞突变	双阴性 T 细胞↑	正常	正常或↓	脾大,淋巴结病,自身抗体/ALPS 样
ALPS 样 Cryopyrin 病,(Muckle-Wells/CINCA/NOMID 样综合征)	NLRP3 体细胞突变	正常	正常	正常	荨麻疹样皮疹,关节病,神经系统体征
STAT5b 体细胞突变致嗜酸细胞增多症	STAT5b(GOF)体细胞突变	正常	正常	正常	嗜酸性粒细胞增多,特应性皮炎,荨麻疹,腹泻
2. 自身抗体相关					
慢性黏膜皮肤念珠菌病（伴或不伴 APECED 综合征）	AIRE 生殖细胞突变,致抗 IL-17 和/或 IL-22 自身抗体	正常	正常	正常	内分泌腺病,慢性皮肤黏膜念珠菌病/CMC
成年起病的免疫缺陷伴感分枝杆菌	抗 IFN-γ 自身抗体	初始 T 细胞↓	正常	正常	分枝杆菌、真菌、沙门菌和水痘带状疱疹病毒感染 MSMD 或 CID
反复皮肤感染	抗 IL-6 自身抗体	正常	正常	正常	葡萄球菌感染/STAT3 缺陷
肺泡蛋白沉积症	抗 GM-CSF 自身抗体	正常	正常	正常	肺泡蛋白沉积症,隐球菌脑膜炎,播散性奴卡菌病/CSF2RA 缺陷
获得性血管性水肿	抗 CI 抑制剂自身抗体	正常	正常	正常	血管性水肿/C1 抑制剂缺陷(遗传性血管性水肿)
非典型溶血尿毒综合征	抗补体因子 H 自身抗体	正常	正常	正常	非典型溶血尿毒综合征/补体旁路途径自发活化
胸腺瘤伴低丙种球蛋白血症（Good 综合征）	抗多种细胞因子自身抗体	CD8 细胞↑	正常	正常	侵袭性细菌、病毒或机会感染,自身免疫,PRCA,扁平苔藓,血细胞减少,结肠炎,慢性腹泻

1. **淋巴增殖**　是 ALPS 最常见和标志性临床表现，多为良性增殖，几乎 100% 的 ALPS 患儿发生淋巴结肿大，超过 90% 的患儿发生脾大，约 45% 的患儿出现肝大。淋巴器官增生的细胞主要为 DNT。

2. **自身免疫性疾病**　约 70% 的患儿发生，主要是各种自身免疫性血细胞减少症，是患儿危重和致死的主要原因之一。其他自身免疫包括关节、肾脏、肝脏、肺脏等脏器。临床可能被诊断为 Evans 综合征和系统性红斑狼疮等。

3. **肿瘤**　FAS-DD 区域内突变可发生 B 细胞淋巴瘤，良性淋巴增殖其 T 细胞为多克隆，淋巴瘤其 BCR/TCR 多为寡克隆，可供鉴别。

【**实验室检查**】

1. **基因分析**　基因诊断为该病诊断的金标准。采用 Sanger 或者深度测序均可发现，但需注意 ALPS-sFAS 在深度测序需要不同算法和深度，建议至少 100× 及以上，部分患儿需要分选 DNT 后进行测序。

2. **DNT 细胞检测**　为 ALPS 标志性表现，DNT 细胞水平至少应超过外周血淋巴细胞绝对值的 1.5% 或 T 淋巴细胞绝对值的 2.5%。需要注意淋巴细胞减少或免疫抑制剂使用后，DNT 会受到影响，需谨慎使用该指标。

3. **淋巴细胞凋亡功能检测**　经典 ALPS 细胞在 FasL 诱导下，呈现凋亡障碍，但 sFAS 可能只有轻微障碍。

4. **其他**　典型的淋巴结病理表现可帮助 ALPS 诊断，包括副皮质区扩大伴多克隆 T 细胞浸润，滤泡发育不全伴浆细胞多克隆增生等。维生素 B$_{12}$ 和 IL-10 可升高。

【**治疗**】　以免疫抑制对症治疗为主，治疗原则与前文生殖细胞突变致 ALPS-FAS 相似。可采用糖皮质激素、吗替麦考酚酯、环孢素等。近年认为 m-TOR 参与 DNT 的活化增殖中，西罗莫司有效抑制淋巴增殖表现。病情严重者可考虑利妥昔单抗和切脾治疗。对于危重无反应患儿，IVIG 与血浆置换有报道，生殖细胞突变 ALPS-FAS 已有移植成功报道，但 ALPS-sFAS 移植治疗很少报道。理论上 ALPS-sFAS 并非遗传而来，但应详细评估患儿体细胞突变而非技术等错误引起，是否需遗传咨询需专科医师评估。

（二）RAS 相关自身免疫白细胞增殖性疾病

RAS 相关自身免疫白细胞增殖性疾病（Ras-associated autoimmune leukoproliferative disorder, RALD）由 *KRAS*、*NRAS* 基因体细胞突变所致，以白细胞增多、脾大、自身免疫性血细胞减少、易继发恶性肿瘤为特征，临床表现与 ALPS 及 JMML 具有一定相似性[19]。

【**病因与发病机制**】　KRAS 或 NRAS 蛋白是鸟苷三磷酸酶（guanosine triphosphatase, GTP）小分子，与 GTP 结合后，进而产生酶活性，活化下游信号通路。*KRAS* 或 *NRAS* 基因增功能体细胞突变引起 GTP 转化为 GDP 障碍，引起 KRAS 或 NRAS 蛋白酶活性增强、RAF-MEK-ERK 和 PI3K-AKT-mTOR 等下游信号通路持续性活化，促进淋巴细胞增殖，同时下调促凋亡蛋白 Bim 的表达，导致内源性线粒体凋亡途径功能障碍。目前已报道可导致 RALD 的 *NRAS* 基因变异位点包括 p. G13D、G12V、G12A、G12S；*KRAS* 基因变异位点包括 p. G13D、G13C、G12D、G12A、p. G12S。

【**临床表现**】　RALD 常见的临床特征包括异常淋巴组织增生、脾大、白细胞增多或难治性自身免疫性血细胞减少症、间质性肺炎、多浆膜腔积液，易继发淋巴瘤及 JMML。少部分可继发肺动脉高压，或出现血栓性血小板减少症导致神经系统受累。以异常淋巴组织增生起病患儿早期易诊断为 Rosai-Dorfman 病；抗双链 DNA 或抗 Sm 抗体阳性患儿易诊断为单纯型系统性红斑狼疮；部分 RALD 患儿早期诊断为 JMML，因预后良好，回顾性诊断为 RALD。部分患儿血细胞减少可继发反复重症感染，免疫抑制剂或脾切除治疗可能加重免疫缺陷。

【**实验室检查**】　外周血白细胞检测显示总白细胞、B 淋巴细胞，粒细胞和单核细胞比例或绝对数增加。自身免疫性血细胞减少症突出时，可出现血细胞减少。多数患儿 IgG 水平显著升高，抗人球蛋白试验阳性、抗血小板抗体阳性、自身抗体以抗核抗体、抗中性粒细胞胞浆抗体或抗心磷脂抗体阳性常见，少部分可出现抗双链 DNA 抗体或抗 Sm 抗体阳性。血清 FASL、白介素 10 和维生素 B$_{12}$ 水平正常。

CD3$^+$TCRαβ$^+$CD4$^-$CD8$^-$T 细胞比例正常或仅轻度升高。FAS 诱导的淋巴细胞凋亡功能正常，IL-2 撤退诱导的 T 细胞凋亡功能障碍，BIM 表达降低。基因检测显示 KRAS/NRAS 体细胞突变。当监测外周血单核细胞计数进行性增加，血红蛋白 F 升高，外周血或骨髓出现髓系幼稚细胞，需警惕继发 JMML 风险。

【**诊断与鉴别诊断**】　通过增殖性表现，自身免疫、外周血细胞分类和 ALPS 相关 DNT、IL-10、维生素 B$_{12}$ 定量分析初步疑诊，IL-2 撤退淋巴细胞凋亡试验和基因测序检测具有诊断意义。其鉴别诊断及鉴别要点包括：

1. **ALPS** RALD 与其他常见的 ALPS 不同点包括 CD3$^+$TCRαβ$^+$CD4$^-$CD8$^-$T 细胞多正常或轻度升高,粒细胞、单核细胞增多,血清 sFASL、白介素 10 和维生素 B$_{12}$ 水平正常,FAS 诱导的淋巴细胞凋亡功能正常。

2. **其他 ALPS 样综合征** 如 *RASGRP1* 基因缺陷,亦具有淋巴组织异常增生、肝脾大及自身免疫临床表型,CD3$^+$TCRαβ$^+$CD4$^-$CD8$^-$T 细胞正常。*RASGRP1* 基因功能缺失性突变患儿易出现反复感染、多重病原菌感染及重症感染。

3. **其他 RAS 相关疾病** 如心-面-皮肤综合征、Noonan 综合征、1 型神经纤维瘤病、Legius 综合征或 Costello 综合征,这些综合征多数胚胎期或生后起病,伴有特征性面容、先天性心脏病、严重发育迟缓、智力障碍或外胚层发育不良等表现,为 *RAS/MAPK* 通路基因(包括 *PTPN11*、*SOS1*、*RAF1*、*BRAF*、*KRAS*、*NRAS*、*HRAS*、*MAP2K1*、*MAP2K2*、*SPRED1*、*NF1* 或 *RIT1* 基因)生殖细胞突变,而非体细胞突变引起。

4. **JMML** 此病起病年龄多数小于 5 岁,以粒单核细胞异常增生分化及器官浸润为显著特征,可伴有自身免疫性疾病,其临床表型可与 RALD 高度重叠,可存在 RAS 信号通路基因体细胞突变,对大多数标准化疗反应均较差,30% 的患儿疾病进展迅速,在诊断后约 1 年内死亡。RALD 也易继发 JMML,但多无须高强度化疗,并存在一定自限性。

【治疗与预后】 以对症治疗为主,单纯淋巴结病或肝脾大患儿建议免疫科门诊密切随访。严重自身免疫性血细胞减少首选糖皮质激素冲击及口服维持治疗,可联合吗替麦考酚酸酯或西罗莫司控制病情。利妥昔单抗和脾切术在难治性病例中慎重使用。继发淋巴瘤或 JMML 时,需与血液专科医生联合制定治疗方案。1 例 RALD 患儿行造血干细胞移植,远期预后尚不明确。靶向药物曲美替尼近期在部分患儿初步临床试验中取得较好效果。

少数患儿报道死因主要为继发肿瘤、感染和血细胞减少,但长期预后尚需随访。

(三)肺泡蛋白沉积症

该病由针对 GM-CSF 自身抗体引起,模拟 GM-CSF 受体 α(CSF2RA)生殖细胞缺陷表型[20]。

【病因与发病机制】 GM-CSF 参与肺泡巨噬细胞的终末分化及肺泡巨噬细胞清除肺泡表面活性物质。同时 GM-CSF 对中性粒细胞的趋化、吞噬、氧化功能也必不可少。因此 GM-CSF 被高亲和力中和抗体中和后表现为肺泡表面活性物质聚集及吞噬细胞缺陷。

【临床表现】 该病临床发病率约 6/1 000 000~7/1 000 000,患者常在 30~40 岁发病,但也有儿童期发病报道,年龄越小发病越倾向于遗传性而非自身免疫引起的肺泡蛋白沉积症。临床主要表现为隐匿起病的呼吸衰竭、缺氧引起的生长落后、免疫缺陷。其中免疫缺陷表现为肺部或肺外局部性或全身性感染,多为机会感染,感染病原包括细菌、分枝杆菌、病毒、真菌等。约 18% 死亡病例由感染引起。

【辅助检查与诊断】 血清可检测到高亲和力高滴度 GM-CSF 自身抗体,肺活检可见患者肺泡完整,嗜伊红颗粒状非细胞性均质物质沉积、PAS 染色阳性。影像学主要表现为弥漫性透光度减低,呈现毛玻璃状,小叶间隔增厚,可呈现"碎石"样外观。

【治疗】 该病治疗主要采用多次肺泡灌洗以去除肺泡表面活性物质的沉积。其他针对自身免疫可采用血浆置换、GM-CSF 补充、利妥昔单抗去除 B 细胞等尚在临床实践中。患者 5 年存活率大于 80%,主要死因为呼吸衰竭及感染,但也有少部分患者有自发缓解趋势。

(赵晓东　毛华伟　宋红梅　杨军　贺建新)

参考文献

[1] 杨锡强. 儿童免疫学. 北京:人民卫生出版社,2001.

[2] OCHS HD,SMITH CIE,PUCK JM. Primary immunodeficiency diseases:a molecular and genetic approach. 3rd ed. USA:Oxford University Press,2014.

[3] TANGYE SG,HERZ W,BOUSFIHA A,et al. Human Inborn Errors of Immunity:2019 Update on the Classification from the International Union of Immunological Societies Expert Committee. J Clin Immunol,2020,40(1):24-64.

[4] SULLIVAN KE. Chromosome 22q11.2 deletion syndrome and DiGeorge syndrome. Immunol Rev,2019,287(1):186-201.

[5] GERNEZ Y,FREEMAN AF,HOLLAND SM,et al. Autosomal dominant Hyper-IgE syndrome in the USIDNET registry. J Allergy Clin Immunol Pract,2018,6(3):996-1001.

[6] AYDIN SE,KILIC SS,AYTEKIN C. et al. DOCK8 deficiency:clinical and immunological phenotype and treatment options-a review of 136 patients. J Clin Immunol,2015,35(2):189-198.

[7] FILIPOVICH AH. The expanding spectrum of hemophagocytic lymphohistiocytosis. Curr Opin Allergy Clin Immunol,2011,11:512-516.

[8] NAGAI K,OCHI F,TERUI K,et al. Clinical character-

istics and outcomes of chédiak-Higashi syndrome: a nationwide survey of Japan. Pediatr Blood Cancer, 2013, 60 (10): 1582-1586.

[9] GLOCKER EO, KOTLARZ D, BOZTUG K, et al. In-flammatory bowel disease and mutations affecting the interleukin-10 receptor. N Engl J Med, 2009, 361:2033.

[10] MAO H, YANG W, LEE PW, et al. Exome sequencing identifies novel compound heterozygous mutations of IL-10receptor 1in neonatal-onset Crohn's disease. Genes Immun, 2012, 13 (5):437.

[11] PACHLOPNIK-SCHMID J, CANIONI D, MOSHOUS D, et al. Clinical similarities and differences of patients with X-linked lymphoproliferative syndrome type 1(XLP-1/SAP deficiency) versus type 2(XLP-2/XIAP deficiency). Blood, 2011, 117: 1522-1529.

[12] OLIVEIRA JB, BLEESING JJ, DIANZANI U, et al. Revised diagnostic criteria and classification for the autoimmune lymphoproliferative syndrome(ALPS):report from the 2009 NIH International Workshop. Blood, 2010, 116(14):35-40.

[13] PARK JH, LEE KH, JEON B, et al. Immune dysregu-lation, polyendocrinopathy, enteropathy, X-linked (IPEX) syn-drome: A systematic review. Autoimmun Rev, 2020, 19 (6):102526.

[14] HAUCK F, KLEIN C. Pathogenic mechanisms and clinical implications of congenital neutropenia syndromes. Curr Opin Allergy Clin Immunol, 2013, 13(6):596-606.

[15] HOLLAND SM. Chronic granulomatous disease. Clin Rev Allergy Immunol, 2010, 38:3-10.

[16] WOLACH B, GAVRIELI R, WOLACH O, et al. Leuco-cyte adhesion deficiency-A multicentre national experience. Eur J Clin Invest, 2019, 49(2):e13047.

[17] DE. BEAUCOUDREY L, SAMARINA A, BUSTA-MANTE J, et al. Revisiting human IL-12Rβ$_1$ deficiency: a survey of 141 patients from 30countries. Medicine(Baltimore), 2010, 89 (6):381-402.

[18] SCHRÖDER-BRAUNSTEIN J, KIRSCHFINK M. Com-plement deficiencies and dysregulation: pathophysiological conse-quences, modern analysis, and clinical management. Mol Immunol, 2019, 114:299-311.

[19] CALVO KR, PRICE S, BRAYLAN RC, et al. Rao VK: JMML and RALD (Ras-associated autoimmune leukoproliferative disorder): common genetic etiology yet clinically distinct entities. Blood, 2015, 125(18):2753-2758.

[20] BENDOV I, SEGEL MJ. Autoimmune pulmonary alve-olar proteinosis: clinical course and diagnostic criteria. Autoimmun Rev, 2014, 13(4-5):513-517.

16章

第4节 继发性免疫缺陷病

继发性免疫缺陷病(secondary immunodeficiency, SID)是出生后由于原发疾病和不利环境因素引起细胞免疫、体液免疫、吞噬细胞和/或补体系统任何成分异常,导致的免疫应答功能障碍,表现为暂时性及可逆性免疫功能低下和对病原菌易感性增加,其发病率远高于原发性免疫缺陷病[1]。鉴于 SID 常能影响原发疾病的病理过程和预后,认识及掌握 SID 具有临床指导意义。引起 SID 的常见因素包括营养紊乱、免疫抑制剂、年龄、感染、肿瘤和血液病、外伤和手术、遗传性疾病和其他医源性因素等[1-15]。

一、营养紊乱

免疫细胞及免疫分子的更新和再合成需要特殊营养物质,营养紊乱将导致相应的免疫功能缺陷。儿童时期营养障碍将引起免疫防御及监视功能受损,导致小儿时期感染性疾病及某些肿瘤易感性增加。反复感染将引起营养吸收障碍而加重营养不良,同时还可加重 SID 状态,形成营养不良-免疫功能低下-感染的恶性循环,构成儿童时期重要的疾病谱。营养过剩和肥胖症,引起体内脂肪和碳水化合物过多,也可出现免疫功能低下。

1. **蛋白质-能量营养不良**[14,15] 蛋白质-能量营养不良(protein-energy malnutrition, PEM)分为消瘦型和恶性营养不良两型,两者之间为过渡型,临床以此型最常见。目前严重型 PEM 已不多见,但可继发于某些严重原发疾病如恶性肿瘤晚期等。严重 PEM 常可引起广泛性免疫功能损伤,常伴随多种微量元素和维生素缺乏进一步加重 SID。

2. **微量元素缺乏症** 微量元素是多种酶活性的关键因子,这些酶在碳水化合物和能量代谢、蛋白质合成和降解、核酸及血红蛋白合成等过程中发挥重要作用。

微量元素缺乏(如锌、铁、铜、锂和硒)将导致 SID。

3. 维生素缺乏症 维生素缺乏时,DNA 和蛋白质合成障碍,影响细胞代谢和功能,导致淋巴细胞增殖反应下降、中性粒细胞吞噬杀菌功能受损。

4. 肥胖症 肥胖症患儿体内常存储大量饱和脂肪酸和碳水化合物。饱和脂肪酸或不饱和脂肪酸过多将抑制细胞免疫反应、中性粒细胞趋化吞噬功能及网状内皮系统清除功能。此外,肥胖症患儿由于多有偏食习惯,常伴有微量元素和维生素缺乏,也是造成免疫功能下降和反复感染的原因。

二、免疫抑制剂[1, 4]

1. 放射线 主要影响 T 细胞功能和数量,对 B 细胞、巨噬细胞和中性粒细胞的影响相对较少。经 2 000~3 000rad 分次照射后,外周血淋巴细胞数量减少,CD4+T 细胞数量减少和 CD4+/CD8+T 细胞比例下降,淋巴细胞增殖反应减弱。CD8 阳性自然杀伤细胞功能降低。放疗后免疫功能低下程度与放射剂量呈正相关,也与照射部位有密切的关系。放疗后免疫功能下降可持续 1 年,个别病例甚至长达 10 年之久。

2. 生物制剂 生物制剂包括抗淋巴细胞球蛋白(ALG)、抗胸腺细胞球蛋白(antithymocyte globulin, ATG)、T 细胞和 B 细胞单克隆抗体、抗细胞因子单克隆抗体和阻断 T 细胞共刺激信号药物等。应用生物制剂可损害免疫防御功能甚至导致严重感染,也可能增加自身免疫性疾病或恶性肿瘤风险。

(1)ALG 和 ATG:用于抑制移植物排斥反应和治疗再生障碍性贫血时,ALG 同时抑制对结核菌素增殖反应和皮肤型超敏反应;ATG 会阻断 T 细胞和抗原提呈细胞的相互作用,抑制迟发型皮肤超敏反应,引起 B 细胞耗竭和功能障碍,增加疱疹病毒易感性。

(2)抗 T 细胞单克隆抗体:包括莫罗单抗(抗 CD3)、阿伦单抗(抗 CD52)、抗 CD25 单抗等,应用此类药物时应注意预防 CMV 感染和肺孢子菌肺炎。莫罗单抗明显增加机体感染易感性,尤其是疱疹病毒和细菌感染,可激活潜在结核感染。阿伦单抗用于治疗慢性 B 淋巴细胞白血病、排斥反应和某些预处理方案,可减少淋巴细胞和中性粒细胞,可导致感染并发症和继发性自身免疫性疾病。

(3)抗 B 细胞单克隆抗体[6]:包括利妥昔单抗(嵌合型抗 CD20 抗体)和奥法木单抗(全源化抗 CD20 抗体)等。利妥昔单抗耗尽外周血 B 细胞,B 细胞数量至

少需要 6~9 个月才能恢复正常,部分应用该药患儿可出现低丙种球蛋白血症,甚至需要免疫球蛋白替代治疗;也可引起中性粒细胞减少,与致死性进行性多灶性脑白质病、潜伏乙肝病毒感染再激活和严重巨细胞病毒感染相关。奥法木单抗使外周血 B 细胞显著减少,增加轻中度感染风险。

(4)抗细胞因子单克隆抗体:包括托珠单抗(人源化抗 IL-6 受体单克隆抗体)、贝利单抗(人源化抗 B 淋巴细胞刺激因子单克隆抗体)、肿瘤坏死因子抑制剂和 IL-1 阻断剂等。生物制剂肿瘤治疗可轻度增加严重感染风险,如肺炎、支气管炎、蜂窝织炎和带状疱疹病毒感染等。

(5)T 细胞共刺激信号阻断剂:主要包括阿巴西普(CTLA-4 胞外域与修饰后的人 IgG1Fc 段融合蛋白),该药通过竞争性结合 CD80/CD86,抑制 T 细胞活化。阿巴西普未明显增加类风湿关节炎患儿感染及恶性肿瘤并发症风险,但该药用于儿童数据较少,需进一步观察评估。

3. 糖皮质激素 糖皮质激素将抑制细胞内碳水化合物、蛋白质和核酸合成,最终导致细胞死亡。甲泼尼龙冲击治疗后,外周血淋巴细胞可急剧降低,但短期内可恢复。长期应用较大剂量糖皮质激素可导致胸腺萎缩,外周血 CD4+T 细胞数量和 MHC Ⅱ 表达减少,迟发型皮肤超敏反应减弱;外周血中性粒细胞和单核细胞减少,抑制白细胞黏附分子的表达,降低吞噬细胞趋化性与杀菌力;IL-1、IL-2、IL-6、IFN-γ 和 TNF 分泌减少;Ig 合成功能下降。糖皮质激素引起的免疫功能低下常导致细菌、病毒、原虫和霉菌感染。糖皮质激素隔日疗法,T 细胞某些功能在停药数日可恢复正常,但迟发型皮肤超敏反应仍然很弱。

4. 钙调磷酸酶抑制剂 包括环孢菌素 A 和他克莫司,此类药物通过竞争性结合钙调磷酸酶,抑制转录因子 NF-AT 家族的易位,减少 IL-2、TNF-α 和 IFN-γ 等转录表达,抑制 T 细胞活化及 TH 细胞依赖性 B 细胞增殖。使用此类药物可能增加病毒感染和淋巴组织增生性疾病风险(包括淋巴瘤和卡波西肉瘤)。

5. 细胞毒性药物 主要包括环磷酰胺(cyclophosphamide,CTX)、甲氨蝶呤(methotrexate,MTX)和嘌呤拮抗剂,此类药物引起 SID 均与用药时间和剂量有关,严重时表现为联合免疫缺陷病疾病表型。

(1)CTX:抑制细胞复制,大剂量 CTX 可直接溶解淋巴细胞,使 T 细胞和 B 细胞数量减少和功能下降,也可降低中性粒细胞数量。

(2)MTX:与叶酸还原酶结合,阻断叶酸衍生物再

循环,影响细胞周期 S 后期 DNA 合成。

（3）嘌呤拮抗剂:硫唑嘌呤（azalhioprine）和 6-巯基嘌呤（6-mercaptopurine）影响嘌呤合成代谢,抑制 DNA 和 RNA 合成,导致淋巴细胞增殖功能受损、抗体合成减少、皮肤迟发超敏反应减弱,可发生 IgG 亚类缺陷病。

6. 其他靶向治疗药物 主要包括西罗莫司（大环内酯类抗生素）、托法替尼（JAK1/3 抑制剂）和鲁索替尼（JAK1/2 抑制剂）。西罗莫司与 FKBP-12 结合形成免疫抑制复合物,作用于 mTOR,阻止细胞周期由 G_1 期至 S 期,抑制 T 细胞活化和增殖;该药可导致白细胞减少,增加病毒感染和良恶性肿瘤风险。托法替尼可导致总淋巴细胞和 T 细胞数量呈轻至中度减少、自然杀伤性细胞呈剂量依赖性减少、B 细胞数量增加和血清免疫球蛋白轻度减少;该药治疗与带状疱疹病毒感染风险增加相关。

三、新生儿

由于胎儿在宫内封闭环境中未受到抗原刺激、母体免疫功能和分娩过程对新生儿免疫功能的影响等因素,致使新生儿期出现生理性、暂时性免疫功能低下,主要表现为淋巴组织中 B 细胞数量不足,CD21 表达减少,记忆性 B 细胞缺乏。小于 32 周早产儿由于缺乏母体胎传 IgG 抗体,更易发生严重感染。因此,新生儿发生机会感染及败血症的概率要明显大于年长儿童。

四、感染[1]

任何病原菌感染均可能导致暂时性免疫功能低下,以病毒感染尤为显著。

1. 细菌感染 不同细菌感染可导致不同的免疫功能异常,如分枝杆菌感染可致 T 细胞增殖反应减弱,CTL 活性下降,血清 IL-2 和 IFN-γ 水平减少,细胞内 IL-2、IL-3、IL-2α 受体和粒单细胞-集落刺激因子（GM-CSF）mRNA 表达不足。细菌超抗原能与淋巴细胞 MHC Ⅱ 分子特异性结合,直接活化 T 细胞。典型的细菌超抗原为金黄色葡萄球菌和 A 组链球菌产生的致热性外毒素家族,包括葡萄球菌肠毒素、葡萄球菌中毒性休克综合征毒素-1 和链球菌致热性外毒素。细菌超抗原一方面通过 T 细胞受体 β 链能激发 T 淋巴细胞多克隆活化,产生大量细胞因子导致疾病,如感染中毒性休克和猩红热等;另一方面又能导致 T 淋巴细胞克隆缺失和无反应性,引起免疫功能低下。

2. 霉菌感染 念珠菌感染时 T 细胞增殖反应和迟发型皮肤超敏反应减弱,易合并结核感染。其他霉菌感染,如全身性组织胞浆菌病也有类似的免疫功能改变。

3. 寄生虫感染 急性感染如疟疾、南美锥虫病和血吸虫病等均可导致皮质区 $CD4^+CD8^+$ 胸腺细胞凋亡,以及迟发型皮肤过敏反应和淋巴增殖功能低下。疟疾患儿还对破伤风类毒素、伤寒、肺炎链球菌和脑膜炎球菌疫苗抗体反应下降。锥体虫的表面能产生某些分子以阻挡补体活性。非洲椎体虫感染引起细胞和体液免疫功能活性下降。丝虫病也有类似的免疫功能异常:淋巴细胞对寄生虫可溶性抗原诱导的增殖反应低下,不能产生 IL-1、IL-2 和 IFN-γ。

4. 病毒感染 熟为人知的人类免疫缺陷病毒（HIV）感染导致的获得性免疫缺陷病将于感染性疾病章节详述。先天性风疹综合征患儿常伴有 T 细胞、B 细胞免疫缺陷,血清中 IgG、IgA 明显降低;当风疹病毒被清除后,免疫功能才得到改善。麻疹病毒可直接感染 T 细胞,B 细胞和单核细胞,抑制 CTL 和 NK 活性,降低淋巴细胞增殖反应和抗体合成能力,迟发型皮肤超敏反应减弱,结核菌素皮肤试验暂时性阴转,易合并细菌性肺炎和结核病复发或扩散。

五、肿瘤和血液病

血液系统与免疫系统有着密切的关联;一些血液疾病（如白血病、恶性淋巴瘤）的发生与免疫缺陷有关,而肿瘤和血液病又可因疾病本身或治疗因素导致继发性免疫功能缺陷。白血病发生与免疫监视功能异常有关,约为 10% 急性白血病患儿联合化疗或疾病终末阶段外周血中性粒细胞减少,B 细胞数量减少和血清 IgG 降低。在肿瘤免疫应答中,以细胞免疫（Tc 或 CTL）为主,体液免疫为辅。Tc 通过受体识别肿瘤细胞的抗原,在共刺激（如 CD28-CD80/CD86 等）协同作用下,或通过释放 TNF 和 IFN 杀伤肿瘤细胞,或通过 Fas-Fas 配体（FasL）结合诱导肿瘤细胞凋亡。

六、严重外伤及手术[8]

某些外科病、麻醉和手术（尤其是脾切除术和扁桃体切除术等）均可导致继发性免疫缺陷病。由于烧伤部位血流减缓、小静脉扩张和瘀血,微血栓形成,以及内皮细胞脱落等,可导致多核白细胞运动障碍和吞噬功能减弱。由于免疫球蛋白可直接从血管漏出而大量丢失,烧伤 2 天后免疫球蛋白可降至最低水平。[8]在受伤后 1 周内,高位脊髓损伤患儿外周血多种免疫细胞数量减少,如单核细胞、$CD3^+$ T 细胞、B 细胞及 MCH Ⅱ 抗原

16章

提呈细胞计数均显著降低。全身麻醉剂能抑制白细胞吞噬功能和淋巴细胞免疫应答反应,使外周血白细胞减少。给予麻醉药物后人体淋巴细胞对 PHA 的反应减弱,且持续到术后一段时间。

七、遗传性疾病

先天性及遗传代谢性疾病种类多、病因复杂,易累及免疫系统。

1. 染色体异常疾病 如 21 三体综合征[12]患儿发生感染、自身免疫性疾病、急性白血病和肉瘤等疾病的风险远大于健康儿童,其免疫功能异常表现在以下几个方面:胸腺体积小于同年龄组健康儿童,皮质胸腺细胞减少、皮髓质分界不清及胸腺小体增大;$CD4^+CD45RA^+$初始 T 细胞比例及 T 细胞受体切除环数量降低,迟发型皮肤超敏反应及对 PHA 反应低下;白细胞趋化性和吞噬作用受损,NBT 试验低于正常以及杀菌力减弱或缺如;记忆性 B 细胞数量减少;婴儿期 IgG 水平低下,儿童期 IgA 及 IgM 成熟障碍;外周血 NK 细胞增加及功能缺陷,主要表达 CD3 和 CD8 而非 CD16。

其他染色体异常如 Xp11-p22 缺失(DiGeorge 综合征)产生体液和细胞免疫缺陷[9]。5p 缺失伴有心血管缺陷、短前臂、并指及胸腺发育不全。10p 缺失伴有先天性心脏病、甲状旁腺功能低下和 T 细胞调节功能失衡。18 号染色体异常伴有免疫球蛋白缺陷:环状 18 号染色体可有 IgA 缺陷或 IgM 副蛋白血症;18-三体时,吞噬细胞功能受到损害。约一半的 Turner 综合征有 IgG 和 IgM 下降;T、B 细胞数量一般正常,但也可存在联合免疫缺陷。

2. 先天性酶缺陷疾病 大多数 1b 型糖原累积症(GSD)患儿患有中到重度感染。最常见的感染是反复中耳炎、肺炎、皮肤感染、口腔和肛门黏膜溃疡。细菌感染多见,常见为金黄色葡萄球菌、A 族链球菌和大肠埃希菌。多数患儿骨髓形态学异常,骨髓增生障碍和成熟障碍,表现为中性粒细胞减少,吞噬细胞趋化功能及呼吸爆发活性降低。

糖蛋白累积病患儿糖蛋白代谢遗传性障碍包括糖蛋白多种寡糖链代谢障碍,属于溶酶体累积病。此病少见,表现为反复感染。

其他如甘露糖苷症、天门冬糖胺尿症、岩藻糖苷病、半乳糖血症等均可继发免疫缺陷。

3. 强直性肌营养不良 一种常染色体显性遗传进行性肌肉病损疾病,表现为虚弱、消瘦、肌强直,尤以面部、颈部和肢端明显。IgG 分解代谢增高,IgG 半衰期可由 3 周缩短至 11.4 天,导致血清 IgG 降低,IgM 和 IgA 正常。

4. 先天性无脾症 一种多基因异常综合征,常伴有先天性心脏病,死亡率极高,达 85%。患儿吞噬细胞功能低下,T 细胞增殖功能下降,$CD4^+/CD8^+$ 比值降低。生后 1 个月内多死于先天性心脏病,而 1 个月后多死于严重感染。小于 6 个月患儿多为革兰阴性细菌感染;较大患儿则易感染嗜血杆菌和肺炎球菌。

八、其他

其他医源性因素、其他疾病伴免疫缺陷均可发生继发性免疫缺陷。例如长期使用抗生素类药物可影响免疫功能:氯霉素类能抑制抗体应答反应,在体外抑制 T 细胞对有丝分裂原的增殖反应;胰岛素依赖性糖尿病(1 型糖尿病)属于自身免疫性疾病。患儿中性粒细胞趋化功能和趋化因子活性下降,炎症反应减弱。蛋白质从肠道严重丢失可致低蛋白血症或低丙种球蛋白血症,包括肠胃道炎症或乳糜池的淋巴管阻塞、小肠原发性或继发性淋巴管扩张等。

九、SID 防治原则

1. 预防措施 ①尽量避免 SID 相关因素,早期合理治疗基础疾患;②严格掌握激素、抗肿瘤药、放射疗法的剂量和疗程,严格掌握脾切除、扁桃体切除术的手术指征,择期脾切除手术患儿在术前(如至少术前 2 周)可接种肺炎链球菌、流感嗜血杆菌及脑膜炎双球菌疫苗,以降低术后感染风险;③导尿、气管切开和动静脉插管等操作,应严格遵守无菌规则;④合理使用抗生素等。

2. 治疗原则 ①合理治疗引起 SID 的基础疾病及去除相关因素;②有效控制感染,尽快中断感染加重 SID 恶性循环;③改善机体免疫功能:丙种球蛋白替代治疗、补充维生素 D 及微量元素调节免疫等。

(杨军)

参考文献

[1] CHINEN J,SHEARER WT. Secondary immunodeficiencies,including HIV infection. Journal of Allergy and Clinical Immunology,2010,125:S195-S203.

[2] ROSS AC. Vitamin A and retinoic acid in T cell-related immunity. The American journal of clinical nutrition,2012,96:1166S-1172S.

[3] SUN S,JI Y,KERSTEN S. et al. Mechanisms of inflammatory responses in obese adipose tissue. Annual review of nutrition,2012,32:261-286.

[4] PIDALA J,KIM J,JIM H,et al. A randomized phase Ⅱ study to evaluate tacrolimus in combination with sirolimus or methotrexate after allogeneic hematopoietic cell transplantation. Haematologica,2012,97:1882-1889.

[5] POURGHEYSARI B,BRUTON R,PARRY H,et al. The number of cytomegalovirus-specific CD4+ T cells is markedly expanded in patients with B-cell chronic lymphocytic leukemia and determines the total CD4$^+$ T-cell repertoire. Blood, 2010, 116 (16):2968-2974.

[6] KLINKER MW, LUNDY SK. Multiple mechanisms of immune suppression by B lymphocytes. Molecular Medicine,2012, 18(1):123-137.

[7] MARIGO I,BOSIO E,SOLITO S,et al. Tumor-induced tolerance and immune suppression depend on the C/EBPβ transcription factor. Immunity,2010,32(6):790-802.

[8] KIMURA F,SHIMIZU H,YOSHIDOME H,et al. Immunosuppression following surgical and traumatic injury. Surgery today,2010,40:793-808.

[9] ZEMBLE R,LUNING PRAK E,MCDONALD K,et al. Secondary immunologic consequences in chromosome 22q11.2 deletion syndrome(DiGeorge syndrome/velocardiofacial syndrome). Clin Immunol,2010,136(3):409-418.

[10] BLUESTONE JA,HEROLD K,EISENBARTH G. Genetics, pathogenesis and clinical interventions in type [thinsp] 1diabetes. Nature,2010,464:1293-1300.

[11] ERNST D,SCHMIDT RE,WITTE T. Secondary immunodeficiency in rheumatological diseases. Z Rheumatol, 2013, 72 (7):634-640,642.

[12] RAM G,CHINEN J. Infections and immunodeficiency in Down syndrome. Clin Exp Immunol,2011,164(1):9-16.

[13] INGLE SB,HINGE CR. Primary intestinal lymphangiectasia:Minireview. World J Clin Cases,2014,2(10):528-533.

[14] SAVINO W,DARDENNE M. Nutritional imbalances and infections affect the thymus:consequences on T-cell-mediated immune responses. The Proceedings of the Nutrition Society, 2010,69(4):636-643.

[15] GONZÁLEZ-TORRES C,GONZÁLEZ-MARTÍNEZ H, MILIAR A,et al. Effect of malnutrition on the expression of cytokines involved in Th1 cell differentiation. Nutrients,2013,5(2): 579-593.

16章

第5节 自身炎症性疾病

自身炎症性疾病(autoinflammatory diseases, AIDs),是由固有免疫系统缺陷或紊乱引起的一组疾病,这组疾病以反复或持续的炎症反应为特点(急性期反应物升高)、缺乏适应性免疫系统的参与(缺乏自身反应性T细胞和自身抗体)。自身炎症性疾病由炎症反应信号转导途径分子基因突变所致,以发热、皮疹、关节痛、关节炎、眼部病变为突出症状,可累及全身多脏器和多系统,并多伴有免疫异常及代谢障碍[1]。本组疾病常在儿童期起病,具有下列共同特征[2]:①复发性和周期性发热;②发热持续时间大多相同,少则2~8日,多则2~4周,比其他原因不明的发热时间短;③多系统炎症(滑膜、浆膜及眼、皮肤等炎症表现);④自限性;⑤实验室检查中虽急性期反应物显著升高,但始终查不到感染性病原;⑥在无症状间歇期患者可完全正常。自1999年认识该类疾病以来,已经有多种AIDs被认识和发现,自身炎症性疾病可根据炎症反应信号通路及临床特征进行分类,常用分类详见表16-19[3]。本节对其中部分自身炎症性疾病予以介绍。

表16-19 自身炎症性疾病的分类

疾病	遗传方式	突变基因	临床表现
IL-1信号通路疾病			
CAPS(FCAS、MWS 和 CIN-CA)	AD 或新发突变	*NLRP3*	FCAS:寒冷诱发的荨麻疹、发热、关节痛 MWS:发热、皮疹、关节痛、感觉神经性耳聋 CINCA:新生儿期起病的发热、无菌性脑膜炎、感觉神经性耳聋

疾病	遗传方式	突变基因	临床表现
FMF	AR	*MEFV*	周期性发热,浆膜炎,皮疹,淀粉样变性
PAAND	AD	*MEFV*	发热,脓疱性痤疮,脓皮病,中性粒细胞性皮肤病,关节痛
NLRC4-MAS	AD	*NLRC4*	反复 MAS,肠炎,寒冷诱发的发热和荨麻疹,中枢神经系统炎症
NAIAD	AD/AR	*NLRP1*	全身炎症,关节炎,角化不良
HIDS/MKD	AR	*MVK*	发热,坏疽,皮疹,淋巴结大,腹痛,呕吐
PAPA 谱系疾病	AD	*PSTPIP1*	脓皮病,化脓性关节炎,严重的囊肿性痤疮
APLAID	AD	*PLCG2*	寒冷性荨麻疹,肺间质病变,复发性水疱,关节痛,眼部炎症,小肠结肠炎和抗体缺乏
PFIT	AR	*WDR1*	周期性发热,免疫缺陷,血小板减少
Majeed 综合征	AR	*LPIN2*	贫血,骨髓炎,中性粒细胞性皮肤病
DIRA	AR	*IL1RN*	骨炎,脓疱性皮损
IFN 信号通路疾病			
PRAAS（CANDLE、NNS 和 JMP）	AR	*PSMB8*、*PSMB4*、*PSMA3*、*PSMB9*、*POMP*	发热,全身炎症反应,中性粒细胞性皮肤病,肌炎,脂膜炎,基底节钙化
SAVI	AR	*TMEM173*	血管炎,血栓性微血管病,肺间质疾病
AGS	AR 或 AD	*TREX1*、*RNASEH2A*、*RNASEH2B*、*RNASEH2C*、*SAMHD1*、*ADAR*、*IF-IH1*	基底节钙化,冻疮样皮疹,长期的认知缺陷
Singleton-Merten 综合征	AD	*DDX58*（*RIG-1*）	青光眼,骨骼异常,主动脉钙化,银屑病
SPENCDI	AR	*ACP5*	中轴骨发育不良,颅内钙化和自身免疫性疾病(如溶血性贫血、自身免疫性甲状腺炎或系统性红斑狼疮)
NF-κB 信号通路疾病			
NLRP12 相关疾病	AD	*NLRP12*	寒冷诱发的发热,皮疹,关节痛,肌痛
Blau 综合征	AD 或新发突变	*NOD2*	早发结节病,葡萄膜炎,肉芽肿性多关节炎
CARD14 介导的银屑病	AD	*CARD14*	银屑病,红糠疹,脓疱型银屑病
HA20	AD	*TNFAIP3*	发热,口腔和外生殖器溃疡,关节炎,眼部炎症
ORAS	AR	*FAM105B*（*Otulin*）	发热,中性粒细胞性皮肤病,脂肪营养不良,发育不良
蛋白折叠障碍疾病			
TRAPS	AD	*TNFSRF1A*	长期周期性发热,腹痛,眶周水肿
其他细胞因子介导			
DITRA	AR	*IL36RN*	周期性发热,脓疱性皮疹
IL-10 缺乏症	AR	*IL10*、*IL10RA*、*IL10RB*	早发 IBD

续表

疾病	遗传方式	突变基因	临床表现
其他分类不明确疾病			
SIFD	AR	*TNRT1*	铁粒幼细胞贫血,B 细胞缺陷,发热,发育延迟
DADA2	AR	*CECR1*	早发卒中,血管炎(结节性多动脉炎、网状青斑),免疫缺陷,贫血

注:IL. 白细胞介素;CAPS. 冷淡素相关周期性综合征;FCAS. 家族性寒冷性自身炎症综合征;MWS. 穆克勒-韦尔斯综合征;CINCA. 慢性婴儿神经皮肤关节综合征;FMF. 家族性地中海热;PAAND. 与 Pyrin 相关的伴有中性粒细胞性皮肤病的自身炎症性疾病;NLRC4-MAS. *NLRC4* 相关的巨噬细胞活化综合征;NAIAD. 伴关节炎和角化不良的 *NLRP1* 相关的自身炎症性疾病;HIDS. 高 IgD 综合征;MKD. 甲羟戊酸激酶缺乏症;PAPA. 化脓性无菌性关节炎-坏疽性脓皮病-痤疮;APLAID. PLCγ-2 相关的自身炎症、抗体缺陷和免疫紊乱;PFIT. 周期性发热、免疫缺陷和血小板减少;DIRA. IL-1 受体拮抗剂缺陷;IFN. 干扰素;PRAAS. 蛋白酶体相关的自身炎症综合征;CANDLE. 慢性非典型中性粒细胞性皮炎伴脂肪营养不良和发热;NNS. 中条-西村综合征;JMP. 关节挛缩-肌萎缩-小细胞性贫血-脂膜炎相关脂营养不良;SAVI. 婴幼儿起病的 STING 相关血管病;AGS. Aicardi-Goutieres 综合征;SPENCDI. 椎体软骨发育不良伴免疫调节失调;NF. 核因子;HA20. A20 的单倍体不足;ORAS. *FAM105B*(*Otulin*)相关的自身炎症性疾病;TRAPS. 肿瘤坏死因子受体相关周期性发热综合征;DITRA. IL-36 受体拮抗剂缺陷;SIFD. 铁粒细胞性贫血-免疫缺陷-发热-发育迟缓;DADA2. 腺苷脱氨酶 2 缺乏症;AD. 常染色体显性遗传;AR. 常染色体隐性遗传;MAS. 巨噬细胞活化综合征;IBD. 炎症性肠病。

一、Cryopyrin 相关周期热综合征

【概念】 Cryopyrin 相关周期热综合征(cryopyrin-associated periodic syndrome,CAPS)是一组罕见的常染色体显性遗传 AIDs,是致病基因 *NLRP3* 功能获得性突变导致编码蛋白 cryopyrin 组成的炎症小体功能异常,也称为 NLRP3 相关炎症小体病(NLRP3-associated autoinflammatory syndrome,NAAS)。CAPS 包括三种疾病:家族性寒冷性自身炎症综合征(familial cold autoinflammatory syndrome,FCAS)、Muckle-Wells 综合征(Muckle-Wells syndrome,MWS)和新生儿多系统炎性疾病(neonatal onset multisystem inflammatory disease,NOMID)/慢性婴儿神经皮肤关节综合征(chronic infantile neurological cutaneous and articular syndrome,CINCA)。

【发病机制】 CAPS 与 *NLRP3* 基因突变相关,*NLRP3* 基因定位于 1q44,编码 *NLRP3*(又称冷炎素,cryopyrin),是 *NLRP3*-炎症小体的关键组分,可激活半胱氨酸蛋白酶 1,形成活化的 *NLRP3*-炎症小体,切割 IL-1β 前体生成有活性的 IL-1β,介导炎症反应。*NLRP3* 基因突变可导致 *NLRP3*-炎症小体过度活化,IL-1β 异常产生。IL-1β 是体内主要的内源性致热原,亦可诱导滑膜细胞和软骨细胞产生胶原酶及金属蛋白酶,出现全身及骨关节症状。

迄今已发现 170 多种基因突变与 CAPS 有关,均位于 NACHT 结构域第 3 外显子。目前仍未完全清楚CAPS 基因型与表型的关系,将本病按轻(FACS)、中(MWS)、重(CINCA)分组,注意到轻重组间基因型很少有重叠。CINCA 多与 *Y570C*、*F309S* 或 *F523L* 有关,重叠仅发生在相邻两组间,如 *R260W* 和 *V198M* 见于 MWS 和 FACS,*T348M* 发生在重型 MWS 和轻型 CINCA,*D303N* 主要见于中重度 CINCA。

【临床表现】 FCAS 患儿多于生后 6 个月内发病,症状通常在 24 小时内自行缓解,次日复发,持续终身。症状发生于暴露寒冷环境后数小时内,主要包括发热、皮疹、关节痛,皮疹通常从暴露的肢端开始出现,大多数发作时会发展至全身的其他部位,包括红色斑疹、斑块、荨麻疹样皮损,有时会出现瘀斑,并可产生一种烧灼感或痒感。多数患儿出现关节痛,最常累及手、膝及踝关节,但也可以累及足、腕及肘关节,未发现明显的关节炎。大多数患儿在发热时出现结膜炎,还可出现头痛、嗜睡、肌肉酸痛、乏力、多汗等全身非特异性症状。重症患儿可出现肾脏淀粉样变,常为致死原因。

Muckle-Wells 综合征(MWS)常于婴幼儿期起病,首发症状为周期发作性非瘙痒性荨麻疹,皮疹可由寒冷诱发,伴低热、关节痛、荨麻疹、结膜炎、头痛、乏力、肌痛和腹痛等症状。炎症发作通常持续 24~48 小时。至青少年期,出现进行性感觉神经性耳聋症状。成年期患儿可继发系统性淀粉样变,累及肾脏时预后不佳,可导致慢性肾功能不全。其他常见临床表现包括口腔、外阴溃疡、胱氨酸尿症、鱼鳞病和显微镜下血尿。部分患儿可有特殊面容,表现为凸额、鞍鼻,还可出现身材矮小和弓形足。

CINCA 生后就可发病。弛张热至少持续 2 周为该病的特点。约 50% 的患儿为足月小样儿。典型三联症是皮疹、关节炎和神经系统症状。皮疹见于所有患儿,多在出生时出现,为无瘙痒移行性荨麻疹(见书末彩图 16-5),皮疹多变。关节症状可为关节痛、关节肿胀、关节积液,严重病例可出现关节明显畸形。神经系统受累表现为头痛、癫痫、短暂偏瘫、腿部肌肉痉挛,可出现慢性脑(脊)膜炎、脑萎缩、脑积水(图 16-6)、视盘水肿和感觉神经性耳聋,部分患儿随着病程延长可有智力下降。眼部受累可出现进行性视力下降,严重患儿可出现失明。此外,患儿常有凸额、塌鼻样特殊面容,身材矮小和声音嘶哑,亦可出现肝脾大和淋巴结大。少数患儿可继发淀粉样变性。

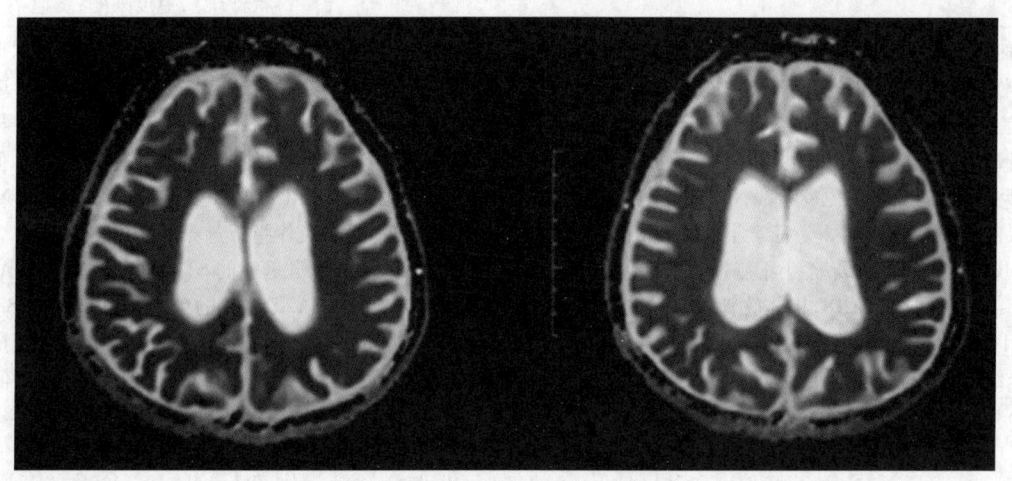

图 16-6 CINCA 合并脑积水

【辅助检查】 血小板增多和急性时相反应物升高。皮疹的活检显示血管周围有明显的中性粒细胞浸润,与典型过敏性荨麻疹中的淋巴细胞和嗜酸性粒细胞浸润不同。慢性脑膜炎患儿的脑脊液可能显示颅内压升高、中性粒细胞增多和蛋白升高。长骨的 X 线片可以显示骨骺病变。

【诊断】 对于反复出现不明原因的发热和/或荨麻疹,尤其是有阳性家族史的患儿,应怀疑 CAPS。基因检测虽有重要的诊断价值,但部分患儿缺乏 NLRP3 基因突变证据,还需依据临床表现确诊。

【治疗】 欧洲儿童风湿病治疗项目最近提出了 CAPS 的治疗建议:IL-1 受体拮抗剂可用于任何年龄及类型;为避免脏器损伤,对疾病活动的患儿应尽早开始 IL-1 受体拮抗剂的治疗;对症治疗可短期应用非甾体抗炎药和糖皮质激素,但不能作为初始基础治疗。目前,可以应用的药物有阿那白滞素(anakinra)(重组的人 IL-1 受体拮抗剂)、利洛纳塞(rilonacept)和卡那单抗(canakinumab)。每天注射阿那白滞素可以迅速改善临床症状和血清学指标。卡那单抗是选择性 IL-1β 人源性单克隆抗体,每 8 周注射一次,有研究表明对儿童患者有很好的疗效和安全性。应用非甾体抗炎药能辅助减轻疼痛,糖皮质激素可以减轻发热和疼痛。

二、家族性地中海热

【概念】 家族性地中海热(familial Mediterranean fever,FMF)是一种常染色体隐性遗传病,致病基因 MEFV 位于染色体 16p13.3,MEFV 基因突变导致编码蛋白 Pyrin 的表达减少或功能改变,致使相关炎症小体过度活化,激活前炎症介质的合成(主要为 IL-1β),产生炎症反应,于 1945 年由 Siegal 首先报道,曾被称为良性阵发性腹膜炎。FMF 一般发生在地中海一带,特别是东岸各民族(如西班牙和葡萄牙的犹太人、亚美尼亚人、土耳其人、阿拉伯人),在地中海以外地区罕见。近些年,日本、韩国和我国等亚洲国家也有病例报道。

【发病机制】 通常认为 FMF 属于常染色体隐性遗传性疾病,约 30% 的患儿为常染色体显性遗传。位于 16 号染色体的 MEFV 是 FMF 唯一已知致病基因。MEFV 基因编码一种由 781 个氨基酸组成的蛋白质,称为炎素(Pyrin),后者在宿主防御细菌的过程中发挥重要作用。在 FMF 患儿中,因 MEFV 基因突变使无外部触发因素下也会产生炎素,促使 NLRP3-炎症小体形成,进而导致 IL-1β 和其他炎症介质的分泌,最终 FMF 发作。

【临床表现】 FMF 临床表现复杂多样,常以反复发作的高热及多浆膜炎为特征。通常先发生多浆膜炎，一般持续 1～3 天，然后发热，并出现短暂的、各种形式的皮疹(典型者为丹毒样红斑疹)，大多在下肢。无热间歇期为 1 周至 3 个月或 4 个月；多浆膜炎主要是腹膜炎(85%～95%)、胸膜炎(单侧，25%～80%)以及滑膜炎(非外伤性单关节炎，主要在膝、踝和手，50%～70%)。80% 患者在 10 岁前发病，10% 在 20 岁前。临床常有腹痛、腹胀、呕吐等症状，辅助检查可见小肠多发气液平，易被误诊为"急腹症"；部分患儿可有胸痛、关节炎、关节痛和肌痛等表现。寒冷、高脂饮食、剧烈运动、外科手术、感染、甚至情绪应激等因素常可诱发疾病发作。继发性淀粉样变为 FMF 最严重的并发症，可导致慢性肾衰竭。

【辅助检查】　急性发作期有非特异性炎症指标的升高，包括白细胞、C 反应蛋白和血沉，纤维蛋白原和血清淀粉样蛋白质 A 也可升高，症状缓解后 1/3 患儿以上指标可降至正常。如见蛋白尿，提示肾脏淀粉样变性可能。部分病例遗传学检查可发现上述的 MEFV 基因突变。

【诊断】　FMF 的诊断主要基于临床表现，根据家族史、典型的发作特点、对秋水仙碱的反应，同时需要除外其他可以引起相似表现的原因。结合临床，MEFV 基因纯合或复合杂合突变有助于确诊 FMF，还可用于排除其他遗传性周期性发热综合征，但 MEFV 基因杂合突变或未发现明确突变也不能排除诊断。目前成人应用最普遍的 Tel Hashomer 标准对儿童患者的特异性较低，所以 Yalçinkaya F 等提出并验证了适用于儿童的诊断标准(表 16-20)[4]。FMF 需要与其他周期热综合征相鉴别，如果有淀粉样变还要与其他病因导致的淀粉样变进行鉴别。

表 16-20　儿童家族性地中海热的诊断标准
(5 项临床症状中符合 2 项及以上可以诊断 FMF)

临床症状	临床体征
发热	持续时间为 6～72 小时，体温>38℃，发作次数≥3 次
腹痛	持续时间为 6～72 小时，发作次数≥3 次
胸痛	持续时间为 6～72 小时，发作次数≥3 次
关节炎	持续时间为 6～72 小时，发作次数≥3 次，单关节炎
FMF 家族史	阳性

注：5 项临床症状中符合 2 项及以上可以诊断 FMP。

【治疗】　FMF 治疗的原则为积极控制发作和亚临床的炎症反应，预防长期并发症，改善生活质量和预后[5]。一线治疗药物为秋水仙碱，能有效使发热、腹痛等症状减轻，也可预防淀粉样变的发生。每日口服秋水仙碱是 FMF 最主要的治疗方法，近 70% 的患者症状可完全消失，约 25% 的患者炎症发作次数减少、淀粉样变减轻。剂量为，<5 岁，≤0.5mg/d；5～10 岁，0.5～1.0mg/d；>10 岁，1.0～1.5mg/d。重度 FMF 需要更高剂量的秋水仙碱及更密切地随访，有淀粉样变者应强化治疗，即应用最大剂量的秋水仙碱。秋水仙碱的主要不良反应为偶发的肌病和中毒性表皮松解样反应，其为严重并发症，应给予足够的重视并进行预防。FMF 的其他治疗药物有沙利度胺、TNF-α 拮抗剂和柳氮磺吡啶，可用于对秋水仙碱耐药或过敏者；秋水仙碱无反应或耐药，应考虑用生物制剂，目前推荐 IL-1 受体拮抗剂为 FMF 的二线治疗，也可选用 TNF-α 抑制剂。有报道阿那白滞素(anakinra)和卡那单抗(人抗 IL-1β 单克隆抗体)有效。

三、高 IgD 综合征

【概念】　高 IgD 综合征(hyper IgD syndrome，HIDS)于 1984 年正式命名，也称甲羟戊酸酶缺陷(mevalonate kinase deficiency，MKD)，为甲羟戊酸酶(mevalonate kinase，MVK)基因错义突变所致。该病多于 1 岁内发病。HIDS/MKD 多见于欧洲国家，亚洲的日本、印度和中国也有报道。疾病谱包括三种表现形式：典型的甲羟戊酸尿症和高 IgD 与周期热综合征；与其相关的炎症表现包括溃疡性结肠炎和新生儿肝炎；不伴系统炎症的疾病有色素性视网膜炎和弥漫性日光性表皮汗管角化症。

【发病机制】　本病属常染色体隐性遗传病，为甲羟戊酸酶基因错义突变所致。80% 突变为 V377I，大约每 5 例 HIDS 患者就有 1 名纯合子 V377I 突变，其次为 I268T 突变。基因定位于 12q24，所编码的甲羟戊酸酶是胆固醇合成的关键酶之一。甲羟戊酸酶使甲羟戊酸磷酸化生成磷酸甲羟戊酸，后者进一步被催化合成类异戊二烯及胆固醇。甲羟戊酸酶基因突变可影响酶的活性及稳定性，其活性降低至正常的 5%～15%，若甲羟戊酸酶活性完全丧失则引起遗传代谢病甲羟戊酸尿症。甲羟戊酸酶基因突变导致炎症反应的机制仍不清楚，推测甲羟戊酸堆集及类异戊二烯减少可致 IL-1β 分泌异常增高，从而引起炎症反应。

【临床表现】　HIDS 易感基因外显率较低(1：350)，故患儿双亲或后代常无此病。本病常在 1 岁内发病,主要临床特点为反复发作性发热、剧烈腹痛、腹泻、关节痛、淋巴结肿大及皮疹。腹痛为此病的一个特征性表现,见于约80%以上的病例。关节痛主要累及膝、踝、腕关节。皮疹呈红斑样皮疹,少数可表现为瘀点或紫癜。口腔或阴道黏膜偶见溃疡。病毒感染、疫苗注射、轻微外伤或手术等应激因素可诱发。典型者每次发作3~7天,皮肤和关节症状消退较慢。约4~7周发作一次,患儿间隔期完全健康,随年龄增长,发作频率及发热程度趋于减少或降低。

【辅助检查】　多克隆血清 IgD 水平持续升高,但部分婴幼儿正常。约50%患儿的血清 IgA 同时升高,甚至只有 IgA 升高而 IgD 正常,约1/4病例 IgG 也升高。尿甲羟戊酸酶量可增加。

【诊断】　对于具有上述典型临床表现,且伴持续性多克隆血清 IgD 水平及 IgA 升高,尿 MVK/Cr 大于20mmol/mol Cr 即可诊断。对于临床高度怀疑但血 IgD 及 IgA 均正常者,应做基因检测,检测到已知突变即可明确诊断,但如果是新的突变仍需甲羟戊酸酶活性检测。

【治疗】　目前主要是对症治疗,临床可选择非甾体抗炎药、糖皮质激素,必要时可试用 TNF-α 抑制剂、IL-1 抑制剂和 IL-6 抑制剂等生物制剂,秋水仙碱和他汀类药物不推荐应用。要对患儿家长进行必要的医学知识教育提高依从性,同时避免腹痛患儿因误诊急腹症而手术。

四、化脓性无菌性关节炎伴脓皮病性坏死和痤疮

【概念】　化脓性无菌性关节炎伴脓皮病性坏死和痤疮(pyogenic sterile arthritis,pyoderma gangrenosum acne syndrome,PAPA 综合征)是一种非常罕见的常染色体显性遗传病,1997年首先由 Lindor 等报道,好发于5岁以下小儿。

【发病机制】　PAPA 综合征现已明确是由 PSTPIP1(脯氨酸/丝氨酸/苏氨酸磷脂酶反应蛋白1)基因突变所致。PSTPIP1 定位于染色体15q24~25.1,所编码的 CD2 结合蛋白1(CD2BP1)能与 Pyrin 结合。脯氨酸-谷氨酸-丝氨酸-苏氨酸(PEST)型的酪氨酸磷脂酶(PTP-PEST)能催化 CD2BP1 去磷酸化,松解 CD2BP1与 Pyrin 的结合,增强 Pyrin 的负性调节作用。PSTPIP1 因突变(A230T、E250Q)可致 CD2BPI 的过度磷酸化,增强 Pyrin-CD2BP1 的结合,干扰 Pyrin 对 NALP3-炎症小体的负性抑制作用,导致 IL-l 体过度产生,从而引起

PAPA 综合征。

【临床表现】　PAPA 综合征表现为反复发作的关节及皮肤炎症。关节病变常先于皮肤损害,关节炎常累及肘、膝、踝等关节。关节明显肿胀,关节积液呈浆液脓性或血性,培养无菌生成。关节炎不能自发性消退,需糖皮质激素治疗或外科引流。关节炎反复发作可致关节腔狭窄及骨赘形成。皮肤损害主要表现为严重的瘢痕囊性痤疮及溃疡性皮肤损害(坏疽性脓皮病),痤疮可以从儿童期持续到成年期。本病可并发磺胺过敏,引起骨髓抑制、注射部位脓肿、糖尿病及肾小球肾炎。

【辅助检查】　白细胞、中性粒细胞和炎症指标,如血沉和 C 反应蛋白显著升高。

【诊断】　本病确诊需行基因检测。

【治疗】　糖皮质激素、沙利度胺、环孢素、他克莫司、丙种球蛋白有一定疗效;TNF 抑制剂、IL-1 抑制剂可以缓解症状。

五、Majeed 综合征

【概念】　Majeed 综合征是一种极其罕见的常染色体隐性遗传性疾病。1989年首先由 Majeed 等报道。

【发病机制】　基因分析证实本病为脂质2(LPIN2)基因突变所致,LPIN2 定位于18号染色体,三个家族受累患儿基因突变各异,可表现为错义突变(S734L)、基因缺失及剪接位点突变(A766S)。其中基因缺失影响最显著,可产生提前的终止密码子,使其所编码的蛋白功能完全丧失。LPIN2 基因突变导致临床表型的机制仍不清楚,LPIN2 主要表达在中性粒细胞及骨髓细胞,推测可能参与有丝分裂及促进中性粒细胞凋亡,其表达异常或缺乏可扰乱天然免疫,导致异常炎症反应及细胞生成异常。

【临床表现】　典型 Majeed 综合征具有慢性反复性多发性骨髓炎(chronic recurrent multifocal osteomyelitis,CRMO)、先天性红细胞生成异常性贫血(congenital dyserythropoietic anemia,CDA)二联症表现。CRMO 主要表现为反复发作的多发性骨、关节肿痛,活动受限,大小关节均可受累,反复发作可致关节挛缩。本病早期骨关节 X 线检查可无异常发现,^{99m}Tc 骨扫描可见股骨远端、胫骨近端及远端、跟骨等多部位放射性核素摄取增多。反复发作后骨皮质密度普遍增加,尤以颅骨穹窿为著,长骨干骺端可见边缘清晰的囊状低密度区。重者干骺端骨质疏松,可见明显骨小梁。CDA 主要表现为小细胞低色素性贫血,可伴有轻度粒细胞减少,肝脾大。骨髓检查呈增生性骨髓象,红系明显增生,可见较多双核正

色素幼红细胞,提示红细胞造血不良,酸溶血试验阴性。部分 Majeed 综合征患儿可出现炎症性皮肤病症状,主要表现为 Sweet 综合征(急性发热性嗜中性皮病)、银屑病等皮损。有限的资料提示 Sweet 综合征更常见于致病基因携带者。本病发作期可伴有发热、血沉加快、C 反应蛋白增多等急性炎症反应。反复发作可影响患儿生长发育。Majeed 综合征需与散发性 CRMO 或 CDA 鉴别。一般来讲,Majeed 综合征发病年龄更小(3 周至 19 个月);发作更频繁,每月发作 1~2 次,散发性 CRMO 平均每年发作 2~4 次。Majeed 综合征 CRMO 病程持续时间更长(3~21 年),散发性 CRMO 病程较 Majeed 综合征短,随年龄增长可自发缓解,部分散发性 CRMO 可伴有银屑病、Sweet 综合征,甚至 CDA,提示部分散发性 CRMO 可能是 Majeed 综合征的早期表现,应注意随访。散发性 CDA 为常染色体隐性或显性遗传性疾病,与 Majeed 综合征最大的区别在于贫血呈正细胞或巨细胞性,酸溶血试验阳性。

【辅助检查】 骨关节的影像学检查如 X 线、磁共振检查和骨扫描有助于发现骨质病变。血常规、C 反应蛋白和血沉有助于判断炎症反应。

【诊断】 本病尚无特异性诊断标准,诊断主要依据典型 CRMO、CDA 二联症伴反复发热,皮损并无特征性。必要时可行基因检测以明确诊断。

【治疗】 目前尚无特异治疗方法,铁剂或抗生素对 CDA 和 CRMO 治疗无效,非甾体抗炎药或泼尼松可缓解炎症症状。个例报道脾切除可缓解贫血,但不能改善 CRMO 病程。

六、婴幼儿起病的干扰素基因激活蛋白相关血管病

【概念】 婴幼儿起病的干扰素基因激活蛋白(stimulator of interferon genes,STING)相关血管病(stimulator of interferon genes associated vasculopathy with onset in infant,SAVI)是一种呈常染色体显性遗传的 AIDs,为 Ⅰ 型 IFN 信号通路疾病。2014 年 Liu 等研究人员首次于 N Engl J Med 对 6 例 SAVI 患儿进行报道,其主要临床特点为全身炎症反应显著,血沉和 C 反应蛋白明显增高,重度皮肤血管病变导致广泛组织损害,尤其是肺纤维化和严重的间质性肺部疾病。

【发病机制】 SAVI 是由于 TMEM173 基因功能获得性突变引起。TMEM173 编码的 STING 是一种连接病原(病毒和细菌)DNA 与产生 Ⅰ 型 IFN 的信号转导过程的衔接分子,同时也是固有免疫应答的组成部分。

TMEM173 的功能获得性突变进一步导致 STING 激活和 Ⅰ 型 IFN 产物上调,与 IFN 受体结合后经过 JAK-STAT 信号通路进一步刺激包括 STING 在内的高表达,如此循环往复,即可产生大量的炎症风暴,既能引起发热、贫血、关节炎等全身表现,又会对 STING 高表达的组织造成持久破坏,从而引起早发的系统性炎症、皮肤血管病变及肺部炎症。

【临床表现】 发热是该病的最主要且早期出现的表现,通常在出生后几个月即可出现,有报道最早可在生后 1 周内发病,伴炎症指标升高。绝大多数患儿会出现皮肤小血管炎和微血管病造成不同程度的皮肤损伤。皮损更容易出现在对寒冷敏感的肢端区域,如指/趾、耳垂和鼻尖出现毛细血管扩张、紫罗兰色斑块和/或结节,以及溃疡或脓疱性皮疹;严重者随寒冷天气变化可延伸至耳郭和四肢分散的部位,并进展为疼痛的溃疡性病变,伴结痂,甚至出现肢端缺血坏疽,严重者需要手术截肢;部分患儿可表现为指甲营养不良、网状青斑、雷诺现象等;小血管闭塞可能导致耳软骨瘢痕及鼻中隔穿孔,也有报道患儿可出现血栓性微血管病。此外,肺部受累是该病的重要特征,进行性间质性肺纤维化及相关的肺动脉高压是致死的重要病因;部分患儿可伴有肌炎、关节炎、关节痛、坏死性筋膜炎,但不同患儿临床表现个体差异较大。

【辅助检查】 SAVI 患儿血液中会出现持续增高的 IFN,血常规可见白细胞升高、贫血等,炎性指标(血沉、C 反应蛋白)可明显升高。出现多种自身抗体阳性,如类风湿因子、抗核抗体、抗中性粒细胞胞质抗体、抗心磷脂抗体和狼疮抗凝集物等。胸部 CT(或高分辨率 CT)可见肺间质纤维化,合并肺大疱、肺气肿、肺动脉高压等,完善肺组织活检可见肺泡腔扩张,肺泡间隔增宽,纤维组织增生,厚壁畸形血管等表现。超声心动图有助于发现肺动脉高压并评估心脏功能。TMEM173 基因突变位点检测有助于确诊本病。

【诊断】 本病尚无统一的诊断标准,幼年起病时表现为发热、反复干咳、冻疮样皮疹或毛细血管扩张、间质性肺病,伴炎症指标升高时应高度怀疑本病,需进一步完善 TMEM173 基因检测。

【治疗】 糖皮质激素和传统免疫抑制剂可以控制部分患者病情,托珠单抗和英夫利昔单抗对部分患者有效,JAK 抑制剂和抗干扰素单克隆抗体可能有效。

七、Aicardi-Goutières 综合征

【概念】 Aicardi-Goutières 综合征(Aicardi-Goutières

syndrome, AGS)是最早报道的 IFN 通路病, 于 1984 年由 Aicardi 和 Goutières 首先提出, 是一种罕见的以脑白质受累为主的遗传性脑病, 其典型的临床表现包括严重的智力运动发育落后或倒退、锥体束及锥体外系症状和体征、癫痫、小头畸形及冻疮样皮疹, 还可出现血细胞减少、转氨酶升高、甲状腺功能异常等多种临床表现。由于调节细胞内代谢 DNA 和 RNA 的重要酶活性的缺失, 引起胞质内核苷酸的累积, 导致细胞应激并触发危险信号感知, 从而产生过多的 I 型 IFN 而致病。

【发病机制】 AGS 的临床表型及基因型复杂。根据基因突变类型 AGS 可分为 7 型, 即 AGS 1 型(*TREX1* 基因)、AGS 2 型(*RNASEH2B* 基因)、AGS 3 型(*RNASEH2C* 基因)、AGS 4 型(*RNASEH2A* 基因)、AGS 5 型(*SAMHD1* 基因)、AGS 6 型(*ADAR1* 基因)和 AGS 7 型(*IFIH1* 基因)。在 AGS 7 个致病基因中, *TREX1* 和 *RNASEH2B* 最常见, 各约占 38% 和 23%, *RNASEH2A* 约占 6%。AGS 6 型通过中和内源性反转录病毒产生 RNA 的能力受损而致病。新发现的 AGS 7 型是由 IFN 诱导的螺旋酶 C 结构域包含蛋白 1 突变所致, 其编码蛋白黑色素瘤分化相关蛋白 5(MDA5)。

【临床表现】 多数 AGS 患儿出生时或 1 岁以内即出现严重的神经功能障碍, 表现为喂养困难、小头畸形、眼球震颤、肢体痉挛和肌张力障碍、不同程度精神运动发育迟缓或呈倒退性改变、智力障碍、癫痫、脑萎缩、脑白质营养不良及颅内钙化等; 少部分可出现脱髓鞘性周围神经病变。极少患儿亦可表现为智力及运动发育正常。约 40% 的患儿手、足或耳朵部位可出现冻疮样皮疹, 少部分还可有特应性皮炎、皮肤血管炎改变。皮肤病理显示免疫复合物和补体沉积于血管壁。可有溶血性贫血、血小板减少症、白细胞数量正常或减少, 其中约 33% 的 *TREX1* 基因缺陷相关性 AGS 在新生儿期即出现血小板减少症伴肝脾大及转氨酶升高。极少数可出现克罗恩病、萎缩性胃炎、乳糜泻、非特异性结肠炎或自身免疫性肝炎等。少数患儿可出现肾脏、呼吸系统、心脏、内分泌系统异常。极少数患儿可出现关节疼痛、肿胀、变形、滑膜积液及滑膜增厚, 为非破坏慢性关节病, 由 *SAMHD1* 基因突变所致。部分患儿可出现青光眼, 多由 *SAMHD1* 基因突变所致。

【辅助检查】 血常规可见白细胞升高、贫血等, 炎症指标如血沉、C 反应蛋白可升高。头颅影像学检查和基因检测有助于明确诊断。

【诊断】 主要根据典型临床表现和基因检测诊断, 包括临床表现(神经系统异常表现伴或不伴冻疮样皮疹、特应性皮炎、皮肤血管炎等)、血浆和脑脊液 IFN-α 水平增高、I 型 IFN 刺激相关基因表达增强、典型的脑部影像学表现(颅内钙化、脑白质营养不良和脑萎缩)及基因检测阳性。基因测序显示 *TREX1*、*RNASEH2B*、*RNASEH2C*、*RNASEH2A*、*SAMHD1*、*ADAR* 或 *IFIH1* 基因突变。

【治疗】 糖皮质激素和传统免疫抑制剂可以控制部分患者病情, JAK 抑制剂对本病有明显的疗效。

八、Blau 综合征

【概念】 Blau 综合征又称儿童肉芽肿性关节炎, 可以表现为家族发病形式; 也可以表现为散发形式, 称为早发性结节病。该病是一种常染色体显性遗传性疾病, 典型病例于 5 岁前发病。

【发病机制】 Blau 综合征是一种少见的常染色体显性遗传性疾病, 系 *CARD15* 基因突变所致。*CARD15* 基因定位于 16q12, 编码 NOD2。NOD2 属 NOD(nucleotide-binding oligomerization domain)蛋白家族, 系胞质中的模式识别受体(pattern-recognition receptors, PRRs), 主要表达在单核细胞胞质中, 识别大多数革兰氏阳性或阴性菌肽聚糖(PGN), 触发天然免疫反应。NOD2 N 端具有信号传递功能的效应耦联域(effector binding domain, EBD)由两组 CARD 分子组成。C 端配体识别域(ligand recognition domain, LRD)由富含亮氨酸的重复序列构成(leucine-rich repeats, LRR)。中央区为 NACHT 分子。LRD 与配体结合可诱导 NACHT 发生寡聚化, 活化 EBD, 通过其 CARD 分子与 RICK(RIP2-like kinase)相互作用, 最终导致核转录因子(NF)-κB 活化及前炎症细胞因子转录合成。迄今在家族或散发 Blau 综合征患者中发现的基因突变的突变部位均位于 NACHT 结构域, 其中最常见的为 R334W。NACHT 分子突变可能是一种功能获得性突变, 由于 NACHT 寡聚化与(NF)-κB 活化有关, 推测其基因突变可造成 NACHT 分子持续寡聚化, 从而降低 NF-κB 活化阈值, 轻微刺激或无刺激即可致 NF-κB 活化及前炎症细胞因子释放。

【临床表现】

1. **皮疹** 常以皮疹起病, 皮疹的特点是细碎的鳞屑样皮疹, 粉红色或棕褐色的丘疹样皮疹, 常见于背部和四肢(见书末彩图 16-7)。

2. **关节炎** 于皮疹后不久或同时出现, 表现为对称性多关节炎, 大小关节均可受累, 表现为滑膜炎、腱鞘炎, 少关节炎非常罕见, 滑膜明显增生, 表现为特征性的"囊样"增生改变(图 16-8)。

3. **虹膜睫状体炎** 常为双侧, 活检为肉芽肿样改

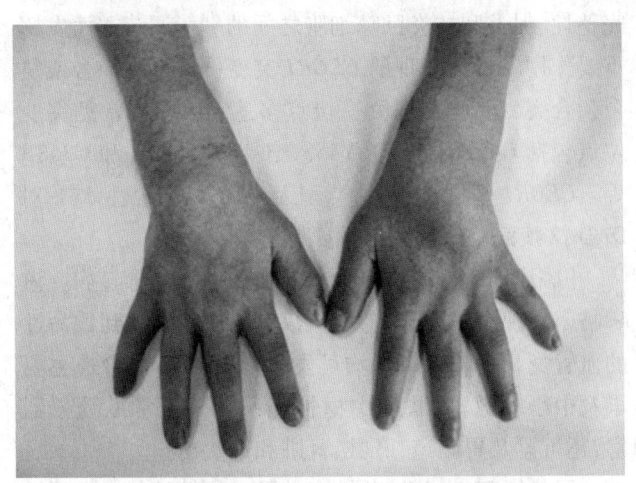

图 16-8 Blau 综合征关节改变

变,前葡萄膜炎少见。

4.**其他** 大血管炎、肉芽肿性间质性肾炎、肝脾肉芽肿样改变。

【**辅助检查**】 血常规可有轻度贫血,血沉增高,血管紧张素转换酶也可增高。抗核抗体和类风湿因子阴性。胸部 X 线检查肺门淋巴结无肿大。关节片显示骨质疏松,但很少见骨破坏及关节间隙狭窄。

【**诊断**】 确定诊断可以通过皮肤、滑膜或结膜的活检,最终依赖遗传学检测。组织病理学改变存在滑膜增生,伴有非干酪样改变的巨细胞肉芽肿,类似于成人的结节病。受累皮肤的真皮内和结膜内可以发现肉芽肿。

【**治疗**】 可应用抗炎药物(甾体类和非甾体类)治疗该病。TNF 拮抗剂也应用于临床,但作用还没有系统的评价。对于虹膜睫状体炎往往需要全身用药,但也可以局部用药,发生白内障、青光眼及视网膜剥脱时需要手术治疗。

九、家族性 Behcet 样自身炎症反应综合征

【**概念**】 家族性 Behcet 样自身炎症反应综合征又称 A20 单倍剂量不足(A20 haploinsufficiency,HA20),是由 TNF-α-诱导蛋白 3(tumor necrosis factor α-induced protein 3,TNFAIP3)基因功能突变导致的一种罕见的早发性 AIDs,为常染色体显性遗传性疾病。HA20 多于儿童早期起病,无种族特异性,男女比例约为 1:2。

【**发病机制**】 A20 是炎症反应的负调节因子,由 6 号染色体上 TNFAIP3 编码的 790 个氨基酸组成,包括 N 末端 OTU 结构域和 C 末端 7 个 ZnF 结构域。其中 OTU 结构域具有去泛素化(deubiquitination)和泛素化(ubiq-

uitination)双重作用,能够水解与 63 位赖氨酸连接的泛素链(K63 linkages),也可以连接 48 位赖氨酸连接的泛素链(K48 linkages)。TNFAIP3 功能丧失型突变导致 A20 功能不全,会阻碍多泛素链的激活和释放,从而使 IκB 蛋白在 IκB 激酶复合体的作用下快速发生磷酸化修饰,被磷酸化修饰的 IκB 蛋白继而发生多泛素化修饰,并被 26S 蛋白酶体降解,从而释放 NF-κB,NF-κB 得以进入细胞核内,激活一系列促炎因子基因的转录,同时使炎症小体活性增加,导致炎性因子(IL-1、IL-6、IL-18、TNF-α)的过度表达。

【**临床表现**】 HA20 患儿的临床表现主要包括反复口腔和/或外阴溃疡,眼部受累(前葡萄膜炎、脉络丛视网膜瘢痕、视网膜血管炎引发黄斑纤维化而导致视力丧失),消化道表现(腹痛、呕吐、腹泻、腹腔淋巴水肿、小肠肿胀),反复发热,皮疹,关节炎。部分患儿会出现心血管疾病、肾病综合征、血管炎、呼吸道感染等,表现为自身炎症及自身免疫性疾病的特点。

TNFAIP3 基因不同位点突变,其临床表型不同,同一突变位点不同家族成员间临床表型也可能不同。

【**辅助检查**】 HA20 尚无特异性实验室检查。在急性期 C 反应蛋白、血沉等炎症指标增高,在发作间歇期,炎症指标可恢复正常。但在某些未经治疗的患儿体内,炎症指标可持续增高。部分患儿可检测到自身抗体,如抗核抗体、抗双链 DNA 抗体等。HA20 患儿皮肤或黏膜组织病理活检可见非特异性慢性炎症表现。人类白细胞抗原(human leucocyte antigen,HLA)-B51 被认为与家族性白塞病高度相关,部分患儿体内也可有 HLA-B51 阳性。

【**诊断**】 HA20 尚无确切的诊断标准。当患儿有复发性口腔溃疡、生殖器溃疡、胃肠道溃疡等类白塞病临床特点,发病年龄小,有阳性家族史时需要警惕 HA20。诊断性全外显子测序可帮助筛选突变基因,同时排除其他遗传性 AIDs。由于 TNFAIP3 基因冗余度低,发现 TNFAIP3 基因杂合性功能突变进一步支持该病诊断。

【**治疗**】 糖皮质激素和传统免疫抑制剂对部分患者有效,TNF-α 有较好的疗效。

十、肿瘤坏死因子受体相关周期热综合征

【**概念**】 肿瘤坏死因子受体相关周期热综合征(tumor necrosis factor receptor associated periodic fever syndrome,TRAPS)为伴有不完全外显的常染色体显性

遗传病,其致病基因为 *TNFR1*,也称为 TNF 受体超家族成员 1A(TNF receptor superfamily member 1A,TN-FRSF1A)基因,编码 TNF55kD 受体。TRAPS 发病率为 1/100 000。

【临床表现】 TRAPS 发病年龄可为婴儿期至 40 多岁,多在 10 岁前发病,其中位发病年龄为 4.3 岁。临床表现主要有反复发热、皮疹、肌痛或肢体游走性疼痛、腹痛和呕吐等消化道症状;以上症状发作一般至少持续 5 日,通常持续超过 2 周,特征性皮疹为单个或多个红斑状斑片沿肢体向远端蔓延;还可出现淋巴结肿大、头痛、胸痛、结膜炎、眶周水肿、咽炎、口腔溃疡、关节炎、肝脾大及复发性心包炎等;10%~15% 患儿可出现继发性淀粉样变,累及肾脏、肝脏、甲状腺等器官。

【诊断】 如有上述特征性发作应考虑 TRAPS 的可能,可进一步进行基因检测以明确诊断,但其诊断需要仔细除外可引起同样表现的其他感染性疾病和肿瘤性疾病,以及其他引起周期热综合征的疾病。

【辅助检查】 实验室检查主要为炎症指标升高,特别是在发作间期也处于升高的水平;有淀粉样变者可出现相应受累器官的损伤;皮疹的组织学表现为皮肤淋巴细胞和单核细胞的浸润。

【治疗】 TRAPS 的治疗目标为控制炎症,防治发作,并降低发生淀粉样变的风险。短期应用糖皮质激素,可有效终止炎性发作;非甾体抗炎药有助于控制发热和缓解症状。IL-1 抑制剂对大多数 TRAPS 患儿有效;依那西普对部分患儿有效,但其效果会随时间延长而递减。虽有少数报道有效,但因其可能的副作用,不建议使用抗 TNF 单抗。

十一、腺苷脱氨酶 2 缺乏症

【概念】 腺苷脱氨酶 2 缺乏症(deficiency of adenosine deaminase type 2,DADA2)于 2014 年被首次报道,是由编码腺苷脱氨酶 2(ADA2)的 *CECR1* 基因发生功能缺失性突变所致的一种常染色体隐性遗传性疾病。多于儿童期起病,典型临床表现包括网状青斑、全身炎症、结节性多动脉炎、早发脑卒中、低丙种球蛋白症和血细胞减少等。可出现多系统受累。

【发病机制】 DADA2 因编码 ADA2 的 *CECR1* 基因发生功能缺失性突变,造成 ADA2 水平下降所致。ADA2 由单核细胞和髓系细胞产生,包含 4 个结构:信号序列、假定的受体结合域、二聚域和催化域。ADA2 主要在血浆中表达,作用于 T 细胞、B 细胞和单核细胞表面的受体,同时作为一种生长因子,在维持内皮细胞

完整性、促炎和抗炎巨噬细胞之间的平衡调节方面发挥重要作用。目前发现的 *CECR1* 突变位点多为纯合或复合杂合突变。已发现突变位点多达 60 余个,常见突变位点包括 G47R、R169Q、Y453C、G47A、T360A 和 G358R 等。*CECR1* 基因的突变类型及 ADA2 的活性水平对 DADA2 疾病临床表型有重要影响。

【临床表现】 约 80% 的患儿在 10 岁前起病。该病临床表现个体差异较大,从仅有的皮肤表现到致命性的血管炎相关临床事件均可发生。DADA2 血管炎主要累及中小动脉,皮肤和中枢神经系统是最常见受累器官,还可累及胃肠道、肝脏、肾脏和冠状动脉。

网状青斑、皮肤结节性多动脉炎、指端坏疽、皮下结节、雷诺现象和阿弗他溃疡是常见的皮肤表现。神经系统表现包括缺血性卒中、出血性卒中、脑神经麻痹和周围神经病变。缺血性卒中最常见,可反复发作,常发生在脑干、丘脑、基底神经核和内囊等部位,小腔隙性梗死影像学不易发现,严重卒中可导致永久性的神经损伤,如构音障碍、共济失调、脑神经麻痹、认知障碍等,甚至死亡。出血性卒中发生率仅次于缺血性卒中,颅内出血常发生在应用抗凝剂或抗血小板聚集药物治疗后,部分 DADA2 患儿颅内出血缺乏血管炎证据,有效的全身抗炎治疗后仍发生颅内出血。DADA2 患儿常见的脑神经麻痹有动眼神经(第 Ⅲ 对脑神经)、滑车神经(第 Ⅳ 对脑神经)、外展神经(第 Ⅵ 对脑神经)和面神经(第 Ⅶ 对脑神经)麻痹,主要表现为神经性耳聋和视力丧失、视网膜中央动脉阻塞、视神经萎缩、葡萄膜炎、复视、眼球震颤、斜视等眼科并发症。外周神经病变见于多数 DADA2 患儿,痉挛性截瘫也有报道。

约 20% 的患儿可出现持续低丙种球蛋白血症,记忆 B 细胞、成熟 B 细胞数目下降。合并感染的病原以病毒和细菌为多见。淋巴组织增生是 DADA2 的另一突出临床表现。在一些患儿中,血细胞减少是该病的首发或重要伴随症状。部分患儿以先天性纯红细胞再生障碍性贫血起病。约 7% 和 6% 的 DADA2 患儿分别出现中性粒细胞和血小板减少。部分患儿可不伴有任何血管病变,仅表现为血液系统受累。

【辅助检查】 急性期患儿 C 反应蛋白、血沉和转氨酶常升高。常见的免疫缺陷主要为低丙种球蛋白血症,IgM、IgG 和 IgA 均有不同程度降低;CD4$^+$ 淋巴细胞轻度至重度减少,自然杀伤细胞计数降低。自身抗体阴性。血浆 ADA2 活性下降程度与疾病严重性相关。

皮肤活检可提示血管炎证据,包括非肉芽肿性坏死性动脉炎、白细胞破碎性血管炎和脂膜炎。头颅影像学检查可见缺血性卒中表现,常发生于脑干、丘脑、基底神

经核和内囊等部位。血管造影可见肾动脉瘤、中小动脉扩张和肾内动脉狭窄、梗死等。基因检测显示 *ADA2* 基因突变类型有错义突变、移码突变、剪接缺陷和基因缺失,多数 DADA2 患儿为复合杂合错义突变。

【诊断】 目前尚无统一的 DADA2 诊断标准。临床、实验室和影像学发现以血管炎、免疫功能失调和血液系统异常为特征的患儿,应怀疑 DADA2 并进行 *ADA2* 基因测序和 ADA2 血浆蛋白水平或活性检测。如发现基因功能丧失的 ADA2 致病性突变和较低的 ADA2 蛋白活性(低于正常水平 5%)可确诊。

【治疗】 糖皮质激素和常规免疫抑制剂对部分患者有疗效,TNF-α 对本病有效。

(李彩凤 宋红梅)

参考文献

[1] BEN-CHETRIT E,GATTORNO M,GUL A,et al. Consensus proposal for taxonomy and definition of the autoinflammatory diseases (AIDs):a Delphi study. Ann Rheum Dis,2018,77 (11):1558-1565.

[2] GATTORNO M,HOFER M,FEDERICI S,et al. Eurofever Registry and the Paediatric Rheumatology International Trials Organisation (PRINTO). Classification criteria for autoinflammatory recurrent fevers. Ann Rheum Dis,2019,78(8):1025-1032.

[3] MANTHIRAM K,ZHOU Q,AKSENTIJEVICH I,et al. The monogenic autoinflammatory diseases define new pathways in human innate immunity and inflammation. Nat Immunol,2017,18 (8):832-842.

[4] YALÇINKAYA F,OZEN S,OZÇAKAR ZB,et al. A new set of criteria for the diagnosis of familial Mediterranean fever in childhood. Rheumatology(Oxford),2009,48(4):395-398.

[5] OZEN S,DEMIRKAYA E,ERER B,et al. EULAR recommendations for the management of familial Mediterranean fever. Ann Rheum Dis,2016,75(4):644-651.

16章

17

第十七章
变态反应性疾病

17章

第 1 节　概述

一、变态反应的基础

虽然很早就有变态反应疾病的记述,但到了 1906 年,Pirquet 才提出"变态反应"一词。变应性疾病曾泛指 Ⅰ、Ⅱ、Ⅲ、Ⅳ 型超敏反应,但现在一般指的是 Ⅰ 型超敏反应。

(一)变态反应的主要细胞和细胞因子

变态反应(allergy)的基础是免疫反应,免疫反应是机体保护自身的一种生理反应。它识别、排除和消灭各种属于非自身的具有抗原性的物质。此外,体内衰老的细胞和突变的体细胞也将被视为非自身物质予以消灭。参与免疫的主要细胞和各种因子如下:

1. **淋巴细胞**　参与免疫的免疫活性细胞主要是淋巴细胞。淋巴细胞主要分为 T 细胞和 B 细胞。在血液循环中的主要是 T 细胞,它们的寿命可长达数月、数年甚至终身。T 细胞在免疫反应中处于中心地位,它既是免疫反应的调节者,又是免疫反应的效应物。T 细胞又根据细胞膜表面存在的分化抗原簇的差异,分为辅助性 T 细胞(helper T cell,Th 细胞)和细胞毒 T 细胞(cytotoxic T cell,Tc 细胞)或抑制性 T 细胞(suppressor T cell,Ts 细胞),前者细胞表面特征性的分化抗原为 $CD4^+$,后者细胞表面特征性的分化抗原为 $CD8^+$。在免疫反应中,最重要的又是 Th 细胞即 $CD4^+T$ 细胞。

Th 细胞在接受抗原刺激后分化为 Th1 和 Th2 细胞。Th1 细胞主要涉及迟发超敏反应(delayed type hypersensitivity,DTH),也产生干扰素(interferon,IFN),依次激活外周的巨噬细胞,起到保护机体的作用。此外,激活的 Th1 细胞能帮助 B 细胞使免疫球蛋白(immunoglobulin,Ig)转变为可溶性 IgG 类型,对抗细菌和病毒感染。Th2 细胞诱导的途径最终产生 IgE。IgE 促使变应性炎症的形成,因而,Th2 细胞在引起哮喘等变应性炎症上起了重要作用。

Tc0 细胞在接受抗原刺激后产生 Tc1 和 Tc2 细胞。两者均能引起抗病毒的免疫反应。也能激活巨噬细胞,并引起 DTH。Tc2 在体外还与白细胞介素 4(interlukine 4,IL-4)一起帮助 B 细胞将 Ig 转变为 IgG_1 亚类和 IgE

类。Tc2 产生 IL-5,影响嗜酸性粒细胞(eosinophils,EOS)的生长和侵入炎症部位。

Th1/Th2 和 Tc1/Tc2 细胞互相配合,显示出保护宿主免受体外微生物攻击的多种功能。经抗原刺激的 B 细胞具有两大功能,抗原呈递和在抗原的刺激下分化成为分泌 Ig 的浆细胞。浆细胞产生能结合该抗原的相应抗体,抗体介导的免疫称为体液免疫。

2. **抗原呈递细胞(antigen presenting cell,APC)**　是形态各异的但具有相同呈递抗原功能的一组细胞,APC 包括单核/巨噬细胞和树突状细胞(dentritic cell,DC)、B 细胞、朗格汉斯细胞(Langerhans cell,LC)和小静脉内皮细胞等。当抗原物质经过 APC 降解成为抗原片段,并与宿主的自身标志物结合后,T 细胞才能识别它们,这些自身标志物就是宿主的主要组织相容性复合体(major histocompatibility complex,MHC)。

3. **MHC**　每个人都有不同于他人的、独特的 MHC 分子。每个人自身的 MHC 分子是相同的。因此,它是自身的标志。MHC 分三类,Ⅰ 类分子、Ⅱ 类分子和 Ⅲ 类分子,其中主要是前两类。MHC-Ⅰ 类分子存在于机体所有有核细胞,它与细胞内蛋白(指细胞内的病毒或细菌蛋白)降解形成的肽类复合体,传递抗原信息给 T 细胞。MHC-Ⅱ 类分子存在于专职的 APC,这些 APC 表达抗原肽类于细胞表面,传递抗原信息给 B 细胞。非专职的 APC 如 EOS 也可传递抗原信息。

4. **单核巨噬细胞系统(mononuclear phagocytic system,MPS)**　为一组具有高度吞噬活力的巨噬细胞。它们来源于骨髓,进入血液即为单核细胞,2~4 天后移行到组织成为具有强吞噬力的巨噬细胞,这些巨噬细胞的名称因所在的组织而异。它们在组织中能存活数周以上。巨噬细胞除吞噬异物外,也是免疫应答中重要的 APC,并参与免疫应答。

5. **肥大细胞(mast cell,MC)和嗜碱性粒细胞**　在变态反应疾病的发病机制中,最重要的细胞之一是 MC。具有相同功能的还有嗜碱性粒细胞。MC 在抗原的刺激下脱颗粒,初期释放一种重要介质为组胺,组胺能使血管扩张、渗出增加、平滑肌收缩、分泌增多。随之,Ca^{2+} 进入细胞膜,激活了磷脂酶 A2,将细胞膜磷脂裂解,最后产生白三烯 C4(leukotrine C4,LTC4)、LTD4、LTE4、血小板激活因子(platelet activating factor,PAF)和前列腺素(prostaglandin,PG)。近年来,还发现 MC 能分泌细胞因子,粒细胞巨噬细胞-集落刺激因子(granulocyte macrophage colony stimulating factor,GM-CSF)、IL-3、IL-5 的 mRNA 和 IFN-γ。它们能促进中性粒细胞、单核细胞和 EOS 的集聚和激活。

6. EOS EOS 的表面有 IgE 的低亲和力 Fc 受体(FcεR Ⅱ)。T 细胞产生的 IL-5 促进 EOS 的生长、分化和激活。EOS 还释放颗粒蛋白,如主要碱性蛋白(major base protein,MBP)、嗜酸性粒细胞阳离子蛋白(eosinophile cation protein,ECP)等,以及夏科-莱登晶体(Charcot-Leyden crystals,CLC)。EOS 产生的 LTC4、LTD4、LTE4,是强力的支气管收缩物质,并改变血管的通透性。

7. 分化抗原簇(cluster of differentiation,CD) 为 T 细胞在分化发育的成熟过程中,存在于不同阶段的一组特异性表面标志,统称为 CD。如 CD2 是 T 细胞分化过程中,在其表面出现的第一个特异性标志,因此,具有 CD2 的 T 细胞还很不成熟。CD3 出现于胸腺细胞的晚期和全部外周血 T 细胞表面,成熟的胸腺细胞和外周血 T 细胞还表达 CD4 或 CD8。

8. T 细胞受体(T cell receptor,TcR) 是 T 细胞表面的特异性受体,它能识别已为 APC 处理降解的并与 MHC 分子结合的抗原肽-MHC 复合体中的外来抗原。TcR 具有很高的特异性。TCR 和 CD(CD3⁺、CD4⁺或 CD8⁺)一起,与 APC 表面的抗原肽 MHC 复合体结合后,T 细胞被激活。

9. 细胞因子 免疫系统的一些细胞如淋巴细胞和具有吞噬功能的细胞,在内、外环境的刺激下,能产生的一大类具有重要生物活性的蛋白质称为细胞因子。它们在免疫系统内,和免疫系统与其他系统的细胞间,以分子语言进行信息传递,既是免疫应答过程中的产物,又是免疫应答过程的调节物质。它们在免疫细胞与细胞间的交通网络中起着桥梁作用。淋巴细胞产生的细胞因子称淋巴因子,单核细胞或巨噬细胞产生的细胞因子称单核因子。一种细胞因子可由几种细胞产生,而一种细胞又可产生几种细胞因子。

10. 黏附分子(adhesion molecular,AM) 当哮喘发生时,气道就会集聚许多炎症细胞。这些炎症细胞能从血管内移行到炎症部位,附着于白细胞、内皮、血管外基质和上皮的各种 AM 起了重要作用,而且决定炎症细胞移行的方向。

11. 补体(complement,C) 为 9 种血清球蛋白 11 个成分(C1q、C1r、C1s、C2、C3……C9)组成的一组蛋白质,是以非活性状态存在于人和动物的新鲜血清中,只有被依次活化后才能表现出生物活性。补体激活的途径有两种:经典途径和替代途径,补体成分依次活化后,发挥多种生物活性,能离解较大的免疫复合物为较小的免疫复合物,使之更易被清除,毒性也减小。它还能吸引巨噬细胞,引起免疫粘连,增强吞噬作用,使细胞膜损伤、细胞裂解等。

12. Ig 当 B 细胞接受抗原的双信号刺激后,增殖分化为浆细胞,分泌针对该抗原的不同类别的具有抗体活性的蛋白质参与体液免疫。Ig 约占血清蛋白质的 20%。在一般情况下,Ig 有结合抗原的能力,故又称抗体。Ig 存在于血液循环、血管外液和外分泌液及某些淋巴细胞的表面,由 82%~96% 的多肽和 4%~18% 的碳水化合物组成,分为 IgG、IgA、IgM、IgD 和 IgE。前四类抗体与抗原结合后能产生沉淀,故称为中和抗体或沉淀抗体。IgE 为亲细胞抗体,是引起 Ⅰ 型变态反应的罪魁祸首。

血清中 IgE 的量只占 Ig 总量的 0.004%。但其抗体活性极强,在抗原的刺激下机体产生特异性 IgE。IgE 在合成后,很快结合于有 IgE 受体的细胞上,一旦相应抗原再次进入机体后,与之结合而发生一系列生化改变,使细胞脱颗粒释放多种炎症介质。具有结合 IgE 的高亲和力 Fc 受体(FcεR Ⅰ)的细胞为 MC 和嗜碱性粒细胞。具 FcεR Ⅱ 的细胞现已知有 EOS、B 细胞、T 细胞、血小板、单核细胞、巨噬细胞和天然杀伤细胞(NK 细胞)、朗格汉斯细胞等。

13. 抗原和变应原抗原 一般指能刺激机体免疫系统产生特异免疫反应进而产生抗体或致敏淋巴细胞,并能与该抗体或致敏淋巴细胞特异性结合的物质。变应原是引起 Ⅰ 型变态反应的抗原性物质。气传变应原是诱发呼吸道过敏的常见变应原,可来自室内,如尘螨、宠物、生长在墙壁或地毯下的真菌和空调系统内的微生物等,来自室外的如花粉、真菌等。

14. 特应性(atopy)和特应性疾病 曾有一些学者给特应性和特应性疾病下过定义。现总结如下:

(1)存在特应性疾病(变应性哮喘、变应性鼻炎、特应性皮炎)的临床症状。

(2)实验室检测:至少有两个具有特应性特点的体内外检测数据:①总 IgE 升高;②体外检测对一个以上的常见环境变应原存在较高的特异性 IgE;③对一个

17章

以上的常见环境变应原呈阳性的皮肤点刺试验。

（3）家族遗传倾向：调查发现，父母双方特应性疾病的有无，直接影响子代特应性疾病的发病率，证实在特应性疾病的发生上，遗传起着重要作用。脐血总 IgE >1.3kU/L 是发生特应性的高危指标。另有研究提示，在 12 个月时总 IgE>70kU/L 和特异性 IgE>0.35kU/L 提示小儿今后可能发生特应性疾病。

15. Ⅱ型固有淋巴样细胞（group Ⅱ innate lymph-oid cells, ILC2）

（1）ILC2 的特征：该类细胞表面不表达 T 细胞、B 细胞、NK、巨噬细胞等表达的 Linage 标记物，如 CD3ε、CD4、CD8a、TCRb、TCRd、CD5、CD19、B220、NK1.1、Ter119（Ly76）等，而表达 c-Kit（CD117）、Sca-1（Ly6a）、IL-7Rα（CD127）、IL-2R、IL17RB（IL-25 受体）、IL33R（TI/ST2）等表面分子，此类细胞的特殊之处在于可快速应答 IL-33、IL-25 的刺激产生大量 IL-4、IL-5 和 IL-13。在人体中 ILC2 细胞表达 CRTH2（chemoattractant recep-tor homologous molecule expressed on Th2 cells, 表达于 Th2 细胞上的化学诱导趋向性受体），其表达 IL-33 受体 ST2（homolog of sulfotransferase）、IL-25 受体 IL-17RA 与 IL-17RB，及固有淋巴样细胞标志物 CD161。除了 IL-33、IL-25，这种细胞还对 TSLP（thymic stromal lymphopoi-etin, 胸腺基质淋巴细胞生成素）的刺激下大量产生 2 型细胞因子[1]。

（2）ILC2 与变态反应性疾病：大量临床研究数据也证实了 ILC2 在哮喘疾病发生发展中的重要作用，过敏性哮喘患者外周血中 ILC2 的比例及其相关细胞因子水平明显高于正常对照组，因鼻病毒感染诱发哮喘急性发作的患者研究中，鼻病毒感染致气道上皮细胞产生 IL-33 促进 T 细胞及 ILC2 细胞的快速增殖[2]。此外，在哮喘患者气道上皮组织检测到 TSLP 表达升高，且与疾病严重程度有关。过敏性鼻炎（allergic rhinitis, AR）与过敏性哮喘作为"同一种气道，同一种疾病"，有研究表明，屋尘螨致敏的 AR 患者外周血 ILC2 水平明显高于正常对照组，而艾蒿致敏的 AR 患者 ILC2 与正常对照组确无明显差异，因此推测 AR 患者 ILC2 的水平与过敏原种类及致敏性有关，ILC2 在不同的过敏性疾病中所起免疫调节作用有所区别[3,4]。

（3）ILC2 与 2 型免疫：过去认为以 Th2 细胞为中心驱动的 Ⅱ型细胞因子（IL-4、IL-5、IL-9 和 IL-13 等）的释放，后者继而导致 IgE 生成、嗜酸性粒细胞聚集、杯状细胞分泌黏液、气道平滑肌收缩及气道重构，这一经典

2 型免疫反应通路是导致气道变态反应疾病发生的重要机制。但是，ILC2 细胞的发现则让我们对这一类疾病发生的免疫学机制有了更深的了解，特别是对于一些由 Th2 细胞介导的 2 型免疫无法解释的临床现象出现，如无特应性体质证据、外周血 IgE 水平未见异常，但气道仍可见嗜酸性粒细胞的组织病理学特征时，应充分考虑到气道黏膜屏障功能及局部 ILC2 细胞亚群的免疫功能状态[5]。

（二）四型超敏反应

超敏反应可理解为某人对某种外物过于敏感。在北欧，超敏反应一词是用来描述外物引起的不良反应，这种不良反应的基本变化，可为免疫性或非免疫性。因而，他们将超敏反应分为非变应性和变应性两类。免疫病理是机体在保护自身的免疫过程中产生了不利于自身的不良反应。多年来一直按照 Gell 和 Combs 的分类法将临床的免疫过度的疾病分为四型超敏反应：速发型（Ⅰ型，IgE 介导）、细胞毒型（Ⅱ型，IgG 和 IgM 介导）、免疫复合物（Ⅲ型，IgG 和 IgM 参与）介导的反应、迟发型（Ⅳ型，T 细胞介导）。近年来，Shearer 等建议将 Ⅰ 型分为 2 个内容，Ⅱ 型分为 5 个内容，Ⅳ 型分为 3 个内容。

该作者认为沿用 Gell 和 Combs 旧的分类法，使临床医生用过于简单的机制解释这些异常的免疫反应，新的分类能更完整地将疾病涉及的免疫学和炎症反应中的免疫问题反映出来。本章重点介绍与 Ⅰ 型超敏反应有关的部分。

1. Ⅰ 型 肥大细胞介导，即速发超敏反应，主要通过 MC 释放的介质产生早期和晚期（4~8 小时）反应，一般称变态反应或过敏反应。现又分为两型。

（1）Ⅰa［过敏症（anaphylaxis）］型：依赖 IgE，本型是变应性鼻炎/哮喘等的重要免疫异常。引起 Ⅰa 型的变应原大多无毒，它们刺激少数敏感者产生特异性 IgE，特异性 IgE 很快结合于 MC 表面，而使机体致敏。如无相同抗原再次进入，致敏状态持续半年至数年后消失。当相同抗原再次进入，与 MC 表面的特异性 IgE 结合，使 MC 内发生一系列生物化学的变化，导致该细胞脱颗粒，释放多种炎性化学介质。这些介质分两类，预先形成的介质和新合成的介质。前者有组胺、中性蛋白酶如类胰蛋白酶、嗜酸性粒细胞趋化因子和中性粒细胞的趋化因子、肝素等，其中组胺最重要，是诱发早期反应初期症状的主要介质。新合成的介质有 PGD2、PGF2a、

LTC4、LTD4、LTE4、PAF、腺苷等。这两类介质可使血管扩张、通透性增加、渗出增多、平滑肌收缩,临床表现为严重过敏反应、支气管哮喘、变应性鼻结膜炎、荨麻疹、血管性水肿等。本型症状发生快,一般发生在 2 小时内,甚至可短至数分钟。患者一般呈现阳性的速发型皮肤反应。

早期反应约于 1~2 小时后消退。晚期反应发生于激发后 3~4 小时,MC 释放的趋化因子以及 AM 的作用,引来 EOS、中性粒细胞等炎症细胞。EOS 浸润是本型的特征性改变,它也释放多种介质,如 LTC4、LTD4、LTE4 和 PAF,它还释放多种毒性蛋白,如 MBP、ECP等。MBP 可损伤气道上皮,从而使气道反应性增强。ECP 具有很强的细胞毒性,可杀死寄生虫,还能诱导 MC 释放组胺,引起上皮损伤和角化细胞损伤。ECP 与病情的严重程度呈正相关。它们与 MC 释放的介质一起引起 IgE 介导的晚期反应。使临床如哮喘病的哮鸣和特应性皮炎的皮损持续一至数日或加重。大多数变应性哮喘患者有晚期反应。

(2)Ⅰb(类过敏反应[anaphylactoid])型:不依赖 IgE,为非 IgE 介导的 MC 和嗜碱性粒细胞脱颗粒引起的反应。因为 MC 表面除了有 IgE 受体外,还有其他受体,如碘造影剂、吗啡、神经递质 P 物质(substance P,SP)等的受体均存在于 MC 表面。它们通过存在于细胞上的自身受体,触动 MC 或嗜碱性粒细胞脱颗粒。此外,SP 等还直接或间接地参与速发型超敏反应。

2.Ⅱ型 非 IgE 抗体介导,所涉及的抗体为 IgG、IgM,少数为 IgA。免疫机制是机体把自身的组织和细胞误认为外来抗原对之产生抗体,引起自身细胞的毁坏。如 ABO 血型不合,故又称自身免疫性疾病。此型可分为四个亚型。由于至今未发现该型与本组疾病的关系,故从略。

3.Ⅲ型 免疫复合物介导,IgG 和 IgM、激活的补体和中性粒细胞参与免疫复合物介导的反应。遗传易感者在暴露于某些抗原后,产生活跃的免疫反应造成免疫损伤。免疫复合物的生成,是抗体与抗原结合形成免疫复合物以便排除它。但有些免疫复合物长期在血液循环中流动,既不易被吞噬消除,又不能经肾小球滤出。它们最终沉积于小血管壁的基底膜,激活补体,启动了主要由中性粒细胞参加的炎症反应。炎症反应不但损伤血管壁,且在吞噬消化免疫复合物过程中,分泌化学物质,误伤邻近组织。因此,Ⅲ型超敏反应损伤的是无辜的邻近组织。如过敏性肺炎主要涉及本型。

4.Ⅳ型 细胞介导,本型为 T 细胞或 NK 细胞介导的典型超敏反应,无须抗体或补体参加。

(1)Ⅳa 型:CD4$^+$T 细胞介导,是 T 细胞,特别是 Th 细胞引起的 DTH。如常见的毒常春藤漆树抗原引起的接触性皮炎,其损害是由于 CD4$^+$T 细胞对环境抗原反应过于强烈所致。Th 细胞在接受 APC 呈递的抗原片段后被激活,转变为致敏 T 淋巴细胞,该细胞衍生的淋巴因子吸引来巨噬细胞。

(2)Ⅳb 型:CD8$^+$T 细胞介导,如 CD8$^+$T 细胞对病毒和同种抗原产生的溶细胞反应。

(3)Ⅳc 型:NK 细胞介导,本型在对肿瘤细胞的免疫监视上起重要作用。

Ⅳ型免疫反应大多是对机体起保护作用的。参与 DTH 的细胞还有皮肤上的 LC,它呈递抗原给 T 细胞。其他如 IFN-γ、IL-1 和肿瘤坏死因子(tumor necrotic factor,TNF)都参与免疫反应强度的调节。

二、变态反应性疾病的诊断

(一)详细的病史询问

详细的病史询问可了解疾病严重程度、寻找病因线索提供更多线索,为下一步选择辅助检查手段提供依据,因此详细的病史询问对变态反应性疾病的诊断十分重要。

(二)皮肤试验

皮肤试验是快速检测特异性 IgE 的一种方法,其操作简单、价格低廉、结果直观清晰,可广泛应用于临床。正确解读皮肤试验的结果对病因诊断能提供重要线索。其原理是将微量可疑过敏原物质注入患者皮肤,皮肤的肥大细胞表面有相应的特异性 IgE 抗体,后者可与过敏原物质结合,导致肥大细胞脱颗粒,释放组胺等炎症介质,引起局部血管扩张、渗出增加,皮肤出现风团和红晕反应。临床就是根据该反应的出现及其程度判定该变应性疾病的病因。常用的方法有两种,皮内试验和皮肤点刺试验,两者各有优缺点。由于后者仅涉及表皮,因而较安全,且痛苦轻微,特别适合于年龄较小的儿童。

(三)实验室检查

1.EOS 的检查 可酌情检查外周血、支气管/鼻分泌物中的 EOS,如外周血 EOS 增多(≥0.5×10^9/L 相当于≥500/mm^3),对 I 型变态反应的诊断有帮助,但需除外其他疾病。

2. 过敏原体外试验 主要包括荧光免疫印迹法和酶联免疫吸附试验,两者均为测定特异性 IgE 以确定病因的方法,但其价格较贵,适用于皮试有困难者,如皮炎严重无法皮试、服药影响皮试结果使判断不准确,或因出现过严重过敏反应,皮试有一定危险的情况下使用。

3. 血清总 IgE 对于辅助诊断变态反应性疾病具有一定指导意义。血清总 Ig 水平增高,在除外寄生虫侵染、高 IgE 综合征等外,支持变态反应的存在,但血清总 IgE 不增高,却不能排除变态反应性疾病。

(四)结膜及鼻和支气管激发试验

均可酌情选用协助病因诊断。应在发作间歇期进行。其中眼结膜激发试验较安全,且痛苦轻微,适用于小儿。

三、变态反应性疾病的治疗原则

(一)避免变应原和刺激物

致敏原以及生活环境中多种诱发症状的刺激物均应尽可能避免,这是最有效和最根本的治疗方法。只重视用药,而忽略了避免,效果不会好,即使有效也不会持久。

(二)药物治疗

1. 肾上腺素能药物(adrenergics) 肾上腺素能受体分为 α 和 β 两类,后者主要分布于支气管平滑肌、心肌、骨骼肌血管上,兴奋 β 受体的药物简称 β 激动剂。它们是通过激活细胞膜上的 β 受体,从而激活腺苷酸环化酶导致 cAMP 的生成增加使支气管扩张。肾上腺素能 β 受体又分为 β$_1$ 和 β$_2$,β$_2$ 受体主要分布于支气管、子宫和血管的平滑肌和肝细胞上,受刺激时,平滑肌,特别是支气管平滑肌舒张。因此,在治疗支气管哮喘急性发作时,β$_2$ 激动剂更有效。常用药物如下:

(1)注射用 1:1 000 肾上腺素:不仅能扩张痉挛的支气管,还具有激活 α 受体的作用,能拮抗严重过敏诱发的血管萎陷,并能使支气管黏膜小血管收缩,减轻支气管的充血水肿,改善通气。本药作用起始快,至今仍是任何原因致严重过敏症的首选药物。肾上腺素注射剂的不良反应有心动过速、震颤、乏力、头痛等。

(2)β$_2$ 激动剂:有吸入、口服和注射三种。吸入剂因其起效快,而全身性不良反应少而常用。速效制剂包括沙丁胺醇、特布他林;长效制剂能保护患者避免夜间发作,包括沙美特罗和福莫特罗。β$_2$ 吸入剂产生的不良反应很少,偶诱发咳嗽;长效吸入剂常引起心率增加和震颤,较少见的有心悸、低血钾、高血糖和低镁血症。口服 β$_2$ 激动剂为震颤和心悸。

(3)异丙肾上腺素:由于有刺激 β$_1$ 的心血管不良反应,现已很少应用。

2. 茶碱 作为支气管舒张剂,并具有强心、利尿、扩冠状动脉、兴奋呼吸中枢和呼吸肌等作用,低浓度茶碱具有抗炎和免疫调节作用。茶碱的治疗指数较低,因此,常规应用时要严密观察不良反应的发生。许多儿童不耐受茶碱,因此治疗的个体化很重要。较轻的不良反应有易受激惹,不安、噩梦、遗尿、学校作业完成不好,亦可发生震颤和心动过速,而肢痛、厌食、恶心则为减少剂量的指征。

3. 异丙托溴铵(ipratropium bromide)吸入剂 是阿托品的四价异丙基衍生物,全身性不良反应少。由于其作用持续时间较长,对经常夜间或凌晨发作的哮喘有较好的保护作用。也适用于有心律失常、正在用 β-阻滞剂的患者。

4. 抗组胺药 当组胺与血管上的 H$_1$ 受体结合,引起一系列组织反应如心跳加快、血管扩张、渗出增加。抗组胺药竞争性地与 H$_1$ 受体结合后,组织细胞不会发生反应。因此,如早期应用可阻断组胺结合于该受体上从而起到治疗作用。一般作为第一线治疗药物。但它们有抗胆碱的不良反应,如黏膜干燥、嗜睡等。第一代抗组胺药有氯苯那敏、苯海拉明、安乃近、赛庚啶和去氯羟嗪等。新的第二代抗组胺药(如阿司咪唑、西替利嗪、氯雷他定、特非那定、美喹他嗪等)作用持续时间较长,嗜睡的不良反应较少。抗组胺药对变应性鼻炎特别有效。对皮肤变态反应也有一定的治疗和止痒作用,亦可用于合并存在鼻炎、皮肤过敏症的支气管哮喘患儿。

5. 色甘酸钠和奈多罗米 局部应用可抑制肥大细胞脱颗粒,临床作为抗炎剂应用,对 IgE 介导的早期和晚期反应均有效。鼻用药对变应性鼻炎、经口或雾化吸入对支气管哮喘有效。运动诱发哮喘患者于运动前 15~30 分钟吸入可预防发作。作为抗炎剂应长期应用，开始应用每日 4 次。较重病例效果不及局部用皮质激素。奈多罗米有相似的作用。这两种药不良反应都很少。

6. 糖皮质激素 吸入途径的糖皮质激素是哮喘控制治疗的一线用药，对于急性哮喘发作的患儿，准确应用雾化吸入途径的糖皮质激素可在一定程度上减少全身用皮质激素的应用，而达到快速缓解急性哮喘症状的临床疗效。吸入糖皮质激素偶有咽喉部激惹症状出现，大多在纠正吸药方法后消失，不需停药。经鼻吸入治疗变应性鼻炎是安全的。局部用药的效果发生于数天到数周后。口服或注射只在病情严重时短期应用。常用的吸入药物有丙酸倍氯米松、布地奈德、丙酸氟替卡松等，鼻用药有丙酸倍氯米松、丙酸氟替卡松、布地奈德和糠酸莫米松等。

7. 抗白三烯类药物 白三烯是诱发哮喘的重要炎症介质，目前白三烯受体拮抗剂孟鲁斯特广泛用于 1 岁以上儿童哮喘和病毒诱发喘息的预防控制治疗。

8. 变应原特异性免疫治疗（allergen immunotherapy, AIT） 是基于 IgE 介导的致敏机制确认引发患者临床过敏症状的变应原，对患者从低剂量开始接触针对性的变应原，逐渐增加剂量，达到维持量后持续足够疗程，以诱导机体免疫系统产生免疫耐受，从而使患者再次接触变应原时，过敏症状明显减轻或不再产生过敏症状。目前 AIT 主要用于气道过敏性疾病患者，也可用于食物过敏及特应性皮炎患者。

9. 抗 IgE 抗体治疗 2018 年 3 月奥马珠单抗（omalizumab）在国内上市，是第一个在国内上市的儿童哮喘靶向治疗药物，适用于中重度哮喘治疗（详见本章第 3 节支气管哮喘）。

四、特应性进程的概念

随着变态反应性疾病在儿童期发病率增高，以及对这类疾病认识研究不断深入，特应性进程（atopic march）的概念被提出，也使得儿童变态反应性疾病被干预的时间窗提前，防止变态反应性疾病发生发展的研究也不断增多。流行病学研究发现，婴儿或儿童早期出现的某种变态反应症状常常预示着未来其他变态反应疾病的发生，这种现象被称为变态反应疾病的自然进程（allergic march），又称为特应性进程。常首先表现为湿疹或食物过敏症状，继之发展为哮喘及变应性鼻炎[1]。1985 年一项出生纵行研究显示 1 岁以内发病的湿疹均与 6 岁时哮喘的患病具有相关性[2]。继之有很多纵向流行病学研究支持了特应性进程的假说，其可能的机制为：特应性皮炎的皮肤屏障功能受损，导致变应原入侵引发表皮致敏，诱导 Th2 细胞分化，记忆性 Th2 细胞可转移至鼻腔和支气管淋巴组织，使气道致敏，当机体再次暴露于变应原时，可表现为变应性鼻炎或哮喘。

关于特应性进程能否被阻止尚无定论。目前研究的预防措施主要包括一级预防和二级预防。一级预防是指对尚未患湿疹的儿童进行预防，主要是建造并维护婴儿时期皮肤屏障功能，如润肤剂的使用。二级预防是指针对已患湿疹，但尚未患其他变态反应疾病患儿进行的预防，如湿疹的早期治疗、环境控制等，例如有研究发现对于湿疹患儿，猫过敏原暴露和上日托幼儿园可降低哮喘发病风险[3]。而对已患变态反应性疾病的儿童进行治疗则为三级预防，主要目标是获得疾病的长期控制和防止加重。

（文昭明）

参考文献

[1] DHARMAGE SC, LOWE AJ, MATHESON MC, et al. Atopic dermatitis and the atopic march revisited. Allergy, 2014, 69 (1): 17-27.

[2] MARTINEZ-GONZALEZ I, GHAEDI M, STEER CA, et al. ILC2 memory: Recollection of previous activation. Immunol Rev, 2018, 283(1): 41-53.

[3] WANG D, BAI S, CUI Y, et al. Respiratory syncytial virus prevents the subsequent development of ovalbumin-induced allergic responses by inhibiting ILC2 via the IL-33/ST2 pathway. Immunotherapy, 2018, 10(12): 1065-1076.

[4] FAN D, WANG X, WANG M, et al. Allergen-Dependent Differences in ILC2s Frequencies in Patients With Allergic Rhinitis. Allergy Asthma Immunol Res, 2016, 8(3): 216-222.

[5] MIAO Q, WANG Y, LIU YG, et al. Seasonal variation in circulating group 2 innate lymphoid cells in mugwort-allergic asthmatics during and outside pollen season. Allergy Asthma Clin Immunol, 2018, 14: 6.

第2节 变应性鼻炎

变应性鼻炎(allergic rhinitis,AR)是指易感儿童接触变应原后主要由特异性IgE介导的由多种炎性递质及细胞因子等参与的鼻黏膜炎性疾病[1]。

一、发病机制与流行病学

【病因】 遗传和环境的相互作用被认为是AR的病因学因素,AR具有基因易感性,全基因组关联研究显示染色体有多个位点的单核苷酸多态性可能与AR和哮喘等变应性疾病相关联,易感儿童反复接触环境中致敏的变应原后可发生过敏性疾病[2],1岁以内最常见的变应原是来自室内的尘螨,温血动物的皮屑、毛发、唾液和尿,禽类的羽毛和食物。在幼儿,食物可引起变应性鼻炎,以鸡蛋和牛奶最常见,一般伴其他系统症状,如荨麻疹、哮喘等。由于花粉引起的症状至少需要几个花粉季节,通常在4、5岁以后才逐渐增多,但如婴儿在生后最初两年大量暴露于这些花粉,则可能较早出现症状。真菌孢子的直径较小容易进入下呼吸道,只有当真菌变应原过多时才会引起鼻黏膜症状。

【发病机制】 IgE介导的I型变态反应是AR发病的核心机制[2],包括两个阶段[3]。

1. **诱导阶段** 变应原进入机体→抗原提呈细胞捕获→T淋巴细胞激活→B淋巴细胞激活→特异性IgE分泌增加→IgE与肥大细胞(嗜碱性粒细胞)表面的高亲和力受体(FcεR I)结合。

2. **效应阶段** 变应原再次进入体内→与肥大细胞(嗜碱性粒细胞)表面的IgE结合→肥大细胞脱颗粒→启动病理过程。在此复杂的过程中,肥大细胞、嗜碱性粒细胞被称为变态反应的初级效应细胞,而嗜酸性粒细胞、中性粒细胞被称为变态反应的次级效应细胞。效应细胞被激活后释放生物活性物质(组胺、白三烯、细胞因子等),引起鼻黏膜变应性炎症、鼻部高反应性和鼻充血/阻塞等病理生理学改变,继而产生一系列临床表现。

【流行病学】 2006年,国际儿童哮喘和变应性疾病研究项目(International Study of Asthma and Allergies in Childhood,ISAAC)报告了全球AR、哮喘和特应性湿疹的患病情况,20余年来呈总体上升趋势,其中不同国家和地区6~7岁儿童AR的患病率波动在2.2%~24.2%,13~14岁儿童的患病率波动在4.5%~45.1%[4]。国内儿童AR流行状况的地区性或多中心研究较多,不同年龄、地区和生活方式的儿童,AR患病率存在较大差别。例如:武汉3~6岁儿童的AR患病率为27.1%,临床确诊率为10.8%[5];2007年针对北京市中心城区和郊区3~5岁儿童的调查显示,经确诊的AR患病率分别为19.5%和10.8%[6],2008—2009年在北京、重庆、广州以0~14岁儿童为对象的问卷调查中,AR自报患病率额分别为14.46%、20.42%和7.83%[7],另一项多中心调查显示北京、乌鲁木齐、中国香港6~7岁儿童AR的患病率分别为30.0%、31.1%、35.1%[8]。一般而言,我国AR的患病率较西方发达国家低,但由于我国人口基数大,患病人数众多。同时,北京、乌鲁木齐等城市的数据显示中国大陆儿童特应性体质的出现率与中国香港接近,提示患变应性疾病的风险程度较高。

二、临床表现与分类分级

【临床表现】 清水样鼻涕、鼻痒、鼻塞、阵发性喷嚏是AR的四大症状。鼻涕为清水样,亦可因鼻塞或继发感染而变稠;不少患儿因鼻痒常反复作揉鼻子的动作,如果此动作被家长禁止,局部不适感促使孩子作歪口、耸鼻、做鬼脸等奇怪动作取代;鼻塞常随体位变动而改变;喷嚏多于刚睡醒时发作。本病婴儿表现多不典型,常以鼻塞为主。患儿还可以表现出情绪烦躁,较大者可以自诉嗅觉丧失。此外,患儿常存在鼻道高反应性,因而对各种非特异刺激易发生反应。

【分类分级】

1. **根据症状持续时间分类**[2]

(1) 间歇性变应性鼻炎:症状表现<4d/周,或<连续4周。

(2) 持续性变应性鼻炎:症状表现≥4d/周,且≥连续4周。

2. 依据症状的严重程度和对生活质量的影响分类[2]

（1）轻度：症状较轻，对学习、文体活动和睡眠无明显影响。

（2）中-重度：症状明显，对学习、文体活动和睡眠造成影响。

三、诊断与鉴别诊断

【诊断】

1. 症状与体征

（1）症状：清水样鼻涕、鼻痒、鼻塞、喷嚏等症状出现两项以上（含两项），每天症状持续或累计约 1 小时以上。可伴有眼痒、结膜充血等眼部症状。需仔细询问病史以便将本病其他与其他慢性鼻疾患相区别。

（2）"变应性敬礼"（allergic salute）：患儿经常用手掌用力向上推移鼻尖，从而使鼻前庭和充血的下鼻甲稍稍偏离，在略为通气的同时缓解鼻痒。

（3）典型特征

1）变应性黑眼圈（allergic shiner）：是指眼睑呈蓝黑色，多出现于非常年幼的患儿。

2）Dennie-Morgan 线（Dennie's 线）：是指下眼睑皮肤上新月形皱褶，也多出现于比较年幼的患儿，由于鼻甲肿大压迫蝶腭静脉丛，引起眼部睑静脉和眼角静脉淤血所致。

3）变应性皱褶（allergic crease）：是由于经常向上揉搓鼻尖而在鼻部皮肤表面出现横行皱纹。

4）唇上摩擦痕：是反复摩擦鼻尖和上唇的锥形区域导致皮损所致。

2. 鼻部检查　AR 发作时最主要的体征是双侧鼻黏膜苍白、肿胀，下鼻甲水肿，鼻腔内有多量清水样分泌物。

3. 变应原皮肤试验　分为皮肤点刺（将变应原刺入表皮内）和皮内试验（将变应原注射入真皮）。皮肤点刺试验安全、简单、快速，有实用价值；其结果表达方式可分为：①阴性和阳性；②半定量分级表示，采用皮肤指数（skin index，SI）评价皮肤点刺试验的反应强度，应结合病史、体检和其他检查结果来解释皮肤试验的结果。推荐使用标准化变应原试剂。

4. 变应原血清特异性 IgE 检测　适用于任何年龄，也是诊断儿童 AR 重要的实验室指标，同皮肤点刺试验有着同等重要的地位，前者有较高的特异度，后者有较高的灵敏度。由于变应原血清特异性 IgE 检测成本较高且较费时，常被作为无法进行变应原皮肤试验的患儿的替代方法。血清总 IgE 受变态反应、寄生虫感染等多种因素影响，不能作为诊断 AR 的依据。

5. 鼻分泌物涂片　鼻黏膜呈变应性炎症时，可见较多的嗜酸性粒细胞和异染细胞（肥大细胞和嗜碱性粒细胞）。嗜酸性粒细胞增多是变应性鼻炎诊断依据之一，但也见于非变应性嗜酸性粒细胞增多性鼻炎（nonallergic rhinitis with eosinophilia syndrome，NARES）和阿司匹林三联症；尽管同一张鼻分泌物涂片上异染细胞的数量可能远低于嗜酸性粒细胞，但它的诊断意义强于嗜酸性粒细胞，因为这些异染细胞仅见于 AR 患儿的鼻分泌物涂片中。

6. 鼻黏膜激发试验　是目前国际公认的诊断变应性鼻炎致敏变应原的"金标准"，多用于评估治疗药物的有效性及变应性鼻炎病理生理学机制研究，但其在国内临床应用并未形成常规，并且小于 5 岁儿童为其相对的禁忌证[9]，因此应用此项检查时需遵循相关的适应证及禁忌证。

具有上述临床表现（症状、体征），并同时具备变应原皮肤点刺试验和/或血清特异性 IgE 检测项中任何一项的阳性结果，方能确诊儿童 AR。

【鉴别诊断】

1. 上呼吸道感染　典型的儿童 AR 与呼吸道感染，尤其是急性上呼吸道感染从临床症状到鼻黏膜表现、鼻分泌物涂片、变应原血清特异性 IgE 水平等既有相似之处，又有区别。儿童每年可发生 4~6 次的上呼吸道感染，发病率要远高于成人，因此儿童 AR 期间常可以同时并发呼吸道感染。当存在病毒或细菌感染时，清水样鼻涕会变为黏涕甚至黏脓涕，鼻腔黏膜也会变得充血肿胀，AR 典型体征往往被掩盖。

2. 血管运动性鼻炎　又称特发性鼻炎，临床症状表现为鼻塞、大量清涕、发作性喷嚏等症状反复发作，交替存在，每天累计持续 1 小时以上；物理、化学（温度、湿度、气压、刺激气味等环境因素）或精神因素可以诱导症状发作；发病机制上目前有鼻黏膜上皮损伤、神经源性反应、鼻黏膜局部炎症反应等假说；鼻黏膜一般呈充血状态，也可表现为苍白，下鼻甲肿胀，可伴有清水样或白色黏性分泌物；嗜酸性粒细胞数正常，变应原皮肤点刺和血清特异性 IgE 检测往往呈阴性结果。

3. 药物性鼻炎　长期使用减充血剂，可诱发反跳性充血，鼻塞加重，患者不得不继续使用，结果缓解症状的时间愈来愈短,使用的次数愈来愈频,最终导致刺激性药物性鼻炎。嗜酸性粒细胞数正常,变应原皮肤点刺和血清特异性 IgE 检测往往呈阴性结果。

4. 慢性鼻窦炎 可以与 AR、变应性哮喘等呼吸道变态反应性疾病同时存在。变应性因素在儿童鼻窦炎发病中的作用远远超过成人。AR 发生时鼻腔黏膜肿胀,可以导致鼻窦口与引流通道受阻、局部组织缺氧、纤毛活动减弱,为病原菌定植提供了基础,病原菌繁殖产生的分泌物等又可以加重炎症反应,形成恶性循环。

5. 脑脊液鼻漏 多有头部外伤史,临床表现为持续或间断清水样涕,在低头用力、压迫颈静脉等情况下有流量增加的特点,不伴鼻痒,可伴反复颅内细菌性感染,鼻腔漏出液的生化检查的含糖量高,与脑脊液相同。而变应原检测为阴性,嗜酸性粒细胞正常。

四、治疗

AR 的治疗原则包括环境控制、药物治疗、免疫治疗和健康教育[2]。

1. 环境控制 环境控制主要是指避免接触变应原和各种刺激物,常见的过敏原如屋尘螨、宠物、蟑螂、花粉、霉菌等,均应考虑采取措施避免接触。常采用的措施为控制湿度、定期清洗床品、使用空气过滤系统、清除害虫、有病史的家庭避免饲养宠物、使用机械性方法屏蔽花粉、控制吸烟等[1]。

2. 药物治疗[1,2] 儿童 AR 的治疗原则与成人相同,但应特别注意各类药物的适用年龄、推荐剂量和不良反应。

常用治疗药物包括鼻用糖皮质激素、口服或鼻用抗组胺药物(H_1 受体拮抗剂)、抗白三烯药物(白三烯受体拮抗剂)、色酮类药物、鼻用减充血剂等。

(1)鼻用糖皮质激素:具有显著的局部抗炎作用,是 AR 的一线治疗用药,对于轻 AR 患者,疗程不少于 2 周,对于中-重度持续性 AR,是首选药物,疗程建议 4 周以上。该类药物对于所有鼻部症状(鼻塞、流涕、喷嚏和鼻痒),对眼部症状也有改善作用,其疗效已得到充分肯定。而且,目前常用的几种鼻用糖皮质激素中(丙酸氟替卡松、布地奈德、糠酸莫米松等),没有明确的证据表明某一种药物对 AR 的疗效更为突出,临床可根据药品说明书中对儿童使用年龄的限制而选择用药。关于鼻用糖皮质激素的不良反应,由于鼻内局部使用后药

物聚集在鼻黏膜受体部位,故很少发生全身不良反应,尤其是生物利用度低的新型制剂,儿童患者耐受性良好。2~11 岁常年性 AR 患儿使用糠酸氟替卡松鼻喷剂治疗,连续用药 12 周对下丘脑-垂体-肾上腺轴无明显抑制作用,且总体安全性好。在掌握正确喷药方法的情况下,鼻用糖皮质激素的局部不良反应也不常见(约10%),且症状多属于轻度。

(2)抗组胺药:可快速缓解由于组胺释放而引起的临床症状(包括流涕、喷嚏、鼻痒及眼部症状),但对鼻充血的改善作用较小,目前认为第二代抗组胺药是 AR 患者的一线治疗药物,在中-重度 AR 的治疗中可作为鼻用糖皮质激素的联合用药。而且,对于年龄较小的儿童,长期口服第二代抗组胺药治疗是安全的。第一代抗组胺药物虽然也有一定疗效,但由于可能引起中枢神经系统的不良反应,例如困倦、镇静、嗜睡、疲劳和头痛等,更重要的是可能会损害识别功能、记忆和精神运动,故不推荐用于儿童。

推荐口服或鼻用第二代或新型 H_1 抗组胺药(如氯雷他定、地氯雷他定、西替利嗪、左西替利嗪、氮䓬斯汀),疗程一般不少于 2 周,5 岁以下推荐使用糖浆制剂,5 岁以上可口服片剂,剂量按年龄和体重计算。

(3)抗白三烯药物:半胱氨酰白三烯(cysteinyl leukotrienes),在变应反应的速发相和迟发相均发挥重要的作用[10],是引起 AR 发病过程中鼻塞、流涕等症状的重要炎性介质。抗白三烯药(孟鲁司特、扎鲁司特等)用于哮喘的治疗已有多年。抗白三烯药物对儿童 AR 症状的改善优于安慰剂,疗效与抗组胺药相似,且具有良好的安全性。在 AR 伴有哮喘的患者中使用抗白三烯药不但能改善鼻部症状,而且可改善下呼吸道症状。

(4)色酮类药物:如色甘酸钠对缓解鼻部症状(如喷嚏、清涕、鼻痒)有一定效果,但起效缓慢。也可用于对花粉过敏者的花粉播散季节前预防用药。<10%的患者局部有喷嚏、鼻刺痛和烧灼感,较重病例效果不及鼻用皮质激素。

(5)减充血剂:鼻用减充血剂可以减轻鼻塞症状,起效快。AR 患儿鼻塞严重时可适当应用低浓度的鼻用减充血剂,推荐使用羟甲唑啉类、赛洛唑啉类儿童制剂,禁用含有萘甲唑啉的制剂。长期使用会导致药物性鼻炎,因此建议连续使用不超过 7 天。婴幼儿用得过多易兴奋,哭闹不眠。口服减充血剂可以引起全身不良反应,不推荐使用。

(6)鼻用抗胆碱能药:如异丙托溴铵能够使鼻黏

膜血管收缩,抑制鼻腔黏液分泌,主要用于缓解严重的流涕症状,但不能改善充血、喷嚏、鼻痒等症状。主要不良反应为鼻黏膜干燥和鼻出血,这与使用剂量相关。

(7)鼻腔冲洗:是一种安全、方便、价廉的治疗方式,通常用于鼻腔和鼻窦炎性疾病的辅助治疗。使用生理盐水或 2% 的高渗盐水进行鼻腔冲洗,可清除鼻内刺激物、变应原和炎性分泌物等,减轻鼻黏膜水肿,改善黏液纤毛清除功能。

3. 免疫治疗　变应原特异性免疫治疗为 AR 的一线治疗方法,不仅是针对变应原为靶标的特异性治疗措施,也是目前唯一可能通过免疫调节机制来改变变态反应自然进程的有效方法。目前常用的治疗途径是皮下免疫治疗(subcutaneous immunotherapy)和舌下免疫治疗(sublingual immunotherapy)。根据治疗时间的不同,可分为常规免疫治疗(conventional immunotherapy)和加速免疫治疗(accelerated immunotherapy),后者又分为集群免疫治疗(cluster immunothempy)和冲击免疫治疗(rush immunothempy)。

目前,我国特异性免疫治疗的适应证为[2]:临床诊断明确的 AR 患者即可以采用变应原免疫治疗,而不需要以药物无效为前提条件。存在以下情况的患者,尤其适用特异性免疫治疗:①常规药物(抗组胺药、糖皮质激素等)不能有效控制症状的患者;②药物治疗引起不能接受的不良反应的患者;③对长期使用抗过敏药物(如糖皮质激素)有顾虑或不希望接受此类药物治疗的患者。此外,是否开始进行特异性免疫治疗还需要考虑以下因素:①患者主客观条件(意愿或接受程度、经济条件、治疗方便与否);②依从性,尤其是儿童患者;③药物依赖与否;④避免接触致敏变应原的预防效果;⑤药物治疗的不良反应等。

最近几年,随着医疗技术的发展和更多临床研究证据的发表,国际上对于特异性免疫治疗的适应证又有了新的认识。例如,对于特异性免疫治疗的启动时机,最近美国变态反应、哮喘和免疫学会(American Academy of Allergy, Asthma & Immunology, AAAAI)发表的《变应原免疫治疗临床实用指南》(第 3 版)也提出,在处理变应性鼻炎时。应该考虑在药物治疗和避免接触变应原的同时进行特异性免疫治疗,而不是在常规治疗失败后采用特异性免疫治疗作为挽救性措施。另外,儿童患者对特异性免疫治疗也具有良好的耐受性和疗效,不需要设定年龄下限。特异性免疫治疗可以在低龄儿童启动,适应证与其他年龄组类似。

4. 手术治疗　手术不能改变变态反应状态,不是 AR 的根治方法。但是,针对腺样体和/或扁桃体肥大的手术可以改善鼻塞、打鼾等症状,从而改善鼻腔引流,对 AR 的治疗有益。

变应性鼻炎和支气管哮喘常常并存,两者常具有同样的病因。变应性鼻炎是发生哮喘的一个危险因素。因而变应性鼻炎的及时诊断、预防和治疗,有助于哮喘的预防或防止哮喘变严重。

(葛文彤)

参考文献

[1] 中华耳鼻咽喉头颈外科杂志编辑委员会鼻科组,小儿学组中华医学会耳鼻咽喉头颈外科学分会鼻科学组,中华儿科杂志编辑委员会.儿童变应性鼻炎诊断和治疗指南(2010年,重庆).中华耳鼻咽喉头颈外科杂志,2011,46(1):7-8.

[2] 中华耳鼻咽喉头颈外科杂志编辑委员会鼻科组,中华医学会耳鼻咽喉头颈外科学分会鼻科学组.变应性鼻炎诊断和治疗指南(2015年,天津).中华耳鼻咽喉头颈外科杂志,2016(1):6-24.

[3] 何韶衡,刘志刚.基础过敏反应学.北京:科学出版社,2009.

[4] ASHER MI, MONTEFORT S, BJÖRKSTÉN B, et al. Worldwide time trends in the prevalence of symptoms of asthma, allergic rhinoconjunctivitis, and eczema in childhood: ISAAC Phases One and Three repeat multicountry cross-sectional surveys. Lancet, 2006, 368(9537):733-743.

[5] KONG WJ, CHEN JJ, ZHENG ZY, et al. Prevalence of allergic rhinitis in 3-6-year-old children in Wuhan of China. Clin Exp Allergy, 2009, 39(6):869-874.

[6] YA-MEI Z, JIE Z, SHI-LIN L, et al. Prevalence and associated risk factors of allergic rhinitis in preschool children in Beijing. Laryngoscope, 2013, 123(1):28-35.

[7] ZHAO J, BAI J, SHEN K, et al. Self-reported prevalence of childhood allergic diseases in three cities of China: a multicenter study. BMC Public Health, 2010, 10:551.

[8] ZHAO T, WANG HJ, CHEN Y, et al. Prevalence of childhood asthma, allergic rhinitis and eczema in Urumqi and Beijing. J Paediatr Child Health, 2000, 36(2):128-133.

[9] DUMAN H, BOSTANCI I, OZMEN S, et al. The relevance of nasal provocation testing in children with nonallergic rhinitis. Int Arch Allergy Immunol, 2016, 170(2):115-121.

[10] KITTANA N, HATTAB S, ZIYADEH-ISLEEM A, et al. Montelukast, current indications and prospective future applications. Expert Rev Respir Med, 2016, 10(9):943-956.

第 17 章

第3节 支气管哮喘

一、定义与流行病学

【定义】 支气管哮喘（bronchial asthma）简称哮喘，是一种以慢性气道炎症和气道高反应性为特征的异质性疾病，以反复发作的喘息、咳嗽、气促、胸闷为主要临床表现，常在夜间和/或凌晨发作或加剧。呼吸道症状的具体表现形式和严重程度具有随时间而变化的特点，并常伴有可变的呼气气流受限[1]。

【流行病学】

1. **患病率及其增长趋势** 哮喘是当今世界威胁公共健康最常见的慢性肺部疾病，全球患病人数超过3亿。近三十年来哮喘患病率有所上升，但病死率趋于下降。世界各地报道患病率因调查地区和对象不同，诊断标准和方法不同，其患病率各有不同。据文献报道新几内亚高原的居民中儿童几乎无哮喘。患病率最高的地区是人口高度密集、近亲结婚较多的特里斯坦达库尼亚群岛居民。1997年国际儿童哮喘及过敏性疾病研究（International Study of Asthma Andallergies in Childhood，ISAAC）通过对58个国家463 801名13~14岁儿童问卷及看电视录像后发现不同地区哮喘患病差异达10~30倍，近年来患病率最高的国家为英国、澳大利亚、新西兰、伊朗；其次为北美洲、中美洲等国家；最低的为印度尼西亚、希腊、中国、印度及东欧一些国家。哮喘患病率逐年增长，英国学龄儿童哮喘患病率1964年为4.1%，1989年为10.2%，1994年达19.6%。中国台北儿童哮喘患病率1974年为1.3%，1985年为5.1%，1994年为11.0%。中国大陆地区儿童两年内的哮喘患病率在1990年为0.11%~2.03%，2000年在原城市以同样方法调查患病率为0.5%~3.33%，2010年调查显示，我国儿童哮喘平均累积患病率为3.02%[2]。各年龄组中以学龄前及学龄儿童患病率明显上升。

2. **病程和严重度** 哮喘可以在任何年龄发生，30%患儿在1岁时有症状，80%~90%哮喘儿童首次症状在4~5岁前，其过程及后期严重程度较难预测，存在很大的可变性。早年发生喘息的儿童有60%~70%在青少年或成年阶段喘息症状不再发生，多数为轻中程度，少数严重难治哮喘多为常年发作。儿童期喘息的不同类型与随后哮喘不同的危险性相关。在美国Tucson出生队列研究中，1980—1984年纳入研究的儿童48%在6岁之前有喘息。喘息的转归类型表现为，在生后3年内有喘息但随后没有（占喘息患儿的40%），生后3年内有喘息并持续

（约占30%），6岁喘息但是3岁之前没有喘息（约占30%）。在其他的研究队列中亦发现类似规律[3-4]，总体上大约2/3的哮喘儿童，在成年期前症状消失。但是，40%~50%明显缓解的儿童哮喘将在成年早期又出现症状。有严重激素依赖并经常住院者约95%转为成人期哮喘。哮喘病死率不高，20世纪80年代新西兰为7/10万，近几年由于推广吸入激素治疗及管理教育，病死率下降至0.7/10万。我国哮喘病死率低，但无统计数字。哮喘死亡多与诊断不及时、救治不力有关。

二、病因与危险因素

（一）特应性

特应性（atopy）体质者机体接触环境变应原后产生异常多的IgE，对空气变应原皮肤试验呈速发阳性反应。特应性是哮喘的重要危险因素。

（二）性别

儿童哮喘男比女多，男孩气道狭窄和气道高紧张性有关，这些因素增加了男孩对各种损害所引起的通气过程受限。10岁以后这种性别差异不明显。

（三）种族

在伦敦和澳大利亚生活的不同种族儿童中，其哮喘的发病率是相同的。在美国，黑人的哮喘发病率高于白人，很可能与社会经济状况和环境中接触变应原情况以及膳食因素等有关，而非种族因素所致。

（四）致病因子

1. **室内变应原（allergen）** 包括尘螨、动物变应原、蟑螂变应原和真菌。如今室内变应原在经济发达国家中有所增加。室内地毯、空调机或加湿器都将成为尘螨、蟑螂及其他昆虫的理想栖息地，亦成为细菌和真菌的生长地。

（1）室尘螨：是世界范围内最常见的潜在的室内变应原和诱发哮喘的主要原因。在暴露于一定范围尘螨密集的社区内时，哮喘症状与接触尘螨之间存在一定

关系。出生后第一年内暴露于室尘螨与以后出现哮喘有关。引起变态反应的螨类以屋尘螨（*Dermatophagodies pteronyssinus*）及粉尘螨（*Dermatophagodies farinae*）最常见。屋尘螨以人体及动物脱落皮屑为食物，在床单、枕头、地毯、沙发和毛衣等处大量繁殖。尘螨生长的环境温度在22~26℃之间，相对湿度大于55%，其繁殖季节以6~10月为最盛。当前主要消灭尘螨手段以物理性方法为主，包括加热、冷冻、高压蒸汽、紫外线照射（40℃环境下暴露24小时可将螨杀死）。

（2）蟑螂变应原：蟑螂变应原的致敏在某些地区甚至比对尘螨过敏更常见，多数蟑螂生长在热带气候中，但在空调房间中亦能生长。蟑螂的躯体、皮屑、粪便和虫卵均有较强的致敏性，并存在于屋尘中，吸入后可引起哮喘。

（3）动物变应原：家养的恒温动物通过其分泌物（唾液）、排泄物（尿、粪便）和皮屑释放变应原，其皮脂的分泌可能是变应原重要的来源。

（4）真菌：霉菌和酵母菌是室内的变应原，最常见的室内真菌包括青霉菌、曲霉菌、交链孢霉、分枝孢属和念珠菌属等，尤其是交链孢霉可在不同人群中引起哮喘发作。在美国还认为它与哮喘的死亡有关。黑暗、潮湿、通气不良的环境最适于室内真菌的生长。真菌尚可在制冷、加热及湿化设备中生长。在房内用加湿器将促进室内真菌生长。

2. 室外变应原

（1）花粉：与哮喘发生有关的花粉主要来自树木、禾草及杂草。空气中花粉的浓度随地区和气候而变化。早春以树木花粉为主（法国梧桐、杨树、柳树、松树等）；初夏禾草花粉较多（黑麦、狗尾草、杨木草）。野草类花粉主要在夏末秋初大量释放，有蒿草、葎草、黎草、豚草等。蒿草为我国的强致敏花粉，可引起较重症的季节性过敏性鼻炎及哮喘发作。

（2）真菌：亦是室外空气传播的变应原。交链孢霉和分枝孢属与哮喘关系较大，近来认为平菇孢子及蘑菇孢子与哮喘亦有关。

3. 药物和食物添加剂 大约在4%~28%的成年哮喘患者（特别是患鼻息肉及鼻窦炎的患者）中，对乙酰氨基酚和其他非甾体抗炎药物（NSAIDs）是引起哮喘的危险因素。有些食物添加剂可导致哮喘发作，但食物致敏与哮喘初发之间的关系并不清楚。最近大部分学者认为食物引起哮喘发作是极少见的。

4. 呼吸道感染的病原体

（1）病毒：呼吸道病毒感染是诱发儿童反复喘息的重要病因，婴幼儿以呼吸道合胞病毒（RSV）常见。对RSV感染的患儿随访显示，总体上来看在10岁之内喘息发生的危险性显著增加，并且随年龄增加喘息发生的危险性呈降低趋势，到13岁时与对照儿童比较喘息危险性不再增加。RSV感染增加喘息的危险性主要与感染所致气道上皮损伤以及炎症介质释放增加有关，如白三烯等。美国Lemanske等的研究表明生后第一年因鼻病毒感染所致下呼吸道喘息性疾病的患儿，将显著增加3岁时发生喘息性疾病的危险性，相对危险度超过了RSV。鼻病毒对肺部的感染与IgE增高强烈相关[4]。

（2）肺炎支原体（*Mycoplasma pneumoniae*，MP）：为小儿非细菌性呼吸道感染最常见病原体，其感染与哮喘发作关系密切。MP可通过刺激机体产生IgE，而介导Ⅰ型变态反应，导致气道高反应性和FEV_1降低。

（3）肺炎衣原体（*Chlamydia pneumoniae*，CPN）：CPN感染在哮喘急性发作中并不少见，亦可在哮喘患儿中有慢性感染，甚至混合感染情况，CPN感染可导致IgE介导的Ⅰ型变态反应，引起化学介质释放导致气道炎症、支气管痉挛。

（4）细菌：细菌感染与哮喘的关系，目前争论较大。大部分学者认为细菌感染并不促使哮喘发作，但在有慢性细菌性鼻窦炎时，其分泌物向后流淌刺激咽部及气管，可引起咳嗽及喘息，这些症状较难控制。

5. 吸烟 烟草是室内主要刺激源，其燃烧可形成大量烟雾及颗粒物质的混合物，其中包括可吸入粒子、多环碳氢化合物、一氧化碳、二氧化碳、一氧化氮、尼古丁等。被动吸烟儿童与吸烟成年人在一起时，吸入刚燃烧的烟气特别容易刺激儿童呼吸道黏膜，引起下呼吸道症状（咳嗽、咳痰和喘息），从而引起哮喘发作。

6. 运动和过度通气 运动可引起哮喘儿童气流受限而有哮喘症状短暂发作，是哮喘最常见的触发因素。这种变化是由于过度通气刺激肥大细胞释放组胺、中性粒细胞趋化因子等炎性介质，造成支气管痉挛，或由于运动中气道损失水分增加，气道黏膜表面液体的渗透性改变致支气管平滑肌收缩所引起。运动开始并不立即发生哮喘，因当时有儿茶酚胺释放，但在运动6~10分钟和停止运动1~10分钟后哮喘发作最明显。

7. 过度情绪激动 是哮喘发作的触发因素。由于大哭、大笑、生气或惊恐等极度情绪的表达可引起过度通气，并引起低碳酸血症而导致气道收缩。应该强调的是，哮喘不是一种心理疾患，当疾病控制时情绪影响对哮喘发作的作用会很小。

8. 其他引起哮喘发作因素 鼻炎、鼻窦炎、鼻息肉常与哮喘有关。恰当治疗其中每一种疾病均会改善哮喘病情。胃食管反流可引起哮喘发作，尤其是儿童。当反流纠正哮喘也会得到改善。

三、病理生理改变与发病机制

【病理生理改变】

1. 气道慢性炎症 目前已得到共识,哮喘是气道慢性炎症性疾病。病理表现主要包括:

(1)气道黏膜大量炎症细胞浸润:主要为嗜酸性粒细胞、肥大细胞、中性粒细胞、嗜碱性粒细胞等。上述细胞能合成并释放多种炎性介质,如白三烯、血小板活化因子、组胺、前列腺素及嗜酸性粒细胞阳离子蛋白等。

(2)气道上皮损伤与脱落:纤毛细胞有不同程度的损伤,甚至坏死。气道损伤引起气道高反应性。

(3)气道黏液栓形成:哮喘患者的黏液腺体积较正常人增大近2倍,气道炎症使血管通透性增高,大量炎症渗出造成气道黏膜充血、水肿、渗出物增多、黏液滞留,形成黏液栓。

(4)气道神经支配:局部轴反射传入纤维的刺激引起神经肽类释放,可刺激气道平滑肌收缩,黏膜肿胀,黏液分泌增加。

(5)气道重塑(airway remodeling):气道壁增厚,黏膜水肿,胶原蛋白沉着,基底膜中的纤维粘连蛋白、Ⅲ型和Ⅳ型胶原沉着,基底膜增厚。

2. 气道高反应性(airway hyperresponsiveness,AHR) 正常人的气道对含量较低的各种物理、化学、药物以及变应原等刺激并不发生收缩反应或仅有微弱的反应,而哮喘患者气道在慢性炎症与损伤、平滑肌功能改变和缺陷的基础上则可发生过度收缩反应,引起气道管腔狭窄和气道阻力明显增高,被称为AHR。气道高反应性是支气管哮喘的主要病理生理特征,临床上通过支气管激发试验来测定气道高反应性。

【发病机制】 哮喘发病机制多被解释为"卫生假说(hygen hypothesis)"。1989年Strachan首次提出"卫生假说",该假说认为:过敏性疾病可能被儿童早期的感染性疾病、与年长同胞间不洁接触造成的感染传播、或生前获得的感染所抑制。最初提出这一假说是因为观察到,花粉症(但不是哮喘)的发病与家中儿童数量负相关。这个假说认为,现代社会的过度清洁减少了微生物对婴儿免疫系统的刺激,使得非成熟免疫应答持续存在,结果引起Th1和Th2免疫失衡,最终导致特应性。

四、诊断、分级和分期标准

【临床表现】

1. 症状

(1)典型症状:反复喘息、气促、胸闷或咳嗽。以上症状呈反复发作性,常在夜间和/或清晨发作、加剧;或可追溯与某种变应原或刺激因素有关,时有突发突止现象,常表现于并发变应性鼻炎的患者,发作前常伴有流清水样鼻涕、打喷嚏、鼻痒、眼痒、鼻塞等过敏性鼻炎或感冒样症状;或有除变应原以外其他多种诱发因素,如冷空气、物理或化学性刺激、病毒性上、下呼吸道感染、运动、药物或食物添加剂、吸烟或过度情绪激动、胃食管反流等。严重发作的患儿因气促而不能说整句话,行走和平卧均表现困难,多端坐呼吸,病情危重者可出现呼吸暂停、谵妄甚至昏迷。

(2)其他症状:有相当部分的哮喘患儿缺乏典型的发作性喘息症状,往往反映在体育运动或体力活动时乏力、呼吸急促或胸闷,婴幼儿则常表现在哭闹、玩闹后出现喘息和喘鸣声;或在食入过甜或其他刺激性食物后咳嗽剧烈;或仅在夜间和清晨咳嗽,以呼吸道感染予以抗生素或镇咳药物治疗无效;或反复发生的感冒样症状深入到下呼吸道超过10天以上;或多次发生呼吸道感染。这些患儿可以伴有或不伴有过敏症状,尤其对于使用了支气管舒张剂或其他抗哮喘治疗的药物后症状改善者,应注意哮喘的可能。

2. 体征

(1)急性发作期:可见呼吸频率增快,心率加快;中度至重度哮喘吸气时出现三凹征,在呼气时因胸部内压增高,肋间隙反见凸出,颈静脉怒张。叩诊两肺呈鼓音,心浊音界缩小,提示已发生肺气肿,并有隔下移,致使有时可能触到肝、脾。此时呼吸音减弱,全肺可闻及喘鸣音及干啰音,严重病例两肺几乎听不到呼吸音,尤其处于哮喘持续状态时[5]。由于严重低氧血症引起肺动脉痉挛,使右心负荷增加,常导致心功能衰竭。由上呼吸道感染引起者,肺部常可闻及干、湿性音,并伴发热,白细胞增多等现象。有过敏性鼻炎者发作前可先有鼻痒、打喷嚏、干咳、然后出现喘憋;对食物高度敏感者,大都不发热,除发生哮喘症状外常有口唇及面部水肿、呕吐、腹痛及荨麻疹等症状。如对食物敏感度较轻,则发生症状较迟。只有轻度哮喘发作间歇期可以完全没有症状,并在体检时可以没有任何体征。桶状胸是慢性严重持续哮喘气道阻塞的表现,郝氏沟是吸气时横膈及前外侧胸部严重反复收缩后果。无合并症,即使严重哮喘也很少见到杵状指。在合并感染时痰量较多,炎性分泌物阻塞可导致肺不张,大多见于右肺中叶,有的发展为支气管扩张,偶见合并纵隔气肿和气胸。

(2)非急性发作期:多无明显体征,但在相当一部分合并变应性鼻炎的儿童表现为眼周皮肤青紫(又称过敏性眼影),或常年流涕鼻痒用手掌揉搓鼻部之征象等,包括过敏性敬礼(allergic salute)、过敏性鼻皱痕(allergic crease)、过敏性眼影(allergic shinner)、咽部卵石样表现或鼻分泌物滴注。慢性重度持续患者可出现桶状胸、杵状指等缺氧征或生长发育受限。

3. 实验室检查

（1）外周血：嗜酸性粒细胞可增高在6%以上，有特应性体质的患儿可高达20%～30%，直接计数在（0.40～0.60）×10⁹/L，有时可高达（1.0～2.0）×10⁹/L。

（2）痰液检查：在急性发作时多呈白色泡沫样，有时可见到半透明且有弹性的胶冻样颗粒的"哮喘珠"。痰涂片显微镜检查可见库什曼螺旋体及夏科-莱登结晶；痰细胞学检查有较多的嗜酸性粒细胞（通常大于2.5%），并可见到嗜酸性粒细胞脱颗粒的现象。合并感染时，嗜酸性粒细胞的比例降低，而中性粒细胞比例增高。

（3）肺功能检查（pulmonary function test，PFT）

1）评价是否存在气流受限：①肺容量变化。哮喘发作期残气容积（RV）、肺总量（TLC）和RV/TLC均增大，但在缓解期可恢复正常。肺活量（VC）可能正常，但用力肺活量（FVC）可减低，因而出现FVC<VC现象。②肺通气功能。以测定最大呼气流量-容积曲线（MEFV）反映肺通气功能，发作期哮喘患者流速容量曲线（F-V曲线）的特点是降支凹向横轴，第一秒用力肺活量（FEV₁）实测值/预计值（FEV₁% pre）降低，相应的 VC_MAX 参数如FEF50、FEF75显著低于正常值；缓解期患儿大多数肺通气功能正常或有小气道通气功能障碍。③气道阻力。近年来应用脉冲振荡方法测定气道阻力在哮喘诊断的应用较多，发作期可出现各类型气道阻力增高（儿童以外周弹性阻力增高多见），非发作期可检出潜在性气道阻力增高。④潮气呼吸分析。婴幼儿哮喘可采用该法评价肺功能，以小气道阻塞性通气功能障碍多见。

2）评价是否存在气流受限的可逆性（reversibility）：也称为支气管舒张试验。受试者基础FEV₁<70%预计值，然后吸入200～400μg β₂ 受体激动剂，或用空气压缩泵雾化吸入β₂受体激动剂，吸入后15分钟重复测定FEV₁，计算FEV₁改善率≥12%则认为试验阳性。支气管舒张试验阳性有助于哮喘诊断，阴性不足以否认哮喘诊断。

3）评价气道高反应性：也称为支气管激发试验，哮喘患者气道对某些药物和刺激物的反应程度，可比正常人或患有其他肺与支气管疾病的人高出数倍甚至数十倍，气道反应性的高低与气道炎症的严重程度密切相关。临床常用组织胺、醋甲胆碱、蒸馏水、高张盐水或运动激发，必要时可用可疑致敏原激发。气道反应性测定应在哮喘的缓解期进行，FEV₁不得低于预计值的70%。

（4）特异性过敏原诊断：通过皮肤试验或血清特异性IgE测定检出哮喘患者特应性变应原致敏分布，识别危险因素或触发因子以致推荐适宜的环境控制措施。

1）体内试验：常用皮肤点刺试验，变应原包括吸入性变应原（如室尘螨、花粉、霉菌、动物皮毛等）和食物性变应原。

2）体外试验：血清特异性IgE（specific IgE，sIgE）测定。sIgE结果分级标准如下：测定浓度<0.35kU/L，阴性；0.35～0.70kU/L，阳性Ⅰ级；0.70～3.5kU/L，阳性Ⅱ级；3.5～17.5kU/L，阳性Ⅲ级；17.5～50kU/L，阳性Ⅳ级；50～100kU/L，阳性Ⅴ级；>100kU/L，阳性Ⅵ级。

（5）影像学检查：无合并症的哮喘患儿肺部X线检查大多无特殊发现。但在重症哮喘和婴幼儿哮喘急性发作时，较多见两肺透亮度增加或肺气肿表现。肺部X线在儿童反复喘息性疾病的鉴别诊断中有重要意义，如先天畸形（心、肺、血管）、支气管肺发育不良、结核、支气管扩张等，尤其对于婴幼儿反复喘息应列为常规检查。

（6）非侵入性气道炎症标志物检查：近年来非侵入性气道炎症标志物的研究有一定进展，呼出气一氧化氮（exhaled nitric oxide，eNO）、痰嗜酸性粒细胞等可作为非侵入性的哮喘气道炎症标志物。

【诊断标准】 儿童处于生长发育过程，各年龄段哮喘儿童由于呼吸系统解剖、生理、免疫、病理特点不同，哮喘的临床表型不同，对药物治疗反应和协调配合程度等的不同，哮喘的诊断和治疗方法也有所不同[2]。

1. 支气管哮喘诊断标准

（1）反复发作喘息、咳嗽、气促、胸闷，多与接触变应原、冷空气、物理、化学性刺激、呼吸道感染以及运动等有关，常在夜间和/或清晨发作或加剧。

（2）发作时在双肺可闻及散在或弥漫性、以呼气相为主的哮鸣音，呼气相延长。

（3）上述症状和体征经抗哮喘治疗有效或自行缓解。

（4）除外其他疾病所引起的喘息、咳嗽、气促和胸闷。

（5）临床表现不典型者（如无明显喘息或哮鸣音），应至少具备以下1项：

1）支气管激发试验或运动激发试验阳性。

2）证实存在可逆性气流受限（满足以下任意1项）：①支气管舒张试验阳性，即吸入速效β₂受体激动剂（如沙丁胺醇）后15分钟第一秒用力呼气量（FEV₁）增加≥12%；②抗哮喘治疗有效，即使用支气管舒张剂和口服（或吸入）糖皮质激素治疗1～2周后，FEV₁增加≥12%。

3）连续监测1～2周最大呼气流量（PEF）每日变异率>13%[1]。

符合第1～4项或第4、5项者，可以诊断为哮喘。

2. 咳嗽变异性哮喘诊断标准 咳嗽变异性哮喘

（cough variant asthma，CVA）是儿童慢性咳嗽最常见原因之一，以咳嗽为唯一或主要表现，不伴有明显喘息。诊断依据如下：

（1）咳嗽持续>4周，常在夜间和/或清晨发作或加重，以干咳为主。

（2）临床上无感染征象，或经较长时间抗生素治疗无效。

（3）抗哮喘药物诊断性治疗有效。

（4）排除其他原因引起的慢性咳嗽。

（5）支气管激发试验阳性和/或 PEF 每日变异率（连续监测1~2周）≥13%。

（6）个人或一、二级亲属特应性疾病史，或变应原检测阳性。

以上 1~4 项为诊断基本条件。

3. 5岁以下儿童喘息特点评估 反复喘息在 5 岁以下儿童极为常见，非哮喘的学龄前儿童也会发生反复喘息。80%以上的哮喘起始于 3 岁前，其肺功能损害往往开始于学龄前期。因此从喘息的学龄前儿童中把可能发展为持续性哮喘的患儿识别出来进行有效早期干预是必要的。对临床表型进行分类和评估有利于哮喘患儿的早期诊断和治疗干预。

（1）临床表型

1）早期一过性喘息：多见于早产和父母吸烟者，喘息主要是由于环境因素导致肺的发育延迟所致，年龄的增长使肺的发育逐渐成熟，大多数患儿在生后 3 岁之内喘息逐渐消失。

2）早期起病的持续性喘息：3 岁前起病，主要表现为与急性呼吸道病毒感染（以呼吸道合胞病毒和鼻病毒为主）相关的反复喘息，本人无特应症表现，也无家族过敏性疾病史。喘息症状一般持续至学龄期。

3）迟发性喘息：多起病于 2~3 岁后，这些儿童有典型的特应症背景，往往伴有湿疹，哮喘症状常迁延持续至成人期，气道有典型的哮喘病理特征。

需要注意第 1、2 种类型的儿童喘息只能通过回顾性分析才能做出鉴别，因此不宜在早期就将婴幼儿反复喘息进行分型，以免延误启动维持治疗。

（2）哮喘预测指数（asthma predictive index，API）：API 能有效地用于预测 3 岁内喘息儿童发展为持续性哮喘的危险性，适用的对象是在过去 1 年喘息≥4 次的患儿，具有 1 项主要危险因素或 2 项次要危险因素，判断为哮喘预测指数阳性。主要危险因素包括：①父母有哮喘病史；②经医生诊断为特应性皮炎；③有吸入变应原致敏的依据。次要危险因素包括：①有食物变应原致敏的依据；②外周血嗜酸性粒细胞≥4%；③与感冒无关的喘息。如哮喘预测指数阳性，建议按哮喘规范治疗[2]。

（3）监测和评估：建议学龄前儿童使用抗哮喘药物诊断性治疗 2~6 周后进行再评估。必须强调，学龄前喘息儿童大部分预后良好，其哮喘样症状随年龄增长可能自然缓解。因此，对这些患儿必须定期（3~6 个月）重新评估以判断是否需要继续抗哮喘治疗[1]。

【鉴别诊断】

1. 呼吸道感染性疾病 婴幼儿呼吸道感染易引起喘息，如毛细支气管炎、支气管肺炎、弥漫性泛细支气管炎（DPB），需注意鉴别。还应与咽后壁脓肿、喉白喉、支气管淋巴结核、支气管内膜结核鉴别。此外，由于各种原因引起的上气道炎症或阻塞导致反复持续咳嗽（即上气道咳嗽综合征）应注意与咳嗽变异性哮喘鉴别。

2. 先天性喉、气管、支气管异常 先天性喉、气管缺乏软骨支架，造成吸气性喉喘鸣，即先天性喉喘鸣。先天性肺叶气肿（congenital lobar emphysema）为支气管缺乏支架所致，主要症状为气短，可有哮鸣和间歇性发绀。先天性喉蹼、气管食管瘘使大气道受压也可出现哮鸣。

3. 先天性心、血管异常 严重的左向右分流，引起肺动脉扩张或心脏扩大，可压迫大气道引起哮鸣，易发生在 2~9 个月的婴幼儿。主动脉弓处的环状血管畸形或双主动脉弓，可出现吸气时胸骨上窝凹陷伴哮鸣和哮吼样咳嗽，喂奶和俯卧时明显。

4. 异物吸入 多发生在学龄前儿童，尤其是 3 岁以下婴幼儿。一般有吸入异物病史可循，2/3 的患儿在一周内被诊断，但有 17% 左右的患儿漏诊，常被误诊为肺炎和哮喘。

5. 心源性哮喘 由左心衰竭引起，多见于老年人。小儿可见于急、慢性肾炎和二尖瓣狭窄病儿。初次发作与哮喘急性发作极相似，需注意鉴别。

6. 纵隔气道周围肿物压迫 由于气道阻塞，可出现呼气性或双相哮鸣，见于甲状腺瘤、畸胎瘤、结核性淋巴瘤和转移性肿瘤。

7. 胃食管反流 大部分婴儿进食后都会发生反流，但只有在患儿食管黏膜有炎症变化时，反流才引起反射性气管痉挛，而致咳嗽和喘息。用测定 24 小时食管 pH 值方法鉴别。

8. 喉返神经麻痹 双侧声带外展性麻痹，可出现喘鸣，但同时伴有声音嘶哑。

9. 肺部变态反应性疾病

（1）过敏性肺炎：如农民肺、饲鸽者肺、蘑菇肺、皮毛商肺等。急性发作常发生于接触抗原 4~8 小时后，突然干咳、发热、寒战伴明显的呼吸困难和喘憋，肺部可闻及湿啰音和哮鸣。胸部 X 线检查示间质和肺泡有小结节性浸润，多呈斑片或弥散分布。在急性发作期肺功能检查示限制性通气功能障碍伴 FVC 减低，可与哮喘急性发作相鉴别。

（2）变态反应性支气管肺曲霉菌病：是嗜酸性粒细胞肺炎中最常见的一种。最常见的表现是哮喘，而且哮鸣持续存在。所有患者 FEV$_1$ 下降，气道阻力增加，故必须与哮喘鉴别。其胸部 X 线表现具有支气管近端扩张、远端正常的中心性支气管扩张的特点。曲霉菌抗原皮试呈速发反应阳性或曲霉菌抗原特异性沉淀抗体阳性，具有诊断意义。

（3）肺嗜酸性粒细胞增多症：儿童期常见吕弗综合征（Loffler's syndrome），是由线虫的蚴虫移行至肺所致。临床常有咳嗽、胸闷、气短、喘息等症状。此病病程较长，胸部 X 线表现多见浸润性病灶并呈游走性。外周血嗜酸性粒细胞异常增高，往往>10%。

（4）过敏性肉芽肿（Churg-Strauss 综合征）：本病多见于中青年，可能与药物（青霉素、磺胺）、细菌、血清等过敏原引起的Ⅲ型变态反应有关。临床可出现喘息、过敏性鼻炎等症状。大部分患儿出现嗜酸性粒细胞肺浸润，过敏原皮试可呈阳性。全身性血管炎可累及肺以外两个以上的器官。

【分期与分级】

1. 哮喘分期

（1）急性发作期（acute exacerbation）：突然发生喘息、咳嗽、气促、胸闷等症状，或原有症状急剧加重。

（2）慢性持续期（chronic persistent）：近 3 个月内不同频度和/或不同程度地出现过喘息、咳嗽、气促、胸闷等症状。

（3）临床缓解期（clinical remission）：经过治疗或未经治疗症状、体征消失，肺功能恢复到急性发作前水平，并维持 3 个月以上。

2. 哮喘分级

（1）急性发作严重程度分级：哮喘急性发作以呼气流量降低为其特征，常因接触变应原、刺激物或呼吸道感染诱发。其起病缓急和病情轻重不一，可在数小时或数天内出现，偶尔可在数分钟内即危及生命，应对病情做出正确评估，以便给予及时有效的紧急治疗（分级标准见表 17-1）。

（2）病情严重程度分级：对于初次诊断和既往虽被诊断但尚未规范治疗的患儿，应根据病情严重度的级别制定相应的起始治疗方案级别。5 岁以上儿童和 5 岁以下儿童哮喘病情严重程度分级标准有所差异，主要差别在夜间症状的频度、急性加重的频度和肺功能受损程度（分级标准见表 17-2）。

（3）控制水平的分级：对于已经开始规范治疗的哮喘患儿，每隔 1~3 个月应进行随访，评估是否达到哮喘控制的目标，以及指导治疗方案的调整以达到并维持哮喘控制（分级标准见表 17-3）。

表 17-1 哮喘急性发作严重程度分级

临床特点	轻度	中度	重度	危重度
气促	走路时	说话时	休息时	
体位	可平卧	喜坐位	前弓位	
讲话方式	能成句	成短句	说单字	难以说话
精神意识	可有焦虑、烦躁	常焦虑、烦躁	常焦虑、烦躁	嗜睡、意识模糊
呼吸频率	轻度增加	增加	明显增加	减慢或不规则
辅助呼吸肌活动及三凹征	常无	可有	通常有	胸腹反常运动
哮鸣音	散在，呼气末期	响亮、弥漫	响亮、弥漫、双相	减弱乃至消失
脉率	略增加	增加	明显增加	减慢或不规则
奇脉/kPa	不存在<1.33	可有 1.33~3.33	通常有 2.67~5.33	不存在（提示呼吸肌疲劳）
使用速效 β$_2$ 受体激动剂后 PEF 占正常预计值或本人最佳值的百分数/%	>80	60~80	<60 或治疗效应维持<2 小时	<33
PaO$_2$（吸空气）/kPa	正常	>8	<8，可能有发绀	呼吸衰竭
PaCO$_2$/kPa	<6	<6	≥6，短时间内明显上升	呼吸衰竭
SaO$_2$（吸空气）	>0.95	>0.92~0.95	0.90~0.92	<0.90

注：①正常儿童清醒时呼吸频率上限：<2 月龄：<60 次/min；2~12 月龄：<50 次/min；1~5 岁：<40 次/min；5~8 岁：<30 次/min。②正常儿童脉率上限：2~12 月龄：<160 次/min；12 月龄~2 岁：<120 次/min；2~8 岁：<110 次/min。③小龄儿童较年长儿和成人更易发生高碳酸血症（低通气）。④判断急性发作严重度时，只要存在某项严重程度的指标（不必全部指标存在），就可归入该严重度等级。

表 17-2 哮喘病情严重程度分级

严重程度	日间症状	夜间症状/憋醒	应急缓解药的使用	活动受限	肺功能（≥5岁者适用）	急性发作（需使用全身激素治疗）
<5 岁						
间歇状态（第 1 级）	≤2d/周，发作间歇无症状	无	≤2d/周	无		0~1 次/年
轻度持续（第 2 级）	>2d/周,但非每日有症状	1~2 次/月	>2d/周,但非每天使用	轻微受限		6 个月内 ≥2 次，根据发作的频度和严重度确定分级
中度持续（第 3 级）	每天有症状	3~4 次/月	每天使用	部分受限		
重度持续（第 4 级）	每天持续有症状	>1 次/周	每天多次使用	严重受限		
≥5 岁						
间歇状态（第 1 级）	≤2d/周，发作间歇无症状	≤2 次/月	≤2d/周	无	FEV_1 或 PEF ≥ 正常预计值 80%，PEF 或 FEV_1 变异率 <20%	0~1 次/年
轻度持续（第 2 级）	>2d/周,但非每日有症状	3~4 次/月	>2d/周,但非每天使用	轻微受限	FEV_1 或 PEF ≥ 正常预计值 80%，PEF 或 FEV_1 变异率 20% ~ 30%	
中度持续（第 3 级）	每天有症状	>1 次/周,但非每晚有症状	每天使用	部分受限	FEV_1 或 PEF 达正常预计值 60% ~ 79%，PEF 或 FEV_1 变异率 >30%	≥2 次/年，根据发作的频度和严重度确定分级
重度持续（第 4 级）	每天持续有症状	经常出现，通常每晚均有症状	每天多次使用	严重受限	FEV_1 或 PEF<正常预计值 60%，PEF 或 FEV_1 变异率>30%	

注：①一个患儿只要具备某级严重度的一个特点则可将其列入该级之中；②PEF 变异率测定方法：每日清晨傍晚定时测定 PEF，至少连续监测 1 周，然后计算每日 PEF 变异率。

$$PEF 变异率 = \frac{日内最高 PEF - 日内最低 PEF}{1/2（日内最高 PEF + 日内最低 PEF）} \times 100\%$$

表 17-3　哮喘控制水平分级

临床特征	控制 （满足以下所有表现）	部分控制 （任意 1 周出现 1 种表现）	未控制
日间症状	无（或≤2d/周）	>2d/周或≤2d/周但多次出现	
夜间症状和/或憋醒	无	有	
应急缓解药的使用	无（或≤2 次/周）	>2 次/周	在任意 1 周出现≥3 项部分控制中的表现
活动受限	无	有	
肺功能（≥5 岁者适用）	≥正常预计值或本人最佳值的 80%	<正常预计值或个人最佳值的 80%	
急性发作（需使用全身激素治疗）	0~1 次/年	2~3 次/年	>3 次/年

注：①评估过去 2~4 周日间症状、夜间症状/憋醒、应急缓解要使用和活动受限情况；②出现任何一次急性发作都应复核维持治疗方案是否需要调整。

五、治疗

（一）哮喘治疗策略的发展历史

全球哮喘防治倡议　1993 年，来自 17 个国家的 30 多位医学专家成立了全球哮喘防治创议（Global Initiative for Asthma，GINA）委员会，于 1995 年发布了《全球哮喘管理和预防的策略》的工作报告，该报告以更新的哮喘基础和临床研究为依据，提出哮喘管理和预防的推荐意见，并以指南形式向全球推广。此后 GINA 指南根据新的循证医学证据逐年更新，并于 2002、2006 年两度修订，明确以达到并维持哮喘临床控制为目标的防控策略。2009 年 5 月，GINA 执行委员会所组织的儿科专家组，以儿童循证医学证据为基础，兼顾 5 岁及 5 岁以下儿童哮喘管理所面临的特殊挑战（包括诊断困难、药物和药物输出装置的有效性和安全性、缺乏在该年龄段新疗法的数据等），专门针对 5 岁及 5 岁以下儿童，提出的哮喘诊断和管理方面的报告。2012 年，以欧洲、美国、世界变态反应组织等专家组成的哮喘变态反应和免疫国际联合会（International Collaboration in Asthma Allergy and Immunology，ICAALL）对 2006 年以来修订颁布的国际代表性或区域性儿童哮喘指南分析比较，发表了儿童哮喘国际共识（*International Consensus on Pediatric Asthma，ICON*），并展望了表型特异性儿童哮喘治疗的未来发展趋势[6]。2020 年，GINA 指南增加了关于在 COVID-19 大流行背景下哮喘管理的简要建议，重点关注患者与医护人员的安全[7]。

我国儿科临床医学工作者以中华医学会儿科学分会呼吸学组为核心专家组，于 1987—2008 年的 20 余年

间，结合我国临床实践特点，参照国际哮喘指南和循证医学证据，相继出台并更新了 5 版儿童哮喘支气管哮喘诊疗的指导性文件，成为我国儿童支气管哮喘诊疗管理的规范标准[1]。2016 年，结合国内最新诊治研究进展，发表《儿童支气管哮喘诊断与防治指南 2016 年版》，并于 2020 年进行了部分修订，纳入了儿童哮喘行动计划在哮喘管理中的重要性。

（二）儿童哮喘常用治疗药物类型及作用机制

1. 哮喘控制类药物

（1）糖皮质激素：是最有效的抗变态反应炎症的药物，其主要作用机制包括干扰花生四烯酸代谢，减少白三烯和前列腺素的合成；抑制嗜酸性粒细胞的趋化与活化；抑制细胞因子的合成；减少微血管渗漏；增加细胞膜上 β_2 受体的合成等。

1）吸入糖皮质激素（inhale corticosteroids，ICS）：这类药物局部抗炎作用强；通过吸气过程给药，药物直接作用于呼吸道，所需剂量较小；通过消化道和呼吸道进入血液的药物大部分被肝脏灭活，因此全身性不良反应较少。口咽局部的不良反应包括声音嘶哑、咽部不适和念珠菌感染。吸药后及时用清水含漱口咽部、选用干粉吸入剂或加用储雾罐可减少上述不良反应。ICS 全身不良反应的大小与药物剂量、药物的生物利用度、在肠道的吸收、肝脏首关代谢率及全身吸收药物的半衰期等因素有关。ICS 是长期治疗持续性哮喘的首选药物，主要包括以下剂型：①气雾剂。目前临床上常用的 ICS 有 3 种，包括丙酸倍氯米松气雾剂、布地奈德气雾剂和丙

17章

酸氟替卡松气雾剂。②干粉剂。包括丙酸倍氯米松碟剂、布地奈德都保和氟替卡松碟剂。一般而言，如能掌握正确的方法，使用干粉吸入剂比普通定量气雾剂方便，吸入下呼吸道的药物量较多。糖皮质激素气雾剂和干粉吸入剂通常需连续、规律地吸入1周后方能奏效。③雾化溶液。布地奈德雾化悬液经以压缩空气或高流量氧气为动力的射流装置雾化吸入，对患者吸气配合的要求不高、起效较快，不但适用于哮喘急性发作时的治疗，而且对于不能配合气雾剂和干粉剂控制治疗的婴幼儿患者，也可将其作为维持控制治疗的选择。

2）口服给药：急性发作病情较重的哮喘或重度持续哮喘吸入大剂量激素治疗无效的患者，应早期口服糖皮质激素，以防止病情恶化。一般可选用泼尼松，剂量1~2mg/(kg·d)，疗程3~7天。对于糖皮质激素依赖型哮喘，可采用每日或隔日清晨顿服给药的方式，以减少外源性激素对脑垂体-肾上腺轴的抑制作用。对于伴有结核病、寄生虫感染、免疫缺陷、糖尿病、佝偻病或消化性溃疡的患者，全身给予糖皮质激素治疗时应慎重，并应密切随访。

3）静脉用药：严重哮喘发作时，应静脉及时给予大剂量氢化可的松（每次5~10mg/kg）或甲泼尼龙（每次1~4mg/kg），无糖皮质激素依赖倾向者，可在短期（3~5天）内停药，症状控制后改为吸入激素。地塞米松抗炎作用较强，但由于血浆和组织中半衰期长，对脑垂体-肾上腺轴的抑制时间长，故应尽量避免使用或不较长时间使用。

（2）抗白三烯类药物：或称为白三烯调节剂，包括半胱氨酰白三烯受体拮抗剂和5-脂氧化酶抑制剂，目前在我国应用的主要是半胱氨酰白三烯受体拮抗剂（leukotriene receptor antagonist，LTRA）剂型为孟鲁司特钠的咀嚼片。半胱氨酰白三烯受体拮抗剂通过对气道平滑肌和其他细胞表面白三烯受体的拮抗，抑制肥大细胞和嗜酸性粒细胞释放出的半胱氨酰白三烯的致喘和致炎作用，产生轻度支气管扩张和减轻变应原、运动等诱发的支气管痉挛作用，并具有一定程度的抗炎作用。在哮喘治疗中，2006年GINA方案中以及2008年修订的我国儿童哮喘防治指南，白三烯调节剂可作为2级治疗的单独用药或2级以上治疗的联合用药。

（3）长效吸入型 β_2 激动剂（long acting β_2 agonist，LABA）：β_2 激动剂可舒张气道平滑肌，增加黏液纤毛清除功能，降低血管通透性，调节肥大细胞及嗜酸性粒细胞介质的释放。LABA的分子结构中具有较长的侧链，因此具有较强的脂溶性和对 β_2 受体较高的选择性，并

且吸入型长效 β_2 激动剂长期应用不会引起 β_2 肾上腺素能受体功能的下调。目前在我国用于临床的吸入型长效 β_2 激动剂有两种。

1）沙美特罗（salmeterol）：经气雾剂或准纳器装置给药，给药后30分钟起效，平喘作用维持12小时以上，推荐剂量50μg，每天2次吸入。

2）福莫特罗（formoterol）：给药后3~5分钟起效，平喘作用维持8~12小时以上。推荐剂量4.5~9μg，每天2次吸入。近年来的研究表明，吸入型长效 β_2 激动剂与低、中剂量的吸入型激素联合应用具有协同作用，比单纯增加吸入型糖皮质激素的剂量效果更加明显。2006年GINA方案在以哮喘控制为目标的治疗方案中3级治疗以上首选吸入型长效 β_2 激动剂分别与低、中剂量的吸入型激素联合应用。

（4）缓释茶碱：缓释茶碱具有半衰期长、血药浓度平稳、对胃肠道的刺激比普通茶碱制剂小的优点，但由于缓释茶碱制剂都是供口服的，其作用速度不快，主要适用于慢性持续哮喘的治疗，不适合于哮喘急性发作期的治疗。近年来报道茶碱类药物具有抗气道变应性炎症的作用，特别是在低剂量（较低的血药浓度约10mg/L以下）时表现较为明显。常用剂量为6~10mg/(kg·d)，分1~2次服用。茶碱与糖皮质激素和抗胆碱药物联合应用具有协同作用，但与 β_2 激动剂联合应用时易于诱发心律失常，应慎用，并适当减少剂量。

（5）色甘酸钠（sodium cromoglycate，SCG）和奈多罗米钠（nedocromil sodium）：均为非皮质激素类抗炎药，可抑制IgE介导的肥大细胞等炎症细胞中炎症介质的释放，并可选择性抑制巨噬细胞、嗜酸性粒细胞和单核细胞等炎症细胞介质的释放。这类药物适用于轻度持续哮喘的长期治疗，可预防变应原、运动、干冷空气和 SO_2 等诱发的气道阻塞，可减轻哮喘症状和病情加重。一般认为SCG治疗儿童过敏性哮喘比成人效果好，副作用少。在轻中度哮喘患儿可用SCG气雾剂2mg、5mg/揿，每次2~4揿，每日3~4次吸入。

（6）长效口服 β_2 受体激动剂：包括沙丁胺醇控释片、特布他林控释片、盐酸丙卡特罗（procaterol hydrochloride）、班布特罗（bambuterol）等。可明显减轻哮喘的夜间症状。但由于其潜在的心血管、神经肌肉系统等不良反应，一般不主张长期使用。口服 β_2 受体激动剂对运动诱发性支气管痉挛几乎无预防作用。盐酸丙卡特罗：口服15~30分钟起效，维持8~10小时，还具有一定抗过敏作用。6岁：1.25μg/kg，每日1~2次；>6岁：25μg或5ml，每12小时用1次。班布特罗是特布他林

的前体药物,口服吸收后经血浆胆碱酯酶水解、氧化,逐步代谢为活性物质特布他林,口服作用持久,半衰期约13小时,有片剂及糖浆,适用于2岁以上儿童。2~5岁:5mg或5ml;>5岁:10mg或10ml,每日1次,睡前服用。

(7)抗 IgE 抗体(omalizumab):对 IgE 介导的过敏性哮喘具有较好的效果。但由于价格昂贵,仅适用于血清 IgE 明显升高、吸入糖皮质激素无法控制的12岁以上重度持续性过敏性哮喘患儿[8]。

(8)抗过敏药物:口服抗组胺药物,如西替利嗪、氯雷他定、酮替芬等对哮喘的治疗作用有限,但对具有明显特应症体质者,如伴变应性鼻炎和湿疹等患儿的过敏症状的控制,可以有助于哮喘的控制。

(9)变应原特异性免疫治疗(specific immunotherapy,SIT):通过对过敏患者反复皮下注射或舌下含服过敏原提取液,最终达到降低对过敏原敏感反应的治疗手段。1998年WHO指导性文件指出脱敏治疗是可能改变过敏性疾病病情发展的唯一治疗,在疾病过程的早期开始脱敏治疗可能改变其长期病程[2]。免疫治疗仅对 IgE 介导的过敏性疾病有效,机制与抑制 Th2 细胞相关的免疫反应,同时诱导 Th0 向 Th1 细胞方向转换以及减少 IgE 抗体的生成有关。目前我国儿童鼻炎和/或哮喘的特异性免疫治疗主要针对的过敏原为尘螨,治疗途径包括皮下注射和舌下含服,临床验证的疗效和安全性良好,通常治疗疗程3~5年,适应对象为过敏性鼻炎和轻、中度尘螨过敏性哮喘。在免疫治疗过程中,主张同时进行基本的控制药物治疗,如果应用的是皮下注射特异性免疫治疗,应在每次注射后严密观察至少30分钟,及时处理速发的局部或全身不良反应,并酌情调整注射剂量的方案[2]。

2. 哮喘缓解类药物

(1)短效 β₂ 受体激动剂:作用于气道平滑肌和肥大细胞表面的 β₂ 肾上腺素能受体,舒张气道平滑肌,减少肥大细胞和嗜碱性粒细胞脱颗粒,阻止炎症介质释放,缓解支气管痉挛。常用的药物如沙丁胺醇(salbutamol)和特布他林(terbutalin)等。

1)吸入给药:包括气雾剂、干粉剂、雾化溶液。这类药物经吸入途径后直接作用于气道平滑肌,通常在数分钟内起效,疗效可维持数小时,是缓解轻至中度急性哮喘症状的首选药物,也可用于运动性哮喘的预防。沙丁胺醇每次吸入100~200μg或特布他林250~500μg,每2~4小时1次,或在急性发作时每20分钟1次连续共3次,若1小时后疗效不满意者,应向医生咨询或看

急诊进行其他治疗。这类药物应按需间歇使用,不宜长期、单一、过量使用,否则可引起骨骼肌震颤、低血钾、心律失常等严重不良反应。每月用量10mg上说明哮喘未被控制好,应相应调整长期治疗方案,每月用量≥20mg意味着有可能发生严重的可威胁生命的哮喘发作。经压力型定量手控气雾剂(pressure metered dose inhaler,pMDI)和干粉吸入装置吸入短效 β₂ 激动剂不适用于重度哮喘发作,其溶液经空气压缩型雾化泵吸入适用于轻至重度哮喘急性发作。儿童剂量按每次0.05mg/kg计算,每4~6小时按需吸入或在急性发作时每20分钟1次连续共3次。特布他林雾化溶液每次2.5mg/1ml,4~6小时可重复。

2)口服给药:服药后15~30分钟起效,疗效维持4~6小时。剂量:沙丁胺醇片2~4mg,每天3次;特布他林片每次0.065mg/kg,每天3次。口服出现的不良反应较吸入型有所增加。缓释剂型和控释剂型的平喘作用维持时间可达8小时;特布他林的前体药班布特罗的作用可维持24小时,可减少用药次数,适用于夜间哮喘的预防和治疗。长期、单一应用 β₂ 激动剂可造成细胞膜 β₂ 受体的向下调节,表现为临床耐药现象,故应予避免。

3)注射给药:哮喘严重发作时由于气道阻塞,吸入用药效果较差,可以通过肌内注射或静脉注射途径紧急给药,β₂ 激动剂一次用量一般为0.5mg,滴速2~8μg/min,因全身不良反应发生率较高,已较少使用。

(2)抗胆碱能药物:可阻断节后迷走神经传出支,通过降低迷走神经张力而舒张支气管,其扩张支气管的作用比 β₂ 受体激动剂弱,起效也较慢,但与 β₂ 受体激动剂联合应用具有协同、互补作用。目前用于临床的主要为溴化异丙托品的气雾剂和雾化溶液。6岁以上儿童气雾剂常用剂量为20~40μg/次,每天3~4次;雾化溶液儿童剂量为250μg/次,哮喘急性发作时雾化吸入每20分钟1次连续共3次,然后间隔2~4小时1次。副作用较少,少数出现口干、口苦感。

(3)短效茶碱:有舒张平滑肌的作用,并具有强心、利尿、扩冠状动脉、兴奋呼吸中枢和呼吸肌等作用,低浓度茶碱具有抗炎和免疫调节作用。

1)口服给药:用于轻至中度哮喘发作和维持治疗,一般剂量为6~10mg/kg。茶碱与糖皮质激素和抗胆碱药联合应用具有协同作用,但与 β 受体激动剂联合应用时易于诱发心律失常,应慎用,并适当减少剂量。

2)静脉给药:氨茶碱加入葡萄糖液中,缓慢静脉注射(注射速度不宜超过每分钟0.2mg/kg)或静脉滴

注,适用于哮喘急性发作且近 24 小时内未用过茶碱类药物的患者。重症病例且 24 小时内未用过氨茶碱者负荷剂量为 4~5mg/kg,继之以维持量 0.6~0.8mg/(kg·h)的速度按 3 小时为度的方法静脉滴注以维持其平喘作用,亦可用 4~5mg/kg,q.6h.。对年龄在 2 岁以内或 6 小时内用过茶碱者静脉剂量应减半。务必注意药物浓度不能过高,滴注速度不能过快,亦不可过慢,一般在 20 分钟内滴入为妥,以免引起心律失常、血压下降,甚至突然死亡。对于幼儿、心、肝、肾功能障碍及甲状腺功能亢进者更需慎用。茶碱的不良反应包括胃肠道症状(恶心、呕吐)、心血管系统症状(心动过速、心律失常、血压下降),偶可兴奋呼吸中枢,严重者可引起抽搐乃至死亡。由于茶碱的有效血药浓度与中毒血药浓度十分接近,且个体代谢差异较大,因此用药前须仔细询问近期是否用过茶碱。如此前应用过氨茶碱应监测血药浓度,密切观察临床症状,以防茶碱过量中毒。有效安全的血药浓度应保持在 5~15μg/ml,如大于 20μg/ml,则不良反应明显增多。最好在用药一开始即监测血药浓度,当患者应用常规剂量治疗出现不良反应,或疗效不明显,或有其他影响茶碱代谢因素时(如发热、肝脏疾患、充血性心力衰竭、合用西咪替丁、喹诺酮类、大环内酯类药物),更应监测血药浓度。

(4)肾上腺素:1:1 000 溶液(1mg/ml)0.01mg/kg,用量 0.3~0.5mg,可 20 分钟应用 1 次共 3 次,副作用与选择性 β₂ 受体激动剂相似且更明显。如果能选择 β₂ 受体激动剂时,此类通常不被推荐治疗哮喘发作。

(三)吸入型药物装置的选择

吸入药物可以较高浓度迅速到达病变部位,因此起效迅速,且因所用药物剂量较小,即使有极少量药物进入血液循环,也可在肝脏迅速灭活,全身不良反应较轻,是哮喘治疗的最有效药物,适用于任何年龄患儿。其治疗效应与吸入器的选择和儿童正确使用的能力有关。吸入方法因年龄而异,医护人员应依据患儿的年龄选用适合的吸入器具,并训练指导患儿正确掌握吸入技术,以确保药效。

<2 岁:用气流量≥6L/min 的氧气或压缩空气作动力,通过雾化器(nebulizer)吸入雾化溶液。

2~5 岁:除应用雾化吸入外亦可采用带有活瓣的面罩储雾罐(volumatic spacer)或气雾吸入器(aerochamber)辅助吸入压力定量气雾剂(pMDI)。

6~7 岁:亦可用旋碟式吸入器(diskhaler)、涡流式

(turbuhaler)吸入器或旋转吸入器(spinhaler)吸入干粉。

>7 岁:已能使用 pMDI,但常有技术错误,用时指导吸入方法十分重要。也可用吸入干粉剂或有活瓣的储雾罐吸入 pMDI。

六、治疗管理方案

(一)急性发作期治疗方案和流程

哮喘急性发作(哮喘恶化)是呼吸短促、咳嗽、喘息或胸闷症状的进行性加重,或这些症状同时出现。急性发作期治疗方案和流程[1,5](图 17-1)。

(二)哮喘长期控制的分级

1. **1.5 岁以上儿童哮喘分级治疗方案** 哮喘控制所需治疗级别的递增情况(表 17-4),在各级治疗中,均应辅以环境控制和健康教育,并按需使用速效 β₂ 受体激动剂。对于从未控制治疗患儿,大多数起始治疗从第 2 级开始可达到控制效果,严重者起始治疗选择第 3 级。如果现有治疗方案未能达到哮喘控制,应升级治疗直至达到哮喘控制。当患者已达到哮喘控制,必须对控制水平进行长期监测。在维持哮喘控制至少 3 个月后,可考虑降级治疗,并确定维持哮喘控制所需最低治疗级别。

2. **5 岁以下儿童哮喘分级治疗方案** 5 岁以内哮喘患儿,有相当一部分症状会自行消失,对于早期诊断的儿童,可按照 2008 年修订的我国儿童哮喘防治指南中,5 岁以下儿童哮喘长期治疗方案选择分级治疗(表 17-5)。最佳哮喘控制药物是 ICS,建议初始治疗选用低剂量。如果低剂量 ICS 无法控制症状,增加剂量是最佳选择。每年必须对患儿随访至少 2 次,以决定是否需要继续治疗。白三烯调节剂治疗可减少 2~5 岁呼吸道病毒诱发喘息,也可选择作为该年龄段单药控制治疗。

3. **分级治疗的疗程和剂量调整方案** 单用中高剂量 ICS 者,如果病情稳定可尝试在 3 个月内将剂量减少 50%。当单用小剂量 ICS 能达到哮喘控制时,可改为每天 1 次。联合使用 ICS 和 LABA 者,先将 ICS 剂量减少约 50%,直至达到小剂量 ICS 时才考虑停用 LABA。如果使用最小剂量 ICS 时哮喘维持控制,且 1 年内无症状反复,可考虑停药观察。表 17-6 列出了不同 ICS 之间的剂量关系,作为 ICS 剂量选择的标准。

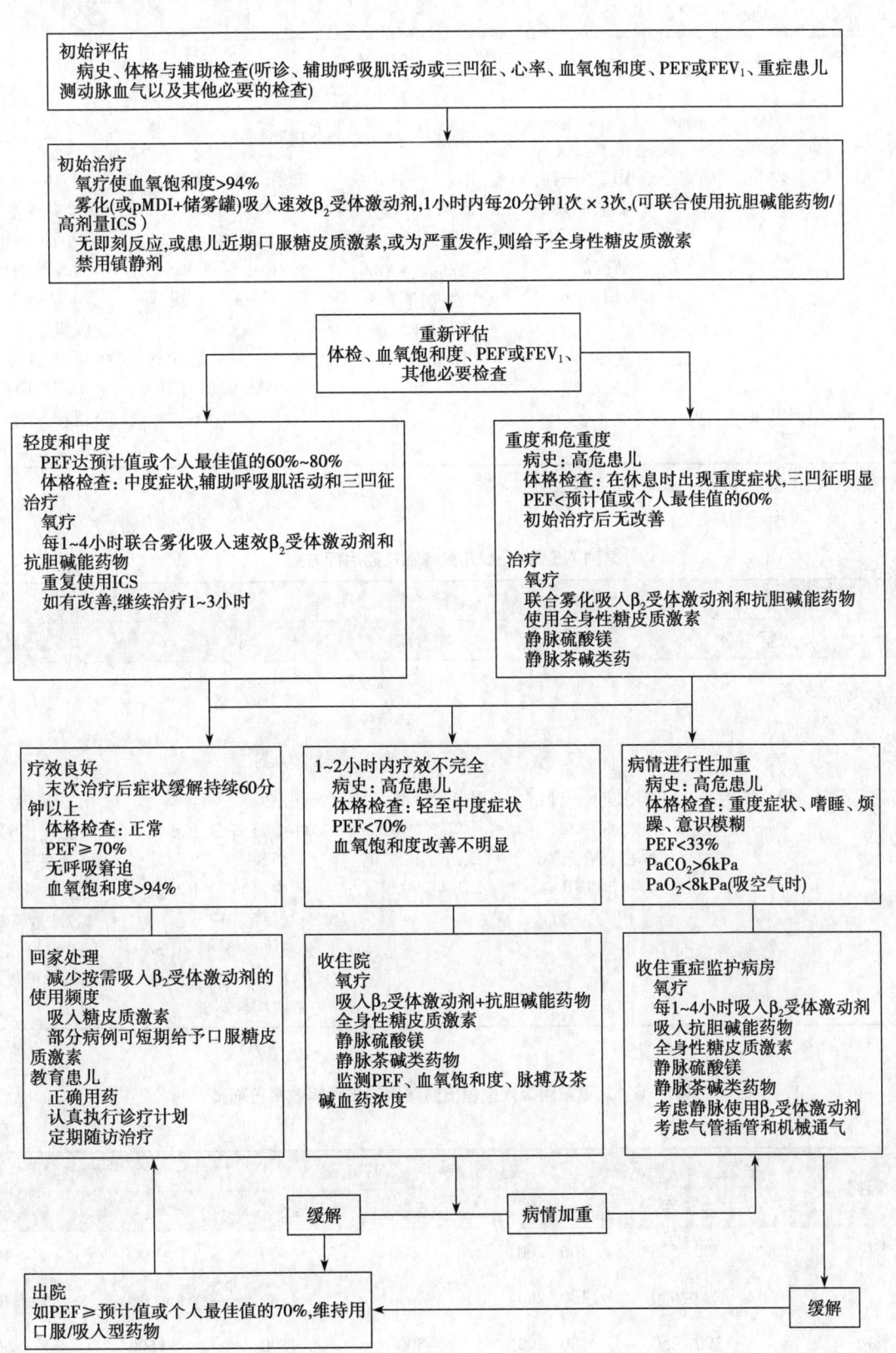

图 17-1 儿童哮喘急性发作的医院治疗流程图

表 17-4 ≥5 岁儿童哮喘长期治疗方案

分级	治疗级别				
	第 1 级	第 2 级	第 3 级	第 4 级	第 5 级
非药物干预			哮喘教育 环境控制		
缓解类药物			按需使用速效 β_2 受体激动剂		
控制类药物	一般不需要	选用以下一种： ● 低剂量 ICS ● 白三烯受体拮抗剂（LTRA）	选用以下一种： ● 低剂量 ICS 加吸入型长效 β_2 受体激动剂（LABA） ● 中高剂量 ICS ● 低剂量 ICS 加 LTRA	选用以下一种： ● 中高剂量 ICS 加 LABA ● 中高剂量 ICS 加 LTRA 或缓释茶碱 ● 中高剂量 ICS/LABA 加 LTRA 或缓释茶碱	选用以下一种： ● 中高剂量 ICS/LABA 加 LTRA 和/或缓释茶碱加口服最小剂量的糖皮质激素 ● 中高剂量 ICS/LABA 加 LTRA 和/或缓释茶碱，≥12 岁可加抗 IgE 治疗

注：ICS. 吸入糖皮质激素；LABA. 长效 β_2 受体激动剂。

表 17-5 <5 岁儿童哮喘长期治疗方案

分级	治疗级别				
	第 1 级	第 2 级	第 3 级	第 4 级	第 5 级
非药物干预			哮喘教育 环境控制		
缓解类药物			按需使用速效 β_2 受体激动剂		
控制类药物	一般不需要	选用以下一种： ● 低剂量 ICS ● 白三烯受体拮抗剂（LTRA）	选用以下一种： ● 中等剂量 ICS ● 低剂量 ICS 加 LTRA	选用以下一种： ● 中高剂量 ICS 加 LTRA ● 中高剂量 ICS 加缓释茶碱 ● 中高剂量 ICS/LABA 加 LTRA 或缓释茶碱	选用以下一种： ● 高剂量 ICS 加 LTRA 与口服最小剂量的糖皮质激素 ● 高剂量 ICS 联合 LABA 与口服最小剂量的糖皮质激素

表 17-6 儿童常用吸入型糖皮质激素的估计等效每日剂量

单位：μg

药物	低剂量		中剂量		高剂量	
	>5 岁	≤5 岁	>5 岁	≤5 岁	>5 岁	≤5 岁
丙酸倍氯米松	200~500	100~200	~1 000	~400	>1 000	>400
布地奈德	200~600	100~200	~1 000	~400	>1 000	>400
丙酸氟替卡松	100~250	100~200	~500	~500	>500	>500
布地奈德雾化悬液		250~500		~1 000		>1 000

（三）哮喘危重状态治疗方案

1. 临床表现 休息时喘息、端坐呼吸、讲话困难、焦虑、呼吸急促、三凹征明显、喘鸣音、脉快、发绀、血气显低氧血症和/或二氧化碳潴留。以往所称哮喘持续状态指哮喘持续发作在 24 小时以上，药物治疗无效或进行性加重。这种过分强调时间因素不妥，现已不再使用该名词。

2. 发病机制和危险因素 多发于慢性哮喘，其气道阻塞主要为长期炎症和大量分泌物潴留所致。由于全身衰竭，窒息、呼吸衰竭多由大量痰液阻塞气道引起。加大给氧也不能缓解缺氧。应用支气管扩张剂不能解除气道阻塞极度的缺氧和酸中毒，往往导致心血管功能的损害。

危险因素包括：①既往有几乎致命的哮喘发作病史；②过去 1 年内因哮喘住院或急诊就诊；③既往因哮喘发作而有过气管插管者；④当前在使用或最近已停用口服皮质激素；⑤过度依靠吸入型 β_2 激动剂；⑥有心理-社会问题，或否认自己有哮喘或其严重性者；⑦有不依从哮喘治疗计划的历史。

3. 治疗 哮喘危重状态时支气管严重阻塞威胁生命，必须积极抢救。

（1）清理呼吸道分泌物，给湿化氧，流量 4~5L/min，吸氧浓度需 >0.4，有呼吸衰竭指征时应进行机械通气，力争使氧饱和度 >95%。

（2）由于呼吸急促、张口呼吸，使呼吸道丢失大量水分；同时由于不能进食，机体处于轻度脱水状态，一般可给正常生理需要量的 2 倍，直至尿量达 2ml/(kg·h)。

（3）纠正酸中毒：由于呼吸功增加和低氧血症，乳酸产生过多而发生代谢性酸中毒，当 pH 值 <7.3，PaO_2 不高时可使用碱性液；当 PCO_2 高时，应先改善通气，再使用碱性液；否则可使 PCO_2 更高，并造成细胞内胞质液 pH 值下降。补碱公式：所需碱性液 mEq = -BE×0.3×kg。紧急情况下可先给予 5% 碳酸氢钠 2ml/kg，以后根据血气再调整。

（4）支气管扩张剂：

1）β 肾上腺受体激动剂：气雾剂吸入，开始可每 20 分钟一次，一小时以后渐延长时间，1~2 小时至 4~6 小时一次，若无即刻效果需全身性应用皮质激素及氨茶碱治疗。

2）糖皮质激素：首次氢化可的松 10mg/kg，以后 5~10mg/kg，或甲泼尼龙每次 1~4mg/kg，每 6~8 小时一次，一般用药 4~6 小时后起作用，2~3 天病情好转后改吸入剂型。

3）氨茶碱：入院前 6 小时未用茶碱类药物者先给予负荷量 4~6mg/kg（年长儿、体重大者用偏小量）加 10% 葡萄糖 30~50ml，30 分钟内静脉滴注。此后从 0.8~1.0mg/(kg·h) 速度静脉滴注；用过者则酌情减量。有条件时于负荷量开始前、给药后 1 小时、用维持量 4 小时后分别取 1ml 血测氨茶碱血浓度，以免过量。氨茶碱血清有效浓度 10~20μg/ml，中毒剂量 >25μg。

（5）机械通气：若 $PaCO_2$ 持续升高，应行气管内插管，选用定容型呼吸机给辅助通气，保证吸入气时。机械通气指征：全身衰竭状态，呼吸肌疲劳，吸气相呼吸音明显降低、意识障碍、给氧情况下仍有低氧血症［氧分压 <50mmHg 和/或二氧化碳分压 >45mmHg］。

（6）有感染者给予抗生素。

（7）对症治疗：过分烦躁用水合氯醛，有心衰用强心剂等，有气胸给予胸腔闭式引流排气。

（四）哮喘教育和个体化管理

在哮喘的长期治疗中，需要强调管理和教育，这是哮喘综合治疗中非药物干预非常重要的环节[6]。中国儿童哮喘行动计划在哮喘管理中成为普及管理的重要内容。

1. 避免诱发因素 在哮喘的治疗管理中具有重要作用，也是选择每一个级别的治疗中首先要做到的（表 17-7 列举了常见的诱发因素及避免措施）。

表 17-7 儿童哮喘常见诱发因素避免措施

哮喘诱发因素	避免措施
尘螨（非常小，肉眼不可见，以人的皮屑为食物，喜欢生活在潮湿温暖的环境中，如地毯、被褥、枕芯）	1. 每周用热水洗床单和毛毯 2. 取走地毯和厚重的窗帘以及软椅坐垫 3. 最好用塑料、皮革或简单的木质家具，而少用纤维填充家具 4. 最好用带滤网的吸尘器 5. 外出旅行选择居住无地毯的房间
室内霉菌	1. 清扫家中潮湿区域和有霉斑生长处，尤其是卫生间和厨房 2. 天花板、地板下、墙面装饰材料的背面是容易忽视之处，尤其是曾经被水淹渍的地方，必须彻底清扫并干燥 3. 注意清洗和干燥室内空调的滤网 4. 室内尽量减少大面积的水养植物池和盆栽植物

17章

续表

哮喘诱发因素	避免措施
蟑螂	1. 杀死蟑螂,并彻底清除蟑螂尸体及排泄物 2. 剩余食物放入容器内 3. 家中不要堆放报纸、纸箱和空瓶
有皮毛的动物	1. 哮喘患儿的家中不要养宠物 2. 尽量减少与养宠物的人和家庭接触
室外花粉	1. 在花粉高峰期(春季树木花粉,夏秋杂草花粉),关好门窗待在室内 2. 花粉高峰期出行时建议戴口罩 3. 常常关注天气预报注意花粉浓度的预报,做到事先防备
烟草烟雾	1. 哮喘患儿的家庭成员必须戒烟 2. 当有做饭的烟雾或燃烧木柴时,要开窗通风 3. 当室外充满汽车尾气、工厂的污染,关闭窗户
体育运动	1. 在哮喘达到控制时,无需避免体育运动 2. 部分患儿在剧烈运动前需要预防使用缓解药 3. 持续的控制类药物治疗能减少运动后哮喘的发生 4. 对于哮喘达到控制的患儿可推荐多种类型的体育运动

2. 个体化的哮喘管理和监测 在儿童哮喘长期个体化的管理和监测中,有应用价值的管理检测工具包括哮喘日记记录、峰流速仪监测、哮喘控制测试(ACT)定期评估。

(1)哮喘日记:通常哮喘日记的内容应该包括对日间咳嗽喘息症状、日间活动受限情况、夜间因喘息影响睡眠情况、应急使用缓解症状类药物的类型和次数、每日控制药物使用的执行情况、每日清晨和夜间峰流速监测及记录。通过客观地记录哮喘日记,可以为科学而准确地评估控制水平分级提供有效依据。

(2)峰流速仪:是一种简单而实用的监测哮喘患者呼吸道气流阻力情况的小型仪器。峰流速的全称为用力呼气高峰流速(peak flow,PEF),当哮喘患儿处于哮喘急性发作期或病情控制不稳定(或称为慢性持续期)时,峰流速(PEF)值出现不同程度的降低,或者昼夜波动的幅度加大。

(3)哮喘控制问卷(asthma control test,ACT):ACT是一种简易有效的评价在过去的4周儿童哮喘控制状况的方法。ACT在实际应用中分为两个年龄段,4~12岁儿童使用c-ACT问卷,若总分≤19分,提示哮喘未控制,20~22分提示哮喘部分控制,≥23分提示哮喘控制;12岁以上儿童和成人所用的ACT问卷相同,若总分≤19分,提示哮喘未控制,20~24分提示哮喘良好控制,25分提示哮喘完全控制。

3. 建立良好的医患关系 由于儿童哮喘病反复发作和慢性持续的特点,治疗和管理是长期的过程,建立好伙伴式的良好的医患关系对于患儿及其家长保持良好的依从性至关重要。医护人员和健康教育者需通过反复的教育、解释、监测和调整治疗,检查患儿用药方法的正确性和纠正不良用药行为,消除患儿及其家长对哮喘病本身的担心和畏惧长期药物治疗的不良反应,鼓励其战胜疾病的信心。在健康教育的过程中,可以采取各种灵活多样的教育方式,结合不同年龄段哮喘患儿的病理特点针对性的设计教育的目标人群和教育重点问题,通过书面材料、讲座、视频、媒体、网络等各种平台,并且取得卫生行政管理机构的支持,提高对儿童哮喘病的认知,正确实施儿童哮喘防治措施,提高哮喘控制水平。

(向莉 陈育智)

参考文献

[1] 中华医学会儿科学分会呼吸学组,编辑委员会中华儿科杂志. 儿童支气管哮喘诊断与防治指南(2016年版). 中华儿科杂志,2016,54(3):167-181.

[2] 向莉,赵京,鲍一笑等. 儿童气道过敏性疾病螨特异性免疫治疗专家共识. 中华实用儿科临床杂志,2018,33(16):1215-1223.

[3] WANG T,DONG H,JIANG W,et al. Viral etiology and atopic characteristics in high-risk asthmatic children hospitalized for lower respiratory tract infection. Transl Pediatr,2020,9(4):541-550.

[4] RUBNER FJ,JACKSON DJ,EVANS MD,et al. Early life rhinovirus wheezing,allergic sensitization,and asthma risk at adolescence. J Allergy Clin Immunol,2017,139(2):501-507.

[5] LIN J,XING B,CHEN P,et al. Chinese expert consensus-based guideline on assessment and management of asthma exacerbation. J Thorac Dis 2019,11(12):4918-35.

[6] PAPADOPOULOS NG,ARAKAWA H,CARLSEN KH,et al. International consensus on(ICON)pediatric asthma. Allergy,2012,67(8):976-997.

[7] Global Initiative for Asthma. Global strategy for asthma management and prevention(updated 2020). 2020.

[8] 国家呼吸系统疾病临床医学研究中心,中华医学会儿科学分会呼吸学组哮喘协作组,中国医药教育协会儿科专业委员会等. 奥马珠单抗在儿童过敏性哮喘临床应用专家共识. 中华实用儿科临床杂志,2021,36(12):881-890.

第 4 节 花粉症

一、定义与流行病学

【定义】 花粉症(hay fever)也称花粉变态反应,是由致敏花粉诱发的 I 型变态反应,具有鲜明的地区性和季节性,主要表现为敏感个体花粉季节出现的累及上下气道、眼、耳、皮肤等出现的相应的临床表现,如发作性喷嚏、大量清水样鼻涕、眼痒、咽喉痒、干咳、喘息、荨麻疹等。临床上通常将花粉诱发的过敏性鼻炎、过敏性结膜炎、过敏性咳嗽和哮喘统称为花粉症,其症状具有明显的时间性和地区性,并且易受气候因素影响[1,2]。

【流行病学】 我国学者对内蒙古地区的流行病学调查显示,内蒙古地区过敏性鼻炎的患病率为 32.4%,其中半数为花粉症相关过敏性鼻炎,其患病率高达 18.5%。0~6 岁、7~12 岁、13~17 岁儿童花粉症相关过敏性鼻炎的患病率分别为 6.6%、16%、27.7%[3]。

二、病因与发病机制

花粉症是由致敏花粉诱发的 I 型变态反应,引起花粉症的常见致敏花粉包括春季树木花粉、夏季牧草花粉和秋季杂草花粉。一般引起过敏的花粉有下列特点:①花粉细小而量多。②花粉体积较小,一般直径约 15~30μm。③花粉产量大。④致敏花粉的植株,特别是草本致敏花粉的植株对自然环境适应力很强,可以大量繁殖,多数为不完全花。⑤花色不鲜艳,多数为非观赏花。⑥花味不香,有时还带有特殊的臭味。⑦花粉不含蜜质,无黏性。⑧花粉质量轻,容易飘散。⑨花粉播粉期很长,可持续数月。⑩有的风媒花体积不小,但具有对称的翼状气囊,可在空气中长时间远距离飘浮[1]。

气传花粉植物季节分布特征在我国不同地区因气候条件不同、植物的物候特征不同而存在一定差异。根据花粉的播粉情况可将气传花粉植物盛花期分为 2 个高峰期。第 1 个高峰期出现在春季,以乔木开花为主,包括松科、柏科、杨属及桑科等。第 2 个高峰期出现在秋季,此时致敏性强的草本植物开花较多,包括蒿属、葎草属、豚草属、藜科及苋科等。由于秋季气候逐渐干燥,有利于花粉传播,且植物花粉致敏性强,因此我国秋季花粉症发病人数最多,在北方地区尤为突出。霜降后,植物花粉趋于枯萎,空气中花粉数量为全年最低值,花粉症患者数量也较少。因此,我国大部分城市气传花粉

四季分布特点呈现春季、秋季两个高峰,夏季、冬季气传花粉含量相对较少。

三、临床表现

花粉症症状发作具有明显的季节性、地区性,且与气候变化相关。晴天及刮风时症状加剧,雨天症状减轻,户外症状加重。如以蒿属花粉过敏为例,一般于立秋前后开始出现症状,至 8 月下旬及 9 月上旬进入高潮,9 月中旬以后则症状逐渐缓解,于国庆节前后症状即告解除。花粉过敏症状持续时间长短与致敏植物花粉授粉期的长短有密切关系。

(一)上呼吸道过敏

主要包括鼻或咽部的过敏。鼻部症状表现为与花粉季节相关的变应性鼻炎症状如鼻痒、打喷嚏和流清涕,可伴有眼睛、耳和上腭部的痒感,患者表现为反复搓鼻和揉眼。喷嚏可每次数个甚至数 10 个,在喷嚏发作的同时伴有大量的水样或清色黏液样鼻分泌物。多数患者可伴有交替或持续鼻塞等症状。典型的鼻部体征为鼻黏膜呈苍白色、浅灰色或灰蓝色、黏膜水肿,鼻道内可见到水性或黏液性分泌物,慢性患者可以出现下鼻甲或中鼻甲肥大。上述鼻部的症状和体征均与季节有明显关系。咽喉部的症状主要表现为咽痒、咽部异物感或软腭部位痒,少许患者可因咽部有分泌物而引起刺激性咳嗽,检查可见咽部黏膜弥漫充血或黏膜干燥苍白,有时可见少许分泌物附于咽部。

(二)下呼吸道过敏

当吸入较高浓度的花粉时,花粉症患者可同时伴有下呼吸道过敏症状,如咳嗽、喘息。少数患儿与第一年发病时既有哮喘与鼻部症状伴发,而多数病人则于初起 2~3 年内,症状仅限于鼻、咽、眼部,以后则随着上呼吸道过敏症状的逐年加重而渐次出现咳嗽、憋气、喘息等症状。个别哮喘病人在起病时即表现为季节性哮喘发作而不表现鼻部或其他上呼吸道过敏症状。亦有一部分病人则连年季节性过敏性鼻炎及眼部症状明显,但始终不出现哮喘症状。

（三）其他过敏

眼部症状表现为过敏性结膜炎的症状，包括眼痒、流泪、眼结膜及眼睑红肿等，与过敏性鼻炎可统称为过敏性鼻-结膜炎。另外还有少数病人于致敏花粉播散季节除出现呼吸道过敏外，并有皮肤过敏表现，皮损主要出现在暴露部位，如面、颈、四肢远端等。主要表现为异位性皮炎或荨麻疹发作。

四、诊断与鉴别诊断

【诊断】

1. 非特异性诊断　依据患儿典型的病史、症状和体征进行诊断。

（1）鲜明的季节性发作，多数届时必犯，逾时自行缓解或消失。

（2）花粉过敏症状以呼吸道为主的表现为发作性喷嚏、流大量清涕、鼻、眼、耳、咽、上腭奇痒。检查见鼻黏膜苍白、水肿、有时候呈现青紫色。鼻道大量浆液性分泌。咽喉壁、悬雍垂充血水肿。

（3）多数患儿于上呼吸道症状出现后可渐次出现哮喘症状，亦有少数患者伴有季节性过敏性皮炎或荨麻疹发作。发病时间与呼吸道症状一致。

（4）约有半数患儿表现为花粉性过敏性结膜炎。病变多数表现为结膜充血水肿、分泌增多、滤泡增生等，少数可累及角膜。

（5）发病与患儿当时所在地区有明显关系。

2. 特异性诊断

（1）特异性皮肤试验：通常将花粉变应原浸液以 1:1 000（W/V）的浓度进行稀释后进行皮肤点刺试验或皮内试验。皮肤点刺试验的具体方法是将花粉浸液滴于皮肤上，然后用点刺针刺入附有花粉浸液的皮肤上即可。皮内试验是用 4 号针头将花粉浸液 0.01～0.02ml 注入皮内即可。两种方法均在试验后 15～20 分钟，根据红晕反应和皮丘大小来判断结果。

（2）血清学试验：主要测定患者血清中针对致敏花粉的特异性 IgE 抗体。常用检查方法有放射变应原吸附试验、酶联免疫吸附试验等。

（3）激发试验：鼻黏膜、眼结膜、支气管激发试验，该试验通常可准确反映黏膜对花粉的敏感程度，目前临床不常规使用。

花粉过敏无论体内和体外诊断都有一定的局限性，可以出现假阳性或假阴性的结果，所以对于病史、症状典型而特异性诊断难以明确者，应对其生活

环境或工作环境的实地调查，这对明确花粉过敏诊断意义极大。

【鉴别诊断】　花粉过敏的特点在于典型症状，以及季节性和地区性发病，但除了花粉过敏外，亦有一些非花粉的致敏因素，比如尘螨、霉菌等，需通过特异性试验加以鉴别。

五、治疗

花粉症和其他过敏性疾病的管理原则相同：针对变应原的"对因治疗"，包括变应原回避及变应原特异性免疫治疗；诊断过敏反应所致炎症的"对症治疗"，临床常用的抗炎药物有糖皮质激素、H_1 抗组胺药物、白三烯受体拮抗剂。

（一）对致敏花粉的避免

1. 异地避免　可以在发病季节暂时移居致敏花粉较少或无此类致敏植物的地区。

2. 就地避免　在不转移地区的情况下，在花粉症发病季节应少做户外运动，少去植物生长茂密处。若有可能尽量宜居高层楼房的上层，室内采用空气净化装置，使生活环境中的空气花粉含量降至最低限度。

（二）变应原特异性免疫治疗

变应原特异性免疫治疗（allergen specific immunotherapy，AIT）是目前花粉症唯一针对致敏花粉的种类进行治疗的方法。其目的是提高机体对相应致敏花粉的耐受能力，作用机制较为复杂，简而言之，即在明确致病变应原后，使用变应原浸液通过不同途径以逐渐递增剂量的方式使人体最终耐受高于自然暴露剂量的维持治疗剂量，经过 AIT 后，机体免疫系统发生改变，使机体获得处于相对低剂量变应原的自然暴露环境中仅有轻微症状甚至无症状的临床效果。AIT 常用的给药方式包括皮下注射（subcutaneous immunotherapy，SCIT）与舌下含服（sublingual immunotherapy，SLIT）。对以下情况需要考虑选择 AIT：①通过变应原回避、抗炎药物治疗不能充分控制过敏症状；②需要使用高剂量抗炎药物和/或多种抗炎药物联合方能控制过敏症状；③使用抗炎药物治疗过程中出现不良反应；患者希望避免长期使用药物治疗[4]。

（三）药物治疗

1. **抗组胺药物** 推荐口服或鼻用第二代或新型 H_1 抗组胺药，可有效缓解鼻痒、喷嚏和流涕等症状，口服 H_1 抗组胺药对缓解眼部症状也有效。疗程一般不少于 2 周，5 岁以下推荐使用糖浆制剂，5 岁以上可口服片剂，剂量按年龄和体重计算。

2. **鼻用糖皮质激素** 是治疗中重度持续性变应性鼻炎的首选药物，也可应用于轻度患者，对改善鼻塞、流涕、喷嚏及鼻痒等症状均有作用，疗程至少 4 周。对不同年龄段的儿童应按照各类药物说明书推荐的方法使用。

3. **抗白三烯药物** 是中、重度变应性鼻炎治疗的重要药物，特别适用于伴有下呼吸道症状的患儿（如同时合并气道高反应性、支气管哮喘等），常与鼻喷或吸入糖皮质激素联合使用。

4. **色酮类药物** 对缓解鼻部症状有一定效果，但起效较慢。也用于对花粉过敏者的花粉播散季节前预防用药。滴眼液对缓解眼部症状有效。

5. **减充血剂** 鼻塞严重时可适当应用低浓度的鼻用减充血剂，连续应用不超过 7 天。推荐使用羟甲唑啉类、赛洛唑啉类儿童制剂，禁用含有萘甲唑啉的制剂。

6. **其他治疗** 伴有哮喘患者使用吸入糖皮质激素治疗。

（四）非药物治疗

如鼻腔盐水冲洗、使用花粉阻隔剂等。

（向莉）

参考文献

[1] 叶世泰. 变态反应学. 北京:科学出版社,1998.

[2] RAULF M,J BUTERS,M CHAPMAN,et al. Monitoring of occupational and environmental aeroallergens—EAACI Position Paper. Concerted action of the EAACI IG Occupational Allergy and Aerobiology & Air Pollution. Allergy,2014,69:1280-1299.

[3] WANG XY,TT MA,XY WANG,et al. Prevalence of pollen-induced allergic rhinitis with high pollen exposure in grasslands of northern China. Allergy,2018,73:1232-1243.

[4] ROBERTS G,O PFAAR,CA AKDIS,et al. EAACI Guidelines on Allergen Immunotherapy:Allergic rhinoconjunctivitis. Allergy,2018,73:765-798.

第 5 节　食物过敏

一、定义与流行病学

【定义】 食物过敏（food allergy，FA）是指某种食物进入人体后，机体对之产生异常的由 IgE 介导和/或非 IgE 介导的免疫反应，导致机体功能紊乱和/或组织损伤，进而引发消化系统、呼吸系统、皮肤及全身症状。

【流行病学】 儿童食物过敏相对于成人更常见，发病率远高于成人。美国 2011 年 18 岁以下儿童食物过敏患病率为 8%[1]，日本儿童的食物过敏发生率为 4.5%~13.5%[2]。我国儿童食物过敏发病呈现上升趋势，但目前尚无全国性食物过敏的患病率的数据，重庆单中心同一人群 1999 年和 2009 年两次横断面研究显示，2 岁以下儿童经食物激发试验确诊食物过敏的检出率从 3.5% 上升至 7.7%。2016 年中国疾病预防控制中心妇幼保健中心对 0~24 个月龄的婴幼儿过敏性疾病进行了流行病学调查，研究结果提示婴幼儿家长报告其子女曾发生或正在发生过敏性疾病正在的比例为 40.9%，过敏性疾病各症状的现患率为 12.3%，被医生临床诊断为食物过敏的比例为 2.5%[3]。中国目前的大多数调查采用问卷+临床诊断形式，与食物激发试验确诊的食物过敏相比，获得的食物过敏的发病率可能偏高。

二、病因与发病机制

食物诱发儿童过敏的途径有胃肠道食入、呼吸道吸入、皮肤接触等，症状轻重不一，严重时可导致死亡。任何食物都可诱发免疫反应，引起免疫反应的食物抗原称为食物变应原。90% 以上的食物过敏由以下几种引起：牛奶、鸡蛋、花生、坚果、贝类、大豆、小麦等。不同食物的变应原强度不同，同种食物的变应原性强弱也与易感者的年龄及地区、种族差异有关。在欧洲，花生是最常见的过敏原，在我国，引起过敏的最常见的食物有牛奶、鸡蛋、鱼、虾、花生、小麦、大豆、水果。每种食物蛋白质可能含有多种不同的变应原,其中鸡蛋中的卵类黏蛋白、牛奶中的酪蛋白和β乳球蛋白、花生中的Ara h1和Ara h2蛋白被认为是主要的过敏原。加热食物、胃酸和消化酶的作用可降低食物变应原性。

食物过敏可分为IgE介导、非IgE介导以及IgE和非IgE混合介导3类。IgE介导的食物过敏的特点:即在暴露食物过敏原2小时内发生。非IgE介导的食物过敏特点为发生较慢,摄入食物后数小时甚至数天内发生,机制尚不明确,回避食物和再激发以及斑贴试验有助于诊断。常见的引起非IgE介导的食物过敏的食物有牛奶、鸡蛋、大豆、小麦。

三、诊断与鉴别诊断

【临床表现】 食物过敏的临床症状较为复杂,为非特异性,可涉及全身各个系统,包括消化、呼吸、皮肤、神经系统等。诊断较为困难,如果延误诊断,将导致儿童生长发育迟缓、贫血和低蛋白血症等,故尽快诊断和治疗可有效预防营养不良的发生。

1. IgE介导的食物过敏

(1)速发型食物过敏:典型的IgE介导食物过敏症状为进食致敏食物后1~2小时内出现皮肤(荨麻疹、血管神经性水肿、皮肤瘙痒等)、呼吸道(咳嗽、喘息、喉水肿等)、胃肠道(腹痛、恶心、呕吐、腹泻等)和/或全身多系统的严重过敏反应(血压下降、意识丧失等)。常见的引起IgE介导的食物过敏的食物有花生、鸡蛋、牛奶、大豆,剂量依赖性较弱。

(2)口腔变态反应综合征:是一种由IgE介导的黏膜反应,常见于蔬菜、水果过敏。主要表现为进食几分钟或数小时后,口咽部(唇、舌、上腭)和咽喉部出现的麻、痛、肿等现象,少数患儿可同时出现全身过敏症状,症状一般于24小时内消失,口唇水肿消失后不留痕迹。口腔变态反应综合征常合并花粉症,也称之为花粉食物过敏综合征。

(3)严重过敏反应:暴露于食物后数分钟至2小时起病,出现皮肤、呼吸道症状及低血压。消化道症状相对较少出现,可有呕吐、腹痛、腹泻等。常见的过敏原是鸡蛋、牛奶、花生和其他豆科植物、坚果等。还有一些患儿,在食入特殊食物后随着运动出现过敏反应称为食物依赖运动诱发过敏反应(food-dependent exercise-induced anaphylaxis,FDEIA),其是指摄入某种食物后2小时内由运动诱发的IgE介导的过敏反应,主要致敏食物为小麦、虾等。本病少见,青少年相对易发。阿司匹林等非甾体抗炎药可加重病情。

(4)阿尔法半乳糖过敏:阿尔法半乳糖(α-Gal),是猪、牛、狗等许多非灵长类哺乳动物红细胞上的主要血型物质,是引起人与哺乳动物异种移植排斥反应的抗原。α-Gal也可导致严重过敏反应,过敏原并非蛋白质,而是目前已知的唯一可引起过敏反应的糖类结构,也称为红肉过敏,且与患儿曾被蜱虫叮咬相关。α-Gal过敏常发生于进食后3~6小时,症状重,可有多系统受累,甚至休克。

2. IgE和细胞免疫混合机制介导

(1)婴儿特应性皮炎(IgE和细胞免疫混合机制介导):IgE和细胞免疫混合机制介导。多发生于婴儿期和儿童期。常见的过敏食物有鸡蛋、牛奶、小麦和大豆。湿疹常随过敏性食物的回避而减轻,食物过敏可随年龄的增加而减弱。

(2)嗜酸细胞性胃肠炎(eosinophilic gastroenteritis,EG):是一种以胃肠道嗜酸性粒细胞异常浸润为特征的比较少见的胃肠道疾病,食物过敏是其发病原因之一,IgE以及非IgE介导的免疫反应均可能与本病发生相关。可伴有周围血中嗜酸性粒细胞增高。诊断标准为腹痛、腹泻或腹胀等消化道症状;胃肠道黏膜活检或腹腔积液中有嗜酸性粒细胞浸润;病理证实胃肠道多处组织中嗜酸性粒细胞浸润(≥20个嗜酸性粒细胞/高倍镜视野);除外其他引起嗜酸性粒细胞增高疾病。内镜下表现非特异性,如糜烂、充血或水肿。黏膜多处活检有大量嗜酸性粒细胞浸润。

3. 非IgE介导 食物过敏相关消化道疾病是指食物过敏引起消化道黏膜损伤,以消化道症状为主要表现的一类疾病。临床表现为呕吐、反流、喂养困难、拒食、易激惹、腹痛、腹胀、腹泻、便秘、消化道出血、生长发育障碍等。食物蛋白诱导的肠病(food protein-induced enteropathy,FPIE),食物蛋白诱导的小肠结肠炎综合征(food protein-induced enterocolitis syndrome,FPIES),食物蛋白诱导的直肠结肠炎(food protein-induced proctocolitis,FPIP),乳糜泻、嗜酸细胞性食管炎(eosinophilic esophagitis,EoE)等[4]。

(1)FPIE:大多数是非IgE介导的过敏反应。症状多在生后1岁内出现,摄入可疑食物数小时或数天后出现呕吐及慢性腹泻,可合并脂肪泻和乳糖不耐受。还可出现蛋白丢失性肠病表现,如低蛋白血症、水肿等。常见的过敏原是牛奶,大豆、鸡蛋、鱼、鸡和米等。内镜下可见小肠绒毛扁平、萎缩、肠壁水肿等非特异性表现,组织学显示隐窝增生、绒毛萎缩、上皮内淋巴细胞增多,固有层CD4+细胞和上皮间CD8+细胞增多。

(2)FPIES:大多数是非IgE介导的过敏反应,FPIES首次发作常在2岁以内,腹泻常伴有呕吐,粪便呈水样便或稀便,如病变累及结肠可出现血便,不伴有皮肤或呼吸道症状,不伴发热或低体温。回避过敏食物,症状缓解,重新引入过敏食物,症状再现。FPIES 常急性发病,腹泻可出现在摄入食物后 2~6 小时内,严重病例可出现脱水、低血压、嗜睡、苍白、肌张力低下甚至休克。少数可表现为慢性腹泻、呕吐、易激惹、腹胀、吸收障碍、生长发育迟缓、低蛋白血症等。常见过敏原是牛奶,其他有鸡蛋、大豆、南瓜、豆类蔬菜、燕麦、米、大麦、马铃薯、鱼、鸡、火鸡等。内镜下小肠、结肠黏膜可见水肿、红肿和轻度绒毛萎缩。小肠活检组织学无特异性改变,结肠有时可见隐窝脓肿和浆细胞广泛浸润。

(3)FPIP:大多数是非 IgE 介导的过敏反应,60% 患儿是母乳喂养儿,可在生后第 1 周甚至生后几小时内发病,生后 6 个月内发病最为常见。主要临床表现为腹泻、粪便性状变化较多,有时为正常便,有时为黏液便、血便(从便中带有少量血丝到以较多血为主的大便)。患儿一般状况好,无体重减轻,常伴有湿疹。常见过敏原有豆类、鱼、鸡蛋、小麦、牛奶。内镜下表现呈非特异性,可有红斑、糜烂、水肿、溃疡、结肠淋巴滤泡增生周边充血。结肠活检组织学可有少量嗜酸性粒细胞浸润,很少形成隐窝脓肿。

(4)乳糜泻:发生在遗传易感个体(*HLA-DQ2*、*HLA-DQ8* 基因表型),非 IgE 介导 2 岁以内婴幼儿以消化道症状为主,常有慢性腹泻、腹胀、厌食、肌肉萎缩、易激惹、生长发育迟缓等,1/3 患儿伴呕吐。儿童主要为肠外表现:皮肤疱疹样改变、青春期延迟、身材矮小、缺铁性贫血、骨质缺乏、自身免疫性疾病(甲状腺炎、1 型糖尿病等)。30% 的患儿出现牙釉质发育不良。有些患儿可出现暴发性水样便、腹胀、脱水、电解质紊乱,甚至出现昏迷,称为乳糜泻危象。疾病发生与摄入麦胶蛋白(小麦、大麦、黑麦、燕麦)等有关。诊断包括以下几点:有典型消化道症状;血清学抗麦醇溶蛋白抗体(anti-gliadin antibodies,AGA)、抗肌内膜抗体(endomysium antibodies,EMA)、抗组织转谷氨酰胺酶(anti-tissue transglutaminase antibodies,tTG)IgA 强阳性;检测到 *HLA-DQ2/DQ8* 基因;黏膜损伤(Marsh 分级);去麸质饮食治疗有效。满足以上 5 条中 4 条或未行基因检测时满足 4 条中的 3 条,即可诊断。内镜下显示小肠绒毛扁平、萎缩,黏膜活检组织学可见绒毛严重萎缩,固有层和上皮间淋巴细胞明显增生,隐窝增生。

(5)EoE:是一种与免疫相关,以嗜酸性粒细胞浸润食管壁为特征的慢性炎症性疾病。其临床表现多样,婴儿患者通常存在喂养困难、哭闹、呕吐、生长发育迟缓等。青少年及儿童主要表现为胃灼热、腹痛、呕吐、体重不增、进食梗阻、吞咽困难、食物嵌塞等。常见的并发症包括食管狭窄、感染和食管穿孔。诊断主要包括以下三点:食管功能异常相关的症状;食管的嗜酸细胞性炎症,即食管黏膜多点活检标本嗜酸性粒细胞 ≥15 个嗜酸性粒细胞/高倍镜视野;排除其他一些食管嗜酸性粒细胞增多的原因。需要与胃食管反流病(gastroesophageal reflux disease,GERD)鉴别。内镜下有黏膜非特征性发红、白斑和白色渗出、结节,食管环状改变,纵形裂隙,食管狭窄伴黏膜水肿和血管结构改变,黏膜脆,无弹性。食管黏膜多处活检有嗜酸性粒细胞浸润或其他嗜酸细胞性炎症表现(嗜酸细胞性微脓肿、浅层或细胞外嗜酸性粒细胞颗粒)。

【辅助检查】

1. 食物激发试验 是目前诊断食物过敏的金标准,包括双盲安慰剂对照口服食物激发试验(double-blindplacebo-controlled food challenge,DBPCFC)、单盲口服食物激发试验、开放性口服食物激发试验等,需要在专业医师的指导下,并在有抢救措施的医院中进行。食物激发试验是在患儿回避可疑食物、症状好转后,再次摄入可疑过敏的食物,以诱导过敏症状发生,从而明确食物过敏的特异性诊断方法。食物激发试验每次只能进行一种食物的试验,试验若干天前对患儿的饮食加以控制,每次试验结束后,距离下次试验必须相隔若干时日,还要进行长时间的严密观察。

适用于所有类型的食物过敏。受试者从小剂量开始摄入可疑过敏食物,逐渐加大剂量,观察有无过敏反应。试验前 72 小时内需停止抗组胺药、激素等的使用,并停用可疑过敏食物至少 2 周以上。当前临床上一般采用开放性食物激发试验,激发食物的总量随食物的种类不同而有所不同,一般设定试验食物含食物蛋白成分的剂量逐渐递增,如含 3mg、10mg、30mg、100mg、300mg、1 000mg、3 000mg 食物蛋白,间隔时间不少于 20 分钟。观察患儿诱发食物过敏的最小食物剂量和未发生食物过敏时的最大食物剂量。以牛奶口服食物激发试验为例,剂量设置见表 17-8[4]。

激发试验结果判读:①速发阳性:口服食物激发试验过程中摄入任何一个剂量的试验食物后在 2 小时内出现食物过敏,判断为速发阳性。②迟发阳性:口服食物激发试验结束后 2 小时内未出现食物过敏,可以离院回家继续观察 2 周,必要时可以观察 4 周,每日继续摄入试验食物,食物量为试验的最后一个剂量。如果在观察期内出现食物过敏,判断为迟发阳性,在观察期内未出现试验过敏,判断为有阴性。对于有严重湿疹或有明显过敏相关实验室检查证据者,应慎用激发试验。

表 17-8　牛奶口服激发试验剂量设置

试验食物：无乳糖牛奶			
		其他替代选择	
项目	剂量	纯酸奶（125ml/罐）	奶粉
1	5ml	1/32 罐	0.5g
2	15~30 分钟后,10ml	1/16 罐	1g
3	15~30 分钟后,20ml	1/8 罐	2g
4	15~30 分钟后,50ml	1/4 罐	5g
5	15~30 分钟后,100ml	1/2 罐	10g
6	15~30 分钟后,200ml（5 岁以上）	1 罐	20g

2. **皮肤点刺试验**　皮肤点刺试验阳性表明存在特异性 IgE 抗体,虽然灵敏度高,但特异性不高,不能仅以此作为食物过敏的诊断依据;不过,其阴性预测值可达 95% 以上,用以排除 IgE 介导的过敏反应。一般来说,皮肤风团直径≥3mm 为阳性,表明存在 IgE 介导的免疫反应。若直径>8mm,对牛奶、鸡蛋、花生过敏的诊断准确性高达 100%。

3. **血清特异性 IgE 检测**　是在体外直接检测特异性 IgE 抗体与可疑食物抗原的相互作用,不受皮肤条件和抗组胺药物的影响。结果判读因年龄、过敏原、检测方法不同而不同。

4. **变应原组分检测（component resolved diagnosis,CRD）**　通过定量方法检测机体对单一过敏原分子的特异性 sIgE,变应原组分检测的应用在变态反应性疾病的诊断和治疗方面均有重要意义。一方面可建立不同个体致敏谱,另一方面在多重致敏患者中识别与临床症状相关变应原以及交叉反应变应原。此外,某些变应原组分还可预测食物过敏及严重过敏反应的风险。如在牛奶过敏的诊断中,应用变应原组分检测相较于传统的应用变应原提取物进行 sIgE 检测可更好的诊断牛奶过敏及预测牛奶过敏的自然进程。

5. **斑贴试验**　主要诊断 IgE 介导的迟发性过敏反应。

6. **外周血嗜酸性粒细胞**　某些食物过敏者可能出现外周血嗜酸性粒细胞升高,但其敏感性和特异性都不高。

7. **嗜碱性粒细胞活化试验（basophil activation test,BAT）**　是一种评估嗜碱性粒细胞在过敏原刺激下活化功能的试验,变应原刺激使嗜碱性粒细胞活化,

用流式细胞术检测 CD63、CD203c 等表面活化标志物,可用于食物过敏的诊断。

8. **其他检查**

（1）消化内镜检查:通常食物过敏可通过饮食回避症状消失,再次进食症状复发可明确诊断,不建议常规用内镜检查诊断食物过敏,但当消化症状明显,对患者体格发育造成影响而诊断不明或疑似嗜酸细胞性消化道疾病,如嗜酸细胞性食管炎（EoE）、嗜酸细胞性胃肠炎（EG）/EGE/FPE/乳糜泻（CD）的诊断评估时,需要内镜检查及黏膜组织病理检查。

（2）影像学检查:部分疾病尚需 X 线、B 超及 CT 等影像学检查诊断,如 EGE 的肌型、浆膜型病变为主,或消化系统出现梗阻、出血、穿孔等并发症时。

（3）血清抗体及基因:乳糜泻患者除了需要进行小肠黏膜活组织病理学检查及治疗试验（饮食回避）外,尚可能需肌内膜抗体（EMA）、抗转谷氨酰胺酶抗体（anti-tGA）、抗麦麸蛋白抗体（AGA）、基因检测（HLA-DQ2/DQ8）等协助诊断。

【**诊断流程**】　主要依据病史（膳食日记）、实验室检查、食物激发试验和食物回避后再引入等诊断,内镜检查推荐用于食物相关消化系统的诊断。图 17-2 为食物过敏的诊断流程[5]。

【**鉴别诊断**】　与食物过敏类似的疾病较多,需除外食物不耐受、感染、肠易激综合征、精神心理功能紊乱等。乳糖酶缺乏可导致碳水化合物吸收不良,容易出现腹泻、胀气和腹痛。细菌、病毒、寄生虫感染可引发消化系统症状。小肠憩室等胃肠道解剖和形态学异常可导致小肠细菌过度生长,产生餐后腹胀和腹泻。各种理化因素如寒冷、过食,甚至中毒等原因也应仔细除外。

四、治疗管理

对于长期存在食物过敏的婴幼儿,最佳治疗管理方法是食物规避及脱敏治疗[5]。

1. **食物规避及营养治疗**　一旦明确诱发食物过敏的过敏原,就要在食物中去除,但有些情况下需要用代用品来替代回避的饮食,以满足儿童的营养需求。如牛奶过敏,如果是配方奶粉喂养的婴儿,需要选用深度水解蛋白配方或氨基酸配方奶粉作为替代,如果是母乳喂养婴儿母亲需要注意避免牛奶。尤其需要注意的是,来源于其他动物的奶可能与牛奶存在交叉反应,即对牛奶蛋白过敏的儿童也会对其他动物奶产生过敏反应,所以不推荐以其他动物奶作为牛奶蛋白过敏患儿的代用品。部分食物经过加热或消化酶处理后,抗原性减弱,可减

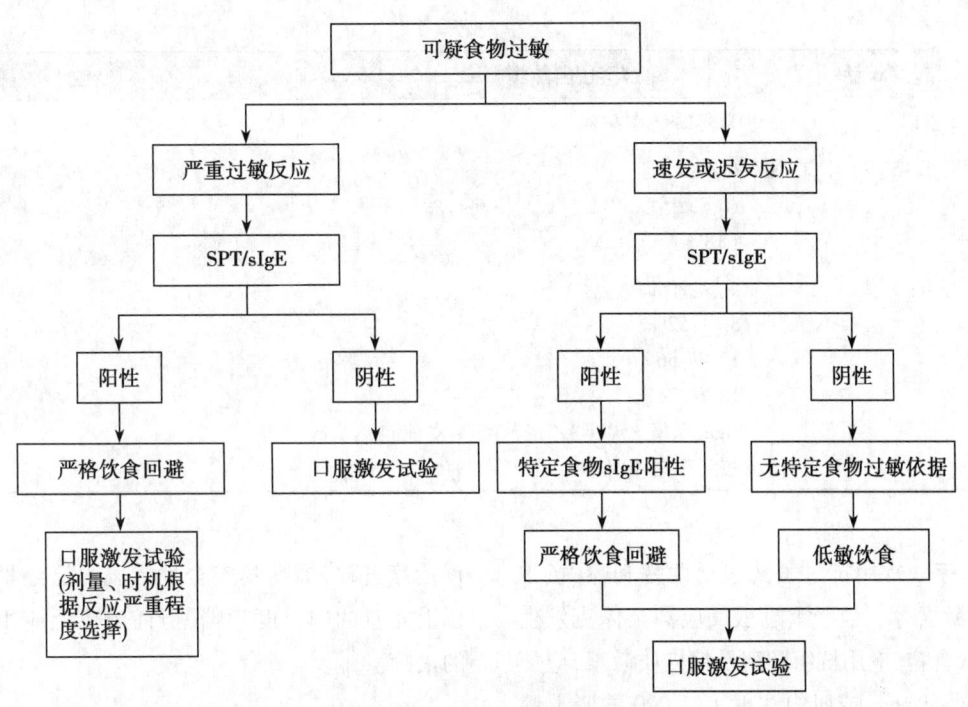

图 17-2　食物过敏的诊断流程

轻变应原性。对于食物过敏原并不明确的儿童,可以短期采用限制性食物疗法。即在短时间内限定只使用很少引起过敏的食物,如大米、蔬菜、猪肉等。如果在这段时间内过敏症状消失,可以定期有计划、有步骤的引入单一食物。经过 2~4 周限制食物,患儿过敏症状消失,可先引入面食,若 1~2 周未发病,可尝试第 2 种食物,如新鲜鱼类,但食用后出现症状,则在一段时间内禁用鱼类。按此方法,经过一段时间尝试,可以探明患儿可能的过敏食物,对于不过敏的食物继续食用,对于过敏的食物进行回避。

食物过敏有一定自然进程[6],研究表明大多是食物过敏的儿童随着年龄增长及免疫机制的发育健全,对牛奶、鸡蛋、小麦和大豆产生食物耐受,相比之下,鱼、贝类和花生的过敏可能是持续性的。表 17-9 列举了儿童常见的食物过敏的自然进程。因此,对有可能自然缓解的牛奶、鸡蛋、小麦、大豆过敏的儿童,应每 6~12 个月重新评估食物过敏情况。中国婴幼儿牛奶诊治共识建议,在决定是否恢复常规饮食前应进行再评估,包括 SPT、sIgE、牛奶蛋白激发试验,对于 sIgE 仍处于高水平的重症牛奶过敏患儿,建议继续饮食回避。

表 17-9　儿童常见的食物过敏的自然进程

食物	起病年龄	年龄/自然缓解率	备注
牛奶	通常 1 岁以内	1 岁:30%~50% 2 岁:55%~75% 3 岁:70%~90% 5 岁:80%~90% 若 sIgE 峰值大于 50kUA/L,18 岁自然缓解率为 60%	75%牛奶蛋白过敏患儿可耐受充分加热的牛奶,在饮食中加入充分加热的牛奶可加速耐受进程 若 sIgE 小于 1kUA/L 或风团直径小于 12mm,提示耐受充分加热的牛奶可能性大
鸡蛋	通常 1 岁以内	2 岁:47% 6 岁:50% 若 sIgE 大于 50kUA/L 的自然缓解率为 10%	38%鸡蛋过敏患儿可耐受充分加热的鸡蛋,对充分加热/烘焙的鸡蛋耐受提示自然缓解可能性大,饮食中少量添加可加速耐受进程
花生	平均发病年龄为 18 月龄,亦可成年发病	4 岁:22% sIgE>3kUA/L 提示 8 岁前自然缓解可能性非常小	

续表

食物	起病年龄	年龄/自然缓解率	备注
坚果	通常 2 岁以上	自然缓解率 9%	
大豆	婴幼儿（0~3 岁）	6 岁：45% sIgE 峰值>50kUA/L,6 岁前自然缓解为（18%）	
小麦	婴幼儿（0~3 岁）	4 岁：20% 8 岁：52% 12 岁：66% 18 岁：76% sIgE 峰值>50kUA/L 提示 14 岁前自然缓解率为 40%	

2. 药物治疗 常用抗过敏药包括西替利嗪、氯雷他定及糖皮质激素等。当严重过敏反应甚至休克发生时，除回避过敏食物，应用抗组胺药及糖皮质激素，应使用肾上腺素笔（epi-pen）或肌内注射 1∶1 000 的肾上腺素（0.1mg/kg）紧急治疗，儿童最大用量不超过 0.3ml，5~10 分钟后可酌情重复使用。此外，药物治疗还用于局部及对原发病治疗。如腹泻患儿应用肠道黏膜保护剂、益生菌治疗，湿疹患儿应用局部保湿、润肤护理，必要时应用激素、免疫抑制剂治疗。

3. 变应原特异性免疫治疗 主要针对 IgE 介导的过敏反应。基本原理是让患者通过不同方式渐次增加对过敏原的暴露剂量，以提高患者对该过敏物质发生反应的阈值，增加耐受性，从而减轻或中止其过敏反应。目前在国际上可以用于临床治疗的常用食物脱敏的方法包括口服免疫治疗（oral immunotherapy，OIT）、舌下脱敏治疗（sublingual immunotherapy，SLIT）、经皮免疫治疗（epicutaneous immunotherapy，EIT）。对于持续性牛奶、鸡蛋或花生过敏的儿童，OIT 可作为一种治疗选择，但有效性不能保证，且存在不良反应发生风险，目前尚没有广泛应用于临床。

4. 抗 IgE 单抗（奥马珠单抗） 奥马珠单抗是一种重组人源化抗 IgE 单克隆抗体，它可以结合细胞膜表面或血清中游离的 IgE，也可以阻断 IgE 与受体结合，可用于治疗 IgE 介导的多重食物过敏，且可加快免疫治疗进程，提高其安全性。国内已经批准用于 6 岁以上儿童的中重度哮喘，但尚未广泛应用于食物过敏的治疗。

（向莉）

参考文献

［1］SICHERER SH,SAMPSON HA. Food allergy：epidemiology,pathogenesis,diagnosis,and treatment. J Allergy Clin Immunol,2014,133（2）：291-307.

［2］EBISAWA M,ITO K,FUJISAWA T,Committee for Japanese Pediatric Guideline for Food Allergy,The Japanese Society of Pediatric Allergy and Clinical Immunology,The Japanese Society of Allergology. Japanese guidelines for food allergy 2017. Allergol Int,2017,66（2）：248-264.

［3］王硕,蒋竞雄,王燕,等. 城市 0~24 月龄婴幼儿过敏性疾病症状流行病学调查. 中国儿童保健杂志,2016,24：119-122.

［4］中华预防医学会过敏疾病预防与控制专业委员会预防食物药物过敏学组. 口服食物激发试验标准化流程专家共识. 中国全科医学,2018,21：3281-3284.

［5］中华医学会儿科分会消化学组. 食物过敏相关消化道疾病诊断与管理专家共识. 中华儿科杂志,2017,55：487-492.

［6］SAVAGE J,SICHERER S,WOOD R. The natural history of food allergy. J Allergy Clin Immunol Pract,2016,4（2）：196-203.

第6节 严重过敏反应

一、定义与流行病学

【定义】 严重过敏反应(anaphylaxis)是一种严重的,可危及生命的,全身性或系统性过敏性疾病,表现为快速进展的危及生命的呼吸和/或循环问题,并通常伴有皮肤黏膜的改变。严重过敏反应可累及多个靶器官,出现多种临床表现,是一种致敏的全身性超敏反应,属于临床危重症。

【流行病学】 我国尚缺少基于人群的严重过敏反应流行病学数据,国外研究数据显示严重过敏反应终身患病率约为 0.05%~2%。近年来因严重过敏反应住院、急诊就诊及需重症监护治疗的逐年增多。美国一项基于急诊数据显示,2008—2016 年因严重过敏反应急诊就诊的儿童增加了 3.2 倍,其中 0~5 岁为增速最快。韩国的一项基于人群的研究提示,2010—2014 年严重过敏反应的发病率增长了 1.7 倍,0~2 岁增速最快。

二、病因与发病机制

严重过敏反应主要通过 IgE 介导的 Ⅰ 型变态反应诱发[1]。任何一个因素都可能触发严重过敏反应,但相对常见的诱因主要有:①食物。食物是婴幼儿、儿童、青少年最常见的诱因。食物诱因依地域、饮食习惯及食物制备方式而不同,在北美、欧洲国家中,牛奶、鸡蛋、花生、树生坚果、贝类、鱼是常见的食物诱因,亚洲国家小麦、荞麦、大米更为常见,我国一项纳入 1 952 次严重过敏反应回顾性研究显示食物是最主要诱因,不同年龄致敏食物不同,0~3 岁为牛奶,4~9 岁为水果/蔬菜,10~17 岁青少年小麦为主要诱因[2]。大部分由食物引起的过敏反应发生在 30 分钟内。②药物。如抗生素、非甾体抗炎药、肌松剂、造影剂及疫苗等,静脉用药引起的过敏反应大多发生在 5 分钟内。③昆虫叮咬。如蜂类蜇伤引起的过敏反应多发生在 10~15 分钟内。④接触变应原。如制造各种橡皮手套、玩具、奶嘴等的原料天然橡胶及染发剂等,引起过敏反应时间不等。需要注意的是,在某些情况下,经过详细的病史询问、变应原皮肤试验、血清 sIgE 水平检测甚至激发试验后,仍有可能找不到诱因,此类称为特发性严重过敏反应。

目前已知的严重过敏反应危险因素包括:年龄(13~56 岁),性别(男性),诱发因素(风险由大到小:昆虫叮咬、药物、食物),合并疾病(肥大细胞增生症、哮喘、特应性皮炎、甲状腺疾病),加重因素(运动、精神心理压力、解热镇痛药、β 受体拮抗剂等)。

三、诊断与鉴别诊断

【临床表现】 儿童严重过敏反应可表现为各个靶器官受累的表现,因起病急、进展快,个体差异大,需早期识别。对于既往患哮喘、湿疹等过敏性疾病,有过敏性疾病家族史以及有可能致敏原接触史的患儿,若数分钟至数小时内出现以下症状和体征,并迅速进展,需考虑严重过敏反应的诊断[3]。

1. **皮肤黏膜症状** 如全身风团样皮疹,瘙痒或潮红,血管神经性水肿等,皮肤黏膜表现为严重过敏反应最早的征兆。

2. **呼吸系统症状** 声音嘶哑、喘鸣、气促、呼吸困难、发绀、呼吸停止等。

3. **心血管系统受累表现** 心悸、出汗、面色苍白、肢端凉、低血压、休克、心搏骤停等。

4. **神经系统受累表现** 烦躁、头晕,意识模糊或丧失、抽搐、昏迷等。

5. **消化系统受累表现** 恶心、呕吐、腹痛、大便失禁等。婴幼儿不能自己描述症状,皮肤颜色变化和微小动作如抓挠、流口水,提示瘙痒和吞咽困难,可能提示严重过敏反应即将发生。行为改变如易激惹,难以安抚,尿便失禁等可能均提示休克。但有时早期识别初期症状存在困难,因为这些行为改变很多都是婴幼儿正常的表现,如哭闹、烦躁、皮疹等,需结合其他症状及病史进行评估,若症状与接触潜在的过敏原相关,则更有意义。

根据严重过敏反应的临床严重程度分级,可分为轻、中、重度,重度反应的表现包括:在轻中度症状的基础上,合并低氧血症(发绀或血氧饱和度低于92%),低血压(见诊断标准),晕厥,意识模糊/意识丧失,尿便失禁。约1%~20%的严重过敏反应会发生双相反应(biphasic anaphylaxis),即在首次症状完全缓解后1~72 小时内无诱发因素触发情况下再次出现严重过敏反应的症状。发生机制尚不明确,可能与初次发作后血小板活化因子的募集和延迟释放、肿瘤坏死因子水平升高、变应原的延迟吸收有关。

【辅助检查】 目前尚无高敏感性和特异性的生物

标记物诊断严重过敏反应,类胰蛋白酶属于肥大细胞和嗜碱性粒细胞的特异性活性物质,当激活时以肥大细胞脱颗粒形式与其他介质一起释放,在症状发生后 15~180 分钟内升高,可作为急性期标记物之一,是临床较常用的指标,但并不适用于所有患者,如在食物诱发的严重过敏反应中,类胰蛋白酶水平通常无明显升高。除类胰蛋白酶,其他炎性介质,如组胺、血小板活化因子、前列腺素 D$_2$ 以及白三烯 E$_4$ 水平均可升高,但尚未广泛应用于临床,在婴幼儿严重过敏反应中的应用仍需进一步研究。

【诊断】 目前临床主要采用 2006 年 NIAID/FAAN 制定的诊断标准,但此标准在某些情况不适用,如未包括以单一呼吸系统症状为表现的严重过敏反应,食物诱发的致死性反应或口服免疫治疗过程中,可仅出现呼吸系统症状而无皮肤或消化系统症状。此外,某些食物过敏反应为迟发性反应,如寡糖基半乳糖-α-1,3-半乳糖(galactose α-1,3-galactose,α-Gal),α-Gal 广泛存在于非灵长类哺乳动物的组织器官中,人体内不含此糖基,对哺乳动物肉类过敏的患者血清中可检测出 α-Gal sIgE,可于进食肉类(主要是猪/牛/羊肉等红肉类)后 10 小时后表现临床症状。因此,为了更好地诊断和快速治疗严重过敏反应,2019 年,WAO 对诊断标准进行了更新,将暴露已知或可疑的变应原后数分钟至数小时内急性发作仅表现呼吸道症状(支气管痉挛或喉部症状),也作为诊断标准之一(表 17-10)。

表 17-10 严重过敏反应的诊断标准

2006 年 NIAID/FAAN	2019 年 WAO
符合以下三项标准之一提示发生严重过敏反应的可能性极大: 1. 数分钟至数小时内急性发作的皮肤和/或黏膜症状(如全身荨麻疹、瘙痒或潮红、唇-舌-腭垂水肿),并伴发以下至少一种症状: a. 呼吸道症状(如呼吸困难、喘息/支气管痉挛、喘鸣、PEF 下降、低氧血症) b. 血压下降或伴终末器官功能不全(循环衰竭、晕厥、尿便失禁) 2. 接触可疑过敏原数分钟至数小时内出现以下症状两项以上: a. 皮肤/黏膜症状(如全身荨麻疹、瘙痒或潮红、唇-舌-腭垂水肿) b. 呼吸道症状(如呼吸困难、喘息/支气管痉挛、喘鸣、PEF 下降、低氧血症) c. 血压下降或伴随症状(循环衰竭、晕厥、尿便失禁) d. 持续消化道症状(如腹绞痛、呕吐) 3. 接触已知变应原后数分钟至数小时出现血压降低: a. 婴儿和儿童:收缩压低于年龄正常值或较基础值下降>30%(儿童低收缩压定义:1 月龄至 1 岁,小于 70mmHg,1~10 岁,小于(70mmHg+[2×年龄]),11~17 岁,小于 90mmHg b. 成人:收缩压低于 90mmHg(1mmHg=0.133kPa)或较基础值下降>30%	符合以下两项标准之一提示发生严重过敏反应的可能性极大: 1. 数分钟至数小时内急性发作的皮肤和/或黏膜症状(如全身荨麻疹、瘙痒或潮红、唇-舌-腭垂水肿),并伴发以下至少一种症状: a. 呼吸道症状(如呼吸困难、喘息/支气管痉挛、喘鸣、PEF 下降、低氧血症) b. 血压下降或伴终末器官功能不全(循环衰竭、晕厥、尿便失禁) c. 严重的胃肠道症状(如剧烈腹绞痛、反复呕吐),尤其是在非食物过敏原暴露后 2. 暴露已知或可疑的变应原[b] 之后数分钟至数小时[c] 内急性发作的血压降低[*] 或支气管痉挛[a],或喉部症状,可无典型的皮肤症状 [*] 低血压定义:同 2006 年 NIAID/FAAN 诊断表现 a. 喉部症状包括:喉鸣,声音改变,吞咽困难 b. 变应原是指可诱发免疫反应导致过敏反应的物质,通常为蛋白。大部分变应原通过 IgE 介导的免疫反应途径,非变应原诱因可通过非 IgE 途径(如直接活化肥大细胞) c. 大部分过敏反应发生暴露变应原的 1~2 小时,一般可能可能更快。但对于某些食物变应原比如(α-Gal)或免疫治疗,可发生迟发性反应(大于 10 小时)

【鉴别诊断】 主要与急性哮喘、晕厥和焦虑/恐慌发作鉴别。急性重度哮喘发作有时不易与严重过敏反应鉴别,因喘息、咳嗽、气促均可发生于哮喘和严重过敏反应,但皮肤瘙痒、荨麻疹、血管性水肿、腹痛和低血压在哮喘急性发作很少发生。濒死感、呼吸急促、皮肤潮红、心动过速和胃肠道症状均可出现在焦虑/恐慌发作和严重过敏反应;而荨麻疹、血管性水肿、喘息和低血压在焦虑/恐慌发作中很少出现。晕厥同样可与严重过敏反应混淆,因血压下降亦可出现于晕厥和严重过敏反应,但晕厥通常伴苍白和出汗,而不伴有荨麻疹、面红、呼吸和消化系统症状,可以平卧缓解。

四、治疗

(一)急性期处理

肌内注射肾上腺素为一线治疗[4]。我国医师对肾上腺素的一线治疗认识不足,我国一项总结 819 例严重过敏反应的数据显示仅有 14.5% 严重过敏反应使用肾上腺素作为一线治疗，89.4% 儿童单次给予肾上腺素剂量偏高（>0.3mg），儿童仅有 13.7% 肾上腺素通过肌内注射途径给予[5]。应常规制定诊断和治疗严重过敏反应的应急方案，可张贴在醒目处，经常开展模拟演练，强化医护配合。开始治疗时首先应尽可能去除诱发因素，如停止静脉输入可能引起症状的药物。注意评估患儿的循环、气道、呼吸情况、精神状态、皮肤表现和体重。迅速同时完成以下三个步骤：①尽可能寻求帮助。如在医院内，呼叫复苏团队，如在社区医院，则呼叫急救中心。②向患儿大腿中部前外侧肌内注射 1∶1 000 肾上腺素（1mg/ml），剂量为 0.01mg/kg，儿童最大剂量为 0.3mg；记录注射时的时间，必要时 5~15 分钟后重复注射，多数患儿对 1~2 剂肾上腺素肌内注射可有治疗反应，但有时需要 2 剂以上的剂量。肾上腺素是治疗严重过敏反应的一线用药，应及时应用。③将患儿置于仰卧位（如果存在呼吸不畅和/或呕吐，可采用其他适当的体位），同时抬高患儿下肢。如病情需要，应通过面罩或口咽通气道给予 6~8L/min 的高流量吸氧。建立静脉通路，必要时快速输注 0.9% 等渗生理盐水，儿童按 10ml/kg 输入。必要时还可以采用持续胸部按压施行心肺复苏术。此外，密切监测患儿血压、心率和心功能、呼吸状况和血氧饱和度，应尽可能进行连续监测。在成功初步救治严重过敏反应患儿后，患儿应留观多长时间并不严格规定，宜根据患儿个体情况确定。一般而言，发生重度呼吸道或心血管损伤的患儿，应至少留观 4 小时，其他患儿酌情留观 8~10 小时，病情严重或迁延的患儿，可留观数日。

（二）急性发作后长期随访管理

急性发作期后的随访管理主要是在保健中心及变态反应专科门诊，管理随访的内容包括①经详细采集病史及变应原检查以明确可能的诱因；②根据目前指南推荐处方肾上腺素，并教会监护人/家长如何准确使用；③通过制定个性化书面文件向监护人告知急诊处置方案；④避免可能诱因，防止再次发作；⑤定期随访评估过敏和耐受状态。

对于可疑食物诱发的严重过敏反应，可于急性发作 4~6 周后根据病史行皮肤点刺试验确定变应原。病史明确但皮试阴性可在数周至数月再次检测，需要注意的是，点刺试验亦可诱发罕见的全身速发型反应，食物变应原的皮内试验在婴幼儿是禁忌。食物特异性 IgE 可在发作后的任何时间检测，提示与临床症状高度相关的某些食物特异性 IgE 水平在婴幼儿低于年长儿，有研究

显示，婴幼儿牛奶 sIgE 大于 5kUA/L，年长儿大于 15kUA/L 提示牛奶蛋白过敏，婴幼儿鸡蛋 sIgE 大于 2kUA/L，年长儿大于 7kUA/L 提示鸡蛋过敏。皮试和 sIgE 检测仅仅是确定变应原，而不用于诊断严重过敏反应。临床中仅需选择与严重过敏反应相关的可疑变应原进行检测，对变应原的大范围筛查是不必要的，因为很多变应原的皮试阳性或 sIgE 阳性仅提示致敏状态而并无临床相关性，皮试风团大小和食物特异性 IgE 的水平仅提示食物过敏的可能性，并不能预测过敏反应的严重程度。药物诱发的严重过敏反应需要结合病史和皮肤试验来评估，目前仅有商品化的青霉素皮试剂，其他药物尚无明确统一的皮试剂量。膜翅类昆虫叮咬诱因需要皮试和特异性 IgE 检测明确。

医生应给患儿制定个性化书面的严重过敏反应急救行动计划，列出常见的症状、体征，以及强调在严重过敏反应发生时快速启动治疗，并强调在变态反应专科门诊长期随诊。看护者/家长应学会识别严重过敏反应症状及学会肾上腺素自动注射装置（epinephrine auto-injector，EAI）的使用或学会注射肾上腺素。与注射器在安瓿中抽取肾上腺素相比，EAI 具有预存剂量、使用方便等有优点自动注射装置目前有两种剂型。15kg 以上 0.15mg，30kg 以上的 0.3mg。第 3 种剂型，0.1mg 已在 2017 年被美国 FDA 批准生产，用于 7.5~15kg 的儿童。对于体重低于 30kg 的儿童给予 0.3mg，以及低于 15kg 的儿童给予 0.15mg 的剂量虽存在一定风险，但目前无替代方案。EAI 尚未在国内上市，可教给家长如何从安瓿中抽取合适剂量肾上腺素至 1ml 注射器，紧急情况下可在院前自行给患儿注射。

对于食物诱发严重过敏反应的患儿，应书面列出患者的过敏食物成分及对其交叉过敏的食物成分来源，严格的食物回避可避免再次发作，但多种食物的严格回避，可能会导致患儿营养不良，因此，应联合营养专科医师共同管理患儿，监测儿童生长发育情况。

对药物诱发的严重过敏反应来说，若无可替代的药物或治疗方案，可由有经验的专业医疗机构实施药物脱敏治疗。由昆虫叮咬所致的严重过敏反应可进行特异性免疫治疗。

对于少见的由疫苗所致严重过敏反应，需由变态反应专业医生评估，不仅需要做可疑疫苗的皮肤试验，还要包括疫苗成分，如卵清蛋白、明胶或新霉素等，若皮试结果阴性，可予常规剂量的疫苗接种，接种后严密观察有无不良反应，若结果阳性，则应在严密监护下按照剂量分级给予。

（向莉）

参考文献

[1] SHAKER MS, WALLACE DV, GOLDEN DBK, et al. Anaphylaxis-a 2020 practice parameter update, systematic review, and Grading of Recommendations, Assessment, Development and Evaluation(GRADE)analysis. J Allergy Clin Immunol, 2020, 145: 1082-1123.

[2] JIANG N, J YIN, L WEN, et al. Characteristics of Anaphylaxis in 907 Chinese Patients Referred to a Tertiary Allergy Center: A Retrospective Study of 1,952 Episodes. Allergy Asthma Immunol Res, 2016, 8: 353-361.

[3] SIMONS FE, ARDUSSO LR, DIMOV V, et al. World Allergy Organization Anaphylaxis Guidelines: 2013 update of the evidence base. Int Arch Allergy Immunol, 2013, 162: 193-204.

[4] 李晓桐, 翟所迪, 王强, 等.《严重过敏反应急救指南》推荐意见. 药物不良反应杂志, 2019, 21: 85-91.

[5] JIANG C, H LI, L WANG, et al. Gaps between actual initial treatment of anaphylaxis in China and international guidelines: A review and analysis of 819 reported cases. Allergy, 2020, 75: 968-971.

第7节 变态反应性皮肤病

一、特应性皮炎

特应性皮炎(atopic dermatitis, AD)原称"遗传过敏性皮炎",是一种与遗传过敏素质有关的慢性炎症性皮肤病,表现为瘙痒、多形性皮损并有渗出倾向,常伴发哮喘、过敏性鼻炎。

(一)病因与发病机制

1. **病因** AD 病因至今尚未完全明确。遗传、环境、生物等因素与本病关系密切。

(1)遗传因素:患者常有先天性过敏体质,且具有特殊类型的遗传倾向和体质的易感性。

1)父母一方有特应性者,其 50% 子女有特应性,如双亲均有特应性,其 70% 子女可能有特应性。

2)双生子研究显示,同卵双生均发生 AD 者有 89%,异卵双生中仅 28%。

3)2011 年我国对汉族人 AD 患者基因突变的研究发现,K4671X、3222del4、Q1790X、5757del4 等 17 种新的基因突变位点,以及 3321delA、R501X、441delA、R4306X 等 9 种已知突变位点,在 AD 的发病中起到一定作用[1]。

(2)变应性因素:食物变应原如奶、蛋和海产品等,空气变应原如粉尘螨、屋尘螨、花粉等对 AD 发病有一定的影响。

(3)非变应性因素:如破坏皮肤屏障的刺激或洗涤剂、搔抓、微生物定植(如金黄色葡萄球菌和糠秕马拉色菌),以及心理因素(如精神紧张、焦虑、抑郁等)也在发病中起重要作用。

(4)环境因素:工业化程度、生活水平和生活方式的改变是 AD 发病的重要危险因素。

2. **发病机制** AD 确切发病机制尚不清楚。一般认为是在一定遗传背景和/或环境因素作用下,造成机体皮肤屏障功能障碍或直接引起机体的免疫反应失调,导致变应性或非变应性炎症反应[2]。

(1)免疫学机制:主要包括朗格汉斯细胞和皮肤树突细胞提呈变应原、Th1/Th2 平衡失调和调节性 T 细胞功能障碍、嗜酸性粒细胞和特异性 IgE 参与并扩大炎症反应过程,以及角质形成细胞产生细胞因子和炎症介质参与炎症反应等。

(2)非免疫学机制:如神经-内分泌因素或生理和药理性介质反应异常也参与皮肤炎症的形成。

(3)环境因素:季节和温度变化对 AD 的发病也有一定影响。

(二)临床表现

本病临床表现多种多样,按皮损可分为急性、亚急性、慢性三种。在不同年龄阶段其表现又各自有不同特点,按年龄又可分为婴儿期、儿童期、青少年与成人期、老年期[3]。

1. **按皮损临床表现分期**

(1)急性期:皮疹为多数密集的粟粒大的小丘疹、丘疱疹或小水疱,基底潮红。由于搔抓,丘疹、丘疱疹或水疱顶端抓破后呈明显点状渗出及小糜烂面,浆液不断渗出,病变中心往往较重,而逐渐向周围蔓延,外围又有散在丘疹、丘疱疹,故境界不清。当合并感染时,炎症更明显,可形成脓疱,脓液渗出或结黄绿色或污褐色痂。

还可合并毛囊炎、疖、局部淋巴结炎等。

（2）亚急性期：当急性期炎症减轻后或急性期未及时处理，拖延时间较久而进入亚急性期。皮损以小丘疹、鳞屑或结痂为主，仅有少数丘疱疹、水疱及糜烂渗液，亦可有轻度浸润，自觉仍有剧烈瘙痒。

（3）慢性期：可因疾病反复发作不愈转化而来，亦可一开始即呈现慢性炎症。表现为皮肤增厚、浸润、棕红色或淡灰色、色素沉着，表面粗糙，覆以少许糠秕样鳞屑，或因抓破而结痂，可伴有苔藓样变。具有局限性，边缘亦较清楚，外围亦可有丘疹、丘疱疹散在。

2. 按年龄分期

（1）婴儿期（1 个月～2 岁）：皮损主要发生在两颊、额及头皮，个别病例可发展至躯干、四肢。其皮疹特点主要分为两型，即渗出型及干燥型。

1）渗出型：多发生于肥胖婴儿。初起于两颊面部，出现瘙痒性红斑，境界不清，继而在红斑基础上出现针头大小的丘疹、丘疱疹，水疱。搔抓、摩擦后很快形成糜烂、渗出和结痂等，皮损可迅速扩展至其他部位（如头皮、额、颈、腕、四肢等）。病情时重时轻，某些食品或环境等因素可使病情加剧。可出现继发感染，伴发局部淋巴结肿大，甚至发热等全身症状。极少数患儿由于处理不当扩展至全身变为红皮病，并常伴有腹泻、营养不良、全身淋巴结肿大等。

2）干燥型：常见于瘦弱婴儿，为淡红色或暗红色斑片、密集小丘疹无水疱，皮肤干燥无明显渗出，表面附有灰白色糠状鳞屑。病程慢性者也可有轻度浸润、肥厚、皲裂、抓痕或血痂。常累及面部、躯干和四肢。

婴儿期 AD 一般在 2 岁以内逐渐好转、痊愈，部分患者病情迁延并发展为儿童期特应性皮炎。

（2）儿童期（2～12 岁）：可由婴儿期演变而来，亦有不经过婴儿期而发病。皮损有两种形态，即湿疹型和痒疹型。

1）湿疹型：多表现为亚急性期和慢性期，为针尖大丘疹、丘疱疹和小水疱，融合成片，较干燥，被覆灰白色鳞屑。皮损轻度浸润，部分呈苔藓化。多发生于肘窝、腘窝和四肢伸侧。

2）痒疹型：表现为全身散发痒性丘疹，多分布于四肢伸侧和背部。

（3）青少年与成人期（>12 岁）：皮损与儿童期类似。好发于肘窝、腘窝、颈前、面部、眼周及手背等处。皮疹泛发，以屈侧为重。

（4）老年期（>60 岁）：大多数患者在 20 岁后病变自发性消退，少数严重者可持续至老年期。老年期是近几年来逐渐被重视的一个特殊类型，男性多于女性，皮疹通常严重而泛发，甚至出现红皮病。

3. AD 的伴随体征　AD 可伴随一系列皮肤特征性改变，包括干皮症、耳根裂隙、鱼鳞病、掌纹症、毛周角化、Dennie-Morgan 眶下皱褶、眶周黑晕、毛周隆起、非特异性手足皮炎、白色糠疹、颈前皱褶、乳头湿疹、复发性结膜炎、白色划痕征等，这些体征有助于 AD 的辅助诊断。

（三）组织病理

1. 急性期　组织病理变化主要在表皮，显示细胞间及细胞内水肿，乃至海绵形成，棘层内及角层下水疱，疱内含少数淋巴细胞、中性粒细胞及崩解的表皮细胞。在水疱周围的表皮各层细胞间，能发现移入表皮的淋巴细胞及中性粒细胞。真皮上部血管扩张，结缔组织水肿、血管周围轻度细胞浸润，主要为淋巴细胞，有时可见少数中性及嗜酸性粒细胞。

2. 亚急性期　表皮细胞内水肿、海绵形成及少数水疱，轻度表皮肥厚和程度不等的角化不全，真皮内血管周围有较多的淋巴细胞浸润。

3. 慢性期　棘层肥厚，表皮突延长，并有角化过度及角化不全，在真皮内可能尚有轻度的细胞间水肿。真皮上部显示轻度血管周围炎症浸润，以淋巴细胞居多，可见嗜酸性粒细胞及纤维细胞，毛细血管数目增多，内皮细胞肿胀和增生。

（四）诊断与鉴别诊断

1. 诊断标准　目前国际上常用的 AD 诊断标准为 Williams 1994 年制定的标准（表 17-11）[4]。

表 17-11　Williams 诊断标准

持续 12 个月的皮肤瘙痒加上以下标准中的三项或更多：
1. 2 岁以前发病
2. 身体屈侧皮肤受累（包括肘窝、腘窝、踝前或颈周，10 岁以下儿童包括颊部）
3. 有全身皮肤干燥史
4. 个人史中有其他过敏性疾病如哮喘或花粉症，或一级亲属中有过敏性疾病史
5. 有可见的身体屈侧湿疹样皮损

2. 鉴别诊断

（1）湿疹：常无家族史，无一定好发部位。

（2）慢性单纯性苔藓：皮损为苔藓样变和多角型扁平丘疹，无个人和家族遗传过敏史，无特殊的皮损发生和发展规律，无血清和皮肤点刺试验的异常发现。

（3）婴儿脂溢性皮炎：常见于出生后不久的婴儿，皮损多位于婴儿的头皮、耳后、眉间及鼻唇沟处，以灰黄色或棕黄色油腻性鳞屑为特征性皮损，无遗传过敏性家族史。

（五）治疗

治疗原则以恢复皮肤的正常屏障功能、寻找并去除诱发和/或加重因素、减轻或缓解症状为主要目的[5]。

1. 基本治疗

（1）健康教育：应让患儿家长充分了解本病是由综合内外因素引起的，病程长，易反复发作，不可能追求一次性治愈。注意发现可能加重病情的环境因素并尽量避免。

（2）一般护理：婴儿喂养方面提倡母乳喂养，辅食添加建议少量、逐一、充分蒸煮，对于有明确过敏的食物避免食用；衣物应为略薄、纯棉质地、宽松柔软；居室环境应凉爽、通风和清洁；皮肤清洁护理，适当洗澡，可选用弱酸性的皮肤清洁剂，时间以 5~10 分钟为宜，水温 36~38℃，浴后及时使用保湿剂。

2. 药物治疗

（1）局部治疗

1）糖皮质激素：急性期无渗液或渗出不多者可用糖皮质激素霜剂，渗出多者可用 3% 硼酸溶液冷湿敷，渗出减少后用糖皮质激素霜剂，可和油剂交替使用；亚急性期可选用糖皮质激素乳剂、糊剂，为防止和控制继发性感染，可加用抗生素；慢性期可选用软膏、硬膏、涂膜剂；顽固性局限性皮损可用糖皮质激素作皮损内注射。

对于外用糖皮质激素制剂的选择，需要注意的是，应根据患儿的年龄、皮损部位及病情严重程度选用不同类型及强度的制剂。儿童常用弱效至中效糖皮质激素制剂，在治疗疾病时，首选强度足够的制剂，在治疗过程中根据皮损恢复情况逐渐降低其浓度和强度。当皮肤炎症完全控制后，外观看似正常的皮肤，组织学上实际处于亚临床炎症状态，建议继续每周 2 次外用激素制剂同时应用润肤剂进行维持治疗。对于面部、颈部、腋下和腹股沟等皮肤薄嫩处应使用弱效糖皮质激素制剂。

2）钙调磷酸酶抑制剂：此类药物主要包括他克莫司软膏和吡美莫司乳膏。为非激素类药物，属于大环内酯类免疫调节药物，是治疗 AD 的二线药物，具有较好的抗炎作用，不引起皮肤萎缩等激素治疗的副作用，可

应用于面颈及皮肤皱褶部位。适用于 2 岁以上儿童。

3）其他：当皮肤继发细菌、真菌或病毒感染时，可根据病情选择相应的药物治疗。

（2）系统治疗

1）H_1 受体拮抗剂：如氯苯那敏、西替利嗪和氯雷他定等可缓解瘙痒。

2）抗感染治疗：当继发大面积细菌感染伴发系统性感染症状时，可应用一代或二代头孢类抗生素或半合成青霉素治疗；继发单纯疱疹病毒感染时，首选阿昔洛韦静脉滴注治疗。

3）糖皮质激素：原则上尽量不用或少用此类药物，尤其是儿童。对于病情严重的患者可给予中、小剂量短期治疗。

4）免疫抑制剂：病情严重而常规疗法不易控制的患者，可酌情选用环孢素、硫唑嘌呤等。儿童慎用。

5）中医中药：根据临床症状和体征，进行辨证施治。

3. 物理治疗 外用 UVA 和 UVB 对皮损都有治疗作用，但以窄谱中波紫外线和 UVA1 疗效更佳。12 岁以下儿童应慎用。

二、接触性皮炎

接触性皮炎（contact dermatitis）是皮肤或黏膜直接接触某种外源性刺激物或过敏性物质后，在接触部位所引起的急性或慢性炎症反应。

（一）病因与发病机制

【病因】

1. 化学性 某些外用药，如抗生素软膏、硫磺软膏、水杨酸软膏、樟脑、薄荷、酒精、碘酒、红汞、清凉油、高锰酸钾、扑粉、痱子粉等。某些中药，如五虎丹、京红粉药膏（内含有汞）等。还有某些化学原料、镍、铬等金属及其制品、机油、染料（尤其某些衣料内含有偶氮染料）、农药及灭虫剂如六六六、敌敌畏等。其他，如甲酚皂溶液、橡皮膏、塑料玩具、药皂、洗衣粉，以及香脂、香水、彩妆、染发剂等化妆品都可引起本病。

2. 植物性 某些植物如漆树、除虫菊、荨麻、野葛、银杏、无花果、猫眼草等。

3. 动物性 动物的毒素，昆虫的毒毛如毛虫等。

【发病机制】

1. 原发刺激接触性皮炎 是指接触物本身具有刺激性，任何人接触后均可能发病。接触物主要分为两

种:一种刺激性很强,接触后在短时间内迅速发病,如强酸、强碱等化学物质所引起的皮炎;另一种刺激性较弱,需长时间或反复接触后才会致病。

2. 变态反应接触性皮炎　接触物本身不具有刺激性,仅有少数人接触后在皮肤、黏膜上发生急性皮炎。这是由于接触物质属于小分子半抗原,与表皮载体蛋白结合后形成完全抗原,获得了抗原性,引起Ⅳ型变态反应。首次接触后,需经 4~5 天以至 21 天的致敏期,以后再次接触,则在 12~72 小时之内发生反应。

(二)临床表现

尽管其发病机制或诱发因素可能不同,但大多数接触性皮炎的临床表现相似,即皮损往往局限在接触部位[6]。接触性皮炎可以呈急性或亚急性表现,也可表现为慢性,此与接触物的浓度、接触时间,及是否有潜在的其他皮肤病有关。

1. 不同病程分期的临床表现

(1) 急性接触性皮炎:起病急,通常是由于皮肤接触了某种或某几种刺激性较强的物质所致。其皮损局限在接触部位,表现为边界清楚的红斑、丘疹及小水疱。严重时可以出现大疱。搔抓后糜烂渗出。

1) 急性刺激性接触性皮炎:皮损仅仅局限在接触部位,边界截然,疾病早期多出现刺痛感。

2) 变态反应性接触性皮炎:皮损可能超出接触部位,常出现瘙痒。

(2) 亚急性接触性皮炎:以丘疹和鳞屑为主,水肿及水疱相对少见。

(3) 慢性接触性皮炎:是由于长期反复接触刺激性较弱的物质所致,如清洁剂、有机溶剂、肥皂、弱酸及弱碱等。临床以鳞屑、皲裂及皮肤苔藓化为主,有时也可见到表皮剥脱。

2. 常见病因的接触性皮炎

(1) 尿布皮炎:尿布皮炎是婴儿最常见的刺激性接触性皮炎,与多种因素有关,如尿布更换不及时、局部封包、浸渍及摩擦刺激等。皮损局限在尿布部位,呈急性或亚急性表现。

(2) 化妆品皮炎:化妆品皮炎是最常见的变态反应性接触性皮炎之一,多由于护肤品、指甲油、唇膏及眼影等引起。临床上可进一步分为刺激性、变态反应性或光敏性。由于接触物的浓度和接触时间的不同,临床上可呈急性、亚急性或慢性皮炎的表现。

(3) 激素性皮炎:外用糖皮质激素治疗某种皮肤病时可以引起激素性皮炎,其特征是原有皮损变得更红。

(4) 镍皮炎:镍过敏导致的接触性皮炎也是常见的变态反应性接触性皮炎之一。金属镍广泛应用于我们的日常用品中,如纽扣、耳环、手链、手表、眼镜架及戒指等,所以湿疹样皮损可以出现在上述暴露部位。

(5) 舌舔皮炎:儿童常见,好发于干燥季节,因经常用舌舔口唇及口周围皮肤所致,表现为口周出现一圈红斑、脱皮及放射状小裂口。

(6) 芒果皮炎:好发于儿童,为口周接触芒果汁刺激所致,表现为吃芒果后在口周出现红斑、丘疹及脱皮,伴有瘙痒或轻度疼痛。番茄汁、菜汤及口水等也可引起类似表现。

(三)诊断

接触性皮炎主要依据接触史及典型的皮损特征诊断。皮损部位有助于发现可疑致敏物。斑贴试验是诊断变态反应性接触性皮炎简单易行的方法。当湿疹样皮损持续存在而高度怀疑或不能排除接触性皮炎时,斑贴试验有助于明确诊断。

(四)治疗

本病的治疗原则是寻找病因、迅速脱离接触物并积极对症处理。治愈后应尽量避免再次接触致敏原,以免复发。

1. 外用药物治疗　可按急性、亚急性和慢性皮炎的治疗原则处理。

(1) 急性期:红肿明显外用炉甘石洗剂,渗出多时用 3% 硼酸溶液冷湿敷,每次 15~30 分钟,每天数次,连续 1~3 天,直至控制渗出。

(2) 亚急性期:有少量渗出时外用氧化锌糊剂或氧化锌油,无渗液时外用糖皮质激素霜剂;有感染时外用抗生素。

(3) 慢性期:可外用糖皮质激素或其他有抗炎作用的霜剂或软膏。

(4) 其他:尿布皮炎应注意及时更换尿布,保持尿布区皮肤的清洁和干燥;选用弱酸性香皂清洗;局部可外用氧化锌油或鞣酸软膏等。

2. 内用药物治疗

(1) 抗组胺药物:如氯苯那敏、苯海拉明、氯雷他定及西替利嗪等。

(2) 糖皮质激素:对重症泛发的患者可短期应用,

17章

以早服、足量、短程为原则。

（3）中医治疗：原为清热、凉血、祛风、除湿。

三、植物日光性皮炎

摄食或接触有些具有光敏性的植物后，暴露部位皮肤经日光照射后引起的以光毒反应为主要表现的皮肤病变，称为植物日光性皮炎（phytophotodermatitis）。

（一）病因

本病发生主要与个人体质、食用或接触光敏性植物和长时间日晒有关。与发病有关的植物有伞形科（香菜、芹菜、茴香）、芸香科（柑橘、柠檬、橙）、菊科（野菊、黄花蒿）、桑科（无花果）、豆科（紫云英）、十字花科（野生油菜、芥菜）、藜科（灰菜、甜菜）、真菌类（生木耳、香菇）。其他有报道的为苋菜、菠菜、洋槐叶、槐花、刺儿菜、榆树叶、柳叶、青青菜、马齿苋、杨树叶、棠梨叶、麦蒿等。伞形科、芸香科、桑科、豆科均含有呋喃香豆素，因其含有补骨脂素的结构，是最常见的光敏物。

（二）临床表现与诊断

多在进食后数小时或 1~3 天内发病。首先是暴露部位如面、手足背或手臂皮肤发生显著的非可凹性水肿。双侧眼睑肿胀，严重时不能睁开。口唇外翻，张口受限（见书末彩图 17-3）。个别患者咽部水肿以致言语不清，嚼物不灵，甚至发生呼吸困难。自觉灼热、麻木、瘙痒和疼痛（灼痛、刺痛或胀痛）。暴露部位皮肤弥漫性潮红，严重时皮肤可发生瘀斑、水疱、血疱，水疱可融合成大疱。疱破裂后出现糜烂面，溃疡，甚至坏死。溃疡愈合后形成瘢痕，遗留色素沉着。少数患者可有发热、头痛、恶心、呕吐、腹泻，甚至谵语、昏迷或者精神错乱等全身症状。白细胞总数轻度增加，嗜酸性粒细胞增高，尿中可有微量蛋白、红细胞。少数患者尿卟啉反应阳性。

依据光敏性植物食用或接触史、特征性皮损发生于曝光部位的特点，可以确诊。应和日晒伤、接触性皮炎、血管神经性水肿、皮肤卟啉病、烟酸缺乏症、系统性红斑狼疮等疾病鉴别。

（三）预防与治疗

慎食野生植物。治疗方面，除避免日光照射外，轻者口服钙剂和维生素 B、维生素 C、维生素 P 及抗组胺药物。局部皮损冷敷及对症治疗同日晒伤或急性皮炎。水肿严重者可使用保钾利尿药。严重患者及时、足量使用糖皮质激素，配合补液及其他对症治疗。

四、荨麻疹

荨麻疹（urticaria）俗称风疹块，是由于皮肤、黏膜小血管扩张及渗透性增加而出现的一种局限性水肿反应。

（一）病因与发病机制

【病因】 病因复杂，约 3/4 的患者不能找到原因，尤其是慢性荨麻疹。

1. **药物** 许多药物可引起本病，如抗生素（尤其是青霉素、磺胺药）、解热镇痛药、血清、疫苗、类毒素、中药等。

2. **食物及食物添加剂** 主要是动物蛋白，如鱼、虾、蟹、牛奶和鸡蛋等；少数与加入食物中的颜料、调味品、防腐剂和食物中的酵母、水杨酸、柠檬酸和苯甲酸衍化物等有关。

3. **吸入物** 如花粉，动物皮屑、羽毛、真菌孢子、尘螨、甲醛等。

4. **感染** 各种感染均可引起本病，包括细菌感染、病毒、真菌、肠寄生虫及幽门螺杆菌等。

5. **昆虫叮咬** 蜜蜂、黄蜂等昆虫叮咬。

6. **系统性疾病** 风湿热、系统性红斑狼疮、甲状腺疾病、淋巴瘤、白血病、传染性单核细胞增多症等。

7. **其他** 机械刺激、冷、热及日光等物理因素、精神紧张、情绪波动和内分泌改变等。

【发病机制】 荨麻疹的发病机制较为复杂，至今尚不完全清楚，有免疫性和非免疫性两种方式。免疫性包括 IgE 介导和补体系统介导，非免疫性可直接由肥大细胞释放剂引起或由于花生四烯酸代谢障碍所致。

（二）临床表现

常先有皮肤瘙痒，随即出现风团。风团呈鲜红、苍白色或皮肤色，少数病例亦可仅有水肿性红斑。风团的大小、形态不一，发作时间不定，可互相融合成片，由于真皮乳头水肿，可见表皮毛囊口向下凹陷。风团持续数分钟至数小时（不超过 24 小时）后可自行消退，消退后不留痕迹。皮损反复发作，时起时落，以傍晚发作者多。如果消化道受累，可出现恶心、呕吐、腹痛及腹泻等症状。支气管及喉头受累,则出现咽喉发堵、胸闷、气促、呼吸困难,甚至窒息。有些患儿还可合并手足、眼睑、甚至整个面部水肿。慢性荨麻疹的病程可长达数月,甚至数年。一般以超过 6 周者称为慢性。

此外,本病可有各种类型,如寒冷性、热性、日光性、水源性、压迫性、胆碱能性、血清病型、皮肤划痕症及血管性水肿等[6]。

(三)治疗

1. **患者教育** 应让荨麻疹患者尤其是慢性荨麻疹患者充分了解本病病因不明,病程长,易反复发作,除极少数并发呼吸道或其他系统症状,绝大多数呈良性经过;该病具有自限性,治疗的目的是控制症状,提高生活质量。

2. **病因治疗** 应尽量通过详细询问病史和进行全面系统检查,寻找和清除病因,如不能除去则应尽量避免各种诱发加重因素。

3. **控制症状**

(1)针对组胺及 H_1 受体的治疗

1)第一代抗组胺药:如苯海拉明、马来酸氯苯那敏、赛庚啶和去氯羟嗪等。治疗荨麻疹的疗效确切,但有中枢镇静作用。

2)第二代抗组胺药:如氯雷他定、地氯雷他定、依巴斯汀、西替利嗪和左旋西替利嗪、非索非那定等。对组胺 H_1 受体的亲和力有较大的提高,无中枢镇静作用或镇静作用较低,为治疗荨麻疹的一线药物。

对急性荨麻疹,去除病因,治疗上首选第二代非镇静抗组胺药。如发病急、皮疹广、有呼吸困难倾向者,立即皮下注射 1:1 000 肾上腺素 0.3~0.5ml,然后用糖皮质激素,如泼尼松、地塞米松和氢化可的松等内服或静脉滴注。根据患者的症状,用量相当于泼尼松 0.5~2.0mg/(kg·d)。

对于慢性荨麻疹,可根据患者病情及对治疗的反应性选择治疗方案,分别为:

一线治疗:首选第二代非镇静抗组胺药,治疗有效后逐渐减少剂量,以达到有效控制风团发作为标准,以最小的剂量维持治疗。慢性荨麻疹疗程一般不少于 1 个月,必要时可延长至 3~6 个月,或更长时间。

二线治疗:一种抗组胺药物治疗无效时,可同时给予两种药。对顽固性荨麻疹可试用 H_1 受体拮抗剂与 H_2 受体拮抗剂,如西咪替丁、雷尼替丁等联合应用。有研究表明,大剂量(2~4 倍剂量)的抗组胺药对部分患者有益,但需要进一步的循证医学的证据。因此,如临床上需用药物剂量超过说明书推荐剂量时,需要患者知情同意。

三线治疗:上述治疗无效的患者,可考虑选择雷公藤多甙片、环孢素、奥马珠单抗、口服糖皮质激素等,在治疗时应注意识别不良反应[7]。

(2)中医中药:中医疗法对荨麻疹有一定的疗效,但需辨证施治。

五、血管性水肿

血管性水肿(angioneurotic edema)又称血管神经性水肿或巨大荨麻疹。

(一)病因

主要是血管扩张、渗透性增高导致的真皮深部和皮下组织的局限性水肿。本病分为获得性和遗传性两种。获得性血管性水肿发病诱因与荨麻疹相似,药物、食物、吸入物、感染、蚊虫叮咬、冷、热等物理刺激均可诱发。遗传性血管性水肿病因,参阅第三十七章皮肤疾病。

(二)临床表现

大多数发生在夜间,为突然发生的局部组织水肿,好发于眼睑、口唇、包皮及肢端等组织疏松处,头皮、耳郭、口腔黏膜、舌、喉亦可受累。水肿处皮肤紧张发亮,边界不清,压之无凹陷,呈淡红色、正常皮肤色或苍白色。可伴有轻度瘙痒、麻木或胀痛感。水肿一般持续 2~3 天,也有更持久者,消退后不留痕迹。常与荨麻疹伴发,亦可单独发生。咽喉受累时可出现胸闷、喉部不适、声嘶、呼吸困难,甚至引起窒息。一般不伴发热、乏力等全身症状。

(三)治疗

首先应去除可疑病因,避免再接触。获得性血管性水肿的治疗与荨麻疹相同,抗组胺药常有效,如氯苯那敏、苯海拉明、氯雷他定或西替利嗪等。局部外用止痒剂,如炉甘石洗剂,或用3%硼酸水冷湿敷局部。水肿严重时可酌情全身应用糖皮质激素。出现喉水肿症状时,应立即给予吸氧及拟交感神经药物,如 1:1 000 肾上腺素。有窒息危险时,应立即做气管切开术。遗传性血管性水肿的治疗,参阅第三十七章皮肤疾病。

17章

六、丘疹样荨麻疹

丘疹样荨麻疹（papular urticaria）又称为急性痒疹，多见于婴幼儿及儿童。

（一）病因

多数为臭虫、蚊子、蚤、虱、螨虫等叮咬所致，少数与食物过敏有关。本病主要见于有特应性体质的儿童，全年均可发生，夏秋季较多见。

（二）临床表现

皮疹常分批发生，陆续成批出现，以躯干、四肢伸侧多见，群集或散在。初起时为微红丘疹，继而成绿豆或花生米大小略带纺锤形的红色风团样损害，有的可有伪足，顶端常有小水疱，有的发生后不久便成为半球形隆起的紧张性大疱，内容清，周围无红晕。有的为较硬粟粒大丘疹，搔抓后呈风团样水肿。7~10天后消退，留下暂时色素沉着。新旧皮疹常同时存在。痒感剧烈，一般无发热等全身症状。搔抓可导致继发感染，引起局部化脓和附近淋巴结肿大。

（三）鉴别诊断

临床上需与水痘和 Hebra 痒疹相鉴别。水痘皮疹成向心性分布，头面及躯干较多，四肢较少，同时可见丘疹、水疱及结痂等三期的表现。水痘有流行性，发病前常有水痘患者接触史。丘疹样荨麻疹则多见于四肢暴露部位，皮损成批反复出现，愈后常有色素沉着。Hebra 痒疹是以四肢伸侧为主的米粒至绿豆大丘疹，浸润显著，多对称性分布，可见抓痕、血痂、湿疹化等，常伴有淋巴结肿大。丘疹性荨麻疹分布可不具有对称性，病程较短，仅在抓破继发感染时才伴有淋巴结肿大。

（四）治疗与预防

口服抗组胺药，如氯苯那敏、苯海拉明、氯雷他定及西替利嗪等。局部外用止痒剂，如炉甘石洗剂、氧化锌擦剂、樟脑乳膏或外用糖皮质激素等。局部感染时并适当口服或外用抗生素。对出现大疱者，可无菌穿刺抽液。本病具有复发倾向，预防以注意环境卫生、消灭蚊虫为主，注意勤换内衣，勤晒被褥，防止蚊虫叮咬。

七、药物性皮炎

药物性皮炎（dermatitis medicamentosa）又称药疹（drug eruption），是指药物经各种途径进入体内（如内服、注射、吸入或塞入等）引起的皮肤或黏膜的反应。严重者可伴有全身性损害。

（一）病因与发病机制

药物性皮炎的病因和发病机制复杂，多数为药物变态反应，也可由非变态反应机制引发。药物变态反应指以药物为变应原而引发的变态反应，其发病机制符合经典的变态反应机制。某些药物分子量较大，既有抗原性，也有变应原性，称为完全抗原，如异种血清制剂、疫苗和器官提取物等；而多数药物的分子量较小，通常极少或无抗原性，称为半抗原；当其侵入人体与体内组织蛋白（又名载体蛋白）以共价键结合为不可逆的稳定的半抗原-载体蛋白复合物，则变成完全抗原，能激发机体产生特异性抗体或致敏淋巴细胞；如再次接触此类抗原，即可产生免疫反应，造成药物性皮炎。药物性变态反应的表现不属于药物的药理作用，与剂量和毒性反应无关，只发生于少数易感人群。药物性皮炎有一定的潜伏期，一般第一次用药后，经过 4~20 天（平均为 8~10 日）的致敏期，机体处于潜在性变应状态，无症状，继续用药则发生变态反应。如过去用药已经使机体处于变应状态，再次用药，则 24~48 小时之内发生反应。发生了药物变态反应的个体有可能会对化学结构相近似的药物或其代谢产物发生交叉过敏。少数患者还可发生多价过敏，即在药物性皮炎的极期，对于一些结构式不同的药物，也发生过敏反应。

（二）临床表现

药物性皮炎根据临床表现可分为多种类型，轻症药疹主要包括荨麻疹型、麻疹或猩红热样发疹型药疹以及固定红斑型；重症药疹主要包括过敏性休克、重症渗出性多形红斑、中毒性表皮坏死松解症和药物超敏反应综合征。

1. **过敏性休克** 是药物过敏的一种严重反应，以青霉素注射后发生较多，常于注射药物后 60 分钟之内发生，有时发生在做青霉素皮试时。患儿急性发病，面色苍白发绀、头晕、憋气、胸闷、四肢麻木、全身皮肤潮红或出冷汗、血压下降、神志不清，甚至昏迷。患儿可因呼吸道水肿或气管痉挛导致呼吸困难、抽搐、发绀，严重者可窒息死亡,因而必须积极抢救。

2. 荨麻疹型药疹 指由药物引起的荨麻疹样反应,其典型皮损为大小不等的风团,常自头面部迅速波及全身,可伴有低热、腹痛、胸闷等症状,还可伴有血管神经性水肿。本型药疹常由青霉素、呋喃唑酮、链霉素、四环素、磺胺类、疫苗、酶类和胰岛素等药物引起。破伤风抗毒素可引起迟发性荨麻疹,在注射 7 天左右才发生。

3. 固定型药疹 是药疹中较常见的类型,常在同一部位反复发生,典型皮损为圆形或椭圆形的水肿性紫红色斑疹,边缘清楚,其上可有小水疱,如在口腔或外生殖器部位,则表现为红斑和糜烂。皮疹每次发生在原来的部位并逐渐扩大,也可在其他部位发生新皮损,皮疹消退后遗留色素沉着。皮损广泛的患者可伴发热、呕吐、食欲缺乏等全身症状。本型药疹常由磺胺类药物、巴比妥类、解热镇痛药类药物及抗生素中的四环素、青霉素、奎宁等药引起。

4. 麻疹样和猩红热样药疹 麻疹样表现为散在或密集的红色斑丘疹,或针尖至米粒大小丘疹,以躯干、四肢皮疹最为明显。猩红热样初起表现为红斑基础上针头大小的密集丘疹,从头部开始,迅速融合,向躯干、四肢发展,剧烈瘙痒,1~3 周后,发生糠秕样或片状脱屑。本型药疹常由磺胺类、链霉素、苯巴比妥、青霉素、解热镇痛药、保泰松、对氨基水杨酸以及灰黄霉素等药物引起。

5. 急性泛发性发疹性脓疱病 急性泛发性发疹性脓疱病(acute generalized exanthematous pustulosis,AGEP)常突然起病,伴有高热,外周血白细胞总数和嗜中性粒细胞增高,特征性的临床表现是在水肿性红斑基础上发生的小而浅表的非毛囊性无菌性脓疱,皮损常发生于服药后 1~2 周内。红斑常始于腋窝、外阴、面部,很快泛发至全身,部分患者可出现黏膜损害。本病有自限性,病程短 7~14 天。AGEP 型药疹主要由抗生素引起,最常见的药物是 β-内酰胺类和大环内酯类抗生素。AGEP 与脓疱型银屑病在临床上有许多相似之处,应予以鉴别。脓疱型银屑病发病前常有银屑病史,除具有高热、全身脓疱外,还伴有全身关节疼痛,病程多在 2 周以上,且易复发等特点。

6. 多形红斑型药疹 皮疹为大小不等的水肿性红斑或丘疹,中央有水疱,边缘带呈紫色,形成特征性的靶型或虹膜样损害,本型重症者称为重症渗出性多形红斑或斯蒂文斯-约翰逊综合征(Stevens-Johnson syndrome,SJS)。SJS 皮疹分布更为广泛,口、眼、外阴黏膜发生水疱糜烂,剧烈疼痛,并伴有高热、关节痛、腹痛等全身症

状。皮损进一步加重也可进展为中毒性表皮坏死松解症。

7. 中毒性表皮坏死松解症 中毒性表皮坏死松解症(toxic epidermal necrolysis,TEN)皮疹起于头面部,自上而下迅速遍及全身。初起皮疹为暗红色斑疹,进而融合成片,形成大小不等的松弛性大疱和表皮松解,尼氏征阳性,黏膜也可大面积脱落。皮疹疼痛,伴高热和内脏损害及全身中毒症状。常由解热镇痛药、磺胺类、青霉素及抗惊厥药物,如卡马西平、苯巴比妥及苯妥英钠等药物引起。

8. 药物超敏反应综合征 药物超敏反应综合征(drug-induced hypersensitivity syndrome,DIHS)是一种以急性广泛的皮损,伴有发热、淋巴结肿大、多脏器受累、嗜酸性粒细胞增多及出现异型淋巴细胞等血液学异常为特征的严重的全身性药物反应。目前认为 DIHS 是 T 细胞介导的,由药物及其毒性代谢产物引起的一种迟发型超敏反应。这种免疫系统的异常与代谢因素和病毒感染有关。

(1)皮损特点:初发皮疹多为斑丘疹或麻疹样损害,部分患者可进展为红皮病,多伴有颜面肿胀,后期皮肤干燥有鳞屑,瘙痒剧烈。常可触及颈部淋巴结肿大(>2cm),内脏损伤中以肝损害最为常见,肾脏、肺脏及心脏均可受累。还可出现腹泻、胰腺炎、贫血、甲状腺功能减退等临床表现。

(2)诊断标准

1)使用某些特定药物之后,迟发性发病并迅速扩展,多数情况下会进展为红皮病。

2)停用致敏药物之后,症状仍可迁延 2 周以上。

3)伴有 38℃ 以上的发热。

4)伴有肝功损害。

5)伴有血液学改变,常具备下列 1 项以上:①白细胞增多(>11×10⁹/L);②出现异型淋巴细胞(>5%);③嗜酸性粒细胞增多(>1.5×10⁹/L)。

6)淋巴结肿大。

7)再激活 HHV-6。

典型 DIHS 具备以上全项,非典型 DIHS 具备 1~5 项,其中第 4 项也可以表现为其他脏器损害。

(3)引起 DIHS 的常见药物:致敏药物以抗癫痫药最为常见,其次为解热镇痛药、抗生素等。

1)抗惊厥药物:卡马西平、苯妥英钠、苯巴比妥、拉莫三嗪等。

2)抗生素:磺胺类、氨苯砜、米诺环素、万古霉素等。

3)其他:别嘌醇、美西律、特比萘芬、阿巴卡韦、磷

酸可待因、解热镇痛药等。

（三）诊断

药物性皮炎可出现类似儿童时期许多疾病的皮肤表现，如麻疹、猩红热、紫癜、风疹、多形红斑等。对原因不明的皮疹常需考虑药物性皮炎的可能。需依据服药史、潜伏期、临床表现和疾病发展过程进行综合分析，才可做出正确的诊断，必要时可通过实验室方法确定致敏药物的种类。可选用皮肤划痕试验、皮内注射试验、斑贴试验及淋巴细胞转换试验等辅助诊断。

常引起药物性皮炎的药物有四大类：①解热镇痛药。其中以吡唑酮类和水杨酸类发病最多，如对乙酰氨基酚、索米痛、安乃近等。②磺胺类药物。以复方磺胺甲噁唑引起的居多。③抗生素。以青霉素引起的最多，特别是氨苄西林。④镇静安眠及抗癫痫类。如卡马西平、苯巴比妥及苯妥英钠等。其他药物如呋喃唑酮、血清制品也较为常见，近年来中药引起的药物过敏也逐渐受到重视。

（四）治疗

1. 过敏性休克治疗 应立即注射 1∶1 000 肾上腺素，并静脉输入葡萄糖液及氢化可的松，必要时地塞米松也可加入葡萄糖液内静脉推注或快速点滴。升压剂的使用、氧气吸入则与其他休克患者抢救相同。

2. 停用可疑药物 停用可疑药物，并避免使用与其结构相似的药物。

3. 系统治疗

（1）加速药物的排泄：主要包括多饮水、静脉输液，必要时可应用利尿剂，尤其对于有水肿的患儿。

（2）轻型药疹：可口服抗组胺类药物、维生素 C 和钙剂，必要时可少量短期口服泼尼松每日 1mg/kg。

（3）重型药疹：应于早期给予激素静脉滴注治疗，如氢化可的松 6～10mg/（kg·d）或地塞米松 0.3～0.5mg/（kg·d）。待皮损好转后改成口服泼尼松，并逐渐减量，一般用药 7～10 天。应适当给予氯化钾、高张葡萄糖液及高能量饮食。不能进食者，可静脉输液，但要注意电解质平衡。必要时间断输入血浆、氨基酸，以支持治疗。

（4）病情危重者（SJS、TEN 和 DIHS）：应进行激素联合丙种球蛋白的冲击治疗，可给予甲泼尼龙 10～20mg/（kg·d），连续冲击 3～5 天，同时给予静脉丙种球蛋白冲击 1g/（kg·d），连续 2～3 天，对冲击治疗仍不能控制病情者，可采用血浆置换治疗。

4. 外用药治疗和护理

（1）无明显渗出的创面：可外用炉甘石洗剂或含薄荷的洗剂止痒。

（2）TEN 和 SJS：耐心细致的护理是治疗本病的一个重要环节，包括保证入量、温水浴、湿敷、清洁创面，使用消毒尿布，更换各种不同体位，床边隔离等。

1）皮损创面护理：由于大量表皮剥脱，创面渗出较多，可用生理盐水溶液外洗或湿敷后扑消毒滑石粉。脱痂时可用消毒液状石蜡外涂，使痂皮松软后，再用消毒剪刀逐渐剪除痂皮，切忌撕脱，以免出血。

2）眼部护理：如眼部受累，坚持每日用生理盐水或 3% 硼酸水清洗眼部分泌物。白天用 0.25% 氯霉素眼药水及醋酸可的松眼药水交替点眼，每间隔 1～2 小时点眼一次，夜间用金霉素眼药膏治疗。如有伪膜，需每日请眼科会诊，剥除伪膜，并注意有无角膜溃疡，治疗宜及时，以免造成睑球粘连及失明。

3）口腔护理：口腔受累时可用淡盐水漱口，或用盐水棉球清洁，每日 3 次，并在局部涂抹冰硼散及金霉素鱼肝油。

4）预防创面感染：①床单、被套进行无菌消毒，每日更换一次；②用消毒大纱布覆盖创面以预防继发感染；③进行床边隔离；④有条件者可住单间病房，并注意保暖、室内通风及定时的紫外线空气消毒。

（马琳 邢嬛）

参考文献

［1］ZHANG H，GUO Y，WANG W，et al. Mutations in the filaggrin gene in Han Chinese patients with atopic dermatitis. Allergy，2011，66（3）：420-427.

［2］THOMAS B. Atopic Dermatitis. Ann Dermatol，2010，22（2）：125-137.

［3］中华医学会皮肤性病学分会免疫学组，特应性皮炎协作研究中心. 中国特应性皮炎诊疗指南（2020 版）. 中华皮肤科杂志，2020，53（2）：81-88.

［4］WILLIAMS HC，BURNEY PG，HAY RJ，et al. The UK Working Party's Diagnostic Criteria for Atopie Dermatitis. L Derivation of aminimum set of discriminators for atopic dermatitis. Br J Dematol，1994，131（3）：383-396.

［5］赵辨. 临床皮肤病学. 4 版. 南京：江苏科学技术出版社，2009.

［6］中华医学会皮肤性病学分会荨麻疹研究中心. 中国荨麻疹诊疗指南（2018 版）. 中华皮肤科杂志，2019，52（1）：1-5.

［7］MAURER M，CHURCH MK，GONEALO M，et al. Management and treatment of chronic urticaria（CU）. J Eur Acad Dermatol Venereol，2015，29 Suppl 3：16-32.

18 第十八章 风湿性疾病

风湿病是指一大类以关节为主侵犯全身结缔组织系统的疾病。它包括的疾病有 200 多种,涉及所有骨关节和肌肉及其他结缔组织的(疼痛性)疾病。它是一门与多专业有关的边缘学科,涉及内科、儿科、骨科、皮肤、五官、神经、中医以及病理、生理、生化、代谢、免疫和遗传等许多临床和基础学科。现代风湿病学的概念远远超出了传统的风湿病范畴,它概括了风湿病、自身免疫病、结缔组织病、代谢、遗传、内分泌及感染等多种疾病。

现代含义的风湿性疾病是泛指影响骨、软骨、关节及其周围软组织、肌肉、滑囊、肌腱、筋膜等的一组疾病,其发病原因可由感染性(如莱姆病)、免疫性(如类风湿关节炎、系统性红斑狼疮)、内分泌性(肢端肥大、甲状旁腺功能亢进)、代谢性(如痛风等结晶性关节炎)、遗传性(如黏多糖病、先天性软骨发育不全)、肿瘤性(如骨瘤、多发性骨髓瘤)、退化性(如骨性关节炎)以及地理环境(如大骨节病)等因素所引起。

第 1 节 风湿热

风湿热(rheumatic fever,RF)是 A 组 β 溶血性链球菌(group A streptococcus,GAS)感染后,由于抗原抗体反应产生的一种累及全身结缔组织的无菌性炎症性疾病,也是常见的危害学龄期儿童生命和健康的主要疾病之一[1]。风湿热的炎性病变主要累及心脏和关节,其他器官如皮肤、浆膜、中枢神经系统及肺、肾等亦可受累,但以心脏损害最为严重且多见。风湿热是一种自限性疾病,可反复发作,但如果未及时控制的患者中 60% 可发生心脏瓣膜的炎症病变,以二尖瓣和主动脉瓣受累最常见。因此,风湿热的早期识别和有效治疗十分重要。

【流行病学】 风湿热是由 GAS 感染引起的一种自身免疫性疾病。目前 RF 的发病率在发达国家已显著下降,但尚未消除。在发展中国家,它仍然是一种影响患者健康乃至威胁生命的主要因素,由该细菌感染引起的全球疾病负担仍然较大[2]。RF 主要影响 5~14 岁年龄段的学龄儿童,全球的流行病学调查结果有很大差异[3-4]。现在,每年的发病率在发达国家为<0.5/10 万,而发展中国家为>100/10 万[5];发病率以美国和西欧国家最低,东欧、亚洲和澳大利亚及中东国家相对较高。RF 的发病情况在不同种族、不同地域、不同居住环境和不同经济状况之间,发病率存在显著差异。RF 首次发病年龄多在 5~15 岁,8~9 岁为高峰,3 岁以下较少见。无性别差异。但在年幼儿中发生 RHD 较为多见。尽管较常见,但患儿多无不适主诉,起病隐匿,极易被忽视。心脏超声检查是了解心脏病变的常用方法。在贫困人口中急性 RF 的长期后遗症是 RHD 发生心脏衰竭最常见的原因[5],也是全世界儿童及青少年获得性心脏病最常见的病因之一,其发病率及病死率在发展中国家中位居前列。随着时间的推移而修正,RF 发病的特征逐渐发生了改变,儿童急性 RF 中占 58%~65% 心脏炎的发作情况也渐趋温和。

【病因与发病机制】 尽管对风湿热发病机制的研究有很多新进展,但尚未十分明确。目前认为与以下 3 个因素相互作用有关:①A 族 β 溶血性链球菌及其产物的抗原性;②易感组织器官的免疫反应;③宿主的免疫遗传易感性。

1. GAS 及其产物的抗原性 已证实风湿热是继发于 GAS 感染(如咽峡炎、扁桃体炎或猩红热)的自身免疫性疾病,GAS 是富含抗原的一种微生物,GAS 的细胞外产物如致热外毒素(或称红斑毒素)是 GAS 的另一种致病性超抗原。其他如链球菌激酶及链球菌溶血素 O 等,均有其特异抗原性,能产生如抗链球菌激酶抗体及抗链球菌溶血素 O 抗体等相应抗体,并认为后者有直接损害心肌的作用。

2. 易感组织器官的免疫反应机制 GAS 抗原的分子模拟机制是 RF 发病的主要机制,即 GAS 荚膜、细胞壁和细胞膜,以及细胞外产物的成分与人体心肌组织、心瓣膜及其他结缔组织具有相似抗原表位。感染该细菌后,人体产生大量能与自身结缔组织发生交叉反应的自身抗体及活化的自身反应 T 细胞,由此产生的自身抗体和炎症细胞因子可以与心瓣膜内皮细胞反应,内皮细胞被激活,表达血管细胞黏附分子 1,随后,T 细胞(包括 CD4+T 和 CD8+T 细胞)通过内皮细胞渗透进入无血管结构的心瓣膜形成风湿小体(Aschoff 小体),或在内皮下形成包含巨噬细胞和 T 细胞的肉芽肿病灶。最终由于新生血管的形成及病情进展,心瓣膜演变成瘢痕样慢性病变,形成风湿性心脏病。在此,有细胞免疫、体液免疫及补体系统参与。内皮细胞被认为是风湿性心脏病发病机制的焦点。

3. 宿主的免疫遗传易感性 即使是严重链球菌感

染的患者,也只有 1%~3% 出现 RF,在 RF 患者家庭中,其他家庭成员 RF 的发病率较家庭中无 RF 患者的人群高,不同人种 RF 的患病率有所不同,这就强烈提示宿主的遗传易感性在 RF 发病机制中起一定作用。对大量风湿热患者的研究表明,B 淋巴细胞表面标记 D8/17$^+$抗原,即特异性 B 细胞抗原决定簇是宿主风湿热的易感标志之一。

分子生物学研究发现风湿性心脏病患者的 *HLA-DRB1* * *07* 及 *HLA-DRB1* * *11* 等位基因频率明显区别于正常对照,*IGH* 基因区段的等位基因(*IGHV4~61* * *02*)与风湿性心脏病有关。另外,宿主高浓度的甘露糖结合凝集素、转化生长因子-b 的多态性以及免疫球蛋白基因的多态性也与 RF 相关。基因对 RF 有重要影响,学者们认为不是与某个单一基因相关,而是多个基因相互起作用。

链球菌感染是风湿热的病因已被普遍接受,但是,要确切回答链球菌感染后如何导致风湿热这一问题,仍需进行科学而深入的研究。

【病理变化】 病变主要发生在结缔组织。全身各器官均可受累,但以心脏、血管及浆膜等组织器官最为突出。病变的发展过程大致分为渗出变性期、增生期和坏死硬化期。①渗出变性期:浆液及纤维素渗出,间质水肿,T 淋巴细胞、巨噬细胞、B 淋巴细胞和浆细胞浸润。多见于关节滑膜、心包及胸膜。这种渗出变性是风湿热一过性表现,持续 2~3 周,对抗生素敏感。②增生期:是以风湿小体为特点的增生样改变。风湿小体(Aschoff nodules,AN)也称 Aschoff 小体或 Aschoff 结,是风湿热基本而特征性的病理改变,主要见于心肌内小血管周围和心瓣膜中。此期病变对抗炎药可能无反应。③坏死硬化期:坏死组织及渗出物被溶解吸收,Aschoff 细胞变为纤维细胞,细胞间产生胶原纤维,致风湿小体纤维化而形成瘢痕、硬化。风湿小体的坏死硬化约需 6 个月。各器官的病理变化有一定的特点,心内膜、心肌和心包的病变常可同时存在。下面分别予以介绍:

1. **心内膜病变** 风湿性心内膜炎最常侵及心瓣膜,引起瓣膜炎,也可累及瓣膜邻近的内膜组织和腱索。瓣膜病变以二尖瓣最多见,其次为二尖瓣与主动脉瓣联合受累,三尖瓣及肺动脉瓣极少受累。急性期,瓣膜肿胀,病变瓣膜表面内皮细胞损伤,胶原暴露,诱导疣状赘生物形成,常呈串珠单行排列于瓣膜闭锁缘。赘生物可进一步延伸至相邻腱索,偶导致腱索断裂出现严重瓣膜反流及心衰。病变累及内膜可导致内膜灶性增厚。如风湿热反复发作,可因纤维组织增生导致瓣膜增厚、瓣叶粘连、腱索缩短和融合,最终导致瓣膜狭窄或关闭

不全。

2. **心肌病变** 以心肌间质内小血管附近出现 Aschoff 小体为特征。此外,还可见间质水肿、纤维素样坏死及淋巴细胞、浆细胞等炎症细胞浸润,有时可见心肌发生条束状纤维素样坏死,心肌条纹消失。儿童风湿热病程中可出现急性渗出性心肌炎,呈暴发性,可迅速出现心脏功能失代偿。风湿热反复发作后,心肌损害加重,导致循环衰竭。

3. **心包病变** 重症患者心包积液增多、混浊,但很少呈血性,液体总量一般不超过 500ml。活动期过后,渗出成分可被溶解吸收,如纤维素性渗出物未被完全溶解吸收则可出现心包膜机化粘连,但极少引起缩窄性心包炎。

4. **关节病变** 关节腔内有浆液及少量纤维素渗出,滑膜充血和水肿,滑膜下结缔组织中有黏液变性、纤维素样变性及炎症细胞浸润。渗出液易被吸收,无关节面损伤或血管翳形成,不产生关节畸形。

5. **皮下结节** 多发生在关节附近,附着于肌腱及骨膜,病理上属于 Aschoff 小体,常于数周到数月内吸收。

6. **胸膜及肺的病变** 风湿热过程中,胸膜亦常受累,伴有无菌性浆液、纤维素性渗出液。当纤维素性渗出吸收不完全时,往往产生纤维性胸膜粘连。在急性发作时,肺内偶见出血性肺炎改变,于肺的间质内亦可找到 Aschoff 细胞。

7. **脑部病变** 脑膜和脑实质内炎症浸润、水肿,有淋巴细胞和浆细胞浸润,形成不典型的 Aschoff 小体,分布于纹状体、黑质及大脑皮质等处。尚可见脑和脑膜血管扩张、充血、渗透性增高,并伴有点状出血。

8. **血管病变** 血管的炎症反应可见于冠状动脉、脊髓、神经根和周围神经。在血管周围及肾脏小动脉中亦可找到 Aschoff 小体。

【临床表现】 在发病前 1~5 周有咽炎、扁桃体炎、感冒等短期发热或猩红热的历史。上呼吸道感染症状轻重不一,亦可无症状。临床病例中约有 70% 的年长儿和 20% 婴幼儿能回忆起前驱感染病史。风湿性关节炎常为急性起病,而心脏炎可呈隐匿性经过。

一般症状包括发热、头痛、精神不振、疲倦、不适、食欲缺乏,体重减轻、面色苍白、多汗、鼻出血。有时可有腹痛,严重者可误诊为急性阑尾炎。发热的热型多不规则且多为低热,持续约 3~4 周,少数呈短时高热。

患者临床多表现为心脏炎、多发性关节炎、舞蹈症、皮肤病变等,具体分述如下:

1. **心脏炎** 心脏炎是风湿性心脏病最主要的并发

症之一。根据病理学的统计,几乎所有病例的心脏均有不同程度受累。儿童风湿热心脏病变尤为突出。心脏炎包括心肌炎、心内膜炎和心包炎。严重者心脏扩大,伴有心力衰竭者多发展为慢性心脏瓣膜病。

(1)心肌炎:所有风湿热患儿均有不同程度心肌受损。轻者仅出现心率稍快或心电图轻度一过性改变。重者呈弥漫性心肌炎并发心力衰竭。心肌受累时可出现下列症状:①心率及呼吸改变:心率加快达110~120次/min 以上,与体温升高不成比例。呼吸加快,急性左心衰竭时呈端坐呼吸。②心力衰竭:可继发于严重瓣膜反流或心肌炎。临床表现除心率、呼吸加快外,还包括颈静脉怒张、肝脏肿大、第一心音低钝,闻及奔马律、肺部水泡音及周围组织水肿等表现。小儿时期心力衰竭的存在,往往提示风湿热活动。③心律失常:以期前收缩和房室传导阻滞多见,其中一度房室传导阻滞发生率较高,偶见三度房室传导阻滞时患儿可出现阿-斯综合征发作。此外,加速性结性心动过速、短阵性房性心动过速亦可出现。心电图还可提示 Q-T 间期延长及 T 波改变。④胸部 X 线检查或超声心动图可发现心脏不同程度扩大。

(2)心内膜炎:最常累及二尖瓣,其次是主动脉瓣。典型二尖瓣关闭不全的杂音是心尖部全收缩期杂音并向腋下传导,约半数患儿可伴有心尖部 I~II 级舒张中期杂音(carey-coombs),这是由于左室舒张期快速充盈或二尖瓣口相对狭窄所致。急性期杂音产生与瓣膜炎症、水肿、局部赘生物形成有关,部分患儿在急性期后杂音可消失。但如急性期已过,病情明显好转而杂音仍未减弱或消失,则常提示瓣膜已经发生器质性损害,未来发生二尖瓣关闭不全或狭窄的风险增加。主动脉瓣关闭不全可在胸骨左缘上部闻及舒张期杂音,常并存高调递减成分,杂音具有重要病理意义,一旦出现很少消失。超声心动图能客观评价瓣膜形态及瓣口反流情况,此外,对可能存在的心内膜改变、赘生物形成及腱索异常同样具有诊断价值。亚临床心脏病指听诊尚未发现杂音,但超声心动图显示二尖瓣或主动脉瓣瓣膜炎,亚临床心脏病的概念已作为有效的风湿热主要表现纳入一些指南和共识声明中[6]。

(3)心包炎:重症患儿可出现心包炎,多伴随心内膜炎及心肌炎同时存在。依据渗出物种类不同,可分为纤维素性心包炎和浆液性心包炎。多有心前区疼痛,心底部或胸骨左缘闻及心包摩擦音有助于诊断纤维素性心包炎。当心包腔内为浆液性渗出尤其是大量渗出时患儿可出现呼吸困难,听诊心音遥远。胸透可见心影搏动减弱或消失。胸部 X 线检查心影扩大呈烧瓶形。心

电图提示急性期 ST 段弓背向下抬高,数日后下降,QRS 低电压,T 波低平或倒置等。超声心动图是诊断心包积液及其液量的重要手段。根据心脏炎临床症状及辅助检查,可将其分为轻、中、重度(表 18-1)。

表 18-1 心脏炎严重程度分级

分度	特征性表现
轻度	二尖瓣收缩期 II~III 级杂音
	心脏大小正常
中度	二尖瓣全收缩期及舒张中期杂音,主动脉瓣舒张期杂音或两者同时存在
	心脏轻度扩大
重度	二尖瓣全收缩期及舒张中期杂音,主动脉瓣舒张期杂音或两者同时存在
	合并心包炎或充血性心力衰竭
	心音低钝,杂音响亮
	心脏扩大,伴肺淤血

2. 慢性心脏瓣膜病(valvular heart disease,VHD) 风湿热反复发作且病程较久者(6 个月~2 年),因炎症本身及修复过程中纤维化导致瓣膜或腱索发生瘢痕挛缩而造成器质性瓣膜损害,成为非活动性慢性风湿性心瓣膜病,即风湿性心脏病(rheumatic heart disease,RHD)。其中以二尖瓣受损机会最多,约占瓣膜病的 3/4,主动脉瓣次之,约占 1/4,亦有报道称可达 1/2(单独出现或与二尖瓣病变同时存在)。此外,应该指出在小儿时期,风湿性心脏病发生心力衰竭时往往有风湿活动存在,这一点与成人期风湿性瓣膜病很不相同。

(1)二尖瓣关闭不全:轻重程度的特点见表 18-2。

(2)二尖瓣狭窄:风湿性心内膜炎形成二尖瓣狭窄至少两年以上,多数达 10 年左右。当二尖瓣口狭窄面积超过 50% 时,可出现临床症状。儿童时期出现的心房颤动多提示风湿活动,而成人中 30% 可发生心房纤颤且常合并附壁血栓,继发全身性栓塞症。二尖瓣狭窄轻重程度特点见表 18-3。

(3)主动脉瓣关闭不全:病变致左心衰竭持续不缓解时可导致右心功能衰竭,还可出现心绞痛发作并引起猝死。阳性体征包括胸骨左缘第 3、4 肋间高调吹风样舒张早、中期杂音,吸气和前倾坐位时杂音明显。重症患者可有第三心音。在主动脉瓣区常有收缩期喷射性杂音,与左室心搏出量增加有关。在心尖部听到舒张中晚期隆隆样杂音(Austin-Flint 杂音),是由于左室压

表18-2 二尖瓣关闭不全轻重程度的特点

项目	轻至中度	重度
症状	轻度或中度	较重,充血性心力衰竭
第三心音	无	明显
杂音	仅有收缩早期或晚期杂音	全收缩期杂音,心尖部舒张中期杂音
心电图	正常或仅有左心室高电压	心房颤动,左心室肥厚;二尖瓣型 P 波
胸部 X 线检查	无肺淤血或中度肺淤血	肺淤血
超声心动图	左心室壁运动正常	左室室壁、室间隔运幅增强
	左室内径正常至中度增大,或左心房增大	左房、左室扩大
	收缩功能正常	收缩功能正常或减低,反流束面积大
	反流束面积小于左房面积的 40%	于左房面积的 40%腱索断裂

表18-3 二尖瓣狭窄轻重程度特点

项目	轻至中度	重度
症状	轻微	充血性心力衰竭
杂音	仅有早期或晚期舒张期杂音	全舒张期杂音
心电图	正常	心房颤动,右室肥厚;二尖瓣型 P 波
胸部 X 线检查	无肺淤血或轻度肺淤血	肺淤血
超声心动图	瓣膜轻度增厚	瓣膜增厚、粘连,腱索挛缩
	左房正常或轻中度增大	左房重度增大
	跨瓣压差在 5~20mmHg 之间	跨瓣压差大于 20mmHg

18章

增高使二尖瓣处于半关闭状态,导致二尖瓣功能性狭窄所引起。触诊示心尖抬举性搏动。另外,主动脉瓣关闭不全时收缩压增高而舒张压降低,脉压增大出现周围血管征,包括 DeMusset 征、水冲脉、毛细血管搏动征、股动脉枪击音等。胸部 X 线检查示心影增大,以左室增大为主。透视下可见主动脉及左心室搏动加强。心电图正常或提示左心室肥厚。超声心动图提示主动脉在舒张期关闭不全,瓣膜对合缘成两条回声,间距>1mm,有时在闭合线上可见有细小震颤。主动脉瓣开放和关闭速率加快,二尖瓣前叶有舒张期细小震颤。二尖瓣关闭不全常与二尖瓣狭窄并存,前者可单独存在,而二尖瓣狭窄很少单独存在。

3. **关节炎** 关节炎是急性风湿热最常见的临床症状(70%~75%),且通常最早出现。发病率及严重程度随年龄增大而增加,年幼儿很少发生。关节炎特点为游走性、多发性。病初多累及下肢大关节(如膝、踝),而后疼痛游走至下肢其他或上肢大关节(如肘、腕),小关节偶可同时受累。最具特征性的表现为关节疼痛及活动受限,患者常表现出与临床查体不相符的触觉过敏及关节疼痛,其他症状还包括关节发红、发热及轻微肿胀等。局部关节炎严重程度在起病 12~24 小时达高峰,持续 2~6 天,随后可发生游走转移。病程很少超过 4 周(但也可持续长达 44 天)。本病具有自限性,预后好,不遗留畸形。在急性期,抗炎治疗效果好,可迅速缓解症状,并阻止游走性转移。有典型关节炎者,多数不发生心脏炎及舞蹈症,而关节痛者常发生心脏炎,因此,关节痛在诊断上有重要意义。多关节痛是低危人群的次要表现,将多关节痛作为主要表现仅适用于中高危人群,并且仅在仔细考虑并排除了其他关节痛原因(如自身免疫性、病毒性或反应性关节病)后才适用。在中高危人群中,无菌性单关节炎可能是 ARF 的临床表现的一部分[7]。

4. **舞蹈症** 舞蹈症是风湿热的主要表现之一,良性且自限是其特点。舞蹈症起病缓慢,多在链球菌感染后 1~6 个月出现。好发年龄在 6 岁以后,以 8~12 岁为多见,青春期后发病率显著减低。女孩多见。舞蹈症的特征表现为骨骼肌的不自主运动增加以神经肌肉协调性减低。四肢及面部肌肉最常受累,亦见于其他随意肌。具体表现为四肢动作增多、僵硬,导致不能持物,不能解结纽扣,书写障碍。因口舌多动,不能进食,严重影响日常生活。因颜面肌肉抽搐时可引起奇异面容和语言障碍。还可出现皱眉、闭眼、皱额、耸肩及缩颈等不自主动作。以上动作大多为双侧或仅限于一侧,兴奋或注意力集中时加剧,入睡后消失。常被误认为行为异常。对出现上述症状的患儿,排除亨廷顿舞蹈症家族史以及系统性红斑狼疮后,可诊断为风湿热舞蹈症。神经系统检查有助于诊断。舞蹈症可单独存在(单纯舞蹈症)或与其他风湿热症状同时并存。因其发病时间较晚,通常较少合并关节炎或心脏炎,约有25%的舞蹈症患儿最后可发生心脏炎。当舞蹈症单独存在时,一般无发热,血沉正常或稍快,抗链球菌溶血素O大多数在正常范围。其他有关辅助化验检查亦可正常。本病具有自限性,病程平均3个月,可持续6~12个月。有时可再发,偶有延续数年者。系统地观察患儿书写情况是随诊病情改善的客观方法。

5. 皮肤病变

(1)皮下小结(subcutaneous nodule,SN):是风湿热的一种症状。在风湿热患者中发生率小于20%。常见于肘、膝、腕、踝关节伸侧腱鞘附着处,或枕部、前额头皮以及胸、腰椎脊突突起处,直径多小于0.5cm。有时呈对称性分布。可隆起于皮肤,与皮肤无粘连,能自由活动,多无压痛。皮下小结常与心脏炎并存,为风湿活动的显著标志,因此值得仔细寻找。

(2)环形红斑(erythema marginatum,EM):见于5%~10%的风湿热患者。可以呈多形性,常见于躯干部及四肢近端屈侧,罕见累及面部。典型红斑直径1~3cm,呈边界清楚但不规则的粉红色凸出皮面的皮疹,短时间内时隐时现,无瘙痒,不遗留脱屑及色素沉着,受热后皮疹加重,故对于不典型患者可用毛巾热敷后观察皮疹变化,有助诊断。环形红斑常伴有心脏炎,因此一旦发现可疑的皮疹应该注意心脏检查。

6. 肺炎与胸膜炎 比较少见,多系非特异性渗出性改变,大多数同时伴有严重心脏炎。

【**实验室检查**】 RF的实验室检查重点是寻找链球菌感染的证据和病情活动与否的指标。链球菌感染的证据为:

1. 咽拭子培养 阳性结果是培养出GAS。因风湿热临床表现滞后于链球菌感染期,特别是在抗生素药物治疗后,咽拭子培养阳性率仅不到50%。咽分泌物链球菌抗原快速鉴定:对链球菌有很高的特异度(95.5%~

99.0%),但不能鉴别带菌者或感染者。链球菌酶玻片凝集试验可在1小时内快速测出结果,因灵敏度高而特异度低,一般作为快速过筛试验。

2. 免疫学检测

(1)血清抗链球菌溶血素O(antistreptolysin O,ASO)滴度(1)增高:ASO的正常值根据年龄、地理位置、流行情况和季节的不同而存在差异。在溶血性链球菌感染后2周左右,血清中出现ASO,以后逐渐升高,3~5周达到高峰,而后缓慢下降,6~12个月后逐渐降至感染前水平。抗风湿治疗可使其降低,85%的风湿热患者ASO阳性,对部分隐匿性RHD、病程长、舞蹈症为首发症状的急性RF病例,ASO阳性率几乎为0。细菌污染、溶血、高脂蛋白血症、肝炎和肾病综合征的血清标本可发生非特异性ASO增高,应注意排除。

(2)抗DNA酶B抗体测定:该抗体一般在链球菌感染后第2周升高,第6~8周达高峰,而且阳性高峰持续比ASO更长,对判断链球菌感染有较大意义。

(3)抗A组链球菌菌壁多糖抗体测定:对不典型ARF诊断具有较高敏感性和特异性,对活动性炎症的检测优于血沉和C反应蛋白(CRP),对近期链球菌感染的检测更优于ASO和抗DNA酶B抗体。

(4)抗内皮细胞抗体和抗心磷脂抗体测定:与心脏瓣膜内皮细胞活化及瓣膜损伤有关。抗透明质酸酶抗体、抗链球菌激酶和抗过氧化还原酶抗体于链球菌感染后1周升高,可维持数月,动态监测抗体滴度时作出诊断。

(5)其他抗链球菌抗体测定:除血清抗链球菌溶血素"O"(ASO)以外,临床还可以测定血清抗链球菌激酶、血清透明质酸酶,同时测定这3项中有1项增高者约占95%。抗DNA酶B抗体阳性提示处于ARF活动期,对临床上判断ARF的病情、预测复发、指导治疗具有临床价值,提示ASO和抗DNA酶B联合检测在风湿热的诊断中具有更重要的临床价值。

3. 评估病情指标 血常规可轻度贫血,白细胞增加及核左移现象;升但缺乏特异性,血沉心衰时升高可不明显,而C反应蛋白升高出现较早,且不受心衰影响。抗心肌抗体测定:在ARF活动期呈持续阳性,可作为RHD炎症活动的标志;原肌球蛋白升高亦见于急性风湿热患者。免疫荧光技术检测B细胞标记物除用于诊断外,还能有效识别高危人群。外周血淋巴细胞促凝血活性(PCA)试验:阳性率在80%以上,对风湿活动诊断有较高特异度;另外,PCA在诊断风湿性心脏病的特异性和敏感性均超过70%。肌钙蛋白测定:肌钙蛋白对心肌细胞的损害具有专一性,而且心肌在缺血和刺激后的非常短时间内即可释放肌钙蛋白,可作为心肌微小损伤的急性期标志物,因此,肌钙蛋白可成为风湿性心脏病心肌损伤的检测指标,提高风湿性心脏病的确诊率。血清脂蛋白(a)测定:血清脂蛋白(a)是一种较CRP更敏感的急性时相蛋白,在急性风湿热患儿活动期血清中明显增高,可作为风湿活动的参考指标,如持续增高可能是促使风湿热向风湿性心脏病发展的危险因素之一。

4. 全基因组关联研究(genome wide association study,GWAS)基因检测 对风湿热有重要影响,风湿热患者中人类白细胞抗原(HLA)-B27阳性率达42.85%;*HLA-DRB1* 基因多态性与风湿热密切相关,提示主要组织相容性复合体在风湿热发病中起重要作用。

5. 影像学检查

(1)心电图:ARF/RHD心电图异常者以窦性心动过速、P-R间期延长最为常见,其次是早搏及ST段改变。联合动态心电图可提高ARF/RHD患儿心电图异常检出率,对提高心电图诊断风湿性心脏病的敏感性很有帮助;QT间期以及P波分散检测值大于52ms、60ms、57ms,对于预测风湿性心脏病具有较高敏感和特异性。

(2)多普勒超声心动图:2015年美国心脏协会(American Heart Association,AHA)重新修订了JONES标准,在心脏听诊未闻及心脏杂音的情况下,应用多普勒超声心动图来确定心脏炎症的改变,可发现早期、轻症以及亚临床心脏炎症改变,对于高风险RHD患儿早期心脏异常表现以及瓣膜病变进展起着重要的预测和评估作用,对于边缘性RHD随访筛查至关重要。心脏超声聚焦对RHD的检测灵敏度较高,检出率为90%,是交界性RHD定期随访、高风险人口筛查技术管理必不可少的重要手段。近期,AHA声明将超声心动图诊断亚临床心脏炎列入ARF有关Jones诊断标准中。超声心动图可检出心脏瓣膜增厚、反光增强、瓣膜反流、心脏扩大等改变,对轻度心包积液较敏感,可发现早期、亚临床及轻症心脏炎,对风湿热是否合并心肌炎的诊断有重要价值。

(3)心脏放射性核素检查:弥补超声心动图没有检出的心脏炎。少数正常儿童也可有瓣膜反流,对二尖瓣反流患儿应测定瓣膜反流流速时间积分(VRVTI),即反流持续时间乘以反流峰值流速;当VRVTI<16.43,且左室和左房无扩大,则提示二尖瓣反流为生理性,当VRVTI>16.43,且左心室和左心房扩大,则提示二尖瓣反流为闭锁不全[8]。

【诊断】 RF的诊断主要依靠临床表现,缺乏特异性临床或实验室标准,至今仍基于修正的琼斯标准。该标准第一版由T. Duckett-Jones于1944年制定,随后由

美国心脏协会(AHA)于1992年修订,分为链球菌感染和主要诊断标准及次要诊断标准(表18-4)。

表18-4 Jones诊断标准(1992年)

主要指标	次要指标	A族链球菌感染的证据
心脏炎	发热	咽培养A族溶血性链球菌阳性
关节炎	关节痛	
舞蹈症	急性期反应物升高(ESR增高,CRP阳性)	血清抗链球菌溶血素O(ASO)抗体增高或其他抗链球菌(脱氧核糖核酸酶,DNAase)抗体增高
环形红斑皮下小结	心电图一度房室传导阻滞	

诊断依据:两项主要指标或一项主要指标加两项次要指标,同时伴有A组β溶血性链球菌感染的证据,则高度提示风湿热的诊断。但要注意当患者存在关节炎时,关节痛不能作为次要指标;其中心脏炎的诊断应具备以下四项之一:①新出现有意义的杂音,如心尖部全收缩期杂音或舒张中期杂音;②心脏增大;③心包炎;④心力衰竭。此时心电图一度房室传导阻滞(P-R间期延长)不能作为次要指标。

另外,出现以下特殊情况:单独以舞蹈症或非急性期心脏炎为表现的风湿热,其诊断无须严格按照Jones诊断标准,无须前驱A组β溶血性链球菌感染的证据;诊断风湿热复发(已存在风湿性心脏病)仅需一项主要指标或两项次要指标,且同时具备前驱A组β溶血性链球菌感染的证据。此外,确定是否活动性风湿热也很重要。如果具有以下三种情况亦提示风湿活动的持续存在,即:①发热,体重不增或下降,运动耐量不恢复;②心律不正常、多变,心率快;③血沉快,C反应蛋白不能降至正常,抗链球菌抗体滴定度或白细胞增高,要调整治疗方案,重视病情的尽快稳定。

虽然Jones诊断标准对诊断急性典型的风湿热比较满意,但近年来风湿热的临床表现不典型,具备两项主要表现者已不多见,轻症或呈发病隐匿者不少,常不能达到1992年修订的Jones标准。采用Jones标准严格诊断可能将症状不典型的活动性心脏炎漏诊,导致慢性心瓣膜病、心功能不全的严重后果。因此在诊断时要注意:

(1)心脏炎。要注意不典型的轻症心脏炎常可仅有头晕、疲乏、心悸、气短等症状。由于部分正常患儿也

可出现二尖瓣反流,对于不伴心脏听诊异常的二尖瓣反流不能作为风湿性心脏病的诊断依据,避免过度诊断。

（2）关节炎。风湿热主要表现中关节炎最缺乏特异性,因而患儿仅有关节炎时诊断最为困难。然而,目前临床上发现风湿热患儿的关节炎表现多不典型,大多被关节痛所取代,风湿热伴有单个或多个关节红肿、疼痛等表现。过去的多发性游走性关节炎比较少见,最常见的为膝关节及踝关节疼痛,亦常伴小关节受累。雅库(Jaccoud)关节病是因风湿热反复发作引起的罕见情况,是指掌关节周围组织纤维化导致尺骨移位和近端指节间关节过度伸展所致的特征性表现,可遗留关节变形。

（3）舞蹈症。舞蹈症是风湿热的主要表现之一,但常被误认为行为异常。对出现临床症状的患儿,需排除亨廷顿舞蹈症家族史及系统性红斑狼疮后,才可诊断风湿热舞蹈症。

（4）皮肤表现。包括环形红斑和皮下结节:①环形红斑(erythema marginatum,EM):很少见。但环形红斑常伴有心脏炎,因此一旦发现可疑皮疹应注意心脏检查。对于不典型患者可用毛巾热敷后观察皮疹变化,协助诊断。②皮下小结(subcutaneous nodule,SN):也是风湿热的一种主要症状,常与心脏炎并存,为风湿活动的显著标志,需要仔细寻找。

对于目前不典型的 RF,临床上需注意仔细寻找其特征性改变:①详细询问病史、全面仔细的体格检查,以确定有无主要或次要表现。②系统地观察患儿书写情况是随诊病情改善的客观方法,细致观察病情变化及治疗效果,综合分析才可达到明确诊断的目的。目前认为 Jones 标准尽管是诊断风湿热的线索,但不能机械搬用,要对临床资料进行全面分析,才能减少漏诊和误诊。每一个临床表现及体征都不可忽略,检测项目应包括 ASO 联合抗 DNA 酶 B 抗体动态检测;抗 A 组链球菌菌壁多糖抗体、抗心肌抗体、抗内皮细胞抗体、肿瘤坏死因子、白细胞介素检测。心电图联合 24 小时动态心电图和超声心动图随访监测,诊断性治疗、观察及除外诊断。

2015 年美国心脏协会(AHA)再次修订 Jones 标准,将亚临床心脏炎纳入 ARF 的主要临床表现之中。由于 AHA 提出单一的 ARF 诊断标准不能满足所有地域、所有人群,为避免过度诊断低风险人群,漏诊高风险人群,2015 年修订的 Jones 标准为此分为两套方案(表 18-5)。

表 18-5　2015 年修订的 Jones 标准

前驱链球菌感染相关证据		主要表现		次要表现	
初发风湿热	复发风湿热	低风险人群	中/高风险人群	低风险人群	中/高风险人群
2 项/1 项主要表现 +2 项次要表现	2 项主要表现,1 项主要表现+2 项次要表现,3 项次要表现	心脏炎(临床/亚临床)	心脏炎(临床/亚临床)	多关节痛	多关节痛
		关节炎(多发)	关节炎(单关节炎/多关节痛)	发热(≥38.5℃)	发热(≥38.0℃)
		舞蹈症	舞蹈症	红细胞沉降率≥60mm/h,或 CRP≥3.0mg/dl	红细胞沉降率≥30mm/h,或 CRP≥3.0mg/dl
		环形红斑	环形红斑		
		皮下结节	皮下结节	PR 间期延长	PR 间期延长

注:中/高风险人群列为主要表现的多关节痛应排除其他原因所致;CRP 数值应大于实验室上限,红细胞降率在病程中不断改变,应取峰值;P-R 间期延长均除开年龄的影响,除外心脏炎作为主要标准时。

该标准分别适用于高/低风险人群。风险分类:ARF/RHD 风险较低人群中的个体定义:学龄期儿童(5~14 岁)ARF 年发病率≤2/10 万或 RHD 综合患病率≤0.1%为低风险人群;儿童不能明确是否来自低风险人群,则定义为中/高风险人群。

美国心脏协会(AHA)于 2015 年修订的 Jones 标准,主要修改如下:人群被细分为中高风险和低风险;亚临床心脏炎的概念是在中高风险人群中,单关节炎是肌肉骨骼炎症的一个特征人群详见表 18-6。

表 18-6　低风险和中高风险之间的特征

	低风险人群	中/高风险人群
主要标准	多关节炎	多关节炎、多关节炎和/或单关节炎
次要标准		
	多关节痛	单关节痛
血沉	60mm/h	30mm/h
发热	38.5℃	38.0℃

一般来说,最常见的 RF 主要标准是心脏炎(50%~70%)和关节炎(35%~66%)。女性以舞蹈症(10%~30%)多见,然后是皮下结节(<10%)和边缘红斑(<6%),这些表现很罕见,但是具有非常特异性 RF 的临床表现。在各国人群中,主要临床表现的发生率有很大差别,有些国家(如沙特阿拉伯),最常见 RF 的主要表现是关节炎占73%,其次是心脏炎占17%,舞蹈症占10%,未发现环形红斑和皮下结节。关于次要表现,血沉升高的患者占94%,其次在高血沉人群中83%患者出现发热,P-R 间期延长占23%,无关节炎时关节痛11%。

最重要的是,不管风险等级如何,最新的更新建议使用超声心动图结合多普勒超声心动图诊断所有患者的心脏炎和亚临床心脏炎。超声心动图灵敏度高,诊断瓣膜受累更为可靠。此外,在 ARF 中建议不确定时重复检查超声心动图。心脏炎已是被全球公认的一种主要疾病标准。亚临床心脏炎的定义为超声心动图上的二尖瓣或主动脉瓣炎,没有心脏杂音或其他临床症状,已经成为一个主要的标准。风湿性心脏病的超声心动图特征主要是主动脉瓣和二尖瓣受累。美国心脏病学会简要地描述了二尖瓣反流的视图,射流长度 2cm,峰值速度>3m/s,以及泛紫罗兰色。它还描述了主动脉瓣反流,如果在两个或多个视图中发现,喷射长度 1cm,峰值速度>3m/s,泛向性,呈现紫罗兰色,全部满足上述四个标准,二尖瓣与主动脉的瓣膜反流诊断才能成立[8]。

【鉴别诊断】　排除性诊断是确诊风湿热不可缺少的诊断步骤,应除外类风湿关节炎、系统性红斑狼疮、强直性脊柱炎、结核感染过敏性关节炎(Poncet 病)、亚急性感染性心内膜炎、病毒性心肌炎等。因上述疾病的早期与风湿性关节炎或心脏炎常易混淆,容易造成误诊。需要临床就风湿热的常见症状分别与下列疾病进行鉴别:

1. **多发性关节炎和发热**　注意化脓性关节炎、结缔组织病(如幼年特发性关节炎、炎症性肠病、系统性红斑狼疮、系统性血管炎或结节病)、病毒性关节炎、反应性关节炎、莱姆病、镰状细胞贫血、感染性心内膜炎、白血病、淋巴瘤、痛风与假性痛风、链球菌感染后综合征等。其中幼年特发性关节炎不规则高热常呈弛张热型,侵犯小关节,很少呈游走性,可致关节畸形。心脏损害以心包积液多见;RF 可见虹膜睫状体炎。系统性红斑狼疮的特征是面部有蝶形红斑,多有肾脏受累,血清 ANA 及抗双链 DNA 抗体阳性并呈高滴度。急性白血病在发热、关节痛的同时伴贫血、出血、肝脾淋巴结肿大,血及骨髓中可见幼稚白细胞。结核性风湿病存在结

核中毒症状时可出现发热、关节痛、ESR 增快、CRP 增高,但有原发结核灶,结核菌素试验强阳性。链球菌感染后状态(链球菌感染后综合征)是在扁桃体炎或上呼吸道感染后出现低热、关节痛、ASO 滴度升高、血沉中度增快等表现,心电图可有一过性期前收缩或轻度 ST 段及 T 波改变,但无病理性心脏杂音,在应用青霉素或和小剂量泼尼松后很快恢复正常。单纯的关节痛应和生长痛及关节过度活动综合征进行鉴别:生长痛常表现为双膝附近肌肉疼痛,偶见大腿和双踝部,疼痛轻重不等,于晚间或入睡后发生,持续数分钟或数小时,按摩可减轻;关节过度活动综合征多在运动后发生,双膝痛多见,患儿有关节松弛表现。这两种关节痛不伴发热和心脏炎等风湿热表现,常随年龄增加而自行缓解。

2. **心脏炎**　对于存在心脏杂音者,需排除腱索断裂、乳头肌功能不全和二尖瓣脱垂、心房黏液瘤、先天性心脏病及学龄期儿童生理性杂音等。其中腱索断裂、乳头肌功能不全和二尖瓣脱垂均可引起二尖瓣关闭不全,需结合病史及超声心动图检查进行鉴别。心房黏液瘤的患儿行超声心动图检查可发现心房内异常回声团而诊断。先天性心脏病患儿生后听诊即存在杂音,生长发育迟缓,易患呼吸道感染,超声心动图可予诊断。儿童生理性杂音多为 Ⅰ 级或以上,呈高调收缩早中期杂音,无明显传导,临床不难鉴别。对风湿热出现心脏扩大、心力衰竭、心包受累者,需考虑感染性心内膜炎、感染性心肌炎、扩张型心肌病,以及心包炎(病毒性、结核性或特发性)的可能。病毒性心肌炎、心包炎少见瓣膜病变,无明显杂音,多见心律失常。病原学检测有助鉴别。

3. **舞蹈症**　注意系统性红斑狼疮累及中枢神经系统、药物中毒、WILSON 病、抽动障碍、舞蹈手足徐动型脑性瘫痪、脑炎、家族性舞蹈症、颅内肿瘤和莱姆病。其中家族性舞蹈症病程呈进行性加重,易于区别。ARF 中舞蹈症与心脏炎并发概率极小,但高达25%的舞蹈症病例最终可发展为 RHD。确定舞蹈症是否由 ARF 引起时,需与其他神经系统的疾病鉴别,可通过检测血中抗基底节抗体和外周血中 B 淋巴细胞,两者结果均阳性时支持舞蹈症的诊断。

4. **皮下小结**　在小儿时期偶见良性非风湿性皮下小结,可见于头皮、肘部、腹部及手足等处,其病理变化包括中心的纤维素样坏死和四周的组织细胞和单核细胞浸润,这种小结可自然消失,也可反复发作,但一般经过数月甚至数年之后不再发生。除小结之外患者没有任何结缔组织病的症状,其血清的抗核抗体和类风湿因子均阴性,不需任何治疗。但 ARF 的皮下小结几乎不作为 ARF 唯一的主要表现,多与风湿性心瓣膜病并发,

是风湿热活动的标志之一。由 ARF 引起环形红斑仅有 2%，可出现在 ARF 病程任一阶段，短时间消退。

发热及关节痛为 ARF 的两项次要临床表现，大多数患儿体温多高于 38.5℃，90% 疑似病例体温大于 37.5℃，无特异性，不经治疗可在数周内好转。关节痛多为大关节疼痛，最常见为膝关节、肘关节、腕关节以及踝关节，多数表现为单个关节疼痛；其他伴随症状可有多汗、腹痛、贫血、鼻出血、乏力等，而多汗几乎见于所有 ARF 活动期患儿。

【风湿热复发】 RF 复发是风湿热最显著的特点之一，复发率 30%~75% 不等。在预防性治疗措施开展之前，大部分患儿都会出现一次或多次的复发。首次发病后 5 年内复发率最高，初次发病年龄越小越容易复发。复发率和 GAS 感染后抗体滴度升高程度及既往是否患风湿性心脏病有一定相关性：抗体滴度明显升高者，复发率较高；在同样抗体滴度的水平下，既往罹患心脏炎者复发率高，当再次感染 GAS 后，约 30% 复发。既往患风湿热但无心脏炎者，再感染后复发率仅为 10%。瓣膜损害程度随复发次数增加而加重。当既往风湿热患者出现与初次发病类似症状时或出现新的心脏杂音以及心电图改变，伴随发热、关节痛、皮肤症状、舞蹈症或腹痛等情况时，应考虑风湿热复发。风湿性心瓣膜病患者的心力衰竭症状急剧加重也提示风湿热复发。

【治疗】 风湿热治疗目标是彻底清除链球菌感染，控制临床症状，使病情迅速缓解，提高患儿生活质量。

急性 RF 的治疗有两个主要目标：一是通过抗链球菌治疗消除 GAS 感染；二是治疗关节炎、心脏炎、舞蹈症等临床表现。同时注意掌握以下原则：早期诊断，合理治疗，预防复发，监测药物副作用[4]。

1. 急性风湿热的治疗

（1）一般管理：①休息及控制活动量。发热、关节肿痛者，卧床休息至急性症状消失，无心脏炎者大约 1 个月，合并心脏炎者至少需 2~3 个月。心脏炎并发心力衰竭者应绝对卧床休息，至少 6 个月后逐渐恢复活动。②饮食。选择易消化和富有蛋白质、糖类及维生素 C 的饮食。有充血性心力衰竭者需适当限制盐及水，宜少量多餐。

（2）根除 GAS 的感染：①苯氧甲基青霉素（青霉素 V）口服是链球菌咽炎治疗的首选药物，对于体重大于 27kg 的患者，苯氧甲基青霉素（青霉素 V）的正确剂量为 500mg，每天 2~3 次，持续 10 天。儿童体重为小于 27kg，应给予 250mg，每天 2~3 次，连续 10 天。②抗链球菌治疗的另一个选择是青霉素（青霉素 G），由于需要

肌内注射，只能在医院使用，体重>27kg 或年龄>6 岁患者，每次剂量 120 万 U；体重<27kg 或年龄<6 岁的儿童每次剂量 60 万 U。③阿莫西林每次 50mg/kg，最大剂量为 1g，每 8 小时一次，持续口服 10 天[5]。但对青霉素耐药或过敏者可选用非广谱头孢菌素（头孢羟氨苄或头孢氨苄）持续 10 天；青霉素严重 I 型变态反应者首选克林霉素，每日剂量 20mg/kg，分为三次；亦可选用大环内酯类抗生素如克拉霉素每日 15mg/kg，分两次使用，最大剂量每日小于 500mg，口服 10 天。红霉素、阿奇霉素也可选用，但要注意胃肠道不良反应。阿奇霉素每次 10mg/kg，每日一次，连续服用 5 天（最大剂量小于 500mg/d）[8]。

（3）抗风湿热治疗：常用的有非甾体抗炎药和肾上腺皮质激素。药物的选择、用量及疗程根据临床表现而决定。

1）关节炎的治疗：非甾体抗炎药，如布洛芬每日 30~40mg/kg，萘普生每日 10~20mg/kg，对有无轻度心脏炎的关节炎病例均可使用。

2）心脏炎的治疗：萘普生也可用于表现为轻型心脏炎患者。肾上腺皮质激素作用较强，心脏炎时宜早期使用，伴有心力衰竭者首选泼尼松，每日剂量 2mg/kg，最大剂量每日不能大于 60mg，分 3~4 次口服，持续 2~4 周后缓慢减量，总疗程 8~12 周。严重心脏炎者每日可用一次甲泼尼龙 10~30mg/kg 冲击治疗，共 1~3 次[9]。多数情况在用药后 2~3 天即可显效。严重患者糖皮质激素应用时间长短应根据受累器官及病情轻重酌情而定。应用上述糖皮质激素治疗时，患儿可出现肥胖、满月脸、多毛和痤疮等，这些表现在停药后可逐渐消失；另外，还可出现高血压、糖尿病、精神异常、惊厥、消化性溃疡、骨质疏松、感染扩散及发育迟缓等，在治疗过程中应密切关注，及时处理。突然停用泼尼松可能出现肾上腺皮质功能不全，故应缓慢减停，一般需 3~4 周。目前认为糖皮质激素并不能改变风湿热的病程和改善瓣膜病变的产生，而只能减轻心脏炎的症状和较快改善心功能。β 受体阻滞剂美托洛尔治疗风湿性心脏病有一定疗效；大剂量丙种球蛋白可能对风湿热心脏病有益，可减少急性风湿性瓣膜病，所以 ARF 一经确诊，应及时进行抗风湿治疗，注意足量、足疗程、合理用药，尽快控制风湿病活动。用肾上腺糖皮质激素治疗后，在药物减量，尤其是在停药时，部分患儿会出现不同程度的病情反复，即"反跳"现象，可能是由于风湿性炎症尚未完全得到控制。"反跳"现象多发生在减量或停药 2 周内，急性感染或劳累会增加发生的可能性。轻者表现为发热、关节痛、心脏杂音的重现，血沉增快及 C 反应蛋白升

高,常于数日内自愈,很少需要用药。而严重者可出现心包炎、心脏增大及心力衰竭,需再加用糖皮质激素。无心脏炎的患儿可用非甾体抗炎药如阿司匹林治疗,每日剂量100mg/kg,最大量不能大于3g/d,分次服用,2周后逐渐减量,疗程4~8周[9]。

3)舞蹈症的治疗:主要采取支持疗法及对症处理,加强护理工作,预防外伤,保持居住环境安静,避免外界刺激。因该病的临床表现为良性且自限,轻者无须治疗,较重者可使用苯巴比妥、小剂量卡马西平镇静;中重度患儿可使用丙戊酸,效果好于卡马西平或氟哌啶醇。但尽量避免上述药物联合应用。对于既往无心脏炎病史的患儿,只要近期发生过链球菌感染,均需定期追踪及坚持长效青霉素预防治疗。表现为心脏炎或患风湿性心脏病时,可根据体征的变化、实验室检查、心电图及超声心动图结果制定相应治疗方案。

4)心力衰竭的治疗:①一般治疗。镇静、吸氧、卧床休息、限盐、限液量及输液速度。②强心治疗。使用地高辛负荷剂量后给予维持量疗效较好。动态监测地高辛血药浓度,谷浓度为1.5~2ng/ml具有治疗效果。③利尿。降低心脏前负荷,缓解心衰症状,可采用呋塞米和螺内酯,注意监测电解质。心脏炎者,加用糖皮质激素,通常选用泼尼松,存在心功能不全、心力衰竭及严重瓣膜病者,激素静脉输注或冲击治疗后口服,辅以小剂量强心利尿剂、营养心肌等药物。④扩血管。如口服肾素-血管紧张素转换酶抑制剂主要降低心脏后负荷有助于提高心排血量、降低心肌耗氧,当二尖瓣及主动脉瓣关闭不全时尤其适用。注意在纠正低血容量状态后方可用药,用药过程中动态监测血压。

2. 慢性心瓣膜病的治疗 对同时合并活动性风湿热的患儿给予抗风湿治疗;对无风湿活动者,主要考虑以下几个方面。

(1)控制活动量:由于瓣膜器质病变引起心脏肥厚扩大及心脏代偿功能减退,对这些患儿应注意控制活动量,避免剧烈运动。

(2)洋地黄治疗:有慢性充血性心力衰竭者长期口服洋地黄,根据地高辛血药浓度和心功能状况,调整用药剂量。

(3)扁桃体摘除:如有慢性扁桃体炎,于风湿热控制后可摘除扁桃体,需在术前2~3天及术后1~2周注射青霉素,以防止发生感染性心内膜炎。在拔牙前后也应如此治疗。

(4)手术治疗:在心瓣膜严重损害时,可做瓣膜成形术或置换术,恢复瓣膜的正常功能,逆转危重患儿的临床表现。但儿童期处于生长发育阶段,日后由于所置

换瓣膜的相对狭窄,需要再次换瓣。此外,术后抗凝治疗及预防感染等,也应予以考虑。二尖瓣置换适应证:①心功能Ⅲ~Ⅳ级;②血栓栓塞发生2次以上;③左房大,有心房颤动、房壁钙化者;④进展性肺动脉高压,病情逐渐恶化者。主动脉瓣置换适应证:①主动脉瓣病变导致明显冠状动脉供血不足、晕厥或心力衰竭者;②如患儿各项客观检查指标均为阳性,并有心肌缺血症状,可放宽手术指征。对于风湿性心脏病二尖瓣狭窄患儿,近年来开展的经皮二尖瓣球囊扩张术取得良好疗效,其近期和远期疗效与心脏直视手术相似,术后再狭窄率也相似,减少了患儿麻醉和手术所承受的痛苦和危险。对严重慢性心脏瓣膜病,有明显血流动力学改变,同时伴有心肌缺血、缺氧、栓塞、晕厥或心力衰竭患儿,则可考虑行瓣膜成形术,以恢复瓣膜的功能,缓解症状,使之度过危险期,但一定要严格掌握适应证。当ARF引起心脏瓣膜损伤尤其是狭窄或严重关闭不全时需考虑手术治疗。二尖瓣狭窄首选二尖瓣球囊扩张术,与外科手术相比,大大降低了麻醉和手术的风险。瓣膜关闭不全则优先考虑瓣膜整形修复——人工瓣膜置换术。

【预防】

1. 一级预防的目的是防止ARF的初次发作 ARF发生前,应防止自身免疫性炎症的发生。链球菌性咽炎早期诊断和治疗是一级预防的重要环节。在A组β溶血性链球菌感染性咽炎9天内首选青霉素治疗,疗程为10天,可有效预防ARF;同时加强儿童/青少年保健和卫生宣教,建立健全社区医疗工作,加强对链球菌咽炎及ARF的诊治宣传,定期对易感/高风险人群筛检也是一级预防的重要环节。另外,还要改善居住环境,防寒保暖,积极治疗上呼吸道感染同样必不可少。营养不良导致免疫系统失衡,导致A组β溶血性链球菌感染者发展为ARF/RHD的概率大大提高。因此,增加营养、预防营养不良、加强体质锻炼是一级预防重要措施。

2. 二级预防是防止ARF的再次发作 针对ARF患儿,预防RF的复发用药时间基于ARF类型、心脏受累严重程度、年龄、再次A组β溶血性链球菌感染等风险因素,长效青霉素肌内注射每3~4周一次是常用的预防方案。AHA推荐长效青霉素注射每3周一次,如果治疗3~4次后ASO没有变化,可每两周注射一次,持续ASO下降至正常后再适当延长到3~4周一次,总疗程应至少持续5年,最好持续到21周岁;有风湿性心脏病患者,或出现病情反复发作至少预防用药10年,甚至终身预防用药。手术改善瓣膜病变后仍需长期甚至终身预防,首选治疗药物依旧为长效青霉素,过敏者可选

用红霉素类药物口服,每月口服6~7天,长期使用疗程同前。磺胺嘧啶口服仅作预防应用。长期针对GAS治疗进行预防ARF的复发,提高依从性,开展健全全社区保健对于预防慢性RHD的发病和迁延加重很有必要。AHA规定:凡无法确定的"可能ARF",需进行12个月的二级预防后再行相关体格检查及超声心动图评估;当规范预防(长效青霉素肌内注射每3~4周1次,持续3~4次后)症状仍反复发作(尤其关节痛)且无相关血清学链球菌感染证据,也无超声心动图相关异常者,风湿性心脏病可能性不大,可停用抗生素治疗[5]。

【预后】 风湿热的预后主要决定于是否发展为风湿性心脏病和决定风湿性心脏病预后的主要因素,包括初发心脏炎的严重程度、是否复发和复发次数。急性期有轻、中度二尖瓣反流的患儿约半数在恢复期杂音完全消失,而主动脉瓣反流一旦出现,常持续存在。复发两次以上者风湿性心脏病发病率可高达90%。一旦出现慢性风湿性心脏病,则可能合并房性心律失常、肺水肿、肺栓塞、感染性心内膜炎、血栓形成及体循环栓塞等心脏相关并发症,影响生存质量。多发性关节炎预后良好,不遗留畸形。舞蹈症如经抗风湿治疗及抗GAS预防治疗后,预后良好,症状经4~10周可自然痊愈,其风湿热复发率亦可由50%降至10%。仅少数患者遗留神经精神症状。

(曹兰芳)

参考文献

[1] ROSS EP, RONALD ML, CAROL BL, et al. Textbook of Pediatric Rheumatology, 8th Edition, 2021.

[2] SZCZYGIELSKA I, HERNIK E, KOŁODZIEJCZYK B, et al. Rheumatic fever-new diagnostic criteria. Reumatologia, 2018, 56(1):37-41.

[3] JAZAIRI A, JASER R, HALEES Z, et al. Guidelines for the secondary prevention of rheumatic heart disease: Endorsed by Saudi Pediatric Infectious Diseases Society (SPIDS). Int J Pediatr Adolesc Med, 2017, 4(1):47-50.

[4] BREDA L, MARZETTI V, GASPARI S, et al. Population-based study of incidence and clinical characteristics of rheumatic fever in Abruzzo, central Italy, 2000-2009. J Pediatr, 2012, 160(5):832-836.

[5] BHARDWAJ N, MATHUR P, BEHERA B, et al. Antimicrobial resistance in beta-haemolytic streptococci in India: a four-year study. Indian J Med Res, 2018, 147(1):81-87.

[6] KARTHIKEYAN G, GUILHERME L. Acute rheumatic fever. Lancet, 2018, 392:161-174.

[7] GEWITZ MH, BALTIMORE RS, TANI LY, et al. American Heart Association Committee on Rheumatic Fever, Endocarditis, and Kawasaki Disease of the Council on Cardiovascular Disease in the Young. Revision of the Jones Criteria for the diagnosis of acute rheumatic fever in the era of Doppler echocardiography: a scientific statement from the American Heart Association. Circulation, 2015, 131(20):1806-1818.

[8] PEREIRA BÁ, BELO AR, SILVA NA. Rheumatic fever: update on the Jones criteria according to the American Heart Association review-2015. Rev Bras Reumatol, 2017, 57:364-368.

[9] 王卫平,孙锟,常立文. 儿科学. 9版. 北京:人民卫生出版社,2018.

第2节 幼年特发性关节炎

幼年特发性关节炎(juvenile idiopathic arthritis, JIA)是儿童时期常见的结缔组织病,以慢性关节炎为其主要特征,并伴有全身多系统受累,也是造成小儿致残和失明的首要原因。

目前仍采用2001年国际风湿病联盟提出并修订的JIA分类(表18-7)[1]。随着对疾病发病机制和病理研究的深入,发现本分类标准存在一定局限性,如幼年特发性关节炎(全身型)更倾向是一种炎症性疾病而非慢性关节炎性疾病,故有待新的分类标准应用于临床。

JIA的定义是16岁以前起病,持续6周或6周以上的单关节炎或多关节炎,并除外其他已知原因。JIA每一类都需除外其他可能的疾病。这一分类方法以主要的临床和实验室特征为基础,定义了特发性的儿童时期关节炎的不同类型。

儿童关节炎的许多类型有其特殊的临床特征,部分特征在成人炎症性关节炎中罕见。与成人类风湿关节炎相比,皮下结节和血清类风湿因子(RF)阳性少见,但在某些JIA亚型中,常出现血清抗核抗体(ANA)阳性。JIA的某些并发症如骨质疏松症和眼葡萄膜炎可见于多种亚型,而其他并发症仅限于特殊亚型。

表 18-7　JIA 的国际风湿病联盟分类标准

分类	定义	需要排除的情况
全身型 JIA	关节炎 ≥ 1 个关节,发热至少 2 周(弛张高热[1]),至少持续 3 天,伴有以下一项或以上的症状: 1. 间断出现的(非固定性的)红斑样皮疹 2. 全身淋巴结肿大 3. 肝和/或脾增大 4. 浆膜炎[2]	A. 银屑病或患者或一级亲属有银屑病病史 B. 大于 6 岁、HLA-B27 阳性的男性关节炎患者 C. 患强直性脊柱炎、附着点炎症相关的关节炎、伴炎症性肠病的骶髂关节炎、瑞特综合征或急性前葡萄膜炎,或一级亲属中有上述疾病之一 D. 至少两次类风湿因子 IgM 阳性,两次间隔至少 3 个月
少关节型 JIA	发病最初 6 个月 1~4 个关节受累。分两个亚类: 1. 持续性少关节型——整个疾病过程中受累关节数 ≤4 个 2. 扩展性少关节型——病程 6 个月后受累关节数>4 个	上述(A、B、C、D)+E E. 有全身型 JIA 的表现
多关节型 JIA(RF 阴性)	发病最初 6 个月,受累关节≥5 个,RF 阴性	A、B、C、D、E
多关节型 JIA(RF 阳性)	发病最初 6 个月受累关节≥5 个;在疾病的前 6 个月 RF 阳性≥2 次,两次间隔至少 3 个月	A、B、C、E
银屑病性关节炎	关节炎合并银屑病,或关节炎合并以下至少两项 1. 指/趾炎[3] 2. 指甲凹陷或指甲脱离[4] 3. 一级亲属患银屑病	B、C、D、E
附着点炎症相关的关节炎	关节炎和附着点炎症[5],或关节炎或附着点炎症伴以下至少两项 1. 骶髂关节压痛或炎症性腰骶部疼痛[6]或既往有上述疾病 2. HLA-B27 阳性 3. 6 岁以后发病的男性关节炎患者 4. 急性(症状性)前葡萄膜炎 5. 一级亲属中有强直性脊柱炎、与附着点炎症相关的关节炎、伴炎症性肠病的骶髂关节炎、瑞特综合征或急性前葡萄膜炎病史	A、D、E
未分化关节炎	不符合上述任何一项或符合上述两类以上的关节炎	

注:[1]弛张热定义为一天中体温峰值可达 39℃,两个峰值之间体温可下降至 37℃;[2]浆膜炎包括心包炎、胸膜炎、腹膜炎或同时具备三者;[3]指/趾炎指至少 1 个指/趾肿胀,常呈非对称性分布,并可延伸至指/趾端;[4]任何时候出现一个或一个以上指甲至少两处凹陷;[5]附着点炎症指肌腱、韧带、关节囊或骨筋膜附着处压痛;[6]炎症性腰骶部疼痛指腰骶部疼痛伴有晨僵,活动后减轻;RF:类风湿因子。

一、概述

【流行病学】　JIA 于 16 岁以前发病。1~3 岁幼儿高发,女童更多见,其发病率约为平均发病率的 2 倍。男童发病年龄跨度大,发病高峰在 8 ~ 10 岁。全身型 JIA 是一特例,其男女发病率比为 1 : 1。根据幼年类风湿关节炎或幼年慢性关节炎分类标准对幼年关节炎的发病率进行研究发现,每年每 10 万儿童中有 3.5 ~ 13.9 人患病,而按国际风湿病联盟分类标准所进行的研究表明,每年每 10 万儿童中有 15 人患病。

【病因】　病因至今尚不清楚,可能与多种因素如感染、免疫及遗传有关。

1. **感染因素**　虽有许多关于细菌(链球菌、耶尔森菌、志贺菌、空肠弯曲菌和沙门菌属等)、病毒(微小病毒 B19、风疹病毒、EB 病毒、柯萨奇病毒和腺病毒等)、支原体和衣原体感染与本病有关的报道,但都不能证实这些感染是诱发本病的直接原因。

2. **免疫学因素**　支持本病为自身免疫性疾病的证

据有:①部分病例血清中存在类风湿因子(RF,抗变性 IgG 抗体)和抗核抗体(ANA)等自身抗体;②关节滑膜液中有 IgG 包涵体和类风湿因子的吞噬细胞(类风湿关节炎细胞,RAC);③多数患儿的血清 IgG、IgM 和 IgA 上升;④外周血 CD4+T 细胞克隆扩增;⑤血清炎症性细胞因子明显增高。

3. 遗传因素 很多资料证实本病具有遗传学背景,研究最多的是人类白细胞抗原(HLA),发现具有 HLA-DR4、DR8 和 DR5 位点者是 JIA 的易发病人群。其他如 HLA-DR6、HLA-A2 等也和本病发病有关。此外,某些原发性免疫缺陷病如低丙种球蛋白血症、选择性 IgA 缺乏症及先天性低补体血症患儿易罹患本病。

【发病机制】 本病的发病机制可能为各种感染性微生物的特殊成分作为外来抗原,作用于具有遗传学背景的人群,激活免疫细胞,通过直接损伤或分泌细胞因子、自身抗体触发异常免疫反应,引起自身组织的损害和变性。尤其是某些细菌、病毒的特殊成分可作为超抗原,直接与具有特殊可变区 β 链(Vβ)结构的 T 细胞受体(TCR)结合而激活 T 细胞,激发免疫损伤。自身组织变性成分(内源性抗原)如变性 IgG 或变性的胶原蛋白,也可作为抗原引发针对自身组织成分的免疫反应,进一步加重免疫损伤。

【病理】 关节病变以慢性非化脓性滑膜炎为特征,受累滑膜的滑膜绒毛肥大,滑膜衬里细胞层的细胞增生。滑膜下组织充血水肿,通常有大量血管内皮细胞增生以及淋巴细胞和浆细胞浸润。这些可导致血管翳的形成及关节软骨的进行性侵蚀和破坏。皮疹是 JIA 的重要特征之一,其病理学改变为皮下组织的毛细血管和小静脉周围的淋巴细胞浸润。在主要腔隙结构的浆膜衬里层表面可能发生非特异性纤维素性浆膜炎,其临床表现为疼痛、浆膜腔渗出和积液。非滤泡性增生可引起淋巴结和脾脏增大。

二、各亚型的特点

JIA 是一组异质性疾病,JIA 的特点包括临床表型、实验室检查、诊断及治疗均不完全相同,下面对常见亚型分别进行叙述。

(一)全身型 JIA

幼年特发性关节炎(全身型)(systemic juvenile idiopathic arthritis,SJIA)定义为关节炎伴随全身临床症状,

典型的弛张热,每日高峰超过 39℃ 或更高,持续时间超过 2 周,至少合并以下症状之一:易消散的皮疹、淋巴结肿大、多浆膜炎或肝脾大。SJIA 可发生于任何年龄,但以 5 岁以前略多见,无明显性别差异。SJIA 的发病率大约是 10/10 万,约占 JIA 患儿 10%。本型的特点为起病多急骤,伴有明显的全身症状。

【临床表现】

1. 发热 弛张型高热是此型的特点,体温每日波动于 36~41℃,骤升骤降,一日内可出现 1~2 次高峰,高热时可伴寒战和全身中毒症状,如乏力、食欲缺乏、肌肉和关节疼痛等,热退后患儿活动如常,无明显痛苦。发热可持续数周至数月,自然缓解后常复发。

2. 皮疹 也是此型典型症状,其特征为发热时出现,随着体温升降而出现或消退。皮疹呈淡红色斑丘疹,可融合成片。见于身体任何部位,但以胸部和四肢近端多见(见书末彩图 18-1)。

3. 关节症状 关节痛或关节炎是主要症状之一。发生率在 80% 以上。可为多关节炎或少关节炎。常在发热时加剧,热退后减轻或缓解。以膝关节最常受累,手指关节、腕、肘、肩、踝关节也常受侵犯。反复发作数年后,部分患儿可形成关节强直。关节症状既可首发,又可在急性发病数月或数年后才出现。半数以上患儿有不同程度肌肉酸痛,多在发热时明显。

4. 肝脾及淋巴结肿大 约半数病例有肝脾大,可伴有轻度肝功能异常,少数患儿可出现黄疸。体温正常后肝脾可缩小。多数患儿可有全身淋巴结肿大,肠系膜淋巴结肿大时可出现腹痛。

5. 胸膜炎及心包炎 约 1/3 患儿出现胸膜炎或心包炎。但无明显症状,心肌也可受累,但罕见心内膜炎。少数患儿可有间质性肺炎(图 18-2)。

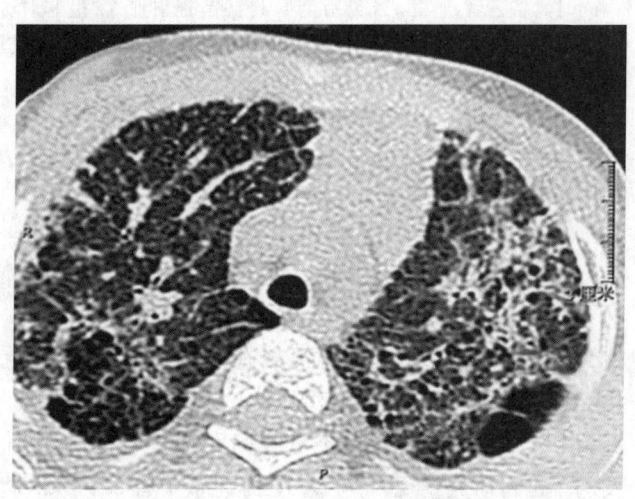

图 18-2 SJIA 合并间质性肺炎

6. **神经系统症状**　部分患儿出现脑膜刺激症状及脑病的表现,如头痛、呕吐、抽搐、脑脊液压力增高及脑电图改变。

【实验室检查】　目前 SJIA 没有特异性的实验室检查,但可表现为白细胞和中性细胞分类明显升高,白细胞可高达 $(30\sim50)\times10^9/L$,并有核左移;中等度低色素、正常红细胞性贫血;血小板增高,特别是病情加剧者。CRP、ESR 明显增高。重症患儿可有肝酶、血清铁蛋白、凝血功能的异常,并伴有多克隆高球蛋白血症。通过骨髓穿刺等其他实验室检查,可排除其他疾病。

【鉴别诊断】　许多疾病的表现与 SJIA 相似(表18-8),需注意鉴别。

【治疗】　SJIA 轻者只需要口服非甾体抗炎药(non-steroidal antiinflammatory drugs,NSAIDs),如表18-9所示,若发热和关节炎未能为足量非甾抗炎药物所控制时,可加服泼尼松每日 $0.5\sim1mg/kg$,一次顿服或分次服用。一旦得到控制时即逐渐减量而停药。合并心包炎则需大剂量泼尼松治疗,剂量为每日 $2mg/kg$,分 $3\sim4$ 次口服,待控制后逐渐减量至停药,或甲泼尼龙冲击,剂量为 $10\sim30mg/kg$,最大量不超过 1 000mg,每日一剂,连续三天,随后给予小剂量的口服泼尼松[2]。

表 18-8　SJIA 的鉴别诊断

疾病	与 SJIA 鉴别特点
感染	血培养、PCR 或特异抗原检测阳性;持续性或不规则发热,间断发热;各种皮疹(非 SJIA 典型皮疹)
白血病	间断发热;骨痛;全身症状明显
神经母细胞瘤	间断发热;持续性多器官受累
CINCA 或 NOMID	固定皮疹;波状热;神经系统并发症
川崎病	固定皮疹;皮肤黏膜症状;冠脉扩张
其他原发性血管炎	波状热;固定、疼痛的皮疹或紫癜;持续性多器官受累;肾脏受累
SLE	持续或间断发热;ANA、dsDNA 阳性;血细胞减少;其他系统受累

注:ANA:抗核抗体;CINCA:慢性婴儿神经皮肤关节综合征;dsDNA:双链 DNA;NOMID:新生儿发病多系统炎性疾病;PCR:聚合酶链反应;SLE:系统性红斑狼疮。

表 18-9　儿童常用 NSAIDs 一览表

药物	开始年龄	剂量	用法	最大量
萘普生	2 岁	$10\sim15mg/(kg\cdot d)$	每日 2 次	1 000mg/d
布洛芬	6 个月	$30\sim40mg/(kg\cdot d)$	每日 3~4 次	2 400mg/d
双氯芬酸	2 岁	$1\sim3mg/(kg\cdot d)$	每日 3 次	150mg/d
西乐葆	2 岁	$6\sim12mg/(kg\cdot d)$	每日 2 次	400mg/d

对于 NSAIDs 的选择因人而异,每个个体对 NSAIDs 的疗效反应并不一致,如果用药 4 周无效时,换用另一种 NSAIDs 可能会有效,但避免两种 NSAIDs 同时应用,以免增加其毒副作用。布洛芬为最常用的 NSAIDs,胃肠道副作用轻微,较易耐受。双氯芬酸和萘普生较常用,对减轻疼痛、缓解关节肿胀有较好的作用。

和成人相比,儿童应用 NSAIDs 时的胃肠道副作用相对较轻,所以通常选用传统的 NSAIDs 用于 JIA 的治疗,大部分患儿均可耐受。如果患儿胃肠道对 NSAIDs 难以耐受时,可以选用前列环素抑制剂(COX-2 抑制剂)。由于儿童本身心血管的高危因素较成人少,所以除特殊情况外,NSAIDs 对于儿童的心血管副作用并不需要特别关注。值得注意的是,个别儿童可能对 NSAIDs 过敏,严重者表现为渗出性多形红斑,可有多脏器功能损害,眼结膜严重受累可能致盲,所以用时需询问过敏史。

通常需要加用改善病情抗风湿药[3](disease-modifying anti-rheumatic drugs,DMARDs),如甲氨蝶呤、环孢素 A。甲氨蝶呤(methotrexate,MTX)剂量为每周 10~15mg/m² 口服,如口服效果不好或出现恶心、呕吐以及转氨酶增高,可改为皮下注射。环孢霉素 A 剂量为每日 2~3mg/kg,分 2 次服用,定期复查血常规和肝功能,需要密切监测血压。其他免疫抑制剂可选用环磷酰胺和硫唑嘌呤,均需定期复查血常规和肝功能。有些改善病情的抗风湿药有诱发 SJIA 并发 MAS 的可能(如柳氮磺胺嘧啶、甲氨蝶呤),需值得注意。沙利度胺(thalidomide)具有特异性免疫调节作用,能抑制单核细胞产生肿瘤坏死因子,还能协同刺激人 T 淋巴细胞,辅助 T 细胞应答,并可抑制血管的形成和黏附分子的活性。沙利度胺可有效缓解关节症状和控制体温,安全性也较好。

SJIA 根据病程不同,针对慢性反复发作型和持续活动型,传统的糖皮质激素联合免疫抑制剂的治疗效果甚微,且长期应用引起的相关不良反应显著。因此,生物制剂成为治疗 SJIA 的新武器。肿瘤坏死因子(TNF)受体拮抗剂、白介素 1(IL-1)受体拮抗剂、白介素 6(IL-6)受体拮抗剂在 SJIA 患儿的治疗中的疗效引起医学界的关注和认可,且 IL-1 受体拮抗剂、IL-6 受体拮抗剂的效果更好[4]。大目前国内无 IL-1 受体拮抗剂。

托珠单抗(Tocilizumab)是一种免疫球蛋白 IgG1 亚型的重组人源性 IL-6 受体单克隆抗体,可以阻止 IL-6 和 IL-6 受体结合,从而抑制 IL-6 受体和 IL-6 诱导的信号转导而发挥作用。托珠单抗在国外于 2011 年通过认证用于活动性的难治性 SJIA 患儿中。我国 2016 年批准将托珠单抗用于 SJIA 患儿。托珠单抗推荐剂量为 ≤30kg,每次 12mg/kg;>30kg,每次 8mg/kg,每 2 周一次,静脉输注。

TNF-α 抑制剂包括依那西普(etanercept)、英夫利昔单抗(infliximab)、阿达木单抗(adalimumab),最典型的 TNF-α 抑制剂是依那西普,是第一个应用于儿童的 TNF-α 抑制剂,它是 TNF-α 受体 P75 与人免疫球蛋白 IgG 1Fc 段融合表达形成的蛋白。剂量为每次 0.4mg/kg,最大量为 25mg/次,每周 2 次,皮下注射。

英夫利昔单抗(infliximab)是人鼠嵌合抗 TNF-α 嵌合单克隆抗体,可与细胞膜表面 TNF-α 结合。用法为 3~5mg/kg,缓慢静脉滴注,在接受过第 1 剂注射后,第 2 及第 3 剂注射将分别于之后第 2 及第 4 周进行。然后,每 6~8 周接受一次注射。阿达木单抗(adalimumab)是全人源化的 TNF-α 单克隆抗体,皮下注射给药,每次 24mg/m²,每两周 1 次,每次最大剂量 40mg。

2013 年 ACR 对 JIA 的治疗建议指出:针对有活动性全身症状和不同程度滑膜炎的 SJIA 患者,应用非甾体抗炎药和糖皮质激素效果不满意可加用阿那白滞素,阿那白滞素治疗 1 个月控制不满意加用托珠单抗;受累

关节数>4 个的患儿可采用肿瘤坏死因子抑制剂;对于无活动性全身症状但有不同程度活动性滑膜炎的 SJIA 患者在免疫抑制剂治疗 3 个月后疾病活动性仍未降低者可加用生物制剂。

【预后】 SJIA 在严重度、病程、预后方面存在异质性,有三种表现形式:①表现为单次发病,2~4 年内病情缓解;②反复复发,以全身症状伴轻度关节炎为特点;③持续活动病程,表现为发热和活动性关节炎持续存在。重症患儿可以在任何时间以关节外症状出现疾病的复发,或尽管正规治疗仍表现为活动性关节炎直至成人期。总之,SJIA 预后较差,多数患儿会有长期的功能残疾。目前认为 SJIA 的病死率仍高于其他亚型的 JIA。

(二)少关节型 JIA

少关节型是 JIA 最常见亚型,多发生于女童(女性与男性比为 4∶1),发病高峰在 6 岁之前。少关节型在发病最初 6 个月内有 1~4 个关节受累。如果病程大于 6 个月关节受累数大于 4 个,定义为扩展型少关节型;病程中受累关节少于或等于 4 个,定义为持续型少关节型。

【临床表现】 膝、踝、肘或腕等大关节为好发部位,常为非对称性(图 18-3)。其次为手的小关节,而这类关节受累预示银屑病关节炎的发生。颞颌关节受累常见,但由于其症状不典型,通常在疾病的晚期才被发现。病初很少累及腕关节,若累及则预示疾病进展为扩展型或多关节型关节炎。肩关节受累罕见。颈椎棘突受累可表现为斜颈。多数患儿以关节疼痛和晨僵为主诉。25% 的病例可无关节疼痛而仅有关节肿胀。虽然关节炎反复发作,但很少致残。

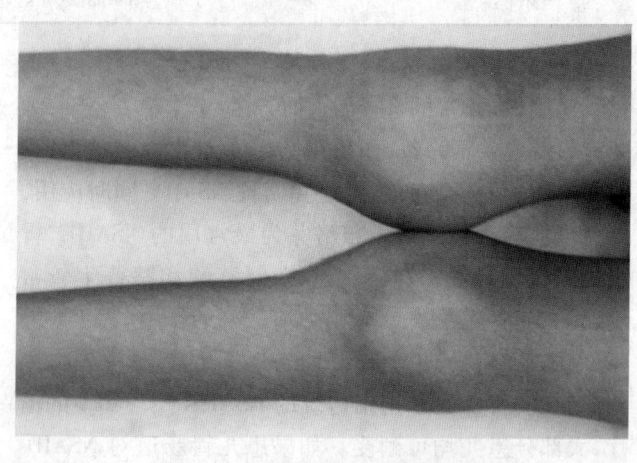

图 18-3 少关节型 JIA 受累关节

最常见的关节外表现为虹膜睫状体炎（iridocyclitis），又名慢性葡萄膜炎（chronic uveitis）（图 18-4）。约 20%~30% 患儿发生慢性虹膜睫状体炎而造成视力障碍甚至失明。但有部分患者并无眼睛发红及畏光等不适表现，仅在常规裂隙灯检查中发现。葡萄膜炎常见于抗核抗体阳性患儿。

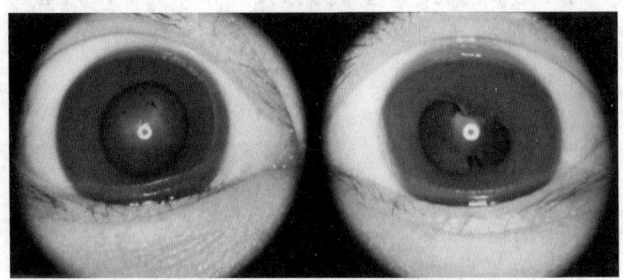

图 18-4　JIA 合并虹膜睫状体炎

【实验室检查】　约 50%~70% 的少关节型患儿抗核抗体（ANA）检测可呈阳性，滴度波动在 1:40~1:320。在幼年发病的女孩中 ANA 阳性出现的频率更高。CRP 或 ESR 轻到中度的升高，ESR 的明显升高预示疾病可进展为扩展型 JIA。少数病例可有轻度的贫血。

【鉴别诊断】　少关节型 JIA 的鉴别诊断应除外其他类型的 JIA，如附着点炎症相关的关节炎（ERA）和银屑病性关节炎。此外，需与化脓性关节炎、结核性关节炎、反应性关节炎、色素沉着绒毛结节性滑膜炎、出血障碍（如血友病）和严重的创伤等鉴别。

【治疗】　非甾体抗炎药可控制症状，但不能改善病程。不同的非甾体抗炎药无疗效差异。一般不主张用激素全身治疗，大关节如膝关节大量积液的患儿，除用其他药物治疗外，可在关节腔内抽液后，注入倍他米松或地塞米松，能解除疼痛，防止再渗液，并有利于恢复关节功能。若少关节型 JIA 对关节腔注射耐药，应考虑加用缓解病情的抗风湿药如甲氨蝶呤或 TNF-α 拮抗剂，尤其是扩展型少关节型 JIA 处于进展期。所有的 JIA 患儿均应行裂隙灯检测来筛查葡萄膜炎。轻者可用扩瞳剂及激素类眼药水滴眼。对严重影响视力患者，除局部注射激素外，需加用泼尼松每日口服，继以隔日顿服。虹膜睫状体炎对泼尼松敏感，无需服用大剂量，一些患儿服用 2~4mg/d 即能见效。

【预后】　大多数少关节型 JIA 患儿预后良好，但部分患儿病情易反复。应用甲氨蝶呤以来扩展型少关节炎型 JIA 约有 60%~70% 的患儿得到了部分或完全缓解。最坏的预后是视力的丧失，尤其是在早期就有明显的眼睛受累者。其他后遗症包括双下肢不等长，其他关节受累，如颞下颌关节。

（三）多关节型 JIA（RF 阴性）

类风湿因子阴性型占新发关节炎病例 20%~30%。本病的发病年龄有两个高峰，一个高峰为 3.5 岁左右，另一高峰是 10~11 岁。

【临床表现】　关节炎起病隐匿，受累关节呈对称性或非对称性分布，可同时累及大小关节。典型病例的小关节滑膜炎与成人类风湿关节炎的区别在于幼年起病时近端指间关节而并非掌指关节最易受累。颈椎及下颌关节常易累及。抗核抗体阳性的患儿中，年龄小于 6 岁的女童常以非对称性关节炎起病，葡萄膜炎高发；抗核抗体阴性，年龄在 7~9 岁的大龄儿童常出现大小关节对称性受累。

【实验室检查】　急性期反应物显著升高，同时伴轻度贫血。40% 的患者 ANA 检测阳性，RF 阴性。

【鉴别诊断】　需要与此病相鉴别的疾病包括幼年特发性关节炎的其他亚型，如扩展型少关节炎、ERA 和银屑病性关节炎。其他主要鉴别诊断包括自身免疫性结缔组织病，如系统性红斑狼疮，特别是 ANA 阳性的年长女性患儿应注意除外本病；淋巴瘤、白血病；脓毒败血症性多关节炎很罕见，但淋球菌感染、莱姆病导致的关节炎可有上述表现。

【治疗】　多关节型的患儿一经确诊，即需要抗风湿药物的治疗。甲氨蝶呤是首选药物，大多数患者在应用甲氨蝶呤 6 个月内症状可得到缓解，疗效不显著的患者，此时应考虑应用 TNF-α 拮抗剂。

尽管研究显示来氟米特效果稍弱于甲氨蝶呤，而对于轻症患者，可在开始应用 TNF-α 拮抗剂之前，选择加用柳氮磺吡啶和来氟米特联合治疗。

物理治疗是必需和重要的治疗方法，所有 JIA 患儿的肌肉强直、肌肉重塑及关节保护，均需要物理治疗。

【预后】　约 30% 的患儿可达到长期缓解；病程 5 年内得到缓解的概率最高。对称性关节及早期手部关节受累的患儿容易远期致残及预后较差。此类患儿最终身高受限，但较全身型患儿稍好。

（四）多关节型 JIA（RF 阳性）

类风湿因子阳性型占 JIA 的 5%~10%。更多见于女性患儿，研究表明男女比例为 5.7:12.8。

【临床表现】　典型的关节症状表现为渐进性、对称性的多关节受累（图 18-5），多累及手部的小关节，如

18章

近端指间关节、掌指关节、腕关节;大关节受累情况与类风湿关节炎相似。儿童通常表现为30个以上的关节受累。病初可能伴有低热,此类发热与全身型JIA明显不同。类风湿因子阳性型患儿可发生Felty综合征(脾大伴白细胞减少)。约10%患儿可出现类风湿结节,常见于肘关节周围。葡萄膜炎少见。本型关节症状较重,最终约半数以上发生关节强直变形而影响关节功能。

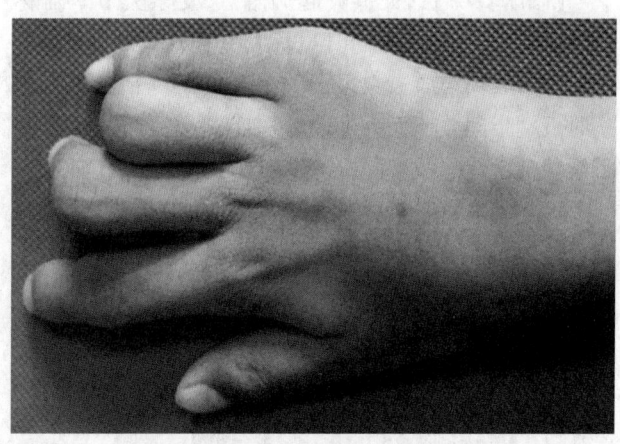

图18-5 JIA多关节受累

【实验室检查】 多有急性期反应物增加及贫血(正细胞正色素性贫血)。较少患儿有ANA(+)。间隔3个月的2次RF检测(+)。与成人类风湿关节炎相似,RF的检测包括IgG和IgM抗体。抗CCP抗体:和成人一样,此类患儿的抗CCP抗体更具特异性,它与关节破坏相关。

【鉴别诊断】 对于RF(+)的JIA(多关节型)患儿,在没有2次确定的RF(+)结果时,应注意与其他亚型的JIA相鉴别。

【治疗】 RF阳性的多关节型患儿,具有长期关节骨破坏的危险。一经确诊,即需要加用疾病修饰药物的治疗。研究表明甲氨蝶呤有效,剂量为每周10~15mg/m²。还应考虑联合应用TNF-α拮抗剂和甲氨蝶呤的治疗方案。

【预后】 与其他类型的JIA患儿相比,多关节型(RF阳性)患儿的病程较迁延。预后明显差于其他亚型。

(五)银屑病性关节炎

银屑病性关节炎是指兼有关节炎和银屑病,或关节炎兼具以下至少两条者:指/趾炎、指甲异常(2个以上指甲凹陷或指甲松动)、一级亲属有银屑病史。银屑病性关节炎患儿占JIA的2%~15%。在美国,此型更常见

于白种人,约90%的银屑病性关节炎患者是白种人。女童较男童更易发病,典型的起病年龄为7~10岁。虽然银屑病可晚于关节炎起病多年发生,但大多在关节炎起病2年内伴发。具体病因尚不清楚,但本型有强烈的遗传倾向。

【临床表现】 关节炎多为非对称性分布,大小关节均可受累(大关节通常为膝关节和踝关节),典型症状为指/趾炎,足趾较手指更为显著(图18-6)。15%的银屑病性JIA患儿可发生葡萄膜炎。

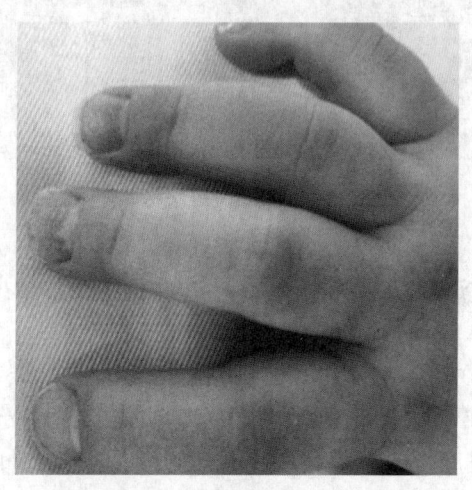

图18-6 银屑病关节炎

【实验室检查】 银屑病性关节炎患儿的血沉、CRP、血小板可能轻度升高,可有轻度贫血。约50%的患儿ANA阳性。RF检测为阴性。

【鉴别诊断】 如果没追问患儿及其一级亲属的银屑病病史,银屑病性关节炎患儿常被误诊为少关节型JIA,需注意鉴别。

【治疗】 该病的治疗与少关节型的治疗相似;限局性关节受累的患儿对关节腔内注射类固醇激素反应较好。NSAIDs有助于改善症状,如晨僵等,但不能改善疾病的长期转归。甲氨蝶呤对银屑病皮肤及关节损害有效。对于难治性患儿,建议应用TNF-α拮抗剂,可显著减少骨破坏。通常不选用口服皮质类激素。规律的前葡萄膜炎筛查是非常必要的,治疗方法同少关节型JIA。

【预后】 国际风湿病联盟(International League Against Rheumatism,ILAR)标准中关于儿童银屑病性关节炎远期预后的数据较少。一项历时7年,关于63名幼年银屑病性关节炎患者的回顾性研究显示,40%病情持续活动,8%患儿有严重的功能受限。银屑病性关节炎患者的葡萄膜炎与少关节型相似,病情隐匿、非疼痛性,未经治疗可致盲。因此必须严密监测。

（六）附着点炎症相关的关节炎

附着点炎症相关的关节炎（enthesitis-related arthritis，ERA），本病男性多发，男女之比为 6~9：1，以 8~15 岁儿童起病多见。本病的病因至今未明。目前认为由于患者存在遗传易感因素，在某些环境因素触发下致病。本病有家族易感性，一般认为本病的发病与 HLA-B27 有显著的相关性，国外报道其阳性率为 90%。

【临床表现】 典型病例表现为 6 岁以上男童起病（通常为青春期前及青春期），以骶髂关节、脊柱和四肢大关节的慢性炎症为主。

此型的一个显著特点是附着点炎（肌腱或韧带与骨骼的连接点）。髌骨下韧带、跟骨肌腱、插入跟骨的跖腱膜是最常受累部位。

关节炎以髋关节、膝关节、踝关节为著。表现为关节肿痛和活动受限，部分患者有夜间痛，查体受累关节肿胀、触痛、活动受限，肌腱附着点肿胀、压痛。

病初脊柱不易受累，但部分患儿可能逐渐进展为具有成人强直性脊柱炎典型特点的骶髂关节炎和脊柱炎。骶髂关节病变可于起病时发生，但多数于起病数月至数年后才出现，典型症状为下腰部疼痛，初为间歇性，数月或数年后转为持续性，疼痛可放射至臀部，甚至大腿，查体骶髂关节压痛，"4" 字征阳性。

随病情进展，腰椎受累时可致腰部活动受限，向前弯腰时腰部平直。严重者病变可波及胸椎和颈椎，使整个脊柱呈强直状态。当胸椎受累时胸廓扩展受限。测定腰部前屈活动的方法为 Schober 试验。其方法为在髂后上棘连线中点与垂直向上 10cm 处及向下 5cm 处各做一标志，测定腰部前屈时两点间的距离，正常人前屈时此两点间距可长达至 20cm 以上（即增加 5cm 以上）。或如图 18-7 所示，测量髂后上棘连线中点与垂直向上 10cm 处点的活动范围，正常人两点间距离≥5cm。

附着点炎症相关的关节炎可伴随急性前葡萄膜炎，表现为急性红眼、眼痛，若不治疗该病可能致盲。此外，还可有全身症状如低热、乏力、食欲低下、消瘦和发育障碍等。

【实验室检查】 尽管 80%~90% 的 ERA 患儿可检测到 HLA-B27，并有助于明确诊断，但 ERA 目前尚无特异性实验室检查手段。血沉可轻度或显著增快，可伴轻度贫血。RF 阴性，ANA 可阳性。超声可鉴别附着点炎。早期骶髂关节炎 X 线表现有时很难确定。CT、MRI 分辨率高，层面无干扰，有利于发现骶髂关节轻微的变化，适用于骶髂关节炎的早期诊断。

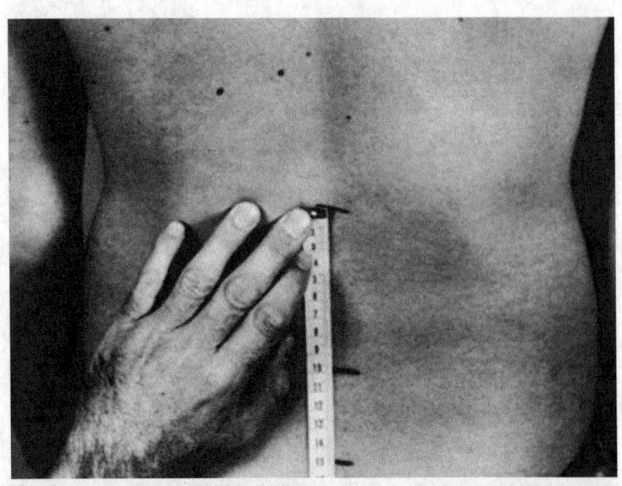
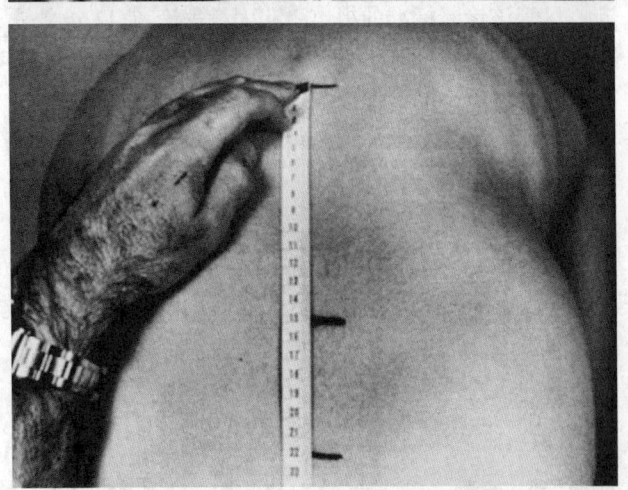

图 18-7 腰部前屈活动的检测方法-Schober 试验

【鉴别诊断】 明确感染源之前，病程迁延的反应性关节炎患儿或炎性肠病相关性关节炎患儿可表现为附着点炎，常被归类为 ERA。某些情况下可混淆 ERA 的诊断，如儿童期反应性关节炎及疼痛综合征；泛发性骨骼肌痛病患者可伴有程度很轻的附着点炎，可能被误诊为附着点炎症。

【治疗】 本病至今尚缺乏满意的治疗。治疗的目的在于控制炎症，缓解疼痛，保持良好的姿势和关节功能。患儿宜睡木板床或硬床垫，避免睡高枕。加强功能锻炼及体育活动、以改善姿势和增强腰肌力量。

药物治疗方面尽管尚未比较儿童应用柳氮磺吡啶与甲氨蝶呤的差异，但患儿对上述两种药的反应都很好。附着点炎的患儿需加用非甾体抗炎药缓解症状。炎症明显者可短期加用口服糖皮质激素。

在 2019 年 ACR 对本病的诊疗建议中[5]，强烈推荐早期加用 TNF-α 拮抗剂。

【预后】 ERA 持续或反复发作的髋、膝、踝和趾间关节炎较成人多见。女童强直性脊柱炎发病较男童晚，外周关节如小关节、上肢关节及颈椎受累较男童更常见,但病情较轻,较少累及整个脊柱。本病若诊断及时,治疗得当,可明显缓解疾病进展,减少关节功能受限程度及致残率。

（七）未分化的幼年特发性关节炎

ILAR 分类标准中包括剔除标准,若严格按照该标准分类,可致一些患儿无法归类。未分化的幼年特发性关节炎是指不完全符合任何一型关节炎的诊断标准或剔除标准,或同时符合一型以上关节炎诊断标准。少关节型患儿如果一级亲属有银屑病家族史,应被剔除该诊断。尽管该诊断标准的提出引起大量争论,它以分类是研究工具为前提,因此,分类不明性关节炎的提出使其他亚型具有更多的共性。就医疗而言,未分化关节炎的治疗方法与上文提到的方法相同。

（李彩凤）

参考文献

[1] PETTY RE,SOUTHWOOD TR,MANNERS P,et al. International League of Associations for Rheumatology. International League of Associations for Rheumatology classification of juvenile idiopathic arthritis:second revision,Edmonton,2001. J Rheumatol,2004,31(2):390-392.

[2] RINGOLD S,WEISS PF,BEUKELMAN T,et al. 2013 update of the 2011 American College of Rheumatology recommendations for the treatment of juvenile idiopathic arthritis:recommendations for the medical therapy of children with systemic juvenile idiopathic arthritis and tuberculosis screening among children receiving biologic medications. Arthritis Rheum, 2013, 65 (10): 2499-2512.

[3] CONSOLARO A, VARNIER GC, MARTINI A, et al. Advances in biomarkers for paediatric rheumatic diseases. Nat Rev Rheumatol,2015,11:265-275.

[4] GOHAR F,KESSEL C,LAVRIC M,et al. Review of biomarkers in systemic juvenile idiopathic arthritis:helpful tools or just playing tricks? Arthritis Res Ther,2016,18:163.

[5] RINGOLD S, ANGELES-HAN S, BEUKELMAN T, et al. 2019 American College of Rheumatology/Arthritis Foundation Guideline for the Treatment of Juvenile Idiopathic Arthritis:Therapeutic Approaches for Non-Systemic Polyarthritis, Sacroiliitis, and Enthesitis. Arthritis & rheumatology,2019,71(6):846-863.

第 3 节　巨噬细胞活化综合征

巨噬细胞活化综合征(macrophage activation syndrome,MAS)是一种严重的有潜在生命危险的风湿性疾病的并发症,可以并发于各种风湿性疾病,但最常并发于 SJIA。引起 MAS 的原因尚不清楚,可能与患者本身免疫细胞功能紊乱有关。MAS 的确切发病机制也不完全清楚,T 淋巴细胞和分化完好的巨噬细胞的增生和过度活化是 MAS 发病的基础,持续的过度增生可以造成细胞因子,如 TNF-α、IL-1、IL-6 在短期内的瀑布样释放,导致了 MAS 的临床特征和实验室改变。此外,遗传背景和炎症反应在本病的发生中也发挥重要作用。

【临床表现】　持续高热常常是 MAS 的首发症状。稽留热为主要表现形式,但有的表现为 SJIA 时的弛张热。

肝脾增大,淋巴结增大,增大程度具体病例不同;肝功能急剧恶化,可以表现为恶心、呕吐、黄疸及肝酶在短期内迅速增高,并可以出现肝脏其他代谢功能紊乱。

皮肤黏膜易出血现象,可以表现为紫癜、易损伤、黏膜出血,消化道出血,也可能出现弥散性血管内凝血(DIC)。

中枢神经系统功能障碍,可以有嗜睡、烦躁、定向力障碍、头痛、抽搐、昏迷。

偶有肾脏、肺脏及心脏受累。

该病的临床表现的程度变化非常大,可以非常严重,由于脑功能、心脏功能、呼吸功能和肾脏功能衰竭而入 ICU,也可以仅表现为持续发热,不伴有明显的器官增大,血象相对降低,有轻微的凝血功能障碍。

【实验室检查】

1. 末梢血细胞减低,可以是白细胞减低、贫血、血小板减低,一系或三系减低。

2. 血清肝酶增高,ALT、AST、GGT 等增高,可有血胆红素增高。

3. 凝血功能异常,可有 PT、APTT 延长,纤维蛋白原降低,FDP 增加,D-二聚体增高。

4. 血液生化的改变,有甘油三酯、LDH 增高,LDH 可以迅速增高而且程度较高;其他肌酶可以增高;钠离子、白蛋白减低。

5. ESR 降低,由于血液纤维蛋白原降低所致。

6. 血清铁蛋白增高是本病的特点之一,增高程度往往达数千甚至上万,可作为检查 MAS 病情变化的指标。

7. 组织病理学特征可以在骨髓穿刺活检、淋巴结活检或肝脾活检时发现分化完好的极度活跃增生的吞噬了血细胞的吞噬细胞。但并不是所有患者均可以发现,尤其在疾病早期。但如果发现吞噬细胞,则对诊断有非常重要的意义。

【诊断与鉴别诊断】　MAS 是一种威胁生命的并发症,所以早期诊断及快速和有效的治疗是抢救生命的关键。

MAS 的诊断既往参考 RAVELLI 2002 年和 2005 年的初步诊疗方案。2016 年欧洲风湿病联盟/美国风湿病联盟和儿科风湿病国际试验组织提出了 SJIA 合并 MAS 的分类标准[1],具体如下:

(1) 铁蛋白>684ng/ml;

(2) 血小板≤181×10⁹/L;

(3) AST>48U/L;

(4) TG>156mg/dl(1.76mmol/L);

(5) 纤维蛋白原≤3.6g/L。

诊断条件:确诊或疑似 sJIA 的发热患者,符合以上条件可以诊断为 MAS。第 1 条为必备条件,第 2~5 条满足任意 2 条或 2 条以上(实验室数据异常需除外免疫性血小板减少、传染性肝炎、内脏利什曼病或家族性高脂血症等疾病)。

【治疗】　MAS 是一个重症,有报道死亡率达 20%~60%,早期诊断积极治疗可以极大地改善预后。目前常用的治疗方法为:

1. **肾上腺皮质激素**　静脉应用肾上腺皮质激素是治疗 MAS 的首选治疗方法,常常需要大剂量甲泼尼龙冲击治疗。剂量为 30mg/(kg·d),一般最大剂量为

1g/d,连用 3~5 天,改为口服。如果病情需要,可以重复应用。

2. **环孢素 A**　激素耐药者要应用环孢素 A 治疗,已有报道治疗了一些重症 MAS,有的患者在 12~24 小时出现明显的临床及实验室的改善。它能通过抑制巨噬细胞和 T 细胞而达到治疗 MAS 的有效作用,所以也有学者将其定为治疗 MAS 的一线药物。常用剂量为 2~8mg/(kg·d),急性期以静脉用药为佳,一旦病情控制,即改为口服治疗,应用本药需要监测血药浓度。

3. **生物制剂**　2013 年美国风湿病学会提出 SJIA 合并 MAS 的首选治疗是糖皮质激素、钙调磷酸酶抑制剂、阿那白滞素(ANAKINRA)和 IL-6 拮抗剂[2]。目前并不推荐使用其他生物制剂治疗 MAS。

4. **其他治疗**　其他治疗还有静脉输注免疫球蛋白(intravenous infusion of immunoglobulin, IVIG),应用 VP16 及血浆置换,但报道较少,作用尚不确定。

(李彩凤)

参考文献

[1] 2016 Classification criteria for macrophage activation syndrome complicating systemic juvenile idiopathic arthritis:A European League Against Rheumatism/American College of Rheumatology/Paediatric Rheumatology international Trials Organisation Collaborative Initiative. Arthritis & rheumatology, 2016, 68(3): 566-576.

[2] RINGOLD S, WEISS PF, BEUKELMAN T, et al. 2013 update of the 2011 American College of Rheumatology recommendations for the treatment of juvenile idiopathic arthritis:recommendations for the medical therapy of children with systemic juvenile idiopathic arthritis and tuberculosis screening among children receiving biologic medications. Arthritis Rheum, 2013, 65(10): 2499-2512.

第 4 节　系统性红斑狼疮

系统性红斑狼疮(systemic lupus erythematosus, SLE)是一种侵犯全身多系统和多脏器结缔组织的自身免疫性疾病。患儿体内存在多种自身抗体及免疫学改变。该病临床表现多样,除发热、皮疹等共同表现外,亦可因受累脏器不同而表现各异。可隐匿起病,常常先后或同时累及泌尿、神经、循环、血液、呼吸等多个系统,有

潜在致命性,如不积极治疗,儿童 SLE 的预后远比成人差。

儿童 SLE 的患病率尚不清楚,据国外文献统计,发病率为(10~20)/10 万,15%~20% 的 SLE 患者在儿童期发病,约 85% 的病例会在 8 岁以后发病。我国近年来由于实验室检测技术的发展和临床诊断水平的提高,本

病的发病率增多,仅次于儿童幼年特发性关节炎,居儿童全身性结缔组织病第二位。

【病因与发病机制】 与成人 SLE 一样,本病的病因及发病机制尚不明了,近年来大量研究证明本病是在遗传易感的体质基础上,外界环境作用激发机体免疫功能紊乱及免疫调节异常,进而引起的一种自身免疫性疾病。

遗传因素方面,国外报道 12% 的系统性红斑狼疮患儿近亲患有同类疾病,同卵双胎发病高达 69%。有资料表明,本病的发病与人类白细胞组织相容抗原(human leucocyte antigen,HLA)Ⅱ类基因 DR、DQ 位点的多态性相关。首都医科大学附属北京儿童医院报告儿童红斑狼疮的发病与携带 *HLA-DRB1* * *15*、*DRB1* * *03* 基因有关,这两者为疾病相关基因。而 *DRB1* * *04* 频率降低,可能为保护基因。婴幼儿早发型狼疮多数和单基因表达异常有关[1],如 TREX1、SAMHD1、STING1 位点表达异常。

有红斑狼疮素质的人群,特别是女性,受到外界的诱因,如紫外线、药物、感染等刺激,引起体内一系列免疫紊乱,从而致病。患儿细胞免疫功能低下,T/B 淋巴细胞之间,T 淋巴细胞亚群之间平衡失调,致 B 细胞功能亢进,自发产生大量自身抗体。由此引起淋巴细胞减少,抗淋巴细胞抗体与神经元组织交叉反应,可引起中枢神经系统病变。大量抗原抗体复合物沉积在皮肤血管壁、表皮和真皮连接处、肾小球血管壁及其他受累组织,造成靶器官损害。此外,患者在免疫失衡方面还可以表现为干扰素通路及相关细胞因子表达异常,如 IL-1、IL-2 减少、IL-4、IL-6 分泌增加等。

【临床表现】 本病可见于儿童的各个年龄阶段,但 5 岁以前发病者很少,至青春期明显增多。最新的文献表明,婴幼儿早发型狼疮患者的临床表现和儿童期起病的系统性红斑狼疮也有所差异。此外,新生儿狼疮综合征患者母亲多具有风湿免疫性疾病尤其是结缔组织病病史,由于孕期免疫表达异常,通过母婴途径激活患儿的免疫系统进而应答,产生临床症状,该类疾病转归和预后与儿童期系统性红斑狼疮不同。2004—2009 年经首都医科大学附属北京儿童医院确诊的 329 例患儿中,以学龄儿童为多见,7 岁以上者占 96%,5 岁以前发病者仅 3 例。和成人一样,女多于男,但小儿中男性患者的比例较成人为高。男女之比在小儿中为 1∶4.3,在成人中为 1∶8.5。

儿童 SLE 的总体临床特点为全身多器官、多脏器损害,临床表现多样,首发症状各异。除少数病例呈急性起病外,早期表现多为非特异全身症状,如发热,尤以低热常见,全身不适、乏力、体重减轻、食欲缺乏、关节酸痛等;也可以是以某一系统或某一器官损害的征象为早期表现,如皮疹、雷诺现象(Raynaud phenomenon,Rp)、口腔溃疡、脱发、淋巴结肿大、贫血、紫癜(purpura)等;甚至可以某一项或几项实验室指标异常为早期表现,如蛋白尿或血尿,不明原因血沉增快,γ 球蛋白增高,肝功能某一项或几项数据异常,心电图异常等。上述某一特殊表现可以单独存在持续数月至数年,而其他系统表现并不出现[2]。

1. **全身症状** 绝大多数患儿有发热。可表现为不同热型,高热或低热,持续或间歇性发热。其他表现可有食欲缺乏、乏力、体重下降等。

2. **皮肤黏膜症状** 70% 患儿可见皮肤症状。典型的蝶形红斑仅见于 50% 病例,皮疹位于两颊和鼻梁,为鲜红色或紫红色的斑丘或斑片疹,边缘清晰,伴有轻度水肿,很少累及上眼睑(见书末彩图 18-8)。有时可伴毛细血管扩张、鳞片状脱屑。炎性渗出加重时可见水疱、溃疡或糜烂、痂皮等表现。上述皮疹消退后一般不留瘢痕,但有时可留有色素沉着。其他皮肤表现有红色斑疹、丘疹、急性丹毒样或大疱样皮疹、结痂和紫癜等。上述表现在全身各处皮肤均可见。手掌、足底和指/趾末端常有红斑。口腔黏膜、牙龈、硬腭、软腭可出现红斑、出血点、糜烂和溃疡,类似溃疡也可出现于鼻黏膜。此外,患儿还可出现脱发、雷诺现象,指/趾坏疽等。患儿常有日光过敏,暴晒后皮疹加重或出现新皮疹。小儿盘状狼疮较成人少见。约 10%~20% 病例在整个病程中不出现皮疹。

3. **肌肉骨骼症状** 约 60%~75% 病例有关节症状。表现为关节炎或关节痛。50% 的病例起病时有关节炎,可见于腕、肘、肩、膝、踝及手指关节。可为游走性,也可呈持续性,但很少引起骨关节破坏或畸形。部分患儿在疾病活动期可出现肌痛和肌无力。

4. **心脏症状** 心包、心肌、心内膜均可受累。其中以心包炎为多见。一般积液量不多,重症患者可出现大量心包积液,但心脏压塞者少见。约 10% 病例出现心肌炎,轻者仅见心电图异常,表现为异位搏动及各种传导阻滞,重症出现心脏扩大和心力衰竭,详见图 18-9。心内膜炎常与心包炎同时存在。疣状心内膜炎常发生在二尖瓣,可出现二尖瓣和主动脉瓣狭窄和闭锁不全,在相应部位可听到杂音。近年来已注意到冠状动脉的病变,表现为动脉炎,甚至发生心肌梗死。

5. **血管炎表现** 本病的血管炎多侵犯小血管、小动脉和小静脉。狼疮危象(lupus crisis)是由于广泛性、

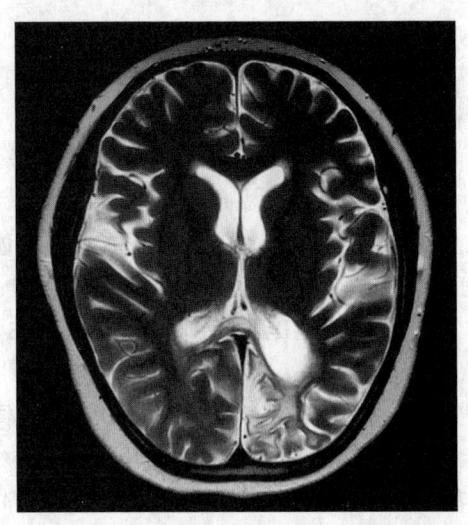

图 18-9　系统性红斑狼疮中枢神经系统损害

急性血管炎所致,急剧发生的全身性疾病,常可危及生命。儿童较成人易发生危象,表现为:

（1）持续高热,用抗生素治疗无效。

（2）暴发或急性发作,出现以下表现之一者:①全身极度衰竭伴有剧烈头痛;②剧烈腹痛,常类似急腹症;③指尖的指甲下或指甲周围出现出血斑;④严重口腔溃疡。

（3）肾功能进行性下降,伴高血压。

（4）出现狼疮肺炎或肺出血。

（5）严重神经精神狼疮的临床表现。

6. 肾脏症状　狼疮肾炎不仅是本病最常见、最严重的危及生命的主要原因之一,也是影响远期生命质量的关键。与成人相比,儿童更易发生肾脏受累。临床出现肾脏受累者约占 60%~82%,其中约 22%病例发展为肾衰竭。狼疮肾脏损害多发生在肾外症状出现的同时或于起病两年内,少数患儿狼疮肾炎的症状可出现于肾外症状之前。

目前以 2003 年 ISN/RPS 标准作为狼疮肾炎的肾小球损害评价基础。病理分型分为六型(表 18-10),各型间可转换,临床判定是否转型(由Ⅱ型向Ⅲ型或Ⅳ型的转变)的依据是临床症状和体征加重,即出现严重的蛋白尿、血尿、肾功能减退和高血压。

狼疮肾炎的临床表现可以是无症状蛋白尿和/或血尿(Ⅰ、Ⅱ型)、急性肾炎综合征及急进型肾炎(Ⅲ型)、慢性进展性肾炎(Ⅳ)、肾病综合征(Ⅴ)和终末期肾病(ESRD)(Ⅵ),其中以Ⅵ型临床症状最为严重。狼疮肾炎临床表现一旦出现持续的氮质血症、血肌酐(SCr)≥88.7μmol/L(发病 2 个月内),内生肌酐清除率(CCr)明显下降,大量蛋白尿、红细胞管型和蜡样管型或有持续

性高血压[舒张压>12kPa(90mmHg),>4 个月],均提示肾脏损害严重,预后不良。狼疮肾炎是引起小儿 SLE 死亡的主要原因之一[2]。

表 18-10　WHO 狼疮肾炎的组织学分类

Ⅰ型	轻微系膜性 LN
	a. 光镜下肾小球正常
	b. 但荧光和/或电镜显示免疫复合物存在
Ⅱ型	系膜增生性 LN
	a. 光镜下可见单纯系膜细胞不同程度性增生或伴有系膜基质增宽及系膜区免疫复合物沉积系膜增宽和/或轻度细胞增加
	b. 荧光和电镜下可有少量上皮下或内皮下免疫复合物伴同沉积中度细胞增加
Ⅲ型	局灶性 LN 局灶、节段性增殖性肾小球肾炎
	a. 活动性病变(A):局灶增生性 LN 活动性坏死性肾小球肾炎
	b. 活动性和慢性病变(A/C):局灶增生和硬化性 LN 活动性硬化性病变
	c. 慢性非活动性病变伴有肾小球硬化(C):局灶硬化性 LN 硬化性病变
Ⅳ型	弥散性 LN 弥漫性增殖性肾小球肾炎
	a. (Ⅳ-S)LN:即超过 50%的肾小球节段性病变;无节段性病变
	b. (Ⅳ-G)LN:即超过 50%肾小球球性病变伴活动性坏死性病变
	c. Ⅳ-S(A):活动性病变,弥散性节段性增生性 LN 伴活动性及硬化性病变
	d. Ⅳ-G(A/c):活动性和慢性病变,弥散性球性增生和硬化性 LN 伴硬化性病变
	Ⅳ-S(C):慢性非活动性病变伴有硬化,弥散性节段性硬化性 LN
	Ⅳ-G(C):慢性非活动性病变伴有硬化,弥散性球性硬化性 LN
Ⅴ型	膜性 LN 膜性肾小球肾炎
Ⅵ型	严重硬化性 LN 慢性硬化性肾小球肾炎

7. 神经和精神症状　神经精神损害也是本病的严重并发症。系统性红斑狼疮患儿的发生率约为 40%~50%。首都医科大学附属北京儿童医院统计资料表明神经精神狼疮的发病率为 47%。其临床症状可发生在 SLE 病程的任何时期,以在疾病早期发生最为多见,其中诊断后 1 年内发病率约 70%。但仍有 5%的患儿神经精神症状出现于典型狼疮症状之前的数年。其临床表现多种多样,主要分为:①中枢神经系统的弥漫性脑功

能障碍(35%~60%),以器质性脑综合征为代表。患儿表现为意识障碍、定向力障碍、智能减退、记忆差、计算不能等,可伴有异常行为如冲动、伤人、自伤、幻觉、妄想和木僵等;②局灶性脑功能障碍(10%~35%),以癫痫和脑血管意外为主。其症状为癫痫大发作、头痛、嗜睡、眩晕、视物模糊等。还可出现脑神经麻痹、舞蹈样动作、震颤、偏瘫、失语等;③周围神经损害较少见,表现为多发性神经炎等。

患者脑脊液中蛋白和细胞数可轻度增高,70%~90%患者脑电图有异常,颅脑 CT 和 MRI 可检查出局灶病变、梗死、萎缩、颅内出血、软化灶形成等异常改变,MRI 较 CT 更敏感。神经系统狼疮的血清学诊断比较困难,与其相关抗体中抗神经元抗体、抗淋巴细胞毒抗体、抗神经丝抗体及抗核糖体 P 蛋白抗体在致病性和临床诊断中有一定价值。

8. 肺部及胸膜症状 临床及亚临床肺胸膜病变是儿童时期系统性红斑狼疮常见的表现。最常见的为胸膜炎伴积液,国外报道发生率为 50%,我国儿童狼疮呼吸系统受累发生率约为 40%~89%,其中胸膜病变及浆膜炎占 50%~75%。胸腔积液可为单侧或双侧,一般为少量至中等量。本病肺损害可为轻度无症状的肺浸润,也可危及生命。根据肺部病变性质,可分为急性狼疮性肺炎、广泛性肺泡出血及慢性间质纤维化等。急性狼疮性肺炎及广泛性肺出血其发生率低,常呈暴发型而迅速死亡。急性狼疮肺炎的表现是急性发热、呼吸困难、咳嗽及胸疼,X线可见双肺弥漫性斑状浸润。但诊断狼疮肺炎时必须与其他肺部感染相鉴别。广泛性肺泡出血需与特发性肺含铁血黄素沉着症鉴别,严重肺出血可迅速死亡。

9. 胃肠道症状 患儿可有腹痛、腹泻、恶心、呕吐等。剧烈腹痛需与急腹症相鉴别。少数患儿可发生无菌性腹膜炎,出现腹痛和腹水。偶可发生肠道坏死性血管炎而致肠坏死或穿孔,需外科手术治疗。

10. 肝脾及淋巴结 约 75%患儿肝脏肿大,半数病例肝功能异常,部分伴有黄疸者系因狼疮性肝炎、溶血所致。约 25%患儿脾大。半数病例(尤其是危重患者)可有浅表淋巴结肿大,无压痛。

11. 血液系统症状 多数患儿有不同程度的贫血。贫血为多种因素引起,包括慢性疾病引起的缺铁性贫血和肾功能不全或出血而引起的贫血。也可是自身免疫性溶血所致,此类患儿除贫血外,还伴有网织红细胞增多和 Coombs 试验阳性。约 50%患儿白细胞减少,15%~30%出现血小板减少。有些病例以血小板减少引起出血起病,常误诊为血小板减少性紫癜。

12. 眼部症状 可出现巩膜炎、虹膜炎、视网膜血管

炎和出血。眼底检查可见棉絮状斑(cotton wool spot)。

【实验室检查】 儿童 SLE 患者的实验室改变与成人基本相同。除尿检查及血象异常外,尚有血沉增快,C反应蛋白阳性,γ 球蛋白增高及血清免疫学检查异常等。

抗核抗体(antinuclear antibody,ANA)阳性对本病有重要诊断意义。用免疫荧光法测定 ANA,可见四种图型:均质型(homogeneous pattern,H 型)、周边型(membranous pattern,M 型)、斑点型(speckled pattern,S 型)和核仁型(nucleolar pattern,N 型)。其中周边型对诊断 SLE最有意义,因它代表抗双链 DNA(抗 dsDNA)抗体,对本病诊断特异性最高。与成人 SLE 相比,10%~15%儿童SLE 患者 ANA 随着疾病活动度降低,有转阴的可能。

抗双链 DNA 抗体(anti dsDNA antibody)对本病有高度特异性,并与疾病活动性密切相关。抗可提取抗核抗体(anti-extractable antibody,抗 ENA 抗体)包括抗 Sm、RNP、SS-A、SS-B 抗体,其中抗 Sm 抗体是 SLE 的标记抗体,对本病诊断具有高度特异性,但临床上具有此抗体的儿童 SLE 患者仅占 30%。因此,一旦出现,则很有诊断价值。

此外,肾活检对了解肾脏病理的分型及预后,进而确定患儿的治疗方案很重要。

【诊断与鉴别诊断】 儿童狼疮的诊断标准与成人相同,需符合美国风湿病学会 1997 年修订的 SLE 分类标准 11 项中的 4 项才能作出诊断(表 18-11)[3-4],并需参照 2012 年 SLICC 评分标准和 2019 年 ACR/EULAR的新分类标准,以免漏诊或误诊。

表 18-11 1997 年 ACR 修订的 SLE 分类标准

1. 面部蝶形红斑
2. 盘状狼疮
3. 日光过敏
4. 口腔溃疡
5. 关节炎两个或两个以上非畸形关节炎
6. 浆膜炎、胸膜炎或心包炎
7. 肾损害:①持续性蛋白尿,每日超过 0.5g 或尿蛋白(+++)以上;②细胞管型
8. 神经系统异常:①癫痫;②精神症状
9. 血液系统异常:①溶血性贫血:网织红细胞增高,Coombs试验阳性;②白细胞减少<4.0×10^9/L(<4 000/mm³);③淋巴细胞减少绝对值<1 500/mm³;④血小板减少<100×10^9/L(100 000/mm³)
10. 免疫系统异常:①LE 细胞阳性;②抗 dsDNA 抗体阳性;③抗 Sm 抗体阳性;④梅毒血清试验假阳性
11. 抗核抗体阳性
具备以上 11 项中 4 项阳性者,可考虑为 SLE

本病应与其他风湿性疾病如幼年特发性关节炎、皮肌炎、硬皮病、混合结缔组织病、血管炎等鉴别,其他需要鉴别的疾病包括细菌或病毒感染、各种类型的肾脏病、慢性活动性肝炎、血液病如血小板减少性紫癜、溶血性贫血等。

狼疮疾病活动性指数评分(systemic lupus erythematosus disease activity index score, SLEDAI score)(表18-12)。主要是用来对病情全面考虑,综合评价[5]。与不久前患者情况相比较,便于发现疾病是否复发,是否又出现新的症状或体征,以便医生及时调整治疗方案,继续追踪比较才更有意义。

表18-12 系统性红斑狼疮疾病活动性指数评分

积分	临床表现
8	癫痫发作:最近开始发作的,除外代谢、感染、药物所致
8	精神症状:严重紊乱干扰正常活动。除外尿毒症、药物影响
8	器质性脑病:智力的改变伴定向力、记忆力或其他智力功能的损害并出现反复不定的临床症状,至少同时有以下两项:感觉紊乱,不连贯的松散语言、失眠或白天瞌睡、精神活动增多或减少。除外代谢、感染、药物所致
8	视觉受损:SLE视网膜病变,除外高血压、感染、药物所致
8	脑神经异常:累及脑神经的新出现的感觉、运动神经病变
8	狼疮性头痛:严重持续性头痛,麻醉性止痛药无效
8	脑血管意外:新出现的脑血管意外。应除外动脉硬化
8	脉管炎:溃疡、坏疽、有触痛的手指小结节、甲周碎片状梗死、出血或经活检、血管造影证实
4	关节炎:两个以上关节痛和炎性体征(压痛、肿胀、渗出)
4	肌炎:近端肌痛或无力伴CPK/醛缩酶升高,或肌电图改变或活检证实
4	管型尿:颗粒管型或红细胞管型
4	血尿:>5个红细胞/高倍视野,除外结石、感染和其他原因
4	蛋白尿:>0.5g/24小时,新出现或近期增加
4	脓尿:>5个白细胞/高倍视野,除外感染
2	脱发:新出现或复发的异常斑片状或弥散性脱发
2	新出现皮疹:新出现或复发的炎症性皮疹
2	黏膜溃疡:新出现或复发的口腔或鼻黏膜溃疡
2	胸膜炎:胸膜炎性胸痛伴胸膜摩擦音、渗出或胸膜肥厚
1	发热:>38℃,需除外感染因素
1	血小板降低<100×10⁹/L
1	白细胞减少<3×10⁹/L,需除外药物因素

注:SLEDAI积分对SLE病情的判断:0~4分基本无活动;5~9分轻度活动;10~14分中度活动;≥15分重度活动。

【治疗】 儿童SLE治疗的目的在于力争短期内抑制自身免疫反应和全身炎症反应,恢复和维持损伤脏器的功能以及预防组织脏器的新发损害;消除感染及其诱因;促使免疫调节功能的恢复[6];同时,应维持儿童和青少年时期正常生长和发育的需要。因此,在制定治疗方案时应注意三个方面的问题:

(1)主要器官或系统损伤的诊断和功能评价,特别是肾脏和神经系统的损伤。

(2)治疗方案的确定(包括近期和远期、联合治疗等),应强调方案个体化和对症治疗(抗凝、抗癫等)相结合的原则。

(3)注意治疗的并发症(特别是与药物相关的某些症状常与原发病病征相混淆)以及治疗给儿童在生长发育过程中带来的健康问题。

每个患儿的治疗方案必须基于重要脏器或系统受累的程度和范围,同时要个体化评价治疗方案疗效和安全性之间权,要为提高患儿的生活质量而不断评估并调整适宜的治疗方案。

1. 一般治疗 急性期应卧床休息,均衡饮食营养或根据病情给予特殊饮食,避免日光暴晒。缓解期应鼓励患儿逐步恢复日常活动及学习,但避免过劳。积极预防感染,避免服用诱发狼疮的药物(如磺胺、肼苯达嗪、普鲁卡因酰胺、保泰松、对氨基水杨酸等),防止因药物治疗而发生严重不良反应。局部皮肤损害可在皮肤科医生指导下应用含有激素或免疫抑制剂成分的软膏。

2. 常用药物

(1)非甾体抗炎药(nonsteroidal anti-inflammatory drugs, NSAIDS):对SLE患儿的发热、乏力、皮疹、肌痛、关节痛和胸膜炎等轻症临床表现有效。但本类药物易导致肝功能损害,同时还可引起肾小球滤过率降低,血清肌酐上升,诱发间质性肾炎,故合并肾脏损害者应慎用。

(2)抗疟药物:常用药物为羟氯喹,对控制皮肤损害、光敏感及关节症状有较好的效果,如与肾上腺皮质激素同时应用,有助于肾上腺皮质激素减量。羟氯喹的剂量为5~6.5mg/(kg·d)。可一次或分两次服用。用药1~2个月疗效达到高峰。由于本药有蓄积作用,可沉积于视网膜的色素上皮细胞,引起视网膜变性而造成失明,因此,开始服用及此后每4~6个月,需要进行全面眼科检查。

(3)肾上腺皮质激素:肾上腺皮质激素以糖皮质激素为主(以下简称激素)是治疗SLE的主要药物。儿童SLE一般均有多系统受累,如肾脏和神经系统,而且病情变化快,甚至危及生命。因此,绝大多数 SLE 患儿均需以糖皮质激素作为一线药物。

激素能较快地控制一般症状,药物剂量以中低剂量为主。对于发热、口腔炎、关节炎及胸膜积液等的剂量为 0.5~1mg/(kg·d),分次服。对于狼疮肾炎、急性溶血性贫血及中枢神经系症状:开始剂量宜大 1.5~2mg/(kg·d),分 3~4 次服。维持用药至临床症状缓解,化验检查(血沉、白细胞、血小板、网织红细胞计数、补体及尿蛋白)基本正常,最少不能少于 4 周,需遵循逐渐减量方案,初期每次可减 5~10mg,以后为 2.5~5mg,待病情稳定后以最小维持量如 5~10mg/d,长期维持。

在长期用药过程中应注意激素的副作用,如严重细菌感染、肺结核扩散、真菌感染或病毒感染。此外,还可出现高血压、骨质疏松、股骨头无菌坏死、生长发育障碍、消化道出血、白内障、糖尿病和精神症状等,需引起高度警惕和重视。应用激素的同时应补充维生素 D 及钙剂。对于严重的 SLE 患者合并重要靶器官损害可用甲泼尼龙冲击治疗(详见重型 SLE 的治疗)。

观察疾病活动程度,活动度高的常见症状和体征为皮疹加重,关节肿痛和大量脱发。实验室指标为血沉加快、白细胞和/或血小板减少、溶血性贫血(血红蛋白下降、网织红细胞增高及 Coombs 试验阳性)和补体降低。而抗核抗体(ANA)、抗 Sm、RNP、SS-A、SS-B 抗体只是 SLE 的诊断指标,而不是观察疾病活动度和疗效判断的指标。

(4)免疫抑制剂:常用的药物为环磷酰胺、硫唑嘌呤和甲氨蝶呤等。由于此类药物对 SLE 的活动控制不如激素迅速,因此,不提倡作为治疗 SLE 的单一或首选药物。

1)环磷酰胺(CTX):是主要作用于 S 期的细胞周期特异性烷化剂,通过影响 DNA 合成发挥细胞毒作用。其对体液免疫的抑制作用较强,能抑制 B 细胞增殖和抗体生成,且抑制作用较持久,对各类 SLE 均有效,特别是对严重肾损害如弥漫性 SLE 肾炎、中枢神经系统和肺损害,早期与激素联合使用是降低病死率和提高生命质量的关键。CTX 静脉冲击治疗是减少肾纤维化、稳定肾功能和防止肾功能衰竭的一种有效方法。其剂量为 0.5~1g/m²,最大量为 1g/剂,每月 1 次,连用 6~8 次。第 8 次诱导缓解后可改为其他免疫抑制剂维持。

注意事项:①急性肾衰竭当肌酐清除率(Ccr)<20ml/min 时,可在甲泼尼龙冲击获得缓解后,再行环磷酰冲击;②冲击时应充分水化(每日入量>2 000ml/m²);③近 2 周内有过严重感染,或 WBC<4×10⁹/L,或对环磷酰胺过敏,或 2 周内用过其他细胞毒等免疫抑制剂,重

症肾病综合征表现,血清白蛋白<2g/L 时,应慎用 CTX。

由于儿童 SLE 的发病高峰在 11~15 岁,因此,治疗前应考虑青春期发育的问题。目前,在狼疮肾炎,应用 CTX 冲击治疗尿蛋白消失后可用吗替麦考酚酯维持治疗。

2)吗替麦考酚酯:又称霉酚酸酯,为次黄嘌呤单核苷酸脱氢酶的抑制剂,可抑制嘌呤从头合成途径,从而抑制淋巴细胞活化。吗替麦考酚酯治疗系统性红斑狼疮作用较 CTX 稍差,但不良反应较 CTX 轻。对于中度以上 SLE,可以选择皮质激素联合吗替麦考酚酯治疗,也可以作为 CTX 冲击治疗的后续治疗。尤其对于狼疮性肾炎有效。吗替麦考酚酯的剂量为 10~30mg/(kg·d),分 2~3 次口服,每天最大剂量 2g。吗替麦考酚酯不良反应较小,也常作为维持治疗之选。

3)来氟米特:通过抑制二氢乳清酸脱氢酶及酪氨酸激酶减少嘧啶的形成,致使 DNA 合成障碍,进而抑制淋巴细胞活性及由此而致的免疫反应。来氟米特能维持缓解狼疮性肾炎,减少尿蛋白,稳定肾脏功能,减少复发,同时还能逆转部分患者的肾脏病理,对难治性狼疮性肾炎有效,安全性良好。维持剂量依体重而不同,体重<20kg,为 10mg,隔日口服;体重 20~40kg,为 10mg/d 口服;体重>40kg,为 10~20mg/d 口服。

4)硫唑嘌呤:为嘌呤类似物,可通过抑制 DNA 合成发挥淋巴细胞的细胞毒作用。在控制肾脏和神经系统病变效果不及环磷酰胺,但对 LN 而言,可作为缓解期的维持治疗。对浆膜炎、血液系统、皮疹等也具有较好治疗作用。少数由于存在硫嘌呤甲基转移酶(TPMT)多态性而对硫唑嘌呤极敏感者,用药短期就可出现造血危象,引起严重粒细胞和血小板缺乏症,轻者停药后血象多在 2~3 周内恢复正常,重者则需按粒细胞缺乏或急性再障处理。

5)甲氨蝶呤:主要用于关节炎、肌炎、浆膜炎和皮肤损害为主的 SLE,长期用药耐受性较佳。剂量 10~15mg/m²,每周 1 次,最大剂量 15mg/周。主要副作用有胃肠道反应、口腔黏膜糜烂、肝功能损害、骨髓抑制,偶见甲氨蝶呤相关肺炎。

6)环孢霉素 A(CsA):可特异性抑制 T 淋巴细胞 IL-2 的产生,发挥选择性的细胞免疫抑制作用,是一种非细胞毒免疫抑制剂。由于该药具有肾毒性和引起高血压,故在儿童 SLE 尚未广泛应用。

7)其他疗法:静脉滴注大剂量丙种(免疫)球蛋白对 SLE 有一定治疗作用。主要用于:①重症 SLE。②常规剂量的激素和/或免疫抑制剂治疗无效。③作为联合治疗的一部分,不能单一用药。④并发严重感染。⑤顽

固性血小板减少的长期治疗,方法为:400mg/(kg·d),连用 2~5 天,以后酌情每月 1 次;或 1g/(kg·d),1 天内完成输注。

(5) 靶向性生物制剂:目前已有不少与 SLE 相关的生物制剂进入实验研究和临床试验,其中以针对 B 细胞的靶向治疗方案得到更广泛的认可[7]。

1) BAFF 拮抗药:细胞刺激因子(B-lymphocyte stimulator,BLyS)为多种不同细胞表达的细胞表面蛋白。贝利尤单抗是针对 BAFF 的抗体。临床上,许多 SLE 患者 BLyS 水平增高。2019 年,FDA 已经批准贝利尤单抗的静脉制剂可用于治疗 5 岁以上系统性红斑狼疮患儿。贝利尤单抗推荐的给药方案为 10mg/kg,前 3 次每 2 周给药一次,随后每 4 周给药一次。应持续评估患者的病情。如果治疗 6 个月后疾病控制无改善,应考虑中止本品治疗。

2) 抗 CD20 抗体:CD20 是一种膜蛋白,只表达于 B 细胞,而在前 B 细胞和浆细胞中没有表达。利妥昔单抗是一种人鼠嵌合的抗 CD20 单克隆抗体,以通过直接作用或通过诱导凋亡,清除 CD20 阳性的 B 细胞。国内外研究结果表明,RTX 和环磷酰胺合用治疗儿童狼疮取得了较好的效果但尚无统一的 RTX 联合 CTX 治疗方案。

此外,针对 T 细胞、内皮细胞及补体成分的靶向治疗药物,也逐步进入到临床试验阶段,为 SLE 患儿将来提供了更多精准治疗方案的选择空间。

(6) 免疫吸附:国外大量临床观察证明免疫吸附对治疗难治性 SLE 患者的疗效肯定。大量临床研究证明,在狼疮性肾炎(或难治性 RA、干燥综合征)等的免疫吸附治疗中,适应证的选择十分重要,该治疗应仅用于经系统内科治疗无效、高球蛋白血症、高滴度抗体等的难治性患者。免疫吸附联合免疫抑制剂治疗才能取得远期效果,但不能滥用。

(7) 造血干细胞移植(HSCT):初步的研究表明,HSCT 治疗 SLE 效果肯定。不同预处理、去 T 细胞及联合免疫吸附/血浆置换等疗法在提高移植效果及减少复发方面已积累了一定的工作。由于存在一定风险及复发的可能,HSCT 不应作为 SLE 的治疗常规,但对部分难治性 SLE 患者不失为可能的一种治疗选择。

(8) 重型 SLE 的治疗:治疗主要分两个阶段,即诱导缓解和巩固治疗[8,9]。

诱导缓解的目的在于迅速控制病情,阻止或逆转内脏损害,力求疾病完全缓解(包括症状、受损器官的功能和疾病活动性指标的恢复),但应注意过分免疫抑制诱发的并发症,尤其是感染、性腺抑制等。

糖皮质激素:具有强大的抗炎作用和免疫抑制作用,是治疗 SLE 的基础药。由于不同的激素剂量的药理作用有所侧重,病情不同、患者之间对激素的敏感性有差异,因此临床用药要个体化。一般重型 SLE 的标准剂量是泼尼松 2mg/kg(最大量 60mg/d),每日分 2~3 次口服,病情稳定后缓慢减量;如果病情允许,维持治疗的激素剂量尽量小于泼尼松 10mg。在治疗过程中应同时或适时加用免疫抑制剂,如环磷酰胺、吗替麦考酚酯等其中之一,以便更快地诱导病情缓解和巩固疗效,并避免长期使用较大剂量激素而导致严重副作用。SLE 有重要脏器受累,或出现狼疮危象时,可以使用较大剂量[≥2mg/(kg·d)]甚至使用甲泼尼龙(methylpred-nisolone,MP)冲击治疗,MP 可用至 30mg/(kg·d),最大量 1 000mg,每日 1 次,连续 3~5 天为一疗程,急性期疗程间隔期为 3~5 天,巩固加强期间隔期为不少于 4 周。间隔期和冲击后需根据病情每日口服泼尼松维持治疗。MP 冲击疗法对狼疮危象常具有立竿见影的效果,随后多需激素与环磷酰胺等联合免疫抑制治疗,否则病情容易反复。在大剂量激素冲击治疗前、或治疗中应密切观察有无感染发生。如有感染应及时给予相应的抗感染治疗。

(9) 狼疮危象的治疗:治疗目的在于挽救生命、保护受累脏器、减少后遗症。通常需要大剂量甲泼尼龙冲击治疗,并通过针对受累脏器的对症治疗和支持治疗,以帮助患者度过危象。后续的治疗可按照重型 SLE 的原则,继续诱导缓解和维持巩固。

【预后】 儿童狼疮的预后已有很大改观,1955 年,儿童狼疮的 5 年生存率低于 50%,目前儿童狼疮的 10 年生存率为 90%~95%。预后的改善有赖于对轻症疾病的早期识别和早期诊断,以及对 SLE 的正确治疗。但是弥漫系膜增生肾炎的患者 10 年生存率相对较低。急性期患者的死亡原因主要是 SLE 的多脏器严重损害和感染,尤其见于狼疮性肾炎和神经精神性狼疮;慢性肾功能不全和药物(尤其是长期使用大剂量激素)的副作用,包括感染等,是 SLE 远期死亡的主要原因。目前,感染已代替狼疮肾炎和中枢神经系统受累成为狼疮患者的第一位死因,血肌酐增高、持续性尿蛋白≥3.5g/24 小时、肾脏病理慢性指数高等是狼疮性肾炎预后不良的指征。

【附】 新生儿狼疮综合征

新生儿狼疮综合征(neonatal lupus syndromes,NLSs)多见于患系统性红斑狼疮的母亲所生育的新生婴儿。主要是母体内与 SLE 相关的自身抗体在孕期第 12~16 周经胎盘传递给胎儿。母体的 IgG 在孕期最后 3

个月通过胎盘,等到足月出生时新生儿体内 IgG 的浓度与母体的 IgG 相等。尽管有上述这些情况,母体的自身抗体很少使胎儿致病。大多数患儿不出现临床症状,而体内的自身抗体在生后数周至数月消失。部分患儿由于母体的自身抗体生后即出现短暂的皮肤及血液改变和持续的心脏异常等。

【临床表现】 新生儿狼疮皮疹的特征为鳞屑状和环形红斑,似盘状狼疮,可见于头顶、面部、躯干和四肢。多于生后几小时或几日内出现,通常持续数周后消退,偶见持续 2~3 年,消退后不遗留任何痕迹。其他皮肤表现为在颧骨部位可见到日光过敏性皮损,常遗留皮肤萎缩和色素沉着,类似盘状狼疮。

先天性完全性心脏传导阻滞(congenital complete heart block,CCHB)是新生儿狼疮的最严重表现。可于孕期第 22 周发生,引起胎儿心动过缓而导致心力衰竭。胎儿发生 CCHB 与母体内存在抗 Ro/SSA 和 La/SSB 抗体密切相关。CCHB 的组织学特征为传导系统纤维化和钙化。此外,患儿常伴有心内膜弹力纤维增生症和其他先天性心脏病如动脉导管未闭、大动脉转位等。

血液系统可出现暂时性的白细胞减少或血小板减少,于出生时即存在,可持续数日至数周。很少出现临床症状。有时仅出现皮肤出血点。胃肠道出血偶有发生。

此外,还可有肝脏肿大,转氨酶增高和胆汁淤滞性黄疸。

【治疗与预后】 除心脏损害外,新生儿狼疮的临床表现是暂时的,不需治疗可自行消失。伴心脏损害者病死率约 5%~20%。新生儿期出现严重心动过缓,应使用起搏器。如胎儿时期发生心动过缓,如果孕期合适,必要时可引产后使用起搏器。

(李彩凤)

参考文献

[1] PETTY RE,LAXER RM,LINDSLEY CB,et al. Wedderburn,Textbook of pediatric rheumatology. 7th ed. Philadelphia:Elsevier,Inc. 2016.

[2] KANAZAWA N. Designation of autoinflammatory skin manifestations with specificic genetic backgrounds,Frontiersin Immunology,2020:(1):1-5.

[3] NISTALA K. Kelley's textbook of rheumatology,7th ed. Philadelphia:Elsevier Saunders,2005.

[4] HOCHBERG MC. Updating the American College of Rheumatology revised criteria for the classification of systemic lupus erythematosus. Arthritis Rheum,1997,40(9):1725.

[5] ROBERT MK. Nelson Textbook of Pediatrics,18th ed. Philadelphia:Elsevier SAUNDERS,2007.

[6] 全国儿童风湿病协作组,儿童风湿病诊断及治疗专家共识(二). 临床儿科杂志,2010,28(11):1089-1094.

[7] GOTTSCHALK TA,TSANTIKOS E,HIBBS ML. Pathogenic inflammation and its therapeutic targeting in systemic lupus erythematosus. Front Immunol,2015,28(6):550.

[8] WATSON L,BERESFORD MW,MAYNES C. The indications,efficacy and adverse events of rituximab in a large cohort of patients with juvenile-onset SLE. Lupus,2015,24(1):10-17.

[9] FURIE R,KHAMASHTA M,MERRILL JT,et al. Anifrolumab,an anti-interferon-α receptor monoclonal antibody,in moderate-to-severe systemic lupus erythematosus. Arthritis Rheumatol,2017,69(2):376-386.

第 5 节　抗磷脂综合征

抗磷脂综合征(antiphospholipid syndrome,APS)是由抗磷脂抗体(antipholid antibody,APL)引起的一组临床征象,主要表现为血栓形成、习惯性流产和血小板减少等。在同一患者可仅有上述一种表现,也可同时有多种表现。部分患者还可出现网状青斑、心瓣膜赘生物及溶血性贫血表现。患者体内存在狼疮抗凝集物(lupus anticoagulant,LA)和/或抗磷脂抗体中度或高度阳性。最常检测到的抗磷脂抗体亚群为狼疮抗凝集物、抗心脂抗体(anticarlipin antibody,ACL)及 β_2 糖蛋白 1 (β_2 glycoprotein 1,β_2GP1)。

本综合征可分为原发性抗磷脂综合征(primary antiphospholipid syndrome,PAPS)和继发性抗磷脂综合征(secondary antiphospholipid syndrome,SAPS),后者多见于系统性红斑狼疮(SLE)、混合性结缔组织病(mixed connective tissue disease,MCTD)、特发性关节炎、克罗恩病(Crohn's disease)、系统性硬化症和肿瘤等疾病。

与成人相比,儿童的血栓症发病率相对较低。欧洲儿科风湿病学会抗磷脂抗体和系统性红斑狼疮分会对抗磷脂综合征的患儿进行了注册登记,在注册登记的 121 名患儿中,56 名为男孩,65 名为女孩,诊断的平均年龄是 10.7 岁。其中有 60 名（49.5%）患儿为原发性抗磷脂综合征，60 名（49.5%）继发于其他自身免疫性疾病，其中 50 名患者继发于系统性红斑狼疮，1 名（<1%）继发于恶性淋巴瘤[1]。

【发病机制】 本病确切的发病机制尚不清楚。抗磷脂抗体对血管内皮细胞和血小板功能均有影响[2]。抗磷脂抗体与血管内皮细胞的磷脂结合后，使内皮细胞功能受损，导致前列环素（prostacyclin，PG12）的合成及释放减少。抗磷脂抗体与血小板磷脂结合可激活血小板，使其释放一种血管收缩剂和凝集前物质——血栓素 A2（thromboxane，TXA2）。由于上述两者比例失衡，致使血管收缩、血流缓慢，抗血小板凝集功能减弱。

此外，抗磷脂抗体可影响一些内皮细胞蛋白的功能，如抗凝血酶Ⅲ（antithrombin Ⅲ，AT Ⅲ）水平降低，及抗磷脂抗体与内皮细胞上的血栓环素（thrombomodulin）相互作用导致机体呈高凝状态。抗磷脂抗体还可与胎盘抗凝蛋白（placental anticoagulant protein 1，PAP1）结合，使胎盘局部抗凝能力下降，导致胎盘血栓形成及自发流产。

【临床表现】

1. **动、静脉血栓形成** APS 血栓形成的临床表现取决于受累血管的种类、部位和大小，可以表现为单一或多个血管累及[3]。APS 的静脉血栓形成比动脉血栓形成多见。儿童静脉血栓以下肢深静脉血栓最常见。此外，还可见于肾脏、肝脏和视网膜。动脉血栓多见于脑部及上肢，可出现缺血性梗死表现，还可累及肾脏、肠系膜及冠状动脉等部位。

2. **心脏表现** 心脏表现多种多样，如瓣膜病，包括疣状赘生物、瓣膜增厚、纤维钙化等，此外也可发生冠状动脉病变，心房或心室内栓塞，还可伴肺动脉高压和心肌病。有报道儿童 APS 患者最多见的心脏表现为扩张型心肌病。

3. **血液系统异常** 可表现为血小板减少，自身免疫性溶血性贫血，淋巴细胞减少，少数会出现出凝血异常。Evens 综合征在儿童 APS 中较常见。

4. **肾脏损害** 肾动脉梗阻是 APS 主要的肾脏损害。高血压是 APS 最主要的特征之一。而且高血压可能是唯一的肾脏疾病的征兆。APS 肾损害除了表现为血管性损伤外，还可表现为非血管性 APS 肾病，如膜性肾病、微小病变、局灶节段肾小球硬化、系膜性肾病、寡免疫新月体肾炎等。临床表现有蛋白尿、肉眼血尿、镜下血尿、高血压、肾功能不全、肾病综合征、急性肾衰。

起病可为急性、亚急性或慢性。

5. **中枢神经系统表现** APS 的神经受累并不少见。其发病机制除血栓形成所致的脑缺血外，还可能与 APL 抗体和脑磷脂发生交叉反应造成的脑组织弥散性损伤有关。儿童多表现为偏头痛、舞蹈症、癫痫或精神异常。

6. **皮肤表现** 80% 的患者有网状青斑，可有雷诺现象，皮肤溃疡等表现。在儿童，皮肤瘀斑也可以是唯一的临床表现。

7. **产科及围产期表现** 成人 APS 可发生胎盘血管的血栓形成导致胎盘功能不全，可引起习惯性流产、胎儿宫内窘迫、宫内发育迟滞或死亡。所以，对围产期异常的胎儿，需要考虑母亲有无 APS 的可能。

8. **其他** 较少见，如肺部损害、肢端坏疽和皮肤慢性溃疡、肾上腺血栓和缺血性骨坏死等。

研究表明，患有原发性 APS 的患儿年龄相对偏小，易出现动脉血栓，特别是容易出现脑血管缺血事件[4]。而患有继发性抗磷脂综合征的患儿年龄较大，易出现静脉血栓，可有血液系统表现及皮肤表现。

【实验室检查】

1. **梅毒血清假阳性试验（BFP-STS）和 VDRL 试验** 这两种试验在狼疮或其他结缔组织病的阳性率为 5%～19%。因此对于本病的血栓形成，这两种方法的敏感性和特异性都不高。

2. **狼疮抗凝集物（lupus anticoagulant，LA）** LA 是一种 IgG 或 IgM 类免疫球蛋白，在体外能干扰并延长各种磷脂依赖的凝血试验。目前常用的筛选 LA 的较敏感的方法为白陶土凝集试验（KCT）。LA 不单单发生于狼疮，它与血栓形成有关。

3. **抗磷脂抗体、抗心脂抗体** 抗磷脂抗体是一组能与多种含有磷脂结构的抗原物质发生反应的抗体，抗心脂抗体（anticardiolipin antibody，ACL）是其中的一种。ACL 与临床上的一些合并有血栓形成、习惯性流产、血小板减少和神经精神症状的疾病有关，而且特异性很强。因此有众多学者常常将上述临床表现合并有这类抗体的抗磷脂综合征，又称为抗心脂综合征。

【诊断】 1999 年在日本札幌召开的第一次国际 APS 专家共识会提出了 APS 的诊断标准，即 SAPPORO 标准，该诊断标准在临床得到了广泛的应用。但实践表明，应用该标准诊断缺乏特异性。为此，2004 年底在悉尼召开的第二次国际 APS 专家共识会，根据现有的研究证据提出了修订标准，并于 2006 年公布[5]。以下为修订后的诊断标准：

1. **临床标准**

（1）血管栓塞：至少有一次经影像学、超声多普勒或组织学证实的任何脏器或器官的动脉、静脉或小血管血栓形成发生。

（2）怀孕异常

1）至少有 1 次不能解释的孕 10 周或孕 10 周以上的胎儿死亡，或

2）至少有 1 次因先兆子痫、子痫或严重胎盘功能不全导致孕 34 周或孕 34 周以上的早产（新生儿形态正常），或

3）有 3 次或 3 次以上的孕 10 周前自发流产。

2. **实验室标准**

（1）抗心磷脂抗体：2 次中高滴度的 IgG 和/或 IgM 型抗体阳性（间隔至少 12 周）。

（2）狼疮抗凝物：2 次阳性（间隔至少 12 周）。

（3）抗 β_2GPI 抗体：2 次高滴度 IgM 或 IgG 型抗体阳性（间隔至少 12 周）。

注：至少有 1 条临床标准和至少有 1 条实验室标准即可确诊。

目前尚未制定儿童 APS 的诊断标准，因此儿童 APS 诊断参照上述成人 APS 的诊断标准。但儿童无怀孕异常这一临床表现，故使诊断更加困难。单从临床表现或实验室检查很难确诊 APS[5]。所以对于一个有中高滴度 aCL 或 LA 阳性的患者，并有以下情况应考虑 APS 的可能：①无法解释的动脉或静脉血栓；②发生在不常见部位的血栓（如肾或肾上腺）；③反复发生的血栓；④反复发生的血小板减少。

【**治疗**】 对于原发性 APS，治疗的目的主要是对症治疗、防治血栓。继发性 APS 的治疗除以下治疗外，尚需治疗原发病。

1. **一般治疗** 主要是对症处理，防止血栓形成。首先提出的预防 APL 阳性者血栓栓塞的方法是使用小剂量阿司匹林，但有研究认为，小剂量阿司匹林并不能预防 APL 阳性者深部静脉血栓形成或肺栓塞。

2. **抗凝治疗** 抗凝药物：肝素及低分子量肝素、华法林。抗血小板药：阿司匹林、双嘧达莫等。羟氯喹可以减少 APL 的生成，有抗血小板聚集作用。主要用于 APL 阳性伴有血栓者。

目前国际上已有研究组织提出了对 APS 的治疗建议，对无症状的 APL 抗体阳性者，不需治疗；对于单纯的静脉血栓患者，应用华法林使 INR（国际标准化比值）维持在 2~3 之间；对于单纯动脉血栓患者，应用华法林使 INR 保持在 3；对于灾难性抗磷脂综合征患者，应用华法林或肝素，糖皮质激素，静脉用丙种球蛋白和/或血浆置换治疗。

3. **其他治疗** 目前对于抗磷脂综合征没有标准化的治疗方案，一些药物如羟氯喹、血小板活性药物、凝血酶抑制剂及利妥昔单抗均有临床应用，但均未成为临床标准治疗方法。

4. **血小板减少的治疗** 对轻度血小板减少并无血栓合并症的患者宜随访观察不予治疗；对出现血栓而血小板 $<100×10^9/L$ 患者抗凝治疗应慎重，血小板 $<50×10^9/L$ 患者应禁用抗凝治疗，可应用泼尼松联合大剂量丙种球蛋白静脉注射治疗，血小板上升后再予抗凝治疗。

5. **急性期治疗** 急性期血栓可行取栓术。有手术禁忌证者可以溶栓，常用药物有尿激酶、链激酶等。

6. **慢性期治疗** 口服抗凝药物为主，于抗凝治疗时间，应当依据血栓栓塞事件严重程度、其他高凝因素、潜在的出血并发症等危险因素综合考虑，推荐长期甚至终身抗凝治疗。

（李彩凤）

参考文献

［1］ GROOT N, GRAEFF ND, AVCIN T, et al. European evidence-based recommendations for diagnosis and treatment of paediatric antiphospholipid syndrome：the SHARE initiative. Ann Rheum，2017，76（10）：1637-1641.

［2］ LOPEZ-PEDRERA C, BARBARROJA N, PATIÑO-TRIVES AM, et al. New biomarkers for atherothrombosis in antiphospholipid syndrome：genomics and epigenetics approaches. Front Immunol，2019，10：764.

［3］ GO EJL, O'NEIL KM. The catastrophic antiphospholipid syndrome in children. Curr Opin Rheumatol，2017，29（5）：516-522.

［4］ MADISON JA, ZUO Y, KNIGHT JS. Pediatric antiphospholipid syndrome. Eur J Rheumatol，2019，7（Suppl 1）：1-10.

［5］ PINTO-ALMEIDA T, CAETANO M, SANCHES M, et al. Cutaneous manifestations of antiphospholipid syndrome：a review of the clinical features, diagnosis and management. Acta Reumatol Port，2013，38（1）：10-18.

第6节 幼年皮肌炎及多发性肌炎

幼年皮肌炎(juvenile dermatomyositis,JDM)是一种免疫介导的以横纹肌和皮肤急性和慢性非化脓性炎症为特征的多系统受累的疾病。本病早期存在各种不同程度的血管炎性病变,后期易发生钙质沉着。各年龄均可发病,最近的研究显示JDM的平均发病年龄从5.7~9.0岁不等,男女比例从1.5:1~2.6:1。

【病因与发病机制】 本病病因和发病机制不明,其发病与感染和免疫功能紊乱有关。一般认为本病为细胞介导的免疫失调所引起的骨骼肌疾病。多种感染,尤其是病毒感染,有报道表明,83%的早期皮肌炎患者有柯萨奇病毒感染的血清学证据。感染引起淋巴细胞释放细胞因子等机制损害肌纤维,致肌肉蛋白变性而具备抗原性,产生自身抗原抗体反应也可能起一定作用。在皮肌炎患儿HLA-B8和DR3明显增加,美国报道提示儿童皮肌炎患者其疾病的迁延性与 HLA-DQA1 * 0501 相关[1]。

【病理改变】 广泛血管炎是儿童皮肌炎的主要病理变化。小动脉、小静脉和毛细血管可见血管变性、栓塞、多发性梗死。在电镜下血管变性以内皮细胞变化为主。这种血管改变可见于皮肤、肌肉、皮下组织、胃肠道、中枢神经系统和内脏的包膜。皮肤改变表现为表皮萎缩、基底细胞液化变性、真皮水肿、慢性炎症细胞浸润等。甲皱部位可以见到表皮下毛细血管因内皮肿胀而致扩张、增大、数量减少和呈扭曲状。严重者,用肉眼都可见到。肌肉组织由于肌束周围肌纤维小血管病变,使肌纤维粗细不等、变性、坏死。病程较长者,肌纤维萎缩或为纤维性结缔组织替代、钙质沉着。胃肠道血管损害可形成溃疡、出血和穿孔。

【临床表现】 儿童皮肌炎起病多隐匿,症状逐渐明显而引起家长注意。一般症状可有全身不适、食欲缺乏、体重减轻、易倦乏力、腹痛、关节痛、低热或体温正常。约1/3患儿呈急性起病,伴高热和广泛多系统损伤。个别病例全身症状严重,病情进展迅速,经数周或数月急剧恶化而死亡[2]。

1. **肌炎表现** 本病通常累及横纹肌,任何部位的肌肉皆可受累,肢带肌、四肢近端及颈前屈肌往往先被累及,呈对称性肌无力。同时部分患儿可有肌肉疼痛、肿胀等表现。由于是对称性近端肌无力,肢带肌受累为主要表现,患儿往往表现为上楼困难、不能蹲下、穿衣困难等,进而发展为坐、立、行动和翻身困难。体格检查可发现Gower征阳性。由于颈前屈肌无力,患儿可表现为平卧时不能将颈部前屈,即后滴状征阳性。涉及眼、舌、软腭、腹肌时可致眼睑下垂、斜视、吞咽困难、呛、声音减弱、腹胀等。肋间肌和膈肌受累时,可引起呼吸困难而危及生命。临床中可以应用儿童肌炎评估量表(CMAS)、儿童健康评估问卷(CHAQ)或疾病活动量表(DAS)评估肌肉力量及功能。未经治疗或是治疗不佳的JDM患儿晚期可出现肌肉萎缩,肌腱挛缩致关节屈曲挛缩,通常发生在膝、踝、肘和腕等关节,肌腱挛缩可能与肌筋膜炎症有关。

2. **皮肤症状** 皮疹可与肌无力同时出现,也可出现在肌肉症状发生后数周,也有部分患儿以皮疹为首发症状,辗转于皮肤科就诊,从而延误诊治。JDM患儿典型的皮肤改变为上眼睑或上、下眼睑紫红色斑(heliotrope rash)伴轻度水肿。皮疹也可逐渐蔓延及前额、鼻梁、上颌骨部位类似蝶形红斑,颜面尚可见毛细血管扩张。颈部和上胸部"V"字区、躯干部及四肢伸侧等日晒部位处可出现弥漫性或局限性暗红色斑。颈部和上胸部"V"字区典型皮疹称为"V"领征。

另一类特征性皮肤改变称高春征(Gottron's sign或Gottron's papules)。此类皮疹见于掌指关节和指间关节伸面及跖趾关节和趾关节伸面,也可出现在肘、膝和踝关节伸侧。皮疹呈红色或紫红色,为米粒至绿豆大小,呈多角形、扁平或尖顶丘疹,可融合成斑块,伴有细小鳞屑或出现皮肤萎缩及色素减退。约46%患儿存在甲周皮肤及甲周毛细血管床异常,在甲根皱襞可见僵直的毛细血管扩张,其上常见瘀点(血管栓塞),称为甲床毛细血管扩张症阳性。幼年皮肌炎患儿的皮疹可出现广泛的色素沉着。

其他一些非特异性改变包括受累肢体的皮肤变薄和外表很光滑,慢性病例可出现病变部位的皮肤和皮下组织萎缩。严重的和迁延不愈的皮肌炎患儿常发生皮肤溃疡,眼角部、腋窝、肘部或受压部位出现血管炎性溃疡是严重的并发症,特别是当它们继发感染后则治疗困难。少部分患儿可伴有脂膜炎表现。JDM患儿皮疹轻重程度及持续时间不等,通常日晒可引起皮疹加重,或与疾病复发有关。

3. **钙质沉着** 约25%~50%的皮肌炎患儿可出现钙质沉着,是小儿皮肌炎的特殊表现。最早可发生于病后6个月,也可发生于起病后10~20年。它可发生在

18章

皮肤和皮下组织或较深层的筋膜和肌肉,表现为皮下小硬块或结节、关节附近呈团块状沉着、肌肉筋膜面片状钙化等。可引起肢体疼痛、关节挛缩和功能障碍。钙化区常因摩擦或是压力形成溃疡,并渗出白色石灰样物质。钙沉着部位也可发生继发感染。广泛钙化最常发生于未治疗或未充分治疗而病程呈迁延和进展的患儿。有文献报道,某些肌炎抗体包括抗 MJ(NXP-2)和抗 PM-SCL,以及 TNF-α 和 IL-1α 的促炎细胞因子,可能是发生钙质沉着的危险因素。

4. 其他系统症状 幼年皮肌炎发病机制为广泛的血管炎,少部分患儿可出现内脏受累,最常见的受累脏器为心脏及肺脏。最常见的心脏异常是非特异性窦性心动过速,心脏增大伴或不伴心电图改变。严重者可因心肌炎、心律失常、心功能不全而死亡。

肺部受累可出现间质性肺炎、肺纤维化,偶有肺出血、胸膜炎和自发性气胸等。部分患儿可因呼吸肌无力导致中度至重度限制性通气不良;约 25% 的患者出现劳累性呼吸困难。间质性肺炎可能与抗 JO-1 和其他抗合成酶及抗黑色素瘤分化相关基因 5(MDA5)抗体相关,可能增加死亡率。极少患儿可有自发性气胸。

消化系统受累可表现为食管运动异常、消化道溃疡导致胃肠出血或穿孔,以及胰腺炎等表现。眼部症状可见视网膜绒毛状渗出(cotton wool spot)、色素沉着、视神经乳头萎缩、水肿、出血或视神经纤维变性。这些变化系眼毛细血管受损所致。偶见肝、脾和淋巴结肿大。一些皮肌炎患者还可并发脂肪营养不良及代谢障碍(lipodystrophy),表现为局限性或广泛性皮下脂肪消失。

【实验室检查】

1. 血沉可增快,CRP 增高 由于肌肉破坏较多,尿肌酸排泄量增加,病情活动期,24 小时尿肌酸在 200mg 以上,尿肌酸/肌酐比值增高。ANA 可阳性,多为斑点型,一般滴度较低。少数患儿可测到抗 JO-1 抗体。

2. 血清肌酶活性增高 是皮肌炎的特征之一,肌酶包括肌酸肌酶(CK)、肌酸磷酸肌酶(CPK)、醛缩酶(ALD)、乳酸脱氢酶(LDH)、天冬氨酸转氨酶(AST)等。一般认为 CK、CPK 最为敏感,其次为 AST、ALT 和 ALD 增高。CK 同工酶 CKMB 的出现代表再生的横纹肌而不说明心肌损害。

肌酶升高反映肌纤维的活动性损伤或肌细胞膜通透性增加并与肌炎的病情变化相平行。肌酶的改变常出现于病情改变前数周,晚期肌萎缩后不再有 CPK 的

释放,故 CPK 可以不高。

3. 肌电图 肌电图示肌源性损害,即肌肉松弛时出现纤颤波、正锐波、插入激惹及高频放电;轻微收缩时出现短时限低电压多相运动电位;最大收缩时出现干扰相等。

4. 肌肉活检 肌活检部位应选中度受累肢体的近端肌肉,通常在三头肌或股四头肌。病理变化可以是肌肉广泛性或局灶性受损。

炎性浸润为本病的特征性表现。间质、血管周围有炎症细胞浸润(淋巴细胞、巨噬细胞、浆细胞为主)及血管炎表现,血管壁水肿坏死、内膜增厚、管腔狭窄甚至栓塞。肌纤维变性坏死、再生及肌束周围萎缩。肌纤维的损伤和萎缩常集中于肌束周围,横断面上可看到肌束边缘的肌纤维粗细不一。

电镜检查可见肌纤维变性、细胞质团块,肌原纤维结构破坏、毛细血管基底膜增厚、线粒体异常及空泡形成增加等。

皮肌炎患者的皮肤病理改变为非特异性,不能作为诊断根据。

5. 影像学检查 MRI 是一种新的用于诊断肌炎的非创伤性手段。存在肌肉炎症时,四肢出现对称性的异常高密度区的 T_2 波,其代表该处肌肉水肿和炎性改变。另外,皮下或肌间钙化周围在 MRI 亦可有炎症表现。皮肌炎患儿应行肺部高分辨 CT,以评价肺部受累情况。对于存在皮肤钙化的患儿,可考虑局部 X 线检查,从而帮助评判钙化的多少及范围,也可用于治疗前后的比较。

6. 肌炎抗体检测 20%~30% 的 JDM 患儿中检测到一些肌炎特异性抗体,包括抗 p155/140(TIF-1)、抗 MJ(NXP-2)、抗 Jo-1 和其他抗合成酶及抗黑色素瘤分化相关基因 5(MDA5)抗体。如 MDA5 抗体阳性可出现肺间质病变,未来仍需要大量的科学研究,研究其抗体与临床分型的相关性。

【诊断】 典型的皮肌炎诊断不困难。有典型皮疹、对称性近端肌无力,再结合血清肌酶、肌电图和肌活检改变,即可作出诊断[3]。欧洲抗风湿病联盟/美国风湿病学会(European League Against Rheumatism/American College of Rheumatology,EULAR/ACR)于 2017 年制定和验证了幼年型特发性炎性肌病(idiopathic inflammatory myopathy,IIM)的分类和诊断修订标准,取代原有 Bohan 1975 标准。用与肌无力相关的 4 项内容、与皮肤表现相关的 3 项内容,以及与实验室检测值和其他临床表现相关的情况进行评分,无肌活检时应用一个评分系统,而有肌活检时使用另一个评分系统。如数字资源

18-1 所示。

数字资源 18-1 2017 年 EULAR/ACR 幼年皮肌炎诊断评分标准

【鉴别诊断】

（1）感染后肌炎：一些病毒感染，特别是流感病毒 A、B 和柯萨基病毒 B 后可出现急性一过性肌炎。可有一过性血清肌酶增高，大约 3~5 天后可完全恢复。此外，旋毛虫病、弓形体病及葡萄球菌感染均可引起和皮肌炎相似的症状。应予以鉴别。

（2）重症肌无力：应与无皮疹的多发性肌炎相鉴别。本病特征为全身广泛性肌无力，受累肌肉在持久或重复活动后肌无力加重，多伴有眼睑下垂，往往晨轻傍晚重。血清肌酶和肌活检均正常。抗乙酰胆碱受体（ACHR）抗体阳性，新斯的明试验可资鉴别。

（3）进行性肌营养不良：本病为男性发病。有典型的鸭型步态及腓肠肌假性肥大。有明显的家族史。

此外，应与风湿性疾病中的系统性红斑狼疮及混合结缔组织病相鉴别，其他还应与表现为肌无力和瘫痪的疾病，如多发性神经根炎、脊髓灰质炎及脊髓炎等相鉴别。

【治疗】

1. 一般治疗 急性期护理工作很重要，特别是咽下肌受累伴吞咽困难时喂食要小心，必要时给予鼻饲。呼吸肌受累时应用人工呼吸器。急性期症状消退后应尽早进行按摩及被动运动，防止肌肉萎缩及肢体挛缩。随着临床症状的改善，应鼓励积极主动运动以增强肌力。

2. 药物治疗[4]

（1）肾上腺皮质激素：为本病首选药物，早期足量使用皮质激素是治疗本病的关键。泼尼松开始剂量为 2mg/（kg·d），分次口服。发病急，全身症状重，肌无力明显，特别是咽下肌及呼吸肌受累者可用甲泼尼龙冲击治疗（剂量参照系统性红斑狼疮部分），待症状好转后改为泼尼松口服，持续用药 2~3 个月，待肌力恢复，血清肌酶降至正常，开始缓慢减量，每 2~4 周调整一次剂量。如出现病情反复，则需重复加大剂量。病情稳定后，可将泼尼松改为每日 1 次顿服。维持剂量以 5~10mg/d 为宜，总疗程不少于 2 年，有些病例需更长时间。一些激素制剂如地塞米松和复方地塞米松（triam-cinolone）可引起激素性肌炎，应避免使用。

（2）羟氯喹：剂量为 5~6mg/（kg·d），皮疹严重时，可与激素同用。

（3）免疫抑制剂：激素治疗 2~4 个月无效者，可加用免疫抑制剂如甲氨蝶呤 10~15mg/m²，每周一次，口服。危重病例可采用 0.5~1mg/kg，每周一次皮下注射。

此外，难治性病例或存在轻度肺部受累患儿可选用环孢素 A，剂量为 2~3mg/（kg·d），需监测血药浓度并监测血压。肺部受累重的患儿可选择环磷酰胺治疗。

（4）其他药物：对危重病例可使用大剂量丙种球蛋白静脉注射。

（5）生物制剂：针对 B 细胞靶向治疗的抗 CD20 单抗和肿瘤坏死因子-α 拮抗剂等近年来均有个案报道，可用于激素和免疫抑制剂治疗效果较差的患儿。TNF-α 抑制剂，如英夫利西单抗每次 3~6mg/kg；依那西普每周 0.8mg/kg 皮下注射等，已在少数患者中应用，但均为个案报道，其疗效及安全性仍需观察。

3. 血浆置换 有报道部分患者有一定疗效，但由于同时还应用其他药物，故很难说明本疗法的确切效果。

4. 对于钙质沉着，迄今尚无满意的治疗方法。很多皮肌炎病例，其钙质沉着经过数月或数年后可自然消失。

【预后】 在应用肾上腺皮质激素前，本病的死亡率约为 40%，肾上腺皮质激素的应用，已使预后大为改观，早期强有力的治疗可改变皮肌炎的病程，约 90% 的患儿达到完全缓解和正常生活。少数病儿有轻度肌萎缩。5% 患儿有严重后遗症，需用轮椅。约 20%~40% 患儿发生钙质沉着，严重者可引起运动障碍。病程及病变严重程度与预后有关见表 18-13[5]。

表 18-13 预后影响因素

与疾病相关
起病急骤，全身肌肉广泛受累
广泛皮肤血管炎
肌肉活检有严重动脉内膜炎和梗死形成
与治疗相关
延误诊断与治疗
激素剂量不足或疗程过短
开始用激素治疗时效果不明显

多数患儿疾病活动期为 2 年，经过治疗可达到完全缓解，少数病儿可有多次复发或呈慢性持续状态，病情

可持续 3~5 年或更长。首都医科大学附属北京儿童医院对 1977—1992 年住院的皮肌炎患者进行长期随访，证明皮肌炎经过长期治疗，多数患者可获得缓解。部分病例复发，其中 1 例复发 7 次，皮质激素停药过早，减量过快均是导致复发的重要原因。本病的死亡原因为软腭及呼吸肌受累、胃肠道出血及穿孔、肺部受累和继发感染等。

【附】幼年多发性肌炎

幼年多发性肌炎（juvenile polymyositis，JPM）是一种以肌无力、肌痛为主要表现的自身免疫性疾病，主要临床表现以对称性四肢近端、颈肌、咽部肌肉无力，肌肉压痛，血清酶增高为特征的弥漫性肌肉炎症性疾病，即如皮肌炎患儿无典型的皮疹时应考虑多发性肌炎。对于儿童来说，多发性肌炎发病率远小于皮肌炎。故临床中如考虑多发性肌炎，需要肌肉活检予以明确诊断，并排除其他可能的疾病。

（邓江红）

参考文献

[1] Hanna Kim Updates on interferon in juvenile dermatomyositis：pathogenesis and therapy，Current opinion in rheumatology 2021 09 01；33（5）：371-377.

[2] LI DY，TANSLEY SL，Juvenile Dermatomyositis—Clinical Phenotypes. Current Rheumatology Reports（2019）21：74

[3] LISA GR，CAROL BL，FREDERICK WM. The 8th edition of Textbook of pediatric rheumatology，Elsevier，2021：360-376.

[4] 全国儿童风湿病协作组. 儿童风湿病诊断及治疗专家共识（三）. 临床儿科杂志，2010，28（12）：1194-1198.

[5] GIULIA CV，CLARISSA AP，LUCY RW. Juvenile dermatomyositis：novel treatment approaches and outcomes. Current opinion in rheumatology 2018，11；30（6）：650-654.

第7节　混合性结缔组织病

混合性结缔组织病（mixed connective tissue disease，MCTD）是一种综合征，其特点为临床上具有系统性红斑狼疮、幼年特发性关节炎、皮肌炎和硬皮病等多种风湿性疾病的症状，肾脏损害轻，血清学检查具有高滴度的斑点型的抗核抗体（ANA），特别是抗可提取核抗原（ENA）抗体谱中的抗核糖核蛋白（nRNP）抗体。1972年由 Sharp 首先提出并认为这是一种独立于其他结缔组织病以外的结缔组织病。但越来越多的趋势表明 MCTD 只不过是某种结缔组织病的中间过程或亚型。儿童 MCTD 发病率不高，有文献报道，芬兰该病的发病率为 0.1%，美国为 0.3%，发病年龄为 4~16 岁，女孩较为多见[1]。

【病因与发病机制】 病因尚不清楚。以下现象提示本病是一种自身免疫性疾病：①持续高滴度的抗 RNP 抗体；②高丙种球蛋白血症；③活动期循环免疫复合物增高；④病变部位可见补体和 IgG、IgM 沉积；⑤有抗淋巴细胞毒抗体；⑥肌肉、肺、肝、心、滑膜以及唾液腺等组织中均有淋巴细胞和浆细胞浸润。

此外，有学者认为该病发病率与 HLA-B7、HLA-DW1、HLA-BW55、HLA-DR4 及 B15 有相关性。

【病理改变】 MCTD 的基本病理改变为广泛的血管内膜或中等血管内膜增殖性损害。虽然 MCTD 的组织病理与系统性硬化症相似，但纤维化程度较轻。主动脉、冠状动脉、肺动脉和肾动脉等大中血管内膜增殖样改变所造成的血管腔狭窄可发生相应脏器的损伤。同样的病理改变也可见于毛细血管。

【临床表现】 患儿可表现为组成本疾病中的各个风湿性疾病的任何临床症状。然而 MCTD 具有的多种临床表现并非同时出现。典型的临床表现是多关节炎、雷诺现象、手指肿胀或硬化、肺部炎性改变、肌病和肌无力、食管功能障碍、淋巴结肿大、脱发、颧部皮疹、多浆膜炎等。

1. 关节炎　几乎所有患儿都有关节疼痛和发僵。93% 的患儿有症状明显的关节炎，其临床特点与 JIA 相似。常易受累的关节为掌指关节。放射学检查缺乏严重的骨侵蚀性病变，但有些患儿也可见关节边缘侵蚀和关节破坏。

2. 皮肤黏膜表现　大多数患儿在病程中出现皮肤黏膜病变。85% 的患儿可存在雷诺现象，雷诺现象伴手指肿胀、变粗，全手水肿有时是 MCTD 患儿最常见和最早的表现[1]。所谓的雷诺现象是指呈现四肢末端皮肤颜色间歇性苍白、发绀和潮红的变化。手指皮肤胀紧变厚，但不发生挛缩。有些患儿的皮肤病变表现为狼疮样皮疹，尤其是颧部红斑和盘状红斑。约 25% 患儿有脱发、指趾硬化、色素减退、光过敏、荨麻疹、面部和甲周毛细血管扩张。面部皮肤可有硬皮样改变,但真正硬皮病面容则少见。少数 MCTD 患儿可有典型的皮肌炎皮肤改变,如眼睑紫红色充血性皮疹伴轻度水肿,指、肘和膝关节处出现高春征。黏膜损害包括颊黏膜溃疡,干燥性复合性口生殖器溃疡和鼻中隔穿孔。前臂屈肌,手、足伸肌和跟腱可出现腱鞘周围及皮下结节。皮肤组织学无特征性改变,真皮层胶原成分增多,但很少有真正硬皮样改变。有些患儿在表皮——真皮交界处有免疫球蛋白沉积。

3. 肌肉病变　肌炎是 MCTD 常见的表现,有明确肌炎的 MCTD 患儿,有时伴高热,其在临床和组织学方面与 PM 相同,如肌酶升高,肌电图为典型炎性肌病改变,肌活检有肌纤维退化性病变,血管周围和间质有浆细胞和淋巴细胞浸润。

4. 心脏　20% 的患儿心电图异常,最常见的改变是心律失常、右心室肥厚、右心房增大和室间传导损害。10%~30% 的患儿出现心包炎,是心脏受累最常见的临床表现,心脏压塞少见。肺动脉高压是最常见的并发症,可能与肺间质病变有关,早期检测有无肺动脉高压有利于早期治疗。

5. 肺脏　85% 的 MCTD 患儿有肺部受累的证据,但大多数患儿没有症状。早期肺功能障碍,若不详细检查则不易发现。症状有呼吸困难、胸痛及咳嗽。胸部放射线检查异常有间质性改变、胸膜渗出、肺浸润和胸膜增厚等。最具有鉴别意义的肺功能试验是一次呼吸 CO 的弥散功能。间质性肺部疾病通常呈进行性加重,有效容积和肺泡气体交换减少。肺出血也偶有报道。

6. 肾脏　MCTD 患儿可有肾脏损害,但发生率少,且相对较轻,弥漫性肾小球肾炎和实质间质性病变很少发生,通常为膜性肾小球肾炎,有时也可引起肾病综合征,但大多数患儿无症状。

7. 胃肠道　胃肠道受累是有 SSc 表现的 MCTD 患儿的主要特征。多数患儿有食管功能障碍症状和食管压力改变,这与皮肤损伤的严重程度无关。主要表现为食管上部和下部括约肌压力降低,食管远端 2/3 蠕动减弱,出现进食后发噎和吞咽困难。其他胃肠道损害还有低张力、假性囊状扩张、吸收不良等。

8. 血液系统　血小板减少,血栓性血小板减少性紫癜,红细胞发育不全相对少见。大多数患儿有高丙球蛋白血症,33% 的 IgG 分子有抗 ulRNP 特异性。

【实验室检查】　一般检查末梢血象示中度贫血、白细胞减少及血小板减少。血沉增快。有肌炎表现的患儿血清可出现多种肌酶(AST、CPK 等)明显升高[2]、肌电图呈肌源性损害。有肺部受累的患儿,肺部高分辨率 CT 可出现肺间质病变。另外,混合性结缔组织病患儿,应注意各个脏器的功能评价。如有心脏受累者,心电图可见 ST-T 改变,或心脏彩超有心脏增大和肺动脉高压等。食管造影可见蠕动减弱及下端扩张。

血清学检查可见持续的高滴度的斑点型或颗粒型抗核抗体阳性,抗 ENA 抗体中的抗 RNP 抗体滴度可高达 1:1 000 以上(血凝法检测)或免疫印迹检测有 ulRNP(70kD)抗体,抗 Sm 抗体阴性,抗双链 DNA 抗体少见。约半数以上患儿类风湿因子阳性。

【诊断与鉴别诊断】　对症状典型,抗 RNP 抗体明显增高者诊断并不难。本病有以下特征:①雷诺现象;②腊肠样手指或手指有局灶性硬化现象;③肾脏病变轻微或缺如;④抗 RNP 抗体强阳性,加之有多发性关节炎、面部红斑、胸膜炎、心肌炎、心包炎和肌炎等,结合其他检查,如抗 Sm 抗体及抗 DNA 抗体阴性即可诊断本病。目前尚无 MCTD 的美国风湿病学会(ACR)诊断标准,但对照研究显示:Alarcon-Segovia(1986 年)和 Kahn(1991 年)提出的 2 个诊断标准敏感性和特异性最高(分别为 62.5%~81.3% 和 82.6%)[3](表 18-14)。

表 18-14　MCTD 诊断标准

项目	Alarcon-Segovia 标准	Kahn 标准
血清学标准	抗 ulRNP≥1:1 600(血凝法)	存在高滴度 ulRNP 抗体,相应斑点型 ANA 滴度≥1:1 200
临床标准	1. 手肿胀 2. 滑膜炎 3. 肌炎(生物学或组织学证实) 4. 雷诺现象 5. 肢端硬化	1. 手指肿胀 2. 滑膜炎 3. 肌炎 4. 雷诺现象
确诊标准	血清学标准及至少 3 条临床标准,必须包括滑膜炎或肌炎	血清学标准及至少 3 条临床标准,必须包括滑膜炎或肌炎

本病早期诊断困难,需与系统性红斑狼疮、系统性硬化症、多发性肌炎或皮肌炎、幼年特发性关节炎、病毒性心肌炎、免疫性血小板减少性紫癜及各种原因的发热性疾病等相鉴别,并进行随访。本病与系统性红斑狼疮(SLE)、系统性硬化症(SSc)、皮肌炎或多发性肌炎(DM或PM)的鉴别详见表18-15。

表 18-15 混合结缔组织病的鉴别

	MCTD	SLE	SSc	DM/PM
雷诺现象	++++	+	++++	+
手肿胀	+++	罕见	+++	罕见
食管运动障碍	+++	+	+++	+
肺部病变	+++	++		+
肌炎	+++	罕见	+	++++
多关节痛或关节炎	++++	+++	+	+
白细胞减少	++	++	罕见	罕见
严重肾脏病	+	+++	++	罕见
严重中枢神经病变	+	+++	罕见	罕见
弥漫性硬皮病	+	罕见	++++	+
高球蛋白血症	++++	+++	+	+
高滴度 RNP 抗体	++++	+++	罕见	−
dsDNA 抗体	+	++++	+	罕见
Sm 抗体	罕见	+++	−	−
低补体血症	+	+++	+	罕见

【治疗】 本病的治疗原则与其他结缔组织病相同,治疗取决于脏器受累程度不同。

1. 一般治疗 注意休息和加强营养,对症处理方面:如有雷诺现象时除用血管扩张剂外,应注意保温或避免寒冷时外出。关节疼痛或关节炎时应加强按摩,同时配合理疗以防止关节强直和肌肉挛缩[4]。

2. 药物治疗

(1) 肾上腺皮质激素:糖皮质激素为首选治疗,剂量为2mg/(kg·d),适用于有肾脏病变、心肌炎、心包炎、肌炎、血小板减少及神经系统症状如神经精神紊乱和癫痫病例。

(2) 免疫抑制剂:肾脏损害和肺动脉高压除用激素治疗外,应加用环磷酰胺冲击治疗(剂量参阅本章第四节系统性红斑狼疮的治疗)。

此外,皮肤损害可加用抗疟药如羟氯喹治疗,轻度的关节炎症可用非甾体抗炎药,如布洛芬或萘普生等。总的来说,约2/3 的 MCTD 患儿对治疗有较好的结果。

【预后】 既往认为 MCTD 预后相对良好且对皮质激素治疗效果显著,但经过更广泛的观察,并不一致支持这一乐观看法。儿童患儿预后较成人差。由于肺功能不全发展比较隐匿,临床上不易观察到。预后取决于内脏损害的性质与程度。死亡原因为心、肾功能衰竭,肺部疾患,脑出血及继发细菌感染。目前认为无论儿童或成人 MCTD 的预后与 SLE 相仿,但较硬皮病为好。迄今人们对 MCTD 的患病率、死亡率、疾病的转归尚无清楚的了解。因此,各种治疗方案的探讨以及对本病的纵向和前瞻性的评估,将有助于改善本病的预后。

(张俊梅)

参考文献

[1] BENJAMIN C, CARLO AS. Mixed connective tissue disease:state of the art on clinical practice guidelines. RMD Open,2019,4:1-5.

[2] KEVIN J,MOHAMMAD S. Clinical and Immunological Profile of Mixed Connective Tissue Disease and a Comparison of Four Diagnostic Criteria. International Journal of Rheumatology, 2020:1-6.

[3] 中华医学会风湿病学分会.混合性结缔组织病诊断及治疗指南.中华风湿病杂志,2011,15(1):42-44.

[4] SO MK,SONG YK,SUN MC,et al. Korean Guidelines for Diagnosis and Management of Interstitial Lung Diseases:Part 5. Connective Tissue Disease Associated Interstitial Lung Disease. Tuberc Respir Dis(Seoul),2019 Oct,82(4):285-297.

第8节 干燥综合征

干燥综合征(Sjögren syndrome,SS)是一种以淋巴细胞增殖和进行性外分泌腺体损伤为特征的慢性炎症性自身免疫性疾病。除有唾液腺、泪腺功能受损外,可出现多脏器多系统受累,造成多种多样的临床表现,但以眼干燥(xerophthalmia/keratoconjunctivitis sicca)和口腔干燥(xerostomia)为主要症状。血清中可出现多种自身抗体。干燥综合征可单独存在,称为原发性干燥综合征(primary Sjögren syndrome,PSS),此一类型多见于成人,在儿童时期较为少见。也可与其他自身免疫性疾病并存,如幼年特发性关节炎、系统性红斑狼疮、系统性硬化症等称为继发性干燥综合征(secondary Sjögren syndrome,SSS)。儿童时期多见继发于系统性红斑狼疮或混合结缔组织病。

SS是一种较常见的自身免疫性疾病,患病率约为0.5%~5%,我国人群中PSS患病率为0.33%~0.77%[1],90%以上患者为女性,发病年龄大多数为30~50岁,也可发生于任何年龄,包括儿童和老年人等[1]。儿童患病率尚不清楚,儿童患者中以女孩多见,男女比约为1:6.5~1:9[2,3]。

【病因】 干燥综合征是在多种因素作用下,引起机体免疫异常。异常的细胞和体液免疫反应产生各种介质,造成患者的组织炎症和破坏性病变。目前已知本病的病因与以下三个方面有关[4]。

1. 遗传因素 通过免疫遗传的研究,发现某些人类白细胞抗原(human leucocyte antigen,HLA)基因频率,如HLA-DR3、HLA-B8与干燥综合征相关。这种相关性可因种族不同而不同,如西欧白人的干燥综合征与HLA-B8、DR3、DRW52相关,而中国则与HLA-DR3、DR2、DRW53相关。

2. 病毒 EB病毒是一种常见的感染人的疱疹病毒,可影响唾液腺。在干燥综合征患者的唾液腺、泪腺组织中测到了EB病毒早期抗原(EA)和DNA,同时在体内也检出了抗EB病毒早期抗原的抗体。这些结果说明EB病毒在干燥综合征病因学中的潜在作用。

3. 免疫学异常 干燥综合征患者周围血中的T、B淋巴细胞明显分化、成熟和功能异常。B淋巴细胞功能高度亢进和T淋巴细胞抑制功能低下,造成干燥综合征患者突出的高丙种球蛋白血症和多种自身抗体,如抗SSA(RO)抗体和抗SSB(LA)抗体、类风湿因子(RF)等。其他可能出现的血清自身抗体有抗心磷脂抗体、抗线粒体抗体、抗DSDNA抗体和抗RNP抗体等;以及具有器官特异性抗体包括对唾液腺上皮细胞的抗体、抗腮腺导管抗体、抗甲状腺抗体和抗胃壁细胞抗体等。

【病理改变】 本病的唾液腺、泪腺以及体内任何器官均可受累。主要的特征性病理改变是外分泌腺体间有大量淋巴细胞、浆细胞以及单核细胞浸润。可出现在唾液腺、泪腺、肾间质、肺间质,还可累及肝汇管区及消化道黏膜。最终导致局部导管和腺体的上皮细胞增生,继之退化、萎缩、破坏,代以纤维组织而丧失其功能。另一种病理改变为血管炎,是由冷球蛋白血症、高球蛋白血症或免疫复合物沉积所引起,也是干燥综合征并发肾脏损害、神经系统病变、皮疹及雷诺现象的病理基础。

【临床表现】 干燥综合征多隐匿起病,临床表现轻重不一。很多患者常由于关节痛、皮疹或发热等就诊,而不是因口干或眼干等典型症状就医[1]。

1. 局部表现

(1)口干:因唾液分泌减少、唾液黏蛋白缺少所致。儿童患者虽有唾液量减少,却无自觉症状。口干燥症患者会自觉口干,常扩展到咽部,严重者常频频饮水,进固体食物时必须用水送下。约50%患者牙齿逐渐发黑,呈粉末状或小片脱落,只留残根成为"猖獗齿",是口干燥综合征的特点之一,龋洞通常发生在齿龈或咀嚼面等少见的部位,且常反复出现口腔念珠菌感染。舌面干,有皲裂。舌乳头萎缩,故舌面光滑;舌痛,可出现溃疡。腮腺或颌下腺可表现为反复双侧交替肿大,尤以腮腺肿大多见。反复发作的腮腺炎或腮腺肿大,是儿童SS最常见的症状,发生率约为30%~70%,口干症状常缺乏或出现较晚。

(2)眼干:是由于泪腺分泌减少所致眼部干涩、异物感、砂砾感和烧灼感。干眼症的一个早期表现就是患者不能忍受戴隐形眼镜。其他常见的症状包括畏光、红肿和眼睛疲劳,黏稠的泪液成束状,有可能引起视物模糊及眼睑黏附感,尤其是睡醒时。疼痛、强烈畏光提示角膜磨损。流脓可能提示感染,感染通常是由革兰氏阴性细菌引起,易导致视力下降,局部使用糖皮质激素和佩戴隐形眼镜已被认为是引起感染的易感因素。严重者哭时无泪。严重的眼干可导致丝状角膜炎,可致失明。但同口干燥症状相似,儿童眼干燥症状亦常常缺乏或出现较晚。

2. 系统表现

(1)皮肤黏膜:皮肤黏膜可出现紫癜样皮疹,结节性红斑、鱼鳞样变,发生部位多变,可引起瘙痒和表皮脱落。继发感染较罕见,外阴分泌腺常受累,导致外阴皮肤与阴道干燥及萎缩。也可伴有血管炎出现雷诺现象及皮肤溃疡。

(2)关节肌肉:PSS 患者往往会有关节肌肉症状,包括关节痛和一过性滑膜炎,其发生率约为 54% ~84%。关节症状呈慢性、复发性,累及手关节多见,仅10% 的患者出现关节炎,而侵蚀性关节炎罕见。部分患者可有肌炎表现。

(3)呼吸系统:如鼻、咽、喉、气管和支气管黏膜的腺体也可累及,导致鼻腔干燥、鼻出血、慢性干咳、声音嘶哑。下呼吸道受累发生慢性支气管炎及间质性肺炎。以肺间质病变最多见,病理类型各异,有非特异性间质性肺炎、淋巴细胞性间质性肺炎、寻常型间质性肺炎和机化性肺炎,上述类型在胸部高分辨率 CT 上呈现不同特征。间质性肺病变是 PSS 死亡的主要原因之一。

(4)消化系统:约有一半的 PSS 患者报道有胃部症状,消化道可见食管运动功能障碍,胃酸分泌减少及萎缩性胃炎。35% 患者抗胃壁细胞抗体阳性。18% ~44% 患者有肝脾大,转氨酶增高。40% 病理改变为慢性活动性肝炎,7% ~ 13% 的患者可发现抗线粒体抗体AMA,提示 PSS 与原发性胆汁性肝硬化有密切关系。PSS 可出现胰腺外分泌功能障碍,其病理机制类似于唾液腺受累,主因淋巴细胞浸润导致胰腺腺泡萎缩、胰管狭窄等慢性胰腺炎改变。

(5)肾脏损害:是儿童 SS 最具特征性且最常见的腺外损害,可先于口眼干燥症或发生于无腺体受累的儿童,最常见的肾脏损害为肾小管间质性病变,以肾小管酸中毒最多见,严重者出现低钾性麻痹。此外,还可发生肾性糖尿病、尿崩症、肾病、肾小球肾炎等,长期未得到治疗的患儿会并发佝偻病和生长受抑。

(6)神经系统:PSS 累及神经系统表现多样,周围神经、自主神经和中枢神经系统均可受累。以周围神经

病变最常见(10% ~ 20%),可表现为下肢麻痹、感觉障碍。中枢神经受累可表现为癫痫样发作、精神异常或脑神经病变等,也可表现为脑白质病变、视神经脊髓炎谱系疾病或横贯性脊髓炎。

(7)血液系统:可出现血细胞减少,其中白细胞轻度减少最常见。也可出现血小板减少,部分患者顽固、易复发、难控制。淋巴瘤的风险较健康人群高数倍。

(8)内分泌系统:可出现 Graves 病和桥本甲状腺炎等,部分患者可出现甲状腺功能亢进症或甲状腺功能低减症表现,血中可检出抗甲状腺抗体,包括甲状球蛋白抗体和甲状腺微粒体抗体或促甲状腺激素受体抗体等。

【实验室检查】 常规化验包括血常规可有轻度贫血,部分患者有白细胞减低和血小板减低,血沉明显增快。95%患者有高 γ 球蛋白血症。免疫球蛋白 IGG、IGM、IGA 均可增高,以 IGG 为最明显。

患者血清中存在多种自身抗体,抗核抗体阳性率为50%~80%,以抗 SSA 和 SSB 抗体为主,其中抗 SSA 抗体阳性率最高,抗 SSB 抗体是诊断 SS 的标记性抗体。90%患者类风湿因子阳性。约 80%的患者循环免疫复合物增高。约半数以上的患者可测到抗甲状腺抗体、抗腮腺导管抗体等。血清中 β_2 微球蛋白在疾病活动期增高。

其他检查包括腮腺造影、唇腺黏膜病理,灶性淋巴细胞性唾液腺炎(FLS)是诊断 SS 的典型病理表现。干燥性角结膜炎检查包括 Schirmer 试验、泪膜破碎时间等。

【诊断】 本病缺乏特异性的临床表现及实验室检查来诊断。国际上有多种诊断标准,目前儿童的诊断仍参照成人标准。口干燥症和干燥性角膜炎代表本病最主要受累的外分泌腺体,即唾液腺和泪腺的病变,因此,它们是本病诊断的客观依据。SS 诊断标准有2016ACR/EULAR 标准[5]、2012 年 ACR 标准、2002 年修订的国际标准、1992 年欧洲标准、1986 年 Fox 标准和1976 年 SanDiego 标准,目前较常应用的为 2002 年修订的国际标准(表 18-16、表 18-17),但均未涉及儿童 SSc 的诊断。

2016 年美国风湿病学会(ACR)/欧洲抗风湿病联盟(EULAR)制定的 SS 分类标准[5],包括如下纳入标准:至少有眼干或口干症状之一者,即下述至少一项为阳性:①每日感到不能忍受的眼干,持续 3 个月以上;②眼中反复砂砾感;③每日需用人工泪液 3 次或 3 次以上;④每日感到口干,持续 3 个月以上;⑤吞咽干性食物需频繁饮水帮助。或在 EULAR 的 SS 疾病活动度指数(ESSDAI)问卷中出现至少一个系统阳性的可疑 SS 者。

表 18-16 干燥综合征国际分类（诊断）标准（2002 年修订）

Ⅰ. 口腔症状：3 项中有 1 项或 1 项以上：
  1. 每日感到口干，持续 3 个月以上
  2. 成人后腮腺反复或持续肿大
  3. 吞咽干性食物时需饮水帮助

Ⅱ. 眼部症状：3 项中有 1 项或 1 项以上：
  1. 每日感到不能忍受的眼干，持续 3 个月以上
  2. 感到反复的眼睛砂砾感
  3. 每日需用人工泪液 3 次或 3 次以上

Ⅲ. 眼部体征：下述检查有 1 项或 1 项以上阳性：
  1. Schirmer 试验（+）（≤5mm/5min）
  2. 角膜染色（+）（≥4 van Bijsterveld 计分法）

Ⅳ. 组织学检查：小唇腺淋巴细胞灶≥1

Ⅴ. 唾液腺受损：下述检查有 1 项或 1 项以上阳性：
  1. 涎流率（+）（≤115ml/15min）
  2. 腮腺造影（+）
  3. 唾液腺同位素检查（+）

Ⅵ. 自身抗体：抗 SSA（+）/抗 SSB（+）（双扩散法）

表 18-17 干燥综合征诊断诊断条目

1. 原发性干燥综合征：无任何潜在疾病情况下，按下述两条诊断：
   a. 符合上述标准中 4 条或 4 条以上，但条目Ⅳ（组织学检查）和条目Ⅵ（自身抗体）至少有 1 项阳性
   b. 标准中Ⅲ、Ⅳ、Ⅴ、Ⅵ 4 条中任意 3 条阳性

2. 继发性干燥综合征：患者有潜在的疾病（如任一结缔组织病），符合条目Ⅰ和Ⅱ中任一条，同时符合条目Ⅲ、Ⅳ、Ⅴ中任意 2 条

3. 诊断Ⅰ和Ⅱ中必须除外：颈头面部放疗史、丙型肝炎病毒感染、AIDS、淋巴瘤、结节病、GVH 病、抗乙酰胆碱药的应用（如阿托品、莨菪碱、溴丙胺太林、颠茄等）

排除标准：患者出现下列疾病，因可能有重叠的临床表现或干扰诊断试验结果，应予以排除：①头颈部放疗史；②活动性丙型肝炎病毒感染；③艾滋病；④结节病；⑤淀粉样变性；⑥移植物抗宿主病；⑦IgG4 相关性疾病。适用于任何满足上述纳入标准并除外排除标准者，且下述 5 项评分总和≥4 者诊断为 PSS：总分≥4 分诊断为 PSS：①唇腺活检淋巴细胞≥1 灶/4mm²（3 分）；②抗 SSA 阳性（3 分）；③至少 1 眼 OSS 评分≥5 分（或 van Bijsterveld 评分≥4 分）（1 分）；④至少 1 眼 Schirmer 试验≤5mm/5min（1 分）；⑤静态唾液流率≤0.1ml/min（1 分）。该标准敏感性为 96%，特异性为 95%。但尚未在儿童中普遍应用。

因儿童 SS 口眼干燥症状较轻或不明显，有较高比例的患儿不符合诊断标准。由于尚没有公认的儿童 SS 诊断标准，故目前儿童 SS 的诊断以成人诊断标准为依据，但更加依赖自身抗体、唇腺组织活检和腮腺造影等检查。口干燥症和干燥性角膜炎代表本病最主要受累的外分泌腺体，即唾液腺和泪腺的病变，因此是本病诊断的主要依据。

以下 3 个基本点是本病的诊断主要依据：

1. 口干燥症的诊断标准

（1）唾液的流率下降（正常值为每分钟平均≥0.6ml）。

（2）腮腺造影：在腮腺有病变时，其导管及小腺体有破坏现象。

（3）唇黏膜活检其腺体组织中可见淋巴细胞浸润，≥50 个淋巴细胞团聚或成堆者称为灶；≥1 个灶性淋巴细胞浸润为异常。

（4）放射性核素造影：唾液腺功能低下时其摄取及分泌均低于正常。

（5）凡上述 4 项试验中有两项异常者可诊断为口干燥症。

2. 干燥性角膜炎的诊断依据

（1）滤纸试验（schirmer test）：5 分钟时滤纸润湿长度≥15mm 为正常，≤10mm 为异常。

（2）泪膜破裂时间（TEAR break-up time，TBUT）：<10 秒者为异常。

（3）角膜染色：在裂隙灯下，角膜染色点超过 10 个为异常。

（4）结膜活检：结膜组织中出现灶性淋巴细胞浸润者为异常。

凡具有上述 4 项试验中 2 项异常者即可诊断。

3. 自身抗体 ANA 阳性、抗 SS-A 抗体阳性、抗 SS-B 抗体和 RF 阳性。

【鉴别诊断】

1. 儿童复发性腮腺炎 男性多见，腮腺肿大常伴疼痛、发热和红斑；无自身抗体和局灶性淋巴细胞浸润；抗生素治疗有效。

2. 弥漫性浸润性淋巴细胞增多综合征 与 HIV 感染有关。

3. 感染性腮腺炎 链球菌、葡萄球菌、EB 病毒和巨细胞病毒等均可引起腮腺炎。

4. 其他 结节病、淋巴瘤和先天性多囊腮腺疾病等。

【治疗】 本病目前尚无根治方法，主要是替代或局部治疗和全身治疗。

局部治疗主要针对干燥症状的治疗。口干可适当

饮水,注意口腔卫生,每日刷牙两次。有龋齿者要及时修补。眼干可用人工眼泪。

全身治疗主要用于有内脏损害如肾脏、神经系统受累以及血管炎者,存在系统受累,特别是活动性内脏器官受累的患者可用糖皮质激素,联合应用免疫抑制剂,如甲氨蝶呤、硫唑嘌呤及环磷酰胺等。有关节症状者可服非甾体抗炎药,如扶他林等。必要时用生物制剂治疗,研究报道依那西普、利妥昔单抗、贝利尤单抗等生物制剂有一定疗效[6]。

【预后】 本病预后较好,特别是病变仅局限于唾液腺、泪腺、皮肤黏膜外分泌腺体者。有内脏损害者经恰当治疗后大多可以控制病情。预后不良因素包括进行性肺纤维化、中枢神经病变、肾功能不全、合并恶性淋巴瘤者。

(邓江红)

参考文献

[1] 张文,厉小梅,徐东,等. 原发性干燥综合征诊疗规范. 中华内科杂志,2020,59(04):269-276.

[2] YOKOGAWA N, LIEBERMAN SM, SHERRY DD, et al. Features of childhood Sjögren's syndrome in comparison to adult Sjögren's syndrome:considerations in establishing child-specific diagnostic criteria. Clin Exp Rheumatol, 2016, 34(2):343-351.

[3] HAMMENFORS DS, VALIM V, ICA BERG, et al. Juvenile Sjögren's syndrome:clinical characteristics with focus on salivary gland ultrasonography. Arthritis Care Res(Hoboken), 2020,72(1):78-87.

[4] BRITO-ZERÓN P, BALDINI C, BOOTSMA H, et al. Sjögren syndrome. Nat Rev Dis Primers,2016,2(16):47.

[5] SHIBOSKI CH, SHIBOSKI SC, SEROR R, et al. 2016 American College of Rheumatology/European League Against Rheumatism classification criteria for primary Sjögren's syndrome:A consensus and data-driven methodology involving three international patient cohorts. Ann Rheum Dis,2017,69(1):9-16.

[6] ANDRÉU SÁNCHEZ JL, FERNÁNDEZ CASTRO M, DEL CAMPO FONTECHA PD,et al. SER recommendations on the use of biological drugs in primary Sjögren's syndrome. Reumatol Clin,2019,15(6):315-326.

第9节 硬皮病

硬皮病(scleroderma)是一种以皮肤炎性、变性、增厚和纤维化进而硬化和萎缩为特征的、可引起多系统损害的结缔组织疾病。按临床表现分系统性硬化症(systemic sclerosis,SSc)和局灶性硬皮病(localized scleroderma,LS)两类。任何年龄均可发病,但儿童期硬皮病的临床模式与成人期不同。其主要形式是 LS,幼年系统性硬化症(juvenile systemic sclerosis,JSSc)并不常见,但其具有最严重的硬化性疾病并发症[1]。

一、系统性硬化症

幼年系统性硬化症(JSSc)是一种慢性多系统结缔组织病,其特征是皮肤对称性纤维性增厚和变硬,伴内脏器官(如食管、肠道、心脏、肺和肾脏)纤维性改变。皮肤受累的程度及伴发的内脏器官受累模式构成了 JSSc 的分类基础[2]。主要类型包括弥漫性皮肤系统性硬化症(diffuse cutaneous systemic sclerosis,dcSSc)和局限性皮肤系统性硬化症(limited cutaneous systemic sclerosis,lcSSc)。多数儿童患者为 dcSSc 型、lcSSc 型不常见。后者见于约 10%~36% 的 JSSc 患儿。在欧洲儿童风湿病学会(Paediatric Rheumatology European Society, PRES)、美国风湿病学会(American College of Rheumatology,ACR)和欧洲抗风湿病联盟(European League Against Rheumatism,EULAR)有关 JSSc 的临时分类标准中,lcSSc 未作为一种单独疾病与 JSSc 区分[2]。

【流行病学】 在一般人群研究中,儿童仅占所有系统性硬化症病例的 3%。在所有患者中,10 岁前发病率低于 2%,10~20 岁仅 1.2%。在 8 岁以上的儿童中,女孩发生 JSSc 的比例是男孩的 3 倍。

【病因与发病机制】 系统性硬化症的病因未知,发病机制较复杂。该过程涉及以下三部分:免疫激活、内皮(血管)损伤、细胞外基质过度合成伴结构正常的胶原沉积增加。其特点突出表现为纤维化。这三方面的功能异常,一起导致免疫重建[4]。有很多报道 HLA 和本病有一定相关性,但结果不完全一致。

【病理】 基本病理改变为血管炎,小血管周围淋巴细胞浸润。另外,血浆 T 淋巴细胞数量增加,浆细胞和巨噬细胞在真皮深层和皮下组织以及周围的小血管、神经细胞、毛囊皮脂腺和汗腺聚集，并出现血管壁透明变性和内皮细胞增殖。雷诺现象、肾危象、肺动脉高压均与动脉纤维化损害有关。另一个特征性改变是皮肤和内脏肥大细胞增生。疾病进展过程中，活检发现胶原纤维结构消失和胶原沉积的密度和厚度增加。疾病后期，其皮肤组织学特征包括表皮变薄和萎缩。肌肉活检标本约有1/2异常。最突出的异常是血管周围间质的胶原蛋白和脂肪沉积增加，肌束膜和肌外膜淋巴细胞浸润。

【临床表现】 JSSc 的起病通常较隐匿，在儿童期从发病至诊断的间隔时间较长。起病后，病程可能迁延，存在活动性疾病期和非活动性疾病期。多数 JSSc 患儿因双手和面部皮肤改变（紧绷、变薄和萎缩）和/或雷诺现象（raynaud phenomenon, RP）而就诊。其他主诉包括关节痛、肌无力和疼痛、皮下钙化（钙质沉积）、吞咽困难及呼吸困难。具体临床表现如下[5]：

1. **皮肤病变** 皮肤变化按顺序特征性地演变，从水肿开始，进而出现硬结和硬化，导致皮肤紧绷和挛缩，最终出现萎缩。皮肤和皮下组织紧绷和非凹陷性肿胀可能是疾病最初的表现，包括手指、手、手臂和脸，或躯干局部。水肿部位可有皮温升高，周围有红晕而有触痛，但往往是无症状的。肿胀可能会持续数周或数月消退或进一步硬化。硬化阶段，皮肤蜡样变并变紧、变硬，并累及皮下结构。手指背面皮肤尤为明显，即所谓的肢端硬化。可出现特征性僵化、面无表情。皮肤外观褶皱消失，此可作为诊断的初步线索。僵化通常随时间发展而发展，开始为双侧对称性肢端硬化，进而累及颜面，并最终累及躯干和四肢近端。水肿通常存在数月，硬结持续3~5年。余下的萎缩阶段作为疾病过程的组成部分持续存在。

2. **雷诺现象** 雷诺现象经常是主诉症状。该症状可能比其他表现早数年出现。典型的雷诺现象发作分为3个阶段。首先是血管收缩，在此阶段手指变白；随后变蓝，之后因再灌注而变红。这些表现开始于手指末端，止于手指近端或掌指关节，拇指通常不受累。除颜色变化外，可伴有感觉异常、麻木或疼痛。雷诺现象在手指部位更常见，但也可见于足趾、耳部、唇部、舌和鼻尖。

3. **毛细血管扩张** 儿童比成人中少见。在甲周甲襞往往是最明显的早期异常血管位置。甲周的甲襞是最易进行检查的部位。眼底镜检查可显示毛细血管丢失、迂曲扩张的毛细血管襻，偶尔可见扭曲的毛细血管结构。

4. **皮下钙化** 尤其是在肘部，掌指关节和膝关节，广泛关节周围钙化（如局限性钙质沉着）可能是晚期并发症。这些广泛病变可导致关节活动度严重减少。

5. **肌肉骨骼疾病** 肌肉骨骼受累常见，特征性发生于起病时或临近起病时。关节痛通常轻微而短暂，是约15%儿童患者的主诉症状。关节挛缩最常见于近端指/趾间关节和肘部。关节炎和肌炎可能见于高达30%的儿童，是重叠表现的特征。肌炎可导致肌无力和肌痛，伴肌酸激酶（creatine kinase, CK）水平升高。

6. **胃肠道疾病** 30%~74%的 JSSc 患儿在病程中可发生胃肠道受累。近端常先于远端受累。多数患者因食管功能障碍，从而导致胃食管反流和吞咽困难。食管病变随着渐进性溃疡和狭窄加重。结肠受累可能表现为便秘与腹泻交替出现、腹胀感、腹部不适或吸收不良性大便。

7. **肺部疾病** 在发生呼吸困难前通常无明显症状，部分患者自觉咽干、干咳及劳累。与成人不同，在 JSSc 患儿中很少报道间质性肺纤维化这一严重并发症。不足4%的患者中可发生肺血管疾病，该病可独立出现或由肺纤维化导致。

8. **心脏疾病** 心脏受累虽不常见，但其是 JSSc 患儿中并发症的重要原因。心脏纤维化可能导致传导缺陷、心律失常、心室功能障碍。心包积液常见，但通常不具有血流动力学意义。单纯心脏疾病较罕见，更常见的情况是心脏受累和肺部受累。如肺血管疾病或纤维化引起的肺动脉高压可导致心肌损伤和右心衰竭。心肺并发症是 JSSc 患儿死亡的主要原因。

9. **肾脏受累** 约10%的患儿存在肾脏受累，包括蛋白尿、血尿及进行性肾衰竭。JSSc 患儿中肾危象的患病率为0.7%~4%。虽然儿童患者的肾脏受累可能没有成人患者严重，但急进型高血压伴急性肾衰竭（硬皮病肾危象）的突然发作是一种严重且危及生命的并发症。

10. **中枢神经系统疾病** 中枢神经系统最常见的异常是脑神经受累，尤其是三叉神经感觉支。相比之下，周围神经病变相对少见。

【诊断与鉴别诊断】 儿童期 JSSc 的诊断经常延迟，2007年，根据临床特征和实验室指标，代表 PRES、ACR 和 EULAR 的一个多中心多国小组确定了诊断和分类 JSSc 的术语和标准[2]。对于<16岁的患者，如果存在主要标准和20项次要标准中的至少2项，可诊断为 JSSc（表18-18）[2]。

表 18-18 儿童系统性硬化症的诊断标准

主要标准（必需）——近端皮肤硬化/硬结

次要标准——至少需满足其中 2 项：

　皮肤：肢端硬化

　外周血管：雷诺现象、甲襞毛细血管异常、指/趾尖溃疡

　胃肠道：吞咽困难、胃食管反流

　肾脏：肾危象、新出现的肾性高血压

　心脏：心律失常、心力衰竭

　呼吸系统：肺纤维化（高分辨率 CT/胸部 X 线检查）、肺一
　　氧化碳弥散功能减低、肺动脉高压

　肌肉骨骼系统：肌腱摩擦音、关节炎或肌炎

　神经系统：神经病变、腕管综合征

　血清学检测：抗核抗体（antinuclear antibody，ANA）阳性；
　　系统性硬化症相关抗体阳性，包括抗着丝点抗体，抗拓
　　扑异构酶 I 抗体（Scl-70），抗纤维蛋白抗体，抗 PM/Scl
　　抗体，抗 RNA 聚合酶 I/III 抗体等

2013 年发布了修订版成人系统性硬化症的分类标准[6]。根据经修订的标准，如果存在手指皮肤增厚延伸至掌指关节近端，足以将患者归为系统性硬化症。在不存在该体征的情况下，采用 7 项替代标准对系统性硬化症进行分类，其中对每项不同表现所赋权重不同，这些标准包括手指皮肤增厚、指尖病灶、毛细血管扩张、甲襞毛细血管异常、间质性肺病或肺动脉高压、雷诺现象、系统性硬化症相关的自身抗体。将评分≥9 分的患者归为系统性硬化症。此分类标准可能适用于 JSSc 患者，但必须牢记，两个年龄组患者存在的一些本质差异可能导致此标准在儿童中应用效用可能较弱。

由于系统性硬化症通常累及内脏、肌肉和皮肤，故其鉴别诊断包括存在皮肤受累的其他多系统器官疾病，如幼年型皮肌炎、混合结缔组织病、系统性红斑狼疮、幼年特发性关节炎、重叠综合征、硬肿症、嗜酸细胞性筋膜炎、慢性移植物抗宿主病、肾源性系统性纤维化（nephrogenic systemic fibrosis，NSF）[7]、伴硬皮病性皮损的苯丙酮尿症、过早衰老综合征（如早老症和 Werner 综合征）等。

【实验室检查】 与其他很多儿童结缔组织病不同，除非发生感染性并发症，否则 JSSc 通常不导致急性期反应物水平升高，如 ESR 和 CRP。约 1/4 的患者存在慢性病性贫血，偶见维生素 B_{12} 或叶酸吸收不良导致的大细胞性贫血。白细胞增多不突出。肌炎患者的 CK 升高。约 15% 的患者存在嗜酸性粒细胞增多。

JSSc 患儿肺部疾病的筛查试验包括胸部 X 线检查、高分辨率 CT 和肺功能检查。其中，肺一氧化碳弥散量（diffusion capacity of the lungs for carbon monoxide,

DLCO）是呼吸道受累的敏感指标，可作为 JSSc 患儿肺部疾病的筛查试验。HRCT 在胸部 X 线检查正常时亦可显示异常。在 JSSc 患儿中，HRCT 异常主要包括磨玻璃样不透光区、胸膜下微结节、线状阴影及蜂窝状外观[8]。

超声心动图对检出肺动脉高压很重要。肺动脉高压定义为静息时平均肺动脉压大于 25mmHg 或运动时大于 30mmHg。心电图异常包括一度房室传导阻滞、右和左束支传导阻滞、心房和心室期前收缩、非特异性 T 波改变和心室肥大。

80%~97% 的 JSSc 患儿存在高滴度 ANA，多为斑点型和核仁型。抗拓扑异构酶 I（SCI-70）抗体在儿童中（20%~30%）比在成人中（30%~40%）少见，抗着丝粒抗体也是如此（见于 7%~8% 的儿童）。相比之下，常规血液检查（如全血细胞计数、血清化学检查、尿液分析）在诊断方面没有帮助。另外，皮肤活检有助于鉴别 JSSc 与其他综合征。

【治疗】 该病目前尚无统一有效的治疗方式，属于风湿性疾病中治疗较困难的疾病之一。需根据疾病的进展、活动性和严重程度制定治疗方案。治疗可分为三部分：非药物性措施、改变病情的疗法及针对特定并发症的治疗[9]。

1. 一般治疗 患儿应坚持进行物理治疗。其有助于保持功能性力量、肌力及关节活动，同时防止局部屈曲挛缩。一般皮肤处理包括避免接触刺激性物质或干燥剂，每日涂抹润肤剂；避免寒冷、外伤、受热和日光暴露。

2. 特异性治疗 雷诺现象的治疗较困难。除避免促发因素（如寒冷或情绪应激）外，有必要进行 RP 的特异性治疗。使用最广泛的血管扩张剂是钙通道阻滞剂（calcium channel blockers，CCBs），其中硝苯地平是最常用的药物。当使用 CCBs 治疗失败且出现严重缺血时，应使用静脉用类前列腺素。建议每 8 小时使用 0.2mg/kg 的硝苯地平。根据疗效和副作用，该剂量可逐渐增加至 0.3mg/kg，每剂的最大剂量为 10mg。

CCBs 和类前列腺素作为系统性硬化症相关指/趾溃疡的一线治疗药物。如果临床效果不满意，波生坦是一种潜在的辅助治疗药物，旨在预防新的指/趾溃疡，而不是治愈指/趾溃疡。

对于间质性肺病，建议采用低剂量泼尼松 0.2~0.4mg/（kg·d）及环磷酰胺 1~2mg/（kg·d）每日口服方案或每月 500~750mg/m² 单剂量静脉冲击疗法。皮肤受累的治疗因皮肤硬化程度的不同而不同。如果皮肤受累是孤立性的，可使用甲氨蝶呤 15mg/m² 单剂口

服或皮下给药,一周1次,同时联用低剂量口服糖皮质激素。肾危象的预后通常很差。肌肉骨骼受累(肌炎、关节炎、腱鞘炎)时,可使用糖皮质激素,剂量为0.3~0.5mg/(kg·d)。由于激素可使硬皮病肾危象的潜在风险增加,故对相关患者应严密监测血压和肾功能,尤其是弥漫性系统性硬化症及皮肤评分较高或进展迅速的患者。

最积极的治疗方法之一是免疫净化及自体造血干细胞移植(hemopoietic cell transplantation,HCT)。其可消除自身反应性淋巴细胞克隆,这些克隆与疾病进程有关。死亡率相对较高,但目前仍认为其是处于病程早期的儿科患者在产生不可逆性损伤(如纤维化)前的一种治疗选择。利妥昔单抗是一种针对B细胞上CD20抗原的单克隆嵌合抗体,已用于治疗部分系统性硬化症患者。针对利妥昔单抗的开放性研究显示治疗后长达2年肺部疾病稳定和/或改善[10]。

【预后】 儿童系统性硬化症的预后通常优于成人。儿童中最常见的死因与心脏、肾脏和肺系统受累有关[11]。心肌病是早期死亡(尤其在儿童中)的主要原因。积极的免疫抑制治疗对肌肉、皮肤和肺部受累有效,但可能无法阻止心肌功能障碍的进展。dcSSc亚型现认为是成人死亡率较高的危险因素。成人患者中,存在抗拓扑异构酶Ⅰ抗体和抗RNA聚合酶Ⅲ抗体及男性性别均与生存率较低有关,但在儿童中,死亡率与血清学特征、发病年龄或性别无明确相关性。

二、局灶性硬皮病

局灶性硬皮病(localized sclerodermas,LS)通常仅表现为皮肤及皮下组织受累。一般将其分为五类:斑块型、线型(带状)、泛发型、大疱型和深部硬斑病。嗜酸细胞性筋膜炎最初被认为是一个独立的综合征,现在认为其可能为局灶性硬皮病的一个亚型。

【流行病学】 儿童期局灶性硬皮病较系统性硬化症常见,国外估计发病率为2.7/10万。无明显发病年龄高峰,女童较男童多见。67%的带状硬皮病发病年龄小于18岁,男女孩比为1:1[3]。国内尚缺乏相关数据。

【病因与发病机制】 本病发病机制尚不明确,大多数研究倾向于成纤维细胞调节、胶原产生及免疫异常所致。本病发生和自身免疫反应、环境因素、感染及创伤有关。在局灶性硬皮病患者血清中可检测出多种自身抗体,而且在移植物抗宿主病中也可发现类似的皮损表现,因此自身免疫异常在其中起重要作用。有研究显示在线型硬皮病皮肤活检中发现了胚胎嵌合体细胞,更

支持其发病机制类似于慢性的移植物抗宿主反应。

【病理】 多数研究者认为局灶性硬皮病与系统性硬化症的组织学异常难以区分。两者皮肤病变在厚度及炎症浸润程度上有所不同。局灶性硬皮病在这两个方面较系统性硬化症更为显著。纤维化之前,可能有较强的炎症反应参与,如淋巴细胞、浆细胞及巨噬细胞、嗜酸性粒细胞、肥大细胞的浸润,继而出现胶原及成纤维细胞的增生,后期整个皮层被胶原纤维替代。

每个亚型的皮肤侵袭深度是其重要鉴别点。斑块型硬斑病主要侵袭表皮,偶可累及基膜。线型硬斑病主要侵袭表皮、皮下组织、肌肉甚至骨骼。深部硬斑病一般不侵袭表皮而侵袭深部皮肤层、皮下组织、筋膜或表层肌肉。嗜酸细胞性筋膜炎很少累及表皮,通常侵袭深部皮下组织,发生硬化及浸润。

【临床表现】 本病通常起病隐匿。初发症状往往是局部皮肤水肿硬化,周围有红色晕环。少部分患者同时存在全身症状,如关节疼痛、滑膜炎、关节挛缩、腕管综合征。斑块状硬斑病主要出现在胸部、腹部和背部,而泛发型硬斑病主要累及肢体、胸部和背部。线型硬斑病侵袭下肢较上肢更常见,而深部硬斑病上下肢均可受累。泛发型及深部硬斑病患者常出现双侧皮损,而斑块型及线型硬斑病更常见的是单侧受累。深部硬斑病的患者关节疼痛及轻微滑膜炎往往和关节挛缩的程度不平行;线型及深部硬斑病可以合并腕管综合征。如硬化范围扩展至手及前臂,可以出现雷诺现象,但比较少见,而且多为单侧性。线型硬皮病可以有病变部位的钙质沉着。

1. **斑块型硬斑病** 斑块型硬斑病是最常见且预后较好的亚型。此型病变起病隐匿,初期为卵圆形或圆形斑块,外周硬化,中心为苍白区域,附有紫红色晕环。典型的斑块通常直径数厘米,从红斑炎症期逐渐进展至硬化期,继而软化,并出现皮肤萎缩,伴有不同程度色素沉着。这些皮损通常出现在躯干部,很少累及肢体及颜面。

2. **线型(带状)硬斑病** 此型是儿童和青少年最常见的亚型,特点是一处或多处的线状条纹。典型病例累及上肢或下肢,也可与斑块型硬斑同时存在。随着时间的推移,条纹逐渐硬化,范围从皮肤、皮下组织进展至肌肉甚至骨骼,病变常呈皮节分布,85%~95%的病例为单侧发病。当线型病变累及颜面及头皮,我们称为刀劈状硬斑病。

3. **泛发型硬斑病** 当斑块型硬斑发生融合或≥3处的解剖位置出现多发的斑块时,称为泛发型硬斑病。

4. **大疱型硬斑病** 此型可以与其他亚型并存,包

括典型的斑块型硬斑病和深静脉(动脉)硬斑病。大疱性皮损可能与局部创伤及硬化过程导致的淋巴回流受阻有关。

5. 深部硬斑病 此类亚型虽发病率最低但却是最易致残的亚型。包括皮下硬斑、嗜酸细胞性筋膜炎、深部血管硬斑病,以及儿童致残性全硬化性硬斑病。数月内硬化范围迅速扩展,斑块一般伴随色素沉着,对称分布,略有点界限不清。此类病变炎症程度较其他亚型更为明显。该型全层皮肤增厚,紧缩并失去弹性;病变通常局限在上身某处独立的硬斑。局灶性硬皮病十分罕见,但严重的亚型是儿童致残性全硬化性硬斑病,典型病例常发生在 14 岁以前,临床特点除指/趾头外,躯干、肢体、颜面及头皮全层皮肤增厚硬化,硬化过程进行性加重,有些患儿可发展成溃疡性鳞状细胞癌。

【诊断与鉴别诊断】 局灶性硬皮病的诊断主要是基于临床表现,通过病变皮损的形态,借助皮肤活检病理诊断。儿童期的局灶性硬皮病大多为线型,此型病变通常局限在单个肢体,但弥漫性或深部硬斑病较难与系统性硬化症相区别。与后者相比,局灶性硬皮病较少出现雷诺现象及内脏受累症状。深部硬斑病较少见手关节挛缩、关节疼痛、滑膜炎或类风湿因子阳性。

【实验室检查】 全血细胞分析、血生化、尿常规多数正常。疾病活动期可有血沉升高、嗜酸性粒细胞增多、高丙种球蛋白血症等。25%~40%类风湿因子阳性,高滴度的类风湿因子可能预示严重的皮肤及关节病变。23%~73%抗核抗体阳性,抗着丝点抗体及抗 Scl-70 抗体多为阴性。泛发性硬斑病患儿 71%抗心磷脂抗体阳性。

【治疗】 局灶性硬皮病目前尚无有效的治疗方法。治疗前,需认识到本病大多数为良性过程,3~5 年后可自动进入缓解期。早期进行综合性治疗,如手足避冷保暖、按摩、理疗等,以缓解皮肤肌肉的纤维化。另外,可补充多种维生素,如维生素 D、维生素 E 等。

D-青霉胺对泛发型可能有效,剂量为 10mg/(kg·d),疗程 1~3 年,而糖皮质激素对本病效果不显著。对于线型硬皮病、深部硬斑病、嗜酸性筋膜炎患儿可以应用糖皮质激素,对早期(水肿期)皮肤病变、关节痛、肌肉病变、浆膜炎及间质性肺病的炎症期有一定疗效。剂量为泼尼松 1mg/(kg·d),连用数周,渐减至维持量 5~10mg/d。本病常用的免疫抑制剂有环磷酰胺、环孢霉素 A、硫唑嘌呤、甲氨蝶呤等,对皮肤、关节或肾脏病变可能有效。甲氨蝶呤对改善早期皮肤硬化可能有效,对其他脏器受累效果不明显。疾病处于静止期时可给予

D-青霉胺和羟氯喹。出现明显关节受累患者,应及早开始物理治疗,以缓解关节及躯体挛缩,必要时在疾病缓解期可以考虑外科重建术。

【预后】 LS 是良性自限性疾病,极少发展为 SSc,不合并系统症状者预后良好。发病初期为炎症期,继而出现多部位及扩展型病变,然后进入稳定期,最后皮损缓解并出现色素沉着。多数病例的活动期平均历时 3~5 年。极少数患者疾病活动期持续达 20 年之久。线型硬皮病较易出现迁延性疾病活动,后期偶见内脏损伤,皮肤及皮下组织纤维化进行性发展,出现四肢萎缩。25%的线型患者及 44%的深部硬斑病患者出现较严重的残疾。对儿童嗜酸细胞性筋膜炎长期随访发现 2/3 的患儿出现了皮肤纤维化。重要的是能够及时鉴别出 LS 的各个亚型及致残率,早期采用适当的抗炎药物及物理治疗干预,以减少远期致残的可能性。

(周志轩)

参考文献

[1] LI SC. Scleroderma in Children and Adolescents：Localized Scleroderma and Systemic Sclerosis. Pediatr Clin North Am, 2018,65(4):757-781.

[2] ZULIAN F,WOO P,ATHREYA BH,et al. The Pediatric Rheumatology European Society/American College of Rheumatology/European Leae against Rheumatism provisional classification criteria for juvenile systemic sclerosis. Arthritis Rheum,2007, 57(2):203-212.

[3] HERRICK AL,ENNIS H,BHUSHAN M,et al. Incidence of childhood linear scleroderma and systemic sclerosis in the UK and Ireland. Arthritis Care Res(Hoboken),2010,62(2):213-218.

[4] STEVENS AM,TOROK KS,LI SC,et al. Immunopathogenesis of juvenile systemic sclerosis. Front Immunol, 2019, 25 (10):1352.

[5] ZULIAN F. Scleroderma in children. Best Pract Res Clin Rheumatol,2017,31(4):576-595.

[6] HOOGEN F,KHANNA D,FRANSEN J,et al. 2013 classification criteria for systemic sclerosis：an American college of rheumatology/European league against rheumatism collaborative initiative. Ann Rheum Dis 2013,65(11):2737-2747.

[7] NARDON B,SADDLETON E,LAUMANN AE,et al. Pediatric nephrogenic systemic fibrosis is rarely reported：a RADAR report. Pediatr Radiol,2014,44(2):173-180.

[8] VALEUR NS,STEVENS AM,FERGUSON MR,et al. Multimodality thoracic imaging of juvenile systemic sclerosis：emphasis on clinical correlation and high-resolution CT of pulmonary fibrosis. AJR Am J Roentgenol,2015,204(2):408-422.

[9] ZULIAN F, BALZARIN M, BIROLO C. Recent advances in the management of juvenile systemic sclerosis. Expert Rev Clin Immunol, 2017, 13(4):361-369.

[10] JORDAN S, DISTLER JH, MAURER B, et al. Effects and safety of rituximab in systemic sclerosis: an analysis from the European Scleroderma Trial and Research(EUSTAR)group. Ann Rheum Dis, 2015, 74(6):1188-1194.

[11] STEVENS BE, TOROK KS, LI SC, et al. Childhood arthritis and rheumatology research alliance registry investigators. clinical characteristics and factors associated with disability and impaired quality of life in children with juvenile systemic sclerosis: results from the childhood arthritis and rheumatology research alliance legacy registry. Arthritis Care Res(Hoboken), 2018, 70(12):1806-1813.

第10节 重叠综合征

重叠综合征(overlap syndrome, OS)是指同一个患者同时或先后患有两种或两种以上的自身免疫性疾病。重叠综合征可发生在同一时间内,亦可以在不同时期内发生。

【临床表现】 儿童重叠综合征临床常见的为系统性红斑狼疮(SLE)与系统性硬化(SSc)重叠、系统性硬化(SSc)与多发性肌炎/皮肌炎(PM/DM)重叠、系统性硬化与幼年特发性关节炎重叠,系统性红斑狼疮(SLE)与特发性关节炎(JIA)重叠。其中系统性硬化较为常见,有研究显示9%~38%的系统性硬化患者会合并另外一种结缔组织病[1]。重叠综合征其临床特点主要决定于所重叠的病种及血清种不同的抗体,血清中的特殊抗体对诊断及预后均有意义。

1. 系统性红斑狼疮(SLE)与系统性硬化(SSc)重叠 病初常为典型的SLE,但面部红斑少见,雷诺现象最为常见,随后出现泛发性皮肤硬化、张口和吞咽困难、肺纤维化等硬皮病表现。同时或先后符合这两种疾病的诊断标准。常见于高滴度抗核抗体(ANA),而抗双链DNA(dsDNA)抗体升高少见。研究显示SLE合并SSc较单纯SSc发病年龄更早,更容易出现肺动脉高压,而远期预后相当[2]。

2. 系统性硬化(SSc)与多发性肌炎/皮肌炎(PM/DM)重叠 同时符合系统性硬化和多发性肌炎/皮肌炎的诊断。患者常有皮肤硬化、雷诺现象、食管蠕动减慢、肺纤维化、四肢近端肌无力及肌痛。实验室检查血清肌酸激酶增高,约1/3的患者可以出现特征性的抗Scl-70抗体,部分有抗Ku抗体[3],肌电图提示肌源性损伤。若有皮肌炎的眶周紫红色水肿斑和Gottron征,则为系统性硬化和皮肌炎重叠。

3. 系统性硬化与幼年特发性关节炎重叠 可表现为幼年特发性关节炎的关节肿痛、活动受限、关节畸形,并出现雷诺现象、肢端硬化、肺间质纤维化等系统性硬化的症状。血清常见抗体为抗Scl-70抗体及类风湿因子(RF)。

4. 系统性红斑狼疮(SLE)与幼年特发性关节炎(JIA)重叠 有SLE表现,也有特发性关节炎表现,如关节肿痛、关节畸形及高滴度类风湿因子(RF)。

【诊断】 诊断重叠综合征必须同时符合两种或两种以上结缔组织病的诊断标准,同时结合血清抗体的检测。重叠综合征并非是两个及以上疾病的简单叠加,而是具有独特特点的一个综合征。该病通常分为三型:Ⅰ型为结缔组织病同时并存;Ⅱ型为不同时间或前后重叠型或移行型;Ⅲ型为不完全的重叠综合征。诊断该病需要与混合性结缔组织病(MCTD)、未分化结缔组织病鉴别。混合性结缔组织病(mixed connective tissue disease, MCTD)是指同时或先后出现多种结缔组织病的某些特征,但是又不符合某一个结缔组织病的诊断标准,雷诺现象和手指"腊肠样"肿胀是最常见的表现,血清高滴度抗核抗体(斑点型)及高滴度的抗核糖体核蛋白抗体(抗U1RNP抗体)对诊断具有极大的意义。未分化结缔组织病指的是患者具有结缔组织病的一些临床表现,但尚不能确诊为哪一种结缔组织病,往往需通过一段时期的临床观察和定期的实验室检查随访才能获得诊断。

【治疗】 重叠综合征治疗难度在于重叠不同病种,治疗主要常用糖皮质激素及免疫抑制剂,近年来对于难治性病例开始使用生物制剂,如抗肿瘤坏死因子(anti-TNFα)抗体、利妥昔单抗[3],亦可以给予静脉注射免疫球蛋白(IVIG)。

【预后】 重叠综合征的预后取决于重叠的病种类型,Ⅰ型重叠综合征预后差,如系统性硬化合并系统性红斑狼疮时较单一系统性硬化发病早,出现心、肺及肌肉骨骼受累的时间也明显早于单纯硬皮病,也比单一系统性红斑狼疮5年生存率低[2],重叠Ⅱ型及Ⅲ型预后相对好。

(周志轩)

参考文献

[1] KNOBLER R,MOINZADEH P,HUNZELMANN N,et al. European Dermatology Forum S1-guideline on the diagnosis and treatment of sclerosing diseases of the skin,Part 1:localized scleroderma,systemic sclerosis and overlap syndromes. J Eur Acad Der-matol Venereol,2017,31(9):1401-1424.

[2] MOINZADEH P,ABERER E,AHMADI-SIMAB K,et al. Disease progression in systemic sclerosis-overlap syndrome is significantly different from limited and diffuse cutaneous systemic sclerosis,Ann Rheum Dis,2015,74(4):730-737.

[3] KNOBLER R,MOINZADEH P,HUNZELMANN N,et al. European dermatology forum S1-guideline on the diagnosis and treatment of sclerosing diseases of the skin,Part 2:Scleromyx-edema,scleredema and nephrogenic systemic fibrosi. J Eur Acad Dermatol Venereol,2017,31(10):1581-1594.

第11节 多发性大动脉炎

多发性大动脉炎(polyarteritis)又称缩窄性大动脉炎、高安(takayasu)动脉炎,是一个较少见的非特异性血管炎,主要侵犯主动脉及其主要分支,如无名动脉、锁骨下动脉、颈动脉及肾动脉等。亚洲多见,欧美罕见。大多发现于女性青少年,婴幼儿很少见。

【病因】 目前尚未完全清楚,一般认为是感染引起的自身免疫性疾病。如结核、链球菌或病毒感染等。本病与免疫机制有关,可能是感染损伤了动脉壁,使之产生自身抗体,引起大动脉壁的免疫病理改变。

本病好发于青年女性,有人推测可能与体内雌激素水平增多有关。近年研究患者组织相容性抗原(HLA)表现型有 A9、10、B5、Bw40 及 DRw4 等,提示本病有遗传倾向。

【病理变化】 本病的主要病理改变是慢性、渐进性全层动脉炎,节段性地影响主动脉及其分支,腹主动脉常受累。动脉内膜增生,纤维化,中层弹力纤维断裂,外膜滋养血管壁增厚伴有轻度淋巴细胞浸润。由于血栓形成及机化,可以引起受累的血管严重狭窄甚至闭塞。血管壁的损伤还可形成大小不等的动脉瘤。按动脉受累的范围可分四型:Ⅰ型病变局限于主动脉弓及其分支;Ⅱ型病变累及胸降主动脉和腹主动脉而不影响主动脉弓;Ⅲ型或混合型,兼有Ⅰ、Ⅱ型的病变,比较多见;Ⅳ型除Ⅰ、Ⅱ、Ⅲ型中任何一型改变外,还有肺动脉受累。儿童常有腹主动脉病变。除大动脉本身病变以外,尚有以下原发或继发性损害:肺动脉病变、心肌肥厚、心脏扩大、脑栓塞、肾动脉硬化、心瓣膜病变及脑出血。

【临床表现】 TA 所涉及的病变部位广泛,依受累血管不同临床表现也有所不同,所以临床表现差异较大。

1. **全身症状** TA 的起病可急可缓。部分患者在局部症状或体征出现前数周,可有全身不适、易疲劳、发热、食欲缺乏、恶心、出汗、体重下降、肌痛、关节炎和结节红斑等症状。但也可急性起病,以高血压甚至高血压脑病来就诊。也可隐匿起病,少数患儿因生长发育迟缓起病。

2. **局部症状体征** 按受累血管不同,有不同器官缺血的症状与体征,如头痛、头晕、晕厥、卒中、视力减退、四肢间歇性活动疲劳,臂动脉或股动脉搏动减弱或消失、颈部、锁骨上下区、上腹部、肾区出现血管杂音,两上肢收缩压差大于 10mmHg。

3. **临床分型** 根据病变部位可分为四种类型:头臂动脉型(主动脉弓综合征);胸主、腹主动脉型;广泛型和肺动脉型。

(1) 头臂动脉型(主动脉弓综合征):颈动脉和椎动脉狭窄和闭塞,可引起脑部不同程度的缺血,出现头昏、眩晕、头痛、记忆力减退、单侧或双侧视物有黑点、眼底出血、眼底血管动静脉瘘、视力减退、视野缩小甚至失明,嚼肌无力和咀嚼疼痛。少数患者因局部缺血产生鼻中隔穿孔,上腭及耳郭溃疡,牙齿脱落和面肌萎缩。脑缺血严重者可有反复晕厥,抽搐,失语,偏瘫或昏迷。上肢缺血可出现单侧或双侧上肢无力、发凉、酸痛、麻木,甚至肌肉萎缩。

颈动脉、桡动脉和肱动脉可出现搏动减弱或消失(无脉征),约半数患者于颈部或锁骨上部可听到二级以上收缩期血管杂音,少数伴有震颤,但杂音响度与狭窄程度之间,并非完全成比例,轻度狭窄或完全闭塞的动脉,则杂音不明显,如有侧支循环形成,则血流经过扩大弯曲的侧支循环时,可以产生连续性血管杂音。

(2)胸主、腹主动脉型:由于缺血,下肢出现无力、酸痛、皮肤发凉和间歇性跛行等症状,特别是髂动脉受累时症状最明显。肾动脉受累出现高血压,可有头痛、头晕、心慌。合并肺动脉狭窄者,则出现心慌、气短,少数患者发生心绞痛或心肌梗死。

高血压为本型的一项重要临床表现,尤以舒张压升高明显,主要是肾动脉狭窄引起的肾血管性高血压;此外,胸降主动脉严重狭窄,使心脏排出的血液大部分流向上肢而可引起节段性高血压;主动脉瓣关闭不全所致的收缩期高血压等。在单纯肾血管性高血压中,其下肢收缩压较上肢高 20~40mmHg。

部分患者背部脊柱两侧或胸骨旁可闻及收缩期血管杂音。大约 80% 患者于上腹部可闻及二级以上高调收缩期血管杂音。如合并主动脉瓣关闭不全,于主动脉瓣区可闻及舒张期吹风样杂音。

(3)广泛型:具有上述两种类型的特征,属多发性病变,多数患者病情较重。

(4)肺动脉型:本病合并肺动脉受累并不少见,上述三种类型均可合并肺动脉受累,单纯肺动脉受累者罕见。肺动脉高压大多是一种晚期并发症,多为轻度或中度,重度则少见。临床上出现心悸、气短较多。重者心功能衰竭,肺动脉瓣区可闻及收缩期杂音和肺动脉瓣第二音亢进,肺动脉狭窄较重的一侧呼吸音减弱。

【辅助检查】

1. **实验室检查** 血常规提示白细胞增多,正细胞正色素性贫血(提示慢性病贫血),血小板增多。急性期反应物,如 ESR 和 CRP 可能升高。

2. **影像学检查** 影像学检查对于诊断 TA 评估血管病变范围至关重要。

(1)彩色多普勒超声:可显示管壁增厚和管腔狭窄,可对狭窄的部位、范围和程度进行准确判断,同时还可观察是否继发血栓及合并动脉瘤,从而对 TA 做出全面正确的诊断。因超声检查具有经济方便、安全无创等优点,适合临床长期随访复查。

(2)CT 血管造影(computed tomography angiography,CTA)和磁共振血管成像(MRA):胸部、腹部、头颈部或其他部位的 MRA 或 CTA 显示平滑过渡的管腔狭窄或闭塞,有时伴有血管壁增厚,以及是否有动脉瘤的形成。有助于 TA 的早期诊断及活动性评估。

(3)主动脉造影:受累动脉可显示以下所述的一种或多种病变:动脉血管壁内缘不规则、狭窄,狭窄后扩张,形成囊状动脉瘤。并可见体-肺动脉分流,作为胸主

动脉受累的旁证。绝大多数病例可见侧支循环形成(支气管与肺动脉或冠状动脉与支气管动脉间的交通支)。肾动脉狭窄最多见,发生在起始部。腹主动脉次之。

(4)PET:常联合 CT(PET-CT)或 MR(PET-MR),在疑诊大血管血管炎病例的评估中应用得越来越多。但 PET 在 TA 诊断中的确切作用不详,其在评估大血管血管炎活动性中的应用仍在研究阶段[1]。

3. **心电图检查** 显示左室肥厚及劳损。偶见异常 Q 波及不同程度的心脏传导障碍。

4. **其他检查** 放射性核素肾图、眼底检查、头颅磁共振检查可显示不同病变脏器的病变程度,有助于该病早期诊断。

【诊断与鉴别诊断】 欧洲抗风湿病联盟及欧洲儿科风湿病学会于 2006 年发表了关于儿童血管炎的诊断标准,儿童 TA 的诊断标准参见表 18-19[2]:

表 18-19　儿童多发大动脉炎分类诊断标准

主动脉或其主要分支血管造影结果异常(包括常规影像学检查、CT 或 MR 检查),同时伴有至少下列 4 条诊断标准中的 1 条:
外周动脉搏动减弱伴或不伴肢体间歇性跛行
双上肢收缩压差大于 10mmHg
大动脉和/或其主要分支听诊区可闻及血管杂音
高血压(以儿童的正常参考范围为依据)

本病需与先天性主动脉缩窄、肾动脉纤维肌性结构不良及 Blau 综合征鉴别。前者男孩多见,幼年发病,上肢高血压,下肢低血压或测不到,血管杂音位置高,限于心前区及背部,无一般炎症表现,胸主动脉造影显示缩窄部位在主动脉峡部。肾动脉纤维肌性结构不良亦多见于女性,发生肾血管性高血压。但多无血管杂音及炎症表现,腹主动脉造影无异常,肾动脉远端及其分支受累,呈串珠样改变,与本病不同。

Blau 综合征为一种自身炎症性疾病,是一种常染色体隐形遗传性疾病。临床表现主要为发热、皮疹、特征性的关节炎、多发性大动脉炎及虹睫炎。本病特征性关节炎可以作为鉴别之处,另外基因检测可以确定诊断。

【治疗与预后】 大多数 TA 患者需要内科治疗,急性期的药物治疗可有效避免器官和组织损伤,同时长期药物的维持治疗可避免疾病复发。而针对晚期出现血管狭窄或闭塞的情况,需要进行介入或外科治疗。

1. **对于活动期的病例给予激素和免疫抑制剂** 采

用泼尼松 0.5~1.0mg/(kg·d)，分 3 次，每 3~4 周后逐渐减量，每 2~4 周减 5~10mg，以后每 2~4 周减 2.5mg，减至 5~10mg/d 后维持一段时间，小剂量激素口服可长达 7~10 年；对于病情仍不能控制反复活动者如高热不退、动脉阻塞症状加重者给予甲泼尼龙及环磷酰胺冲击治疗。

2. 控制感染 存在结核感染者需接受抗结核治疗，链球菌感染者要清除感染灶，EB 病毒感染者更昔洛韦抗病毒治疗。

3. 对症治疗 对于高血压、心力衰竭者给予扩血管减轻心脏负荷必要时强心利尿等治疗，部分患者给予抗凝或溶栓治疗。

4. 生物制剂 生物制剂应用于 TA 的治疗已经得到越来越多研究者的认可。目前常用的生物制剂包括抗肿瘤坏死因子-α（tumor necrosis factor-α，TNF-α），如英夫利昔单抗，依那西普和阿达木单抗和白细胞介素-6（interleukin-6，IL-6）抑制剂（托珠单抗），用于治疗难治和复发性 TA，此种治疗方法取得的效果较为理想[3,4]。

5. 手术治疗 慢性静止期、阻塞症状严重影响功能者行外科手术治疗，如切除狭窄段动脉并端端吻合，狭窄近端与远端行搭桥术，动脉球囊扩张术及支架植入术、分流术、瓣膜置换术等均有较好的效果。

总之，TA 是儿童较为常见的大血管炎，临床表现多种多样，重者可引起心脏、肾脏等功能衰竭，甚至引起脑卒中、失明等。早期诊断，积极规范化治疗可以大大改善预后。

（邓江红）

参考文献

［1］GRAYSON PC, ALEHASHEMI S, BAGHERI AA, et al. 18F-Fluorodeoxyglucose-positron emission tomography as an imaging biomarker in a prospective, longitudinal cohort of patients with large vessel vasculitis. Arthritis Rheumatol, 2018, 70:439.

［2］OZEN S, RUPERTO N, DILLON MJ, et al. EULAR/PReS endorsed consensus criteria for the classification of childhood vasculitides. Ann Rheum Dis, 2006, 65:936.

［3］MEKINIAN A, RESCHE-RIGO M, COMARMOND C, et al. Efficacy of tocilizumab in Takayasu arteritis: Multicenter retrospective study of 46 patients. J Autoimmun, 2018, 91(7):55-60.

［4］MISRA DP, WAKHLU A, AGARWAL V, et al. Recent advances in the management of Takayasu arteritis. Int J Rheum Dis, 2019, 22(1):60-68.

第 12 节 川崎病

川崎病（Kawasaki disease，KD）于 1967 年由日本川崎富作医生首次报道并命名，是一种以全身性中、小动脉炎性病变为主要病理改变的急性发热出疹性疾病，其临床特点为发热伴皮疹，指/趾红肿和脱屑，口腔黏膜和眼结膜充血及颈淋巴结肿大，故又称皮肤黏膜淋巴结综合征（mucocutaneous lymphnode syndrome，MCLS）。目前世界各国均有发病，以亚裔人发病率为高。发病年龄以 5 岁以内尤其是婴幼儿为主，男孩多见。本病呈散发或小流行，四季均可发病，但以每年 4~5 月及 11 月至次年 1 月发病相对较多。该病发病率呈逐年增高趋势，我国流行病学调查表明北京 5 岁以下儿童发病率由 1995 年的 18/10 万升高到 2009 年的 87/10 万，已成为我国儿科住院的常见病之一。川崎病为自身免疫性血管炎综合征，最严重的危害是冠状动脉损害，未经有效治疗的患儿发生率达 20%~25%，已取代风湿热成为儿科最常见的后天性心脏病并引起人们的重视[1]。

【病因与发病机制】 病因和发病机制尚不明确，可能与感染、免疫反应及遗传易感性等三方面有关[1-5]。

1. 感染 临床和流行病学研究支持该病的病因可能与感染因素有关。

（1）该病 5 个主要临床表现为发热、皮疹、手掌红肿、眼结膜充血、口腔炎类似感染性疾病表现，如腺病毒感染、猩红热等。该病有明显的自限性，而且复发率很低，也支持感染性疾病。

（2）有明显的季节发病规律，在日本及美国等地区以冬/春为发病高峰，而我国北京、上海、台湾等地均为春/夏两个发病高峰。北京每年春季呼吸道病毒感染盛行，而夏季肠道病毒感染流行，故推测川崎病的季节性变化可能和病毒感染的流行病学之间有关联。

（3）日本、美国每次暴发流行都有一个明显的起始地。

（4）高发年龄为 5 岁以下婴幼儿，成人及 3 个月以下小儿少见，支持该病可能是一种可以通过胎盘的抗体进行阻断的疾病，小婴儿可以从母体得到抗体，而成人多数因为隐性感染而产生了免疫力。

（5）川崎病实验室检查显示 83% 和 96% 的患儿有

血 C-反应蛋白升高和血沉增快,75%患儿末梢血白血病计数升高,也类似急性感染性疾病的发病过程。

（6）男童多于女童,与免疫系统的"启动点"男女有别有关,男性易患感染性疾病,而女性自身免疫疾病发病率高于男性。

（7）日本报道患儿兄妹在一周内发病危险增加10倍。

近 40 多年来用病原体分离、动物接种及血清学等病原微生物常规鉴定方法筛选了各种微生物的感染证据,迄今未得到公认的阳性结果。柯萨奇病毒、副流感病毒、呼吸道合胞病毒、人间质肺病毒和巨细胞病毒等病毒感染曾被认为是川崎病的诱因。有研究表明,川崎病患者中约一半使用 PCR 检测方法可检测到呼吸道病毒感染。细菌也被认为是川崎病的诱因,如由几种细菌产生的超抗原(如葡萄球菌肠毒素 A、B 和 C,链球菌热原性外毒素(SPE)-A、C、G 和 J,以及中毒性休克综合征毒素 1(TSST-1)可能在川崎病发病中起作用。但其病因学作用尚未得到证实。

2. 免疫反应　机体对感染源的免疫反应参与了川崎病的发病。目前有关川崎病免疫反应的启动有两种学说:

（1）抗原学说:川崎病异常的免疫激活,是细菌或病毒以超抗原介导机制引起的。许多病原微生物都可引起川崎病,如金黄色葡萄球菌肠毒素 A、B、C、中毒性休克综合征肠毒素-1、链球菌致热外毒素 A 等在川崎病的发病中起到超抗原的作用。

（2）热休克蛋白学说:热休克蛋白 65(heat shock protein 65,HSP65)模拟宿主自身抗原的致病作用,细菌 HSP65 与人类 HSP63 有高度同源性,川崎病患儿起病前可能有细菌感染过程。感染后细菌 HSP65 诱导使局限于血管组织的 HSP63 表达增高,通过抗原分子模拟机制,产生血管组织自身免疫损伤。

大量研究发现川崎病急性期存在着明显的体液免疫和细胞免疫异常。超抗原致病学说和细菌 HSP65 模拟宿主的致病作用,均表明 T 细胞异常活化是川崎病免疫系统激活导致血管免疫损伤的始动环节和关键步骤,而 T 细胞介导的免疫应答及细胞因子的级联放大效应是川崎病血管炎性损伤的基础。当机体抗原呈递细胞与一种或多种已知或未知微生物结合后激活 T 淋巴细胞,通过单一抗原或超抗原机制,诱导 B 淋巴细胞活化产生大量免疫球蛋白,同时活化的 T 细胞分泌高浓度的肿瘤坏死因子(TNF)-α、白细胞介素(IL)-1、IL-6、IL-8、干扰素(IFN-γ)、内皮细胞生长因子(VEGF),这些细胞因子均可诱导内皮细胞表达和产生新抗原。TNF-α 与

单核/巨噬细胞等免疫细胞、血管内皮细胞等细胞膜上的 TNF 受体结合,使细胞质中的 NF-κB 复合体活化,进入细胞核促进 NF-κB 依赖的基因转录,从而产生大量细胞因子、化学因子、细胞黏附因子、基质金属蛋白酶等,造成血管炎及冠脉瘤形成。

3. 遗传易感性　遗传易感性是近年来研究川崎病发病机制的热点,因为川崎病在亚裔人群发病率显著高于白种人群,同胞兄弟发病率高于普通人群,进而推测该病可能与遗传基因有关。已经报道的易感基因多态性位点包括[2]:

（1）19q13.2 的 *ITPKC* 基因,该基因对 T 细胞活化有抑制作用,来自日本的研究发现携带该基因患儿对 T 细胞抑制效应减低,炎症因子分泌增多,但其他学者研究发现携带该基因患儿发生率并不高。

（2）血管紧张素原 I 和血管内皮生长因子 A 基因,与血管内皮损伤有关。

（3）化学因子受体 CCR5 及其主要配体 CCL3L1 相关基因。

（4）ATP 结合盒 C 组 4 号基因。

（5）全基因测序也发现了几个基因易感位点,如免疫球蛋白 G 受体基因等,但尚未得到广泛公认。

另外,有报道某些非感染因素与川崎病发病有关,如有机汞中毒、洗衣液等,也有人考虑环境污染或化学物品过敏可能是致病原因,这些均需进一步证实。

总之,该病可能是在某种易感基因参与下,由某些感染因素导致免疫系统高度活化,进而发生免疫损伤性血管炎性病变。

【流行病学】　本病在婴儿及儿童均可发病,5 岁以下多见。北京 1995—2004 年流行病学调查显示发病年龄从 1 月至 14 岁,其中 5 岁以下占 87.4%,高发于 6~18 个月婴儿,男：女为1.8：1。从全球的角度来看,温带北半球的地区在冬季有季节性高峰,夏末和秋季的病例数量很少。热带和南北温带缺乏季节性周期[1-5]。

美国 CDC 估测<5 岁儿童川崎病发病率平均为 20/10 万,亚裔儿童最高,达 47/10 万,非洲裔儿童 17/10 万,南美西班牙裔为 16/10 万。亚裔儿童中日本发病率最高。日本自 1970 年开始每两年组织一次全国流行病学问卷调查,发现该病发病率呈逐年升高趋势,如 2008 年为 215/10 万名 5 岁以下小儿,2014 年为 264/10 万名 5 岁以下小儿。日本川崎病的复发率约为 3%,病死率约为 0.015%。韩国川崎病发病率仅次于日本位居世界上第二位,韩国与日本毗邻,其环境、医疗环境等有相似性,进一步说明该病在该地区高发。

我国自 1992 年先后在陕西、江苏、北京、广东、大

连、黑龙江、云南、四川、重庆及上海组织了流行病学调查,结果发现各地之间、不同年代川崎病发病率差别较大,早期调查的陕西、江苏两省发病率最低,北京、上海发病率较高。北京<5 岁儿童发病率自 1995 年的 18.2/10 万直线升高到 2009 年的 86.5/10 万,较 10 年前升高近 475%,升高趋势类似日本。中国台湾 2003—2006 年<5 岁儿童川崎病发病率 69/10 万,中国香港 2000—2011 年<5 岁儿童川崎病平均发病率为 74/10 万。

白人儿童的发病率最低(5 岁以下的儿童为 13.7/10 万),美国本土川崎病的发生率约为 5 岁以下儿童 25/10 万。在美国川崎病冬季和早春更为常见,患这种疾病的男孩比女孩多,约为 1.5~1.7:1,而 76% 的患病儿童<5 岁。

【病理】 川崎病的基本病理改变为全身性血管炎,全身各处血管及脏器均可受累,主要累及中等大小动脉,好发于冠状动脉。病理过程可分为四期,以冠状动脉为例,各期变化如下:

Ⅰ期:约 1~2 周,其特点为:①小动脉、小静脉和微血管及其周围的发炎;②中等和大动脉及其周围的发炎;③淋巴细胞和其他白细胞的浸润及局部水肿。

Ⅱ期:约 2~4 周,其特点为:①小血管的发炎减轻;②以中等动脉的炎变为主,多见冠状动脉全血管炎,形成动脉瘤及血栓;③大动脉全血管性炎变少见;④单核细胞浸润或坏死性变化较显著(图 18-10、图 18-11)。

Ⅲ期:约 4~7 周,其特点为:①小血管及微血管炎消退;②中等动脉发生肉芽肿。

Ⅳ期:约 7 周或更久,血管的急性炎变大多都消失,代之以冠状动脉的血栓形成、狭窄、梗阻、内膜增厚、动脉瘤以及瘢痕形成。关于动脉病变的分布,可分为:

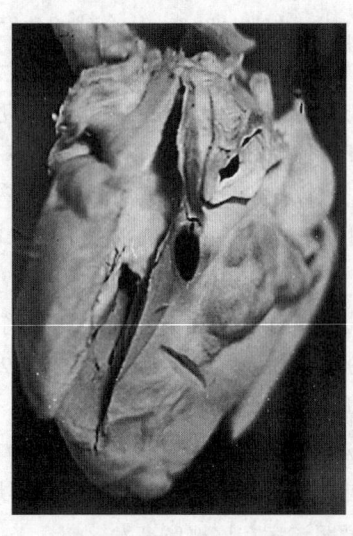

图 18-10　双侧多发性冠状动脉瘤及血栓形成
患儿,男,1 岁,发病 28 天,右冠状动脉瘤破裂。

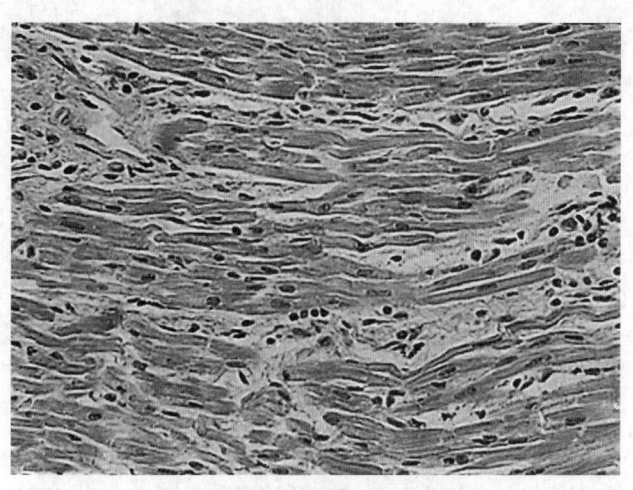

图 18-11　弥漫性间质性心肌炎

①脏器外的中等或大动脉,多侵犯冠状动脉;腋、髂动脉及颈、胸、腹部其他动脉;②脏器内动脉,涉及心、肾、肺、胃肠、皮、肝、脾、生殖腺、唾液腺和脑等全身器官。

血管炎变之外,病理还涉及多种脏器,尤以弥漫性间质性心肌炎、心包炎及心内膜炎最为显著,并波及传导系统,可在Ⅰ期引起死亡。冠状动脉瘤破裂及血栓是Ⅱ、Ⅲ期死亡的重要原因。到了第Ⅲ、Ⅳ期则常见缺血性心脏病变,心肌梗死可致死亡。

除冠状动脉有动脉瘤和血栓形成外,主动脉、回肠动脉或肺动脉等血管内膜均有改变。荧光抗体检查可见心肌、脾、淋巴结的动脉壁均有免疫球蛋白 IgG 沉着。颈淋巴结及皮肤均可出现血管炎,伴有小血管纤维性坏死。还有胸腺高度萎缩,心脏重量增加,心室肥大性扩张,肝脏轻度脂肪变性,以及淋巴结充血和滤泡增大。但肾小球并无显著病变。川崎病的血管病理与婴儿型结节性动脉周围炎非常相似。

【临床表现】

1. 主要表现

(1) 发热:常为稽留热或弛张热,可高达 39~40℃以上,持续 7~14 天或更长,抗生素治疗无效。高热时可有全身不适,食欲差,烦躁不安或嗜睡。

(2) 球结合膜充血:多于起病 3~4 天出现,双眼球结合膜血管明显充血,无脓性分泌物,睑结膜充血少见,热退后消散。

(3) 唇及口腔表现:口唇充血及皲裂,舌乳头突起、充血似杨梅舌,口腔及咽黏膜弥漫性充血,呈鲜牛肉色。

(4) 皮肤表现:多形性红斑或猩红热样皮疹,常在第 1 周出现于躯干及四肢,偶有痛痒,无水疱或结痂。肛周皮肤发红、脱皮。有的婴儿原卡介苗接种处重新出现红斑、硬肿、疱疹或结痂(接种后 3 个月至 3 年内易出现),对不典型川崎病的诊断有重要价值。

(5) 手足症状:急性期手足硬性水肿和掌跖红斑,恢复期在指趾末端沿指趾甲与皮肤交界处出现膜样脱皮,这一症状为本病较特征性的表现。指、趾甲有横沟,称 Beau 线。重者指、趾甲可脱落。

(6) 颈淋巴结肿大:单侧或双侧,坚硬有触痛,表面不红,无化脓。病初出现,热退时消散。有时亦伴枕后、耳后淋巴结肿大。

2. 心脏表现　于起病的 1~6 周可出现心肌炎、心包炎、心内膜炎、心律失常或心功能减低的症状。心电图示低电压、P-R 或 Q-T 间期延长、ST-T 改变等。患者脉搏加速,听诊时可闻心动过速、奔马律、心音低钝,可发生瓣膜关闭不全及心力衰竭。胸部 X 线检查可见心影扩大。冠状动脉造影或超声心动图可见冠状动脉瘤、心包积液、左室扩大及二尖瓣关闭不全。

冠状动脉病变是川崎病的严重并发症,包括冠状动脉扩张和冠状动脉瘤。冠脉病变累及其主干近端及左前降支最多见,其次为左冠状动脉主干及右冠状动脉,左回旋支少见,罕见孤立的远端动脉瘤。冠状动脉瘤指冠脉内径 >3mm,形状不规则且局部内径大于附近内径的 1.5 倍。一般将冠状动脉病变严重的程度分为四度:①正常(0 度):冠状动脉无扩张。②轻度(Ⅰ度):瘤样扩张明显而局限,内径 <4mm。③中度(Ⅱ度):可为单发、多发或广泛性,内径为 4~7mm。④重度(Ⅲ度):巨瘤内径 ≥8mm,多为广泛性,累及 1 支以上,巨瘤发生率较低,仅为 0.8%,但预后不良。冠状动脉损害可以引起患儿心肌缺血、心肌梗死及猝死,其预防及诊治是目前小儿心血管医师关注的重点。在常规静脉丙种球蛋白(IVIG)治疗之前,川崎病冠状动脉损害的发生率约 20%~25%,最早在发病第 3 天即可出现,多数于 3~6 个月内消退,第 2~3 周检出率最高,第 8 周之后很少出现新的病变。随 IVIG 的广泛应用,冠脉损害发生率逐年减低,美国及日本报道仅为 5%~7%,北京 2000—2004 年资料显示冠脉并发症发生率为 9%。

发生冠脉瘤患儿急性期可以因冠脉瘤破裂或血栓发生危重事件,甚至死亡,高发时间为发病 15~45 天,延误诊断或未应用 IVIG 是冠脉瘤的高危因素,其他危险因素包括发病年龄小于 1 岁,男孩,持续发热超过 10 天,首次 IVIG 无反应,贫血,白细胞总数、血沉、C 反应蛋白及丙氨酸转氨酶明显升高,血浆白蛋白及血钠减低,血清 IL-6、IL-8 显著升高及携带易感基因。冠脉瘤能否消退与瘤的数量、发生部位及形状有关,小年龄、冠脉远端及梭形瘤更容易消退。冠脉扩张及中小冠脉瘤

呈自限性经过,于 1~2 年内自行消退。尽管川崎病冠脉瘤内径逐渐缩小,研究发现患病冠脉及颈动脉血管中层及内膜增厚,血管内皮功能减低,且此改变逐渐加重,可能与早发的冠状动脉粥样硬化有一定关系[1-5]。

并发冠状动脉瘤患儿可出现苍白、乏力、胸痛、腹痛及无诱因哭闹、晕厥等儿童不典型的心肌梗死症状,需格外注意。

3. 其他临床表现　可有神经系统症状(无菌性脑脊髓膜炎、面神经麻痹、听力丧失、易激惹、惊厥、意识障碍等)、间质性肺炎、消化系统症状(腹痛、呕吐、腹泻、胆囊积液多出现于亚急性期,可发生严重腹痛、腹胀及黄疸。麻痹性肠梗阻、肝大、黄疸等)、尿道炎、虹膜睫状体炎、关节炎等。极少数患儿急性期发生休克或巨噬细胞活化综合征危及生命。

其中,神经系统改变中最常见的是无菌性脑脊髓膜炎,发生率约 25%。多发生于病初 2 周内。部分患儿颅压增高,表现为前囟隆起。少数患儿颈项强直,可有嗜睡、双眼凝视、昏迷等意识障碍。脑脊液淋巴细胞轻度增多,糖、氯化物正常,蛋白含量绝大多数正常。临床症状多在数日内消失。面神经麻痹多见于严重患者,常为外周性麻痹,可能是由于血管炎症反应波及面神经,或邻近部位血管病变,如动脉瘤形成、动脉扩张等,一过性压迫面神经所致。恢复期由于大脑中动脉狭窄或闭塞引起的肢体瘫痪,则容易遗留后遗症,较为少见。急性期颅内出血也有报道,有致命危险,应积极抢救。

巨噬细胞活化综合征(macrophage activation syndrome,MAS)又称继发性或反应性噬血性淋巴组织细胞增生症(secondary or reactive hemophagocytic lymphohistiocytosis),是风湿性疾病中一种严重危及患儿生命的并发症,以 T 淋巴细胞或巨噬细胞过度活化为特征,进而引发细胞因子风暴,导致机体出现异常免疫状态。患者主要表现为发热、肝、脾及淋巴结肿大,全血细胞减低,严重的肝功能受损,血管内凝血及神经系统异常。MAS 病情进展迅速,易并发全身多脏器功能损害,如不能及时诊断、治疗,死亡率可高达 20%~60%。高热往往是该疾病的首发症状,多表现为稽留热;除此之外,多伴随肝脾及淋巴结的肿大,肝功能快速恶化,肝酶在短时间内迅速升高;出现嗜睡、头痛甚至昏迷等中枢神经系统症状;皮肤易出血,全身各个脏器功能均可受累等,该疾病的进展过程类似严重脓毒症,在疾病诊断时需注意鉴别。该类患儿的骨髓穿刺组织病理检查可见巨噬细胞,对疾病的诊断具有重要意义,但并非所有患儿的骨髓穿刺病检均可见巨噬细胞[6]。

【辅助检查】

1. 血液学检查 急性期外周血全血细胞计数、C反应蛋白(CRP)及超声心电图检查可以协助诊断及病情判断。急性期外周血白细胞增高，以中性粒细胞为主，伴核左移，半数以上可见轻度贫血，多为正细胞正色素性贫血，多数患儿 CRP 明显增高，可达 100mg/L 以上，血沉增快，第 1 小时达 100mm 以上。血小板早期正常，第 2~3 周明显增多。丙氨酸转氨酶和天冬氨酸转氨酶升高，白蛋白减低，高密度脂蛋白降低，纤维蛋白原及 D-二聚体升高。

2. 免疫学检查 血清 IgG、IgM、IgA、IgE 和血液循环免疫复合物升高。Th2 类细胞因子如 IL-6 明显增高，血清总补体和 C3 正常或增高。

3. 心电图 早期示窦性心动过速，非特异性 ST-T 变化，P-R 间期延长；心包炎时可有广泛 ST 段抬高和低电压；心肌梗死时相应导联有 ST 段明显抬高，T 波倒置及异常 Q 波。

4. 胸部 X 线检查 可示肺部纹理增多、模糊或有片状阴影，心影可扩大。

5. 超声心动图 超声心动图是诊断和评估冠状动脉病变最敏感、简便的方法，对冠状动脉的近端病变极易显示，但对远端则较差，是本病最重要的辅助检查手段。急性期可协助诊断及病情评估，伴有冠状动脉病变者则为长期随访最可靠的无创伤性检查方法。川崎病急性期患儿半数中可发现各种心血管病变如心包积液、左室扩大、二尖瓣、主动脉瓣或三尖瓣反流，以及冠状动脉扩张或冠状动脉瘤，应定期复查心脏超声，通常发病 2 周、4 周、8 周复查。8 周冠脉内径正常者再发生冠脉扩张的概率很低，但在半年、1 年、2 年、3 年及 5 年仍应复查。合并冠脉并发症患儿应根据病情增加复查频率，尤其是冠脉巨大瘤患儿。

1984 年日本颁布了川崎病冠状动脉扩张的诊断标准：年龄<5 岁，冠状动脉内径>3.0mm 或年龄>5 岁冠状动脉内径>4.0mm 或任何一段冠状动脉内径是邻近段的 1.5 倍。上述按年龄划分诊断标准没有考虑到同年龄段儿童体格发育的不同对冠状动脉内径所造成的差异。2004 年美国心脏病协会推荐任何年龄 Z 值≥2.5均认为冠状动脉扩张，Z=（冠状动脉内径真实测量值-总体均数）/总体均数标准差。正常儿童冠脉内径与体表面积呈线性关系，实际工作中常用依据体表面积(BSA)校正法评估冠状动脉正常值：BSA<0.5m²，冠状动脉内径<2.5mm；BSA 为 0.5~1.0m²，冠状动脉动脉内径为 2.5~3.0mm；BSA>1.0m²，冠状动脉内径可超过3.0mm。或用冠状动脉内径与主动脉根部内径之比<

0.16，当二维超声测量冠状动脉内径值大于上述正常值标准时可认为冠状动脉扩张[7]。

6. 冠状动脉造影 超声检查有多发性冠状动脉瘤，或心电图有心肌缺血表现者，应作冠状动脉造影检查。造影检查可准确评估冠状动脉狭窄、闭塞程度及远端病变，还可同时对患儿进行冠状动脉储备功能测定，必要者行冠脉介入治疗。但心脏导管冠脉造影是有创性检查，有一定的风险，费用也较昂贵，现我国开展有限。冠状动脉造影的适应证：①有心肌缺血症状，且可能需要经导管介入治疗；②无创影像检查不能提供满意图像，且无显著危险者；③需要冠脉造影图像指导冠脉内血栓的溶栓治疗。

7. 其他实验室检查[8]

（1）实时三维超声心动图（real-time three-dimensional echocardiography，RT-3DE）：近年来 RT-3DE 获得较快的发展，不仅具有二维超声检查无创、便捷、重复性好等优点，而且能多角度、动态地显示心脏内部结构，更克服了二维超声图像重组所造成的误差，还可以显示冠状动脉内的细小血栓。在二维超声显示不够清晰或要了解次级分支及细小血栓的情况时可以行实时三维超声心动图作为补充检查。

（2）声学密度定量技术（acoustic densitometry technique，AD）：AD 是以背向散射积分（integrated backscatter，IBS）为基础的定量新技术，超声波遇到小于波长的界面会发生散射，对散射波整合形成 IBS，再结合计算机自动处理分析，定量地分析感兴趣区域组织内的变化。川崎病急性期冠状动脉处在炎症水肿期，二维和三维超声检查很难发现这种早期炎症改变，声学密度定量技术可以定量地评估冠状动脉早期的改变，有助于川崎病的早期诊断，特别对于不典型川崎病。

（3）心肌声学造影（myocardial contrast echocardiography，MCE）：MCE 是将含有微小气泡的造影剂快速注入冠状动脉微循环而产生心肌超声造影效应的新技术。MCE 采用的微小气泡是一种血管示踪剂，通过微泡浓度来反映冠状动脉的血流储备及判断血管的狭窄程度。当冠状动脉正常的情况下，微小气泡可通过冠状动脉微循环；当冠状动脉处在内皮损害的病理状态下，微气泡会停留在内皮损害区域，并表现为对应心肌高亮度的超声改变；当冠状动脉狭窄阻塞时，表现为造影剂的充盈缺损，对于判断冠状动脉内皮功能障碍及狭窄情况有一定的价值，但临床上应用较少，尚未推广。

（4）血管内超声成像（intravascular ultrasound imaging，IVUS）：IVUS 是一种超声波与心导管结合起来诊断血管内病变的新型技术，可以定性、定量地评价冠状动脉管壁形态、血管钙化程度及管腔狭窄程度。IVUS既弥补了二维超声不能显示冠状动脉中远段及次级分支的不足,又克服了冠状动脉造影不能对管壁斑块进行定量分析的缺点,并可用于指导选择最佳的冠状动脉介入治疗方式。但因IVUS是一项有创、价格昂贵、技术要求高的超声技术,且存在冠状动脉急性痉挛、再狭窄、冠状动脉夹层等风险,临床上应用受到一定的限制。

此外,还有评估冠状动脉并发症的心电图运动试验、多层螺旋CT冠状动脉造影、心脏核磁冠状动脉造影及经导管冠脉造影术等检查技术。心电图运动试验也可协助冠脉瘤患儿的长期检测及评估。对合并冠脉瘤患儿除超声外,多层螺旋CT、磁共振及经导管冠脉造影可补充超声检测的弱点,尤其是远端冠脉病变。多层螺旋CT和磁共振冠脉造影均需患儿心率减慢,通常<70次/min显示更清楚,可以用β阻滞剂减慢心率增强检查图像质量,尽管CT图像更清楚,但有放射性辐射,磁共振还能动态检查心脏及冠脉储备功能。

【诊断】

1. 诊断标准 发热5天以上,伴下列5项临床表现中4项者,排除其他疾病后,即可诊断为川崎病。

(1)四肢变化:急性期掌跖红斑、手足硬性水肿,恢复期指趾端膜状脱皮。

(2)多形性皮疹。

(3)眼结合膜充血,非化脓性。

(4)口唇充血皲裂,口腔黏膜弥漫充血,舌乳头呈杨梅舌。

(5)颈部淋巴结肿大,直径≥1.5cm。

如上述5项临床表现中不足4项,但超声心动图有冠状动脉损害,亦可确诊为川崎病。

2. 不完全性或不典型川崎病 患儿具有发热≥5天,但是在其他5项临床特征中仅具有2项或3项,都应该考虑不完全性川崎病。

在诊断不典型川崎病的过程中要保证满足以下两种条件:①受不明原因影响而持续发热不低于5天同时伴有以上其他诊断标准当中的2~3项;②出生时间不低于半年的婴儿,除了持续发热以外,只满足其他1~2项,则需要采取心脏彩超检查的方式,并对血沉做出评价。这类病例近年来增多,约10%~20%。部分患儿仅表现为发热和单纯淋巴结增大,通常年龄较大,常因误诊为淋巴结炎而延误诊治,其发生冠脉并发症,尤其是冠脉瘤的危险更大,需引起重视。

不完全性川崎病的诊断(非典型病例参考项目):

①卡介苗接种处再现红斑;②血小板数显著增多;③CRP、ESR明显增加;④超声心动图显示冠状动脉扩张或动脉壁灰度增强;⑤心脏出现杂音(二尖瓣关闭不全或心包摩擦音);⑥低蛋白血症或低钠血症。

3. IVIG 非敏感型川崎病 也称为IVIG无反应型川崎病、耐药型川崎病、难治型川崎病等。多数认为,川崎病患儿在发病10天内接受IVIG 2g/kg治疗,无论一次或分次输注36~48小时后体温仍高于38℃,或给药2~7天后再次发热,并符合至少一项川崎病诊断标准者,可考虑为IVIG非敏感型川崎病[9,10]。

【鉴别诊断】 本病需与各种发热出疹性传染病、病毒感染、急性淋巴结炎、葡萄球菌感染、类风湿病及其他结缔组织病、病毒性心肌炎、风湿性心脏病等鉴别。

1. 与猩红热的鉴别点 ①皮疹在发病后第3天才开始;②皮疹形态接近麻疹和多形红斑;③好发年龄是婴幼儿及较小儿童;④青霉素无疗效。

2. 与幼年类风湿病的鉴别点 ①发热期较短,皮疹较弥漫;②手足硬肿,显示掌跖潮红;③类风湿因子阴性。

3. 与渗出性多形红斑的鉴别点 ①眼、唇无脓性分泌物及假膜形成;②皮疹不包括水疱和结痂。

4. 与系统性红斑狼疮的鉴别点 ①皮疹在面部不显著;②白细胞总数及血小板一般升高;③抗核抗体阳性;④好发年龄是婴幼儿及男孩多见。

5. 金黄色葡萄球菌感染引起的中毒休克综合征 全身中毒症状严重,有休克表现并见感染灶。

6. 与出疹性病毒感染的鉴别点 ①唇潮红、干裂、出血,呈杨梅舌;②手足硬肿,掌跖潮红及后期出现指/趾端膜状脱皮;③眼结膜无水肿或分泌物;④白细胞总数及粒细胞百分数均增高,伴核左移;⑤血沉及C反应蛋白均显著增高。而麻疹有Köplik斑,白细胞减少。

7. 与急性淋巴结炎的鉴别点 ①颈淋巴结肿大及压痛较轻,局部皮肤及皮下组织无红肿;②无化脓病灶。

8. 与病毒性心肌炎的鉴别点 ①冠状动脉病变突出;②特征性手足改变;③高热持续不退。

9. 与风湿性心脏病的鉴别点 ①冠状动脉病变突出;②无有意义的心脏杂音;③发病年龄以婴幼儿为主。

【治疗】 川崎病治疗包括急性期治疗和合并冠脉瘤患儿的恢复期治疗及随访。急性期治疗主要是控制炎症,包括阿司匹林、IVIG、糖皮质激素等。恢复期治疗主要是抗凝治疗[1,3-5,9-11]。

1. 阿司匹林 阿司匹林被认为可以改变川崎病中

的炎症状态并预防血栓形成的风险。每日 30~50mg/kg，分 2~3 次服用，热退后 3 天逐渐减量，约 2 周左右减至每日 3~5mg/kg，维持 6~8 周。如有冠状动脉病变时，应延长用药时间，直至冠状动脉恢复正常。建议长期服用阿司匹林的儿童接种流感疫苗，以防止患上 Reye 综合征。

2. 静脉注射丙种球蛋白（IVIG） IVIG 可以影响 T 细胞活性并减少引起川崎病的抗体和细胞因子的合成，尽早使用 IVIG 减少冠状动脉病变发生率，可将巨大动脉瘤的风险降低到 1%，将冠状动脉瘤的风险从 25% 降低到 5% 以下。推荐早期（发病后 5~10 天）静脉注射丙种球蛋白 2g/kg，于 8~12 小时左右静脉缓慢输入，可迅速退热，应同时合并应用阿司匹林，剂量和疗程同上。对 IVIG 治疗无反应者，可再追加 1 次，或选择使用糖皮质激素。使用 2g/kg IVIG 的患者，11 个月内不宜接种麻疹、腮腺炎、风疹和水痘疫苗，因为在 IVIG 中的特异性抗病毒抗体可能会感染活病毒疫苗的免疫应答延迟[9-10]。

3. 糖皮质激素 一般不作为治疗川崎病的首选药物。因可促进血栓形成，增加发生冠状动脉病变及冠状动脉瘤的风险，影响冠脉病变修复，也不宜单独应用。针对 IVIG 治疗无效或存在 IVIG 耐药风险的患儿，可考虑早期使用糖皮质激素，并与阿司匹林和双嘧达莫联用。醋酸泼尼松剂量为每日 1~2mg/kg 清晨顿服，用药 2~4 周逐渐减量停药。

4. 抗凝治疗 恢复期病例阿司匹林每日 3~5mg/kg，1 次服用，至血沉、血小板恢复正常，如无冠状动脉异常，一般在发病后 8~12 周停药。此后 6 个月、1 年复查超声心动图。对遗留冠状动脉瘤慢性期患者，需长期服用抗凝药物并密切随访。有小的单发冠状动脉瘤患者，应长期服用阿司匹林 3~5mg/（kg·d）直到动脉瘤消退或更长。除阿司匹林外可加用双嘧达莫，每日 3~5mg/kg，分 2 次口服。每年检查心脏情况，如超声心动图、临床资料或运动试验提示心肌缺血，应做冠状动脉造影。患者有多发或较大的冠脉瘤，应无限期口服阿司匹林及潘生丁。有巨瘤的患者易形成血栓、发生冠状动脉狭窄或闭塞，并加用口服法华林 0.05~0.12mg/（kg·d），顿服，数日后减为维持量，应监测血浓度及凝血时间，保持 INR1.5~2.0。国外有使用低分子肝素注射代替华法林，效果类似，但因每日注射有患儿不能接受。如合并严重冠状动脉病变和血小板增多者可选择阿司匹林或华法林联合氯吡格雷加强抗凝治疗，但需注意氯吡格雷的儿童使用剂量及联合使用引起的皮肤损害及胃肠道出血问题。

5. IVIG 无反应性治疗 IVIG 联合阿司匹林口服是川崎病的常规治疗，但仍有患儿在发病 10 天内接受 IVIG 等标准治疗后 48 小时患儿体温仍高于 38℃，或给药 2~7 天甚至 2 周内再次发热，并仍有至少一项川崎病临床表现，该组患儿称为 IVIG 无反应。日本报道发生率 22.1%，首都医科大学附属北京儿童医院 2000—2004 年患儿中的发生率为 12.8%。日本、美国等学者提出了预测 IVIG 无反应性的模型，评分内容包括：血钠 133mmol/L，2 分；天冬氨酸转氨酶 ≥100IU/l，2 分；CRP ≥10mg/dl，1 分；中性粒细胞百分比 ≥80%，2 分；血小板计数 ≤30×10^9/L，1 分；IVIG 初治时间 ≤4 天，2 分；年龄 ≤12 月，1 分。0~3 分为低危患者，≥4 分为高危患者，但不适合国内应用。首都医科大学附属北京儿童医院在分析 2002—2010 年住院 KD 患儿的基础上，利用多元 logistic 回归分析发现皮疹、肛周改变、IVIG 初治时间、CRP、中性粒细胞百分比、血浆白蛋白及总胆红素是 IVIG 无反应 KD 的独立危险因素。IVIG 预测评分模型内容包括：①皮疹，1 分；②肛周改变，1 分；③IVIG 初治时间 ≤4 天，2 分；④CRP ≥8mg/dl，2 分；⑤中性粒细胞百分比 ≥80%，2 分。0~3 分为低危患者，≥4 分为高危患者，ROC 曲线下面积为 0.672，敏感性和特异性分别为 54.1% 和 71.2%，适合于国内儿童的应用。

IVIG 无反应患儿的治疗方案目前仍存有争议，再次给予 IVIG 2g 治疗是目前多数学者的共识，仍无反应可选择如糖皮质激素、英利昔单抗、血浆置换等，国外也有使用 TNF-α 拮抗剂、甲氨蝶呤、环孢素的报道，但对 IVIG 无反应患儿还应强调，一定要注意是否有其他引起类似表现的疾病误诊为川崎病的可能[1,3-5,9-11]。

6. 其他治疗

（1）对症治疗：根据病情给予对症及支持治疗，如补充液体、保护肝脏、控制心力衰竭、纠正心律失常等，对心肌梗死及血栓形成的患者应及时进行溶栓治疗。溶栓治疗时可采用静脉或导管经皮穿刺冠状动脉内给药，促使冠脉再通，心肌再灌注。小婴儿可行静脉溶栓，血栓形成的年长儿建议冠脉内溶栓。静脉溶栓建议用重组组织型纤维蛋白溶酶原（tPA），0.5mg/（kg·h）静脉输注 6 小时，也可用肝素，起始剂量 10U/（kg·h），维持 APTT 为 50~70 秒。还可用 1 小时内输入尿激酶 20 000U/kg，继之以每小时 3 000~4 000U/kg 输入。冠状动脉给药 1 小时内输入尿激酶 10 000U/kg。也可用链激酶，静脉溶栓 1 小时内输入链激酶 10 000U/kg，半小时后可再用 1 次。以上药物快速溶解纤维蛋白，效果较好，无不良反应。溶栓治疗中应监测凝血时间及纤维蛋白原含量，如凝血时间较正常延长 1 倍，或纤维蛋白原低于 100mg/dl，即有发生出血的危险。

（2）心脏手术：严重冠状动脉病变宜行外科手术，包括冠状动脉搭桥术、冠状动脉瘤切除术及心脏移植。冠状动脉搭桥术的适应证为：①严重左心功能不全，内科治疗无效；②冠脉主干闭塞、多支高度闭塞及长段狭窄。冠状动脉瘤切除术及心脏移植均报道不多。

（3）中药治疗：国内有医院应用中药清营汤加减治疗急性期川崎病，得到了理想的效果，其机制可能与免疫调节有关。

（4）川崎病并发 MAS 的治疗：目前尚缺乏标准的治疗方案，及早应用大剂量的糖皮质激素及环孢素 A 是目前的首选治疗方案。糖皮质激素主要通过抑制 T 淋巴细胞产生细胞因子，同时抑制巨噬细胞对抗原的处理，进而抑制机体的炎症反应，临床一般选择甲泼尼龙，剂量可达到 30mg/（kg·d），最大剂量 1g/d，连用 3～5 天，后期可改为口服，两周逐步减量至口服 2～3mg/（kg·d）。环孢素 A 可通过抑制巨噬细胞和 T 细胞的活化和作用，急性期静脉给药，2～8mg/（kg·d），大多在 24～48 小时症状缓解，缓解后改为 4～6mg/（kg·d）[6]。

7. 恢复期的活动 体育课及活动量需根据冠脉并发症的严重程度决定，单纯冠脉扩张恢复后 6 周即可参加体育活动，合并冠脉瘤患儿如运动试验阳性、有缺血症状及接受抗凝治疗患儿应限制活动，无症状、运动试验阴性患儿可参加有氧运动，不建议绝对静坐。每 3～6 个月检查心脏情况，如有心肌缺血表现或运动试验阳性，应作冠状动脉造影，了解狭窄病变进展情况。患有一支或多支主要冠状动脉闭塞者，应长期接受抗凝治疗，反复检查心脏情况，包括心肌扫描、运动试验、冠状血管造影等，并考虑外科治疗。

【预后】 本病系自限性疾病，多数预后良好，复发率约 1%～2%。无冠状动脉病变患儿需于出院后 1、3、6 个月及 1～2 年各进行一次全面检查（包括体格检查、心电图和超声心动图等）。未经有效治疗的患儿中，10%～20% 发生冠状动脉病变，应长期密切随访，每 6～12 个月 1 次，直至冠状动脉扩张或冠状动脉瘤消失。冠状动脉扩张或冠状动脉瘤大多于病后 2 年内自行消失，但常遗留血管壁增厚和弹性减弱等功能异常。巨大冠状动脉瘤常不易完全消失，可致血栓形成或管腔狭窄，需要外科手术介入。约 1%～2% 死于心肌梗死或动脉瘤破裂，个别病例在临床症状消失数年后猝死。

美国心脏病协会 AHA 还建议，低风险且没有检测到冠状动脉异常的患者应在被确诊为川崎病后至少随访 10～20 年，即使没有任何异常。对于中度危险的患者，如果在第 6～8 周动脉瘤消退，则可以将其视为低危患者。建议每 3～5 年定期进行心脏评估。高危患者发展为冠状动脉狭窄的可能性更高，强烈建议长期使用抗血小板治疗和华法林或肝素，可以添加 β 受体阻滞剂以减少心肌需氧量，每年至少应进行两次全面的心脏检查，如心电图和超声心动图。建议患者根据自身状况和出血风险限制身体活动，根据需要选择侵入性的检查，如冠脉造影[5]。

（李亚蕊）

参考文献

［1］杜忠东. 川崎病. 北京：科学技术文献出版社，2009.

［2］DU ZD，ZHAO D，DU J，et al. Beijing Kawasaki Research Group. Epidemiologic study on Kawasaki disease in Beijing from 2000 through 2004. Pediatr Infect Dis J，2007，26（5）：449-451.

［3］DIETZ SM，van STIJN D，BURGNER D，et al. Dissecting Kawasaki disease：a state-of-the-art review. Eur J Pediatr，2017，176（8）：995-1009.

［4］RAMPHUL K，MEJIAS SG. Kawasaki disease：a comprehensive review. Arch Med Sci Atheroscler Dis，2018，3：41-45.

［5］MCCRINDLE BW，ROWLEY AH，NEWBURGER JW，et al. Diagnosis，treatment，and long-term management of Kawasaki disease：a scientific statement for health professionals from the American Heart Association. Circulation，2017，135（17）：927-999.

［6］章洁溶，牟仁奎，卢巧，等. 川崎病并发巨噬细胞活化综合征的研究进展. 世界最新医学信息文摘，2019，19（30）：128-129.

［7］郑琳，杜忠东，金兰中，等. 超声心动图评价儿童冠状动脉内径正常参考值范围及其临床意义. 中华儿科杂志，2013，51（5）：371-376.

［8］韦经蓉，郭盛兰. 超声对川崎病冠状动脉损害诊治的研究进展. 广西医科大学学报，2018，35（4）：564-567.

［9］FU PP，DU ZD，PAN YS. Novel predictors of intravenous immunoglobulin resistance in Chinese children with Kawasaki disease. Pediatr Infect Dis J，2013，32（8）：e319-323.

［10］BURNS JC，FRANCO A. The immunomodulatory effects of intravenous immunoglobulin therapy in Kawasaki disease. Expert Rev Clin Immunol，2015，11（7）：819-825.

［11］孔莉. 小儿川崎病的临床诊治进展综述. 世界复合医学，2018，4（2）：96-98.

第13节 结节性多动脉炎

结节性多动脉炎(polyarteritis nodosa,PAN)是一种侵犯中、小动脉的系统性坏死性血管炎。在受累不规则的动脉壁上形成小结节和动脉瘤。

该病儿童发病较少。男女发病率相等。发病的高峰年龄为9~11岁。但婴幼儿亦可患病。过去称为婴儿型结节性多动脉炎,现认为系川崎病的严重型。

【病因】 病因尚不明了。一般认为结节性多动脉炎与易感机体对细菌(链球菌)、病毒(乙肝病毒、丙型肝炎)感染后所发生的自身免疫反应有关。有研究表明,HBV造成的PAN占所有病例的1/3;在HBV感染地方性流行地区,HBV相关PAN的患病率可能更高[1]。HBV相关PAN与非HBV相关PAN的临床特征相同,一般发生于HBV感染发作后4个月内。此外,结核、巨细胞病毒和细小病毒B19感染也与结节性多动脉炎的发病有关。有证据显示编码腺苷脱氨酶2(adenosine deaminase 2, ADA2)的 *CECR1* 基因功能丧失性隐性突变与儿童期发病的PAN样血管炎相关。ADA2这种生长因子是主要的细胞外腺苷脱氨酶[2]。这些结果提示一些PAN患者存在遗传易感性,并且可能进一步揭示该病的病理生理学。

【病理改变】 表现为坏死性血管炎。淋巴细胞浸润受累的中小肌型动脉壁的全层,病变分布为节段性,常见于血管的分叉处,向远端扩散。有的病变向血管周围浸润,浅表动脉可沿血管行径分布而扪及结节。各期病变并存,如轻度炎症反应至广泛的纤维素样坏死,伴有血栓形成、栓塞和动脉瘤。最常发生于消化道、肾、心脏和皮肤,也可见于肝脾、肌肉和周围神经等。

【临床表现】 临床表现是多种多样的,因受累动脉所处的部位而有所不同[1]。患儿可表现为不明原因发热(多为低热,有时与高热相间)、乏力和体重下降。

皮肤表现可出现斑丘疹样紫癜、网状青斑、水肿和沿着动脉走行的有触痛的皮下小结。皮肤病变可以是局灶性或弥漫性的,在下肢更常见,往往表现也更突出。常有肢体水肿。进行性皮肤受累可以很严重,包括手指、足趾的坏疽,以及延伸至皮下组织的溃疡。肌肉受累时可有多发性肌痛。还可出现关节痛或关节炎。

肾脏是最常受累的器官。绝大多数患儿(60%~80%)有肾脏血管受累,表现为高血压及出现血尿和蛋白尿,还可并发肾梗死、肾动脉瘤,以至发生肾衰竭。

胃肠道症状常因动脉栓塞或小动脉瘤破裂引起,表现为腹痛、腹泻和消化道出血。严重时可有小肠溃疡、出血和穿孔。胰腺动脉受累时表现为急性胰腺炎的症状和体征。肝脏内动脉受累时,可有黄疸和转氨酶升高。胆囊动脉炎时可致急性胆囊炎。

约50%患者出现周围神经系统受累,可出现麻木、感觉异常、疼痛或运动障碍。少数患者因脑血管栓塞而出现惊厥、昏迷、偏瘫及脑神经麻痹等症状。

心血管系统表现为心肌炎,甚至心肌梗死和心力衰竭,此外,还可出现心包炎和心律失常等。肺部血管损伤,其症状类似哮喘、肺炎或气管炎,可有肺部浸润,肺梗死及胸膜炎。

其他不常见的症状包括睾丸疼痛及附睾炎、视网膜动脉炎及视网膜出血,可致失明。鼻及中耳偶有典型肉芽肿病变。

【实验室检查】 可有贫血、白细胞增高、血小板增高、血沉明显增快和C反应蛋白增高。高丙种球蛋白血症提示多克隆B细胞的活化。尿常规检查常有尿蛋白,偶见红细胞和管型。肾功能异常可表现为尿素氮增高,免疫复合物增高,部分患者可测出乙肝表面抗原。

血管造影可见肝、肾、脑动脉、肠系膜动脉及冠状动脉呈瘤样扩张或血管闭塞。磁共振血管造影可证实上述血管的病变。

皮肤、结节及肾活检具有诊断意义。活检组织可见到不同阶段的坏死性血管炎改变,在病变血管间有正常血管存在。

【诊断与鉴别诊断】 临床上遇到持续不明原因的发热、体重下降和多系统受累的症状,如皮疹、高血压及肾脏病变,伴有血沉明显增快应怀疑本病。明确诊断需依靠活检和血管造影的典型血管炎改变。肾脏受累时,肾活检可见坏死性血管炎。血管造影可见到瘤样扩张部位或阶段性狭窄的部位。

2008年欧洲风湿病联盟(EULAR)制定的诊断标准[3]

1. 组织病理学改变显示小血管或中等血管的坏死性血管炎或血管造影异常(如果MRI造影无异常需要进行传统的动脉造影方法):动脉瘤或动脉闭塞。以上为必备条件。

2. 另加下面五条标准中的一条

(1)皮肤受累:斑丘疹样紫癜、网状青斑;有触痛的皮下小结;皮肤梗死等。

（2）肌痛或肌肉触痛。

（3）高血压：收缩压/舒张压均高于正常值的 95 百分位。

（4）周围神经病变：感觉周围神经病，手套、袜套样感觉障碍，多发性神经炎。

（5）肾脏受累：蛋白尿、血尿或红细胞管型，肾功能受损（GFR 低于正常的 50%）。

结节性多动脉炎早期出现的皮疹与过敏性紫癜类似，但皮下结节及全身多系统受累可鉴别。肺出血肾炎综合征时痰涂片可找到含铁血黄素细胞，韦格纳肉芽肿病其 X 线检查可见鼻骨破坏和肺部片状浸润及结节状阴影，过敏性血管炎和嗜酸细胞性筋膜炎时嗜酸性粒细胞增高，均可鉴别。还应与其他结缔组织病如系统性红斑狼疮、皮肌炎及硬皮病相鉴别。此外，编码生长因子腺苷脱氨酶 2（adenosine deaminase 2，ADA2）的猫眼综合征染色体区域候选基因 1（CECR1）发生隐性功能丧失性突变可导致 PAN 样疾病。

【治疗】 主要为应用肾上腺皮质激素及免疫抑制剂治疗。轻症不伴有内脏功能不全者，可单用泼尼松口服，剂量为 $1\sim2mg/(kg\cdot d)$，能提高患儿生存率和降低高血压和肾脏受累的发生率。如激素效果不好，可加用环磷酰胺、硫唑嘌呤或甲氨蝶呤等免疫抑制剂治疗。如重症患者合并动脉瘤形成需应用环磷酰胺静脉注射。

免疫球蛋白和血浆置换：重症结节性多动脉炎患儿可用大剂量免疫球蛋白冲击治疗，血浆置换能于短期内清除血液中大量免疫复合物，对重症患者有一定疗效，需注意并发症如感染、凝血障碍和水及电解质紊乱。无论是采用血浆置换还是静脉注射大剂量免疫球蛋白，都应同时使用糖皮质激素和免疫抑制剂。

有链球菌感染证据的患儿，提倡预防性应用青霉素，避免疾病的复发。

【预后】 本病预后差异很大。一些患者临床过程可表现较轻，不伴有严重的合并症，而另一些病例由于严重多系统损害而死亡。然而，积极地应用激素及免疫抑制剂治疗可使临床症状缓解。

（邝伟英）

参考文献

［1］ OMER K, DAVID JJ. Polyarteritis nodosa revisited：a review of historical approaches, subphenotypes and a research agenda. Clinical and experimental rheumatology 2018, 36 Suppl 111(2)：135-142.

［2］ ISABELLE M, IVONA A. Deficiency of Adenosine Deaminase 2（DADA2）：Updates on the Phenotype, Genetics, Pathogenesis, and Treatment. Journal of clinical immunology 2018, 38（5）：569-578.

［3］ OZEN S, PISTORIO A, IUSAN SM, et al. EULAR/PRINTO/PRES criteria for Henoch-Schönlein purpura, childhood polyarteritis nodosa, childhood Wegener granulomatosis and childhood Takayasu arteritis：Ankara 2008. Part Ⅱ：Final classification criteria. Ann Rheum Dis, 2010, 69：798.

第 14 节 过敏性紫癜

过敏性紫癜（anaphylactoid purpura）是儿童时期最常见的血管炎之一，是一种侵犯皮肤和其他器官细小动脉和毛细血管的过敏性血管炎，以非血小板减少性紫癜、关节炎或关节痛、腹痛、胃肠道出血及肾脏损害为主要临床表现。1837 年 Schonlein 提出本病的三联症状：紫癜样皮疹、关节炎和尿沉渣异常。1874 年 Henoch 又提出除上述症状外，还可出现腹痛和血便。此后许多学者将这些症状联系起来，称为 Schonlein-Henoch 紫癜 Henoch-Schonlein 紫癜（Henoch-Schonlein purpura，HSP）或 IgA 相关性血管炎。有学者认为过敏性紫癜与变应性血管炎属于同一个谱系疾病。

本病多发生于学龄期儿童，研究表明约 90% 的 HSP 患者年龄在 10 岁以下，平均发病年龄为 6 岁，1 周岁以内婴儿少见。秋冬季节多发，是一种特征性自限性疾病，HSP 表现为全球发病，小于 14 岁儿童的发病率为 135/100 万，男女之比为 1.4∶1。本病的发病有家族及种族倾向，亚洲发病率较高。

【病因与发病机制】 尚不完全清楚。可能与感染、遗传、过敏等多种因素相关，可有一种及多种因素参与发病，病因较复杂。

1. 感染 多数报告认为感染是 HSP 的诱因，多数患儿发病前有上呼吸道感染史，50% 左右患儿有链球菌感染史，但尚无直接证据证实两者的关系。其他感染如病毒（如水痘病毒、风疹病毒、麻疹病毒、乙肝病毒或微小病毒 B19、EB 病毒、人类免疫缺陷病毒、乙、丙型肝炎病毒、轮状病毒等）、肺炎支原体、幽门螺杆菌和空肠弯曲菌、寄生虫(如阿米巴原虫、蛔虫)等可能也与 HSP 有关,同样无直接证据证实它们之间的关系。

2. 免疫学异常 感染、食物(蛋类、乳类、豆类、鱼虾等)、药物(磺胺类、解热镇痛剂、抗生素等)、花粉、虫咬、疫苗接种等都可以作为致敏因素,使具有敏感体质的机体产生变态反应,主要是速发型变态反应和抗原-抗体复合物反应,从而造成一系列损伤。然而临床上大多数病例查不到所接触的抗原。除外源性抗原外,本病也有可能由内源性抗原引起。有人用抗动脉壁内皮细胞的抗血清,诱发实验动物发病,提示血管壁的某些成分也许是自身抗原。

近年来大量的基础及临床研究发现,该病存在广泛的免疫学异常。其发病机制中由于辅助性 T 淋巴细胞及 B 淋巴细胞活性增强,血清 IgA 含量升高,产生大量 IgA 免疫复合物,循环免疫复合物尤以 IgA 循环免疫复合物亦明显增高。皮肤、肠道和肾小球血管壁有 IgA、补体 C3、纤维蛋白。以上免疫学改变提示本病可能系 IgA 免疫复合物疾病。

3. 遗传 本病有一定的遗传倾向,家族聚集发病也有报道,同胞可同时或先后发病。人类白细胞抗原基因与信号转导和转录激活因子-3(STAT3)rs 位点的基因多态性与 HSP 有一定的相关性。

【病理改变】 HSP 的病理变化为广泛的白细胞碎裂性小血管炎,以毛细血管炎为主,亦可累及微静脉和微动脉。血管周围可见中性粒细胞、嗜酸性粒细胞、淋巴细胞浸润和浆液性渗出。病灶中亦可见散在核碎片和不同程度的红细胞渗出。内皮细胞肿胀,可有血栓形成。血管通透性改变可引起皮下组织、黏膜、内脏器官水肿及出血,皮肤、胃肠道、关节周围、肾脏最常受累,偶亦累及身体其他部位。

皮肤病理变化主要为真皮层的微血管和毛细血管周围可见中性粒细胞和嗜酸性粒细胞浸润、浆液及红细胞外渗以致间质水肿。血管壁可有纤维素样坏死。微血管可因血栓形成而堵塞管腔。肠道改变为出血和水肿,以黏膜下最为显著。关节受累时,可见滑膜片状出血。肺、胸膜、心脏、肝及颅内血管受侵犯时,分别出现肺血管周围炎、心肌炎、肝脏损害和颅内出血等改变。

肾脏病变程度不一,从局灶节段性肾小球系膜增殖到严重的新月体形成均可见到,最严重的病变是系膜细胞及内皮细胞弥漫增殖伴中性粒细胞浸润。目前国内外多应用统一的小球病理分级标准,以更准确地评价病情评估疗效及预后,建议联合肾小管间质病变分级标准进行分级。①肾小球病理分级(依据国际小儿肾脏病研究组(ISKDC)2007)Ⅰ级:肾小球轻微异常。Ⅱ级:单纯系膜增生,分为:a. 局灶/节段;b. 弥漫性。Ⅲ级:系膜增生,伴有≤50%肾小球新月体形成/节段性病变(硬化、粘连、血栓、坏死),其系膜增生分为:a. 局灶/节段;b. 弥漫性。Ⅳ级:病变同Ⅲ级,50%~75%的肾小球伴有上述病变,分为:a. 局灶/节段;b. 弥漫性。Ⅴ级:病变同Ⅲ级,≥75%的肾小球伴有上述病变,分为:a. 局灶/节段;b. 弥漫性。Ⅵ级:膜增生性肾小球肾炎。②肾小管间质病理分级 + 级:轻度小管变形扩张;++级:间质纤维化,小管萎缩≤20%,散在和/或弥漫性炎症细胞浸润;+++级:间质纤维化,小管萎缩占30%,散在和/或弥漫性炎症细胞浸润;++++级:间质纤维化,小管萎缩≥50%,散在和/或弥漫性炎症细胞浸润。

【临床表现】 多数患儿在发病前 1~3 周有上呼吸道感染史。发病多急骤,以皮肤紫癜为首发症状。部分病例以腹痛、关节炎或肾脏症状首先出现。也可早期表现为不规则发热、乏力、全身不适、食欲缺乏、头痛、腹痛及关节疼痛等非特异性表现[1]。

1. 皮肤症状 皮疹是本病的主要表现。主要分布在负重部位,多见于下肢远端、踝关节周围密集,其次见于臀部。其他部位如上肢、面部也可出现,躯干部罕见。特征性皮疹为高出皮肤,初为小型荨麻疹或粉红色斑丘疹,压之不褪色,即为紫癜。皮损部位还可形成出血性水疱,甚至坏死,出现溃疡。紫癜可融合成片,最后变为棕色。皮疹多对称分布,成批出现,一般 4~6 周后消退,不留痕迹;也可迁延数周或数月。部分病例间隔数周、数月后又复发。除紫癜性皮疹外,常同时合并荨麻疹及头皮、手背或足背出现血管神经性水肿,为本病皮肤症状的又一特点。

2. 消化道症状 较为常见,约 2/3 患儿出现消化道症状。一般出现在皮疹发生一周以内。最常见症状为腹痛,多表现为阵发脐周绞痛,也可波及腹部任何部位,可有压痛,但很少有反跳痛。可伴有呕吐、腹泻。约 1/3 患儿大便潜血阳性,部分患者出现血便,甚至呕血。如果腹痛在皮肤症状之前出现,易误为外科急腹症,甚至误行手术治疗。少数患儿可并发肠套叠、肠梗阻、肠穿孔及出血性小肠炎。

3. 肾脏表现 国内报道约 30%~60%患儿出现肾脏损害。肾脏症状可发生于过敏性紫癜病程的任何时期,多数于紫癜后 2~4 周出现,但也可出现于皮疹消退后或疾病静止期。一般在紫癜发生后 6 个月内,出现血尿和/或蛋白尿,称为紫癜性肾炎。肾脏症状表现轻重不一,与肾外症状的严重度无一致性关系。可仅为无症状性血尿(镜下或肉眼血尿)和/或蛋白尿,亦可表现为肾炎综合征(水肿、少尿、高血压及尿常规改变)或肾病综合征,少数患儿呈急进性肾小球肾炎表现,出现高血压、肾衰竭等。虽然半数以上患儿的肾脏损害可以临床自行痊愈,但少数患儿的血尿、蛋白尿及高血压可持续很久[2]。

临床分型方面,国内 2009 年试行指南:①孤立性血尿型;②孤立性蛋白尿型;③血尿和蛋白尿型;④急性肾炎型;⑤肾病综合征型;⑥急进性肾炎型;⑦慢性肾炎型。国外研究者亦有以下分型:①镜下血尿;②肉眼血尿;③血尿和蛋白尿;④肾病综合征;⑤急性肾炎综合征;⑥肾炎-肾病综合征;⑦肾小球滤过率(GFR)≤30ml/(min·1.73m^2)。

4. 关节症状 大多数患儿仅有关节疼痛,少数可表现关节炎为关节及关节周围肿胀、疼痛及触痛,可同时伴有活动受限。大关节如膝关节、踝关节为最常受累部位。其他关节如腕关节、肘关节及手指也可受累。关节腔内有浆液性渗出,但一般无出血,表现关节病变常为一过性,多在数日内消失而不留关节畸形。

5. 其他症状 少见的如中枢神经系统症状,昏迷、蛛网膜下腔出血、视神经炎及吉兰-巴雷综合征。此外,还可出现肌肉内、结膜下及肺出血、反复鼻出血、心肌炎、心包炎、腮腺炎及睾丸炎。肺出血罕见但易致命。

【**实验室检查**】 本病无特异性实验室检查。血小板计数正常或升高。出血时、凝血时及血块收缩等均正常。部分患儿白细胞总数增高达 20.0×10^9/L,伴核左移。血沉可增快,C 反应蛋白及抗链球菌溶血素可呈阳性,咽培养可见 β 溶血性链球菌。抗核抗体及类风湿因子常阴性。约半数患者急性期血清 IgA、IgM 升高。

有消化道症状如腹痛患儿,大便潜血可阳性。可进行腹部 B 超检查,有利于肠套叠的早期诊断。内镜检查用于腹型过敏性紫癜诊断,显示十二指肠黏膜和胃黏膜上分散着一些出血点,大小不等。病情严重可以表现暗红色或鲜红色的瘀斑和黏膜下血肿。黏膜会出现不同程度的水肿、充血、溃疡和糜烂等。肾脏受累时可出现镜下血尿及肉眼血尿。有时可见蛋白质、红细胞、管型,伴肾功能不全时可有不同程度的氮质血症,由于肾损害可发生于病程不同时期,故应反复进行尿液检查。皮肤活检有助于疑难病例的诊断。少数患者抗心脂抗体阳性、少数 D-二聚体升高。

【**诊断与鉴别诊断**】 皮肤症状典型者,如紫癜在大腿伸侧和臀部分批出现,对称分布,大小不等,诊断并不困难。急性腹痛、关节痛及尿液改变对诊断也有较大帮助[2]。

1. 诊断标准 过敏性紫癜的诊断有赖于患者的临床表现,目前诊断标准参见国际风湿病联盟(EULAR)和儿童风湿病国际研究组织(PRINTO)及欧洲儿科风湿病协会(PRES)2010 年的诊断标准(表 18-20)[3]。

**表 18-20 过敏性紫癜诊断标准
(EULAR/PRINTO/PRES,2010)**

1. 皮肤紫癜 分批出现的可触性紫癜,或下肢明显的瘀点,无血小板减少
2. 腹痛 急性弥漫性腹痛,可出现肠套叠或胃肠道出血
3. 组织学检查 典型的白细胞碎裂性血管炎,以 IgA 为主的免疫复合物沉积,或 IgA 沉积为主的增殖性肾小球肾炎
4. 急性关节炎或关节痛 (1)关节炎:急性关节肿胀或疼痛伴有活动受限 (2)关节痛:急性关节疼痛不伴有关节肿胀或活动受限
5. 肾脏受累 (1)蛋白尿:>0.3g/24 小时,或晨尿样本白蛋白肌酐比≥30mmol/mg (2)血尿、红细胞管型:每高倍视野红细胞≥5 个,或尿潜血≥2+,或尿沉渣见红细胞管型

注:其中第 1 条为必要条件,加上 2~5 中的至少一条即可诊断为 HSP;非典型病例,尤其在皮疹出现之前已出现其他系统症状时易误诊,需注意鉴别诊断。

2. 鉴别诊断

(1)特发性血小板减少性紫癜:根据皮疹的形态、分布及血小板数量一般不难鉴别。

(2)外科急腹症:在皮疹出现前如有急性腹痛者,应与急腹症鉴别。过敏性紫癜的腹痛虽较剧烈,但位置不固定,压痛轻,无腹肌紧张和反跳痛,除非出现肠穿孔才有上述情况。出现血便时,需与肠套叠、梅克尔憩室作鉴别。

(3)细菌感染:如脑膜炎双球菌菌血症、败血症及亚急性细菌性心内膜炎均可出现紫癜样皮疹。这些疾病的紫癜,其中心部位可有坏死。患儿一般情况危重,且血培养阳性。

(4)肾脏症状突出时,应与链球菌感染后肾小球肾炎、IgA 肾病等相鉴别。

(5)此外,还需与系统性红斑狼疮、弥散性血管内凝血及溶血、尿毒综合征相鉴别。

【治疗】 目前尚无特效疗法。主要采取支持和对症治疗[4]。

1. 一般疗法 急性期卧床休息。要注意液量、营养及保持电解质平衡。有消化道出血者,如腹痛不重,仅大便潜血阳性者,可用流食。消化道出血时应禁食。如有明显感染,应给予有效抗生素。注意寻找和避免接触过敏原。补充维生素 C 和维生素 P。

2. 对症疗法 有荨麻疹或血管神经性水肿时,应用抗组织胺药物和钙剂。近年来又提出用 H_2 受体阻滞剂西咪替丁 20～40mg/(kg·d),分两次加入葡萄糖溶液中静脉滴注,1～2 周后改为口服,15～20mg/(kg·d),分三次服用,继续应用 1～2 周。有腹痛时应用解痉挛药物,必要时输血。对皮疹、血管神经性水肿、腹痛等症状应用抗组胺药物及钙剂治疗。表现为肾脏症状者应按肾炎或肾病综合征治疗。

3. 肾上腺皮质激素 单独皮肤或关节病变时,无需使用肾上腺皮质激素。以下几种情况是使用激素的指征:①有严重消化道病变,如消化道出血时,可短期使用泼尼松 1～2mg/(kg·d),分次口服,或用地塞米松、甲基泼尼松龙静脉滴注,症状缓解后即可停用;②表现为肾病综合征者,可用泼尼松 1～2mg/(kg·d)不短于 8 周;③急进性肾炎可用大剂量甲基泼尼松龙冲击治疗,剂量 20～30mg/(kg·d),最大不超过 1g,随后减量为口服激素治疗 3～6 个月。

4. 免疫抑制剂 对于肾炎综合征、肾病综合征、急进性肾炎的过敏紫癜性肾炎患儿,糖皮质激素治疗无效或呈现激素依赖时则需加用免疫抑制剂,但多主张与糖皮质激素和/或血管紧张素转换酶抑制剂(ACEI)和血管紧张素受体阻滞剂(ARB)等联合使用。目前常用的抑制剂有以下几种:

(1) 环磷酰胺(CTX):作为传统的治疗药物,疗效肯定,临床表现蛋白尿者,目前更多的是大剂量 CTX 冲击治疗,每次 0.5～1.0g/m^2,每月 1 次,共 6 次,后改为每 3 个月 1 次,共 6 次,再酌情每 6 个月 1 次。在使用 CTX 冲击过程中应给予充分的水化治疗。注意 CTX 累计量不超过 200mg/kg。

(2) 硫唑嘌呤:近年来相关研究显示硫唑嘌呤联合糖皮质激素可用于治疗重症 HSPW 2～3mg/(kg·d)口服,6～12 个月为 1 个疗程。

(3) 环孢素 A:主要用于激素耐药、频繁复发、激素依赖或激素治疗不良反应重的患儿。小剂量用法:2～5mg/(kg·d),3～6 个月后逐渐减量维持。

(4) 吗替麦考酚酯(MMF):以往研究已证实 MMF 能预防和治疗移植后的血管排斥反应,在原发性肾小球肾炎、系统性血管炎和 IgA 肾病等治疗中有确切疗效。当激素联合 CTX 治疗效果欠佳时采用激素联合 MMF 治疗。MMF 20～30mg/(kg·d),分次口服,总疗程 1～2 年。

5. 阻止血小板聚集和血栓形成的药物 双嘧达莫 3～5mg/(kg·d),分次服用。本病可有纤维蛋白原沉积、血小板沉积及血管内凝血的表现,故近年来有使用肝素的报道。北京协和医院儿科报道使用小剂量肝素预防过敏性紫癜性肾炎,剂量为肝素钠 120～150U/kg 加入 10% 葡萄糖溶液 100ml 中静脉滴注,每日 1 次,连续 5 天,或肝素钙每次 10U/kg,皮下注射,每日 2 次,连续 7 天,能降低紫癜肾炎的发生。

6. 其他治疗 对严重病例可用大剂量丙种球蛋白冲击治疗,剂量为 400mg/(kg·d),静脉滴注,连用 2～3 天。对急进性肾炎可进行血浆置换疗法。

【预后】 本病为自限性疾病。多数患儿预后良好。部分患儿可复发,复发间隔时间数周至数月不等。消化道出血较重者,如处理恰当,一般可以控制。肾脏受损程度是决定预后的关键因素。

(李亚蕊)

参考文献

[1] ALEXANDER KC, BENJAMIN B, KIN FL. Henoch-Schönlein Purpura in Children: An Updated Review. Current pediatric reviews 2020;16(4):265-276.

[2] 中华医学会儿科学分会肾脏病学组. 儿童常见肾脏疾病诊治循证指南(二):紫癜性肾炎的诊治循证指南(试行). 中华儿科杂志,2009,47(12):911-913.

[3] OZEN S, PISTORIO A, IUSAN SM, et al. EULAR/PRINTO/PRES criteria for Henoch-Schönlein purpura, childhood polyarteritis nodosa, childhood Wegener granulomatosis and childhood Takayasu arteritis: Ankara 2008. Part II: Final classifi-cation criteria. Annals of the Rheumatic Diseases, 2010, 69(5):798-806.

[4] IZABEL M BUSCATTI, BEATRIZ B CASELLA, NADIA E AIKAWA, et al. Henoch-Schönlein purpura nephritis: initial risk factors and outcomes in a Latin American tertiary center. Clinical rheumatology 2018 May;37(5):1319-1324.

第15节 韦格纳肉芽肿病

韦格纳肉芽肿病(Wegener's granulomatosis,WG),2011年美国风湿病学会、美国肾脏病学会和欧洲抗风湿病联盟共同推荐更名为肉芽肿性多血管炎(granulomatosis with polyangiitis,GPA)[1]。该病是以上、下呼吸道坏死性肉芽肿性血管炎、肾小球肾炎和其他器官的系统性血管炎为主要特征的全身系统性疾病。临床上常表现为鼻、鼻旁窦炎、听力下降、肺病变及进行性肾功能衰竭。本病与抗中性粒细胞胞质抗体(antineutrophil cytoplasmic antibody,ANCA)密切相关,所以WG属于ANCA相关血管炎(ANCA-associated Vasculitis,AAV)。

【病因】 病因尚未完全明确。可能是感染、遗传和环境因素共同作用导致。致病因素进入机体,引起炎症反应和高度特异性免疫应答相互作用,从而导致机体组织损伤[2]。这种应答部分针对中性粒细胞胞质颗粒等,产生自身抗体,称为抗中性粒细胞胞质抗体(ANCA),其中细胞质染色型ANCA(cytoplasmic ANCA,c-ANCA),即抗蛋白酶3(proteinase 3,PR3)抗体(PR3-ANCA),对本病有高度特异性,与病情活动有关[1,3]。

【病理改变】 主要病理改变的特征是受累器官发生坏死性血管炎伴肉芽肿形成,包括鼻腔、鼻窦黏膜、下呼吸道和皮肤。病变主要侵犯小动脉、小静脉和毛细血管及其周围组织,也可侵犯中型血管。肺部可出现多种类型血管炎,如节段性坏死性血管炎或肺毛细血管炎;肾脏病理改变为局灶增殖性肾小球肾炎或坏死性新月体形成肾小球肾炎,但免疫复合物沉积少(寡免疫复合物型肾小球肾炎)[4]。

【临床表现】 韦格纳肉芽肿病临床表现多样,可累及多系统。本病的特征为鼻窦/鼻旁窦炎、肺部浸润及肾脏病变三联症[5]。

1. **一般症状** 可以起病缓慢,持续一段时间,也可表现为快速进展性疾病。病初症状包括全身不适感、发热、体重下降、疲劳、抑郁、食欲缺乏、关节痛、盗汗、尿色改变和虚弱。其中全身不适感最常见,其次是发热。发热有时是由鼻窦的细菌感染引起。

2. **上呼吸道症状** 大部分患者以上呼吸道病变为首发症状。通常表现为持续流涕,且不断加重。流涕可来源于鼻窦的分泌,并导致上呼吸道的阻塞和疼痛。伴有鼻黏膜溃疡和结痂、鼻出血、唾液中带血丝。鼻窦炎可以是缓和的,严重的可出现鼻中隔穿孔、鼻骨破坏,出现鞍鼻。也可出现口腔黏膜溃疡。咽鼓管的阻塞可引

起中耳炎,导致听力丧失,而后者常是患儿的第一主诉。部分患儿可因声门下狭窄出现声音嘶哑及呼吸喘鸣。

3. **下呼吸道症状** 肺部受累是GPA基本特征之一。约79%的患儿将在整个病程中出现肺部症状。胸闷、气短、咳嗽、咯血及胸膜炎等是最常见症状。大量的肺泡出血较少见,但一旦出现,则可发生呼吸困难和呼吸衰竭。

4. **肾脏损害** 大部分病例有肾脏病变(60%~80%),出现蛋白尿、血尿、管型尿及尿白细胞增多,严重者伴高血压和肾病综合征,最终可导致肾功能衰竭,这是GPA主要死因之一。

5. **眼部受累** 眼部受累的最高比例可达50%,其中约15%的患儿为首发症状。GPA可累及眼部的任何区域,表现为眼球突出、视神经及眼肌损伤、结膜炎、角膜溃疡、巩膜外层炎、虹膜炎、视网膜血管炎、视力障碍等。

6. **皮肤黏膜表现** 多数患者有皮肤黏膜病变(最高达64%),表现为下肢可触性紫癜、多形红斑、斑疹、瘀点(斑)、丘疹、皮下结节、坏死性溃疡形成以及浅表皮肤糜烂等。其中皮肤紫癜最为常见。

7. **神经系统表现** 很少有GPA患者以神经系统病变为首发症状,但仍有约1/3的患者在病程中出现神经系统病变。可出现器质性脑病综合征、精神症状、惊厥、偏瘫等。周围血管炎可引起周围神经炎。

8. **肌肉骨骼病变** 肌肉骨骼病变在GPA中较为常见,发病时约30%的患者有肌肉骨骼病变,全部病程中可有约70%的患者受累。多数表现为关节疼痛及肌痛,1/3的患者可出现对称性、非对称性及游走性关节炎。

9. **其他** 肉芽肿性多血管炎也可累及心脏而出现心包炎、心肌炎。胃肠道受累时可出现腹痛、腹泻以及消化道出血。

【实验室检查】

1. **一般检查** 患儿可有贫血、白细胞和血小板升高。血沉增快。C反应蛋白增高。尿常规检查可见蛋白尿、血尿和红细胞管型。有肾功能衰竭者,血尿素氮及肌酐增高。

2. **血清ANCA检查** 阳性,特别是c-ANCA/PR3-ANCA阳性对诊断本病具有特异性,在病情活动期或未治疗前,阳性率可高达90%~95%,而核周染色型ANCA(perinuclear ANCA,p-ANCA),即抗髓过氧化物酶(my-

eloperoxidase,MPO)抗体(MPO-ANCA)在本病中阳性率约为20%,对本病特异性低。需要注意的是,ANCA 阴性不能除外本病[3,6]。

3. 影像学检查 可见鼻骨破坏,胸部影像学检查可见肺部片状浸润和和结节样征象。

【诊断】 根据临床上有严重的鼻窦炎和肺部影像提示有结节征象或尿检查有蛋白尿、血尿时,应高度怀疑本病。诊断依据上述表现外,还需要依据 c-ANCA/PR3-ANCA 阳性及鼻窦、肺和肾脏活检进一步证实。

目前儿童 WG 诊断标准参照欧洲风湿病联盟及欧洲儿科风湿病学会于 2008 年制定了关于儿童韦格纳肉芽肿病的分类诊断标准[7]:符合下列 6 项特征中的3 项。

1. 组织病理学 动脉管壁内、血管周围或血管外有肉芽肿性炎症。

2. 上呼吸道受累表现 慢性化脓性或出血性鼻分泌物、反复鼻出血、鼻中隔穿孔或鞍鼻畸形,慢性或复发性鼻窦炎。

3. 喉-气管-支气管狭窄。

4. 肺部受累 胸部 X 线或 CT 检查显示结节影、空洞形成或固定性浸润灶。

5. ANCA 阳性 免疫荧光法检查 c-ANCA 阳性,或酶联免疫吸附实验 PR3-ANCA 阳性。

6. 肾脏受累 24 小时尿蛋白>0.3g 或晨尿白蛋白/肌酐比值>30mmol/mg、血尿或红细胞管型(每高倍镜下大于 5 个红细胞或尿沉渣有红细胞管型),或坏死性寡免疫复合物性肾小球肾炎。

【鉴别诊断】 本病需与结节病和肺结核相鉴别,但两者 c-ANCA 均阴性。还需与嗜酸性肉芽肿性多血管炎(即 Churg-Strauss 综合征或变应性肉芽肿血管炎)相鉴别,后者也可有慢性鼻窦炎,但患者有哮喘病史,末梢血嗜酸性粒细胞增多,同时不伴有呼吸道破坏性病变。此外,还需与肺出血肾炎综合征、系统性红斑狼疮及结节性多动脉炎相鉴别。

【治疗】 可用肾上腺皮质激素口服治疗,剂量为泼尼松 1mg/(kg·d),待病情得到控制,可逐渐减量维持,严重病例需用甲泼尼龙冲击后,改为泼尼松 1mg/(kg·d)口服,4 周后再改为隔日服。如没有器官受累,需联合甲氨蝶呤或吗替麦考酚酯免疫抑制剂治疗;如有器官受累,需联合环磷酰胺或利妥昔单抗治疗;如出现急性肾衰竭或肺泡出血的危重情况加用血浆置换治疗。病情稳定后,需逐渐减量糖皮质激素并联合免疫抑制剂维持治疗至少 2 年[8]。

【预后】 本病预后严重,常有复发,死亡率是正常人群死亡率的 2.63 倍[9]。早期诊断,及早应用肾上腺皮质激素加免疫抑制剂联合治疗,似可阻止病程进展。

(周志轩)

参考文献

[1] WEGENER'S FALK RJ, GROSS WL, GUILLEVIN L, et al. Granulomatosis with polyangiitis(Wegener's):an alternative name for Wegener's granulomatosis. Ann Rheum Dis, 2011, 70: 704.

[2] BARTOŇOVÁ LENKA, HRUŠKOVÁ ZDENKA, HONSOVÁ EVA. Pathophysiology of ANCA-associated vasculitis. Ceskoslovenska patologie 2020;56(2):65-67.

[3] BOSSUYT X, COHEN TERVAERT JW, ARIMURA Y, et al. Position paper:Revised 2017 international consensus on testing of ANCAs in granulomatosis with polyangiitis and microscopic polyangiitis. Nat Rev Rheumatol, 2017, 13(11):683-692.

[4] PETER L, ANJA K, SEBASTIAN K, et al. Pathogenetic and Clinical Aspects of Anti-Neutrophil Cytoplasmic Autoantibody-Associated Vasculitides. Frontiers in immunology 2018;9:680.

[5] BOHM M, GONZALEZ FERNANDEZ MI, OZEN S, et al. Clinical features of childhood granulomatosis with polyangiitis(wegener's granulomatosis). Pediatr Rheumatol Online J, 2014, 12:18.

[6] MARTINA T, MAURIZIO G, FRANCESCA P, et al. Update on ANCA-associated vasculitis:from biomarkers to therapy. Journal of nephrology 2019 Dec;32(6):871-882.

[7] OZEN S, PISTORIO A, IUSAN SM, et al. EULAR/PRINTO/PRES criteria for Henoch-Schönlein purpura, childhood polyarteritis nodosa, childhood Wegener granulomatosis and childhood Takayasu arteritis:Ankara, 2008. Part II:Final classification criteria. Ann Rheum Dis, 2010, 69:798.

[8] YATES M, WATTS RA, BAJEMA IM, et al. EULAR/ERA-EDTA recommendations for the management of ANCA-associated vasculitis. Ann Rheum Dis, 2016, 75(9):1583-1594.

[9] TAN JA, DEHGHAN N, CHEN W, et al. Mortality in ANCA-associated vasculitis:ameta-analysis of observational studies. Ann Rheum Dis, 2017, 76(9):1566-1574.

第16节 变应性肉芽肿性血管炎

变应性肉芽肿性血管炎又称嗜酸性肉芽肿性多血管炎（Eosinophilic granulomatosis with polyangiitis, EGPA），该疾病在 1951 年由 Churg 和 Strauss 定义，也称为 Churg-Strauss 综合征（Churg-Strauss syndrome, CSS），是一种以小血管受累为主的血管炎，可有血管外肉芽肿形成及嗜酸性粒细胞浸润[1]。临床上表现为严重的哮喘、过敏性鼻炎、皮肤病变、心血管系统、肾脏系统和神经系统、胃肠道可受累。可能存在 ANCA，特别是抗 MPO 抗体阳性[2]。

变应性肉芽肿性血管炎发病率每年 1~3 人/100 万[2]。平均诊断年龄为 50 岁[3]，儿童少见。国外一项对 47 例确诊该病的患儿进行回顾性分析显示，诊断平均年龄 12 岁，女∶男约3∶1[4]。

【病因与发病机制】 本病病因不明，疫苗、吸入性过敏原、病原体、药物（奥马珠单抗、大环内酯类抗生素、卡马西平、奎宁）可能为诱发因素。对于某些哮喘患者使用脂氧合酶抑制剂或 1 型半胱氨酸白三烯受体阻滞剂（孟鲁司特）有可能参与变应性肉芽肿性血管炎的发生[5]。

有研究表明本病患者外周血单核细胞分泌的 IL-5 可以诱发嗜酸性粒细胞升高。调节 T 细胞可能与本病的复发相关。针对 IL-2、IL-5 的治疗可以有效维持调节 T 细胞的平衡[6]。ANCA 在本病中可能存在致病作用，但阳性率偏低，儿童约 25%。目前研究提示 ANCA 阳性的变应性肉芽肿性血管炎患者，肾小球肾炎、肺泡出血的发病率较高，但耳、鼻、喉、外周神经无受累。ANCA 阴性的患者心肌病、非出血性肺浸润、鼻息肉和嗜酸性胃肠炎比较多见。基因亦有可能为本病的病因。研究显示，在本病患者中 HLA-DRB4 及 HLA-DRB1*07 的阳性率较健康对照组高。IL-10 基因的多态性与 ANCA 阴性的变应性肉芽肿性多血管炎相关。

【病理改变】 变应性肉芽肿性血管炎的病理学特点为血管炎、嗜酸性粒细胞组织浸润和血管外肉芽肿[7]。但因病变时期和取材标本不同，这些特点并非同时存在。血管炎可为肉芽肿性或非肉芽肿性血管炎，可以累及动脉或静脉，肺血管及全身大血管均可受累。所谓的 Churg-Strauss 肉芽肿是指皮肤的结节和关节伸侧的丘疹的病理改变。完整的血管外 Churg-Strauss 肉芽肿对疾病具有高度特异性，其特点是具有一个嗜酸性核，但嗜酸性肉芽肿也见于多种其他疾病。坏死性小血管炎伴嗜酸性粒细胞组织浸润并非本病的特异性表现，也可见于 WG 和结节性多动脉炎。ANCA 可影响疾病的病理变化。ANCA 阳性与坏死性血管炎有关；嗜酸性粒细胞浸润、肉芽肿和纤维化与 ANCA 阴性有关。

【临床表现】 本病可分为三个阶段。过敏性症状为突出的前驱期，可以表现为哮喘、慢性过敏性鼻炎和鼻息肉。后为嗜酸性粒细胞期，表现为嗜酸性粒细胞增多和肺浸润。最后是血管炎期，临床表现依赖于靶器官的分布。最终，血管炎期消退，过敏性症状主导临床表现。需要强调的是，并非所有患者显示疾病的各个阶段，可能仅有一或两种表现。这三期通常也不是严格按照顺序出现的，哮喘就有可能发生在血管炎出现后。

1. 肺部表现 可表现为哮喘、鼻窦炎。X 线检查表现多样，有大叶性、间质性和结节性表现；多数异常表现是暂时性的。在一项研究中，27% 的患者有胸腔积液，且积液中富含嗜酸性粒细胞。肺出血是一种严重的并发症，可伴或不伴肾受累。

2. 神经系统表现 大多数患者可发生周围神经病变，常为疾病的主要临床表现。受累类型可能为多发性单神经炎、对称性或非对称性多神经病。脑神经受累相对少见。中枢神经系统受累不常见，且多在疾病后期发生。任何发生神经系统症状的哮喘患者均需考虑本病的可能。

3. 肾表现 肾受累不如韦格纳肉芽肿病及显微镜下多血管炎常见，即便存在，也很少成为死亡的原因。本病与其他 ANCA 相关疾病有相同的肾病变（坏死性新月体型微量免疫肾小球肾炎）。

4. 其他表现 本病可能累及其他各种靶器官，包括皮肤、心脏、骨骼肌、关节、眼和消化道。出现皮肤病变的患者大部分存在小血管受累。可以表现为出血点、紫癜、荨麻疹、斑丘疹、网状青斑、溃疡、大疱等。具有特异性组织病理学的炎症性结节（坏死性血管炎、嗜酸性粒细胞浸润及血管外肉芽肿）很少见。胃肠道受累可发生在血管炎期前或同时出现，常见于腹泻、腹痛和出血。尸检常发现心脏损害，且可能是致残和致死的主要原因。心脏病理常显示心外膜的肉芽肿性结节，可能导致心室功能不全和充血性心力衰竭。也可发生冠状动脉炎。可出现眼部并发症，包括结膜炎、巩膜外层炎、全葡萄膜炎和边缘性角膜溃疡。

【实验室检查】 疾病活动期急性期反应物会升

高,外周血嗜酸性粒细胞升高(外周血嗜酸性粒细胞≥外周血白细胞的10%),血清IgE升高。血清IgG4水平与疾病活动性相关[8]。胸部X线检查和肺部CT可表现为弥漫性肺部浸润。肺功能显示肺弥散功能降低及低血氧饱和度。低于50%的患者ANCA阳性,其中多数为MPO-ANCA。支气管肺泡灌洗液可提示嗜酸性粒细胞浸润性炎症,同时排出感染及其他因素所致的肺部病变。心电图、心脏彩超及心脏核磁可以用于评价心脏情况。

【诊断与鉴别诊断】 本病的确诊依靠临床表现及组织病理学改变。慢性哮喘、发热,呈逐渐进展趋势,伴有嗜酸性粒细胞增多的患者需要考虑本病。肺外脏器受累可出现相应的临床表现。活检部位多为肾脏、皮肤、肺脏,可表现为肉芽肿及血管炎,伴有嗜酸性粒细胞浸润。对于成人嗜酸性肉芽肿性多血管炎,ACR制定了分类标准,旨在将本病与其他血管炎性疾病相鉴别(表18-21)[9]。但是目前尚无儿童的分类标准。

表18-21 嗜酸性肉芽肿性多血管炎的ACR分类标准

标准	描述
哮喘	喘息或呼气时弥漫性高调啰音的病史
嗜酸性粒细胞增多	嗜酸性粒细胞>白细胞总数的10%
过敏病史	与季节相关的过敏病史(如过敏性鼻炎)或明确的过敏原,包括食物、接触物及其他(除了药物过敏)
单神经病或多神经病	由于系统性血管炎所致的单神经病,多发性单神经病或多神经病(手套/袜套样分布)
肺浸润	由于系统性血管炎所致的游走性或一过性肺浸润或影像学改变
鼻旁窦异常	急性或慢性鼻旁窦疼痛压痛或影像学鼻旁窦混浊改变
血管外嗜酸性粒细胞	大动脉、小动脉或静脉活检提示血管外嗜酸性粒细的聚集

上述标准存在4条或以上可以诊断为嗜酸性肉芽肿多血管炎。任意4条或以上标准存在,诊断该病的敏感性为85%,特异性为99.7%。

本病需要与高嗜酸性粒细胞综合征及其他血管炎相鉴别。当肺外表现不明显,需要排除潜在感染、药物反应、急性或慢性嗜酸性粒细胞性肺炎、过敏性支气管肺曲霉菌病、特发性高嗜酸性粒细胞综合征。

急性和慢性嗜酸性粒细胞性肺炎不伴有肺外病变。高嗜酸性粒细胞综合征可有多种靶器官的嗜酸性粒细胞浸润,很难与本病相鉴别,但不存在真正的血管炎,且嗜酸性粒细胞计数更高,多超过100 000/mm³。对于慢性血管炎性疾病,ANCA阳性者,需要与韦格纳肉芽肿病及显微镜下多血管炎相鉴别(表18-22)[10]。

表18-22 抗中性粒细胞胞质抗体相关血管炎的鉴别诊断

特征	韦格纳肉芽肿病	显微镜下多血管炎	结节性多动脉炎	CSS	解释
肺浸润或结节	+++	++	—	+++	CSS常伴哮喘和嗜酸性粒细胞增多
肺泡出血	++	++	—	+	
肾小球肾炎	+++	+++	—	++	进行性肾功能衰竭在CSS不常见
上呼吸道疾病	+++	+	+	++	ENT疾病在WG常见
皮肤、紫癜	+	+++	—	++	
周围神经系统受累	++	++	++	+++	常为CSS的一个突出特征
中枢神经系统受累	+	+	+	++	

注:CSS:Churg-Strauss综合征;ENT:耳鼻喉;WG:韦格纳肉芽肿病。

【预后与治疗】 目前成人和儿童均无临床试验研究指导本病治疗。治疗原则应与韦格纳肉芽肿病相似。

主要的治疗药物为激素,全身激素的初始剂量应偏高。此外,需根据疾病严重情况选择免疫抑制剂。若存在重要脏器受损、危及生命、存在疾病预后不良因素（如肾功能不全、蛋白尿>1g/d、心肌病、中枢神经系统及胃肠道受累），属于重型，可应用环磷酰胺治疗。轻中度或激素依赖患者，可以选择甲氨蝶呤、硫唑嘌呤、吗替麦考酚酸酯、α 干扰素、丙种球蛋白。对于本病，尚未开展利妥昔单抗的临床试验。有个例研究报道，对于复发的重型变应性肉芽肿性血管炎，利妥昔单抗治疗有效，但也有治疗无效者。

近期经统计，本病死亡率小于 40%，年龄越大、存在上述危险因素者死亡率约高。本病成人及儿童患者最常见的致死原因为心脏受累，其他原因有感染、肿瘤、严重哮喘及其他终末期呼吸系统病变。在对 47 例儿童患者临床资料的分析显示其死亡率为 13%[4]。大部分患者由于哮喘需长期应用激素（口服或吸入），可达到持续缓解。

（邝伟英）

参考文献

[1] CHURG J, STRAUSS L. Allergic granulomatosis, allergic angiitis, and periarteritis nodosa. Am. J. Pathol, 1951, 27(2): 277-301.

[2] ALVISE B, CHRISTIAN D. Update on the epidemiology. risk factors, and outcomes of systemic vasculitides. Best practice & research. Clinical rheumatology, 2018, 32(2): 271-294.

[3] SILVIA S, GUILLAUME C, PASCAL C, et al. Revisiting characteristics, treatment and outcome of cardiomyopathy in eosinophilic granulomatosis with polyangiitis(Churg-Strauss). Rheumatology(Oxford, England), 2021.

[4] GENDELMAN S, ZEFT A, SPLADING SJ. Childhood-onset eosinophilic granulomatosis with polyangiitis (formerly Churg-Strauss syndrome): a contemporary single-center cohort. J. Rheumatol, 2013, 40(6): 929-935.

[5] CALATRONI M, OLIVA E, GIANFREDA D, et al. ANCA-associated vasculitis in childhood: recent advances. Ital J Pediatr, 2017, 43(1): 46.

[6] SAITO H, TSURIKISAWA N, TSUBURAI T, et al. The proportion of regulatory T cells in the peripheral blood reflects the relapse or remission status of patients with Churg-Strauss syndrome. Int Arch Allergy Immunol, 2011, 155 Suppl, 1: 46-52.

[7] LIE JT. Illustrated histopathologic classification criteria for selected vasculitis syndromes. American College of Rheumatology Subcommittee on Classification of Vasculitis. Arthritis Rheum, 1990, 33(8): 1074-1087.

[8] VAGLIO A, STREHL JD, MANGER B, et al. IgG4 immune response in Churg-Strauss syndrome. Ann Rheum Dis, 2012, 71(3): 390-393.

[9] JENNETTE JC, FALK RJ, BACON PA, et al. 2012 revised International Chapel Hill Consensus Conference nomenclature of vasculitides. Arthritis Rheum, 2013, 65(1): 1-11.

[10] 施桂英. 凯利风湿病学. 8 版. 北京: 北京大学医学出版社, 2011.

第 17 节　显微镜下多血管炎

显微镜下多血管炎（microscopic polyangiitis, MPA）是一种以血清中常能检测到抗中性粒细胞胞质抗体（antineutrophil cytoplasmic antibody, ANCA）、突出表现为坏死性肾小球肾炎和肺毛细血管炎的系统性小血管炎。2012 年 Chapel Hill 共识会议（Chapel Hill Consensus Conference, CHCC）提出新的血管炎分类，将 MPA 与肉芽肿性多血管炎（granulomatosis with polyangiitis, GPA，既往称韦格纳肉芽肿病）嗜酸性肉芽肿性多血管炎（eosinophilic granulomatosis with polyangiitis, EGPA，又称 Churg-Strauss 综合征）等小血管炎一起合并称为 ANCA 相关性小血管炎（ANCA associated vasculitis, AAV）[1,2]。

【病因与发病机制】 MPA 的病因与发病机制尚未完全阐明。约 75% 的 MPA 患者存在髓过氧化物酶（MPO）特异性的 ANCA 阳性，推测 ANCA 在 MPA 发病机制中起关键作用。ANCA 相关抗原在中性粒细胞内主要有两种类型：一种是核周型（perinuclear ANCA, pANcA），靶抗原是髓过氧化物酶（myeloperoxidase, MPO），即 MPO/pANCA；另一种是胞质型（cytoplasmic ANCA, cANCA），靶抗原是蛋白酶 3（proteinase 3, PR3），即 PR3/Canca[2]。一般认为遗传易感性、环境暴露（理化、药物、感染等）以及免疫失衡等多种因素导致中性粒细胞暴露 MPO 和 PR3 抗原，产生 ANCA，诱导中性粒细胞发生氧化呼吸爆发，促使毒性氧自由基释放、脱颗粒并变性，释放大量炎性介质，同时激活补体 C5，通过补体旁路途径，导致血管损伤和 MPA 发生。与 GPA 不同，MPA 还可能与某些药物（如丙硫氧嘧啶和肼屈嗪）

的暴露密切相关[3]。日本学者发现 *HLA-DRB1*0901* 不仅与 MPA 发生相关,与 MPO-ANCA 阳性也密切相关;欧洲 MPA 患者 HLA-DQ 存在单核苷酸多态性,提示遗传因素在 MPA 发病中起重要作用。

【流行病学】 MPA 较为少见,欧洲每年发病率约 2.4~10.1/100 万,5 年生存率为 45%~76%;儿童 MPA 发病率约为 3.6 例/100 万[4]。我国目前尚无确切 AAV 发病率,小样本数据显示 MPA 约占 AAV 的 80%,GPA 约占 AAV 的 20%,而 EGPA 相对少见。发病年龄成人 40~50 岁,男性略高于女性,儿童为 9~12 岁,平均诊断年龄为 12~14 岁,以女孩多见[5,6]。

【病理】 MPA 病理变化主要表现为坏死性小血管炎,无或寡免疫复合物沉积,无肉芽肿形成。最常受累的器官为肾脏,表现为肾小球毛细血管节段性纤维素样坏死,可伴有新月体形成或肾小球硬化;电镜显示无或寡免疫复合物沉积。这些特点可区别于免疫复合物介导或抗肾小球基底膜抗体介导的肾小球肾炎。肺活检病理主要表现为坏死性肺毛细血管炎,弥漫性肺泡出血,肺泡间隔可见中性粒细胞浸润。血管炎病变也可见于皮肤或其他脏器[3]。

【临床表现】 MPA 可累及全身多个器官,大多数患者可伴随全身症状,如发热、疲劳、体重减轻等[6]。肾脏是最常受累的器官,受累几乎达 100%,表现为不同程度的血尿、蛋白尿,肾功能进行性下降。有报道显示,超过半数患者就诊时有急性肾功能损害,尤其有肺、肾同时受累者可于 1~5 年内进展至终末期肾[5]。约 1/2 以上患者可出现皮肤紫癜、肌肉疼痛、关节痛等症状;1/3 患者有下呼吸道受累症状[7]。肺部受累常表现为弥漫性肺泡出血(diffuse alveolaehemorrhage,DHA),有咯血、咳嗽、贫血、低氧、呼吸困难、胸痛(胸膜炎)等。肺部表现往往是肺肾综合征的一部分,很少单独出现。DHA 是最严重的的肺损害,其中约 1/3 患者可无咯血表现,反复发生 DHA 可导致肺间质纤维化。其他临床表现包括中枢神经系统症状(头痛、抽搐),胃肠道症状(腹痛、消化道出血)和眼部病变(巩膜炎、结膜炎)等也可见报道[3]。

【实验室检查】 MPA 缺乏特异性实验室指标,可表现为如血沉和 C 反应蛋白升高,贫血、血小板增多和低蛋白血症。几乎 100% 患者有显微镜下血尿,多数有蛋白尿、管型,肾功能异常者血肌酐、尿素氮升高。尿液分析和肾功能检查可用于监测疾病的活动度与进程[3]。大多数 MPA 患者 p-ANCA 阳性,特别是 MPO-ANCA 对诊断本病有特异性。少数 MPA 患者 PR3/cANCA 阳性。然而,ANCA 滴度与疾病活动性、疾病复发或死亡风险之间的关系尚未明确。胸部 CT 检查显示肺部充血征象,肺间质可见浸润阴影,多为双侧对称性改变,一般无结节样病变。肺泡灌洗液可呈血性,可找到含铁血黄素细胞。

【诊断与鉴别诊断】 MPA 临床表现多样,病情轻重不一,临床异质性大,很难诊断。当患者出现不明原因的发热、肺、肾等多系统受累及可触性紫癜,均需考虑 MPA。目前尚无儿童 MPA 的诊断标准,其诊断主要参照 2012 年 CHCC 血管炎共识会议和 2019 年欧洲儿童血管炎的 SHARE 建议的分类标准[1,8]:在临床出现肺、肾等多系统受累基础上,病理表现为坏死性血管炎,无或寡免疫复合物沉积,无肉芽肿性炎症,血清常有 MPO/pANCA 或 PR3/cANCA 阳性。不能做活检或暂时没有病理结果者,ANCA 阳性对诊断有提示作用。若 pANCA 和 MPO-ANCA 同时阳性,诊断 MPA 特异性达 99%,且与肾脏受累严重程度相关。但是 ANCA 阴性不能排除 MPA。

本病首先需与其他 AAV 疾病如 GPA 和 EGPA 相鉴别,两者的区别主要在于 GPA 和 EGPA 的受累器官存在肉芽肿性炎症。GPA 常表现为上呼吸道病变、肺部受累及肾脏受累三联症,以 PR3-ANCA 阳性为主;EGPA 以 MPO-pANCA 阳性为主,常有哮喘等病史,外周血嗜酸性粒细胞明显增加。若 MPA 患者以肺泡出血为首发症状,需与肺出血肾炎综合征、系统性红斑狼疮等鉴别。由于 1/3 的抗肾小球基底膜(GBM)病患者可同时出现 GBM 抗体和 ANCA 阳性,此时肾活检有助于鉴别[3]。此外,尚需与结节性多动脉炎、过敏性紫癜等疾病鉴别。

【治疗】 尚无儿童 MPA 治疗指南,主要参考成人 MPA 的治疗建议,以及参照 2019 年欧洲儿童血管炎诊断与治疗共识,包括诱导缓解期与维持缓解期[1,8,9]。与其他 ANCA 相关性小血管炎一样,诱导缓解是 MPA 治疗的关键,其效果直接影响预后。糖皮质激素联合免疫抑制剂是标准的诱导缓解治疗方案,当病情严重者通常采用静脉甲泼尼龙冲击(IMP)治疗、生物制剂、血浆置换等[9]。

1. **诱导缓解期** 糖皮质激素联合环磷酰胺是诱导缓解期的首选方案。国内 ANCA 相关性血管炎指南推荐,强的松每天用量为 1.0~1.5mg/kg,维持 4~6 周,病情控制后逐渐减量,6 个月时减至 0.2mg/(kg·d)或 10mg/d,然后小剂量 0.1~0.2mg/(kg·d)长期维持直至减停;对于病情严重者,给予静脉环磷酰胺(CYC)0.5~1.0g/m²(最大量 1.2g)冲击治疗,每 3~4 周 1 次,连续 3~6 个月(考虑口服 CYC 导致的累积毒性效应,儿童推荐静脉给药);待患者病情缓解后,可改为每3个月进行1次静脉冲击治疗,直至稳定1~3年后停止用药;伴有重要脏器损伤者,首选IMP 10~30mg/(kg·d)(最大量1.0g/d),连续3天,后改为泼尼松1~2mg/(kg·d)口服,首月按0.8mg/(kg·d)开始减量。必要时加用阿司匹林2~5mg/(kg·d)或双嘧达莫2.5mg/(kg·d)口服进行抗凝治疗。也可以选用利妥昔单抗、吗替麦考酚酯等进行诱导缓解。若治疗无反应或合并新月体性肾小球肾炎者,可在激素加环磷酰胺或激素加利妥昔单抗的上述治疗基础上联合血浆置换进行诱导缓解,也可考虑应用丙种球蛋白,或改用其他免疫抑制剂或生物制剂如TNF拮抗剂、托珠单抗等。对无重要脏器损害且肾功能正常患者,也可以采用糖皮质激素联合甲氨蝶呤诱导缓解,或作为环磷酰胺不耐受患者的替代药物。

2. **维持缓解期** MPA复发率较高,维持治疗对降低患者病情复发非常重要。小剂量糖皮质激素联合免疫抑制剂是基本方案,由于环磷酰胺毒副作用较大,维持治疗药物通常为:继续口服泼尼松0.1~0.2mg/(kg·d),联合给予硫唑嘌呤(AZA)2~3mg/(kg·d)、口服、1次/d,或甲氨蝶呤(MTX)0.5~1.0mg/kg每周一次、最大量每周25~30mg、口服或皮下注射,或吗替麦考酚酯(MMF)300~600mg/(m²·d),2次/d,口服,最大量3.0g/d。疗程一般不少于1~3年。维持治疗至少持续12个月无疾病活动者方可考虑停药,需要6个月左右缓慢减停。治疗期间需密切监测患儿的血尿常规、肝肾功能等评估药物的毒副作用。

【预后】 儿童AAV预后相对较好,但仍有较高的复发率和死亡率。高滴度的ANCA患者疾病复发率高,PR3-AAV阳性的复发率高于MPO-AAV阳性。大量肺出血及肾脏损害程度与MPA预后密切相关,早期诊断、早期治疗有助于改善预后,终末期肾病可考虑进行肾移植[10]。

(卢美萍)

参考文献

[1] JENNETTE JC,FALK RJ,BACON PA,et al. 2012 revised International Chapel Hill Consensus Conference Nomenclature of Vasculitides. Arthritis and rheumatism,2013,65:1-11.

[2] 中国免疫学会临床免疫学分会. 抗中性粒细胞胞浆抗体检测方法在诊断肉芽肿性多血管炎和显微镜下多血管炎中应用的专家共识. 中华医学杂志,2019,99:2971-2975.

[3] PETTY RE,LAXER RM,LINDSLEY CB,et al. Textbook of Pediatric Rheumatology. 7th edition Philadeplhia:ELSEVIER,2016.

[4] YATES M,WATTS RA,BAJEMA IM,et al. EULAR/ERA-EDTA recommendations for the management of ANCA-associated vasculitis. Annals of the rheumatic diseases,2016,75:1583-1594.

[5] PLUMB LA,ONI L,MARKS SD,et al. Paediatric anti-neutrophil cytoplasmic antibody(ANCA)-associated vasculitis:an update on renal management. Pediatr Nephrol. 2018,33:25-39.

[6] JARIWALA MP,LAXER RM. Primary Vasculitis in Childhood:GPA and MPA in Childhood. Front Pediatr,2018,6:226.

[7] IUDICI M,QUARTIER P,TERRIER B,et al. Childhood-onset granulomatosis with polyangiitis and microscopic polyangiitis:systematic review and meta-analysis. Orphanet J Rare Dis,2016,11(1):141.

[8] DE GRAEFF N,GROOT N,BROGAN P,et al. European consensus-based recommendations for the diagnosis and treatment of rare paediatric vasculitides-the SHARE initiative. Rheumatology,2019,58:656-671.

[9] LEE JJY,ALSALEEM A,CHIANG GPK,et al. Hallmark trials in ANCA-associated vasculitis(AAV)for the pediatric rheumatologist. Pediatric rheumatology online journal,2019,17:31.

[10] CALATRONI M,OLIVA E,GIANFREDA D,et al. ANCA-associated vasculitis in childhood:recent advances. Italian journal of pediatrics,2017,43:46.

第18节 白塞病

白塞病(Behcet disease)是一种以累及多系统、多器官的全身性疾病,基本病理改变为血管炎,其显著特点是能侵袭循环系统中包括动脉和静脉在内的所有大小的血管(小、中、大)。1937年由土耳其皮肤科医生Behcet首先报道了一组以口腔溃疡、生殖器溃疡和眼色素膜炎为表现的慢性、复发性综合征,故也称之为贝赫切特综合征(Behcet syndrome)。近年来又称为眼-口-生殖器综合征(oculo-oral-genital syndrome)。除上述三联症外,还可出现皮肤、关节、胃肠道、神经系统和血管等病变。

白塞病在东亚至地中海地区较为常见,病情也常常更为严重。该病最常见于土耳其(80~370例/10万人),而在日本、韩国、中国、伊朗、伊拉克和沙特阿拉伯,患病率为13.5~35例/10万人。相比之下,在北美和北欧地区,患病率为1/500 000~1/15 000[1]。在本病较为常见的地区,男性和女性的患病率相近。但在美国和北欧的报道中,女性患病更常见。该病通常累及20~40岁的年轻人,但在较少情况下也可见于儿童。

【病因】 本病病因尚不明确,遗传、免疫、感染因素可能与本病发病有关。该病的遗传易感性可能是由多基因控制的。研究表明,人类白细胞抗原HLA-B51与白塞病的发病密切相关。一些研究已发现了固有免疫功能(如甘露糖结合凝集素缺陷和Toll样受体表达异常)的改变。另有证据表明,白塞病发病中有Th1及Th2介导的免疫反应参与。还有许多研究表明,白塞病中一些前炎症因子,如IL-8,IL-12,IL-15及IL-18水平增高,可能与巨噬细胞活化有关。感染在白塞病的发病中也有一定的作用,如链球菌、幽门螺杆菌、单纯疱疹病毒和细小病毒B19等。

因此,认为遗传因素作为白塞病的内源性因素发挥重要作用,在感染等外源性因素诱发下,具有遗传背景的个体发生免疫紊乱,导致白塞病发病[2]。

【病理改变】 组织病理学改变是免疫复合物介导的血管炎。炎症可累及血管壁全层,为中性粒细胞浸润性血管炎。对皮肤毛细血管或静脉壁的显微镜检查可见到中性粒细胞浸润,红细胞渗出,伴或不伴纤维素样坏死。肺动脉出现动脉瘤及大动脉假性动脉瘤也是其特征表现。滑膜活检可见中性粒细胞浸润,偶可见浆细胞或淋巴细胞。免疫荧光可见沿滑膜的IgG沉积。

【临床表现】 本病多为慢性起病,病程较长。皮肤黏膜症状较为常见,眼、血管和神经系统受累的患者症状较严重[3,4]。

1. **口腔溃疡** 几乎所有的患者均有复发性、疼痛性口腔溃疡,严重时可影响进食。多数患者以此征为首发症状最先出现,但最后消失。口腔溃疡可以发生在口腔的任何部位,多位于舌缘、颊、唇等处。溃疡呈圆形,大小从几毫米到2cm不等,边界清晰,有黄白色坏死基底,周围可能有红斑。溃疡在1~3周可以愈合,多数溃疡不留瘢痕。

2. **生殖器溃疡** 男性常见于阴囊部位,阴茎及龟头溃疡少见。女性大小阴唇均可受累。生殖器溃疡较深,疼痛明显。复发频率通常低于口腔溃疡。溃疡多在2~4周愈合,较大的溃疡可遗留瘢痕。

3. **皮肤病变** 约80%的患者可出现皮肤病变,表现多样。可出现结节性红斑、痤疮样皮疹、假性毛囊炎、血栓性静脉炎、坏疽性脓皮病、紫癜等。结节性红斑病变的活检表现为间隔性脂膜炎。与寻常痤疮不同的是,痤疮样皮疹不但出现在面部,上胸部和上背部,而且在四肢也可出现,但其外观及病理表现与寻常痤疮相同,在伴有关节炎的患者中可能更为常见。

4. **眼部症状** 白塞病中,多数患者可有眼部受累。可表现为葡萄膜炎、视网膜血管炎、眼前房积脓、继发性青光眼、白内障、视神经炎。多在起病的3年内发生。

5. **关节症状** 在不同种族患者中关节炎的发病率为40%~60%。典型关节炎为非破坏性、对称或非对称性寡关节炎,可有多关节炎或单关节炎表现。最常受累的关节依次是膝、腕、肘、踝关节,但往往无关节破坏,常无中轴关节受累。

6. **神经系统症状** 5%~10%白塞病患者可出现中枢神经系统受累,表现为脑干受累或脑实质受累症状(脑白塞)、脊髓受累、静脉窦血栓、继发于血栓或无菌性脑炎的颅内压增高、行为异常或头痛症状。脑动脉瘤破裂、视神经炎、外周神经受累及前庭神经受累很罕见。脑干或脑实质受累及脑脊液蛋白或细胞数增高者预后不良。

7. **心血管系统症状** 静脉及动脉均可受累,男性比女性多见。1/3的患者可有静脉血栓形成,可出现深静脉或浅表静脉血栓,多见于下肢远端,但血栓栓塞罕见。肝上静脉阻塞可引起Budd-Chiari综合征,预后不良。动脉受累相对少见(<5%),一旦发生就比较严重,尤其是肺动脉受累时,是致死的主要原因。少见的表现还有动脉瘤形成,腹主动脉闭塞,冠状动脉受累等。肺动脉瘤形成者,尤其是动脉瘤直径>3cm,死亡率极高,通过CT或MRI可明确诊断。

心脏受累相对少见,也有心肌炎、心内膜纤维化、心包炎、冠状动脉炎、心室动脉瘤的散发病例报道。但研究表明白塞病动脉硬化的发生率并未增高。

8. **消化系统症状** 消化道症状的发生率在不同种族有所不同,在日本,1/3的患者有消化道受累,而土耳其患者消化道症状较少。可表现为食欲缺乏、恶心、消化不良、腹泻和腹痛、黑便。回盲部黏膜溃疡较常见,其次是升结肠和横结肠。溃疡较大可引起肠穿孔。

9. **肾脏症状** 肾脏受累较少见。存在肾脏病变的患者可能有蛋白尿、血尿或轻度肾功能不全,但可进展为肾衰竭。肾脏受累可表现为微小病变性肾病、增生性肾小球肾炎或急进性新月体性肾小球肾炎。其病理表现均可见到免疫复合物的沉积。

10. **其他** 发热、不适等全身症状。可以有纤维肌痛。内耳受累可引起耳鸣、耳聋或听力损失及头晕。淀粉样变性也可能发生。

【**实验室检查**】 本病无特异性实验室检查指标。根据病情及受累脏器不同可有如下辅助检查改变：可有血沉增快，C 反应蛋白升高，但与疾病的活动性无关。57%~88% 患者 HLA-B51 阳性。皮肤针刺反应试验（pathergy test）阳性，特异性较强。抗核抗体谱、抗中性粒细胞胞质抗体及抗心磷脂抗体均阴性。肠白塞病患者消化道造影可见溃疡。血管系统受累时血管 B 超可见管壁增厚、管腔狭窄等。肺部 X 线检查可表现为单侧或双侧大小不一的弥漫性渗出或圆形结节状阴影，肺栓塞时可表现为肺门周围密度增高的模糊影。高分辨率 CT 或肺血管造影、放射性核素肺通气/灌注扫描等均有助于肺部病变诊断。神经白塞病常有脑脊液压力增高，白细胞数轻度升高。急性期 MRI 检查可以发现在脑干、脑室旁白质和基底节处的异常高信号。肾脏受累时尿常规可见尿蛋白阳性，镜检可见红细胞等。

【**诊断与鉴别诊断**】 本病诊断主要根据临床症状，目前多采用国际白塞病研究小组（International Study Group for Behçet's Disease）于 1990 年制定的标准（表18-23）[5]，临床研究表明其敏感性和特异性可分别达到91% 和 96%。

表 18-23 1990 年白塞病国际诊断标准

临床表现	
复发性口腔溃疡	医生或患者观察到的阿弗他溃疡，1年内反复发作至少 3 次
加下述 2 项或以上	
反复外生殖器/外阴溃疡	医生或患者观察的外阴部阿弗他溃疡或瘢痕
眼部病变	前和/或后葡萄膜炎，裂隙灯检查时玻璃体内有细胞出现，或由眼科医师观察到视网膜血管炎
皮肤病变	由医师或患者发现的结节性红斑、假性毛囊炎或丘疹性脓疱，或未服用糖皮质激素的成年患者出现痤疮样结节
针刺试验阳性	试验后 24~48 小时由医师看结果

注：有反复口腔溃疡并有其他 4 项中 2 项以上者，可诊断为本病，但需除外其他疾病，现已经制定了儿童白塞病的共识分类标准（表 18-24）[6]。

表 18-24 儿童白塞病的共识分类标准

项目	描述	分值/项目
反复口腔溃疡	至少每年发作 3 次	1
生殖器溃疡	典型病例可存在瘢痕	1
皮肤病变	坏死性毛囊炎，痤疮样皮疹，结节性红斑	1
眼部病变	前葡萄膜炎，后葡萄膜炎，视网膜血管炎	1
神经症状	除外孤立性头痛	1
血管病变	动静脉血栓，动脉瘤	1

注：以上 6 条中存在 3 条或以上考虑为儿童白塞病。

其他与本病密切相关并有利于诊断的症状有：关节痛或关节炎、皮下栓塞性静脉炎、深部静脉栓塞、动脉栓塞和/或动脉瘤、中枢神经系统病变、消化道溃疡、附睾炎和家族史。

白塞病在许多方面与瑞特综合征、炎性肠病及强直性脊柱炎以及系统性红斑狼疮症状类似，应予以鉴别。另应与自身炎症性疾病鉴别。

【**治疗**】 治疗的目的在于控制现有症状，防治重要的不可逆的脏器损害，减缓疾病进展。治疗的原则是根据患者年龄、性别、器官受累类型和严重程度，以及患者的疾病特点进行个体化选择治疗[7,8]。最佳治疗需要多学科协作处理。眼、血管、神经系统和胃肠道受累时可能提示预后不良。大部分患者的疾病表现可能逐渐改善。常用的治疗方法如下：

1. **一般治疗** 急性活动期应卧床休息。发作间歇期应注意预防复发。如控制口、咽部感染、避免进食刺激性食物，伴感染者可行相应的治疗。

2. **局部治疗** 对于孤立性口腔溃疡及生殖器溃疡，可以局部应用类固醇皮质激素。眼色素膜炎需应用散瞳剂以防止炎症后粘连，重症眼炎者可在球结膜下注射肾上腺皮质激素。

3. **全身治疗**

（1）非甾体抗炎药：具有消炎、镇痛作用。对缓解发热、皮肤结节红斑、生殖器溃疡疼痛及关节炎症状有一定疗效，常用药物如布洛芬、萘普生等。

（2）肾上腺糖皮质激素：对控制急性症状有效，停药后易复发。故主要用于严重的口腔及生殖器溃疡，急性发作的眼部病变，神经系统受累，严重的血管炎及严重的关节病变。泼尼松片每日 0.5~1.5mg/kg，症状控制后逐渐减量。重症患者如严重眼炎、中枢神经系统病变、严重血管炎患者可考虑静脉应用大剂量甲基泼尼龙冲击,每日 15~30mg/kg,最大量 1g/次,使用 3~5 日。

（3）秋水仙碱:可能的作用机制是抑制嗜中性粒细胞的趋化,主要用于治疗白塞病的皮肤黏膜损害,尤其适用于结节性红斑,也可以治疗相关关节炎的患者。在儿童应用有效,应注意肝肾功能损害、胃肠道不耐受等不良反应。

（4）沙利度胺:用于治疗较重的皮肤黏膜病变。其作用机制是通过调节 TNF-α 及其他细胞因子而起作用。在儿童应用有效。应用时需注意监测神经传导功能,防止发生外周神经病变。

（5）免疫抑制剂:重要脏器损害时应选用此类药,常与肾上腺皮质激素联用。常用有环磷酰胺、硫唑嘌呤、环孢素 A、甲氨蝶呤等。

（6）生物制剂:TNF-α 拮抗剂如依那西普、阿达木单抗等,已有双盲、多中心研究证明其有效。

（7）其他:如中药治疗、手术治疗等。重症肠白塞病并发肠穿孔时可行手术治疗,但肠白塞病术后复发率较高。眼部病变致失明伴持续疼痛者可手术治疗。手术后应继续应用激素及免疫抑制剂治疗,可减少复发。

【预后】 本病呈慢性经过,缓解和复发常持续数年甚至数十年。合并葡萄膜炎则是失明的主要原因。本病的死亡率相对较低,死亡的原因常见为年轻男性患者肺动脉瘤破裂出血,其他致死的原因包括严重中枢神经系统受累,Budd-Chiari 综合征及肠溃疡穿孔等。

（张俊梅）

参考文献

[1] MAHESWARI M, NOELLE AR, WILMER LS, et al. Characteristics of Behcet's Disease in the American Southwest. Seminars in arthritis and rheumatism, 2019, 49(2): 296-302.

[2] ANTONIO G, ARMANDO DV, MASSIMO R, et al. Behçet's disease: New insights into pathophysiology, clinical features and treatment options. Autoimmunity reviews, 2018, 17(6): 567-575.

[3] ULUDUZ D, KURTUNCU M, YAPICI Z, et al. Clinical characteristics of pediatric-onset neuro-Behcet disease. Neurology, 2011, 77(21): 1900-1905.

[4] IDEGUCHI H, SUDA A, TAKENO M, et al. Behcet disease: evolution of clinical manifestations. Medicine (Baltimore), 2011, 90(2): 125-132.

[5] International Study Group for Behcet's Disease. Criteria for diagnosis of Behçet's disease. International Study Group for Behcet's Disease. Lancet, 1990, 335(8697): 1078-1080.

[6] KONE-PAUT I, SHAHRAM F, DARCE-BELLO M, et al. Consensus classification criteria for paediatric Behcet's disease from a prospective observational cohort: PEDBD. Ann Rheum Dis, 2016, 75(6): 958-964.

[7] HATEMI G, CHRISTENSEN R, BANG D, et al. 2018 update of the EULAR recommendations for the management of Behçet's syndrome. Ann Rheum Dis, 2018, 77(6): 808-818.

[8] OMER K, ERTUGRUL CB. Management of Behcet's syndrome. Rheumatology(Oxford, England), 2020, 59(Suppl 3): 108-117.

第 19 节 肺出血肾炎综合征

肺出血肾炎综合征(pulmonary renal syndrome)是一组较为少见的同时具有肾炎和肺出血为主要临床表现的综合征,属于免疫复合物性小血管炎。广义的肺出血肾炎综合征包括 Goodpasture 综合征或 Goodpasture 病、全身性原发性小血管炎、系统性红斑狼疮、系统性硬化病等。本节重点介绍狭义的肺出血肾炎综合征,即 Goodpasture 综合征或 Goodpasture 病。本病由 Goodpasture 于 1919 年首先报道,Stanton 和 Tange 于 1958 年首次将这种具有肾炎和肺出血的综合征命名为 Goodpasture 综合征[14],临床上以快速进展性肾炎和肺出血为特征,肺泡内出血和肾小球局灶性增生及球囊上皮新月体形成为主要病理变化。1967 年 Lerner 等发现相当一部分肺出血合并肾炎患者是由抗肾小球基膜抗体(anti-glomerular basement membrane antibody, anti-GBM)致病,此后较多学者主张将 Goodpasture 综合征命名严格限制在同时具备下列三个条件者:①肺出血;②肾小球肾炎;③抗 GBM 抗体阳性。因此,Goodpasture 病常常被称为抗 GBM 病(Anti-GBM disease)[3-5]。

【病因、发病机制与流行病学】 本病为 IV 型胶原异常的自身免疫性疾病。病因和发病机制尚未明了,可能与病毒或细菌感染、吸烟、挥发性烃化物(如汽油)吸入史有关,也可发生于肾结石的碎石治疗、或对一些药物过敏如使用青霉胺后。偶可发生于重金属中毒、硬皮病、肝炎、肿瘤和巨球蛋白血症之后。诱因作用下,产生 IV 型胶原 α3 非胶原结构域 1[3(IV)NC1]IgG 抗体与基底膜结合,激活补体系统的经典途径,启动中性粒细胞、

T细胞、B细胞介导的炎症反应，上皮、内皮及系膜细胞增殖，并释放炎性介质，引起肺和肾小球基底膜及小血管炎症。最近发现Ⅳ型胶原α4、α5也参与抗GBM抗体的形成。本病与 *HLA-DRB1* * *1501*、*DRB1* * *1502* 正相关，与 *HLA-DR7*、*DR1* 负相关[5,6]。根据来自新西兰、澳大利亚、英国、美国、中国等的发表文献病例数推测，本病的年发病率大约为(1~2)/100万[3,5]。

【病理】 肺表面弥漫性出血。光镜下可见肺泡腔内有大量红细胞和含有吞噬含铁血黄素的吞噬细胞。肺泡壁呈局灶性纤维组织增殖。电镜下可见肺泡基底膜增厚及断裂，内皮下有电子致密物沉积。肾脏的病理改变在光镜下提示新月体型肾炎的病变特征，可见广泛弥漫的系膜形成，新月体型肾小球常常超过80%；而光镜显示膜性肾病的患者常常表现为大量蛋白尿。电镜下可见球囊上皮细胞增生，形成新月体，细胞基质增生，基底膜断裂。免疫荧光检查可见IgG、C3沿基底膜毛细血管壁呈线状沉积[1,3]。

【临床表现】 本病各年龄组均可发病，无明显性别差异，第一个发病高峰年龄为30岁，此阶段好发于男性青年，第二个发病高峰年龄为60岁，16岁以下患者少见。多数患者肺部症状在先，或肺、肾病变同时出现。部分以肾病变起病而无肺部受累者则被称为抗GBM病。

1. 肺部表现 咯血极常见(发生率高达90%以上)，轻者仅痰带血丝，重者却可窒息死亡。常伴随咳嗽及气憋，并常出现发热。痰化验可见含铁血黄素细胞。胸部X线检查可见肺门向两肺肺野扩散的蝶形阴影，肺尖及肺底很少受累。咯血控制后，此阴影能在1~2周内完全吸收。但是反复出血的晚期病例，却可呈现肺间质纤维化。

2. 肾脏表现 病理检查为新月体肾炎者临床呈现急进性肾炎，患者出现蛋白尿、血尿、水肿及高血压，肾功能急剧恶化，数周至数月即出现少尿或无尿，进入尿毒症。但是，少数非新月体肾炎的轻症病例，仅表现为尿检异常，肾功能并无变化。另外，贫血很常见，为低色素小细胞性贫血，此贫血严重度常与咯血及肾衰竭程度不平行。

【实验室检查】

1. 绝大多数患者有小细胞低色素性贫血。痰及胃洗出液检查可见大量含铁血黄素细胞的吞噬细胞(siderophage)。尿检查可见血尿、蛋白尿及管型。肾功能衰竭时可出现氮质血症。

2. 血清学抗体测定 抗GBM抗体阳性率为1/3，仅有肾受累者GBM阳性率低至5%。20%~35%患者同时存在抗GBM抗体和抗中性粒细胞胞质抗体(anti-neutrophil cytoplasmic antibodies，ANCA)，多数为髓过氧化物酶特异性ANCA(MPO-ANCA)，抗体双阳性患者具有典型的肉芽肿性多血管炎或显微镜下多血管炎的表现特征，常表现为严重的肾脏病变[5,8]。

3. 胸部X线检查或CT显示双肺絮状阴影，常侵犯肺门及基底部。咯血时肺弥散功能减退，出现低氧血症。

【诊断与鉴别诊断】 本病临床异质性较大，诊断主要依据反复咯血、血尿的临床特点和痰中含铁血黄素细胞阳性以及血清内存在抗GBM抗体[1,3]。但需强调的是：

1. 少数病例可呈隐匿性肺出血(已有肺出血，但临床并无咯血)，对这些病例如何诊断应做如下检查：

(1) 支气管肺泡灌洗或抽取胃液(寻找红细胞及含铁血黄素细胞)。

(2) ^{59}Fe肺闪烁扫描(因肺内出现"铁扣押"，故扫描增强)。

(3) 一氧化碳(C15O)吸入(一氧化碳对血红蛋白有亲和性，故肺出血时对C15O摄取增多，排出减少)。

2. 肾组织免疫荧光检查见GBM上IGG呈线样沉积，是否即可认为存在血清抗GBM抗体？后来发现这一认识并不可靠，如糖尿病肾病及尸体肾也能出现非特异性IGG与GBM结合的类似免疫荧光表现(假阳性)；由于血清抗体半衰期(21天)短于组织结合抗体半衰期(数月)，可能出现肾组织抗GBM抗体阳性而血清抗GBM抗体阴性(假阴性)；另外，在严重肾小球损伤患者，很难鉴定典型的基底膜线状沉积；当同时存在其他自身免疫病时，其他免疫球蛋白和/或补体成分的沉积可能干扰病理结果等。因此，欲证实抗GBM抗体存在，建议同时做血清或肺、肾组织洗脱液化验及病理检查。另外，血清抗GBM抗体阳性应早于临床症状，但尚不能确定是否早于肾组织抗GBM抗体的出现，在发病前血清抗GBM抗体阳性是否属于假阳性则较为复杂，很难判断，其中，约1%阳性可能是非特异性反应[5]。

本病需与特发性肺含铁血黄素沉着症相鉴别，后者主要发生于16岁以下儿童，无性别差异，不会引起肾功能衰竭。此外，尚需与ANCA相关性多血管炎、系统性红斑狼疮合并肾炎，结节性多动脉炎和链球菌感染后肾小球肾炎时继发肺部症状如呼吸困难和肺水肿相鉴别。但这些患者抗GBM抗体呈阴性。

【治疗】 本病病情发展迅速,一旦明确诊断,应立即采取综合治疗,传统治疗药物包括首选大剂量肾上腺皮质激素如甲泼尼龙冲击,联合免疫抑制剂如环磷酰胺或环孢霉素 A,和血浆置换等。激素可抑制中性粒细胞炎症,免疫抑制剂首选环磷酰胺,可抑制抗体产生,血浆置换目的在于去除循环中的抗 GBM 抗体。建议尽可能在血清肌酐<600mm/L(5mg/dl)即开始治疗,尽早采取联合治疗措施,可改善预后,使肺出血停止和肾功能改善。肾功能改善情况与治疗前的损害程度有关[5,7]。靶向治疗药物如针对 CD20 的利托昔单抗对本病有效,可减少激素和环磷酰胺的毒副作用,但尚缺乏随机对照研究。重症病例应尽早进行血透析或肾移植,但是,不建议对循环抗 GBM 抗体阳性患者进行肾移植。本病抗 GBM 抗体产生停止后,很少复发[5]。

【预后】 本病预后严重,大多于诊断后数周至数月死亡,平均生存期为 15 周左右,死亡原因为急性肺出血或肾功能衰竭。影响预后的高危因素包括男性、肌酐>5.7mg/dl、肾小球系膜增生>50%、病初需要透析者。疾病严重程度还与循环中抗 GBM 抗体水平有关,部分抗体水平较低者肾功能可以正常[5]。近年来由于对本病的诊断和治疗水平的提高,使预后得到很大改善,死亡率有所下降。

（卢美萍）

参考文献

[1] KLIEGMAN RM,B STANTON,J ST GEME. Nelson textbook of pediatrics,20th ed. Philadelphia:Saunders Elsevier,2015.

[2] 何权瀛. 肺出血——肾炎综合征并非是一种独立的疾病. 临床内科杂志,2018,35(4):280-281.

[3] KHAN FG,IQBAL N,IRFAN M. Etiology and outcome of pulmonary renal syndrome:Retrospective study from a tertiary care hospitaln. J Pak Med Assoc,2019,69(4):588-591.

[4] CANNEY M,O'HARA PV,MCEVOY CM,et al. Spatial and temporal clustering of anti-glomerular basement membrane disease. Clin J Am Soc Nephrol,2016,11(8):1392-1399.

[5] HELLMARK T,SEGELMARK M. Diagnosis and classification of Goodpasture's disease(anti-GBM). J Autoimmun,2014,48-49:108-112.

[6] PEDCHENKO V,KITCHING AR,HUDSON BG. Goodpasture's autoimmune disease-A collagen IV disorder. Matrix Biol,2018,71-72:240-249.

[7] APAYDIN S. The treatment of ANCA-associated rapidly-progressive glomerulonephritis and Goodpasture syndrome with therapeutic apheresis. Transfus Apher Sci,2018,57(1):8-12.

[8] YOO BW,AHN SS,JUNG SM,et al. Double positivity for antineutrophil cytoplasmic antibody(ANCA) and anti-glomerular basement membrane antibody could predict end-stage renal disease in ANCA-associated vasculitis:a monocentric pilot study. Clin Rheumatol,2020,39(3):831-840.

第 20 节 结节性脂膜炎

结节性脂膜炎(nodular panniculitis)是一种原发于脂肪小叶的非化脓性炎症,以反复发热伴脂膜内局限性炎症性皮下结节或斑块为特征[1]。1892 年 Pfeifer 首先描述该病,1925 年 Weber 进一步发现其具有复发性和非化脓性特征,1928 年 Christian 强调了反复发热的表现。此后该病被称为特发性小叶性脂膜炎、复发性发热性非化脓性脂膜炎、复发性发热性结节性-非化脓性脂膜炎(relapsing febrile nodular nonsuppurative panniculitis)、回归热结节性非化脓性脂膜炎、韦伯病(Weber-Christian disease)等。任何年龄均可发病,以年长儿和青壮年多见,儿童以男性多见,成人以女性多见,发病率无种族差异。根据受累脂肪组织所在部位,可分为皮肤型和系统型[2]。

【病因与发病机制】 虽然该病报道已有百余年历史,但病因及发病机制仍然不清楚。可能的病因有:

1. 自身免疫反应 多种病原体感染均可诱发该病发生,如咽部链球菌、支原体、假单胞菌等,皮肤隐球菌感染等。但未发现感染直接导致该病,可能是病原体诱发针对脂肪组织的免疫反应。也有报道本病发生于空回肠分流术后,与其盲肠曲内有细菌大量增殖相关。某些药物,如碘剂、溴剂、磺胺、奎宁和锑剂等均可能诱发本病。此外,本病常与系统性红斑狼疮、皮肌炎、原发性胆汁性肝硬化等自身免疫性疾病并发。

2. 脂肪代谢障碍 有研究显示,本病与脂肪代谢过程中某些酶的异常有关,如血清脂酶有轻度增加或在皮损中可测出具活性的胰酶和脂酶。胰腺和甲状腺疾病引起血清胰脂酶变化可影响脂肪代谢异常,从而诱发本病发生。有的研究还发现本病与 α-1 抗胰蛋白酶缺乏有关。

目前多数人认为，该病属于自身免疫性疾病，以脂肪组织为靶器官，可以累及全身脂肪组织，从而引起多脏器损害。有报道 T 淋巴细胞介导的免疫反应在该病发病中起重要作用。家族聚集提示可能该病与遗传因素有关。

【病理改变】　全身脂肪组织均可受累，以脂肪细胞的坏死和变性为特征。根据疾病的演变，病理变化可分三期。第一期为急性炎症期，此期较短，主要为脂肪细胞变性，甚至出现灶性坏死，炎症细胞浸润，以中性粒细胞为主，同时可有淋巴细胞和组织细胞浸润，但不形成脓肿。第二期为巨噬细胞期，主要为组织细胞浸润，吞噬溶解的脂肪滴而成为泡沫细胞和噬脂性巨细胞。并有少量中性粒细胞、淋巴细胞和浆细胞浸润，此后组织细胞和中性粒细胞逐渐减少以至消失。本期有诊断价值。第三期为纤维化期，病变以成纤维细胞和淋巴细胞为主，并有大量增生的纤维组织，形成纤维化。此外，疾病演变过程中血管周围常伴有炎症细胞的浸润和血管内皮细胞的增生、纤维蛋白样变性。皮肤表现为皮下结节形成，肝脏活检可见脂肪浸润和灶性坏死，肺病可表现间质炎症细胞浸润，肉芽肿性肺炎，脂肪栓塞性肺梗死。

【临床表现】

1. 皮肤损害　皮下结节是本病的主要特征。最常见于四肢和腹部，臀部、胸背部及颜面部亦可累及。以大腿多见，结节成批反复出现，大小不等，其直径通常 1~2cm 大小，大者可达 10cm 以上，起始于皮下的部分结节向上发展，皮面可轻度隆起，呈现红斑和水肿，部分则有潜于皮下，表面皮肤呈正常皮色，中等硬度，虽边界清楚，但活动度差，有明显疼痛和触痛。经数周或数月后结节自行消退，消退处局部皮肤凹陷并有色素沉着。这是由于病变处脂肪发生坏死、萎缩和纤维化的结果。偶有少数结节坏死破溃，流出黄棕色油状液体，称为液化性脂膜炎。

2. 全身症状　常有发热，先于皮下结节或同时发生，为不规则发热或弛张热，持续 1~2 周后逐渐下降，常伴全身乏力、食欲缺乏、恶心及呕吐、肌肉和关节酸痛等症状。发热通常于数周或数月后伴随皮肤损害而反复，表现回归热型。约 10% 患者可无发热，个别患者在发热半年后再出现皮肤损害，造成诊断上的困难。

3. 内脏损害　内脏脂肪组织受累者称系统性结节性脂膜炎，内脏损害有的与皮肤损害同时出现，或在其后出现；但也有少数病例出现广泛的内脏损害后才出现皮肤损害，造成诊断上的困难。内脏损害的临床症状取决于受累内脏之部位，其特征性症状。肝脏是最常见受累器官，表现右季肋部疼痛、肝大、肝掌、蜘蛛痣、皮肤巩膜黄染、肝功能异常等，随病情进展，出现门静脉高压症、肝性脑病及严重肝衰竭。侵犯肠系膜、大网膜、腹膜后脂肪组织，可表现为反复发作的恶心和呕吐、腹痛、腹胀、腹部包块、肠梗阻与消化道出血。呼吸系统受累，可出现胸膜炎、胸腔积液、肺门阴影和肺内一过性肿块。心脏受累，可表现心肌炎、心包炎、心肌肥大、心动过速、甚至心力衰竭。骨髓受累，可出现全血细胞减少，肝、脾、淋巴结肿大。累及肾脏可出现一过性肾功能不全。累及中枢神经系统可导致精神异常、神志障碍、昏迷、惊厥、高颅压、脑膜刺激征等。此外，眼睛、脾和肾上腺等均可受侵。内脏广泛受累者预后很差，可死于循环衰竭、出血、败血症和肾功能衰竭。

【实验室检查】　结节性脂膜炎尚无特异性标志物检测供临床诊断，下列检查可协助鉴别诊断、反映疾病活动、疾病严重程度及预后判断。

1. 血常规及生化检查　白细胞计数正常或轻度降低，轻中度贫血，血小板计数轻度下降，血沉和 C-反应蛋白升高。如果累及骨髓会出现全血细胞明显下降。可伴肝功能损害，血清甘油三酯水平升高等。

2. 免疫学检查　免疫球蛋白升高，以 IgG 和 IgM 升高为主，抗核抗体、类风湿因子及抗中性粒细胞胞质抗体（ANCA）等自身抗体阴性，血清补体水平降低，$CD4^+T$ 淋巴细胞计数减少，淋巴细胞转换率降低。

3. 细胞因子检查　免疫细胞的活化后分泌多种细胞因子和炎症介质，如肿瘤坏死因子（TNF-A）、白细胞介素 6、8、12（IL-6、8、12）、血管内皮生长因子（VEGF）等多种因子的共同参与[3]。细胞因子的检查可为靶向治疗提供依据。

4. 基因检测　家系全外显子测序（Trio-whole exome sequencing，WES）有助于与具有脂膜炎或皮下结节表现的自身炎症性疾病鉴别，如 Blau 综合征、CANDLE 综合征等。

5. 其他检查　累及脏器时可有相应改变，如累及心脏，心电图可有窦性心动过速、不同类型的传导阻滞，以及 ST 压低、T 波低平或倒置。

【诊断与鉴别诊断】　典型结节性脂膜炎以反复发作和成批的皮下结节为特征，结节有疼痛和触痛，消退后局部皮肤出现程度不等的凹陷和色素沉着，皮肤结节的活检有助于确定诊断[4]。脂膜炎亦可为某些疾病的临床表现之一（表 18-25）。

18 章

表 18-25 结节性脂膜炎需与其他疾病所致脂膜炎鉴别

感染性疾病	细菌、分枝杆菌、或真菌 寄生虫 节肢动物咬伤
创伤性疾病	寒冷性脂膜炎(冰棒性脂膜炎、马术性脂膜炎、新生儿皮下脂肪坏死、新生儿硬肿症) 钝性创伤 人工性脂膜炎(医源性、意外或故意注射) 放射后脂膜炎
肿瘤性疾病	淋巴瘤(如皮下脂膜样 T 细胞淋巴瘤) 细胞吞噬性组织细胞性脂膜炎 皮肤/转移性白血病
炎症性疾病	结节性红斑 脂肪性皮肤硬化症/硬化性脂膜炎 狼疮性脂膜炎、皮肌炎性脂膜炎等结缔组织病性脂膜炎 浅表移行性血栓性静脉炎 硬结性红斑/结节性血管炎 血管炎(尤其是结节性多动脉炎) 类固醇激素后脂膜炎 局限性硬皮病 糖尿病脂肪变性坏死 类风湿结节 环状皮下肉芽肿 Blau 综合征/皮下结节病 CANDLE 综合征
沉积	痛风性脂膜炎 钙化防御 高草酸尿症
酶破坏	胰腺脂膜炎 α_1 抗胰蛋白酶缺乏症

【治疗】 目前尚无特效治疗。发病期间应卧床休息和对症处理,有感染病灶可选用适当的抗生素。非甾体抗炎药可使发热、关节痛和全身不适减轻。糖皮质激素对本病的急性期有缓解作用,常给予糖皮质激素,症状控制后逐渐减量。但减量或停药后部分病例症状可再发。对系统型患者,特别是重症病例,可联合免疫抑制剂,并根据内脏受累情况进行相应的处理,氯喹或羟氯喹、硫唑嘌呤、沙利度胺、环磷酰胺、环孢素与吗替麦考酚酯等亦有一定疗效。

1. 一般治疗 首先应去除可疑病因,如消除感染灶,适当选用抗生素控制感染,停用可疑的致病药物,不严格限制活动,但应避免受累部位的创伤。无特殊的饮食限制。

2. 药物治疗

(1) 非甾体抗炎药:具有解热镇痛作用,对关节痛及皮下结节引起的疼痛、发热有效果,如萘普生 10~15mg/(kg·d),分 2 次,或布洛芬 20~40mg/(kg·d),分 3~4 次。

(2) 糖皮质激素:急性期可用泼尼松或泼尼松龙口服,1.5~2mg/(kg·d),分次或单次,病情控制 2 周后,逐渐减量。并发脏器损伤,甚至巨噬细胞综合征(MAS)时,可用甲强龙 15~30mg/kg 冲击治疗。

(3) 免疫抑制剂:包括甲氨蝶呤、环磷酰胺、羟氯喹、来氟米特、硫唑嘌呤、环孢素、吗替麦考酚酯等。

(4) 其他:有使用肿瘤坏死因子(TNF-α)拮抗剂获益的报道,沙利度胺作为一种免疫调节剂和抗血管生成药,对于各类风湿性疾病有一定的疗效,包括结节性脂膜炎。

【预后】 本病预后个体差异较大。急性期非甾体抗炎药、糖皮质激素、免疫抑制剂等治疗可使本病缓解,但药物减量或停用后易于复发。累及脏器的系统型预后不良,病死率高。

(孙利)

参考文献

[1] POLCARI IC, STEIN SL. Panniculitis in childhood. Dermatol Ther,2010,23(4):356-367.

[2] WICK MR. Panniculitis: A summary. Semin Diagn Pathol,2017,34(3):261-272.

[3] MORITA TCAB,TRÉS GFS,GARCÍA MSC,et al. Panniculitides of particular interest to the rheumatologist. Adv Rheumatol,2019,59(1):35.

[4] FIGUERAS-NART I,MASCARÓ JM JR,SOLANICH X,et al. Dermatologic and Dermatopathologic Features of Monogenic Autoinflammatory Diseases. Front Immunol,2019,10:2448.

19 | 第十九章
病毒感染性疾病

第 1 节　概述

　　病毒是只在活细胞中才能生长、复制的最小的微生物。随着近十几年来分子生物学、免疫学、病毒学本身以及其他学科的飞速发展,人类在对病毒性疾病的诊断、治疗、预防、控制和研究方面,都有了许多进展。人类已在全球成功地消灭了天花这一曾经夺去了成百万人生命的疾病;曾经造成成百上千万人死亡或残疾的脊髓灰质炎也已接近消灭。对于许多病毒性疾病,现已有可能在数小时内作出明确的实验室诊断;有越来越多的新的抗病毒药在不断投入临床使用;新的联合治疗方案对控制一些严重病毒性疾病的进展及其传染性方面显示出了明显的效果。对病毒基因的分析和鉴定、对一些关键性基因的克隆和表达的研究成果,已使特异性主动免疫变得更有效、更具有针对性。新的诊断技术使人们有可能在很短的时间内能识别和鉴定新的病毒病原体,从而能及时有效地控制其传播、蔓延。RNA 干扰等特异性或选择性使基因沉默技术的研究,为预防和治疗一些病毒性疾病带来新的途径。尽管如此,一些病毒性疾病,仍使人类面临严峻的威胁和挑战。这包括对不少病毒性疾病,人类尚无疫苗预防;新的病毒性疾病在不断地出现;对许多新、老病毒病尚无有效的治疗方法等。儿科临床工作中,还缺乏普遍可利用的诊断试剂、技术和设施。然而,对病毒性疾病,与其他感染性疾病一样,也应强调预防为主。采取综合性预防措施,降低其发病率,与诊断治疗相比,可取得事半功倍的效果。因为病毒学、免疫学、分子生物学都在突飞猛进地发展,不断学习、补充有关的知识、掌握有关的技术,也是及时识别、控制病毒性疾病、减少儿童死亡和残疾不可忽视的一个重要方面。

一、病毒的基本特征及分类

　　1. 病毒的大小、形态、结构、成分及不同组成部分的功能　病毒(virus)是最小的一类微生物,其大小在 20~180nm。多数病毒的形态呈球形,但亦有呈杆状、丝状或其他形状者。病毒由以下基本结构组成,包括核心(core)和衣壳(capsid),部分病毒在衣壳外面包有囊膜(envelope)。病毒的核心部分含病毒的遗传物质,即基因组核酸和核蛋白。每一种病毒只有一种核酸,即不是 DNA 就是 RNA(图 19-1)。

　　病毒的 DNA 或 RNA 有单链者,亦有双链者;不同病毒的核酸分子量不同,其范围在(106~200)×10⁶D,多数文献中以千个碱基(kb)来表示核酸分子的大小。最小的病毒的基因组核酸只编码 3~4 种独特的蛋白质,而最大的病毒,如痘病毒的核酸则编码数百种蛋白质。病毒的核酸编码产生的蛋白质可分为结构蛋白和非结构蛋白:前者是病毒复制出其子代病毒后形成其衣壳必需的结构成分;后者则包括病毒复制自己时所需要的酶等。病毒的衣壳是包裹于病毒核酸之外的蛋白质外衣,起到保护其核酸的作用。衣壳由多个彼此几乎相同的蛋白质亚单位构成,这些蛋白质的分子量常以千道尔顿(kD)来表示。病毒的核酸与其周围的蛋白质常常被合在一起称为核衣壳(nucleocapsid)。病毒的衣壳由少数几种蛋白质组成,其中有些蛋白质是糖基化蛋白质,即糖蛋白(glycoprotein,GP)。有人将衣壳蛋白质称为病毒粒子(毒粒)蛋白质(virion protein,VP)。研究人

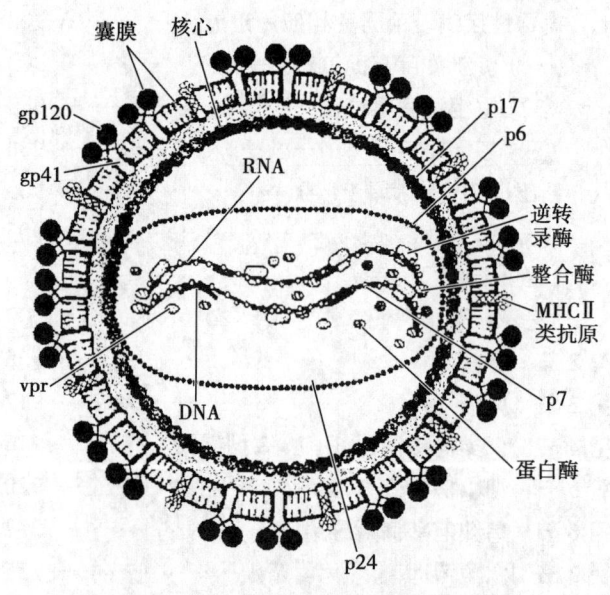

图 19-1　HIV-1 病毒粒子的结构示意图

病毒的囊膜来自宿主的细胞膜,HIV-1 的囊膜蛋白 gp41 和 gp120 插入囊膜中。囊膜中尚有几种宿主的蛋白质,最有意义者是主要组织相容性复合体 Ⅱ 型蛋白质。在囊膜和核心之间的基质主要由病毒的 Gag 基因产物 p17 蛋白形成。该病毒毒粒的核心内还含有经逆转录酶催化合成的互补 DNA。核心中的主要结构蛋白为 Gag 基因产物 p24 和 p6。核心内尚有病毒蛋白 R (viral protein regulatory,Vpr)。Vpr 在病毒进入细胞过程以及病毒复制周期的最终装配过程中起一定作用。

员根据这些蛋白质的分子量大小和其他性质,给不同病毒的毒粒蛋白质起了简化名称,如人类免疫缺陷病毒(HIV)Ⅰ 型的 GP120、GP41,其分子量分别是 120kD 和

41kD。有时将 VP 进一步简化为 P,如同一病毒的 P66、P31。病毒的衣壳蛋白质仅由少数几种蛋白质组成这一点有利于衣壳形成对称的结构。对称的形式只有两种:一种是衣壳围绕核酸形成的螺旋周期性对称结构;另一种是二十面体立体对称结构。每一种病毒的结构蛋白质常有其独特的生物学性质,因此这些性质被作为现代病毒学诊断、鉴定以及疫苗研究等工作的重要基础。

在一些病毒,核衣壳的周围还包有脂质囊膜,这种囊膜是当病毒从宿主细胞向外萌出时从细胞质、核膜或内质网获得的。病毒编码的蛋白质插入这种脂质双层膜,这些蛋白质可暴露于病毒颗粒的外方,如流感病毒的血凝素(hemagglutinin,HA)和神经氨酸酶(neuraminidase,NA)。这些病毒蛋白质通常有糖基化的亲水蛋白质部分以及位于内部的疏水区,它使脂质膜展开并固定蛋白质。这些蛋白质尚与病毒和细胞的相互作用以及病毒子代从细胞的萌出相关。

2. 病毒的分类 病毒可按其所含核酸的不同分为 DNA 病毒和 RNA 病毒两大类。根据病毒核酸的特点以及病毒的结构和致病性等特点,进一步将病毒分为不同的科、属。DNA 病毒又可分为单链 DNA 病毒(主要是细小 DNA 病毒科,即 Parvoviridae,其中包括人类细小 DNA 病毒 B19,即 HPV B19),以及双链 DNA 病毒,如腺病毒科、疱疹病毒科等。多数 DNA 病毒为双链 DNA 病毒。但有的双链 DNA 病毒有单链部分,如肝炎 DNA 病毒科(Hepadnaviridae),包括人乙型肝炎病毒,即是如此。

RNA 病毒中病毒核酸为单链 RNA 者有微小 RNA 病毒科(包括脊髓灰质炎病毒)、黄病毒科(包括黄热病和丙型肝炎病毒)、丝状病毒科(包括马尔堡病毒)、副黏病毒科(包括麻疹病毒)等。逆转录病毒科具有两条相同的单链 RNA。双链 RNA 病毒有呼肠病毒科(其中包括轮状病毒)。已知对人类有致病性的动物病毒科的大小、形态见图 19-2。

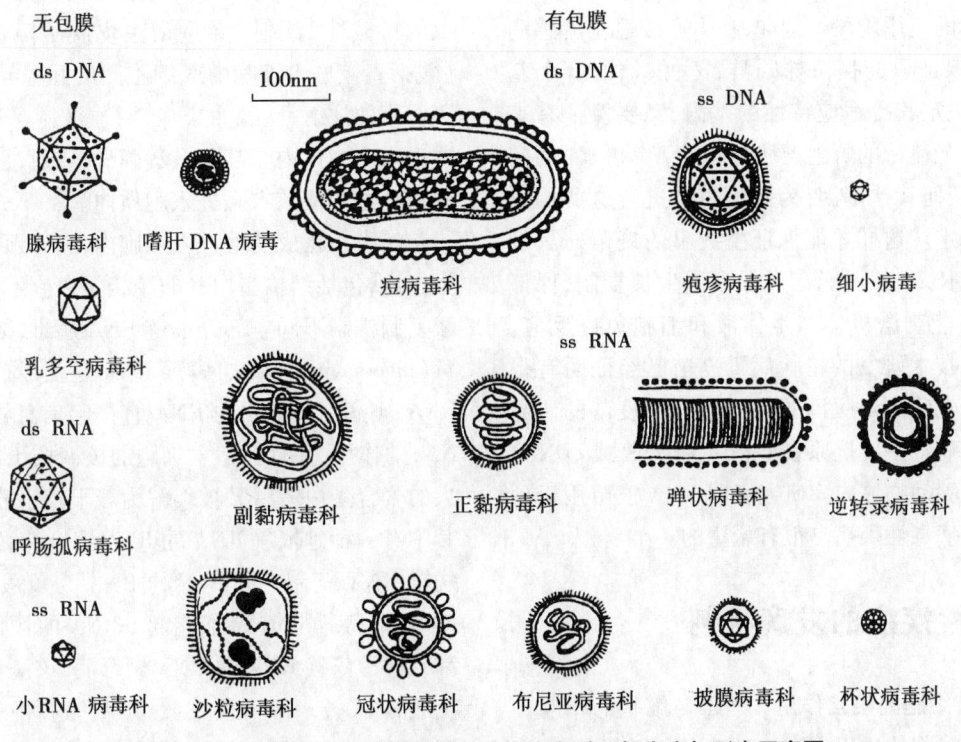

图 19-2 已知对人类有致病性的动物病毒科一般大小与形态示意图

二、近年病毒研究的主要进展——病毒分子生物学

病毒基因组及主要基因的研究及其应用:对病毒基因组的深入研究使人类了解了引起病毒性疾病的主要病毒的基因特征,特别是了解并掌握了许多病毒主要基因的核苷酸序列。这对于病毒性疾病的诊断是极其有利的。目前,大部分常见病毒的主要基因核酸序列均已被测定出,并且可从文献和一些数据库(如 GenBank)中查到。当前临床诊断中已经相当广泛应用的核酸杂交技术和基因扩增技术,如聚合酶链反应(polymerase chain reaction,PCR)技术,以及由此派生出的很多分子生物学技术,如实时 PCR、实时 RT-PCR 等,都是建立在对病毒关键性基因核酸序列的了解基础上。利用这些

技术不但可以做到快速准确的诊断,而且还可以做到对病毒的准确分型。

通过核酸测序技术还可以了解和掌握新发病毒(emerging virus)引起的疾病及病毒的来源和变异的规律(如偏肺病毒、博卡病毒、新型冠状病毒及新型的流感病毒等);特别是有利于了解抗病毒治疗中病毒抗药性发生的规律以及其与患者最终转归的关系等。例如,用拉米夫定(lamivudine)治疗慢性乙型肝炎患者时,随着治疗时间的延长,YMDD 变异的发生率增高。对这种变异株相关核酸序列的测定,即可帮助了解接受治疗的患者是否已经发生效果。对于已经发生 YMDD 变异患者的进一步临床观察与研究表明,这些变异株对拉米夫定的敏感性虽不如野生型乙肝病毒那么强,但继续用该药治疗,可使部分患者发生临床、血清 HBeAg 及肝功能好转。也有研究表明,除药物诱发的 YMDD 变异之外,还有自然发生的 YMDD 变异[1]。

病毒分子生物学的进展对于准确地选择重组或重配疫苗株、监测疫苗生产过程中是否会出现变异株等方面已进入实际的应用阶段。例如,在生产冷适应流感病毒疫苗时,要保证重配疫苗株既具备主供株的 6 个基因,其中包括决定其冷适应特性的基因,又要保证有来自预计当年可能流行的野生型病毒株的 NA 和 HA 的基因,但不能有任何其他基因,为此均需要进行这些相应核酸序列的测定。这样才能保证生产出的疫苗株只能在上呼吸道生长复制,不能在下呼吸道生长复制,保证不引起病变但能刺激机体产生体液和细胞免疫反应。利用基因重配技术研发的轮状病毒疫苗已经证明有很好的预防重症轮状病毒腹泻的作用。DNA 疫苗的研究更可直接应用病毒主要抗原表型相应的 DNA 或 cDNA,直接注射到实验动物体内。研究表明 DNA 疫苗用于预防或治疗一些病毒性疾病是很有希望的。

三、病毒性疾病的发病机制

1. 病毒与细胞的相互作用 病毒与细胞的相互作用即病毒感染细胞的过程之一。对于许多病毒而言,感染细胞的第一步是病毒附着于细胞表面。附着最初是通过病毒与细胞的"随机碰撞"而发生的。在合适的离子和 pH 值条件下,病毒与细胞表面比较紧密地结合。附着过程可能包括病毒表面蛋白质病毒吸附蛋白(viral attachment protein,VAP)与细胞表面病毒受体之间的特异结合。许多病毒的 VAP 的特性已经明确。对有囊膜的病毒而言,其 VAP 一般是囊膜糖蛋白的一种。流感病毒的 VAP 即是其血凝素(HA)。对无囊膜病毒而言,

其衣壳蛋白质起到 VAP 的作用。有些病毒有一种以上的表面蛋白质参与相应受体结合的过程。X 线晶体图和冷电子(cryoelectron)显微镜技术的应用已可在分子水平上显示病毒与受体三维立体结合的过程。但在病毒与受体结合方面尚有许多争议及未明确之处。

病毒与其受体结合后,通过受体介导的机制进入细胞内。病毒-受体复合体聚集于胞质膜表面特定的部位,出现由"蛋白质网格"(protein clathrin)包裹的凹陷。这些凹陷被套入细胞内,形成带有包被的空泡;空泡的包被被去掉之后便形成内体(endosome)。内体中酸性 pH 触发特异性病毒蛋白质的 pH-依赖性构型改变。这种改变使得能够介导病毒囊膜或衣壳与内质网相互融合的蛋白质暴露,这样使病毒的衣壳逃逸到胞质内。此后内体空泡可能与溶酶体相互融合。溶酶体内的蛋白溶解酶也可触发病毒衣壳蛋白质的部分消化过程,这样可激活病毒核酸的转录。

病毒也可通过其他途径,如直接穿过胞质膜,进入细胞内。例如,一些病毒,特别是虫媒病毒,通过媒介昆虫的机械性"注射"穿过宿主皮肤屏障进入宿主体内(包括直接进入细胞内或细胞间的间隙)。病毒也可经其污染的注射针、经污染血液、血液制品以及纹身等方式进入宿主体内。某些有囊膜病毒,通过囊膜与细胞外膜融合方式使核衣壳进入胞质内。

病毒一旦成功地进入细胞内,它必须复制其核酸和蛋白质,包括结构蛋白和非结构蛋白。不同类病毒的核酸复制机制不同。部分单链 RNA 病毒,如微小 RNA 病毒(picornaviruses),如病毒 RNA 是正股(而不是负股)RNA,则病毒基因组的 RNA 直接起信息核糖核酸(mRNA)的作用,并且在宿主细胞的核糖核蛋白体上翻译出大的聚合蛋白质后又被裂解为若干较小分子的蛋白质,其中有一种是依赖 RNA 的 RNA 聚合酶,这种酶负责使病毒 RNA 复制。如病毒的 RNA 为负股 RNA 的单链 RNA,则病毒的 RNA 不能起 mRNA 的作用。这类病毒都有一种依赖 RNA 的 RNA 聚合酶,该酶从原基因组的负股 RNA 转录出一段正股 RNA。这种正股 RNA 既起到 mRNA 的作用,也起到复制出更多基因组负股 RNA 的模板作用。

逆转录病毒的 RNA 都是单链正股 RNA,但这些 RNA 并不起 mRNA 的作用。但它们在病毒编码的依赖 RNA 的 DNA 聚合酶(即逆转录酶)的作用下转录出 DNA。这种病毒编码的 DNA 转位至宿主细胞的核内,整合到染色体 DNA 中,成为前病毒(provirus)。整合的 DNA 便处于宿主复制自身 DNA 的转录酶的控制之下。这一转录过程既产生编码病毒蛋白质的 mRNA,也产生

被包装到子代病毒毒粒内的基因组全长 RNA。但对管理这种整合了的 DNA 是否被激活而转录,从而产生子代毒粒的机制尚未了解。

DNA 病毒的核酸复制则没有那么复杂。病毒的 DNA 在细胞核内利用细胞的酶系统产生其 mRNA。病毒的 mRNA 编码一种 DNA 聚合酶,后者被用于复制病毒基因组 DNA。但 DNA 病毒也有其复杂之处,即其潜伏感染现象。病毒的 DNA 并不一定整合到宿主染色体中,而是以游离体(episome)的形式存在于细胞内。潜伏感染如何被激活,是当前积极研究的课题之一。

病毒的核酸复制完成之后,病毒的多数基因得到表达。表达产生的蛋白质有所谓早期蛋白质抗原,其中包括病毒的核酸聚合酶,以及晚期蛋白质抗原,其中包括结构蛋白。病毒的核酸与相关的蛋白质,特别是衣壳蛋白质在细胞质内"装配"。装配好的病毒颗粒或从细胞表面以芽出方式释放到细胞外,或使受感染细胞坏死、溶解后由细胞释放出。释放出的病毒可感染其他细胞。

对于病毒感染细胞及病毒复制过程的了解将有助于理解病毒性疾病的发病机制以及抗病毒药的研究与开发。

2. 病毒感染的一般过程　病毒感染的发病机制十分复杂,不同病毒引起疾病的机制不尽相同,对人体器官组织的亲嗜性也不同,故造成病理损害的器官组织及其后果亦不同。有些病毒对器官组织的亲嗜性比较广泛,如疱疹病毒科的病毒等,因此所造成的临床疾病范围广、表现也呈多样化。但对全身性病毒感染而言,大多数病毒的感染似乎都基本遵循一种规律,即在感染后经过一定长短的潜伏期,进入为期不长(数小时至数日)的病毒血症期,其后依病毒对器官组织的亲嗜性不同而引起不同组织器官的病变。但血液不是病毒进入人体后传播至其亲嗜性相应的器官组织的唯一途径,淋巴和神经也是不少病毒在体内传播的途径。对多数宿主而言,组织器官的病变是自限性的,其原因可能是因为在病毒感染机体的同时,机体的非特异性和特异性抗病毒免疫反应也已开始起作用。随着体液和细胞免疫反应达到足够的强度,许多病毒被机体清除,病变恢复。当然,当病毒或其相关的机体反应造成的病变特别严重时,可造成宿主的死亡或不同程度的后遗症。

病毒感染建立之后,感染可经不同途径在体内播散。大多数病毒通过从细胞到细胞的方式传播。传播的第一步通常是病毒通过流出淋巴引流从最初的感染部位到区域淋巴结。最重要的传播途径就是循环,通过循环,病毒实际上可以被带到机体的任何部位。病毒血症的产生有若干种来源。病毒可随着流出淋巴液进入

其他部位,或可从受感染的内皮细胞或循环中的单核白细胞释放出。病毒可以在血液的血浆相游离地循环("血浆"病毒血症),或与有形成分相关("细胞相关"病毒血症),这两型病毒血症的特征相当不同。一种"活动性"病毒血症,是由病毒在宿主体内活跃的复制造成的,这种病毒血症是在组织内的复制和向循环中释放的潜伏期后发生的。病毒血症的终止往往是突然的,并且与在血清中出现中和抗体同时发生。血浆病毒血症是一种动态的过程,即病毒不断地进入循环并且从循环中被清除出去。病毒在血浆中的周转率,以过度时间表达最合适。典型情况下,周转时间在 5~60 分钟,而且随着病毒毒粒的大小增加而缩短。循环中的病毒被网状内皮系统的吞噬细胞清除,这一过程主要在肝脏(库普弗细胞)发生,其次在肺、脾和淋巴结发生。一旦宿主产生了循环中抗体,血浆中的病毒会被迅速地中和,使周转时间缩短数倍。血浆病毒血症通常是短暂的(大约 1 周),但有明显的例外。许多病毒在细胞内复制,特别是在单核细胞、B 或 T 淋巴细胞,或在罕见情况下在红细胞中复制,从而产生一种"细胞相关的"病毒血症。这种病毒血症可以是短时间的,但在很多病例中,病毒血症持续宿主的终身,虽然其病毒滴度可能是低的。潜在的进入组织的途径可能是内皮细胞之间无紧密连接部情况下传播,以及受病毒感染的淋巴细胞或单核细胞。某些病毒可以沿着外周神经细胞的轴突传播,这在某些病毒(如狂犬病病毒和一些疱疹病毒)起着十分重要的作用,其他病毒,如脊髓灰质炎病毒和呼肠病毒,可利用两种机制来传播。

大多数病毒对于体内细胞有选择性。这种选择性的决定因素之一是细胞表面的受体。这类受体一般是能与病毒的某种蛋白质相结合的。急性病毒感染后会有短期(一般为数日至数周)的病毒排出,排出到呼吸道气溶胶、粪便、尿液或其他体液或分泌物中。持续感染类的病毒排出病毒的滴度相对低,但排出的时间可能很长(数月至数年)。一些病毒是排出到血清中,如乙型肝炎病毒。很多病毒(如巨细胞病毒、流行性腮腺炎病毒和风疹病毒)也被排出到初乳或乳汁中。还有许多病毒可被污染的针头传播。经粪-口途径传播的病毒有很多,还有人对人的密切接触也是重要的传播方式。病毒感染的转归或预后取决于病毒的毒力和宿主的易感性及与病毒感染相关的免疫反应,其中,病原体和宿主双方的遗传因素以及其他因素起重要作用。

3. 病毒感染对细胞造成的后果　按照病毒感染细胞后对细胞造成的后果不同,可将病毒感染分为以下几种类型:细胞溶解性感染、细胞转化性感染以及潜伏

感染。

（1）溶细胞性感染——直接的病理损伤作用：细胞溶解性感染使受感染细胞发生溶解、坏死，使这些细胞的功能完全丧失。病毒感染直接造成细胞坏死的机制可能包括破坏细胞的染色体、抑制细胞核酸和蛋白质的合成以及病毒复制过程中产生的物质对细胞的毒性作用等方面。这种病毒感染，炎症反应不显著，但却有细胞的坏死和溶解，例如脊髓灰质炎病毒及一些虫媒病毒感染如黄热病病毒感染。当然，病毒感染的过程并不是单纯的，往往同时伴有其他机制参与，如感染诱导的免疫病理反应。

（2）诱导免疫病理作用：机体的免疫反应，特别是细胞毒性T淋巴细胞（CTL）针对受感染细胞发生的反应，经多种细胞因子的作用，最终使受感染的细胞死亡。被激活了的CTL只有在同时识别受病毒感染细胞表面的病毒抗原标志和Ⅰ类主要组织相容性复合体（MHC-Ⅰ），才能对这些细胞产生细胞毒性作用。这种机制可能在许多病毒的感染中起主要作用，如慢性乙型肝炎、呼吸道合胞病毒感染等。此外，有些病毒感染会诱导产生大量的可溶性抗原-抗体复合物。这些复合物中分子量较小者随血流到其他器官沉积、激活补体系统，从而造成这些组织器官的损伤，如淋巴细胞脉络丛脑膜炎病毒感染和慢性乙型肝炎病毒感染可伴有这些现象。

（3）细胞转化作用：一些病毒在感染细胞以后并不造成细胞死亡或变性，也不在感染组织器官内引起炎症反应，而是使细胞的增殖行为发生变化，主要是使细胞的增生大大增强。细胞增生有时是良性的而且是自限性的，如EB病毒所致的单核细胞增多症。但有些病毒（包括EB病毒、嗜人类T淋巴细胞病毒Ⅰ等）的感染，可以导致恶性肿瘤。病毒感染导致恶性肿瘤的机制中，包括感染导致病毒核酸与细胞基因组DNA的整合，从而打乱细胞的正常基因表达，如人乳头瘤病毒；也可通过其他机制破坏细胞增殖的调控。

（4）潜伏感染及其激活：有些病毒在感染人体后在一些组织细胞内长期潜伏存在，没有病毒的复制或复制活动很不活跃，并不引起病变或症状体征。潜伏存在的时间可长达数年甚至数十年。在某些情况（如在患流感等发热性疾病或机体抵抗力显著降低，如接受免疫抑制治疗等）下，潜伏感染可被激活，病毒的复制重新变得活跃，引起相应的病理改变和临床表现。单纯疱疹病毒Ⅰ型常常在面部神经节内潜伏、巨细胞病毒可在肾脏潜伏。

（5）持续性带病毒状态（免疫耐受现象）：无症状带病毒状态可能与潜伏感染有共同之处，即都不出现症状或体征；但也有所不同，即无症状带病毒状态中，病毒可有复制，甚至有比较活跃的复制，但并不引起明显的病变和临床表现。这种情况最常见的例子就是乙型肝炎病毒感染的慢性无症状携带者。这类患者的免疫系统对其他病原体的免疫反应似乎是相当正常的，只是对乙肝病毒无力清除，是免疫耐受的一种表现。

有时，同是一种病毒，在不同的宿主可以造成不同类型的感染。如腺病毒，可造成细胞溶解性感染，也可造成细胞转化性感染，甚至造成肿瘤，也可呈潜伏感染。

四、机体的抗病毒免疫

1. **非特异性抗病毒免疫** 儿童，特别是婴幼儿，对病毒感染的天然屏障和有关的解剖结构等不够完善。如其黏膜及皮肤的发育都不够成熟，容易成为病毒侵入的门户。婴幼儿吞噬细胞（主要是中性粒细胞）的功能亦较成人差。因此在婴幼儿时期易患病毒感染。

在抗病毒非特异性免疫中，NK细胞和干扰素起重要作用。受病毒感染的细胞一般都产生干扰素（α和β干扰素）；而受病毒抗原刺激的T淋巴细胞产生γ干扰素。干扰素并不直接作用于病毒，而是通过在细胞内诱生抗病毒蛋白起作用。抗病毒蛋白主要是蛋白激酶、2′-A-5′-合成酶和磷酸二酯酶；这些酶可抑制病毒蛋白质的合成和由核酸至蛋白质的翻译过程。

2. **特异性抗病毒免疫**

（1）体液免疫：病毒感染机体后，病毒抗原激活辅助性T细胞（helper T cell，Th cell），在Th细胞作用下B淋巴细胞系统被激活，最终产生病毒特异性抗体；首先出现的是IgM类抗体，继而出现IgG、IgA抗体；受感染的黏膜表面可出现分泌型IgA抗体。这些抗体中都可能有能中和病毒的抗体。这些中和抗体可与病毒结合，在补体或免疫细胞的作用下使病毒失去感染力。抗体依赖的细胞毒性细胞（ADCC）则可在中和抗体的介导下对受病毒感染的细胞发挥细胞毒性作用，从而消除或减少细胞内的病毒。

（2）细胞免疫：特异性抗病毒细胞免疫主要是T淋巴细胞的作用。被病毒感染激活的T淋巴细胞形成特异性细胞毒性T细胞（cytotoxic T cell，Tc cell）。Tc细胞与受病毒感染细胞（靶细胞）结合后可杀伤靶细胞及细胞内的病毒。如前文所述，这种Tc细胞必须同时能识别靶细胞表面所表达的病毒抗原或新抗原和主要组织相容性复合体MHC-Ⅰ或MHC-Ⅱ才能发挥杀伤作用。而这些过程受白细胞介素（IL）-2和γ干扰素的调节;后者可大大促进各类细胞表面 MHC-Ⅰ 或 MHC-Ⅱ 的表达,从而促进 Tc 的杀伤功能。

被激活的 T 淋巴细胞可在同一抗原的刺激下释放各种淋巴因子。对这些因子可按其作用分为以下几类:①动员、激活正常 T 淋巴细胞的因子,如促分裂因子、转移因子等,使正常 T 淋巴细胞转化为淋巴母细胞及致敏淋巴细胞。②趋化因子类,促使被激活的炎症细胞向感染部位移动或集中。③干扰素和淋巴毒素类,发挥控制或清除病毒的作用。这些特异性细胞免疫反应对最终清除病毒,使机体从感染到恢复起到关键的作用。但如前所述,这些反应同时可造成组织细胞的损伤、引起免疫病理损害。

婴幼儿时期,T 和 B 淋巴细胞的功能均未十分成熟,因此清除病毒的能力较差。在胚胎时期或新生儿时期发生某些病毒的感染时,可形成持续性病毒感染综合征,如先天性风疹综合征病程可持续数年;围产期或婴幼儿期发生乙型肝炎病毒感染时,往往形成无症状携带状态或慢性感染,持续多年甚至终身。因此对这类病毒感染的预防显得特别重要。

五、病毒性疾病的实验室诊断

病毒性疾病的病原学诊断,特别是早期、快速诊断,对这些疾病的预防、控制、预后判断、治疗及研究等方面均具有极为重要的意义。

1. 标本的采集、运送和保存

(1)采集标本的时机:对病毒分离、病毒抗原或核酸的检测标本,应尽可能在病程早期采集。对双份血清抗体检测,除在病程早期采集一份血液标本外,在恢复期(或距第一次采样 2 周左右时间)再取一份血。

(2)采集标本的部位和种类:对病毒分离、抗原或核酸的检测,应尽可能从病变部位采样。但有时这是难以做到的。关于常见病毒性疾病的标本采样部位及种类,参见表 19-1。

表 19-1　临床病毒学检测时标本采集指南

临床诊断	采样部位或标本种类			常见病毒病原
	常用标本	最具诊断意义标本	其他标本	
上呼吸道感染	鼻咽拭子	鼻咽洗液		鼻病毒、冠状病毒、流感病毒、副流感病毒、呼吸道和胞病毒
下呼吸道感染	鼻咽拭子或鼻咽洗液	支气管肺泡灌洗液、支气管洗液、肺活检	血	呼吸道和胞病毒、鼻病毒、副流感病毒、腺病毒、流感病毒、偏肺病毒、冠状病毒、肠道病毒
腮腺炎及其他腺体肿大	鼻咽拭子或鼻咽洗液	腮腺管拭子	尿、血、脑脊液	腮腺炎病毒、肠道病毒
胸膜炎伴胸水	胸水	胸水		肠道病毒、腺病毒
心肌炎、心包炎、心脏传导障碍	鼻咽拭子或鼻咽洗液	心包积液、心肌活检	血	肠道病毒、流感病毒
脑炎、脑膜炎	脑脊液	脑脊液、脑活检	血	肠道病毒、疱疹病毒、虫媒病毒、腮腺炎病毒
多发性神经根炎、脊髓炎、脊髓灰质炎	鼻咽拭子或鼻咽洗液	鼻咽拭子或鼻咽洗液	粪便、血、脑脊液	肠道病毒、虫媒病毒、流感病毒、疱疹病毒
睾丸炎、附睾炎	鼻咽拭子或鼻咽洗液	睾丸活检	血	腮腺炎病毒、肠道病毒
生殖器疱疹	病灶拭子或涂片	病灶拭子或涂片		单纯疱疹病毒Ⅱ型
血尿	尿	尿	血	巨细胞病毒、腺病毒、肠道病毒、腮腺炎病毒
腹泻	粪便	粪便		轮状病毒、腺病毒、诺如病毒、星状病毒、肠道病毒
肝炎	血	肝活检		各型肝炎病毒、EB 病毒、巨细胞病毒、肠道病毒、腺病毒

续表

临床诊断	采样部位或标本种类			常见病毒病原
	常用标本	最具诊断 意义标本	其他标本	
肝脾肿大	血	肝活检		EB 病毒、巨细胞病毒、腺病毒、肠道病毒
全身淋巴结肿大	血	淋巴结活检		EB 病毒、巨细胞病毒、腺病毒、肠道病毒
关节炎	血	关节液		风疹病毒、虫媒病毒、EB 病毒
肌炎、肌病	鼻咽拭子或鼻咽 洗液	肌肉活检	血、粪便	肠道病毒、流感病毒
发热伴出疹性疾病	鼻咽拭子或鼻咽 洗液	疱疹液或皮肤 活检	血、眼部拭子	麻疹病毒、风疹病毒、水痘-带状疱疹病 毒、肠道病毒、EB 病毒、人类疱疹病毒 6/ 7 型
结膜炎,包括咽结膜热	眼部拭子或泪液	眼部拭子或泪液	鼻咽拭子或鼻咽 洗液	腺病毒、肠道病毒
发热待查	血	血	鼻咽拭子或鼻咽 洗液、尿、粪便	各型肝炎病毒、巨细胞病毒、EB 病毒、单 纯疱疹病毒、腺病毒
先天获得性病毒感染	血	血	尿、鼻咽拭子或 鼻咽洗液、组织 活检、脑脊液	风疹病毒、巨细胞病毒、水痘病毒、细小病 毒 B19
可疑 HIV 感染	血	血		人类免疫缺陷病毒
围产期及新生儿期感染	鼻咽拭子或鼻咽 洗液	血	尿、粪便、脑脊液	单纯疱疹病毒、肠道病毒、呼吸道和胞病 毒、巨细胞病毒

（3）标本采集方法

1）咽部：用无菌咽拭子稍用力擦取咽后壁和扁桃体表面以及明显红肿、有炎症部位的分泌物，然后将拭子放入装有转运液的试管内塞好塞子送检。应避免接触舌或口腔前部。

2）鼻和鼻咽部：方法①用鼻咽拭子（较细，有弹性）插入鼻咽部，旋转数次，然后插入转运液中送检；方法②负压吸引法，先用少量（3~7ml）磷酸盐缓冲液注入鼻咽部，然后用特制或自制的装有转运液的采样试管，将鼻咽分泌物吸入管内。将鼻咽插管拔出之后将其插入装有少量（1~2ml）相同转运液的试管中再吸，将管内残留分泌物吸入转运管内送检。

3）直肠：粪便标本，可采取患儿排出的新鲜粪便，或用直肠采便管采取：将采便管插入直肠内 3~5cm 深，取出粪便后装入转运液送检。

4）血液以外的体液，包括尿液、脑脊液、体腔积液等，均需经无菌操作采取后装入无菌瓶或管，塞好塞子送检。如果标本量太少（少于 0.5ml），可将其装入转运液内送检。

5）血液：为测定病毒抗体采样时可将血液（2ml 或更多）装入普通试管内，不抗凝；如希望从血液中分离病毒，则需要取肝素抗凝血，至少 5ml。

6）病损部位：选择新鲜疱疹，用消毒酒精擦患部，待干，用无菌针头等划破疱疹，用无菌拭子擦取疱疹液及基底部细胞，装入转运液送检。如疱疹内液体较多，可用无菌针管吸取后罩好针头，直接将注射器送检亦可。

7）分泌物（痰、气管吸取物、支气管灌洗液等）：取这类分泌物的量应在 0.5ml 以上，可将其装入无菌瓶/管，塞紧塞子送检。如量少于 0.5ml，将其加入 2ml 转运液内送检。

8）骨髓及活检材料：装入无菌小瓶，塞紧塞盖送检。如标本量少于 0.5ml，将其加入 2ml 转运液内送检。

9）眼部标本：①结膜标本：预先将结膜拭子用无菌生理盐水浸湿，在有炎症的部位稍用力按压数次；②角膜标本：须由眼科医师采取，装入含转运液的试管内送检。

10）尸检标本：死亡后 4 小时之内用无菌器械取出标本后放入无菌小瓶或容器内（不能含任何固定剂）送检。

（4）标本的保存和运送：采集标本后应尽快送到病毒检测实验室。标本一般不应冷冻或暴露于22℃以上的温度。如不得不暂时保存，应在4℃保存，但时间不能超过5天。标本应避开阳光，因为紫外线能使病毒灭活。标本的暂存和运送条件应因病毒而异。例如，肠道病毒可在-70℃下冻存较长时间，较远距离运送时可用干冰保持低温；而疑为巨细胞病毒感染的标本则不应冷冻，应在4℃下暂存或运送。准备作抗体检测的血清、脑脊液或其他体液如需较长时间保存，则应在-20℃或更低温度下保存。

2. 病毒性疾病的实验室诊断方法及检测结果的意义

（1）病毒分离（virus isolation）：病毒分离技术至今被认为是诊断病毒性疾病的"金标准"。这是因为通过该技术证实被检材料中存在活的、能够在体外复制的有传染性的病毒，其临床意义较大。

进行病毒分离，必须具备适合其生长、复制的细胞培养体系。培养细胞中有病毒生长后出现细胞病变效果。根据这类改变可初步判断有无病毒生长及大致是哪一类病毒。但发现有病毒生长后还必须用特异性抗体或抗血清、核酸扩增技术等方法鉴定该病毒属于何种病毒、哪个血清型或组。

病毒分离技术用于临床诊断的优点包括：特异性强，出现假阳性结果的机会不多。缺点有：检测需时较长，在很多情况下只能作出回顾性诊断；耗费人力物力较多，细胞培养技术上的要求比较严格。另外有不少病毒至今无法培养分离或培养分离十分困难，例如乙肝、丙肝病毒、肠道病毒的某些型、小DNA病毒等等。对这些病毒一般只能用下述其他方法诊断。

近年来对病毒分离和鉴定技术的改进，大大缩短了检测时间。例如对巨细胞病毒和流感病毒，将标本接种于细胞培养之后经24~48小时的培养后将细胞用固定剂固定，再用荧光素或酶标记的病毒特异性单克隆抗体检测细胞内病毒抗原（对巨细胞病毒是检测其早期即刻抗原）。这类方法特异性强、敏感度也相当高，十分值得推广应用。但目前还只用于少数几种病毒的检测。

结果的分析：对病毒分离的结果应结合患儿的临床资料、标本的种类、取材的时机等综合分析。从病变部位和无菌体液，如体腔积液、活检组织、病损部位以及脑脊液、血液等标本中分离到病毒时，一般可以作出诊断。但从鼻腔分泌物、粪便、尿中分离到某种病毒时应结合临床审慎考虑；这种情况下联合应用病毒分离与抗体检测方法对诊断的帮助更大。对病毒分离来说，采样的部位和标本的种类十分重要，可参考表19-1，按诊断意义最大的那一栏采样送检。

（2）病毒的直接检查：病毒的直接检查主要用电子显微镜来完成。这种方法难以作为病毒性疾病的常规诊断方法。

（3）病毒抗原的检测：病毒感染后一定时间内宿主的体液、分泌物、组织、细胞中存在完整病毒和/或病毒的抗原成分（可溶性抗原）。这些抗原成分可在感染的早期甚至潜伏期内就已在体内存在并持续存在一定时间，直至完整病毒在体内消失后的一段时间。检测这些抗原可以做到早期、快速诊断。对于培养分离比较困难或无法分离的病毒，抗原检测尤其有重要的实用意义。

病毒抗原检测的基本原理是应用预先制备好的病毒特异性抗体通过免疫学技术检测体液或组织、细胞内的病毒抗原。按检测抗原存在的部位（组织细胞内或体液内）可将这些方法分为以下两类。

1）检测组织、细胞内病毒抗原的方法：一般用免疫组织化学法，包括免疫荧光（IF）、免疫酶染（EIA）以及免疫电镜等技术检测。这类方法特异性强，但有时其结果受取材的影响较大。

2）检测病毒可溶性抗原的方法：病毒感染后病毒或其可溶性抗原可在体液或分泌物中存在一定时间，也可用实验室方法使存在于细胞内的病毒抗原经冻融或粉碎等方法释放到液体中，然后用一些免疫学技术，如酶联免疫吸附法（ELISA）、放射免疫法（RIA），以及乳胶凝集，胶体金免疫层析法等方法检测。

上述IF、EIA、ELISA和RIA等方法均属于这些方法中的直接法，其特异性较强，但敏感度不是很高。间接法系在加标记抗体的那一步加未标记抗体（第一抗体），反应一定时间后再加标记的针对第一抗体的抗体（第二抗体）。用间接法可使敏感度提高，但操作过程多了一步，而且可能带来非特异性反应。为提高上述方法的敏感性，有人在上述反应中加用生物素-亲和素系统或用酶-抗酶抗体（如PAP法等）。

结果的意义：一般来讲检测到某种病毒抗原就可以诊断为该病毒感染。但抗原检测结果为阴性时不能轻易否定或排除病毒感染，须结合采样时机、体液种类及所用方法的敏感性等因素综合考虑。此外抗原检测对某些病毒感染不能说明是急性感染、慢性感染或病毒携带状态。因此，应结合临床、抗体检测结果等综合考虑。

病毒抗原检测的优点有：相对简便，可做到早期、快速诊断，在很大程度上反映传染性，成本不很高，可以检测无法培养分离的病毒。如采用ELISA或凝集类试验，一般医疗单位甚至基层单位也可开展。但采用高质量检测试剂十分重要。

(4) 病毒核酸的检测：不同的病毒或同一种病毒的不同型毒株的基因组内都有其独特的核苷酸序列。用于检测病毒核酸的技术主要是核酸探针杂交法和聚合酶链反应（PCR）技术。

1) 核酸探针杂交技术：核酸探针杂交（nucleic acid probe hybridization）方法的基本原理是使彼此准确互补的两条核苷酸序列在一定条件下牢固地相互结合形成双链核酸。其基本过程包括预先制备出与某病毒某段核苷酸序列完全互补的一定长度（一般要求较长，数百至上千个碱基以上）的 DNA 片段，并用放射性同位素或其他标记物质标记。此即所谓核酸探针。将待检标本用一定方法处理，使其中的核酸暴露并吸附于固相表面，然后使标记的核酸探针与之作用一定时间。如标本中有待检核酸序列（亦称靶序列），则探针与之结合，通过放射自显影或显色过程可证实靶序列的存在。这类方法中最常用的是斑点杂交法。

这类方法的特点是特异性强。如阳性，反映传染性；一般不需要特殊仪器设备；用生物素或异羟基洋地黄毒苷原标记的探针杂交法需时较短，不需要用放射性同位素，是比较实用的方法。但目前这类方法应用尚不够普遍。

这类方法除可用于检测体液内病毒核酸外还可以作"原位核酸杂交"，即在细胞涂片或组织切片上检测病毒核酸序列。这对研究病毒感染与病变的关系等有重要应用价值。

2) 聚合酶链反应（polymerase chain reaction，PCR）技术：这是 20 世纪 80 年代中后期出现的分子生物学新技术。因为这一方法敏感度极高，操作过程相对简便，目前是病毒感染最常用的诊断方法之一。

PCR 技术的基本原理：双链 DNA 分子在高温下解链、降温时可与特异性互补引物序列（预先制备）结合，在有耐热 DNA 聚合酶、合成 DNA 所需原料物质（四种三磷酸核苷）存在及一定的温度、酸碱度和离子等条件下，沿着引物合成与模板 DNA 序列完全互补的新的 DNA 序列。如将上述过程重复进行多次，便在短时间内可以合成大量的与原模板 DNA 序列完全相同或互补的 DNA 片段，对其可用电泳方法检出。对 RNA 病毒须先在逆转录酶作用下转录出与该 RNA 互补的 DNA 序列（cDNA），然后再进行扩增，这是所谓逆转录 PCR（RT-PCR）。随着技术的进步，PCR 方法也飞速发展，PCR 方法已成为诊断病毒感染性疾病的最重要的工具，为临床提供早期和快速的诊断。

常用 PCR 技术：①逆转录 PCR（revere transcriptase PCR，RT-PCR）：在 PCR 前增加了一步从 RNA 到 cDNA 的逆转录过程。用于 RNA 病毒的检测。由于呼吸道病毒多为 RNA 病毒，所以 RT-PCR 在呼吸道病毒感染的诊断中应用较多。②巢式 PCR（nested PCR）：由两对引物经两组循环完成。第一对引物（外引物）扩增出一条较长的产物；第二对引物以此为模板经二次循环扩增目的产物。这种方法较一次 PCR 更加敏感。③半巢式 PCR（heminested PCR）：使用一对外引物和一条内引物，其敏感性与巢式 PCR 相似。④多重 PCR（multiplex PCR）：用于多型别病毒的分型检测或同时检测几种病毒，可以是普通 PCR 或巢式 PCR。试验中同时使用数对不同病毒引物，因此，对引物设计较普通 PCR 有更高的要求。为了检测方便，不同病毒或型别的目的产物长短要有一定差别，以便于电泳分析；各对引物的 Tm 不能相差太大。现在已有商业化的检测呼吸道常见病毒的多重 PCR 试剂盒，可以同时检测呼吸道合胞病毒、流感/副流感、腺病毒和人偏肺病毒等十几种病毒。⑤荧光实时定量 PCR：该方法是在常规 PCR 中加入一个特异性寡核苷酸荧光探针，该探针带有一个荧光发光基团和一个荧光淬灭基团。完整的探针在激光激发下，发光基团所产生的荧光被淬灭基团全部吸收，不发出荧光。在 PCR 过程中，Taq 酶在链延伸过程中自身的 5′-3′的核酸外切酶活性降解与模板结合的特异性荧光探针，荧光发光基团被从探针上切割下来后与淬灭基团分开，在激光的激发下产生特定波长的荧光，荧光的强度与 PCR 的产物量成正比。通过动态测定荧光强度可以得到样品实际 PCR 扩增曲线，找到其 PCR 扩增的对数期，通过与标准品的对数期比较，得到样品中特定模板的起始拷贝数。该方法避免了常规 PCR 的电泳步骤，减少了污染机会。另外，连续动态监测对于监测病情和抗病毒疗效具有指导意义。

PCR 检测结果的意义：对 PCR 检测的结果也应结合临床和其他有关资料综合分析。如果在无菌体液，如脑脊液、血清、胸腔积液等，检出某种病毒的核酸即可诊断该病毒活动性感染，且与疾病相关。但 PCR 检测的阳性结果不一定能说明患者所患的是急性还是慢性感染或是病毒携带状态，如人感染 EB 病毒和人疱疹病毒 6 型后，建立终身潜伏感染，其咽部长期不定时的排泌病毒颗粒。因此，PCR 检测的样本最好直接取自受累的组织或器官。

3) 环介导等温扩增反应：环介导等温扩增反应（loop-mediated isothermal amplification，LAMP）是 2000 年由日本学者 Notomi 研发的一种新的基因诊断技术，发表在 Nucleic Acids Res 杂志上。该方法具有灵敏度高(比传统的 PCR 方法高 2~5 个数量级)、反应时间短(30~60 分钟就能完成反应)、临床使用不需要特殊的仪器(试剂盒研发阶段推荐用实时混浊仪)、操作简单等优点,受到了世界卫生组织(WHO)、各国学者和相关政府部门的关注,短短几年,该技术已成功地应用于 SARS、(禽)流感、HIV 及新型冠状病毒的检测中[2]。

但该方法由于灵敏度高,一旦开盖容易形成气溶胶污染,加上目前国内大多数实验室不能严格分区,存在假阳性问题;另外,该方法对引物设计要求较高。

(5) 病毒特异性抗体的检测:应用预先制备好的病毒抗原通过各种免疫学方法检测该病毒相应的特异性抗体,并根据抗体的种类或滴度的动态变化来诊断病毒性疾病已有几十年的历史,并且至今仍在广泛应用。病毒特异性抗体的检测无论在诊断、发病机制的研究或流行病学调查中均有与前述病毒分离、抗原检测和核酸的检测等不同的特别的意义。

1) 检测特异性抗体及其动态变化:人体发生急性病毒性感染后,体内出现不同类型的特异性抗体。这些抗体的产生、持续和消失都有一定的规律性。不同类型抗体的作用也有所不同。急性感染,特别是原发感染的早期,首先出现特异性 IgM 类抗体,一般持续存在 2~3 个月后消失;感染后 1 周左右特异性 IgG 抗体开始出现,其滴度逐渐升高,数周至数月后达到高峰,持续相当长的一段时间(数月以上)之后逐渐降低至一定水平后持续存在很长时间,有的甚至终身存在。

无论哪一类抗体,无论其所针对的是病毒的哪一类抗原,只要发现其滴度在进行性增高,一般可以诊断为该病毒的急性感染。标本一般用双份血液标本,但对中枢神经系统感染,脑脊液内抗体的检测可能更有诊断意义。在急性期的早期取一份血,在恢复期再取一次,两次采样间隔 2~4 周时间。如恢复期抗体滴度达到急性期滴度的 4 倍或更高,可以诊断为急性感染,特异性也很强。但个别病毒感染时偶可引起同一属内其他病毒抗体滴度的升高。双份血清抗体检测的最大缺点是不能作早期诊断。用于检测病毒特异性抗体的方法应用较多的是 IF、EIA、ELISA 和 RIA 等快速诊断方法。

2) 病毒特异性 IgM 抗体的检测:大多数病毒的急性原发性感染的早期体内便出现病毒特异性 IgM 抗体,该抗体一般持续存在 2~3 个月后消失。如果特异性 IgM 抗体阳性且排除了类风湿因子的干扰,可以作出相应病毒急性或近期感染的诊断;如果结果为阴性,根据所用方法考虑是否有特异性 IgG 抗体或 IgA 抗体的影响;此外还应注意,一些特殊人群,如小婴儿以及免疫受

抑制的患儿发生某些病毒(如呼吸道合胞病毒)感染时不能或推迟产生特异性 IgM 抗体。

病毒特异性 IgM 抗体的检测具有简便、快速、特异性较强和敏感性较高等优点。但其不足之处是不能准确地反映传染性以及有些检测方法可受一些因素的影响。

3) 检测病毒不同抗原成分的特异性抗体:检测针对同一种病毒不同抗原成分的特异性抗体各有其重要意义。例如乙肝表面抗体(抗-HBs)呈现阳性时表明机体已有保护性免疫力;核心抗体(抗-HBc)阳性时只反映有或有过乙肝病毒感染;抗-HBc-IgM 抗体阳性时说明有急性或慢性活动性乙肝病毒感染。

总之,病毒性疾病的实验室诊断方法种类较多,不同的方法具有各自的优缺点。依靠单一的诊断技术具有局限性。临床上需要根据可疑的病毒种类、疾病的病程和可获得的样本,选取一种或多种诊断意义相对大的实验室方法,并将其检测结果结合临床、流行病学及其他有关资料综合考虑病原学的诊断问题。

六、抗病毒治疗进展

近年来抗病毒治疗的进展主要体现在:①新的抗病毒药的临床应用;②不同抗病毒制剂的联合治疗方案的应用。

新开发并已在临床上应用的抗病毒药主要有两类,一类是核苷类似物;另一类是蛋白酶抑制剂。原有的抗病毒药干扰素方面也有一些新的进展。抗病毒药物研究和应用的主要进展在于抗 HIV 药物方面。关于抗病毒药物在病毒复制或感染中的作用环节,见表 19-2。

1. **核苷类似物** 核苷类似物(nucleoside analog)抗病毒药的作用机制是通过与合成 DNA 必需的核苷酸竞争 DNA 聚合酶上的结合部位而抑制病毒 DNA 聚合酶或逆转录酶的活性、掺入病毒 DNA 链中使其合成终止,从而发挥抗病毒作用。这些药对病毒 DNA 聚合酶的抑制作用比对细胞 DNA 的抑制作用强若干倍。核苷类似物的共同特点是:毒性相对低、多有口服制剂、能迅速有效地抑制病毒 DNA 合成。其不足之处是:短期治疗停药后易复发;长期治疗病毒往往发生变异,疗效降低。

原有的核苷类似物类抗病毒药主要有阿糖腺苷、阿昔洛韦、更昔洛韦、利巴韦林等,已在临床上应用了不少年。治疗艾滋病用的齐多夫定(zidovudine)和拉米夫定(lamivudine)也是核苷类似物,但它们的作用是抑制逆转录酶的活性。这些药物都有一定的抗病毒谱,而且抗

表 19-2 抗病毒药物的作用环节

病毒感染或复制的环节编号	环节的名称	抗病毒药的作用及其类别	抗病毒药物举例	说明
1	病毒吸附细胞表面	抗吸附	pleconaril(普来可那利)	针对微小 RNA 病毒的吸附过程
2	病毒与细胞表面融合	融合抑制剂	efuviritide(T-20)	广谱抗病毒药,针对 HIV 的 GP41 起到抗融合作用
3	穿透过程	通道阻滞化合物,与流感病毒的 M2 受体结合	金刚烷胺、金刚乙胺	
4	脱去包膜,病毒基因组的表达,转录/翻译,病毒 mRNA 的产生	阻止转录的化合物,与病毒 mRNA 反义结合	目前只有 formivirsen(福米韦生)	只用于 CMV 引起的视网膜炎患者的玻璃体内注射用药
5	蛋白质的合成	蛋白酶抑制剂	是特别设计的针对 HIV 或其他病毒的蛋白酶的肽类似物,可抑制蛋白酶活性,如利托那韦、茚地那韦等	目前除针对 HIV 有不少制剂外,只有针对 HCV 的蛋白酶抑制剂在临床上使用
6	基因组的复制	核苷/核苷酸(DNA/RNA)聚合酶抑制剂 非核苷类逆转录酶抑制剂 螺旋酶-引发酶抑制剂,使双股 DNA 解螺旋	齐多夫定、拉米夫定、利巴韦林等 依法韦仑、奈韦拉平等 氨噻唑衍生物	
7	毒粒的装配	毒粒的装配抑制剂	ST-246	针对天花病毒的生物恐怖主义制备的
8	毒粒的释放	神经氨酸酶抑制剂	奥司他韦、扎那米韦	

病毒谱都比较窄。阿糖腺苷主要用于治疗疱疹病毒属和乙肝病毒等 DNA 病毒的感染;它通过抑制病毒 DNA 聚合酶发挥抗病毒作用。其三磷酸酯水溶性差,需在大量液体中静脉滴注,其单磷酸酯水溶性强,可作肌内注射。但其疗效有限、毒性作用相对大。阿昔洛韦对病毒 DNA 聚合酶的抑制作用强,主要用于单纯疱疹病毒(HSV)Ⅰ和Ⅱ型及水痘-带状疱疹病毒感染,包括由这些病毒引起的脑炎,其疗效肯定、可大幅度降低 HSV 脑炎的病死率。该药的毒性相对低。更昔洛韦主要被用于严重 CMV 感染,疗效也相当肯定、毒性作用不很强。利巴韦林主要用于 RNA 病毒如 RSV 和丙型肝炎病毒感染的治疗。用于 RSV 肺炎的治疗时需进行雾化吸入,可减轻症状、缩短病程,但对病死率的作用似尚未肯定。齐多夫定和拉米夫定对于艾滋病的疗效是肯定的,虽不能根治该病,但可以减轻临床症状、延缓病情进展。

较新的核苷类似物类抗病毒药主要有拉米夫定(用于慢性乙型肝炎的治疗)、齐多夫定(治疗 HIV 感染)、泛昔洛韦(famciclovir,可抑制疱疹病毒和 HBV、

洛布卡韦(lobucavir,有抗 HBV 和抗疱疹病毒作用)、阿德福韦(adefovir,有抗 HIV、HBV 和疱疹病毒作用)。这些药物中,拉米夫定已经被正式批准向我国进口。亚太地区和欧洲临床试验证实,将该药用于治疗慢性乙型肝炎安全有效,疗程达 3 年时,70% 的病例可发生乙肝 e 抗原血清转化(即 HBeAg 消失,出现抗 HBe 抗体)。已获准用于临床的还有阿巴卡韦(abacavir,主要用于艾滋病的治疗)。该药对 HIV 有很强的抑制作用,特别对以往未接受过核苷类抗逆转录病毒药治疗的患者有良效,但大约 10% 的患者对其过敏。扎西他滨(zalcitabine,ddC)是这类药物中作用强度最低者。该药在成人常引起外周神经病,但在儿童中的毒性较低。

美国食品药品管理局(Food and Drug Administration,FDA)批准用于儿科 HIV 感染治疗的抗 HIV 药物有 10 种,其中齐多夫定(1990)、双脱氧肌苷(didanosine,ddI)(1991)、拉米夫定(又名 3TC)(1995)、斯塔夫定(stavudine,d4T)(1996)等核苷类似物抗病毒药有儿科用药标签(药名后括号内是批准儿科标签的

年度）。

2. 非核苷类似物抗病毒药　膦甲酸钠（foscarnet）可抑制病毒 DNA 聚合酶，用于巨细胞病毒、人类疱疹病毒 6 型等感染；而奈韦拉平（nevirapine）属于非核苷类逆转录酶抑制药，用于艾滋病的治疗，也用于预防 HIV-1 病毒的垂直传播。膦甲酸钠对疱疹病毒，特别是 CMV 感染有较好的治疗作用；国内研究初步表明对慢性乙型肝炎也有一定疗效。奈韦拉平于 1998 年被批准用于儿科。依法韦仑（efavirenz）是一种强有力的非核苷类似物逆转录酶抑制剂，已被用于艾滋病的治疗。该药可引起轻度的中枢神经系统症状，包括眩晕和精神错乱等，但在用药的最初数周内消失。

以下抗病毒药是美国 FDA 已批准用于成人艾滋病治疗的药物，但尚无儿科用药标签：扎西他滨、沙奎那韦（saquinavir）、茚地那韦（indinavir）、齐多夫定与拉米夫定合剂（combivir）、地拉韦定（delavirdine）、安普那韦（amprenavir）。

3. 蛋白酶抑制剂　HIV 核心内的蛋白酶的主要作用是将病毒复制过程形成的大分子聚合蛋白质裂解为小分子的具有实际功能的蛋白质。而蛋白酶抑制剂（protease inhibitor）则抑制这一过程，其结果形成的 HIV 是不成熟的缺乏感染性的病毒。

这类药物中，临床上应用较多的有茚地那韦、利托那韦、奈芬纳韦和沙奎那韦。较新的蛋白酶抑制剂为氨普那韦。这些药口服后生物利用度不够高，因此单用时疗效不高。但与核苷类似物并用时有较好的协同作用。

以下药物亦获得 FDA 批准用于儿科：利托那韦（1997）、奈芬纳韦（1997）、依法韦仑（1998）、阿巴卡韦（1998）和安普那韦（1999）。有前瞻性随机对照的研究表明，对于 HIV 阳性母亲所生的婴儿，在整个哺乳期间用抗 HIV 药物（如奈韦拉平）治疗是必要的。

4. 其他抗病毒药　抗流感病毒药扎那米韦（zanamivir）和奥司他韦（oseltamivir）都是于 1999 年被美国 FDA 批准用于治疗（而不是预防）无并发症的甲型和乙型流感。这两种药都是流感病毒神经氨酸酶的抑制剂。前者是吸入用的干粉制剂，其减轻症状的作用是适中的；后者是口服制剂，有强有力的神经氨酸酶抑制作用。当前有研究表明，针对流感病毒的神经氨酸酶分子高度保守区的抑制剂设计，有可能制造出针对流感病毒所有神经氨酸酶亚型的有效药物[3]。对于针对疱疹病毒感染的药物研发，一些新的化合物包括 valomaciclovir 和 cyclopropavir，以及 CMX001，这些药物的抗病毒谱比较广，包括所有疱疹病毒，此外还有新的分子靶标的化合物，如 maribavir（MBV）、FV-100、AIC361 和 AIC246[4]。

七、病毒性疾病疫苗研究和应用进展

目前实际应用中的病毒性疾病疫苗有传统疫苗、重配疫苗、重组疫苗等。近年已有许多进展。重组活病毒疫苗和 DNA 疫苗的研究开发更使疫苗研发进入了分子生物学全新的领域。

（一）传统疫苗方面的进展

传统疫苗是将病毒在适当的条件下培养后经减毒或灭活处理后制备成的减毒活疫苗和灭活疫苗。这类疫苗的主要进展是：①对过去无疫苗可用的一些病毒，已有了疫苗可用；②出现了质量可靠、经用分子生物学技术严格检测、鉴定的重配疫苗。下面结合几个事例说明这方面的进展。

流行性乙型脑炎曾经是我国发病率高、危害大的急性传染病。我国研制的用地鼠肾细胞培养的灭活乙脑疫苗用于预防该病，取得了良好效果，目前在大中城市儿童中乙脑已十分少见。国内研制单位已成功地开发出了质量更高、更安全的 vero 细胞培养的乙脑疫苗。

我国自行研制开发的甲型肝炎减毒活疫苗已试用数年，其保护效果良好，且因其成本相对低、适合于大量制造和供应，比较适合我国国情。目前甲型肝炎的疫苗预防尚未被列入计划免疫方案内。但至少在甲型肝炎的高发地区，似应列入计划免疫。甲肝免疫接种研究表明，以 1~2 岁时开始接种为宜，因为在此年龄段，母体来源的抗体已消失，而高发年龄尚未到。

近年来，国外对流感冷适应重配疫苗（鼻喷剂）的研制取得成功，并于 1999 年取得美国 FDA 批准投入使用。该疫苗的特点是：属于减毒活疫苗、制备成本相对不高、使用方便、免疫效果好、可在上呼吸道局部引起黏膜免疫、对流感病毒某些变异株有交叉免疫作用。原有的流感灭活疫苗必须注射接种、制备成本高、诱发黏膜免疫的作用相对差、对其他变异株无交叉保护作用。在上述冷适应重配疫苗的制备和监测方面大量应用了分子生物学技术，确保疫苗的安全性和有效性。

对轮状病毒疫苗，世界各地都进行了研究和开发。美国 FDA 曾批准了一种恒河猴轮状病毒 4 价疫苗，即 RRV-TV 用于预防轮状病毒感染，但因其可能与发生肠套叠相关，美国疾病控制和预防中心于 1999 年 7 月作出建议推迟使用 RRV-TV。该建议是根据"疫苗不良事件报告系统"关于 15 名接受过疫苗的婴儿发生了肠套叠的报告作出的。而且其制造厂商也经与 FDA 商讨后自愿停止发行该疫苗。我国兰州生物制品研究所已研制成功轮状病毒活疫苗,临床试用初步结果表明,其安全性良好,有效保护率达70%以上。

儿科病毒疫苗的研发中,比较重要的进展是2006年公布的两种轮状病毒疫苗三期临床试验的成功。其中一种是人类轮状病毒的减毒活疫苗;另一种是五价人-牛轮状病毒重配活疫苗WC3,这是一种活的人-牛轮状病毒重配疫苗,含有5株重配病毒,相当于人轮状病毒的血清型G1、G2、G3、G4和P。这两种疫苗都经大规模多中心随机双盲安慰剂对照的临床试验证实了对于预防轮状病毒感染,特别是对重症轮状病毒感染性疾病,都有效而且安全。这两种疫苗的临床试验发现,疫苗组肠套叠的发生率与安慰剂组肠套叠的发生率之间无显著性差异。Rotarix疫苗组针对重症胃肠炎和轮状病毒相关的住院的有效率为85%,针对更加严重的胃肠炎的有效率达到了100%。WC3疫苗在服用第3剂后14天或更长时间后,因轮状病毒G1-4感染造成的住院或急诊就诊减少了94.5%,预防重症胃肠炎的有效率达98.0%。人乳头瘤病毒疫苗的成功问世,也应当是人类疫苗预防疾病史上重要的一页。目前有研究者认为,对于即使以往暴露于HPV的妇女,也应接种HPV疫苗[5]。我国也应加快对于HPV疫苗的应用。对于HPV疫苗的进一步研究和开发应考虑第二代的、针对更多致瘤性HPV亚型、对于冷链贮存依赖较少以及可无创性接种等特点的疫苗[8,9]。

(二)重组活病毒疫苗

重组活病毒疫苗(recombinant live virus vaccine)的制造原理是,在可作为疫苗的"无害"或减毒病毒株如痘病毒、杆状病毒或腺病毒的基因组中,重组进另一种需要预防的病毒的可诱发中和抗体之抗原的基因组主要序列,制成重组活病毒疫苗。这类疫苗的优点是,接种于人体后表达的抗原的免疫原性比较强,既可引起体液免疫反应,也可引起细胞免疫反应;因为是活疫苗,接种的量和次数相对少。这类疫苗有一种潜在的优点,即可能在一种活病毒载体内重组进一种以上病原体的基因组序列,从而达到接种一种活病毒重组疫苗来预防两种或更多种类的传染病。黄热病的17D疫苗就属于这类疫苗。其可能的缺点有以下几方面:①同前述减毒活疫苗一样,存在毒力回升的问题;②在免疫受损的个体,可能引起严重的不良反应;③即使是活疫苗,在预防接种实践中也需要重复接种,而将重组活病毒疫苗重复接种后,可诱发对载体病毒本身的免疫反应,因而可能降低其表达的效果。

尽管如此,研究人员仍在积极研究开发这类疫苗。其中应用前景相对好的可能是艾滋病的重组活病毒疫苗。目前已进行临床试验的预防艾滋病的一种方案由两个步骤组成,首先是通过接种活的病毒载体,在机体内表达人类免疫缺陷病病毒1型(HIV-1)抗原来启动(prime)免疫反应,然后再用重组亚单位疫苗唤起进一步的免疫反应。活病毒载体用的是一种金丝雀痘病毒(canarypox virus),在其基因中重组进用T淋巴细胞修饰的HIV-1的MN和LAL分离株的1个或数个基因。已经通过实验反复证实,重复接种这样制成的重组活病毒疫苗既可以诱发中和抗体,也可以诱发CD8⁺T细胞介导的细胞毒性T细胞(CTL)。目前正在用表达HIV不同抗原的ALVAC-HIV和不同的亚单位疫苗进行不同方案的II期临床试验,以求找出最佳免疫方案并观察远期效果等。

(三)核酸疫苗

核酸疫苗亦称DNA疫苗、裸DNA疫苗(naked DNA vaccine)、基因疫苗等,是指将编码某种蛋白质抗原的外源性基因的DNA插入细菌质粒中,然后将该质粒直接导入宿主体内,通过宿主细胞的转录系统转录并合成相应的蛋白质抗原,使宿主免疫系统产生对该抗原的免疫反应。DNA疫苗一般需要在其DNA上连接某种启动子,如乙型肝炎病毒的DNA疫苗有连接人巨细胞病毒(HCMV)的早期基因的启动子。大量的实验研究已证实,DNA疫苗的确可引起保护性免疫反应,而且既可以引起体液免疫反应,又可以引起细胞免疫反应。因此核酸疫苗的应用前景已得到世界范围的充分肯定,并被列为今后疫苗研究,特别是儿童免疫研究的方向,因为通过核酸免疫的方法有可能达到一次注射预防多种传染病的目的。

核酸疫苗由疫苗所针对的病原体主要抗原(一般是指能诱发中和抗体的抗原)的编码基因和作为真核细胞表达载体的质粒以及启动子序列(一般用病毒,如HCMV基因的启动子序列)组成。病原体抗原编码基因可以是一组完整的基因,也可以是单个基因的cDNA,或者也可以是编码主要抗原决定簇的一段核酸序列。载体质粒多用pBR322或pUC质粒作为主要骨架。启动子具有强的转录激活作用,起到保证病原体编码基因在宿主细胞内的表达作用。

一般将核酸疫苗导入骨骼肌和/或皮肤细胞,在这些细胞中表达病原体的多肽蛋白质抗原。这些抗原与宿主的MHC-I类和II类分子结合,被呈递给宿主的免疫识别系统,从而引发特异性体液和细胞免疫反应。但肌肉细胞摄取疫苗DNA和表达病原体抗原的详细机制尚不清楚。病原体抗原被表达之后,被巨噬细胞和/或树突状细胞吞噬、处理、呈递,分别与MHC-Ⅰ类和Ⅱ类分子结合,诱导TCL前体、B细胞和特异性Th细胞,产生细胞免疫和体液免疫反应。

对DNA疫苗的免疫效果,尚未在人类进行试验观察。已有研究人员针对流感病毒、人类免疫缺陷病毒、乙型肝炎病毒、狂犬病病毒、戊型肝炎病毒、结核菌乃至疟原虫和利什曼原虫试制了DNA疫苗并作了动物实验研究。这些实验性DNA疫苗在肌内注射数次之后几乎都引起了特异性抗体产生,而且多数还引起了细胞免疫反应。对接种了DNA疫苗的小鼠用相应的病原体攻击时,多数显示出有保护作用。另外,体外实验也表明,用DNA疫苗诱导出的抗体可以中和病原体;有的DNA疫苗(如针对乙型肝炎和人类免疫缺陷病毒的DNA疫苗)也诱发了很强的细胞免疫反应。

影响DNA疫苗免疫效果的主要因素包括:①不同的质粒对抗原的表达效率不同。②注入的组织不同,表达的效果亦不同,目前认为注入肌肉组织效果最好。处于再生状态的肌肉细胞富含巨噬细胞和树突状细胞,再生肌纤维表面MHC-Ⅰ类分子表达增加,且对DNA的吸收和分布均匀,导入疫苗DNA的效率高。向肌肉组织内注射局麻药或某种毒素,可使其处于再生状态。③注射的方法:用基因枪将包被DNA的金微粒注入表皮,效果最好,因为金微粒进入表皮后即进入细胞内,随后溶解并表达。④剂量和次数:实验研究发现,注射的剂量与产生抗体的量呈正相关。注射的次数也很重要,仅注射一次的效果远不及注射2次或3次者好。

核酸疫苗的优点:①可在宿主体内长期、稳定地表达抗原蛋白。②核酸疫苗表达的抗原蛋白在构象上与其天然抗原的构象更接近,因此其免疫原性强。③抗原蛋白质在宿主细胞内表达,直接与主要组织相容性复合体(MHC)的Ⅰ类和Ⅱ类分子相结合,从而引发细胞免疫和体液免疫反应。④无毒力回升问题。⑤核酸疫苗有共同的理化特征,为制造联合疫苗提供可能性,从而可能减少免疫次数,适合于儿童。⑥核酸疫苗在工程菌内可快速增殖,提纯方法相对简便,因此可大大降低制造成本。⑦核酸疫苗不需特别的冷藏系统,贮存和运输方便,便于推广应用。⑧有可能制备出同时表达疫苗抗原和细胞因子的新型疫苗。

然而,DNA疫苗也可能有一些缺点或潜在的危险。①接种的质粒DNA有可能与宿主的基因组整合,而发生整合以后的远期影响如何,目前尚不清楚,从理论上

推测,有造成免疫耐受的可能。②有可能诱发抗DNA抗体及自身免疫。目前在实验动物中用DNA疫苗免疫后尚未发现抗DNA抗体出现。③使细胞转化(致癌)的可能:外源性DNA可通过活性致癌基因的插入、宿主原致癌基因的插入性活化或抑制基因的插入性失活等方式发生转化。虽然在动物实验中尚未见到DNA疫苗致癌的现象,但这种可能性似乎存在,需在这方面进行深入的研究。

由于核酸疫苗有前述诸多优越之处,将来的应用前景十分广阔。但其在人类的应用,可能尚需数年的研究。一种可行的途径是,首先制备为家畜使用的核酸疫苗,经过相当时间的试用及观察研究,逐渐开始应用于人类。

未来的疫苗研究将更加重视黏膜免疫,因为大多数病毒病原体是通过黏膜侵入人体的。减毒活疫苗以及DNA疫苗和亚单位疫苗诱发黏膜免疫的作用强,可能成为未来研究的重点。

八、新出现的几种病毒感染

随着病原诊断技术的进步,近年新的病毒不断被发现,有的已明确可以引起相应的临床疾病。下面介绍几种新出现的病毒感染及相关疾病。

(一)博卡病毒感染

1. 病原学及流行病学 人博卡病毒(human bocavirus,HBoV)是2005年由瑞典的Allander等[6]在呼吸道感染病人的鼻咽吸取物标本中发现的一种新的病毒。由于该病毒的氨基酸序列与牛细小病毒(bovine parvovirus)及犬微小病毒(canine minute virus)亲缘关系最近,因此被命名为HBoV。HBoV属于细小病毒科(family Parvoviridae),细小病毒亚科(subfamily Parvoviridae),博卡病毒属(genus Bocavirus)。HBoV是细小病毒科中继细小病毒B19后又一可以感染人类的病毒。HBoV目前共有4个种(species),HBoV1~4,其中HBoV2又分为A和B两个基因型。在电镜下,HBoV呈典型的细小病毒的结构特点,为无包膜、正二十面体的小颗粒,直径20~26nm。HBoV基因组为线状单链DNA,基因组全长仅约5kb,含有3个开放读码框架(open reading frames,ORF),分别编码非结构蛋白NS1和NP1,以及两个主要的结构蛋白即衣壳蛋白VP1和VP2。

世界各地均已有HBoV1感染的报道。HBoV1全年均有检出,多数研究认为HBoV1感染的高峰季节为秋

冬季节。急性呼吸道感染儿童的呼吸道分泌物中，HBoV1 DNA 的阳性率为 2.3%～19%。Kantola 等[7] 对 HBoV1～4 血清流行情况进行了研究，结果显示成人 HBoV1～4 的抗体阳性率分别为 59%、34%、15% 和 2%，儿童的抗体阳性率分别为 45%、25%、10% 和 5%。我国北京地区的研究也显示，成人 HBoV1～4 的抗体阳性率分别为 66.9%、49.3%、38.7%、1.4%，而 0～14 岁儿童中抗体阳性率分别为 50%、36.9%、28.7%、0.8%。

2. 临床表现 HBoV1 感染的常见临床表现有发热、咳嗽、流涕、呼吸急促、喘息、呼吸困难等呼吸道症状，另外还可能有呕吐、腹痛、腹泻等消化道症状，少数病例出现结膜炎和皮疹。已报道的 HBoV1 感染可能相关的疾病有普通感冒、毛细支气管炎、细支气管炎、肺炎、中耳炎、鼻窦炎等。瑞典的 Edner 等[8] 报道，一名 4 岁 HBoV1 感染相关的毛细支气管炎患儿出现了严重呼吸衰竭，最终经过体外膜肺的支持治疗才得以好转。提示 HBoV1 感染可以引起严重甚至是危及生命的下呼吸道感染。

HBoV2～4 主要是从急性胃肠炎病人的粪便标本中检出，但是其与腹泻的关系还有待进一步的研究。

3. 实验室诊断 分离培养较为困难，可用人支气管上皮细胞或假复层人气道上皮细胞进行分离。HBoV 感染的诊断主要依靠荧光定量 PCR 方法检测患者的呼吸道分泌物、粪便、血清等标本中的 HBoV 的基因片段。目前也有免疫学方法检测血清中 HBoV 特异性 IgG 和 IgM 抗体。

4. 治疗 没有特异性的抗病毒治疗手段，主要是对症支持治疗。

（二）新型冠状病毒感染

1. 病原学及流行病学 人冠状病毒（human coronavirus, HCoV）于 1965 年 Tyrrell 等用人胚气管细胞培养方法首次从普通感冒病人鼻洗液中分离，因在电子显微镜下观察可见其表面有形似日冕的棘突而得名。冠状病毒属于巢式病毒目，冠状病毒科，冠状病毒亚科，病毒颗粒略呈球形，直径 80～160nm，有囊膜，其基因组为线性、非节段、正向单链 RNA 分子，其基因组是已知的 RNA 病毒中最大的，约 27～31kb。根据基因组序列的不同，冠状病毒可分为 α、β、γ 和 δ-冠状病毒属，其中 β-冠状病毒又分 A、B、C、D 四系。

目前已知能感染人的冠状病毒共七种，分别为 20 世纪 60 年代发现的经典人冠状病毒 HCoV-229E 和 HCoV-OC43，以及 2003 年后陆续发现的新型人冠状病毒，包括 SARS-CoV（2003 年）、HCoV-NL63（2004 年）、HCoV-HKU1（2005 年）、HCoV-EMC（2012 年）和 SARS-CoV-2（2019 年）。本文主要介绍后四种人新型冠状病毒，SARS-CoV 见传染性非典型性肺炎章节。

HCoV-NL63 是从一名 7 个月的患毛细支气管炎、结膜炎的婴儿体内分离得到[9]，属于 α-冠状病毒，与其他冠状病毒相比，它的 GC 含量十分低（34%）。HCoV-NL63 感染呈全球性分布，在不同国家呼吸道标本中的检出率为 0.6%～9.3%，冬季发病率最高。

HCoV-HKU1 属于 β-冠状病毒 A 系，是 2005 年从香港的一名 71 岁肺炎患者体内分离到[10]，HCoV-HKU1 的发病率在冬季最高与其他人类冠状病毒相似，HCoV-HKU1 感染全球均有报道，检出率为 0～4.4%。

HCoV-EMC 属 β-C 亚群冠状病毒，基因组长约 30.1kb，推测其至少包括 11 个开放读码框，其与 SARS-CoV 的基因组相似性仅为 54.9%，而与扁颅蝠属蝙蝠冠状病毒 BtCoV-HKU4 和伏翼属蝙蝠冠状病毒 BtCoV-HKU4 最为接近，基因组相似度均为 70.1%，全部氨基酸序列的相似度分别为 75.0% 和 76.7%[11]。HCoV-EMC 的流行主要在中东地区，所有病例均与旅行或居住在阿拉伯半岛的四个国家（沙特阿拉伯、卡塔尔、约旦、阿拉伯联合酋长国）存在直接或间接联系。由于第 2 位确诊的 HCoV-EMC 感染者曾接触过骆驼和羊，提示可能存在中间宿主。

2019 年 12 月我国湖北武汉出现了一些原因不明的肺炎病例，我国科学家确定其病原体为一种新型的冠状病毒。世界卫生组织（WHO）将该冠状病毒命名为 2019-nCoV，其所致疾病命名为 COVID-19（Coronavirus disease 2019）；而国际病毒分类委员会将该病毒命名为 SARS-CoV-2。由于疫情呈现全球传播，WHO 于 2020 年 1 月 31 日将该疫情认定为国际关注的突发公共卫生事件，截至 2020 年 8 月 14 日，全世界 200 多个国家和地区共报告病例超 2 000 万例，死亡超过 74 万例。SARS-CoV-2 和 SARS-CoV 同属于 SARS 相关冠状病毒种，两者基因组大约有 20% 的差异，但在 ORF1ab 编码的非结构蛋白中七个保守的复制酶结构域上的氨基酸序列相似度达到了 94%[12]。虽然 SARS-CoV-2 感染病例于 2019 年 12 月在我国武汉发现，但其最初来源并不清楚。

2. 临床表现 HCoV-NL63 可引起上、下呼吸道感染。上呼吸道感染较轻，常见发热、咳嗽、咽痛、鼻炎；HCoV-NL63 感染相关性严重下呼吸道感染、哮喘发作、毛细支气管炎、哮吼均有报道[13]。

HCoV-HKU1 感染中上呼吸道感染最为常见，严重病例如肺炎、毛细支气管炎、哮喘急性加重也曾有报道，多见于有基础疾病的人群；年幼患儿中 HCoV-HKU1 感染与热性惊厥的高发生率也可能相关[13]。

HCoV-EMC 感染主要表现为重症急性呼吸道感染并伴发肾功能衰竭。急性发病，高热，体温可达 39～40℃，可有寒战、畏寒、头痛和全身肌肉关节酸痛等流感样症状。肺部病变进展迅速，较快发生呼吸衰竭、急性呼吸窘迫综合征，可发生肾功能衰竭和多器官功能衰竭，危及生命。也可能存在部分轻症患者。儿童病例较少，症状轻，预后好，且部分为无症状感染者[14]。

COVID-19 的潜伏期一般为 1～14 天，多为 3～7 天。主要症状包括发热、干咳、乏力等，少数有咽痛、头痛、鼻塞、流涕、肌痛、腹泻及胸闷等症状，重症病例多在发病1 周出现呼吸困难或低氧血症，严重者可快速进展为ARDS、感染性休克、代谢性酸中毒、出血凝血功能障碍等。影像学表现可为多发小斑片影或双肺多发磨玻璃影，严重者可出现肺实变，部分患者可出现胸腔积液[15]。患者也可以仅有影像学表现而无任何临床症状。儿童 COVID-19 患者比例也很小，临床表现较成人病例轻，预后好。部分 SARS-CoV-2 感染者为没有任何症状和体征的无症状感染者[16]。西方国家少数儿童COVID-19 患者发生多器官炎症综合征，临床表现似川崎病[17]，但国内目前尚未见报道。

3. 实验室诊断

（1）核酸检测：核酸检测是人新型冠状病毒感染实验室诊断的主要方法，包括实时荧光定量 PCR、快速核酸检测、芯片技术和等温扩增等多种，其中实时荧光定量 PCR 是主流方法。

（2）血清学抗体检测：单纯 IgM 阳性不能作为实验室诊断标准。特异性 IgG 和 IgM 同时阳性或恢复期较急性期 IgG 抗体滴度升高四倍及以上具有诊断价值。

4. 治疗　主要是对症支持治疗。对于 HCoV-EMC感染，有研究发现，联合应用干扰素 α-2b 和利巴韦林治疗 HCoV-EMC 感染的恒河猴能够有效减少病毒复制，调节宿主反应，改善临床预后[18]。由于干扰素 α-2b和利巴韦林是较为成熟的临床抗病毒药物，并应用于其他病毒感染性疾病，因此，可以考虑应用于 HCoV-EMC感染。目前对于 COVID-19 也没有特效治疗药物，以对症支持治疗为主。

（三）新型布尼亚病毒感染

我国河南、山东、湖北和安徽等省自 2006 年始，相

继报告严重发热伴血小板减少（severe fever with thrombocytopenia syndrome，SFTS）为主要临床表现的病例，严重者发生多脏器损害，最后死亡。经我国疾控专家确认该病是一种新型布尼亚病毒感染所致[19]。

1. 病原学及流行病学　该新型布尼亚病毒属于布尼亚病毒科（Bunyaviridae）白蛉病毒属（Phlebovirus），为单股负链 RNA 病毒，其基因组含有 L、M 和 S 三个片段。病毒颗粒呈球形，直径 80～100nm，外有脂质包膜，表面有棘突。布尼亚病毒科病毒对外界抵抗力弱，不耐酸，易被乙醚、热、常用消毒剂和紫外线照射等灭活。

病例主要分布在河南、河北、山东、辽宁、安徽、浙江、江苏和云南等省的山区和丘陵地区的农村，发病季节多在春夏季。人群普遍易感，疫区户外劳动或活动者，感染风险较高。由于从病例报告地区的蜱中分离到该病毒，且部分病例发病前有明确的蜱叮咬病史，提示这是一重要感染途径。另外，患者的血液和血性分泌物具有传染性[20]，可为传染源。

2. 临床表现

（1）症状和体征：潜伏期可能 1～2 周。起病急，发热，体温多在 38℃ 以上，重症患者持续高热，可达 40℃以上，伴乏力、恶心、食欲缺乏、呕吐等，部分病例热程超过 10 天。可有肌肉酸痛、头痛及腹泻。危重病例可出现皮肤瘀斑、消化道及肺出血、甚至出现意识障碍，最后因休克、呼吸衰竭和弥散性血管内凝血等多脏器功能衰竭死亡。

（2）实验室检查：①外周血象示白细胞计数减少，可低至 $1.0×10^9/L$ 以下，粒细胞及淋巴细胞比例多正常。90% 以上的患者血小板降低，多为 $(30～60)×10^9/L$，严重者可更低。②约 50% 的病例尿常规出现蛋白尿，多为（＋～＋＋＋），少数患者有血尿。③血生化：乳酸脱氢酶（LDH）、肌酸激酶（CK）、心肌型肌酸激酶同工酶（CK-MB）、天冬氨酸转氨酶（AST）及丙氨酸转氨酶（ALT）有不同程度升高，也可有肌酐和尿素氮升高。

3. 实验室诊断

（1）病毒分离：可用 Vero、Vero E6 等细胞从患者急性期血清标本中分离病毒。

（2）核酸检测：用 RT-PCR 和实时 PCR 方法检测血标本中病毒核酸。

（3）血清特异性 IgG/IgM 检测：新型布尼亚病毒特异性 IgM 阳性、IgG 抗体阳转或恢复期较急性期抗体滴度 4 倍以上升高，可确定诊断。

4. 治疗　本病无特异性治疗手段，治疗原则主要为对症和支持治疗。由于患者血液及血性分泌物具有

传染性,有出血者应进行单间隔离,同时医务人员及陪护人员注意防护。

(谢正德 照日格图)

参考文献

[1] LIU H,WAN Z,SHE L,et al. Inflammation Pharmacological Reaction and YMDD Mutational Patterns in Lamivudine Therapeutics Hepatitis B Virus. Front Pharmacol. 2021, 15; 12:648170.

[2] YAN C,CUI J,HUANG L,et al. Rapid and visual detection of 2019 novel coronavirus(SARS-CoV-2)by a reverse transcription loop-mediated isothermal amplification assay. Clin Microbiol Infect. 2020,26(6):773-779.

[3] CHAMNI S,DE-EKNAMKUL W. Recent progress and challenges in the discovery of new neuraminidase inhibitors. Expert Opin Ther Pat. 2013,23(4):409-423.

[4] POOLE CL,JAMES SH. Antiviral Therapies for Herpesviruses:Current Agents and New Directions. Clin Ther. 2018,40(8):1282-1298.

[5] ZHOU X,SUN L,YAO X,et al. Progress in Vaccination of Prophylactic Human Papillomavirus Vaccine. Front Immunol. 2020,10(11):1434.

[6] ALLANDER T,TAMMI MT,ERIKSSON M,et al. Cloning of a human parvovirus by molecular screening of respiratory tract samples. Proc Natl Acad Sci USA,2005,102(36):12891-12896.

[7] KANTOLA K,HEDMAN L,ARTHUR J,et al. Seroepidemiology of human bocavirus 1-4. J Infect Dis,2011,204(9):1403-1412.

[8] EDNER N,GASTILLO-RODAS P,FALK L,et al. Lifethreatening respiratory tract disease with human bocavirus-1 infection in a 4-year-old child. J Clin Microbiol,2012,50:531-532.

[9] VAN DER HOEK L,PYRC K,JEBBINK MF,et al. Identification of a new human coronavirus. Nat Med,2004,10(4):368-373.

[10] WOO PC,LAU SK,CHU CM,et al. Characterization and complete genome sequence of a novel coronavirus,coronavirus HKU1, from patients with pneumonia. J Virol, 2005, 79(2):884-895.

[11] ZAKI AM,VAN BOHEEMEN S,BESTEBROER TM, et al. Isolation of a novel coronavirus from a man with pneumonia in Saudi Arabia. N Engl J Med,2012,367(19):1814-1820.

[12] CHEN Y, LIU Q, GUO D. Coronaviruses:genome structure, replication, and pathogenesis. J Med Virol, 2020, 92:418-423.

[13] CUI LJ,ZHANG C,ZHANG T,et al. Human Coronaviruses HCoV-NL63 and HCoV-HKU1 in Hospitalized Children with Acute Respiratory Infections in Beijing, China. Adv Virol, 2011:129134.

[14] OMRANI AS,MATIN MA,HADDAD Q,et al. A family cluster of Middle East Respiratory Syndrome Coronavirus infections related to a likely unrecognized asymptomatic or mild case. Int J Infect Dis,2013,17(9):e668-e672.

[15] HUANG C,WANG Y,LI X,et al. Clinical features of patients infected with 2019 novel coronavirus in Wuhan, China. Lancet,2020,395(10223):497-506.

[16] LU X,ZHANG L,DU H,et al. SARS-CoV-2 Infection in Children. N Engl J Med,2020,382(17):1663-1665.

[17] FELDSTEIN LR, ROSE EB, HORWITZ SM, et al. Multisystem Inflammatory Syndrome in U. S. Children and Adolescents. N Engl J Med,2020,383(4):334-346.

[18] FALZARANO D,DE WIT E,RASMUSSEN AL,et al. Treatment with interferon-α2b and ribavirin improves outcome in MERS-CoV-infected rhesus macaques. Nat Med,2013,19(10):1313-1317.

[19] YU XJ,LIANG MF,ZHANG SY. Fever with thrombocytopenia associated with a novel bunyavirus in China. N Engl J Med,2011,364(16):1523-1532.

[20] GAI ZT. LIANG M,ZHANG Y,et al. Person-to-person transmission of severe fever with thrombocytopenia syndrome bunyavirus through blood contact. Clin Infect Dis, 2012, 54(2):249-252.

第2节 麻疹

麻疹(measles)是麻疹病毒感染所致的具有高度传染性的急性出疹性呼吸道传染病。本病的主要临床特点是发热、皮疹,可发生肺炎等并发症。我国使用麻疹减毒活疫苗已近50年,麻疹的流行已得到控制,只有一些散发病例及小范围的流行。由于人口流动性原因,近年来小于1岁的婴幼儿麻疹病例增多,部分地区其发病率已超过100/10万[1]。由于麻疹疫苗接种率下降和境外输入,美国等一些曾消除了本土麻疹的国家,近年麻疹病例近年显著增加[2,3]。

【病原学】 麻疹病毒属于 RNA 病毒,分类上属于副黏液病毒科、麻疹病毒属。麻疹病毒颗粒呈多形性球形结构,直径为 100~250nm。此病毒颗粒有内部的核衣壳,由盘绕成螺旋状的蛋白质和 RNA 组成;也有一层囊膜,其上有两种短的突起。这些突起(膜粒,peplomers)包括圆锥形的血凝素(H)膜粒和哑铃形的融合(F)膜粒。此病毒的单链 RNA 的分子量为 4.5×10^6 D。麻疹病毒含有 6 种结构蛋白质,其中有 3 种与病毒的 RNA 结合在一起,它们分别是核蛋白(N)、聚合酶蛋白(P)和大蛋白(large protein,L)。另外三种与病毒的囊膜相关,包括 M 蛋白,一种未糖基化的与内部脂质双层膜相关的蛋白质;两种糖蛋白,H 和 F 蛋白。H 蛋白负责病毒同宿主细胞表面的受体结合(这是病毒感染的第一步),同时也构成介导血细胞凝集的抗原。使猴红细胞凝集的血凝反应形成了检测针对麻疹病毒的抗体的主要方法之一,血凝抑制(HI)试验。F 蛋白负责病毒与宿主细胞的膜融合、病毒穿透到宿主细胞内,以及引起溶血。与其他副黏液病毒不同的是,在麻疹病毒的囊膜表面未发现有神经氨酸酶。麻疹病毒有 A~H 共 8 个基因组,23 个基因型,我国麻疹流行的优势基因型是 H1a[4,5]。一般认为人类是麻疹病毒唯一的感染宿主,但猴类也可受其感染。

麻疹病毒对理化因素的抵抗力弱,对热、强光、酸、干燥和一般消毒剂都很敏感,但该病毒在空气飞沫中存在几小时仍有感染性。

【流行病学】 麻疹病人是本病唯一的传染源,从潜伏期末至出疹后 5 天内,病人的结膜和呼吸道分泌物、尿和血液,特别是白细胞内均有此病毒。麻疹的流行有一定的季节性,发病高峰多在春季后期,但一年四季均可有发病。

本病主要通过直接接触和呼吸道分泌物飞沫传播。未患本病也未接种麻疹疫苗者对本病易感。因为麻疹疫苗是我国计划免疫项目之一,凡接种过疫苗的个体患本病的可能性小。我国 2010 年制定了消除本土麻疹所采取的策略和措施,并制定下发了《2006—2012 年全国消除麻疹行动计划》。消除麻疹是指将麻疹发病率控制在 1/100 万以下。但近年随着人口流动性增加,我国麻疹流行出现新的特点,小年龄儿童发病率较高,其中<1 岁儿童发病率最高(75.57/10 万)[1],其原因可能是婴儿从通过预防接种获得免疫的母体获得的麻疹保护性抗体滴度较低,婴儿体内的抗体滴度在免疫接种前已经降低到不能产生保护性[6,7]。局地仍有疫情发生,2010 年全国通过麻疹监测信息报告管理系统报告的疑

似麻疹暴发疫情 353 起,确定为麻疹暴发 316 起[1]。因此,我国麻疹控制仍面临挑战。

一些西方发达国家,从 1994 年开始在一些高危地区开展麻疹强化免疫活动,取得控制麻疹流行的显著效果。美国和西欧不少国家实际已经消灭本土麻疹病例。

【发病机制和病理改变】 麻疹病毒侵入呼吸道(包括鼻咽部、支气管等)上皮细胞,并经血流播散到网状内皮系统,并从这里感染各类白细胞,从而造成皮肤、呼吸道和其他器官的损害,出现病毒血症,尿中也可排出病毒。肠黏膜和结膜也受累。在毛细血管周围有浆液性渗出和单核细胞的增殖,以及少量中性粒细胞的浸润。在呼吸道和淋巴样组织中可见有核内和胞质内包涵体的多核巨细胞(Warthin-Finkeldey giant cells)。麻疹病毒直接侵入 T 淋巴细胞并释放抑制性细胞因子如白介素 4,可能在麻疹病程中及其后的一过性细胞免疫抑制中起某种作用。血液中主要的受感染细胞是单核细胞。整个呼吸系统的感染造成具有特征性的咳嗽和鼻卡他症状,以及有时出现的哮吼、支气管炎和肺炎。对呼吸道的普遍的损害和纤毛的丧失,可促发肺炎(包括麻疹病毒造成的间质性肺炎)和中耳炎。

在出疹前测定不到特异性抗体。细胞免疫(主要由细胞毒性 T 细胞和自然杀伤细胞组成)在宿主的免疫保护中起突出作用。因此,细胞免疫有缺陷者为患重症麻疹的高危人群。科氏斑和皮疹的发生是由真皮毛细血管内皮细胞对病毒的免疫反应所致。在本病的早期,即可从皮肤中检出麻疹病毒抗原。麻疹病毒性脑炎的病理改变包括灶性出血、充血和血管周围的脱髓鞘。

【临床表现】 典型麻疹病人的病程可分为潜伏期、前驱期、出疹期及恢复期 4 个阶段。

1. 潜伏期 麻疹的潜伏期为 9~14 天。

2. 前驱期 本病前驱期约为 2~4 天,有不适如咳嗽、鼻卡他、结膜炎、流泪和发热,体温可高达 40℃ 以上。患儿尚可有打喷嚏、眼睑水肿、畏光等表现。此时皮疹尚未出现,因此有可能被怀疑为流感。皮疹出现之前,在鲜红色口腔颊黏膜上出现直径为 0.5~1mm 的白色或乳白色斑点,即麻疹黏膜斑(Koplik 斑,科氏斑)。如光线不充足,不易观察到。此斑易于出现的典型部位是颊黏膜沿第二磨牙的部位。这种黏膜疹与任何其他传染病无关。一旦皮疹出现,科氏斑会很快消退直至消失。整个颊黏膜和口唇内侧的黏膜都可发红、粗糙。但不是每一例麻疹病人都出现科氏斑[8]。

3. 出疹期 麻疹典型的皮疹首先在发际、颈侧部和耳后出现,大约 24 小时内首先向面部、颈部、上肢及上胸部蔓延,然后向下向躯干和下肢蔓延,包括掌跖部,

均可出现,而且可融合成片(图19-3)。此时患儿处于本病的极期,有高热,可有咳嗽、呼吸急促、嗜睡等表现。出疹后第4天,皮疹开始按照出现的顺序消退,在许多病例中,随着皮疹在肢体出现,头面部的皮疹开始消退。

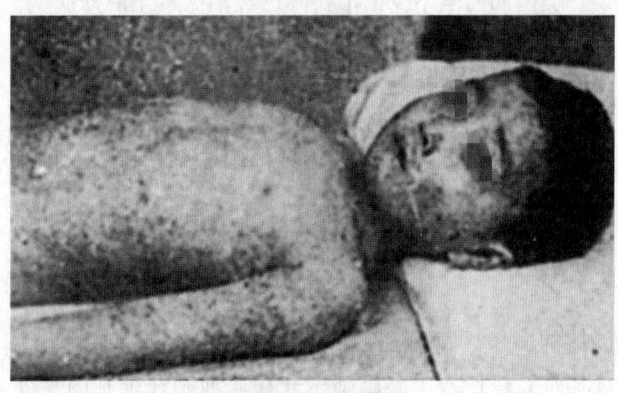

图19-3 麻疹

此图显示麻疹患儿出疹期的典型病态:面、躯干及四肢均有红色斑丘疹,有些部分较密集;眼睑微肿,结膜及前鼻孔均见充血,分泌物多。

4. 恢复期 病程后期可出现皮肤变为棕色以及脱屑。皮疹出现后3~5天,体温开始下降。如此时体温不降低,可能提示有并发症(图19-4)。淋巴结肿大、恶心呕吐和腹泻以及脾大常见。即使是无并发症的患儿,胸部X线检查也可有异常所见。这是因为麻疹病毒有侵袭呼吸道的特性。整个病程持续大约10天。

本病在较大儿童和成人显得更重一些,表现为体温更高、皮疹更突出,并发症发生率较高。

临床上有一种轻型或"修饰型"麻疹,其症状较轻,皮疹较少,多发生于原有部分免疫力(主动或被动免疫)的个体。这些个体包括1岁以内的、仍然保留有来自母亲的被动转移抗体的婴儿、曾经接受过主动免疫的

儿童等。

不典型麻疹:发生于接种麻疹疫苗之后。上海医科大学儿科医院在1989—1998年共诊断麻疹101例。其中6岁以上者占35%;在3~5月份发病者占49.5%。这些病例中,外来人口占绝大多数,总结病例的临床特点发现,科氏斑检出率减少、出疹不典型、出疹时间提前(发病0~1天出疹者有16.8%)、个别病例出疹先于发热、出疹顺序异常、出现异型皮疹,发热不显著等。

【并发症】

1. 呼吸系统并发症 大约15%的麻疹患儿出现。肺炎、喉气管支气管炎和中耳炎最为常见。肺炎多数是继发细菌和病毒感染所致,最常见的细菌是肺炎链球菌、b型流感嗜血杆菌、莫拉菌属和葡萄球菌等[9],也可发生由麻疹病毒本身所致的原发性巨大(giant)细胞性肺炎,特别是在免疫受抑制或营养不良的病人。发生严重呼吸道并发症者可出现支气管痉挛、严重喉喘鸣或毛细支气管炎(在婴儿)。中耳炎常见于年幼儿童。免疫受损的病人易于发生严重并发症。

2. 中枢神经系统并发症 麻疹可发生3种较为罕见但严重的中枢神经系统并发症,包括急性播散性脑脊髓炎(acute disseminated encephalomyelitis,ADEM)、麻疹包涵体脑炎(measles inclusion body encephalitis,MIBE)、亚急性硬化性全脑炎(subacute sclerosing panencephalitis,SSPE)[9,10]。ADEM是由麻疹病毒所致的脱髓鞘性自身免疫性疾病,在麻疹起病后几天至几周内发生,发生率大约1/1 000麻疹病例,临床特征是发热、惊厥和神经系统功能缺失。MIBE是在细胞免疫损伤的个体,其大脑进行性的麻疹病毒感染,严重者可致死亡,多见于免疫受损或抑制的器官移植的患者和HIV感染儿童。

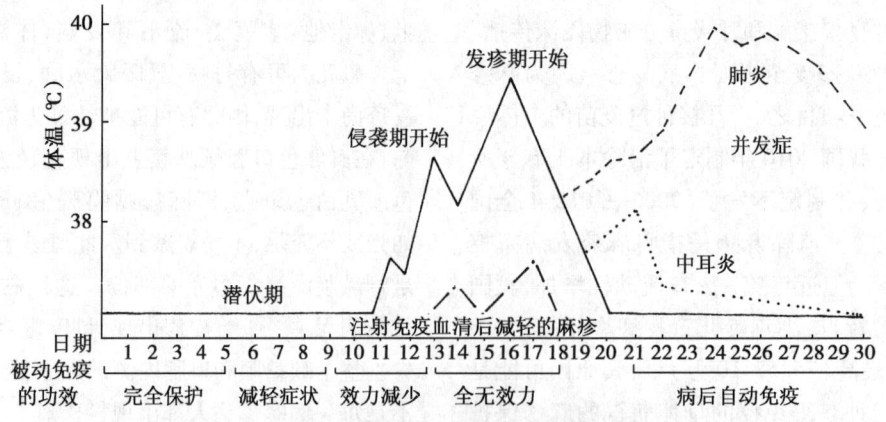

图19-4 麻疹的典型体温曲线图与被动免疫的功效

此图显示一般麻疹病人的病程。越早施行被动免疫则保护力越大。如果在初次接触病人之后4、5天内作被动免疫注射,大多可以完全保护,不发麻疹。如果在晚期注射,效力就很小,甚至全无功效。

SSPE 是由麻疹病毒慢性、持续性感染引起的脑炎，有研究认为是因宿主对有缺陷的麻疹病毒发生反应所致。此病的组织病理学改变包括炎症、坏死和修复；在发病初期炎症较轻，脑膜、大脑皮层灰质、皮质下灰质及白质均受累，在血管周围有由浆细胞和淋巴细胞组成的袖套样改变。有胶质细胞的普遍增多、至病程后期有神经元的丧失以及继发于神经元变性的髓鞘的丧失。在神经元、星状细胞和少突树突状细胞的细胞核内可有包涵体，其周围有清楚的晕环。用标记的麻疹病毒抗体可以证实在这些包涵体内以及无包涵体的细胞内都有麻疹病毒抗原存在。本病的发病机制尚未真正确立，病毒变异学说不能解释不同病例中分离到的毒株变异或突变无一致性这一现象，但在病人的脑组织中从未证实有完整的麻疹病毒，主要因为病毒的基质蛋白由于发生突变，不能与病毒的其他成分结合而装配成完整病毒，而对这种有缺陷的病毒，无论是抗体还是细胞免疫均不能清除。SSPE 好发于婴儿期患过麻疹的人，这提示免疫未成熟及母亲来源抗体的持续存在也可能与本病的发生有关。

大约 1 万~10 万名曾患麻疹的儿童中 5~10 年后出现 1 例 SSPE，相对多见于 2 岁以前患麻疹的病例。其特征是惊厥、进行性认知和运动功能障碍。发病后先有数月的进行性痴呆，脑炎呈进行性恶化，出现肌阵挛等表现及典型的脑电图改变。患儿一般在发病后 6~12 个月死亡。本病也可在麻疹疫苗接种后发生，但其发生率很低，在 1/1 000 000 以下。病人的血清和脑脊液中存在高滴度的麻疹病毒抗体。

3. **角膜结膜炎**　严重者可致失明。

4. **胃肠道并发症**　包括腹泻、肝炎、阑尾炎、回肠结肠炎和肠系膜淋巴结炎。腹泻多由继发的细菌和原虫感染所致。可在无黄疸等情况下，出现丙氨酸转氨酶（ALT）和天冬氨酸转氨酶（AST）的显著升高。

5. **其他罕见的并发症**　心肌炎、肾小球肾炎、感染后血小板减少性紫癜。麻疹可使原有的结核病加重，推测其原因是麻疹病毒抑制了细胞免疫。患麻疹或接种麻疹疫苗均可使结核菌素皮肤试验在大约 1 个月的时间内呈阴性反应。

【实验室检查】　周围血白细胞常减少，淋巴细胞比中性粒细胞减少更多，这可能是因这些细胞受麻疹病毒侵袭所致。白细胞增多可能反映有细菌性重叠感染。中枢神经系统并发症的病例脑脊液中蛋白和淋巴细胞常增多。

麻疹的实验室诊断方法包括：

（1）从麻疹病人呼吸道分泌物涂片中用免疫荧光方法检测麻疹病毒抗原可作出特异性诊断。

（2）从麻疹患儿血、尿和呼吸道分泌物中可以分离到麻疹病毒。

（3）用逆转录 PCR 方法从患儿血、尿和呼吸道分泌物中检出麻疹病毒核酸。

（4）血清麻疹病毒特异性 IgM 检测，6 周内未接种过麻疹减毒活疫苗而血清麻疹 IgM 抗体阳性，可以确诊。麻疹特异性 IgM 在出疹后 1~2 天出现，1 个月内仍可检测到。因此，出疹 72 小时内的血清麻疹病毒 IgM 阴性，不能除外麻疹病毒感染，需要采集第二份血清。

（5）恢复期病人血清中麻疹 IgG 抗体滴度比急性期有 4 倍或 4 倍以上升高，或急性期抗体阴性而恢复期抗体阳转。

【诊断与鉴别诊断】　根据典型的临床表现，如呼吸道卡他症状、畏光、流泪、口腔黏膜麻疹科氏斑、一定的前驱期后出现自上而下的皮疹等，诊断并不困难。但对流行初期或不典型病例，仍需要进行实验室检查以确定诊断。年龄较大的儿童和成人麻疹病例，诊断往往被延误。

应当考虑鉴别的疾病有猩红热（皮疹特点不同，皮肤弥漫性充血），传染性单核细胞增多症和肠道病毒感染（皮疹不如麻疹显著），风疹，幼儿急疹（热退后出疹），弓形虫病，药疹，肺炎支原体感染，立克次体病，川崎病等。

【治疗】　对麻疹尚无特异性抗病毒疗法。可用对乙酰氨基酚或布洛芬退热，卧床休息及保证充足的液体入量是必要的。对有喉炎或干咳者，需要使室内空气湿度较高。对并发中耳炎或肺炎的患儿应适当使用抗生素治疗。对并发脑炎的病例，需进行严密的监测，特别是颅内压的监测。

设有对照的临床试验证实，对重症麻疹病例，特别对 2 岁以下患儿，用大剂量维生素 A 治疗有效。WHO 推荐对 1~6 月龄的患儿用维生素 A 5 万单位、6~12 个月龄者用 10 万单位、对 1 岁以上儿童用 20 万单位，连用 2 天。对于维生素 A 缺乏的眼部症状的儿童，2~4 周后还应给予 1 剂相同剂量的维生素 A[11]。

利巴韦林在体外对麻疹病毒有抑制作用，对免疫受损的病例可考虑试用此药治疗。对合并脑炎、SSPE 或巨细胞性肺炎患儿，用肾上腺皮质激素制剂或免疫球蛋白的价值有限。

中医中药治疗：对前驱期患儿应用辛凉透表的方剂、对发疹期患儿用清热解毒透疹的方剂、对恢复期病人应用养阴清余热或调理脾胃之法。

【预防】　对于麻疹的预防，除采取一般公共卫生措施、控制传染源、切断传播途径和保护易感人群的措施外,主要通过接种麻疹疫苗的主动免疫措施来做到[12,13]。目前我国计划免疫规定,儿童接种麻疹、腮腺炎、风疹三联减毒活疫苗(MMR),共接种 2 剂次,8 月龄、18 月龄各接种 1 剂,每次剂量 0.5ml,部分城市,如北京,在 6 岁时还加强 1 剂次接种。

对于严重免疫缺陷的个体,特别是对艾滋病患者,不应接种麻疹减毒活疫苗,否则可能引起重症麻疹。但经用高效抗逆转录病毒疗法(HAART)治疗一定时间后再接种,可以取得较好的保护效果。

(谢正德)

参考文献

[1] 马超,郝利新,马静,等.中国 2010 年麻疹流行病学特征与消除麻疹进展.中国疫苗和免疫,2011,17(3):242-248.

[2] PAULES CI,MARSTON HD,FAUCI AS. Measles in 2019-Going Backward. N Engl J Med, 2019, 380 (23): 2185-2187.

[3] KELLER JM,DELA CRUZ CS,PASNICK S,et al. Measles. Am J Respir Crit Care Med,2019,200(1):1-2.

[4] 张燕,姬奕昕,朱贞,等.中国流行的麻疹病毒基因型和亚型趋势分析.中国疫苗和免疫,2009,15(2):97-103.

[5] 谢正德,姬奕昕,王艳,等. 2003 年北京地区流行的麻疹野病毒株的基因型分析.中华儿科杂志,2006,44(5):364-368.

[6] ZHAO H,LU PS,HU Y,et al. Low titers of of measles antibody in mothers whose infants suffered from measles before eligible age for measles vaccination. Virol J,2010,7:87.

[7] XU. ZW,CHEN YP,YANG MJ,et al. The epidemiological and clinical characteristics of measles in Wenzhou, China, 2000-2010. Epidemiol Infect,2014,142(1):20-27.

[8] 谢正德,张辉,刘亚谊,等.麻疹感染的临床特征及诊断.实用儿科临床杂志,2005,20(5):427-428.

[9] MOSS WJ. Measles. Lancet, 2017, 390 (10111): 2490-2502.

[10] WENDORF KA,WINTER K,ZIPPRICH J,et al. Subacute Sclerosing Panencephalitis: The Devastating Measles Complication That Might Be More Common Than Previously Estimated. Clin Infect Dis,2017,65(2):226-232.

[11] WHO. Measles vaccines:WHO position paper—April 2017. Wkly Epidemiol Rec,2017,92:205-227.

[12] MA C,AN Z,HAO L,et al. Progress Toward Measles Elimination in the People's Republic of China, 2000-2009. J Infect Dis,2011,204S1:S447-454.

[13] HU X,XIAO S,CHEN B,et al. Gaps in the 2010 measles SIA coverage among migrant children in Beijing: Evidence from a parental survey. Vaccine,2012,30(39):5721-5725.

第 3 节 风疹

风疹(rubella)是风疹病毒引起的常见急性传染病,主要表现为发热、斑丘疹、耳后及枕后淋巴结肿大,病情较轻,预后良好。孕妇风疹病毒感染可致新生儿发生先天性风疹综合征,造成严重的疾病负担。1940 年澳大利亚风疹大流行之后,由于母亲在怀孕早期感染风疹,不少婴儿患先天性白内障和先天性心脏病,后果严重。因此,预防风疹引起医学界重视[1]。现有减毒风疹疫苗安全有效,可有效预防先天性风疹综合征[2,3]。

【病原学】 风疹病毒直径约 50~70nm,属 RNA 病毒披盖病毒属,受感染的细胞质内有嗜酸性包涵体。此病毒不耐热,在室温中很快失去活力,低温-60℃可以保存,能在兔肾、乳田鼠肾及绿猴肾细胞等生长,风疹病毒只有一种抗原型,可用抗原快速地滴定血清内所含特异性抗体,以此血清学诊断,可确定风疹。出疹前及疹后 5 天,在患儿的鼻咽部有病毒存在,由该处的分泌物中可以分离出病毒,病毒血症发生较早,在疹前 7 天即已存在,出疹后已不易从血清中分离出病毒。病毒主要侵犯上呼吸道及淋巴组织,也可以通过血液累及全身其他系统,常见为中枢神经系统。

【流行病学】 冬春两季发病较多。本病多见于学龄前及学龄儿,6 个月以下婴儿由于母传抗体的保护,很少发病。在发生流行时各年龄期儿童均可发病,传染性强。接触的易感儿约有 30% 发生显性感染,其余为隐性感染或不受感染。一次感染后,无论是隐性或显性感染,均可产生持久的免疫力,但偶可见到再次发病者。据原卫生部药品生物制品检定所的调查研究,2~3 岁的儿童已有半数受染,学龄前儿童中近 80% 已有血清抗体。我国自 20 世纪 80 年代后期至今有多次地方性流行,小儿及成人抗体阳性率已达 98%。

病原体由口、鼻及眼部的分泌物直接传给旁人,或通过呼吸道飞沫散播传染。出疹后,血液内很快出现中和抗体,半个月至 1 个月达高峰。风疹病毒易被干燥和高压灭活。妊娠期或生产时感染风疹可以发病或隐性感染。胎儿感染风疹病毒后,病毒可在新生儿咽部持续生存,并由大小便排出,长达 6 个月或更久,因而可能在家庭成员或医护人员中传播。

【发病机制与病理改变】 病毒直接损害血管内皮细胞引起皮疹,近年来认为抗原抗体复合物与真皮上层的毛细血管充血和轻微炎性渗液引起皮疹相关。呼吸道有轻度炎症及淋巴结肿胀。并发脑炎时,可致脑组织水肿、血管周围炎及神经细胞变性。

【临床表现】

1. **潜伏期** 长短不一,一般为 2~3 周。

2. **前驱期** 一般为 1~2 天,症状不严重,常见咳嗽、喷嚏、流涕、咽痛、嘶哑、头痛、眶后疼痛、结膜炎、食欲缺乏及发热等。部分病人可在软腭及咽部附近见到玫瑰色或出血性斑疹,大小如针头或稍大。

3. **出疹期** 于发病 1~2 天出现,迅速由面部、颈部、躯干波及四肢,但手掌、足跖大都无疹。皮疹呈浅红色,稍稍隆起,大小约 2mm,分布均匀,但比猩红热皮疹大,疹间有正常皮肤,躯干部皮疹稀疏,面部及四肢往往融合。颈、腕及指/趾可见疏散之斑丘疹。皮疹于 1~4 天隐退,无脱屑或有细小脱屑,出疹期可伴轻至中度发热及上呼吸道感染症状,随疹退而消退,体温持续不降或退而又升,应考虑并发症及继发感染。耳后、枕后及颈后淋巴结肿大,可有轻度压痛,不融合。皮疹出现后,淋巴结肿多数在 1 周内消退,也有持续数周者。脾脏常有轻度肿大。

出疹期白细胞数正常或略低,分类淋巴细胞在最初 1~4 天内减少,其后增多,发病 1 周内血沉增快。

【并发症】 并发症很少,偶见扁桃体炎、中耳炎和支气管炎。毛细支气管炎和支气管肺炎,可在发病高峰期时发生。风疹后数周,偶见肾小球肾炎、关节炎、血小板减少或不减少性紫癜。风疹后肾炎,非病毒直接作用,与免疫反应有关。出疹后 1~6 天,偶见并发脑炎,发病率低,约为 1/6 000,表现与其他病毒脑炎相似,多数有癫痫发作,大部分可痊愈[4]。

【诊断与鉴别诊断】 风疹的症状极不一致,临床确诊比较困难,尤其是散发性病例和非典型病例,风疹的形态介于麻疹和猩红热之间,这三种疾病鉴别见表 19-3。

表 19-3 风疹与麻疹和猩红热的鉴别诊断

	麻疹	风疹	猩红热
潜伏期	7~21 天	10~21 天	2~7 天
前驱期及常见症状	通常 3 天 卡他症状严重,高热、上呼吸道卡他症状明显,咳嗽较重	半天或 1 天,或无前驱期 卡他症状轻微、发热甚轻或不发热	约 1 天 较剧烈咽痛,可有呕吐,常见高热,毒血症状可较重
科氏斑	有	无	无
皮疹	暗红色斑丘疹,形态不整齐,先于面部,自上而下逐步出现,于第 2 天或第 5 天出透,通常于第 4 天开始隐退	淡红色斑丘疹,较麻疹小,分散或融合,先见于面部,发展迅速,24 小时内发遍全身,第 3~4 天或更早隐退	皮肤普遍充血,上有鲜红斑点疹,先见于颈、胸,面部无疹,但可见口周苍白圈。皮疹 2~3 天发遍全身,第 6~7 天或更久隐退,有时也可较短
淋巴结	全身淋巴结肿胀	耳部、枕部淋巴结肿胀	颌下或颈部淋巴结常肿胀
色素沉着	有	无	无
脱屑	糠秕屑	细糠秕脱屑或无	大块脱皮
杨梅舌	无	无	有
血象	白细胞减少,出疹期内淋巴细胞减少	白细胞大多减少,出疹期内淋巴细胞较多	白细胞增高,以中性粒细胞为主

风疹、幼儿急疹及川崎病有相似之处,川崎病发热在 5 日以上,除皮疹外还有特殊的川崎容貌、两眼充血但无分泌物、口唇干裂甚至出血、四肢末端肿胀、还可伴有淋巴结肿大等表现。幼儿急疹仅限于婴儿时期,热度较高,发热 3~4 天后,热退时才出疹。药物疹无发热及卡他症状,应询问出疹前是否用过苯巴比妥、磺胺类或抗生素类药物。传染性单核细胞增多症有时发生皮疹,必要时查 EB 病毒特异性抗体以鉴别。柯萨奇病毒 A 组 2、4、9、16 等型,B 组 1、3、5 型感染和埃可病毒(enterocytopathogenic human orphan virus, ECHO virus)1、2、

3、4、6、9、14、16 等型感染往往发生类似皮疹,应根据流行病学及病原学检查进行鉴别。

风疹诊断主要依据:

1. 流行病学史 我国在 2008 年已将风疹减毒活疫苗纳入国家计划免疫,现在风疹暴发已少见[5],故流行病学史多不明显。

2. 临床特点 前驱期短,出疹多在 24 小时内遍及全身。耳后、枕后及颈后淋巴结肿大。

3. 病原学检查

(1) 病毒分离培养:取病儿鼻咽部分泌物做组织培养,可分离出风疹病毒。

(2) 病毒核酸检测:多数病例在出疹时及出疹后 7~10 天内,病毒核酸检测阳性,标本包括咽拭子和尿液[6]。

4. 血清特异性抗体测定 特异性 IgM 抗体在风疹刚出疹的阳性率只有 50%,出疹 5 天后,绝大多数病例可以检测到风疹特异性 IgM 抗体[6]。IgG 抗体在出疹后 2~3 天即可升高,约 2~4 周达高峰,以后渐下降。因此特异性 IgM 增高或双份血清 IgG 抗体滴度≥4 倍升高可诊断风疹急性期。新生儿特异性 IgM 抗体增高提示经胎盘感染了风疹。

【预防】 病人隔离至皮疹出现后 5 天,若病房内出现风疹病例,则应隔离。妊娠(特别在早期)妇女,无论是否曾患过风疹或是否接种过风疹疫苗,都应尽可能避免与风疹病儿接触,因妊娠尤其在 3 个月内患风疹极易发生先天性风疹综合征,致胎儿畸形。未患过风疹的小儿如与病人接触,一般不进行检疫。

1. 被动免疫 免疫球蛋白的被动免疫效果,至今尚不肯定。因儿童期风疹病情较轻,不需作被动免疫。妊娠早期的妇女如风疹 IgG 抗体阴性,又与风疹病人有接触,应做人工流产,如无条件做人工流产,可考虑肌内注射高价免疫球蛋白 20~30ml。以防胎儿感染风疹。

2. 主动免疫 风疹减毒活疫苗经国外十余年广泛应用,已证明安全、有效。接种后抗体阳性率可达 95% 以上,抗体可维持有效 7 年以上。接种后仅在个别儿童引起短期轻度发热、皮疹、淋巴结肿大或一过性关节炎、关节痛。所采用的疫苗有单独风疹疫苗,或风疹、麻疹、流行性腮腺炎三联疫苗,后者可减少小儿预防接种次数。接种的对象各国采用的方案不同,如美国采用自 1 岁至青少年普遍接种,这可使风疹发病率下降,从而减少孕妇感染风疹的机会;有些国家只对 11 岁以上女童进行接种,有利于节省人力、物力。对青年或育龄妇女也应接种风疹疫苗,可先测定其血清中有无风疹抗体,抗体阴性者进行疫苗接种。由于疫苗接种也可使胎儿发生减毒疫苗株的感染,因此妇女接种后 3 个月内要避免受孕,孕妇也不宜接种疫苗。目前我国计划免疫规定,儿童接种麻疹、腮腺炎、风疹三联减毒活疫苗(MMR),共接种 2 剂次,8 月龄、18 月龄各接种 1 剂,每次剂量 0.5ml,部分城市如北京,在 4~6 岁时还加强 1 剂次接种[7]。有免疫缺陷、应用肾上腺皮质激素等免疫抑制剂等应视为该类减毒活疫苗的接种禁忌证。

【治疗】 无特效治疗,以对症支持治疗为主。在发热期间,应卧床休息,保证能量和液体的摄入;可酌情给予清热解毒的中药。如有高热、头疼、咽疼等,应给予对症治疗。

【附】 先天性风疹综合征(congenital rubella syndrome,CRS)

孕妇在妊娠早期若患风疹,风疹病毒可以通过胎盘感染胎儿,引起先天性风疹综合征(CRS)。

一、发病机制

风疹病毒造成特殊畸胎的原理仍未完全知晓。孕妇感染风疹,在出疹前 1 周已有病毒血症,病毒可通过胎盘感染胎儿。母体感染风疹越早,传递给胎儿的机会越多。据 Kibrick 等(1974 年)观察,妊娠第 1 个月时一旦感染风疹,胎儿先天性风疹发生率可高达 50%,第 2 个月 30%,第 3 个月 20%,第 4 个月后感染风疹对胎儿也不是完全没有危险。婴儿可在生后即出现症状,亦可在数周、数月甚至数年后才逐渐表现出来,也可在十余年后出现严重的进行性神经系统退行性变,血清及脑脊液中可持续存在高浓度的风疹抗体,脑脊液蛋白质及丙种球蛋白亦可增高。

风疹病毒造成特殊胎儿畸形可能有两种原因,一是病毒所致的炎性病变;另一个是胚胎细胞生长发育受影响,即使胚胎细胞有 1/25 000~1/10 000 受影响,也会使胎儿的生长发育迟缓,分化受限。原因是受累的细胞有丝分裂受抑制,从而影响核酸的复制,阻碍细胞的增殖及发育中器官及组织的正常分化。

二、流行病学

1964 年,美国风疹大流行,约有 3.6% 的孕妇感染风疹,但在非流行年感染率只有 0.1%~0.2%。这次大流行中,妊娠早期感染风疹的孕妇有 333 例,其中有 213 例(64%)施行人工流产,38 例(11.4%)自然流产。近年来国内不时见到 CRS 的病例报道[8,9],但有关 CRS 的流行病学资料仍较少。许青等报道了山东 CRS 的监测情况,2000—2007 年两调查地区 CRS 临床符合病例年发生率在(9.00~54.89)/10 万活产儿,平均为 26.16/

10 万[9]。胎儿受感染后,在出生后 1 年以内有 10%~20% 的患儿死亡。从死者的组织液和体液中可分离出病毒。在出生后数月还可从尿液排出病毒。这种长期带病毒并不断排出病毒的现象,对于周围的健康易感者,尤其是孕妇,构成严重的威胁。

三、临床表现

先天感染风疹病毒后可以发生早产、流产、死产、有畸形的活产或完全正常的新生儿,也可为隐性感染。胎儿几乎所有的器官都可发生暂时的、进行性的或永久的病变。先天性风疹病毒感染的临床表型与感染风疹病毒的孕期有关。孕期最初 2~3 个月内的风疹病毒感染常致先天性心脏畸形、白内障及青光眼,而失聪及中枢神经的病变往往由于妊娠较晚期受感染所致。

1. **出生时表现** 因有先天的严重感染,出生时可有低体重,身高、头围、胸围等指标也都低于正常,有先天性心脏病、白内障、耳聋及小头畸形等,预后较差。出生时活产的婴儿可表现急性病变,如新生儿血小板减少性紫癜,且常有肝脾大、肝炎、黄疸、溶血性贫血、长骨的骺部钙化不良和前囟饱满等表现。也可有脑脊液细胞增多。这些情况均为先天感染的表现。对 58 例有紫癜婴儿追踪 1 年的结果,病死率高达 35%。在新生儿时期亦可出现风疹病毒性肝炎及间质性肺炎。

2. **心脏畸形** 心血管方面的畸形最常见的是动脉导管未闭、肺动脉狭窄、房间隔或室间隔缺损、主动脉弓异常及更复杂的畸形。其中以动脉导管未闭最常见,有人甚至在导管的管壁组织中分离出风疹病毒。有些病例生后杂音不明显,而呼吸困难、发绀是常见症状,大部分于生后第 1 个月内即有心力衰竭,预后不良。

3. **耳聋** 孕妇在妊娠 8 周以后感染者,失聪可为先天风疹的唯一的表现。失聪可轻可重,一侧或两侧。原因在于内耳的柯蒂器(Corti)或耳蜗损害。亦有少数中耳发生病变者。

4. **眼损伤** 眼部缺陷是梨状核性白内障,可单侧或双侧,出生时白内障不易被发现,必须仔细检察。除白内障外,常伴有小眼球和青光眼,与遗传性的婴儿青光眼很难鉴别。先天性风疹的青光眼表现角膜增大和混浊,前房增深,眼压增高。必须施行手术治疗。正常的新生儿亦可有一过性的角膜混浊,能自行消失,与风疹无关,不需处理。如在视网膜上见大小不一的黑色素斑,此斑对视力无碍,而是先天性风疹的诊断依据之一。

5. **发育障碍及神经系统的畸形** 智力、行为和运动方面的发育障碍是风疹病毒感染中枢神经系统所致,并可造成永久性损害而智力迟钝,是先天性风疹的一大特点。胎内感染风疹病毒对神经组织毒力很强,造成程度不同的发育缺陷。脑脊液常有改变如细胞数增多、蛋白质浓度增高,甚至 1 岁时仍可从脑脊液中分离出病毒。

四、实验室检查

1. **病毒分离** 先天性风疹患婴出生后可持续带病毒数月,成为接触者的传染源。自患婴的咽分泌物、尿、脑脊液及其他器官可分离到风疹病毒。但先天性风疹病毒分离的阳性率随月龄而下降,到 1 岁时除非患婴有先天性免疫缺陷不能产生抗体,很少再能从体内分离出病毒。而后天感染风疹者,排出病毒很少超过 2~3 周。

2. **血清学检查** 对有风疹接触史或临床上有疑似风疹的孕妇应测定风疹抗体。如风疹特异 IgM 抗体阳性,说明近期有风疹感染,尤其在妊娠早期,应考虑人工流产。孕妇风疹特异 IgG 抗体可经胎盘传给胎儿,生后 2~3 个月后滴度逐渐下降。胎儿感染风疹,生后 1 个月内自身可产生特异 IgG 抗体,抗体滴度逐渐升高,1 岁时达高峰,并可维持多年。因此如婴儿仅风疹 IgG 抗体阳性,不能诊断为先天性风疹,如婴儿抗体滴度明显高于母亲或不断增高,生后 5~6 个月仍阳性,可诊断先天性风疹感染;IgM 抗体不能通过胎盘,婴儿血清风疹 IgM 抗体阳性,即可诊断为风疹感染。风疹 IgM 抗体滴度生后 3~4 个月达高峰,1 岁左右消失。

生后感染风疹病毒者,其血清的血凝抑制抗体可持续终身;但先天性风疹患儿约 20% 于 5 岁时就不能再检测到抗体。一般易感儿注射风疹疫苗后 95% 皆有抗体产生,而先天性风疹患儿如抗体已阴转再注射风疹疫苗很少发生效应。故 3 岁以上小儿注射风疹疫苗后,不能测得血凝抑制抗体的产生,在除外免疫缺陷病及其他原因后,加以母孕期感染风疹史及患儿有相应临床表现,有助于先天性风疹的诊断。

五、预防及治疗

对先天性风疹综合征的治疗仅限于对症处理,无特殊治疗。但应单独隔离,并由有风疹抗体的人担任护理职务。出院以后还应禁忌与孕妇接触。

接种风疹疫苗是预防先天性风疹综合征的有效方法[10]。但接种过风疹疫苗的人,少数仍可发生再感染。对非妊娠者来说,风疹再感染大多无症状,无病毒血症,只引起体内抗体升高。但在孕妇感染后,由于妊娠期体内肾上腺皮质激素类增加,细胞免疫功能减低,可致病毒在体内扩散影响胎儿,而发生先天性风疹综合征。因此,孕妇即使已经接种过风疹疫苗,同样要重视避免与风疹病人接触。

(谢正德)

参考文献

[1] GRANT GB, REEF SE, PATEL M, et al. Progress in Rubella and Congenital Rubella Syndrome Control and Elimination-Worldwide, 2000-2016. MMWR Morb Mortal Wkly Rep, 2017,66(45):1256-1260.

[2] MANGTANI P, EVANS SJW, LANGE B, et al. Safety profile of rubella vaccine administered to pregnant women: A systematic review of pregnancy related adverse events following immunisation, including congenital rubella syndrome and congenital rubella infection in the foetus or infant. Vaccine, 2020, 38(5): 963-978.

[3] BUKASA A, CAMPBELL H, BROWN K, et al. Rubella infection in pregnancy and congenital rubella in United Kingdom, 2003 to 2016. Euro Surveill, 2018, 23(19): 17-00381.

[4] CHAARI A, BAHLOUL M, BERRAJAH L, et al. Childhood Rubella Encephalitis: Diagnosis, Management, and Outcome. J Child Neurol, 2014, 29(1): 49-53.

[5] SU Q, MA C, WEN N, et al. Epidemiological profile and progress toward rubella elimination in China. 10 years after nationwide introduction of rubella vaccine. Vaccine, 2018, 36(16): 2079-2085.

[6] LAMBERT N, STREBEL P, ORENSTEIN W, et al. Rubella. Lancet, 2015, 385(9984): 2297-2307.

[7] 肖艳慧, 常少英, 白霜, 等. 4~6岁儿童接种麻疹-流行性腮腺炎-风疹联合减毒活疫苗加强免疫的免疫原性与安全性研究. 中华流行病学杂志, 2021, 42(6): 1086-1091.

[8] 郑青秀, 翟力军. 一起双胞胎先天性风疹综合征疫情流行病学调查. 中华预防医学杂志, 2012, 46(8): 766-767.

[9] 许青, 徐爱, 强宋立, 等. 山东省监测地区先天性风疹综合征流行病学回顾性调查. 中华流行病学杂志, 2010: 31 (7): 828-829.

[10] GRANT GB, DESAI S, DUMOLARD L, et al. Progress Toward Rubella and Congenital Rubella Syndrome Control and Elimination——Worldwide, 2000-2018. MMWR Morb Mortal Wkly Rep, 2019, 68: 855-859.

第4节 人类疱疹病毒6、7、8型感染

人类疱疹病毒(human herpesvirus, HHV)6、7、8型的共同特性是对淋巴细胞具有亲嗜性,临床致病范围广。HHV-6是引起幼儿急疹和高热惊厥的重要病因,也可在免疫正常和免疫受损的人群引起多种疾病[1];HHV-7除引起幼儿急疹样疾病外,其他相关疾病较少[2];而HHV-8型是卡波西肉瘤的致病因子,并与艾滋病相关性淋巴系统肿瘤的发生直接相关[3]。

【病原学】

1. HHV-6 美国Salahuddin等于1986年从6例各种淋巴增生性疾病患者外周血单核细胞(PBMCs)中分离出一种新病毒。其后的研究证明其基因构型与人类疱疹病毒特别是与CMV有66%同源性,属于β疱疹病毒科,于1987年定名为HHV-6。

HHV-6具有典型的疱疹病毒科病毒的形态特征,病毒颗粒呈圆形,由162个壳粒组成二十面体对称的核衣壳,直径90~110nm;外面由皮质粒组成皮质层,厚约20~40nm;最外面覆盖一层脂质膜,表面有不规则糖蛋白突起。核心是线状双链DNA缠绕在一核心蛋白周围形成轴丝;成熟释放的病毒颗粒直径180~200nm。HHV-6的基因组为163~170kb,能编码70多种产物,包括早期即刻蛋白IE-A和IE-B。最初根据病毒遗传学、免疫学及生物学特性,HHV-6分为A型和B型。随着

人们对这两种亚型之间区别的认识,目前认为HHV-6A及HHV-6B是两种不同的病毒。HHV-6A被认为更具神经毒性,更多的与神经炎性疾病,如多发性硬化等有关。HHV-6B感染是儿童疾病幼儿急疹(也被称为玫瑰疹)的原因,此外,在移植受者体内,HHV-6B再激活可能会导致一些相关的临床表现,如脑炎、骨髓抑制及肺炎。

在电镜下无法将HHV-6与其他疱疹病毒区分开。但可用DNA杂交、PCR或用HHV6特异的多克隆或单克隆抗体以免疫荧光抗体法将其与其他疱疹病毒区别开。HHV6虽然与疱疹病毒属中的巨细胞病毒最接近,但这两种病毒之间没有抗体交叉反应性。

2. HHV-7 Frenkel等于1990年首次从一健康成人外周血T淋巴细胞中分离,此后又从一患慢性疲劳综合征患者体内分离出该病毒。病毒颗粒直径约为200nm。HHV-7有囊膜。与HHV-6, CMV同属于β-疱疹病毒科。基因研究显示HHV-7与HHV-6和HCMV的DNA同源性较高。HHV-7可在脐带血单核细胞和正常人外周血淋巴细胞中培养,方法类似HHV-6。HHV-7对T淋巴细胞有很强的亲嗜性。此病毒也常存在于健康成人的唾液中。

3. HHV-8 Chang等于1994年用PCR方法从合

并卡波西肉瘤(Kaposi sarcoma, KS)艾滋病患者的肉瘤组织中发现,当时将这种与某些疱疹病毒具有很高同源性的病毒命名为 KS 相关疱疹病毒(KSHV),后更名为 HHV-8。HHV-8 与 EB 病毒一样属于 γ-疱疹病毒属,形态学特性与其他疱疹病毒相似,其基因组约 165kb,包含至少 87 个开放阅读框(open reading frames, ORFs)。如果从艾滋病患者 B 淋巴细胞中检测到 HHV-8,则预示患者可能要发生 KS。HHV-8 感染可发生于所有类型的 KS 患者,该病毒除可以感染 B 淋巴细胞外,还可以感染 KS 肉瘤组织的间质细胞、纺锤体细胞等。

【流行病学】

1. HHV-6 感染　HHV-6 感染的传染源主要是该病毒的感染者,包括 HHV6 感染疾病患者和健康携带者。HHV-6 感染可能经多种途径传播,通过唾液发生水平传播是 HHV-6 感染的主要传播途径;此外也有关于性传播及在移植器官分离到 HHV-6 的报道;尽管有垂直传播的血清学方面的证据,但很少见到先天性感染的报道;母乳喂养不是 HHV-6 感染的传播途径。人群中未感染过 HHV-6 的个体对此病毒普遍易感。但原发感染多发生于生命早期,并建立终身潜伏感染,在细胞免疫受抑制时可以再激活。

研究表明,初生的新生儿由于从母亲获得抗体,HHV-6 IgG 抗体阳性率可达 70%～95%,3～7 个月降至最低点,6 个月龄为易于发生原发感染的时间,此后 IgG 抗体阳性率逐渐增高,1 岁左右的小儿 60% 已感染过 HHV-6,2～3 岁时 IgG 抗体阳性率达最高。美国、欧洲和日本报道成人 HHV-6 IgG 阳性率可达 80%～100%,提示成人已普遍感染 HHV-6。

2. HHV-7 感染　HHV-7 感染普遍存在,健康成人 HHV-7 的 IgG 抗体阳性率可高达 96%。HHV-7 的传播方式尚不清楚,但与病毒潜伏的部位密切相关。HHV-7 主要潜伏在外周血单核细胞和唾液中,经唾液传播可能是重要途径,HHV-7 感染者的病毒在唾液中的排出率为 81%;通过产道或消化道传播的可能性也不能完全排除;另外,有从妊娠晚期妇女宫颈分泌物中及从幼儿急疹患儿恢复期早期粪便中检出 HHV-7 DNA 的报道。

3. HHV-8 感染　HHV-8 感染存在地区差异,高发区位于非洲、中东地区(感染率 30%～60%)、地中海地区(感染率 4%～25%),低发区为包括美国、欧洲北部地区及亚洲(感染率 3%～10%)。其传播方式有性传播、唾液传播、器官移植传播、输血传播,尚可能存在垂直传播及密切接触传播。HHV-8 感染与 KS 的发生密切相关,从 30% 的艾滋病-KS 患者可检出该病毒 DNA,特别

是同性恋及异性恋男性艾滋病-KS 患者,比血友病合并艾滋病患者感染率高达 20 倍,提示 HHV-8 感染与性传播有关。但在 KS 患儿检测到 HHV-8,说明除性传播外,尚存在其他途径。

【临床表现】

1. HHV-6 感染引起的疾病　HHV-6 原发感染后,可长期潜伏于体内,其主要潜伏在外周血单核细胞、唾液腺、肾及支气管的腺体内,在一定条件下,HHV-6 可被激活,引起再感染。HHV-6 激活机制尚不清楚,研究显示体内存在 HIV、EB 病毒、麻疹病毒、巨细胞病毒感染时,可激活 HHV-6。

(1) 幼儿急疹(exanthema subitum, ES):幼儿急疹是婴幼儿常见的一种以高热、皮疹为特点的疾病,多发生于春秋季,无性别差异。典型临床表现是:①发热 3～5 天,体温多达 39℃ 或更高;②热退后出疹(图 19-5),皮疹一般在发热缓解后 12～24 小时出现,皮疹为红色斑丘疹,分布于面部及躯干,可持续 3～4 天。部分患儿软腭可出现特征性红斑(Nagayama's spots);③其他症状:眼睑水肿、前囟隆起、咳嗽、腹泻、惊厥等。典型体征除皮疹外,一些患儿颈部淋巴结肿大。ES 患者白细胞计数明显减少,淋巴细胞增高,最高可达 90% 以上,淋巴细胞包括非典型性淋巴细胞。ES 无需特殊治疗,预后良好。

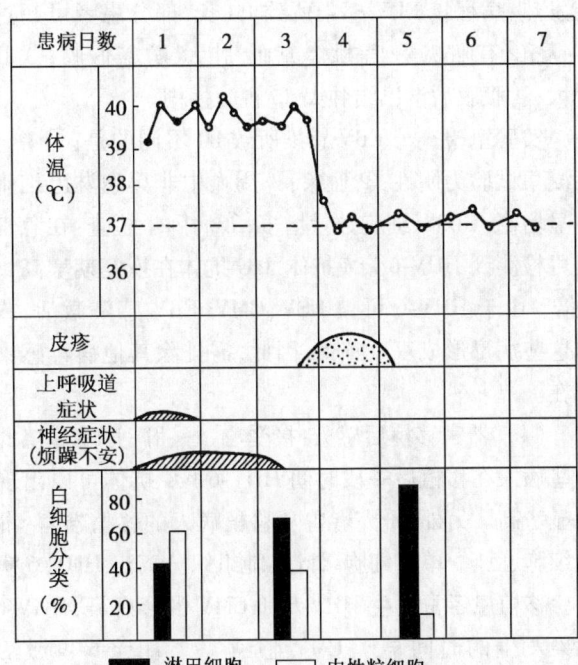

图 19-5　幼儿急疹的病程

女婴,6 个月,因发热、烦躁不安 12 小时急诊入院,入院后发热持续不退。第 4 天体温骤降至正常,下降时周身皮肤出现红色玫瑰疹,一般情况良好。皮疹历时 2 天自退。

鉴别诊断应考虑与肺炎球菌脓毒血症、风疹、腺病毒、肠道病毒等感染、性传播疾病及其他发疹性疾病相鉴别。

（2）高热惊厥及神经系统并发症：儿童原发性HHV-6感染后只有40%表现为ES，其余并不出现典型ES症状，而只以发热为临床表现，约20%的高热惊厥是由HHV-6原发感染所致，部分患者表现为癫痫持续状态[4]。对以发热为表现的急诊患儿的病因学检查发现，39.6%是由HHV-6感染引起。曾有人观察到，在243例患急性热性疾病而被送到急诊室的2岁以下儿童中，34例（14%）有原发性HHV-6感染的证据。感染证据包括从高热惊厥患儿脑脊液中检测到HHV-6 DNA、HHV-6 IgG抗体滴度恢复期较急性期增高≥4倍，HHV-6 IgM抗体阳性等。部分患儿高热惊厥后可出现脑海马的硬化，进而引起癫痫发作。

除引起高热惊厥外，HHV-6原发感染还可引起其他严重的中枢神经系统疾病，如脑膜炎或脑炎。从脑炎患者脑脊液中可检测到HHV-6DNA及抗体[5]。

（3）嗜异性凝集试验阴性的传染性单核细胞增多症（heterophile negative infectious mononucleosis）：传染性单核细胞增多症（IM）是主要由EB病毒（Epstein-Barr virus, EBV）原发感染引起的良性自限性淋巴细胞增生性疾病。HHV-6感染也可引起IM样临床表现，包括：①发热：病程较EBV感染所致IM长，部分患者可超过30天；②有咽峡炎，扁桃体充血、肿大、覆盖假膜；③肝脾大；④腹膜后淋巴结肿大；⑤视力模糊。

实验室检查与EBV感染所致IM不同的是：①嗜异性凝集试验为阴性；②血象：外周血中非典型淋巴细胞明显增高，CD38+细胞数量增多；③病因学检查：在急性期可检测到HHV-6 IgM抗体，IgG抗体在恢复期增高≥4倍。由于HHV-6可被HSV、CMV、EBV感染激活，或与这些病毒形成双重感染，因此，需排除其他病毒感染存在。

（4）器官移植后感染：接受心、肾、肝、骨髓移植的一些病人在移植后一段时间HHV-6 IgG抗体可以出现明显增高。另外，研究者曾从移植病人的移植器官、淋巴细胞、巨噬/单核细胞、骨髓、肺组织分离出HHV-6病毒。移植患者常发生HHV-6和CMV混合感染，HHV-6感染发生的时间早于CMV感染[6,7]。HHV-6再激活时，临床上可出现发热及白细胞减少，引发间质性肺炎和脑炎，还可引发对移植器官的排斥反应。因此，移植后应密切监测HHV-6感染。瑞典的一项研究证实，在同种异体造血干细胞移植后，一小部分病人（3.7%）中出现HHV-6引起的脑炎，尽管对这些病人进行抗病毒药物治疗，仍有部分病例死亡或出现永久性残疾。

（5）其他：HHV-6还是儿童暴发型肝炎和急性肝功能衰竭的重要病因[8,9]。一些疾病或综合征的发生也可能与HHV-6感染相关，但其因果关系尚未完全确定。这些疾病包括慢性疲劳综合征（chronic fatigue syndrome, CFS）、Sjögren综合征（干燥综合征）、系统性红斑狼疮（SLE）、非典型性淋巴细胞增生症、慢性骨髓及髓外增生性疾病、淋巴细胞性白血病、特发性淋巴细胞减少性紫癜、血小板减少性紫癜（我国学者报告，从一组血小板减少性紫癜病例的41%血中检出了HHV-6的DNA）、噬血细胞综合征、川崎病等，另外如脱髓鞘疾病也可能与HHV-6感染有关[10]。在这些疾病的发生和发展过程中，存在HHV-6活动感染的证据，但其因果关系均未十分确定，有待更进一步的研究加以证实。

2. HHV-7感染引起的疾病 虽然流行病学研究证实，HHV-7感染普遍存在，但到目前为止，幼儿急疹是唯一明确的与HHV-7感染存在因果关系的疾病[2]。HHV-7感染引起的其他疾病范围尚在研究之中。

（1）幼儿急疹（ES）：最近的研究证实，HHV-7感染是引起幼儿急疹的另一病原，可占幼儿急疹病因的10%。由HHV-7感染引起的ES，约30%有既往ES发作史，两次发作间隔几个月不等。第一次ES的病因多由HHV-6感染引起。HHV-7与HHV-6感染引起的ES的临床表现相似。病因学检查可测到HHV-7 IgM抗体，HHV-7 DNA及HHV-7 IgG抗体恢复期有≥4倍增高，从部分病人可分离到HHV-7。

（2）高热惊厥与神经系统并发症：Torigoe曾报告两例由HHV-7感染引起的ES患儿，除ES表现外，还伴发高热惊厥和偏瘫症状。从病人外周血单核细胞及唾液中分离出来的病毒经免疫荧光、PCR、核酸内切酶分析证实为HHV-7病毒。两例病人恢复期HHV-7抗体滴度均呈4倍增高，而HHV-6抗体无变化。此外一例病人脑脊液中HHV-7抗体滴度也有增高。这提示，HHV-7感染是引起这两例患儿惊厥及偏瘫的病因。因此当病人出现与幼儿急疹相关的神经系统症状时，除考虑HHV-6感染外，还应考虑HHV-7感染的可能性。

（3）其他疾病：除上述疾病外，婴儿肝炎综合征、单核细胞增多症样疾病、慢性疲劳综合征和移植后感染的也可能与HHV-7感染有关，但仅见个例报道，有待进一步研究。

3. HHV-8感染引起的疾病 原发性HHV-8感染多为亚临床感染。儿童原发性HHV-8感染也可表现为发热出疹性疾病和单核细胞增多样疾病。在免疫损伤患者,可引起骨髓衰竭和播散性卡波西肉瘤(KS)。

(1) KS:KS 是内皮细胞增生性恶性肿瘤,组织病理学上可出现新生血管等独特表现。病变可累及皮肤、淋巴结、内脏等。KS 可分为4种类型:Ⅰ型,典型散发性 KS,又称特发型皮肤多形性色素沉着性肉瘤,以老年男性多见,好发人群为意大利裔及东欧犹太人种。1/3 可继发淋巴系统恶性肿瘤,预后大多良好。Ⅱ型,非洲型 KS,流行于非洲中部,以儿童和年轻男性为主,多累及内脏淋巴系统及淋巴结,预后差。Ⅲ型,医源性或移植后 KS,其发生与移植后长期使用免疫抑制剂有关,临床表现与Ⅱ型接近,发生率不高。Ⅳ型,流行性或 AIDS 相关性 KS,40%的艾滋病患者可合并 KS,其中95%是同性恋或异性恋,AIDS 相关性 KS 是引起12%艾滋病病人死亡的病因。

HHV-8 感染与各型 KS 的发生均有密切关系,从各型 KS 患者标本中,HHV-8 的检出率均超过60%,特别是Ⅳ型,HHV-8 DNA 的检出率达100%,HHV-8 感染作为 KS 的病因已经明确。

(2) 淋巴系统疾病:①以体腔为主的淋巴瘤(body cavity based lymphomas,BCBL):BCBL 是1989年后发现的一种发生于艾滋病病人体腔内的淋巴细胞癌,并无固体瘤组织。免疫正常者也可患 BCBL,但很少见。BCBL 的诊断需考虑流行病学、病理学、基因以及临床等各方面情况。该病预后差,生存时间为2~6个月。在欧洲与北美洲,HHV-8 感染可发生于所有与艾滋病相关的 BCBL 患者。通过半定量 PCR 及 Sounthen 印迹试验,在 BCBL 细胞内可检测出大量的 HHV-8 DNA,提示 BCBL 发生与 HHV-8 相关。②多发性 Castleman 病(MCD):MCD 又称多发性血管滤泡性淋巴增生性疾病,是非典型性多克隆淋巴增生,累及多个淋巴器官,表现为严重的多系统受累。MCD 与 KS 疾病关系密切,特别是在艾滋病患者中,KS 与 MCD 的关系更密切。艾滋病相关性 MCD 患者 HHV-8 感染的发生率可达100%,这些患者可以合并或不合并 KS。免疫正常的 MCD 患者,HHV-8 的检出率达40%。这些结果提示 HHV-8 感染可能是引起 MCD 的致病因素之一。

(3) 皮肤疾病:有研究者从增生性和非增生性皮肤疾病的病变组织内检出了 HHV-8 DNA。前者包括鳞状细胞癌(squamous cell carcinoma,SCC)、光线性角化病(actinic keratosis,AK)、鲍恩病(Bowen disease,BD)、佩吉特病(Paget disease,PD)等,后者包括慢性皮炎、局限性硬皮病、表皮脓疱等。BD 和 SCC 的 HHV-8 检出率分别为71.4%和50%,AK 为33.3%,PD 为16.7%,而非增生性皮肤疾患的总检出率为16.7%。这些结果表明,HHV-8 感染与部分增生性及非增生性皮肤疾病有关。

【实验室诊断】

1. 病毒分离 病毒分离是 HHV-6、HHV-7、HHV-8 型感染的确诊方法。HHV-6、HHV-7 可在新鲜脐血单核细胞或儿童外周血单核细胞中增殖。HHV-8 则不易分离培养。由于病毒分离培养费时,不适于早期诊断,一般只用于实验室研究。

2. 病毒抗原的检测 病毒抗原检测适于早期诊断,但病毒血症维持时间短,很难做到及时采取标本。目前广泛采用免疫组化方法检测细胞和组织内病毒抗原。抗原阳性结果可作为确诊的依据。

3. 病毒抗体的测定 采用 ELISA 方法和间接免疫荧光方法测定 HHV-6、HHV-7、HHV-8 型 IgG、IgM 抗体,是最常用和最简便的方法。IgM 抗体阳性,高滴度 IgG 以及恢复期 IgG 抗体4倍增高等均可说明 HHV-6、HHV-7、HHV-8 感染的存在。当从脑脊液内测到 IgM 抗体或 IgG 抗体时,提示中枢神经系统感染的存在。IgM 抗体一般产生于感染后5天,可持续存在2~3周,IgG 抗体于感染后7天产生,4周后达高峰,可持续长时间。但由于疱疹病毒之间存在一定抗原交叉,其他疱疹病毒感染也可引起抗体增高,可用抗补体免疫荧光试验加以鉴别。

4. 病毒核酸检测 采用核酸杂交方法及实时荧光定量 PCR 方法可以检测 HHV-6、HHV-7、HHV-8 病毒核酸。如果病毒核酸在血清、脑脊液等无细胞体液中检出,提示活动性感染;如果病毒核酸在外周血单核细胞、唾液或组织中检测阳性,不一定提示活动性感染,因为病毒原发感染后,会在许多组织中建立潜伏感染。实时荧光定量 PCR 监测病毒的载量可以协助判断病情和评估疗效。

【治疗】

1. HHV-6 感染 原发性 HHV-6 感染以对症支持治疗为主,一般不需特殊治疗。但如果感染严重、危及生命,如发生暴发型肝炎、移植相关性疾病(间质性肺炎、骨髓抑制)、艾滋病病人感染 HHV-6 后病情加剧、中枢神经系统感染症状严重,则均应考虑使用抗病毒疗法。更昔洛韦(ganciclovir)、西多福韦(cidofovir)和膦甲酸钠(foscarnet sodium)对 HHV-6 感染具有疗效,疗程2~3周[10]。

2. HHV-7 感染 西多福韦和膦甲酸钠对 HHV-7 感染有效。

3. HHV-8 感染 体外实验证实更昔洛韦、西多福韦和膦甲酸钠对 HHV-8 有抑制作用,需要进一步研究。

KS 的治疗包括冷冻疗法、光疗、化疗、放疗及外科手术。

（谢正德）

参考文献

［1］AGUT H,BONNAFOUS P,GAUTHERET-DEJEAN A. Laboratory and clinical aspects of human herpesvirus 6 infections. Clin Microbiol Rev,2015,28(2):313-35.

［2］AGUT H,BONNAFOUS P,GAUTHERET-DEJEAN A. Human Herpesviruses 6A,6B,and 7. Microbiol Spectr,2016,4(3).

［3］BELLOCCHI MC,SVICHER V,CECCHERINI-SIL-BERSTEIN F. HHV-8 Genetic Diversification and Its Impact on Severe Clinical Presentation of Associated Diseases. J Infect Dis,2020,222(8):1250-1253.

［4］MOHAMMADPOUR TF,GAÍNZA-LEIN M,JAFARPOUR S,et al. HHV-6and seizure:A systematic review and meta-analysis. J Med Virol,2017;89(1):161-169.

［5］BARTOLINI L,THEODORE WH,JACOBSON S,et al. Infection with HHV-6 and its role in epilepsy. Epilepsy Res,2019,153:34-39.

［6］吕典一,秦茂权,王燕,等.儿童造血干细胞移植患者人巨细胞病毒与疱疹病毒 6 型感染及相互关系.中华实验和临床病毒学杂志,2010,24(6):455-457.

［7］PHAN TL,LAUTENSCHLAGER I,RAZONABLE RR,et al. HHV-6 in liver transplantation:A literature review. Liver Int,2018,38(2):210-223.

［8］SZEWC AM,TAYLOR S,CAGE GD,et al. Acute Liver Failure in an Adolescent Male Induced by Human Herpesvirus 6 (HHV-6):A Case Report With Literature Review. Lab Med,2018,49(2):165-174.

［9］RAPOSO JV,ALVES ADR,DOS SANTOS DA SILVA A,et al. Multiplex qPCR facilitates identification of betaherpesviruses in patients with acute liver failure of unknown etiology. BMC Infect Dis,2019,19(1):773.

［10］AGUT H, BONNAFOUS P, GAUTHERET-DEJEAN A. Laboratory and clinical aspects of human herpesvirus 6 infections. Clin Microbiol Rev,2015,28(2):313-335.

第 5 节　细小病毒 B19 感染

细小病毒 B19(parvovirus B19,以下简称 B19)是一种小 DNA 病毒。该病毒原发感染引起的典型疾病是传染性红斑和急性关节病。但该病毒在一些血液病和免疫受损病人中,可引起再生障碍危象;在妊娠妇女中可引起胎儿水肿乃至死胎[1]。

【病原学】　B19 属于细小病毒科,该科包括感染无脊椎动物属（浓核病毒）和脊椎动物属（依赖病毒和细小病毒）。B19 是 DNA 病毒中体积最小、结构简单的一种病毒,其 DNA 为单链、线状分子。其名称中的 B19 来自最初发现该病毒的标本编号。病毒颗粒的直径为 20~25nm,呈二十面体立体对称、无囊膜。此病毒的衣壳由 VP-1 和 VP-2 结构蛋白组成。单个的病毒颗粒所含的 DNA 为正链或负链 DNA。此病毒是稳定的,对乙醚和氯仿抵抗,在 60℃ 孵育 16 小时仍保持其感染性。这一病毒不能在常规细胞系和动物模型中生长,但可在体外来源于人类骨髓、脐带、外周血或胚胎肝的红细胞系祖细胞中复制。

【发病机制】　B19 感染的靶细胞是红细胞系,特别是红细胞前体接近前成红细胞阶段。病毒通过与红细胞表面的 P 抗原结合而感染细胞,病毒感染细胞的裂解导致红细胞前体进行性减少和暂时性的红细胞生成停止,甚至再生障碍危象,临床表现为贫血和网织红细胞减少或测不到。而皮疹和关节炎的表现则与免疫反应有关。

在健康志愿者中进行的实验提示该病毒所致的疾病分为两期。第一期,易感个体（血清中缺乏针对此病毒的抗体）经鼻接种后大约 6 天出现病毒血症,感染者出现非特异性全身性症状,包括发热、不适、肌痛、寒战等,持续 2~3 天;伴有网织红细胞减少,以及从呼吸道排出病毒。病毒血症持续大约 1 周。病毒血症被清除后数日出现针对此病毒的 IgM 抗体,此抗体持续存在数月。IgM 抗体出现数日后 IgG 抗体升高,并且持续很长时间。症状出现后数日,出现不显著的血红蛋白浓度下降;这种下降持续 7~10 天,此时骨髓检查示红细胞系祖细胞显著减少。也可以发现暂时性淋巴细胞减少、中性粒细胞减少和血小板计数的降低。疾病的第二期为病毒接种后 17~18 天（在病毒血症被清除、咽部分泌物中病毒的排出终止以及网织红细胞减少消除后）开始,与成人中的传染性红斑相似,有持续 2~3 天的细小斑丘疹,伴有关节痛和关节炎。第二期的临床表现是由于免疫反应所致,传染性红斑患者的皮肤活检显示表皮水肿和血管周围单核细胞浸润。

在免疫功能正常者,B19 感染表现为一种自限性传染性红斑和/或关节病;相反,在免疫受损(如慢性溶血性疾病或免疫缺陷综合征)宿主,此病毒引起的疾病往往是严重的,是因红细胞系前体细胞被 B19 破坏所致。正常宿主能够耐受 7～10 天的红细胞生成停止;但溶血性疾病患者则需要增加红细胞生成,病人难以耐受红细胞系祖细胞的破坏,因此通常会出现严重的暂时性再生障碍危象。有免疫缺陷的病人可能无法清除 B19 病毒血症,其结果是红细胞系统受持续感染,并出现慢性严重贫血。胚胎比成人需要较高水平的红细胞生成,且其免疫系统不成熟,这两种因素都可解释 B19 引起的胎儿水肿症。

【流行病学】　B19 感染较常见,全年都可发生,但晚冬至初夏为发病高峰时段。临床症状感染如传染性红斑和暂时性的再生危象多见于学龄期儿童,其中70%为 5～15 岁儿童。血清流行病学研究表明,抗体的检出率(反映既往感染和对此病毒有免疫力)随着年龄增长而升高,40%～60% 的成人血清中存在抗 B19 抗体。B19 主要通过呼吸道传播,也可通过血液和血制品传播。患有暂时性再生障碍危象的病人有高度的传染性,其传染性在一次医源性传染性红斑暴发流行中得到确切的证实。相反,传染性红斑的病人传染性并不强。

【临床表现】　多数 B19 感染为亚临床感染,儿童 B19 感染主要表现为传染性红斑。

1. 传染性红斑(erythema infectiosum)　传染性红斑是 B19 感染最常见的表现,并且主要出现于儿童,为一良性自限性疾病[2]。这一疾病也被称为第 5 号病,因为在 19 世纪后期有人将其列为儿童 6 种发疹性疾病中的第 5 种(前 4 种出疹性疾病分别为麻疹、猩红热、风疹、费-杜二氏疹热病)。传染性红斑的潜伏期为 4～28 天(平均 16～17 天),其前驱期的症状轻微,包括发热、寒战、头痛、肌痛和上呼吸道感染症状。出疹期的典型表现是面部首先出现皮疹,有一种"被拍击过的面颊"外观,口周苍白;皮疹可在躯干和四肢近端迅速出现,并且通常其外观呈花边样网状红斑。手掌和足跖较少受累。皮疹偶尔表现为斑丘疹、麻疹样、疱疹样、紫癜样或有瘙痒特征。典型的皮疹大约 1 周消退,但也可在数周间断出现,特别是在紧张、运动、暴露于阳光、沐浴或环境湿度发生改变时。在儿童,关节痛和关节炎不常见,而在成人常见,但后者皮疹却缺如或为非特异,缺乏特征性面部红斑。

2. 关节病　在成人和大龄儿童可见急性关节痛和关节炎,可伴有皮疹。典型的关节炎呈对称性,最常累及腕、手和膝关节。关节炎症状也是自限性的,不具有

破坏性。一般在 2～4 周左右消退,部分患者症状可持续几个月。也有先天性 B19 感染合并骨损害的报道[3]。

3. 暂时性再生障碍危象　在大多数情况下,B19 是暂时性再生障碍危象的病原。这种危象在慢性溶血性疾病患者中突然发生。几乎所有的溶血性疾病,包括镰状细胞性疾病[4]、红细胞酶缺乏症、遗传性球形红细胞增多症、地中海贫血、发作性夜间血红蛋白尿症和自身免疫性溶血,都可受 B19 感染的影响。B19 诱发的再生障碍危象还可发生于急性失血的病人。病人呈现虚弱、嗜睡、苍白及严重贫血。这一综合征之前常有持续数日的非特异性症状。病人有显著网织红细胞减少,持续 7～10 天。其骨髓中已无红细胞系前体细胞,尽管粒细胞系统正常。暂时性再生障碍危象可引起危及生命的贫血,并且需要紧急输血治疗。

4. 有免疫缺陷患者的 B19 感染　体液免疫缺陷者易发生慢性 B19 感染。慢性贫血是慢性 B19 感染的主要表现,可伴有中性粒细胞减少、血小板减少或骨髓抑制。其原因是机体不能产生足够水平的抗病毒中和抗体,结果形成持续性感染伴有骨髓中红细胞系统前体细胞的破坏和需依赖输血的慢性贫血。人类免疫缺陷病毒感染相关的免疫缺陷病人、先天性免疫缺陷、急性淋巴细胞性白血病维持化疗时及接受骨髓移植病人也可发生慢性 B19 感染。B19 诱发的慢性贫血可能是从其他方面尚未得到识别的一种免疫缺陷。慢性贫血的程度可能会波动,并且可能经免疫球蛋白治疗治愈或得到控制。

5. 胚胎及先天性感染　母亲的 B19 感染可对胎儿发生影响,如胎儿水肿和宫内胎儿死亡。不足 10% 的 B19 感染母亲可发生胎儿死亡,其原因通常是胎儿有严重贫血和充血性心衰,引起非免疫性胎儿水肿症,可在胎儿组织中检测到 B19,而且主要感染了幼红细胞。已知暴露于 B19 的妊娠妇女应当接受血清 B19 IgM 抗体和甲胎蛋白水平是否升高的监测;也应进行胎儿是否有水肿症的超声检查。某些发生胎儿水肿症的胎儿能够生存下来,并且在分娩时看起来正常。偶见胎儿感染并有水肿症时引起贫血和低丙种球蛋白血症,且对免疫球蛋白治疗无反应。有研究显示,胎儿血中 B19 IgG 抗体具有保护性作用,B19 IgG 抗体阳性者病情相对轻[5]。

6. 其他[1,6]

(1) 心肌炎:B19 感染可致胎儿、婴幼儿和儿童心肌损伤,严重者发生致命性心肌炎,病理检查见心肌组织中广泛淋巴细胞浸润,伴有心肌细胞坏死,心肌组织中也可检出 B19 核酸。

(2) 血小板减少症及噬血细胞综合征。

（3）葡萄膜炎。

（4）肝炎。

（5）肾病综合征。

（6）脑膜脑炎等。

【实验室诊断】 B19 感染的诊断主要依靠特异性 IgM 和 IgG 抗体的测定。对急性感染，如有相应的临床表现同时特异性 IgM 抗体阳性，则可确诊；IgG 抗体一般表明过去的感染，除非双份血清检测证实第二份血清中的抗体滴度有 4 倍以上升高。血清抗体检测在免疫缺陷病人常不可靠。原位 DNA 杂交可以用来检测 B19 的组织细胞定位，标本类型包括骨髓和活检的组织等。实时荧光定量 PCR 可以检测血清和血浆标本中 B19 核酸。但 B19 感染后，即使临床症状完全缓解，外周血中 B19 DNA 仍可以持续 80~100 周阳性[7]，因此，对于检测结果要结合临床谨慎分析。对胎儿感染，可通过胎儿水肿症、羊水或胎儿血中存在 B19 DNA 结合母亲血中 B19 IgM 抗体来识别。

【鉴别诊断】 传染性红斑的皮疹需要与风疹、麻疹、肠道病毒感染和药物疹相鉴别。年长儿童皮疹伴关节炎需要与类风湿关节炎和系统性红斑狼疮等鉴别。

【治疗和预防】 没有特异性抗病毒药物治疗 B19 感染。对传染性红斑通常不需要治疗；对一般关节病病人也不需要治疗。对严重关节炎病人，特别是有慢性症状的病人，可用非皮质类固醇类抗炎药治疗。对暂时性再生障碍危象一般给予输入红细胞治疗。对于严重贫血和有免疫缺陷的贫血病人，应当用含有 B19 IgG 抗体的免疫球蛋白治疗，0.4g/（kg·d），疗程 5~10 天[8]；少数患者可能需要每月 1 次的免疫球蛋白治疗，0.4g/（kg·d）。同时，需要监测血清肌酐、血细胞比容和网状红细胞计数以指导治疗。

目前对 B19 感染尚无疫苗可用，疫苗研发正在进行相应的临床试验。对慢性溶血或有免疫缺陷的病人及妊娠妇女，可考虑用免疫球蛋白预防 B19 感染。有暂时性再生障碍危象或慢性 B19 感染的病人（而不是传染性红斑或关节病的病人），有引起医源性传播的危险。对这些病人，应当安排在单独的病室内住院治疗，并对他们进行呼吸道隔离[9]。暴露前或暴露后给予免疫球蛋白是否能防止感染，尚不清楚。

（谢正德）

参考文献

［1］ Landry ML. Parvovirus B19. Microbiol Spectr. 2016 Jun;4(3).

［2］ VALENTIN MN, COHEN PJ. Pediatric parvovirus B19: spectrum of clinical manifestations. Cutis,2013,92(4):179-184.

［3］ CANTEY JB, PRITCHARD MA, SÁNCHEZ PJ. Bone lesions in an infant with congenitalparvovirus B19 infection. Pediatrics,2013,131(5):e1659-1663.

［4］ SLAVOV SN, KASHIMA S, SILVA-PINTO AC, et al. Molecular and clinical evaluation of the acute human parvovirus B19 infection:comparison of two cases in children with sickle cell disease and discussion of the literature. Braz J Infect Dis,2013,17(1):97-101.

［5］ WEIFFENBACH J, BALD R, GLONING KP, et al. Serological and virological analysis of maternal and fetal blood samples in prenatal human parvovirus B19 infection. J Infect Dis,2012,205(5):782-788.

［6］ KOEHL B, OUALHA M, LESAGE F, et al. Fatal parvovirus B19 myocarditis in children and possible dysimmune mechanism. Pediatr Infect Dis J,2012,31(4):418-421.

［7］ LINDBLOM A, ISA A, NORBECK O, et al. Slow clearance of human parvovirus B19 viremia following acute infection. Clin Infect Dis,2005,41:1201-1203.

［8］ YOUNG NS, BROWN KE. Parvoviru B19. N Engl J Med,2004,350:586-597.

［9］ QIU J, SÖDERLUND-VENERMO M, YOUNG NS. Human Parvoviruses. Clin Microbiol Rev,2017,30(1):43-113.

第 6 节　单纯疱疹病毒感染

单纯疱疹病毒（herpes simplex virus，HSV）感染可引起一系列临床表现，累及皮肤、口腔黏膜、眼、生殖道和中枢神经系统等，多数 HSV 感染的临床表现轻微，是一种自限性疾病，但在新生婴儿和免疫缺陷病人，可发生严重的全身性疾患，危及生命[1,2]。

【病原学及流行病学】 HSV 属疱疹病毒科 α 亚科，是一种双链 DNA 病毒，基因组大约 152kb，编码至少 84 中蛋白。病毒颗粒成二十面体，从内至外，依次为含有双链线形 DNA 的核心、核心壳、被膜和包膜。包膜上含有 12 种病毒糖蛋白（gp），与病毒吸附（如 gpB、gpD）、入侵(如 gpH 和 gpL)和刺激机体免疫反应(如 gpB、gpC、gpD)有关。HSV 对脂溶剂(如乙醚、氯仿)、化学消毒剂(乙醇、甲醛和各种氧化剂)、热、紫外线等均敏感,但耐低温。HSV 有 2 个亚型,即 HSV-1 和 HSV-2。前者主要侵犯宿主的上部躯干、头和颈部,故又称为"口(oral)"型;后者主要侵犯腰以下,故又称"生殖器(genital)"型。HSV 感染后建立终身潜伏感染,并可发生复发感染。

HSV 感染呈全球性分布,且与人们的社会经济地位和所处环境有关。新生儿从母亲产道获得的感染,往往均由 HSV-2 引起。新生儿期过后的感染则多由 HSV-1 引起。据国外报道,在社会经济条件较差的人群中,5 岁时有 40%~60% 儿童感染过 HSV,至成人期抗 HSV-1 抗体阳性者已超过 90%。在社会经济条件较好的大学生中 HSV-1 感染率为 30%~40%。HSV-1 感染主要通过人们聚集、密切接触和皮肤黏膜创伤传播。而 HSV-2 感染与性活动有关,感染多见于青春期以后。在社会经济条件较差的成人中,HSV-2 抗体阳性率可高达 60%,而在社会经济条件较高的成人中阳性率只有 10%~30%。儿童可从家庭或遭性虐待而感染 HSV-2。

【发病机制】 HSV 趋向于感染人的外胚层细胞。多数情况下,病毒先侵犯皮肤、黏膜,在局部繁殖,引起病变。随后病毒沿着所支配的感觉神经轴索逆行至神经节内的神经元潜伏,即不再产生完整的感染性病毒颗粒,为原发感染。以后受外因或宿主内在环境改变,如紫外线照射、某些发热性疾病、情绪激动、月经期间和免疫抑制等影响,病毒重新活化,经神经轴索运行至神经末梢支配部位,侵犯附近细胞,产生复发性感染,常与初次感染在同一部位,也可仅有病毒排泌而无临床表现。因为人的中枢神经也来源于外胚层细胞,故在原发性 HSV 感染或潜伏病毒重新活动时均可见到 HSV 脑炎。

免疫正常的患者,HSV 并不产生血源性播散或病毒血症,但新生儿、湿疹、重度营养不良或细胞免疫受抑制的患者(HIV 感染者或接受免疫抑制剂治疗者),HSV 可以通过血源性播散到肝脏、肾上腺等内脏器官,新生儿还可播散至中枢神经系统,引起严重疾病。

大多数原发感染病人都有宿主反应,先有早期的非特异反应,随后出现特异的免疫反应。前者包括多形核和单核白细胞移行至感染部位,释放干扰素和其他淋巴因子,以及巨噬细胞与 NK 细胞激活;后者包括在感染的几天内,机体产生很多特异性抗病毒抗体,以及在感染的第 2、3 周,可测得特异性细胞免疫如特异性淋巴细胞的母细胞化(lymphocyte blastogenesis),免疫性淋巴因子(如干扰素、移动抑制因子)和白细胞抗原限制性细

胞毒性 T 细胞,使病毒感染得以控制,病情逐渐好转与痊愈。在细胞免疫缺陷的病人(如新生儿、严重营养不良婴儿、原发性免疫缺陷,器官移植或免疫抑制化疗),则原发感染可发展为一种弥漫性、危及生命的综合征。原先已感染了某一型 HSV(如 HSV-1),以后还可感染另一型(如 HSV-2);有时也可感染了同一型(如原先患过生殖器 HSV-2 感染),以后又感染新的 HSV-2 毒株。这种重复感染往往病情较轻,病程较短。

【病理变化】 HSV 只侵犯皮肤、黏膜的表皮层细胞、而不侵犯皮层细胞。其典型的病理改变是在皮肤上形成水疱,而在黏膜上出现表浅溃疡。细胞受 HSV 感染后,发生细胞内水肿而肿胀和退化。细胞核进行有丝分裂,遂成多核巨细胞,并形成嗜酸性核内包涵体和边缘清楚的核染色质,固定染色后可见到包涵体被晕轮分开。当多数细胞受损,出现局部炎症,细胞内水肿进一步发展,就在感染区形成小水疱。随后,水疱灌脓,再干燥和结成硬皮。这些病变都很表浅,故从无结痂。

【临床表现】 HSV 感染有三种情况:①原发感染(primary infection),指易感个体首次感染 HSV,多数情况下,为亚临床感染,仅为血清抗 HSV 抗体从阴性转为阳性;也可出现局部表浅病变伴不同程度的全身反应。新生儿、免疫缺陷儿童和重症营养不良患儿则可发生没有表浅病变的严重全身性感染。②非原发性首次感染(nonprimary first infection),是指对某一型 HSV 有免疫(如 HSV-1)的个体,又感染了另一型 HSV(如 HSV-2),由于 HSV-1 和 2 具有交叉免疫,这种感染通常较原发感染为轻。③复发感染(recurrent infection),指潜伏感染状态的 HSV 发生再激活,引起病毒复制,包括有症状的复发感染和无症状复发感染。

1. **皮肤、黏膜病变** 皮肤病变为红色皮肤基础上聚集几个薄壁的水疱。随后于 7~10 天内破溃、生痂、愈合。如非反复感染、也无继发细菌感染,则无结痂。病变前局部可有轻度不适或烧灼感,甚至神经痛。同一部位,尤其在皮肤黏膜连接处容易复发。免疫缺陷病人有时可见全身性水疱,病变较小,持续 2~3 周。皮肤创伤或烧伤时可继发 HSV 感染。疱疹性口炎患儿可在面颊的正常皮肤上出现散在的水疱,与复发感染时见到的成簇水疱不同。

2. **急性疱疹性龈口炎**(acute herpetic gingivostomatitis) 此种原发感染是 1~3 岁幼儿最常见的口腔炎,也可见于其他年龄小儿和成人。病人突起口痛、流涎、口臭、拒食,并有发热(体温可高达 40℃)。早期在口腔黏膜出现水疱,但由于过早破裂因而难被见到。常见到 2~10mm 大小、覆以黄灰色伪膜的病变,膜脱落

后,遗有溃疡。病变常见于舌与颊黏膜上,口腔内其他部位也可累及。除无齿的婴儿外,急性齿龈炎常见,且在黏膜水疱前先出现。常伴有颊下淋巴结炎。全病程4~9天,在溃疡愈合前疼痛就可消失。

3. 复发性口腔炎及唇疱疹(recurrent stomatitis and herpes labialis) 典型的口腔部HSV复发性感染是在皮肤黏膜连接处出现一个或少数几个水疱;常伴局部疼痛、刺痛或痒,持续3~7天。常无全身症状。有时病变位于腭部伴发热,或在紧连唇部黏膜处。某些病例可在唇及其他部位发生复发性HSV病变后7~10天,复发一般性口炎,且常伴发皮肤多形性红斑。

4. 疱疹性湿疹(eczema herpeticum) 此为创伤性疱疹(traumatic herpes)中最严重的表现,是在皮肤湿疹基础上的HSV广泛感染。病情轻重不一,轻者可被漏诊,重者则能致死。一个典型的重症初次感染,可见到皮肤的湿疹范围很快出现大片水疱,持续7~9天。病初,水疱单个出现,以后成簇,且可波及邻近的正常皮肤。水疱随后剥脱,成痂,上皮形成。全身性反应也不一,但7~10天高热常见。由于脱水、电解质紊乱、蛋白质丢失引起体内严重平衡失调;病毒播散至脑部和其他器官;葡萄球菌或链球菌继发感染等并发症可造成病人死亡。

5. 眼部感染 在原发感染或复发感染时均可发生结膜炎和角膜结膜炎。原发感染时,常伴有耳前淋巴结肿大和压痛。角膜病变可表浅,形成树枝样溃疡或病变较深,形成盘状角膜炎。若角膜感染反复发作,则可导致角膜瘢痕和视力障碍。

6. 生殖器疱疹(genital herpes) 生殖器疱疹可由HSV-2和HSV-1感染引起。通过性传播的生殖器疱疹为HSV-2感染所致,主要见于成人。儿童可因遭成人性虐待而感染HSV-2。小儿因患龈口炎时自身感染所致的生殖器疱疹由HSV-1感染所致。病孩常诉排尿困难,会阴红肿,出现多个2~4mm直径大小的痛性浅白色溃疡。局部淋巴结肿大和压痛。5~7天内发热及全身症状消失,10~14天内非黏膜面的病变结痂,于第3周末愈合,不留瘢痕。

7. 中枢神经系统感染 HSV-1和HSV-2均能引起中枢神经系统感染。在美国,HSV是儿童和成人散发脑炎最为主要的病原,除新生儿外,多为HSV-1感染所致。典型临床表现有发热、意识障碍,头痛、人格改变、抽搐、吞咽困难和局部神经症状。病变易累及大脑的额叶及颞叶。脑脊液中病毒核酸阳性,但病程早期可为阴性,幸存者超过半数伴有神经系统后遗症[3,4]。HSV还可致无菌性脑膜炎,是复发性无菌性脑膜炎最常见的病因。

8. 新生儿感染 感染可在宫内、生产过程和新生儿期获得。HSV感染的早期表现没有特异性,但易波及中枢神经系统。生后感染可从患儿父母或其他成人的唇疱疹获得。若母亲患原发性或首次发生的生殖器疱疹,新生儿的感染率则为33%~50%;若母亲患复发性疱疹,新生儿感染率降至1%~3%。HSV-1和HSV-2均可引起新生儿感染,主要有三种临床类型[1,5]:①全身性播散性感染,受累器官包括脑、肝、肺、心、肾上腺和皮肤等;②单纯的中枢神经系统受累;③局限于皮肤黏膜、眼、口腔。

新生儿HSV脑炎一般在生后8~17天发病,表现为易激惹、嗜睡、食欲缺乏和惊厥,发热并不常见。若不治疗,病死率达50%,多数存活者有严重的神经系统并发症。新生儿播散性HSV感染常在生后5~11天发病,其临床表现与细菌性脓毒症相似[6],表现为发热或低体温、易激惹、食欲缺乏、呕吐、惊厥,也可有呼吸窘迫、黄疸和紫癜性皮疹,若不治疗,病死率达90%,多数存活者有严重的神经系统并发症。

9. 免疫缺陷个体的HSV感染 在先天性免疫缺陷和后天继发性免疫缺陷患者(如艾滋病、严重营养不良、长期应用免疫抑制药物等)继发HSV感染后,主要有两种临床表现:①局限性、慢性口腔或生殖器皮肤黏膜病变,病变类似典型的水疱、溃疡,并进一步发展成大的坏死、疼痛性糜烂或非典型的、向外部生长的疣样病变;②广泛的全身播散性疾病,累及肝、肺、肾上腺及中枢神经系统,类似败血症综合征,发热或低温,并有白细胞减少、弥散性血管内凝血,很快病亡。皮疹可有可无。

10. 其他 如肝炎,临床表现可表现为轻度转氨酶升高,也可表现为暴发性肝衰竭[7]。

【诊断】 根据典型的皮肤、黏膜病变和病原学检查来诊断。后者包括:①病毒分离;②特异性抗HSV抗体检测;③从组织标本、脑脊液或皮肤黏膜刮片中检测典型的细胞病变、病毒抗原或核酸。抗体检测在临床上最常使用,但HSV-IgM抗体检测并不可靠,双份血清特异性IgG抗体滴度≥4倍增高有诊断意义。怀疑新生儿HSV感染者,应进行病变部位的病毒分离培养和核酸检测,包括脑脊液的HSV核酸检测。核酸检测具有高的敏感性和特异性,是HSV实验室诊断的重要方法。

【治疗】 阿昔洛韦(acyclovir)、伐昔洛韦(valacyclovir)、泛昔洛韦(famciclovir)是治疗HSV感染的主要药物。阿昔洛韦受病毒的胸腺嘧啶激酶磷酸化,随后再经细胞酶作用进一步三磷酸化后,成为HSV DNA聚合酶抑制剂和DNA链的终止剂,从而抑制病毒复制。对口腔或生殖器疱疹可局部使用,减少排毒,但对症状改善作用不大。对皮肤、黏膜包括生殖器疱疹可口服阿昔洛韦治疗,剂量为每次 15mg/kg,一天 5 次,疗程 7 天。生殖器疱疹病人更可使用伐昔洛韦(阿昔洛韦的前体)和泛昔洛韦(penciclovir 的前体),因为这两种药生物利用度更高。对新生儿期后的 CNS 感染患儿给予阿昔洛韦静脉 1 小时以上滴注,每次 10mg/kg,每 8 小时 1 次,连续 14~21 天。

所有疑似或证实的新生儿 HSV 感染应该立即开始高剂量的静脉内阿昔洛韦抗病毒治疗,每次 20mg/kg,每 8 小时 1 次[1]。若实验室检测排除 HSV 感染,可终止治疗。若感染仅限于皮肤、眼和口,疗程 14 天即可。

对于 CNS 感染和播散性 HSV 感染病例,需静脉内滴注阿昔洛韦治疗 21 天,同时每周 2 次监测中性粒细胞计数。疗程完成前需进行腰穿,检测脑脊液中 HSV 的核酸,若 PCR 检测脑脊液中 HSV 核酸仍阳性,需要继续治疗至 PCR 结果转阴。静脉阿昔洛韦疗程完成后,患者需继续口服阿昔洛韦每天 300mg/m²,分 3 次口服,疗程 6 个月,同时每 2~4 周监测 1 次中性粒细胞计数[1]。

【预防】 避免皮肤、黏膜创面暴露。免疫缺陷或慢性复发者可应用阿昔洛韦预防。

(谢正德)

参考文献

[1] JAMES SH,KIMBERLIN DW. Neonatal herpes simplex virus infection:epidemiology and treatment. Clin Perinatol,2015, 42(1):47.

[2] MAHANT S,HALL M,SCHONDELMEYER AC,et al. Neonatal Herpes Simplex Virus Infection Among Medicaid-Enrolled Children:2009-2015. Pediatrics, 2019, 143 (4): e20183233.

[3] BANATVALA JE. Herpes simplex encephalitis. Lancet Infect Dis. 2011,11(2):80-81.

[4] CRUZ AT,FREEDMAN SB,KULIK DM,et al. Herpes Simplex Virus Infection in Infants Undergoing Meningitis Evaluation. Pediatrics,2018,141(2):e20171688.

[5] PINNINTI SG,KIMBERLIN DW. Neonatal herpes simplex virus infections. Semin Perinatol. 2018,42(3):168-175.

[6] CAPRETTI MG,MARSICO C,LAZZAROTTO T,et al. Herpes Simplex Virus linfection:misleading findings in an infant with disseminated disease. New Microbiol,2013,36(3):307-313.

[7] MCGOOGAN KE,HAAFIZ AB,GONZÁLEZ PERALTA RP. Herpes simplex virus hepatitis in infants:clinical outcomes and correlates of disease severity. J Pediatr, 2011, 159 (4): 608-611.

19章

第 7 节 水痘-带状疱疹病毒感染

水痘-带状疱疹病毒(varicella-zoster virus, VZV)引起两种截然不同的临床疾病[1]:水痘和带状疱疹。水痘(varicella)是 VZV 原发感染引起的一种传染性很强的疾病,以疱疹、斑疹、丘疹、结痂为其主要特点;而带状疱疹(herpes zoster)是潜伏感染的 VZV 再激活所致的疾病,水疱样皮疹通常伴有严重的疼痛。对于免疫功能正常的患者,水痘和带状疱疹的临床经过一般都是良性、自限性的;但在免疫受损个体,VZV 感染可造成严重的甚至是致命的疾病。

【病原学】 VZV 属于疱疹病毒科 α 亚科,是一种双链 DNA 病毒。病毒颗粒呈二十面体立体对称结构,直径为 150~200nm,裸露的衣壳直径为 90~95nm。衣壳的中心有双链 DNA,其长度大约是 125kb。病毒的基因组有长独特区(105kb)和短独特区(5.2kb);病毒的基因组编码 70 多种蛋白质,包括 5 组糖蛋白,即 gp Ⅰ ~ Ⅴ。此病毒只有带囊膜者才有感染性,其囊膜对去垢剂、乙醚和空气干燥敏感。VZV 通过细胞与细胞之间的直接接触感染邻近细胞。使用多种人类和猿猴来源的连续或不连续细胞培养系统,易于分离出此病毒。VZV 感染后 8~10 小时,在受感染细胞邻近的细胞内即可证实有此病毒出现。

【发病机制和病理改变】 病毒原发感染侵入后首先复制的部位可能是鼻咽部,从这里种植到网状内皮系统中,导致病毒血症。此时便出现弥漫性的和成簇的皮肤损害。皮肤损害累及真皮,有气球样变、多核巨(giant)细胞和嗜酸性核内包涵体形成。感染可累及局部皮肤的血管,引起坏死和表皮出血。随着病情进展,水疱内的液体变混浊,这是由多形核白细胞的渗出以及变性的细胞和纤维蛋白造成的。疱疹最终破裂并释放出其内的液体(其中含有传染性的病毒),或逐渐被吸收,形成结痂。

带状疱疹:引起带状疱疹的 VZV 再激活机制尚不清楚。推测起来,可能是患水痘时背根神经节受到感染,病毒在此处保持潜伏状态,直至被再激活。在有活动性带状疱疹期间进行的组织病理学检查证实,背根神经节有出血、水肿和淋巴细胞浸润。无论是患水痘还是带状疱疹时,其他器官如肺和脑内均可发生此病毒的活动性复制,但在免疫健全的个体较少发生。肺部受累的特征是间质性肺炎、多核巨细胞、核内包涵体形成及肺出血。中枢神经系统感染导致与麻疹及其他病毒性脑炎相似的血管周围套袖样改变。脑组织的局部坏死(单纯疱疹病毒脑炎的特征)不常见。

【流行病学】 人类是 VZV 唯一的贮存宿主。水痘的传染性极强,对易感人群的感染率在 90% 以上。男女及不同种族人群对 VZV 感染同等敏感。在温带地区,水痘的发病高峰在冬季后期和早春。5~9 岁儿童对本病最敏感,所有水痘病例中,此年龄段的儿童占 50%。其余的病例多为 1~4 岁和 10~14 岁的儿童。有一项调查表明,0~50 岁的健康人群中,水痘病毒 IgG 抗体的检出率为 64.3%,0~2 岁者抗体检出率最低,而在 40 岁以上者最高,达 100%(图 19-6)。

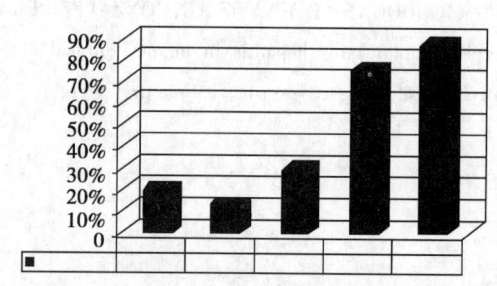

图 19-6 不同年龄段健康人群中水痘病毒 IgG 抗体的检出率(根据孙海燕等的资料制作)

水痘经呼吸道分泌物、皮损水疱液通过空气或直接接触传播。水痘患者在出疹前 24~28 小时至水疱疹结痂,均具有传染性。新生儿、成人和免疫损伤患者的水痘病情较重,其并发症和病死率相对较高。患水痘后可产生持久的、一般是终身的免疫力。对水痘易感的儿童与患带状疱疹的成人发生密切接触后可发生水痘。

带状疱疹是因体内 VZV 再激活引起的,在儿童中不常见。带状疱疹的发病无季节性。有水痘病史的个体,一生中发生带状疱疹的概率约为 10%;发病者中 75% 在 45 岁以后发病。发病者的病情偏轻,但倾向于多次发病。在接受免疫抑制治疗的儿童和有 HIV 感染的儿童,则病情严重,病死率可达 15%。

【临床表现】

1. 水痘 水痘的潜伏期为 10~21 天。临床表现轻重不一,轻者可无发热、皮疹稀少、症状轻微。典型病例,特别是年龄较大的儿童,有前驱期,此期约为 24~48 小时,其表现包括发热、不适、食欲缺乏、头痛,偶有轻度

腹痛。此期之后即出现皮疹,一般伴有轻度至中度发热,持续 2~4 天。水痘的皮疹首先出现于头皮、面部或躯干。最初的皮疹为强烈瘙痒性的红色斑疹,然后发展为充满透明液体的水疱疹。24~48 小时内疱内液体变混浊,且疱疹出现脐凹现象。当最初的损害结痂时,在躯干和肢体上出现新的皮疹。同时存在不同期的皮疹,是水痘的特征。累及口咽部和阴道的溃疡性损害常见。许多儿童病例眼睑和结膜上出现水疱疹,但角膜受累和严重的眼部疾病罕见。年龄小的儿童出现的皮疹数量较少。继发于家庭接触和年龄较大儿童出现皮疹较多,持续时间较长。对于发病时有其他皮肤疾病,如湿疹或近期的日光烧伤者,出现皮疹可更广泛。一些儿童皮损部位出现色素减低或增强的现象持续存在数日或数周,但瘢痕形成不常见,除非皮肤损害部有继发感染。

(1)进展型(progressive)水痘:这是原发性 VZV 感染的一种严重类型,此型伴有内脏器官受累、凝血障碍、严重出血和持续发生皮肤水疱损害。在无其他疾病的青年或成年人、免疫受损的儿童、妊娠妇女和新生儿,都可能出现严重腹痛和出血性疱疹。有先天性细胞免疫缺陷和恶性肿瘤,特别是潜伏期内接受化疗的病人,以及淋巴细胞绝对计数在 500 细胞/mm³ 以下者,发生进展型水痘的危险最大。器官移植后的儿童也较易患此型水痘。较大规模的调查表明,接受抗肿瘤治疗的儿童患水痘而未接受抗病毒治疗者病死率达 7%,死亡多发生于诊断水痘肺炎后的 3 天内。接受长期、小剂量肾上腺皮质激素制剂的儿童一般不出现进展型水痘,但接受大剂量这类制剂的儿童及接受吸入性皮质类固醇制剂治疗者,可出现进展型的水痘。HIV 感染的儿童可出现不同于平常的皮疹,如过度角化型的皮疹,也有连续不断的新皮疹出现,时间长达数周至数月。

(2)新生儿水痘(neonatal varicella):妊娠妇女在围产期出现水痘感染,可能导致新生儿水痘的发生[2,3]。妊娠妇女在分娩前或分娩后 1 周患水痘时,其新生儿常患水痘,且病情可能严重。如果母源性感染发生在出生前 5 天至出生后 2 天之间,婴儿发生严重水痘感染的可能性将显著升高,未经治疗者的死亡率高达 31%。死亡通常由水痘肺炎引起。新生儿可能是在宫内感染 VZV 的,虽然出现症状是在出生后。但也有出生后暴露于 VZV 而患水痘者。出生后水痘发生的时间越晚,出现并发症的机会越少。

2. 先天性水痘综合征(congenital varicella syndrome) 是由于胎儿在孕早期暴露于 VZV 所致[2]。此综合征主要影响皮肤、肢体、眼和脑。典型的皮肤损害是叶痕(cicatrix),呈锯齿形的瘢痕形成,受累肢体短且

发育不良。也可在既无皮肤改变,也无肢体改变者出现白内障或大脑广泛发育不全。偶有小头畸形合并脑内钙化。其他表现包括低出生体重、关节挛缩、先天性髋关节脱位、角膜混浊、乙状结肠狭窄等。患儿至 7 月龄时,水痘病毒 IgG 抗体仍可阳性。

3. 带状疱疹 带状疱疹的皮疹只累及一个皮区,通常累及躯干或脑神经皮区。皮疹不越过中线。眼部带状疱疹可累及角膜。水疱样疹呈密集分布,常可融合。水疱样疹经 7~10 天后结痂。儿童疱疹后神经痛不常见。在 HIV 感染或免疫受损的儿童中,带状疱疹是常见的难题。在婴儿期曾患水痘或其母亲在妊娠期患过水痘的儿童中,带状疱疹常见。

【并发症】 健康儿童感染 VZV 后并发症的发生率较低,VZV 原发感染或再激活的并发症多见于免疫受损的患者。VZV 感染可致多个器官和系统发生并发症,如血小板减少、紫癜、血尿、胃肠出血、肺炎、肾炎、心肌炎、关节炎、脑炎和小脑共济失调等,虽然发生率不高,但可引起严重后果。

1. 细菌感染 继发细菌感染以 A 族链球菌和金黄色葡萄球菌感染最常见。可表现为脓疱、蜂窝织炎、筋膜炎、脓肿、猩红热或脓毒症。并发症发生率为 2%~3%。与水痘相关的住院率在儿童为 1:1 000~1:750。

2. 中枢神经系统并发症 水痘发生中枢神经系统并发症的发生率大概是(0.5~1.5)/1 000,其中小脑炎和脑炎最为常见[4],其他中枢神经系统并发症还有脑膜炎、脑血管病、脊髓炎、脑神经麻痹和拉姆齐·亨特综合征等。5 岁以下儿童中枢神经系统并发症的发生率最高,多在发病 1 周内发生,也可在潜伏期或皮疹消退后发生。

3. 肺炎 水痘肺炎是一个严重的并发症,特别成人和免疫损伤的高危人群。有免疫力的儿童,也可发生暴发性水痘肺炎[5]。患者在皮疹出现后数日出现咳嗽、呼吸困难、发绀、咯血和胸痛等。如患白血病、淋巴瘤等的病人在接受化疗药,特别是大剂量肾上腺皮质类固醇制剂者,可发生严重肺炎。

【实验室检查】

1. 一般实验室检查 白细胞计数正常或降低,如升高则表明可能有继发细菌感染。部分普通的水痘病例中可有血清转氨酶的中度升高。影像学检查典型的水痘肺炎可引起双肺多个结节性致密影和含气过多。免疫健全的儿童,这种现象罕见,而成人较常见。

2. 病原学检查 VZV 核酸检测具有高敏感性和特异性,是目前最有帮助的实验室诊断方法,标本类型包括皮肤疱疹液、唾液和脑脊液(疑似中枢神经系统感染

者)等;直接免疫荧光法检测疱疹中水痘抗原的方法快速且特异,但敏感性不如核酸检测。

【诊断与鉴别诊断】 对既往健康的儿童而言,在诊断水痘时不必作实验室检查,根据病史、流行病学史及典型的皮疹,易于作出诊断。有神经系统并发症的儿童和无并发症的带状疱疹儿童,脑脊液中蛋白轻度到中度增加,淋巴细胞轻度增加。

鉴别诊断应考虑由其他病原体,如单纯疱疹病毒(herpes simplex virus, HSV)、肠道病毒(皮疹少而且无结痂)或金黄色葡萄球菌(脓疱病,皮损少,多在口周或外周,革兰氏染色可显示阳性球菌,抗生素治疗有效)等引起的疱疹性皮肤损害,以及药物反应、疱疹样皮炎(慢性、有荨麻疹、残留色素沉着)、昆虫叮咬(呈非水疱性丘疹样荨麻疹)。有时带状疱疹易与单纯疱疹的线样皮疹或接触性皮炎混淆。

【治疗】

1. 一般治疗 支持治疗应包括保持液体入量、对发热及不适者用对乙酰氨基酚,不用水杨酸类药如阿司匹林(防止可能发生的瑞氏综合征)、可作冷敷,并遵守一般卫生措施(如保持皮肤清洁以及修剪指甲),预防细菌感染。

2. 特异性治疗 阿昔洛韦(acyclovir)对水痘-带状疱疹病毒感染治疗有效。对免疫功能正常且无并发症的儿童,不推荐常规使用阿昔洛韦抗病毒治疗[6]。对重症或有并发症或免疫受损的病例应静脉滴注给药,美国推荐的剂量为 30mg/(kg·d),分 3 次静脉内给药,或按 500mg/(m²·d)给药。每次输入时间应在 1 小时以上。免疫受抑制的患儿或新生儿,应当尽早开始静脉给药治疗,疗程为 7 天或无新皮疹出现达 48 小时止。已经发病的患儿,水痘-带状疱疹免疫球蛋白(varicella-zoster immunoglobulin, VZIG)无价值。口服阿昔洛韦 80mg/(kg·d)对免疫健全的儿童水痘病例有适度的益处且无毒性,但只有在水痘发病后 24 小时内开始治疗才有效。对 13 岁或更大儿童(容易发生重症甚至危及生命的后果)和年龄为 12 个月及以上并且过去有慢性皮肤或肺部疾病、正在接受短期或间歇性或吸入性肾上腺皮质激素制剂、接受长期的水杨酸制剂治疗或可能是家庭中续发病例的儿童,可按口服阿昔洛韦每次 20mg/kg,最大 800mg/次,每天 4 次,共 5~7 天的方案给药。治疗越早效果越好,一般在皮疹出现后 48 小时以内开始。由于阿昔洛韦口服的生物利用度较差,可用伐昔洛韦(valaciclovir)或泛昔洛韦(famciclovir)代替。

带状疱疹:对无并发症、无其他疾病的儿童带状疱疹病例,因疾病本身不严重、疱疹后疼痛发生的可

能性不大,虽然有人主张口服阿昔洛韦治疗(剂量同上)以缩短病程,但抗病毒治疗并不总是必要的。对免疫受损的带状疱疹病例,病情严重时应当用静脉滴注阿昔洛韦治疗,必要时可口服伐昔洛韦或泛昔洛韦治疗。

【预防】 所有对水痘易感的儿童和成人都应进行水痘减毒活疫苗的接种,2剂水痘疫苗接种方案保护效果优于1剂水痘疫苗接种方案。国产水痘疫苗接种后全身和局部反应轻微,具有良好的有效性和安全性,可用作水痘-带状疱疹病毒主动免疫预防[7,8]。

对轻度HIV感染(按CDC诊断分类标准属于N1或A1)的儿童接种水痘减毒活疫苗2次,CD4阳性T细胞略有降低,以后恢复。对病程无影响,能对60%的接种者产生抗体。故对轻度HIV感染儿童,水痘减毒活疫苗是安全有效的。

对于高危易感个体(免疫受损者、妊娠、接受免疫抑制治疗者等)暴露于水痘病人后的预防,可选用以下三种办法之一:①VZIG;②阿昔洛韦,在暴露后8~9天内开始,持续用药7天;③用水痘减毒活疫苗,须在暴露后3天内接种。

(谢正德)

参考文献

[1] KENNEDY PGE, GERSHON AA. Clinical Features of Varicella-Zoster Virus Infection. Viruses, 2018, 10(11):609.

[2] COBELLI KETT J. Perinatal varicella. Pediatr Rev, 2013, 34(1):49-51.

[3] MACHI H, NAKASHIMA K, MORIUCHI M, et al. Neonatal varicella: Probable transmission from a vaccinated mother. Pediatr Int. 2018, 60(9):900-901.

[4] GRAHN A, STUDAHL M. Varicella-zoster virus infections of the central nervous system-Prognosis, diagnostics and treatment. J Infect, 2015, 71(3):281-293.

[5] ASSE KV, REKIK H, ROPERT JC, et al. Fulminant *pneumonia* during *varicella* in an immunocompetent 16-month-old girl. Arch Pediatr, 2012, 19(10):1074-1078.

[6] SAUERBREI A. Diagnosis, antiviral therapy, and prophylaxis of varicella-zoster virus infections. Eur J Clin Microbiol Infect Dis. 2016, 35(5):723-734.

[7] PAN X, SHU M, MA R, et al. Varicella breakthrough infection and effectiveness of 2-dose varicella vaccine in China. Vaccine, 2018, 36(37):5665-5670.

[8] MARIN M, MARTI M, KAMBHAMPATI A, et al. Global Varicella Vaccine Effectiveness: A Meta-analysis. Pediatrics, 2016, 137(3):e20153741.

第8节 天花

1980年世界卫生组织正式宣布,全世界已经消灭了天花。但是人类仍面临潜在的天花可能带来的威胁。因此与天花的诊断、治疗和预防相关的研究仍在继续,并且取得了一些可喜的成果。本节在对天花相关的基本知识进行回顾的同时,提供迄今取得的重大研究进展,以供儿科工作者参考,一旦出现可疑病例时,能有助于进行诊断、鉴别诊断、监测和处理。

天花(smallpox)是由天花病毒引起的急性传染病,传染性极强、病死率高。其突出的临床特征是可出现严重的全身中毒症状,皮肤依次成批出现斑疹、丘疹、疱疹、脓疱、结痂和脱痂,生存者遗留瘢痕。我国经广泛开展群众性的种痘预防,已于1960年消灭了天花。

【病原学和发病机制】 本病的病原是痘病毒科(*Poxviridae*)的天花病毒(variola virus, smallpox virus),它的大小和形态都与痘苗病毒(vaccinia virus)相似。天花病毒属于脊椎动物痘病毒亚科(*Chordopoxviridae*)、正痘病毒属(*Orthopoxvirus*)。该病毒按毒力的强弱分为两种毒株:Variola(V.) major和(V.) minor两种,由后者感染引起的疾病一般没有前者感染的疾病严重。该病毒大小在100nm×200nm×300nm,属于大型病毒之一,可在光学显微镜下看到。该病毒含有一个分子双链DNA和两个侧体组成的哑铃形核心,外面有脂蛋白包膜。该病毒耐干燥和低温,在零下10℃以下至少可生存4年。但在液体中60℃ 10分钟即被灭活。紫外线、X线照射可迅速灭活。常用消毒剂如苯酚、常用浓度的漂白粉、高锰酸钾或消毒用酒精作用1小时可灭活该病毒。

大多数天花病毒的感染是通过吸入呼吸道飞沫开始的,病毒经口咽和呼吸道黏膜进入人体,在局部组织和邻近淋巴结内复制,进入血液,引起原发病毒血症,病毒进入肝、脾、网状内皮系统,进一步复制,再次进入血液引起继发病毒血症,播散至全身,出现高热等全身症状。病毒在口咽部黏膜可引起溃疡;在表皮内复制,引发天花典型的斑疹、丘疹、疱疹、脓疱等一系列改变。用短尾猴等实验动物天花模型进行的研究表明,以较大剂量天花病毒感染后,出现高水平的1型干扰素、白介素(IL)-6、γ干扰素、D-二聚体和血小板减少,提示弥散性血管内凝血。淋巴器官中有T细胞的凋亡和减少。这些改变与脓毒症中的所见相似[1]。

【病理变化】 病理学研究见真皮毛细血管扩张、单核细胞(包括淋巴细胞、巨噬细胞、浆细胞和嗜酸性粒细胞)在真皮乳头层的浸润,有上皮细胞肿胀、呈气球样变、坏死,坏死细胞融合成坏死区。在疱疹周围的上皮细胞内可见小圆形边界清楚的包涵体,直径约为1~4μm。细胞质持续增大,失去细胞核材料、空泡经细胞破裂形成棘层中上层的网状变性而形成疱疹。在棘层的较下层,有细胞核的固化和核碎片。除皮疹及其局部继发感染外,鼻、口、咽喉也有损害,甚至可侵及食管、气管、直肠、阴道、肝、肺、骨髓、睾丸等,病变的性质多为出血病灶、颈部淋巴结可有肿大、水肿,肾脏可有严重的退行性变。心肌变性及支气管肺炎较常见。

【流行病学】 天花传染性极强,极易扩散,自发疹起至痂盖脱落止都有传染性。天花患者是该病唯一的传染源。传播途径主要是经飞沫传播,但也可能通过疱疹、痂皮或被飞沫污染的物品等传播。易感人群:任何未患过本病而且未接种过牛痘疫苗的人,不分年龄,均对本病易感。孕妇在临产前感染,可产死胎或先天性天花,也可于生后发痘。患过一次天花后可获终身免疫。天花曾在亚欧地区有过多次流行,后传播至美洲、澳洲和非洲。仅在20世纪就曾造成4亿人的死亡。1959年世界卫生组织通过了消灭天花的决议,但进展缓慢。1967年开始强化消灭天花的计划,1977年索马里出现了最后1例自然发生的天花病例。1980年5月8日世界卫生组织宣布全球消灭了天花。天花虽然已经在全球得到消除,但为进行研究的目的,美国和俄罗斯分别保留了天花病毒。未来以天花病毒作为生物武器,或天花病毒的意外泄露而造成人类感染暴发的可能,尚不能排除。因此有关机构和人员仍然在对天花的预防、控制等策略和方法进行研究和探讨[1]。

【临床表现】 天花的潜伏期一般为8~14天(7~16天)。此期患者无症状。发病后的临床表现可大致分为前驱期、发疹期和结痂期。

1. 前驱期 长短不一,一般2~4天,起病急,患者可出现寒战、高热,体温可骤升至39~40℃,发生流感样症状,偶发谵妄、惊厥。中毒症状轻重不一,偶见出疹前暂时性前驱疹,呈麻疹样、猩红热样、荨麻疹样或出血性皮疹。

2. 发疹期 起病后第4~5天出现皮疹(图19-7),最初为暗红色小斑,数小时后变为丘疹,从额、腕部开始,逐渐波及面、臀、躯干,最后在下肢出现。皮疹触之有坚实感,深藏于皮内。丘疹出齐后,体温大都下降,中毒症状也随之减轻。经2~3天的丘疹期(即发病5~6天),丘疹渐成水疱状,即为痘疱。痘疱周围有红晕。至第7~8天疱疹灌浆,渐成脓疱,有痛感,周围红晕加深。此时,体温再度升高,称"化脓热"。

3. 结痂期 大约在病程的10~12天,脓疱开始皱缩,形成黄绿色厚痂。在手足底未破损处的脓疱形成色深、厚而硬的结痂。再经2~4周,痂盖自然脱落,有痒感,并留下瘢痕,俗称麻点。

最常见的并发症是皮肤继发细菌感染,重者可导致

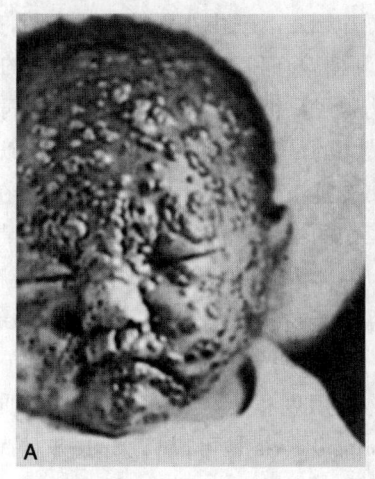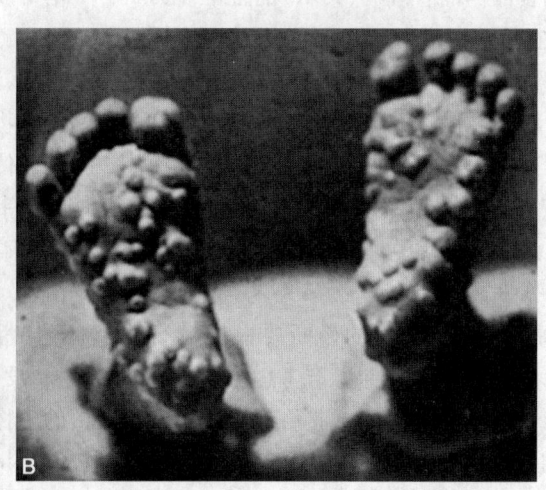

图19-7 天花脓疱期

女婴,3个月,从未接种痘苗。在发热第4日发生红斑疹,速变丘疹;第6日开始变为疱疹,至第8日完全成为疱疹,至第10日渐变为脓疱。此二图摄于第11日,皮疹的分布偏重头部、手足、前臂及腿部。A.面部皮疹互相融合,且呈脐形。B.足底的皮疹又大又厚。自第15日起热度渐退,第16日起即见脱痂。这是一个轻症病例。

败血症、骨髓炎和脑膜炎,也可并发肺炎、喉炎、中耳炎。结膜如果发生痘疮,可致继发性角膜炎及化脓性全眼球炎。

【临床分型】 世界卫生组织根据印度曾经发生的流行中该病的特征,总结出了 8 个临床类型:①无痘型天花;②变形型天花,与典型型相似,但病程短;③典型离散(descrete)型,有发热,皮疹,脓疱之间有正常皮肤;④典型半融合型,有发热、脓疱,面部融合,其他部位离散;⑤典型融合型,有发热皮疹,脓疱在面部和前臂均融合;⑥扁平(flat)型,有发热、红斑皮肤水肿,疱疹软而且扁平呈大疱样;⑦早期出血型,有(持续)发热、出血和瘀斑,起病时即有紫癜样皮疹;⑧晚期出血型,有(持续)发热、皮疹、在疾病后期疱疹的基部出血。

美国疾控中心的分型比较容易掌握,分为以下四型[2]:①典型型:也是最常见的型,大约 85%~90% 的患者属于这一型;死亡率与皮疹的多少与严重程度相关。②变形型:发生于过去接种过疫苗的人。③扁平型:亦称恶性型,住院患者中约 5% 属于此型,其特征是有强烈的毒血症,儿童中相对常见。疱疹扁平、较软,不发展到脓疱,但融合,患者有细胞免疫缺陷,患此型的多数病例有生命危险。④出血型:成人较多见,妊娠妇女可能较易感。此型的预后差,往往致命。扁平型也属于重型,但既往接种过痘苗者对扁平型有保护性,对出血型无保护性。出血型病例占所有天花病例的 1% 以下。

【实验室检查】 国际上对天花的实验室诊断,主要使用的方法是逆转录聚合酶链反应(RT-PCR)。在美国,有一种特异性地检测天花病毒(VARV)的 RT-PCR 获得了美国食品药品管理局(FDA)的批准。另一种 RT-PCR 方法在俄罗斯得到了批准,该方法可在同一份反应混合液中同时将天花病毒与猴痘病毒(MPXV)和牛痘病毒(CPXV)鉴别开[3]。最近,便携式 RT-PCR 仪器和冷冻干燥试剂的发展使人们有可能在现场使用这些技术。已有人在非洲使用 GeneXpert 平台以鉴定感染猴痘的人类病例。基因测序的方法可用于追踪单个或多个来源的暴发或流行。

【诊断与鉴别诊断】 本病的诊断要根据流行病学、临床表现和实验室检查的结果综合考虑。流行病学信息包括 14 天以内是否有暴露于或接触确定或可疑天花病人及其密切接触者,或曾经有去过流行区的经历等。疫苗接种史对诊断有重要参考意义,要搞清楚患儿是否接受过牛痘疫苗接种、是否接受过计划免疫内的所有疫苗、有无其他额外疫苗接种等。流行病学方面还有一点需要考虑的是与动物,特别是与猿猴类动物接触或

被抓伤史。对于临床表现应当注意发病后的时间相关的症状。如发病 1~3 天内有发热或高热、寒战、全身疼痛等流感样症状,但无皮疹的患儿,在天花流行的地区不能排除患儿处于天花前驱期(即皮疹前期)的可能,要注意密切观察。如果出现皮疹,还要根据皮疹的特征即形态、大小、分布、出现的先后顺序,以及是否同时存在不同时期的皮疹,如斑疹、丘疹、疱疹和结痂是否同时存在,如果同时存在,很可能是水痘;如果完全没有疱疹,需要考虑其他出疹性疾病,如根据疫苗接种史考虑有无麻疹、风疹、幼儿急疹的可能,如果有实验室检查条件,尽快做出快速诊断。天花的实验室检查项目较多,而且与其他病毒性疾病不同。如患儿已经出现皮疹,而且确实有灌浆的脓疱疹,那么天花的可能性就很大了。取脓疱内的液体或痂皮研碎制片做电镜检查,可查到天花病毒。取脓疱内基部的刮片染色可查到天花包涵体。还可做血清抗体检测或取不同标本检测病毒抗原及病毒核酸,最终明确诊断。

鉴别诊断需要考虑的疾病主要是重症水痘,其皮疹的分布为向心性、全身症状轻,皮疹很少在肢体远端,特别是手掌和足底。但天花恰相反。其他需要考虑的疾病还有弥散性带状疱疹、弥散性单纯疱疹病毒感染、严重药疹、牛痘病毒、痘苗病毒、猴痘病毒感染,这些只能靠实验室病原学或血清学检查鉴别。出血型天花需要与脑膜炎奈瑟菌菌血症和特发性血小板减少性紫癜,从临床和实验室检查方面进行鉴别。

【治疗】 有研究人员对正痘病毒感染的动物模型,包括非人类灵长目动物,进行了抗病毒药物的研究。其中研究最多的是 DNA 聚合酶的抑制剂,特别是阿昔洛韦及其衍生物,虽然对疱疹病毒有抗病毒活性,但对痘病毒却无效。一些外用的抗病毒药,如 5-碘 2'-脱氧尿苷、阿糖腺苷和三氟胸苷,由于它们的全身毒性,这些化合物曾经只被用于治疗眼部的正痘病毒感染,其中最广泛使用的是三氟胸苷。许多核苷类似物磷酸酯,如西多福韦有抗正痘病毒活性。西多福韦在体外具有对正痘病毒中的牛痘病毒、痘病毒、猴痘病毒和天花病毒的活性。在体内研究中,西多福韦对于用病毒攻击的动物预防性给药或在发病早期用药时,成功地保护了实验动物,没有出现明显的症状。西多福韦有肾毒性,口服后的生物利用度很低。西多福韦的脂质相似物(CMX-001)brincidofovir 是可以口服的,并且尚无肾毒性的报告。该药对双链 DNA 病毒,包括正痘病毒在内,都有活性。当前正在开发口服的片剂和液态配方。

另一种药,ST-246,亦称 tecovirimat 或 TPOXX,是一种新的口服后有生物利用度的化合物,它有抗多种正痘

病毒,包括猴痘病毒和天花病毒的活性。该药的开发是以美国 FDA 的动物(研究)规则指导的,因为伦理学上的担心,不能进行临床试验。研究者以实验动物食蟹短尾猴猴痘模型(4 项)和家兔的天花病毒感染模型(2 项)进行了有效性研究,并在 449 名成人志愿者中进行了安全性试验[4]。总体结论是,该药对正痘病毒感染的两种动物模型中证实是有效的,结合人类安全性试验,说明对该药的耐受性良好,安全性也良好。

该药对正痘病毒广泛有效,已在包括非人类灵长目动物中的天花病毒(感染)模型中证实,并用于治疗天花疫苗接种后出现的不良作用。2018 年美国 FDA 抗微生物药物咨询委员会投票赞成了 tecovirimat 有益并在 2018 年 7 月批准了该药可用于天花的治疗[1]。这是有史以来第一种得到许可证的治疗天花的药物,是首次批准针对已经消除疾病开发的药物,也是首次完全依据动物中的有效性数据批准人类用药。研究显示,在用 Dryvax 和 ACAM 2000 进行疫苗接种时用 tecovirimat 进行治疗,不影响疫苗的效果。

【预防】 天花威胁人类至少有 3 000 年的历史,现在已在全世界范围内消灭。成功的关键是普遍接种可靠的疫苗,并且定期复种。

天花消灭之后,还要研究以下几个问题:我国已经决定取消在全国范围内实行婴幼儿痘苗接种。全球消灭天花委员会建议:①除天花的研究人员外,各国应停止种痘,但对可疑病例要进行检测工作,对原痘病毒将继续进行研究。有些国家现已停止种痘,但有少数国家仍要求旅行者出示种痘证明。②世界各地曾出现猴痘,在人身上的临床表现,酷似天花,有轻有重,可致死亡。此病能人传人,有种痘苗瘢痕的人也可发生,但第二代病例即症状轻微,未见第三代病例。

生物恐怖主义可能性的增加导致了天花疫苗接种的重新开始。韩国研究者认为,即使过去接受过天花疫苗接种的人群体内也已经没有足够的免疫力,因此有必要用较新的、安全有效的疫苗对人群进行免疫,以应对可能出现的天花流行。韩国研究者在一项 3 期临床试验中证实,一种细胞培养来源的名为 CJ-50300 的疫苗可在 88.5% 的参与者中引起特异性体液免疫原性(humoral immunogenicity)。作者认为该疫苗用于预防天花是安全而有效的[5]。

通过疫苗接种消灭了天花,并不能排除意外或有意释放天花病毒而造成天花暴发或流行的危险。因此,应对这种潜在风险的手段,包括使用更加安全、效果更好的疫苗免疫人群,或制造出更多的疫苗并贮存起来,以备必要时使用。为此目的,美国军事医学研究所和军队

医院等的作者团队认为,原用于预防天花的疫苗都是基于可复制的痘苗病毒,这些疫苗有一定的副作用,包括一些毒性作用,特别是有免疫缺陷或皮肤病的人群中更是如此。改良痘苗安卡拉(modified vaccinia Ankara,MVA)疫苗是一种比较安全的疫苗,是将绒毛尿囊膜痘苗安卡拉疫苗株在鸡胚成纤维细胞中传 570 代后识别出的。在 20 世纪 70 年代有人将 MVA 在接种传统的天花疫苗前用于 12 万余人,其中包括免疫缺陷的儿童。该疫苗引起的免疫反应与传统天花疫苗引起者相似并且安全性得到了改善。这些作者发表的随机对照的临床试验[6]论文的结论是 MVA 疫苗安全性良好,其所引起的免疫反应和减轻主要皮肤反应的作用都提示 MVA 疫苗可以防护机体免受天花感染。

对于天花,除以上所述预防和治疗上的进展之外,还有一个十分重要的方面需要关注和考虑,这就是天花虽然已经被消灭,但天花病毒由于意外的泄漏或有意地作为生物恐怖主义的武器而在社会上传播、暴发的可能性是存在的。一个国家,或一个城市和地区,所有有关突发疾病或灾难、灾害的及时有效的应对、处理、防止扩散,将损失降到最低程度的部门、机构、人员、物资,以及应当采取的一切重要措施等,是否能在最短的时间内开始有效地运行,迅速而有效地控制蔓延,消除灾难?韩国研究人员进行一项研究[7],在假设发生天花暴发流行的情况下,对于应对这种情况的人员、物资、医疗机构、用品等各方面所需要的量进行了估计和计算。结果发现现有的情况与所需要的情况相比,有不小的差距。根据这样的估计,可以提出如何做好适当的和充足的准备。这样的设想和思路,对于国家或地区的安全和健康有极其重要的意义。

(照日格图)

参考文献

[1] MEYER H, EHMANN R, SMITH GL. Smallpox in the post-eradication era. Viruses, 2020, 12(2): e138.

[2] CDC. Smallpox. Clinical disease. 2020.

[3] SHCHELKUNOV SN, SHCHERBAKOV DN, MAKSYUTOV RA, et al. Species-specific identification of variola, monkeypox, cowpox, and vaccinia viruses by multiplex real-time PCR assay. J Virol. Methods, 2011, 175: 163-169.

[4] GROSENBACH DW, HONEYCHURCH K, ROSE EA, et al. Oral tecovirimat for the treatment of smallpox. N Engl J Med, 2018, 379: 44-53.

[5] KIM NH, KANG YM, KIM G, et al. An open-label, single arm, phase III clinical study to evaluate the efficacy and safety of CJ smallpox vaccine in previously vaccinated healthy adults.

19章

Vaccine,2013,31:5239-5242.

[6] PITTMAN PR,HAHN M,LEE HS,et al. Phase 3 efficacy trial of modified vaccinia Ankara as a vaccine against smallpox. N Engl J Med,2019,381(20):1897-1908.

[7] TAK S,LIM S,KIM H. Estimating the medical capacity required to administer mass prophylaxis:a hypothetical outbreak of smallpox virus infection in Korea. Epidemiol Health, 2019, 41:e2019044.

第9节 流行性感冒

流行性感冒(influenza)简称流感,是由流感病毒引起的一种急性呼吸道传染病,严重危害人群健康。由于流感病毒基因多变和宿主多样的生物学特性,不断出现新的变异毒株,因此可在人群中广泛传播,甲型和乙型流感病毒每年引起季节性流行,在学校、托幼机构和养老院等人群聚集的场所可发生暴发疫情。甲型流感病毒发生抗原变异,当人群对新型变异株缺乏免疫力时,可酿成世界性大流行。儿童和青少年的流感发病率高,是社区流感传播的重要传播者。流感主要临床表现为突发高热、头痛、全身酸痛、乏力及咳嗽、咽痛等呼吸道症状。本病具有自限性,孕妇、婴幼儿、老年人和慢性基础疾病患者等高危人群,患流感后出现严重疾病和死亡的风险较高,防治工作不容忽视。接种流感疫苗是预防流感最有效的策略。

【病原学】 流感病毒(influenza virus)属正黏液病毒科(Orthomyxoviridae family),为单股负链 RNA 病毒。根据病毒核蛋白和基质蛋白的抗原性,可以分为甲(A)、乙(B)、丙(C)、丁(D)四型[1]。流感病毒呈球形,直径80~120nm,新分离的毒株则多呈丝状,长度可达400nm。流感病毒不耐热和酸(100℃ 1 分钟或 56℃ 30 分钟或 pH 值 3.0 时即灭活),对酒精、石炭酸、漂白粉及紫外线都敏感。1% 盐酸、乳酸、醋酸都可作为消毒剂。较低的相对湿度和环境温度对其生存有利。常用鸡胚、人羊膜、猴肾、狗肾等细胞培养流感病毒。

甲型和乙型流感病毒的 RNA 由 8 个节段组成,分别编码 10 种和 11 种蛋白质,丙型流感病毒由 7 个节段组成,缺少编码神经氨酸酶的节段。甲型流感病毒基因组各节段编码的蛋白名称和功能列于表 19-4。流感病毒结构自外向内可分为包膜、基质蛋白以及核心三部分。病毒核心包含了存贮病毒信息的遗传物质及负责 RNA 转录的 RNA 多聚酶,RNA 与核蛋白(NP)相结合,缠绕成核糖核蛋白体(RNP)。基质蛋白构成了病毒的外壳骨架,与包膜紧密结合起到保护病毒核心和维系病毒空间结构的作用。包膜中有两种非常重要的糖蛋白:血凝素(hemagglutinin, HA)和神经氨酸酶(neuraminidase,NA),具有表面抗原特性,诱导宿主产生保护性中和抗体。血凝素为棒状突起,与宿主上皮细胞特异性唾液酸受体结合进入细胞,并可引起人、鸟、猪、豚鼠等动物红细胞发生凝集。血凝素蛋白前体(HA0)水解为 HA1 和 HA2 两条多肽链是病毒感染性的先决条件,血凝素蛋白水解后分为轻链和重链两部分,前者则可以协助病毒包膜与宿主细胞膜相互融合,后者可以与宿主细胞膜上的唾液酸受体相结合,包含抗原决定簇。神经氨酸酶为哑铃状突起,具有水解血凝素同宿主细胞表面唾液酸受体之间连接的 N-乙酰神经氨酸糖苷键的作用,促进新生子代病毒自细胞表面释放,在体内扩散。

甲型流感病毒(influenza A virus)自然宿主广泛,包括人类、哺乳类动物及禽类,野禽是甲型流感病毒的自然宿主,所有亚型的流感病毒都可从禽类特别是水禽分离到。根据 HA 和 NA 的蛋白结构和基因特性,甲型流感病毒可分为 18 个 HA 亚型(H1~18)和 11 个 NA 亚型(N1~11)[1]。现时在人群流行株为新型甲型 H1N1 和 H3N2 亚型,季节性甲型 H1N1 亚型自 2009 年新型甲型 H1N1 流感病毒出现后被取代。乙型流感病毒(influenza B virus)仅在人与海豹中发现,根据其血凝素 HA1 基因序列和抗原性特性,可分为两大谱系:Yamagata 系和 Victoria 系,不同谱系间的抗原性无交叉。丙型流感病毒(influenza C virus)结构较甲乙两型稳定,80% 的人在 7~10 岁时就已有丙型流感病毒的抗体,提示儿童期的普遍感染继而获得免疫,因此大多仅导致上呼吸道感染的散发病例。丁型流感病毒(influenza D virus),主要感染猪、牛等,尚未发现感染人。根据世界卫生组织 1980 年通过的流感病毒毒株命名法修正案,流感毒株的命名(nomenclature)包含以下要素:型别/宿主/分离地区/毒株序号/分离年份(HnNn),其中对于人类流感病毒,省略宿主信息,对于乙型和丙型流感病毒省略亚型信息,如 Influenza A/swine/Iowa/15/30(H1N1),Influenza A/California/7/2004(H3N2),Influenza B/Hong Kong/20/2003。

表 19-4 甲型流行性感冒病毒的基因编码蛋白及其功能

RNA 节段号	基因及其编码蛋白的名称	蛋白的功能
1	PB1 碱性聚合酶蛋白(basic polymerase 1)	具 RNA 转录酶活性
2	PB2 碱性聚合酶蛋白(basic polymerase 2)	具 RNA 聚合酶活性,在病毒 mRNA 转录的起始阶段识别并结合在帽状结构,还具有限制性内切酶活性
3	PA 酸性聚合酶蛋白(acidic polymerase)	具 RNA 聚合酶活性,蛋白激酶或解旋蛋白
4	HA 血凝素(hemagglutinin)	在病毒吸附宿主细胞膜并融合和进入细胞起关键作用
5	NA 神经氨酸酶(neuraminidase)	分解细胞表面的唾液酸残基,促进病毒经细胞膜释放,阻止病毒离子释放后聚集
6	NP 核蛋白(nucleoprotein)	与病毒 RNA 相连,将其包围形成 RNP 复合体,与 RNA 聚合酶共同组成病毒的核心部分,调节转录和复制
7	M1 基质蛋白(matrix 1)	包围病毒核心,参与病毒颗粒组合,抑制转录酶活性
	M2 基质蛋白(matrix 2)	病毒脱壳时发挥离子通道作用
8	NS1 非结构蛋白(nonstructural protein 1)	调节 mRNA 从细胞核进入细胞质,抑制干扰素调节因子的活性来对抗宿主的抗病毒系统
	NS2 非结构蛋白(nonstructural protein 2)	介导 M1-RNP 穿过核膜

流感病毒存在两种变异方式,即抗原漂移(antigenic drift)和抗原转变(antigenic shift)。流感病毒由于其 RNA 聚合酶没有纠错功能,在病毒基因组复制过程中容易积累突变,发生小的抗原漂移。当不同流感病毒同时感染相同宿主时,病毒的 8 个节段 RNA 可以发生重组,产生新的流感病毒,造成大的抗原转变。抗原漂移是流感病毒在复制过程中 HA 基因和 NA 基因发生点突变后累积产生的结果,在甲型流感病毒和乙型流感病毒中均可出现。发生抗原漂移的流感病毒可再次感染先前已获得免疫的宿主,进而导致流感的反复流行,即季节性流感。抗原转变仅发生于甲型流感病毒,可产生新的亚型。通常由人流感病毒和动物流感病毒重配后产生,或动物流感病毒发生重大变异,导致其跨越种属屏障直接感染人类。如果发生抗原转变的新亚型流感病毒具备人与人之间的传播能力,由于人群普遍缺乏免疫力,即可致流感大流行(influenza pandemic)。2009 年流感大流行的新型甲型 H1N1 病毒是来源于禽、猪和人的重配株。

【流行病学】 流感一年四季均可发生,温带和寒温带地区流感都在冬春初流行,热带和亚热带地区任何季节都可流行,但以雨季为多,大流行可发生在任何季节。我国北方地区流行高峰一般发生在冬春季,而南方地区全年流行,高峰多发生在夏季和冬季[1]。流感在流行病学上最显著的特点为突然暴发,迅速扩散,从而造成不同程度的流行。全球每年 5%~15% 人群发生流感,导致 300 万~500 万重症病例,29 万~65 万死亡病例。流感流行造成的死亡率与流行强度、地区、经济文化、社会条件都有密切关系,一般在(10~20)/10 万,以老年人居多,农村、边缘、贫困落后地区高于城市发达地区。根据我国 2003—2008 年的监测数据和分析结果,每年流感引起的死亡率在北方城市为 18.0/10 万,南方城市为 11.3/10 万,86% 死亡患者系 ≥65 岁老年人,流感的死亡率在乙型流感流行季节更高,约 50% 流感所致的死亡与乙型流感有关[1]。

甲型流感病毒变异最为频繁,每年都有大小不等的流行,每隔 2~3 年就会有流行病学上重要的抗原变异株出现而导致暴发流行。乙型流感病毒 Victoria 系和 Yamagata 系之间抗原性不同,相同谱系也会因抗原变异而引起流行,约每 2~4 年发生一次暴发流行或小流行。自 1983 年以来乙型流感病毒两大谱系 Yamagata 系和 Victoria 系在世界范围内同时流行。20 世纪 90 年代,人群中的乙型流感主要以 Yamagata 系为主要流行株,虽然局部地区有 Victoria 系的流行,但一直持续到 2001 年,形成 Victoria 系和 Yamagata 系共存的局面。丙型流感散发流行。20 世纪以来,甲型流感病毒引发了 4 次人类流感大流行,包括 1918 年的西班牙流感大流行(H1N1),造成了近 4 000 万人的死亡;1957 年的亚洲流感(H2N2)和 1968 年的香港流感(H3N2)也都分别造成了上百万人的死亡;2009 年的新型甲型 H1N1 流感大流行造成大约 28 万人的死亡[2]。20 世纪 80 年代以来人

19章

群中以季节性甲型 H1N1、甲型 H3N2 和乙型流感病毒共存并流行,2009 年新型甲型 H1N1 流感病毒已经取代了以往的季节性甲型 H1N1 流感病毒。

1. 传染源及传播途径 流感患者和隐性感染者是季节性流感的主要传染源,主要通过其呼吸道分泌物的飞沫传播,在咳嗽、打喷嚏、谈话时喷射出来的小于 $10\mu m$ 直径的小雾粒传染最明显,也可以通过口腔、鼻腔、眼睛等黏膜直接或间接接触传播。从潜伏期末到发病的急性期都有传染性。一般感染者在临床症状出现前 24~48 小时即可排出病毒,排毒量在感染后 0.5~1 天显著增加,在发病后 24 小时内达到高峰[3]。成人和较大年龄儿童一般持续排毒 3~8 天(平均 5 天),患者感染不同毒株的排毒时间也会有差异;重症流感患者、免疫低下或缺陷的流感患者和婴幼儿流感患者排毒时间可长达 2~3 周,甚至更长[1,5]。

2. 免疫力 人体在感染流感病毒后或疫苗接种后可产生特异性的细胞免疫和体液免疫。细胞免疫应答主要是特异性 $CD4^+T$ 淋巴细胞辅助 B 淋巴细胞产生抗体和 $CD8^+T$ 细胞溶解感染细胞,后者有助于减少和清除病毒,并促进疾病的恢复。

体液免疫反应包括产生局部和血清特异性抗血凝素(HA)和抗神经氨酸酶(NA)抗体,抗体的免疫保护性在各型和亚型之间无交叉性。抗血凝素(HA)为主要的中和抗体,可抵抗感染的发生,抗神经氨酸酶(NA)抗体可减少病毒复制、减轻病情和阻止病毒传播。血清抗体和鼻腔分泌物中的 sIgA 抗体与保护作用有关,血清抗体从血液中渗入组织及其分泌物中,可起阻止病毒入侵及繁殖的作用,鼻腔局部分泌性 sIgA 抗体可能是防止感染的最重要因素。具有一定抗体滴度的个体虽可感染流感病毒但病情轻微。保护性抗体通常在流感病毒感染后 2 周达高峰,血清抗体可持续数月至数年,而分泌性抗体存留短暂,一般只有几个月。血凝素和神经氨酸酶发生抗原性漂移可减弱中和抗体的免疫保护作用。新生儿可自母体获得被动免疫力,第 2~3 个月起明显下降,7 个月时基本消失。

3. 易感人群 所有人群易感,感染后有一定的免疫力,不同流感病毒的型别和亚型之间无交叉免疫,人群可反复感染发病。每年流感流行季节,儿童流感罹患率约为 20%~30%,在某些高流行季节,儿童流感年感染率可高达 50% 左右[1]。一项关于流感罹患率(包括有症状和无症状的感染)的综述研究提示,18 岁以下儿童流感罹患率约为 22.5%,而成人流感罹患率约为 10.7%[4]。与其他人群相比,学龄期儿童的流感感染率最高,尤其是流感流行初期,大多数流感病例发生于学龄期儿童,且儿童感染后排泄病毒时间较长,因此,儿童在流感在社区、学校和家庭的持续流行和传播中具有重要的作用[1]。我国每年报告的流感暴发疫情中,90% 以上发生在学校和托幼机构[1]。

大量证据表明,流感是导致儿童就诊和住院的重要原因。据估计,每年约有 10%~15% 的儿童因流感感染而就诊,国内一系列儿童急性呼吸道感染的病原学研究表明,门急诊就诊的儿童流感样病例或急性呼吸道感染病例中流感检测阳性率为 3.2%~25.8%,住院的儿童急性呼吸道感染病例中为 1.4%~35.4%[1]。

流感相关住院集中在 0~5 岁儿童和≥65 岁老年人中,季节性流感导致的儿童死亡率为 <1/10 万人年,而超额死亡集中在≥65 岁老年人[2]。孕妇患流感可对胎儿和新生儿产生影响,出现死产、婴儿死亡、早产和出生低体重等[1]。一些高危人群感染流感病毒后,较易发展为重症病例,包括:①妊娠期妇女;②伴有以下疾病或状况者:慢性呼吸系统疾病、心血管系统疾病(高血压除外)、肾病、肝病、血液系统疾病、神经系统及神经肌肉疾病、代谢及内分泌系统疾病、免疫功能抑制(包括应用免疫抑制剂或 HIV 感染等致免疫功能低下)及集体生活于养老院或其他慢性病疗养机构的被看护人员、19 岁以下长期服用阿司匹林者;③肥胖者的体重指数 $>30kg/m^2$;④年龄 <5 岁的儿童尤其是年龄 <2 岁婴幼儿;⑤年龄≥65 岁的老年人[1,5]。

【发病机制及病理改变】 流感病毒与敏感的呼吸道上皮细胞接触时很快依靠其表层的血凝素吸附于细胞表面的特异受体,病毒包膜和细胞膜融合,使细胞外层发生间隙,同时病毒在细胞外脱去外膜,将病毒内核基因直接经细胞间隙,进入细胞质内,在病毒体 RNA 转录酶和细胞 RNA 多聚酶的参与下,进行病毒复制与繁殖,然后各种病毒成分移行至细胞膜进行装配,成熟后被隆起的细胞膜包围,形成新的有感染性的病毒体,病毒脱离细胞表面后又可以同样方式侵入邻近上皮细胞,经病毒反复繁殖复制引起细胞死亡脱落,病毒大量释放,使呼吸道发生炎性病症。自病毒入侵至出现症状、排出病毒大约 18~72 小时,视入侵病毒剂量大小而定。排出病毒 1~2 天后,鼻分泌物及血清中干扰素上升,4~5 天达高峰,而症状随即改善,排出病毒停止。流感病毒感染人体后,可诱发细胞因子风暴,导致全身炎症反应,从而导致急性呼吸道窘迫综合征、休克、脑病及多器官功能不全等多种并发症。

病理改变主要表现为呼吸道纤毛上皮细胞呈簇状脱落、上皮细胞化生、固有层黏膜细胞充血、水肿伴单核细胞浸润等病理变化。重症病例可出现肺炎的改变;危重症者可合并弥漫性肺泡损害;合并脑病时出现脑组织弥漫性充血、水肿、坏死,急性坏死性脑病表现为以丘脑为主的对称性坏死性病变;合并心脏损害时出现间质出血、淋巴细胞浸润、心肌细胞肿胀和坏死等心肌炎的表现。

【临床表现】

1. **潜伏期** 1~7天,常见1~4天,平均2天。

2. **临床症状** 小儿患流感时其临床症状常因年龄不同而各具特点,年长儿症状与成人相似,多表现为普通流感型,起病急骤,有高热、畏寒、头痛、背痛、四肢酸痛、疲乏等,不久即出现咽痛、干咳、流鼻涕、眼结膜充血、流泪、畏光,以及局部淋巴结肿大,肺部可出现粗啰音,可伴随腹痛、恶心、腹泻、腹胀等消化道表现,婴幼儿和学龄前儿童更常见。婴幼儿则临床表现与其他呼吸道病毒感染相似,不易区分,炎症涉及上呼吸道、喉部、气管、支气管、毛细支气管及肺部,病情较严重,幼小婴儿可有严重的喉、气管、支气管炎伴黏稠痰液,甚至发生呼吸道梗阻现象。新生儿流感往往出现嗜睡、拒食及呼吸暂停,婴儿流感表现为易激惹、喂养困难或单纯发热,临床类似细菌感染所致脓毒症,学龄前和学龄儿童流感以发热和呼吸道症状常见。儿童甲型和乙型流感临床症状和表现无明显差异,丙型流感大多表现为轻症上呼吸道感染。无并发症的流感发热一般持续3~4天,热退后全身中毒症状减轻,但干咳及体力衰弱可持续1~2周。

3. **血象** 外周血白细胞计数正常或减少,中性粒细胞减少,淋巴细胞相对增加,大单核细胞也可增加,血沉和C反应蛋白一般正常。

【并发症】

1. **呼吸道并发症** 包括中耳炎、鼻窦炎、细支气管炎、喉气管支气管炎和肺炎,婴幼儿更常见。重症肺炎并发症主要发生在婴幼儿、老年人、慢性心肺疾病及免疫功能低下者。肺炎可由流感病毒所致,或为继发性细菌感染,多由肺炎链球菌和金黄色葡萄球菌所引起。起病急,常于48小时内出现高热,持续不退;少数先中度发热,2~3日后渐为高热,常伴严重喘息及发绀,甚至热退后仍有气喘,严重者可发生呼吸衰竭和急性呼吸窘迫综合征(acute respiratory distress syndrome,ARDS)。并发肺炎者影像学表现为肺内斑片状、磨玻璃影、多叶段渗出性病灶;进展迅速者可发展为双肺弥漫的渗出性病变或实变,个别病例可见胸腔积液。

2. **神经系统并发症** 热性惊厥是神经系统较常见的并发症,主要发生于婴幼儿。神经系统损伤可引起脑炎和脑病、脑脊髓炎、横断性脊髓炎、局灶性神经功能紊乱、急性感染性脱髓鞘性多发性神经根病(吉兰-巴雷综合征)。流感相关性脑病(influenza-associated encephalopathy)在一些国家和地区被报道,主要表现为脑炎、瑞氏综合征(Reye syndrome)、急性坏死性脑病、出血休克和脑病综合征是特殊类型的重型脑病。急性坏死性脑病(acute necrotizing encephalopathy)典型临床表现为急性高热后突然惊厥发作,起病1~2天内快速进展至昏迷状态或死亡,病情凶险,死亡率约30%,存活者28%留有后遗症。2010—2015年日本全国监测报告的385例流感相关性脑病的病例中,74%为18岁以下儿童,11%为18~49岁成人,其中38%为5~12岁学龄儿童,2~4岁儿童占21%;儿童和成人平均季节发病率分别为2.83/10万和1.9/10万,发病率不随流感病毒优势亚型而变化;90%病例有发热,58%有惊厥,16%有呕吐,儿童惊厥更常见,4%的病例脑脊液白细胞升高,9%的病例死亡[6]。头颅CT或MRI在发病初期可无明显异常,但在起病后数天多数患者可发现异常病灶,包括脑皮质弥漫型病变、皮质下脑白质不同部位病变、对称性丘脑病变、脑干、基底节损伤,小脑白质病变伴或不伴脑水肿[6,7]。

3. **其他脏器损害** 较少见。心脏损伤主要引起心肌炎和心包炎,可见肌酸激酶升高、心电图异常,而肌钙蛋白异常少见,多可恢复,重症病例可出现心力衰竭。肌炎和血红蛋白尿可发生于甲型和乙型流感的患者,儿童较成人常见,乙型流感较甲型流感多见,由急性良性肌炎引起的肌痛,主要见于下肢,尤以小腿腓肠肌疼痛为甚,而全身中毒则较轻,伴血清肌酸磷酸激酶及其同工酶升高。横纹肌溶解综合征在流感中罕见,主要症状有肌无力、肾衰竭,肌酸激酶升高。危重症患者可发展为多器官功能衰竭和弥散性血管内凝血等,导致死亡。

【诊断】 由于流感的表现与普通感冒及上呼吸道感染十分相似,无明显特征。因此最初发生的病例不易诊断,需要根据流行病史、临床症状体征及病原学检验综合进行诊断。流感确诊有赖于实验室诊断。

1. **流行病学史** 在流感流行季节,周围人群中有同样病症就应提高警惕疑为本病。

2. **临床症状** 突然起病,有发热、怕冷、头痛、四肢肌肉酸痛、倦怠疲乏,逐渐出现呼吸道症状有咳嗽、咽痛、眼结膜充血、面颊潮红,而卡他症状没有普通感冒明显,咽痛、咽部红肿和扁桃体充血也不如急性扁桃体炎严重,为流感的临床特点。周围白细胞计数大多正常,白细胞计数也可以减少并伴有中性粒细胞降低。婴幼儿仅凭临床表现不易与其他上呼吸道病毒感染鉴别,应及早进行病原学诊断。

3. 病原学诊断 检测方法包括病毒分离培养、病毒核酸检测、病毒抗原检测和血清学检测，以及测序新技术。病毒分离虽然为实验室检测的"金标准"，但是不适合临床实验室常规开展，抗病毒的抗原和核酸检测推荐用于早期快速诊断，抗体检测可以用于回顾性调查[5,7]。

（1）病毒分离（virus isolation）：采用急性期鼻咽腔洗液、咽部含漱液、鼻拭子或咽拭子置保存液中送检，最好立即接种于鸡胚羊膜腔或尿囊，或接种于敏感的细胞中培养，分离流感病毒，必要时接种于实验动物中分离病毒。采取标本最好于起病3~5天内，过晚分离阳性率降低。病毒分离敏感度和特异度高，为实验室检测的"金标准"，但耗时较长，需要2~7天获得结果，生物安全条件要求高，不建议应用于临床实验室。

（2）病毒核酸检测（virus nucleic acid detection）：以PCR方法检测患者呼吸道标本（咽拭子、鼻拭子、鼻咽或气管抽取分泌物、痰、肺泡灌洗液）中的流感病毒核酸，目前临床实验室通常采用实时荧光定量PCR方法确诊流感病毒感染。病毒核酸检测的特异度和敏感度高，能快速区分病毒型别和亚型/系，敏感度较病毒分离高，2小时内可获得结果。

（3）病毒抗原检测（viral antigen detection）：可采用免疫荧光的方法，检测呼吸道标本（咽拭子、鼻拭子、鼻咽或气管抽取物中的黏膜上皮细胞、肺泡灌洗液），使用单克隆抗体来区分甲、乙型流感病毒抗原，特异度较高，敏感度取决于检测人员的技术和采集标本的质量（是否含有上皮细胞），2~4小时可内获得结果。胶体金或酶联免疫试验是另外一种快速抗原检测方法，有商业化试剂盒，10~30分钟可获得结果，快捷方便，特异度和敏感度变化较大，与患者年龄、采样病程、标本类型、采样标本质量及试剂盒质量有关，可用于快速筛查区分甲、乙型流感病毒，检测敏感度低于核酸检测，约50%左右，特异度高达95%以上。因此，结果的解释应结合患者的流行病史和临床症状综合考虑，尤其是阴性的筛检结果可能是假阴性，应考虑使用核酸检测进一步确认。

（4）血清病毒抗体检测（serological detection of viral antibody）：①血凝抑制试验；②中和试验；③补体结合试验；④ELISA法。动态检测的IgG抗体水平在恢复期比急性期有4倍或以上升高有诊断意义。仅可在参比实验室开展，用于回顾性诊断、监测和研究。

（5）测序（sequencing）：流感病毒的基因变异分析和新亚型流感病毒株鉴定依赖于测序，包括一代测序和近年来发展的多种深度测序平台技术。

【鉴别诊断】

1. 普通感冒 流感的全身症状比普通感冒重；追踪流行病学史有助于鉴别；普通感冒的流感病原学检测阴性，或可找到相应的病原学证据。

2. 其他上呼吸道感染 包括急性咽炎、扁桃体炎、鼻炎和鼻窦炎。感染与症状主要限于相应部位，流感病原学检查阴性。

3. 其他下呼吸道感染 流感有咳嗽症状或合并气管-支气管炎时需与其他呼吸道病原体引起的急性气管-支气管炎相鉴别；合并肺炎时需要与其他呼吸道病原体引起的肺炎相鉴别，包括细菌性肺炎、肺炎支原体肺炎、衣原体肺炎、非流感病毒性肺炎、真菌性肺炎、肺结核。根据临床特征可作出初步判断，病原学检查可帮助确诊。

【预后】 本病预后与疫情流行的情况、患者年龄、免疫状况及有无并发症密切相关。当疫情传播广而且流行强度高，病死率较高，重症在流行早期多见。老年人、年幼儿童、孕妇及伴有特殊基础疾病者尤其是患有心血管病、慢性肺病及免疫低下者易发生下呼吸道并发症，如继发细菌性肺炎，更易发展为重症，病程迁延，可危及生命，因此这类人群应作防治重点。

【预防】

1. 建立对流感疫情的监测网 严密监测流感流行、病毒抗原变异及人群免疫力，以便通过及早发现患者和及时疫情报告，预测流行的发生和发展趋势，尽早采取相应预防措施，发现病例，隔离休息，医学监护，减少播散机会。通过对各地流感病毒抗原变异情况的监测，及时更新疫苗株以提高免疫保护效果。世界卫生组织自1952年起通过全球流感监测和响应系统（Global Influenza Surveillance and Response System, GISRS）开展全球流感监测，对疫苗株推荐和应对流感大流行起到重要作用，目前包括123个WHO成员国的机构，我国国家流感中心于2009年成为WHO第6个合作中心。

2. 流行时期切断传播途径 保持良好的个人卫生习惯是预防流感等呼吸道传染病的重要手段，养成勤洗手的好习惯，避免触摸眼睛、鼻或口。在流感流行季节，老年人与慢性病患者尽量避免去人群聚集场所，避免接触呼吸道感染患者。患者出现流感样症状后，要保持良好的呼吸道卫生习惯，咳嗽或打喷嚏时，用纸巾、毛巾等遮住口鼻，咳嗽或打喷嚏后洗手，外出、医院就诊或接触周围人时主动戴口罩。家庭成员出现流感患者时，要尽量避免相互接触，尤其是家中有老年人与慢性病患者时。当家长带有流感症状的患儿去医院就诊时，应同时做好患儿及自身的防护（如戴口罩），避免交叉感染。

学校、托幼机构等集体单位中出现流感样病例时,患者应居家休息,减少疾病传播。

3. 疫苗接种(vaccination) 接种流感疫苗是预防流感最有效的手段,可明显降低流感发病率,还可降低流感相关并发症发生率,减少流感相关住院及死亡。由于流感病毒不断发生变异,需要动态监测流感病毒的变异,选育新的流行株用于疫苗株的制备和更新,提高疫苗的保护效果。目前国际上已经上市的流感疫苗有流感灭活疫苗、流感减毒活疫苗和重组疫苗,流感疫苗包括三价和四价两种类型,三价流感疫苗组份含有 A(H3N2)亚型、A(H1N1)亚型和 B 型毒株的一个系,四价流感疫苗组份含 A(H3N2)亚型、A(H1N1)亚型和 B 型 Victoria 系、Yamagata 系。自 2013—2014 年流感季节美国开始使用四价流感灭活疫苗,中国大陆 2018—2019 年开始供应使用四价流感裂解疫苗。研究结果表明:四价流感疫苗的免疫反应不劣于三价流感疫苗[1]。

(1)灭活流感疫苗(inactivated influenza vaccine,IIV):目前使用的主要为安全性更好的裂解病毒疫苗和亚单位疫苗,经肌内注射可产生血清 IgG 抗体,与疫苗诱导的保护相关,被批准用于≥6 个月以上人群接种。流感疫苗对大龄儿童的保护效果可能优于低龄儿童,国外研究提示,8 岁及以下儿童首次接种时,接种 2 剂次比 1 剂次能提供更好的保护作用[2,8]。接种流感疫苗的效力和效果存在季节间的差异,与研究设计、流感活动强度、流感循环毒株与疫苗匹配程度等有关。随机对照试验显示接种灭活流感疫苗对于儿童实验室确诊流感的保护效力为 43%~91%。开展基于学校的流感疫苗接种可有效减少学龄儿童流感感染的发生,在流感病毒疫苗株与流行主导株匹配的流行季,开展北京市流感疫苗大规模集中接种可使流感集中发热疫情的发生风险大幅降低(OR:0.111)[9]。中国香港特别行政区 2017—2018 年流感季节的研究中纳入 1 078 名 6 月龄至 17 岁儿童,研究对象大多接种四价灭活流感疫苗,结果显示流感疫苗对确诊流感住院总的保护效果为 65.6%,对甲型流感的保护效果为 66.0%,对乙型流感的保护效果为 65.3%。美国开展的一项病例对照研究分析了 2010—2014 年流感疫苗对确诊流感儿童死亡病例的效果,发现流感疫苗可减少 65%的病例死亡,且对健康儿童的保护效果高于具有基础疾病的儿童[10]。

在健康成人中,根据随机对照试验的系统综述估计,灭活流感疫苗约可预防 59%的实验室确诊病例,随机对照试验的荟萃分析发现,老年人接种流感疫苗预防的保护效力为 58%[1]。医护人员接种流感疫苗可保护自身健康,还可以减少病人的流感相关疾病。一项系统综述显示医护人员接种流感疫苗,可以减少 42%的临床诊断流感,减少 29%的全病因死亡[1]。孕妇接种灭活流感疫苗不仅可以有效预防流感引起的重症并发症,而且可以将抗体传递给分娩的婴儿,对 0~6 个月婴儿提供免疫保护,可减少 41%~69%实验室确诊的流感病例[11]。

接种灭活流感疫苗是安全的,但也可能会出现不良反应。流感疫苗常见的副作用主要表现为局部反应(接种部位红晕、肿胀、硬结、疼痛、烧灼感等)和全身反应(发热、头痛、头晕、嗜睡、乏力、肌痛、周身不适、恶心、呕吐、腹痛、腹泻等)。通常是轻微的,并在数天内自行消失,极少出现重度反应。我国灭活流感疫苗相关的严重疑似预防接种异常反应(adverse event following immunization,AEFI)的发生率很低(1.9~3.3 例/100 万剂次),非严重 AEFI 的发生率在 159~172 例/100 万剂次[1]。接种流感疫苗后严重过敏反应很少见,2009—2011 年一项研究发现,任何疫苗接种后 0~2 天严重过敏反应的发生率为全年龄组 1.31 例/100 万疫苗剂次。目前大多数流感疫苗是通过鸡胚培养流感病毒制备的,因此会含有卵蛋白,《中华人民共和国药典》(2015 版)未将对鸡蛋过敏作为禁忌。药典规定流感疫苗中卵清蛋白含量应不高于 500ng/ml,随着生产工艺的提高,疫苗中的卵蛋白含量已大大低于国家标准,以往对我国常用的流感疫苗中的卵蛋白含量测量显示含量最高不超过 140ng/ml[1]。国外研究显示对于鸡蛋过敏者接种灭活流感疫苗或减毒流感活疫苗的研究表明不会发生严重过敏反应,美国 ACIP 自 2016 年以来开始推荐对鸡蛋过敏者可接种流感疫苗[1,2]。

灭活流感疫苗接种禁忌证:对疫苗中所含任何成分(包括辅料、甲醛、裂解剂及抗生素)或既往接种的任何流感疫苗发生严重过敏者。接种灭活流感疫苗需慎重但不是禁忌证的情况包括:伴或不伴发热症状的中重度疾病患者;上次接种流感疫苗后 6 周内出现吉兰-巴雷综合征;暴露鸡蛋发生过较为严重的反应(血管性水肿、呼吸窘迫、头晕、反复呕吐)或需要急诊治疗的人,接种流感疫苗需要慎重和医学观察[1,2]。

(2)减毒流感活疫苗(live-attenuated influenza vaccine,LAIV):是利用生物重组技术获得,用冷适应的减毒供体毒株 6 个内部蛋白基因和当前流行的野生型毒株的血凝素(HA)和神经氨酸酶(NA)基因重配制备而成冷适应型减毒活疫苗,通过在低温下连续传代使流感病毒的毒力下降,国外已有三价和四价疫苗上市使用。减毒活疫苗采用鼻腔喷雾法接种,操作简单方便,诱导黏膜抗体反应和细胞免疫,疫苗需冷藏,在欧美被批准用于 2~49 岁健康人群。三价减毒活疫苗于 2013—2014 年开始在美国使用,2014 年美国 CDC 和 ACIP 推荐减毒活疫苗用于儿童接种,四价减毒疫苗于 2018—2019 年开始被美国 ACIP 推荐 2~17 岁儿童接种[1,8]。我国 2020 年批准上市三价流感减毒活疫苗,中国 CDC 推荐用于 3~17 岁儿童接种[2]。减毒流感活疫苗对儿童具有良好的免疫保护效果,社区干预研究显示减毒流感活疫苗接种对于学龄儿童实验室确诊流感的直接保护效果为 37%~79%,学校接种项目显示对于学龄儿童实验室确诊流感的直接保护效果为 51%~67%,学龄儿童接种也间接保护其家庭成员和社区成人及老年人[12]。接种减毒流感活疫苗严重不良事件很少见,常见反应通常为自限性,一般较轻,包括流涕、鼻腔充血、咽痛、头痛、呕吐、肌痛、发热,类似轻症感染。但在基础免疫力低下或缺陷者反应较明显,因此这部分人群禁用。此外,低龄儿童接种可能诱发喘息发作。减毒活疫苗受种者在接种后可排毒,接种后 2 天排毒达高峰,虽有排泄的疫苗株可能传播给未接种者,但报道罕见[12]。

减毒流感活疫苗接种禁忌证:对疫苗中所含任何成分(包括辅料、甲醛、裂解剂及抗生素)或既往接种的任何流感疫苗发生严重过敏者;同时服用阿司匹林或含阿司匹林的药物儿童和青少年;近 12 个月内 2~4 岁儿童有哮喘史或有喘息或哮喘发作;有免疫低下的儿童和成人;严重免疫抑制患者的密切接触者和照护者;48 小时内服用过抗流感病毒药物者;孕妇[1,8]。接种流感活疫苗需慎重但不是禁忌证的情况包括:伴或不伴发热症状的中重度疾病患者;上次接种流感疫苗后 6 周内出现吉兰-巴雷综合征;5 岁及以上哮喘患者;具有发生流感并发症高危因素的基础疾病患者[2,12,17]。

借鉴世界卫生组织立场和其他国家多年的应用经验,结合我国国情,推荐以下人群为优先接种对象:6~23 月龄的婴幼儿;2~5 岁儿童;60 岁及以上老年人;特定慢性病患者,包括心血管疾病(单纯高血压除外)、慢性呼吸系统疾病、肝肾功能不全、血液病、神经系统疾病、神经肌肉功能障碍、代谢性疾病(包括糖尿病)等慢性病患者、患有免疫抑制疾病或免疫功能低下者;医务人员;6 月龄以下婴儿的家庭成员和看护人员;孕妇或准备在流感季节怀孕的女性[1]。

4. 抗病毒治疗预防(antiviral chemoprophylaxis) 根据 2018 年美国感染病学会指南,以下情况可以考虑抗病毒药物预防流感[5]:

(1)≥3 月龄的儿童和成人,如果是发生流感并发症的非常高危人群,且没有接种疫苗或接种疫苗有禁忌证或明显免疫低下状态接种疫苗后预期保护效果低,推荐在社区流感季节给予抗病毒预防。

(2)≥3 月龄的儿童和成人,如果是发生流感并发症的最高危人群,包括造血干细胞移植后最初 6~12 个月的受者和肺移植受者,推荐在社区流感季节给予抗病毒预防。

(3)≥3 月龄的儿童和成人,如果是发生流感并发症的高危个体,尚未接种疫苗,在社区流感流行时,推荐短程抗病毒化疗联合流感疫苗接种。

(4)尚未接种流感疫苗的成人和≥3 月龄的儿童可以考虑短程化疗,如果在流感流行期间密切接触发生流感并发症的高危个体,且这些高危个体未能接种疫苗、接种疫苗有禁忌证或不能服用抗病毒药物。

(5)暴露后 48 小时给予抗病毒药物最理想,在流感非暴发的情况下,抗病毒药物疗程为最近密切接触流感患者后 7 天[5]。口服奥司他韦或吸入扎那米韦用于流感患者的家庭成员暴露后预防实验室确诊流感的有效性可达 79%~81%。决定抗病毒化疗预防必须平衡抗病毒药物耐药率、发生耐药的风险、发生流感严重并发症的风险及潜在的药物不良反应。如果患者发生流感症状,尽早起始抗病毒治疗替代暴露后预防用药[5]。

【治疗】

1. 大部分流感具有自限性,应着重一般护理和并发症防治。无并发症患儿通常居家隔离治疗,密切观察病情变化。强调一般护理,患儿宜卧床休息,饮食宜清淡,多饮水。合理使用对症治疗药物。高热、烦躁不安、头痛等应积极给予对症处理,服用对乙酰氨基酚或布洛芬等退热剂,物理降温辅助治疗。儿童避免使用阿司匹林退热,以防诱发瑞氏综合征。

2. 抗病毒药物治疗(antiviral treatment) 发病 48 小时内进行抗病毒治疗可减少并发症、降低病死率、缩短住院时间;发病时间超过 48 小时的重症患者依然可从抗病毒治疗中获益。重症或有重症流感高危因素的患者,应尽早给予抗流感病毒治疗;非重症且无重症流感高危因素的患者,在发病 48 小时内,充分评价风险和收益后,再考虑是否给予抗病毒治疗。儿童流感的抗病毒药物治疗应根据疾病的严重程度、有无基础疾病、起病时间。应用指征为:①凡实验室病原学确认或高度怀疑流感需要住院的儿童、有发生并发症高危因素的儿童、疾病进行性加重或发生并发症的儿童,无论基础疾病或流感疫苗免疫状态,都应在发病 48 小时内给予治疗,抗病毒药物疗程通常为 5 天。②对于重症住院病例,即使病程超过 48 小时,亦应给予抗病毒药物治疗,而且疗程可延长至 10 天。③对于 5 岁以下儿童尤其是 2 岁以下婴幼儿、长期接受阿司匹林治疗的儿童、免疫抑制状态的儿童、有慢性基础疾病的儿童,如果实验室病原学确认或高度怀疑流感,推荐抗病毒药物治疗[5,7]。

(1) 神经氨酸酶抑制剂(neuraminidase inhibitors,NAIs):作用机制是阻止病毒由被感染细胞释放和入侵邻近细胞,减少病毒在体内的复制,对甲、乙型流感病毒均具活性。不良反应包括胃肠道症状、咳嗽和支气管炎、头晕和疲劳及神经系统症状(头痛、失眠、眩晕),曾报道有抽搐和神经精神障碍,主要见于儿童和青少年,但不能确定与药物的因果关系。此外,偶有皮疹、过敏反应和肝胆系统异常。①奥司他韦:为口服剂型。1 岁以下儿童推荐剂量:0~8 月龄,每次 3.0mg/kg,每日 2 次;9~11 月龄,每次 3.5mg/kg,每日 2 次。1 岁及以上年龄儿童推荐剂量:体重不足 15kg 者,每次 30mg,每日 2 次;体重 15~23kg 者,每次 45mg,每日 2 次;体重 23~40kg 者,每次 60mg,每日 2 次;体重大于 40kg 者,每次 75mg,每日 2 次。成人剂量每次 75mg,每日 2 次。疗程 5 日,重症者疗程可适当延长至 10 天。肾功能不全者应根据肾功能调整剂量。预防剂量为治疗剂量的半量,1 天 1 次服用,可用于≥3 月龄特殊人群暴露后流感预防。②扎那米韦(zanamivir):为粉雾吸入剂型,适用于≥7 岁儿童和成人。每次 10mg,每日 2 次(间隔 12 小时),疗程 5 日,预防用药只需 1 天吸入 1 次。慢性呼吸系统疾病患者用药后发生支气管痉挛的风险较高,应慎用。③帕那米韦(peramivir):为静脉注射制剂,血浆半衰期长到 12~25 小时,为长效抗病毒药物,可以很好地渗透到鼻咽部,通过肾脏清除。成人用量为 300~600mg,小于 30 天新生儿用量为 6mg/kg,31~90 天婴儿用量为 8mg/kg,91 天~17 岁儿童用量为 10mg/kg,静脉滴注,每日 1 次,疗程 1~5 日,重症患者疗程可适当延长。

(2) 阿比多尔(arbidol):血凝素抑制剂,阻止流感病毒外壳与宿主细胞细胞膜的接触、黏附和融合,可用于成人甲、乙型流感的治疗。成人用量为每次 200mg,每日 3 次,疗程 5 日。我国临床应用数据有限,需密切观察疗效和不良反应,不良事件主要表现为恶心、腹泻、头晕和血清转氨酶增高[7]。在俄罗斯联邦,阿比多尔可用于 2 岁以上儿童的流感,我国尚无相关的儿童临床研究数据。

(3) M_2 离子通道阻滞剂(M_2 ion channel blocker):阻断甲型流感病毒 M_2 蛋白的离子通道,从而抑制病毒复制,但仅对甲型流感病毒有抑制作用。包括金刚烷胺(amantadine)和金刚乙胺(rimantadine),神经系统不良反应有神经质、焦虑、注意力不集中和轻度头痛等,多见于金刚烷胺;胃肠道反应有恶心、呕吐,大多比较轻微,停药后可迅速消失。对目前人群中甲型流感病毒流行株包括 2009 年新型甲型 H1N1 和 H3N2 亚型都耐药,因此不再被推荐治疗甲型流感。

3. 避免盲目或不恰当使用抗菌药物 仅在流感继发细菌性肺炎、中耳炎和鼻窦炎时才有使用抗生素的指征。流感并发社区获得性肺炎可给予经验抗菌药物治疗,结合病原学结果调整抗生素。

4. 重症病例或原有疾病基础加重患者 住院治疗,积极治疗原发病,防治并发症,并进行有效的器官功能支持,并发症治疗参见各章节和国家卫生健康委医政医管局发布的《流行性感冒诊疗方案(2019 年版)》[7]。

5. 中医治疗 参照国家卫生健康委医政医管局发布《流行性感冒诊疗方案(2019 年版)》[7]。儿童用药可参考成人治疗方案,根据儿科规定调整剂量,无儿童适应证的中成药不宜使用。

【附】 人感染禽流行性感冒病毒

禽流感(avian influenza)是禽流行性感冒的简称,是一种由禽流感病毒引起的传染性疾病。对于 H5N1 所致禽流感则表现为儿童及青年占主要地位,并且存在高病死率。按照禽流感病毒对禽类动物的致病性,可分为高致病性、低致病性和非致病性三大类,高致病性禽流感最为严重,发病率和死亡率均高。人感染禽流感很少发生,主要表现为高热、咳嗽、流涕、肌痛等,多数伴有严重的肺炎,严重者心、肾等多种脏器衰竭导致死亡,病死率可高达 30% 以上。人感染高致病性禽流感(human infection with avian influenza)在我国被列为乙类法定传染病,但按照甲类传染病进行管理。

一、病毒学

禽流感病毒(avian influenza virus)属正黏病毒科甲型流感病毒属,野生禽类是甲型流感病毒的天然宿主,所有亚型的甲型流感病毒都可从野禽中分离。依据其外膜血凝素(HA)和神经氨酸酶(NA)蛋白抗原性不同,目前可分为 16 个 HA 亚型(H1~H16)和 9 个 NA 亚型(N1~N9)。禽甲型流感病毒除感染禽外,还可感染人、猪、马、水貂和海洋哺乳动物。可感染人的禽流感病毒亚型为 H5N1、H9N2、H7N7、H7N2、H7N3,2013 年全球首次出现人感染 H7N9 禽流感病毒[13,14]。但属于低致病性的禽流感病毒。H7N9 禽流感病毒(H7N9 avian influenza virus)为新型重配病毒,基因溯源研究显示,H7N9 禽流感病毒基因来自东亚地区野鸟和中国上海、浙江、江苏鸡群的基因重配,血凝素(HA)基因与近期从中国东部活禽市场家鸭群中检测到的H7N3基因序列高度同源，神经氨酸酶（NA）基因与近期从中国东部家鸭和韩国野鸭中分离的H7N9基因序列高度同源，其余6个内部基因片段与1994年中国家禽（鸡群和鸭群）中流行的H9N2基因序列高度同源[14]。H7N9病毒对禽类无致病力，但该病毒侵入人体发生突变后，对哺乳动物的致病力与水平传播能力得到明显增强。但在之后的传播中，产生了新的重组H7N9病毒，同时也在抗原性及耐药性方面出现了一些变化。而在2017年中国分离出了HA链接肽位置发生基因插入性突变的病毒株，提示出现高致病性禽流感。随着报告的病例数逐渐增加，国家卫生和计划生育委员会于2017年发布了新一版的《人感染H7N9禽流感诊疗方案》。

禽流感病毒血凝素（HA）裂解为HA1和HA2是其致病的重要因素，在病毒入侵细胞及决定病毒致病力方面起着关键作用。低致病性禽流感病毒（low pathogenic avian influenza virus）在血凝素（HA）裂解位点上只有一个或两个碱性氨基酸——精氨酸，这种结构只能被存在于呼吸道和消化道内的精氨酸特异蛋白酶识别并裂解。因此，低致病性禽流感病毒感染一般只在呼吸道和消化道内局部繁殖。而高致病性禽流感病毒（highly pathogenic avian influenza virus）在血凝素（HA）裂解位点具有多个碱性氨基酸，可被机体大多数组织细胞内的蛋白酶识别并裂解，具有广泛的嗜细胞性，所以一旦高致病性禽流感病毒进入机体就会迅速全身扩散，导致全身多个组织发病并死亡。因此，血凝素（HA）碱性氨基酸的多少和宿主体内蛋白裂解酶的分布是决定病毒致病能力及其在机体内扩散能力的主要因素。高致病性禽流感病毒包括H5和H7亚型，低致病性禽流感病毒包括H9和H7亚型。目前发现感染人的禽流感病毒亚型包括H5N1、H9N2、H7N2、H7N3、H7N7、H7N9。虽然H7N9引起人类重症感染和死亡，但是其HA裂解位点仅存在单个碱性氨基酸，因此H7N9仍被归类为低致病性禽流感病毒。

一般来说，禽流感病毒感染人的概率很低，这与流感病毒受体（influenza virus receptors）的特异性和分布有关。动物流感病毒HA蛋白的受体结合特性对病毒的跨种传播感染人具有重要的作用。禽流感病毒的血凝素（HA）优先识别α-2,3型的唾液酸受体，人流感病毒的HA优先识别α-2,6型唾液酸受体。禽类的呼吸道以α-2,3型唾液酸受体为主，而人的鼻黏膜、鼻旁窦、咽部、气管、支气管的非纤毛上皮细胞以α-2,6型唾液酸受体为主，人的气管和支气管纤毛细胞、细支气管和肺泡连接的非纤毛立方上皮细胞、肺泡壁的II型细胞存

在少量α-2,3唾液酸受体，并且可以支持禽流感病毒的复制。由于禽流感病毒不能有效吸附在人上呼吸道细胞并复制，所以不容易感染人，而且在人与人之间的传播性也受到限制[15]。但低致病性禽流感（LPAI）H7N9亚型病毒，不仅可结合α-2,3禽受体也可结合α-2,6人受体，具有双受体结合特性，比其他亚型禽流感病毒更容易感染人。而尽管高致病性禽流感（HPAI）H7N9亚型病毒在HA蛋白上存在两个位点的氨基酸存在突变，其中一个突变为226Q，但仍保留了LPAI H7N9禽流感病毒的双受体结合特性，因此对人仍可致病。

禽流感病毒普遍对热敏感，对低温抵抗力较强，65℃加热30分钟或煮沸（100℃）2分钟以上可灭活。病毒在较低温度粪便中可存活1周，在4℃水中可存活1个月，对酸性环境有一定抵抗力，在pH值4.0的条件下也具有一定的存活能力。有甘油存在的情况下可保持活力1年以上。

二、流行病学

1. 传染源　人感染禽流感的传染源为携带病毒的禽类。针对人感染H7N9禽流感则提出了暂无持续人际间传播的证据，但应警惕医院感染的发生。

2. 传播途径　呼吸道传播或密切接触感染禽类的分泌物或排泄物而获得感染，或通过接触病毒污染的环境感染。人感染H5N1禽流感的主要途径是密切接触病禽或死禽，高危行为包括宰杀、拔毛和加工被感染的禽类。少数案例中，当儿童在散养家禽频繁出现的区域玩耍时，暴露于家禽的粪便也被认为是一种传染来源。活禽交易市场是我国人感染H5N1和H7N9的重要暴露场所。禽流感病毒H5N1发生家庭聚集病例在主要疫区都有报道，H7N9也出现了个别家庭聚集病例，虽然禽流感病毒可能通过家庭密切接触发生有限的人际间传播，但目前未发现禽流感病毒具有持续的人与人之间传播能力[14]。

3. 人群易感性　人类对禽流感病毒并不易感，任何年龄均可被感染。从事家禽养殖业者、在发病前10天内去过家禽饲养、销售及宰杀等场所的人员，以及接触禽流感病毒感染材料的实验室工作人员，特别是中老年人为高危人群。有部分研究发现，慢性疾病（包括高血压）、肥胖、慢性阻塞性肺疾病和使用免疫抑制剂的人群与感染H7N9相关。

4. 疫情概况　1997年在中国香港特别行政区首次发现H5N1禽流感病毒直接感染人类，截至2013年12月10日，全球共报告人感染高致病性H5N1禽流感648例，死亡384例（59.3%），病例分布于15个国家，我国

共确诊 45 例,死亡 30 例[16]。大多数人感染 H5N1 禽流感病例为儿童和青少年,10～19 岁儿童病死率最高(78%)[17]。2013 年 3 月,我国首次发现人感染 H7N9 禽流感病毒并致死,截至 2013 年 5 月 30 日,上海、安徽、江苏、浙江、北京、河南、山东、江西、湖南、福建等 10 省(市)共报告确诊病例 131 例,我国台湾省 1 例输入性病例,其中死亡 43 例(33%)。根据我国的流行病学研究报告,确诊 H7N9 禽流感的病例以老年人和男性占多数,大部分死亡病例合并有基础疾病,仅 5 例儿童病例且痊愈。

自 1996 年起,在英国、美国、意大利、荷兰、加拿大等地还出现人感染 H7N7、H7N2、H7N3 禽流感的报道,2003 年荷兰暴发 H7N7 禽流感疫情,并波及比利时和德国,89 例结膜炎患者确诊为 H7N7 感染,一名兽医死于 ARDS[13]。

自 2013 年至今已有 5 次 H7N9 禽流感的疫情,且在第 5 次疫情中则分离到了高致病性的 H7N9 禽流感病毒,其间全球共报告人感染 H7N9 禽流感实验室确诊病例 1 567 例。截至 2019 年 9 月 30 日,全国有 45.2%(14/31)的省或地区报告过 HPAI H7N9 病例或有 HPAI H7N9 禽间暴发疫情,HPAI H7N9 病例的病死率达到 50%。

三、临床表现

1. 临床表现　人感染 H7N7、H7N2、H7N3、H9N2 禽流感几乎都表现为轻症结膜炎或呼吸道感染。人感染 H5N1 和 H7N9 大多数为重症感染,病死率高[14]。根据现有人感染 H7N9 和 H5N1 禽流感病例的调查结果认为潜伏期一般为 7～10 天[14,18]。患者发病初期表现为流感样症状,包括发热、咳嗽、咳痰。可伴有头痛、肌肉酸痛和全身不适,可出现流涕、鼻塞、咽痛等呼吸道症状,亦可伴有腹泻、呕吐、腹痛等消化道症状。在 H7N9 感染中,肺炎为主要的临床表现,儿童感染 H5N1 禽流感多数伴有呼吸道症状,此外消化道症状,如腹泻、呕吐、腹痛也较常见,个别病例伴有结膜炎、脑病症状。部分患者肺部病变较重或病情发展迅速时,出现胸闷和呼吸困难等症状。在疾病初期即有胸闷、气短及呼吸困难,肺内病变可发展为严重缺氧状态和呼吸衰竭。重症患者病情发展迅速,多在 3～7 天出现重症肺炎,体温大多持续在 39℃ 以上,呼吸困难,可伴有咯血痰;可快速进展为 ARDS、脓毒症、感染性休克,部分患者可出现纵隔气肿、胸腔积液等。有相当比例的重症患者同时合并其他多个系统或器官的损伤或衰竭,如心肌损伤导致心力衰竭,个别患者也表现有消化道出血和应激性溃疡等消化系统症状,也有的重症患者发生昏迷和意识障碍、横纹肌溶解症、急性肾衰竭;部分患者病程中肺部继发细菌感染,在较长时间或较大剂量使用抗菌药物和不适当使用糖皮质激素后,也可合并真菌感染。

2. 预后　人感染 H5N1 和 H7N9 禽流感重症患者预后差[17]。轻症病例仅占少数。并且有报道儿童可存在无症状感染。影响预后的因素可能包括患者年龄、基础疾病、合并症及抗病毒药物治疗的及时性等。人感染 H5N1 禽流感导致的死亡和继发 ARDS 的危险因素包括外周血白细胞减少、血小板减少、天冬氨酸氨基转移酶升高、抗病毒药物延迟治疗[18]。国内对 111 例人感染 H7N9 禽流感病例的单因素分析也提示以上因素,以及 ≥65 岁、存在至少一种基础疾病是成人 H7N9 禽流感继发 ARDS 的危险因素,而多因素分析提示基础疾病是发生 ARDS 的独立危险因素[17]。

3. 实验室检查　早期白细胞总数不高或降低,重症患者可出现淋巴细胞计数及血小板的减少,此时应结合凝血分析、纤维蛋白原水平等结果综合鉴别有无 DIC 的存在。血生化检查多有肌酸激酶、乳酸脱氢酶、天冬氨酸转氨酶、丙氨酸转氨酶升高,C 反应蛋白升高,肌红蛋白可升高[17,18]。

4. 影像学检查　发生肺炎的患者肺内出现片状影。重症患者病变进展迅速,呈双肺多发磨玻璃影及肺实变影像,可合并少量胸腔积液。发生 ARDS 时,病变分布广泛。

四、诊断

最为可靠的仍是病原学检测。在抗病毒治疗前,尽可能采集呼吸道标本(如鼻咽分泌物、口腔含漱液、气管吸出物或呼吸道上皮细胞、支气管肺泡灌洗液)进行病毒核酸检测(实时荧光 PCR 检测)和病毒分离。标本留取后应及时送检。而甲型流感通用抗原检测 H7N9 的阳性率低,对于高度怀疑 H7N9 病例因进行核酸检测。对于重症患者应定期监测呼吸道分泌物核酸直至转阴。

按照 2017 年发布的《人感染 H7N9 禽流感诊疗方案(2017 年第 1 版)》中的标准,根据流行病学接触史、临床表现及实验室检查结果,可作出人感染禽流感的诊断[19]。在流行病学史不详的情况下,根据临床表现、辅助检查和实验室检测结果,特别是从患者呼吸道分泌物标本中分离出禽流感病毒,或禽流感病毒核酸检测阳性,或动态检测双份血清禽流感病毒特异性抗体阳转或呈 4 倍或以上升高,可作出人感染禽流感的诊断。对于人感染 H7N9 临床诊断标准可分为疑似病例、确诊病例及重症病例,参考上述诊疗方案。

19章

五、鉴别诊断

应注意与季节性流感、细菌性肺炎、严重急性呼吸综合征(SARS)、新型冠状病毒肺炎、腺病毒肺炎、衣原体肺炎、支原体肺炎等疾病进行鉴别诊断。主要依靠病原学检查。

六、治疗

治疗原则包括:隔离患者,给予对症支持、抗感染、保证组织供氧、维持脏器功能等[3,8,10,11]。

1. 对患者应进行隔离治疗 隔离至体温正常,临床症状基本消失,呼吸道标本禽流感病毒核酸检测连续2次阴性(间隔24小时),可解除隔离。因基础疾病或合并症较重,需较长时间住院治疗的患者,待禽流感病毒核酸检测连续2次阴性后,可转出隔离病房至相应病房或科室进一步治疗。

2. 对症支持治疗 患者应卧床休息、动态监测生命体征,应用解热药、止咳祛痰药等。有肝肾功能损伤者给予相应治疗。维持水、电解质平衡,加强营养支持。注意保护消化道黏膜,避免消化道出血。

3. 抗病毒治疗(antiviral treatment)

(1)抗病毒药物使用原则:①在使用抗病毒药物之前应留取呼吸道标本。②抗病毒药物应尽早使用,尽量在发病48小时内,对于重症病例、临床认为需要使用抗病毒药物的病例,发病超过48小时亦应使用。无需等待病原检测结果。③在禽流感流行期间,临床疑似病例亦推荐早期使用抗病毒药物治疗,包括有密切接触者(如医护人员)出现流感样症状者;发生聚集性流感样病例及1周内接触过禽类的流感样病例;不明原因重症肺炎;有基础疾病如慢性心肺疾病,高龄,孕妇等流感样病例。

(2)抗病毒药物:首选神经氨酸酶抑制剂(奥司他韦、扎那米韦、帕拉米韦),剂量参照流感章节。轻症病例应首选奥司他韦或扎那米韦。应根据病毒核酸检测阳性情况,决定是否延长疗程。重症病例或无法口服者可用帕拉米韦氯化钠注射液,成人用量为300~600mg,静脉滴注,1次/d,疗程5~7日,可根据临床调整。有些患者常规应用奥司他韦抗病毒治疗,但病情仍不断恶化,WHO建议方案为给予大剂量个体化治疗,成人可加量至每次150mg,2次/d,疗程延长至10日。已报道个别病例在奥司他韦治疗过程中出现病毒株耐药变异株,应注意监测。禽流感病毒对金刚烷胺和金刚乙胺耐药率高,不建议单独使用。

4. 重症病例的治疗 对出现呼吸功能障碍者给予吸氧及其他相应呼吸支持,应当重视其他器官功能状态的监测及治疗,发生其他并发症的患者应积极采取相应治疗。

(1)氧疗:保证组织氧合是维持重症和危重症患者重要器官正常功能的核心,可通过选择鼻管、口/鼻面罩吸氧,维持稳定的血氧饱和度>93%。

(2)呼吸功能支持:需要机械通气的重症病例,可参照ARDS机械通气的原则进行。选择无创通气、有创通气等序贯方式进行,传统机械通气无法维持满意氧合和/或通气时,有条件者推荐使用ECMO,或考虑俯卧位通气或高频振荡通气(HFOV)。

(3)循环支持:加强循环评估,及时发现休克患者。早期容量复苏,及时合理使用血管活性药物。有条件者进行血流动力学监测并指导治疗。

(4)防治并发症:预防并及时治疗各种并发症尤其是医院获得性感染。经验选用抗菌药物,根据病原学的药物敏感度合理调整抗菌药物,避免滥用抗菌药物。

七、预防

1. 疫苗 目前H5N1疫苗(H5N1 vaccine)已研制成功,包括灭活疫苗、冷适应减毒活疫苗和病毒样颗粒疫苗[20]。动物实验证实疫苗的有效性和安全性,我国将进行新疫苗的临床评估研究,有望尽快投入生产和储备。我国和WHO正在推进H7N9疫苗的研制,将通过逆向基因重组技术研制灭活疫苗[14]。随着H7N9禽流感病毒的变异和进化,世界卫生组织在已经推荐的2株LPAI H7N9亚型病毒疫苗株[A/Anhui/1/2013(H7N9)类似株和A/Hunan/02 650/2016(H7N9)类似株]的基础上,增加了1株HPAI H7N9亚型病毒[A/Guangdong/17SF003/2016(H7N9),GD003]作为疫苗株。我国H7N9禽流感病毒裂解佐剂(MF59)疫苗具有良好的免疫原性。

2. 减少和控制禽类传播 尤其是家禽间禽流感病毒的传播尤为重要。我国自2017年秋对家禽实施H7N9流感疫苗免疫,对全国所有鸡、鸭、鹅,以及人工饲养的鹌鹑、鸽子和珍禽等进行重组禽流感病毒(H5+H7)二价灭活疫苗(H5N1Re-8株+H7N9H7-Re1株)免疫。

3. 要持续开展健康教育 倡导和培养个人呼吸道卫生和预防习惯,做到勤洗手、保持环境清洁、合理加工烹饪食物等。需特别加强人感染禽流感高危人群和医护人员的健康教育和卫生防护。

4. 做好动物和人的流感的监测 及时发现动物感染或发病疫情,以及环境中病毒循环的状态,尽早地采取动物免疫、扑杀、休市等消灭传染源、阻断病毒禽间传播的措施。早发现、早诊断禽流感患者,及时、有效、合理地实施病例隔离和诊治。做好疾病的流行病调查和病毒学监测,不断增加对禽流感的科学认识,及时发现聚集性病例和病毒变异,进而采取相应的干预和应对措施。

(曾玫)

参考文献

[1] 中华人民共和国国家卫生和计划生育委员会.流行性感冒诊断与治疗指南(2011版).2011年2月17日.

[2] LIU R,SHENG Z,HUANG C,et al. Influenza D virus. Curr Opin Virol,2020,44:154-161.

[3] FENG L,SHAY DK,JIANG Y,et al. Influenza-associated mortality in temperate and subtropical Chinese cities,2003-2008. Bull World Health Organ,2012,90:279-288.

[4] FRAAIJ PL,HEIKKINEN T. Seasonal influenza:the burden of disease in children. Vaccine,2011,29:7524-7528.

[5] SS,PICKERING LK,PROBER CG. Principles and Practice of Pediatric Infectious Diseases. 4th ed. New York:Churchill Livingstone Elsevier,2012.

[6] SHRESTHA SS,SWERDLOW DL,BORSE RH,et al. Estimating the burden of 2009 pandemic influenza A(H1N1) in the United States(April 2009-April 2010). Clin Infect Dis,2011, 52 Suppl 1:S75-82.

[7] HARPER SA. Expert Panel of the Infectious Diseases Society of America. Seasonal influenza in adults and children-diagnosis,treatment,chemoprophylaxis,and institutional outbreak management:clinical practice guidelines of the Infectious Diseases Society of America. Clin Infect Dis,2009,48:1003-1032.

[8] World Health Organization(WHO). WHO Guidelines for Pharmacological Management of Pandemic(H1N1)2009 Influenza and other Influenza Viruses. Ginewa:World Health Organization,Feb 2010.

[9] ZHENG Y,HE Y,DENG J,et al. Hospitalized children with 2009 influenza a(H1N1)infection in Shenzhen,China,november-december 2009. Pediatr Pulmonol,2011,46:246-252.

[10] OSTERHOLM MT,KELLEY NS,SOMMER A,et al. Efficacy and effectiveness of influenza vaccines:a systematic review and meta-analysis. Lancet Infect Dis,2012,12:36-44.

[11] ZAMAN K,ROY E,ARIFEEN SE,et al. Effectiveness of maternal influenza immunization in mothers and infants. N Engl J Med,2008,359:1555-1564.

[12] Center For Disease Prevention and Control. Influenza Antiviral Medications:Summary for Clinicians. Recommended Dosage and Duration of Treatment or Chemoprophylaxis for Influenza Antiviral Medications,2012.

[13] BELSER JA,BRIDGES CB,KATZ JM,et al. Past, present,and possible future human infection with influenza virus A subtype H7. Emerg Infect Dis,2009,15:859-865.

[14] World Health Organization(WHO). Overview of the emergence and characteristics of the avian influenza A(H7N9)virus. Ginewa:World Health Organization,31 May 2013.

[15] SUZUKI Y. Avian and human influenza virus receptors and their distribution. Adv Exp Med Biol,2011,705:443-452.

[16] World Health Organization(WHO). Cumulative number of confirmed human cases of avian influenza A(H5N1)reported to WHO,2003-2013. Ginewa:World Health Organization,December 2013.

[17] GAO HN,LU HZ,CAO B,et al. Clinical findings in 111 cases of influenza A(H7N9)virus infection. N Engl J Med, 2013,368:2277-2285.

[18] BEIGEL JH,FARRAR J,HAN AM,et al. Writing Committee of the World Health Organization(WHO)Consultation on Human Influenza A/H5. Avian influenza A(H5N1)infection in humans. N Engl J Med,2005,353:1374-1385.

[19] 中华人民共和国国家卫生和计划生育委员会.人感染H7N9禽流感诊疗方案(2017年第一版).中华临床感染病杂志,2017,10(1):1-4.

[20] CLEGG CH,RININGER JA,BALDWIN SL. Clinical vaccine development for H5N1 influenza. Expert Rev Vaccines, 2013,12:767-777.

19章

第10节 流行性腮腺炎

流行性腮腺炎(mumps)是由流行性腮腺炎病毒引起的小儿常见的急性呼吸道传染病,该病是以腮腺肿胀及疼痛为特点的非化脓性炎症。全身其他腺组织也可受累,常见的并发症有脑炎、睾丸炎、胰腺炎或卵巢炎。我国20世纪90年代开始在儿童中接种腮腺炎减毒活疫苗(mumps attenuated live vaccine,MuV),2007年我国将流行性腮腺炎列入国家免疫规划(National Immunization Programme,NIP)控制疾病。两剂免疫策略已使2016年全国腮腺炎的发病率降至12.84/10万,而北京地区的发病率降低到10.26/10万[1,2]。

【病因】 其病原体为流行性腮腺炎病毒,该病毒为RNA病毒,属副黏病毒科,只有一个血清型,A~L共

12个基因型。我国流行的主要是 F 基因型[3]。病毒颗粒为不规则球面体,直径约 90~300nm。此病毒具有 V 抗原(病毒抗原)和 S 抗原(可溶性抗原),感染后 1 周患者体内可出现抗 S 抗原抗体,2 周内达高峰,以后渐下降,可持续存在 6~12 个月,此抗体不具有免疫保护作用。V 抗体出现晚,病后 2~3 周才可测得,4~5 周达高峰,2 年后仍可测出,此抗体对病儿具有免疫保护作用。

本病毒在乙醇、甲醇、1%甲酚皂溶液中经数分钟即可被杀灭,病毒经紫外线照射可迅速死亡。流行性腮腺炎病毒在冷冻的条件下可生存较久,-65℃可生存几个月至几年,4℃可保持活力几天,在 37℃只能生存 24 小时。此病毒还可在鸡胚羊膜腔和各种组织(人和猴)培养中增殖,在一定条件下能与猪、鸡、羊等的红细胞发生凝集反应。

【流行病学】 流行性腮腺炎的流行高峰为冬、春季,其他季节也有散发病例。我国各地区均有此病发病。2 岁以下小儿因有来自母体的抗体发病者少见,本病主要见于年长儿,在集体机构中可发生暴发流行。

本病的传染源为病人及隐性感染者,病人的腮腺肿胀前 7 天至肿胀出现后 9 天均有传染性。据国外报告,正常人群中隐性感染率达 30%~40%。这一部分人在流行病学上起重要作用。传播途径主要为唾液及飞沫传播。人类对腮腺病毒有普遍的易感性,一次感染之后,包括隐性感染在内,均可获得终身免疫。

【发病机制及病理】 病毒经飞沫传入体内,主要通过口及鼻黏膜,大量增殖后进入血循环,引起病毒血症。随之病毒经血液至全身各器官,最常累及唾液腺如腮腺、舌下腺、颌下腺,也可侵犯胰腺、生殖腺、神经系统及其他器官引起炎性病变。

受侵犯的腺体出现非化脓性炎症病变,腺体增大,周围组织充血、水肿,其被膜可见点状出血,腺体细胞发生混浊、肿胀或坏死,腺体间质有浆液纤维素性渗出物和淋巴、单核及少许中性粒细胞浸润。腮腺管水肿,管腔中有脱落的上皮细胞堆积,阻碍唾液的正常排出,腺体分泌发生困难并潴留在腺体内,使唾液中的淀粉酶经淋巴入血,引起血中的淀粉酶升高。并从尿中排出,使尿淀粉酶增高。并发睾丸炎时曲精细管上皮充血、出血、水肿及可产生渗出物。并发胰腺炎时除充血、水肿外,还见轻度退化及脂肪性坏死性变化。脑部病变主要在白质,以水肿及胶质细胞增生为主。神经细胞变性、神经元水肿。脊髓也可有类似病变。

【临床表现】

1. 潜伏期 为 2~3 周,平均 18 天。

2. 前驱期 前驱期很短,数小时至 1~2 天。常有发热、食欲缺乏、全身无力头疼、呕吐等。发热程度不等,也有体温正常者。少数患儿早期并发脑膜炎可出现脑膜刺激征。

3. 腮腺肿胀期 腮腺肿大先于一侧,然后另一侧也肿大,也有仅一侧肿大的病例。肿大的特点是以耳垂为中心,向周围扩大,边缘不清、触之有弹性感及触痛,表面皮肤不发红。肿胀范围上缘可达颧骨弓,后缘达胸锁乳突肌,下缘延伸到颌下达颈部。腮腺肿大约 3~5 天达高峰,继而渐缩小,一般 1 周左右消退,偶有延至 2 周者。有时颌下腺和舌下腺均可肿大,以前者肿大为多见,有些病例仅有颌下腺肿大而腮腺不大。腮腺管口可见红肿。患儿感到腮腺局部胀痛和感觉过敏,张口和咀嚼时更明显。在腮腺肿大的同时体温仍高,但体温增高的程度及持续时间的长短与腮腺肿大程度无关。发热持续时间不一,短者 1~2 天,少数可达 2 周。发热以中等度多见,低热与高热均少见,约 20%体温始终正常。

【并发症】 流行性腮腺炎本身并非重症,但并发症较多,有些可引起严重后果。

1. 神经系统并发症 国内报道神经系统并发症是流行性腮腺炎最为常见的并发症[4,5],临床表现为脑炎、脑膜脑炎和脑脊髓炎等。小脑病变为主者出现共济失调;以豆状核病变为主者,出现扭转性痉挛;尚可见脑神经损伤、脑积水等。总的预后良好,但也偶见死亡病例及留有后遗症者。脑膜脑炎的出现,可在腮腺肿胀前、肿胀同时及肿胀后。统计表明肿胀前 6~10 天的发生率 1.6%,1~5 天为 11.0%,肿胀同时为 2.5%,肿胀后 1~5 天 20.3%,6~10 天为 11.0%,11~26 天 1.6%。具体而言,脑膜脑炎可于腮腺肿胀前后 2 周出现。临床的主要表现为发热、头疼、呕吐、嗜睡、颈强直,少数病例可有昏迷、惊厥。脑脊液检查细胞数略增高,多为数十至数百,偶见超过 1 000×10^6/L 者,分类以淋巴细胞占多数,糖及氯化物正常,蛋白轻度增高。脑脊液恢复正常时间较长,一般需要 3~6 周。

2. 生殖器官并发症 流行性腮腺炎病毒也可侵犯生殖腺,表现为睾丸炎或卵巢炎,前者较后者多见。国外有报道睾丸炎为流行性腮腺炎最为常见并发症[6]。此并发症多见于青少年或成人,儿童期少见。多发生于腮腺肿胀后 3~13 天,单侧较多,仅 2%~3%见于双侧。临床表现有高热、头疼、恶心、呕吐、局部疼痛。阴囊肿胀、皮肤发红。病程大概 10 天左右。卵巢炎的发生率较睾丸炎少,临床症状也轻,仅有腰部酸痛,下腹部有压痛、月经失调等。可致约 30%~50%睾丸或卵巢发生不同程度萎缩,双侧萎缩者可导致不育症。

3. 急性胰腺炎 可见于年长儿,大多数发生于腮腺肿胀后 3~5 天至 1 周。主要表现为体温骤然上升,伴有反复频繁的呕吐、上腹剧烈的疼痛、腹泻、腹胀或便秘。上腹部压痛明显,局部肌紧张,B 超有时显示胰腺肿大。血、尿淀粉酶增高,但 90% 单纯腮腺炎病例淀粉酶也可轻或中度增高。血清脂肪酶测定有助于胰腺炎的诊断。近年有测定淀粉酶同工酶,可区分腮腺(P 型)及唾液腺(S 型)淀粉酶。

4. 感音性耳聋 听力减退甚至耳聋也是腮腺炎的并发症及后遗症[7],国内外均有这方面的报道。这种改变不仅见于并发脑炎的患者,也可见于单纯性流行性腮腺炎的病儿。据观察,耳聋多为一侧发生,年长儿发生率高,大多于发病后 10 天以内出现,若并发脑炎,耳聋的发生率则更高约 23.8%。由于听神经水肿所致耳聋,经降低水肿、改善局部微循环,大约 6 个月内可恢复,而由听神经变性引起耳聋,往往成为终身的损害。

5. 其他并发症 腮腺炎并发肾炎约 1.14%,可在腮腺肿胀同时或患腮腺炎 1 周以内发生。除腮腺炎的表现外尚可有腰疼、尿频、少尿、血尿、眼睑及下肢水肿、高血压等表现。尿常规检查可见不同程度的蛋白尿和血尿。肾功能大多数正常或暂时减低。随着腮腺炎的好转,肾炎的症状也减轻,一般 3 周内恢复。有时可从尿中检查出病毒,提示由病毒直接损害肾脏的可能性。约 2%~4% 腮腺炎的患儿可并发心肌炎、心包炎,临床症状轻,心电图可见各种类型的心律失常及 ST-T 改变。多数在数日内恢复正常,少数重症者可出现心功能不全,也有报道引起 8 次阿-斯综合征者。并发肝炎约 1.25%。还有少数并发关节炎,常累及大关节,多在 3 个月内症状消失。此外,血小板减少约 2.6%。还有乳腺炎、泪腺炎、胸骨前软组织水肿、面神经麻痹、消化道出血及流行性出血热等。

【诊断】 若腮腺既有明显肿胀,又有明确的流行病学接触史,在除外其他原因引起腮腺肿大的情况下,临床诊断并不困难。单纯颌下腺或舌下腺肿大的病例,有明确的传染源,除外局部淋巴结炎后,即可作出诊断。

确诊需要进行病原学诊断。病原学诊断方法包括病毒培养、血清免疫学抗体检测和核酸检测。病毒培养和核酸检测可用唾液、脑脊液、血、尿或其他感染的组织。酶免疫方法检测血清腮腺炎病毒特异性 IgG 和 IgM 抗体在临床中较为常用和方便,IgG 抗体从阴转阳或恢复期比急性期抗体滴度升高 4 倍以上具有诊断价值。病毒核酸检测比血清免疫学抗体检测更能提供早期诊断依据[8]。

外周血白细胞计数大多正常或稍增高,分类检查淋巴细胞相对增高。血、尿淀粉酶测定轻至中度升高,但需与胰腺炎鉴别,血清脂肪酶测定对诊断胰腺炎有帮助。

【鉴别诊断】

1. 其他病毒所致腮腺炎 现已知流感、副流感、腺病毒、肠道病毒等均可引起腮腺炎。初步鉴别可参考流行病史及临床伴随症状,最终的鉴别方法是病原学及血清学的检查。

2. 化脓性腮腺炎 常多次复发,且均位于同侧腮腺,应疑及化脓性腮腺炎,挤压腺体可见腮腺管口有脓液流出。局部表面皮肤红肿,压痛明显,周围界限不清,外周血白细胞及中性粒细胞增高。各年龄期儿童均可发生,至青春期自然消失。用催涎剂(如咀嚼橡皮糖)使唾液流畅,抗生素治疗有效。

3. 其他原因引起的腮腺肿大 ①在慢性消耗性疾病、营养不良时,腮腺可肿大。多为双侧性,轻度肿大,无压痛,皮肤无热感,存在时间持久,无全身症状。②当唾液管有结石阻塞时,腮腺可肿大,也可有压痛,但无急性感染症状,反复发作,腮腺突然肿大,迅速消退,且常为同一侧是其特点。

4. 局部淋巴结炎 急性淋巴腺炎多为单侧病例,位于颌下或颏下,肿块不以耳垂为中心,开始淋巴结肿大较硬,边缘清楚,压痛明显,多有咽部炎症存在。腮腺管口无红肿。

中枢神经系统感染如脑炎、脑膜炎、脊髓炎、脑神经损害等出现于腮腺肿大前或肿胀后一段时间或无腮腺肿大的病例,需与其他病原体尤其是其他病毒性中枢神经感染鉴别。常需根据血清学检查确定诊断。

【治疗】 流行性腮腺炎的治疗原则主要是对症和支持治疗。

患儿应卧床休息给予对症治疗,至腺肿完全消失为止。高热降温、减轻腺体炎症所致疼痛,可用对乙酰氨基酚或布洛芬。可用复方硼酸溶液漱口,抗菌药无效。中药是常用的药物,内服可用普济消毒饮加减,单味药用板蓝根。局部用紫金锭或如意金黄散加减,用醋调后外敷,是否确实有效,有待一定数量病例严格对照观察证实。临床用干扰素治疗,是否有加速消肿、缩短疗程的效果尚有不同意见。局部也可用透热、红外线等理疗。

并发睾丸炎时,可用棉花及丁字带将睾丸托起,局部冷敷以减轻疼痛。早期使用激素治疗可缩短病程,口服泼尼松 1~2mg/(kg·d),重症病例可短期用甲泼尼龙 1~3mg/(kg·d)静脉滴注[9]。

并发胰腺炎时应禁食,静脉输液加用抗生素。脑膜脑炎患者按病毒性脑炎治疗。

【预防】

1. 主动免疫 腮腺炎减毒活疫苗已证实安全有效,我国儿童计划免疫采用麻疹、风疹、腮腺炎三联疫苗,采取2剂次接种,分别在8月龄和18月龄进行,部分地区在4~6岁时再加强接种1剂次[10]。腮腺炎疫苗的有效性相对较低,单剂疫苗注射的有效率为80%,2剂疫苗可达90%保护效果;疫苗接种后仍然可以感染腮腺炎病毒,但症状较轻,并发症较少[11]。疫苗一般无发热或其他反应,但孕妇、免疫缺陷及对鸡蛋过敏的病儿宜忌用。

2. 被动免疫 丙种球蛋白和腮腺炎高价免疫球蛋白均无预防效果。也不能减轻症状,减少并发症的发生。

3. 隔离与留观 患者应隔离至腮腺肿胀完全消失为止。对接触者应逐日检查,见有可疑症状,应隔离观察。集体儿童机构应检疫3周。

【预后】 本病预后良好。并发脑膜脑炎者,一般预后良好,偶有重症因呼吸、循环衰竭致死者。少数病例可发生一侧永久性感音性耳聋。

(谢正德)

参考文献

[1] 刘天,姚梦雷,黄继贵,等.中国流行性腮腺炎发病率模型拟合及预测效果比较.中国全科医学,2020,23(11):1338-1343.

[2] MA R,LU L,ZHOU T,et al. Mumps disease in Beijing in the era of two-dose vaccination policy,2005—2016. Vaccine,2018,36(19):2589-2595.

[3] 薄芳,崔爱利,郭学斌,等.中国2004~2006年流行性腮腺炎流行病学及病原学特征分析.中国疫苗和免疫,2009,15(2):115-118.

[4] 郝小生,刘恋,高健博,等.儿童流行性腮腺炎并发脑膜脑炎30例临床分析.中国小儿急救医学,2013,20(4):416-417.

[5] 林创兴,陆学东,林广裕,等.不伴腮腺炎症的腮腺炎病毒性脑膜脑炎患儿临床分析.中华实用儿科临床杂志,2017,32(22):1702-1704.

[6] BARSKEY AE,SCHULTE C,ROSEN JB,et al. Mumps outbreak in Orthodox Jewish communities in the United States. N Engl J Med,2012,367(18):1704-1713.

[7] 肖红俊,韦永豪,谭明艳,等.儿童流行性腮腺炎并发急性胰腺炎和感音神经性聋1例及文献复习.临床耳鼻咽喉头颈外科杂志,2007,21(12):548-549.

[8] ROTA JS,ROSEN JB,DOLL MK,et al. Comparison of the sensitivity of laboratory diagnostic methods from a well-characterized outbreak of mumps in New York city in 2009. Clin Vaccine Immunol,2013,20(3):391-396.

[9] 杨志梅,韩杰,张祯祯,等.流行性腮腺炎性睾丸炎35例临床分析.儿科药学杂志,2020,26(3):15-18.

[10] 肖艳慧,常少英,白霜,等.4~6岁儿童接种麻疹-流行性腮腺炎-风疹联合减毒活疫苗加强免疫的免疫原性与安全性研究.中华流行病学杂志,2021,42(6):1086-1091.

[11] GRENNAN D. Mumps. JAMA,2019,322(10):1022.

第11节 病毒性脑炎

病毒性脑炎(viral encephalitis,VE)是指由病毒感染造成脑实质病变,并引起一系列相关临床表现的感染性疾病。引起病毒性脑炎的病毒种类较多,它们的传播途径、地理分布、起病方式及治疗和预防方面都有所不同。过去我国最常见的病毒性脑炎是流行性乙型脑炎,详见本章第12节[1]。其他病毒引起的脑炎已越来越多地受到我国儿科临床医师的重视。本节将简要介绍以虫媒病毒(包括蚊传和蜱传病毒)为主的病毒性脑炎病原学、流行病学及临床方面共同的特征。

【病原学】 引起脑炎的病毒较多,可大致分为以下几类:①虫媒病毒;②肠道病毒,主要是柯萨奇病毒和埃可病毒以及肠道病毒71型等;③疱疹病毒科的病毒,包括单纯疱疹病毒、EB病毒、水痘-带状疱疹病毒;④副黏病毒属病毒,包括麻疹病毒、风疹病毒、流行性腮腺炎病毒,以及Hendra病毒和最新出现的尼帕(Nipah)病毒;⑤其他病毒,如人类疱疹病毒6型,可在器官移植患者中引起脑炎,也可在儿童中可引起脑炎及脑内星状细胞瘤。

虫媒病毒中主要的是黄病毒科的成员,包括黄病毒科的虫传病毒:圣路易斯脑炎病毒、日本乙型脑炎病毒、西尼罗河病毒、Murray河谷脑炎病毒;黄病毒科的蜱传病毒:中欧蜱传脑炎病毒、俄罗斯春夏季脑炎病毒等;披膜病毒科经蚊子传播的东部马脑炎病毒、西部马脑炎病毒、委内瑞拉马脑炎病毒;布尼亚病毒科(Bunyaviridae)经蜱虫传播的加利福尼亚脑炎病毒等。

黄病毒科(Flaviviridae)病毒的主要特征:病毒颗粒大小为40~50nm。一般都有脂蛋白囊膜,病毒颗粒表面有短的毛刺。二十面体立体对称的核衣壳内含有核心蛋白和单股正链RNA。这些病毒的传染性可很快被加热、紫外线照射、脂质去垢剂或消毒剂所消除。病毒基因组的长度约为11 000个核苷酸,分子量约为3 800kD,并由一个编码10个基因产物及短的5′和3′非编码区的长的单个开放读码框架组成。10个基因中有3个是编码病毒的结构蛋白(C蛋白为衣壳蛋白、prM蛋白为膜蛋白前体和囊膜蛋白即E蛋白),其余7个基因编码非结构(NS)蛋白,这些非结构蛋白表达后仍在细胞内,并且可在细胞表面表达或释放。E蛋白有表面突起,这些突起与病毒吸附于细胞及各种生物学活性(如与中和抗体的反应和免疫增强作用)的抗原决定簇相关。

尼帕病毒(Nipah virus)是引起脑炎的一种副黏病毒,因首先从马来西亚的小镇尼帕分离出而得此名。病毒直径为150~300nm,其核衣壳呈螺旋形,内含单股RNA。

除以上病毒以外,可能引起儿童脑炎的病毒还有登革热病毒、靴雪野兔(snow-shoe hare)病毒、Colti病毒、版纳(Banna)病毒和博尔纳病(Borna disease)病毒[2]。

【流行病学】 对虫媒病毒性脑炎而言,传染源是受病毒感染的脊椎动物和鸟类,包括人在内。传播途径是蚊子或蜱叮咬传播。人群中尚未出现特异性抗体者为易感人群,特别是儿童。

虫媒病毒性脑炎的地理分布有很大差异,上述各种虫媒病毒引起的脑炎,多呈相当明显的地方性流行。如圣路易斯脑炎和Powassan脑炎主要在北美、中欧蜱传脑炎、俄罗斯春夏季脑炎主要在欧洲、日本乙型脑炎主要在东南亚、Murray河谷脑炎主要在澳大利亚呈地方性流行。但是这种地方性分布不是一成不变的。如西尼罗河病毒(West Nile virus, WNV)西尼罗病毒脑炎(WNV encephalitis)最初主要见于埃及,后来证实在非洲、中东、亚洲西南部及澳大利亚均有发病。1962—1965年在法国南部、1970年和1980年在白俄罗斯和乌克兰、1996—1997年在罗马尼亚、1997年在捷克及1998年在意大利都曾出现人和马的WNV感染的散发及暴发流行。截至2017年底,美国WNV总病例达到48 070例,2 138例死亡。重灾区是加利福尼亚、科罗拉多、德克萨斯、内布拉斯加和伊利诺伊州。目前西尼罗河病毒

在美洲分布于从加拿大到委内瑞拉的广泛地区[3]。

使WNV感染发病率增高的环境因素包括雨水多、洪水、灌溉、比平时高的气温等使蚊虫密度增高的原因。

但以中枢神经系统损害为主要表现的WNV感染流行是近几年才报告的。西尼罗病毒神经系统侵袭性病变表现为发热,同时伴有脑膜炎、脑炎、弛缓性麻痹或混合性表现。在年龄较大患者组中,脑炎比脑膜炎更常见;而儿童更常发生脑膜炎。

1996年夏季在罗马尼亚的东南部地区出现了800余例WNV感染的患者,80%以上因中枢神经系统受损而住院治疗的患者中证实其病原为WNV。

1999年夏季,在美国纽约市发生病毒性脑炎暴发流行,这也是美洲首次出现该病毒引起的脑炎,有62例患者被证实是WNV脑炎,7例死亡。后对美国东北部17个州进行鸟类和蚊虫的监测表明都有WNV感染的野鸟(主要是乌鸦)。WNV阳性蚊虫主要是Culex pipiens和Culex restuans等库蚊。核酸序列分析表明,在美国东北部引起脑炎暴发流行的WNV,可能源自中东地区。

虫媒病毒性脑炎地方性分布的变化可能与许多因素有关,包括受感染的候鸟、洪水、灌溉及异常高温等,都能起一定的作用。另外还有人提出,应警惕生物武器和生物恐怖主义可能造成人为的某些传染病的流行。

虫媒病毒性脑炎的发病有明显的季节性,多发生于温暖的季节。发病率因地区而异。多数虫媒病毒性脑炎都有大量隐性感染的病例,病例与受感染者的比例从1:200~1:10。

其他引起脑炎的病毒中,单纯疱疹病毒性脑炎(HSV encephalitis)可发生于HSV感染母亲所生的新生儿或婴儿;儿童也可经其他途径感染此病毒而发生脑炎。尼帕病毒性脑炎的传染源主要是受该病毒感染的猪。同猪及其分泌物的直接接触是可能的传播途径。目前,尼帕病毒性脑炎的患者主要是屠宰场的工人等。该病毒感染是否可经人对人的途径传播,尚不清楚。

【发病机制及病理】 虫媒病毒性脑炎的发病机制大致相似。蚊虫或蜱叮咬人体时将病毒注入体内。最初的病毒血症(viremia)源自淋巴系统。病毒血症使病毒侵入中枢神经系统(CNS),推测通过感染嗅觉神经上皮,通过筛板或感染脑的毛细血管经多个病灶进入CNS。除蜱传黄病毒性脑炎之外,其他虫媒病毒性脑炎的病毒血症期,可几乎或完全没有症状。疾病的进展部分由于神经元直接被感染引起损害,部分由于水肿、炎症反应等间接作用。炎症和水肿可导致颅内压增高以及抗利尿激素分泌失常,当脑干受累时可发生中枢性呼

吸或循环衰竭。

通常所见的病理改变包括神经元的灶性坏死、炎性胶质结节、血管周围淋巴细胞聚集。这些改变的严重程度和分布因所感染的病毒而异。存在总的脑血流灌注正常或增加,但氧的摄取却减少的现象。

【临床表现】 典型的虫媒病毒性脑炎患者有一些前驱的症状,如:发热、腹痛、眩晕、咽痛或呼吸系统症状,并非特异性症状。其后迅速出现头痛、畏光、喷射状呕吐及脑膜刺激征阳性。嗜睡、神智改变等表明深部脑组织结构受累;病情更严重的患者出现定向力障碍及昏迷。震颤、腹壁反射消失、脑神经麻痹、偏瘫、单肢瘫痪、吞咽困难及额叶征等都很常见。惊厥或局灶体征可在疾病早期或病程中出现。患者也可突然出现高热、惊厥和其他中枢神经系统表现。前囟未闭合的婴儿出现前囟凸起,张力增高。尼帕病毒引起的脑炎的临床表现与一般病毒性脑炎相似,前驱期多有发热、恶心、厌食、呕吐、视物模糊、肌痛等。数小时或数日后出现脑炎的神经、精神症状及体征。

急性脑炎通常持续数日至2~3周。但恢复可能较慢,需要数周至数月才能恢复功能至最大限度。恢复期的表现包括集中注意力困难、易疲乏、震颤和性格改变。

巨细胞病毒性脑炎(CMV encephalitis)报道主要集中于 HIV/AIDS 患者、骨髓、器官移植术后、SLE 治疗过程中出现免疫功能低下的患者,临床类型多样,包括全脑炎、脑室膜炎、局灶性脑炎、脊髓炎等。CMV 脑炎是AIDS 患者较为多见的机会性感染,临床表现包括认知障碍、谵妄、面神经麻痹、共济失调,也有 CMV 脑炎死亡病例报道。尸体解剖病理检查结果发现,以谵妄为主要表现的患者病理显示为小神经胶质细胞结节状脑炎,而临床表现为脑室脑炎,进展迅速的患者其病理表现主要为室管膜和室管膜下层的坏死性感染,同时脑实质的深层发现坏死灶。

在免疫大致正常的人群中,也有 CMV 脑炎的报道,主要为成人。有报道表明 CMV 脑炎是继 CMV 消化道感染之外较为常见的有症状 CMV 感染,在 19~68 岁免疫大致正常人群中1.7%出现脑炎和间质性肺炎。CMV脑炎的临床类型包括脑炎、脑膜炎、脑脊髓炎,其症状表现多样,包括发热、寒战、疲劳、无力、感觉异常、定向障碍、谵妄、单侧或双侧视力缺失、昏迷、尿潴留、便秘等。近期有对 CMV 脑炎进行了临床分型,一种是突发型,常表现为持续数分钟到数小时头痛等,可出现局限性症状体征,预后较好,另一种是单向型,常表现为反复发作各种类型癫痫,年龄大者预后差[4]。

从 HIV 合并 CMV 脑炎的病例报告中不难看出,神经系统症状及发热是最常见的临床表现,而在影像学改变中,接近91%的患者中存在影像学的改变,而其中基底节区核团受累者占 65.22%,其次为灰质核团。脑组织病理中,病变区可见巨细胞核内包涵体[5]。

【实验室检查】 脑脊液(cerebrospinal fluid, CSF)检查一般显示细胞数有轻度到中度增高。但只有不到10%的病例细胞数超过 500/µl。在某些虫媒病毒中,如日本乙型脑炎、加利福尼亚脑炎、东部马脑炎及腮腺炎,细胞数可达 1 000/µl 以上。早期,脑脊液中的细胞可能以中性粒细胞为主,但通常以单核细胞为主。发病 48小时后脑脊液中如仍有相当多的多核白细胞,则应考虑是否有细菌、钩端螺旋体或阿米巴感染。脑脊液中糖的水平正常。糖减少一般见于细菌、真菌、结核、寄生虫、钩端螺旋体、梅毒或肿瘤性脑膜炎。但也可有例外,如东部马脑炎,在病程最初的 72 小时内,可有糖的减少。在 EB 病毒引起的脑炎中,偶见 CMV 和 HSV 脑炎的脑脊液中出现不典型性淋巴细胞。

因放疗、化疗或因患某些淋巴网状细胞恶性肿瘤而发生免疫受损的患者脑脊液的炎症反应可能不明显。

对脑脊液中病毒核酸的 PCR 检查已成为病毒性脑炎常用的诊断方法,在质量控制良好的情况下,这类方法的特异性和敏感性(如对单纯疱疹病毒而言)可赶上或超过脑活检。

对疑为病毒性脑炎患者的血清和脑脊液都应检测病毒特异性IgM 抗体。如脑脊液中某种病毒的 IgM 抗体阳性,一般可确定诊断。如能证实脑脊液中某一种病毒特异性免疫球蛋白(Ig)相对高于血清,也可确定诊断。这里需要计算脑脊液/血清抗体指数(CSF/serum antibody index),该指数等于:(脑脊液中特异性 Ig/脑脊液总 Ig)/(血清中特异性 Ig/血清中总 Ig)。如该指数≥1.5,则提示该病毒引起的脑炎或脑膜炎。

对 HSV 脑炎,还可用检测病毒抗原的方法诊断。在一项研究中,以脑活检证实的 HSV 脑炎患者中,92%脑脊液中检出了 HSV 的糖蛋白抗原(gB、gC、gD 和gE)。但这类检测的最佳结果要到病程第一周后才能出现。因此这类方法显然适合于证实诊断而不适合于早期诊断。但随着医学的进步,目前脑脊液的宏基因组测序以及 Filmarry 技术可用于早期病原学的诊断。

通常难以从血液或脑脊液中分离到病毒。有人从重症日本乙型脑炎病例脑脊液中分离出过病毒。可从脑组织中检查出病毒或其抗原,但其分布可能是局灶性的。

影像学检查主要提示大脑弥漫性的水肿。东部马脑炎患者可呈现局灶性异常;一些日本乙型脑炎患者出现双侧丘脑损害,这种损害往往是出血性的。影像学和脑电图检查的主要目的应是确定或排除其他疾病,以及确定是否有局灶性改变。HSV 脑炎往往有局灶性改变。脑电图一般显示弥漫性异常,对诊断无直接的帮助。儿童中 EBV 脑炎病例在磁共振成像检查时,可显示有不同部位的异常信号;单光子发射体层扫描可提示脑灌注不良。尼帕病毒性脑炎患者脑部 MRI 检查发现病变累及小脑,这或许是该病毒性脑炎的特点之一。

在 PCR 技术被用于从脑脊液中检测 HSV-DNA 之前,从脑活检组织中培养 HSV 曾经是诊断 HSV 脑炎的黄金标准。但自应用 PCR 技术以来,脑活检的应用大为减少。脑活检一般在全麻下进行,取出活检组织后,用其进行病毒分离、组织病理学检查和超微结构检查。对病毒病原的诊断,其敏感性达 95%,特异性可高达 99%。脑活检的死亡率在 0.2% 以下,严重并发症的发生率为 0.2%~2.0%。

【诊断与鉴别诊断】 病毒脑炎的诊断应根据症状、体征、流行病学资料及实验室检查综合分析。患者需与化脓性脑膜炎、结核性脑膜炎、脑脓肿、脑真菌病(包括隐球菌、毛霉菌等)、寄生虫(如弓形虫)、立克次体、支原体、钩端螺旋体及神经梅毒等感染相鉴别,也需与中毒性脑病、脑肿瘤、瑞氏综合征、颅内血肿、血管病变及系统性红斑狼疮性脑病等进行鉴别。对已明确病毒性脑炎的患者,应尽快确定或排除有特效治疗方法的单纯疱疹性病毒性脑炎。

【治疗】 对患者要精心护理,密切观察病情,重症需持续监测生命体征或在监护病房治疗。不可忽视对症治疗,如高热时需给予降温,对症止惊,由于半数以上重症脑炎常出现惊厥,有主张给予适当的镇静剂预防。为防止发生脑水肿发生,宜适当限制液量,避免过多、过快地从静脉输入低张溶液。应密切观察颅内压增高征象,如血压增高、脉搏减缓、肌张力增加及呼吸节律、瞳孔改变等,一旦发生需给予脱水药治疗,如静脉注射 20% 甘露醇 0.5~1g/kg。对昏迷不能进食患儿,需采用鼻饲喂养或静脉营养。注意保持呼吸道通畅,防止吸入;狂躁患者宜适当约束躯体;为防止发生褥疮、深静脉血栓,应注意勤翻身。对各种导管,如静脉导管、鼻胃管和吸痰管等均应保证无菌操作,以防发生感染。

抗病毒特异治疗,应在病原诊断确立后尽早开始。对 HSV 脑炎及由 EBV 或 VZV 引起的严重脑炎,用阿昔洛韦(aciclovir)治疗可提高生存率、减少后遗症的发生。这些病毒都编码胸腺嘧啶激酶。这种酶能将阿昔洛韦磷酸化为阿昔洛韦-5′-单磷酸。宿主细胞的酶使其再磷酸化为其三磷酸酯。后者可抑制病毒的 DNA 聚合酶而

发挥抗病毒作用。一般剂量为 30mg/(kg·d),分 3 次(q.8h.)静脉输入,对于免疫功能正常的儿童,疗程建议持续 14~21 天。该药输入过快时可对肾功能有损害,故每次滴注时间应在 1 小时以上。对已有肾功能损害的患者需要调整剂量、延长用药间隔时间。另一种选择是用阿糖腺苷静脉输入治疗,剂量为 15mg/kg,疗程至少应为 10 天。但有研究表明针对单纯疱疹病毒脑炎治疗时,分别选择阿昔洛韦与阿糖腺苷,前者的死亡率较后者更低。近年来,发现 HSV 病毒出现耐药株,发生率约为 10%。有报告用丙种球蛋白 1~2g/kg,12~24 小时静脉滴注,疗效肯定。临床上不建议口服抗病毒药物治疗淡出疱疹病毒脑炎。

对 CMV 引起的中枢神经系统感染,可用更昔洛韦和膦甲酸钠治疗。更昔洛韦(ganciclovir)是一种合成的核苷类似物 2′-脱氧鸟苷。该药被病毒诱发的细胞激酶磷酸化而成为三磷酸酯,竞争性地抑制 CMV 的 DNA 聚合酶,并结合到新合成的 DNA 中,引起 DNA 链合成的提前结束。更昔洛韦在脑脊液中的浓度为血浆中浓度的 25%~70%。用该药治疗一般分为诱导治疗和维持治疗两步。诱导治疗常用剂量是 10mg/(kg·d),分 2 次静脉滴注。每次应在 1~2 小时缓慢滴入。诱导治疗约 14 天后,改为维持治疗,剂量为 5mg/(kg·d),每天静脉给药 1 次,持续至少 6 周。对有肾功能受损的患者,需要调整剂量。更昔洛韦可引起粒细胞减少或血小板减少,一旦发生需要减少剂量甚或停用。

膦甲酸钠(foscarnet sodium)是焦磷酸盐的类似物,它能通过结合于焦磷酸结合点来抑制病毒的 DNA 聚合酶。在静脉内输入后,其在脑脊液中的浓度可达到血浓度的 15%~100%。对严重中枢神经系统 CMV 感染,其初始剂量为 180mg/(kg·d),每 8 小时给药 1 次,14~21 天后改为维持治疗,剂量是 90mg/(kg·d),每天给药 1 次。此药对骨髓的毒性较更昔洛韦低,且可与更昔洛韦合用,但合用时应适当减少各药的剂量。膦甲酸钠治疗期间不少患者出现肾功能损害,但这种肾损害是可逆的,在减量或停药后可恢复。成人资料表明,用药期间大约 15% 的患者有血清钙、镁、钾的减少,并且可出现抽搐、心律失常甚至惊厥。应根据相应实验室检查的结果适当补充钙剂、维生素 D 或其他电解质。

关于儿童 CMV 脑炎的治疗评价资料很少,一项更昔洛韦治疗中枢神经系统受累的先天性 CMV 感染婴儿的 Ⅲ 期临床多中心随机研究发现,接受更昔洛韦治疗的婴儿在 6 月龄时听力改善或正常,无 1 例发生听力恶化;至 1 岁或 1 岁以后,治疗组听力恶化程度明显轻于未治疗组。这项研究未进行神经发育评估,也不清楚更

昔洛韦治疗能否影响这些婴儿的长期预后。目前更昔洛韦可用于治疗有中枢神经系统症状的 CMV 感染新生儿，以预防听力损害。从药物对听力的影响推断，更昔洛韦最有效的作用是防止听力恶化，而不是改善听觉功能，其有利效应可能是阻止中枢神经系统的进一步损害。更昔洛韦对宫内发生严重脑损伤的婴儿可能无益。

抗病毒治疗期间，除密切观察患儿临床情况的变化，还应选择敏感而可靠的病毒学监测指标，对疗效进行监测和评估。脑脊液中病毒的核酸是比较好的监测指标。其敏感而特异的检测方法是 PCR 方法。如有条件，可对病毒核酸进行定量监测，则对治疗的指导意义更大。

对重症、急性期的病例，应考虑用肾上腺皮质激素(adrenal cortical hormone)制剂，如地塞米松，可减轻炎症、水肿，降低血管通透性。但不宜长时间使用，一般不超过 5 天。EB 病毒脑炎如以脱髓鞘病变为主，需根据临床症状、颅内病变恢复及相关的免疫学指标决定激素疗程。

东部马脑炎患者中 80% 会出现不同程度的后遗症。但在 EBV、加利福尼亚脑炎病毒及委内瑞拉马脑炎病毒引起的脑炎患者却相反，很少出现后遗症。我国的临床经验表明，流行性乙型脑炎病例出现后遗症者较多。对后遗症期患者，可采用中医中药、针灸、按摩及功能锻炼等综合措施治疗。

其他治疗：少量的非严格设计的临床研究初步表明，其他治疗如静脉内免疫球蛋白或神经节苷脂(ganglioside)，对病毒性脑炎可能有一定的治疗作用。有国内研究者将 100 例重型病毒性脑炎患儿随机分为 2 组，每组 50 例。治疗组用常规治疗加单唾液酸四己糖神经节苷脂治疗，0~4 岁者 20mg，4~14 岁 40mg，加入 5% 的葡萄糖注射液内静脉滴入，每日一次，疗程 10 天。结果表明，治疗组患儿在抽搐、意识障碍、肢体瘫痪等方面显著优于对照组，未发生严重不良反应[4]。印度研究者在一项非随机有对照的临床研究中将 83 例病毒性脑炎合并病毒性心肌炎(主要由柯萨奇病毒和埃可病毒引起)的患儿按住院日不同分为两组，周一和周五住院者分入治疗组(26 例)，其他时间入院者分入对照组。治疗组用静脉内免疫球蛋白(IVIG)400mg/(kg·d)治疗，共 5 日，该组的死亡率(3.8%)几乎显著低于对照组(22.8%，P=0.05)，心功能与对照组相比，也得到显著改善[7]。

流感病毒相关性脑病/脑炎：是指在流感病毒感染的急性期出现一系列中枢神经系统(CNS)功能障碍的综合征。而主要的病原就是 A 型与 B 型流感病毒，A 型中以 H1N1、H3N2 及禽流感毒株最常见。该病最初于 20 世纪 80 年代由日本学者报道，是日本儿童流感病毒感染死亡的重要原因。5 岁以下儿童更为多见。目前发病机制尚不明确，但细胞因子风暴假说被更多学者接受。其它机制也可见于如：病毒直接侵犯 CNS，胶质细胞激活，代谢障碍等因素。而合并感染也是导致疾病加重的原因之一[8]。

【预防】 目前我国使用的乙脑疫苗主要是用地鼠肾细胞培养制备的灭活疫苗，其免疫源性良好，预防效果已经得到了充分的证实。但因为该疫苗中抗原含量相对少，含杂蛋白较多，故免疫效果受一定限制，且发生不良反应较常见。因此有关研究单位已研究开发用非洲绿猴肾细胞培养制备乙脑疫苗的技术，取得可喜结果。减毒活疫苗免疫次数少，接种后抗体阳转率和抗体水平均较接种灭活疫苗者高，且未见严重不良反应，因此应提倡今后改用减毒活疫苗[1]。日本主要用鼠脑组织培养制备的疫苗，其预防效果也满意。中欧蜱传脑炎，奥地利、德国和俄罗斯已有十分有效的组织培养疫苗。对一些虫媒病毒感染，如西尼罗河病毒等，目前尚无疫苗。有人曾以日本乙型脑炎病毒(Japanese encephalitis virus，JEV)和西尼罗河病毒分别经鼻接种给猴，其后分别以这两种病毒进行攻击，以观察其交叉保护作用。结果发现 JEV 接种可以保护猴不得西尼罗河病毒脑炎；但接种西尼罗河病毒的猴在受 JEV 攻击后则出现轻度脑炎的症状，并有死亡者。

消灭蚊虫、防止被蚊虫或蜱叮咬，是预防虫媒病毒性脑炎的重要方法。预防蜱传脑炎的重要措施之一是如非必须，尽量减少到具有流行病学地区的旅游或活动，如有蜱的森林或野地；否则应采取一定的防护措施，如穿长袖上衣、长裤及长筒袜等。高效免疫球蛋白可用于受蜱叮咬后的预防。

新生儿或婴儿单纯疱疹病毒性脑炎可能由患有生殖器疱疹的母亲获得感染。有报告表明，妊娠后期证实有生殖器单纯疱疹病毒感染的妊娠妇女，行剖宫产分娩可以防止新生儿受感染。

(刘钢 照日格图)

参考文献

[1] 周本立,贾丽丽,许先兰,等.流行性乙型脑炎减毒活疫苗大面积接种后安全性和流行病学效果的 5 年观察.中华流行病学杂志,1999,20(1):38-41.

[2] 蔡晓莹,林广裕.小儿病毒性脑炎的病原谱研究进展.中国小儿急救医学,2012,19(5):533-536.

［3］苏天运.从美国的西尼罗河病毒感染到中国的登革热.中国热带医学,2018,18(3):199-206.

［4］RAFAILIDIS PI,MOURTZOUKOU EG,VARBOBITIS IC,et al. Severe cytomegalovirus infection in apparently immunocompetent patients:a systematic review. Virol J,2008,27,5:47.

［5］张紫欣,李晶晶,杜艳妮,等.艾滋病合并巨细胞病毒脑炎的临床及影像研究.医学影像学杂志,2019,29(1):11-14.

［6］张艳凤,王玥,郝云鹏,等.神经节苷脂治疗儿童重型病毒性脑炎 100 例疗效观察.中国小儿急救医学,2012,19(03):291-293.

［7］BHATT GC,SANKAR J,KUSHWAHA KP. Use of intravenous immunoglobulin compared with standard therapy is associatedwith improved clinical outcomesin children with acute encephalitis syndrome complicated by myocarditis. Pediatr Cardiol,2012,33(8):1370-1376.

［8］赵宏伟,谢正德,许黎黎.流感病毒相关性脑病/脑炎研究进展.中华实用儿科临床杂志,2021,36(15):1194-1198.

第 12 节　流行性乙型脑炎和森林脑炎

一、流行性乙型脑炎

流行性乙型脑炎(Japanese encephalitis,JE)简称乙脑,是由乙型脑炎病毒(Japanese encephalitis virus,JEV)引起的一种中枢神经系统的急性传染病[1],病毒主要侵犯大脑,又称大脑炎。由于该病最早在日本发现,故又称日本脑炎,主要在亚洲及东南亚热带和亚热带地区的一些国家流行。近年来乙脑流行地区有所扩大,如1990 年美国的 Saipan 岛(位于西太平洋马里亚纳群岛)首次报告乙脑流行,1995 年和 1998 年分别于澳大利亚的 Badu 岛和澳大利亚大陆首次报告乙脑病例[2]。新中国成立后,黄祯祥等从北京脑炎死亡患者的脑组织中分离到乙脑病毒,从而首次从病原学上确定乙脑在我国流行。乙脑在我国 1971 年的发病率为 20.92/10 万,而随着 2008 年乙脑疫苗作为计划内免疫后,发病率逐渐下降,2013 年乙脑的发病率降至 0.16/10 万[3]。

20 世纪 50~70 年代我国曾先后发生三次乙脑暴发流行,后两次发病人数分别高达 15 万和 17 万,发病率达 20/10 万以上。自 20 世纪 70 年代后期大量使用乙脑疫苗预防接种以来,病例数逐年下降,虽没有发生全国性的大流行,但每年时有局部暴发流行,每年仍有 1 万~2 万病例。乙脑病毒通常在蚊-猪-蚊之间循环,三带喙库蚊为乙脑病毒的主要传播媒介,猪为乙脑病毒的主要扩散宿主,大多数人和动物被带毒蚊叮咬后不得病,称为隐性感染,只有少数人患脑炎。动物只有马可发生严重脑炎,马的病死率高达 50%;怀胎的猪能发生流产,公猪发生睾丸炎。因此乙脑也是严重影响人畜健康的一种自然疫源性疾病。

【病原学】　乙脑病毒(Japanese encephalitis virus,JEV)属于虫媒病毒(Arbovirus)黄病毒科(Flaviviridae)黄病毒属(Flavivirus),球形,有包膜,直径 20~30nm,为二十面体结构。该病毒的基因是正链单股 RNA,包装于病毒核衣壳中,外层为脂膜(包膜),包膜中有糖基化蛋白 E 和非糖基化蛋白 M。E 蛋白是主要抗原成分,具有特异性中和以及血凝抑制抗原决定簇。国外还报道了乙脑病毒的基因结构,乙脑病毒的 RNA 大约由10.9kb 组成,从 5′末端至 3′末端的编码顺序为 5′-C-PrM-E-NS1-NS2A-NS2B-NS3-NS4A-NS4B-NS5-3′。5′末端主要编码结构蛋白为 5′-C-PrM-E;3′末端主要编码非结构蛋白为 NS1-NS2A-NS2B-NS3-NS4A-NS4B-NS5-3′。

乙脑病毒加热至 56℃ 30 分钟即可灭活,对低温和干燥的抵抗力很强,病毒经冷冻干燥置 4℃冰箱可保存数年,5%甲酚皂溶液或 5%石炭酸有很强的灭活作用,病毒对去氧胆酸钠、乙醚、氯仿等均很敏感。乙脑病毒可在地鼠肾 C6/36 和 BHK-21、Vero、猪肾等细胞复制,并产生明显的细胞病变;乳鼠脑内接种乙脑病毒,一般 2~3 天即可发病死亡,因此目前实验室常用以上两种方法分离乙脑病毒。乙脑病毒能凝集鸽、鹅、绵羊等动物的红细胞,但不同毒株的血凝反应的最适宜 pH 值不同,如高顺生株的 pH 值范围较京卫研 1 株宽。

虽然乙脑病毒的抗原性较稳定,变异较少,至今也只有一个血清型,但不同地区不同时间分离的病毒株(virus strain)之间也发现一定的抗原性和免疫性差异。自然界乙脑病毒株的毒力也有明显差异。陈伯权等比较从印尼分离的 5 株乙脑病毒中有 2 株对小鼠脑内毒力较低;黄祯祥等比较 53 株由人、猪及蚊体分离的不同乙脑毒株对小白鼠脑内和皮下感染的致病力,发现从人和蚊分离的毒株皮下致病力差别较大,其脑内和皮下 LD50 之差,人源毒株为 1.0~4.5 对数,蚊源毒株为

1.8~6.4 对数,而猪源毒株相差较小为 2.3~4.5 对数,其中人源毒株京研 1 株皮下 LD50 最高达 7.2~8.1 对数,蚊源毒株最高为>6.5。进一步试验观察表明,皮下致病力高的毒株 P1 其在小鼠体内的病毒血症时间较长,对体外温度 37℃ 的稳定性亦较高,在神经外各脏器组织繁殖的能力明显高于皮下毒力低的毒株 Nak。并且还观察到皮下毒力高的 P1 株通过小鼠脑内传代,皮下毒力随着传代次数的增多而下降,反之,通过皮下传代时,则皮下毒力不下降,脑内传代时皮下毒力降低的速度及幅度与传代用小鼠的鼠龄密切相关,病毒在成年鼠(5 周及 1 年)脑内传代时皮下毒力降低的速度较在幼鼠(7 天和 3 周)脑内传代者快、幅度大。

乙脑病毒在细胞培养内传代后皮下毒力很容易降低和消失,但脑内毒力下降很慢且不容易丧失。李河民等用 P3、SA14、Lm 3 个毒株在鸡胚组织培养内连续传代至 189~254 代,结果在传至 50~100 代时对小鼠的神经外毒力均有显著下降,但对脑内毒力除 SA14 株有一定下降外其余两株虽传至 200 多代仍无下降。俞永新等用 SA14 株在地鼠肾细胞 37℃ 培养传代,结果传至 27 代时,脑内和皮下毒力均有明显下降,皮下毒力几乎完全丧失,脑内毒力则下降 4.0~5.0 个对数。

分子生物学特征:乙脑病毒的基因组(genome)为单股正链 RNA,裸露的病毒 RNA 有感染性,RNA 全长为 10 976 个核苷酸,5′端 95 个核苷酸和 3′端 588 个核苷酸为非编码区。仅含一个开放阅读框架(ORF),从 96 位 ATG 起始内含 10 296 个核苷酸,编码一个全长为 3 432 氨基酸的多蛋白前体。RNA 本身就是病毒特异性 mRNA,直接由 ORF 编码这个多蛋白前体。RNA 5′端有一 I 型帽子结构,形成 m7GPPPAmP。3′端未发现有 polyA 尾,而是一个十分保守的核苷酸序列。基因组 5′端约 1/5 部分编码病毒结构蛋白 C/M/E,3′端约有 4/5 部分编码 7 种非结构蛋白,顺序为 NS、1NS2a、NS2b、NS3、NS4a、NS4b、NS5。通过序列分析比较,发现乙脑病毒与其他黄病毒属成员关系密切。对 4 320 个核苷酸的测序表明,乙脑病毒基因与另 3 个血清学关系密切的成员之间在 M-E-NS1-NS2 区的核苷酸和氨基酸具有同源性,与墨累山谷脑炎病毒的同源性为 70% 和 80%、西尼罗病毒为 68% 和 76%、黄热病毒为 50% 和 45%。

对不同国家和地区分离的毒株进行基因分析比较,未发现地理间差别,Ni 等对 10 株乙脑毒株的 5′非编码区和全部结构区基因的 2 434 核苷酸测序,结果表明核苷酸和氨基酸的差别分别是 0.9% 和 4.6%、0.4% 和 4.2%,在 5′非编码区只有 2 个核苷酸差异。而 P3 株的氨基酸差别最大为 4.2%。Tsarev 等对不同地区不同年代分离的 92 株乙脑病毒的 E 区基因全序列分析的结果,以及作者根据基因发生树分析结果,表明所有乙脑病毒株只能分为 2 个不同的基因群,其中一个群只有 1 个毒株(Muar 株),另一个群包含其余的乙脑毒株,这两个群可定为基因 I 型和基因 II 型,两型间基因差别 20%~27%。乙脑毒株间的氨基酸差异除 1 株外仅为 ≤6%,因此认为乙型脑炎病毒只有一个血清型,这一结论也与血清学的试验结果相一致。

【流行病学】

1. 传染源 人感染乙脑病毒后多数为不显性感染,只有少数人患病呈显性感染。显性感染与不显性感染比例约为 1:(1 000~2 000)。人感染乙脑病毒后一般在 5 日以内出现短暂的病毒血症,而且血中病毒量少,故人在本病的流行中作为传染源的可能性不大,人是终末宿主。

猪是乙脑的主要传染源(source of infection),猪的感染率可达 100%,病毒血症期为 3~4 日,血中病毒滴度可达 103.5LD50,这样的病毒量足以使蚊虫感染,猪的更新快,每年都有大量易感的小猪,因此猪还是乙脑的扩散宿主。马的感染率很高,且马的存活期较长,易感的幼马有限,故马作为乙脑的扩散宿主可能性不大。

2. 传播媒介 蚊虫是乙脑的传播媒介(transmitting vector),并证实三带喙库蚊是乙脑的主要传播媒介,其主要根据有以下几点:①自然感染率高;②对病毒的感染阈低;③能兼吸人和动物的血(特别是猪血);④其消长与乙脑流行高峰基本一致[2]。

我国和日本学者的研究指出蚊-猪-蚊二次循环可使 100% 的猪感染,从而提供大量病毒给蚊虫。猪被带病毒蚊叮咬后产生病毒血症,造成猪群第一次乙脑流行,病毒血症持续 4 天,病毒滴度高达 3~4 个对数,足够感染无病毒蚊,自然界新孵化出的蚊大多数不带病毒,当它们叮咬处在病毒血症期的猪时而被感染,病毒在蚊体内经过 14 天的潜伏期,其唾液腺含有大量病毒,这时带病毒蚊叮咬猪,即可使其感染,在人乙脑流行前 3~4 周,造成猪群中乙脑的第二次流行,从而提供大量病毒给蚊,使大量无病毒蚊变成有病毒蚊,当这些带病毒蚊叮咬人时,将病毒传染给人,可见蚊-猪-蚊循环在乙脑流行中具有重要作用。至于带毒蚊如何越冬尚无定论,有待进一步研究。

3. 易感人群 流行区儿童为易感人群(susceptible population),近年来有的地区报告不少成年或老年乙脑病例;非流行区的任何年龄人群均对本病易感。

乙脑是人畜共患病,病毒在自然界广泛存在,蚊虫带毒率极高,在自然界环境如气候、雨量适宜或人群免疫力下降时都有可能引起暴发或流行。人对乙脑病毒普遍易感，但绝大多数易感者呈无症状的隐性感染，仅有极少数人发病。我国乙脑好发年龄为于 1～10 岁儿童，约占总发病人数的 90%[4]。随着人群年龄的增长，被带毒蚊子叮咬的机会也增加，造成隐性感染而获得免疫力的机会也增多。而小年龄的人群带有乙脑抗体的比例也减少，所以流行区 10 岁以下儿童最易感染，患者的比例也最高。随着对 10 岁以下易感儿童免疫预防的实施乙脑患者的发病年龄构成也发生变化，并开始向大年龄推移。据统计，北京市在实施计划免疫后，10 岁以下儿童发病总数所占比例仅为以前的一半。乙脑无论是隐性感染或显性感染，均能获得较强而持久免疫力，再次发病者极为少见。

国内外资料表明：①易感人群增加时出现乙脑流行的概率大，如观察中发现隐性感染率高时（HI 抗体阳性率达 78%），乙脑发病率仅为 2.6/10 万；隐性感染率低时（HI 抗体阳性率 10%），则乙脑发病率高达 38.3/10 万。②蚊虫密度和带毒蚊出现的早晚、感染率大小和流行强度成正比。③猪感染乙脑时间的早晚和感染率高低与乙脑流行有密切关系，猪乙脑 HI 抗体 50% 阳转出现早或自然感染率高，则出现乙脑流行，若 HI 抗体 50% 阳转出现晚，感染率低，则发病率低。④乙脑流行具有明显周期性特征，一个大的流行年过后就会有 4～5 年低谷期，然后再次达到高峰。

4. 流行特点　①有严格的季节性，主要在夏秋季流行，约 90% 的病例发生在 7、8、9 三个月，南方提前一个月；②高度的散在性，很少一户同时出现 2 例以上；③分布广，我国除西藏、新疆、青海外，全国其他地区均属乙脑流行区，但流行程度不等[5]。

5. 流行预测　目前对乙脑流行规律尚不清楚，因此无法对流行进行预测，但可能与下列因素有关：①人群免疫力的高低；②带毒蚊出现的早晚及数量；③猪的病毒血症出现的早晚和数量；④病毒毒力的高低；⑤气温的高低和雨量等。

根据以上诸因素进行分析，推测其可能性，以便采取必要措施，控制可能出现的大流行。

【发病机制】　当人体被带有乙脑病毒的蚊叮咬后，病毒经皮肤进入血液循环，发病与否取决于病毒毒力的大小及数量的多少，尤其取决于人体的免疫反应及防御功能。当人体抵抗力低、感染病毒量大、毒力强时，病毒可经血液循环通过血脑屏障进入中枢神经系统，在神经细胞内复制，引起一系列脑炎症状，当人体的抵抗力强时，只形成短暂的病毒血症，病毒很快被消灭，不侵入中枢神经系统，即为不显性感染（inapparent infec-

tion)，但可由此可获得免疫力。

病毒侵入中枢神经系统后，通过释放各种促炎因子和酶类破坏血脑屏障。引起神经元的变性、坏死、噬神经细胞现象（neuronophagia）（小胶质细胞和中性粒细胞侵入神经细胞内）、特异性地动员被激活的炎症细胞。血管周围和脑实质细胞小结节中有巨噬细胞和淋巴细胞的聚集。大脑皮质、深部灰质神经核、脑干、小脑，乃至脊髓等部均可有广泛的损害。神经细胞的膜和神经纤维上证实有该病毒的抗原存在。乙型脑炎患者的脑组织病理改变与体液和细胞免疫反应造成的损伤有关。特异性 IgM 抗体与病毒抗原结合形成的免疫复合物可沉积至脑实质细胞和血管内皮细胞上造成炎症、坏死；被病毒激活的细胞毒性 T 细胞产生细胞因子如白细胞介素 2、肿瘤坏死因子等，可造成组织损害。炎症剧烈时引起小血管坏死、栓塞或出血。脑实质可有显著水肿及小的坏死软化灶。JEV 感染中枢神经系统后，炎症细胞的浸润以及神经元损伤在发病机制中起到重要的作用，而小胶质细胞则可通过释放促炎介质在神经细胞死亡中发挥重要作用。其中 IL-34 与小神经胶质细胞发育关系密切，因此其在 JEV 的发病机制中的作用逐渐得到了重视。JEV 感染后的 IL-34 诱导引起炎症细胞因子的强烈表达，其反过来作用于血脑屏障，使其通透性增加，从而有助于病毒快速进入大脑，导致更严重的感染[6,7]。

中枢神经系统的感染可以是亚临床或临床型，临床表现各有不同，从发热性头痛到无菌性脑膜炎、再到显著的脑炎。而脑炎则可导致死亡或引起永久性损害。脑炎只发生于受 JEV 感染者中的 1/300。病毒毒株毒力方面的变异是发病机制的重要决定因素。

【病理改变】　乙脑病毒主要引起中枢神经系统广泛的病变，从大脑到脊髓都可被侵犯，但以丘脑、中脑（主要是黑质）、大脑（主要是顶叶、基底节、海马回、额叶）的病变较重，小脑皮质、延脑及脑桥次之，脊髓的病变最轻，主要是颈段可受损。

病理组织学的变化包括以下几方面：①脑、脊髓血管扩张、充血、血流瘀滞，血管内皮细胞肿胀、坏死、脱落，血管周围环状出血。②血管周围淋巴细胞及大单核细胞浸润，形成血管"袖套"（blood vessel "sleeve"）。③胶质细胞弥漫增生，聚集在神经细胞变性、坏死及软化灶的周围，进行吞噬及修复，形成结节。④神经细胞变性及坏死，细胞肿胀，尼氏小体消失，胞质内出现空泡或胞体缩小。⑤软化灶的形成，包括神经组织及其轴突、髓鞘、胶质细胞、神经纤维的局灶性坏死及液化。不能修复的大软化灶，而后钙化或形成空腔。⑥脑脊髓膜充血、蛛网膜下腔血管周围有单核及淋巴细胞浸润。

此外，还可见全身中毒性炎症的改变，包括肺间质性出血、肺炎、肺水肿、肝细胞水肿及透明性变、肝小叶周边细胞脂肪变性、肾混浊肿胀及小管上皮细胞脱屑、心肌炎等。

【临床表现】 根据大部分患者的临床表现和经过，一般将本病的病程分为 5 期，即潜伏期、前驱期、极期、恢复期和后遗症期。但各期持续时间的长短在不同患者之间有所不同，各期之间也不一定有十分明确的界限。另外按照病情的轻重，还有人将本病分为轻、中、重和极重 4 个型。这样的分期和分型，对治疗、监测及预后的判断有一定帮助，但对具体患者还要结合实验室检查，采取恰当的治疗措施。

1. 潜伏期与前驱期 本病的潜伏期为 6~16 天。前驱期一般持续 3 天左右。此期患者出现的症状体征可能由病毒血症造成。起病多急骤，主要表现有发热、头痛、呕吐、食欲缺乏、易受激惹、呆滞、嗜睡等。

2. 极期 此期持续 7 天左右。患者出现高热、寒战、严重头痛、畏光、恶心、呕吐、腹痛、眩晕、躁动、高度兴奋、嗜睡，儿童病例常出现抽搐。随着疾病的进展，出现客观的神经系统体征，如脑神经瘫痪、震颤、共济失调、腱反射亢进、肢体强直、病理反射、肢体瘫痪（上肢多见）等。意识障碍波动范围大，包括谵妄、精神错乱、嗜睡、躁动、反应差、昏迷。脑组织的炎症和水肿严重时，造成颅内压的显著升高，可造成脑疝，其后果严重，极易导致死亡。颅内压增高的主要表现包括剧烈头痛、突发的喷射状呕吐、面色灰白、意识障碍恶化、迅速出现昏迷、血压升高、脉率减慢、抽搐。脑疝的临床表现因其发生的部位不同而异。颞叶钩回疝出现瞳孔不等大、上睑下垂、呼吸节律不整、昏迷突然加深等。小脑扁桃体疝（cerebellar tonsillar hernia）（亦称枕骨大孔疝）可引起眼球固定、瞳孔散大、对光反应消失、血压下降，最终引起呼吸和心搏同时停止。

重症患儿可出现中枢性呼吸和/或循环衰竭，表现为呼吸节律异常、深浅不一、呼吸暂停乃至最终呼吸停止；循环衰竭表现为血压下降、脉数无力、肢体发凉等。

3. 恢复期 极期之后进入恢复期（1 个月以上）。患者体温于数日内恢复正常，神经、精神症状好转，部分病例逐渐恢复正常。但也有不少患者，特别是极期病情严重的病例，出现各种神经精神方面的异常，包括肢体瘫痪、精神和思维的异常、失语、自主神经功能紊乱的表现等。部分症状可逐渐消失，但有些则长期存在，形成后遗症。

4. 后遗症期 各类神经系统及精神方面的异常在半年以后仍继续存在者，称为后遗症（sequela）。轻症患者经积极治疗后可逐渐恢复，但部分后遗症则长期存在。

脑部 CT 检查可显示脑组织低密度区；MRI 检查可显示丘脑和脑干部位异常信号。

有若干报告表明，儿童患者中曾有反复出现脑炎的病例，两次发病之间相隔 6~12 个月，并且从患儿外周血单核细胞中分离出了潜伏感染的病毒。

5. 临床分型的要点 如下①轻型：体温不超过39℃，神志清醒或嗜睡，可有高热惊厥，但体温降低后惊厥停止。②中型：体温可达 40℃，烦躁、躁动、惊厥、昏睡乃至昏迷，可出现颅内压升高的表现。③重型：体温达 40℃以上，昏迷、躁动、出现反复或持续的惊厥，浅反射甚至深反射消失，瞳孔缩小，但对光反应存在。④极重型：体温迅速上升至 40℃以上，甚至达 41℃以上，深昏迷，可出现呼吸衰竭和/或循环衰竭、瞳孔对光反应消失、吞咽及咳嗽反射亦消失，或出现前述脑疝的表现。

重型和极重型患者往往出现各种并发症，包括肺炎、肺不张、败血症、胃肠道出血等。国外个别报告显示少数乙脑患者临床经过可呈"双相"型（"biphase" type），即在乙脑患者部分恢复时，再次出现一些症状体征，包括行为改变、肌张力减弱、少语，以及由于脊髓前角受损导致的肌肉萎缩等。

【实验室检查】

1. 外周血白细胞计数 病初多在 $(10~20) \times 10^9$/L（$10\ 000~20\ 000$/mm^3），个别病例可达 30×10^9/L，中性粒细胞增高至 80% 以上，嗜酸性粒细胞减少。

2. 脑脊液检查 外观无色透明或微混，压力增高，白细胞计数多在 $(50~500) \times 10^6$/L，少数病例可达 $1\ 000 \times 10^6$/L 以上，白细胞分类计数在病初 5 日内中性粒细胞为主，以后以淋巴细胞为主。蛋白稍高，糖正常或略高，氯化物正常。约 2%~10% 的乙脑患者脑脊液常规检查结果正常。脑脊液异常者其恢复正常的速度不一致，一般为 2 周左右，个别患者长达 2 个月。脑脊液的变化与病情及预后无平行关系。

3. 血清学检查常用的检查方法有以下几种

（1）捕捉法 ELISA（capture ELISA）：人感染乙脑病毒后的最早的免疫反应是产生 IgM 抗体，常用的检测方法是捕捉法 ELISA 试验。即利用包被在聚苯乙烯塑料板上的抗人 IgM 抗体（μ 链特异性），捕捉患者标本中的 IgM 抗体，又利用乙脑抗原与 IgM 抗体的特异性结合，再用酶标抗乙脑抗体，该方法特异性和敏感性高，出结果快，适用于早期快速诊断，乙脑 IgM 抗体一般在病后 3~7 天出现，可维持 3 个月。IgM 抗体阳性表示新近感染。

（2）间接法 ELISA（indirect ELISA）：通过包被在酶

标板孔中的乙脑抗原来吸附患者标本中的乙脑抗体,再用兔(或羊)抗人 IgG 酶标记物和酶的显色剂,来检查是否有人 IgG 抗体被抗原吸附,从而测得抗乙脑 IgG 抗体的存在。在用该法检查患者血清 IgG 抗体时一般采用双份血清,以恢复期血清抗体较急性期抗体呈 4 倍或 4 倍以上升高,或急性期乙脑 IgG 抗体阴性恢复期阳性者有诊断意义。在检查乙脑病毒抗体时要特别注意交叉反应,特别是我国南方(如广东省、海南省、广西壮族自治区)为乙脑和登革流行区。只检查一种抗体容易误诊,应同时检查两种抗体。如果恢复期血清两种抗体都是 4 倍以上升高,则以升高倍数较另一种高两倍以上者作为诊断。

(3) 反向被动血凝抑制试验:用乙脑单克隆抗体致敏醛化的羊血细胞,作为诊断血细胞,当诊断血细胞与乙脑抗原发生反应时,肉眼可观察到血细胞凝集现象,称为反向被动血凝(reverse passive hemagglutination, RPHA),可用于诊断病毒。当含有相应抗体的待检标本(血清或脑脊液)事先与已知乙脑抗原结合后,再加入诊断血细胞时,则血细胞凝集现象被抑制,称反向被动血凝抑制,可用于检测乙脑抗体。该方法可以同时分别检查乙脑 IgG 和 IgM 抗体,具有操作简便、快速、不需特殊设备等优点,适合于基层单位使用。

(4) 免疫荧光实验(immunofluorescence assay):以已知乙脑病毒感染 BHK-21 细胞或 C6/36 细胞制成细胞片,加入待检测患者血清,再加入羊抗人 IgG 荧光素结合物或羊抗人 IgM 荧光素结合物,分别可检测乙脑 IgG 或 IgM 抗体。

4. 病毒分离与鉴定

(1) 标本的采集:乙脑病毒很难从患者血液中分离到,一般只能从死亡者的脑组织分离到,采集标本的时间越早越好,一最好在死亡后六小时内采集,否则脑组织溶解,影响病毒分离的阳性率。将采集的尸检脑组织标本,用 10% 脱脂奶生理盐水研磨制成 10% 悬液,2 000r/min,离心 20 分钟,取上清液进行病毒分离。如不能及时分离,应将标本冻存于液氮中。

(2) 病毒分离方法,主要有以下两种方法:

1) 乳鼠脑内接种:将标本接种于 2~3 日龄乳鼠脑内,观察乳鼠发病表现为毛松、活动减少、行动不正常、震颤、绕圈、弓背、尾巴强直或麻痹,以致死亡,乳鼠发病时间视标本中含病毒量的多少而定,一般于 2~3 日发病。

2) 组织培养细胞接种:标本接种于蚊传代细胞(C6/36 细胞)或地鼠肾传代细胞(BHK-21),观察细胞病变,病变以细胞圆缩,脱落为主。对出现病变的上清

液用 0.22μm 孔径的滤器过滤后再接种细胞或乳鼠,如仍出现细胞病变或乳鼠发病,则可肯定是病毒。

(3) 新分离病毒的鉴定:对新分离病毒的鉴定可先作初步理化性状检查,如核酸型试验和乙醚敏感性试验,乙脑病毒为有包膜 RNA 病毒,对乙醚敏感。经初步理化性状检查可缩小范围,再进一步用已知乙脑病毒单抗或动物免疫血清,对新分离病毒进行鼠脑中和试验,或组织培养中和实验或空斑减少中和实验可以作出最后鉴定。用固定血清稀释病毒法比较容易估计病毒量。

RT-PCR 法检测乙脑病毒核酸片段:近年来国内外报告利用逆转录聚合酶链反应(RT-PCR)检测乙脑病毒核酸片段来进行诊断,其特异性和敏感性较好。

【诊断与鉴别诊断】

1. 诊断 在乙脑流行期中,主要根据以下三方面资料进行分析,作出诊断。

(1) 流行病学资料:在我国的流行区内,乙脑的流行有严格的季节性,大多数病例集中在 7、8、9 三个月,南方早一个月,多发生于儿童。

(2) 临床表现的特点:起病急骤,体温迅速升高,伴有头痛、呕吐(呈喷射状)、嗜睡,发热 2~3 天后出现不同程度的意识障碍,如昏迷、惊厥、抽搐、肢体痉挛性麻痹等中枢神经症状,或发展至中枢性呼吸循环衰竭。在流行季节中,对有类似乙脑初热期表现的患儿,要提高警惕想到乙脑的可能性,以便及早诊断。

(3) 实验室检查:观察患者外周血白细胞及分类计数和脑脊液常规检查结果。如患者有明显的颅内高压症的表现时,暂不宜作腰椎穿刺,以免诱发脑疝,必要时可先用脱水剂。放脑脊液速度宜慢,量不宜过多。

特异性诊断可依据早期和恢复期抗体的 4 倍或更多的增长而确定。血清学方法常用的有血凝抑制(HI)与补体结合、免疫荧光、ELISA 和中和试验,但以 HI 和 ELISA 最为简便。目前最特异并广泛应用的早期诊断方法为 IgM 捕捉 ELISA 法(IgM Capture ELISA),特异性 IgM 在患病 4 天内可在 CSF 或血清中检测到约 75%,7 天内几乎全部阳性,通常 3~6 个月后消失。如早期血清和 CSF 联合 IgM 检测则可提高阳性率。也有报道表明用 IgM 与抗原检测结合起来,检查患者 CSF 可提高早期诊断的阳性率,从脑脊液或血液分离病毒也可以早期诊断,但从血液分离到病毒的概率很小,一般在发病 3~7 天可以分离到,而用敏感的细胞从 CSF 中分离率则较高。

根据流行病学资料,患者的临床特点和脑脊液常规检查的结果,只能作出初步的临床诊断。确定诊断必须具备以下任何一项:

（1）一个月内未接种过乙脑疫苗者，血或脑脊液中抗乙脑 IgM 抗体阳性。

（2）恢复期血清中乙脑 IgG 抗体或中和抗体滴度比急性期有 4 倍或以上升高，或急性期乙脑 IgG 抗体阴性、恢复期阳性。

（3）脑脊液或血清或脑组织分离乙脑病毒阳性。

2. 鉴别诊断 流行性乙型脑炎主要应与以下疾病鉴别。

（1）其他病毒性脑炎：在乙脑流行季节可能发生的病毒性脑炎有肠道病毒、腮腺炎病毒、单纯疱疹等病毒引起者。这些脑炎除可能有上呼吸道感染、皮疹、咽或口周疱疹等表现，神经系统临床表现可与乙型脑炎的表现相似。流行病学史的掌握及病原学的检查有助于鉴别诊断。

（2）化脓性脑膜炎：化脑中流行性脑脊髓膜炎（流脑）（epidemic cerebrospinal meningitis）起病急、病情发展迅速，对于不典型病例可能需要同乙脑进行鉴别。但在北方，流脑发病季节主要是冬春季，患者多有皮肤出血点或瘀斑、脑脊液外观可混浊，细胞数明显升高，以中性粒细胞为主，皮肤瘀点压片检查以及脑脊液涂片、培养发现革兰氏阴性双球菌可作为鉴别诊断的要点。

（3）中毒型痢疾（toxic bacillary dysentery）：发病季节亦为夏秋季，起病急，其中脑型可有高热、惊厥、昏迷。脑脊液压力增高，但脑脊液细胞数可无异常改变。粪便镜检有大量脓细胞，培养可检出痢疾志贺菌。需要注意的是，部分患儿可能腹泻并不明显，因此，如考虑相关疾病，病程早期（一般 24 小时内）可用肛管取粪便检查证实。

（4）结核性脑膜炎（tuberculous meningitis）：一般起病相对缓慢，随病情发展逐渐出现神经系统症状，临床表现以脑膜损害为主，脑实质损害的表现不突出，但由于结脑易累及颅底，因此临床上可出现脑神经受累以及脑积水的症状。脑脊液生化检查多表现糖及氯化物的下降，蛋白的升高，与乙脑改变不符。此外，卡介苗接种史、结核接触史及是否存在其他部位的结核病灶等均有助于鉴别。PPD 检查以及脑脊液的特异性病原检测有助于鉴别。

（5）脑型疟疾（cerebral malaria）：临床表现与乙脑相似，流行季节也相同，但限于流行区；常伴有典型的热型，寒颤、多汗等症状明显，可有肝脾大，可从血液涂片中查到疟原虫是诊断的依据。

【治疗】 乙脑以对症治疗为主。病死率和伤残率的报告差别很大，该病的病死率在国外为 20%~40%，国内已由 20 世纪 50 年代的 50% 降至当前的 10% 以下，

有些死亡病例是发生在短暂的前驱症状或持续几天的急性期之后，而另外一些发生在迁延性昏迷病程之后。该病的死亡率与年龄成反比，年幼儿童的死亡率较成人高，存活患者可能遗留严重的后遗症。根据我国报道乙脑后遗症的发生率一般在 10% 左右，较国外 40% 或更高的报道少，一方面可能由于我国中西医结合治疗的效果，另一方面不能忽视可能是追踪观察不够。研究结果表明，多数乙脑存活者具有神经运动性和行为的障碍，但一些妨碍大脑功能的细微损害，特别是正在发育的儿童，其严重性一般不太引起注意和重视。对乙脑的监测一般只着重脑炎症状的患者，而实际上临床轻型患者如发热性头痛等较临床脑炎患者更多，一部分这样的患者也可以产生长久性后遗症。

对本病的治疗应是全面支持和对症治疗。保证水电解质及酸碱平衡。要密切观察患者的生命体征及出入量。对发生惊厥和昏迷的患者，注意保持呼吸道通畅，防止褥疮和泌尿系统感染，适当应用中药治疗也是很好的选择。主要的对症治疗有以下几方面：

1. 高热 对持续高热、频繁惊厥的患儿，应积极降温处理，包括药物及物理降温，以减少脑耗氧，保护脑功能。常规退热措施不理想时，可使用亚冬眠疗法（sub-hibernation therapy），氯丙嗪和异丙嗪各 0.5~1.0mg/kg 肌内注射或静脉注射，每 4~6 小时一次，可减少脑组织耗氧量，保护脑组织。但在采用这种治疗期间应严密观察患儿的呼吸、注意呼吸道是否通畅及其他生命体征。

2. 惊厥 颅内压增高、脑实质本身的病变及缺氧等均可引起惊厥。因此在解痉治疗的同时，还应注意发生惊厥可能的原因，并采用相应的治疗。如对颅内压增高引起者，应进行积极的脱水治疗。常用的解痉药物为苯巴比妥钠、氯丙嗪、地西泮、水合氯醛等对于惊厥持续状态的患儿，可考虑用苯巴比妥钠 5~10mg/kg，肌内注射以及咪达唑仑持续泵维控制惊厥。用药过程中密切观察惊厥控制情况以及药物不良反应，适当进行调整。

3. 降颅压 对于有明显颅内压增高的患儿应及早使用脱水剂。一般用 20% 的甘露醇溶液按 1g/kg 的剂量给药，30 分钟内快速静脉输入。呋塞米作为降颅压药物液也可根据病情间断应用。

4. 呼吸衰竭 呼吸衰竭（respiratory failure）是导致乙型脑炎患者死亡最常见的原因之一，多因脑水肿、脑疝造成。因此积极的脱水疗法是其治疗内容之一。另外，对已经发生呼吸衰竭的患者需要酌情进行呼吸支持。

肾上腺皮质激素制剂有减轻炎症、退热、改善毛细血管通透性等作用，过去临床上曾经用于治疗乙型脑炎

患儿,但疗效不显著。因其有抑制免疫、促发胃肠道出血等作用,应谨慎使用。

对恢复期和后遗症期患者,应加强营养、逐渐开始进行功能练习。可采用中西医结合治疗,如针灸按摩,促进患者康复。

【预防】 乙脑的预防措施主要有预防接种、防蚊灭蚊和控制中间宿主三大措施。

1. 预防接种 预防接种(vaccination)是保护易感人群最有效的措施之一。目前国内外广泛应用的疫苗有鼠脑纯化灭活疫苗,地鼠肾细胞灭活疫苗和地鼠肾细胞减毒活疫苗,前者主要在国外应用,后两者在国内应用。目前,在美国,有一种日本脑炎疫苗可用,为 Vero 细胞培养生产的灭活疫苗(JE-VC;IXIARO)。JE-VC 疫苗在 2009 年被批准用于 17 岁及以上人群,2013 年被批准用于 2 个月到 16 岁的儿童。1989 年俞永新院士研制的乙脑病毒减毒活疫苗(SA14-14-2 株)在取得许可证后于 2013 年取得 WHO 的预认证。而我国计划内免疫即采用此疫苗[8]。

关于两种疫苗现主要介绍如下:

(1) 地鼠肾细胞灭活疫苗(hamster kidney inactivated vaccine):注射两针后抗体阳性率在乙脑非流行区(如吉林省延吉市)为 60%,在乙脑流行区(如河南安阳和河北抚宁)分别是 79.8% 和 63.64%,但初免两针后抗体下降快,如加强一针,则抗体上升达 93.1%,加强后 1、2、3 年分别下降为 79.4%、68.1%、64.1%,再加强后则上升到 100%。疫苗的流行病学效果观察表明疫苗接种组的发病率低于对照组,保护率为 76%~94%。目前灭活疫苗的免疫方案是初次免疫两针(满 6 个月接种第一针,7~10 天后接种第二针)后,第 2、3、7 岁再各加强 1 针,以后不再免疫。有的地区采用以 6 个月起至 6 岁每年加强一次免疫,以后不再免疫的方案。

自 1968 年广泛应用地鼠肾灭活疫苗以来,基本上控制了全国性大流行。但由于疫苗未经浓缩和纯化,抗原含量低,杂蛋白多,需要多次加强才能维持应有的免疫水平,而多次接种又容易产生过敏反应。因此研制浓缩纯化灭活疫苗正在进行中。

(2) 地鼠肾减毒活疫苗(hamster kidney live attenuated vaccine):1988 年我国研制成功乙脑减毒活疫苗并开始使用,目前每年约生产和应用 2 000 万人份疫苗,主要在我国中南和西南地区广泛使用。对成都市 26 239 名 1~2 岁儿童进行活疫苗的安全性观察,其中半数接种疫苗,半数留作对照,结果在 30 天的观察中,两组均未发生脑炎和脑膜炎。在乙脑高发区进行过疫苗的保护效果观察,第 1 年免疫对象为 1~10 岁儿童,

接种率 80.3%,每人皮下注射 1 针。次年开始每年对 1 岁儿童初免 1 针,2 岁儿童加免 1 针,接种率为 87% 和 86%,在普种疫苗后连续观察 3 年。结果为 1~10 岁儿童中共发生乙脑 33 例,其中 28 例均未接种疫苗,仅 1 例接种过疫苗,另外 4 例接种史不清。目前有关活苗的免疫程序是 1 岁儿童初免 1 针,2 岁和 7 岁时各加强 1 针,每次接种为 0.5ml。

此外,国外对重组亚单位疫苗(recombinant subunit vaccine)的研究表明,重组 E 蛋白及 PreM 蛋白可在动物体内诱导产生中和抗体和血凝抑制抗体,能保护动物对乙脑病毒野毒株的攻击。DNA 疫苗目前处于动物实验阶段,含有基因共表达的 DNA 质粒可能是最有效的 DNA 疫苗,有两种痘病毒载体的重组乙脑疫苗已进行大量动物实验和 I 期临床观察,这两种重组病毒分别接种有牛痘免疫和无免疫的志愿者观察安全性和免疫性,结果两种疫苗的反应性无大差别,重组疫苗对没有痘苗抗体的人群有很好的免疫效果[9]。

目前世界范围内乙脑疫苗采用的毒株均属于基因 3 型 JEV,而世界范围内的流行毒株却已从 3 型转化到基因 1 型,并出现了基因 5 型的 JEV。因此对于基因型的变化,是我们需要关注的。目前我国应用的减毒活疫苗和灭活疫苗对基因 1 型的 JEV 有较好的保护作用,为对基因 5 型保护力弱[3]。

2. 防蚊灭蚊,消灭蚊虫滋生地 灭蚊是预防乙脑又一主要措施。三带喙库蚊(Culex tritaeniorhynchus)是乙脑的主要传播媒介,要结合其生活习性采取相应的灭蚊防蚊措施,该蚊在野外栖息,黄昏和清晨活动和吸血,因此人们在黄昏和清晨外出时要防止被蚊叮咬,夜间避免在户外露宿,必要时采用蚊帐。该蚊种在大面积积水中滋生,特别是水稻田。因此要结合稻田管理,农作物病虫害的防治采取相应措施,稻田可用双硫磷处理,亦可采用稻田养鱼以捕食孑孓,对消灭蚊虫滋生地有一定效果。在乙脑流行前 1~2 个月开展群众性灭蚊活动。

3. 控制中间宿主 猪是乙脑的主要中间宿主,要改善猪圈的环境和圈内卫生,做好灭蚊工作。在流行季节可用青蒿、苦艾、辣蓼等牲口喜爱的烟熏灭蚊。用乙脑减毒活疫苗(2~8 株)免疫猪和马,可以预防猪流产和马脑炎。

二、森林脑炎

森林脑炎(forest encephalitis,简称森脑)是由森林脑炎病毒引起的以中枢神经系统病变为主要特征的急

性传染病[10]。本病最初发现在俄罗斯远东地区的原始森林中，故称俄罗斯远东脑炎（Russian far-east encephalitis）；本病主要发生在春夏之交，又称俄罗斯春夏脑炎（Russian spring-summer encephalitis，RSSE）；本病是最早发现的由硬蜱传播的病毒性脑炎，故又称蜱媒脑炎（tick-borne encephalitis，TBE）。蜱是脑炎的主要传播媒介。森脑主要分布在俄罗斯和欧洲的一些国家。我国主要分布在东北长白山和小兴安岭地区。近年来云南西部、西南部和新疆等地也有森脑的报道[11]。根据临床症状、传播媒介、流行病学和抗原性分为两个类型，即俄罗斯春夏脑炎远东型和中欧蜱媒脑炎。远东型主要分布在苏联的亚洲地区和中国的东北，传播媒介主要为金钩硬蜱；中欧型主要分布在苏联的欧洲地区及欧洲的一些国家，传播媒介主要为蓖籽硬蜱。远东型较中欧型的毒力强，临床症状较重，脑神经症状明显，常残留肩和臂的瘫痪，病死率高达20%；中欧型临床症状较轻，患者以脑膜炎为主，呈双峰热，预后较远东型好，较少病例出现后遗症，病死率较远东型低。

【病原学】 森林脑炎病毒（tick-borne encephalitis virus，TBEV）为虫媒病毒（Arbovirus）黄病毒科（family *Flaviviridae*）的成员[12]。森林脑炎病毒为球形，直径为40~70nm，有囊膜，其表面有棘突，膜内有25~35nm的核衣壳。为单股正链RNA病毒。RNA大约由11 000个核苷酸组成，其编码顺序为5'-C-PrM-E-NS1-NS2A-NS2B-NS3-NS4A-NS4B-NS5-3'。在5'末端的第115~121个核苷酸处编码C蛋白；在第387~471核苷酸处，主要编码PrM；第722~726核苷酸编码M蛋白；第846~852核苷酸编码E蛋白。3'末端主要有编码非结构蛋白NS1-NS5的密码。森林脑炎病毒有核心蛋白（C）、被膜蛋白（E）和膜蛋白（M）三种基本结构蛋白。其中E蛋白是能诱导产生血凝抑制和中和抗体的抗原决定簇。

森林脑炎病毒颗粒的包膜有脂质，故对乙醚、氯仿、脱氧胆酸钠和胰蛋白酶等均敏感。加热60℃10分钟即可灭活，煮沸2分钟可杀死病毒。森林脑炎病毒在pH值7.6~8.2中保持稳定，在50%的中性甘油中低温可保持数年仍具有感染性。具有凝集鸽、鹅、绵羊红细胞的活性。

对森林脑炎病毒高度易感动物是小白鼠，无论是脑内腹腔皮下或鼻腔接种均可发生病毒血症和脑炎。鸡胚对本病毒也敏感，以任何途径接种鸡胚均能很好地复制，经卵黄囊接种可引起鸡胚死亡。森林脑炎病毒能在Vero、BHK-21、猪肾、鸡胚等细胞繁殖，并产生细胞病变，但不能在C6/36细胞内生长。

【流行病学】

1. 传染源 森林脑炎病毒的贮存宿主是小型脊椎动物和啮齿类动物，至少10种鼠是该病毒的扩散宿主。大型哺乳动物如牛、山羊等是蜱的寄生宿主。目前森脑的主要传染源尚不明确。感染的人无传染源意义。

2. 传播媒介 以蜱（tick）为主要传播媒介；蜱不仅是森脑的传播媒介，而且也是贮存宿主。研究证明远东亚型的主要媒介蜱种为金钩硬蜱；欧洲亚型的主要传播媒介为蓖籽硬蜱。人主要因被蜱叮咬而感染，即带病毒的蜱在吸血时随唾液将病毒传给人体而引起感染。奶羊、奶牛感染病毒后出现病毒血症，病毒可分泌到奶汁中，因此也可通过奶羊、奶牛传播。

3. 易感人群年龄、性别及职业分布 人对森林脑炎病毒敏感，但与森林关系密切者发病高，男性病例较女性多，由于男性工作性质与森林接触较密切。年龄组以青壮年为高，这个年龄组的患者占总数的50%以上。

4. 流行特征（epidemiological characteristics）①地区分布：森脑分布较广，东起北太平洋岸及附近岛屿，西至大西洋岸，向北至斯堪的纳维亚及濒临北冰洋的北极圈，南接巴尔干及中亚南部地区。②季节分布：该病有严格的季节性，主要在春夏季流行，多发于5~8月，一般于4月下旬开始出现病例，5月显著增加，5月下旬至6月上旬达最高峰。8月以后流行终止。森脑的这种季节性与蜱的季节性消长有关。成蜱一般在3月末或4月初出现，4月下旬蜱的数量急剧上升，5月中旬达到最高峰，以后逐渐下降，到8月即很少见。调查证实我国新疆夏尔希里自然保护区存在森林脑炎，即蜱传脑炎的自然疫源地，2年前的调查确定了2例患者，并从当地多只蜱中分离出蜱传脑炎病毒的远东亚型[13]。

【发病机制】 感染森林脑炎病毒的蜱叮咬人体后，病毒在机体内的扩散可分为以下几个阶段：①潜伏期：病毒在感染处皮下组织细胞中繁殖，然后经局部淋巴结、远端淋巴结到内脏，如脾、淋巴结及消化道组织。②内脏繁殖期：病毒感染中枢神经系统以前，在内脏繁殖。③神经周期：病毒在内脏繁殖的同时，也附着于周围神经系统的网状内皮细胞，然后侵入周围神经间隙、神经膜，继而到达硬膜外腔。病毒在此停留较长，引起炎症反应，并通过硬膜外腔和蛛网膜下腔进入脊髓液。病毒在蛛网膜下腔积聚，当胶质细胞破坏后，病毒侵入神经组织，进入中枢神经系统的区域，在神经细胞内进行繁殖。病毒也可经血液循环扩散到中枢神经系统，主要在脊髓的前角、脑的皮下结节、锥体细胞和海马脚细胞中进行繁殖，引起这些细胞的病变和坏死。

【病理变化】 森林脑炎病毒引起的病理变化（pathological change）是在脑和脊髓内，呈弥漫性的细胞浸润和增生反应。根据病程的长短其病理变化有所不同：①临床经过为急性者：脑脊髓以渗出性、增生性及破坏性病变为特征。在血管周围有炎症细胞浸润，以静脉周围多见。浸润的出现，表示初期的病理变化。②病程较急性期长者：炎症表现在脑脊髓灰白质内，呈弥散性的胶质细胞结节性增生，结节主要局限在毛细血管周围。颈部脊髓、延髓、丘脑中下部神经细胞有明显的破坏。脑脊髓各部位均有软化灶，病灶内有许多颗粒细胞。有的病例血管周围浸润非常轻微，炎症增生也非常弱，几乎看不到炎症细胞，但在血管壁及神经组织中有显著的浆液性炎症，并在脑的各部有多数的坏死灶以及形成小的软化灶等破坏性病变。

【临床表现】 本病的潜伏期为 7~14 天。起病急骤，可有高热（体温可达 41℃）、寒战、头痛、畏光、呕吐、意识障碍及肌肉瘫痪、肢体震颤、共济失调，重症患者出现抽搐、昏迷乃至呼吸循环衰竭而导致死亡。轻型患者经数日的前驱症状期后出现神经系统症状。本病肌肉瘫痪有一定特点，多在发病后 2~5 天出现，常发生的部位是面部、颈、肩胛部及上肢，因而可出现抬头困难及手臂摇摆；其性质多为弛缓性瘫痪。脑神经瘫痪少见。但也可发生偏瘫和下肢瘫痪。瘫痪有可能经 2~3 周后恢复，约半数发生肌肉萎缩。少数病例于病程后期出现震颤、共济失调及不自主运动等。

本病的病程一般为 2~4 周，重症患者多留有不同程度的后遗症。RSSE 的病死率可达 20%，大约 60% 的生存病例出现后遗症。我国于 1997 年有人报告，230 例成人病例中本病的病死率达 11.8%。

【实验室检查】

1. 外周血白细胞计数 白细胞总数增多，中性粒细胞为 70%~85%，嗜酸性粒细胞消失。

2. 脑脊液检查 细胞数轻度增加，以单核细胞为主，蛋白轻度增加，糖及氯化物正常。

3. 血清学检查（serological examination） 常用的检查方法有以下几种：①捕捉法 ELISA：患森脑后 1 周以内即可出现较高滴度特异性 IgM 抗体，2 周左右达到高峰，然后迅速下降，至病后第 5 个月基本消失。因此，对患者急性期血用 ELISA IgM 抗体捕捉法检测 IgM 抗体可用于早期诊断森脑。②间接 ELISA（或间接免疫荧光）：可采用间接 ELISA 或间接免疫荧光试验检测患者双份血清的 IgG 抗体。③血细胞凝集抑制试验：可用血凝抑制试验检测患者双份血清的血凝抑制抗体。血凝抑制抗体的消长与中和抗体呈正相关。在检查双

份血清抗体时以恢复期血清抗体滴度较急性期呈 4 倍以上升高有诊断意义。

4. 病毒分离与鉴定标本的采集 采集发病 5 日内患者血液和脑脊液，采集时间越早越好，尸解死亡者脑组织标本最好在死后 6 小时内采集。将脑组织标本用 10% 脱脂奶生理盐水研磨制成 10% 悬液，2 000r/min，离心 20 分钟，取上清液进行分离。

分离病毒方法：可采用以下几种途径：

（1）乳鼠脑内接种：乳鼠是分离森林脑炎病毒的最敏感动物，一般于脑内接种后 3~5 天开始发病。发病乳鼠表现为拒食、耸毛、后肢麻痹和抽搐，最后死亡。

（2）细胞培养接种：一般接种 Vero 或 BHK-21 等细胞。观察细胞病变，其表现为细胞聚集、断裂、脱落等。

（3）鸡胚接种（egg embryo inoculation）：一般接种 7 日龄左右的鸡胚卵黄囊，病毒在鸡胚中广泛生长繁殖，其中以鸡胚的脑和肌肉的病毒量最高。故在分离病毒时可先接种鸡胚，培育后将鸡胚研磨成悬液，再接种小白鼠，可提高分离率。

（4）新分离病毒的鉴定，主要采用中和试验（neutralization test），如鼠脑中和试验、组织培养中和试验、空斑减少抑制试验等是鉴定新分离病毒的重要方法。将森林脑炎病毒标准株免疫血清与待鉴定新分离病毒进行中和试验。用固定血清、稀释病毒法的中和试验比较容易抓住病毒量。

【诊断】 主要依据流行病学资料、临床表现及化验结果进行诊断，确诊需靠血清学或病毒分离检查结果。本病诊断的先决条件是流行病学特点，严格的地区性和季节性，除森林地区外，无该病发生。多发于 5~8 月，5~6 月为高峰，与森林有关的职业者发病较多。临床表现大多数为急性发病，高热，多出现神经系统症状，其中以瘫痪为特点。病程急性期一般为 2 周左右。经急性期治愈或出现后遗症，其中重症患者常在 5~6 日内死亡。血清抗体检查 IgM 抗体阳性或双份血清 IgG 抗体检查恢复期较急性期呈 4 倍以上升高，或病毒分离阳性可以确诊。国内有数篇报告介绍从不少病例血清中同时检出森林脑炎病毒和莱姆病螺旋体抗体。在这些病例中是否确实有这两种病原体的感染，或是一种病原体的感染引起另一种病原体血清抗体水平的增高，有待进一步的研究。

【鉴别诊断】 主要鉴别方法是根据流行地区、流行季节、有无蜱叮咬史。经常需与该病鉴别的疾病是乙型脑炎（表 19-5）、脊髓灰质炎等。

19 章

表 19-5 森脑与乙型脑炎的鉴别

比较项目	森林脑炎	乙型脑炎
发病季节	5~8 月	7~9 月
地区	森林地区	广大农村地区
发病人群	与森林有关的职业	儿童发病率较高
媒介	蜱	蚊
发热	体温 38.5~41℃	体温 39~41℃
症状	有脑膜刺激症状，以弛缓性瘫痪为特点	脑膜刺激症状显著急性期多为强直性痉挛，肌麻痹很少见
宿主	小型啮齿动物	主要是猪

【治疗】 本病无特异疗法，需进行全面支持与对症治疗，方法与乙型脑炎的治疗相仿。

有报道表明利巴韦林治疗有效。利巴韦林(ribavirin)是单磷酸肌苷脱氧酶抑制剂，进入细胞后迅速磷酸化，其产物抑制病毒复制所需要的酶，阻断病毒 RNA 和蛋白质的合成，抑制病毒在细胞内的复制，起到抗病毒作用。有联合应用利巴韦林与干扰素缩短疗程，降低病死率和死亡率的报道。采用恢复期患者血清或长期从事林业工作的高龄工人全血或血浆、丙种球蛋白对改善病情有一定的作用[14]，有人用核酸酶制剂观察到有较好的效果。核酸酶选择性破坏病毒体内核酸合成，起到病毒复制的作用，且对人体细胞无害，并能渗透至包括脑脊液的各种组织和体液。用前先做皮试，阴性者方可使用，成人每次肌内注射 30mg，每天 4 次，4~6 天为一个疗程，儿童酌情减量。

对于所出现的后遗症采取对症处理。

【预防】 主要对进入林区的人员进行疫苗接种和避免蜱的叮咬，以预防发病，主要从以下几方面进行：

1. 防蜱灭蜱 防止被蜱叮咬：加强个人防护，可防止和减少蜱叮咬的机会。进入森林时要穿防护服，暴露在外的手和面部要擦防虫油；临时入林者可在外衣喷洒 5%煤酚皂或 2%石炭酸，有较好的驱蜱作用。

消灭携带有蜱幼虫和稚虫的啮齿类动物，有条件的地区可用超低容量法喷洒马拉硫磷或其他杀虫剂，能有效降低蜱的浓度。

2. 疫苗接种 对进入林区者普遍接种森脑疫苗是预防本病的最有效措施。对进入林区工作者应普遍接种森脑疫苗。国外应用鸡胚细胞灭活疫苗接种 3 次，保护力可达 99%[15]；我国应用地鼠肾灭活疫苗，也可明显减低发病率。疫苗接种应在 3 月份以前完成。

3. 其他方面

（1）严禁饮用未经消毒的生羊、牛奶，特别是对于以畜牧业为主的少数民族地区应加强这方面的教育。

（2）哺乳期的妇女感染森林脑炎病毒后，其奶中可排出病毒，故在被蜱叮咬后应停止哺乳 4~6 周，或将奶加温消毒后再喂养以防婴幼儿感染。

（3）预防实验室内感染，由于健康人一般缺乏自然不显性感染的免疫力，因此从事这项工作的实验室人员要注意防护，如工作时要戴乳胶手套等，必要时进行疫苗接种，提高免疫力。

（刘钢）

参考文献

［1］刘钢，陶三菊，照日格图. 流行性乙型脑炎.//江载芳，申昆玲，沈颖. 主编. 诸福棠实用儿科学，8 版. 北京：人民卫生出版社，2015：858-865.

［2］ERLANGER TE, WEISS S, KEISER J, et al. Past, present, and future of Japanese encephalitis. Emerg Infect Dis, 2009, 15(1):1-7.

［3］王环宇. 流行性乙型脑炎防控进展及挑战. 中华预防医学杂志，2019,53(2):133-135.

［4］朱秋艳，胡筱逵，唐婷婷，等. 流行性乙型脑炎发病危险因素 Meta 分析. 中国媒介生物学及控制杂志，2017, 28(02):166-169.

［5］ZHENG Y, LI M, WANG H, et al. Japanese encephalitis and Japanese encephalitis virus in mainland China. Rev Med Virol, 2012, 22(5):301-322.

［6］PRERONA B. IL-34 在流行性乙型脑炎病毒感染中的作用研究. 万方在线出版. 2019.

［7］郭莉琼，刘晓晓，王苗，等. 流行性乙型脑炎发病机制的研究进展. 临床与病理杂志，2020,40(2):474-479.

［8］俞永新. 中国乙型脑炎病毒株的毒力变异和减毒活疫苗的研究. 中华实验和临床病毒学杂志，2018, 32(5):449-457.

［9］BAE K, CHOI J, JANG Y, et al. Innovative vaccine production technologies: the evolution and value of vaccine production technologies. Arch Pharm Res, 2009, 32(4):465-480.

［10］耿贯. 流行病学. 2 版. 北京：人民卫生出版社，1996.

［11］李华，张晓光，朱建华. 森林脑炎 230 例临床分析. 中华传染病杂志，1997,15(4):239-240.

［12］MANSFIELD KL, JOHNSON N, PHIPPS LP, et al. Tick-borne encephalitis virus-a review of an emerging zoonosis. J Gen Virol, 2009, 90:1781-1794.

［13］张桂林. 新疆夏尔希里自然保护区蜱传脑炎疫源地调查. 中华流行病学杂志，2013,34(5):438-442.

[14] BAYRY J, LACROIX-DESMAZES S. Inhibition of maturation and function of dendritic cells by intravenous immunoglobulin. Blood,2003,101(2):758-765.

[15] KOLLARITSCH H, PAULKE-KORINEK M, HOLZMANN H, et al. Vaccines and vaccination against tick-borne encephalitis. Expert Rev Vaccines,2012,11:1103-1119.

第 13 节 病毒性肝炎

一、概述

病毒性肝炎(viral hepatitis)是由嗜肝病毒所致以肝脏炎症和肝细胞坏死病变为特点的一组传染性疾病,经消化道、血液或体液而传播。临床分型有无症状或亚临床型的隐性感染、急性无黄疸型和黄疸型肝炎、慢性肝炎以及重型肝炎、肝衰竭。按病原分类,目前已确定的肝炎病毒有 5 型,即甲型肝炎病毒(hepatitis A virus, HAV)、乙型肝炎病毒(hepatitis B virus,HBV)、丙型肝炎病毒(hepatitis C virus,HCV)、丁型肝炎病毒(hepatitis D virus,HDV)及戊型肝炎病毒(hepatitis E virus,HEV),其中甲型和戊型主要表现为急性肝炎,乙型、丙型和丁型主要表现为慢性肝炎,并可发展为肝硬化和肝细胞癌。除以上 5 型肝炎病毒外,很多其他已知病毒,如巨细胞病毒、EB 病毒、风疹病毒、单纯疱疹病毒、肠道病毒及黄热病毒等,也可引起肝脏炎症,但主要引起肝脏以外的临床表现,且各有其特点,故不包括在本病范畴之内。

二、甲型病毒性肝炎

甲型病毒性肝炎(viral hepatitis A)是由 HAV 引起,经消化道传播为主,导致黄疸、肝脏损害的急性传染病,儿童易感,发病率较高,易于暴发流行,病程较短,多呈急性,绝大多数预后良好。

【病原学】 HAV 属于微小病毒科,分类为肠道病毒 72 型。直径为 27nm 的正二十面体对称的球形颗粒,有蛋白衣壳和单链正股 RNA 基因组的核酸,全长为 7 478 个碱基对(bp),无包膜(图 19-8)。HAV 基因组包含一个长度为 729bp 的 5′端非翻译区,其后有一个开放阅读框(ORF),编码 2 227 个氨基酸(6 681 核苷酸)的多聚蛋白,多聚蛋白编码区之后是 3′端短的非翻译区,末端有一多聚 A 尾。5′非编码区高度保守,各种毒株的同源性大于95%,含有辨认和结合宿主核糖体的重要信号,主要功能具有调节病毒蛋白的翻译,与病毒基因组

的感染性有关。ORF 可分为 P1-2A、2BC 和 P3 三个功能区。P1-2A 区为病毒的结构区,编码产生的蛋白质为结构蛋白 VP1-VP4,其中 VP1 最大,它与 VP3 是 HAV 免疫决定簇抗原位点,是 HAV 在人体免疫反应中起主导作用的免疫原,可诱生中和抗体,并可研制合成相应的多肽疫苗。2BC 和 P3 编码的蛋白质为非结构蛋白。3′非编码区变异性大,作用为与病毒蛋白结合,维持病毒的持续感染性。

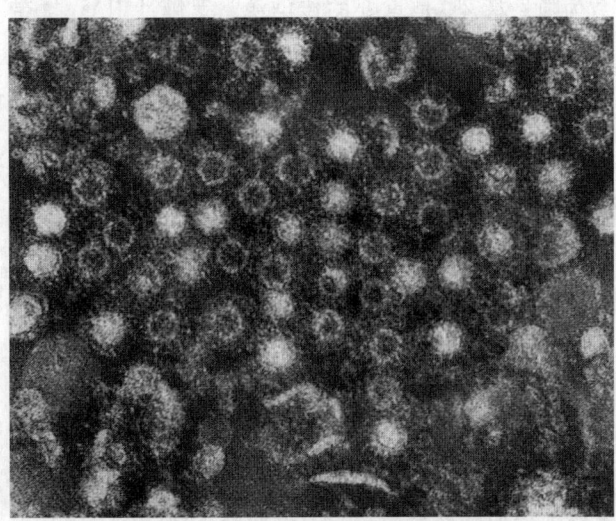

图 19-8　甲型肝炎病毒颗粒电镜图

HAV 可在多种细胞中生长培养,用猴肾细胞、Vero 细胞、二倍体成纤维细胞、Alexander 肝癌细胞等培养 HAV,使之成为适应细胞培养的减毒株,用来制备减毒活疫苗或灭活疫苗。南美绒猴和黑猩猩是对 HAV 最易感的动物,在我国短尾猴常作为 HAV 感染的动物模型。

HAV 的变异很少,从世界各地分离的 HAV 株,其核苷酸序列同源性在 90% 以上。HAV 只有一个血清型,而根据 HAV 的基因组核苷酸序列分析,HAV 可分为 7 个基因型。人类 HAV 包括 Ⅰ、Ⅱ、Ⅲ、Ⅶ四种基因型,各基因亚型之间约有 7.5% 的碱基差异。基因分型为 HAV 的流行病学提供追踪调查的方法。

病毒耐酸、耐碱、耐乙醚和耐热,60℃ 1 小时不能使

之灭活,80℃5分钟、98℃1分钟才可灭活,故常需煮沸来消毒。对紫外线尚敏感,3~5分钟也可灭活。对2%~5%甲酚皂溶液和有机氯有抵抗作用,200ppm的有机氯至少需1小时以上。常温下可存活30天,故极易通过日常生活接触传播,贝壳类水产品如毛蚶、牡蛎等有浓缩HAV的能力,常通过这类食物的生食和水源污染而引起暴发流行。

【流行病学】 甲型肝炎是全世界范围的传染病,但各国流行情况与社会、经济状况和卫生水平密切相关。在发达国家中,发病率已明显下降,但在发展中国家和工业化国家仍是常见传染病,发病率仍较高。我国甲型肝炎发病率从1990年的55/10万已下降至2018年的1.17/10万。

1. **传染源** 患者和包括亚临床型和隐性感染在内的无症状感染者是本病的传染源。患者通常在潜伏期后期至黄疸出现后一周传染性最强,起病后两周便中仍可排病毒,但传染性已明显减弱。HAV感染后大多数为隐性感染,是重要的传染源。无慢性HAV携带状态。

2. **传播途径** 主要经粪-口途径传播,食物和水源的严重污染可引起暴发流行。1988年上海甲肝大流行就是生食污染毛蚶所致。生饮污染的河水或井水引起同饮者的集体发病已屡有报道。

3. **人群易感性** 人们对HAV普遍易感,成人多因早年隐性感染而获得免疫力,初次接触HAV的成人及儿童易感性强。我国学龄前及学龄期儿童发病率最高,青年次之,成年后甲肝病毒抗体多数已阳性。发达国家成年人甲型肝炎发病率相对增高,我国的大城市随着卫生条件及居住条件的改善,发病年龄也见后移。1988年上海甲型肝炎暴发大流行,总数达31万余人发病,主要为青壮年,与喜食毛蚶有关,续发病例才波及儿童,是与初发后家庭内密切接触有关。甲型肝炎患病后可产生持久的免疫力。

4. **流行特征** 甲型肝炎的流行形式多为散发,一年四季均有发生,但以第一季度发病多见,第四季度次之。水源和食物污染可造成暴发流行。

【发病机制】 甲型肝炎的发病机制至今尚未充分阐明,HAV经口进入消化道,是否需在消化道上皮细胞定殖,如何侵入肝细胞,引起肝细胞病变。以前认为是HAV对肝细胞的直接杀伤作用,但是HAV体外细胞培养并不产生细胞病变,而患者外周血中呈现T细胞亚群的升高,肝组织内炎症反应细胞有CD4$^+$、CD8$^+$及B细胞;致敏淋巴细胞对HAV感染的靶细胞显示细胞毒作用;外周血淋巴细胞产生并释放γ干扰素。以上现象均提示甲肝时肝细胞的损伤可能通过细胞免疫作用,主要是免疫病理损害的作用。病毒诱导的抗HAV-IgM在黄疸前期即出现,持续3~6个月后消失;抗HAV-IgG在黄疸期末和恢复早期出现,持续多年或终身,具有免疫保护作用。

【病理改变】 甲型肝炎肝脏病理改变轻者肝细胞水肿变性,呈单个细胞或灶性坏死,常有肝细胞再生,肿胀的肝细胞间毛细胆管有淤胆。重症者早期即呈严重的弥漫性肝细胞肿胀,相互挤压呈多边形,细胞间有明显的淤胆现象,小叶结构紊乱,继之呈片状坏死,发展为网状支架塌陷,呈汇管区集中现象,肝窦淤血,有粒细胞及大量吞噬细胞浸润。

【临床表现】 甲型肝炎的潜伏期为14~45天,平均30天,临床分为急性黄疸型、急性无黄疸型、淤疸型和亚临床型。年龄越轻,症状相对较轻,无症状的比例高。

1. **急性黄疸型肝炎**

(1) 黄疸前期:急性起病,畏寒发热,体温38~39℃,常伴有上呼吸道感染症状,继之食欲缺乏,恶心、呕吐,全身乏力,幼年儿童多见伴有腹泻,尿色深黄,本期持续约3~7天。

(2) 黄疸期:热退,上呼吸道感染及腹泻症状缓解,呈现皮肤、巩膜不同程度黄染,全身乏力,食欲缺乏持续,尿色进一步加深。年长儿可诉上腹不适、肝区隐痛。肝脏肿大,有叩痛和压痛。本期约2~6周。

(3) 恢复期:黄疸渐退,症状逐渐消失,肝功能较快恢复到正常,而肝大回缩至正常较慢,本期约持续4~8周。

2. **急性无黄疸型肝炎** 起病较急性黄疸型肝炎徐缓,除无黄疸外,其他临床症状与体征与黄疸型相似,仅程度上较轻,多在1~2个月内恢复。

3. **亚临床型肝炎** 临床无明显症状与体征,多因有流行病学接触史或因家庭人员,幼儿园或学校内同班儿童患甲肝,经体检和肝功能检测,发现肝脏可有轻度肿大,肝功能轻度异常和血清甲肝病毒感染标志阳性。此类病人也为传染源,需隔离治疗至肝功能恢复正常。病儿多恢复顺利。

4. **重症型肝炎** 患儿可持续高热,极度乏力,厌食、呕吐,黄疸迅速加深,血清胆红素大于170μmol/L,很快出现嗜睡、烦躁不安、神志恍惚,进而昏迷,可伴有肝大迅速回缩、腹胀、水肿、出血倾向,肝功能严重损害(血清AST升高超过ALT或酶胆分离)、凝血酶原时间明显延长等。按其起病后10天内出现以上情况且可排除其他原因者,称为急性重型肝炎,又称暴发型肝炎。

在10天以后呈现者称亚急性重型肝炎。重型肝炎发病率虽然低，但病死率很高，必须及早综合抢救，提高生存率。本型病程较长，完全恢复常超过3个月。

5. **淤胆型肝炎** 见急性黄疸型肝炎，黄疸较深，但其他全身症状及消化道症状较轻，多有粪便颜色变浅，年长儿会诉皮肤瘙痒，黄疸持续超过3周，系肝内胆汁淤积所致，肝功能中ALT仅轻度至中度升高，此型预后良好。

【并发症】 并发症少见。部分病例可出现皮疹、关节酸痛、出血倾向。较少见并发症有血小板减少性紫癜、单纯红细胞再生障碍性贫血等。

【实验室检查】

1. **常规检查** 外周血象白细胞计数一般正常或减少，淋巴细胞或单核细胞比例增高。病程早期尿中尿胆原阳性，黄疸期尿胆原及尿胆红素均阳性。

2. **肝功能生化检查** 血清总胆红素和直接胆红素升高，ALT、AST明显升高。淤胆型肝炎患者血清胆汁酸和碱性磷酸酶增高。合并肝衰竭患者有白蛋白减低和凝血酶原时间延长。

3. **血清学检查** 血清抗HAV-IgM是甲型肝炎早期诊断最可靠的血清学标志，常用的检测方法为ELISA和放射免疫法。抗HAV-IgM在急性期早期即出现，阳性率近100%，3~6个月消失。HAV-IgG在急性期后期和恢复早期出现，持续多年或终身，单份血清阳性表示感染过HAV，如恢复期较急性期HAV-IgG滴度有4倍以上升高，可作为诊断甲型肝炎的依据。

4. **HAV RNA检测** 检测粪便中的HAV RNA，方法有巢式聚合酶链反应法和实时聚合酶链反应法。

【诊断】 依据流行病学资料、临床特点、常规实验室检查及特异性血清学检测，如当地甲肝的流行疫情，病前有与甲肝患者接触，个人卫生及不洁饮食史。发生食欲缺乏、乏力、肝脏肿大、黄疸、尿色深褐、尿胆红素呈阳性反应，血清丙氨酸转氨酶（ALT）和天冬氨酸转氨酶（AST）升高，应考虑为本病。确诊指标是血清甲型肝炎病毒特异性IgM抗体（抗HAV-IgM）阳性，或发病早期及疾病恢复期甲型肝炎病毒IgG抗体（抗HAV-IgG）滴度4倍升高。此外，如直接检测到甲肝病毒RNA（HAV RNA）阳性也可确诊。

【鉴别诊断】 本病依据流行病学资料，典型临床特点和特异性血清学检测来诊断并不困难。但在黄疸出现前或无黄疸者，尤其有发热、呼吸道或消化道症状易误诊为上呼吸道感染、胃炎、腹泻病。如发热、黄疸和存在腹痛需与胆道蛔虫症和胆道炎症鉴别，淤胆型肝炎需与胆总管囊肿、胆石症鉴别。

【预后】 预后良好，病死率低，常低于0.1%。甲型肝炎常自限恢复，病程为1~4个月，一般不发展为慢性，但在合并其他肝炎病毒感染时可使严重性明显提高。

【治疗】

1. **一般治疗** 避免剧烈活动，适当休息，发热、呕吐、乏力时必须卧床。合理饮食，不能进食者给予补液。

2. **药物治疗** 甲型肝炎是自限性疾病，不用药物也可自愈。为防止发展为重症肝炎，除密切监护外，可根据药源，因地制宜，适当选用保护肝脏的西药或中草药清退利胆治疗。

3. **重症型肝炎** 应该住院隔离治疗，绝对卧床休息，加强护理，进行监护，密切观察病情，采取综合措施，如阻止肝细胞继续坏死，促进肝细胞再生，降低血清胆红素，改善肝脏微循环，预防和治疗并发症，如肝性脑病、肝肾综合征、继发感染、出血、电解质紊乱、原发性腹膜炎等，以促进肝脏功能的恢复（详见乙型重症肝炎章节）。

【预防】

1. **管理传染源** 早期发现病人予以隔离，隔离期自发病日起共3周。病人隔离后对其居住及主要活动地区尽早进行终末消毒。托幼机构发现甲型肝炎，对病儿隔离治疗外，需对接触者进行医学观察不少于40天。

2. **阻断传播途径** 重点在于加强卫生宣教，提高个人和集体卫生水平，养成餐前便后洗手习惯，共用餐具严格消毒，实行分食制。加强水源、饮食、粪便管理。严禁销售和进食由甲肝病毒污染的贝壳类水产品。

3. **保护易感人群**

（1）主动免疫：对易感人群广泛开展甲肝疫苗的预防接种是降低乃至消灭本病的重要措施。甲肝疫苗接种已经纳入我国计划免疫。甲型肝炎疫苗有减毒活疫苗和灭活疫苗两种。

甲型肝炎减毒活疫苗是我国自行研制并生产的，已在全国大规模使用。接种对象为18月龄以上婴幼儿，每剂1ml，接种于上臂皮下，儿童可于臀部肌内注射。仅需1次接种。甲型肝炎减毒活疫苗的特点是：①接种后抗体转阳率可达84.1%~100%，但抗体水平较低；②人体接种疫苗后在粪便中偶可检测到HAV；③必须在冷链条件下运输和保存；④价格相对便宜。

甲型肝炎灭活疫苗主要是贺福立适（HAVRIX）。接种对象为18月龄以上儿童，≤16岁每次注射0.5ml，>16岁每次1ml，于上臂三角肌或臀部肌内注射，通常需接种2次，相隔6个月。甲型肝炎灭活疫苗的特点是：

①接种后抗体转阳率100%,且抗体水平较高,抗体水平至少持续20年;②保存和运输无需冷链;③价格相对较贵。

(2)被动免疫:如果被病毒感染后两周内肌内注射人丙种球蛋白0.02ml/kg,保护率可达90%。但其免疫保护期较短,一般为1~2个月,且价格昂贵。有研究显示,在HAV暴露后2周内注射免疫球蛋白或甲型肝炎灭活疫苗的效果相似,故主张尽量采用主动免疫措施来预防甲型肝炎的传播和流行。

三、乙型病毒性肝炎

乙型病毒性肝炎(viral hepatitis B)是由HBV引起的以肝脏损害为主的全身性传染病。主要经输血、血液制品、注射器具未严格消毒、垂直传播和生活上的密切接触传染。本病可发展为慢性肝炎,少数患者尚可形成肝硬化和肝癌。全球HBV携带者至少3.5亿人以上,我国属高感染区,虽然对本病的防治做了大量工作,使儿童中的感染率已大大下降,但要控制本病,尚需做艰苦的努力。

【病原学】 HBV为有包膜的双链DNA病毒,病毒颗粒呈圆形,直径42nm,称为Dane颗粒,其外壳为外膜蛋白,由三种蛋白组成:主蛋白,即表面抗原(HBsAg);中蛋白,包括HBsAg和前S2抗原;大蛋白,含HBsAg、前S2抗原(preS2)和前S1抗原(preS1)。外膜内部是病毒核心,由核心抗原组成,核心抗原含HBV核酸(HBV DNA)和HBV DNA多聚酶。HBV感染者血清中存在三种形式病毒颗粒:小球形颗粒,直径约17~25nm;柱状颗粒,直径22nm,长度不等约100~400nm,这两种颗粒均由病毒外壳HBsAg组成,不含核酸,第三种直径约42nm的大球形颗粒即Dane颗粒,是完整的乙型肝炎病毒体(图19-9)。

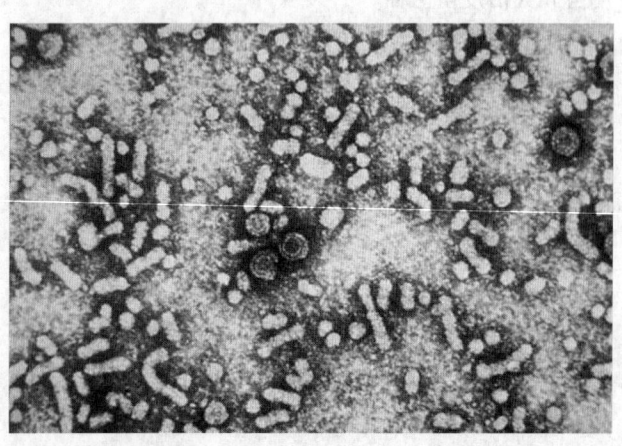

图19-9 乙型肝炎病毒颗粒电镜图

HBV基因组织结构是由非闭合的不完全的双链DNA组成,全长3 182bp(约3.2kb),其负股为长链有4个开放读码框(ORF):S基因区、C基因区、P基因区和X基因区(图19-10)。S基因区全长1 167bp,由S基因、前S1(preS1)基因和前S2(preS2)基因组成。S基因编码HBsAg含226个氨基酸的多肽,preS1基因编码前S1蛋白含108个氨基酸多肽,preS2基因编码前S2蛋白含55个氨基酸多肽。preS2蛋白可与肝细胞受体相结合,因此与HBV侵犯肝细胞有关,而preS1区存在高免疫性反应基因,在血源乙肝疫苗生产工艺中保存preS1,可提高血源乙肝疫苗的免疫原性。HBsAg在急、慢性HBV感染患者肝脏和血清中存在,假如HBsAg半年内不消失,则称为慢性HBsAg携带者。HBsAg还可存在于多种体液和分泌物中,如唾液、乳汁、羊水、阴道分泌物和精液等。由于HBsAg与Dane颗粒常同时存在,故是传染性标志之一。HBsAg的转阴和特异性抗HBs的转阳,是HBV感染终止及有免疫力的标志,为保护性抗体。但急性HBV感染者血清HBsAg转阴至其特异性抗HBs转阳之间可相隔数周,此期血清中既测不到HBsAg,也测不到抗HBs,此期空白是因为HBsAg和抗HBs结合呈免疫复合物形式。

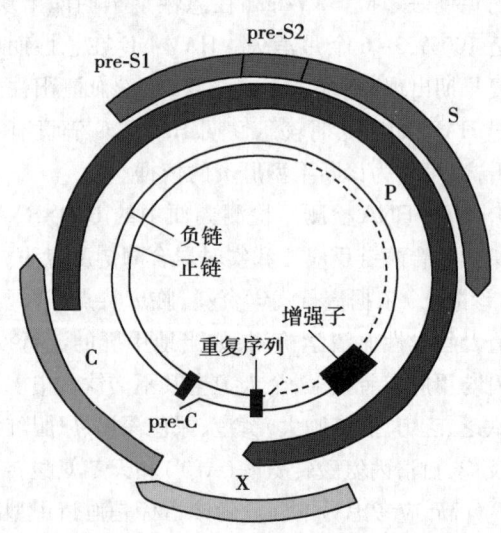

图19-10 HBV基因组结构示意图

C基因区全长636bp,由C基因和前C基因组成。C基因长度为549bp,编码核心蛋白(HBcAg),含183个氨基酸的多肽。前C(pre-C)基因长度是87bp,编码含有29个氨基酸的多肽,称为功能性信号肽。HBcAg存在于肝细胞及Dane颗粒中,故血清中一般测不出HBcAg,HBcAg存在表示有传染性。抗HBc可分为抗HBc-IgM和抗HBc-IgG。抗HBc-IgM在急性乙肝早期出现,但持续时间较短,2~6个月后即消失;当抗HBc-IgM

阳性,常支持急性乙肝的诊断,尤其当急性乙肝病人血清中HBsAg已消失而抗HBs尚未出现时,呈空白期测到该型抗体有助于诊断。慢性乙肝或HBV携带者,测到抗HBc-IgM提示病毒复制。抗HBc-IgG出现较晚,一旦出现,持续时间较长,甚至持续数十年,该型抗体阳性只能说明其正有或过去有过HBV感染,而不能区分现在感染还是过去感染。e抗原(HBeAg)是HBc蛋白的分泌型,HBeAg阳性常表示HBV复制,传染性强的标志;e抗原转为e抗体(抗HBe)则表示HBV复制减少,传染性减弱。然而当preC或C基因变异,e抗原消失,HBV仍然在复制,则传染性并未减少。

P基因区全长2 496bp,编码832个氨基酸多肽的HBV DNA多聚酶,它参与病毒复制的全过程。因此血清中HBV DNA多聚酶阳性是HBV复制和有传染性的标志。

X基因区全长462bp,编码乙型肝炎X抗原(HBxAg),含154个氨基酸的多肽。HBxAg是HBV复制和传染性的标志。血清HBxAg及抗HBx的动态变化和HBeAg及抗HBe相似。HBxAg有转移激活功能,可使肝细胞基因组内的原癌基因激活,促使肝细胞癌变,故与原发性肝癌的发生有关。

HBV DNA在HBV复制时可出现于肝细胞和血清中,存在于肝细胞和血清中游离型HBV DNA是HBV复制和传染性强的标志。HBV感染导致长期慢性肝损害时,常见HBV DNA整合入肝细胞DNA序列,整合的X基因可使肝细胞基因组内原癌基因被激活,是诱导肝细胞癌变的重要因素。HBV复制由mRNA中间体进行逆转录。在此过程中,由于缺乏校对酶而容易发生错误,使HBV DNA序列内发生一些突变。如S基因区突变可发生HBsAg亚型转变,血清中HBsAg、抗HBs同存;preC或C基因突变可引起HBeAg阴性、抗HBe阳性的乙型肝炎;P基因区突变可导致HBV复制停止;X基因区变异使HBxAg合成障碍等。HBV各基因区基因变异的研究及其与致病的关系是当前深入研究的重要课题。

根据HBV全基因序列差异≥8%,HBV基因型可分为A~H 8个基因型,各基因型根据S基因序列差别≥4%又可分为4个主要的基因亚型。所有的HBV亚型有一个共同的抗原决定簇"a",是一个位于HBsAg上的构象决定簇,还有两对彼此独立的亚型决定簇,即"d"或"y""w"或"r",构成4个主要亚型adw、adr、ayw、ayr。针对"a"的抗体对所有HBV亚型的感染均有保护作用。基因型和亚型检测对流行病学有意义,全球各地有不同的基因型分布,我国以B型、C型为主,新疆和西北地区有D型,D和B、C混合型。A基因型慢性乙肝

患者对干扰素治疗的效果好于D基因型,B基因型好于C基因型。HBV基因型对核苷(酸)类似物治疗疗效无影响。C基因型患者发生肝硬化和肝癌概率较高。

HBV主要在肝细胞内复制,其复制周期与其他DNA病毒不同,特征为在DNA复制过程中以RNA拷贝作为HBV DNA复制周期的开始。供价闭合环状DNA(covalently closed circular DNA,cccDNA)转录为前基因RNA,然后逆转录为负链DNA,再合成正链DNA在细胞质内装配后,分泌到血液中。在持续感染时,并非所有病毒核心颗粒都被包装和释放。有一些核心颗粒还可通过细胞内转换途径进入细胞核,补充cccDNA分子拷贝数。这样,新复制的HBV DNA就扩增了cccDNA池,以此为模板再行复制,如此循环下去。感染的肝细胞核内有稳定的cccDNA存在,是HBV慢性感染的关键。

黑猩猩和长臂猿等高等灵长类动物是人类HBV的实验动物模型,其中黑猩猩最敏感。转基因小鼠用于研究HBV感染的发病机制和药物研究。

HBV的抵抗力很强,对热、低温、干燥、紫外线和一般消毒剂均能耐受,在-20℃很稳定,活性可保存20年,在56℃尚可存活6小时。反复冻融、腐败或以酸、碱处理,仍能保持其抗原性。由于HBV有很强的存活能力,因而有很强的传播活力和传染性。加热达100℃需10分钟后才可使病毒灭活,高压蒸汽消毒、0.5%过氧乙酸、3%漂白粉、0.2%新洁尔灭及戊二醛可使之灭活。

【流行病学】

1. 传染源 急性、慢性患者和无症状慢性HBV携带者,尤其HBV携带者是重要传染源。

2. 传播途径

(1)垂直传播:母亲传给其婴儿,以产程及产后传播为主。携带HBV孕妇所生高危新生儿中发生在产前宫内感染者占15%。孕妇HBsAg高滴度、HBeAg阳性及HBV DNA阳性是宫内感染的高危因素。仅HBsAg阳性的孕妇,母婴间经产程及产后密切接触,如婴儿出生后未给予阻断传播措施,其50%婴儿将在4~6个月内被感染;当孕妇HBsAg阳性,HBeAg同时阳性,其所生婴儿4~6个月内HBV感染率高达90%以上。所以垂直传播是HBV极其重要的传播途径。

(2)输血传播:HBV可通过输血、血浆、血液制品、换血、血液透析等导致感染。

(3)生活上的密切接触:携带者或患者的唾液、汗液、阴道分泌物、月经、羊水、初乳和精液均可检测到HBV。所以HBV感染常呈家属集聚性,并且乙型肝炎还可通过性途径传播。

(4)医源性传播:由于医疗用具或器械的消毒不

严,既往没有推广用一次性医疗用品,包括注射器、输液管等,通过拔牙、内镜检查、预防接种、注射、手术、针灸等发生传播。

3. 人群易感性 本病普遍易感,年龄分布与 HBV 传播途径及当地的流行程度有关,高峰年龄多为 20~40 岁的青壮年,儿童由于垂直传播,于生后 6 个月发病率升高,4~6 岁为高峰年龄。

4. 流行特征 本病常呈散发,无明显季节性。自 1992 年乙肝疫苗列入计划免疫管理及 2002 年正式列入计划免疫以来,有效阻断 HBV 垂直传播,使儿童乙肝的发病率已显著降低。2006 年对 160 个疾病监测点进行随机抽样调查,乙肝流行病学特点也发生了较大变化:①人群 HBsAg 流行率明显下降,一般人群 HBsAg 携带率已由 1992 年的 9.75% 降至 7.18%,即由高流行区降至中流行区水平。15 岁以下儿童的 HBsAg 携带率下降更为明显,5 岁以下儿童已降到 0.96%,达到世界卫生组织西太地区提出的下降到 2% 的目标,5~14 岁为 2.42%,15~19 岁为 7.21%。②人群 HBV 标志物模式改变,15 岁以下儿童的抗-HBc 阳性率明显下降,而抗-HBs 阳性率则显著上升,年龄越小,变化越突出。如 1~4 岁儿童抗-HBs 阳性率由 1992 年的 15.75% 升至 72.25%;抗-HBc 阳性率由 1992 年的 30.08% 降至 3.76%,但 15 岁以上人群则变化不明显。③HBV 围产期和水平传播减少,如 1 岁以下婴儿 HBsAg 阳性率由 1992 年的 9.02% 降至 0.69%;5 岁儿童 HBsAg 阳性率由 11.7% 降至 1.2%。④HBeAg 阴性乙肝比例上升,由 1992 年的 68.1% 升至 70.5%。⑤我国长江以南人群 HBsAg 携带率高于长江以北,农村高于城市,南部沿海地区高于西部边疆。⑥男性 HBsAg 携带率高于女性。⑦壮族和藏族人群 HBsAg 携带率高于汉族人群。

2014 年,我国对 1~29 岁人群乙型肝炎血清流行病学调查显示,1~4 岁 HBsAg 检出率为 0.32%;>4~14 岁为 0.94%;>14~29 岁为 4.38%,据此推算,我国儿童 HBV 感染者约为 222 万例。

5. HBV 感染的自然史[1] 人感染 HBV 后,是否发病及其演变,在很大程度上取决于感染时的年龄。病毒持续 6 个月仍未清除者称为慢性 HBV 感染。围产期和婴幼儿时期感染 HBV 者中,分别有 90% 和 25%~30% 可成为慢性 HBV 感染,6~12 岁慢性化概率约 10%,成人期感染者仅少数(<5%)成为慢性感染。在我国,绝大多数为围产期和婴幼儿期感染,感染的自然史一般可分为 3 个时期,即免疫耐受期、免疫清除期和非复制或低复制期。免疫耐受期的特点是高水平的 HBV 复制(血清 HBsAg 和 HBeAg 阳性,HBV DNA>10^5 拷贝/ml),ALT 正常,无临床症状,肝组织学病理无明显异常。免疫清除期特点为血清 HBV DNA>10^5 拷贝/ml,但低于免疫耐受期,ALT/AST 持续或间歇升高,临床症状明显,肝组织学有坏死炎症等病理改变。非复制或低复制期特点为 HBeAg 阴性,抗 HBe 阳性,HBV DNA 低于检测下限(PCR 法)或检测不到,ALT/AST 正常,肝组织学无明显异常。在青少年和成人期感染 HBV 者中,一般无免疫耐受期,早期即为免疫清除期,有活动性肝病,后期为非复制期,肝病缓解。3 个时期不能截然分开,特别在非复制期可有病毒的再激活和复制,出现 ALT/AST 升高,HBeAg 阴性,抗 HBe 阳性,HBV DNA>10^5 拷贝/ml。也可再次出现 HBeAg 转阳(图 19-11)。

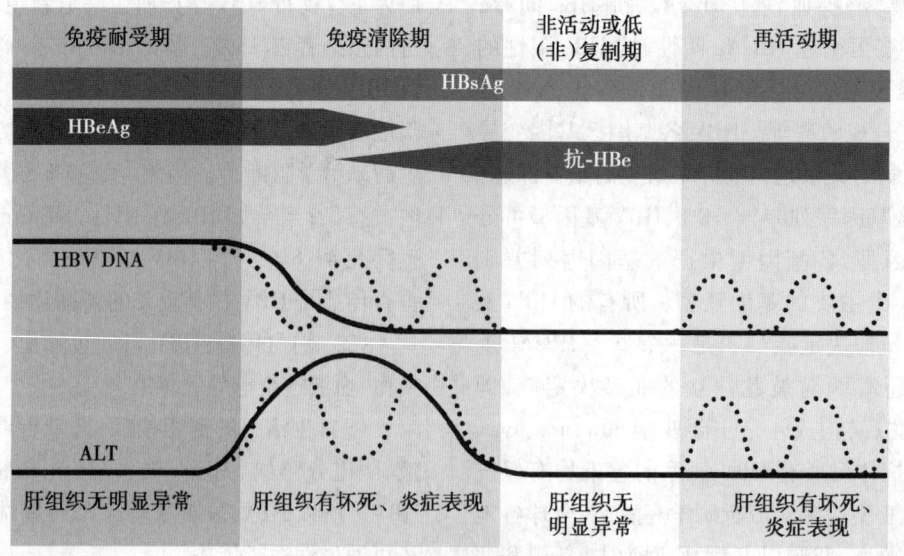

图 19-11 HBV 感染自然史

慢性 HBV 感染的结局变化多样,从非活动携带状态到慢性肝炎、肝硬化、肝硬化失代偿、肝细胞肝癌(HCC)和死亡。据统计,慢性乙肝在 15~35 岁,每年自发 HBeAg 转阴率为 10%~15%,部分患者可能以后有 HBsAg 转阴。年长、女性和高 ALT 水平是容易出现 HBeAg 转阴的预测因素。发生肝硬化的高危因素包括 HBV DNA 高载量、HBeAg 持续阳性、ALT 反复波动,合并 HCV、HDV 或 HIV 感染等。肝硬化发生 HCC 的高危因素包括男性、围产期和婴幼儿期 HBV 感染、黄曲霉素,合并 HCV、HDV 或 HIV 感染,HBV DNA 高载量,HBeAg 持续阳性,HCC 家族史等。

【发病机制】 乙型病毒性肝炎的发病机制极为复杂,至今仍未充分阐明。HBV 感染肝细胞的机制曾提出聚合人血清白蛋白(polymerized human serum albumin,PHSA)能与 HBV 特异性结合,HBV 表面有 PHSA 受体,位于 preS2 蛋白上。肝细胞膜也存在 PHSA 受体,HBV 通过 PHSA 与肝细胞接合,摄入肝细胞。而人体内自然形成的 PHSA 含量极少。现已证实肝细胞表面有 HBV 受体,HBV 可以通过此种受体直接与肝细胞膜结合,再侵入肝细胞。HBV 与肝细胞受体结合的位点在 preS1 蛋白第 21~47 位氨基酸肽段,preS1 蛋白在 HBV 侵入肝细胞的机制中起重要作用。

HBV 对肝细胞无直接致病作用,肝细胞病变主要是细胞免疫反应所致。当 HBV 感染被机体识别时引起的细胞免疫反应,分为迟发性超敏反应,以 $CD4^+$ 辅助性 T 细胞(Th 细胞)为效应细胞,经致敏释放淋巴因子诱导炎症反应而损伤靶细胞。另一类是 T 细胞毒反应,以 $CD8^+$ 细胞为效应细胞,即细胞毒性 T 细胞(T_{CTL})通过释放细胞因子,如穿孔素(perforin)而损伤靶细胞。先由单核巨噬细胞将病毒抗原摄取,处理后提呈给 Th 细胞,在单核巨噬细胞释放的白细胞介素 1(IL-1)协助下,促使 Th 细胞活化、增殖,形成大量效应性 T 细胞,攻击受 HBV 感染的肝细胞,导致肝细胞的变性坏死。T_{CTL} 攻击的主要靶抗原是肝细胞内的 HBcAg、HBeAg,此外还有 HBsAg(包括 preS1 蛋白和 preS2 蛋白)和 HBxAg。所以,乙型肝炎肝细胞免疫病理损害主要是由 T 细胞毒性反应所介导。肝细胞损害最终导致肝细胞死亡。细胞死亡可由坏死(necrosis)和凋亡(apoptosis)所致,研究表明 HBV 感染可诱导肝细胞膜表达 Fas 抗原,活化 T_{CTL} 表达 Fas 抗原配基(FasL),T_{CTL} 的 FasL 和肝细胞膜的 Fas 抗原结合,介导肝细胞凋亡。此外 HBV 感染可使肝细胞膜特异性脂蛋白(LSP)变性,形成自身抗原,刺激 B 细胞分泌抗 LSP,抗 LSP 是 IgG,其 Fab 端与肝细胞膜 LSP 结合,其 Fc 端与杀伤细胞(K 细胞)Fc 受体结合,激活 K 细胞,杀伤肝细胞,即抗体依赖性细胞介导的细胞素(ADCC),这种自身免疫反应,在乙型肝炎转为慢性肝损害中起一定作用。

各型乙型肝炎免疫发病机制:

1. **急性肝炎** 发生于抗病毒免疫功能健全的个体。致敏的 T_{CTL} 攻击受 HBV 感染的肝细胞,HBV 从溶解的肝细胞释放入血,被充分的特异性抗体(抗 HBs、抗 preS)结合,并有足够的干扰素(IFN),使病毒清除,感染终止,病情呈自限性,80%急性肝炎属自限恢复。

2. **重症肝炎** 发生于特异性免疫反应亢进的个体。强烈的 T 细胞毒反应迅速破坏大量 HBV 感染的肝细胞,由于进展快,病情重,又称急性重型肝炎。肝细胞大量破坏释出的大量抗原与大量特异性抗体结合成免疫复合物沉积在肝细胞血窦面,激活补体,可在局部引起超敏反应(Arthus 反应),破坏大量肝细胞。肝内屏障破坏,肠源性内毒素侵犯体循环。内毒素可激发 Shwartzman 反应,促使肝实质缺血性坏死,同时刺激单核巨噬细胞释放 α-肿瘤坏死因子(TNFα)、IL-1、白三烯等细胞因子,加重促进肝细胞损害。TNFα 损害肝窦内皮细胞,促使纤维蛋白沉积、微血栓形成和微循环障碍,导致肝细胞缺血缺氧,这与后期发生多器官衰竭有关。此型约占 1%~2%。

3. **慢性活动性肝炎(CAH)** 发生于抗 HBV 免疫功能部分缺损和免疫调节紊乱的个体。常因 T_{CTL} 细胞功能不健全,或特异性抗体封闭部分肝细胞靶抗原而限制 T 细胞反应,只有部分肝细胞破坏。加之 IFN 产生不足,不能有效清除 HBV,而且持续复制重新侵犯肝细胞,造成感染慢性化。此型常有 ADCC 反应,参与慢性肝损害。HBV 感染发展为 CAH 约 10%。

4. **慢性迁延性肝炎(chronic persistent hepatitis,CPH)** 见于抗 HBV 免疫功能低下的个体,由于对肝细胞存在的 HBV 抗原表达很弱,T_{CTL} 所致特异性杀伤性 T 细胞功能弱,以致肝脏免疫病理损害很轻,此型多数发展为肝炎后长期携带 HBV,仅少数约 5%发展为 CAH。

5. **无症状慢性 HBV 携带** 发生在对 HBV 特异性抗原免疫无反应,不识别的个体,不能建立抗病毒状态,不引起肝脏免疫病理损害,但长期携带 HBV,HBV DNA 可发生整合。HBV 无症状慢性携带者,必须定期检查,当内、外因素刺激,一旦引发对 HBV 抗原免疫反应,就可使肝脏发生免疫病理损害,这种隐匿或慢性肝损害可导致肝纤维化,甚至肝细胞癌变。

HBV 感染后的免疫学应答是影响 HBV 感染不同预后的最主要因素,而不同免疫学应答可能是由个体免疫遗传学差异所造成的。目前研究热点在于 HBV 易感或拮抗基因,但尚未有重大研究成果。一旦发现与免疫应答有重要关系的基因,将有助于阐明乙型肝炎的发病机制,并进而为乙型肝炎的治疗策略提供新的方法。

生于 HBsAg、HBeAg 和 HBV DNA 阳性母亲的新生儿,若不给予 HBV 阻断措施,90% 以上于生后 5 个月内,HBsAg 转为阳性,可发展为慢性携带状态,甚至为亚临床型或临床型乙型肝炎,此类病儿发展为慢性乙肝的概率极高,复旦大学附属儿科医院研究报道过此类新生儿并非存在免疫功能细胞的缺失,对非特异性刺激原仍呈正常免疫反应,而因产前、产时感染的 HBV,使功能性 T 细胞对 HBV 发生免疫耐受,干扰了 T_{CTL} 细胞对受感染肝细胞靶抗原的免疫反应。随着免疫系统的发育仍不能清除 HBV,T_{CTL} 对 HBV 的低识别引发免疫损伤是慢性携带 HBV,发展成慢性乙型肝炎的基础。我们的研究还发现细胞因子的基因多态性与发生 HBV 宫内感染的易感性有关。

【病理改变】 基本病理变化包括肝细胞水肿、变性、坏死、凋亡,炎症细胞浸润,肝细胞再生,库普弗(Kupffer)细胞增生,小胆管和纤维组织增生。

1. 急性肝炎 急性肝细胞病变位于小叶内,见肝细胞胞质疏松和气球样变,嗜酸性变和出现凋亡小体,溶解性肝细胞坏死呈点状或小灶性,Disse 间隙、肝窦和肝索间有炎症细胞浸润,呈弥漫性分布。浸润细胞主要是淋巴细胞,此外有单核细胞和浆细胞,可见到再生的双核肝细胞和柯氏细胞。门管区炎症反应轻,肝小叶结构完好。黄疸型还可见肝内淤胆现象。临床上黄疸持续时间较长呈淤胆型者,肝细胞变性坏死并非加重,而见肝细胞质及毛细胆管内明显淤胆,肝细胞排列呈腺状结构,门管区小胆管明显增生。

2. 慢性肝炎 根据病变炎症肝组织炎症坏死的分级(G_{1-4})和汇管区及小叶周围纤维化、肝硬化程度的分期(S_{1-4}),可分为,①轻度慢性肝炎(G_{1-2},S_{0-2}):特点为肝细胞变性、嗜酸性小体形成、点状及灶状坏死,汇管区有轻度炎症细胞浸润、轻度碎屑样坏死,小叶结构完整。②中度慢性肝炎(G_3,S_{1-3}):特点为汇管区及肝小叶边缘炎症明显,肝小叶边缘出现明显碎屑样坏死,肝小叶界板破坏>50%,小叶内炎症严重,可见融合坏死或少数桥接坏死,纤维间隔形成,但大部分小叶结构仍保持完整。③重度慢性肝炎(G_4,S_{1-4}):汇管区炎症及纤维组织增生严重,重度碎屑样坏死,多数小叶有范围广泛的桥接坏死,小叶结构紊乱,有较多的纤维间隔形成或已形成早期肝硬化。慢性肝炎分级、分期标准见表 19-6。

表 19-6 慢性肝炎分级、分期标准

分级	炎症活动度（G）		分期	纤维化程度（S）
	汇管区及周围	小叶内		
0	无炎症	无炎症	0	无
1	汇管区炎症	变性及少数坏死灶	1	汇管区扩大,纤维化
2	轻度碎屑样坏死	变性,点、灶状坏死,嗜酸性小体	2	汇管区周围纤维化,纤维间隔形成,小叶结构完整
3	中度碎屑样坏死	变性,坏死重或见桥接坏死	3	纤维间隔形成,小叶结构紊乱,无肝硬化
4	重度碎屑样坏死	桥接坏死范围广,累及多个小叶,小叶结构消失	4	早期肝硬化或肯定的肝硬化

3. 重型肝炎

(1) 急性重型肝炎:急性大块坏死,坏死的新旧程度一致,肝细胞溶解消失,仅肝小叶周边残存少量肝细胞,肝窦充血扩张,炎症细胞稀疏,可见中性粒细胞浸润,残存肝细胞及小胆管有胆汁淤积。肝实质灶性大块坏死外的肝细胞肿胀广泛呈气球样变,相互挤压,小叶结构紊乱。

(2) 亚急性重型肝炎:可见新旧不一的中等块、大块坏死和桥样坏死,坏死区淋巴细胞浸润,肝小叶网状支架塌陷,有明显的汇管区集中现象,小胆管大量增生,淤胆明显,肝细胞增生成团,呈假小叶样结构,使肝组织结构高度变形。

(3) 慢性重型肝炎:慢性活动性肝炎或肝硬化的基础上发生肝衰竭,大块或中等块坏死,见肝组织结构高度变形,炎症细胞浸润密集,胆汁淤滞明显。

(4) 慢加急性(亚急性)重型肝炎:在慢性肝病病理损害基础上,发生新的程度不等的肝细胞坏死性病变。

【临床表现】 HBV 感染后的潜伏期为 30～180 天,平均为 60～90 天,可发生急性肝炎,其中 70%～80% 的急性肝炎经 2～4 个月的病程完全恢复,少数病程迁延超过 6 个月以上者为慢性肝炎,只有极少数约 0.1%～0.5% 的病例可并发重症肝炎。我国感染 HBV 者中绝大部分从未发生过肝炎,无任何临床症状和体征,即使检测肝功能,均属正常范围,这种慢性 HBV 感染称为无症状 HBV 携带者,持续超过 6 个月以上为慢性 HBV 携带者,至今估算我国达 9 300 万人,是重要的传染源。此外要定期随访肝脏功能,一旦有肝功能损害,尚无临床症状者称隐匿性肝炎或亚临床肝炎,此类患者存在肝硬化,甚至肝癌的潜在危险,必须引起临床的足够重视。随着乙肝疫苗作为计划免疫普遍对新生儿的全程接种,我国 5 岁以下儿童无症状 HBV 携带率已下降到小于 1%。

1. **急性乙型肝炎** 起病较甲型病毒性肝炎隐匿,多数无发热,很少有高热。前驱期部分患者可有皮疹、荨麻疹,急性期症状如同甲型肝炎,但黄疸型较甲型肝炎少,有黄疸与无黄疸之比约为 1∶1。丙氨酸转氨酶(ALT)和天冬氨酸转氨酶(AST)的上升和恢复较甲肝慢,病程一般 2～4 个月。儿童中急性乙肝较多见。

2. **慢性乙型肝炎** 急性乙型或隐匿性乙型病程超过 6 个月以上。儿童多症状较轻,无黄疸或轻微黄疸,肝脏轻度肿大,质地偏韧,尚未达中等硬度,脾脏可触及,肝功能改变以单项 ALT 波动为特点,无肝外多脏器损害的症状。病理上属轻度慢性乙肝[即过去称为慢性持续性肝炎(CPH)或慢性小叶性肝炎]。若症状较重、乏力、食欲缺乏、腹胀、肝区压痛、慢性肝病面容、皮肤黝黑,肝脾大,皮肤黏膜可有出血倾向、蜘蛛痣、肝掌等体征,肝功能损害较显著,ALT 持续或反复升高,血浆球蛋白升高,白、球蛋白比值降低,血清抗核抗体、抗线粒体抗体、抗平滑肌抗体可以阳性,在病理上属中型慢性肝炎(即慢性活动性肝炎,CAH)。

3. **重症乙型肝炎** 儿童以亚急性重症乙型肝炎多见,急性重型(即急性肝衰竭或急性重型肝炎)较少,在慢性乙肝基础上发生慢性重症肝炎更为少见。急性重症肝炎与亚急性重症肝炎区别在于前者是起病后 14 日内迅速出现深度黄疸,严重胃肠道反应,频繁恶心、呕吐,极度乏力,可伴有高热持续,行为异常,意识障碍至神志昏迷。血清胆红素上升大于 171μmol/L,凝血酶原时间明显延长(凝血酶原活动度≤40%),ALT 升高后与胆红素呈酶胆分离及血浆白蛋白的含量明显下降等。如起病后 15 日以上才出现以上指征者,为亚急性重症肝炎。儿童重症肝炎易出现水肿、重度腹胀、腹水、出血

倾向和合并溶血。当慢性乙肝出现以上指征则为慢性重症乙型肝炎。肝性脑病、肝肾综合征、消化道出血和继发感染是重症肝炎导致死亡的重要原因,应引起重视,及早预防其发生。

4. **淤胆型肝炎** 与甲型淤胆型肝炎类似,常起病于急性黄疸型乙型肝炎,但症状较轻,黄疸明显,儿童常因皮肤瘙痒而见抓痕,肝脏肿大,肝功能见血胆红素明显升高,以直接胆红素为主,似梗阻性黄疸,碱性磷酸酶(alkaline phosphatase,ALP)、γ-谷氨酰转肽酶(GGT)、胆固醇(cholesterol,CHO)均见升高,黄疸持续 3 周以上,并排除其他肝内、外梗阻性黄疸。

【并发症】

1. **肝外表现** 再生障碍性贫血、溶血性贫血、过敏性紫癜、结节性多动脉炎、关节炎、肾小球肾炎、肾小管性酸中毒等。

2. **肝硬化** 慢性乙型肝炎发生肝硬化失代偿的年发生率为 3%。

3. **肝细胞性肝癌** HBV 慢性感染者比非感染者患肝癌的概率高 102 倍。

4. **重症肝炎常见的并发症** ①出血;②继发感染;③肝性脑病;④肝肾综合征;⑤电解质紊乱。

【实验室检查及辅助检查】

1. **常规检查** 外周血象白细胞计数正常或减少,淋巴细胞增多。少数患者如肝硬化、重症肝炎可出现血小板减少和白细胞减少。黄疸患者尿胆原和尿胆红素阳性。

2. **肝生化功能检查** 肝功能试验急性期 ALT、AST 增高,增高值常低于甲型肝炎,但 ALT、AST 增高水平无法与甲肝区别。当 ALT、AST 持续增高或反复增高,转入慢性期常 AST/ALT 比值>1。当血清胆红素上升大于 170μmol/L、凝血酶原活动度≤40%、白/球比例倒置、血浆白蛋白明确下降、AST/ALT>3∶1 均可提示病情较为严重。

3. **血清学检测**

(1) HBV 血清标志物检测:常用酶免疫法。①HBsAg:是感染了 HBV 的一个特异性标志,但不能反映 HBV 复制情况和预后。HBsAg 阳性见于急性乙型肝炎的潜伏期和急性期、慢性 HBV 携带者和慢性乙肝。②HBsAb:是一种保护性抗体,表示曾经感染过 HBV 已经恢复并具有对 HBV 的免疫力。注射乙肝疫苗后,产生 HBsAb,表示对 HBV 感染有免疫力。③HBeAg:HBeAg 阳性和滴度反映 HBV 复制及传染性的强弱。④HBeAb:HBeAb 阳性是既往感染 HBV 的标志,出现于急性乙肝的恢复期,慢性 HBV 感染若从 HBeAg 阳性转为 HBeAb 阳性称为血

清转换,表示 HBV 无明显活动性复制,传染性减弱。⑤HBcAb:HBcAb 阳性提示感染过 HBV,可能为既往感染,也可能为现症感染。HBcAb 为总抗体,包括 HBcAb IgM 和 HBcAb IgG。急性肝炎和慢性肝炎急性发作时均可出现 HBcAb IgM,但急性乙肝的抗体滴度较高。HBcAb IgG 出现时间晚于 HBcAb IgM,主要见于恢复期和慢性感染。

常见的 HBV 标志物组合的临床意义见表 19-7。

表 19-7 HBV 血清标志及临床意义

HBsAg	HBsAb	HBeAg	HBeAb	HBcAb	临床意义
+	-	-	-	-	急性 HBV 感染潜伏期
+	-	+	-	-	急性乙肝早期,传染性强
+	-	+	-	+	急、慢性乙肝,病毒复制活跃,传染性强
+	-	-	-	+	急、慢性乙肝
+	-	-	+	+	急慢性乙肝,传染性弱
-	-	-	-	+	既往 HBV 感染
-	-	-	+	+	急性 HBV 感染恢复期,既往 HBV 感染
-	-	-	+	+	乙肝恢复期
-	+	-	-	-	接种乙肝疫苗后
-	+	-	-	+	HBV 感染后康复

（2）血清 HBV DNA 的检测:是 HBV 复制和传染性的直接标志,也用于治疗效果的判断。目前一般用实时荧光定量 PCR 法,检测结果通常用"拷贝/ml"表示,国际上用"IU/ml"表示(1IU＝5 拷贝)。

（3）HBV 基因分型检测:需用基因特异性引物 PCR 法。

4. 肝组织学检查 用于了解和评估肝脏炎症和纤维化程度,对慢性肝炎抗病毒药物的选择、疗效和预后判断均有很大的意义,同时有助于肝脏疾病的诊断与鉴别诊断。

5. 超声检查 B 型超声检查能动态观察肝及脾的大小、形态、肝内血管直径和结构改变,有助于评估肝硬化。

【诊断】 乙型肝炎诊断必须包括有无家属集聚性、输血或输注血制品,是否接种乙肝疫苗并产生有效保护性抗体,临床的症状和体征,而 HBV 血清标志物和 HBV DNA 的检测是确诊的重要依据。

1. 急性乙型肝炎 典型者不难诊断,当起病隐匿,症状不典型,虽有肝功能损害及 HBsAg 阳性,尚需检测抗 HBc IgM,如呈强阳性则符合急性乙肝。反之抗 HBc IgM 阴性,而抗 HBc IgG 强阳性,即使患儿病程尚短,也高度提示慢性可能。

2. 慢性乙型肝炎 HBsAg、HBeAg、HBV DNA,任何一项持续存在,肝脏功能损害延续已达半年以上者。虽然病程尚未迁延反复超过半年,HBV 抗原标志物存在,也可能抗 HBc IgM 及抗 HBc IgG 同时存在,但肝组织活检时已显示慢性化病理表现,则同样可诊断为慢性乙肝。

3. 重症乙型肝炎 由于强烈的免疫反应,使形成免疫复合物,而 HBsAg 检测阴性,此时测 HBV DNA 及抗 HBc IgM 对确诊有帮助。

【鉴别诊断】 儿童期引起肝损害的病因很多,可以是感染性疾病所致,也可因非感染性病因及遗传代谢性疾病所致,关键在检测到 HBV 或其他抗原存在的依据。

1. 巨细胞病毒性肝炎 是婴儿肝病综合征中最常见的病原,可急性起病,黄疸、肝大、肝功能损害及迁延不愈等。CMV 感染单表现为肝损害时,临床上与乙型肝炎较难鉴别,但 CMV 肝炎肝大较乙型肝炎明显,多伴有脾大。当脾大甚至超过肝脏时,多为非乙型肝炎。本病血清 CMV DNA 阳性或抗 CMV IgM 阳性。

2. 细菌性感染引起的中毒性肝炎和肝脓肿 临床以感染中毒症状为主,如高热、中毒面容,出现毒血症或败血症的症状,外周血白细胞计数>20×10^9/L,分类以中性粒细胞为主。血培养易检出病原菌。

3. 川崎病肝损害 虽可出现黄疸,且黄疸也可很深,肝大,肝功能损害及胃肠道反应,难与急性乙肝重症早期相鉴别。本病通常发热持续不退,伴球结膜充血,口唇潮红,草莓舌,咽部充血,手足硬性水肿,掌指/趾有红斑,指/趾甲周有膜样脱屑,颈部浅淋巴结肿大等临床特征。虽可血清白蛋白低下,但常有血小板增加。

4. 肝豆状核变性 此病的肝病型主要以肝损害为主,表现为肝脾大,肝区压痛,胃肠道反应为恶心、呕吐,黄疸日益加深,有出血倾向,可呈亚急性重症肝炎,严重者导致肝功能衰竭。儿科临床凡严重肝损害需常规检测血清铜蓝蛋白,本病含量明显低于200mg/L,一旦低下,再检测血清铜氧化酶活性,同样显示低下。24小时尿铜,患儿可高达100~1 000μg。患儿眼角膜周边有铜颗粒沉积,呈环状,称K-F环,在眼科裂隙灯下观察到此环即可确诊。

5. 肝外梗阻性黄疸 儿童期的常见病因为胆总管囊肿和胆总管积石。肝大、胆囊肿大常见,肝功能改变较轻,超声检查发现胆囊肿大,肝内胆管扩张等情况。

【预后】 急性乙型肝炎发展为慢性的危险性与病人感染的年龄成反比。围产期和婴儿期HBV感染者中90%转为慢性,慢性肝炎患者易发展为肝硬化。重症肝炎预后差,病死率高,可达50%~80%。

【治疗】

1. 一般原则 经过适当休息,合理的饮食和支持疗法,多数患儿能在2~4个月内康复。

(1)休息:急性期病儿需要充分卧床休息,减轻肝脏负担,有利于肝细胞恢复。当黄疸消退,症状减轻后逐渐增加活动。症状消失,肝功能恢复正常后还应继续休息2~3个月,病情稳定可回学校学习,但需随访观察1年。慢性肝炎活动期应适当休息,如出现黄疸,应卧床休息。慢性肝炎稳定期可参加学习,但应该避免剧烈运动和过度劳累。

(2)营养:应根据需要和可能合理安排饮食,注意适当营养,饮食要易于消化,多吃碳水化合物、蛋白质(如瘦肉、鸡蛋、奶类、豆制品等)、维生素(包括蔬菜、水果)。脂肪摄入量要适当控制。进食量要平衡,切忌盲目过量摄入。

(3)支持疗法:频繁恶心、呕吐者可静脉输注葡萄糖、维生素和复合氨基酸溶液,以补充摄食不足,增加热量。有低蛋白血症者可补充人血白蛋白。

2. 药物治疗

(1)急性肝炎:大多为自限性,常需因地制宜选用2~3种保肝利胆的药物进行治疗,可恢复正常。

(2)慢性肝炎:治疗肝炎的药物很多,可归为几类,常在抗细胞损害药物应用同时选择免疫调节药物或抗病毒药物,切忌多类药物同时应用及更换治疗药物过度频繁。其中抗病毒治疗是关键,在有条件的医疗单位,选择有治疗适应证的患儿进行规范的抗病毒治疗是治疗慢性乙肝的根本性措施。治疗期间应定期监测不良反应并进行处理。

1)抗病毒药物:目前美国食品药品监督管理局批准用于儿童患者治疗的药物包括普通α干扰素(IFN-α)(≥1岁)、恩替卡韦(entecavir,ETV)(≥2岁)和富马酸替诺福韦酯(tenofovir disproxil fumarate,TDF)(≥2岁,且体重≥10kg)。我国已批准富马酸丙酚替诺福韦(tenofovir alafenamide fumarate,TAF)用于青少年(≥12岁,且体重≥35kg)CHB。长效干扰素-2α(PegIFNα-2α)可应用于≥5岁CHB。尚无批准可用于1岁以下婴儿的药物。

慢性HBV感染儿童患者多数处于免疫耐受期,表现为HBeAg阳性、高HBV DNA水平而ALT正常,肝组织学正常或轻微病变,暂不予抗病毒治疗,但要定期监测肝功能和病毒学指标;若ALT升高超过2倍正常值上限或组织学有炎症活动,则应考虑开始抗病毒治疗以减少将来发生肝硬化或肝细胞癌的风险。抗病毒治疗抉择见图19-12[1-2]。

①α干扰素(IFN-α):已证实IFN-α可抑制HBV复制和缓解肝病,其优点是疗程确定、疗效较持久和无耐药突变株。普通IFN-α治疗儿童患者的推荐剂量是每次3~6MU/m²,最大剂量为10MU/m²,皮下注射,每周3次。推荐疗程24~48周。治疗前ALT水平较高、HBV DNA载量较低以及非垂直传播感染者疗效好。治疗期间需监测药物不良反应并采取适当的处理措施。

聚乙二醇干扰素(PEG-IFN),尚未在美国批准用于儿童慢性乙肝,但瑞典已经建议将PEG-IFN用于3岁以上儿童慢性乙肝的治疗。治疗剂量为180μg/1.73m²体表面积,皮下注射,每周1次,疗程48周。治疗期间不良反应监测同IFN-α治疗方案。

②恩替卡韦(entecavir,ETV):美国FDA在2015年批准用于治疗2岁以上儿童慢性乙肝。每日剂量:0.015mg/(kg·d),最大剂量为0.5mg/d,一次口服。

③富马酸替诺福韦酯(TDF):美国FDA批准其用于2岁且体重≥10kg以上慢性乙肝。体重<35kg者,6~8mg/(kg·d),最大剂量250mg/d,口服,每日1次;体重≥35kg,300mg/d,每日1次。

④富马酸丙酚替诺福韦(TAF):用于年龄≥12岁且体重≥35kg者,25mg/d,口服,每日1次。

2)保肝利胆药物:可根据病情酌情选用。①复方甘草酸苷:1~2ml(2~4mg)/(kg·d),口服或静脉滴注;②还原型谷胱甘肽:1~4岁0.3g/d,5~10岁0.6g/d,≥11岁0.9g/d,口服或静脉滴注;③维生素C:0.5~1g/d,

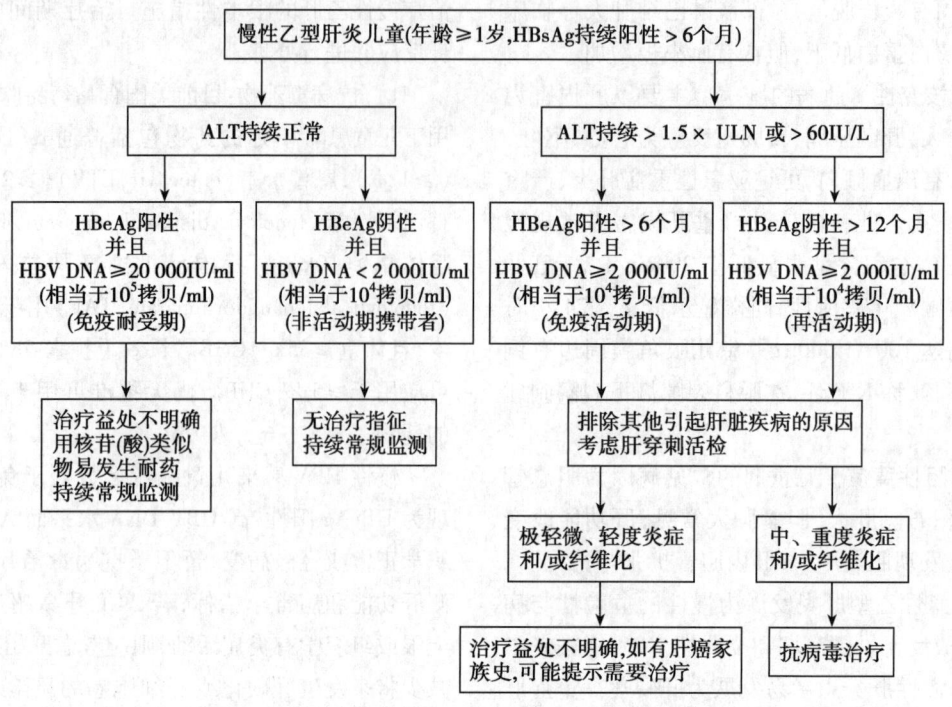

图 19-12 慢性乙型肝炎儿童抗病毒治疗选择流程

静脉滴注或口服;④促肝细胞生长素:用于肝功能损害明显者或肝功能不全者,1~4 岁 30μg/d,≥5 岁 60μg/d,静脉滴注;⑤熊去氧胆酸:10~20mg/(kg·d),分 2~3 次口服。

(3) 重症肝炎:重症肝炎的形成是肝细胞大量坏死而陷入肝衰竭的过程。肝衰竭能否逆转,取决于尚存活肝细胞数量的多寡。当肝细胞坏死殆尽,丧失了再生基础,欲用药物使肝衰竭逆转的机会甚少,必须早期抓紧监护和治疗,保存相当数量的存活肝细胞,是提高重症肝炎存活率的关键。同时,早期应用人工肝支持系统治疗,可降低病死率。有条件者应进行肝移植,可显著降低病死率。

1) 一般和支持治疗:每日饮食中的蛋白质含量应严格限制为 0.5~1g/(kg·d),昏迷者禁食蛋白质。给予足够的维生素,并予高渗葡萄糖溶液静脉滴注,注意液体出入量平衡,酌情输注白蛋白、新鲜冰冻血浆。

2) 维持水、电解质、酸碱平衡:补液量按生理需要量每日 60~80ml/kg,控制在低限,尤其是存在水肿、腹水和脑水肿者,以每日 40~60ml/kg 为宜。并按电解质测定给予 1/5~1/3 张。记录 24 小时液体出入量,维持出入量的平衡,保持有效循环血量,防止肾功能衰竭。

3) 阻止肝细胞坏死,促使肝细胞再生:促肝细胞生长因子,30~60μg,加入 10% GS 50~100ml,静脉滴注,每日 1 次。

4) 防止出血:维生素 K₁ 肌内注射或静脉滴注,凝血酶原复合物或新鲜血浆滴注等。此外可用西咪替丁、奥美拉唑防止治疗胃黏膜糜烂或溃疡引起的出血。

5) 阻断肠道产氨,减少有毒物质:口服或鼻饲乳果糖、双歧杆菌三联活菌药等。

6) 预防和控制继发感染:有继发感染迹象给予抗生素时应合理、适量、足疗程,避免使用对肝脏有损害的抗生素。

7) 人工肝支持系统:可降低血清胆红素和改善凝血功能,早期应用效果较好,为肝移植创造条件和赢得时间。

8) 肝移植:是治疗重症肝炎最有效的措施。

【预防】

1. 管理传染源 应采取综合措施,改善卫生条件,建立严格的消毒隔离制度,加强医源性传播途径的管理,如肾透析、外科手术、拔牙、针灸、妇科检查及产科接生、献血员的 HBV 筛检等。加强对饮食行业、保育人员和幼托机构儿童患者和 HBV 携带者的管理等。

2. 切断传播途径 重点在于防止通过血液和体液传播。

(1) 加强血制品的管理:避免滥用血液制品和输注血液,需严格掌握使用指征。

(2) 防止医源性传播:注射器、针头、针灸针、采血针、划痕针、探针、口腔钻头等应高压蒸汽消毒或煮沸 20 分钟;预防接种或注射药物时,注射器和针头必须严格执行一人一针一管。

（3）防止生活用具感染：食具及个人卫生洗漱刮面等用具，各人专用。

（4）阻断垂直传播：免疫耐受期妊娠者血清 HBV DNA 高载量是垂直传播的高危因素之一，新生儿标准乙肝免疫预防及母亲有效的抗病毒治疗可显著降低 HBV 垂直传播率。妊娠中后期 HBV DNA 载量 >2× 10^6IU/ml 者，在充分沟通和知情同意的基础上，可在妊娠第 24~28 周开始给予替诺福韦、替比夫定或拉米夫定抗病毒药物，于产后停药，并加强随访和监测。产后停药者可以母乳喂养。

3. 保护易感人群

（1）主动免疫：全程基础免疫需接种 3 针。足月高危新生儿（母亲 HBsAg 阳性，特别是 HBeAg 阳性）每剂 10μg 重组酵母疫苗或 20μg 仓鼠卵巢细胞 CHO 重组疫苗，其他人群可用 5μg 或 10μg 酵母疫苗或 10μg CHO 疫苗，采取 0-1-6 方案（新生儿出生 24 小时内、满 1 个月和 6 个月各 1 针）。接种部位：新生儿为臀前部外侧肌，儿童和成人为上臂三角肌内注射。应强调于末次接种后 1~2 个月检测血清 HBsAb 水平，以确认是否免疫成功。免疫成功者若 HBsAb 水平下降或消失建议加强免疫（单剂接种即可）。

对于免疫功能低下或无应答者，应增加疫苗接种剂量和针次。对 3 针免疫程序无应答者可再接种 1 剂 60μg 或 3 剂 20μg 重组酵母疫苗，并于接种 60μg 或第 2 剂 20μg 乙肝疫苗后 1~2 个月检测血清 HBsAb，如果仍无应答，可再接种 1 剂 60μg 重组酵母疫苗。

（2）被动免疫：足月高危新生儿于生后 12 小时内肌内注射乙肝高效免疫球蛋白（HBIG），剂量应 ≥100IU。如果孕妇 HBsAg 结果不明，有条件者最好给新生儿注射 HBIG。

（3）早产儿接种方案：①母亲 HBsAg 阴性：出生体重 ≥2 000g 者，若生命体征稳定，即可按 0-1-6 方案接种，最好在 1~2 岁加强 1 针；若生命体征不稳定，应待稳定后再按上述方案接种。出生体重 <2 000g 者，待达 2 000g 后接种第 1 针（如出院前体重未达到 2 000g，在出院前接种第 1 针），1~2 个月后再重新按 0-1-6 方案接种。②母亲 HBsAg 阳性：生后无论状况如何，必须在 12 小时内肌内注射 HBIG，间隔 3~4 周后需再注射 1 次。若生命体征稳定，无需考虑体重，尽快接种第 1 针疫苗；若生命体征不稳定，待稳定后尽早接种第 1 针，1~2 个月后或体重达到 2 000g 后，再重新按 0-1-6 方案接种。③母亲 HBsAg 未检查：应在生后 12 小时内接种乙肝疫苗，并尽快检测母亲 HBsAg。出生体重 ≥2 000g 者可等待检查结果，若母亲 HBsAg 阳性，尽快注射

HBIG，最晚不超过生后 1 周；出生体重 <2 000g 者，如果至生后 12 小时还无法确定母亲 HBsAg 时，亦应注射 HBIG。后续方案同上。

四、丙型病毒性肝炎

丙型病毒性肝炎（viral hepatitis C）是由 HCV 引起的一种以肝脏损害为主的传染性疾病。曾是输血后肝炎的主要病原体，由于其起病隐匿，转为慢性的概率高，易导致肝硬化和诱生肝细胞肝癌，故预后较差。在病毒性肝炎的构成比中低于 15%。儿童中发病不高，可因母婴和密切接触而传播。

【病原学】 HCV 为 RNA 病毒，属黄病毒属，直径约 55~65nm，病毒颗粒最外层为包膜糖蛋白，其内为蛋白质核衣壳。病毒基因组被核衣壳包裹，形成直径 30~35nm 核心颗粒。HCV 核心颗粒被包膜包裹形成完整的病毒颗粒。

HCV 基因组为线状单股正链 RNA，总长约 9 600bp，包含一个高度保守的 341 个碱基的 5′非编码区（5′NTR），一个单一的长约 9 033~9 099 个碱基的开放读码框（ORF）和一个由 27~45 个核苷酸组成 3′非编码区（3′NTR）。5′NTR 极少变异，保守序列是作为核酶治疗 HCV 感染的靶位，检测 HCV RNA 的引物也多选择此区段。5′NTR 的作用推测在病毒复制过程中起负调节作用。3′NTR 可以调节翻译效率。

ORF 所编码的多蛋白，含有 3 010~3 033 个氨基酸，该多蛋白在宿主和病毒的蛋白酶作用下，至少可裂解成 10 个结构和非结构蛋白（图 19-13）。

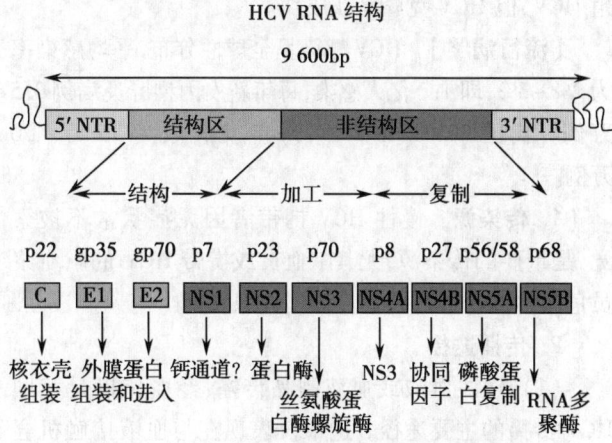

图 19-13　丙型肝炎病毒基因结构示意图

结构基因分 C 区、E 区，E 区又分 E1 和 E2/NS1 区。C 区的编码产物是核心蛋白，E1、E2/NS1 区编码的糖基

化蛋白构成病毒外膜,由它们组装病毒颗粒。E2 蛋白羧基末端有一个 7kd 的多肽 p7,功能尚不清楚。

非结构基因分别是 *NS2*、*NS3*、*NS4A*、*NS4B*、*NS5A* 和 *NS5B* 基因,编码相应的非结构蛋白。NS3 蛋白是病毒蛋白酶和螺旋酶,NS5 蛋白是 HCV RNA 聚合酶,故非结构蛋白主要是参与 HCV 复制的功能酶。HCV RNA 以 C 区和 NS5B、5′NTR 区最保守,E2/NS1 区变异性最大,称高度可变区。E 区(E1、E2)和 NS1 区基因核苷酸的同源性相差较多。如我国 HCV 株与美国株,在高变区,两者核苷酸同源性仅 70%;与日本 HCV 株两者核苷酸的同源性达 80% 左右。由于 HCV 易于变异,感染更易慢性化。

公认的 HCV 基因分型命名由 Simmonds 等人针对 HCV 基因组 C、E1 和 NS5 区的核苷酸序列分析建立,将 HCV 分为 6 个基因型及 100 多个基因亚型。HCV 基因型按照发现次序先后,主要基因型用阿拉伯数字 1、2、3……表示,基因亚型用英文小写字母 a、b、c……以下角表示。

HCV 基因型的分布具有地域性,中国、日本、美国以 1 型为主,我国以 1b 及 2a 基因型常见,其中 1b 型为主。2 型全球分布,3 型常见于印度、巴基斯坦、澳大利亚、苏格兰等。4 型常见于中东地区和非洲。5 型常见于南非。6 型见于中国香港特别行政区、越南、泰国等。HCV 基因型的分类对于研究感染 HCV 的分布和传播、临床特征,干扰素治疗效果预测和研制疫苗都具有重要意义。

加热 100℃ 5 分钟或 60℃ 10 小时或甲醛(1∶1 000)37℃ 96 小时可使 HCV 灭活。

仅人和黑猩猩对 HCV 易感,传代细胞培养不能繁殖 HCV,但 HCV 克隆已获成功。

【流行病学】 HCV 感染呈全球性分布,平均感染率为 2%~3%,即 1.7 亿人感染,每年新发丙型肝炎病例 3.5 万例。我国 2010—2012 年,每年发病数为 15 万~20 万例。

1. 传染源 慢性 HCV 携带者因无症状常不被察觉,是重要的传染源,尤其献血员或携带 HCV 的献血浆员危害最大。此外是急性和慢性患者。

2. 传播途径

(1)输注血液或血液制品传播:经血传播是我国 HCV 传播的主要途径。这不仅表现在与血液接触机会多的人群 HCV 检出率高,而且直接反映为输血后肝炎。输血后丙型肝炎的发生率为 14.1%~41.1%,其中输入抗 HCV 阳性血的丙肝发生率为 55.6%~83.3%,输血后急性肝炎中丙肝占 20% 左右;输血后呈慢性肝炎者中丙

肝可达 60%~85%。血液透析病人是 HCV 感染的高危人群,感染率约为 20%,这与病人经常暴露于各种血液制品及本身免疫力低下有关。我国自 1993 年对献血员筛查抗 HCV 抗体后,经该途径感染者显著减少。静脉毒品成瘾者通过静脉注射毒品可经破损皮肤黏膜感染 HCV,其丙型肝炎发生率高达 60%~90%。使用非一次性注射器和针头、未经严格消毒的牙科器械、内镜、针刺等也是经皮传播的重要途径。共用剃须刀、牙刷、文身和穿耳环孔等也是 HCV 潜在的经血传播方式。器官移植可引起 HCV 的传播,其传播率略低于输血传播。

(2)经性传播和日常生活密切接触传播:调查发现 HCV 的家庭内聚集性感染率为 1.85%,远低于 HBV 的家庭聚集性感染的危险度。但是从丙肝患者的唾液、精液及阴道分泌物中可检测出 HCV RNA,抗 HCV 阳性者的配偶 HCV 感染率为 2.38%。这些发现提示存在性接触和日常接触传播。

(3)垂直传播:HCV 可以通过垂直传播,现已发现母亲体内高水平的病毒血症能促使 HCV 传播给下一代,妊娠后期急性 HCV 感染可促使母婴间传播。主要发生在分娩过程中,围产期传播率为 10% 左右。至于母乳喂养是否可以传播丙型肝炎,目前尚无证据证明。

3. 人群易感性 本病无地理界限,呈全球性分布,人群普遍易感,但高危人群为反复大量输注血液制品者、接受可疑 HCV 感染者器官的移植患者、静脉药瘾者、血液透析者、HIV 感染者。我国一般人群抗 HCV 的检出率为 3.2%,男女性别间无明显差异。我国部分地区静脉药瘾者 HCV 感染率高达 61%~64%。HIV 感染者中 HCV 阳性率达 10%~26%。

4. HCV 感染的自然史 大约有 60%~85% 的急性丙肝患者会发展为慢性感染,其中 10%~20% 慢性丙肝发展成肝硬化。感染后 20 年,儿童和年轻女性肝硬化发生率为 2%~4%,因输血感染者肝硬化发生率为 20%~30%。HCV 感染 20 年后,慢性丙肝发生肝细胞癌的危险性增加。感染 HCV 时年龄>40 岁、男性及酗酒,合并 HBV、HIV 感染可促进慢性丙肝的疾病进展。儿童 HCV 感染的自然史尚未完全阐明。

【发病机制】 丙型肝炎的发病机制十分复杂,病毒和机体免疫系统的相互作用决定了疾病的发生、发展和转归。许多因素影响 HCV 病毒与宿主之间的相互作用。病毒因素包括复制能力、基因型、病毒多肽的免疫原性以及病毒对肝细胞的直接损害作用;宿主因素包括先天性免疫反应、细胞免疫和体液免疫等。其他因素如饮酒、免疫抑制剂等都可能影响 HCV 感染的病程。由于缺乏小的动物模型和细胞培养系统,HCV 感染发病

机制的研究受到很大限制。大多数研究是通过观察患者而得到的结果,个体差异大。HCV 发病机制主要是 HCV 直接损伤和免疫介导两方面。

1. HCV 直接损伤作用 HCV 是否对肝细胞有直接损伤,目前仍有争议。支持 HCV 细胞致病作用的依据有:黄病毒家族的其他成员如黄热病毒可引起感染细胞的直接损伤;HCV 感染的组织学检查偶尔发现即将死亡的肝细胞其周围无炎症发生;HCV 患者用 IFN 治疗期间,血清 ALT 水平和肝脏的炎症随 HCV RNA 水平下降而下降。但也有相当多的证据提示 HCV 没有直接的细胞致病性。许多丙肝患者尽管 HCV RNA 阳性,但其血清 ALT 水平持续正常并且肝脏病理改变轻微;高水平 HCV 结构蛋白表达的转基因小鼠的肝脏没有细胞病变。

2. 免疫介导的机制

(1) 体液免疫反应:HCV 感染过程中诱导针对多种病毒结构蛋白和非结构蛋白的体液免疫抗体,对疾病的诊断具有重要价值。疾病早期产生的抗体,可协助细胞免疫反应清除病毒,但对于保护再感染和 HCV 相关疾病的致病作用还不甚清楚。

(2) 细胞免疫反应:CD4$^+$T 细胞受体(T cell receptor,TCR)识别 MHC Ⅰ类分子向肝细胞表面递呈的 HCV 多肽,激活的 CD4$^+$T 产生 Th1 类细胞因子(IFN-α、IFN-γ、IL-2 等),除可发挥抗 HCV 作用外,这些细胞因子可增强 CD8$^+$CTL 反应;此外,激活的 CD4$^+$T 又能产生 Th2 细胞因子(IL-4、IL-5、IL-6、IL-9、IL-10、IL-13 等)。这些细胞因子可以增强 B 细胞反应,产生 HCV 特异抗体。CD8$^+$T 细胞受体(TCR)识别 MHC Ⅱ类分子递呈在肝细胞上的 HCV 多肽,可以诱导 CD8$^+$T 细胞发挥 CTL 效应,溶解 HCV 感染细胞,清除病毒。若细胞免疫反应弱,则不能清除病毒,引起肝脏的慢性炎症,进而导致肝硬化和肝细胞癌。

【病理改变】 丙型肝炎的肝脏病理与乙型肝炎各期相似,尚无特异性病理改变的规律,仍是当前研究的热点之一。归纳有以下特点:汇管区有较密集的淋巴细胞浸润;约 1/3 的丙型肝炎患者可见胆道损伤;肝细胞脂肪变较乙肝多见;肝细胞坏死较轻,常见肝细胞嗜酸性变、凋亡小体和小泡状脂肪性变。

【临床表现】 丙型肝炎的临床表现通常较轻,常呈亚临床型。潜伏期 21~180 天,平均 50 天。输血后丙肝潜伏期 7~33 天,平均 19 天。

1. 急性丙型肝炎 多数患者起病隐匿,常无明显症状,仅 25%~35% 患者有轻度消化道症状,伴 ALT 异常,5% 患者出现轻中度黄疸。急性丙肝中有 15%~

40% 为急性自限性肝炎(即 ALT 正常、HCV RNA 消失、抗 HCV 抗体滴度较急性期下降),HCV 自发清除率在新生儿感染后 7.3 年约为 25%,10 年时约为 28%,ALT 正常的新生儿更高。感染 HCV 年龄越小清除率越高。儿童自发性 HCV 清除率接近 50%。60%~85% 急性丙肝则发展为慢性持续性感染。单一 HCV 感染极少发生重症肝炎。

2. 慢性丙型肝炎 急性丙型肝炎发病 6 个月后,HCV RNA 持续阳性伴 ALT 异常者,称为慢性丙型肝炎。常表现为 ALT 反复波动,部分患者持续性 ALT 轻度升高,1/3 患者 ALT 持续保持正常,HCV 抗体和 HCV RNA 持续阳性。肝活检可见慢性肝炎,甚至肝硬化。

3. HCV 与 HBV 重叠感染 急性 HCV 和 HBV 混合感染可见于大量输血后,HCV 可干扰 HBV 复制,重叠感染可加剧肝损害。

4. HCV 与 HIV 重叠感染 与 HCV 单纯感染相比,疾病的进展速度加快,增加了肝硬化的危险性,也缩短了发展为肝硬化的时间,增加了肝脏相关疾病的病死率。

5. HCV 感染的肝外表现 冷球蛋白血症、肾小球肾炎、自身免疫性肝炎。

【实验室检查】

1. 血清学检测抗 HCV 特异性抗体 常用酶免疫分析法(enzyme immunoassay,EIA)和重组免疫印迹试验(recombinant immunoblot assay,RIBA)。主要检测的是 HCV 特异性 IgG 抗体,只能说明有过 HCV 感染,不能区别是现症感染还是既往感染。抗 HCV 抗体检测适用于高危人群筛查,HCV 感染者初筛,但不能作为 HCV 感染抗病毒治疗疗效考核的指标。1997 年美国批准使用第三代 EIA 法检测丙肝患者,期试验的敏感度和特异度达 99%,HCV 感染后 7~8 周抗 HCV 抗体即可阳性。抗 HCV 抗体可通过胎盘,半衰期 12~18 个月,新生儿检测出抗 HCV 抗体难以判断抗体是来自母亲还是感染 HCV,因此需通过随访至 12~18 个月龄时采血重复血样检测抗 HCV 抗体,并检测 HCV RNA 以协助诊断是否发生 HCV 垂直传播[3]。

2. HCV RNA 检测 包括定性和定量检测方法[3-4],为 HCV 感染的确诊试验。在 HCV 感染后 1~3 周即可检测到 HCV RNA,阳性结果早于血清学抗 HCV 抗体检测阳性数周。HCV RNA 定性检测方法是 RT-PCR 方法,检测的特异度高,HCV RNA 定性检测一次阳性即可确诊 HCV 感染。但一次检测阴性,并不能排除 HCV 感染,应重复检查。HCV RNA 定量检测反映病毒复制程度,也作为指导抗病毒和疗效评估观察指标。PCR 技术诊断新生儿感染 HCV 的敏感度较成人低,可能系出生 1 个月内病毒载量低于检测下限。PCR 检测 HCV RNA 对早期诊断十分必要,抗 HCV 阳性产妇所生的新生儿,推荐首次检测 HCV RNA 时间在 2 月龄,6 月龄时复查。若 2 次均阳性,则高度提示婴儿系 HCV 感染;如 2 次均阴性提示未感染,但仍需在 1 岁及 1 岁后复查抗 HCV。

3. HCV 基因分型 常用基因测序方法,应用 Simmonds 等命名的 1~6 型分类法。为决定 HCV 感染者接受干扰素治疗的用药疗程和估计应答情况,接受抗病毒治疗前应进行 HCV 基因分型检测。

4. 血清肝生化功能检测 ALT、AST、白蛋白、胆碱酯酶、凝血酶原时间等水平反映肝细胞损害程度。

5. 肝组织病理学检查 对慢性丙肝的诊断、疾病进展情况、预后判断、疗效评价均有重要意义。

【诊断】 临床排除法凡不符合甲型、乙型、戊型病毒性肝炎诊断标准,并除外巨细胞病毒症状性感染、EB 病毒及其他已知原因的肝炎,如药物性肝炎、酒精性肝炎、自身免疫性肝病等,流行病学提示为非消化道感染者可疑似为丙型肝炎。有 HCV 暴露史,临床有急性肝炎的临床症状、体征,ALT 升高,血清抗 HCV、HCV RNA 阳性,可作出急性丙肝诊断。若 HCV RNA 阳性持续 6 个月以上,伴有 ALT 反复波动,可诊断为慢性丙型肝炎。

【鉴别诊断】 详见乙型肝炎章节,需综合流行病学特征、临床表现,主要靠病原学特异性诊断的实验方法与其他疾病鉴别。

【治疗】

1. 治疗原则 详见乙型肝炎章节。

2. 抗病毒治疗 应用有效的抗病毒药物清除病毒,可阻断病情的进展。儿童丙肝目前推荐 α 干扰素(IFN-α)或聚乙二醇干扰素(PEG-IFNα)联合利巴韦林(RBV)治疗慢性丙肝。联合治疗效果优于单用干扰素。最佳标准治疗方案是 PEG-IFN-α 联合 RBV。应根据患者疾病严重程度、HCV 基因型、获得治疗应答的可能性与可能的不良反应等因素,进行个体化治疗。针对 HCV 生活周期中病毒蛋白靶向特异性治疗的许多小分子化合物已有迅速发展,提高了抗病毒疗效。这些药物统一命名为抗 HCV 的直接抗病毒药物(directly acting antivirals, DAAs),包括非结构蛋白 NS3/4A 蛋白酶抑制剂、NS5A 抑制剂和 NS5B 聚合酶抑制剂等。自 2011 年以来,已有多种 DAA 药物陆续在美国和欧洲等地上市,针对不同 HCV 基因型患者,采用的 DAA 治疗方案以及疗程亦有不同。因此,患者

进行 DAA 抗病毒治疗前,必须检测 HCV 基因型,对于基因 1 型患者,需要区分是 1a 型还是 1b 型。但 DAAs 尚无儿童用药的报道。

(1)抗病毒治疗指征:需参照成人丙型肝炎防治指南中的抗病毒治疗指征,只有血清 HCV RNA 阳性的丙型肝炎确诊患儿才需要抗病毒治疗。但由于儿童病例,特别是垂直传播获得者,感染 HCV 后自发清除率较高,故不推荐新生儿期进行抗病毒治疗,应随访到 18 月龄以上再考虑是否抗病毒治疗[3-4]。

1)急性丙型肝炎:检测到 HCV RNA 阳性,即应开始抗病毒治疗。

2)慢性丙型肝炎:①ALT 或 AST 持续或反复升高,或肝组织学有明显炎症坏死(G≥2)或中度以上纤维化(S≥2)者,易进展为肝硬化,应积极治疗;②ALT 持续正常者大多数肝脏病变较轻,应根据肝活检病理学结果决定是否治疗:对已有明显纤维化(S2 和 S3)者,无论炎症坏死程度如何,均应抗病毒治疗;对轻微炎症坏死且无明显纤维化(S0 和 S1)者,可暂不治疗,但应每隔 3~6 个月检测肝功能。

(2)治疗方案:3~17 岁儿童的治疗方案与成人相同,标准方案是 PFG-IFNα 联合 RBV(1~3 岁儿童采用普通 IFN-α 联合 RBV)。用法用量:①Peg-IFNα-2a:180μg/1.73m²,皮下注射,每周 1 次。②Peg-IFNα-2b:1.0~1.5μg/kg,皮下注射,每周 1 次。③普通 IFN-α:3~6MU/m²,最大量为 10MU/m²,皮下注射,每周 3 次或隔日 1 次。④RBV:15mg/(kg·d),分次口服。

根据 HCV 基因型确定疗程。1 型和 4 型联合治疗 48 周,2 型和 3 型联合用药 24 周。治疗期间应监测血常规、肝功能、HCV RNA 水平与观察 IFNα 和 RBV 的不良反应,进行相应处理,必要时调整药物剂量甚至停药。

(3)来迪派韦/索磷布韦(ledipasvir/sofosbuvir):每片含来迪派韦 90mg 和索磷布韦 400mg,用于治疗 3 岁及以上儿童慢性丙型肝炎。剂量:体重<17kg 者,每天 33.75/150mg;17~35kg 者,每天 45/200mg;>35kg 者,每天 90/400mg;每天一次。疗程:①1 型:未治疗且无肝硬化或代偿性肝硬化(Child-Pugh A)者 12 周;治疗过且无肝硬化者 12 周;治疗过且伴代偿性肝硬化(Child-Pugh A)者 24 周;失代偿性肝硬化(Child-Pugh B 和 C)者需联合利巴韦林治疗 12 周。②1 型或 4 型:肝移植后无肝硬化或代偿性肝硬化(Child-Pugh A)者需联合利巴韦林治疗 12 周。③4 型、5 型或 6 型:无肝硬化或代偿性肝硬化(Child-Pugh A)者 12 周[5]。

【预防】

1. 传染源的管理 献血员中 HCV 感染者是主要

传染源之一。因此加强对献血员队伍的管理,加强对单采浆机构运送血细胞等血液成分过程的管理及质量控制,消除交叉感染的传染源。

2. **切断传播途径** 是控制 HCV 感染最主要的措施。严格把好献血员筛选关,认真开展抗 HCV 及转氨酶筛查。建立对 HCV 诊断试剂的质量控制,开展更敏感的 HCV 基因诊断方法,提高筛查阳性率。大力提倡义务献血,淘汰职业有偿献血制度。加强血液制品的管理各生产单位严格筛选血液,供应安全血制品,做好产品鉴定,加强对生产单位血液筛选和制品质量监督。严格掌握应用血液及血液制品的指征,医疗单位严格遵守,反对滥用以减少 HCV 的感染。推广使用一次性注射器及输液器具,并加强对一次性注射、输液用具生产、销售环节的质量控制。加强对手术器械、内镜及透析器械的消毒管理,对 HCV 感染者应分室、分器械手术、检查及透析,以减少交叉感染的机会。加强垂直传播的预防工作,将抗 HCV 及 HCV RNA 列为孕妇体检的常规检查项目。对抗 HCV 及 HCV RNA 阳性孕妇产房所有器械应严格消毒,尽量减少新生儿损伤及母血污染。

3. **保护易感人群** 若有 HCV 疫苗的应用是控制丙肝的根本措施。目前尚无主动免疫和被动免疫措施可预防 HCV 感染。丙型肝炎疫苗在积极研制中。目前正在研制的疫苗包括重组 HCV 蛋白疫苗、多肽疫苗、重组 HCV 基因疫苗等。

五、丁型病毒性肝炎

丁型病毒性肝炎(viral hepatitis D)是由 HDV 与 HBV 共同感染,才引起肝细胞损害的传染病,可使 HBV 携带者致病,易使乙型肝炎慢性化和转为重症。其传播途径与乙型肝炎相似。

【**病原学**】 HDV 于 1977 年由意大利学者 Rizzetto 所发现,原称 δ 抗原(即丁型肝炎抗原 HDAg),1983 年国际会议正式命名为 HDV,是一种较小的单链 RNA 缺陷病毒。呈圆形,直径 35~37nm。其外壳为 HBV 的表面抗原,核心是 HDAg,内含单链环状 RNA,全长由 1 679~1 683 个核苷酸组成。HDV 只有一个血清型,有 3 种基因型Ⅰ、Ⅱ、Ⅲ。Ⅰ型主要见于美国和欧洲,有Ⅰa 和Ⅰb 两个亚型;Ⅱ型主要见于亚洲;Ⅲ型见于南美洲,与重症肝炎有关。

HDV 是一种缺陷病毒,其复制需要 HBV 辅助,HBV DNA 为其提供 HBsAg 外壳,并协助其组装、成熟、分泌和释放。HDV RNA 以滚环机制,环化成许多新的

环状基因组 RNA。HDV 基因组有多个编码区,第 5 编码区(ORF5)可编码产生 HDAg。HDAg 有较强的抗原性,能诱导产生抗 HD IgM 和抗 HD IgG,抗 HD IgM 出现早,急性期即可阳性;抗 HD IgG 在急性期出现较晚,效价亦较低,有时测不出,慢性期则多为阳性。抗 HD(包括 IgM 和 IgG)不是中和抗体,阳性时代表 HDV 存在,有传染性。

【**流行病学**】

1. **传染源** 重叠感染 HDV 的乙型肝炎患者或慢性 HBV 携带者。

2. **传播途径** 与 HBV 相同。输血或血液制品是传播 HDV 的最主要途径之一。其他包括经注射、针刺传播,日常生活密切接触和性接触传播。在 HDV 高流行区,观察到 HBsAg 阳性的家庭人员中存在 HDV 呈家属聚集性。与 HBV 不同,HDV 的垂直传播较少见,仅当孕妇携带 HBV,合并或重叠 HDV 感染,其所生婴儿感染了 HBV,才有可能感染 HDV。

3. **人群易感性** 人群对 HDV 普遍易感,但存在地理区域的差异,我国发病率不高,分布以西北边疆少数民族地区略高,但各地均可检测到。儿童感染率低,在儿童病毒性肝炎的构成比中低于 1%。垂直传播极少见。

4. **流行特征** 丁型肝炎呈世界性分布,根据 HBsAg 携带者中抗 HD 的发生率,将 HDV 感染分为高流行区(>30%)、中等流行区(10%~30%)和低流行区(<10%)。近 20 年,HDV 感染率全球呈下降趋势。高流行区主要为热带和亚热带非洲及南美国家,中等流行区在地中海盆地、中东和亚洲,低流行区在北欧、北美和澳大利亚等地。

【**发病机制**】 丁型肝炎的发病机制目前尚未完全阐明,很可能既有 HDV 的直接致病作用,也有宿主免疫反应介导。

HDV 可能类似 HBV 同样的机制,借助外壳含 HBsAg 的 PreS1 蛋白和 PreS2 蛋白存在的肝细胞受体,感染肝细胞。从免疫病理发现 HDAg 阳性肝细胞多数有不同程度的病变;原位杂交显示,肝细胞内 HDV RNA 分布于肝细胞病变较明显的区域;有人用 HDAg 重组质粒转染肝母细胞瘤 HepG 细胞株进行培养,短期内即见大量 HDAg 表达,继而被转染的细胞株发生坏死。这些实验检测结果表示 HDV 有很强的直接细胞毒作用。HDV 与 HBV 重叠感染时也有无明显肝脏病变的无症状携带者;肝脏病理 HDV 感染的肝组织,汇管区可见炎症细胞,肝实质内淋巴细胞浸润及淋巴细胞伪足伸入肝细胞现象,HDAg 可能是免疫反应攻击的靶抗原。这些

又提示与免疫反应有关。

【病理改变】 丁型肝炎的肝脏组织学改变以肝细胞嗜酸性变、凋亡小体及小泡状脂肪性变较常见,伴有肝细胞水肿、炎症细胞浸润及汇管区炎症反应。重症肝炎时除大块肝坏死,残留肝细胞可见小泡状脂肪性变,假胆管样肝细胞再生及汇管区炎症更为明显。

【临床表现】 HDV 感染只能与 HBV 感染同时发生或继发于 HBV 感染者中。潜伏期约 4~20 周,同时感染偏长,重叠感染略短些。

1. **同时感染(co-infection)** 与急性乙型肝炎相似,但由于 HDV 与 HBV 感染后潜伏期不同,临床过程中可先后发生间隔 2~4 周的两次 ALT 高峰。HDV 与 HBV 同时感染后,HDV 在 HBV 辅助下大量复制,同时抑制 HBV 复制。HDAg 存在仅 1 周,HDV 自肝细胞内清除,引起第 1 次 ALT 高峰。血清 HDAg 消失后 2~8 周出现抗 HDV IgM,常不出现抗 HDV IgG。HBV 继续复制,引起第 2 次 ALT 高峰。随后 HBV 也被清除,整个病程相对较短,大多在 12 周内恢复,多数自限恢复,HDV 常伴随 HBV 终止而消失,预后良好,少数发展为慢性肝炎或无症状 HDV 和 HBV 携带者。由于与 HBV 的相加作用,认为并发重症肝炎的机会比急性乙型肝炎要高。

2. **重叠感染(super-infection)** 是在原有 HBV 感染的基础上叠加 HDV 感染。其临床表现取决于原有 HBV 对肝脏的损害程度,如原为 HBV 携带者,则可表现为急性丁型肝炎,病情较单纯急性乙型肝炎略重,70%~90% 发展为慢性。如原为慢性乙型肝炎,HDV 重叠感染后大多数病情加重,慢性迁延性肝炎可向慢性活动性肝炎发展;慢性活动性肝炎则可加速肝纤维化,重者呈慢性重症肝炎,肝功能衰竭。

【实验室检查】

1. **HDAg** 血清 HDAg 可用酶免疫法(EIA)和放射免疫法(RIA)检测,阳性率分别可达 87% 和 100%,适宜于病程早期。慢性 HDV 感染时,由于血清中有高滴度的抗 HDV 抗体,HDAg 常以免疫复合物形式存在,采用上述方法不能检出 HDAg,可用免疫印迹发检测。肝内 HDAg 可用免疫荧光法或免疫组化技术在肝穿刺组织切片上进行检测。

2. **抗 HDV 抗体** 酶免疫法和放射免疫法检测血清抗 HDV 抗体是诊断丁型肝炎的常规方法,其中主要为 IgG 型抗体。检测血清抗 HDV IgM 可作为早期诊断方法,但不能区分急性 HDV 或慢性 HDV 感染,慢性 HDV 感染时抗 HDV IgM 也可呈阳性。血清抗 HDV IgG 在急性 HDV 感染时出现较晚,在慢性感染时,多呈持续

性高滴度。

3. **HDV RNA** 血清 HDV RNA 可采用 RT-PCR 检测,是诊断 HDV 感染的直接依据。肝组织内 HDV RNA 可采用分子杂交技术检测,HDV 复制的直接证据。

【诊断】 凡无症状 HBsAg 慢性携带者或慢性乙肝患者,突然出现急性肝炎样症状、重症肝炎样表现或迅速向慢性活动性肝炎发展,均应考虑是否 HDV 重叠感染,及时进行特异性检查。如血清 HDV RNA 和/或 HDAg 阳性,或抗 HDV 抗体阳性,或抗 HD IgM 和/或抗 HD IgG 阳性,肝内 HDV RNA 和/或 HDAg 阳性,即可诊断为急性丁型肝炎、慢性丁型肝炎、重症丁型肝炎或无症状 HDV 慢性携带者。

【鉴别诊断】 同乙型病毒性肝炎。

【治疗】

1. HDV 与 HBV 同时感染所致急性肝炎多数为良性自限性过程,无需特殊治疗。

2. **慢性丁型肝炎** 尚无有效的治疗方法。唯一批准治疗丁型肝炎的药物是 α 干扰素,能降低血清内病毒水平,部分病例 HDV RNA 转阴,ALT 水平下降,症状改善,肝活检显示炎症坏死改善。剂量与疗程详见乙型肝炎治疗的章节。

【预防】 目前尚无丁型肝炎疫苗接种,由于 HDV 是缺陷病毒,必须依赖 HBV 才能复制,预防 HBV 感染也就可免受 HDV 感染。对易感者广泛接种乙型肝炎疫苗,可达到预防 HDV 感染的目的。已有 HBV 感染者,对献血员严格筛查是预防输血后感染 HDV 的有效措施。随着新型疫苗的研究,改进现有的乙型肝炎基因疫苗,使之既能预防 HBV 感染,又能预防 HDV 感染,针对预防 HDV 的疫苗必将在不久的将来供免疫预防接种。

六、戊型病毒性肝炎

戊型病毒性肝炎(viral hepatitis E)是由 HEV 引起,由粪-口传播,以肝脏损害为主的传染性疾病。常可引起流行和暴发,其临床和流行病学特征类似于甲型肝炎。

【病原学】 HEV 是圆球状颗粒,直径为 27~34nm,无囊膜,呈二十面对称体。有实心和空心两种颗粒。前者为完整 HEV,后者为有缺陷的病毒颗粒。HEV 基因组为单股正链 RNA,基因组全长 7.2~7.6kb。由 5′端非翻译区、3 个部分重叠的开放读码框(ORF)、3′非翻译区组成。HEV 的编码区分为非结构区和结构区,ORF1 为非结构区,与病毒 RNA 复制有关,编码 RNA 依赖的 RNA 多聚酶;ORF2、3 均为结构区,ORF2

编码信号多肽和衣壳蛋白,与急性期抗 HEV IgM 和恢复期 HEV IgG 产生密切有关;ORF3 可能编码结构蛋白,主要参与急性期血清 HEV IgG 的产生。

HEV 只有一个血清型,根据 HEV 不同分离株核苷酸序列差异,至少可分为 4 种基因型,但有多少基因亚型还不十分清楚。Ⅰ型多见于亚洲和非洲,Ⅱ型主要见于墨西哥和几个非洲国家,Ⅲ型分布广泛,Ⅳ型分布于亚洲。Ⅰ型和Ⅱ型感染人类,Ⅲ型和Ⅳ型感染人和猪。中国 HEV 病毒株主要为Ⅰ型,一部分为Ⅳ型。HEV 基因型研究对深入了解 HEV 感染的世界性分布、诊断试剂和疫苗研制均有重要意义。

HEV 不稳定,在 4℃ 下保存易裂解,对冻融敏感,在 pH 值呈碱性的环境中较稳定,在镁和锰离子存在下可保存其完整性。HEV 可在人胚肺二倍体细胞培养,非洲绿猴、恒河猴、食蟹猴和黑猩猩对 HEV 易感。用 HEV 感染实验动物,动物肝组织中病毒复制高峰比血清 ALT 升高早 5~12 日,肝组织中可查到 HEV,病毒可随胆汁和粪便排出,病毒血症不易发现,估计病毒血症极为短暂。

【流行病学】 近 40 年来,许多肠道传播肝炎的大规模暴发流行由戊肝病毒引起,主要地区在印度次大陆、中国、非洲、中东和墨西哥等地。美国、法国、英国和俄罗斯有散发病例和小规模流行。我国新疆、四川、辽宁、内蒙古、河北、山东、北京、上海等地均有流行和散在发病,约占当地散发性肝炎中的 10.3%。按国家 CDC 全国法定传染病统计,戊型肝炎发病数 2010—2013 年为 2.3 万~2.7 万例。

1. **传染源** 病人和隐性感染者。潜伏期末期和发病初期的传染性强。基因型Ⅲ型和Ⅳ型戊型肝炎的主要传染源为猪和戊肝患者,牛、羊、鸡、鹿等也可能是 HEV 的自然宿主,成为散发性戊肝的传染源。一些灵长类动物如绒猴、猕猴、短尾猴和黑猩猩等虽可感染 HEV,但作为传染源的意义不大。

2. **传播途径** 本病经粪-口传播,疫性粪便污染饮用水源和食物。多数戊型肝炎的流行为水型流行,水源一次性污染流行持续数周;当持续性污染,流行可长达 1~2 年。我国也曾报道 HEV 的食物型暴发,英国报道散发性戊型肝炎与食贝壳类水产品有关。流行病学资料表明 HEV 可因日常生活接触传播,戊型肝炎病人家庭接触者的二代发病率显著高于对照组。本病儿童发病率不高,但家庭接触第二代发病率中儿童发病数明显升高。HEV 可通过垂直传播,但通过输血传播的可能性较小。

3. **人群易感性** 人群对本病普遍易感,主要侵犯青壮年,儿童及老年人发病较少。儿童感染后多表现为亚临床型感染,而成人多为临床型感染。戊型肝炎病后仅产生一定免疫力,儿童期感染 HEV 的患者到青壮年时期,可再次感染 HEV。

4. **流行特征** 戊型肝炎主要发生在亚洲、非洲等一些发展中国家,在发达国家仅有散发病例报道。1986 年 9 月至 1988 年 4 月,我国新疆南部地区发生戊型肝炎流行,发病 119 280 例,死亡 707 例,是迄今为止世界上最大的一次戊型肝炎流行。散发性戊肝无明显季节高峰,流行性戊肝常多见于雨季或洪水后。

【发病机制】 戊型肝炎的发病机制至今尚未阐明。HEV 经口感染,由消化道侵入肝脏复制,于潜伏期末及发病初期自粪便排出病毒最多。电镜观察不少含 HEV 颗粒的肝细胞并无变性;电镜检查还发现,坏死周围肝细胞内质网减少、线粒体胀裂、糖原减少,HEV 颗粒散在分布于细胞质基质中,淋巴细胞紧密接触这些肝细胞。经单克隆抗体染色显示,坏死灶浸润的淋巴细胞多数是 $CD8^+T$ 细胞亚群,表明戊型肝炎肝细胞的损害可能由细胞免疫反应所介导。

【病理改变】 戊型肝炎的肝脏病理改变类似甲型肝炎。有肝细胞变性:肝细胞水肿,胞质染色很浅或成空泡状,溶解坏死及嗜酸性变。灶性坏死:个别或小群肝细胞的坏死,在小叶内散在分布,坏死肝细胞周围有小灶性的淋巴细胞、组织细胞集团。汇管区的炎症,有水肿、淋巴细胞和浆细胞浸润。只有在严重病例出现融合性坏死:成群肝细胞呈溶解性坏死,不同坏死灶相互联合,才可破坏小叶结构,引起肝小叶网架塌陷和被动性间隔的形成。

【临床表现】 本病的潜伏期为 15~70 天,平均 40 天。临床表现与其他急性病毒性肝炎相似,可表现为临床型或亚临床型。儿童感染后多表现为亚临床型感染。临床型可表现为急性黄疸型、急性无黄疸型和重症肝炎(肝衰竭)。

1. **急性黄疸型** 临床表现类似于急性黄疸型甲型肝炎。与甲型肝炎相比,戊型肝炎易出现胆汁淤积,黄疸常在 2~6 个月后消退。

2. **急性无黄疸型** 临床表现较黄疸型轻,部分患者无临床症状。

3. **重症肝炎(肝衰竭)** 主要见于孕妇和 HBsAg 携带者和老年患者。孕妇感染 HEV 后发生重症肝炎的发生率为 2.8%,尤其是妊娠晚期的孕妇病情严重,病死率为 5%~25%。孕妇感染 HEV 后,常发生流产和死胎。

【实验室检查】

1. **抗 HEV 抗体检测** 常用 EIA 法。急性戊肝患者血清抗 HEV IgM 呈阳性,其阳性率可达84%;抗 HEV IgG 抗体阳性>1∶20 或双份血清阳性滴度前后有4倍升高。

2. HEV RNA 检测　用 RT-PCR 检测 HEV RNA。采集急性期患者血清、胆汁或粪便,可检测到 HEV RNA。

3. 免疫荧光或原位杂交技术检测肝活检组织中的 HEVAg。

【诊断】　根据流行病学资料、临床特征和常规肝脏功能试验结果作为临床诊断参考,结合特异的血清病原学检测才是确诊的依据。同时排除 HAV、HBV、HCV、HDV、HGV、TTV、CMV 和 EBV 等。当有两种或以上病毒病原存在,则考虑为重叠或同时感染。

【鉴别诊断】　同甲型病毒性肝炎。

【治疗】　对戊型肝炎病毒目前尚无特异性治疗药物。各临床型的治疗原则及方法详见甲型病毒性肝炎章节。

【预防】　由于本病患者在潜伏期后期,症状出现前已大量排毒,即具有传染性,难以及时发现并采取隔离措施,而至今尚无主动或被动免疫制剂供预防,因此戊型肝炎的预防策略是以切断传播途径为主的综合性预防措施。

大多数戊型肝炎的流行系经水传播,保证饮水安全,广泛宣传喝开水,不喝生水,改善环境卫生与个人卫生等,大力进行卫生宣教,管理好水源、粪便、食品和病人,积极开展爱国卫生运动,尤其应该重视集体单位及幼托机构,预防流行和减少发病例数。

目前尚无商业化戊型肝炎疫苗。在动物实验中,HEV 重组疫苗Ⅱ期临床试验结果显示疫苗效力为95.5%,研究已经进入Ⅲ期临床试验。

七、其他新型肝炎病毒及其感染

自从甲、乙、丙、丁、戊五种肝炎病毒病源的研究和实验检测诊断方法建立之后,仍有10%~20%肝炎患者的病因不明,通过流行病学调查和实验研究,表明确实存在除五种之外尚有可引起人类肝炎的其他致病因子,临床上已有命名,如法国肝炎病毒(HFV)、庚型肝炎病毒(hepatitis G virus,HGV)和 TT 病毒(Torque teno virus,TTV)。后两者也已在我国儿童病毒性肝炎患者中被证实。随着病毒学、进化生物学、分子流行病学、分子生物技术、基因测序及克隆技术的深入,可望对现存肝炎病毒有新的认识,对尚存肝炎未明确病原体的有新的发现。

(一)法国肝炎病毒

1994 年 Deka 等用法国一名散发性非甲~戊型肝炎病人的粪便提取液感染恒河猴成功,并从有传染性的病人粪便提取液、被接种动物的肝脏及粪便中检测到直径为 27~37nm 病毒样颗粒,命名为法国肝炎病毒(HFV)。该病毒的基因组为 20kb,双股 DNA,但该病毒未被其他学者所证实。因此,HFV 的存在值得怀疑。

(二)庚型肝炎病毒

20 世纪 60 年代初 Deinhardt 等,发现一名外科医生患肝炎,病原体不明,但接种绒猴,可使血清 ALT 升高,并可接种传代感染,称为 GB 因子。1995 年4月 Abbott,Simons 等宣布 GB 病毒(GBV)抗原按基因序列可分为 A、B、C,但 A、B 从未在人体检测到,西非洲人群血清有抗 GBV-C 抗体,1995 年美国 Kim 报道了一种输血后的肝炎病毒称为庚型肝炎病毒(hepatitis G virus,HGV)。

1. GBV-C/HGV 的分子生物学　据 Linnen 等对 HGV PNF 2 161 株所作的基因分析表明,HGV 为一单股正链 RNA 病毒,基因组全长 9 392 个核苷酸,内含单一长的开放读码区,编码约 2 873 个氨基酸,该区的 5′端为编码结构蛋白基因的基因区 E1、E2;3′端为编码非结构蛋白的基因区 NS2、NS3、NS4A/4B、NS5A/5B。E1、E2 区编码病毒外膜蛋白,NS 区编码解螺旋酶序列、RNA 依赖的 RNA 多聚酶序列和蛋白酶序列。5′端非编码区含 458 个核苷酸,3′端非编码区含 315 个核苷酸。

据 Leary 等对 GBV-C 进行的基因分析报道,GBV-C 是一单股正链 RNA 病毒,基因组全长 9 125 个核苷酸,内含单一长的开放读码区,编码约 2 906 个氨基酸,该区的 5′端为编码结构蛋白的基因区 E1、E2;3′端为编码非结构蛋白的基因区 NS2、NS3、NS4A/4B、NS5A/5B。E1、E2 区编码病毒外膜蛋白,NS 区编码解螺旋酶序列。

HGV 与 GBV-C 之间的基因结构十分相似,同属黄病毒家族,整个病毒蛋白的氨基酸同源性为95%,目前认为 HGV 与 GBV-C 是同一种病毒的不同的分离株,现通常用 GBV-C/HGV 来表示。目前对 GBV-C/HGV 的检测主要用 ELISA 法检测病毒抗体和用逆转录聚合酶链反应(RT-PCR)法检测病毒核酸(RNA)。

2. HGV 的流行病学特征　据报道 GBV-C/HGV 呈全球性分布。ALT 正常的供血员 GBV-C/HGV RNA 阳性率,我国为 1.4%~8.5%,日本为 0.5%、法国为4.2%、德国为 2.3%、美国为 1.3%。从各地报道可得出,GBV-C/HGV 感染主要经血或肠道外途径传播,尚存在垂直传播。受血者、血液透析者和静脉注射毒品成瘾者,以及器官移植者等为高危人群,GBV-C/HGV 常与 HBV、HCV 同时或重叠感染,尚存在 HGV、HBV、HCV 的三重感染。

3. HGV 的临床与病理特征　大多数 HGV 急性感染呈亚临床型或无黄疸型,仅约 59% 的 HGV 感染显示有转氨酶的升高,其他可能是无症状携带者和静止期病人。

从 HGV 单独感染病例的临床与病理分析表明:HGV 感染者临床症状轻重不一,多为亚临床型;多呈黄疸,肝功能损害较乙型肝炎患者轻,ALT、AST 呈轻到中度升高;慢性化程度较高;肝脏组织学改变多呈灶性坏死和碎屑样坏死,少数有汇管区至汇管区桥样坏死和有发展为肝硬化的倾向,电镜下急性肝炎均见到胶原纤维增生并深入到肝细胞间;肝脏免疫组化 HGVAg 的定位呈胞质型,少数呈核型。

用 HGV RNA 持续阳性的慢性庚肝患者血清攻击恒河猴,动态观察了攻击前后动物的血清学和肝脏组织学的动态变化,发现感染的动物其肝功能改变和组织学病变与临床发现的病例相似。动物感染后 18 个月活体解剖,其组织学显示:心、脾、肺、肾、肠及胰腺组织均未见病变,仅肝组织呈现灶性坏死及轻度碎屑样坏死,病理诊断为慢性病毒性肝炎。该研究提示 HGV 是一种嗜肝病毒,具有致病性。

HGV 在各型小儿病毒性肝炎中的总感染率为 3.2%(44/1 378),在不同型别的小儿病毒性肝炎中 HGV 感染率不同,甲型、乙型、丙型和戊型肝炎的感染率分别为 2.9%、3.6%、11.1% 及 6.7%,其中丙型肝炎中的感染率最高;小儿病毒性肝炎中,HGV 在慢性肝炎中的感染率(8.6%),显著高于急性肝炎(3.0%,$P < 0.05$)。而小儿慢性肝炎中乙型、丙型肝炎居多,均提示了 HGV 的传播途径与非消化道传播相关。

4. 实验室检查　GBV-C/HGV 感染的实验室诊断采用 RT-PCR 方法检测 GBV-C/HGV RNA 以及 EIA 法检测 GBV-C/HGV 抗体。

5. 治疗　由于 GBV-C/HGV 致病性问题尚未解决,因此,单独感染 GBV-C/HGV 者是否需要治疗尚存争议。对同时或重叠 HBV、HCV 感染者有报道应用干扰素治疗,与 HBV、HCV 具有相似的疗效反应。

目前尚不清楚小儿 HGV 感染的预后,由于 HGV 感染在小儿病毒性肝炎中占有一定的比例,因此对小儿 HGV 感染的现状及防治尚需进一步深入研究。

(三) TT 病毒

1997 年日本学者 Nishizawa,从一例非甲～戊型肝炎病人血清中分离到一种新型的 DNA 病毒,因该病人姓名缩写为 TT,故将该病毒命名为 TT 病毒(TTV),近年将其正式命名为"Torque teno virus"。

1. TTV 的分子生物学　应用病毒分子生物学、基因水平的检测技术对 TTV 的测序,证实 TTV 是一种单链环状 DNA 病毒,无包膜,为小圆球状颗粒,直径 30～32nm。基因组全长 3.8kb,大约 2.6kb 为编码区,1.2kb 为非编码区。有 4 个 ORF,ORF-1 较长,编码 770 个氨基酸,ORF-2 较短,编码 120 个氨基酸,ORF-3 编码 286 个氨基酸,ORF-4 编码 289 个氨基酸。

自 1997 年陆续发现了一些新的 TTV 相关病毒,包括 SANBAN 病毒、YONBAN 病毒、TTV 样微小病毒、SEN 病毒和 PM 病毒,这些病毒均属于环状病毒科,与 TTV 共同组成 TTV 相关病毒超级家族,其成员具有高度基因异质性,核苷酸序列同源性仅为 40%～60%。

TTV 的基因异质性较高,在 ORF-1 有多个高变区,基因序列差异可达 30%。本病毒科可能存在更多的成员,其非编码区的保守核苷酸序列对发现新成员可能有用。

2. TTV 的流行病学特征　TTV 呈全球分布,人群中 TTV 检出率较高。美国供血员为 34%～98%,沙特阿拉伯供血员为 100%。如此高的感染率与疾病的关系需要进一步证实。

关于 TTV 传播途径的研究,大多认为输血及注射为主要传播途径,在暴露于血及血制品的高危人群中有较高的检出率,如血友病患者、血透患者、静脉注射毒瘾者和职业供血员中。此外,TTV 常可与 HBV、HCV、HGV 同时检测出,为 TTV 感染主要经血传播提供了依据。

TTV 还可经垂直传播、粪-口、空气飞沫传播。

3. TTV 的临床与病理特征　血清病毒标记 HAV～HGV 阴性、免疫组化或原位杂交检测 HBsAg、HCV RNA、HGV RNA 均阴性的急性轻型和慢性肝炎肝活检组织,经地高辛标记的 TTV DNA 探针检测确证为 TTV 单纯感染的病例,对其临床和病理资料进行分析提示急慢性肝炎肝组织中均可观察到轻重程度不一的肝细胞胞质疏松、嗜酸性变、凋亡小体及点灶性坏死等病变,多数病例的小叶内及汇管区炎症较轻。原位末端酶标记检测显示了肝组织中均可见肝细胞凋亡,多数患者的肝功能不正常。认为 TTV 为一种嗜肝性病毒,其感染可以引起肝组织的病理变化,急慢性肝炎的多数病例病变较轻可能与 TTV 的致病力较弱有关。

19 章

报道显示,TTV 可能并不引起肝功能损害。TTV 在人群中分布广泛,通过输血或垂直传播感染 TTV 者 ALT 正常,随访 6 个月至 5 年,未发生肝炎。对 TTV 合并慢性 HCV 感染患者肝损伤进行分析,未发现慢性丙型肝炎肝脏病变以 ALT 及组织活动指数衡量有明显加重。鉴于 TTV 在各种肝病及其他人群的感染率甚高,且多数 TTV 阳性病例并无明显肝损伤的生化及组织学证据,并不能证明与疾病有直接的因果关系,因而其感染的临床意义、致病性尚待进一步研究。

4. 实验室检查 应用 EIA 检测 TTV 抗体方法尚未建立,诊断 TTV 感染实验室检测方法是应用 PCR 方法检测 TTV DNA。

5. 治疗 由于 GBV-C/HGV 致病性问题尚未解决,因此,单独感染 TTV 者是否需要治疗尚存争议。与其他肝炎病毒同时或重叠感染时,则按其他型肝炎治疗。

（俞蕙）

参考文献

［1］中华医学会肝病分会,中华医学会感染病学分会. 慢性乙型肝炎防治指南（2019 年版）. 肝脏,2019,24（12）:1335-1356.

［2］JONAS MM,LOK AS,MCMAHON BJ,et al. Antiviral therapy in management of chronic hepatitis B viral infection in children:A systematic review and meta-analysis. Hepatology,2016,63（1）:307-318.

［3］AASLD-IDSA HCV Guidance Panel. Hepatitis C guidance 2018 update:AASLD-IDSA recommendations for testing,managing,and treating hepatitis C virus infection. Clinical Infectious Diseases,2018,67（10）:1477-1492.

［4］中华医学会肝病学分会,中华医学会感染病学分会.《丙型肝炎防治指南》2019 年版. 实用肝脏病杂志,2020,23（1）:S33-S52.

［5］KARNSAKUL W,SCHWARZ KB. Management of hepatitis C infection in children in the era of direct-acting antiviral agents. Journal of viral hepatitis,2019,26（9）:1034-1039.

第 14 节 脊髓灰质炎

脊髓灰质炎（poliomyelitis）（脊灰）是由脊髓灰质炎病毒（poliovirus）引起的急性传染病,多发生于小儿,主要临床表现为发热及肢体弛缓性瘫痪。由于近年我国有关部门和民众的努力,大力实施强化免疫,我国从 1994 年以后即无本土病毒株引起的脊灰病例报告,已经达到消灭本病的目标。但预防接种方案已有一定程度的变更。

【病原学】 脊髓灰质炎病毒是微小 RNA 病毒科（Picornaviridae）,肠病毒属（Enterovirus）的成员,病毒颗粒呈二十面体,无囊膜。病毒的核衣壳由 60 个亚单位组成,这些亚单位由 4 种多肽分子组成。核衣壳内有线状单链 RNA 基因组,其长度约为 7 500 个碱基。病毒的 RNA 有传染性,或可作为合成另外的 RNA 的模板,或在形成衣壳之后成为前病毒毒粒。病毒的 RNA 也可以起单顺反子（monocistronic）信息传递的作用,其翻译的产物是分子量为 250 000D 的"聚合蛋白质",是由一个单一的开放读码框编码,包括整个基因组的大约 90%。聚合蛋白质被特异地裂解,形成结构多肽、RNA 复制酶、病毒编码的蛋白酶和另外的细胞内复制必需的多肽。脊髓灰质炎病毒的主要结构蛋白或多肽是 VP1、VP2 和 VP3。针对此病毒的中和抗体主要针对 VP1。针对结构蛋白的免疫反应可被用于研究疫苗免疫的效果（详见本节"预防"部分）。

由于缺乏脂质囊膜,微小 RNA 病毒,包括脊髓灰质炎病毒,对乙醚、氯仿、和乙醇有抵抗。但是它们可被电离辐射、甲醛、氧化剂和苯酚迅速灭活。

脊髓灰质炎病毒只有 3 个血清型,Ⅰ、Ⅱ和Ⅲ型。型间一般无交叉免疫。无论国内还是国外,引起瘫痪型疾病的多为 Ⅰ 型,但不同年代和不同地区主要流行株也有不同。脊髓灰质炎病毒一般引起溶细胞性感染,即可直接破坏受其感染的细胞,引起变性和坏死。

【流行病学】 本病的传染源是受该病毒感染的人,包括病人和隐性感染者。受此病毒感染者在潜伏期后期和发病早期,血液中有病毒存在（病毒血症）,持续时间短,约 3~5 天。发病后咽部也可带病毒,持续 10 天左右。粪便中排出病毒的时间较长,从发病早期至恢复期均可排出,最长可达 17 周。因此急性期一定要严格隔离病人、严密消毒处理病人的粪便。

本病毒经粪-口途径传播,包括密切接触。在发病早期有可能经咽部分泌物（包括飞沫）传播。发病有明显的季节性,以夏秋季为主,其他季节亦曾有散发病例出现。

本病的易感人群是儿童。我国资料表明,5岁以下、4个月龄以上儿童最易感;国外有资料表明,5~7岁的儿童发病率最高。

从20世纪50年代中期和60年代初期分别开始使用脊髓灰质炎灭活疫苗和减毒活疫苗后,发达国家中脊髓灰质炎的发病率大幅度降低;美国的脊灰发病率从1955年的17.6/10万人降低到1962年的0.4/10万人;该国最后1例本土的脊灰病例是于1979年报告的[1]。从那时起,美国自然发生的脊灰病毒感染已完全消除,但仍有相当数量的学龄前儿童未得到脊灰疫苗免疫,而且有多达21%的青壮年至少对脊灰病毒的1种血清型易感。

自2010年后,野生型的脊灰病毒被输入到16个非地方性流行国家,引起了1 120例脊灰病例的发生,占全球野生型脊灰病毒引起的脊灰病例的83%。一些非洲国家先后发生散发脊灰病例或小的流行。所有其他的野生型病毒引起的脊灰病例都在脊灰呈地方性流行的阿富汗、尼日利亚和巴基斯坦3个国家发生。

疫苗来源的脊灰病毒可以引起人类的瘫痪型脊灰。它在生物学上与野生型脊灰病毒相似。原有的对疫苗来源的脊灰病毒(VDPVs)实验室检测的方法主要是复合的分子和抗原检测,这类方法已经大多被实时逆转录PCR方法替代。免疫缺陷相关的VDPVs(iVDPVs):自1961年引用了OPV以来,大约有50例B细胞性免疫缺陷的人被发现排出iVDPVs。这些患者中大多数都是在出现急性弛缓性瘫痪(AFP)后才被辨别出来的。中国也发现有这样的病例。从1例9岁的患有原发性免疫缺陷的女孩,分离出了2型iVDPV,和从1例2岁的原发性免疫缺陷男孩分离出了3型iVDPV。这2名儿童都接受过3剂OPV,并且两者都在2011年2月发生了AFP。国内报告[2],福建省疫苗相关性麻痹型脊灰(VAPP)的发生率为(0.38~0.75)/100万。国内研究认为首次服苗是VAPP的影响因素,这与之前研究一致。此外,本研究还发现麻痹时月龄越小,VAPP危险性越高。一般而言,<4月龄应该有来自母体抗体的保护,敏感性较低。出现这种情况可能是由于缺乏常规免疫以及因长期无脊灰状态而缺少野毒株的刺激,导致母体抗体水平下降甚至消失,无法保护低月龄婴儿;同时,还可能与低月龄婴儿自身的免疫系统尚处于不成熟阶段,对OPV较敏感有关。

2011年,我国新疆发生一起由脊灰病毒1型野毒株引起的小暴发[3]。2011年7月3日至10月9日,研究者鉴定出了21例脊灰野毒株感染病例和临床上对应的病例。从急性弛缓性瘫痪患者的673名密切接触者中的14名中分离出了野生型1型脊灰病毒。序列分析的结果提示此次暴发的来源是从巴基斯坦输入的。确认暴发后新疆当地强化了检疫并进行了儿童和成人中的5轮OPV免疫接种,其中的3轮是用三价OPV,而2轮是用1型单价OPV免疫的。在实验室确认首发病例后1.5个月,这次暴发就被扑灭。此次暴发也充分说明,即使是已经消灭了脊灰的国家,只要在世界的其他国家或地区还有野生型脊灰病毒在循环,消灭了脊灰的国家仍然处于发生输入性野生型病毒引起暴发的风险[4]。当前全球只有阿富汗、巴基斯坦和尼日利亚这三个国家仍有野生型脊灰病毒的循环,而且循环的毒株也主要是1型脊灰病毒。

【发病机制】 病毒经口进入人体后首先在咽部,其后在肠道植入并复制。实验研究和对疫苗株感染的研究表明,病毒在被吞入后3天即可在回肠上皮植入。感染后从咽部检测到的病毒量远少于肠道。当病毒传播到深部淋巴组织后,出现一次较轻的病毒血症,同时病毒扩散到敏感的网状内皮组织。

无症状感染时,病毒在此时停止复制,出现型特异的抗体,临床上称为顿挫型。然而少数病人,病毒在网状内皮组织中的复制引起较严重的病毒血症。此后病毒侵入脊髓及脑干等部的灰质细胞,引起这些细胞的广泛坏死。但对于病毒是如何感染神经元的机制,尚未确定,且有争议。近年来,用表达人类脊灰病毒受体的转基因小鼠所做的研究表明,该病毒在病毒血症期是由骨骼肌经神经纤维,而不是经血液直接进入脊髓灰质的。病毒一旦到达神经组织,其后的传播便是经神经传播。有人在亚细胞水平上研究脊灰病毒对细胞的作用,发现其攻击的主要目标是高尔基复合体和内质网。

【病理改变】 脊灰的病变主要累及运动和自主神经元。对神经元的破坏伴有多形核白细胞、淋巴细胞和巨噬细胞等炎症细胞浸润。神经细胞有坏死溶解、胶质细胞增生。组织病理学上最具有特征性的改变是病变的分布:主要受攻击的部位是脊髓前角的灰质和脑桥及延髓的运动神经核,中脑、小脑幕神经核以及大脑中央前回。临床症状取决于病变的严重程度,而非病变的分布,因病变的分布基本在所有病例都是相似的。即使没有延髓受累的体征,几乎所有致命性的重症病例都既有脊髓病变也有脑神经核和脑干的病变。脊髓病变以颈段和腰段为主,故常发生肢体瘫痪。从病理学上看,脊髓背根神经节常常受累,但临床上并不出现感觉功能的缺失。在发生瘫痪的最初几天,脊髓中的病毒量最大,发病后1周,脊髓中一般检测不到病毒,但炎症过程可持续数月。

【临床表现】 脊灰的潜伏期为 9~12 天,可短至 5 天,长至 35 天。从暴露到出现瘫痪的时间多在 11~17 (8~36)天。

在发生流行时,隐性感染者和临床上明显的脊灰病例之间的比例为 60:1 至 1 000:1。至少有 95% 的受感染者是无症状或不显性感染者。对这些受感染者只有通过粪便病毒分离或血清抗体滴度升高才能识别出。

脊灰的临床表现在不同病人间可有很大不同,从无症状感染到严重瘫痪乃至死亡。根据临床表现特点,可将脊灰分为顿挫型、脊髓瘫痪型、延髓瘫痪(脑干型)型、脑炎型等。

1. **顿挫型** 约占所有受感染者的 4%~8%。这一型病人有发热、头痛、咽痛、倦怠、食欲缺乏、呕吐和腹痛,但神经系统检查正常。这一型的病程短,数小时至 2~3 天。顿挫型脊灰可与许多其他感染性疾病难以区分,只有在脊灰流行时才可能疑及本型脊灰。

2. **脊髓瘫痪型** 所有脊灰病毒感染者中,大约 0.1% 发生明显的瘫痪。

(1) 前驱期及瘫痪前期:前驱期症状体征与上述顿挫型相似。经 1~4 天,热退,症状消失。此期相当于第一次病毒血症。此后病人经历 2~5 天的无症状期或静止期。然后进入瘫痪前期,突然重新出现发热,病人体温可达 39℃ 或更高,常伴有寒战、不适、呕吐、颈强直。此时如检查脑脊液,则可发现有细胞数增高。这种双相式病程大约为儿童病例的 1/3,但成人病例却罕见。肌肉疼痛、显著无力、感觉过敏、肌肉痉挛或用力时震颤,以及颈背强直等,都是此期的主要临床表现。病人可出现病理反射,如克氏征和布氏征阳性。瘫痪前期持续 2~3 天。

(2) 瘫痪期:轻症病人出现单个肌肉瘫痪,严重时可致四肢完全瘫痪。瘫痪是弛缓性的,伸展反应消失。瘫痪的最大特征是不对称性分布,双侧受侵犯的肌群可不同。远端的肌肉比近端肌肉更易受累;下肢比上肢易于受累。

(3) 恢复期:瘫痪期一般持续 1~2 周,其后进入恢复期,瘫痪肌肉的功能逐渐恢复。一般从远端肌群开始恢复。瘫痪轻者 1~3 个月可恢复,但重者可能经数月或更长时间才能恢复。部分病例很难或不能恢复。

(4) 后遗症期:发病后 1 年以上,瘫痪肌肉功能仍不能恢复,即进入此期。由于运动神经元的坏死、消失,相应肌肉永久丧失功能,可导致肢体肌肉萎缩、躯干或肢体畸形,脊柱弯曲、马蹄内翻或外翻足等。

3. **脑干型** 此型伴有脑神经支配的肌群,特别是软腭和咽部肌肉受累的表现。喉部肌肉受累不常见。延髓型麻痹引起语言困难、鼻音发声,有时可引起呼吸困难。当延髓循环和呼吸中枢受累时病人的预后凶险。

4. **脑炎型** 主要表现为精神错乱和意识障碍,多出现于婴儿。这一型是唯一的以惊厥为特征的脊灰。与脊髓瘫痪型不同的是,此型可出现痉挛性瘫痪,表明上运动神经元受损。临床上与许多其他病原感染引起的脑炎难以鉴别。

【并发症】 瘫痪型脊灰最主要的是呼吸系统并发症。呼吸肌的瘫痪、由于脑神经受累造成呼吸道的梗阻及呼吸中枢本身受损等,均可导致呼吸衰竭。

胃肠道的并发症有出血、肠麻痹和淤血扩张。

【实验室检查】 外周血白细胞正常或可升高。脑脊液的常规检查结果难于同其他病毒引起的无菌性脑膜炎相区别。

病原学检查可帮助确定诊断。一般在发病 1 周内可从咽部分离出脊灰病毒。发病后数周内可从粪便中分离到该病毒。

对病毒分离阴性,或无条件进行培养时,可用血清学方法诊断。血清和/或脑脊液中特异性 IgM 抗体的检出,血清或脑脊液中 IgG 抗体或中和抗体滴度在恢复期显著(4 倍或更多)升高时均可确定诊断。

脊灰病毒核酸的检测已经被广泛用于脊灰的临床诊断、鉴定病毒属于与疫苗相关或属于野生型病毒株,如果与疫苗相关,可以鉴定出与哪个型相关。因此这类方法具有极高的实用价值。常用的方法是实时逆转录 PCR 法,可用于鉴别野毒株和疫苗株。此法也在不断地更新和改进。必要时可做病毒基因的测序检查。

有研究者报告了一种定量多重一步式逆转录聚合酶链反应(qmosRT-PCR)方法,可以从临床和环境收集的标本中鉴定和定量测定 Sabin 株(1~3 型)脊灰病毒[5]。这是一种快速而敏感的方法,可用于多重鉴定并测定 Sabin 毒株的 3 个血清型。这个方法既可用于评价灭活脊灰疫苗的黏膜免疫,也可用于基于 PCR 的脊灰病毒滴定和中和试验的读出。该方法可以做高通量检测,取代常规的基于细胞培养、病毒分离后再做血清型分型等过程。用这种方法完成检测只需数小时,简便、特异、敏感度高。另外一组研究者(美国 FDA 研究人员)报告的一种基于多重 PCR 的滴定检测[6],可用于测定脊灰病毒疫苗 Sabin 三个毒株的感染性滴度。该方法的可重复性好,敏感度高,用时比常规的细胞培养病毒分离方法(一般用 10 天)缩短了很多,于 2~3 天内完成。该方法也可以自动化而完成高通量检测。

【诊断与鉴别诊断】 在已知有脊灰流行的情况下,根据流行病学史、典型临床表现及实验室检查,脊灰的诊断并不困难。但目前我国已消灭脊灰。遇到可疑的病例,应作全面仔细的病史询问、详尽的检查,留取急性期和恢复期血清、脑脊液和粪便标本。除常规检验外,一定要将留取的标本送到有条件做病原学、血清学,以及分子生物学检查技术的实验室或国家指定的参考实验室进行有关的检查。

鉴别诊断比较困难的是顿挫型以及前驱期和瘫痪前期的病例。此外,脊灰病毒引起的脑炎,与其他病毒引起的无菌性脑膜炎难以区分,需经实验室检查才可彻底鉴别。

与脊髓瘫痪型脊灰鉴别最重要疾病的是急性感染性多发性神经根神经炎,亦称吉兰-巴雷综合征。脊灰患儿一般都有发热、可有脑(脊髓)膜刺激征、起病急;瘫痪的特点是不对称的,而且实际上很少伴有感觉异常。与此相反,吉兰-巴雷综合征则有对称的上行性瘫痪,80%以上的病例有感觉丧失。双侧面瘫可发生于半数的吉兰-巴雷综合征病例,但在延髓型或脑干型脊灰则不常见。脊灰病人瘫痪的进展或延伸很少超过3~4天,吉兰-巴雷综合征瘫痪的进展或扩散可持续2周左右。脑脊液的特征也有助于鉴别。脊灰有脑脊液的细胞数显著增多及一定程度的蛋白增加;但在吉兰-巴雷综合征中,蛋白的增加不伴或只伴有轻度的细胞数增多(蛋白细胞分离现象)。病程第2或第3周时,脑脊液对鉴别诊断的帮助不大,因为此时脊灰病人脑脊液中细胞计数已恢复到正常,只有蛋白质的增高。

横贯性脊髓炎病人在临床上可确定某脊髓水平有运动和感觉功能的异常,而且瘫痪是痉挛性的,表明上运动神经元受损。括约肌功能的紊乱也较显著。

为证实已经消灭脊灰,我国有关部门规定对可能同脊灰混淆的14种弛缓性瘫痪(其中包括脊灰、吉兰-巴雷综合征和横贯性脊髓炎、多神经病、神经根炎等)一律向指定部门报告,并且按照规定留取病人的标本。临床上也应注意将脊灰同其他弛缓性瘫痪相鉴别。

其他引起瘫痪的疾病,还有由其他肠道病毒引起的瘫痪、癔症性瘫痪、白喉或肉毒中毒引起的神经病、因长骨骨髓炎、骨折、关节脱位等引起的假性瘫痪和伴有瘫痪的脑炎等。

【治疗】 对脊髓灰质炎尚无特异性抗病毒治疗药,因此其治疗是支持和对症治疗。前驱期和瘫痪前期病人,应卧床休息,注意病人水电解质平衡,适当给予镇静剂,对疼痛的肢体局部使用湿热敷,对减轻疼痛很有帮助。

在瘫痪的急性期,应将病人收住院治疗。卧床休息对防止瘫痪进展或扩展是必须的。对较大的儿童病例,

在床垫下放置木板,可减轻背部肌肉痉挛引起的疼痛。下肢瘫痪的病例,将脚放在与床面成直角的木板上,可防止发生足下垂。

抗病毒药物研究进展 Pocapavir(V-073)是一种研发中的药物,被认为是病毒衣壳的抑制剂,在试验中显示对脊灰病毒有强效。研究者于2017年报告[7],在一项随机、盲化、安慰剂对照的临床试验(共计144例成人)中,以脊灰1型OPV疫苗株引起的感染作为模型。结果证实该药可使病毒转阴的时间显著短于安慰剂组(10天对13天),但出现耐药的情况,比例达44%。安慰剂组也出现了耐药株。此外,有作者报告在1例X-连锁无丙种球蛋白血症,发生了3型脊灰病毒感染,长期免疫缺陷相关疫苗衍生脊灰婴儿中成功地用pocapavir清除了脊灰病毒[8]。该患儿在初始就诊后6个月时,其粪便中3型脊灰病毒仍阳性,而且有该病毒VP1基因的18个核苷酸的变化,这代表着显著的公共卫生方面值得担忧的问题该患儿接受pocapavir前后每日留取粪便标本。口服治疗的第二天,粪便中病毒即转阴,直到治疗结束后7周,粪便中脊灰病毒仍然阴性。患儿对该药耐受良好。

正在研发的药有V-7404(最初是针对鼻病毒开发的)、其他类别的抗病毒药,以及单克隆抗体,如抗脊灰病毒抗体A12每毫克对脊灰病毒1和2型的中和单位大约为200 000[9]。

顿挫型病例的预后良好。瘫痪较轻的患儿多能顺利地恢复,但瘫痪严重的病例完全恢复的可能性相对小。在加强监护技术尚未使用的年代,瘫痪型脊灰的病死率曾达5%~10%,其后已有大幅度下降。

【预防】 在已经没有脊灰病例发生的今天,脊灰的预防措施主要是普遍的、严格的疫苗接种。我国40年来一直使用口服脊髓灰质炎减毒疫苗(oral live attenuated poliovaccine),即OPV,取得了最终消灭脊灰的辉煌成就。我国实行的免疫方案是2、3、4月龄时各服一次三价疫苗,4岁时强化服苗一次。对边远地区、流动人口等进行免疫十分重要,目前用的疫苗贮存和运输必须保持在规定的温度进行。

临床上如见到可疑病例,应及时隔离,隔离期自发病日计40天;最初1周应进行呼吸道和消化道隔离,其后进行消化道隔离。对密切接触者,需进行医学观察20天;如出现发热、呼吸道或消化道症状,应使病人卧床休息,隔离至症状消失后1周。加强个人卫生,处理好粪便、严格管理饮食和饮水卫生,是切断脊灰和其他肠道传染病的重要环节。

在脊灰的疫苗免疫方面,曾经有过很多的争论。

19章

OPV 有服用方便、在消化道黏膜和血液中都可引发免疫反应、服用次数少等优点。但其不足之处是,有免疫缺陷者可发生 OPV 相关的瘫痪、疫苗株在人群中复制、循环后有可能发生毒力恢复,对保存和运输温度的要求比较严格等。灭活脊髓灰质炎病毒疫苗(poliovirus vaccine inactivated,IPV)虽然也有很好的保护作用,但有黏膜免疫相对差、接种途径不方便(注射)、接种次数多、价格昂贵等不足。因此,在 20 世纪 80 年代即有研究者探讨有无更理想的方法,既避免这两种疫苗的不足,又发挥两者的优点。研究结果初步提示,先用 2 剂 IPV,然后再用 OPV,可基本达到上述目的[10]。美国疾病预防控制中心(CDC)曾建议在可能的情况下,采用这种免疫方法。

OPV 相关的瘫痪(即疫苗相关的瘫痪型脊髓灰质炎,VAPP):在美国,消灭自然发生的脊灰已多年。但因该国主要用 OPV 对易感人群免疫,每年大约发生 5~10 例 OPV 相关的脊灰或瘫痪。这种瘫痪主要见于两种人群:一是接受疫苗接种者;另一种是疫苗接种者的接触者。正是为了避免因为使用 OPV 而发生 VAPP,美国免疫实践咨询委员会(ACIP)于 1999 年 6 月 17 日做出建议,在美国无一例外地使用灭活的脊髓灰质炎疫苗(IPV)作为儿童脊灰常规免疫接种,以消除 VAPP 的危险[11]。所有儿童都在 2、4、6~18 个月龄和 4~6 岁应各接受 1 剂 IPV,共 4 剂。OPV 只有在规定的特别情况下使用。从 1979 年以后美国报告的本土脊灰全部都与 OPV 相关。WHO 策略:1988 年世界卫生大会宣布,要在全球范围内消灭脊灰,为此制定了全球行动计划。当时在 125 个国家约有 35 万脊灰野毒株引起的病例。经该计划的实施,至 2018 年年底,全球只发现了 33 个病例,而这些病例全部都是相邻的两个国家:阿富汗和巴基斯坦。2015 年全球消灭了 2 型脊灰,2019 年 10 月 24 日 WHO 宣布全球消灭了 3 型脊灰。

WHO 关于脊灰疫苗的意见书[12]中详细介绍了不同的 IPV-OPV 联合免疫方法。三价 OPV(tOPV)接种覆盖率低导致接种不充引起的免疫力缺失使循环 VDPV(cVDPV)出现增加,26%~31% 的 VAPP 病例与三价 OPV 中 2 型成分相关。因此有必要在国家免疫规划中将三价 OPV(含 1、2 和 3 血清型)转换为两价 OPV(bOPV)仅含 1 和 3 血清型,并协调全球同时转换。2015 年世界卫生大会同意,将当时采用 OPV 的所有成员国在 2016 年 4 月全球回收 OPV 的 2 型成分,并且开始用 OPV + IPV 接种。对所有国家免疫规划中使用 OPV 的国家,WHO 仍建议在疫苗接种程序中至少添加 1 剂 IPV。其主要目的是,OPV 中去除脊灰病毒 2 型后,

一旦发生脊灰病毒 2 型导致的暴发,可迅速加强免疫基础。此外,接种 IPV 可降低 VAPP 发生的危险性并可加强疫苗接种者抗脊灰病毒 1 和 3 型的体液和黏膜免疫力,这取决于接种 IPV 的时间或剂数。

IPV-OPV 序贯接种程序在疫苗接种覆盖率高(如 90%~95%)且传入危险性低的国家中,当出现严重 VAPP 问题时应采用 IPV-OPV 序贯接种程序。在采用 IPV-bOPV 序贯接种程序的国家中,最初接种 1 或 2 剂 IPV 后应接种 ≥2 剂 bOPV,以确保肠道黏膜中有足够的保护水平并降低 VAPP 的负担。对于 IPV-OPV 序贯接种程序,WHO 建议在 2 月龄接种 IPV(如 3 剂 IPV-bOPV-bOPV 程序)或在 2 月龄和 3~4 月龄接种 IPV(如 4 剂 IPV-IPV-OPV-OPV 程序),然后接种 ≥2 剂 bOPV。初免时每次接种应间隔 4~8 周,取决于儿童期早期接触脊灰病毒的危险性[12]。

有下列已知基础疾病或情况的严重免疫损害者忌用 OPV:原发性免疫缺陷、胸腺疾病、有症状 HIV 感染或低 CD4 T 细胞值、采用化疗的恶性肿瘤、最近进行过造血干细胞移植、使用已知有免疫抑制或免疫调节特性的药物(如大剂量全身性糖皮质激素、烷基化药物、抗代谢剂、Ot 肿瘤坏死因子抑制剂、IL-1 阻滞剂或其他针对免疫细胞的单克隆抗体),以及正在或最近进行过针对免疫细胞的放射治疗。这些人群可安全接种 IPV。

在我国 OPV 在消灭脊灰中发挥了重要作用,但因存在引起 VAPP 和疫苗衍生脊髓灰质炎病毒(VDPV)感染发生的危险,自 2016 年 5 月 1 日起停用了三价 OPV(tOPV),改用二价脊髓灰质炎减毒活疫苗(bOPV),并将 IPV 纳入国家免疫规划,采用 IPV-OPV-OPV-OPV 序贯免疫程序进行接种,这样的策略不仅能减少 VAPP 的发生,还能维持较高的肠道黏膜免疫力[13,14]。

疫苗研究的进展:在 2008 年世界卫生大会通过了决议,要求开发适当的策略和产品,包括生产脊灰灭活疫苗(IPV)的更加安全的程序以及能够使用它的一些策略。因为在野生型脊灰病毒引起的瘫痪型脊灰日益减少的情况下,脊灰减毒活疫苗(OPV)引起的瘫痪型脊灰(VAPP),以及疫苗(OPV)相关的脊灰病毒感染造成瘫痪的情况,已经成为全世界有关方面关注的重要问题,尽管在数十年以前就已经有人提出了此问题,并进行了相关的研究。针对这样的情况,我国科研人员以脊灰的 Sabin 病毒株制备了 IPV,并对其进行了一系列的研究。其二期临床研究的论文已于 2012 年在 *J Infect Dis* 上发表。研究证实,他们制造的 IPV 安全性良好,其引起的血清转换率达到了使用 OPV 和常规 IPV 所取得

的血清转换率水平。该疫苗的进一步临床研究和最终投入临床使用，将可能为减少 OPV 引起的瘫痪型疾病，以及疫苗相关的脊髓灰质炎病毒的传播和感染作出有益的贡献。

（照日格图）

参考文献

［1］MANDELL GL，BENNETT JE，DOLIN R. Mandell，Douglas，and Bennett's Principles and Practice of Infectious Diseases. 7th ed. Philadelphia：Elsevier Science Health Science div，2004.

［2］林志强，吴瑞红，吴江南，等. 福建省 2008—2011 年疫苗相关麻痹型脊髓灰质炎发生率及其影响因素研究. 中华流行病学杂志，2013，34（4）：413-414.

［3］LUO. HM，ZHANG Y，WANG XQ，et al. Identification and control of a poliomyelitis outbreak in Xinjiang，China. N Engl J Med，2013，369（21）：1981-1990.

［4］MUNDEL T，ORENSTEIN WA. No country is safe without global eradication of poliomyelitis. N Engl J Med，2013，369（21）：2045-2046.

［5］MANUKYAN H，ZAGORODNYAYA T，RUTTIMANN R，et al. Quantitative multiplex one-step RT-PCR assay for identification and quantitation of Sabin strains of poliovirus in clinical and environmental specimens. J Virol Methods，2018，259：74-80.

［6］MANUKYAN H，RODIONOVA E，ZAGORODNYAYA T，et al. Multiplex PCR-based titration（MPBT）assay for determination of infectious titers of the three Sabin strains of live poliovirus vaccine. Virol J，2019，16（1）：122.

［7］COLLETT MS，HINCKS JR，BENSCHOP K，et al. Anti-viral activity of pocapavir in a randomized，blinded，placebo-controlled human oral poliovirus vaccine challenge model. J Infect Dis，2017，215（3）：335-343.

［8］COPELYN J，HINCKS JR，WILMSHURST JM，et al. Clearance of immunodeficiency-associated vaccine-derived poliovirus infection with pocapavir. Pediatr Infect Dis J，2020，39（5）：435-437.

［9］MCKINLAY MA，COLLETT MS，HINCKS JR，et al. Progress in the development of poliovirus antiviral agents and their essential role in reducing risks that threaten eradication. J Infect Dis，2014，210（1）：S447-453.

［10］ZHAORI G，SUN M，FADEN HS，et al. Nasopharyngeal secretory antibody response to poliovirus type 3 virion proteins exhibit different specificities after mucosal or parenteral immunization with live or inactivated poliovaccines. J Infect Dis，1989，159（6）：1018-1021.

［11］PREVOTS DR，BURR RK，SUTTER RW，et al. Poliomyelitis prevention in the United States. Updated recommendations of the Advisory Committee on Immunization Practices（ACIP）. MMWR Recomm Rep，2000，49（RR-5）：1-22.

［12］王真行，邹力. WHO 关于脊髓灰质炎疫苗的意见书. 国际生物制品学杂志，2016，39：202-208.

［13］邓鹏飞，费怡. 国内脊髓灰质炎疫苗不同序贯免疫程序免疫效果及安全性的研究进展. 中国生物制品学杂志，2019，32：823-827.

［14］LIAO G，LI R，LI C，et al. Safety and immunogenicity of inactivated poliovirus vaccine made from Sabin strains：a phase Ⅱ，randomized，positive-controlled trial. J Infect Dis，2012，205（2）：237-243

第15节 肠道病毒感染

人肠道病毒（human enterovirus）属于 RNA 病毒类微小核糖核酸病毒科（*Picornaviridae*）的肠道病毒属（*Enterovirus genus*）。传统生物学分类根据人肠道病毒在人或灵长类动物细胞生长的能力、感染不同的动物种属以及不同的抗原性，将其分为脊髓灰质炎病毒（*Poliovirus*）、柯萨奇病毒（Coxsackie virus，CV）A 组和 B 组、埃可病毒（*Echovirus*）以及 1968 年以来新发现的肠道病毒型。随着新型肠道病毒不断被发现，逐渐发现肠道病毒不同和相同血清型的临床表现具有多样性，而且传统的中和定型方法对多种病毒无法鉴定，近年来采用分子分型方法。目前根据人肠道病毒生物学及遗传特性将其分为 4 个组（species）：A、B、C 和 D，目前包括 100 多个血清型（表 19-8）[1]。基于遗传学的肠道病毒分类方法较传统的病毒分类法，能更精确地根据病毒的分子特点进行分类。肠道病毒感染广泛分布于世界各地，人群隐性无症状感染甚为普遍。肠道病毒通过粪-口途径和呼吸道传播，引起人类不同类型的疾病，临床表现复杂多样，大多属轻症，但重症引起无菌性脑膜炎、脑炎、弛缓性瘫痪性疾病、心肌炎，也可危及生命，成人和儿童均可发病，尤其多见于小儿。20 世纪 90 年代后期由肠道病毒引起的手足口病在亚太地区相继暴发流行,2007 年以后在我国连续大规模暴发流行,肠道病毒 71(enterovirus 71,EV-A71)是导致流行和重症病例死亡的主要病原,成为继脊髓灰质炎病毒被消灭后最受关注的肠道病毒。此外,近年来,肠道病毒 68(enterovirus 68,EV-D68)所致重症呼吸道感染在美国、欧洲、非洲、东南亚等地区被报道而受到关注[2]。脊髓灰质炎病毒感染已在上一章详述,本章只介绍非脊髓灰质炎的其他肠道病毒感染。

表 19-8 人肠道病毒属及其分型

属 (Genus)	组 (Species)	血清型 (Serotype)
人肠道病毒	A	柯萨奇病毒 A 组 2~8,10,12,14,16 肠道病毒 71,76,89~92,114,119~125
	B	柯萨奇病毒 A 组 9 柯萨奇病毒 B 组 1~6 埃可病毒 1~7,9,11~21,24~27,29~33 肠道病毒 69,73~75,77~88,93,97,98,100,101,106,107,110~114
	C	柯萨奇病毒 A 组 1,11,13,17,19~22,24 脊髓灰质炎病毒 1~3 肠道病毒 95,96,99,102,104,105,109,113,116~118
	D	肠道病毒 68,70,94,111,120

【病原学】 肠道病毒(enterovirus)具有许多共同特点:①属于小 RNA 病毒科(Picornavirid)肠道病毒科(Entervirus genus),由单股正链 RNA 构成,长度为 7 000~8 000 个碱基。根据 RNA 基因序列分析,同一组血清型的病毒壳体蛋白编码区 RNA 序列有 70% 以上同源性。②病毒颗粒形态、体积极小,为球形,直径 20~30nm,有 32 个壳微粒形成的衣壳呈二十面体,立体对称,病毒颗粒裸露无包膜,具有四种壳体蛋白 VP1、VP2、VP3 和 VP4,VP1~VP3 位于病毒颗粒表面,VP4 位于病毒颗粒内部。③肠道病毒耐酸(pH 值 3.5),对胃酸有抵抗力,对普通消毒剂如 70% 酒精、5% 甲酚皂溶液等有抵抗作用;对氧化剂如 1% 过锰酸钾、1% 过氧化氢和含氯消毒剂较敏感。此外对高温、干燥、紫外线等敏感,56℃ 30 分钟可灭活病毒。有机物可保护病毒,病毒在粪便和污水中可存活数月。④肠道病毒在灵长类上皮样细胞中生长最好。常用的有猴肾、人胚肾、人胚肺、人羊膜和 HeLa 细胞等。病毒在胞质内复制,迅速引起细胞病变,致使细胞变圆、坏死、脱落。柯萨奇病毒对乳鼠有致病性,可通过接种乳鼠来分离该类病毒。⑤在人类肠道属暂居性,与偶然经过肠道的病毒以及始终寄生于肠道的细菌群不同。⑥病毒可侵犯人体不同器官,引起临床表现复杂多样,病情轻重悬殊,但以轻型、隐型为多。将柯萨奇病毒和埃可病毒及其他肠道病毒特性分述如下[3]:

1. 柯萨奇病毒(Coxsackie virus,CV) 其最大特点为可使新生乳鼠致病,故以前一般都采用乳鼠接种分离柯萨奇病毒。并根据在乳鼠中引起的病理变化的不同,可将此病毒分为 A、B 两大组。A 组 24 个型(其中 23 型已归入埃可 9 型),在乳鼠中可引起骨骼肌的广泛肌炎及坏死,常表现为弛缓性瘫痪,而不累及中枢神经系统;仅 A 组 7 型可引起灵长类动物神经系统病变。B 组 6 个型,在乳鼠中引起局限性肌炎、脂肪组织坏死、脑脊髓炎,也可引起心肌炎和肝、胰的局灶性病变。乳鼠常出现全身震颤、痉挛及强直性瘫痪。A 组病毒大多无致细胞病变作用,A9 和 A16 能引起病变。A 组某些型也可适应猴肾细胞。B 组病毒则大都对猴肾、猴睾丸、人胚肾和某些传代细胞有致细胞病变作用。A 组病毒某些型和 B 组病毒具有血凝性能。

2. 埃可病毒(Echovirus) 共 34 型,其中第 10 型特别大,直径 60~100nm,且其性质也有别于其他埃可病毒,故已将其另列一类,称呼吸肠道病毒或呼肠孤儿病毒(respiratory enteric orphan virus,reovirus)第 I 型;埃可 28 型后来发现具有不耐酸的性质,区别于其他肠道病毒,现已划为鼻病毒 1A 类;埃可 1 型与 8 型抗原相同,目前统称为 1 型;埃可 34 型已认为是柯萨奇病毒 A 组 24 型的一个抗原变种;埃可 22 型和 23 型目前被重新分类在新的副埃可病毒属(Parachovirus genus)。埃可病毒某些型(3、4、6、7、10、11、12、13、18、19、20、21、24、29、30、33 型)具有凝集人类红细胞的性能。一般来讲,埃可病毒只对人类有感染性,对乳鼠和猴不致病,仅 9 型病毒经组织培养传代后可使乳鼠发生广泛性肌炎,似柯萨奇 A 组病毒。猴肾或人胚肾细胞对埃可病毒很敏感,常用来分离病毒,但埃可病毒不易引起 HeLa 细胞产生病变。

3. 由于发现某些肠道病毒不能以传统分类法归入柯萨奇病毒或埃可病毒,1974 年国际病毒命名委员会将它们按序数编号命名,即肠道病毒 68、69、71 型等。甲型肝炎病毒以往被分类为肠道病毒 72 型,目前被分类在独立的微小核糖核酸病毒属。

【流行病学】 肠道病毒感染在世界上传播很广，可引起流行及散发病例，人群对肠道病毒普遍易感，发病主要见于儿童。血清型分布在不同地区存在差异，流行株随年份、季节和疾病而异。美国疾病预防控制中心收集 1970—2005 年美国各地检出的肠道病毒进行分析，发现前 10 位的肠道病毒血清型都属于肠道病毒 B 组，依次为埃可 9、11、30、柯萨奇 B5、埃可 6、柯萨奇 B2、柯萨奇 A9、埃可 4、柯萨奇 B4 和埃可 7，而柯萨奇 A16 和 EV-A71 分别位居第 16 位和 25 位；2009—2013 年以柯萨奇 A6、埃可 11、埃可 18、柯萨奇 A9、柯萨奇 B4、埃可 30 等常见；2014—2016 年以 EV-D68 为主，占 55.9%，其次为埃可 30、柯萨奇 A6、埃可 18、柯萨奇 B3 等[4,5]。2015—2017 年欧盟国家 10 种主要的肠道病毒血清型为柯萨奇 A6、埃可 30、6、柯萨奇 B5、EV-A71、埃可 18、EV-D68、埃可 5、9、11；其中埃可 30、6、9、11、EV-A71 多引起神经系统症状，EV-D68 主要引起呼吸道症状[6]。日本 2000—2008 年肠道病毒无菌性脑膜炎的监测数据显示，最常见的 10 种肠道病毒血清型依次为埃可 13、30、柯萨奇 B5、埃可 11、6、18、9、柯萨奇 B3、EV-A71、柯萨奇 B1[7]。中国台湾疾病预防控制中心 2000—2005 年监测报告前 15 位的肠道病毒包括柯萨奇 A2、4~6、10、16、24，柯萨奇 B3~5，埃可 6、9、11、30 和 EV-A71，其中柯萨奇 A16、EV-A71 和柯萨奇 A4 位居前 3 位[8]。中国大陆自 2008 年手足口病在全国暴发流行，常见的肠道病毒血清型主要是 EV-A71、柯萨奇 A16、A6、A10 型[9]。

肠道病毒发生流行的强度、波及范围和严重程度与人群易感性、地区、季节、年龄以及流行的血清型有关。如 1956 年埃可病毒 9 型流行，几乎席卷整个欧洲大陆，涉及数十万人，病情也较重，如 1979—1980 年埃可病毒 11 型流行，以及 1969 年全世界肠道病毒 70 型引起的急性出血性眼结膜炎[12]。自 1997 年以后柯萨奇病毒 A16 和 EV-A71 引起的手足口病在亚太地区频繁暴发流行，肠道病毒 71 型的优势流行导致严重的中枢神经系统并发症并引起死亡[11]。2010 年 9~10 月我国局部地区发生结膜炎流行，大部分病例为托幼机构或在校儿童和工厂工人，病原监测证实柯萨奇病毒 A24 为致病原[12]。1978 年 7 月在云南省某农场发生一次由柯萨奇 A9 引起的急性心肌炎暴发流行，共有患者 12 人，均为成人，其中病原学确诊者 7 例，病情较重，死亡 2 例[10]。肠道病毒亦可仅在某些地区或集体机构中发生规模较小的传播，如 1991 年 6~9 月在上海地区曾发生一次局部的埃可 30 型引起的儿童急性脑膜炎，临床表现较轻，全部康复，无死亡亦无后遗症。2015 年我国河北地区发生

由埃可 18 型引起的儿童病毒性脑炎/脑膜炎暴发流行[13]。

1. 传染源 有症状的患者及无症状或隐性感染者都是重要的传染源，尤以轻症和隐性感染者为传播病毒的主要传染源。北京于 20 世纪 50~60 年代曾进行过调查，发现小儿粪便中总分离率为 19.2%，阳性小儿 60% 为 3 岁以下婴幼儿，3~5 岁只占 30%，6~7 岁降为 10%，而 20 岁以上成人全部阴性[10]。山东 2010 年 5~10 月在手足口病流行期间调查了健康儿童粪便中肠道病毒携带率，检出率为 23.2%[14]。患者在发病早期即可从其粪便和上呼吸道分离出病毒，病程第 1 周阳性率达高峰，以后渐降，一般在呼吸道持续排出病毒（virus shedding）1~3 周[16]，在粪便持续排泄病毒可长达 2~3 个月。感染后持续排毒对于传播感染也具有重要意义。

2. 传播途径 主要在人和人之间经粪-口传播，呼吸道分泌物也可引起接触传播。间接经手、衣物、玩具等传播不能忽视，尤其在集体儿童机构中，如肠道病毒引起的急性结膜炎泪中排病毒，经手和污染物传播。肠道病毒也可经胎盘自孕母传给胎儿引起胎儿宫内感染，新生儿分娩时暴露于母亲的具有感染性的分泌物和血液也可发生感染。

3. 流行季节 温带地区一般多以夏秋季流行为多，也有发生于冬季者，热带地区则四季均可发病。

4. 人群易感性 鉴于儿童的免疫易感性和不良卫生习惯，儿童最容易感染肠道病毒和副肠病毒。肠道病毒感染在孕妇和新生儿中非常常见。肠道病毒和副肠病毒在围产期也可传播，围产期传播的主要方式是通过分娩时接触母体血液和/或生殖器分泌物，以及分娩后的粪-口和呼吸道途径[15]。

5. 免疫力 感染后人体可产生具有型特异性的血液中和抗体及补体结合抗体（IgA、IgG、IgM），病后第 1 周即可出现，3~4 周后达高峰，以后渐降，仅对同型病毒具有较持久的免疫力。血清保护性中和抗体可保护机体免于再次获得疾病，但是对无症状感染不具有保护性。孕母如患过肠道病毒感染，其抗体可由母体传至胎儿。被动免疫球蛋白和经胎盘获得的母亲抗体可有效防止肠道病毒疾病。原发感染后 2~4 周鼻腔和十二指肠产生分泌性 IgA 抗体，持续至少 15 年，在每一处黏膜部位 IgA 抗体的分泌取决于局部病毒复制。一旦再次暴露肠道病毒，分泌性 IgA 抗体可阻止和显著降低病毒复制。免疫妇女的初乳和乳汁也存在分泌性 IgA 抗体，母乳中的抗体可能干扰哺乳新生儿的病毒复制。单纯 B 淋巴细胞免疫缺陷综合征的个体可发展为持续性肠道病毒感染，提示体液免疫对于病毒清除是必要的。老

鼠模型显示抑制 T 淋巴细胞功能对于肠道病毒感染的过程几乎没有影响,这可解释患有 T 淋巴细胞免疫缺陷或免疫抑制的个体并非是发生重症或持续性肠道病毒感染的危险人群。实验显示巨噬细胞功能对于病毒清除和感染恢复是非常重要的[3]。

【发病机制与病理变化】 柯萨奇病毒和埃可病毒由呼吸道或口腔至消化道侵入局部黏膜,病毒与宿主细胞膜蛋白受体结合,数分钟内即完成插入,脱衣壳和释放 RNA 基因入宿主细胞质中,进行装配和复制[17]。如发病机制图 19-14 所示[12],肠道病毒在上皮细胞,以及咽部或肠壁淋巴组织居留和增殖,可由此从口咽分泌物或粪便排出。病毒在黏膜下淋巴组织复制后发生初次

病毒血症(primary viremia),早期病毒复制不引起胃肠道和淋巴网状组织的组织病理变化,病毒经淋巴通道扩散至远端淋巴结、肝、脾和骨髓并在这些器官进一步复制,导致持续性再次病毒血症(secondary viremia),病毒播散至靶器官如中枢神经系统、皮肤黏膜、心脏、肺、肝、胰、肌肉等,在该处增殖,引起各种病变,出现相应的临床表现。EV-A71 可进入脑干,激活交感神经释放大量儿茶酚胺,导致神经源性肺水肿和/或休克。多数感染者在大量病毒血症未发生前感染自限,表现为无症状感染或暂时性症状。再次大量病毒血症时期就出现明显的临床症状,表现为发热、全身不适症状和脏器受累的特异症状,可伴有炎症反应。

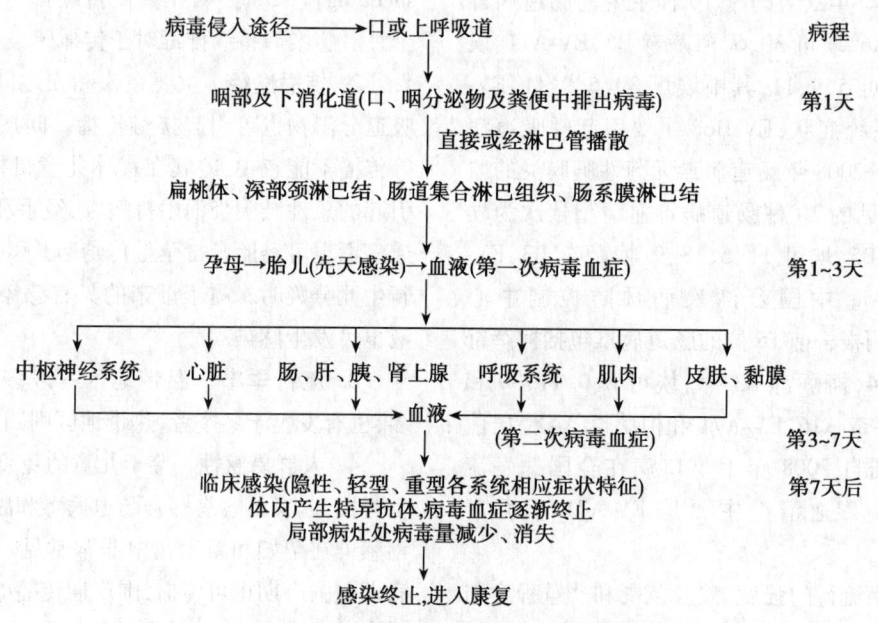

图 19-14 肠道病毒感染的发病机制图

某些宿主因素如在第一次小量病毒血症时有剧烈运动,过度疲劳、受寒、营养不良、妊娠、免疫力低下和 B 淋巴细胞免疫缺陷可加重疾病严重程度。原发感染后可获得持久稳定的型特异性免疫,不同型别的肠道病毒感染后不能提供交叉免疫保护,因此机体可重复感染。

死亡者均系重症患者,可因病毒侵犯部位的不同,见到不同脏器和组织的病理变化,如脑炎时脑部有局灶性细胞浸润,伴退行性变;侵犯心脏时可有间质性心肌炎,伴局灶性坏死、心包炎等;肝脏病变也以局灶性细胞浸润为主。

【临床表现】 儿童部分肠道病毒感染为无症状感染,症状感染者的临床表现复杂而多样化,同型病毒可引起不同的临床综合征,而不同型别病毒又可引起相似的临床表现(表 19-9)[16]。以下按不同综合征叙述:

1. 非特异性急性发热(nonspecific acute febrile illnesses) 肠道病毒感染是 3 月龄以下小婴儿非特异性急性发热最常见的病因,尤其在夏秋季。通常表现为发热,或伴有易激惹、嗜睡、食欲缺乏、呕吐、腹泻、出疹或上呼吸道感染症状。大约一半婴儿感染肠道病毒后发生无菌性脑膜炎,但没有明显的脑膜刺激征。大部分婴儿在 2~10 天内恢复。年长儿童可伴头痛、乏力、肌痛等,体征多无异常或有咽充血,周围血象大多正常。

2. 呼吸道感染(respiratory tract infection) 上呼吸道卡他症状及咽炎是各种柯萨奇病毒及埃可病毒感染中常见的症状。这些病毒也与某些呼吸道感染的流行有关,如柯萨奇 A21、B2 型曾引起感冒样轻型呼吸道感染的流行,埃可 4、7、11、20、25 型可引起某些流感样疾病或咽炎。肠道病毒可引起哮喘性支气管炎。埃可 19 型曾在婴儿中引起下呼吸道感染,有持续的呼

表 19-9 肠道病毒不同型别所引起的临床表现

疾病	相关的肠道病毒血清型/基因型	肠道病毒组
脑炎	CV-A2,CV-A3,CV-A4,CV-A5,CV-A6,CV-A7,CV-A8,CV-A16,EV-A71	EV-A
	CV-A9,CV-B1,CV-B2,CV-B3,CV-B4,CV-B5,E-3,E-4,E-5,E-6,E-7,E-9,E-11,E-13,E-14,E-16,E-17,E-18,E-19,E-24,E-25,E-27,E-30,E-33	EV-B
	CV-A11,CV-A13,PV-1,PV-2,PV-3	EV-C
	EV-D68,EV-D70	EV-D
瘫痪性疾病/脊髓炎	CV-A2,CV-A4,CV-A5,CV-A7,CV-A8,CV-A16,EV-A71,EV-A76,EV-A89,EV-A90,EV-A91	EV-A
	CV-A9,CV-B1,CV-B2,CV-B3,CV-B4,CV-B5,CV-B6,E-1,E-2,E-3,E-4,E-5,E-6,E-7,E-9,E-11,E-12,E-13,E-14,E-16,E-18,E-20,E-21,E-25,E-27,E-29,E-30,E-33,EV-B75,EV-B77,EV-B81,EV-B85,EV-B86,EV-B87,EV-B88,EV-B93,EV-B97,EV-B100	EV-B
	CV-A1,CV-A11,CV-A13,CV-A17,CV-A20,CV-A21,CV-A24,EV-C96,EV-C109,PV-1,PV-2,PV-3	EV-C
	EV-D68,EV-D70,EV-D94	EV-D
无菌性脑膜炎	CV-A2,CV-A3,CV-A4,CV-A5,CV-A6,CV-A7,CV-A8,CV-A10,CV-A16,EV-A71	EV-A
	CV-A9,CV-B1,CV-B2,CV-B3,CV-B4,CV-B5,CV-B6,E-1,E-2,E-3,E-4,E-5,E-6,E-7,E-9,E-11,E-12,E-13,E-14,E-15,E-16,E-17,E-18,E-19,E-20,E-21,E-24,E-25,E-27,E-29,E-30,E-31,E-32,E-33	EV-B
	CV-A11,CV-A13,CV-A17,CV-A19,CV-A22,CV-A24,PV-1,PV-2,PV-3	EV-C
	EV-D68,EV-D70	EV-D
手足口病	CV-A4,CV-A5,CV-A6,CV-A7,CV-A10,CV-A12,CV-A16,EV-A71	EV-A
	CV-A9,CV-B1,CV-B2,CV-B3,CV-B5,E-4,E-9,E-11,E-19,EV-B84	EV-B
呼吸道疾病	CV-A10,CV-A16,EV-A71	EV-A
	CV-A9,CV-B1,CV-B2,CV-B3,CV-B4,CV-B5,CV-B6,E-1,E-2,E-3,E-4,E-5,E-6,E-7,E-9,E-11,E-12,E-13,E-14,E-15,E-16,E-17,E-18,E-19,E-20,E-21,E-25,E-29,E-30	EV-B
	CV-A21,CV-A24,EV-C104,EV-C109,EV-C117,EC-C118,PV-3	EV-C
	EV-D68	EV-D
疱疹性咽峡炎	CV-A2,CV-A3,CV-A4,CV-A5,CV-A6,CV-A7,CV-A8,CV-A10,CV-A16,EV-A71	EV-A
	CV-A9,CV-B1,CV-B2,CV-B3,CV-B4,CV-B5,E-3,E-6,E-9,E-11,E-16,E-17,E-25	EV-B
	CV-A1,CV-A19,CV-A22	EV-C
流行性肌痛	CV-A2,CV-A4,CV-A6,CV-A10,CV-A16	EV-A
	CV-A9,CV-B1,CV-B2,CV-B3,CV-B4,CV-B5,CV-B6,E-1,E-2,E-3,E-6,E-7,E-9,E-11,E-12,E-14,E-16,E-17,E-18,E-19,E-24,E-25,E-30	EV-B
	CV-A1	EV-C
结膜炎	E-7	EV-B
	CV-A24	EV-C
	EV-D70	EV-D
胃肠炎	EV-A76,EV-A71,EV-A89,EV-A90	EV-A
	CV-A9,CV-B2,CV-B3,CV-B4,CV-B6,E-1,E-6,E-7,E-11,E-13,E-14,E-17,E-18,E-19,E-21,E-24,E-25,E-30,E-32,EV-B84	EV-B
	CV-A1,CV-A13,CV-A17,CV-A19,CV-A21,CV-A22	EV-C
心肌炎/心包炎	CV-A16,EV-A71	EV-A
	CV-A9,CV-B1,CV-B2,CV-B3,CV-B4,CV-B5,CV-B6,E-1,E-2,E-3,E-6,E-7,E-9,E-11,E-13,E-16	EV-B
	PV-1,PV-3	EV-C

续表

疾病	相关的肠道病毒血清型/基因型	肠道病毒组
胰腺炎	EV-A71	EV-A
	CV-B1,CV-B2,CV-B3,CV-B4,CV-B5,E-6,E-11,E-30	EV-B
肝炎	CV-A9,CV-B1,CV-B2,CV-B3,CV-B4,CV-B5,E-3,E-6,E-7,E-9,E-11,E-14,E-17,E-19,E-20,E-25,E-30	EV-B
	CV-A20	EV-C
1型糖尿病(肠道病毒与1型糖尿病的临床相关性仍有争议)	EV-A71	EV-A
	CV-A9,CV-B1,CV-B2,CV-B3,CV-B4,CV-B5,CV-B6,E-3,E-4,E-5,E-6,E-9,E-11,E-16,E-18,E-24,E-25,E-30	EV-B
	CV-A21,CV-A24,PV-1,PV-2,PV-3	EV-C
	EV-D70	EV-D

注:EV,enterovirus,肠道病毒;CV,coxsackievirus,柯萨奇病毒;E,echovirus,埃可病毒;PV,poliovirus,脊髓灰质炎病毒[7]。

吸困难、青紫、缺氧等表现,并引起死亡。柯萨奇B组引起鼻炎、喉气管支气管炎、毛细支气管炎和肺炎。肠道病毒也可引起重症肺炎,但不常见,近年来报道EV-D68引起儿童和成人重症下呼吸道感染[2]。

3. 出疹性疾病(exanthems) 肠道病毒可引起急性非特异性皮疹、疱疹性咽峡炎、手足口病。

(1) 急性非特异性皮疹:以夏秋季较为多见,同一次流行中皮疹多半发生于婴儿及儿童、成人较少见。临床表现在不同流行、不同型别病毒引起者皆有差异,即同一次流行中不同患者亦可不同。潜伏期大多为3~6天,出疹前多伴有上呼吸道症状如咽痛、流涕等,伴有轻度或中度发热。皮疹大多在发热时出现,但也有热退始出疹者。皮疹的性质、形态、数量和分布变化较多,大都为斑疹和斑丘疹,多见于柯萨奇A9型、埃可4、9型,引起的皮疹近似风疹,大小一般为1~3mm,也有发生水疱疹(多见于柯萨奇A5、A16型)、荨麻疹(多见于柯萨奇A9型)及瘀点(多见于柯萨奇A9型、埃可9型)者。一般无痒感,也不脱屑,经半日至2~3天消退。不同形态的皮疹有时可同时存在或分批出现。除皮疹外,全身或颈部及枕后淋巴结可肿大,有时也伴有结膜炎及腹泻。埃可6、9型感染流行时,皮疹常与无菌性脑膜炎同时发生,多在起病1~3天内出现,以粉红或棕红色斑丘疹为多,状似风疹,但较后者为小,皮疹自头面发出,延至躯干,有时可融合成片,不痒,偶见呈瘀点,不易与流行性脑膜炎的瘀点相鉴别。皮疹大都于1~3天后退去,不留痕,不脱屑。有时于磨牙附近的颊黏膜及扁桃体上可见灰白色黏膜疹,舌上也可出现小疱疹,破后成溃疡。埃可16型可引起特殊的出疹性热病,先有发热、咽痛、头痛、肌痛等前驱症状1~2天,成人较为明显,时间亦长,约3~5天。待发热下降后数小时或1~2天,于面、

颈、躯干可出现棕红色斑丘疹,直径约1~2mm,皮疹多时可扩散到四肢,2~4天后退去。口腔黏膜上亦可见黏膜疹,多位于咽、颊部及齿龈处。在婴幼儿本病易误诊为幼儿急疹。

(2) 疱疹性咽峡炎(herpangina):在世界各地呈散发或流行,传染性很强,流行很快,夏秋季发病率最高,主要累及1~7岁小儿。易感者可重复多次发生本病,系由不同型肠道病毒引起。该病潜伏期约为2~4天,常突起发热及咽痛,咽痛重者可影响吞咽,热程大多2~4天,局部淋巴结多不肿大。初起时咽部充血,并有散在灰白色疱疹,直径约1~2mm,四周绕有红晕,2~3天后红晕加剧扩大,疱疹不久破溃,形成黄色溃疡,数目多少不等,此种黏膜疹多见于扁桃体前柱,也可位于软腭、悬雍垂及扁桃体上,但很少见于齿龈及颊黏膜,故与单纯性疱疹病毒引起的疱疹性龈口炎迥异,且后者终年可见,无季节性。全身症状及咽部体征一般均在4~6天后自愈。本症白细胞总数可正常或升高,婴幼儿因发热可诱发惊厥,很少有其他中枢神经系统并发症。该病大都为柯萨奇病毒所引起,A组1~10、12、16、22型皆可引起此病,B组1~5型也可致病,但较少见,埃可病毒3、6、9、16、17、25、30型也可引起本病。2015—2017年上海地区引起住院儿童疱疹性咽峡炎主要5种肠道病毒为柯萨奇A6、A2、A10、A16和A5型。

(3) 手足口病(hand-foot-mouth disease):主要由EV-A71、柯萨奇A16、A6、A10型引起。此病特征表现为口腔疱疹或溃疡及手足部位皮疹,多见于5岁以下小儿,夏秋季多见。年长儿及成人也可感染,但一般症状较轻。临床上首先表现为口痛、厌食及低热,亦可不发热。口腔内可见散发性小疱疹或溃疡,位于舌、颊黏膜及硬腭等处为多,偶然波及软腭、牙龈、扁桃体和咽部,

溃破后成浅溃疡,于 1 周内自愈,局部淋巴结多不肿大。皮疹可先见斑丘疹,后转为疱疹,圆形或椭圆形,大小约 3~7mm,通常较水痘皮疹小,质较硬。皮疹出现于手脚为多,掌背均有,也可见于臂、腿及臀部,少见于躯干、四肢和口周,皮疹通常不痒不痛。皮疹数目少的仅几个,多至几十个。近几年由于柯萨奇 A6 和 A10 型暴发,有报道一些患儿在恢复期出现手掌和脚底脱皮伴指甲脱落,一些患儿皮疹呈水疱性大疱疹伴糜烂、紫癜/出血点样皮疹,有湿疹的部位皮疹更多见[17]。皮疹不留瘢痕或色素沉着,需防止继发感染。少部分患者可发生中枢神经系统感染、心肌炎等并发症。EV-A71 流行引起的手足口病暴发导致重症中枢神经系统并发症更为常见(详见附手足口病)。

4. 中枢神经系统感染(central nervous system infection) 感染通常仅限于脑膜炎症(无菌性脑膜炎),没有实质(脑炎)或脊髓(脊髓炎)受累。在病毒感染脊髓灰质发生脊髓炎的情况下,会导致急性迟缓性麻痹。在急性横贯性脊髓炎中,可能导致感染者对称性无力、感觉丧失和膀胱功能障碍。在易感的新生儿中,CNS 受累通常与全身感染、肝坏死、心肌炎和坏死性小肠结肠炎有关,发病率和死亡率分别估计为 70% 和 10%[16]。肠道病毒可能通过突破血脑屏障或沿逆行轴突运输系统扩散而侵犯中枢神经系统。

根据美国、欧洲和日本的流行病学监测研究,埃可 6、9、13、30 型常引起无菌性脑膜炎暴发流行[4-9]。1991 年上海地区发生埃可 30 型引起的脑膜脑炎流行[13]。2015 年河北地区发生埃可 18 型引起的儿童肠道病毒性脑炎/脑膜炎大流行[13]。最主要的临床表现是头痛(89.9%,241/268)、呕吐(81.3%,218/268)、发热(62.7%,168/268)、嗜睡(26.9%,72/268)和恶心(22.0%,59/268),而一些患者有腹痛(9.0%,24/268)、抽搐(3.7%,10/268)和精神错乱(2.6%,7/268)。除一名有继发性癫痫的患者外,所有患者均康复[13]。2016—2018 年上海地区儿童肠道病毒所致脑炎/脑膜炎中埃可 30 型、柯萨奇 A6、A10、B5 型、埃可 6 型等是主要的血清型。自 2007 年 EV-A71 在中国大陆地区优势流行,引起手足口病暴发流行,并发无菌性脑膜炎和脑炎的大部分病例与 EV-A71 感染有关[9]。自 2016 年以后,随着 EV71 疫苗在我国儿童中逐步开展接种,EV-A71 感染引起的手足口病和重症病例明显减少。

(1)无菌性脑膜炎(aseptic meningitis):肠道病毒引起的无菌性脑膜炎临床表现与其他病毒引起的差异不大。多于 5~9 月发病,起病可缓可急,伴厌食、恶心、呕吐、腹痛、头痛、咽痛、肌痛等症状。一般都有中度发热 4~6 日,有时热退又可重起,呈双相热型。大多于起病 1~2 日内出现脑膜刺激征,但常不如化脓性脑膜炎显著。脑脊液中白细胞数增加,一般在 100~200 左右,偶有高达 1 000 以上,初起时以中性粒细胞为多,后期则以单核细胞居多,糖与氯化物正常,蛋白质正常或轻度升高,一般病程为 5~10 天,无后遗症。

(2)脑炎(encephalitis):在北美地区,肠道病毒感染与 5% 脑炎和 11%~22% 的病毒性脑炎有关[3,5]。脑炎临床表现轻重不等,可变现为轻度可以逆转的意识障碍、昏迷、去大脑强直和死亡。局灶性脑炎可表现部分运动性抽搐、偏身舞蹈病、急性小脑共济失调。脑脊液改变与无菌性脑膜炎相似。头颅影像学和脑电图可反映疾病的严重程度和病变的范围。新生儿脑炎变现为全身感染,可同时累及脑、肝、心等,通常是致死性的或残留永久后遗症。对于较大婴儿和儿童,预后较好,大部分患儿完全康复,仅有少数残留神经系统后遗症或死亡。

(3)脑干脑炎(brain stem encephalitis):1975 年和 1978 年 EV-A71 型在保加利亚和匈牙利流行时,曾报道 40 多例患者死于脑干脑炎或脑炎。1997 年以后 EV-A71 型引起的手足口病在亚太地区儿童中大规模流行,在流行地区发生重症脑干脑炎病例并死亡,多见于 5 岁以下儿童[11]。患儿表现为肌阵挛、呕吐、共济失调、眼球震颤、眼球运动麻痹甚至延髓麻痹等症状,部分病例很快进展至神经源性肺水肿和心肺衰竭,及时抢救治疗,病死率仍高达 10%~20%[11]。我国台湾省对 63 例 EV-A71 型引起的脑干脑炎儿童进行 2 年以上的长期随访,这些患儿入院时年龄范围 0.3~7 岁(平均年龄 2.4 岁),常见的异常神经系统症状表现为意识改变(47.6%)、小脑功能异常(17.5%)、脑神经瘫痪(15.9%);其中 3 例(4.8%)死亡,9 例(14.3%)残留认知和/或运动缺陷,脑干脑炎并发肺水肿的患儿后遗症最严重,存在长期的呼吸和运动功能障碍[18]。

神经源性肺水肿(neurogenic pulmonary edema)的发生机制:推测与 EV-A71 型侵入脑干后,损伤脑干尤其是延髓组织,激活交感神经致儿茶酚胺释放大量释放,导致体循环收缩,心脏后负荷阻力增加,大量血液向心分布,同时由于全身强烈的炎症反应导致肺血管渗透性增加,共同促使神经源性肺水肿发生,并最终导致“心肺功能衰竭”,后者是急性死亡的主要原因[11]。最近我国报道 14 例死于肠道病毒 71 型感染的儿童尸体解剖的病理特征,发现脑干都有病变,脑干水肿,脑干筛状坏死及软化灶形成,10 例延髓可见神经细胞坏死及筛状软化灶,伴有较多小胶质细胞浸润,可见嗜神经细胞现象和胶质小结形成,间质小血管扩张充血,均见血管周围有较多淋巴细胞、单核细胞浸润呈"袖套状"改变,较多细小的嗜酸性颗粒,小脑部分浦肯野细胞可见变性、坏死,未见炎症细胞浸润;肺脏均可见肺泡壁增厚,间质纤维组织增生,血管轻度扩张、充血,肺泡腔内见粉红色或淡染均质水肿液,3 例伴有少量淋巴细胞、单核细胞及巨噬细胞浸润,2 例有少量透明膜形成;仅 1 例心肌见少量淋巴细胞、单核细胞浸润,其他脏器均未见明显病理改变。尸体解剖所见的病例改变证实 EV-A71 型攻击的靶位及脑干功能衰竭为其主要死因,同时也证实脑干脑炎患者神经系统以外表现为神经源性反应[19]。由于在 EV-A71 型引起的脑干脑炎患者的脑脊液中几乎很少检测到病毒,而在脑干组织可检测到病毒,因此病毒最有可能通过逆行轴突运输系统扩散至脑干及大脑运动皮质。

（4）类脊髓灰质炎样疾病（poliomyelitis-like illness）：非脊髓灰质炎肠道病毒引起急性弛缓性瘫痪（acute flaccid paralysis，AFP）与脊髓灰质炎病毒临床不能区分,需要通过病原学鉴别。随着脊髓灰质炎疫苗在全球广泛接种,其他肠道病毒引起的急性弛缓性瘫痪引起注意。萨奇病毒及埃可病毒引起的中枢神经系统感染很少发生瘫痪,但在脑膜脑炎流行期间也曾有人报告不少病例出现暂时性肌力减弱,可高达 39%。散发性急性弛缓性麻痹以 EV-A71 型最为常见,其次还有柯萨奇 A7、9、B1~5 型,埃可 6、9 型。福建 1958 年所见柯萨奇病毒感染 3% 发生瘫痪,上海报道由柯萨奇 B1、B5 型及埃可 9 型可引起的瘫痪。这种瘫痪一般很快恢复,极少留下后遗症,仅偶见严重瘫痪[12]。除 EV-A71 型外,其他非脊髓灰质炎肠道病毒很少同时发生延髓脑炎,埃可 9 型流行时曾发现延髓受累病例,有面瘫、吞咽困难等。20 世纪 70 年代保加利亚、匈牙利、美国等地以及 90 年代后期亚太地区都有报道 EV-A71 型流行导致急性弛缓性瘫痪病例,主要见于儿童,伴或不伴脑炎[11]。EV-D68 型在美国流行期间也引起急性弛缓性瘫痪病例[2]。

（5）其他神经系统疾病,也有少数报道柯萨奇 A2、5、9 型和埃可 6、22 型引起吉兰-巴雷综合征（Guillain-Barré syndrome）,柯萨奇 A9、B4 型和埃可 5 型引起急性横断性脊髓炎。

5. 心肌炎（myocarditis）和心包炎（pericarditis）很早就有人注意到婴儿及青年人中间发生一种急性心肌炎,以间质病变为主,其病因一直不明。1952 年非洲某地一次柯萨奇病毒 B 组感染流行中发生新生儿急性心肌炎,从患儿粪便中分离出柯萨奇 B3,从而证实了此病毒与婴儿心肌炎的关系。已知柯萨奇病毒 B 组 2~6

型;A 组 9、16、23 及埃可 9、22、30 等型皆可引起心脏病变。我国九省市病毒性心肌炎协作组收集 1978 年 7 月至 1980 年 6 月的病毒性心肌炎患儿中,由肠道病毒引起的有脊髓灰质炎 1、3 型,柯萨奇 A9、B3、B5 型,埃可 1、5、11、13、23、25、29 型等。1985 年我国首次报道 3 例埃可 13 型病毒引起急性心肌炎,1 例 2 个月婴儿死亡后从心肌中分离到病毒。国外报告柯萨奇病毒流行时,33% 患者有各种类型心脏病变。心肌炎不仅发生于新生婴儿,也见于幼儿、年长儿及成人,青少年和年轻成年人是高危患病者,男性更常见。一般婴儿病变广泛而严重,年长者则多为良性急性心肌炎或心包炎,但也有报告发生猝死或引起慢性心肌病的。1978 年云南某林场暴发流行的柯萨奇 A9 病毒引起的成人心肌炎,第 1、2 例即为猝死病例。该次流行时,小儿接触者粪便 A9 病毒阳性率达 80%,但无心肌炎患者[10]。新生儿心肌炎病原常与其母所患之病有关,故除经肠道及呼吸道传染而外,尚可经胎盘传至胎儿。病理检查可见心脏增大,有广泛间质性心肌炎,心包也可累及,而心瓣膜则大多正常。心肌纤维间有细胞浸润,心肌纤维发生退行性病变及局灶性坏死。除心肌外,脑与肝也常有病变。

临床表现起病突然,小儿拒食,出现呕吐、阵咳,伴有面色苍白、发绀及呼吸困难,状似肺炎。迅速出现心力衰竭现象:心率显著增快,心脏扩大,心音低钝,奔马律、心包摩擦音,偶闻收缩期杂音,肝脏急剧增大,肺部出现啰音,但全身无水肿。心电图检查见电压低、心动过速、T 波倒置及 ST 段低平,超声心动图可见急性心室扩大,心脏射血系数减少等异常。病情垂危,能渡过急性期者逐渐恢复。有 1/3 患者出现神经系统症状,脑脊液可有单核细胞增多。这类病例临床不易诊断,当地有肠道病毒感染流行时,应提高警惕。幼婴儿起病突然,迅速发生心力衰竭者应疑及此病。脑脊液检查有助于诊断。治疗着重于休息、供氧及采用小剂量的快速洋地黄制剂及利尿剂,迅速控制其心力衰竭,也有报告新生儿患者仅有心电图改变而无明显临床症状者。年长儿或成人在出现心脏病症状之前常有轻、中度感冒及发热,继而有心悸、疲乏等。大多数患者出现过早搏动、心动过速、心室颤动及各种不同程度的房室或束支传导阻滞。轻者为一过性,持续数日至数周而消失,也有持续 1~2 年或反复发作者。重症也可发生急性心力衰竭或猝死,大多因心肌缺血、梗死引起,或由于广泛心肌坏死炎症所致。有人报告柯萨奇 B 组病毒可引起亚急性和慢性心肌炎、急性或缩窄性心包炎和心内膜弹力纤维增生症和原发性扩张性心肌病,胎内感染则导致各种先天性心脏畸形。血清天冬氨酸转氨酶、肌酸磷酸激酶在心肌炎急性期可增高。心电图检查对诊断极有帮助。短期内采用肾上腺皮质激素、大剂量维生素 C、能量合剂等对急性心肌炎有一定疗效。

6. 流行性胸痛或肌痛（pleurodynia, Bornholm disease） 主要临床特点为突然性肌痛,以胸、腹壁及膈肌附着点最为显著。柯萨奇病毒 B 组为主要病原,可通过肌肉活组织检查,病理变化基本上与乳鼠的肌肉病变相似。本病在世界上曾有多次暴发流行,亦见到散发病例,常由柯萨奇 A4、7、B1～6,埃可 6、9 型病毒引起,流行时除儿童外,青壮年也较多患病。局部暴发流行家庭内传播较高,每 10～20 年大流行一次,发生在人群稀少地区为多。

潜伏期一般为 2～5 天,可延长至 2 周。常突起发热,诉阵发性肌痛,可涉及全身各处肌肉,以胸腹部最多见,尤以膈肌和肋肌最易受累,成人诉肋肌痛为多,小龄儿童腹肌受累更常见。肌痛限于腹部时可伴发腹肌强直及压痛,与阑尾炎不易鉴别,但本病疼痛多位于浅表肌肉层。肌痛性质不一,可呈刺痛、烧灼痛、紧压痛或胀痛等,轻重不一,重者甚至导致休克。肌肉活动时肌痛加剧,累及肋间肌、膈肌时呼吸浅表而加速,似肺炎患者。疼痛可反复发作,并转移位置,常集中于胸部。病程中除有高低不等的发热外,尚诉咽痛、恶寒、食欲缺乏、腹泻等症状。全身淋巴结和肝、脾可肿大。胸部 X 线检查常无异常发现,少数可见胸膜渗出。肌痛多在 3～4 天后逐渐消失,热也下降。有 1/4～1/3 的患儿可反复发作,甚至迁延数周。血象无特殊,偶见不典型淋巴细胞。成年男性可于晚期并发睾丸炎。本病多能自愈。

其他肌肉受累较少见,以成人为多,病情恢复快。报告散发肌炎病例由柯萨奇 A9、B2、6 及埃可 9、11 型引起。局限性或全身性肌炎都可以发生,以肌球蛋白尿和血清骨骼肌酶上升为特点,全身性肌炎的表现类似多发性肌炎,伴有发热、寒战、无力、疼痛、肌肉群水肿。

7. 急性出血性结膜炎（acute hemorrhagic conjunctivitis） 自 1968 年后的数年中,该病在新加坡、日本、西非、西南亚,以及我国华东沿海地区、香港特别行政区曾流行几次出血性结膜炎。1970 年首次从新加坡分离出致病病毒,为一种肠道病毒,但与柯萨奇病毒及埃可病毒在抗原性上又有所不同,因此定名为肠道病毒 70 型。后来又有报告柯萨奇病毒 A24 变异株也曾引起本病,但流行规模有限,1987 年在波多黎各引起流行。2010 年我国局部地区秋季发生本病流行,广东省报告 72 187 例病例,患者主要为在校学生和工厂工人,柯萨奇病毒 A24 型是引起流行的病原[12]。本病传播快而广,常迅速形成大流行。一般成人较小儿发病多,潜伏期仅 1 天,临床表现主要为突然发生眼结膜红、肿、痛、流泪及脓性分泌物,可伴结膜下出血但极少累及巩膜或虹膜。全身症状少,病程约 1 周,有报告并发神经根炎及瘫痪。

8. 其他感染 肠道病毒与小儿腹泻的关系尚无定论,关于腹泻儿童与无腹泻儿童的非编肠道病毒分离率的研究是有争议的。一些埃可病毒血清型尤其是 11、14 和 18 型可在小婴儿腹泻暴发病例的粪便中检测到。肠道病毒肝炎在新生儿期以后很少见。柯萨奇 B1～5 型和埃可 6、11、22、30 型可引起胰腺炎,国外前瞻性研究已证实急性胰腺炎患者中 2%～20% 同时伴有肠道病毒感染。偶有报道柯萨奇病毒和 EV-D70 型感染引起腮腺炎,柯萨奇 A9、B2、4、5 和埃可 6 型感染可能会引起青少年睾丸炎。

9. 肠道病毒感染与糖尿病 肠道病毒感染可能促发并维持胰岛细胞的炎症反应,导致 1 型糖尿病发生。大部分与肠道病毒 B 组有关,少部分与 C 组和 D 组肠道病毒有关[3]。关于肠道病毒引起糖尿病有两种理论假设:病毒直接攻击和病毒感染促发自身免疫炎症反应。病毒感染可直接破坏胰岛,豚鼠实验研究显示胰岛朗格汉斯 β 细胞被破坏,1 型糖尿病患者发病时肠道黏膜和血清检测到肠道病毒,死于新发酮症酸中毒儿童胰腺组织分离到柯萨奇 B4 和 B5,近期糖尿病发作儿童的血清检测到柯萨奇病毒 B 组。肠道病毒与胰岛细胞因抗原性相似可诱发自身免疫反应,肠道病毒感染可诱导易感小鼠胰腺慢性炎症,大部分糖尿病患儿可检测到血清抗胰岛细胞抗体,并且证实胰岛细胞抗体的产生与柯萨奇病毒 B 组血清转化有关。一些研究提示柯萨奇病毒非结构蛋白和一种 β 细胞酶之间具有分子模拟性,可能导致胰腺胰岛细胞组织的自身免疫性破坏。虽然持续肠道病毒感染也被认为是导致胰岛细胞破坏的可能机制,但是免疫正常的个体发生持续性肠道病毒感染尚缺乏广泛的证据。

10. 特殊人群的肠道病毒感染

（1）免疫功能低下者的慢性肠道病毒感染（chronic intestinal infections in patients with immunodeficiency）[3]：在无丙种球蛋白血症或严重联合免疫缺陷患儿中,尤其是患遗传性或获得性 B 淋巴细胞免疫功能缺陷者及接受骨髓移植患儿,可发生慢性肠道病毒感染,以无菌性脑膜炎、脑炎为多见,也可出现皮肌炎样综合征及慢性肝炎,严重者可死亡。曾报告由埃可病毒,柯萨奇 A4、11、15 型及 B2、3 型引起。慢性脑膜炎（chronic meningitis）是最常见的综合征,典型病例起病临床隐匿,表现有头痛、嗜睡、肌痛、乏力、运动功能障碍、惊厥、昏迷、瘫痪、震颤等,时好时坏,病死率高。脑脊液以细胞数持续增高和蛋白浓度明显升高为特征,可反复或持续检测到病毒达数月、数年之久。近来采用静脉注射大量免疫球蛋白治疗B淋巴细胞免疫缺陷患儿有一定效果,但可反复。

(2)孕妇感染(infections in pregnancy):孕期感染肠道病毒较为常见,孕妇感染非脊髓灰质炎肠道病毒并不严重,表现发热和腹痛。妊娠后期感染可引起新生儿围产期感染,宫内感染肠道病毒很少见,可能与胎盘屏障有关,偶有报道胎儿水肿或死产,但目前没有明确证据表明孕期感染与胎儿死亡或先天畸形有关,有报道显示母亲和/或胎儿孕期感染肠道病毒后会出现先天性异常,如泌尿生殖系统异常、胃肠道异常、心血管缺陷、肺发育不全等。

(3)新生儿感染(neonatal infection):新生儿由于免疫反应应答系统不成熟,发生肠道病毒感染引起重症疾病的危险性大。新生儿在夏秋季易发生肠道病毒感染,临床表现多种形式,轻症可仅有发热、皮疹、易激惹、无菌性脑膜炎,也可表现为消化道症状如腹泻、呕吐和呼吸道症状如咳嗽、喘息、鼻出血、气促、疱疹性咽峡炎等。重症表现为心肌炎伴或不伴脑炎、肝炎(暴发性或坏死性)、肺炎,也可能出现血小板减少症、转氨酶升高、高胆红素血症、弥散性血管内凝血,甚至致死性脓毒症和多脏器功能衰竭。极少数新生儿肠道病毒感染也可表现为坏死性小肠结肠炎、淋巴组织细胞增生症。新生儿获得肠道病毒感染途径主要包括胎盘垂直传播、分娩时暴露于母亲具有感染性的分泌物和血液、母亲分娩后发生肠道病毒感染将病毒传染给新生儿,而母亲通常为无症状感染或者发病呈轻症。此外,院内交叉感染也会导致新生儿肠道病毒感染,而且可以引起暴发,主要通过医护人员的手进行传播,在护理和喂养新生儿的密切接触中引起感染。产前感染、产时感染或出生早期感染在生后10天内发病以及感染埃可病毒11型或柯萨奇B2~5型是新生儿发生重症疾病的高危因素。

柯萨奇病毒B2~5型是新生儿心肌炎最常见的病原,起病突然,伴有呼吸窘迫、心率增快、发绀、黄疸和腹泻,体温不稳定,体格检查发现心率增快、心律不齐、肝脏肿大、末梢循环差。心电图显示T波低平和其他异常,超声心动图常提示左心室功能减低,约1/3患儿疾病表现呈双相,在心肌炎发生前2~5天有前驱症状,如嗜睡、喂养差、轻度呼吸困难。柯萨奇病毒B组引起的新生儿心肌炎常伴有脑膜脑炎、肺炎、肝炎、胰腺炎或肾上腺炎。病死率比单纯心肌炎高30%~50%,伴其他脏

器受累则更高。新生儿肝炎可单独发生,或伴随心肌炎或柯萨奇病毒B组感染引起的其他疾病。肠道病毒引起的新生儿肝炎以埃可病毒11型最常见,还包括埃可病毒6、7、9、14、17、19和21型。病情严重者可发生全身感染,表现为肝炎出血综合征和暴发性肝功能衰竭,通常与埃可病毒11型有关。重症肝炎(severe hepatitis)早期表现嗜睡、喂养困难、呼吸暂停、黄疸、血清转氨酶升高,2~3天内出现凝血功能异常,表现有出血时间延长,针刺部位出血,最终导致自发性多脏器出血,病死率高,存活者可发生肝纤维化或慢性肝功能不全。病例显示大量肝细胞坏死及脑室、心包、肾上腺髓质和许多实质性脏器的间质广泛性出血。埃可病毒11型和柯萨奇B组病毒是引起重症肝炎最常见的血清型,但也有报道埃可病毒21型所致新生儿急性重型肝炎而致死的病例[4]。新生儿中枢神经系统感染:重症脑膜脑炎常表现为极度嗜睡、惊厥、偏瘫、弛缓性麻痹、昏迷,伴或不伴心肌炎和肝炎。大约2/3死于心肌炎的新生儿被发现有脑和脊髓的炎症,头颅磁共振可见脑室周围白质明显损害。1984年上海报告在新生儿中有一次柯萨奇B5型引起的脑膜炎,临床表现均属轻中度,无死亡病例[12]。埃可病毒6、9、11型可引起围产期肺炎,生后数小时出现症状提示产前感染,病死率高。埃可病毒7和22型引起的肺炎相对较轻。新生儿肠道病毒感染所致心肌炎和肝炎的远期后遗症极少;但对于新生儿肠道病毒所致中枢神经系统感染的后遗症,不同的研究说法不一致,有研究表明没有神经损害,也有研究表明,与对照组相比可出现智力下降、语言和言语功能障碍、运动功能障碍、癫痫发作、视力缺陷和/或小头畸形等。

1983—2003年美国全国肠道病毒监测系统鉴定的26 737株肠道病毒有2 544株(11.4%)分离自新生儿。最常见的血清型包括埃可11型(14.0%)、柯萨奇B2型(8.9%)、B5型(7.5%)、埃可6、9型和柯萨奇B4型(分别占6.8%)[4]。与1月龄以上儿童比较,新生儿感染柯萨奇B1~4型、埃可11和25型更常见,而柯萨奇A16型、埃可4、9、21、30型较少见;新生儿死亡率高于新生儿期以后的儿童,分别为11.5%和2.5%,柯萨奇B4型感染的新生儿死亡危险性大[4]。西班牙一项为期4年(2010—2013年)的研究对<28天新生儿的3 688份标本进行肠道病毒检测,其中7%的标本肠道病毒检测阳性,23种肠道病毒被检出,其中最常见的为埃可5、11型和柯萨奇B4型。近年来,由埃可11型所致的新生儿感染暴发受到广泛的关注。2003年我国台湾地区发生由埃可11型引发的新生儿感染,最终致13例患儿收治重症监护室,1例表现为急性重型肝炎,1例死亡;2018

年台湾地区一家三甲医院发生由埃可 11 型引发新生儿感染暴发，但无致死病例[4]。2019 年 4 月初我国广东地区一家医院发生埃可病毒 11 型所致的新生儿感染暴发，最终致 5 例患儿死亡，随后湖北恩施也发生新生儿病房埃可病毒 11 型的暴发。

【诊断】 肠道病毒感染因临床表现复杂，诊断上不能忽视流行病学资料及病毒学鉴定。某些典型综合征的出现，如流行性胸痛或肌痛、婴儿急性心肌炎、手足口病、疱疹性咽峡炎等有助于提示诊断，但尚不能凭此即下结论。由于健康人群粪便中也可带有肠道病毒，因此要确定某一疾病是由肠道病毒引起，应符合下述几点要求：

1. 从患者体液中（脑脊液、血液、疱疹液、胸腔积液等）、呼吸道或眼部分泌物、粪便和咽拭标本或死亡病例内脏组织（心、脑、肝、脾等）检测出病毒核酸或分离出病毒，可确诊肠道病毒感染。但需要注意的是，粪便、咽拭、呼吸道分泌物标本检测到肠道病毒有可能是无症状病毒携带，需要结合临床表现对病原致病性的意义进行分析，尤其是对于中枢神经系统感染患者。如果同一患者的不同部位标本检测到相同型别的肠道病毒，更具有病原学诊断价值。PCR 扩增技术检测标本中肠道病毒核酸，比细胞培养更敏感、更快速，目前广泛用于临床实验室检测，病毒分离虽然是检测的金标准，而且可以鉴定血清型，但是操作烦琐且耗时，一般用于参比研究实验室。

2. 疾病恢复期（起病 3~4 周后）血液中出现抗体或抗体效价上升 4 倍以上。以中和试验为最可靠，血凝抑制试验对有凝血性能的毒株有价值，补体结合试验则特异性较差。

3. 无其他已知病原体能引起此类疾病，而从咽拭或粪便中能重复检测到同一病毒，周围患同样疾病者也可检出相同的病毒。

4. 此病毒在患者中的检出率明显高于未接触患者的正常人群（同年龄、同地区、同时期）。

【鉴别诊断】 当这类病毒侵犯中枢神经系统时，需与流行性腮腺炎病毒引起的脑膜脑炎、乙型脑炎、单纯疱疹病毒脑炎、脊髓灰质炎、结核性脑膜炎、早期或治疗后流行性脑脊髓膜炎相鉴别。与脊髓灰质炎相比，这类病毒所致的麻痹大多程度较轻，时间较短而无后遗症，但有时亦较严重。在临床及流行病学上难于区分时，只能依赖病毒学检查，起病 1 周内采集脑脊液进行病毒学检测具有很好的诊断价值。乙型脑炎病例的发病季节大多集中在 7~9 月，与肠道病毒脑膜脑炎好发季节重叠，因此，两者需要通过病原学来鉴别。目前乙型脑炎在我国散发流行，患儿通常未接种或未强化接种乙型脑炎疫苗，临床起病急，以高热、头痛、呕吐为主要表现，伴有嗜睡、颈项强直、惊厥发作，3~4 天后出现不同程度的意识障碍和反复惊厥，病情大多较肠道病毒脑膜脑炎重，后遗症发生率较高。单纯疱疹病毒脑炎无季节性，病情重，脑实质受累明显，后遗症发生率高。由肠道病毒引起的无菌性脑膜炎如果伴有皮疹或瘀点，有时酷似流行性脑脊髓膜炎，但一般前者脑膜刺激征较少，中毒症状也较轻，发生于夏秋季为多，而后者则大多在春季发病。伴腮腺肿大者不一定就是流行性腮腺炎，在埃可病毒 9、16 型及柯萨奇 B6 型病毒引起的无菌性脑膜炎亦可伴发腮腺炎，但发病季节通常在夏天。

除上述几种疾病及淋巴细胞性脉络丛脑膜炎外，可并发无菌性脑膜炎的尚有单纯疱疹、呼吸道病毒及肺炎支原体感染等，还有其他细菌感染所致的中毒性脑病、早期结核性脑膜炎、不彻底治疗的化脓性脑膜炎、药物中毒或过敏、真菌病、钩端螺旋体病、弓形虫病、毛线虫病等均在鉴别诊断之列。应仔细分析病史、症状和实验室检查资料，做出正确诊断。

在夏秋季遇到原因不明的皮疹和/或发热时，应考虑为肠道病毒感染。伴有皮疹的柯萨奇病毒及埃可病毒感染应与小儿出疹性疾病相鉴别。出现斑丘疹则颇似风疹或麻疹，病例中常遇到枕部淋巴结肿大，疹退无脱屑或色素沉着，更少见科氏斑。埃可病毒 16 型感染所致皮疹与幼儿急疹同样可在热退后出疹，但是幼儿急疹一般高热 3~4 天后热退出疹，皮疹全身分布，呈斑丘疹。若出现水疱疹，应与水痘鉴别，其水疱一般较水痘小且质硬，四肢和臀部常被累及，和水痘皮疹的向心性分布多有不同。

其他如流行性胸痛，当肌痛局限于腹部时应除外急腹症，前者压痛较浅，位于肌肉层。新生儿心肌炎则应与肺炎及脓毒症相鉴别，迅速出现心力衰竭为突出的表现。肠道病毒感染引起的出血性结膜炎需与腺病毒感染引起的咽结膜热进行鉴别。病原学检查可帮助鉴别诊断。

【预防】 加强饭前便后手卫生、不共用餐具、食物和饮品均有助于防止本病的流行传播。孕妇和免疫抑制人群避免接触感染者。目前已有脊髓灰质炎疫苗和 EV-A71 疫苗用于预防对儿童危害严重的脊髓灰质炎和 EV-A71 手足口病和中枢神经系统感染。流行期间患者至少应隔离至病愈，并对接触者进行检疫，有助于阻止流行的发展。

【治疗及预后】 目前尚无有效的特异性抗病毒药

物用于肠道病毒感染的治疗。应着重注意休息、护理、对症和支持治疗,积极防治并发症。各种临床类型的具体治疗可参阅相关章节。静脉注射丙种球蛋白(IVIG)治疗丙种球蛋白缺陷患者,部分患者的持续性肠道病毒感染可被抑制或清除。大剂量 IVIG(2g/kg)治疗急性心肌炎可能有利于病情改善。我国台湾省回顾性病例对照研究显示,大剂量 IVIG(1~2g/kg)治疗重症 EV-A71 型感染在自主神经系统功能失调期尚未发生肺水肿时的患儿是有益的[20]。

研制中的抗病毒药物较免疫治疗更具有临床应用前景,但是仍尚未进入临床应用。病毒衣壳抑制剂可以阻止病毒黏附和脱壳,从而抑制病毒复制。普利康那利(pleconaril)是一种病毒衣壳抑制剂,有广谱抗肠道病毒作用、良好的生物利用度和耐受性,已被用于治疗儿童和成年人脑膜炎,以及成年人鼻病毒和肠道病毒引起的上呼吸道感染的临床试验;病例报告显示该药治疗新生儿肠道病毒感染的有效性和安全性[15]。美国开展一项普利康那利随机双盲对照研究评价其治疗新生儿肠道病毒脓毒症的效果和安全型,61 例在生后 15 天内疑似肠道病毒感染(肝炎、凝血异常、心肌炎)的新生儿按照 2:1分为普利康那利治疗组和安慰剂对照组,口服 7 天,43 例入选治疗组(其中 31 例确诊肠道病毒感染),18 例入选安慰剂组(其中 12 例确诊肠道病毒感染);结果显示,治疗组中确诊肠道病毒感染病例的病毒(口咽、直肠、血清、尿液)转阴性更快,确诊肠道病毒感染病例在治疗组和安慰剂组的死亡率分别为 23% 和 42%($P=$0.26),所有接受普利康那利口服的新生儿在治疗 1 天后血药浓度超过 IC 90,1 例治疗组新生儿和 3 例安慰剂组新生儿发生治疗相关的不良事件;该研究初步显示普利康那利治疗新生儿肠道病毒感染具有潜在的效果和安全性,需要进一步评价。V-073(pocapavir)也是一种新近研制的衣壳蛋白抑制剂,已经被证明在体内、外均有抗肠道病毒的活性,临床上被评估为用于全球消除脊髓灰质炎的抗脊髓灰质炎病毒药物,且具有抗非脊髓灰质炎肠道病毒的活性。该药 2014 年也曾首次报道被用于治疗柯萨奇病毒 B3 型所致的 1 例早产儿严重肠道毒感染(合并败血症、坏死性肝炎、凝血障碍综合征),最终该病例获得较好的疗效,且无明显药物不良反应[15]。目前现有已获许可的其他类别的药物也被筛选出具有可能的抗肠道病毒活性,如氟西汀(fluoxetine)在体外被证明具有抗肠道病毒 D68 型活性,且被用于治疗肠道病毒 D68 型感染所致的急性弛缓性麻痹[15]。此外,单克隆中和抗体的应用也在探索中。

总之,肠道病毒感染引起的疾病绝大多数具有自限

性。暴发性心肌炎、重症脑炎及新生儿全身播散性感染可危及生命,重症脑炎、弛缓性瘫痪等中枢神经系统感染可残留永久后遗症。

【附】手足口病

手足口病(hand-foot-mouth disease)是由肠道病毒所致的儿童期急性传染病,常见于 5 岁以下儿童。手足口病是全球性疾病,我国各地全年均有发生,发病率为 37.01/10 万~205.06/10 万,近年报告病死率为 6.46/10 万~51.00/10 万[17]。此病以手、足部出疹和口腔黏膜疱疹或溃疡为特征性表现,绝大部分患者在发病后 5~7 天后自行缓解,少部分患儿发展为重症,通常在发病后 1~4 天出现中枢神经系统受累等并发症,包括脑膜炎、脑炎、脊髓炎、脑脊髓炎,以及肺水肿/肺出血和循环衰竭等,危重症病例进展迅速,如不及早诊断和救治则病死率超过 80%。

一、病原学

目前已知至少有 23 种肠道病毒血清型可以导致手足口病,引起手足口病的肠道病毒主要为柯萨奇病毒 A16 型和肠道病毒 71 型(enterovirus 71, EV-A71)。2006 年以后,新加坡、印度、芬兰、西班牙、日本和美国等都有报告柯萨奇病毒 A6 型和/或 A10 型引起手足口病流行[21]。2013 年以后,我国报道柯萨奇病毒 A6 型和 A10 型成为手足口病的优势血清型[9]。

自 20 世纪 90 年代后期起 EV-A71 型在亚太地区引起儿童手足口病多次暴发流行,导致严重神经系统并发症和死亡[11,21]。EV-A71 型根据衣壳蛋白 VP1 序列被分为 A、B、C 三个基因组和 11 个基因型(A,B1~5 和 C1~5)[11]。不同基因组存在抗原差异,而相同基因组的不同基因型抗原性相似。在中国持续流行的 EV-A71 型主要属于 C4 亚型[9]。除中国大陆以外其他 EV-A71 型流行区的基因亚型呈现多样性,EV-A71 型每 2~5 年周期性暴发流行与易感人群优势流行的 EV-A71 基因组和基因型转换有关。

二、流行病学

手足口病最早于 1957 年在新西兰被首次描述,1958 年加拿大学者从手足口病患者的粪便和咽拭子标本中分离出柯萨奇病毒 A16 型。EV-A71 型在 1969 年美国加利福尼亚暴发的脑炎患儿中首次被分离鉴定,1972 年在美国纽约手足口病患者中分离到。自 EV-A71 型被发现以后,欧美一些国家包括美国、瑞典、保加利亚、匈牙利也曾报道 EV-A71 型暴发流行,但是疾病主要的表现形式为中枢神经系统受累,包括无菌性脑膜炎、脑炎、弛缓性瘫痪、严重的脑干脑炎,也有少数患者

表现为手足口病。20 世纪 70 年代后日本监测发现柯萨奇病毒 A16 型和 EV-A71 型交替流行，引起手足口病。20 世纪 90 年代后期亚太地区的马来西亚、新加坡、澳大利亚、越南、中国、柬埔寨相继出现 EV-A71 型引起的手足口病大规模暴发流行，导致死亡，引起全球关注[21,22]。

我国大陆地区自 1980 年报道柯萨奇病毒 A16 型引起的手足口病散发，1983 年和 1986 年天津发生幼托儿童手足口病的暴发流行。1987 年我国从武汉市 1 例成人手足口病患者首次分离到 EV-A71 型。1999—2004 年深圳手足口病患儿的标本中 EV-A71 型与柯萨奇 A16 型检出比例为 1∶2，2002 年上海地区手足口病患儿的标本中 EV-A71 型与柯萨奇 A16 型检查比例为 1∶6。我国山东省是手足口病多发省份，2000 年招远市报告 2 026 例病例，4 例死亡，2003 年泰安市发生手足口病流行，分离到 50 株肠道病毒，经病原鉴定发现引起流行的优势病毒为埃可病毒 19 型，其次为 EV-A71 型和埃可病毒 30 型；2007 年我国山东省发生手足口病大范围流行，全省共报告 39 606 例病例，死亡 14 例，主要病原体为 EV-A71 型，部分为埃可病毒 3 型或柯萨奇病毒 A16 型。2008 年 3 月安徽省阜阳地区手足口病暴发流行，随后疫情在全国播散，EV-A71 型为优势流行株并导致死亡。我国卫生部于 2008 年 5 月 2 日将手足口病纳入法定传染病。根据中国疾病预防控制中心发布的数据显示：2009—2018 年，我国累计报告手足口病病例、重症病例及死亡人数分别为 20 044 323 例、153 903 例和 3 541 人，年均发病率、重症率和死亡率为 147.85/10 万、1.14/10 万和 0.026/10 万，重症比例为 0.76%，病死率为 1.77/1 万；重症和死亡病例中以 EV-A71 型为优势血清型，构成比分别为 68.41% 和 91.79%[9]。

根据我国台湾省对家庭内 EV-A71 型感染的调查显示：EV-A71 型传播间隔期平均 3 天(1 ~ 15 天)，EV-A71 型在家庭内继发传播率为 52%，其中成人继发感染率 37%，而儿童继发感染率高达 84%，6% 儿童为无症状感染，70% 有症状感染儿童病例表现为手足口病，10% 为疱疹性咽峡炎，20% 为发热、上呼吸道感染、皮疹和腹泻，其中 21% 并发中枢神经系统感染或心肺衰竭[15]。台湾省基于社区 0 ~ 3 岁出生队列的前瞻性研究显示，39% 的婴幼儿发生 EV-71 感染表现为手足口病或疱疹性咽峡炎，32% 表现为非特异性发热，29% 表现为无症状感染[8]。大部分社区易感儿童的隐性 EV-A71 型感染或非特征性 EV-A71 型疾病对于控制其暴发流行和早期识别不典型重症病例带来难度。

三、临床表现

潜伏期一般为 2 ~ 10 天，多数为 3 ~ 5 天。根据疾病的发生发展过程，我国将手足口病分为 5 期[17]。

第 1 期(出疹期)：主要表现为发热，手、足、口、臀等部位出疹，可伴有咳嗽、流涕、食欲缺乏等症状。典型皮疹表现为斑丘疹、丘疹、疱疹。皮疹周围有炎性红晕，疱疹内液体较少，不疼不痒，皮疹恢复时不结痂、不留瘢痕。不典型皮疹通常小、厚、硬、少，有时可见瘀点、瘀斑。某些型别肠道病毒柯萨奇 A6 和 A10 型所致皮损严重，皮疹可表现为大疱样改变，伴疼痛及痒感，且不限于手、足、口部位。部分病例仅表现为皮疹或疱疹性咽峡炎，个别病例可无皮疹。此期属于手足口病普通型，绝大多数在此期痊愈。

第 2 期(神经系统受累期)：少数病例可出现中枢神经系统损害，多发生在病程 1 ~ 5 天内，表现为精神差、嗜睡、吸吮无力、易惊、头痛、呕吐、烦躁、肢体抖动、肌无力、颈项强直等。此期属于手足口病重症病例重型，大多数可痊愈。

第 3 期(心肺功能衰竭前期)：多发生在病程 5 天内，表现为心率和呼吸增快、出冷汗、四肢末梢发凉、皮肤发花、血压升高。此期属于手足口病重症病例危重型。及时识别并正确治疗，是降低病死率的关键。

第 4 期(心肺功能衰竭期)：可在第 3 期的基础上迅速进入该期。临床表现为心动过速(个别患儿心动过缓)、呼吸急促、口唇发绀、咳粉红色泡沫样痰或血性液体、血压降低或休克。亦有病例以严重脑功能衰竭为主要表现，临床可见抽搐、严重意识障碍等。此期属于手足口病重症病例危重型，病死率较高。

第 5 期(恢复期)：体温逐渐恢复正常，对血管活性药物的依赖逐渐减少，神经系统受累症状和心肺功能逐渐恢复，少数可遗留神经系统后遗症。部分手足口病例(多见于 CV-A6 型、CV-A10 型感染者)在病后 2 ~ 4 周有脱甲的症状，新甲于 1 ~ 2 月长出。

四、诊断

对于手、足、口和臀部出现特征性丘疱疹的患儿，临床可明确诊断。对于发病早期或皮疹不典型患者，需结合流行病学资料及病原学检测来确诊。对于重症病例患者和暴发病例应尽早做病原学诊断。采集患者的咽拭子、疱疹液和粪便标本，做肠道病毒核酸检测或病毒分离，明确病原及其血清型。目前临床实验室普遍采用 RT-PCR 方法检测肠道病毒核酸来确诊手足口病的病原。急性期与恢复期血清 CA16、EVA-71 等肠道病毒中和抗体有 4 倍以上的升高提示急性感染，用于回顾性诊断。对于合并中枢神经系统感染的患儿，采集脑脊液标本检测肠道病毒，但是阳性率不高。

重症手足口病(severe hand, foot and mouth disease)

患儿主要死于脑干脑炎和心肺衰竭,而肺水肿/肺出血是导致心肺衰竭的主要原因。早期识别重危病例,及时对症治疗及高级生命支持是降低病死率的主要手段。重症病例诊断关键在于及时准确地识别第2期和第3期,阻止发展为第4期。年龄3岁以下、病程3天内和EV71感染为重症高危因素,下列指标提示患儿可能发展为重症病例危重型[17]:①持续高热,体温大于39℃,常规退热效果不佳;②神经系统表现:出现精神萎靡、头痛、眼球震颤或上翻、呕吐、易惊、肢体抖动、吸吮无力、站立或坐立不稳等;③呼吸异常:呼吸增快、减慢或节律不整,安静状态下呼吸频率超过30~40次/min;④循环功能障碍:心率增快(>160次/min)、出冷汗、四肢末梢发凉、皮肤发花、血压升高、毛细血管再充盈时间延长(>2秒);⑤外周血白细胞计数升高:外周血白细胞计数≥15×10⁹/L,除外其他感染原因;⑥血糖升高:出现应激性高血糖,血糖>8.3mmol/L;⑦血乳酸升高出现循环功能障碍时,通常血乳酸≥2.0mmol/L,其升高程度可作为判断预后的参考指标。

五、鉴别诊断

需要与其他肠道病毒引起的疱疹性咽峡炎、单纯疱疹病毒引起的疱疹性龈口炎、水痘-带状疱疹病毒引起水痘和虫咬性皮炎,通过典型临床特征进行鉴别。对于皮疹不典型的重症病例,需要与其他病毒性脑膜脑炎依据病原学进行鉴别。重症手足口病合并急性弛缓性瘫痪时需要与脊髓灰质炎,通过病原学进行鉴别诊断。危重症手足口病合并神经源性肺水肿需要与重症肺炎进行鉴别,神经源性肺水肿进展快,不伴有呼吸道症状,伴有交感神经亢进症状,可以与重症肺炎进行鉴别。危重症手足口病合并神经源性休克需要与感染性休克和暴发性心肌炎进行鉴别,主要通过起病特点、临床表现、特征性的辅助检查进行快速鉴别。

六、治疗及预后

目前对于手足口病尚缺乏有效的特异性抗病毒药物,主要给予对症支持、口腔和皮肤护理及并发症治疗。我国原卫生部在2011年发布了"肠道病毒71型感染临床处置流程图",分期处置和治疗手足口病,对于降低我国儿童手足口病的病死率起到积极作用。早期识别重危病例,及时对症治疗以及高级生命支持是降低病死率的主要手段。根据国家卫生健康委员会2018年发布的《手足口病诊疗指南(2018年版)》中的手足口病临床处置流程,目前对于心肺功能衰竭期的主要治疗是高级生命支持,一旦发生肺水肿及时进行正压通气,循环衰竭使用正性肌力及升压药物。基于文献报道和多数临床专家的经验,神经系统受累期不需要常规使用IVIG,但有

脑脊髓炎和高热等中毒症状严重的患儿可考虑使用IVIG,心肺衰竭前期应用IVIG可能起到一定的阻断病情作用,但IVIG并不能改善心肺衰竭期患儿的预后[17,22]。

大多数患儿预后良好,一般在1周内痊愈,无后遗症。少数患儿发病后迅速累及神经系统,表现为脑干脑炎、脑脊髓炎、脑脊髓膜炎等,发展为循环衰竭、神经源性肺水肿的患儿病死率高。我国2009—2018年手足口病的总体重症比例为0.76%,病死率为1.77/1万[11]。基于我国台湾省对EV-A71感染并发中枢神经系统受累患儿为期3年的随访研究,并发无菌性脑膜炎的患儿预后好,无后遗症;并发脑炎、脊髓炎和脑脊髓炎的患儿后遗症的发生率为21%,后遗症(sequelae)大部分为局部肢体无力或萎缩,个别残留面神经麻痹,同时合并心肺衰竭的存活患儿后遗症的发生率为75%,表现为局部肢体无力或萎缩、吞咽困难、长期依赖呼吸机、面神经麻痹及惊厥缺氧致智力发育落后[16]。

七、免疫预防

2015年12月,我国创新研发的EV-A71创新型灭活疫苗获得了国家食品药品监督管理总局的批准,并于2016年上半年在中国成功上市使用。由于*C4a*基因亚型为2007年来引起我国较多手足口病重症和死亡病例的绝对优势亚型,我国的EV71疫苗是以*C4a*基因亚型病毒株为基础研发。EV-A71灭活疫苗是预防EV-A71感染相关手足口病及其重症、死亡的有效手段[23]。

根据我国2016年制定发布了《肠道病毒71型灭活疫苗使用技术指南》[23],建议6月龄至5岁的儿童进行接种以预防EV-A71所致的重症手足口病,接种程序为2针,间隔时间为1个月,越早接种越好,鼓励在12月龄前完成接种程序;接种途径:上臂三角肌肌内注射0.5ml。对EV-A71疫苗任何一种成分过敏者为接种禁忌证,如发热、急性疾病期及慢性疾病急性发作患者暂时不予接种,疾病恢复或稳定后再接种。如有下列情况,应在决定是否接种时慎重考虑:患有血小板减少症或出血性疾病者;正在接受免疫抑制治疗或免疫功能缺陷的患者,接种应推迟到治疗结束后或确保其得到了很好的保护,但对慢性免疫功能缺陷的患者,即使基础疾病可能会使免疫应答受限,也应推荐接种;未控制的癫痫患者和其他进行性神经系统疾病(如吉兰-巴雷综合征等)患者,应慎重考虑是否接种该疫苗。其他禁忌和慎用情况可参考相应企业的疫苗说明书。

两剂次EV-A71疫苗接种后28天,血清抗体阳转率为88.1%~91.7%,对于EV-A71感染相关手足口病的保护效力在90%以上[23]。2017—2018年河南一项基于住院手足口病儿童的病例对照研究显示,接种EV-

A71 疫苗对手足口病的总体保护效果为 85.4%，接种 2 剂疫苗对于轻症手足口的保护效果为 91.1%，对于重症手足口的保护效果为 73.3%；接种 1 剂 EV-A71 疫苗对于 24~71 月龄儿童的保护效果为 77.9%，对于 6~23 月龄儿童的保护效果为 40.8%[24]。EV-A71 疫苗对 CV-A16 感染手足口病和其他肠道病毒感染手足口病无保护效力，但不同基因型毒株的免疫原性研究结果显示，疫苗株对 EV-A71 不同基因型和亚型具有交叉保护作用[25]。目前 EV-71 疫苗在中国适龄儿童的整体覆盖率尚低，需要积极推广 EV-A71 疫苗的广泛接种。同时，也需要研制更有效的多价疫苗来更好地预防和控制其他肠道病毒优势血清型引起的手足口病。

（曾玫）

参考文献

[1] NOOR A, KRILOV LR. Enterovirus Infections. Pediatr Rev, 2016 Dec; 37(12): 505-515.

[2] HOLM-HANSEN CC, MIDGLEY SE, FISCHER TK. Global emergence of enterovirus D68: a systematic review. Lancet Infect Dis, 2016, 16(5): e64-e75.

[3] LONG SS, PICKERING LK, PROBER CG. Principles and Practice of Pediatric Infectious Diseases. 4th ed. New York: Churchill Livingstone Elsevier, 2012: 1172-1180.

[4] HO SY, CHIU CH, HUANG YC, et al. Investigation and successful control of an echovirus 11 outbreak in neonatal intensive care units. Pediatrics and neonatology, 2020, 61(2): 180-187.

[5] FOWLKES AL, HONARMAND S, GLASER C, et al. Enterovirus-associated encephalitis in the California encephalitis project, 1998-2005. J Infect Dis, 2008, 198(11): 1685-1691.

[6] BUBBA L, BROBERG EK, JASIR A, et al. Circulation of non-polio enteroviruses in 24 EU and EEA countries between 2015 and 2017: a retrospective surveillance study. The Lancet Infectious Diseases, 2020, 20(3): 350-361.

[7] Infectious Agents Surveillance Report (ISAR). Enterovirus infections in association with aseptic meningitis in Japan, as of December 2008. IASR, 2009, 30: 1-3.

[8] LEE MS, CHIANG PS, LUO ST, et al. Incidence rates of enterovirus 71 infections in young children during a nationwide epidemic in Taiwan, 2008-09. Incidence rates of enterovirus 71 infections in young children during a nationwide epidemic in Taiwan, 2008-09. PLoS Negl Trop Dis, 2012, 6(2): e1476.

[9] 中国疾病预防控制中心传染病预防控制处. 2009-2018 年全国手足口病疫情特征分析. 传染病专报, 2019; 7: 1-17.

[10] 佚名. 成人柯萨奇 A9 型病毒感染心肌炎. 中华内科杂志, 1981, 20(1): 2.

[11] SOLOMON T, LEWTHWAITE P, PERERA D, et al. Virology, epidemiology, pathogenesis, and control of enterovirus 71. Lancet Infect Dis, 2010, 10(11): 778-790.

[12] DE W, HUANYING Z, HUI L, et al. Phylogenetic and molecular characterization of coxsackievirus A24 variant isolates from a 2010 acute hemorrhagic conjunctivitis outbreak in Guangdong, China. Virol J, 2012, 9: 41.

[13] CHEN X, LI J, GUO J, et al. An outbreak of echovirus 18 encephalitis/meningitis in children in Hebei Province, China, 2015. Emerg Microbes Infect, 2017, 6(6): e54.

[14] ZHANG X, WANG H, DING S, et al. Prevalence of enteroviruses in children with and without hand, foot, and mouth disease in China. BMC Infect Dis, 2013, 13: 606.

[15] HARIK N, DEBIASI RL. Neonatal nonpolio enterovirus and parechovirus infections. Semin Perinatol, 2018, 42(3): 191-197.

[16] TAPPAREL C, SIEGRIST F, PETTY TJ, et al. Picornavirus and enterovirus diversity with associated human diseases. Infect Genet Evol, 2013, 14: 282-293.

[17] 国家卫生健康委员会医政医管局. 手足口病诊疗指南(2018 年版). 2018 年 5 月 18 日.

[18] MC HUANG, SM WANG, YW HSU, et al. Long-term Cognitive and Motor Deficits After Enterovirus 71 Brainstem Encephalitis in Children. Pediatrics, 2006, 118(6): e1785-e1788.

[19] 韦丹, 蒋敏, 欧维琳, 等. 感染肠道病毒 71 型 14 例死亡病例病理特征与临床分期反思. 中国循证儿科杂志, 2013, 8: 81-86.

[20] WANG SM, LEI HY, HUANG MC, et. al. Modulation of cytokine production by intravenous immunoglobulin in patients with enterovirus71-associated brainstem encephalitis. J Clin Virol, 2006, 37(1): 47-52.

[21] 朱启镕, 曾玫. 手足口病的流行现状及挑战. 微生物与感染, 2012, 7: 82-88.

[22] WANG SM, LIU CC. Enterovirus 71: epidemiology, pathogenesis and management. Expert Rev, 2009, 7(6): 735-742.

[23] 中国疾病预防控制中心. 肠道病毒 71 型灭活疫苗使用技术指南. 2016 年 6 月 8 日.

[24] LI Y, ZHOU Y, CHENG Y, WU P, et al. Effectiveness of EV-A71 vaccination in prevention of paediatric hand, foot, and mouth disease associated with EV-A71 virus infection requiring hospitalisation in Henan, China, 2017-18: a test-negative case-control study. The Lancet Child & Adolescent Health, 2019, 3(10): 697-704.

[25] ZHANG H, AN D, LIU W, et al. Analysis of cross-reactive neutralizing antibodies in human HFMD serum with an EV71 pseudovirus-based assay. PLoS One, 2014, 9(6): e100545.

19章

第16节 巨细胞病毒感染性疾病

巨细胞病毒感染性疾病(diseases caused by human cytomegalovirus infection)是由人巨细胞病毒(human cytomegalovirus,HCMV)感染所致。HCMV 感染普遍存在于全球范围内任何人群,无论其社会经济地位和文化背景如何。虽然绝大多数人群感染后无症状,但免疫力低下如胎儿和新生儿、器官移植受者、免疫缺陷病和艾滋病患者则可发生严重疾病,甚至危及生命;若为宫内感染 HCMV,还是引起先天性缺陷的主要病因之一。有证据表明,HCMV 感染与某些肿瘤和动脉粥样硬化等疾病的发生有关[1-3]。

【病原学】 HCMV 属于疱疹病毒科(herpesviridae)β 亚科,已被正式命名为人疱疹病毒 5 型(human herpes virus 5,HHV-5)。具有严格种属特异性,人类感染只能由 HCMV 引起。成熟病毒颗粒直径约 230nm,内核为 HCMV DNA,称病毒核心;其外为外径 110nm 的立体对称二十面体,称核衣壳(nucleocapsid);最外层为厚约 10nm 的脂质双层包膜(envelop);在包膜与核衣壳之间为无明显构型的被膜(tegument)层,厚约 50nm。HCMV 基因组(genome)为线形双链 DNA,长约 230kb,由一个独特长序列(unique long, UL)和一个独特短序列(unique short,US)组成,约有 208 个开放读码框(ORF)。不同 HCMV 毒株之间,核苷酸序列具有 80% 以上同源性,并有共同抗原,目前仍暂定为一个血清型[1]。

HCMV 是一种不稳定的病毒,易被脂溶剂、低 pH 值(<5)、热(37℃ 1 小时或 56℃ 0.5 小时)及紫外线照射(5 分钟)灭活。最合适的保存温度为 - 190℃(液氧),可无限期保存。在 4℃ 只能保存数天;在 - 20℃ 保存比 4℃ 灭活更快[1]。

【发病机制】 HCMV 借其包膜蛋白(gB 和 gH)与靶细胞受体(低结合力的肝素受体和高结合力的蛋白受体)结合进入细胞。病毒 DNA 被转运至细胞核内完成复制过程,产生子代病毒。HCMV 与宿主细胞相互作用,形成四种病毒感染类型:①产毒性感染(productive infection),又称为活动性感染(active infection):病毒在宿主细胞核内复制,可形成核内包涵体和胞质内包涵体,并装配和释出子代病毒,引起细胞病变,受染细胞最终被溶解。子代病毒释出后可感染其他易感细胞,使感染扩散。在宿主抗病毒免疫机制作用下,产毒性感染可转变为潜伏感染。②潜伏感染(latent infection):在原发感染后,HCMV 可长期潜伏在宿主细胞内;病毒不复制,

不形成包涵体;电镜下观察不到完整病毒颗粒。潜伏病毒在一定条件如免疫功能低下时可再度激活增殖,转变为产毒性感染。③细胞转化(cell transformation):HCMV 基因整合至宿主细胞 DNA 内,可表达少量病毒抗原。宿主细胞因病毒基因的整合而发生转化与增生。④不全感染(abortive infection):HCMV 在宿主细胞内虽有少量复制,可使细胞功能产生障碍,但无或极少发生细胞形态改变[1-3]。

在免疫功能健全个体,感染 HCMV 后均能先后产生 IgM、IgG 和 IgA 类特异性抗体。病毒停止增殖后,IgM 类抗体不再产生,而 IgG 类抗体可维持终身。抗 HCMV 抗体不能防止感染,但有部分保护作用。细胞免疫反应被认为是宿主对抗 HCMV 感染的重要防御机制。在感染早期,机体就激发 NK 细胞效应和产生干扰素,继之形成的特异性细胞毒性 T 细胞(cytotoxic T lymphocyte,CTL)发挥抗 HCMV 感染的主要细胞免疫效应,但又不足以清除病毒。HCMV 是一种弱致病因子,对免疫正常的健康个体并不具有明显毒力,却能产生一些逃逸宿主免疫攻击的机制,如 HCMV 能够表达与宿主 MHC Ⅰ类分子相似的病毒蛋白于感染细胞表面来阻抗 NK 细胞的杀伤作用;通过 3 种互不依赖的 HCMV 糖蛋白作用减少 MHC Ⅰ类分子表达,以逃逸宿主 CD8+T 细胞的免疫监视;通过靶向 STAT2 干扰 JAK/STAT 信号传导途径而阻抑 MHC Ⅱ类分子表达,以逃脱 CD4+T 细胞的免疫监视;诱导抑制性细胞因子 TGF-β 和 IL-10 的高表达和调节性 T 细胞的增殖活化,进而抑制宿主抗病毒免疫。因此,HCMV 一旦侵入机体,可在宿主体内长期持续存在。因而,有 HCMV 复制并不总是代表疾病过程,当 HCMV 感染免疫抑制个体或胎儿和婴儿(生理性免疫低下)时才易引起播散性疾病或单一器官损害[1-3]。

HCMV 的细胞嗜性非常广泛:①上皮细胞、内皮细胞和成纤维细胞是主要靶细胞;②外周血白细胞是易感细胞;③特殊实质细胞如脑和视网膜的神经细胞、胃肠道平滑肌细胞和肝细胞也能被感染,在某些情况下导致有致病意义的细胞病变。HCMV 的组织嗜性与宿主年龄和免疫状况密切相关。在胎儿和新生儿期,神经细胞和唾液腺对 HCMV 最为敏感,肝脾亦常受累。在年长儿和成人,免疫正常时,病毒感染多局限于唾液腺和肾脏,少数累及淋巴细胞;在免疫抑制个体,肺部最常被侵

及，常造成全身播散性感染。由于机体血脑屏障和血视屏障的防护作用，眼内和颅内 HCMV 感染主要见于先天感染和免疫缺陷者[1-3]。

【病理变化】 HCMV 感染的典型细胞病变为细胞膨大，细胞核也增大，形成巨大细胞（可达 25~40μm 大小），有折光性的细胞质颗粒和核内包涵体。包涵体逐渐增大（可达直径 10μm），充塞于核内，外围有一空隙，再围以核膜，外观似猫头鹰眼睛（图 19-15）[1]。

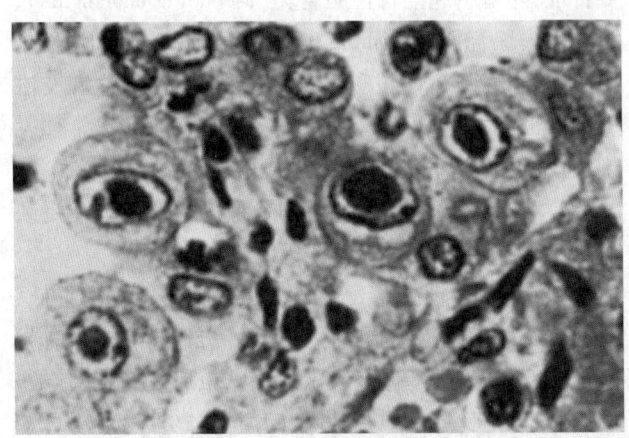

图 19-15 巨细胞性包涵体病肺部病理切片（×1 100）显示巨细胞中的核内及胞质内包涵体

在 HCMV 感染患者中，垂涎腺管腔上皮和肾小管上皮是最常见的 HCMV 增殖场所。但是，这些组织的病变通常都很轻微，极少出现相应临床征象。在肾脏，除巨大细胞多数见于远端肾小管外，还可见到肾间质内细胞浸润，甚至在肾小球内有免疫复合物沉着。受累的脑实质可产生坏死性肉芽肿样病变，在深部脑室周围更明显；还可见感染性血管炎和脑组织钙化灶[1]。肝脏是较小儿童感染 HCMV 时容易受累的器官。龚四堂等观察到，黄疸型 HCMV 肝炎婴儿肝组织内可见肝细胞肿胀和坏死、肝内胆管有胆栓形成及门脉区内有纤维组织增生；肝实质内有炎症细胞浸润；可在肝细胞、血管内皮细胞、胆管上皮细胞和炎症细胞内检出 HCMV 抗原[4]。肺组织也是比较多见的 HCMV 感染受累器官。巨大细胞可见于肺泡和支气管上皮并伴单个核细胞浸润。此外，尚有胰腺、肾上腺、眼、淋巴结、心、皮肤、骨骼、生殖道、食管、胃、肠和胎盘受累[1]。

【HCMV 感染的分类】

1. 根据感染来源分类 可分为原发感染和再发感染：①原发感染（primary infection）：初次感染外源性 HCMV；②再发感染（recurrent infection）：包括内源性潜伏病毒活化（reactivation）或再次感染（reinfection）外源性不同病毒株[1-3]。

2. 根据原发感染时间分类 可分为先天感染、围产期感染和生后感染：①先天感染（congenital infection）：于出生后 2~3 周内证实有 HCMV 感染，即为先天感染[2,5]；②围产期感染（perinatal infection）：出生后 2~3 周内证实无 HCMV 感染，而于生后 ≥3~12 周内有 HCMV 感染证据，通常经产道、母乳或输血等途径获得[2,5]；③生后感染（postnatal infection）或称获得性感染（acquired infection）：在出生 12 周后经密切接触、输血制品或移植器官等水平传播途径获得[1-3,5]。

3. 根据临床征象分类 分为症状性感染、无症状感染和亚临床型感染：①症状性感染（symptomatic infection）：病变累及 2 个或 2 个以上器官系统时称全身性感染（systemic infection），多见于先天感染和免疫缺陷者；或病变主要集中于某一器官或系统；②无症状感染（asymptomatic infection）：有 HCMV 感染证据但始终无症状和体征及功能异常；③亚临床型感染（subclinical infection）：有 HCMV 感染证据，无临床症状，但有病变脏器阳性体征和/或影像学病变和/或功能异常[2-3]。

【流行病学】

1. 流行状况 血清流行病学研究显示，HCMV 感染非常普遍，在欧洲和美国等发达国家和地区，社会经济水准为中上等人群的 HCMV 抗体阳性率为 40%~60%，而社会经济水准较低人群中则超过 80%。在发展中国家，80%的儿童在 3 岁前感染，至成人期感染率几乎接近 100%，我国人群 HCMV 感染状况与之相仿[1-3]。

2. 传染源 感染者是唯一传染源，HCMV 可存在于感染者的鼻咽分泌物、尿、宫颈及阴道分泌物、乳汁、精液、眼泪和血液等各种体液中。无论有无症状，原发感染尤其是先天感染者可持续从唾液和尿液等体液中排毒达数年之久；再发感染者亦可间歇性排毒较长时间。因此，在 HCMV 感染高发地区，人群中始终存在相当数量的传染源[1-3]。

3. 传播途径

（1）垂直传播：母亲无论是原发性或再发性感染都可通过下列 3 种途径将 HCMV 传播给其子女[1-3,5]：

1）宫内传播：宫内感染可发生在妊娠早、中、晚期中的任一时间[1-3,5]。方峰等发现武汉地区宫内感染率为 27.7%[6]。

2）经产道传播：新生儿在经产道娩出过程中，摄入被 HCMV 污染的宫颈和阴道分泌物而被感染[1-3,5]。

3）母乳传播：杨学磊等从 12 例母乳中检出 HCMV 病毒，阳性率为 75%（12/16），又发现纯母乳喂养婴儿尿 HCMV 阳性率达 57.7%，显著高于非母乳喂养儿的 20%，提示 HCMV 经母乳传播的存在[7]。方峰等前瞻性观察 47 例婴儿中,发现围产期感染和生后感染分别占 23.4%和 34.0%。这些婴儿都是母乳喂养或以母乳喂养为主,推测前组系经产道和母乳传播感染,后组主要是母乳传播所致[6]。

（2）水平传播

1）家庭内传播:家庭成员如父母或其他成员有产毒性感染者,可使与之密切接触的易感儿童发生感染[1-3]。

2）集体机构内传播:从托幼机构内的玩具和环境中可检出 HCMV 病毒。幼儿通常缺乏良好的卫生习惯,故在托幼机构中相互传染较为常见[1-3]。

3）医源性传播:HCMV 可通过医疗措施如输注血液或血制品（包括全血、血浆、白细胞和血小板等成分）、器官和骨髓移植而传播[1-3]。

【临床表现】 HCMV 感染性疾病的临床表现多种多样,归纳起来可有下列几种:

1. 中枢神经系统损害 主要见于宫内感染和免疫缺陷者如艾滋病患者,在其他年龄段免疫正常个体即便是新生儿也极少见到。中枢神经系统损害包括脑膜脑炎、小头畸形、脑室扩大和脑室周边钙化、脑瘫、视神经萎缩、智力发育障碍和癫痫等。神经性损伤常不可逆[1-3]。

2. 感觉神经性耳聋（sensorineural deafness） 25%～50%有症状的先天感染者和 10%～15%无症状的先天感染患儿可发生感觉神经性耳聋。其中,至少有 2/3 的孩子至学龄前期时耳聋可发生加重,还可持续至学龄期和成人期,亦可呈晚发性。耳聋程度有轻有重,可单侧也可双侧[1-3]。方峰等对症状性 HCMV 感染患儿在平均 25.4 月时行脑干听觉诱发电位检查,发现在 8 例先天感染患儿中,单侧轻度、单侧中度和双侧重度听力障碍各 1 例（共占 37.5%）[6],可见听力障碍在我国患婴中也不少见。

3. 肝炎

（1）婴儿肝炎:婴儿期的原发感染,尤其是先天感染和围产期感染的患婴,常累及肝脏,以亚临床型肝炎和无黄疸型肝炎为多见。亚临床型常在体检或其他疾病就医时被偶然发现肝大或肝质地改变（一般轻至中度）或发现肝功能异常而诊断。无黄疸型可有食欲缺乏、呕吐及腹泻等消化道症状。急性黄疸型和淤胆型较为少见。急性黄疸型除具有与无黄疸型相似的临床征象外,尚有不同程度黄疸;淤胆型一般黄疸更重,大便色浅,血清直接胆红素水平明显增高,严重者与先天性胆道闭锁难以区别。若肝脏病变严重时,还会出现神志改变、出血和腹水等肝衰竭危象。HCMV 肝炎伴有脾大较

为多见,尤其是先天感染者,通常是全身性巨细胞包涵体病（cytomegalic inclusion disease,CID）的一部分。婴儿期各类肝炎大多预后良好,轻症可自愈,一般不发生慢性肝病[1-3,6]。

（2）免疫缺陷患者的肝胆疾病:在肝移植受者,多数 HCMV 肝炎发生在移植后 1～2 个月（2 周至 4 个月）,常与急性排斥反应同时存在,以持续发热、白细胞和血小板减少、高胆红素血症、肝酶升高和肝衰竭为主要特征,还可引起上行性胆管炎（ascending cholangitis）、胆管消失综合征（vanishing bile duct syndrome）和慢性排斥反应。此外,在骨髓和心及肺移植受者、肿瘤和艾滋病患者也可发生 HCMV 肝炎,表现为轻症肝炎,常伴发热、血小板减少、淋巴细胞减少或增多[1-3]。

4. 肺炎 高危人群包括 6 个月以下幼婴和免疫缺陷儿童。

（1）婴儿肺炎:先天感染患儿的肺炎发生率很低,不足 1%,通常是巨细胞包涵体病的一部分,在出生时就存在严重肺炎,或延迟至激素疗法结束后发病。围产期感染婴儿,尤其是早产儿,发生间质性肺炎风险较大,发病率可达 15%～25%,常于 3～6 个月内患病[8]。生后感染婴儿也可发生肺炎,但病情一般较轻。婴儿期患儿多无发热,可有咳嗽和气促,偶闻及肺部啰音,胸部影像学显示肺间质病变为主,多见肺磨玻璃样变,可有支气管周围浸润伴肺气肿和结节状浸润。轻者病情可自限;重者可发生弥漫性坏死性肺炎,迁延难愈,易并发其他感染和继发慢性肺纤维化[1-3,8]。

（2）免疫缺陷患者的肺炎:在免疫缺陷的儿童和成人,包括先天免疫缺陷病、艾滋病、心肺等器官移植受者,特别是骨髓或干细胞移植受者中,可仅表现有肺炎,或肺炎为播散性感染的一部分。外周血淋巴细胞持续减少为其独立的高危预测因素。首发表现常为发热和干咳,于起病后 1～2 周开始病情进展,发生呼吸困难和低氧血症等,一般病情严重,常需辅助呼吸,并常致死[1-3]。

5. 单核细胞增多症样综合征（mononucleosis-like syndrome,MS） 在免疫正常和免疫缺陷的青少年或成人发生原发性 HCMV 感染时均可出现 MS,表现为发热和不适,全身淋巴结肿大较少见,渗出性咽扁桃体炎极少,仅约 25%有肝脾大,多在病程后期（发热 1～2 周后）出现外周血淋巴细胞总数和异型淋巴细胞比率（>5%）增加;有些患者还有头痛、肌痛和腹痛伴腹泻,常历时 1～4 周[1-3]。

6. 输血后综合征 未成熟儿在反复输血或血制品后可发生输血后综合征,常病情严重。一般在输血后

1~2 周出现轻微症状,3~6 周出现典型表现,可有发热、黄疸、肝脾大、肺炎、血小板减少和异型淋巴细胞增多、休克样表现和呼吸衰竭等。在早产儿中,特别是极低体重儿病死率可达 20% 以上[1-3]。

7. 视网膜脉络膜炎 (chorioretinitis) 在症状性先天感染的新生儿中,有 17%~41% 可发生视网膜脉络膜炎,而在无症状性先天感染患婴中罕见。出生时视网膜病变多不活动,以后进展至失明者也很少,但可见到原有病灶恶化或出现晚发新病变导致失明者。在严重免疫抑制如骨髓移植和艾滋病患者,视网膜脉络膜炎是常见临床征象之一[1-3]。

8. 胃肠道疾病 在免疫缺陷如艾滋病及骨髓、肾或肝移植患者中可见到各种胃肠道疾病如食管炎、胃炎、胃肠炎、幽门和小肠梗阻、十二指肠炎、结肠炎、直肠炎、胰腺炎、胃肠道出血及无结石性胆囊炎等。很少情况下,免疫正常个体患 MS 时也可偶有自限性的 HCMV 胃肠炎、结肠炎或直肠炎[1-3]。

9. 其他脏器疾病

(1)心肌炎和其他心脏疾患:在严重先天感染者和免疫正常的成人及儿童患 HCMV 相关性 MS 时可有罕见的心肌炎并发症。肾脏和心脏移植患者,有播散性 HCMV 感染和因排斥反应使用大剂量免疫抑制剂治疗时也可见到心肌炎。HCMV 感染与先天性心脏畸形的关系尚待进一步证实[1-3]。

(2)内分泌系统病变:在先天感染和生后全身性感染患者的内分泌器官发现有组织病变的证据。但内分泌疾患如糖尿病和甲状腺病与 HCMV 感染的因果关系尚待证实。在艾滋病患者中,肾上腺、脑垂体、甲状腺和甲状旁腺的组织内都可见有 HCMV 感染证据[1]。

(3)皮肤病变:先天感染患婴可因血小板减少而出现皮肤紫癜和瘀斑[1-3]。患 MS 的儿童和成人可有斑丘状风疹样皮疹伴痒感。在移植后受者和艾滋病患者可见边缘明显的溃疡性皮损[1]。

(4)其他:先天感染者可发生溶血、血小板减少等其他血液系统疾病,还可见到牙齿和齿龈发育缺陷、门静脉栓塞及腹股沟斜疝等[1-3]。

【病原学检查】 病原学检查是诊断 HCMV 性疾病和评价抗 HCMV 疗效的基础。

1. 病毒标志物检查 可取各种组织或细胞包括脱落细胞样本进行如下检查。

(1)病毒颗粒和包涵体:在电镜下检查可见完整病毒颗粒或发现致密体等不完整病毒颗粒。若加用特异性抗 HCMV 单抗能提高阳性检出率。在光镜下可寻找核内包涵体。阳性率不高,已被其他方法所

替代[1-3]。

(2)病毒分离:病毒分离至今仍不失为一种标准和确定的诊断方法。HCMV 在细胞内生长甚为缓慢,产生细胞病变需 1~2 周。目前多采用小瓶快速培养法(shell vial assay),经低速离心和短时培养后再检测培养物中 HCMV 即刻早期抗原(IEA)和/或早期抗原(EA)以检出有增殖活性的 HCMV 病毒[1-3]。

(3)病毒抗原检测:主要是应用针对 HCMV 蛋白的特异性单克隆抗体和多克隆抗体直接检测临床标本中的 HCMV 抗原如 IEA、EA、晚期抗原(LA)如 pp65 等[1-3]。

(4)病毒核酸检测:①逆转录 PCR 法检测病毒特异性基因转录产物,阳性表明活动性感染;②实时荧光定量 PCR 法检测病毒特异性 DNA 载量。HCMV DNA 载量与活动性感染呈正相关,高载量或动态监测中出现载量明显升高提示有活动性感染可能。血清或血浆样本 HCMV DNA 阳性是活动性感染的证据;全血或单个核细胞阳性时无法排除潜伏感染的存在,高载量支持活动性感染。在新生儿期检出病毒 DNA 是原发感染的证据[1-3]。

2. 特异性抗体检查

(1)抗 HCMV IgG:阳性结果表明曾经或现症 HCMV 感染。抗 HCMV IgG 从阴性转为阳性或是低亲和力 IgG 阳性,为原发性感染的证据。取急性期和恢复期双份血清抗 HCMV IgG 滴度≥4 倍增高是近期活动性感染的证据。6 个月内抗体阳性婴儿需排除胎传抗体的存在[1-3]。

(2)抗 HCMV IgM:阳性表明活动性感染,如果同时测得抗 HCMV IgG 阴性或低亲和力 IgG 阳性,则表明为原发性感染。新生儿期抗 HCMV IgM 阳性提示原发感染。幼小婴儿和严重免疫缺陷者产生 IgM 的能力弱,可出现假阴性。此外,受类风湿因子与高浓度 IgG 竞争抗原的干扰可造成假阳性,需预处理标本予以去除,并应避免血清反复冻融,才能使检测有良好的重复性与特异性[1-3]。

【诊断】

1. 临床诊断 具备活动性感染的病毒学证据,临床上又具有 HCMV 性疾病相关表现,并排除现症疾病的其他常见病因,方可做出临床诊断[1-3]。

2. 确定诊断 从活检病变组织或特殊无菌体液如脑脊液或眼玻璃体液内分离到 HCMV 病毒或检出病毒复制标志物(病毒抗原和基因转录产物)是 HCMV 疾病的确诊证据[1-3]。

特殊部位 HCMV DNA 检测有临床诊断意义,如艾

滋病患者脑脊液内检出 HCMV DNA 可诊断中枢神经系统感染;先天感染的新生儿脑脊液内检出 HCMV DNA 提示神经发育不良预后;眼玻璃体液检出 HCMV DNA 是 HCMV 视网膜炎的证据;新生儿和免疫抑制个体血清或血浆 HCMV DNA 载量与其 HCMV 疾病严重程度和病毒播散有正相关性[1-3,5]。由于在取材过程中易混入上呼吸道分泌物,肺泡灌洗液内检出 HCMV DNA 时需结合临床谨慎解读[9]。

羊水中检出病毒或复制性标志物提示宫内感染,但出生时需再次证实诊断。出生≥3 周后病毒学检测已不再能区分先天感染与围产期感染,诊断先天感染只能根据临床特征予以推测或利用出生时新生儿筛查干血点样本回顾性检测病毒基因[1-3,5]。

因唾液腺和肾脏是无症状 HCMV 感染者常见的排毒部位,单从这些组织中分离到病毒或检出病毒复制标志物需谨慎解释。当病情严重程度不能完全用 HCMV 疾病解释时尤应注意寻找其基础疾病或伴随疾病[1-3]。

【预防】

1. 一般预防 避免暴露是最主要的预防方法。包括:①医护保健人员按标准预防措施护理 HCMV 感染婴儿,手部卫生是预防的主要措施;②使用 HCMV 抗体阴性血制品或洗涤红细胞(去除白细胞组分)[1-3]。

2. 阻断垂直传播 ①易感孕妇应避免接触已知排病毒者分泌物;遵守标准预防措施,特别注意手部卫生[1-3];②带病毒母乳处理:已感染 HCMV 的足月产婴儿可继续母乳喂养,无需停母乳和预处理母乳。但早产和低出生体重儿需处理带病毒母乳。将母乳置-15℃以下冻存至少 24 小时,然后室温下融解,即可明显降低病毒滴度,再加短时巴斯德灭菌法(62~72℃,5 秒钟)可消除病毒感染性[2,3,10]。

3. 药物预防

(1) 骨髓或干细胞移植和器官移植受者的预防[1-3]:①伐昔洛韦(Valacyclovir,VACV):已在多个国家获准使用,口服后迅速转化为阿昔洛韦(生物利用度 67%±13%),主要用于移植后预防。口服剂量:肾功能正常时,每次 2g,4 次/d;肾功能不良(尤其肾移植后)者剂量酌减,每次 1.5g,每天 1~4 次。一般需服药 90~180 天不等,总剂量不超过 2 000g;②更昔洛韦(ganciclovir,GCV):同治疗剂量诱导治疗 7~14 天后维持治疗至术后 100~120 天;③缬更昔洛韦(valganciclovir,VGCV):2009 年获准用于 4 月龄至 16 岁接受心脏或肾移植儿童的预防。儿童剂量(mg)= 7×体表面积(BSA)×肌酐清除率(CCr),单剂不超过 900mg;1 次/d,术后 10 天内开始服用直至移植后 100 天。

(2) 有建议使用抗病毒药物加 IVIG 或高效价 HCMV 免疫球蛋白预防某些高危移植患者的 HCMV 疾病,100~200mg/kg,于移植前 1 周和移植后每 1~3 周给予,持续 60~120 天[1-3]。

(3) 有建议对严重支气管肺发育不良需用激素治疗的早产儿应考虑 GCV 或 VGCV 预防性用药[1-3]。

【治疗】

1. 抗病毒治疗

(1) 抗 HCMV 药物应用指征:抗病毒治疗对免疫抑制者是有益的;而免疫正常个体的无症状感染或轻症疾病无需抗病毒治疗。主要应用指征包括:①符合临床诊断或确定诊断标准并有较严重或易致残的 HCMV 疾病包括间质性肺炎、黄疸型或淤胆型肝炎、脑炎和视网膜脉络膜炎(可累及黄斑而致盲),尤其是免疫抑制者如艾滋病患者;②有中枢神经损伤(包括感觉神经性耳聋)的先天感染者,早期应用可防止听力和中枢神经损伤的恶化[1-3]。

(2) 常用抗 HCMV 药物治疗方案

1) 更昔洛韦(GCV):为首个获准应用的抗 HCMV 药物,迄今仍为首选。需静脉给药,大部分以原药形式从肾脏排出,脑脊液浓度为血浆浓度的 25%~70%。儿童 GCV 药物动力学与成人相似,治疗方案参照国外儿科经验。诱导治疗:每次 5mg/kg(静滴>1 小时),2 次/d,间隔 12 小时用,共 2~3 周;维持治疗:5mg/kg,1 次/d,连续 5~7 天。总疗程约 3~4 周。若诱导期疾病缓解或病毒血症和/或尿症清除可提前进入维持治疗;若诱导治疗 3 周无效,应考虑原发性或继发性耐药或现症疾病为其他病因所致;若维持期疾病进展,可考虑再次诱导治疗;若免疫抑制因素未能消除则应延长维持疗程,可采用:①5mg/kg,1 次/d;或②6mg/kg,1 次/d,每周用 5 天,停 2 天;或③序贯口服更昔洛韦每次 30mg/kg,3 次/d,间隔 8 小时用,或缬更昔洛韦(剂量同预防量),以避免病情复发[1-3]。

用药期间应监测血常规和肝肾功能,若肝功能明显恶化、血小板和粒细胞下降≤25×10⁹/L 和 0.5×10⁹/L 或至用药前水平的 50% 时,应停药。粒细胞减少严重者可给予粒细胞集落刺激因子。若需再次治疗,仍可使用原剂量或减量,或联合应用集落刺激因子以减轻骨髓毒性。有肾损害者应减量,如肾透析患者剂量不超过 1.25mg/kg,每周 3 次,在透析后用药[1-3]。

2) 缬更昔洛韦(VGCV):为 GCV 缬氨酸酯,口服后在肠壁和肝脏代谢为活化型 GCV,生物利用度达 62.4%。2001 年获准用于 18 岁以上 AIDS 患者 HCMV

视网膜炎的治疗。在先天感染新生儿的Ⅱ期临床研究显示，单剂 16mg/kg 与静脉用 6mg/kg 更昔洛韦等效。成人 900mg 相当于静脉注射 GCV 5mg/kg，诱导治疗900mg，2 次/d，连用 21 天；维持治疗 900mg，1 次/d。肾功能不全者剂量酌减。需与食物同服。主要副作用有胃肠反应、骨髓抑制和眩晕、头痛、失眠等[1-3]。

2017 年，一个非正式的国际先天性巨细胞病毒感染推荐小组提出，对于中至重度症状性先天感染患儿（有多种显性表现包括血小板减少性瘀斑、宫内发育迟缓、肝脾大和肝炎，或有中枢神经系统受累如小头畸形和相关影像学异常包括脑室扩大和脑内或脑室周边钙化等、脑脊液异常、视网膜脉络膜炎、感觉神经性耳聋或脑脊液 HCMV DNA 阳性），可在生后 1 个月内开始口服VGCV，每次 16mg/kg，每天 2 次，疗程以改善听力和发育为目标，不超过 6 个月[5]。其适应证和疗法还需更大样本临床试验加以验证。

3）膦甲酸钠（foscarnet，FOS 或 PFA）：为焦磷酰胺类似物，能抑制病毒 DNA 聚合酶活性，于 1991 年获准应用，需静脉用药，主要经尿液排泄，能迅速分布于脑脊液，主要副作用是肾毒性。儿童一般作为替代用药，特别是单用 GCV 仍出现疾病进展时，可单用或与 GCV 联用。国外介绍儿童参照成人方案：诱导治疗：每次60mg/kg（持续静滴>1 小时），3 次/d，间隔 8 小时用，连用 2~3 周；免疫抑制者需维持治疗：每次 90~120mg/kg，1 次/d。维持期间疾病进展，则再次诱导或与 GCV联用[1-3]。

4）马立巴韦（maribavir）：2021 年 11 月美国 FDA批准用于治疗成人和 12 岁以上儿童（体重≥35kg）造血干细胞或器官移植后的难治性 HCMV 感染/疾病（对GCV、VGCV、PFA 或西多福韦耐药）。用法：400mg，2次/d，口服。因其对 GCV 和 VGCV 的活性有拮抗作用，故不建议与后二者联用。可在治疗期间或停药后（多见于 4~8 周内）发生病毒学突破，故应监测 HCMV DNA水平。不良反应发生率>10%，常见味觉障碍、恶心、腹泻、呕吐和疲乏等。

（3）抗病毒疗效的评估

1）临床评估：通过观察 HCMV 感染性疾病的症状、体征和脏器功能包括实验室指标和影像学检查等是否改善来评估。

2）病毒学评估：病毒特异性抗原和病毒滴度定量分析有助于评估抗病毒疗效；血清或血浆（免疫缺陷患者可取全血）HCMV DNA 定量的动态检测有助于确定抗病毒疗效和进一步鉴定耐药毒株；但尿和唾液样本检测 HCMV DNA 不宜用于评估抗病毒疗效，因为很多患者在病情缓解后仍可从尿和唾液中持续检出病毒核酸。

2. 对症治疗　如肝炎时降酶、退黄、护肝治疗；肺炎伴呼吸困难时给予氧疗等；注意防治继发感染和二重感染。免疫功能健全病人经过有效对症处理，常可使疾病恢复，即使是婴幼儿也少有例外。然而，对于有先天性缺陷者则恢复困难[1-3]。

（方峰）

参考文献

［1］CHERRY JD，HARRISON GJ，KAPLAN SL，et al. Feigin and Cherry's textbook of pediatric infectious diseases. 8th ed. Philadelphia：Elsevier，2018.

［2］方峰，俞蕙. 小儿传染病学. 5 版. 北京：人民卫生出版社，2020.

［3］中华医学会儿科学分会感染学组，全国儿科临床病毒感染协作组，《中华儿科杂志》编辑委员会. 儿童巨细胞病毒性疾病诊断和防治的建议. 中华儿科杂志，2012，50（4）：290-292.

［4］GONG S，DONG Y. Cytomegalovirus infection in children's liver tissues. J Tongji Med Univ，1998，18（3）：153-155.

［5］RAWLINSON WD，BOPPANA SB，FOWLER KB，et al. Congenital cytomegalovirus infection in pregnancy and the neonate：consensus recommendations for prevention，diagnosis，and therapy. Lancet Infect Dis，2017，17（6）：e177-e188.

［6］FANG F，DONG YS. Effects of cytomegalovirus hepatitis on growth，development and nervous system of infants. A follow-up study. Chin Med J（Engl），1991，104（2）：138-141.

［7］杨学磊，杜文慧，刘晓红，等. 母婴配对巨细胞病毒感染的研究. 中国实用儿科杂志，2000，15（6）：355-356.

［8］COCLITE E，DI NATALE C，NIGRO G. Congenital and perinatal cytomegalovirus lung infection. J Matern Fetal Neonatal Med，2013，26（17）：1671-1675.

［9］BURGENER EB，WAGGONER J，PINSKY BA，et al. Clinical characteristics and outcomes of pediatric patients with CMV DNA detection in bronchoalveolar lavage fluid. Pediatr Pulmonol，2017，52（1）：112-118.

［10］GOELZ R，HIHN E，HAMPRECHT K，et al. Effects of different CMV-heat-inactivation-methods on growth factors in human breast milk. Pediatr Res，2009，65（4）：458-461.

第 17 节 EB 病毒感染性疾病

一、EB 病毒相关性传染性单核细胞增多症

EB 病毒(Epstein-Barr virus,EBV)相关性传染性单核细胞增多症(infectious mononucleosis,IM)是由 EBV 原发感染所致的一种单核巨噬细胞系统急性增生性传染病,其典型临床"三联症"为发热、咽峡炎和颈淋巴结肿大,可合并肝脾大,外周血中异型淋巴细胞增高,IM 是一良性自限性疾病,多数预后良好,少数可出现噬血综合征等严重并发症[1]。

【病因】 本病的病因为原发性 EBV 感染。EBV 在 1964 年由 Epstein 及 Barr 等从非洲儿童恶性淋巴瘤的细胞培养中被首先发现,故命名为 EB 病毒。EBV 属疱疹病毒科、γ 亚科,是一种人群普遍感染的病毒,具有潜伏(latency)及转化(transformation)的特性。EBV 为双链 DNA 病毒,其基因组约 172kb,编码近 100 种蛋白质。EBV 可分为 I 型、II 型(也称 A 型和 B 型),我国 EBV 流行株以 I 型(A 型)为主,II 型(B 型)则在非洲多见。I 型 EBV 在体外转化 B 细胞的能力强于 II 型。在免疫受损的患者中,可以发生 I 型和 II 型混合感染。EBV 成熟感染性颗粒直径约 150~200nm,培养约需 4~6 周。1968 年首次发现该病毒是引起 IM 的病原体,后经血清流行病学等研究得到证实。

【流行病学】 EBV 在正常人群中感染非常普遍,约 90% 以上的成人血清 EBV 抗体阳性。我国 20 世纪 80 年代的血清流行病学研究显示,3~5 岁时,80.7%~100% 儿童血清 EBV 阳性转化;10 岁时,100% 的儿童血清 EBV 阳性。随着我国经济的发展和居民生活水平大幅提高,与 20 世纪 80 年代相比,我国儿童原发性 EBV 感染的年龄有所延迟[2]。

EBV 主要通过唾液传播,也可经输血和性传播。国外资料显示,6 岁以下小儿原发性 EBV 感染大多表现为无症状感染或仅表现为上呼吸道症状等非特异性表现,但在儿童期、青春期和青年期,约 50% 的原发性 EBV 感染表现 IM[1]。本病分布广泛、多散发,亦可呈小流行。与西方发达国家 IM 多见于青少年和年轻成人不同,国内儿童 IM 的发病高峰年龄在 4~6 岁[3],这与国内儿童原发性 EBV 感染的年龄较早有关。原发性感染后,EBV 在记忆性 B 淋巴细胞中建立终身潜伏感染,且咽部不定时排泌病毒,具有感染性。

曾有人提出传染的另一可能方式是垂直传播,因有报道一例死于本病的两周新生儿,在其淋巴结中发现 EBV。大多由直接接触传染,故不必过多顾虑学校内飞沫传染,但家庭中密切生活接触的传染则较可能。

【病理变化】 病毒进入口腔后,在咽部淋巴组织内复制,继而进入血流产生病毒血症,主要累及全身淋巴组织及具有淋巴细胞的组织与内脏。IM 时 EBV 主要感染 B 细胞,继之引起 T 细胞的免疫反应,形成周围血中可见到的异型淋巴细胞,也就是活化的细胞毒性 T 细胞(CD8+HLA-DR+,CD8+CD45RO+)。本病主要病理组织学改变是淋巴组织的良性增生,肝、脾、心肌、肾、肾上腺、肺、中枢神经均可受累,表现为异常的淋巴细胞浸润。EBV 不诱致细胞溶解,但可产生细胞变形,并引起形态及功能改变。

【临床表现】

1. 潜伏期 小儿潜伏期较短,约 4~15 天,大多为 10 天,青年期较长,可达 30~50 天。

2. 发病或急或缓,半数患者有前驱征,继之有发热及咽痛,全身不适、恶心、疲乏、腹痛、肌痛、头痛等。

3. 典型症状 症状轻重不一,少年期常比幼年期重;年龄越小症状越不典型,2 岁以下者,肝、脾、淋巴结肿大及一般症状均可不显著。典型症状可在发病 1 周后方完全出现。

(1) 发热:绝大多数病儿均有不同程度的发热。热型不定,一般波动在 39℃ 左右,偶亦可高达 40℃ 以上。多数发热持续 1 周左右,长者可达 2~3 周,时伴冷感或出汗、咽喉痛。体温虽高,中毒症状却较细菌性咽炎轻。幼儿可不发热或仅有低热。

(2) 淋巴结肿大:90% 以上的患者有淋巴结肿大,为本病的特征之一。肿大部位主要在双侧前后颈部(环绕胸锁乳突肌的上段),且后颈部常较前颈部先出现,两侧淋巴结肿大可不对称,较柔韧,无压痛、互不粘连。肿大淋巴结亦可出现于腋窝、肱骨内上髁和鼠蹊部,直径约 1~4cm。有时可见于胸部纵隔,则应和结核、淋巴肿瘤鉴别。肿大的淋巴结一般在数天、数周内逐渐缩小,但消退慢者,可达数月。

(3) 咽峡炎:80% 以上患儿出现咽痛及咽峡炎症状。扁桃体充血、肿大,陷窝可见白色渗出物,偶可形成假膜,需与化脓性扁桃体炎、白喉鉴别。约 1/3 病儿前腭黏膜可出现红色瘀点和瘀斑。

（4）肝脾大：约有 50% 的病例可有肝脾大、肝区压痛，还可出现类似肝炎的症状，约 10% 出现黄疸，基本上不会转变为慢性肝病或肝硬化，但曾有报告伴瑞氏综合征者。在发病约 1 周多可触及脾脏 1~3cm，伴轻压痛。但亦有在病程第 2 周脾脏急骤增大而引起左上腹胀满及触痛者，此时触诊应轻柔，避免局部受撞击，警惕脾破裂的危险，2~3 周后脾脏即逐渐缩小。偶见报道有肝脾显著增大及黄疸的病例。

（5）眼睑水肿：50% 病例可有眼睑水肿。

（6）皮疹：皮疹的出现率约 10%，并无定型；常见的皮疹呈泛发性，多在病程第 4~10 天出现。可为猩红热样、麻疹样、水疱样或荨麻疹样斑丘疹。3~7 天即消退，消退后不脱屑，也不留色素。皮肤黏膜出血仅属偶见。由于无特异性疹型，对诊断并无大帮助。

【并发症】　如其他急性全身性病毒感染一样，本病有多样的并发症，其发生率虽不高，但有的并发症对预后影响很大。

1. **血液系统**　可有 Coombs 试验阳性的自身免疫性溶血性贫血，出现于病程的 1~2 周，且大多可在一个月内停止发展。可发生粒细胞减少、全血细胞减少或免疫性血小板减少性紫癜，噬血细胞性淋巴组织细胞增生症。

2. **神经系统**　0.37%~7.3% 患儿可出现此类合并症，症状差异很大，包括脑炎、无菌性脑膜炎、吉兰-巴雷综合征、视神经炎及中枢神经系统淋巴瘤等，其中尤以横贯性脊髓病为最严重，可突然出现双下肢瘫痪及尿潴留。虽神经系统病变多能恢复，但也可发生后遗症或死亡。

3. **消化系统**　国外资料显示 80%~90% 的 IM 患者发生肝功能损害。国内资料亦显示 67.9%~73.0% 的 IM 病例出现肝脏肿大，但肝功能受损的比例较国外低，约为 50%。AST 与 ALT 中度上升，且肝功能损害的程度与患者的年龄相关，年龄越大，肝功能损害的程度越重。国内儿童 IM 肝功能损害的发生率较国外 IM 病例低的原因可能与 IM 的年龄有关，因为国内儿童 IM 病例多发生在学龄前儿童中，而国外 IM 病例多为青少年。EBV 感染所致的肝损害不是 EBV 对肝细胞的直接损害，而可能是 EBV 作为一种免疫启动因子而致的间接免疫损伤。曾报告有急性重型肝炎和肝坏死。

4. **呼吸系统**　偶可因扁桃体明显肿大及咽部淋巴组织增生引起呼吸和吞咽困难。也可并发胸膜炎或胸腔积液、间质性肺炎等。

5. **心脏**　不常见，约 1%~6%，心电图可见非特异性 T 波改变或轻度传导不正常。心肌炎和心包炎则少见。

6. **眼部**　可并发结膜炎、视神经炎、视网膜炎、巩膜炎、葡萄膜炎、复视、偏盲、斜视、眼睑下垂等。

7. **泌尿系统**　血尿、蛋白尿、肾炎、肾病综合征以及溶血性尿毒综合征等。

8. **其他**　腮腺炎、睾丸炎、中耳炎等。

【实验室检查】

1. **血象**　白细胞总数增加，淋巴细胞百分比在 50% 以上，其中异型淋巴细胞的比例可达 10% 以上，但近半数学龄前儿童 IM 的异型淋巴细胞比例小于 10%。异常淋巴细胞形态可分为泡沫型（Downey Ⅰ型）、不规则型（Downey Ⅱ型）和幼稚型（Downey Ⅲ型）三种（图 19-16），但实际在化验检查中难于区分，仔细加以区别对诊断的价值并不大。由于异型淋巴细胞为 CD8+ 的 T 淋巴细胞，致使正常比值为 2:1 的 CD4+/CD8+T 淋巴胞的比值下降或倒置。应注意的是，巨细胞病毒感染、传染性肝炎、风疹等疾病也可出现异型淋巴细胞，但其百分比一般不超过 10%。由于 EBV 感染并不抑制骨髓，故骨髓象缺乏诊断意义。除非在需要除外急性白血病时，否则不必进行骨髓穿刺。

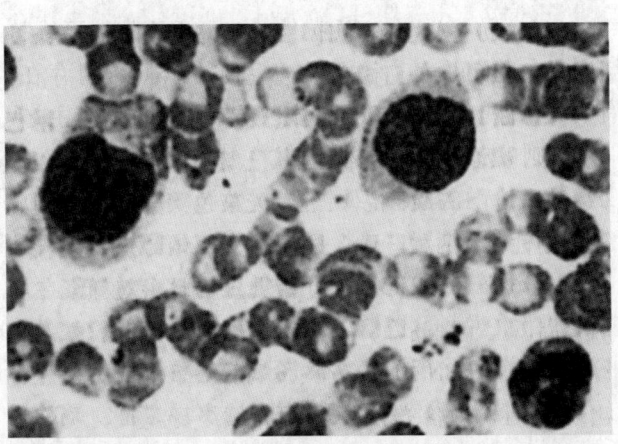

图 19-16　末梢血片示传染性单核细胞增多症的异型淋巴细胞

2. **血清嗜异性凝集试验**　该方法于 1932 年由 Paul 和 Bunnell 初创。IM 患者血液中含有凝集绵羊红细胞或马红细胞的抗体，即"嗜异性凝集素"，是一种 IgM 嗜异性抗体。一般认为 1:40 以上即为阳性反应，1:80 以上更具有价值。于起病 5 天后即可呈阳性反应。但有迟至病程 4 周后才呈阳性者。一般在发病的第 2~3 周达高峰，可持续 2~5 个月。在青少年原发性 EBV 感染中其阳性率可达 80%~90%，因此，该抗体检测在西方国家青少年和年轻成人的 IM 感染诊断中仍有价值；约 10% 的青少年缺乏对嗜异性抗体的阳性反应。小于 12 岁的 EBV 感染 IM 患者中，只有 25%~50% 的患者嗜异性抗体阳性[1]。因此,血清嗜异性凝集试验在国内儿童 EBV 感染 IM 的诊断价值有限,许多地方已经不再开展此项检测。

3. **EBV 特异性抗体测定** 原发性 EBV 感染过程中首先产生针对衣壳抗原(capsid antigen, CA)IgG 和

IgM(抗 CA-IgG/IgM);在急性感染的晚期,抗早期抗原(early antigen, EA)抗体出现;在恢复期晚期,抗核抗原(nuclear antigen, NA)抗体产生。抗 CA-IgG 和抗 NA-IgG 可持续终身[4]。EBV 感染过程中各种特异抗体的移行变化见图 19-17。

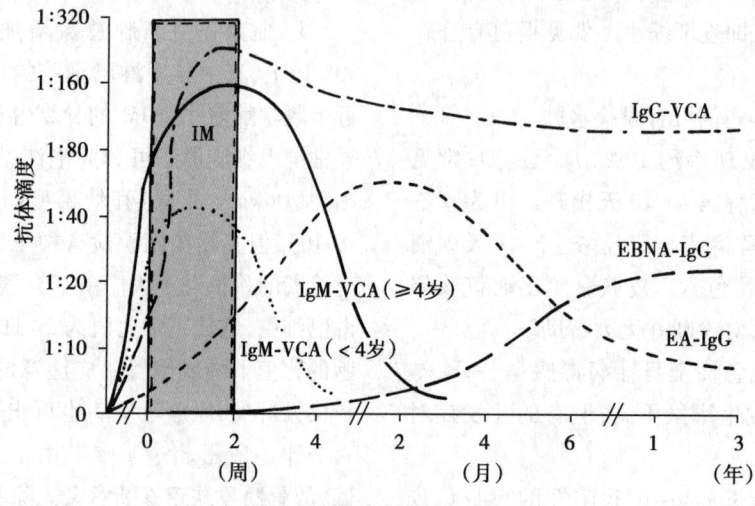

图 19-17 IM 血清特异抗体的移行变化

(1)抗 CA-IgG/IgM 抗体:抗 CA-IgM 抗体可维持4~8 周,最长可达 3 个月;抗 CA-IgG 抗体可终身存在。在 IM 急性期,抗 CA-IgG 抗体以低亲和力抗体为主;恢复期,则以高亲和力抗体为主[5]。

(2)抗 EA-IgG 抗体:经荧光染色又分弥漫性(D)及限制性(R)两种。D 多见于青少年,阳性率 70%,维持约 3~6 个月。R 多见于小龄儿童,阳性率较低,在病后 2 周以上出现高峰,一般维持 2 个月至 3 年。

(3)抗 EBNA-IgG 抗体:发病后 4~6 周或更晚开始出现,阳性的效价亦较低,但可持续终身。如发现该抗体,则提示感染实际早已存在。

EBV 感染的血清学反应复杂多样,有的病例抗EBV-CA-IgM 产生延迟、有的持续缺失或长时间存在,这给 EBV-IM 的确诊带来一定难度。满足以下的任意一项,即可诊断原发性 EBV 感染。①抗 CA-IgM/IgG 抗体阳性,抗 EBNA-IgG 抗体阴性;②抗 CA-IgM 抗体阴性,抗 EBNA-IgG 阴性,抗 CA-IgG 抗体阳性且为低亲和力抗体;③急性期及恢复期双份血清抗 CA-IgG 抗体效价呈 4 倍及以上增高;但对于免疫功能低下或接受免疫球蛋白治疗的患儿,仅凭 EBV 特异性抗体往往难于诊断本病。

4. **EBV 培养** 临床诊断价值不大。首先因阳性结果需时 2 周至 2 个月,且技术上复杂、费用昂贵;其次,血清 EBV 阳性转化的健康人口咽部亦可排泌病毒,记

忆性 B 淋巴细胞中也有潜伏感染的 EBV,即使阳性也无法判断是否为原发性 EBV 感染。

5. **EBV-DNA 的检测** EBV-DNA 载量检测可以鉴别 EBV 健康携带者的低水平复制与 EBV 相关疾病患者高水平活动性感染,实时聚合酶链反应(real-time PCR)具有较强的敏感性和特异性。因 EBV-DNA 检测只提示机体是否存在活动性 EBV 感染,无法区分原发感染和既往感染,因此,有免疫力的儿童,EBV-DNA 的常规定性检测对原发性 EBV 感染无诊断价值[6],但在婴幼儿血中 EBV-DNA 阳性,提示原发性 EBV 感染;X 连锁淋巴增殖综合征(X-linked lymphoproliferative syndrome, XLP)患者,存在 B 细胞功能障碍,抗体常阴性,EBV-DNA 检测有助于原发性 EBV 感染的诊断。IM 患者外周血中 EBV 载量在 2 周内达到峰值,随后很快下降,病程 22 天后,所有 EBV-IM 血清中均检测不到 EBV核酸[7]。由于血清 EBV 阳性转化的健康人口咽部亦可不定时排病毒,因此,咽拭子或唾液标本不适合进行 EBV-DNA 检测。

【诊断】 当患儿同时出现发热、咽峡炎、淋巴结及肝脾大时,即应考虑本病。西方发达国家应用较多的是1975 年 Hoagland 提出的标准:①临床三联症:发热、咽峡炎、淋巴结病;②外周血淋巴细胞比例≥50% 和异型淋巴细胞比例≥10%;③血清嗜异性凝集抗体阳性。上述标准的适应人群是青少年和年轻成人的 IM 病例。我

国 IM 发病的高峰年龄在学龄前和学龄儿童,其血清嗜异性凝集抗体常阴性,而外周血异型淋巴细胞比例>10% 的病例在学龄前儿童 IM 中只有 41.8%,因此,下列诊断标准更适合在我国儿科临床中应用(表 19-10)[8]。

表 19-10　儿童 IM 的诊断标准

临床诊断病例:满足下列中任意 3 项临床表现及(三)中任一项非特异性实验室检查。
确诊病例:满足下列任意 3 项临床表现及(二)中任一项原发性 EBV 感染的实验室证据。
(一) 临床表现
(1) 发热;(2) 咽峡炎;(3) 颈淋巴结肿大;(4) 肝脏肿大;(5) 脾脏肿大;(6) 眼睑水肿
(二) 原发性 EBV 感染的实验室证据
1) 抗 EBV-CA-IgM 和抗 EBV-CA-IgG 抗体阳性,且抗 EBV-NA-IgG 阴性;
2) 单一抗 EBV-CA-IgG 抗体阳性,且 EBV-CA-IgG 为低亲和力抗体;
(三) 非特异性实验室检查
1) 外周血异型淋巴细胞比例≥0.10;
2) 6 岁以上儿童外周血淋巴细胞比例>0.50 或淋巴细胞绝对值>5.0×10⁹/L。

注:EBV 为 EB 病毒;CA 为衣壳抗原;NA 为核抗原;Ig 为免疫球蛋白。

【鉴别诊断】　本病临床表现多种多样,故需与相似疾病做鉴别。诊断困难仅见于:①发病早期;②轻症及幼儿;③主要症状及体征过多或特少时;④早期出现严重并发症;⑤缺乏血液学或血清学的证明。

如临床表现典型而 EBV 特异性抗体呈阴性,则应重视与巨细胞病毒、鼠弓形体及肝炎病毒等所致的类传染性单核细胞增多症的鉴别。此外,约 5% IM 病例咽部合并 A 族 β 溶血性链球菌感染,咽培养阳性。出现黄疸、肝大、转氨酶升高时,应与病毒性肝炎鉴别。有神经系统症状时应注意与其他病毒性脑炎、脊髓炎鉴别。有淋巴结、肝脾增大时应与白血病、结核病、霍奇金病鉴别。淋巴细胞显著增高时,应与传染性淋巴细胞增多症、登革热等鉴别。仅必要时再做骨髓检查以排除白血病。极少数病例需进行淋巴结活检以排除淋巴瘤或霍奇金病。

【预后】　本病为自限性疾病,如无并发症预后大多良好,病程约 1~2 周[3,9]。但亦可反复,少数患者恢复缓慢,如低热、淋巴结肿、乏力等,可达数周甚至 2 个月之久;若长期低热,同时伴肝脾淋巴结肿大,肝功能异常,要注意是否转为慢性活动性 EBV 感染。在 IM 之后,偶可有一段时间的持续性疲劳,但并未明确这与

EBV 引起的慢性疲劳综合征有关。

本病病死率仅 1%~2%,因并发中枢或周围神经麻痹引起呼吸衰竭所致;其他少数死于并发脾破裂、脑膜炎、心肌炎、肝炎和播散性淋巴增生性疾病。

本病发生在先天性免疫缺陷病患者则可迅速死亡。如 XLP 患者,其三大特点为:①致死性或严重的传染性单核细胞增多症;②后天获得性低球蛋白血症;③恶性淋巴瘤。被感染的男性幼儿 70% 以上死亡,生存的患儿中 40% 发展为淋巴增生性疾病。

【治疗】　本病无特效治疗,以对症及支持治疗为主。

1. **一般治疗**　急性期应卧床休息,加强护理。脾大患者应注意防治脾破裂:避免任何可能挤压或撞击脾脏的动作。①限制或避免运动,由于 IM 脾脏的病理改变恢复很慢,因此,IM 患儿尤其是青少年应在症状改善后 2~3 个月甚至 6 个月才能剧烈运动。②进行腹部体格检查时动作要轻柔。③注意处理便秘。

2. **对症治疗**　可对症使用退热止痛、镇静、止咳及保肝等措施。IM 患儿应尽量少用阿司匹林降温,因其可能诱发脾破裂及血小板减少。

3. **抗病毒治疗**　不推荐常规抗病毒治疗;病情重、进展快或有并发症可抗病毒治疗,热退后可考虑停用,并发脑炎者可适当延长至 2~3 周。阿昔洛韦、伐昔洛韦或更昔洛韦等药物通过抑制病毒多聚酶、终止 DNA 链的延伸而产生相应抗病毒作用。抗病毒治疗可以降低病毒复制水平和咽部排泌病毒时间,但并不能减轻病情严重程度、缩短病程和降低并发症的发生率,国外并不常规抗病毒治疗,国内也有相似的研究报道[9,10]。

4. **抗生素的应用**　如合并细菌感染,可使用敏感抗生素,但忌用氨苄西林和阿莫西林,以免引起超敏反应,加重病情。应用氨苄青霉素(ampicillin)发生皮疹者可达 95%,通常在用药 1 周后出现,可能和本病的免疫异常有关。

5. **糖皮质激素的应用**　发生咽扁桃体严重病变或水肿、神经系统病变、心肌炎、溶血性贫血、血小板减少性紫癜等并发症的重症患者,短疗程应用糖皮质激素可明显减轻症状,泼尼松 1mg/(kg·d)(每日最大剂量不超过 60mg)或等效激素。对无并发症的普通病例,不应使用激素。

二、慢性活动性 EB 病毒感染

1948 年,Issacs 首次描述了一种类似于传染性单核细胞增多症(infectious mononucleosis,IM),但症状持续

较长时间的疾病,主要表现为发热、不适、淋巴结病及肝脾大。1975 年和 1982 年,Horwitz 和 Tobi 等分别报道了上述病例并发现其 VCA-IgG 及 EA-IgG 抗体水平升高,由此推测此病与 EBV 持续性感染有关。Hellman 等在 1983 年首次在 2 例免疫缺陷患者中应用了慢性活动性 EB 病毒感染(chronic active Epstein-Barr virus infection, CAEBV)这一术语。1988 年 Straus 首先提出了 CAEBV 的诊断标准[11]。

CAEBV 疾病本质是淋巴细胞增殖性疾病[12]。在 CAEBV 中,EBV 感染的 T 细胞、NK 细胞或 B 细胞克隆性增殖,可以是寡克隆、单克隆和多克隆性增殖,伴有 EBV 持续活动性感染,但主要是顿挫性感染(abortive infection),即表达有限的裂解期抗原和潜伏期抗原,较少病毒体(virion)的产生。增殖的淋巴细胞浸润到各个脏器并致受累器官功能障碍。临床表现为发热、肝功能异常、脾大和淋巴结病等 IM 症状持续存在或退而复现,伴发多脏器损害如间质性肺炎、视网膜眼炎等严重并发症。CAEBV 预后较差,可最后并发淋巴瘤。日本 Kimura 等报道,82 例 CAEBV 患者中,43%(35/82)的患者在诊断后 5 个月至 12 年内死亡[13]。首都医科大学附属北京儿童医院曾报道 53 例儿童慢性活动性 EBV 感染病例的临床特征,随访的 42 例患者中,26.2%(11/42)在发病后 7 个月至 3 年内死亡[14]。

【病因】 CAEBV 的原因尚不清楚。研究人员分别从 CAEBV 患者来源的 EBV 和宿主的遗传背景两方面进行了研究。一方面,发现 CAEBV 患者来源的 EBV 毒株的 BamHI 右侧转录组(BART)区和必需裂解基因存在基因内缺失[15],其意义有待进一步研究;另一方面,虽然在一些 B 细胞类型的 CAEBV 患者发现穿孔素基因等基因突变,但并没有从多数 CAEBV 患者发现同一个遗传缺陷。近年来经过全外显子测序发现,一些血液肿瘤患者检出的体细胞驱动突变如 DDX3X 在 EBV 感染的 T/NK 细胞中增加。也有研究发现 CAEBV 与人类白细胞抗原 A26 呈正相关,而与 B52 呈负相关[16]。

【病理生理】 CAEBV 患者在诊断时应该没有恶性病的病理学发现。根据克隆性增生的感染 EBV 的细胞类型,CAEBV 可分为 T 细胞型、NK 细胞型和 B 细胞型。NK 细胞型和 T 细胞型 CAEBV 患者外周血中 CD16$^+$HLA$^-$DR$^+$ 的大颗粒淋巴细胞和 CD4$^+$/CD8$^+$HLA$^-$DR$^+$ 的 T 细胞分别增多,可为寡克隆或单克隆增生;而 B 细胞型 CAEBV 患者外周血中 CD19 阳性的细胞明显降低。日本以 T 细胞型和 NK 细胞型多见,而美国以 B 细胞型为主[17]。

【临床症状】 CAEBV 发病年龄的幅度较宽,幼儿至成人均可罹患,但 12 岁以下小年龄儿童多见。无明显性别差异及地域集中发病倾向。

本病以长期或间断发热、淋巴结肿大、肝脾大为三大突出表现[13-14],还可有贫血、皮疹、黄疸、腹泻及对蚊虫叮咬过敏等。一般上述症状至少持续或反复出现 3 个月以上。据国外文献报道,主要临床症状出现的频度依次为肝大(92%)、脾大(87%)、发热(84%)、贫血(64%)、淋巴结肿大(62%)。国内 LU 等的研究显示,发热、肝大、脾大、淋巴结肿大和贫血的发生率分别为 92.5%、81.1%、77.4%、69.9% 和 47.2%。此外,部分病例可有对蚊虫叮咬的过敏反应,叮咬部位红肿范围逐渐扩大,直径可达 10~20cm 以上,继而形成水疱及直径 1~2cm 的溃疡。

在发病过程中,可出现以下合并症:间质性肺炎、心肌炎、冠状动脉瘤等心血管损害,骨髓抑制引起的全血减少,血小板减少性紫癜,溶血性贫血,噬血细胞性淋巴组织细胞增生症,肾功能不全,脑炎、脑膜炎、末梢神经炎等神经系统异常以及恶性淋巴瘤(霍奇金病、伯基特淋巴瘤、T 细胞性淋巴瘤),唾液腺炎,葡萄膜炎等。

【实验室检查】[6,18]

1. 血象及生化学检查 多有贫血表现,因骨髓抑制、溶血性贫血等所致。血小板减少患儿也不少见,白细胞增加或减少,最终可发展为全血减少。80% 病例伴有肝功能损害。

2. EBV 特异性抗体检测 ①VCA-IgG 滴度 ≥1:640,EA-IgG 滴度 ≥1:160;②多数患者 VCA-IgA(和/或 EA-IgA)阳性;③EBNA-IgG 阴性,也可阳性。

3. 组织中 EBV 基因组检查 ①血清/血浆 EBV-DNA 阳性,或外周血单个核细胞中 EBV 载量 ≥10$^{2.5}$ 拷贝/μg DNA;②受累组织或外周血 EBV 感染靶细胞中 EBERs 原位杂交检测阳性。

4. 免疫学检查 免疫学检查结果缺乏一致性,差异较大。可有以下异常:①高丙种球蛋白(IgG)血症,IgG 大于 4g/L 者并不少见;也可是低丙种球蛋白血症,特别是 B 细胞型 CAEBV;②血清 TNF-α、IFN-γ、IL-10 和 IL-6 等细胞因子水平升高;③NK 细胞、CD4$^+$T 细胞、CD8$^+$T 细胞及 B 细胞的百分比可降低、正常或升高。B 细胞减少是 B 细胞型 CAEBV 的特征。

【诊断】 1988 年 Straus 的诊断标准中,强调病史需 6 个月以上。但 2005 年 Okano 等[18]提出的诊断指南,已经忽略了 6 个月的时间界限。由于原发性 EBV 感染所致 IM 的临床表现一般不超过 3 个月,因此,如患儿发热持续或间断 3 个月以上,伴有明显的肝脾、淋巴结肿大,并除外系由其他原因引起的慢性肝炎、骨髓抑制所致全血减少、间质性肺炎等;同时具有异常的 EBV 感染血清特异抗体反应,或外周血 EBV 载量升高,应疑及本病。CAEBV 的诊断可参考以下标准(表 19-11)[8]。

表 19-11 CAEBV 的诊断标准

诊断慢性活动性 EBV 感染需同时满足下列 3 项
1. IM 类似临床表现持续或反复发作 3 个月以上。 (1) IM 样临床表现:发热,淋巴结肿大和肝脾肿大; (2) 其他系统表现,包括血液系统(如血细胞减少)、消化道(如出血与溃疡)、肺(如间质性肺炎)、眼(如视网膜炎)、皮肤(如牛痘样水疱及蚊虫叮咬过敏)和心血管并发症(包括动脉瘤和心瓣膜病)等。 2. EBV 感染的组织病理证据,满足下列条件中 2 条。 (1) 血清/血浆 EBV-DNA 阳性,或外周血 PBMC 中 EBV-DNA 水平高于 $10^{2.5}$ 拷贝/μg DNA; (2) 受累组织中 EBV-EBER$_S$ 原位杂交或 EBV-LMP1 免疫组化染色阳性; (3) Southern 杂交在组织或外周血中检测出 EBV-DNA; 3. 排除目前已知自身免疫性疾病、肿瘤性疾病以及免疫缺陷性疾病所致的上述临床表现。

注:EBV 为 EB 病毒;IM 为传染性单核细胞增多症;EBER 为 EB 病毒编码的小 RNA;LMP 为潜伏膜蛋白。

【治疗】 治疗原则:抗 EBV 治疗对 CAEBV 无效。应用利妥昔单抗、免疫抑制治疗、细胞毒药物化疗、自体 CTL 细胞回输或自体造血干细胞移植(Auto-HSCT)暂时有效,但大多数病人会再次复发、疾病进展。

异基因造血干细胞移植(allogeneichematopoietic stem cell transplantation,Allo-HSCT)是 CAEBV 的最终的治愈性方法,但也存在较高移植相关并发症风险。减低强度预处理的 Allo-HSCT 方案比常规清髓预处理方案效果更好[8,19]。

在造血干细胞移植前,可应用联合化疗方案,控制病情。在化疗过程中根据临床特征和 EBV 载量对疾病状态进行评估,分为活动性疾病和非活动性疾病。如果在化疗期间,疾病持续处于活动状态,应尽快进行造血干细胞移植。活动性疾病的定义:存在发热、持续性肝炎、明显的淋巴结肿大、肝脾大、全血细胞减少和/或进行性皮肤损害等症状和体征,伴有外周血 EBV 载量升高。

可参考下列方案进行化疗[8,19]:第一步为抑制被激活的 T 细胞、NK 细胞和巨噬细胞,控制高细胞因子血症。泼尼松龙(prednisolone),1~2mg/(kg·d);依托泊苷(VP-16)每周 150mg/m²,不合并 HLH 可不使用 VP16;环孢素(cyclosporin)3mg/(kg·d),总疗程共 4~8 周。第二步治疗期间仍持续口服环孢素 2~3mg/(kg·

次),每 12 小时 1 次,并持续口服小剂量泼尼松龙 0.2~0.3mg/(kg·d)。第二步为联合化疗,目的是尽可能清除被 EBV 感染的淋巴细胞。如果 EBV 载量下降小于 1log 数量级,可重复化疗或用新的化疗方案。联合化疗方案:①改良 CHOP 方案(一线方案):长春新碱 1.5mg/m²(最大量 2mg),静脉推注,第 1 天;环磷酰胺 750mg/(m²·d),静脉滴注,第 1 天;吡柔比星 25mg/(m²·d),静脉滴注,第 1~2 天;泼尼松龙 50mg/(m²·d),口服,第 1~5 天。可根据患儿的情况酌情加用每周 1 次的 VP-16,100~150mg/(m²·d)。②ESCAP 方案(二线方案):VP-16 150mg/m²,静脉滴注,第 1 天,可根据患儿的情况酌情加用每周 1 次;阿糖胞苷 1.5g/(m²·次),每 12 小时 1 次,共 8 次,静脉滴注,第 1 天晚上开始;左旋门冬酰胺酶 6 000U/m²,肌内注射,每天 1 次,第 5~9 天;甲泼尼龙 62.5mg/(m²·次),每 12 小时 1 次,共 8 次,静脉滴注,第 1 天晚上开始;泼尼松龙 30mg/(m²·g;),口服,第 6~9 天。"第二步"中若一线治疗无效,则需二线治疗,如化疗方案均无效或病情进展需紧急造血干细胞移植。第三步为异基因造血干细胞移植(Allo-HSCT)。应争取经过化疗和免疫抑制治疗使 CAEBV 患儿在移植前达到疾病无活动,可明显改善预后;对于化疗药物治疗无效的疾病活动患儿,需要紧急移植,但移植后生存率明显降低。

【预后】 未经干细胞移植者预后不良。据追踪观察证实,患本病后约半数患儿于 4~5 年后死亡,其中因脏器功能不全而死亡的病例约占半数。其他较常见的死亡原因为恶性肿瘤、机会性感染及噬血细胞性淋巴组织细胞增生症等。影响预后的因素包括发病年龄、血小板计数和病理类型,发病年龄<8 岁、诊断时血小板计数<$12×10^4$/μl 和 T 细胞型的预后更差[20]。

(谢正德)

参考文献

[1] LUZURIAGA K,SULLIVAN JL. Infectious Mononucleosis. N Engl J Med,2010,362:1993-2000.

[2] 刘亚丽,闫静,关晓蕾,等. 基于 733 例择期手术患儿的 EB 病毒感染血清流行病学调查. 中国循证儿科杂志,2012,7(6):450-453.

[3] GAO LW,XIE ZD,LIU YY,et al. Epidemiologic and clinical characteristics of infectious mononucleosis associated with Epstein-Barr virus infection in children in Beijing,China. World J Pediatr,2011,7(1):45-49.

[4] GULLEY ML,TANG W. Laboratory assays for Epstein-Barr virus-related disease. J Mol Diagn,2008,10(4):279-292.

[5] ROBERTSON P,BEYNON S,WHYBIN R,et al. Meas-

urement of EBV-IgG anti-VCA avidity aids the early and reliable diagnosis of primary EBV infection. J Med Virol, 2003, 70(4): 617-623.

[6] 谢正德,刘春艳,艾军红.EB病毒感染实验室诊断及临床应用专家共识.中华实验和临床病毒学杂志,2018,32(1):2-8.

[7] KIMURA H, ITO Y, SUZUKI R, et al. Measuring Epstein-Barr virus(EBV) load: the significance and application for each EBV-associated disease. Rev. Med. Virol, 2008, 18:305-319.

[8] 中华医学会儿科学分会感染学组,全国儿童EB病毒感染协作组.儿童EB病毒感染相关疾病的诊断和治疗原则专家共识.中华儿科杂志,2021,59(11):905-911.

[9] 欧阳文献,张慧,刘静,等.儿童传染性单核细胞增多症临床特征及治疗的单中心研究.中华实验和临床病毒学杂志,2018,32(1):12-16.

[10] DE PAOR M, O'BRIEN K, FAHEY T, et al. Antiviral agents for infectious mononucleosis(glandular fever). Cochrane Database Syst Rev, 2016, 12: D11487.

[11] KIMURA H. Pathogenesis of chronic active Epstein-Barr virus infection: Is this an infectious disease, lymphoproliferative disorder, or immunodeficiency? Rev Med Virol, 2006, 16(4): 251-261.

[12] ARAI A. Advances in the Study of Chronic Active Epstein-Barr Virus Infection: Clinical Features Under the 2016 WHO Classification and Mechanisms of Development. Front Pediatr, 2019, 7:14.

[13] KIMURA H, HOSHINO Y, HARA S, et al. Differences between T cell-type and natural killer cell-type chronic active Epstein-Barr virus infection. J Infect Dis, 2005, 191(4):531-539.

[14] LU G, XIE ZD, ZHAO SY, et al. Clinical analysis and follow-up study of chronic active Epstein-Barr virus infection in 53 pediatric cases. Chin Med J(Engl), 2009, 122(3):262-266.

[15] MURATA T, OKUNO Y, SATO Y, et al. Oncogenesis of CAEBV revealed: Intragenic deletions in the viral genome and leaky expression of lytic genes. Rev Med Virol, 2020, 30(2): e2095.

[16] KIMURA H, COHEN JI. Chronic active Epstein-Barr virus disease. Front Immunol, 2017, 8:1867.

[17] JI. COHEN, ES JAFFE, JK DALE, et al. Characterization and treatment of chronic active Epstein-Barr virus disease: a 28 year experience in the United States. Blood, 2011, 117(22): 5835-5849.

[18] OKANO M, KAWA K, KIMURA H, et al. Proposed Guidelines for Diagnosing Chronic Active Epstein-Barr Virus Infection. Am J Hematol, 2005, 80:64-69.

[19] SAWADA A, INOUE M, KAWA K. How we treat chronic active Epstein-Barr virus infection. Int J Hematol, 2017, 105(4):406-418.

[20] KIMURA H, COHEN JI. Chronic Active Epstein-Barr Virus Disease. Front Immunol, 2017, 8:1867.

第18节 狂犬病

狂犬病(rabies)是由狂犬病病毒引起的一种动物源性传染病,属于人畜共患性疾病,其主要临床表现为高度兴奋、不安、咽肌痉挛、进行性瘫痪等。一旦发病,其病死率极高。本病发病率虽很低,但因其危害甚大,狂犬病报告死亡数一直位居我国法定传染病的前列。应引起充分重视。

【病原学】 人类狂犬病的病原属于单负病毒目,弹状病毒科(Rhabdoviridae)狂犬病病毒属,以往按血清型分类共有6个型;第1型即是经典狂犬病病毒,其他各型被称为狂犬病相关病毒,分别见于非洲和欧洲的一些地区。2014年国际病毒分类委员会(ICTV)最新分类明确了14种狂犬病病毒[1]。狂犬病病毒(rabies virus)的形状似子弹,长约180nm,横断面直径约为75nm,一端呈圆锥状,另一端是平的。

该病毒有两种功能-结构性成分:一种核蛋白(核衣壳)核心及其周围的膜蛋白囊膜。受此病毒感染细胞的胞质内有类似包涵体的内氏小体(Negri's body),主要由该病毒的核衣壳成分组成,可用标记的针对核衣壳的抗体在组织细胞内检出。病毒的双层脂蛋白囊膜来自宿主细胞。病毒囊膜表面有规则分布的旋钮样刺状突起,长度为9nm。囊膜内是长约165nm,宽约50nm的螺旋状核衣壳。核衣壳由30~35匝构成。病毒的核酸是单个分子无感染性的负链RNA,其分子量为(4.6×10^6)D。当此病毒穿入细胞内后,在病毒颗粒内由RNA依赖的RNA聚合酶转录RNA基因组。此基因组编码5种蛋白质,糖蛋白(G)、核衣壳蛋白(N)、病毒聚合酶蛋白("大蛋白",L)和两种较小分子的蛋白质NS和M。糖蛋白G的分子量为67 000D,是表面刺状突起的主要成分。N蛋白则是组特异性抗原,是狂犬病病毒属所有成员共有的成分。NS蛋白与衣壳有关,M蛋白与病毒的脂蛋白囊膜相关。

从狂犬病患者或狂犬病动物或携带该病毒的动物分离出的狂犬病病毒株称为"街毒株"（street strain），即野毒株，致病力强，由街毒株感染所致的狂犬病一旦出现临床症状，病死率几乎为100%，是世界上死亡率最高的传染病；经兔脑多次传代，适应特定宿主和条件的毒株则称为"固定毒株"（fixed virus）。固定毒株可被用于制造疫苗。

狂犬病毒不耐高温，悬液中的病毒经过56℃ 30～60分钟或100℃ 2分钟即失去感染力。脑组织中的狂犬病毒在常温、自溶条件下可维持7～10天的活力，4℃可保存2～3周。狂犬病毒对脂溶剂（肥皂水、氯仿等）、乙醇、过氧化氢、高锰酸钾、碘制剂以及季铵类化合物等敏感。

【流行病学】　狂犬病主要还是一种动物的传染病。在家养动物疾病没有得到充分控制的国家和地区，狗占造成人和其他动物狂犬病的传播动物的90%以上。绝大多数野生哺乳动物都可感染狂犬病病毒，但感染后发病与否差异很大。最易感者包括狐狸、狼等；其次是鼬、浣熊、吸血蝙蝠等。在发达国家狂犬病已得到很好的控制。在我国，本病的传染源主要是病犬。其他动物如猫、兔和鼠等也可成为狂犬病的传染源。病毒存在于这些动物的神经组织和唾液中。

本病的传播途径和方式，主要是人受到病犬咬伤或抓伤后，病毒经伤口进入人体内。但也偶有未受动物咬伤或抓伤，而是在处理被狂犬咬死的家禽后发病、死亡者，推测可能经手上皮肤微小裂口感染。被病犬舔过，但未被咬伤的个体发病者极少。美国于1950—1993年有6例狂犬病患者是未被咬伤而发病的。有4例暴露时的环境空气中狂犬病病毒的浓度极高，其中2例是在洞穴中暴露，另外2例是在实验室，空气中也有狂犬病病毒。实验研究证实，狂犬病病毒可经结膜或其他部位黏膜暴露而传播、发病。全世界曾有6例（美国1例）因角膜移植而患狂犬病者。国内一项分析表明，食用狗肉也可患狂犬病（2例儿童）。

我国在2007—2018年间，全国累计报告人间狂犬病病例17 848例，其中57%的病例分布于广西、广东、贵州、湖南、河南和四川等6省，且具有逐渐下降的趋势，全国报告病例数从2007年的3 300例下降至2018年的422例，年均递减率为7%。人群分布中，35～75岁人群占67%，其次是0～15岁人群（占17%）。农民占发病总数的70%，其次为学生（11%）及散居儿童（6%）[2]。

高发地区多在南方，气温较高，居民室外活动的频率高，时间长，这些因素可能与狂犬病发病率高有关。

未接受过狂犬病疫苗接种的人对本病普遍易感。但在暴露于病犬后发病与否，除与个体内在的易感性有关外，还与被咬伤的部位、伤口的深浅以及是否进行恰当的处理等有关。一般而言，伤口在头面部、颈部、上肢，而且伤口深，对伤口未进行恰当处理者，发病概率高，潜伏期短，病情重。

美国宾夕法尼亚州的一项调查研究表明，在16 000次被可疑狂犬病动物咬、抓伤等暴露的人群中，狂犬病发生率最高的是5岁以下儿童，发生率为324/10万。这些暴露中，75%是被狗咬伤。儿童，特别是年幼儿童，缺乏自我保护的意识和能力或过多的好奇心等，均是儿童易被动物咬伤的原因，发病率高亦与儿童对狂犬病特别易感有关。

发展中国家发病率高，有人估计20世纪90年代发展中国家狂犬病的发病率为3/10万；90年代中后期大约是0.1/10万。农村地区发病率高于城镇地区，儿童发病率较高，特别是5～14岁的儿童。50岁以上人群的发病率也相对高。男性病例多，狂犬病呈现了这种"三多"的特点。发达国家的狂犬病病例中有许多是旅游者，在发展中国家旅行时受感染。由吸血蝙蝠引起的散发或暴发见于南美洲的个别地区。被狂犬或犬咬伤后接种疫苗不完全、不规范，是一些儿童发病的重要原因。

【发病机制及病理改变】　狂犬病病毒是高度嗜神经病毒，在动物和人的狂犬病中，病毒几乎只限于感染神经组织。病毒进入人体后，其糖蛋白刺样突起吸附于细胞，主要是肌肉细胞，特别是肌管的胞质膜上的烟酸乙酰胆碱结合部位。病毒可立即进入外周神经，但自然感染时，一般有潜伏期。潜伏期（incubation period）的长短与病毒毒株、咬伤伤口的大小、被咬伤部位神经组织是否丰富，以及咬伤部位距中枢神经系统的远近有关。潜伏期内，病毒在肌肉神经连接点附近的乙酰胆碱受体处复制，当病毒核衣壳数量达到一定程度时，通过肌肉神经突触，经无髓鞘的感觉或运动神经轴索进入神经系统。到这一阶段时已不能通过免疫接种的方法阻止感染的进展。病毒向中枢神经系统的移行是靠轴浆的逆向流动（axoplasmic reverse flow）进行的，移行速度大约是每天12～24mm，直至病毒到达下一个神经元细胞体（多在脊髓水平）。当病毒在脊神经节复制时，首次出现症状：在伤口部位的疼痛及感觉异常。病毒在中枢神经系统中传播很快（200～400mm/d），最初是以裸核衣壳经突触和轴索转运到细胞的方式传播，以后则经在细胞内复制并向邻近细胞传播。快速进展发生脑炎，以后病毒从中枢神经系统离心性地向全身各个器官组织播散,突出地包括向唾液腺播散。虽然对其复杂而独特的神经系统功能障碍的发生机制尚有许多争议。无论从大体上,还是从组织病理学上均未证实有显著的炎症改变。

加拿大学者对 14 例犬病尸检材料的免疫组织化学研究结果表明,狂犬病病毒的抗原存在于多种器官组织的神经丛内,包括胃肠道、心脏、肾上腺髓质、舌和喉。舌的上皮细胞和味蕾亦有感染。心肌可有心肌炎的改变。

自然感染病毒后,机体的免疫反应(immunoreaction)延迟,主要因为病毒较长时间在神经组织内被隔离存在,直至在大脑中出现高浓度病毒。在自然感染中

可能也有免疫系统识别或激活功能的缺乏。在自然感染中与疫苗接种相比,针对 G 蛋白和 N 蛋白的体液免疫反应推迟,自然杀伤细胞也减少。细胞免疫在对本病毒的抵抗中起重要作用,而 G 蛋白是细胞毒性 T 细胞的主要目标蛋白。N 蛋白则主要诱导辅助性 T 细胞。抗体也有重要的保护作用。在瘫痪型狂犬病,细胞免疫,特别是淋巴细胞的增殖受损。

值得注意的是,病毒的变异株,感染的病毒数量,咬伤部位的神经分布程度以及宿主的免疫和遗传学情况均是可能增加宿主易感性的原因。

【临床表现】 狂犬病虽然可有多种不同的临床表现,但大多数病例具有比较典型的临床过程(表19-12)。

表 19-12 狂犬病的临床分期及主要临床表现

临床分期	潜伏期	前驱期 (首次出现症状)	急性期(兴奋期,首次出现神经症状)	昏迷期	恢复期
持续时间/天	20~90 天	2~10 天	2~7 天	0~14 天	数月
主要临床异常所见	无	发热、食欲缺乏、恶心、呕吐、头痛、不适感、嗜睡;被咬伤部位疼痛、感觉异常	焦虑、烦躁、抑郁;通气过度、缺氧、失语、恐水、咽肌痉挛、精神错乱、谵妄、幻觉、显著的活动亢进	垂体功能障碍、通气过低、呼吸暂停、低血压、心律失常、心搏停止、昏迷	昏迷期和此期可发生气胸、血管内血栓形成、继发感染等 这两期内可发生死亡 生存者开始恢复

1. 潜伏期 患者在潜伏期除了伤口方面的局部症状外,无其他不适。潜伏期最短者 4 天,最长者可达 19 年,但通常为 20~90 天。国内报告儿童病例潜伏期有短至 12 天者。95% 的病例潜伏期在 1 年以内。潜伏期很长的病例中往往不能回想起来有过受感染史。在头部被咬伤时潜伏期较短(25~48 天),肢体被咬伤时则较长(46~78 天)。曾接种过现代组织培养疫苗及在被咬伤后用免疫球蛋白预防的个别患者,仍可发生短潜伏期的狂犬病,说明这种现代疫苗及免疫球蛋白只对绝大多数被咬伤而感染者有效,不能预防被严重感染的个别病例。

2. 前驱期 随着病毒进入中枢神经系统,狂犬病的症状便开始出现。早期症状往往是非特异性的,常被怀疑是常见的呼吸系统或消化系统的感染等。这些症状除表 19-12 所列者外,尚有乏力、咳嗽、寒战、咽痛、腹痛或腹泻。约 50%~80% 的病例,被咬伤部位出现疼痛和/或感觉异常,这是狂犬病的特异症状之一。可能是由于病毒在背根神经节复制或神经节神经炎所致。如果出现恐惧、忧虑、烦躁、易激惹、紧张、失眠、精神障碍

或抑郁,则提示神经系统受累。儿科病例半数以上可有发热。以室上性心动过速等心脏表现为突出特点,临床上可能被误诊为心肌炎、急性心衰等。

3. 急性神经系统受累期 前驱期与此期间无十分明显的界线。但此期开始的标志是出现客观的中枢神经系统受累的体征。此期通常可有两种不同的形式:狂躁型和麻痹型。

(1)狂躁型(manic type):主要表现是恐水、恐风、恐光、恐声、躁动不安、定向力障碍、幻觉(包括幻视、幻听等)及古怪行为。经数小时至数日后,躁动变为间歇性,每经 1~5 分钟的躁动、摔打、奔跑、啃咬或其他古怪行为之后,出现一段平静时间。自主神经不稳定的体征如高热、心动过速、血压高,以及唾液分泌过多(流涎)等往往很显著。躁动发作可自发出现,也可在各种触觉、听觉、视觉或其他刺激之后出现。在发作间歇期,患者虽然有些焦躁,但还能合作。50% 以上病例在此期试图饮水时,引发咽、喉和膈肌的严重痉挛,引起呃逆、作呕和恐惧(即恐水)。儿童病例 80% 以上有此表现。让患者看见水、听见流水声,甚至向面部吹气时,即可引发

这些体征(恐风)。其他症状和体征还有发热、肌肉自发性收缩、过度通气、局部或全身性痉挛,偶见出现阴茎异常勃起。除非患者突然死亡(通常因呼吸或心搏骤停),一般都会出现瘫痪。

(2) 麻痹型:大约20%的患者,病程中出现瘫痪称为瘫痪型狂犬病(paralytic hydrophobia)。此型患者无典型的兴奋期及恐水现象,而多表现为发热、头痛、呕吐及咬伤部位的疼痛。随着病情的进展,被咬伤的肢体瘫痪最为严重,瘫痪也可是弥漫性、对称性的,瘫痪水平可呈上升性进展。可有颈强直。病变部位仅局限于脊髓和延髓,多不累及脑干。与狂躁型相比,患者精神开始时相对完好,以后逐渐恶化,从精神错乱发展到定向力障碍、意识丧失,最终进入昏迷状态。瘫痪期持续较长时间。

4. 麻痹期 此期指的是患者在急性神经症状期后,逐渐进入安静状态的时期,此时痉挛停止,患者趋于安静。出现迟缓性麻痹,尤其是肢体软瘫更为多见。麻痹可为对称性或非对称性,以被咬肢体侧更为严重。在未经治疗的病例,在发生昏迷时或其后不久便发生呼吸骤停而死亡。而呼吸暂停一般在昏迷后不久即发生。在美国,未经加强监护支持的患者,从发病算起平均7天死亡。儿童病例病程可能相对短、病情进展快,曾有从发病至死亡不足2天者。

5. 恢复期 在20世纪70年代,只报道过有3例患者患狂犬病后恢复患者。每例患者在感染前或感染后尚未发病前均接受过疫苗预防。其中一例6岁男孩。在发病第17天发生昏迷,持续了7天。以后逐渐恢复,至发病后6个月时完全恢复。其他狂犬病病例全部死亡。

【并发症】 主要并发症(complication)有颅内压增高、下丘脑受累引起抗利尿激素分泌过多或过少(引起尿崩症)、自主神经功能紊乱引起高血压、低血压、心律失常(室上性心动过速、心动过缓,甚至停搏)或体温过低。痉挛常见,可为全身性或局灶性。呼吸功能紊乱,如过度通气和呼吸性碱中毒在前驱期和急性期常见。后期也会发生进行性缺氧。报告过的并发症还有充血性心力衰竭、急性肾衰竭、上腔静脉血栓形成、肺或泌尿系统的继发性感染以及胃肠道出血。

【实验室检查】 外周血白细胞一般有轻度增高。病毒的特异性诊断措施有以下几种。①病毒分离:可从唾液、脑脊液或脑组织分离,但需要时间长。②血清学检查:如前所述,自然感染时机体对此病毒的免疫反应延迟。因此,检测抗体对早期诊断的帮助不大。但未经疫苗免疫的患者,如能证实血清中中和抗体滴度有4倍以上增高,或已接受疫苗预防者,中和抗体滴度1∶200以上或脑脊液中存在中和抗体,均有助于诊断。检测中

和抗体的标准试验为快速荧光聚焦抑制试验(rapid fluorescent focus inhibition test,RFFIT),可在48小时内取得结果。部分病例可在发病后6天从血清中检出中和抗体。③病毒抗原的检测:从组织如角膜印片、皮肤或脑活检材料中检出病毒抗原,可确定诊断。④病毒核酸的检测:用逆转录聚合酶链反应(RT-PCR)方法从脑组织中检出病毒 RNA 也可作出诊断。

脑活检材料应分别送做以下检查:①病毒分离;②病毒抗原检测;③组织病理学或电镜检查(以视有无内氏小体等);④检测病毒核酸。

【诊断与鉴别诊断】 曾被狂犬病病犬或其他动物咬伤或抓伤的病史对诊断的意义很大。发作阶段的患者,根据被咬或与患病动物接触史,并具备恐水、怕风、兴奋躁动、咽肌痉挛、流涎多汗和各种瘫痪的典型临床表现可作出诊断。典型恐水等症状出现后应重点考虑本病,最终需通过实验室检查确定或排除本病。血液和脑脊液中和抗体效价的显著升高、内氏小体检出、动物接触和免疫学检测阳性结果等,则可明确诊断。

我国目前诊断标准为:根据流行病学、临床表现和实验室检查结果进行综合判断,病例确诊需要实验室证据。

临床诊断病例,需要符合下列任一项即可诊断:

(1) 典型的狂躁型狂犬病临床表现;

(2) 明确的动物致伤史+典型的麻痹型狂犬病临床表现。

确诊病例,临床诊断病例加下列任一项,即可确诊:

(1) 直接荧光抗体法:检测患者唾液、脑脊液或颈后带毛囊的皮肤组织标本中狂犬病毒抗原阳性,或用RT-PCR 方法检测狂犬病毒核酸阳性;

(2) 细胞培养方法:从患者唾液或脑脊液等标本分离出狂犬病病毒;

(3) 脑组织检测:尸体脑组织标本,用直接荧光抗体法或 ELISA 法检测狂犬病病毒抗原阳性、RP-PCR 检测狂犬病病毒核酸阳性、细胞培养方法分离出狂犬病病毒。

需与以下几种疾病进行鉴别:假恐水症(pseudohydrophobia),即对动物咬伤恐惧的一种癔症性反应,无狂犬病的症状体征,经暗示可缓解或终止。急性感染性多发性神经根炎(吉兰-巴雷综合征)、脊髓灰质炎等均出现瘫痪。

【治疗及预后】 患者需要隔离、保持安静、减少任何类型的刺激(包括避免在病室内出现倒水的声音、谈论水以及强光的刺激等)。到目前为止尚无治疗本病的特效药,应给患者以全面支持治疗、对症治疗和加强

监护。对症治疗(symptomatic treatment)包括保持呼吸道通畅、供给必需的液体、热量和电解质、注意颅内压、心脏功能、有无心律失常以采取相应的治疗措施。惊厥患者可选用不同的解痉药物,剂量应足够大。必要时可在严密监护下用静脉麻醉药控制及防止痉挛发作。

本病一旦出现典型症状和体征,生存的可能性极小,病死率几乎达100%。但也有治疗成功、患者完全恢复的先例。

2004年由美国的wisconsin医学院儿科医院罗德尼副教授对当时收治的一名15岁患狂犬病的女孩,由于前期没有进行暴露后预防处置,在患儿发病后首先以氯胺酮进行诱导昏迷,之后给予抗病毒药物利巴韦林和金刚烷胺,最后给予患者镇静剂咪达唑仑和防止脑痉挛的苯巴比妥镇静。通过该方法成功抢救了此女孩,后来这种治疗方法被称为密尔沃基疗法[3]。

针对狂犬病病毒的单克隆抗体的研究,对于未来更加有效地预防,以及特别是对于狂犬病的治疗可能有特别的意义,细胞内抗体技术是研究的热点之一。有研究表明,应用针对狂犬病病毒磷蛋白(RV-PP)的单克隆抗体可以抑制小鼠神经元细胞内狂犬病病毒的增殖[4]。

狂犬病病毒抗体可在体外或病毒进入中枢神经系统前高效中和狂犬病病毒。然而,一旦病毒进入中枢神经系统,由于血脑屏障的限制,这些抗体无法进入颅内,从而不能中和感染的病毒,影响了治疗。而有报道指出,细胞因子MCP-1等物质可以增强血脑屏障的通透性使免疫细胞进入中枢神经系统消灭病毒的作用。在小鼠实验中通过使用细胞因子MCP-1可增强血脑屏障的通透性后,静脉注射病毒中和抗体可以清除中枢神经系统的狂犬病病毒。从而达到延长感染小鼠的生存时间。如果找到可以提高血脑屏障通透性的方法,进而使用特异性的抗体可以达到治疗的作用[5,6]。

【预防】 首选是控制、管理和消灭传染源,消灭可能患病的野犬、对家养犬、猫及其他可能传播本病的动物,建立登记、检疫制度并给予疫苗接种,都是十分重要的措施。美国研究者估计了犬类的狂犬病在拉丁美洲、非洲和亚洲的经济影响。他们考虑了暴露后预防、犬的预防接种和控制,以及狂犬病的诊断试验和牛死亡率相关费用的直接或间接影响。对人的狂犬病相关死亡及与其相关的费用也被合并进去。最终估计犬类的狂犬病全球(global)负担大约是1 240亿美元[7]。可以想象,如果犬类的狂犬病被消除,其所带来的益处将有多大。

被病犬咬伤后应及时、彻底地进行伤口处理。处理方法包括对伤口用20%的肥皂水及具有一定压力的流动清水进行较长时间冲洗。用1%~4%的新洁尔灭溶液或1%西曲溴铵(cetrimonium bromide)处理伤口可能有帮助,因为这些制剂可灭活狂犬病病毒。其他如75%的酒精也可使用。伤口不宜缝合。

被动免疫(passive immunity):伤口处理后应尽快向周围组织(如解剖结构允许)注射人高效价狂犬病免疫球蛋白,总剂量是20IU/kg体重。其半量向伤口周围注射,其余一半在离伤口较远处肌内注射。

主动免疫:即疫苗接种。疫苗接种预防分为暴露前预防和暴露后预防两种。一般对高危人群(如有可能接触狂犬病病毒的实验室工作人员、野外工作者、动物管理人员、兽医、专门治疗护理狂犬病患者的医护人员等)应作暴露前接种。儿童一般不存在这一问题。但在狂犬病呈地方性流行区,给儿童做暴露前预防会防止本病的发病。有更适合于发展中国家使用的新型疫苗是纯化Vero细胞培养疫苗和鸡胚培养制造的疫苗。用这些疫苗做暴露前接种,抗体反应良好,无严重不良反应[8]。

暴露后疫苗接种剂量和次数因所用的疫苗而异。近年出现的细胞培养疫苗,如人二倍体细胞培养疫苗(human diploid cells culture vaccines,HDCV)优于以往的组织培养疫苗,效价高、不良反应少。而用神经组织培养制备的疫苗可引起严重不良反应,包括自身免疫性脑脊髓炎,现已很少使用。我国使用的主要是地鼠肾组织培养疫苗及HDCV。用HDCV作暴露后接种的一般方案是在0、3、7、14、28天各接种一次(五针法),每次接种剂量为1.0ml,较大儿童和成人在三角肌部位肌内注射。年幼儿童在大腿外侧注射。对头、面、颈部或上肢被咬伤者,应当用七针法,即在被咬伤的0、1、2、3、7、14、30天各注射一次疫苗;地鼠肾细胞疫苗,轻度咬伤者采用0、7、10天各肌内注射2ml,重度咬伤者则采用0、3、7、14、30天各肌内注射2ml方案,肌内注射部位同HDCV疫苗。

WHO批准的一种比较简便的免疫方案是用HDCV,在0、3、7天每次分别在2个部位作注射,每处注射0.1ml,第21天和第90天各在1个部位注射0.1ml,有人将该方案称为两点方案(two-point program)。近期有人报告纯化鸡胚细胞培养疫苗给儿童做两点式暴露后预防,也取得了良好效果[6]。

暴露后的狂犬病患者必须尽快接种HDCV和注射人高效价狂犬病免疫球蛋白,曾经报道过有患者在接种狂犬疫苗后因没有注射人高效价狂犬病免疫球蛋白而死于狂犬病。联合接种者可产生高效价的抗体,能有效预防狂犬病,尤其是严重咬伤的病例。有研究表明如注射疫苗当日因某些原因未能立即注射人高效价狂犬病

免疫球蛋白,在接种狂犬疫苗的 5~7 天内注射人高效
价狂犬病免疫球蛋白也能取得预防效果。

(刘钢)

参考文献

[1] 周航,李昱,陈瑞丰,等. 狂犬病预防控制技术指南
(2016 版). 中华流行病学杂志,2016,37(2):139-163.

[2] 牟笛,陶忠发,李中杰等. 2007—2018 年中国狂犬病
流行病学特征分析. 中华实验和临床病毒学杂志,2021,35
(2):168-171.

[3] 刘茜,朱武洋. 狂犬病治疗方法及抗病毒药物应用的
研究进展. 中国人兽共患病学报,2021,37(5):444-449.

[4] 张海玉,李娜. 单克隆抗体在狂犬病预防治疗中的研
究进展. 医学综述,2012,18:321-324.

[5] LI R, HUANG L, LI J. A next-generation, serum-free, highly purified Vero cell rabies vaccine is safe and as immunogenic as the reference vaccine Verorab® when administered according to a post-exposure regimen in healthy children and adults in China. Vaccine,2013,31(50):5940-5947.

[6] AL-OBAIDI MMJ, BAHADORAN A, WANG SM,et al. Disruption of the blood brain barrier is vital property of neurotropic viral infection of the central nervous system. Acta Virol, 2018, 62(1):16-27.

[7] ANDERSON A, SHWIFF SA. The Cost of Canine Rabies on Four Continents. Transbound Emerg Dis, 2015, 62(4):446-452.

[8] RAVISH, S HARADANAHALLI. Pre-exposure prophylaxis against rabies in children:safety of purified chick embryo cell rabies vaccine (Vaxirab N) when administered by intradermal route. Hum Vaccin Immunother,2014,10(2):319-320.

第 19 节　流行性出血热

流行性出血热(epidemic hemorrhagic fever, EHF),1982 年 WHO 会议曾建议将在欧洲和亚洲发生的伴有肾病的出血热总称为肾综合征出血热(hemorrhagic fever with renal syndrome, HFRS)。本节仍沿用流行性出血热病名,以与我国传染病防治法相一致。本病是一种自然疫源性急性传染病,为病毒性出血热的一种。临床主要表现为发热、出血现象和肾脏损伤。我国流行的主要是两型,即以黑线姬鼠为主要传染源的野鼠型出血热和以家鼠为主要传染源的家鼠型出血热,分别由汉坦病毒和汉城病毒引起。两者临床表现及病程基本相同,但前者较重,后者病情较轻。

【病原学】　本病病原体为汉坦病毒(Hantavirus, HV)[1]。汉坦病毒其实是一个属名,它是布尼亚病毒目(Bunyaviridae)的汉坦病毒科,正汉坦病毒属。1978 年韩国学者李镐汪等用非疫区黑线姬鼠首次分离到朝鲜出血热病毒(即汉滩 76/118 株),1981 年我国宋干和杭长寿等也用同样方法分离成功(如 A9 株等),并发现和证实了我国家鼠中存在另一血清型病毒,即汉城病毒(如 R22 株等)。洪涛等首次发现上述病毒在细胞内的形态及其发生,解决此类病毒的归属问题。上述研究大大推动病原学、流行病学、疫苗研制、发病机制及诊断治疗等研究的发展。我国流行的汉坦病毒主要有 2 型,即汉滩病毒和汉城病毒。前者导致的临床症状较重,而后者相对较轻。

汉坦病毒呈圆形或卵圆形,平均直径为 122nm(78~210nm)。外有包膜,膜上有 6nm 长小突起;内有核蛋白包裹的病毒 RNA 核心。病毒 RNA 是由分节段的大(L)、中(M)和小(S)三个片段组成,它们分别编码 RNA 聚合酶(即 L 蛋白,在病毒中的哪一部位尚不清楚)、包膜上的糖蛋白 G_1 和 G_2 及包裹 RNA 的核蛋白 NP。病毒在细胞质内复制,产生大量具有特征性的,颗粒或丝状包涵体,据认为与病毒毒力有关。至今,许多病毒的基因组(即 L、M 和 S 三个片段)核苷酸序列及其推断的氨基酸序列已经搞清,有关的结构蛋白也已在多个系统获得表达,这将为病毒的结构和功能的深入研究打下良好基础。根据 HV 基因组分子结构和抗原特性的不同,可将 HV 至少分为 42 个血清型/基因型[2]。

汉坦病毒的分离培养可用动物接种和细胞培养,常用小白鼠乳鼠、非洲绿猴肾传代细胞(Vero 和 Vero-E6)、地鼠和沙鼠原代肾细胞、人二倍体细胞和 A549 人肺癌传代细胞等。我国目前使用的疫苗是由小白鼠乳鼠、地鼠和沙鼠原代肾细胞等制备的[3]。不久的将来还可使用上述基质生产的纯化疫苗和 Vero 生产的纯化疫苗。从 1978 年韩国学者李镐汪成功分离出 HV 至今的 30 多年中,全世界众多学者都在从事对 HV 的研究工作,但是目前仍没有获得 WHO 认证的 HV 的疫苗或针对 HV 的特异有效的抗病毒治疗方案。控制 HFRS 流行的最有效的方法是对流行区人口进行特异性的预防

接种。

汉坦病毒为有膜病毒,因此使用一般有机溶剂和消毒剂如氯仿、丙酮、β-丙内酯、乙醚、酸(pH 值<3.00)、苯酚、甲醛等均很容易将其灭活,此外,60℃加热 10 分钟,100℃ 1 分钟,^{60}Co 照射(>10^3Gy)及紫外线(10~15 分钟)也可将其灭活。上述灭活方法除强酸、苯酚外均可保留病毒抗原性,但甲醛处理后病毒的血凝活性将明显减弱。病毒在蔗糖密度梯度离心中的浮力密度为 1.16~1.17g/ml,在氯化铯中约为 1.20~1.21g/ml。

【流行病学】 世界上发现流行性出血热或肾综合征性出血热的国家 30 余个,主要分布在欧亚大陆,其中发病最多的国家为中国、俄罗斯、朝鲜、芬兰、瑞典、挪威、波兰、南斯拉夫等国,血清流行病学调查非洲、美洲和东南亚许多国家人和鼠类体内有抗体存在,尚无 HFRS 病例发生。

中国自 1931 年在黑龙江流域的中俄边境地带发现 EHF 以来,最初主要在东北地区流行,后来疫区不断扩大,发病率不断增高。目前,除青海尚无病例外,30 个省、市、自治区(包括中国台湾省)均有病例发生。国内年最高发病数可超过 10 万病例。

自 1950 年至 2020 年底,中国已累计报告 HFRS 患者 168 8031 例,其中死亡 48 260 例,每年病死率波动于 0.60%~13.97%,总病死率 2.86%。我国各省、自治区、直辖市都有 HFRS 发病[4]。

1. 传染源和宿主动物 目前国内外研究表明,EHF 的主要宿主动物和传染源均为啮齿类动物,但不同地区主要宿主动物不尽相同。依据传染源不同可将本病分为:野鼠型(即农村型)由黑线姬鼠传播,林区由大林姬鼠传播也归入此型;家鼠型由褐家鼠传播及大白鼠型由实验室大白鼠传播。患者作为传染源的可能性不大。

2. 传染途径 目前认为是多途径、多样性的传播方式,但以动物源性传播为主。

(1)呼吸道传播:即通过携带病毒的鼠类的排泄物(尿、粪便、唾液)污染尘埃形成的气溶胶吸入,被认为是主要的传播方式。

(2)伤口传播:即鼠类的排泄物、分泌物由破伤的皮肤黏膜侵入人体。

(3)消化道传播:HV 可在水和食物中存活较长时间,进食被污染的水和食物,经口腔或消化道黏膜发生传播。

(4)虫媒传播:带病毒的革螨、恙螨的叮咬。已证实螨体可分离出病毒,病毒可经卵传代,其在传播中的实际意义还有待进一步确证。

(5)垂直传播:孕妇可通过胎盘将病毒传给胎儿。

3. 人群易感性和免疫力 野鼠型疫区的正常人群中汉滩病毒(Hantaan virus, HTNV)的隐性感染率为 1%~4%,家鼠型疫区汉城病毒(Seoul virus, SEOV)的隐性感染率为 4%~10%。人对本病普遍易感。感染后绝大多数发病,病后可获得持久的免疫力,少有二次发病者。

4. 流行病学特征

(1)年龄、性别:本病主要侵犯青壮年,儿童发病约占全部病例的 3%~7%。但家鼠型疫区则以 36 岁以上的自然隐性感染率高,0~15 岁也有较多的感染。一般男性多于女性,年龄、性别上的差异与接触传染源和受感染的机会多少有关。职业上,以农民占据多数,可能与田间劳作及野外活动易受感染有关。

(2)季节性:有明显的季节性。非流行期各月均有病例发生,但绝大多数地区野鼠型发病呈现双峰型(bimodal pattern),即 10 月至次年 1 月、4 月至 6 月,分别为冬季和春季发病高峰。家鼠型发病高峰多为 4~6 月。季节性特点与鼠类繁殖和人群活动有关。近 20 年来,我国流行性出血热的总体发病率明显下降,但仍有部分地区有反复波动。

(3)流行类型:根据疫区分布、宿主动物不同可分为三型:①野鼠型(农村型):主要分布在农作物区和林区,传染源以黑线姬鼠为主。临床病情较重,经过较为典型。②家鼠型(城市型):疫区分布于城镇、市郊,以褐家鼠为优势鼠种,可呈暴发流行,流行强度明显大于野鼠型,性别、年龄差别小,临床病情一般较轻,但有严重者。③混合型:同一地区同一时间可有上述两型出血热的流行。

【病理变化及发病原理】

1. 病理变化 基本的病理变化(pathological change)为全身微血管的广泛性损伤,表现为微血管充血、水肿、变性和坏死。疾病早期血管内皮细胞肿胀,继之网状变性,管壁呈不规则的收缩和扩张,可呈纤维素样坏死和崩溃。微血管腔内可有微血栓,血管外周组织水肿、出血,典型的病理改变为:

(1)多发性出血:发病早期即可见到全身皮肤黏膜和多器官组织严重而广泛的出血,血流障碍。

(2)严重渗出和水肿:球结膜水肿,全身各系统器官组织、体腔等处较严重的渗出和水肿。

(3)灶性坏死和炎细胞浸润:多数器官组织实质细胞变性,凝固性坏死,散在单核细胞和浆细胞浸润。

肾脏病变最明显,肾脏肿大,外周水肿、出血,切面可见皮质苍白,髓质深红,极度充血、出血和水肿。病变以皮髓交界处最明显,髓质有缺血性坏死。镜检可见肾小球充血,基底膜轻度增厚,肾小球囊内有蛋白和红细胞,肾小管变性和坏死;肾间质极度水肿、充血、出血,肾小管受压变窄、闭塞,管腔内有各种管型,间质有细胞浸润。肾盂肾盏大片出血,延及输尿管及膀胱。尸检和肾脏活体组织检查,于肾小球系膜、毛细血管襻及肾小管管壁有广泛分布的免疫复合物沉积。

除肾脏外,全身各器官组织如心、脑垂体、肝、脑、肺、胃肠道黏膜和内分泌器官等,均有不同程度的充血、水肿、出血和实质细胞坏死样病变。

2. 发病原理 迄今尚未完全阐明,但近年来的研究已对本病发病过程的认识更为深入[5]。目前认为,汉坦病毒进入人体后,可以在血管内皮细胞、肝、脾、肺、肾、骨髓及淋巴结等组织中增殖,释放入血后引起病毒血症。而具体的发病机制可有以下几种因素参与:

(1)病毒直接引起感染脏器和细胞的损害和功能障碍:病毒直接作用被认为是引起病变的始动环节。应用原位分子杂交技术对 EHF 死亡病例进行病毒 RNA 的定位和分布研究以及胎儿感染脏器的病检和体外实验研究等,均证实全身各系统的主要脏器组织细胞中均可查到病毒 RNA,呈泛嗜性感染(pantropic infection)的特点。上皮细胞或血管内皮细胞为主要靶细胞。而血管内皮损伤是导致血管通透性增加以及出血的基本的病例变化。而且有病毒抗原分布的血管内皮细胞往往发生病理改变。体外培养正常组织细胞(骨髓、血管内皮、肝、肾小管上皮细胞等)的研究,汉坦病毒在这些细胞中均易感染,且多有超微结构改变。

(2)免疫病理损伤:本病可激发机体的免疫应答,发病后可有显著的免疫功能紊乱(immune dysfunction),细胞免疫功能低下,体液免疫功能亢进,血清补体含量下降,循环中存在免疫复合物。应用免疫荧光、酶标技术和电镜检查肾小管基底膜和肾小管,均证实有免疫复合物沉积,故认为免疫病理损伤参与发病过程。有学者曾提出Ⅲ型和Ⅰ型变态反应学说,来阐明本病的发病原理。

(3)其他因素:机体神经内分泌系统变化、炎性介质及血管活性物质的释放以及严重的内环境紊乱,均是导致复杂的病理生理改变的因素。

最新的研究表明,HFRS 为一种严重的全身炎症反应,而炎症因子风暴在发病机制中发挥了重要的作用。在机体感染汉坦病毒后,多种细胞因子参与到了免疫反应及致病的过程之中[6]。

【临床表现】 潜伏期 4~46 天,一般为 7~14 天。

本病临床表现差异较大,典型的病例具备三大主要症状和五期临床经过,但轻型病例五期经过不明显,可出现越期现象。重症病例病情危笃,发热、低血压、少尿期可相互重叠。近年来本病临床表现趋于轻症化和不典型化,可能与病毒变异、家鼠型病例增多和诊疗技术提高有关。儿童病例轻症较多,往往临床分期不清,可由发热期直接进入多尿期。

1. 发热期 为感染毒血症阶段。

(1)发热及中毒症状:多突然起病,发冷、发热,体温为 39~40℃,热型多为稽留型或弛张型。热程一般持续 3~7 天,热退后病情反而加重是本病特征之一。发热期常有头痛、眼眶痛、腰痛(三痛症)。约半数患者有消化道症状,一般有恶心、呕吐、腹痛或腹泻,腹痛剧烈者可有压痛、反跳痛和肌紧张,呈急腹症表现。

(2)毛细血管中毒及出血现象:表现为面、颈、胸部皮肤充血、潮红(所谓三红症),皮肤黏膜的充血、渗出、水肿和出血,尤其球结膜充血、渗出显著,常称为醉酒貌(drunk looks)。儿童病例中这些症状往往不典型。出血现象常见于眼球结膜、软腭黏膜,皮肤出血点常见于腋下及胸背部,呈瘀点状或条索状较为特异。少数患者可有鼻出血、咯血、尿血、便血等。

(3)肾脏损害:蛋白尿为本病早期最常见的症状之一,可有血尿和尿量减少。

微血管损伤、出血现象和肾脏损伤,在发病初期随高热发生即可出现,被认为是属原发性损伤(primary damage)。

2. 低血压休克期 低血压休克(hypotension shock)的发生主要是由于广泛微血管损伤,血浆大量外渗及血容量减少所致,被认为是中毒性、失血浆性、低血容量性休克。弥散性血管内凝血(DIC)、酸中毒、心肌受损等更加重了休克的发生发展。难治性休克是本病死亡的主要原因之一。

仅部分患者于发热后期(发病的 4~6 天)发生低血压休克,持续 1~3 天。明显的全身衰竭、烦渴、烦躁不安、谵语等精神症状常是低血压休克的先兆。继之血压下降,脉压缩小,心率增快,可有心律不齐、皮肤暗灰色、肢端发冷、发绀,球结膜渗出显著等。

此期出血现象加剧,肾损加重,尿量减少。

3. 少尿期 儿童每日尿量少于 $250ml/m^2$ 为少尿(oliguria),少于 $50ml/m^2$ 为无尿(anuria)。系因急性肾功能衰竭所致。

少尿期一般发生于发病的 5~8 天,持续 2~5 天,少数可达 2 周以上,尿量减少持续时间越长,病情越重。主要表现为尿毒症、酸中毒、电解质紊乱及高血容量等症状。尿毒症常可导致患者极度衰竭、唇舌干燥发赤、恶心、呕吐、呃逆,还可出现烦躁、谵妄、嗜睡,甚至昏迷、抽搐等症状。

由于水、电解质平衡失调,可导致高血容量综合征及电解质紊乱。此期极易合并肠道大出血、心衰、肺水肿、继发感染和中枢神经系统合并症等而造成死亡。

4. 多尿期 尿量增至每天 400ml/m² 以上时即进入多尿期(polyuria stage),多出现在发病的 8~12 天,持续 7~14 天。多尿期之初,尿量虽逐日增多,但氮质血症仍较重,至多尿中、后期尿毒症、酸中毒、高血容量等症状方逐渐好转。此期可因脱水、失盐导致继发性休克等因素,发生第二次肾功能衰竭。

5. 恢复期 尿量恢复到 400ml/m² 以下时即进入恢复期(convalescent stage)。症状逐渐消失,体力增强,尿常规及血生化改变恢复正常。一般需 1~3 个月。少数患者可遗有高血压、自主神经功能紊乱和多尿等后遗症状。

儿童 HFRS 发病率低,约占发病总人数的 10%。儿童 HFRS 全身中毒症状轻,临床表现不典型,可有消化系统、心脏、肺脏等损伤。儿童 HFRS 出血倾向和低血压休克较少,恢复快,预后较好[7]。临床上按发热、出血现象、血压变化和肾脏损伤情况,以及合并症有无,将本病分为轻、中、重和危重四型。

(1)轻型:体温在 39℃ 以下,中毒症状轻;血压基本在正常范围;除皮肤和/或黏膜有出血点外,无其他出血现象;肾脏损害轻微,尿蛋白自"+~++",没有明显少尿期。

(2)中型:体温 39~40℃,全身中毒症状较重,有明显的球结膜水肿;病程中收缩压低于 12.0kPa(90mmHg),或脉压<3.33kPa(25mmHg);皮肤、黏膜及其他部位有明显的出血现象;肾脏损害明显,尿蛋白可达"+++",有明显的少尿期。

(3)重型:体温>40℃,全身中毒症状及渗出现象严重,或出现中毒性精神症状;病程中收缩压低于 8.66kPa(65mmHg),或脉压低于 2.67kPa(20mmHg),并呈现临床休克过程者;出血现象较重,如皮肤瘀斑,腔道出血;肾脏损害严重,少尿持续在 5 天以内,或尿闭 2 天以内者。

以上 3 型,各具备 2 项或 2 项以上者,方可诊断。

(4)危重型:在重型基础上,出现以下任何严重症状:难治性休克;出血现象严重,有重要脏器出血;肾脏损害极为严重,少尿期超过 5 天以上,或尿闭 2 天以上,或尿素氮超过 42.84mmol/L 以上;心力衰竭、肺水肿;中枢神经系统合并症,如脑水肿、脑出血、脑疝形成者;严重继发感染;其他严重合并症。

注:少尿期尿量<1 000ml/24h 为少尿倾向,<400ml/24h 为少尿;<100ml/24h 为尿闭;多尿期尿量>3 000ml/24h 为多尿。

【实验室检查】

1. 血常规 白细胞数在病初多正常,以后逐渐上升,多在(15~30)×10⁹/L 之间,少数重症患者可达 50×10⁹/L 以上。以中性多核粒细胞增多明显,核左移,可出现幼稚细胞,以类白血病样反应(leukemoid reaction)为特征;异常淋巴细胞在病后 1~2 天内即可出现,于 4~6 天达高峰,重症可大于 15% 以上。血红蛋白因血液浓缩而增高,红细胞数增高;血小板数降低,重症多在 50×10⁹/L 以下,并可出现异型、巨型血小板。

2. 尿常规 蛋白尿为本病的主要特征,发病当日即可出现,多为显著(+++~++++)蛋白尿。尿中可出现红、白细胞及管型,可有肉眼血尿。部分病例尿中可出现膜状物,为凝血块及脱落的上皮细胞混合物,故必须强调多次查尿有助于诊断。

3. 血液生化检查 主要是肾功能障碍引起的氮质血症、酸中毒及电解质紊乱。血中尿素氮升高(>1.8~6.4mmol/L),肌酐增高(>27~62mmol/L),二氧化碳结合力下降。肾小球滤过率明显降低。血清中钠、氯、钙离子降低,血钾少尿期增高利尿期可降低。早期肝功能检查可有改变,血清丙氨酸转氨酶(ALT)、天冬氨酸转氨酶(AST)增高。血清蛋白定量示总蛋白尤其是白蛋白定量明显降低。HFRS 合并 DIC 主要见于低血压休克期及少尿期,需要检测凝血功能的变化。

4. 免疫功能检查 病程中细胞免疫功能低下,体液免疫亢进,补体含量下降,可查出特异性免疫复合物。淋巴细胞亚群检查可发现 CD3⁺ 细胞增高,CD4 与 CD8 比例倒置,抑制性 T 细胞功能低下。

5. 汉坦病毒基因检测 主要包括病毒 cDNA 探针和逆转录聚合酶链反应(RT-PCR)方法检测。从早期患者血清或外周血淋巴细胞中提取病毒 RNA,进行 Northern 杂交,或逆转录合成 cDNA,然后 PCR 扩增,扩增产物最好经核苷酸序列测定予以证实。

【诊断与鉴别诊断】

1. 临床诊断依据 ①在流行地区、流行季节与鼠类有接触史;②发热及中毒症状,皮肤、黏膜及多器官充血、渗出及出血现象,肾脏损伤;③病程经过上述五期过程;④血、尿实验室检查异常。RT-PCR 方法用于出血热病毒的分型诊断。

2. 特异诊断 特异性抗原检查可用单克隆抗体直接免疫荧光法(查白细胞内抗原)、反向间接血凝法、反向乳胶凝集法。特异性抗体检查包括 IgM、IgG,一般应用间接免疫荧光法、酶联免疫吸附试验(ELISA)和反向被动血凝抑制试验等方法。目前国家标准认定特异性诊断方法主要是应用间接免疫荧光法检查特异性 IgG 抗体,恢复期抗体比急性期抗体滴度有 4 倍以上升高,或抗 μ 链捕获 ELISA 查 IgM 抗体明确阳性,即可确诊。后者可用于早期诊断。

3. 鉴别诊断(differential diagnosis) ①以发热为主症者应与上呼吸道感染、流感、流脑、败血症、斑疹伤寒、钩端螺旋体病等鉴别。②以休克为主症者应与休克型肺炎、暴发型流脑、感染性休克等鉴别。③以出血为主症者应与血小板减少性紫癜、伤寒肠出血、溃疡病出血等鉴别。④以肾损害为主症者应与肾小球性肾炎、急性肾盂肾炎及其他原因的肾功能不全相鉴别。⑤以腹痛为主症者应与外科急腹症,如急性阑尾炎、腹膜炎、肠梗阻及急性胆囊炎相鉴别。⑥有类白血病样血象者应与急性粒细胞性白血病鉴别[8]。

【预后】 病死率高低与病型轻重、治疗早晚和措施是否恰当有关。家鼠型病死率较低为 0.5%~2%,野鼠型病死率较高为 3%~5%。主要死亡原因为休克、尿毒症、肺水肿、出血等。

【预防】 预防仍以灭鼠为中心,采取综合性的预防措施,灭鼠、防鼠、灭螨、防螨,做好食品卫生管理,加强个人防护等[9]。灭鼠是防止本病流行的关键,在流行地区要大力组织群众,在规定的时间内同时进行灭鼠。灭鼠时机应选择在本病流行高峰(5~6月和10~12月)前进行。春季应着重灭家鼠,初冬应着重灭野鼠。要保持屋内清洁、通风和干燥,经常用敌敌畏等有机磷杀虫剂喷洒灭螨。清除室内外草堆。做好食品卫生、食具消毒、食物保藏等工作,要防止鼠类排泄污染食品和食具。剩饭菜必须加热或蒸煮后方可食用。对发热患者的血、尿和宿主动物尸体及其排泄物等,均应进行消毒处理,防止污染环境。

疫苗接种是预防本病行之有效的措施,我国目前已有三种出血热单价疫苗及两种双价疫苗可供使用,包括灭活疫苗、基因工程疫苗和减毒活疫苗[10]。除一种由小白鼠乳鼠脑生产的单价纯化疫苗外,其他均经细胞培养生产,它们的流行病学保护效果可达 90% 以上。当前国内供应的疫苗是双价肾综合征出血热灭活疫苗(hemorrhagic fever with renal syndrome bivalent inactivated vaccine)[9],有 Vero 细胞、地鼠肾细胞、沙鼠肾细胞三种。接种对象主要是肾综合征出血热疫区的居民及进入该地区的人群,主要对象为 16~60 岁的高危人群。接种第 1 剂 14 天后接种第 2 剂。基础免疫后 1 年再加强 1 剂。山东省的一项研究中,按 0、14 天 2 针基础免疫和 6 个月后 1 针加强免疫的程序对适龄人群接种双价肾综合征出血热纯化疫苗,采用队列研究方法,对接种组和对照组连续观察 3 年。分析结果表明,3 年观察期内疫苗接种组肾综合征出血热发病密度为 0,对照组发病密度为 6.51/10 万,差异有统计学意义(P<0.01),疫苗接种 3 年内保护率达 100%,说明该疫苗的保护效果良好。陕西省的一项研究表明,在肾综合征出血热疫区,用针对该病的疫苗接种后 5~10 年,人群抗体下降 50%,7~8 年后疫苗的保护率下降到 90% 以下。因此提出,首次接种后 7 年应再加强接种一次[10]。

【治疗】 本病的治疗原则是早发现、早休息、早治疗和就近治疗。针对各期的病理生理改变进行合理的综合性体液疗法,防治休克、急性肾功能衰竭和各种并发症的发生。出血热总的治疗原则,是针对病程各期的病理生理改变及发展趋向,采取预防性及综合型治疗措施,重点抓好"三早一就"(即早发现、早休息、早治疗和就近在有条件的地方治疗),把好"三关"(休克、出血及肾功能衰竭关),特别应早期抓好抗病毒治疗及液体疗法。对重症患者要及时给予抗休克、预防出血及肾衰竭的治疗。

1. 发热期治疗

(1)卧床休息,给以高热量、高维生素、易消化饮食。

(2)对症治疗:高热以物理降温为主,中毒症状严重时可选用地塞米松,成人 5~10mg[儿童 0.2~0.4mg/(kg·d)]静脉滴注,热退即可停。呕吐可用吗丁啉混悬液 0.3ml/kg 或针剂每次 0.2ml/kg 肌内注射。严重呕吐者,可用复方氯丙嗪肌内注射,以防止大量胃液丢失或导致呕血的发生。出血症状明显时可用酚磺乙胺、维生素 C 静脉滴注。有明显 DIC 证据者可用肝素治疗。

(3)液体疗法(fluid therapy):早期补液以等张含钠液为主,维持水、电解质、酸碱和渗透压平衡,预防因低血容量所致的低血压休克的发生。一般输液儿童可用 50~100ml/(kg·d)为宜。血浆外渗严重病例,可适当补充白蛋白或胶体液以扩充血容量。

(4)早期(发病 4 天内),可应用抗病毒药物如干扰素或利巴韦林(ribavirin),15~20mg/kg,静脉滴注,每日 1 次,用 3~5 日。有使用恢复期患者血清治疗早期出血热的有效报道。

(5)早期利尿:发热后期在补足液体量同时,可用呋塞米,儿童用量每次 1~2mg/kg,如果效果不佳,剂量可增大,以促进利尿。

2. 低血压休克的治疗 除平卧、保温、吸氧一般抗休克措施外,应以积极补充血容量为主,同时针对微循环功能障碍、电解质紊乱、酸中毒及心功能不全等因素,给予相应治疗,力争血压尽快回升并保持稳定。

(1)补充容量:补液以"早期、快速、适量"为原则。如血压偏低或有波动即应扩容补液。出现休克时,宜快速输液,轻型输 1/2 张液体,速度以 8~10ml/(kg·h)为宜,根据血压回升及血液浓缩改善情况,调整补液量及速度。重症休克时补液速度要加快。必须强调早期的扩容速度可双通道同时输注,力争 1~2 小时使血压回升,2~4 小时使血压稳定。待血压回升后,密切监护,继续扩容至血压稳定及休克纠正为止。在输液时将液体加温至 30~36℃,采取保暖措施,可使血压很快稳定。对有心功能不全者补液速度应慢。补液量是否适当,要根据血压、脉压、心率、末梢循环充盈情况和血红蛋白浓度等指标调整和确定。

输注液体以等张含钠液为主,配合应用低分子右旋糖酐,渗出严重时可用白蛋白或血浆。

(2)调整酸碱平衡:酸中毒时可用 5% 碳酸氢钠 5ml/kg,可提高二氧化碳结合力 4.49mmol/L(10vol%)

(3)血管活性药物的应用:一般不宜早期应用,经快速补液,血容量补足,血压仍不稳定,可选用血管活性药物如间羟胺、多巴胺等静脉滴注。

(4)强心剂的应用:有心功能不全表现者,应用强心剂。一般应用毛花苷 C 或毒毛旋花子素 K。

(5)休克纠正后,血容量已补足,可用血管扩张剂和利尿剂,以改善肾血流量,促进利尿。可应用酚妥拉明,每次 0.1~0.2mg/kg,以 1~4mg/(kg·min)静脉滴注,最大量不超过 10mg/kg。15~20 分钟可重复使用。也可用多巴胺,儿童 10mg/次加入 5% 葡萄糖液 100ml 中,5~10 滴/min 静脉滴注。多巴胺每天 0.3~1mg/kg,分 3 次口服。同时应用呋塞米促进利尿。

3. 少尿期治疗 本期的治疗原则是调整体内环境稳定,促进肾功能恢复。

(1)稳定机体内环境:①限制液体入量:每日液量=前一日尿量+不显性失水(400ml/m²)+异常丢失-食物代谢和组织分解产生的内生水(100ml/m²);②电解质平衡:应限制钾盐及含钾丰富的食物,低钠血症主要通过限水及利尿解决,低钠严重(血钠<120mmol/L)并出现低钠症状时,可静脉注射 3% 氯化钠 6ml/kg 可提高血钠 5mmol/L。发生低钙惊厥时可静脉缓慢注射 10% 葡萄糖酸钙;③维持酸碱平衡:代谢酸中毒严重可应用 5% 碳酸氢钠;④维持热量,控制氮质血症,给予高维生素、足够热量、低蛋白饮食。

(2)扩充肾血流量、促进利尿:可用血管扩张剂如

酚妥拉明、多巴胺、普萘洛尔和呋塞米。

(3)导泻和放血疗法:在基层无透析的情况下或急剧出现的高血容量综合征时,可用甘露醇或大黄、芒硝口服导泻,如并发肺水肿时,可考虑用静脉放血疗法。

(4)透析疗法(dialysis therapy):少尿期或多尿初期的明显氮质血症、严重心衰肺水肿、脑水肿、高血钾、严重出血者可进行血液透析,效果极佳,被认为是抢救患者生命的重要措施,应早期适时的应用。

4. 多尿期治疗 移行阶段和多尿早期治疗原则与少尿期相同。多尿后期治疗主要是补充液体和电解质,维持内环境平衡,防止因脱水和电解质紊乱而出现二次肾功衰竭。补液以口服为主,过量补液可延长多尿期。

5. 恢复期治疗 补充营养,恢复体力。

6. 并发症及其治疗 流行性出血热病毒对人体呈泛嗜性感染,可引起多器官损害。目前其原发病的临床治疗效果已较好,但并发症是致死的主要原因,且并发症的种类多,累及全身多个系统,波及病程始终。

(1)腔道大出血及颅内出血:大量胃肠道出血可导致休克,预后严重;大咯血可导致窒息;颅内出血可产生突然抽搐、昏迷。

(2)心功能不全及肺水肿:多见于休克及少尿期,多在短期内突然发作,病情严重,有明显高血容量征象。

(3)继发感染:少尿期至多尿期易并发肺炎、尿路感染、败血症及真菌感染等。

治疗消化道大出血可用止血剂,去甲基肾上腺素加水稀释口服。输新鲜血液是有效的止血方法。心功能衰竭、肺水肿或呼吸窘迫综合征应停止或减慢输液速度,并予半坐位、吸氧、应用强心剂等。如有血压增高可考虑放血。中枢神经系统合并症,可用镇静剂或脱水疗法。继发感染应选用无肾脏损害的抗生素治疗。

(刘钢)

参考文献

[1] 杭长寿. 关于流行性出血热及其病原、型别统一命名(译名)的规定简介. 中华微生物学和免疫学杂志,1999,19:33-34.

[2] 张云智,张海林. 汉坦病毒及相关疾病流行病学研究进展. 国际病毒学杂志,2011,18:157-160.

[3] 宋干,黄永成,杭长寿,等. 流行性出血热地鼠肾细胞灭活疫苗的初步人体观察. 病毒报,1991,7:102-106.

[4] 中华预防医学会感染性疾病防控分会,中华医学会感染病学分会. 肾综合征出血热防治专家共识. 中华传染病杂志,2021,39(5):257-265.

[5] 于丹萍,刘茂才,王贵强,等. 流行性出血热发病机制

研究.中华传染病杂志,1993,11:1-4.

[6] GARANINA E,MARTYNOVA E,DAVIDYUK Y,et al. Cytokine storm combined with humoral immune response defect in fatal hemorrhagic fever with renal syndrome case,Tatarstan,Russia. Viruses,2019,11:601.

[7] DZAGUROVA TK,TKACHENKO EA,ISHMUKHAMETOV AA,et al. Severe hantavirus disease in children. J Clin Virol,2018,101:66-68.

[8] 周立杰.流行性出血热的诊断.世界最新医学信息文摘,2013,13:151-152.

[9] 古大巍.流行性出血热的预防.中国卫生产业,2011,35:157.

[10] HE X,WANG S,HUANG X,et al. Changes in age distribution of hemorrhagic fever with renal syndrome:an implication of China's expanded program of immunization. Bmc Public Health,2013,13:394.

第20节 登革热和登革出血热

登革热(dengue fever,DF)和登革出血热(dengue hemorrhagic fever,DHF)是分布最广、发病最多、危害较大的一种虫媒病毒性疾病,由黄病毒科黄病毒属的登革病毒所引起。登革热的临床表现主要以高热、头痛、肌肉和关节痛为主,可伴有皮疹、淋巴结肿大和白细胞减少。登革出血热的临床特征为出血、血液浓缩、低血浆蛋白及凝血异常,有休克者为登革休克综合征(dengue shock syndrome,DSS)。登革热在过去的50年间发病率增加了30倍,据WHO估计全球约有25亿人口面临登革病毒感染风险,每年WHO各成员国报告的病例数高达320万人,已成为全球性的严重公共卫生问题和重大疾病负担[1]。

【病因】 自1779年印度尼西亚的雅加达首先报道暴发DF以来至今已有200多年的历史,当时根据其症状称之为"断骨热"或"痛骨热"等。直到1907年Ashhar和Gruig才提出DF的病原体可能是一种病毒。1944年和1956年先后分离出四种血清型(1~4型)的病毒,型与型之间各具特异性抗原,后来从世界各地分离的毒株均属于这4个血清型范畴。

登革病毒(dengue virus,DENV)为球形颗粒,直径为45~55nm。成熟的病毒颗粒含有感染性的单股RNA,它与壳体蛋白C构成毒粒的核衣壳。核壳体外面包有一脂双层膜,膜内镶嵌着包膜糖蛋白E和非糖基化膜蛋白M。登革病毒感染的细胞内还含有包膜蛋白M的前体(PrM),它是一种糖蛋白NS1蛋白登革病毒编码的重要非结构蛋白,能够在病毒感染的早期以细胞内、细胞膜和胞外分泌3种形式大量分泌于患者血清中。患者急性期血清中存在的大量NS1蛋白,可作为早期实验室诊断的特异性指标[2,3]。

登革病毒易受各种理化因子的影响。对乙醚和酸敏感,紫外线照射、甲醛溶液、高锰酸钾、离子型或非离子型去污剂以及56℃处理30分钟都可将病毒灭活。可以在-70℃或冷冻干燥状态下长期保存。

【流行病学】

1. 传染源 已知的登革病毒的自然宿主是人、低等灵长类动物和蚊。在丛林型疫源地区,猴类动物是主要的传染源和宿主;在城市型疫源地区,隐性感染者和患者是主要的传染源和宿主,患者在发病前一天和发病后5天内为病毒血症期,传染性最强。

2. 传播途径 传播媒介以埃及伊蚊(Aedes aegypti)和白纹伊蚊(Aedes albopictus)为主,其中埃及伊蚊被认为是最有效媒介,在北纬30°和南纬20°之间的地区均有发现。一般认为埃及伊蚊是城市型登革热的主要传播媒介;白纹伊蚊是丛林型和农村地区的主要传播媒介。蚊在叮咬了染毒个体后,可直接通过改换叮咬对象传播病毒,或病毒在唾液腺中繁殖8~10日后再吸血时传播病毒。被感染的蚊可终身保持传播登革病毒的能力,并可经卵传给后代,埃及伊蚊的卵对干燥有很强的抗性,能长期存活。这些事实可解释DF突变暴发的原因。

3. 人群易感性 人群对登革病毒普遍易感,并与暴露于媒介伊蚊机会有关。DENV感染后产生同型免疫抗体,可保持1~4年或更长,对异型免疫力只持续数月的短暂时间。如果第二次感染不同型DENV,会引起免疫系统过度反应,增加发生DHF/DDS风险。在地方性登革热流行区,由于长期受病原体显性、隐性感染的结果,人群获得性免疫随年龄增长而增强,表现在低年龄组发病率高。而在输入性流行区,因人群获得性免疫低下或缺乏,对DV普遍易感。流行时有明显的家庭聚集性。

19章

4. 流行特征（epidemiological characteristics） 据 WHO 估计,目前有超过 100 个国家,约 25 亿人处于登革病毒的威胁中,每年约有一亿新感染病例。其中有 50 万病例需要住院,约 2～3 万病例死于重症登革热或登革出血热(其中大部分是儿童)。大多数国家同时存在 3～4 个型登革病毒流行。我国的海南、广东、广西、福建和台湾省等是登革热的流行区。因为本病由蚊类传播,所以有一定的季节性,流行常见于夏末或初秋气候湿热的季节中。20 世纪 40 年代初期,登革热在我国东南沿海多个省份和台湾省全岛流行,并蔓延到内地的南昌、汉口等地。此后经过 30 多年静息期,1978 年突然在广东省佛山地区发生暴发,迄今我国发生登革热暴发或流行和本地感染病例的有:广东、海南、广西、台湾、福建、香港特别行政区和澳门特别行政区,以及浙江(慈溪)、江苏(兴化)、云南边境等地区。2019 年广东省 480 例登革热住院患者的流行病学调查显示,普通登革热患者 442 例(92.1%),重症登革热患者 38 例(7.9%),患者年龄以 20～49 岁的青壮年为主,重症患者比例较高,以登革病毒 1 型感染为主[4]。目前,DF 已经发展成一个日益严重的全球性公共卫生问题。1989 年我国将登革热纳入乙类传染病疫情管理。2012 年,DF 被列为全球最重要的蚊虫传播性疾病。

DHF 主要在亚洲、美洲和一些太平洋岛屿上发生,其中亚洲国家病例数比其他地区高很多。在亚洲,DHF 主要影响儿童健康,多见于 7～12 岁、具有免疫力、营养状况良好的女孩,15 岁后再患 DHF 的较为罕见。20 世纪 90 年代以来,东南亚 DHF 的发病率居高不下,特别是泰国和越南发病占亚洲的 2/3 以上。在这些地区,登革出血热是住院儿童发病和死亡的十大原因之一。

【免疫学】 人被登革病毒感染后,血清中首先出现 IgM 抗体,持续存在约 8 周。IgM 抗体出现后 1～2 日内 IgG 抗体才出现,IgG 可长期持续存在。在地方性流行区,仅小儿及外来的易感者容易受感染,成人大多已获免疫力。产妇可将抗体传递给婴儿,故 6 个月以内的婴儿很少发病。机体产生抗登革病毒的 IgA 抗体的动力学机制与 IgG 相似。

【病理变化及致病机制】 人被带登革病毒的蚊虫叮咬后,病毒在皮肤和淋巴组织内增殖,可引起局部皮肤斑丘疹及瘀斑疹,取此处皮肤活检,可发现血管内皮细胞肿胀,血管周围水肿和单核细胞浸润。

登革出血热病例常涉及多器官出血(hemorrhage),最常见的是瘀斑状出血,出血频度依次为皮肤、皮下、胃肠道黏膜、心脏、肝脏和脾。胸膜腔、心包腔和腹膜腔等浆液腔,均可见不同程度的渗液,但以胸腔积液最常见。显微镜下可见全身大多数器官均有不同程度的出血,毛细血管和毛细血管前小动脉的内皮细胞肿胀,血管周围水肿及单核细胞浸润等。在肝脏出现肝细胞局灶性坏死、肿胀,康斯尔曼体和库普弗细胞透明坏死。脾脏和淋巴结中可见未成熟淋巴细胞、浆细胞和窦状细胞增殖。骨髓再生不良,胸腺急性萎缩,脾血管淋巴鞘中及淋巴结副皮质区中的细胞萎缩和消失。心肌及随意肌非特异性病变,脑膜出血,脑内神经胶质细胞增生及白细胞浸润。

DF 至 DHF 的致病机制尚未阐明,目前主要有两种假说[5]。一是二次感染假说(secondary infection hypothesis),又可分为 Russell 提出的过敏理论和 Halstead 提出的感染中依赖抗体增强作用(antibody-dependent enhancement of infection,ADE)。这一假说认为 DHF 是登革病毒经伊蚊叮咬侵入人体后,在单核巨噬细胞系统增殖后进入血液循环,形成第一次病毒血症,然后再定位于网状内皮系统和淋巴组织中,在外周血单核细胞、组织中的巨噬细胞和肝脏的库普弗细胞内复制到一定程度,再次进入血液循环,引起第二次病毒血症。尤其是登革 2 型病毒的感染,新病毒作为抗原和原有抗体结合形成抗原抗体复合物,激活补体系统产生过敏毒素,或提高单核细胞吞噬作用,使病毒能进入单核细胞内增殖,产生免疫增强作用。这些机制,导致患者血管通透性增加,血管扩张、充血,血浆蛋白外渗,从而引起血液浓缩、出血和休克等病理生理改变。此外,登革病毒感染引起的细胞免疫作用及其产生的各种细胞因子介导免疫反应,影响病程进展及疾病的转归[2,6]。近 30 年来,二次感染假说在登革病毒致病机制、免疫学和疫苗学研究中占据统治地位,但 ADE 和 DHF/DSS 的因果关系一直未被实验证实。第二种假说是 Rosen 提出的强毒力病毒理论(virulent virustheory),即 DHF/DSS 的发生是受一种毒力更强的登革病毒生物型的感染。登革热发病机制复杂且为多因素,但目前尚没有任何一个假设独立因素足以解释重症疾病的发生,所以开展宿主基因背景、病毒生物学及免疫应答等多种因素研究对深入阐明登革热发病机制非常重要。

【临床表现】 本病临床症状变化很大,与个体的年龄、性别、免疫和营养状况有关。成人与较大儿童易患典型登革热;婴幼儿则以发生上呼吸道感染症为主,发热和疼痛的程度较为轻微;大流行时一般症状较重。

登革病毒感染人体后,大部分呈隐性感染,显性感染者一部分出现发热、疼痛、乏力、皮疹等登革热综合征,合并皮下出血、鼻出血、牙龈出血、腔道出血等出血表现。另一部分出现较明显出血倾向及血浆外渗等登革出血热表现,其中出现休克者即为登革休克综合征。

登革热一般可分为发热期、极期以及恢复期。DF潜伏期 3~14 日,平均 4~7 日,发病时主要表现为发热和分散的斑疹、丘疹。一般恢复很快,很少需要用支持疗法。但在较严重的 DF 患者中,体温上升很快,常常达到 39℃ 或更高,持续 5~6 日。发热的特征是在热病期的中间几乎恢复到正常,产生一个鞍形的温度曲线,成为双相热(biphasic fever),在病情减轻之前的 24 小时体温达到最高水平,患者通常在此时发生的症状有:头痛和眼眶后疼痛(患者常自述"我的眼睛正在冒火")、关节痛、肌痛,皮疹和丘疹突然出现,一些患者会出现严重背痛(背部劳累发热)咽喉痛、腹痛,有些腹痛非常严重以至被误诊为阑尾炎。热病期通常持续 6 日,皮疹会扩散为红斑,在扩散区呈现所谓"红海中的白岛"。患者昏睡,伴厌食和恶心,肝大常出现,脾大则不常见。实验室指标通常正常,但可能出现血小板减少,血清转氨酶水平(特别是丙氨酸转氨酶)轻度升高(很少超过 100IU/L)。

DHF 的潜伏期不清楚,但可能与 DF 相似。发病时以急性高热和许多与 DF 相似的症状开始,但嗜睡和昏睡症状更为明显,血管通透性增加会导致患者血容量减少和低血压,严重病例内出血更会引起休克。通常在发病第三天出现出血症状,胸、四肢和腋下出现瘀斑,此时做束臂试验呈阳性。胃肠道、鼻和牙龈都可能相继出血。2~7 日后,发热开始下降,出现血循环衰竭体征。患者感到非常疲惫,出汗、皮肤发冷、胸膜腔出现渗出液并有腹水。几乎全部患儿均有胸腔积液。

血浆液外渗至体腔组织间液区会进一步导致 DSS,患者会出现脉搏快速而细弱、低血压、寒战和疲惫等症状。除了由常见的脉管炎引起的血浆渗漏外,还存在弥散性血管内凝血。DSS 通常是 DHF 发展的结果,但有些患者在发生第一次热痛后很短的时间内就出现血液循环不足。

约 0.5% 的患者会出现精神障碍。神经病学症状日益被认为是独立的,不是出血、酸中毒或休克的后遗症。从脑脊液和脑组织直接分离出病毒表明有传染性脑炎的存在。在登革热流行区,不管患者是否有典型的登革热特征,临床出现脑炎症状首先应考虑登革病毒感染。

近年来,国内外学者提出了重症登革热(severe dengue fever)的概念,这是由于最近的一些研究发现很多出现严重并发症甚至死亡的登革热病例无法诊断为 DHF 及 DSS。目前,可根据病情严重程度,登革热分为普通登革热和重症登革热两种临床类型。WHO 可能用重症登革热这个诊断代替登革出血热及登革休克综合征,并将它定义为出现以下一个或多个临床表现的登革热病例:①血浆渗透导致的休克(登革休克)和/或液体积聚,伴或不伴呼吸窘迫,和/或②严重出血,和/或严重的器官受损。

而以下几种情况属于重症登革热的高危人群,分别是:①老人、婴幼儿和孕妇;②伴有糖尿病、高血压、冠状动脉性心脏病、消化性溃疡、哮喘、慢性肾病及慢性肝病等基础疾病者;③伴有免疫缺陷病者。

WHO 最新发布的登革热治疗指南中把几种临床表现归于重症登革热的前兆:如黏膜出血、剧烈腹痛及腹部压痛、浆膜腔积液、嗜睡、肝界增大超过 2cm、血细胞比容进行性升高、血小板计数迅速下降等。如患者出现以上情况,必须高度警惕重症登革热的可能[6]。

最新的指南指出,早期识别重症病例的预警指征可有以下几个方面:①退热后病情恶化或持续高热一周不退;②严重腹部疼痛;③持续呕吐;④胸闷、心悸;⑤昏睡或烦躁不安;⑥明显出血倾向(黏膜出血或皮肤瘀斑等);⑦少尿;⑧发病早期血小板快速下降;⑨血清白蛋白降低;⑩血细胞比容升高;⑪心律失常;⑫胸腔积液、腹水或胆囊壁增厚等[2]。

【实验室检查】

1. **血象及血液学检查**　外周血全部细胞减少,主要为中性粒细胞显著降低,血小板减少的程度不一,在出血型病例常显著减少,低至 $20×10^9/L$ 或更少。血小板减少的程度与疾病严重的程度成正比。凝血时间大多延长,血块收缩在 24 小时内大多不完全,在出血型病例中血细胞比容可增加 20% 或更多。血清蛋白降低,形成凝血因子低下及凝血障碍。一般来说,血清蛋白减少、血容量过低、血清转氨酶和尿素氮水平都可略提高,血纤维蛋白原过少及补体缺失与疾病的严重性相关。

2. **血清学检查**　登革病毒不同型的血清学鉴定很复杂,因为登革病毒四个型和黄病毒家族的其他成员之间有共同的抗原决定簇,存在交叉反应抗体。因此在检查患者血清抗体时,用两种以上的方法得到的结果均为阳性,且双份血清抗体效价 4 倍增高时才有诊断意义。可用血凝抑制(HI)、补体结合(CF)、中和试验(NT)等常规血清方法,免疫荧光(IF)、酶联免疫吸附(ELISA)、放射免疫(RIA)等快速诊断方法进行检测。其中最常用的是 ELISA 和 HIT。此方法操作简便、快速、敏感、标本采集时间限制较小,由于检测抗体(如 IgM、IgG)要在发病第 5 天后出现,故不适用于早期 DENV 感染的快速诊断。DENV 感染后早期诊断可通过测定 NS1(non-structural protein 1)抗原进行。

血清学诊断是 DENV 感染应用最广泛的常规检测技术,而且可以区分初次感染与二次感染。初次感染(primary infection):在发热开始后第 5~6 天时 IgM 抗体升高,第 7~10 天后 IgG 也缓慢升高,主要为 IgM 升高;二次感染(superinfection):IgM 通常低于初次感染,但 IgG 在发热后急性期 1~2 天迅速升高,甚至会在接下来的两周持续升高。

3. 病毒分离 在 DENV 感染发热期,患者的血清、血浆或白细胞中均可分离出 DENV,而采集血液样本进行 DENV 的分离培养的最佳时机为发热第 1~5 天内。DENV 的分离培养可通过活蚊(如成蚊胸内接种)、蚊虫细胞(如白纹伊蚊 C6/36 细胞株、埃及伊蚊 AP-61 细胞株、安邦巨蚊 TRA-284 细胞株等)、哺乳动物细胞(如 Vero、LLC-MK2、BHK-21 等)及动物(如乳鼠颅内接种)进行。活蚊分离培养 DENV 是最敏感的 DENV 分离培养的方法。应用蚊虫细胞接种 DENV 是近年较常用的方法,其中白纹伊蚊 C6/36 细胞株应用最广泛。此法检测快速、敏感性高、经济实用,已经成为 DENV 分离培养的标准技术。

DENV 的分离培养是诊断 DENV 感染的金标准。此诊断方法能够对感染急性期病例进行诊断,同时还可以鉴别各 DENV 血清型(DENV-1、DENV-2、DENV-3、DENV-4),但由于此诊断方法相对耗时较多,对实验室检测仪器设备条件及操作者的专业技术要求较高,故不适用于 DENV 的快速诊断。

4. 分子生物学方法 DENV 的分子生物学诊断主要应用于感染急性期的诊断。此方法具有较高的敏感性、特异性和重复性,且诊断快速、操作简便。目前,PCR 及 PCR 相关检测技术已经成为 DENV 感染诊断的一种常规检测方法。DENV 感染的分子生物学诊断方法主要包括逆转录-聚合酶链反应(reverse transcription-polymerase chain reaction,RT-PCR)、实时荧光定量 RT-PCR(real-time fluorescent quantitative,RT-PCR)、巢式(nested)RT-PCR、转录介导的基因扩增技术(transcription-mediated amplification,TMA)等。

【临床诊断】 根据流行病学史:发病前曾到过登革热流行地区,夏秋季发病,有以下症状可做出"疑似登革热"(suspected dengue fever)的临床诊断:双相热,剧烈头痛,眼眶、肌肉及关节明显疼痛,可有出血倾向,

在第一次高热退热或第二次高热时出现皮疹,有表浅淋巴结肿大,白细胞减少等。取双份血,即发病 4 天左右的急性期血,第 3 周左右的恢复期血,同时用中和、补体结合或血凝抑制法检测其特异性 IgG 抗体,恢复期血清中此抗体的效价较急性期升高 ≥4 倍,即有诊断意义。有条件时,还可用前述的方法检测特异性 IgM 抗体和做病毒分离。

世界卫生组织已经提出了 DHF 的临床诊断标准:①发热;②出血现象,至少包括束臂试验阳性和大或小的出血现象;③肝大;④休克(脉率高于 100/min 和血压低至 2.7kPa 或更低,或低血压)。实验室标准包括:①血小板减少症(≤$100 \times 10^9/L$);和②血浓缩(血细胞比容增加 ≥20%)。DHF 血细胞比容升高而血小板减少借此可与典型 DF 分开。

【鉴别诊断】

1. 流行性感冒 流行情况和症状与登革热极度相似,易于混淆。但流行性感冒的传播与直接接触患者有关,且无皮疹及出血现象,多在冬春季发病。

2. 钩端螺旋体病(leptospirosis) 可因持续高热,全身酸痛,结膜充血,淋巴结肿大及有局部出血等表现而被误为登革热。但留心以下特点不难鉴别:钩端螺旋体病有与疫水接触史;腓肠肌有疼痛和压痛;尿中常有蛋白、管型;白细胞升高,中性粒细胞所占百分比升高;青霉素有特效,服药后大多在 24 小时下降;依靠病原体分离及免疫学检查可确诊。

3. 风湿关节痛 可因关节明显疼痛与登革热混淆。但风湿关节痛患者一般过去有游走性关节痛病史,其发作与气候变化有关,无颜面潮红、眼眶后痛、双相热。登革热患者在双膝关节及跟关节附近常见明显的韧带痛。

4. 立克次体病(rickettsial disease) 在我国热带和亚热带地区,以恙虫病最常见,其次为地方性斑疹伤寒。此类疾病易误诊为登革热是由于以下类似的临床表现:起病急骤,持续发热;周身酸痛及结膜充血;白细胞及血小板正常或降低。鉴别要点是:立克次体病自然病程较长,一般在 2 周左右;恙虫病可以找到特征性的溃疡或焦痂,Q 热的 X 线片可有炎症性阴影;四环素类药物和氯霉素有特效;外斐反应阳性。

5. 流行性出血热 由啮齿动物鼠类传播,可因有高热、周身疼痛、多器官出血及血小板减少等表现与登革热混淆。但流行性出血热多发生于冬春季节,整个病程较长,通常 1~2 个月,患者发生肾功能衰竭的概率较高,从患者血中可分离出流行性出血热病毒和从血清中检测到流行性出血热病毒抗体。

【预后】 登革热为自限性疾病,一般预后良好。与发热的消失一样,平均 5 天后登革病毒从血液中消失,不存在携带者。但如发生严重并发症,涉及中枢神经系统、多器官出血和休克则预后不良。死亡率 DF＜0.1%,DHF 为 5%~10%。婴幼儿多见的并发症是体液和电解质丢失、高热和热性惊厥。近一半休克的患儿有死亡危险,但积极抢救可使病死率下降到 2%,早期积极治疗与成活率直接相关。

【预防】 灭蚊、防蚊是预防登革热的唯一方法。消除蚊虫滋生地是扑灭蚊媒的重要手段,主要措施包括填平洼地、翻盆倒罐、铲除杂草、堵塞植物容器、加强轮胎管理、饮用水缸严密加盖并经常洗刷换水等。去流行地区旅行,注意使用防蚊药及蚊帐。伊蚊喜在黄昏或凌晨叮咬人群,易感人群应在此时穿外衣以减少皮肤暴露,并涂布各类昆虫驱避剂。此病的传染源主要是患者,患者发病前数小时到病后 3~5 天传染性最强,此时应在有良好防蚊设备的房间进行治疗。

关于登革热疫苗的预防,目前 WHO 关于登革热疫苗的意见书中指出,首先获准使用的登革热疫苗 CYD-TDV(Dengvaxia®)为采用减毒的黄热病病毒 17D 株作为复制主干的重组四价减毒活疫苗,还有几种正在进行临床研究以及 Ⅲ 期临床试验。CYD-TDV 目前在一些登革热地方性流行国家获准使用。而规定的接种年龄为 9~45 岁。此疫苗在针对 2~16 岁的 Ⅲ 期临床试验中显示,在较大年龄组中的疫苗有效率更高,在针对不同血清型有效率中,1~4 型分别为:54.7%,43.0%,71.6% 和 76.9%[7]。

【治疗】 至今尚无特效药物治疗登革热,主要应尽早确诊。确诊后首先进行基础治疗,包括卧床休息,避免劳累,多饮水,常进菜汤、果汁等流质或半流质食物,使大小便通畅,保护皮肤及口腔清洁,避免继发感染。其次为对症治疗,包括补液、用退热剂和镇痛药控制发热和疼痛等。阿司匹林、安乃近等解热药物有增加出血的倾向,应禁止使用。肾上腺皮质激素可抑制体温中枢对致热原的反应,可常规短期(约 3 天)应用。

对登革出血热主要为对症治疗,应严密观察休克早期征象,以血小板和血细胞比容作为观察指征,注意补充血容量、调整电解质平衡、纠正休克和控制出血等。

由于在早期难以将 DF 和 DHF 区分开,因此有必要经常进行血小板计数和血浓度测量。当血小板数下降、血浓度水平上升时表明在向休克方面发展。脉压下降,低血压表明已经休克,此时必须进行紧急处理。DHF/DSS 的主要问题是液体损失而不是血液损失,因此治疗方案必须针对血容量和血压的保持,用等渗或半等渗盐溶液扩充并维持血容量,1~2 天后可减轻症状。

凝血因子的减少表明有弥散性血管内凝血,此时要求注射肝素和替代凝血因子。出血严重时常需输血,并尽可能输新鲜的全血;浓缩的血小板注射也是必要的。需要密切进行临床和实验室监测。一旦血容量纠正,血压恢复正常,输液速度应减慢,以防血容量过多导致心搏骤停。

在患者退热后至少需连续观察一天。患者开始恢复的标志是外渗液迅速被吸收,血细胞比容下降。出院标准(discharge criteria)为:①停用退热剂 24 小时无发热,且食欲恢复;②临床症状改善;③休克恢复后至少观察 3 天;④无胸腔积液或腹水所致的呼吸窘迫;⑤血细胞比容稳定;⑥血小板计数＞50×10⁹/L。恢复期血清样本可在出院时采集。

(刘钢 赵卫)

参考文献

[1] CASTROMC, WILSON ME, BLOOM DE. Disease and economic burdens of dengue. Lancet Infect Dis, 2017, 17(3): e70-e78.

[2] 中华医学会感染病学分会, 中华医学会热带病与寄生虫学分会, 中华中医药学会急诊分会. 中国登革热临床诊断和治疗指南. 中医杂志, 2018, 59(17): 1523-1530.

[3] BÄCK AT, LUNDKVIST A. Dengue viruses-an overview. Infect Ecol Epidemiol, 2013, 30; 3.

[4] 刘昶权, 张国明, 韦广莹, 等. 2019 年广东省 480 例登革热住院患者的流行病学和临床特征分析. 中华传染病杂志, 2021, 39(4): 209-213.

[5] 张复春. 登革热:一个日益严重的全球性公共卫生问题. 实用医学杂志, 2011, 27: 3459-3461.

[6] LIMA FR, CRODA MG, MUNIZ DA, et al. Evaluation of the traditional and revised world health organization classifications of dengue cases in Brazil. Clinics(Sao Paulo), 2013, 68: 1299-1304.

[7] WHO 关于登革热疫苗的意见书. 国际生物制品学杂志, 2020, 43(2): 95-100.

19章

第 21 节 呼吸道合胞病毒感染

1956 年 Morris 等从实验室流行的类似感冒的黑猩猩鼻洗液标本中分离出一种病毒,当时称为"猩猩感冒因子"。不久 Chanock 等从患呼吸道感染(肺炎和哮吼)的婴儿呼吸道标本中分离到了同样的病毒,因为这种病毒可使培养细胞产生独特的细胞融合,故命名为"呼吸道合胞病毒"(respiratory syncytial virus,RSV)[1]。此后,世界各地的研究证明 RSV 是全世界婴幼儿下呼吸道感染最重要的病毒病原,无论是发达国家还是发展中国家,凡有病原学研究的地方,都发现 RSV 是婴幼儿下呼吸道感染的最重要病原[2,3]。而且与其他呼吸道病毒病原不同,RSV 表现为特殊的感染和疾病的形式,尤其在小婴儿组该病毒引起的危及生命的严重下呼吸道感染的致病机制始终是困扰病毒学家和流行病学家的谜。

【病原学】

1. 一般特征 RSV 是单负链病毒目(order *Mononegavirales*),肺病毒科(family *Pneumoviridae*),正肺病毒属(genus *Orthopneumovirus*)的一个成员,感染人的 RSV 的属于人正肺病毒种(species *Human orthopneumovirus*)[4-6]。完整的 RSV 毒粒(virion)的特征:①病毒基因组为不分节段的负链单链 RNA;②病毒蛋白附着于病毒核酸上,形成核衣壳;③在病毒毒粒内具有病毒编码的、同核衣壳连接的多聚酶。④以病毒 RNA 为模板,主要转录生成非重叠的病毒亚基因组 mRNA;⑤病毒的复制主要在被感染宿主(细胞)的细胞质;⑥核衣壳以出芽的方式通过宿主细胞的浆膜,从而形成具有脂质膜的子代病毒,其脂质膜上有病毒编码的跨膜蛋白。

2. 生物学性状

(1) 病毒毒粒:RSV 毒粒由包裹在脂蛋白包膜的核衣壳组成。组织培养中的 RSV 经负染后在电镜下观察,可见毒粒的形态和大小不规则,既有直径为 80~350nm 的球形颗粒,又有直径为 60~100nm、长达 10μm 的丝状体。尽管形态、大小差异大,但每个病毒毒粒只含一个有功能的基因 RNA,是含有脂蛋白包膜的中等大小(120~200nm)的病毒。RSV 的核衣壳呈螺旋对称,包膜为双层脂质,来自感染细胞的细胞质并含有病毒基因编码的跨膜表面糖蛋白。这种糖蛋白突起在毒粒表面,使病毒能够吸附和穿入被感染细胞。RSV 毒粒不含血凝素和神经氨酸酶。

(2) 理化特性:对热不稳定,毒粒在无蛋白的溶液中,4℃或室温放置 2~4 小时其感染力可以丢失 90%~

99%,在-15℃~-25℃数天即灭活;冰冻融化也易灭活。在酸性或碱性溶液中均易被破坏,在中性溶液中较稳定。对乙醚敏感。

(3) 病毒培养:RSV 可在 Hep-2、HeLa 等传代细胞系增殖,也可在原代猴肾、人胚肾细胞培养中增殖。细胞病变的特点是形成融合细胞及胞质中的嗜酸性包涵体(图 19-18)。在 Hep-2 细胞培养中还可形成空斑(也称为蚀斑),可用于病毒滴度的测定。RSV 不能在鸡胚中增殖。

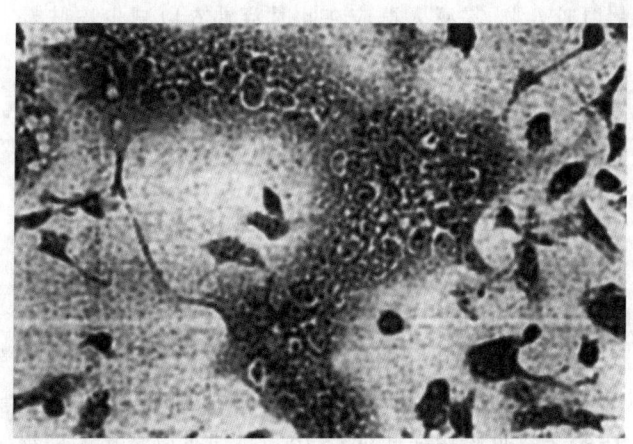

图 19-18 RSV(P-86 株)感染 Vero 细胞后出现细胞病变

P-86 株分离自肺炎患儿的鼻咽部吸出物,接种细胞后出现典型的细胞融合病变及胞质中的嗜酸性包涵体。

(王之梁教授供图)

(4) 病毒的基因组结构及基因编码分配:RSV(以原型株 A2 株为例)的基因组是由 15 222 个核苷酸组成的不分节段的负链单链 RNA,转录成 10 个主要的亚基因组 mRNA,分别编码 10 个相应的蛋白。其中 3 个为穿膜表面蛋白 F、G 和 SH;2 个非糖基化的病毒颗粒的基质蛋白 M 和 M2;3 个同病毒 RNA 相结合并组成核衣壳的蛋白 N、P 和 L;另外还有 2 个是主要存在于被感染细胞的非结构蛋白 NS1 和 NS2。基因的顺序为 3′-NS1-NS2-N-P-M-SH-G-F-M2-L-5′。

(5) 病毒蛋白及病毒的抗原成分:①RSV 亚型:以前曾认为 RSV 只有一个血清型,后来利用单克隆抗体技术证明 RSV 存在 A、B 两个亚型。A 和 B 亚型间的抗原相关性为 25%,其中 F 蛋白的抗原相关性为 50%,而 G 蛋白的抗原相关性只有 1%~7%。对多年来保存的 RSV 毒株的抗原性分析表明:RSV A、B 亚型在 30 余年来一直稳定地存在,绝大多数年份 A、B 亚型共同流行,但以 A 亚型为主[7]。近年来应用分子生物学技术,对于亚型的分型可利用基因序列的差异来决定。②RSV 基因组编码的 10 个病毒蛋白中与病毒抗原型别有关的主要是毒粒表面的糖蛋白 F 和 G 蛋白。F 蛋白是典型的融合性糖蛋白,用抗 F 蛋白的单克隆抗体可以抑制组织培养中融合病变的形成。F 蛋白在毒粒表面呈棘突样,是跨膜的表面糖蛋白,为 RSV 刺激机体产生保护性中和抗体的最重要的病毒抗原之一。G 蛋白在毒粒表面呈棘突样,是病毒吸附于宿主细胞表面的病毒蛋白,RSV 的 G 蛋白没有血凝素或神经氨酸酶活性,是一个非常独特的蛋白。没有糖基化的 G 蛋白分子量为 32.5kD,而经氮或氧连接糖基化后的 G 蛋白为 90kD,说明成熟的 G 蛋白是一个高度糖基化的蛋白。和 F 蛋白一样,G 蛋白是 RSV 刺激机体产生保护性中和抗体的最重要的病毒抗原之一。与 F 蛋白不同的是 G 蛋白是已知 RSV 蛋白中变异最明显的蛋白,RSV A、B 亚型抗原性的不同主要表现在 G 蛋白上,不同亚型的 G 蛋白刺激产生的中和抗体缺乏交叉保护作用。虽然 F 和 G 蛋白都是刺激机体产生中和抗体最重要的病毒抗原,但 F 蛋白在对机体的保护性方面有比 G 蛋白更重要的作用,表现为:①F 蛋白在 RSV 不同亚型和不同毒株之间相对保守(不同亚型间 F 蛋白的氨基酸同源性为 90% 左右);②分别给动物输注抗 F 或抗 G 蛋白的单克隆抗体,抗 F 蛋白抗体可以使上、下呼吸道都得到几乎完全的保护,而抗 G 蛋白的单克隆抗体只能保护下呼吸道感染;③用表达 RSV F 或 G 蛋白的重组痘苗病毒免疫动物,F 蛋白诱发的中和抗体滴度是 G 蛋白的 6 倍。SH 蛋白是一个只有 64 个氨基酸组成的位于毒粒包膜上的小蛋白,除了与 F 和 G 联合表达时 SH 蛋白具有增加 F 蛋白的融合细胞的功能外,SH 蛋白本身的功能不详,可能同病毒的吸附、穿入及维持毒粒的形态有关。

与其他的非节段性负链 RNA 病毒一样,RSV 有三个与核衣壳结合的蛋白,N、P 和 L。N 是与 RNA 结合的主要核衣壳蛋白;P 是磷蛋白;L 是最大的蛋白,可能是转录酶的亚单位。M 和 M2 蛋白是非糖基化的基质蛋白。NS1 和 NS2 是非结构蛋白,作为非结构蛋白,可能与 RNA 合成的调控和毒粒的形成有关。除了 L 蛋白以外,对 RSV 所有的结构蛋白的免疫原性和保护作用逐一做过研究。在这些蛋白中,只有 F 和 G 蛋白能刺激机体产生中和抗体,F 蛋白比 G 蛋白更有效。在许多不同的动物实验中都证实对 F 或 G 糖蛋白的免疫反应能够抵御 RSV 的感染。因此认为这两个糖蛋白是 RSV 的主要保护性抗原。此外,用基因工程表达的产物证明,M 蛋白和 N 蛋白也有一定的保护作用,但是通过细胞免疫,并且很短暂。

【流行病学】

1. **RSV 的初次感染**　大量的研究证明,RSV 是人出生后早期严重(甚至致命的)下呼吸道感染的最主要的病原。在一项有 1 179 名新生儿参加的前瞻性研究中,143 人(12.1%)在 1 岁前发生了 RSV 引起的下呼吸道感染,这些婴儿中有 5 人还发生了再次感染;在这 143 名初次感染的婴儿中,有 123 名(86%)是毛细支气管炎。血清流行病学研究还证明,2 岁以下的婴幼儿 48% 血清中有 RSV 中和抗体,3 岁时抗体阳性率达到 77%。血清学监测表明,血清抗体阴性(从未受过感染)的儿童受感染的危险性是很高的。集体住宿的人群(如幼儿园、住宿学校、老人院)的感染率或再次感染率也很高。再次感染几乎也都是有症状的。

2. **RSV 在不同临床综合征中的作用**　目前已经比较清楚,RSV 是婴儿期毛细支气管炎和幼儿期肺炎的最主要病因。5 岁以下的儿童患伴有喘息症状的呼吸道感染,不管其严重程度如何,最常见的病原是 RSV。

3. **RSV 在院内感染中的作用**　RSV 是造成院内交叉感染的主要病原。对早产儿、先天性心肺疾病的患儿、免疫功能不全的患者(包括婴儿、儿童和成人)和骨髓移植者尤其有害。而医院内的工作人员(包括医生和护士)不管是否有呼吸道症状,在这些院内感染中起了传播病毒的作用。

4. **RSV 的流行规律**　RSV 的流行十分有规律,每年都在城市引起相当规模的流行。在温带地区,RSV 晚秋、冬季和春季流行,夏季一般少有 RSV 的感染。RSV 感染在我国具有显著的特征:我国的南方 RSV 流行高峰主要在炎热的夏秋季,而我国北方则发生在寒冷的冬春季。此外,RSV 感染在我国不但有散发流行,而且每隔几年还曾引起农村地区大规模的暴发流行,我国南北方农村均有报道。在我国,婴幼儿的 RSV 感染以 A 亚型和 B 亚型交替流行,以 A 亚型更为常见[7]。和流感病毒一样,RSV 也是人群呼吸道感染死亡率增加的主要病原。

5. **免疫系统对 RSV 感染的保护作用**　RSV 感染的恢复及获得对 RSV 感染的保护很大程度依靠免疫系统,包括特异性的局部分泌性抗体、血清抗体、细胞免疫;小婴儿则主要靠血清中的母传抗体。如果因先天缺陷、艾滋病或使用免疫抑制剂等原因使免疫系统受损,患儿 RSV 感染往往不能终止,长时间持续排出病毒。

RSV 感染刺激产生血清和局部分泌性抗体,即使小婴儿也不例外。但是和大年龄组比较,1~8 月龄的婴儿感染后抗体水平仅为大龄儿童的15%~25%。这可能是因为小婴儿的免疫系统尚不成熟,或被动获得的血清中的母传抗体的免疫抑制作用,或两者兼有。但从RSV感染的流行病学资料来看,免疫系统的保护作用是不完全的。表现为:①血清中有中等水平的抗RSV母传抗体的小婴儿仍可发生RSV感染;②所有年龄组的RSV的再次感染都很常见,有些小婴儿初次感染恢复后仅数周又发生RSV再次感染。对呼吸道病毒再次感染的保护作用来自局部分泌性抗体和黏膜免疫系统的其他功能。小婴儿感染RSV后产生的分泌性抗体在试管内往往不能中和病毒,这可能是婴幼儿初次感染RSV后所获得的自然免疫不完全的原因。随着年龄的增长和RSV重复感染次数的增多,对RSV的免疫力逐渐增强。对成人志愿者的研究发现,实验性感染的免疫力与鼻部产生的有中和活性的分泌性IgA的相关性要大于血清中和抗体。但是,分泌性IgA仅提供部分保护,因为尽管这些志愿者有高浓度的IgA抗体,仍可以再次被感染并出现症状。

随着对于RSV感染的流行病学、动物实验和抗体预防法研究的日益深入,血清抗体对于RSV感染的保护作用的证据逐渐显现出来。如母传抗体的水平与婴儿抵御严重感染的能力有关;另外,RSV感染的严重程度与婴儿血清中母传抗体的水平和急性期抗体的水平呈负相关。目前认为,对于上呼吸道的RSV感染,局部的分泌性IgA起了主要的作用,而对于抵御严重的下呼吸道感染,血清中和性抗体起主要作用。

细胞免疫在RSV感染中也起了重要的作用。对于RSV感染小鼠的研究显示,CTLs(细胞毒性T细胞)和抗体在清除病毒方面起了同样重要的作用。RSV从感染小鼠肺中的清除与病毒特异性CTLs的出现有关。在RSV感染的成年鼠中,CD8⁺和CD4⁺在降低病毒滴度和感染的恢复中起了重要的作用。

【发病机制与病理改变】 RSV感染引起呼吸道疾病的潜伏期为2~8天,中位数为4~5天。疾病初期病毒在鼻咽部复制,通常在小婴儿每毫升鼻分泌物中病毒滴度可达 10^4 ~ 10^6 $TCID_{50}$。对因RSV下呼吸道感染而住院的小婴儿的观察揭示,开始时,大部分婴儿的鼻咽分泌物内的病毒滴度可达 $10^{3.5}$ ~ 10^5 $TCID_{50}$,然后在住院期间逐日下降。有的小婴儿可持续排毒长达3周。排毒持续时间与疾病严重程度成正比,而排毒的滴度与年龄成反比。病毒可能是通过呼吸道上皮细胞间的传播由上呼吸道播散至下呼吸道,也就是说,病毒可以不通过细胞外的液体而通过细胞至细胞直接传播。虽然没有关于RSV病毒血症的报道,但曾有报道在患病婴

儿的外周血单核白细胞中检测到RSV抗原。

下呼吸道的症状常在流涕发生后1~3天出现,这反映了病毒播散到支气管和毛细支气管所需要的时间。病毒在下呼吸道的滴度不清楚。但一些尸检的资料显示在因肺炎死亡的病例中检测到大量的抗原,而因毛细支气管炎死亡的病例中只检测到少量RSV抗原;在所有这些报告中,RSV抗原仅限于呼吸道上皮的表层。在一些免疫功能严重受损的婴儿或成人中,RSV感染可以造成病人死亡,这些病人的RSV感染播散至呼吸道以外的器官,包括肾脏、肝脏和心肌。

有些研究显示,尽管临床症状已经恢复,病毒还继续从上呼吸道排出;然而还有一些研究指出,当分泌性抗体出现时排毒现象即终止,这种排毒现象的终止正好和临床症状的恢复吻合。完好的细胞免疫在RSV感染的终止方面起了主要的作用。免疫系统严重受损的病人,RSV感染后会转变为持续性感染,如先天性免疫缺陷、获得性免疫缺陷(艾滋病)或用免疫抑制药物的病人。

病毒特异性IgE可能加重RSV感染,RSV感染伴哮喘和喘息的患儿游离IgE的水平增加,并与低氧血症相关。另外认为感染时局部形成的RSV的抗原-抗体复合物可能加重病毒感染造成的损伤,病毒感染的细胞本身和病毒感染细胞与抗体的复合物可能激活补体或补体旁路。有研究发现RSV感染时从呼吸道脱落的RSV感染细胞表面有补体成分。

婴幼儿严重RSV感染的病理学改变与其他呼吸道病毒引起的肺炎和毛细支气管炎相似。发生毛细支气管炎时,毛细支气管上皮有坏死,偶见增生或纤毛上皮细胞的破坏。淋巴细胞、浆细胞和巨噬细胞在毛细支气管周围浸润,淋巴细胞在黏膜上皮细胞间聚集,黏膜下和黏膜组织水肿,黏液过量渗出,这一过程导致小细支气管的阻塞,进而使远端气道萎陷或形成气肿。发生肺炎时,单核细胞的浸润使肺泡间壁增厚,肺泡内有液体渗出。尽管这些病变可能很广泛,但病理改变往往呈斑点状。

关于RSV感染引起较轻的肺炎和毛细支气管炎的显微镜下病理改变资料很少。推测在大部分病例中,感染集中在小细支气管,表现为毛细支气管周围组织或间质的炎性改变。必须强调的是,虽然在RSV肺炎和毛细支气管炎的发病机制中有免疫成分的参与,但主要还在于直接的细胞病理学改变。另外,毛细支气管炎特殊的临床表现可能是许多因素的综合作用:如免疫作用,RSV对毛细支气管上皮的亲嗜性,小婴儿毛细支气管的解剖特征等。

【临床表现】 6~9 月龄正常婴儿初次感染 RSV 时,感染一般限于上呼吸道,但有 25%~40% 的患儿感染会波及喉以下的部位。几乎没有无症状的(asymptomatic)感染。如果患儿一开始就表现为大量的流涕并伴有食欲缺乏,后来往往发展为下呼吸道感染,可同时伴咳嗽;但更多见的是流涕出现后 1~3 天开始咳嗽,这时会有打喷嚏和低热。有的患儿在咳嗽出现后不久即有喘息。如果疾病不是很严重,症状往往停留在此阶段。查体常见呼吸稍快、弥漫的干湿啰音和哮鸣音;患儿大量流涕,间歇发热,常伴有中耳炎。在这一阶段中,胸部 X 线片尚表现为正常,大部分病例发病后 7~12 天恢复正常。

在较为严重的病例中,咳嗽和喘息加重,患儿表现呼吸困难;胸部过度扩张,并出现肋间和肋下的凹陷;患儿拒食。即使患儿没有明显的发绀,也常有严重的心动过速。晚期随着患儿的疲乏和低氧加重,可出现神志淡漠和呼吸衰竭。需要住院的患儿入院时几乎都有低氧血症,并且可以持续相当长的时间(可达数周),甚至到恢复期。此种低氧血症可能是肺通气/血流比率失调所致。还可伴有高碳酸血症。

有心脏病或呼吸系统疾病的婴儿,特别是发绀型先天性心脏病或肺支气管发育异常的,症状进展迅速。可在发病的第 2 或 3 天出现呼吸衰竭,需要气管插管和呼吸器辅助通气。早年的报道显示发绀型先天性心脏病中本病病死率 37%,合并肺动脉高压者病死率高达 44%。近年来即使有肺动脉高压的患者(最高危人群)死亡率也降至 9.4%。有严重肺支气管发育异常的患儿死亡率很高。早产儿和 6 周龄以下的婴儿 RSV 感染可有呼吸暂停发作,往往因此而就诊,此时呼吸系统体征并不一定十分明显。这样的呼吸暂停在急性期虽然可以反复发作,但具有自限性,很少导致神经和全身的损伤,然而仍需要住院并给予监护。

有相当一部分猝死小儿的肺组织中可检测到 RSV。RSV 在婴儿猝死综合征(sudden infant death syndrome, SIDS)中的确切作用尚不十分清楚。在检测到 RSV 或其他呼吸道病毒的 SIDS 病例中,往往有毛细支气管炎和肺炎的病理改变。因此认为,这些猝死确实是因下呼吸道感染,而且大部分是 RSV 感染。

大部分新生儿的 RSV 感染仅仅引起上呼吸道的症状,很少见到毛细支气管炎。新生儿的 RSV 严重感染往往表现为嗜睡和烦躁不安,而不是典型的呼吸道症状和体征。胸部 X 线检查可能是正常的,但更常见的是合并肺气肿、肺纹理增粗和间质性肺炎。有时可见节段的或肺叶的实变,多见于右上肺叶。胸膜渗出不常见。

严重的下呼吸道感染最常见于小于 9 月龄的婴儿;毛细支气管炎的发病年龄大于 9 个月,但年龄超过 18 个月的患儿,往往表现为反复发作的喘息而被诊断为哮喘。在年长儿童中,RSV 引起的支气管炎很常见。RSV 的再次感染也十分常见,但症状一般不像初次感染那么严重。RSV 感染后对肺功能的影响持续较长时间,一般感染恢复后数年还可检测到呼吸系统的异常。

正常成人的急性 RSV 感染很常见,尤其是医务工作者和婴幼儿的护理人员。表现为流鼻涕、咽炎、咳嗽,并有头痛、乏力和发热等全身症状。症状一般持续 5 天左右,有时更长。

【实验室诊断】 6 个月以下婴儿的 RSV 感染应与该年龄组常见的其他病原的急性下呼吸道感染相鉴别,不仅包括副流感病毒、腺病毒、流感病毒、鼻病毒和肠道病毒,还应包括衣原体。新生儿还应与细菌感染和代谢性疾病相鉴别。较大儿童的 RSV 感染还应与其他原因引起的症状较轻的呼吸道感染和支气管痉挛相鉴别,包括环境中过敏原的吸入、呼吸道异物等。RSV 感染的确定还要依靠实验室诊断。

1. 经典的病毒学方法　包括病毒分离、急性期和恢复期双份血清中 RSV 特异性抗体的测定。但是由于需要特殊的实验室和特殊技能的技术人员,出结果所需时间长,一般医院的临床实验室不采用这种经典病毒学方法来做诊断,只在研究型的实验室中采用。

(1)病毒分离:采集患儿的咽拭子、鼻咽拭子或鼻咽部吸出物标本,接种到组织细胞培养中,3~5 天后出现典型的细胞融合病变,高度提示 RSV 感染,进一步用特异性免疫血清鉴定,便可作出 RSV 感染的病原诊断。RSV 很少有带毒现象或隐性(无症状)感染,分离到病毒一般可做出病原诊断;但病毒分离阴性并不能简单地排除 RSV 感染,因为有许多因素会影响病毒分离的结果。首先要在疾病的早期采集标本,另外,RSV 十分不稳定,因此必须在采集标本后尽快接种到细胞培养中,在标本的运送过程中必须保持在 4℃(冰上),否则病毒很容易失活。

(2)血清学试验:发病早期收集第一份血,间隔 2~3 周收集第二份血,检测双份血清中 RSV 特异性抗体的滴度。如果第二份血清中抗体滴度较第一份血清有≥4 倍升高,可做出 RSV 感染的病原诊断。血清抗体的检测方法有多种,经典的有中和试验、补体结合试验、空斑(蚀斑)减少试验,近年来又发展了 ELISA、免疫荧光试验等。但有时小婴儿的免疫反应较差,抗体升高较慢,在恢复期见不到 4 倍以上升高。

2. 快速诊断　由于病毒分离的阳性率受许多因素

的影响,而且需要较长的时间,血清学试验只能提供回顾性诊断,因此人们又发展了快速诊断的方法,更有助于临床早期病原诊断。如应用免疫荧光法或 ELISA 检测患儿鼻咽分泌物脱落上皮细胞中的 RSV 抗原是国内外公认的既敏感、特异,又快速的病原诊断方法。这两种方法的敏感性接近,但因为免疫荧光法有助于抗原在细胞内的定位,特异性比 ELISA 更好;更快捷的方法有免疫层析法(如胶体金标记法、酶层析法、荧光标记法等)检测呼吸道标本中的病毒抗原,采取咽拭子或鼻咽拭子,8~10 分钟即可出结果,十分便捷,深受临床(急诊、发热门诊)医生的欢迎。多重呼吸道病毒抗原检测试剂盒的上市使得采集一份标本便可以做出呼吸道病毒的鉴别诊断。

3. 基因诊断 近年来随着分子生物学的发展,病毒基因组序列的揭示使分子生物学手段广泛应用于病毒病原的核酸检测。如 RT-PCR、实时 RT-PCR、基因芯片等方法的建立,不仅可以敏感特异地从呼吸道标本中检测到 RSV 的基因片段,而且可以利用 A、B 亚型间 G 蛋白基因序列的高度变异而区分 A、B 亚型[7]。和抗原检测一样,多重呼吸道病毒核酸检测试剂盒的问世使 RSV 检测更加便捷。

【治疗】 对症和支持疗法仍是治疗 RSV 感染最主要的方法,能有效地降低重症毛细支气管炎和肺炎的病死率(详见"病毒性肺炎"章节)。目前能有效地治疗 RSV 感染的药物很少,曾经通过美国食品药品管理局(FDA)批准用于治疗 RSV 的药物只有两种:利巴韦林(ribavirin)雾化吸入和呼吸道合胞病毒免疫球蛋白(respiratory syncytial virus immune globulin,RSVIG)。

1. 利巴韦林 是一种合成的核苷酸类似物,具有广谱的抗 RNA 和 DNA 病毒活性。在细胞培养中加入利巴韦林,可使 RSV 的复制明显降低。但利巴韦林在棉鼠体内的抗 RSV 作用则较体外试验低得多。对于利巴韦林临床效果的研究并未取得明确的结论。用利巴韦林治疗 RSV 感染早期的研究结论证明用利巴韦林气溶胶治疗(2 次/d,连续 3 天)对因 RSV 感染所致成人急性呼吸道感染有效,可以降低鼻内分泌物的排毒期,减少发热及全身症状。对婴幼儿的治疗研究同样显示具有快速改善下呼吸道感染症状、提高动脉氧水平的结论。但后来的研究似乎对其疗效提出了质疑,因此,目前对于利巴韦林的临床治疗效果并未取得非常明确的结论。

2. RSV 免疫球蛋白 Prince 和 Suffin 等首先证明给生后 3 天的雪貂被动免疫可以保护 RSV 的攻击。此后用棉鼠证明血清中和抗体同肺内的 RSV 滴度具有直接的相关性。在人体首先是应用静脉注射免疫球蛋白(IVIG)给易感婴幼儿,以观察其对 RSV 的保护作用。由于 IVIG 的 RSV 中和抗体滴度变化较大,后改用静脉注射纯化的特异性 RSVIG。对高危婴幼儿的治疗结果显示,每月静脉注射 RSVIG 可明显减少伴有支气管发育不良的小于 35 周早产住院患儿因 RSV 所致下呼吸道感染。对无其他危险因素的 RSV 下呼吸道感染婴幼儿应用静脉注射 RSVIG 具有很好的耐受性,并可减少住院天数和 ICU 监护时间,但与对照组相比,未达到显著的统计学意义($P = 0.06$)。由于 RSVIG 在预防 RSV 感染中有一定效果,AAP 在 1997 年 4 月的儿科杂志上就应用 RSVIG 预防 RSV 感染的建议中写道:"对于①伴有肺支气管发育不良的小于 2 岁的婴幼儿;②目前正在给氧或 6 个月内接受过给氧;③小于 32 周的早产儿,在 RSV 流行季节前可以考虑给予 RSVIG 免疫预防。"

【预防】 由于 RSV 对婴幼儿健康造成极大的威胁,WHO 将 RSV 疫苗的研究列为首要发展的疫苗之一。尽管发达国家对 RSV 疫苗的研制投入了巨大的人力物力,但由于病毒本身的特点和 RSV 感染人群的特点,目前尚未见有效的疫苗被批准应用。

RSV 疫苗除有其他疫苗所面临的共同问题外,还有本身特有的问题:①因 RSV 常常引起生后 2 个月婴儿的严重感染,如果需要在生后 2 个月时体内产生有效的保护性免疫,就意味着要在生后 1 个月时进行初次免疫,而此时婴儿体内存在着的较高水平的母传 RSV 抗体可能会降低疫苗的免疫原性;②由于一生中可多次感染 RSV,虽然感染后可在下呼吸道产生保护性免疫,但因 RSV 自然感染刺激机体免疫是不完全免疫,需再次或多次的 RSV 感染才能完善。因此 RSV 疫苗需多次给药才能达到可以保护严重下呼吸道感染的免疫水平;③由于 RSV A、B 两个亚型间的交叉中和活性只有 25%,因此 RSV 疫苗应对两个亚型都具有保护作用;④由于 1960 年甲醛溶液灭活疫苗免疫后再次感染使病情更加严重这一事故,需要在研制 RSV 疫苗时倍加小心。

已经尝试过的 RSV 疫苗有:甲醛溶液灭活疫苗、亚单位疫苗(F 和 G 蛋白疫苗)、活病毒疫苗(表达 RSV F 和 G 蛋白的重组痘苗病毒、温度敏感减毒活疫苗)等,虽然各有优点,但因为各自明显的缺点而尚不能应用于临床。

如上文所提到的,RSVIG 在预防 RSV 感染中具有一定效果,美国早已有商品化的 RSVIG 上市,用于高危人群预防 RSV 感染。这是一种肌内注射制剂,是用 DNA 重组技术研制成的人源化抗 F 蛋白的单克隆抗体。在 RSV 感染的流行季节,每隔 28~30 天给易感或高危人群注射一次,可以在这些人群中预防由 RSV 感染引起的严重呼吸道疾病。新一代的抗体制剂 nirsevimab(一种针对 F 蛋白保守区域的重组人免疫球蛋白 G1 单克隆抗体)也已进入临床试验,取得了较理想的结果[8]。

(钱渊)

参考文献

[1] COLLINS PL, MCINTOSH K, CHANOCK RM. Respiratory Syncytial Virus. In Virology. Fields BN et al. 3rd ed, New York: Lippincott Raven Publisher, Philadelphia, 1996, 1313-1349.

[2] MCINTOSH K. Respiratory Syncytial Virus. In Viral Infections of Humans. Evans AS and Kaslow RA, 4th ed, Plenum Medical Book Company, New York and London: 1997, 691-711.

[3] 王之梁,张梓荆,朱宗涵,等. 1976 年冬—1981 年春北京地区小儿下呼吸道感染的病毒病原学研究. 中华儿科杂志,1985,23(2):99.

[4] COLLINS PL, KARRON RA. 2013 Respiratory syncytial virus and metapneumovirus, In Knipe DM, Howley PM (ed), Fields Virology, 6th ed, vol 2. Philadelphia, PA: Lippincott Williams & Wilkins, 2013: 1086-1123.

[5] GRIFFITHS C, DREWS SJ, MARCHANT DJ. Respiratory Syncytial Virus: Infection, Detection, and New Options for Prevention and Treatment. Clin Microbiol Rev, 2017, 30(1): 277-319.

[6] RIMA B, COLLINS P, EASTON A, et al. ICTV Virus Taxonomy Profile: Pneumoviridae. J Gen Virol, 2017, 98(12): 2912-2913.

[7] 邓洁,钱渊,朱汝南,等. 2000 年冬—2006 年春北京地区儿科急性呼吸道感染患儿中呼吸道合胞病毒的监测, 2006, 44(11): 59-62.

[8] GRIFFIN P, YUAN Y, TAKAS T, et al. Single-Dose Nirsevimab for Prevention of RSV in Preterm Infants. New England J Medicine, 2020, 383(5): 415-425.

19章

第 22 节　轮状病毒感染及诺如病毒感染

一、轮状病毒感染

腹泻是世界各地婴幼儿最常见的疾病之一。在发展中国家,腹泻病显得尤其重要,因为它常常是婴幼儿死亡的主要原因。在发现轮状病毒之前,人们已经认识到急性腹泻有一个"非细菌性的"病原,但是用细胞培养去分离这种假设"病毒"的努力一直未获成功,直至 1973 年 Bishop 等首先报告,从患急性腹泻而住院治疗的儿童十二指肠黏膜上皮细胞中发现了病毒颗粒,因这些病毒颗粒形似车轮,而将其命名为轮状病毒(rotavirus,rota 来源于拉丁文,意为车轮)。从此之后,人们发现轮状病毒是全世界婴幼儿重症腹泻最重要的病原,估计每年有百万名儿童死于轮状病毒腹泻[1]。在我国,每年秋冬季节均有一个婴幼儿腹泻的发病高峰(因此曾称其为"秋季腹泻"),病原学研究证实,这些病例 40%~60% 是由轮状病毒引起的[2]。

【病原学】

1. 轮状病毒的一般特征　轮状病毒是呼肠孤病毒科(family Reoviridae)轮状病毒属(genus Rotavirus)的成员,不同种属来源的轮状病毒有共同的形态学与生物化学特征[1],最显著的特征为:原先用负染电镜技术发现成熟病毒颗粒的直径约为 70~75nm,后来用不经染色

的冷冻电镜技术发现成熟病毒颗粒的直径约为 100nm (算上棘突)。由三层二十面体蛋白衣壳组成,最里层的核壳包着病毒的基因。光滑的外壳表面有 60 个穗状突起。病毒毒粒含有依赖 RNA 的 RNA 多聚酶及一些能够产生帽状 RNA 转录子的酶;病毒基因组含 11 个分节段的双链 RNA 片段(dsRNA)。病毒在被感染的细胞质内复制,蛋白酶处理可以促进试管内的病毒培养,这是因为蛋白酶将病毒外壳的穗状突起多肽裂解而增强了病毒的感染性。病毒有一个形态发生学旁路,即病毒向内质网出芽时形成一过性的有包膜的颗粒,而成熟的病毒颗粒无包膜,通过细胞裂解而从感染的细胞中释放。

根据血清学反应的不同将轮状病毒分为不同的组(serogroups,根据病毒的 VP6 蛋白),每个组内又可分为不同的血清型(serotypes,由 VP4 和 VP7 的抗原表位决定的)。至今为止已分为 7 个轮状病毒组(A 组～G 组),其中 A、B、C 三组轮状病毒既感染人类也感染动物,而 D、E、F、G 组迄今为止只在动物中发现。在同一组中的轮状病毒,可发生基因重配。

A 组轮状病毒在世界各地引起婴幼儿和新生动物的重症腹泻这一点已得到肯定,B 组轮状病毒曾在中国引起成人腹泻的大流行,在一些国家(主要为东南亚)B

组轮状病毒也引起成人腹泻的散发,而 C 组轮状病毒则引起散发的腹泻,但在日本,有关 C 组轮状病毒引起小学内腹泻暴发流行的报告。同一组内,根据病毒在中和试验中反应性的不同,又将病毒分为不同的血清型,决定这种反应性的是病毒的两个外壳蛋白 VP7 和 VP4,它们是两个相互独立的具有抗原活性的结构蛋白,分别决定了病毒的血清型别(在下文中详述)。本文所叙述的是与婴幼儿腹泻有关的 A 组轮状病毒。

2. 生物学性状

(1) 病毒毒粒:轮状病毒毒粒有着独特的形态,在电子显微镜下,可见到三种类型的病毒颗粒(图 19-19)。①完整的病毒毒粒直径约为 75nm,具有辐条状结构及一个非常清晰的平滑周边,酷似车轮。由于采用了低温电镜技术(electron cryomicroscopy),发现完整病毒颗粒具有三层(three layers),完整病毒的结构蛋白 VP1、VP2、VP3、VP4、VP6、VP7 完全,具感染性;②没有外壳的双层颗粒外缘粗糙,内壳的三体亚单位在表面突起,不含 VP4 和 VP7,不具感染性;③单层核颗粒较少见,常缺乏基因组 RNA,并且聚集在一起,这类颗粒不具感染性。

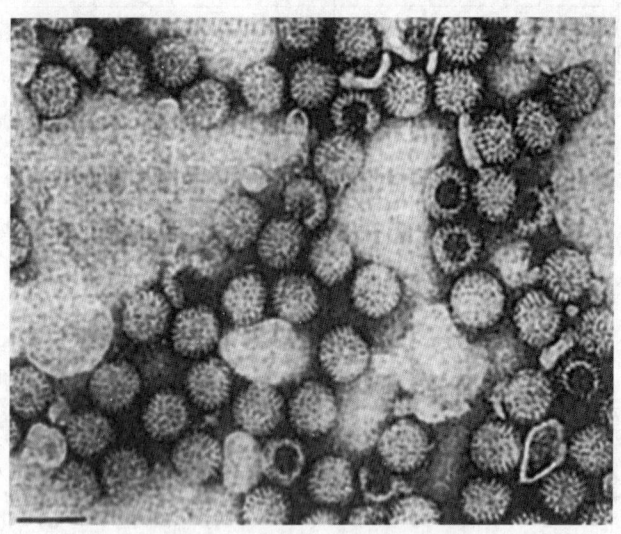

图 19-19 人类轮状病毒电镜图
胃肠炎患儿粪便悬液磷酸盐孵育后制成的负染电镜标本。图中直线为 100nm[1]。

(2) 理化特性:不同的轮状病毒颗粒具有不同的生物物理和生物学特征,病毒的感染性依赖于病毒衣壳外层的存在,用钙螯合剂(如 EDTA 或 EGTA)处理将外壳去除,病毒的感染性随之消失。用离液剂如硫氰酸钠或高浓度的氯化钙可以将双层颗粒变为单层核心颗粒。

三层或双层的颗粒可以通过氯化铯或蔗糖梯度离心而分开。三层的颗粒在氯化铯中的密度为 1.36g/cm³,在蔗糖中的沉降系数为 520~530S,而双层的颗粒分别为 1.38/cm³ 和 380~400S。单层的核心颗粒在氯化铯中的密度为 1.44g/cm³,沉降系数为 280S,这三种颗粒也可用葡聚糖凝胶分开。用氟利昂提取或暴露于乙醚、氯仿或脱氧胆酸盐不能破坏轮状病毒的感染性及病毒颗粒的完整性,这说明成熟的病毒颗粒没有包膜。氯仿处理略微减少病毒的感染性,但是破坏病毒的血凝素活性。0.1%十二烷基硫酸钠(SDS)破坏病毒的感染性,但是暴露于非离子型去污剂可以增强感染性。轮状病毒的感染性相对稳定。在 pH 值 3~9 的范围内感染性稳定;对温度也较稳定,当用 1.5mm CaCl₂ 作为稳定剂时,含病毒的人粪便标本可以在 4℃ 甚至 20℃ 维持其感染性数月;但反复冻融会破坏感染性和血凝素活性。

病毒的感染性可以被消毒剂灭活,如酚、甲醛、氯和 β 丙内酯。95%的乙醇可能是最有效的消毒剂,因为它可以去除病毒的外壳。

(3) 病毒培养:目前已有一些细胞系被成功地运用于轮状病毒的培养,如原代非洲绿猴肾细胞、传代非洲绿猴肾细胞(MA104),而对于粪便标本中轮状病毒的初次分离,一般先在原代细胞上传几代适应后再传至 MA104 细胞大量增殖。用胰酶预处理标本(10μg/ml)并在培养基中加入胰酶(0.5~1.0μg/ml)有利于病毒的生长。

可运用细胞培养系统检测病人血清中的特异性抗体(中和抗体),或用已知型别的免疫血清进行中和试验,方法为空斑减少中和试验来鉴定分离到的病毒。

(4) 病毒的基因组结构及基因编码分配:病毒的基因组含 11 个节段的 dsRNA,在病毒的核心衣壳内(图 19-20)。去蛋白化的轮状病毒 dsRNA 无感染性。目前已经知道一些病毒株 11 个基因片段的完整的核苷酸序列和每一个基因片段的共同的一般特征。

迄今为止,轮状病毒是已知仅有的哺乳类动物和鸟类含 11 个 dsRNA 片段的致病因子。其基因大小为 0.6~3.3kb。根据分子量的大小(从大至小)将基因片段在聚丙烯酰胺凝胶电泳(polyacrylamide gel electrophoresis,PAGE)中泳动顺序排为基因 1~11 而形成其独特的电泳图形:4 个高分子量的 dsRNA 节段(基因 1~4);5 个中等大小的节段(基因 5~9),其中 7~9 往往在一起形成一个特征性的三体(因此又有人将其分为 4:2:3:2);2 个小片段(基因 10~11)。如果在电泳中见到的 11 个节段的 dsRNA 不是以这样典型的方式排列,那么很可能是鸟类的 A 组轮状病毒、非 A 组轮状病毒或发生了个别基因重新排列(rearrangement)的 A 组轮状病毒。这种对具有特征性的电泳图形的分析是一种相对

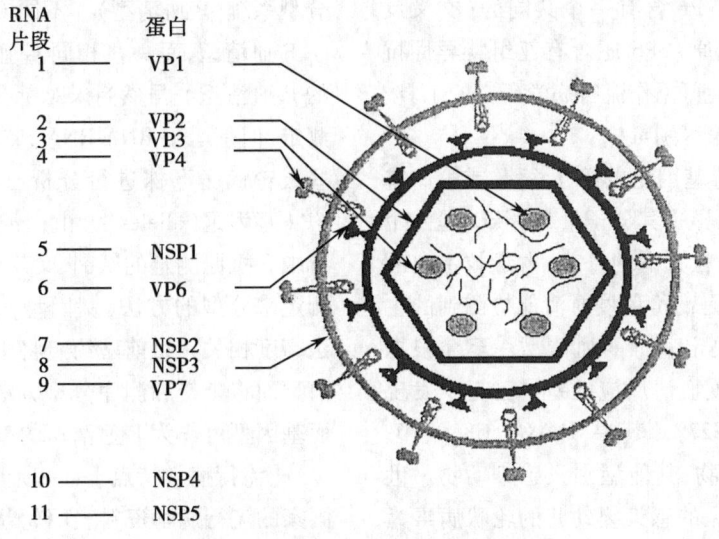

RNA
片段　　蛋白
1 —— VP1
2 —— VP2
3 —— VP3
4 —— VP4

5 —— NSP1
6 —— VP6

7 —— NSP2
8 —— NSP3
9 —— VP7

10 —— NSP4
11 —— NSP5

图 19-20　轮状病毒结构示意图

(左)轮状病毒核酸(以 A：Si：SA11 株为例)经聚丙烯酰胺凝胶电泳,显示共有 11 个基因片段编码相应的蛋白;(右)完整的轮状病毒颗粒结构示意图,表明了不同蛋白的位置。

19章

简便、快速和常见的轮状病毒的检测方法,常被应用于监测病毒暴发流行和传播途径的分子流行病学研究。但是由于电泳图形会受不同因素的影响(基因漂移、变异或基因重排),因此电泳图形不能作为判断病毒毒株分类的唯一标准。不同毒株间相对应的基因片段常常在电泳中显示出不同的迁移率。有一些 A 组轮状病毒株的第 11 基因泳动得较慢,在 PAGE 上显示其位置在第 9 和第 10 基因之间,这样的图形称为短型,这些毒株往往属血清型 2 型,第 I 亚组(代表株为 DS-1)。而长型毒株往往属 II 亚组,血清型可是 1、3、4 或 9。但电泳图形不是唯一区分轮状病毒型别的标准,研究证明,一些电泳图形一致的毒株可以分属不同的血清型别,而同一型别的毒株又可显示不同的电泳图形。

轮状病毒基因组的 11 个基因片段分别编码六个结构蛋白和五或六个非结构蛋白。结构蛋白是指组成病毒毒粒的蛋白:基因 1、2 和 3 分别编码组成核心的病毒蛋白(virus protein, VP)VP1、VP2 和 VP3,基因 6 编码主要内壳蛋白 VP6,基因 4 和 9 分别编码外壳结构蛋白 VP4 和 VP7。五/六个非结构蛋白是指存在于感染病毒的细胞中、但不存在于成熟病毒毒粒中的蛋白。它们是由基因节段 5、7、8、10 和 11 所编码,曾根据它们的分子量而命名,如 NS53、NS35、NS34、NS28 和 NS26,目前将这些非结构蛋白命名为 NSP1(相当于 NS53)、NSP2(NS35)、NSP3(NS34)、NSP4(NS28)和 NSP5(NS26)。VP4 可以被蛋白水解酶-胰酶特异性地裂解,形成裂解产物 VP5* 和 VP8*,蛋白水解 VP4 可以增强病毒穿入细胞的能力从而增强病毒的感染性。

(5)轮状病毒蛋白及病毒抗原成分

1)血清型与亚组的名称:轮状病毒的抗原成分较复杂,因此当提到轮状病毒的抗原性时,必须考虑到三个重要的抗原特异性:组(group)、亚组(subgroups)和血清型(serotypes)。组抗原是指在同一个组内不同毒株共同具有的抗原,至今已发现 A~G 组。在诊断性实验中所测到的决定性的组抗原是 VP6,因为 VP6 占了病毒毒粒的 51%;VP6 也决定了亚组特异性,亚组特异性是一个重要的流行病学标志,因为大部分轮状病毒株不是属于亚组 I(常为短型),就是属亚组 II(常为长型)。组和亚组抗原与中和性无关。属同组或同亚组的毒株用动物的高价免疫血清进行中和试验,又可发现存在不同的血清型。中和试验所检测的抗体是分别针对 VP4 和 VP7 这两个外壳蛋白的。因此,从这种意义上说,当对轮状病毒的抗原成分进行命名时,必须考虑到四种抗原特异性:组、亚组(由 VP6 决定)、VP7 血清型(也即 G 血清型,因为 VP7 是一个糖蛋白, glycoprotein)和 VP4 血清型(也称为 P 血清型,因为 VP4 是对蛋白酶敏感, protease sensitive 的蛋白)。上述对组和亚组的区分仅适用于 A 组轮状病毒并且仅为一般原则,因为随着对轮状病毒研究的不断深入,又发现了一些例外的毒株,如一些新发现的毒株既不属于 I 也不属于 II 亚组,或一些毒株兼有 I 和 II 亚组的特性。

2)VP6:VP6 位于病毒的内壳,是第 6 基因片段(对 A 组轮状病毒而言)的产物,分子量为 44kD,占病毒颗粒的 51%。VP6 是大多数检测方法所测到的抗原,已经确定了 VP6 上数个抗原表位,但这些抗原表位不参与病毒的中和作用。VP6 含有一个共同的(交叉反应性的)表位,称作组抗原,VP6 还含有亚组特异性抗原表位。这种亚组特异性可用作流行病学研究的工具,因为可据此亚组特异性来区别毒株。

3) VP7:VP7 由病毒基因组的第 7、第 8 或第 9 基因编码(依不同的毒株而异),其分子量为 34kD,是一个外壳糖蛋白,组成病毒颗粒光滑的外表,占毒粒蛋白的30%,仅次于 VP6。VP7 是高价免疫血清能检测到的主要的中和抗原,依此而决定病毒的血清型。至今根据VP7 中和抗原与高价免疫血清反应的差异已至少发现27 个 VP7 血清型(G1~G27)。其中 G1~G4,G8、9、10、12 既感染人类也感染动物,其他型别只感染动物。世界各地(包括我国)最常见的感染婴幼儿的轮状病毒为G1~G4 型,近年来,在一些地区 G9 型逐渐上升为优势型别。这些血清型的 VP7 基因序列均已被测定,比较分析根据这些核苷酸序列而推断的氨基酸序列表明属同一血清型的不同毒株氨基酸的同源性很高(91%~100%),而不同型的毒株之间同源性则低得多(往往低于 85%),因此用中和试验和核苷酸序列测定方法来确定轮状病毒血清型的相关性很好。根据对 VP7 的氨基酸序列的比较发现,在 VP7 上有 9 个可变区,这些区域中,同一型别毒株之间高度保守,而不同毒株间则高度变异,根据这一特点建立了一些检测轮状病毒株 G 血清型的方法,如直接测定这些高可变区的序列,利用高可变区的序列设计引物进行 RT-PCR,根据 PCR 产物的不同而判定毒株的 G 型别,或用核酸杂交来确定。检测轮状病毒分离株的 G 血清型,是轮状病毒分子流行病学研究的一个重要组成部分。

4) VP4:VP4 由病毒基因组的第 4 基因编码,是个非糖基化蛋白,分子量 88kD,占病毒蛋白的 1.5%。虽然 VP4 是病毒外壳一个小小的组成部分,但是经遗传学和免疫学分析发现它有着许多重要的作用:如 VP4是许多病毒株的血凝素,使病毒能凝集人的 O 型血球;是使病毒吸附至细胞的蛋白,蛋白水解酶可将 VP4 裂解成 VP5*(分子量 60kD)和 VP8*(分子量 28kD),并使病毒的感染性增强,这种裂解作用增强了病毒穿入细胞的能力;VP4 限制了一些轮状病毒在组织细胞中的生长,它还是决定病毒毒力的一个蛋白;VP4 能诱导中和抗体的产生,这种中和抗体在试管内中和病毒,在动物体内可产生被动保护作用,这种被动保护还可以在不同型之间起交叉保护作用,研究还证明无论对动物还是对儿童,VP4 都有很好的免疫原性。

由于 VP4 能诱导产生中和抗体,而且这种中和抗体与 VP7 诱导的中和抗体无关,又建立了 VP4 的血清

分型系统(P 血清型)。不同 G 血清型的毒株可属于同一 P 血清型,而一些相同 G 血清型的毒株可属于不同的 P 血清型。虽然尚未对所有毒株的 VP4 进行抗原性测定,但是运用 RNA-RNA 杂交和序列测定的方法对一些人轮状病毒株进行分析已发现至少有 9 个不同的VP4 基因组(alleles)。由于缺乏对大量毒株的 VP4 进行中和抗原测定的试剂,又建立了运用核酸杂交和序列测定来分型的方法(基因型),这些方法与中和试验方法高度相关。目前已约定将中和试验分型法定为 P 血清型而将杂交和测序分型方法定为基因型(genotype),而基因型可作为 P 血清型的替代方法。

【流行病学特点】 一项汇集了发达国家和发展中国家的流行病学资料表明轮状病毒是全世界两岁以下婴幼儿严重腹泻的第一位的病原[1]。在发达国家中虽然轮状病毒腹泻发病常见,但是病死率很低。如美国,1~4 岁年龄组每年轮状病毒严重腹泻的人数超过百万,但死亡人数不超过 150 例。但是在发展中国家,轮状病毒通常是婴幼儿致命性腹泻的首要病因。每年 5 岁以下婴幼儿轮状病毒腹泻的病例有 1.25 亿,1 800 万以上是严重腹泻。另据统计,每年有 87 万 1~4 岁婴幼儿死于轮状病毒腹泻。

轮状病毒主要引起 2 岁以下婴幼儿腹泻,也有轮状病毒引起成人感染的报告,受感染者可以是婴幼儿患者的父母或密切接触者。但因成人有抗体,可能是亚临床感染,或症状较轻。但有报告在老年病房或养老院发生的老年人感染是严重的,甚至是致死性的。

一般认为,轮状病毒经粪-口途径传播,口服含轮状病毒的粪便提取物可使志愿者腹泻。但是始终有人猜测轮状病毒是否也能经呼吸道传播,经观察:①不管卫生状况如何,所有人均在生后不久很快获得轮状病毒的抗体;②有一些大规模的暴发流行找不到粪-口途径传播的证据,③相当一部分患者出现腹泻症状前有呼吸道症状。有一些零星的关于在呼吸道检测出轮状病毒的报告,但大部分研究者仍认为经呼吸道感染不是常见的传播途径。

婴幼儿通过与患儿接触,或是通过与亚临床感染的亲属接触而感染。在腹泻发生前及腹泻症状消失后都可检测到粪便排出轮状病毒。轮状病毒在环境中不易自行失活,因此较易传播。人和动物的轮状病毒在环境中均较稳定,如牛轮状病毒株(存在于粪便中)在室温中保持 7 个月仍维持其感染性。轮状病毒可以造成医院内感染。

轮状病毒性腹泻有明显的季节性,一般发生在较寒冷的季节,每年的 10 月至次年的 2 月是轮状病毒腹泻

的高发季节,7~10月份很少能检测到轮状病毒。

【致病机制和病理改变】 一般认为人轮状病毒感染限于小肠,但近年曾有引起全身播散的个例报告。患儿小肠绒毛变短、萎缩,黏膜固有层单核细胞浸润,内质网池的膨胀,线粒体肿胀,微绒毛稀少,不规则,可见到裸露的微绒毛。在扩大的内质网池和柱状上皮细胞的溶酶体内可见到病毒颗粒,在杯状细胞和黏膜固有层的吞噬细胞中也可见到病毒颗粒。有时在扩张的内质网池中可见到管状组织。还可见到 D-木糖吸收受损,胃蠕动功能不正常,表现为液体食物排空变慢。腹泻的发病机制尚不十分清楚,一般认为与小肠消化吸收功能障碍、分泌增加有关,另外,小肠黏膜双糖酶降低可引起渗透性腹泻;近年的研究表明和病毒的非结构蛋白 NSP4 所编码的肠毒素样作用有关,还有研究者认为和肠道神经系统(the enteric nervous system)的激活有关。

【临床表现】 潜伏期24~48小时(视感染的病毒量和被感染者的免疫状况而异),成人志愿者的实验性感染显示口服后 1~4 天出现临床症状。轻症不发热,仅表现轻度腹泻;较重病例表现为突然发病,水样便腹泻,如蛋花汤样,也有引起白色便的报道,每天 3~10 余次;病初 1~2 天常伴呕吐,也可先于腹泻半日发生;一般为中度发热,但也可高达 39~40℃。病儿多伴有上呼吸道感染症状。由于呕吐、腹泻,可引起脱水、酸中毒及电解质紊乱。病儿粪便中的电解质浓度显著低于细菌性肠炎,如霍乱、EPEC 肠炎,且多为急性失水,故多引起等渗或等渗偏高脱水。本病的自然病程为 3~8 天,平均 5 天左右,预后良好,但脱水严重,未积极治疗也可引起死亡。

在免疫缺陷的儿童中,轮状病毒可引起慢性腹泻或严重的疾病。如在患有原发性免疫缺陷、T 细胞免疫缺陷或严重的联合免疫缺陷的儿童中,可见到伴有长期排出轮状病毒的慢性腹泻。在这些免疫缺陷的儿童中,一些人可出现轮状病毒抗原血症。联合免疫缺陷的儿童在轮状病毒感染时可出现一过性的肝炎。在慢性感染的儿童中,轮状病毒的基因组会发生显著的改变,表现为轮状病毒 dsRNA 在电泳时出现异常的图形。对于因骨髓移植而进行免疫抑制治疗的患者来讲,轮状病毒是一个特殊的威胁。也有报道轮状病毒造成肾移植病人的严重腹泻。

【实验室诊断】 根据腹泻发生的季节(寒冷的秋冬季)、临床症状(如水样便、呕吐、发热)等,可以推测为轮状病毒感染,但是这些并不是轮状病毒所特有的,因此确定病原还要依靠实验室技术。目前已有许多实验室技术可用来检测粪便标本中的轮状病毒,在此仅对一些较成熟并且实用性强的技术作一简述。症状出现第 1~4 天是收集标本检测轮状病毒最理想的时间,但有时排毒可持续三周,取决于腹泻持续的时间[1,3]。

1. 电镜技术(electron microscopy,EM) 最初轮状病毒是用电镜技术发现的,至今仍认为电镜技术是诊断轮状病毒感染的主要方法之一[1]。因电镜可以观察到粪便标本中轮状病毒独特的形态,尤其是当少量标本需要快速诊断时,电镜技术仍被认为是最准确、可靠、快速的方法,可以在收集标本后用磷钨酸(PTA)染色而在电镜下直接观察,数分钟内便可得到结果。用轮状病毒特异的免疫血清,可进行免疫电镜(IEM)技术,轮状病毒颗粒可在免疫血清的作用下发生凝聚,在电镜下清晰可见。并可根据所用血清来判断轮状病毒的组或血清型。

2. 检测轮状病毒抗原

(1)酶联免疫吸附试验(ELISA):许多实验技术可用来检测粪便标本中的轮状病毒,对一般实验室来讲,首选的方法是 ELISA,因为该方法高度敏感,并且不需要特殊设备,可用于大量临床标本的检测。目前国内外都有一些商品化的试剂盒可直接用来检测标本中的轮状病毒抗原。可根据不同的需要应用不同的免疫血清来检测。如用抗 VP6 的高价免疫血清或单克隆抗体来检测是否为轮状病毒感染,如果需要判定轮状病毒的血清型,则可选择型特异性的 VP7 或 VP4 的单克隆抗体。ELISA 虽然敏感,但必须设立严格的对照,才能保证试验的可靠性,否则可能出现假阳性结果。

(2)其他快速检测轮状病毒抗原的方法:乳胶(胶乳)凝集试验、免疫层析法(如胶体金标法等)检测粪便标本中的轮状病毒抗原等,简便快速,可以随时检测单人份标本,各有优缺点。目前免疫层析法是临床检验实验室最常用的方法。

3. 检测轮状病毒基因 近年来随着分子生物学技术的发展,轮状病毒的检测手段也日趋增多,其敏感性和特异性也不断提高,这些方法可用于临床诊断,也可用来作为轮状病毒的分子流行病学监测手段[4-6]。

(1)聚丙烯酰胺凝胶电泳(polyacrylamide gel electrophoresis,PAGE):将粪便标本用 PBS 稀释成 10%悬液,加 SDS(终浓度为 1%)于 56℃、30 分钟处理后用等量酚、氯仿简单抽提病毒 RNA(当前多用商品化的核酸提取试剂盒),用 10%不连续聚丙烯酰胺凝胶电泳后用硝酸银染色可见清晰、典型的 11 个片段的 dsRNA。

(2)核酸杂交:可用打点杂交或 Northern 杂交的方法,根据需要采用轮状病毒不同基因片段标记作为探针,检测轮状病毒的基因特征,如基因型,基因重配等。

目前不用于常规临床实验室检测。

（3）逆转录-聚合酶链反应（reverse transcription-polymerase chain reaction，RT-PCR）：近年来，RT-PCR已被广泛应用于轮状病毒的检测，可根据检测不同基因片段的需要设计引物，从粪便标本中直接扩增病毒的基因片段，根据病毒基因在不同型的轮状病毒株之间高度变异而在同型之间高度保守这一特征，运用 RT-PCR 和巢式 PCR 可区分轮状病毒不同的血清型，并可检测到不同型轮状病毒的混合感染。

4. 病毒分离 一般的实验室不易做到，因为初次分离轮状病毒必须用原代非洲绿猴肾细胞，传代适应后再传至传代细胞系。多用于研究型的实验室。

【治疗】 本病无特异治疗方法。因是自限性疾病，主要采用纠正水与电解质紊乱及对症治疗。轻者可采用口服补液盐（ORS）纠正或预防脱水，重症则需静脉输液。

【预防和控制】 在世界各地的流行病学研究和对于病人的研究均已证明轮状病毒的感染极需有效的预防措施，而疫苗预防重症轮状病毒感染已经取得共识。我国兰州生物制品研究所已研制成功口服单价轮状病毒活疫苗，研究结果表明安全性良好，有效保护率在70%以上。国外已有单价或多价的轮状病毒疫苗上市。轮状病毒疫苗研制的目标是预防 2 岁以下婴儿患严重的轮状病毒胃肠炎，因为这一年龄段的小儿所患的轮状病毒感染是最严重的，甚至可危及生命。将疫苗的目标定为预防重症感染而不是再感染是比较现实的，因为轮状病毒型别繁多，即使是自然感染后，也不能对今后的再次感染产生完全的保护作用。

二、诺如病毒感染

诺如病毒曾被称为诺瓦克样病毒（Norwalk-virus，NLV），曾因它与食物、水源等的污染造成的急性胃肠炎暴发密切相关而受到广泛关注。目前已被证实是除轮状病毒外造成腹泻最重要的病毒病原，主要导致成人和儿童的急性胃肠炎[7]。诺瓦克病毒（Norwalk virus，NV）是 1968 年在美国俄亥俄州诺瓦克镇小学内的一起规模较大的腹泻暴发的患者粪便中发现而得名。虽然早在 1972 年 Kapikian 就从电镜下发现了该病毒，并通过用患者恢复期血清进行的免疫电镜技术确定了该病毒与腹泻暴发的病原学关系，由于试图用组织细胞培养分离诺瓦克病毒的努力一直未获成功，限制了对该病毒的深入研究。但是对于该病毒的研究从未停止，因为这是第一个被发现的与病毒有关的急性胃肠炎病原。应

用成人志愿者的研究，对该病毒引起的临床疾病的传播途径、潜伏期、临床表现和排毒时间长短了解得比较清楚[1]。1990 年，Jiang 等人[8]克隆了诺瓦克病毒的基因文库、通过核苷酸序列分析搞清了全基因组的序列和结构并表达了病毒的外壳结构蛋白，获得了形态、结构和生物学特征与天然病毒相似的病毒样颗粒（virus like particle，VLP），大大促进了世界各地对该病毒的研究。从基因的序列分析发现诺瓦克病毒属于人类杯状病毒（human caliciviruses，HuCV）。随着分子生物学和免疫学技术的发展，人们逐渐发现了一组与诺瓦克病毒形态接近、核苷酸同源性较高但抗原性有一定差异的病毒，统称为诺瓦克样病毒（Norwalk-like virus，NLV）。国际病毒分类学委员会（International Committee on Taxonomy of Viruses，ICTV）将这些病毒归为同一属，暂定名为"诺瓦克样病毒属（genus *Norwalk-like virus*）"，后来又统一为诺如病毒（norovirus），诺瓦克病毒为其代表株之一。

【病原学】

1. 生态 诺如病毒既可以感染人类，也可以感染动物。在特异的宿主体内，导致特异的疾病综合征。该病毒可以存在于贝壳类海鲜中，尤其是牡蛎，人生食了携带该病毒的海鲜，就可能被感染而发病。有报道，30%~50%的无菌性胃肠炎与之有关，而由食物造成的病毒性胃肠炎流行中，90%是由该病毒引起的。

2. 生物学性状

（1）形态和结构：诺如病毒的原型株直径为 26~35nm，呈二十面体对称，是有结构的小圆病毒，外壳是由 180 个同一种外壳蛋白组成的 90 个二聚体构成（图19-21），病毒体氯化铯浮密度为（1.36~1.41）g/cm³。

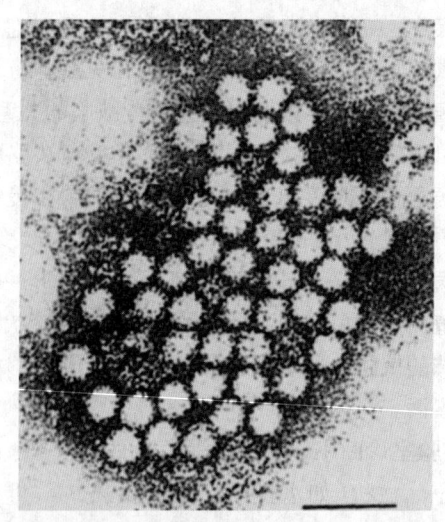

图 19-21 诺瓦克病毒免疫电镜照片

用含诺瓦克病毒的粪便标本和 1:5 的患者恢复期血清孵育后，进一步做成电镜标本。图中直线为 100nm[1]。

诺如病毒基因组由单股正链线性 RNA 组成,基因组全长约 7 642bp,3′端还有一条约 110bp 的 poly A 尾。该病毒有 3 个开放读码框,分别编码非结构蛋白、外壳蛋白和一种功能还不清楚的蛋白。第 1 个开放读码框全长 5 359bp,编码非结构蛋白,包括 RNA 依赖的 RNA 多聚酶。第 2 个开放读码框开始于第 5 346 个碱基,与第 1 个开放读码框有 14 个碱基的重复,于第 6 935 个碱基处结束。它编码有 530 个氨基酸的病毒外壳蛋白,分子量为 58kD,等电点为 6.0,此蛋白可自聚形成病毒样颗粒。1992 年,Jiang[9] 等用重组杆状病毒在昆虫细胞内成功表达了诺瓦克病毒的外壳蛋白,获得了形态、结构和生物学特征与天然病毒相似的 VLP,将此 VLP 作为抗原可用于 ELISA 检测血清中特异性抗体,大大拓宽了对于人类诺瓦克病毒感染的血清流行病学调查[10]。在患者粪便中,还发现了分子量为 32kD 的可溶性蛋白,可能是外壳蛋白的胰蛋白酶分解产物。第 3 个开放读码框开始于第 6 938 个碱基,在第 7 573 个碱基处结束。它编码的蛋白有 212 个氨基酸,分子量为 22.5kD,等电点为 10.99,此蛋白功能还不清楚。

(2) 分离培养:尽管一直在努力,也取得了一定的进展,但是将诺如病毒在组织细胞中培养一直未获完全成功,也没有合适的动物模型,因此以往的许多研究是在人类志愿者中进行的。

(3) 命名和分型:诺如病毒流行性显著,许多国家已有报道。历经了几十年艰苦不懈的努力才逐渐搞清楚它的全基因组结构,因此命名也是不断改进和更新。原先其命名多用暴发所在地名,如 Norwalk 病毒、Snow Mountain 病毒、Hawaii 病毒、Mexico 病毒等;也有用编号命名的,如日本的 SRSV1～SRSV9。当前的分类将诺如病毒归类为杯状病毒科(family Caliciviridae)中的一个属。杯状病毒科共包括 5 个属:Norovirus、Sapovirus、Lagovirus、Nebovirus、Vesivirus,其中 Norovirus 属和 Sapovirus 属可感染人类,其他 3 个属只感染动物。

诺如病毒血清型较多,根据利用病毒阳性标本与被感染者血清进行的免疫电镜结果,可将其分为 4 个血清型:Norwalk、Hawaii、Snow Mountain 和 Taunton 型。根据基因的同源性还将诺如病毒分为两个型:基因型 I 型,如 Norwalk(NV)、Southampton(SOT)和 Desert Shield(DSV)病毒;基因型 II 型,如 Mexico(MxV)、Snow Mountain(SMV)和 Melksham 病毒(MKV)。

(4) 抵抗力:由于是无包膜的病毒,诺如病毒在外界环境下十分稳定。经过下列处理后,诺如病毒仍具有感染性:①室温下,在 pH 值 2.7 环境中暴露 3 小时;或②在 4℃,20% 乙醚处理 18 小时;或③60℃ 孵育 30 分钟。在(3.75～6.25)mg/L 氯、游离氯离子浓度为(0.5～1.0)mg/L 的水溶液(相当于饮用水中的氯浓度)中,诺如病毒仍不灭活;但可被 10mg/L 的氯的水溶液灭活。

【流行病学】　不仅与食物、水源等污染造成的急性胃肠炎暴发密切相关,诺如病毒是导致各年龄组人群急性胃肠炎最主要的病原之一。国外有报道,30%～50% 的无菌性胃肠炎与之有关,而由食物造成的病毒性胃肠炎流行中,90% 是由该病毒引起的。诺如病毒感染性胃肠炎是粪-口途径传播的疾病,媒介为污染的水、食物(国外已报道的有贝类海鲜、蛋糕上的奶油、色拉、三明治、水果等)、手等;人与人之间的直接传播也很重要,主要由呕吐物或被呕吐物污染的物体表面或形成的气溶胶(aerosols)等传播。

由于分子生物学技术应用于该病毒的研究,基因重组表达的蛋白作为抗原替代了天然病毒毒粒,血清流行病学的研究取得了一定的进展。诺如病毒抗体获得的模式与轮状病毒完全不同。在美国,诺如病毒抗体在儿童期逐渐获得,成年时迅速增长,50 岁时,50% 的人有这种抗体。而轮状病毒抗体在婴幼儿期很快增长,36 个月时,>90% 的个体有这种抗体。在我国,北京的人群中进行的诺瓦克样病毒血清抗体水平调查结果显示,7～11 个月的阳性率最低,为 41.4%,1 岁时达到 65.2%;3 岁时达到 84.6%;8、9 岁后均接近 100%[10]。在英国和日本,也有同样的发现。无论是发达国家还是发展中国家,此病毒都有很高的感染率。对我国北京、太原等地的人群诺瓦克样病毒血清抗体水平调查结果显示,这些地区有很高的诺瓦克样病毒感染率[10,11]。到目前为止,只有与外界高度隔离的厄瓜多尔的一个印第安部落的成人血清标本中没有查到诺瓦克样病毒抗体。

在非细菌性胃肠炎的暴发流行中,诺如病毒占很重要地位。在美国 1996 年 1 月至 1997 年 6 月,90 起非细菌性胃肠炎暴发流行中,86 起是由诺瓦克样病毒引起的,占总数的 96%。在我国,也有越来越多的诺如病毒造成腹泻暴发流行的报道。

【临床表现】　诺如病毒主要导致成人和学龄儿童的非细菌性腹泻的散发或暴发流行[12]。该病毒感染的急性胃肠炎临床症状主要包括:恶心、呕吐、腹泻、腹痛、发热、厌食等。未见关于血便的报道。儿童发病时呕吐多于腹泻,而成人则腹泻较为常见。研究发现诺如病毒通过吸附于细胞表面的组织血型抗原(histo-blood group antigens,HBGAs)进入细胞;杯状病毒科成员的复制周期快,进入细胞数小时后即可以检测到子代病毒毒粒。这些可以解释感染后潜伏期短,志愿者感染显示潜伏期

10~51 小时,平均为 24 小时,急性病程 2 小时至几天,平均 12~60 小时。感染率没有年龄和性别差异。活检发现患者空肠组织有病理损伤。虽然黏膜本身完好无损,但近端小肠部分绒毛变宽变钝,可见单核细胞的渗入,细胞质中有空泡形成。扫描电镜观察,上皮细胞完好,但微绒毛变短。恢复期正常。电镜观察未见黏膜的上皮细胞中有病毒毒粒。口服诺瓦克病毒但未发病志愿者的空肠组织活检也可见组织损伤。诺瓦克病毒感染志愿者的胃底、胃窦、直肠黏膜未见组织损伤。诺瓦克病毒感染性胃肠炎通常症状比较轻,一般不需要住院治疗。

感染诺如病毒后产生血清型特异性的免疫,感染后的 6~14 周内,对同一型别病毒的感染有抵抗力;而不同型别的病毒感染仍可致病。

【实验室诊断】 由于组织培养尚未成功、型别繁多等原因,对诺如病毒感染尚无十分简便易行的检测方法。

1. 病原学检测

(1) 电镜(electron microscopy,EM)[1]:这是最直接的病原学检测方法。20% 粪便标本的上清滴膜后,用 2% 磷钨酸(pH 值 6.4)染色,在电镜下观察。但成本较高,且诺瓦克病毒在粪便标本中的含量很低,电镜检测灵敏度低;另外,电镜下病毒与大小、形状差不多的粪便颗粒难以分辨,更增加了检测难度。

(2) 免疫电镜(immune electron microscopy,IEM)[1]:可解决单纯 EM 难以解决的问题。患者粪便悬液与其恢复期血清或人免疫血清球蛋白孵育 1 小时,进一步制成电镜标本,磷钨酸负染后用电镜观察,不仅可见清晰的病毒颗粒,还可见到病毒颗粒表面呈羽毛状的抗体分子。

2. 血清学检测 酶联免疫吸附试验(ELISA):用重组 VLP 作为抗原检测血清中诺瓦克病毒特异性 IgG,方法简单,灵敏度高,已被各国应用,对世界各地诺瓦克病毒血清流行病学资料的获得起到了很大作用[9]。ELISA 也可用于检测粪便标本中的诺如病毒抗原,但由于该类病毒型别繁多,增加了检测的难度,目前尚不能推广。

3. 逆转录-聚合酶链反应(RT-PCR) 现在已成为检测诺如病毒的比较有效的方法[13]。这种方法可检测粪便和污染食物(如牡蛎)中的诺如病毒[14,15]。RT-PCR 的技术关键就是选择合适的引物。由于基因变异性较大,用一组引物检测比较困难,因此保守区的确定较为重要[16]。为此人们针对不同区域,设计了多对引物,用于检测环境和临床腹泻标本中的诺如病毒。

4. 检测诺如病毒抗原 还有一些检测诺如病毒的方法,如免疫层析法(如金标法等)检测粪便标本中的诺如病毒抗原,简便快速,但是由于诺如病毒的致病剂量低,即很少量病毒即可致病(有报告称感染剂量的中位数为 18 个病毒毒粒)[17],且变异快,影响了抗原检测的敏感性。

【防治原则】 目前切断传播途径为主要的预防方法。在家庭中,有效的洗手,不接触污染的水和食物,可减少疾病的传播。为减少食物引起的诺如病毒感染性疾病暴发频率,一定要注意食品卫生,尤其是避免生食海鲜。饮用水和游泳池水的有效监测,也可减少诺如病毒感染性疾病暴发。

目前尚无针对该病毒的特异治疗方法,可参考病毒性腹泻的有关章节。

(钱渊)

参考文献

[1] ESTES MK, GREENBERG HB. Rotaviruses. In: Fields Virology. Vol. 2, 6th ed. Philadelphia: Lippincott Williams & Wilkins Publishers, 2013, 1347-1401.

[2] 袁丽娟,钱渊,刘军,等. 北京等我国四个地区婴幼儿腹泻轮状病毒 VP4 及 VP7 型别的研究. 病毒学报, 1994, 10(2): 137-144.

[3] PANG XL, SMIEJA M. Gastroenteritis Viruses//PR Murray. Manual of Clinical Microbiology. Vol. 2, 12th ed. Washington, DC: ASM press, 2019: 1656-1673.

[4] 董慧瑾,钱渊,张又,等. 北京地区 2007—2008 年 G9 型轮状病毒 VP4、VP6、NSP4 和 NSP5 基因分析. 中华流行病学, 2010, 31: 469-470.

[5] 董慧瑾,钱渊,张又,等. 改进探针标记法斑点杂交在轮状病毒 VP7 分型中的应用. 中国循证儿科杂志, 2009, 4: 436-441.

[6] 董慧瑾,钱渊,张又,等. 北京地区 2007—2008 年 G9 型 A 组人轮状病毒 VP7 和 VP4 基因分析. 中华流行病学杂志, 2009, 30: 1179-1183.

[7] GREEN KY. Caliciviridae: The Noroviruses//Knipe D, Howley P, Griffin D E, et al. Fields Virology. Vol. 1, 6th ed. Philadelphia: Lippincott Williams & Wilkins Publishers, 2013, 582-608.

[8] JIANG X, GRAHAM DY, WANG KN, et al. Norwalk virus genome cloning and characterization. Science, 1990, 250: 1580-1583.

[9] JIANGX, WANG J, GRAHAM D Y, et al. Expression, self-assembly and antigenicity of the Norwalk virus capsid protein. J Virol, 1992, 66(11): 6527-6532.

[10] 靖宇,钱渊,王洛平. 北京地区人群诺瓦克样病毒血

清抗体水平调查.病毒学报,1998,14(4):322-328.

[11] 靖宇,钱渊,吴立平,等.太原市部分人群诺瓦克样病毒血清抗体水平的调查.中华儿科杂志,1999,37(9):559-561.

[12] 方肇寅,温乐英,晋圣谨,等.在我国腹泻患儿中发现诺瓦克样病毒感染.病毒学报,1995,11(3):215-219.

[13] 钱渊,张又,贾立平.近来北京市某些医院院内感染性腹泻与 Noro 病毒相关,中华流行病学杂志,2007,28(1):9.

[14] 陈冬梅,贾立平,钱渊,等.医院内 Noro 病毒感染的三种病原学检测方法应用.中华流行病学杂志,2007,28(3):218-221.

[15] 贾立平,钱渊,张又,等.北京市某些医院内腹泻暴发与诺如病毒的相关性研究.中华流行病学杂志,2007,28(3):213-217.

[16] JIANG X, HUANG PW, ZHONG WM, et al. Design and evaluation of a primer pair that detects both Norwalk-and Sapporo-like caliciviruses by RT-PCR. J Virol Methods,1999,83(1-2):145-54.

[17] PANG XL, SMIEJA M. Gastroenteritis Viruses. In: Manual of Clinical Microbiology. Vol. 2,12th ed. Washington,DC: ASM press,2019,1656-1673.

第 23 节　获得性免疫缺陷综合征

获得性免疫缺陷综合征(acquired immunodeficiency syndrome,AIDS),即艾滋病,是由人类免疫缺陷病毒(human immunodeficiency virus,HIV)引起的慢性严重传染病。HIV 感染人体后主要引起辅助性 T 淋巴细胞即 $CD4^+T$ 淋巴细胞的损伤和减少,同时导致其他免疫功能的损伤,从而引起各种机会性感染及肿瘤,最终病人死亡。艾滋病已在全世界各国流行,因其预后不良、病死率高,目前尚无根治办法,可造成严重后果。

【病原学及分子生物学】 HIV 属于 RNA 病毒,为"逆转录"病毒。HIV-1 有两个型,HIV-1 和 HIV-2;世界各地的艾滋病几乎均由 HIV-1 引起,而 HIV-2 感染仅在西非国家呈地方性流行。1999 年起在我国部分地区发现有少数 HIV-2 型感染者。HIV 的外形为球形,直径为 90~200nm,表面有 72 个图钉样突起;这些突起由囊膜糖蛋白 gp120 和 gp41 组成。gp41 起协助此病毒进入细胞内的作用。此病毒有脂质双层囊膜,其内是核衣壳;核衣壳由许多衣壳体组成,而组成衣壳体的蛋白质包括 p7 和 p24。P7 与病毒的 RNA 特定部位相结合。衣壳内是致密的核心部分,含有病毒的 RNA 和逆转录酶、蛋白酶等。

HIV 的基因组有 10 个基因,它们是 gag、pol、env、vif、vpr、tat、rev、vpu、nef 和 vpx 基因;其中前 4 种是结构基因,后 6 种是从属(accessory)基因。上述基因编码的蛋白质分子大小不同,功能各异。如 gag 基因编码 p24(核心蛋白)、p17(基质蛋白质,与 gp41 相互作用)、p7(衣壳蛋白质,与病毒 RNA 结合);pol 基因编码此病毒的蛋白酶和逆转录酶;tat 基因编码 HIV 的主要反式激活蛋白;vpu 基因编码病毒蛋白质 U,其作用是促进病毒从细胞向外释放等。

HIV 对理化因素的抵抗力并不强。加热至 56℃,30 分钟可将其灭活;但干燥的蛋白质制品中如污染有 HIV,加热到 68℃,经 72 小时才能将其彻底消除。一般消毒剂,如 0.2% 的次氯酸钠、10% 的漂白粉、0.5% 的煤酚皂液、50% 的乙醇以及 0.3% 的过氧化氢,经 10 分钟,都可灭活 HIV。但此病毒对紫外线不太敏感。

【流行病学】 艾滋病的传染源是已被 HIV 感染的人,包括 HIV 感染者和艾滋病患者。HIV 主要存在于传染源的血液、精液、阴道分泌物、胸腹水、脑脊液、羊水和乳汁等体液中。对儿科而言,患有艾滋病或处于无症状 HIV 携带状态的妊娠妇女或哺乳期的母亲,是将 HIV 传播给胎儿、新生儿或婴儿的重要传染源。

艾滋病的传播途径主要有三种,一是性传播:包括不安全的同性、异性和双性之间的性接触;二是血液传播:经血液及血制品,包括共用针具静脉注射毒品、不安全规范的介入性医疗操作、文身等;三是垂直传播:包括宫内感染、分娩时和哺乳传播。儿童感染途径在 20 世纪 90 年代中期有偿采供血途径感染占较大比例,以输血传播为主是其特点。随着采供血的规范管理,儿童经输血或血制品途径感染 HIV 的危险性迅速减少,而经过母婴垂直传播是儿童感染 HIV 的主要途径。

垂直传播可在妊娠期发生(宫内感染),也可在分娩过程中及生后哺乳期发生。在 HIV 阳性孕产妇中,有 15%~45% 发生垂直传播,不同地区的传播概率不同。在不采取任何干预措施的情况下,HIV 垂直传播概率在发达国家为 15%~25%,发展中国家为 25%~45%,母乳喂养是造成这种差异的主要原因之一。对于非母

19章

乳喂养婴儿,25%~35%的垂直传播发生在分娩前,主要在妊娠后期。70%~75%发生在分娩期。自1995年以来对HIV阳性母亲采取一系列干预措施后,HIV垂直传播率可降至2%以下。母亲将HIV感染传播给胎儿或婴儿的传播率与诸多因素有关。如母亲因素:母亲血浆HIV载量越高、CD4$^+$T淋巴细胞计数越低,传播率也越高。母亲有AIDS症状和生殖道感染的,传播率高。分娩因素:分娩时HIV垂直传播的风险随胎膜破裂时间延长而增加。经产道分娩时,婴儿皮肤黏膜与母亲宫颈、阴道分泌物的直接接触,含病毒分泌物的吸入和上行性感染概率增加。分娩时侵袭性的操作、胎盘早剥、羊膜腔穿刺、会阴撕裂等都会增加新生儿与母亲血液和体液接触时间,增加HIV垂直传播的危险性。生后的哺乳因素:母乳喂养、母亲患有乳腺炎都会使HIV的垂直传播危险性大为增加。早产和低出生体重也是HIV垂直传播的危险因素。这可能与早产儿、低出生体重儿免疫系统发育不成熟、胎盘屏障不健全有关。其他因素:如HIV病毒的传染性:HIV-1垂直传播的概率比HIV-2大,HIV-1C型比HIV-1A型和HIV-1D型宫内垂直传播概率高。母亲孕期未行抗病毒治疗,垂直传播概率就高。

艾滋病的高危人群包括男性同性恋者、性乱者、以注射方式吸毒者、多次接受输血或长期接受血液制品治疗者、HIV感染者的配偶或性伙伴、HIV感染母亲的婴儿等。

流行概况:世界上首例艾滋病于1981年由美国学者所报告。随着敏感而可靠的实验室检查方法的建立,以及对艾滋病各临床类型的认识,后来发现了越来越多的艾滋病病例及受HIV感染但尚未出现明显症状的病人,而且已发现的艾滋病正在世界许多国家和地区迅速传播,其发病率也不断增长。据联合国艾滋病规划署2019年全球艾滋病报告,2018年全球共有170万名人类免疫缺陷病毒新发感染者。非洲东部、南部地区青少年、女童及15~24岁女性的人类免疫缺陷病毒新发感染率,从2010年的0.8%降至2018年的0.5%,降幅达42%;但性别不平等、生殖健康服务有限等因素依然加剧青少年、女童和年轻妇女感染人类免疫缺陷病毒的风险。报告显示,自2010年以来,儿童人类免疫缺陷病毒的新发感染下降了41%,近82%已感染的孕妇接受了高效联合抗逆转录病毒治疗(highly active antiretroviral therapy,HAART),俗称"鸡尾酒疗法",现在又称为抗逆转录病毒治疗。但是,在未得到早期诊断的染艾儿童中,有一半生存期不超过一年。2018年,全球有16万名0~14岁儿童新感染了人类免疫缺陷病毒,10万名儿童死于艾滋病及相关疾病。2019年中国妇幼健康事业发展报告,我国艾滋病垂直传播率从干预前的34.8%下降到2018年的4.5%,目前尚未有确切的儿童艾滋病患者人数报告。

【发病机制】 HIV进入人体后,其gp120抗原与CD4$^+$T淋巴细胞(以及巨噬细胞)表面相应的受体结合。此后经gp41辅助,HIV的囊膜与CD4$^+$T淋巴细胞膜融合,病毒的核心,包括其RNA进入细胞内,在逆转录酶作用下逆转录出与病毒RNA互补的双链DNA。这些DNA进入细胞核,与细胞染色体DNA整合、形成病毒的环状DNA,并处于潜伏状态。经过相当长的时间后,在某些细胞因子的作用下病毒被激活,由病毒DNA转录出mRNA,不断复制。其结果使大量CD4$^+$T淋巴细胞受到破坏,从而造成免疫缺陷。同时,未受感染的CD4$^+$T淋巴细胞可与受感染细胞释放的gp120结合,而细胞毒性T淋巴细胞可识别这些细胞并对其发挥细胞毒性作用而造成更多CD4$^+$T淋巴细胞的破坏。

上述HIV与CD4$^+$T淋巴细胞结合过程受一种辅因子融合蛋白或融合素(fusin)的协助。实验研究发现,针对这种辅因子的抗体可阻断其辅助HIV与CD4$^+$T淋巴细胞结合的过程。一些炎症趋化因子(chemokines)可抑制融合素的作用,因而为HIV感染的预防和治疗指出另一种可能的方向。

由于CD4$^+$T淋巴细胞严重减少,细胞免疫功能严重受损乃至衰竭,对免疫反应的调控能力也严重受损,因而体液免疫功能亦出现异常,表现为高球蛋白血症和自身抗体的出现,而正常的保护性抗体反应则大大减低。因此这些病人极易发生细胞内寄生的机会性病原体,如结核菌、卡氏肺囊虫、李斯特菌、巨细胞病毒等感染。

【病理改变】 在本病早期,淋巴组织呈现反应性增生的改变。以后出现淋巴结和脾脏中淋巴细胞减少,表现为无生发中心甚至完全丧失淋巴成分。胸腺显著萎缩,缺乏胸腺小体。随着病程进展,部分病例发生肿瘤样改变,如淋巴瘤(非霍奇金淋巴瘤、伯基特淋巴瘤)和卡波西肉瘤。后者的特征是多发性特发性出血性肉瘤。艾滋病病人往往发生严重的机会性感染,其病理改变因病原体不同而异。神经系统有神经胶质细胞灶性坏死、血管周围炎及脱髓鞘改变。

【临床表现】 成人艾滋病有潜伏期长、病程相对长、病情复杂等特点。但儿童艾滋病,特别是婴幼儿期的艾滋病临床表现则与成人艾滋病截然不同,潜伏期相对短、病情进展快。垂直传播的HIV感染主要临床表现有生长停滞、淋巴结肿大、慢性咳嗽和发热、反复发生肺部感染,以及持续的腹泻。艾滋病患儿的临床表现很大程度上取决于其所发生的机会性感染的部位和种类。

新生儿期缺乏典型的临床表现,可见早产、低出生体重、畸形。生后常见的临床表现有:①生长发育迟缓或停止:多数生后 4~8 个月出现。②消耗综合征:主要表现为体重明显下降 20%~40%。③间歇或持续性低热和高热。④淋巴结病综合征:表现为不明原因的全身淋巴结肿大,无触痛,持续数月至数年;肝脏肿大但肝功能不一定异常;不明原因脾大持续 2 个月以上;无痛性、对称性腮腺肿大超过 1 个月,血清淀粉酶常有升高。⑤肺部病症:可见于儿科艾滋病病人的 80% 以上,是儿童艾滋病发病、发生并发症和死亡的主要原因。其中 34% 为卡氏肺孢子虫肺炎,28% 有淋巴细胞间质性肺炎和肺淋巴样增生,常见于年长儿,其他为严重细菌感染。⑥反复细菌性感染:常为艾滋病毒感染者首发症状,急性细菌性肺炎、败血症、慢性化脓性中耳炎、蜂窝织炎、脑膜炎等。⑦不明原因反复发作的慢性腹泻:可能是机会性感染,也可能是艾滋病毒对胃肠道黏膜的直接作用。⑧神经系统损害:HIV-1 具有"嗜神经性",可在中枢神经系统内长期存活,并直接感染而造成多种损害。婴幼儿常合并艾滋病毒直接引起的脑病。婴儿艾滋病可以脑病为首发症状。中枢神经系统感染的所有临床表现都继发于毒性介质,如细胞因子的释放。这些因子有神经毒性,并引起脑病的临床表现,如反应迟钝、智力运动落后、运动异常和痉挛、惊厥、肌张力改变、共济失调、失语、失明。这类疾病也引起神经根神经病和血管病(卒中)。脑脊液检查有细胞增多、蛋白增高、糖减低。颅脑 CT 检查呈现脑萎缩、基底节钙化、多发性低密度病灶。脑脊液和脑 CT 检查对 AIDS 患儿合并中枢神经系统损害有诊断价值。⑨原因不明的血小板减少:也可以是小儿艾滋病的首发症状。⑩皮肤黏膜的反复感染:常见念珠菌性口腔炎、线性齿龈红斑、口腔毛状白斑、单纯疱疹、脓毒血症等。⑪恶性肿瘤:多见淋巴瘤。⑫其他:如肝炎综合征和心肌病综合征等。

【诊断、实验室检查及分类】 在发展中国家中,不治疗情况下,有超过一半的 HIV 感染婴幼儿 2 岁之前发病或死亡。因此尽早对 HIV 感染的婴幼儿和儿童进行检测和诊断,并及时治疗可以有效减低 HIV 感染儿童尤其是婴幼儿的死亡。由于母体 HIV 抗体可以在儿童体内持续存在 15~18 个月,因此 18 个月龄以内的婴幼儿不能使用 HIV 抗体进行诊断,只能通过病毒学检测进行 HIV 感染的确认(如 HIV DNA 检测)。所有艾滋病感染孕产妇所生婴儿在其出生后 6 周及 3 个月采集干血斑样本进行艾滋病感染早期诊断。儿童艾滋病

的诊断要根据 HIV 感染的流行病学史、临床表现和实验室检查结果综合考虑。如母亲有明确的 HIV 感染,患儿有感染早期的一些表现,同时实验室检查检出 HIV 抗原或其核酸,或病毒分离 HIV 阳性,则可确定诊断。

对所有妊娠妇女普遍进行有关 HIV 的咨询及自愿的 HIV 检测,有助于早期发现围产期 HIV 感染,也有助于妊娠妇女本身的早期治疗和围产期感染的防治。

儿童 HIV 感染的诊断方法[1]:对有 HIV 暴露史的婴儿及可疑 HIV 感染婴儿,应尽早(出生后 48 小时以内)做 HIV 病毒学检查,包括病毒分离、PCR 方法检测 HIV 的 DNA 或 RNA,以及病毒游离 p24 抗原检测。年龄大于 18 个月的儿童检测 HIV 抗体,先用筛查试验如酶联免疫吸附试验(ELISA)初筛,再用补充试验如免疫印迹法(WB)确定。对 HIV 感染,最敏感且特异的检测方法是 PCR 法检测 HIV DNA 或 RNA,或病毒分离方法从血浆、单个核细胞或脑脊液中分离出 HIV。用 PCR 方法检查 HIV DNA 或 RT-PCR 检测血清中 RNA,是婴儿期 HIV 感染最合适的检查方法。HIV 分离的敏感性与 PCR 检测 HIV DNA 的方法相似,但分离培养过程比较复杂且昂贵。对 1 月龄以内婴儿,不宜单用 HIV p24 抗原的检测法诊断或排除 HIV 感染,因为 p24 抗原的检测不够敏感,特别是在 HIV 抗体水平高时,有相当量的 p24 抗原与抗体结合形成抗原抗体复合物,因而不易检出。但采用一定技术使抗原抗体复合物解离后,则可提高抗原检测的敏感度。所有的检测采集标本时,不应用脐带血,因为有可能受母亲血的污染。

儿童 HIV 感染的诊断:若生后 48 小时、1~2 个月龄和 3~6 个月龄病毒学检测阳性,可作出 HIV 感染的早期诊断。18 个月以内的婴幼儿不能仅靠 HIV IgG 抗体诊断 HIV 感染,因为来自母亲的 HIV IgG 抗体可在婴儿体内存在到 18 个月龄。年龄大于 18 个月的儿童、青少年、成人符合下列一项者即可诊断:①HIV 抗体筛查试验阳性和 HIV 补充试验阳性(抗体补充试验阳性或核酸定性检测阳性或核酸定量大于 5 000 拷贝/ml);②HIV 分离试验阳性。18 月龄及以下儿童,符合下列一项者即可诊断:①为 HIV 感染母亲所生和 HIV 分离试验结果阳性;②为 HIV 感染母亲所生和两次 HIV 核酸检测均为阳性(第二次检测需在出生 6 周后进行);③有医源性暴露史,HIV 分离试验结果阳性或两次 HIV 核酸检测均为阳性。

儿童 HIV 感染的排除诊断:对有 HIV 暴露史的婴儿,即使初次病毒学检测结果阴性,也应在 1~2 月龄时重复检查。如其结果阴性,在 3~6 月龄时还应重复检查。如 2 次标本的病毒学检测结果均阳性,则可确定诊

断。而有 2 次或更多的检测结果阴性,有 2 次是在 1 月龄以内,有 1 次在 43 月龄以上进行检测而结果为阴性,则可排除 HIV 感染。婴儿出生 6 个月后多次查 HIV 抗体阴性,无 P24 抗原或 HIV 病毒阳性结果,无任何 HIV 感染临床表现可排除 HIV 感染。大于 18 月龄的儿童,HIV 抗体 ELISA 和 WB 阴性即可排除 HIV 感染,为保证检测结果的科学准确,通常依据不同时间所采的两份标本和联合检测手段。

儿童 HIV 感染的分类:在诊断确立的同时,还应对病人按临床和免疫学状态进行分类,这对治疗措施的选用及预后的判断是重要的。

临床状态:主要根据临床表现进行临床分期、分级。表 19-13 为 WHO 儿童 HIV 感染临床分期。

美国 CDC 根据临床表现进行了分级。分为无症状(N)、轻度症状(A)、中度症状(B)和严重症状(C)四级。

免疫学状态:主要根据 CD4⁺T 淋巴细胞计数进行分类。因为儿童期不同年龄时,正常 CD4⁺T 淋巴细胞计数与成人不同且有变化,故按不同年龄组制定了不同的分类标准(表 19-14)。

在 CD4⁺T 淋巴细胞这一指标中,CD4⁺T 淋巴细胞百分率的变化比其绝对数更重要。在 HIV 感染,CD4⁺T 淋巴细胞随着感染的进展而降低;CD4⁺T 淋巴细胞较低者预后较差。HIV 感染的诊断一旦确立,此后应每 3 个月检查一次 CD4⁺T 淋巴细胞。CD4⁺T 淋巴细胞计数是疾病进展的一个重要指标。

病毒载量的检测:HIV 病毒载量对抗病毒治疗有指导作用。一般以 HIV RNA 的定量检测来判断病毒载量。测定的结果以 HIV RNA 的拷贝数表示。成人的资料表明,急性 HIV 感染后 6~12 个月,HIV RNA 的水平会有相当幅度的(10^2~10^3)的降低,这反映了机体的免疫系统与病毒的相互作用。此后达到一定的稳定状态。但围产期获得的 HIV 感染与成人情况不同,HIV RNA 的高拷贝数持续相当长的时间。出生时的拷贝数一般在 10^4/ml 以下,至 2 月龄时可达 10^5/ml 以上,高者可至 10^7/ml。以后缓慢降低。对 1 岁以内的婴儿而言,如 HIV RNA 的拷贝数在 $2.99×10^5$/ml 以上,则可能与疾病进展甚至死亡相关;拷贝数在 10^5/ml 以上而且 CD4⁺T 淋巴细胞低于 15% 时,也可能有疾病进展及死亡的可能。

【治疗】 目前所采用的治疗方法对 HIV 感染有肯定疗效,但均不能根治,治疗目的是减少病毒载量,改善病儿免疫状态及防止机会性感染。HIV 感染儿童应尽早开始 HAART,如果没有及时 HAART,艾滋病相关病

表 19-13 WHO 儿童 HIV 感染临床分期

临床分期 I 期
- 无症状期
- 持续性全身浅表淋巴结肿大综合征

临床分期 II 期
- 不明原因的持续性肝脾大
- 瘙痒性丘疹
- 指/趾甲真菌感染
- 口角炎
- 线形牙龈红斑
- 泛发性疣病毒感染
- 泛发性传染性软疣
- 复发性口腔溃疡
- 不明原因持续性腮腺肿大
- 带状疱疹
- 反复或慢性上呼吸道感染(中耳炎、鼻窦炎、扁桃体炎等)

临床分期 III 期
- 原因不明的中度营养不良或消瘦,对标准治疗反应不良
- 原因不明的持续性腹泻(14 日或以上)
- 原因不明的持续性发热(体温间歇或连续性大于 37.5℃ 超过 1 个月)
- 持续性口腔念珠菌(假丝酵母菌)感染(6~8 周龄婴幼儿除外)
- 口腔毛状白斑(OHL)
- 急性坏死性溃疡性牙龈炎/牙周炎
- 淋巴结结核
- 肺结核
- 严重的复发性细菌性肺炎
- 急性坏死性溃疡性齿龈炎、口腔炎或牙周组织炎
- 有症状的淋巴细胞间质性肺炎(LIP)
- 慢性 HIV 相关性肺病,包括支气管扩张
- 原因不明的贫血(Hb<80g/L)、中性粒细胞减少症(<0.5×10^9/L)或慢性血小板减少症(<50×10^9/L)

临床分期 IV 期
- 原因不明的严重消耗,发育迟缓或营养不良,对标准治疗反应不良
- 肺孢子虫肺炎
- 复发性严重的细菌性感染(如脓肿、化脓性肌炎、骨或关节感染、脑膜炎。肺炎除外)
- 慢性单纯性疱疹感染(口腔或皮肤感染持续时间超过 1 个月或任何内脏器官感染)
- 食管念珠菌(假丝酵母菌)病[或气管、支气管、肺念珠菌(假丝酵母菌)病]
- 肺外结核
- 卡波西肉瘤
- 中枢神经系统弓形虫病(新生儿除外)
- 巨细胞病毒(CMV)感染:视网膜炎或其他脏器的 CMV 感染,1 个月龄以上的儿童/婴幼儿
- 肺外隐球菌感染(包括脑膜炎)
- 播散性肺结核分枝杆菌感染
- 进行性多灶性白质脑病
- 慢性隐孢子虫病(伴腹泻)
- 慢性等孢子球虫病
- 播散性地方性真菌病(肺外组织浆菌病,球孢子菌病,青霉病)
- 脑部淋巴瘤或 B 细胞非霍奇金淋巴瘤
- HIV 相关肾病或心肌病

表19-14 儿童艾滋病病人免疫学状态分类标准

免疫分级	CD4⁺T 淋巴计数，个/μl		
	<12 月	1~5岁	6~12岁
无抑制	≥1 500 (≥25%)	≥1 000 (≥25%)	≥500 (≥25%)
中度抑制	750~1 499 (15%~24%)	500~999 (15%~24%)	200~499 (15%~24%)
重度抑制	<750 (<15%)	<500 (<15%)	<200 (<15%)

死率在出生后第1年达到20%～30%，第2年可以超过50%。20%没有接受抗病毒治疗的儿童在第一年进展为AIDS，以后每年约2%～3%的儿童发展为AIDS，绝大多数儿童在5年后死亡。然而接受ARV治疗的儿童生存率在70%以上，10年生存率在60%以上。

1. 抗病毒治疗[2] 抗HIV病毒药目前国际上共有6大类30多种药物（包括复合制剂），分别为核苷类逆转录酶抑制剂（NRTIs）、非核苷类逆转录酶抑制剂（NNRTIs）、蛋白酶抑制剂（PIs）、整合酶抑制剂（INSTIs）、膜融合抑制剂（FIs）及CCR5抑制剂。国内的抗逆转录病毒治疗药物有NRTIs、NNRTIs、PIs、INSTIs，以及FIs5大类（包含复合制剂）。近年已证实同时使用两种或两种以上抗逆转录病毒药联合治疗疗效显著优于单一药物治疗，其优点是：①能更有效减慢疾病进展、改善生存状况；②引起更大、更持久的免疫学、病毒学疗效；③延缓病毒对药物产生耐药。现已证实在联合治疗基础上，如再加用一种蛋白酶抑制剂治疗，可取得更佳的疗效。目前成人推荐用两种核苷类逆转录酶抑制剂和一种蛋白酶抑制剂治疗为最佳方案。

（1）开始抗病毒治疗时机：所有HIV感染的婴幼儿和儿童，无论WHO临床分期或CD4水平，均应启动抗病毒治疗。针对以下情况，抗病毒治疗应该更加优先尽快启动，包括：①≤2岁的儿童；②<5岁的儿童，WHO临床分期为3期和4期或CD4⁺T淋巴细胞≤750个/μl或CD4⁺T淋巴细胞百分比<25%；③≥5岁的儿童，WHO临床分期为3期和4期或CD4⁺T淋巴细胞≤350个/μl。虽然在低龄儿童中很早启动治疗可能存在耐药风险、依从性低及药物供应差等问题，但早期治疗可以降低病死率及促进其他可预防的致死性疾病的治疗，所带来的益处超过潜在的风险。但在疾病管理中，医务人员务必要重视向儿童及监护人提供正确的咨询和长期的支持，以保证其能够接受长期治疗，降低中断治疗风险。

（2）儿童常用的抗病毒药物、不良反应及注意事项

1）核苷类逆转录酶抑制剂（NRTI）

齐多夫定（zidovudine，AZT或ZDZ）口服剂量：新生儿/婴幼儿：2mg/kg，4次/d；儿童：160mg/m²，3次/d；成人：每次300mg，每天2次。主要不良反应有骨髓抑制、严重贫血或中性粒细胞减少症；胃肠道不适：恶心、呕吐、腹泻等；磷酸肌酸激酶和丙氨酸转氨酶升高；乳酸酸中毒和/或肝脂肪变性，脂肪萎缩，脂肪代谢障碍、肌病。注意不能与司坦夫定（d4T）合用。

拉米夫定（lamivuding，3TC）儿童每次4mg/kg，每12小时一次；新生儿2mg/kg，每12小时一次（q.12h.）。成人每次150mg，每天2次，或每次300mg，每天一次。不良反应少，且较轻微，偶有头痛、恶心、腹泻等不适。

阿巴卡韦（abacavir，ABC）为较新的NRTI，儿科剂量为每次8mg/kg，每日2次（q.12h.）。每次最多不超过300mg；3个月以下婴儿不宜用。可有恶心、呕吐、腹泻等不良反应，最严重的是高敏反应，一旦出现应终身停用本药，所以有条件时应在使用前查HLA-B*5701，如阳性不推荐使用。

替诺福韦（tenofovir，TDF）成人及年龄为12岁及以上且体重不低于35kg的青少年，每次300mg，每日1次，与食物同服。美国已批准TDF使用于3岁以上儿童。主要不良反应有肾脏毒性；轻至中度消化道不适，如恶心、呕吐、腹泻等；代谢如低磷酸盐血症，脂肪分布异常，可能引起酸中毒和/或肝脂肪变性。

2）非核苷类逆转录酶抑制剂（NNRTI）

依非韦伦（efavirenz，EFV）只用于年龄大于3岁，体重大于10kg的儿童。每日睡前服药1次。儿童：体重15~25kg：每次200~300mg，1次/d；体重25~40kg：每次300~400mg，1次/d；体重>40kg：每次600mg，1次/d。成人：体重>60kg，600mg/次，1次/d；体重<60kg，400mg/次，1次/d。主要不良反应有中枢神经系统毒性，如头晕、头痛、失眠、抑郁、非正常思维等，可产生长期神经精神作用、可能与自杀意向相关；皮疹；肝损害；高脂血症和高甘油三酯血症。

奈韦拉平（nevirapine，NVP）新生儿/婴幼儿：5mg/kg，2次/d（q.12h.）；儿童：<8岁，4mg/kg，2次/d（q.12h.）；>8岁，7mg/kg，2次/d（q.12h.）。注意：NVP有导入期，即在开始治疗的最初14天，需先从治疗量的一半开始（1次/d），如果无严重的不良反应才可以增加到足量（2次/d）。成人：200mg/次，2次/d。主要不良反应：皮疹，出现严重的或致命性的皮疹后应终身停用本药；肝损害，出现重症肝炎或肝功能不全时，应终身停

用本药。

3）蛋白酶抑制剂（PI）

洛匹那韦（lopinavir，LPV）和利托那韦（ritonavir，RTV）：有片剂及口服液两种剂型。目前临床最常用的是经小剂量利托那韦激活后的复方制剂 LPV/r：有胶囊、片剂及口服液三种剂型，用于年龄 6 个月以上儿童。剂量：LPV 225mg/m²/RTV 57.5m²，每天 2 次（q.12h.）。或按体重给药。7~15kg：每次 LPV 12mg/kg/RTV 3mg/kg，每天 2 次（q.12h.）；15~40kg：每次 LPV 10mg/kg/RTV 5mg/kg，每天 2 次（q.12h.）。最大剂量：>40kg：每次 LPV 400mg/RTV 100mg，每天 2 次（q.12h.）。主要不良反应为腹泻、恶心、血脂异常，也可出现头痛和转氨酶升高，心电图异常（PR 和 QRS 间期延长）、尖端扭转型室性心动过速、胰腺炎。

4）整合酶抑制剂（INSTIs）

多替拉韦（dolutegravir，DTG）：成人和 12 岁以上儿童：50mg/次，1 次/d，服药与进食无关。DTG 被批准用于 6 岁以上体重超过 15kg 的儿童，体重 20kg 及以上儿童可服用分散的 50mg 成人药片。体重 20kg 以下儿童的 DTG 剂量有望获批，儿童可分散药片也在发展。主要副作用：常见的有失眠、头痛、头晕、异常做梦、抑郁等精神和神经系统症状，以及恶心、腹泻、呕吐、皮疹、瘙痒、疲乏等，少见的有超敏反应，包括皮疹、全身症状及器官功能损伤（包括肝损伤），降低肾小管分泌肌酐。

拉替拉韦（raltegravir，RAL）：成人：400mg/次，2 次/d（q.12h.）。常见副作用：横纹肌溶解、肌病或肌痛、肝炎、肝衰竭，皮疹及超敏反应。2018 年美国 FDA 批准 RAL 与其他抗逆转录病毒药配伍用于治疗新生儿 HIV 感染。

（3）抗病毒治疗方案：最常采用两种核苷类逆转录酶抑制剂加一种非核苷类逆转录酶抑制剂或一种蛋白酶抑制剂治疗（表 19-15）。

表 19-15　HIV 感染儿童推荐的一线抗病毒药物治疗方案

年龄/岁	推荐方案	备选方案	说明
<3	ABC 或 AZT+3TC+LPV/r 或 DTG	ABC+3TC+NVP/RAL AZT+3TC+NVP/RAL	①由于年龄非常小的婴幼儿体内药物代谢很快，且其免疫系统功能尚未发育完全，使感染不易被控制，体内病毒载量含量很高，因此婴幼儿治疗需要非常强有力的方案；②AZT 或 ABC 作为一个 NRTI 使用（首选 ABC）；③曾暴露于 NNRTI 药物的婴幼儿选择 LPV/r；④TDF 不能用于该年龄段儿童
3~10	ABC+3TC+EFV/DTG	AZT/TDF + 3TC + NVP/EVF/LPV/r 或 RAL	美国已批准 TDF 使用于 3 岁以上儿童
>10	TDF+3TC+EFV/DTG	ABC/AZT + 3TC + NVP/EVF/LPV/r 或 RAL	

1）最常用的一线联合用药方案：两种 NRTI：①AZT+3TC 或②ABC+3TC；加一种 NNRTI：NVP 或 EFV 或一种 PI：LVP/r。

2019 年 WHO 最新指南更新[3]：获批 DTG 剂量的年龄与体重组的儿童可首选 ABC+3TC+DTG 作为一线抗病毒治疗方案；新生儿可选：AZT+3TC+RAL，初始启动 RAL 方案后应尽快转换为 LPV/r 方案。

2）其他治疗方案：HIV 感染的治疗方案较多，一般疗效持久性不如最佳方案或尚未获证实，或副作用较多。有用较新药物治疗的方案，必要时可参考使用。

（4）抗病毒治疗的难点：①由于本病尚不能根治，所以病人需终身持续用药，尤其是儿童常难以顺从及坚持（包括经济因素）；②药物常引起毒副作用，以胃肠反应、粒细胞减少、周围神经炎、贫血及转氨酶增高较常见；可影响其使用；③病毒常因基因突变对药物产生耐药性，而影响疗效。

（5）抗病毒治疗监测：在抗病毒治疗过程中要定期进行临床评估和实验室检测，以评价治疗的效果，及时发现抗病毒药物的不良反应，以及是否产生病毒耐药性等，必要时更换药物以保证抗病毒治疗的成功。

1）疗效评估：HAART 的有效性主要通过病毒学指标、免疫学指标和临床症状三方面进行评估，其中病毒学指标为最重要的指标。①病毒学指标：大多数患者抗病毒治疗后血浆病毒载量 4 周内应下降 1 个 log 以上，在治疗后的 3~6 个月病毒载量应达到检测不出的水平。②免疫学指标：在 HAART 后 1 年，CD4⁺T 淋巴细胞数与治疗前相比增加了 30% 或增长 100 个/μl，提示治疗有效。③临床症状：反映抗病毒治疗效果最敏感的一个指标是体重增加,对于儿童可观察身高、营养及发育改善情况。机会性感染的发病率和艾滋病的病死率可明显降低。在开始 HAART 后最初的 3 个月出现的机会性感染应与免疫重建炎症反应综合征(IRIS)相鉴别。

2) 病毒耐药性检测:病毒耐药是导致抗病毒治疗失败的主要原因之一,对抗病毒疗效不佳或失败者可行耐药检测。

3) 药物不良反应观察:抗病毒药物的不良反应及耐受性影响患者的服药依从性,进而影响抗病毒治疗的成败,所以适时监测并及时处理药物的不良反应对于提高治疗效果至关重要。

4) 药物浓度检测:儿童及肾功能不全患者用药后,在条件允许的情况下可进行治疗药物浓度监测(TDM)。

(6) 换药标准和治疗失败患者的抗病毒治疗[2-5]

1) 病毒学失败的定义:在持续进行 HAART 的患者中,开始治疗(启动或调整)48 周后血浆 HIV RNA 持续>200 拷贝/ml;或病毒学反弹:在达到病毒学完全抑制后又出现 HIV RNA≥200 拷贝/ml 的情况。出现病毒学失败时应首先评估患者的治疗依从性、药物-药物或药物-食物相互作用;尤其依从性是治疗成败的决定因素。

治疗失败患者方案的选择原则是至少更换两种,最好是三种具有抗病毒活性的药物(可以是之前使用的药物种类中具有抗病毒活性的药物);任何治疗方案都应包括至少一个具有完全抗病毒活性的增强 PIs 加用一种未曾使用过的药物(如 INSTs、FIs)。

2) 儿童初治失败的处理:WHO 2019 年最新更新[3]:推荐 DTG 联合理想的 NRTI 骨干药物为以非-DTG 为基础的方案失败者的首选二线方案。①初治 NNRTI 方案失败,换用 DTG 或含激动剂的 PI+2NRTIs,(含激动剂的 PI 首选 LPV/r);②初治 LPV/r 方案失败,换用 DTG + 2NRTIs,DTG 不可及时,则换成 RAL + 2NRTIs;如果 DTG 和 RAL 均不可及,3 岁以下儿童则维持原方案并进行依从性指导,3 岁以上儿童可改为 NNTRI +2NRTIs,NNTRI 首选 EFV;③治疗失败后 NRTIs 的替换:ABC 或 TDF 更换 AZT,AZT 更换为 TDF 或 ABC。

二线治疗即将失败且没有新抗病毒选择的儿童应继续使用耐受用药方案。如已停止抗病毒治疗,仍需预防机会性感染,缓解症状并管理痛苦。

2. 机会性感染的防治[6]　儿童 HIV 感染常并发机会性感染。

(1) 肺孢子菌肺炎又称卡氏肺囊虫肺炎(PCP):对 HIV 感染母所生婴儿应在 4~6 周龄时开始以复方磺胺甲噁唑(TMP-SMZ,每片 0.5g,含 TMP 0.08g,SMZ 0.4g)预防 PCP,并应一直服用至排除 HIV 感染为止。对 1 岁以上儿童,需根据其 CD4$^+$T 淋巴细胞计数决定是否需采用此预防性治疗。对确诊 HIV 感染的 1~5 岁儿童,CD4$^+$T 淋巴细胞<500/mm^3,5 岁以上儿童 CD4$^+$T 淋巴细胞<200/mm^3,CD4$^+$T 淋巴细胞百分比<15% 的儿童均应采取预防性治疗。预防剂量为:TMP 5mg/(kg·d),SMZ 25mg/(kg·d),分 2 次口服,每周连续服 3 天,服药至抗病毒治疗后免疫系统得到重建:CD4$^+$T 淋巴细胞百分比>15%;或治疗中出现严重的药物毒副反应可停药。

PCP 的主要临床表现是发热和呼吸急促,胸部 X 线检查可见弥漫性间质性肺浸润。从痰液或支气管肺泡灌洗液中检出卡氏肺囊虫或其抗原即可确定诊断。TMP-SMZ 治疗剂量为 TMP 15~20mg/(kg·d),SMZ 75~100mg/(kg·d),分 3~4 次口服或静脉滴注,疗程一般 3 周。所有病人应接受终身药物预防,以防复发。病人如不能耐受或对 TMP-SMZ 过敏,可用氨苯砜替代,剂量每日 2mg/kg,每日 1 次口服,最大量不超过 100mg。

(2) 弓形虫病:应避免与猫、狗等可能携带弓形虫的动物接触或接触后彻底洗手。避免生肉、蛋及进食烹制未熟透的肉食。药物预防可用 TMP-SMZ。对弓形虫抗体阳性的病儿,可用乙胺嘧啶+磺胺嘧啶+亚叶酸钙治疗,疗程获得性弓形虫病≥6 周,先天性弓形虫病为 12 个月。对氨苯磺胺不耐受者可以用克林霉素(每次 5~7.5mg/kg 口服或静脉注射,每日 4 次)替代。

(3) 隐孢子虫病:预防主要是注意饮食卫生,加强人、畜粪便管理,防止其污染食物及水源。目前尚无有效的药物可以预防及治疗。已被感染时,可以考虑优化抗病毒治疗方案和试用硝唑尼特治疗。也可试用大蒜素治疗,每日 8~10mg/kg,分 4 次口服,7 天为 1 疗程,常需 2~4 个疗程。有临床双盲对照研究证实小剂量阿奇霉素(成人 0.5~1g/d),长疗程(30~40 天)可使艾滋病伴慢性隐孢子虫病患者获缓解或清除病原体。

(4) 结核病:对结核菌素试验阳性或有活动性结核接触史,而未找到结核病病灶的病人,应定期检查以及早发现结核,并进行预防性治疗,可用异烟肼每日 10~15mg/kg,每日 1 次口服,疗程共 9 个月。一旦发现患有结核病,应采用 4 种抗结核药联合治疗。如果结核分枝杆菌对一线抗结核药物敏感,则使用异烟肼+利福平(或利福布汀)+乙胺丁醇+吡嗪酰胺进行 2 个月的强化期治疗,然后使用异烟肼+利福平(或利福布汀)进行 4 个月的巩固期治疗。对抗结核治疗的反应延迟(即在抗结核治疗 2 个月后仍有结核病相关临床表现或结核

19章

分枝杆菌培养仍为阳性)、骨和关节结核的患者,抗结核治疗疗程应延长至9个月。中枢神经系统结核患者,疗程应延长至9~12个月。对于合并活动性结核病的儿童无论CD4$^+$T淋巴细胞水平多少均建议在抗结核后8周内尽早启动HAART。治疗过程中应注意药物副作用,并避免将蛋白酶抑制剂与利福平类药配伍。

(5)播散性鸟分枝杆菌复合体(MAC)感染:应按以下CD4$^+$T淋巴细胞阈值进行预防:<12个月儿童<750细胞/μl;1~2岁<500细胞/μl;2~5岁<75细胞/μl;≥5岁<50细胞/μl,可选用克拉霉素7.5mg/kg,或阿奇霉素20mg/kg,每周1次口服预防用药。

(6)呼吸道感染:患儿应接种b型嗜血流感杆菌疫苗。2岁以上还应接种肺炎球菌多糖疫苗,<10岁儿童3~5年后,≥10岁者5年后再复种1次。对低丙种球蛋白血症患儿应给予静脉注射的丙种球蛋白(IVIG);在合胞病毒流行季节,可给予RSV IVIG 750mg/kg预防。发生呼吸道细菌感染时,应及时用敏感抗生素治疗,也可给予IVIG。

(7)肠道感染:严格做好饮食卫生,防止食物、饮水被粪便污染,饭前便后认真洗手等。一旦发生感染,及早选用敏感抗菌药治疗,防止感染向全身扩散。

(8)念珠菌病:HIV感染病人较易发生念珠菌感染,因有副作用,难以用药物长期预防。发生皮肤、黏膜感染时应及时抗真菌治疗,对较重或反复发生的病例,宜采用"康唑"类药,如氟康唑,进行全身性抗真菌治疗。

(9)巨细胞病毒感染(CMV):生后2周内从尿中检测到CMV抗原或DNA,或脐血、婴儿血CMV IgM抗体阳性可诊断为CMV先天感染,阴性者需定期检查患儿血清,如CMV IgM抗体阳转或CMV IgG抗体滴度≥4倍增高,可诊断为CMV围产期或后天感染。应采用更昔洛韦或膦甲酸(cidofovir)进行抗CMV治疗。口服更昔洛韦可减少CMV的排出量,对CD4$^+$T细胞<50/μl的HIV感染患儿,也可考虑用更昔洛韦做一级预防。

【预防】 因儿童艾滋病病例大多是经垂直传播而患病的,因此,预防的重点应为阻断垂直传播。其他尚需防止经输血、血液制品及医源性传播等。对HIV感染的垂直传播,研究者已取得了不少经验:尽早服用抗逆转录病毒药物干预+安全助产+产后喂养指导的综合干预措施是预防HIV垂直传播的最为有效的措施,应用此综合措施,可以明显减少HIV感染的垂直传播,可使母婴垂直传播率降低为1%~2%。其中,孕产妇及婴儿的抗病毒治疗尤为重要。目前主张对所有HIV感染的孕产妇,无论其CD4$^+$T淋巴细胞水平及临床分期,在妊娠期、分娩期及哺乳期均应终身接受抗病毒治疗,这种方法既发挥了抗病毒的作用,保护了孕妇的健康,同时又兼顾了在妊娠期、分娩期和哺乳期预防人类免疫缺陷病毒通过垂直途径传播。抗病毒药物用药,将使采用母乳喂养者发生艾滋病垂直传播的风险从原有的35%降低到5%(甚至更低),使人工喂养者发生艾滋病垂直传播的风险从原有的25%降低到小于2%,同时确保提高了母婴存活率。如果选择母乳喂养,产妇应持续应用抗病毒药物至少至停止母乳喂养后1周。WHO最新推荐[2,3]:对于孕期发现艾滋病感染的孕产妇,应立即给予抗病毒治疗,选择TDF+3TC+LPV/r,或TDF+3TC+EFV,或AZT+3TC+LPV/r。如果孕前已接受抗病毒治疗的孕产妇,根据病毒载量检测结果进行病毒抑制效果评估。如病毒载量小于50拷贝/ml,可保持原治疗方案不变;否则,应调整抗病毒治疗用药方案。对于孕晚期(孕28周后)发现的艾滋病感染的孕产妇,有条件的情况下推荐使用:TDF+3TC或恩曲他滨(FTC)+整合酶抑制剂。

所有艾滋病感染孕产妇所生儿童生后都要服用抗病毒药物进行母婴阻断,但在服药之前必须先进行垂直传播风险评估,以确定儿童预防治疗方案,并监测药物的毒副作用。

垂直传播风险评估:要依据孕产妇抗病毒治疗、实验室检测等情况,将所生儿童分为高暴露风险儿童和普通暴露风险儿童。符合以下条件之一的为艾滋病高暴露风险儿童:①感染孕产妇孕晚期HIV病毒载量>50拷贝/ml;②感染孕产妇孕期抗病毒治疗不足12周;③孕产妇临产时或分娩后HIV初筛试验阳性。其他则为普通暴露风险儿童。

儿童母婴阻断抗病毒用药方案:所有艾滋病感染孕产妇所生儿童生后都应在出生后6小时内尽早开始服用抗病毒药物。对于普通暴露风险儿童:可以选择以下两种方案中的任意一种。如选择母乳喂养,应首选NVP方案。①NVP方案:新生儿出生体重≥2 500g,服用NVP 15mg(即混悬液1.5ml),每天1次;出生体重<2 500g且≥2 000g,服用NVP 10mg(即混悬液1.0ml),每天1次;出生体重<2 000g,服用NVP 2mg/kg(即混悬液0.2ml/kg),每天1次;至出生后4周。②AZT方案:新生儿出生体重≥2 500g,服用AZT 15mg(即混悬液1.5ml),每天2次;出生体重<2 500g且≥2 000g,服用AZT 10mg(即混悬液1.0ml),每天2次;出生体重<2 000g,服用AZT 2mg/kg(即混悬液0.2ml/kg),每天2次;至出生后4周。对于高暴露风险儿童:应服用三联抗病毒药物至出生后6周。出生后2周内:AZT+3TC+NVP;出生2~6周:AZT+3TC+LPV/r;建议剂量见表19-16。

表 19-16 高暴露风险儿童预防用药建议每次剂量（每天 2 次）

体重	AZT		3TC		NVP	LRV/r
	<4 周龄	≥4 周龄	胎龄<35 周	胎龄≥35 周	<2 周龄	≥2 周龄
2kg	1ml		1ml	2ml	2ml	1ml
3kg	1ml		1ml	2ml	3ml	1ml
4kg	2ml	3ml	2ml	3ml	3ml	1ml
5kg	2ml	3ml	2ml	3ml		1.5ml
6~6.9kg		3ml	2ml	4ml		1.5ml

注:应根据胎龄、儿童周龄和体重变化及时更换药物和调整药物剂量。

安全助产:包括孕期干预:终止妊娠、孕期保健;产时干预:选择性剖宫产、阴道分娩应尽量避免可能增加 HIV 垂直传播危险的有创性助产技术,如会阴侧切、人工破膜、使用胎头吸引器或产钳助产、宫内胎儿头皮监测等损伤性操作,减少在分娩过程中 HIV 传播的概率。

生后喂养指导:因母乳可传播 HIV 感染,所以原则上应避免母乳喂养,提倡人工喂养,杜绝混合喂养。对于高暴露风险儿童,应避免母乳喂养。对选择人工喂养者,给予指导和支持;对于选择母乳喂养的感染产妇及其家人,要做好充分的咨询,指导其坚持正确的纯母乳喂养,且在整个哺乳期间必须坚持抗病毒治疗,喂养时间最好不超过 6 个月。

HIV 阳性孕妇所生儿童的随访:应为 HIV 感染孕产妇所生儿童提供常规保健、生长发育监测、感染状况监测、预防营养不良指导、免疫接种、艾滋病检测(包括抗体检测和早期核酸检测)等服务。应在出生后 48 小时、6 周及 3 个月进行 HIV 核酸检测,以便早期诊断。HIV 抗体检测在出生后 12 个月和 18 个月进行。核酸检测阴性而 18 个月时抗体阳性的 HIV 暴露儿童需在出生后 24 个月再进行一次 HIV 抗体检测。为了检测服用预防感染药物的安全性,出生后需进行血常规及肝功能检查作为基线评估的依据,之后监测的时间间隔取决于基线时肝功能和血常规的数值、孕龄、新生儿的临床状况、AZT 或 NVP 的剂量,以及其他药物的使用情况。

疫苗预防:2009 年美国和泰国合作研发的联合疫苗(称为泰国三期,又名 RV144),可将人体感染人类免疫缺陷病毒的风险降低 31.2%。尽管世界卫生组织与联合国艾滋病规划署(UNAIDS)对此项研究表示了极大的肯定,但由于疫苗的保护作用并不理想,因而此疫苗迄今并未广泛应用。尽管如此,各国研究人员也在穷尽各种方法进行疫苗研究,随着疫苗的研制获得突破性成功,加上药物治疗及社会预防措施,人类战胜艾滋病只是时间问题。

(庞琳)

参考文献

[1] 中国疾病预防控制中心. 全国艾滋病检测技术规范(2015 年修订版). 中国病毒病杂志,2016,6(6):401-427.

[2] World Health Organization. Consolidated guidelines on the use of antiretroviral drugs for treating and preventing HIV infection:recommendations for a public health approach-2nd ed[S/OL]. 2016.

[3] World Health Organization. Update of recommendations on first- and second-line antiretroviral regimens. Geneva,Switzerland:World Health Organization;2019.

[4] Panel on Antiretroviral Guidelines for Adults and Adolescents. Guidelines for the use of antiretroviral agents in adults and adolescents living with HIV. Department of Health and Human Services[S/OL]. 2018.

[5] European AIDS Clinical Society. EACS Guide lines (Version 9.0)[S/OL]. 2017.

[6] Panel on opportunistic infections in HIV-infected adults and adolescents. Guidelines for the prevention and treatment of opportunistic infections in HIV-infected adults and adolescents:recommendations from the Centers for Disease Control and Prevention,the National Institutes of Health,the HIV Medicine Association of the Infectious Diseases Society of America. 2018.

19 章

第24节 埃博拉出血热

埃博拉出血热(Ebola hemorrhagic fever)是由埃博拉病毒(Ebola virus)引起的急性传染病,从1976年首次识别该病至今在非洲中部和西部少数国家发生过至少34起暴发,报道34 350余例患者,14 820余例死亡。[1]该病病死率很高,危害很大,故应引起我国和全世界医务人员和有关部门的注意。

【病原学】 本病的病原体是埃博拉病毒,该病毒属于丝状病毒科(Filoviviradae),是一种负链RNA病毒,在电子显微镜下呈细丝状。该病毒是于1976年被发现,并以首次检测到该病毒的地点,非洲扎伊尔一条河的名称命名的。埃博拉病毒属(Ebolavirus)中迄今已识别的种有5个,包括扎伊尔埃博拉病毒(ZEBOV)、本迪布焦(Bundibugyo)埃博拉病毒(BEBOV)、苏丹埃博拉病毒(SEBOV)、雷斯顿(Reston)埃博拉病毒(REBOV)和科特迪瓦埃博拉病毒[1]。埃博拉病毒见于中非和西非的雨林。该病毒的毒粒含有7种结构蛋白,包括依赖RNA的RNA聚合酶、一个单一的大分子糖蛋白、两种核蛋白、一种基质蛋白、和一种与囊膜相关的蛋白质等。对此病毒基因组第六基因的序列分析表明,其基因排列与杆状病毒和副黏病毒相似,与马尔堡病毒(Marburg virus)十分相似。埃博拉病毒虽在形态与结构上与同一属的马尔堡病毒很相似,但在抗原性上无相关性,亦无交叉性血清学反应。埃博拉病毒和马尔堡病毒被分类为生物安全性四级(BSL-4)病原体和甲类因子范畴。万一有生物恐怖事件出现,各国政府需要有所准备。因此应当有针对这些病毒的防范措施,即使在无这些病存在的地区也要有所准备,并应当开发诊断、疫苗研究和治疗的方法。而建立这些疾病的实验动物模型是十分重要的。这些病毒都属于丝状病毒(filovirus)。其代表性的动物模型是恒河猴和短尾猴,虽然这些模型的使用因实际和伦理问题而受限,但其实际的效果被证明较好。对埃博拉病毒用过的动物模型包括非洲绿猴、短尾猴、恒河猴和狒狒。

【发病机制】 埃博拉病毒对组织和细胞的亲嗜性是由该病毒的糖蛋白 $GP_{1,2}$,宿主细胞表面的 $GP_{1,2}$ 附着因子和在细胞内 $GP_{1,2}$ 与 NPC 细胞内胆固醇转运蛋白1(NPC1,亦称尼曼-匹克C1蛋白)的结合决定的。人类的大多数细胞都能被感染,但单核巨噬细胞(例如肝内的库普弗细胞、巨噬细胞和小胶质细胞)以及树突状细胞是埃博拉病毒的主要靶细胞。这些细胞受感染后,可

能有利于病毒的进一步扩散并移行到局部淋巴结内、肝和脾脏内。在体外,受感染的巨噬细胞通过与该病毒的 $GP_{1,2}$ 结合而激活、分泌促炎细胞因子 IL-1β、IL-6、IL-8和肿瘤坏死因子(TNF)。这些细胞因子很可能引起更多对该病毒易感的巨噬细胞的募集到感染部位、最终导致内皮屏障的破坏。这将导致水肿和低血容量性休克[2]。体外研究表明,树突状细胞对埃博拉病毒感染的反应有部分抑制主要组织相容性抗原复合体二类反应的,表达组织因子和 TNF 配基超家族成员10(TNFSF10),过多产生趋化因子以及促炎细胞因子分泌的受抑制。这些与可能的顿挫型感染、细胞因子反应异常以及 TNFSF10 的分泌等,是淋巴细胞广泛死亡的关键原因。这种淋巴细胞的减少也可能是 EVD 患者对继发感染易感、低血压、弥漫性血管内凝血,以及最终发生多器官功能障碍综合征等 EVD 典型过程的原因。

【流行病学】 到目前为止,埃博拉病毒引起的病(EVD)唯一的传染源是患本病的病人,而且是在疾病极期的病人。已受该病毒感染但无活动性疾病表现的病人传播本病的可能性不大。对本病病原体在自然界中的来源尚不清楚。研究人员曾对取自流行区及其周围的多种野生动物的数千份标本进行测试,但未发现动物宿主。但已证实,猴类和猩猩对本病亦易感,因此这类动物感染此病毒后有可能成为本病的传染源(曾有一位瑞士的技术员因在象牙海岸对一只死于本病的猩猩进行尸检而染上此病)。对于家畜能否受埃博拉病毒感染的情况并不很清楚。狗和猪是已知能感染埃博拉病毒的家畜。狗中的感染率在流行时可达30%。对猪和猕猴可实验性地引起埃博拉病毒感染,但这些动物在自然感染中所起的作用,尚不清楚。狐蝠(fruit bat)已在被考虑是埃博拉病毒的天然宿主之一。本病以往的暴发流行似乎有一定的季节性,多在雨季在雨林地区发生。但有研究者注意到该病的最近几次暴发流行模式似乎有了变化,在一些非雨林地区和城市内也有发生[1]。

本病的传播方式主要是人对人直接的密切接触传播,一般不是通过气溶胶传播。接触感染的组织、体液或污染物也可以传播本病[2]。除血液和血液衍生物以外,曾有人从母乳、唾液、尿液、精液、脑脊液和眼的房水中分离出有传染性的埃博拉病毒;也有人用 RT-PCR 方法从羊水、泪水、皮肤拭子和粪便中检出了埃博拉病毒

（核酸）。在以往的暴发流行中曾频繁发生与患此病的重病人密切接触的医务人员和家属发生本病的情况。此外，将给本病病人用过的注射器（未经彻底消毒）用于其他病人，也曾引起本病的传播。本病病原体可能存在于恢复期病人的生殖道分泌物中，因此该病毒也可通过性接触传播。关于本病的易感人群，笔者尚未找到直接的资料，但似乎凡未得过本病的人对本病普遍易感。

以往的流行情况：本病已发生过 34 次暴发流行。最初两次都发生于 1976 年，分别在扎伊尔和苏丹东部发生。当时发病人数达 550 余人，死亡 340 人。第三次流行于 1979 年在苏丹发生，规模较小，34 人患病，死亡 22 人。第四次暴发流行是在 1995 年 4 月在扎伊尔的 Kikwit 市发生的。一例病人接受外科手术，其后手术组的人员出现病毒性出血热的症状。此后于 1996 年在非洲的象牙海岸、利比亚、加蓬和南非先后发生本病暴发。加蓬北部出现 24 例病人，17 例死亡。1996 年 10 月再次发生流行，17 例出血热病人中 10 例死亡。以上流行及 2007 年在乌干达的埃博拉出血热病例的发生和在加蓬和刚果共和国的再次发生，都与感染扎伊尔埃博拉病毒（ZEBOV）的大猩猩和猩猩的死亡率增高同期发生。该病在人类中的暴发与多个、无亲缘关系的，而且与死亡的大猩猩或猩猩接触相关。但在没有或罕见非人类灵长类动物的地区，如刚果民主共和国、乌干达以及苏丹的一些地区，在 2004 年，捕猎和进食狐蝠可能引起了埃博拉病毒对人类的最初传播。至 2013 年大多数 EVD 的暴发都源自中非，刚果民主共和国、加蓬和刚果共和国。从 2013 年后期到 2016 年初期埃博拉病毒造成了最大的暴发，从几内亚扩散到西非，造成了 28 650 以上病例和 11 320 多例的死亡[2]。除了西非以外，在刚果民主共和国的两个省正在发生（在 2020 年 1 月 28 日）的暴发是在病例数（3 418）和死亡人数（2 240）上第 2 位最大的暴发。埃博拉病毒感染的平均病死率在 43.8%。

【临床表现】 本病的潜伏期为 2 至 21 天，但多在 7 至 14 天。病人突然出现发热、寒战、头痛、肌痛、疲乏与食欲减退。随着疾病进展，出现呕吐、腹泻、排血样便。可有腹痛、胸痛、咽痛。发病数日后可出现斑丘疹样皮疹。病人出现凝血障碍，注射部位可出血不止，皮肤、胃肠道及其它内脏亦可出血。严重出血可导致休克及死亡。儿童患 EVD 后死亡的风险较高，年龄在 5 岁以下儿童死亡风险最大。但儿童中的 EVD 发病率较低；一种可能的解释是行为因素，如故意防止暴露于受感染的个体，和不同年龄易感性上的差异。妊娠妇女受感染后流产或死产发生的风险很大，而且受感染母亲的婴儿生存者罕见。

【实验室检查】 现场实验室诊断主要用逆转录 PCR 方法检测该病毒的 RNA。2014 年 WHO 号召使用"快速、敏感、安全和简便的埃博拉病毒检测试验"。常用的检测技术分为快速诊断试验（RDT），包括快速病毒抗原侧流（lateral flow）检测，有敏感度高于 PCR 者。基于 PCR 的检测试剂盒有由不同厂家生产的多种定性或定量检测用的产品。检测的标本多数是全血、血浆或血清以及口腔液体。也有将 RDT 与 PCR 技术联合使用的策略，并认为联合应用优于单用其中的任何一种。但也有人相信，随着技术的改进，RDT 试验有可能取代 PCR 方法。但是，一线医疗工作者需要接受相应的培训。当前首选的诊断试验还是针对埃博拉病毒的一种或一种以上基因的基于 PCR 的方法。在刚果民主共和国正在发生的暴发中，诊断依赖于 Cepheid Gene Xpert 平台，该技术是针对埃博拉病毒的 GP 和 NP 基因的。无论用哪个平台或技术，基于 PCR 的技术如果是只针对埃博拉病毒的一个基因，那么需要重复检测，而针对多个基因的则不需要重复。

无症状或少症状埃博拉病毒感染患者可能没有病毒血症，但在感染后达 3 周左右时间时可能有 IgG 或 IgM 抗体可检出。据文献报告，应用以基因工程方法制备的埃博拉病毒核心蛋白质羧基段 110 和 102 个氨基酸的肽为抗原，开发出检测埃博拉病毒 IgG 抗体的 ELISA 方法，具有很高的特异性和敏感性，对埃博拉病毒和马尔堡病毒感染具有很强的诊断意义。但有些患者可能不出现或推迟出现抗体反应，在这种情况下，基于 PCR 的方法对急性期患者最合适，可以从血液以外的标本，如羊水、母乳、眼内液、唾液、精液、粪便、汗液、泪水、尿液和阴道液等检出病毒 RNA，即使在血液标本开始转阴时也能检出。快速诊断试验（RDTs）尤其得到重视，包括病毒抗原蛋白和病毒核酸的逆转录 PCR（RT-PCR）检测[3]。因本病传染性强，作诊断检测的实验室必须具备严格防护设施和相应的措施。

【诊断】 本病的临床表现与其它病毒性出血热相似。诊断应结合流行病学资料、临床表现和实验室检查结果综合考虑，确定诊断须靠病原学或血清学诊断。用实验室方法从病人或可疑受感染者血液或其它临床标本中检测出埃博拉病毒的抗原、抗体或核酸或用病毒分离方法分离出此病毒即可确定诊断。WHO 和美国 CDC 都制定的 EVD 的病例定义，在万一遇到可疑病例时，对考虑诊断和隔离、处理有相当的实用意义。以下是美国 CDC 的病例定义：

- 具备以下两条的个体：①体温升高或有主观发热或有严重头痛、疲乏、肌痛、呕吐、腹泻、腹痛或无法解释的出血和②在 21 天内,症状出现之前有一种流行病学危险因素。

- 这种危险因素包括与患有或死于 EVD 的人的血液或体液(尿、唾液、汗液、粪便、呕吐物、母乳和精液)、被患有或死于 EVD 的人的体液污染了的物体(如衣物、床上用品、针和医用设备)、受感染的狐蝠或非人类灵长目动物(如猿和猴),以及从 EVD 恢复了的男性的精液(通过口、阴道或肛交)直接接触。

【治疗】

1. 抗病毒治疗 对于 EVD 至今尚无经过政府或地区管理部门批准的抗病毒疗法。对于不少被认为可能对 EVD 有效的药物已经进行过体外、动物模型体内和非随机对照的临床观察的评价。有的药物得到了紧急使用授权。一项单组临床研究未能证实 RNA 聚合酶抑制剂 favipiravir 的疗效,但似乎有降低病死率的趋势。在塞拉利昂进行的另一项单组试验观察了一种针对埃博拉病毒 VP35 和大蛋白 L 表达的小干扰核糖核酸制剂 TKM-130803 的疗效。结果与历史上的对照相比,未能提高生存率。但有研究者强调指出需要进行随机对照临床试验。

对非洲利比里亚发生的一项未事先计划的临床观察分析表明,抗疟药组合青蒿琥酯-阿莫地喹(artesunate-amodiaquine,AA)比首选抗疟药组合蒿甲醚-本芬醇(artemether-lumefantrine,AL)显著地降低确诊为 EVD 的患者死亡风险。当地遵循的 EVD 指南(包括 WHO 的指南)规定,凡疑似或确诊的 EVD 患者都要接受抗疟疾治疗,无论那些患者有无疟疾,都如此(对无疟疾者起预防作用)。当地的首选药是 AL,但因 EVD 病例增加得快,AL 的供应中断了 12 天。有关方面决定在此期间给 71 例患者服用另一种组合,即 AA 治疗。结果,用首选药 AL 的 194 例患者中 125 例死亡,用 AA 治疗的 71 例中 36 例死亡。经过调整的分析表明 AA 治疗与 AL 相比使死亡风险降低 31%。组合 AA 中的阿莫地喹在体外研究中显示有抑制埃博拉病毒的作用。另一项研究病例数比此项研究稍多,结果表明 AA 组合亦与死亡危险降低相关,但未达到统计学上的显著性[4]。

一项在利比里亚、塞拉利昂、几内亚和美国进行的一项随机对照的临床试验[5]中,72 例 EVD 患者被随机分为 2 组,两组均用当时(2015 年)的标准疗法治疗。试验组加用 ZMapp(是针对埃博拉病毒表面糖蛋白的三种单克隆抗体的混合制剂)治疗,每隔两天用药 1 次,每次 50mg/kg。主要终点是第 28 天时的死亡率。结果是试验组的死亡率为 22%,对照组的是 37%,差值为 15%,看起来试验疗法有益。但试验组的结果未达到预

先规定的后验概率阈值 97.5%。该研究预期纳入的病例数是 100 例,但因为新发病例数的降低,提前终止了研究,实际上纳入的是 72 例。另外,试验组 8 例死亡者中,7 例的死亡是在第 4 天之前发生的,即在未完成计划中的至少 3 次输入 ZMapp 的情况下发生了死亡。ZMapp 的使用未引起严重不良反应。该研究至少证实了用 ZMapp 进行随机对照临床试验是可行的。

PALM 研究的目的在于比较和评价 4 种治疗埃博拉病毒感染的药物疗效和安全性。该研究是于 2018 年 11 月在刚果民主共和国进行的一项随机对照的 2/3 期临床试验[6]。研究者将患者以 1:1:1:1 的比例分成 4 组,以 ZMapp 为对照,评价抗病毒药瑞德西韦(remdesivir)、单克隆抗体 mAb114(衍生自 1995 年 Kikwit EDV 暴发的一位刚果人生存者)或 REGN-EB3(三种鼠衍生,但完全人的单克隆抗体混合剂)。主要终点是第 28 天时的死亡率。次要终点是在至首次埃博拉病毒核酸转阴的时长方面的有效性。在 2019 年 8 月,对 681 例患者所作的一项中期分析显示 REGN-EB3 和 mAb114 组的死亡率(分别为 33.5% 和 35.1%)显著低于 ZMapp 组(49.7%,P=0.002,0.007)或瑞德西韦组的生存率,因而提前停止研究。在 ZMapp 和瑞德西韦组之间未见生存率差异。有 4 项严重不良反应被判断可能与试验药物相关。结论是 REGN-EB3 和 mAb114 在减少 EVD 造成的死亡方面优于 ZMapp。本研究也表明,在疾病暴发期间可以进行科学上和伦理学上良好的临床研究,并可以帮助取得应对暴发的信息。

恢复期血浆、血清或埃博拉病毒特异性 IgG 抗体的使用,未能引起死亡率的降低,未显示对患者有生存效益。恢复期血浆的使用曾引起严重呼吸窘迫综合征。

2. 支持治疗 对本病应采用全面对症、支持疗法。对病人必须进行严格的隔离。隔离的方法称做"屏障技术"(barrier technique)。其内容包括:①医护人员在检查治疗病人时必须穿、戴隔离衣、口罩、手套和护目镜;②严格限制探视病人;③可丢弃用品在使用之后应焚毁处理;④一切重复使用的用品在用前须消毒处理;⑤因为本病病原体易被消毒剂破坏,所有的硬表面(如桌面、地板等)均应用消毒剂擦拭清洁。

对病人的一切治疗护理均应尽可能避免创伤性操作。对病人要谨慎地保持液体供给,做到既保证供给,又避免心肌损伤或影响肺血管的通透性。可补充凝血因子和血小板。只有当存在弥散性血管内凝血(DIC)的实验室证据并且有足够的血液学检查、监测支持时才应考虑用肝素或其他针对 DIC 的疗法。

EVD 患者可能因呕吐、腹泻、进食减少等而脱水，严重时可造成低血容量性休克。因此，应及时补充液体。早期可口服补液，呕吐严重、不能口服者须经静脉内途径补充液体，包括晶体液和胶体液。应采用恰当的对症治疗，如镇吐剂和止泻药的使用等等。静脉内途径，对多数病例用外周静脉即可，必要时建立中心静脉输液途径。对出血并发症可用血液制品，但应区分患者是处于高凝还是低凝状态，采用有针对性的疗法。

患者可能出现各类并发症，包括脑炎、脑膜脑炎、脑病，出现谵妄、躁动。可用恰当的镇静剂和其他相关治疗措施。对于重症患者，应有预先制订的重症监护计划和措施，配备适当的重症监护治疗设备和人员。一切操作中都要考虑医护人员暴露于气溶胶和患者体液的可能和防止暴露的方法。例如气管插管要用视频喉镜等[2]。

对患者的排泄物和体液浸染的物品，一定要严格管理，进行严格的消毒处理。

【预防和控制】 对病人进行就地严格的隔离，并采取上述各条防护措施，对控制本病蔓延是有效的。对曾经发生本病流行的地区进行人员进出方面严格的管制，对从疫区来的人员进行严格的检疫是必要的。

近几年针对埃博拉病毒的疫苗开发研究比较多。所研究的疫苗种类包括：①减毒疫苗；②DNA 疫苗；③病毒样颗粒疫苗；④病毒样复制子颗粒疫苗；⑤埃博拉病毒疫苗的逆向遗传学系统（reverse genetics system for EBOV vaccine）；⑥基于植物的疫苗和抗体，以及⑦重组病毒载体疫苗[7]。减毒疫苗有用加热或甲醛灭活的埃博拉病毒疫苗，在豚鼠模型中对埃博拉病毒感染有保护作用，而且将该疫苗与干扰素和免疫血浆等联用，曾经救活了一位从事埃博拉病毒科学家的生命。但灭活疫苗未能保护非人类灵长目动物[7]。其他类别的疫苗，第②至⑥，虽然都有一定程度的进展，但或者还未到临床试验阶段，或者初步临床研究表明效果还不理想。已经通过临床试验证实对人类研究对象有良好保护作用的，只有第⑦类，重组病毒载体疫苗。

一项 2 期临床试验在 1 500 名成人中评价了两种埃博拉病毒疫苗的安全性和免疫原性[8]；一种是以猩猩腺病毒 3 为载体的疫苗（ChAd3-EBO-Z），另一种是重组水疱性口炎病毒为载体的疫苗（rVSVΔG-ZEBOV-GP）。这两种疫苗在接种后 1 个月时抗体反应发生率分别为 70.8% 和 83.7%，在 12 个月时分别为 63.5% 和 79.5%，而安慰剂组 1 个月和 12 个月时分别是 2.8% 和 6.8%。（两项比较 P 均<0.001）。12 个月时 3 个组的严重不良反应发生率分别是 8.0%，9.4% 和 11.8%，彼此比较接

近。因此可以认为这两种疫苗安全性可接受，接种后产生的抗体反应可持续至少 1 年。2019 年 10 月，欧洲药品管理局批准了上述重组水疱性口炎病毒载体疫苗即 rVSVΔG-ZEBOV-GP 有条件上市授权，其后不久 2019 年 11 月和 12 月欧洲委员会和美国食品药品管理局先后批准该疫苗用于预防 EVD[2]。

另一种重组病毒载体疫苗，重组腺病毒 5 型载体埃博拉病毒疫苗（Ad5-EBOV）接种后 28 天抗体反应率达 96%，但到接种后 168 天时反应率降至 76%。该疫苗的 1 期和 2 期临床试验分别在我国和塞拉利昂进行。我国根据在非人类灵长目动物中的攻击试验和 2 期临床试验数据，已经批准该疫苗可用于暴发埃博拉病毒疾病时紧急使用[9]。

在欧洲进行的一项 2 期临床试验评价了三种不同的两剂异源免疫方案（heterologous regimen）的安全性和免疫原性。疫苗分别是以腺病毒 26 型为载体的 Ad26. ZEBOV 疫苗和非复制、重组修饰的安卡拉痘病毒为载体的疫苗 MVA-BN-Filo。研究的设计是随机、观察者盲化、安慰剂对照的 2 期临床试验，在法国和英国进行。参与者为 18~65 岁的健康成人 400 多例。主要结局是安全性项目，次要结局是免疫原性。研究过程中有 2 例参与者出现严重神经系统不良事件，其中一例被认为可能与疫苗接种相关。研究曾暂停。研究的结论认为这种两剂异源方案免疫接种是安全的、耐受良好、有免疫原性，接种后产生的体液和细胞免疫持续 1 年。该研究取得的数据综合起来支持疫苗接种方案预期的预防该病的指征[10]。

（照日格图）

参考文献

［1］RUGARABAMU S，MBOERA L，RWEYEMAMU M，et al. Forty-two years of responding to Ebola virus outbreaks in Sub-Saharan Africa：a review. BMJ Glob Health. 2020；5（3）：e001955.

［2］JACOB ST，CROZIER I，FISCHER WA 2nd，et al. Ebola virus disease. Nat Rev Dis Primers. 2020；20；6（1）：1-31.

［3］TEMBO J，SIMULUNDU E，CHANGULAK et al，Recent advances in the development and evaluation of molecular diagnostics for Ebola virus disease. Expert Rev Mol Diagn. 2019；19（4）：325-340.

［4］GARBERN SC，YAM D，ALUISIO AR，et al. Effect of Mass Artesunate-Amodiaquine Distribution on Mortality of Patients With Ebola Virus Disease During West African Outbreak. Open Forum Infect Dis. 2019；6（7）：ofz250.

［5］PREVAIL II Writing Group，Multi-National PREVAIL II Study Team，Davey RT Jr，et al. A Randomized，Controlled Trial of ZMapp for Ebola Virus Infection. N Engl J Med. 2016；375（15）：1448-1456.

［6］ MULANGU S，DODD LE，DAVEY RT Jr，et al. A Randomized，Controlled Trial of Ebola Virus Disease Therapeutics. N Engl J Med. 2019；381（24）：2293-2303.

［7］ DHAMA K，KARTHIK K，KHANDIA R，et al. Advances in designing and developing vaccines，drugs，and therapies to counter ebola virus. Front Immunol. 2018；9：1-27.

［8］ KENNEDY SB，BOLAY F，KIEH M，et al. Phase 2 Placebo-Controlled Trial of Two Vaccines to Prevent Ebola in Liberia.

N Engl J Med 2017；377：1438-1447.

［9］ HENAO R，AM. Updateon candidate Ebola vaccines：available data on immunogenicity，efficacy and safety. 2018.

［10］ POLLARD AJ，LAUNAY O，LELIEVRE JD，et al. EB-OVAC2 EBL2001 study group. Safety and immunogenicity of a two-dose heterologous Ad26. ZEBOV and MVA-BN-Filo Ebola vaccine regimen in adults in Europe（EBOVAC2）：a randomised，observer-blind，participant-blind，placebo-controlled，phase 2 trial. Lancet Infect Dis，2021，21（4）：493-506.

20 | 第二十章
细菌感染性疾病

第 1 节 概述

广义的感染性疾病(infectious disease)包括所有的由病原微生物感染导致的疾病,病原有病毒、细菌、寄生虫等,感染性疾病都具有传染性,只是强弱不同。通常说的传染病(communicable disease)是感染性疾病中可以引起暴发流行的传染性较强的几种。感染无处不在,无时不在,儿科领域的各个专业都会存在感染的问题。

一、细菌感染性疾病的现状及变化

20 世纪,随着生活水平的提高和科技的进步,尤其是疫苗与抗生素的研发和使用,威胁儿童健康最大的感染性疾病得到有效控制。人们普遍认为目前疾病谱已经发生变化,感染性疾病似乎已经变得不重要了,先天遗传性疾病、肿瘤、意外伤害和一些慢性疾病逐渐成为儿童主要的疾病,事实并非如此。2019 年的全球死亡原因调查显示 49.2% 的 <5 岁儿童死于感染性疾病,其中肺炎、腹泻和疟疾占全部死亡病例的 1/3 以上[1]。肺炎仍是我国 <5 岁儿童死亡的第 1、2 位原因,死亡病例大多有细菌感染。原有的感染性疾病基本上没有消失,疫苗可预防性疾病只是发病率明显降低而已,如百日咳、麻疹、结核等在全国范围内仍然存在,并时有流行。抗生素的广泛使用降低了细菌感染引起的死亡率,但同时也为耐药细菌的产生和传播创造了条件。近几年来,耐万古霉素肠球菌(vancomycin resistant *enterococcus*,VRE)和耐甲氧西林金黄色葡萄球菌(methacillin resistant *Staphylococcus aureus*,MRSA)等"超级细菌"在许多国家现身并导致多人死亡,已经引起人们极大关注[2]。

病原体在与人类的不断斗争中发生着变化,原有的不断变异,如卡介苗使用后非典型分枝杆菌感染增多;百日咳患儿分离的菌株与制备疫苗使用的菌株分子生物学特性已经不同;使用 b 型流感嗜血杆菌及肺炎链球菌蛋白结合疫苗后,出现了血清型替换(serotype replacement)现象[3],即 b 型流感嗜血杆菌疫苗使用后,其他血清型(a、c~f)感染增加,肺炎链球菌蛋白结合疫苗使用后非疫苗相关血清型如 19A、22F 和 33F 型增加,肺炎链球菌某一血清型内还有克隆群的替换现象。而且,致病菌谱也随着抗生素和疫苗的应用发生相应改变。比如,败血症在 20 世纪早期多由链球菌引起,后来多为葡萄球菌,尤其是表皮葡萄球菌较多,还有一些其他条件致病菌,如大肠杆菌和铜绿假单胞菌等。此外,新的感染性疾病不断出现,新的疫苗不断研制成功并应用,需要我们去探索。

越来越多资料表明,一些慢性疾病与感染有关。某些肿瘤与病毒感染有关早为人知,如人乳头状瘤病毒与食管癌、乳腺癌和卵巢癌有关,EB 病毒与鼻咽癌有关等。细菌感染与许多其他疾病的关系也引起广泛关注,如幽门螺杆菌与胃癌、肺炎衣原体感染与哮喘、动脉粥样硬化和关节炎的关系;链球菌感染与肾小球肾炎和风湿病的关系等等。另外细菌可能还与某些自身免疫及变态反应性疾病有关,如川崎病可能与葡萄球菌、链球菌等感染后释放超抗原引起异常免疫反应有关,新生儿时期肺炎链球菌的携带与哮喘发病有一定关系。因此,在临床关注感染性疾病的同时,必须了解这些相关疾病,才能更有效地预防这些慢性疾病,降低疾病的危害。

我国临床医师并不重视细菌性疾病的病原诊断,必须注意纠正。忽视病原学诊断与滥用抗生素互为因果,造成恶性循环。表 20-1 列出了常见各类感染常见的致病菌。

表 20-1 儿童感染的致病菌

感染类型	常见致病菌	较少见致病菌	少见但严重致病菌
皮肤和皮下组织感染	金葡菌,A 族链球菌	流感嗜血杆菌,奈瑟球菌	厌氧菌,铜绿假单胞菌
伤口感染	金葡菌,大肠杆菌及其他革兰氏阴性杆菌	A 族链球菌	厌氧链球菌,梭状芽孢菌
鼻炎	金葡菌,肺炎链球菌	A 族链球菌,流感嗜血杆菌	
咽、喉炎	A 族链球菌	奈瑟球菌,流感嗜血杆菌	白喉棒状杆菌

感染类型	常见致病菌	较少见致病菌	少见但严重致病菌
气管支气管炎	肺炎链球菌	流感嗜血杆菌	百日咳鲍特菌
肺炎	肺炎链球菌,流感嗜血杆菌,支原体与衣原体	金葡菌,卡他莫拉菌,A 族链球菌	结核杆菌,革兰氏阴性杆菌
肺脓肿	金葡菌,厌氧链球菌,梭状杆菌,脆弱杆菌	肺炎链球菌,克雷伯产气杆菌	
肠道感染	沙门菌,志贺菌,大肠杆菌和其他肠道菌,空肠弯曲菌	铜绿假单胞菌,变形杆菌,产气单胞菌	金葡菌(食物中毒及肠炎)
肝及胆道感染	大肠杆菌	克雷伯菌,脆弱类杆菌,沙门菌	金葡菌
泌尿道感染	大肠杆菌,克雷伯菌,变形杆菌和肠球菌属	肺炎链球菌,厌氧链球菌	铜绿假单胞菌
心内膜炎	草绿色链球菌,金葡菌,肠球菌	肺炎链球菌,厌氧链球菌	铜绿假单胞菌
脑膜炎	脑膜炎球菌,流感嗜血杆菌,肺炎链球菌,新生儿时期常见金葡菌及大肠杆菌	A 族链球菌,金葡菌,克雷伯菌,变形杆菌,隐球菌	结核分枝杆菌,新生儿时期为B 族链球菌
败血症	葡萄球菌,大肠杆菌,新生儿为 B 族链球菌	克雷伯菌,变形杆菌,厌氧菌	

20章

二、细菌感染性疾病的实验室诊断

感染性疾病均有其特异病原微生物,病原学诊断即病原体的检出是确诊的主要依据,本章实验室诊断主要阐述细菌病原学诊断。

1884 年德国学者科赫(Robert Koch) 发表了认定细菌病原的法则:①在同一疾病中能发现同一种病原菌;②能从这种疾病患者身上分离出此病原菌,并可获得纯培养;③这种纯培养接种到易感动物能引起相同的疾病;④能从感染的实验动物中重新获得病原菌纯培养。随着科学进展,发现此法则过于偏重病原体的致病作用,忽视了机体的防御机制和机体对病原微生物的反应。因此,有人在此四项法则的基础上加了一条:感染后机体有特异性抗体增高。同时有些病原微生物只能感染人,不能感染动物;有的病原微生物迄今尚不能纯培养。尽管如此,这一法则在确定某一新的病原体时,仍有其指导意义。

近二三十年来,免疫学发展突飞猛进,不但使人们对抗感染免疫机制有了一个较全面的认识,而且为病原学诊断提供了新的、快速而特异的方法。病原体入侵人体后,一方面其本身所具有的抗原物质刺激人体产生免疫反应,血清或其他体液中出现特异性抗体,可被已知抗原检出。另一方面,由于病原体被机体免疫防御功能、药物和其他因素杀死而大量释放其所含的抗原物质,这些抗原物质进入血流中,或直接由病原体分泌后排泄到血和尿中,使用已知抗体可以检测血液和其他体液中的抗原。

以 DNA 重组技术和单克隆抗体技术为标志的生物技术在医学科学领域的应用,有助于阐明疾病的分子机制,改进诊断方法。质粒 DNA 指纹分析方法、单克隆抗体应用、PCR 基因扩增、限制性内切酶片段长度多态性(RFLP)、核酸酶、抗体酶和毒素等,均可用于感染性疾病的诊断[3,4]。

实验室检查对感染性疾病的诊断有其特殊意义。病原体的直接检出和分离培养成功可以直接确定诊断;用分子生物学方法和免疫学方法检测特殊抗原及特异抗体则可提供重要的诊断依据,并可早期诊断。

(一)病原体的检出

1. **病原体的直接检出** 很多感染性疾病可以通过显微镜直接检出病原体而确诊,这些病原体都有其形态学特征而易于鉴定。脑脊液涂片查病原菌对脑膜炎早期诊断有帮助。革兰氏染色可以直接看到细菌,如在痰液中找到肺炎链球菌、在尿液中找到肠道杆菌、在脓液中发现葡萄球菌等。但由于染色和形态变异,有时确定何种细菌有一些困难,检测结果受操作人员技术水平的影响。

2. 病原体分离 致病菌通常可以通过培养基进行人工培养分离。用以分离病原体的检材可以采集自不同的体液及排泄物,如血、尿、粪、脑脊液、痰、骨髓、皮疹等。采集标本应注意病程,有无使用抗生素等情况。根据待检病原体的种类,标本应保存在不同条件下和不同的转运液中,并及时送相关实验室。病原体的分离、培养和纯化是一门非常专业的技术,它随病原体的不同而异。从患者身上(尤其从血、脑脊液等无菌部位)得到纯种的病原体一般被认为是诊断"金标准",是感染性疾病最可靠的病原学诊断依据和必不可少的诊断手段。但是它需要的时间较长,不利于早期诊断和及时治疗。一旦怀疑细菌感染,首先要取临床标本做细菌培养,再开始抗生素的经验治疗,待细菌培养结果报告后再调整抗生素的使用。必须强调滥用抗生素会降低细菌培养的阳性率。

20世纪70年代以来,微生物学家和工程技术人员密切合作,发明了许多自动化仪器,其基础是光散射与发光技术、色谱技术、电气与电子技术、免疫技术与放射技术等物理和化学方法。同时,根据细菌的不同生物学性状和代谢产物的差异,逐步发展了微量快速培养基及微量生化反应系统,并使之系统化和标准化,已有成套商品供应。这样,使微生物实验室由原来缓慢、烦琐和手工操作改变为快速、简易、自动化与机械化,在细菌检测与抗生素敏感试验方面取得很大进展,国内不少医院已引进这些细菌检验的自动设备。这些自动化系统与微型化设备都是建立在常规细菌学检查的基础上,并不能完全取代手工操作。因为在有些情况下,后者更为准确可靠。

(二)特异性抗原检测

细菌入侵机体后,在体内生长繁殖,同时被机体免疫系统杀灭、崩解,感染部位、血及体液中存在细菌的成分,如蛋白质、多糖等。病原体的成分通常可以刺激机体产生相应抗体,因而称为抗原。不同的细菌,其抗原是不同的,它有种属及型特异性,是血清型分型的依据。同时,如果能用免疫学方法检测某种细菌的特异抗原,等于找到这种细菌在体内存在的直接证据。因为免疫学检测方法简单快速,可在当日得到结果,常常用于早期诊断,尤其在细菌直接分离培养不成功的情况下更有帮助。例如化脓性脑膜炎时检测流感嗜血杆菌、肺炎链球菌和脑膜炎球菌特异抗原对诊断有很大帮助。

近年来,国外抗原检测的方法很多,进展很快,已有不少商品试剂盒出售,并有这方面的专著问世。最常用的方法是对流免疫电泳(counter immunoelectrophresis,CIE)、协同凝集试验(coagglutination,COA)和乳胶凝集试验(latex agglutination test,LAT)。免疫荧光技术(immunofluorescence assay,IFA)、酶联免疫吸附测定(enzyme-link immunosorbent assay,ELISA)、斑点-免疫试验(immunospot assay)和放射免疫测定(radio immunoassay,RIA)统称免疫标记(immunolabel)技术,比较敏感。国内还有用间接血凝试验来测定抗原的报告。

1. 沉淀试验 目前常用的是CIE,其原理是用电流来加速放置于阴极的抗原和放置于阳极的抗体向相反方向扩散,在相遇处产生可见沉淀的技术。它的敏感性虽不及LA和COA,但其特异性好,经济实用,只要有电泳仪的单位均可开展。根据我们的经验,可测b型流感嗜血杆菌荚膜多糖PRP的最低浓度达$5 \sim 30 ng/ml$,其敏感度已足以对大多数感染性疾病病原体作出诊断。

2. 凝集试验

(1)LA:是用乳胶颗粒作载体结合已知抗体检测抗原的一种凝集试验。抗体结合方式可以是被动吸附或化学结合。它操作简便快速,不需特殊仪器设备,敏感性也很高,但其特异性不如CIE,标本经加热等处理可减少假阳性的发生。目前已经有市售的肺炎链球菌、链球菌分类、淋球菌和脑膜炎球菌(A、B、C、Y型)等检测试剂盒。

(2)COA:是用金葡菌表面存在的蛋白A能结合IgG的Fc段的原理,来结合已知抗体,用以检测未知抗原的一种凝集试验。它具有快速简便的优点,敏感性介于CIE与LA之间,特异性与LA相近,标本亦需经处理。现有的SPA-COA试剂盒可以用于鉴定肺炎链球菌、溶血性链球菌、沙门菌、淋球菌和脑膜炎球菌等。

3. IFA 应用荧光素标记的抗体,与相应的抗原结合,在荧光显微镜下可见免疫荧光。IFA有直接法(抗原+荧光抗体)、间接法(抗原+抗体+抗IgG荧光抗体)、补体法(抗原+抗体+C3+抗C3荧光抗体)。应用直接法检测血、痰中的病原体,可以在1小时内出报告。

4. ELISA 同IFA原理相似,是用酶显色代替荧光素标记抗体。因其敏感性高、特异性强等被广泛使用,已用于鉴定军团菌、肺炎链球菌等多种抗原,还可以测定抗体等。

5. 斑点-免疫试验 该方法是以硝酸纤维素膜(nitrocellulose membrane,NC膜)为固相载体,将抗原或抗体吸附到NC膜上,经干燥、封闭后加入待检标本,标本中如有相应的抗体或抗原与之形成免疫复合物,再加入酶标或金标抗体,形成肉眼可见的斑点。方法简便快速,数分钟可以出结果,可用于检测淋球菌及梅毒抗原等。

抗原检测中 CIE 较为特异,LA 和 COA 较为敏感。优点是能快速为临床提供病原诊断依据,缺点是不能做抗生素药敏试验,时有假阳性发生,必须引起注意。假阳性的主要原因是非特异性反应与交叉免疫反应。标本预先处理可减少非特异性反应。感染部位检出抗原对诊断价值最大,血和尿中查到抗原要除外其他部位相应感染的可能。由于尿容易获取,并可经浓缩提高阳性率,是很有价值的标本来源。感染控制后尿中抗原可持续存在 2 周以上,这一点在诊断时也应考虑。并应排除疫苗接种后的抗原阳性。

(三)特异性抗体检测

病原体入侵后,早期血清中并不产生抗体或产生不多,主要为 IgM,且持续时间较短。后期或恢复期则产生抗体较多,以 IgG 为主,持续时间较长。近期感染过某一病原体,或接受过该病原体的疫苗,可以有特异性抗体升高。过去感染过某一病原体,再感染另一病原体时,也可因"回忆反应"而使原来的那种抗体升高,但通常升高幅度不大。因此,在急性期和恢复期取双份血清检测其抗体水平,若有阳转或升高 4 倍以上常有重要诊断意义。但小于 6 个月婴儿抗体产生能力较差,易呈假阴性结果。

常用于细菌抗体检测的方法有凝集试验、免疫荧光试验、放射免疫测定、酶联免疫测定和皮内试验等。它们可定性、定量或半定量检测抗体水平。

1. **凝集试验** 原理如上,它可以检测抗原也可以检测抗体。分为直接与间接两类。直接凝集试验是指细菌、螺旋体等整个病原体作为抗原,在适当的条件下,可直接与相应抗体结合而出现凝集现象,如检测伤寒、副伤寒和斑疹伤寒的肥达反应和外斐反应。间接凝集试验又称被动凝集试验,是将已知病原体的可溶性抗原吸附到载体颗粒上,当相应抗体存在时即可产生凝集反应。通常用颗粒包被已知抗原来测抗体的间接凝集又称正向间接凝集试验;上述包被已知抗体来检测抗原的间接凝集试验则称反向间接凝集试验。载体颗粒不同,又有不同的试验:如包被抗原的载体为红细胞,则为正向间接血凝试验;如包被抗原的载体为乳胶颗粒,则为正向乳胶凝集试验;将抗原吸附在活性炭微粒上,则为炭凝试验。这些试验用于钩端螺旋体病、流行性脑脊髓膜炎、囊虫病等的抗体检测。协同试验很少用于检测抗体。还有一种间接凝集抑制试验,多用于病毒抗体检测。

2. **免疫荧光试验** 用荧光标记后既可测抗原,也可测抗体。可以用间接法检测患者的抗体,如抗结核分枝杆菌、军团菌、支原体、衣原体和麻风杆菌的抗体等。WHO 推荐的梅毒诊断试验即梅毒荧光抗体吸收试验(FIT-ABS),也是间接法 IFA。

3. **放射免疫测定(RIA)** 用放射性同位素标记已知抗原来测相应抗体。其特异性与敏感性都很好,国外有实验室用于检测 b 型流感嗜血杆菌等细菌抗体。但它对设备条件有一定要求,标记抗原需要一定技术。

4. **ELISA** 同样可以用于检测抗体。因其有灵敏度高和快速简便的优点,可用于几乎所有感染性疾病的诊断,目前市售的试剂盒可以检测多种细菌的抗体。

5. **皮肤试验** 用特异性抗原作皮内注射,通过皮肤的反应来了解受试者对该抗原的变态反应。严格地说,它不仅是抗原抗体反应,而且有多种机体体内免疫机制的参与。结核感染的 OT 试验、白喉的锡克试验、猩红热的狄克反应等均属此类。

6. **其他** 可通过免疫学方法或其他方法标记,用组织化学或电镜来观察,找到病原体的依据。它需要设备与技术,一般不作为常规。用单克隆抗体作为鉴别病原微生物的种、型或亚型,其特异性强,不会发生交叉反应。

(四)分子生物学检测

近年来分子生物学突飞猛进,质粒 DNA 指纹分析方法(plasmid DNA fingerprinting)、核酸杂交法(nucleic acid hybridization)和聚合酶链反应(polymerase chain reaction,PCR)等技术在感染性疾病病原学诊断中应用越来越广。其中 PCR 技术对多种病原体的诊断很有价值,特异性与敏感性均很高,其技术要求较高,对仪器设备和试剂有一定要求,因此应注意试剂的来源与质量,认真正确地选择与制备引物,尤其要尽量避免污染的发生,才能得到正确的病原学诊断结果。基于 DNA 探针的技术方法发展迅速,但因其存在很多技术问题,尚未进入常规实验室。多重巢氏 PCR、实时荧光定量 PCR 法、恒温核酸扩增技术等多种分子生物学技术可以实现多种病原体的快速检测,作为传统病原体培养的补充,不断提高感染性疾病的病原诊断的速度和准确性。

(五)其他检查

一般实验室检查,如血、尿、粪便常规检查和生化检

20章

查,对感染性疾病的诊断有帮助。血常规检查中以白细胞计数和分类的用途较广。白细胞总数增多、中性粒细胞增多,尤其是核左移常见于化脓性细菌感染如细菌性脑膜炎、败血症和细菌性肺炎、猩红热等。部分患者入院时白细胞在正常范围或稍低,可能预后不佳。红细胞与血红蛋白在重症患者可减低。某些革兰氏阴性杆菌感染往往白细胞总数升高不明显甚至减少,如布鲁氏菌病、伤寒与副伤寒等。嗜酸性粒细胞减少则见于伤寒。冷凝集试验对支原体感染也有一定的帮助。

其他常用的检查还有四氮唑蓝试验(nitroblue tetrazolium,NBT)、C反应蛋白(C-reactive protein,CRP)、前降钙素(procalcitonin,PCT)及多种细胞因子(cytokines)的测定等。细菌感染时,中性粒细胞的NBT常呈阳性。CRP、PCT升高可以提示细菌感染,与WBC计数等综合考虑可以增加临床诊断的可靠性。细菌感染时,白细胞介素6(IL-6)和肿瘤坏死因子(TNF)等细胞因子升高。

感染全过程处在与机体免疫系统的不断相互作用之中。血清免疫球蛋白(serum immunoglobin)降低常见于各种先天性免疫缺损,这类患儿易发生各种病原体感染;升高者则见于慢性肝炎和黑热病。T细胞亚群(T cell subsets)检测可了解细胞免疫方面的功能,细胞因子方面的研究更多。但这些都不是特异性诊断。

诊断感染性疾病也常应用各种先进的临床技术。如乙状结肠镜常用来诊断慢性痢疾和血吸虫病;X线检查常规用于诊断肺部炎症和肺吸虫病;超声波技术用于诊断脏器的炎症和脓肿,CT对化脓性脑膜炎并发脑脓肿及脑囊虫病的诊断有很大帮助,磁共振技术甚至可以用于细菌结构的化学分析,如磷酸、焦磷酸和磷酸酯等的测定。

三、抗生素滥用和细菌耐药问题

目前国内儿科抗菌药物使用率高。对于儿科应用抗菌药物,无论是临床医师还是患儿家长都存在着认识上的误区,即不管患儿病情轻重,在没有明确诊断之前就应用抗菌药物,把抗菌药物作为一种万能药物来应用,使无指征用药的现象愈演愈烈。儿科广谱、高级抗生素使用多。目前一些临床医生错误地认为,抗生素愈新、价格愈贵、抗菌谱愈广,疗效愈好。这种用药方法忽略了不同抗生素的作用特点及同类品种抗生素之间的差别。目前,临床医师不合理使用广谱抗生素,不仅增加了药物副作用,还使细菌的耐药性增强。应根据标准指南及结合当地细菌耐药情况经验性选择使用抗生素,

在应用抗生素之前尽可能获取标本送检培养,根据临床标本的细菌培养结果选用敏感且最窄谱的抗菌药物。国内儿科抗菌药物联合用药比例高。联合用药的目的是发挥药物协同作用,提高疗效减少不良反应,并延迟或减少耐药菌株的出现。但抗生素的联合应用必须严格掌握适应证,抗生素的滥用易导致耐药菌株产生,亦可使不良反应增加,甚至发生二重感染,给临床治疗带来极大困难。

近年来,细菌的抗生素耐药(antibiotic resistance)已成为一个全球性的问题,越来越多的细菌出现耐药,其耐药水平也越来越高。目前结核分枝杆菌耐药使结核病死灰复燃,肺炎链球菌耐药几乎使治疗此菌引起的呼吸道和中枢神经感染的第一线药物疗效尽失。由于多重耐药的发生,往往对付耐甲氧西林金黄色葡萄球菌(methicillin resistant Staphylococcus aureus,MRSA)的抗生素只有万古霉素有效,而对万古霉素中间金黄色葡萄球菌(vancomycin intermediate Staphylococcus aureus,VISA),甚至耐药葡萄球菌(vancomycin resistant Staphylococcus aureus,VRSA)已经在日本与美国出现;近年来还有不同地区出现其他的"超级细菌",引起人们的恐慌。要对付细菌耐药性的挑战,临床医生和临床微生物学家的合作起着关键性的作用。临床微生物实验室在指导细菌感染性疾病的治疗上起了很重要的作用,不仅因药敏结果来自实验室,且各实验室认真细致的工作积累,为全球范围提供大量细菌耐药性数据,可及时准确报告耐药趋势,并对耐药性进行监控。对临床合理使用抗生素有指导意义。

耐药大多发生在滥用抗生素(abuse of antibiotics)的基础上。研究表明,一个单位或地区的某种抗生素耐药率的多少与该单位/地区这种抗生素的使用频度成正比。耐药菌株可以从一个地区/国家传到另一个地区/国家,甚至从动物传到人。我国不仅城市滥用抗生素情况严重,农业上动物饲养使用抗生素也非常普遍,因此,细菌耐药率非常之高。首都医科大学附属北京儿童医院监测发现,国内肺炎链球菌耐青霉素株已达75%,耐红霉素株更是高达90%以上,某些地区高达100%,多重耐药菌株比例逐年升高;虽然A族链球菌和B族链球菌对青霉素与头孢菌素类还都敏感,但对红霉素耐药已达90%左右;脓疱疮患儿分离的金黄色葡萄球菌中MRSA所占比例逐年增高,目前已达30%~40%,而且多重耐药也很普遍。近年来,我国耐碳青霉烯肠杆菌科细菌(CRE)的分离率有逐年上升趋势,儿科尤为严重,近年来儿童CRE分离率持续升高,高于成人监测结果。针对CRE的治疗药物选择十分有限。这些表明,国内

临床致病菌的抗生素耐药问题日趋严重,应引起我们的重视。

细菌对抗生素的耐药机制是很复杂的问题。总的来说,一种为固有的或先天的非获得性的耐药,是由细菌染色体基因决定、代代相传的,较为稳定;另一种为获得性耐药(细菌从外界获得的耐药性,多为质粒介导的耐药)。固有耐药有种属特异性,如多数革兰氏阴性杆菌对万古霉素和甲氧西林耐药,肠球菌耐头孢菌素,厌氧菌耐氨基糖苷类等。质粒介导的耐药易于传播,在临床上尤为重要。目前研究表明,细菌获得性耐药的生化机制主要有:①灭活作用,即通过修饰或水解作用破坏抗生素的活性;②靶位变异,与抗生素结合的有效部位变异使药物不敏感而细菌生理功能正常;③药物累积不足,细菌膜蛋白功能改变,破坏药物吸收或增加药物泵出;④旁路产生,抗生素虽与靶位结合,但靶位的生理作用已被某种新生成分代替。前两种是主要机制和近来研究的热点。

一个耐药株可以同时具有多种耐药机制。如葡萄球菌四环素耐药可有靶位改变和药物主动外流增加;喹诺酮类耐药可有靶位改变和膜通透性改变;最典型代表是 MRSA,其耐药基因 mecA 为编码 78 000 的 PBP2a'分子,与 β-内酰胺酶类抗生素耐药有交叉,所以即便头孢类抗生素体外药敏试验敏感,体内也一般无效。

临床医生应了解,单一的抗生素敏感试验(antibiotic susceptibility test)往往是不可靠的。只有将传统的方法、自动化仪器的方法和分子生物学方法结合起来,才能检出所有与临床有关的耐药菌株。临床微生物实验室常用纸片扩散法(K-B 法)检测抗生素的敏感性,用琼脂稀释扩散法和试管稀释法检测最小抑菌浓度(minimal inhibitory concentration,MIC),或采用 E-test 纸片法和市售的抗生素试剂盒检测药物 MIC,后者操作简单,但价格昂贵。最近几年,分子生物学技术,如核酸杂交法和 PCR 已逐渐成为细菌耐药性的检测手段,将来会应用越来越广泛。

微生物实验室应按医院内不同科别、感染部位、门诊或住院患者等不同因素分别编制抗生素药敏结果的监测信息,为当地病原菌分布和耐药趋势作出评估。由于耐药的模式和机制越来越多样化和复杂,实验室工作者必须将药敏数据的意义告诉临床医生,使其能选择出最佳治疗方案。如 MRSA 被认为是对所有 β-内酰胺类(β lactam)抗生素交叉耐药,但体外药敏试验结果往往对一些头孢菌素类或其他 β-内酰胺类抗生素酶抑制剂表现为敏感,这时应对报告进行修正或解释。又如表达为超广谱 β-内酰胺酶(ESBL)的克雷伯菌或大肠杆菌也可以对一些头孢菌素敏感,但用这些抗生素治疗往往失败。在这个意义上,要求临床医生对微生物学有足够的知识。

耐药问题的解决途径有三个:限制抗生素的滥用、制备新型抗生素和制备疫苗。目前,世界各大药业公司正在投入巨额资金开发新的抗生素,新药不断涌现。同时因有交叉耐药的问题,还没有一种真正抗多种耐药机制的抗生素问世。限制抗生素的滥用可以解决部分耐药问题,一方面可以减少耐药菌株产生的频率和速度,另一方面即使已经产生的耐药问题也可以通过限制使用而得到减轻。如日本在 20 世纪 70 年代,由于红霉素的滥用,肺炎链球菌红霉素耐药率高达 60% ~ 70%,90年代,随着红霉素在日本的使用频率减少,临床分离的耐红霉素肺炎链球菌大大减少。我国严重的细菌耐药现状引起专家和学者的重视,1999 年我国儿科专家率先制定了呼吸道感染抗生素使用指南,指导临床合理使用抗生素。2012 年 8 月 1 日,政府颁布并实施了《抗菌药物临床应用管理办法抗生素使用办法》,建立起抗菌药物临床应用分级管理制度,将抗菌药物分为非限制使用、限制使用和特殊使用三级管理,其效果有待观察。2017 年国家儿童医学中心联合多个专业委员会提出《中国儿童合理使用抗菌药物行动计划(2017—2020)》呼吁抗菌药物合理应用。合理应用抗生素是个非常难的问题,我们要走的路还很长,要做的工作还很多。要不断加强对公众的宣传和对临床医务工作者的再教育,并与医疗体制改革和改变医务人员待遇结合起来。同时要限制抗生素在饲养业方面的应用。此外,研制与应用新疫苗,控制相应的感染性疾病,也是根本解决细菌的耐药问题和消灭细菌性疾病的途径之一。

抗生素的滥用使其副作用发生率增多,更应引起儿科医生的关注。20 世纪 70 年代以前国内儿科广泛使用四环素类药物,影响了一代人的牙齿生长,是一个深刻的教训;氨基糖苷类药物引起的耳聋占国内聋哑人中的比例高达半数左右,不能不引起我们重视;β-内酰胺类引起的过敏反应及大环内酯类抗生素严重的肝脏毒性也屡有报道;喹诺酮类药物可影响幼小动物的骨骼生长,3 岁以下儿童最好不用;多种抗生素可以引起肝肾损害,也应注意。然而,我们不能因噎废食,害怕副作用而拒绝应用敏感抗生素来治疗确诊的细菌感染性疾病,毕竟拯救患儿生命是第一位的。

总之,抗生素的产生与不断发展是人类历史上一件非常了不起的事情,是人们对付感染性疾病的里程碑。但也应看到,随着其发展和广泛应用,带来一些问题,其中主要是耐药性和副作用的问题,要解决这些问题,首先要做到合理使用。

四、细菌疫苗的进展[1]

利用主动免疫原理制备疫苗(vaccine)来预防儿童感染性疾病是20世纪医学的重大贡献。1974年,WHO作出决议实施计划免疫(extensive program of immunization,EPI),该计划包括在全球范围内使用针对白喉、百日咳、破伤风、脊髓灰质炎、结核和麻疹6种疾病的疫苗。1978年,纳入计划免疫的有4苗(卡介苗、脊髓灰质炎疫苗、百白破疫苗和麻疹疫苗)预防6病(结核、脊髓灰质炎疫苗、百日咳、破伤风、白喉和麻疹);2002年增加乙肝疫苗(6苗)预防乙型肝炎(8病);2007年增加麻腮风疫苗、乙脑疫苗、A群流脑疫苗、A+C群流脑疫苗、甲肝疫苗(11苗)预防13病(再加腮腺炎、风疹、乙脑、流脑和甲型肝炎),另外出血热疫苗、炭疽疫苗、钩端螺旋体疫苗用于特定人群,不仅是儿童。1993年开始,开展了强化免疫活动来消灭脊髓灰质炎,使我国进入了消灭脊髓灰质炎的最后阶段。1990年在纽约世界儿童高级会议(World Summit for Children)发起组织了儿童免疫倡议(Children Vaccine Initiative,CVI)。1999年,在CVI基础上组成全球疫苗与免疫联盟(Global Alliance for Vaccine and Immunization,GAVI)。目的在于提高、协调、促进开发疫苗,并引入改进现有疫苗及新疫苗,以加强保护全球儿童免受感染性疾病的侵害。可以预料,进入21世纪后,儿童免疫将会取得更大进展。

近年来,疫苗的研究取得很大进展,许多细菌疫苗发挥了重要的作用,目前已经上市使用的有肺炎链球菌疫苗、流感嗜血杆菌疫苗、伤寒、副伤寒疫苗、霍乱疫苗和百日咳疫苗等。肺炎链球菌和流感嗜血杆菌是严重危害儿童健康的主要致病菌,能引起化脓性脑膜炎、肺炎、败血症和急性中耳炎等感染性疾病。WHO希望将这两种疫苗纳入各国的EPI中去,但我国这两种细菌的致病情况,即疾病负担(diseases burden)迄今并不很清楚。因此,我们着重介绍这两种疫苗。

(一)肺炎链球菌疫苗

1. **概述** 荚膜多糖是肺炎链球菌分型的依据,也

是致病的主要因素。到目前为止,肺炎链球菌有97种,但经常引起人类感染的只有20余种血清型,儿童常见血清型更少[4]。这些血清型不但经常引起侵袭性感染,而且是耐药菌株的常见型。

2. **肺炎链球菌多糖疫苗** 由提纯的细菌荚膜多糖制备的疫苗为多糖疫苗(polysaccharide vaccines)。主要有23价的多糖疫苗。23价至少覆盖85%~90%引起成人和儿童侵袭性感染的血清型,有效性为61%~75%。23价多糖疫苗可诱导特异性抗体产生,增强淋巴细胞和吞噬细胞的调理、吞噬和杀菌功能。注射后2~3周,80%以上健康年轻人血清中的特异性抗体升高2倍以上,并可维持5~10年。疫苗的安全性较好。注射后一般出现轻微的局部不良反应(注射部位疼痛和红肿),48小时以内可消失。个别出现全身不良反应(发热和肌痛)和局部严重反应(局部硬结)。全身严重反应(过敏反应)很罕见。推荐使用多糖疫苗的人群为:①>2岁儿童和>65岁老年人;②镰状细胞病;③功能性或解剖性无脾;④肾病综合征或慢性肾衰;⑤各种原因的免疫缺陷,包括器官移植和长期全身使用类固醇;⑥脑脊液漏;⑦HIV感染。

多糖疫苗不足之处:①由于荚膜多糖是非T细胞依赖性半抗原,不能诱导T细胞的记忆应答,因而对免疫系统尚未发育完全的2岁以下的婴幼儿的免疫效果很差或无效,而<2岁儿童又是侵袭性感染和脑膜感染的高发年龄组(因为此时从母体获得的抗体已经消失,自身产生的抗体水平很低);②对某些患者提供的保护作用是有限的,例如免疫缺陷和血液恶性肿瘤;③不能降低呼吸道黏膜肺炎链球菌的带菌率。

3. **肺炎链球菌结合疫苗** 肺炎链球菌多糖-蛋白结合疫苗(polysaccharide protein conjugate vaccines)是在多糖的基础上加蛋白载体,由非T细胞依赖性抗原(T-cell independent antigen)变为T细胞依赖性抗原(T-cell dependent antigen),以增加免疫原性。目前主要开发出5种结合疫苗,在多糖上分别加白喉类毒素(PncD)、破伤风类毒素(PncT)、CRM 197蛋白(Pnc-CRM)等。结合疫苗不仅能够诱导产生足够量的特异性抗体,还能诱导免疫记忆,因此可以抗侵袭性感染(肺炎、脑膜炎和败血症等)和急性中耳炎,还能降低肺炎链球菌在鼻咽部的带菌率。美国儿童最常见的7种血清型分别是4、6B、9V、14、18C、19F和23F,占所有菌株的75%。以此为依据推出一种7价结合疫苗(PCV-7),临床研究表明可覆盖86%的菌血症、83%的脑膜炎、

64% 急性中耳炎;另有 10 价(PCV7+1、5 和 7F 三型)和 13 价(PCV10+3、6A 和 19A 三型)结合疫苗,PCV-13 可覆盖高达 92% 的侵袭性感染。我们 2010 年的资料表明 PCV-7 和 PCV-10 在中国北京地区上呼吸道感染儿童中的覆盖率为 43.6%,PCV-13 覆盖率为 60%。2006~2012 年多中心的研究资料显示:7 价、10 价和 13 价 PCV 在中国儿童侵袭性肺炎链球菌疾病中的覆盖率分别是 65.8%、78.3% 和 89.9%[4,5]。

肺炎链球菌结合疫苗安全性好,其不良反应多很轻微。美国 CDC 指出 PCV-13 的不良反应主要有:大约半数的孩子会出现短暂的困倦、食欲减退或者接种部位的红肿;大约三分之一的孩子会有轻度发热,5% 会有高热,80% 的接种儿童会有轻度的烦躁和易激惹,严重的过敏反应非常罕见,一般发生在接种后几分钟或几小时之内。我国于 2008 年 9 月引进了 PCV-7 疫苗,现在推荐的常规免疫程序是 3、4、5 月龄进行基础免疫各 1 次,12~15 月龄加强免疫 1 次。但尚未将其纳入计划免疫,厂商资料显示目前仅有 1% 的适龄中国儿童接种了该疫苗,且大多集中在大城市。

(二)流感嗜血杆菌疫苗

1. 概况 流感嗜血杆菌(*Haemophilus influenzae*,Hi)分为有荚膜(capsule)和无荚膜两种:无荚膜菌株称之为未定型(non typable),有荚膜菌株根据荚膜多糖抗原结构不同分为 6 个血清型(a~f)。b 型(Hib)荚膜结构是磷酸多核糖核酸(PRP),是引起 <5 岁儿童严重感染和死亡的最常见病原菌之一。

2. b 型流感嗜血杆菌结合疫苗(*Haemophilus influenzae* type b conjugate vaccine) 目前主要开发出多种结合疫苗登记注册,PRP 基础上分别加白喉类毒素(PRP-D)、破伤风类毒素(PRP-T)、CRM197 蛋白(PRP-CRM 或 HbOC)、脑膜炎球菌外膜蛋白复合物(PRP-OMP)。

在欧洲和美国,Hib 结合疫苗抗侵袭性感染的有效性 >90%。美国自从 1988 年使用结合疫苗以来,1993 年 <5 岁儿童中 Hib 侵袭性感染的发病率下降了 >95%。在冈比亚 Hib 结合疫苗抗侵袭性感染有效性与发达国家相同,该国儿童脑膜炎发病率由使用疫苗前的每年 200/10 万人下降到使用疫苗后的每年 21/10 万人。另外从 X 线诊断学上判断,结合疫苗接种组的肺炎发病率减少 >20%。这提示所有严重肺炎中的 1/5 是由 Hib 引起的。这种结合疫苗可以降低疫苗接种者鼻咽部的带菌率,减少病原体在易感小儿中的传播。对大比例的易感人群进行免疫接种,由于清除了循环中的病原体,大大减少了疾病的发生,这对仅有 60%~80% 的小儿可以进行免疫接种的国家特别重要。

Hib 结合疫苗能与 DTP 疫苗同时注射,副作用比单独使用 DTP 时无明显增加。一般局部反应有发热、皮疹和易激惹等。

目前存在的问题:①流感嗜血杆菌疾病在亚洲包括我国的流行病学资料还很少;②流感嗜血杆菌疫苗接种时间与 MMR(麻疹-腮腺炎-风疹)等相同,需要开发联合疫苗,即一针多苗;③结合疫苗价格较贵。

(三)其他细菌疫苗

已有伤寒、痢疾和霍乱多种疫苗研制成功,并已经或准备应用于流行地区的预防。百日咳疫苗有全细胞与无细胞两种,前者用得较多,为 DTP 的成分,用于儿童免疫;有的国家应用后者,但两者均不能保持终身免疫,这是国外年长儿与幼儿百日咳仍有发生的原因。A 族链球菌疫苗因为难以克服与人体组织共同抗原引起损害的缺点,研究进展很慢。B 族链球菌疫苗的研究正在进行,北京儿童医院在这方面也做了一些工作。

(杨永弘)

参考文献

[1] PERIN J,MULICK A,YEUNG D,et al. Global,regional,and national causes of under-5 mortality in 2000-19:an updated systematic analysis with implications for the Sustainable Development Goals. Lancet Child Adolesc Health,2022,6(2):106-115.

[2] 杨永弘. 儿科疫苗学. 北京:北京科学技术出版社,2013:3-186.

[3] 姚开虎,杨永弘.关注肺炎链球菌结合疫苗应用后的血清型替换现象. 临床儿科杂志,2008,26(7):555-558.

[4] 国家呼吸系统疾病临床医学研究中心. 中国儿童肺炎链球菌性疾病诊断、治疗和预防专家共识. 中华实用儿科临床,2020,35(7):485-505.

[5] MOORE MR,LINK-GELLES R,SCHAFFNER W,et al. Effect of use of 13-valent pneumococcal conjugate vaccine in children on invasive pneumococcal disease in children and adults in the USA:analysis of multisite,population-based surveillance. Lancet Infect Dis,2015,15(3):301-309.

20 章

第2节 败血症

【概述】 败血症(septicemia):指各种病原菌(致病菌和条件致病菌)侵入血循环,得到繁殖与播散,释放毒素和代谢产物,并可诱导细胞因子引起严重毒血症(toxemia)和全身性感染。病原菌侵入的门户是人体的皮肤和黏膜屏障,常先在该处引起不同程度的局部炎症反应,称为原发局部炎症,轻者可自愈或治愈。仅少数情况病原菌侵入血流发生败血症。发生败血症后,病情加重,常有高热、寒战、全身无力等毒血症表现,重者可发生中毒性休克、DIC或迁徙性炎症,严重者可发生多器官功能衰竭。

菌血症(bacteremia):在国际文献中,常与败血症通用。在国内文献中的菌血症是指少量细菌侵入血循环,血培养阳性,但迅即被人体免疫功能所清除,未引起毒血症的一过性菌血症(transient bacteremia)。因此菌血症可以是无症状或很轻微症状。儿童隐匿性菌血症(occult bacteremia,OB)是指临床仅表现为发热(通常≥39℃),没有中毒症状及局部感染的临床或实验室证据,而血培养阳性。患儿大都可以自愈,且由于外观良好常被临床忽视,如果不及时诊断和治疗,有10%~25%会发生严重细菌感染,其中3%~6%发展为脑膜炎,还会出现肺炎、化脓性关节炎、骨髓炎、败血症甚至死亡[1]。某些病原菌感染,如沙门菌感染病例多表现为OB,部分沙门菌OB伴发肠胃炎。金氏杆菌感染常发生于6~36个月的儿童,主要引起骨骼系统的感染(52.6%)和OB(43.6%),偶尔会引起心内膜炎和肺炎。

致病菌(pathogenic bacteria):主要指引起传染病的病原菌,其致病力强、传染性大,易引起流行。其中有些传染病的病程中也可有败血症期或型,因已定为传染病,如鼠疫、炭疽、流行性脑脊髓膜炎、伤寒、副伤寒与钩端螺旋体病等,故不单称为败血症。

条件致病菌(conditional pathogenic bacteria):也是引起感染的病原菌,在正常情况下一般不致病,只有当人体防御免疫功能降低时才引起局部炎症以致败血症,传染性不大,不易引起流行。引起败血症的条件致病菌中最常见的为表皮葡萄球菌、大肠埃希菌、克雷伯菌与铜绿假单胞菌等。当血培养报告为条件致病菌时,应该除外污染的可能,才能作出败血症的诊断。此时,如不同部位取血作培养时得到同一细菌,或先后两次血培养为同一细菌,有利于败血症的诊断。

单次血培养为条件致病菌,并不一定就是败血症;而单次血培养阴性,尤其是在使用抗生素的情况下,也不能完全排除败血症的可能。因为所取的血标本只有2~5ml,阴性只表示这少量血中未发现细菌,并不能表示整个血循环系统中没有细菌存在,再者血中存在的抗生素可抑制细菌生长。因此,当临床怀疑败血症时,提倡多次血培养、使用抗生素前进行血培养或有条件时停用抗生素后进行血培养。

【病原学】

1. **败血症病原菌的变化** 1935年以前,败血症的病原菌主要是化脓性链球菌(A族链球菌,group A Streptococcus,GAS)、肺炎链球菌(肺炎双球菌或肺炎球菌,Streptococcus pneumoniae,SP)以及金黄色葡萄球菌(金葡菌,Staphylococcus aureus,SA),少数是革兰氏阴性杆菌。因缺乏高效抗菌药物而难以控制,病死率极高。自1935年磺胺和20世纪40年代初青霉素先后问世以来,加上后来多种抗生素的出现和应用,从而使许多病原菌本身发生很大变化。初期这些细菌对抗生素敏感而被控制,发病率明显减少。后来出现耐药菌株而增加,随后又被新的抗生素控制而减少,以致形成细菌与抗生素之间反复斗争和变化。如GAS与肺炎链球菌原本对磺胺与青霉素敏感而很少耐药,感染易控制。GAS迄今没有一株菌对青霉素和其他β-内酰胺类抗生素耐药,它们引起的败血症也少见。应该重视的是肺炎链球菌耐青霉素菌株近十余年来不断增多,其所引起的败血症有增多趋势。金葡菌产生耐青霉素菌株而不易控制。20世纪60年代以后,随着半合成青霉素、甲氧西林和其他抗生素的进展,金葡菌感染及其败血症又得以减少。但是,耐甲氧西林金黄色葡萄球菌(methicillin-resistant Staphylococcus aureus,MRSA)出现并增多,这种金葡菌大多为多重耐药,使金葡菌败血症增多并难治,有些只有万古霉素有效,20世纪90年代在日本和美国出现万古霉素中介金葡菌(vancomycin-intermediate Staphylococcus aureus,VISA)甚至万古霉素耐药金葡菌(vancomycin-resistant Staphylococcus aureus,VRSA),使得治疗无药可选,值得注意。20世纪70年代以后,由于多种原因,革兰氏阴性杆菌感染及败血症逐渐增多,以致超过革兰氏阳性球菌感染及败血症。到80年代,随着广谱高效的第三代头孢菌素、氨基糖苷类与氟喹诺酮的先后广泛应用,革兰氏阴性杆菌感染与败血症得到控制而减少。又由于MRSA和耐甲氧西林的表皮葡萄球菌

（methicillin-resistant *Staphylococcus epidermis*，MRSE）逐渐增多，革兰氏阳性球菌败血症又增多。80 年代后期以来，儿童血培养往往是铜绿假单胞菌、肺炎杆菌及产气杆菌、沙雷菌、变形杆菌等致病力低的细菌，它们可致败血症，但应除外污染。儿童还应注意 b 型流感嗜血杆菌败血症的可能。国外 B 族链球菌（group B *Streptococcus*，GBS）和大肠埃希菌已成为新生儿败血症常见的致病菌，国外有报道 GBS 所引起的侵袭性感染性疾病中有高达 44%～47% 的病例临床诊断为 OB，近年来国内婴儿 GBS 感染的报道增多。厌氧菌中以脆弱类杆菌多见。真菌似有增多趋势，多细菌混合感染亦有发生。首都医科大学附属北京儿童医院总结的脓毒症病例所分离出的 201 株病原菌中，革兰氏阳性菌 163 株（81.1%），革兰氏阴性菌 38 株（18.9%）。常见病原菌为凝固酶阴性葡萄球菌（coagulase negative *Staphylococcus*，CoNS）105 例（52.2%）、肠球菌属（*Enterococcus*，ENT）26 例（12.9%），金葡菌（SA）20 例（10.0%）。不同年龄组各病原菌分布有显著性差异（$P<0.01$）。<2 岁患儿的常见病原菌为 CoNS、ENT 及大肠埃希菌（*Escherichia coli*），>5 岁儿童最常见病原菌为 SA[2]。有报道 7 688 份血培养中鉴定出病原菌 741 株，总阳性率为 9.64%；检出病原菌中革兰氏阳性球菌占 85.0%（630 株）、革兰氏阴性菌占 14.0%（104 株），真菌占 1.0%（7 株）；检出频次最高的 5 种病原菌分别为凝固酶阴性葡萄球菌属、肠球菌属、链球菌属、大肠埃希菌和肺炎克雷伯菌。凝固酶阴性葡萄球菌属对青霉素、苯唑西林、红霉素和苯唑西林-舒巴坦的敏感性低。大肠埃希菌和肺炎克雷伯菌对第 3、4 代头孢菌素耐药率分别为 33.3% 和 42.9%。

碳青霉烯类药物曾被临床用来治疗产超广谱 β-内酰胺酶（extended spectrum β lactamase，ESBL）和 AmpC 型内酰胺酶的肠杆菌科细菌，但随之而来的耐药问题越来越严重，耐碳氢霉烯肠杆菌科细菌（carbapenems-resistant *enterobacteriaceae*，CRE）中尤其是大肠埃希菌和肺炎克雷伯菌的耐药性逐年上升，给临床带来极大挑战。中国儿童细菌耐药监测组 2018 年儿童细菌感染及耐药监测（ISPED）数据显示，肠杆菌科细菌中 CRE 的比例为 6.4%，其中新生儿组中 CRE 比例为 8.9%，远高于非新生儿组[3]。首都医科大学附属北京儿童医院自 2010 年开始检出了对碳青霉烯类抗菌药物亚胺培南和/或美罗培南耐药的大肠埃希菌和肺炎克雷伯菌，近年耐碳青霉烯类大肠埃希菌增至 8% 以上，肺炎克雷伯菌增至 21% 以上，肺炎克雷伯菌对碳青霉烯类的耐药率明显高于大肠埃希菌[4]。CHINET（中细菌耐药监测

网）2018 年儿童医院 CRE 菌株中碳青霉烯酶的分布显示 NDM 占 48.8%，KPC 占 34.4%，而成人综合医院 CRE 以产 KPC 为主占 69.9%[5]。在儿科，对碳青霉烯类耐药大肠埃希菌和肺炎克雷伯菌高于成人监测结果。CRE 中碳青霉烯类耐药肺炎克雷伯菌的检出率依然最高。

鲍曼不动杆菌是引起院内感染的重要致病菌，其耐药率逐年上升，已经成为全球性的公共卫生问题。2018 年 ISPED 监测数据显示鲍曼不动杆菌对多种抗菌药物均呈现高水平耐药，对第一到四代头孢、酶抑制剂复合制剂、碳青霉烯类、喹诺酮类、庆大霉素等多种抗菌药物耐药率均大于或接近 50%。其中，碳青霉烯类耐药鲍曼不动杆菌的检出率高达 63.2%。

铜绿假单胞菌也是引起医院内感染的重要病原体之一，监测数据显示，铜绿假单胞菌在儿童患者中总体耐药率相对较低，其对碳青霉烯类的耐药率小于 20%，对其他多种抗菌药物耐药率均低于 15%。

2. 败血症常见条件致病菌的微生态学特点

（1）条件致病菌存在于外界环境与人体皮肤和黏膜上，包括呼吸道、胃肠道和泌尿生殖道的黏膜上。其生命力强，但致病力不强，在一般情况下不致病，仅在人体皮肤与黏膜受损或免疫功能不全时，才引起感染。

（2）这些细菌多属人体正常菌群（human normal flora），有些长期在人的皮肤和黏膜（呼吸道、胃肠道和泌尿生殖道黏膜）上存在，呈共生状态，对人体无害反而有益，可对抗外来致病菌的定植（colonization）并提供某些人体的营养物质。

（3）它们对外环境的抵抗力较强，长期接触抗生素而对常用抗菌药的耐药菌较多。常见的葡萄球菌与铜绿假单胞菌的耐药性很强，甚至为多重耐药。

（4）不合理使用抗生素，可发生菌群失调或微生态失调症。正常菌群受抑制而减少，某种菌过度生长而增多，形成优势菌而致病。也可发生复数菌感染与多部位感染。

3. 病原菌的毒素　各种病原菌可产生一定的代谢产物和毒素（外毒素和内毒素）。外毒素（exotoxin）主要为革兰氏阳性菌所产生，为蛋白质和酶，大多不耐热，其毒力较强，能选择性地损害神经或内脏器官等，或阻止人体合成某些蛋白质。内毒素（endotoxin）系在细菌破坏后从细菌壁内释出，主要由革兰氏阴性杆菌所产生，为脂多糖（lipopolysaccharide，LPS）。金葡菌产生多种酶和外毒素，主要为血浆凝固酶、α 溶血素、杀白细胞素、红疹毒素、剥脱性毒素、肠毒素以及与中毒性休克综合征（toxic shock syndrome，TSS）有关的肠毒素。大肠埃

希菌等革兰氏阴性杆菌产生的 LPS 与单核细胞和巨噬细胞接触后,可诱导产生一些细胞因子,如肿瘤坏死因子(tumor necrosis factor,TNF-α)、白细胞介素 1(interleukin 1,IL-1)、干扰素(interferon,IFN)和各种集落刺激因子。TNF-α 是较强的炎症介质,细胞因子通过血小板激活因子(platelet activating factor,PAF)使白细胞趋化、聚集、活化、黏附和损伤血管内皮细胞,引起管壁渗漏,导致微循环障碍,发生休克与 DIC。肺炎克雷伯菌还有荚膜可拮抗吞噬和体液中的杀菌物质。铜绿假单胞菌还能产生蛋白酶、杀白细胞素、磷脂酶 C 及外毒素 A,它是很强的蛋白合成抑制物,可引起组织坏死;外毒素与弹性蛋白酶一起,毒力加大。

【流行病学】

1. 败血症的发病率 据我国全国医院监测中心统计,医院内败血症的发病率为 0.11%(最高为 0.95%)。医院内败血症占医院内感染的百分比,上海和长沙前瞻性研究分别为 5% 和 4.9%。美国 200 多家医院的调查,败血症发病率为 0.5%,占医院内感染的 5%。

2. 有关 OB 的发病情况,国外文献报道与种族、地理、经济无关,与年龄和 7 价肺炎链球菌结合疫苗(heptavalent pneumococcal conjugate vaccine,PCV-7)等疫苗应用有关[1]。2000 年 PCV-7 疫苗应用以前,OB 的发病率为 2.8%~11.6%。12~18 月龄儿童发病率最高,其次是 18~24 月龄和 6~12 月龄。OB 最常见的病原菌是肺炎链球菌(50%~90%),其次是 b 型流感嗜血杆菌(Haemophilus influenzae type b,Hib)(3%~25%),其他病原菌还包括沙门菌(4%)、大肠埃希菌、金葡菌、脑膜炎球菌、A 族链球菌、B 族链球菌、金氏杆菌等。PCV-7 疫苗应用 1 年之后,2 岁以下儿童的侵袭性肺炎链球菌性疾病的发病率降低了 69%,PCV-7 应用 3 年后,<1 岁、1~2 岁、2~5 岁儿童 OB 的发病率分别降低了 93.7%、90.9%、84.1%。有研究 PCV-7 疫苗血清型引起的 OB 发病率从 36% 降至 14%,但非 PCV-7 疫苗血清型的 OB 发病率从 34% 增高至 55%,出现了肺炎链球菌疫苗血清型替换(serotype replacement)现象。自 1987 年 Hib 疫苗应用之后,Hib 引起的 OB 比例低于 1.5%~2%,5 岁以下儿童侵袭性 Hib 引起的疾病减少了 87%~96%,发病率从 41/10 万降到 0.7/10 万~1.6/10 万,5 岁以上的 Hib 发病率没有改变。需要注意的是,在应用 Hib 和 PCV-7 疫苗之后儿科急诊患儿中 OB 的患病率是 0.25%~1%,引起 OB 的常见病原菌比例也发生了变化,其中肺炎链球菌 33%、大肠埃希菌 33%、金葡菌 16%、沙门菌 7%,其他引起 OB 的细菌包括脑膜炎球菌、A 族链球菌、B 族链球菌、卡他莫拉菌、金氏杆菌等。

3. 败血症的感染来源 败血症一般为散发性,主要是继发于患者的原发局部炎症,有些还与医疗因素有关。

(1)原发局部炎症的加重:包括呼吸道、泌尿生殖道、消化道和其他部位的原有局部炎症未被控制甚至加重,致病菌数量增多,毒力增强,侵入血液引起败血症。

(2)原发或手术后的局部脓液引流不畅,细菌入侵血中。

(3)与某些医疗器械的应用有关:如留置导尿管、气管插管、气管切开与人工呼吸机等。

(4)静脉输液引起的静脉炎或蜂窝织炎。

(5)安置静脉导管连续输液过久,细菌直接入侵。

(6)静脉输入有细菌或真菌污染的液体:如药液、药品、血液或血制品等,可迅速引起严重败血症。

(7)来源不明者:其中可能有原发局部炎症较小、症状不明显,或与上述医疗因素有关而未被检查出者。

4. 败血症易感人群 易感人群(susceptible population)包括全身健康与免疫功能不良者,如:①新生儿与婴幼儿;②老年人;③有较重的基础疾病和免疫功能缺陷者;④接受免疫抑制治疗者等。

败血症的来源有些与医疗措施不当有关,易感人群又易于发病,因此,必须提高警惕,加强有关预防措施。

【发病机制】

1. 发病因素 病原菌侵入人体是否引起原发局部炎症,以及是否进入血循环引起败血症,受病原菌的致病力、患者的防御免疫功能和医疗措施三方面因素的影响。

(1)病原菌致病力:病原菌是否引起感染与细菌的种类、数量、毒力、侵入门户等有关。金葡菌与大肠埃希菌等病菌虽都能产生较强的毒素,但它们可在人体皮肤与黏膜上长期存在并不引起感染。只有在皮肤黏膜屏障受损伤和人体防御免疫功能不全时才引起感染。这些病菌先在皮肤或黏膜(包括呼吸道、胃肠道与泌尿生殖道)引起原发局部炎症(primary local inflammation),即原发感染灶,轻者多可自愈或治愈。如其感染未被控制,细菌数量增多,毒力加大,则可侵入血流引起败血症。原发局部炎症本身并不是败血症,但它与败血症的发生、发展、诊断和治疗都有密切关系。而毒力强的病原菌数量大,分泌大量的内、外毒素、酶和致病因子,侵袭力强,如侵入门户血循环充沛,有利于败血症的发生。以往小儿败血症的病原菌,除新生儿期可能为大肠杆菌和 GBS 外,还有葡萄球菌及肺炎球菌,其次是脑膜炎球菌与 b 型流感嗜血杆菌(Hib);伤寒及副伤寒、铜绿假单胞菌等则很少见。自从临床广泛应用抗生素以来,GAS及肺炎球菌败血症已明显减少。葡萄球菌则因其耐药菌株增多而更易导致败血症。目前,金葡菌及凝固酶阴性表皮葡萄球菌常为败血症的主要致病菌。但是,革兰氏阴性菌(以大肠埃希菌为主)败血症的发病率又有超过金葡菌败血症的趋向。

(2) 患者防御免疫

1) 皮肤黏膜屏障的损伤:完整的皮肤和黏膜是防止细菌侵入的第一道天然屏障。皮肤与黏膜之下还有内部屏障作为第二道防线,包括单核巨噬细胞系统和非特异的体液屏障作用。因此轻的皮肤黏膜损伤可以自愈,如损伤较重或反复损伤并引起明显的局部炎症者,细菌容易入侵。婴幼儿菌血症起源于皮肤、黏膜及脐部感染者最多。泌尿生殖道和消化道感染常为大肠埃希菌或革兰氏阴性菌、厌氧菌侵入途径。呼吸道感染可发生肺炎球菌败血症。由于诊疗技术的发展,各种穿刺、内镜检查、管道插管、引流及透析疗法、体外循环等手术都使细菌易于进入血流。

2) 全身健康与免疫功能不良。①生理因素:新生儿与婴幼儿免疫功能发育不全、老年人免疫功能减退等。其抵抗力差、发病率高。新生儿由于免疫功能不成熟,更易发生这种菌症。出生体重越小,发病率越高,国内外都有关于这方面的统计。婴幼儿时期还可能发生OB,患儿除体温略高外,找不到明显感染病灶。这类菌血症的发生率约为3%~10%。②基础疾病:包括慢性疾病、严重疾病或恶性疾病等。如肺、心、肝、脾、肾与骨髓的严重慢性疾病与功能不全;营养不良、贫血或某些血液疾病等;糖尿病等代谢性疾病等;结缔组织疾病,如系统性红斑狼疮等长期应用免疫抑制剂者;恶性疾病,如白血病、淋巴瘤和各种恶性肿瘤等。有些患者需长时间应用免疫抑制剂治疗,更有利于败血症的发生。

(3) 医疗措施:诊断治疗与预防疾病的措施也可能带来或引起感染。

1) 在医院环境中接触(直接与间接)病原菌的机会较多。

2) 各种诊断与治疗技术,如导管及手术等。

3) 免疫抑制剂治疗与放射线治疗等。

4) 抗生素的广泛应用:用药剂量不足或疗程不够时,不能清除病原菌,反而可引起其耐药,病程加长;用药过度可引起菌群失调(dysbacteriosis)或微生态失调,杀灭敏感菌而留下耐药菌,因而使病情加重并复杂化。

2. 发病部位与过程 病原菌侵入人体可引起下列部位的感染与发展过程。

(1) 原发局部炎症:侵入局部的炎症,即原发感染灶,表现为局部炎症反应,重者可有发热等全身症状。

(2) 败血症:病原菌侵入血液循环引起败血症。

(3) 迁徙性炎症:病原菌经血流播散到全身组织与器官引起继发性炎症,毒血症加重。金葡菌常易引起化脓性炎症,如肺脓肿与其他部位的脓肿或渗出性炎症等。

3. 败血症的病理生理 败血症是全身炎症反应综合征(systemic inflammatory response syndrome, SIRS)的一种,除细菌外,病毒、立克次体、真菌和原虫也能引起。SIRS也可由非感染因素引起。如不及时发现与治疗,可发生重症败血症、败血症休克和多脏器功能衰竭(multiple organ dysfunction syndrome, MODS)。败血症的发生过程如图20-1所示。

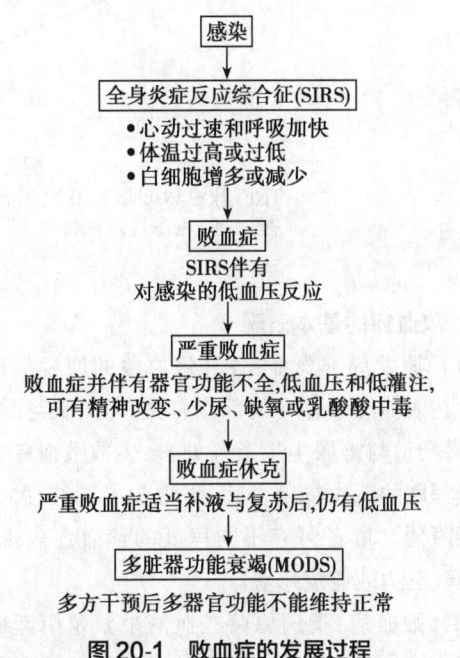

图 20-1 败血症的发展过程

【病理变化】 败血症的病理过程如图20-2所示。随病原菌种类而有些不同,败血症患儿共同和最显著的病理变化是毒血症引起的中毒改变。组织器官细胞变性、微血管栓塞、组织坏死与出血。除肺、肠、肝、肾、肾上腺等具有上述病变外,心、脾也常被波及。脏器可呈混浊肿胀、细胞变性与灶状坏死和炎症细胞浸润。脾脏常充血肿大,脾髓高度增生。继发性脓胸、化脓性心包炎、腹膜炎、脑膜炎及急性心内膜炎等合并症都较多见。

【临床表现】 无一定的潜伏期,因从病原菌侵入到原发局部炎症,以及到发生败血症的时期是不定的。可起病急。有原发局部炎症表现,败血症表现和迁徙炎症损害表现。不同致病菌有其特殊的临床表现。

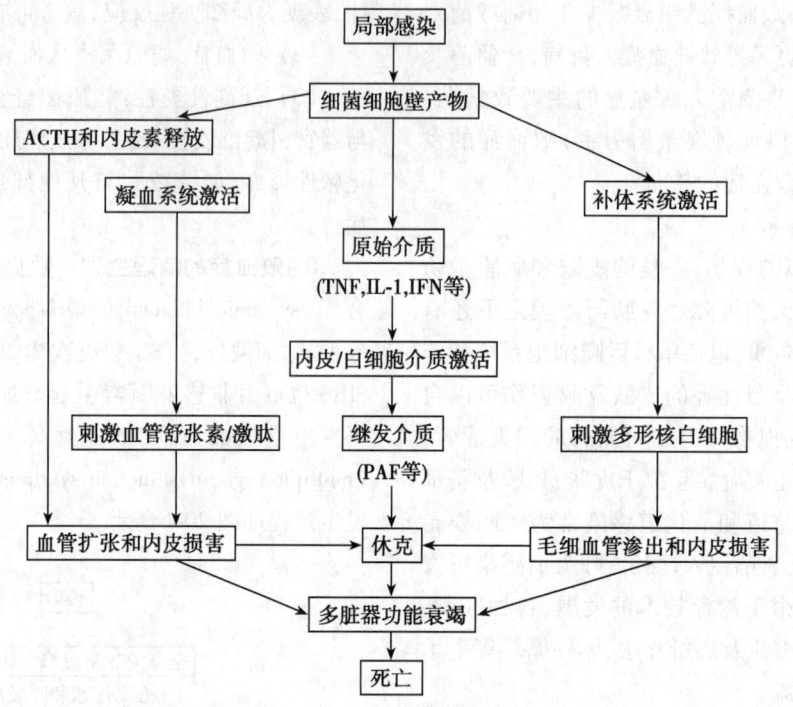

图 20-2 败血症的病理过程

TNF:肿瘤坏死因子;IFN:干扰素;IL-1:白细胞介素1;ACTH:促肾上腺皮质激素;PAF:血小板活化因子。

1. 败血症的基本表现

（1）原发局部炎症:各种病原菌的原发局部炎症与细菌在人体经常存在的部位有关,即皮肤与黏膜(呼吸道、胃肠道与泌尿生殖道等处)。多数败血症患者都有不同程度的原发局部炎症,表现为局部红、肿、热、痛和功能障碍。重者可有不同程度的毒血症表现,如发热、畏寒、乏力或有皮疹等。

（2）败血症:指病原菌在血液中繁殖引起的严重毒血症(severe toxemia)。常突然高热、寒战,多呈弛张热,亦有持续高热或不规则发热。年幼儿体温骤升时易发生惊厥。过分虚弱或循环不好者,可不发热或体温不升。寒战发作时间不规则。可有出汗,但出汗后体温不退,中毒症状无缓解。全身软弱乏力,卧床不起,不思饮食,脉搏加速,烦躁不安、全身不适、脉搏增快、食欲丧失,并出现头痛、盗汗、消瘦及贫血等症状。精神方面,意识不清、谵妄以致昏迷。胃肠道症状较多见,如呕吐、腹泻,轻重不一,重者短时间内即出现脱水、酸中毒。部分患儿有关节肿痛。呼吸加速加深,甚至不规则。皮肤及黏膜常出现瘀点、红斑或其他皮疹。猩红热样皮疹多见于GAS感染及金葡菌脓毒败血症。肝脾多增大,偶见黄疸。其他常见并发症有支气管炎、肺水肿、中毒性心肌炎、中毒性肝炎、中毒性脑病等。病情急性者可发生感染性休克(septic shock),表现为脉搏快速细弱,甚至摸不清,血压下降,烦躁不安,面色苍白,四肢发冷、发绀,或有皮肤花斑样青紫,以致神志不清,且可发生DIC的现象。

（3）迁徙性炎症:随病原菌的种类与病情轻重而不同。肺、脑膜、关节、骨髓、心包和皮下组织等都可成为好发部位。

2. 各种细菌败血症的特点主要表现在原发局部炎症与迁徙性炎症的不同

（1）革兰氏阳性球菌败血症(Gram positive coccal septicemia)

1）金葡菌败血症:

a. 原发局部炎症:多为皮肤黏膜的化脓性炎症,如疖、痈、蜂窝组炎,或五官与口腔的炎症,或为原发性肺炎(多为小叶性,偶呈大叶性)。

b. 部分患者有荨麻疹或猩红热样皮疹,少数可发生感染性休克。

c. 迁徙性炎症或脓肿形成为其特点,常有血源性金葡菌肺炎,可伴有渗出性胸膜炎、肺脓肿,甚至自发性气胸。尚有心包炎、化脓性关节炎。可有皮肤表浅性小脓疱(pustule)(或称脓点),散见于躯干,直径仅1~2mm左右,一般只有几个至十几个。软组织脓肿形成多见于四肢软组织较多处。此外,还可有骨髓炎、肝脓肿与化脓性脑膜炎、脑脓肿。金葡菌败血症还可引起金葡菌心内膜炎。

2）表皮葡萄球菌败血症：表皮葡萄球菌系凝固酶阴性葡萄球菌（coagulase negative *staphylococcus*，CoNS），该菌是患者皮肤和黏膜常见的共生菌群的主要细菌，有严重基础疾病的患者进行手术或安置静脉导管等措施时可引起该菌侵入，发生败血症。容易感染 CoNS 的患者包括血管内导管、人工心脏瓣膜、起搏器心室辅助装置和其他异物的患者，以及新生儿和免疫功能受损的患者。CoNS 通常会定植于异物表面形成生物膜且抵抗多种抗菌药物，使 CoNS 感染治疗难度大。

3）肺炎链球菌败血症：在相关疫苗问世之前，儿童肺炎链球菌菌血症的发生率为 75/10 万[1]，应引起足够注意。其原发局部感染多为肺部感染，还可发生脑炎。前者多数有一过性菌血症存在，后者必须经血流至中枢神经系统。细菌长期在血中存在就可出现败血症表现。其他呼吸道感染，如中耳炎与鼻窦炎也可由肺炎链球菌感染引起，均可为原发病灶。可见本章第 3 节"三、肺炎链球菌脑膜炎"。

4）肠球菌败血症：近来发病率与报告有增加，主要是医院感染，其原发炎症多为胃肠道感染、腹腔感染与泌尿道感染。该菌对多种抗生素耐药，包括对头孢菌素类抗生素，尤其是耐万古霉素肠球菌（vancomycin-resistant *enterococcus*，VRE）的出现和不断增多，应予注意。

（2）革兰氏阴性杆菌败血症（Gram negative bacillary septicemia）：其病原菌种类很多，临床表现复杂。医院内感染者较多。其侵入途径广泛，包括胃肠道、胆道、泌尿生殖道及呼吸道黏膜。因此，原发局部感染可不明显，不容易确定其原发感染灶。迁徙性病灶多不明显。

1）大肠埃希菌败血症：在国内很常见，其原发感染灶多为化脓性胆管炎、肝脓肿、肠炎、化脓性腹膜炎、急性肾盂肾炎、产道感染等，除原发感染的临床表现外，主要是严重的毒血症，感染性休克发生较多，较易出现 DIC。

2）肺炎克雷伯菌败血症：其发病率与大肠杆菌相近。此菌毒力强，对多种抗生素易产生耐药性。病情与大肠杆菌引起者相似，但较重，也可发生休克。可有多处迁徙性薄壁脓肿，发生多个部位。周围血象白细胞高，病死率高达 37%～50%。

3）流感嗜血杆菌败血症：流感杆菌分为 a～f 六型，其中以 b 型毒力较强，易致败血症，多见于婴幼儿时期（3 个月～3 岁）。与脑膜炎双球菌所致败血症的不同之处是出血点和瘀斑相对少见。常见的并发症为脑膜炎、肺炎、会厌炎、中耳炎、关节炎、骨髓炎、心

包炎及蜂窝织炎，尤以脑膜炎为多见，可占感染总数之半数以上。

4）铜绿假单胞菌败血症：多为院内感染，也有社区获得性感染报道。发生于有严重基础疾病患者，有长期接受广谱抗生素治疗与手术治疗等因素。其侵入途径多，皮肤伤口、呼吸道、胃肠道与泌尿生殖道都可发生原发感染。该菌在外界环境生活力很强，抵抗力很强，不仅产生内毒素还产生外毒素。菌株还可产生蛋白水解酶使皮肤发生出血坏死性病变、中心坏疽性皮疹，局部可查出该菌。还可并发肺炎、心内膜炎与脑膜炎。目前很多对多种抗生素耐药，病死率高达 63%～90%。

（3）厌氧菌败血症（anaerobic bacterial septicemia）：厌氧菌主要为人体内正常携带菌群，一般为内源性感染。最常见的是脆弱类杆菌，其次为消化球菌、真杆菌和产黑色素类杆菌等。厌氧菌败血症可为多种厌氧菌的复数菌感染或与需氧菌的混合感染。因在原发局部炎症中需氧菌感染消耗局部氧有助于厌氧菌的繁殖致病。其入侵的原发感染为胃肠道、腹腔、女性生殖道、肺部与压疮等处感染。病情轻重不一，重者畏寒、发热、寒战、大汗，可发生感染性休克和 DIC，也可因中毒性肝脏损害而出现黄疸。还有脓毒性血栓性静脉炎和血栓脱落形成的迁徙性化脓灶，其脓液有特殊腐臭甜味。

（4）真菌败血症（fungal septicemia）：真菌败血症的发病率近年来有明显增加。主要也是医院感染。多发生于：①有严重基础疾病的患者，特别是老年体弱者与小儿；②应用免疫抑制剂治疗者；③应用广谱抗生素过度或不当引起呼吸道、胃肠道菌群失调，而有真菌过度生长时。常见的真菌为念珠菌，特别是白念珠菌。其临床表现特点为：有原发的呼吸道或消化道感染，治疗未愈或病情加重；在发热基础上出现阵发性高热，或仅中度发热，全身毒血症表现不重，但精神萎靡，日益衰竭；全身内脏可有多发性小脓肿。确诊主要靠血培养，如见肝脏、脾与肾等脏器多数小脓肿形成，可以帮助诊断。

3. 特殊类型败血症（special type septicemia）

（1）烧伤后败血症：常为多种菌混合感染与先后感染。常见病原菌为金葡菌、大肠埃希菌、铜绿假单胞菌及其他条件致病菌或真菌。常有感染性休克、中毒性肠麻痹与胃扩张。迁徙性炎症与脓肿也常见。

（2）新生儿败血症：新生儿（newborn）是指出生 28 天以内的婴儿。因其免疫功能不全，较易发生败血症，尤其是未成熟儿。常见病原菌为大肠埃希菌、B 族溶血性链球菌、金葡菌、表皮葡萄球菌、克雷伯菌与念珠菌

等。早发型为妊娠与分娩过程中的垂直感染,晚发型为产后感染。可以是分娩时吸入性肺部感染、脐带或皮肤黏膜感染,也可无明显的原发炎症。败血症早期症状不典型,常无发热或低热。精神萎靡,不吸奶,有呕吐、腹泻。重者可发生惊厥。可同时有肺炎、骨髓炎与化脓性脑膜炎等。

(3) 医院感染的败血症:医院感染的败血症可占败血症总数的半数以上。前面所述的各种败血症多半为医院感染(nosocomial infection),其特点可归纳为:①患者多有严重的基础疾患,特别是结缔组织病、白血病与恶性肿瘤,但原无感染,尤其是无败血症表现;②曾接受较大的手术治疗;③应用免疫抑制治疗;④广谱抗生素的长期不合理应用。常见的病原菌为金葡菌、表皮葡萄球菌、大肠埃希菌、克雷伯菌、铜绿假单胞菌,以及其他革兰氏阴性杆菌与念珠菌等。其中耐药较多,病情多较严重。输液相关的败血症大多也是医院内感染,与液体污染和留置导管有关。

【实验室检查】

1. 血象 白细胞总数大多显著增高,中性粒细胞多在 0.80 以上,呈核左移。中性粒细胞中常有中毒性颗粒。部分患者入院时白细胞在正常范围或稍低,可能预后不佳。红细胞与血红蛋白在重症患者可减低。中性粒细胞的四唑氮蓝试验(nitroblue tetrazolium test, NBT)常呈阳性。

2. 细菌培养 微生物血培养是临床诊断菌血症、败血症的重要手段,血培养阳性是微生物实验室危急值报告项目之一。临床微生物血培养的标准化操作对实验室结果可靠性起至关重要的作用,血培养的结果受采血时间、血培养次数、采血量等因素的影响。血培养标本采集过程的步骤细化和程序改进,能有效降低血培养标本污染的发生率。因此,血培养标本采集标准化操作显得尤其重要。

(1) 血培养检测采血重要指征(indication):发热(体温≥38℃)或低温(≤36℃);寒战;白细胞计数大于 10.0×10⁹/L;皮肤黏膜出血、昏迷、多器官衰竭;血压降低;C 反应蛋白升高及呼吸加快;血液病患者出现粒细胞减少;血小板减少;或同时具备上述几种特征而临床可疑菌血症,应采集血液培养。

在评估可疑新生儿败血症时,除发热或低热外,很少培养出细菌,应该补充尿液和脑脊液培养。肺炎链球菌与流感嗜血杆菌菌血症的患儿(特别是 2 岁以下的幼儿)一般多见于门诊,常伴有明显发热(≥38.5℃)和白细胞增多(≥20×10⁹/L)。

(2) 影响血培养的主要因素

1) 采血的时机:血培养的最佳时间(optical time),即能最大量地获得病原菌的采血时机,只要符合血培养检测采血指征的患儿,怀疑患有菌血症、真菌血症的可能,在使用抗菌药物之前应立即采集血培养标本。对于已应用抗菌药物的患儿应在寒战和发热前 0.5~1 小时采集血标本,此时为细菌大量入血,含菌量较高,但实际较难掌握。可以在寒战或发热高峰前尽快从不同部位采集 2 套血培养(10 分钟内完成采集)。

2) 血培养次数:多项研究表明,1 瓶血培养的阳性率为 65%,2 瓶的>80%,3 瓶>95%。对每次血流感染事件进行 2~3 瓶血培养,不仅可提高菌血症的检出率,而且可鉴别真阳性与污染瓶。血培养后 2~5 天不必重复进行,因为血液在抗生素治疗开始后不会立即变为无菌。对于某些患者,如重症监护、移植或血管内置导管,或试验性治疗的患者,提倡使用监测性血培养作为早期败血症检测指标。但是血培养不应该作为常规预测败血症的发生,应该对大多数具有细菌血症或真菌血症的患者进行临床症状随访,而不是进行再次血培养来证明细菌血症和真菌血症是否被清除。

然而,有两个例外:第一个是具有感染性心内膜炎(infectious endocarditis)的患者,证明细菌血症或真菌血症已被清除,可以评估和指导治疗;第二个是具有金葡菌菌血症的非感染性心内膜炎的患者,在 48~96 小时血培养再次阳性,可以有力地预测患者存在复杂性金葡菌菌血症。

3) 血培养的血量:用于培养的抽血量在检测细菌血症和真菌血症中是最重要的变量。小儿患者中有限的数据也显示病原菌的阳性培养率与用于血培养的血量成正比,送检血液标本量未达到要求,会影响结果的灵敏度。儿童患者因为血液中病原菌浓度较高,血培养量无需等同于成人。儿童,特别是新生儿很难获得大量的血液,对婴幼儿和儿童,一般静脉采血 1~5ml/瓶用于血培养,当细菌浓度足够高时,血液少于 1ml 也足以检测菌血症。对于婴幼儿,抽血量不应超过患儿总血量的 1%。

4) 需氧和厌氧血培养瓶选择[6]:通常每次采集 2~3 套血培养,一般每套血培养标本采集 1 瓶需氧瓶,若有可疑厌氧菌感染的临床指征,则需采集厌氧血培养。对于其母亲有以下高风险因素的新生儿应加厌氧血培养瓶,如分娩时延迟破膜、绒毛膜羊膜炎、慢性口或鼻窦感染、蜂窝织炎(尤其是肛周和骶周)、腹部症状、咬伤、脓毒性静脉炎及类固醇激素治疗导致的中性粒细胞减少等。

(3) 采血过程要求

1) 皮肤消毒与防止血培养污染:大多数血培养是静脉穿刺抽取,为了减小皮肤定植菌的污染,静脉穿刺部位应该消毒。推荐使用碘酊、次氯酸和氯己定（chlorhexidine）或聚维碘酮，含有碘的消毒剂需要足够的消毒时间（碘酒需 30 秒，聚维碘酮需 1.5~2 分钟）。氯己定的作用时间和碘酊一样，但是没有过敏反应，因此不必擦去，为 2 个月以上婴幼儿、儿童和成人的首选消毒剂，但不能用于小于 2 个月的婴儿。

2）培养瓶的消毒程序：①70%酒精擦拭血培养瓶橡皮塞 60 秒；②用无菌纱布或无菌棉签清除橡皮塞表面残余酒精，或风干。

3）静脉穿刺部位的选择：血培养应该按照标准程序进行收集，严格执行无菌操作。用于培养的血应从静脉抽取，动脉血培养不及静脉血培养的诊断率高，因此不予推荐。从血管内器械获得的血培养，如静脉内导管和内置物，比静脉穿刺获得的血培养有更高的污染率，如果必须从留置导管内采血，也应同时从外周静脉采集另外 1~2 套血培养标本，以帮助阳性结果的解释。

4）静脉穿刺和血培养瓶的接种程序：可戴橡胶手套固定静脉，不可接触穿刺点；注射器无菌穿刺取血后，勿换针头，直接注入血培养瓶（厌氧瓶先注入），如果同时采两套血标本，须在不同部位采血，也可按厂商推荐采血法；血标本接种到瓶后，轻轻颠倒混匀以防血液凝固，立即送检，切勿冷藏。

①血培养与骨髓培养（medullo culture）：为确诊的唯一"黄金标准"。但只做一次血培养不一定能获得阳性结果，最好同时在两个部位取血，或做 2~3 次血培养。高热、寒战时血培养的阳性率较高。必须注意的是，抗生素的使用可以大大降低血培养的阳性率。最好在未用抗生素前取血，如已用抗生素治疗者，其抽血培养时间最好不在静脉给药时，并应避开血中抗生素的高峰浓度时间。也可在培养基中添加适当可以破坏抗菌药的药物。骨髓培养的阳性率可较血培养高，其阳性结果与血培养有相同意义。如血培养阳性为致病力不强的条件致病菌时（如表皮葡萄球菌等），则需考虑是否为污染菌。如两次阳性结果均为同一细菌，而且血清学或分子生物学证明系同一株细菌，则较可信。如临床疑似败血症，而血培养阴性者，应多次检查，并需考虑是否有厌氧菌的可能。

②脓液或渗出物的培养：原发局部炎症的脓液或渗出物培养出的病原菌，不能用于确诊败血症，但有助于判断败血症的病原菌。

③抗菌药物敏感试验（antimicrobial susceptibility test）：将从患者的血或脓液中培养出的病原菌进行有关的抗生素敏感试验，有助于选择有效的抗菌药物及其应用剂量的大小，必须常规进行。

④细菌培养、鉴定与药敏的自动化检测：20 世纪 90 年代以来，国内许多医院先后采用了细菌培养鉴定与药敏的自动检测仪。如 Bac T/Alert 全自动血培养仪，Sceptor 细菌鉴定仪或 Micro-Scan 自动微生物分析仪。对血液与体液标本进行自动化细菌培养、分离、鉴定和检测药敏（最小抑菌浓度，minimal inhibitory concentration，MIC），提高了检测质量与效率，并采用电脑储存资料、打印报告与分析总结。必须指出，自动化检测也有一定缺点，不能完全取代手工操作。

3. 血清学试验和其他化验

（1）特异性抗原与抗体检测：肺炎链球菌、B 族链球菌、b 型流感嗜血杆菌、脑膜炎球菌等都可测定特异性的荚膜多糖抗原及其抗体来辅助诊断。金葡菌磷壁酸抗体测定也有利于判断此菌感染。但一方面要注意抗原交叉反应和非特异反应产生假阳性，儿童尿检测肺炎链球菌抗原对诊断帮助不大，也应引起注意。抗体检测需在发病 2 周左右才见增高，不能及时做出诊断，另一方面要注意幼小婴儿的抗体产生能力较差。

（2）鲎试验（limulus lysate test，LLT）：可检测血清内革兰氏阴性菌的内毒素，有助于判断革兰氏阴性杆菌败血症。

（3）急性相蛋白（如 C 反应蛋白）和血沉的升高有利于诊断。

（4）前降钙素（procalcitonin，PCT）对区别是否为严重细菌感染及判断预后有价值。有研究 PCT 联合血常规中白细胞、CRP 监测能预测 OB 并判断疗效[4]。

（5）分子生物学检测有利于确定是何种细菌病原。有报道血培养阴性的血流感染者再经细菌 16S rRNA 基因 PCR 扩增后杂交的方法进行检查，发现其中 10%出现阳性，PCR 扩增后杂交方法除具有特异性强、灵敏度高、检测时间短等优点外，最大的优势是检测结果不受标本中存在的各种抗菌药物的干扰，适用于血培养阴性的病原菌诊断。

4. 特殊检查

（1）X 线片检查：有助于判断金葡菌肺炎、骨髓炎与化脓性关节炎等。

（2）B 型超声检查：有助于了解腹腔及其内脏的脓肿或积液、胸腔积液与脑脓肿等。

（3）CT 与磁共振检查：必要时作，可补充 B 型超声检查的不足。

【诊断】 有明显原发性化脓病灶及较为典型的败血症症状时，如血培养阳性结果，诊断不困难。高热、皮肤及黏膜瘀点、重症黄疸、脾大，以及发病前的皮肤或伤口感染、上呼吸道或泌尿系统感染等，都是诊断败血症的重要线索。此外,进行性贫血、中性粒细胞相对或绝对增多或减少,有其他局部脏器损害表现如蛋白尿等,对诊断都有帮助。诊断未确立前即用抗生素治疗,尤其是广谱抗生素,易掩盖病情,给确诊带来困难。因此提倡及时做血培养,并应多次进行。对病情较严重或弱小婴儿,一旦有败血症可疑迹象,即应做必要的有效治疗,先行经验治疗,不得等血培养结果。

遇到持续发热、一般状况虚弱、病因不明、病程较长的患儿,应该深入细致地检查有无隐伏的感染灶。对有毛发掩蔽的皮肤、鼻窦、乳突、咽喉及其周围组织、长骨相关节都要认真检查。尿需要反复多次检查。对心、肺、长骨关节等,必要时应进行 X 线、CT 和 MRI 检查,发现病灶。

【鉴别诊断】 应注意与仅有局部感染(尤其是严重感染)相鉴别。如胃肠道感染、中毒型菌痢、重症伤寒、粟粒性结核、脑炎和隐性局部感染灶等作鉴别,还应与其他伴有高热的恶性疾病鉴别,它们有其特有的临床表现,血培养多次阴性,抗生素无效。

【预后】 一般说来,年龄越小,营养状况越差,预后越不好。尤其是耐药菌株感染预后更差,病死率可高达 30% 以上。早期明确诊断,选用敏感抗生素及时、正确和彻底治疗,并及时处理并发症,是取得良好效果的关键。OB 虽多数预后较好,但亦可发生脑膜炎,仍应警惕。首都医科大学附属北京儿童医院对 2002 年 1 月至 2010 年 12 月期间,住院部收治的 201 例经临床和血培养确诊的脓毒症(sepsis)患儿的临床资料进行回顾分析[2]。结果 201 例脓毒症类型中,严重脓毒症组共 41 例(20.4%),非严重脓毒症组共 160 例(79.6%),存活 188 例(93.5%),死亡 13 例(6.5%)。与非严重脓毒症及存活组相比,严重脓毒症及死亡组的血红蛋白、血小板、白蛋白均显著降低($P<0.05$),而 C 反应蛋白水平显著升高($P<0.01$),死亡组外周血白细胞低于存活组($P<0.05$)。38 例有基础疾病患儿中,16 例(42.1%)出现严重脓毒症,8 例(21.1%)死亡;163 例无基础疾病患儿,25 例(15.3%)出现严重脓毒症,5 例(3.1%)死亡。有基础疾病患儿出现严重脓毒症及死亡比例明显高于无基础疾病患儿($P<0.01$)。革兰氏阴性菌感染患儿 38 例,14 例(36.8%)出现严重脓毒症,10 例(26.3%)死亡,革兰氏阳性菌感染患儿 163 例,27 例(16.6%)出现严重脓毒症,3 例(1.8%)死亡,革兰氏阴性菌感染患儿出现严重脓毒症及死亡比例高于革兰氏阳性菌感染患儿($P<0.05$)。血红蛋白、血小板、白蛋白降低及 C 反应蛋白水平升高提示病情严重,预后不良,白细胞降低

提示预后不良。合并基础疾病是出现严重脓毒症的危险因素,合并基础疾病和革兰氏阴性菌感染是脓毒症死亡的危险因素[2,7]。

【预防】 一切明显的或隐匿的化脓性病灶如能及早予以清除,败血症的发生就可以减少。原发局部炎症需及时抗菌治疗,严禁挤压以防止细菌扩散。小儿时常见的传染病如麻疹、流行性感冒、百日咳等易继发较重的呼吸道细菌感染,从而发生败血症。对这类患儿,必须加强保护、防止外伤。对创伤必须予以重视,尽早适当处理。环境卫生、个人卫生、营养状况及小儿保健工作的不断改善,败血症的发病率必然会随着下降。医院内感染的预防甚为重要,入侵性措施(invasive measures)(导管、内镜和静脉输液)尤其要小心按操作规程进行,坚持无菌操作。隔离消毒,预防交叉感染。合理应用抗菌药物和肾上腺皮质激素,以免引起菌群失调和降低患者免疫力。国外研究结果表明,PCV 和 Hib 两种疫苗可以明显减少侵袭性肺炎链球菌和流感嗜血杆菌疾病的发生,降低 OB 的发病率,但也有非疫苗血清型侵袭性肺炎链球菌和流感嗜血杆菌感染以及 OB 的发病率却相对升高的报道。

【治疗】 败血症治疗的主要关键在于:彻底清除原发病灶和迁徙性损害,以杜绝病原菌的来源;合理使用有效抗生素,以尽快消灭血液中所有细菌;及早发现新的迁徙性病灶,随时予以彻底清除;提高机体抵抗力,加强支持疗法,身体虚弱、迁徙病灶多、病势严重的患儿,多次输血、血浆、白蛋白或丙种球蛋白,应保证足够的热量、液体及营养需要;对症治疗,体温过高时给予退热药并采用物理降温,发生惊厥时,给予镇静剂,必要时可考虑人工冬眠疗法;周密细致的护理;如合并感染性休克或 DIC,应及时抢救。其中抗生素的合理使用至关重要。

1. 一般治疗与对症治疗

(1) 加强营养,补充足量维生素;加强护理,注意口腔卫生,防治念珠菌口腔炎。病情严重者应定时翻身,防治继发性肺炎和压疮等。

(2) 高热者给予物理降温及退热处理,烦躁不安者给予安定等镇静剂,应特别注意维持呼吸、心血管、肝、肾和中枢神经系统的功能。保持呼吸道通畅与吸氧;必要时给予强心剂以维持周围循环和肾血流,适量的葡萄糖以保护肝脏功能。

(3) 输液:补充必要的水分、热量与电解质,以维持水、电解质和酸碱平衡以及周围循环和代谢废物的排

泄。输液同时提供了静脉给药的通道。

（4）调整机体反应性：有高热等严重毒血症症状者，在使用有效抗生素的基础上给予激素治疗，以缓解毒血症症状。目前应用肾上腺皮质激素对败血症或败血症性休克是否有益，仍无定论。贫血、消瘦与全身衰竭患儿可酌情输红细胞或全血。

（5）并发症的防治

1）感染性休克及 DIC：详见有关章节。

2）原发炎症及迁徙性化脓性炎症或脓肿：应及时进行处理，有效引流，需反复抽液或闭式引流。迁徙性炎症或脓肿不能引流或引流不畅者，如金葡菌肺炎、肝脓肿、心包炎、化脓性脑膜炎等则应加强抗菌药物治疗，即加大剂量和延长疗程。

（6）基础疾病的治疗：败血症易在某些基础疾病患儿中发生，如糖尿病、肝硬化、慢性肾炎、严重贫血、营养不良、结缔组织疾病、白血病和恶性肿瘤等。对这些基础疾病仍应继续治疗，如需用肾上腺皮质激素者，其剂量应酌减。

2. 病原治疗

（1）合理应用抗生素

1）抗菌药物的选用依据是治疗的关键：应考虑病原菌、抗生素和机体三者：病原菌种类、特点与药物敏感试验结果，尤其要注意本地区、本医院常见致病菌当前的耐药状况及趋势；抗生素抗菌活性及其药代动力学特点，如吸收、分布与排泄特点，血药浓度高低半衰期长短，血清蛋白结合率高低与不良反应等；患儿的基本生理状况，年龄和体质情况；尤其是肝肾功能情况，原发局部炎症与迁徙性炎症情况。

2）抗菌药物的选用步骤：一旦怀疑败血症，必须立即进行抗生素治疗，用药前一定要先做血培养。血培养需要 3~5 天才有结果，一般先经验治疗，后针对性治疗。①经验治疗（empirical therapy）：即在尚无病原菌培养结果时，根据临床表现推断诊断与可疑病原菌，结合患者情况，选药试治，观察疗效与不良反应，酌情调整；本节中"败血症的常用抗菌药物的选用参考"和其他书籍中的抗生素的使用介绍严格来说都是一种经验治疗。②凭检验结果进行针对性治疗：即血培养获得确认的病原菌与药敏后，再结合病情与其他检验结果，酌情选用或调整抗菌药物。以后还需继续观察疗效与不良反应，决定是否再调整。

3）抗菌药物的联合应用问题：抗菌药物联合应用的目的是希望提高疗效，但也可引起菌群失调。特别是广谱高效的抗菌药物联合应用，引起的菌群失调更为常见，可使病情复杂化，增加治疗的难度。从实践的经验来看，对于败血症或其他严重感染，如果根据前述的选择办法，特别是有了病原菌的药敏结果，一般只选用一种敏感的抗菌药物（有些已是广谱抗菌药物），也能治愈败血症等感染。因此，最好避免不必要的抗菌药物联合应用。

（2）败血症常用抗菌药物的选用参考

1）革兰氏阳性球菌败血症：如金葡菌与表皮葡萄球菌败血症：金葡菌与表皮葡萄球菌对抗菌药物的耐药性有增加趋势，对青霉素耐药达 90% 以上，对苯唑西林与头孢唑啉为 30%，但对利福平与万古霉素仍敏感。因此，可根据药敏结果与病情，酌选苯唑西林、头孢唑啉，阿米卡星或万古霉素（万古霉素主要用于耐甲氧西林葡萄球菌与肠球菌败血症）。必要时可选磷霉素。

肺炎链球菌与溶血性链球菌败血症：青霉素、头孢唑啉、头孢曲松或万古霉素。

肠球菌败血症：青霉素、氨苄西林或万古霉素。

2）革兰氏阴性杆菌败血症，如大肠埃希菌、克雷伯菌或肠杆菌属等的败血症：哌拉西林，头孢噻肟，头孢呋辛，头孢唑肟或头孢曲松，美西林（mecillin），替莫西林（temocillin）或美罗培南等。

铜绿假单胞菌败血症：哌拉西林、头孢他啶、氨曲南（aztrenam）、亚胺培南-西拉司丁或拉氧头孢（latamoxef，moxalactam）。年长儿也可选用环丙沙星或氧氟沙星。对产 ESBLs 肠杆菌科细菌感染的轻至中度患儿，首选复方 β-内酰胺类/β-内酰胺酶抑制剂（β-lactam/β-lactamase inhibitor）（药物包括阿莫西林/克拉维酸、氨苄西林/舒巴坦、哌拉西林/他唑巴坦、替卡西林/克拉维酸、头孢哌酮舒巴坦等）。次选氨基糖苷类与头霉素抗菌药物联合治疗（药物包括阿米卡星、妥布霉素、头孢西丁、头孢咪唑等）。疗效不佳者，换用碳青霉烯类（carbapenems）抗菌药物（包括亚胺培南、美罗培南等）。

对于不产 ESBL 的肠杆菌科细菌，根据药敏结果可选用头孢三代抗生素；对于产 ESBL 的肠杆菌科细菌感染的轻中度感染，根据药敏结果可选用复方 β-内酰胺类/β-内酰胺酶抑制剂（药物包括阿莫西林/克拉维酸、氨苄西林/舒巴坦、哌拉西林/他唑巴坦、替卡西林/克拉维酸、头孢哌酮舒巴坦等）；对严重的产 ESBLs 肠杆菌科细菌感染，以及医院内发生产 ESBLs 肠杆菌科细菌感染时，首选碳青霉烯类抗菌药物或联合治疗方案。

针对耐碳青霉烯的泛耐药的肠杆菌科细菌感染，若对美罗培南的 MIC 值≤16μg/ml,可加大美罗培南用量至每次 40mg/kg,每 8 小时 1 次,每次输注时间延长至 3 小时,根据药敏结果可联合氨基糖苷类(如阿米卡星)治疗。若对美罗培南的 MIC 较高,可选择以替加环素为基础的联合治疗,联合药物包括氨基糖苷类、碳青霉烯类、磷霉素或多黏菌素;亦可选择以多黏菌素为基础的联合治疗,联合药物包括碳青霉烯类、替加环素,磷霉素或氨基糖苷类;其他方案包括磷霉素联合氨基糖苷类,头孢他啶或头孢吡肟联合阿莫西林克拉维酸等。

对产 ESBLs 不动杆菌感染,首选碳青霉烯类抗菌药物(推荐亚胺培南、美罗培南),次选氨苄西林/舒巴坦、哌拉西林/他唑巴坦、替卡西林/克拉维酸、头孢哌酮舒巴坦等。

针对多重耐药的铜绿假单胞菌和鲍曼不动杆菌,碳青霉烯类、阿米卡星、头孢他啶等是较佳的用药选择,随着对碳青霉烯耐药的鲍曼不动杆菌的出现,抗感染化疗面临严重的挑战,治疗泛耐药菌感染可供选择的抗菌药物很少。针对泛耐药的鲍曼不动杆菌感染,可选择以舒巴坦及其合剂为基础的联合治疗,如头孢哌酮舒巴坦或氨苄西林舒巴坦联合替加环素,多西环素,或碳青霉烯类;亦可选择替加环素联合碳青霉烯或多黏菌素,还可选择多黏菌素联合碳青霉烯类。针对泛耐药的铜绿假单胞菌,可选择以多黏菌素为基础的联合治疗,联合药物包括抗铜绿假单胞菌 β 内酰胺类(碳青霉烯类、头孢他啶、头孢吡肟、哌拉西林他唑巴坦、头孢哌酮舒巴坦),磷霉素,利福平或氨基糖苷类;亦可选择以抗铜绿假单胞菌 β 内酰胺类联合磷霉素或氨基糖苷;有报道也可选择双 β 内酰胺类联合,包括头孢他啶联合哌拉西林他唑巴坦,头孢他啶联合头孢哌酮舒巴坦。目前还缺乏针对泛耐药菌感染治疗方案的大样本病例的比较与评价资料,建议应因地制宜,结合本地区病原菌耐药状况与患儿情况确定具体治疗方案[8]。

针对耐药菌感染,值得我们医生注意的是不同标本分离出的同一种菌株对同一抗菌药物耐药率不同,治疗不同部位该菌株引起的感染,要考虑因感染部位不同而产生的耐药性及药物有效浓度的差异,应按照药敏结果合理、有效使用抗菌药物。此外,阳性的培养结果仍应结合临床资料分析,以排除标本污染的可能性,并应重复相关细菌学检验,直至感染控制或治愈。除尽早选用有效抗菌药物外,注意洗手与环境消毒,尽可能保护患儿,及时纠正引起本病的诱因,如尽早停用皮质激素、拔除静脉导管等、减少侵袭性操作、治疗原发病、提高患儿免疫功能等都是治疗多重耐药革兰氏阴性杆菌感染不容忽视的因素。

3)厌氧菌败血症:用甲硝唑,替硝唑(tinidazole);或哌拉西林他唑巴坦,克林霉素,或大剂量青霉素(后者对脆弱类杆菌无效),头孢美唑(cefmetazole)或头孢西丁(cefoxitin)。

4)念珠菌败血症:棘白菌素类(卡泊芬净、米卡芬净、阿尼芬净)、氟康唑或伏立康唑,或两性霉素 B。

2016 年 IDSA 指南[9]推荐棘白菌素类药物作为初始治疗(卡泊芬净:儿童负荷 70mg/m² 最大不超过 70mg,之后 50mg/m²,最大不超过 70mg,其他药物包括米卡芬净,阿尼芬净),对于临床症状稳定,分离出对氟康唑敏感的念珠菌(如白念珠菌)感染,初始抗真菌治疗后重复血培养结果阴性的患者,推荐将棘白霉素类更换为氟康唑(通常在 5~7 天内更换);对于那些病情不严重和被认为不可能有氟康唑耐药的念珠菌属感染的患者,亦可选择静脉注射或口服氟康唑,12mg/kg 负荷剂量,然后每天 6mg/kg。血培养应每天或隔日进行,以确定念珠菌血症被终止的时间点,无明显转移性病灶的念珠菌血症治疗疗程为血培养阴性和症状缓解后 2 周。

(3)抗菌药物的给药方法:一般用静脉滴注,每剂抗菌药物按要求加于不同输液中,1~2 小时滴完,每 8~12 小时 1 次,严重者可 6 小时 1 次给药,以维持有效血药浓度。至体温正常,症状消失 7 天后停药,并严密观察病情。

(刘钢)

参考文献

[1] 国家呼吸系统疾病临床医学研究中心. 中国儿童肺炎链球菌性疾病诊断、治疗和预防专家共识. 中华实用儿科临床,2020,35(7):485-505.

[2] 陈天明,陈欣涛,刘钢. 201 例脓毒症患儿临床特征及预后的分析. 中华传染病杂志,2013,31(4):236-240.

[3] 郭燕,胡付品,朱德妹,等,儿童临床分离碳青霉烯类耐药肠杆菌科细菌的耐药性变迁. 中华儿科杂志,2018,56(12):907-914.

[4] 董芳,王艳,刘锡青,等. 2009-2015 年北京儿童医院临床分离细菌的分布及耐药性监测. 中国感染与化疗杂志,2017,17(1):61-70.

[5] 胡付品,郭燕,朱德妹,等 2019 年 CHINET 三级医院细菌耐药监测. 中国感染与化疗杂志,2020,20(3):223-243.

[6] 中国医师协会检验医师分会儿科疾病检验医学专家委员会. 儿童血培养规范化标本采集的中国专家共识. 中华检验医学杂志,2020,43(5):547-552.

[7] 李绍英,郭凌云,刘琳琳,等. 儿童大肠埃希菌血流感

染临床特征及耐药分析.中华儿科杂志,2016,54(2):150-153.

[8] 王贵明.广泛耐药革兰阴性菌感染的实验诊断、抗菌治疗及医院感染控制:中国专家共识.中国感染与化疗杂志,2017,17(1):82-92.

[9] PAPPAS PG. KAUFFMAN CA. ANDES DR. et al. Clinical Practice Guideline for the Management of Candidiasis:2016 Update by the Infectious Diseases Society of America. Clinical infectious diseases,2016,62:409-417.

第3节 细菌性脑膜炎

我国儿科医生常常将细菌性脑膜炎(bacterial meningitis,BM)机械的分为脑膜炎球菌引起的流行性脑脊髓膜炎(流脑)和其他细菌引起的化脓性脑膜炎,前者属于传染病范畴。应该与国外统称细菌性脑膜炎一致,也都可称为化脓性脑膜炎。在美国,它们都称为"应上报感染性疾病(notifiable infectious diseases)"[1]。细菌性脑膜炎的主要致病菌除脑膜炎球菌外,还有肺炎链球菌和b型流感嗜血杆菌[2]。许多细菌都能引起脑膜炎。

一、概述

【病因与流行病学】 急性细菌性脑膜炎是常见的严重的中枢神经系统感染性疾病。2016全球疾病、伤害和危险因素负担研究(Global Burden of Diseases,Injuries,and Risk Factors,2016 study)显示,全球脑膜炎新发病例数从1990年的2 500 000上升至2016年的2 820 000。不同地区国家细菌性脑膜炎的发病率各不相同,2016年发病率最高为南苏丹(207.4/100 000),最低为澳大利亚(0.5/100 000)。撒哈拉以南的非洲脑膜炎带(从塞内加尔延伸到南苏丹和埃塞俄比亚)的脑膜炎疾病负担仍较重。随着疫苗的应用及有效抗感染及综合治疗方案的推广,脑膜炎病死率下降明显,1990年至2016年下降了21.0%[3]。全球不同年龄段儿童的脑膜炎相关死亡率下降程度不同,对于5岁以上儿童,全球死亡人数仅减少了2.7%,从1990年的165 900减少到2013年的161 500;<5岁年龄组,减少43%,其中1~59个月年龄组,减少54%。

细菌性脑膜炎在小儿,尤其是婴幼儿中较常见。自使用抗生素以来其病死率已由50%~90%降至10%以下,但因致残率高,神经系统后遗症(neurological sequelae)发生率占存活儿的1/3,因此仍是小儿严重感染性疾病之一[4]。其死亡率在发展中国家为4%~15%,居世界感染性疾病死亡病例的前10位。虽然细菌性脑膜炎在诊断和治疗方面已有了较大的进步,但细菌性脑膜炎在治疗过程中可能出现多种神经系统和全身系统并发症,其发生率可能因年龄和致病菌而异,既往文献报道,多达50%的幸存者可能出现神经系统并发症,基于18篇儿童细菌性脑膜炎并发症病例系列,包括硬脑膜下积液17%~40.3%,癫痫4%~47%,脑积水2.5%~31%,听力损害1.56%~12%,颅内出血0.3%~28%,脑室炎0.3%~9%,脑神经麻痹1%~6%,脑梗死1%~14%,硬脑膜下积脓0.3%~2.6%,抗利尿激素分泌不良0.4%~2%,硬脑膜下血肿约1%,脑脓肿0.5%~0.3%,视力损害或丧失0.6%。全身系统并发症包括感染性休克0.3%~4%,DIC 2%,消化道出血0.7%、关节炎0.3%等。另有细菌性脑膜炎合并脑静脉血栓病例报告7例,烟雾病2例,血管炎3例,无法统计其发生率。2020版《尼尔森儿科学》指出细菌性脑膜炎可在急性期出现的并发症包括硬脑膜下积液(10%~30%)、癫痫、脑神经麻痹、脑卒中、静脉窦血栓形成、脑疝、抗利尿激素分泌不良综合征。血栓、贫血、DIC、休克也可在脑膜炎治疗过程中发生。我国2000—2003年与国际疫苗研究所合作,在广西进行的流行病学调查,首次揭示我国5岁以下儿童病原确诊的细菌性脑膜炎年均发病率为12.28/10万,病死率为18.42%,并发症率13.16%,调查同时发现,各级医疗机构都存在抗生素不合理应用现象,在一定程度上掩盖了我国细菌性脑膜炎的真实发病情况。2006—2009我国CDC进行四省市调查,证实5岁以下儿童细菌性脑膜炎的发病率(6.95~22.30)例/100 000;目前化脓性脑膜炎总体预后不容乐观,存活者中常发生各种后遗症如精神发育迟滞、运动障碍、视力损害及感应神经性耳聋、脑积水和癫痫等,并且随着年龄的增长,许多的患儿会出现学习和行为方面的问题,给患儿家庭及社会带来沉重的负担。

文献报道,2个月以上儿童细菌性脑膜炎主要致病菌是肺炎链球菌、流感嗜血杆菌和脑膜炎球菌,我国这三种病原菌的培养阳性率在6.3%~35.8%不等,采用针对细菌荚膜多糖抗原进行检测的阳性率最高报道是50.7%,同时有38%~50%以上病例病原不明。在具体病原体分布上,不同地区存在着差异,但5岁以下流感嗜血杆菌性脑膜炎的发病率最高报道仅为10.4/10万,世界卫生组织免疫、疫苗和生物学专家战略性建设委员会认为,目前亚洲流感嗜血杆菌性脑膜炎等发病率要低于其他国家和地区,很大程度上是因为现行的方法学对真实的发病情况做出了过低的估计。首都医科大学附属北京儿童医院自20世纪90年代末期开始把乳胶凝集试验(latex agglutination test,LAT)作为细菌性脑膜炎常规检测项目,抗原阳性率不足10%。研究证实,抗生素应用不仅影响脑脊液细菌培养结果,对抗原检测同样有很大程度的影响。大量不明原因的细菌性脑膜炎中不少是由这三种病原菌所引起的。不同年代各种细菌在病因学上所占地位不同,也存在明显的地理差异。在我国,脑膜炎球菌、肺炎链球菌及流感嗜血杆菌引起的化脓性脑膜炎占小儿化脓性脑膜炎总数2/3以上。不同年龄小儿感染的致病菌也有很大差异。新生儿容易发生肠道革兰氏阴性杆菌脑膜炎,其中大肠埃希菌占第一位,其次为B族链球菌、金黄色葡萄球菌、铜绿假单胞菌等。此外,单核李斯特菌、拟多形杆菌引起新生儿脑膜炎的报道亦不罕见,这些可能与产妇阴道菌群及母、婴免疫状态有关。例如产妇在分娩过程中,易感胎儿可因宫内或产道中细菌感染而引起化脓性脑膜炎,亦可由于分娩时吸入患败血症母亲的羊水引起。金葡菌脑膜炎可因创伤、手术、先天畸形而并发,治疗颇为困难。近年有报告两种或多种细菌混合感染,多为继发性,原发者很少见。

【病理生理】 细菌抵达脑膜可通过多种途径,如外伤或手术直接接种,淋巴或血流播散等。通常脑膜炎是由菌血症发展而来。细菌多由上呼吸道侵入,先在鼻咽部隐匿、繁殖,继而进入血流,直接抵达营养中枢神经系统的血管,或在该处形成局部血栓,并释放出细菌栓子到血液循环中。由于小儿防御、免疫功能均较成人弱,病原菌容易通过血脑屏障到达脑膜引起化脓性脑膜炎。婴幼儿的皮肤、黏膜、胃肠道以及新生儿的脐部也常是感染侵入门户。鼻旁窦炎、中耳炎、乳突炎既可作为病灶窝藏细菌,也可因病变扩展直接波及脑膜,如耳源性脑膜炎(otogenic meningitis)即常为慢性乳突炎所致。化脓性脑膜炎也可是颅骨外伤、骨折的并发症,特别是那些涉及鼻旁窦的骨折更可形成颅内与外界的直接通道,成为细菌侵入门户。此外,脑膜炎亦可见于有皮肤窦道或脑脊髓膜膨出患儿,此时颅内与外界相通,细菌可经此直接进入蛛网膜下腔。细菌是否入侵中枢

神经系统与机体免疫功能状态和细菌数量、毒力有关。细菌进入脑脊液后,由于脑脊液缺乏补体,Ig含量少,吞噬细胞活性不足,因而迅速繁殖,并释放出致炎因子,如革兰氏阳性细菌细胞壁的多肽糖和磷壁酸质,革兰氏阴性菌的内毒素脂多糖。这些物质作为抗原刺激宿主中枢神经系统的单核细胞、内皮细胞、神经星状细胞和小胶质细胞等产生细胞因子:肿瘤坏死因子(tumor necrosis factor,TNF)、白细胞介素(IL)、干扰素(TFN)、前列腺素(PG3)和血小板激活因子(PAF)等。其中TNF和IL-1是介导脑膜炎症反应最主要的两种细胞因子。它们可以活化脓性脑膜炎血管内皮细胞上的白细胞黏附受体,促使白细胞黏附于血管壁,释放蛋白溶解酶,破坏内皮细胞的联结,导致血脑屏障渗透性增加,使白细胞和血浆蛋白大量进入脑脊液中。细胞因子及白细胞相互作用引起蛛网膜下腔炎症反应,形成脑水肿、颅内压增高、脑缺血、脑梗死,最终造成脑损伤。

【病理变化】 早期和轻型病例,炎性渗出物多在大脑顶部表面。以后逐渐蔓延,使全部大脑表面、基底部、脊髓被一层脓液覆盖。脑膜炎球菌感染时,渗出物显著地覆盖于顶、枕叶和小脑。肺炎链球菌感染时,稠厚的脓性纤维素分泌物主要局限于大脑表面,特别是额叶,基底部受侵犯较轻。链球菌感染与肺炎链球菌感染相似,但分泌物所含纤维素较少,因此渗出物较稀薄。蛛网膜下腔充满浆液脓性分泌物,脑桥前面、第四脑室底及脑桥与小脑之间尤甚。脑膜表面的血管极度充血,常有血管炎,包括血管与血窦的血栓形成,血管壁坏死、破裂与出血。

感染延及脑室内膜则形成脑室膜炎。在软脑膜下及脑室周围的脑实质亦可有细胞浸润、出血、坏死和变性即发生脑膜脑炎(meningoencephalitis)。稠厚的脓块或粘连可闭塞马氏孔、路氏孔及大脑导水管,造成梗阻性脑积水(obstructive hydrocephalus)。大脑表面蛛网膜因炎症发生粘连、萎缩而影响脑脊液吸收时,则可形成交通性脑积水(communicating hydrocephalus)。感染波及周围脑神经,或因颅内压力增高使脑神经受压、坏死,则可引起相应的脑神经功能改变。如失明、面瘫、耳聋。经脑膜间的桥静脉发生栓塞性静脉炎,可导致硬膜下积液或积脓。少量积液多可自行吸收,大量积液经多次穿刺仍未吸收者,可有纤维素性包膜形成,而使附近脑组织受压萎缩。

此外,肝、肾组织可见中毒性病变。

【临床表现】 各种细菌所致化脓性脑膜炎的临床表现大致相仿,可归纳为感染、颅内压增高及脑膜刺激症状。其临床表现在很大程度上取决于患儿的年龄。

年长儿与成人的临床表现相似。婴幼儿症状一般较隐匿或不典型。化脓性脑膜炎的主要临床表现为发热、颈项强直、意识改变和惊厥,其发生率分别为 96%、55%、94% 和 12%;其他临床表现为头痛、局部麻痹(0~10%)、脑神经麻痹(0~10%)、视神经乳头水肿(0~5%)。婴幼儿症状隐蔽,可仅有发热、激惹、嗜睡和喂养困难,出现呼吸暂停、皮疹、惊厥和前囟紧张。前囟紧张的发生率为 50%~70%。脑膜刺激征(meningeal irritation sign)阳性,包括背痛、颈项强直、Kernig 征和 Brudzinski 征等,但在 1 岁或 1 岁半以下小儿,这些表现可不甚明显。可出现全身感染或菌血症表现,皮肤瘀斑、紫癜或充血性皮疹等,严重者可出现弥散性血管内凝血、休克和多脏器功能损害等表现。

儿童时期化脓性脑膜炎发病急,有高热、头痛、呕吐、食欲缺乏及精神萎靡等症状。起病时神志一般清醒,病情进展可发生嗜睡、谵妄、惊厥和昏迷。严重者在 24 小时内即出现惊厥、昏迷。体检可见患儿意识障碍、谵妄或昏迷、颈强直、克尼格征与布鲁辛斯基征阳性。若未及时治疗,颈强直加重头后仰、背肌僵硬甚至角弓反张。皮肤出血点多见于流脑,但链球菌、肺炎链球菌、流感嗜血杆菌所致脑膜炎亦偶可见到。出血点很快发展成瘀斑并伴有休克者,通常是暴发型流脑(fulminant epidemic cerebrospinal meningitis)。当有呼吸节律不整及异常呼吸等中枢性呼吸衰竭症状,并伴瞳孔改变时,提示脑水肿严重已引起脑疝(cerebral hernia)。疱疹多见于流脑后期,但肺炎链球菌、流感杆菌脑膜炎亦偶可发生。

婴幼儿期化脓性脑膜炎起病急缓不一。由于前囟尚未闭合,骨缝可以裂开,而使颅内压增高及脑膜刺激症状出现较晚,临床表现不典型。常先有呼吸系统或消化系统症状,如呕吐、腹泻、食欲减低、轻微咳嗽。然后出现发热及易激惹、烦躁不安、面色苍白,继之嗜睡、头向后仰、感觉过敏、哭声尖锐、眼神发呆、双目凝视,有时用手打头、摇头。严重者出现惊厥、前囟饱满、布鲁辛斯基征阳性是重要体征。

新生儿特别是未成熟儿的临床表现显然不同。起病隐匿,常缺乏典型症状和体征。较少见的宫内感染出生时即可呈不可逆性休克或呼吸暂停,很快死亡。较常见的情况是出生时婴儿正常,数日后出现肌张力低下、少动、哭声微弱、吸吮力差、拒食、呕吐、黄疸、发绀、呼吸不规则等非特异性症状。发热或有或无,甚至体温不升。查体仅见前囟张力增高,而少有其他脑膜刺激征。前囟隆起亦出现较晚,极易误诊。唯有腰穿检查脑脊液才能确诊。有些患儿直到尸检时才发现为化脓性脑膜

炎(详见"新生儿保健及新生儿疾病"相关章节)[5]。

【实验室检查】

1. 血象　白细胞总数及中性粒细胞明显增加。贫血常见于流感杆菌脑膜炎。部分病例,特别是重症或新生儿化脓性脑膜炎,可见白细胞总数减少或三系抑制。血 C 反应蛋白常增高,血中降钙素增高。

2. 血培养　早期、未用抗生素治疗者可得阳性结果。能帮助确定病原菌。

3. 咽培养　分离出致病菌有参考价值。皮肤脓疱疮等局部分泌物培养对病原菌诊断有参考价值。

4. 瘀点涂片　流脑患儿皮肤瘀点涂片见细菌阳性率可达 50% 以上。

5. 脑脊液常规、涂片、培养　脑脊液可见典型化脓性改变。其外观混浊或稀米汤样,压力增高(当脓液黏稠、流出困难时,无法测量压力)。镜检白细胞甚多,可达每升数百至数万,其中以多核白细胞为主。典型改变为外观混浊,压力增高,白细胞总数明显增高,可(500~1 000)×10⁶/L 以上,以中性粒细胞为主,糖含量显著降低,蛋白明显增高,氯化物正常。脑脊液沉渣涂片找菌和脑脊液细菌培养是明确致病原的重要方法。特异性细菌荚膜多糖抗原测定有助于病原发现。糖定量常<2mmol/L。糖定量不但可协助鉴别细菌或病毒感染,还能反映治疗效果。蛋白定性试验多为强阳性,定量可在 1g/L 以上。将脑脊液离心沉淀,作涂片染色,常能查见病原菌,可作为早期选用抗生素治疗的依据。脑脊液涂片应多做几张备用;不宜用火焰固定,以免细菌凝固破坏。涂片检查用革兰氏染色,必要时加用亚甲蓝染色协助观察细菌形态。脑脊液涂片检查能较快获得结果,找到细菌的阳性率也高于细菌培养。但细菌培养可避免染色误差,且能作药敏试验。有时脑脊液虽较清亮,仍能培养出细菌。为提高培养阳性率应注意下列几点:在使用抗生素前采集脑脊液标本;标本必须收集在无菌玻璃管或小瓶内,并在保温条件下迅速送检,床边培养可提高阳性率;最好同时接种 2 个巧克力琼脂斜面培养基,分别在有氧及无氧条件下进行培养;经过治疗者,培养基内应加对氨苯甲酸与青霉素酶,以提高阳性率。若患儿需要转院,除详细介绍检查结果外,最好附一张细菌涂片或治疗前的脑脊液,以便收治医院复查。

6. 特异性细菌抗原测定　利用免疫学技术检查患儿脑脊液、血、尿中细菌抗原为快速确定病原菌的特异方法。特别是脑脊液抗原检测最重要,其敏感性及特异性均较高。当脑脊液中细菌不多或被破坏时,脑脊液培养可呈阴性,但致病菌存在可溶性的荚膜多糖抗原。因此,用已知抗体(诊断血清)测定脑脊液中的细菌抗原,

可提供快速诊断。检测特异性抗原的方法很多,包括对流免疫电泳、放射免疫、荧光抗体及酶联免疫吸附4项。目前应用较多的是流感杆菌、肺炎球菌和脑膜炎球菌多糖抗原的检测。

7. 分子生物学方法 分子检测方法包括靶向试验、多重试验及宏基因组二代测序(next-generation sequencing,NGS)。用以二代测序为基础的宏基因组测序技术对临床样品中的全部微生物 DNA 进行测序分析,具有无偏倚的优点,可检测出一些采用传统病原学方法无法发现的微生物,或用来探究某种已知微生物的未知致病能力或做毒力判断。以 NGS 为基础的宏基因组测序在不明原因中枢神经系统感染患者的病原体检测中优势明显,不仅可发现感染中枢神经系统的传统病原体,同时有助于新型病原体的检出。对于疑似中枢神经系统感染患者,这项新技术可对多种临床样本进行检测,目前,NGS 不但可以对患者脑脊液标本进行检测,还可以对患者脊髓、脑膜活组织标本、脑活组织标本进行检测,有高通量、高灵敏度等特点,在微生物检测方面具有显著的优势。宏基因组测序依靠其技术的无偏倚性,可以识别临床样品中的所有病原,但仪器和生物信息分析人员都无法完全依靠各种计算手段或流程判定检测出的病原是否与疾病相关。对正常状态下无菌部位的样本(如血液、脑脊液样本)的结果解读要比包括多种微生物的样本(比如呼吸道样本、粪便等)容易得多,但有时情况也是复杂的,如在标本取材与实验室检测过程中标本可能被污染和/或混入微生物基因序列是难以避免的,污染标本的测序结果可能作为背景"噪声",加大了对致病菌判断的难度,这对判断条件致病菌更加困难。因此,二代测序结果需要结合临床实际综合判读。

8. 脑脊液中某些成分的检查

(1) 肿瘤坏死因子(tumor necrosis factor,TNF):TNF 为一种多功能生物因子。在实验性化脓性脑膜炎动物和化脓性脑膜炎患儿的脑脊液中发现 TNF 阳性,且出现较早,而病毒性脑膜炎患儿脑脊液中未测到该因子。说明脑脊液中 TNF 测定对化脓性脑膜炎早期诊断有帮助。脑脊液和血清 TNF 的检测尚有助预后判断,血清 TNF 增高,提示预后不良。

(2) 磷酸己异构酶(phosphate isomerase,PHI):为糖分解代谢酶之一。在化脓性脑膜炎患儿脑脊液中活性明显升高,正常人最高值为 6U/L。化脓性脑膜炎时脑脊液白细胞吞噬能力加强,糖酵解加速,PHI 活性增加。

(3) 干扰素(IFN):在病毒感染时,血清和脑脊液中 IFN 有较特异性的增高。有助于某些病毒性脑膜炎与化脓性脑膜炎鉴别。

(4) 脑脊液免疫球蛋白:正常脑脊液中免疫球蛋白量很低,IgM 缺乏。化脓性脑膜炎患儿 IgM 明显增高,若大于 30mg/L,基本可排除病毒感染。但某些肺炎链球菌脑膜炎 IgM 增高不明显,相反有些腮腺炎脑炎 IgM 反可增高。

(5) 脑脊液乳酸脱氢酶(lactic dehydrogenase,LDH)及其同工酶:正常脑脊液 LDH 平均值:新生儿 53.1U;乳儿 32.6U;幼儿 29.2U;学龄儿童 28.8U。LDH 同工酶正常值:新生儿 LDH1 27%,LDH2 35%,LDH3 34%,LDH4 3%,LDH5 1%。出生 1 个月后 LDH1 37%,LDH2 32%,LDH3 28%,LDH4 2%,LDH5 1%。化脓性脑膜炎患儿 LDH 值明显升高,同工酶中 LDH4 及 LDH5 亦明显上升。在病毒脑炎 LDH 值正常或有轻微改变,LDH1、LDH2 略有升高,LDH4、LDH5 正常。LDH 值的改变可能与粒细胞有关,能反映脑膜炎的轻重。

(6) 乳酸(lactic acid):正常脑脊液乳酸平均值为 159mg/L,细菌性脑膜炎都超过 200mg/L,而无菌性脑膜炎都高于 250mg/L。将脑脊液中乳酸值>350mg/L 定为细菌性脑膜炎诊断标准,无假阳性与假阴性。乳酸不高常可排除化脓性脑膜炎。脑外伤、脑出血和其他脑缺氧致颅内压升高时,脑脊液中乳酸也可增高。

9. CT 及磁共振(MRI) 有助于化脓性脑膜炎合并颅内有局限性脓肿、硬膜下积液或脑积水等并发症的诊断与监测。

【诊断】 由于各种脑膜炎的致病微生物、临床经过、治疗方法与预后各不相同,临床上首先要区别是否为化脓性脑膜炎和确定细菌种类。许多中枢神经系统感染的临床表现与化脓性脑膜炎相似,因而不可能仅从症状、一般体征来诊断化脓性脑膜炎。必须重视眼神、前囟紧张度(有些患儿因脱水前囟不饱满,但仍较紧张),对可疑者应尽早做腰穿检查脑脊液进一步确诊。只有在流脑流行季节,当患儿存在典型症状及瘀斑,临床诊断已经明确时,才可免除脑脊液检查。遇有以下情况应考虑有化脓性脑膜炎可能:患儿有呼吸道或其他感染如上感、肺炎、中耳炎、乳突炎、骨髓炎、蜂窝织炎或败血症,同时伴有神经系统症状;有头皮、脊背中线的孔窦畸形、头颅创伤,同时伴有神经系统症状;婴儿不明原因持续发热,经一般治疗无效;婴幼儿初次高热伴惊厥,而不能用一般高热惊厥解释者。此时需耐心细致做好说服家长工作,争取及早做脑脊液检查,以免延误诊断。新生儿及婴儿脑膜炎早期病原菌刚刚开始侵入脑膜,脑脊液变化可能不明显,高度怀疑时应隔一、二日后重复检查。当患儿有剧烈头痛、频繁呕吐、惊厥、血压增高、视神经乳头水肿等颅内压增高（intracranial hypertension）表现时，决定腰穿应特别慎重，为防止发生脑疝可先滴注甘露醇 1g/kg 以减低颅内压。半小时后选用带有内芯的腰穿针穿刺，缓慢放出够检验用的少量脑脊液即可，穿刺后患儿需平卧休息 2 小时以上。

应该指出，明确致病菌是有效治疗的保证。通过年龄、季节等流行病学资料与临床经过虽能对致病菌作出初步推测，但迄今仍无明显的症状和体征（流脑患儿的典型瘀斑除外）可作为病原菌特异性诊断的根据。进一步确诊必须依靠脑脊液涂片、细菌培养、对流免疫电泳等抗原检查法。在涂片检查中，观察细菌形态比染色更重要，可避免因染色技术粗劣所致误差，尤其仅有少量细菌存在时。约 15%～20% 患儿脑脊液呈典型化脓性脑膜炎改变，但始终未能找到细菌，大多为流脑患儿，或因早期使用抗生素治疗所致。此种病原菌未能确定的患儿应按病原未明的化脓性脑膜炎治疗。

近年来脑脊液改变不典型的化脓性脑膜炎日渐增多，可表现为脑脊液常规、生化完全正常，或脑脊液细胞数仅轻度增加，分类以淋巴细胞为主，生化完全正常，但脑脊液培养获得致病菌而证实为化脓性脑膜炎。发生这种现象的主要原因为：①腰穿时间过早，一般发病后 24～48 小时，脑脊液才有炎症反应。24 小时后重复腰穿可获得典型改变。②不规则的使用抗生素之后。随着抗生素的广泛使用，化脓性脑膜炎患儿在确诊以前已静脉注射或口服抗生素，静脉给药者脑脊液细胞总数发生改变。③严重感染的患儿或并存其他疾病者以及接受免疫抑制的体弱儿，由于免疫受到了抑制，致宿主对感染反应不足，脑脊液变化亦轻微。必须依靠特异性和非特异性的实验室检查方法来区别化脓性脑膜炎和病毒性脑膜炎。

【鉴别诊断】　脑脊液改变不典型时，常需与以下几种疾病鉴别。

1. **病毒性脑（脑膜）炎**（viral encephalitis/meningitis）　此病起病一般较急，脑脊液外观微毛或轻度混浊，白细胞数（0～数百）×10⁶/L，早期多核细胞稍增高，但以后即以单核细胞为主，蛋白轻度增高，糖、氯化物正常。应注意流行病学特点及临床特殊表现，以助鉴别。急性传染病如腮腺炎、麻疹、水痘等疾病过程中，若伴有神经系统症状、体征及脑脊液异常，可根据原发病的临床特征进行鉴别。某些病毒脑炎早期，尤其是肠道病毒感染，脑脊液细胞总数可明显增高，且以多核白细胞为主，但糖量一般正常，脑脊液 TNF 及 PHI 多增高，IFN 降低。血清及脑脊液特异性 IgM 抗体增高均支持病毒性脑炎。

2. **结核性脑膜炎**（tuberculous meningitis）　起病多较缓慢，常先有 1～2 周全身不适的前驱症状。也有急骤起病者，尤其是患粟粒性结核的婴儿。典型结核性脑膜炎脑脊液外观毛玻璃样，有时因蛋白含量过高而呈黄色。白细胞数（200～300）×10⁶/L，偶尔超过 1 000×10⁶/L，单核细胞占 70%～80%。糖、氯化物均明显减低。蛋白增高达 1～3g/L，脑脊液留膜涂片可找到抗酸杆菌。脑脊液结核 Xpert MTB/RIF 检测可作为结核性脑膜炎的病原学诊断方法。当脑脊液改变不典型时，常易误诊。应仔细询问患儿有无结核接触史，检查身体其他部位是否存在结核病灶，进行结核菌素试验、结核感染特异 T 细胞检测（TB-SPOT），在痰及胃液中寻找结核菌及结核 Xpert MTB/RIF 等以助诊断。必要时用脑脊液作结核分枝杆菌培养及动物接种，但这两种方法都不能做到早期诊断。对高度怀疑而一时不易确诊的患者，应予抗结核药物并观察治疗反应。

3. **真菌性脑膜炎**（fungal meningitis）　临床表现、病程及脑脊液改变与结核性脑膜炎相似，起病缓慢症状更为隐匿，病程更长，病情可起伏加重，颅内压增高较明显，脑膜刺激症状可不明显，确诊靠脑脊液真菌培养。以新型隐球菌、白念珠菌感染较为多见。新型隐球菌脑膜炎病例脑脊液印度墨汁染色见到厚荚膜的发亮圆形菌体，血和脑脊液隐球菌抗原阳性。

4. **脑脓肿**（brain abscess）　可发生于外伤、颅脑手术、中耳炎、败血症、先天性心脏病伴右向左分流时。细菌可直接侵犯脑实质，或由于细菌栓塞引起脑脓肿。可表现为发热或体温正常，常有颅内压增高、抽搐及脑膜刺激症状，易误诊为脑膜炎。但一般脑脓肿起病较缓慢，偶有限局症状，脑脊液压力增高明显，细胞数正常或稍增加，蛋白略高。当脑脓肿向蛛网膜下腔或脑室破裂时，可引起典型化脓性脑膜炎。头颅 B 超、CT、磁共振等检查，有助于进一步确诊。

5. **脑肿瘤**（brain tumor）　病程较长，经过更隐伏，一般有高颅压，且可有异常的局部神经体征，常缺乏感染表现。多依靠 CT、磁共振检查鉴别。

6. **急性中毒性脑病**（acute toxic encephalopathy, ATE）　系急性感染及毒素所引起的一种脑部症状反应，多因脑水肿所致，而非病原体直接作用于中枢神经系统，故有别于中枢神经系统感染。其临床特征为谵妄、抽搐、昏迷，可有脑膜刺激症状或脑性瘫痪。脑脊液仅压力增高，其他改变不明显。

7. **Mollaret 脑膜炎**　少见，以良性复发为其特征，详见本节"肺炎球菌性脑膜炎"。

【并发症】　细菌性脑膜炎经合理抗感染及脱水降颅压治疗，仍有发热（或体温恢复正常后再次升高，不能用其他感染性疾病解释)、意识改变(如烦躁哭闹、嗜睡、昏迷等)、颅内压增高(如头痛、呕吐、前囟膨隆、颅骨缝裂开、头围增大等)、神经系统局灶症状或体征(如肢体抽搐)等表现,需考虑存在硬膜下积液/积脓、脑积水并发症的可能,应尽早完善头颅 B 超、头颅 CT 或磁共振协助诊断。

1. **硬脑膜下积液(subdural effusion)** 硬脑膜下腔的液体如超过 2ml,蛋白定量在 0.4g/L 以上,红细胞在 100 万×10^6/L 以下,可诊断为硬脑膜下积液。自 1950 年初次提出后,硬脑膜下积液作为化脓性脑膜炎并发症的报告日益增多。发生率一般为 10%~60%。若常规做硬脑膜下穿刺,其发生率可高达 80%,积液可见于双侧或一侧,双侧者较多,达 80%。常见于 1 岁以下的肺炎链球菌及流感杆菌脑膜炎患儿。但亦可见于流脑和其他细菌引起的化脓性脑膜炎。偶见于脑炎、新型隐球菌脑膜炎、肺炎并发中毒性脑病或心衰、晚发性维生素 K 缺乏等。年龄超过 18 个月则少见。病情较重者可有硬脑膜下积脓。硬膜下积液有明显的炎症改变或培养出细菌时即可诊断为硬膜下积脓(subdural empyema)。与脑积水相反,硬脑膜下积液亦可发生于得到及时正确治疗的患者。

硬脑膜下积液、积脓与局部感染有关,其发生原因尚不很清楚,可能与两个因素有关:①发生化脓性脑膜炎时,脑血管壁通透性明显增加,血浆易进入硬脑膜下腔而形成积液。由于病情轻重及病程早晚不同,积液外观和蛋白含量可有明显差异。轻者无色、清亮,蛋白微量;中度者黄色,蛋白含量常在 1g/L 以下;重度者深黄、橙色甚至血性,蛋白含量可高达 1.0g/L 以上。经荧光素钠排除试验和同位素检查,均能证实脑和硬脑膜血管的通透性增加,可持续到脑脊液正常后 2 周左右。②化脓性脑膜炎发病过程中,硬脑膜及脑血管表浅静脉发生炎性栓塞,其中尤以穿过硬膜下腔的桥静脉炎性栓塞和血管壁损伤的影响更重要,可导致渗出、出血,使局部渗透压增高,因此周围水分进入硬膜下腔,形成硬脑膜下积液。此外,腰穿时抽出脑脊液过多,造成低压状态,在脑血管通透性增加时,亦可促使硬脑膜下积液形成。

硬脑膜下积液可发生在化脓性脑膜炎同时或出现症状数小时或数日之后,多见于起病 7~10 天后。只有 10%~15% 的硬脑膜下积液有临床症状。液量不多时虽无症状,但用颅骨透照法可以较早查出。化脓性脑膜炎患儿经过恰当治疗不见好转,或病情及脑脊液改变逐渐好转时忽又发热、烦躁哭闹、意识障碍、头痛、喷射性呕吐及惊厥,查体见前囟膨隆、颅骨缝裂开、头围增大,叩诊有破壶音等颅内压增高表现,即应疑有硬脑膜下积

液,进一步作颅骨透照,头颅 B 超或 CT 均有助于诊断。

颅骨透照法(transillumination):将患儿囟门四周头发剃净,令其平卧暗室检查床上。用普通大号手电筒或其他强光源,在发光一端罩上适当厚度(约 1~1.5cm)、在中央剪一圆孔的海绵,保留约 1cm 宽的边缘。透照时,将海绵平面紧按在头皮上以免漏光,在额、颞、顶、枕各区依序观察手电外围光圈大小和形态。大脑两半球由于有大脑镰分隔,投照一侧时光线不透至另一侧。若光圈宽度超过一定范围(未成熟儿 3cm、新生儿 2cm、2~12 个月 1.5cm、13~18 个月 0.5cm),同时边缘不整齐,即为阳性。此法简便易行,能说明积液存在的部位及大概范围,重复观察能追踪积液消长情况。颅骨透照与硬脑膜下穿刺结果相符率达 80% 以上。如有血性或脓性积液,透照可呈假阴性,此时可根据临床症状,做硬脑膜下试验穿刺,以确定诊断。硬膜下穿刺所得液体应和脑脊液一样做常规生化涂片培养、CIE 等检查。有时可得病原菌阳性结果。

此外,对疑诊病例可做头颅超声及 CT 检查确诊,试验穿刺为最直接的确诊手段。对于细菌性脑膜炎合并硬膜下积液,如经过规范内科治疗后,临床症状仍未改善(或脑脊液检查完全正常或在好转过程中出现病情反复),头颅影像(CT 或 MRI)显示积液量多(积液厚度超过 1cm),对脑实质有明显压迫,或提示包裹形成,以及继发硬膜下血肿/积脓,建议在全身应用抗生素治疗的同时,考虑适时进行相应的外科干预。

2. **颅内压增高** 急性弥漫性脑水肿导致颅内压增高为常见合并症,若程度严重,进展急速,则可发生颞叶沟回疝或枕骨大孔疝。对此认识不足,未及早采用脱水疗法及时抢救,可危及生命。颅内高压患儿在转院时尤需注意,先用渗透性利尿剂减压,待病情稳定后才可转送。由于婴儿前囟、骨缝尚未闭合,可起到代偿作用,故颅内压增高的表现常不典型,脑疝发生率亦较年长儿相对低。

3. **脑室膜炎(ependymitis)** 亦是比较常见的并发症,是造成预后不良和严重后遗症的重要原因。脑室液病原学检测阳性是诊断脑室炎的金标准。对于脑室液病原检测阴性的疑似患儿应结合脑室液细胞学、生化学检测结果以及临床症状和体征、头颅增强磁共振是否存在脑室管膜强化综合判断。年龄愈小、延误诊治时间愈久发生率愈高。革兰氏阴性杆菌所致者尤多。感染途径系经过血行播散,脉络膜裂隙直接蔓延或经脑脊液逆行扩散。早期诊断是取得良好疗效的关键。凡有以下表现,应视为脑室穿刺适应证:①病情危重、惊厥频繁、呼吸衰竭。②脑超声波或 CT 检查有明显脑室扩大。③常规治疗疗效欠佳。④脑脊液培养出少见细菌,

特别是革兰氏阴性杆菌。⑤有中枢神经系统先天畸形或化脓性脑膜炎复发者。脑室膜炎诊断标准：①脑脊液细菌培养、涂片获阳性结果，且多与腰椎穿刺液检查结果一致。②脑脊液白细胞数≥50×10⁶/L，以多核细胞为主。③脑脊液糖<1.6mmol/L 或蛋白定量>0.4g/L。④脑脊液炎性改变(如细胞数增多、蛋白升高、糖量降低)较腰穿脑脊液改变明显。这4项指标中，第一项单独存在，即可作为确诊条件。第二项应再加上第3、4项中之一项才可确诊。

4. 脑积水 患脑膜炎时，脓性渗出物易堵塞狭小孔道或发生粘连而引起脑脊液循环障碍，产生脑积水。根据脑积水发病机制分为交通性脑积水和非交通性脑积水(梗阻性脑积水)，可通过CT、MRI等颅脑影像学检查进行区分。脑积水常见于治疗不当或治疗过晚的患者，尤其多见于新生儿和小婴儿。粘连性蛛网膜炎好发于枕骨大孔，可阻碍脑脊液循环；脑室膜炎易形成粘连，均为常见引起梗阻性脑积水的原因。脑底及脑表面蛛网膜炎可导致脑脊液吸收障碍，引起交通性脑积水。其临床表现见神经系统疾病章。

(1)对于颅高压症状轻微的脑积水患者可先尝试抗感染、药物降颅压等保守治疗，但需严密监测颅高压症状及头颅影像学变化。

(2)对于有显著颅高压症状的脑积水患者或经保守治疗炎症消退后，仍有颅内压较高表现且影像学检查提示脑积水进展者应尽早实施外科干预。

5. 脑性低钠血症(cerebral hyponatremia) 化脓性脑膜炎患儿除因呕吐、不进饮食等原因引起水、电解质紊乱外，还可见脑性低钠血症，表现昏睡、惊厥、昏迷、水肿、全身软弱无力、四肢肌张力低下、尿少等症状。其发生与感染影响脑下垂体后叶，使抗利尿激素(antidiuretic hormone,ADH)分泌过多导致水潴留有关。少数可能因中脑调节醛固酮的中枢失灵，使肾上腺分泌醛固酮减少，影响肾小管回吸收钠减少而致失盐。低钠血症所引起的某些临床表现常与化脓性脑膜炎本身表现相混淆，但一经纠正即可消失。

6. 其他并发症 由于脑实质损害及粘连可使脑神经受累或出现肢体瘫痪，亦可发生脑脓肿、颅内动脉炎及继发性癫痫发作。细菌性脑膜炎合并脑血管病变包括脑卒中(包括动脉缺血性卒中、出血性卒中、静脉窦血栓等)、血栓性静脉炎、动脉炎、烟雾病等。暴发型流脑可伴发DIC、休克。此外，中耳炎、肺炎、关节炎也偶可发生。

【再燃、复发、再发】 化脓性脑膜炎在用抗生素治疗期间，脑脊液细菌培养已阴转，后又转阳者称再燃(recrudescence)；若已停用抗生素，在3周内细菌培养又为阳性，且与原有细菌一致者称复发(relapse)；化脓性脑膜炎患儿完成疗程、临床痊愈，间隔3周以上再次发生化脓性脑膜炎时称再发(recurrence)，其病原菌可与原有细菌相同，也可不同。

再燃、复发多与诊治不当有关。如延误诊断、未及时治疗、用药量不足，疗程不够，未发现颅内存在化脓病灶(如硬脑膜下积脓、脑室膜炎、脑脓肿)等。

化脓性脑膜炎再发的原因多与免疫功能低下、先天畸形及后天损伤有关。详见本节"肺炎球菌性脑膜炎"。

【后遗症】 年幼者更常见，多因延误诊断和治疗不当所致。化脓性脑膜炎急性期如有严重抽搐、长时间神志不清和其他明显脑损伤表现，均有可能发生神经系统后遗症。如脑功能轻微障碍综合征，轻或重度精神发育迟缓，反复抽搐发作，语言发育障碍，脑积水，运动功能障碍和偏瘫。听力障碍发生率高，脑膜炎球菌、流感杆菌、肺炎链球菌所致后遗症分别占5.4%、2.7%、7.8%。细菌性脑膜炎患者需要进行听力筛查。听力筛查可发现细菌性脑膜炎导致的感音神经性耳聋，有利于听力损失的早期干预，预防严重听力损失导致的交流能力及认知发育延迟，建议在细菌性脑膜炎出院前进行听力筛查，可采用耳声发射(OAE)联合自动听性脑干反应(AABR)进行听力筛查，如筛查未通过，建议专科会诊明确听力程度并进一步干预。

【预后】 与化脓性脑膜炎预后有关的因素是年龄、细菌种类、病情轻重，治疗早晚，有无并发症及细菌对抗生素的敏感性等。婴幼儿抵抗力差，早期诊断较困难，故预后差。新生儿化脓性脑膜炎病死率可达65%~75%，特别是宫内感染肠道细菌预后极差。金葡菌及肠道细菌引起者由于细菌耐药，治疗困难，病死率亦高。肺炎链球菌特别是耐药菌株所致化脓性脑膜炎病死率可达15%~25%，且易于复发、再发，甚至出现智力低下，耳聋及肢体瘫痪等后遗症。流感杆菌脑膜炎的病死率约10%~15%。若能早期明确诊断及时正确治疗，大多数是能完全治愈的。

有学者主张入院时即进行临床评分，以估计预后。评分办法如下：昏迷需插管3分，惊厥2分，低温2分，休克1分，<12个月1分，脑脊液白细胞数WBC<1 000×10⁶/L 1分，Hb<110g/L 1分，入院后3日不退热0.5分，脑脊液糖<1.1mmol/L(20mg%)0.5分。总分≥4.5分时，死亡与重症脑后遗症均较多。首都医科大学附属北京儿童医院感染科对148例化脓性脑膜炎按照临床不同结局进行总结发现，住院时间、瞳孔对光反射减弱、瞳孔不等大、血白细胞计数、脑脊液糖、脑脊液蛋白、血钠、血钙在预后良好组与不良组间存在着统计学差别；

而年龄、性别、抗生素应用、激素治疗等对预后无明显改善。多变量分析发现，住院时间、瞳孔不等大、入院时末梢血白细胞计数、脑脊液糖、脑脊液蛋白、血钠对预后有指示意义。影响化脓性脑膜炎不良预后的危险因素是瞳孔不等大、白细胞计数<$4×10^9$/L 或>$12×10^9$/L、脑脊液糖≤1.5mmol/L、脑脊液蛋白>1 000mg/L、血钠<135mmol/L。对有预后不良因素者进行更为积极有效的治疗可以在一定程度上改善其预后。

【预防】 化脓性脑膜炎尤其是肺炎链球菌脑膜炎，大多是由上呼吸道感染发展而来，因此对婴儿呼吸道感染必须重视，平时即应建立良好的生活制度，注意保暖，多见阳光，多呼吸新鲜空气，进行必要的户外活动，以增强身体抵抗力，并少与患呼吸道感染的患者接触，以尽量防止发生呼吸道感染。这点对于减少肺炎链球菌脑膜炎的复发极为重要。新生儿脑膜炎的预防则与围产期保健有关，应彻底治疗产妇感染。新生儿如果暴露在严重污染环境中，则应使用抗生素预防。流脑已有特异疫苗，流感杆菌疫苗已开始在国内应用。肺炎链球菌型别太多，疫苗制备与应用见各论，流脑与流感杆菌脑膜炎的密切接触者可预防用药，详见各论[6]。

【治疗】 大量研究表明，早期进行准确的病原学诊断，尽早给予合理治疗后，其死亡率和神经系统后遗症率显著降低。疑似细菌性脑膜炎患者应尽快取血和脑脊液作细菌培养，并开始经验性抗菌药物治疗，开始给药时间不得超过 1 小时。细菌性脑膜炎抗菌药物应用的原则为属于杀菌剂、可透过血脑屏障、足量、联合用药。近年来病原体的耐药问题日益严重，治疗方案的选择应基于致病原的药敏试验结果。而当药敏试验不能进行或结果待定时，应根据当地病原的耐药情况决定用药。2004年美国感染病学会及 2016 年欧洲临床微生物和感染病学会的细菌性脑膜炎指南中均指出对于年龄大于 1 个月的确诊或可疑化脓性脑膜炎患儿推荐使用万古霉素联合头孢曲松或头孢噻肟[7]。我国一项关于肺炎链球菌耐药情况的分析中已出现了对万古霉素的耐药，耐药率为 3.09%，头孢曲松为 10.9%。国外研究表明利福平不仅具有抗杆菌作用，同时还具有人类糖皮质激素受体的配体和激活剂作用。有研究在肺炎链球菌脑膜炎治疗中尽管 27.03% 患儿使用四代头孢类抗生素，8.78%患儿使用万古霉素，31.76% 患儿使用夫西地酸，21.62%患儿使用利福平，患儿预后不良者依旧高达20.27%，目前抗生素的选择面临严峻的挑战。相关文献报道，尽管抗生素和支持治疗手段发展，存活率极大提高，但永久性后遗症并未显著下降，有待基础与临床进一步就发病机制、新的抗微生物制剂等不断深入研究。可能最好的选择是相关疫苗的预防应用研究和评价。

1. 抗菌治疗 治疗化脓性脑膜炎的关键是及时合理应用抗菌药物，而选择抗生素的关键是明确病原菌并根据药物敏感试验决定。

（1）病原菌尚未明确之前可根据不同年龄、季节结合临床分析何种致病菌可能性大，选择 1~2 种有效抗生素。在流脑流行季节、年长儿童一般应先考虑系脑膜炎球菌所致，若有瘀点、瘀斑则更可疑。可先用青霉素、氨苄西林、磺胺治疗。大于 1 月龄儿童的化脓性脑膜炎，在病原菌未确定时的经验性治疗，应选用三代头孢菌素（头孢曲松或头孢噻肟）联合万古霉素。具体治疗选药见表 20-2。

表 20-2 化脓性脑膜炎治疗方案

细菌	药物	剂量/（kg·d）	给药方法（静脉滴注）	备注
肺炎链球菌	青霉素	80 万 U	分 4 次	
	氨苄西林	300mg	分 4 次	
	万古霉素	60mg	分 4 次	⎫
	头孢三嗪噻肟	100mg	分 1~2 次	⎬ 用于耐药菌株
	头孢氨噻肟	200mg	分 4 次	⎭
链球菌	青霉素	40 万 U	分 4 次	
流感杆菌	氨苄西林	同前		
	氯霉素	60~100mg	分 4 次	尽早改口服
	头孢三嗪噻肟	同前		⎫
	头孢氨噻肟	同前		⎬ 用于耐药菌株
	头孢呋肟	150~200mg	分 4 次	⎭

续表

细菌	药物	剂量/（kg·d）	给药方法（静脉滴注）	备注
大肠埃希菌	氨苄西林	同前		
	头孢三嗪噻肟	同前		
	头孢氨噻肟	同前		
	头孢呋肟	同前		
	庆大霉素或	5 000~7 000U	分3次	可加鞘注
	妥布霉素或	3~5mg	分3次	
	阿米卡星+	15mg	q8h	加鞘注
	氯霉素	同前		
金黄色葡萄球菌	苯唑青霉素	300mg	分4次	同时使用2~3种抗生素
	万古霉素	同前		
	乙氧萘青霉素	300mg	分4次	
	甲氧苯青霉素	200mg	分4次	
	氯霉素	100mg	分4次	尽早改口服
	红霉素	60~80mg	分4次	
	利福平	10~25mg		口服
	SMZ+	100mg	分2次	口服
	TMP	20mg	分2次	
细菌不明	<2~3个月	①氨苄西林+头孢氨噻肟或头孢三嗪噻肟 怀疑金葡菌加甲氧苯青霉素或青霉素 怀疑绿脓加庆大霉素头孢噻甲羧肟 ②氨苄西林+庆大霉素或阿米卡星或妥布霉素 ③氨苄西林+氯霉素		
	>2~3个月	①青霉素+氯霉素 ②氨苄西林+氯霉素 ③头孢三嗪噻肟或头孢氨噻肟		

（2）脑脊液缺乏有效防御系统，不能对细菌进行有效的调理和吞噬，因而宜用杀菌性抗生素，不用抑菌药。且脑脊液抗生素浓度应达有效杀菌浓度。一般认为达到最小杀菌浓度（minimal bactericidal concentration，MBC）10倍以上，或最小抑菌浓度（MIC）10~20倍，才能迅速杀死脑脊液中的细菌。因此要选择易于透过血脑屏障的抗生素。凡脂溶性大、离子化程度小、血浆蛋白结合率低和分子量小的药物较易透过血脑屏障如氯霉素、磺胺嘧啶。青霉素 G 不易透过血脑屏障，但能较好地通过发炎的脑膜。第三代头孢菌素如头孢曲松钠、头孢噻甲羧肟、头孢噻肟均较易透过血脑屏障。抗生素使用的剂量要足够，至完成全部疗程均不减量。

（3）抗生素给药的方法也很重要，将抗生素每日总量分3~4次静脉给药，每次量可在1~2小时左右滴注完毕，使药物浓度在血循环中形成几次高峰值，以利于进入脑脊液，但大剂量青霉素（每日总量1 000 万 U）静脉高浓度滴入，可致抽搐，此为青霉素的神经毒性反应，又称青霉素脑病（penicillin encephalopathy）。青霉素在脑脊液中浓度>8~10U/ml，即可出现毒性反应，有文献认为可能与青霉素盐中的阳离子浓度有关。此外与制剂纯度、个体差异也有关系。青霉素90%由肾脏排出，小婴儿特别是新生儿对青霉素的排泄为年长儿及成人的20%，因而半衰期延长，因此需注意调整输液速度。

（4）疗程及停药指征：近年短程疗法多有报道，主张流感杆菌脑膜炎 7 日疗法；肺炎球菌性脑膜炎疗程10日；早期及无合并症的化脓性脑膜炎疗程可适当缩短。鉴于化脓性脑膜炎是一种严重的中枢神经系统感染，其疗程应视病菌种类、病情轻重、有无合并症及治疗反应而不同。一般对金葡菌、耐药的肺炎链球菌及肠道革兰氏阴性杆菌所致脑膜炎疗程宜3周以上。流感杆菌脑膜炎、肺炎球菌性脑膜炎疗程一般10~14日,流脑为7日。停药指征:完成疗程时症状消失、退热一周以上,脑脊液细胞数少于$20×10^6$/L,且均为单核细胞,蛋白及糖量恢复正常。病原学检查阴性。一般完全达到这些标准,少需8~10天,多则1个月以上,平均2~3周左右。

(5) 鞘内注射(intrathecal injection):如果选用的药物能很好地通过血脑屏障,原则上不需鞘内注射,以免出现不良反应及增加患儿痛苦。庆大霉素、阿米卡星等药不易到达脑脊液,可采用鞘内或脑室注射给药。对延误诊治的婴儿晚期化脓性脑膜炎,脑脊液外观有脓块形成,或细菌对抗生素耐药,加用鞘内注射抗生素可提高治愈率。给药剂量参考表20-3。根据抗生素在脑脊液中存留时间,每日或隔日注射一次,一般连用3~5次,直至脑脊液转为清晰,细胞数明显下降,细菌消失。对葡萄球菌或少见细菌所致化脓性脑膜炎,若治疗3日后脑脊液仍有细菌存在,或鞘注3~5次后脑脊液仍呈明显炎症改变时,可延长鞘内注射时间,甚至连续用7~10次。进行鞘内注射时,药物必须稀释至一定浓度,可用抽出之脑脊液或生理盐水稀释,需注意注入液量应略少于放出之脑脊液量。注射速度应缓慢,注射后若有惊厥发作,需仔细分析病情,如确系鞘注反应则应停止鞘注。

表20-3 鞘内注射药物剂量参考表

药名	剂量/次	适应证
苯唑青霉素	50mg	葡萄球菌脑膜炎
庆大霉素	1 000~3 000IU	大肠杆菌、铜绿假单胞菌脑膜炎
阿米卡星	5~20mg	大肠杆菌、铜绿假单胞菌、变形杆菌、产气杆菌、肺炎杆菌、金黄色葡萄球菌脑膜炎
羧苄青霉素	10~40mg	铜绿假单胞菌脑膜炎
青霉素	5 000~20 000IU	肺炎链球菌、链球菌脑室膜炎(脑室注药)
氨苄西林	50~100mg	流感杆菌、大肠杆菌脑室膜炎(同上)
杆菌肽	500~3 000U	金黄色葡萄球菌脑膜炎
多黏菌素 B	1 万~3 万 U	大肠杆菌脑膜炎

(6) 脑室内注药(intraventricular injection):由于存在血脑屏障及脑脊液系单向循环,对并发脑室膜炎患儿采用静脉及鞘内注射,药物很难进入脑室,脑脊液中抗生素浓度亦不易达到最小抑菌浓度的50倍,故近年有人主张脑室注药以提高疗效。对颅内压明显增高及脑积水患儿,采用侧脑室穿刺注药,同时还可行控制性脑脊液引流减压。国外研究显示万古霉素或脑室内给药治疗颅内感染具有较好的疗效,且无明显毒性[8,9]。所用药物与全身所用抗生素一致,剂量同鞘内注射。对大肠杆菌或金黄色葡萄球菌脑膜炎,甚至有主张用脑室内注药取代鞘内注药,不论其是否合并脑室膜炎。

2. 抗炎药物 当细菌被杀死或溶解后,释放出内毒素、肽聚糖等炎症因子,导致脑膜炎症一过性加重,易形成脑脊液循环通路的部分或完全梗阻及听力损伤等后遗症,而肾上腺皮质激素(adrenocortical hormone)可以抑制 TNF-α 和 IL-1L 的合成及降低其活性,从而减轻脑水肿,降低颅内压,增加脑血流和改善脑代谢,在抗生素治疗开始前或同时给予地塞米松对 b 型流感嗜血杆菌性脑膜炎有肯定疗效,对小儿肺炎链球菌脑膜炎可能有效。糖皮质激素可降低患儿的听力损伤和神经系统后遗症,但不能降低整体病死率。一项美国、欧洲指南推荐年龄>6 周的 BM 患儿使用地塞米松,在应用抗生素前 15~30 分钟或同时给予疗效更好,每日剂量 0.6mg/kg,分 4 次静脉注射,连用 4 日[10]。

3. 对症处理 某些症状或并发症能直接危及患儿生命,应及时处理。

(1) 控制惊厥:频繁惊厥必须控制,以免发生脑缺氧及呼吸衰竭。上海交通大学医学院附属新华医院总结 96 例化脓性脑膜炎患儿,有惊厥症状者占 37.6%。惊厥发生的原因很多,如水、电解质紊乱(低钙、低钠),过度换气,发热,硬脑膜下积液,颅内压增高,脑血管病变,大脑周围炎症刺激作用,青霉素的毒性作用等。其中最常见的原因是颅内压增高和低钙。除用脱水药降低颅内压,常规补钙外,对症治疗采用安定、水合氯醛、副醛、苯巴比妥等药物抗惊厥,亦很必要。考虑有脑实质受损而致癫痫发作者,应按癫痫治疗。同时可给予维生素C、B₁、B₆、谷氨酸钠、γ-氨酪酸、ATP 脑活素等药物保护脑细胞,促进其功能恢复。

(2) 减低颅内压:详见"颅内高压症"治疗章节。

(3) 抢救休克及DIC:详见"感染性休克"章节。

(4) 矫正脑性低钠血症:确诊后用3%盐水6ml/kg缓慢滴注,可提高血钠5mmol/L,若仍不能纠正,可再给3~6ml/kg。同时应限制入量,每日800~900ml/m²,给液成分与一般维持液相同。由于大量应用钠盐,必然增加钾和钙离子的丢失,需注意补充。

(5) 治疗硬脑膜下积液:目前尚无统一方法。有人认为积液可自行消失,不必穿刺放液。但大量液体积聚可使颅内压增高,除引起症状外,还可压迫损伤脑组织,影响远期预后;且积液发生与感染有关,有时液体本身即为脓性,若不穿刺引流,很难自行吸收。穿刺放液简便易行,只要注意操作规程并无危险。积液的细菌学检查亦有助于病原学诊断。穿刺放液应根据以下情况处理:①CT或颅骨透照试验阳性者,可行穿刺以确定积液性质。首次穿刺液应检查常规生化、细菌涂片,并作细菌培养。②积液量不多,非脓性,蛋白含量不高,临床无颅内压增高表现,治疗经过顺利者,不再穿刺,定期透照复查,部分患儿在数月内自行吸收好转。③硬脑膜下积液有明显炎性改变时,可诊断为硬膜下积脓。积液量较多,同时有颅内压增高症状;蛋白含量高,色发黄,硬膜下积脓时均应穿刺放液。开始每日或隔日穿刺1次。放液量,每次各侧以少于30ml为宜,两侧总量一般不超过60ml。也有主张放至液体不再流出为止,但均应待其自然流出,不能抽吸。1~2周后酌情延长穿刺间隔时间,减少穿刺次数,直至症状消失,积液性质好转或液量明显减少。由于反复硬膜下穿刺容易造成局部损伤、出血,引起硬膜下积血等并发症,故目前多采用神经外科手术行硬膜下积液钻孔引流,术中可应用生理盐水反复冲洗,术后留置引流管,待引流充分、引流液减少,可拔出引流管(一般引流持续1周左右)。④有硬膜下积脓时,亦可进行局部冲洗,并注入适当抗生素(剂量参考鞘内注射药量)及地塞米松每次1mg。

4. 其他　病室应空气流通,温度适宜。对急性期患儿需严密守护观察,定期测呼吸、脉搏、血压,观察尿量、呼吸状况、瞳孔变化,以便及早发现休克与脑疝。化脓性脑膜炎患儿急性期入量应控制在1 000~1 200ml/(m²·d),即正常生理需要量的75%。既要保证患儿入量,又要避免输液量过多加重脑水肿。合并脱水者,应按损失量补充,否则影响脑灌注。监测血、尿、渗透压可早期发现ADH分泌异常。此外,加强支持疗法,输血、血浆,治疗贫血、中耳炎等亦很重要。定期查血、尿,防止药物毒性反应,有助指导治疗。恢复期注意神经肌肉功能锻炼及检查听力,尽力减少后遗症都是治疗中不可缺少的环节。目前,已有噬菌体和抗菌肽等非传统抗菌药物治疗多重耐药菌脑膜炎成功的报道,但还需开展广泛的临床研究明确不同细菌性脑膜炎治疗中的作用,并解决大规模生产中的技术问题。

二、脑膜炎球菌性脑膜炎

流行性脑脊髓膜炎(epidemic cerebrospinal meningitis),简称流脑,是由脑膜炎双球菌引起的化脓性脑膜炎,为冬春季常见的急性传染病之一,致病菌自呼吸道侵入,可表现为鼻咽部带菌状态,或上呼吸道炎症,少部分感染者致病菌侵入血循环发生败血症,最终侵犯脑膜导致化脓性脑脊髓膜炎。

【病原菌】　为脑膜炎双球菌,属奈瑟菌属(Neisseria meningitides,Nm)。革兰氏染色阴性、肾形、典型者成对出现,有荚膜,不活动,当暴露于日光或干燥时菌体可自溶。此菌可自带菌者的鼻咽部或患者的血液、脑脊液、皮肤瘀斑内检出。对干燥、湿热、寒冷及一般消毒剂均极敏感,在体外低于37℃或高于50℃的环境中易死亡,故采集到血或脑脊液标本宜在床边直接接种,或在保温条件下送至化验室即刻接种,可提高阳性检出率。在普通培养基上本菌不易生长,巧克力或血培养基生长良好,10%左右的CO_2能促其生长旺盛。

根据脑膜炎双球菌菌体表面荚膜多糖复合物的化学成分不同,将脑膜炎双球菌至少分为13个血清群(serogroup),即A、B、C、D、X、Y、Z、29E和W-135,世界各地均有发现,H、I、K、L群则限于少数国家和地区,H、I、K群系发现于我国。此外,按脑膜炎双球菌菌体外壁蛋白抗原特点,又可将各群分为诸多血清型(serotype),如B群已检出15个血清型。检定血清型对流行病学及治疗有重要意义。血清型2也是C、Y及W-135群的抗原成分。但A群均系同种外膜蛋白与其他血清型无关[11]。蛋白抗原对刺激机体产生保护性杀菌抗体(bactericidal antibody)也很重要。

1. 抗菌药物敏感性　自磺胺药问世以来,对治疗、预防及清除鼻咽部带菌状态都很有效,耐磺胺菌株最早出现于1932年,至今欧美大多数流行菌群均耐磺胺药,美国1986—1987年调查耐磺胺菌株B群占31%、C群77%、Y群也有少数耐药。我国耐磺胺菌不断增多,各地报道不一,A 群耐磺胺株约占 10%~20%。

脑膜炎双球菌对青霉素、氨苄西林、红霉素及氯霉素均敏感,对头孢菌素、耐青霉素酶青霉素及氨基糖苷类中度敏感。20 世纪 80 年代已发现青霉素对脑膜炎双球菌的最低抑菌浓度(MIC)逐渐升高。分子生物学研究已证实是由于某些流脑菌的亚基因转变,对青霉素结合蛋白 2(penicillin-binding protein 2,PBP2)的亲和力降低。

2. 流行菌群 世界多数地区如亚、非、南美洲等工业不发达国家流脑流行菌群以 A 群为主,欧美等国以 B、C 群为主,美国调查 1986 年 B 群占 48.4%,C 群占 46.4%,也有少数 W-135 及 Y 群。而近 10 余年欧美个别地区曾发生少数 A 群病例,故流行菌群常有变迁。数十年来 A 群流脑始终为我国各地流行菌群,约占 95%,其间可能是由具有不同特异性外膜抗原的亚群(subgroup)所致。近年来 B 群有增加的趋势,其他 C、Y 群近年也曾发现。

【流行病学】 世界各地均有本病发生,可呈流行性或散发性,B 群、Y 群多为散发性。我国历年均有不少散发病例。美国的一项调查表明年龄与流行菌群有关,1~10 岁儿童 B、C 群比例无异,而 1 岁以下婴儿中 B 群为 33%,小于 3 月龄的婴儿中占 8.6%,C 群则 73% 见于 2 岁以上患儿,3 个月以下者仅占 2.7%。但散发 B 群病例年龄都偏大。2010 年对中国流脑近几年的流行趋势、各省的研究进展总结得出:在 Nm 的 13 个血清群中,其 A、B、C 群是主要的致病菌群,所引起病例占总病例数的 90% 以上。此三者中又以 A 群 Nm 流行最广,主要集中在亚洲和非洲等发展中国家和地区,B 群菌株为欧美等发达国家流脑的主要致病菌群。运用描述流行病学方法分析 2009—2010 年(2009 年 10 月 1 日至 2010 年 9 月 30 日)全国法定传染病报告系统流脑疫情,结果是 2009—2010 年与 2008—2009 年相比,发病率降低 50.98%,病例相对集中于 5 个省,其发病数占全国病例总数的 45.10%;0~14 岁病例与病例总数的 62.61%,其中<2 岁婴幼儿发病率最高。近年来,在全国流脑报告发病水平持续下降的形势下,监测点应持续开展急性脑炎脑膜炎综合征监测;应加强<2 岁儿童的流脑基础免疫工作。2015—2019 年对不同菌群的脑膜炎球菌流行病学进行分析:我国流脑伏热流行 Nm 血清群呈多元化变迁趋势;B 群呈上升趋势。

1. 传染源 带菌者和患儿是本病的传染源,前者对传播过程更为重要。我国各地带菌菌群常见为 B 群,而引起发病的较少。A 群带菌率升高,常为流行的先兆,流行地区人群带菌率的升高尤为明显。

2. 传播途径 病原菌存在于患儿及带菌者的鼻咽分泌物中,当咳嗽、打喷嚏或说话时借飞沫由空气传播,故人口稠密、居室拥挤、空气不新鲜、阳光缺乏等均为本病传播的有利条件。麻疹或流感流行后,呼吸道黏膜抵抗力降低,易继发本病流行。本病与其他呼吸道传染病相似,主要于冬春季流行,因各地地理位置不同,发病季节略有差异,北方地区每年自冬末开始,2~4 月份达最高峰,5 月份后渐下降;南方则略晚 1~2 个月。

3. 人群易感性 本病主要为儿童传染病,大多数患儿小于 5 岁,年龄发病高峰为 6~12 个月,因该时自母体获得的抗体逐渐下降,年龄增大感染机会增多,体内抗体也逐渐升高,15~20 岁后约 70%~80% 的人均已获得抗体。本病呈周期性流行,当人群免疫力降低,即新生婴儿增多,抗体水平下降,易感人群多时则造成流行。非免疫人群大量流动迁徙亦易导致流行。机体特异性免疫尚可能由非致病性奈瑟菌产生,如奈氏乳酸菌(Neisseria lactamica)存在可使携带者产生交叉免疫。由于人群免疫水平不同,一般大城市 2 岁以下患病率高,多散发;中小城镇及交通较发达地区,以 15 岁以下儿童较多;边远山区及偏僻农村,人群免疫力低,一旦有传染源进入,则引起暴发流行,高年龄组患病也多。

【发病机制】 病原菌经鼻咽部侵入,若机体具有一定的免疫力,则细菌仅在鼻咽部繁殖,发生较轻的上呼吸道炎症或成带菌状态。当人体缺乏对流脑的特异性免疫力时,病菌进入血循环形成菌血症或败血症,部分患者可发展为脑脊髓膜炎。

暴发型休克型流脑即沃-弗综合征(Waterhouse-Friderichsen syndrome),发病急速,其机制尚未完全阐明,目前认为主要是由细菌内毒素导致微循环障碍。发病初期小血管痉挛,使微循环缺血,组织血流灌注量减少,发生细胞缺氧和酸中毒,临床出现轻型休克症状。如缺氧持续,酸性代谢产物聚集增多,使毛细血管大部扩张,大量血液停滞在毛细血管床内,有效循环血量急骤减少,引起一系列重症休克症状。若病变主要集中于脑部血管,因血管痉挛及通透性增加,血浆渗出,形成脑水肿,出现颅内压增高的症状。由于脑膜炎双球菌本身及其内毒素能激活人体的内凝血系统,当血流缓慢、血液浓缩、血管内酸性产物聚集时,均可促发弥散性血管内凝血(disseminated intravascular coagulation,DIC),这种现象与动物实验中的血管致敏坏死现象(Shwartzman 反应)相似,使微循环通路障碍,组织缺氧和酸中毒加重,器官功能减退,休克不易恢复。DIC 发生后消耗大量凝血因子,同时纤维蛋白溶酶增多,血管内纤维蛋白溶解,故发生出血现象。

【病理变化】 中枢神经系统病变与一般化脓性脑膜炎相似。病变主要在大脑半球表面及颅底的软脑膜，早期脑膜充血水肿而致颅内压升高，后期有大量纤维蛋白、中性粒细胞及细菌出现，使脑脊液呈混浊或脓性。颅底部炎性病变及脓液粘连，可致视神经、展神经及动眼神经、面神经及听神经等脑神经损害。少数患儿脑实质亦有水肿与充血，产生脑炎的临床征象。水肿的脑组织可向小脑幕裂孔、枕骨大孔突出形成脑疝（cerebral hernia）。少数患者因脑室孔阻塞，脑脊液循环障碍，可产生脑积水。

败血症期主要病变为皮肤及皮下血管壁炎症、坏死和血栓形成，以及血管周围出血，产生皮肤黏膜的瘀点或瘀斑。暴发型休克型为细菌内毒素所致，皮肤和内脏血管发生致敏坏死现象，血管内有广泛凝血和血栓形成，包括肾上腺、肺、心、肾、脑、肝、脾及胃肠等，但以肾上腺皮质出血坏死最严重。混合型则兼有肾上腺和脑、脑膜的改变。

【临床表现】
1. 潜伏期 一般为 2~3 天，最短 1 天，最长 7 天。
2. 临床分期 病程经过可大致分为 3 期或 4 期，但临床不易区分，也很少见到全过程。

（1）上呼吸道感染期：主要症状为鼻炎、咽炎或扁桃腺炎，与其他病原引起的上呼吸道感染难以鉴别。多数患儿感染即中止于此期，病初曾接受磺胺药或抗生素治疗者较多此种表现。

（2）败血症期：一般起病急骤，突发高热，伴有恶心呕吐。幼小患儿易发生惊厥，年长儿常诉头痛及全身痛，少数年长儿有关节痛，多为单关节或少关节，伴有渗出。患儿可出现表情呆钝、面色灰白或发绀，伴冷感而少寒战。起病数小时后皮肤黏膜出现皮疹（rash）或出血点，为本病特征，见于 70% 的患儿，皮疹最早为充血性，临床很少能见到，常见的为出血性瘀点，分布不均，多少及大小不等，指压不褪色，形态多为星状，初呈红色针尖大，急速增多、扩大、互相融合，呈紫红色，常见于肩、肘、臀等皮肤受压部位，口腔黏膜或结膜。病情重者瘀点可于数小时内波及全身，并形成大片瘀斑（ecchymosis）（图 20-3），其中央呈紫黑色坏死，或发生大疱，若坏死累及皮下组织，愈后可留瘢痕。

此期血培养多为阳性，脑脊液可能正常，自瘀点涂片或血培养可检出病原菌。多数患儿在 1~2 日内进展为脑膜炎。菌血症一般不超过 48 小时，但偶可见到长达数周的慢性败血症。

（3）脑膜炎期：大多数患儿发病 24 小时左右即出现脑膜刺激征，因颅内压增高头痛加剧，呕吐频繁，烦躁

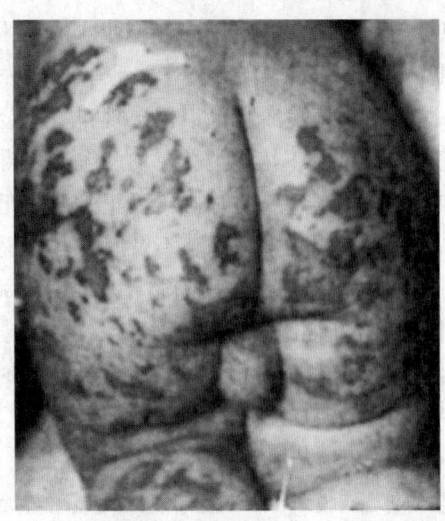

图 20-3 流行性脑脊髓膜炎的大片状出血性皮疹
8 个月，男孩，起病急，高热，伴有惊厥。次日发现下肢臀部有瘀点，逐渐增多增大，形成大片皮下出血，其中心发生灰紫色坏死灶。瘀点穿刺找到革兰氏阴性双球菌。治疗后，全身状况好转，瘀点不再增多，9 天后臀部坏死灶脱落，形成多数溃疡。此图为发病后 4 天所摄，显示臀部瘀斑。

不安或嗜睡，重者昏迷。此期仍有高热、皮疹，并有颈项强直、克尼格征及布鲁辛斯基征等阳性脑膜刺激征。婴儿症状多不典型，脑膜刺激征不明显，有拒食、哭闹、前囟饱满或膨隆，脑脊液呈典型的化脓性改变，培养及涂片细菌多为阳性。

（4）免疫反应期：见于病情恢复期，起病后 7~14 天不等，以关节炎较明显，亦可伴心包炎，此时脑膜炎或败血症的表现已基本消退，关节炎多侵犯膝、腕、肘或踝关节，可同时出现发热，但关节积液或心包积液多为无菌性，本期呈良性、自限性经过。关节液内有时可检出 IgM、C3 或流脑抗原，故认为是免疫复合物反应所致，这种改变不见于其他细菌性脑膜炎，有学者将此过程定为免疫反应期。

【临床分型】 流脑临床症状轻重悬殊，可分为普通型、暴发型和慢性败血症型。

1. 普通型 少数病例于起病前数小时或 1~2 日有轻微的上呼吸道感染症状外，一般起病突然，高热，脑膜刺激征与颅内压增高表现与其他化脓性脑膜炎无异，瘀点或瘀斑为流脑特点。婴幼儿与年长儿常有不同症状，婴儿及新生儿症状不典型，表现为前囟饱满、布鲁辛斯基征阳性，尤应注意。

2. 暴发型 少数患儿发病更急剧，进展极迅速，病势险恶。其发生率有逐渐增多的趋势，美国某地报告 1957—1987 年发生率自 14% 升至 38%。临床常见有三型。

（1）休克型：多见于 2 岁以下的婴幼儿，以高热、

呕吐、惊厥起病,休克症状多在病后 24 小时内发生,患儿于短期内出现遍及全身的瘀点,并迅速扩大融合成大片瘀斑;同时循环衰竭症状也很快出现,早期轻症休克者面色苍白,唇周、肢端轻度发绀,皮肤湿冷发花,手足凉,脉搏细速,呼吸急促,此时血压可正常或稍低,尿量减少,神志尚清楚或有嗜睡。若不及时抢救,病情可急速恶化,呈现重症休克,上述周围循环衰竭症状加重,血压显著下降或不能测出,尿量更少或无尿,神志昏迷。一般瘀点迅速增加,融合成片者,休克症状也同时加重,亦有休克严重,但瘀点或瘀斑并不太多者。因此对这种患儿不可忽视,更应严密观察。此型瘀点涂片及血培养多为阳性,常无脑膜刺激征,脑脊液亦无显著异常。

(2)脑型(脑膜脑炎型):多见于年长儿,发病急,病情变化快,出现一系列颅内压增高症状,同时有发热及瘀点。较大儿童有剧烈头痛,极度烦躁或尖叫,反复呕吐,频繁惊厥,肌张力增强,四肢强直,上肢内旋,下肢内收,重者角弓反张,初为阵发性,也可呈持续性。神志恍惚或明显嗜睡,急速转入昏迷(图 20-4)。面色极度苍白,血压升高。如颅内压继续增高,则可发生脑疝,此时肌张力下降,全身松弛。枕骨大孔疝(cerebellar tonsillar hernia)时小脑扁桃体疝入枕骨大孔内,压迫延髓及动眼神经内缩瞳纤维,患儿迅速昏迷;两侧瞳孔散大,光反应消失,眼球固定;呼吸中枢受压,呼吸变慢,出现各种中枢性呼吸衰竭症状,如呼吸节律不整、叹息样呼吸、下颌呼吸、呼吸暂停等,最后呼吸骤停。小脑幕切迹疝(颞叶沟回疝,herniation of the cerebellar incisura tentori)时沟回或海马回疝入小脑幕切迹,压迫动眼神经、中脑及其供应血管,出现意识不清,疝侧动眼神经麻痹,瞳孔散大,光反应减弱或消失,以及对侧肢体中枢性瘫痪,

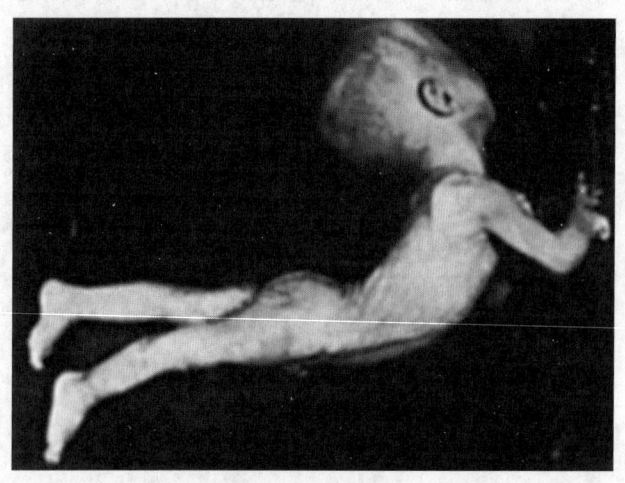

图 20-4 角弓反张
1 岁 2 个月,慢性脑膜炎患儿,患病 4 月余,并发脑积水,此图示角弓反张。

锥体束征阳性。

(3)混合型:同时具有休克型和脑型的症状,可先后或同时出现。

3. **慢性型** 由于抗生素的及时应用,目前此型已很少见。这些患者多为亚急性或慢性起病,主要表现为间歇性发热、瘀斑、关节痛等。

【实验室检查】

1. **血象** 白细胞显著增高,最高可达 $40×10^9/L$,分类以中性粒细胞为主。但亦见少数白细胞不高或降低者。暴发型出现 DIC 时血小板下降$<100×10^9/L$。

2. **瘀点涂片(petechia smear)** 在患儿皮肤瘀点处用酒精消毒后,以消毒针刺破瘀点表面,挤出少许组织液及血液,做成压片,待自然干燥后进行革兰氏染色,找到细胞内革兰氏阴性双球菌有助于诊断。此方法检出阳性率较高,且简便、迅速,宜作常规检查。

3. **脑脊液检查** 凡疑为脑膜炎者均应行腰椎穿刺检查脑脊液以确诊病原菌,但流行期及流行地区病例凡皮肤有典型瘀点、脑膜刺激征阳性、瘀点涂片找到革兰氏阴性双球菌者可不做腰椎穿刺。做腰椎穿刺应严格掌握适应证,即 2 岁以下小儿,有脑膜刺激征,但无瘀点者;或有中枢神经系感染的症状,又不能肯定为流脑者,都应做脑脊液检查以明确病原。并争取在抗生素使用之前做,但对有早期颅内压增高症状,或眼底视神经乳头水肿者,腰椎穿刺易诱发脑疝,导致突然死亡,故更应谨慎,可先进行治疗,待病情稳定后再进一步确诊。遇此情况需在腰椎穿刺时,先静脉推注 20% 甘露醇 $0.5～1g/(kg·次)$,待颅内压有所降低后才行腰椎穿刺,做时应小心,不可将针芯全部拔出,缓慢放出少许脑脊液检查即可。

流脑的典型脑脊液所见为压力增高,外观混浊如米汤样,细胞数常在数千以上,以中性粒细胞为主,蛋白增高,糖量降低。涂片可在中性粒细胞内找到革兰氏阴性双球菌。涂片找菌的阳性率较培养高,且可即刻确诊,故检查脑脊液时应及时做涂片染色镜检,若放置过久,菌易自溶。

4. **DIC 及纤溶亢进检查** 疑为暴发型者均应及早进行有关的检验,并动态观察,以指导临床治疗。血小板进行性降低、凝血酶原时间延长、纤维蛋白原减低、3P 试验、FDP 检查等都是 DIC 或继发性纤溶亢进的指征。

5. **细菌培养** 流脑普通型败血症期或暴发型休克型血培养可为阳性,但若经部分治疗则阳性率不高,必须抓紧在治疗前采取标本有助于诊断。脑脊液培养,宜在床边直接接种可提高阳性率。瘀点培养阳性率较高,但要求条件严格,不易做到。国外报告自新鲜皮肤病损

直接涂片,以免疫荧光试验鉴定,此方法敏感性及特异性均高,对早期诊断最有价值。聚合酶链反应(polymerase chain reaction,PCR)技术显著提高了细菌性脑膜炎病原诊断的敏感性和特异性,并可做肺炎链球菌血清分型。常规 PCR 对流行性脑脊髓膜炎诊断阳性率达 91%~100%。世界卫生组织建议对疑似细菌性脑膜炎病例进行肺炎链球菌、脑膜炎奈瑟菌和流感嗜血杆菌的定量 PCR 检测,作为疫苗可预防的侵袭性细菌疾病监测(invasive bacterial vaccine preventable diseases,IB-VPD)的一部分。近年来亦有多种分子生物学技术,如 DNA 芯片技术、线性探针测定法(the line probe assay,LPA)、Luminex 悬浮液阵列、多重 LightMix 实时 PCR、基质辅助激光解吸电离飞行时间质谱(matrix-assisted laser desorption ionization-time of flight mass spectrometry,MALDI-TOF MS)方法、细菌病原体质谱法等作为经典脑脊液细菌培养的补充,可以提高诊断细菌性脑膜炎,尤其是肺炎链球菌的速度和准确性。

6. **免疫学检查** 方法有许多种,当脑脊液涂片细菌阴性时用以测定血清或脑脊液中的抗原或抗体,有特异性强、快速等特点,如对流免疫电泳(counter immuno-electrophresis,CIE)、酶联免疫吸附试验(ELISA)、乳胶凝集试验是较常用的敏感性强的方法,可检测 A、C、D 等各群,以及无活力的致病原,因此对已经用抗生素治疗的病例有一定价值,但有时出现假阴性结果。C 多糖存在于肺炎链球菌感染患者的尿液、脑脊液、胸腔积液等体液中,乳胶凝集试验检测 C 多糖协助诊断肺炎链球菌感染具有简便、客观、快速(15 分钟)的优点,在首都医科大学附属北京儿童医院的一项诊断性研究中,肺炎链球抗原检测对肺炎链球菌脑膜炎诊断的敏感性和特异性分别为 90.5%(19/21 株)、81.5%(53/65 株)。

近年应用分子生物学方法及同工酶电泳分型鉴定许多流脑亚型,这种检查方法已用于临床工作。

【并发症与后遗症】 迁徙性化脓性病灶如全眼炎、肺炎、中耳炎、心包炎及心内膜炎由于抗生素的应用已很少见。

婴幼儿较易合并脑室膜炎、硬膜下积液、脑积水。

后遗症较多见者为耳聋,以单侧居多;失明;眼球运动神经麻痹,脑神经及运动神经瘫痪,偏瘫或截瘫,智力及精神异常,偶见脑积水。

大片的皮肤坏死,指/趾或肢体的缺失,肾上腺皮质功能出血等并发症可见于暴发型脑膜炎。

【诊断与鉴别诊断】 大部分流脑患儿可依据流行情况、临床症状和体征做出初步诊断。实验室检查如瘀点或脑脊液涂片阳性、血或脑脊液培养阳性,或免疫学检查等均有助于确诊病原。

鉴别诊断需注意与血小板减少性紫癜、过敏性紫癜。经部分治疗者细菌不易检出,或有脑炎症状者应与有关中枢神经系感染性疾病鉴别。慢性败血症则应除外发热、发疹性疾病,慢性脑膜炎常见为结核性,亦偶见真菌性感染,应避免误诊。

【预后】 感染或患流脑后,体内可产生特异性免疫,保持终身,极少复发。但偶尔也遇到反复感染流脑的病例,可于每年流行季节发病,或一年内数次,病情较重或呈暴发型,抗生素治疗效果尚好。这种反复流脑感染与先天性免疫缺陷(congenital immunodeficiency)有关,已证实补体 C5~9 中任何一种成分缺陷,均可使患儿吞噬细胞对脑膜炎双球菌的杀菌力减退,因而易于发生相应的全身性感染和/或反复感染。近年报告 C4B 缺陷也增加流脑感染的机会。先天性补体成分缺陷可为家族性。诊断主要依据血清总补体(CH$_{50}$)低下,为正常值的 10% 以下,确定某一补体成分缺陷时,取相关的抗血清用免疫电泳法或放射免疫法测定。

普通型流脑预后良好,暴发型尤其是混合型预后严重,病死率超过 5%。死亡者多发生于起病 24 小时之内,其中半数死于 12 小时以内。有学者调查认为近年来流脑病死率降低,主要因急救中心抢救及时和支持疗法的进展,以致极重症病例减少,但进一步分析发现除外普通型流脑,以婴幼儿为主的极重型病例的病死率 30 年来并无变化,可见流脑仍为较严重的传染病之一。

影响预后的因素有:①2 岁以下;②反复惊厥、深度昏迷;③体温 40℃ 或不升;④有休克,血压低,脉率及呼吸快;⑤瘀斑广泛,发病 12 小时内出现;⑥合并有 DIC,血小板低于 100×10⁹/L,凝血酶原时间及部分凝血活酶时间显著延长;⑦纤维蛋白原降低;⑧外周血白细胞数低于 5×10⁹/L,脑脊液细胞数<1×10⁹/L;⑨治疗较晚或有其他疾病使免疫功能降低者,预后均不佳,病死率较高。且易有并发症及后遗症。B 群菌感染病情较重,病程迁延,并发症多,预后差。

【预防】 采取综合性预防措施。

1. **宣传卫生防病知识** 利用各种方式开展卫生防病活动,搞好居室卫生,经常通风,常晒被褥,注意个人卫生,本病流行期间暂停大型集会或群众性活动,劝告群众尽量少串门,不要带儿童到拥挤的公共场所。

2. **发现疫情,及时控制** 发现患者后要就地隔离治疗,及时报告疫情,对周围密切接触者及可疑患儿及时采取措施预防和治疗。

3. **药物预防** 流脑药物预防应限于与患儿有密切接触的易感者、患儿周围的上呼吸道感染患儿和皮肤有出血点者。对流行区人群普遍服磺胺药（sulfonamides）的预防方法,效果不好,且使抗药菌株大量增加,故不宜随便使用。若能在给予药物预防前了解流行菌株及其药物敏感性,有针对性用药则发病率将明显降低。治疗健康带菌者对控制流行起重要作用。应加强对青霉素和氨苄西林治疗药物在各种血清群 Nm 的耐药性监测。长期对 Nm 药敏监测非常必要,对流行性脑脊髓膜炎预防和治疗药物的选择应因时因地而宜。

近年多选用复方磺胺甲噁唑（SMZ-TMP）或磺胺嘧啶（sulfadiazine）,<1 岁 500mg,每日 1 次;1~12 岁 500mg,每 12 小时 1 次;>12 岁 1g,每 12 小时 1 次;连服 3 天。国外也有用利福平每日 20mg/kg,4 天,或用头孢菌素。有研究对福建省 2004—2012 年流行性脑脊髓膜炎菌群分布变迁变化趋势进行分析,发现 70 株脑膜炎球菌株药敏试验结果如下:对头孢唑啉、头孢呋辛、头孢噻肟、氯霉素敏感,而对于环丙沙星、阿莫西林、复方磺胺甲噁唑等已经出现了一定的耐药现象。为了防止耐药脑膜炎球菌的增多,首先要避免抗生素的滥用;其次,鉴于脑膜炎球菌对磺胺类药物耐药率较高,无论在临床上还是预防服药,选择磺胺类药物都要慎重。建议最好在用药前,应检测脑膜炎球菌株的耐药性,为选用药物提供参考。

4. 特异性免疫预防 是预防流脑的重要措施。近年来主要用提纯荚膜多糖体菌苗,供皮下注射。国外有单剂 A 群菌苗,A、C 混合菌苗、A、C、W-135、Y 群混合菌苗,用于免疫高危人群。美国 ACIP 建议对 11 岁或 12 岁的青少年常规接种四价脑膜炎球菌结合疫苗（Men-ACWY）,到 16 岁加强一剂。我国制成 A 群多糖体菌苗,免疫效果较好,保护率达 80% 以上,保护期限为 3 年。接种后局部发红、疼痛及其他反应不多,仅接种一次,约 2 周左右体内产生血凝抑制抗体可达高峰,通常北方地区于 10~11 月注射,一年后加强一次。若遇菌苗病原流行时,可采取应急接种,能有效防止继发病例发生,控制流行。

【治疗】 一旦疑诊流行性脑脊髓膜炎,在病原学标本留取后尽早开始抗菌药物治疗。尽早、足量应用细菌敏感、并能通过血脑屏障的药物。流脑病情轻重不等,且发展急骤,患儿可由普通型很快转为暴发型,必须密切观察,根据病情给予适当治疗。

1. 一般常规用药

（1）磺胺药物:仍为治疗流脑首选药,因有新的磺胺药,且磺胺药透过脑脊液内浓度较高,其在脑脊液浓度为血浓度的 50%~80%。

常用磺胺嘧啶（SD）或复方磺胺甲噁唑（SMZ-

TMP）,剂量及用法:磺胺药治疗强调首次剂量为全日量的 1/3~1/2,以便能迅速提高血清药物浓度,抑制细菌。婴幼儿口服 SD 100~150mg/(kg·d),儿童 75~100mg/(kg·d),分 2 次,每日最大量 6g,同时服等量碳酸氢钠。SD 与 TMP 同时应用时,可将 SD 减量为每日 75~100mg/kg,TMP 每日 8~10mg/kg,分 2 次口服或肌内注射。SMZ-TMP 按每日 50~60mg/kg,分 2 次口服或肌内注射。也可与 SD 合用,剂量每日 SD 75~100mg/kg,SMZ-TMP 50mg/kg,分 2 次投药。上述疗法治疗普通型流脑效果较好,但仅限于轻型病例。疗程需结合具体情况（病情轻重、年龄大小、治疗早晚及疗效）,原则是临床症状和体征消失后,再用药 2 天停药,一般疗程约需 5~7 天,停药时一般可不重复腰椎穿刺[7]。

应用磺胺药物时应鼓励患儿多喝水,或必要时输液以保证足够液体入量,每日约 80~100ml/kg,较大儿童酌减,同时应注意磺胺药物的不良反应如血尿、皮疹、粒细胞减少等。

目前,流脑耐磺胺药菌株增多,若磺胺药治疗 1~2 天后症状不见好转或有进行性加重者,应怀疑是否耐药菌株,需及早改用其他抗生素,或必要时重复腰椎穿刺检查脑脊液。

（2）青霉素（penicillin）:对脑膜炎双球菌有杀菌作用,控制菌血症有良好效果,在脑膜有炎症时,青霉素可透过血脑屏障。国外为治疗流脑的首选药物,但近年亦发现抗药菌株。凡对磺胺药过敏者,有肝脏或肾脏功能损害不宜用磺胺药者,或为耐磺胺菌株所致流脑,均应用青霉素,单独用剂量为每日 15 万~20 万 U/kg,分 4 次肌内注射或静脉滴注,与磺胺药合用可酌情减量。ESCMID 建议致病株青霉素 MIC<0.1mg/L 时,可选用青霉素,或阿莫西林、氨苄西林。

（3）氯霉素（chloramphenicol）:脑膜炎双球菌对氯霉素高度敏感,尚未发现产生耐药菌株,本药在脑脊液中的浓度较其他抗生素均高,用于对磺胺药、青霉素过敏或耐药者,也用于治疗暴发型流脑患儿。因其毒副作用较大,不宜长期应用,一般为 3~5 天,最多不超过 7 天,肌内注射每日 40~50mg/kg,分 3~4 次,口服每日 60~80mg/kg。本药对造血系统有损害,用药过程中应定期检查白细胞。

（4）氨苄西林（ampicillin）:国外为治疗细菌性脑膜炎之首选药,国内目前也较普遍应用,治疗病原菌尚未明确的婴幼儿脑膜炎与氨基糖苷类或头孢菌素类合用,亦适用于病情较重患儿。剂量为每日静脉滴注 150~200mg/kg。

（5）头孢菌素类（cephalosporins）:三代头孢菌素

制剂抑制革兰氏阴性菌作用更强,且可透过血脑屏障,在脑脊液中达有效浓度。ESCMID 建议致病株青霉素 MIC≥0.1mg/L 时,可选用头孢曲松或头孢噻肟。其他替代的抗生素还包括头孢吡肟、美罗培南、环丙沙星等。

2. 暴发型的治疗　病情凶险,需分秒必争进行抢救。近年来国内各地对救治此型积累了许多经验,使病死率有所降低。据报告,一些患儿死于入院后 12~24 小时或转诊途中,说明加强基层工作,就地抢救治疗非常重要,是降低病死率的重要环节。

3. 休克型治疗　重点是抗休克及防治 DIC,前者与一般感染性休克治疗措施相同,后者主要为抗凝和抗纤溶疗法。

(1) 抗休克治疗:参阅感染性休克章节。应用阿托品或山莨菪碱(anisodamine,654-2)等药以解除微血管痉挛在抗休克过程中起重要作用,我国各地主要用 654-2 为主的综合治疗,并扩充血容量、纠正酸中毒、抗凝与抗纤溶亢进、保护心肺功能。首都医科大学附属北京友谊医院使用 654-2 综合疗法,病死率降至 9%。654-2 用法:早期轻度休克每次 0.5~1mg/kg,晚期或重症 2~3mg/kg,直接静脉注射,每隔 10~15 分钟一次,直至面色潮红,呼吸循环好转,然后延长给药间隔时间,或逐渐减量,不可骤停。多次使用后可出现腹胀、烦躁、惊厥等副作用。莨菪类药连用 10 次后如病情不见好转,需分析综合辅助措施是否得当,必要时可增补或换用其他血管活性药物治疗。如多巴胺加间羟胺。

(2) 抗生素:可选择青霉素、阿莫西林、氨苄西林、头孢曲松或头孢噻肟。青霉素首次大剂量 50 万单位/kg,其后全日量 15 万~20 万 U/kg,静脉注入。针对青霉素敏感(MIC<0.1μg/ml)的脑膜炎球菌感染,首选青霉素、阿莫西林或氨苄西林;针对青霉素耐药的(MIC≥0.1μg/ml)脑膜炎球菌感染,首选头孢曲松或头孢噻肟。

(3) 抗凝和抗纤溶亢进:需同时进行。抗凝剂主要用肝素(heparin),其适应证为:①出血点迅速发展,短时出现大片融合成瘀斑者,无论有无休克症状,均应及早应用;②休克表现较重,伴大量瘀点或瘀斑者,不等化验结果立即用药;③休克型经综合治疗不见好转,出血点即使不多,也需考虑 DIC 存在,及时抗凝。有条件者及时做有关化验。肝素用量每次为 100U/kg,首次静脉推注,以后静脉滴注,4~6 小时一次,一般不超过 24 小时,停用肝素指征:当休克表现明显好转,尿量增多,出血点不再增加,且瘀斑界线清楚。肝素过量时可见大量新鲜出血,应立即停用并按最后一次滴注肝素的剂量使用硫酸鱼精蛋白中和。其他如潘生丁、川芎嗪等也可

同时应用。

抗纤溶主要用 6-氨基己酸(6-amino caproic acid),在首次给予肝素后注入,每次 1~2g,可静脉注射或肌内注射,以后每 4~6 小时继肝素之后注射,待休克好转、出血点不再增加时停用。也可用对羧基苄胺,每次 8~12mg/kg,或每次氨甲环酸 10mg/kg,静滴,4~6 小时一次。

(4) 激素:糖皮质激素短程、大剂量应用有利于控制休克,减少神经系统并发症,可显著降低颅内压,并可迅速降低脑脊液内某些淋巴因子的浓度,减低对机体的损伤,如 IL-1、血小板活化因子、前列腺素 E_2(PGE$_2$)、肿瘤坏死因子等,经临床观察,早期应用激素脑脊液内细菌的清除不受影响。

(5) 心功能不全的治疗:①强心药物,常用毒毛花苷每次 0.007~0.01mg/kg,稀释于 10ml 液体中缓慢静脉注射,也可用毛花苷 C 每次 15~20μg/kg 缓慢静脉注射。②酚妥拉明(phentolamine),用于严重的心衰,剂量为 0.5~1mg/kg 加入 10%葡萄糖液 10~20ml 中缓慢静脉注射。

4. 脑型治疗　重点在于早期发现颅内压增高症状,及时应用脱水疗法,减轻脑水肿,防止脑疝和呼吸衰竭。其他抗生素、激素治疗同休克型,为改善脑微循环障碍应早用 654-2。

(1) 脱水疗法:常用脱水剂为 20%甘露醇(mannitol)或 25%~50%山梨醇(sorbitol),剂量均为每次 0.5~1g/kg。发现颅内压增高时,每 4、6 或 8 小时一次,依症状轻重而异。若患儿心脏功能良好,应将脱水剂于 30 分钟左右由静脉推入或快速滴注,速度过慢,脱水效果不佳。静脉注射后 10 分钟开始生效,30 分钟效果最好,作用可维持 3~6 小时。脱水剂用至颅内压增高症状好转时逐渐减量或延长给药间隔时间,直至停用,不可骤然停药。为加强脱水作用,亦可在两次给药间期用利尿剂,如呋塞米、依他尼酸等,或静脉注射 50%葡萄糖(详见"颅内高压症治疗"相关章节)。

脱水治疗时全日输入液量适当限制,不得超过 1 200ml/m²,使患儿保持轻度脱水状态。

(2) 有反复惊厥者应及时控制,可用地西泮、副醛、苯妥英钠,配合人工冬眠。

(3) 当发生脑疝,呼吸衰竭时需积极抢救,可给予洛贝林、尼可刹米等呼吸兴奋剂,同时行人工呼吸,或及时行气管插管或气管切开,气囊加压辅助呼吸或机械辅助呼吸。

5. 混合型　患儿同时或先后出现休克和颅内压增高症状,病情复杂,病死率较高,应分析当时情况,采取

20章

相应措施,及时使用 654-2、抗生素等,如休克明显,应尽快扩充血容量,同时进行脱水疗法,即先补后脱。若颅内压增高症状突出,则应先脱后补,主要用脱水疗法,兼顾休克。若两方面都较重时,则需补液同时给予脱水疗法,即边脱边补。

【护理】

1. 密切观察病情　患儿入院后病情可能发生变化,需注意观察神志、面色、脉搏、呼吸、血压、瞳孔变化及尿量等与休克或颅内压增高有关表现,有条件时最好进行心、肺功能及颅内压监测。经常检查瘀点是否增多及有无其他出血倾向。

2. 病室应安静,保持空气新鲜,治疗尽量集中进行,以保证患儿休息,减少刺激。服磺胺药者应多饮水,观察尿量,经常验尿。

3. 对症处理　有高热、头痛、躁动不安者及时对症处理。昏迷患儿注意清洁口腔,吸出口腔及呼吸道分泌物,保持呼吸道通畅,注意眼部护理;有大片瘀斑者加强皮肤护理,床单、尿布应柔软、消毒,防止继发感染和皮肤坏死。尿潴留时设法排尿。抢救过程需维持静脉通畅,防止输入液体漏出血管外。用人工辅助呼吸器者应保持呼吸道黏膜湿润,按时吸痰。肝素治疗时备好硫酸鱼精蛋白,以便大出血时中和肝素。

三、肺炎链球菌脑膜炎

肺炎链球菌脑膜炎(pneumococcal meningitis,PM),婴儿期较多,新生儿也可发病。虽然医疗水平在不断进步,但该病的死亡率仍占 16%～37%。据估计,30%～52% 的幸存者可能发生神经系统后遗症,如听力丧失、局灶性神经功能缺陷及认知障碍等,造成严重的疾病负担。

【病因及流行病学】　肺炎链球菌(*Streptococcus pneumoniae*)是革兰氏阳性球菌,属于链球菌科,链球菌属,菌体常呈矛头状,常成双排列,宽端相对,尖端向外,故又名肺炎(双)球菌。无鞭毛,无芽孢,有荚膜,人工培养后荚膜可消失。该菌为兼性厌氧菌,在(35±2)℃ 5%～10% CO_2 环境中生长最好,培养时营养要求高,在体液和培养基中可呈单一球菌或链状排列。在固体培养基,培养初期菌落隆起呈穹窿形,培养时间延长,细菌产生的自溶酶裂解细菌,菌落中央凹陷,边缘隆起成"脐状"。表面活性剂如胆汁或脱氧胆酸盐可激活自溶酶,加速菌体自溶。菌落周围有不完全(α)溶血带,菌落与 α 型溶血型链球菌相似,可通过胆汁溶菌试验、Optochin 抑菌试验等鉴别。液体培养基中培养 24 小时,液体呈均匀混浊,后期可因细菌产生自溶而变得澄清。

该菌可分解多种糖类,产酸不产气。大多数新分离出的肺炎链球菌可发酵菊糖,故菊糖发酵试验(inulin fermentation test)在鉴别肺炎链球菌与甲型溶血性链球菌时有一定的参考价值。肺炎链球菌耐干燥,在干痰中能生存数月,阳光直射 1 小时或加热 56℃ 10～20 分钟则死亡,对一般消毒剂敏感。

肺炎链球菌通常在人体鼻咽部寄居,可以通过呼吸道飞沫传播。大多数情况下细菌与机体处于共生状态,携带者多不发病。少数发病者,肺炎链球菌在通过呼吸道局部浸润,可扩散至鼻窦、中耳腔、气管、支气管和肺泡,引起鼻窦炎、中耳炎和肺炎。在局部,细菌通过各种毒力因子的作用,黏附机体黏膜,逃避免疫细胞的吞噬,大量繁殖,破坏和逃避机体免疫屏障,可能进入血流,引起菌血症和脓毒血症,并可能通过血脑屏障引起脑膜炎,还可能感染其他器官或组织,如心内膜炎、骨关节炎等。

荚膜(capsule)是肺炎链球菌毒力的主要决定因素,是其最重要的毒力因子,有荚膜肺炎链球菌的毒力比无荚膜的至少要强 105 倍。荚膜是细胞壁外一层胶状物质,荚膜多糖保护肺炎链球菌不受中性粒细胞的吞噬,并影响细菌与上皮细胞的黏附。纯化的荚膜多糖直接滴注入肺时不引起炎症反应,根据荚膜多糖抗原性的不同可将肺炎链球菌分为 90 多个血清型。球菌不产生外毒素,其致病力主要靠荚膜侵袭作用。感染后,机体可获得短期免疫力,容易复发、再发,与细菌型别繁多、免疫期短有关。除了荚膜多糖,所有血清型的肺炎链球菌都有含多糖的细胞壁(cell wall),细胞壁多糖的结构比荚膜多糖更加保守,在肺炎链球菌的黏附过程中以及炎症反应中起着重要作用。此外,肺炎链球菌还有很多蛋白质毒力因子,在致病过程中发挥作用,包括肺炎链球菌表面蛋白 A(pneumococcal surface protein A,PspA)、肺炎链球菌表面黏附素 A(pneumococcal surface adhesion A,PsaA)、肺炎链球菌溶血素(pneumolysin,Ply)、自溶酶(autolysin,Lyt)、神经氨酸酶(neuraminidase)等。

首都医科大学附属北京儿童医院与合肥市有关单位合作研究表明急性化脓性脑膜炎的发生率为<15 岁,9.3/10 万,<5 岁,19.2/10 万;肺炎链球菌脑膜炎的发生率为 1.5/10 万。21 世纪初南宁市<5 岁儿童肺炎链球菌脑膜炎发病率为 1.3/10 万。常泰吉等总结化脓性脑膜炎 500 例,占同期住院患者的 2.58%。脑脊液涂片、培养和血培养阳性率分别为 60.0%、36.7% 和 42.2%,肺炎链球菌分别占 53.9%、57.1% 和 26.3%,均

居首位。因为受抗生素应用的影响,化脓性脑膜炎的病原学结果常常不能明确。抗原检测不受抗生素应用的影响,有利于细菌感染性疾病的研究。首都医科大学附属北京儿童医院5年单中心细菌性脑膜炎研究和全国12家医院儿童细菌性脑膜炎多中心数据均提示肺炎链球菌为>1月龄儿童细菌性脑膜炎首位病原,分别占比33.2%和46.9%。中国儿童感染性疾病病原学及细菌耐药监测(infectious diseases surveillance of pediatrics, ISPED)协作组10家三级甲等儿童医院2013年至2017年住院155例肺炎链球菌脑膜炎患儿资料显示中国患儿的年龄主要在3岁以下,占总发病人数的66.5%[12]。综合我国1980年以后含有儿童化脓性脑膜炎病原学检测结果的报告显示,诊断为化脓性脑膜炎的患儿中,肺炎链球菌检出率多在10%~30%。上述表明,肺炎链球菌是我国儿童化脓性脑膜炎的重要病原之一。同时,由于抗生素滥用等原因细菌培养阳性率很低,这可能令人低估细菌性疾病的发生率,从而影响对细菌性疾病的疾病负担的正确评估。

近20多年来,肺炎链球菌的耐药菌株(PRP)在不断增加,中度耐药株已在全世界发现,而高度耐药株也在许多国家出现。北京地区耐青霉素的肺炎链球菌达15%以上。耐药基因是逐步获得的,具有多基因特性。耐药的发生是由于PRP耐青霉素结合蛋白(penicillin binding protein,PBPs)特别是PBP1和PBP2改变所致。对青霉素敏感性降低的菌株,通常与其他抗生素有交叉耐药,最常见对所有β-内酰胺类抗生素、氯霉素、利福平等耐药,但对万古霉素敏感。CHINET的检测数据显示2016—2019年儿童非脑膜炎青霉素耐药肺炎链球菌的分离率有逐年下降趋势(2019年儿童非脑膜炎菌株青霉素耐药率为0.7%)[13]。2010—2014年北京细菌性脑膜炎分离的肺炎链球菌菌株对青霉素的不敏感率为47.6%,但朱亮等对2012—2017年18家儿童医院(涵盖15省及2个直辖市)1 138例侵袭性肺炎链球菌感染的病原监测显示脑膜炎和非脑膜炎菌株的青霉素不敏感率分别为69.5%和35.9%,从2012—2017年,脑膜炎株对青霉素耐药率从48.3%上升到78.4%,非脑膜炎菌株对青霉素的耐药率基本持平,从21.4%到19.2%。肺炎链球菌对红霉素、克林霉素及四环素均有较高的耐药率,分别为97.2%、95.6%、86.3%;对左氧氟沙星、万古霉素、利奈唑胺高度敏感[14]。

发病季节与呼吸道疾病流行有密切关系,常继发于上感、肺炎、中耳炎及乳突炎之后。有些患儿原发病灶不易找出。少数患儿继发于颅底骨折、颅骨外伤或脑外科手术后。有先天畸形,如皮样窦道、脑脊膜膨出、椎管畸形的小儿,细菌常可由此侵入致病。小儿4岁前施行脾切除术后发生暴发型败血症时,也易见本症。

【病理变化】 脓液和粘连比较集中于大脑表面,顶部较多,有如帽状,脑底脓液较少。晚期患者病变较为普遍而严重。常见的并发症有硬脑膜下积液或积脓。病程较长者可致脑室扩大,甚至形成脑积水。

【临床表现与诊断特点】 在肺炎流行季节,或在中耳炎、乳突炎、颅脑外伤、颅底骨折、脾切除之后,出现脑膜刺激征时,均应考虑有本病可能。

要熟练掌握上述婴幼儿化脓性脑膜炎临床特点。值得指出的是,在肺炎球菌脑膜炎发病后不久,即易出现昏迷和惊厥。对可疑病例应及时做腰穿检查脑脊液。重症或晚期病例,椎管内脓液黏稠,不易流出。腰穿时若针尖已进入脊椎腔仍不见脑脊液流出,可注入少量生理盐水反复冲洗,并对洗出液进行常规检查和细菌培养。有些病例脑脊液混浊程度并不严重,甚至仅稍发混,细胞数亦只有数百,但涂片染色却可见大量肺炎双球菌。这种情况提示病情严重,治疗上必须予以重视。丹麦血清研究所是当今世界上唯一生产全套血清的单位,Omni血清包括83型,可用其进行抗原检测。但7、14型不能用CIE法检出。LA、CoA法可查出所有肺炎链球菌。

本病常因病情重,确诊较晚或治疗不当而发生并发症,如硬脑膜下积液、积脓或脑积水。

肺炎链球菌脑膜炎的另一特点为容易多次复发或再发,可出现几次、十几次甚至几十次,原华西医科大学曾见一例复发100次左右。因而预防和制止这种情况的发生非常重要。

引起复发或再发的主要因素有三个[15]:

1. **治疗不彻底** 初次发病时并未完全治愈,颅内留有若干小的化脓灶,当抵抗力低下时,可破溃引起脑膜炎。

2. **先天性缺陷** 包括先天性免疫功能低下;先天性皮毛窦,常见于头枕部或腰、背部中线处。与隐性脊柱裂并存者,可同时有椎管内皮样或上皮样先天性肿物。这种窦道多于腰骶部,局部软组织可稍隆起,在窦道小孔周围的皮肤可见淡红色色素沉着,并绕有丛毛。偶有细毛由小孔伸出。有时有少许液体渗出。当继发感染时,局部可红、肿、痛;脑膜或脊髓膜膨出;枕部皮毛窦因头发遮挡,窦口隐匿,查体不易发现,提醒临床医生遇到多次化脓性脑膜炎再发患儿一定仔细查体以发现隐匿解剖学先天缺陷。此外,内耳畸形伴脑脊液耳漏(cerebrospinal fluid otorrhea)是再发化脓性脑膜炎的一个重要病因,首都医科大学附属北京儿童医院总结的再发化脓性脑膜炎病例中有1/3患儿存在先天性内耳发育畸形,行听力检查存在重度听力障碍,行颞骨CT或磁共振检查提示存在内耳发育畸形,大部分为单耳先天发育畸形,也有双耳先天发育畸形,早期诊断对于防止化脓性脑膜炎再发有重要意义。此外,先天性持久性岩鳞裂、先天性筛板缺损等先天结构缺陷也是化脓性脑膜炎复发或再发的原因。

3. 后天性损伤 包括颅骨骨折(较常见,有时为线形骨折,X线照相不一定看得出),硬脑膜撕裂和脑脊液耳溢或鼻溢。鼻溢的存在可由鼻腔分泌物的糖含量与脑脊液糖含量相等,或由椎管注入染料如靛苄红2ml,可在鼻腔发现而得到证实。头面部手术或骨瘤所致硬脑膜损伤;文献报道头颅外伤10~30年后才出现脑脊液鼻漏引起急性细菌性脑膜炎病例。鼻或耳部慢性炎症以及细菌性心内膜炎等的致病菌不断侵袭硬脑膜;切脾后免疫功能低下。

每次复发的病原菌仍为肺炎球菌,是否有时型别不同未见文献报道。也有可能为其他细菌感染引起的脑膜炎再发,如首都医科大学附属北京儿童医院再发化脓性脑膜炎中有流感嗜血杆菌和铜绿假单胞菌引起。此时,因细菌往往直接侵袭脑膜,起病一般比较急骤。临床表现与初次发病相似,由于患儿家属已有一定经验,因而都能及时就医,易于治愈。处理这类患儿的关键是彻底治疗和认真查明复发原因,予以根本解决,如尽可能清除一切先天和后天缺陷和损伤等。

【鉴别诊断】 反复发作的肺炎链球菌脑膜炎应与Mollaret脑膜炎鉴别。Mollaret脑膜炎为一种病因不明的少见病,以良性复发为特点。青少年多见,发病年龄最小者5岁。表现为发作性发热、头痛、呕吐、颈强直、克尼格征与布鲁辛斯基征阳性。有时伴癫痫大发作、晕厥、昏迷、一过性视力、语言障碍,暂时性面瘫、复视、瞳孔不等大等。症状多突然发作,数小时达高峰。每次持续时间短暂,约3~7天后症状突然消失,两次发作期间无任何异常。脑脊液呈脓性,蛋白增高,糖轻度减少,白细胞明显增多,瑞氏染色见大单核样细胞即Mollaret细胞(Mollaret cell),该细胞体积约为正常单核细胞的4~5倍,细胞膜不清,胞质多呈灰色,有空泡无颗粒,细胞核折叠有凹陷,部分有分叶,无核仁。1~2日后脑脊液即以淋巴细胞为主。细菌、真菌、病毒检查均为阴性。Mollaret细胞大量检出是诊断本病的重要依据,但需与瘤细胞鉴别。天津市儿童医院曾于1980年报告1例13岁女童,在4年半中反复发作7次。

其他鉴别诊断见总论。

【治疗】 目前临床应用的经验性治疗方案主要依据2016年ESCMID指南[7],疑似肺炎链球菌脑膜炎或其他细菌性脑膜炎的儿童,初始经验治疗应使用万古霉素联合头孢噻肟或头孢曲松,并根据药敏结果调整抗生素。肺炎链球菌对青霉素敏感(MIC<0.1μg/ml),首选青霉素或阿莫西林或氨苄西林,备选头孢曲松、头孢噻肟、氯霉素(谨慎使用);肺炎链球菌对青霉素耐药(MIC>0.1μg/ml),但三代头孢菌素敏感(MIC<2.0μg/ml)首选头孢曲松或头孢噻肟,备选头孢吡肟、美罗培南、莫西沙星,肺炎链球菌对头孢菌素耐药(MIC≥2.0μg/ml),首选万古霉素联合利福平,或万古霉素联合头孢曲松或头孢噻肟,或利福平联合头孢曲松或头孢噻肟,备选万古霉素联合莫西沙星、利奈唑胺。对于头孢菌素MIC特别高(≥4μg/ml)、接受万古霉素治疗似乎失败或者反复腰椎穿刺显示持续存在微生物的患儿,可能需加用利福平。耐药菌株及对于疗效不佳的患儿,需要根据PK/PD特点优化给药方案,进行个体化治疗。若治疗顺利,无并发症者,疗程10~14天。治疗顺利时,无需反复腰穿检查脑脊液。对晚期患儿应酌情延长用药时间,必要时鞘内注射抗生素。若椎管内脓液稠厚,不易流出,可用生理盐水反复冲洗,并注入抗生素。还可考虑脑室穿刺注药,尽一切可能积极治疗。

患儿应卧床休息,供给足量水分。除脑性低钠血症外,一般发生严重电解质紊乱者较少。因此,婴幼儿输液可给维持液或其他1/3张液体,按60~80ml/(kg·d)计算。必须防止补入过多液体,以免发生脑水肿而加重病情。但若仅补入无盐溶液,即使并未过量,亦易引起水中毒。

患儿就诊时或在治疗过程中,若有频繁惊厥或颅内压增高,必须做紧急处理。频繁惊厥如不控制,将引起脑缺氧及呼吸衰竭。对颅内压增高者应用脱水疗法。若因硬脑膜下积液较多,而发生颅内压增高时,应及时作硬脑膜下腔穿刺放液减压。

肺炎链球菌结合疫苗应用后15年,肺炎链球菌相关感染发生率及死亡率均有所下降。美国的人群监测数据表明,2岁以下儿童的降幅最大(从1998年至1999年的10.2/100 000下降至2004年至2005年的3.7/100 000,下降了64%)。肺炎球菌结合疫苗(pneumococcal conjugate vaccine,PCV)的应用可导致血清型替换(serotype replacement)现象,即由非疫苗覆盖血清型导致的肺炎球菌性脑膜炎病例占比增加;PCV13使用之前,血清型19A、7F、10A和22F是从在欧洲和美国儿童肺炎球菌性脑膜炎患者中分离到的最常见的非PCV7覆盖血清型,PCV13取代PCV7后,由于其覆盖了7F和19A血清型,导致由所有年龄段的这些血清型引起的IPD迅速减少,但是增加了13%的非PCV13血清型感染率,其中,血清型8、12F最为常见。

四、流感嗜血杆菌性脑膜炎

流感嗜血杆菌性脑膜炎（haemophilus influenzae meningitis）比较多见，其发病数仅次于流脑及肺炎链球菌脑膜炎，首都医科大学附属北京儿童医院近期资料表明，占化脓性脑膜炎的28.9%，甚至高于肺炎链球菌脑膜炎（14.1%）。病死率为3%~15%，有高达50%者。

【病因与流行病学】 流感嗜血杆菌简称流感杆菌，为革兰氏染色阴性短小杆菌。长1~1.5μm，宽0.3~0.4μm，顶端圆，在患儿脑脊液中呈球杆状或双球状，有时呈短链状排列，属需氧菌。这种细菌由于氧化还原酶系统不完善，在生长时需要"X"和"V"两种生长辅助因子。"X"因子存在于血红蛋白中，可耐高热。"V"因子存在于血清中，耐热性较差。在血液中"V"因子处于被抑制状态，加热75~100℃,5~10分钟，抑制物被破坏后始被释放，故分离细菌用巧克力培养基最好。流感杆菌与金葡菌在同一血液琼脂平板上培养，由于葡萄球菌能合成较多的"V"因子，并弥散到培养基里，可促进流感杆菌生长。在此混合接种的培养基上，能见到葡萄球菌菌落周围生长的流感杆菌菌落稍大，距葡萄球菌菌落越远的流感杆菌菌落越小，称为"卫星现象"（satellitism）。这一特点有助于对此菌的鉴定。

根据流感杆菌荚膜所含多糖类抗原不同，将其分为a~f六型。常致脑膜炎的菌型约90%为毒力较强的b型，已证实其抗原为多核糖磷酸（poly-ribose phosph-ate，PRP）。无荚膜不能分型者（non-typable）一般是非致病菌，在鼻咽部经常存在。细菌内毒素在致病过程中有重要作用，并不产生外毒素。我国近年Hi耐药性上升迅速，2016年和2017年中国ISPED监测数据显示，Hi对氨苄西林的耐药率分别高达58.1%和59.6%而部分ISPED成员单位2004年报道的耐药率仅14.2%。Hi对氨苄西林耐药的机制，主要有两种：一是产生β-内酰胺酶破坏抗菌药物；二是 fts 基因突变致其编码的青霉素结合蛋白3（PBP3）氨基酸序列改变，最终导致与氨苄西林等β内酰胺类抗菌药物亲和力下降。其中产生β内酰胺酶是包括我国在内大多数国家Hi耐氨苄西林的主要机制。2017年ISPED监测显示氨苄西林-舒巴坦耐药菌株已达31.8%,提示氨苄西林-舒巴坦或阿莫西林-克拉维酸不宜作为该菌感染的首选经验用药，但目前绝大多数菌株对头孢噻肟/头孢曲松、美罗培南和左氧氟沙星依旧敏感。

流感杆菌多先侵入鼻咽部，引起败血症，再发生脑膜炎。绝大多数患儿恢复期血清中抗体含量甚微，但却少有再患流感杆菌脑膜炎者，其理由至今尚未阐明。有人认为，荚膜抗原的抗体对免疫起主要作用。绝大多数人鼻咽部感染症状虽不明显，却因此产生了免疫力。新生儿有来自母体的特异抗体，可获得保护，故本病患儿多为3个月至3岁的婴幼儿。

全年均有发病，但以冬春两季多见，夏季极少。一家同时有两个小儿患病者，文献中屡有报告，占3%,可见其有一定传染性。

【临床表现及诊断要点】 症状视患儿年龄及就诊早晚而异。有明显前驱症状者较多，常见流涕、咳嗽等，经数日或1~2周后出现脑膜刺激征（详见概述）。脑脊液呈化脓性改变，涂片检查可见极短小的革兰氏阴性杆菌，有的类似球菌。若在同一涂片上发现形态不同的细菌，或长或圆，或单或双不易确定，都应疑为流感杆菌。除拟多形杆菌（β-mimapoly morpha）外，其他细菌都无这种多形性。

【合并症及后遗症】 有10%患儿治疗10天后仍有发热，系合并病毒感染所致。另有20%~50%患儿的发热为其他因素，不容忽视，如药物热、静脉炎、硬脑膜下积液、继发病灶性关节炎、胸膜炎、心包炎等。特别是<6个月婴儿易有脑室膜炎。持续抽搐也可能因局部血管梗阻所致。还可见脑积水、颅内高压综合征、脑脓肿。内毒素所致感染性休克偶有报道，DIC罕见。10%儿童有单侧或双侧耳聋，故应作听力监测。其他学习能力差、精神发育迟缓、视力丧失、脑神经麻痹、瘫痪一般为暂时性的，还可望治愈[16]。

【治疗】 头孢曲松（cefatriaxone）作为首选用药，100mg/（kg·d）,分1~2次静脉注射，治疗顺利，无并发症者，疗程7~10天。此药半衰期长，毒性极低，杀菌力强，易于通过血脑屏障，对β-内酰胺酶稳定，对耐药Hib有效。其副作用为部分患者易出现腹泻，但一般不需停药，少数患者出现腹痛，B超检查可显示可逆性胆道结石症。也可用头孢噻肟（cefotaxime）75mg/（kg·次）,每6小时1次静脉滴注。针对不产β-内酰胺酶的Hib感染，可选择氨苄西林治疗，剂量为200~300mg/（kg·d）,分4次静脉滴注。对头孢菌素过敏患者可考虑碳青霉烯类抗菌药物美罗培南，40mg/（kg·次）,q.8h.[17]

经正确治疗大部分患儿第5天退热。一般治疗26~36小时可见疗效，如体温下降、症状好转、WBC恢复正常。48小时仍不见好转，则应复查脑脊液。若细菌培养仍为阳性，考虑耐药，必须更换抗生素。若怀疑对多种抗生素耐药，可试用TMP 20mg/（kg·d）与SMZ 100mg/（kg·d）,分4次口服。无合并症时国外多主张疗程为10~12天，但停用抗生素时，脑脊液常有异常，如蛋白、淋巴细胞增高，糖减少。有报告30%患儿多核细胞增高。多糖抗原可存在数周之久。我们的经验治

20章

疗 3 周脑脊液多可正常。有报告停药 48~96 小时复发者,但很少见。

肾上腺皮质激素(adrenocortical hormone):早期、足量和短程应用可抗炎、减轻脑水肿,可抑制 TNF-α 和 IL-β 的合成,从而减轻炎症反应,其结果是减少耳聋,降低病死率。在应用抗生素前或同时使用,可用地塞米松 0.15mg/kg 静脉注射 q.6h.,连续 3~5 天。其他合并症处理详见概述。

【预防】 由于流感杆菌有引起继发病例的可能,且化脓性脑膜炎又是一严重感染,故有人主张对患儿家庭或托幼机构中 6 岁以下的密切接触者进行预防投药。利福平 20mg/(kg·d),分 2 次口服,每次剂量不超过 60mg,连用 4 日,可有预防效果。

国外已有 b 型菌苗问世用于 2~60 个月的幼儿,认为安全可靠。抗 Hib 脂多糖包膜——磷酸多核糖体(PRP)抗体是一种保护性抗体。PRP 的免疫性较差,与蛋白结合的 PRP 疫苗免疫性较强,可使 2 个月以上小儿产生保护性抗体,目前已有 4 种与蛋白结合的 PRP 疫苗。1987 年美国开始对 18 个月以上儿童接种结合菌苗。1990 年开始对 2 个月以上婴儿接种。我国初种年龄为 7~11 个月,用 0.5ml 菌苗臀部肌内注射,间隔 2 个月后加强注射一次。接种 Hib 结合菌苗的副作用很少,25% 接种者有一过性局部轻微疼痛,注射部位红肿,在 24 小时内消失[18,19]。

五、葡萄球菌性脑膜炎

葡萄球菌脑膜炎(Staphylococcuc meningitis)发病率有增高趋势。绝大部分是金黄色葡萄球菌(金葡菌)所致,亦有白色葡萄球菌及柠檬色葡萄球菌引起化脓性脑膜炎的报告。小儿各年龄组均可发生,新生儿及各年龄段儿童均可发生,男性较多。较易出现于头颅外伤后、先天皮毛窦儿童,常有前驱的脓毒性疾病,如软组织感染、猩红热样皮疹、败血症等。与其他病原相比,该菌脑膜炎患儿外周血血常规白细胞计数高,可能与金黄色葡萄球菌本身毒力强及易引起败血症相关。预后欠佳。

【病因及流行病学】 葡萄球菌(Staphylococcus)至少有九种以上,有的致病,一般不致病。根据菌株生化性状和色素不同,将其分为三类:金葡菌、白色葡萄球菌和柠檬色葡萄球菌。其致病力大小主要取决于产生毒素及酶的能力。一般以溶血素及血浆凝固酶的有无来判断是否具有致病力。

【临床表现与诊断特点】 患儿常有前驱的脓毒性疾病,如新生儿脐炎、皮肤脓疱疮、蜂窝织炎、中耳炎、败

血症等。有时系外伤、骨折、先天性畸形如皮毛窦等继发感染。经过一定病期(10~15 天),细菌通过血液循环达到脑膜引起化脓性脑膜炎。若存在脓毒败血症表现,如猩红热样皮疹、化脓性皮炎、肺炎、脓胸、肺脓疡以及肝脓疡等都有助于诊断。血培养常为阳性。原发或迁徙性脓毒病灶若不能明确找出金葡菌,确诊就只能依靠从脑脊液培养出金葡菌或在涂片上见到成堆的革兰氏阳性球菌。有些金葡菌脑膜炎的脑脊液不呈脓性,甚至外观清亮,所含白细胞不超过 100×10^6/L,糖、蛋白也可正常,不做细菌培养即无法确诊。一般脑脊液培养阳性率高,且不易转阴。脑脊液金葡菌 Xpert 检查快速且敏感性高,同时可做耐药基因 mecA 检测,判断是否为耐甲氧西林金黄色葡萄球菌。

【预后与治疗】 预后差,病死率在 30% 以上,后遗症多,治疗亦较其他化脓性脑膜炎复杂而困难。这与金葡菌易产生耐药和各种有效抗生素渗透至脑脊液的浓度较低有关。患儿年龄小,全身衰竭,并发症多。诊治延误,选药不当则预后更差。针对甲氧西林敏感金葡菌脑膜炎,首选氟氯西林、萘夫西林或苯唑西林;针对耐甲氧西林敏感金葡菌脑膜炎,首选万古霉素,利奈唑胺可作为备选。金葡菌脑膜炎治疗疗程至少 4 周。利福平(rifampicin)、复方磺胺甲噁唑等都有一定疗效。特别是利福平可渗透到细胞内,但必须与万古霉素、头孢菌素合用,以延迟耐药性的产生。用三代头孢菌素治疗金葡化脓性脑膜炎的经验不多,但极少作为首选药。根据药敏试验选择用药最妥当。各种药物剂量见表 20-3。用药期间注意药物毒性副作用,避免同时使用两种对肾脏有副作用的药物,并定期查尿、末梢血象、肝、肾功能等,才能安全用药。皮质激素虽常采用,但除退热较快,效果并不显著。有明显脑水肿、颅内高压时,多加用地塞米松。除使用抗生素外,还必须注意脓毒病灶的治疗和清除,维持体液平衡,补充营养,加强支持疗法,输血,给予氨基酸、白蛋白等。对难治性病例应考虑并发脑室膜炎可能,做侧脑室穿刺可明确诊断,并能注药治疗。

六、大肠杆菌脑膜炎

大肠杆菌脑膜炎(Escherichia coli meningitis)多见于新生儿及早产儿。

【病因及流行病学】 大肠杆菌(Escherichia coli)是革兰氏阴性杆菌,与人体系共栖关系,属条件致病菌。有 80% 引起新生儿脑膜炎的大肠杆菌有特异的荚膜多糖,称荚膜 K1 抗原,此抗原单独或与其他抗原一起具有毒力,能侵袭机体引起发病。并认为患儿预后和血与

脑脊液中 K1 抗原存在浓度及持续时间有直接关系。但应指出,大肠 K1 菌株亦常寄居于健康新生儿、儿童及成人的胃肠道中。三个月以内的婴儿,特别是早产儿与新生儿发病较多。据北美 12 所医院材料统计,B 族 β 溶血性链球菌及大肠杆菌脑膜炎,占新生儿化脓性脑膜炎的 70%,可见发病率甚高。由于大肠杆菌抗体属于 IgM,而 IgM 分子大,不能通过胎盘,因此新生儿缺乏对大肠杆菌的先天免疫力。加之新生儿胃肠黏膜通透性强,血脑屏障差,母婴又经常使用抗生素易致肠道菌群紊乱,因而容易患大肠杆菌败血症及脑膜炎。大肠杆菌脑膜炎的季节性不明显,其感染途径多数亦不易明确。新生儿可能由脐或消化道而来。脊柱裂、中耳炎或尿布疹是幼婴受染的门户。年长儿若患这种脑膜炎,应仔细检查背中线皮肤有无孔窦畸形。偶尔也见于颅骨损伤、眼眶骨髓炎及胆囊炎之后。患儿有脊柱裂或乳突炎时,细菌能直接侵犯脑膜,此外细菌一般先经过菌血症期然后进入脑膜。

【临床表现】　详见"新生儿化脓性脑膜炎临床特点"章节。新生儿期大肠杆菌脑膜炎极易并发脑室膜炎,预后很差,常遗留神经系统后遗症。

【治疗】　临床可选择头孢曲松(cefatriaxone)、头孢噻肟等。近年来产 ESBL 的大肠杆菌的分离率逐渐上升,针对产 ESBL 的大肠杆菌脑膜炎,应选用美罗培南。大肠杆菌脑膜炎的抗生素疗程至少 3 周以上,出现合并症时,应适当延长疗程。治疗反应欠佳时,应做侧脑室穿刺确定是否存在脑室膜炎。如有脑室膜炎则将鞘内注药改为侧脑室注药。

七、其他化脓性脑膜炎

其他少见细菌所致化脓性脑膜炎的临床特点及常用抗生素见表 20-4。

表 20-4　少见化脑的临床特点和抗生素疗法

病原菌	临床特点	常用抗生素
沙门菌属	多继发于伤寒病,沙门菌败血症。污染的牛奶或带菌者常为传染源。大多数病例为 1 岁内婴儿或新生儿	常联合用药,可选用;氯霉素、氨苄西林、头孢曲松、庆大霉素、SMZ 50～100mg/(kg·d)与 TMP 10～20mg/(kg·d)
铜绿假单胞菌	常继发于腰穿、脊髓麻醉、造影或手术时,因消毒不严污染所致。脑脊液黄绿色,易发生后遗症	头孢哌酮(cefoperazone)100～200mg/(kg·d)、头孢噻甲羧肟(ceftazidime,Fortaz)150mg/(kg·d)、氧咪苄青霉素 300mg/(kg·d),分 6 次静滴或哌拉西林 300mg/(kg·d)分 6 次静滴或羧苄青霉素 300～400mg/(kg·d),分 12 次静滴或替卡西林 200～300mg/(kg·d),分 8 次静滴加庆大霉素或阿米卡星或妥布霉素
变形杆菌	常继发于中耳炎或乳突炎,兼有静脉窦血栓形成。也可继发于脐炎、泌尿系感染、败血症之后。尚可见于先天畸形继发感染(如皮毛窦)	氯霉素加庆大霉素或阿米卡星或妥布霉素,需加鞘注头孢曲松
李斯特菌	为革兰氏阳性杆菌。多为新生儿感染,母亲常有流产或死胎病史,产道可分离出此菌。可并发败血症、肺炎、结膜炎、泌尿系统感染和脓皮病	氨苄西林加庆大霉素有协同作用
产气杆菌	偶见于新生儿	可选用青霉素、氨苄西林、阿米卡星(需加鞘注)
柠檬酸细菌属	革兰氏阴性厌氧菌,分布于水、食物、尿、粪中,可致新生儿化脑。易致脑脓肿(>70%)病死率高达 1/3。3/4 存活者有严重神经系统后遗症	头孢噻肟+氨基糖苷类抗生素
肺炎杆菌	多继发于呼吸道感染之后	可选用多黏菌素加庆大霉素或阿米卡星(加鞘注)加先锋霉素Ⅱ或氯霉素加 SMZco(或利福平)
粪产碱杆菌	偶见于新生儿,如并发败血症、常出现丹毒样皮疹	氯霉素加链霉素
多形拟杆菌	为弧形的革兰氏阴性菌,存在于食物、水、动物中。偶在幼婴发生败血症及脑膜炎。形态近似多种细菌,容易误认为流感嗜血杆菌性脑膜炎	氨基糖苷类抗生素加氯霉素或氨苄西林

实验证明第三代头孢菌素对革兰氏阴性菌除假单胞菌与不动菌属外均有较好疗效,但对上述少见菌的治疗尚缺乏更多的临床经验。

(刘钢)

参考文献

[1] Centers for Disease Control and Prevention. Summary of Notifiable Diseases-United States,2011. MMWR,2012,61:1-117.

[2] CHÁVEZ-BUENO SUSANA, MCCRACKEN GEORGE H. Bacterial meningitis in children. Pediatr Clin North Am,2005,52:795-810,vii.

[3] GBD 2016 Meningitis Collaborators. Global, regional, and national burden of meningitis,1990-2016:a systematic analysis for the Global Burden of Disease Study 2016. Lancet Neurol,2018,17(12):1061-1082.

[4] BROUWER MC,TUNKEL A R,VAN D. Epidemiology,Diagnosis,and Antimicrobial Treatment of Acute Bacterial Meningitis. 2010,23(3):467-492.

[5] LI C,FENG WY,LIN AW,et al. Clinical characteristics and etiology of bacterial meningitis in Chinese children >28 days of age,January 2014-December 2016:a multicenter retrospective study. International Journal of Infectious Diseases, 2018, 74:47-53.

[6] 国家呼吸系统疾病临床医学研究中心. 中国儿童肺炎链球菌性疾病诊断、治疗和预防专家共识. 中华实用儿科临床,2020,35(7):485-505.

[7] D VAN DE BEEK,CABELLOS C,DZUPOVA O,et al. ESCMID guideline:diagnosis and treatment of acute bacterial meningitis. Clin Microbiol Infect,2016,22 Suppl 3:S37-62.

[8] BEACH JE,PERROTT J,TURGEON RD,et al. Penetration of Vancomycin into the Cerebrospinal Fluid:A Systematic Review. Clin Pharmacokinet,2017,56(12):1479-1490.

[9] BAFELTOWSKA JJ,BUSZMAN E,MANDAT KM,et al. Therapeutic vancomycin monitoring in children with hydrocephalus during treatment of shunt infections. Surg Neurol, 2004, 62(2):142-150.

[10] BEEK D V D,FARRAR JJ,GANS JD,et al. Adjunctive dexamethasone in bacterial meningitis:a meta-analysis of individual patient data. Lancet Neurology,2010,9(3):229-231.

[11] 李军宏,吴丹,温宁,等,2015-2019 年中国流行性脑脊髓膜炎血清群分布特征 中国疫苗和免疫, 2020,26(3),241-244.

[12] 王彩云,许红梅,邓继岿,等. 儿童肺炎链球菌脑膜炎临床特征及药物敏感性多中心临床研究,中华儿科杂志,2019,57(5):355-362.

[13] 胡付品,郭燕,朱德妹,等 2019 年 CHINET 三级医院细菌耐药监测. 中国感染与化疗杂志,2020,20(3):223-243.

[14] 朱亮,刘钢等. 2012 至 2017 年 1138 例儿童侵袭性肺炎链球菌病多中心临床研究. 中华儿科杂志,2018,56(12):915-922.

[15] CHEN TM,CHEN HY,HU B,et al. Characteristics of Pediatric Recurrent Bacterial Meningitis in Beijing Children's Hospital, 2006-2019. J Pediatric Infect Dis Soc, 2021, 10:635-640.

[16] Ahmed A,Khan N Z,Hussain M,et al. Follow-Up of Cases of Haemophilus influenzae Type b Meningitis to Determine Its Long-Term Sequelae. Journal of Pediatrics,2013,163(1):S44-S49.

[17] 中华医学会儿科学分会感染学组,中国儿童感染性疾病病原学及细菌耐药监测(ISPED)协作组,《中华儿科杂志》编辑委员会. 中国儿童流感嗜血杆菌感染及其诊治建议. 中华儿科杂志,2019,57(9),663-667.

[18] 郑东骑. B 型流感嗜血杆菌及其疫苗的研究进展. 临床儿科杂志,2010,28(6):591-593.

[19] 国家呼吸医学中心. 儿童常见呼吸道病原免疫预防专家共识. 中华实用儿科临床杂志,2021,36(22):1681-1709.

第4节　布鲁氏菌病

布鲁氏菌病(brucellosis)又称波浪热,是由布鲁氏菌属的细菌侵入机体,引起传染性变态反应的属自然疫源性人畜共患的传染病[1]。临床上主要表现为长期发热、多汗、肝脾大、淋巴结肿大、关节炎、睾丸炎等特点。

【病因】　布鲁氏菌为胞内菌,系革兰氏阴性小球杆菌,长 0.5~2μm,宽 0.4~0.8μm,不活动,无芽孢形成,在培养基中生长,通常需 5~7 天,呈多形性。本菌分为 10 个菌种和 23 种生物型,即羊种菌(3 个生物型),牛种菌(8 个生物型),猪种菌(5 个生物型),以及各 1 个生物型的绵羊附睾种菌、犬种菌、沙林鼠种菌、田鼠种菌、鲸种菌(鲸目动物类)、鳍种菌(海豹)和 BruceUa inopinata(人类)[2]。

布鲁氏菌仅产生内毒素,为一种类脂蛋白质,对实验动物具有中等毒性。各型具有共同抗原,故可用毒力较弱的牛型布鲁氏菌制成活疫苗,以预防(precaution)毒力较强的羊型或猪型布鲁氏菌感染。该菌在体外生活能力较强,在干燥土壤中可生存数月,在毛皮中可生存3~4个月,在乳制品中可生存数周至数月,在水中可生存5日至4个月;对阳光、热、酸及常用化学消毒剂均很敏感,日光照射10~20分钟,湿热60℃10~20分钟,3%含氯石灰(漂白粉)澄清液等数分钟即可将其杀灭[3]。

【流行病学】 本病遍布全球,国内多见于新疆、内蒙古、东北、西北及青藏高原等地区。近年随着养殖业的发展,发病率有回升的趋势,现逐渐转为分散式、点状式的流行形式[4]。

1. **传染源** 国内主要传染源(source of infection)是病羊,其次是牛和猪[2,5],感染人群的主要有羊和牛菌种,猪种菌主要出现在中国南部省份[2],犬种菌人也可被感染[3,5]。人与人传染的可能性极少。羊布鲁氏菌毒力最强[3]。动物患病后,常为慢性长期疾患,早期往往引起流产或死胎,其阴道分泌物特别具有传染性、病原菌也存在于病畜的皮、毛、组织,乳汁,尿液,胎盘,羊水,胎畜中。病畜乳汁带菌率较高,病羊的乳汁排菌长达7~8个月,病牛的乳汁排菌可达7年之久。鹿和犬等经济动物也可成为传染源[5]。

2. **传播途径** 病原体可以通过体表皮肤、黏膜、消化道、呼吸道侵入机体。人的感染途径与职业、饮食、生活习惯有关。含有布鲁氏菌的各种污染物及食物均可成为传播媒介,主要有病畜流产物、病畜的乳、肉、内脏,被布鲁氏菌污染的皮毛、水、土壤、尘埃等[5]。

实验人员做细菌培养及与染菌器皿频繁接触,感染机会也较多。进食染菌的乳及制品和未煮熟的病畜肉类时,病原菌可自消化道进入体内。屠宰场工人还可因吸入染菌尘埃或染菌物质溅入眼中而患病。少部分不明原因感染。

3. **人群易感性** 人群对布鲁氏菌普遍易感。国内报道围产期胎儿感染获得先天性布鲁氏菌病[6]及1.5个月婴儿患病[7],青壮年男性发病率较高、农牧民感染率最高。全年均可发病,以春、夏季高发,发病与羊产羔季节和各种途径与牛羊接触增加有关[4,8]。患病后有一定的免疫力,偶有再次患病者。

【发病机制和病理】 布鲁氏菌自皮肤或黏膜进入人体后,即为吞噬细胞所吞噬,随淋巴液到达局部淋巴结。根据人体的抗病能力和侵入菌的数量和毒力,病原菌或在局部被消灭,或在淋巴结中生长繁殖而形成感染

灶。当病原菌增殖达到相当数量后,即由淋巴结而进入血液循环,引起菌血症和毒血症,常可在血培养中分离出病原菌。

病原菌进入血循环后易在肝、脾、骨髓、淋巴结等处形成新的感染灶,其他心、肺、卵巢、睾丸、前列腺、关节等处也受侵犯,形成多发病灶。感染灶中的病原菌可多次进入血流导致复发,而致波状型发热(wavy-type heat)。因抗原抗体相互作用,菌体及内毒素均可引起骨、关节和神经系统的变态反应性炎症。该菌主要寄生在具有吞噬作用的单核细胞内,发病机制急性期以细菌及毒素起作用为主,慢性期以迟发型变态反应为主。本病全身多系统脏器受累,临床表现复杂而多变,抗体及有的抗菌药物又难以进入细胞内,使本病较难根治。

单核巨噬细胞系统如淋巴结、肝、脾、骨髓等,在急性期有弥漫增生现象,慢性期则可出现由上皮细胞、巨噬细胞、浆细胞及淋巴细胞所形成的肉芽肿,此系组织对病原菌的一种变态反应。羊型和猪型布鲁氏菌病还常有化脓性肉芽肿形成。肝脏在急性期呈充血水肿,慢性期偶可发展为肝硬化。

肝、脾、肾、脑等脏器的小动脉、毛细血管和小静脉,呈增生破坏性病变,导致血管内膜炎和周围炎,血栓性静脉炎以及脏器的浆液性炎症和局灶性坏死。心脏病变(心包炎、心肌炎、心内膜炎等)少见。肾脏混浊肿胀,偶见弥漫性肾炎及肾盂肾炎。生殖系统可有睾丸炎、附睾炎和子宫内膜炎等,肺部可有出血性卡他性炎症,神经系统可有神经炎、脑膜炎或脑膜脑炎。

【临床表现】 本病临床表现各异,轻重不一,一般牛型较轻,羊型和猪型大多较重。但因饮羊奶而致病者,病情较轻,并发症少。

1. **潜伏期** 5~30日,一般1~3周。个别可至1年以上。实验室工作受感染者大多平均10~50日内发病。

2. **小儿布鲁氏菌病的特点** 无症状型约占15%~25%,临床表现多种多样。发病比成人急,体温迅速上升,症状较轻,病程也较短。急性期:病程≤3个月,亚急性期:病程3~6个月,慢性期:病程超过6个月仍未痊愈[5]。

(1)急性期:一般逐渐起病,发热、多汗、乏力、肌肉和关节疼痛[7-8]、全身不适、食欲缺乏、头痛、嗜睡。羊型菌感染体温常在39~40℃左右,牛型菌感染则无热或低热经过者占多数。幼儿则持续低热较多见。年长儿的热型与成人相似,多为弛张热型和不规则热,常在下午体温达39~40℃,持续7~8小时,出汗后缓慢下降,

次晨体温降到正常,这样周而复始,持续 2~3 周。波浪热型(wavy-type heat)为本病典型体温曲线,但较少见,有的患者显稽留热型或无发热。常有淋巴结肿大,以颈部为主,肝脾大[8-11],偶可出现黄疸。大关节痛及全身关节游走疼痛常见于髋、膝关节、四肢关节[9-12]。少数患儿咳嗽、腹痛、呕吐、腹泻[9,10,13]。年长儿男性可见睾丸炎、女性出现卵巢炎。少数患儿发生脑膜炎,皮肤上偶可见到皮疹[9,11]。

(2) 慢性期:低热或无热,症状多种多样,有疲乏无力、身体虚弱、肌肉关节酸痛、关节炎、关节周围炎及脊椎炎,但关节强直挛缩畸形少见。幼儿可无特殊表现,年长儿可出现神经官能症样表现。病程长者,易发生营养不良,并影响发育。

小儿多呈急性病程[10],一般 2~3 个月,最短 2~3 周,长者可达 3~4 年。有不少患儿不经过慢性期而恢复。多汗、恶寒、头痛和乏力较成人发生率低。

【并发症】 病原菌在各组织中可致并发症,如脊椎炎、关节炎、心肌炎、心内膜炎、心包炎、肺炎、脑膜炎、脑炎、脊髓炎、视神经炎及末端回肠炎等[14]。

【实验室检查】

1. 一般实验室检查 血象白细胞计数在正常范围或稍偏低,少部分增高[10,12],淋巴细胞相对或绝对增多。血红蛋白下降,尤其是婴幼儿[15]。个别有全血细胞减少。可出现红细胞沉降率增快、C 反应蛋白升高;累及肝脏、心脏者,肝功能和心肌酶可异常。

2. 病原学检查(etiological examinations) 初筛试验(screening laboratories)包括:①虎红平板凝集试验(RBPT)或平板凝集试验(PAT)阳性,慢性感染和有并发症者可能出现较高的假阴性率;②胶体金免疫层析试验(GICA)结果为阳性;③酶联免疫吸附试验(ELISA)>12U/ml 为实验阳性,可以检测 IgM(IgM-ELISA)、IgG(IgG-ELISA)等,当其他测试都阴性时尤其推荐使用,可用于疗效监测和急慢性、局灶、并发症感染的检测;④布鲁氏菌培养物涂片革兰氏染色检出疑似布鲁氏菌。确诊试验(confirmatory tests)包括:①从病人血液、骨髓、脑脊液、脓性分泌物和尿液等任一种培养物中分离到布鲁氏菌;②血清凝集试验(SAT)滴度为 1:100++ 并出现显著凝集(液体 50% 清亮)及以上,或患者病程持续一年以上且仍有临床症状者滴度为 1:50++ 及以上,或双份血清效价逐次递增≥4 倍者有助于本病诊断。对产生症状的急性感染者更加敏感,在病程第二周多呈阳性,而犬布鲁氏菌可以表现为 SAT 阴性;③补体结合试验(CFT)在病程第三周其滴度效价为 1:10++ 及以上有助于诊断;④抗人免疫球蛋白试验(Coombs test)滴度为 1:

400++ 及以上,有助于测定体内不完全抗体,此试验灵敏,对急性期和慢性期均有诊断价值,但操作较烦琐,宜选用凝集试验阳性可疑病例[3,5]。

分子生物学方法(如单重 PCR 和多重 PCR)的发展可以用作培养产物的菌种鉴定,也有直接用于临床标本鉴定。因未标准化,尚不适用常规检测[3]。

【诊断与鉴别诊断】 疑似病例:符合临床表现(有发热、多汗、关节痛、头痛、乏力、厌食、肌痛、体质量减轻、关节炎、脊椎炎、脑膜炎或局灶器官累及心内膜炎、肝脾大、睾丸炎/附睾炎等),同时有流行病学史。临床诊断病例:疑似病例同时有病原学初筛试验中任一项阳性。确诊病例:疑似病例同时有病原学确诊试验中任一项阳性。隐性感染:有流行病学史,符合确诊病例免疫学和病原学检查标准,但无临床表现[3,5]。

本病多系统受累,临床表现多种多样,可就诊于不同专科[16],与淋巴结结核、肺结核、结核性脑膜炎、伤寒及沙门菌病、风湿热及类风湿病、传染性单核细胞增多症、弓形虫病、霍奇金病、兔热病、疟疾等病有某些共同的症状,应根据流行病史和各疾病的特殊实验诊断方法细致分析,予以鉴别。

【预后】 早期诊断并及时给予抗菌药物预后良好,如治疗不及时可使病程延长。

【预防】

1. 管理传染源

(1) 发现病畜时,应隔离于专设牧场中,并找兽医给予卫生处理,外地输入的牲畜需经血清学和细菌学检查证实无病,方可合群放牧。

(2) 流产胎羔应加生石灰后深埋。

(3) 患者应住院隔离治疗直至症状消失,血、尿培养阴性为止,病人的尿液需消毒处理。

2. 切断传播途径

(1) 加强粪、水管理,防止病畜或病人的排泄物污染水源。

(2) 生乳需经巴氏消毒法处理后才准出售,乳类应煮沸后才可饮用,禁止销售及食用病畜肉类,自疫区收购的皮毛需经检验或消毒处理才可出售。

(3) 加强个人防护,为病畜接生时应戴胶皮手套。屠宰场、皮、毛、乳、肉加工厂工作人员应穿工作服,戴口罩及手套,被污染的地面、用具等均需严格消毒处理,3% 含氯石灰(漂白粉)澄清液等消毒。

3. 保护易感人、畜 对健康牲畜的预防接种(vaccination)应有连续性(连续免疫 3~5 年)和连片性。采用的减毒活疫苗菌株有牛 M-104、19~13A,牛-19、羊-5、猪-2 等,接种方法有皮下注射、皮肤划痕、饮菌、气溶胶吸入等。牧民、兽医、有关职业人员,实验室工作人员,疫区人群均应接受预防接种,用减毒活菌苗 104M 皮上划痕。先用乙醇(不用碘酒)消毒上臂外侧三角肌附着处皮肤后,滴菌苗 2 滴(儿童 1 滴),各划 1~1.5cm 长的"井"字,至少暴露 5 分钟。接种后 10~20 日血中开始出现凝集素,3 个月时达高峰,6 个月后开始下降,有效期为 1 年。每年需加强接种 1 次。疫区人群在产羔季节前 2~4 个月接种。近年来我国部分地区由于忽视对重点人群预防接种工作,疫情有所回升,致使疫区有向平原及市区蔓延的趋势,甚至非重点职业人群中也开始出现本病患者。

【治疗】

1. **一般对症治疗** 急性期应卧床休息以减轻全身肌肉、关节疼痛。高热、出汗多应补充足量液体,注意电解质平衡。适当给予镇痛剂和解热镇痛剂,补充 B 族维生素和维生素 C。补充营养,高热量、易消化饮食。

2. **抗菌治疗** 治疗原则为早期、联合、足量、足疗程用药,必要时延长疗程,以防止复发及慢性化。治疗过程中注意监测血常规、肝肾功能等。

(1)急性期:8 岁以下,建议复方磺胺甲噁唑悬液 8~40mg/kg,每天 2 次,口服 6 周+利福平 10~20mg/(kg·d),每天 1 次,口服 6 周或二线方案,复方磺胺甲噁唑悬液 8~40mg/(kg·d),每天 2 次,口服 6 周+庆大霉素 5mg/kg,每天 1 次,肌内或静脉注射 7~10 天。8 岁以上儿童无合并症的感染:首选多西环素 4mg/(kg·d)(6 周)+庆大霉素(1 周)、多西环素(6 周)+链霉素(2~3 周)或多西环素(6 周)+利福平(6 周)。若不能耐受,亦可采取二线方案,多西环素(6 周)+复方磺胺甲噁唑(6 周)、多西环素(6 周)+妥布霉素(1~2 周)、利福平(6 周)+左氧氟沙星(6 周)或利福平(6 周)+环丙沙星(6 周)[3,17]。无论是否有合并症加用三代头孢菌素类三联治疗可取得较好的疗效[4,8,18]。用药后需严格的长期随访评估治疗结果及药物副作用。隐性感染病例是否需要治疗目前尚无循证医学证据,建议给予治疗。

(2)慢性期:抗菌药物仍有效,但疗程应延长至 6 周以上。慢性期感染可治疗 2~3 个疗程。

3. **中药治疗** 中医中药对慢性期的关节炎有较好疗效,如独活寄生汤、羌活胜湿汤等。复方雪莲注射液、穿山龙或丹参注射液可缓解全身疼痛及关节炎症状。

4. **其他治疗** 中毒症状重者加用泼尼松每日 1mg/kg,分 3 次口服,连用 3~5 日。物理疗法如水浴、透热等亦可采用。骨髓炎应彻底清创(辅以长期抗菌

疗法),关节炎必要时作滑膜切除术。

(张艳玲)

参考文献

[1] 董帅兵,姜海,王丽萍,等.我国布鲁氏菌病监测研究与实践进展.中华流行病学杂志,2019,40(7):870-874.

[2] 田国忠,路殿英,朴东日,等.MLVA 基因分型方法研究世界多地区布鲁氏菌的流行病学特征.中华流行病学杂志,2019,40(6):676-680.

[3] 《中华传染病杂志》编辑委员会.布鲁菌病诊疗专家共识.中华传染病杂志,2017,35(12)14:705-710.

[4] 孙美艳,其其格.儿童布鲁菌病 128 例临床分析.中国实用儿科杂志,2018,33(4):302-305.

[5] 全国人民代表大会常务委员会.中华人民共和国传染病防治法.2013.

[6] ZHAO M,HUANG F,ZHANG A,et al. Congenital brucellosis in a Chinese preterm neonate:A case report. The Journal of international medical research,2019,47(5):2296-2301.

[7] 张海红,李卫红,王海燕,等.婴儿吮食母乳引起布鲁氏菌感染 1 例.医学动物防制,2009,25(10):794.

[8] 何晶晶,张雁,郑遵荣,等.学龄前布鲁菌病患儿的流行病学及临床特点分析.中华地方病学杂志,2019(12),38:995-998.

[9] 李梅,邓江玲,祖拉古丽·肉孜,等.未成年人布鲁菌病 248 例临床特点.中华传染病杂志,2017,35(3):172-173.

[10] 廉颖,王晓花,汪明明.不同年龄布鲁菌病患者的临床特征分析.中华传染病杂志,2015,33(3):164-165.

[11] 刘长民,张雁,何晶晶.儿童布鲁杆菌病的临床特点.国际流行病学传染病学杂志,2016,43(4):236-239.

[12] 侯尚妍,关建萍,康俊婷,等.0~6 岁儿童布鲁菌病流行病学及临床特征分析.中华传染病杂志,2018,33(11):681-683.

[13] HASSOUNEH L, QUADRI S, PICHILINGUE-RETO P,et al. An Outbreak of Brucellosis:An adult and pediatric case series. Open Forum Infect Dis,2019,6(10):384.

[14] OGUZ MM,OZTEK-CELEBI FZ. Brucellar terminal ileitis and epididymo-orchitis in an adolescent;case report and review of the literature. J Infect Dev Ctries,2018,12(10):919-921.

[15] 白晓晨,曾慧慧,韩冰,等.不同年龄段人群布鲁氏菌病急性期临床特征分析.疾病监测,2018,33(9):736-739.

[16] 朱丹,张艳玲,钟雪梅,等.儿童布鲁杆菌病六例报告及文献复习.中华儿科杂志,2015,53(6):464-467.

[17] BUKHARI EE. Pediatric brucellosis. An update review for the new millennium. Saudi Med J,2018,39(4):336-341.

[18] 赵夜,胡丹,何映华,等.布鲁菌病抗菌药物不同联合治疗方案的效果观察.中国医药科学,2019,9(18):25-28,45.

20章

第 5 节 白喉

白喉（diphtheria）是由白喉棒状杆菌引起的急性传染病，主要通过呼吸道飞沫、与感染病人及其污染物接触传播[1]。临床以局部（咽、喉等）灰白色假膜和全身毒血症状为特征，严重者可并发心肌炎和周围神经麻痹等，病死率高达 10%[2]。

【病原学】 白喉棒状杆菌（*Corynebacterium diphtheriae*）为革兰氏染色阳性、长 1~8μm、直径 0.3~0.8μm 的细长多形菌，一端或两端稍膨大，菌体有异染颗粒，在亚碲酸钾培养基上生长能使碲盐还原使微生物生长出灰黑色菌落。白喉棒状杆菌带有产毒素噬菌体毒力基因[3]，此毒素含 535 氨基酸，在单一的多肽链上有两个胱氨酸桥，分子量为 62kD，毒素的产生有赖于基因及营养物质等条件，铁和锌影响毒素的产生[4,5]，外毒素对人致死量 130μg/kg 以下[1]。白喉棒状杆菌对冷冻及干燥抵抗力较强，随分泌物排出的杆菌在衣、物上可生存数日构成传播；对化学消毒剂敏感，58℃ 10 分钟可杀灭。自 1980 年以来发现溃疡分枝杆菌（*Mycobacterium. ulcerans*）和假结核分枝杆菌（*Mycobacterium pseudotuberculosis*）已经越来越多地确认为一种无症状的动物身上发现的白喉人畜共患病原体[6]。

【流行病学】 本病广泛存在于世界各地，由于普遍接种白喉类毒素，自第二次世界大战后发病率明显降低。但我国周边一些国家还存在白喉病例及流行。2015—2018 年越南局部地区暴发[7]。2010—2014 年东南亚区白喉平均发病率最高为 0.212 4/10 万~0.378 6/10 万[1]。

1. **传染源** 白喉病人或带菌者是本病的传染源，流行期间典型病例仅占全部病人的 2%~6%，不典型及轻症病例易于漏诊，因此有更多散播传染机会，传染期一般为 1~2 周，个别病人可持续带菌 6 个月或更久，持久的恢复期带菌者，鼻黏膜常有慢性炎症。健康人群的带菌率一般为 1%~2%，亦可高达 10%~20%，流行季节及其前后带菌者明显增多。人类是唯一已知的白喉棒状杆菌宿主。

2. **传播途径** 主要为呼吸道飞沫传染，亦可通过污染的手、玩具、食具等物品传播。白喉棒状杆菌可在牛奶内繁殖从而引起暴发流行。

3. **易感性（susceptibility）** 人群普遍易感，易感性与免疫状态密切相关，通常白喉 IgG 抗体≥0.1IU/ml 可达到完全保护，<0.01IU/ml 为没有保护，明确易感人群[8,9]。广泛推行白喉类毒素免疫接种以前，学龄前儿童发病率最高，2~5 岁为高峰[6]。接种后好发年龄已向大年龄组推移，甚至可在成人中引起流行。6 个月以下婴儿是否易感染决定于母体抗体滴度，如母体抗体滴度低[1,8,9]不能获得被动免疫而易感。

4. **季节** 大多数病例发生在秋冬季节，主要与人们生活方式有关，天气寒冷大部分时间在室内活动，相互接触密切，疾病易于散播，同时此季节小儿易患呼吸道感染，咽部黏膜的炎性改变有利于白喉棒状杆菌的侵袭。

【发病机制与病理】 由呼吸道或皮肤表层侵入的白喉棒状杆菌，在上皮细胞繁殖，产生外毒素，仅能引起局部组织轻度的炎症反应。病菌所释放的外毒素（exotoxin）则能抑制细胞的蛋白合成，引起上皮细胞坏死，伴有浓密的纤维性渗出，这种渗出物凝固在坏死组织的表面，形成坚韧的污浊的灰色假膜，在其下面有明显的中性粒细胞浸润，并伴有明显充血、间质水肿和纤维素渗出，当假膜被强行剥离时可见出血。随着感染的控制，此膜脱落，否则扩展至下呼吸道引起梗阻。在某些感染非产毒性菌株也可以出现假膜。虽然细菌侵害是局部的，但外毒素进入血液和淋巴到达各脏器，引起心肌细胞的肌动蛋白降解及肝、肾与肾上腺的间质细胞脂肪变性及灶性坏死。外毒素导致髓鞘合成受抑制，损害末梢神经，距咽部较近的第Ⅸ、Ⅹ对脑神经较易受损，表现为髓鞘变性神经轴索肿胀，但少有坏死，故神经系统病变多为可逆者。

【临床表现】 潜伏期 1~10 天。多数为 2~5 天[6]。根据病灶部位及患者免疫状态，以及外毒素产量和是否已进入血循环，而有不同表现。

1. **咽白喉（pharyngeal diphtheria）** 病灶局限于扁桃体及咽部周围组织，这类病例为数最多，约占白喉患者的 80%，依病情分为轻症、重症和极重症。

（1）轻症：发病缓慢，婴幼儿患者除轻度发热外，仅显不活泼，年长儿诉喉痛，初期体温 38~39℃，以后可超过 39℃。同时出现厌食、恶心、头痛等，常感疲乏，自愿躺着休息。最初扁桃体、咽及软腭中度充血，继而扁桃体上出现薄膜样白色渗出物（white exudate），很快增多、扩大和变厚，几小时即形成整片假膜，牢固附着于组织上，不易擦去，若用力拭抹，易引起出血，颜色由乳白色渐变为灰白以至略带蓝绿色，边缘有轻度外翻倾向，范围常不超过双侧扁桃体，或只限于一侧，很少向周围蔓延。极轻症甚至无假膜形成、颈淋巴结轻度肿大，稍有触痛，但不化脓。治疗及时者可不出现毒血征象，假膜在7~10天内全部脱落恢复顺利，白细胞总数及中性粒细胞轻度增多，红细胞及血红蛋白略降低；血小板无变化。尿检可有轻度蛋白尿。

（2）重症：病变起于扁桃体，经常涉及鼻、咽并可侵入喉、气管。体温不一定很高，往往与快速的脉搏不成比例，有时可低于常温、面色灰白，四肢发凉，神志清醒，但动作减少，常呕吐、病势继续发展，可见心肌受损与肌麻痹，并出现心力衰竭和循环衰竭。肝大、肺部可闻及湿啰音、蛋白尿显著、血白细胞增多，并见核左移，轻度贫血、血小板减少。发生肌麻痹的病例，脑脊液蛋白含量及单核细胞数可增加，大部分病例治疗后毒血症状逐渐减退，经过较长的病程而痊愈，个别重症可突然转入昏迷，血压骤降，出现心力衰竭而死亡。

（3）极重症：病损涉及范围广泛，毒血症状迅速出现，且不断加重，发病时即病情险恶，精神十分萎靡、颈淋巴结和下颌淋巴结极度肿大，其周围组织肿胀形成"公牛颈"（bull neck）。咽部肿胀，呼吸伴有鼾声，扁桃体、悬雍垂及软腭组织可坏死腐脱，鼻孔经常排出臭液，发病时体温高达39~40℃，以后可降到正常，中毒症状非常严重，脉搏快弱、心脏稍扩大、心音低钝、肝大、病情继续恶化时心脏显著扩大、出现奔马律、脉搏不规则、血压下降等。患者出现烦躁不安、拒食等。预后凶险。

此类病例常继发A组β溶血性链球菌、金黄色葡萄球菌或梭状杆菌、螺旋体感染，局部培养除白喉棒状杆菌外并有上述病原体。

2. **鼻白喉与鼻咽白喉** 单纯鼻白喉属原发性，多见于2岁以下的婴儿，病变范围小，毒素产量少，又不易吸收入血循环，因而一般无全身症状。主要表现为鼻腔血性黏液分泌，腐蚀上唇鼻孔外周，致表皮剥脱。

鼻咽白喉（nasopharyngeal diphtheria）均是咽白喉扩散所致，假膜范围广泛，毒素吸收量多，毒血症严重，预后欠佳。表现为鼻塞，经口呼吸，鼻分泌物稀薄而量多。

3. **喉白喉（Laryngeal diphtheria）** 喉白喉约3/4为咽白喉的直接蔓延，原发性仅占1/4，其发病与患儿年龄及治疗早晚有关，年龄越小、治疗越晚发生喉白喉的机会越多。以2~5岁小儿多见，病症一般逐步出现，体温增高、脉搏、呼吸增快、哭声及说话声嘶哑为主要表现，伴发哮吼性咳嗽或出现呼吸困难，表示呼吸道已发生部分梗阻。形成假膜的薄厚与年龄无关而气道直径却与年龄成正比，故幼小婴儿患喉白喉时，更易发生呼吸道梗阻，表现为烦躁不安，为便于呼吸及有利于辅助

呼吸肌群发挥作用，常来回转动身躯，或斜卧在母亲怀里，且不敢入睡梗阻加重时患儿面色由苍白转为青紫，口唇、皮肤发绀，伴有三凹征。患儿可发生昏迷，呼吸逐渐变浅以致窒息而死，严重病例的病变可向下呼吸道延伸进入小支气管或肺泡，咽痛、犬吠样咳嗽、呼吸困难是其特点，病情进展快，死亡率高。

4. **其他部位白喉** 白喉亦可发生于眼结合膜、外耳道、女婴外阴部、婴儿脐部、皮肤创伤、手术伤口等部位。感染系继发于咽白喉或为原发性。20%~40%患者合并有鼻咽部感染。皮肤表现形式多样，不易与慢性皮肤病变区分；其典型特征为患处出现顽固的假膜性损害，经长期治疗无效，发现病因后，采用白喉抗毒血清疗法很快痊愈，咽部脱落的假膜若吞入胃肠道，可致肠白喉，即在原发病变好转时又出现毒血症状，或粪便中见到血性黏液分泌与整片假膜。

【实验室检查】

1. **血象** 白细胞及中性粒细胞均轻度升高，尿常规有时有改变，如蛋白尿。

2. **细菌学检查（bacteriological examination）** 无论是否已经开始应用抗生素治疗，都应于假膜边缘擦拭或假膜取材，涂片镜检及细菌培养，16S rRNA基因的测序[6,10]可检出白喉棒状杆菌；若细菌培养阴性，从病人密切接触者中分离出白喉棒状杆菌，可做出白喉的推定诊断[6]，但需与不产毒的类白喉棒状杆菌鉴别，进行毒力鉴定。毒力检测可以用快速酶联免疫、免疫凝集法，即Elek试验和聚合酶链反应（PCR）扩增白喉外毒素基因。还可用酶联免疫吸附试验（ELISA）等检测白喉抗体。

【并发症】

1. **心肌炎** 是最常见并发症。可在发病的急性期或几周后发生心肌炎，急性期10%~25%有心脏并发症[6]。无论重症或轻症白喉患者均可发生，但多见于原发病变范围广泛者或抗毒素治疗延迟者，亚临床型约占68%，具有临床表现者占10%~15%，多发生于病后第2周（1~6周）。患儿有面色苍白、心率过速或过缓、心音低钝、心脏扩大、心律失常，心电图异常及心肌酶、肌钙蛋白升高，重者发生心力衰竭或周围循环衰竭。

2. **神经炎** 也是重症白喉常见的并发症。发病时间长短不定，主要是双侧运动神经受累，为自限性，约10天左右可完全恢复，咽腭肌麻痹最常见。多发生于病后3~4周，患儿说话含糊不清、有鼻音、饮水时呛咳、吞咽困难，悬雍垂反射消失。偶可见到眼肌、膈肌、面肌麻痹，四肢肌麻痹伴脑脊液蛋白增高，与感染性多神经根炎（吉兰-巴雷综合征）相似。

3. 继发感染 主要致病菌为 A 组 β 溶血性链球菌、葡萄球菌和肺炎球菌。自抗生素应用后已很少发生，多见于肺炎、扁桃体周围炎、鼻窦炎等。

【诊断】 根据临床表现，结合流行病学情况，尽快得出初步诊断，给予抗毒素治疗，任何延迟治疗都会对患儿有严重危害，最后确诊需以细菌培养及毒力试验为准。病灶直接涂片检查病原菌不可靠。

1. 细菌培养 采集标本时需用力以棉拭子涂抹病变假膜，最好自假膜下及其边缘细菌聚集处采取，立即接种后放入温箱培养，阴性并不能否定白喉的诊断，培养阳性需进行菌株鉴定和产白喉毒素检测[6]。

2. 鉴定 实时聚合酶链反应(real-time PCR)方法不仅可以快速识别是否为产毒菌株，也可以鉴定白喉棒状杆菌、溃疡杆菌和假结核分枝杆菌，产毒菌株不一定是产白喉毒素，需要用 Elek 试验对产毒菌株确定产白喉毒素基因[6]。

由于白喉病例的罕见和不典型，以及疾病的快速发展为呼吸衰竭、心力衰竭、弥散性血管内凝血极易导致死亡，尸检可帮助诊断。

【鉴别诊断】 不同部位的白喉各有与其相似的病症，需要鉴别。

1. 咽白喉 需与以下疾病鉴别：①急性化脓性扁桃腺炎：体温较高，咽痛明显，局部红肿，渗出物局限于扁桃体，黄色，易拭去，不出血；②非细菌性渗出性咽炎：常见由腺病毒、EB 病毒或 Coxsackie A 病毒所致，有高热、咽痛、扁桃体发炎并有渗出物，抗生素治疗无效。

2. 喉白喉 与急性喉炎、会厌炎[6]早期不易区分，其培养无白喉棒状杆菌生长，局部不形成假膜。

3. 鼻白喉 与一般性鼻炎鉴别，直接内镜不见假膜；与鼻腔异物鉴别，异物限于一侧，镜检可发现异物。

【预后】 本病预后决定于患者的年龄、免疫状态、病变部位、出现症状的持续时间/严重程度和特异性治疗的早晚[11]。喉白喉及鼻咽白喉的预后比较严重。发病第 1 天即注射抗毒血清者，病死率低，如拖延至 48~72 小时后，病死率将明显增高，严重心肌炎伴传导阻滞者，预后不佳。在未完全康复前应密切监护，防止发生猝死。死亡主要发生在中毒性心肌炎患者中，病死率为 3%~23%。神经系统受累需要很长时间缓慢恢复。

【预防】

1. 自动免疫(autoimmune) 是控制白喉的根本措施。以白喉毒素经甲醛处理制成白喉类毒素，注射后可产生特异性抗体(抗毒素)。按我国免疫程序，百白破多抗原混合制剂(DPT)含白喉类毒素，百日咳菌苗及破伤风类毒素，从生后 2~3 个月注射第 1 针 0.5ml，以后每隔 4 周注射，第 2、3 次各 1ml，一年后及 4~5 岁时各加强 1 次，每次 1ml，可产生良好和较持久的免疫力，但抗白喉毒素抗体水平随着年龄的增长而下降[6,8-9]。

2. 应急免疫(emergency immunization) 发生白喉流行期间，人群中有较多健康带菌者，应施行应急措施控制流行。对接受过基础免疫的无症状密切接触者，若 5 年内没有加强免疫，应注射 0.5~1ml 白喉类毒素，对非免疫儿童或白喉 IgG 抗体<0.01IU/ml。密切接触者，可进行被动-自动免疫，即抗毒素试验阴性或脱敏后，皮下或肌内注射精制抗毒素 1 000~2 000 单位，并另选一部位注射 DPT 全程免疫。对密切接触者均应进行医学观察，或必要时服抗生素预防，如青霉素钾片或阿莫西林，对青霉素过敏者选红霉素，每日 20~50mg/kg，3~4 次口服，疗程 7~10 天；于治疗前后应取咽培养，对培养阳性者应隔离至连续 2 次培养阴性，方可解除隔离。

3. 带菌者治疗 给予主动免疫和抗生素治疗 7~10 日，并至病灶拭子培养每日 1 次，连续 3 次阴性为止。

4. 其他预防措施 隔离治疗病人，在抗菌治疗结束后 24 小时以病灶拭子培养，且采集每日一次，连续 2 次阴性可解除隔离[6]，对病人的鼻咽分泌物及所用物品应进行焚毁或消毒。

【治疗】

1. 护理与一般性治疗 患者应住院隔离，卧床至少 2 周，对接受抗毒素治疗较迟或有心肌炎征象者，卧床期应延长、注意观察病情及心电图，严防猝死。提供液体营养和软性食物，直到他们能够舒适地吞咽。保持室内湿润。

2. 抗毒素疗法(antitoxin therapy) 治疗白喉主要而特效的疗法[11]，是设法中和局部病灶和循环中游离的白喉外毒素，对已与组织结合紧密、造成局部损害的外毒素则无效。故必须尽早、足量注射。早期应用可减少对心肌及其他脏器的损害，并明显降低病死率。凡可疑患者，可不等培养结果，先给予抗毒素。所用剂量根据病变部位、范围大小、中毒轻重和病程长短而异，任何儿童与成人用量相同。静脉注射，鼻白喉 1 万~2 万 IU；咽白喉 2 万~4 万 IU；喉白喉 2 万~4 万 IU；鼻咽白喉或治疗延迟者 4 万~6 万 IU。若病变范围大或起病超过 3 天以上，或带有"牛颈"者，则用 8 万~10 万 IU。可把抗毒血清稀释于 100~200ml 葡萄糖液缓慢滴注(1 小时)，以尽快中和毒素。或同时肌内注射，全部剂量最好一次给予。若剂量足够，12~24 小时后即可见假膜从边缘开始自行剥脱。此时，要警惕剥落的假膜阻塞气管引起窒息。若一次用量后假膜未见剥离，可考虑给补充剂量，时间最好不要超过 3 天。抗毒素由马血清制备,有可能引起过敏反应,注射前除了解患儿有无过敏史,还必须做皮肤过敏试验。最近使用的抗组胺剂可能会干扰 DAT 皮内试验。因此,组胺应在这些患者中进行类似于 DAT 针刺试验的测试。如果 DAT 皮内试验没有引起皮肤反应,患者应定期增加静脉注射 DAT 剂量,以建立对 DAT 的免疫耐受[6]。

脱敏注射(desensitization injections):皮肤过敏试验阳性者,必须采用脱敏注射法,按表 20-5 程序进行脱敏注射。注意每次注射间隔时间为 20~30 分钟,并只有在上一次注射无反应的情况下方可进行下一次注射。

目前临床所用的白喉抗毒素为马血清,属异种蛋白,在使用过程中可出现多种变态反应,可立即出现药物热、哮喘等,最严重者为过敏性休克及多在注射马血清后的 1~2 周出现血清病。均需要给予积极的相应治疗。

表 20-5　脱敏注射程序与方法

针次	稀释度	抗毒素量	注射方法
1	1:20	0.05ml	皮内注射
2	1:10	0.05ml	皮下注射
3	不稀释	0.1ml	皮下注射
4	不稀释	0.2ml	皮下注射
5	不稀释	0.15ml	肌内注射
6	不稀释	1.0ml	肌内注射
7	不稀释	余量	肌内注射

3. 抗生素疗法　与抗毒素同时应用,在没有得到抗毒素血清时可先用抗生素,以尽快杀灭白喉棒状杆菌。首选青霉素,为杀菌剂对白喉棒状杆菌各型均有效[12],剂量:轻症,每日 5 万~10 万 IU/kg。重症,每日 20~40 万 IU/kg,分 2 次,静脉滴注。也可用阿莫西林,剂量:每日 50~100mg/kg,分 3 次口服。如对青霉素过敏,可用红霉素每日 30~50mg/kg,分 3 次口服。也可用阿奇霉素。抗生素疗程至少 2 周[6]。病菌的耐药性也决定疗效。印度尼西亚研究白喉产毒杆菌对红霉素的敏感性明显高于对青霉素的敏感性[13]。各国家和地区需检测药物的敏感性。

4. 喉白喉治疗　着重于保持呼吸道通畅,必要时通过气管镜吸引脱下的假膜,以防堵塞气道。发生喉梗阻时,应及早进行插管术或气管切开术,没有数据支持使用类固醇治疗呼吸性白喉[11]。

5. 并发症治疗

(1)心肌炎:绝对卧床,限制活动。注射维生素 C、ATP、高渗葡萄糖,白喉外毒素引起心肌肉碱的消耗,从而导致长链游离脂肪酸的氧化减少。补充肉碱可使脂肪酸氧化恢复到正常水平,改善心室功能[6]。严重者可予激素治疗,慎用洋地黄。

(2)神经病变:引起的多神经病变无特效治疗[6]。咽肌麻痹吞咽不便时,需鼻饲,防止吸入性肺炎,呼吸肌麻痹应进行人工辅助机械呼吸。可在症状出现后 2~4 个月开始恢复[6]。

(张艳玲)

参考文献

[1] 何思然,丁峥嵘. 中国白喉的预防控制效果与免疫策略综述. 中国疫苗和免疫,2017,23(6):711-715.

[2] 宁桂军,吴丹,李军宏,等. 全球 2010—2014 年白喉、破伤风和百日咳免疫预防和发病水平现况分析. 中国疫苗和免疫,2016,229(2):159-164.

[3] MASSMANN R,ZAVADILOVÁ J,DROZENOVÁ J,et al. Septicemia in an immunocompetent adult in the Czech Republic caused by Corynebacterium diphtheriae nontoxigenic strain biotype mitis:emergence of invasive cases in Western Europe. Indian journal of medical microbiology,2019,37(3):423-425.

[4] PENG ED,ORAM DM,BATTISTEL MD,et al. Iron and zinc regulate expression of a putative ABC metal transporter in corynebacterium diphtheriae. J Bacteriol, 2018, 200(10):e00051-18.

[5] 姚雷,秦鲁南,洪禹,等. 白喉杆菌发酵产毒过程中影响因素的分析. 中国生物制品学杂志,2019,32(4):458-461.

[6] SHARMA NC,EFSTRATIOU A,MOKROUSOV I,et al. Diphtheria. Nature reviews,2019,5(1):81.

[7] KITAMURA N,LE TTT,LE LT,et al. Diphtheria outbreaks in schools in central highland districts, Vietnam, 2015-2018. Emerg Infect Dis,2020,26(3):596-600.

[8] 漆琪,刘丽珺,杨庆,等. 四川省 2012—2018 年健康人群白喉抗体水平监测. 中国疫苗和免疫,2019,25(6):643-645.

[9] 詹实娜,伊慧珍,李莉,等. 北京市顺义区健康孕妇百日咳、白喉和破伤风毒素血清抗体水平调查. 北京医学,2019,41(11):1046-1048.

[10] 贺晴,侯水平,李洪,等. 一例携带非致病性无毒力白喉杆菌癌症患者的病例报告. 实用预防医学,2019,26(11):1363-1365.

[11] EXAVIER MM,PAUL HANNA M,MUSCADIN E,et al. Diphtheria in Children in Northern Haiti. Journal of tropical pediatrics,2019,65(2):183-187.

[12] ZOU J,CHORLTON SD,ROMNEY MG,et al. Henotypic and Genotypic Correlates of Penicillin Susceptibility in Nontoxigenic Corynebacterium diphtheriae,British Columbia,Canada,2015—2018. Emerging infectious diseases,2020,26(1):97-103.

[13] HUSADA D,SOEGIANTO SDP,KURNIAWATI IS,et al. First-line antibiotic susceptibility pattern of oxigenic Corynebacterium diphtheriae in Indonesia. BMC Infect Dis. 2019,19(1):1049.

第 6 节　破伤风

破伤风(tetanus)是由破伤风梭菌(*Clostridium tetani*)经伤口侵入人体后引起的急性特异性、中毒性疾病,以全身骨骼肌强直性收缩和阵发性痉挛为特征。任何条件下确诊的破伤风都属严重疾病,病死率高。破伤风疫苗免疫能够有效预防破伤风[1]。

【病原学】　破伤风梭菌通常又称为破伤风杆菌[2],广泛分布于土壤和多种动物的肠道内容物中,为革兰氏阳性厌氧芽孢杆菌,具有繁殖体和芽孢两种形态。繁殖体有鞭毛,能运动,无荚膜,极易死亡。在不适宜生长环境中则形成带鼓槌样芽孢,对热具有较强的抵抗力,能耐流动蒸汽 5~10 分钟,抗 80℃湿热 1 小时,耐干热时间则更长。破伤风杆菌在 2% 过氧化氢中 24 小时,在 5% 苯酚中 10~15 小时,在 1% 升汞中 2~3 小时内可灭活,在日光与空气中可生存 18 天之久,如不遭受日光直接照射,则在土壤中可生存数年而不削弱其毒力。破伤风杆菌可产生三种毒素:①破伤风痉挛毒素(tetanospasmin,TeNT),毒性较强的外毒素,随菌体自溶而产生,可引起本病的典型临床症状;②破伤风溶血毒素,可引起心肌损害;③破伤风溶纤维素,后两者可导致局部组织坏死。

【流行病学】　破伤风多是散在发生,遍布全球。没有免疫接种的各年龄段均可发病。根据感染对象的不同,破伤风分为新生儿破伤风和非新生儿破伤风。新生儿多因脐带伤口染菌而发病。无菌技术、规范接生、疫苗接种等措施推广普及之后,新生儿破伤风已得到有效控制,很多国家已经达到世界卫生组织(World Health Organization,WHO)的消除标准(每个社区或相似的行政管理单位每 1 000 名活产婴儿中新生儿破伤风年发生数少于 1 例)。引起非新生儿破伤风的各种损伤中,急性创伤,尤其刺伤和撕裂伤占 47%~82%。烧伤、开放性骨折、皮肤擦伤及表皮脱落也与破伤风发生有关。历史上,破伤风往往是战争创伤导致的严重后果。近些年,破伤风大规模集中暴发多出现在自然灾害(如印度尼西亚 2004 年海啸和 2006 年地震)所造成的大规模伤

亡之后。破伤风也见于多种非外伤的情况,包括慢性皮肤溃疡、脓肿、坏疽、牙科感染、昆虫和动物叮咬,以及癌症。在南亚和非洲,中耳炎也是小儿破伤风的常见病因,可占儿童破伤风病例的一半。注射毒品也是引起破伤风的高危因素,在破伤风病例中可占 15%~89%。在不洁分娩和流产比较普遍的地区,孕产妇破伤风可能是孕产妇死亡的原因,占比可达 5%。传统的包皮环切术、打耳洞、文身、身体穿刺等都与破伤风有关。但有些病例的感染入口并不清楚,当破伤风症状出现的时候,可能根本就查不到伤口。男性感染本病的机会较女性为多,故发病率亦较高。破伤风愈后通常不能获得持久免疫力,故患病后乃有免疫接种的必要。

根据 WHO 和联合国儿童基金会(United Nations International Children's Emergency Fund,UNICEF)联合发布的数据显示,2016 年,全球报告约 13 500 例破伤风,其中非新生儿病例占 85%,这个数据很可能还低估了发生水平。1996—2007 年我国共报告新生儿破伤风病例 37 792 例,死亡 5 252 例,年平均发病率 19/10 万,年平均死亡率 2.65/10 万,年平均病死率 13.66%。2010—2017 年共报告 3 992 例新生儿破伤风,年均发病率为 0.032‰,发病率从 2010 年的 0.058‰下降至 2017 年的 0.005 9‰;2011—2017 年市级和 2017 年县级发病率均<1‰;男、女性发病率分别为 0.039‰、0.024‰。在所有病例中,广东、广西、新疆、浙江和云南的报告病例数(2 488 例)占 62.32%;2010—2015 年每周均有病例报告;发病年龄中位数为 8 天(1~28 天)。新生儿破伤风死亡 272 例,病死率为 6.81%;<9 天龄、9~14 天龄和>14 天龄的病死率分别为 8.88%、4.80% 和 3.97%;发病到死亡的时间间隔中位数为 3 天(0~32 天)。除部分省份的个别县外,中国新生儿破伤风的发病率已控制在<1‰。2012 年中国已证实消除了产妇与新生儿破伤风,但这个成功很大程度上归功于医疗环境的改善和住院分娩率的提高,而非规范的免疫接种方案。当前,我国非新生儿外伤后破伤风仍是一个严重的公共卫生

问题。

【发病机制】　破伤风的发生需要一定的条件，首先需有入侵门户（各种伤口），其次芽孢只能在缺氧情况下发育生长。细菌一般仅在入侵部位繁殖，不会进入血循环引起败血症。TeNT 是引起破伤风临床表现的主要致病物质，它与神经组织有很强的亲和力，一旦结合牢固就不能被抗毒素中和。TeNT 有一条重链（100kD）和一条轻链（50kD）通过二硫键连接而成。重链与神经细胞结合，轻链是一种锌内肽酶，通过逆向轴突运输进入细胞质，并横穿神经末梢至神经元细胞体，抵达脊髓和脑干神经元影响甘氨酸和 γ-氨基丁酸（γ-aminobutyric acid，GABA）传递，导致中枢神经系统神经元的冲动抑制信号受到阻滞，而运动神经传导仍在进行，引起持续性肌肉痉挛。临床上，患者表现出肌痉挛和强直征象。另一种主要的外毒素是溶血素，它可引起局部组织坏死并能损害心肌，通过阻断对交感神经的抑制，使交感神经过度兴奋致大汗、体温上升、血压升高、心率增快。

【病理】　破伤风的病理变化较少，且缺乏特异性，脑及脊髓有不同程度的充血，甚至出血。严重者有脑水肿，大脑半球可见广泛散在性血管周围髓鞘脱失和神经胶质细胞增多，运动神经细胞有水肿，核肿大和染色质溶解、肝细胞肿胀、肾充血，心包和胃肠道黏膜出血等也有所见。

【临床表现】　破伤风临床表现形式多样，大致分为全身型和局部型破伤风。局部型破伤风通常影响的部位有限，只有小面积的局部肌肉有明显痉挛。典型的全身型破伤风表现可分为三期[3,4,5,6]：

1. **潜伏期**　通常为 4~14 日，但可短至 1~2 日或长达数月。新生儿破伤风的潜伏期一般为 4~7 日。

2. **痉挛期**　起病大多较缓，多在 48 小时内出现典型症状。早期往往有烦躁不安，年长儿可诉头痛、肢痛，肌肉张力逐渐增加。哺乳期小儿可出现吮乳困难，年长儿则咀嚼吞咽困难，最终牙关紧闭，身体其他部位可同时发生肌肉强直性痉挛。面肌痉挛时口角缩向上外方，上唇紧贴牙齿而呈苦笑状；颈背部肌痉挛时头后仰，背后弯，呈角弓反张；腹肌痉挛坚如木板，两手握拳，下肢伸直，痉挛初为间歇性发作，之间有明显的松弛期。随着病情的加重，发作次数增多，持续时间延长，松弛期缩短。痉挛发作时患儿表情十分痛苦或惊恐，常面红耳赤、大汗淋漓，因咽肌痉挛，不能吞咽，口角往往溢出白沫。喉肌和呼吸肌痉挛可引起呛咳、呼吸困难、发绀，甚至窒息，导致肺炎及肺不张。肛门和膀胱括约肌痉挛可发生尿潴留及便秘，痉挛后松弛则出现大小便失禁。噪

声、光照、触摸、饮水、针刺等微小刺激常可导致痉挛发作。除重型病例外。患儿的意识清楚，体温正常或微热，也有患儿临死前体温突然上升到 41℃ 以上。发病早期可出现循环障碍，包括心动过速、心律不齐、血压升高及组织水肿。外周血白细胞计数正常或多核粒细胞轻度增加，脑脊液常规检查正常，肌肉收缩可使脑脊液压力轻度增高。

3. **恢复期**　多数病例经过 1~4 周的积极治疗后逐渐好转，痉挛发作减少直至消失，有时可出现精神症状，如幻觉、行动错乱，但大多数能自行恢复。牙关紧闭一般最后消失。

4. **临床分型**　为了利于观察病情、估计预后、加强治疗措施，根据潜伏期的长短、痉挛出现的迟早以及临床表现的轻重将患儿分为轻、中、重三型。

（1）轻型：潜伏期多在 14 日以上。只有牙关紧闭或局部肌肉强直，伤口不深、污染较轻的病例，初在伤口附近有局限性肌肉强直，继而徐缓地扩展至全身，每日痉挛不超过 3 次。或仅有局限而无全身肌肉痉挛，无吞咽困难。以上症状于 1 周内逐渐减轻而消失。

（2）中型：潜伏期 7~14 日，发病 48 小时以后才出现痉挛。牙关紧闭，吞咽困难，全身肌肉强直，并出现阵发性肌肉痉挛（一日 3 次以上）。但无呼吸困难与明显发绀。

（3）重型：潜伏期在 7 日以内，发病 48 小时以内即出现痉挛、牙关紧闭，全身肌肉强直，几乎每分钟均有发作，且不易控制，有喉痉挛者可发生窒息。本型与中型的主要区别在于有反射性呼吸肌痉挛，呼吸困难，发绀等，并有高热、多汗、肢端发凉、心动过速，常因喉肌痉挛导致窒息而死亡。

（4）特殊临床类型：本病除上述典型全身型表现外，还有一些其他临床类型。①局部型破伤风：痉挛并不遍及全身肌肉，只局限于咀嚼肌、颜面或身体的个别肌肉群，一般预后良好，本型多见于曾接受破伤风抗毒素预防注射者。②头面部破伤风：属于特殊的局部型破伤风，是破伤风的稀有表现形式。病原经头面部伤口侵入而致。分麻痹型与无麻痹型两种，麻痹型主要表现为面神经、动眼神经、舌下神经等神经麻痹，无麻痹型则表现为牙关紧闭伴有部分面肌痉挛、咽肌痉挛等。③新生儿破伤风：属于全身型破伤风。因助产过程中脐带伤口感染而致，初起时肌肉紧张，逐渐加重，患儿大都于 48 小时内出现典型症状，如吮乳困难、吞咽困难，终致牙关紧闭、强直性肌肉痉挛、角弓反张、呼吸困难、窒息、高热等症，预后恶劣。④其他：手术后破伤风，由于手术时带入破伤风杆菌而致。耳道破伤风乃继发于中耳炎或外

耳道炎。

【实验室检查】 白细胞总数及中性粒细胞稍增高。脑脊液偶有轻度蛋白增高。部分病例伤口分泌物培养可分离出破伤风杆菌,也可检测出特异核酸,但病原学证据不是破伤风诊断的必要条件,仅起协助或支持诊断的作用。

【并发症】 并发症的发生及类型与患儿的年龄、治疗及护理有关。气管分泌物增加及气管切开术后可出现吸入性肺炎、肺不张、气胸或纵隔气肿等。频繁抽搐可致口腔撕裂、肌肉血肿及椎体骨折。毒素损害脑组织可引起周围循环衰竭、血压不稳、高热、面神经及视神经瘫痪,代谢增高、蛋白分解代谢增加,可出现负氮平衡,还可发生水电解质紊乱和营养不良,重型病例可并发胃肠扩张、麻痹性肠梗阻等。

【诊断】 破伤风诊断的主要依据是典型的症状和病史。新生儿的接生方法,受伤及伤口处理情况,常常能为诊断提供线索,如果患儿已有颈强直、牙关紧闭,轻微刺激后出现肌肉强直性痉挛、角弓反张、苦笑面容等典型表现则可确诊为破伤风。非新生儿破伤风需至少有以下两项表现之一:①牙关紧闭或苦笑面容;②疼痛性肌肉痉挛。诊断有疑问的病例,可采用压舌板试验。方法为使用压舌板轻触患者咽后部,发生咬肌反射性痉挛,而非正常的反射性恶心为阳性,此检查方法的敏感性(94%)和特异性(100%)均较高。

外伤史等风险因素不是破伤风诊断的必要条件。破伤风患者采用伤口直接涂片镜检和病菌分离培养的阳性率很低,故一般不进行病原学检查。近期无破伤风被动免疫制剂注射史的患者,如果破伤风抗体检测阳性,有助于除外诊断。

【鉴别诊断】 应与下列局部感染及全身疾病鉴别。

1. 下颌及咽喉局部感染 可出现局部肌肉强直、张口困难。但有高热及局部感染征象,必要时可做下颌骨、颈部 X 线检查进行鉴别。

2. 化脓性脑膜炎 新生儿症状不典型,前囟饱满为其特征,年长儿有脑膜刺激征,脑脊液检查有助于鉴别。

3. 各种脑炎 可有牙关紧闭,但意识不清、高热、脑脊液细胞数增加等表现与破伤风不同。

4. 脊髓灰质炎 早期有时可出现强直和痉挛,但无牙关紧闭。不对称性软瘫、脑脊液细胞数和蛋白质增加可与破伤风鉴别。

5. 番木鳖碱中毒 无牙关紧闭,无痉挛时肌肉完全松弛,有服药史及胃内容物检查有助于诊断。

6. 手足搐搦症 可出现典型的手足强直性痉挛。偶有喉痉挛,但无牙关紧闭及苦笑面容,佛斯特征及陶瑟征阳性。常有佝偻病体征及低钙血症。

7. 狂犬病 有犬咬伤史,恐水,但无全身肌肉强直。

【预后】 本病病死率较高。抗毒素临床应用前为85%,应用抗毒素后虽有降低,但仍有 10%~30%。破伤风的病死率高低与患儿的年龄大小、潜伏期及病程长短成反比,与起病缓急和病情轻重成正比:①新生儿比年长儿病死率高;②潜伏期短于 7 天,发病后 48 小时内即出现阵发性痉挛者病情严重预后差;③肌肉痉挛频繁发作难以控制者病死率高;④伤口较深、污染严重或并发喉痉挛、窒息、肺炎、肺不张者预后差。患儿多因呼吸道并发症(如窒息、吸入性肺炎、肺不张、支气管分泌物阻塞)和继发于顽固性惊厥的全身衰竭及心力衰竭导致死亡。及时正确的抢救治疗和细致的护理是降低病死率的关键。

【预防】 破伤风预防的医学处理措施包括清除异物、清创术去除坏死组织、切开引流和冲洗,以预防或消除厌氧环境及细菌污染。

1. 卫生宣传教育 大力宣传破伤风的发病原因和预防方法,尤其是在农村、工地更应广泛宣讲,破伤风是可以预防的疾病,经过主动免疫的人群很少有人发病,主动免疫失败率仅为 4/亿。对儿童加强安全防范教育,受伤之后用清水及时冲洗伤口,不用柴灰、积尘等涂敷,不用不洁布条包扎,若伤口较深、污染较重,则应到附近医疗单位彻底清创、消毒包扎。推广科学方法接生是预防新生儿破伤风的重要措施。

2. 主动免疫 将含破伤风类毒素的疫苗(tetanus toxoid containing vaccines,TTCV)注入人体,可刺激机体产生破伤风抗毒素,从而能够预防破伤风的发生。这是世界公认的最有效的预防办法[1,7]。一般用百日咳、白喉和破伤风类毒素三联疫苗(百白破疫苗),或其他TTCV。我国儿童免疫规划的推荐程序为:3、4、5 月龄基础免疫 3 剂次,18 月龄加强 1 剂,6 周岁时再接种白喉破伤风联合疫苗 1 剂次。首次注射后 10 日血中即开始产生抗毒素,2~3 个月内血中破伤风抗毒素逐渐增加,往往超过预防水平(中和试验时每毫升血中含 0.01U破伤风抗毒素即达预防水平)。凡接受过 TTCV 全程预防注射者,一旦受伤只需再注射类毒素,3~7 日内即可恢复高水平的抗毒素,发挥免疫保护作用。

提高和维持含不同年龄人群破伤风类毒素疫苗的免疫接种率,确保所有人都获得有效的免疫保护,规范外伤后破伤风免疫制剂的选择和使用,可有效预防非新生儿破伤风和减少被动免疫制剂的使用。

3. 被动免疫 破伤风抗毒素血清制剂包括:①破伤风抗毒素(tetanus antitoxin,TAT)和马破伤风免疫球蛋白[F(ab')2 equine anti-tetanus,F(ab')2]:我国目前最常用TAT,剂量为1 500~3 000U,肌内或皮下注射。凡遇伤口较大,或伤处有严重污染,或伤口接近头部,或就医过晚等情况剂量应增至5 000~10 000U。注射前必须先做皮内过敏试验,阳性者脱敏后注射。为了以后能有持久的自动免疫力,仍应接种破伤风类毒素。但宜在注射抗血清后2个月再进行,若以前注射过全程类毒素,只需在受伤后立即加强注射1剂类毒素,不必注射抗毒血清。②破伤风人免疫球蛋白(human tetanus immunoglobulin,HTIG):它是从人体血浆中提取的抗破伤风免疫球蛋白,目前认为最有效且安全。剂量为250U,深部肌内注射。病情需要时可加倍剂量。注射后不发生血清反应,不必做过敏试验,它的半衰期是24天,较马血清长2~3倍,注射1次可使被动免疫维持3~4周,抗毒马血清和免疫球蛋白可以中和游离的破伤风毒素,但对已与神经组织结合的毒素无作用,也不能透过血脑屏障。

选用免疫制剂之前,应了解患者破伤风疫苗的免疫史,注意先前接种剂次,以及最后一次接种至今的时间间隔,同时结合伤口的性质决定是否使用破伤风疫苗和被动免疫制剂:①全程免疫TTCV,且最后一次注射后的5年内,所有类型伤口均不推荐再使用TTCV、HTIG或F(ab')2/TAT。②全程免疫TTCV,最后一次注射后≥5年但不足10年,清洁伤口时不推荐使用TTCV、HTIG或F(ab')2/TAT;不洁伤口及污染伤口应加强接种1剂TTCV,不推荐使用HTIG和F(ab')2/TAT。③全程免疫TTCV,最后一次注射已≥10年,部分患者体内抗体水平降至保护水平以下,所有类型伤口均应接种1剂TTCV,以快速恢复体内抗体水平,不推荐使用HTIG和F(ab')2/TAT。④免疫接种TTCV史不详或不足3次,清洁伤口仅需全程接种TTCV;不洁伤口和污染伤口在全程接种TTCV的同时应注射HTIG或F(ab')2/TAT。

【治疗】 破伤风一旦出现明显症状,就几乎无法阻止疾病的进展。治疗策略的核心是消灭细菌阻止毒素继续产生、中和残留的未结合的毒素及对症支持治疗,直到毒素的影响消失。抗毒素、免疫球蛋白、抗生素和护理是重要的治疗方法。

1. 一般治疗和护理 患儿应独居清静暗室,避免各种刺激,如声响、吹风、强光及不必要检查,加强护理,各种治疗和护理应简化集中,并安排在肌肉松弛剂和镇静剂应用后进行;记录并密切观察痉挛发作的次数,注意有无窒息发生,有发绀时应间歇给氧;按时翻身,以预防坠积性肺炎和褥疮;防止患儿坠床。

重视患儿的营养,喂哺新生儿时易引起咽肌痉挛、窒息或吸入性肺炎,鼻饲也易引起痉挛发作,因此宜用生理盐水与葡萄糖液静脉滴注,鼻饲可在痉挛发作减轻时或气管切开后进行。近年来的经验总结,发现破伤风发作引起乳食反流,误吸窒息是引起死亡的重要原因之一。在急性发作期主张禁食,静脉输液补充葡萄糖、水与电解质,有条件的地方最好给予全静脉营养。

2. 伤口处理 伤口未愈者,需及时彻底扩创,伤口内的坏死组织、异物、碎骨等必须全部清除,改善组织供血供氧(破伤风为厌氧菌),使细菌缺少有利的滋生环境并减少毒素来源,扩创宜在肌肉松弛剂、镇静剂应用及抗毒素注射1小时后进行。术前先于局部周围注射抗毒素5 000~20 000U。术后以3%过氧化氢或1:4 000高锰酸钾溶液等做局部湿敷,每日3~4次,伤口不宜缝合或包扎,而应暴露于空气中。

3. TAT和HTIG的应用 两者均能中和病灶内尚未与神经结合及游离于淋巴、血液中的破伤风毒素,从而减少毒素到达中枢神经系统。

(1)TAT:无论年龄、体重或伤口大小,一次性给予抗毒血清10 000~20 000U。先做皮肤过敏试验,如无反应即可肌内注射或缓慢静脉滴注。

(2)HTIG:目前认为是较有效且安全,因其半衰期较长,疗效较马血清抗毒素为好,通常只需要1次深部肌内注射,剂量500U与3 000~10 000U有同样的作用,注射前不需试。

4. 镇静剂和肌肉松弛剂的应用 常用镇静剂有复方氯丙嗪(每支氯丙嗪25mg+异丙嗪25mg,用法:每次各1mg/kg,缓慢静脉注射)、苯巴比妥钠(每次8~10mg/kg,肌内注射)、水合氯醛(每次40~60mg/kg,口服或灌肠)、上述药物及地西泮无效时用5%副醛(每次0.1~0.2ml/kg,最大不超过5ml,深部肌内注射)等以控制破伤风的痉挛,作用迅速而确实,应特别注意肺部疾病和新生儿慎用。以上药物有呼吸抑制,与肌肉松弛剂同时用有协同作用,剂量宜酌减,以避免抑制呼吸。一旦出现呼吸抑制,立即采用洛贝林(每次0.5~1ml)静脉注射予以抢救,必要时间隔5分钟可重复应用。

常用肌肉松弛剂首选地西泮(diazepam),有阻断破伤风外毒素对神经系统的作用,达到控制横纹肌持续性收缩和阵发性痉挛,使用相当安全,较大剂量对呼吸的影响也不大,是目前控制破伤风阵发性痉挛较理想的药物。剂量:新生儿轻度每日2.5~5mg/kg,重度 7.5~10mg/kg,分 6 次鼻饲;≥30 天~5 岁,每次 1~2mg,>5 岁,每次 5~10mg。肌内注射或缓慢静脉注射,每 3~4 小时 1 次。咪达唑仑可用于长期治疗儿童 0.06~0.15mg/(kg·h)静脉维持。

注意医源性伤害:通过死亡病例总结发现:①反复多次应用上述抗惊厥药,常会蓄积过量导致呼吸抑制而死亡;②痉挛发作可导致呕吐食物误吸窒息而死亡。这是破伤风死亡另外的重要原因,应设法防止。

5. 抗菌治疗 破伤风杆菌对青霉素 G 等抗生素敏感,若伤口未愈,则青霉素 G 可与其他抗生素同时应用,以杀灭伤口内细菌繁殖体,青霉素 G 剂量为每日 20 万单位/kg,分次静脉滴入,疗程 10 日。对青霉素过敏者可改用克林霉素或红霉素。若伤口感染严重或继发肺炎者,酌情选用头孢菌素。有报道甲硝唑治疗破伤风比青霉素效果更好。能降低病死率,缩短住院日期,改善治疗反应。剂量:每日 40~50mg/kg。分 3 次口服;每日 15mg/kg。分 2 次静脉注射。疗程 7~10 日。

6. 气管切开术 尚有争议,因气管切开本身是手术创伤刺激,术后经常吸痰,易诱发抽搐发作,并易引起呼吸道感染及其他并发症,但出现下列情况时应及时行气管切开:①抽搐频繁不易控制者;②喉痉挛;③肺部感染、痰液黏稠不易咳出或抽搐者;④呼吸肌持续痉挛,呼吸表浅、发绀较重者。

7. 高压氧气吸入疗法 凡经上述止痉剂使用而未见效者,如频繁抽搐,有缺氧症状,在气管切开后,持续吸入 3 个大气压高压氧,每 8 小时中连续吸氧 4~6 小时,直到病情改善后方停止。高压氧治疗破伤风可促进氧代谢,减少乳酸贮积而使肌肉相对松弛。

8. 其他治疗 肾上腺皮质激素:可用于重型患儿伴有高热者,一般采用氢化可的松,8~10mg/kg,静脉滴入。

(姚开虎)

参考文献

[1] PLOTKIN SA,ORENSTEIN WA,OFFIT PA. 疫苗. 6 版. 罗凤基,杨晓明,王军志,等译. 北京:人民卫生出版社,2016:1133-1182.

[2] ORGENSEN JH,PFALLER MA. 临床微生物学手册. 11 版. 王辉,马筱玲,钱渊,等译. 北京:中华医学电子音像出版社,2017:1220-1242.

[3] 国家卫生健康委办公厅. 国家卫生健康委办公厅关于印发非新生儿破伤风诊疗规范(2019 年版)的通知. 2019.

[4] World Health Organization. Non-neonatal tetanus. 2018.

[5] 张萍,梁晓峰,李黎,等. 中国 1996—2007 年新生儿破伤风流行病学特征分析. 中国疫苗和免疫,2008,4(3):261-262.

[6] 宁桂军,高源,夏伟,等. 中国 2010—2017 年新生儿破伤风流行病学特征. 中国疫苗和免疫,2018,24(4):379-382.

[7] 王传林,刘斯,邵祝军,等. 外伤后破伤风疫苗和被动免疫制剂使用指南. 中国疫苗和免疫,2020,26(1):111-115,127.

第 7 节 百日咳

百日咳(pertussis,whooping cough)是百日咳鲍特菌(Bordetella pertussis)引起的急性呼吸道传染病。其临床特征为阵发性痉挛性咳嗽,可伴有深长的鸡鸣样吸气性吼声(俗称"回勾")。如未得到及时有效的治疗,病程可迁延数月,故称"百日咳"。本病传染性很强,常引起流行。通常认为百日咳主要发生于婴幼儿,当前流行病学调查显示大年龄儿童、青少年和成人也常感染百日咳,成为公共健康威胁。

【病原学】 百日咳鲍特菌通常又称为百日咳杆菌,为革兰氏阴性的短小卵圆形杆菌,无芽孢,无鞭毛,长约 1.0~1.5μm,宽 0.3~0.5μm,有嗜血性,为严格需氧菌,营养要求高。依其菌落形态、毒力、侵袭力的不同可分为 Ⅰ~Ⅳ四相,新从患者标本分离到的百日咳鲍特菌,在用马铃薯、甘油、新鲜血液制成的特殊培养基上生长出的菌落光滑、细小、呈不透明露滴状,称光滑型(S型)。S 型菌株有荚膜有菌毛,毒力强、相当于 Ⅰ 相菌。Ⅰ 相菌经多次传代即能在普通培养基上生长,细菌的毒力及抗原性发生改变,菌落逐渐变得粗糙,称粗糙型(R型)。此时细菌相当于 Ⅱ 相、Ⅲ 相和 Ⅳ 相菌,其荚膜消失,菌毛减少毒力亦随之减弱或消失。只有具有感染力的 Ⅰ 相菌适于制作百日咳菌苗。

百日咳鲍特菌所在的鲍特菌属主要产生凝集原、血凝素和毒素等抗原。

1. 凝集原(agglutinogen) 鲍特菌属凝集原共有

14 种。百日咳鲍特菌具有 1~7 和 13 凝集原。具有不同凝集原的百日咳鲍特菌可分为不同血清型,常见的对人致病的百日咳鲍特菌具有 1、2 凝集原型,1、3 凝集原型,1、2、3 型凝集原型 3 种血清型。

2. **丝状血凝素 (filamentous hemagglutinin, FHA)** FHA 是百日咳鲍特菌外膜蛋白的一种组成成分,电镜下是丝状结构,可以增强百日咳毒素的活性。

3. **毒素** 百日咳鲍特菌可产生多种毒素,百日咳毒素(pertussis toxin,PT)、不耐热毒素(heat-labile toxin,HLT)、气管细胞毒素(tracheal cytotoxin,TCT)、脂多糖(lipooligosaccharide,LOS)内毒素及腺嘌呤环化酶毒素(adenylate cyclase toxin,ACT),其中 PT 在百日咳发病机制中起主要作用。仅百日咳鲍特菌产生由 ptx 基因编码的 PT,副百日咳鲍特菌和支气管脓毒鲍特菌虽然携带 ptx 基因,但正常情况下缺失启动子,无法表达 PT。PT 具有二磷酸腺苷核糖转移酶活性,使 G(i)蛋白核糖基化,从而抑制趋化作用、氧化反应及中性粒细胞和巨噬细胞的整体活性。

百日咳鲍特菌有严格的宿主寄生性,只感染人类,而副百日咳鲍特菌等其他鲍特菌属还可分离自绵羊等动物和环境。百日咳鲍特菌对外界抵抗力差,离开人体后很快死亡,不能耐受干燥,加热 60℃、15 分钟即死亡,对紫外线及常用消毒剂亦十分敏感。

【流行病学】

1. **传染源** 目前认为患百日咳的年长儿和成人是婴儿的主要传染源,与他们症状不典型易致误诊有关。从潜伏期末 1~2 天,至发病后 6 周内都有传染性,病初 1~3 周最强。虽然以核酸检测等方法从自认为无症状者的标本中可检出阳性,在流行期间的密切接触者更容易发现,但并没有充分的证据证明在人群中存在长期健康携带,传播疾病的状况。

2. **传播途径** 咳嗽时病原菌随飞沫传播,易感者吸入带菌的飞沫而被感染。由于该菌在体外生存力弱,间接传播可能性小。

3. **易感人群** 自然人群对百日咳普遍易感,新生儿也不例外。现在新生儿通常不能通过胎盘获得足够的保护性抗体。百日咳自然感染者和免疫接种者都不能获得终身免疫力,均可能再次感染。

4. **发病情况** 1974 年全球开始实施扩大免疫规划,婴儿普遍接种百白破联合疫苗 (pertussis vaccine combined with diphtheria and tetanus toxoids,DTP),使世界范围内百日咳的发病得到了有效控制,发病率和死亡率大幅度下降近。近二十年,疫苗接种率很高的国家和地区报告了百日咳发病率升高。近期流行病学评估显示亚洲地区对成人百日咳的认识明显不足。因为疫苗使用后,长期处于低水平发病,典型病例减少,缺少实验室诊断条件等原因,国内临床很少诊断百日咳,对青少年和成人百日咳的认识更少,不典型患者很难获得及时诊断。我国百日咳上报数据显示[1],20 世纪 60~70 年代百日咳的年发病率为 100/10 万~200/10 万,1978 年计划免疫实施,百日咳的发病率和死亡率大幅度下降,20 世纪 90 年代末已降至 1/10 万以下,死亡率 0.001/10 万左右。2006—2013 年,全国百日咳上报病例数保持在 3 000 例以下,2014 年明显上升,2017 年已突破万例(10 390 例),2018 年 22 057 例,2019 年上报病例累计约 3 万例。从全国范围来看,百日咳上报数据没有反映百日咳真实发生状况。国内的血清学流行病学调查也提示百日咳发病在我国并不少见。

5. **流行特征** 本病分布遍及全世界,多见于寒带及温带,全年均可发病。夏秋季报告病例较多。平常为散发,在幼儿园等集体机构、居住条件差的地区可发生局部流行。百日咳流行周期为 2~5 年,随着儿童计划免疫的实施,流行周期不再明显。比较疫苗推广应用前后,百日咳流行病学和临床表现等数据[1],可发现疫苗使用后婴儿、青少年和成人发病增多,不典型临床表现者增多,致病菌株所含的疫苗抗原基因型变异,红霉素耐药菌株增多,给临床诊治百日咳带来更多困难。

【发病机制】 虽然病原学早已确认,但至今为止,百日咳鲍特菌引起百日咳典型咳嗽及其长病程的机制仍不完全清楚。百日咳通过呼吸道感染宿主后,细菌产生的丝状血凝素等黏附分子作用于呼吸系统的纤毛细胞上,使细菌黏附于细胞表面。百日咳感染极少发生系统性扩散,即使发生扩散,一般仅是从上呼吸道扩散至下呼吸道。因此,百日咳的局部及系统病理改变可能由细菌产生的毒力因子所致。尽管大量研究揭示了百日咳鲍特菌毒力因子的分子信息,但到底是哪种毒力因子,又是如何导致典型咳嗽的发生尚不清楚。研究该问题的最大障碍是缺少人类百日咳感染的动物模型,常用的实验动物感染后并不发生咳嗽。新建立的狒狒百日咳模型将为致病机制的研究提供重要基础[2]。

【病理】 百日咳鲍特菌引起的病理改变主要在气管、支气管黏膜,但鼻咽部也可以看到病变,主要表现为上皮细胞坏死、胞质出现空泡,胞核碎裂、溶解、细胞死亡、脱落。上皮的中层和基底层有多核细胞和单核细胞浸润。支气管及肺泡周围粒细胞和淋巴细胞聚集,形成间质炎症。并发脑病时脑组织充血水肿,神经细胞变性,并有多处小出血灶。

【临床表现】 潜伏期 2~21 天,一般为 7~14 天。

典型百日咳临床表现可分为三期：

1. 卡他期　自发病至出现阵发痉挛性咳嗽，一般为1~2周。主要表现为上呼吸道感染征象，症状与其他病原引起的上呼吸道感染类似，包括无热或一过性低热、流涕、结膜充血、流泪及轻咳等。小于3月龄的小婴儿此期症状不明显。该期细菌数达到高峰，可通过咳嗽或喷嚏飞沫传播，由于不能早期识别，该阶段容易发生病原传播。

2. 痉咳期　出现明显的阵发痉挛性咳嗽，一般持续2~6周，亦可长达2个月以上。典型咳嗽表现为成串出现（一次呼气的过程中咳嗽连续暴发），每次咳数声至数十声，接连不断的咳嗽后，伴一次急骤深长吸气，此时可因较大量的空气急促通过狭窄声门而发出一种特殊的吸气相高音调鸡鸣样回声，常描述为吸气性吼声、鸡啼样吸气声，俗称"回勾"（whoop）。然后又发生一次痉挛性咳嗽，反复多次，直至咳出黏稠痰液或黏液栓，同时常伴呕吐。咳嗽发作时，患儿常可面红唇绀、流涕流泪、舌外伸、表情紧张焦急、颈静脉怒张、躯体屈曲、大小便失禁。长时间痉挛性咳嗽可致面部、眼睑水肿，眼结膜下出血、鼻出血、舌系带溃疡（已出切齿的小儿）。饮水、进食、哭闹、烟尘刺激、鼻咽部检查等刺激均易诱发咳嗽发作。本期若无并发症，体温多正常。咳嗽发作间期，患儿精神、活动可如常。

英文以"paroxysmal cough"概括百日咳典型咳嗽，本义指突然和短暂发作的咳嗽，关键识别点在于患者连续咳嗽中没有吸气直至接不上气为止，可能引出吸气性"回勾"；或为反复出现的一个呼气相连续5~10次或更多次用力的咳嗽，其特点包括速发速止，不发作时患者没有明显异常表现、发作则明显异常，可反复出现等[3,4]。

3. 恢复期　此期咳嗽发作次数减少，"回勾"消失至咳嗽停止，约持续2~3周。并发肺炎、肺不张等其他病症，可迁延不愈，持续数月。有并发症者病情可反复，病程迁延可达数月之久。

百日咳患者因为剧烈咳嗽、反复就诊等原因，容易出现各种并发症，各个系统都有可能累及，如呼吸系统的肺炎、肺动脉高压、气胸及纵隔或皮下气肿，循环系统的颈动脉剥离、心动过速、低血压，神经系统的惊厥、脑病、出血和血肿，泌尿系统的尿失禁、溶血尿毒综合征、急性肾衰竭，其他还有骨折、疝气、低血糖、水肿、低钠血症、婴儿猝死等，临床上应予以重视[5]。

非典型百日咳发生于婴儿、已免疫的年长儿和成人，这些患者较少出现典型的发作性咳嗽。有免疫史的年长儿和成人主要表现为三期症状都缩短，病情进展无明显的阶段性，可仅表现为持续咳嗽。3岁以上的女童

发作较同龄男童更严重，原因不明。一般说来，年龄越小，咳嗽发作时症状越重，但是，婴儿可能根本不出现阵发痉挛性咳嗽，发作时可能只有呼吸暂停、发绀，并常以呼吸暂停为最初表现。由于声门狭窄，部分小婴儿咳后（或无咳嗽）可因声门完全关闭，加以黏稠分泌物的堵塞而发生窒息、发绀，脑组织缺氧可引发抽搐，称为窒息性发作。发作常于夜间发生，不利于及时抢救，以致死亡。

【实验室检查】

1. 血常规检查　无免疫接种史的患儿发病早期外周血白细胞计数升高，痉咳期最为明显，淋巴细胞增多，且以成熟的小淋巴细胞为主。严重的小婴儿病例通常具有明显的白细胞增多，总数达30 000~60 000/µl。已经免疫接种的病例白细胞总数及淋巴细胞往往正常。

2. 细菌学检查

（1）细菌培养：百日咳鲍特菌难以培养，培养周期长，可能需要7~12天，培养的敏感度受标本种类、标本质量、采样时机、转运培养基等因素的影响，阳性率常仅约15%，假阴性率高，但影响百日咳实验室诊断最为重要的是从发病到采样的时间间隔。一般来说，咳嗽出现3周内是进行细菌分离培养的最佳时间。如果没有使用抗菌药物，典型儿童病例在咳嗽出现2周内采样进行细菌培养，阳性率可达80%。

（2）分子生物学方法：采用聚合酶链反应（PCR）检测百日咳鲍特菌的特异基因序列，该方法较灵敏，且耗时短。PCR分析灵敏度可达94%，特异度97%。美国疾病控制与预防中心（CDC）推荐诊断百日咳时应早期进行鼻咽部标本细菌培养和PCR检测。最好在发病3周内采集标本，但即使超过4周，也可能获得阳性结果。需要注意的是，PCR阳性的结果并非总是与临床表现相关，因为PCR不能区分有无活的细菌生长。有资料证实抗菌药物有效治疗21天后仍可检出百日咳鲍特菌DNA。

（3）荧光抗体法：用鼻咽分泌物涂片或鼻腔黏膜压片，以荧光抗体染色检测特异抗原。检测受检测人员技术水平影响很大，现在多不推荐临床使用。

3. 血清学检查　部分患者，尤其是年长儿和成人患者就诊时常常已经错过培养和PCR检查的时间窗，而此时抗体水平常已升高，应该考虑血清学诊断方法。PT是目前已知的百日咳鲍特菌唯一特异的抗原，大量研究表明，酶联免疫吸附试验（enzyme-linked immunosorbent assay，ELISA）检测抗PT-IgG是百日咳血清学检查中最为敏感的方法。双份血清抗体检测提示抗体滴度4倍升高诊断百日咳的假阳性率低，但实际工作中采集

双份血清较为困难,单次血清学诊断百日咳越来越被重视。但由于疫苗接种品种和免疫程序的差异,导致血清抗体本底的明显差异,不同国家和地区采用的诊断界值有所不同。

【诊断】

1. **流行病学资料** 本病早期因缺乏特征性症状和体征,故对有咳嗽的儿童要注意询问当地百日咳流行情况,百日咳或咳嗽接触史,预防接种史等,有助于百日咳的诊断。

2. **临床表现** 典型病例有阵发痉挛性咳嗽、咳嗽后呕吐及"回勾",不典型病例婴儿有反复发作的呼吸暂停、窒息、青紫和心动过缓症状,或有间歇的阵发性咳嗽。有免疫史的年长儿或成人可能仅表现为长期咳嗽[3,4]。

3. **实验室检查** 无免疫史初次感染百日咳的患儿血常规可表现出白细胞和淋巴细胞明显升高。针对性的细菌培养或核酸检测可阳性发现。患儿肺功能检测、胸部X线和CT等检查常正常,缺乏特征性异常表现。重症患儿应连续观察血常规检测结果,进行超声心动图检测,评估有无肺动脉高压,并应注意全面评估各个器官功能[6-9]。

流行病学监测和国内法定传染病报告系统中,百日咳诊断依据临床表现和实验室检测。临床表现包括:①典型病例阵发性、痉挛性咳嗽,持续咳嗽≥2周者;②不典型病例婴儿有反复发作的呼吸暂停、窒息、青紫和心动过缓症状,或有间歇的阵发性咳嗽;青少年和成人具有不典型较轻症状,卡他期、痉咳期、恢复期三期症状都缩短或无明显的阶段性,而只表现持续2周以上的长期咳嗽。实验室检测包括:①外周血白细胞计数及淋巴细胞明显增高;②从痰、鼻咽部分泌物分离到百日咳鲍特菌;③恢复期血清特异度抗体滴度比急性期呈≥4倍增长。病例诊断分为,①疑似病例:符合临床表现任何一项的规定,或伴有第2项的规定。②临床诊断病例:疑似病例同时符合实验室检查第1项的规定。③确诊病例:临床诊断病例同时符合实验室检查中后两项中的任何一项的规定[8]。

临床医生应注意上述诊断标准主要为疾病监测服务,在临床实践过程中,还需要通过详细询问现病史、疫苗接种史和流行病学史等细节,加强可疑患者的筛查。2011年GPI圆桌会议拟定了一份新的百日咳诊断建议,按3个不同年龄段(0~3月龄、4月龄至9岁、≥10岁)给出了百日咳临床诊断和实验室检测方法的建议,疑诊百日咳的主要条件是"三联症":无热、伴频率和严重度都在加重的咳嗽、无脓性卡他症状。已有研究者和

中华医学会儿科学分会感染学组尝试将此建议介绍和引入国内临床实践[8,9]。

当前对百日咳轻重症诊断还缺乏统一的诊断名称和诊断建议。重症/危重百日咳(severe/critical pertussis)、恶性百日咳(malignant pertussis)、暴发性百日咳(fulminant pertussis)、致死性百日咳(fatal pertussis)都可在文献报道中见到[7]。

【鉴别诊断】

1. **支气管炎及肺炎** 国内临床实践中,常在病原学未明确时,将凡具有百日咳类似症状者均诊断为(类)百日咳综合征[10]。或将流感病毒及副流感病毒、腺病毒、呼吸道合胞病毒、巨细胞病毒、支原体等病原体感染引起的一组临床综合征定义为(类)百日咳综合征[11]。其分期和临床表现描述则几乎完全与典型百日咳一致。早有学者指出,(类)百日咳综合征患者鼻咽分泌物可分离到腺病毒等病原,但多数病例其实可同时检出百日咳鲍特菌。多数(甚至全部)百日咳综合征实际上就是存在百日咳,腺病毒等只是合并感染。事实上,很多(类)百日咳综合征研究中并没有进行百日咳鲍特菌感染相关检查。上述由其他病原引起的具有剧烈咳嗽的呼吸道感染,常有高热、反复或持续发热,咳嗽间期患儿气促或精神不振,体征或胸部影像学常有明显异常表现,可予以鉴别。此外,现有的病检测方法通常能够明确病原学,应该依据临床和病原检测结果做出相应的特异诊断,更加有利于指导临床治疗。

有一种情况需要注意,与百日咳鲍特菌同属的副百日咳鲍特菌、支气管脓毒鲍特菌等也可以引起百日咳的临床表现(包括病程和咳嗽性状),而且这些细菌在遗传学上与百日咳鲍特菌可视为同一种。如果病原学明确属于这些细菌,可诊断为类百日咳,但同时应以括号注明具体病原菌名称,或菌名+呼吸道感染。应注意这些细菌导致的感染,也不在当前疫苗免疫可预防的范围之内。

2. **肺门淋巴结核** 肿大的肺门淋巴结压迫气管、支气管可引起痉挛性咳嗽,但无鸡鸣样"回勾"和日轻夜重现象,患儿常有结核感染中毒症状,如发热、盗汗、疲倦消瘦、食欲缺乏等。询问病史,多有结核接触史,结核菌素试验阳性或肺部X线检查发现结核病灶等可资鉴别。

3. **支气管异物** 可表现出明显的发作性咳嗽特点,但无咳嗽加重过程,无卡他症状;具有可疑异物吸入史,异常听诊体征和影像学等发现,可资鉴别。

【预后】 百日咳的预后与患者年龄、免疫接种史、治疗早晚等因素相关,年长儿和成人的预后良好,但婴

儿有死亡和发生脑病的可能,小婴儿病死率可达 1%~4%。此外,长期随访研究表明,百日咳患病期间呼吸暂停和抽搐可能损伤智力。没有证据表明百日咳会导致长期的呼吸功能受损。百日咳患儿死亡的风险因素包括高白细胞计数、肺动脉高压、未接种疫苗、低龄、混合感染等[7]。

【预防】

1. 管理传染源 发现患者应立即作疫情报告,并对患儿进行隔离和治疗,这是防止本病传播的关键,隔离自发病之日起 40 日或发作性咳嗽出现后 30 日。有本病接触史的易感儿童和成人应予以隔离检疫 21 日,或进行预防性治疗。

2. 保护易感人群

(1) 主动免疫:目前已用于预防接种的百日咳菌苗有两种,全细胞疫苗和无细胞疫苗。全细胞疫苗除了具有较强的免疫原性外,还有较强的反应原性,偶可引起局部红肿、疼痛及注射部位形成硬结等,还可引起一些罕见的全身反应:如发热、烦躁、持续性哭闹和嗜睡等,极个别人注射后 48 小时内出现休克,特别是接种后是否会引起脑病令人关注。无细胞疫苗具有 1~5 种不同的百日咳鲍特菌成分。全细胞疫苗和无细胞疫苗之间的大量比较研究提示,两者具有相似的免疫原性,但后者反应原性较弱,人群接受度高。过去我国一直普遍使用白喉-破伤风-全细胞百日咳联合疫苗(diphtheria-tetanus-whole cell pertussis combined vaccine, DTwP),2007 年后已普遍使用自主研发的含 PT 和 FHA 的无细胞百日咳-白喉-破伤风疫苗(diphtheria-tetanus-acellular pertussis combined vaccine, DTaP)。2012 年以后全国只使用 DTaP。研究表明 DTaP 的免疫效应减弱和细胞免疫诱导缺陷可能是百日咳再现的重要原因之一。

如今大多数国家使用 WHO 推荐的免疫接种程序:基础免疫 3 剂次,第一剂在 6 周龄时接种,后续剂次应间隔 4~8 周,基础免疫最后一剂应在 6 月龄前完成;建议对 1~6 岁的儿童加强接种一剂次,最好是在出生后第二年,以提高基础免疫后的保护力(加强剂次应在完成基础免疫最后一剂后至少 6 个月接种)。各国接种程序有些许不同,我国的接种程序为 3、4、5 月龄进行初次免疫,18 月龄进行加强免疫。有研究结果显示,中国 3 月龄左右未接种 DTaP 的健康婴儿体内多不存在来自母体的抗百日咳特异性抗体,罹患百日咳的危险性较高,有研究者建议将我国免疫程序中的 DPaT 初次免疫月龄由 3 月龄提前到 6 周至 2 月龄,与 WHO 建议的基础免疫第一针年龄一致。WHO 提示,在完成基础免疫和加强剂次后,预计预防百日咳的保护期至少可达 6

年。无论是全细胞疫苗和无细胞疫苗都没有终身保护作用,数年后加强注射对减少发病率非常重要,一些发达国家已经开始实施青少年、成人期百日咳疫苗免疫接种。为了保护小婴儿免于百日咳的威胁,也已经开始推广孕期免疫接种和"茧"策略措施("cocoon" strategy,即对新生儿母亲、家庭成员和新生儿密切接触者进行接种)。

(2) 被动免疫:未接受过预防注射的体弱婴儿接触百日咳病例后,可注射含抗毒素的免疫球蛋白进行预防。

3. 药物预防 对没有免疫力而有明确百日咳接触史的儿童和成人可进行药物预防,服用红霉素或复方磺胺甲噁唑等有效抗菌药物 7~10 日。

【治疗】

1. 一般治疗 疑诊或诊断百日咳时应按照呼吸道传染病进行隔离治疗,呼吸道隔离至有效抗菌药物治疗 5 天,若没有进行抗菌药物治疗,呼吸道隔离至起病后 21 天。保持室内空气新鲜,保证充足的液体和营养供给,对危重病人加强护理及支持疗法,做好对症处理。应尽量减少对患儿的刺激,避免咳嗽发作。咳嗽发作剧烈、频繁者可考虑给予镇静剂,如异丙嗪每次 1mg/kg,或苯巴比妥等。小婴儿百日咳病例应该有专人守护,及时吸痰、吸氧等,以免发生窒息。

2. 抗菌治疗 卡他期开始抗菌治疗可以减轻甚至不发生痉挛性咳嗽,进入痉挛性咳嗽期后才开始抗菌治疗,则不能缩短百日咳的临床过程,但可以缩短排菌期及预防继发感染。百日咳鲍特菌既往对红霉素普遍敏感,临床治疗效果最好,每日 40~50mg/kg(最大量 2g),分 4 次口服或静脉滴注,推荐标准疗程为 14 天。有研究显示,红霉素 7 天疗程与 14 天一样有效。红霉素可能导致胃肠道副作用,也可能增加 2 月龄以下婴儿患幽门狭窄的危险。新型的大环内酯类药物具有相似的治疗效果,并且副作用少,易于坚持治疗。阿奇霉素:第一天 10mg/kg(最大量 500mg),第 2~5 天用 5mg/kg(最大量 250mg)。克拉霉素每日 15~20mg/kg(最大量 1g),分 2 次口服,用 7 天。

尽管百日咳鲍特菌耐药株最早报告出现在美国,但欧美发达国家未出现耐药百日咳鲍特菌流行报告。近年来,国内调查研究发现,临床百日咳鲍特菌分离株对红霉素等大环内酯类耐药现象普遍存在[12,13,14,15],不同城市或地区分离株的耐药率有一些差异,如深圳分离株红霉素耐药率为 48.6%,上海 57.5%,西安 87.5%,杭州 75.4%,北京 91.1%。耐药菌导致的百日咳,可选用磺胺甲基异噁唑/甲氧苄啶(SMZ/TMP)可以用于不能耐受大环内酯类或耐药菌株感染的病人,每日 SMZ/TMP

（40mg/8mg）/kg（最大量 1 600mg/320mg），分 2 次，用 14 天。体外试验显示临床分离株对喹诺酮类药物普遍敏感，成人百日咳患者可选用喹诺酮类抗菌药物治疗。

3. 并发症和重症治疗 合并肺炎时可合理给予抗菌药物治疗，单纯肺不张可采取体位引流、吸痰、肺部理疗等，必要时可采用纤维支气管镜排除局部分泌物。合并脑病可用复方异丙嗪或苯巴比妥抗惊厥，合并脑水肿可用 20%甘露醇，每次 1g/kg，静脉注射，必要时可给予地塞米松。百日咳脑病时积极进行脱水治疗等，以免发生脑疝。婴儿重症者可能需要机械通气，但存在呼吸和循环功能衰竭的肺动脉高压患者对治疗的反应很差。重症患者可能需要换血疗法、白细胞置换术等治疗，因为换血可同时减少白细胞和 PT，可能更优。研究提示，出现器官功能障碍前及时进行换血治疗通常效果更好。

4. 中医治疗 我国传统中医学的"顿咳""顿嗽""疫咳""鹭鸶咳""鸡咳""天哮呛"等名称与百日咳有关[16]。应按中医学辨证施治法则进行诊断和治疗，中医治疗可望改善症状。

（姚开虎）

参考文献

[1] 刘丹丹,潘跃娜,焦安夏,等.疫苗使用前后百日咳的流行病学变化.中国实用儿科学杂志,2020,35(2):157-162.

[2] MELVIN JA,SCHELLER EV,MILLER JF,et al. Bordetella pertussis pathogenesis:current and future challenges. Nat Rev Microbiol,2014,12(4):274-288.

[3] CHERRY JD,TAN T,WIRSING VON KÖNIG CH,et al. Clinical definitions of pertussis:Summary of a Global Pertussis Initiative roundtable meeting, February 2011. Clin Infect Dis, 2012,54(12):1756-1764.

[4] JAMES CHERRY, GAIL DEMMLER-HARRISON, SHELDON KAPLAN. Feigin and Cherry's Textbook of pediatric infectious disease. 8th edition. Philadelphia: ELSEVIER, 2019: 1159-1178.

[5] 贾举,袁林,高薇,等.百日咳并发症.中国当代儿科杂志,2019,24(7):713-717.

[6] VAN DER ZEE A,SCHELLEKENS JF,MOOI FR. Laboratory Diagnosis of Pertussis. Clin Microbiol Rev,2015,28(4):1005-1026.

[7] 姚开虎,李丽君.重症百日咳的诊断及死亡风险因素研究进展.中华实用儿科临床杂志,2019,34(22):1681-1685.

[8] 姚开虎,邓继岿,热夏提·达吾提.百日咳诊断:现行标准的局限性和 GPI 建议.中国当代儿科杂志,2016,18(9):891-896.

[9] 中华医学会儿科学分会感染学组,《中华儿科杂志》编辑委员会.中国儿童百日咳诊断及治疗建议.中华儿科杂志,2017,55(8):568-572.

[10] 刘霞,吕芳,侯安存.百日咳综合征的概念及诊疗进展.临床和实验医学杂志,2019,18(10):1118-1120.

[11] 曹家颖,潘家华.百日咳综合征病原学、发病机制与临床特点研究进展.中华儿科杂志,2020,58(2):158-161.

[12] LI L,DENG J,MA X,et al. High Prevalence of Macrolide-Resistant Bordetella pertussis and ptxP1 Genotype, Mainland China,2014-2016. Emerg Infect Dis,2019,25(12):2205-2214.

[13] ZHANG JS, WANG HM, YAO KH, et al. Clinical characteristics,molecular epidemiology and antimicrobial susceptibility of pertussis among children in southern China. World J Pediatr,2020,16(2):185-192.

[14] HUA CZ,WANG HJ,ZHANG Z,et al. In vitro activity and clinical efficacy of macrolides, cefoperazone-sulbactam and piperacillin/piperacillin-tazobactam against Bordetella pertussis and the clinical manifestations in pertussis patients due to these isolates:A single-centre study in Zhejiang Province,China. J Glob Antimicrob Resist,2019,18:47-51.

[15] 杨永弘,杨颖.百日咳杆菌耐药.中华实用儿科临床杂志,2016,31(4):263-265.

[16] 姜德友,陈星燃,王远红.百日咳源流考.中国中医急症,2020,29(2):349-351,372.

20章

第 8 节   链球菌感染

链球菌为革兰氏阳性球菌,在液体培养基中生长时,细菌排列成长短各异的链状而得名。按细菌菌落在血琼脂培养基上溶解红细胞的能力,链球菌可分为三类,①甲型（α）溶血性链球菌:表现为不完全溶血特征,在菌落周围有 1~2mm 的草绿色溶血环,故又称为草绿色链球菌,常存在于正常人的呼吸道及肠道,一定条件下可引起心内膜炎及泌尿系等感染;②乙型（β）溶血性链球菌:表现为完全溶血特征,在血平皿菌落周围形成宽 2~4mm 的无色透明溶血环,引起人与动物感染的链球菌绝大多数属此型;③丙型（γ）链球菌:不产生溶血素,其菌落周围无溶血环,故又称非溶血性链球菌,大多数无致病力,但也可成为条件致病菌。

Lancefield 按细菌壁的多糖抗原(C 抗原)的不同,将 β 溶血性链球菌其分为 A~H 和 K~V 共 20 族,90%具有致病性的 β 溶血性链球菌属 A 族,B 族溶血性链球菌可致新生儿感染,C、D 和 G 族链球菌多为呼吸道、肠道正常菌群,偶可致病。在某种程度上,Lancefield 抗原分类与常规链球菌的菌种命名有关,B 族链球菌仅限于无乳链球菌(*Streptococcus agalactiae*),A 族抗原可见于化脓链球菌(*Streptococcus pyogenes*),还可见于停乳链球菌相似马亚种(*Streptococcus dysgalactiae subsp. equisimilis*)、咽峡炎链球菌群(*Streptococcus anginosus* group)中的某些菌种,其他抗原分类与链球菌种类之间的关系更加复杂[1]。

一、A 族链球菌感染

A 族链球菌(group A streptococci,GAS),通常又指代化脓链球菌,是儿童细菌性感染的重要病原菌之一。主要引起咽炎、扁桃腺炎、猩红热及脓疱疮等皮肤软组织感染,偶可引起阴道炎、肛周蜂窝织炎、肺炎、心内膜炎、心包炎、肌炎、化脓性关节炎、骨髓炎、坏死性筋膜炎、脑膜炎、败血症及中毒性休克综合征等。化脓链球菌所致的非化脓性并发症包括链球菌感染后肾小球肾炎和急性风湿热。化脓链球菌咽部感染后可以出现上述两种疾病,但皮肤感染后仅可能出现肾小球肾炎。该菌感染还与链球菌感染相关性儿童自身免疫性神经精神障碍(pediattrc autoimmune neuropsychiatric disorders associated with streptococcal infections,PANDAS)有关[2]。

【病原学及发病机制】 为革兰氏阳性球菌,直径 0.6~1μm,排列呈不同长度的链状,无鞭毛、无芽孢,对高温及药剂消毒均很敏感。GAS 可产生很多毒力因子,在细菌黏附、逃避宿主免疫和组织损伤中发挥作用。细菌毒力与其所产生的毒素、酶相关。

1. 细菌成分

(1) 荚膜:某些菌株在组织、血液或培养基中早期可形成由透明质酸组成的荚膜,荚膜具有抗吞噬作用,但作用较弱。

(2) 细菌壁:①多种蛋白抗原成分(M、T、S 及 R),其中以 M 抗原最为重要,近年来运用聚合酶链反应(polymerase chain reaction,PCR)扩增编码 M 蛋白的 *emm* 基因,并通过测序对菌株进行分型。该方法可将 GAS 分为 180 余种基因型,有助于链球菌感染的流行病学调查及疫苗研制。M 蛋白是细菌的主要毒力因子,它既可使细菌能黏附在黏膜上皮细胞上,又具有抗吞噬作用。M 蛋白作为抗原决定簇,可使机体产生各种不同特异性免疫抗体,对同型感染具有保护作用,据此可分血清型。产生的抗体可与机体组织产生交叉反应,引起自身免疫性疾病,如风湿性心脏病等。②脂壁酸(lipoteichoic acid):也是一种毒力因子,可通过与上皮细胞表面的纤维结合素结合,促使细菌定植;③多糖抗原:与心内膜糖蛋白有交叉免疫反应,是引起风湿病的重要因素。

2. 毒素和酶 在人体组织中所繁殖的链球菌已知可产生 20 余种细胞外抗原,其中具有重要临床意义的有:①链球菌致热外毒素(streptococcal pyrogenic exotoxins,SPE),即过去所称的红疹毒素,可引起患者发热及猩红热样皮疹,致热外毒素 A、B 和 C 可刺激机体产生特异性的抗体,当患儿再次 GAS 感染时不再出现猩红热样皮疹,但仍可引起其他类型的 GAS 感染症状;致热外毒素 A、B 和 C,以及一些新发现的外毒素与侵袭性链球菌感染(如中毒性休克综合征)有关,还有研究显示高水平表达致热外毒素 A 或 C 的 *emm* 型与严重疾病有关。②溶血素 O 及 S:可溶解红细胞并损伤中性粒细胞、血小板及心肌组织。溶血素 S 是引起血培养皿菌落周围溶血环的成分。O 溶血素具抗原性,85%~90%的 GAS 感染者,在感染后 2~3 周血清中可查到抗溶血素 O 抗体(简称抗链 O)。③链激酶(streptokinase,SK):又名溶纤维蛋白酶(fibrinolysin),可防止血浆凝固并具有溶解血栓的作用,有助于细菌在组织内扩散。④脱氧核糖核酸酶(DNAases):又称链道酶(streptodornase,SD),它可水解脓液中的 DNA,使脓液变稀薄,有助细菌扩散。由于 SD 和上述 SK 能致敏 T 细胞,故常用 SK-SD 制剂进行皮肤试验,测定患者的细胞免疫功能。⑤透明质酸酶(hyaluronidase):又称扩散因子,可溶解细胞间透明质酸,使细菌易在组织中扩散,例如形成蜂窝织炎及丹毒。⑥蛋白酶:可破坏组织,引起坏死。⑦C5a 肽酶,是 GAS 分泌的一种水解酶,存在于细菌表面,它可以分解补体衍生的化学吸附素 C5a,并抑制吞噬细胞的趋化作用。

【流行病学】 由于卫生及生活条件改善,尤其是抗菌药物的广泛应用,使得本病在国内外流行已不如以前那么猖獗,且病情也明显减轻,尤其是猩红热,加上患者多能获得早期治疗,风湿热及链球菌感染后肾炎的发病也已明显减少。但 20 世纪 80 年代中期以后,北美、欧洲侵袭性 GAS 感染的发病呈上升趋势,常表现为链球菌中毒性休克综合征(streptococal toxic shock syndrome,STSS),可危及生命,原因不明,可能与细菌毒力增强有关。2011 年香港猩红热(scarlet fever)暴发流行,引起此次的流行菌株主要为多重耐药的 emm12 型,通过全基因组测序发现一个 46.4kb 的前噬菌体ΦHKU. Vir,其编码超抗原 SSA、SpeC 和 DNase Spd1。同年 emm12 型导致了上海猩红热暴发[3]。

GAS 感染多见于学龄前及学龄儿童,3 岁以下儿童少见。咽、扁桃腺炎、猩红热多在冬春季流行,皮肤感染易发生于炎热季节。

1. 传染源　急性期患儿(尤其未经治疗者)是主要传染源,经 24 小时合适治疗后的患儿和长期咽部携带者一般不具有传染性。

2. 传染途径　主要通过鼻咽部分泌物飞沫传播或直接密切接触传播,也可通过病菌污染玩具、用具、手及食物等间接经口传播。皮肤损伤,如烫伤、抓伤,可成为病菌入侵的门户,感染后所引起的猩红热称为外科型猩红热,通常局部先出现皮疹。脓疱疹可通过直接或间接接触引起皮肤-皮肤间传播。

3. 易感人群　普遍易感,感染后机体可获得血清型特异的抗菌免疫力及特异性抗毒素,如再次感染同型链球菌,可不再发病,再次感染产生同型致热毒素的链球菌后,可不引起猩红热样皮疹。婴儿可通过胎盘获得被动免疫。

【临床表现】　GAS 可引起多种疾病,以咽、扁桃腺炎最常见,其次是皮肤感染,偶可引起败血症、STSS 等侵袭性感染,现分述如下:

1. 急性咽、扁桃体炎　6 个月～3 岁的婴幼儿发病常较隐匿,表现低热、流清涕,罕见有扁桃体渗出及颈淋巴结肿大,但易并发中耳炎。症状难以与其他病原所致的炎症区分。

3 岁以上儿童发病急,表现为高热、咽痛、下咽痛。常伴全身不适、倦怠、头痛、呕吐等症状,体检可见咽部明显充血、水肿,扁桃体充血、肿胀,腺窝覆有点或片状黄、白色渗出物,易被拭除,软腭有时可见小出血点,颌下或颈前淋巴结肿大,常有压痛。

2. 猩红热(scarlet fever)　多见于 3 岁以上儿童,常在冬末春初流行,潜伏期 1～7 天,平均 3 天。发病急,临床表现除上述急性扁桃体炎症状、体征外,发病24 小时内出现皮疹,皮疹始见于耳后、颈及上胸部,1 日内蔓延至全身,典型的皮疹为在皮肤充血的基础上有猩红色弥漫细小斑丘疹,皮肤压之变白,去压后经数秒钟恢复充血,有时皮疹隆起如寒冷时所起的"鸡皮疙瘩"状,抚摸有砂纸感,可在其顶端出现粟粒状小疱疹;面部皮肤充血,但无皮疹,口、鼻周围不充血,形成"环口苍白圈",在腋下、肘部及腹股沟的皮肤皱褶处,皮疹密集,色深红,间或有出血点,呈横线状,称之为"帕氏线"或"帕氏征"。近年猩红热症状趋轻,皮疹常不典型,有时仅表现有稀疏皮疹。皮疹多在 1 周内消退,1 周末至第 2 周开始脱皮,躯干常呈糠样脱屑,皮疹严重者四肢、手掌、足底可引起片样脱皮,由于目前多为轻症,已难见呈大片脱皮者[4]。

起病 1～2 天,患者舌苔厚白,舌乳头红肿,突出于白苔之上,以舌尖及边缘处显著,称为"草莓舌"。2～3天后白苔消退,舌面光滑呈牛肉色,味蕾仍较明显,称为"杨梅舌"[5]。

一般引起猩红热的原发感染灶位于咽部及扁桃体,位于皮肤而出现猩红热症状者,称为外科型猩红热,较常见于皮肤烫伤继发链球菌感染的患儿。

3. 皮肤及软组织感染(skin and soft tissues infections)

(1)脓疱病:为 GAS 引起的浅表皮肤感染,多与金黄色葡萄球菌混合感染。一般无全身症状,皮损初起为红斑,迅速形成成簇米粒样水疱或脓疱疹,周围有红晕,脓疱可向周边蔓延,脓疱易破裂,形成黄色结痂。皮疹多发生于颜面、四肢等暴露部位,自觉瘙痒,通过抓挠可将脓疱疹传播到其他部位。本病常为急性链球菌感染后肾小球肾炎的原因。

(2)皮下感染:多因链球菌从皮肤伤口入侵而发病,如虫叮咬、抓破、小创伤或烫伤等。可表现为深脓疱病或蜂窝织炎,局部红、肿、热、痛,压痛明显,局部淋巴结肿大。严重时可引起发热等全身感染中毒症状。

(3)丹毒:系 GAS 引起的皮肤软组织,尤其淋巴管网急性感染,好发于面部及下肢,细菌多由皮肤破损处入侵,营养不良、免疫低下常是引起本病发病的原因。近年本病已十分少见。患儿常有发热等感染中毒症状,皮肤局部红肿,边缘清楚隆起,并向邻近部位迅速蔓延,病损灼热、疼痛,局部淋巴结肿大,常伴淋巴管炎,表皮紧张发亮,有时出现大小不等的水疱,破后结痂。面部丹毒水肿明显,眼睛常睁不开。全身症状及皮损 4～5天达高峰,一周内可全部消退,皮损处有糠样脱屑及色素沉着。有效抗菌药物治疗可缩短病程。

4. 外阴炎　GAS 是引起青春期前少女外阴炎的常见病原体,患儿多在外阴部位有明显充血及分泌物,局部有刺激症状,引起行走和排尿不适。

5. 肛周蜂窝织炎　临床表现为肛周红肿、瘙痒、排便疼痛及便中带血。发热等全身症状少见[2]。

6. 侵袭性 GAS 感染（invasive GAS infections） 在大部分患者中，侵袭性感染被认为由皮肤及黏膜感染 GAS 引起，而 GAS 咽喉炎极少导致侵袭性感染。①STSS 表现为高热、虚脱、低血压，进而引起多脏器衰竭，包括急性呼吸窘迫综合征、肾功能衰竭、血小板减少、凝血障碍、肝功能异常等。病死率可达 20%~30%。除细菌学证实，否则不易与金黄色葡萄球菌所致的中毒性休克综合征区分。②坏死性筋膜炎：表现为广泛的皮肤及皮下软组织的局部坏死。③其他的局部及系统的 GAS 感染：如菌血症、脑膜炎、肺炎、骨髓炎及化脓性关节炎等[6]。

【实验室检查】

1. 外周血 白细胞计数及中性粒细胞均增高，核左移。猩红热恢复期可见嗜酸性粒细胞增多。

2. 细菌培养及抗原检测 咽扁桃体或伤口等部位的分泌物或渗出物培养可分离到 GAS。由于 10%~20% 正常学龄儿童咽部也可带有此菌，因此阳性培养需结合临床综合考虑。近年采用快速 GAS 抗原检测（RADT），敏感性可达 60%~95%，特异性在 95% 以上，据观察，细菌培养阳性患者中，有 1/5 抗原检测阴性，因此抗原检测尚不能完全取代细菌培养。

3. 链球菌毒素、酶的抗体测定 ①抗链球菌溶血素 O（antistreptolysin O，ASO），急性链球菌（咽部）感染后 2~3 周其滴度升高，由于正常儿童较成人水平高，故恢复期抗体较急性期抗体滴度升高 2 倍或 2 倍以上，具有诊断价值。风湿热患者 ASO 可显著增高。链球菌脓皮病患者 ASO 滴度仅轻度升高或不升高。链球菌后肾炎 ASO 升高变异较大；但 C 及 G 组链球菌感染后也可产生 ASO，故应结合临床考虑。②链球菌脓皮病感染后 6~8 周及急性肾小球肾炎，抗 DNAase 可显著增高，有些咽部感染也可增高。③抗透明质酸酶在链球菌咽炎及脓皮病感染后均可增高，但不如 ASO 增高那么稳定。④2 分钟玻片法测多种抗体，包括 ASO、抗 DNAase、抗透明质酸酶、抗链激酶等，敏感性较测定 ASO 高，常提示 GAS 近期感染。

4. 尿常规检查 链球菌感染急性期或恢复早期，尿中可出现一过性蛋白尿、镜下血尿，这与感染 2 周后出现的急性肾炎不同。

【鉴别诊断】

1. 链球菌感染咽炎 不易与其他病原所致的咽炎鉴别，需依靠病原学及血清学检查才能明确诊断和鉴别。

2. 渗出性扁桃体炎需与以下疾病鉴别 ①咽白喉：有流行病学史，发病较缓，发热较轻，咽充血不如链球菌咽炎明显，扁桃体上覆有片状灰白色假膜，可波及软腭、悬雍垂或咽后壁黏膜，假膜不易擦去，强行擦拭则可引起出血，咽培养及涂片检查有助于诊断。②传染性单核细胞增多症扁桃体上也可有白色渗出物，但患者发热持续时间长，抗菌药物治疗无效，外周血异常淋巴细胞增多，嗜异性凝集试验及 EB 病毒抗体阳性可资鉴别。③腺病毒呼吸道感染有时在扁桃体腺窝上可见白色渗出，但抗菌药物治疗无效，病毒学及抗体检测可鉴别[7]。

3. 猩红热皮疹需与以下疾病鉴别 ①麻疹、风疹等病毒性发疹性疾病，皮疹为斑丘疹，疹间皮肤正常，咽充血不如猩红热明显，无扁桃体渗出，无"杨梅舌"，麻疹起病 3~4 天后才出疹，前驱期颊黏膜可见科氏斑，风疹常有枕后淋巴结肿大。②金黄色葡萄球菌感染也可发生猩红热样皮疹，"杨梅舌"等，鉴别需依靠细菌学检查。③川崎病可有皮疹、"杨梅舌"、1 周后有指/趾端脱皮，但与猩红热不同，好发于 3 岁以下儿童，高热 5 天以上，抗菌药物治疗无效，患儿有眼结合膜、口腔黏膜充血，口唇干裂等。④药疹也可有猩红热样皮疹，有药物史，感染中毒症状较轻，无咽、扁桃体炎及"杨梅舌"等表现，停药后症状减轻，抗菌药物治疗无效。⑤链球菌与金黄色葡萄球菌脓皮病临床不易鉴别，实际两者常同时存在，鉴别需依靠细菌学检查。

【并发症】

1. 感染直接蔓延侵袭邻近组织器官，如颌下，引起颈淋巴结炎、鼻窦炎、中耳炎、乳突炎、扁桃体周围脓肿、咽后壁脓肿及支气管炎、肺炎等。

2. 细菌通过血行传播引起败血症及迁徙性病灶，如脑膜炎、骨髓炎、化脓性关节炎及心内膜炎等。

3. 非化脓性并发症发病与变态反应有关

（1）风湿热：一般在 GAS 咽、扁桃体炎或猩红热后 3 周左右起病，脓疱疮后一般不引起风湿热。近年由于链球菌感染时多能获得早期、足够疗程的治疗，风湿热发病已明显减少。

（2）链球菌感染后肾小球肾炎：多发生在感染后 2~3 周，咽峡炎及脓疱疮均能引起肾炎，且发病与链球菌某些血清型有关，如 12 型咽部感染及 49 型所致脓疱疮易引起肾炎，其他菌型尚有 1、4、25、55、57、60 及 61 型等。

（3）链球菌感染后反应性关节炎：常指由 GAS 感染后引起尚不满足风湿热诊断标准的以急性关节炎为特征的综合征，一般侵犯大关节，为非游走性，多在链球菌感染后 10 天内发病。有报道部分患者可发生心脏瓣膜病,故此类患者应密切随访数月。

4. PANDAS 一般认为在上呼吸道感染后发病,但此疾病与 GAS 的关系尚存在争议。

【治疗】 治疗目的是控制感染、消除症状,缩短病程,减少细菌传播,预防风湿热、肾小球肾炎等并发症。迄今 GAS 对青霉素仍都敏感,故青霉素为首选药物,青霉素 V 钾片 250mg/次,每日 3 次,可取得较满意的疗效。疗程一般主张 10 天,但患儿多难以坚持,国内近年多采用 5~7 天疗程,无论在消除症状、预防合并症及减少带菌均取得较好疗效。如不能完成口服疗程,可采用青霉素 G 每日 2 万~4 万 U/kg,分 2 次肌内注射。有人认为单剂长效苄星青霉素 60 万~120 万 U 肌内注射,或普鲁卡因青霉素 60 万 U,每日 1 次肌内注射也有效,但目前临床很少应用。有研究提示,阿莫西林 50mg/kg(最大量不超过 1 000mg)10 天疗程对治疗 GAS 咽喉炎有效。

第一、二代头孢菌素,如头孢氨苄(先锋Ⅳ)25~50mg/(kg·d)分 4 次,头孢羟氨苄 30~40mg/(kg·d)分 2 次,头孢克洛 20mg/(kg·d)分 3 次,及头孢呋辛酯 0.125~0.25g/次,每日 2 次(适用于 5 岁以上儿童)等口服也有较好疗效,可用于对青霉素过敏的病例。对青霉素过敏者一般认为可用大环内酯类和克林霉素治疗,但近年来研究显示我国大部分地区 GAS 对克林霉素和大环内酯类的耐药率分别达到了 96.9% 和 94.0% 以上。四环素及磺胺药大多耐药,不宜用于治疗 GAS 感染。

GAS 咽部感染在完成上述抗菌药物疗程停药后,咽部带菌率一般为 10%~20%,虽此时已无临床症状,仍需定期复查咽培养,部分病例在第 2 周带菌可自然阴转,阳性者可延长青霉素疗程或改用其他药物。

侵袭性 GAS 感染,尤其合并 STSS 及坏死性筋膜炎者,应加大青霉素用量,一般可用 10 万~20 万 U/(kg·d)分 4~6 次静脉滴注,疗程需根据病情。由于侵袭性链球菌生长缓慢,在深部组织中菌量高,有时青霉素清除效果不够满意,主张加用克林霉素,25~40mg/(kg·d)分 3 次静脉注射,后者更具有抑制细菌合成毒力 M 蛋白的作用。重症患者需严密监护,维持水、电解质平衡,必要时可静脉给予丙种球蛋白。有坏死组织及脓肿的病例需行外科彻底清创或引流。

GAS 脓疱病局部抗菌油膏治疗,如莫匹罗星软膏,有人认为与全身治疗有同样效果,但为了不发生链球菌感染后肾炎,加用短疗程全身抗菌治疗较为稳妥。

【预防】 早期、足疗程治疗 GAS 感染,可有效地预防风湿热及急性肾小球肾炎的发生。猩红热及咽、扁桃体炎患儿应隔离 6 天,至咽培养阴转。对密切接触患者的易感儿需检疫 1 周,对体弱者可用药物预防,如注射长效青霉素、口服青霉素或头孢菌素。流行期间避免去拥挤的公共场所。注意皮肤卫生,以防皮肤感染。

二、B 族链球菌感染

【病因学】 B 族链球菌(group B Streptococcus,GBS)又称无乳链球菌,属兼性革兰氏阳性球菌,有荚膜,主要引起产后感染及新生儿严重的全身性和局灶性感染,如新生儿肺炎、败血症、脑膜炎等。虽然围产期预防策略已使新生儿败血症下降,但 GBS 仍是新生儿、孕妇、免疫缺陷成人的主要致病菌[8]。

GBS 根据其荚膜多糖(capsular polysaccharides,CPS)抗原性不同,分为 10 种血清型,包括Ⅰa、Ⅰb、Ⅱ、Ⅲ、Ⅳ、Ⅴ、Ⅵ、Ⅶ、Ⅷ、Ⅸ型[9],GBS 的荚膜多糖是其主要的毒力因子及抗体相关免疫刺激因子。GBS 尚可产生多种外毒素及酶,如溶血素、CAMP 因子、马尿酸氧化酶、核酸酶、蛋白酶、神经氨酸酶和脂磷壁酸。后两种因子可增强 GBS 的毒力和侵袭力[9]。

【流行病学】 GBS 广泛定居于妇女的生殖道和胃肠道,国外报道妊娠妇女 GBS 带菌率约 20%(4%~40%),首都医科大学附属北京妇产医院报道的孕妇 GBS 带菌率为 11.7%。带菌妇女通常无临床症状,但也可引起绒毛膜羊膜炎、子宫内膜炎等。新生儿可通过母婴垂直传播引起 GBS 感染。垂直传播主要引起新生儿早发感染,带菌妇女所生婴儿约有 1%~2% 发生早发 GBS 感染。新生儿及幼婴也可通过生后水平传播引起感染,主要是晚发 GBS 感染,可以是母婴及婴儿与婴儿间的传播。首都医科大学附属北京儿童医院等单位研究表明,血和脑脊液培养很难分离到 GBS,但抗原快速诊断证明 GBS 是我国新生儿严重感染的病原之一,发病率可能比国外低。这一方面与抗菌药物不合理使用有关;另一方面也证明我国小儿体内 GBS 抗体水平较国外小儿为高。

早发 GBS 感染是指发生在生后 7 天以内的 GBS 感染,美、英等发达国家报道活产儿早发 GBS 感染发生率为 0.34‰~0.41‰,印度、马来西亚等发展中国家为 0.08‰~0.4‰。一些产科因素可增加早发 GBS 感染的发生率,如早产、低出生体重儿(极低出生体重儿 GBS 感染率可达 8‰)、胎膜早破、母亲有产褥期发热、分娩时母亲阴道 GBS 带菌、母亲有绒毛膜羊膜炎或子宫内膜炎等。任何血清型均可引起早发 GBS 感染,但以Ⅰa、Ⅲ、Ⅴ血清型多见。新生儿早发感染所分离到的

GBS,其血清型与母亲生殖道定居的 GBS 型别一致。

晚发 GBS 感染是指在生后 7 天以后发生的感染,活产儿中的发病率为 0.6‰~1.7‰。发病与产科危险因素无关。1 个月以上的婴儿 GBS 感染多发生在早产儿或免疫缺陷患儿。晚发感染的 90% 均由Ⅲ型 GBS 引起。近年来,临床分离 GBS 的血清型分布也在发生改变,如新生儿带菌和非脑膜炎的 GBS 感染菌株中,V 血清型有增多的趋势[10,11]。

【发病机制】 早发 GBS 感染与新生儿免疫机制不成熟有关,尤其是低出生体重儿更易发生感染。发病也与其从母体获得 GBS 型特异 IgG 抗体水平有关,母抗体水平低时,其婴儿通过胎盘所获抗体也较少,故易于发生 GBS 感染。另外细菌毒力、母亲产科危险因素及母体带菌数量多少均可影响新生儿的发病。

晚发 GBS 感染可能与患儿早期带菌,发生前驱的病毒性呼吸道感染使黏膜屏障受损,GBS Ⅲ型可合成大量荚膜多糖蛋白及从母体获得较少免疫抗体有关。偶有早发无全身症状的菌血症,导致晚发的 GBS 骨髓炎[12]。

【临床表现】 早发 GBS 感染约占新生儿 GBS 感染的 80%,常以肺炎、败血症或脑膜炎为临床特征,多在生后 12~24 小时内出现症状。宫内感染可致胎儿缺氧,出生后可发生窒息、昏迷或休克。GBS 肺炎表现为鼻扇、呼吸急促、呼吸暂停及发绀。胸部 X 线检查可见肺部有网状颗粒状、片状炎性浸润阴影及肺纹理增加,也可有胸膜渗出液或发生肺水肿、心脏扩大;重症肺炎 X 线改变有时不易与肺透明膜病区分。患儿可并发持续胎儿循环或呼吸窘迫综合征。脑膜炎的发生率少于 10%,可表现有惊厥、嗜睡、昏迷、前囟隆起等[13]。

晚发 GBS 感染以脑膜炎、败血症及局部病灶为主要表现。脑膜炎起病常隐匿,表现为发热、昏睡、呕吐、囟门张力增高及惊厥等。常见的迁徙病灶有骨髓炎、关节炎、蜂窝织炎及淋巴结炎;较少见的有泌尿道感染、中耳炎等。GBS 骨髓炎常在诊断前 1 个月即出现受累肢体活动减少或活动时疼痛,偶见局部红肿,以肱骨近端最常被感染。化脓性关节炎常累及髋、膝、踝关节。蜂窝织炎常发生于面部或颌下,常位于一侧,也可发生在腹股沟、阴囊或髌前。败血症时患儿表现为发热、反应差、易激惹及喂养困难等。

【诊断】 细菌学检查是诊断 GBS 感染的基本手段,从血液、脑脊液或感染病灶抽取的体液标本分离出 GBS 即可确诊;从胃液、气管分泌物、皮肤、黏膜分离出病菌,不能诊断为 GBS 感染,因这些部位正常可有 GBS 定植。

快速抗原检测的方法可从体液中直接检测 GBS 抗原,常用方法有乳胶凝集试验(latex agglutination test,LA)、协同凝集试验(collaborative agglutination test,COA)、对流免疫电泳(convection immunoelectrophoresis,CIE)等,抗原检测的敏感性及特异性均不如细菌培养,但对曾用抗菌药物治疗的患者,常仍可检出 GBS 抗原是其优点。抗原检测可有假阳性,故检测结果需结合临床综合判断。

【治疗】 首选青霉素 G 治疗,因 GBS 对其敏感,但其最低抑菌浓度比 GAS 高 4~10 倍,故需用大剂量治疗,尤其是脑膜炎患儿。体外试验氨基糖苷类抗菌药物与青霉素有协同作用,对脑膜炎及重症病例可两者一起用。对青霉素过敏者,也可用克林霉素治疗;头孢曲松等第三代头孢菌素治疗有效。

7 日以内脑膜炎青霉素用量为 25 万~45 万 U/(kg·d),7 日以上脑膜炎 45 万 U/(kg·d),分 3 次静脉滴注,疗程一般需 3 周。对菌血症伴软组织或肺炎迁徙病灶者,疗程 10 天以上;关节炎需 2~3 周;骨髓炎及心内膜炎常需 3~4 周。

支持治疗也很重要,如纠正缺氧、改善通气、抗惊厥、降低颅内压、治疗休克,以及维持水、电解质平衡及营养等。应用静脉丙种球蛋白是否有效,尚存在不同意见,可能与使用的产品中是否含较高的 GBS 特异性抗体有关。剂量为 0.5~1g/kg,1 次静脉缓慢滴注。

【预防】 产妇分娩时采用抗菌药物预防,可防止 60%~90% 新生儿发生早期 GBS 感染,但对晚期感染无效。美国妇产科医师学会推荐孕妇无论采取阴道分娩或剖宫产分娩,在妊娠 36~37⁺⁶ 周进行 GBS 常规筛查,有妊娠期 GBS 菌尿或既往有新生儿 GBS 感染病史孕妇直接进行产时抗生素预防,无需进行 GBS 筛查。产时抗生素预防使用的适应证:①本次妊娠期间任何时候发现 GBS 菌尿;②既往分娩过患有 GBS 早发感染的新生儿;③妊娠 36~37⁺⁶ 周阴道-直肠培养阳性。如果在分娩期仍未知 GBS 的筛查结果,则对有 GBS 早发感染危险因素的妇女进行产时抗生素预防性给药。高危孕妇包括分娩时有早产风险、早产胎膜破裂或足月胎膜破裂 ≥18 小时以上,或产时发热(温度 ≥38℃)。如果可疑羊膜腔感染,使用广谱抗生素治疗,以便覆盖可疑多种微生物感染及 GBS 感染。

对足月孕妇分娩期仍无 GBS 检测结果,符合以下情况需要进行产时抗生素预防:①产妇存在任何 1 项感染危险因素:体温 ≥38.0℃;破膜时间 ≥18 小时以上;②快速检测 GBS 阳性;③孕期 GBS 阳性史。对至分娩期仍未进行 GBS 检测的足月孕妇,可应用核酸扩增试验(nucleic acid amplification technique,NAAT)进行产时阴道-直肠 GBS 检测,阳性孕妇进行产时抗生素预防,阴性孕妇如果没有感染危险因素,无需进行产时抗生素预防。如果存在感染危险因素,即使 NAAT 检测 GBS 阴性,也需要应用产时抗生素预防。静脉滴注青霉素是产时预防妊娠期 GBS 阴道直肠携带的首选抗生素,初次剂量500 万 U,静脉滴注,然后每4 小时250 万~300 万 U,静脉滴注,直至分娩。替代方法是静脉滴注氨苄西林,首剂2g,静脉滴注,后每4 小时 1g 或每6 小时 2g,静脉滴注,直至分娩。青霉素过敏和 GBS 检测阳性的孕妇,根据患者过敏风险程度和 GBS 对克林霉素的敏感性确定抗生素选择。

预防新生儿 GBS 感染另一个可预期的策略是母亲接种疫苗,经胎盘转移自然获得母源性抗 GBS 荚膜多糖抗体能保护新生儿免于侵入性 GBS 感染。已经在研发 GBS 不同血清型荚膜多糖组成的多价疫苗,可结合至载体蛋白供人类使用。在妊娠前或妊娠中给予疫苗能产生经胎盘途径由疫苗诱导的抗体以保护胎儿或新生儿免于某些 GBS 血清型感染。

【预后】 目前 GBS 感染的病死率不足 10%,主要死于感染性休克。无脑膜炎的患儿也可发生脑室周围白质软化,存活者可引起智力低下。脑膜炎存活患儿中,有 12%~30% 可引起严重神经性后遗症,如皮质盲、强直、智力落后;其他较轻合并症有运动障碍、耳聋、轻度智能落后等。

三、其他链球菌感染

C 族 β-溶血性链球菌(group C beta-hemolytic streptococci,GCS)和 G 族 β-溶血性链球菌(group G beta-hemolytic streptococci,GGS)也常分离自儿童咽部,可引起渗出性咽炎和扁桃体炎,临床症状与 GAS 感染相似。儿童咽炎患者咽部非 GAS 链球菌培养阳性率随年龄递增,尚未发现明显的季节流行特征。另外,GCS、GGS 感染儿童人群引起的肺炎、皮肤软组织感染、鼻窦炎、心内膜炎、败血症、脑膜炎等也偶有报道。

实验室病原学检查时需注意,GCS 和 GGS 中包含两种菌落形态差异较大的菌株:菌落直径>0.5mm 组和菌落直径≤0.5mm 组。大菌落组(停乳链球菌似马亚种等)和小菌落组(咽峡炎链球菌群等)的种属、表型特征、致病性和临床意义有所不同。细菌学检查利用抗血清凝集试验对其 Lancefield 分类鉴定后,还需结合菌落形态和生化反应(PYR 试验、V-P 试验等)对种属进一步鉴定。

GCS 和 GGS 感染治疗用药以青霉素类、头孢菌素类药物为主,青霉素过敏患者可使用大环内酯类药物(红霉素、阿奇霉素)或林可酰胺类药物(林可霉素、克林霉素)治疗。严重的皮肤软组织感染时,如坏死性筋膜炎、中毒性综合征等推荐使用或加用克林霉素治疗。在治疗 GCS 和 GGS 感染导致的心内膜炎时,常在 β-内酰胺药物的基础上加入氨基糖苷类药物。GCS 和 GGS 菌株对青霉素类和三代头孢菌素类药物高度敏感,耐药株较少见,而此类菌株红霉素耐药常有报道,局部地区 GGS 对红霉素耐药率可达 38.8%。

(姚开虎)

参考文献

[1] JORGENSEN JH,PFALLER MA. 临床微生物学手册. 11 版. 王辉,马筱玲,钱渊,等译. 北京:中华医学电子音像出版社,2017:469-496.

[2] 邹丽萍. GAS 感染与 PANDAS. 临床儿科杂志,2006,24(6):463-465.

[3] LUCA-HARARI B,DARENBERG J,NEAL S,et al. Clinical and microbiological characteristics of severe Streptococcus pyogenes disease in Europe. J Clin Microbiol,2009,47(4):1155-1165.

[4] TSE H,BAO JYJ,DAVIES MR,et al. Molecular characterization of the 2011 Hong Kong scarlet fever outbreak. J Infect Dis,2012,206(3):341-351.

[5] CHEN M,YAO W,WANG X,et al. Outbreak of scarlet fever associated with emm12 type group A Streptococcus in 2011 in Shanghai,China. Pediatr Infect Dis J,2012,31(9):e158-162.

[6] 冯利娟,杨永弘,俞桑洁,等. 儿童 A 族 13 溶血性链球菌分离株抗生素耐药模式的研究. 中国感染与化疗杂志,2010,10(2):127-130.

[7] KLIEGMAN RM,STANTON BF,ST. GEME JW,et al. Nelson textbook of pediatrics. 19th ed. Philadephia:WB Saunders,2010:10.

[8] SENIOR K. Antenatal screening for group B streptococcus. Lancet Infect Dis,2012,12(8):589-590.

[9] FSHAR B,BROUGHTON K,CRETI R,et al. International external quality assurance for laboratory identification and typing of Streptococcus agalactiae(Group B streptococci). J Clin Microbiol,2011,49(4):1475-1482.

[10] FROST HM,FRITSCHE TR,HALL MC. Beta-Hemolytic Nongroup A Streptococcal Pharyngitis in Children. J Pediatr,2019,206:268-273.

[11] BONOFIGLIO L,GAGETTI P,GARCÍA GABARROT G,et al. Susceptibility to β-lactams in β-hemolytic streptococci. Rev Argent Microbiol,2018,50(4):431-435.

20 章

[12] MEGGED O, ASSOUS M, WEINBERG G, et al. Inducible clindamycin resistance in β-hemolytic streptococci and Streptococcus pneumoniae. Isr Med Assoc J, 2013, 15(1): 27-30.

[13] 刘平, 樊尚荣. 美国妇产科医师学会"新生儿早发型B族链球菌感染预防指南"解读. 中华产科急救电子杂志, 2019, 8(4): 229-234.

第9节 伤寒及非伤寒沙门菌感染

一、伤寒

伤寒(typhoid)是由伤寒杆菌引起的急性消化道传染病,主要症状表现为持续高热、全身中毒症状、玫瑰疹、肝脾大、白细胞减少、相对脉缓。严重者可出现肠出血、肠穿孔等合并症[1]。

【病原学】 伤寒杆菌属沙门菌属的 D 群。革兰氏阴性杆菌,长 1~3μm,宽 0.5~0.8μm。菌体周围有鞭毛,能活动,但不产生芽孢,无荚膜,能在普通培养基中生长,在含有胆汁培养基中生长更好。

伤寒杆菌(Typhoid bacillus)有菌体(O)抗原、鞭毛(H)抗原,部分细菌含有菌体表面(Vi)抗原。当人体感染伤寒杆菌后可产生相应抗体,应用血清伤寒杆菌凝集反应(肥达反应),可以检测血清中"O"和"H"抗体,可以诊断伤寒杆菌感染。"Vi"抗体滴度低,持续时间短,当伤寒杆菌存在人体内时,"Vi"抗体阳性,细菌消失后,抗体亦随之消失。故检测"Vi"抗体,可以发现伤寒带菌者[1]。

伤寒杆菌能产生毒力很强的内毒素,可引起中毒症状,是致病的主要因素。伤寒杆菌在自然界中生命力较强,在地面水中可存活 1~3 周,在粪便和污水中可存活 1~2 个月。在牛奶、肉类和蛋类中可存活数月,故可引起水源性和食物源性暴发流行。对阳光、加热和干燥抵抗力较弱。煮沸可立即杀灭,加热至 56~60℃、10 余分钟即可被杀灭,一般消毒剂可以灭菌。近年来,出现耐药伤寒杆菌,对氯霉素等多种抗菌药物耐药,根据噬菌体分型多属 M1 型,菌体内带有耐药质粒[1]。

【流行病学】 新中国成立前伤寒病流行广,发病率高,病死率亦高。据 1994 年上海不完全统计,伤寒患儿 120 162 例,病死率 47.1%。新中国成立后,由于城市给水卫生设施的改进及对食品卫生的改善,伤寒发病率及病死率降低,1965 年下降至 16/10 万,其后除 1968 年曾下降至每 10 万人口有 5.5 例的最低点外,大多数年份均在 10/10 万水平[2]。1990—2006 年,全国伤寒副伤寒的发病率和死亡率逐年下降,平均发病率在 2.15/10 万~10.45/10 万之间,各省(自治区、直辖市)均有病例报道,病死率为 1% 左右。2001 年以后,全国总的病例数在减少,但发病数分布高度不均,发病前五位的省份(贵州、新疆、云南、广西、浙江)病例合计占全国报告病例总计的 70% 左右。近年来在我国上海、杭州等部分地区出现 M1 型耐药株伤寒流行,M1 型占到 90%。个别地区发病率达(106.7~271.4)/10 万,复发率 24.2%~30%,肠穿孔率 2.6%~11.6%,病死率明显上升[2,3]。

1. **传染源** 为患儿及慢性带菌者。病菌随粪便排出体外,患儿自潜伏期末即可排菌,在病程 2~4 周内传染性最强,进入恢复期后 2 周内仍有半数排菌,以后逐渐减少,约 2%~5% 的患者可持续排菌 3 个月以上,称为慢性带菌者,少数可在胆囊带菌数年,甚至终身。所有带菌者,尤其是慢性带菌者(chronic carrier),是引起伤寒流行的主要传染源,也是伤寒持续散发的主要原因。

2. **传播途径** 主要通过患儿和带菌者的粪便污染水源(如水井、沟塘、河流)及食物(如牛奶、酱肉、禽蛋及生吃蔬菜等)而传播。亦可因与患儿或带菌者密切接触或通过苍蝇、蟑螂污染食物而感染。病菌随饮食进入消化道。由污水传染的潜伏期大多在 10 日以上;而由食物传染的潜伏期可短至 3~4 日,后者进入的菌量较大,病情较重。

3. **人群易感性** 人群普遍易感,但由于感染后可获终身免疫,故发病以青壮年为主,老年人发病率较低,各年龄段儿童均可受感染,预防接种者可获部分免疫,其发病机会减少,病情较轻。新中国成立前,以 6~12 岁的学龄儿童较多,约占 12 岁以下患儿的 70%。新中国成立后,伤寒总发病率大幅度下降,学龄期儿童的发病率下降得更明显,但 5 岁以下小儿患儿相对上升到 70% 左右,1 岁以下婴儿患儿较少,新生儿罕见,仅偶被患伤寒的母亲感染。以后的数年中国内部分地区伤寒发病率又有上升,其中 7 岁以上学龄儿童和青少年的发病率上升较多。

4. **流行特征** 本病在世界各地都有发生,但目前欧洲、北美已得到有效控制,暴发和流行多集中在亚洲、非洲、拉丁美洲和加勒比海等地区。据估计,1984年全球约有1 600万人患伤寒,导致60万人死亡。2004年,全球约有2 165万人患伤寒,541万人患副伤寒,共导致约22万人死亡。伤寒、副伤寒的发病多集中在饮水和卫生条件差、人口密度高的发展中国家,主要位于亚洲、非洲和南美洲等,这些地区的伤寒、副伤寒发病率远高于0.5/10万的全球平均发病率[4]。发达国家多为旅游者输入个例或小范围发生伤寒。卫生条件不良的温暖地区终年均有发病。战争或洪涝、地震等自然灾害时易致本病流行。

5. 季节 大多数见于夏秋两季(6~11月),但在其他月份也可发生散发流行。

【发病机制】

1. 感染过程 伤寒杆菌经口入胃,如未被胃酸杀死,则进入小肠,经肠黏膜侵入集合淋巴结、孤立淋巴滤泡及肠系膜淋巴结中繁殖。再经门静脉或胸导管入血流,形成初期菌血症。如机体免疫力弱,则细菌散布至骨髓、肝、脾及淋巴结等组织中大量增殖,至潜伏期末再次大量侵入血流,造成第二次菌血症,开始出现发热、皮疹及肝脾大等全身征象,此时相当于病程的第1~2周,血培养常为阳性。伤寒菌可能由两个途径到胆囊,一是经血流至胆囊黏膜皱襞的毛细血管增殖入胆囊,二是在起病约半个月左右大量伤寒菌经胆道入胆囊然后由胆囊进入肠道,使肠壁淋巴组织广泛受染,原已致敏的淋巴组织发生剧烈的迟发型变态反应(delayed hypersensitivity),淋巴结增生、坏死,坏死组织脱落形成溃疡,破溃后伤寒菌入肠道从粪便排出,此时为病程的第2~3周,粪便培养易获阳性。第4、5周患者免疫力增强,体温逐渐降至正常,症状消失,组织修复,约3%可成为慢性带菌者。近年来由于有的患者早期不规则使用多种抗菌药、糖皮质激素及反复使用发汗退热药,加上长期感染发热消耗过大而致贫血、营养不良等使机体免疫功能受损,有的伤寒患者发热可延续2~3个月[1]。

2. 感染机制 伤寒菌为细胞内感染,被吞噬后灭活。但有的未能灭活,当抗菌药不能进入细胞内有效制菌时,此菌反而被吞噬细胞保护起来,大量繁殖,不断向血流释放伤寒菌,所以其菌血症时间长,个别患者还可复燃或复发。

3. 发病条件 伤寒菌侵入人体后发病与否主要取决于下列因素,①伤寒杆菌的数量与毒力:经志愿者试验,服用105活菌可使28%的人发病,如加大到109则95%的人发病、由多重耐药伤寒菌株引起的群体流行则发病率更高。②机体对伤寒的特异性免疫功能:感染伤寒后获终身免疫、常年伤寒流行区因群体抗体水平较高,故其发病率较低。③非特异性免疫功能差:如胃酸低、肠道菌群失调、重度营养不良、贫血、低蛋白血症亦是造成伤寒发病的因素。

【病理变化】 与成人的病理改变相似,但较轻微。肠道病变主要位于小肠。以回肠壁的改变最重、发病第1周肠壁集合淋巴结及孤立淋巴滤泡呈髓样肿胀。第2周由于肿胀达高峰,局部发生营养障碍以致肠壁黏膜与黏膜下层坏死。第3周坏死组织脱落形成溃疡,溃疡深入肌层或浆膜层可发生肠出血、穿孔。第4周后溃疡逐渐愈合,不留瘢痕,但小儿病例往往缺乏以上典型的病理变化过程,仅表现为小肠内集合淋巴结、淋巴滤泡和肠系膜淋巴结的中度红肿而无溃疡形成;即使有也较小而浅,故少见肠出血(intestinal hemorrhage)和穿孔、肠系膜淋巴结、肝、脾、骨髓等处常见病灶性坏死和单核细胞增生、骨髓内炎症细胞浸润或内毒素作用可抑制骨髓细胞功能,引起白细胞减少,肝、肾可见混浊肿胀,但较成人为轻。

【临床表现】 学龄期儿童的症状与成人相似,有持续发热、食欲缺乏、表情淡漠、嗜睡、烦躁、腹痛、腹胀、便秘、鼻出血及肝脾大等。学龄前儿童的症状较成人轻、年龄越小症状越不典型。婴幼儿病例不典型的更多,国内多数地区报道小儿伤寒病情趋向轻型、学龄期儿童缺乏以上典型症状者也屡见不鲜。常以不明原因发热待查住院,热型多弛张或不规则,无典型伤寒面容。经血培养或肥达反应等检查才确诊为伤寒[1]。但是,20世纪80年代以来,个别地区流行水源暴发性伤寒往往病情较重。病程长且并发症多,复发率和病死率较高,常对氯霉素或其他抗生素耐药,现就小儿症状与成人不同之处,分述于下:

1. 潜伏期 一般为7~14日。

2. 发病 小儿时期发病较急。出现高热、呕吐、惊厥等症状较多,因此初诊时易误诊为上呼吸道感染,高热惊厥等。惊厥大多见于婴儿,但近年来以惊厥起病的患儿已减少,一般病例体温渐升,于第5日左右达最高峰。除发热外,以困倦、头痛、厌食为最多。其他如咳嗽、腹痛、腹泻、鼻出血等都可为发病时的主诉。

3. 脉搏与体温的关系 成人时期所见的相对缓脉仅见于年龄较大的儿童。年龄越小,相对缓脉越少。

4. 玫瑰疹 小儿时期比较少见,过去约占6%~15%,近年来罕见,皮疹为略高出皮肤表面的斑丘疹,直径约2~4mm,压之褪色,总数目为数个到数十个不等,皮疹多数见于腹部,其次是胸腰、背部。大多见于发病后4~15日偶尔也可分批出现于全身各部。玫瑰疹(roseola)

以外偶见丘疹、瘀点或荨麻疹。

5. 呼吸道感染症状 约有半数以上患儿出现呼吸道感染症状，主要在发病后第 1~2 周，有咳嗽、咽充血等临床表现，因此有人认为伤寒杆菌进入口腔后也可通过咽部淋巴组织和扁桃体而进入血循环，而且有人从呼吸道分泌物中分离到伤寒杆菌。

6. 腹泻 婴儿时期易发生腹泻，甚至可致脱水、酸中毒，腹泻或见于起病时，或贯穿于全病程。

7. 血象 多有轻度继发性贫血和白细胞减少，粒细胞有核左移现象。但起病时白细胞数可略高，$10×10^9$（10 000/mm³）以上者并不少见，2 岁以下白细胞增加者更多，因此婴儿时期白细胞减少与否对诊断帮助不大。嗜酸性粒细胞消失是重要的辅助诊断依据。但有寄生虫感染的患儿，在病程极期中也能见到嗜酸性粒细胞。单核细胞相对增加。

8. 病程 小儿病情大多较轻，热程也大多较短，在年龄较小的婴儿中更明显，营养不良的小儿病程往往较长，总病程约 2~4 周。体温曲线不如成人典型，退热经过也长短不一，由 1~3 日至 5~6 日退清，也有在 10 日以上的，大多为渐退型。初退时，早晚体温波动很显著，可使人怀疑为病势加重或有并发症，但其他症状不加重，最高体温逐日降低，终至正常[5]。

9. 复发 常发生于退热后或停用抗生素后 2 周左右，复发病例据国内在应用氯霉素治疗以前的报告约为 9%~12%，应用氯霉素、复方磺胺甲噁唑（TMP-SMZ）、氨苄西林等抗菌药物治疗后各地的复发率均有所降低。目前约为 1.0%~5.0%，复发率降低可能与抗菌药物治疗，适当延长疗程或采用间歇疗法等有关，但耐药性伤寒的复发率仍较高。

临床类型[1]：

（1）轻型：体温在 38℃ 左右，全身症状较轻和病程约 2 周，若缺乏正规治疗，同样可以出现肠穿孔等并发症。

（2）逍遥型：全身症状较少，甚至可照常活动，直至发生肠出血、肠穿孔或胆囊穿孔等并发症时才确诊为伤寒。

（3）危重型：个别病例急起高热，迅速出现萎靡、昏迷等精神神经症状，或低血压休克等循环衰竭症状。常需待血培养阳性才能确诊。

【并发症】 由于有效抗菌药物的应用，伤寒的并发症较以前明显减少。但近年来由于病情不典型、易延误诊断，以致出现严重合并症时才被发现。

支气管炎和支气管肺炎为小儿伤寒最常见的并发症。肠出血和肠穿孔近年已见减少、胆道感染、胆囊穿孔、腮腺炎、中毒性脑病、伤寒杆菌脑膜炎、肾盂肾炎、膀胱炎、骨髓炎、关节炎、血栓性静脉炎等都是少见的并发症、营养不良和各种维生素缺乏症常在病程后期发生、心肌炎、伤寒肝炎、伤寒肾损害（免疫复合性肾炎）是近年来报道较多的并发症；而弥散性血管内凝血、溶血尿毒综合征、急性肾功能衰竭、弥漫性脑脊髓炎、多器官损害等是近年来报道的少见并发症[6]。现将并发症重点叙述如下。

1. 伤寒肝炎 约半数以上患儿有肝脏肿大，多发生于病程第 1~2 周，比脾大多见，多在肋下 3cm 以下，但个别有增大至肋下 6~10cm 者，往往伴肝区叩击痛。血清丙氨酸转氨酶（ALT）、胆红素、胆固醇、碱性磷酸酶等异常、组织学变化主要为灶性肝细胞坏死和单核细胞浸润，即"伤寒结节"、肝窦扩张淤血、汇管区单核细胞浸润。少数患儿早期出现黄疸易误诊为病毒性肝炎（viral hepatitis），但热退后肝脏即回缩，肝功能检查也随之恢复正常，病程一般持续 2~3 周，较病毒性肝炎的恢复为快。此种肝脏病变被认为是伤寒本身的临床表现故称为伤寒肝炎，是肝脏对伤寒杆菌及其分解产物的一种非特异性反应（既往称为中毒性肝炎）。近年国外学者用间接免疫荧光技术从肝活检组织中发现了伤寒杆菌的菌体抗原，提出伤寒肝炎也可能是伤寒杆菌在肝内繁殖产生高浓度内毒素致炎症反应和细胞损伤所引起。

2. 肾损害（伤寒肾） 伤寒过程中所见少量蛋白尿过去被认为是高热、肾脏混浊肿胀所致，近年对临床除少量蛋白尿外无肾损害表现的伤寒患儿做肾活检，发现在肾小球的间质细胞和毛细血管壁内有免疫球蛋白和 C3 沉着，还发现有 Vi 抗原，提示伤寒的肾损害可能是由于免疫复合物沉积所致的肾小球肾炎、尿内除蛋白质外，还可见少量红细胞。

3. 肠出血 大多见于病程第 2~3 周及 5 岁以上儿童，出血前常出现腹泻和脉搏增快两种信号，腹泻于出血前 2~3 日出现，脉搏增快于 1 日前或出血时始现。在肠出血的同时，每有腹痛、出血或粪便内含潜血，或出血过多时有休克表现，如苍白、气急、脉率增快、血压下降、某些病例表现体温突然下降伴冷汗。出血持续时间 1~7 日不等，甚至长达 1 个月。

4. 肠穿孔 大多发生于 5 岁以上儿童，病程的第 3 周，年龄越小，并发肠穿孔（intestinal perforation）者越少，穿孔前常有呕吐、腹泻和极度腹胀，穿孔时首先出现的主要症状是突然腹痛，几乎无例外地开始于右下腹，其次是恶心、呕吐、患者的一般情况剧变，体温下降、脉率增快，表情焦躁、眼窝下陷，神志不清或烦躁不安，有右下腹部触痛、腹肌强直等腹膜炎体征，肝浊音界消失，

X 线检查可见腹腔内有游离气体和肠腔内液平面。白细胞计数大多增高,但也有减低的,中性粒细胞增高。穿孔部位绝大多数在回肠末端 30cm 以内,穿孔的数目以一处为多,如不及早发现及正确处理,往往可致死。

5. 心肌炎　小儿时期较多见,多在病程极期出现,少数重症者表现精神萎靡,面色苍白,呼吸急促,心悸,脉搏增快与体温不成比例,血压降低,体征为第一心音低钝,心尖区可能听到 Ⅱ 级左右的收缩期杂音。多数患儿仅有心电图改变而无上述症状体征,心电图改变主要有 P-R 间期延长和 T 波低平等,偶见期前收缩,罕见二度房室传导阻滞或其他心律失常。可见心肌酶异常。以上症状、体征和心电图变化在感染被控制、病情好转后即渐消失,通常不发展为心力衰竭或心源性休克。

6. 胆道感染　发生于病程 3~4 周后,往往可见持续低热,历时数周不退,患儿无太多自觉症状,体检若能发现右上腹轻微压痛 B 超检查可提示胆囊炎(cholecystitis)。此时做十二指肠引流能获得阳性结果。经数次引流治疗,体温即渐恢复正常。

【诊断】　在伤寒流行地区、流行季节、有伤寒患者接触史,出现持续高热、玫瑰疹、白细胞减少等现象应疑及本病。细菌学或血清学检查有助于确诊[7]。

1. 病原菌培养　阳性培养是最可靠的确诊依据。在起病后 1 周内血培养阳性率可达 85%,此后即渐降低,用血块培养于含胆盐及链激酶的培养液可避开血清内杀菌物质,提高培养阳性率。自病程 2~3 周起粪便培养阳性机会增加可达 80%,发病第 3~4 周约有 20% 病例尿培养阳性。骨髓培养阳性率较血培养高,细菌存活期也比较长,但应在诊断确属困难、病情许可时酌情应用。近年来,有报道十二指肠拉线培养法,此法为让患儿吞服一粒含一根盘曲尼龙线的胶囊,留置 6 小时,胶囊在胃内被消化,尼龙线通过幽门进入十二指肠远端,被胆汁和十二指肠液浸透,然后抽出尼龙线,取其远端 20cm 进行伤寒杆菌分离培养,阳性率较血培养为高。

2. 肥达反应　发病第 1 周内阳性率仅为 50% 左右,第 2 周起阳性率逐渐增高至第 4 周可达 90%,少数患儿的凝集效价始终不高。新生儿时期常是阴性、肥达反应(Widal reaction)根据所用抗原分粒状或"O"凝集与絮状或"H"凝集两种、一般两种凝集效价都在 1∶160 以上才有诊断参考价值,但在疾病发展过程中凝集价的动态改变,例如双份血清"O"与"H"凝集价的同时增长,尤其是"O"凝集价的增高,诊断价值更大。伤寒杆菌与甲、乙、丙型副伤寒杆菌的鞭毛抗原"H"的特异性较高,可用于鉴别伤寒及各型副伤寒。某些急性传染病如流行性感冒、斑疹伤寒等,常能使曾接种伤寒

菌苗或患过伤寒的人原有的"H"凝集价增高很多;在这种情况下,单纯"H"凝集价升高的诊断意义就不那么大了。另外,据观察伤寒患者中 14.4% 抗体效价始终很低,7.8%~10% 整个病程均呈阴性,故肥达反应阴性不能排除本病。

3. 其他早期诊断方法　由于绝大部分的伤寒抗原从尿中排出,用尿协同凝集试验法(coagglutination,COA)早期检查尿中抗原是适合基层操作的诊断方法。此外,尚有血清免疫球蛋白 IgG、IgM 及 IgA 均升高,其中特异性 IgM 早期升高更明显,是伤寒现行感染的特征。血凝试验、重氮反向乳胶凝集试验和尿中抗原或血清中抗体用酶联免疫吸附试验(ELISA)法测定也有助早期快速诊断[8]。

【鉴别诊断】　下列几种疾病在小儿时期易与伤寒相混淆。

1. 其他沙门菌感染　多发生于婴幼儿,腹泻者较多,血、粪培养及血清凝集反应可资鉴别。

2. 败血症　起病急,常伴发冷或寒战,体温弛张或持续高热,脉率快,皮肤黏膜常见瘀点,白细胞及中性粒细胞多增高,血培养可资鉴别。

3. 风湿热　有咽部感染史、关节痛、心脏症状及抗链"O"阳性等。

其他需要鉴别的有类风湿关节炎全身型、粟粒性结核、急性血吸虫病、疟疾、斑疹伤寒等。

【预后】　小儿伤寒的预后较成人为佳,但营养不良小儿因细胞免疫功能低下,感染伤寒后预后较差。并发肠出血、肠穿孔、脑膜炎时,如情况特别严重或发现过晚,失去抢救时机,可危及生命。

新中国成立后,由于医疗条件改进,伤寒病情逐渐减轻,氯霉素和近年多种治疗伤寒有效新药的应用使伤寒的并发症和病死率不断下降,据上海市儿童医院报道 1971—1990 年收治 776 例伤寒,无 1 例死亡。但水源暴发的耐药性伤寒的预后较散发的伤寒为差。

通过白细胞移动试验(leukocyte migration test,LMT)证明,伤寒患儿细胞免疫功能明显低下。细胞免疫对伤寒的恢复和防止再感染可能比体液免疫更为重要。白细胞移动试验阳性者较阴性患儿病情轻并发症少,而病情和并发症与"O""H"的凝集效价高低关系不大,必要时测 LMT 可能对判断预后有帮助。

【预防】　为达到进一步降低和消灭伤寒发病的目的,应做到:①随着农村经济的改善,应提倡饮用自来水;在没有自来水的地区,必须保护水源不受污染,饮用开水;加强粪便管理。②加强食品卫生管理,改善食品制备工艺,防蝇、灭蛆。教育儿童不吃不洁饮食,养成饭

前便后洗手等卫生习惯。③对患者应早诊断、早治疗。并因地制宜地制订隔离消毒措施，认真执行传染病报告制度。④发现及管理带菌者。对饮食业及集体机构的炊事员应定期检查带菌情况、带菌者应予以治疗，并调离炊事员岗位。⑤在伤寒流行地区，可在儿童时期甚至从1岁开始即接种伤寒、副伤寒甲、乙三联菌苗，要求坚持注射3针，每针间隔7~10天，剂量：1~6岁3针各为0.2ml、0.3ml、0.3ml；7~14岁各为0.3ml、0.5ml、0.5ml。注射全程菌苗后免疫力可维持2~3年，如每年加强注射1次，可维持高度免疫力。加强剂量为第3针剂量。最近，为了避免注射菌苗的副作用，国外已有口服伤寒菌苗预防伤寒成功的报道。国内少数水源暴发流行地区也已开始应用口服Ty^{21}a减毒活菌苗肠溶胶囊，在1周内服用菌苗3次，预防效果良好，无不良反应。

【治疗】

1. **护理** 一般轻症也应卧床休息，保持大便通畅。体温超过39℃可适当给予物理降温，如冰枕、额部冷敷、酒精擦浴等物理降温。保持皮肤与口腔清洁卫生，防止皮肤感染和口腔炎。注意粪便颜色及腹部情况，如有腹痛、脉搏加快、体温突然升降、大便含血或极度腹胀等症状，则应随时检查有无并发症发生。严格执行隔离消毒制度，避免交叉感染（cross infection）。患儿粪便及尿要用漂白粉或"84"消毒液消毒。家具用"84"液或0.5%~1%过氧乙酸消毒。食具、被服用煮沸消毒。

2. **饮食** 必须根据患儿的年龄，消化能力，食欲及大便性质，随时调整饮食。一般以少渣不产气，无刺激，易消化的半流质为宜，应少量多餐。牛奶、豆浆、米粥均可应用。若遇到腹泻，则不可任意多给食物，首先应注意水和盐的供给，再给脱脂牛奶。若遇腹胀则应减少牛奶和糖类。若遇肠出血或肠穿孔时，则应禁食，静脉输液以供给水、电解质和营养。以后根据病情好转逐步试服糖水、流质到半流质饮食。在病程第3周患儿饮食恢复时，切忌过量进食和吃生硬不易消化食物，以利患儿康复防止肠出血、肠穿孔等并发症的发生。

3. **支持疗法** 维持营养供给足够量的维生素、液体、输血、镇静剂等则应视病情需要而用。体温过高有惊厥趋势时应适当使用退热剂，如对乙酰氨基酚、阿司匹林等，剂量应略低于常用量，以免出汗过多发生虚脱。

4. **抗菌疗法** 自1948年Wood Ward以氯霉素治疗伤寒以来，极大地改善了伤寒的预后，近年来喹诺酮类药应用结果使伤寒退热快，清除带菌较彻底，疗程比氯霉素明显缩短。近年，氟喹诺酮类抗生素也被美国儿科协会推荐用于治疗多重耐药伤寒的备选药物之一。

衡量治疗伤寒药物优劣的主要根据：①发热及菌血症控制时间；②复发率；③恢复期及慢性带菌率；④病死率及并发症等。

（1）氯霉素：氯霉素（chloramphenicol）的剂量一般可按每日30~50mg/kg计算（最大剂量不超过每日1.5g）新生儿应限制在每日25mg/kg以下。首剂量不加倍，以免引起突然虚脱。全日剂量可分为4次，每6小时服1次。热退后以半量继续服药7~10天。患儿不能口服时可改由静脉给药但剂量要适当减少。大多数病例在用氯霉素治疗后4~5天内退热，少数病例可延长到1周左右。也有个别病例氯霉素治疗无效。氯霉素对多重耐药菌株感染疗效差，且对血液病患儿及肝肾功能障碍者应慎用。严重病例早期不宜用大剂量，以免造成内毒素大量释放引起的赫氏反应（Herxleimer reaction），但如加用肾上腺皮质激素，此反应可减少。使用氯霉素时必须2~3天复查白细胞，如出现白细胞过低应立即停药，氯霉素治疗无效时，应改用其他药物。考虑到氯霉素的毒副作用及耐药问题，现在已极少应用。

（2）复方磺胺甲噁唑（SMZ-TMP）：为磺胺甲基异噁唑（SMZ）和甲氧苄啶（TMP）的复合片，前者与后者的比例为5:1。儿童剂量按每日TMP 8~10mg/kg计算，分2次口服，热退后减半量再服1~2周。平均4.5天退热。也有按SMZ计算，剂量为每日40~50mg/kg，分2次口服。较长期使用时可加用碳酸氢钠，肾功能损害者慎用或不用。该药在胆汁内活力优于氯霉素，故复发及带菌者较少。

（3）氨苄西林（ampicillin）：剂量为每天100~200mg/kg，口服或静脉滴注，疗程2周，退热时间7~10天，热退后继续用药5~6天，较适合于白细胞计数过低和氯霉素治疗无效的患儿。该药在胆汁内浓度高，故用药后复发及胆囊慢性带菌者比氯霉素少。

（4）阿莫西林（amoxicillin）：本药是一种半合成青霉素，抗菌活性比氨苄西林强2倍，口服后血浓度高于氨苄西林，剂量为每天100mg/kg，分4次口服，疗程2周。

（5）安美汀：是阿莫西林与β内酰胺酶抑制剂克拉维酸组成的混合制剂，口服吸收良好，对伤寒杆菌具有更强的杀菌力，临床观察治愈率高于氯霉素。

（6）头孢菌素类：近年来以其治疗耐药菌株伤寒报道比较多，一、二代头孢菌素疗效不佳，治愈率约65%左，第三代头孢菌素疗效较好，治愈率85%以上。据报道用头孢噻肟（cefotaxime）治愈率达85%。头孢曲松（ceftriaxone）治愈率达92%。头孢哌酮（cefoperazone）治愈率高达97%且无复发[9]。由此可见，第三代头孢菌素治疗伤寒效果较满意。目前认为该药是一种强效的抗伤寒杆菌药物,其中以头孢哌酮最佳,头孢曲松治疗伤寒,也有退热快、治疗彻底、疗程短的优点,疗程一般为 2 周。也可静脉滴注 7 天,症状控制后,改服头孢克肟 10~15mg/kg,每日 2 次,共 14 天。

(7)喹诺酮类药:由于它对伤寒疗效好,副作用小,使用方便,尤其对耐药伤寒是目前首选药物之一。因此,对伤寒抗菌治疗已有代替氯霉素之势。常用的药物有:

1)氧氟沙星(ofloxacin):口服吸收快,血药浓度高,疗效好,一般治疗后 2~3 天退热,细菌消失率接近 100%,带菌率极低,复发率亦很低。口服剂量为每日 10~15mg/kg,分 2 次,每 12 小时 1 次,疗程为 10~14 天。

2)环丙沙星(ciprofloxacin):疗效和氧氟沙星相似,剂量为每日 10~15mg/kg,分 2 次口服。疗程 10~14 天。

3)伊诺沙星(enoxacin):疗效和上述两种药相似,剂量和疗程同氧氟沙星。

4)诺氟沙星(norfloxacin):因口服后血药浓度较上述三种药低。故疗效稍差,剂量为每日 10~15mg/kg,分 3 次服。疗程 10~14 天。

以上药物的副作用主要为胃肠道反应,如恶心、呕吐、食欲缺乏等。早年在动物实验中曾发现对小动物骨骼发育有障碍,但近年来国内外许多报道,在小儿临床应用中多年并未发现类似小动物的骨骼障碍,属种族差异,一致认为喹诺酮类药在儿科应用是安全的。

用药选择:近年来,文献报道伤寒杆菌耐药问题日益严重,且呈多重性耐药,并发症多,病程长。氯霉素曾被公认为治疗伤寒的首选药物,但由于耐药菌株逐渐增多,治疗失败病例屡见不鲜。自出现耐氯霉素的伤寒杆菌以后,推荐氨苄西林和复方磺胺甲噁唑作为耐氯霉素伤寒的首选药物,但继而出现由质粒介导的耐氯霉素、氨苄西林和复方磺胺甲噁唑的多重耐药菌株。进入 20 世纪 90 年代,随着诺氟沙星等喹诺酮类药物及三代头孢霉素在临床上的使用,伤寒的治愈率亦明显提高。因此,随着伤寒杆菌耐药性的变迁,目前小儿伤寒的抗感染治疗宜选用第三代头孢菌素及喹诺酮类药物,重症患儿可两者联合用药[10]。

5. 激素的应用 肾上腺皮质激素(adrenal cortex hormone)仅用于中毒症状严重者,在应用抗生素基础上可酌用氢化可的松或地塞米松治疗。一般不超过 3~4 天以达到控制中毒症状。

6. 恢复期的处理 活动和膳食应逐渐增加。即使使用药物治疗后退热较早的病例,在热退后也至少应休息 2 周,以卧床休息为主,轻症患儿可坐床上玩耍或下床在室内活动,以不感疲倦为度。合并心肌炎者则卧床时间必须适当延长。出院条件为临床症状消失后,停用抗菌药 1 周后间隔 5 天粪便培养至少 2 次阴性,如为恢复期带菌者,应报告防疫部门出院后加以随访管理。

7. 带菌者的治疗 耐药菌株居多,有条件的地方可把喹诺酮类药列为首选,如氧氟沙星、依诺沙星、环丙沙星等。必要时重复一疗程;也可先用复方磺胺甲噁唑、阿莫西林或氨苄西林治疗,不见效再换用喹诺酮类药或头孢菌素治疗。

二、副伤寒

副伤寒(paratyphoid fever)包括副伤寒甲、乙及丙,分别由甲、乙、丙型副伤寒沙门菌引起,分属于沙门菌属 A、B、C,3 个血清群,其基本特点与伤寒杆菌相似[11]。

【病原学】 副伤寒杆菌的致病力比伤寒菌弱,而比其他人畜共患沙门菌要强,其菌体抗原"O"有群特异性但抗原性不强;其鞭毛抗原"H"的抗原性较强,但与其他沙门菌有交叉抗原成分、甲型副伤寒杆菌属 A 群,仅有 1 个血清型,但可分为 6 个噬菌体型、乙型副伤寒杆菌可以分为 60 个噬菌体型、丙型副伤寒杆菌属 C 群,除鞭毛及菌体抗原外尚有毒力抗原(Vi),可以破坏补体及吞噬细胞功能,其致病力较强。

【流行病学】 传染源为患者及带菌者,主要是通过污染的饮食、手和苍蝇传播,发病率较伤寒为低,小儿发病率高于成人,以副伤寒乙为多,成人则以副伤寒甲较多见,伤寒、副伤寒 A、B、C 三个菌型有别于其他沙门菌属的共同点是其传播仅限于人与人之间,不存在其他宿主,但副伤寒乙与伤寒一样,人体胆囊带菌者较多,多年来伤寒与副伤寒乙持续散发流行。要彻底控制其发病率首先应根治其现存的慢性胆囊带菌者。副伤寒丙的慢性胆囊带菌者极少见,但现有伤寒、副伤寒菌苗只含有伤寒及副伤寒甲、乙,不包括副伤寒丙抗原,故仍有副伤寒丙局部流行的可能。

【病理变化】 与伤寒相仿副伤寒甲及乙主要引起回肠及结肠广泛炎性病变,但病变多浅表,很少引起肠出血,穿孔;而副伤寒丙较多侵及肠外组织及器官,特别是败血症、骨、关节、心包及软组织等局限性化脓灶较为常见。

【临床表现】 副伤寒甲、乙的临床表现与伤寒相似但较轻[12]。与伤寒比较,有以下特点:

(1)潜伏期较短,一般为 5~10 天。

20章

（2）起病时，可表现呕吐、腹痛和腹泻等急性胃肠炎症状，尤以副伤寒乙明显。

（3）热型多是弛张热、热程较短，副伤寒甲为3周。副伤寒乙为2周。

（4）中毒症状较轻。

（5）皮疹出现较早，数量较多，可分布于全身皮肤。

（6）肠道病变较轻，发生肠出血及肠穿孔等合并症较少。

副伤寒丙起病急，体温迅速升高。热型不规则，伴有寒战，一般热程为1~3周，重症患者热程可延长至数月。临床表现较复杂，表现为败血症型、伤寒型和急性胃肠炎型。败血症型除有寒战、高热外，主要表现为全身各组织器官迁移性化脓性病灶，包括肺炎、肺脓肿、脓胸、心内膜炎、化脓性心包炎、肝脓肿、肾盂肾炎、骨髓炎、化脓性关节炎、胆囊炎、皮下脓肿、化脓性脑膜炎和中毒性脑病等。病情严重者，常有皮疹和肝脾大（hepatosplenomegaly），周围血白细胞可增高至$(20\sim30)\times10^9$/L。伤寒型表现与副伤寒甲、乙相似。急性胃肠炎型主要表现为发热、呕吐、腹痛、腹泻，一般病程为2~5天。

确诊主要依靠血及粪便培养，可获得相应的病原菌。肥达反应有"O"抗体升高和副伤寒甲、乙、丙"H"抗体分别升高，单份血清抗体效价应≥1∶160或双份血清抗体效价>4倍升高。

治疗与伤寒相同。对有明显吐泻者注意水和电解质平衡，应静脉补液和补充电解质，纠正酸中毒，对败血症型副伤寒丙，有迁移性脓肿者应手术切开引流及加强抗菌治疗[13]。

三、非伤寒沙门菌感染

非伤寒沙门菌感染（nontyphoidal salmonellosis）是指伤寒、副伤寒以外的各种沙门菌所引起的急性传染病，简称沙门菌感染。其临床表现复杂多样。近年来伤寒与副伤寒发病率已有明显下降，而一些非伤寒沙门菌感染则有上升趋势。其中鼠伤寒沙门菌感染尤为明显。自1979年青海儿童医院报道鼠伤寒沙门菌感染以来，由西到北，由北到南，国内已有许多医院报道院内发生鼠伤寒沙门菌感染暴发流行。多侵犯2岁以内多病体弱的婴儿，尤其是新生儿。该病特点是病情重，合并症多，病死率高，有时被迫不得不关闭病房，成为当前儿科及产科婴儿室众所关注的问题。

【病原学】 1885年Salmon和Smith首次发现猪霍乱沙门菌，从此揭开了研究沙门菌的序幕。沙门菌为革兰氏阴性短小杆菌，无荚膜，多数细菌有鞭毛和菌毛，有动力。喜湿耐寒不耐热。对外界抵抗力很强，在土壤中可生存数年，在水中可存活数月，粪便中生存4个月，灰尘中生存10个月，在低温下虽不繁殖，但仍保持活力。抗原结构：按菌体"O"抗原可分为A、B、C、D等50个群；按鞭毛"H"抗原分型，现已有2 000多个血清型或变种，其中与人关系密切者约有50个菌型。最常见者分属B、C、D、E 4群中的20来个菌型，如B群中的鼠伤寒沙门菌（Salmonlla typhimurium）、德比沙门菌、斯坦利沙门菌；C群中的猪霍乱沙门菌、婴儿沙门菌、波茨坦沙门菌、汤卜逊沙门菌、曼哈顿沙门菌；D群中的肠炎沙门菌；E群中的鸭沙门菌、火鸡沙门菌、伦敦沙门菌等。

【流行病学】

1. **传染源** 为患者、带菌者及受感染的家禽（鸡、鸭、鹅等）、家畜（猪、羊、牛、狗、猫、兔等）、鼠类、鸟类、爬虫类和鱼类都可为自然界的储存宿主。带菌率1%~40%。病原菌寄生在它们的肠道内，经粪便排出。

2. **传播途径**

（1）接触传播：通过被患儿粪便污染的食物、餐具、医疗器械、家具、玩具、家属和工作人员的手可扩大传播，在医院内造成交叉感染。2004年7月，由于消毒隔离不严格，西安市某医院新生儿病房发生医源性感染性腹泻暴发，累计腹泻28例，重症患儿出现全身衰竭。经粪便培养鉴定，检出鼠伤寒沙门菌19株，阳性率67.99%[14]。

（2）空气传播：监测病房的空气，有时在空气样品中可培养出鼠伤寒沙门菌故有造成空气传播的可能。

（3）食物传播：由于鼠伤寒沙门菌对外界抵抗力强，且有多种动物为贮存宿主，其粪便可污染环境、食物。造成食物传播，由此可引起暴发流行。曾在瑞典发生过多起鼠伤寒沙门菌病，调查原因是吃了秘鲁产的添加鱼粉饲料（被污的）饲养动物的肉所引起。2007年6月30日齐齐哈尔市某饭店举行婚宴，就餐人数267人，餐后99人出现腹泻伴不同程度发热、呕吐、腹痛，后查出系鼠伤寒沙门菌污染烧鸡所致[15]。

（4）水源传播：通过动物和人的粪便污染了水源可引起流行。

3. **人群易感性** 3岁以内婴幼儿易感，2岁以内占82.3%。高龄人也易感。

4. **季节分布** 我国高峰为5~7月，日本为7~9月，美国为8~10月。

5. **耐药性监测** 沙门菌特别是鼠伤寒，常带有质粒介导的多重耐药因子，实验证明可经大肠埃希菌传递耐药性；此外，近年来在世界各地已经发现沙门菌产生超广谱的 ESBLs 及 AMPC 酶[16]。随着抗生素的大量、过度使用,对氟喹诺酮(fluoroquinolone)和/或超广谱头孢菌素耐药的沙门菌在世界不同地区出现,如美国、中国香港特别行政区、中国台湾省等地都有报道。我国多数实验室报道对氯霉素、氨苄西林及复方磺胺甲噁唑耐药率分别为 66%~94%、84%~100% 和 69%~98.8%(表20-6)。对喹诺酮类药也有少数耐药报道。但对三代头孢菌素尚维持较高的敏感率[17-20]。

表 20-6　不同地区鼠伤寒沙门菌对常用抗生素的耐药情况/株/%

药物名称	江西(2011 年)		武汉(2011 年)		河南(2003 年)	
	株数	耐药率	株数	耐药率	株数	耐药率
氯霉素	62	41(66)	60	33(67)	873	821(94)
氨苄西林	62	56(90)	60	41(84)	873	873(100)
四环素	62	50(81)	60	45(92)	873	—
甲氧苄啶-磺胺甲基异噁唑	62	46(74)	60	34(69)	873	863(98.8)
头孢西丁	62	5(8)				
氨曲南	62	10(16)		—		
头孢克洛	62	22(35)				
氨苄西林/舒巴坦	62	32(52)	60	29(59)		
哌拉西林/他唑巴坦	62	12(19)				
阿米卡星	62	11(18)				
卡那霉素	62	—	60	18(37)	873	454(52)
庆大霉素	62	32(52)	60	32(65)	873	472(54)
妥布霉素	62	35(56)			873	79(9)
亚胺培南	62	0(0)				
美罗培南	62	0(0)				
头孢哌酮		—	60	0(0)		
头孢噻肟	70	19(27.1)				
头孢他啶	70	9(12.9)				
头孢曲松钠			60	0(0)		
头孢吡肟			60	0(0)		
萘啶酸			60	40(82)		
环丙沙星			60	22(45)		
诺氟沙星		—		—	873	10(1.1)
新霉素					873	93(10.6)
多黏菌素					873	137(15.6)
呋喃唑酮		—		—	873	782(89.6)

【发病机制】　沙门菌经口进入人体,发病与否与摄入的菌量、个体易感性和血清型别有关。一般发病平均摄入菌量必须在 106~107 个以上。婴儿及老人菌量少也可发病,新生儿数个至数十个菌即可发病。胃切除和胃酸缺乏者容易发病。

沙门菌属侵袭型细菌,该菌侵入肠道后主要在回肠末端、盲肠及结肠内繁殖侵入肠黏膜上皮细胞引起炎症产生黏液脓血便。沙门菌也可产生肠毒素,直接激活肠上皮细胞膜的腺苷环化酶,又可促使前列腺素合成增加,促进了环磷酸腺苷(cAMP)增加,引起肠分泌功能增强而致水样便腹泻。所以鼠伤寒沙门菌病粪便多样化为其特征。病初为水样便,继而黏液脓血便,继而血水样便。由于肠黏膜局部坏死病菌可从破坏了的肠黏膜和淋巴屏障而进入血液,引起败血症。

各型沙门菌的致病力差别明显,如鸭沙门菌常引起无症状感染,猪霍乱沙门菌常引起败血症和迁移性病灶,鼠伤寒沙门菌常致痢疾样表现,肠炎沙门菌常引起胃肠炎。

机体防御力对发病具有重要作用,胃酸减少,肠蠕动变慢,肠道微生态失衡,可增加沙门菌的感染机会。免疫功能低下的新生儿和患有慢性病或重病的衰弱者及老人易发病。应用激素后免疫受抑制易发生沙门菌感染,且病死率增加。应用广谱抗生素可增加沙门菌感染的机会,其原因可能是应用广谱抗生素后肠道菌群紊乱,使沙门菌易于生长。

【临床表现】

1. 潜伏期 长短不一,最短者如食物中毒,仅数小时,但多数为1~3天。

2. 临床分型 临床可分为急性胃肠炎型、败血症型(伤寒型)与局部感染型。另有健康带菌者。

(1)急性胃肠炎或食物中毒型:此型约占80%。以肠炎沙门菌和鼠伤寒沙门菌为主要病原。每次因吃了被这类细菌污染的食物而得病,如食物中已不含活菌只有其所产生的大量毒素,临床表现为急性食物中毒症状。潜伏期只有几小时,起病急,病程短只有1~2天。如食物中含活菌多而毒素少,则潜伏期可长达2~3天。起病较缓,病程可长达1周以上。症状为呕吐、腹泻,年长儿诉腹痛,伴高热。腹泻多表现顽固、难治。每日大便6~15次。粪便性质多样化,常常先为稀水便然后成黏液、脓血便或血水样便,均有腥臭味。患儿多伴有脱水、酸中毒。由于新生儿对水和电解质代谢调节功能欠完善,故易发生低钠血症(hyponatremia)。腹胀较常见,病重时可发生麻痹性肠梗阻,也可伴有肝、脾增大、咳嗽,肺部啰音,充血性皮疹,黄疸,严重者发生坏死性小肠炎并发肠穿孔。

(2)败血症型(伤寒型):中毒症状重,热度高,热程长,此型约占4%~25%。表现精神萎靡,嗜睡,惊厥,昏迷,充血性皮疹多见。此型可单独发生,也可与胃肠型并发,称混合型。此型易合并休克DIC与脑水肿。

(3)局部感染型:婴儿多见。

1)脑膜炎:约占13%,其中多发生在2岁以下。发病率最高是在3个月以下。亦可发生脑室膜炎。新生儿较多发生脑膜炎的原因可能与产伤有关。此种脑膜炎常合并颅内出血,病死率高达50%以上,约18%愈后发生后遗症。

2)局部蜂窝织炎:表现为不明原因发热,哭闹不安,然后出现皮肤软组织局部红、肿、热、痛,最后形成脓肿。脓肿切开引流以后很快愈合,脓液可培养出沙门菌。

3)脐炎:脐部分泌物培养出鼠伤寒沙门菌。

4)可并发心包炎或泌尿系统感染。

5)肺部感染:有些患儿就是以肺部感染入院,以后出现腹泻。伴咳嗽者达20%~50%,肺部常可闻及啰音,表现为支气管炎或支气管肺炎。

【实验室检查】 外周血白细胞总数大多在1万~2万之间,败血症型较高,大于3万且可见中毒颗粒。确诊要依据细菌培养(bacterial culture)。

鼠伤寒沙门菌培养必须要用增菌法,对粪便、脓液、脑脊液及环境中物品用盐水棉拭子涂抹的标本放在硒酸钠增菌液37℃孵箱增菌18小时,然后接种于SS培养基。

血培养最好取血5~10ml,不加抗凝剂,直接放入葡萄糖肉汤或葡萄糖肉汤加胆盐培养剂培养,培养温度以42~43℃为适宜。

快速诊断:采用菌体免疫膨胀试验。细菌在抗血清与杆菌肽的联合作用下用1%酸性亚甲蓝染色在显微镜下观察,可发现菌体明显膨胀。以此建立快速诊断,相关性符合率达75%。

血清抗体测定:双份血清抗体滴度≥4倍增长或单份≥1:80有诊断意义。

【预防措施】 鼠伤寒是目前胃肠道传染病中最严重的疾病之一。必须采取严密的消毒、隔离等预防措施。

(1)首先要有疫情观念,保持高度警惕性。

(2)对疑似病例立即采取严密隔离,隔离室内医护人员最好有专人负责。穿隔离衣、鞋,检查完一个患者之后用流动水洗手,或用2‰过氧乙酸或“84”液洗手。非隔离室人员进出必须遵守消毒隔离规则。所有用过的物品未经消毒处理不得拿出。教育卫生员拖把、抹布要单用单消毒。

(3)一般儿科病房发现鼠伤寒病例后,最好暂停收容3岁以下婴儿,全部病室做终末消毒。室内墙壁、地面用“84”液或2‰过氧乙酸液喷雾。用乳酸或过氧乙酸烟熏消毒。病室内一切设备如床架、窗台、桌椅、水龙头、暖气、听诊器每天用2‰过氧乙酸擦拭。每月彻底大扫除一次。

(4)尿布用漂白粉或2‰过氧乙酸浸泡后再常规

消毒。床垫、被服应用环氯乙烷烟熏消毒或 2‰过氧乙酸喷雾后日晒消毒。用过的奶具、饭碗用 2‰过氧乙酸浸泡后再常规消毒。

（5）取消陪住，以免传染扩散。必须喂母乳者，母亲应穿隔离衣，执行隔离规则。

（6）带菌者的发现与处理。产妇入院前有腹泻者，应查粪便除外鼠伤寒。病房工作人员应定期做大便培养，发现带菌者及时调离婴儿病房，经治疗大便转阴后再回婴儿病房工作。

【治疗】

1. 支持疗法　十分重要，首先要做好液体疗法。纠正水和电解质失衡。病重者输入血浆或新鲜血。病程迁延者可应用静脉高营养。

2. 腹胀　给予胃肠减压（gastrointestinal decompression），肛管排气。可应用酚妥拉明，每次 0.5mg/kg，2～4 小时一次，加于小壶静脉滴注。

3. DIC　病重者常合并 DIC，应及时使用 654-2 改善微循环，低分子右旋糖酐减少血液黏滞度，每次 10ml/kg。肝素 1mg/kg，4～8 小时静脉滴注或静脉注射。发生纤溶亢进则加用 6-氨基己酸或对羧基苄胺。

4. 合并休克或脑水肿者　应及时采取相应治疗。

5. 小婴儿及免疫功能不全者　应及时发现败血症及局部感染并予以治疗。应特别强调母乳喂养，切忌滥用抗生素。

6. 抗生素　有学者认为轻症胃肠型病例最好不用抗生素，靠其自身免疫力来控制感染。因为鼠伤寒菌对常用抗生素如庆大霉素、复方磺胺甲噁唑、氨苄西林及一、二代头孢菌素，均多数耐药。有学者报道：70 株鼠伤寒沙门菌中，2 株对所有抗生素敏感，64 株对 3 种及以上抗生素耐药（见表 20-6）[17-19]。应用不敏感抗菌药非但不能控制感染反使肠道菌群紊乱，延长排菌时间。对重症及败血症患儿，沙门菌特别是鼠伤寒多重耐药者及小婴儿、免疫缺陷者，特别是肠外感染，治疗比较困难，如脑膜炎病死率高达 43%～87.5%，可使用抗生素。目前认为喹诺酮类药物及三代头孢菌素对沙门菌有较强的抗菌活性。有实验表明：环丙沙星对沙门菌的 MIC <0.03mg/L。脑脊液中也可达有效浓度。故目前认为首选药物是喹诺酮类药，如诺氟沙星每天 10～15mg/kg，如抗药则改用环丙沙星每天 10～15mg/kg，口服或静脉滴注。对于重症败血症及肠道外感染如脑膜炎等，可选用三代头孢菌素，如头孢噻肟（即头孢噻肟钠）或头孢曲松等，每天 75～100mg/kg，静脉滴注；若病情控制不佳，可考虑应用碳青霉烯类抗生素，如美罗培南（meropenem）每 8 小时 10～20mg/kg 静脉滴注，对脑膜炎患儿，按每 8 小时 40mg/kg 给药。对体弱儿和肠道外感染均应适当延长疗程，不短于 2 周[21]。对骨髓炎、脓胸、关节炎、蜂窝织炎等，除抗菌药外，应同时行外科引流治疗。

出院标准：①一般情况恢复正常。②每日大便<4 次，性质正常。③大便培养 2 次阴性。

【转归】　病死率在 2%～24%。其中新生儿病死率达 20%～30%。年龄越小，排菌时间越长，曾报道最长一例排菌时间达 156 天。

（徐樨巍）

参考文献

[1] 宫道华，吴升华. 小儿感染病学. 北京：人民卫生出版社，2002：835-849.

[2] 何晓青. 新中国在预防和控制伤寒方面的成就. 中华流行病学杂志，2000，2（21）：61-63.

[3] 闫梅英，梁未丽，李伟，等. 1995—2004 年全国伤寒副伤寒的流行分析. 疾病监测，2005，20：401-403.

[4] CRUMP JA，LUBY SP，MINTZ ED. The global burden of typhoid fever. Bull World Health Organ，2004，82（5）：346-353.

[5] 余荣华，梁洁，许红梅. 儿童伤寒 125 例临床分析. 中国实用儿科杂志，2010，25（7）：539-542.

[6] 张明，阳明玉. 小儿伤寒 52 例临床分析. 现代实用医学，2006，18（2）：124-125.

[7] World Health Organization. The diagnosis，treatment and prevention of typhoid fever Communicable Disease Surveillance and Response-Vaccines and Biologicals Ordering code. Geneva：WHO，2003.

[8] DIMITROV T，UDO EE，ALBAKSAMI O，et al. Clinical and microbiological investigations of typhoid fever in an infectious disease hospital in Kuwait. J Med Microbiol，2007，56（4）：538-544.

[9] 周艳，黄杰. 小儿伤寒耐药性和抗生素治疗二十年回顾与分析. 江苏医药，2002，28（2）：138-139.

[10] BHUTTA ZA. Current concepts in the diagnosis and treatment of typhoid fever. BMJ，2006，333（7558）：78-82.

[11] 宫道华，吴升华. 小儿感染病学. 北京：人民卫生出版社，2002.

[12] 简和，周丽. 儿童甲型副伤寒 69 例临床分析. 中国当代儿科杂志，2008，10（5）：665-666.

[13] 赵德军，张碧霞，张彤，等. 112 株甲型副伤寒沙门菌药敏分析. 实用医技杂志，2006，13（22）：3977-3978.

[14] 王靖虹. 某医院内新生儿腹泻暴发病原学调查和防制措施评价. 职业与健康，2007，23（23）：2183-2185.

［15］苏明彦,张丽.一起由鼠伤寒沙门菌引起的食物中毒.中国实用医药,2009,4(9):247-248.

［16］邱少富.沙门菌的耐药机制研究进展.微生物学免疫学进展,2008,36:55.

［17］陈庆法,陈强,余晓君,等.腹泻儿童沙门菌的耐药性研究及肠毒素基因与临床关系分析.中华临床医师杂志,2011,5(18):5360-5365.

［18］林兰,丁宏,崔生辉,等.婴幼儿腹泻沙门菌分型与耐药机制分析.中国药事,2011,25(8):836-840.

［19］陈强,余晓君,李俏俏,等.引起儿童腹泻的沙门菌属临床分离株的耐药特点及分子流行病学研究.中华检验医学杂志,2011,34(3):249-253.

［20］纪文静,董方,徐樨巍.儿童细菌性腹泻病原菌10年变迁与药敏分析.中国实用儿科杂志,2009,24(12):934-936.

［21］WHICHARD JM,GAY K,STEVENSON JE,et al. Human Salmonella and concurrent decreased susceptibility to quinolones and extended-spectrum cephalosporins. Emerg Infect Dis,2007,13(11):1681-1688.

第10节　细菌性痢疾

细菌性痢疾(bacillary dysentery,shigellosis),简称菌痢,是由志贺菌属引起的急性肠道传染病。临床上以发热、腹痛、腹泻及黏液、脓血便为主要表现。本病全年均可发生,但多流行于夏秋季节[1,2]。各年龄组小儿均易感,多见于3岁以上儿童。本病可分为:急性菌痢、慢性菌痢及中毒型痢疾(简称毒痢)。其中毒痢病情经过极为凶险,常起病急骤,突然高热、发生惊厥或休克,如抢救不当,可迅速发生呼吸或循环衰竭而死亡,对此,应引起高度重视。因中毒型痢疾病情特殊随后有专述,在此先讨论急性菌痢、慢性菌痢及痢疾的一般经过。

一、急性及慢性细菌性痢疾

痢疾的记述始于古希腊希波克拉底时代(公元前5世纪)。19世纪曾出现全世界大流行。1899年,日本人志贺首先发现是痢疾杆菌引起。为纪念志贺的贡献,将痢疾杆菌称之为志贺菌属。

【病因】　病原为痢疾杆菌(dysentery bacillus),属肠杆菌科志贺菌属。为革兰氏阴性、需氧、无鞭毛、不能运动、无荚膜、不形成芽孢的杆菌。长约1~3μm;水中可生存5~9天,食物中可生存10天,对阳光极敏感,经照射30分钟即死亡;在60℃时10分钟,在100℃即刻即可将其杀灭。在低温潮湿的地方,可生存几个月。在蔬菜、瓜果、食品及被污染的物品上可生存1~2周。采用新洁尔灭、漂白粉、过氧乙酸、石灰乳、甲酚皂溶液均可将其杀灭。在37℃培养基上生长良好。应用去氧胆酸盐SS培养基和伊红亚甲蓝培养基可获纯培养。用木糖赖氨酸去氧胆酸盐琼脂培养基阳性率较高。

根据菌体O抗原的结构不同,可分为A、B、C、D,4个群,群内又分为47个血清型[3]:

A群:志贺痢疾杆菌(Shigella),此群对甘露醇不发酵,无鸟氨酸脱羧酶,与其他各群无血清学联系。此群有1~12个血清型。A群1型为志贺菌,2型为施密次菌(Schmitz),其余为副志贺痢疾杆菌。

B群:福氏志贺菌(Flexner),发酵甘露醇,无鸟氨酸脱羧酶,各型间有交叉凝集。目前福氏志贺菌在血清学上已至少被分为16个血清型,有报道对第三代头孢类抗生素耐药的血清型[4]。

C群:鲍氏志贺菌(Boydii),发酵甘露醇,有鸟氨酸脱羧酶,各型间无交叉凝集。有1~18个血清型。

D群:宋氏志贺菌(Sonnei),发酵甘露醇,有鸟氨酸脱羧酶,迟缓发酵乳糖。仅有1个血清型。但近年来按其发酵乳糖的能力可分两株,依其产生大肠菌素的能力又可分16个型。

志贺菌属菌群较多,20世纪40年代以前A群为主要流行菌,60年代初期几乎销声匿迹,但1969—1970年突然在中美洲暴发流行,1972—1978年在南亚孟加拉国连年发生流行,继之,印度、斯里兰卡、尼泊尔、不丹、缅甸、泰国等受侵。B群50年代后在发展中国家占优势。D群从60年代起在许多发达国家中跃居首位,占95%以上。1984年我国14省市收集的2 274株痢疾菌株中,B群占65.8%,其次是D群占25.1%,A1群和C群分别占8.3%和0.8%。B群和D群仍是1980—1992年北京地区流行的主要菌株。在儿童中D群多于B群。1986—1988年七省妇幼卫生示范县5岁以下儿童检测出痢疾杆菌113株,以B群,福氏1、2型最常见占72.6%,其次是D群(宋氏)占11.5%,A群(志贺)占

5.3%；首都医科大学附属北京儿童医院 2004—2008 年住院患儿分离的志贺菌 59 株中 B 群（福氏）占 78%，D 群（宋氏）15.3%，C 群（鲍氏）占 5.1%，A1 群（志贺菌）占 1.7%。2008—2017 年北京市细菌性痢疾监测分离出 215 株志贺菌株中 D 群（宋氏）73.95%，其他均为 B 群（福氏）26.05%[5]。2013—2017 年河南省 5 岁以下儿童菌痢监测分离出 606 株志贺菌株中 B 群（福氏）占 73.43%，D 群（宋氏）占 26.57%[6]。

所有痢疾杆菌均能产生志贺毒素，其家族分为结构和功能相似、免疫学无交叉反应的两个型别，即志贺毒素 1（Stx/Stx[1]）和志贺毒素 2（Stx[2]）[7]。以上几种痢疾杆菌在临床上都能引起普通型与中毒型痢疾。鉴定病菌血清型，有助于追查传染源、传播途径和判断预后，也有助于抗菌药物的选用。

有关耐药性（resistance）的研究：根据 2016 年世界卫生组织的报告，志贺杆菌是八大危险耐药细菌之一[8]。由于各地应用的抗菌药物不同、年代不同，报道的耐药性亦有差异。1988 年由首都儿科研究所牵头七省一市耐药性监测，显示对四环素耐药率达 71.1%～83.6%，磺胺 54.4%～74.8%，呋喃唑酮 53.6%～100%，氨苄西林 49.1%～97.1%。庆大霉素 29.2%～32.9%。随着 β-内酰胺类抗生素应用，产 β-内酰胺酶（ESBLs）痢疾杆菌增多，2000 年以来抗生素耐药问题出现了快速增长[9]。首都医科大学附属北京儿童医院 2004—2008 年住院患儿分离志贺菌株中 ESBLs 菌株占 35.6%，产 ESBLs 菌株对头孢噻肟、氨苄西林耐药率达 100%，头孢哌酮 47.6%。浙江萧山医院 2008—2010 年腹泻患儿分离 156 株志贺菌中产 ESBLs 菌株占 51.9%，其中宋氏菌占 91.4%，产 ESBLs 菌株对头孢吡肟耐药为 28.4%、头孢他啶 14.8%，产 ESBLs 与非产 ESBLs 志贺菌对复方磺胺甲噁唑耐药为 95.1% 与 86.7%、氨苄西林-舒巴坦耐药为 29.6% 与 18.7%、环丙沙星 3.7% 与 12.0% 和左氧氟沙星 8.6% 与 14.7%，未发现亚胺培南和哌拉西林-他唑巴坦耐药菌株[10]。2013—2017 年河南省 5 岁以下儿童分离菌株药敏结果显示：对氨苄西林的耐药率>90%，对氯霉素、环丙沙星、诺氟沙星、复方磺胺甲噁唑的耐药率>65%，对亚胺培南和第三、四代头孢菌素敏感度较高；发现对头孢他啶、环丙沙星和四环素的耐药率有逐年下降的趋势[6]。2013—2017 年北京地区志贺菌耐药为氨苄西林 96.43%、头孢噻肟 54.76%、阿莫西林 25%、庆大霉素 32.69%、环丙沙星 17.57%，耐药≥3 种抗生素的比例为 30.05%[5]。对于痢疾杆菌小檗碱始终保持稳定的中度敏感。与其他抗生素联合应用有协同与减少耐药性的作用。对产 ESBLs 志贺菌敏感性较好的抗生素有：碳青霉烯类抗生素亚胺培南、美罗培南、含 β-内酰胺酶抑制剂的复合物哌拉西林/他唑巴坦、头孢哌酮/舒巴坦，以及头孢西丁其耐药率均小于 15.0%。从菌型来看，福氏志贺菌的耐药情况更为严重[5]。痢疾杆菌具有较高的交叉耐药和多重耐药性，特别是对第三代头孢菌素耐药率较高并且呈现逐年上升趋势。

【流行病学】 菌痢分布很广，遍布世界各地。估计全球每年细菌性痢疾发病人次为 1.65 亿[2,4,8]，主要在中低收入国家广为流行。我国新中国成立前与 20 世纪 50～60 年代常见菌痢流行，病死率也很高。70 年代后发病已显著下降。国内关于细菌性痢疾发病率的研究集中在 2003—2014 年，年均发病率 17.61/10 万～172.05/10 万[3]。

1. 传染源 病人和带菌者是传染源。非典型患者的症状较轻，不易诊断，容易忽视，在痢疾的传播上关系重大。病后带菌者亦有一定的传播作用。带菌期长短不一，成人较小儿为长。福氏菌痢较宋氏长，没有经过正规治疗的患者带菌时间也比较长。小儿慢性菌痢虽较成人少，但大多呈潜隐、非典型性，往往不易被人发现，容易在集体儿童中诱发流行。成人慢性痢疾、恢复期带菌者或健康带菌者无典型腹泻症状粪便有排菌，若从事饮食或保育工作，则对儿童是严重的威胁。

2. 传播途径 病菌随患者或带菌者粪便排出，易感者通过污染的手、生活接触、食物、水源或借苍蝇传播，经口感染。由于地区不同传播方式可有不同。发展中国家食物及水型传播较常见，而在发达国家水型传播则不多见。

（1）食物传播：食物可通过手、水、蝇受到污染。有人报道，在 20～30℃ 条件下，痢疾菌在米饭、馒头、猪肉、马铃薯、西瓜等食品中，2 小时增长 2～5 倍，4 小时为 100～800 倍，8 小时为 1 万～2 万倍，10 小时可达 5 万倍以上，观察到第 5 天菌数未见减少。在白菜、萝卜、黄瓜等食品中，亦可增长 20～200 倍。误食这些被污染的食品可引起痢疾散发，如果集体食堂食物被污染则可引起菌痢暴发。夏季炎热适合痢疾菌生长，容易引起食物传播。食物传播的特点是：常引起暴发流行；发病仅限于进食该食品者；发病菌型一致；潜伏期与流行期均较短。

（2）经水传播：痢疾菌能在水中生活繁殖。若水源保护不好，粪便处理不当，水源受污染，则可导致水源传播。水源传播的特点是：常引起大规模暴发流行；流行范围限于饮用同一水源的人群；潜伏期较长；当被污染水源停止使用或进行消毒后，流行即趋平息。

（3）生活传播：由患儿或带菌者的粪便污染生活用品或通过接触患者被污染的手传播，是最常见的传播方式。居住拥挤、卫生条件差或托幼机构、病房消毒制度不严格，容易通过接触方式引起暴发流行。接触传播的特点是：可发生于任何季节，粪便细菌培养，常出现不同菌型；一般呈散发或连锁性，常限于同一居室或病房；如居室或病房消毒措施得当，发病即可得到控制。

（4）昆虫传播：苍蝇是常见的传播媒介，易于污染用具和食物造成传播。有人检测发现苍蝇密度与痢疾发病曲线的变动相互并行。首都儿科研究所腹泻病研究组监测发现在病房蟑螂也是传播媒介。

3. 人群易感性 人对痢疾有普遍易感性，加上痢疾型别很多，因此可以多次重复感染。

4. 季节及年龄分布 痢疾有明显的季节性，夏秋季多见，这与夏秋季痢疾菌易在食物中繁殖，热天人们好进食生冷饮食及此时胃酸分泌减少，胃内杀菌作用减弱等因素有关。7~9 三个月形成高峰，但其他季节均可散发。菌痢在小儿多见于大年龄组，1988 年七省示范县监测，2 岁以下占 13%，2 岁以上占 87%；北京市监测 2 岁以下占 13.9%，2 岁以上占 86.1%。中毒型痢疾主要发生在 3 岁以上儿童，这与儿童机体对菌痢毒素敏感、反应性过高有关。

【发病机制】 痢疾杆菌经口进入胃肠后，必须突破胃肠道的防御才能致病。痢疾杆菌有较强的耐酸能力，因此容易经胃侵入肠道，在肠液碱性环境中很快繁殖，痢疾菌依靠自己的侵袭力直接侵入肠黏膜上皮细胞并在其内繁殖。然后进入固有层继续繁殖，并引起结肠的炎症反应。痢疾菌在固有层中被吞噬细胞吞噬，少量痢疾菌到达肠系膜淋巴结，也很快被单核巨噬细胞系统消灭，因而痢疾杆菌败血症极为少见。除结肠组织的炎症外，尚可引起固有层微循环障碍，使上皮细胞变性、坏死，形成浅表性溃疡，因而产生腹痛、腹泻、里急后重、黏液和脓血便等。志贺菌及其毒素的产生可导致严重的腹泻和并发症，如溶血尿毒综合征和严重的低钠血症[9]。

【病理变化】

1. 急性菌痢病变 常累及整个结肠，以乙状结肠及直肠最为显著。严重时可波及回肠下段。以渗出性炎症为主，可分为：①充血水肿期：初起以卡他炎症，表现为黏膜及黏膜下层充血、水肿及中性粒细胞浸润黏液分泌增多。进一步发展为大量纤维蛋白性渗出物覆盖于表面，随后黏膜表层组织及渗出的细胞坏死，两者融合，形成一层灰白色糠皮样附着物即假膜。在假膜下残余的黏膜中，血管扩张充血，并有许多中性粒细胞浸润。黏膜下层极度充血、水肿。②溃疡形成期：黏膜上皮假膜脱落后形成溃疡。这种溃疡一般小面积、表浅，边缘不规则，虽侵入到黏膜下层，但很少侵犯肌层，所以不引起穿孔。③溃疡愈合期：随着治疗及人体抵抗力的增强，炎症消散，溃疡逐渐愈合。小溃疡可通过黏膜上皮再生而愈合，大溃疡通过纤维结缔组织增生形成瘢痕而愈合。有时瘢痕周围黏膜增生，呈现息肉。肠内病变由于感染的菌群不同而异。急性非典型菌痢分期不明显，病变较轻微，有的仅有肠黏膜的充血水肿。

2. 慢性菌痢病理改变 病变部位以直肠、乙状结肠最常见，其次是升结肠和回肠下段。肠黏膜水肿增厚亦可形成溃疡，溃疡常迁延不愈，有时虽渐愈合，但因溃疡面积较大，可形成凹陷性瘢痕，周围有息肉形成。有时瘢痕组织收缩，可引起肠腔狭窄。有的溃疡愈合不完全，黏膜上可见肠腺黏液囊肿形成。囊肿内可不断排出痢疾杆菌，使病情反复发作。

【临床表现】

1. 潜伏期 自数小时至 8 天不等，一般为 1~3 日。

2. 细菌性痢疾的临床分型 根据病程及病情，可分为急性菌痢、慢性菌痢及中毒型痢疾。因中毒型痢疾病情特殊随后有叙述，在此先讨论急性菌痢、慢性菌痢的一般经过。

（1）急性细菌性痢疾：典型病例，起病急，发热为低热或高热，腹泻、大便每日 10~30 次，但量不多，粪便带黏液及脓血。1 型志贺菌和福氏志贺菌最容易出现血便[9]。有恶心，呕吐，阵发性腹痛。腹部有轻压痛。有时左下腹可触及痉挛的乙状结肠肠管。肠鸣音亢进。便后有里急后重下坠感。患儿全身乏力，食欲缺乏。婴幼儿有时可有高热惊厥。多数急性痢疾患儿经合理治疗，可于数日内逐渐减轻而痊愈，预后良好。年长儿童大便很快成形，婴幼儿可持续数日稀便，这与婴幼儿肠道功能恢复较慢有关。

非典型痢疾：不发热或只有微热，也无中毒症状，轻度腹泻，稀便、粪便内只有黏液而无脓血。只有粪便培养阳性才能确诊。在流行时，这类病例数可能超过典型病例数。因其经过类似一般肠炎，易被忽视，常成为痢疾的传播者。

（2）慢性细菌性痢疾（chronic dysentery）：急性细菌性痢疾反复发作或迁延不愈病程超过 2 个月则称慢性痢疾。其发生原因主要是因免疫低下或因未得到合理治疗所造成的，有营养不良、佝偻病或贫血等合并症。因病程日久，渐消瘦，粪便含大量黏液、不一定带脓血，或黏液便与脓血便交替出现。粪便仍可培养出痢疾杆菌，但阳性率显著低于急性痢疾。慢性痢疾患儿如合并严重营养不良，往往容易发生一些危象。患儿可因发生电解质紊乱（低钠、低钾、低钙），严重心肌损害而意外死亡。这类患儿我国已很少见到,而其他发展中国家经常见到。在慢性痢疾过程中有时症状突然加重,呈急性发作的表现。

【并发症】 急性菌痢患儿如呕吐、腹泻严重时,可并发水和电解质紊乱(脱水、酸中毒、低钾、低钠、低钙等)。少数出现肠套叠。慢性菌痢发生并发症较多,主要是机体营养不良和免疫功能低下所致。最常见的有营养不良及营养不良性水肿,多种维生素与微量元素缺乏,表现为干燥性眼病、营养不良性贫血、佝偻病,严重者可出现脚气病及坏血病。后者在我国已很少见到。肠部溃疡深者可致大量肠出血,腹泻频繁者可致脱肛,用抗生素过久可致肠道菌群紊乱或合并霉菌感染。个别严重营养不良患儿肠道溃疡长久不能修复,可发生肠穿孔。

【诊断】 细菌性菌痢诊断(diagnosis of bacterial dysentery)要考虑流行病学、临床表现和实验室检查做出临床诊断[5],有病原学依据为确定诊断。注意下列几点:①夏秋季节腹泻伴有发热、腹痛或伴有排便不尽、粪便带黏液脓血者;②家中或同居室最近有了痢疾患者,应予以警惕;③粪便镜检卫生部行业标准:每一高倍镜视野(400 倍)白细胞或脓细胞≥15 个并见有红细胞。④排出其他原因引起的腹泻。门诊即可诊断菌痢并填报传染病卡片。有研究粪便常规符合③、7~10 月发病、体温≥38℃,志贺菌阳性的可能性更大[5]。确定诊断要靠粪便培养。培养时采取新鲜脓血便,最好在床边即时接种培养,若不能即时做,可将标本放入 Cary-Blair 培养基或甘油磷酸盐缓冲液中保存,尽快送细菌室培养。在用抗菌药治疗前采集粪便标本,可提高培养阳性率。⑤PCR 快速诊断:敏感性高于细菌培养,用于毒力等基因研究,尚未用于临床[9]。

【鉴别诊断】 细菌性痢疾以脓血便为其特征。但是仅凭脓血便诊断菌痢,误诊率高。最容易与以下肠炎相混淆:

1. 侵袭性大肠埃希菌(EIEC)肠炎 本病发病季节与病症极似菌痢,也表现为发热、腹泻、脓血便,也发现有类似中毒型痢疾的表现。鉴别需依据粪便培养,培养结果:痢疾杆菌阴性,发现有大肠埃希菌,再用此大肠埃希菌菌液滴入豚鼠眼结膜囊内 24 小时后如发现豚鼠结膜充血有炎症反应,即可确诊为侵袭性大肠埃希菌。

2. 空肠弯曲菌肠炎(campylobacter jejuni enteritis) 本病发病季节与临床经过也类似菌痢。多见于 3 岁以上小儿。症状表现发热、腹泻,先为稀便,以后可表现为脓血便,类似痢疾。鉴别需依据粪便培养和乳胶凝集试验检测弯曲菌。空肠弯曲菌培养采用微需氧 43℃ 培养法。

3. 沙门菌肠炎 以小婴儿多见,粪便多样化为其特点,开始为稀便,以后可表现为黏液、脓血便。易误诊为菌痢。鉴别首先发病年龄不同,痢疾多见于 3 岁以上儿童,小婴儿少见。准确鉴别需依据粪便培养。

4. 耶尔森菌病(yersiniosis) 以 5 岁以下儿童为主,多见春夏季。表现为腹泻、水样便、稀便、黏液便、可伴随发热、粪便常规检出白细胞及红细胞,临床特征与细菌性痢疾相似;而本病部分患者可继发反应性关节炎等自身免疫性并发症,甚至可发展到感染性休克[11]。

5. 过敏性直肠结肠炎(allergic proctocolitis) 以婴儿发病为主,表现腹泻、间断粪便带血丝或血块,无发热及痢疾流行病学史,部分患儿伴有湿疹。

6. 炎症性肠病 包括溃疡性结肠炎和克罗恩病,其发热、腹痛、黏液便或脓血便,极容易与细菌性痢疾混淆。本病没有痢疾流行病学史,可伴有贫血等肠道外表现,病程长者有营养不良。

【预后】 急性菌痢如果及时得到敏感的抗菌药治疗,可以很快痊愈,预后良好。原北京 302 医院研究采用安慰剂,即使不用抗生素治疗,也有 70% 患者可以自愈。重度营养不良、免疫功能低下患儿感染痢疾或感染的是耐药菌株,患儿可迁延不愈,带来严重后果。若以各类病原菌而论,志贺菌毒力最强,福氏次之,但有时福氏所致的感染也很猛烈。宋氏菌所致者一般比较轻,但如致中毒型痢疾、可同样严重。

【预防】 通过接种疫苗或改善安全饮用水和卫生设施来预防痢疾将是解决痢疾相关死亡率的长期办法[9]。目前尚无广泛应用的疫苗,改善卫生状况是行之有效的。要充分发动群众,展开广泛的卫生宣教工作,采取综合性预防措施:加强个人卫生管理,看护人和儿童饭前便后要用肥皂洗手;改善饮水卫生,防止水源受污染,不喝生水;加强粪便管理,病人的粪便要用 1% 漂白粉浸泡或浇上沸水或撒上生石灰浸泡后才能倒入下水道或粪池,患儿的尿布和衬裤要煮过或用开水浸泡后再洗;加强饮食卫生,不吃变质食物,生吃瓜果要洗净;加强环境卫生,灭蝇、灭蛆,食物存放要加罩防止昆虫污染;对于不典型患儿、无症状带菌者(在儿童期少见)及慢性痢疾是重要的传染源,要早发现、早诊断、早隔离、早治疗这是控制痢疾流行的关键。必须注意使急性痢疾转为慢性的诱因,如佝偻病、营养不良及其他合并症应及时处理。

对集体儿童机构的炊事员、保育员应定期检查粪便,必要时做细菌培养,发现带菌者应及时处理。

【治疗】

1. 急性细菌性痢疾的治疗 急性细菌性痢疾重点在于控制感染、做好液体疗法及对症治疗。

（1）抗菌疗法（antimicrobial therapy）：自磺胺药及抗生素广泛应用以来，痢疾杆菌的耐药率逐年增加。该菌对复方磺胺甲噁唑及氨苄西林等多数已耐药（参见本节"病因"），不推荐应用。全国各地区痢疾流行菌株不完全相同，药敏试验结果也存在差异，选择药物需结合本地流行菌株的药敏结果。根据现今药物敏感试验的结果，敏感有效的药物如下：

由于部分志贺菌产 ESBLs，因其广泛的耐药性，耐酶类药物普遍敏感可列为首选。

1）喹诺酮类药：比较敏感，可列为首选。世界卫生组织推荐一线药为环丙沙星（ciprofloxacin）。至于喹诺酮类药对小儿的毒副反应，20 世纪 70 年代美国学者在用小动物做试验发现有关节软骨损害，当时英国学者在小婴儿中应用第一代喹诺酮类药萘啶酸并未发现有骨骼损害，认为有种族性差异。以后国内外多年的临床应用均未发现有骨骼损害，国内外许多临床资料表明喹诺酮类药在小儿中应用并非与实验动物一致，表现出相当的安全性。《中华儿科杂志》于 1996 年组织全国专家讨论，认为对儿童不应禁用喹诺酮类药，但要严格掌握适应证，需与患儿和/或监护人充分沟通，签署知情同意书。剂量不应超过每日 10~15mg/kg，疗程不要超过7 天。

环丙沙星：每日 10~15mg/kg，分 3 次口服。

诺氟沙星：每日 10~15mg/kg，分 3 次口服，疗程 5~7 天

2）磷霉素钙：50~100mg/(kg·d)，分 3~4 次口服，疗程 7 天。

3）利福昔明：6~12 岁 100~200mg/次，每日 4 次口服，疗程不超过 7 天。>12 岁 200mg/次，每日 3~4 次口服，疗程不超过 7 天。

4）小檗碱：每天 10~20mg/kg，分 3 次口服，疗程7 天。

5）氨苄西林/舒巴坦：每日 0.1~0.2g/kg，分 6~8小时静脉滴注，用于重症不能口服的病人。

6）第 3 代头孢菌素：如头孢曲松钠（ceftriaxone sodium）：每日 100~150mg/kg，分 2 次静脉滴注，用于重症不能口服的病人。头孢克肟（cefixime）可口服 3~6mg/(kg·d)，分 2 次。

7）其他抗生素，①庆大霉素：每日 1 万~2 万 U/kg，分 3~4 次口服（婴幼儿及没有做耳聋基因筛查的人群慎用）。②多黏菌素 E：每日 5 万~10 万 U/kg，分 3~4

次口服，疗程 7 日。口服药在肠道不吸收。但因痢疾病变侵入肠黏膜内，故其疗效不如能吸收的全身用药好。

（2）液体疗法：按患儿脱水程度，给予及时纠正（详见"小儿腹泻病液体疗法"章节）。

（3）对症治疗

1）发热：体温≥38.2℃，伴有发热致不适时给予对乙酰氨基酚或布洛芬治疗。

2）腹痛：轻者给颠茄或 654-2 口服，重者给予654-2 肌内注射，每次 1mg/kg。

（4）中医治疗：中医称急性菌痢为湿热泻，采用葛根黄芩黄连汤治疗，常用药：葛根、黄芩、黄连、马齿苋、茯苓、车前子。

呕吐加半夏、生姜。腹痛加木香、白芍、元胡。

（5）一般疗法及饮食管理：患儿应卧床休息，因地制宜地进行胃肠道清毒、隔离。患儿应继续饮食，原来吃过的东西均能吃，呕吐严重者，可禁食 4~6 小时给予静脉输液，呕吐减轻恢复饮食。

2. 慢性痢疾的治疗

（1）抗菌疗法：同急性痢疾，最好能培养出致病菌，根据药物敏感试验选用抗生素，切忌盲目滥用抗生素，否则会造成肠道菌群紊乱，微生态失衡，反促使腹泻迁延不愈。

（2）液体疗法：痢疾腹泻迁延不愈常合并营养不良，伴有低钠、低钾，多呈低渗脱水，因此，要做血生化测定，根据水、电解质紊乱性质补液。

（3）营养疗法：慢性痢疾常有营养障碍。通过合理的饮食治疗，使患儿在较短时间内改善营养状况是疾病得以恢复的关键，要尽力供给热量。蛋白质的补充有助于水肿的消退、抗体的形成以及病灶的愈合。一般应不少于 3g/(kg·d)，逐步提高到 4.5~5g/(kg·d)。另外应提供多种维生素与微量元素。必要时给予静脉营养，输血或血浆。

（4）微生态疗法：此类患儿多伴有肠道菌群紊乱与微生态失衡，补充双歧杆菌或乳酸杆菌等微生态制剂有助于恢复肠道微生态平衡，重建肠道的天然屏障促使疾病的康复。但要注意制剂的质量，没有足够数量的活菌制剂是无效的。

（5）中医治疗：中医称久泻必虚，慢性痢疾按中医辨证属脾胃虚寒泻或脾虚泻，具体辨证与方药治疗如下：

1）脾胃虚寒泻：适用于急性痢疾之后的慢性痢疾。

证候表现：病程大于 2 周，时轻时重，大便稀溏，色淡不臭，食欲缺乏，面色萎黄，舌淡，苔薄白，脉细滑。

治则：温中健脾、固涩止泻。方药：桃花汤加减。

常用药:肉蔻、丁香、赤石脂、党参、苍术、白术、茯苓、山药、石榴皮、鸡内金、乌梅等。

2) 脾虚泻:适用于慢性痢疾。

证候表现:病程迁延,时轻时重,时发时止,大便稀溏,有奶瓣或不消化食物,色淡不臭,食欲缺乏,神情倦怠,形体消瘦或虚胖。舌质淡,苔薄白,脉缓弱。

治则:健脾益气、固涩止泻。方药:参苓白术散加减。

常用药:党参、茯苓、苍术、白术、山药、陈皮、焦三仙或鸡内金、赤石脂。

脱肛:加黄芪、升麻。

二、中毒型痢疾

中毒型痢疾(toxic bacillary dysentery)(简称毒痢)是细菌性痢疾的一种严重类型,多见于 3~7 岁儿童。起病急骤,病情经过极为凶险,如治疗不及时患儿可很快发生呼吸和/或循环衰竭而死亡。20 世纪 50 年代在我国儿童中曾发生毒痢流行,病死率高达 20%~30%。1958 年北京友谊医院儿科、麻醉科联合北京儿童医院及北京协和医院儿科等单位协作采用人工冬眠疗法治疗毒痢,使病死率降至 4.2%,1964 年北京友谊医院儿科联合医院病理生理研究室研究发现了毒痢患儿微循环障碍的变化规律,由此提出"急性微循环障碍"的发病学说[12];随后北京友谊医院儿科联合医科院药物研究所开展寻找改善微循环障碍药物的研究,结果从中草药中发现了有改善微循环障碍独特的作用的新药山莨菪碱[13]。该药于 1965 年 4 月首先在北京友谊医院儿科用于治疗中毒性痢疾,故又称"654",天然提取的叫"654-1"后经化学合成叫"654-2"。采用山莨菪碱治疗中毒型痢疾使病死率进一步降至 1% 以下[12]。近年来由于卫生条件的改善毒痢流行得到控制,但仍然有散发病例发生,若不认识毒痢的症状表现,不掌握正确的治疗方法,则会带来严重后果。1985—1988 年中国七省一市中国小儿腹泻病研究组在三年监测研究中共发现 6 例腹泻病死亡病例中其中 4 例是中毒型痢疾,皆因未获得应用合理的治疗而死亡。可引以为鉴。痢疾杆菌也可以引起暴发性食物中毒,部分表现中毒型痢疾,甚至短期内死亡。

【病因】 各型痢疾杆菌均可引起中毒型痢疾,没有差异性。

【发病机制】 人体受痢疾杆菌感染后,在细菌及其内毒素的作用下,机体发生一系列的病理生理变化(称应激反应或超敏感反应),大致过程如下:细菌及其

内毒素→激动内脏自主神经节前副交感神经系统→兴奋交感与副交感神经→乙酰胆碱及儿茶酚胺分泌增多→副交感 M 受体及交感性 α 受体兴奋→微血管舒缩紊乱→全身急性微循环障碍。微循环(microcirculation)指的是:微动脉→毛细血管网→微静脉之间的血液循环。微循环的功能主要是向器官组织细胞提供营养物质和氧气并带走代谢产物,是器官组织细胞赖以生存的物质基础[12]。微循环发生急性功能障碍,则会引发器官组织细胞五期病理变化:

1. 微循环缺血(microcirculation ischemia)期 疾病早期交感神经被激动,此时儿茶酚胺分泌增多,α 受体兴奋,使皮肤内脏小动脉、微动脉、前毛细血管及肌性微静脉痉挛,引起外周血管阻力相加,微血管内容积减少,使组织血液灌注减少,造成脑组织缺血、缺氧。临床表现面色发灰、嗜睡、昏迷、惊厥。

2. 微循环淤血(microcirculation congestion)期 缺血与缺氧刺激微血管壁上的肥大细胞释放组胺,组胺具有舒张血管的作用。同时缺血期产生代谢性酸中毒,酸中毒也有舒张血管的作用。这些因素使微动脉、前毛细血管等前阻力血管舒张,而肌性微静脉对组胺和酸中毒作用不敏感,仍处于收缩状态。前阻力降低后阻力仍高,使微循环内多灌少流,造成微循环内淤血与缺氧。毛细管内静水压升高,通透性增高,血管内液向外渗出,形成脑组织水肿。临床表现颅内压升高,患儿昏迷加重,惊厥频繁,脑水肿与颅内压升高压迫脑神经,诱发脑疝使瞳孔一侧大、一侧小,严重者可发生呼吸衰竭而死亡。

3. 休克期 有的患儿由于皮肤内脏微循环障碍,大量血液淤积在胸腹内脏,回心血量减少,有效循环量不足,另外骨骼肌的血管主要是 M 受体与 β_2 受体支配,休克时这两种受体被激动引起骨骼肌内血管扩张造成骨骼肌血液过度灌注,这部分血液约占心排血量的 1/3,因此骨骼肌内淤血也是有效循环量减少的重要原因之一。在休克期临床表现心排血量减少,血压下降,脉搏细速,四肢发凉,皮肤发花,肢端可出现发绀,表情淡漠,严重者可出现循环衰竭而死亡。

4. 弥散性血管内凝血(disseminated intravascular coagulation,DIC)期 微循环障碍进入淤血期后,由于毛细血管内液体外渗,酸血症使肝素灭活。同时血管内皮细胞受损,暴露胶原纤维,激活 XII 因子。以上因素引起血液呈高凝状态促成了 DIC。此时广泛的微血栓阻塞毛细血管,使微循环障碍进一步恶化。在凝血过程中消耗了大量凝血因子,血小板减少,机体为对抗 DIC 而继发纤溶亢进,故后期血液凝固性降低,诱

发出血倾向。

5. 器官功能衰竭期 微循环障碍得不到解决或继续恶化,随着失代偿的继续发展,细胞代谢与功能障碍越来越严重,组织内乳酸堆积、pH 值下降、能量耗竭、酶的活性降低、细胞功能衰竭,溶酶体破裂释放出溶酶体酶,造成细胞损伤与坏死。此时胰腺释放出心肌抑制因子(MDF),使心功能更差。所以微循环障碍先是引起脏器功能改变,继而引起组织细胞坏死发生脏器功能衰竭。中毒型痢疾是全身性微循环障碍,因而严重病例可引起全身多脏器功能衰竭。

以上为我国老一代专家如祝寿河、方鹤松等教授对大量中毒性痢疾和其他感染性休克提出的"微循环障碍"学说。用于指导临床,使病死率明显下降。目前看毒痢的发病机制是儿童感染性休克和脓毒症相关器官功能障碍的机制,即宿主对感染的反应失调导致的危及生命的器官功能障碍[14]。

【病理改变】 中毒型痢疾由于全身应激反应来势迅猛,胃肠道炎症病变则轻微,主要见于结肠,其次为小肠及阑尾。肉眼可见肠黏膜充血,水肿,镜下可见固有层内有局限性出血灶,黏膜下小血管扩张,并有血液淤滞和水肿。有的病例浆膜下也有比较明显的充血和水肿,溃疡少见。

死亡病例内脏器官病理改变显著。可见心、脑、肺的损害严重,其中脑水肿尤为明显,且以脑干部第四脑室附近水肿更为明显,这种改变可能是中枢性呼吸衰竭而致早期死亡的原因,此外尚可见脑细胞变性。肺脏可见肺内淤血、肺泡内出血、肺泡及间质水肿、小血管内有凝血或血栓,这些改变在肺型病例尤为明显。心肌改变有淤血、间质水肿、细胞变性。肝脏有脂肪变性。肾上腺有时可见出血和皮质萎缩。

【临床表现】 潜伏期为数小时至 1~2 天。起病急、发展快,突然高热,体温达 39~40℃,甚至更高,精神萎靡、嗜睡、反复惊厥、昏迷,甚至发生循环及呼吸功能衰竭等严重症状。而胃肠症状腹泻在早期常不明显,往往需经 0.9% 温盐水(200ml)灌肠采取沉底粪便检查,发现有多数白细胞和/或见红细胞有利于确诊。

由于全身各脏器微循环障碍程度不同,临床上可表现出以下不同类型:

1. 脑型(脑微循环障碍型) 可能以血脑屏障功能障碍、氧化应激反应、兴奋性毒性和线粒体功能障碍、脑微循环障碍(brain microcirculation disorder)、神经递质紊乱、补体系统和细胞因子等共同作用的结果[15],以脑微循环障碍为主,脑水肿明显,表现面色发灰,精神萎靡,嗜睡,惊厥,口唇发绀,呼吸增快,四肢肌力增高,血

压正常或轻度升高。重度表现出中枢性呼吸衰竭:昏迷,频繁或持续性惊厥,面色苍灰,瞳孔一侧大、一侧小,对光反射迟钝或消失。呼吸深浅不匀、节律不整或有双吸气、叹息样呼吸、下颌呼吸、然后呼吸次数逐渐减少,减少至 12 次/min,这是一个危险信号,如不给予特殊抢救,患儿可突然呼吸停止而死亡。

2. 休克型(shock type)(皮肤内脏微循环障碍型) 此型以皮肤内脏微循环障碍为主,炎症反应造成全身血管内皮细胞损害和毛细血管通透性增加。大量血液淤滞在外周,有效循环血量不足。轻度表现神志尚清楚,但有烦躁,精神萎靡,面色苍白,手脚发凉,口唇轻度发绀,皮肤发花,末梢循环差,毛细血管再充盈时间>2s[16]。尿量减少,脉搏增快,脉压小,血压略降低;重度表现:神志模糊或昏迷,面色苍灰,四肢湿冷,口唇发绀,四肢皮肤花斑,末梢循环更差,毛细血管再充盈时间(CRT)>3s[16],脉搏微弱或摸不到,少尿或无尿,血压明显下降或测不出。

3. 肺微循环障碍型 又称呼吸窘迫综合征(respiratory distress syndrome),以肺微循环障碍为主,此型少见,常在毒痢脑型或休克型基础上发展而来。病情危重病死率高。轻度表现:烦躁不安,面色暗红,呼吸加快,频率>35 次/min,进行性呼吸困难,肺部呼吸音减低,X 线可见肺部网状阴影。血气分析,pH 值>7.45,氧分压<60mmHg,二氧化碳分压正常或降低;重度表现:有严重的吸气性呼吸困难,张口大幅度吸气(因肺泡内换气不好、缺氧严重),发绀进行性加重。肺部呼吸音减低,出现管状呼吸音、捻发音,X 线见肺部大片状阴影或两肺广泛实变。血气分析 pH 值<7.35,氧分压<60mmHg,二氧化碳分压>50mmHg。

4. 混合型 上述类型同时存在或先后出现。此时毒痢患儿由于全身严重的微循环障碍,重要器官的血流灌注锐减,组织缺血缺氧严重,甚至发生组织细胞坏死,极易发生多器官功能衰竭。混合型病死率甚高。

并发症:严重病例常合并 DIC,肾功能衰竭,偶尔可合并溶血尿毒综合征。

【实验室检查】

1. 炎性指标 白细胞总数和中性粒细胞大多增高,未成熟白细胞>10%。血浆 C 反应蛋白水平超过正常值的 2 个标准差,血浆前降钙素水平超过正常值的 2 个标准差[16]。

2. 粪便常规检查 肉眼观察为黏液便、黏液血便、脓血便等。镜检有较多白细胞及红细胞,并可见吞噬细胞。

3. 粪便细菌培养 采取粪便脓血或黏液部分立即送检选用适当培养基及反复多次培养可提高阳性率。阳性者宜常规进行菌群鉴定和药敏试验。

4. 快速诊断方法 可采用荧光抗体染色法、免疫染色法或玻片固相抗体吸附免疫荧光技术等快速检测方法。其优点是快速、敏感、简便,但其敏感性与特异性尚有待进一步提高。也可采用PCR快速诊断。

5. 血清电解质及血气分析 血钠、血钾、血氯多偏低,血气分析多呈代谢性酸中毒。

【特殊检查】

1. 甲皱微循环观察 毒痢患儿脑型早期可见甲皱毛细血管祥数减少,休克型可见血色变紫,血流缓慢不均匀严重者有凝血[17]。

2. 眼底检查 可见小动脉痉挛。严重者视网膜水肿,颅内压增高者可见视乳头水肿。

3. 中心静脉压(CVP)测定 正常值 8~12cmH$_2$O

（1cmH$_2$O＝0.098kPa）。CVP主要反映回心血量和右心室排血功能之间的动态关系,不能表示左心功能。

4. DIC检测 毒痢患者易并发DIC根据需要送检。

5. 其他检查 包括血培养、心电图、X线检查等可按需要进行。

【诊断】 起病急,发展快,突然高热,粪便(自然排便或灌肠)检查发现较多白细胞及红细胞。具有下述情况之一者如能排除类似疾病,可诊断为中毒型痢疾。

1. 有中枢神经系统中毒症状 如精神萎靡、嗜睡、躁动、谵妄、惊厥、浅昏迷或昏迷等。

2. 循环系统症状 如面色苍白,四肢发凉,脉弱,脉压小,血压下降等。

3. 呼吸系统症状 如呼吸浅快不规则、叹息样呼吸、双吸气、呼吸减慢、呼吸暂停等。

脑型(脑水肿)的诊断标准见表20-7。

表20-7 脑型（脑水肿）的诊断标准

项目	轻度	重度
神经系统症状	※头痛,呕吐,明显烦躁,萎靡,嗜睡,惊厥,小婴儿阵发尖叫	※昏迷和/或反复惊厥
面色	※苍灰	※死灰
血压或囟门	血压偏高,收缩压可上升20mmHg以上,脉压增宽,小婴儿前囟张力增高	改变更明显
呼吸	增快	※出现呼吸节律不整,包括快慢不均、双吸气、叹息样呼吸、下颌呼吸、呼吸暂停等。呼吸先增快后转慢
肌张力	四肢肌张力增高	肌张力增高,并出现阵阵发紧或有上肢内旋、下肢内收、双足下垂。脑疝时肌张力减低
眼部检查	无异常改变	瞳孔不等大,对光反应迟钝,落日眼,眼睑下垂,球结膜水肿,最后瞳孔散大,眼球固定
眼底检查	小动脉痉挛,小动脉与小静脉之比为1:2或1:3(正常2:3)	小动脉痉挛更明显,小静脉淤张,部分患儿出现视神经盘水肿
甲皱观察	管祥动脉端变细,管祥数目减少	管祥动脉端变细更明显,伴有管祥形态模糊

※为必备指标。

感染性休克的诊断标准(diagnostic criteria for septic shock):按照2015年我国儿童感染性休克诊治专家共识的诊断标准[16]。

（1）低血压:血压<该年龄组第5百分位,或收缩压<该年龄组正常值2个标准差以下。

（2）需用血管活性药物始能维持血压在正常范围[多巴胺>5μg(kg·min)]或任何剂量的多巴酚丁胺。

（3）具备下列组织低灌注表现中的3条,①心率、脉搏变化:外周动脉搏动细弱,心率、脉搏增快(表20-8)。②皮肤改变:面色苍白或苍灰,湿冷,大理石样花纹。③毛细血管再充盈时间(CRT)延长(>3秒)(需除外外环境温度影响)。④意识改变:早期烦躁不安或萎靡,表情淡漠。晚期意识模糊,甚至昏迷、惊厥。⑤液体复苏后尿量仍<0.5ml/(kg·h),持续至少2小时。⑥乳酸性酸中毒(除外其他缺血缺氧及代谢因素等),动脉血乳酸>2mmol/L。

表20-8　各年龄组特定生理参数和实验室变量
（低值取第5百分位，高值取第95百分位）

年龄组	心率/次·min⁻¹		呼吸频率/次·min⁻¹
	心动过数	心动过缓	
≤1周	>180	<100	>50
~1个月	>180	<100	>40
~1岁	>180	<90	>34
~6岁	>140	<60	>22
~12岁	>130	<60	>18
≤18岁	>110	<60	>14

代偿期指儿童感染性休克的诊断与成人不同之处在于不一定具备低血压。当患儿感染后出现上述3条或以上组织低灌注表现，此时如果血压正常则诊断感染性休克代偿期。失代偿期指代偿期灌注不足表现加重伴血压下降，则进展为失代偿期。

感染性休克并发DIC的诊断：感染性休克并发DIC时促凝物质上调（如组织因子）、抗凝物质下调（如抗凝血酶）、血栓调节蛋白、组织因子途径抑制物和蛋白C，以及纤维蛋白溶解机制受损等，其中以促凝物质上调导致高凝状态最为重要；另因炎症介质作用，使血管内皮生理性抗凝血物质减少或功能下降，血管内血细胞促凝血机制加强，纤溶系统受损，加剧了凝血过程。成人采用显性和非显性DIC积分系统评估，以指导治疗和判断预后[18]。儿童在感染性休克时（既往血小板及凝血功能疾病除外，如严重肝病等），若血小板<100×10⁹/L，凝血功能异常：国际标准化比值（INR）>1.5或活化部分凝血活酶时间（APTT）>60秒[16]。需注意患儿的临床表现，结合实验室检查才是DIC诊断的最重要手段。

呼吸窘迫综合征（ARDS）的诊断标准见表20-9。

表20-9　肺型（呼吸窘迫综合征、ARDS）的诊断标准

项目	轻度	重度
呼吸	*增快，进行性呼吸困难	*明显增快，出现吸气性呼吸困难，吸氧不易缓解
面色	*暗红色	暗红色更明显
神志	*烦躁不安	明显烦躁不安
肺部体征	无异常改变	*出现捻发音或有呼吸音减低，叩诊浊音
X线检查	肺部有网状阴影，透明度减低	*肺部出现点、片状阴影
血气分析（不吸氧）	pH值>7.45或正常，氧分压<60mmHg，二氧化碳分压正常或降低	pH值<7.35或正常，氧分压<60mmHg，二氧化碳分压>50mmHg

*为必备指标。

【鉴别诊断】

1. 热性惊厥[19]　本病多见于6月至5岁儿童，既往可有高热惊厥史和/或家族遗传倾向，惊厥发生在体温上升时且多不反复发作，惊厥后面色好，神志正常，并常可找到引起高热的疾病。

2. 大叶性肺炎　该病与毒痢均为急性起病，外周血白细胞总数及中性粒细胞升高。早期可致休克，脑水肿，但X线检查肺部可有大叶或节段性炎性病变。

3. 流行性脑脊髓膜炎　流脑与毒痢均为急起高热，均有内毒素所致微循环障碍表现，合并惊厥。但下列特征有助鉴别：

（1）流脑多发于冬末春初，而毒痢则多见于夏末秋初。

（2）流脑患者70%以上可见皮肤、黏膜出血点及瘀斑。

（3）流脑常有头痛、颈强直等中枢神经系统感染的症状。

（4）可询问流脑疫苗接种史，如已接种疫苗则很少患流脑。

4. 流行性乙型脑炎　毒痢与乙脑由于发病年龄及好发季节大致相同，首发症状均为急起高热，伴有精神萎靡、嗜睡、惊厥等神经系统症状，为此需要作好鉴别。

（1）两病的发病时间不同，毒痢多在起病当日发生惊厥，而乙脑多在起病第3~4天后才发生惊厥。

（2）乙脑有颈强直、克尼格征（+）、巴宾斯基征（+）等神经系统体征。

（3）乙脑社会上有流行疫情。

（4）询问疫苗接种史，如接种过疫苗一般不得

乙脑。

（5）如确有怀疑，可做脑脊液检查，乙脑脑脊液：蛋白及白细胞增多，糖及氯化物一般正常。毒痢脑脊液正常。

【治疗】　由于毒痢起病急骤，发展快，病情危重应分秒必争，全力以赴地抢救，病程早期及时抢救是提高存活率的关键。救治过程中要严密观察病情，综合分析，抓主要矛盾，采取相应的综合治疗措施。

监护及检测：患儿应在急救室或重病监护室（ICU）抢救。迅速建立两条静脉通道。入院初及病情最危重时，随时观察病情，每 15 分钟记录一次体温、血压、脉搏、呼吸、意识、面色、瞳孔、尿量等变化；病情稳定或好转时，每 30 分钟记录一次；病情恢复期，每 1 小时记录一次。总结 24 小时液体入出量。由于毒痢在发病 24 小时内，随时可发生病情突然恶化。需密切观察病情，发现变化及时处理。有条件者监测中心静脉压，正常值 $8 \sim 12 cmH_2O$，$< 8 cmH_2O$ 表示血容量不足，$> 12 cmH_2O$ 提示心力衰竭；中心静脉血氧饱和度，是反映氧运输量和组织氧耗量的综合指标，液体复苏后，中央静脉混合血氧饱和度 $\geqslant 70\%$[16]，表明治疗效果满意。

中毒型痢疾的治疗依据发病机制，改善急性微循环障碍是关键。是解决毒痢主要矛盾、抢救患儿的最主要措施。经过反复临床实践和总结，采用以山莨菪碱为主的综合疗法是根本。以下按不同临床分型分别叙述主要治疗方案。

1. 脑型（脑微循环障碍型）

（1）积极改善微循环：首选山莨菪碱（anisodamine）（654-2）。其在感染性休克治疗中的应用及研究也不断深化，其在改善微循环、抑制炎症反应和改善脏器功能等方面均有良好的作用[20,21]。

1）用药指征：凡确诊为毒痢，均用山莨菪碱治疗，愈早用效果愈好，且可防止病情恶化。

2）用药途径：直接静脉注入，不用稀释。

3）剂量：轻度，每次 $0.5 \sim 1.0 mg/kg$。重度，每次 $1 \sim 2 mg/kg$。每 $10 \sim 15$ 分钟一次静脉注射，直至面色变红润，呼吸、循环好转，然后延长到 $0.5 \sim 1$ 小时静脉注射一次，如病情稳定则可停药观察。如病情又恶化，可再重复给药。如连用 10 次，病情仍不见好转，应分析原因，各项辅助措施是否得当，考虑是否加用其他措施。

其他莨菪类药：东莨菪碱（婴幼儿慎用），每次 $0.03 \sim 0.05 mg/kg$。阿托品，每次 $0.03 \sim 0.05 mg/kg$。用法同上。毒痢合并严重呼吸衰竭或伴反复惊厥者可选用东莨菪碱。毒痢病情十分危重，需用大剂量莨菪类药时，可选用阿托品（1mg 阿托品相当于 10mg 山莨菪碱）。

（2）脱水：由于脑微循环障碍的结果，多伴有脑水肿。采用 20% 甘露醇，每次 $1g/kg$，$20 \sim 30$ 分钟快速静脉注射，必要时每隔 $4 \sim 6$ 小时重复应用（甘露醇的有效作用时间是 $4 \sim 6$ 小时）。对严重脑型出现脑疝时（瞳孔一侧大、一侧小、呼吸节律不整），要加强应用脱水剂，或采用 10% 甘油果糖每次 $0.5 \sim 1.0 g/kg$，每 $4 \sim 8$ 小时一次，快速静脉滴注，注射 $10 \sim 30$ 分钟后开始利尿，30 分钟时作用最强，作用可维持 24 小时。如心肺功能不好，脱水剂可选用呋塞米，每次 $1mg/kg$ 静脉注射（呋塞米不增加心肺负荷）。

（3）止惊：可采用地西泮，每次 $0.3 \sim 0.5 mg/kg$ 缓慢静脉注射，密切观察呼吸改变，地西泮每次最大量不超过 $10mg$，速度 $1 \sim 2 mg/min$，如推注过程中发作终止即停止推注，若 5 分钟后发作仍未控制或控制后复发，可重复一剂；若如尚未建立静脉通路可予咪达唑仑 $0.3 mg/kg$（$\leqslant 10 mg/$次）肌内注射或给予 $100 g/L$ 水合氯醛溶液 $0.5 ml/kg$ 灌肠，也可发挥止惊效果。如仍不能控制，按惊厥持续状态处理[19]。

（4）纠正酸中毒：依据血气检测结果给予等张碳酸氢钠纠正酸中毒。

（5）改善心功能

1）米力农（Milrinone）：是磷酸二酯酶 III 抑制剂，是一种非洋地黄类、非儿茶酚胺药。兼有正性肌力作用和松弛血管平滑肌作用，降低肺循环血管阻力和心肌耗氧量[22]，改善左心室功能和心肌血流灌注。心血管效应与剂量有关，小剂量时主要表现为正性肌力作用，大剂量扩张血管作用可随剂量的增加而逐渐增加。可先给予负荷量 $25 \sim 50 \mu g/kg$（静脉注射，> 10 分钟），维持量 $0.25 \sim 1.0 \mu g/(kg \cdot min)$[16]。

2）可用毒毛旋花子苷 K，每次 $0.007 \sim 0.01 mg/kg$，一日量不超过 $0.25 mg$，稀释在 $10 \sim 20 ml$ 液体中缓慢静脉注射，必要时可于 $4 \sim 8$ 小时后根据病情重复用半量至全量。也可用毛花洋地黄苷 C（毛花苷 C），饱和量 2 岁以上为 $0.03 mg/kg$，2 岁以下 $0.04 mg/kg$，首剂用 $1/3 \sim 1/2$ 饱和量，注射方法同毒毛花子苷 K，余量分 2 次间隔 $4 \sim 6$ 小时静脉注入。

（6）保证呼吸道的通畅：见肺微循环障碍型，又称呼吸窘迫综合征。

2. 休克型　又称感染性休克（皮肤内脏微循环障碍为主）。

（1）山莨菪碱（654-2）：应用剂量、方法同脑型。

（2）有休克表现时充分液体复苏（fluid resuscitation）是治疗的关键。

1）第 1 小时快速输液常用 0.9% 氯化钠，首剂

20ml/kg,5~10分钟推注。然后评估循环灌注情况(心率、血压、脉搏、毛细血管再充盈时间等)。若循环无明显改善,可再给予第2剂、第3剂,每剂均为10~20ml/kg。总量最多可达40~60ml/kg。依据血气检测结果给予等张碳酸氢钠纠正酸中毒,其量计算在总量中。第1小时输液既要重视液量不足,又要注意心肺功能(如肺部啰音、奔马律、肝大、呼吸做功增加等常示心动能衰竭、肺水肿)。条件允许应监测中心静脉压。第1小时液体复苏不用含糖液,血糖应控制在正常范围。

2)继续和维持输液:由于血液重新分配及毛细血管渗漏等。因此要继续和维持输液。继续输液可用1/2~2/3张液体,6~8小时内输液速度5~10ml/(kg·h)。维持输液用1/3张液体,24小时内输液速度2~4ml/(kg·h),24小时后根据情况进行调整。

输液时注意事项(precautions infusion):①首批快速输液时要输含钠液,因为单纯葡萄糖液无张力,不能维持有效循环量,而且休克早期常有高血糖症,不宜再补大量葡萄糖。休克晚期糖原几乎被耗尽,则需补充葡萄糖。扩容用晶体液,胶体液依据患儿血清蛋白水平、凝血状态等情况,适当补充如清蛋白或血浆。②休克纠正前常有高钾血症,故不用含钾液,有尿后再给钾,如有明显低钾血症,则要相应增加含钾液的用量。③重度休克患儿在补充有效循环血量后,淤滞于毛细血管床内的酸性产物被"洗出"。可使酸中毒暂时加重,此时只要循环明显改善,肾功能恢复尿量增加,不必再给予过多的碱性液。④判定所输液体的质与量是否合适,以观察外周循环(意识、心率、脉搏、CRT、尿量、血压)及酸中毒的恢复情况。此外,还可参考尿比重、尿pH值(6.7~7.0)、血二氧化碳结合力、中心静脉压或血液气体分析等。⑤休克纠正后,因过多的细胞间液回到血管内,故要控制维持液的输液量。

(3)血管活性药(vasoactive drugs)的应用:在扩容纠正酸中毒的同时给予血管活性药以改善微循环。多巴胺:中剂量5~9μg/(kg·min)开始能增加心肌收缩力,对心肾血管有扩张作用,如无效可每3~5分钟增加2.5μg/(kg·min),不超过20μg/(kg·min)。多巴胺10~20mg最大剂量不得超过40mg,加于100ml葡萄糖液中点滴。开始滴注速度为每分钟30滴左右,血压回升后逐步稀释浓度或调整输入速度。对重度休克患儿,在应用血管活性药及"扩容"的基础上伴有心功能障碍时并用多巴酚丁胺,其剂量为5~20μg/(kg·min)与多巴胺同时加入葡萄糖液中静脉滴注。

(4)改善心功能:同上。

(5)并发DIC的治疗:抗凝血(anticoagulant),重症患儿应早做DIC相关化验,如确诊为DIC,在应用654-2及扩容基础上加用肝素治疗。

1)高凝阶段:没有出血,凭化验诊断。采用肝素治疗,剂量:一般要遵循个体化原则,通常60~125U/kg(1mg=125U/kg),加入生理盐水或10%葡萄糖液体50~100ml中静滴,约1小时完成,每4~6小时滴注1次。低分子肝素优于普通肝素[22,23],首都儿科研究所附属儿童医院采用小剂量低分子肝素10μg/(kg·次),每6小时给药1次。依据临床变化增减剂量,随病情控制停药。

监测:为安全用药识别高凝与低凝状态时可用血栓弹力图(thromboelaslogram,TEG)来监测脓毒症患者凝血功能变化[18]。无血栓弹力图监测而使用肝素的血液学监测也不再强调肝素治疗使其APTT延长为正常值的1.5~2.0倍的目标[23],观察出血症状尤为重要。普通肝素过量可用鱼精蛋白中和,鱼精蛋白1mg可中和100U肝素。用量与最后一次肝素用量相等,一般先用半量,必要时15分钟后再给半量。低分子肝素常规剂量下无需严格血液学监测。

2)低凝阶段:试管法凝血时间>12分钟,表现有少量出血现象(鼻出血、牙龈出血等),继用肝素,并输一次新鲜血浆10ml/kg,以补充凝血因子。

3. 肺微循环障碍型 又称呼吸窘迫综合征。

(1)山莨菪碱:应用剂量:每次2~3mg/kg[12],用法同上。

(2)改善呼吸功能:给予吸痰、吸氧,保持呼吸道通畅。可用鼻导管供氧,流量为1L/min;或用面罩供氧,流量为2~4L/min,如用氧时间较长,最好通过雾化器给氧,温度最好维持在20~22℃,还要随时保持呼吸道通畅,以保证吸氧效果。当出现严重中枢性呼吸衰竭,如呼吸次数减慢,节律不整或有呼吸暂停时,此时一方面需加大山莨菪碱剂量,同时予积极无创或有创呼吸支持治疗,保证氧合,减轻高碳酸血症。

(3)改善心功能:同上。

4. 抗菌药的应用 诊断中毒型痢疾后应静脉使用三代头孢菌素或更敏感抗生素等,采用当地敏感的抗生素,如头孢曲松钠(ceftriaxone sodium):每日100~150mg/kg,分2次静脉滴注,氨苄西林/舒巴坦:每日0.1~0.2g/kg,分6~8小时静脉滴注。

5. 其他治疗

(1)维持水、电解质及酸碱平衡:应维持每日生理需要量,重症患儿多伴有代谢性酸中毒、低钾或低钠等电解质紊乱,感染性休克可诱发应激性高血糖,应每日做血液生化测定,适时查血气,发现问题及时纠正。

（2）降低环境温度有利于体温散热,用呼吸机支持治疗时需用适当镇痛镇静治疗,可降低氧耗和有利于器官功能保护。

（方鹤松 张艳玲）

参考文献

［1］田祎,吕冰,钱海坤,等.北京市临床诊断细菌性痢疾流行特征和病原谱.首都公共卫生,2019,13（2）:76-79.

［2］杨连建,李廷荣,龚涛,等.近十年重庆市某区细菌性痢疾流行特征与病例就诊特征分析.疾病预防控制通报,2018,33（6）:19-23.

［3］高璐.细菌性痢疾研究现状.职业与健康,2017,33（2）:277-281.

［4］张一,袁士杰,张建群,等.新型福氏志贺菌的研究进展及流行现状.中国预防医学杂志,2013,14（8）:639-642.

［5］贾蕾,吕冰,田祎,等.北京市 2008—2017 年细菌性痢疾病原学监测分析.中华流行病学杂志,2019,40（2）:165-169.

［6］穆玉姣,王若琳,张白帆,等.2013—2017 年河南省婴幼儿志贺菌流行特征与耐药分析.中华疾病控制杂志,2019,23（7）:835-839.

［7］杨茜,白向宁,许彦梅,等.志贺毒素研究进展.中华微生物学和免疫学杂志,2019,39（8）:633-637.

［8］HUSSEN S,MULATU G,YOHANNES KASSA Z. Prevalence of Shigella species and its drug resistance pattern in Ethiopia:a systematic review and meta-analysis. Ann Clin Microbiol Antimicrob,2019,18（1）:22.

［9］TICKELL KD,BRANDER RL,ATLAS HE,et al. Identification and management of Shigella infection in children with diarrhoea:a systematic reviewand meta-analysis. Lancet Glob Health,2017,5（12）:e1235-e1248.

［10］张传领,沈利蒙,楚旭,等.分离自腹泻儿童志贺菌的耐药性分子流行病学研究.中华儿科杂志,2012,50（10）:777-781.

［11］汪静,孙昊,祁亮,等.2011—2018 年北京市中心城区儿童中耶尔森菌病流行特征及临床诊断.中华预防医学杂志,2019,53（10）:1027-1031.

［12］北京友谊医院儿科,中国医学科学院药物研究所药理室,中国医学科学院某院第一研究室.山莨菪碱治疗急性微循环障碍性疾病原理探讨.中华医学杂志,1973,53（5）:259-263.

［13］中国医学科学院药物研究所药理室等.山莨菪碱的药理作用.中华医学杂志,1973,53（5）:269-273.

［14］张学鹏,吉毅,陈思源.拯救脓毒症运动儿童脓毒症性休克和脓毒症相关气管功能障碍杆菌指南解读.中国当代儿科杂志,2020,22（4）:305-309.

［15］王猛,许煊.脓毒症性脑病.中国小儿急救医学,2018,25（7）:484-489.

［16］中华医学会儿科学分会急救学组,中华医学会急诊医学分会儿科组,中国医师协会儿童重症医师分会.儿科脓毒性休克（感染性休克）诊治专家共识.中华实用儿科临床杂志,2015,30（22）:1685-1691.

［17］中国医学科学院第一研究室等.急性微循环障碍性疾病甲皱微循环和体内生物胺的变化.中华医学杂志,1973,5:264-268.

［18］中华医学会急诊医学分会,中华危重病急救医学杂志编辑委员会,脓毒症并发弥散性血管内凝血诊治急诊专家共识专家组.脓毒症并发弥散性血管内凝血诊治急诊专家共识.中华危重病急救医学,2017,29（7）:577-580.

［19］中华医学会儿科学分会神经学组,热性惊厥诊断治疗与管理专家共识（2017 实用版）.中华实用儿科临床杂志,2017,32（18）:1379-1382.

［20］中国医学科学院药物研究所药理室等.山莨菪碱的吸收、分布和排泄.中华医学杂志,1973,53（5）:274-278.

［21］郭思尹,张景媛,吴嘉瑞,等.山莨菪碱治疗感染性休克的临床应用进展.中国医院用药评价与分析.2019,19（4）:389-392.

［22］戎群芳,张育才,徐梁.重症肺炎并呼吸衰竭患儿动态无创肺动脉压力监测及其意义.中华实用儿科临床杂志,2015,30（4）:271-274.

［23］文飞球,麦惠容.弥散性血管内凝血的治疗.中华实用儿科临床杂志 2015,30（18）:1368-1371.

第 11 节 霍乱

霍乱（cholera）是由霍乱弧菌（*Vibrio cholerae*）引起的烈性肠道传染病,典型的临床表现为起病急骤、剧烈泻吐、排泄大量米泔水样肠内容物、脱水、肌痉挛、少尿和无尿为特征,严重者可因休克、尿毒症或酸中毒导致多器官功能衰竭（MOF）而死亡。因霍乱发病急,传播快,波及范围广,并可大规模流行,为此,该病被世界卫生组织（WHO）规定为国际卫生检疫传染病之一,也是《中华人民共和国传染病防治法》规定强制管理的甲类传染病之一[1]。

霍乱危害人类历史悠久，古典型霍乱（Classical biotype）始自印度向世界各地传播，1817—1923 年先后波及亚、非、欧、美四大洲，大约在 50 多个国家和地区先后曾酿成 6 次世界性古典型霍乱大流行，使人类蒙受巨大灾难。自 20 世纪 30 年代以来，古典型霍乱在欧洲和美洲已被完全控制，非洲除 1947 年在埃及发生一次流行外，本病已成为亚洲独有疾病，而且主要集中发生于印度和孟加拉国，1817—1832 年古典型霍乱从国外传入我国，1820—1948 年，我国曾有近百次发生古典型霍乱流行，新中国成立后，我国已消灭了古典型霍乱。

从 1961 年开始，由埃尔托型（Eltor biotype）霍乱弧菌引起的第七次世界大流行，至今已持续 35 年并波及五大洲 140 多个国家和地区。特别是进入 90 年代后，全球流行形势更趋严峻。其传播大致可分为三个阶段：第一阶段于 1961 年从印度尼西亚传出，先后侵犯西太区和东南亚国家，至 1969 年先后共波及 26 个亚洲国家，每年报告病例总数为 2.4 万～8.0 万；第二阶段为 1970—1990 年，每年波及约有 30～40 个亚、非、欧、美和大洋洲国家，报告病例总数约 3.0 万～16.5 万；第三阶段始于 90 年代后，全球流行形势更趋严峻。1991 年拉丁美洲发生了 20 世纪首次霍乱大流行，同年非洲的病例也是第七次大流行以来最多的一年。1992 年印度出现由新菌型非 O_1 群霍乱弧菌 O_{139} 的流行，不到半年即席卷了印度和孟加拉国。1993 年全年报告的霍乱病例总数虽有所下降，但报告的国家数却是本次世界大流行以来最多的。亚洲国家 1993 年的病例数也增至 1992 年的 5.5 倍。1994 年 4～5 月缅甸发生 O_{139} 霍乱暴发。美国、英国、新加坡、日本、爱沙尼亚、德国、瑞士和中国香港特别行政区等国家或地区均有输入性病例报告，事实上构成超越国界、洲界的大流行态势。2019 年，55 个国家自愿向 WHO 报告霍乱数据。31 个国家报告病例总数 923 037 例，死亡数 1 911 例，病死率为 0.2%[2]。

我国自 1961 年埃尔托型霍乱首次传入广东以来，有两次较大的流行。第一次是 1961—1964 年，波及 9 个省、市、自治区，1962 年为流行高峰，发病数为 25 473 例。第二次是 1978—1989 年，波及 21 个省、市、自治区，1980 年为流行高峰，发病数为 40 611 例，1981 年以后疫情虽有起伏，但总的发病趋势呈逐年下降。1990—1991 年疫情处于平稳状态，1992 年在南亚发生了 O_{139} 群霍乱的流行。1993 年初，孟加拉国南部发病 1 万例，病死率达 5%。疫情迅速蔓延，相继波及泰国、中国、马来西亚、尼泊尔、沙特阿拉伯和巴基斯坦。我国经过 1990—1992 年病例数处于低水平后，1993 年也出现较

大幅度上升，同时在新疆出现了 O_{139} 霍乱的局部暴发。患者 200 例，带菌者 225 例，总发病率 1.29/10 万，病死率 2%，人群感染率 2.74/10 万。1994 年我国报告病例数进一步上升，这种情况预示着我国霍乱流行已进入第三次高峰期。1997 年霍乱在扎伊尔的卢旺达难民中大规模暴发，造成 7 万人感染，1.2 万人死亡。目前，在发展中国家霍乱的流行仍然是一个令人困扰的公共问题。

【病原学】 霍乱弧菌是 1883 年第五次霍乱世界性大流行期间 Koch 在埃及发现。1905 年 Cotschlich 在埃及西奈半岛 El-Tor 检疫站，从麦加朝圣者的尸体分离出与霍乱菌类似的特殊弧菌株，并命名为 El-Tor 弧菌。1966 年国际弧菌命名委员会将先后发现的两种病原性弧菌统称为霍乱弧菌的两个生物型，即古典生物型和埃尔托生物型。在第七次世界性大流行中，后者逐渐取代了前者而成为霍乱流行的主要病原体。霍乱弧菌长 1～3μm，宽 0.3～0.6μm，菌体弯曲呈弧形或逗点状，新鲜标本涂片镜检，排列如"鱼群"样。革兰氏染色阴性，无芽孢和荚膜。菌体一端有单鞭毛，运动活泼。霍乱弧菌对温热干燥抵抗力不强，培养需氧，耐碱不耐酸，在 pH 值 8.8～9.0 的碱性蛋白胨水或碱性琼脂平板上生长良好。在正常胃酸中仅存活 4 分钟，0.5% 苯酚中数分钟可致死。每升含 1mg 氯的水中 15 分钟致死，1% 漂白粉液中 10 分钟致死。霍乱弧菌按菌体（O）抗原不同，已分出 200 多个 O 血清群，其中 O_1 血清群和 O_{139} 血清群可致霍乱。霍乱弧菌的古典生物型和埃尔托生物型两个生物型均能与抗菌体抗原的血清抗体产生凝集，均属于 O_1 群。凡不属 O_1 群的其他弧菌皆为不凝集，统称非 O_1 群弧菌。1980 年世界卫生组织将霍乱弧菌分为 O_1 群霍乱弧菌、O_1 群不典型霍乱弧菌及非 O_1 群霍乱弧菌，此后多依此命名。学者们对霍乱弧菌菌体抗原进行分析研究得知 O_1 群霍乱弧菌含有共同的特异性抗原 A 和不同的特异性抗原 B 和 C，据此将其分为三型，即稻叶型（Inaba，原型），含抗原 A、C；小川型（Ogawa，异型），含抗原 A、B；彦岛型（Hikojima，中间型），含抗原 A、B 和 C。1992 年在印度等地发生由非群霍乱弧菌引起的典型霍乱样疾病的流行，分离出新血清型霍乱弧菌，定名为 O_{139} 霍乱弧菌[3]。

O_{139} 霍乱弧菌抗原性与 O_1 群间无交叉，形态也为短小弯曲，革兰氏染色阴性，镜下活菌可见穿梭样运动，对营养条件要求不高，在普通平板上生长良好，在碱性胨水中可迅速生长，现场可用 pH 值 8～9 的碱性胨水增菌，在庆大琼脂及普通琼脂平板上分离培养时，其菌落形态与 O_1 群霍乱弧菌无区别。糖发酵反应等生物特性与 O_1 群霍乱弧菌相同。霍乱红试验阳性，甲基红试验

90%以上为阳性。O_{139}群霍乱弧菌在外界环境污染面广,在水中的生存力比埃尔托生物型强。药敏试验结果显示,大多数菌株对复方磺胺甲噁唑、呋喃唑酮、链霉素有耐药性,对四环素、诺氟沙星、庆大霉素、卡那霉素、头孢菌素、氨苄西林、氯霉素、红霉素和多黏菌素 B 等药均敏感[4]。运用分子生物学方法对O_{139}群霍乱弧菌研究结果表明,该菌具有产生霍乱毒素的能力,与O_1群霍乱弧菌具有一致的毒素基因,产毒量与O_1群霍乱弧菌相当(约 10~80μg/L 或更多),我国新疆分离的O_{139}群霍乱弧菌株的生物学特性与埃尔托生物型霍乱弧菌流行株相近。

【流行病学】

1. 传染源 患者和带菌者是本病的传染源(source of infection)。轻型患者、隐性感染者和恢复期带菌者所起的作用更大,隐性感染者可多达 59%~75%。

2. 传播途径 霍乱可经水、食物、日常生活接触和苍蝇等途径而传播,水源传播是最重要的途径,霍乱弧菌在水中存活时间较长,一般存活 5 日以上,可长达数十日。食物传播仅次于水,霍乱弧菌在食品上的存活时间可达 1~2 周或更长。日常生活接触及苍蝇的传播作用也不可忽视,但其传播能力远不及前两个因素。近年食物型传播暴发的事例明显增加。

3. 人群易感性 人群对霍乱普遍易感。病后可获得一定免疫力,但再感染的可能性也存在。1963 年孟加拉国的报告,每年再感染率为 0.22%,两次感染的间隔为 1.5~60 个月,说明病后免疫力持续时间短暂。人感染本病后可产生杀弧菌抗体(vibrocidal antibody)和凝集素抗体(agglutinin antibody),这是由弧菌的菌体抗原或细胞壁抗原引起的。杀弧菌抗体的血清滴度于腹泻开始时上升,感染后第 2 周达高峰,再过 4 周即迅速消失。凝集素抗体于受染 1 周后开始上升,1 个月达高峰,随即逐渐下降,经半年至 10 个月恢复到原水平,后者是由肠毒素引起。病后血清抗毒素抗体浓度最高可达 520U/ml,且可持续 12~18 个月,目前认为本病的免疫很可能是抗菌与抗毒素两种免疫力的适当结合,除病后可获得免疫力外,少量多次隐性感染的分次免疫,也可使生活在疫区的健康人群获得一定程度的免疫力,因此隐性感染者可多达 59%~75%。近年研究结果还指出,全身免疫(血清抗体 IgG 和 IgM)和局部免疫(肠道 SIgA)两者都是重要的因素,但本病的免疫力持续时间不长。在人工免疫方面,原有的霍乱菌苗(每 ml 中含小川型和稻叶型各 40 亿个死菌的菌苗)只能引起抗菌抗体而并不产生抗毒素抗体,因而免疫效果不够理想,新的人工免疫制剂正在不断研制,至今尚无理想的霍乱疫苗。

4. 流行特征 古典型霍乱、埃尔托型霍乱及O_{139}型霍乱的流行特征基本相同。

(1)地区分布:以沿海地区为主,特别是江河入海口附近的江河两岸及水网地带。一般规律是先沿海后内陆,并出现远距离传播的特点,甚至在山地、高原及沙漠地区也可发生流行。

(2)季节分布:本病在各地的流行季节与当地的自然地理条件密切相关,我国发病季节一般在 5~11月,而流行高峰多在 7~10 月。

(3)人群分布:发病无年龄、性别、民族及职业上差异,主要取决于暴露概率的高低、新疫区成人发病较多,而老疫区往往以幼儿较多。有时出现男性或渔民、船民、流动人口等发病较多,这主要与受染机会及既往受染情况有关,如 1992 年在南亚新发现O_{139}型流行,各年龄人群发病率近似。

(4)传播途径:粪-口传播,以水型传播为主,近年经食物传播的比例逐年增加。

(5)流行菌型:霍乱病原体的生物型和血清型不断变化。当前我国以埃尔托生物型和O_{139}群为流行菌群,埃尔托生物型霍乱弧菌又以小川型占绝对优势,而稻叶型次之。O_{139}群霍乱弧菌已在国内一些地区发生。

【发病机制】 霍乱主要病变位于小肠黏膜,首先必须在胃的酸性环境中存活下来,然后黏附并定居于小肠中,分泌的外毒素(cholera enterotoxin, CT)引起有特征性水样腹泻,是导致脱水和代谢性酸中毒等变化的主要因素。近年研究认为在小肠黏膜上皮细胞的刷状缘,存在霍乱肠毒素的受体 GM1,已证明其为神经节苷脂,它是细胞膜内的水溶性脂质。GM1 的化学结构包括亲水性碳水化合物与疏水性神经节苷脂两部分。前者为亲水糖链,后者为疏水长链烷基。脂溶性长链的烃基嵌在细胞膜中,糖链则暴露于细胞表面,可与霍乱肠毒素(CT)迅速紧密而不可逆地结合在一起。CT 不耐热,分子量为 37 700U(38 000D)的蛋白质,具有 2 个 A 亚单位及 5 个 B 亚单位。CT 的亚单位 B 与 GM1 结合后,亚单位 A 得以穿入细胞膜。CT 作为第一信使,引起前列腺素(PGE 等,第二信使)的合成与释放增加。PGE 使腺苷酸环化酶(AC)活性增高,催化 ATP 使之转化为环腺苷酸(cAMP,第三信使),从而使细胞膜内 cAMP 大量增加,促进细胞内一系列酶反应的进行,促使细胞分泌功能增强,细胞内水及电解质大量分泌。cAMP 浓度增加抑制了肠绒毛对钠的吸收并主动分泌氯化钠,导致水及电解质大量丧失。CT 一旦与 GM1 结合,则上述反应不可逆转,其作用的自然持续时间(腹泻时间)在临床上

20章

可短至数小时或长 7~8 日。现认为另一种 O₁ 群霍乱毒素(无 CT 的基因)以及埃托生物型产生的可溶素,可能也是致病因子。此外,弧菌的动力鞭毛及菌体趋化因子受体与黏膜上皮中趋化因子形成的趋化性,是弧菌穿通黏液凝胶的先决条件。毒素共调菌毛(TCP)即是霍乱弧菌特有的定居因子,在致病性方面具有重要作用。临床学家据此采用及早使用抗生素杀灭霍乱弧菌,消除肠毒素的来源,迅速补液,恢复或维持循环功能,稳定机体内环境及重要脏器的功能,从而使霍乱病死率由 40%~50% 降至目前的 1.4%~3.2%。这一发病机制的发现是对人类一个重要的贡献。

【病理生理】 由于腹泻(diarrhea)丢失大量肠液,产生严重脱水与电解质紊乱,血液浓缩,微循环衰竭。肌肉痉挛及低钠、低钾、低钙等是由腹泻丢失了大量电解质所致。碳酸氢根的丧失导致代谢性酸中毒。胆汁分泌的减少,使吐泻物呈米泔水样。由于循环衰竭、肾血流量不足、低钾及毒素的影响,可使肾功能严重受损。死亡的主要原因是低血容量性循环衰竭和代谢性酸中毒。霍乱患者的液体丢失发生于整个小肠,按单位长度丧失液体量估计,以十二指肠为最多,回肠最少。没有胃液过度分泌的证据,肠道吸收功能依然正常。

霍乱病程中形成的病理改变常甚轻微,仅表现为杯状细胞中黏液的明显减少、肠腺和微绒毛轻度扩张以及黏膜固有层轻度水肿。患者死后病理解剖所见,主要为严重脱水现象,尸体迅速僵硬,皮肤发绀,手指皱缩,皮下组织及肌肉极度干瘪。胃肠道的浆膜层干燥,色深红,肠内充满米泔水样液体,偶见血水样物,肠黏膜发炎松弛,但无溃疡形成,偶有出血。淋巴滤泡显著肿大,胆囊内充满黏稠胆汁。心、肝、脾等脏器多见缩小。肾脏无炎性变化,肾小球及间质的毛细血管扩张,肾小管上皮有细胞肿胀变性及坏死。其他内脏及组织亦可有出血及变性等变化。

【临床表现】 潜伏期 3 小时~7 天,平均为 5 天。

1. **病程分期** 病程较短,一般为 5~7 天,多数为隐性感染(silent infection)或轻度腹泻,个别病例还可转为慢性带菌者。典型临床经过分为 3 期:

(1)泻吐期:此期多持续数小时,长者可达 2 天,多数先以剧烈腹泻开始,继以呕吐。大便开始为黄色稀水便,而后为米泔样便,个别亦可有血水样便。每日大便可自数次至十数次,甚至频泻不可计数。呕吐为喷射性,初时可混有胃内容物,而后与大便性状相同。

(2)脱水期(dehydrating stage):因腹泻、呕吐使体液大量丢失,患儿烦躁不安或表情淡漠、呆滞,皮肤干皱,弹性降低,口渴唇干,眼球下陷,面颊深凹。婴儿前囟凹陷,少尿或无尿,血压下降甚至测不到。患儿可因失水性休克而死亡。由于大量电解质丢失,水电解质平衡紊乱可引起腹肌痉挛(绞肠痧)、腓肠肌痉挛(吊脚痧)。亦可有低钾性肌张力减低,肠鸣音消失。心率增快或心律失常。部分患儿因毒素吸收或继发感染而体温升高。由于病情轻重不同与处理是否及时合理,此期持续时间可仅数小时或长达 2~3 天。

(3)恢复期:上述症状逐渐减轻、恢复,少数有发热,但多数几天内完全恢复正常。

2. **病情分型** 可分为四型:轻、中、重及中毒型。

(1)轻型:无腹痛腹泻,可伴有呕吐,常无发热和里急后重表现,少数病例可出现低热(多见于儿童)、腹部隐痛或饱胀感,个别病例有阵发性绞痛。

(2)中、重型:腹泻次数频繁或剧烈,粪便性状为水样便,伴有呕吐,迅速出现脱水或严重脱水,循环衰竭及肌肉痉挛(特别是腓肠肌)等休克表现。

(3)中毒型病例:为一较罕见类型(干性霍乱),在霍乱流行期出现无泻吐或泻吐较轻,无脱水或仅轻度脱水,但有严重循环衰竭。

【实验室检查】

1. **常规检查** 粪便常规检查可见多数上皮细胞及较少红细胞或白细胞。尿常规检查有蛋白或细胞与管型,比重在 1.010~1.025 之间。由于血液浓缩导致末梢血 WBC、RBC、Hb 升高,连续观察可估计脱水程度及疗效。血 pH 值下降,血钾、血氯正常或降低,BUN、肌酐多升高,二氧化碳结合力降低。

2. **血清学检查** 血清凝集试验在发病第 1~3 日及第 10~15 日各取 1 份血清,若第 2 份血清的抗体效价比第 1 份增高 4 倍或 4 倍以上,有诊断参考价值。

3. **病原学检查**

(1)涂片染色:取粪便或早期培养物涂片做革兰氏染色镜检,可见革兰氏阴性稍弯曲的弧菌。

(2)悬滴检查(hanging drop method):将新鲜粪便作悬滴或暗视野显微镜检,可见运动活泼呈穿梭状的弧菌。

(3)制动试验:取急性期患儿的水样粪便或碱性胨水增菌培养 6 小时左右的表层生长物,先做暗视野显微镜检,观察动力。如有穿梭样运动物时,则加入 O₁ 群多价血清一滴,若是 O₁ 群霍乱弧菌,由于抗原抗体作用,则凝集成块,弧菌运动即停止。如加 O₁ 群血清后,不能制止运动,应再用 O₁₃₉ 血清重作试验。

(4)增菌培养:所有怀疑霍乱患儿粪便,除作显微镜检外,均应作增菌培养。留取使用抗菌药物之前粪便,尽快送到实验室培养。培养基一般用 pH 值 8.4 的碱性蛋白胨水,36~37℃ 培养 6~8 小时后表面能形成菌膜。此时应进一步做分离培养,并进行动力观察和制动试验,这将有助于提高检出率和早期诊断。

(5)分离培养:用庆大霉素琼脂平皿或碱性琼脂平板。前者为强选择性培养基,在 36~37℃ 条件下,培养 8~10 小时霍乱弧菌即可长成小菌落。后者则需培养 10~20 小时。选择可疑或典型菌落,应用霍乱弧菌"O"抗原的抗血清作玻片凝集试验。

(6)核酸检测:通过 PCR 技术检测霍乱弧菌毒素基因亚单位 CtxA 和毒素协同菌毛基因(TcpA)来区别霍乱菌株和非霍乱弧菌。然后根据 *TcpA* 基因的不同 DNA 序列来区别古典生物型和埃尔托生物型霍乱弧菌。4 小时内可获结果,可检出每毫升碱性蛋白胨水中 10 条以下霍乱弧菌。

【诊断】 诊断需要依据流行病史、临床表现及实验室检查结果综合判断。因霍乱传染性强,扩散迅速,及时发现与确诊意义重大。首发病例容易漏诊或误诊,医生应熟悉霍乱的临床特点及具有很强的疫情观念,对可疑患者及时取粪便送检,要求并提醒检验人员做霍乱弧菌检查是非常关键的。检验人员必须按法定程序完成霍乱弧菌的检验,并尽快做出报告[1]。

1. 流行病史

(1)生活在霍乱流行区或 5 天内到过霍乱流行区或发病前 5 天内有饮用生水或进食海/水产品或其他不洁食物和饮料史。

(2)与霍乱患者或带菌者有密切接触史或共同暴露史。

2. 带菌者 无霍乱临床表现,但粪便、呕吐物或肛拭子细菌培养分离到 O_1 群和或 O_{139} 群霍乱弧菌。

3. 疑似病例

(1)与霍乱患者或带菌者有密切接触史或共同暴露史,并出现霍乱轻症病例临床表现者。

(2)具备霍乱轻症病例临床表现并且粪便、呕吐物或肛拭子标本霍乱毒素基因 PCR 检测阳性。

(3)具备霍乱轻症病例临床表现并且粪便、呕吐物或肛拭子标本霍乱弧菌快速辅助检测试验(胶体金快速检测)阳性。

(4)具备中毒型病例临床表现并且粪便、呕吐物或肛拭子标本霍乱毒素基因 PCR 检测阳性。

(5)具备中毒型病例临床表现并且粪便、呕吐物或肛拭子标本霍乱弧菌快速辅助检测试验(胶体金快速检测)阳性。

(6)具备中、重型病例临床表现者。

4. 临床诊断病例

(1)具备各型霍乱临床表现之一,并且在腹泻病患者日常生活用品或家居环境中检出 O_1 群和或 O_{139} 群霍乱弧菌。

(2)在一起确认的霍乱暴发疫情中,暴露人群中出现任一型霍乱临床表现者。

5. 确诊病例

(1)具备任一型霍乱临床表现,并且粪便、呕吐物或肛拭子细菌培养分离到 O_1 群和或 O_{139} 群霍乱弧菌。

(2)在疫源检索中,粪便培养检出 O_1 群和或 O_{139} 群霍乱弧菌前后各 5 天内有腹泻症状者。

【鉴别诊断】

1. **大肠埃希菌肠炎** 产肠毒素性大肠埃希菌(ETEC)性肠炎所产肠毒素与霍乱菌相同,临床表现相似。但病程短,传染性低,可从大便镜检病原菌培养及生化反应等加以区别;致病性大肠埃希菌(EPEC)性肠炎,大便为水样或蛋花汤样,重者也会有脱水及全身症状。

2. **病毒性肠炎** 常见病原为轮状病毒,侵犯各年龄组,多见于 2 岁以内婴幼儿,好发于秋冬季,可呈流行性。霍乱易发生在炎热的夏季,检查大便病原可鉴别。

3. **志贺菌痢疾** 痢疾杆菌侵袭肠黏膜,引起肠黏膜炎症及溃疡,并由此排出炎性渗出物,临床上常见有发热,大便为黏液、脓血便,量少,有腹痛及里急后重。大便镜检有大量的脓细胞。也有以水泻为主、里急后重不明显的不典型表现。大便培养痢疾杆菌阳性。

4. **鼠伤寒沙门菌感染** 侵犯各年龄组,6 个月以内婴儿易患,新生儿发病尤为严重,多发生于 5~8 月份,可有发热、腹泻或败血症,腹泻每日 2~20 次,大便为稀水便、水泻,亦可有脓血便,常有不同程度脱水,大便镜检或细菌培养可鉴别。

5. **空肠弯曲菌肠炎** 本菌可侵袭空肠及结肠引起病变。现已证实本菌亦可产生肠毒素而致病,潜伏期 3~5 日,起病初期有发热或有乏力、头痛及肌痛等症状,继而腹痛腹泻,大便为水样、黏液状、胆汁样或呈血性。严重病例可有重度脱水及循环衰竭。个别患儿还可表现为急腹症。一般典型病例不难与霍乱鉴别,大便培养可有弯曲菌阳性。

6. **非霍乱弧菌性腹泻** 近年发现至少有 10 多种非霍乱弧菌可引起腹泻,如弧菌属的副溶血性弧菌,类弧菌属的亲水气单胞菌,类志贺毗邻单胞菌等。其临床表现多为痢疾样腹泻,亦可引起肠外感染如败血症、伤口感染。根据病原菌培养及生化反应不难区分。

【治疗】 主要是及时合理补充体液（supplement of body fluid），维持水、电解质平衡及抗菌治疗（antimicrobial therapy）。

1. 补液

（1）补液基础：霍乱患者腹泻便中电解质成分见表 20-10。

表 20-10　霍乱患者腹泻粪便中
电解质成分/mmol·L^{-1}

组别	钠	钾	氯	碱（碳酸氢盐）
成人	135	15	100	45
儿童	105	25	90	30

由此可见霍乱泻吐丢失钠、氯、碱与血浆近似，而钾特别是儿童丢失更为严重，为临床补液提供依据。

（2）补液原则：及时、快速及适量，输液速度及单位时间补液量需依脱水程度及个体情况而定，并需边补边观察病情变化，开始时应快速静脉推注或快速静脉滴注，以恢复血容量到足以使肾动脉恢复灌注的水平。血压恢复后则调整输液速度，维持血压在要求水平。其次是经一段时间补液后，肾泌尿功能恢复，有尿后才可以补钾。

（3）补液方法：详见"小儿腹泻病"章节。口服补液疗法的适应对象是轻度和中度的霍乱患儿以及经静脉补液纠正休克而情况改善的重症霍乱患者。研究显示 80% 的患儿可通过口服补液治疗得到治愈。世界卫生组织倡导使用口服补液盐（oral rehydration salts，ORS）治疗霍乱，其效果已得到普遍的肯定。

2. 抗生素治疗 抗菌药物可起到缩短霍乱病程、减少排菌而达到减低扩散及传播的作用。抗菌药物应以当地菌株敏感的药物为首选。从患儿分离出的霍乱菌应做药敏试验，停用抗菌药物后每日 1 次大便培养，连续 3 次阴性者方可解除隔离。如发现阳性，应再做药敏试验并重新治疗。抗菌药物的选择可根据各地菌株耐药情况而定，药物疗效以口服为佳。

（1）阿奇霉素：儿童顿服 20mg/kg，成人顿服 1g。

（2）喹诺酮类抗菌药：环丙沙星，儿童 15mg/kg·次，每日 2 次服用，连服 3 日；成人 1g 顿服。

（3）多西环素：成人 300mg 顿服。

可使用肠黏膜保护剂作为本病的另一种辅助治疗。

【预后】 既往病死率高达 50%～60%，近 30 年来，由于诊疗技术水平的提高，已经降至 1% 左右。老、幼及孕妇预后较差。

【预防】

1. 经常性预防措施

（1）建立健全疫情报告网：一旦发现患者，即按《中华人民共和国传染病防治法》中的有关规定，做到早发现、早诊断、早报告、早隔离、早治疗，并及时处理疫源地。

（2）建立夏秋季腹泻病肠道门诊：及时发现和隔离患者，防止交叉感染。

（3）加强卫生宣传，通过多种形式，广泛宣传教育，提高群众的防病自觉性，掌握防病知识，落实各项卫生制度。

（4）三管一灭：认真开展以三管（管水、管粪、管饮食）一灭（灭蝇）为中心的综合性防治措施，切断传播途径，把好病从口入关。

（5）做好国内交通检疫和国境卫生检疫：严格防止和控制本病的传播。

（6）掌握疫情：加强霍乱疫情和外环境（水源和食品）的监测，掌握国内外疫情动向。

2. 发生疫情时的紧急措施 我国通过多年的防疫实践总结出早、小、严、实的疫点处理原则（防疫时间要早、范围要小、措施要严、落在实处），明确地肯定，以切断传播途径为主导的综合性防疫措施。

（1）核实诊断并发出疫情报告：根据患者的临床表现、流行病学史以及病原学检查结果进行核实诊断，并发出确诊或疑似病例的疫情报告。

（2）确定疫点或疫区范围并采取相应的管理措施：①疫点：是指发生患者、疑似患者或带菌者的地方。其范围可视患者或带菌者吐泻物可能污染的范围而定，一般以同一门户出入的住户或与病家生产密切接触的若干户为范围；②疫区是指有疫点的地区，为了防止可能发生疫点外的污染，继发感染和向外传播，一般以疫点为中心，在城市以相当一个居委会、营院或一个街道地区为范围。在农村可以一个自然村或乡为范围。必要时，经有关领导机关批准，并同有关部门进行疫点或疫区封锁。

（3）抢救并妥善处理患者（隔离和治疗）：霍乱属于甲类传染病，应按我国传染病防治法的有关规定就地隔离管理、疫情危重的患者，特别是年老体弱的患儿，如不及时进行抢救，病死率较高，及时、足量、正确地补充液体和电解质是治疗霍乱的关键所在。

（4）对接触者进行登记和检疫：应深入疫点或疫区调查与患者有过接触的人，并进行登记和检疫。如连续 3 次粪便细菌培养阴性或从最后接触之日起，已超过

5 天未发病者,可解除检疫。

(5) 隔离并治疗带菌者:发现带菌者,应与患者一样进行隔离和抗菌药物治疗。在粪便细菌培养连续 3 次阴性后,可解除隔离。

(6) 在疫点或疫区内开展以三管一灭为中心的防疫措施。

(7) 疫点或疫区的彻底消毒:应查清可能被污染的场所和各类物品,并制定出疫点或疫区消毒方案,在消毒前后均应进行现场采样,做病原学检查,以便掌握污染状况和评价消毒效果。

(8) 开展现场流行病学调查:查明传染源、传播途径及流行因素、摸清流行原因并实施有的放矢的防疫措施,迅速控制疫情。同时也应协助发病单位或地区总结卫生防病经验与教训,提出改进措施。

(9) 疫点的封锁与解除:在患者和带菌者隔离和疫源地彻底消毒后,经 5 天而未再发生新病例、可疑病例或带菌者时,即可解除对疫点或疫区的封锁,如发现有新病例或带菌者,则以最后 1 例患儿或带菌者隔离处理之日起算,重新封锁 5 天,一般在疫点或疫区解除封锁后,观察 3~4 个最长潜伏期,确无续发感染者发生,再进行认真的总结工作。

3. 提高人群免疫水平　既往广泛使用的全菌灭活菌苗的保护率仅 52%,亚单位 B 菌的保护率也只有 50%,维持免疫时间均不到 6 个月,而且只能降低发病率,不能减少带菌率,效果很不理想。对渔民、船民、码头职工给予霍乱菌苗接种,在疫区及邻近地区开展有计划的选择性接种,对减少急性病例,缩短流行过程,仍可起到一定作用。

霍乱疫苗研制强调黏膜免疫,口服霍乱疫苗(OCV)已被推荐在霍乱流行地区使用。灭活疫苗已成熟,活疫苗在积极探索中。新一代 OCV 是安全的,对较大的儿童和成人提供良好的保护,而对 5 岁以下的幼儿的保护有限。直接疫苗保护和疫苗群体免疫效应的结合使 OCV 具有很高的成本效益,因此在发展中国家具有吸引力。此外,在最近的研究中,OCV 在孕妇中是安全的,支持在霍乱流行国家的孕妇中使用 OCV。为了在霍乱流行的低收入国家紧急情况下快速获得和公平分配 OCV,在全球疫苗和免疫联盟的支持下,于 2013 年建立了全球 OCV 库存。世卫组织通过资格预审的三种灭活疫苗是含有霍乱毒素 B 亚单位(瑞典的 Dukoral),不含这一亚单位(印度的 Shanchol;韩国的 Euvichol),后两个被包括在库存中[5,6]。减毒活疫苗在流行区未能成功预防霍乱,然而减毒活疫苗 CVD103HGR 被证实对旅行者有用。CVD 103HgR 的最新版本 Vaxchora 最近在美国获得许可,供 18~64 岁的旅行者使用。

(孙吉萍)

参考文献

[1] 中华人民共和国卫生部.霍乱诊断标准(中华人民共和国国家标准 GB).2008.

[2] 龚震宇.2019 年全球霍乱流行概况.疾病监测,2021,36(5):509-510.

[3] CLEMENS JD, NAIR GB, AHMED T, et al. Cholera. Lancet. 2017,390(10101):1539-1549.

[4] BHABATOSH DAS, JYOTI VERMA, PAWAN KUMAR,et al. Antibiotic resistance in Vibrio cholerae:Understanding the ecology of resistance genes and mechanisms. Vaccine,2020,38 Suppl 1:A83-A92.

[5] HANIF SHAIKH,JULIA LYNCH,JEROME KIM,et al. Current and future cholera vaccines. Vaccine 2020 02 29;38 Suppl 1:A118-A126.

[6] 阚飙.霍乱口服疫苗的研究与应用.中华预防医学杂志,2015,49(2):105-109.

第 12 节　炭疽病

炭疽病(anthrax)是由炭疽杆菌引起的人畜共患性传染病,因其有特征性皮肤焦痂,色如煤炭而得名。主要引起皮肤溃疡、焦痂、周围广泛水肿及毒血症,也可发生肺炭疽、肠炭疽或脑膜炎炭疽,均可并发败血症。美国"9·11"事件后,炭疽杆菌曾被列为生物武器,容易被恐怖分子利用,引起各国关注。

【病原学】　炭疽杆菌(*bacillus anthracis*)是革兰氏阳性的粗大杆菌,两端平切、排列如竹节,长约 3~10μm,宽约 1~3μm,无鞭毛不能运动。在人体内有荚膜,炭疽荚膜能够帮助炭疽杆菌逃避宿主免疫系统中的巨噬细胞等吞噬杀伤细胞对其吞噬,从而促进炭疽杆菌在体内的大量繁殖[1]。在体外不适宜条件下形成芽孢,在活体和尸体内不形成芽孢。本菌繁殖体的抵抗力同一般细菌,但芽孢抵抗力很强,在外界土壤及草原上可存活数十年,在皮毛制品中可存活 90 年,混于灭菌细砂管中可长期保存,煮沸 40 分钟、140℃干热 3 小时、高压蒸气 10 分钟、20%漂白粉和石灰乳浸泡 2 天、5%碳酸 5 天以上才能将其杀灭。

炭疽杆菌至少有 4 种抗原,①荚膜多肽抗原:与毒力有关,也能抗吞噬作用,失去此抗原毒力即消失,相应抗体无保护作用。②菌体多糖抗原:与毒力无关,耐热、耐腐败,能与特异血清发生沉淀,对诊断有一定价值。③芽孢抗原:是特异的免疫原性抗原,在血清学上有诊断价值。④保护性抗原(菌体蛋白抗原):是本菌在生长过程中产生的一种细胞外抗原成分,为蛋白质,有抗吞噬作用和很强的免疫原性,并有使组织水肿及出血的作用,注射给动物后可起保护作用。

炭疽毒素(anthrax toxin)属于 AB 型细菌毒素家族。其中,A 组分在靶细胞的细胞质内发挥生物学作用,而 B 组分可以与靶细胞结合,并将 A 组分转移到靶细胞内。炭疽毒素由一种 B 亚单位即保护性抗原(protective antigen,PA)、两种 A 亚单位即水肿因子(edema factor,EF)和致死因子(lethal factor,LF)组成。PA 与 EF 形成水肿毒素(edema toxin,ET),可以引起宿主细胞水肿;PA 与 LF 形成致死毒素(lethal toxin,LT),可以引起宿主细胞死亡。这三种蛋白质主要在炭疽芽孢杆菌的繁殖期形成。

【流行病学】

1. 传染源 主要为患病的食草动物,如牛、马、骆驼等,其次为猪和狗,它们可因吞食染菌的食物而得病。这些动物的血液、分泌物、排泄物、污染物都含有炭疽菌,人直接或间接接触后可受到感染。人与人之间则很少传播。

2. 传播途径

(1) 经皮肤黏膜:由于伤口直接接触病菌而致病。病菌毒力强可直接侵袭完整皮肤,带菌的吸血昆虫叮咬偶亦可引起感染。

(2) 经呼吸道:吸入带炭疽芽孢的尘埃、飞沫等而致病。

(3) 经消化道:摄入被污染的食物或饮用水等而感染。

(4) 其他途径感染:主要是近年有报道称在欧洲国家的静脉吸毒者中因静脉注射被炭疽芽孢污染的海洛因而发生皮肤及软组织的炭疽感染,流行病学调查显示这些炭疽病例均有肌内、静脉或皮下注射海洛因史或口吸及鼻吸入海洛因的病史[2]。

3. 人群易感性 任何种族、年龄均是易感者,但多侵犯农民、牧民、屠宰场和皮毛加工厂的工人、兽医及实验室工作人员。病后免疫力较持久。

4. 流行特征 在动物和人群间发病有一定关系,人发病率是动物发病的 0.06%~0.6%,故必须了解动物中发病数及流行特点。本病在世界各地均有发生,但一般有地区性。

【发病机制】 当人体抵抗力因某种因素,如营养不良、并发慢性疾病而降低时,芽孢侵入皮肤伤口、呼吸道或消化道进行繁殖生长,产生毒素而致病。目前认为炭疽毒素的两种蛋白成分会增加宿主对感染的敏感性,并抑制中性粒细胞功能及抑制宿主抵抗力。

病原体的致病还取决于细胞外毒素和胞膜多肽,尤其毒素直接损伤微血管内皮细胞,引起血管通透性增加,有效血容量减少,微循环灌注量减少,血液呈高凝状态,出现 DIC 和感染性休克,外毒素和胞膜多肽起协同作用。此外病原体本身可堵塞毛细血管,使组织缺氧,在微循环内形成血栓。

【病理】 本病主要的病理变化为各脏器、组织的出血性浸润、坏死和水肿。皮肤炭疽(cutaneous anthrax)呈痈样,周围组织坏死,皮下组织严重出血性炎症和间质水肿。肺除不同程度的水肿和出血外,有毛细血管内血栓形成、纵隔呈急性炎症,高度胶冻样水肿和出血。支气管和纵隔淋巴结肿胀、充血和出血,可见大量病原菌。肠炭疽的病变主要在回盲部,表现痈样病灶和出血性浸润。脑膜受累表现为极度充血、水肿,蛛网膜下腔可有炎症细胞浸润和大量菌体。

【临床表现】

1. 潜伏期 2~3 天,也有短至 1 小时,长至 2 周。肺炭疽则为 1~5 天。

2. 临床类型 由于感染部位不同,临床至少可分为以下 6 型:

(1) 皮肤炭疽(cutaneous anthrax):约占 98%,多见于皮肤的外露部位,如手、上肢、面部及颈部皮肤、开始于病原侵袭的部位、出现红斑,在 1~2 天内形成丘疹,无痛。继而形成水疱。疱液先是清的,很快变浊发暗,最后水疱破裂形成溃疡,上面盖有黑色如焦炭状的出血性痂;于第 2~4 日中心呈出血性坏死,结成黑而硬的焦痂,周围的皮肤浸润及有较大范围的水肿。由于末梢神经纤维受压而感觉麻木,但没有痛觉,这为炭疽的特点。起病同时有发热,体温升高达 38~40℃,有呕吐、头痛、关节及全身不适等。局部淋巴结肿大。体温持续 5~6 天下降,皮肤水肿、浸润逐渐消退。至第二、三周末焦痂脱落形成瘢痕,少数重者病例可出现大范围水肿、扩张迅猛,大片坏死。并可造成转移性病灶及发生败血症,引起死亡。本型 80%可痊愈。

（2）肺炭疽（pulmonary anthrax）：多为原发性，炭疽芽孢吸入肺泡后被白细胞吞噬，转移至局部淋巴结，在那里繁殖产生毒素，导致纵隔淋巴结肿大、出血，以至压迫支气管，造成呼吸困难。肺炭疽发病急，一般先有呼吸道卡他症状，轻者感胸闷、胸痛、全身不适、发热、干咳、咳黏液痰带血，重者可以寒战高热起病。由于纵隔淋巴结肿大，X线见纵隔增宽或有胸腔渗出液。常并发败血症或感染性休克，可发生心血管功能迅速减弱出现虚脱。炭疽虽不引起肺炎，但肺内毛细血管被芽孢栓塞可导致呼吸衰竭而死亡，此型目前已少见。

（3）肠炭疽（intestinal anthrax）：潜伏期12~18小时，同食者摄入含炭疽芽孢的饮食相继发病，类似食物中毒。症状轻重不一，起病时全身不适、发热、恶心、呕吐，吐出物带血丝及胆汁、水样腹泻或便血、腹痛明显、腹胀等，有时类似急腹症。严重者可出现败血症或感染性休克（约占25%~50%）而死亡。

（4）脑膜炭疽（meningeal anthrax）：约占3%~5%，极少为原发性，多继发于各种炭疽而有败血症者、未经治疗的皮肤炭疽，约有5%发生脑膜炎。病情发展快，起病时表现严重的全身中毒症状，常继发循环衰竭。患者有呕吐、惊厥、昏迷和脑膜刺激征，有时有大脑皮质出血及脑脊髓膜炎，病情多较危重，大部分死于病后第2~4日，脑脊液大都为血性或脓性，培养常得病原菌。

（5）炭疽败血症（anthrax sepsis）：败血症可能是由于炭疽杆菌通过淋巴造血途径从原发病灶扩散而引起的。败血症很少在皮肤炭疽患者中观察到，但在吸入性或胃肠道炭疽患者中更常见。临床特征包括发热、呼吸窘迫和精神状态改变。严重的毒血症和休克会在短时间内导致死亡[3]。

（6）注射型炭疽（injectional anthrax）：可分为局部表现和全身表现，局部表现以注射部位严重软组织感染为特征，无疼痛和脓肿形成；而全身症状包括败血症、器官功能障碍和休克，血培养大多呈阳性，死亡率较高[2,3]。

【实验室检查】 外周血白细胞数明显升高，一般为$(10~20)×10^9/L$，可高达$(60~80)×10^9/L$；分类中性粒细胞增高。确诊需依靠从临床标本中（如病灶渗出物、分泌物、血、脑脊液等标本）涂片查炭疽杆菌或直接培养分离炭疽杆菌。由于重型炭疽患儿常短期内死亡，血清学诊断价值小。但对轻型患者或经抗菌治疗初步获得控制的病例，亦可采用针对炭疽杆菌外膜抗原的酶联免疫吸附试验，或针对外毒素蛋白抗原的蛋白吸附免疫电泳试验协助诊断。

【诊断】 依据2周内有无到过炭疽疫区、接触过炭疽杆菌污染的皮毛、进食污染的食物、吸入污染尘埃、有静脉注射海洛因病史并存在严重皮肤软组织感染[2]、或与恐怖事件相关的具有相似呼吸道症状的患者聚集史，一旦怀疑炭疽，就要对血标本或活检组织进行革兰氏染色或培养，再进行PCR或免疫组化进行确证实验。

【鉴别诊断】

1. **皮肤炭疽** 应与特殊反应的牛痘接种相区别，后者有接种史。

2. **肺炭疽** 早期与一般上呼吸道感染相似，至急剧出现呼吸障碍，较易鉴别，但此时与肺鼠疫在临床上很难区分。主要依靠流行病学调查及病原学检查。

3. **肠炭疽** 在临床上可似痢疾或耶尔森菌肠炎而没有特异的症状，或有时如急腹症，但是毒血症症状很明显。大便或吐泻物培养结果即可鉴别。

4. **脑膜炎型炭疽** 常需与脑血管意外鉴别，后者脑脊液也可为出血性，具有脑血管病的表现，但无皮肤病灶（或原发灶）。此外与其他细菌性脑膜炎常难以区分，但其病情及毒血症状险恶，脑脊液呈血性，迅速做脑脊液涂片可发现粗大的呈竹节状的炭疽杆菌。

【预后】 抗生素虽有很好疗效，但如治疗不及时，病死率可高达5%~20%；如经正规治疗，病死率可低于5%。皮肤炭疽预后较好，一般无死亡。肺炭疽及肠炭疽的病死率分别可达90%及25%~75%；炭疽性脑膜炎的病死率几乎达100%。

【预防】

1. **管理传染源** 对可疑病人要隔离，尤其是肺炭疽患者要及时就地隔离并报告，分泌物、排泄物及病人用过的敷料、剩余的食物、病室内垃圾均应烧毁。尸体要火化，对可疑病畜、死畜必须同样处理。来自疫区或从疫区运出的牲畜均要隔离5天，把住畜牧收购、调运、屠宰和畜产品加工各环节的兽医监督关。

2. **切断传播途径** 对污染的皮毛原料应认真地先消毒后再加工。目前最好的有效消毒药有碘、漂白粉、环氧乙烷及过氧乙酸等。废水也要定期消毒，废毛要集中处理，严禁乱扔。病死牲畜及其皮毛污染的场所都应消毒。皮毛畜产加工厂应设在村镇外面，下风向，远离水源。避开人畜集中和频繁来往处，屠宰场要有兽医监督。

3. **保护易感者** 从事畜牧业和畜产加工厂的工人及诊治病人的卫生人员都要熟知本病的预防方法。工作时要有保护工作服、帽子、口罩等，严禁吸烟及进食，下班时要清洗、消毒、更衣，用1:1000升汞溶液泡手。皮肤受伤后立即用2%~3%碘酊消毒，密切接触者（尤与肺炭疽）及带菌者可用抗生素预防。

20章

4. 预防接种

（1）我国使用的是"人用炭疽减毒活疫苗"（anthrax live attenuated vaccines for human use），皮上划痕接种，严禁注射。接种后 2 天可产生免疫力，可维持 1 年，在发生疫情时应进行应急接种。应用 A16R 株炭疽芽孢菌气雾免疫也是安全有效的，吸入量为每人每次 1 亿个菌，血清阳转率为 80% 以上，最好的预防措施是在流行区给动物接种。

（2）炭疽吸附疫苗（anthrax vaccine adsorbed, AVA）：暴露前预防包括 0 周、4 周和 6 个月的 3 次肌内注射，12 个月和 18 个月时增加剂量，然后每年增加剂量。动物模型研究显示对吸入性炭疽有效，建议从事接触高浓度炭疽杆菌的工作人员进行暴露前疫苗接种。暴露后预防建议疫苗与抗生素一起使用，暴露于炭疽芽孢气溶胶环境中的人群具有潜在发生吸入性炭疽的风险，推荐使用方案为第 0、2 和 4 周接受 3 剂 AVA，同时联合使用至少 60 天的抗生素，且在第三剂疫苗后应持续使用抗生素至少 14 天[4]。

【治疗】

1. 局部处理 皮肤炭疽严禁抚摸、挤压及手术切开，伤口用 2% 过氧化氢、0.05% 高锰酸钾液洗涤后，敷以四环素或磺胺软膏。患肢可予以固定和抬高。

2. 对症和支特疗法 有吐泻者给以补液，出血者可酌情选用维生素 K_1、6-氨基己酸，对羧基苄氨、氨甲苯酸等。呼吸困难者给吸氧，并保持呼吸道通畅。高热、惊厥或严重病例可给镇静剂和氢化可的松，每日 8~10mg/kg，或泼尼松每日 1~2mg/kg，分 3 次口服，疗程 3~5 日。

3. 抗菌治疗 青霉素 G 仍然是首选药物，而多西环素或环丙沙星现在被认为是治疗自然感染炭疽的最佳替代药物[3]。一般病例青霉素每日 5 万~10 万 U/kg，分 2 次肌内注射或静脉滴注，疗程为 7~10 日。若伴有败血症或为肺、肠炭疽则应加大青霉素用量至每日 20 万~40 万 U/kg，静脉滴注，延长疗程至 2 周。

世界卫生组织指南建议，肌内注射普鲁卡因青霉素、口服阿莫西林或青霉素 V 治疗轻度无并发症的皮肤炭疽病例；静脉注射青霉素 G 推荐用于伴有广泛水肿的皮肤炭疽病例；青霉素 G 可与克林霉素或克拉霉素或环丙沙星联合治疗吸入性炭疽，或与氨基糖苷类药物（建议使用链霉素）联合治疗吸入性炭疽和胃肠炭疽病例；推荐两种或两种以上的抗生素联合使用治疗炭疽脑膜脑炎，青霉素 G 和利福平的组合是首选，其他组合包括青霉素 G 与万古霉素，或万古霉素与利福平，或万古霉素与美罗培南[3]。

有病例报告表明，多种抗菌药物治疗自然感染的皮肤炭疽均有效，包括青霉素和四环素类，应用 7~10 天。对于在生化袭击中感染的皮肤炭疽，推荐环丙沙星口服，30mg/(kg·d)，儿童分成 2 次/d，不超过 1 000mg/d；或多西环素口服，8 岁以上儿童 100g/次，2 次/d，8 岁以下儿童每天 4.4mg/kg，分成 2 次/d，直到药敏试验结果回报。由于有炭疽孢子在纵隔淋巴结休眠的风险，抗菌治疗应持续共 60 天，以提供暴露后预防，同时结合疫苗接种[5]。

多西环素和环丙沙星可作为青霉素过敏的替代药品，四环素和红霉素也是发展中国家轻度皮肤炭疽的有效替代品。在非复杂皮肤炭疽中，可选择多西环素或环丙沙星口服治疗[3]。

由于治疗炭疽感染方面的信息在儿科非常有限，而一旦接触到炭疽，儿童发生感染和发展成为全身疾病的危险性更高。美国 CDC 推荐使用多西环素或环丙沙星作为儿童的预防和治疗用药。由于炭疽有可能发展为致死性的感染，使用这些药物的益处远大于它的危险性。因此，尽管儿科缺乏相关的疗效和安全性的研究，在病情需要时仍然推荐使用这些抗生素来治疗儿童炭疽。

4. 抗毒素治疗 炭疽毒素是炭疽杆菌的关键致病因子，抗菌药物只能杀死人体内的炭疽杆菌，而不能清除机体中的炭疽毒素，大量的炭疽毒素进入宿主往往是致命的。抗体类药物可以中和炭疽毒素，延长暴露后的窗口期和缩短抗生素治疗的时间，是国内外针对炭疽特异性治疗的研究热点。美国 FDA 已批准 Raxibacumab 及 Obiltoxaximab 与抗菌药物联合使用治疗吸入性炭疽，美国静脉用炭疽免疫球蛋白早在 2007 年就被纳入国家战略储备[1]。

（邓莉）

参考文献

[1] 袁海玲,张文. 炭疽病及其治疗药物研究进展. 解放军药学学报,2018,34(05):440-444,459.

[2] 张洁,柯比努尔·吐尔逊江,张跃新. 注射性炭疽研究进展. 国际流行病学传染病学杂志,2019,46(5):415-418.

[3] DOGANAY M,DEMIRASLAN H. Human anthrax as a re-emerging disease. Recent Pat Antiinfect Drug Discov,2015,10(1):10-29.

[4] LEE GOLDMAN,ANDREW I. Schafer. Goldman-Cecil Medicine. 26th ed. USA：ELSEVIER Inc. Philadelphia,2020(15):59-74.

[5] 申昆玲. 儿科感染性疾病临床手册. 29 版. 北京：人民卫生出版社,2016:167-169.

第 13 节　鼠疫

鼠疫(plague)是鼠疫杆菌所致、流行于啮齿动物中的自然疫源性传染病,通过蚤类传播,传染性很强,属我国法定甲类传染病。临床表现主要为发热、中毒症状重、出血倾向、淋巴结肿痛和肺炎等。

【病原学】　鼠疫杆菌(yersinia pestis)是耶尔森菌属的革兰氏阴性菌。典型的鼠疫杆菌是短而粗、两端钝圆、两极浓染的椭圆形小杆菌,菌体长约 $1.0 \sim 2.0\mu m$,宽 $0.5 \sim 0.7\mu m$,有荚膜,无鞭毛、无芽孢、无动力。鼠疫杆菌为兼性需氧菌,最佳生长温度为 $28 \sim 30℃$,最适宜 pH 值为 $6.9 \sim 7.1$[1]。在痰、脓、血液及干燥蚤粪中能存活数月至 1 年以上。鼠疫耶尔森菌对外界抵抗力较弱,对光、热、干燥、一般消毒剂及抗生素均敏感[2]。日光照射 $4 \sim 5$ 小时,加热 $55℃$ 16 分钟或 $100℃$ 1 分钟,或 0.1%升汞、5%甲酚皂溶液及苯酚、10%石灰乳剂等 20 分钟均可使病菌死亡。链霉素、四环素、氯霉素、卡那霉素、庆大霉素、头孢菌素等对鼠疫耶尔森菌均有明显的杀菌和抑菌作用[3]。

鼠疫杆菌能产生多种抗原、酶、毒素等致病因子,已经发现和确定的毒力因子有:①F_1(荚膜)抗原,为一种糖蛋白,有高度特异性,已广泛用于血清学诊断,亦可产生保护性抗体;②V 和 W 抗原由质粒介导,仅存于毒型菌株。F_1、V 和 W 菌体抗原均能拒吞噬并增强细菌的毒力;③T 抗原中的外毒素为一种不耐热、可溶性类外毒素蛋白,仅对小鼠和大鼠有很强的毒性。内毒素位于细胞壁,属于类脂多糖蛋白复合物,为一种耐热不溶性脂糖蛋白复合物,有很强的热源性,为鼠疫致病、致死的毒性物质。

研究发现鼠疫杆菌还有如下特点:①在自然状态下感染了鼠疫杆菌的蚤类,其胃内含有大量的鼠疫噬菌体。②在蚤类叮咬哺乳动物之前,蚤体内存活的鼠疫杆菌不能形成荚膜,但可形成生物膜及菌栓。③进入宿主体内的鼠疫杆菌会被吞噬细胞(单核细胞和巨噬细胞)所吞噬,单核细胞内的鼠疫杆菌会被直接杀死,只有少部分进入巨噬细胞内的鼠疫杆菌可存活和繁殖。属兼性细胞内繁殖细菌,能直接诱导吞噬细胞凋亡。④侵入宿主体内的鼠疫杆菌会再次形成荚膜。⑤在体内繁殖的子代鼠疫杆菌具有完全抵御 PMN 细胞吞噬及杀灭的本能。⑥大量繁殖主要集中在肝、脾靶器官,以细胞外繁殖为主。

【流行病学】

1. 传染源　多种啮齿动物是鼠疫杆菌的主要传染源与储存宿主,其中黄鼠属和旱獭属最为重要。人间鼠疫流行前常先有鼠间鼠疫流行,人间鼠疫传染以家鼠为主,旱獭次之。肺鼠疫则以病人为主要传染源。

2. 传播途径

(1) 鼠蚤叮咬:鼠蚤叮咬是主要传播途径,感染鼠疫啮齿类动物-跳蚤-人的方式,将鼠疫传播给人。人间鼠疫的首发病例多由跳蚤叮咬所致[4]。鼠蚤吸吮病鼠后,病原菌在蚤前胃大量繁殖,形成菌栓堵塞消化道,疫蚤再叮咬人时,吸入的血液受阻,含菌栓子常会反流输入人体,偶可因含菌蚤粪被擦入创口受传染。

(2) 直接接触:直接接触染疫动物(如捕猎、宰杀、剥皮及食肉等),或直接接触患者的脓血或痰,引起腺鼠疫,重症者继发肺鼠疫或败血症型鼠疫[5]。

(3) 呼吸道飞沫传播:肺鼠疫患者或动物的呼吸道分泌物中含有大量鼠疫菌,通过呼吸、咳嗽等方式将鼠疫菌排入周围空气中,传播肺鼠疫菌,可造成人间鼠疫流行[6,7]。

(4) 实验室感染:鼠疫实验室工作人员由于防护不严、操作不当或实验室意外事故,可通过吸入、锐器刺伤等途径感染[6]。

3. 人群易感性　人群普遍易感,没有年龄、性别、职业差异。鼠疫感染人取决于人群与动物鼠疫接触的机会,病后有持久的免疫力。预防接种能使易感性降低。

4. 流行季节　流行季节与鼠类活动和鼠蚤繁殖有关。腺鼠疫多见于夏秋,肺鼠疫流行多在冬季。

【发病机制与病理】　病菌自皮肤侵入后,一般经淋巴管到达局部淋巴结,引起原发性淋巴结炎及周围组织炎症反应,淋巴结高度充血、出血,受累淋巴结可互相融合,周围组织水肿、出血,淋巴结内含大量病菌及其毒素,进入血流引起全身感染、败血症及严重毒血症状。如病变局限在淋巴结不继续发展,即成为临床上的腺鼠疫(bubonic plague)。若病菌经血液进入肺组织可产生继发性肺鼠疫。再由呼吸道排出的病菌通过飞沫传给他人又可引起原发性肺鼠疫。各型鼠疫均可引起继发性败血症型鼠疫。极严重者可以皮肤、淋巴结或肺损害极轻,而迅速成为原发性败血症型鼠疫。

鼠疫的基本病变是血管与淋巴管内皮细胞的损害,

以及急性出血性坏死性变化,淋巴结皮质和髓质界限不清,呈凝固性坏死。镜检可见充血、水肿、出血、细胞退行性变和坏死、炎症细胞浸润及细菌团块等,肺鼠疫常是支气管性或大叶性,气管支气管黏膜极度充血,管腔内含血性泡沫状浆液性渗出液。全身皮肤黏膜有出血点,浆膜腔常有血性渗出液,各器官组织均有充血、水肿、出血或坏死。

【临床表现】 潜伏期:腺鼠疫2~6天;肺鼠疫短者1~2小时,长者2~3天;曾经预防接种者可延至9~12天。

1. 轻型鼠疫 有不规则低热,全身症状轻微,局部淋巴结肿痛,偶可化脓,无出血现象,多见于流行初、末期或预防接种者。

2. 腺鼠疫 最多见,常发生于流行初期。起病急、寒战、高热、头痛、乏力、全身酸痛,偶有恶心、呕吐、烦躁不安、皮肤瘀斑、出血。发病时即可见蚤叮咬处的引流淋巴结肿痛,发展迅速,第2~4天达高峰。腹股沟淋巴结最常受累,其次为腋下、颈部及颌下。由于淋巴结及周围组织炎症剧烈,使患者呈强迫体位。如不及时治疗,肿大的淋巴结迅速化脓、破溃,于3~4天内因严重毒血症继发肺炎或败血症死亡。治疗及时或病情轻缓者腺肿逐渐消散或伤口愈合而康复。

3. 肺鼠疫(pneumonic plague) 可原发或继发于腺型,多见于流行高峰。肺鼠疫发展迅猛,急起高热,全身中毒症状明显,发病数小时后出现胸痛、咳嗽、咳痰,痰由少量迅速转为大量鲜红色血痰。呼吸困难、发绀迅速加重,肺部可闻及湿啰音,呼吸音减低,体征与症状常不相称、未经及时抢救者多于2~3天内死于心力衰竭或休克。患者临终前高度发绀,皮肤常呈黑紫色,故有黑死病(black death)之称。由于传染性强,肺鼠疫采用胸部X线检查的病例报道不多见。Li等报道3例肺鼠疫,其中2例患者有胸部X线检查。1例患者右上、中肺野出现斑点状、絮状模糊影,左肺野出现大片白肺,左肋膈角存在。另1例患者双肺纹理增多,双肺野尤其是肺门周围弥漫小片阴影,右水平叶间胸膜增厚呈条带形高密度影[8]。

4. 败血症型鼠疫(septicemic plague) 可原发或继发。原发者发展极速,全身毒血症状、中枢神经系统症状及出血现象严重。患者迅速进入神志不清,有谵妄或昏迷、皮下及黏膜出血、呕血、便血、休克、心力衰竭等。抢救不及时常于24小时至3天内死亡。

5. 其他少见类型

(1)皮肤鼠疫(skin plague):疫蚤叮咬处出现疼痛性红斑,迅速形成疱疹和脓疱,可混有血液,亦可形成疖、痈,其表面被有黑色痂皮,周围暗红,底部为坚硬的溃疡,颇似皮肤炭疽。偶见全身性疱疹,类似天花或水痘。

(2)眼鼠疫(ocular plague):病菌侵入眼部,引起结膜充血、肿痛,形成化脓性结膜炎。

(3)咽鼠疫(laryngeal plague):病菌由口腔侵入,引起急性咽炎及扁桃腺炎,可伴有颈淋巴结肿大,亦可为无症状的隐性感染,但咽部分泌物培养可分离出鼠疫杆菌,多为曾接受预防接种者。

(4)肠鼠疫(intestinal plague):除全身症状外,有呕吐、腹痛、腹泻、里急后重及黏液便,粪便中可检出病菌。

(5)脑膜炎型鼠疫(meningitic plague):可为原发或继发,有明显的脑膜刺激症状,脑脊液为脓性,涂片及培养可检出鼠疫杆菌。

【实验室检查】

1. 常规检查 白细胞总数及中性粒细胞增多,红细胞与血红蛋白减少则因出血程度而异,血小板可减少。肠炎型者可有血样或黏液血便。

2. 细菌分离和鉴别 取血、脓、痰、脑脊液、淋巴结穿刺液等材料送检,一般检查程序包括显微镜检查、培养、鼠疫噬菌体裂解试验和动物实验。简称四步试验(four-step test),以上四步均获阳性结果即可确诊鼠疫。但该法耗时费力,分离到鼠疫菌至少需要3天的时间,腐败标本、时间过久标本或鼠疫患者服用抗生素等情况下,均影响鼠疫菌的检出,尤其在人间鼠疫疫情处理过程中寻找潜在鼠疫患者显然时间过长,从而易造成鼠疫疫情的扩散和蔓延,错过最佳治疗时间[9]。

3. 免疫学检测方法 常用的免疫学检测方法有间接血凝试验、酶联免疫吸附试验、放射免疫沉淀试验、胶体金免疫层析技术以及酶免疫染色技术等。放射免疫沉淀实验(radioimmunoprecipitation assay, RIPA)因存在对人有害的放射性问题,现已不再使用。在鼠疫防控实际工作中,多种检测技术联合应用可避免假阳性,能起到更好的效果[9]。

(1)间接血凝试验(indirect hemagglutination assay, IHA):是世界卫生组织(WHO)推荐的鼠疫血清学常规诊断方法,也是目前我国应用最广泛的鼠疫免疫学检测方法之一。主要用于鼠疫自然疫源地调查、疫源地监测、疑似鼠疫患者的诊断和追溯诊断。根据血凝阳性率和滴度可以预测该地区动物间鼠疫流行强度及趋势。在未分离到鼠疫菌的情况下,IHA具有重要的诊断意义[9]。

(2)酶联免疫吸附试验(enzyme-linked immunosorbent assay,ELISA）：是一种灵敏、特异、快速、简便的检测方法，目前在我国鼠疫监测中，已广泛使用 ELISA（夹心法）检测各种不同血清中的鼠疫 F1 抗体和脏器或骨髓中的 F1 抗原[9]。

（3）胶体金免疫层析技术（colloidal gold immuno-chromatography assay,GICA） 广泛应用于鼠疫的快速诊断和监测中。GICA 法实验结果肉眼可测，不需要任何仪器，尤其适合野外和突发疫情的情况下使用。易造成漏检，只能用于初筛检测，不能作为确诊依据，需与 IHA 或 ELISA 法结合应用，结果更为可靠[9]。

（4）鼠疫 F1McAb 酶免疫染色技术（enzyme immu-nostaining technique,EIT） 将鼠疫 F1 单克隆抗体的特异性和酶免疫染色鼠疫菌的敏感性相结合技术，提高了检测的准确性，是一种简便、特异、省时的检测方法，适用于鼠疫早期快速诊断与疫情监测工作[9]。

【诊断】 根据患者流行病学史、临床表现和相关实验室的检查结果综合判断，确诊需要病原学检测结果[10]。

1. **疑似病例** 发病前 10 天内到过动物鼠疫流行区；在无有效个人防护的情况下接触过来自鼠疫疫区的疫源动物、动物制品、进入过鼠疫实验室或接触过鼠疫实验用品，接触过疑似或确诊鼠疫患者。突然发热，外周血白细胞明显增高；有咳嗽、咳痰、咯血、血性泡沫痰或淋巴结肿大等上述各种类型鼠疫相关临床表现，可考虑为疑似病例[10]。

2. **确诊病例** 疑似病例中淋巴结穿刺液、血液、痰液，咽部或眼分泌物，或尸体脏器、管状骨骺端骨髓标本中分离到鼠疫菌；鼠疫菌核酸检测阳性同时用免疫学方法检测鼠疫 F1 抗原阳性；急性期与恢复期双份血清 F_1 抗体阳转，或鼠疫 F_1 抗体滴度呈 4 倍及以上增高[10]。

【鉴别诊断】

1. **各型鼠疫** 早期应与斑疹伤寒、流行性出血热、恙虫病、钩端螺旋体病等鉴别。

2. **腺鼠疫** 应与急性淋巴结炎、丝虫病淋巴结肿大鉴别，两者均有发热及局部淋巴结肿大，但常有原发感染灶，局部肿痛较轻与周围组织无粘连，且少破溃，全身中毒症状轻，重要的是无鼠疫接触史。

3. **肺鼠疫** 应与大叶肺炎、肺炭疽、钩端螺旋体病肺出血型等鉴别。

4. **败血症鼠疫** 应与普通败血症鉴别，临床表现及血培养致病菌均不同。

【预后】 未经治疗的腺鼠疫病死率为 60%~90%，如治疗及时可降到 10% 以下。肺型、败血症型鼠疫患者若不及时抢救预后极差，病死率接近 100%。年龄愈小

或愈老者预后愈差。关键在于早期诊断，及时治疗，就可转危为安。恢复期常见的并发症包括多关节炎、肺脓肿、迟发的化脓性淋巴结炎和脑膜炎。

【预防】

1. **管理传染源** 加强国际检疫，防止从国外传入。发现疑似或确诊患者即予以分别隔离，并于 2 小时内向卫生防疫机构报告，接触者检疫 6 天。肺鼠疫隔离至痰培养 6 次阴性，腺鼠疫隔离至淋巴结肿完全消散后再观察一周。患者排泄物及用具应彻底消毒或焚毁，疫区封锁至少 9 天。大力开展捕鼠、灭鼠、消灭其他疫源动物，控制鼠间鼠疫。

2. **切断传播途径** 灭蚤必须彻底。

3. **保护易感者**

（1）个人防护（personal protection）：进入疫区的防疫人员应穿衣裤相连的隔离衣帽、戴口罩、防护眼镜、胶皮手套及长筒靴。接触患者或病鼠后可用药物预防，四环素每日 40mg/kg，分 3~4 次口服或链霉素每日 30mg/kg，分 2 次肌内注射，疗程均为 6 天。

（2）预防接种：目前世界上普遍认为现有的几种免疫制剂，无论是鼠疫活菌苗、死菌苗或提纯菌苗，在预防人间鼠疫的发生上免疫效果均不理想，主要是接种后免疫强度不高，免疫效期短，不能完全保证免疫人群不发病。

我国目前用无毒活菌苗（non-toxic living plague vaccine）皮肤划痕法的反应较轻，易被接受，但划痕深浅及进入人体的菌苗不易掌握。也可用皮下注射，每次 1ml（含无毒活菌 10 亿个），儿童每次 0.5~1ml，接种后 10 天产生免疫力，1 个月后达高峰，6 个月后逐渐下降，1 年后消失。为保证免疫效果，每 6~12 个月需加强复种 1 次，接种对象为疫区、周围人群和防疫人员。国外利用基因重组技术制备的 F_1 亚单位菌苗和 V 抗原菌苗在实验动物可产生高效价的免疫抗体，对大剂量鼠疫菌攻击有满意的保护作用，有望成为一种更安全、有效的鼠疫菌苗用于临床。

【治疗】

1. **严密隔离** 患者应隔离在单间病房，病区严格执行防鼠、灭蚤措施。隔离至症状消失。局部分泌物、血或痰培养每 3 天 1 次，3 次（肺鼠疫 6 次）阴性，方可以出院。

2. **支持疗法** 急性期绝对卧床，按需补液，降温，适当给予镇静止痛剂。注意心肺功能。出现休克、心力衰竭者及时给予相应处理。

3. **抗菌治疗** 早期、足量选用有效抗菌药物是取得良好疗效的关键。氨基糖苷类药均有效，链霉素每天

20~30mg/kg,分2次肌内注射,一般用药3~5天后体温下降、全身症状好转后可减量,疗程以10天为宜。应用链霉素时要注意耳、肾毒性,最好限用于肺鼠疫和败血症鼠疫。对链霉素过敏者可用四环素每日30~50mg/kg,或氯霉素每天30~50mg/kg,分3~4次口服或分次静滴,疗程10天。亦可用庆大霉素每天7.5mg/kg,肌内注射或静脉滴注,疗程均为7~10天,严密注意耳、肾毒性。鼠疫杆菌脑膜炎需用氯霉素治疗,每日50~100mg/kg,分4次静滴,首次剂量25mg/kg,疗程至少7天。脓毒血症症状严重者可加用肾上腺皮质激素静滴,症状好转后即可停用。

对于8岁以上不需住院的患儿可给予四环素每天25~50mg/kg(总剂量1g/d),每4~6小时口服1次,或多西环素每天4mg/kg(总剂量200mg/d),前3天要密切观察病情变化,确保治疗有效。

根据美国疾病预防控制中心(CDC)的建议,大多数病例可以用有效的抗生素成功治疗。链霉素和庆大霉素推荐用于成人患者,包括免疫功能低下的患者和孕妇,也可用于儿童,但应减少剂量;多西环素、环丙沙星和氯霉素的组合可用于成人和儿童。在大规模鼠疫暴发或生物恐怖袭击环境中,建议成人和儿童患者口服多西环素和环丙沙星治疗鼠疫,也可以选择氯霉素治疗成人患者,儿童患者应该使用氯霉素和环丙沙星的组合。值得注意的是,抗生素管理法规因国家而异,例如俄罗斯不允许15岁以下的儿童使用环丙沙星。因此对鼠疫的抗生素治疗可能因地区而略有不同[11]。

(邓莉)

参考文献

[1] 杨清銮,翁涛平,李杨. 鼠疫的流行病学概述. 微生物与感染,2019,14(06):333-337.

[2] 何建,杨晓艳,李胜,等. 西藏自治区鼠疫自然疫源地鼠疫耶尔森菌耐药及耐消毒剂基因的研究. 中国媒介生物学及控制杂志,2018,29(1):61-63,67.

[3] 王梅,唐新元,杨永海,等. 鼠疫耶尔森菌抗菌素耐药性及其研究进展. 中国公共卫生,2019,35(7):922-926.

[4] KOCH L, POYOT T, SCHNETTERLE M, et al. Transcriptomic studies and assessment of Yersinia pestis reference genes in various conditions. Sci Rep,2019,9(1):2501.

[5] 谢汝明,关春爽,陈步东. 鼠疫的流行病学与临床. 新发传染病电子杂志,2020,5(01):43-46,50.

[6] 中国疾病预防控制中心. 鼠疫诊疗方案(试行). 2018.

[7] 王明泽,陈郁,陈兴书,等. 中国六大鼠疫高发区医学地理特点、传播机制及卫勤保障措施. 解放军预防医学杂志,2018,36(11):148.

[8] LI YF,LI DB,SHAO HS, et al. Plague in China 2014-All sporadic case report of pneumonic plague. BMC Infect Dis,2016,16:85.

[9] 王蒴,王信惠,黎唯. 鼠疫免疫学检测技术的应用和研究进展. 中国媒介生物学及控制杂志,2019,30(02):228-231.

[10] 国家卫生健康委医政医管局. 鼠疫医务人员培训手册(试用版). 2019.

[11] YANG R. Plague: Recognition, Treatment, and Prevention. J Clin Microbiol,2017,56(1):e01519-17.

第14节 兔热病

兔热病(rabbit fever)又名土拉菌病(Tularemia,deer-fly fever),是由土拉杆菌引起的多种野生动物、家畜及人共患自然疫源性急性传染病,由扁虱或苍蝇传播。临床表现有发热、淋巴结肿、眼结膜充血和溃疡、呼吸道和消化道炎症及毒血症等[1]。本病为少见性疾病。

1907年Martin在美国发现患儿,1911年由McCoy和Chapin在加利福尼亚州拉县(Tular county)的黄鼠(Citellus beecheyi)中首次分离到病原体。1921年Francis命名为土拉菌病(Tularemia),1925年大原在日本亦发现本病,称"大原病"。1928年苏联发现患儿。在我国黑龙江、吉林、西藏、青海、新疆等省、自治区也有本病分布。

本病通常在兔形目和啮齿目中流行,人类多是通过接触节肢动物为媒介而被感染。全身各部位呈局灶性化脓和肉芽肿炎症反应为其主要特征。可因型别不同而症状各异。

【病原学】 本病的病原体土拉杆菌(Francisella tularensis)为革兰氏染色阴性的球杆菌,大小为(0.2~0.7μm)×0.2μm,无动力,且不形成芽孢,嗜氧。微小、染色不良、生长缓慢,在巧克力琼脂上生长比在血琼脂上更好,不在常规革兰氏阴性选择培养基上生长,氧化酶阴性,过氧化氢酶阴性或弱过氧化氢酶阳性,β-内酰胺酶阳性,卫星或 XV 测试呈阴性。本菌在水中存活能力强,可在 13~17℃ 自来水或井中存活 3 个月,4℃ 水中存活 5 个月以上。本菌对低温具有特殊的耐受力,可耐受 -30℃ 低温。可在冻肉中存活 3 个月,咸肉中也能存活 1 个月,而且毒力不发生改变。对热和化学消毒剂抵抗力较弱,日光直射 30 分钟、56℃ 加热 30 分钟、60℃ 加热 10~20 分钟均可达到物理灭菌效果,本菌对消毒剂敏感,0.1% 升汞水或 1% 煤酚皂溶液 30 秒均可杀菌。0.1% 三甲酚溶液 2 分钟则可杀死脾组织中的细菌。从脏器或菌落制备的涂片做革兰氏染色,可以看到大量的黏液连成一片呈薄细网状复红色,菌体为玫瑰色,此点为本菌形态学的重要特征[1]。

【流行病学】

1. 传染源 主要传染源(sources of infection)是野兔、普通田鼠和小家鼠等啮齿动物类。土拉菌病在自然界的流行主要发生在鼠类和野兔之间,迄今已发现自然感染土拉菌病的哺乳动物有 145 种,节肢动物 112 种。我国 7 省市调查了野兔、黄鼠、旱獭、原羚、牛、马、骡、狗、羊和骆驼 10 种动物,除原羚外,其余均有土拉菌感染,血清抗体阳性率为 4%~30%。但是作为人间土拉菌传染源的主要是野兔,至目前为止,我国发生的土拉菌病患者,几乎全部与病前接触野兔有关。土拉氏菌在自然界耐寒,可以在动物尸体、泥土或水中存活数周。人与人接触一般不传染,不能作为传染源。

2. 传播途径 土拉杆菌侵入人体的感染途径有皮肤、口腔及眼部黏膜直接接触传播,呼吸道传播,消化道传播,虫媒叮咬等传播,具有多种多样的传播方式。破损皮肤直接接触到带菌的猎物,剥制、加工皮毛及肉类的过程,从事运草、移垛、打谷等农业活动。进食半熟肉和污染的生水。与污染的水体接触乃至吸入感染性气溶胶等,都可引起感染。通过蜱、虻等媒介节肢动物吸血叮咬而造成的感染,也颇多见。这在经常活动于本病自然疫源(natural foci)的人群中是一重要的传播方式,可有季节性。

3. 人群易感性 人群普遍易感,发病率的高低,主要取决于受染机会的多寡,故狩猎人,屠宰工人,肉类、皮毛加工工人,农民,牧民和实验室工作人员等发病率较高。在流行区,除患者外,还存在大量隐性感染者,感染率平均为 10%。患病后或隐性感染后可获得持久性的免疫力,再感染者罕见。

4. 流行特征

(1) 地理分布:土拉菌病广泛分布于北纬 30° 以北地区。迄今为止,发现自然疫源地的国家很多,有美洲的加拿大、美国、墨西哥、委内瑞拉,欧洲的法国、罗马尼亚、匈牙利、前南斯拉夫和苏联,亚洲的土耳其、日本。我国存在土拉菌病的疫源地有:内蒙古通辽,黑龙江杜尔伯特,新疆塔城、温泉,青海柴达木,西藏波密、洛隆、丁青、类乌齐、昌都、察隅、墨脱、当雄、林周、仲巴、拉萨、普兰、噶尔、日土、革吉。除上述一些地区外,还通过人群和动物血清学检测证实的有山东、陕西、甘肃、宁夏等地。

(2) 季节分布:本病全年均有发生,但有季节性(seasonal)升高。因狩猎引起的,流行季节以各地狩猎季节不同而异,以冬季为多;因脱谷打场、处理谷草引起的呼吸道感染多发生于冬春;通过吸血昆虫叮咬和通过污染的食物与水导致的感染多发生于夏秋季。

(3) 年龄、性别和职业分布:不同年龄和性别均可通过各种途径感染发病。患病职业也多样化,其中有农民、工人、猎人、渔人、渔夫、家庭妇女和学生等。1991—1992 年甘肃省祁连山地区的人土拉菌病血清流行病学调查结果表明,血清学阳性率以 11~20 岁组人群和林业工人最高,分别为 22.2% 和 13.3%;女性(15.5%)高于男性(5.6%),这主要与该地男性从事开矿和外出打工较多,牧业生产主要由女性承担有关。

(4) 流行形式:我国土拉菌病以散发(sporadic)为主,在国外,特别是苏联、东欧和北欧地区,曾报道多次较大规模的暴发或流行。

【发病机制与病理】 病原体经由皮肤或黏膜侵入人体后,多数患儿可在局部引起原发的溃疡病灶,细菌首先顺淋巴管达到局部淋巴结(lymph node),引起炎症反应,以致淋巴结肿大,一部分细菌被吞噬细胞消灭。其他细菌则侵入血循环,继而引起菌血症,细菌随血液循环散布至各器官。引致心、肝、肺、脾、肾等脏器出现一系列病变。

病原体与宿主细胞粘附由 IV 型菌毛和/或其他细菌表面蛋白介导。被巨噬细胞吸收后,吞噬体成熟和吞噬体-溶酶体融合受损,土拉菌迅速逃逸到细胞质中,在细胞质中繁殖,诱导巨噬细胞死亡,并被释放以进一步传播感染。人中性粒细胞不能杀死病原体;该生物体抑制 NADPH 氧化酶,抑制呼吸爆发[2]。

受侵害的局部皮肤形成溃疡,扩及深部组织则发生干酪坏死,溃疡周围通常集聚有多形核白细胞及上皮样细胞,用荧光抗体染色法可在单核细胞、大吞噬细胞及多形核白细胞内检出病菌。与溃疡相联通的深部和浅部淋巴结多被侵犯而呈局灶性坏死和化脓,但不发生腺周炎。肺部病变可见肺叶的实质性损害与胸膜下坏死灶的融合,并可发生脓肿。肝、脾、肾上腺可能肿大,咽喉、食管、胃、结肠、回肠、阑尾、肾、肾上腺、心包、脑与脑膜以及脊髓等许多器官均可发生肉芽肿,偶可发生中心性坏死或化脓灶。

【临床表现】

1. 潜伏期 通常为 3~7 天,短者仅数小时,长者 2~3 周。

2. 症状和体征 起病急骤,体温迅速上升达 39~40℃,全身乏力,畏寒,头痛,背痛,全身肌痛,继而病情发展,出现谵妄、昏睡、烦躁不安等急性全身中毒症状。患儿体温升高持续 2~5 天,随之徐缓下降。细菌侵入部位的局部淋巴结首先有痛感,2 天内皮肤呈现原发性病灶,多发于手或手指。开始呈红丘疹,继而发生脓疱,破溃后,形成中心性坏死,逐渐变成边缘较硬的溃疡、肿大的局部淋巴结亦可破溃。病程(course of disease)一般持续 3~4 周,恢复缓慢,约需 2~3 个月或更长。本病临床特征通常分下述:

(1) 溃疡腺型:此型最常见,约占 50%~80%,一般症状同前,大多为轻症,少数严重者表现有毒血症。

(2) 腺型:约占患儿的 10%~15%,细菌虽多由皮肤侵入,但并不出现皮肤原发性病灶,主要是淋巴结肿大与发热,一般全身症状轻微。

(3) 眼腺型:病原体侵入眼结膜而致结膜炎,局部明显充血,眼睑水肿,出现畏光、流泪及弱视等症状。严重者角膜可出现溃疡导致失明。耳前腺和颈部淋巴结可见肿大。

(4) 咽腺炎:以渗出性咽炎为多见,扁桃体上出现假膜和脓点,颈部淋巴结常见肿大。吞咽运动发生障碍,出现高热,病情严重者可因气管梗阻而致死,多发于儿童。

(5) 胃肠型:常呈急性发作,体温升高伴有痉挛性腹痛和水泻。偶可引起腹膜炎、呕血、黑粪等。

(6) 伤寒型(全身型或胸膜肺型):通常无原发病灶和局部淋巴结肿大、病菌进入血流而引起败血症,故全身中毒症状严重,临床与伤寒颇相似,有时可并发胸膜、肺部的严重感染以及腹泻,未经治疗者病死率可达 30%。

(7) 肺型:土拉菌经呼吸道黏膜侵入。患者有鼻卡他症状,咳嗽无痰,胸痛。胸透可见肺门淋巴结肿大,肺炎病变。肺型临床经过比上述各型为重。

【实验室检查】

1. 血象 病初白细胞增多(10~12)×10⁹/L,中性粒细胞增多。病程后期白细胞减少,而淋巴细胞与单核细胞比例上升,可见杆状核中性粒细胞。

2. 细菌培养 将局部溃疡分泌物、肿大淋巴结、痰、胃洗液或急性期血液等标本培养于葡萄糖-胱氨酸-血液琼脂培养基上,经 48 小时后可分离出病原菌。

3. 动物接种 将上述标本接种于小白鼠或豚鼠皮下或腹腔,一般于 1 周内死亡,病理解剖可发现肝、脾中有肉芽肿,并可从脾中分离出病原菌。

4. 血清学试验 检测特异抗体(specific antibodies),方法有:①血清凝集试验:在病程第 2 周开始出现抗体阳性,1~2 个月后滴度达高峰,最高可达 1∶1 280,抗体可持续数年。凝集效价 1∶100 或更高,或急性期和恢复期双份血清的抗体滴度升高 4 倍时具有诊断意义,并可以此排除与布鲁氏菌的交叉反应。②反向间接血球凝集试验:具有早期快速诊断特点,经 1~2 小时可出结果。③免疫荧光抗体法:可用于早期快速诊断,特异性和灵敏性好,1~2 小时可出结果。

5. 皮肤试验 用稀释的灭菌悬液或经提纯的抗原制备土拉菌素,接种 0.1ml 菌素于前臂皮内。经 12~24 小时检查结果,呈现红肿时为阳性反应,病后第 3~5 日即可出现反应。对临床诊断并不能排除以往患过本病的可能性,主要用于流行病学调查。

6. 分子生物学检测 聚合酶链反应(PCR)检测可以在等待血清学确认的同时对人类样本进行快速推定诊断。

7. 其他 其他快速推定诊断兔热病的实验室方法还包括临床标本的直接荧光抗体(DFA)染色和组织的免疫组织化学染色等。基因组测序也为诊断提供新的方法。

【诊断】 在本病多发地区,根据流行病学和临床表现,不难做出诊断,病原学和血清学等实验室检查尤其有确诊价值。

【鉴别诊断】 需与结核、真菌感染、鼠疫、炭疽、细菌性肺炎、淋巴瘤、布鲁氏菌病、伤寒、斑疹伤寒、白喉、流感以及肺癌等相鉴别。

【预后】 预后良好,病程 3~4 周后需 2 个月或更长的恢复。病后可获持久免疫力。欧亚变种毒力较弱,病死率在 0.5% 以下,美洲变种毒力较强,病死率为 5%。临床伤寒型和肺型病死率可高达 30%,眼腺型可致失明,咽腺炎型可因气管梗阻致死,伤寒型自然病死率高达 30%。应用抗生素治疗后很少有死亡发生。

【预防】

1. 接种减毒活疫苗(vaccine),是有效的个人预防措施,接种一次,其保护免疫作用可长达 5 年。

2. 加强对狩猎活动的防疫要求,对可能遭受污染的环境和物体的卫生检疫监督。

3. 在与传染源接触的职业人群中开展经常性的卫生宣传教育，重视对水源、食品、肉类、毛皮生产和加工作业的卫生管理。

4. 防止被蜱、虻等吸血节肢动物叮咬和啮齿类动物感染。

【治疗】

1. 抗菌治疗（antimicrobial therapy）

（1）链霉素：为临床各型治疗的首选药物，其抑菌浓度低于 0.4g/L，剂量为每日 25～30mg/kg，分 2 次肌内注射，疗程 10～14 天，治疗后 24～48 小时，淋巴结和皮肤溃疡中即不见细菌，但局部淋巴结肿大仍需数周后消失，凡临床上疑似患儿均应及早使用链霉素，有利于防止并发症和降低病死率。

（2）庆大霉素：是适宜的替代药物[3]，儿童 5mg/（kg·d），分成 2～3 次。它有与链霉素同样的疗效。卡那霉素也有疗效。应用氨基糖苷类抗生素要严密注意耳、肾毒副作用。

（3）四环素：亦有效，每日 30～50mg/kg，分 3～4 次口服，连用 14 日，对重症可用四环素静脉滴注，因其副作用 7 岁以内小儿慎用。亦可选用米诺环素等半合成四环素，剂量为每次 2mg/kg，每日 2 次，首剂加倍。

（4）氯霉素：疗效亦好，儿童每日（30～50）mg/kg，口服或静脉滴注，连用 10～14 日。

对重症患儿上述药物可两种联合应用，以防产生耐药性，本病易复发，疗程宜稍长。

2. 一般治疗　全身支持疗法也很重要。患者应予隔离，其排泄物、分泌物、用具等进行消毒。肿大淋巴结如无脓肿形成，禁忌切开引流。

（刘钢）

参考文献

［1］上官改珍，巨敏. 我国土拉弗氏菌病临床流行病学研究现状. 陕西医学杂志，2015，(3)：378-379，385.

［2］C L CARVALHO，I LOPES DE CARVALHO，L ZÉ-ZÉ，et al. Tularaemia：a challenging zoonosis. Comparative immunology，microbiology and infectious diseases，2014，37（2）：85-96.

［3］KIMBERLIN DW，BRADY MT，JACKSON MA，et al. Red Book：2018—2021 report of the Committee on Infectious Diseases. 31st ed. Itasca：American Academy of Pediatrics，2018.

20章

第 15 节　猫抓病

猫抓病（cat-scratch disease，CSD）又名良性淋巴网织细胞增多症，主要发生于 5～14 岁小儿，多有被猫抓或咬伤史，由海赛利巴尔通体（*Bartonella henselae*，简称巴尔通体）感染引起，是一种较轻的传染病，以伤口局部附属淋巴结炎为特征。

【病原学】　早在 1889 年，Parinaud 首先将猫抓病描述为眼淋巴腺综合征（Parinaud 综合征）；1931 年法国医生 Debre 发现 Parinaud 综合征与猫相关，并于 1950 年公布于众，但病原一直未确定。自 1983 年以来，从患者血液、淋巴结中和 30%～40% 健康猫血液中均证实有一种纤细多形的革兰氏阴性杆菌存在[1]，大小约为（0.3～1.0）μm×（2.6～3.0）μm；1992 年通过 PCR 技术才确认猫抓病的真正病原体是海赛利巴尔通体（*B. henselae*）。其他病原如猫科 Afpia 病原，龋牙 Rothia 菌，一些革兰氏阳性杆菌与海赛利巴尔通体在引发猫抓病上起重要作用。

巴尔通体不仅是猫抓病的病原，而且可引起不同类型疾病，还与杆菌性血管瘤病和杆菌性紫癜有关，并可引起心内膜炎、肝炎和败血症等。

【流行病学】　猫抓病是一种世界性以散发为主的传染病（communicable disease），发病相对集中于秋、冬季节，并有地理分布区域性特点。国内报告日渐增多，是一种值得重视的疾病。在发病前数周，约 2/3 的患者有被猫（尤其是小猫）抓、咬史，95% 的患者有与猫较密切接触史，即使未被猫抓，也可通过与猫的排泄物或唾液接触而患病。或者有跳蚤的猫，猫蚤在汉赛巴通体的猫-猫水平传播中起着关键作用。好发于 30 岁以下青少年，女性略多，约占 54%，10 岁以下儿童占总发病数 1/3；90% 以上有猫接触或抓伤史。病例呈家庭集中分布，猫特别是 1 岁以内的小猫为本病的主要传染源。此外被猴、狗抓伤或养野兔者有罹患猫抓病的报道，从猫唾液或脚爪未能分离到病原体，有人认为猫只是病原体的健康携带者，但一些非生命物体，如鱼钩、针、木刺、豪猪毛发等损伤皮肤都可能成为猫抓病的传播媒介[2]。猫抓病一般为一次性感染，重复感染（repeateal infectious）者罕见，近年发现猫抓病的病程可长达 1～64 年。

平均病程为 14 年,提示慢性猫抓病的存在,近年资料美国门诊每年约诊断 12 000 例猫抓病,每年约 500 例猫抓病住院治疗,美国东南部发病率为 6.4/10 万,5~9 岁儿童发病率最高[3]。至于节肢动物与猫抓病的关系,猫体内海赛利巴尔通体感染情况调查,我国猫抓病的散发情况,均有待于流行病学的进一步研究。

【发病机制】 有人用猫抓病患儿病变淋巴结(lymph node disease)的渗出物处理后接种志愿者皮肤,发现猫抓病最初的皮损往往是非瘙痒性红斑,皮损改变与水痘的皮损周期相似,数天至数周后可自行消退,不留瘢痕,但 2~3 周后,受损部位附近一定会发生局部淋巴结肿大。85% 呈单个淋巴结肿大,15% 有多个淋巴结肿大伴触痛;部分较大淋巴结易化脓、穿破,亦有肉芽肿形成,病变一般 1~2 个月后消退,偶有持续一年以上者。

该病的发病机制尚不清楚。可能与 Henselae 巴尔通体的某些成分与受损组织器官血管壁存在的组织相溶性抗原(histocompatibility antigen)相关,诱导机体产生免疫识别功能障碍,造成局部血管壁炎症损伤及血栓形成;同时淋巴结内形成增生小体,导致机体抵抗力降低、免疫失调甚至缺陷,可发生中枢神经系统受累、骨损伤、血小板减少、血管瘤、肝炎、心内膜炎等全身多系统病变[4]。

【病理】 损伤的皮肤呈原发性炎症反应,到达真皮附近组织。初期感染的病理特点是在血管壁及巨噬细胞内可见多形性革兰氏阴性杆菌,呈单个小体或成链状排列或聚集成簇;细菌的数目随损伤程度的发展而增多;随损伤的修复而减少,在病变的淋巴结内可见星状坏死性肉芽肿,表现为淋巴滤泡样增生,伴正常结构的轻微破坏,淋巴结内可见微脓肿形成、融合,脓肿边缘可见上皮样细胞,偶见多核巨细胞。

【临床表现】 自抓伤至发病,潜伏期为 3~14 天。常见的症状为皮肤损伤处产生丘疹、疱疹或脓疱,持续 1~2 周后消退,不留瘢痕。多个(≥2 个)淋巴结肿大(lymphadenectasis),于病原体侵入皮肤后约 2 周(范围为 7~60 日)发生,多为颈部淋巴结,次为腋下和腹股沟淋巴结[5],多有疼痛,10%~25% 有化脓。全身症状表现为发热,多见不规则热,体温 38~40℃,周身不适,食欲缺乏、呕吐及体重减轻,少数表现脾大、咽炎、耳旁脓肿、肺炎、Parinaud 眼腺综合征、视神经网膜炎、皮肤损害可见斑、丘疹、结节性红斑、水疱性丘疹、瘀点(斑)、荨麻疹和环形红斑或脓疱形成,持续 1~3 周,个别患儿在 1~2 个月后方愈合,另有 5%~20% 的病例出现全身多系统病变。表现为 Parinaud 综合征:急性脑病,亦可有

周围神经损害及癫痫(脑电图异常);还可见骨损伤,血小板减少性紫癜,血管瘤,心内膜炎等。多数急性病例可康复,少部分可成为慢性猫抓病。

【并发症】 并发症不多见,包括:①脑病、脑炎、脑膜炎、脑脊髓炎、神经根炎或脑神经炎,发生于严重患者,淋巴结肿大 1~6 周后,出现昏迷与惊厥并不少见,脑脊液变化与一般脑炎相仿。②结节性红斑,多形性红斑。③血小板减少性或非减少性紫癜。④溶骨性病变,多与淋巴结炎同时发生,可由淋巴结直接延伸至骨骼。⑤肠系膜淋巴结肿大。⑥屡发性腮腺炎。⑦偶见肝脾大及非免疫性贫血。⑧尚可见视网膜炎、胸膜炎、纵隔脓肿、骨髓炎或滑膜炎等。

【实验室检查】 外周血白细胞计数正常,嗜酸白细胞增高,偶可达 10%~15%,血沉增快。可用患儿淋巴结的脓液制备抗原作皮肤试验,以 0.1ml 作皮内注射,48~72 小时后观察局部反应,如红斑范围(不硬)≥10mm,或硬的范围(红或不红)≥5mm 者为阳性。有研究者报道皮肤反应可长期维持,达 10~28 年,阳性反应只能说明最近或过去与此感染物接触过,必须结合临床表现进行分析,如相隔 4 周的两次皮肤试验均为阴性,则基本可除外本病。

1. 皮试液的制备 从患者淋巴结抽出脓液先用生理盐水稀释 4 倍,培养细菌,加温至 60℃ 12 小时,连续 3 天可以消灭可能存在的肝炎病毒,如各种培养均阴性,可作为皮试液,放 0℃ 冰箱中保存,其抗原性可维持 4~5 年。据报道本病患者的皮试阳性率可达 94%,但要注意正常人群中可有 4%~8% 的假阳性。

2. 病原学诊断 ①淋巴结活检(lymph node biopsy)培养或抽取物涂片可见革兰氏阴性多形性小杆菌,但汉赛巴通体是一种生长缓慢的革兰阴性苛养菌,需要特定的实验室条件才能获得最佳生长;②血清学试验,恢复期血清的凝集试验效价较急性期升高≥4 倍。③PCR 可以采用不同区域扩增,区分不同种的巴尔通体[5]。组织样本做 PCR 时,活检时机可能影响检测结果,越早阳性率越高。

3. 组织病理学 原发侵染病变部位可见真皮中存在无细胞成分的坏死区。淋巴结病理无特异性表现,取决于疾病所处阶段。最初为淋巴组织样增生,随后发生星形肉芽肿,中心无细胞成分并呈坏死性改变;组织细胞和周围淋巴细胞包围这些区域,与皮肤样本中的发现类似。出现微脓肿,可能在后期融合。Warthin-Starry 染色可以证实在受累淋巴结坏死区域内和皮肤原发侵染部位,存在纤细的多形性汉赛巴通体杆菌(呈链状、簇状或丝状)。

【诊断】　符合以下 3 项条件者可诊断为本病：①有被猫抓或咬伤史、密切接触史。②有皮肤的原发性病灶。③引流的淋巴结炎。④阳性的皮肤试验，但病程短于 3~4 周时往往呈阴性反应。⑤淋巴结炎处活检有特征性的病理改变。⑥阳性的病原学检测结果。近年来可用 PCR 测序检测猫抓病病原。间接免疫荧光抗体检测（IFA）：用标记上荧光素的抗原，测定患儿血清中的巴尔通体特异性抗体，是简便、快速、灵敏，特异确诊该病最易推广应用的方法。

【鉴别诊断】　本病应与化脓性淋巴结炎、结核性淋巴结炎，以及其他疾病引起的淋巴结炎包括兔热病、弓形体病、球孢子病、传染性单核细胞增多症、霍奇金淋巴瘤、淋巴肉瘤，以及 AIDS 鉴别。

【预后】　本病为自限性（self limiting）疾病，如 4~6 周内淋巴结不化脓则逐渐回缩，化脓的淋巴结亦很少自行破溃，常经排脓后渐消肿，病程为 1~3 个月左右，偶可达 2 年或 2 年以上，或因淋巴结纤维化而较长时间地呈硬性肿大，一次感染后。可终身免疫。尚未见因本病致死的报告。

【预防】　最好不饲养或玩弄猫、犬宠物。应避免与小猫玩耍。被抓伤后立即用碘酊消毒处理。不需隔离患者，因此病不会在人与人之间传播。应消毒病变或淋巴结和排出物，如有开放性病灶时应作终末消毒，目前对此病尚无自动或被动免疫方法。

【治疗】

1. **病因治疗（etiological treatment）**　建议阿奇霉素治疗 5 天，如果患者不能耐受阿奇霉素，建议使用克拉霉素、利福平、复方磺胺甲噁唑或环丙沙星（仅用于成人）治疗 7~10 日。脾脏受累，建议使用阿奇霉素+利福平。神经系统和眼部受累，8 岁以上建议使用多西环素+利福平，8 岁以下使用利福平加阿奇霉素或复方磺胺甲噁唑。视网膜炎，在抗生素基础上辅助使用糖皮质激素。

2. **对症治疗**　可用热敷及镇痛药。如淋巴结已化脓，抽取数次即可减轻疼痛，切开引流易形成窦道。

如出现下列情况时，可切除受累的淋巴结：①反复多次抽脓无效。②淋巴结炎表现为持续性较严重的疼痛。影响正常的活动。③形成持续引流的窦道。④需作活体组织检查以除外肿瘤或其他疾病。对家长说明本病的良性预后是非常重要的。

（刘钢）

参考文献

［1］　KATHERINE BARANOWSKI, BEN HUANG. Cat Scratch Disease Stat Pearls 2020 01.

［2］　GUIMARAES AM, BRANDÃO PE, MORAES W. Detection of Bartonella spp. in neotropical felids and evaluation of risk factors and hematological abnormalities associated with infection. Vet Microbiol, 2010, 142(3-4): 346-351.

［3］　CHRISTINA A NELSON, SHUBHAYU SAHA, PAUL S MEAD. Cat-Scratch Disease in the United States, 2005-2013. Emerging infectious diseases, 2016, 22(10): 1741-1746.

［4］　KENNETH M ZANGWILL. Cat Scratch Disease and Bartonellaceae: The Known, the Unknown and the Curious. The Pediatric infectious disease journal, 2021, 40(5S): S11-S15.

［5］　VALERIA ALLIZOND, CRISTINA COSTA, FRANCESCA SIDOTI, et al. Serological and molecular detection of Bartonella henselae in specimens from patients with suspected cat scratch disease in Italy: A comparative study. PloS one, 2019, 14(2): e0211945.

第 16 节　李斯特菌病

李斯特菌病（Listeriosis）是李氏单胞菌所致感染。李斯特菌有三个菌种，仅单核细胞增多性李斯特菌（Listeria monocytogenes, LM）可引起人类感染。多见于新生儿及免疫缺陷儿童。

【病原学】　李斯特菌为细胞内寄生的革兰氏阳性无芽孢杆菌，需氧或兼性厌氧，对各种应激（低温、高盐、低 pH 值、氧化应激等）条件有很强的耐受性，进一步增大了该菌的危害性。此菌不产生内毒素，可产生一种溶血性外毒素，在血琼脂平板上可产生溶血环，对人类致病性强[1]。根据菌体抗原及鞭毛抗原，本菌至少可分为 16 个血清型，90% 的临床感染是由 1/2a、1/2b 和 4b 型引起。大多数人类李斯特菌病是由 4b 血清型引起的，脑膜炎病人的 4b 型分离率显著高于一般患者，且 4b 型感染者的死亡率（26%）明显高于 1/2 型感染者（16%）。

【流行病学】　本菌从水、土壤、尘埃、下水道、鱼类、鸟类及哺乳动物、甲壳动物中均能检出，并可引起多种动物疾病，是哺乳动物脑炎及流产的常见病因，是重要的人兽共患病病原体，可通过食用被污染的食物在人畜间传播，高温烹饪食物可杀灭李斯特菌，但随着饮食习惯逐渐变化，食用生冷及半熟食的人群增多，致使李斯特菌感染率增高，该菌已被列为 20 世纪 90 年代四大食源性疾病致病菌之一[1]。1%~5% 的正常人及 10%~20% 的屠宰场工作人员为无症状带菌者，成为主要传染源。

本病多呈散发，但发病率有增加趋势，有暴发流行的报告。本病多发生于夏季。主要侵犯新生儿、孕妇、老年人及免疫缺陷的人群。

【临床表现】 感染后主要临床表现为发热、上呼吸道感染、肺炎、腹泻、血流感染、脑膜炎、流产，甚至死亡，感染后患者病死率高达 30%[1]。

有学者对 1964—2013 年中国内地报道的 256 例李斯特菌病例分析发现，李斯特菌病好发于孕妇、新生儿及免疫受损人群，其中免疫受损人群、新生儿感染者或中枢神经系统感染者病情严重，死亡率较高。围产期孕妇感染李斯特菌后多见局灶感染，少见中枢神经系统感染，预后良好。新生儿感染多见于血流感染，病情最为危重，病死率最高。非围产期患者感染多见于中枢神经系统及血液系统感染，病死率亦较高。新生儿中早产儿感染占比较大[2]。

健康人群中的临床表现以胃肠炎多见，可表现为急性起病，发热、呕吐、腹痛、腹泻等，常可自限，仅需采取对症治疗，并不一定给予强有力的抗感染干预。而在侵袭性感染中，常表现为孕妇感染、新生儿感染、脓毒症、脑炎、脑膜炎及脑脓肿等[3]。

新生儿病例可分为早发型和晚发型。早发型出现于出生后 7 天之内，以败血症和肺炎多见，主要是通过染疫母亲的胎盘传染而来；晚发型多见于足月儿，出生 7 天以上发病，90% 以上表现为脑膜炎症状。几项重点症状列举如下：

1. 李斯特菌脑膜炎（Listeria meningitis） 主要见于婴儿及新生儿，但近年来成人患者有所增加。LM 可通过以下三种机制侵犯中枢神经系统：①通过噬菌体将细菌转移至中枢神经系统；②通过血液循环，细菌直接侵犯血脑屏障的内皮细胞；③在咀嚼食物时，细菌经过口腔的组织经神经通路侵入中枢神经系统，最终引起中枢神经系统感染[3]。

临床表现与其他细菌性脑膜炎相似。一般起病急，发热多在 39℃ 以上、脑膜刺激征明显，常伴有意识障碍，如木僵、谵妄、昏迷等，亦可发生抽搐、展神经及面神经麻痹亦不少见，甚至可累及多对脑神经。亦有出现肢体瘫痪和小脑功能障碍者。同时可伴有败血症。

患者周围血中白细胞总数和中性粒细胞增多，脑脊液白细胞数增加以多核细胞为主，蛋白质增高糖量降低。脑脊液涂片可见小的革兰氏阳性杆菌，确诊主要根据细菌培养。血及脑脊液可分离到本菌，但需注意本菌生长缓慢（2~12 天）。

本病病情较严重，有全身抽搐和昏迷者病死率高，后遗症可有肢体瘫痪、共济失调、失语、眼球运动麻痹、面肌麻痹、括约肌功能紊乱等。

2. 妊娠感染 可发生于妊娠的任何时期，更多发生于后 3 个月。症状常较轻，有畏寒、发热、背痛，往往怀疑为尿路感染，常自愈，不影响胎儿。严重时则可造成流产、死胎、早产或新生儿感染。诊断主要依靠血培养。

3. 新生儿败血性肉芽肿病（neonatal septic granu-lomatous disease） 经胎盘感染，患儿常有多脏器的播散性脓肿成肉芽肿，包括肝、脾、肺、肾、脑等。常伴有结膜炎、咽炎、皮肤红丘疹（多位于躯干及肢端），亦可出现呼吸或循环衰竭，病死率高。母亲有本菌感染有助于诊断。确诊依靠细菌培养阳性。早期大量应用抗菌药物可提高存活率。

4. 败血症 特别是免疫缺陷者及新生儿均可罹患，临床表现与革兰氏阴性菌败血症相似。诊断主要依靠血培养。

5. 局部感染 如心内膜炎、关节炎、脊髓炎、骨髓炎、胆囊炎、脑脓肿，实验室人员亦可直接接触感染而出现局部（颈部等）淋巴结炎。

【诊断】 血液及脑脊液的 LM 细菌培养阳性为确诊的金标准。目前国外可应用实时定量 PCR 技术对 LM 的部分基因片段（hly 基因）进行分子生物学上的检测，可快速有效地诊断，为今后的临床诊治提供重大的帮助[3]。

【治疗】 LM 具有第一代喹诺酮类药物、磷霉素和第三代头孢菌素的天然耐药性[4]。

LM 的胞内寄生特性使其有效治疗变得困难。许多抗生素已被证明在体外对 LM 有活性，理想情况下，抗生素必须集中在宿主细胞内形成贮库，确保持久的最佳抗生素浓度，以避免细菌在抗生素浓度变低时存活。

此外,对 LM 有活性的抗生素必须能够结合 LM 的青霉素结合蛋白 3(PBP-3),这将导致细胞死亡。青霉素、阿莫西林和氨苄西林是使用频率最高的药物,这些抗生素以高亲和力与 PBP-3 结合,并且被细胞吸收时储存在胞质溶胶中[5]。

目前氨苄西林是治疗李斯特菌病的首选药物,复方磺胺甲噁唑可以作为李斯特菌病的替代治疗,但在脑膜炎的实验模型中不如喹诺酮类或氨苄西林有效。有研究报道利奈唑胺具有体外抗 LM 的活性。根据可靠的动物模型推断,利奈唑胺在脑脊液和细胞内的高浓度足以治疗 LM 所致的中枢神经系统感染。值得关注的是,有报道当对青霉素和复方磺胺甲噁唑过敏时,利奈唑胺-利福平组合成功地用于 LM 感染所致的脑脓肿患者,且在连续 107 天的治疗后没有任何血液学毒性。但目前利奈唑胺用于治疗 LM 所致中枢神经系统感染的数据仍然有限。美罗培南对 LM 的最低抑菌浓度非常低(甚至低于氨苄西林),然而丹麦的一项回顾性研究强调指出与接受氨基青霉素和青霉素治疗的患者相比,接受美罗培南治疗的患者死亡率更高,这是通过多变量分析评估的,这种差异的原因还不清楚。利福平已显示出优异的细胞内和细胞外抑菌活性,能够很好地渗透到脑脊液和细胞中。然而有体外研究试验显示,当利福平与青霉素或复方磺胺甲噁唑联合使用时会产生拮抗作用。因此利福平在李斯特菌病治疗中的应用必须得到仔细的评估。万古霉素能在 6 小时内杀灭 LM,然而由于其不能穿过血脑屏障达到治疗浓度,在 LM 脑膜炎的应用受到限制[5]。

国内研究显示目前 LM 对青霉素、氨苄西林等多种抗生素耐药率均不高,临床可选择使用。药敏结果提示青霉素总体耐药率 18.9%,但自 2000 年以来,青霉素耐药率有逐渐降低的趋势,特别是 2010—2013 年,耐药率降低至 3.8%,提示青霉素仍为李斯特菌病抗感染治疗较好的选择。其他耐药率较低的药物有万古霉素、亚胺培南/西司他丁、哌拉西林/他唑巴坦、氨苄西林、氯霉素、红霉素、四环素、左氧氟沙星等[2]。

氨苄西林联合氨基糖苷类药物是治疗早发型新生儿李斯特菌病的首选方案。出生后 1 周内体重低于 2 000g 的患儿,氨苄西林按每天 100mg/kg、分 2 次给药;体重大于 2kg,每天 150mg/kg,分 3 次给药;出生第 2 周后,体重低于 2kg 每天 150mg/kg、体重大于 2kg 每天 200mg/kg 给药。氨基糖苷类药物剂量据选择的种类而不同,如庆大霉素,建议剂量为生后 1 周内患儿按每天 5mg/kg,分 2 次给药,出生第 2 周后按每天 7.5mg/kg,分 3 次给药。早发型新生儿李斯特菌败血症建议疗程 10~14 天。

晚发型李斯特菌病常表现为脑膜炎,推荐治疗方案为:氨苄西林每天 200~400mg/kg,分 4~6 次给药,同时联合氨基糖苷类药物治疗。用药 48~72 小时应复查腰穿评价疗效。如果用药 2 天以上脑脊液检查仍然异常,应进行颅脑 CT 或 B 超检查明确有无脑炎、脑脓肿或颅内出血。如果数天后脑脊液中仍然有致病菌存在,可考虑联合万古霉素、利福平或甲氧苄啶磺胺甲基异噁唑,但这种联合治疗的经验是有限的。李斯特菌脑膜炎推荐疗程为 14~21 天。

在免疫功能正常的儿童中,LM 性脑膜脑炎是罕见的,但它可以迅速发展,并可能出现严重的并发症,如急性脑积水和高死亡率。意大利学者 Castellazzi ML 等对 1996—2018 年发表的 16 篇英文文献所涉及的 21 例既往免疫功能正常的 LM 性脑膜脑炎病例进行回顾性分析,年龄在 7 月龄至 10 岁之间,临床症状和体征包括发热、头痛、呕吐、腹泻和精神状态改变等非特异性表现,治疗方案主要为氨苄西林单独使用或与氨基糖苷类药物(如庆大霉素或阿米卡星)联合应用。碳青霉烯类药物单独使用或与氨基糖苷类药物联合使用也取得了良好的效果,治疗持续时间从 10 天到最长 8 周不等,具体疗程取决于病例的严重程度[6]。

(邓莉)

参考文献

[1] 焦颖,张巍.李斯特菌生物学特征与临床相关性.中国感染与化疗杂志,2015,15(5):491-495.

[2] 孙照琨,吴璇,陈蕊,等.李斯特菌病既往中国文献报告病例分析.中国微生态学杂志,2016,28(11):1323-1326.

[3] 胡冰,刘钢.儿童单核细胞增多性李斯特菌研究进展.中华实用儿科临床杂志,2016,31(10):729-732.

[4] 冯有为,潘佳栋,陈思思,等.单核细胞增生李斯特菌的耐药特征及机制.中国人兽共患病学报,2019,35(2):158-163.

[5] PAGLIANO P, ARSLAN F, ASCIONE T. Epidemiology and treatment of the commonest form of listeriosis:meningitis and bacteraemia. Infez Med,2017,25(3):210-216.

[6] CASTELLAZZI ML, MARCHISIO P, BOSIS S. Listeria monocytogenes meningitis in immunocompetent and healthy children:a case report and a review of the literature. Ital J Pediatr,2018,44(1):152.

第17节 衣原体感染

衣原体(chlamydia,C)属于衣原体目衣原体科衣原体种,是一类专一细胞内寄生,具有独特发育周期的原核型微生物。自1957年开始将其归类于细菌,是一种不能合成ATP,产生代谢能量的革兰氏阴性杆菌。目前已知的衣原体种有四种:沙眼衣原体(*Chlamydia trachomatis*,CT)、肺炎衣原体(*C pneumoniae*,CP)、鹦鹉热衣原体(*C psittaci*,CPs)和猪衣原体(*C pecorum*,CPe)。大多数人在其一生中都有过2~3次衣原体感染。衣原体引起的疾病相当广泛。青春期后CT抗体的携带情况在发展中国家和发达国家都相当普遍。约50%的成人和10%~20%儿童存在着CP抗体。人类CP、CT血清抗体存在的广泛性及在动物体内的低毒力实验结果表明,它们是主要的人类致病原。CT是引起性传播疾病的主要病原之一,可引起沙眼、致盲及各种呼吸道感染;CP是人类主要的呼吸道病原之一,CP感染与哮喘及冠心病的发生存在着一定的关系。CP偶可从鸟类传给人类,使人发生肺炎,有时侵犯心肌、心包、脑膜和肝脏等。儿童极少发生CPs感染。

【病因学】 衣原体都能通过细菌滤器,均含有DNA、RNA两种核酸,具有细胞壁,含有核糖体,有独特的酶系统,许多抗生素能抑制其繁殖。衣原体的细胞壁结构与其他的革兰氏阴性杆菌相同,有内膜和外膜,但都缺乏肽聚糖或胞壁酸。衣原体种都有共同抗原成分脂多糖(LPS)和独特的发育周期(cyclogeny),包括具有感染性、细胞外无代谢活性的原体(EB)和无感染性、细胞内有代谢活性的网状体(RB)。具有感染性的EB可通过静电吸引特异性的受体蛋白黏附于宿主易感细胞表面,被宿主细胞通过吞噬作用摄入胞质。宿主细胞膜通过空泡(vacuole)将EB包裹,接受环境信号转化为RB。EB经摄入约9~12小时后,即分化为RB,后者进行二分裂,形成特征性的包涵体,约36小时后,RB又分化为EB,整个生活周期为48~72小时。释放过程可通过细胞溶解或细胞排粒作用或挤出整个包涵体而离开完整的细胞。RB在营养不足、抗生素抑制等不良条件下并不转化为EB,从而不易感染细胞,此可能与衣原体感染不易清除有关。这一过程在不同衣原体种间存在着差异,是衣原体长期感染及亚临床感染的生物学基础。

【致病机制】 尚不明确,衣原体抗原在复制期间释放到宿主细胞表面,引起宿主免疫应答,由于免疫时间短暂,可能发生再感染或持续感染,合并其他病原体感染时,CP可破坏正常的清除机制,便于其他病原体侵袭。

一、沙眼衣原体感染

沙眼衣原体(*Chlamydia trachomatis*,CT)包括沙眼-包涵体结膜炎衣原体、性病淋巴肉芽肿生物变种和鼠生物变种。仅前两种引起人类致病。根据抗原性的不同,将沙眼包涵体结膜炎衣原体分为15种血清型,性病淋巴肉芽肿分为L1、L2和L3三个血清型。CT主要经直接接触感染,沙眼衣原体是感染性致盲传播疾病的主要病原体。是美国性传播疾病的第一位病原。不同国家有关CT感染的流行率,由于人口的异质性,缺乏大样本、基于人群的前瞻性队列研究而难以预测,CT感染的疾病负担不容忽视[1]。

1. 围产期传播的感染 据报道,妊娠期妇女中20%~30%存在CT的无症状生殖道感染。若这些妇女在妊娠时存在活动性的CT感染,其婴儿50%可在宫内即获得感染,婴儿可有一个或多个部位的感染,包括结膜、鼻咽部、直肠和阴道。围产期CT感染鼻咽腔、泌尿生殖器官和直肠等部位,这些感染可持续到出生后>1年。约70%的婴儿感染为鼻咽部感染,临床上可发生包涵体结膜炎、毛细支气管炎和肺炎等。

2. 包涵体结膜炎 包涵体结膜炎(inclusion conjunctivitis)是新生儿衣原体感染的主要临床表现。感染途径为有活动性CT感染的妇女宫内感染,或妊娠时母亲宫颈带有此病原,患儿经产道分娩时受感染。包涵体结膜炎多发生于胎膜早破者,潜伏期多为生后两周内,有一半以上的患儿同时有鼻咽部症状。临床表现轻重不一,可为结膜充血伴有少量黏液样分泌物到严重的结膜炎伴有大量脓性分泌物、球结膜充血及假膜形成等。衣原体结膜炎应与淋球菌性眼炎相鉴别。

3. 呼吸道感染 大多数衣原体感染表现为轻度的上呼吸道症状,其症状类似流行性感冒,而肺炎症状相对较轻,某些患儿表现为急性起病伴一过性的肺炎症状和体征,但大多数起病缓慢。上呼吸道症状可自行消退,咳嗽伴下呼吸道感染体征可在首发症状后数天或数周出现,使本病有一个双病程(double course)的表现。CT可引起生后2周至4个月围产期婴儿的无热性肺炎,且其中有一定比例发展为慢性呼吸道疾患。婴幼儿CT肺炎多在生后1~3个月时隐匿起病,可表现为持续性咳嗽、呼吸急促、常不发热等。听诊常闻及湿啰音,喘息较少见。无喘息和不发热有助于与呼吸道合胞病毒肺炎相鉴别。从免疫力低下的 CT 下呼吸道感染患儿体内,可在感染后相当长一段时间仍能分离到 CT,其外周血嗜酸性粒细胞常增多,胸部 X 线检查表现为肺气肿伴间质或肺泡浸润影。

现发现毛细支气管炎患儿 CT 感染比例较多。CT 是启动抑或加重了毛细支气管炎症状尚待研究。已发现新生儿 CT 感染后,在学龄期发展为哮喘。对婴幼儿 CT 感染 7~8 年后再进行肺功能测试,发现大多数表现为阻塞性肺功能异常。CT 与慢性肺部疾病间的关系有待阐明。

4. 其他部位感染 衣原体感染的母亲所分娩的新生儿可有直肠和阴道感染,这些部位的感染常常并无症状。有证据表明,围产期衣原体感染的婴儿若不治疗,可长达 2.5 年在其鼻咽部和或直肠分离到 CT。

5. 沙眼 沙眼(trachoma)主要是由沙眼衣原体 CT 的 A、B、Ba 和 C 血清型引起,是世界范围内最重要的可预防性疾病,在中东和东南亚等有地方流行报道。沙眼为眼与眼之间接触传播,苍蝇可为储存宿主。该病多发生于童年,最初为滤泡性结膜炎,滤泡愈合后形成结膜瘢痕,引起睑内翻,使结膜擦伤角膜,经常性的角膜外伤性溃疡引起瘢痕和失明,失明多于活动性病变数年后出现。

沙眼仅通过临床即可诊断。血清学检测因血清抗体的普遍高滴度而无实际意义。符合以下 4 条中的 2 条以上者即可诊断:上睑结膜的淋巴样滤泡、典型的结膜瘢痕、血管翳及角膜上缘滤泡。通过培养和涂片可确诊疾病的活动期。

6. 青少年与成人眼生殖器感染 沙眼衣原体的沙眼生物变种可使有性活动的青少年和成人患一系列的疾病。沙眼衣原体可引起男性尿道炎、附睾炎、直肠炎等。女性可引起宫颈炎、子宫内膜炎、输卵管炎等。少女输卵管炎发病率较高,易发生输卵管瘢痕形成,导致继发不孕,并增加异位妊娠的危险。对性虐待儿童也应考虑 CT 感染的可能。

7. 性病淋巴肉芽肿 性病淋巴肉芽肿(lymphogranuloma venereum,LGV)是由 LGV 生物变种的 L1、L2、L3 血清型引起的全身性性传播疾病。与沙眼生物变种不同,LGV 株嗜好淋巴组织。Ⅰ 期 LGV 的特征性表现为原发感染处的无痛性、一过性生殖器丘疹。Ⅱ 期主要以淋巴炎为特征,可有淋巴结的肿大、疼痛及破溃等,也可有全身不适、发热等。晚期为全面暴发的生殖器、肛门直肠综合征,伴有直肠和尿道的破坏及直肠阴道瘘等。

CT 不仅是包涵体性结膜炎、沙眼、新生儿及婴幼儿、儿童呼吸道感染以及主要的性传播感染性疾病的病原体之一,此外,CT 还与反应性关节炎、未分化性关节炎、脊椎性关节炎等疾病的发病相关。

【诊断】 沙眼衣原体感染的诊断为从结膜或鼻咽部、病变淋巴结等分离到沙眼衣原体或通过血清学检查确诊。采用从病损部位取材涂片或刮片,经 Gimsa 或碘液及荧光抗体染色镜检,观察上皮细胞胞质内有无衣原体或包涵体诊断衣原体感染,也有采用荧光标记的衣原体抗体直接检测分泌物中 CT 抗原诊断衣原体感染的报道。但大多数认为分泌物中其他成分会出现非特异荧光染色而易有假阳性的结果。核酸扩增检测的灵敏度和特异度高,是可行的诊断技术。

采用组织培养(tissue culture)进行病原分离是进行衣原体感染诊断的金标准。CT 的培养方法较为成熟。一般都是将传代细胞悬液接种在底部放有玻片的培养瓶中,待细胞长成单层后,将待分离的标本种入。经在 CO_2 温箱中孵育并进行适当干预后用丙酮或甲醇固定玻片并用异硫氰酸荧光素(FITC)标记的 CT 特异的单克隆抗体进行鉴定。常用来观察细胞内形成特异包涵体及其数目、CT 感染细胞占细胞总数的百分率或折算成使 50% 的组织细胞出现感染病变的 CT 量(TCID50)等指标。

血清学检查可支持 CT 感染诊断,但需标准化检测且专业性解读。其中微量免疫荧光法(microimmunoflurescence,MIF)最为常用。MIF 法为一回顾性诊断法,是衣原体最敏感的血清学测定方法。该试验先用鸡胚或组织细胞培养衣原体,并进一步纯化抗原,将浓缩的抗原悬液加在一块载玻片上,每一抗原按特定模式进行微量滴样。将患者血清进行系列倍比稀释后加在抗原上,然后用间接免疫荧光方法测定每一种衣原体的特异抗原抗体反应。通用的诊断标准是:①急性期和恢复期的血清特异性抗体滴度≥4 倍增高,或单次血清标本的 IgM 抗体滴度≥1/16 和/或单次血清标本的 IgG 抗体滴度>1/512 为急性衣原体感染。②IgM 滴度>1/16,且 IgG>1/16,若<1/512 为既往有衣原体感染。③单次或双次血清抗体滴度<1/16 为从未感染过衣原体。原发性衣原体感染导致 IgM 和 IgG 抗体产生,继发性衣原体感染 IgG 和 IgA 抗体均迅速增高,慢性衣原体感染 IgG 和 IgA 可呈持续高水平,可在周围血中检测特异性衣原体免疫复合物出现。但 CP、CT 及 CPs 之间有 MIF 的交叉反应,已证明仅提高诊断滴度并不能提高其特异性,多克隆抗体刺激或非衣原体交叉抗原可致 MIF 出现假阳性结果。

20 章

此外血清学检查包括补体结合试验(complement fixation test,CFT),可检测患者血清中的衣原体补体结合抗体,若患者恢复期血清抗体效价较急性期增高4倍以上可确诊。整个包涵体血清学试验(WIIF)及整个包涵体免疫过氧化物酶试验(WIIPA)因包涵体中LPS较多,故整个包涵体血清试验对急性衣原体感染有特异性诊断价值。

【治疗】 曾认为新生儿使用红霉素眼膏可预防性治疗衣原体结膜炎。婴幼儿结膜炎和肺炎可使用红霉素口服,推荐方案[2]是儿童体重<45kg,红霉素或琥乙红霉素50mg/(kg·d),分4次口服,服用10~14日。儿童体重≥45kg但年龄<8岁,阿奇霉素1g,单次顿服。儿童≥8岁,阿奇霉素1g,单次顿服,或多西环素100mg,口服,2次/d,7日。青少年眼生殖器感染可用多西环素每次100mg,2次/d,连续1周。性病淋巴肉芽肿则需多西环素用以上剂量连续21天或红霉素每次500mg,4次/d,连续21日。

【预防】 对孕妇进行常规筛查和治疗显著降低了围生期获得性沙眼衣原体感染的发病率,对孕母早期检测以避免新生儿感染十分重要。应重视妊娠妇女的普查和治疗。接种疫苗是预防和控制沙眼衣原体感染最经济有效的途径。蛋白或多肽疫苗、DNA疫苗和树突状细胞疫苗这三类疫苗,较传统的灭活疫苗是具有应用前景的沙眼衣原体疫苗[3]。

二、肺炎衣原体感染

1986年从患急性呼吸道疾病的大学生的呼吸道中分离到该病原。肺炎衣原体(*Chlamydia pneumoniae*, CP)是一种严格的人类病原体,不存在动物中间宿主,目前认为CP是一个主要的呼吸道病原,仅有一个血清型。血清学证明世界范围内40%~90%的人群中CP抗体阳性,儿童以5~9岁感染多见。通过呼吸道飞沫传播,潜伏期可能是3~4周,为社区获得性肺炎的一种非典型的病原体。CP在社区获得性肺炎病例中的占比不同报道差异较大,介于0.3%~44%,具体取决于诊断方法和研究人群。伴随着年龄的增长,这种感染在学龄阶段的儿童中呈现出多发趋势,发病特点一般较为隐匿,无明显的临床症状。

【常致疾病】

1. 呼吸系统感染 CP可引起咽炎和非典型肺炎,CP呼吸道感染可有流行性和地方性流行,5岁以下儿童中亦可发病。CP感染以其广泛性、持续性、有相当一部分无症状的感染为特点。最近报道与其他病原,如肺炎双球菌、肺炎支原体和病毒等共同感染,机制有待阐明。

临床上肺炎衣原体感染不易与其他病原感染,特别是肺炎支原体感染相鉴别。即使症状相当轻,肺部常可闻及干、湿啰音。也有无症状CP呼吸道感染的报道,而CP在免疫力低下的人群,如HIV患儿却可引起重症感染,甚至呼吸衰竭。近年来有报道免疫正常人群CP感染呈重症表现逐渐增多。重症CP肺炎(severe CP pneumonia)表现为大量胸腔积液、急性呼吸窘迫综合征(ARDS)、纤维化、阻塞性细支气管炎等,甚至危及生命;除引起呼吸道疾病外,CP感染尚可造成其他系统严重的并发症,如脑炎、心肌炎、肝炎、肾炎等。有研究对CP肺炎临床资料进行回顾性对照分析发现,重症CP肺炎患儿多见于年长儿,普通CP肺炎多见于年幼儿,两组相比,4~6岁年龄组发病率无区别。ESR异常增快,急性期内CP-Ab≥1:1 280,大叶性肺部病变的病变部位发生在左肺下叶或右肺下叶预示着CP肺炎的发生。同时有研究CP肺炎往往与肺炎链球菌、肺炎支原体等共同感染,重症感染病例中多病原的作用,有待研究。CP肺炎白细胞计数多正常,但血沉常升高,胸部X线检查多有肺炎改变。往往可表现为小叶实变,且间质浸润较小叶实变多,以双侧病变为主。与支原体肺炎类似。

许多慢性支气管炎患儿,其体内CP的IgG、IgA抗体滴度明显升高,提示存在CP的持续感染。有研究发现呼吸道感染儿童其中45%咽拭子CP-PCR阳性,且血清学CP抗体滴度增高,其中一部分系反复呼吸道感染患儿。现已有在毛细支气管炎和哮喘急性发作患儿体内分离到CP及CP-DNA检测阳性的报道。

2. 哮喘(asthma) 对CP培养阳性的哮喘成人进行前瞻性研究发现,一半患儿表现慢性CP感染,且持续CP培养阳性与哮喘反复发作相关,提出CP感染与喘息性支气管炎及成人哮喘可能相关。有研究发现儿童喘息急性发作与CP感染相关,并有CP特异性IgE水平明显升高,提示至少部分CP感染系通过特异性IgE机制发展为反应性气道疾患的。CP感染哮喘患儿体内高水平的特异性抗CP-IgE,可介导化学介质的释放,从而产生支气管痉挛,进一步加重气道炎症和支气管高反应性(BHR)。CP感染往往可持续一年或更长,除非使用了针对CP的抗生素,否则抗原刺激可导致特异性IgE的持续产生。红霉素等大环内酯类抗生素治疗有效,可能是通过抑制中性粒细胞的趋化性或多形核白细胞产生的反应性氧核素等抗炎作用而对哮喘有益。是否是通过控制CP感染而发挥作用,有待进一步研究。

3. 冠心病与冠状动脉粥样硬化 早在1988年,芬兰Saikku首先发现冠心病患儿体内CP抗体滴度明显升高,提出衣原体感染使冠心病形成的危险性增加。其结论已被CP动脉粥样硬化模型、病变组织处检测到CP等证实。高滴度的CP抗体与通过放射性血管造影证实的冠心病动脉病损存在着相关性。Saikku还发现已存在动脉病损的患儿更易患衣原体感染。从病理学角度把粥样硬化(atherosclerosis)认为是一种慢性肉芽肿,CP感染在其形成中所发挥作用的具体机制尚不明了。

其他:一些衣原体可引起性病淋巴肉芽肿,导致巨细胞的形成及慢性肉芽肿出现。已发现衣原体与结节病这种慢性肉芽肿性疾病相关联,但具体关系尚需深入研究。

对经手术的腹主动脉瘤患者取动脉瘤组织进行免疫组化分析,发现患儿动脉瘤处可检测CP的LPS,且67%的患者可发现这种抗原。同时进行衣原体PCR检测,发现大多数人为阳性结果,电镜证实动脉瘤血管壁上可找到CP并发现其具有溶解蛋白的作用。

CP可引起心肌炎,对培养阴性的心内膜炎也要注意衣原体的感染。CP可引起反应性关节炎,已有CP同时引起肺炎、心肌炎、反应性关节炎的病例报道。此外,一些医院外科插管患者或严重创伤、镰状细胞病、鳞状细胞癌患儿发生肺炎或呼吸衰竭等可由CP引起,CP还可引起结节性红斑、甲状腺炎、脑炎或吉兰-巴雷综合征、急性播散性脑脊髓膜炎、多发性硬化等疾病。

【实验室诊断】 因肺炎支原体、肺炎衣原体、沙眼衣原体、军团菌等非典型病原体引起的肺炎近年来逐渐增多,此类肺炎不易明确诊断,常造成不合理用药和反复感染,从而延误病情。早期明确病原,能指导临床合理治疗[4]。目前CP感染的诊断主要依靠从临床标本中分离到病原、血清中检测到CP抗体或PCR方法检测到CP的DNA。CP培养方法是在CT培养方法的基础上从细胞系、接种方法、培养条件及干预措施等不同方面正在进行不断改进,目前从鼻咽拭子、咽拭子、痰标本、支气管灌洗液、胸腔积液及动脉粥样硬化的病变组织及动物模型的肺组织中都有CP分离的阳性报道,临床标本分离率普遍很低。临床上主要采用血清学MIF诊断方法。诊断标准同CT感染。现认为尽管MIF诊断并没有解决因不同衣原体种间可能出现的交叉反应,但CP抗体仅对CP抗原产生最强的均匀荧光,MIF能检测CP种特异性的抗体,但要求读片人受过专业训练且需要至少4周后的双份血清,现已提出应有6周以上的第3份血清进行回顾性血清学诊断。

最近有报道采用化学提纯的无交叉反应表位的重组LPS为抗原采用ELISA诊断CP感染,可用仅隔一周的双份血清早期快速查出LPS的抗体。酶联免疫吸附法(ELISA)可用于痰标本中CP抗原或血清中CP抗体的检测,但仍存在衣原体种间交叉反应的问题。

目前,PCR、连接酶链反应(LCR)及巢式PCR(nested PCR)等以其简单、快速并且不需活的病原体等优点,正越来越广泛用于衣原体检测。PCR与微量免疫荧光血清检测法对检测肺炎衣原体感染的比较,证实实时PCR在早期诊断上更有优势[5]。用脱氧核糖核酸或核糖核酸探针检测标本中的衣原体,具有高度特异性,可快速、特异检出标本中衣原体DNA,用化学发光探针检测衣原体敏感度较高,现已有同位素和酶标记多种探针检测报道。从鼻咽拭子、咽拭子、痰、漱口液、鼻腔分泌物、鼻咽洗液及支气管灌洗液中都有CP-DNA检测的报道,但尚无不同标本间的比较研究。普遍缺乏与培养及血清学共同进行临床检测的报道。

【治疗】 大环内酯类抗生素是CP感染的首选药物。红霉素、克拉霉素(clarithromycin)、罗红霉素和阿奇霉素等都能较好地控制临床症状和体征,四环素类抗生素或多西环素,以及喹诺酮类如氧氟沙星等对衣原体感染都有一定作用。关于治疗时间尚无定论,有人认为成人用多西环素2g/d坚持2~3周或阿奇霉素1.5g/d持续5日;儿童选用克拉霉素至少2周,对于慢性CP感染推荐大剂量、长疗程的方法,应治疗3个月或更久,提出有必要采用培养进行诊断并监测MIC值的变化。对于CP肺炎的住院患者,推荐采取标准防护措施。

三、鹦鹉热衣原体感染

鹦鹉热衣原体(*Chlamydophila psittaci*,CPs)首先从鹦鹉体内分离出来,以后陆续从长尾鹦鹉、鸽子、鸭、火鸡、海鸥和相思鸟等130种鸟类的体内分离出来,鹦鹉热衣原体有多个不同的种,可感染大多数鸟类和哺乳动物。是引起禽类呼吸道和消化道疾病的病原体,并可引起人类和多种动物的感染,简称鹦鹉热。人类有无原发性的CPs感染问题,尚在争论之中。但人类的鹦鹉热作为一种养禽业的职业病已被医学界所公认,依据感染的程度和感染者的个体差异,病情预后不同,严重者甚至导致死亡。鹦鹉热广泛分布于世界各地,并对世界各国的禽类养殖业造成巨大影响。2012年英国苏格兰某区出现鹦鹉热暴发,严重威胁人类健康[6]。

患鹦鹉热的高危人群包括养鸟及爱鸟人士、养鸽者及宠物店的工作人员。吸入粪便气溶胶、粪尘和含病原的动物分泌物是感染的主要途径。儿童极少患病,可能与较少接触鸟类有关。

临床表现为起病突然,常表现为发热、咳嗽和头痛等。头痛剧烈,常被疑为中枢感染,高热且伴寒战和出汗,肌肉酸痛等,多有干咳,肺部常可闻及湿啰音,胸部X线检查可有各种肺部浸润影和胸腔积液等。白细胞多不高,常有肝功能的异常。

作为一种人畜共患传染病,快速准确的诊断和检测手段对于控制该病的流行显得尤为重要。目前常用的检测方法包括衣原体培养、PCR技术、免疫学诊断方法等。培养法阳性率低且操作方法较复杂,不适合做常规诊断。免疫学检测方法包括酶联免疫吸附法(ELISA)、免疫荧光法(MIF)、补体结合试验(CF)等。MIF和CF耗时、成本较高,并需要具有熟练的操作技术人员,且结果易受主观因素的影响。ELISA法快速、方便、廉价和检测可批量化,因而具有较大的优势。但至今为止,尚无令人满意的诊断CPs感染的ELISA方法。PCR等分子生物学方法假阳性高。有研究完成了对多株鹦鹉热衣原体全基因组测序,揭示了不同株之间外膜蛋白基因、多形态膜蛋白多基因家族、Ⅲ型分泌系统基因和包涵体膜蛋白基因的相同性与差异性。还有研究建立了核酸染料实时PCR(SYBR green real-time PCR)方法检测鹦鹉热衣原体,快速、敏感,已用于兽医学的常规检测方法[7]。

诊断主要依靠接触史及血清学。需与肺炎支原体感染、结核病、真菌感染等鉴别。血清中补体结合抗体四倍增高,或单次抗体滴度≥1/32,有助于诊断。治疗推荐使用的特效药是四环素或红霉素(erythromycin),剂量按30~40mg/(kg·d),每日分次口服,约需连续3周。8岁以下儿童可选择应用大环内酯类药物,如阿奇霉素或红霉素[8]。

(杨永弘 刘钢)

参考文献

[1] CDC. Grand Rounds：Chlamydia prevention：challenges and strategies for reducing disease burden and sequelae. Morb Mortal Wkly Rep,2011,60(12):370-373.

[2] WORKOWSKI KA,BERMAN S. CDC：Sexually Transmitted Diseases Treatment Guidelines,2010. Morb Mortal Wkly Rep,2010,59(RR12):40-55.

[3] 褚福娟,陈莉莉.沙眼衣原体疫苗佐剂研究进展.国际生物制品学杂志,2013,36(5):262-266.

[4] HAMMERSCHLAG MR, KOHLHOFF SA. Chlamydia infection//CHERRY J,HARRISON GD,KAPLAN S,et al. Feigin and Cherry's textbook of pediatric infectious diseases. Philadelphia：Elsevier,2018:1952.

[5] BENITEZ AJ,THURMAN KA,DIAZ MH,et al. Comparison of real-time PCR and a microimmunofluorescence serological assay for detection of chlamydophila pneumoniae infection in an outbreak investigation. J Clin Microbiol,2012,50(1):151-153.

[6] MCGUIGAN CC, MCINTYRE PG, TEMPLETON K. Psittacosis outbreak in Tayside,Scotland,December 2011 to February 2012. Euro Surveill,2012,17(22):20186.

[7] HIDEKO OKUDA. Detection of chlamydophila psittaci by using SYBR green real-time PCR. J Vet Med Sci,2011,73(2):249-254.

[8] DSA BEECKMAN,DCG VANROMP AY. Zoonotic Chlamydophila psittaci infections from a clinical perspective. Clin Microbiol Infect,2009,15:11-17.

第18节 儿科抗生素合理应用

抗菌药物(antimicrobial agents)在治疗感染性疾病方面发挥了重要作用,是临床常用的治疗手段,对人类健康做出了巨大贡献。随着抗菌药物种类不断增多、应用范围扩大以及临床不合理应用,细菌在抗菌药物选择性压力下产生耐药性,耐药性(drug resistance)是细菌适应环境进化的必然结果[1],抗菌药物与细菌耐药性的关系取决于时间和消耗量,抗菌药物的长期和大量使用不可避免会造成耐药性的出现和发展,最终导致抗菌药物在抗感染治疗上的失败[2]。而细菌一旦获得对某种抗菌药物的耐药,一般而言很难恢复对抗菌药物的敏感性。面对严峻的细菌耐药形势,积极开发有效药物不失为最有效的办法[3],但长期实践表明,新型抗菌药物的研发日益困难,而合理使用现有的抗菌药物、减少耐药的发生才是可取的办法[4]。大量数据表明,许多高效广谱的抗菌药物不需要特异的病原菌诊断能有效地治疗许多细菌感染,但是过度的经验性用药已经导致高耐药菌的出现,目前耐青霉素肺炎链球菌、医院获得性耐甲氧西林金黄色葡萄球菌、耐万古霉素肠球菌的比例正逐年上升,社区获得性耐甲氧西林金黄色葡萄球菌在全世界各地报道不断增多。多重耐药的不动杆菌和假单胞菌每天都会在许多医院出现。临床上已经出现产超广谱β-内酰胺酶的肠杆菌科细菌[5]，以及对所有β-内酰胺类和喹诺酮类抗菌药物耐药的多重耐药铜绿假单胞菌和不动杆菌，患儿因此住院天数延长和相关治疗费用增加，病死率增高，我们将进入无药物可用的后抗生素时代[1]。医院感染与细菌耐药已经成为两个密不可分的公共卫生难题。抗菌药物是需要我们用心保护的有限的医疗资源，抗菌药物临床应用需要科学化管理。

《抗菌药物临床应用管理办法》是2012年8月1日起施行的第84号中华人民共和国卫生部令，将医疗机构抗菌药物临床应用管理纳入到国家行政管理法制轨道，明确了抗菌药物临床应用的督导与管理规范，从医生角度，将抗菌药物临床应用实行分级管理；同时指出二级以上医院应当定期对医师和药师进行抗菌药物临床应用知识和规范化管理的培训[1]。医师经培训并考核合格后，方可获得相应的处方权；强调各医疗机构的抗菌药物应用专业技术人员负责对本机构各临床科室抗菌药物临床应用进行指导，参与抗菌药物临床应用管理工作。

抗菌药物分级管理（antibiotic formulary restriction，AFR）是抗菌药物管理（antibiotic stewardship program，ASP）的核心内容，根据安全性、疗效、细菌耐药性、价格等因素，将抗菌药物分为三级：非限制使用级、限制使用级与特殊使用级；具体划分标准如下：①非限制使用级抗菌药物是指经长期临床应用证明安全、有效，对细菌耐药性影响较小，价格相对较低的抗菌药物；②限制使用级抗菌药物是指经长期临床应用证明安全、有效，对细菌耐药性影响较大，或价格相对较高的抗菌药物；③特殊使用级抗菌药物是指具有以下情形之一需要严格控制的抗菌药物，包括具有明显或严重不良反应，不宜随意或需要严格控制使用，避免细菌过快产生耐药以及疗效、安全性方面的临床资料较少和价格昂贵的抗菌药物。该管理办法指出医疗机构和医务人员应当严格掌握使用抗菌药物预防感染的指征。预防感染、治疗轻度或局部感染应当首选非限制使用级抗菌药物；抗菌药物选择应根据感染部位、严重程度及致病菌种类以及细菌耐药性，结合患儿病理生理特点、药物价格等因素综合分析考虑后开具非限制使用抗菌药物处方；在严重感染、免疫功能低下合并感染、病原菌只对限制使用级抗菌药物敏感等情况下，综合分析患儿病情需要应用限制使用的抗菌药物时，应根据抗菌药物适应证或适应人群使用，需受主治医师以上专业技术职务任职资格的人员的监督检查，并有相关记录和签名；临床应用特殊使用级抗菌药物应当严格掌握用药指征，经抗菌药物管理工作组指定的专业技术人员会诊同意后，经具有高级专业职务任职资格医师签名并有相应的记录，由具有相应处方权医师开具处方。抗菌药物临床应用管理办法要求医疗结构建立抗菌药物会诊咨询的工作常规，紧急情况下，临床医师可以越级使用高于权限的抗菌药物，但仅限于1天用量，并应详细记录用药指征，应于1天内补办越级使用抗菌药物的必须要手续，连续使用必须有相关的会诊流程。抗生素合理应用需要医生掌握不同致病原引起感染性疾病的特点，持续提高感染性疾病诊疗水平，同时应掌握病原微生物标本采样、送检的方法与标准，提高抗菌药物的知识水平，熟悉其作用机制、药动学特点、药物的相互作用及不良反应，尽可能减少不必要的抗菌药物使用，不断提高医疗质量，改善感染性疾病的转归。

小儿在体格和器官功能等各方面都处于不断发育的时期，不同年龄段在解剖及生理上都有一系列迅速和连续的变化，新陈代谢旺盛，循环时间相对较短，一般对药物排泄较快，但肝、肾功能不成熟，抗菌药物应用不当，可致不良反应或中毒。新生儿时期，特别是早产儿，还存在某些酶系统尚未成熟，对一些在肝内转化的药物特别敏感，如氯霉素易致"灰婴综合征"（gray baby syndrome）。因此小儿宜尽量少用抗菌药物，必要时应酌情减量，用药时间也不宜过久。

一、遵循原则

临床合理使用抗菌药物，应遵循以下原则：

1. 要严格掌握适应证，全面考虑临床诊断、病原学诊断、抗菌药物的抗菌作用及副作用以及患儿全面情况。

2. 对一般病毒感染或发热原因不明者，不可随便使用抗菌药物。

3. 选择抗菌药物要有针对性，即所选抗菌药物的抗菌谱应与所感染的病原体相适应。

4. 使用抗菌药物剂量要适当，疗程要足够，以免细菌产生耐药性或疾病复发。

5. 使用抗菌药物的过程中，要注意防止严重过敏反应、毒性反应及二重感染发生。

6. 必须考虑抗菌药物的吸收、分布等特性。因为要使抗菌药物起到治疗作用，首先要使药物进入病变部位,并在该处保持必要的浓度。但各种抗菌药物在体内的吸收、分布不完全一致,况且同一种药物在人体不同组织器官内浓度亦不相同。因此治疗各种细菌性感染时,必须选择能在病变部位达到有效浓度的抗生素。如在中枢神经系统感染时,选用透过血脑屏障性能好的抗生素,如青霉素和头孢类抗生素,胆道感染时选用大环内酯类抗生素,泌尿道感染时选用头孢类及氨基糖苷类抗生素等。

7. 新生儿及肾功能受损时,慎用氨基糖苷类与多肽类抗生素;肝功能受损时,慎用大环内酯类抗生素、利福平、两性霉素及氯霉素。

8. 按药物动力学确定给药方案,对抑菌性抗菌药物要求在体液中保持一定浓度,以维持其作用。对繁殖期杀菌类抗菌药物则需快速进入体内,于短时间内形成高血浓度,以发挥杀菌作用。给药途径亦需酌情而定,对新生儿、危重患儿宜静脉给药,肠道感染则宜口服在肠道内不吸收的抗菌药物。

临床上大部分细菌感染仅用一种抗菌药物治疗多可获得预期疗效,一般不用加用其他抗菌药物。在单一抗生素不能控制的严重感染或混合感染;为避免长期应用抗生素而产生耐药性菌株及所用抗生素不能渗入感染灶等情况下可联合使用抗菌药物。联合用药的效果有未起作用、相加作用、协同作用(synergism)与拮抗作用(antagonism)。一般认为繁殖期杀菌类抗菌药物与静止期杀菌类抗菌药物合用有协同作用,繁殖期杀菌类抗菌药物与速效抑菌类药物合用有拮抗作用,静止期杀菌类抗菌药物与速效抑菌类药物合用有协同或相加作用,速效抑菌类药物与慢效抑制剂合用有协同作用。

严格控制预防应用抗生素。预防目的在于防止某一、两种细菌侵入人体而致感染,可能获得一定效果,若目的在于防止多种细菌的侵入而致感染,则难以达到预期效果,一旦发生感染时致病菌多重耐药而不易控制。

二、抗生素使用注意事项

1. 药物

(1) 氨基糖苷类抗生素(aminoglycosides):该类药物有明显耳、肾毒性,小儿患儿应尽量避免应用。临床有明确应用指征且又无其他毒性低的抗菌药物可供选用时,方可选用该类药物,并在治疗过程中严密观察不良反应。有条件者应进行血药浓度监测,根据其结果个体化给药。

(2) 万古霉素(vancomycin)和去甲万古霉素(nor-vancomycin):该类药也有一定肾、耳毒性,小儿患儿仅

在有明确指征时方可选用。在治疗过程中应严密观察不良反应,并应进行血药浓度监测,个体化给药。

(3) 四环素类抗生素(tetracyclines):可导致牙齿黄染及牙釉质发育不良。不可用于 8 岁以下小儿。

(4) 喹诺酮类抗菌药(quinolones):由于对骨骼发育可能产生的不良影响,该类药物避免用于 18 岁以下未成年人。

2. 新生儿患儿抗菌药物的应用 新生儿期一些重要器官尚未完全发育成熟,在此期间其生长发育随日龄增加而迅速变化,因此新生儿感染使用抗菌药物时需注意以下事项:

(1) 新生儿期肝、肾均未发育成熟,转氨酶的分泌不足或缺乏,肾清除功能较差,因此新生儿感染时应避免应用毒性大的抗菌药物,包括主要经肾排泄的氨基糖苷类、万古霉素、去甲万古霉素等,以及主要经肝代谢的氯霉素。确有应用指征时,必须进行血药浓度监测,据此调整给药方案,个体化给药,以确保治疗安全有效。不能进行血药浓度监测者,不可选用上述药物。

(2) 新生儿期避免应用或禁用可能发生严重不良反应的抗菌药物(表 20-11)。可影响新生儿生长发育的四环素类、喹诺酮类禁用,可导致胆红素脑病及溶血性贫血的磺胺类药和呋喃类药避免应用。

表 20-11 新生儿应用抗菌药物后可能发生的不良反应

抗菌药物	不良反应	发生机制
氯霉素	灰婴综合征	转氨酶不足,氯霉素与其结合减少,肾排泄功能差,使血游离氯霉素浓度升高
磺胺药	胆红素脑病	磺胺药替代胆红素与蛋白的结合位置
喹诺酮类	软骨损害(动物)	不明
四环素类	齿及骨骼发育不良,牙齿黄染	药物与钙络合沉积在牙齿和骨骼中
氨基糖苷类	肾、耳毒性	肾清除能力差,药物浓度个体差异大,致血药浓度升高
万古霉素	肾、耳毒性	同氨基糖苷类
磺胺药及呋喃类	溶血性贫血	新生儿红细胞中缺乏葡糖-6-磷酸脱氢酶

(3) 新生儿期由于肾功能尚不完善,主要经肾排出的青霉素类、头孢菌素类等 β-内酰胺类药物需减量

应用,以防止药物在体内蓄积导致严重中枢神经系统毒性反应的发生。

（4）新生儿的体重和组织器官日益成熟,抗菌药物在新生儿的药代动力学亦随日龄增长而变化,因此使用抗菌药物时应按日龄调整给药方案。

三、原发免疫缺陷病和各种原因引起的继发性免疫功能低下

如接受化疗的血液病儿童等发生感染时自身的防御能力较差,病原体的杀灭必须完全借助于外来的抗菌药物,抗菌药物的血浓度必须提高,血药浓度超过 MIC 的时间必须延长,有效的组织浓度必须保证,抗菌药物要尽早实施,大多数情况下需联合用药,应以杀菌类药物为主,均应静脉给药,尚需考虑药物对重要脏器功能的不利影响。

儿科医生在开具抗菌药物处方时需要明确患儿是否有细菌感染,分清感染与定植,合理分析预测病原体,掌握自己医院或社区的常见病原体,细菌耐药性,总结以往抗菌药物治疗,考虑重要的宿主因素,包括感染部位、潜在疾病、住院治疗的时间、患儿疾病的严重程度等因素,还需要熟悉抗菌药物的分类、作用机制,以及它们的主要毒性,需要对药物有充分的了解,采用逐步推进的逻辑方案确定最终的处方。由于同一类的抗菌药物间的差别很小,需要专业的抗感染专家设计最佳的抗感染治疗方案。已经发现抗菌药物治疗方案过于简单,使用固定、单一的抗菌药物是不正确的,撒网治疗感染性疾病的时代必须结束。

四、医疗机构的抗菌药物监测

加强抗菌药物监测是持续做好抗菌药物临床应用管理的要求。为了更为全面的改进抗菌药物管理质量,评估数据应当包含过程指标和结局指标[6]。

可使用的过程指标包括:①医嘱审核过程中的问题医嘱数与建议采纳;②对抗菌药物预授权执行中的药物覆盖率;③对临床路径、抗感染疾病治疗规范的执行程度进行监测;④对于指定药物临床使用合理性进行评估;⑤对于序贯疗法中静脉药物转换为口服药物的患儿比例,或是转换天数进行评价;⑥对不合理的联合用药数量进行统计和分析;⑦对特定感染出院患儿的抗感染治疗的药物选择和疗程进行评估等。

结局指标包括:①门诊、住院患者抗菌药物使用率;②抗菌药物消费金额;③抗菌药物使用强度,但是由于

在成人医院内广泛使用的限定日剂量（DDDs）无法准确的衡量儿童患者标准药物剂量,英国医院建议使用抗菌药物治疗天数（Days of therapy,DOT）作为评价儿童专科医院抗菌药物临床应用的质量指标,具体包括全抗菌药物使用天数、静脉抗菌药物使用天数、口服抗菌药物使用天数、广谱静脉用抗菌药物使用天数、抗菌药物联合使用天数、外科预防用药天数等;④细菌耐药率;⑤艰难梭状芽孢杆菌感染率等。

在儿科人群中评估抗生素用量有几个限制,这些因素包括不同机构的儿童人群的异质性,以及 DDD 方法在应用于儿童时的固有缺陷。DDD 定义为“在 70 公斤体重的成年人中,其主要适应证的每日假定平均维持剂量,相当于特定药物的一天治疗”,使用 DDD 来比较儿科抗生素处方的主要缺点是,它没有考虑到儿科患者的个体特征,儿科人群的给药方法主要是基于个体化 mg/kg 的基础上,每个患儿的平均维持剂量取决于年龄和体重,所以使用 DDD 方法估算各个儿童人群的抗生素使用强度会有很大差异。处方日剂量（PDD）的定义是特定人群（临床单位,医院等）中,每个治疗日特定药物的平均每日用量。PDD 方法提供了一种更准确的药物使用量度,与 DDD 方法相比,PDD 方法是用于儿童抗生素指标评估更好的方法。但是,每年各个人群的 PDD 值均有不同,需要每年为每组患者计算一次 PDD 值,一组患者的 PDD 值取决于患者年龄和大小的组成,年龄较大和/或患者较重的人群 PDD 较大。尽管 PDD 方法比 DDD 方法在儿科人群中使用药物密度的测量更为准确,但由于需要计算每个时间段和每个组的 PDD 值,因此在各种医院和年龄组之间进行比较时不太实用。另一个较为简单并且适用于儿童抗菌药物衡量指标是抗菌药物治疗日数（DOT）,DOT 值在数值上等于每患者天数的 PDD 总数（PDDs）,该方法更简便更适用于儿童。在一些情况下 DOT 使用受到限制,例如对于根据肾功能调整后每间隔一天使用一次的抗菌药物,实际给药天数之间的时间并不计算到治疗天数中,因此 DOT 在某些情况下可能低估真实的药物暴露,比如重症监护病房。而在普通病房中,抗菌药物常常是按照指南每天连续使用的,所以 DOT 一般情况下能如实反映抗生素应用强度。

（刘钢）

参考文献

[1] ROQUE-BORDA CA, DA SILVA PB, RODRIGUES MC, et al. Challenge in the Discovery of New Drugs: Antimicrobial Peptides against WHO-List of Critical and High-Priority Bacteria.

Pharmaceutics, 2021, 13(6): 773.

［2］刘钢. 从儿科医师角度认识抗菌药物临床应用管理办法. 中华实用儿科临床杂志, 2013, 28(10): 724-725.

［3］PATEL H, WU ZX, CHEN Y, et al, Chen ZS. Drug resistance: from bacteria to cancer. Mol Biomed, 2021, 2(1): 27.

［4］HSU AJ, TAMMA PD. Treatment of multidrug-resistant Gram-negative infections in children. Clin Infect Dis, 2014, 58(10): 1439-48.

［5］BASSETTI M, GIACOBBE DR, CASTALDO N, et al. Role of new antibiotics in extended-spectrum β-lactamase-, AmpC-infections. Curr Opin Infect Dis, 2021, 34(6): 748-755.

［6］国家卫生健康委抗菌药物临床应用与耐药评价专家委员会. 关于持续做好抗菌药物临床应用管理工作的通知(2020)专家解读. 北京: 中国协和医科大学出版社, 2021: 2-5.

21 第二十一章 小儿结核病

第1节 小儿结核病总论

结核病(tuberculosis)目前仍是我国乃至全世界最重要的慢性传染病之一,其患病率和死亡率居高不下,是全球引起死亡的十大疾病之一。当前全世界约有1/4人口即17亿人感染了结核杆菌。在2018年,全球估计有1 000万人罹患结核病,145万人死亡,近90%发生在30个结核病高负担国家,排在前三位的国家是印度(27%)、中国(9%)和印尼(8%)。儿童约占全球结核病负担的10%~11%,每年大约有100万儿童患结核病,其中约20万死亡。2000年全国第三次流调结果:出生至14岁小儿肺结核患病率为91.8/10万,痰液涂片阳性(涂阳)肺结核患病率为122/10万,痰液培养阳性(菌阳)肺结核患病率为160/10万,儿童活动性肺结核患者约26.6万。2010年全国第四次流调结果显示结核病年发病数100万,发病率78/10万。15岁及以上人群中,活动性肺结核病患者数499万,患病率459/10万;涂阳肺结核病患者数72万,患病率66/10万;菌阳肺结核病患者数129万,患病率119/10万。肺结核年死亡人数5.2万,死亡率3.9/10万。与2000年相比,全国肺结核患病率继续呈现下降趋势,防治工作取得显著效果。15岁及以上人群肺结核的患病率由2000年的466/10万降至2010年的459/10万,其中传染性肺结核患病率下降尤为明显,由2000年的169/10万下降到66/10万,10年降幅约为61%,年递降率约为9%。与2000年相比,2010年活动性、涂阳和菌阳肺结核患病率分别下降1.5%、60.9%和44.9%,年递减率分别为0.2%、9%和5.8%。肺结核死亡率下降55.7%,年递减率为7.8%。2015年,全国共有0~14岁儿童22 653万名,报告的肺结核患者6 861例,发病率为3.03/10万,与2011年相比,儿童肺结核报告发病率下降了18.3%[1,2]。

【病因】 结核病的病原菌由Koch在1882年从患者的痰中发现,形如杆状,故称结核杆菌。因属于分枝杆菌属,又称结核分枝杆菌(Mycobacterium tuberculosis,MTB)。

1. 结核分枝杆菌的形态 细长、微弯,两端钝圆,常呈分支状排列。其长约2~4μm,最外层为细胞膜,内为细胞质膜,其中含有细胞质,细胞质内有许多颗粒,可能是线粒体类物质。结核分枝杆菌用苯胺类染色后,不易为酸性脱色剂脱色,故又称抗酸杆菌。

2. 结核分枝杆菌的生长特点 生长缓慢,其分裂繁殖周期约为18~22小时,主要营养要求是甘油、天冬氨酸或谷氨酸,以及无机盐类如磷、钾、硫、镁和少量的铁等。为需氧菌,最适宜的生长环境为pH值7.4、PO_2 13.3~18.7kPa(100~140mmHg),当pH值不适宜及PO_2较低时,如闭合病灶及巨噬细胞内的结核菌代谢不活跃,生长繁殖缓慢或停滞,同时不易为抗结核药所杀灭,成为日后复发之根源。

3. 结核分枝杆菌的分型 可分为4型:人型、牛型、非洲型和鼠型。对人有致病力的主要是人型,其次是牛型,感染非洲型甚少,鼠型对人不致病。牛型结核分枝杆菌感染主要是因牛乳管理及消毒不善,饮用病牛的乳品而得,目前已少见。首都医科大学附属北京儿童医院曾对16例结核性脑膜炎患儿脑脊液分离出的结核分枝杆菌做菌型鉴定,发现1株为牛型结核分枝杆菌,其余15株均为人型结核分枝杆菌,说明牛型感染虽少,但同样也引起结核性脑膜炎的发生,值得注意。

4. 结核分枝杆菌的抵抗力 抵抗力较强,在室内阴暗潮湿处能存活6个月。在阳光直接照射下2小时死亡,紫外线照射下10~20分钟死亡。结核分枝杆菌对酸、碱等有较强的抵抗力,湿热对它的杀菌力较强。65℃ 30分钟,70℃ 10分钟,80℃ 5分钟,煮沸1分钟即可杀死。干热100℃需20分钟以上才能杀死,因此干热灭菌时温度要高,时间要长。因痰内黏蛋白在菌体周围形成一保护层,射线和消毒剂较难穿透,因此消毒痰用5%石炭酸或20%漂白粉,消毒需经24小时处理才较为安全。5%~12%甲酚皂溶液接触2~12小时,70%酒精接触2分钟均可杀死结核分枝杆菌。

5. 结核分枝杆菌的耐药性 耐药性是指由于某些原因,结核分枝杆菌对原敏感的药物出现表型或遗传型敏感性下降的现象。在细菌流行病学研究中,将耐药性分为原发耐药性和继发耐药性,前者指未接触过抗结核药治疗,出现对结核菌的不敏感现象,后者为治疗过程中结核菌获得的对抗结核药物敏感性降低,主要因治疗不充分或不适当造成的。儿童多为原发性耐药,系耐药菌株的传播所致。耐药性可因编码药物靶基因的自发突变产生,但更主要的是由于用药不当经基因突变选择产生。异烟肼耐药株主要因katG或inhA基因突变、利福平耐药株因rpoB基因突变、链霉素耐药株因rpsL基因和16S rRNA的rrs基因突变、乙胺丁醇耐药株因em-bABC操纵子基因突变和吡嗪酰胺耐药株因pncA基因突变造成。单耐药指仅对一种一线抗结核药物耐药,如仅对利福平耐药称为利福平耐药结核病(RR)。耐多药(multiple drug resistance,MDR)指结核菌对两种或两种以上抗结核药(其中必须包括异烟肼和利福平)耐药,MDR发生的主要机制是耐药的序列选择,即它是由于不同药物的靶位基因逐一发生突变而形成。耐药性已成为现代化疗取得成效的重要障碍。

耐多药结核病(MDR-TB)的流行为全球结核病防控带来严峻挑战。世界卫生组织(WHO)估计2018年全球新增耐多药和利福平耐药结核病约50万,治疗成功率仅56%。2000年我国第三次有关结核病流行病学的调查报道,肺结核患者临床分离结核分枝杆菌的初始耐药率为18.6%,继发耐药率为46.5%。2010年全国第四次流调结果显示每年新发耐多药肺结核(MDR-TB)患者约10万人。儿童结核病结核菌载量低,大多数儿童不能有效排痰,因此难以获取病原学进行表型或基因型耐药诊断,WHO估计全球每年约有3万名儿童感染耐药结核。

6. 非结核分枝杆菌病 非结核分枝杆菌(non-tuberculous mycobacterial,NTM)是分枝杆菌属内除MTB复合群和麻风分枝杆菌以外的其他分枝杆菌。NTM从营养需要、产生色素、需酶活性、对抗结核药敏感性等各方面与结核菌不同,其传染方式也与结核菌不同,其感染源来自大自然的NTM,与人接触,水和土壤是重要的传播途径,未发现人与人之间传播证据。目前已知NTM有154种,大部分为腐物寄生菌,仅少部分对人体致病。根据其生长速度分为快速生长型和缓慢生长型NTM。常见菌种有鸟胞内分枝杆菌复合菌组(MAC)、堪萨斯分枝杆菌、蟾蜍分枝杆菌、马尔摩斯分枝杆菌、脓肿分枝杆菌、偶发分枝杆菌、龟型分枝杆菌、溃疡型分枝杆菌等。NTM以侵犯肺为主,也可引起淋巴结、皮肤、软组织、骨关节等处发病,并可引起全身播散。小儿多致周围淋巴结炎,尤其是颈部淋巴结炎。NTM肺病常发生于存在支气管扩张和囊性纤维化等慢性肺疾病基础和免疫缺陷病患者,也可发生于无明确基础疾病的儿童。近年来国外报道非结核分枝杆菌是晚期AIDS患者常见的机会性感染菌,多是全身播散性疾病。

多数NTM感染对常用的抗结核药物耐药,目前治疗多采用4~5种药联合应用,药物选择以感染NTM菌种和药敏确定,疗程18~24月,或NTM培养阴性后至少12个月。NTM比结核菌毒力低,但异烟肼(INH)治疗NTM效果较差。治疗NTM常用药物新型大环内酯类抗生素、利福平(RFP)、阿米卡星、喹诺酮类、乙胺丁醇(EMB)和头孢西丁等。对鸟胞内分枝杆菌复合菌组(MAC)可选阿奇霉素或克拉霉素,联合利福平和乙胺丁醇等。堪萨斯分枝杆菌多数对RFP敏感,新型大环内酯类和莫西沙星常有较好疗效,对INH、EMB、链霉素(SM)中度敏感或耐药,对吡嗪酰胺(PZA)完全耐药。脓肿分枝杆菌对一线抗结核药物均耐药,可选用阿奇霉素或克拉霉素、头孢西丁、莫西沙星、利奈唑胺和阿米卡星等。治疗NTM引起的淋巴结炎主张完全手术切除,如能彻底切除时可不必加服抗NTM治疗。皮肤NTM溃疡如无继发感染,切开引流后多可自行愈合,深部病变可用抗NTM治疗[3]。

【传染途径】

1. **呼吸道传染** 是主要传染途径。带结核菌的飞沫由患者呼吸道排出,直径大约$100\mu m$的大飞沫数秒钟即可落下,散落后干燥随尘土可飘浮于空气中,这种带菌尘埃由于日光或紫外线直接、间接照射,结核菌多死亡,或生活力极度低下很难形成感染。而数量更多的小飞沫,在空气中悬浮较久,与周围空气接触,水分蒸发,表面干燥,致密,形成飞沫核。结核菌虽不能在飞沫核内繁殖、分裂,但能存活。小飞沫核在空气中悬浮形成气溶胶微滴核维持数小时甚至更久。结核菌传播主要是直径$2\mu m$左右的带菌微滴核吸入呼吸道所致。

2. **消化道传染** 当使用被结核分枝杆菌污染的食具,或食入混有结核分枝杆菌的食物时,可侵入消化道。但消化道对结核分枝杆菌有较大的抵抗力,当结核分枝杆菌进入胃内,很容易被大量胃酸杀死。一般多随粪便排出,除非大量结核菌或少量反复进入,通过消化道进入肠壁淋巴滤泡形成病灶,构成感染。

3. **皮肤或胎盘** 结核菌亦可通过破损的皮肤黏膜接触传染,孕妇患结核病可通过胎盘或产道传染给胎儿,出生后婴儿出现先天性结核病的症状。

【结核病的免疫反应】 免疫反应在结核病发生、发展和控制中的作用早为人们重视。结核病的免疫反应是结核分枝杆菌和宿主两个互动的过程,结核分枝杆菌的毒力和宿主对结核分枝杆菌的杀灭构成结核病免疫过程的两个方面。

1. **结核分枝杆菌的致病性** 结核分枝杆菌的毒力与其在细胞内的生存有关,而与毒素的产生无关。

(1)在非活化的巨噬细胞内(即新近迁移到感染部位的单核细胞),结核分枝杆菌呈对数生长。

(2)结核分枝杆菌能够在液化的干酪病灶内复制达巨大数量。

2. **宿主杀灭结核分枝杆菌的途径**

(1)巨噬细胞被激活,杀灭细胞内感染的结核分枝杆菌。

（2）负载结核分枝杆菌、呈非活化状态的巨噬细胞被溶解，消除有利于结核分枝杆菌生长的细胞内环境，使其停止繁殖。

3. 结核病的免疫反应 目前对结核病免疫反应的认识包括以杀菌为中心的保护性免疫反应和以组织坏死为特征的迟发性变态反应。

（1）结核病的保护性免疫反应：宿主对结核分枝杆菌的某些抗原（保护性抗原）产生应答反应，抵抗、抑制并最终清除结核分枝杆菌感染。这种在感染时保持宿主稳定状态的免疫为保护性免疫反应。

保护性免疫反应由细胞免疫介导。结核分枝杆菌在肺泡被巨噬细胞吞噬，经过加工处理，将抗原信息传递到 T 淋巴细胞，使其致敏。保护性免疫反应的特征是致敏 T 细胞在巨噬细胞分泌的 IL-1 和 IL-2 刺激下克隆扩增，又在巨噬细胞分泌的 IL-12 作用下产生 IFN-γ、TNF-α 等细胞因子和 GM-CSF、MIP 等趋化因子以及整合素等黏附分子，趋化因子和黏附分子使单核/巨噬细胞从血液迁移到病变部位，IFN-γ、TNF-α 使巨噬细胞发生活化。活化的巨噬细胞产生氧自由基、氮、溶酶体等杀灭结核分枝杆菌，随后巨噬细胞转变成类上皮样细胞和朗格汉斯细胞，与周围环绕的 T 淋巴细胞共同形成结核结节（肉芽肿）。病灶局部积聚的活化巨噬细胞越多，宿主杀灭结核分枝杆菌的能力越强。保护性免疫反应的结果是在感染部位形成肉芽肿，限制结核分枝杆菌感染，阻止播散。为防止日后结核分枝杆菌感染的复发，一些致敏 T 细胞进入记忆免疫。

（2）结核病的迟发型变态反应：结核分枝杆菌的某些抗原可诱发宿主的免疫应答，造成宿主过量菌负荷、组织坏死和临床症状显现，称为迟发型变态反应（delayed type hypersensitivity，DTH）或免疫病理学。DTH 也是对结核分枝杆菌的免疫反应，通过溶解负载结核分枝杆菌的非活化巨噬细胞及其附近的组织，清除有利于结核分枝杆菌生长的细胞内环境，抑制繁殖，但同时引起干酪性坏死（巨噬细胞及其附近的组织坏死造成）。

组织坏死是在实验结核病和临床结核病中常见的现象。科赫于 1882 年首先描述了结核分枝杆菌抗原皮内攻击已感染的豚鼠时，接种部位出现组织坏死的现象，称为科赫现象。发生机制为当致敏的机体再次受到相同抗原刺激时，免疫记忆细胞接受抗原信息，迅速活化成效应细胞。在结核病发展过程中，感染病灶组织也会发生以组织坏死为特征的变态反应，出现干酪性坏死病变，液化后形成空洞，这是由于肉芽肿组织中的部分巨噬细胞可抑制胞内结核分枝杆菌，但不能杀灭，持续

存在的细菌负荷，引起 DTH，最终导致巨噬细胞和其周围组织坏死。

（3）免疫细胞

1）CD4⁺T 细胞：CD4⁺T 细胞在结核免疫中的作用已被肯定，HIV 和结核分枝杆菌的协同作用足以说明 CD4⁺T 细胞对于抑制结核分枝杆菌的感染必不可少。HIV 感染使 CD4⁺T 细胞数量减少，导致结核菌的无限繁殖。

结核分枝杆菌感染时，巨噬细胞通过 MHC Ⅱ 类分子途径将结核菌抗原信息呈递给 CD4⁺T 细胞，CD4⁺T 细胞活化后分化成 Th1 和 Th2 细胞亚群，Th1 细胞分泌 IL-2、IFN-γ 等，Th2 细胞分泌 IL-4、IL-5。两者均可产生 IL-3、TNF-α、GM-CSF，纯 Th1 细胞反应介导肉芽肿形成和保护性免疫反应，而纯 Th2 细胞反应可介导 DHT，导致组织坏死和结核的进展。

2）CD8⁺T 细胞：来自小鼠和人体的试验证据表明，CD8⁺T 细胞在结核免疫中的重要作用如下：

介导保护性免疫反应：抗原呈递细胞（巨噬细胞或树突状细胞）通过 MHC Ⅰ 类抗原或非经典的分子如 CD1 或其他 MHC Ⅰ b 类将结核分枝杆菌肽和脂类抗原递呈到 CD8⁺T 细胞，使其致敏，致敏后的 CD8⁺T 细胞释放 IFN-γ、TNF-α，活化巨噬细胞，被激活的巨噬细胞产生氧自由基、氮、溶酶体等杀灭结核分枝杆菌。

介导 DTH：CD8⁺T 细胞作为细胞毒性 T 细胞，溶解已被结核菌感染但活化程度较低的巨噬细胞。如果 CD8⁺T 细胞通过 Fas 和配基（FasL）相互作用而溶解巨噬细胞，细胞内的结核菌释放到细胞外，可能被附近活化程度更高的巨噬细胞吞噬，最后杀灭。如果 CD8⁺T 细胞通过穿孔素/颗粒溶解素（perforin/granulysin）依赖机制溶解巨噬细胞，颗粒溶解素从 CD8⁺T 细胞中释放出来，穿孔素为颗粒溶解素提供孔道以使其进入巨噬细胞，当巨噬细胞溶解后，其内细菌被颗粒溶解素杀灭。

3）γδT 细胞：小部分 CD3 T 细胞表达 γδTCR。γδT 细胞存在于表皮、黏膜和肺泡表面，是结核分枝杆菌与机体最初的接触部位。由于它无需预先致敏的天然反应性，认为在保护性免疫的早期起作用。抗原呈递细胞将结核分枝杆菌小分子的寡肽和非肽抗原递呈到 γδT 细胞（这些抗原以天然形式呈递），使之活化，活化的 γδT 细胞产生 G-CSF、TNF-α、IFN-γ、IL-2、IL-4、IL-5 等，促进肉芽肿形成。γδT 细胞不介导 DTH。

（4）细胞因子

1）IFN-γ：具有激活巨噬细胞的作用，因此在结核病保护免疫反应中的作用举足轻重。体外实验表明 IFN-γ 诱导 1-羟化酶，使无活性的 25-(OH)D₃ 转变成

$1,25-(OH)_2D_3$,增加巨噬细胞抑制结核分枝杆菌复制的能力。IFN-γ介导途径的基因突变引起的表现型在小鼠和人类相似,缺乏 *IFN-γ* 基因的小鼠不能控制肺内结核分枝杆菌的感染,或细菌播散到血液或其他器官,由于感染部位发生严重的坏死和器官损伤,使这些动物死于结核分枝杆菌感染,提示 IFN-γ 介导的巨噬细胞活化在控制结核分枝杆菌生长中发挥不可替代的作用。IL-12/IL-23-IFN-γ 细胞因子信号通路缺陷者对于非结核分枝杆菌和结核分枝杆菌易感性增加。已发现缺乏 IFN-γ 受体 α 链(配体链)和 β 链(信号链)者,他们可死于 BCG 接种后的播散病或死于鸟型分枝杆菌感染。

2) TNF-α:TNF-α 对于结核免疫反应至关重要。TNF-α 对于肉芽肿的形成和维持非常重要,是抗结核免疫的关键成分。类内湿关节炎或炎症性肠病患者使用抗 TNF 抗体后结核复发危险性增加。对敲掉 *TNF-α* 基因的小鼠研究发现,它具有双重作用,一方面 TNF-α 协调肉芽肿的形成,限制细菌的生长,上调巨噬细胞表达黏附分子,促进同型和异型细胞之间黏附、巨噬细胞分化、吞噬作用。另一方面 TNF-α 也引起组织坏死、空洞形成以及恶病质。

(5) 结核病保护性免疫反应和 DTH 的关系:既往认为保护性免疫反应和 DTH 两种现象随着结核菌进入机体,同时产生,伴随存在。但流行病学研究和动物实验提示保护性免疫反应和 DTH 并非总是一致和平行的。根据最近的研究结论,从抗原、调控细胞、细胞因子和对感染个体的免疫学效应多个方面看,结核病的保护性反应和 DTH 可以分离。目前多认为两者密切相关又可分离。

保护性免疫反应和 DTH 的相关性:①均是 T 淋巴细胞介导的免疫反应;②轻度 DTH 与保护性免疫反应一样具有杀灭结核分枝杆菌的功能。

保护性免疫反应和 DTH 在本质上的区别:①刺激两者的抗原不同:结核分枝杆菌核糖体 RNA(r-RNA)介导保护性免疫反应,而结核蛋白和细胞壁上的蜡质 D(WaxD)使致敏机体发生 DTH。②介导两者的 T 细胞亚群不同:Th1/Th2 平衡失控可导致免疫方向的偏移,感染结核分枝杆菌后,机体应同时产生 Th1/Th2 介导的免疫反应,当菌量少、毒力弱或在病程早期,Th1 反应可能起主导作用,此时巨噬细胞杀菌力强,有肉芽肿形成,结核感染受到控制,形成保护性免疫反应。反之,当菌量多、毒力强或在病程晚期,T 细胞反应向 Th2 偏离,出现以 DTH 为主的反应。③对结核菌的作用方式不同:保护性免疫反应是通过巨噬细胞活化,杀灭细胞内感染

的结核分枝杆菌。而 DTH 是通过溶解负载结核分枝杆菌、呈非活化状态的巨噬细胞,清除有利于细菌生长的细胞内环境。④介导两者的炎性因子不同:有人认为保护性免疫反应由细胞因子介导,而 DTH 主要由趋化因子介导,在决定保护性免疫反应和 DTH 过程中,TNF-α 起重要作用。

(6) 保护性免疫反应及变态反应与结核病的关系:自然感染结核分枝杆菌和接种卡介苗(BCG)后,小儿可产生免疫力,同时出现变态反应,表现为结核菌素反应阳性。一般认为中等度的变态反应时动物的抵抗力最强;变态反应过弱时说明机体反应性差及细胞免疫功能低下;机体变态反应过于强烈,尤当病灶内结核分枝杆菌量多和毒力强时,变态反应加剧炎症反应及组织破坏和损伤,局部结核病灶发生干酪样坏死,可为结核菌播散创造条件,对机体不利。因此,强阳性结核菌素反应的小儿在一定的不利条件下,易发生活动性结核病。

(7) HLA 与结核病:结核病固然是一种传染病,但发病与否和易感性有关。易感性和个体遗传因素相关联。HLA 即人类白细胞抗原,是迄今为止所发现的最复杂的多态性系统。目前已有大量研究发现结核病与 HLA-Ⅰ类抗原和 HLA-Ⅱ类抗原的基因位点关联密切。其他非 HLA 基因,包括甘露聚糖结合凝集素(MBL)基因、维生素 D 受体(VDR)基因、溶质转运蛋白家族 11 成员(SLC11A1)基因、一氧化氮合酶 2A(NOS2A)基因、斑点蛋白 110(SP110)基因和 P2X7 受体(P2X7)基因也与结核病易感性相关。

首都医科大学附属北京儿童医院对 101 例结核病患儿(其中 36 例为结核性脑膜炎)做了组织相容性抗原分型,发现 HLA-B35 与结核病密切相关,其相对危险性达 7.38%,而小儿结核性脑膜炎相对危险性高达 15.21%,即具有 HLA-B35 抗原的个体发生结核病的可能性比无此种抗原的个体大 7 倍多,发生结核性脑膜炎的可能性大 15 倍多。随后又利用 PCR-SSOP 方法进行了小儿结核病与 HLA 二类基因 *HLA-DRB1*、*DQA1* 及 *DQB1* 等位基因关联的研究,发现 DRB1*1501 是各型结核病的易感基因。此研究结果与印度对成人结核病的结论一致,从免疫遗传学角度证实了人对结核病的易感性与遗传因素有关[4,5]。

【病理变化】 结核病是一慢性炎症,具有渗出、增殖和坏死三种基本病理变化。机体感染结核菌后如菌量大、毒力强,机体处于变态反应状态或病变在急性发展阶段,组织器官中血管通透性增高,炎症细胞和蛋白质向血管外渗出表现为组织充血、浆液渗出、中性粒细

胞和淋巴细胞浸润,继之巨噬细胞出现,纤维蛋白渗出,为渗出性变化。巨噬细胞能大量吞噬结核菌并将它杀死。结核菌破坏后释放出磷脂质,使巨噬细胞转化为类上皮细胞、朗汉斯巨细胞,形成肉芽肿病变,为增殖性变化。中心干酪性坏死,坏死周边围绕类上皮细胞和散在朗汉斯巨细胞,外侧为淋巴细胞浸润和少量反应增生的成纤维细胞,形成典型的结核结节。在大量结核菌侵入,毒力强、机体变态反应增高或抵抗力弱的情况下,渗出性和增殖性病变均可发生坏死。结核性坏死属凝固性坏死,呈淡黄色、干燥、质硬呈均质状,形如干酪,故呈干酪性坏死。干酪性坏死中含有数量不等的结核菌,可长期以休眠形式存在。干酪性坏死物质在一定条件下可液化,可能与中性粒细胞分解产生的蛋白分解酶有关,亦可能与机体变态反应有关。液化后干酪物质沿支气管排出,或播散到其他肺叶,造成支气管播散,原干酪病灶形成空洞,并有大量结核菌生长、繁殖,成为结核病的传染源[6]。

上述三种病变常同时出现在结核患者的肺组织上,只是由于结核菌与机体状态的不同,病变的性质可以一种为主,并在治疗和发展过程中病变的性质有不同的变化。

结核性病变的良性结局是吸收、纤维化、钙化和骨化。

【结核病的诊断】 根据流行病史、临床表现、影像学表现、结核菌素试验和干扰素释放试验以及病原学检查结果,进行综合分析作出诊断。

1. **病史** 除现病史、既往史和 BCG 接种史外,应特别注意流行病史。明确近期 1 年内与活动性肺结核尤其痰涂片抗酸染色阳性或痰结核分枝杆菌培养阳性的结核患者有密切接触史,是诊断结核病的重要依据之一。还应注意发病前急性传染病史,特别是麻疹、百日咳等常为导致结核发病的诱因。此外需询问过去有无结核过敏表现如结节性红斑和疱疹性结膜炎等。

2. **临床症状** 儿童患者主要表现为低热和结核中毒症状,表现夜间多汗、食欲缺乏、体重不增或减轻,呼吸系统症状多不明显。如出现咳嗽、多痰、喘息、咯血或呼吸困难等,多为病情已经严重的表现。

3. **体格检查** 肺部物理征不明显,与肺内病变不成比例。只有在病灶范围广泛或有空洞时,才有相应的体征。浅表淋巴结轻度或中等度肿大。肝脾可轻度肿大。此外,应注意有无高度过敏表现,如结节性红斑、疱疹性结膜炎和瘰疬性面容等。

4. **结核菌素皮肤试验**(tuberculin skin test,TST) 受

结核分枝杆菌感染 4~8 周,机体对结核蛋白产生反应,此时如做结核菌素试验,局部可产生反应,说明受试者已受结核菌感染。结核菌素反应属第四型或称迟发型变态反应。其发生机制是,小儿初染结核分枝杆菌后,T 淋巴细胞致敏,部分形成免疫记忆细胞,当再次接触抗原(如注射结核菌素)后,产生许多细胞因子,使单核细胞/巨噬细胞聚集在真皮的血管周围,再加上血管渗透压增高,在注射局部形成硬肿。旧结核菌素(OT)除结核蛋白外,还存在多糖核酸、脂类,结核菌的代谢产物及培养液中的物质等一些非活性成分。自 20 世纪 90 年代已逐渐废弃,而采用纯结核蛋白衍生物(PPD)试验代替。目前主张直接注射 0.1ml 5U PPD 进行试验,注射后 48~72 小时测量,以硬结大小作为判断反应的标准,红晕多为非特异性反应,不作为判断指标。记录硬结平均直径[(横径+纵径)÷2],反应大小以 mm 记录。无硬结或硬结平均直径<5mm 为阴性反应,硬结平均直径 5~9mm 为一般阳性反应,10~14mm 为中度阳性反应,≥15mm 或局部出现水疱、破溃、淋巴管炎及双圈反应等为强阳性反应。对于原发或继发免疫功能低下、营养不良、重症结核病者,PPD 试验一般阳性,对于其他一般人群,PPD 试验中度阳性或强阳性是临床诊断儿童结核病的重要依据[7]。

2000 年美国胸腔学会(The American Thoracic Society,ATS),CDC 和美国儿科学会修订 PPD 诊断标准,推荐 3 个切割点或界定值作为阳性反应标准,2013 年美国 CDC 对这一标准再次修订,即:①≥5mm 为阳性,指近期与活动性结核患者接触者;HIV 感染者;胸部影像存在与陈旧肺结核一致的纤维钙化灶;有器官移植或其他免疫抑制疾病的患者(包括服用等同剂量泼尼松≥15mg/d 并持续>1 个月或服用 TNF-α 阻滞剂)。②≥10mm 为阳性,指任何<4 岁儿童、最近 5 年内来自结核高流行国家、与患结核病高危成人有接触的儿童。③≥15mm 为阳性,无已知结核危险因素的低危人群[8]。

自从广泛推行 BCG 接种后,结核菌素试验的诊断价值受到一定限制。目前临床区别自然感染与 BCG 接种后反应的方法是根据阳性反应的强度和持久情况,如结核感染多为较强反应:表现为硬结显著,面积较大,边缘锐利,可数天不消失。而 BCG 接种后多呈弱阳性反应:表现为硬结不明显,面积小,边缘不清,多 2~3 天后即无痕迹可寻。此外,结核菌素反应仅表示结核分枝杆菌感染,并不表示患病及病变活动性,只有与小儿年龄、BCG 接种史和结核病接触史相配合,才可帮助推测感染的活动性。如阳性反应的年龄越小,接触史越密切,

则活动性结核的机会越多。3 岁以下尤其是 1 岁以下未接种过 BCG，如果结核菌素反应呈阳性，即可作为活动性结核而予以治疗。结核菌素阳性反应的大小、强弱，一般并不表示结核感染是否痊愈、活动或正在发展等情况。但患儿呈强阳性反应的年龄越小，则越有可能是活动性。结核菌素反应在下列情况下可以减弱或暂时消失：①急性传染病如麻疹、百日咳、猩红热及肝炎 1~2 个月内；②身体衰弱，如重度营养不良、重度脱水、重度水肿等；③严重结核病如粟粒型肺结核、干酪性肺炎和结核性脑膜炎；④应用肾上腺皮质激素和免疫抑制剂治疗时；⑤原发或继发免疫缺陷病。

接种卡介苗的儿童判断是否受到结核菌自然感染，可以根据前后两次结核菌素试验反应大小对比加以确定，即净增值，用第二次结核菌素反应减去第一次结果反应值所得之差，净增值 >10mm 可视为新近感染。PPD 缺点是特异性差和判断结果存在主观差异，除结核分枝杆菌外，非结核分枝杆菌感染和 BCG 接种后，PPD 反应均可呈阳性反应。

5. γ 干扰素释放试验（interferon-gamma release assays，IGRAs） 是诊断结核感染体外免疫检测方法。其原理是结核感染者体内存在特异的效应 T 淋巴细胞，当再次受到结核分枝杆菌感染，特异性抗原早期分泌抗原靶-6（6kD early secretory antigenic target，ESAT-6）和培养滤液蛋白-10（10kD culture filtrate protein，CFP-10）能刺激效应 T 淋巴细胞活化分泌 γ 干扰素，通过免疫学方法体外检测 γ 干扰素释放的技术。目前有两种相关的方法：结核感染 T 细胞斑点试验（T-SPOT. TB）和 Quan-tiFERON-TB Gold In-Tube（QFT-GIT）。ESAT-6 和 CFP-10 只存在于结核分枝杆菌和少数几株 NTM（堪萨斯分枝杆菌及海分枝杆菌等少数环境分枝杆菌），而不见于任何 BCG 株，因而 IGRAs 结果不受接种卡介苗和大多数非结核分枝杆菌感染的影响，比 TST 有更好的特异度，但敏感度与 TST 相似。与 TST 一样，IGRAs 阳性仅表示结核感染，并不代表儿童一定患有结核病。IGRAs 在 5 岁以下儿童及免疫抑制人群有较高比例出现不确定的结果，而且需要静脉取血，价格较贵，所以对于中低收入国家 WHO 不推荐使用 IGRAs 替代 TST 用于怀疑儿童结核病的诊断。TST 阳性或 IGRAs 都可以作为结核感染的诊断依据[9]。

6. 结核菌检查 涂片镜检抗酸染色阳性和结核菌培养阳性是确诊结核病重要依据。学龄儿童可通过自发咳痰留取痰标本，但幼儿不会吐痰，常将痰液咽下，故可用清晨空腹胃洗出液直接涂片染色或进行结核分枝杆菌培养，连续三次可提高培养阳性率。其他呼吸和非

呼吸标本如鼻咽吸取液、支气管肺泡灌洗液、诱导痰、尿便及浆膜腔积液等都可以作为结核菌检测标本。儿童原发性结核病灶中含菌量少，胃液或痰结核菌检查阳性率低，涂片阳性率一般低于 15%，培养阳性率一般低于 30%，但重症肺结核如干酪性肺炎和粟粒型肺结核以及继发性肺结核，阳性率可达 30%~50%。通过改进痰涂片和培养技术也可提高病原学检查的阳性率。

结核菌涂片显微镜检查按照染色方法分为使用光学显微镜齐-内（Ziehl-Neelsen）染色法和使用荧光显微镜的荧光染色法。连续观察 300 个不同视野，未发现抗酸杆菌，为齐-内染色抗酸杆菌阴性；1~8 条抗酸杆菌/300 个视野为阳性；3~9 条/100 个视野为（+）；1~9 条/10 个视野，为（++）；1~9 条/1 个视野，为（+++）；≥10 条/1 个视野为（++++）。荧光显微镜检查较光学显微镜检查阳性检出率高出 10% 以上。

结核菌培养在结核病的诊断、菌株鉴定和药敏试验中具有重要作用，但结核菌生长缓慢，难于快速诊断。传统使用罗氏培养基的固体培养需 4~8 周才能获得结果。近年来较固体培养敏感度更高和需要培养时间较短的液体培养已应用于临床。目前最常用的是 BACTEC MGIT960 全自动分枝杆菌培养系统，以 Middle brook 7H9 为培养基，采用氧敏荧光化合物作为分枝杆菌生长指示剂，结核菌生长消耗氧，产生荧光即可检出。如在培养基中加入药物可测药敏。该系统结核菌培养阳性时间可缩短为 10~14 天，且无放射性核素污染。液体培养技术缺点是仪器设备昂贵，耗材成本较高，操作相对复杂，较固体培养更易污染，因此还不能完全取代传统的固体培养法。

7. 分子诊断方法 传统的细菌学检查如涂片和培养阳性率低而且耗时长，以 PCR 技术为基础的分子生物学方法可以通过检测临床标本中拷贝数很低的结核分枝杆菌 DNA 而确定诊断，因而具有较高的敏感度和特异度，并可用于快速早期诊断。

（1）PCR 技术：是用一对特定的寡核苷酸为引物介导结核菌某特定核酸序列的 DNA 体外扩增技术。PCR 技术关键是引物的设计，要使结核菌特有的保守序列扩增，才能保证检测的特异性和敏感性。PCR 的灵敏度高，标本每毫升中只要有几个结核分枝杆菌即可检出。检出时间只需 1~2 天。至今已报道有不少引物。目前影响应用的最大障碍是假阳性和假阴性问题，造成假阳性的最主要原因是实验室污染。造成假阴性的最常见原因是技术上的问题或错误，以及标本中存在抑制物。因此需要解决试剂标准化和操作规范化以及质量控制问题。

（2）线形探针杂交技术（line probe hybridization technique）：将长度不同的 DNA 或 RNA 片段标记在一种特点基质上作为探针，再通过检测探针与待测样本中的 DNA 或 RNA 片段是否由于序列互补发生杂交而判断待测样本的核苷酸序列情况，主要用于耐药诊断和分枝杆菌菌种鉴定。WHO 推荐其用于 MDR-TB 的筛查。通过探针杂交技术检测结核分枝杆菌是否存在与异烟肼的高度耐药有关的 *katG* 基因突变和与利福平耐药有关的 *rpoB* 基因突变。

（3）DNA 芯片技术：DNA 芯片技术始创于 20 世纪 90 年代初。其原理是将多种探针固定在玻璃等基质上，将待测样本的 DNA 或 RNA 与探针杂交，用于研究基因表达。DNA 芯片技术的最大优势是能同时分析大量基因。目前结核病的 5 个一线抗结核药物的耐药基因都已被发现，利用芯片技术可将针对所有这些突变的探针集成在一张芯片上，只需少量样品进行一次杂交，即可获得某一菌株对所有一线抗结核药物的敏感性结果。

（4）利福平耐药实时荧光定量核酸扩增检测（Xpert MTB/RIF）以全自动半巢式实时 PCR 技术为基础，以 *rpoB* 基因为靶基因，可以在 2 小时内同时检测结核分枝杆菌 DNA 和利福平耐药，具有较高敏感度和良好特异度，并且具有快速、操作简单和生物安全性高等优点。2014 年 WHO 推荐 Xpert MTB/RIF 用于所有怀疑儿童结核病初始的诊断试验。Meta 分析显示儿童肺结核使用胃液标本 Xpert 检测结核分枝杆菌汇总敏感性和特异性分别为 66% 和 98%。检测利福平耐药汇总敏感性和特异性分别为 86% 和 98%[10]。

8. 血液学检查 一般轻型患者血液学变化不大，但重型患者尤其是急性血行播散性肺结核、干酪性肺炎等可继发血液学改变如感染性贫血和类白血病反应（白细胞总数和中性粒细胞升高、核左移及中毒颗粒），红细胞沉降率增快，好转时白细胞恢复正常、淋巴细胞增高、血沉恢复。活动性肺结核患儿，半数 C 反应蛋白（CRP）阳性，而不活动者阴性。

9. 影像学检查 X 线影像学检查是诊断结核病的重要检查，由于 95% 以上的患者感染途径经过肺，所以 X 线检查十分重要。X 线检查能指出结核病的范围、性质、类型和病灶活动或进展情况。

初染病灶往往因范围较小、吸收较快而不容易被发现，且易被肋骨、胸骨、心脏等阴影所遮盖，婴幼儿易受胸腺遮挡影响肺门和纵隔淋巴结情况的评估。胸部 CT 检查具有更高的分辨度和灵敏性，横断面成像没有影像重叠，有助于发现肺门或纵隔肿大淋巴结，以及常规胸部 X 线检查不易发现的结核病灶、空洞病变和早期粟粒影。通过肺 CT 扫描气道重建，可以观察气管支气管的受累情况，部分诊断困难者通过 CT 增强检查可以发现肺实变内低密度坏死灶，以及淋巴结肿大中央低密度、周围呈环形强化的特征性改变。胸部超声检查对于评价纵隔淋巴结肿大和鉴别游离或分隔状胸腔积液有价值（数字资源 21-1）。

数字资源 21-1 儿童结核病影像学检查

10. 支气管镜检查 儿童原发肺结核常并发支气管结核，尤其多见于 2 岁以下儿童，其发生率可达 55%。支气管镜对支气管结核的诊断非常重要，不仅可以直接观察支气管病变的形态、部位和范围，而且可以做活体组织和灌洗等检查，对纵隔内气管旁的肿大淋巴结和支气管黏膜下病变也可通过针吸活检明确诊断。

通过支气管镜检查可以：①观察支气管受压情况。②观察支气管内膜有无病变：如红肿、溃疡、肉芽组织、干酪坏死、穿孔或瘢痕。也可取肉芽、干酪坏死或分泌物进行病理检查及结核菌培养。③进行支气管内肉芽摘除，解除阻塞。对狭窄可予扩张。

11. 活体组织检查 属于创伤性检查，需慎重操作，适用于疑难病例，尤其常规结核病原学和免疫学检测阴性需排除恶性疾病时。①周围淋巴结穿刺或活检：结核在形成局部病灶前有一菌血症时期，于骨、肝、脾淋巴结等处形成病灶。有时在肺部病灶未形成前淋巴病灶已明显。淋巴结穿刺可见典型的结核结节、干酪样坏死组织和朗汉斯巨细胞。②肺和胸膜活检：对于难于鉴别结核性或非结核性病因的肺部和胸膜病变，可取肺和胸膜活检，进行病理和病原学检查，有助于确定诊断。若病理改变中抗酸染色未找到结核分枝杆菌，需要结合临床和影像学表现以除外真菌感染等疾病引起的肉芽肿改变。

【预防】

1. 接种卡介苗（BCG） 卡介苗是一种毒力很低的牛型结核分枝杆菌，接种后可使人体产生对结核菌的抵抗力及相当程度的免疫力，对结核病尤其是结核性脑膜炎的预防作用肯定，一直作为预防结核病的有效措施，至今全球广泛应用。卡介苗的保护效果各家报道不一。英国观察 54 329 人 15 年,表明卡介苗的预防效果在第一个 5 年内可达到 80%;在 2.5~3 年以后逐渐下降,在 10~15 年仍可达 59%。近年 Smith 报告,WHO 在几个国家进行对照研究显示对儿童结核病特别是结脑具有肯定的保护效果,保护力为 52%~100%。我国北京、辽宁学者报道,对儿童结脑的保护力在 80% 左右。

卡介苗是我国计划免疫接种的疫苗之一,一般无接种禁忌证的新生儿出生后 3 天内均常规接种卡介苗,如果出生时未能接种,最好在 12 月龄内完成接种,4 岁以上儿童不予补种。3 个月以下婴儿可直接补种,3 个月以上 PPD 试验阴性才能补种。接种方法是左上臂三角肌上端皮内注射。卡介苗是一种安全的疫苗,偶见异常反应和并发症。卡介苗接种后通过淋巴循环到达全身,所以接种部位淋巴结(常为腋下)有一定程度的组织反应,表现为轻度肿胀,一般直径不超过 1cm,约 1~2 个月消退。

异常反应包括局部脓肿或溃疡>6 个月不愈和淋巴结的强反应。这些异常反应与下列因素有关:接种的菌苗活力较强(特别是残余毒力较大);制菌时菌块多;注入皮下;菌苗未摇匀;超量接种;免疫功能低下或免疫缺陷病等。淋巴结肿大(超过 1cm)可局部热敷,必要时加用抗结核药物。有脓疡时,用消毒注射器将脓液抽出,一般 2~3 次即愈。当脓疡有破溃趋势时,可行切开引流,手术切口较自然破溃破口整齐,引流通畅,愈合较快。脓疡破溃后,用 20% PAS 软膏或利福平粉剂涂敷。

全身卡介苗播散感染,个别儿童于接种后发生严重的播散性卡介苗病,治疗相当困难,严重可死亡。国内外所报道因播散性卡介苗病死亡的患者中,大多数有先天性免疫缺陷病如先天性低丙种球蛋白血症、联合免疫缺陷病、慢性肉芽肿病及细胞免疫缺陷病等。首都医科大学附属北京儿童医院每年收治一些播散性卡介苗病患儿,这些患儿均于卡介苗接种后 1~3 个月出现左侧腋窝或锁骨下淋巴结肿大破溃,愈合慢,伴不规则发热,同时合并肺结核和/或肝脾结核和/或其他部位结核。淋巴结破溃液涂片或培养可见结核分枝杆菌或血培养分枝杆菌阳性。虽然一些患儿体液免疫、细胞免疫以及细胞吞噬功能检查未发现异常,但目前认识到抗结核免疫的机制复杂,其中免疫细胞涉及 CD4$^+$T 细胞、CD8$^+$T 细胞、γT 细胞以及 δT 细胞等,细胞因子涉及 IFN-γ、TNF-α 等,上述任何环节异常均可削弱抗结核免疫反应,导致播散性卡介苗病,已报道 IFN-γ 受体/IL-12 通路缺陷时易发生播散性卡介苗病。首都医科大学附

属北京儿童医院收治的播散性卡介苗病患儿中,有 1 例其母幼年接种卡介苗后也发生与患儿类似的表现(腋窝淋巴结肿大破溃,合并粟粒性肺结核以及左眼眶结核),由于眼眶结核,目前其母左眼已失明,最终诊断为 IFN-γ 受体缺陷。

对卡介苗接种的新认识和进展:

(1) 卡介苗接种仍是目前控制结核病的有效措施之一。

(2) 在感染危险高的国家和地区,卡介苗接种对防止儿童结核病的发生及减少结核病的死亡起很大作用。

(3) 控制结核病的最有效的武器不是卡介苗接种,而是发现并治愈痰涂阳性的肺结核患者。

(4) AIDS 和 HIV 感染儿童的卡介苗接种:WHO 目前推荐具有 AIDS 症状的儿童不能接种卡介苗;在结核病患病率高的国家受 HIV 感染而无症状者仍应接种;感染 HIV 母亲所生的婴儿,若表现正常也应接种。美国对 HIV 阳性的婴儿,无论有无 HIV 感染症状,都不主张接种卡介苗。法国主张 HIV 阳性母亲所生的新生儿暂缓卡介苗接种,观察到 12~15 月龄,若仅暂具有 HIV 抗体而未被感染,则可接种;若已感染,则不接种。

(5) 卡介苗接种有待改进:卡介苗接种的保护力达不到 100%,部分儿童虽接种卡介苗,但仍发生结核病。结核病在全球流行的现状仍十分严峻,我国目前仍属于 WHO 认定的全球 22 个结核多发国家之一,因此需要研究效果更好的疫苗。BCG 接种后结核菌素阳性和结核自然感染后的阳性反应难以鉴别。因此许多研究工作者致力于寻求更好的疫苗:不仅能发挥确切的预防效果,又不混淆结核病和其他非结核分枝杆菌的皮肤试验结果,干扰结核病的诊断。近年来正在研制新的抗结核疫苗有 DNA 疫苗及亚单位疫苗,更好的抗结核疫苗有望在不久的将来会出现。

2. 接触者观察和管理　与活动性肺结核成人有接触的儿童均是高危人群,应定期检查和随访,必须进行结核菌素检查。对于 5 岁以下儿童,尤其是未接种卡介苗者,即使试验为阴性,无任何症状和 X 线检查异常,也应接受异烟肼预防性治疗 3 个月后再行结核菌素检查,如皮试仍为阴性,可停止治疗;如转阳性,则按潜伏结核感染治疗,并需除外有无活动性结核病。

3. 潜伏结核感染的治疗　对已感染者应用抗结核药治疗,其目的为预防已感染者发病。

4. 易发病者抗结核治疗　消灭传染源彻底治愈活

动性肺结核患者,特别是痰涂片结核菌阳性的患者,是消灭传染源最好的方法。

【结核病治疗】 在确定治疗原则和选择疗法之前,应确定结核病的类型和现阶段病灶进展及活动情况,并检查肺以外其他部位有无活动性结核存在。在治疗过程中应定期复查随访。小儿在患结核病的病程中宜避免并发各种传染病,尤其以防治麻疹和百日咳为最重要。

抗结核化学药物治疗(简称化疗),结核病特异抗结核药物治疗开始于 20 世纪 40 年代。

1. 结核病化疗的现代观点 抗结核药物的抗菌作用取决于:

(1)病变中结核菌的代谢状态:结核菌为需氧菌,繁殖周期为每 14~22 小时分裂一次,最好生长环境为 pH 值 7.40,PO_2 为 100~140mmHg。在人体病变中存在三种菌群:①空洞壁内大量分裂繁殖活跃、代谢旺盛的结核菌($1×10^7~1×10^9$):对处于生长繁殖活跃的结核菌,抗结核药物的杀菌作用容易发挥。空洞内 pH 值属中性,最适宜链霉素(SM)杀菌作用,故效果最好,INH 和 RFP 其次。②闭合干酪病灶内的细菌:数量很少($1×10^2~1×10^5$),间断分裂繁殖。利福平对这种病灶内处于静息期、代谢缓慢、呈间断繁殖的结核菌疗效较好,异烟肼次之,其他抗结核药物均难发挥作用。③巨噬细胞内的结核菌:数量少($1×10^2~1×10^5$),仅偶尔分裂繁殖,对于这种几乎处于不分裂状态、代谢微弱的结核菌(称休眠菌),多数药物几乎不起作用。细胞内环境为酸性,最适于吡嗪酰胺(PZA)发挥作用。因此,PZA 对细胞内结核菌有特殊的灭菌作用。利福平及异烟肼对细胞内菌亦有较强作用。以上①称分裂活跃菌(dividing bacilli),②及③称持存菌(persisting bacilli)。另外,结核分枝杆菌可以通过自发性基因突变可形成获得性耐药菌株,获得性耐药的危险直接与结核菌的数目成正比,结核分枝杆菌负荷在$>10^6$以上可能包含一些耐药突变菌株。获得性耐药的发生概率分别是异烟肼 10^{-6},利福平 10^{-8},吡嗪酰胺 10^{-8} 和链霉素 10^{-5},在结核空洞性病变中有高结核菌负荷($10^7~10^9$)可能存在获得性耐药突变菌株。

(2)药物浓度:一般认为抗结核药物浓度达到试管内最小抑菌浓度(MIC)10 倍以上时才能起到杀菌作用,如在 10 倍以下则起到抑菌作用。①INH 及 RFP 在细胞内、外浓度都可达到 MIC 的 10 倍以上,所以对细胞内外结核菌均可杀灭,故称全杀菌药。②SM 及 PZA:SM 在细胞外浓度可达 MIC 的 10 倍以上,可杀死细胞外病菌。而 PZA 在细胞内浓度可达 MIC 的 10 倍以上,可

杀死细胞内病菌,两者称为半杀菌药。③其他药如乙胺丁醇(EB)、对氨基水杨酸钠(PAS)、氨硫脲(TB1)等都是抑菌药。

(3)细菌所处环境的 pH 值:肺空洞 PO_2 最高,环境是中性或略偏碱性,最适于结核菌生长分裂、繁殖,SM 在中性或偏碱性环境中有杀菌作用,不能在酸性环境中如细胞内起作用。因此 SM 对细胞外菌杀菌力最强。而 PZA 相反,只在酸性环境中起作用,故对细胞内结核菌有特殊杀灭作用。INH 及 RFP 在任何 pH 值均可发挥作用(图 21-1)。

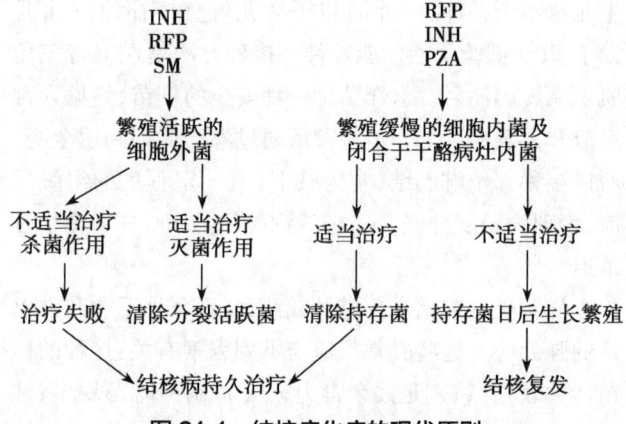

图 21-1 结核病化疗的现代原则

2. 治疗原则

(1)早期治疗:①早期病变中的细菌多,生长繁殖迅速,代谢活跃,药物最易发挥作用;②早期病变较易恢复。

(2)剂量适宜:既能发挥最大杀菌或抑菌作用,同时患者也易耐受,毒性反应不大。剂量不足的危害是治疗无效;容易产生耐药菌。

(3)联合用药:①菌群中细菌对药物敏感性不全相同,可有不同比率的自然耐药变异菌存在,联合用药可防止耐药性产生;②联合用药可针对各种代谢状态细菌及细胞内外菌选药,以达到强化疗效的目的。联合用药注意点:①有协同作用者可联用如 INH 加 RFP 或 PAS,RFP 加 EB;②下列情况不能随意联用:副作用相同者;有交叉耐药者;有拮抗作用者;效力太弱者。

(4)规律用药:用药不能随意间断。间歇疗法在剂量及间隔上有特定要求,用法亦有一定规律,不属间断治疗。

(5)坚持全程:化疗要坚持全程,目的在于消灭持存菌,防止复发,全程不一定是长程。近年来采用的短程化疗,不管疗程短到 9 个月或 6 个月,仍要坚持全程。

（6）分段治疗：无论传统的长程疗法或短程化疗，均要分阶段治疗，即：①强化阶段：用强有力的药物联合治疗，目的在于迅速消灭敏感菌及生长分裂活跃的细菌。传统化疗时一般6个月，短程化疗时2~3个月，是化疗的关键阶段。②巩固（继续）阶段：目的在于消灭持存菌。巩固治疗效果，防止复发，传统化疗多为12~18个月，短程化疗一般6个月。

3. 抗结核药物（antituberculous drugs）（表21-1）

表21-1 小儿抗结核药物

药物	剂量/（mg·kg^{-1}·d^{-1}）	给药途径	主要副作用
异烟肼	10mg（最大300mg/d）	口服、静脉滴注	肝毒性、末梢神经炎、皮疹
利福平	10~15mg（最大450mg/d）	口服	肝毒性、恶心、呕吐和流感综合征
吡嗪酰胺	25~30mg	口服	肝毒性、高尿酸血症、关节痛、皮疹
乙胺丁醇	15~25mg	口服	视神经炎、皮疹
链霉素	20~30mg（最大0.75g/d）	肌内注射	耳毒性、肾毒性、皮疹
乙硫异烟胺/丙硫异烟胺	10~15mg	口服	胃肠道反应、肝毒性、神经毒性、皮疹
阿米卡星	15~20mg	肌内注射、静脉滴注	耳毒性、肾毒性
卡那霉素	15~20mg	肌内注射	耳毒性、肾毒性
卷曲霉素	10~15mg	肌内注射	耳毒性、肾毒性
环丝氨酸	10~15mg（最大0.75g/d）	口服	惊厥、精神障碍、皮疹
对氨柳酸	150~200mg	口服	胃肠道反应、肝毒性、皮疹
莫西沙星	7.5~10mg	口服	胃肠道反应、精神症状、骨关节损害、皮疹、Q-T间期延长
利奈唑胺	10mg,q8h. 或q12h.	口服、静脉滴注	骨髓抑制、视神经炎、乳酸性酸中毒

（1）异烟肼（INH或H）：仍是目前小儿化疗的首选药物，其特点是：①疗效高：INH在试管内对结核菌最低抑菌浓度MIC为0.02~0.05μg/ml，浓度达10μg/ml时有杀菌作用。INH口服后吸收迅速，1~2小时后血浓度可达5μg/ml。INH能在化疗头几天杀死病灶中结核菌群的90%。INH杀菌作用不受环境酸碱度影响。②INH分子小，通透性强：可渗透到各种组织及体液中，特别是易于透过血脑屏障，脑脊液浓度可达血浓度的近1/3。脑膜有炎症时可达血浓度的90%。因此INH对结脑的防治有特殊功效，成为小儿原发结核的首选药物。肺中浓度可与血浓度相似，又能渗透到干酪病灶中。③作用机制：可能是抑制结核分枝杆菌酸的合成，影响结核菌DNA的合成。对细胞内、外结核菌均有杀灭作用，对干酪病灶内代谢缓慢的持续存在的菌亦有一定作用，因此为全杀菌药，是标准化疗方案与短程化疗方案中自始至终全程应用的药物。④副作用少，安全性好：INH所致肝损害在小儿明显低于成人，有报告发生率为0.5%。INH对肝的毒性作用在剂量>10mg/（kg·d）

时有所增加。⑤价格低廉，用药方便：口服，每天一次顿服，方便易执行。

（2）利福平（RFP或R）：为短程化疗主要药物，其特点：①杀菌作用发生最快：从药物接触结核菌到发生杀菌效力仅需1小时。在培养基上最低抑菌浓度为0.02~0.05μg/ml。服药后1~2小时RFP在血中浓度可达MIC的30~100倍。RFP属低浓度抑菌、高浓度杀菌药。不但对细胞外菌且对细胞内休眠菌亦可杀灭，故也是全杀菌药，其作用机制可能是抑制结核菌RNA聚合酶活性从而阻碍核糖核酸和蛋白质的合成。②口服后吸收分布良好：如饭后服用则血浓度低，故应于早餐前1小时顿服。其渗透入体腔量为血浓度的1/3。脑脊液（CSF）的浓度为血浓度的20%。但脑膜炎症时其在脑脊液浓度可增加4~5倍，故对结脑亦有强大治疗效果。③与INH及EB有协同作用。INH和RFP联用灭菌作用比任何其他联合用药均强，为短程化疗最佳联合。④主要副作用是肝损害，剂量大时毒副作用增多。与INH联合用药可增加肝毒作用，尤其当两者剂量均大时。故小儿用 INH+RFP 时两者剂量最好各不超过 10mg/(kg·d),RFP 与 PZA 合用亦可增加肝损害机会。⑤产生耐药变异菌株较 SM 及 INH 为少,但不可单用 RFP。否则耐药菌株产生且可为高耐药。⑥RFP 类药物:利福喷丁(RFT),多用于成人结核病治疗,疗效近似但稍逊。副作用较 RFP 少。利福布汀(RBU),有报告其在病灶及巨噬细胞内浓度可比血浓度高,杀菌作用比 RFP 强。国外被广泛用于艾滋病合并分枝杆菌病的治疗,儿科无临床使用经验。

(3) 吡嗪酰胺(PZA 或 Z):最早应用于 20 世纪 50 年代,但由于当时使用剂量过大(成人日量 3g),疗程长,致毒副作用严重而停止使用。近 20 年来通过实验室研究及临床观察,对其有了新认识和重新评价。经减低剂量后现已为短程化疗主要药物之一,其特点:①PZA 作用受环境酸碱度影响大,当常规培养基 pH 值 7.0 时 PZA 几乎对结核菌无作用。而当 pH 值 5.0~5.5 时则对结核菌可发挥抑菌甚至杀菌作用。②PZA 口服后吸收极好,口服 20~25mg/(kg·d)PZA 血浓度可达 30~50μg/ml,在巨噬细胞内 PZA 在浓度 20μg/ml 时可抑制结核菌生长,在 50μg/ml 时可杀灭结核菌。细胞内休眠菌的存在是结核复发的基础,故 PZA 对预防结核复发有重要意义。PZA 属半杀菌药。③PZA 能渗透到很多组织及体液包括脑脊液,有报道 PZA 脑脊液浓度可近似血浓度,故对治疗结脑有效。④PZA 毒副作用与剂量有关,20 世纪 50 年代剂量 50mg/(kg·d)造成了很大的副作用。近年来剂量降低到 20~30mg/(kg·d),疗程 3 个月,已证明有确效且毒副作用大大减少,近几年 WHO 推荐 PZA 剂量为 30~40mg/(kg·d)。此外,可见高尿酸血症,但痛风少见。⑤单一用药:PZA 极易产生耐药,PZA 与 INH 联合用可增强杀菌作用,目前 INH+RFP+PZA 为最强大灭菌组合。

(4) 链霉素(SM 或 S):为 1944 年生产的第一个抗结核药物,其特点:①SM 在细胞外,pH 值中性和偏碱性环境中发挥作用,在 pH 值>8 时抗菌作用最强,对生长繁殖活跃的细胞外结核菌有杀菌作用,对细胞内无活性,故称为半杀菌药。其作用机制可能是在核糖体水平阻碍结核菌蛋白合成。②SM 在试管内对结核菌 MIC 为 0.4~1.0μg/ml。肌内注射后 1~3 小时可达高峰浓度 40μg/ml。有效浓度可维持 12 小时。SM 对新鲜渗出性病灶和空洞中结核菌抗菌作用最强,故对治疗小儿急性血行播散结核最为适宜。③SM 能渗入肺、肝、肾等脏器及浆膜腔,但不易通过血脑屏障。当脑膜有炎症时虽通透性可增加,但脑脊液仍不足以达到有效的治疗浓度。SM 不能进入巨噬细胞,又不能在酸性环境中起作

用,故 SM 对巨噬细胞内休眠菌无能为力。④SM 毒副作用主要是听力障碍和耳聋。剂量 20~30mg/(kg·d),疗程 2 个月,副作用较少发生,但在应用时需进行电测听监测,对家族中有药物性耳聋患儿应禁用。⑤SM 单用易产生耐药。而 SM 菌毒力仍强。另外,耐药菌有时可成为 SM 依赖菌,耐药后继续使用不但无益而且有害。故一旦发现耐药应立即停用。由于毒副作用较大,对于儿童淋巴结核和肺结核,WHO 不再推荐链霉素作为一线抗结核治疗药物[11]。

(5) 乙胺丁醇(EB 或 E):为抑菌药。WHO 推荐在短程化疗中取代 SM 作为一线治疗药物,其特点:①EB 在试管内对结核菌抑菌浓度是 1~5μg/ml,口服 2~4 小时后高峰浓度为 3~5μg/ml,在 pH 值中性时作用最强。其作用机制不明,可能与抑制生长繁殖期细菌的 RNA 合成有关。②EB 通透性较好。正常情况下难以通过血脑屏障,而当脑膜炎症时 CSF 浓度增高,可达血浓度 20%~40%。口服 25mg/(kg·d)剂量时 CSF 浓度可达 1~2μg/ml,达抑菌水平。③EB 常与 INH、RFP 等联合应用,可延缓两者耐药性产生。④EB 副作用主要为球后视神经炎,视力减退,中心盲点和绿视能力丧失。副作用发生与剂量有关,当日剂量由 25~50mg/kg 减低到 15~25mg/kg 时副作用大大减少。

(6) 乙(丙)硫异烟胺 1314TH 及 1321TH(ETH):均为异烟肼衍生物,两药作用机制、吸收分布及用法均相似,只是 1321TH 副作用较轻。其特点为:①ETH 作用机制不明。有认为系干扰结核菌蛋白合成,或阻碍细胞壁组成所需的分枝杆菌酸的合成。②ETH 在试管内对结核菌最低抑菌浓度为 0.6~2.5μg/ml,口服 ETH 0.5g,2~3 小时后血高峰浓度可达 7~12μg/ml,可达 MIC 的 10~20 倍。吸收后广泛分布于组织及浆膜腔。易渗透到脑脊液,可达血浓度的 80%。③ETH 可用于耐药患者,首都医科大学附属北京儿童医院在 20 世纪 70 年代尚无 RFP 时应用于耐药结脑患者,疗效良好。④ETH 副作用主要为胃肠道障碍及肝功能损害。

(7) 氟喹诺酮类药物(FQs):在老鼠模型和临床上显示对结核分枝杆菌有效,同时有较好的安全性和耐受性,其中对结核分枝杆菌最有效的喹诺酮类药物是左氧氟沙星(Lfx)和莫西沙星(Mfx),在世界许多地区氟喹诺酮类药物成为耐多药结核治疗中的重要药物。由于担心药物对儿童软骨发育的潜在副作用,我国限制 18 岁以下儿童应用。但对于耐多药、病情较重的儿童结核病,在知情同意、密切观察副作用的情况下,可考虑使用。

（8）利奈唑胺（LZD）：是一种新型抗生素，主要用于治疗革兰氏阳性菌感染，但在体外和动物实验中也表现出良好的抗结核分枝杆菌活性。目前被 WHO 推荐为治疗耐多药结核病首选的 A 组药物之一。首都医科大学附属北京儿童医院对于耐多药和重症儿童结核病，也加用本药治疗，有较好的疗效，但远期疗效、副作用及耐药问题有待进一步总结。最常见且最严重的药物不良反应是神经毒性（包括周围神经毒性和视神经毒性）和骨髓抑制，这可能与利奈唑胺抑制线粒体蛋白合成从而影响线粒体功能有关。其他不良反应有腹泻、恶心、呕吐、头痛、口腔念珠菌病、阴道念珠菌病、味觉改变和肝肾功能损伤等，也有少数发生严重乳酸性酸中毒而导致死亡的病例报告[12]。

（9）贝达喹啉（Bdq）：通过抑制结核分枝杆菌 ATP 合成酶而发挥作用，Bdq 对结核分枝杆菌敏感菌株、耐药菌株及休眠菌均有较强的杀菌活性，主要用于 6 岁以上耐多药结核病治疗。常见的不良反应为头痛、关节痛、食欲缺乏、恶心和呕吐，其次为皮疹、头晕、转氨酶升高、QT 间期延长、肌肉疼痛、腹泻和血淀粉酶升高。

4. 潜伏结核感染（latent tuberculosis infection）的治疗 指检测结核分枝杆菌特异性免疫反应试验阳性（结核菌素皮肤试验阳性并除外卡介苗接种后反应，或 γ 干扰素释放试验阳性），但临床和影像学等检查均无结核病证据。潜伏结核感染儿童体内存在少量休眠状态的结核分枝杆菌，但没有临床症状和体征，胸部 X 线检查无活动性肺结核表现，没有传染性。儿童相对抵抗力较低，潜伏结核感染较成人更易发展为活动性结核病。治疗潜伏结核感染目的是清除体内结核分枝杆菌，防止日后进展为活动性结核，是结核病防治的一个有力措施。有些发达国家如美国未开展 BCG 接种，而是通过化学预防成功地预防小儿活动性结核病。

在下列情况按潜伏结核感染治疗：①接种过 BCG，但结核菌素最近 2 年内硬结直径增大≥10mm 者可认定为自然感染；②新近结核菌素反应由阴性变为阳性的自然感染儿；③结核菌素反应呈强阳性反应的婴幼儿和少年；④结核菌素反应呈阳性并有早期结核中毒症状，但肺部 X 线检查尚属正常的小儿；⑤结核菌素反应呈阳性反应，而同时因其他疾病需用肾上腺皮质激素治疗者；⑥结核菌素反应阳性的小儿，患麻疹和百日咳后；⑦结核菌素反应阳性的艾滋病感染者及艾滋病患儿。

化学预防方案：①异烟肼：为首选方案，剂量为 10mg/（kg·d），最大剂量为 300mg/d，晨起顿服，疗程 6 个月或 9 个月。国外随机对照临床试验有效率在 INH 治疗 6 个月组为 69%，而 INH 治疗 12 个月组为 93%。2000 年美国胸科学会建议对 HIV 阴性者首选 INH 治疗 9 个月方案，因根据临床资料分析 INH 最大治疗效果在疗程 9 个月时已达到，再延长到 12 个月额外效果已微乎其微，但认为 6 个月方案也可提供一定保护。②利福平：对于不能耐受异烟肼或对异烟肼耐药而对利福平敏感的结核分枝杆菌感染儿童可采用。剂量为 10~15mg/（kg·d），最大剂量为 450mg/d，晨起顿服，疗程 4 个月。③异烟肼和利福平联合应用：可用于耐异烟肼或利福平肺结核患者密切接触者，剂量同上，疗程 3 个月。两药合用可能增加肝功能损害的危险性，应注意监测。

5. 短程化疗 短程化疗（表 21-2）的效果取决于两个因素：①药物应对生长繁殖旺盛、代谢活跃的结核菌有早期杀菌作用，防止耐药发生；②药物应对间断繁殖、代谢缓慢的结核菌（持存菌）有灭菌作用，以防止复发。因此选药要包括：①杀菌药中的强有力药，如 INH、RFP 及 SM；②灭菌药，如 RFP、PZA 及 INH。短程化疗的特点是疗效高、毒性小、费用少，且可防止耐药菌株发生。INH+RFP+PZA 为最强大灭菌组合和高效组合。小儿结核病治疗应注意如下几点：①小儿急性血行播散时，最好选用能杀死生长繁殖迅速细菌的药物如 SM。②结核菌繁殖周期为 14~22 小时，所以采用 1 次/d 疗法。由于链霉素毒副作用较大，WHO 推荐方案中应用乙胺丁醇代替链霉素，由于乙胺丁醇对视力有副作用，所以应密切观察，并有知情同意。

21章

表 21-2　各型结核治疗方案

结核类型	短程化疗方案
结核感染	H 6 个月（6H）或 9 个月（9H）、HR 3 个月或 R 4 个月
肺结核	2HRZ/4HR，严重时（包括粟粒肺、干酪肺炎和支气管结核）2HRZE 或 2HRZS/4~7HR；结核性胸膜炎 2HRZ（E）/4~7HR
肺外结核病（结核性脑膜炎、腹腔结核、骨结核等）	HRZE 或 HRZS 9~12 个月（H 和 R 9~12 个月，E 和 Z 3~6 个月，S 2 个月），WHO 推荐应用 E 代替 S
耐药结核病	异烟肼耐药 RZE 或 RZE＋FQ 9~12 个月 利福平耐药（RR）和耐多药（MDR）结核病参见 WHO 推荐方案

6. 耐药结核病的治疗 耐多药结核病(MDR-TB)成为20世纪90年代后治疗的难点。MDR-TB指对INH和RFP两药耐药。

(1)确诊耐药结核病:通过结核分枝杆菌药敏试验或耐药基因检测证实患儿存在表型或基因型耐药。儿童结核病结核分枝杆菌培养阳性率低,药敏试验实验室条件要求高,常难以达到表型耐药诊断。新型分子诊断技术如XpertMTB/RIF直接从临床标本中检测结核分枝杆菌耐药基因,可实现早期快速诊断。

(2)疑似耐药结核病:根据临床症状或结核病的表现及影像学表现,结合下列情况之一:一线抗结核药物规范治疗2~3个月临床无好转或病情恶化;有不规则及不合理抗结核治疗史或复发病例;传染源为耐药结核病患者或可疑耐药结核病患者(治疗失败、复治或死亡)。

异烟肼单耐药患者,推荐使用利福平、吡嗪酰胺和乙胺丁醇,如果病变广泛或是结核性脑膜炎,可加用一种氟喹诺酮类药物,疗程9~12个月。异烟肼耐药包括由于katG基因突变引起高水平耐药和由于inhA启动子区域的突变引起的低水平耐药。研究表明高剂量异烟肼(15~20mg/kg)可以克服低水平的异烟肼耐药,因此仍可应用。利福平单耐药患者,推荐异烟肼、吡嗪酰胺、乙胺丁醇和一种氟喹诺酮类药物治疗,疗程12~18个月,若利福平耐药,其他药物耐药情况未知,由于90%以上利福平耐药菌株合并异烟肼耐药,则治疗方案和耐多药结核病一致。

儿童MDR-TB治疗应该至少应用四种药物,才可能有效。WHO将治疗耐多药结核病的药物分为三组:A组:氟喹诺酮类药物(左氧氟沙星和莫西沙星),贝达喹啉和利奈唑胺;B组:氯法齐明和环丝氨酸;C组:乙胺丁醇、德拉马尼、吡嗪酰胺、乙(丙)硫异烟胺和对氨基水杨酸等。耐多药结核病治疗方案可以选择所有3种A组药物和至少一种B组药物;或A组1种或2种药物,B组2种药物;如果A组和B组药物不能完成方案,可选择C组药物,疗程18~20个月。氟喹诺酮类药物为耐多药结核治疗中的重要药物,由于药物对儿童软骨发育有潜在副作用,我国限制18岁以下儿童应用,但对于耐多药结核病,在知情同意和密切观察副作用的情况下,可考虑使用。利奈唑胺用药期间应密切监测视神经和周围神经毒性、骨髓抑制、肝肾功能和血乳酸等。二线注射药物阿米卡星一般在药敏试验证实敏感和能够监测耳毒性和肾毒性的情况下才考虑选用。贝达喹啉和德拉马尼分别推荐用于6岁及3岁以上儿童。对于轻度疾病,二线注射药物风险超过益处,可不选用,疗程也可缩短至12~15个月。另外,对于疑似儿童耐药性肺结核,应根据儿童接触的成人肺结核患者的药敏感试验结果选择抗结核药物[13]。

(李惠民)

参考文献

[1] World Health Organization. Global tuberculosis report 2019. Geneva:World Health Organization,2019.

[2] 刘二勇,李惠民,赵顺英,等. 儿童结核病流行病学及诊治现状. 中国实用儿科杂志,2018,33(6):423-426.

[3] 中华医学会结核病学分会,《中华结核和呼吸杂志》编辑委员会. 非结核分枝杆菌病诊断与治疗专家共识. 中华结核和呼吸杂志,2012,35(8):572-579.

[4] SIA JK,RENGARAJAN J. Immunology of *Mycobacterium tuberculosis* infections. Microbiol Spectr,2019,7(4):10.

[5] 周希铃,江载芳,孙逸平. HLA-DRB1*1501与我国北方汉族儿童结核病的易感性研究. 上海免疫杂志,1998,6:214-215.

[6] 中华医学会结核病学分会,结核病病理学诊断专家共识编写组. 中国结核病病理学诊断专家共识. 中华结核和呼吸杂志,2017,40(6):419-425.

[7] 李惠民,赵顺英. 儿童肺结核的诊断进展. 中国防痨杂志,2018,40(3):259-262.

[8] American Thoracic Society. Diagnostic standards and classification of tuberculosis in adults and children. Am J Respir crit Care Med,2000,161:1376-1395.

[9] STARKE JR,Committee On Infectious Diseases. Interferon-γ release assays for diagnosis of tuberculosis infection and disease in children. Pediatrics,2014,134(6):et763-e1773.

[10] DETJEN AK,DINARDO AR,LEYDEN J,et al. Xpert MTB/RIF assay for the diagnosis of pulmonary tuberculosis in children:a systematic review and meta-analysis. Lancet Respir Med,2015,3(6):451-461.

[11] World Health Organization. Guidance for national tuberculosis programmes on the management of tuberculosis in children. 2nd ed. 2014.

[12] GARCIA-PRATS AJ,ROSE PC,HESSELING AC,et al. Linezolid for the treatment of drug-resistant tuberculosis in children:a review and recommendations. Tuberculosis,2014,94(2):

93-104.

　　[13] World Health organization. WHO treatment guidelines

for multidrug-and rifampicin-resistant tuberculosis. Geneva：World Health Organization，2019.

第 2 节　肺结核病

　　肺结核(pulmonary tuberculosis)指结核病变发生在肺组织、气管、支气管和胸膜等部位。呼吸道是儿童感染结核分枝杆菌的主要途径,肺结核是儿童结核病的主要类型,占所有结核病的80%以上。根据2018年颁布的国家卫生行业标准肺结核可分为五型:①原发性肺结核:包括原发综合征和胸内淋巴结结核,儿童还包括干酪性肺炎和支气管结核;②气管、支气管结核:包括气管、支气管黏膜及黏膜下层的结核病;③血行播散性肺结核:包括急性、亚急性和慢性血行播散性肺结核;④继发性肺结核:包括浸润性肺结核、结核球、干酪性肺炎、慢性纤维空洞性肺结核和毁损肺等;⑤结核性胸膜炎:包括干性、渗出性和结核性脓胸。

一、原发性肺结核

　　儿童时期肺结核多是结核菌第一次侵入人体而致病,主要是原发肺结核(primary pulmonary tuberculosis)及其演变,有如下特点[1]。

　　(1) 机体对结核菌的高度敏感性:结核菌进入儿童机体内多在肺部形成原发病灶,为特异性结核病变。由于敏感性与反应性增高,在原发病灶周围出现明显的病灶周围炎,此为非特异炎症,系组织受结核菌的刺激发生一过性炎症反应,在短时间内可完全吸收。常伴多发性浆膜炎、多发性关节炎、疱疹性结膜、角膜炎、结节性红斑等过敏性表现,结核菌素多呈强阳性。

　　(2) 淋巴系统广泛受累:全身淋巴结肿大,以颈淋巴结与纵隔淋巴结肿大最为多见,是原发结核的显著特点。

　　(3) 早期血行播散:原发感染在机体未产生特异性免疫力之前,原发病灶与淋巴结内的结核菌均可经淋巴、血液、淋巴血液播散,进入血液循环发生所谓的早期菌血症,又称第一次血行播散或早期血行播散。若大量结核菌进入血液或结核菌的致病力很强,婴幼儿易发生粟粒性肺结核及结核性脑膜炎。多数病例为隐匿播散,播散的细菌在未形成病灶之前被消灭,只出现急性结核中毒症。约有10%播散在毛细血管丰富的组织器官,形成原发的病灶。少数原发的病灶恶化,发生肺外结核,所以儿童肺外结核多见。大部分原发病灶自愈,还有少数原发的病灶成为潜伏病灶,它可以潜伏终身而不发病,有的潜伏病灶成为内源性复燃的根源,发生成人继发性肺结核。

　　(4) 愈合方式为钙化:是原发结核特点之一,儿童时期肺结核主要是结核菌第一次侵入人体而致病,因此主要是原发性感染及其演变。在原发感染经过一段静止时期甚至临床痊愈后,再发生活动性结核病即属继发性结核。

　　原发性结核是小儿最常见的一个结核病类型。根据病变发展阶段分为四期:①浸润进展期;②溶解播散期;③吸收好转期;④硬结钙化期。

(一)原发综合征和支气管淋巴结结核

　　两者在临床上难于区分,只是在 X 线检查时有不同的表现。结核菌由呼吸道进入肺部后,结核分枝杆菌进入肺泡,在局部形成炎症反应即原发灶,再由淋巴管引流到局部气管旁或支气管旁淋巴结,形成原发综合征(primary complex)。初染病灶多在肺上叶下部,尤以右侧多见,靠近胸膜。由于70%原发灶位于胸膜下,因此胸膜反应或局限性胸膜炎就成为原发综合征的第四个组成部分。25%可见多个原发灶,如原发灶甚小或已经吸收致 X 线检查无法查出,则诊断为支气管淋巴结结核(tuberculosis of bronchial lymph nodes)。气管旁和支气管旁淋巴结彼此间有淋巴管相联结,如发生结核病变,不仅引起肺部病灶同侧的引流淋巴结肿大,且对侧也能受染(图 21-2)。

　　原发病灶初为脱屑性肺炎或纤维蛋白性肺炎表现,中心有干酪样坏死,继之增殖性结核结节出现在其周边,而后病灶周围有纤维包膜形成。病菌经病灶周围的淋巴管侵入肺门淋巴结。干酪化淋巴结往往数个相连紧贴支气管壁。原发性肺结核由 4 个部分组成:①肺部

21 章

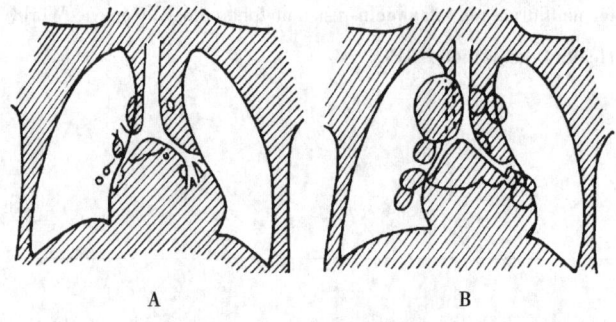

图 21-2 肺门淋巴结图解
A. 正常；B. 肿大。

初染病灶；②支气管淋巴结核；③引导初染病灶至淋巴结之间的淋巴管炎；④初染病灶邻近的胸膜炎。原发综合征主要发生在肺部的约占 90%~95%，肠道占 5% 左右，也可在咽部、皮肤等处发生。

临床表现最轻者可全无症状，只在 X 线检查下才被发现。稍重者以结核中毒症状为主，起病缓慢，有不规则低热、食欲缺乏、消瘦、盗汗、疲乏等，多见于年龄较大儿童。重者可急性发病，似流行性感冒、肺炎或伤寒，多见于婴幼儿。高热可达 38~40℃，持续 2~3 周，后降为低热，可持续很久。但一般情况较好，与发热不相称，常伴结核中毒症状。高度过敏状态小儿可出现结节性红斑和疱疹性结膜炎。如果支气管淋巴结高度肿大，可出现压迫症状：支气管交叉处淋巴结肿大可出现类似百日咳的痉挛性双音咳嗽，压迫支气管或支气管穿孔时可引起喘息、呼气性或吸气性呼吸困难甚至窒息；压迫喉返神经可致声音嘶哑；压迫静脉可致一侧或双侧静脉怒张。

体格检查可见全身浅层淋巴结轻或中度肿大，肺部可无阳性体征，如原发灶范围较大可叩诊浊音，听诊呼吸音减低或有管状呼吸音。

X 线检查在原发综合征可见肺内有典型的哑铃状双极阴影（图 21-3）。当淋巴结高度肿大、边缘锐利时称肿瘤型支气管淋巴结结核（图 21-4）。支气管淋巴结肿大，边缘模糊不清，为浸润型支气管淋巴结结核（图 21-5）；病变均多见于右侧。患儿结核菌素试验多呈强阳性；血沉加速；约 10% 小儿胃液可找到结核分枝杆菌，这些均有助于诊断。

鉴别诊断：在 X 线检查前应与上呼吸道感染、支气管炎和发热待查等鉴别；X 线检查后原发综合征应与各种病原体引起的肺炎相鉴别；支气管淋巴结结核肿瘤型者应与纵隔良性、恶性肿瘤相鉴别；原发性肺结核病程一般都呈良性。发病 3~6 个月后开始吸收或硬结，可在 2 年内吸收痊愈和钙化。但在人体内环境不利情况下病变可进展甚至恶化，较常见者有以下几种（图 21-6）：

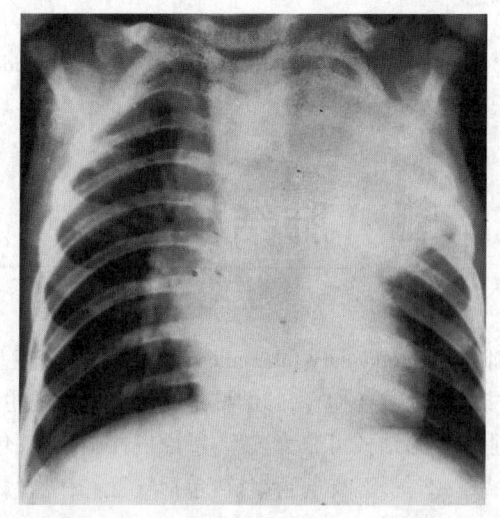

图 21-3 原发综合征
男，2 岁，发热 2 个月。胸正位片示左上肺大片浸润。

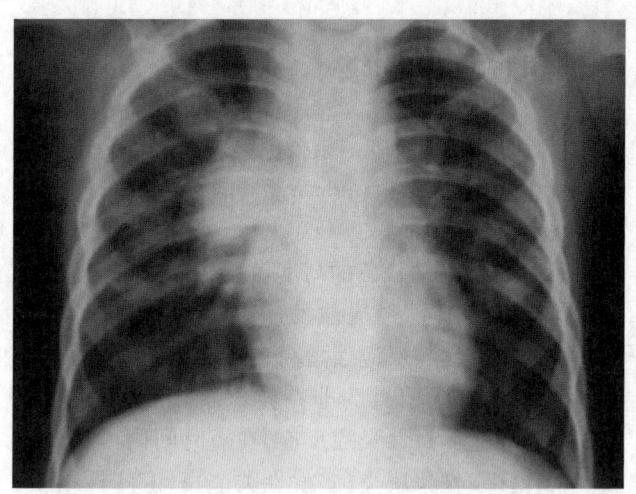

图 21-4 支气管淋巴结结核（肿瘤型）
患儿，男，1 岁 2 个月。间断发热，咳嗽 1 个月，PPD 试验（++）。

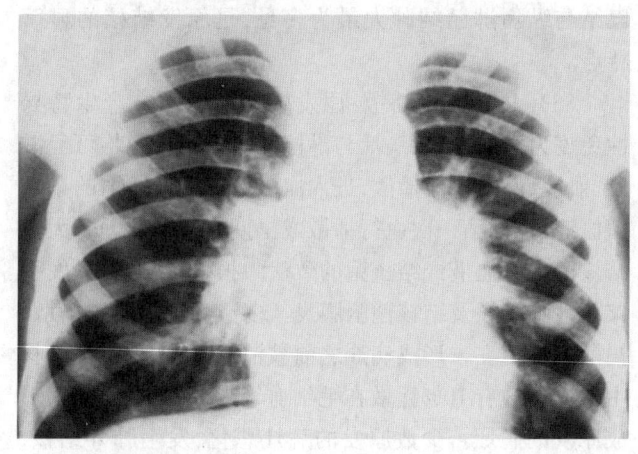

图 21-5 肺门淋巴结结核（浸润型）
患儿，男，5 岁。咳嗽，午后发热，伴夜汗 1 个月。胸部正位片，双肺门增宽，浓密，左肺门周围浸润，边缘模糊，肺内未见原发灶（抗结核 2 个月周围浸润明显吸收）。

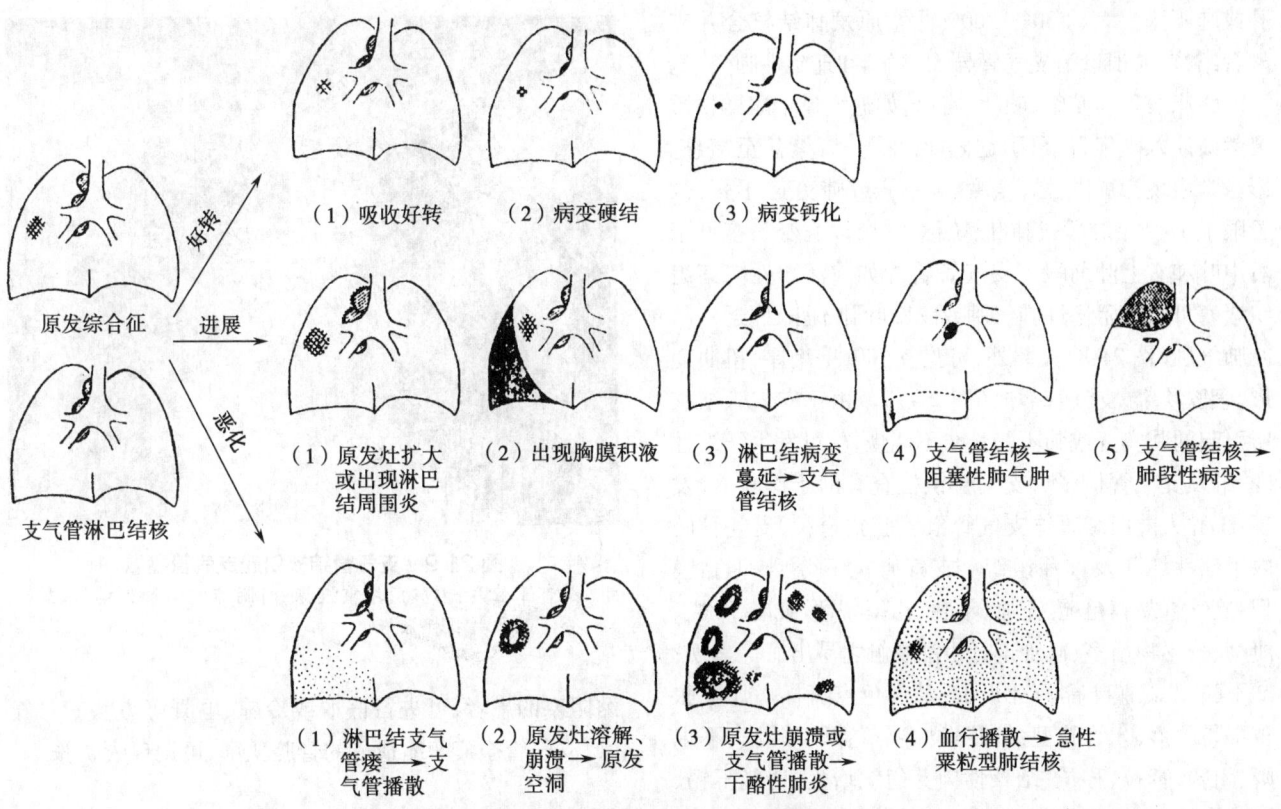

（1）吸收好转　　（2）病变硬结　　（3）病变钙化

原发综合征　好转　进展　恶化

支气管淋巴结核

（1）原发灶扩大或出现淋巴结周围炎　（2）出现胸膜积液　（3）淋巴结病变蔓延→支气管结核　（4）支气管结核→阻塞性肺气肿　（5）支气管结核→肺段性病变

（1）淋巴结支气管瘘→支气管播散　（2）原发灶溶解、崩溃→原发空洞　（3）原发灶崩溃或支气管播散→干酪性肺炎　（4）血行播散→急性粟粒型肺结核

图 21-6　原发综合征发展过程示意图

（1）原发灶周围炎或淋巴结周围炎大部属良性，可在 3~6 个月内吸收。

（2）出现胸腔积液。

（3）支气管淋巴结结核发生淋巴结-支气管瘘，引起支气管结核（图 21-7）。

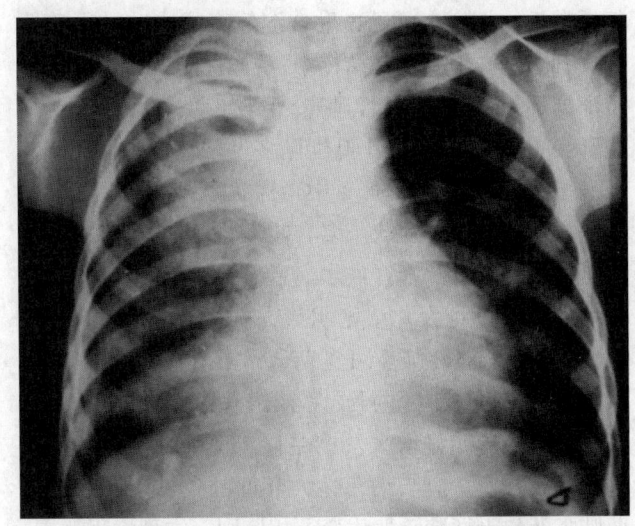

图 21-7　支气管淋巴结结核支气管淋巴瘘

男，3 岁。患支气管淋巴结核 4 个月，近日发热伴咳喘。胸部正位片：右气管旁肿大淋巴结内气液面，示支气管淋巴瘘形成，右中叶大块实变及不张，右肺门淋巴结肿大，肺内播散。

（4）支气管播散：支气管结核和原发灶液化崩溃后可导致支气管播散。

（5）原发空洞形成：原发灶中间发生干酪性坏死，液化崩溃后形成原发空洞。

（6）干酪性肺炎：干酪性坏死淋巴结穿孔或原发空洞进一步扩散可导致大叶性或小叶性干酪性肺炎。

（7）血行播散：可导致急性粟粒型肺结核或全身粟粒结核病。

伴有病变进展或种种恶化的不良病程多见于 3 岁以下婴幼儿，发生在初染 6 个月内。这时病程迁延曲折，可达 2~3 年或更久。在有严重合并症时预后不良。

抗结核治疗一般强化期阶段应用 HRZ 2~3 个月，继续期应用 HR 4~6 个月。浸润病变大及中毒症状重者，或支气管淋巴结结核导致呼吸困难时，可加用激素，泼尼松 0.5~1mg/（kg·d）。

（二）支气管结核

儿童患原发性肺结核时，淋巴结结核病变蚀破支气管壁，即发生淋巴结-支气管瘘，导致支气管结核（bronchial tuberculosis）。支气管黏膜充血、水肿，腔内有干酪性坏死和肉芽组织形成，产生管腔狭窄、阻塞，引起肺气肿或肺不张。大约30%~60%儿童原发肺结核合并支气管结核,易误诊为支气管异物、哮喘和迁延性肺炎[2]。

临床表现为咳嗽、咳痰、咯血,如遇大量干酪样物质突然破溃入支气管,可引起阵咳、喘息、青紫甚至窒息。影像学表现为局限性肺实变、肺不张或肺实变-不张,位置限于1~2个肺段或肺叶,统称为"肺段病变",多见于右中叶和右上叶前段。支气管管腔如被活瓣性肉芽组织堵塞可发生阻塞性肺气肿或一肺叶肺不张、邻近一肺叶肺气肿(图21-8)。此外,可见支气管壁增厚,扭曲变形,管腔狭窄,支气管播散(图21-9)。由于支气管结核所引起的肺实变或肺不张长久不能恢复,可发生纤维性变,继发支气管扩张。支气管镜检查有助于诊断,可发现:①肿大淋巴结压迫支气管致管腔狭窄;②支气管腔内干酪性坏死及肉芽组织。支气管镜下分型:①黏膜型:支气管黏膜粗糙、充血、水肿、花斑、纵形皱褶、糜烂、溃疡、分泌物增多、血管走行粗乱及触之易出血等表现;②干酪型:黏膜干酪坏死形成、黄白色点斑样病灶及脓苔不易脱落;③管腔型:管腔炎性狭窄、开口肿胀、不规则、闭塞、牵拉、移位、结核性肉芽组织增生、通气不畅、管腔牵拉、移位、窦道形成或有管外压迫、隆突转位等;④混合型:以上三型中的任何两型或三型并存。本病应与支气管异物、气管内肿瘤、气管食管瘘等鉴别。主要依据支气管镜下表现结合影像学表现、结核感染免疫学检查和结核分枝杆菌检查结果。治疗除应用口服抗结核药物外,可加用异烟肼雾化,合并喘息和呼吸困难时可加用泼尼松0.5~1mg/(kg·d)。对气道内肉芽和干

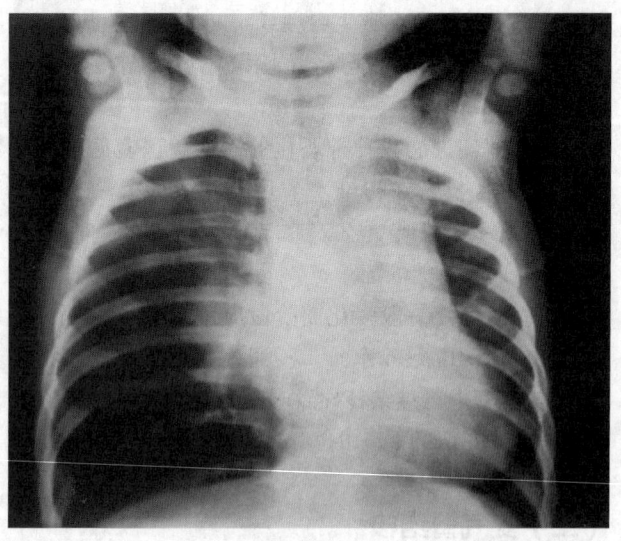

图21-8 右支气管结核右下叶大叶性肺气肿
患儿,女,6个月。间断咳嗽,喘息2个月伴发热,PPD阳性。胸部正位片:右上肺暗,纹理聚拢于肺门区周围见一三角形均匀暗影,右下肺透光度增高,体积膨大,纵隔左移,右膈压低,示支气管阻塞,引起之右下叶大叶性肺气肿,右上叶不张,支气管镜发现右下叶开口处有干酪样物阻塞

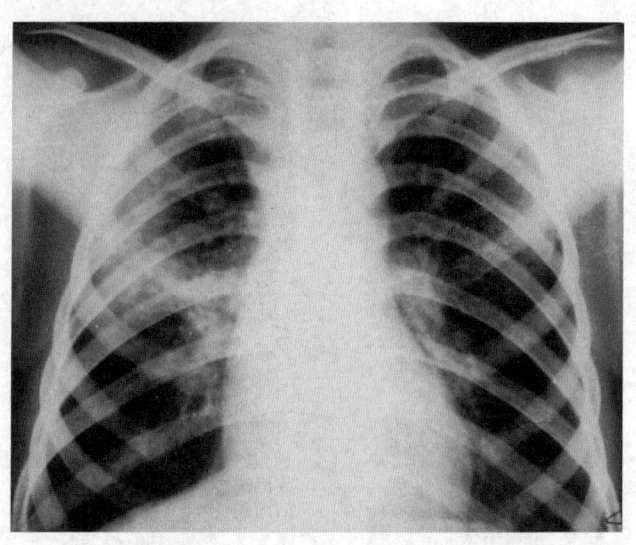

图21-9 支气管结核引起支气管播散
胸部正位片:右肺门增重模糊,同侧肺中上野见沿纹理分布的斑片状播散灶。

酪阻塞的患者,可进行嵌取或冷冻、电凝等方法。对气管、支气管瘢痕挛缩造成的管腔狭窄,可用球囊扩张。

(三)干酪性肺炎

干酪性肺炎(caseous pneumonia)为小儿原发性肺结核中最严重的病型之一。在小儿抵抗力低下,对结核菌的过敏反应强烈的情况下,带有大量结核菌的干酪样物质进入肺组织即可造成干酪性肺炎。最多见支气管淋巴结干酪样物质破溃入支气管,再吸入肺部引起;也可能是原发灶液化崩溃进一步扩散而成;肺内新鲜的血行播散性结核病变可迅速融合溶解变成小叶性干酪性肺炎;此外,在继发性肺结核中,浸润性病变可呈现大量干酪样坏死,形成干酪性肺炎,但较少见。大叶性干酪性肺炎多见于婴幼儿,小叶性则多见于较大儿童。前者起病多较急,有高热和严重中毒症状,后者可较缓,有长期低热和慢性中毒症状。多有咳嗽、咳痰甚至咯血。肺部可闻及支气管呼吸音或水泡音。影像学表现:大叶性干酪性肺炎可见大片浓密阴影,内有空洞(图21-10A、B);小叶性干酪性肺炎可见两肺散在密度不均之团块状阴影,内有蜂窝状空洞或大小不等之无壁空洞。外周血中性粒细胞明显增多及核左移。痰及胃液中可找到结核分枝杆菌。应与细菌性大叶性肺炎、肺脓肿、曲霉菌肺炎及先天性肺囊性病变等相鉴别。本型病程严重,预后不佳。但如能及时进行抗结核药物治疗,多数病例可吸收好转,随后广泛钙化而治愈;部分患儿可转变为慢性纤维空洞型肺结核;少数就诊过晚可死亡,此即所谓"奔马痨",多见于青春期少女。

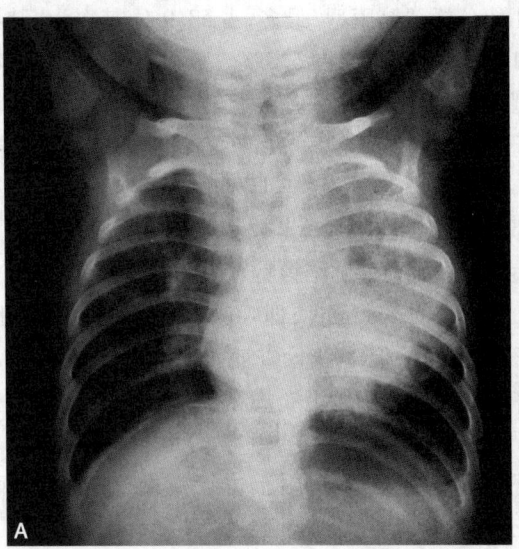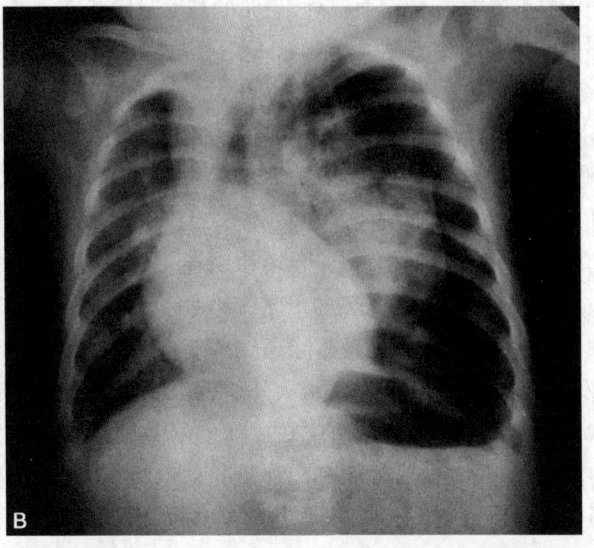

图 21-10　患儿，男，6 个月。　间断发热，咳嗽 2 个月，气促 10 天，其母患活动性肺结核，PPD 试验（++）
A. 干酪性肺炎，左肺实变区内见多个透亮区，下界可见一无壁空洞；B. 同一患儿出现气胸。

（四）结核性胸膜炎

由于初染病灶紧邻胸膜，容易引起胸膜反应，加之，小儿身体对结核分枝杆菌高度过敏，因此小儿原发性肺结核常并发胸膜炎，即结核性胸膜炎（tuberculous pleuritis），以渗出性胸膜炎为最多见。此外又可见叶间胸膜炎、纵隔胸膜炎、包裹性积液和肺底积液等。渗出性胸膜炎多见于较大儿童，根据首都医科大学附属北京儿童医院病例分析，3 岁以上儿童占87.6%。多发生在原发感染 6 个月内。起病可急可缓，有发热，开始为 38~40℃ 高热，1~2 周后渐退为低热，同时有胸痛、疲乏、咳嗽、气促等。积液增多后胸痛渐消失。体格检查可发现患侧呼吸运动受限，气管和心脏向对侧移位，叩诊实音，听诊呼吸音减低。X线检查在中等量积液时可见典型有弧形上缘的致密阴影，半数患儿无肺实质受累，胸腔积液易粘连包裹，引起胸膜增厚（图 21-11）。胸腔积液多为草黄色渗出液，约有 3% 患儿呈淡红色血性，胸腔积液中结核分枝杆菌检测阳性率很低，涂片抗酸染色阳性率低于20%。胸腔积液 ADA 水平>40U/L 对结核性胸膜炎有较高的敏感性和特异性，但在儿童其他感染性胸膜炎如细菌和支原体感染胸腔积液 ADA，水平也有明显升高。鉴别诊断：应与细菌性或支原体肺炎合并渗出性胸膜炎、系统性红斑狼疮或少年类风湿关节炎合并胸膜炎以及肿瘤尤其是淋巴瘤引起的胸腔积液相鉴别。治疗除抗结核、胸腔穿刺或引流外，糖皮质激素可促使退热、渗液吸收并减少胸膜肥厚和粘连[3]。

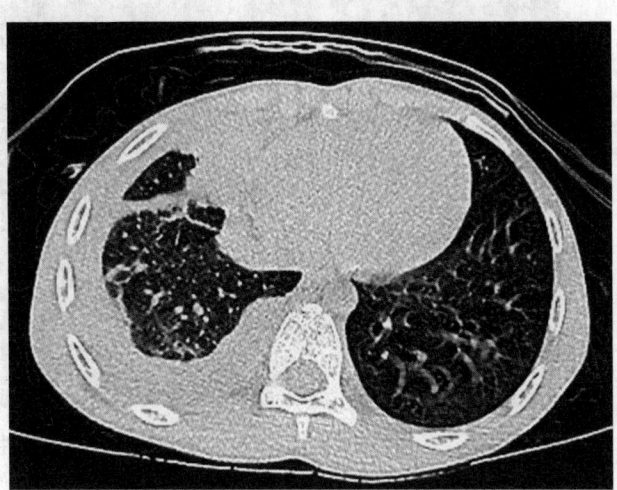

图 21-11　结核性胸膜炎
患儿，男，6 岁，发热 2 个月，肺部 CT 示右侧少量胸腔积液合并右侧胸膜增厚。

二、血行播散性肺结核

血行播散性肺结核为结核分枝杆菌血行播散的结果。在小儿最多见者为急性粟粒性肺结核。

（一）急性粟粒性肺结核

急性粟粒性肺结核（acute miliary tuberculosis）为大量结核菌同时或在极短时间内相继进入血流所引起，因此急性粟粒性肺结核不过是全身粟粒结核病在肺部的表现。主要是胸腔内淋巴结或初染灶干酪样病变破溃侵入血管，大量结核分枝杆菌借血液循环可达全身脏器如肺、脑、脑膜、肝、脾、肾、肠等引起粟粒样结节病变，在病因上除结核分枝杆菌菌血症外,患儿的高度过敏状态是重要因素。麻疹、百日咳和营养不良等常为发病诱因,最多见于婴幼儿初染后 6 个月特别是 3 个月内。近年来,由于 HIV 流行、免疫抑制剂和生物制剂的大量应用,粟粒性肺结核也见于学龄儿童和成人,卡介苗的预防接种可减少粟粒性肺结核的发生率[4]。

起病可急可缓。缓者只有低热和结核中毒症状。但多数起病较急,症状以高热和严重中毒症状为主,类似伤寒,为"伤寒型";有些患儿除高热外有咳嗽、呼吸急促、发绀,即"肺型";有的患儿从开始就出现脑膜刺激症状,即"脑膜型";此外还有"败血症型",除弛张高热和中毒症状外,有全身紫癜和出血现象;少数婴儿表现为消化道症状、营养不良和明显消瘦。根据 235 例患儿的分析,"脑膜型"最多,占 53.9%;其次为"肺型",占 31.5%;"伤寒型"占 5.5%;"败血症型"占 3.6%;不定型 5.5%。"伤寒型"多见于 3 岁以上儿童;"肺型"多见于婴幼儿;"脑膜型"可见于两者,但以婴幼儿为多。

体格检查往往缺乏明显体征。少数患儿晚期在肺部可闻及细湿音。约半数小儿可有全身淋巴结、肝、脾大。急性粟粒性肺结核特点为呼吸道症状、肺部体征和 X 线检查的不一致性,即呼吸道症状多不明显,肺部缺乏阳性体征,但 X 线检查变化明显。肺部 X 线片可见在浓密的网状阴影上布满密度、大小、分布均匀一致的粟粒结节(图 21-12A、B)。婴幼儿由于病灶周围反应显著和易于融合,点状阴影边缘模糊、大小不一而呈雪花状。

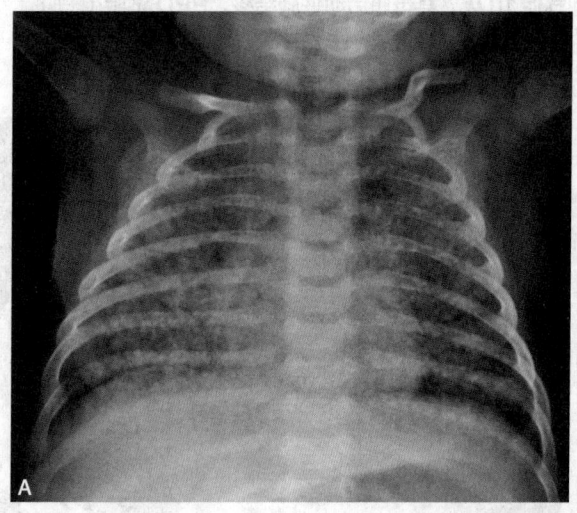
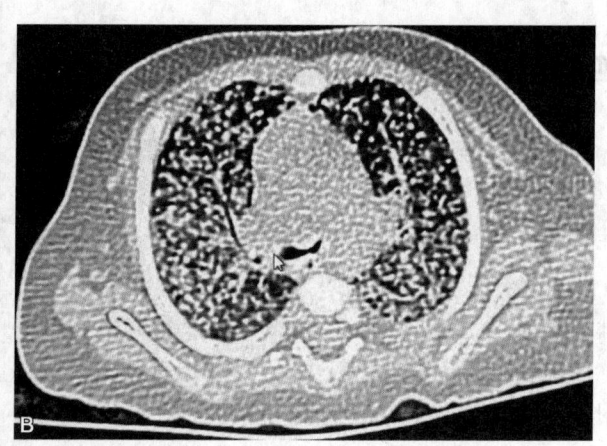

图 21-12 急性血行播散型肺结核

患儿,男,3 个月。发热伴咳嗽 15 天,气促 1 周。A.胸正位:两肺可见均匀粟粒结节影;B.肺 CT:两肺广泛结节影及片影。

病变急剧进展时可形成空洞,有时可见蜂窝性肺气肿、肺大疱、自发性气胸、纵隔气肿和皮下气肿以及急性呼吸窘迫综合征等。临床上一般需在症状出现 1~3 周后才能见到典型 X 线改变。眼底检查 34% 患儿发现脉络膜结核结节。少数患儿可见皮肤粟粒疹,均可协助诊断。化验检查白细胞可减低或升高,约 40% 患儿白细胞升高,有时可达 20×10⁹/L 以上,伴有中性粒细胞增多及核左移,少数患儿有类白血病反应。我们曾见到呈再生障碍性贫血及血小板减少性紫癜以及反应性网状内皮细胞病表现者。血沉多加快,胃洗出液中容易找到结核分枝杆菌。

鉴别诊断:在 X 线典型变化出现前应与流行性感冒、肺炎、伤寒等相鉴别;"败血症型"应与其他败血症及血小板减少性紫癜相区别。在 X 线片已显示粟粒样阴影后,需与急性支气管肺炎、衣原体肺炎、过敏性肺泡炎、嗜酸细胞性肺炎、真菌性肺炎、淋巴瘤、结节病、朗格汉斯细胞组织细胞增生症以及特发性肺含血黄素沉着症等相鉴别。

病程多属急重,但若能及时治疗,预后良好,粟粒阴影完全吸收,粟粒病灶可发生钙化,也可遗留纤维性变。合并症有气胸、纵隔气肿,偶见心力衰竭、呼吸窘迫综合征及弥散性血管内凝血。死亡患儿中少数死于结核性脑膜炎。抗结核药物治疗详见表 21-1、表 21-2,并用激素治疗可促使发热和中毒症状消失,加速病灶吸收和减少肺纤维性变。

(二)亚急性或慢性血行播散性肺结核

亚急性或慢性血行播散性肺结核(subacute or chronic hematogenous disseminated pulmonary tuberculosis)乃

结核菌少量多次进入血液循环,同时患者有相当的免疫力,故发病比较缓慢,过程比较迁延。多见于 10~12 岁以上年长儿童。发病时原发病灶多已硬结钙化,因此是属于继发性肺结核的内源性复发类型。临床上可有慢性结核中毒表现,多有长期低热,有些患者有咳嗽、痰中带血、胸痛等。痰中容易找到结核分枝杆菌。X 线显示两肺有大小不一、密度不均、分布不均的结节状阴影,多数散在两肺中上部,有的病灶属增殖性,较陈旧,有的病灶属浸润性,较新鲜,可发生病灶周围炎甚至融合溶解,出现空洞。此外可见纤维索条状阴影和代偿性肺气肿。本型预后较好。治疗后多数病灶可吸收、硬结或钙化,但如有广泛纤维硬化现象则对儿童肺功能有影响。不及时治疗或病程反复恶化时,可逐渐演变成慢性纤维空洞性肺结核。

三、继发性肺结核

继发性肺结核(secondary pulmonary tuberculosis)又称成人型肺结核,为已感染过结核病的儿童,在原发病变已静止甚至痊愈一个时期后,又发生了活动性肺结核。其发病有两种可能:一为陈旧的原发灶内结核分枝杆菌又重趋活动,引起病灶复燃,称内源性复发;一为原发感染已治愈后再次由外界感染结核分枝杆菌而发病,称外源性重染。继发性肺结核多见于 12 岁以上年长儿童及少年,主要病变为浸润性病变[1]。

儿童继发性肺结核可因肺内病变多少、进展和恶化程度不同,因此症状、体征和 X 线表现可有很大差别。其临床经过大致与成人相同,但由于少年儿童生理解剖及生物免疫上的特点,本病易呈进行性,有播散倾向,多发生两侧性病变,与成人不同,好发于下肺。起病可较缓,少数患者起病急剧。起病隐匿者,病初无症状或症状轻微,有易疲劳、易感冒的表现。早期在体格检查时一般健康状况尚无明显改变,随着炎性浸润和干酪病变的进展,由于结核中毒和自主神经系统功能紊乱,常出现轻重不同的全身症状,如午后低热、夜间盗汗、疲乏无力、食欲缺乏、消瘦等。起病急剧者,病初在短暂畏寒后呈现 39~40℃ 高热,开始为稽留热,持续数周后,逐渐变为弛张热,随体温下降,常伴大量出汗,继之全身疲乏无力。食欲缺乏、体重减轻等更为严重。早期有轻微干咳或仅咳少量白色黏痰,痰中带血或少量咯血,胸痛等。病灶进展破坏大血管或空洞内形成假性血管瘤时,会有中等量甚至大量的咯血。干酪性肺炎患者,咳嗽剧烈,有时可咳出干酪样物质。常合并有肺不张、肺气肿、气胸、胸膜炎等,可表现有气短、呼吸困难等症状。肺部检

查在病变范围较大时可叩诊浊音,听诊时局部呼吸音粗糙、减低或有中小水泡音。

根据病情轻重不一,影像表现差别较大。轻者仅见肺内有小结节状或小球形阴影,病灶范围小。随着炎性浸润和干酪病变的进展,出现渗出性阴影、增殖性病变、空洞以及支气管播散病变。渗出性病变可呈斑片或大叶性分布,重者形成大叶性干酪性肺炎,儿童下叶肺病变多于双肺上叶。

增殖性病变:呈斑点状阴影,排列似"梅花瓣"状阴影,为结核病的典型表现,又称树芽状阴影。

结核球:呈圆形、椭圆形浓密阴影,大小 0.5~4cm,一般为 1.5~3.0cm 比较多见。密度较高,边缘清晰,周边常见结核病灶称为"卫星灶",80% 为结核球的特征。也可见钙化或溶解,溶解区可见半月状,钙化可呈分层状。结核球常有与之相连的引流支气管,引流支气管壁增厚,呈索条状阴影相连。与结核球相邻近的胸膜常见增厚和粘连,亦可见三角形胸膜皱缩影。结核球的边缘可见浅切迹较肺癌的切迹出现频率少,分叶者占25%。一般增大或缩小较缓慢,需数月之久,或 1~2 年方有轻度增大。

结核性空洞:X 线表现为透亮区,薄壁空洞壁较薄,多为圆形、椭圆形。纤维空洞壁厚多超过 3mm,因纤维增生,空洞多不规则,干酪空洞多为不规则溶解而形成,壁厚薄多不均匀,厚部可超过 5~10mm,壁密度中等。空洞可见有引流支气管与之相通,呈粗大条状阴影与空洞相连,引流支气管受结核侵犯,壁增粗而不规则。大空洞常有多支引流支气管相通。

支气管播散病变:肺结核空洞,常有干酪样物质由引流支气管排出,引起同侧或对侧的支气管播散灶,X线表现为沿支气管分布的斑片阴影,呈腺泡排列,或呈树芽状阴影。

小叶间隔增厚:占 34%~54%,表现为索条和网状阴影。

与原发性肺结核不同,继发性肺结核不易发生淋巴播散,故肺门淋巴结不肿大,而浸润病灶容易液化发生空洞,支气管播散是诊断继发性肺结核的主要影像学依据。

根据临床症状、X 线表现及 PPD 试验诊断,约半数以上可在痰中找到结核菌。继发性肺结核需与各种肺炎和肺部真菌病相鉴别;空洞性病变应与肺脓肿、肺囊肿、肺棘球蚴病、韦格纳肉芽肿相鉴别;结核瘤应与肺脓肿、动静脉瘘及肺部各种良性、恶性肿瘤相鉴别。如能早期发现和治疗,病灶多吸收或纤维硬结。如人体抵抗力低下或延误治疗,病变进展恶化可演变成干酪性肺

21章

炎。如病程呈慢性迁延,空洞不闭合且反复出现新的播散病灶,后有广泛的纤维性病变致纵隔移位,逐渐发展为慢性纤维空洞型肺结核,在儿童少见。

(赵顺英)

参考文献

[1] 江载芳,易著文.实用小儿结核病学.北京:人民卫生出版社,2006.

[2] DEY A,SHAH I. Infantile endobronchial tuberculosis. J Family Med Prim Care,2019,8:299-301.

[3] BAYHAN GI,SAYIR F,TANIR G, et al. Pediatric pleural tuberculosis. Int J Mycobacteriol,2018,7(3):261-264.

[4] SHARMA SK,MOHAN A. Miliary Tuberculosis. Microbiol Spectr,2017,5(2):10.

第3节 肺外结核病

肺外结核病(extrapulmonary tuberculosis)指结核病变发生在肺以外的器官和部位。如淋巴结(除外胸内淋巴结)、骨、关节、泌尿生殖系统、消化道系统、中枢神经系统等部位。儿童免疫功能不成熟,肺部结核病变容易发生淋巴和血行播散引起肺外结核病,肺外结核病发生率较高,可占儿童结核病的20%~40%。

一、结核性脑膜炎

结核性脑膜炎(tuberculous meningitis)是小儿结核中最严重的病型,好发于1~5岁小儿,以冬春季发病较多[1]。

【感染途径与发病机制】

1. 结核菌侵入血液,形成结核菌血症,经血液循环播散到脑膜,或脉络丛血管引起。它常为全身血行播散型结核的一部分,婴幼儿多为此感染途径。首都医科大学附属北京儿童医院收治的1 180例结脑患儿,89%合并活动性肺结核,特别是0~3岁年龄组,96%合并肺结核,其中肺粟粒结核占45.67%。

2. 结核感染后,可发生隐匿的血行播散,在中枢神经系统及其附近组织形成结核病灶(即Richie病灶),当机体内外因改变,结核病灶破裂,排出大量结核菌至蛛网膜下腔而发病,往往见于年长儿。首都医科大学附属北京儿童医院1 180例统计资料,8~14岁年龄组,胸部正常者占18%,陈旧性肺结核占8.7%,考虑与此感染途径有关。

此外,证实颈椎结核可以直接蔓延侵犯脑膜,但极罕见。其他疾病、免疫功能低下、头部外伤可促使结脑发病。

【病理变化】

1. **脑膜病变** 脑膜血管充血、水肿、脑膜混浊、粗糙,失去光泽,大量白色或灰黄色渗出物,颅底可有渗出性粘连、增厚、机化、挤压包埋脑神经。颅底脑膜炎症是结核性脑膜炎的重要的特征性病理表现。

2. **脑实质病变** 脑膜炎症病变可累及脑皮质,因而出现脑炎改变,首都医科大学附属北京儿童医院152例结核性脑膜炎的病理资料显示,脑实质病变占75%。

3. **脑血管病变** 结核性脑膜炎时,由于炎症的渗出和增殖可产生动脉内膜炎或全动脉炎,动脉内、外膜可有细胞浸润、充血、水肿。随着病变的进展,内膜纤维蛋白渗出,内皮组织增生呈洋葱样阻塞管腔,可发生闭塞性动脉内膜炎,首都医科大学附属北京儿童医院152例结核性脑膜炎的病理资料显示,脑血管病变占61.2%。

4. **脑积水改变** 结核性脑膜炎时炎症侵犯脑室内脉络丛及室管膜,使脑脊液分泌增加,结核性炎症渗出使脑脊液循环通路阻塞以及炎症影响使蛛网膜颗粒的吸收障碍诸多因素,可发生交通性脑积水或梗阻性脑积水、脑室扩张。首都医科大学附属北京儿童医院病理资料显示脑积水发生率64.4%,甚至在病程早期有时也可见到轻度脑积水。如笔者观察到在不合并临床结脑的急性血行播散型肺结核患儿中,头颅CT扫描发现轻度脑室扩张,提示脑积水出现早,发生率高,并且严重是结脑的特点。

5. **脊髓病变** 结脑常伴有脊髓蛛网膜炎,可有炎症渗出,脊膜肿胀、充血、水肿和粘连,粘连将蛛网膜下腔完全闭塞,影响脊髓腔脑脊液循环。

【临床表现】

1. **临床症状**

可分为两大类:一般结核中毒症状和神经系统症状。

（1）一般结核中毒症状：包括发热、食欲缺乏、消瘦、睡眠不安、性情及精神改变和功能障碍症状。

（2）神经系统症状包括 5 个方面：

1）脑膜刺激症状：由于脑膜炎症直接刺激软脑膜，患儿可有恶心、呕吐、头痛、颈强直、布鲁辛斯基征和克尼格征阳性。

2）脑神经损害症状：由于结脑炎症和颅底炎症渗出物刺激包埋脑神经，以及脑血管病变和脑结核病侵犯脑神经中枢均可影响脑神经，常见中枢性面神经及舌下神经麻痹及周围性面神经、动眼神经、展神经麻痹。

3）脑实质受损症状：最常见偏瘫、失语、肢体异常运动、舞蹈样表现等，以及少见的尿崩症、肥胖、脑性失盐综合征等表现。

4）颅压增高现象：结核性脑膜炎脑积水出现早且严重（图 21-13），是结脑颅压增高的主要原因，表现为头痛、呕吐、肌张力增高、惊厥、意识障碍等，以及出现脑疝危象。

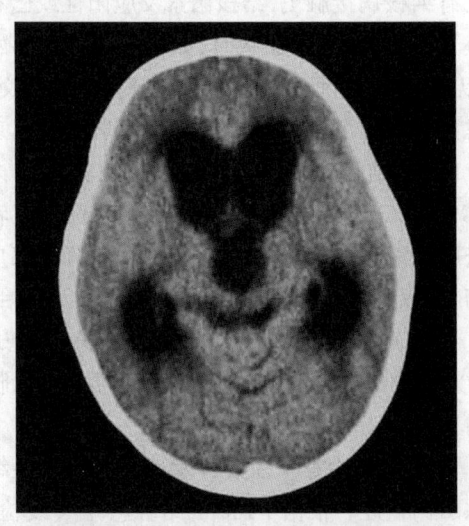

图 21-13　结核性脑膜炎合并脑积水
患儿，女，2 岁 4 个月，发热 12 天，抽搐、呕吐 3 天，未接种卡介苗，PPD 试验（++）。脑脊液呈典型结脑改变，涂片找到结核分枝杆菌。

5）脊髓障碍症状：表现为脊神经受刺激出现根性疼痛，以及截瘫、大小便失禁或潴留等。

2. 病程分期

（1）前驱期（早期）：约 1~2 周。临床表现主要是结核中毒症状，患儿可有发热、食欲缺乏、睡眠不安、烦躁好哭或精神呆滞、不喜游戏，年长儿可述头疼，一般多轻微。

（2）脑膜刺激期（中期）：约 1~2 周。头痛持续并加重，伴呕吐，多为喷射性呕吐，知觉过敏，易激惹，烦躁或嗜睡交替出现，可有惊厥发作，但发作后意识尚清，往往出现便秘伴舟状腹。此期患儿前囟饱满或膨隆，克尼格征、布鲁辛斯基征及巴宾斯基征阳性，浅层反射一般减弱或消失，腱反射亢进，此外常出现肌肉震颤及皮肤红色划痕等，可以出现脑神经麻痹、颅压增高和脑积水的症状、体征以及偏瘫症状。

（3）昏迷期（晚期）：约 1~3 周。以上症状逐渐加重，神志由意识朦胧、半昏迷而进入昏迷，阵挛性或强直性痉挛发作频繁，颅压增高及脑积水症状更加明显，可呈角弓反张，去脑或去皮质强直，终因伴呼吸和心血管运动中枢麻痹死亡。

格拉斯哥昏迷评分（Glasgow coma scale, GCS）通过检测患儿的睁眼反应、运动反应和言语反应等对意识水平进行评分，结合临床表现可用于评价结脑患儿的严重程度并确定其预后。国外文献多通过 GCS 评分将结脑分为三期：1 期（Stage 1）：GCS 评分 15 分，意识清楚，无局灶性神经系统体征；2 期（Stage 2）：GCS 评分 11~14 分，或 GCS 15 分伴轻度局灶性神经系统体征如脑神经麻痹和偏瘫等；3 期（Stage 3）：GCS 评分<11 分，患者表现晚期症状，例如昏迷、频繁抽搐和多发或重度偏瘫[2]。

婴幼儿结脑患儿分期可以不明显，前驱期短暂或缺如，可以惊厥为首发症状。笔者曾统计 128 例<6 个月婴儿结脑的临床症状，就诊时已有 67% 发生惊厥，约 1/3 的患者惊厥发生在病程的 3 天以内，其中 10.9% 以惊厥为首发症状。颅压增高症状因颅缝开裂、前囟未闭可以暂时得到缓冲，呕吐发生率低，与较大年龄组相比，消化道症状便秘不明显，多为腹泻，呼吸道症状突出，呼吸困难、喘憋较为明显。

3. 病程　一般为 3~4 周，无特效治疗以前，死亡率为 100%。自出现抗结核药后，如能早期诊断，正确治疗，可完全治愈。

4. 脑脊液改变　压力增高（200~360mmH$_2$O），也可因炎性粘连、椎管梗阻而压力降低。

外观：早期多为无色透明，而中期或晚期可为混浊，呈玻璃样，浅黄或橙黄色。65% 的结脑患儿脑脊液标本静置 24 小时，可有薄膜形成，典型的薄膜呈漏斗状，从液面中央倒置至试管底部，涂片检查更易找到结核分枝杆菌。

pH 值降低呈酸性。白细胞轻~中度增高[（25~500）×10^6/L]，约 2/3 病例白细胞在（100~500）×10^6/L，约 5% 病例白细胞超过 1 000×10^6/L。大多数病例（约 86%）以淋巴细胞占优势，但在急性期或恶化期中性粒细胞可以占优势。一般经过 1 周左右，转变为淋巴细胞占优势。偶见结脑患儿脑脊液白细胞数始终在正常范围。

21 章

脑脊液蛋白增高大多在 40~300mg/L 之间,蛋白含量显著增高多提示脑脊液循环发生障碍,脊髓蛛网膜炎性粘连,椎管梗阻。脑脊液糖含量降低。氯化物降低较化脓性脑膜炎明显。糖和氯化物同时降低是结脑的典型改变。

结脑脑脊液改变常最早出现白细胞升高,其次是蛋白升高,再其次是糖和氯化物下降。在结脑的早期糖和氯化物可以正常。小儿结脑经治疗后脑脊液中的糖首先升高,继而白细胞下降,蛋白降低,糖持续降低往往提示预后不良。

【临床分型】 根据小儿结脑的病理变化、临床表现和病程轻重,可分为以下 4 型:

1. 浆液型 其特点为浆液渗出物只局限于脑底,脑膜刺激症状和脑神经障碍不明显,脑脊液改变轻微,生化检查方面正常,经抗结核药治疗症状及脑脊液改变很快消失。多在粟粒性结核病常规腰穿时发现。根据首都医科大学附属北京儿童医院对 1 030 例结脑患儿的分析,本型占 2.1%,全部属早期病例,占所有早期结脑病例的 1/2。

2. 脑底脑膜炎型 为常见的一型。炎性病变主要位于脑底,但浆液纤维蛋白性渗出物可较弥漫。其临床特征为有明显的脑膜刺激症状及脑神经障碍,可有程度不等的颅压高及脑积水症状,但没有脑局灶性症状,脑脊液有典型结脑变化。根据首都医科大学附属北京儿童医院观察,本型占结脑总数的 52.5%,可见于各年龄组。其中 75.5% 属中期,14.6% 属晚期。本型较浆液型预后差,但及时诊断,正确治疗,病程经过一般仍属良好,如感染的结核分枝杆菌为原发耐药菌,则疗效不佳,预后差。

3. 脑膜脑炎型 当脑底脑膜炎型诊断或治疗延误,炎症病变常从脑膜蔓延到脑实质,病理上可见脑实质炎症充血或出血,多数为点状出血,少数呈弥漫性甚至大片出血。发生血管病变如闭塞性动脉内膜炎时,可见到脑梗死和软化,部分病例可见到单发或多发结核瘤,并可引起局灶性症状。结核病变在脉络丛或脑室管膜可引起脑室管膜炎;当炎症波及间脑时可出现自主神经功能紊乱;炎症如蔓延到延髓或压迫延髓时可出现迷走神经综合征而导致死亡。除脑膜刺激症状、脑神经受损症状及脑实质损害症状外,颅压最高及脑积水症状明显。本型较前两型严重,病程长,常迁延伴有恶化及复发。脑脊液变化较脑底脑膜炎型轻,且可较快恢复正常,与临床好转不相平行。我们观察本型占结脑总数的 43.9%,年龄多幼儿,3 岁以下为 77%。预后差,脑实质损害及脑积水严重者,即使临床恢复,亦常留有严重后遗症。

4. 结核性脑脊髓软、硬脑膜炎型(或简称脊髓型) 炎症病变不仅限于脑膜和脑实质,且蔓延到脊髓膜及脊髓。除脑和脑膜症状外,又有脊髓及神经根的障碍,如截瘫、腱发射亢进、震颤、感觉障碍、括约肌功能障碍(尿潴留、顽固性便秘或大小便失禁)、神经性营养障碍(肢体水肿、压疮)等。脑脊液通路梗阻:有明显的蛋白、细胞分离现象,脑脊液可呈黄色,蛋白达 10g/L(1g/dl)以上,甚至有达 40~50g/L(4~5g/dl)之多。病程长,预后不良。本型占结脑总数的 15%,多见于年长儿,病程长,临床恢复慢,如不合并脑积水,一般死亡率不高,但常遗留截瘫后遗症。

【诊断】 TBM 的早期诊断和治疗在确定疾病预后方面起着至关重要的作用。鉴于早期症状通常是非特异性的,因此具有挑战性,需要高度怀疑。

1. 早期诊断 依靠详细询问病史包括密切接触史及 BCG 接种史,周密的临床观察及对本病的高度警惕性。凡有结核病接触史,结核菌素反应阳性或已有结核病的小儿,当出现下列症状时,如性情改变、轻微发热、头痛、无原因呕吐、顽固性便秘或嗜睡及烦躁相交替时,应考虑到本病的可能性。首都医科大学附属北京儿童医院 1 180 例结脑中,63% 有结核病接触史,92% 未接种过 BCG,约 1/3 发生于春天,凡临床上怀疑本病者应及时检查脑脊液。在诊断未确定时,不可用肾上腺皮质激素等药物,以免掩盖症状、耽误早期诊断和及时治疗。

2. 对可疑为本病的小儿应早做结核菌素试验或 γ 干扰素释放试验,阳性反应对诊断有帮助,结脑患儿 PPD 可阴性。

3. 胸部影像检查 多数可发现肺内活动性结核病灶或陈旧钙化灶。根据 1 180 例结脑患儿 X 线检查,显示 86.9% 有活动性肺结核,其中属于粟粒性肺结核的 454 例,占活动性肺结核的 44.2%。但需注意亦有 8.6% 患儿肺部正常,这些都是年长儿。

4. 脑脊液病原学检查 脑脊液涂片抗酸染色找到结核分枝杆菌或培养结核分枝杆菌阳性是最可靠的诊断根据,但阳性率一般低于 20%,应尽量争取在未进行治疗以前留取标本检查。将脑脊液静置后形成的蛋白膜固定于玻璃片做抗酸染色,可提高结核分枝杆菌检出率。基于 PCR 的核酸扩增技术(NAAT)可从脑脊液中快速检测结核分枝杆菌 DNA,使病原学检出阳性率提高。新型分子诊断技术 Xpert MTB/RIF 检测被世界卫生组织推荐所有怀疑结脑患儿脑脊液的初始诊断方法,该方法可在 2 小时内检测出结核分枝杆菌 DNA 以及是否利福平耐药,其汇总敏感性和特异性可达到 80% 和

97%。脑脊液病原学检查阴性,临床不能排除结脑,不能停止经验性的抗结核治疗。

5. 脑 CT 检查　结脑在 CT 扫描上可显示直接和间接征象,直接征象有结核瘤、基底池渗出物及脑实质粟粒状结核灶等,有助于结核病诊断;间接征象有脑水肿、脑积水及脑梗死等。

(1) 脑膜密度增强:非增强 CT 扫描在脑底部可显示各脑池失去正常的透明度、轮廓模糊,脑膜广泛密度增强。增强 CT 扫描时脑膜伴明显强化,以血管周围强化最明显,呈边缘不清,高密度线状强化影。最常见的部位是鞍上池、环池、脑基底池、外侧裂。

(2) 脑实质粟粒状结核灶:是结脑早期脑组织内形成的粟粒状肉芽肿。CT 表现为广泛分布于大脑皮质或脑组织内细小的低密度或等密度结节,明显强化,散布于大脑与小脑区。

(3) 脑结核瘤:脑结核瘤可见于天幕上,如额、顶、颞叶,天幕下者多见于小脑半球蚓部。脑实质内出现梅花样、串珠样高密度影为结核瘤的特异性 CT 影像,具有定性诊断价值。

(4) 脑水肿:在结核灶周围呈大片低密度水肿带,无强化。

(5) 脑积水:可为交通性或梗阻性,CT 表现为脑室扩张。

(6) 脑梗死:最常见于大脑中动脉供血区,CT 表现为广泛的低密度病灶。大脑中动脉和前动脉可同时受累,大脑后动脉受累较少。

(7) 结核性脑脓肿:CT 平扫显示脓肿呈单发或多发圆形或椭圆形低密度区,灶周水肿明显。增强后呈环形强化,环壁可薄可厚,灶周水肿占位效应明显。深部脓肿可侵入脑室,引起结核性脑室炎、室管膜炎和脉络丛明显强化,亦可与结核瘤或和脑膜炎并存,脑膜强化和结节或小环形强化。结核脓肿少见。

6. MRI 表现　对于结核性脑膜炎,MRI 的诊断优于 CT,具有高度敏感性和特异性定位,特别是对于基底节的异常信号灶检出阳性率明显优于 CT,主要 MRI 表现为:①脑基底池闭塞与明显强化;②脑内结核瘤:MRI 增强显示的瘤灶比 CT 增强明显,可呈多发性,结节状强化或环型强化(图 21-14);③局灶性脑缺血与脑梗死:基底节最多见,次为丘脑、中脑及脑室周围深部白质,呈长 T_1 与 T_2 信号;④局灶性脑出血:多见于基底节,乃梗死后出血的表现,结核性血管炎易于引起出血性脑梗死;⑤脑积水:室旁脑水肿呈长 T_1 与 T_2 信号;⑥结核性脑脓肿:呈单发或多发圆形或椭圆形低密度区,灶周水肿明显,增强后呈环形强化;⑦钙化斑。

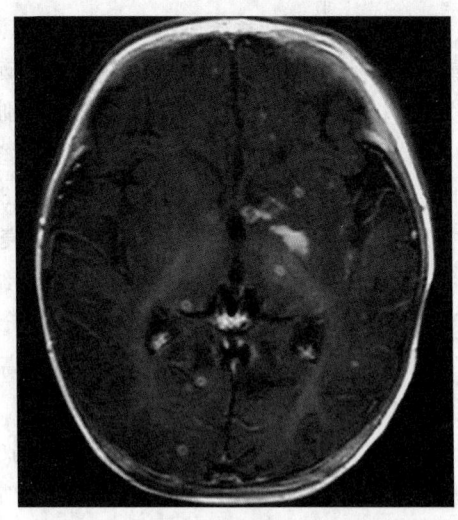

图 21-14　结核性脑膜炎合并脑结核瘤
患儿,男,6 个月,间断发热 20 天,右侧肢体无力 6 天。头颅 MRI:脑内多发环状和结节状强化,左侧基底节区脑梗死

7. 脑电图检查　急性期患儿绝大多数脑电图异常,表现为弥漫性 δ(3 周/s 以下)及 θ(4~7 周/s)慢活动,不对称。可见不对称偶发尖式棘波;重度异常时可见明显不对称,多发尖、棘、尖~慢、棘~慢等病理波。于合并结核瘤或局部脑梗死时可见占位性或局灶性改变:表现为局部 δ 波。但脑电图的改变无特异性,仅可作为临床的辅助诊断,对病原的鉴别诊断方面意义不大,而对随访治疗效果、判断预后及后遗症有帮助。

8. 脑脊液腺苷脱氢酶测定　结脑患者脑脊液腺苷脱氢酶的活性高于正常(正常人<9U/L),试验的敏感性高,简单易行,可作为早期诊断的协助。

【鉴别诊断】　在明显的脑膜刺激征出现之前,应与一般非神经疾患鉴别,包括上呼吸道感染、肺炎、消化不良、伤寒、手足搐搦症等,此时脑脊液检查即可明确诊断。在出现脑膜刺激症状及体征后,甚至在脑脊液检查后仍需与一系列中枢神经系统疾病相鉴别。

1. 化脓性脑膜炎　由于结脑起病急者容易误诊为化脓性脑膜炎;反之,化脓性脑膜炎经过不规则抗生素治疗而脑脊液细胞数不甚高时,又易误诊为结脑。2 岁以下小儿约有 15% 在住院前被误诊为化脓性脑膜炎,其中最易混淆者为流感嗜血杆菌脑膜炎,因其多见于 2 岁以下小儿,脑脊液细胞数有时不甚高。其次为脑膜炎双球菌脑膜炎及肺炎链球菌脑膜炎。鉴别时除结核病接触史、PPD 试验及肺部 X 线检查可协助诊断外,重要为脑脊液检查,在细胞数高于 1 000×10⁶/L,且分类中以中性粒细胞占多数时,应考虑化脓性脑膜炎,但更重要的是细菌学检查。

21章

2. 病毒性中枢神经系统感染 主要是病毒性脑炎、病毒性脑膜脑炎及病毒性脊髓炎均可与结脑混淆，其中散发的病毒脑炎比流行性者更需要加以鉴别。

（1）流行性乙型脑炎：流行于夏秋季，重症多起病急剧凶险，早期即有脑炎症状，发热、头痛、嗜睡，3~4日后进入极期，出现高热、抽搐、昏迷及呼吸循环衰竭，此时与结脑鉴别困难不大，而轻型病例易与早期结脑混淆，结脑早期出现脑实质损害症状者有时易误诊为脑炎，但乙脑有流行病史，脑脊液中蛋白只轻度升高，糖及氯化物正常或增高都有助于鉴别。

（2）腮腺炎脑膜脑炎：可在冬春季流行或散发，尤其是腮腺肿大前或根本不出现腮腺肿大的患儿常造成诊断困难。脑脊液可与结脑相似，白细胞一般为（25~500）×10^6/L，个别达数千。3岁以下的婴幼儿，脑脊液细胞数增高更明显，淋巴细胞占90%~96%，2/3病例蛋白增高，糖可以降低，迁延病例糖降低更明显，甚至有糖长期降低的报道。腮腺炎病毒可以直接侵犯脑组织，可致脑室上皮细胞脱落，使中脑导水管阻塞，导致梗阻性脑积水，更易误诊为结脑，鉴别时注意寻找结核性脑膜炎的确切依据及腮腺炎接触史，测定腮腺炎病毒抗体等。

（3）脊髓灰质炎：在夏秋季流行，起病较急，有典型的双峰热型，多无意识障碍，受累肢体腱反射消失，弛缓性麻痹发生较快，与结脑之肢体瘫痪发生较晚且为强直性麻痹不同。

（4）肠道病毒：如柯萨奇病毒、埃可病毒所致的脑炎或脑膜炎多见于夏秋季，起病较急，脑膜刺激征明显，可有皮疹及肌肉痛，病程较短。

（5）淋巴细胞性脉络丛脑膜炎：由淋巴细胞性脉络丛脑膜炎病毒引起的中枢神经系统感染，多在冬春季发生，常见的是感冒症状，在发热及全身症状缓解后出现脑膜炎症状，其特点为起病较急，病程较短，一般在7~10日可恢复，预后良好，脑脊液特点为淋巴细胞占绝大多数，可达95%以上。糖正常，蛋白轻度增高，确诊需要脑脊液病毒分离或血清病毒抗体检测的证据。

各种病毒性脑膜炎的诊断要点为：①常有特定的流行季节；②各有其特殊的全身表现，如肠道病毒可伴有腹泻、皮疹或心肌炎；③脑脊液改变除细胞数及分类与结脑不易鉴别外，生化改变则不相同，病毒性脑膜脑炎脑脊液糖及氯化物正常或增高，蛋白增高不明显，多低于1g/L（100mg/dl）；④各种病毒性脑炎或脑膜炎有其特异的实验室诊断方法，如血清学检查及病毒分离等。

3. 新型隐球菌脑膜脑炎 其临床表现、慢性病程及脑脊液改变可酷似结脑，但病程更长，可伴有自发缓解。慢性进行性颅压高症状比较突出，与脑膜炎其他表现不平行。本病在小儿较少见，较易误诊为结脑。确诊靠脑脊液涂片，用墨汁染色法可见圆形、具有厚荚膜折光的隐球菌孢子，沙保培养基或补体结合试验检测血和脑脊液中隐球菌多糖抗原可辅助诊断。

4. 脑脓肿 脑脓肿患儿多有中耳炎或头部外伤史，有时继发于脓毒败血症，常伴有先天性心脏病。脑脓肿患儿除脑膜炎和颅压高症状外，往往有局灶性脑征。脑脊液改变在未继发化脓性脑膜炎时，细胞数可从正常到数百，多数为淋巴细胞，糖及氯化物多正常，蛋白正常或增高。鉴别诊断困难时可借助于超声波、脑电图、脑CT及脑血管造影。

5. 脑肿瘤 脑肿瘤可误诊为结脑，原因为：①小儿肿瘤70%位于幕下，尤多位于第四脑室及小脑，由于小脑幕下颅腔较小，易有颅压高现象。但在小婴儿由于颅缝易于裂开，使颅压高现象明显时才出现症状，病程看来似甚短暂，与一般较大儿童病史较长不同。②小儿脑瘤多位于中线上，常缺乏定位症状。③小儿常见之脑室管膜瘤多可有脑膜刺激症状。④婴幼儿常见的髓母细胞瘤可经蛛网膜下腔播散转移，易发生脑征、脑神经障碍及脑脊液改变，甚似结脑。

但脑肿瘤与结脑不同之处为：①较少发热；②抽搐较少见，即使有抽搐也多是抽搐后神志清楚，与晚期结脑患儿在抽搐后即陷入昏迷不同；③昏迷较少见；④颅压高与脑征不相平行；⑤脑脊液改变甚少或轻微；⑥结核菌素试验阴性，肺部正常。为确诊脑瘤应及时作脑CT扫描以协助诊断。

6. Mollartic 复发性脑膜炎 又称良性复发性无菌性脑膜炎，是脑膜炎的一种特殊类型，是短暂的反复发作的无菌性脑膜炎症，多突然发病，出现发热、头痛、呕吐、背痛、肌肉痛、颈强直，有脑膜刺激征，症状可在数小时内达高峰，脑膜刺激征一般持续1~3天，大多数病例有反复多次脑膜炎发作，每次持续2~7天，但也有些患者症状长达数周才缓解，发作间歇期为数周至数月，病程1~11年。本病发病时脑脊液细胞为数百至数千，蛋白轻度增高，糖在正常低限，也可轻度降低。由于本病较罕见，常误诊为结脑。根据反复发作的临床特点，良性过程一般鉴别不难，可在发病的12~24小时脑脊液中可查找大型的内皮细胞（大单核细胞）可以确诊。

7. 狼疮脑病 系统性红斑狼疮合并中枢神经系统损害不少见。可表现为脑血管病、颅压增高、无菌性脑膜炎，典型病理诊断不难。但对一些不典型病例，特别是中枢神经系统损害出现早，多系统损害的症状不突出，脑脊液为无色、透明、细胞数轻-中度增高、蛋白轻度增高与早期结脑也有混淆之处,可造成误诊。特别是少数病例,脑脊液还可表现糖、氯化物轻度下降,更易误诊,鉴别时应注意系统性红斑狼疮多系统损害,尤其是关节、皮肤、肾脏损害以及血沉明显增快,自身免疫抗体阳性等可以鉴别。

8. 小儿急性偏瘫　它不是一个独立的疾病,而是多种原因引起的综合征。它可以由病毒、细菌、结核、风湿等多种病因引起的脑动脉缺血性或阻塞性疾病所致。患儿常有发热,突然出现的偏瘫,脑脊液检查正常或轻微改变,临床上出现急性偏瘫的患儿,应追寻病因学的诊断。结核性脑动脉炎以急性偏瘫起病,脑膜炎症状不典型,脑脊液改变轻微,常误诊为病毒性脑炎合并急性偏瘫。因此,对于急性偏瘫的患儿一定要寻找病因,特别是结核感染的症状,以免发生漏诊、误诊。

典型的结脑诊断比较容易,但有些不典型的,则诊断较难。不典型结脑约有以下几种情况:①婴幼儿起病急,进展快,有时可以惊厥为第一症状;②早期出现脑实质损害症状,表现为舞蹈症或精神障碍;③早期出现脑血管损害,表现为肢体截瘫者;④同时合并脑结核瘤时,可似颅内肿瘤表现;⑤其他部位的结核病变极端严重,可将脑膜炎症状和体征掩盖而不易识别;⑥结核性脑膜炎紧随着急性传染病及头部外伤时;⑦在抗结核治疗过程中发生脑膜炎时,常表现为顿挫型。对于以上各种不典型的情况,诊断需特别谨慎,防止误诊。

【并发症与后遗症】　由于治疗过晚或不规则,或病情较重,可出现各种不同程度的并发症。并发症最常见的为脑积水、脑实质损害、脑出血、脑软化及脑神经障碍等。前三种常为结脑的死亡原因。其临床表现为脑积水、去大脑强直、肢体瘫痪、癫痫、类舞蹈样手足徐动、失明、失语等,可在治疗过程中逐渐消失而无后遗症;也可持久存在,形成不同程度后遗症,如常见较轻者有斜视、面神经麻痹、轻度肢体瘫痪、头痛,轻微的精神和行为障碍(如兴奋、多语、智力迟钝、记忆力差)及内分泌障碍(如轻度肥胖症等)。严重后遗症包括脑积水、肢体瘫痪、癫痫、失明、失语、智力低下、尿崩症等。

【预后】　影响预后的因素主要取决于以下情况:

1. 原发耐药　感染原发耐药菌株已成为临床治疗上的难题,严重影响了结脑的预后,增加了病死率。

2. 治疗早晚　治疗越晚,病死率越高。

3. 年龄　患儿年龄越小,脑膜炎发展越快,越严重,因此病死率也越高,同样严重程度,3 岁以下婴幼儿较 3 岁以上者预后差。

4. 不同类型预后不同　脑实质受损严重者预后差,浆液型病死率为零。

5. 有无合并脑积水　这也与病期早晚有关,合并脑积水患儿比未合并脑积水者病死率远远为高,有些患儿在治疗过程中在抗结核药物尚未完全发挥作用就死于脑疝。

6. 初治或复治　复治病例包括复发或恶化者,预后较差。

7. 治疗方法　在剂量不足及方法不当时,预后本应较好的早期、中期患儿病程可变为迁延或慢性,发生蛛网膜下腔广泛粘连以致脑脊液循环梗阻,出现脑积水或脊髓障碍,或病程迁延出现脑血管病变和脑梗死,造成不可逆病变,导致后遗症或终至死亡。

结脑治愈后复发率一般为 5% ~ 10%,复发多发生在疗程结束后 2 年内,也偶可在 3~5 年内发生。复发大多数为 1 次,偶可多次。复发病例如能早期发现,立即治疗,仍可完全治愈。但有些复发病例疗效不如初治病例,效果较差。

【治疗】

1. 一般疗法　必须严格执行下列各项措施:①切断与开放性结核患者的接触。②严格卧床休息,营养必须丰富。③细心护理。改变患儿体位。细心护理患儿眼睛、黏膜及皮肤,预防皮肤压疮。耐心喂养,保证入量。昏迷患儿应用鼻饲法。④最好能住院治疗,只在条件不许可时才可考虑门诊治疗,但应加强随访及督促坚持治疗。

2. 抗结核药物　早期、联合、适量、规律、分阶段和全程治疗,联合使用易透过血脑屏障的杀菌药物。重视早期和彻底治疗(不间断治疗和长期治疗)。目前推荐强化期采用 INH、RIF、PZA 和 EB 联合治疗,其中 INH 和利福平为主要药物,整个疗程自始至终应用。疗程 1~1.5 年,或脑脊液正常后不少于 6 个月。对于耐药结核性脑膜炎考虑加用二线药物如丙硫异烟胺、利奈唑胺、左氧氟沙星或莫西沙星和阿米卡星等。

INH:具有良好中枢神经系统渗透能力,脑脊液浓度为血浓度的 80% ~ 90%,脑脊液浓度是需要杀菌活性浓度的数倍,剂量 10 ~ 15mg/(kg·d),一次顿服,最大量不超过每日 300mg。

RIF:脑脊液浓度为血浓度 10% ~ 20%,但脑膜炎症时可取得有效的脑脊液浓度。剂量:10 ~ 15mg/(kg·d),最大量不超过每日 450mg。

PZA:具有良好中枢神经系统渗透能力,对细胞内结核菌有高度活性,与 INH 和 RFP 连用时活性增强。剂量 25 ~ 35mg/(kg·d),口服,每日最大量不超过1.5g,疗程 3~6 个月。

EMB:脑脊液为血浓度的 20% ~ 30%,脑膜炎症时脑脊液浓度增加。剂量:15~20mg/(kg·d),一次顿服,疗程3~6个月,在推荐剂量内视神经炎发生率低于3%,但需要密切监测视力。

SM:不易透过血脑屏障,脑脊液为血浓度的10%~20%。剂量:20~30mg/(kg·d),每日肌内注射1次,最大量不超过每日750mg。1~2个月后根据病情改为隔日1次,1~2个月,总疗程3个月左右。需进行听力检测以防耳毒性。

丙硫异烟胺(PTH):具有良好中枢神经系统渗透能力,脑脊液浓度为血浓度的80%~90%。剂量:10~15mg/(kg·d),每日最大量不超过500mg,疗程6个月,用于耐药结脑的治疗。

利奈唑胺(LZD)、左氧氟沙星、莫西沙星和环丝氨酸均有良好中枢神经系统渗透能力,可用于耐药结脑的治疗。本院使用包含利奈唑胺的方案治疗中晚期难治性结脑取得了较好效果[3]。

鞘内注射抗结核药物问题:自INH广泛应用后,鞘注疗法已较少采用。但对严重的晚期患儿有时可考虑使用。剂量:INH 20~50mg/次,可同时联合鞘注激素地塞米松,每日或隔日1次,2~4周为1个疗程。

3. 激素疗法 必须与有效的抗结核药物同时应用,剂量和疗程要适中,在需要应用的病例越早用越好。由于激素有抗炎症、抗过敏、抗病毒和抗纤维性变的作用,可使中毒症状及脑膜刺激症状迅速消失,降低颅压及减轻和防止脑积水的发生,故为配合抗结核药物的有效辅助疗法。激素对脑底脑膜炎型效果最好,如患儿已到脑膜脑炎型、极晚期或已发生蛛网膜下腔梗阻以及合并结核瘤时,激素的效果即不理想。

激素的剂量要适中,泼尼松或泼尼松龙1.5~2mg/(kg·d),最大量不超过45mg/d;地塞米松比泼尼松强5倍,故剂量为其1/5;或甲泼尼龙1~2mg/(kg·d),静脉滴注1~2周,改为泼尼松口服。激素减量过程中可配合促肾上腺皮质激素(ACTH)治疗,每天12.5~25U肌内注射。激素于用药后4~6周后缓慢减量,根据病情在1~2个月内减完。在已有脑脊液循环梗阻或有发生梗阻趋势的患儿,可鞘内注射激素地塞米松。

4. 对脑积水的治疗 脑积水的控制为治疗中的重要问题,在病程1~2周即可从临床上诊断出脑积水,及早控制脑积水非常重要。对脑积水的治疗除常规使用激素外,可采用以下措施:

(1)侧脑室穿刺和外引流:适用于急性脑积水,用其他降颅压措施无效,或疑有脑疝形成时。持续引流时间1~3周甚至更长,引流量每天可达50~200ml。引流时应注意经常观察脑脊液的压力和外观,防止压力过低

引起脑出血。定期检查侧脑室外引流液常规、生化以及细菌培养,防止和早期发现继发感染。对慢性进行性脑积水只可起到缓解症状的作用,而难于根本解决问题。

(2)高渗液的应用:其作用原理为当静脉快速滴入高渗液后,由于血与脑脊液之间渗透压之差而产生降颅压作用。适用于抢救脑疝患儿有严重脑水肿者,以及3岁以上患儿使用侧脑室引流有一定困难者。常用的高渗液有30%尿素、20%甘露醇、25%山梨醇、尿素和甘露醇混合液。剂量为每次1~1.5g/kg,于30分钟内快速静脉注入,必要时可1天3~4次。此外,亦可应用50%甘油糖浆口服,每次1~1.5g/kg,1天可服3~4次,但效果较差。

(3)乙酰唑胺:为碳酸酐酶抑制剂,可能由于抑制脑室脉络丛中碳酸酐酶的作用,从而使脑脊液生成减少,降低颅压。作用较慢。剂量为20~40mg/(kg·d),分2~3次口服,疗程宜长,可数周至6个月。配合侧脑室引流或高渗液静脉滴注治疗之前后应用,以弥补两者不能长期应用的不足。对慢性脑积水其他降压措施不易坚持时,更为适用。其副作用在较小的婴儿可发生代谢性酸中毒,必要时可同时服用碳酸氢钠预防。少见的副作用有血尿伴腹痛,停药后很快恢复,最严重的副作用是无尿及急性肾衰竭,亦属少见,但要引起注意。首都医科大学附属北京儿童医院曾于2 300余例中见到3例,于适当处理后均可获治愈。

(4)分流手术:如果由于脑底脑膜粘连梗阻致发生梗阻性脑积水时,以上疗法均难以奏效。长期应用侧脑室引流只可起到缓解症状的作用,而且难于长期坚持,此时在抗结核药物治疗,炎症基本被控制的情况下,可考虑采用脑室脑池分流术。

5. 中医疗法 祖国医学认为本症久病重病后,热邪稽留,真阴耗损引起脾胃气虚,导致肝风内动、惊厥抽搐,治宜培补脾胃,滋阴平肝为主。可用加味四君子汤或六君子汤,有热时加葛根、柴胡、黄芩、黄连等;有抽搐时加用镇惊药物如天麻、钩藤、全蝎、蜈蚣、僵蚕、胆星或蝉蜕等。晚期脑膜炎着重补脾滋阴,扶阳救逆,可用六君子汤加附子、肉桂。有脑积水时可用六味地黄丸加减。后遗症可采用针灸疗法。根据截瘫及不同神经症状采用不同的穴位。

6. 对症治疗 高热及惊厥不止时可用冬眠II号或其他镇静剂。为了改善神经系统代谢过程可用谷氨酸、复合维生素B、维生素B_{12}及大量维生素C等。对营养不良小儿或恢复极慢者可行小量(25~50ml)多次输血。有多动者可加用苯海索2mg,每天2~3次,有肢体障碍、失语时,说明脑实质有病变,其中大部分为脑血管病变,

早期应用血管扩张药物似有一定帮助。

7. 随访观察　患儿在抗结核药物治疗结束后,必须密切随访观察。根据首都医科大学附属北京儿童医院对 244 例远期随访,复发病例全部发生在停药后 4 年内,绝大多数在 2~3 年。凡临床症状消失,脑脊液正常,疗程结束后 2 年无复发者,可认为治愈,但仍应继续观察,直到停止治疗后 5 年。

二、腹腔结核病

腹腔结核病(abdominal tuberculosis)包括胃、肝、脾、肠、腹膜及肠系膜淋巴结结核。其中以肠、腹膜及肠系膜淋巴结结核为多见。三者之间有密切联系,多同时存在,但有时可表现为以某一脏器为主的单独病症。在北京儿童医院收住院的结核患儿中仅次于肺结核和结核性脑膜炎而居第 3 位。至于肝脾结核,大多数是全身粟粒结核病的一部分,作为独立病型的肝结核及脾结核,在小儿少见。

腹腔结核病的传染途径:①消化道传染:饮用带结核分枝杆菌的牛奶,取食和舔啃被结核分枝杆菌污染过的食具或物品,以及吞咽带菌痰液可使结核分枝杆菌侵入肠道;②血行播散:腹部病变为全身粟粒结核病的一部分;③淋巴播散:胸腔内淋巴结结核经淋巴管逆流可侵犯腹腔内淋巴结。

腹腔结核病多发生于学龄儿童,临床表现缺乏特异性,易误诊为其他消化道疾病,同时存在肠外结核病如活动性或陈旧性肺结核对诊断有提示作用。

(一)肠结核

肠结核(intestinal tuberculosis)可能为肠道原发综合征的一部分。也可继发于慢性空洞型肺结核,为吞咽含结核分枝杆菌痰液的结果,多见于儿童及青少年。又可为全身血行播散性结核的一部分,多见于年龄较小的小儿。肠结核的症状常为严重全身播散性结核的症状所掩盖,临床上难于确诊。因此,尸体解剖见到的肠结核远比临床上诊断出者为多。根据首都医科大学附属北京儿童医院 137 例死于结核病小儿的病理解剖学检查,有肠结核者达 33%左右,其中只有少数病例临床有明显症状者诊断为肠结核。

【病理表现】　初染型肠黏膜结核病变远不及肠系膜淋巴结病变显著和严重。再染型的情况恰恰相反。结核病变可发生于肠道任何部分,但好发部位为回盲部,与该段富有淋巴组织及食物在此停滞较久有关;其

次为空肠下段、回肠、升结肠及阑尾,而十二指肠、胃及乙状结肠则较少见。肠结核病变开始于肠黏膜的淋巴滤泡,黏膜破坏形成较浅溃疡,溃疡边缘常有结核性肉芽组织。溃疡太深时可发生肠穿孔,但由于局部浆膜因纤维素渗出而增厚,与邻近肠管或网膜粘连,所以即使穿孔,往往只引起局限性腹膜炎。溃疡愈合后往往因瘢痕形成而发生肠狭窄,同时,因结缔组织过度增生而呈肿瘤样团块及增殖性狭窄,多见于回盲部。

【临床表现】　轻症患者症状不明显。较重病例有不规则发热和消化道障碍,包括食欲缺乏、消化不良、恶心、呕吐、腹胀、腹泻或腹泻与便秘相交替。腹痛可在脐上、脐周围、下腹部尤其右下腹部,可呈阵发性疼痛。肠道狭窄时可出现阵发性绞痛,根据梗阻部位高低的不同,腹痛可发生在饭后 2~3 小时或 5~6 小时。腹痛发作时常伴有腹鸣,腹部出现肠型和蠕动波。在肠狭窄时可能发生不全性或完全肠梗阻。溃疡型肠结核可大便带血,有时是脓血便,但大多为隐血试验阳性,大出血不多见,笔者共见到 3 例。大便因脂肪和蛋白质吸收不完全而有腐臭味。重症病例由于吸收障碍可出现各种营养缺乏症包括严重营养不良、水肿、贫血和糙皮病等。在慢性增殖型肠结核病例中,腹部深部触诊和直肠探查可摸到肿块并有压痛。

【诊断】　对于活动性或陈旧性肺结核患者具有肠结核的症状和体征,X 线钡剂检查有典型肠结核征象时,诊断不难。但无肠外结核时,则诊断较难,需做纤维结肠镜检查及活检。

X 线钡剂造影检查包括口服钡餐或钡灌肠检查,对诊断有重要价值。①早期可发现肠蠕动亢进,钡剂通过加速;②回盲部病变处钡剂不停留,而病变的两端则有钡剂停留—盲肠钡影残缺,但并非所有病例均有;③小肠结核:当钡剂通过病变部位时可出现肠段激惹性增强,肠管痉挛,出现狭窄征象;④小肠有因狭窄所引起的不完全梗阻征象;⑤单纯的盲肠不充盈,常见于结核,但不易与其他性质的肉芽肿或恶性肿瘤相鉴别。如同时伴有升结肠缩短,则是结核常见表现。此外增殖型可出现黏膜充盈缺损、粘连和肠道狭窄,狭窄的上段肠扩张(图 21-15、图 21-16)。

结肠镜检查可直接发现回盲部或乙状结肠或直肠等部位溃疡或增殖性病变,如果活检找到干酪坏死性肉芽肿或结核菌则可确诊为肠结核。活检应从黏膜深部取材,取材过浅对肉芽肿、干酪坏死、结核菌的发现率低。反复留取大便进行结核菌检查,如阳性可确诊肠结核。

在诊断困难时,有时可行腹腔镜检查,经腹针吸活

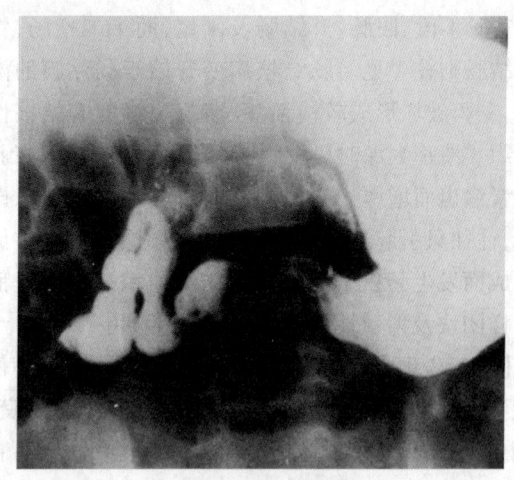

图 21-15　小肠结核
患儿,女,12岁。肺结核,腹痛 2 年。钡餐:回肠环形狭窄,长 2cm,近端肠管明显扩张。

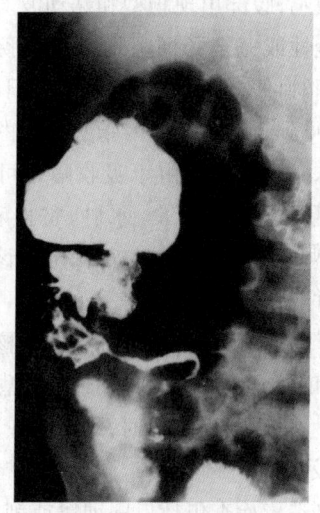

图 21-16　回盲部结核
患儿,女,3岁。间断发热,腹泻、便秘交替,钡灌肠显示:回盲部黏膜被破坏,肠腔不规则变窄,盲升结肠袋消失短缩。

检也有一定的诊断意义。此外,足量正规的抗结核药物的诊断治疗也是可供选择的一种方式。如仍不能确诊,则需开腹探查。

肠结核需与慢性消化不良、慢性杆菌痢疾、阿米巴痢疾、炎症性肠病及蛔虫病鉴别。有发热和腹泻时需与急性肠炎、急性痢疾相鉴别。增殖型肠结核需与肿瘤相鉴别。回盲部肠结核须与急、慢性阑尾炎或阑尾脓肿鉴别。鉴别应依据结核病接触史、结核菌素试验、大便镜检与细菌培养以及身体其他部位的结核病变等协助诊断。肠结核与炎症性肠病和肠道肿瘤鉴别主要通过病理学检查发现干酪性肉芽肿同时抗酸染色和 PCR 检测结核分枝杆菌阳性。

【预后】　早期诊断和抗结核药物治疗,效果良好。

如诊断不及时或治疗不规则,则病程迁延,重者可死于恶病质或继发感染,或因并发肠出血、肠穿孔或肠梗阻而死亡。

【治疗】　一般处理与活动性肺结核相同。应特别重视营养疗法,食用丰富的少渣软性食物,其中应多含蛋白质、维生素及铁质。应禁忌食入易使胃肠道胀气的食物。发生肠狭窄及肠梗阻时应禁食,视需要而行胃及十二指肠减压,注意维持水及电解质的平衡。在内科治疗无效时应及时进行外科手术治疗。发生肠穿孔时宜开腹探查并施行肠段切除。术后仍应进行有效的抗结核药物治疗。

(二)肠系膜淋巴结结核

肠系膜淋巴结结核(tuberculous mesenteric lymphadenitis)在小儿较多见。可能为肠道原发综合征的部分表现,肠原发灶可很快被吸收,但肿大且干酪样变的肠系膜淋巴结则可长期存在。也可由淋巴或血行播散而来,多与胸腔内淋巴结结核或全身粟粒结核病同时存在。有时肠系膜淋巴结结核为主要表现;而其他部位的结核并不明显,此时应作为单独的病例诊断。

【病理变化】　首都医科大学附属北京儿童医院 137 例死于结核病患儿的尸体解剖,发现 30% 左右有肠系膜淋巴结结核。淋巴结数目和大小不等,易融合成团块。均有干酪样变,有时和附近组织及器官如肠管、腹膜及大网膜相粘连。甚至结成巨大团块似手拳样(图 21-17)。干酪样物质坏死液化可破溃至腹腔、肠腔,或

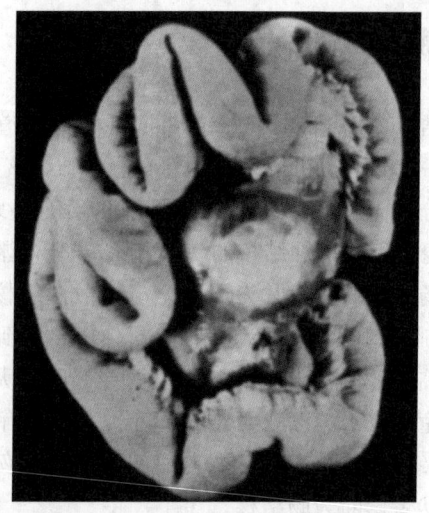

图 21-17　肠系膜淋巴结结核
患儿,女,12岁,1 年来腹部有肿物,约手拳大;有肠及膀胱压迫症状。手术见肠系膜淋巴结肿大呈巨大团块,内容物为干酪样坏死物质。本图显示手术切除的病理标本。

通过腹壁而向外排出。病痊愈后可见散在的或广泛的钙化现象。

【临床表现】　主要症状为一般结核中毒症状及局部症状。慢性中毒症状为长期不规则低热、食欲缺乏、消瘦、容易疲劳、睡眠不安、情绪不稳等。局部胃肠道症状有恶心、呕吐、腹泻、便秘、腹胀、腹痛等，其中以腹痛为最常见。腹痛可为经常持续的轻度钝痛；但更类似绞痛。腹痛多位于脐周或腹部深处，多在左上腹或右下腹，因此有被误诊为急性阑尾炎而做手术者。视诊和触诊可见腹壁轻度紧张和膨隆，触诊可发现典型的压痛点，常在右下腹相当于阑尾炎点处，或在左上腹内带相当于第 2 腰椎水平即肠系膜根处。有时可触到 1 个或多个肿大淋巴结，小如蚕豆，大可似手拳，有压痛。触诊应在清晨空腹清洗灌肠后进行。肿大淋巴结有时可引起压迫症状：压迫门静脉使回流受阻，产生腹水及腹壁静脉扩张；压迫下腔静脉可引起下肢水肿；压迫胸导管可引起乳糜性腹水；压迫幽门可致幽门狭窄；压迫肠道可引起不全性肠梗阻。有时呈高度过敏，如反复出现疱疹性结膜炎等。

【诊断】　诊断可根据结核病接触史、结核菌素试验或 γ 干扰素释放试验阳性、临床症状、腹部 B 超及腹部 CT 等决定。腹部 CT 能发现较小的淋巴结与钙化灶，并能准确定位；B 超对腹部的结节、包块或钙化灶有较高的检出率。CT 和 B 超检查可明确腹部包块在腹腔内的位置、数量及与周围脏器的关系，对肠系膜淋巴结结核干酪样坏死有一定提示作用，表现淋巴结肿大环形强化和中心低密度。

腹腔镜检查用于无广泛粘连而诊断又十分困难时，可直接观察病变，可见肠的表面呈灰色粟粒样结节，腹膜或肠壁表面的粘连，腹水，肠系膜淋巴结结核，亦可取病变组织做活检，但在结核性脓肿时，为避免病变扩散，不应取活组织检查。B 超引导下腹腔淋巴结针吸活检发现干酪性肉芽肿和结核菌检查阳性率可达 53% 和 47%[4]。

鉴别诊断要考虑慢性或急性阑尾炎。根据我们治疗的肠系膜淋巴结结核患儿，曾被误诊为阑尾炎者最多，甚至误诊达 2~3 年之久。其次为肝炎、非特异性肠系膜淋巴结炎、棘球蚴病、蛔虫病等。此外，偶需鉴别者尚有胃及十二指肠溃疡、胆囊炎。腹部淋巴结肿块应与局限性回肠炎、淋巴肉瘤及其他腹部肿瘤相鉴别。

【预后】　预后良好，淋巴结干酪样变可逐渐被吸收、硬结钙化而自愈。慢性中毒症状可存在很长时间才消失。淋巴结干酪坏死液化，破溃到腹腔或腹壁外形成瘘管，长期不愈，这种病例称肠系膜结核，现已极少见。

合并腹膜炎及肠结核时，预后与此两种病有直接关系。

【治疗】　在全身疗法基础上进行抗结核药物治疗。肿大淋巴结经内科治疗无效且产生持久性压迫症状时，可考虑外科手术切除。

（三）结核性腹膜炎

结核性腹膜炎（tuberculous peritonitis）是全身血行播散的一部分，但更多见的是由肠结核、肠系膜淋巴结结核或泌尿生殖系统结核直接蔓延而来。由于肠结核直接蔓延到浆膜或因肠黏膜溃疡穿孔而引起的，多是局限性腹膜炎。一般肠系膜淋巴结结核可致局限性腹膜炎，但如干酪化的肠系膜淋巴结破溃，大量结核菌散布于腹腔，则可发生弥漫性腹膜炎。此外，腹膜炎偶可起源于结核性输卵管炎，但较少见。

【病理变化】　腹膜及网膜表面可散布多数粟粒结节，有时融合成较大病灶，中心有干酪样变。在渗出型腹膜炎，可见腹腔内澄清草黄色或混浊黄色或血性浆液性渗出液，量多少不等，腹膜上有纤维渗出物。在粘连性腹膜炎病例中，腹膜和大网膜变厚，与肠系膜淋巴结和肠管间紧密粘连成肿块。在粘连间的大小空腔中可能有渗出液或脓液，呈多房性。当干酪样坏死液化时，可破溃入肠管或腹壁外，形成肠瘘、脐瘘或粪瘘。因团块的压迫或因粘连束缚，肠管可形成慢性肠梗阻。在少数病例中，干酪样变可有钙盐沉着，引起广泛钙化。

【临床表现】　结核性腹膜炎多发生于 3 岁以上儿童。根据 100 例结核性腹膜炎的分析，学龄前儿童及学龄儿童占 80% 以上，其中以学龄前儿童为最常见。

临床上可分 3 型：①渗出型（腹水型）；②粘连型（纤维性成形型）；③干酪溃疡型。以主要表现定型，但渗出型可有部分粘连，粘连型亦可有少量积液，各型间可有过渡形式，难以绝然划分。根据首都医科大学附属北京儿童医院对 100 例小儿结核性腹膜炎分析，渗出型占 40%，粘连型占 49%，干酪溃疡型占 11%。

结核性腹膜炎发病缓慢，有慢性结核中毒症状，包括不规则低热、消瘦、面色苍白、容易疲乏、食欲不好、盗汗等。此外，由于各型病理形态的不同，症状互有差别。

1. 渗出型　除一般结核中毒症状外，可有腹痛、压痛、腹胀、腹泻或便秘。典型症状为四肢消瘦与腹部的极度膨隆形成鲜明的对比（图 21-18）。开始时叩诊有移动性浊音，积液增多后腹部呈球状，脐部变平，甚至突出。腹部触诊有波动感。横膈与肝被压向上移位，腹壁静脉怒张，下肢可发生水肿。腹腔穿刺为典型的草黄色浆液性或浆液纤维素性渗出液；我们也曾遇到血性及乳

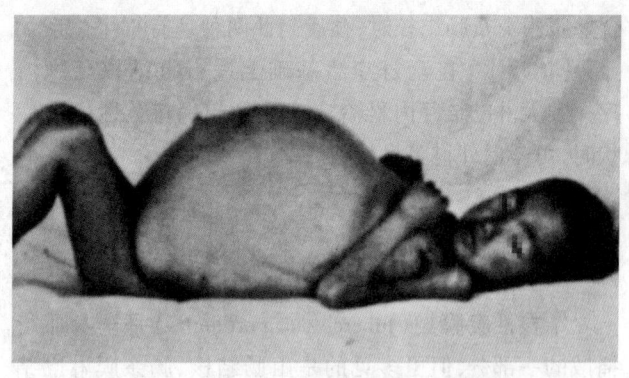

图 21-18 结核性腹膜炎渗出型有大量腹水存在

糜样腹水。有全身粟粒结核存在时,发病较急,出现高热甚至神经系统症状。渗出型腹膜炎可单独存在,或可为多发性浆膜炎的一部分,各浆膜腔同时出现渗出液或依次出现。

2. **粘连型** 患儿除有一般结核中毒症状外,有腹痛、腹胀、腹泻、恶心及呕吐症状。常表现为反复出现的不全性肠梗阻现象。腹腔内可有少量积液,且多呈包裹性,临床上不易发现。主要体征为腹膨隆和胀气。有时肠蠕动增强,甚至视诊可见蠕动波。触诊腹部柔韧有揉面感,可触到大小不等的肿块。肿块位置比较固定,多在脐部附近和右下腹部。压痛显著或不明显。有时增厚变硬的大网膜横贯于上腹部,可被误认为肝大。由于肠管和融合成块的淋巴结、腹膜及大网膜可扭结粘连在一起,叩诊时某处出现浊音,某处出现鼓音,可毫无规律。肿块可压迫周围组织和器官,可致下肢水肿、肠梗阻及泌尿道梗阻症状。我们曾见一例因肿块压迫十二指肠球部和幽门而引起幽门梗阻,视诊可见阵发性胃蠕动波。

3. **干酪溃疡型** 多为上述两型发展的结果。其特点是结核性病变转入干酪样坏死和液化。临床症状特别严重,体温较前两型为高,多表现为弛张热。经常有腹泻、腹痛和压痛等症状,并有严重的进行性消瘦、无力和贫血,最后可出现恶病质。腹部触诊柔韧或呈板状,腹肌紧张,有轻度反跳痛,腹腔内有大小肿块并有压痛。如干酪液化病变破溃入腹腔,可成局限性化脓性腹膜炎,叩诊可发现不规则的鼓音区和浊音区。如病变与腹壁粘连,可见脐部发红有炎性浸润,后有波动,甚至穿孔于腹壁外而形成脐瘘。有时干酪液化病变向内穿入肠道形成肠瘘,如同时向外穿出腹壁,则形成粪瘘。

【诊断】 结核病接触史、阳性结核菌素反应或γ干扰素释放试验阳性、身体他处结核病、肠结核及肠系膜淋巴结结核的发现等,都有助于诊断。腹水检查、腹部 CT 和腹部 B 超检查对诊断有重要意义。腹部 CT

可见游离的或局限性的腹水,腹膜增厚增粗,肠系膜伴淋巴结肿大、网膜受累,特别是增强扫描淋巴结为环状强化,有助于诊断。腹部 B 超检查对结核性腹膜炎的诊断和鉴别诊断具有实用价值,且方法简单,可反复检查。腹腔镜检查可在腹水诊断不清,无广泛腹膜粘连时应用。可见腹膜、网膜、内脏表明有散在或集聚的灰色结节,浆膜失去正常光泽,混浊粗糙。可发现典型结核病变,如腹膜充血、小肠表面及肠管浆膜层可见黄色粟粒结节等。慢性者可见腹壁增厚,多量纤维组织条索与粗大纤维结节及幕状粘连等。抽取腹水涂片抗酸染色、结核分枝杆菌培养、PCR 技术检测结核分枝杆菌 DNA 以及腹膜活检病理检查结核菌阳性是确诊本病的依据。

在鉴别诊断方面,渗出型腹膜炎应与心脏病、肾脏病、肝硬化、恶性肿物及营养不良性水肿所引起的腹水区别。又应与化脓性腹膜炎、巨结肠及腹腔内囊肿尤以大网膜囊肿相鉴别。粘连型及干酪溃疡型腹膜炎应与腹部恶性肿瘤、局限性回肠炎、蛔虫肠梗阻等相区别。

【预后】 预后常取决于身体其他部位结核病的严重程度及腹膜结核病本身的发展情况。渗出型的预后最好,可完全治愈。粘连型预后较差,病程多迁延,时而恶化,时而缓解,但如坚持治疗仍可治愈。有时形成难于处理的粘连和梗阻,需外科手术。干酪溃疡型预后最差。自应用抗结核药物治疗后,预后已大为改善。笔者曾治疗 5 例干酪溃疡型腹膜炎合并脐瘘者,最终都治愈。

【治疗】 一般处理与肺结核相同。合理的生活制度和充足的营养很重要。应予以高营养、各种维生素充足及少渣的饮食。抗结核药物对单纯的结核性腹膜炎疗效明显,但在合并其他严重的结核病型时则疗效受后者的影响。不治病例多死于肠梗阻、肠出血、肠穿孔、重症肺结核或结核性脑膜炎。如果发生肠穿孔或肠梗阻应施行外科手术。

对于渗出型腹膜炎,加用糖皮质激素治疗可促进腹水吸收及减少粘连发生,效果良好。

对于中毒症状严重或并发营养不良、贫血及恶病质的病例,多次小量输血可收到良好效果。

三、周围淋巴结结核

表浅淋巴结结核是儿童期肺外结核的最常见类型,可见于各年龄期,但以婴幼儿及学龄前儿童为最多见。全身各组淋巴结皆可发生结核,但最多见的是颈、下颌下、锁骨上及腋窝淋巴结。

小儿结核性淋巴结炎都属原发感染。周围淋巴结结核(tuberculosis of peripheral lymph nodes)是原发结核早期合并症之一。多数病例发生于结核菌原发感染 6~9 个月内，一些病例发生于几年以后。传染途径最多为淋巴血行播散，故周围淋巴结结核常涉及多组淋巴结，并常与胸腔或腹腔内淋巴结结核同时存在，如锁骨上、下颌下和颈深部下段淋巴结结核继发于上肺部或腹部的原发结核病灶经纵隔淋巴管向上蔓延所引起。除淋巴血行传染外，少数周围淋巴结结核也可由局部初染病灶引流淋巴管直接蔓延来，如眼、耳、鼻、咽以及扁桃体有初染结核病灶时，颈淋巴结可肿大。局部原发灶不易被发现，或短期即消失，而颈淋巴结结核可长期存在。颈淋巴结结核所以常见，可能与口腔及咽部黏膜下淋巴网特别丰富有关。小儿反复上呼吸道感染，对颈淋巴结潜伏结核病灶的恶化可能有一定促进作用。

【临床表现】 除低热外，缺乏全身症状、体征。病初淋巴结增大，较硬，无痛，互不粘连，可以移动。通常为单侧，但由于在下颈部和胸部淋巴血管网交叉引流，可双侧发生。随着感染的进展，多组淋巴结受累。淋巴结可彼此粘连成团块，或与皮下组织相粘连，极易发生干酪样变。颈双侧多个淋巴结高度肿大时，可使颈部变粗似牛颈。干酪坏死液化后形成冷脓肿，触诊时表面有波动感。冷脓肿破溃干酪液化物质排出后可形成瘘管，愈合慢，最后形成形状不规则的瘢痕。当瘘管长期不愈时，经常有少许脓性分泌物排出，日久可引起附近皮肤并发瘰疬性皮肤结核。约 70% 病例胸部 X 线检查正常。

患儿常呈高度过敏状态，表现为结核菌素试验强阳性反应，常伴有疱疹性角膜结膜炎、睑缘炎、湿疹及结节性红斑等。

实验室检查可见轻度贫血及血沉加快，在有化脓及窦道形成时，白细胞数可增高。淋巴结针吸穿刺可见上皮样细胞、朗汉斯巨细胞及干酪样坏死等特异性结核改变，抗酸染色常可找到抗酸杆菌，也可进一步分枝杆菌培养和分子方法结核菌检测。培养阳性率为 10%~69%，因而阴性不能排除颈淋巴结核的诊断。PCR 方法检测结核分枝杆菌 DNA 可达到快速诊断，敏感性高于培养。淋巴结切除病理检查适用于针吸穿刺病原学检查阴性及诊断不明确的患者，是淋巴结核重要可靠的诊断方法，同时外科切除被推荐为抗感染治疗失败的患者，不推荐切开活检，因可引起窦道和瘘形成[5]。

有一特殊类型的淋巴结结核称为泛发性淋巴结结核，是全身血行播散的结果。全身多组淋巴结同时或相继发生结核。其临床特点为淋巴结快速增大，压痛，有波动感，严重的全身结核中毒症状，热度甚高，常呈弛张型，持久不退，盗汗明显，患儿苍白、消瘦、全身无力，有中等度或严重贫血，骨髓检查可见造血功能抑制现象。

【诊断与鉴别诊断】 根据结核病接触史、结核菌素强阳性反应或 γ 干扰素释放试验阳性、身体他处结核的存在、结核中毒症状及局部症状等不难诊断。淋巴结穿刺发现结核病变或找到结核分枝杆菌可明确诊断。

鉴别诊断应考虑急性化脓性淋巴结炎，最常见者为颈部化脓性淋巴结炎，其发病较急、局部淋巴结急性炎症现象明显。外周血象白细胞及中性多形核粒细胞数都明显增高。这些均有助于鉴别。此外应与传染性单核细胞增多症及布鲁氏菌病鉴别。

重症淋巴结结核需与淋巴瘤和白血病鉴别。淋巴瘤的淋巴结肿大范围极广，每从颈部、胸腔直到腹腔皆有波及。淋巴结肿大发生快，往往压迫食管及气管引起吞咽与呼吸困难，或压迫门静脉而发生腹水症状，但不会发炎、化脓或钙化。常有反复性发热（每次发热约 1~2 周）及皮肤发痒。有时可见显著脾大，可发生压迫症状如嘶哑及呼吸困难，又常合并胸痛、胸腔积液等，确诊靠活组织检查。白血病有特殊血象可资鉴别。此外，淋巴结结核应与淋巴结反应性增生相鉴别，确诊靠淋巴结活检。颈淋巴结结核需与颈部放线菌病相区别。后者颈部大多是沿下颌缘形成坚韧而不能移动的浸润，后可红肿、软化，逐渐破溃形成若干瘘管，分泌带有硫磺样颗粒的稀薄脓液，显微镜下可查到放线菌。非结核分枝杆菌所致之颈淋巴结炎极似淋巴结结核，病理检查无法区分，两者都可有钙化。诊断靠本症 PPD 反应阳性及培养分离出细菌后分型肯定。

【预后】 一般预后良好，病变吸收治愈、钙化或形成瘢痕。而泛发性淋巴结结核病程经过多不良，预后差。

【治疗】 抗结核药物剂量及疗程同活动性肺结核。有高度过敏反应及广泛的病灶周围炎时，在抗结核药物治疗的同时可加用激素、大量维生素 C 及钙剂，以达到脱敏及消炎的目的。

局部用药：如淋巴结已形成冷脓肿，可先将脓抽出，然后用 SM 0.25~0.5g 溶为 1~2ml 液，或用 2.5% INH 液 1~2ml，或用 10%~20% PAS 溶液 1~2ml，注入淋巴结内，隔日 1 次或每周 2 次，如脓肿已破溃，可用 10% PAS 软膏外敷或用小檗碱纱条或 1%~2% SM 纱条换药。

多个大的、有干酪样变的淋巴结核久治不愈者可采用手术切除。

四、泌尿生殖系结核病

泌尿生殖系结核病可以是全身结核病的一部分，也可以作为一个主要临床病型存在。泌尿系统结核主要是肾结核以及继发于肾结核的输尿管及膀胱结核。生殖系统结核在小儿主要是附睾结核,但不如成人多见。

(一)肾结核

肾结核(renal tuberculosis)是原发结核最晚发生的一种肺外结核,从初染至临床肾结核的间隔可3～20年,平均8年,主要见于学龄儿童和少年。首都医科大学附属北京儿童医院收治的53例小儿肾结核中,年龄最小的是4岁。

【病理变化】 肾结核由血行播散而来,结核分枝杆菌经血行至肾,在肾小球的毛细血管丛形成结核结节,一般在肾皮质。初期不引起临床症状,但在尿中可能查出结核分枝杆菌,称为病理性肾结核,远较临床诊断所得者为多。根据首都医科大学附属北京儿童医院137例死于结核患儿尸检结果,肾结核约占40%左右,而60例死于全身粟粒结核病的尸检中,47例(78.3%)有肾结核。在对病侧有明确记录的29例中,28例为双侧性。

位于肾皮质的结核结节,多自行痊愈;或可呈长期潜伏状态,直到以后在机体抵抗力降低的情况下,病灶扩大、融合,发生干酪坏死及空洞形成。空洞多在肾乳头处破溃入肾盏与肾盂,并从肾盏、肾盂蔓延到输尿管和膀胱,出现泌尿系统症状,称为临床肾结核。男童可侵犯到前列腺和附睾。肾结核多为一侧,但可导致对侧肾盂积水。双侧肾结核少见。肾盂、输尿管、膀胱都发生结核病变后,输尿管和膀胱由于黏膜溃疡和纤维性变,可引起输尿管口狭窄和膀胱挛缩,均可致膀胱尿液回流,进一步加重肾脏破坏并导致对侧肾盂积水。晚期病例可发生肾盂积脓,此时全肾成为充满脓液和干酪样物质的脓肿,又可向肾被囊破溃形成肾周围脓肿。如结核病变上行发展,可引起对侧肾结核,但较少见。

根据组织破坏程度,肾脏TB(KTB)病理可分为四期:1期:肾实质的结核,非破坏形式,可保守治疗。2期:结核性乳头炎,小破坏形式,可保守治疗,仅在有并发症时手术。3期:空洞型肾结核,破坏形式,没有手术很少能恢复。4期:多发空洞性肾结核,广泛破坏形式,仅抗结核药物治疗不能恢复,需要手术治疗,基本是肾切除术[6]。

【临床表现】 早期可全无症状,少数病例在肾粟粒结核病灶变成溃疡侵蚀血管可出现血尿,成为首发症状。病变侵及输尿管和膀胱后出现尿频、尿急、尿痛等典型膀胱炎症状,是肾结核的最常见症状。尿频起初每日数十次,到晚期发生膀胱挛缩时,可频繁到每日50～60次,甚至尿失禁。血尿、脓尿、蛋白尿较前加重,血尿可于尿终末时出现,但亦可见全血尿;脓尿明显时可呈米汤样混浊。输尿管被脓块、血块或干酪块阻塞时可发生类似肾结石的肾绞痛。可有腰部钝痛或扣痛。在肾盂积脓或肾周围脓肿时,可出现一侧腰部肿物和腰痛,并伴有高热及严重中毒症状。双侧肾结核或一侧肾结核合并对侧肾盂积水至晚期可发生肾衰竭。

【诊断】 早期诊断较难,结核菌素试验或γ干扰素释放试验、既往结核病史和尿的改变均可作出诊断。待出现典型的难治性膀胱炎症状时即容易诊断,男童前列腺和附睾结核、女童附件结核有助于肾结核诊断。确诊靠尿沉渣涂片抗酸染色阳性、尿PCR检测结核菌阳性以及尿培养检出结核分枝杆菌。静脉肾盂造影和B超对诊断有帮助,轻症仅见肾盏呈虫蚀状缺损,病情进展时可见肾盏、肾盂破坏影像。肾盂呈不规则扩大,肾盏被挤移位,输尿管增大扭曲、僵直,失去正常柔软纤曲的形态(图21-19)。腹部CT和MRI影像学检查有助于诊断。腹部CT能清楚显示肾脏外形及大小的改变,肾盂肾盏扩张积水,肾盂输尿管壁的增厚,以及不规则的钙化等。增强后能更清楚地显示结核脓肿,在肾实质内可见不规则的密度减低区,并有轻-中度的强化。MRI可清楚显示积水全貌,并能区别积脓与积水,不但可用于肾结核诊断,还可帮助选择治疗方案。

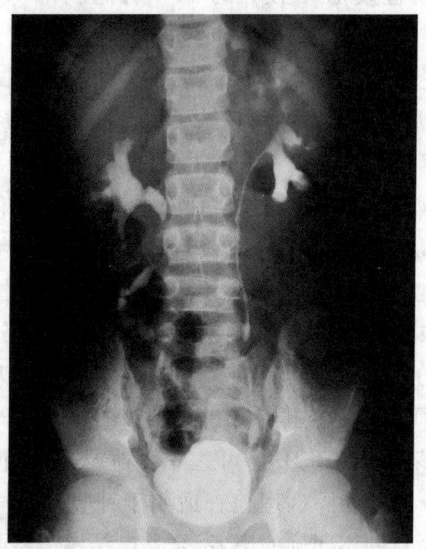

图21-19 肾结核,左侧肾盏破坏,左输尿管僵直;右侧肾盂积水,右输尿管扩张
患儿,男,13岁。尿频、尿急、尿痛3个月,胸部X线片提示有钙化影,PPD强阳性,尿沉渣涂片发现结核分枝杆菌。

【预后】 如能及时诊断,正确治疗预后多良好。两侧肾损害则预后差。主要死因为尿毒症。

【治疗】 在全身疗法基础上进行抗结核药物治疗,多采用 INH、RFP、PZA 和 EMB 联用的方法。剂量同活动性肺结核。肾切除术适用于一侧破坏广泛的严重肾结核,肾病灶清除术用于肾局限性空洞和脓肿时。手术前用抗结核药物最少 1 个月;手术后继续用药至少 8~12 个月。双侧肾结核,一侧严重破坏,另一侧病变较轻,经药物准备后亦可考虑做严重侧的肾切除术,以后继续抗结核药物治疗不得少于 1 年半。

肾结核患儿并发对侧肾积水或输尿管狭窄时,根据不同情况做相应的手术治疗,如在积水侧梗阻严重合并感染或肾功能不全时可行肾造口术和输尿管皮肤造口术。

儿童肾结核偶可并发膀胱挛缩,此时不必急于进行扩大膀胱的手术。因在严密观察 3~6 个月后,有些患儿能恢复正常的膀胱容量。

(二)附睾结核

附睾结核在小儿较少见,可经血行或后尿道感染。上述 51 例小儿肾结核中男 23 例,其中仅 4 例在 10 岁以上的患儿合并附睾结核。临床表现为附睾肿大,形成念珠状硬结,并可与阴囊壁粘连,破溃而形成瘘管。在治疗上,尽可能不做附睾切除的手术,经抗结核药物治疗后常能获得治愈。

五、结核性心包炎

结核性心包炎(tuberculous pericarditis)在临床上并非罕见,多见于学龄儿童,结核性心包炎可分为渗出性及缩窄性两型。

【病理变化】 结核性心包炎的发生多有胸腔内淋巴结核、胸膜或腹膜结核病,经过淋巴逆流或直接蔓延而来,也可由心包附近的干酪液化淋巴结直接破溃入心包腔,或由全身血行播散所致。结核性心包炎的病理过程包括 4 个时期:干性、渗出、吸收和缩窄。临床常见渗出和缩窄两个时期。渗出性心包炎可为全身性多发性浆膜炎的一部分,它反映了机体对结核菌的高敏反应,心包腔内积聚多少不等的浆液纤维性渗出液,心包膜表面可见散在的粟粒结核病灶或干酪样变,心包膜肿胀,覆以纤维素,失去光泽。病程顺利时,渗出液和纤维素吸收后心包膜可完全恢复正常。如渗出液吸收而纤维素机化,结缔组织增生致使心包膜增厚且广泛粘连,可引起心包腔闭塞,甚至胸膜胸壁相粘连,临床上称为缩窄性心包炎或匹克(Pick)病。心包膜增厚程度不等,严重病例心包膜可达 2cm,偶见心包膜钙化。

【临床表现】

1. 渗出性结核性心包炎 起病可急可缓,短到数日,长达数月,病程长短多与心包腔内渗液的多少及产生的速度有关。患者可有发热,多为低热,少数病例可高热。早期症状为疼痛,主要在胸骨下,多为钝痛或胸部紧迫感。值得注意的是,结核性心包炎患者疼痛远不及急性非特异性心包炎和化脓性心包炎明显及严重。心包渗液量大时,可出现心脏及腔静脉受压症状,表现干咳、呃逆、声音嘶哑及下肢水肿等。体征常见心脏中等度以上增大,心尖冲动减弱,心音遥远,奔马律,肝脏增大,腹水,下肢水肿,颈静脉怒张,奇脉,脉压变小,颈静脉吸气时扩张,肝、颈静脉回流征阳性。由于心包积液压迫左肺底部,可在左下背部出现浊音、支气管呼吸音等肺实变体征。但在起病缓慢,渗液较少或虽大量而积聚甚慢时,可无明显心脏压塞症状。约半数患儿在炎症初期可听到心包摩擦音,静脉压明显升高。

2. 缩窄性心包炎 起病缓慢,可为急性渗出型持续所致,但多数病例因急性阶段隐匿,未被发现,就诊时已形成缩窄。病程多长,可数月至数年,但也有病程不足 2 周心包已增厚形成缩窄性心包炎。多见于年长儿,但我们病例中最小一例年仅 2 岁,经手术证实。临床上除一般症状外主要表现为呼吸困难及一系列心脏压塞症状和体征,如肝大,其次为腹水、下肢水肿、颈静脉怒张、肺底啰音及口唇发绀等。亦有个别不典型病例,心脏压塞症状不明显而表现长期不明原因的胸腔积液。笔者曾见一例在外院诊断为结核性胸膜炎达 8 个月之久,最终为缩窄性心包炎。另一例表现为不明原因的长期低蛋白血症,后确诊为结核性缩窄性心包炎,导致蛋白丢失性肠病,大量蛋白质从肠道丢失出现低蛋白血症。

【诊断】 渗出性心包炎常为多发性浆膜炎的一部分,其他浆膜腔炎的存在有助于心包炎的诊断。超声心动图检查和胸部 CT 检查有助于诊断,超声心动图检查可发现心包积液和增厚的心包膜。胸部 CT 检查可见心包积液和心包增厚,并能发现肺内、纵隔内的结核病灶。结核菌素试验或 γ 干扰素释放试验阳性及身体他处结核病的存在有助于诊断。心包穿刺抽取心包积液是确诊的关键,心包积液为渗出液,外观常为血性、淋巴细胞为主,蛋白升高。涂片可找到结核分枝杆菌,但检出阳性率低,培养和分子技术 Xpert MTB/RIF 可提高结核菌阳性率,疑难病例需要心包活检病理检查。在鉴别诊断方面需与化脓性心包炎、急性非特异性心包炎、风湿性心包炎以及系统性红斑狼疮、少年类风湿病均可合

21章

并心包炎,特别是以心包炎为首发症状出现常需与结核性心包炎鉴别。也需与肝硬化、心肌病、充血性心力衰竭、渗出性心包炎及多发性浆膜炎、营养不良性水肿相区别。较难鉴别者为心内膜弹力纤维增生症,两者都是心脏舒张受限制,其血流动力学改变甚为相似,作者曾见1例5岁男孩,既往有结核史,纵隔淋巴结钙化,曾长期误诊为缩窄性心包炎,死后病理解剖证实为心内膜弹力纤维增生症[7]。

【预后】 预后以渗出性心包炎较好,尤以早期诊疗者为佳。缩窄性心包炎预后较差。及时手术治疗可使预后改善,许多患者可以治愈。如手术过晚,心肌易受严重损害,则效果差。

【治疗】 急性期时应卧床休息,保证充分营养。抗结核治疗原则同活动性肺结核,强化期联用 INH、RIF、PZA 和 EMB。有渗出液时应及时加用肾上腺皮质激素3~4周,可加速渗出液的吸收,减少粘连,防止缩窄性心包炎的产生。如停药过早,心包渗液可重复出现,则需要再重复一疗程。心包大量积液影响呼吸及心脏功能时应行心包穿刺抽液,亦可进行心包持续引流,可缓解心脏压塞症状,还可减少心包粘连缩窄。至于缩窄性心包炎一经确诊后,应施行手术治疗,只有剥离粘连及部分切除心包,才能解除心脏束缚。

六、疱疹性角膜结膜炎

小儿眼结核甚少见,如结膜原发结核、泪腺结核和睫状体、虹膜及视网膜结核仅偶见。较常见的脉络膜结核属全身血行播散的一部分,常以此为血行播散结核的证据,但它只有眼底检查的发现而不具有任何症状和体征。临床上最常见的与结核感染有关的眼病,是疱疹性角膜结膜炎(phlyctenular keratoconjunctivites),它是对结核分枝杆菌或其产物的过敏反应。多见于原发结核患儿,尤其是5岁以下。有时作为原发感染的首发症状出现,常因此发现其他部位活动性结核的存在。此病多见于高度过敏反应的结核患儿。也有些人认为,它是血行播散时期真正的结核病灶,虽然病灶内从来未曾发现过结核分枝杆菌。患儿多有与开放性肺结核患者接触的历史,只要一脱离这样的环境,很快就能恢复。但如再回到原来的环境,不久就会出现新的疱疹。

【病理变化】 疱疹性病变是由淋巴细胞、上皮样细胞及巨噬细胞所组成的结节,并无结核分枝杆菌,有人发现过干酪化改变。

【临床表现】 疱疹表现为细小灰白色或灰黄色的小结节,直径1~3mm,典型位置是在角膜缘,其周围的

结膜呈扇形充血。疱疹亦可发生在角膜上邻近角膜与巩膜接连处,有时几个疱疹在两眼或一眼的不同部位同时或相继出现。可消失而不留痕迹,或表层脱落,形成溃疡后愈合。但疱疹发生在角膜上,则形成溃疡后,每留有瘢痕。当结膜单纯被侵时,一般无自觉症状。当角膜受侵时,可有轻度流泪、畏光疼痛及睑痉挛等。较严重时伴瘰疬性面容,此时有鼻黏膜肿胀糜烂,脓性分泌物,嘴唇肿胀、皮肤湿疹样变化及颈淋巴结结核。当疱疹向角膜中心蔓延时,可后遗角膜瘢痕,甚至影响视力,此种类型目前已极少见。疱疹性眼炎具有高度的复发趋向,时好时坏,增加损害视力的机会。

【治疗】 治疗原则与方法同活动性肺结核。高度过敏患儿在化学治疗中疱疹仍经常反复出现时,加用激素可收到良好效果。对疱疹性角膜结膜炎,可局部滴可的松及抗生素制剂,并用阿托品散瞳。如有全身结核,应给予积极抗结核治疗,只有治愈结核才能防止眼病复发。

七、结核性皮肤病

结核性皮肤病在小儿中少见。多与其他型结核同时存在,主要与原发性结核有密切的关系。皮肤结核可分血行播散性皮肤结核或称发疹性皮肤结核及局限性皮肤结核两大类。此外,还有非特异性过敏性皮肤病变,如结节性红斑、湿疹样变化。

(一)血行播散性皮肤结核

由血行播散而来,为全身血行播散的一部分。常见的有以下几种。

1. **粟粒性皮肤结核**(miliary tuberculosis of the skin) 又名播散性粟粒性皮肤结核。常见于婴幼儿,是全身粟粒性结核病的皮肤表现。典型早期皮肤损害为散在分布于全身的、淡红至暗红色的、针头至米粒大小的尖顶丘疹,有时可见紫癜、水疱或脓疱。此后有的皮损可以消退,有的发展成狼疮结节或形成不规则性溃疡,表面结痂。在新鲜丘疹和分泌物中可找到结核分枝杆菌。

2. **丘疹坏死性结核疹**(papula necrotic tuberculid) 是一种良性血行播散性结核疹。皮疹常反复分批出现,多见于躯干及四肢的伸侧,特别是肘、膝的突出部分,左右对称。典型损害为隆起于皮肤表面的小丘疹,直径3~6mm,亦可达1cm,圆形,边界清楚,较硬,孤立呈暗红色的毛囊丘疹或小结节,常发生在毛囊处,1~2周后丘

疹中心坏死结痂,脱去痂皮后可见中心有凹陷性小溃疡,后可遗留凹陷性萎缩性瘢痕。在坏死中心可找到结核分枝杆菌。常于春秋季复发,可伴有硬红斑及疱疹性结膜炎。

3. Bazin 硬皮病(erythematic indurate) 较少见,亦为血行播散的结果,是慢性良性结核性血管炎。见于年长儿童,尤其是青春期少女,结节位于真皮或皮下的深层,呈暗红色或紫红色,直径 1~3cm,有时可融合成大块硬结,有疼痛感。病程较长,约数月后消退,或破溃形成深溃疡,迁延不愈。愈合后遗留凹陷性瘢痕,为数约 2~3 个到十几个,多见于小腿屈面,常为两侧对称性。病变中偶可找到结核分枝杆菌。

4. 瘰疬性苔藓(lichen scrofulosorum) 又名苔藓样结核病,是一种良性血行播散性结核疹,见于儿童期及青春期。皮损为成群、无痛、极小的黄白色或淡红色的毛囊皮疹,尖端有角质小棘。丘疹密集在一起或成片状。有轻度痒感。见于躯干,尤其在背部,亦可见于臀部及四肢。本病多见于全身性结核病,尤其骨与淋巴结核进展时,结核病好转后皮疹亦见消退,不留痕迹。可伴有疱疹性结膜炎。

(二)局限性皮肤结核

局限性皮肤结核(localized cutaneous tuberculosis)为直接接触感染所造成,常见有以下几种。

1. 瘰疬性皮肤结核(scrofuloderma) 常见于小儿,多为淋巴结核、骨或关节结核蔓延而来,或经淋巴道蔓延至皮肤。外观为结节状,直径1cm左右。可为长圆或圆形。初较硬、表皮渐变为紫红或暗红色,结节变软,有波动,可破溃形成溃疡或瘘管。在分泌物中易找到结核分枝杆菌。多见于面部、颈部,亦可见于躯干、四肢及臀部。偶可能为血行播散的结果。

2. 真狼疮(lupus vulgaris) 或称寻常性狼疮,为慢性皮肤结核病。好发于面部,尤其是颊部。基本损害为狼疮结节,表现为红褐色至棕褐色的、半透明状的、质地柔软的、粟粒至豌豆大的丘疹、斑块或结节。用玻璃片压迫狼疮结节,减少该处的充血时则呈淡黄的苹果酱颜色,故亦称苹果酱结节。以后结节数目逐渐增多,融合成较大斑块,直径可达 10~20cm,稍隆起,表面有不规则的薄鳞屑,常发生浅溃疡和结痂,病程中损害逐渐向周围发展,而中心的一部分自然愈合,形成萎缩的瘢痕,但常在瘢痕中又可发生新的结节。病变中可找到结核菌。寻常狼疮多无明显的自觉症状。病程长,损害可限制在一个范围内多年。

3. 原发性皮肤结核(primary tuberculosis of the skin) 又称结核初疮(tuberculosis chancre)较少见。是结核分枝杆菌通过皮肤所引起的原发感染,主要发生在幼儿,原发灶多位于下肢及面部等裸露部位。症状初起是一个红褐色的丘疹或小结节,3~4 周后可呈小硬斑块或溃疡,这就是结核初疮,局部淋巴结明显肿大,因而常只诊断为淋巴结结核。

八、骨和关节结核

骨关节结核(bone and joint tuberculosis)的发病率占所有肺外结核病的 15%~20%。儿童骨关节结核是全身性结核感染的局部表现,主要为结核分枝杆菌由血行播散所致。此外还可能为淋巴源性播散。结核分枝杆菌经血或淋巴循环而侵入骨端(骨骺、干骺端)或关节滑膜内。多数继发于肺结核,由于多种因素使肺结核不能得到正规有效的治疗,促使结核病蔓延[8]。

儿童骨关节结核的好发部位首先为脊椎,其次为髋关节及膝关节、短骨及长骨骨干。外伤可使隐性骨结核病灶变成活动性骨结核。负重大或运动多的肢体或关节发生率较高,如脊椎结核多见于已能站立和走路的小儿,以负荷最重的胸腰段最易发生结核病。下肢结核比上肢结核多见。

【病理变化】 病理变化以松质骨或海绵质骨最易发生,可能与该处血管网丰富有关。例如脊椎结核多起自椎体中心部分,长骨结核多自骨骺部及干骺端开始,短骨常以中央性骨炎的形式出现。这些病灶很容易发生干酪样变化,可发生寒性脓肿,有时可在远离病灶的部位出现。结核病变仅限于骨,未累及滑膜的骨结核为单纯骨结核,但较少见,其中以肘关节较多。病变亦可开始于滑膜,未累及关节软骨面和软骨下骨板称单纯滑膜结核,亦较少见。单纯滑膜结核中以膝关节较多,其次为踝和髋。单纯骨结核或单纯滑膜结核如不及时治疗,多于数月或数年内发展为全关节结核。

【临床表现】 病程可根据不同的病变发展阶段而分为初期、极期及静止期等三期,各期的症状表现如下:

1. 初期 起病缓慢,结核中毒症状,包括微热、食欲缺乏、疲乏、消瘦、精神不振、夜间盗汗等。局部可见下列诸征象:

(1)反射性肌痉挛:肌肉呈反射性痉挛,借以保护有病的脊椎或关节,限制其活动,以减少疼痛。此时肌肉紧张。小儿夜惊或夜啼,即夜晚睡眠中忽然痛醒哭叫,乃因在入睡后保护性痉挛消失,在脊柱或关节移动时产生疼痛之故。由于肌肉痉挛使关节活动受限,表现出种种不良姿态。

（2）关节功能障碍：走路易疲乏，步态不均，笨拙欠稳，容易跌跤，有时呈跛行。

（3）疼痛：初期疼痛轻微，且休息后消失，后呈持续性。除局部疼痛外，可有放射性痛。

（4）肌萎缩：最初是由于神经性营养障碍，而后与肢体失用有关。先是紧张力较健侧减低，肌力减弱，后肌肉萎缩无力。此外，患肢尤其患病关节附近的皮下脂肪层增厚。

（5）局部肿胀：表皮温度增高，可有叩击痛、压痛及关节积液。滑膜增厚时触诊有揉面感。所属淋巴结可增大。

2. 极期 此时，破坏病变占优势，一般中毒症状明显。局部症状加剧，出现畸形、肢体缩短。严重时可发生关节脱臼及病理性骨折。寒性脓肿破溃至外面，形成瘘管，可经久不愈合。胸椎结核的椎旁脓肿可穿入胸腔或肺，引起脓胸、局限性胸膜炎、椎旁脓肿、支气管瘘、支气管播散等胸膜和肺部合并症。

3. 静止期（修复期） 活动性基本消失，机体再生过程占优势。此时一般情况好转，中毒症状消失，局部症状如疼痛、痉挛、肿胀等消失，瘘管愈合，但畸形永久存在。

X线所见：X线异常发现晚于临床症状约3个月~1年，逐渐缓慢发展，初期可有骨质疏松、脱钙、骨小梁紊乱、关节影像模糊、关节腔狭窄。关节周围软组织肿胀。极期关节腔狭窄或消失，周围软组织阴影增宽。骨质广泛脱钙，骨质破坏缺损，有空洞形成及死骨发生。骨骺受侵蚀后可引起关节脱臼。静止期时骨端影像清楚，病变边缘骨质致密，可见骨质增生。脓肿吸收或可见钙化。关节可呈纤维性愈合，或骨性愈合。有时空洞及死骨可长期存在。

（一）脊柱结核

脊柱结核（spinal tuberculosis）居小儿全身骨关节结核的首位，约占1/3。多见于学龄前和学龄儿童。病变一般起源于椎体松质骨的中心或边缘部分，逐渐侵犯骨膜、韧带、椎间纤维软骨及邻近组织，甚至蔓延到脊髓膜和脊髓。破坏椎间盘后可向邻近椎体蔓延，2~5个脊椎可能同时受到损害（图21-20）。脊柱结核最常见于胸椎。椎体破坏后失去支重作用，脊柱向后凸出，形成角形驼背。椎旁脓肿可出现在椎体的前方、侧方或后方，广泛的椎旁脓肿多发生在胸椎，脓肿可向体外穿破形成窦道，或向空腔脏器穿破形成内瘘，以向胸膜腔及肺侵

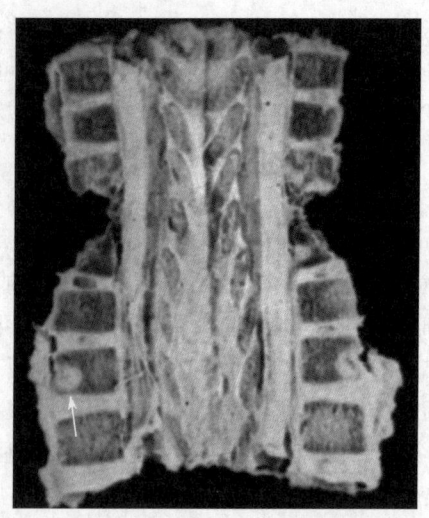

图21-20 脊柱结核大体图
患儿，男，7岁，死于全身粟粒性结核病及胸椎结核。本图为胸椎下部的病理标本，可见第7、8、9胸椎椎体被破坏；第11胸椎体前下方有圆形、灰白色干酪样坏死灶

入为较多见，有时需与肺结核鉴别。

【临床表现】 发病缓慢。早期表现为结核中毒症状，然后出现局部症状。

1. 早期症状

（1）疼痛：因神经根受刺激。疼痛可放射至不同的部位，如颈椎结核痛多放射至枕部、颈部及臂部；胸椎结核痛可放射至胸骨或肋间呈束状、带状痛；下部胸椎痛多放射至腹部及腰；腰椎结核痛可放射至腿，呈坐骨神经痛。

（2）脊柱僵直：因局部肌肉发生保护性痉挛所致，小儿入睡后，肌肉变为松弛，当身体移动时即感觉疼痛，发生夜哭现象。

（3）特殊姿势：患儿采取不同体位，以减少对受损椎体的压力，如颈椎结核时，常可见斜颈及颈强直，患儿喜用手托下颌及头，或头及下颌微微前伸；胸椎结核时常保持抬肩挺胸的姿势；腰椎结核时腹部前挺，双足远离，步伐蹒跚，呈鸭步状。

2. 晚期症状 表现为驼背畸形。此外，可见寒性脓肿，多在脊椎两旁，亦可发现于身体表面，上自颈部、锁骨上窝及背部，下达腹部、腹股沟部、臀部及腘窝，因不同部位脊椎病变而异。后脓肿可能为颈椎结核的最早症状。再晚可出现截瘫等脊髓压迫症状，在上部胸椎结核最多见。

【诊断】 根据结核病接触史、结核菌素试验或γ干扰素释放试验、肺结核的存在及上述特殊症状，有助于诊断。检查时脊柱僵挺，椎旁肌肉紧张发硬或隆起如绳索状。脊柱僵直可由拾物试验试出：患儿弯腰自地上拾物时，取屈膝蹲下的姿势，或一手扶着屈曲的膝盖，

一手去拾物。腰椎结核患儿为减少疼痛而脊柱侧弯。影像学表现有助于诊断,典型的表现为椎体的溶骨性破坏,多累及 2 个以上椎体。病灶常位于椎体的中心,椎体内可见圆形或不规则形的骨质破坏区,边缘毛糙不整。病变向间盘侵蚀蔓延,可直接累及相邻椎体。随病变的发展,椎体膨胀界限模糊,椎体塌陷。早期椎间隙变窄,以后逐渐消失,可见椎旁脓肿。胸腰段结核,因受身体重力的作用,脊椎受压变形出现早,椎体呈楔状或扁平状,导致明显的脊柱后凸畸形。MRI 检查有利于确定病变的轮廓和鉴别其他椎体病变。椎体和间盘的破坏以及椎旁脓肿的部位都可以明显显示。

应与佝偻病性脊柱后突、脊椎先天性或后天性畸形、急性骨髓炎、脊髓及脊柱肿瘤、强直性脊柱炎、嗜酸性肉芽肿等鉴别(图 21-21)。

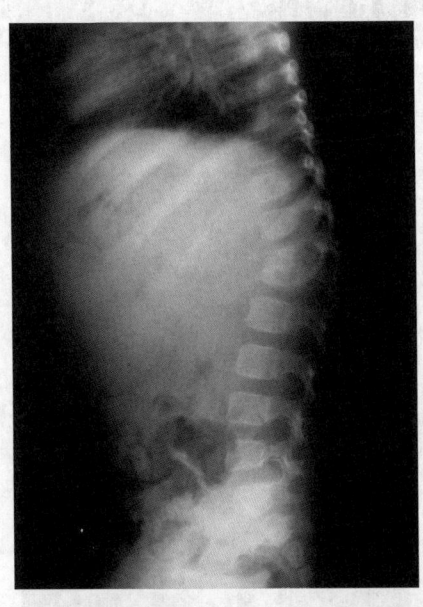

图 21-21 脊柱结核:胸 12 ~腰 1 椎体破坏融合
患儿,男,3 岁,发热、咳嗽 1 个月,其母患活动性肺结核,体检发现腰段脊柱后凸,胸部 X 线片提示原发性肺结核。

【治疗】 卧硬床板休息。进行抗结核药物及矫形外科疗法治疗。寒性脓肿移行于体表时,可穿刺抽液,以减轻全身中毒症状。对有较大的椎旁脓肿、死骨或骨空洞形成等较严重病例,或有脊髓受压现象时,可采用病灶清除术。

(二)髋关节结核

【临床表现】 髋关节结核(tuberculosis of the hip)多见于学龄前儿童。发病缓慢,最早症状为步态发生变化,走路时健肢着地重而患肢轻,略显跛行。继可主诉腿痛,经常放射到膝关节及股前内侧。跛行及疼痛初为间歇性,于休息后可以消失,以后逐渐加重呈持续性。夜惊为小儿髋关节结核的特征。肌张力低、肌肉萎缩有时为早期症状。当病变蔓延至滑膜,可出现关节肿胀及关节运动障碍。但因髋关节位于深部,周围软组织多而厚,故关节肿胀常不易看出。后肌肉萎缩加重,患肢较细,臀折变平,皮下脂肪变厚。早期由于肌肉挛缩,自动及被动运动受到相当大的限制。最初主要是屈曲及过度伸直受限,后髋关节有固定在外展、外旋与屈曲位置的倾向,对伸展、内旋与内收的动作呈抗拒性反应。为了使外展的患肢与健肢保持平行,骨盆向患侧下沉,因此,患肢似变长。其后由于闭孔神经受到刺激,内收肌痉挛,患肢屈曲内收、内旋,此时骨盆为了维持两腿的平行,而在患侧抬高,因此患肢似变短。患儿走路时尽量把体重放在健侧下肢,并以过分的骨盆扭曲、脊椎前凸及侧弯来补偿髋关节活动的限制,而使躯体及患肢变形。至晚期,髋关节由于纤维性强直,活动完全受限可发生寒性脓肿,破溃后形成瘘管,可发生在不同部位,包括远离部位。

【诊断】 病初 X 线检查可无任何发现。早期变化有骨质疏松,关节囊肿胀,闭孔内肌阴影增宽。关节间隙变窄。当关节积液时,关节间隙反见增宽,髋臼变浅、变平。后可见股骨头、颈及髋臼边缘有骨质破坏。严重时可见广泛骨质破坏、股骨头病理脱臼、关节完全损坏或关节纤维性强直而丧失活动能力。CT 和 MRI 可以较早地发现病灶。

早期诊断的根据是结核病接触史、结核菌素试验或 γ 干扰素释放试验阳性、身体其他部位结核病及逐渐演变的症状,如跛行、疼痛、夜惊、步态改变、肌肉痉挛与萎缩等。鉴别诊断应与化脓性关节炎、一过性滑膜炎、类风湿关节炎、风湿病、畸形性骨软骨炎、髋关节外伤性疾患、先天性髋脱臼相区别。腰椎结核合并腰大肌脓肿、腰骶关节结核、肾周围脓肿均能刺激腰大肌而引起类似髋关节结核之体征,宜注意鉴别。

【治疗】 全身休息及局部关节休息皆属重要。抗结核药物需联合用药且较长期应用。在急性期疼痛剧烈时可行皮肤牵引减少畸形及保持功能体位。矫形外科治疗应在骨科医生指导下进行。在抗结核药物辅助之下,采用病灶清除术,效果良好。在单纯滑膜结核施行单纯滑膜切除术,或单纯骨结核阶段早期手术,能获良好效果。术后关节功能可近乎正常。

(三)膝关节结核

【临床表现】 多见于学龄前儿童。可有一般结核

21章

中毒症状,病变大多起自股骨或胫骨的骨骺端。最早症状为轻微的跛行及疼痛,开始为轻度间歇性,运动或外伤后可加重,休息后消失。待病变蔓延至关节发生关节炎时,疼痛及跛行呈持续性加重。某些病例夜间可发生跳痛。关节肿胀,常迅速呈梭形肿大。关节腔内有积液时,触诊有波动感或浮髌现象;滑膜增厚时触之有揉面感。可有压痛,表面皮肤温度升高。关节腔内可有渗出液,有时关节囊内充满结核性肉芽组织。起初关节伸直受限制,以后膝关节取屈曲位置,大腿略向外旋转。这样的位置可使关节结构松弛,减少疼痛。后骨骺破坏,患肢变短,关节呈畸形。严重病例畸形逐渐加重,腿部终于屈曲成为直角,能并发脓肿及瘘管。

【诊断】 X线片早期可见局限性骨质疏松,以后骨小梁网模糊,呈无构造样,可见骨质破坏病灶,呈圆形或椭圆形,有空洞形成,其内可见死骨。与健侧比较,可见弥漫的骨质疏松,关节腔变窄,关节软组织肿胀(图21-22)。可见寒性脓肿形成。内有少量积液,且多呈包裹性,临床上不易发现。CT和MRI可以较早地发现病灶,如局部较小的脓肿,软组织增厚,骨坏死块。尤其是MRI对关节内的病变有早期的诊断价值。

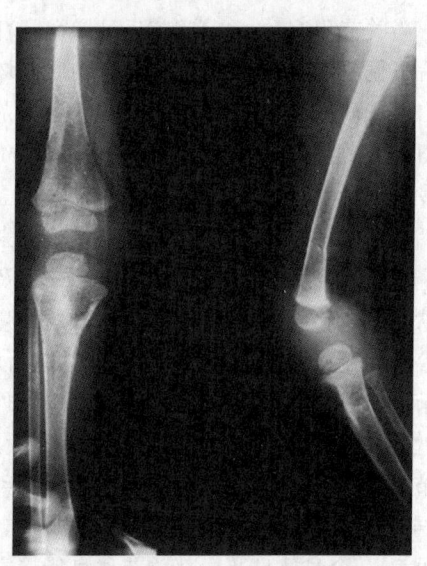

图21-22 右胫骨及膝关节结核

患儿,男,4岁。左膝受伤后,肿胀2年不愈。有结核接触史。右膝关节正侧位,胫骨干骺部见边缘模糊之囊状骨被破坏,膝关节囊肿胀。关节间隙加宽,骨增生不明显。

(四)结核性指/趾炎

又称骨气臌,为短骨及长骨骨干结核,主要见于婴幼儿,近年已少见。

【临床表现】 骨气臌为多发性病变,常同时侵犯数个指骨。多合并肺结核、腹腔结核和周围淋巴结核

等。临床表现:指骨呈梭形肿胀,周围组织发红、肿胀但无疼痛(图21-23),X线见囊性骨质破坏和死骨形成(图21-24),从脓肿穿刺液涂片和/或培养可找到结核分枝杆菌。

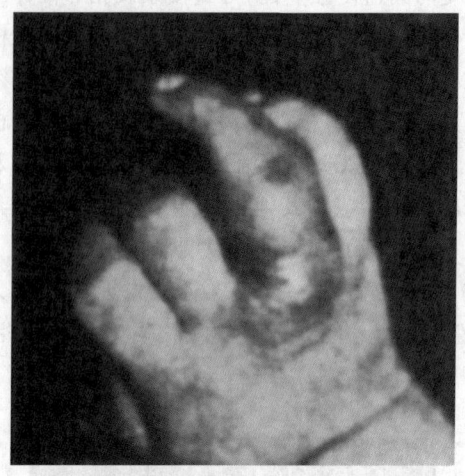

图21-23 结核性指炎(11个月患儿)

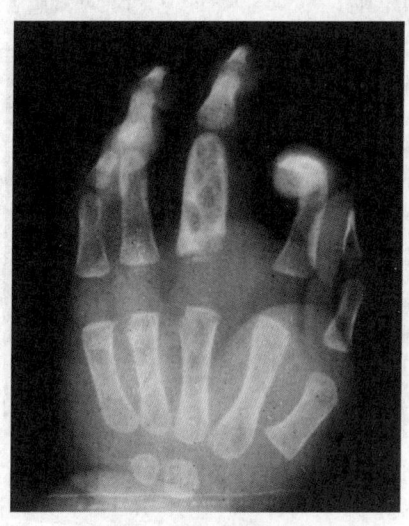

图21-24 指骨结核

患儿,男,1岁。左手正位:左中指近排指骨见多囊形破坏周围有骨硬化,骨外形膨胀——骨气臌。

【鉴别诊断】 首先要考虑梅毒性指/趾炎,其次要与急性和慢性骨髓炎、球孢子菌病、纤维性骨炎、肉芽肿性骨膜炎、指骨软骨瘤及血管瘤等相鉴别。

【治疗】 抗结核药物与全身疗法,必要时行骨科手术治疗。

九、中耳结核

中耳结核是鼓室和乳突的慢性结核性病变,进展缓慢,中耳原发综合征极少见,为继发于身体他处的结核

病,主要为肺结核。结核菌由鼻咽部经耳咽管直接侵入中耳,或由血行播散而来。

【临床表现】　似慢性中耳炎,无痛,有分泌物。因中耳结核的骨质破坏进展迅速,能早期发生面神经麻痹。此外,可出现耳聋,鼓膜苍白,有穿孔和肉芽组织。常伴有耳前、耳后及颈部淋巴结肿大,有时化脓。耳前瘘管较一般中耳炎发生率高。继发感染时,可见全身症状。

【诊断】　已有结核患儿发现耳流脓,应考虑中耳结核。用无菌生理盐水冲洗耳腔,收集分泌物,用浓缩法检查结核分枝杆菌,阳性率较高。采取中耳的肉芽组织做病理切片检查可确诊。乳突 X 线检查,可显示病变范围和破坏程度。

【治疗】　采用抗结核治疗和乳突根治术。

【附】先天性结核病

先天性结核病(congenital tuberculosis)是指胎儿经胎盘感染的结核病。Bietykl(1935 年)拟定了先天性结核诊断标准,Cantwell 在 1994 年进行修改,即:①病变确实为结核性;②存在肝原发综合征或肝干酪样肉芽肿;③新生儿于出生或数天内发生结核;④母亲存在胎盘或生殖道结核感染;⑤明确除外生后感染可能[9]。

【病因】　先天性结核病因主要为人型结核分枝杆菌,而牛型结核分枝杆菌和非典型分枝杆菌感染虽有报告,但极罕见。

【病理及发病机制】　绝大多数属血行播散感染:孕母有全身血行播散性结核或子宫内膜、胎盘和子宫颈结核。感染途径多经脐静脉到肝,引起肝原发综合征,即肝原发结核灶和肝门淋巴结核。少数病例原发综合征发生于肺,则可能是结核菌绕过肝经静脉导管到右心到肺形成原发综合征,或由于胎盘或子宫内膜干酪病灶破溃感染羊水,致胎儿子宫内吸入而发生肺原发综合征;或吞入发生肠原发综合征。病理检查可见胎盘结核病变。除肝或肺原发综合征外,又可见全身包括脾、肾、脑、肾上腺、骨髓等粟粒结核病变。先天结核特点是明显干酪坏死而缺乏细胞反应,提示严重感染而机体反应性差,肝或肺原发灶、粟粒结节及局部淋巴结干酪坏死灶含大量结核分枝杆菌,病灶边缘可见多形核白细胞浸润,但淋巴细胞和上皮细胞少,巨噬细胞不见,反映结核分枝杆菌急剧繁殖而机体无抵抗力。

【临床表现】　多于生后 1 个月内起病,非特异性表现如吃奶不好、呕吐、体重不增和发热。呼吸道症状可有咳嗽和呼吸困难。此外有淋巴结和肝、脾大,肝门淋巴结压迫胆管可致阻塞性黄疸。又可有结核性脑膜炎表现。先天性结核患儿可早产,有结核性中耳炎时可因鼓膜穿孔致耳聋及面神经瘫。先天性结核易误诊为新生儿肺炎、败血症、先天病毒感染和化脓性脑膜炎等。重症病例可表现呼吸衰竭、休克、DIC、多脏器功能衰竭和噬血细胞综合征等。

【诊断】　先天性结核预后差,因此早期诊断甚为重要,先天性结核诊断根据为:

1. 母亲有活动性结核且生后即隔离,或胎盘有结核病变。

2. 生后 2 周内发病。

3. 肝有原发结核或肺内广泛结核病变。

4. 结核菌素在生后 4~6 周可出现阳性但不少患儿始终阴性,故诊断意义不大。

5. 血常规白细胞和 CRP 升高类似化脓性细菌感染,多伴有血小板减少。

6. 胸部影像多表现为粟粒性肺结核或多发性肺结节,可伴有肺实变、间质性肺炎和纵隔淋巴结肿大。

7. 腹部 B 超表现肝脾大,肝脾多发病灶、腹腔淋巴结肿大和腹水。

8. 胃液或气管吸取液中找到大量结核分枝杆菌。但生后 1~3 个月发现结核时不易区分为先天或后天感染。

【治疗】　先天性结核采用强化期异烟肼、利福平、吡嗪酰胺联合治疗 2 个月,根据疾病的严重性继续期异烟肼、利福平可联合用药 4~10 个月,需要监测药物不良反应。

【预后】　先天性结核病预后较差,除有早产与死胎外,先天结核不经治疗一般 2 个月内死亡。可以提高婴儿的存活率的关键是提高先天性结核病的认识与警惕性,早期诊断,合理治疗。

(江载芳)

参考文献

[1] 江载芳,易著文.实用小儿结核病学.北京:人民卫生出版社,2006.

[2] MEZOCHOW A,THAKUR K,VINNARD C. Tuberculous Meningitis in Children and Adults: New Insights for an Ancient Foe. Curr Neurol Neurosci Rep,2017,17(11):85.

[3] LI H,LU J,LIU J,et al. Linezolid is Associated with Improved Early Outcomes of Childhood Tuberculous Meningitis. Pediatr Infect Dis J,2016,35(6):607-610.

[4] MALIK R,SRIVASTAVA A,YACHHA SK,et al. Childhood abdominal tuberculosis:Disease patterns,diagnosis,and drug resistance. Indian J Gastroenterol,2015,34(6):418-425.

21 章

[5] DEVECI HS, KULE M, KULE ZA, et al. Diagnostic challenges in cervical tuberculous lymphadenitis: A review. North Clin Istanb,2016,3(2):150-155.

[6] MUNEER A,MACRAE B,KRISHNAMOORTHY S,et al. Urogenital tuberculosis-epidemiology, pathogenesis and clinical features. Nat Rev Urol,2019,16(10):573-598.

[7] ISIGUZO G,DU BRUYN E,HOWLETT P,et al. Diag-nosis and Management of Tuberculous Pericarditis:What Is New? Curr Cardiol Rep,2020,22(1):2.

[8] AGARWAL A. Paediatric osteoarticular tuberculosis:A review. J Clin Orthop Trauma,2020,11(2):202-207.

[9] CHANG CW,WU PW,YEH CH,et al. Congenital tu-berculosis:case report and review of the literature. Paediatr Int Child Health,2018,38(3):216-219.

22 | 第二十二章
真菌性疾病

第1节 概述

真菌性疾病按照其侵犯部位可分为浅部真菌病和深部真菌病。近年来随着各种原因引起的免疫受损患儿的不断增多，很多真菌作为条件致病菌引起深部感染，其中很多深部感染是通过黏膜和皮肤进入体内发生的。真菌感染的诊断主要依靠皮损的部位、特点和真菌学检查。浅部真菌病有一定的好发部位，其临床表现大多比较典型，容易诊断。但确定病原真菌和必要的鉴别诊断是需要借助真菌学检查。最经典的检查方法包括真菌直接镜检和培养检查。对于甲真菌培养和镜检均为阴性时可做甲病理切片，采用过碘酸希夫染色(PAS)

诊断[1,2]。对于深部真菌病可选用血清学试验和皮肤试验。滤过紫外光(伍德灯)可用于各种类型头癣的鉴别。

(马琳)

参考文献

［1］ SHARI RL, RICHARD KS. Onychomycosis clinical overview and diagnosis. J Am Acad Dermatol, 2019, 80（4）: 835-851.

［2］ 甲真菌病指南专家工作组. 中国甲真菌病诊疗指南（2015年版）. 中国真菌学杂志, 2015, 10（2）: 118-125.

第2节 浅部真菌病

一、头癣

头癣(tinea capitis)是指真菌感染头皮和头发所致的疾病。根据致病菌的种类和宿主反应不同临床上可分为白癣、黑点癣、黄癣3种类型，有时炎症反应明显时，可出现脓癣。本病好发于儿童，通过接触患病的人和动物及其污染物而传染。

【病因】 白癣致病菌多为动物源性，如犬小孢子菌等。黑点癣致病菌主要为毛癣菌，如断发毛癣菌和紫色毛癣菌。黄癣致病菌为许兰毛癣菌。脓癣的致病菌多为亲动物性或亲土性真菌如须癣毛癣菌和石膏奈尼兹菌等。

【临床表现】 本病主要表现为脱发、断发、头皮脱屑伴瘙痒，重症者可有脓肿形成，伴全身中毒症状，如发热、精神不振、头部肿胀、疼痛和淋巴结肿大等。由于病原菌的不同，可出现不同的临床症状。

1. **白癣** 初起为少量毛囊性红色丘疹，很快扩大形成头皮灰白色鳞屑性脱发斑。病发在距头皮3~4mm处均匀一致地折断，病发根部有灰白色菌鞘包绕。皮疹常呈卫星状分布(见书末彩图见22-1A)，自觉瘙痒。大部分患儿到青春期可以自愈。

2. **黑点癣** 可在家族内互相传染。通常自儿童期开始感染，病程慢性，可延续数年。皮损最初为头皮上

散在点状鳞屑斑，此后扩大呈丘疹、偶有小脓疱，外观酷似脂溢性皮炎，病发紧贴头皮折断，呈黑色小点状(见书末彩图见22-1B)，一般不能自愈。病程长者可形成秃发。

3. **黄癣** 临床表现最初为黄红色斑点，逐渐形成毛囊性脓疱，脓疱破裂后形成蝶形蜜黄色痂皮，痂皮边缘翘起，中心黏着，中央有毛干穿过。该痂皮由密集的菌丝和上皮碎屑组成，有鼠臭味，易粉碎。去除痂皮后，可见红色潮湿的基底面，严重者可见较深的溃疡。久之可形成萎缩性瘢痕，造成永久性脱发。

4. **脓癣** 白癣和黑点癣中的炎症较重者，可形成头皮脓肿。本病起病急，患处出现毛囊化脓性感染，形成一片或数片红肿的痛状隆起，质地软，有波动感，外观如"脓肿"，但无细菌性脓肿的大量脓液及严重的红肿热痛。挤压时毛囊口可有少量浆液或稀薄脓液流出。毛发松动，极易拔出，症状严重者可形成萎缩性瘢痕，造成永久性脱发(见书末彩图22-1C)。常伴耳后、颈、枕淋巴结肿大，轻度疼痛或压痛。部分患儿还可诱发癣菌疹(见书末彩图22-1D)。

【实验室检查】

1. **真菌直接镜检** 白癣可见发外包绕密集排列的圆形孢子。黑点癣为发内成串排列的链状孢子。黄癣可见发内菌丝或关节孢子和气泡，黄癣痂中可见鹿角菌

丝和孢子。

2. 真菌培养 可进一步帮助确定致病菌种。必要时可根据药敏结果调整用药。

3. 伍德灯检查 白癣为亮绿色荧光。黑点癣无荧光。黄癣为暗绿色荧光。

4. 血常规及 C 反应蛋白 脓癣患儿可有血常规白细胞明显升高,中性粒细胞为主,C 反应蛋白显著升高。

【诊断与鉴别诊断】 头癣的诊断主要根据临床表现、真菌直接镜检及伍德灯检查等。但在临床上,有时需与斑秃、脂溢性皮炎、银屑病、单纯糠疹、石棉状糠疹相鉴别。需要与脓癣相鉴别的疾病包括头皮细菌性脓肿、毛囊炎。

【治疗】 采用综合治疗,内服和外用结合,遵循"剃、洗、擦、煮、服"五字方针[1]。

1. 系统治疗 首选灰黄霉素,儿童 15 ~ 20mg/(kg·d),分 3 次口服,疗程 6~8 周,如病发镜检仍阳性,需延长疗程,服药期间同时进食高脂餐以便于药物吸收。如治疗失败或过敏,可采用特比萘芬或伊曲康唑。特比萘芬:体重<20kg 者 62.5mg/d,体重在 20 ~ 40kg 者 125mg/d,体重>40kg 者 250mg/d,疗程 4~6 周。但是,部分学者认为对于感染了犬小孢子菌的患儿,需要更大剂量的特比萘芬 6~7mg/(kg·d),而且疗程也需更长(最少 8 周)。伊曲康唑:儿童 3~5mg/(kg·d),最大剂量为 200mg/d,最好在进餐后服药。服药治疗时,治疗前、后和治疗中每间隔 2 周,应分别检查肝肾功能及血常规。治疗前做真菌镜检和培养,之后每两周复查一次真菌镜检,连续三次镜检阴性再结合临床方可认为治愈。

2. 局部治疗 治疗头癣除应用口服药物外,局部的理发、洗头、擦药、消毒等措施对缩短疗程也是非常重要的。具体做法是:①每周理发一次;②皮疹上的病发用镊子拔除,所有去除的毛发均应焚毁;③理发工具与患儿头部接触的生活用品均要煮沸消毒;④每日早晚各用温水和肥皂洗头一次,擦干后早晨外涂抗真菌药物,晚上局部外涂碘伏,疗程至少 8 周。

3. 脓癣 在内服抗真菌药基础上,急性期可短期口服糖皮质激素,一般可用泼尼松 1~2mg/(kg·d),早晨 1 次顿服。患儿年龄越小,炎症反应越重,激素剂量越需量。通常足量需 2 周,然后用 1~2 周减停。如同时有细菌感染需加用抗生素,因继发感染多为金黄色葡萄球菌,故多数患儿用一代头孢类抗生素口服 1 周即可。炎症反应明显时,外用治疗时应避免刺激性药物,通常用 1∶2 000 小檗碱溶液、0.1% 的雷夫诺尔溶液、0.1% 的高锰酸钾溶液或碘伏湿敷。然后外用抗细菌药膏,如莫匹罗星软膏、夫西地酸乳膏或复方多黏菌素 B 软膏 1~2 周;也可外用抗细菌、真菌、炎症的复方制剂 2 周。红肿消退后再使用单方抗真菌类制剂。注意切忌对脓肿进行切开引流和清创,因为手术切开后伤口不易愈合,同时还可加重炎症和全身中毒性反应,严重者可危及生命,并且遗留较大瘢痕。

二、体癣与股癣

由致病性真菌寄生在人体光滑皮肤上(除手足、毛发、甲板以及阴股部以外的皮肤)所引起的浅表性皮肤真菌感染,统称为体癣(tinea corporis)。股癣(tinea cruris)指发生于腹股沟、会阴和肛门周围的皮肤癣菌感染,是发生于特殊部位的体癣。

【病因】 本病可由于患儿直接接触被污染的澡盆、毛巾或患病动物的皮毛等引起。亦可由患儿原有手癣、足癣、头癣、甲癣蔓延而来。体股癣的主要致病菌是红色毛癣菌、须癣毛癣菌等皮肤癣菌。

【临床表现】 体癣多见于面部、躯干和上肢(见书末彩图 22-2A)。股癣见于腹股沟、股内侧、会阴和臀部(见书末彩图 22-2B)。儿童的炎症反应常较成人重。一般急性期自觉瘙痒明显,炎症反应较重时,可出现既痒且痛的感觉,慢性期可无自觉症状或明显减轻。典型皮疹为首先在受侵犯的局部出现红斑或丘疹,甚至水疱或脓疱,皮疹成离心性扩大,形成一个表面脱屑的圆形损害。此后中心可逐渐好转,边缘则高起,可出现活动性红斑、丘疹及水疱,慢慢向外扩大并可互相融合。部分患儿因为用药不当,可使皮疹呈现泛发性红色丘疹、斑块,表面较多渗出、痂屑,类似湿疹样改变,亦称为难辨认癣(tinea incognita)(见书末彩图 22-2C)。

【实验室检查】

1. 真菌直接镜检 皮疹鳞屑中可见真菌菌丝。

2. 真菌培养 根据培养物的菌落形态、颜色、边缘、生长速度及显微镜下的形态做出菌种鉴定。

【诊断与鉴别诊断】 典型的体癣或股癣可以通过临床表现及真菌学检查来诊断。在临床症状不典型时,体癣应与玫瑰糠疹、钱币状湿疹、环状肉芽肿等相鉴别。有时还要注意与不典型单发的脓疱疮鉴别。而股癣应与红癣、反向性银屑病、家族性良性慢性天疱疮相鉴别。

【治疗】

1. **局部治疗** 外用抗真菌药物,疗程一般需 2～4 周。

2. **系统治疗** 对于全身泛发或顽固难治或累及五官的腔口边缘、眉毛、睫毛、上唇部和外鼻孔等非光滑皮肤部位的体癣,除外用药外,可口服特比萘芬或伊曲康唑 1～2 周[2]。

三、手癣与足癣

手癣和足癣是发生在手掌和足跖以及指/趾间的皮肤癣菌感染,亦可波及手、足背及腕、踝部。

【病因】 大多由毛癣菌属、表皮癣菌属的真菌感染引起。

【临床表现】 手足癣临床表现可以分为水疱型、间擦糜烂型、鳞屑角化型等。但一般在临床不同阶段几种类型可以同时存在。

1. **水疱型** 原发损害以小水疱为主,成群或散在分布,疱壁厚内容物澄清,干燥吸收后出现脱屑。自觉瘙痒严重。

2. **间擦糜烂型** 以 4～5 和 3～4 指/趾间最为常见,多见于手足多汗、浸水或长期穿胶鞋的人,夏季多发。皮损表现为指/趾间糜烂、浸渍发白,除去角质层可见其下红色糜烂面,可有少许渗液。患儿瘙痒感较明显(见书末彩图 22-3)。

3. **鳞屑角化型** 皮损多累及掌跖、呈弥漫性皮肤粗糙、增厚、脱屑、干燥。自觉症状轻微,每到冬季,易发生皲裂、出血、疼痛。

足癣还容易合并出现细菌感染,或出现湿疹化。而急性期活动性足癣患儿,可出现机体对皮肤癣菌的变态反应,出现癣菌疹。

【实验室检查】 浸渍部位取材不易查到真菌。但在急性期的水疱等部位或慢性期的鳞屑中有较高的阳性率。真菌培养最常见的致病菌是红色毛癣菌。

【诊断与鉴别诊断】 根据皮损的临床特点和真菌学检查结果,诊断不难,但应与侵犯相同部位的特应性皮炎、汗疱疹、银屑病和掌跖脓疱病等相鉴别。

【治疗】 外用药治疗为主,但应分清急慢性损害,对症下药,疗程 2～4 周。对于严重病例,单纯依靠局部治疗无效者,可选用口服特比萘芬、伊曲康唑或氟康唑治疗。对于合并症,原则上是先控制合并症,再治疗原发病[3]。

四、甲癣与甲真菌病

甲癣是由皮肤癣菌所致的甲板感染,最常见的致病菌是红色毛癣菌。甲真菌病则泛指由所有真菌所致的甲板感染。

【病因】 甲真菌病致病菌包括皮肤癣菌、酵母菌和某些霉菌。常继发于手足癣或外伤后发病。

【临床表现】 根据不同的感染部位和临床特点,可将甲真菌病分为:远端侧位甲下型甲真菌病(distal and lateral subungual onychomycosis,DLSO)、近端甲下型甲真菌病(proximal subungual onychomycosis,PSO)、浅表白色型甲真菌病(superficial white onychomycosis,SWO)、甲内型甲真菌病、全甲破坏型甲真菌病(total dystrophic onychomycosis,TDO)[4]。

【实验室检查】 真菌镜检可证实真菌感染的临床诊断,真菌培养可帮助确定致病菌种。对于高度怀疑真菌感染的甲病,但真菌镜检及培养均为阴性者,可进行甲病理切片,采用过碘酸希夫染色(PAS)诊断或除外。

【诊断与鉴别诊断】 根据甲损害的典型临床症状,结合真菌镜检和培养结果可以确诊。应与其他原因所致的甲病相鉴别,如银屑病、湿疹和扁平苔藓等所致的甲损害。

【治疗】

1. **系统用药** 适用于甲母质受累的 DLSO、PSO 和 TDO 等严重的甲真菌病。例如口服特比萘芬、伊曲康唑或氟康唑等,指甲疗程为 2～3 个月,趾甲为 3～4 个月。

2. **外用药** 单独外用治疗适用于 SWO 及未累及甲母质的 DLSO 等早期和轻型损害,还可作为甲真菌病系统治疗的辅助用药。

五、花斑糠疹

花斑糠疹(pityriasis versicolor)是由马拉色菌所致的皮肤浅表慢性真菌感染。

【病因】 马拉色菌属于嗜脂酵母,是人类皮肤表面的正常菌群之一。花斑糠疹的发病是多种因素综合的结果,热带地区多见,青壮年男性多见。

【临床表现】　发于躯干、腋下、面、颈等皮脂腺丰富部位，婴幼儿尤以额部、颈后部常见。自觉症状轻微，常在炎热季节发病。皮损多呈弥漫性对称性分布或多部位发病，大小形状不一，表现为圆形或不规则形的斑疹，多呈淡白色斑片，也可呈粉红色、黄棕色甚至灰黑色，表面覆盖细薄的糠状鳞屑（见书末彩图 22-4）。

【实验室检查】

1. **真菌直接镜检**　皮屑直接镜检可见马拉色菌的菌丝及芽孢。

2. **伍德灯检查**　可见黄褐色荧光。

【诊断与鉴别诊断】　根据好发部位、皮疹表现、真菌镜检特点不难诊断。本病常需与白癜风、白色糠疹、玫瑰糠疹及贫血痣相鉴别。

【防治】　马拉色菌感染易复发，治疗应彻底，以达到根治目的。应给患儿勤洗澡、勤换衣服，内衣应煮沸消毒，以防止再感染。

1. **局部治疗**

（1）洗浴：外用 2.5% 二硫化硒香波、酮康唑或联苯苄唑香波洗浴，每天或隔天使用 1 次，连用 1 到 2 周即可。

（2）外用抗真菌制剂：如联苯苄唑、咪康唑、克霉唑、益康唑、特比萘芬等。也可用 5% 水杨酸酒精，50% 丙二醇溶液。每天 1~2 次涂抹于患处，连用 1~2 周即可。

2. **全身治疗**　皮疹面积大且单纯外用效果不佳者，可口服伊曲康唑 3~5mg/（kg·d），最大剂量 200mg/d，连续 7 天。

六、孢子丝菌病

孢子丝菌病（sporotrichosis）是由申克孢子丝菌所引起的皮肤、皮下组织及其邻近淋巴系统的慢性感染。

【病因】　申克孢子丝菌为双相真菌，在组织中以酵母相寄生，体外培养呈菌丝相。

【临床表现】　多有外伤史，皮损好发于四肢和头面部等暴露部位。自觉症状轻微。在入侵部位产生皮下结节或暗红色浸润性斑块，表面可呈轻度疣状增生，挤压有少许分泌物，逐渐扩大与皮肤粘连，并沿淋巴管蔓延（见书末彩图 22-5A）。出现成串排列的皮下结节称为淋巴管型。一般结节直径 1~2cm，无压痛，如不及时治疗可破溃。如结节单纯固定在原发部位，则

为固定型孢子丝菌病（见书末彩图 22-5B）。损害偶可经血行播散至全身各器官如骨骼、眼、肾上腺等，称为播散型[5]。

【实验室检查】

1. **真菌培养**　脓液或组织真菌培养有孢子丝菌生长。

2. **组织病理**　主要为组织细胞为主的肉芽肿和中性粒细胞浸润形成的化脓性炎症。在脓肿和多核巨细胞中 PAS 染色有时可找到孢子或星状体。

【诊断与鉴别诊断】　根据外伤史、皮损典型特点和部位，脓液或组织真菌培养有申克孢子丝菌生长，或组织病理学表现为化脓性肉芽肿并发现星状体和孢子均可诊断。临床上还需要与以下疾病鉴别：炭疽、皮肤结核、着色真菌病、芽生菌病、足菌肿、副球孢子菌病、肉芽肿性毛癣菌病以及上皮样肉瘤。

【治疗】

1. **口服治疗**　特比萘芬：体重<20kg 者 62.5mg/d，体重在 20~40kg 者 125mg/d，体重>40kg 者 250mg/d。或伊曲康唑：儿童 3~5mg/（kg·d），年龄越小，每千克体重剂量越要偏大，最大剂量为 200mg/d。疗程均为 3~6 个月。亦可用 10% 碘化钾溶液。14 岁以上儿童口服 10ml/次，每天 3 次；14 岁以下为 5ml/次，每天 3 次。一般皮疹消退后继服 4 周。此药可使肺结核病播散，故需完全排除结核时方可使用。

2. **温热疗法**　可用 45℃ 电热器局部加温，每天 3 次，每次 30~60 分钟。

（肖媛媛）

参考文献

[1] 中国头癣诊疗指南工作组. 中国头癣诊断和治疗指南（2018 修订版）. 中国真菌学杂志，2019，14（1）：4-6.

[2] 中国体癣和股癣诊疗指南工作组. 中国体癣和股癣诊疗指南（2018 修订版）. 中国真菌学杂志，2019，14（1）：1-3.

[3] 中国中西医结合学会皮肤性病专业委员会真菌学组，中国医师协会皮肤科分会真菌亚专业委员会，中华医学会皮肤病学分会真菌学组. 手癣和足癣诊疗指南（2017 修订版）. 中国真菌学杂志，2017，12（6）：321-324.

[4] 甲真菌病指南专家工作组. 中国甲真菌病诊疗指南（2015 年版）. 中国真菌学杂志，2015，10（2）：118-125.

[5] 中华医学会皮肤性病学分会真菌学组，中国医师协会皮肤科医师分会医学真菌亚专业委员会，中西医结合学会皮肤性病专业委员会真菌学组. 孢子丝菌病诊疗指南. 中华皮肤科杂志，2016，49（7）：456-459.

第3节 侵袭性真菌病

侵袭性真菌病(invasive fungal disease,IFD)也称深部真菌病(deep mycosis),是由各种真菌侵犯皮肤和皮下组织以外,还累及深部组织和器官,甚至引起的播散性感染,包括脏器真菌病、真菌血症和播散性真菌病。脏器真菌病指真菌成分侵入某一脏器引起的感染。真菌血症指真菌侵入血液引起血流感染。播散性真菌病指2个或以上非相邻器官同时存在真菌感染。

IFD的常见病原菌为念珠菌属、曲霉属以及隐球菌属。此外,组织胞浆菌、接合菌、马尔尼菲青霉菌等也可致病。深部真菌病有外源性和内源性之分,外源性是指致病菌经呼吸道、胃肠道或有损伤的皮肤侵入人体使之发病。某些真菌可寄生于人体内,并不致病,但当人体因某些因素影响,免疫功能降低或局部屏障功能减低时可发生真菌病,如念珠菌病,称为内源性真菌病。IFD主要影响免疫系统受损患儿,最常见于血液系统恶性肿瘤,特别是急性白血病,造血干细胞移植(HSCT)患儿,接受实体器官移植(SOT)患儿,原发性的或获得性免疫缺陷患儿,早产儿,其他患儿IFD发生风险增加,如儿科重症患儿、创伤、外科手术,特别是腹部手术或先天性心脏病矫正手术的患儿、自体免疫性和/或自体炎症性疾病接受免疫调节药物治疗患儿[1]。主要组织病理学改变为慢性肉芽肿炎症、溃疡和组织坏死等,也可表现为急性化脓性炎症反应。IFD为严重的机会性感染,可导致死亡,临床表现与真菌种类和个体宿主的免疫反应有关,但缺乏特殊性,容易误诊,影响治疗和预后,甚至可引起死亡。

一、念珠菌病

念珠菌病(candidiasis)是由念珠菌属引起的急性、亚急性或慢性感染。它不仅可导致皮肤、黏膜、指/趾甲的浅层真菌病,在人体抵抗力降低时或皮肤黏膜屏障损害时,还可侵犯呼吸道、胃肠道、心脏、肾和脑膜等内脏器官,引起深部真菌病。

【病原学】 在人类中可检测到至少15种不同种类的念珠菌,但>90%的侵袭性念珠菌病是由五种最常见的病原体引起,分别是白念珠菌(Candida albicans)、克柔念珠菌(C. krusei)、光滑念珠菌(C. glabrata)、近平滑念珠菌(C. parapsilosis)、热带念珠菌(C. tropicalis)。

念珠菌广泛存在于自然界,可从水果、蔬菜、乳制品、土壤中检出,也可寄生于健康人的皮肤、口腔、消化道、阴道内。从一些儿童咽拭子或粪便中可以分离出少量念珠菌,但并不致病,当人体因某些原因抵抗力低下时则可致病,此为内源性感染。外源性感染则由接触、口咽部吸入或消化道食入引起。曾有报道宫内感染念珠菌病(先天性念珠菌病),母亲胎盘有严重的真菌感染,垂直传播或母亲在分娩前患念珠菌性阴道炎,而胎盘并未感染,生产时吸入引起。

【高危因素】

1. **早产儿和极低体重儿** 研究新生儿侵袭性念珠菌病不同预测模型中,一项多因素分析显示气管插管、中心静脉导管和静脉注射乳剂为高危因素。另一个模型预测包括阴道分娩、孕周、念珠菌样皮炎、中心静脉置管、肠道外营养、高血糖以及培养前一周抗生素暴露天数和血小板减少为高危因素[2]。

2. **各种导管植入** 包括中心静脉置管、气管插管机械通气、腹膜透析、血液净化和胃肠外营养、留置导尿管等。

3. **肿瘤患儿** 尤其是血液恶性肿瘤,如急性髓系白血病(AML)患儿,造血干细胞移植(HSCT)患儿。

4. **各种原因的粒细胞缺乏** 包括原发性粒细胞缺乏及肿瘤化疗后。

5. **免疫功能低下** 包括长期大量糖皮质激素和其他免疫抑制剂治疗后、长期广谱抗生素治疗后,一些原发免疫缺陷病类型如重症联合免疫缺陷病、STAT1基因突变、CARD11基因突变等患儿可患侵袭性念珠菌病。

【病理变化】 白念珠菌侵入组织后,基本病理改变是以单核细胞为主的肉芽肿性炎症。早期以渗出为主,有巨核细胞、淋巴细胞、上皮样细胞等浸润,晚期则为肉芽肿形成及若干灰色微小脓肿,常侵犯血管,呈急性或慢性坏死性血管炎改变,由于血管弹力纤维受损,易致破裂出血,严重的脏器念珠菌病或念珠菌败血症,可有广泛的出血现象。如病变发生在黏膜组织如气道,由坏死组织、纤维素及大量菌丝和孢子构成肉眼可见的假膜、假膜脱落后,形成灶形糜烂及深浅、大小不等,易出血的溃疡。

【临床表现】 侵袭性念珠菌病可以发生在任何部位包括肺、肝、脾、肾、脑、眼和心脏。

1. **呼吸道感染** 口咽物质的吸入可引起原发性气

管支气管炎、念珠菌性肺炎或脓肿,但较少见。血源性播散引起的念珠菌病肺炎更常见。念珠菌可感染气管支气管,故根据不同感染部位和类型,分为:

(1)气管支气管炎:病变主要累及气管支气管及其周围组织,而未侵犯肺实质,主要表现为发热、咳嗽、咳痰,气短,体格检查可见呼吸困难并可闻及散在干啰音。气管支气管炎型影像学显示肺纹理增多,增粗且模糊,支气管周围斑片渗出性病变或结节性病变或有树芽征,可伴有肺门淋巴结肿大。

(2)肺炎:感染多来自口腔或支气管蔓延至肺泡,引起肺实质急性、亚急性或慢性炎症性病变。按感染途径分为:①原发(吸入)性念珠菌肺炎:指发生并局限于肺部的侵袭性念珠菌感染;②继发性念珠菌肺炎:指念珠菌血源性播散引起的肺部病变。临床症状取决于发病过程、宿主状态和肺炎的范围等,多呈急性肺炎或伴有脓毒症表现,有发热、咳嗽、咳痰,痰可呈黏稠胶冻样,由念珠菌菌丝和细胞碎片组成,有时带血,可伴有喘息。体征往往很少。部分患儿口咽部可见鹅口疮或散在白膜,重症患儿出现口唇发绀、气促,肺部闻及干、湿啰音,此类型多伴有念珠菌血症和其他器官播散性感染如肝脾和脑膜。影像学显示两肺中下野弥漫性斑点、小片状、大片状阴影,病变易于融合而成广泛实变,常累及两个以上肺叶,一般不侵犯肺尖,多伴有小结节病变或实变周围有结节病变,偶尔有空洞或胸腔积液。有些病变向周围发展而另一些病灶有消散现象。可伴有肺门淋巴结肿大。如为血型播散,肺内呈小结节或大小不等的融合结节或浸润,有些病例类似粟粒性肺结核。少数表现为肺间质病变。慢性病例由于肉芽肿形成,病灶可呈肿块样或呈大结节表现。

2.胃肠道感染

(1)念珠菌性食管炎:发病率不低于念珠菌性肠炎,尸检中也不少见。主要症状为呕吐及吞咽困难,较大儿童可诉说食管部位在进食时有烧灼感,故有时出现拒食现象;若不及时治疗,念珠菌可由此而入血导致败血症。钡餐造影可见病变部位有激惹及痉挛,食管黏膜呈颗粒状影像。胃镜或食管镜检查可见黏膜充血、白色坏死物和黏膜溃疡。

(2)念珠菌性肠炎:常由口腔念珠菌病发展而来或常发生在口服多种广谱抗生素后,由于肠道菌群失调,引起真菌性肠炎,其中以念珠菌性肠炎的发病率居首位。其临床表现与一般婴幼儿因喂养不当所致腹泻不易区别。腹泻次数以每日3~4次至20次不等,大便呈泡沫状水样或有黏液,有发酵气味;严重者可形成黏膜溃疡,排血样大便,甚至造成肠穿孔继发腹膜炎危及

生命,但大多数情况下,停止抗生素后可趋于缓解。

(3)肝脾念珠菌病:常由念珠菌血症播散而来,表现表现有恶心、呕吐,上腹疼痛,肝脾大,肝功能损害。腹部超声可见肝脾大,低密度坏死灶,典型可见牛眼征。

3.念珠菌性心内膜炎 常由白念珠菌以外的念珠菌如近平滑念珠菌、高式念珠菌及星形念珠菌等所引起。可见于血液恶性肿瘤患儿,特别是在免疫抑制剂治疗期间,尤其原有心脏病患儿,也可发生于有心脏瓣膜病及心脏外科手术后患儿。症状及体征类似急性细菌性心内膜炎,表现为发热、心脏杂音、外周动脉栓塞表现如奥斯勒结节、詹韦损害和罗斯斑,赘生物脱落可引起肺栓塞,患儿可出现心力衰竭。患念珠菌性心内膜炎之后,可经血行播散引起脑膜炎、脑脓肿。

4.眼部感染 表现为脉络膜视网膜炎和眼内炎,可为单侧或双侧,典型病变表现为视网膜或玻璃体球有蓬松的黄白色斑点,伴有出血或玻璃体混浊,并发症包括视网膜脱离和眼球破裂。

5.念珠菌骨髓炎 典型影响股骨干骺端,并发邻近关节的脓毒性关节炎,肱骨、椎骨和肋骨也可受累。局部症状通常表现为疼痛、压痛、覆盖性红斑和水肿,以及活动受限,大部分的患儿表现为发热。

6.念珠菌脑膜炎 念珠菌脑膜脑炎(HCME)或脑膜炎,可发生于念珠菌血症患儿,也可不伴血流感染,较少见,可无症状或仅表现发热,有症状者,最常见的表现特征是意识改变,发育倒退或迟缓,可有局灶性神经系统症状如癫痫发作、头痛、颈痛僵硬和脑神经麻痹、失语、偏瘫等,一些患儿伴有皮肤病变,提示有血行播散。少见症状尚有颅内压增高、视乳头水肿等,其他表现可有复视、耳鸣、眩晕、痴呆及昏迷等症状。脑脊液细胞数增多,中性粒细胞增加,蛋白升高,糖降低,甚至明显降低,脑脊液早期改变可不明显。病程迁延,多为慢性经过,一些需要多次重复脑脊液培养才能确诊。

7.念珠菌血症 念珠菌血症病情严重,主要发生于免疫缺陷患儿,与中心静脉导管植入相关的患儿,采取全程无菌隔离措施、在皮肤准备时使用氯己定,对插入的导管和插入部位进行细致的护理可预防念珠菌血症发生。

8.播散性念珠菌病 急性播散性念珠菌病表现为多发性皮肤病变、弥漫性肌痛、低血压,多器官功能衰竭,多见于急性免疫功能障碍者。慢性播散性念珠菌病多见于轻度免疫缺陷病,表现为皮肤黏膜病变和脏器受累。

9.肾念珠菌病 表现为肌酐清除率降低,梗阻性

肾病和肾脏功能衰竭。

【诊断】 从正常人的皮肤、口腔或粪便中偶可分离出白念珠菌,但无任何症状,因此不能诊断为白念珠菌病。由于鹅口疮具有典型的临床表现,易于诊断,故临床上常以此为线索,再结合病史及其他临床表现等,全面分析后作出诊断。除鹅口疮外,其他念珠菌病往往无典型的临床表现,且不一定并发鹅口疮,所以不易诊断,需借助于真菌检查及其他特殊检查等。

真菌检查:痰液、支气管-肺泡灌洗液、粪便、尿液、病灶组织或假膜、渗液等,均可检查。

（1）直接涂片镜检:将上述标本少许置于玻片上,加一滴 10% 氢氧化钾,放上盖玻片后轻微加热,高倍镜下可见卵圆形的出芽孢子和菌丝,有菌丝存在,一般提示念珠菌为致病状态,对诊断有重大意义。

（2）真菌培养:可同时将以上标本接种于常用的真菌培养基(沙氏培养基),多在 3~4 天内出现乳白色光滑的菌落。

由于本菌定植不一定致病,一般认为 2 次以上镜检阳性或 2 次以上培养阳性,且为同一菌种,或在该菌不易寄生的部位即无菌部位涂片和培养阳性才能有诊断意义。如在痰液或支气管-肺泡灌洗液只见酵母相,应进一步做培养鉴定,除外隐球菌和组织胞浆菌病。支气管-肺泡灌洗液一次镜检阳性或培养阳性,应结合临床、影像学及患儿的高危因素综合分析其致病意义。

尿涂片或培养阳性,必须在特定的临床背景下评估其临床意义和抗真菌治疗的必要性。如果为低出生体重的新生儿存在持续菌尿,或严重免疫功能低下者出现发热和菌尿,应考虑有播散性念珠菌病的可能,需要治疗。文献报道新生儿若念珠菌从多种来源的标本分离出来,尤其是尿和血液、或尿液和脑脊液阳性,死亡率增加,单独尿中培养阳性与单独血液培养阳性死亡率类似,强调尿培养阳性的重要性。

（3）血清学检查:测定念珠菌抗原以及代谢产物确定是否有念珠菌感染。念珠菌抗原有细胞壁成分甘露聚糖、细胞质抗原成分烯醇酶等,代谢产物如 D-阿拉伯糖。目前最常用的为血清 β-D-葡聚糖测定(G 试验),β-D-葡聚糖是真菌细胞壁的重要组成之一,占真菌胞壁成分的 50% 以上,由 D 葡聚糖聚合而成,以 β-(1-3)-糖苷键连接的葡萄糖残基骨架作为主链,分支状 β-(1-6)-糖苷键连接的葡萄糖残基作为侧链。除接合菌外,所有真菌胞壁上都含 β-D-葡聚糖,以酵母样真菌含量最高,而其他微生物、动物及人的细胞成分和细胞外液都不含这种成分。当真菌进入血液或深部组织后,经吞噬细胞的吞噬、消化等处理,β-D-葡聚糖可从真菌细胞壁释放出来,从而使血液及其他体液(如尿液、脑脊液、腹水、胸腔积液等)中的含量增高。当真菌含量减少时,机体免疫系统将其迅速清除,而在浅部真菌感染时则无类似现象。因此血浆 β-D-葡聚糖升高成为侵袭性真菌感染的一个重要标志,用于检测血浆 β-D-葡聚糖水平的试验称为 G 试验。G 试验阳性提示侵袭性真菌感染,一般可在临床症状出现数天后阳性[3]。该法操作简便,2 小时可出结果,但有假阳性反应,造成假阳性的原因为:输注白蛋白或球蛋白、血液透析、使用多糖类药物、标本接触纱布或细菌污染、外科手术后早期。

【预后】 全身性念珠菌病、泌尿系统念珠菌病和胃肠道黏膜念珠菌病,其疗效取决于与其并发疾病的性质和严重程度,心内膜念珠菌病如不予以治疗往往导致死亡。

【治疗】

1. 支持疗法 应加强护理和营养,提高抵抗力,补充维生素类,主要是维生素 B 族,饮食中要有足够的营养和热量,重症者酌情少量多次输新鲜全血或血浆。

2. 去除诱因 如有可能,应拔除所有血管内导管;在新的穿刺部位更换导管(不经导丝更换)。对于中性粒细胞减少或缺乏者,提升中性粒细胞的水平。

3. 抗真菌治疗 明确的克柔念珠菌感染不推荐应用氟康唑治疗,应使用卡泊芬净等棘白菌素或伏立康唑,近平滑念珠菌对棘白菌素敏感性低,推荐用氟康唑,光滑念珠菌一般要用棘白菌素类药物,除非药敏证实对氟康唑或伏立康唑敏感,在非白念菌株流行的单位,棘白菌素类药物可作为首选治疗[4]。除了口服降阶梯治疗克柔念珠菌或伏立康唑敏感的光滑念珠菌以外,伏立康唑较氟康唑无明显优势。推荐治疗的疗程是末次阳性血培养后 14 天,累及眼部者全身治疗的疗程要延长至 4~6 周。治疗感染性血栓性静脉炎,如果病情需要,推荐拔除导管,切开引流并切除受累静脉,疗程为末次阳性血培养后至少 14 天。肝肾功能不全者因米卡芬净无需调整剂量,可使用。

棘白菌素代表药物为卡泊芬净,负荷量 70mg/m²,维持量 50mg/m²(中度以上肝功能不全减量)。脂质两性霉素 B 3~5mg/(kg·d)或两性霉素 B 0.5~1mg/(kg·d)。氟康唑 6~12mg/(kg·d)或伏立康唑每次 9mg/kg,q. 12h.(2~14 岁)。治疗心内膜炎或其他心血管感染建议使用更大剂量的棘白菌素,由于瓣膜上有较大赘生物而阻止药物进入组织,使之不能达到抑菌作用,所以可手术切除赘生物,或可挽救患儿生命。

对所有念珠菌血症病患儿,治疗开始后第一周进行眼底检查和常规血液培养。

二、曲霉菌病

曲霉菌病(aspergillosis)是一种曲霉菌属引起的深部真菌病。可侵犯鼻窦、眼眶、支气管、肺、骨及脑膜等引起感染,严重者可引起血行播散,累及心、肾、肝等内脏。

【病原学】 曲霉目前分为 18 个群 132 个种和 18 个变种,绝大多数分为非致病菌。引起人类疾病的常见菌种为:烟曲霉(aspergillus fumigatus)、黄曲霉(aspergillus flavus)、黑曲霉(aspergillus niger)、土曲霉(aspergillus earthworm)、构巢曲霉(aspergillus conformation)等,其中以烟曲霉最常见。烟曲霉、黄曲霉和构巢曲霉常引起肺曲霉菌病和血流感染等全身感染以及变应性支气管肺曲霉菌病,构巢曲霉还常引起寄生性肺曲霉菌病和曲霉菌球。曲霉广泛分布于自然界,可存在于空气、空调,发霉的粮食、花生、干草和木材中。在动物中,鸟类尤其容易感染。免疫功能严重低下的病例如造血干移植后,可伴细菌、病毒以及其他真菌感染,也可两种以上曲霉合并感染。

【临床表现】 本病主要是肺部吸入大量的曲霉菌孢子,依据宿主免疫功能的不同,可引起三种不同类型的表现:①寄生型:宿主免疫功能基本正常,曲霉菌经呼吸道吸入后,寄生在空腔病变如支气管扩张的空腔和肺结核的空洞内;②过敏型:宿主为过敏体质或患囊性纤维化,吸入曲霉孢子引起变应性支气管肺曲霉菌病,宿主轻度免疫功能低下如患慢性肉芽肿病,可在吸入早期引起过敏性肺泡炎或者宿主免疫功能正常,吸入曲霉菌孢子后表现为过敏性肺泡炎;③侵袭型:宿主免疫功能低下,引起侵袭性肺炎,根据免疫功能受累程度,分为急性、亚急性和慢性侵袭型[5]。

1. 寄生型曲霉菌病 包括肺曲霉球和寄生性支气管曲霉病,以前者最常见。肺曲霉球通常发生于已经存在的肺空洞性病变内,曲霉菌在空腔内寄生,形成曲霉球。偶见于胸膜腔和支气管残端,属于腐物性寄生。寄生型肺曲霉病仅有轻微组织炎症反应,但易造成病变周围血管损害。寄生性支气管曲霉菌很难确定,也可认为是气道曲霉定植。肺曲霉球一般为单个,偶尔双肺同时出现。咯血是本病的重要症状,可有慢性咳嗽,少数可咯出咖啡色颗粒状物,常为曲菌球脱落的碎片,此时镜检可找到菌丝。典型的 X 线表现为空洞中致密团块状阴影,占空洞的部分或大部分,空洞的其余部分则呈半月形或新月形气体阴影。由于菌丝不侵袭空洞壁,较小的团块状阴影可在空洞内移动,或随体位改变而移动。

2. 侵袭型曲霉菌病 肺部侵袭性曲霉菌病:急性和慢性肺部曲霉病的发生与机体免疫状态和基础疾病有关。免疫功能受损越严重,越易发生急性肺部曲霉菌病,常见于血液恶性肿瘤化疗后、骨髓造血干细胞移植后、麻疹等病毒感染后。慢性肺部曲霉病主要见于患慢性肉芽病等免疫缺陷患儿,并可作为免疫缺陷病的首发表现。慢性肉芽病的患儿常有肛周脓肿、卡介苗接种部位化脓,卡疤较正常增大,接种卡介苗部位的同侧腋窝淋巴结肿大、破溃或钙化,皮肤或其他部位淋巴结反复化脓,形成皮肤瘢痕。急性肺部曲霉病早期为弥漫性渗出性改变,之后组织化脓及坏死。病灶内可找到大量菌丝,曲霉菌丝易穿透血管可引起血管炎、血管周围炎及血栓形成等,致组织缺血和梗死。慢性肺部曲霉病表现为组织坏死和慢性肉芽肿炎症。尽管有组织坏死,不易找到曲霉菌丝。急性肺部曲霉病主要表现为长期发热、咳嗽、咳痰,咯血可以是本病不同于一般细菌性肺炎有诊断参考价值的症状,约30%的患者可有肺外器官受累如鼻窦、肝脏、肾脏、中枢神经系统和心内膜等,可以迅速进展为呼吸衰竭。慢性肺部曲霉病进展缓慢,多表现为反复发热,咳嗽,咳痰可不明显,病程可长达数月甚至数年,可波及整个肺或胸腔、纵隔和胸壁等,可形成胸壁脓肿。病情发展时,慢性肺部曲霉病可转化为急性曲霉菌肺炎。急性肺部曲霉病胸部 CT 的典型表现:早期(0~5 天)为双肺弥漫性结节实变阴影或单发结节实变阴影,多位于胸膜下,周围可出现磨玻璃阴影(晕轮征,halo sign),5~10 天结节实变阴影增大,肺实变区液化、坏死,出现空腔阴影,10~20 天可见病灶呈半月形透光区(空气新月征,air-crescent sign),进一步可变为完整的坏死空洞,多为单发性或多发性,病灶大小不一[6]。慢性肺部曲霉病胸部 CT 表现多为单发或多发的肺部实变,伴有结节病变和胸膜肥厚或积液,有空洞形成,空洞性病变中见球形块影,类似曲霉球,但不同的是病灶周围有显著的肺组织炎症反应。随着时间推移则见慢性组织破坏,肺萎缩和纤维化以及单发或多发空洞,酷似慢性纤维空洞性肺结核。

(1)播散性曲霉菌病:主要由肺部的病灶侵入血液循环引起两个非相邻器官的感染,也可通过烧伤创面,损伤的皮肤黏膜等进入血液循环,随血行播散可累及肺、胸膜、脑、肝、心、肾、甲状腺、骨骼和皮肤等部位,临床表现随所侵犯的脏器不同而异,最常见的是呼吸系统症状,如咳嗽、咯血痰或咯血、胸痛等,可发热。脑曲霉菌病症状类似脑膜炎或占位性病变,可出现昏迷、嗜睡、抽搐以及脑脓肿或脑膜炎的其他症状。肝脏感染和心内膜感染表现类似细菌性感染。

（2）鼻窦侵袭性曲霉菌病:表现为鼻塞和头痛,血性和脓性鼻涕,严重者破坏鼻骨,造成穿孔,如病灶扩大后,可波及眼眶、眼球、视神经、脑、脑膜等。

3. 过敏性支气管肺曲霉病 (allergic bronchopul-monary aspergillosis,ABPA) 是曲霉引起的过敏性肺疾病,绝大多数发生于哮喘或有过敏性疾病的患儿。ABPA 典型的病理变化是中央气道扩张,常有黏液堵塞,远端气道通常正常。曲霉的菌丝可与支气管壁紧密相邻,但界限清楚,不侵入管壁和血管,一些病例可形成肉芽肿。在临床上,ABPA 首发的支气管痉挛是短暂的,后期症状趋于慢性。特征性的临床表现是咳黏液栓性痰,有时见棕黄色痰栓、咯血、间断性发热、胸痛,反复肺炎,顽固性喘息。X 线表现为同一部位反复出现或游走性浸润影,常伴有典型的黏液栓形成的分支状阴影(指套征)和中心性支气管扩张(近端囊状圆形透光影)征象,若孢子阻塞支气管可引起短暂性肺段或肺叶不张。外周血和痰液嗜酸性粒细胞升高。痰液涂片和培养可以发现菌丝。血总 IgE 以及曲霉特异性 IgG 和 IgE 明显升高。对曲霉菌抗原速发型或迟发型皮肤超敏反应阳性。

【诊断】

1. 直接涂片检查 由患处所得到的标本,直接涂片镜检可见菌丝或曲霉菌孢子。

2. 培养 取痰、血、局部受损的组织等均可作曲霉菌培养。曲霉菌是实验室中常见的污染菌,故只有反复培养出同一曲霉菌并结合临床表现,方有诊断价值。当脑脊液呈血性且原因不明时更宜做真菌培养。

3. 组织病理学检查 必要时可取受损组织或淋巴结等做活检,尤其对播散性曲霉菌,可及时做出诊断。真菌病的组织反应并无特异性,因此需根据病理组织内的真菌形态确诊。

4. 血清半乳糖甘露聚糖 (GM) 抗原检测 简称GM 实验,可作为高危儿童筛查和有临床症状或影像学异常患儿的诊断工具[3]。半乳糖甘露聚糖仅存在于曲霉细胞壁中,曲霉发生侵袭性感染时,可从细胞壁释放进入血液,在血清中可检测出,简称 GM 实验。GM 实验阳性提示侵袭性曲霉感染。半乳糖甘露聚糖最早可在发病前 5~8 天从血液中检出。假阳性率较高的人群为新生儿、自身抗体阳性、菌血症患儿、使用半合成青霉素、异体骨髓抑制患儿。慢性肉芽病患儿发生慢性肺曲

霉病时,GM 检测呈阴性。GM 在支气管肺泡灌洗检查阳新对肺部侵袭性有诊断意义。GM 在脑脊液升高提示中枢神经系统曲霉病。小婴儿双歧杆菌占粪便微生物总菌群的主要菌,年幼婴儿高假阳性。

5. 血清 β-D-葡聚糖抗原检测 简称 G 试验,侵袭性曲霉感染时 G 试验可阳性,见前述。

【治疗】

1. 局部治疗 对外耳道、皮肤、指甲曲霉菌可用硼酸将局部污垢洗去后,涂以制霉菌素软膏(每克含10 万 U 制霉菌素)、2%龙胆紫液、2%硝酸咪康唑霜或酊剂。

2. 系统治疗 目前已经获得认可的一线治疗方案包括两性霉素和伏立康唑,二线治疗方案包括伊曲康唑和卡泊芬净[7]。氟康唑对曲霉菌无效。

伏立康唑每次 9mg/kg,q. 12h. 。卡泊芬净负荷量 70mg/m^2,维持量 50mg/m^2(中度以上肝功能不全减量)。脂质两性霉素 B 3~5mg/(kg·d) 或两性霉素 B 0.7~1mg/(kg·d)。

注意伏立康唑与其他药物相互作用,肌酐升高的患儿只能口服,不能静脉给药,因为该药的溶媒能够在体内蓄积。卡泊芬净批准用于补救治疗。伊曲康唑用于标准抗真菌治疗无效或不耐受的侵袭性曲霉菌病,儿童剂量尚未确定。难治性病例可以联合治疗,常用的联合治疗卡泊芬净联合唑类或两性霉素 B 脂质体。通常推荐侵袭性肺曲霉病的疗程至少为 6~12 周;免疫缺陷患儿,应在免疫缺陷时期持续治疗直至病灶吸收。

3. 外科治疗 药物治疗后仍迁延不愈、合并大咯血、病变局限能耐受手术时可考虑外科手术切除病变。

三、隐球菌病

【病原学】 致病菌主要是新生隐球菌及其 9 个变种,其他还有浅黄隐球菌、浅白隐球菌和罗伦隐球菌等,但很少见。新型隐球菌属酵母菌,在脑脊液、痰液、病灶组织中呈圆形或椭圆形,不形成菌丝和孢子,出芽生殖,直径约 5~12μm,四周包裹肥厚的荚膜。

该菌广泛分布于自然界,鸽粪被认为是最重要的传染源,分离出本菌的动物还有马、奶牛、狗、猫、山羚羊、貂、猪等,也存在于土壤、水果、牛奶中。感染途径可能是:①吸入空气中的孢子,此为主要的途径,隐球菌孢子到达肺部引起肺部感染,继而播至全身。②创伤性皮肤接种。③摄入带菌的食物,经肠道播散至全身引起感染。新生儿一旦受到新型隐球菌感染,也很容易侵犯中枢神经系统,而致脑膜炎,其传染途径可能是当分娩时

经过带有该菌的产道而受感染,有些新生儿出生后便有症状,可能通过胎盘传染。

【病理变化】 基本病理变化有两种,早期为弥漫性渗出性病变,晚期为肉芽肿形成,病变类型与病期早晚以及免疫状态有关。早期病变,组织中可以出现多量的新型隐球菌集聚成团,由于隐球菌的荚膜物质有抑制中性粒细胞渗出的作用,因此,病灶处主要是单核细胞、淋巴细胞和浆细胞,中性粒细胞很少。由于菌体四周包绕胶样荚膜,使菌体与组织没有直接接触,所以组织的炎症反应不明显。但在少数已经失去荚膜的菌体周围,则可出现较明显的炎症细胞浸润。早期可形成胶样病灶,液化后出现囊腔,内有多量隐球菌。较陈旧的病变则表现为肉芽肿形成,有纤维组织增生,其间有大量的巨噬细胞、上皮样细胞、异物巨细胞和淋巴细胞,此时隐球菌数目减少,且大部分被吞噬细胞吞入胞质内。免疫功能正常者常形成非干酪性肉芽肿,在巨噬细胞胞质内可见被吞噬的隐球菌;免疫功能低下者不易见到肉芽肿,但肺泡腔中充满隐球菌孢子,炎症细胞、坏死和空洞少见[8]。

【临床表现】

1. 中枢神经系统隐球菌病 新型隐球菌易侵袭中枢神经系统,引起亚急性或慢性脑膜炎及脑膜脑炎,临床表现颇似结核性脑膜炎,但隐球菌性肉芽肿可仅局限于脑和脊髓的某个部位,与脑瘤或脑脓肿等表现相似。临床可分为四型:脑膜炎型、脑膜脑炎型、肉芽肿型和囊肿型,其中以脑膜炎最常见。一般起病缓慢,开始症状多为轻度阵发性头痛,以后则逐渐加重,经常反复,多伴有恶心、呕吐、眩晕及不同程度的发热,可出现偏瘫、失语、共济失调,数周或数月后可出现颅内压增高症状,如颈项强直,脑膜刺激征阳性及各种眼部征象(有视物模糊、眩晕、复视、畏光、眼球麻痹、震颤、弱视等)常伴有眼底水肿及视网膜渗出性病变。严重暴发病例可在数周内死亡。偶见有两年以上仍反复发作而迁延不愈者。新生儿则病程较短,预后恶劣。脑脊液检查与结核性脑膜炎不易区分,外观微浊,白细胞总数约在(0.05~0.5)×10⁹/L之间,主要为淋巴细胞,糖与氯化物均降低,蛋白常在2g/L以上,与本病炎症表现不相平行。取脑脊液离心沉渣涂片,做墨汁染色后在显微镜下观察,可见隐球菌呈圆形孢子,直径5~20µg,内有反光颗粒,外围有一厚膜,有时可见出芽孢子,但无菌丝。脑脊液培养阳性。

2. 肺隐球菌病 可单独发生,或继发于肺结核、支气管扩张、慢性支气管炎等,先于中枢神经系统隐球菌病发病,肺部隐球菌性肉芽肿可以是原发灶,以后再蔓延到中枢神经系统等处或两者并存,一些患儿出现中枢神经系统隐球菌病后肺部表现可消失。肺部单独发病且出现症状者较少见,一旦出现症状,则与肺结核不易区分,如低热、咳嗽、黏液性痰、胸痛、倦怠、体重减轻等,但多趋于自愈,严重者罕见。少数患儿可呈急性肺炎表现,有高热、呼吸困难,痰中可有大量菌体,可迅速进展导致呼吸衰竭,体检可有干、湿啰音,多见于严重免疫抑制患儿。影像学表现为:①双肺小结节或单肺大的肉芽肿,直径可达6cm或更大,有时形成中心性坏死和空洞,双肺小结节有胸膜下分布,支气管血管束分布多。②浸润阴影:表现为支气管周围和肺实质浸润阴影,呈斑片状或大片状实变,常伴纵隔或肺门淋巴结肿大,与肺结核相似;可伴有肺内以及胸膜下结节。③两肺类似粟粒性播散:基本见于发生播散者,与腹腔隐球菌病或中枢神经系统隐球菌病并存。④纵隔淋巴结肿大。以上表现可混合存在,所有类型中钙化和干酪性坏死罕见,可有空洞形成。

3. 皮肤黏膜隐球菌病 皮肤黏膜隐球菌病很少单独发生,常为全身性隐球菌病的局部表现,可能由脑膜、肺部和其他病灶播散所致。主要表现为面部痤疮样皮疹、硬结或随病变扩大而中心坏死,形成溃疡,也可出现其他部位水痘样皮疹。可发生于硬腭、软腭、舌、齿龈、咽部、鼻腔等黏膜上。

4. 骨隐球菌病 好侵犯颅骨及脊柱,但关节常不受累。骨损害呈慢性多发的散在破坏性病变,无骨膜增生,但可有肿胀及疼痛。X线无特殊表现。

5. 播散性隐球菌病 两个不相邻器官同时发生隐球菌病,肝、脾、淋巴结、肾、中枢神经等部位常见,多见肺部和腹腔,肺部与中枢神经系统、皮肤病变并存,儿童肺隐球菌病多与其他部位的隐菌病同时发生,有时当其他器官发生隐球菌病时,肺部病变已消散。隐球菌可侵犯肝脾和腹腔淋巴结,发生腹腔隐球菌病,引起肝脾和腹腔淋巴结肿大,淋巴结可坏死融合,形成腹腔包块,坏死的淋巴结可发生钙化,与结核病极类似。有时通过蛛网膜下腔可直接侵及眼或通过血行播散而入眼色素层、视网膜、晶状体等。个别情况下可播散心脏,引起心内膜炎。颈部淋巴结肿大常为全身性隐球菌病的局部表现。

【诊断】 除根据临床表现外,病原学是确诊的重要依据。

1. 病原体检查 墨汁染色法是迅速、简便而可靠的方法,根据受损部位的不同取所需检查的新鲜标本,如脑脊液、痰液、病灶组织或渗液等,置于玻片上,加一滴墨汁,覆以盖片,显微镜下检查,可见特有形态的隐球菌。

（1）痰液检查：肺隐球菌病时，其肉芽肿病变侵及支气管壁，痰内有大量新型隐球菌，可取痰做直接涂片，进行墨汁染色，镜检找隐球菌。

（2）脑脊液检查：中枢神经系统隐球菌病的脑脊液常规及生化检查均与结核性脑膜炎相似，进行涂片墨汁染色法检查简便易行。但需注意，病程早期，可出现阴性结果，应坚持多次检查，仔细寻找隐球菌。

（3）真菌培养：可取标本少许如脑脊液、痰液、血液、骨髓等置于培养基中，在室温或37℃培养3~4天可见菌落长出。播散性隐球菌病血液和骨髓培养阳性。

2. 血清学诊断 乳胶凝集试验检测隐球菌荚膜多糖体抗原是早期诊断的主要手段，为敏感性和特异性高、快速、灵敏的诊断方法[9]，但单独肺部隐球菌病一般阴性，伴有脑膜炎和腹腔隐球菌病时基本阳性，抗原滴度的升、降可提示疗效和预后。如抗原滴度无变化或上升，是疾病恶化和预后不良的反应，如抗原滴度起伏，则提示疾病迁延反复。疾病痊愈后，如果血清学检测发现又多次出现抗原应考虑有复发的可能。

【鉴别诊断】

1. 隐球菌性脑膜炎需与结核性脑膜炎鉴别 主要鉴别依据接触史和病原学检查，如鸽子和结核病接触史、PPD试验、肺内有无结核病影像学表现、脑脊液隐球菌荚膜多糖抗原、墨汁染色或真菌培养。由于两者很相似，对于无明显结核病接触时史，疑似结核性脑膜炎的患儿，常规进行隐球菌病原学检查。

2. 肺部隐球菌需与肺结核、肺炎以及淋巴瘤等鉴别 肺隐球菌病的影像学表现与肺结核类似，可表现为双肺弥漫性粟粒状阴影或结节状阴影，伴有肺门淋巴结肿大或气管支气管旁淋巴结肿大，临床上易误诊为粟粒性肺结核、原发性肺结核或支气管淋巴结结核。当肺隐球菌病合并脑膜炎和/或腹腔隐球菌病时，更易误诊为结核病，应注意鉴别诊断。鉴别要点：肺隐球菌病多有鸽子接触史；无结核病接触史、PPD试验阴性、抗结核治疗无效，血清、支气管-肺泡灌洗液以及脑脊液隐球菌荚膜多糖抗原测定阳性、墨汁染色或真菌培养阳性。

3. 细菌性肺炎 肺隐球菌病的肺部浸润阴影以及外周血白细胞和CRP升高，可误诊为细菌性肺炎，需要鉴别。但肺隐球菌病常咳嗽不剧烈，与发热不一致，可有嗜酸性粒细胞和IgE升高。鉴别主要依靠痰液细菌或真菌培养以及抗生素的治疗反应。

4. 恶性淋巴瘤 肺隐球菌病影像学表现为气管支气管旁淋巴结肿大时，可误诊为恶性淋巴瘤。鉴别之点：肺隐球菌病气管支气管旁淋巴结受累广泛，涉及前

后组纵隔淋巴结，血清隐球菌荚膜多糖抗原测定可阳性，必要时可通过淋巴结活检鉴别。

【预后】 隐球菌性脑膜炎如不治疗几乎全部死亡，经适当的治疗后，其病死率降至25%，多系脑干受压致死。即使治疗成功，往往遗留视神经萎缩、脑积水、性格改变甚至痴呆。治疗后1~2年内可以复发，所以长期随访脑脊液是必要的。

【治疗】

1. 抗真菌治疗

（1）免疫功能基本正常、非脑膜炎的肺隐球菌：氟康唑治疗8周至6个月或更长，严重病例两性霉素B 0.5~0.8mg/(kg·d)，病情控制后换成氟康唑，疗程8~10周或更长。或伊曲康唑口服溶液，疗程6~12个月。

（2）免疫功能基本正常、中枢神经系统或播散性隐球菌病：两性霉素B 0.5~0.8mg/(kg·d)+/-氟胞嘧啶25mg/kg q.6h.，直到培养阴性，换用氟康唑或氟康唑应用8~10周或更长。有推荐氟康唑治疗2年以防复发。如果脑脊液压力很高，可进行脑室引流。对于播散性感染、有神经系统异常和大量病原体感染（血清高抗原）的患儿，诱导期需用两性霉素B和氟胞嘧啶，以防止治疗失败。

（3）免疫抑制宿主、中枢神经系统或播散性隐球菌病[10]两性霉素B 0.7~1mg/(kg·d)+氟胞嘧啶25mg/kg q.6h.，直到培养阴性。巩固治疗：氟康唑继续维持。或两性霉素B或脂质体两性霉素联合氟康唑治疗4~6周，然后进行巩固期治疗。若能测定隐球菌荚膜多糖抗原，一般治疗至脑脊液抗原滴度1:4以下。伊曲康唑不易通过血脑屏障，由于在脑脊液的浓度低，但在脑组织中有较高的浓度，实际治疗中效果次于氟康唑，在中枢神经隐球病的治疗中，主张与两性霉素B联用或转阴后的维持治疗。伏立康唑可通过血脑屏障，有个例报道对耐氟康唑的病例有效。

2. 手术治疗 限局性病灶如皮肤、胸部肉芽肿及脓肿，或肺部肉芽肿及空洞等，在未合并中枢神经系统隐球菌病的情况下，可以考虑手术切除。于手术前后均需用两性霉素B等药物治疗，以控制隐球菌感染。

四、组织胞浆菌病

【病原学】 组织胞浆菌病（histoplasmosis）是由荚膜组织胞浆菌（histoplasma capsulatum）所引起，以侵犯单核巨噬细胞系统或肺部为主的深部真菌病。其变型菌杜氏组织胞浆菌（histoplasma duboisii）引起者，以累及皮肤及骨骼为主，而不侵犯肺部。约半数患儿为儿

童,6个月至2岁发病率最高且多为播散型。本病在我国很少见。传染源为自然界带菌的禽鸟类如鸡、蝙蝠、鸽或其粪便污染的土壤、尘埃等,被感染的动物如猫、犬、牛、马等。呼吸道是主要的传染途径。接触鸟、蝙蝠或污染的土壤,因吸入被鸟或蝙蝠粪便污染的泥土或尘埃中的真菌孢子而感染,大量吸入空气中的孢子可引起肺以外脏器感染,往往累及肝、脾、淋巴结、骨髓等。儿童还可经消化道感染,也可通过皮肤或黏膜侵入人体,血行播散。认为荚膜组织胞浆菌感染与城市化、砍伐森林、破坏土地和使用鸟粪等有机肥以及在蝙蝠居住过的山洞探险有关。

【临床表现】 本病有3个主要的类型:

1. **肺组织胞浆菌病** 有急性和慢性之分。急性起病急,有发热、咳嗽、呼吸困难,肺内有湿啰音,X线表现以肺实变和肺门淋巴结肿大为特征,常易误诊为结核病,或表现为双肺广泛的类似粟粒样阴影,可伴有肝脾大。慢性型临床表现与肺结核类似,X线表现为肺实变。

2. **播散型组织胞浆菌病(progressive disseminated histoplasmosis)** 病情较为严重,约半数见于婴幼儿,多数免疫功能低下。可分为三种临床综合征:慢性、亚急性、急性。慢性患儿无明显临床症状,亚急性、急性患儿常在发病数日或数周后出现急性感染症状,可侵犯全身,出现感染性休克并发多脏器功能衰竭,最常受累的是肺,有显著的发热、寒战、咳嗽、呼吸困难,常有肝脾和淋巴结肿大、贫血、白细胞减少和血小板减少等。X线表现为粟粒样肺浸润、肺实变、结节增殖样病灶、空洞形成和肺门淋巴结肿大,可伴有胸腔积液[11]。

其他常见的临床综合征有纵隔肉芽肿病、肺孤立性或多发性结节、慢性脑膜炎、心包炎、钙化的淋巴结侵袭到支气管引起的咯血、胆总管梗死、进行性纵隔纤维化伴支气管和/或血管阻塞。

3. **皮肤型组织胞浆菌病** 多见于成人,皮肤损害以面部及颈部为多,也可波及口、鼻、咽喉,男性外生殖器及四肢等处。表现为溃疡、肉芽肿、结节、脓肿或坏死性丘疹等,局部淋巴结明显肿大,并有液化性坏死。一般无全身症状。

【诊断】

1. **骨髓涂片** 可见巨噬细胞增多,在有些巨噬细胞内含有椭圆形酵母样孢子。

2. **真菌培养** 将骨髓、病灶组织或血液接种在血液琼脂平板上或沙氏培养基上,经2~4日后,出现白色真菌菌落,镜检可见大型分生孢子。

【治疗】 一般支持治疗很重要,如加强营养,给予富有营养的饮食和适当的维生素B、维生素C,必要时可输液、输血或血浆等。

药物治疗:两性霉素B为中-重度或者播散性病例的一线用药,伊曲康唑用于轻度病人或者两性霉素B的降阶梯治疗[12]。局限性皮肤或肺部局限性损害者,可以手术切除。

五、接合菌病

【病原学】 接合菌病(zygomycosis)又称为毛霉病(mucormycosis)、藻菌病(phycomycosis)、丝状菌病(hyphomycosis)。最常见的致病菌为4种:根霉属(Rhizopus)、毛霉属(Mucor)、犁头霉属(Absidia)、小克银汉霉属(Cunninghamella)。毛霉菌广泛存在于自然界,多寄生在腐朽的草、木、含糖成分高的食物、水果和食草动物的粪便中。本病主要是真菌孢子经呼吸道进入人的肺和鼻窦而发病,亦可因吞入引起胃肠道感染。多见于骨髓造血干细胞移植后以及糖尿病酮症酸中毒患儿,可侵犯鼻腔、鼻窦、眼眶、气道、肺、消化道、皮肤等处,也可随血行播散到脑、心、肾、肝和其他脏器,骨髓造血干细胞移植后患儿发病急、进展快、病死率高。

【病理变化】 接合菌的侵袭性很强,一旦侵入易感者的肺组织,很快长出大量的菌丝并迅速向周围组织扩散。接合菌侵袭血管的能力较强,菌丝侵入血管壁形成血栓,引起梗死远端的组织缺血、缺氧和酸中毒,导致局部组织出血坏死。接合菌也可以经血行累及脑和全身各脏器。病变进展较快,病死率较高。浸润、血栓形成、坏死、化脓是病理特征,坏死区、血管壁、血管腔和血栓内均可见大量菌丝,但是很少见到肉芽肿,这是本病的特征性改变。在非特异性坏死或肉芽肿组织中可见有大量长的分支而并不分隔的菌丝,常与血管平行,分支与主干成直角。菌丝很粗,直径可达30μm,HE染色较淡,PAS染色即可清晰显示,一般无孢子。

【临床表现】 根据其主要侵犯部位分述如下:

1. **皮肤毛霉菌病** 常见于儿童及少年,多呈慢性经过,以往常报道有耳部皮肤毛霉菌病。也可在其他部位发生苔藓样丘疹、结节、脓疱、溃疡或足菌肿样损害。指/趾甲、甲廓、口腔黏膜等也可波及,病程可常达数月或数年。

2. **鼻、鼻旁窦和眼毛霉菌病** 常见于糖尿病患儿。鼻和鼻旁窦黏膜有炎症反应。初发的症状很似细菌性鼻窦炎,如低热、鼻窦疼痛、非脓性鼻分泌物,偶带血丝;数日后可直接蔓延至邻近组织,如眼眶和脑膜,鼻腔内有发干的暗黑色的缺血性坏死病灶。眼部毛霉菌病为角膜溃疡和眼内炎;也可以是播散性病变的一部分;亦常发生在眼外伤或手术后。鼻腔的病变直接蔓延到眼眶,则眼眶周围组织肿胀,并可有眼睑下垂、眼肌麻痹、眼球突出、视物障碍等。

3. 肺毛霉菌病 从支气管肺炎到大叶性肺炎不同程度的炎症病变,常有空洞,可形成毛霉球,可伴有气道毛霉菌病和胸腔积液等。毛霉具有极强的组织穿透能力,常侵蚀肺动脉,肺血管损害致血栓形成和肺梗死、肺动脉瘤和假性血管瘤,并可造成支气管-胸膜瘘、支气管-皮肤瘘、支气管-动脉瘘等。急性或亚急性起病,病情通常严重,有高热、咳嗽、咳痰等,但咯血和胸痛是比较突出和有诊断参考价值的症状,常因大咯血死亡。体征通常很少。影像学表现:初起表现为支气管肺炎,显示单发或多发性浸润性影或结节影,迅速融合成大片实变或肿块样改变,常有空洞形成,若导致较大肺血管栓塞,呈楔形阴影,早期可有反晕轮表现,对本菌有提示意义。可出现晕轮征、新月征,但较曲霉菌感染少见[13]。

支气管镜检查可发现支气管黏膜红肿、溃疡或黏液、脓性或凝胶状物和坏死组织,坏死组织检查有大量菌丝[14]。暴发起病的肺接合菌容易发生血行播散,常见的部位有中枢神经系统、胃肠道、脾脏、肾脏、心脏和肝脏,几乎都是致死性的。

4. 胃肠道毛霉菌病 表现为胃肠道任何部位的多发性溃疡及黏膜缺血性坏死。常见于营养不良及重症体弱儿中,也可继发于阿米巴肠炎、伤寒、烟酸缺乏症或糖尿病。症状视被侵犯的部位及范围不同而有差异,有腹泻、腹痛、血样便,偶有呕吐咖啡样物、便血,可伴发肠穿孔及腹膜炎等。

【诊断】 凝胶状物和坏死组织涂片和培养阳性、血液培养阳性、二代病原微生物测序(NGS)作为确诊的依据。

肺型和播散型毛霉菌病在临床上很难和侵入性曲霉菌病区别,因此需以活检标本培养对病原菌种类进行鉴别。

【治疗】 继发于糖尿病的鼻、鼻窦的毛霉菌病,首先应认真而正规地对糖尿病进行治疗,同时进行外科清创术以及静脉注射两性霉素B,鼻窦清创术后可每日用两性霉素 B 1mg/ml 冲洗窦腔直至病变停止发展后仍坚持治疗1个月。有条件者,也可手术清除气道和肺部坏死组织。此外,应尽力纠正患儿的免疫缺陷状态,停止使用抗生素和类固醇皮质激素等,并加强支持疗法如输血或血浆等。

脂质体两性霉素 B 或两性霉素 B 为毛霉菌病的一线治疗[15],总疗程因病情而异,取决于疗效,一般持续治疗直至感染的临床症状和体征、影像学消失或稳定,基础的免疫抑制状态好转。免疫抑制治疗的患儿用泊沙康唑进行二级预防,该菌对伏立康唑耐药,长期使用伏立康唑预防治疗易患接合菌感染。

六、马尔尼菲青霉病

【病原学】 马尔尼菲青霉病(penicilliposis marnef-fei,PSM)是由马尔尼菲青霉菌(*Penicillium marneffei*,PM)引起的一种少见的深部真菌感染性疾病。PM 是青霉菌中唯一的温度依赖性双相菌,为条件致病菌,其致病性较强,可寄生于细胞内。PSM 有明显的地域性,主要流行于东南亚、东亚一带,我国患者主要集中在中国南部,以广西、广东为主,海南也有病例报道,多发生在艾滋病患者和其他免疫抑制患者中,以 X 连锁高 IgM 为主。

【临床表现】 局限性肺马尔尼菲青霉病:病原菌仅局限在肺部,系吸入病原菌孢子所致,主要损害单核巨噬细胞系统,其临床表现不具特征性,极易误诊为支气管炎、细菌性肺炎、肺结核、肺脓肿等,很容易经血行或淋巴播散。

播散性马尔尼菲青霉病:多为肺部病变播散至全身,如肝脾、血液和淋巴结,可伴有淋巴结和肝脾大,少数播散到骨关节,血培养和骨髓培养可阳性,淋巴结活检可发现马尔尼菲青霉菌。主要症状为发热,可高达 39~40℃,发热不规则,反复出现且持续时间长,多数患儿伴有贫血,体重减轻,肺部受累表现为咳嗽、咳痰、胸痛等。

PSM 胸部影像学表现主要为斑片状实变影、结节状影、结节空洞形成,也可表现为弥漫性结节影,尤其是播散性病例,可有纵隔及肺淋巴结肿大、胸膜增厚、胸腔积液[16]。

【治疗】 马尔尼菲青霉病对两性霉素 B 和伊曲康唑治疗敏感[17]。

七、放线菌病

【病原学】 放线菌病(actinomycosis)主要由放线菌目放线菌科的人型放线菌(以色列放线菌,*A. israelii*)所引起,为厌氧或微厌氧革兰氏阳性细菌,非抗酸性,菌丝可断裂成杆菌或球菌形。世界各地均有此病发生,青、中年男性较多,儿童少见。在健康人群中,其齿垢、龋齿、牙周脓肿、扁桃体内均可找到该菌。机体抵抗力低下时,可由口腔黏膜破损处侵入组织;经口吞咽的放线菌,则寄居于回盲部或阑尾内,通过侵入肠黏膜,引起腹部放线菌病;若食管下部有黏膜破损,放线菌也可由此侵入纵隔;吸入呼吸道的放线菌,则可引起肺或胸部的病变。

【病理变化】 放线菌病为一种慢性化脓性、肉芽肿性疾病,主要侵犯颈、胸部和腹部等内脏,组织受放线菌感染后,产生肉芽肿结节,结节内含丰富血管及细胞,其中央部渐呈脂肪性变及化脓,周围部分则为结缔组织增生,放线菌居于结节中央。病变扩散是由原发灶沿结缔组织直接向周围蔓延;也有少数可通过血液循环扩散,但尚未发现经淋巴扩散者。常侵及的组织为皮肤及皮下组织,肌肉和骨骼亦偶受累。但淋巴结不受感染。

【临床表现】 因损害部位不同而异,侵及人体的部位较广泛,主要表现为:

1. 面颈型 最常见,放线菌由口腔或咽部黏膜伤口或龋齿、扁桃体等部位侵入,也可直接经唾液腺、泪腺管侵入。特征是在面颈部出现硬结、脓肿、逐渐破溃形成瘘管,在瘘管壁上或脓肿溢出液中含有淡黄色硫磺样颗粒。一般以下颚最易被波及,致使局部红肿,渐次发硬如木质,皮肤变暗红色或黄紫色时,局部可变软而发生脓肿,并穿破皮肤形成多数窦道,其排出物中含有硫磺样颗粒。初起时,肿处疼痛,至慢性期痛感尽失,病变向四周扩展可波及颅骨、眼眶、中耳、舌、颈、肩、上肢、肺、胸膜及脑部等部位。窦道反复愈合、穿破,使病程迁延不愈。当病变波及咀嚼肌时可有牙关紧闭。

2. 腹部型 腹部也是常见的患病部位。放线菌多由肠道而来,但也有时自胸腔穿过膈肌而至腹腔,最常见的原发灶位于阑尾,而后波及输卵管、胆囊、肝脏等。急性腹部放线菌病初发时很似阑尾炎,手术所见病变亦与化脓性阑尾炎相同,但手术后伤口很难愈合,终成瘘管,经常流出内含硫磺样颗粒的脓液。慢性腹部放线菌一般常见症状为腹痛、腹泻或下坠感等,经数月后则在右髂窝部发生硬性肿物,稍痛或无痛感,表面皮肤渐呈红色或灰红色。有时肿物刺激腰大肌或腰丛,引起大腿部的反射痛。

肝脏受损则胀大而微痛,病变累及肝脏全部时,肝组织呈蜂窝状,易误诊为肝脓肿或肝肿瘤。如病变原发于结肠则呈不规则肿块;累及胆囊及泌尿道时发生相应的功能紊乱;累及脊柱时出现脊髓压迫征、腰肌脓肿穿破腹壁则形成窦道。

3. 胸部型 原发感染一般由呼吸道侵入,继发感染可来自食管或腹腔。放线菌多侵犯肺门或肺底实质,表现为支气管炎型、肺胸膜型及胸肺型。

肺部放线菌病初发时的症状类似支气管炎,表现为咳嗽、咳痰,有时痰内可见硫磺样颗粒。病变由支气管向肺内扩散,侵入周围肺组织而产生肺炎状病变,症状为发热,体温常波动于 37~39℃,咳嗽,可有胸痛和呼吸困难,可伴有胸腔积液和脓胸。若病变累及胸壁,则发生皮下组织肿胀,终成溃疡及瘘管,所溢出脓液内含硫磺样颗粒,也可侵犯骨骼,常见者为脊柱及肋骨。如有气管破裂,症状可颇似肺脓肿,肺坏疽或支气管扩张,患儿咳嗽,并吐出大量恶臭的脓性痰液,有时含血。胸部 X 线片和 CT 的典型表现为周围结节,进展时形成肿块或者慢性节段性实变,常位于肺外周胸膜下,多伴胸膜增厚,病变内可形成低密度液化灶或空洞,低密度液化灶内可有囊性病变和气泡影,气体的分布与重力无关,且不形成液平面,称空气悬浮征,为肺放线菌的典型表现,易误诊为曲霉菌球。增强后病灶呈外周环形强化。可伴有胸腔积液或纵隔淋巴结肿大[18]。支气管内感染者,表现为管腔分泌物堵塞,近端支气管内膜可发生钙化,伴远端阻塞性肺炎。

放线菌病患儿多有继发性贫血,白细胞略增多,中性粒细胞显著增多,血沉增快。

【诊断】 瘘管的溢出液或病变处的活组织内,如查到放线菌,尤其是找到硫磺样颗粒时,即可确诊。一般不甚困难。

颈部放线菌病需与普通化脓性病变相鉴别,后者发病急,有显著疼痛及毒血症症状,切开引流或给以适当药物治疗则痊愈较快。活体组织检查可与肿瘤鉴别;结核菌素反应有助于与结核病相鉴别。

(1) 肺部放线菌病和结核病的鉴别要点:前者多有胸痛,纵隔淋巴结无病变,有时病变可穿破胸壁或膈肌,结核病则无此现象。有时两者极难区别,阴性的结核菌素反应常有助于鉴别诊断。

(2) 脓液内的放线菌颗粒检查:取脓液少许,放入装有清水的试管内,摇动试管,则放线菌颗粒沉于试管底部。然后取此颗粒置两块玻片之间压碎后镜检,可见菌体,重复洗净颗粒后可作培养。

【治疗】 大剂量长疗程青霉素治疗被认为是肺放线菌病的标准治疗,静脉注射大剂量青霉素 2~6 周,然后口服青霉素或阿莫西林 6~12 个月。最近认为短疗程也可成功,但少于 3 个月可能导致局部并发症或复发。青霉素过敏者可选用红霉素、头孢类抗生素、亚胺培南、克林霉素等。由于细菌耐药通常是治疗失败的原因,β-内酰胺酶抑制剂具有覆盖青霉素耐药细菌和厌氧的优势,目前最近建议一线方案包括 β-内酰胺和 β-内酰胺酶抑制剂,如特治星[19]。对于合并脓胸、脓肿、瘘管、窦道、大咯血可进行手术治疗,手术切除后需要联合长期抗生素治疗。

(江载芳 赵顺英)

参考文献

[1] KING J,PANA ZD,LEHRNBECHER T,et al. Recognition and Clinical Presentation of Invasive Fungal Disease in Neonates and Children. J Pediatric Infect Dis Soc. 2017,1;6(suppl1): S12-21.

[2] SILVESTER EJ,WATANABE MMY,PITTET LF,et al. Candidemia in Children:A 16-year Longitudinal Epidemiologic Study. Pediatr Infect Dis J. 2021,40(6):537-543.

[3] HAGE CA,CARMONA EM,EPELBAUM O,et al. Microbiological Laboratory Testing in the Diagnosis of Fungal Infections in Pulmonary and Critical Care Practice. An Official American Thoracic Society Clinical Practice Guideline. Am J Respir Crit Care Med. 2019,200(5):535-550.

[4] PAPPAS PG,KAUFFMAN CA,ANDES DR,et al. Clinical Practice Guideline for the Management of Candidiasis:2016 Update by the Infectious Diseases Society of America. Clin Infect Dis. 2016,62(4):e1-50.

[5] WARRIS A,LEHRNBECHER T,ROILIDES E,et al. ESCMID-ECMM guideline:diagnosis and management of invasive aspergillosis in neonates and children. Clin Microbiol Infect,2019, 25(9):1096-1113.

[6] TOMA P,BERTAINA A,CASTAGNOLA E,et al. Fungal infections of the lung in children. Pediatr Radiol. 2016, 46 (13):1856-1865.

[7] GARCIA-VIDAL C, ALASTRUEY-IZQUIERDO A, AGUILAR-GUISADO M, et al. Executive summary of clinical practice guideline for the management of invasive diseases caused by Aspergillus:2018 Update by the GEMICOMED-SEIMC/REIPI. Enferm Infecc Microbiol Clin (Engl Ed), 2019, 37 (8): 535-541.

[8] SETIANINGRUM F,RAUTEMAA-RICHARDSON R, DENNING DW. Pulmonary cryptococcosis:A review of pathobiology and clinical aspects. Med Mycol. 2019,57(2):133-150.

[9] CHENG KB,WU ZH,LIANG S,et al. Associations of serum cryptococcal antigen with different of clinical characteristics:a comprehensive analysis of 378 pulmonary cryptococcosis patients. Ann Palliat Med. 2021,10(1):681-693.

[10] SAAG MS,GRAYBILL RJ,LARSEN RA,et al. Practice guidelines for the management of cryptococcal disease. Infectious Diseases Society of America. Clin Infect Dis,2000,30(4): 710-718.

[11] MARWAN M AZAR, JAMES L LOYD, RYAN F RELICH,et al. Current Concepts in the Epidemiology,Diagnosis, and Management of Histoplasmosis Syndromes. Semin Respir Crit Care Med,2020,41(1):13-30.

[12] AZAR MM, HAGE CA. Clinical Perspectives in the Diagnosis and Management of Histoplasmosis. Clin Chest Med. 2017,38(3):403-415.

[13] ALEXANDER BD,LAMOTH F,HEUSSEL CP,et al. Guidance on Imaging for Invasive Pulmonary Aspergillosis and Mucormycosis:From the Imaging Working Group for the Revision and Update of the Consensus Definitions of Fungal Disease from the EORTC/MSGERC. Clin Infect Dis. 2021, 72 (Suppl 2): S79-S88.

[14] MUTHU V,GANDRA RR,DHOORIA S,et al. Role of flexible bronchoscopy in the diagnosis of invasive fungal infections. Mycoses,64(6):668-677.

[15] CORNELY OA, ALASTRUEY-IZQUIERDO A, ARENZ D,et al. Global guideline for the diagnosis and management of mucormycosis:an initiative of the European Confederation of Medical Mycology in cooperation with the Mycoses Study Group Education and Research Consortium. Lancet Infect Dis. 2019,19(12): e405-421.

[16] VICTORIA P, CLARISSA S, DOMINIQUE M, et al. Diagnosis of Pulmonary Infections Due to Endemic Fungi. Diagnostics(Basel). 2021,11(5):856-858.

[17] HELMUT J F SALZER,GERD BURCHARD,OLIVER A CORNELY,et al. Diagnosis and Management of Systemic Endemic Mycoses Causing Pulmonary Disease. Respiration,2018;96 (3):283-301.

[18] KARADENIZ G,POLAT G,UCSULAR F,et al. A difficult disease to diagnosis:Pulmonary actinomycosis. Clin Respir J,2020,14(4):416-418.

[19] VALOUR F,SÉNÉCHAL A,DUPIEUX C,et al. Actinomycosis: etiology, clinical features, diagnosis, treatment, and management. Infect Drug Resist,2014,7:183-197.

23

第二十三章
螺旋体和立克次体感染性疾病

第 1 节 钩端螺旋体病

钩端螺旋体病（leptospirosis）是由致病性钩端螺旋体感染人引起的人兽共患的自然疫源性疾病。主要传染源为鼠类、家畜（猪、犬和牛等）。多通过接触感染动物的尿液而感染,患钩体病的孕妇可经胎盘传给胎儿。其临床特点为高热、全身酸痛、乏力、结膜充血、淋巴结肿大和腓肠肌压痛。重者可并发肺出血、黄疸、脑膜脑炎和肾功能衰竭等。

【病原学】 钩端螺旋体菌体纤细、丝状、圆柱形,有 12~18 个螺旋紧密缠绕,一端或两端弯曲呈钩状,菌体呈圆柱形,外面围着外鞘膜,在外鞘膜和细胞壁之间有两根轴丝,类似细菌的鞭毛,又称内鞭毛（endoflagella）。长短大小不一,一般长 4~20μm,平均 6~10μm,直径 0.1~0.2μm,多次传代后菌体可变得较长。钩端螺旋体运动活泼,在暗视野下可见旋转、屈曲、前进、后退或围绕长轴快速旋转。用镀银染色法和吉姆萨染色法染色时各型钩端螺旋体形态无差异。革兰氏染色阳性,但着色较困难。钩端螺旋体为需氧菌,在含有兔血清的柯氏培养基中可进行人工培养。

目前已发现钩端螺旋体有 25 个血清群（serogroups）,200 多个血清型（serovars）。我国已知的有 19 个血清群,161 个血清型,常见的有黄疸出血群的赖型、波摩那群的波摩那型、七日热群的七日热型、流感伤寒群的流感伤寒型、犬群的犬型、秋季群的秋季热型、澳洲群的澳洲型、赛罗群的棉兰型、巴达维亚群的巴叶赞型和爪哇群的爪哇型等 10 个菌型。北方地区以波摩那群为主,南方流行菌群较为复杂,以黄疸出血群为稻田型流行曲的主要菌群。

钩端螺旋体的型别不同,对人的毒力、致病力也不同。某些致病菌型在体内可产生钩端螺旋体代谢产物如内毒素样物质、细胞致病作用物质及溶血素等。各群钩端螺旋体之间多无交叉免疫力。但有些菌群存在交叉保护,如黄疸出血群、流感伤寒型与犬群之间,波摩那群与流感伤寒型之间可有交叉保护作用。

钩端螺旋体耐寒,在干燥及高热环境中不易生存。动物脏器内的钩端螺旋体储于-20℃可存活 100 天,加热至60℃、10 分钟即死亡,直射阳光 1~2 小时可杀死,对一般消毒剂敏感,在 pH 值 7.4 的弱碱性水中能存活数月,最适宜的生存温度为 28~30℃。

【流行病学】 我国除甘肃、宁夏、青海外,其他各地均发现本病。四川、广东、广西、江西、福建等长江以南水稻种植区的发病率较高。全国范围内发生过数十次大的流行,20 世纪 90 年代以来疫情保持相对稳定并有下降趋势。

1. **传染源** 受感染的动物是钩端螺旋体的储存宿主和钩端螺旋体病的传染源。鼠和猪是主要传染源。我国南方以野生鼠类为主,其中黑线姬鼠最为重要[1],其次为黄胸鼠、黄毛鼠。野生鼠类主要储存黄疸出血群,该群钩端螺旋体毒力强,引起的病情重;其次为波摩那群与犬群。猪在我国南方、北方都是主要的传染源,猪携带的钩端螺旋体主要是波摩那群,毒力较弱,其次为犬型和黄疸出血群。另外,犬和牛等也是重要的传染源。犬携带的钩端螺旋体为犬型,毒力低、所致疾病较轻。牛携带钩端螺旋体七日热型和澳洲型。近年的调查表明,蛇、鸡、鸭、鹅、蛙和兔等动物有可能也是钩端螺旋体的储存宿主。

2. **传播途径**

（1）**直接接触传播**:当人接触被钩端螺旋体污染的水源或污泥时,钩端螺旋体经皮肤侵入人体是最主要的传播途径。儿童感染者多有嬉水或饮用污染水的病史,农村年长儿也可在稻田劳动时被感染。此外通过捕鱼、屠宰、下矿井亦可感染。

（2）**经黏膜传播**:通过黏膜,包括消化道、呼吸道和生殖道黏膜,都可以是钩端螺旋体侵入的途径。摄取被鼠和猪的带菌尿液污染的水及食品可经消化道黏膜侵入人体。

（3）**其他**:从患病产妇的羊水、胎盘、脐带血及流产胎儿的肝肾中分离出钩端螺旋体,故经胎盘的先天性感染也可能存在。从母乳中亦分离出钩端螺旋体,所以,乳儿还可能经过乳汁被感染。

3. **易感人群** 人群对本病普遍易感。患病后或隐性感染后能获得对同型钩端螺旋体较为巩固的免疫力,新入疫区者发病率高。

4. **流行特征** 流行的高峰与各地的气温、雨量,农业生产活动及鼠类活动有关。

（1）**流行形式及发病季节**

1）稻田型:我国南方各省的主要流行形式,鼠尿污染稻田,人们因赤脚下田,皮肤接触污水而被感染。发病季节与农事活动有关,一般呈散发或小规模的流行。

2）雨水型:流行时间的长短与降雨的天数有关,

病例比较分散。

3）洪水型：在夏季发生洪水后3~4天发病,9~14天达高峰,高峰期内病例占发病总人数的70%~80%,以后迅速下降。此为北方各省的主要流行形式,南方的局部地区也有此型,常为暴发型。在后两种流行类型中,家畜为主要传染源,儿童因玩水而感染者多见。

（2）发病年龄：发病者以农村的中青年为多,学龄儿童发病率也较高,本病在婴幼儿中较少见。一项调查表明,在近几年发病的钩端螺旋体病患儿中,10~15岁和40~45岁的人所占比例最高。男女之比约为2:1。职业以农民为主(65.64%),其次为（农村地区的）学生(17.37%)[2]。近年进行的一项全国调查表明,中老年人似乎已取代青壮年成为我国钩体病的主要危害人群[3]。2014—2018年,全国传染病疫情报告数据显示,我国报告例数继续减少,年均病例数为318例,合计病死率为0.57%,年均发病率为0.02/10万人[4]。

【发病机制与病理改变】

1. 发病机制 钩端螺旋体经皮肤、黏膜侵入机体后,迅速经淋巴系统和血液循环到达全身,并首先在血液中大量繁殖引起菌血症。血中含有大量的菌体及毒素,如内毒素、溶血素、糖脂类的细胞毒素,出现毒血症状（相当于临床钩体血症期）。一部分患儿由于抵抗力强,或感染的钩端螺旋体毒力低,血中白细胞、单核巨噬细胞系统吞噬了钩端螺旋体,淋巴细胞产生抗体,病情渐恢复。有些患儿血中钩端螺旋体以其极强的穿透力,穿过血管壁、淋巴管壁、细胞质膜进入各器官、组织,包括脑脊液和眼,并在局部繁殖产生毒素,造成心、肺、肝、肾、中枢神经的损害（相当于临床器官损害期）。钩端螺旋体在器官内生长繁殖,引起机体的免疫反应,由免疫复合物所导致的器官损伤称为后发症（相当于临床后期）。少数后发症也可由残存的病原体引起,常见的为脑实质损害,以及葡萄膜炎等眼部后发症。

2. 病理改变 钩端螺旋体病的病变基础是全身毛细血管损害,毛细血管壁变性松解严重,小血管显著扩张,皮肤、浆膜、黏膜以及各内脏有小出血灶,重症者可发生大出血。

（1）肺：常见的病理变化为肺出血。肉眼可见肺表面有较多的出血点、片状出血斑。气管和支气管黏膜出血,支气管管腔和肺泡内充满红细胞,少数上皮细胞及血管内皮细胞有胞饮小泡、肿胀、空泡样变,浆膜偶有破裂。肺出血虽然很明显,但肺泡壁结构、间质细胞微细结构改变轻微,毛细血管未见裂口,无肺水肿。国外有尸检报告[5]表明,由于本病死亡的病例有不少发生了中度到重度的肺出血,同时伴有肝、肾、心肌和大脑的病变。多数病例的肺组织病理学改变为广泛的肺泡出血、透明质样物质沉积、中性粒细胞浸润、肿胀的膈和血管充血。因此提示,对于所有因钩端螺旋体病住院的病例,临床上应重视密切监测呼吸功能和血液学参数,以早期发现并防止出血这一并发症。

（2）肝脏：外观一般无明显肿大或仅有轻度肿大。显微镜下可见肝细胞变性,混浊肿胀、空泡变性多见,病变较重者可在小叶中央静脉周围见到肝实质细胞脂肪变性和点状坏死,以及坏死后的再生,肝窦间质水肿,这些病变引起肝细胞分离、肝细胞索正常结构的破坏。汇管区和小叶间的间质有淋巴细胞、粒细胞和少量嗜酸性粒细胞浸润,肝星状细胞增殖。肝细胞胞质及毛细胆管中有时可见胆色素瘀积。肝细胞之间有分离的间隙,在间隙中可找到钩端螺旋体。

（3）肾：间质性肾小球炎是钩端螺旋体病的基本病变。电镜下可见免疫复合物沉积在肾小球基底膜下,肾小管上皮细胞变性、坏死,部分肾小管基底膜破裂,肾小管管腔扩大,腔内充满血细胞、透明管型,管腔堵塞。肾间质水肿,有单核细胞、淋巴细胞及少数嗜酸性粒细胞浸润。多数病例在肾组织可找到钩端螺旋体。

（4）肌肉：骨骼肌病变以腓肠肌最明显。肌肉肿胀、横纹消失、出血明显,肌质空泡变或成为细微粒状、肌原纤维消失,肌膜轮廓存在,内部溶解性坏死,肌内间质中有出血,可见到钩端螺旋体。心肌也可产生类似骨骼肌的病理改变。

【临床表现】 潜伏期为2~25天,多为7~12天,平均10天。

由于感染菌株的不同,临床表现可有明显的不同,按病程进展可将钩端螺旋体病分为三期,临床分期对指导诊治具有重要意义;按临床特点又可将钩端螺旋体病分为不同的临床类型。

1. 临床分期

（1）早期（钩体血症期）：为起病后的1~3天。常见症状有：①发热：多起病急骤,伴有畏寒及寒战,体温可在短期内升至39℃左右,多为稽留热,部分患者出现弛张热、间歇热。②头痛及肌痛：头痛较为突出,前额最多见,其次为眼眶、两颞部或枕部痛;肌痛以腓肠肌痛、颈肌、腰背肌和大腿肌最为明显。③其他：可有乏力及食欲缺乏、恶心、呕吐、腹泻等消化道症状,眼结膜充血、畏光、浅表淋巴结肿大等。此期若不继续发展,则直接进入恢复期。上述感染中毒综合征为流感伤寒型钩端螺旋体病的主要诊断依据。

（2）中期（器官损伤期）：为起病后的3~14天,经过钩体血症期后,病情进一步发展,出现器官损害的临床表现。在短时间内咯血增加、肺弥漫性出血、巩膜黄染、皮肤黏膜广泛出血，出现肾功能不全，有蛋白尿、血尿、管型尿及脑膜脑炎的症状。此期的临床表现是划分临床类型的主要依据。

（3）后期（恢复期或后发症期）：此期发生于起病后7~14天，此时钩端螺旋体已基本从血液和体液中清除，大部分患儿很快恢复，少数患儿由于免疫反应，主要表现为再次发热、脑部、眼部损伤症状。有些患儿可无器官损害期，也有些患儿早、中期症状均不明显，发病时即表现为后期的后发症状。

2. 临床分型

（1）流感伤寒型：此型最常见，在我国北方波摩那型钩端螺旋体病流行区，90%以上为此型，南方约50%~70%为此型。以全身症状为特征而无明显的器官损害和功能不全。为钩体血症期症状的延续，表现为发热、头痛，眼结膜充血，全身肌痛，并有鼻塞、咽痛、咳嗽等。自然病程7~10天。

（2）肺大出血型：在钩体血症期症状基础上出现咯血，甚至大量咯血，轻者无明显啰音，无呼吸循环障碍，重者可出现进行性呼吸困难、缺氧和窒息、迅速发展的肺部啰音，X线检查见双肺弥漫性出血阴影。病情进一步发展，患儿面色苍白、心慌、烦躁且逐渐加重，呼吸和心率进行性加快，肺内散在的啰音逐渐增多，有血痰或咯血。若不能有效控制，数小时内病情迅速加剧，患儿极度烦躁，神志不清，甚至昏迷，有痰鸣、呼吸节律紊乱、发绀明显、口鼻涌出泡沫状鲜血，心率减慢、呼吸停止。

（3）黄疸出血型：早期表现同流感伤寒型。于病程3~5日体温下降时出现黄疸、出血、肝肾功能损害。黄疸于病程10日左右达高峰。80%患儿出现不同程度的出血症状，鼻出血、皮肤黏膜瘀点、瘀斑、紫癜、咯血、尿血、阴道出血、呕血，严重者可发生消化道大出血，致失血性休克。肝脏中度肿大、有压痛和叩击痛。肾功能损害的程度不同，轻者可有蛋白尿、镜下血尿、少量白细胞及管型，重者出现肾功能衰竭。一般在病程的7~14天之后黄疸缓慢消退，出血停止，尿量增加，完全康复常需数月。此型也称为"Weil"病，以往为致死的主要原因，占病死率60%~70%。近年国内此型已减少，仅占临床类型的10%以下。

（4）脑膜脑炎型：多发生在病程的第4~7日，患儿头痛加剧，伴恶心、呕吐、颈部抵抗，脑膜刺激征阳性等脑膜炎的症状。脑实质损害明显者可反复抽搐，重者出现意识障碍。

3. 后发症 钩端螺旋体病的后发症表现多样，主要为后发热及眼部、脑部的症状。

（1）后发热：常见的是在发热完全消退后1~5天再次发热，故又称后发热，一般较轻，体温38℃左右，其他伴随症状亦不明显。极少数还可出现第3次发热，持续3~5天。

（2）眼后发症：常发生于病后的1周至1个月，少数可长达半年。虹膜睫状体炎、葡萄膜炎最常见，巩膜炎、球后视神经炎、玻璃体混浊等也有发生。

（3）脑后发症：包括无菌性脑膜炎、多发性神经炎、脑动脉炎等。闭塞性脑动脉炎是最常见和最严重的并发症之一，80%见于儿童，其次为青壮年。常在病后的2~3个月发病，患者表现为偏瘫、失语、多次短暂的肢体瘫痪。脑血管造影可见颈内动脉床突上段和大脑中动脉近端有狭窄，基底节有一特异的血管网，在X线片上可见血管纹理紊乱不清似烟雾状，故又称烟雾病（moyamoya disease）。脑动脉炎可导致脑缺血，引起不同程度的瘫痪，若血管再通或侧支循环建立则预后较好，反之则较差。对死于此症的患儿进行病理解剖时，可在脑组织内找到钩端螺旋体，故有学者认为与抗菌治疗不彻底有关。

【实验室检查】

1. 一般检查 血常规检查示白细胞总数轻度增加，黄疸型多显著增加，约一半患儿的白细胞总数在(10~20)×10⁹/L之间，最高可达70×10⁹/L，中性粒细胞比例增加。血小板多减少。血沉显著增快。尿常规检查约70%可有轻度蛋白尿、白细胞和红细胞管型。黄疸出血型的患儿在病程第1~2周内血清胆红素逐渐增高，第3周起逐渐下降，血清转氨酶可明显升高。脑膜脑炎型患儿脑脊液中的细胞数增加，一般小于500×10⁶/L，以单核细胞为主，蛋白含量可增加。

2. 病原学检查

（1）直接涂片检查：在发病第1周，血液、脑脊液、涂片，第2周尿液涂片，以暗视野或镀银染色、甲苯胺染色或荧光抗体染色法镜检，可见钩端螺旋体，有助于早期诊断。

（2）动物接种：将血液、尿液、脑脊液或其他体液接种于实验动物（幼年豚鼠、金黄地鼠）腹腔，接种后3~5天后取动物腹水或取心腔血涂片找钩端螺旋体。动物接种阳性率高，但时间较长，所需经费较多。

（3）体外培养：将血液、尿液、脑脊液或其他体液接种于含兔血清的柯氏培养基培养。

（4）核酸检测：具有较高的特异性和敏感性，可用于早期特异性诊断。

3. 血清学检查 血清学试验主要是以特异抗原检

测患儿血清中的抗体。

（1）凝集溶解试验：以活标准型别钩体做抗原，与患者血清混合，如血中有特异抗体，则发生凝集现象，称显凝试验。因血清中存在溶解素，可使钩体溶解，此取决于血清稀释度，稀释度高时仅显凝集，稀释度低时则以溶菌占优势，故称凝集溶解试验。一次凝集效价达到或超过 1∶400，或恢复期较发病初期血清滴度增高 4 倍及以上为阳性。多于病后 1 周出现，15～20 天达高峰，可持续多年，多用于流行病学调查。

（2）补体结合试验：测定属特异性抗体。效价 1∶20 有诊断价值。本法不能分型，但抗体在病后 2～3 天即可查出，可协助早期诊断。

（3）间接凝集试验：测定属特异性抗体。可用钩体抗原致敏绵羊红细胞、炭末、乳胶等载体进行凝集试验。近年用钩体抗体致敏乳胶进行反向乳凝试验，于病初 3 日内可查出钩体抗原，3～5 分钟出结果，简便、快速、敏感，有早期诊断价值。

【诊断与鉴别诊断】

1. 诊断原则 在流行地区的发病季节，典型病例的诊断不困难。但因本病的临床表现非常复杂，早期诊断困难，非典型病例或散发的病例易误诊或漏诊，因此必须从流行病学特点、早期的临床症状及实验室检查等三方面收集资料，进行综合分析。

2. 诊断标准[6]

（1）疑似诊断病例：符合流行病学史条件，同时有三个症状之一（畏寒发热、肌肉酸痛、全身乏力），即可诊断。

（2）临床诊断病例：符合疑似诊断病例条件，同时有三个体征之一（眼结膜充血、腓肠肌压痛、淋巴结肿大），即可诊断。

（3）确诊病例：符合临床诊断病例条件，同时有实验室阳性结果之一（从血液、尿液或脑脊液中分离出钩端螺旋体；从血液、尿液或脑脊液中分离出钩端螺旋体核酸；患者恢复期血清中抗体效价较早期血清有 4 倍或 4 倍以上升高，或单份血清抗体效价 ≥ 1∶400），即可诊断。

3. 鉴别诊断 不同类型的钩端螺旋体病需分别与以下疾病进行鉴别。

（1）流感伤寒型：应注意同流感、伤寒、败血症、流行性出血热的发热期鉴别。应仔细询问流行病学史和相关病史。患儿肌痛显著、浅表淋巴结肿大有重要的鉴别诊断意义。在非流行区易发生误诊，应特别注意青霉素治疗后的赫氏反应（Herxheimer reaction）。

（2）肺出血型：应注意同上呼吸道感染、支气管炎、支气管扩张感染伴咯血、大叶型肺炎、肺结核鉴别。此时若未正确鉴别，使用大量的青霉素治疗则极易诱发严重的赫氏反应和肺弥漫性大出血。应在短期内反复体检，密切观察肺部体征变化，啰音迅速增多，变化快，有助于钩端螺旋体病的诊断。

（3）黄疸出血型：应同急性黄疸型病毒性肝炎、急性胆道感染、急性华支睾吸虫病、急性溶血性贫血鉴别。钩端螺旋体病有发热、黄疸，但较急性黄疸型病毒性肝炎肝损害较轻，磷酸肌酸激酶升高。

（4）脑膜脑炎型：应与病毒性脑炎、结核性脑膜炎、脑型疟疾、中毒型菌痢、脑血管意外鉴别。脑膜脑炎型钩端螺旋体病的患儿早期有败血症症状、腓肠肌疼痛、淋巴结肿大，在脑脊液中找到钩端螺旋体是确诊的依据。

（5）肾功能衰竭型：应与急性肾小球肾炎、流行性出血热相鉴别。

【治疗】 本病宜早期诊断、早期卧床休息、早期应用抗菌治疗。危重患儿尽量就地治疗，减少搬动，以免出现意外。

1. 一般治疗 患儿应早期卧床休息，细心护理，一般病例热退后应休息 2～3 周，有明显内脏损害的患儿休息时间还应再适当延长。给予足够热量、富含维生素 C 和维生素 B 的易消化饮食。保持水、电解质和酸碱平衡。对不能口服者可给予输液。密切观察血压、脉搏、呼吸，一旦出现呼吸困难与出血迹象时应立即处理。

2. 病原治疗 早期抗生素治疗可显著缩短病程，减少或减轻内脏损害和并发症，降低病死率。

青霉素 G 为首选药物，庆大霉素次选，多西环素、四环素等亦可酌情选用。青霉素：一般首次剂量为 40 万 U，肌内注射。以后 120 万～160 万 U/d，分 3～4 次肌内注射。儿童用量酌减，或与成人基本相同。疗程 5～7 天，或用至体温正常后 2～4 天。在首剂青霉素用后 0.5～4 小时内，部分患儿会有治疗后加重反应，又称赫氏反应。为防止赫氏反应发生，对于重症病例，应用首剂青霉素时可并用肾上腺皮质激素。其他抗生素治疗：青霉素过敏者可选择其他抗生素。庆大霉素：儿童剂量为 5mg/kg，分 3 次肌内注射，体温正常后 24 小时改为 80mg，每 12 小时肌内注射 1 次，疗程为 7 天；氨苄西林：儿童剂量为 80～120mg/kg，分 3～4 次肌内注射或静脉滴注。其他抗生素红霉素、卡那以霉素及麦迪霉素等也可选用。

3. 赫氏反应的治疗 立即用氢化可的松 4～8mg/kg 静脉滴注或地塞米松每次 1～2.5mg 静脉注射。早期给予镇静剂,如异丙嗪、氯丙嗪或苯巴比妥等,物理降温,对休克者进行抗休克治疗。

4. 其他对症治疗 肺大出血型患儿应绝对卧床,尽早采取综合治疗措施和应用抗菌治疗,对烦躁不安者给予镇静剂,如异丙嗪、氯丙嗪或苯巴比妥等,必要时用哌替啶 1.0~1.5mg/kg 肌内注射。伴有高热者应尽早应用氢化可的松或地塞米松,心功能不全者应用强心剂,如毛花苷 C、毒毛花苷 K。肾功能不全者可采用血液透析。

5. 后发症的治疗 对眼部后发症要早期扩瞳、热敷、球结膜下注射醋酸氢化可的松。脑部后发症应继续用剂量青霉素、肾上腺皮质激素、扩血管药,如妥拉苏林、烟酸、地巴唑、低分子右旋糖酐和 B 族维生素等,加强护理。

【预防】

1. 控制传染源 开展防鼠、灭鼠运动,降低稻田和居民区的鼠密度。管理牲畜,猪应圈养,结合管水管粪做好家畜粪便的无害化处理,减少本病在猪与猪、猪与鼠之间的传播。对流行区的猪做好定期的检疫工作,以兽用钩端螺旋体疫苗做预防接种,降低猪的感染率。对病猪可用链霉素治疗。对牛和犬也要加强管理。

2. 切断传播途径 结合农业生产和兴修水利,开沟排水,治理烂泥田,改造疫源地,防止洪水泛滥。收割水稻前放干田中积水,减少与疫水的接触。对猪圈、马厩、屠宰场、肉类加工场搞好环境卫生和消毒工作。

3. 保护易感人群 在流行地区的流行季节,应避免在河塘涉水和洗澡,与疫水接触的工人、农民尽量穿长筒胶靴、戴胶皮手套,儿童尽量不游泳嬉水,可减少感染机会。预防钩端螺旋体病最重要的措施是菌苗接种和化学预防。

(1)菌苗接种:应根据各地流行的主要菌群选择钩端螺旋体多价菌苗接种,反应轻,效果好。接种对象为重流行区内无心、肾疾病、结核病且不发热的患儿。在老疫区,重点保护新进入疫区的人群,尤其是青少年。接种应在流行季节前 1~2 个月进行,注射分 2 次完成,间隔为 2 周,均为皮下注射。成人第 1 次 1.0ml,第 2 次 2.0ml;7~14 岁儿童按成人量减半;2~6 岁儿童第 1 次和第 2 次分别为 0.25ml、0.5ml。全程接种后,免疫力可持续 1 年左右。新疫区需连续普种 3~4 年方可使疫情稳定。

(2)药物预防:化学预防性治疗简便易行,可作为未接种疫苗地区突发钩端螺旋体病流行时的应急措施和实验室意外感染时的紧急预防。在流行季节,对大批的易感人群可口服多西环素 200mg,每周 1 次,能维持血中有效的杀菌浓度,保护率可达 85%。偶然接触疫水者可每日注射青霉素 80 万~160 万 U,连续 2~3 天,也可达预防目的。

(李兴旺)

参考文献

[1] 姚光海,刘英,黄荷,等.2009—2019 年贵州省人间钩端螺旋体病疫情流行特征研究[J].中国人兽共患病学报,2021,37(10):903-909.

[2] 李秀菇,梁江明,黄君,等.2007—2011 年广西钩端螺旋体病流行病学分析.实用预防医学,2013,20(2):168-170.

[3] 刘波,丁凡,蒋秀高,等.2006—2010 年中国钩端螺旋体病流行病学分析.疾病监测,2012,27(1):46-50.

[4] 中华人民共和国国家卫生健康委员会.全国法定传染病疫情概况.2019.

[5] RAO M,AMRAN F,KAMARUZAMAN AA,et al. Case Report:Fatal Human Leptospirosis Caused by Leptospira interrogans Genotype ST149. Am J Trop Med Hyg,2021,104(1):216-218.

[6] 中华人民共和国国家卫生健康委员会.钩端螺旋体病诊断标准.2008.

第 2 节 回归热

回归热(relapsing fever/recurrent fever)是指由体虱或蜱传播的两种不同疏螺旋体(borrelia)引起的急性虫媒性传染病。该病的特征是反复发生急性螺旋体血症和发热以及交替出现螺旋体的清除和无热期。近几年,已经有人报告了回归热螺旋体全基因组的序列。

【病原学】 1868 年,Obermeier 于德国首次在回归热患儿血液中发现螺旋体。其后不久便证实,受螺旋体感染患儿的血液具有传染性。虱传回归热的病原体为螺旋体科(*Spirochetaceae*),疏螺旋体属,回归热包柔螺旋体(*Borrelia recurrentis*);而蜱传回归热的螺旋体则常以其传播的蜱的种属命名,大约有 10 余种,我国流行的主要是钝缘蜱属(*Ornithodoros*)。近年报告美国和俄罗

斯等国有由 *Borrelia miyamotoi* 引起的回归热流行[1,2]。

两种回归热的螺旋体,在形态上难于区分,均呈纤细的疏螺旋体,两端尖锐。长约 12~22μm,其宽度平均为 0.2~0.6μm,有 3~10 个粗而不规则的螺旋。革兰氏染色呈阴性,但难于着色。由外向内结构分别是外膜、肽聚糖(peptidoglycan)、包浆膜,中心为原生质圆柱体。胞质周围的鞭毛(螺旋体的每端有 15~20 个)位于外膜下。回归热螺旋体生长缓慢,且需要在微需氧环境下,适宜生长温度为 30~35℃。蜱传回归热螺旋体在改良的 Kelly 培养基,即 Barbour-Stoenner-Kelly 培养基上生长良好;而虱传回归热螺旋体在人工培养基上生长不良。

回归热螺旋体缺乏负责 DNA 修复的 RecA 和 RadA 蛋白[3],在抗原性上同样有显著差异。由于其线型质粒上编码位于外膜表面上的可变主要蛋白质(VMPs)的基因 DNA 重排,因此其自动产生新疏螺旋体的频率高。这种抗原变异性由过去静止的 *vmp* 基因序列表达而产生,它允许该螺旋体逃避宿主的免疫反应,并引起这些微生物感染的回归或复发的特征。回归热螺旋体通过表达与 C4bp、C1-Inh 选择性结合的受体(经典和凝集素补体途径的内源性调节剂),与纤溶酶结合减少 C3b 沉积的 HcpA 蛋白以及一种特定受体,进而保护其免受宿主先天免疫[4]。

近年有文献表明,有新的疏螺旋体可引起回归热。例如,日本学者报告了新的与爬虫类相关的疏螺旋体。俄罗斯和爱沙尼亚也曾经报告有新的回归热疏螺旋体感染人或从蜱体内分离出新的回归热新螺旋体的情况。

【流行病学】

1. 虱传回归热　虱传回归热(louse-borne relapsing fever)的传染源是处于回归热螺旋体血症期的患儿。体虱通过吸食患儿的血液而感染。在虱体内,回归热螺旋体存在的唯一部位是其血淋巴液(hemolymph)。病原体的传播方式既不是体虱叮咬,也不是体虱粪便的接种,而是当被感染的体虱被挤碎,其体液经黏膜、叮咬的伤口或皮肤的其他破损(挠伤等)处进入人体而引起感染。虱与蜱不同,不能感染它们的后代,因此不能充当宿主[5]。体虱的寿命短,吸食频繁,离开人体后只能生存数日。染虱患儿及可能染虱的环境状况较容易被识别。任何年龄及性别,对回归热螺旋体感染都同样易感且患病后只产生较短(数周至数月)的免疫力。

虱传回归热曾经严重影响军队和地方人群。18 世纪 60 年代,本病在大不列颠地区和欧洲的贫民窟居民、囚犯、其他贫困或居住拥挤的人群中相当常见。19 世纪中叶美国费城、东海岸其他城市及西部的矿工帐篷中

都曾有过暴发流行。20 世纪初,该病在非洲和中东导致约 5 000 万病例,死亡率高达 10%,虱传回归热和斑疹伤寒都有过流行。在"第二次世界大战"期间,虱传回归热传出埃塞俄比亚,经苏丹传播至西非,引起千百万人发病和死亡,在该地区虱传回归热是引起住院的第七大最常见病因,也是第五大最常见的死亡病因[5]。虱传回归热最近的暴发发生于东北非经受战乱和饥荒的难民中。近年来由于生活和卫生条件的改善,虱传回归热已从世界大部分地区消失。在我国内地,回归热已经很少见。

2. 蜱传回归热　软蜱(隐喙蜱科和钝缘蜱属)传播蜱传回归热(tick-borne relapsing fever)螺旋体。这些蜱吸食处于螺旋体血症期的哺乳动物宿主血液之后受到感染。蜱传回归热螺旋体引起动物疫源性疾病,如啮齿类(大鼠、小鼠、金花鼠、松鼠)和兔形目动物(家兔和野兔)。此病原体可引起蜱内几乎所有器官组织,包括唾液腺和卵巢的感染,并可垂直传播数代。软蜱多在夜间叮咬,叮咬时间较短,不引起疼痛。

蜱传回归热螺旋体在全世界广泛分布,在撒哈拉南部国家呈地方性,也见于地中海沿岸国家、中东国家、俄罗斯南部、印度次大陆和我国。在美国,本病发生于密西西比河西边地区,特别是山区。本病在拉丁美洲发病率低。本病呈典型的散发性发病,特别呈家庭聚集发生。受感染的软蜱可在同一居住场所反复叮咬而引起反复感染。在美国,大多数回归热病例在山区春夏季发生。人类的感染常由啮齿类的突然减少所促发,其原因可能是因为本病的发生导致啮齿类动物大量死亡。最近曾在美国大峡谷北缘乡间居住者中,以及加利福尼亚、爱达荷和科罗拉多州的山区出现过赫姆西螺旋体(*B. hermsii*)引起的回归热暴发[3]。

【发病机制与病理改变】　回归热螺旋体穿过皮肤或黏膜侵入人体后,进入血流繁殖,在发热期有大量的螺旋体在体内循环。肝、脾、肾、眼、中枢神经系统、骨髓和其他组织中可发现螺旋体。回归热病情的严重程度与血液中螺旋体密度成正比。疏螺旋体和其他螺旋体尚未显示有内毒素。感染回归热螺旋体后可激活蛋白质类炎症介质,如 Hageman 因子和前激肽释放酶,以及补体系统的蛋白质。螺旋体的热稳定性致热因子刺激单核巨噬细胞,使白细胞致热原和凝血酶致活酶的表达增多。

虱传回归热患儿中的赫氏反应与血浆中释放的各种细胞因子相关,回归热螺旋体外膜刺激单核细胞通过 NF-κB 产生 TNF-α,血浆中的白细胞介素(IL-6)、IL-8 和 C 反应蛋白有短暂的明显增高,这些炎症和发热介质

最可能是回归热许多临床表现的基本原因。这种反应可自发出现,也可在用抗生素后出现。美普他酚(meptazinol)是一种阿片受体部分激动剂,可减轻赫氏反应;这一作用可能表明患儿体内存在内源性阿片类的耗竭。

青霉素结合会在回归热螺旋体上产生大的表面气泡,然后由血液中的中性粒细胞和脾吞噬。在体外,与螺旋体表面接触会诱导单核白细胞产生炎症细胞因子和凝血活酶,从而引起发热和弥散性血管内凝血[4]。

在对死亡的回归热患儿尸检时,最常见的为肝脾增大和各器官水肿和肿胀。显微镜检查可见脾脏充血及白髓被含有多个由单核细胞组成的小脓肿取代;心肌显示弥漫性组织细胞性炎症和间质水肿,而间质性心肌炎可导致心脏传导缺陷。在脑膜、胸膜、心脏、脾脏、肝脏、肾脏和肠系膜表面点状出血常显著。脾、心、肝和脑膜下及实质内出血性梗死有时用肉眼即可见到。在重症和致命的病例黄疸也常见。回归热可以是妊娠并发症,如宫内生长迟缓和胎盘损伤的常见原因[2],螺旋体穿过母胎屏障时可造成上述损伤和先天性感染。

【临床表现】 虱传和蜱传回归热的临床表现相似。平均潜伏期为 7 天(范围为 4~18 天),起病突然,表现为发热、头痛、寒战、多汗、肌痛和关节痛。回归热患儿的关节痛可严重,为本病突出症状,涉及大小关节,但缺乏关节炎的证据。多有口渴、食欲缺乏。眩晕、恶心和呕吐常见。体温可高达 40℃,呈不规则热,脉搏快,可有谵妄及脑膜刺激征。黏膜干燥、有结膜充血和畏光,疾病晚期可出现巩膜黄染。部分患者可出现少量皮疹,约 1/3 虱传回归热患儿躯干、肢体和黏膜上可出现散在出血点,蜱传者则较少出现。患儿可有干咳、胸痛,且有时可听到胸膜摩擦音,但呼吸音正常。心脏方面可有心动过速和奔马律。肝区肿大及压痛常见,脾大及压痛少见。

鼻出血和痰中带血常见,明显的胃肠道和中枢神经系统出血不常见。患儿可出现其他并发症如虹膜睫状体炎、脑膜炎、昏迷、孤立的脑神经瘫痪、肺炎、心肌炎和脾破裂,发生率各不同。妊娠期患回归热可致自发流产、死产或新生儿感染[5]。在无其他疾病的患儿中,危及生命的并发症不常见,特别是当本病得到早期诊断和早期治疗时。

回归热患儿如未进行治疗,病情可在 2~7 天(在虱传者平均 5 天,在蜱传者则为 3 天)内加重,以自发危象而告终,此时螺旋体从循环中消失。大多数病例随复发次数增多,症状持续时间逐渐变短,程度也减轻。由于疏螺旋体的抗原差异大,所以感染后不能带来长久的免疫力。

【实验室检查与诊断】 在发热期,患儿尿液中出现蛋白、管型,偶有红细胞。外周血中多形核白细胞显著增多,血小板减少较为常见,并伴有凝血酶原时间、INR、D-二聚体升高以及纤维蛋白溶解增加,约 1/4 的病例梅毒血清反应假阳性。外周血涂片是首选的诊断性试验。血清学检测缺乏足够的特异性,并且可能无法检测到急性感染。对厚的和薄的外周血涂片分别用暗视野或瑞氏、吉姆萨、吖啶橙染色进行显微镜检查,可在大约 70% 的病例中检出螺旋体。非发热期不能查到螺旋体。用免疫荧光抗体法或 ELISA 法检查并以 Western 印迹法证实,可作为确定诊断。但高滴度的回归热螺旋体,可在免疫荧光抗体、ELISA 和 Western 印迹试验中与博氏疏螺旋体(莱姆病的病原体)发生交叉反应。不同类型的 PCR 技术可能是更为敏感、特异的检测方法。

鉴别诊断中应当考虑的病症有伤寒、斑疹伤寒、非伤寒的沙门菌感染、疟疾、登革热、鼠咬热、钩端螺旋体病、胶原病以及任何原因不明的发热。

【并发症】 回归热的并发症有面瘫、虹膜睫状体炎、视神经萎缩、低色素性贫血、肺炎、肾炎、心肌炎、心内膜炎和惊厥。大约 10%~30% 的病例出现中枢神经系统受累。

【治疗】 应用敏感抗生素治疗该病,效果显著,不但能缩短病程,还可防止复发。除病情极重或年龄过小的病例外,大部分病例经治疗后可痊愈,病死率低。对 7 岁以下蜱传回归热的患儿,应当给予红霉素,口服剂量 40~50mg/(kg·d),每 6 小时 1 次,疗程 10 天。对 8 岁以上儿童可给予四环素类药物。青霉素、氯霉素和第 3 代头孢菌素,如头孢曲松亦有效。重症患儿需收住院治疗。抗生素初次剂量不宜过大,建议以低剂量青霉素开始治疗,治疗应当在体温下降后开始,以避免严重的赫氏反应发生。赫氏反应的发生率随着青霉素剂量的增加而增加,从 10 万 U 的 5.1% 增加到 40 万 U 的 31.1%。虽然回归热曾经被认为是一过性疾病,但能够以脑中残留感染的方式持续存在,并在免疫抑制时被重新激活。因此,应当避免使用单剂抗生素治疗方法。

在自发危象及赫氏反应过程中,支持治疗格外重要。在此期间,必须积极退热,预防高热。由于随之而来的血容量降低可能会造成低血压休克和直立性低血压,因此必须在治疗后至少 24 小时内嘱患者平卧,成年人在最初的 24 小时内可能需要静脉注射 4L 或更多的等渗盐水。输注不宜过多,而应通过观察颈静脉或中心静脉压力来仔细监测。当需要高心排血量以维持全身血管舒张状况下的血压时,易患上急性心力衰竭。这种情况下,应在 5~10 分钟内静脉注射 1mg 的地高辛已被证明是有效的。凝血酶原时间延长的患者应使用维生素 K 治疗。由于肝素不能有效控制凝血,因此不推荐使用[6]。

【预防】 目前没有针对回归热的疫苗,因此改善卫生条件、防虱、灭虱、防蜱咬以及灭鼠和避免在有鼠环境住宿等,对预防回归热都是至关重要的。

(陈志海)

参考文献

［1］ QIU Y,NAKAO R,HANG'OMBE BM,et al. Human Borreliosis Caused by a New World Relapsing Fever Borrelia-like Organism in the Old World. Clin Infect Dis,2019 Jun 18,69(1):107-112.

［2］ SNOWDEN J,YARRARAPU SNS,OLIVER TI. Relapsing Fever. StatPearls. Treasure lsland(FL):StatPearls Publishing,2022 Jan.

［3］ ELBIR H,ABI-RACHED L,PONTAROTTI P,et al. African relapsing Fever borreliae genomospecies revealed by comparative genomics. Front Public Health,2014,2:43.

［4］ DHAKAL A,SBAR E. Jarisch Herxheimer Reaction. StatPearls[Internet]. Treasure Island(FL):StatPearls Publishing,2022 Jan.

［5］ ROTTGERDING F,KRAICZY P. Immune Evasion Strategies of Relapsing Fever Spirochetes. Front Immunol,2020,11:1560.

［6］ WARRELL DA. Louse-borne relapsing fever(Borrelia recurrentis infection). Epidemiol Infect,2019,147:e106.

第3节 先天性梅毒

梅毒(syphilis)是由苍白密螺旋体(*Treponema pallidium*)引起的慢性传染病,通常经性行为传播,临床表现复杂,可侵犯全身各器官和组织。先天性梅毒(congenital syphilis)又称胎传梅毒(prenatal syphilis),是由梅毒螺旋体在母体内通过胎盘进入胎儿血循环,引起胎儿全身感染,可引起流产、死胎等严重的不良妊娠结局,并可导致患儿出现水疱、斑丘疹、肝功能异常、肝脾肿大、血小板减少、贫血等多系统损伤。不同于其他先天性感染,先天性梅毒是一种严重但可预防的疾病,可通过有效的产前筛查并对感染孕妇进行及时规范诊疗,而得以控制。

【病原学】 梅毒的病原体是苍白密螺旋体,是一种螺旋状单细胞微生物,菌体长约 5~15μm,宽 0.2μm,有 6~14 个螺旋。其胞质围有三层胞质膜,其外又包有精细的肽聚糖层,提供结构上的一定硬度。这一层外面包有富含脂质的外膜,此外膜含有相对少的膜蛋白。最近还有人描述了推测的膜暴露的孔蛋白分子。在内细胞壁和外膜之间的空隙内有 6 根内鞭毛(每端 3 根)围绕细胞体,这些鞭毛与其沿长轴旋转运动有关。该螺旋体平均 30~33 小时增殖 1 次,离开人体不易生存,对热和干燥敏感,在 40℃时失去传染力,100℃时立即死亡。普通消毒剂均能在短时间内使其灭活。

【流行病学】

1. **传染源** 患有梅毒的母亲是唯一的传染源。

2. **传播途径** 本病传播途径是母体血液中的螺旋体经胎盘进入胎儿血液循环。绝大多数梅毒病程不足 1 年的孕妇会将这种感染传播给宫内胎儿,多发生在妊娠 16~28 周。

3. **流行特征** 先天性梅毒发病率与梅毒发病率、产前筛查及孕期治疗情况密切相关。WHO 估算全球每年 15~49 岁人群中新发梅毒 600 万例,妊娠期间梅毒感染每年导致 30 多万胎儿和新生儿死亡[1]。2012 年全球约 93 万孕产妇感染梅毒,导致 35 万例不良妊娠结局事件的发生,其中早期流产、死胎和死产 14.3 万例、新生儿死亡 6.2 万例、早产或低出生体重 4.4 万例、胎传梅毒 10.2 万例[2]。WHO 的另一项估计是,全球每年先天性梅毒的发病例数为 152.76 万[3]。

20 世纪 80 年代,梅毒在我国重新出现,90 年代末全国梅毒报告病例数明显增加,流行呈现快速上升趋势。1999 年报告病例 80 406 例,年发病率为 6.50/10 万,2009 年报告病例 327 433 例,年发病率为 24.66/10 万,发病率年均增长 14.3%。1997 年先天性梅毒报告病例数为 109 例,报告发病率为 0.53/10 万活产数,2009 年报告病例数为 10 757 例,报告发病率为 64.41/10 万活产数,发病率年均增长 49.2%。孕产妇人群梅毒抗体阳性率最高达 11.3%,平均为 0.5%。为控制梅毒母婴传播流行,2010 年我国制定了《中国预防与控制梅毒规划(2010—2020)》[4],启动了全国预防艾滋病、梅毒、乙肝母婴传播工作,2015 年我国 31 个省、自治区、直辖市报告的胎传梅毒病例数较 2010 年显著下降,降幅达到 40%,热点县区数下降幅度超过 65%。显示我国落实预防与控制梅毒规划取得成效。

【发病机制与病理改变】 梅毒螺旋体可在妊娠各个时期穿越胎盘,通过胎盘和脐静脉血进入胎儿体内,或感染胎盘引起功能障碍,引起皮肤黏膜、肺、肝、脾、骨、心血管和神经系统等的病变,导致流产、死胎、死产、早产、低出生体重、新生儿死亡和胎传梅毒等不良妊娠结局。决定宫内感染概率高低的主要因素是妊娠母亲梅毒的分期及宫内暴露时间的长短。处于早期梅毒阶段的母亲,出现梅毒螺旋体血症时,胎儿感染率几乎为100%,患梅毒两年后的妊娠妇女,其胎儿的感染率可能会低至35%。此外,梅毒病期不明也是胎传梅毒的高危因素。接受规范治疗,可以有效降低不良妊娠结局及新生儿先天性梅毒的发生率[5]。

梅毒的基本病理改变为动、静脉内膜炎及周围炎,血管内皮和成纤维细胞增生增厚,可致血管阻塞,可见上皮样细胞和多核巨细胞等组成的肉芽肿性浸润;梅毒性丘疹为表皮过度角化,真皮内皮细胞肿胀及毛细血管增生,中性粒细胞侵入真皮乳头。早期先天性梅毒可有水疱-大疱病变:水疱顶部为1~2层疏松幼稚表皮细胞,疱液内含多少不等单核及中性粒细胞及脱落表皮细胞,真皮呈弥漫性急性炎症浸润,浸润细胞为中性粒细胞及淋巴细胞,银染色或免疫组化染色可在疏松的组织间隙中及疱液内可发现大量梅毒螺旋体。新生儿先天性梅毒可累及皮肤、骨、肝、肾、胰腺、脾脏、肺和肠,也可出现骨髓外造血现象。在出现肾脏损害的梅毒病例,可以证实有梅毒螺旋体抗原、抗体和补体成分形成的免疫复合物在肾小球沉积。

【临床表现】 先天性梅毒新生儿的临床表现具有多样性和非特异性的特点。分为早期、晚期和隐性先天性梅毒3个类型。

1. 早期先天性梅毒 2岁以内发病,类似于获得性二期梅毒。多在2~10周龄时出现临床症状,主要表现为:①梅毒性鼻炎:多为最早出现的临床症状,可见鼻塞,张口呼吸,哺乳困难,鼻腔流脓血样分泌物(图23-1),鼻前庭皮肤湿疹样溃疡,侵及喉部时可并发喉炎。②皮肤损害:为最常见表现,为红斑、丘疹、水疱-大疱、扁平湿疣,多见于口周、臀部、手掌、足趾,重者分布全身,其特征性皮损为紫红色或铜红色浸润性斑块,带有鳞屑,掌跖部损害多表现为大疱或大片脱屑,称梅毒性天疱疮。③骨损害:表现为骨膜炎、骨髓炎和软骨炎等(特别累及长骨的干骺端),可发生假瘫,骨损害发生较为隐匿,容易被忽视,多需行四肢长骨片才能发现。④肝脾及淋巴结肿大:可出现肝功能损伤、贫血、常误诊

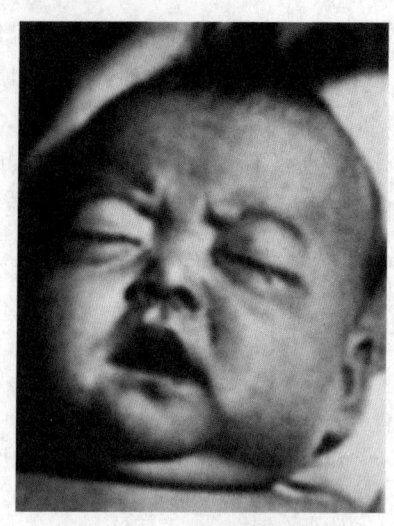

图23-1 梅毒病例的鼻炎

3个月婴儿,鼻内流脓液,上唇接近鼻孔处有表皮剥脱现象,张口呼吸甚为明显。眼睑水肿,为全身水肿的一部分。患儿同时有急性肾炎,血清白蛋白含量很低。

为婴儿肝炎综合征收住院。⑤神经性梅毒:先天性神经梅毒在临床上较少见,部分患儿可在出生后3~6个月出现神经系统受累症状,可仅表现为视神经萎缩及梅毒性脑膜炎。

2. 晚期先天性梅毒 2岁以后发病,类似于获得性三期梅毒。主要表现为:①皮肤黏膜损害:出现结节性梅毒疹,树胶肿,口周皮肤常可见放射状皲裂,认为是早期梅毒疹继发细菌感染所遗留的瘢痕。②间质性角膜炎:多发生在8~15岁时,表现畏光、多泪、严重影响视力,也可见到脉络膜视网膜炎和视神经萎缩。③神经梅毒:神经性耳聋多发生在10岁左右,发病急,多为双侧性;脑膜血管梅毒可发生在2~10岁,进展缓慢,表现有智力低下、语言障碍、强直状态、瞳孔反应异常和脑脊液异常。④楔状齿(Hutchinson tooth):恒上门齿上宽下窄,切缘中间有弧形缺损,牙间隙宽,有桑葚样磨牙标志性损害;楔状牙、神经性耳聋及基质性角膜炎统称为Hutchinson三征,对晚期先天性梅毒有诊断意义。⑤骨损害:具有特征性的有前额隆起,鞍鼻,胫骨向前弯曲(军刀胫),上腭弓狭窄及锁胸骨关节处肥厚。儿童罕见发生心血管梅毒。

3. 隐性先天性梅毒 即先天性梅毒未经治疗,无临床症状,梅毒血清学试验阳性,脑脊液检查正常,年龄<2岁者为早期隐性先天性梅毒,>2岁者为晚期隐性先天性梅毒。

【实验室检查】

1. 一般实验室检查

(1)血常规:可有白细胞计数升高,贫血时可见红

细胞及血红蛋白减少。

（2）血生化检查：合并肝功能损伤时可见 ALT、TBil 升高。

（3）脑脊液检查：神经梅毒时白细胞计数多≥5×10^6，蛋白含量多>500mg/L。

2. 病原学检查　包括暗视野显微镜检查、镀银染色检查和核酸扩增试验。在早期胎传梅毒儿的皮肤黏膜损害新鲜渗出物、刮取物或组织标本中可查到梅毒螺旋体，或核酸扩增试验检测梅毒螺旋体核酸阳性。

3. 血清学检查　根据检测所用抗原不同，梅毒血清学试验分为非梅毒螺旋体血清学试验（又称梅毒非特异性抗体试验）和梅毒螺旋体血清学试验（又称梅毒特异性抗体试验）。临床上可根据实验室条件选择任何一类血清学检测方法作为筛查（初筛）试验，但初筛阳性结果需经另一类梅毒血清学检测方法复检确证，才能为临床诊断或疫情报告提供依据。有条件时亦可同时做这两类试验[6]。

（1）非梅毒螺旋体血清学试验：主要包括性病研究实验室玻片试验（venereal disease research laboratory，VDRL）、快速血浆反应素环状卡片试验（rapid plasma reagin，RPR）、甲苯胺红不加热血清试验（toluidine red unheated serum test，TRUST）等。

非梅毒螺旋体血清学试验方法简便、快速，敏感性和特异性较高，适用于各期梅毒的诊断，如先天性梅毒在感染早期通常无明显症状，但血清学检查的 RPR 滴度可大于母体 4 倍[7]。早期梅毒经治疗后血清滴度可下降或转阴，故可用于疗效观察、判愈、判定复发或再感染。也适用于人群的筛查、产前检查及健康体检等。

（2）梅毒螺旋体血清学试验：主要包括梅毒螺旋体颗粒凝集试验（treponema pallidum particle agglutination，TPPA）、荧光螺旋体抗体吸收试验（fluorescent treponemal antibody-absorption，FTA-ABS）、梅毒螺旋体酶联免疫吸附试验（enzyme-linked immunosorbent assay，ELISA）等。梅毒螺旋体血清学试验的敏感性和特异性均较高，多用作证实试验，特别是隐性梅毒及一些非梅毒螺旋体血清学试验阴性而又怀疑为梅毒的患者。也可适用于人群的筛查、产前检查及健康体检等。但不能用于观察疗效、判断复发及再感染。

（3）梅毒螺旋体 IgM 抗体检测：IgM 抗体阳性有助于梅毒早期的诊断。

【影像学检查】　患者有骨损害时影像学检查可见长骨干骺端的透明带、骨膜炎（骨膜下骨样组织增生增

厚）和临时钙化带增宽等。双侧胫骨近端干骺端内侧对称性骨髓炎和病理性骨折（Wimberger 征）（图 23-2）。

【诊断与鉴别诊断】　应结合母亲的病史和新生儿、婴儿或儿童出现的典型症状、体征及实验室检查结果等进行综合分析做出诊断[6]。

1. 疑似病例　所有未经有效治疗的患梅毒母亲所生的婴儿，证据尚不足以确诊胎传梅毒者。

2. 确诊病例　疑似病例、生母患有梅毒且具有早期或晚期先天性梅毒临床表现，并符合以下任一条者。

（1）皮肤黏膜损害或组织标本中可查到梅毒螺旋体。

（2）核酸扩增试验检测梅毒螺旋体核酸阳性。

（3）出生时非梅毒螺旋体血清学试验阳性，滴度大于或等于母亲分娩前滴度的 4 倍，且梅毒螺旋体血清学试验阳性。

（4）梅毒螺旋体 IgM 抗体检测阳性。

（5）出生时不能诊断胎传梅毒的儿童，任何一次随访过程中非梅毒螺旋体血清学试验由阴转阳或滴度上升，且梅毒螺旋体血清学试验阳性。

（6）在 18 月龄前不能诊断胎传梅毒的儿童，18 月龄后梅毒螺旋体血清学试验仍阳性。

先天性梅毒可累及多器官系统，临床表现多样且非特异，主要应与下列疾病相鉴别：先天性梅毒的皮肤损害应与皮肤真菌感染、环状肉芽肿、大疱表皮松解症、尿布皮炎、疥疮、药疹等鉴别；表现为黄疸、肝脾肿大等应与败血症、高胆红素血症等鉴别；先天性梅毒的骨膜炎、骨髓炎和软骨炎等主要需与维生素 C 缺乏病、佝偻病及骨结核等引起的骨损害相鉴别；还应与其他先天感染如弓形虫、风疹病毒、巨细胞病毒、单纯疱疹病毒感染等鉴别。先天性梅毒在感染早期通常无明显症状，先天性隐形梅毒更无症状，因此在先天性梅毒的诊断中流行病学史的询问极为重要，即患儿母亲在妊娠期间是否患有梅毒，是否进行过规范治疗，必要时进行母婴梅毒病原学及血清学检查。

【治疗】　诊断病例及母亲患有梅毒且未经规范和充分治疗的患儿均应给予及时规范的治疗。治疗药物仍首选青霉素。对青霉素过敏的患儿可采用头孢曲松钠、红霉素或阿奇霉素等药物[8]。

1. 早期先天性梅毒

（1）脑脊液正常者：苄星青霉素 5 万 U/kg，单次注射（分两侧臀部肌内注射）。对青霉素过敏者，可在无头孢曲松过敏史的情况下选用头孢曲松钠，125mg 每日 1 次静脉或肌内注射，连续 10～14 日，使用中要注意与

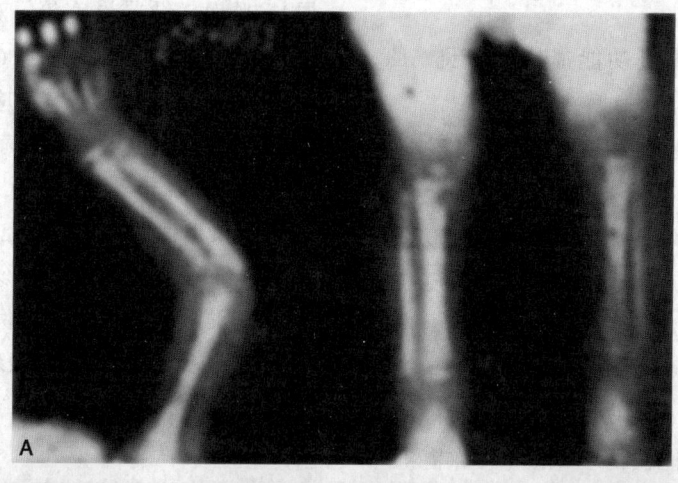

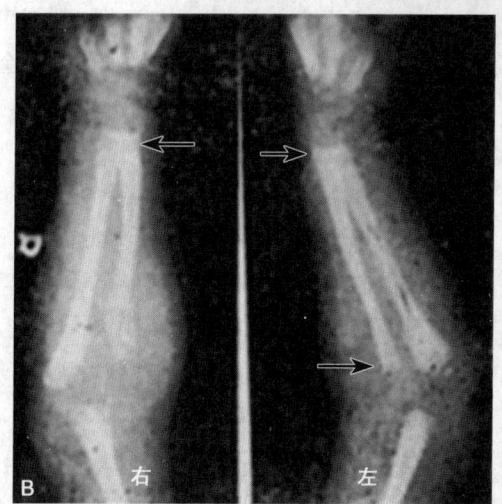

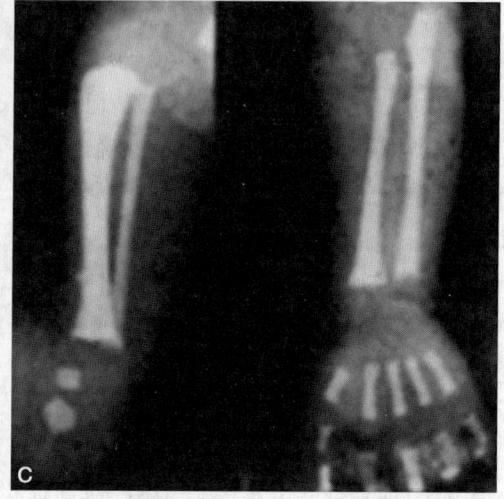

图 23-2　先天梅毒的 X 线长骨摄影

A.患儿于出生后 1 个月摄此影。显示对称的骨髓炎,骨质显著破坏,尤以胫骨上端的内侧为甚;胫骨骨干的内侧及上肢的长骨都呈骨膜增厚。B.患儿于出生后 20 日摄此影。显示骨干骺端有浓厚影线,其下有稀疏层(箭头指示处),都是由于骨骼发育紊乱所致;右桡骨及左尺骨的近侧端有骨髓炎及骨膜炎。C.患儿于出生后 1 日摄,显示腕部及踝部的长骨端呈锯齿状,其不整齐的程度较佝偻病例中所见的锯齿状显著。

青霉素可能的交叉过敏反应。

(2)脑脊液异常者:出生后 7 日以内的新生儿,每次青霉素 5 万 U/kg 静脉输入,每 12 小时 1 次;出生后 7 日以上的新生儿青霉素 5 万 U/kg 静脉给药,每 8 小时 1 次,总疗程 10~14 日;或普鲁卡因青霉素每日 5 万 U/kg 肌内注射,每日 1 次,疗程 10~14 日。青霉素过敏者,选用头孢曲松,250mg,每日 1 次,静脉或肌内注射,连续 10~14 日。对无条件检查脑脊液者,可按脑脊液异常者治疗。

2. 晚期胎传梅毒 普鲁卡因青霉素 G,5 万 U/(kg·d),肌内注射,连续 10~14 日为一疗程。或水剂青霉素 G,20 万~30 万 U/(kg·d),每 4~6 小时 1 次,静脉或肌内注射,连续 10~14 日。或对较大儿童青霉素用量,不应该超过成人同期患者的治疗用量。对青霉素过敏者,可用头孢曲松 250mg 每日 1 次,静脉或肌内注射,连续 10~14 日。亦可用红霉素治疗,7.5~

12.5mg/(kg·d),分 4 次口服,连服 30 日。8 岁以下儿童禁用四环素。

3. 儿童预防性治疗

(1)治疗对象:孕期未接受规范性治疗,包括孕期未接受全程、足量的青霉素治疗,或接受非青霉素方案治疗,或在分娩前 1 个月内才进行抗梅毒治疗的孕产妇所生儿童;孕期接受过规范性治疗,出生时非梅毒螺旋体抗原血清学试验阳性、滴度不高于母亲分娩前滴度的 4 倍的儿童。

(2)治疗方案:苄星青霉素 G,5 万 U/kg,1 次肌内注射(分两侧臀肌)。

【预防】 先天性梅毒的重点在于对患有梅毒的妊娠妇女进行规范的治疗。与未感染梅毒的孕妇相比,未经治疗的妊娠梅毒患者所产新生儿中先天性梅毒的发病率为 42%[9]。治疗时孕周越大,发生先天性梅毒的概率越高。产前对妊娠期梅毒孕妇进行规范的抗梅毒治疗可有效阻断母婴传播,降低不良妊娠结局发生率,改善新生儿预后。

孕产妇初次接受孕产期保健时,应进行梅毒筛查,对于感染者,即刻开始治疗。首选青霉素,苄星青霉素240万U,分两侧臀部肌内注射,每周1次,连续3次为1个疗程,普鲁卡因青霉素G,80万U/d,肌内注射,连续15日为1个疗程。或头孢曲松,1g/d,肌内注射或静脉给药,连续10日为1个疗程。青霉素过敏者可用红霉素治疗,每次500mg,每日4次,口服,连服15日为1个疗程。

孕早期的妊娠梅毒,应于孕早期和孕晚期各进行1个疗程的治疗;孕中、晚期患者,应立刻给予两个疗程的治疗,两个疗程之间需间隔4周以上,第2个疗程应当在孕晚期开始,最好在分娩前一个月完成;即使是临产时发现的患者也要立即给予1个疗程的治疗。复发或再感染者,要追加1个疗程的治疗。既往感染的孕产妇,也要及时给予1个疗程的治疗。

(李兴旺)

参考文献

[1] WHO Global health sector strategy on Sexually Transmitted Infections 2016—2021. 2016,7.

[2] KORENROMP EL, ROWLEY J, ALONSO, M, et al. Global burden of maternal and congenital syphilis and associated adverse birth outcomes. Estimates for 2016 and progress since 2012. PLoS ONE. 2019 Feb 27;14(2):e0211720.

[3] NEWMAN L. Global estimates of syphilis in pregnancy and associated adverse outcomes:analysis of multinational antenatal surveillance data. PLoS Med,2013,10(2):e1001396.

[4] 中华人民共和国卫生部. 中国预防与控制梅毒规划(2010—2020年). 2010.

[5] 王雅洁,龚向东,岳晓丽,等. 中国2010年和2015年胎传梅毒空间分布特征. 中华皮肤科杂志,2018,51(5):337-340.

[6] 中华人民共和国国家卫生健康委员会. 中华人民共和国卫生行业标准-梅毒诊断(WS 273—2018). 2018.

[7] JOSHUA M COOPER,PABLO J SÁNCHEZ. Congenital syphilis. Seminars in perinatology,2018,42(3):176-184.

[8] 王千秋,刘全忠,徐金华,等. 梅毒、淋病和生殖道沙眼衣原体感染诊疗指南(2020年). 中华皮肤科杂志,2020,53(3):168-179.

[9] 付翰林,刘晓英,秦家碧,等. 我国妊娠梅毒中先天梅毒报告发病率的Meta分析. 中华传染病杂志,2015,33(6):363-367.

第4节　雅司病

雅司病(yaws),亦称"pian"或"framboesia",是由雅司螺旋体(*Treponema pertenue*)引起的非性病性接触传播的传染病,儿童是主要受感染人群,主要临床表现是痛性皮肤丘疹、溃疡、结痂以及一定程度的全身症状。晚期患儿可出现骨的破坏性改变,部分可致皮肤和骨的痛性病变。与梅毒不同的是,雅司病不造成母婴传播。20世纪50~60年代,人们曾注射长效青霉素来消灭雅司病,使全世界病例数减少了95%,但近年来,雅司病在太平洋、东南亚、西非和中部非洲地区的15个国家又重新出现。2012年有研究显示,口服阿奇霉素与肌内注射青霉素治疗该病同样有效。WHO已发起2020年消灭雅司病的新倡议,应用阿奇霉素对雅司病进行大规模初始治疗,并且每年进行两次监测,但阿奇霉素抗药性可能又会成为一个新的威胁。

【病原学】　本病的病原体是一种密螺旋体,其物理特性与梅毒螺旋体相仿,螺旋的平均直径为0.13~0.15μm,长10~13μm,在暗视野显微镜下可见螺旋体运动活跃。

【流行病学】　雅司病多发生于比较原始的、温暖潮湿的非洲、南美、东南亚和大洋洲热带农村地区。20世纪50年代,本病的患病人数达5 000万到1亿,经过大规模的防治,至70年代中期,已减少到了200万。近年来本病仅在西半球少数国家呈散发式发病,每年新发病例数不足500例。但在印度尼西亚、巴布亚新几内亚、瓦努阿图和所罗门群岛的一些地区,本病仍有很强的传播。近年印度尼西亚苏门答腊地区出现较多的雅司病例,患病率达300/10万,并检出了8个新的密螺旋体菌株[1,2]。本病在国内也曾有局部流行,60年代中期已基本被消灭。

本病的主要传染源为患病的儿童。在非洲,一些非人类灵长目动物血清中可检测出雅司螺旋体抗体。当受损的皮肤接触活动性雅司病变渗出物时,即可受到感染。新病例多在雨季发生,原发感染多在青春期以前发生。在感染之后,病原体可侵入血流,引起骨、淋巴结和远离部位皮肤的损害。

小儿对雅司病相对易感。衣物缺乏、卫生条件差以及频繁发生皮肤损伤容易促成雅司病发生。直接接触病损部位是本病传播的主要方式,但也有可能通过昆虫间接传播。

【发病机制与病理改变】 雅司病主要累及儿童,感染后数年可无症状。约10%的病例可出现病原体晚期激活并导致骨的病变、变形和残疾。国内一篇报告[3]记述了非洲12例(含儿童病例)患者的临床表现和X线检查,其中X线检查表明病变均在四肢骨干,共有17块长骨受累。骨的病变特点包括多骨受累、病变主要发生于长骨骨干、有局限性骨膜及骨质增生、融合、骨皮质明显增厚、骨髓腔变模糊或消失、弥漫性长骨硬化,但死骨形成极少见。

【临床表现】 雅司病的临床表现特点是多阶段的疾病过程,主要涉及皮肤、骨骼和软骨,首先出现一个或多个皮肤损害,然后出现复发、皮肤和骨的非破坏性损害,晚期则出现皮肤、骨和关节的破坏性改变。

本病潜伏期为9~90天,平均21天。最初螺旋体入侵处皮肤出现单发丘疹,渐扩大成为结节,并变成乳头状瘤样,表面出现侵蚀样改变,外覆一层由含有雅司螺旋体的浆液性渗出物组成的黄色薄痂。病损直径可达3~4cm,有痒或痛感,称为雅司瘤(覆盆子样)或母瘤,多见于面及四肢暴露部,尤以下肢多见。母瘤四周可出现较小的同样病损,呈卫星状。局部淋巴结肿大。最初的损害通常在3~6个月内自愈,伴有瘢痕。

在原发病损愈合前或后,由于螺旋体血症或自体接种,可引起继发性皮损,有时可伴发热、全身酸疼等症状,皮疹多样,可呈脱屑性斑疹、丘疹或豆大结节,表面覆有灰色薄痂,稀疏分布于全身,以躯干和四肢为多,最常见于下肢和臀部,极少发生于生殖器;也可发展为杨梅状大结节,上覆深黄色或褐色厚痂,去痂后表面似杨梅状,有少许渗液和出血,伴压痛,主要分布于头部和四肢外侧,发生在足跖时,因有压痛可致螃蟹样步态,故有称"蟹样雅司"者。继发性病损可经数周或数月消退不留痕迹或有色素沉着。有的患儿皮损可反复出现,身体各部位同时可见新旧不同皮损,迁延不愈。局部淋巴结肿大,但不化脓;合并骨膜炎时可引起夜间骨痛,也可并发多指性关节炎。

约10%病例感染后5~6年可发生晚期雅司病,皮损为结节状,破溃后形成溃疡是其特征,多见于四肢屈侧,溃疡愈合处遗留色素脱失性萎缩性瘢痕或皮肤挛缩;患儿也可表现为手掌、足跖过度角化,并有皲裂。晚期病例可发生长骨骨膜或骨质树胶肿性损害,引起骨质疏松,甚至形成腔隙。偶致腭穿孔或鼻骨、咽部损害,也可引起关节周围纤维瘤样结节和关节积液。晚期雅司病病程迁延,不经治疗可多年不愈。

【实验室检查】 早期病损去痂后取渗出液涂片,暗视野显微镜检查可见密螺旋体,形态酷似梅毒等其他螺旋体。梅毒螺旋体颗粒凝聚检测(TPPA)和快速血浆反应素检测(RPR)等可用于密螺旋体感染的诊断,但不能与梅毒区分。聚合酶链反应技术可用于确定雅司病[4]。

【诊断与鉴别诊断】 由于实验室检查结果与梅毒类似,诊断需结合流行病学与患儿接触史及临床表现,一般诊断不困难。梅毒患儿的家长一般有高危性行为史,且皮损表现也不同,可资鉴别。

近期有研究表明,杜氏嗜血杆菌可能引起溃疡性皮肤病,类似于早期雅司病患者,需进一步鉴别。

【治疗】 阿奇霉素或苄星青霉素均可用于治疗雅司病,阿奇霉素(单次口服剂量)30mg/kg(最多2g)是推荐的治疗方法;苄星青霉素(单次肌内注射剂量)60万U(10岁以下儿童)和120万U(10岁以上者)可用于阿奇霉素临床治疗无效或无法用阿奇霉素治疗的患者[4]。

过去的十几年中,雅司病的治疗取得了相当大的进展,阿奇霉素已经成为一种有效和易于获得的口服治疗方案。然而阿奇霉素耐药性的出现突出表明,需要不断监测以支持全球范围内的根除雅司病行动,需要不断研究其他策略,包括中断雅司病传输所需要的轮数和种群覆盖。

【预防】 目前尚无疫苗用于本病的预防,预防主要采用积极监测发病并治疗患儿及密切接触者,过去不主张进行群体治疗,但目前因为有了简便有效的口服治疗方法,有人主张对于雅司病呈高度地方性流行的地区进行群体治疗。避免与患儿接触,改善个人卫生及生活居住条件,防止皮肤损伤及昆虫叮咬,发生损伤时应予消毒、无菌包扎等。

(陈志海)

参考文献

[1] MABEY DC. Yaws, a non-venereal treponemal infection. Still endemic in some parts of the world. Prescrire Int, 2012, 1 (130):217-219.

[2] 林上奇. 骨雅司病的临床及X线诊断. 中华放射学杂志, 2006, 40(4):414-416.

[3] CAPUANO C, OZAKI M. Yaws in the Western pacific region: a review of the literature. J Trop Med, 2011, 2011:642832.

[4] World Health Organization. Yaws. 2019.

第 5 节　品他病

品他病（pinta/carate）是由品他密螺旋体（*T. carateum*）引起的非性病性螺旋体病，受损皮肤接触患儿含此螺旋体的渗出物即可被感染，*T. carateum* 在形态和血清学上与梅毒或雅司螺旋体不能区分。Pinta 是一种被忽视的慢性皮肤病，最早于 16 世纪在墨西哥出现。由于本病仅有皮肤受累表现，不少国家和地区称此病为"温和性梅毒""地方性梅毒"[1]。

【病原学】　品他螺旋体属密螺旋体科，体宽 0.13~0.15μm，长为 10~13μm，运动方式多样。品他螺旋体在形态学和血清学上无法与梅毒螺旋体及雅司螺旋体相鉴别。

【流行病学】

1. **传染源**　本病的传染源为本病患者，多为儿童和青少年。

2. **传播途径**　主要通过皮肤直接接触传播，也偶可经苍蝇叮咬传播。

3. **易感人群**　人群普遍易感。

4. **流行特征**　本病多在温暖潮湿的环境中出现，主要流行于拉丁美洲，尤其是墨西哥及哥伦比亚等居住和卫生条件较差的地区。近年来，南美洲许多国家和加勒比地区都描述过本病，本病在非洲、中、南美洲和亚太热带地区农村和森林地区呈地方性流行。

【发病机制与病理改变】　品他密螺旋体从皮肤破损处进入体内，扩散到局部淋巴结并在其中迅速繁殖引起淋巴结肿大，而后随淋巴液或血液播散至全身，引起皮肤病变。

品他病一期与二期的病理改变相似，皮肤棘层与海绵层轻度水肿、肥厚，真皮上层有淋巴细胞、浆细胞及中性粒细胞浸润，伴周围血管扩张；嗜黑色素细胞渗入真皮层。品他病晚期，由于表皮的基底细胞层黑色素减少可造成皮肤色素减退；而色素、嗜黑色素细胞及淋巴细胞在真皮层的沉积会形成皮肤色素沉着。

【临床表现】　主要表现为皮肤损害及淋巴结肿大，病变多出现在暴露部位，如腿、脚、前臂和手背，不累及骨骼和内脏，故不造成残疾。皮肤损害可分为三期。

1. **一期皮疹**　皮肤损伤处接触螺旋体后经 7~30 天潜伏期，出现原始皮损，初为丘疹或红色鳞片样斑块，皮疹多位于四肢、面颈或臀部，胸腹部也可出现，四肢肢端暴露的皮肤最常受影响。但丘疹由边缘向外扩张，不形成溃疡，直径可达到 10cm 或更大，又与其周围出现的

卫星疹融合而逐渐缓慢增大，以后可自行消退。局部淋巴结常肿大。

2. **二期皮疹**　又称品他疹，出现在初期皮疹发生后 1~12 个月左右，不伴全身淋巴结肿大。皮疹数目可较多，可融合成斑片，并逐渐发展为牛皮癣或漩涡状皮疹。品他疹初起时为红色，其后有色素沉着，以后经一定时间（因暴露阳光时间长短不同）转变为石蓝色、黑色、灰色，暴露部位皮肤颜色转变较快。二期皮疹可长时间存在且具有感染性，并导致大量色素沉着。

3. **三期皮疹**　又称变色性斑疹，通常出现在初次感染后 2~5 年，主要特点表现为色素异常、皮肤萎缩和角化过度，使皮肤颜色呈斑驳状。同一患者的皮肤颜色可各不相同，可表现为棕色、灰蓝色、黑色。皮损无法恢复，持续终身[2]。

【实验室检查与诊断】

1. **暗视野显微镜法**　各期皮疹的渗出液，通过暗视野显微镜均可检测到螺旋体。暗视野显微镜检测灵敏度受皮疹局部螺旋体载量高低影响大，并且不能从形态上区分梅毒螺旋体及其他非性病螺旋体。

2. **血清学试验**　诊断品他病血清学试验与诊断梅毒血清学试验相同。分为非特异性及特异性螺旋体抗体检测。

特异性螺旋体抗体检测包括梅毒螺旋体血凝集试验（treponema pallidum hemagglutination assay，TPHA）、梅毒螺旋体明胶凝集试验（treponema pallidum particle assay，TPPA）阳性，具有特异性，可终身持续阳性。

非特异性螺旋体抗体检测包括性病研究实验室试验（venereal disease research laboratory，VDRL）以及快速血浆反应素试验（rapid plasma regain test，RPR），其相对于 TPHA、TPPA 试验更能反映疾病活动情况，在经过治疗后，滴度也会随之下降[1]。

3. **聚合酶链反应（PCR）**　非亚种特异的螺旋体 PCR 是一项发展中的技术，通过 PCR 直接检测螺旋体的 DNA，可以用皮疹局部拭子快速检测非性病性螺旋体病，但是由于血中的螺旋体含量低，限制了血液样品中非性病性螺旋体病的 PCR 诊断技术的应用[2]。

【治疗及预后】　Pinta 可以单次肌内注射长效苄星青霉素（成人 120 万 U；儿童 60 万 U）进行治疗，使皮损在 24 小时内无感染性。世界卫生组织建议对每一例地方性密螺旋体病患者都给予单剂苄星青霉素 G 注

射,对 10 岁以下儿童注射 60 万 U,对 10 岁以上的给予 120 万 U,并且对于家庭内和其他密切接触者也都用同样方法注射以防止发病。该疗法的治愈率约为 97%。近年来有人证实了口服青霉素的治愈率与苄星青霉素注射治疗效果相同,但因为口服青霉素用药次数多,治疗的依从性较差,因此,苄星青霉素仍然是首选治疗。初期和早二期病变,一般在治疗后 4~6 个月愈合;晚期病变需 6~12 个月,晚期患者在进行治疗后,皮肤病变仍无法消退[3]。对青霉素过敏者,可口服红霉素、多西环素治疗,疗程 10~14 天,虽然还没有正式的临床研究证实,但可能是有效的。皮肤已萎缩变为白色时,治疗已不再能使其恢复[4]。

晚期品他病患者无法再次感染,而早期已治愈的患者则可以重新感染。尽管与梅毒病原体在抗原上具有相似性,但梅毒和雅司病患者仍无法免疫感染[2]。

虽然目前世界卫生组织尚未制定针对控制或根除品他病的具体战略,但对患儿及潜伏感染患儿需进行积极治疗,有助于控制传染源,防止本病进一步传播。

(李兴旺)

参考文献

[1] GIACANI L,LUKEHART SA. The endemic treponematoses. Clin Microbiol Rev,2014,27(1):89-115.

[2] MITJÀ O,ŠMAJS D,BASSAT Q. Advances in the diagnosis of endemic treponematoses:yaws,bejel,and pinta. PLoS Negl Trop Dis,2013,7(10):e2283.

[3] STAMM LV. Pinta:Latin America's Forgotten Disease? Am J Trop Med Hyg,2015,93(5):901-903.

[4] HOOK III EW. Endemic Treponematoses.//MANDELL GL,MADELL,DOUGLAS,et al. Principles and Practice of Infectious Diseases. 7th ed. Philadelphia:Churchill Livingstone Elsevier,2010:3054-3058.

第 6 节 莱姆病

莱姆病(Lyme disease)是由伯氏疏螺旋体(Borrelia burgdorferi)引起的经硬蜱传播的人兽共患、自然疫源性慢性传染病。因最先发现于美国康涅狄格州莱姆(Lyme)镇而得名。其主要临床表现为皮肤的慢性游走性红斑(erythema migrans,EM),亦可引起人体多器官、多系统损害,严重者可留下残疾或者死亡。

【病原学】 伯氏疏螺旋体是疏松盘绕的左旋单细胞螺旋体,属于非光能原核生物界(Scotobacteria)、螺旋体纲(Spirochaetales)、螺旋体目(Spirchaetaleslxt)、螺旋体科(Spirochaetaceae)、疏螺旋体属(Borrelia),其革兰氏染色呈阴性,由表层、外膜、鞭毛和原生质柱组成,不含脂多糖。其基因组 DNA 有线性染色体 DNA、超螺旋环状质粒和线性质粒三种存在形式,具有多种膜脂蛋白,包括外膜蛋白 A-F(分子量在 19~36kD),其中外膜蛋白 C(outer surface protein,OspC)和可变膜蛋白 E(variable major protein-like sequence expressed E,VlsE)具有较强的免疫原性。OspC 是伯氏疏螺旋体从蜱向哺乳动物传播所必需蛋白,未感染机体前就已经在伯氏疏螺旋体表面表达,感染后最早刺激机体产生 IgM 反应;VlsE 在伯氏疏螺旋体感染机体后表达,能够诱发机体产生强烈的免疫应答,最早刺激机体产生 IgG 反应,但在体外培养基条件下较少表达。伯氏疏螺旋体的其他蛋白,如

鞭毛蛋白 B(flagellin B,FlaB)、外膜蛋白 A(outer surface protein A,OspA)、外膜蛋白 B(outer surface protein B,OspB)等也具有抗原性。

到目前为止全球发现 20 余种不同的伯氏疏螺旋体基因型,主要有三种基因型可导致人莱姆病:狭义伯氏疏螺旋体(B. Burgdorferi sensu stricto)、伽氏疏螺旋体(B. garinii)、阿弗西尼疏螺旋体(B. afzelii)[1,2]。在我国,伽氏疏螺旋体是莱姆病感染的主要病原体,其次为阿弗西尼疏螺旋体和狭义伯氏疏螺旋体。

伯氏疏螺旋体在 33℃ 在复合液体培养基(Barbour-Stoenner-Kelly 培养基)内生长最好,而在各种固体培养基上生长较差,吉姆萨染色和莱特染色效果好,其分裂繁殖一代需要 12~18 小时。

【流行病学】

1. 宿主与传播媒介 莱姆病病原体的宿主和传播媒介在不同国家和地区有所不同。宿主主要是鼠类和某些哺乳动物,如狗、羊、牛、马、白尾鹿、灰狼、狐狸、兔等。血清学调查表明,在我国南、北方狗的感染率分别为 60% 和 38.5%,羊为 25%。另外,浣熊、松鼠、负鼠、棕鼠、金花鼠也是潜在感染宿主。

莱姆病的主要媒介为当地优势蜱种。美国传播本病的蜱种分别有肩突硬蜱(图 23-3)、变异革蜱、丹敏硬

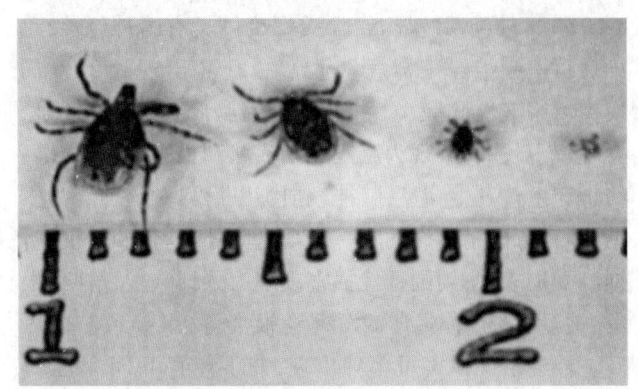

图 23-3 肩突硬蜱，从左到右为雌性成虫、稚虫和蛴虫。图中标尺数字代表厘米。

蜱、血红扇头蜱、太平洋硬蜱等；欧洲主要有蓖子硬蜱；亚洲地区以全沟硬蜱为主。另外，血蜱属、革蜱属、花蜱属等也发现有莱姆螺旋体。在我国北方林区，全沟硬蜱是主要传播媒介，而在南方林区，二棘血蜱和粒形硬蜱则是主要的传播媒介。

2. **地区分布及地理环境** 世界各大洲的 40 多个国家均有本病流行。我国血清流行病学调查曾证实，至少 29 个省（市、自治区）的人群患有莱姆病；东北、西北、华北地区的林地是主要疫区[3]。莱姆病的地理分布特点与媒介蜱类的地理分布相关，适宜蜱生长的生态环境和生物群落均可成为该病自然疫源地，山林地区低温高湿的环境利于蜱的生长。不同地理环境中的居民由于蜱叮咬机会不同，其患病率也不同。山林地区感染率、患病率明显高于平原地区，农村地区高于城镇地区。在较大的城市市区也有可能存在莱姆病疫源因素，推测接触树林、草地和流浪猫有可能同时造成人与蜱接触和被叮咬的机会，另外，一些宠物身上可携带有莱姆病病原体。

3. **季节分布** 莱姆病发病季节与当地蜱的季节性消长有关。我国北方始于 4 月末，6 月上中旬为高峰季节，8 月份以后呈散发；南方季节性不太明显，以 4~11 月为多。

4. **易感人群** 人类对莱姆病普遍易感，好发于 5~15 岁的儿童和 45~55 岁的成人，与职业密切相关，主要见于林业工人、山林地区居民、野外工作者及旅游者，接触媒介蜱的机会多则发病率高。如我国延边林场居民感染率高达 22.2%，平原林场为 0.45%，城市居民为 0。

【**发病机制与病理改变**】 当蜱将伯氏疏螺旋体注入人体后，该螺旋体在皮肤、血液或经淋巴扩散。有人在病程早期从移行性红斑、血液和脑脊液中分离到螺旋体，也曾经从心肌、视网膜、肌肉、骨、脾脏、肝脏、脑膜和脑中分离到此病原体。体外研究显示，该病原体有毒力

的菌株能够抵抗吞噬细胞的清除作用，从而逃避宿主的第一道防线。此病原体对多种细胞，包括上皮细胞有亲和力。在体外，此螺旋体可诱发外周血单核细胞释放肿瘤坏死因子 α 和白细胞介素 1β。

感染初期，人体的免疫系统受一定程度的抑制，使此螺旋体得以扩散。数周以后，外周血单核细胞对此螺旋体抗原或有丝分裂原反应性提高。感染后第 3~6 周，特异性 IgM 抗体反应达到高峰，并且往往有 B 细胞的多克隆激活，包括血清总 IgM 水平、循环免疫复合物和冷球蛋白升高。数月时间内特异性 IgG 抗体水平逐渐升高，这种抗体水平升高到一定程度，即通过补体经典途径杀伤螺旋体。组织学上，所有受累的组织都显示淋巴细胞和浆细胞浸润。多部位可见一定程度的血管损伤，如血管炎或血管闭塞，这表明病原体已经在血管内或其周围出现。伯氏疏螺旋体可在关节、神经系统和皮肤的一定部位生存，但对于这些螺旋体如何在上述不同部位分隔存在，尚不清楚。有人曾经在发病后 10 年的莱姆病患儿关节液和肢皮炎病损处分离出了伯氏疏螺旋体。上述表现以及莱姆病在病程的任何时候都对抗生素治疗有反应的现象，都说明该病原体可在人体内以潜伏或致病的状态持续存在多年。

莱姆病炎症的发生是机体体液、细胞免疫与病原体相互作用的结果。目前存在两种学说，第一种学说认为：病原体诱导产生的多种炎症因子如 γ 干扰素、肿瘤坏死因子、白细胞介素（IL-1、IL-6）和前列腺素在病原体入侵中枢神经系统之前，就可以自由通过血脑屏障，使大脑出现炎症和功能改变。第二种学说认为：患者血液和体液中存在的循环免疫复合物（螺旋体抗原-抗体-补体）可以吸引中性粒细胞，后者释放攻击复合物的各种酶，这些酶同时也能攻击关节，并侵蚀骨骼和软骨组织，引起关节炎症状。

莱姆病的病理改变包括：在慢性移行性红斑组织内可见上皮增生、轻度角化伴单核细胞浸润及表层水肿，无化脓性及肉芽肿反应，有时可在此组织内查到病原体。真皮中有淋巴细胞、浆细胞、组织细胞和肥大细胞浸润。晚期皮肤病理改变呈退行性变，类似硬皮病或苔藓样变。关节滑液中含淋巴细胞及浆细胞，关节可出现慢性侵蚀性滑膜炎，并出现血管增生、骨及软骨的侵蚀等慢性损害表现，类似类风湿关节炎。

【**临床表现**】 莱姆病潜伏期为 1~180 天，多数患儿为 1~10 天，平均 7 天。以神经系统症状为主要表现者，潜伏期相对较长。临床表现呈多型性和阶段性，常反复发作。各阶段各具特点，临床可分三期。第一期为局部移行性红斑期（图 23-4）；第二期为弥漫性感染期；

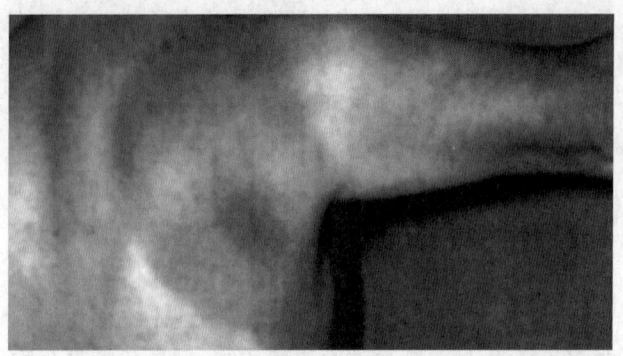

图 23-4　慢性移行性红斑，原发型，受蜱叮咬后出现

第三期为持续感染期。各期长短不一，有的患儿病程很短，且可能只累及一个系统，但有的患儿病程可达数年，可有多系统受累。

1. **第一期**　一般持续 1~4 周，平均 7 天，主要表现为特征性皮肤损害及全身感染症状。

全身感染症状：出现流感样症状，多见于儿童。头痛、畏寒、发热、乏力、嗜睡和肌肉、关节疼痛是主要表现。部分患者出现恶心、呕吐、颈强直等脑膜刺激征。少数病例可出现肝脾和全身淋巴结肿大的体征，大约 20% 的患儿在疾病早期出现轻度肝炎。多数患者的首发症状为乏力，偶有以皮肤溃疡或焦虑为首发症状的病例。个别患儿可出现呼吸窘迫综合征进而死亡。

（1）慢性游走性红斑（erythema chronicum migrans，ECM）：是莱姆病特征性皮肤损害，常常作为莱姆病的首发症状，具有确诊价值。60%~80% 的莱姆病患者出现 ECM，多发生于蜱叮咬后 3~30 天（平均 7 天）。ECM 可分为原发和继发两种。前者出现于蜱叮咬处，多位于大腿、臀、背、四肢等身体暴露处。初为红色斑丘疹，逐渐向周围缓慢浸润扩展，多为环形，亦可呈不规则形，中央部分起初致密，成为硬结，后褪色为正常皮肤，周边为红色斑疹充血带，直径可达数厘米至数十厘米不等。部分患者，特别是儿童，皮损可发生于面部（单侧或双侧），使面部呈"红脸"或红色条纹状。患者可有烧灼、痒痛感。继发性红斑是螺旋体进入血液后播散引起的，可出现在身体任何部位，呈现不典型的疱疹样改变。直径较小，无硬结性中心。未经治疗的病例，ECM 可持续数日到 1 年，一般于 3 周内消失，易复发。

（2）莱姆性淋巴细胞瘤：是较罕见的皮肤表现，可作为莱姆病唯一的临床表现。

2. **第二期**　播散感染期始于 ECM 出现后 2~4 周，主要表现为神经系统和心血管系统受累的症状和体征，有 2%~3% 患儿会跳过局部皮损期，直接发展到感染扩散期，以面神经麻痹、脑神经病为首发症状。

（1）神经系统异常：伽氏螺旋体具有嗜神经性，感染后可引起神经莱姆病。通常在 ECM 出现后 2~6 周发生。浆液性脑膜炎（淋巴细胞性脑膜炎）出现较早，发生率也较高，表现为脑膜刺激症状和畏光、眼球痛等；约 1/3 患儿发生脑炎；脑神经损害以第 Ⅶ 对脑神经为多见，并且可以是本病的唯一表现。此外可有动眼、视、听神经受损表现；周围神经损害表现为颈、胸、腰脊神经根炎、神经丛炎、单发或多发神经根炎等，可导致肢体瘫痪。神经系统损害可单独出现，并不伴有 ECM 和全身感染症状，可持续数周或数月。脑膜炎患者的脑脊液中淋巴细胞轻度增多，约 100×10^6/L，蛋白常有增高，但糖正常。脑脊液中特异性 IgG、IgM 和 IgA 抗体增高，且可存在寡克隆带。研究显示，针对伯氏疏螺旋体鞭毛抗原的抗体可与正常人神经轴索结合，莱姆病脑膜炎患儿脑脊液中的 T 细胞克隆可与不少自身抗原结合，如髓鞘基底蛋白质、外周髓鞘、心脂（cardiolipin）、半乳糖脑苷脂（galactocephaloside）。但是否为自身反应性造成组织损害，或只是一种继发性改变，尚不清楚。对受累肢体所作的电生理研究提示有神经轴索损害。组织学研究也显示有神经轴索损伤的神经周围血管存在淋巴细胞和浆细胞浸润。

在发病后数月至数年，有时在长时间潜伏感染之后，患儿可出现慢性神经系统表现。在成人，最常见者为亚急性脑病，使记忆力、情感或睡眠受累。许多患儿还可出现外周感觉神经障碍，有感觉异常或脊柱或神经根相应部位的疼痛。虽然感觉方面的表现是局限性的，但电生理检查往往显示既累及近段，又累及远段的弥漫性多神经病。欧洲曾报道本病可引起脑脊髓炎，其特征是下肢轻瘫、共济失调、认知受累、膀胱功能失调，以及脑神经病变。曾有婴儿期感染伯氏疏螺旋体后形成慢性神经系统疾病，病程长达 5~6 年以上的报告。

（2）心血管系统异常：发生率为 4%~10%，可单独出现或与神经系统异常同时出现。多发生于 ECM 出现 3 周后，典型表现为不同程度的房室传导阻滞，主要表现为房性心动过速、心音低钝、重者出现一、二度房室传导阻滞及心肌炎、心包炎、心衰等症状和体征，一般不累及瓣膜。心肌损害可持续数日至 6 周。多数患者预后良好。

（3）泌尿系统异常：伯氏疏螺旋体直接侵袭膀胱，可引起"莱姆病性膀胱炎"，少数病例肾脏受累，出现蛋白尿和镜下血尿。

3. **第三期**　持续感染期，此期主要表现为风湿症状，多为关节受累、迟发性中枢神经系统症状及晚期皮损，常始于发病后 3~12 个月，持续数月至数年。年龄小的患儿在关节炎发作时易伴有发热。年龄大的儿童和青少年容易形成慢性关节炎。

（1）关节炎及肌肉骨骼改变：关节炎发生于起病4周以后（4天至两年），平均6个月，呈非对称性、多发性、游走性大关节炎（尤其是膝关节），亦可发生于掌指等小关节。发作持续1天至2个月不等，表现为关节发热、肿胀、疼痛，活动受限和反复发作等特点。莱姆病关节炎在少数病例可引起关节畸形。但在部分病例也可能不出现关节肿胀，仅表现关节、肌肉、肌腱、筋膜或骨的疼痛，疼痛多呈游走性，在一个部位可持续数小时至数日。

（2）慢性萎缩性肢端皮炎（acrodermatitis chronica atrophicans，ACA）：好发于40~70岁的女性患者，以阿弗西尼疏螺旋体为主，是莱姆病常见的晚期表现，多在发病后6个月至8年以后出现。典型表现为四肢肢端皮肤变为红、蓝、紫色，局部肿胀伴疼痛，多发于肢体末端的伸肌表面，临床上多见于一侧手背或足背、膝关节或尺骨鹰嘴处。ACA起病缓，逐渐加重，很少自愈，最终可导致肢端皮肤萎缩、硬化等。

（3）一些患者可出现精神异常，如精神分裂症（我国曾有病例报告）、躁狂症、痴呆等。

（4）其他系统：结膜炎是莱姆病最常见的眼部表现。此外，尚可出现角膜炎、虹膜睫状体炎、脉络膜炎和全眼炎，也可能出现渗出性视网膜脱离或间质性角膜炎以及视神经病变。此类病变也可见于梅毒患儿。

莱姆病其他晚期少见病变还有疏螺旋体性淋巴细胞瘤（borrelia lymphocytoma），可发生于蜱叮咬处或其他部位，如儿童的耳郭、成人的乳头或乳晕处，可出现良性淋巴浸润、硬斑病、嗜酸性粒细胞筋膜炎、皮肤硬化萎缩苔藓。

先天性感染已有报告表明，妊娠妇女在妊娠最初3个月内患莱姆病时，有可能将病原体传播给胎儿，可引起流产或早产等异常。先天感染的婴儿可在出生后短期内死亡。在死亡婴儿的各种组织内用Dieterle银染色，可显示有螺旋体。莱姆病经胎盘传播即使发生，也可能是较少见的。

【实验室检查】

1. 病原体检测 血、尿、淋巴结穿刺物、皮肤组织及渗出液的直接涂片经吉姆萨染色后可在暗视野显微镜或电镜下直接观察菌体外形与结构。用B31标准菌株多克隆抗体或单克隆抗体鉴定分离菌株，可看到螺旋体典型形态及活动方式。但患儿标本中此病原体的量均很低，直接检查结果多为阴性。

2. 分离与培养 将临床标本接种于BSK、BSK Ⅱ或

改良Kelly培养基，34~37℃孵育1~3个月，每周用暗视野检查一次。分离到的螺旋体再用免疫荧光抗体试验加以证实。本法耗时，分离率也不高，不适于临床快速诊断。

3. 血清学检测 检测伯氏疏螺旋体特异性IgM和/或IgG抗体是临床诊断莱姆病的重要实验室检查方法。美国CDC建议疑似莱姆病患者采用两步血清法检测，第一步使用酶联免疫吸附试验或间接免疫荧光试验进行初筛，若检测阳性或可疑，需进行第二步确证，即免疫印迹法（Western blotting，WB），采用重组伯氏疏螺旋体蛋白或人工合成的多肽作为抗原靶标，大大提高了抗原抗体反应的特异性。其他方法还有补体结合试验（CF）及VIDAS诊断方法等[4]。我国亦采用两步血清法，通常在起病数周内可检出抗体。ELISA方法敏感性、特异性、重复性略优于IFA，但两者均存在假阳性、假阴性的问题，检测时应与其他螺旋体如钩端螺旋体、梅毒螺旋体进行鉴别，以排除交叉反应。值得注意的是，据报道仅有20%~50%的患者在急性感染的早期阶段呈莱姆病IgM抗体阳性，直到抗生素治疗后2~3周的恢复期内，70%~80%的患者才呈现出莱姆病IgM抗体阳性[5]。

4. 抗原检测 检测患儿尿液或体液中的病原体抗原则可做出早期诊断。常用方法为斑点印迹酶联免疫吸附试验、竞争抑制法和WB法。这些技术是诊断莱姆病简便而快速的方法。

5. Bb DNA的检测 PCR方法用于检测蜱和患者尿液、关节液、皮肤和血液中伯氏疏螺旋体的DNA，敏感性、特异性均很高，且具有快速等特点，皮肤活检标本的PCR检测敏感性高、特异性强，可能会取代血清学方法，成为伯氏疏螺旋体感染的常用实验室诊断方法，但也需注意伯氏疏螺旋体的DNA分子在螺旋体被杀死后依然会残留核酸片段，导致假阳性的问题。在诊断性试验方面，蛋白质组学的方法有望提供有用的诊断模式。

6. 淋巴细胞转化试验（LTT） 用于检测早期经抗生素治疗，抗体未能产生、血清学检查抗体为阴性的患儿。

【诊断与鉴别诊断】

1. 临床诊断标准 莱姆病临床表现个体差异大，临床过程复杂，临床诊断需依据流行病学资料、临床症状及实验室检查进行综合判断。美国疾病预防控制中心对莱姆病拟定了如下诊断标准。

（1）发病前曾到过疫区、有蜱叮咬史。

（2）慢性移行性红斑（ECM）单独出现，或伴有类似"流感"症状。

23章

（3）出现脑炎、脑膜脑炎或脑脊髓炎、面瘫（单、双侧）或其他神经损害者。

（4）反复发作的大关节游走性关节炎。

（5）急性起病、高度房室传导阻滞，数周或数月恢复正常者。

（6）实验室检查分离到伯氏疏螺旋体；检测出病原体 IgM 或 IgG 抗体；或急性期恢复期血清 IgG 抗体 4 倍增高者；检测出尿中病原体抗原；检测到病原体 DNA。

上述标准第一条加临床表现标准中任一点，再加实验室检查结果可作为临床初步诊断依据。

此外，美国内科医师学会指南委员会公布了莱姆病诊断的新指南。其要点是当患儿无游走性红斑等临床体征时，对莱姆病的预测概率不足 20%，对此类病例不主张行莱姆病的血清学试验。经过详细的临床检查之后，按照新指南，如患儿的预测概率为 20%~80%，则可做 ELISA 或 WB 检测；而对于临床上判断预测概率在 80% 以上者，不需要做实验室检查，可直接给予治疗。

2. 鉴别诊断 ①莱姆病皮疹应与 II 期梅毒皮疹、药疹、荨麻疹、系统性红斑狼疮、传染性单核细胞增多症相鉴别；②莱姆病脑膜脑炎与森林脑炎、无菌性脑膜炎鉴别；③莱姆病关节炎应与类风湿关节炎、风湿病相鉴别；④莱姆病心脏损伤应与风湿性心脏病相鉴别。

【治疗】 对于确诊的莱姆病早期充分治疗效果好，如果治疗不足可能出现病情反复甚至进入持续感染期，导致诊断及治疗困难，预后差[6-8]。

对确诊莱姆病，并有皮肤损害、关节炎、心脏受累（如一、二或三度房室传导阻滞）以及单纯的面瘫的患儿，可以首选口服疗法。对 12 岁以上或体重大于 45kg 儿童，用多西环素，单次剂量 100mg，每日 2 次。对于 9~12 岁或体重小于 45kg 患儿，第一日 2.5mg/kg 每日 2 次，此后 2.5mg/kg 每日 1 次；重症患者 2.5mg/kg 每日 2 次。对于 8 岁以下儿童，则用阿莫西林，剂量为 50mg/（kg·d），体重小于 33kg 患儿，30mg/kg 每日 3 次。对不能使用以上两种药的患儿（所有年龄），可考虑用头孢呋辛酯，每日 30~50mg/kg，分 3 次，或用红霉素每日 30~40mg/kg，分 4 次口服。口服阿奇霉素，体重小于 50kg，10mg/kg 每日 1 次。

对神经系统受累，如出现面神经中枢性麻痹、脑膜炎、神经根神经炎、脑病或多神经病的患儿，应采用静脉内抗生素治疗。首选药是头孢曲松，100mg/kg，每日 1 次，对于体重小于 50kg 患儿，静脉注射头孢曲松 80mg/kg，每日 1 次；第二选择是头孢噻肟，每日 50~100mg/kg，分 2~3 次；第三选择为青霉素 G 钠每日 20

万 U/kg，分 4 次，每 6 小时 1 次；如出现孤立性周围神经面瘫，可口服抗生素治疗。

疗程因病情而异。对局限性皮肤感染，疗程为 10 天；对早期播散性疾病，疗程应为 20~30 天。肢皮炎 30 天、关节炎 30~60 天。神经系统受累 30 天；心脏受累 30 天静脉内给药治疗，如无二度或三度房室传导阻滞，则改用口服抗生素，若有二度或三度房室传导阻滞，则需要安装临时起搏器（莱姆病引起的心脏传导阻滞通常具有自限性）。

由于螺旋体具有较长的分裂增殖周期，并且可能有休眠期，因此必须持续治疗至症状消失并防止复发，尤其是在晚期感染中。一般来说，早期莱姆病需 4~6 周的治疗，晚期莱姆病至少 4~6 个月的持续治疗，对于症状反复或持续出现的难治患者，可持续使用抗生素治疗直至症状完全消失。因患者对药物的反应不同，治疗必须个体化。

【预防】 本病属于自然疫源性疾病，对传染源的控制很难做到。非特异性预防的重点是加强个人防护。这方面的措施包括尽可能避免前往疫区。进入疫区后，注意穿长筒袜、长裤、长袖衣。发现被蜱叮咬时，用镊子夹除，同时立即开始服用抗生素，如阿莫西林或多西环素，为期约 10 天，是有预防作用的。目前暂无研究支持暴露前预防。

主动免疫预防方面，全细胞和亚单位疫苗均能预防伯氏疏螺旋体感染，人用疫苗的开发主要集中在亚单位疫苗上。伯氏疏螺旋体外表面蛋白 A（OSPA）被认为是较有希望的候选疫苗，美国进行了用铝化合物为佐剂的外表面蛋白 A（OSPA）疫苗 III 期临床试验[9]，结果表明疫苗具有免疫原性和安全性，没有发现与疫苗相关的严重不良反应。最近报告一项成人随机双盲临床试验表明，OSPA 三剂免疫法（0、1 和 2 个月接种）耐受性良好，保护率高于两剂疗法。儿童中进行的 OSPA 免疫接种研究也表明，在 250 名儿童中有 99% 引起了血清抗体转化。除 OSPA 外，其他疫苗如外表面蛋白 C（OSPC）、胶原相关蛋白聚糖（decorin）、结合蛋白（DBP）、70kD 纤溶酶原结合蛋白，以及蜱唾液诱发的一些 Bb 蛋白抗原疫苗也在研制过程中。奥地利的研究人员报告，莱姆病螺旋体的单一的外表面蛋白 A（OspA）抗原经设计，含有针对两种不同血清中莱姆病螺旋体的 OspA（1 型和 2 型）的保护性成分，可诱导出抗体反应，该反应可以保护小鼠免受伯氏疏螺旋体和另一种血清型的感染。在动物感染模型中，用量小到 0.03μg 的抗原，按 2 剂方式以氢氧化铝为佐剂进行免疫后，就可提供完全的保护作用。这项研究证实，关于保护性表型的知识可以用于合理地设计有效的、遗传上修饰的、需要量较小的抗原疫苗,并提示这种途径可能有利于未来广泛使用的 OspA 疫苗。

(陈志海)

参考文献

[1] KINGRY LC, BATRA D, REPLOGLE A, et al. Whole Genome Sequence and Comparative Genomics of the Novel Lyme Borreliosis Causing Pathogen, Borrelia mayonii. PLoS One, 2016, 11(12):e0168994.

[2] LOH SM, GILLETT A, RYAN U, et al. Molecular characterization of Candidatus Borrelia tachyglossi(family Spirochaetaceae)in echidna ticks, Bothriocroton concolor. Int J Syst Evol Microbiol, 2017, 67(4):1075-1080.

[3] CHEN Z, LIU Q, LIU JQ, et al. Tick-borne pathogens and associatedco-infections in ticks collected from domestic animals in central China. Parasit Vectors, 2014, 7:237.

[4] MOORE A, NELSON C, MOLINS C, et al. Current guidelines, common clinical pitfalls, and future directions for laboratory diagnosis of Lyme disease, United States. Emerg Infect Dis, 2016, 22(7):1169-1177.

[5] LEEFLANG MM, ANG CW, BERKHOUT J, et al. The diagnostic accuracy of serological tests for Lyme borreliosis in Europe:a systematic review and meta-analysis. BMC Infect Dis, 2016, 16:140.

[6] ARVIKAR SL, STEERE AC. Diagnosis and treatment of Lyme arthritis. Infect Dis Clin North Am, 2015, 29(2):269-280.

[7] ROSS RUSSELL AL, DRYDEN MS, PINTO AA, et al. Lyme disease:diagnosis and management. Pract Neurol, 2018, 18(6):455-464.

[8] RADOLF JD, STRLE K, LEMIEUX JE, et al. Lyme Disease in Humans. Curr Issues Mol Biol, 2021, 42:333-384.

[9] LIVEY I, O'ROURKE M, TRAWEGER A, et al. A new approach to a Lyme disease vaccine. Clin Infect Dis, 2011, 52:s266-270.

第7节 鼠咬热

鼠咬热(rat bite fever)是指在被鼠类咬伤后被小螺菌(*Spirillium minus*)或念珠状链杆菌(*Streptobacillus moniliformis*)感染所引起的传染病,临床上也按病原体分类将鼠咬热分成两型,小螺菌型和念珠状链杆菌型。鼠咬热又称 Sodoku,源自日语,意为鼠毒。亚洲的鼠咬热多由小螺菌引起,而在美国则不然。

【病原学】 病原有两种,为小螺菌和念珠状链杆菌。

1. 小螺菌 鼠咬热小螺菌是 1887 年 Carter 氏在印度于家鼠血液中发现,命名为小螺旋菌。1915 年日本人二木氏等人于两例鼠毒患者的皮肤硬结及局部淋巴结中亦获得一种螺旋体样微生物,接种于豚鼠、猴、大黑鼠而发病,被证实为鼠咬热病原体,命名为鼠咬热螺旋体。现在通用的名称为小螺(旋)菌。

小螺菌是一种短、粗、呈紧密螺旋状的螺杆菌,革兰氏染色阴性,其宽度为 $0.2\sim0.5\mu m$,长度为 $3\sim5\mu m$。每个菌体有 $2\sim6$ 个螺旋。菌体末端的鞭毛可使之进行射箭样运动。用浸渗法(如 Fontana-Tribondeau 法)可对鞭毛进行染色。小螺菌可以在人工培养基上生长。

2. 念珠状链杆菌 念珠状链杆菌是一种多形性、无活动力、无荚膜、无芽孢的革兰氏阴性杆菌,它并不是一种螺旋体。其大小为长 $1\sim5\mu m$,宽 $0.3\sim0.7\mu m$。菌丝和念珠样链可长达 $150\mu m$,可含有 $1\sim3\mu m$ 宽的肿胀部分。为兼性厌氧菌,培养环境中要有 $8\%\sim10\%$ 的二氧化碳。在血琼脂平板上生长出的菌落呈棉絮样,直径为 $1\sim2.5mm$,在 37℃ 培养约需时 3 天。培养出的此菌可呈 L 形。野鼠大约半数在其鼻咽部携带此菌。其他啮齿类动物也可感染此菌。

【流行病学】

1. 传染源 传染源是受感染的鼠类或其他啮齿类动物,咬过病鼠的猫、狗、猪及其他食肉动物也可作为传染源。尚未证实有人对人的传播,所以患者作为传染源意义不大。

2. 传播途径

(1) 主要的传播方式是被鼠类咬伤或抓伤。检测过的鼠类中 25% 在结膜、鼻咽部、肺部和血液中有小螺菌。在健康的家养或实验室大鼠中,10%~100% 上呼吸道中有念珠状链杆菌定植,而在野生鼠中 50%~100% 有该菌定植。有学者主张,从流行病学的角度而言,"鼠咬热"这一名词并不十分准确,因为不少病例发病并非因为被鼠咬伤所致,而是抓伤、亲嘴、吞入鼠类的粪便等所致[1]。近年来,将鼠类作为宠物饲养的情况越来越多见。在自治这些宠物鼠类时,应当佩戴保护性手套、避免与宠物鼠过于亲近(如亲嘴),一旦发生被鼠咬伤或抓伤,应及时到医院就诊。

除鼠外,其他食肉动物如猫、狗、猪、雪貂、鼬等咬伤或挠伤均可传播念珠状链杆菌。已有不少报告表明,与受感染鼠类(包括宠物鼠类)有密切接触,也可能患此病。处理死鼠时即使皮肤无明显的裂口,也可能获得感染[2]。曾有报告表明,念珠状链杆菌可使考拉(树袋熊)患胸膜炎、使豚鼠患肺炎以及使火鸡患关节炎。

(2)已发现感染的暴发与引入未消毒的和污染的牛奶有关系,当疾病是以此种方式传播时被称为哈弗里尔热(Haverhill)。然而,感染常常是由受染的野生大鼠或小鼠咬伤后发病,偶尔感染亦可由鼬鼠和其他啮齿类动物传播。小螺菌引起的鼠咬热与念珠状链杆菌引起的鼠咬热,不同点是,小螺菌经口吞入后不引起疾病。

3. 易感人群 人群普遍易感。各年龄组的儿童都易感,曾报告2个月至10岁以上儿童均有发病。动物实验室工作人员、城区居住拥挤及有野鼠存在的农村居民易被鼠咬伤。国内文献中鼠咬热的报告极少。广西的一篇报告[3]叙述12例有明确被鼠咬伤或抓伤史的病例,无一得到实验室诊断的证实,血液和伤口渗出液细菌培养均阴性,11例的梅毒血清学试验也都阴性,但临床表现和其他一般检查均符合鼠咬热的特征。对这12例患者均用肌内注射青霉素治疗,全部病例均于24小时内退热,除1例自动出院,其余11例均治愈。应当指出的是,我国有些地区(包括广西的一些地区)居民喜食鼠肉,因而在捕捉、加工鼠类的过程中易被咬伤或受到感染。

4. 流行特征

(1)小螺菌型:本型分布于世界各地,以亚洲为多。中国有散在病例报道,多在长江以南。鼠类是传染源,咬过病鼠的猫、猪及其他食肉动物也具有感染性。人被这些动物咬伤后得病,人群对本型普遍易感,以居住地卫生情况差的婴幼儿及实验室工作人员感染机会为多。本病散发于世界各地,但病例较少。中国仅见小螺旋菌引起的报道。

(2)念珠状链杆菌型:念珠状链杆菌是存在于健康鼠口腔和咽部的一种菌,为美国鼠咬热的最主要病因。传染源是野生或实验室饲养的鼠类等啮齿动物,野鼠大约半数在其鼻咽部携带此菌。其他啮齿动物也可感染此菌。人被病鼠咬伤或食入被病原菌污染的食物而发病。

【发病机制与病理改变】 病原体通过皮肤伤口进入人体,在局部形成的病灶可在数日内暂时愈合,但病原可顺淋巴管进入淋巴结,引起局部淋巴结炎,并不断将其释放进入血液循环,引起菌血症、毒血症,因此本病

有复发的特点,可致身体其他部位发生迁徙病灶。有报告表明,在经口摄入火鸡、牛乳和水后发生与鼠咬热十分相似的疾病,称为Haverhill热。推测该病的发生与吞入被含念珠状链杆菌的鼠类粪便污染的食物或水有关。

有限的尸检报告显示,在原被咬伤部位有肉芽肿性炎症、有真皮和上皮坏死和单核细胞浸润。局部区域的淋巴结肿大。远离咬伤部位的皮疹组织学检查显示有血管扩张和圆形细胞浸润。肝、脾、肾小管、心肌和脑膜有出血现象,肝和肾有坏死区。

【临床表现】

1. 小螺菌型

(1)典型症状:潜伏期1~4周,鼠咬后伤口如无继发感染,可于数日内暂时愈合。经潜伏期后,急骤发病。原已愈合的咬伤处疼痛、肿胀发紫及坏死,出现类似于梅毒下疳样的溃疡和硬结等改变,并有痂皮形成,伴局部淋巴结炎及淋巴结肿大。

全身症状表现为突然寒战、高热、体温迅速上升至40℃左右。发热类型多为弛张热,发热持续3~5天后,于1~2天内在大汗中体温急剧降至正常。在发热的第一周,患儿的肢体、面部、头皮和躯干出现带疱的紫色或红棕色斑疹、斑丘疹、瘀点、瘀斑,在肢体上较突出,可发展为紫癜、水疱或脱屑。皮疹在不发热的间歇期逐渐消退。皮疹偶尔可呈荨麻疹样。与念珠状链杆菌引起的鼠咬热不同,小螺菌引起者,关节炎和肌痛罕见。白细胞计数增多,可达20×10^9/L,半数的病例可有梅毒血清学试验的假阳性结果。

如不进行特效抗生素治疗,发热持续3~4天,经3~9天间歇期后,体温又复上升,毒血症症状重新出现,局部伤口及淋巴结肿大也常加剧。此种发热、退热常出现6~8次,共持续数周至数月,甚至达1年以上,但多在2个月内发热消失,临床症状逐次减轻,之后趋于痊愈。临床上有发作1~2次的顿挫型和多次发作的迁延型。

(2)并发症:常见并发症包括支气管炎、支气管肺炎、局部化脓性感染等。小螺菌鼠咬热多次发作的迁延型常伴有肾炎、肝炎、心肌炎、脑膜炎和贫血等并发症。

2. 念珠状链杆菌型

(1)典型症状:潜伏期3~21天,一般为2~3天。咬伤处很快愈合,无硬结样溃疡形成。潜伏期后多表现为突起高热,此时咬伤的伤口本身已经愈合。与小螺菌感染不同,局部淋巴结肿大不常见。

严重的游走性关节痛和肌痛标志着临床疾病的开始,白细胞总数增高,可达30×10^9/L,并有核左移。25%的患儿有梅毒血清学试验假阳性。发热类型呈间歇热

或不规则热,可于2~3天后缓解,但又迅速上升而呈马鞍形。发热开始后2~4天,在手掌、足跖和肢体上出现斑丘疹、麻疹样皮疹或出血点。皮肤损害可表现为脓疱疹或出血性脓疱疹、可发生融合,皮疹持续1~3周,疹退后可有脱屑。半数以上患儿在病后2周左右出现多发性关节痛或关节炎,关节红肿疼痛,无游走性。最常受累的关节是膝关节,其他有踝、肘、腕、肩等关节。

即使不进行抗生素治疗,3~5天后发热自行消退,在大约2周内其他症状也消退。未经治疗的患儿经数周至数月后,可反复发生发热和关节炎,并且可持续长达2年。

(2)并发症:除见于小螺菌感染者外,可有心包炎、羊膜炎和贫血。脓肿几乎见于所有的器官。在婴幼儿可致腹泻和体重显著减轻。细菌性心内膜炎多发生在原来有风湿性等瓣膜病的患儿。

【实验室检查】

1. 血常规 白细胞计数增多,可达(15~30)×10⁹/L,可伴有核左移,嗜酸性粒细胞数量也可增多。

2. 细菌学检查

(1)血培养及暗视野检查:使用血液、关节腔积液、脓液、伤口渗出液或淋巴结穿刺液做暗视野检查,可找到典型的病原菌。将念珠状链杆菌型患者的血标本接种于含有血清、腹水等的特殊培养基中可获阳性结果。但在抗感染治疗后,培养阳性率有所下降。

(2)动物接种:取被检者的血液、伤口渗出液或淋巴结穿刺液,接种于几内亚猪或小鼠腹腔。约5~15天后,抽取接种动物的血清,做暗视野检查,可找到典型的小螺菌。念珠状链杆菌用普通培养分离的方法检查阳性率很低,其原因之一可能是一般商业性采样系统(溶液)中的抗凝成分多聚对苯烯基保甲醚磺酸钠能抑制该菌的生长[4]。

3. 血清免疫学试验 可测定特异性抗体,从而协助诊断。主要有以下三种方法:

(1)小螺菌型的梅毒血清反应大多呈弱阳性,念珠状链杆菌型多为1:4阳性反应。

(2)起病10天左右血中出现特异性凝集素,1~3个月达高峰,效价1:80以上或病程后期效价增加4倍以上具有诊断价值。

(3)酶联免疫吸附试验(ELISA)也可用于检测念珠状链杆菌特异性抗体。

4. 分子生物学检查 此方法灵敏度较高,但念珠状链杆菌与纤毛菌属有较高相似。主要方法是从关节腔积液、血、脑脊液等标本中提取出致病菌的核酸,经PCR扩增其16SrDNA,测序后可鉴定出菌种。

【诊断与鉴别诊断】 诊断鼠咬热,主要根据患者流行病学资料结合临床表现及实验室检查。①典型患者有鼠咬伤史、毒血症状;②典型表现为间歇性发热、皮疹、硬结性溃疡关节症状,原发病及局部淋巴结肿大等;③实验室检查示血液和原发病灶中检出病原菌或特异性抗体升高,可确诊。

如有明确的被鼠类咬伤史,诊断一般不难。但对于无被鼠类咬伤史者,应当与莱姆病、疟疾和淋巴瘤相鉴别。对于念珠状链杆菌感染,鉴别诊断方面应排除脑膜炎球菌菌血症、伤寒、药物反应和出疹性病毒病。此外,还应考虑落基山斑疹热、二期梅毒。对有关节炎者,应与播散性淋球菌感染、莱姆病、布鲁氏菌病、化脓性关节炎、其他感染性心内膜炎、胶原病及风湿热鉴别。

对念珠状链杆菌的直接检查要进行血、关节液、脓液涂片的吉姆萨、Wayson或革兰氏染色。但最终的确诊还要靠细菌培养。发病后10天可出现特异性凝集素抗体,滴度在病后1~3个月时达到高峰,一般在5个月至2年后消失,但有持续存在达7年者。用荧光抗体和补体结合法检测抗体的诊断意义有限。

【治疗】

1. 对症治疗和支持治疗 发热患儿给予退热措施,使用物理降温,视病情可给予药物退热。进食容易消化的富含维生素的食物。

2. 抗菌治疗 鼠咬热的两种病原体都对青霉素敏感,小螺菌比念珠状链杆菌相对更敏感。一般可用普鲁卡因青霉素治疗,目前市售制剂每瓶40万U(内含普鲁卡因青霉素30万U及青霉素钾或钠盐10万U),每次肌内注射40万U,每12小时1次。

重症也可用青霉素G 3万~5万U/(kg·d),分2次静脉滴注。疗程10~14天;轻症或经上述治疗5~7天病情已明显改善的病例,也可考虑用青霉素V钾片口服治疗。小螺旋菌感染首剂或首日用青霉素,有可能出现赫氏反应,宜适当减少剂量。

并发心内膜炎者需用大剂量青霉素,如20万~30万U/(kg·d),分次静脉滴注,疗程4~6周。

对青霉素过敏者,用红霉素、四环素、氯霉素、氨基糖苷类或头孢菌素类均有效。

3. 伤口处置 对伤口进行积极清洗、消毒。

【预后】 给予适当的治疗,念珠状链杆菌感染预后良好。然而,如果不进行治疗,死亡率可达13%,在罕见的心内膜炎病例中,死亡率高达53%[4-6]。

【预防】

1. 灭鼠并避免被鼠类或其他啮齿类动物咬伤是主要的预防措施。野外露宿或在实验室工作应注意个人防护,在实验室处理鼠类实验动物时戴手套等,避免被鼠及其他啮齿类动物咬伤。

2. 避免食用未经消毒的牛奶、不饮用可能污染了的水。

3. 在被鼠类咬伤后,对伤口应进行彻底清洁及消毒,并口服青霉素 3 天。

(李兴旺)

参考文献

[1] VETTER NM,FEDER HM JR,RATZAN RM. 2016. Rat bite fever caused by a kiss. Am J Emerg Med 34:1190. e3-4.

[2] KACHE PA, PERSON MK, SEEMAN SM, et al. Rat-Bite Fever in the United States:An Analysis Using Multiple National Data Sources,2001-2015. Open Forum Infect Dis. 2020 Jun 7;7(6):ofaa197.

[3] 梁飞立,余丰,方鹏,等. 鼠咬热 12 例临床分析. 广西医学,2012,34(5):649-650.

[4] KHATCHADOURIAN K, OVETCHKINE P, MINODIER P,et al. The rise of the rats:A growing paediatric issue. Paediatr Child Health,2010,15(3):131-134.

[5] GAASTRA W,BOOT R,HO HT,et al. Rat bite fever. Vet Microbiol,2009,133(3):211-228.

[6] FENN D,RAMOUTAR A,JACOB G,et al. An unusual tale of rat-bite fever endocarditis. BMJ Case Rep. 2014 Nov 20,2014:bcr2014204989.

第8节 斑疹伤寒

斑疹伤寒(typhus)包括流行性斑疹伤寒和地方性斑疹伤寒,是分别由普氏立克次体和莫氏立克次体引起的急性传染病,主要临床表现为高热、皮疹、神经系统症状等。随着卫生条件的改善,斑疹伤寒的发病率已大幅度降低。

一、流行性斑疹伤寒

流行性斑疹伤寒(epidemic typhus)是由普氏立克次体(*Rickettsia prowazekii*)引起的急性发疹性全身性传染病。于 1836 年 Gerhard 首先将本病与伤寒相区分。1934 年 Zinsser 提出本病系由体虱传播。过去本病随战争和饥荒发生大流行。1918—1922 年,东欧等地曾有 3 000 万人发病,死亡 300 万人。

【病原学】 立克次体是严格的细胞内寄生物。其外观形态呈小的多形性球杆菌样,直径约为 0.3μm,而杆菌状者大小为 0.3μm×(1.0~2.0)μm。立克次体以二分裂方式繁殖,既含有 DNA,又含有 RNA。引起斑疹伤寒的立克次体含有内毒素。普氏立克次体的形状不恒定。组织切片中常可见到双杆菌样立克次体。特殊染色,如吉姆萨或 Gimenez 染色,可在细胞质内很好地显示此病原体。普氏立克次体的主要抗原有两种,一种是群特异性的可溶性抗原,另一种是种特异性颗粒性抗原。此立克次体对热、化学消毒剂和紫外线都很敏感,但对干燥和低温耐受性强;在 56℃ 30 分钟即可灭活,但在-70℃保持活力数年。在干燥环境中可保持活力数月[1]。

【流行病学】

1. **传染源** 本病的传染源是本病的患儿。患儿血液在潜伏期后期、发病期以及恢复期早期均有传染性。但发病第一周的传染性最强。除人类以外,比较确定的储存宿主还有分布于美国东南部的鼯鼠科(flying squirrel)。在美国曾经报告 15 例流行性斑疹伤寒,其中大多数在农村或郊区,推测这些病例的发生与鼯鼠有关,但传播方式尚不清楚。有人推测是通过鼯鼠蚤、经黏膜或吸入暴露于蚤或虱的粪便传播。这些疾病多数在冬季发生,可能此时鼯鼠进入房屋。

2. **传播途径** 本病经体虱叮咬传播。体虱叮咬处于立克次体血症期的患儿后,病原体感染虱的胃肠道,并在其内大量繁殖,并随其粪便排出。健康人受感染体虱叮咬,皮肤局部多会瘙痒,此时使虱的粪便污染到叮咬的伤口,病原体便侵入人体。体虱受立克次体感染后 2~3 周因其消化道被大量立克次体阻塞而死亡,不会将此病原体传给其下一代。人类的感染也可能通过黏膜受虱粪污染而发生。生活条件差、居住拥挤、衣被换洗次数少等,均是体虱滋生和传播的合适条件。冬春季更换衣物少,易于造成体虱的寄生和繁殖,是本病发生的主要季节。

3. **易感人群** 人群普遍对本病易感。

4. 流行特征 我国自 20 世纪 60 年代以后已无本病大的流行,个别地方有散发病例及小的流行。个别省或地区近年发病数有增多,如海南省对 1990—2010 年斑疹伤寒流行情况进行统计分析结果表明,从 20 世纪 90 年代开始该省斑疹伤寒出现增多的趋势。共报告 930 例患者[2]。发病主要集中在夏秋季,患者以农民、工人和学生为主,占 61.08%,年龄方面,以 20~30 岁的青壮年居多,男女之比为 1.63∶1。北方城市唐山[3]在 2005—2011 年共报告斑疹伤寒病例 1 546 例,发病人群集中在 15~59 岁的青壮年组,农民发病数最大,占 33.31%,其次是散居儿童和学生。

5. 发病机制及病理改变 病原体在虱咬局部繁殖经血液扩散。与大多数立克次体相似,普氏立克次体也通过感染毛细血管、小动脉和小静脉的内皮细胞而引起血管炎。这一过程引起纤维蛋白和血小板的沉积,随之引起血管的闭塞。血管周围有淋巴细胞、浆细胞、组织细胞和多形核白细胞的浸润,可有显著的血管坏死。血管炎在皮肤、心脏、中枢神经系统、骨骼肌和肾脏最显著。如果局部血栓形成广泛,可发生皮肤和/或肢体远端的坏疽。微血管广泛炎症、血栓形成及坏死造成重要器官乃至全身的微循环障碍、出现弥散性血管内凝血、休克及主要脏器功能衰竭,可致死亡[4]。

【临床表现】 本病的潜伏期为 10~14 天。起病一般急骤,有强烈头痛、寒战、发热、肌痛。体温可达 40℃以上,持续不退,在发病后约 5 天开始出现皮疹。皮疹从腋窝皮皱部及躯体上部开始出现,然后向心性传播。开始时皮疹呈散在斑疹,粉红色,按之褪色。数日之内皮疹变成斑丘疹、颜色变暗、呈出血点样,相互融合,并波及全身,但面部、手足掌面疹少。皮疹持续 1~2 周后消退,但留有色素沉着[5]。

患儿可有干咳、耳聋和耳鸣,X 线检查可有肺部浸润。重症患儿可有脑膜刺激征、精神错乱、谵妄以至于昏迷。极重症病例于发病后 8~9 天死亡。大多数患儿有脾大。

无严重并发症的患儿多于发病后 2 周左右退热,症状逐渐消失。整个病程为 2~3 周。但完全恢复正常体力,需要 2~3 个月。儿童病例病情总体上明显较成人轻。

轻型病例,病程短、症状轻,皮疹少且持续时间短,亦有不出皮疹者;肝脾肿大少见。复发型流行性斑疹伤寒,亦称 Brill-Zinsser 病,症状可反复发作多年,都为轻症。90% 的病例是来自欧洲斑疹伤寒流行区的移民。有人曾经从择期手术、以往患过斑疹伤寒儿童的淋巴结

内分离出普氏立克次体,证实这类患儿体内长期携带该病原体,当免疫力减弱时,病原体重新被激活而引起发病[1]。

【实验室检查】

1. 血尿常规 白细胞计数多在正常范围内,中性粒细胞常升高,嗜酸性粒细胞减少或消失;血小板常减少。常见蛋白尿。

2. 血清免疫学试验

(1) 外斐反应:传统的诊断试验为外斐反应,即变形杆菌 OX$_{19}$ 凝集试验,当抗体效价≥1∶160 或病程中有 4 倍以上增高者有诊断价值。复发型斑疹伤寒的外斐反应往往呈阴性。

(2) 立克次体凝集反应:以普氏立克次体颗粒抗原与患者血清作凝集反应,特异性强,阳性率高。效价 1∶40 即为阳性。

(3) 补体结合试验:补体结合抗体在病程第 1 周内即可达有意义的效价(≥1∶32),可用于流行病学调查,并且可用于区别流行性斑疹伤寒和地方性斑疹伤寒。

(4) 间接血凝试验:用斑疹伤寒立克次体可溶性抗原致敏绵羊或家兔的红细胞,进行微量间接血凝试验。

(5) 间接免疫荧光试验:用两种斑疹伤寒立克次体作抗原进行间接免疫荧光试验,检查抗体,特异性强,灵敏度高,可鉴别流行性斑疹伤寒与地方性斑疹伤寒。检测特异性 IgM 及 IgG 抗体,IgM 抗体的检出有早期诊断价值。

3. 病原体分离 不适用于一般实验室。取发热期(最好 5 病日以内)患者血液 3~5ml 接种于雄性豚鼠腹腔,7~10 天豚鼠发热,阴囊仅有轻度发红而无明显肿胀,取其睾丸鞘膜和腹膜刮片或取脑、肾上腺、脾组织涂片染色镜检,可在细胞质内查见大量立克次体。

4. 核酸检测 用 DNA 探针或 PCR 方法检测普氏立克次体核酸特异性好、快速、敏感,有助于早期诊断。但这些诊断技术在一般医疗单位尚未普遍开展。立克次体的分离需要组织培养或动物接种,需时较长。

5. 其他 有脑膜刺激征者,应做脑脊液检查,外观大多澄清,白细胞及蛋白稍增多,糖蛋白一般正常。心电图可示心肌损害,如低电压、T 波及 S-T 段改变等,少数患儿可有肝、肾功能的改变。

【诊断与鉴别诊断】

1. 诊断 根据流行病学资料、临床表现和实验室检查,只要想到本病的可能,应进行进一步的特异性实验室检查,以确定或排除本病。

2. **鉴别诊断** 本病主要与伤寒、地方性斑疹伤寒和恙虫病鉴别。伤寒体温逐渐升高、皮疹少且以斑疹为主、白细胞常可减少、血清学和/或病原学检查可帮助彻底鉴别。地方性斑疹伤寒常在夏秋季发生、多为散发病例、病情相对轻。特异性抗体检测或病原学检查可鉴别。恙虫病有地方性,外斐反应 OX_{19} 阴性、OX_k 阳性。可借助于病原学检查鉴别。

【治疗】 一般支持和对症治疗与其他多发性传染病相似。特效治疗主要用四环素类抗生素和氯霉素。因为对本病尚无快速诊断的试验,必须在确诊前就要开始进行治疗。对 8 岁以上儿童可用多西环素 4mg/(kg·d),分 1~2 次口服,可加用甲氧苄啶 10mg/(kg·d),分 2 次口服,退热后适当减量继续用药 1 周以上。也可用氯霉素,特别对年龄较小的儿童,可加用甲氧苄啶。其他抗生素,包括 β-内酰胺类、氨基糖苷类等抗生素无效。

对重症病例可经静脉给予四环素类或氯霉素。可用多西环素,按 4mg/kg 剂量,每 12 小时给一次药,最大剂量 100mg,疗程为 7~10 天。

如能早期诊断,及时采取特效药物治疗,则大多可顺利恢复,预后良好。但在治疗条件差、无特效药物治疗的情况下,病死率曾达 40%。

【预防】 预防本病的主要措施是彻底灭虱。目前尚无疫苗用于本病的预防。灭虱(只有体虱能传播本病)是预防本病的关键,可用含除虫菊酯的杀虫剂,也可用含去垢剂的高温水洗涤衣物。有研究者指出,本病有可能被作为生物武器。因此,虽然本病在世界各地的发病率已经不高,仍有人主张应研究可能的对策,包括对疫苗的研究。有研究表明,$CD8^+T$ 淋巴细胞是针对流行性斑疹伤寒病原体的重要效应细胞。但对这类 T 细胞能识别的抗原,尚无系统研究的报告。有研究者开发的平台可对普氏立克次体的抗原进行系统的筛查,因而对疫苗研究有重要的意义[6]。

二、地方性斑疹伤寒

地方性斑疹伤寒(endemic typhus),亦称鼠型斑疹伤寒(murine typhus)是由莫氏立克次体(*Rickettsia mooseri*)或斑疹伤寒立克次体(*Rickettsia typhi*)引起的急性传染病,其临床特征与流行性斑疹伤寒相似,但较轻。

【病原学】 莫氏立克次体许多方面与普氏立克次体相似。两者所含不耐热的颗粒性抗原,各具特异性,可用补体结合试验区分。斑疹伤寒立克次体有一定的聚合细胞内肌动蛋白尾的能力,从而使其能运动,因此

在感染细胞后不久,可从细胞中逃离,而普氏立克次体则不形成肌动蛋白尾,因此在细胞内聚集,起到细胞破裂。

【流行病学】

1. **传染源** 本病的传染源是家鼠。受莫氏立克次体感染的人有可能成为传染源。一般以散发形式发病,也可呈小流行,可有一个家庭内数人发病的情况。

2. **传播途径** 传染方式类似流行性斑疹伤寒,只是通过鼠蚤叮咬传播,具体方式是鼠蚤叮咬引起瘙痒、人抓挠皮肤,将病原体接种入人体。也可能通过吸入含有鼠类粪便物质的空气后感染。

3. **易感人群** 人群普遍对本病易感。患过本病后可产生持久的免疫力。

4. **流行特征** 本病见于世界各地,在温带和亚热带地区常见。近年的文献报告表明,本病和恙虫病在坦桑尼亚和赞比亚感染率较高,马来西亚和印尼也较常见。美国得克萨斯州南部 1990—1998 年曾有 30 例儿童患此病[4]。我国以西北和西南一些地区有散发病例报告。绝大多数病例系居住于农村地区者。我国最近报告 4 例儿童病例,均为男性,其中 3 例为农村儿童[7]。北方某医院 1996—2008 年收治斑疹伤寒(未提及是流行性还是地方性斑疹伤寒)儿童 56 例,年龄在 1.5~12 岁,男性 30 例、女性 26 例,来自农村的 47 例,来自城郊的 9 例[8]。

【发病机制与病理改变】 原体主要感染细小血管内皮细胞引起血管炎,而这种血管炎可累及任何器官。在重症病例可有间质性肺炎、间质性肾炎、间质性心肌炎、脑膜炎以及肝脏汇管区炎症等。在有血管炎的部位,有大量的莫氏立克次体。随着血管损害加重,血管内血容量、白蛋白和电解质大量丢失。轻度到中度病例肝损害常见。重症病例可出现肾衰竭、呼吸衰竭、中枢神经系统异常和多器官衰竭。

【临床表现】 潜伏期平均为 12 天。起病较急,发热,体温可达 39℃ 以上,一般可持续 1~2 周,同时可伴有头痛、肌痛、乏力、食欲缺乏、恶心等症状。大多数病例于发病第 5 日左右出现皮疹,皮疹为斑疹或斑丘疹,大多在躯干,但也可在肢体出现,偶可在掌跖部出现。部分重症病例出现脏器损害,如转氨酶升高、肺炎、脾大、蛋白尿。儿童地方性斑疹伤寒热咳可不典型,经抗生素治疗过的病例可呈现不规则发热,患者中还多出现腹痛、腹泻、恶心、呕吐及便秘等消化道症状,咳嗽及呼吸困难等呼吸道症状[4,5,7,8]。

【诊断与鉴别诊断】 对有发热、皮疹及白细胞减

少的患儿,结合流行病学资料应考虑到本病的可能。因国内本病已相当少见,在发病最初数日内误诊率甚高。但只要考虑到本病的可能,仔细询问病史,并做相应的实验室检查,诊断并不困难。约半数患儿在发病后1周内血清中出现特异性抗体。可经适当的实验室检查,如外斐反应、间接免疫荧光抗体技术、免疫组织化学技术等确定或排除本病。病原体的分离对工作人员有一定危险,一般医疗单位并不开展。PCR和直接荧光抗体检测被认为是更加敏感和特异的实验室检测方法。

本病需经病原学及血清学方法同流行性斑疹伤寒鉴别。其他应鉴别的疾病还有伤寒、钩端螺旋体病、脑膜炎球菌菌血症、细菌性或病毒性胸膜炎、中毒性休克综合征等。

【治疗】 本病病原体对四环素类、氯霉素及氟喹诺酮类药敏感。8岁以上儿童可选用多西环素,4mg/(kg·d),每天分2次服用,疗程10天。对有肾功能衰竭的患儿,应当选用多西环素或氯霉素。对有严重中枢神经系统异常的患儿,可短期使用肾上腺皮质类固醇制剂。一般病例在3天内退热。单剂抗生素疗法不宜提倡,因为可出现复发。

【预防】 本病的主要预防措施是灭鼠和灭蚤。目前尚无疫苗可用。

(陈志海)

参考文献

［1］CHEKANOVA T,SHPYNOV S. Avidity of IgG to Rickettsia prowazekii and the presence of specific IgM in blood sera for retrospective analysis of the 1998 epidemic typhus outbreak in Russia. J Microbiol Methods,2020 Sep,176:106034.

［2］陈莉,金玉明,陈少明,等. 海南省1990—2010年斑疹伤寒流行病学分析. 现代预防医学,2012,39(19):4938-4941.

［3］高雯,何金奎,高庆华,等. 唐山市2005—2011年斑疹伤寒流行特征分析. 医学动物防制,2012,28(12):1312-1314.

［4］RAUCH J,EISERMANN P,NOACK B,et al. Typhus Group Rickettsiosis,Germany,2010-2017. Emerg Infect Dis,2018 Jul,24(7):1213-1220.

［5］阎洪顺,赵国法,任青. 小儿地方性斑疹伤寒91例临床分析. 中国农村医学,1998,26(11):41-42.

［6］RAUCH J,BARTON J,KWIATKOWSKI M,et al. GroEL is an immunodominant surface-exposed antigen of Rickettsia typhi. PLoS One,2021 Jun 10,16(6):e0253084.

［7］刘金荣,徐保平,栗绍刚,等. 以周期性发热、肺炎等为主要临床表现的地方性斑疹伤寒四例及文献复习. 中华儿科杂志,2013,10:775-778.

［8］高捷. 儿童斑疹伤寒的临床特点及误诊分析. 临床儿科杂志,2010,28(9):858-863.

第9节 恙虫病

恙虫病(scrub typhus/tsutsugamushi disease),又名丛林斑疹伤寒,是由恙虫病东方体(*Orientia tsutsugamushi,Ot*)引起的急性传染病。以鼠类为主要传染源,通过恙螨幼虫叮咬传播。该病主要临床表现为叮咬部位焦痂或溃疡、发热及皮疹等。目前本病在我国部分地区仍存在散发或小的流行。

【病原学】 恙虫病东方体呈双球或短杆状,是严格的细胞内寄生微生物,可在受感染细胞的胞质内自由生长(无空泡膜),吉姆萨染色能够较好地显示该病原体。Ot有8个血清型,国际公认的标准参考株为Karp、Gilliam和Kato三型。我国自20世纪80年代初以来血清学分型结果以Gilliam型为主,其中长江以南地区以Karp型为主,长江以北地区以Gilliam型为主。不同血清型之间交叉免疫性不强,所以患某种血清型恙虫病后,仍可患其他血清型引起的恙虫病。由于血清学分型比较困难,因此目前多基于PCR方法进行基因分型。Ot基因分型多以56kD表面蛋白基因作为目的基因,主要包括Karp、Kato、Gilliam、TA763、TA678、TA716、Kawasaki、Kuroki和Shimokoshi 9个型[1]。Ot抵抗力弱,对各种消毒方法均敏感,在0.5%的苯酚溶液中,或加热(56℃或更高)数分钟即死亡。

【流行病学】 恙虫病主要在环亚洲-太平洋三角区流行,涵盖从阿富汗到中国、朝鲜、西南太平洋群岛及澳大利亚北部。我国恙虫病主要呈现散发流行,但近年来发病数呈快速增长趋势。2006—2016年我国共报告恙虫病病例97 775例[2],分布在大陆地区31个省(自治区、直辖市),959个县(区),报告病例最多的是广东、云南、安徽、广西、江苏、福建、山东、江西8省,占全国总病例数的94.67%,其中云南、广东、福建、海南和安徽5省平均报告发病率最高。

1. **传染源** 恙虫病是人畜共患性疾病,人类是Ot的偶然宿主。本病传染源主要是啮齿动物,其次是食虫动物,它们既是恙螨的寄主和供食者,也是携带者。我国南方以黄毛鼠、黄胸鼠、黑线姬鼠为主要宿主,北方则以黑线姬鼠为主。此外一些家畜如猪、兔、家禽等也可感染本病成为传染源。

2. **传播途径** 恙虫病的传播媒介为恙螨,其具有趋汗性,多在温暖、潮湿的草丛或丛林中生活。恙螨雌虫感染Ot后,经"雌性-卵"或"雌性-卵-幼虫-成虫"进行传播或自身贮存,进而在携带Ot的恙螨幼虫叮咬人或鼠类时,将病原体传播给人或鼠类。

3. **易感人群** 人对本病普遍易感,农村人群及野外工作者发病率较高。上述我国2006—2016年恙虫病报告病例中,男、女病例分别占总病例数的46.73%和53.27%,平均年发病率分别为0.59/10万和0.70/10万。各年龄组病例均可感染恙虫病,以55~79岁年龄组病例报告发病率最高;儿童报告发病率也较高,其中0~6岁学龄前儿童较多,占总病例数的6.90%。

4. **流行特征** 恙虫病有明显的季节性,发病高峰期在5~11月份,南方疫区发病高峰期在6~10月份,北方疫区发病高峰期在10~11月份,各疫区主要流行时间与当地主要媒介恙螨的活跃时期有关。

北京报告的一项病例对照研究表明,居住在村边、庭院中无水泥地面、房内或院内堆放有杂草及住宅附近有草地、菜地或沟渠等,都是发生恙虫病的危险因素,其中在菜地、山地工作及在秋收时等危险最大[3]。广州市一项研究表明,外出或旅游、高户外活动频次和住宅附近有草地、菜地或沟塘是当地恙虫病发病的危险因素[4]。

【发病机制与病理改变】 当恙螨幼虫叮咬人体时,即把病原体接种到人体内。病原体首先在叮咬的局部开始繁殖,致使局部皮肤出现丘疹,继成水疱,破溃后形成黑色焦痂,继之发生溃疡。焦痂或溃疡附近常出现局部淋巴结肿大,4~5天后可伴全身性淋巴结肿大。患儿在出现症状前即可有恙虫病东方体血症,此后出现临床症状及内脏病变。本病病理改变以小血管炎及血管周围炎为主,导致组织器官充血、水肿,细胞变性以致坏死。肝脾因充血肿大,可有心肌炎、肺炎、脑膜炎、间质性肾炎等表现。

【临床表现】 潜伏期为4~20天(多为10~14天)。起病多急骤,有畏寒、发热(多呈弛张热)、体温迅速上升至40~41℃,发热一般持续7~21天,常伴剧烈头痛、肌痛。部分患者尚有其他表现如眼部疼痛、结膜充血、干咳等。

除发热外,恙虫病的典型症状有焦痂和溃疡、皮疹及淋巴结肿大。病初,恙螨叮咬处首先出现小的红色丘疹,数毫米大小,逐渐变为水疱,其中央部位发生坏死、出血,形成圆形黑色焦痂,周围隆起、围有红晕。痂皮脱落后中心部分形成溃疡。这种局部改变多位于隐蔽、潮湿的部位,如腋窝、腹股沟、会阴、肛门周围等。出现症状后约5天,患者躯干多出现皮疹,皮疹形状大小不一,多为暗红色充血性斑丘疹,并向肢体扩展。恙螨幼虫叮咬处附近局部淋巴结常肿大,伴有压痛,一般与焦痂相伴。全身淋巴结可有轻度肿大。

除上述典型临床表现外,肝脏是恙虫病最常见受损器官[5],肝功能损伤发生率高达74.2%,部分患者可有肝脾肿大。呼吸系统是恙虫病受损发生率第二高的器官,发生率约50%。有研究指出近半数儿童病例可出现肝脾肿大、呼吸系统症状或体征,胸部X线检查见点、片状阴影,少数病例出现胸腔积液。近年安徽省报告的45例恙虫病患儿[6],其中42例来自农村,45例均有高热、皮肤溃疡或焦痂,分布于阴部和腹股沟者多,且均有肝肿大,过半数病例有全身淋巴结肿大。

少部分患儿在病程第二周出现震颤、谵妄、紧张、言语不清、耳聋和颈强直,脑脊液中可有单核细胞少量增多。由于宿主的反应性及病原体的毒力不同,患者症状体征的严重程度可有很大差异。本病患者可出现严重并发症,包括肺炎、呼吸窘迫综合征、急性肾衰竭、心肌炎和败血症性休克[7]。印度一项纳入67名恙虫病患儿的研究[8]指出,胸腔积液、腹水、休克和呼吸衰竭见于61%、47%、45%和34%的病例;急性肾衰竭、肝衰竭、多器官功能障碍(MODS)、脑膜脑炎和急性呼吸窘迫综合征(ARDS)见于10%、10%、7%、6%和4%的病例。总死亡率达到11.94%,死亡原因为休克、ARDS、急性肾衰竭、MODS和弥散性血管内凝血。

常规实验室检查无诊断意义。白细胞计数在病程早期可减低或正常,病程后期可出现淋巴细胞增多、中性粒细胞减少及核左移。血清丙氨酸转氨酶、天冬氨酸转氨酶可有升高。尿液中常见少量蛋白、白细胞、红细胞或上皮细胞。

【诊断与鉴别诊断】 对本病的诊断,应根据地区、季节等流行病学资料,结合典型临床表现(局部皮肤改变及其后出现全身症状等)和实验室检查综合考虑。国内数篇报告表明,即使在疫区,本病患儿在门诊误诊率仍相当高,可达50%以上。血清学检查方面,外斐反应操作较简便,但敏感度及特异性不够高,大约50%的恙虫病病例在病程第二周显示对变形杆菌OX_k的抗体滴度升高,而对OX_2和OX_{19}的抗体滴度不升高或升高的程度较小;钩端螺旋体病患儿可对此试验呈交叉反应。如 OX$_k$ 的抗体滴度≥1:160,或双份血清 IgG 滴度升高 4 倍以上,有辅助诊断意义。间接免疫荧光抗体技术和间接免疫酶染技术特异性和敏感性较高,有临床应用价值。若在发病早期即已开始用特效药物治疗,可使免疫反应延迟或减弱。PCR 技术诊断恙虫病的特异性和敏感性较高,适合于早期诊断。

鉴别诊断方面应当鉴别的疾病包括斑疹伤寒、伤寒、布鲁氏菌病、钩端螺旋体病、传染性单核细胞增多症、弓形虫病和黄病毒如登革热病毒感染。

【治疗】　患儿宜卧床休息,给予易消化吸收食物,保证摄入足够的水与热量,维持水电解质平衡。对于高热者应做好必要的降温处理,酌情使用解热药物。重症患者需加强监测,以便及时发现病情变化,采取适当的治疗措施。

能通过宿主细胞膜进入细胞质内的脂溶性较高的抗生素对恙虫病有显著疗效,如四环素类、大环内酯类、氯霉素、喹诺酮类等。①多西环素疗效好,成人 200mg/d,8 岁以上儿童 4mg/(kg·d),每天 1~2 次,热退后剂量减半,疗程 7~10 天。四环素类药物会导致胃肠道反应、过敏反应、肝功能损伤等不良反应,孕妇和 8 岁以下儿童禁用。②大环内酯类药物较常用的有阿奇霉素、罗红霉素等,疗程均为 7~10 天。阿奇霉素片,成人 250mg/d,儿童 10mg/(kg·d),热退后剂量减半,该药孕妇也可使用。罗红霉素片,成人 150mg/次,儿童每次 2.5~5mg/kg,每天 2 次。③氯霉素对本病治疗同样有效,成人剂量 2g/d,儿童 25~40mg/(kg·d),分为 4 次给药,口服困难者可静脉滴注给药,热退后剂量减半,再用 7~10 天以防复发。目前,由于我国、缅甸、泰国均发现了对氯霉素耐药的 Ot 株,且该药本身可能引起再生障碍性贫血等副作用,故不作为首选。④喹诺酮类药物如左氧氟沙星、环丙沙星对恙虫病治疗也有效,但该类药物影响软骨发育,18 岁以下儿童及孕妇不宜使用。⑤除上述药物外,多项研究[9,10]证实利福平治疗恙虫病的有效性及安全性不亚于多西环素,提示对于 Ot 抗药菌株,利福平或是一种可行的替代疗法。

【预防】　捕杀、减少鼠类及减少恙虫滋生地等是控制恙虫病的最根本措施。进入疫区前应当采取个人防护,以预防恙螨叮咬,包括穿防护服、应用防虫剂、注意清洗。到目前为止尚无有效的疫苗用于预防恙虫病,主要原因是 Ot 型别较多、不同地区主要流行的立克次体型不同,不同血清型之间交叉免疫性不强。

(李兴旺)

参考文献

[1] 韩雪玲,景莉,张莹,等. 我国恙虫病临床流行病学研究进展. 现代医学,2018,46(3):340-345.

[2] 李贵昌,栗冬梅,李焱,等. 2006—2016 年我国恙虫病流行特征分析. 疾病监测,2018,33(2):139-143.

[3] LYU YN, TIAN L, ZHANG L, et al. A case-control study of risk factors associated with scrub typhus infection in Beijing, China. PLoS One,2013,8(5):e63668.

[4] 魏跃红,李晓宁,吴新伟,等. 广州市恙虫病危险因素的病例对照研究. 中华疾病控制杂志,2017,21(2):171-174.

[5] 范荣华,黄文琪,闵峰,等. 恙虫病并发肝损害 43 例临床分析. 临床军医杂志,2015,(5):519-520.

[6] 李廷俊,连少峰,王荣刚. 儿童恙虫病 45 例临床特征及误诊原因分析. 中国循证儿科杂志,2011,6(2):146-148.

[7] SARASWATI K, DAY NPJ, MUKAKA M, et al. Scrub typhus point-of-care testing: A systematic review and meta-analysis. PLoS Negl Trop Dis,2018 Mar 26,12(3):e0006330. doi:10.1371/journal. pntd. 0006330.

[8] PALANIVEL S, NEDUNCHELIAN K, POOVAZHAGI V, et al. Clinical profile of scrub typhus in children. Indian J Pediatr,2012,79(11):1459-1462.

[9] EL SAYED I, LIU Q, WEE I, et al. Antibiotics for treating scrub typhus. Cochrane Database Syst Rev, 2018 Sep 24,9 (9):CD002150.

[10] KIM YS, KIM DM, YOON NR, et al. Effects of Rifampin and Doxycycline Treatments in Patients With Uncomplicated Scrub Typhus: An Open-Label, Randomized, Controlled Trial. Clin Infect Dis,2018,67(4):600-605.

23章

24

第二十四章
寄生虫病

24章

第1节 概述

一、寄生虫病对人类的危害

寄生虫是一类具有致病性的低等真核生物,依附于宿主而生存。寄生虫病对人类的身体健康危害严重,对畜牧业也造成不可估量的损失,是发展中国家社会经济发展的绊脚石。寄生虫病是"乡村病""贫穷病",它与社会经济和文化发展的落后互为因果。肠道寄生虫的发病率已被认为是衡量一个地区经济文化发展的基本指标。寄生虫病是小儿时期最常见的一类疾病,寄生虫在人体内可掠夺机体营养和造成机械性或免疫性损伤,对儿童健康发育的影响尤为重要。寄生虫感染影响我国的经济发展水平,寄生虫感染状况不仅是一个国家的公共卫生问题,也是其公众福祉及社会文明的一个重要指标。

据 WHO 估计,2016 年因感染性疾病所致死亡约430 万人,发展中国家因寄生虫病等感染性疾病死亡人数约占 80%。2018 年血吸虫病患者约有 2.908 亿人,90% 来自非洲,在撒哈拉以南的非洲每年有 20 余万人死于该病。全球每年利什曼病新发病例 70 万~100 万,大约 2.6 万~6.5 万例死亡,其中 90% 以上的病例分布于印度、孟加拉、苏丹、南苏丹、埃塞俄比亚、巴西等国;锥虫病在非洲和中、南美洲流行,每年有数万人丧生。在流行区域中,囊型棘球蚴病的发病率可超过每年每10 万人 50 例;2017 年全世界有 2 090 万例流行性盘尾丝虫病感染,其中 1 460 万感染者患有皮肤病,115 万出现视力丧失;猪带绦虫在许多流行地区是 30% 癫痫病的病因。2015 年估计每年共有 20 万人感染华支睾吸虫、后睾吸虫、片形吸虫和并殖吸虫 4 种食源性吸虫病,其中 7 000 多例死亡。全球约有 15 亿人受到钩虫、蛔虫、鞭毛虫等土源性蠕虫感染。截至 2016 年,疟疾流行于 91 个国家和/或地区,2017 年全球约有 2.19 亿疟疾病例,约 43.5 万人死于疟疾,非洲占感染总数的92%,死亡总数的 93%,其中 5 岁以下儿童占死亡数的 61%(26.6 万例)。全球约有 5 亿人感染蛲虫病,以幼儿及儿童间相互传染居多,韩国、挪威、希腊、土耳其和坦桑尼亚等国家均有儿童感染蛲虫的报道,且感染率较高。

此外,由于人口的流动、生活方式及行为的影响、HIV 感染、器官移植及免疫抑制剂的应用等导致寄生虫病也是一个重要的公共卫生问题。贾第虫病、粪类圆线虫病、隐孢子虫病、弓形虫病和耶氏肺孢子菌病等机会性感染均受普遍关注,且是免疫功能低下者并发感染和婴儿出生缺陷的主要原因之一。

与病毒和细菌相比,寄生虫病更易导致慢性感染。

棘球蚴病、黑热病等人兽共患寄生虫病在我国西部农牧业地区流行仍较广泛。世界卫生组织列出的 20 种"被忽视的热带病"中,12 种为寄生虫病。由此看出,寄生虫病对人类健康和畜牧家禽的危害十分严重。

二、我国寄生虫病现状

我国地跨热带、亚热带和温带,自然条件和人们的生活习惯各异,寄生虫病种类多、分布广。华东、华南及长江流域气候温暖湿润、人口密集,是疟疾、血吸虫病及钩虫病等重要寄生虫病的主要流行区。细粒棘球蚴病(包虫病)、绦虫病、黑热病等则主要流行于幅员辽阔的西北各省。食源性寄生虫病,如旋毛虫病、猪囊尾蚴病、肝吸虫病、肺吸虫病和广州管圆线虫病等也因人们饮食习惯的改变时有发生,甚至构成突发性公共卫生事件。

1956 年,我国将血吸虫病、疟疾、丝虫病、黑热病和钩虫病五大寄生虫病列为重点防治的疾病。《中华人民共和国传染病防治法》将血吸虫病、疟疾、阿米巴性痢疾列为乙类传染病,黑热病、棘球蚴病、丝虫病列为丙类传染病。

我国人体感染的寄生虫已发现 239 种。2014—2016 年第三次全国人体重点寄生虫病现状调查结果显示[1]:全国重点寄生虫患者总感染率为 5.96%,感染人数约为 3 859 万,流行呈明显区域性分布和人群分布特点。我国蠕虫感染率为 5.10%,主要集中在西南和南部地区,人群蠕虫感染虫种为 23 种,以土源性线虫、华支睾吸虫、带绦虫等为主。肠道原虫感染率为 0.99%,约有 642 万人口,主要分布在西部省份。我国土源性线虫的感染率为 4.49%,约有 2 912 万人口,较第二次寄生虫调查下降幅度达 80% 以上;其中钩虫、蛔虫和鞭虫的感染率分别为 2.62%、1.36%、1.02%,绝大部分地区处于低度流行或散发状态。全国华支睾吸虫感染率为0.47%,感染人数约为 598 万,农村感染率为 0.23%,城镇感染率为 0.71%,流行区主要分布在华南和东北两大片区,珠江三角洲城镇与城郊地区华支睾吸虫感染率高达 23.36%。带绦虫感染率为 0.06%,约 37 万人感染,主要分布在西藏。3~6 岁儿童蛲虫感染率为 3.43%,感染人数约为 155 万。2016—2018 年,全国 3~9 岁儿童蛲虫感染率分别为 2.50%、2.84% 和 2.46%,4~7 岁组儿童感染率较高,3 岁、8 岁和 9 岁组感染率均相对较低;南部和西南部地区为主要流行区,江西和广西位居前两位。说明我国广大儿童的寄生虫病是一个不可忽视的重要问题。

全世界丝虫患者约有 1.2 亿,20 世纪 80 年代,在我国流行省、区、市、县采用乙胺嗪掺拌食盐成药盐作为全民防治措施,取得良好疗效,我国 2008 年宣布消除了丝虫病,成为世界上现有丝虫病流行国家中第一个在全国范围内成功实现消除丝虫病目标的国家。

2012—2016 年全国棘球蚴病流行病学调查结果显示,我国人群平均患病率为 0.28%,主要分布于西部地区。

我国疟疾患者从 20 世纪 40 年代的 3 000 万人下降至 90 年代末的数万人,WHO 将我国列为全球 21 个在 2020 年实现消除疟疾目标的国家之一,消除疟疾"1-3-7"工作规范也被正式写入了世界卫生组织的技术文件向全球推广应用,2017 年全国首次实现无本地感染病例报告。2021 年 6 月 30 日我国正式获得世界卫生组织(WHO)消除疟疾认证,我国进入无本地原发感染疟疾病例报告阶段,但输入性疟疾仍不容忽视。

2004—2016 年我国利什曼病报告病例 4 448 例,年均 342 例,平均年龄 12.3 岁,主要集中在 5 岁以下,占全部病例的 54.9%。在中西部地区呈散发状态,新疆、河南地区有疫情复燃现象,全国流行区范围正在逐渐扩大。

随着社会经济的发展、防治工作的深入、人民生活水平的提高、居住条件的改善和饮食方式的多样化,我国寄生虫病的流行状况发生了很大的变化。

三、寄生虫病的特点及流行环节

寄生虫进入宿主体内后通过定居、生存与繁殖建立感染,而宿主未能表现出明显的临床症状与体征,称为寄生虫感染,无症状感染的人类宿主为带虫者,如果寄生虫导致宿主发病,则称为寄生虫病。从寄生虫感染到临床症状发生的阶段称为潜伏期。寄生虫

病患者临床症状与体征持续存在期间不一定具有传染性。在流行病学上,从宿主受寄生虫感染到宿主具有传染性的阶段称为隐性期。有些寄生虫感染后,宿主既无临床表现,又不易用常规方法检出病原体,这类感染称为隐性感染,有些寄生虫感染可致宿主免疫力下降,造成继发性免疫抑制,干扰宿主对其他抗原的免疫应答。寄生虫感染在多数情况下,有别于其他病原微生物。细菌、病毒类微生物通常在体内繁殖快、毒性高、致病急、病情重、进展快,患者死亡率较高。而寄生虫一般发育较慢,个体增殖数量较少或不增殖,宿主起病较缓,宿主死亡前多有一段时期的衰竭过程。寄生虫在体内一般存活时间较长,急性感染后常转入慢性感染并出现虫体死亡、组织损伤和病变修复。慢性感染的发病及转归常有免疫病理反应参与。此外,寄生虫病的控制比较困难,主要是流行因素较复杂,且地理、气候、社会经济和文化因素等对某些寄生虫病控制的影响更大。

寄生虫病在一个地区或社区的流行必须具备 3 个基本环节,包括传染源、传播途径及易感人群。当这 3 个基本环节存在且相互联系时可造成寄生虫病的流行,此外,自然因素、生物因素和社会因素也影响着寄生虫病的流行。

传染源是指有寄生虫感染,并能将病原体传入外界或另一新宿主的人或动物。包括患者、带虫者及保虫宿主。

传播途径有:经口感染、经皮肤感染、经媒介昆虫感染、接触感染及其他方式感染。经口感染是最常见的感染途径,此类寄生虫病包括食源性寄生虫病和部分土源性寄生虫病。疟原虫的子孢子和丝虫的感染期幼虫通过蚊虫的叮咬、利什曼原虫前鞭毛体通过白蛉的叮咬进入人体,此类疾病称为虫媒病。阴道毛滴虫、齿龈内阿米巴、疥螨等可分别通过性交、接吻、同床等直接接触,或通过洗浴具、衣物被褥等间接接触而感染。其他方式有:经胎盘(如弓形虫)、输血(如疟原虫)及自体感染(如猪囊尾蚴、微小膜壳绦虫)等。此外,某些蠕虫成虫或原虫某一发育阶段既可寄生于人体,也可寄生于某些脊椎动物,在一定条件下可传播给人,在流行病学上,称为保虫宿主(reservoir host)或储存宿主,如血吸虫成虫可寄生于人和牛,牛即为血吸虫的保虫宿主。

易感人群是指对某些寄生虫缺乏先天免疫和获得性免疫的人群。人类对多种人体寄生虫缺乏先天性免

疫。寄生虫感染后一般均可产生获得性免疫，但多呈带虫免疫状态，当寄生虫在体内消失后，人体的免疫力也随之下降。易感还与年龄有关。免疫功能低下患者易感某些机会致病性寄生虫。

四、寄生虫感染与人体免疫反应

寄生虫感染的免疫是宿主识别寄生虫、产生免疫应答，继而排出或杀伤虫体，以维持自身平衡与稳定的生理功能。寄生虫抗原进入人体后诱发宿主免疫系统的识别、应答和排斥反应。人体对寄生虫的免疫应答是寄生关系双方互相制约的表现，其反应特点及表现形式因年龄、寄生虫的种类和发育阶段的不同而有很大差异。IgE 抗体水平升高及嗜酸性粒细胞增多是蠕虫感染的一个重要免疫反应特点。经皮肤黏膜进入的活虫更能有效地诱导 IgE 抗体产生，IgE 抗体不但参与速发型超敏反应，在寄生虫感染的保护性免疫中也发挥重要作用。并且，在抗体的参与下，嗜酸性粒细胞参与杀虫和免疫应答的调节。速发型皮肤超敏反应阳性为某些蠕虫感染的重要特点，可用于流行病学的筛查，但易出现假阳性，且感染后持续时间较长。

目前所知的所有人体寄生虫均可诱导宿主的免疫应答，免疫机制有所不同。多数情况下，宿主有效的抗虫免疫依赖于各种免疫成分的共同参与，不存在单一的免疫机制。不同的寄生虫抗原表位激活 Th1、Th2 亚群，释放各种淋巴因子，调节细胞免疫或体液免疫。寄生虫感染中重要的免疫细胞有巨噬细胞、NK 细胞、嗜酸性粒细胞、CD8$^+$T 细胞、B 细胞、嗜碱性粒细胞和肥大细胞等；重要的细胞因子有 IL-2、IFN-γ、TNF-α、IL-12、IL-4、IL-5、IL-10 和 IL-13 等。深入研究不同寄生虫抗原诱导的各种细胞因子在抗虫免疫中的作用具有重要意义，此外，体外研究也表明，补体在抗虫免疫中也发挥重要作用。

寄生虫致病不仅对宿主有直接损害，如营养掠夺、机械性损伤及毒性和抗原物质的作用，临床上还发现宿主的发病程度远超过虫荷，且在远离寄生部位的组织也出现严重病变。有些寄生虫感染的免疫病理损害已构成危害人体的主要病理过程。免疫病理反应分为四型：Ⅰ型超敏反应、Ⅱ型超敏反应、Ⅲ型超敏反应、Ⅳ型超敏反应。

Ⅰ型超敏反应：又名速发型超敏反应，寄生虫抗原诱导的 IgE 抗体结合于肥大细胞和嗜碱性粒细胞表面，当抗原再次进入机体并与 IgE 抗体结合时，上述细胞脱颗粒，释放组胺、5-羟色胺等生物活性物质，引起血管通透性增加，如细粒棘球蚴囊液所致的休克及蠕虫感染引起的荨麻疹。

Ⅱ型超敏反应：又名细胞毒型超敏反应。寄生虫特异性抗体或自身抗体直接结合感染的宿主细胞或免疫复合物附着于正常细胞，激活补体导致细胞的溶解或组织的损伤，如某些疟疾患者的贫血。

Ⅲ型超敏反应：又名免疫复合物型超敏反应。寄生虫循环抗原与抗体结合形成免疫复合物沉积于毛细血管壁，激活补体，补体裂解碎片引起中性粒细胞浸润，释放出溶解酶导致炎症，如疟疾和血吸虫感染所致的肾病。

Ⅳ型超敏反应：又名迟发型超敏反应，主要是 T 细胞和巨噬细胞所介导的超敏反应。感染宿主再次受到抗原刺激后，Th 细胞亚群增殖并释放淋巴因子，病理变化为以淋巴细胞和单核细胞浸润为主的炎症，如血吸虫卵肉芽肿。

根据以上理论基础，可指导抗寄生虫疫苗的研发。

五、寄生虫病的实验诊断概要

寄生虫感染的实验室检查包括病原学检查、免疫学检查及分子诊断。

1. **病原学检查** 在寄生虫感染中，寄生虫病原体的检出是确诊依据。根据临床诊断提供的线索，通过标本的采集、处理、检验及分析，得出确切结论，为临床治疗和流行病学调查提供可靠的依据。根据寄生虫的种类、发育阶段及寄生部位的不同可采集相应标本，采用不同实验方法进行检查。对于肉眼可见的大部分蠕虫和节肢动物，根据其标本来源和形态特征可作出初步诊断；对于肉眼无法见到的小型寄生虫，如原虫，则需要借助显微镜观察。

2. **免疫学检查** 有些寄生虫病难以根据临床表现及病原学检查作出诊断，此时需采取免疫学方法来辅助诊断。在感染早期、轻度感染、单性感染（仅有雄虫）、隐性感染或由于特殊的寄生部位而使病原检查十分困难以及流行病学研究中，免疫诊断具有突出优点，可检出微量存在的抗体或抗原。常用抗原包括同种抗原、生活史某期特异性抗原及基因工程抗原。常用的血清学试验包括：沉淀反应、凝集反应和标记反应。检测物质包括：特异性抗体、循环抗原、免疫复合物等。检测细胞因子可了解机体的免疫状态、抗虫感染的免疫机制或作为疗效评价的参考。此外,嗜酸性粒细胞计数和嗜碱性粒细胞脱颗粒试验可作为蠕虫感染的辅助诊断。免疫诊断方法应具有特异性强、敏感度高和可重复性,同时具有简便、经济、快速且便于基层社区实验室操作等优点。此外,理想的免疫学诊断还应能够判别现症感染、估计感染度和考核临床疗效。

3. **分子诊断** 即基因和核酸诊断技术,在寄生虫病的诊断中显示了高度的特异性和敏感性,同时具有早期诊断和确定现症感染等优点,其检测的靶物质为寄生虫基因组中特异性的 DNA 片段,将免疫检测技术与基因扩增技术集一体的 PCR-ELISA 常用于疟原虫的检测,最低可测阈值为 0.001% 的原虫密度。基因芯片技术通过高通量、自动化的 DNA 杂交和免疫学检测,可在一张芯片上同时检测众多的特异性靶分子。理论上讲,检测某种寄生虫的特异性 DNA 片段与检测虫体具有同样的诊断价值。

六、常用治疗寄生虫病药物简介

本文主要按寄生虫病的种类扼要介绍各种常用于治疗寄生虫病药物的作用机制、药代动力学、用法及毒副作用[2,3]。

(一)抗疟药物

1. **氯喹(chloroquine)** 氯喹是常用的抗疟药物(antimalarials),它是化学合成的 4-氨基喹啉类抗疟药,对各种疟原虫红细胞内期无性体有良好的杀灭作用,可有效地控制临床症状,也是使用最广泛的抗疟药,但自 20 世纪 60 年代发现抗氯喹恶性疟以来,其临床应用已主要限于治疗对氯喹敏感的恶性疟及间日疟、卵形疟和三日疟。其抗疟机制仍不很清楚,可能与它通过提高疟原虫寄生细胞的虫泡内的 pH 值,而影响虫体消化血红蛋白,也可能与干扰核蛋白的合成有关。

对氯喹敏感的恶性疟、间日疟的儿童患者可以使用总剂量为 25mg/kg 氯喹基质的 3 天疗法(氯喹每片 0.25g,含基质 0.15g),即第 1、2 天各服用 10mg/kg,每天一次,服用 2 天,然后第 3 天服用 5mg/kg。口服氯喹后药物在胃肠道内被完全吸收,一次服药后 1~2 小时血药浓度达峰值。红细胞内的浓度达血浆浓度的 10~20 倍,而被疟原虫感染的红细胞内的浓度比正常红细

胞又高 25 倍。氯喹吸收后广泛地分布到全身各组织内,如肾、肝、肺及脾内聚积,并很慢地从体内排出。氯喹的不良反应有恶心、呕吐、头晕、头痛等,但一般不影响治疗。本品可能致胎儿耳聋、脑积水、四肢缺陷,故妊娠期妇女禁用。

2. **青蒿素(artemisinin)** 是一种从草药黄花蒿分离出来的倍半萜内酯(sesquiterpenelactone),它是一种对各种疟原虫均有活性的快速杀疟原虫红细胞裂殖体药。青蒿素及其衍生物的临床疗效确切,口服后吸收迅速,且较快达血药峰值,不良反应轻微,是目前最理想的抗疟药。为了防制疟原虫对青蒿素类药物产生耐药性,WHO 推荐在耐多种药的疟疾流行区使用以青蒿素为基础的联合疗法(artemisinin-based combination therapy, ACT),目前较普遍使用的青蒿素衍生物药物包括双氢青蒿素、蒿甲醚和青蒿琥酯;复方青蒿素类药物包括复方双氢青蒿素片(含双氢青蒿素、哌喹及甲氧苄啶)、双氢青蒿素哌喹片、青蒿素哌喹片、复方蒿甲醚片、青蒿琥酯阿莫地喹片等。

3. **奎宁(quinine)** 是从金鸡纳霜树的树皮中提取的生物碱,它属于 4-氨基喹啉类抗疟药,对各种疟原虫红内期裂殖体有杀灭作用,可迅速控制临床症状。其抗疟原虫的作用机制与氯喹相似。

口服后吸收良好,服药后 1~3 小时达血药浓度峰值,80% 的药物在肝内代谢,其余以原形由肾脏排出。本药的半衰期为 12~14 小时,在疟疾患者中可延长至 18 小时。

在治疗无合并症疟疾时,口服 10mg/kg,每 8 小时 1 次,服用 7 天。在重症疟疾患者可缓慢地经静脉内给药,其速度不超过每小时 5mg/kg,也可经肌内给药,但容易引起肌肉坏死。

奎宁的不良反应有头晕、头痛、耳鸣、听力减退、弱视、复视、恶心、呕吐等,称为金鸡纳反应(cinchonism),停药后可以消失。静脉内滴注时常可出现低血糖症。

4. **甲氟喹(mefloquine)** 系喹啉甲醇类化合物,其结构与奎宁近似,对疟原虫红内期裂殖体有强大的杀灭作用,可有效地控制临床症状。一些东南亚地区的恶性疟原虫对甲氟喹已呈现抗药性,故治疗恶性疟疾时必须与青蒿素等药联合应用。

5. **哌喹(piperaquine)** 对各种疟原虫红内期裂殖体有杀灭作用,它具有长效的作用,因而可用于预防。口服后 24 小时内吸收达 80%~90%,吸收后贮藏在肝脏内,缓慢地释入血液,故作用持久,半衰期为 9.4 天,

药物随胆汁排出。

哌喹的片剂，每片含 0.15g（基质），其治疗剂量为每天 18mg/kg，共 3 天。不良反应有头晕、头痛、思睡、乏力、恶心、呕吐等，但较轻微。肝病患者禁用；孕妇慎用。由于哌喹的作用较慢，所以常与双氢青蒿素制成合剂应用，常用的复方双氢青蒿素有两种，即科泰复及安立康。科泰复每片的含量为双氢青蒿素 40mg，哌喹 320mg，儿童剂量为 7～10 岁的总剂量为 4 片，每次 1 片，每天 2 次；11～15 岁的总剂量为 6 片，每次 1.5 片，每天 2 次，16 岁及以上同成人，即每次 2 片，每天 2 次，每次间隔 6～8 小时，共 2 天，必要时可延长至 4 天。7 岁以前的儿童无用药经验。

安立康每片含量为双氢青蒿素 32mg，哌喹 320mg，甲氧苄啶 90mg。儿童剂量如下：在诊断后服用首剂，以后 6 小时、24 小时及 48 小时各服一次；1～2 岁为每次 1/2 片，总剂量为 2 片；3～6 岁：每次 2/3 片，总剂量为 2.6 片；7～10 岁为每次 1 片，总剂量为 4 片，11～15 岁为每次 1.5 片，总剂量为 6 片；16 岁及以上为每次 2 片，总剂量为 8 片。

两种制剂的禁忌证均为严重肝、肾病，血液病（白细胞减少症，血小板减少症）及孕妇。

6. 咯萘啶（pyronaridine） 是我国在 20 世纪合成的苯并萘啶类抗疟药，它是有效的杀疟原虫红细胞内期裂殖体的药物，与氯喹无交叉抗药性，可用于治疗抗氯喹恶性疟患者。

本药口服后的生物利用度较差，口服后血药浓度峰值在 7.8～14 小时，肌内注射后吸收迅速，40 分钟即达血药浓度峰值，半衰期为 63 小时±5 小时。儿童用量为每次 1.6mg/kg，首剂加倍，每天 1 次，共 3 天。也可将药量加于 5% 葡萄糖溶液或生理盐水 250～500ml 内作静脉滴注。本药的不良反应有头晕、头痛、恶心、呕吐、上腹部不适等；偶见心律不齐。本品严禁静脉注射。用药后尿会呈红色。

7. 阿托伐醌（atovaquone） 本药属羟萘醌类化合物，对肝细胞内、红内期及蚊内期疟原虫均有杀灭作用。它对弓形虫及肺孢子虫（菌）也有效。

本药选择性作用于疟原虫线粒体的细胞色素 bcl 复合体，以阻止电子的传递及使线粒体膜电位的衰减，氯胍可增强这种作用。本药是一种高度亲脂性化合物，水溶度很低，其生物利用度取决于剂型，脂肪餐可以增加其利用度。其血浆水平有两个高峰，提示存在肠肝循环。第一高峰在 1～8 小时，第二高峰则在 1～4 天。其

半衰期较长，平均为 1.5～3 天。本药在胆汁中排出，94% 以上的药物以原形在粪便中排出。

阿托伐醌能迅速退热及消除疟原虫血症，但复燃率较高，所以需与氯胍联合用药。复方阿托伐醌片剂（malarone），每片含阿托伐醌 250mg 及氯胍 100mg，儿童体重在 21～30kg 每天服 2 片，体重在 11～20kg 每天服 1 片，连服 3 天。体重在 11kg 以下者则不推荐用此药。复方制剂的不良反应轻微，可有腹痛、恶心、呕吐、腹泻等。有肾功能不全的患者慎用。

8. 本芴醇（benflumetol，lumefantrine） 是我国合成的抗疟药，属氨基醇类化合物，对各种疟原虫的红内期裂殖体有杀灭作用，与氯喹无交叉抗药性。

本药口服后吸收缓慢，与食物一起服用时可增加对其的吸收。口服后 6～12 小时血药浓度达峰值，健康人的半衰期为 88 小时，而在疟疾患者则可 2 倍于此值。由于其抗疟作用缓慢，且复燃率高，所以需与蒿甲醚联合用药，其复方制剂称为复方蒿甲醚（Co-artem），每片含本芴醇 120mg，蒿甲醚 20mg。治疗疟疾患者时采用 3 天 4 次疗法，即首日服用 2 次（间隔 8 小时），每次 4 片，以后 2 天各服 1 次（间隔 12 小时），每次 4 片。儿童患者则每次按千克体重计算，5～14kg 为 1 片，15～24kg 为 2 片，25～34kg 为 3 片，超过 35kg，则与成人剂量相同。

9. 伯氨喹（primaquine） 系 8-氨基喹啉类化合物，对间日疟及卵形疟原虫的组织期（红前期）虫体的休眠子有杀灭作用，从而可防止其复发，而达到根治的目的。它对四种疟原虫的配子体均有显著的杀灭作用，从而可阻止疟原虫由蚊虫的传播。

本药口服后在胃肠道内吸收良好，服药后 1 小时达血药峰值，并缓慢地聚积在各组织内，尤其是肝脏内，并被迅速地被代谢，仅有不到 4% 的药物由尿中排出。半衰期为 3～6 小时，服药后 10～12 小时体内仅存少量药物。

本药可口服用于根治儿童中间日疟或卵形疟原虫引起的疟疾，其剂量以伯氨喹碱基表示，26.4mg 磷酸伯氨喹相当于 15mg 伯氨喹碱基。WHO 推荐在儿童 250μg/kg（最高为 15mg），每天 1 次，共 14 天。伯氨喹在治疗剂量时，一般无明显的不良反应，但在剂量加大时可出现食欲缺乏、恶心、头痛、腹痛等反应，重者可出现粒细胞减少症、贫血等，在 G-6-PD 缺乏症的患者中易引起急性溶血性贫血及血红蛋白尿症，所以应避免用于有 G-6-PD 缺乏症，特别是重症患者。

（二）抗阿米巴药物

1. 清除组织内阿米巴原虫的药物

（1）甲硝唑（metronidazole）：本药为 5-硝基咪唑类化合物，对溶组织内阿米巴原虫、蓝氏贾第鞭毛虫、滴虫及厌氧菌引起的感染均有效。甲硝唑需将其硝基被易感生物体还原激活后才能起作用。本药口服后吸收迅速且完全，1~3 小时达血药浓度峰值，并分布在各组织及体液内，药物能透过血脑屏障，在脑脊液内有较高的浓度。它能通过胎盘进入胎儿，也可从乳汁中排出。血浆中药物的半衰期为 7~10 小时，本药在肝脏内进行代谢，其羟基代谢产物具有较长的半衰期（约 12 小时），并负有将近 1/2 的抗毛滴虫的作用。其代谢产物主要由尿中排出，少量从粪便中排出。

治疗肠阿米巴病时，每次 0.6~0.8g，每天 3 次，儿童每天 30mg/kg，分 3 次饭后服用。治疗急性阿米巴痢疾时的疗程为 5~10 天，治疗阿米巴性肝脓肿时为 8~10 天。治疗蓝氏贾第虫病时可每天 30mg/kg 顿服或分 3 次服用，3 天为一疗程。治疗肠道滴虫病时，可每日口服单剂 30mg/kg，或分 3 次服用，连服 5~7 天。本药的不良反应有口干、口有金属味、恶心、呕吐、腹痛、头痛、头晕等，一般不影响完成疗程。本药可干扰酒精的代谢，服药期间如服用酒精性饮料，则可出现腹部不适、呕吐、颜面部潮红、头痛等双硫仑（disulfiram）样反应，所以在服药期间及停药后 3 天内不得饮用酒精性饮料。

（2）替硝唑（tinidazole）：系 5-硝基咪唑类药物的第二代产品，具有半衰期较长的特点。本药口服后吸收完全，2 小时后达血药峰值，血浆药物的半衰期为 13 小时。治疗急性阿米巴痢疾时，儿童患者每日服用一次 50~60mg/kg（最大 2g），共 3 天，肝阿米巴病时，需 5 天。治疗蓝氏贾第虫病时可服用 50~75m/kg，单剂给予，需要时可重复一次。

（3）赛硝唑（secnidazole）：其化学结构与甲硝唑相似，仅以羟丙基取代其 1 号位上的羟乙基，而其半衰期可延长甚多，可达 17 小时，在靶组织及器官内维持长时间高浓度，对阿米巴原虫在 MIC 以上达 72 小时，对毛滴虫在 MIC 以上达 96 小时。以其原药或代谢物自尿中排泄，但甚为缓慢。治疗急性阿米巴痢疾时，儿童服用 30mg/kg，1 次顿服或 2 次分服，即可治愈，治疗阿米巴肝脓肿，需连服 5 天。

（4）其他：如奥硝唑（ornidazole）的半衰期较长，并可作静脉内注射。治疗阿米巴病，每天 40mg/kg，单剂，共 3 天，重症阿米巴痢疾或肝脓肿，每天可静脉给予 20~30mg/kg，3~6 天。

（5）硝唑尼特（nitazoxanide）：是一种噻唑类药物，用于治疗肠阿米巴病及肝阿米巴病，和消除肠腔内的阿米巴原虫。也可用于治疗隐孢子虫或蓝氏贾第虫引起的肠炎。用药前后和用药期间应监测血象和肝功能。

2. 清除肠腔内阿米巴原虫的药物

在消灭组织内的阿米巴原虫后，仍需要服用清除肠腔内的阿米巴原虫，以达到根治。常用的有双碘喹啉及二氯尼特。

（1）双碘喹啉（iodoquinol）：为卤化喹啉类药物。口服后 90% 的药物不被吸收。本药为片剂，每片 0.2g，儿童每次 5~10mg/kg，每天 3 次，连服 10~14 天。主要用于治疗带囊者及慢性阿米巴肠道感染者。不良反应较少见。

（2）二氯尼特（diloxanide）：为二氯乙酰胺衍生物。口服后吸收迅速，约 1 小时达血药峰值，在 6 小时内降至低水平。绝大部分药自尿中排出，仅 4%~9% 由粪便中排出，但有足够的药量到达肠腔内，以清除肠腔内的阿米巴原虫，在组织包括肠黏膜内的药物浓度低于治疗剂量，不能消灭组织内的阿米巴原虫。本药的剂型为二氯尼特糠酸酯（furoate）片，每片 500mg，儿童为每天 20mg/kg，分 3 次服用，连服 10 天。本药的不良反应轻微，可有轻度胃肠道胀气、呕吐及皮肤发痒、荨麻疹等。

（三）抗利什曼病药物

1. 葡萄糖酸锑钠（sodium stilbogluconate）

利什曼原虫无鞭毛体接触本药后，其生物能量的产生受到损害，在其糖体（glycosome）内进行的糖酵解及脂肪酸代谢受到抑制。本剂注射后在血浆内有较高的浓度，在肝脏内药量最多，脾脏内次之。本药的清除呈双相性，第一相约为 2 小时，而其第二相则较缓慢，为 33~76 小时。其延长的终末排泄相可能反映五价锑转化为三价锑，后者集中在组织内，并缓慢地释出。

本药主要用于治疗内脏利什曼病（黑热病），也可用于治疗皮肤利什曼病及黏膜利什曼病。我国用于治疗内脏利什曼病的是葡萄糖酸锑钠针剂，儿童的剂量为 120~150mg/kg，分 6 天作静脉内注射，每天 1 次，儿童也可分 2 次注射。不良反应有咳嗽、恶心、鼻出血、腹痛、腹泻，心电图可有 QT 间期延长。活动性肺结核、严重肝、肾疾病患者禁用。

2. 喷他脒（戊烷脒，pentamidine）

系芳香双脒类化合物。此药在试管内可直接杀死利什曼原虫及非分裂期肺孢子菌，其杀虫机制尚不清楚。单剂注射后，药物很快自血浆中消失，平均有 2%~11% 的药物由肾脏清除，反复多次注射后本药积聚在组织中，肝、肾、肾上

24章

腺及脾内的药物浓度最高,肺内其次。本药用于治疗抗锑剂或对锑剂过敏的内脏利什曼病患者,也可用于治疗卡氏肺孢子虫(菌)病及早期非洲锥虫病。临床应用的制剂为羟乙磺酸盐(isethionate),供肌内或静脉注射。治疗内脏利什曼病时,每周3次,每次4mg/kg,共5~25周,直到骨髓穿刺涂片中虫体消失。本药静脉注射时可引起明显的血压下降,必须缓慢地静脉滴注,每次不得少于60分钟。不良反应有心悸、气短、头晕、头痛、恶心、颜面潮红等。本药对胰腺有损害,可出现低血糖,继之可出现胰腺炎及糖尿病。本药有刺激性,肌内注射部位可有硬结,甚至出现无菌性脓肿。有严重肾病者禁用,孕妇慎用。

3. 米替福新(miltefosine) 是一种磷脂类衍生物,可以口服,在体外及动物实验中对利什曼原虫感染有效,在印度治疗内脏利什曼病有良好疗效,对皮肤利什曼病也有效。其作用是通过攻击原虫细胞膜的组成成分而发挥作用。每日口服2.5mg/kg,28天为一疗程,其疗效优于肌内注射葡萄糖酸锑钠,治疗内脏利什曼病的治愈率达95%~97%。它的胃肠道副作用和溶血性副作用却限制了它的运用。

(四)抗线虫感染的药物

1. 阿苯达唑(albendazole) 为苯并咪唑类药物,是一种广谱驱虫药,主要用于治疗肠道及组织内线虫感染,对吸虫及绦虫也有效。其主要作用机制在于对真核细胞的骨架蛋白即微管蛋白的作用,它与虫体的β-微管蛋白有高度的亲和力,在很低的浓度下即能与之结合,从而阻止了微管的聚合,引起虫体表皮或肠细胞的消失,降低了消化作用,减少了营养物质的吸收,最后导致虫体的死亡。经本药作用后的虫体活动减弱,但死亡较慢,所以往往在用药数天后,才排出虫体。本药口服后吸收较差,其吸收可为脂肪餐所增多。一次服药后2.5~3小时达血药峰值。药物吸收后很快被肝脏代谢为阿苯达唑亚砜和阿苯达唑砜,前者具有抗蠕虫活性,而后者则无。约70%的阿苯达唑亚砜与血浆蛋白相结合,具有可变的半衰期为4~15小时。药物分布到各组织中,也可透过血脑屏障而达脑组织和脑脊液中。阿苯达唑的代谢物主要由尿中排出。

本药的剂型为片剂,每片0.2g。治疗蛔虫病,钩虫病及蛲虫病时可顿服2片,但治疗蛲虫病时,宜在2周后再服2片,以防已有的自身感染。在治疗肠道寄生虫时,宜空腹或半空腹服药,以使药物在肠内与虫体有较长时间的接触。治疗颚口线虫病、广州管圆线虫病则需每日14~15mg/kg,分2~3次服用,治疗囊虫病则需每日15~18mg/kg,2~3次分服,10天为一疗程,脑囊虫病患者的治疗需3~4个疗程。本药的不良反应有头晕、恶心、头痛、疲乏等,长期服药可出现ALT活性升高、脱发,偶有发生粒细胞减少症。本药在动物中有致畸及胚胎毒性作用,故孕妇禁用。2岁以下儿童暂不使用。应用本药的乳剂或脂质体可提高治疗棘球蚴病的疗效。

2. 甲苯达唑(mebendazole) 与阿苯达唑相似,也是一种广谱驱虫药。本药仅5%~10%被吸收。90%以上的药物未经变化,随粪便排出。本药的剂量同阿苯达唑,治疗蛲虫病、蛔虫病与阿苯咪唑相似,治疗鞭虫病则优于阿苯达唑,而治疗钩虫病及囊虫病则略逊于阿苯达唑。本药的不良反应轻微,可有胃肠道不适,偶有头痛。禁忌证同阿苯达唑。

3. 左旋咪唑(levamisole) 系四咪唑的左旋体,它是驱虫的活性成分。它的作用在于开放线虫肌肉细胞的烟碱乙酰胆碱受体(nAChR),并与兴奋性受体的识别位点结合,而使线虫的肌肉细胞去极化和产生痉挛性麻痹,而虫体随宿主粪便排出体外。本药口服后迅速且完全地自胃肠道内吸收,在2小时内达血药峰值,其血浆半衰期为4小时。药物在肝内代谢,并以代谢物和原药形式从尿和粪便中排出。本药用于驱除肠道蛔虫及钩虫感染,对丝虫也有一定的治疗作用。本药的剂型有盐酸左旋咪唑片剂,每片25mg及50mg,糖浆剂800mg/100ml。驱除蛔虫时儿童剂量为2.5mg/kg,饭后一次顿服,驱除钩虫时需连服3天。治疗丝虫病则需与其他药物一起服用。不良反应少见且轻微,有恶心、呕吐、腹部不适等,曾有发生迟发性脑炎综合征病例的报告。

4. 噻嘧啶(pyrantel) 系嘧啶类衍生物,本药是去极化神经肌肉阻滞剂,使虫体肌神经接点去极化,并使非选择性阳离子通道开放和诱发烟碱乙酰胆碱受体显著且持久地激活,而引起虫体痉挛性麻痹,使虫体失去自主活动而被排出。本药口服后吸收很少,50%~75%以上的药物由粪便排出,有利于对胃肠道内虫体的作用。常用的剂型为其双羟萘酸盐(pyrantel pamoate),每片0.3g(含基质0.1g)。单剂10mg/kg(基质),睡前顿服,可驱除各种肠内线虫,感染较重的钩虫病患者需连服3天。目前临床上常用复方噻嘧啶,每片含双羟萘酸噻嘧啶及双羟萘酸酚嘧啶(oxantel pamoate)各150mg,治疗剂量同噻嘧啶,疗效优于单方噻嘧啶。

本药的不良反应较少,偶有胃肠道不适、呕吐等,复方制剂的不良反应与之相似。急性肝炎、肾炎、严重心脏病患者及孕妇应暂缓使用本药。

5. **三苯双脒（tribendimidine）** 是我国合成的新驱虫药,对钩虫、蛔虫、蛲虫均有良好的疗效。对儿童蛲虫患者一次顿服0.2g,治愈率达81.6%,如连服2天,则治愈率可达97.1%。不良反应轻微,偶有头晕、头痛、眼花、恶心、呕吐、腹泻等,本药对鞭虫的疗效差。

6. **乙胺嗪（diethylcarbamazine）** 是一种哌嗪衍生物。其杀虫机制尚不十分清楚,它可影响丝虫对葡萄糖的摄取,它也可影响虫体的能量及叶酸的代谢,而促使虫体死亡。本药主要用于治疗丝虫病。WHO推荐乙胺嗪6mg/kg加伊维菌素200μg/kg,或阿苯达唑400mg加乙胺嗪6mg/kg,一次服药,微丝蚴减少率可达99%,疗效可维持一年以上。不良反应有恶心、呕吐、厌食、无力等,一般轻微,不影响治疗。

7. **伊维菌素（ivermectin）** 是一种广谱抗线虫和节肢动物的药物,它是由放线菌属（*Streptomyces avermitilis*）所产生的大环内酯类抗生素阿维菌素（avermectin）中,最具抗虫活性的阿维菌素B1a的半合成衍生物。本药可使虫体肌肉系统产生松弛性麻痹,并通过阻断其咽泵而抑制虫体的进食,使虫体处于饥饿状态而死亡。

本药口服后吸收迅速,4~5小时后达血药浓度达峰值,此后缓慢地下降。其血浆半衰期约12小时,终末半衰期约57小时。药物在肝脏内代谢为羟化及去甲基衍生物,原药及其代谢物主要由胆汁经粪便排泄。本药可用于治疗蛔虫症、粪类圆线虫病及蝇蛆病。本药的剂型为片剂,每片6mg。单剂100~200μg/kg,治疗蛔虫病、粪类圆线虫、蛲虫病有效,对钩虫病的疗效较差。不良反应有头痛、肌痛、厌食等。在治疗盘尾丝虫时偶有出现直立性低血压或药物性肝炎。

（五）抗吸虫药物

1. **吡喹酮（praziquantel）** 系异喹啉吡嗪类衍生物,是一种广谱的抗吸虫及绦虫药。本药对血吸虫成虫有明显的作用,在最低有效浓度时可引起其肌肉活动增加,继之引起收缩和痉挛性麻痹,使虫体离开所吸附的血管壁,而随血流移至肝脏。在稍高的治疗浓度,它可使虫体的体表受损,出现肿胀、糜烂和破溃,使其体表抗原暴露,而易受到宿主免疫机制的攻击而死亡。本药口服后在肠道内易吸收,1~2小时血药浓度达峰值,80%的药物与血浆蛋白结合,仅14%~20%的药物为游离型,可通过血脑屏障,进入脑组织及脑脊液,但不能通过胎盘。本药主要在肝脏代谢,并迅速地转化为无杀虫作用的单羟基和多羟基代谢物。其血浆半衰期为0.8~3小时,长短取决于其剂量,其代谢半衰期为4~6小时,

在严重肝脏病患者中可延长。约70%的药物以代谢产物自尿中排出,其余大部分在肝脏代谢,并自胆汁中排出。本药用于治疗血吸虫病及各种吸虫病和绦虫病与囊虫病。

本药的剂型为片剂,每片0.2g,治疗急性血吸虫病的总剂量在儿童为140mg/kg,分4~6天服用。治疗儿童慢性或晚期血吸虫病,则总剂量为70mg/kg,于2天内分3~6次服用。治疗并殖吸虫病及华支睾吸虫病,则每天需75mg/kg,分3次服用,连服2~3天为一疗程。驱除牛带绦虫或猪带绦虫时,可10mg/kg,空腹顿服,在不能确定有无脑囊虫病时可改用5mg/kg,或改用氯硝柳胺。

本药的不良反应轻微,可有恶心、呕吐、头晕、食欲缺乏等。在有重症血吸虫病特别是伴心脏病或肝、肾受损时应慎用。在治疗脑囊虫病时,宜与脱水剂及肾上腺皮质激素一起应用,以防发生虫体被杀死后出现的炎症反应加重及脑水肿而出现的危险。

2. **三氯苯达唑（triclabendazole）** 系苯并咪唑类衍生物,但为一种窄谱类抗吸虫药,对肝片吸虫病及并殖吸虫病有极为良好的疗效。本药对肝片吸虫的各发育阶段均有作用,它是通过其活性代谢物亚砜起作用,药物可透过虫体的表皮而使虫体减少活动。最近的研究表明本药可抑制虫体蛋白的合成及对氧化磷酸化作用的解偶联,但对本药的作用位点仍不清楚。

本药难溶于水,口服后生物利用度可为脂肪餐所增加。口服后2小时达血药峰值,与食物同时服用则为3小时,其亚砜的浓度比原药高很多,其半衰期为7.1~9.7小时。本药的剂型为片剂,每片100mg,治疗肝片吸虫病时的剂量为单剂10mg/kg,其治愈率可达91.3%,而10mg/kg每天2次的一天疗法,治愈率可达100%,不过近来国外已发现对此药产生耐药的情况,可与阿苯达唑合用。治疗并殖吸虫病时的剂量为单剂10mg/kg,治愈率达84.4%,而10mg/kg每天2次的一天疗法,治愈率可达90.9%,治疗后3个月复查,如未治愈,则重复此一天两剂疗法,治愈率可达100%。对脑型并殖吸虫病的疗效尚有待进一步的研究。本药的不良反应极少见,偶有腹痛。

（六）抗绦虫药物

氯硝柳胺（niclosamide） 为不溶于水的氯化水杨酰苯胺衍生物。本药的作用机制在于抑制虫体线粒体的氧化磷酸化作用,而影响其能量代谢。它可破坏绦虫的角质层,使其头节及近端节片为宿主肠腔内的蛋白酶所

分解,因而所驱出的虫体常找不到头节。本药口服后不从肠道内吸收,使肠腔内保持较高的药物有效浓度。本药主要用于治疗肠道内各种绦虫感染。治疗肠道内牛带或猪带绦虫等,青少年 1.5~2g,儿童 0.5~1g,于空腹分 2 次,间隔 1 小时服用,疗效可达 76.7%~98.7%,驱除猪带绦虫或便秘的患者在 2 小时后需服用泻药。治疗微小膜壳绦虫时,儿童每天 1g,服法同前,7~10 天为一疗程,疗效可达 77.8%,必要时可重复疗程。

但目前已为吡喹酮疗法所取代。在服用本药时,必须将片剂充分嚼碎后,用水冲服,否则可原片自粪便内排出,而影响疗效。本药的不良反应较少见。

七、寄生虫病防治原则

由于寄生虫病的流行因素多种多样,因此要达到有效防治的目的,必须了解各种寄生虫病的流行规律,在此基础上制定综合措施。基本原则是控制寄生虫病流行的 3 个环节。

1. 控制和消灭传染源 在寄生虫病的传播过程中,传染源是主要环节,当发现寄生虫病患者或带虫者时,及时进行群体治疗及个体治疗,集体治疗不仅使接受治疗的人恢复健康,而且从流行病学角度来讲,大大控制和消灭了传染源。对保虫宿主也应进行检查,如发现寄生虫病也应进行化学药物治疗,或在特殊情况下要杀灭处理,以控制和消灭传染源,对流动人口要加强监测,必要时予药物治疗和预防,杜绝寄生虫病的传入和流行。

2. 切断传播途径 不同寄生虫病有不同的传播途径,在广大农村和畜牧地区要加强粪便和水源的管理,改善环境,做好生态保护。在流行地区,要按防治计划控制和杀灭传播媒介。

3. 保护易感人群 人群对寄生虫病大多无先天特异免疫力,因此采取必要的措施保护易感人群是防止寄生虫感染最直接的方法。健康促进和健康教育是很关键的措施,要注意改变不良的卫生、饮食习惯,改进生产方式和生产条件,积极提高自我保健意识和能力。对于某些寄生虫病还可以采取定期预防服药,保护易感者的方法。

目前,我国对寄生虫病采取的是综合防治策略,社区和流行区根据实际情况,将控制传染源、切断传播途径和保护易感人群有机地结合起来,在适当时候可突出重点,采取群体化学药物防治,形成良性循环,实践证明,综合防治策略对寄生虫病的控制是行之有效的。

(辛德莉 吴中兴)

参考文献

[1] 陈颖丹,周长海,朱慧慧,等. 2015 年全国人体重点寄生虫病现状调查分析. 中国寄生虫学与寄生虫病杂志,2020,38(1):1-12.

[2] 李家泰. 临床药理学. 3 版. 北京:人民卫生出版社,2007:1141-1162.

[3] 陈新谦,金有豫,汤光. 陈新谦新编药物学. 18 版. 北京:人民卫生出版社,2018:161-183.

第 2 节 原虫病

一、疟疾

疟疾(malaria)是世界上最严重的寄生虫病之一,全球仍有 25 亿以上的人口处于其威胁之下。2021 年世界卫生组织疟疾报告[1],2020 年,全球疟疾病例总数为 2.41 亿例,比 2019 年修订估计数(2.27 亿)增加了 1 400 万例(6%);全球疟疾死亡总数为 627 000 人,比 2019 年修订估计数(558 000 人)增加 69 000 人(12%);其中,95%的疟疾病例和96%的疟疾死亡人数来源于非洲。全球 5 岁以下儿童死亡总人数的 7.8%由疟疾导致,该数据几乎是之前估计的两倍,相当于每 1 分钟就

有 1 名儿童死于疟疾。2021 年 6 月 30 日我国正式获得世界卫生组织(WHO)消除疟疾认证,我国进入无本地原发感染疟疾病例报告阶段,但输入性疟疾仍不容忽视[2]。

【病原学】 疟疾的病原体是疟原虫,寄生于人体的疟原虫主要有 5 种,即引起恶性疟的恶性疟原虫(*Plasmodium falciparum*)、间日疟的间日疟原虫(*P. vivax*)、三日疟的三日疟原虫(*P. malariae*)及卵形疟的卵形疟原虫(*P. ovale*)和诺氏疟的诺氏疟原虫(*P. knowlesi*)。在我国以间日疟最为常见,恶性疟次之,但恶性疟病情最为严重,三日疟及卵形疟则较为

少见。

疟原虫的生活史较为复杂,有 2 个宿主,即中间宿主人及终宿主按蚊,也是疟原虫的传播媒介。疟原虫的有性生殖期及孢子生殖是在蚊体内进行的,疟原虫在人体内发育包括两个阶段:红细胞外期(肝期或红外期)和红细胞内期(红内期)。在按蚊叮咬人时,子孢子随唾液进入人体血液,并带入肝脏,在肝细胞内发育及繁殖,形成红外期裂殖体,产生许多裂殖子,最后肝细胞破裂,释出的裂殖子进入血窦,一部分裂殖子因巨噬细胞吞噬而被消灭,另一部分裂殖子则侵入红细胞,进行红内期发育及繁殖。裂殖子进入红细胞后经环状体、滋养体发育为裂殖体,并分裂成许多裂殖子,最后红细胞破裂,释出许多裂殖子进入血液后会侵入其他正常红细胞继续发育及繁殖。经若干个循环的发育,部分虫体发育为大(雌)、小(雄)配子体,等待蚊媒吸血时,进入蚊体。大小配子体结合为合子,再发育为动合子,然后钻入蚊胃壁内,发育成卵囊,进行孢子生殖,产生许多孢子,发育成熟后子孢子从卵囊内钻出,进入血腔,然后进入蚊唾液腺,等待下次叮咬人时,将子孢子传给健康人而使之感染疟原虫。间日疟原虫的子孢子有速发型与迟发型两种,前者侵入肝细胞后迅速发育,产生许多裂殖子进入血液红细胞,而引起发作。后者在侵入肝细胞后,先不发育,称为休眠子(hypnozoite),经过不同时间的静止期后被激活,继续发育为裂殖体及裂殖子,这也是间日疟的潜伏期有长有短及复发的原因。长潜伏期株的潜伏期可长达 625 天(图 24-1)。

【流行病学】

1. 流行概况　疟疾呈全球性分布,但以热带及亚热带为严重,温带地区也存在。在非洲、南美洲及东南亚一带比较严重,并且已存在耐氯喹及多种药的恶性疟。我国曾经疟疾流行也很严重,全国各地均有,但以南方更为严重。新中国成立以来,经大规模开展防治后,疟疾的流行面积大为缩小,患者数已大幅度下降。2021 年 6 月 30 日我国正式获得世界卫生组织(WHO)消除疟疾认证,我国进入无本地原发感染疟疾病例报告阶段,但输入性疟疾仍不容忽视,给我国疟疾防治和消除工作构成巨大的挑战和威胁[2]。

2. 流行环节及因素

(1) 传染源:外周血中带有雌、雄配子体的患者或无症状的带虫者。

(2) 传播媒介:按蚊是疟疾传播的媒介。在我国平原流行区是中华按蚊(*Anopheles sinensis*),山区为微小按蚊(*An. minimus*),在海南岛是大劣按蚊(*An. dirus*),此外有嗜人按蚊(*An. anthropophagus*)分布在广西、贵州、四

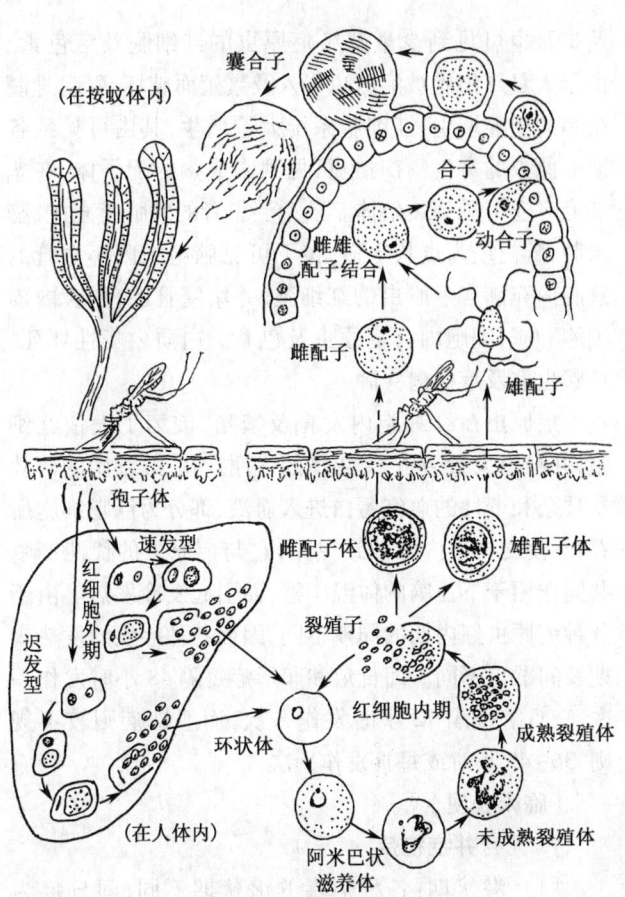

图 24-1　间日疟原虫生活史

川等流行区。疟原虫在蚊体内需在一定的温度下进行发育,间日疟原虫为 14.5 ~ 15℃,恶性疟原虫为 19℃。

(3) 其他传播方式有输血、共用注射器传播的疟疾,以及经胎盘传播的先天性疟疾。

(4) 易感性:除了某些遗传因素,如西非一些 Duffy 血型阴性的黑种人不易患间日疟以及疟疾流行区婴儿可能从母体获取部分抵抗力外,疟疾感染无性别、年龄及种属差异。

【发病机制与病理】　当感染疟原虫的按蚊叮吸人血时,疟原虫的子孢子即随血流进入肝脏,并在肝细胞内发育,待成熟后肝细胞破裂,释出大量裂殖子进入血液,所以患者常有肝大及肝功能受损,尤以恶性疟患者为甚。急性期患者肝脏的肝窦及中心静脉有明显的充血,库普弗细胞肥大和增生,胞质内常吞噬有疟色素、寄生疟原虫的红细胞及少量含铁血黄素。肝窦内充满带疟原虫的红细胞、吞噬细胞及红细胞残体,造成机械性阻塞,肝细胞胀大,并有混浊肿胀或球形肿胀,但无疟色素。汇管区可见到以淋巴细胞为主的浸润。急性期患者脾脏轻-中度肿大,切面呈暗红色,受疟原虫感染的红细胞及疟色素主要分布在脾索的吞噬细胞内,脾窦充血

及扩张也可见到少量感染疟原虫的红细胞及疟色素。由于大量红细胞被疟原虫侵入及繁殖而破坏,引起骨髓细胞的明显增生,红细胞系统大量增生,其内可见到各期疟原虫的寄生,有时也可见到未成熟的配子体,在恶性疟时还可见到裂殖体。脑型疟患者的软脑膜充血、脑水肿,脑白质内点状出血,镜下可见脑组织内小血管的管腔内充满含疟原虫的红细胞,并堵塞管腔,血管内皮细胞肿胀,细胞内有疟原虫及色素。白质内炎性坏死,环状出血及疟疾肉芽肿。

疟原虫在红细胞内发育及繁殖,破坏了大量红细胞,并释出大量裂殖子、虫体的代谢产物、红细胞的碎片及残余和变性的血红蛋白进入血液,部分为巨噬细胞所吞噬,使之产生内源性致热原,它与疟原虫的代谢产物共同作用于下丘脑的体温中枢,而引起发冷发热。由于各种疟原虫红内期的周期不同,因而各种疟疾的发热周期及间歇也不同。间日疟和卵形疟每隔48小时发作一次,三日疟每隔72小时发作一次,而恶性疟则较不规则,36~48小时或每日发作一次。

【临床表现】

1. 无合并症疟疾

(1) 潜伏期:各种疟疾的潜伏期不同,间日疟为12~20天,三日疟为18~40天,恶性疟为8~15天,卵形疟为11~16天。

(2) 前驱期:患者在发作前常有疲乏、无力、腰背肌肉酸痛、头痛、食欲缺乏等前驱症状。

(3) 发冷期:患者感全身发冷、脸色苍白,继之全身发抖、四肢肌肉颤动,医学上称为寒战,此期约持续数分钟至1小时。

(4) 发热期:此时体温迅速上升,可达40℃以上,此期持续约2~4小时,一般为3~6小时,但恶性疟可持续更长。

(5) 出汗期:患者有出汗,渐至大汗淋漓,此时患者体温迅速下降,全身症状消失。

(6) 静止期:为两次发作的间歇期,患者可无任何症状。

2. 重症疟疾 根据WHO《重症疟疾管理实用手册》第3版[3],疟疾患者出现以下情况时应考虑为重症患者,而采取紧急抗疟措施,以挽救患者的生命,重症疟疾常由恶性疟原虫引起。

(1) 虚脱:成人常因全身无力,极度虚弱,以致不能自动起坐和行走,幼儿则为不能进食。

(2) 意识障碍:成人表现为不能唤醒的昏迷。

(3) 深大呼吸和呼吸窘迫(酸中毒性呼吸)。

(4) 多发性抽搐(惊厥):24小时发作超过2次。

(5) 循环衰竭或休克(收缩压:成人<80mmHg,儿童<50mmHg)。

(6) 肺水肿。

(7) 异常的出血。

(8) 黄疸:血清胆红素值≥3mg/dl。

(9) 血红蛋白尿。

(10) 严重贫血:儿童的血红蛋白<5g/dl,血细胞比容<15%;成人的血红蛋白<7g/dl,血细胞比容<20%。

(11) 低血糖:<2.2mmol/L或<40mg/dl。

(12) 代谢性酸中毒:血浆碳酸氢盐<15mmol/L。

(13) 高乳酸血症:乳酸>5mmol/L。

(14) 肾损伤:血肌酐>265μmol/L。

3. 其他疟疾 因输血而引起恶性疟的潜伏期较短,一般为输血后7~10天发病,且其严重程度及并发症较自然感染的恶性疟要多且严重。输血引起的间日疟发热常不高,但畏寒及出汗较明显。先天性疟疾是指在出生7天内发生的疟疾,其临床表现主要为发热、惊厥、呕吐等。

【实验室检查】

1. 血液检查 疟疾急性发作时一般血常规白细胞总数正常,粒细胞轻度增多,如果白细胞总数增多有重症风险。恶性疟时常可见到血小板数减少。多次发作后可有红细胞数及血红蛋白量减少。可通过厚薄血涂片法在红细胞找到疟原虫,并根据其特点来鉴别各期疟原虫(表24-1)。如在恶性疟患者的血涂片中见到滋养体或裂殖体,则表明患者的感染较为严重,必须积极治疗。

2. 免疫学检查 应用ELISA法可以检测疟原虫的循环抗原,但阳性率较低,无法区分现症和既往感染,不适于临床上应用。WHO推荐快速诊断方法(rapid diagnostic test,RDTs)检测外周血中疟原虫循环抗原,作为临床诊断的辅佐方法,优点是诊断迅速,可以多个样本同时检测,不需要特殊仪器,适合现场、疾控或基层使用。一种是检测HRP2(histidine rich protein 2),HRP2是恶性疟原虫可分泌的一种稳定的水溶性抗原——富含组氨酸蛋白2,应用免疫金标层析法,阳性率可达84.2%~93.9%,特异性可达96%~97%,此法的缺点是治疗后数周仍可为阳性。另一种方法是测定虫体的乳酸脱氢酶(LDH),此酶是各种疟原虫无性期在糖原分解代谢中产生的酶,仅由活虫产生,故在治疗开始后2~4天,此酶很快自血中消失而转阴。其阳性率为60.4%~100%,其敏感性在虫血症≥100/μl时可达90%以上,其特异性为91.5%~94.3%。此法可区分恶性疟与其他疟疾。

表 24-1 薄血涂片中四种疟原虫形态的鉴别

名称	项目	恶性疟原虫	间日疟原虫	三日疟原虫	卵形疟原虫
被寄生虫的红细胞	大小	正常或略小	胀大	正常或略缩小	胀大
	形状	齿状圆形	长圆形或多边形	圆形	卵圆形,边缘不整齐
	斑点	茂氏小点,紫红色,粗大,数少	薛氏小点,红色,细小,数多	齐氏小点,淡紫色,微细,数少	薛氏小点,红色,粗大,数多
出现的疟原虫虫期		环状体和配子体	滋养体、裂殖体和配子体	滋养体、裂殖体和配子体	滋养体、裂殖体和配子体
环状体(小滋养体)	大小	较小,纤细	较大,稍粗	中等,致密	中等,致密
	数量	2个或2个以上	1个,偶有2个	少有2个	少有2个
	核	1个或2个	1个,偶有2个	1个	1个
大滋养体	大小	中等,外周血不易见到	较大	较间日疟小	较三日疟大
	形状	圆形	不规则	圆形或宽带状	圆形
	伪足	罕见	明显	无伪足	无伪足
	胞质	空泡不明显	空泡明显	空泡不明显	空泡不明显
	疟色素	黑褐色,粗颗粒状,集中	棕黄色,点状或线状,分散	棕褐色,粗颗粒状,分布不匀	棕黄色,较粗大,分布不匀
未成熟裂殖体	大小	小,外周血不易见到	大	小	中等
	形状	圆形	圆形	圆形或宽带状	圆形或卵圆形
	核	开始分裂	开始分裂	开始分裂	开始分裂
	疟色素	集中	开始集中	少量集中	少数集中
成熟裂殖体	裂殖子数	外周血不易见到10~36个,常为12~28个	12~24个,常为14~22个	6~12个,常为8个	6~12个,常为8个
	疟色素	黑褐色,大量,集中	黄褐色,粗大,常聚集一侧	深褐色,粗大,常集中	褐黄色,聚集中央或一侧
雄(小)配子体	大小	较大	较大	小于正常红细胞	小于正常红细胞
	形状	腊肠形,两端钝圆	致密的球形	与间日疟相似,但体小	与间日疟相似,但体小
	核	较大,淡红色,居中	较大,淡红色,居中	较大,疏松,淡红色,居中	较大,淡红色,居中
	疟色素	分布于核周围	分散	分散	分散
雌(大)配子体	大小	较大	较大	似间日疟,但体小	似间日疟,但体小
	形状	新月形	卵圆形	似间日疟	似间日疟
	核	深红色,较致密,位于中央	深红色,核小,致密,偏于一侧	深红色,核小,致密,偏于一侧	与间日疟相似
	疟色素	分布于核周围	分散	分散	分散

24章

3. PCR 检测 PCR 检测较为敏感,可以特异扩增不同种属疟原虫基因,但在检测后期易受污染而出现假阳性,对实验室设备有一定的要求。

【诊断与鉴别诊断】 凡是去过疟疾流行区的发热患者,都应首先考虑疟疾的可能性,做进一步检查,快速诊断方法对诊断有一定的帮助,但仍以在患者血涂片中找到疟原虫才能确诊。

鉴别诊断方面主要与上呼吸道感染(有咽痛、流涕、鼻塞、咳嗽等症状)、伤寒(全身症状较重、衰弱、无欲状、相对缓脉、末梢血白细胞数减少等)等病相鉴别。

【治疗】 目前 WHO 推荐使用青蒿素为基础的联合疗法进行疟疾治疗,最好使用含有较长半衰期的伙伴药物的配方。

氯喹敏感疟疾的治疗,儿童患者可使用总剂量为 25mg/kg 氯喹基质(氯喹每片 0.25g,含基质 0.15g,以下同),即第 1、2 天各服 10mg/kg,每日 1 次,服用 2 天,第 3 天服用 5mg/kg。不良反应有恶心、呕吐、头晕等。

耐氯喹恶性疟的治疗,儿童患者可服用青蒿素合剂。复方双氢青蒿素片(科泰复),每片含双氢青蒿素 40mg 及哌喹 320mg。儿童患者的剂量为:

7~10 岁:每日服药 2 次,每次 1 片,总剂量为 4 片。

11~15 岁:每日服药 2 次,每次 1.5 片,总剂量为 6 片。

16 岁以上同成人剂量,即每日服用 2 次,每次 2 片,每次间隔 6~8 小时,共 2 天,总剂量为 8 片。7 岁以前的儿童无用药经验;但可试用每日 2 次,每次 1/2 片的 2 天疗法。其他合剂请参阅本章概述中的抗寄生虫病药物介绍。

间日疟患儿尚需服用伯氨喹以避免复发,26.4mg 磷酸伯氨喹相当于 15mg 伯氨喹基质。WHO 推荐儿童患者 250mg/kg(最高为 15mg),每日 1 次,共 14 天。在治疗剂量时一般无明显的不良反应,但在加大剂量时可出现食欲缺乏、恶心、呕吐、头痛、腹痛等,重者可出现粒细胞减少症、贫血等。在 G-6-PD 缺乏症的患者中易引起急性溶血性贫血及血红蛋白尿,因此本药应避免用于 G-6-PD 缺乏症的疟疾患者。

重症疟疾的治疗:在确诊为重症疟疾患者后,应立即进行抗疟治疗,常用的药物为青蒿素制剂,必要时进行静脉内注射。常用的有青蒿琥酯针剂,每支含 60mg,因其溶液不稳定,所以必须新鲜配制,使用时将粉剂溶于 5% 碳酸氢钠溶液 0.6ml 中,待溶解后加入 5.4ml 葡萄糖生理盐水,缓慢静脉内注射,儿童剂量按 1.2mg/kg 计算,每天注射 1 次,第 1 天首剂加倍,6 小时后再注射 1 次,共 7 天。也可应用咯萘啶针剂,每支 2ml,每毫升含 40mg(基质),儿童用量为每次 1.6mg/kg,首剂加倍,肌内注射,也可加于 5% 葡萄糖溶液或生理盐水 250~500ml 中静脉内滴注。该药对心脏有抑制作用,切不可静脉推注。在无注射制剂或设备的地方可应用青蒿素栓剂直肠给药应急,抢救患者的生命。患者病好转后,能口服时改为口服药物,以完成疗程。此外,一些辅助疗法如维持水和电解质的平衡,保持充分的入量也很重要。此外,对高热的处理,如物理降温等也很重要。在合并血红蛋白尿或黑尿热时,静脉内滴注 5% 碳酸氢钠溶液,以保护肾脏抗血管内溶血及肌红蛋白溶解的损害作用。贫血明显时应输血。极为重要的是,抗疟药使用的重要原则是青蒿素单方治疗不能少于 7 天,或青蒿素单方治疗和青蒿素为基础的联合疗法共计治疗时间不能少于 7 天。

【预防】 预防疟疾主要应防止蚊虫的叮咬,特别是在疟疾流行区旅行时,最好在睡眠时使用除虫菊酯浸泡过的蚊帐,此外也可服用哌喹预防治疗。灭蚊是一个群众性运动,需有组织地进行,但也要关注室内防蚊。此外清除蚊虫的滋生地,饲养鱼类等对消灭蚊的幼虫也有一定的意义。

二、利什曼病

利什曼病是由利什曼原虫引起的寄生虫病,此病又可分为皮肤利什曼病(cutaneous leishmaniasis)、内脏利什曼病[visceral leishmaniasis,又称黑热病(kala azar)]及黏膜皮肤利什曼病(mucocutaneous leishmaniasis)。内脏利什曼病主要由杜氏利什曼原虫(Leishmania donovani)感染引起;黏膜皮肤利什曼病主要发生在南美洲一些国家,可引起鼻咽黏膜肿胀及破溃,此病由巴西利什曼原虫(L. braziliensis)引起,我国无此种疾病;皮肤利什曼病则主要由热带利什曼原虫和墨西哥利什曼原虫(L. tropica)所致。在我国,杜氏利什曼原虫是主要的致病虫种。

(一)内脏利什曼病

内脏利什曼病(visceral leishmaniasis)又称黑热病(kala azar),我国曾是内脏利什曼病的重流行区,为我国北方及西北地区常见的寄生虫病,但经过有效的预防控制工作后,近年来,新疆、甘肃、内蒙古、陕西、山西和四川等省份仍呈现散发态势。

【病原学】 引起利什曼病的原虫是利什曼原虫,

该虫有许多种类,引起内脏利什曼病的是杜氏利什曼原虫(*L. donovani*)及婴儿利什曼原虫(*L. infantile*)。利什曼原虫的生活史有两期,即在人体内的无鞭毛体(amastigote)期和在白蛉体内繁殖的前鞭毛体(promastigote)期。当感染前鞭毛体的白蛉叮咬人时,前鞭毛体进入人体内,为人体巨噬细胞所吞噬,前鞭毛体即转变为无鞭毛体,以二分裂法繁殖,并被带至单核巨噬细胞系统如骨髓、肝、脾等处进行繁殖。当白蛉叮咬患者或贮存宿主时,将无鞭毛体吸入白蛉胃内,并转化为鞭毛体,经7天左右的发育和繁殖,前鞭毛体进入白蛉喙部。此时白蛉再叮咬人时,即可将前鞭毛体传给此人(图24-2)。

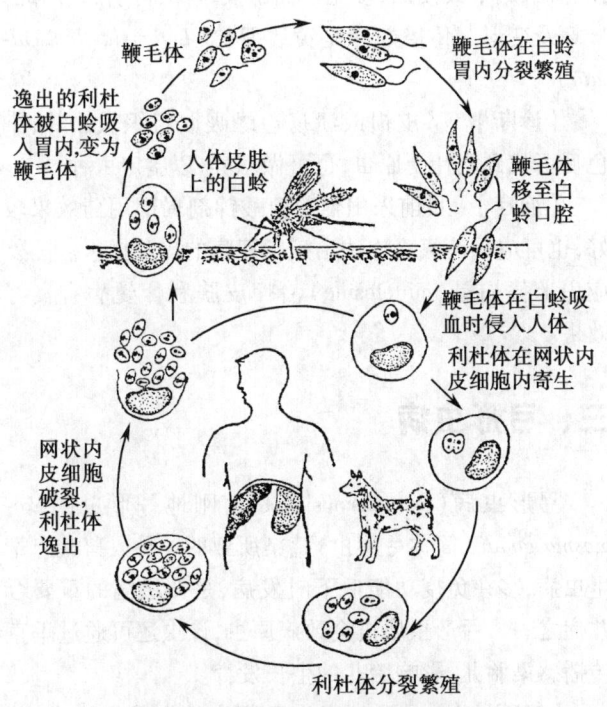

图24-2 内脏利什曼原虫生活史

【流行病学】

1. **流行概况** 本病呈全球性分布,主要见于亚洲的中国、印度、巴基斯坦、尼泊尔和孟加拉国等,中东的伊朗,非洲,欧洲地中海沿岸国家如意大利、法国、西班牙等,以及南美巴西、秘鲁等约88个国家,受威胁人口约3亿人,感染人数约1 200万左右,每年全球约有5.9万人死亡,危害巨大[4]。近年来,我国新疆、甘肃、内蒙古、陕西、山西和四川等省份呈现散发态势。同时也有境内输入性病例增多等风险[5]。

2. **传播途径** 本病主要由白蛉传播,在我国主要为中华白蛉(*Phlebotomus. chinensis*),在新疆则为长管白蛉(*P. longiductus*)。在山区流行区的贮存宿主为犬。另偶有经输血传给患者或经胎盘传给婴儿的报道。

3. **易感性** 无论年龄和性别均可感染本病,但以10岁以下的儿童较易受到感染。

【发病机制与病理】 利什曼原虫进入人体后,被巨噬细胞所吞噬,转化为无鞭毛体,并大量繁殖使巨噬细胞破裂,所释出的无鞭毛体又被其他巨噬细胞所吞噬,并继续繁殖,网状内皮细胞大量增生,引起淋巴结、肝脾大。

本病的主要病理变化有肝大,库普弗细胞增生,胞质内有大量无鞭毛体,常有浆细胞浸润。脾大,髓索中有大量吞噬细胞及网织细胞增生,以及浆细胞浸润,脾窦的内皮细胞增生,吞噬细胞内有大量无鞭毛体,脾小结减少且萎缩,中央动脉周围淋巴鞘胸腺依赖区内小淋巴细胞几乎全部消失。各类血细胞的减少与脾功能亢进有关。骨髓组织明显增生,镜下可见到胞质内充满利什曼原虫无鞭毛体的吞噬细胞,浆细胞明显增多。

【临床表现】

1. **潜伏期** 本病的潜伏期是3～3.5个月,但也可能为数周到数年。

2. **临床症状及体征** 主要症状是长期不规则发热,典型的热型是双峰热型,也可呈弛张热型或稽留热型。患者常有出汗、疲乏、无力等。全身淋巴结轻度肿大及肝脾大,以后者为明显。

3. **临床类型** 李宗恩、钟惠澜曾将本病的早期临床症状分为以下的临床类型,以便诊断时参考:①结核型;②伤寒型;③波浪热型;④疟疾型;⑤双峰热型;⑥呼吸道感染型;⑦胃肠型,此型常见于儿童,表现为胃肠道不适,轻度腹泻、便秘、腹痛等。

【实验室检查】 患者末梢血液白细胞总数及中性粒细胞减少,同时血小板数、红细胞数及血红蛋白量也减少;血沉增快。血浆球蛋白量明显增多,球蛋白水试验阳性。

常用的免疫学检查有直接凝集试验(DAT)、间接荧光抗体试验(IFAT)及酶联免疫吸附试验(ELISA),均有较高的阳性率,分别达85.7%～98.8%、100%及100%;但ELISA与麻风病有交叉反应。K39是杜氏利什曼原虫驱动蛋白分子的39个氨基酸重复序列,这序列对内脏利什曼病的诊断具有重要价值。其重组的K39蛋白(rK39)开发的免疫层析试条已广泛用于内脏利什曼病的诊断,阳性率可达75.4%～99.6%,特异性达70.0%～91.8%。

【诊断】 内脏利什曼病的诊断可根据患者来自流行区或去过流行区,并有长期发热及肝脾大的患者,特别是10岁以下伴有末梢血白细胞及粒细胞减少的儿

24章

童,应考虑有内脏利什曼病的可能性,做进一步检查。骨髓穿刺做涂片染色后检查,找到利什曼原虫无鞭毛体,可确诊为内脏利什曼病。血清免疫学检查循环抗体和循环抗原对诊断具有重要价值[6]。

【治疗】 目前治疗内脏利什曼病的首选药物仍为五价锑剂,常用的是葡萄糖酸锑钠,国内推荐 6 天疗法,儿童的总剂量为 120~150mg/kg,分 6 天静脉注射,每天一次或分 2 次注射,疗效可达 95%。WHO 推荐 20mg/(kg·d)的 20 天疗法。五价锑的不良反应有发热、咳嗽、恶心、鼻出血、腹痛、腹泻等,一般均较轻微,但锑剂对肝脏、心脏等重要脏器可引起损害,如急性心肌衰竭等必须加以注意,如心电图有 T 波倒置或 QT 间期延长时,应暂停锑剂注射。锑剂治疗时也要注意血小板数及白细胞数的变化。如有出血现象时应停药。内脏利什曼病要注意复诊和监测,避免复发。

对锑剂无效或过敏的患者可使用喷他脒(戊烷脒,pentamidine),剂量为 4mg/(kg·d),儿童总剂量为 0.7~1.4g,分 10~15 次静脉或肌内注射。静脉注射易发生血压下降、面红、眩晕等反应,长期应用可出现糖尿病。可推荐应用两性霉素 B 作为二线药物治疗,剂量同深部真菌感染,目前该药已有脂质体两性霉素 B 用于治疗该病,可减轻不良反应。

【预防】 本病的预防主要在于发现患者及治疗患者,检查并处理流行区的病犬,加强个体防护,睡时用蚊帐,此外应在室内喷洒杀虫剂。

(二)皮肤利什曼病

【病种与临床表现】

1. **旧大陆皮肤利什曼病** 主要见于亚洲西部及非洲北部。

2. **人源型(城市型)皮肤利什曼病** 本病的潜伏期为 2~8 个月,病变表现为无痛性溃疡,多见于面部及四肢暴露部分皮肤,这种病变常于一年左右自愈,但可留下瘢痕。本病的病原体是热带利什曼原虫(L. tropica),传播媒介是静食白蛉(P. papatasi)及司氏白蛉(P. sergenti)。

3. **动物源型(乡村型)皮肤利什曼病** 本病潜伏期不到 4 个月,表现为无痛性皮肤结节,但 1~2 周后可破溃而成溃疡,创面有炎性渗出,经 2~6 个月后可自愈,留下永久性瘢痕。

其病原体为硕大利什曼原虫(L. major),传播媒介为静食白蛉及博克白蛉(P. duboscqi)。贮存宿主为大沙鼠。

我国新疆克拉玛依发现的皮肤利什曼病,其皮肤损害表现为面部及四肢皮肤淡红色丘疹,呈绿豆至黄豆大小结节或斑块,继而发展成脓肿,破溃后形成溃疡,最后形成瘢痕。本病的潜伏期为 5~8 个月,病原体为婴儿利什曼原虫,传播媒介为吴氏白蛉。

4. **埃塞俄比亚皮肤利什曼病** 表现为单纯性结节样皮肤损害,发展缓慢,常在 1~3 年内愈合。其病原体为埃塞俄比亚利什曼原虫(L. aethiopica),传播媒介是长足白蛉(P. longipes)及佩迪福白蛉(P. pedifer)。

5. **新大陆皮肤利什曼病** 主要见于墨西哥及南美一些国家如秘鲁等国。采胶工溃疡(chiclero's ulcer)由墨西哥利什曼原虫(L. mexicana)引起,表现为自限性皮肤丘疹、结节或溃疡,多见于面部及耳部,可引起耳郭的破坏及变形。传播媒介是黄盾罗蛉(Lutomyia flaviscullata)。

【诊断】 从皮损或溃疡边缘吸取组织做涂片,染色后可找到利什曼原虫,也可做培养,以鉴定虫种。

【治疗】 目前采用葡萄糖酸锑剂局部用药效果较好,也可应用液氮冷冻法治疗无溃疡的皮肤损害。国外应用米替福星(miltefosine)治疗皮肤利什曼病有良好效果。

三、弓形虫病

弓形虫病(toxoplasmosis)是由刚地弓形虫(Toxoplasma gondii,简称弓形虫)感染所致的一种人兽共患寄生虫病,多在免疫功能低下时发病,是艾滋病的重要合并症之一。弓形虫属机会致病原虫,该虫还可通过垂直传播感染胎儿,影响胎儿的生长发育。

【病原学】 弓形虫寄生于宿主的有核细胞内,其发育全过程中有 5 种不同形态阶段,分别为滋养体、包囊、裂殖体、配子体和卵囊。其中滋养体、包囊和卵囊与传播和致病有关。滋养体呈香蕉形或半月形,长 4~7μm,最宽处 2~4μm,一端较尖,一端较钝圆,胞核位于虫体中央。数个滋养体集合于宿主细胞内,由宿主细胞膜所包裹的集合体称为假包囊,假包囊内的滋养体又称速殖子。在免疫功能正常的宿主体内,速殖子转化为缓殖子,并分泌成囊物质,形成一层富有弹性的坚韧囊壁,内含数个至数百个滋养体,此为包囊。人和多种动物是弓形虫的中间宿主,体内仅有滋养体、假包囊和包囊寄生,虫体在有核细胞内以内二芽殖法繁殖。猫科动物(如家猫等)为弓形虫终宿主兼中间宿主,体内可见弓形虫各发育阶段。在猫小肠上皮细胞内,弓形虫进行裂殖体增殖及配子生殖,最终形成具有感染性的卵囊随粪便排出。

当人食入弓形虫的卵囊或动物肉类中的包囊或假包囊后,卵囊内的子孢子或包囊中的滋养体在肠内逸出,随即侵入肠壁,经血液或淋巴进入单核巨噬细胞内寄生,并扩散至全身组织器官,在有核细胞内发育增殖。当滋养体数量增多,被寄生的细胞破裂,释放出的滋养体再侵入新的细胞,导致组织的损害(图 24-3)。

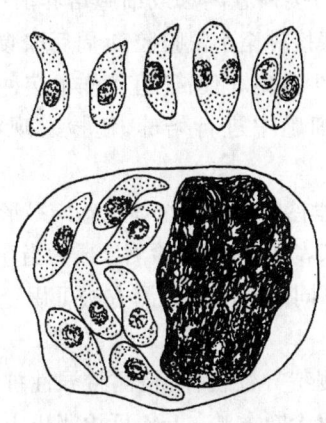

图 24-3　弓形虫原虫

【流行病学】　弓形虫病呈世界性分布,人群感染较普遍。据血清学监测,全球人群感染率为 25% ~ 30%,而我国人口感染率接近 10%,低于全球平均水平,但分布不均匀,其中贵州、广西等地区感染率较高,黑龙江省最低。由于独特的文化和饮食习惯差异,一些少数民族的感染率显著高于全国平均水平。如云南白族阳性率为 30%、苗族 25.4%、布依族 25.3%、蒙古族 17.1%、壮族 16.73%[7]。此外,某些职业人群如牧民、兽医、肉类加工者和屠宰场工人感染风险更高。弓形虫病在动物中广泛存在,家畜感染率可达 10% ~ 50%,在可食用肉类中感染相当普遍,严重影响畜牧业发展,也威胁人类健康。

1. **传染源**　动物是弓形虫病的最重要的传染源,已从 100 多种动物体内分离出弓形虫,被感染的动物都可作为人弓形虫感染的来源。我国猪弓形虫的感染率为 7.2% ~ 75.9%,牛的感染率为 0 ~ 52.5%。猫及猫科动物的感染率为 1.9% ~ 45.0%,猫日排卵囊量可达1 000 万个,卵囊对低温、消毒剂、消化酶有较强的抵抗力。

2. **传播途径**

(1) 先天性感染:孕妇感染弓形虫后,弓形虫滋养体通过胎盘传染给胎儿,或可经羊水进入胎儿消化道使其感染。

(2) 获得性感染:①食入生的或半生的含各发育期弓形虫的肉、蛋、奶制品而感染。②猫粪中的卵囊可通过污染的食物、饮水或手感染人。③与猫等宠物密切接触,可通过黏膜或被舐的伤口而受感染。④经皮肤、黏膜损伤处或经输血、器官移植而感染;节肢动物(蝇、蟑螂等)携带卵囊也具有一定传播意义。

3. **易感人群**　人类对弓形虫普遍易感。胎儿和婴幼儿比成人易感;老年人、孕妇、接受输血者、肿瘤患者及免疫功能低下者较正常人易感。生活方式、饮食习惯与感染率密切相关,喜食生肉者感染率高,如广东嗜食与不嗜食生肉者的阳性率分别为 23.8% 和 6.0%。

【致病机制与病理】　速殖子是弓形虫的主要致病阶段,其主要通过层黏蛋白(laminin binding protein)介导,识别并黏附于将要入侵的细胞。在虫体自身分泌物的促进下,宿主细胞上形成纳虫空泡,进而虫体侵入细胞。初次感染者因缺乏对弓形虫特异性免疫,虫体进入细胞后迅速繁殖,致细胞破裂,逸出的速殖子再侵入邻近细胞,大量细胞被破坏,致单核细胞及多核细胞浸润、致局部组织炎症、水肿甚至坏死。当针对弓形虫的免疫建立后,弓形虫的增殖受到抑制,形成包囊,此时宿主多呈无症状带虫状态。当宿主免疫力下降,体内虫体活化,包囊破裂,虫体迅速增殖,可出现新的播散性病灶,隐性感染转为急性发作,甚至可致免疫抑制或免疫缺陷患者死亡。弓形虫的强毒株的致病力强,故弓形虫病的发生发展与虫株的毒力和机体免疫状况密切相关。

弓形虫寄生于宿主的有核细胞内,引起多种组织器官的损伤,最常累及的器官多见于脑、眼、淋巴结、心、肺、肝脏和肌肉等,发生散在的坏死和炎症细胞浸润等病变。弓形虫所致的病理改变可分为三种类型:①急性期,虫体在宿主细胞内增殖引起局部组织的坏死性病灶;②慢性期或隐性感染时,包囊破裂引起宿主迟发性变态反应,形成肉芽肿;③引起宿主局部的继发性梗死性病灶。

【临床表现】　感染弓形虫后,多数表现无症状的隐性感染,仅免疫功能低下或严重感染者出现明显症状。

1. **先天性弓形虫病**　孕期母体感染弓形虫,虫体致胎盘病损,通过胎盘使胎儿感染,严重影响胚胎及胎儿的生长发育。对我国 9 个省(市、自治区)16 944 例孕妇血清标本检测,异常产妇和正常产妇弓形虫感染率分别为 16.86% 和 2.46%,前者是后者的 6.85 倍,估计我国每年有 8 万~10 万先天性弓形虫病患儿出生。据对1 270 例孕期弓形虫感染的母亲的调查,孕前、停经后

24章

6~12周、17~20周、21~35周,母婴传播率分别为1.2%、4.9%、17.3%和28.9%。调查另一组557例不同孕期首次感染者,感染时间在孕期13、26和36周,胎儿的症状发生率分别为61%、25%和9%。表明妊娠早期感染,胎儿感染率低,但病损严重,妊娠后期感染,胎儿感染率高,但病损较轻。妊娠早期感染,可致流产、早产、死产、脑钙化及畸形,如无脑儿、脑积水、小脑畸形、小眼畸形、脊柱裂等。妊娠中期或晚期感染,胎儿多为隐性感染,部分婴儿在出生时未见异常,在出生后数月至数年才出现智力发育不全、精神运动障碍、白内障及视网膜脉络膜炎等弓形虫病的症状。先天性弓形虫病主要表现为视网膜脉络膜炎、脑积水、脑钙化和精神运动障碍四大征象,10%的感染婴儿可出现严重临床症状。此外,可伴有全身性表现,在新生儿期即有发热、皮疹、呕吐、腹泻、黄疸、肝脾大、贫血、心肌炎、癫痫等。融合性肺炎是常见的死亡原因。

2. 获得性弓形虫病 获得性弓形虫病可因虫体侵袭部位和机体反应性而呈现不同的临床表现,常见的临床表现主要有:①淋巴结炎、淋巴结肿大最为常见。急性全身性弓形虫病表现为不定位或体腔内单个或多个淋巴结肿大,伴发热、肝脾大;慢性弓形虫病常见颈部表浅、腹股沟等部位淋巴结肿大。②弓形虫性眼病:最具特征性的病变为复发性、局限性、坏死性视网膜脉络膜炎。③弓形虫性脑病:因脑组织多发性坏死灶或肉芽肿形成致头痛、低热、昏睡、意识模糊或可有癫痫等。国内报道的267例获得性弓形虫病中,脑型占26.79%,重要脏器损害占14.98%,淋巴结肿大占14.61%,眼弓形虫病占8.24%。

少数患者可出现肝炎、心肌炎、心包炎、支气管炎、肺炎、关节炎、肾炎、喉炎、咽炎、皮肤肿块、甲状腺炎等多器官受损的临床表现。全身重症型患者可有高热、头痛、关节肌肉疼痛、荨麻疹、淋巴结肿大及癫痫等中枢神经系统受损的表现,可同时出现多系统器官受损,如严重贫血、肾功能不全、肝脾大等症状。重症患者起病一般较急、病情重,病死率高。

育龄妇女感染弓形虫易导致流产,且妇科疾病(如子宫肌瘤、宫外孕、盆腔炎等)患病率显著增高[8]。

有资料报道,6%~10%的艾滋病患者并发弓形虫病,其中以脑弓形虫病最常见。

【预后】 先天性弓形虫病预后不良,病死率较高,存活者多有神经和智力方面的障碍,或严重的视觉病变等后遗症。获得性弓形虫病如及时诊断和彻底治疗,预后良好。免疫缺陷者或 AIDS 患者,常因全身播散性感染,预后欠佳。

【诊断】

1. 病原学检查

(1)涂片染色法:将急性患者的胸腔积液、腹水、羊水、血液或脑脊液等离心沉淀、涂片,或取活组织穿刺直接涂片和/或印片,经吉姆萨染色后镜检,发现速殖子可认为急性感染。此法简便,但阳性检出率不高,易漏诊。采用免疫荧光或酶染色法,可提高虫体检出率。

(2)动物接种分离法或细胞培养法:将患者的体液或组织匀浆接种至小鼠腹腔,1周后取腹腔液进行检查,阴性者至少盲传3代;还可将样本接种于离体培养的单层有核细胞中进行培养,镜检发现滋养体即可确诊。

2. 血清学诊断 多数个体在感染弓形虫时无明显特异性的临床表现,血清学检测已成为当今广泛应用的诊断手段。不同的血清学检测方法可用于检测不同的抗原或抗体。

(1)检测特异性抗体:检测特异性抗体是弓形虫病重要的辅助诊断方法。IgM 可检测出 1 周到几个月甚至数年的感染,所以不能作为急性感染的有效指标;IgA 检测比 IgM 出现更早,可持续几个月,因此可以作为急性感染的诊断指标;IgE 出现的时间较短,可作为正在感染期间的判断标准;IgG 的出现只能提示有感染发生,但是不能确定感染时间。已有染色试验(DT)、间接血凝试验(IHA)、间接荧光抗体试验(IFA)、酶联免疫吸附试验(ELISA)、免疫酶染色试验(IEST)等多种检测试剂盒,可用于弓形虫抗体的检测。

(2)检测弓形虫循环抗原(TgcAg):感染后 TgcAg 出现更早,在患者血清中检测出 TgcAg,既可作为早期诊断的指标,也是治疗后观察疗效的重要指标。

3. 影像学诊断 成像技术包括 CT、MRI 和超声波,便于诊断弓形虫病定位病灶,可作为辅助诊断弓形虫病的方法,但监测治疗效果不具有特异性。

4. 分子生物学方法 采用不同类型的 DNA 探针,与待测标本中的 DNA 分子杂交,具有较高的敏感性和特异性。应用 PCR 技术检测弓形虫的靶基因,如 *B1* 基因、*P30* 基因,具有敏感性高、特异性强和早期诊断价值。尤其对妊娠妇女是否通过母婴传播导致胎儿感染能进行准确诊断。

另外,在孕妇怀孕期间,进行 B 超检查、羊水或胎血检查,可以了解弓形虫抗体水平的动态变化、胎儿子宫内受感染与否以及受损情况,以便采取相应措施,预防或减少不良后果的发生。

【治疗】

1. 磺胺嘧啶和乙胺嘧啶联用 用于弓形虫病急性

期。磺胺嘧啶 50~75mg/（kg·d），分 4 次口服，服本药同时应服等量的碳酸氢钠，多饮水防止形成药物性尿结石。乙胺嘧啶 1mg/（kg·d），分 2 次口服，经 2~4 天将剂量减半，每天最大剂量不超过 25mg。两药联用疗程约 2~4 周，用药时应给予叶酸 5mg 口服，每天 3 次，或用亚叶酸钙 5mg 肌内注射，每 3 天 1 次。治疗过程中应检查血象。

2. 阿奇霉素 阿奇霉素能杀死弓形虫滋养体和包囊。阿奇霉素 5mg/（kg·d），首次加倍，10 天为一疗程，亦可与磺胺药联合应用。阿奇霉素与干扰素联用，对呼吸系统弓形虫病有较好疗效。阿奇霉素 7~10mg/（kg·d），晚饭后 2 小时顿服，干扰素 3 岁以下 10 万 U 肌内注射，每天 1 次，连用 4 天，3 岁以上 100 万 U 肌内注射，一疗程 1 次。

3. 螺旋霉素（spiramycin） 适合于孕妇治疗。成人剂量为每天 2~4g，分 4 次服，3 周为一疗程。儿童剂量为 50~100mg/（kg·d），分 4 次口服，疗程同上。

4. 甲硝唑和乙胺嘧啶联用 2% 甲硝唑葡萄糖注射液 5~7ml/（kg·d），静滴，加乙胺嘧啶 1mg/（kg·d），口服，疗程 20 天。治疗儿童弓形虫病的有效率为 97.9%，与磺胺嘧啶和乙胺嘧啶联用疗效相同，但副作用发生率明显低于磺胺嘧啶。

艾滋病患者用乙胺嘧啶加磺胺嘧啶治疗，迅速好转者占 60%~80%，但一旦停止治疗则复发者 50% 以上，因此需用全剂量长期维持。

【预防】 加强健康教育，注意饮食卫生，不食未熟的肉、蛋及制品；加强对家畜、家禽和可疑动物的检测和隔离；加强肉类食品卫生检疫，做好水源管理；注意猫的饲养和管理，对宠物定期检疫；孕妇避免接触猫，孕期内定期进行检查；加强供血者和器官供体的弓形虫检查。

四、巴贝虫病

巴贝虫病（babesiosis）是巴贝虫（Babesia）寄生于人和哺乳动物的红细胞引起溶血等症状。该病呈全球分布，在我国属于新现寄生虫病[9-11]。

【病原学与流行病学】 寄生于红细胞内的虫体形态因其发育时期而异。大小 1.0~5.0μm。形态多样，可呈逗点状、环状、梨形、圆形、椭圆形等。单个或成对排列呈双梨形，或四联体呈十字形。虫体核呈点、球或块状，紫红色。一个红细胞内可有多个虫体，以 1~4 个居多，并表现为不同发育期。

巴贝虫生活史包括在蜱体内的配子生殖和人及哺乳动物红细胞内的无性生殖两个阶段，传播媒介蜱是终宿主，人是中间宿主，自然界许多哺乳动物为中间宿主，是本病传染源。当蜱叮人吸血时，吸入宿主外周红细胞内的雌雄配子体，配子体进入蜱的小肠上皮细胞进行配子生殖，2 周后，在蜱唾液腺内发育为含多个子孢子的卵囊，当蜱附着宿主后几小时，数千子孢子聚集在蜱口器周围，感染期子孢子随蜱吸血侵入宿主的红细胞后，虫体自纳虫空泡逸出，消化宿主的血红蛋白等变为裂殖子。裂殖子在红细胞内发育为滋养体，并呈二分裂法繁殖。当被感染的红细胞破裂后，裂殖子逸出，再侵入新的红细胞，重复分裂繁殖。此外，有些滋养体发育为配子体，配子体在红细胞内仅体积增大而不分裂，向着有性生殖的方向发育。

本病是一种由蜱媒传播的人兽共患寄生虫病。巴贝虫的宿主非常广泛，牛、马、羊、犬等多种家畜及野生动物自然感染。人类可感染的虫种主要有田鼠巴贝虫、牛巴贝虫、犬巴贝虫。传播途径包括蜱虫叮咬、输血、器官移植和经胎盘垂直传播等途径。蜱虫是该病重要传播媒介，主要蜱种有肩突硬蜱、草原革蜱、镰形扇头蜱、长角血蜱、全沟硬蜱等。

【发病机制与临床表现】 巴贝虫毒力分子及致病机制尚不明确，主要是虫体在红细胞内增殖导致红细胞破坏溶解的作用，并与宿主免疫状态有关。潜伏期 1~4 周。免疫功能正常人群有一定自限性，无明显症状或亚临床症状。表现为疲劳、不适、发热、虚汗、肌痛及关节痛。重症感染者起病急，寒战、高热、肝脾大。少数危重患者出现黑尿、肝肾衰竭、昏迷甚至死亡。免疫功能低下的老年人、脾切除者、艾滋病患者往往出现高热、溶血性贫血、血红蛋白尿、黄疸及肾衰竭等凶险症状。患者血清转氨酶、未结合胆红素、乳酸脱氢酶等水平升高，外周血中性粒细胞和血小板减少。另外，被蜱叮咬的感染者还会出现立克次体、螺旋体等合并感染的情况，使症状更为严重，并影响疾病预后和药物疗效等[12]。艾滋病患者合并感染巴贝虫易转为慢性感染。

【诊断与治疗】 取外周血时制作厚、薄血膜，经吉姆萨或瑞氏染色后镜检找虫体。红细胞内查见四分体（马耳他十字架形态）特征形态可确诊。血涂片中可查见虫体的持续时间为 3~12 周。因此，血液涂片阴性者，并不能排除存在感染的可能。此外，巴贝虫和疟原虫在外周血涂片红细胞虫体形态相似，容易误诊或漏诊。血清学检测已被广泛应用于流行地区人巴贝虫病的确诊，如间接免疫荧光抗体、酶联免疫吸附试验等。分子生物学方法聚合酶链反应（PCR）可用于辅助诊断，主要适用于早期感染者或低虫荷感染者[13]。目前常用有效药物是克林霉素和奎宁。联合用药效果较好，奎宁

（650mg，每天 3 次，口服 1 周）加克林霉素（600mg，口服，每天 3 次，或 1.2g，静滴，每天 2 次，用药 7～10 天）。儿童用药剂量为奎宁（10mg/kg，口服，每天 3 次）加克林霉素（7～14mg/kg，口服，每天 3 次）。副作用大，包括听力障碍、胃肠不适等。重症患者可联合应用阿托伐醌（750mg，口服，每天 2 次）及阿奇霉素（500～1 000mg，口服，每天 1 次），用药 7～10 天；儿童用药剂量为阿托伐醌（20mg/kg，口服，每日 2 次）加阿奇霉素［第一天 10mg/kg，口服 1 次，此后 5mg/（kg·d）一天 1 次，用药 7～10 天］。副作用较小。

【预防】 做好个人防护，防止被蜱虫叮咬。加强环境卫生管理，清除蜱虫孳生地，灭鼠。

五、阿米巴病

在人体大肠寄居的阿米巴中，只有溶组织内阿米巴具有致病性。凡体内有溶组织内阿米巴（Entamoeba histolytica）寄生者，无论有无症状，均称为阿米巴病。通常将没有任何临床表现而只在其粪便内查到包囊的感染者称为无症状带囊者，而将具有肠内外临床表现者称为侵袭性阿米巴病。阿米巴病可分为肠阿米巴病和肠外阿米巴病。

【病原学】 溶组织内阿米巴生活史包括滋养体期和包囊期。滋养体直径 12～60μm；小滋养体寄生于肠腔中，以细菌为食；大滋养体寄生在肠壁及其他器官组织中，可吞噬红细胞，具有较强致病性。滋养体内外质分明，由外质快速伸出的伪足呈宽指状，定向移位；细胞核核周染粒大小均匀、排列整齐，核仁细小、居核的中心或稍偏位。包囊呈圆球形，大小为 10～20μm，有 1～4 个核，核的结构同滋养体。单核和双核为未成熟包囊，其内有棒状拟染色体和糖原泡。4 核包囊为成熟包囊，具有感染性。

包囊被人吞入后，至回肠末端和回盲部脱囊，变成 4 个小滋养体。小滋养体在回盲部和升结肠内分裂增殖，进入横结肠后逐渐停止活动，缩小成圆形，变成包囊。包囊约需 6 小时即可发育成熟，并随粪便排出体外，重新感染人体。当机体抵抗力下降，小滋养体侵入肠壁，吞噬红细胞和组织细胞，变成大滋养体，并大量分裂增殖，破坏肠壁组织。大滋养体可随脱落的坏死组织再次回到肠腔，随粪便排出体外死亡，或变为小滋养体，再变为包囊后排出体外。大滋养体亦可随血流从肠壁进入其他器官组织，但进入组织内的大滋养体则不能形成包囊。

人体肠道内除溶组织内阿米巴外，尚有多种非致病

性阿米巴寄生，其中一种为迪斯帕内阿米巴（Entamoeba diaspar），其包囊形态和生活史与溶组织内阿米巴相同（图 24-4）。

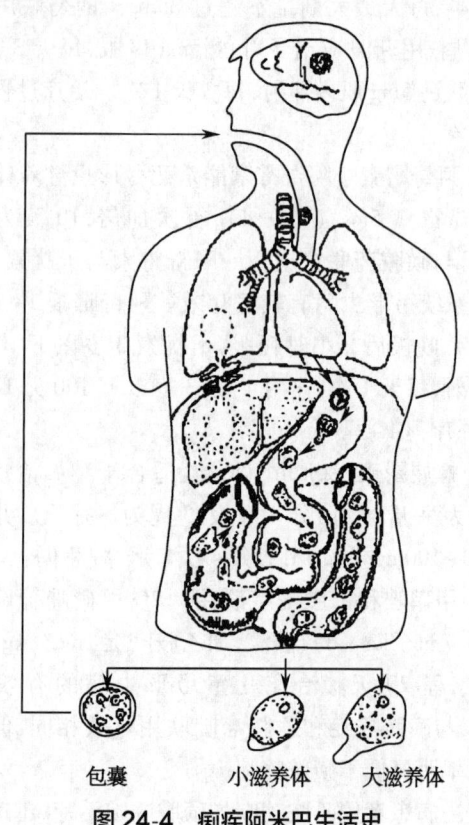

包囊　　小滋养体　　大滋养体

图 24-4　痢疾阿米巴生活史

【流行病学】

1. 传染源　人吞入溶组织内阿米巴成熟包囊而被感染。无症状带囊者则是最重要的传染源。滋养体的抵抗力很弱，只排出滋养体的急性肠阿米巴病患者，并不传播阿米巴病，但同时排出滋养体和包囊的慢性肠阿米巴病患者，则是传染源。

2. 传播途径　本病经粪-口途径传播。包囊通过污染的饮水、食物等进入人体。蝇类及蟑螂接触粪便，其体表和肠腔可携带包囊污染食物而成为重要传播媒介。

3. 人群易感性　本病呈世界性分布，尤以热带、亚热带和温带地区发病较多。人群普遍易感，主要取决于他们与病原体接触机会的多少。人群感染率与当地的经济水平、卫生条件及生活习惯有关。

4. 流行特征　阿米巴病散发于世界各地，在印度、印度尼西亚、撒哈拉沙漠以南和中美洲等地区感染率较高。秋季发病较多，夏季次之。发病率农村高于城市，男性多于女性，成年多于儿童，幼儿患者很少，但新生儿患病也并非不可能，有报道最小患者仅为出生 2 天。本病分布有明显的家庭聚集性，人口多、住房拥挤、个人卫

生习惯不好的家庭,阿米巴感染率高。

【发病机制与病理】 当机体抵抗力下降时,小滋养体可自肠腺开口处侵入肠壁,吞噬红细胞,变成大滋养体。后者大量繁殖,使黏膜组织溶解坏死,形成黏膜下脓肿。病变散见于回盲部、升结肠、乙状结肠及直肠,严重者可累及回肠下部。肉眼检查可见肠壁有烧瓶状溃疡,其边缘清晰锐利,中有黄色小孔,四周围以充血环,口小底大,内充满明胶状的坏死组织。组织学检查可见肠黏膜有明显的溶解性坏死和基质水肿;黏膜和黏膜下组织有滋养体寄生和淋巴细胞浸润;单纯阿米巴感染时中性粒细胞极少见,继发细菌感染时可有大量中性粒细胞浸润。慢性病例的肠壁组织因反复的破坏及修复作用而增厚,发生瘢痕性狭窄、肠息肉或肉芽肿等病变。有时长期不愈的溃疡底部会出现过分增生的肉芽组织和大量的纤维组织,脂肪形成的瘤样肿块向肠腔内凸出,形成阿米巴瘤。

肠壁内的滋养体可通过静脉、淋巴管迁移或直接蔓延的方式造成多种脏器和组织的损害,形成肝脓肿、肺脓肿、脑脓肿以及心包炎、阴道炎、尿道炎、皮肤阿米巴病等肠外阿米巴病,其中以阿米巴肝脓肿最常见。肠壁内的大滋养体经门静脉系统侵入肝脏,亦可从结肠肝曲直接侵入,早期可引起肝脏小静脉炎及周围组织的炎症反应,导致血管栓塞和局部循环障碍,使肝组织缺血坏死。滋养体不断分裂繁殖,造成肝小叶的坏死液化而成为小脓肿。滋养体从坏死组织向周围扩散,使脓肿不断扩大。邻近的脓肿融合成单个大脓肿。由于原发病灶多位于盲肠和升结肠,该处血流大多进入肝右叶,又由于右叶体积较大,接纳的血流较多,所以约80%的肝脓肿发生在肝右叶。典型的阿米巴肝脓肿内容物含溶解的肝细胞、红细胞、脂肪及坏死的残余组织,故呈巧克力色。脓肿壁组织坏死、界限不清,组织间可查见滋养体。

【临床表现】

1. 无症状型(包囊携带者) 无症状或偶有腹部不适、气胀、便秘等表现。此种带囊者可多年保持亚临床水平,当被感染者免疫力低下时可转变为阿米巴痢疾。

2. 肠阿米巴病 本病的潜伏期为 4 天至数月不等,一般为 7~14 天。

急性肠阿米巴痢疾以腹泻、腹痛开始,起病较缓。腹泻次数为一日数次至数十次,大便量中等。若病变发生在盲肠,患者无下痢症状,仅呈单纯性腹泻,为非痢疾性结肠炎;若发生在直肠、乙状结肠,则痢疾症状十分明显,粪便呈果酱色,带有血和黏液,有腐败腥臭味。腹痛明显,回盲部、横结肠及左下腹可有压痛,尤以回盲部为

甚。可伴有里急后重。体温大多正常。

孕产妇、营养不良以及接受糖皮质激素治疗者感染后可发生暴发型肠阿米巴病,儿童亦多见。起病急骤,以恶寒、高热开始;大便一日十数次至数十次,甚至失禁。腹泻物为血水样或脓血黏液样,奇臭;可有呕吐;有全腹剧烈的绞痛,腹部有时因腹膜炎而腹肌紧张,有时因麻痹性肠梗阻而膨胀;有剧烈的里急后重;可迅速出现脱水和电解质紊乱,严重者昏迷。此型患者极易发生肠出血和肠穿孔。患者可因脓毒血症或多脏器功能衰竭于 1~2 周内死亡。

急性患者可以痊愈不再复发,也可以成为无症状带囊者,或出现长期持续的症状,变成慢性肠阿米巴病。慢性患者主诉的症状有:腹泻持续存在或反复发作;在间歇期可无症状或仅有腹部不适、腹胀;腹泻和便秘交替等。一旦患者饮食失常、情绪紧张、劳累受凉或因其他一些不明原因,就会使腹泻次数增加,伴或不伴有脓血便。长期的消化道功能紊乱可导致患者出现不同程度的消瘦和贫血。结肠增粗变厚,触及时有压痛。

3. 肠外阿米巴病 肠外阿米巴病是存在于肠黏膜下层或肌层的滋养体进入静脉、经血行播散至其他器官引起的阿米巴病,以阿米巴性肝脓肿最为多见。本病约在肠阿米巴病数月、数年甚至十数年之后出现,有些患者既往无肠阿米巴病病史。

本病以不规则发热、盗汗或以突然高热、恶寒开始。发热以间歇型或弛张型居多,体温大多晨低,午后上升,傍晚达高峰,夜间热退时伴盗汗。有持续性的肝区钝痛,深呼吸及体位变更时加剧。脓肿多位于右叶顶部,可刺激邻近组织器官并形成粘连。右侧反应性胸膜炎相当多见,由于脓肿压迫右下肺而发生肺炎,患者可有气急、咳嗽、胸痛、肺底浊音、摩擦音及啰音。有些患者右下胸或右上腹隆起。肝大,有压痛及叩击痛。浅表脓肿,可在右侧腋中线下部肋间隙触到最显著的压痛点,即 Ludlow 征阳性。右上腹肌可紧张,并有明显压痛。

肝脓肿如未及时诊断治疗,病情迁延,患者可有消瘦、贫血、水肿、肝大质坚及局部隆起等,易误诊为肝癌。也有极少数病例,起病急骤,呈暴发性,称为超急性型肝脓肿或 Rogers 暴发型肝脓肿,常伴有暴发性阿米巴结肠炎,如不及时抢救,可危及生命。

【合并症】 肠阿米巴病可引起肠穿孔、肠出血、阑尾炎、肠狭窄(阿米巴瘤)和直肠脱垂,其中以肠穿孔和肠出血较多见。直肠脱垂易见于幼儿及老年患者,系病灶累及直肠下段,肛管皮肤及直肠黏膜充血、水肿,肛门括约肌松弛引起脱肛所至,并可引起肛周阿米巴病。肠外阿米巴病则可引起多种穿破性合并症,如脓胸、肺脓

24章

肿、弥漫性或局限性腹膜炎、支气管瘘、心包炎、膈下脓肿等。

【辅助检查】

1. 病原学检查

（1）粪便检查：①脓血便检查：典型粪便呈暗红色果酱样，腥臭味。取新鲜脓血便做生理盐水涂片镜检，可找到吞噬有红细胞的大滋养体。患者在粪检前不宜服用油剂、钡剂、铋剂等药物；粪便标本应盛于干燥清洁的器皿内，不要与消毒剂、尿液接触；粪便标本宜在排出后30分钟之内送检，以免滋养体失去活动能力。②成形便或稀便检查：从带囊者的成形便中能找到1~4核包囊，在稀粪中尚能找到小滋养体。需要特别指出的是，仅根据包囊和小滋养体的形态无法将溶组织内阿米巴和迪斯帕内阿米巴相区别。

（2）十二指肠引流液或肝脓肿穿刺液检查：阿米巴肝脓肿患者粪检阳性率仅为2.5%~30%，可从十二指肠引流液第三管胆汁中或穿刺排脓的末端脓液中查找滋养体。

2. 免疫学检查

（1）血清抗体检测：用溶组织内阿米巴纯抗原，以酶联免疫吸附试验（ELISA）、间接血凝试验（IHA）及间接荧光抗体试验（IFTA）等可从阿米巴病患者血清中检测到滴度很高的抗体。

（2）粪便抗原检测：采用抗溶组织内阿米巴单克隆抗体，以ELISA方法可准确地从粪便中检出溶组织内阿米巴抗原[14]。

3. 基因检测 DNA探针杂交、常规PCR、巢氏PCR及实时定量PCR等方法可敏感、特异地从粪便或脓液标本中检测出溶组织内阿米巴基因片段。

4. X线检查 阿米巴肝脓肿患者X线检查可见右膈抬高或膈面局限性隆起、膈面模糊、肋膈角不清或变浅、胸腔积液、右下肺不张等影像。

5. 超声检查 超声检查能够指示脓肿的大小、数目和位置，对选择穿刺部位和方向、估计穿刺深度及评价治疗效果很有意义。

【诊断与鉴别诊断】

1. 肠阿米巴病 本病一般起病较缓，有腹痛、腹泻、里急后重等表现，全身中毒症状较轻，有反复发作的倾向。由于本病临床类型较多，症状轻重不一，较少特殊性，故仅凭临床表现，难以作出确切诊断，应及时进行粪便和其他检查。从新鲜粪便标本中查到吞噬有红细胞的大滋养体或抗原是确诊本病的依据；若查到高滴度的血清阿米巴抗体，亦是确诊本病的有力证据。从粪便标本中仅查到1~4核包囊或小滋养体应报告为溶组织

内阿米巴/迪斯帕内阿米巴感染。此时，即使患者有症状，亦不能据此就得出肠阿米巴病的诊断，应证实感染虫株确属溶组织内阿米巴后，诊断才能成立，否则必须寻找引起患者腹泻的其他原因。

本病应与细菌性痢疾、肠结核、血吸虫病、结肠癌、结肠炎或其他肠道原虫病鉴别，儿科患者尤需与慢性非特异性溃疡性结肠炎和急性坏死性出血性肠炎鉴别。

2. 肠外阿米巴病（阿米巴肝脓肿） 凡临床有发热、右上腹痛、肝大及超声检查肝区有液性平段或X线见右侧膈肌抬高者，再加下述任何一项，即可确诊为阿米巴肝脓肿：①肝脓液中发现溶组织内阿米巴滋养体；②诊断性穿刺抽出巧克力色脓液；③血清特异性抗体阳性；④在脓液中查到溶组织内阿米巴基因片段；⑤经抗阿米巴治疗痊愈或有显著效果。本病应与细菌性肝脓肿和原发性肝癌鉴别[15]。

【治疗】

1. 一般治疗 急性期应注意休息，进流质或半流质少渣高蛋白饮食。患者应及时补液，纠正电解质、酸碱平衡紊乱。肝脓肿患者亦应注意补充维生素及铁剂，并采用支持疗法，如输血或输血浆等。

2. 病原治疗 儿童阿米巴病患者禁用依米丁、慎用双碘喹啉治疗，可选择下列药物进行病原治疗：

（1）甲硝唑：是目前治疗阿米巴病的首选药物。本品口服后吸收迅速，其肠腔内杀阿米巴的效力可能较低，治疗时需与二氯尼特等肠道内杀阿米巴药合用。最常见的不良反应为胃肠功能紊乱和产生恶劣的金属味觉。

成人口服剂量为400~800mg，每天3次，连用5~10天。

儿童口服剂量为35~50mg/（kg·d），分3次服，连用10天。

危重患者可静脉给药，首次剂量15mg/kg，以后7.5mg/kg隔6~8小时重复，2天内可使症状迅速好转，继后改为甲硝唑口服。

（2）替硝唑：本品吸收快，血药浓度较甲硝唑高1倍，半衰期较长（10~12小时），副作用小，疗效更好。成人剂量为一次0.5g，一天2次，疗程5~10天；或一次2g，一天1次，疗程2~3天；小儿一天50mg/kg，顿服3天。

近年来报告采用替硝唑口服治疗阿米巴肝脓肿，具有脓肿缩小时间短、肝区疼痛消失早、不良反应少等优点，剂量为一次2g，每天1次，疗程3~5天。

（3）糠酸二氯尼特：主要作用于肠腔，是一种肠腔

内杀阿米巴药物。本品是目前最有效的杀包囊药物,毒性低,仅见腹胀、恶心等轻度副作用。本品口服给药,单用即可治疗无症状阿米巴包囊携带者,而治疗侵袭性阿米巴病时先用杀组织内阿米巴药物如甲硝唑进行治疗,然后再用本品进行治疗。

12 岁以上及成人剂量为 500mg,每日 3 次,10 天为一个疗程;必要时可重复疗程。

12 岁以下且体重>25kg 的儿童剂量为 20mg/(kg·d),分 3 次口服,10 天为一疗程。

3. 穿刺排脓 对于肝脓肿直径在 3cm 以上者应进行穿刺引流,可改善中毒症状,减轻脓腔内压力,减少发生穿破的危险。穿刺应在 B 超引导下定位进行,每 3~5 日一次,向脓肿内注射阿米巴药物比单独内科或外科治疗更有效。如有细菌混合感染,可于抽脓后依培养结果向腔内注入适量抗生素。少数肝脓肿患者因肝穿刺困难、有穿破危险、脓液黏稠不易吸出而需手术引流。

4. 控制继发性细菌感染 应常规使用广谱抗生素,以预防或控制细菌感染。

【预后】 一般良好。暴发型肠阿米巴病患者以及合并肠出血、肠穿孔、弥漫性腹膜炎而又未能及时诊治者,则预后不良。肝脓肿一旦发生穿破,不但增加诊断治疗的复杂性,亦增加了预后的严重性,其中尤以穿破后形成弥漫性腹膜炎及心包炎的预后最差。

【预防】 预防原则为消除传染源和切断传播途径。具体措施包括:①消除传染源;②保护水源不受污染;③搞好食品卫生,对从事饮食行业的人员应有严格的卫生要求;④无害化处理粪便,搞好环境卫生,防止苍蝇、蟑螂孳生;⑤普及卫生教育,养成饭前便后洗手、生吃蔬菜要洗净的良好习惯。

六、原发性阿米巴脑膜脑炎

原发性阿米巴脑膜脑炎是一种罕见的感染,通常由自由生活阿米巴——福氏耐格里阿米巴(*Naegleria fowleri*)引起。

【病原学】 福氏耐格里阿米巴(*Naegleria fowleri*)生活在湖塘水、阴沟水、潮湿泥土及腐败植物中,以细菌为食,有滋养体和包囊两种形态。滋养体呈长椭圆形,大小 22μm×7μm,有奔放的伪足。染色后可见典型的泡状核,核仁大而致密,核仁与核膜之间有一透明圈。细胞质呈颗粒状,内含水泡和收缩泡。滋养体在 37℃ 蒸馏水中可暂时变为梨形鞭毛体。不利环境或蒸馏水中滋养体从一端长出 2 根或多根鞭毛,呈现鞭毛型。包囊呈圆形,直径 7~10μm 左右,具有一个核和光滑的囊壁。

本虫在 42~45℃ 尚能生存,但适宜温度为 27~28℃,对低温、干燥耐受性较差。

【流行病学】 本病常见于健康儿童和青壮年中,好发于夏季。湖塘池水中的滋养体或尘土中的包囊经鼻腔侵入人体。1962 年美国佛罗里达州报告了首例原发性阿米巴脑膜脑炎,病例报告较多国家为美国(143 例)、巴基斯坦(105 例)、澳大利亚(19 例)、捷克(16 例)及印度(16 例)等,至今世界各地已报告超过 350 余例,经治疗好转患者只有 11 例。我国浙江省、香港特别行政区及台湾省亦有病例报告。

【发病机制与病理】 尚不了解本虫毒力、侵袭力及致病因素。福氏耐格里阿米巴侵入鼻腔后,先在鼻黏膜处增殖,再经筛状板沿嗅神经上升入脑,引起嗅球及脑组织的炎症和广泛破坏,主要病理特点为化脓性脑膜炎和出血坏死性脑炎。

【临床表现】 潜伏期为 3~7 天。发病初期有鼻咽部卡他性炎症,表现为鼻塞、流涕、咽痛、头痛、低热。继之体温急剧升高,可达 39~40℃,头痛加剧,尤以额痛最甚,伴恶心及喷射性呕吐。由于嗅神经及嗅球有严重炎症,额叶、颞叶和小脑选择性损害,患者可有嗅觉、味觉甚至视觉障碍及运动失调。患者烦躁不安、嗜睡,可很快转入意识不清和深度昏迷。脑膜刺激征阳性。一般在 4~7 天内死亡。

【实验室检查】 白细胞总数增高,以中性粒细胞为主,核左移。脑脊液特点类似于急性化脓性细菌性脑膜炎,呈脓性或血性,白细胞显著增多,蛋白含量升高,葡萄糖含量下降,培养未见细菌生长,但可查到福氏耐格里阿米巴。常用方法有:①直接涂片法:将脑脊液沉淀物涂片镜检,仔细观察伪足运动情况,或固定染色后观察核的形态加以判断;②培养法:将脑脊液接种于 1.5%非营养琼脂上铺一层产气肠杆菌或大肠埃希菌的培养基中,于 37℃ 培养 3~5 日观察结果;③动物接种法:将脑脊液接种到小鼠脑中,待症状发生后剖验小鼠脑组织,检查有无本虫存在。无适用的免疫诊断技术。

在脑脊液中未分离到细菌的疑似化脓性脑膜炎病例,CT 显示在蛛网膜基底膜病变,此时应提高警惕,考虑是否为原发性阿米巴脑膜脑炎。

由于病情进展迅速,患者不能产生足够的免疫反应,血清学在诊断过程中一般敏感性和特异性较低。分子生物学 PCR 可以快速有效对福氏耐格里阿米巴进行鉴定。

【诊断与鉴别诊断】 凡病前一周有游泳史,突发剧烈头痛、发热、鼻塞、呕吐、颈项强直、意识障碍者,应考虑有无本病的可能,以免漏诊。本病确诊需从脑脊液中查到福氏耐格里阿米巴。由于病死率极高,生前未能确诊者,应争取尸检做出诊断。

本病需与继发性溶组织内阿米巴脑脓肿及肉芽肿性阿米巴脑炎(GAE)相鉴别。前者有原发性肠道或肝、肺阿米巴病史;有脑瘤样压迫症状,而无脑膜刺激症,脑脊液清澈,不能查到阿米巴,抗溶组织内阿米巴抗体阳性。后者是棘阿米巴引起的慢性、亚急性脑炎,多发生于免疫功能低下者中。

【预后】 预后差,病死率极高。

【治疗】 目前两性霉素 B 是治疗本病的主要药物,少数病例存活的报告。静脉注射两性霉素 B,自 0.1mg/(kg·d)开始,逐渐增至1mg/(kg·d),每日或隔日给药。静脉给药的同时,可鞘内给药,每周 2~3 次,每次 0.05mg 开始渐至每次 0.5~1mg。两性霉素 B 与利福平联合使用时可提高救治率,连续使用时间需要 2~3 个月。阿奇霉素及抗真菌药物氟康唑、伏立康唑和米替福新等可试用于本病的治疗。也有些患者采用口服异福酰胺片(利福平+吡嗪酰胺+异烟肼)、静脉和鞘内注射咪康唑、静脉注射氯霉素或奥硝唑的方法进行治疗[16]。

七、蓝氏贾第鞭毛虫病

蓝氏贾第鞭毛虫病(简称贾第虫病)(giardiasis lamblia)是由蓝氏贾第鞭毛虫(简称贾第虫)引起的一种传染病,主要症状为腹泻及吸收不良,偶可侵犯胆道系统造成炎性病变。贾第虫病被 WHO 列为全球危害严重的 10 种主要寄生虫病之一[9]。

【病原学】 蓝氏贾第鞭毛虫(*Giardia lamblia*)生活史包括滋养体和包囊两个发育阶段。滋养体呈纵切为半的倒置梨形,大小(9~21)μm×(5~15)μm×(2~4)μm,虫体两侧对称,背面隆起,腹面扁平,腹面前半部向内凹陷成吸盘。有 4 对鞭毛,活虫借助鞭毛摆动作活泼的翻滚运动。包囊呈椭圆形,大小(8~14)μm×(7~10)μm,囊壁较厚,囊内有 2 或 4 个核。4 核包囊为成熟包囊,具感染性。包囊在十二指肠脱囊形成 2 个滋养体,主要寄生于十二指肠或上段小肠,借助吸盘吸附于小肠绒毛表面,以二分裂方式繁殖。在环境不利时,滋养体分泌囊壁形成包囊随粪便排出体外。包囊对外界环境有较强的抵抗力,在 4℃可存活 2 个月以上(图 24-5)。

【流行病学】 本病的传染源为带虫者、患者及动物宿主,通过"粪-口"途径传播,有水源传播、食物传播、接触传播、性传播和媒介传播等传播方式。人群对贾第虫普遍易感,儿童、年老体弱者、免疫功能缺陷者、旅行者、男男同性恋者、胃酸缺乏及胃切除患者更易感染。

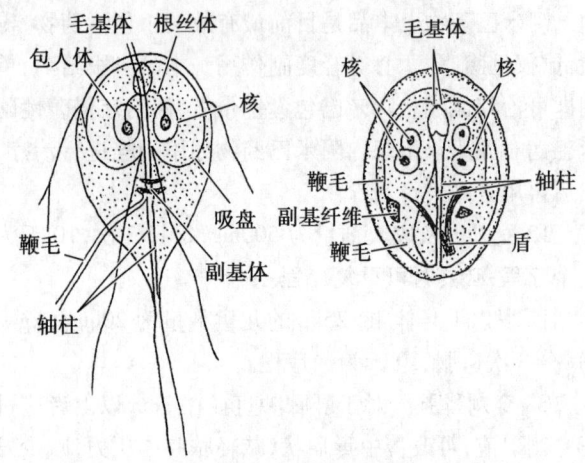

图 24-5 蓝氏贾第鞭毛虫

HIV/AIDS 患者常合并本虫感染,引起严重腹泻导致体液丧失和电解质紊乱而死亡。本病呈世界性分布,在卫生环境恶劣、无安全用水的地区流行更甚,是一种最常见的肠道原虫感染。我国的感染率为 2.52%,新疆、西藏、河南等省份的感染率较高。

【发病机制与病理】 发病情况与虫株致病力、患者营养状况、丙种球蛋白缺乏及二糖酶缺乏等因素有关,但具体的发病机制尚不清楚。大量虫体寄生,虫体吸盘对黏膜产生机械性损伤,虫体分泌物和代谢产物对肠黏膜微绒毛也会产生化学性刺激,造成肠黏膜对维生素 B_{12}、乳糖、脂肪和蛋白质的吸收障碍。病理检查显示,小肠黏膜呈典型卡他性炎症改变,表现为黏膜增生水肿、绒毛变短变粗或萎缩消失、上皮细胞坏死脱落、黏膜下淋巴结(派伊尔结)、黏膜固有层有炎症细胞浸润。

【临床表现】 本病潜伏期为 7~14 天,最长为 45 天。急性期以恶心、厌食、上腹不适开始,随后出现暴发性腹泻,粪便呈水样,有恶臭,偶见黏液,极少带血。常有上中腹部痉挛性疼痛、腹胀、嗳气、臭屁等症状。有的伴有持续性低热、头痛、乏力等全身症状。急性症状可持续 5~7 天;少数重症患者(儿童居多)急性症状可持续数月,出现吸收不良、脂肪泻、衰弱、体重减轻等表现。急性期若未及时治疗可转为慢性,出现持续或周期性腹泻,排带有黄色泡沫的恶臭软便或恶臭粥样便,粪便内无脓血和黏液;可伴有腹胀、腹痛、恶心、厌食、嗳气、反酸、头痛、体重减轻等。贾第虫偶可侵犯胆道系统引起胆囊炎或者胆管炎。有相当一部分感染者(成人约13%,儿童约17%)无明显临床症状,仅从粪便内排出大量包囊,是重要的传染源。

【实验室检查】

1. 病原学检查

(1)粪便检查:从患者新鲜的水样便或粥样便标

本中可检出运动活泼的滋养体,从慢性患者或无症状排囊者的软便或成形便可检出包囊。包囊检查可用生理盐水和卢戈氏碘液涂片镜检。包囊排出具有间断性,隔日一次,连续检查三次,可提高检出率。

（2）小肠液检查:用肠内试验法采集标本。将一卷尼龙线装在胶囊内,线从胶囊一端伸出,用胶布固定在患者的脸上。然后让患者咽下胶囊。胶囊在胃里溶解,加有重物的尼龙线借胃的蠕动进入十二指肠。尼龙线借一可松脱的结与重物相连;4 小时后取出尼龙线,重物松脱随粪便排出。取黏附在线上的黏液检查有无贾第虫滋养体。

2. 免疫学检查

（1）抗原检测:用 ELISA 方法以多克隆和/或单克隆抗体检测粪便标本中的贾第虫抗原,可用于贾第虫病的诊断。

（2）抗体检测:用 ELISA 方法以纯培养贾第虫抗原检测血清中的特异性抗体,可用于贾第虫病的辅助诊断。

3. 分子生物学检查 多采用常规 PCR、实时定量 PCR 方法扩增多个片段,敏感性高且特异性强。

【诊断与鉴别诊断】 凡腹胀明显,有周期性腹泻,排恶臭水样便、软便或粥样便的患者应及时进行粪便检查。在粪内查到贾第虫滋养体/包囊或抗原为确诊依据。血清抗体阳性有助于诊断。

本病急性期症状酷似急性病毒性肠炎、细菌性痢疾,或由细菌及其他原因引起的食物中毒、致病性大肠埃希菌引起的"旅游者腹泻",应加以鉴别。

【并发症】 贾第虫偶可侵入胆道系统,引起胆囊炎或胆管炎。比较罕见的肠外并发症有荨麻疹、关节炎和视网膜炎等。

【治疗】 对急性期腹泻严重和全身反应明显的病例,要给予有效的对症治疗,防止脱水或电解质紊乱,可口服或静脉补。用于病原治疗的药物有:

1. 甲硝唑 为治疗贾第虫病的首选药物,治愈率在 90% 以上。最常见的不良反应为胃肠紊乱,特别是恶心和产生恶劣的金属味觉。

成人常用剂量 2g,每天 1 次口服,连续 3 天;或 400mg,每天 3 次,连用 5 天;或 500mg,每天 2 次,连用 7~10 天。

儿童常用剂量为每天按体重 15~25mg/kg,分 3 次口服,连服 10 天。

2. 替硝唑 5-硝基咪唑衍生物。成人单剂 2g,口服。用本品治疗儿童贾第虫病时对于 3 岁以上儿童单剂口服剂量为 50mg/kg（最大剂量为 2g）;有时需以此剂量重复治疗一次。

3. 呋喃唑酮 为治疗贾第虫病的备选药物。口服给药。成人一次 100mg,每日 4 次,连服 7~10 天。治疗儿童及 1 月龄以上婴儿的贾第虫病所用剂量为 6mg/（kg·d）,分 4 次服,连服 7~10 天。G-6-PD 缺乏者应慎用本品,因其可致溶血性贫血。不足 1 月龄的婴儿,其酶系统尚未成熟,应禁用本品。

【预防】 积极治疗患者和无症状带囊者。加强人和动物宿主粪便管理,防止水源污染。搞好饮食卫生和个人卫生。HIV/AIDS 患者和其他免疫功能缺陷者,应特别注意预防贾第虫感染。

八、滴虫病

（一）阴道毛滴虫病

本病是由阴道毛滴虫（*Trichomonas vaginalis*）引起的一种泌尿生殖道感染,表现为滴虫性阴道炎、尿道炎或前列腺炎,是主要以性传播为主的一种传染病。

【病原学】 虫体呈梨形或椭圆形,大小（7~23）μm×（5~15）μm,有 4 根前鞭毛和 1 根后鞭毛,前段有一泡状核,内部中央有一轴柱纵贯虫体,虫体外侧有一波动膜。阴道毛滴虫的生活史比较简单,仅有滋养体,以二分裂或多分裂方式增殖。滋养体主要寄生于女性阴道（后穹窿多见）、尿道、膀胱、尿道旁腺,以及男性尿道、附睾、前列腺等处。滋养体既是繁殖阶段,也是感染和致病阶段。

【流行病学】 本病呈世界性分布,没有季节差异,全球每年发病人数超过 1.7 亿。女性的感染率一般在青春期后逐渐增高,20~40 岁达到高峰,更年期后逐渐下降。本病在国内的流行也很广泛,主要传染源为患者和无症状带虫者,通过性交直接传播,也可通过公共浴池、浴具、公共游泳衣裤、坐式厕具等间接传播。

【发病机制与病理】 发病情况与虫株毒力、阴道内细菌群分布、阴道 pH 值以及宿主的生理状况有密切关系。本病的病理变化表现为阴道黏膜及宫颈充血、水肿或有散在出血点,阴道壁出现一些红色小颗粒状的"草莓样斑点"。镜下可见阴道黏膜被一层凝固性物质覆盖,其中有阴道毛滴虫及红、白细胞,并可见上皮细胞变性脱落及白细胞浸润。

【临床表现】 本病常见症状为白带增多,外阴瘙痒或有烧灼感。阴道内镜检查可见分泌物增多,呈乳白色或灰黄色泡沫状,有异味。合并细菌感染时,分泌物呈脓性液状或呈粉红色黏液状。感染累及尿道时,可出现尿频、尿急及尿痛等症状。少数病例尚可出现膀胱炎。男性受染多为无症状带虫状态，发病时表现为尿痛、夜尿增多、前列腺炎或附睾炎等症状，亦可导致配偶重复感染。国内儿童患者的临床资料较少。曾有报告在阴道式分娩过程中，婴儿的眼结膜及呼吸道可受到感染。亦曾报告过一例 11 个月大的男婴尿路感染阴道毛滴虫。此外，呼吸窘迫曾见于感染阴道毛滴虫的足月正常男婴，娩出后出现呼吸困难，痰湿涂片可见阴道毛滴虫。

【实验室检查】 病原学检查：可分别取阴道后穹窿分泌物、尿沉淀物或前列腺分泌物涂成悬滴薄片做镜检；也可将标本涂成薄片后经瑞氏或吉姆萨染色后镜检。一些免疫学的诊断方法包括抗原检测、抗体检测及分子生物学检测均可用于阴道毛滴虫的诊断。

【诊断与鉴别诊断】 依据临床症状及体征结合实验室检查可作出正确诊断。本病应与真菌性阴道炎、淋病奈瑟菌性阴道炎等相鉴别。

【治疗】 成年患者的治疗包括局部用药和全身用药，夫妻或性伴侣即使一方感染，双方都应同时治疗才能根治[1]。

1. 甲硝唑 成人一次 0.2g，一天 4 次，疗程 7 天；可同时用栓剂，每晚 0.5g 置入阴道内，连用 7~10 天。儿童患者常用剂量 15~25mg/（kg·d），分 3 次口服，连用 7~10 天。每日最大剂量为 2g。

2. 替硝唑 成人单次顿服 2g，其配偶应同时服用；12 岁以上儿童单次顿服 2g；6 岁以上儿童单次顿服 1g；个别病例需重复用药一次。

【预防】 积极治疗患者及带虫者，注意个人卫生及经期卫生，不使用公共游泳衣裤和浴具。提倡使用淋浴。慎用公用坐式厕具。

（二）人毛滴虫病

本病是由人毛滴虫（*Trichomonas hominis*）引起的一种肠道原虫病。人毛滴虫仅有滋养体，虫体呈梨形或椭圆形，有鞭毛、波动膜等结构，寄生在人体结肠内（回盲部），可引起肠黏膜充血、水肿及炎症反应。滋养体随粪便排出后可存活一周。人因食入被滋养体污染的食物和饮水而受感染。本病呈世界性分布，多见于环境卫生条件差的地区。国内各地调查显示，儿童感染率最高。

本病的主要症状为腹泻，每日数次至 10 余次，大便呈稀糊状，伴有少量黏液，重症患者可排脓血便。患者常有腹痛、腹胀、恶心，很少出现里急后重。约 20% 的患者有低热。病程长的患者常有脱水、营养不良及贫血等症状。本病的诊断主要依靠从粪便中检出病原体，应注意与其他肠道原虫性腹泻相鉴别。

首选甲硝唑治疗，儿童常用剂量为 15mg/（kg·d），分 3 次口服，连用 7 天。替硝唑的半衰期较甲硝唑长，单剂量或日服一次即可达到满意的疗效；成人服用量 2g，一次顿服；儿童单剂口服剂量为 50~75mg/kg（最大剂量为 2 天）；有时需以此剂量重复治疗一次。对病情较重及有脱水、营养不良与贫血的患者，应给予补液并补充营养和纠正贫血。

本病预后一般良好。

九、肺孢子菌病

肺孢子菌病，曾称为肺孢子虫病，又称为肺孢子菌肺炎（pneumocystis pneumonia，PCP），是一种由耶氏肺孢子菌（*Pneumocystis jiroveci*）引起的呼吸系统机会性感染，主要引起间质性肺炎而表现为发热、干咳、胸痛、进行性呼吸困难等，PCP 多见于 HIV 感染、器官移植、免疫制药物使用等人群。70%~80% 的艾滋病患者发生 PCP；大约 90% PCP 病例发生在 CD4 细胞 <200/μl 的患者。

【病原学】 肺孢子菌（pneumocystis）为单细胞生物，长期以来被划归为原虫，称为卡氏肺孢子（囊）虫（*Pneumocystis carinii*，*PC*）。1988 年，通过对其核糖体小亚基 rRNA 的序列分析证实其属于真菌，更名为肺孢子菌，感染人类的被命名为伊氏（或耶氏）肺孢子菌（*Pneumocystis jiroveci*）。

肺孢子菌寄生在宿主的肺泡中，整个生活史可在同一宿主内完成。基本形态分为滋养体、包囊前期及包囊。滋养体可分为大滋养体和小滋养体，小滋养体由包囊内的囊内小体逸出而成，逐渐增生形成大滋养体。大滋养体薄壁，形似静止的酵母菌，直径约 1~5μm，有一个细胞核，其表膜具有能与宿主细胞膜相应结构结合的管状突起，可使其牢固附着于 I 型肺泡上皮细胞。大滋养体既可通过类似二分法或酵母菌出芽方式进行无性繁殖，也可以通过两个大滋养体交配进行有性繁殖而进入包囊前期。包囊壁厚，呈球形或椭圆形，直径 5~8μm，内含 8 个子孢子。包囊破裂后囊内小体释放出后发育为滋养体。包囊是重要的确诊依据。

【流行病学】 很多正常人呼吸道内都有肺孢子菌定植，可能是婴儿期种植所致。本病患者的呼吸道分泌物中有成熟包囊存在，提示在人-人之间经飞沫和空气传播。人群对肺孢子菌普遍易感，但正常人肺孢子菌感染大都为隐性感染,发生肺炎的比例很低。肺孢子菌病主要发生在 CD4$^+$T 细胞减少患者。主要包括 HIV 感染者、淋巴瘤、白血病、器官移植者、先天性或获得性免疫缺陷及因其他疾病而接受免疫抑制剂者的增多,发病率逐渐上升。

【发病机制与病理】 肺孢子菌黏附于 I 型肺泡上皮细胞表面,当机体免疫功能下降,特别是 CD4$^+$T 细胞数目减少后,其能逃避巨噬细胞的吞噬而不断繁殖。肺孢子菌的黏附及大量增殖导致肺泡上皮细胞发生炎症反应,使肺泡毛细血管通透性增加,基底膜剥脱,肺泡上皮增厚和部分脱落;肺泡间隔有白细胞和浆细胞浸润,间隔增厚;肺泡腔扩大,其内充满泡沫样蜂窝状物质,内含组织细胞、淋巴细胞、浆细胞、PAS 阳性物质及成团的滋养体和包囊,可将肺泡和细小支气管堵塞,造成肺换气功能障碍。某些免疫功能极度低下的患者,肺孢子菌可经淋巴或血流播散至全身其他脏器或组织,如淋巴结、肝、脾、骨髓、肾、胰腺、甲状腺、中耳、消化道等。

【临床表现】 临床上可分为流行型和散发型两种类型。

1. 流行型 又称为婴幼儿型或经典型,发生于早产儿和体质极度衰弱的婴幼儿,目前已很少见。本型症状出现较为缓慢,最先出现全身不适、呼吸增快,稍后有干咳,1~4 周后呈进行性呼吸困难,表现为鼻翼扇动、眼周和唇周青紫、肋间隙凹陷等。患儿体温正常或仅有低热,有食欲缺乏或拒食、心动过速、腹泻等症状。其临床症状虽然明显,甚或十分严重,但肺部体征很少。患儿可并发纵隔气肿或气胸,常死于呼吸衰竭。本型的病理特点为间质性浆细胞性肺炎。

2. 散发型 又称为儿童-成人型或现代型,主要见于有免疫功能低下的高危人群,以接受免疫抑制剂治疗的儿童和成人多见。本型常表现为症状和体征分离现象,即症状虽重,体征常缺如。起病时间大多不能确定,有报告认为其潜伏期(从接受免疫抑制剂治疗至肺炎发生)为 16~100 天,多为 40~50 天。AIDS 患者发生 PCP 时起病较为缓慢,初期表现为乏力、食欲下降、体重减轻;以后逐渐出现干咳、呼吸急促和发热;体温一般为低热,少数可达 38~39℃;部分患者有痰,偶可咯血,亦可有胸痛和腹痛表现。长期应用免疫抑制剂的患者可急骤起病,表现为突发高热,伴持续性干咳;也有以咳嗽为首发症状,体温正常或低热者,随后出现胸痛、进行性呼吸困难、发绀,最终导致呼吸衰竭,患者少有咳痰、咯血症状。肺部体征轻微或缺如。少数患者有呼吸音粗糙、捻发音、肺气肿与气胸、少量胸腔积液。很少有湿啰音及肺实变。未经治疗的患者病情严重,常于 4~8 日

内死亡。本型的病理变化以肺间质淋巴细胞浸润为主。

免疫功能极度低下的患者尚可发生肺外感染。患者可出现发热、出汗、外耳道息肉、乳突炎、脉管炎、脉络膜炎及继发性皮肤损害和指/趾坏死、小肠梗阻、胃十二指肠巨大包块、腹水、肝脾淋巴结肿大、甲状腺炎等临床症状,累及骨髓时可出现血细胞计数减少。

【合并症】 可以引起气胸、肺大疱、纵隔气肿等并发症,严重的气胸可加重患者的呼吸困难并诱发呼吸衰竭,导致患者死亡。

【辅助检查】

1. 病原学检查 采用甲苯胺蓝或者环六亚甲基四胺银(GMS)染色法镜检可从患者的痰液、支气管肺泡灌洗液或肺活检组织中查到肺孢子菌包囊。

2. 血清学检查 常用的检测方法有 ELISA、间接荧光试验和免疫印迹试验,抗体滴度 4 倍以上增加有诊断意义,阳性率为 50%~90%。

3. PCR 方法 用聚合酶链反应(PCR)检测痰、支气管肺泡灌洗液及肺活检组织中的肺孢子虫 DNA,具有敏感性高特异性好的优点。

4. 胸部影像学 X 线检查可见双侧始于肺门的弥漫性网状结节样间质浸润性阴影,肺门处较明显,一般不累及肺尖、肺底和肺外带;典型的呈蝶形毛玻璃状或迷雾状阴影,严重时布满全肺。约有 5%~10% 的患者 X 线不典型或表现为正常的 X 线影像。肺部 CT 早期可见斑片、磨玻璃及间质性改变;少部分病例可表现为局限性或多发性结节灶、实变、肺不张、肺门及纵隔淋巴结增大或胸腔积液等。

【诊断与鉴别诊断】 免疫功能受损的患者,一旦出现发热、干咳、逐渐加重的呼吸困难症状而又缺少肺部体征,血乳酸脱氢酶升高(常高于 5 000mg/L)时,必须考虑本病,及时进行诊断性治疗,以免延误病情。从患者的痰液、支气管肺泡灌洗液或肺活检组织中查到肺孢子菌包囊或 DNA 为确诊的依据。本病需与其他机会性感染(巨细胞病毒、隐球菌、念珠菌、弓形虫等)相鉴别。

【治疗】

1. 支持疗法 应予吸氧或人工辅助呼吸给氧以改善患者的呼吸功能;积极控制原发疾病,设法提高患者的免疫功能,如停用或减量应用免疫抑制剂,应用免疫调整剂如 γ 干扰素、大肠埃希菌气溶胶,给 AIDS 患者采用高活性抗反转录病毒治疗(highly active anti-retroviral therapy, HAART)等。

2. 病原治疗 以下药物均为经验用药。

(1) 甲氧苄啶-磺胺甲基异噁唑(TMP-SMZ):为目

24章

前治疗 PCP 的首选药物,在诊断未明确前尤应首先使用,特别指出,对于 CD4$^+$T<200/μl 的成人及青少年患者采用 TMP-SMZ 进行预防。剂量为 TMP 15~20mg/(kg·d),SMZ 75~100mg/(kg·d),分 4 次口服,疗程 21 天。必要时可延长疗程。重症患者给予静脉用药,剂量同口服。

(2) 替代治疗:克林霉素 600~900mg,静脉滴注,每 8 小时 1 次或 450mg 口服,每 6 小时 1 次;联合应用伯氨喹 15~30mg,口服,1 次/d,疗程 21 天。氨苯砜 100mg,口服,1 次/d;联合应用 TMP 200~400mg,口服,2~3 次/d,疗程 21 天。或喷他脒 3~4mg/kg,1 次/d,缓慢静脉滴注(60 分钟以上),疗程 21 天。

3. **糖皮质激素的使用** 中重度患者(动脉血氧分压<70mmHg 或肺泡-动脉血氧分压差>35mmHg),早期(72 小时内)可应用糖皮质激素治疗,改善低氧血症,减少肺纤维化及降低病死率。泼尼松 40mg 口服,2 次/d,5 天,之后改为 20mg 口服,2 次/d,5 天后改为 20mg 口服,1 次/d,至疗程结束。如静脉使用甲泼尼龙,剂量为上述泼尼松的 75%。

【预后】 本病未经适当治疗,病死率为 100%。

【预防】 本病尚缺乏可靠的预防感染措施。应高度警惕免疫功能低下人群诱发本病,药物预防可显著降低免疫力低下者 PCP 发生率,延长患者生存期。

因此,免疫力低下人群有下列指征之一者应进行 PCP 药物预防:①CD4$^+$细胞数<0.20×10^9/L;②未明原因的发热(>38℃)持续 2 周以上;③口咽部念珠菌病病史;④既往 PCP 病史。

预防方案应根据患者情况个案化,对于免疫功能缺陷患者 CD4$^+$T 淋巴细胞计数<200 个/μl 的成人和青少年,包括孕妇及接受 HAART 治疗者均需要口服预防。药物首选 SMZ-TMP,一级预防为 1 片/d(1 片剂量 0.48g),二级预防 2 片/d。若患者对该药不能耐受或过敏,替代药品有氨苯砜。PCP 患者 CD4$^+$淋巴细胞增加到>200 个/μl 并持续≥6 个月时,可停止预防用药。如果 CD4$^+$淋巴细胞计数又降低到<200 个/μl 时,应重新开始预防用药[20]。

十、隐孢子虫病

隐孢子虫病(cryptosporidiosis)是由隐孢子虫(*Cryptosporidium*)引起的一种人兽共患原虫病,主要表现为水样便腹泻,被 WHO 列为六大腹泻病之一。隐孢子虫是婴幼儿、HIV 感染者中较为重要的机会致病性病原体之一。

【病原学】 本虫寄生于宿主小肠上皮细胞的纳虫空泡内。成熟卵囊呈圆形或卵圆形,直径 4~6μm,内含 4 个月牙形子孢子及 1 个由颗粒物质和空泡组成的残留体。当成熟卵囊被人体吞食后,子孢子逸出,侵入小肠上皮细胞,在纳虫空泡内发育及裂殖体增殖,生成的裂殖子再次侵入其他小肠上皮细胞,继续进行裂殖体增殖,此后释放出的裂殖子分别发育为雌、雄配子,两者结合发育为薄、厚壁两种卵囊。厚壁卵囊对外界环境抵抗力强,随粪便排出体外即具有感染性。

【流行病学】 本病呈世界性分布,大洋洲、美洲、亚洲和非洲以人隐孢子虫(*C. hominis*)感染为主,欧洲以微小隐孢子虫(*C. parvum*)感染较为多见。国内腹泻患者中的感染率为 0.31%~15.21%。传染源为感染隐孢子虫的人和动物,主要经粪-口途径传播,卵囊通过被污染的食物和饮水感染人体。婴儿和免疫功能低下者为高危人群。婴幼儿及青少年感染率明显高于成人。托幼机构常易发生本病暴发流行。

【发病机制与病理】 本病的发病机制尚不十分清楚。病变主要见于小肠,表现为绒毛萎缩变短甚至消失,隐窝上皮细胞增生,隐窝明显加深;黏膜表面的上皮细胞呈短柱状,胞核排列不规则,绒毛上皮层及固有层均可见单核细胞及多核炎症细胞浸润,影响肠道吸收功能,特别是对脂肪和糖类的吸收明显下降,导致患者严重而持久的腹泻。

【临床表现】 免疫功能正常者症状较轻,潜伏期 2~10 天。

主要症状为自限性腹泻,每日 5~10 次,大便质稀或呈水样,无脓血。一般持续 2 周后自愈。患者常伴有腹痛、腹胀、恶心、呕吐、厌食、乏力及体重下降等。

重症幼儿可为喷射性水样腹泻,排便量多,可出现严重脱水,伴有痉挛性腹痛、腹胀、恶性呕吐及食欲下降。免疫功能异常的感染者表现为持续性的霍乱样水泻,腹泻频繁量大,每日可达 3~6L,粪便中有大量卵囊。患者有严重脱水及电解质紊乱,体重锐减,同时伴有腹痛和吸收不良,且易发展为慢性,病程持续数月甚或数年。

免疫功能抑制者,特别是 AIDS 患者可导致肠外隐孢子虫病,表现为胆囊炎、胆管炎、胰腺炎和肺炎。儿童营养不良以及因感染麻疹、水痘和巨细胞病毒而出现免疫功能异常时易并发隐孢子虫病。隐孢子虫病常为艾滋病患者并发腹泻死亡的原因之一。

【实验室检查】

1. **病原学检查** 取新鲜粪便标本制作改良抗酸染色涂片,用油镜观察卵囊进行病原学检查。卵囊呈鲜艳的玫瑰红色,内部结构清晰,一些非特异性着色的小颗粒被染成蓝黑色,易于鉴别。金胺-酚法染色后卵囊呈圆形且有乳白-黄绿色荧光,虫体数量多时可遍布视野,宛若繁星。

2. **免疫学检查** 粪便标本和血液标本可进行 ELISA 及间接荧光抗体实验(IFT)适用于轻症患者的诊断和现场流行病学调查。

3. **分子生物学方法** 采用 PCR 和 DNA 探针技术检测隐孢子虫特异 DNA 片段,也可用于虫株基因型分析。

【诊断与鉴别诊断】 患者如有原因不明的水样便腹泻(特别是婴幼儿、免疫功能低下者)应高度怀疑本病,从粪便中查到隐孢子虫卵囊是确诊的依据。卵囊排出呈间歇性,症状消失后 1~2 周仍有卵囊排出,应多次进行卵囊的检测。本病应与其他几种原虫性腹泻、细菌性痢疾、病毒性胃肠炎相鉴别。

【治疗】

1. **一般治疗** 对腹泻严重的病例,可选用减缓肠道蠕动药物以减轻患者的腹泻症状。应及时口服或静脉补充液体,纠正酸中毒及电解质紊乱。

2. **病原治疗** 目前尚无确切可靠的特效治疗方法。硝唑尼特(nitazoxanide)是美国食品药品管理局批准的唯一可用于治疗婴儿隐孢子虫病的药物,但不适合免疫功能缺陷患者的治疗。此药可缩短病程,降低虫荷。用硝唑尼特治疗儿童隐孢子虫病,口服给药,随餐服用。0.5~4 岁儿童口服 100mg,每 12 小时 1 次,连服 3 天;4~11 岁儿童口服 200mg,每 12 小时 1 次,连服 3 天;12 岁及以上青少年口服 500mg,每天 2 次,连服 3 天。目前研究发现,硝唑尼特对于 HIV 呈阳性的儿童和成年人合并隐孢子虫感染者无显著作用。

巴龙霉素、红霉素、螺旋霉素和阿奇霉素等抗感染药物可以减轻腹泻症状,缩短腹泻时间及减少隐孢子虫卵囊排出数量及时间。

国内有使用大蒜素胶囊治疗隐孢子虫病的报道,大蒜素(garlicin)是从大蒜中提取的蒜辣素制成,蒜辣素产生的二烯丙基二硫化物、二烯丙基化三硫化物及蒜硫苷等有效活性成分均有较强的杀菌作用。成人剂量为 40~60mg,每天 3~4 次,6 天为一疗程,一般服用 1~2 个疗程,治愈率可达 93.8%。成人患者采用乙酰螺旋霉素 200mg+大蒜素 40mg,每天 4 次,治疗 1 周,卵囊转阴率可达 92.1%。

【预后】 免疫功能正常的患者多能自愈。营养不良的婴幼儿及 AIDS 患者感染后预后不良,病死率高达 52%~68%。

【预防】 应采取多种措施阻断传播途径;增强患者的免疫功能;婴幼儿不宜过早断奶,以免失去从母乳中获得被动免疫的机会。

十一、微孢子虫病

微孢子虫病是由微孢子虫(*Microsporidium*)引起的人兽共患病,多见于免疫功能低下人群,特别是 AIDS 患者。

【病原学】 微孢子虫是一类专性细胞内寄生、有孢子形成的原虫,现在认为可在种类繁多的动物特别是无脊椎动物体内寄生,其中有 8 个属供 15 种微孢子虫可感染人体,最常见的是肺炎微孢子虫属(*Encephalitozoon*)和肠微孢子虫属(*Enterocytozoon*)。微孢子虫的生活周期包括分裂殖体、孢子体、成孢子细胞和孢子等阶段,在同一宿主体内进行。成熟的孢子具有感染性,呈圆形或者椭圆形,长约 2~3μm,宽约 1.5~5μm,内有一具喷射结构的管状极丝(极管),能将细胞质注射入受染宿主细胞。孢子对外界环境的理化因素抵抗力较强。

【流行病学】 本病主要经粪-口途径传播,也可经吸入或直接接种途径传播。微孢子虫感染一般仅见于免疫功能受损者,特别是 AIDS 患者;但儿童、老人及接受器官移植的患者也可以感染微孢子虫,世界首例微孢子虫病例即是一位日本儿童。

【发病机制与病理】 本病发病机制尚不十分清楚,病理变化为局灶性肉芽肿、脉管炎及脉管周围炎。肠微孢子虫病病变部位多见于空肠,其次为十二指肠远端。肠黏膜活检可见轻度非特异性病变,绒毛顶端或绒毛基部的肠上皮细胞及固有层出现病变。眼部感染时角膜上皮细胞有不规则水肿,中心基质坏死,周围基质中有炎症细胞浸润及血管伸入。肌炎患者的肌肉组织显示肌纤维变性及瘢痕形成。肝炎患者的肝组织可见肝窦充血、肉芽肿及肝细胞坏死。

【临床表现】 本病潜伏期为 4~7 个月。但不同亚种微孢子虫对人体致病力不同,感染后是否出现临床症状也与宿主的免疫状态相关。

AIDS 患者感染脑炎微孢子虫种属的虫种后可以出现头痛、喷射状呕吐等高颅压的表现,微粒子微孢子虫属感染后寄生在内脏组织,主要累及肝脏、肾脏、肺及眼等器官,表现为肉芽肿性肝炎、胆管炎、腹膜炎、肾炎、泌尿道感染、呼吸道感染、角膜结膜炎和弥散性肌炎等临床症状。

肠上皮细胞微孢子虫(*Enterocytozoon bieneusi*)和肠脑炎微孢子虫(*Encephalitozoon intestinalis*)感染后主要

寄生在小肠,引起慢性腹泻和体重下降,大便呈水样,每日4~8次,无黏液或血,常伴有腹痛、恶心及食欲缺乏。少数患者有低热。

免疫能力正常的患者往往出现慢性或持续性感染或少量临床症状。

【诊断与鉴别诊断】 本病患者多无特异性症状及体征,需结合流行病学史及实验室检查综合分析,方能及时诊断。确诊本病最可靠的方法是应用电镜检测病原体;光镜检查(>1 000倍)改良三色染色涂片或韦伯氏染色涂片也有一定价值。韦伯氏染色将孢子染成红色且具折光性,孢子壁着色较深,背景为绿色,较易鉴别。此外尚可用免疫学方法(如ELISA)或基因检测技术(如PCR)进行检测。本病应与其他原虫或细菌所引起的腹泻以及隐球菌所致中枢神经系统炎症等疾病相鉴别。

【治疗】 本病尚无确切的治疗方法。用高效抗反转录病毒疗法(HAART)改善患者的免疫功能是治疗AIDS患者微孢子虫感染的最好方法。有用阿苯达唑治疗微孢子虫感染显效的病例报告(剂量为400mg/d,共计6~8周),特别是对于脑炎微孢子虫属(*Encephalitozoon*)效果较好,但对肠上皮微孢子虫(*E. bieneusi*)和*Vittaforma*种属的微孢子虫效果有限。用伊曲康唑+阿苯达唑治疗播散性微孢子虫病可能有效。烟曲霉素(Fumagillin)对于肠上皮微孢子虫(*E. bieneusi*)有较好的治疗效果。

虽然有一些局部应用普罗帕脒羟乙磺酸盐或烟曲霉素、口服阿苯达唑、口服阿苯达唑+局部烟曲霉素或口服伊曲康唑+局部抗菌药物等方法治疗微孢子虫角膜结膜炎显效的个案报告,但对微孢子虫角膜结膜炎迄今尚无满意的局部治疗方法。美国HIV感染者机会性感染治疗指南推荐应用局部烟曲霉素+口服阿苯达唑治疗微孢子虫角膜结膜炎。由于这类患者终止治疗后存在病情反复或复发的风险,应该无限期地对其进行持续性治疗。

对腹泻严重的病例、特别是儿童和老年患者,尚应注意及时纠正脱水、酸中毒及电解质紊乱,必要时可加用止泻药物。对中枢神经系统感染的患者,可根据需要给予镇静、降低颅压等对症治疗。

【预防】 本病的预防措施主要是注意饮食卫生,加强水源管理,防止人和动物的排泄物污染水源。应避免与动物密切接触。

十二、圆孢子虫病

圆孢子虫病(cyclosporiasis),又名环孢子虫病,是一种由卡耶塔环孢子虫(*Cyclospora cayetanensis*)引起的肠道原虫病,学龄前儿童感染多见,主要症状为迁延性腹泻。

【病原学】 圆孢子虫是一种专性细胞内寄生的原虫,圆形卵囊分为两种:未成熟卵囊有双层囊壁,内含一桑葚体;成熟卵囊内含两个孢子囊,每个孢子囊又有两个子孢子。成熟卵囊被人吞食后,在空肠内脱囊,子孢子逸出并侵入小肠上皮细胞变成滋养体,进行Ⅰ型裂殖体增殖(无性裂殖体),生成的裂殖子再侵入小肠上皮细胞增殖。经过几轮Ⅰ型裂殖体增殖后,进行Ⅱ型裂殖体增殖(有性增殖)。一些侵入小肠上皮细胞的裂殖子形成雌、雄配子,结合形成合子,最后发育成未成熟卵囊,随粪便排出体外。卵囊排出后进一步成熟,囊内子孢子形成,发育为成熟卵囊,具感染性。

【流行病学】 从粪便中排出圆孢子虫卵囊的感染者为本病的传染源。卵囊污染水源、蔬菜、食物等,经口造成人体感染。人对圆孢子虫普遍易感。本病呈世界性分布,在美国、加勒比海、中南美洲、东南亚、欧洲、澳大利亚和尼泊尔等地域报道多见,春末和夏季易造成流行。感染率随年龄的增高而降低,感染率最高的年龄段为出生后数月至5岁,2002年云南省人群圆孢子虫感染率以学龄前儿童最高,为10.64%。陕西、江苏、福建、北京等地有儿童感染病例报告。

【发病机制与病理】 本病的发病机制尚不十分清楚,可能与虫体寄生导致的肠道菌群失调和虫体产生的内毒素样物质有关。病变部位主要在小肠,内镜检查可见十二指肠末端及空肠黏膜充血,显微镜下可见小肠黏膜绒毛萎缩、变粗变短并出现融合,隐窝加深,黏膜固有层有炎性改变,浆细胞增多,绒毛毛细血管扩张充血。

【临床表现】 本病潜伏期为1~11天,平均7天;主要症状为腹泻,每天3~5次,大便呈水样,可有少量黏液,但无脓血,常伴有腹痛、腹胀、恶心、呕吐、食欲缺乏及乏力,体重明显下降,部分患者有低热。病程较长,通常为4~6周。免疫功能正常者感染后可无症状或引起自限性腹泻病;免疫功能受损患者感染后则发展为严重而持久的腹泻,可长达12周。迁延性感染常伴有胆囊病、无结石胆囊炎、吉兰-巴雷综合征、反应性关节炎等多种肠外合并症。

【诊断与鉴别诊断】 本病主要依靠病原学检查进行诊断。取新鲜粪便标本涂片,用改良抗酸染色法染色后镜检。圆孢子虫卵囊大小为8~10μm,着色深浅不一,注意与隐孢子虫相区别。粪便涂片亦可用番红染液染色,用微波加热后卵囊呈鲜艳的橘红色。此外尚可用ELISA抗体检测和PCR基因检测法诊断。

本病极易和隐孢子虫病混淆,还应注意与阿米巴、贾第虫、人芽囊原虫、微孢子虫等引起的腹泻相鉴别。

【治疗】

1. **复方磺胺甲噁唑** (每片含磺胺甲噁唑 400mg 和甲氧苄啶 80mg,TMP-SMZ)是治疗圆孢子虫病首选药物。成人剂量 TMP-SMZ 每次 2 片,每 12 小时服用 1 次,疗程 7~10 天;儿童剂量:2 个月以下婴儿禁用;2 个月以上按体重一次口服磺胺噁唑 18.75~25mg/kg 及甲氧苄啶 3.75~5mg/kg,每 6 小时 1 次,疗程 7~10 天,一般症状在 1~3 天症状就会改善。但是 HIV 感染患者治疗后可以复发,可能需要用更高剂量或更长时间进行压制性治疗。

2. **环丙沙星** 可作为备选方案,每次 500mg,每天 2 次,疗程 7 天。

3. **硝唑尼特** 可试用于圆孢子虫病的治疗,0.5~4 岁儿童口服 100mg,每 12 小时 1 次,连服 3 天;4~11 岁儿童口服 200mg,每 12 小时 1 次,连服 3 天;12 岁及以上青少年口服 500mg,每日 2 次,连服 3 天。

4. **大蒜素** 国内采用大蒜素治疗本病收到满意效果,所用剂量为儿童口服 20mg,每天 3 次,成人口服 40~60mg,每天 4 次,7 天为一疗程。

对腹泻严重的病例、特别是儿童和老年患者,尚应注意及时纠正脱水、酸中毒及电解质紊乱。

【预后】 本病预后一般良好,营养不良的婴幼儿患者及免疫功能低下者病情较重。

【预防】 预防应注意个人饮食卫生。蔬菜、水果在食用前应清洗干净。加强人畜粪便管理,避免其污染水源。

十三、人芽囊原虫病

人芽囊原虫病(blastocystis hominis disease)是一种由人芽囊原虫(*Blastocystis hominis*)寄生引起的以自限性腹泻为主要症状的肠道原虫病。

【病原学】 人芽囊原虫有空泡型(又称中心体型)、颗粒型、阿米巴型、复分裂型和包囊型 5 种形态。空泡型最常见,此型虫体呈球形,直径 2~200μm,多为 4~15μm;染色后可见虫体有一个极大的中央空泡,边缘有不规则的、闪亮的月牙结构,核呈月牙状,红染,位于边缘,数目不等,一般为 1~2 个。人芽囊原虫行二分裂和孢子增殖,厌氧代谢,可摄取细菌和其他微生物。其主要寄生在人体回盲部,以肠腔内容物为营养来源,

不断随粪便排出包囊,但具体的生活周期尚不十分清楚。包囊通过污染的水和食物实现宿主转换和完成生活史。

【流行病学】 本病的传染源为人芽囊原虫感染者。宠物有可能也是本病的传染源。本病的传播途径和传播方式与贾第虫、溶组织内阿米巴相同。水源污染可能是最常见的传播方式。不同性别、年龄、种族的人群感染率无显著差别。国内感染率多在 10% 以下,腹泻人群为 8.5%~18%,正常人群为 0.6%~5.8%。

【发病机制与病理】 人芽囊原虫致病性尚有争议。多数学者认为该虫是机会性致病原虫,感染后是否发病主要与虫体数量、虫株毒力、机体免疫力有关。当宿主生理功能改变时,即发生致病作用。动物实验表明宿主肠黏膜是否发生病变,与感染虫体的数量密切相关;在临床病例中也观察到患者症状的有无和病情的轻重与虫体感染数量有关。研究显示,人芽囊原虫有可能损害宿主肠黏膜细胞,进而损害肠黏膜的屏障功能,肠黏膜出现水肿、充血、溃疡等病理改变,且有不同程度的嗜酸性粒细胞浸润。

【临床表现】 临床症状轻重不一,约 40% 的感染者为无症状带虫者或仅有轻微症状。人芽囊原虫病患者多可自愈,症状先有加重,然后于 1~3 天内消失。感染重者有腹泻,一日数次至 20 余次,大多为水样便,亦可为黏液便或血便;可有腹痛、胀气;还会有恶心呕吐、头痛不适、畏寒发热、乏力、体重减轻、食欲缺乏和里急后重等症状;病程为 2 周左右,亦有迁延至 6 个月甚至 1 年以上者。免疫功能低下者如白血病患者、HIV 感染者容易感染人芽囊原虫,而且症状严重,常常迁延不愈,治疗十分困难。

【诊断与鉴别诊断】 本病的临床表现较少特殊性,从新鲜粪便中检出人芽囊原虫是诊断本病最简单可靠的方法。常用检查方法有生理盐水及鲁氏碘液直接涂片法镜检和固定染色法(铁苏木素、三色酸或改良抗酸法染色)镜检。此外使用 ELISA、间接荧光抗体实验及 PCR 扩增人芽囊原虫核糖体小亚基(SSU-rDNA)可进行诊断。本病需与肠阿米巴性病、贾第虫病、细菌性食物中毒、急性病毒性肠炎、致病性大肠埃希菌性肠炎等疾病相鉴别。

【预后】 机体免疫功能受损的患者、特别是 HIV/AIDS 患者罹患本病后治疗效果不理想。

【治疗】 目前常用的药物为甲硝唑,成人剂量为 300~400mg,口服,每天 3 次,疗程 7~10 天;儿童剂量

15~25mg/(kg·d),分3次口服,疗程7~10天;有效率可达93.5%,但易复发。有报道不同地域人芽囊原虫株对甲硝唑的敏感性差异很大,可能存在甲硝唑抗药性,应引起注意。

有一项研究报告显示,用复方磺胺甲噁唑治疗47例仅有腹泻、别无他症的感染者,有效清除了46例感染者粪便中的人芽囊原虫;另一项研究报告同样显示了磺胺甲基异噁唑的治疗效果,38例儿童感染者中36例有效,而15例成年感染者中14例有效。有些病例采用双碘喹啉、硝唑尼特或巴龙霉素治疗也可能有效。

对腹泻严重的病例、特别是儿童和老年患者,尚应注意及时纠正脱水、酸中毒及电解质紊乱。

【预防】 预防措施主要是积极治疗患者或无症状带虫者,注意饮食卫生,加强水源管理,防止人和动物的排泄物污染水源。

(王磊 郭增柱)

参考文献

[1] World Health Organization. World Malaria Report 2021. Geneva,Switzerland:WHO,2021.

[2] CAO J,NEWBY G,COTTER C,et al. Achieving malaria elimination in China. Lancet Public Health. 2021, 6 (12): e871-e872.

[3] 华海涌,孙芳,陈伟,等.世界卫生组织《重症疟疾管理实用手册》(第三版)解读.中国热带医学,2018,18(07):643-645,649.

[4] BURZA S,CROFT SL,BOELAERT M. Leishmaniasis. Lancet,2018,392(10151):951-970.

[5] 李素华,高丽君,张雅兰,等.河南省1例输入性内脏利什曼病的实验室诊断.中国血吸虫病防治杂志,2019,31(04):456-459.

[6] 岳凤娇,吕建丽,张莉,等.皮肤利什曼病诊断技术研究进展.中国病原生物学杂志,2019,14(06):731-734.

[7] 张越,王华琳,丁莹莹,等.我国人群和某些动物弓形虫感染研究进展.动物医学进展,2018,39(10):96-101.

[8] PAN M,LYU C,ZHAO J,et al. Sixty Years (1957-2017) of Research on Toxoplasmosis in China-An Overview. Front Microbiol. 2017,8:1825.

[9] 诸欣平,苏川.人体寄生虫学.9版.北京:人民卫生出版社,2018:82-84.

[10] 周霞,王慧,薛靖波,等.国内外巴贝虫病流行现状与研究进展.中国血吸虫病防治杂志,2019,31(1):63-70.

[11] ZHAO GP,WANG YX,FAN ZW,et al. Mapping ticks and tick-borne pathogens in China. Nat Commun. 2021,12(1):1075.

[12] LEHANE A,MAES SE,GRAHAM CB,et al. Prevalence of single and coinfections of human pathogens in Ixodes ticks from five geographical regions in the United States, 2013-2019. Ticks Tick Borne Dis. 2021,12:101637.

[13] ORD RL,RODRIGUEZ M,CURSINO-SANTOS JR,et al. Identification and Characterization of the Rhoptry Neck Protein 2 in Babesia divergens and B. microti. Infect Immun, 2016, 84 (5):1574-1584.

[14] SAIDIN S,OTHMAN N,NOORDIN R. Update on laboratory diagnosis of amoebiasis. Eur J Clin Microbiol Infect Dis, 2019,38(1):15-38.

[15] CARRERO JC,REYES-LÓPEZ M,SERRANO-LUNA J,et al. Intestinal amoebiasis:160 years of its first detection and still remains as a health problem in developing countries. Int J Med Microbiol,2020,310(1):151358.

[16] JAHANGEER M,MAHMOOD Z,MUNIR N,et al. Naegleria fowleri:Sources of infection,pathophysiology,diagnosis, and management:a review. Clin Exp Pharmacol Physiol,2020,47 (2):199-212.

[17] LIN X,GARG S,MATTSON CL,et al. Prescription of Pneumocystis Jiroveci Pneumonia Prophylaxis in HIV-Infected Patients. J Int Assoc Provid AIDS Care,2016,15(6):455-458.

第3节 线虫病

一、蛔虫病

蛔虫病(ascariasis)是最常见的严重危害儿童健康与发育的寄生虫病之一。蛔虫寄生于人体小肠,儿童由于食入感染期虫卵而被感染。虽然轻者多无明显症状,但异位寄生常可导致胆道蛔虫病、肠梗阻、肠穿孔以及阑尾炎等严重的并发症。

【病原学】 似蚓蛔线虫(*Ascaris lumbricoides*),简称蛔虫,是寄生于人体内的最大线虫。虫体长圆柱形,形似蚯蚓,雌雄异体。活虫淡红色或微黄色,体表可见横纹和两条明显的侧线。口孔位于虫体顶端,唇瓣三片,呈"品"字形排列,唇瓣内缘具细齿一列。直肠短,雌虫开口于末端的肛门,雄虫开口于泄殖腔。雌虫粗而长,尾端钝圆,大小为(20~35)cm×(0.3~0.6)cm,有的可长达49cm,生殖器官为双管型。雄虫短而细,大小为(15~31)cm×(0.2~0.4)cm,尾端向腹面卷曲,生殖器官为单管型,射精管开口于泄殖腔。

蛔虫卵分受精卵与未受精卵。受精卵为宽椭圆形,大小为(45~75)μm×(35~50)μm,卵壳由外向内分为三层:受精膜极薄,壳质层较厚而透明,蛔苷层极薄,卵内含一未分裂的卵细胞,与卵壳之间常见新月形空隙。卵壳表面有一层由虫体子宫分泌的蛋白质膜,凹凸不平,常被宿主胆汁染成棕黄色。未受精卵系在交配之前或单性虫体寄生所产虫卵,无发育能力,为长椭圆形,大小(88~94)μm×(39~44)μm,卵壳与蛋白质膜均较薄,内含许多大小不等的屈光颗粒。蛔虫卵的蛋白质膜有时可脱落,使虫卵呈无色透明状,易与其他线虫卵混淆。

蛔虫属土源性线虫,完成生活史不需要中间宿主,属直接发育型,发育过程包括受精虫卵在外界的发育和虫体在人体内的发育两个阶段。

随宿主粪便排出体外的受精卵,在潮湿、荫蔽、氧气充足和温度适宜(21~30℃)的外界,约经2周,卵内的细胞发育为幼虫,再经1周,幼虫第一次蜕皮,成为第二期幼虫,这种虫卵即为感染期卵。人经口食入感染期卵,在小肠,幼虫从卵壳端部孵出,侵入肠壁静脉,经门静脉到肝经右心入肺;或进入肠壁淋巴管,沿胸导管入右心而达肺部。在肺内,幼虫穿破肺毛细血管进入肺泡,蜕皮2次,成为第四期幼虫(约在感染后10天)。然后,幼虫沿支气管、气管移行至咽部,被吞咽入食管,经胃到小肠。在小肠内,幼虫进行第4次蜕皮(约在感染后21~29天),再经数周,发育为成虫。自人体感染到雌虫产卵约需60~75天,成虫寿命一般为1年左右,长者可达4年以上(图24-6)。人体内寄生的虫数多为数条、数十条,少数可达数百条甚至上千条。成虫有向别处移行和钻入小孔的倾向,且易在宿主服用驱虫药、接受麻醉剂,或发热及食用辛辣食物时发生。

【流行病学】 蛔虫感染呈世界性分布,在温带、亚热带及热带地区较为广泛,尤其在条件差的地区和人群更为普遍,据WHO近年统计,全球蛔虫感染人数超过10亿,儿童感染程度较成人严重,全球由蛔虫引起的肠道和胆道梗阻导致死亡的人数是10万/年,多数是小儿[1]。国内流行较广,根据全国第三次寄生虫病调查结果,我国的感染率在1.36%,主要集中在四川、贵州和重

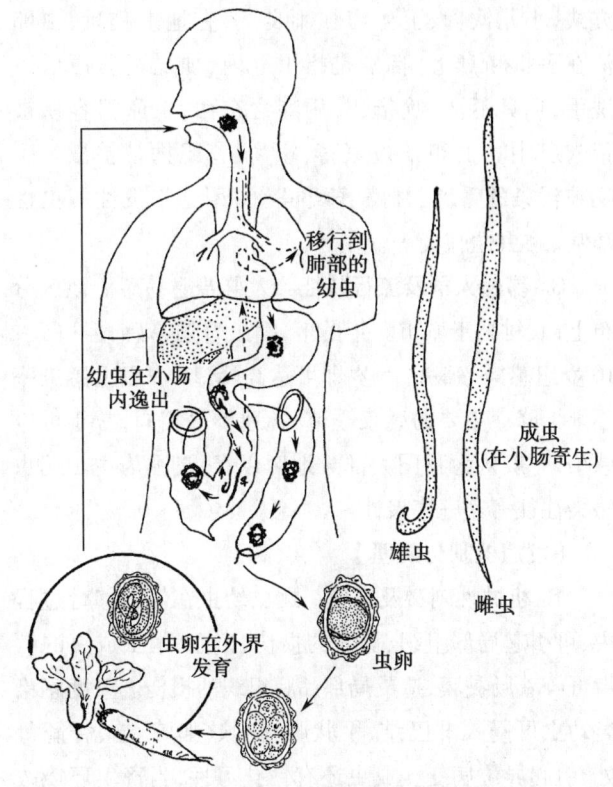

图24-6 蛔虫生活史

庆等地[2]。生食未洗净的瓜果、蔬菜是受染的重要因素。随着年龄的增长、感染次数增多,可使其免疫力增强。而感染的程度及次数均与社会因素、自然因素及营养状况等有关。

1. 传染源 粪内含有受精蛔虫卵的人是蛔虫感染的传染源。蛔虫每天可产卵24万个,在荫蔽的土壤或蔬菜上,一般可存活数月至1年,也有达7年甚至更长时间,缺氧情况下能生存3个月。蛔虫卵对某些化学品有一定抵抗力,主要是由于虫卵蛔苷层的保护作用,一般调味品如酱油、醋、辣椒、盐等,均不能杀灭虫卵;即便在10%的盐酸、硫酸、硝酸或磷酸液中,皆不影响卵内幼虫的发育;但对能溶解或透过蛔苷层的有机溶剂如乙醚、乙醇、氯仿、苯、氨、一氧化碳、溴甲烷等气体则很敏感;直射阳光或温度超过40℃时,可杀灭虫卵。蛔虫产卵量大、无需中间宿主而在外界直接发育为感染期卵,且对外界理化因素的抵抗力强,是构成蛔虫易于传播的重要因素。

另外,猪蛔虫也可感染人,多引起幼虫移行症,但也有能在人体内发育为成虫的报告。

2. 传播途径及因素 经口吞入感染期卵是儿童感染的主要途径。使用未经无害化处理的人粪施肥,儿童随地大便是蛔虫卵污染土壤、地面、蔬菜的主要

方式,小儿饮食、卫生习惯不良,喜在地上爬玩,虫卵沾在手指和身上,特别是指甲缝内,加之饭前便后不洗手,玩具不洁、吮指、喜用嘴含东西,虫卵很容易被带入口中。虫卵常被家畜、家禽、苍蝇携带扩散。生吃被污染的番薯、甘蔗、萝卜等,可引起暴发性蛔虫性哮喘、蛔虫性肺炎等。

3. 易感人群及流行特征 人群普遍易感。地区分布上,农村高于城市。年龄上,蛔虫普遍易感,但以3~10岁组感染率最高,5岁即可达高峰,15岁以上感染率逐渐下降。主要的感染季节,各地不尽相同,常年可以感染,一般认为我国大部分地区以春、夏季为主。蛔虫感染往往有家庭集聚性。

【发病机制与病理】

1. 机械性刺激及损伤 蛔虫幼虫在体内移行过程中,可引起局部组织、器官的损伤、出血,蛔虫成虫的唇齿可咬着肠黏膜,造成局部黏膜组织的损伤。重度感染时幼虫可侵入淋巴结、甲状腺、胸腺、脾脏、脑、脊髓等处,引起异位病变。成虫还有钻孔习性,当寄生环境改变时,离开肠道钻入胆管等处引起病变,也可扭结成团堵塞或引起局部肠管痉挛及肠段的蠕动障碍而引起肠梗阻。肠黏膜损伤所致的消化和吸收障碍,可引起营养不良、消化功能失调。

2. 炎症及过敏反应 蛔虫发育、移行中死亡的幼虫及蛔虫的代谢产物均可导致患者产生局部或全身的炎症与超敏反应。在小肠,可见黏膜上皮脱落,肠绒毛变宽、短,影响消化吸收。在肺内幼虫可致肺泡、支气管出现浆液性渗出,嗜酸性粒细胞等炎症细胞浸润,支气管黏液分泌增多,可致支气管痉挛。蛔虫感染后分泌的抗原物质,诱导宿主产生IgE、IgM和IgG抗体以及多种细胞因子,导致I型、Ⅲ型超敏反应和炎性损伤。蛔虫分泌的毒素中含有脂肪、酯、抗凝素及溶血素等,对神经系统有较强的刺激作用,导致患者出现一系列精神症状,儿童尤为明显。

当蛔虫钻入阑尾时,阑尾壁内肌层亦可发生反射性痉挛,使蛔虫阻塞其内,腔内分泌物堆积,细菌(主要是大肠埃希菌、肠球菌及厌氧性链球菌)即可乘机侵入阑尾壁引起感染;蛔虫携菌(多为大肠埃希菌)进入胆道,可引起胆囊和胆道上行感染,引发肝炎、肝脓肿,严重者可发生胆道或胆管坏死。由于胆道口括约肌痉挛及蛔虫的堵塞,使胰液反流而发生急性胰腺炎。蛔虫造成的肠道梗阻严重者因阻塞时间过长,引起肠壁缺血、坏死或穿孔,导致腹膜炎或多发性腹腔脓肿等。

【临床表现】 人感染蛔虫后,大多数无明显临床症状,称为带虫者或蛔虫感染。儿童和体弱患者,出现症状较多。蛔虫的幼虫、成虫均为致病因素,其中成虫的危害性最大。

1. 幼虫所致症状

(1)幼虫移行到肝:虫数少可不引起症状,虫数多时,可出现右上腹痛,肝大、压痛,肝功能异常。

(2)幼虫移行到肺:主要导致蛔虫性哮喘和蛔虫性肺炎,潜伏期一般为1~9天,病程约4周。虫数少可无症状或出现轻微咳嗽,常被忽略。虫数多时则出现干咳、哮喘、发热、皮肤荨麻疹等症状,类似感冒。肺部听诊可闻及干啰音、哮鸣音。X线检查肺野可见点状、絮状或片状阴影,游走或很快消失,有时痰中可查到幼虫。血中白细胞总数增多。肺部炎症细胞浸润及血中嗜酸性粒细胞增多,临床上称为肺蛔虫症,即 Loeffler 综合征。当短期内吞食了大量感染期卵,约1周后出现"暴发性蛔虫性哮喘",表现为咳嗽、哮喘、呼吸困难,甚至发绀等症状,并可有黏液痰或血痰,体温升高。嗜酸性粒细胞显著增多,一般在15%~35%,严重者可达70%以上。上述症状一般于2周内消失,X线检查肺部阴影可消散。继发感染,可发展为肺脓肿或脓胸,如不及时治疗,可危及患儿生命。

(3)幼虫移行到其他器官,可引起相应的症状:如脑膜炎、癫痫、视网膜炎、眼睑肿胀及尿的改变等。

2. 成虫所致症状

(1)消化道症状:症状轻重与蛔虫的数量、寄生部位有关。可有食欲不佳、厌食、偏食等症状,个别患儿可有异嗜癖(喜吃炉渣、土块)。儿童多见脐周一过性腹痛,痛无定时,反复发作,痛时喜揉按腹部,多无压痛和肌紧张。易发生恶心、呕吐、轻泻或便秘。大量蛔虫寄生时,不仅夺取宿主营养,还可造成食物的消化与吸收障碍,导致营养不良、贫血甚至生长发育迟缓。

(2)神经系统症状:是婴幼儿或严重感染小儿蛔虫病的另一特点,可有精神萎靡或兴奋不安、烦躁、易怒、易惊、磨牙、惊厥,可有智力低下等。

(3)过敏症状:可见荨麻疹、皮肤瘙痒、血管神经性水肿、结膜炎、嗜酸性粒细胞增多等。

【并发症】 当患儿体内寄生较多蛔虫时,大量虫体扭结成团,堵塞肠管,导致肠梗阻。蛔虫有钻孔习性,常可在大量寄生或某些刺激下如发热、服驱虫药等,使虫体钻入开口于肠壁上的各种腔道,引起严重的临床后果。

1. 蛔虫性肠梗阻 是最多见的一种并发症,常见于 10 岁以下儿童,又以 2 岁以下患儿发病率最高。蛔虫在肠内扭结成团,部分或完全阻塞肠道,造成梗阻。部位多在回肠下段。表现为脐周或右下腹阵发性绞痛,恶心、呕吐,可吐出蛔虫。发作时伴有连续高调肠鸣音,并可见肠型和肠蠕动波。一般无大便,但高位梗阻仍可排便。腹部可摸到蛔虫包块或痉挛肠管,其特点是包块软、无痛,形状和部位常可变化。梗阻早期可出现低热、白细胞增多,晚期可出现不同程度的脱水和酸中毒,严重者可有高热、惊厥、便血、发绀甚至休克。完全性梗阻历时过久,可发生肠壁坏死、穿孔及腹膜炎。此病需与肠套叠鉴别。

2. 胆道蛔虫病 主要侵入胆总管,较少侵入肝胆管,偶可侵入胆囊。典型表现为阵发性右上腹剧烈绞痛,位于剑突偏右侧,疼痛可放射到腰、背、右肩胛部,痛时哭叫打滚、屈体弯腰、出冷汗、面色苍白。常伴有恶心、呕吐,可吐出胆汁或蛔虫。阵痛之后仍留微痛,患儿异常疲乏。此病特点是腹痛虽极严重,但腹部体征不多,只在剑突下或稍偏右有局限性压痛,多无腹肌紧张。需与急性胆囊炎及急性胰腺炎鉴别。当虫体完全进入胆管或胆囊,疼痛反而减轻。如合并感染,可出现寒战、高热、压痛范围大,有肌紧张、反跳痛。

3. 蛔虫性肝脓肿 常为胆道蛔虫病的并发症,成虫自胆管进入肝脏,并因蛔虫带入细菌引起胆管炎、胆囊炎,严重者可使肝脏发生局灶性溶解,而形成肝脓肿。

4. 蛔虫性阑尾炎 小儿阑尾根部口径较宽,因此感染率较高。表现为突发性全腹或脐周绞痛,随后转至下腹持续疼痛,多伴有呕吐。体检右下腹明显压痛,并有局部皮肤痛觉过敏现象。疼痛缓解时,阑尾区有时可摸到蛔虫条索。此病进展迅速,最易发生坏死、穿孔,形成腹膜炎,可致死亡。一经确诊即应外科治疗。

5. 蛔虫性腹膜炎 蛔虫性肠梗阻有时可致肠穿孔,或因其他原因导致的肠穿孔,蛔虫进入腹腔引起腹膜炎。中毒症状明显,异常衰弱,腹痛常不明显,压痛常不严重,腹肌紧张亦不显著,有时腹部有揉面感,颇似结核性腹膜炎。但病程以进行性恶化为突出表现。此种腹膜炎常常不易诊断,可因延误治疗而死亡,必须提高警惕。

6. 蛔虫性脑病 蛔虫分泌的毒素可作用于神经系统,产生一系列的脑部症状,以幼儿多见,表现为头痛、失眠、智力发育障碍,甚至可出现癫痫、脑膜刺激症状、惊厥、昏迷等,上述症状于驱虫治疗后得到缓解。

7. 其他症状 蛔虫可上窜从鼻孔钻出。尤应注意的是患者昏迷或用大量镇静药时,蛔虫可经咽部钻入气管造成窒息。胆道的蛔虫卵、胆道感染时的炎性渗出物和蛔虫残体,可组成胆结石的核心。蛔虫通过肝脓肿及右膈下脓肿可穿破膈肌引起脓胸,进入肺脏,发生肺脓肿。蛔虫可钻入胰腺管而引起急性出血性胰腺炎。任何原因引起的肠管与邻近器官粘连形成瘘管时,蛔虫可经瘘管钻至各处。如自手术后伤口、脐疝或腹股沟疝钻出,或经瘘管钻入泌尿系统,造成泌尿系统感染,最后从尿道爬出。蛔虫卵进入腹腔后,可在腹膜、肝、胰、肠、胃等器官发生嗜酸性脓肿及结缔组织增生,形成类似结核性的肉芽肿,出现腹痛、包块、发热、腹胀及呕吐,易被误诊为结核性腹膜炎。手术切除后预后良好。以上并发症虽少见,但都曾见于报道。

【诊断】

1. 病史 有吐虫或排虫史。

2. 症状与体征 小儿经常脐周一过性隐痛,或伴有厌食、偏食、异嗜癖、夜间磨牙、消瘦等高度提示蛔虫感染。面部白斑(俗称"虫斑")并非蛔虫病所特有,不可作为诊断依据。

3. 实验室检查 粪便查出虫卵可确诊。常用生理盐水直接涂片法或浓集法如加藤法、饱和盐水浮聚法。但阴性者也不能排除,若仅雄虫寄生,则查不到虫卵,诊断较困难,可行驱虫药物诊断性治疗。血中嗜酸性粒细胞增高,有助于诊断。

4. 特殊检查 疑为蛔虫性肺炎时,痰中找到蛔虫幼虫可确诊;血中嗜酸性粒细胞计数和 X 线检查,有助于诊断。腹部 X 线检查对蛔虫性肠梗阻或穿孔性腹膜炎有较高的诊断价值;在急腹症中,应考虑除外蛔虫性肠梗阻及肠穿孔的可能。胆道造影、内镜检查、十二指肠胆汁引流查蛔虫卵,对胆道蛔虫病有诊断价值。

【治疗】

1. 驱虫治疗

(1)阿苯达唑(albendazole):广谱杀虫药。每片 200mg,2 岁以上儿童,1 次顿服 400mg(2 片),治愈率可达 96%,如需要,10 天后重复 1 次。本品副作用轻微,少数有口干、乏力、头晕、头痛、食欲缺乏、恶心、腹痛、腹胀等,一般可自行缓解,孕妇和 2 岁以内小儿慎用。

(2)甲苯达唑(mebendazole):200mg 一次顿服或 100mg/次,2 次/d,连服 3 天。虫卵阴转率为 90%~100%,未治愈者可于 3 周后重复第二疗程。服药时不需禁食和服泻药。本品副作用轻微,少数可有头昏、头痛、上腹部不适,无需特殊处理。有时可出现蛔虫游走和吐蛔虫现象,与本药作用缓慢有关,应引起注意。近年有报道,顿服 500mg,阴转率可达 95% 以上,更适合于集体驱虫或现场普治;3~5 岁儿童宜剂量减半。

24章

（3）噻嘧啶（pyrantel pamoate）：广谱驱虫药。常用其双羟萘酸盐（抗虫灵）或枸橼酸盐（驱虫灵），每片300mg，基质100mg。剂量为基质5~10mg/kg，睡前1次顿服，虫卵阴转率90%以上。连服2天，可提高疗效。副作用轻而短，偶有恶心、呕吐、腹痛、腹胀、天冬氨酸转氨酶升高，对急性肝炎、肾炎、严重心脏病者慎用。

（4）左旋咪唑（levamisole）：近年来有报道此药具有神经等系统的毒性，引起相应的不良反应，临床上较少用于驱蛔治疗。

（5）枸橼酸哌嗪（piperazine citrate）：剂量为150mg/（kg·d），每天最大剂量不超过3g，分2次口服，连服2天。严重感染者，1周后应再重复治疗。本品毒性很小，但过量会出现短暂的恶心、呕吐、腹痛、眩晕或荨麻疹，甚至发生震颤、共济失调等，肝肾功能不良和癫痫患儿慎用。在肠梗阻时不宜使用，以免引起虫体骚动。应注意该药与噻嘧啶相互拮抗，不能同时应用。

（6）奥苯达唑（oxibendazole）：广谱驱肠虫药。剂量为10mg/kg，半空腹顿服，连用3天。副作用为乏力、头昏，一般不用特殊处理。

幼虫引起的肺蛔虫症的治疗，以对症疗法为主。可给予氨茶碱、麻黄碱口服或注射，以解除支气管痉挛。口服可待因等镇咳。口服乙胺嗪，剂量8~10mg/（kg·d），分3次口服，连用5天。必要时重复一个疗程。可与抗过敏药如氯苯那敏合用。重症者因肺水肿出现呼吸困难、发绀者应予吸氧，并使用激素如泼尼松、地塞米松，疗程3~5天。

2. 并发症的治疗

（1）胆道蛔虫病：治疗原则主要是镇痛、解痉、驱蛔和控制感染。

1）中药乌梅丸：每次4.5~9g，每天3次。

2）维生素K$_3$：4~8mg肌内注射，每天3次，有松弛平滑肌的作用，有助于蛔虫退出胆道。

3）食醋100~200g顿服；10%硫酸镁5~10ml，每天3次口服。

4）哌替啶每次1~2mg/kg和阿托品每次0.01mg/kg，肌内注射。

5）当内科治疗无效，具备下述适应证者，可手术治疗：①腹痛剧烈，频繁发作，内科治疗无效；②局部压痛加重，伴有高热、黄疸，并有全身中毒症状；③临床症状虽较轻，但经5~7天内科治疗无效，经钡餐、胆道静脉造影或B超检查等提示蛔虫在胆道内嵌顿者，应立即手术；有条件者可借助于纤维内镜，用四爪钳紧急取虫。

（2）蛔虫性肠梗阻：不完全性梗阻可先用内科治疗，给予胃肠减压或低压饱和盐水灌肠，禁食，纠正水、电解质紊乱和酸碱失衡，解痉止痛。腹痛缓解后可行驱虫治疗。完全性肠梗阻应及时进行外科手术治疗。

（3）蛔虫性阑尾炎或腹膜炎：一旦确诊，应及早手术治疗。

3. 对症治疗 出现全身过敏症状时，用抗过敏药物；有腹痛时可用颠茄或阿托品等。

【预防】 防治蛔虫感染应采用综合措施，包括控制传染源：对蛔虫感染者进行驱虫治疗，查治感染者，包括有计划地在农村、幼儿园、小学等进行普查普治，群体驱虫时间宜在秋冬季节；加强健康教育：广泛开展卫生宣传教育工作，宣传蛔虫病的危害及防治知识；加强粪便管理，养成良好的卫生习惯，做到不随地大便，饭前便后洗手，勤剪指甲，不食不清洁的瓜果、蔬菜等，不饮生水，防止食入虫卵，减少感染机会，对集体食堂、饮食店，应定期进行卫生标准检查。消灭苍蝇、蟑螂等以防止蛔虫卵污染水源、食物等。

二、弓首线虫病

弓首线虫病（toxocariasis）主要是由犬弓首线虫（*Toxocara canis*）所引起，但也可由猫弓首线虫（*Toxocara cati*）引起。主要引起内脏幼虫移行症和眼幼虫移行症。

【病原体】 犬弓首线虫的成虫主要寄生在犬和其他犬科动物如狼、狐等的小肠内，雄虫长4~6cm，雌虫长6.5~10cm。颈部侧翼较长。成熟后交配产卵，其虫卵随宿主粪便排出体外，在土壤中经4周的发育而成为含有二期幼虫的感染性虫卵。当其为幼犬吞食后，即在其肠内发育为成虫。人是弓首线虫的非适宜宿主，其在人体内不能发育为成虫，而只能停留在第二期幼虫阶段。人及成年犬、鼠、鸽、鸡、牛、羊、猴等均可作为犬弓首线虫的转续宿主（paratenic host），幼虫在其体内可存活且保持其感染性多年；如为终宿主所吞食，则又可在其体内发育为成虫。

【流行病学】 人类最早报道弓首线虫病是从70年前从一例疑似视网膜母细胞瘤的儿童眼内首次发现[3]。从那以后，美国、日本、韩国等地均有病例报告。该病在我国分布也较广，但人感染犬弓首线虫的报道相对较少。一例来自河北邯郸的病例报道2岁2个月男性幼儿，与家中幼犬有密切接触史。因发热、肝脾大而就诊，末梢血嗜酸性粒细胞数达8.6×10^9/L，血清IgE 620U/L。B型超声检查在肝脏内见到弥漫性分布大小不等的低回声灶，肺部CT扫描可见大小不等高密度结节影。血清ELISA检查，犬弓首线虫抗体阳性。经阿苯达唑治疗后好转。另一例来自山东菏泽地区的2岁男孩病例，症状与上述患儿相似，血清ELISA检查犬弓首线虫抗体阳性,经阿苯达唑及左旋咪唑治疗后恢复健康。当犬弓首线虫的蛔蚴移行到人眼中,可导致眼弓首线虫病。2008年,雷少波等报告一例眼弓首线虫病例,为12岁男孩,左眼视盘鼻下方见一边缘毛糙的黄白色结节样病灶,其表面有显著的玻璃体炎症,血清及房水中抗犬弓首线虫排泄分泌抗原IgG阳性。成都地区儿童血清该虫抗体的调查表明,市区儿童阳性率为2.1%(4/186),农村儿童阳性率为17.7%(59/333),表明本虫的感染在农村并不少见[3]。

本病的传染源是受感染的犬(感染犬弓首线虫)和猫(感染猫弓首线虫),据文献报告世界各地犬的感染率达6.0%~80%,猫的感染率在25.2%~66.2%,在我国犬的感染率达8.25%~64.44%,局部幼犬的感染率达96%,农村犬的感染率较城市犬为高,北京调查的幼犬感染率为8.25%,明显高于成年犬的3.30%。我国猫的感染率在5%~42%。传播的方式有间接传播及直接转播,间接转播主要是经手、食物或饮水而食入感染性弓首线虫的虫卵而受感染。有异食癖的儿童,可因吃食土壤、粪便等而感染本病。直接转播的可能性较少,因排泄物中的虫卵需在体外发育一段时间,才成为感染性虫卵。本病好发于5岁以下的幼儿,尤其是有异食癖的幼儿。

【发病机制与病理】　当幼虫钻入肠壁后随血流或淋巴液进入宿主各脏器,其中大多进入肝脏,少量幼虫则进入肺、脑、眼和其他脏器,引起肉芽肿性炎症反应。肉芽肿主要由上皮细胞、大量嗜酸性粒细胞和少量淋巴细胞及浆细胞所组成,中央区有坏死,周围有少量异物巨细胞。在一般的切片中不易在肉芽肿内找到幼虫,必须连续切片才能发现虫体,也可经胃蛋白酶消化组织后可找到幼虫。肉芽肿内也可见到夏科-莱登结晶。幼虫可进入眼内,引起肉芽肿性眼炎或视网膜炎,也可进入肺及脑组织,引起肉芽肿性炎症反应或出血。

【临床表现】　本病常见于5岁以下的儿童,发病缓慢,往往呈现亚临床经过或自愈。本病常见的症状有轻-中度发热、食欲缺乏、消瘦、腹泻、恶心、呕吐、咳嗽、哮喘样呼吸困难、全身不适等。体格检查时可发现肝脏轻度肿大,呈中等硬度,有轻度压痛或无,偶可有脾大。侵犯神经系统时可出现癫痫发作、瘫痪等现象。侵犯眼部导致的症状的轻重取决于受累部位及幼虫的数目,常见的有眼内炎、孤立性视网膜炎及周围性视网膜炎。眼底表现为脉络膜视网膜炎性肉芽肿,形态为1~2个视盘直径(DD)大小的黄白色、类圆形的视网膜下或视网膜内实性隆起病灶,可发生在后极部或周边部,伴不同程度的玻璃体炎症。眼型患者的年龄一般稍大些,常为6~14岁,其潜伏期也较长,眼部病变很少与全身性感染同时存在,其原因尚不清楚,可能与宿主对内脏移行的幼虫不敏感有关。病史较短的眼型患者用眼底镜检查,在病灶中常见到闪动的虫体阴影。

【实验室检查】　患者末梢血液中白细胞数增多,其中嗜酸性粒细胞数明显增多,可达70%左右。患者血清IgM、IgG和IgE明显增多。应用其二期幼虫分泌的抗原作ELISA检测,阳性率达78%,特异性可达92%,对本病的诊断具有重要价值。国外学者应用双抗体夹心法ELISA检测具有种特异性的犬弓首线虫排泄分泌抗原57kD(TcES-57),对本病的早期诊断具有重要价值,且与其他虫体感染无交叉反应。

【诊断】　来自农村特别是有嗜异食癖的5岁以下儿童,有不明原因的嗜酸性粒细胞增多症且肝脏轻度肿大的患儿,B型超声检查肝内有结节样病变,应考虑有本病的可能并做进一步检查。血清免疫学检查如ELISA检测阳性,有助于诊断。

【治疗】　阿苯达唑对本病有良好的疗效,每天10mg/kg,2次分服,5~10天为一疗程。对早期的眼弓首线虫病患者也可考虑在激素疗法(皮质类固醇,如泼尼松龙等)的配合下,进行化学疗法(阿苯达唑)杀死虫体;严重的患者应考虑手术治疗,同时利用抗炎化合物如皮质类固醇或非甾体抗炎药缓解过敏反应引起的症状。但应注意长期全身应用激素可能导致儿童身体发育迟缓,可联合局部用药以减少全身用量。阿苯达唑也被推荐用于治疗神经弓首线虫病,因为它可以穿过血脑屏障并且比甲苯达唑和二乙基卡巴他嗪具有更好的耐受性。

【预防】　健康教育是本病预防的关键,流行区应加强社区教育告知公众该病对儿童的危害,加强个人卫生管理;同时加强对流行区犬及猫感染本虫的调查,并进行驱虫,最大程度地减少人兽共患病的传播风险。

三、蛲虫病

蛲虫病(enterobisis/pinworm infection)是由于蠕形住肠线虫(*Enterobius vermicularis*)即蛲虫(pinworm)寄生于人体的小肠末端、盲肠和结肠所引起的一种常见寄生虫病,临床上以夜间肛门和阴道附近瘙痒为主要特征。该病易在家庭、幼儿园及小学校等集体儿童机构中发生流行。

【病原学】　虫体细小,乳白色线头状。雄虫长2~5mm,尾部卷曲,雌虫长8~13mm,中部较粗。虫卵为不对称的椭圆形,一侧扁平,一侧凸起,大小约(50~60)μm×(20~30)μm,无色透明,卵壳厚,表面光滑,刚从雌虫子宫排出的虫卵内含蝌蚪期胚胎。

雌虫于夜间宿主熟睡后,沿结肠下行,移行至肛门外,在肛门周围产卵。虫卵在肛周潮湿温暖的环境中经6小时即可发育为感染期虫卵。当感染期虫卵被人食入后,在小肠内,经消化液的作用,卵内幼虫孵出,向小肠下段和结肠内移行,经两次蜕皮成为成虫。从食入虫卵至虫体发育成熟,排卵约需2~4周。成虫寿命约为1个月,感染期虫卵在自然环境中保持其感染性为10~14天。

【流行病学】 蛲虫病流行广泛,分布无明显的地域性,儿童感染常见。目前,我国儿童土源性线虫发病率在明显下降的过程中,蛲虫病发病率仍相对较高,根据2016—2018年全国30个省(直辖市、自治区)736个监测点3~9岁儿童蛲虫感染率分别为2.50%、2.84%和2.46%。连续三年感染率变化幅度不大,南部及西南部地区发病率仍然较高,仍需要重点关注[4]。

患者和带虫者是本病唯一的传染源。

传播途径主要有以下几种方式:①直接感染:当患者用手搔抓肛门附近皮肤时,虫卵污染手指而经口自身感染。此种感染方式称为肛门-手-口感染,这是自体感染的最主要途径,也是蛲虫病难以防治的重要原因。②间接感染:感染期虫卵散落在衣物、室内用具或食物上,经口吞食使人感染。③通过呼吸道感染:虫卵比重轻,可随空气中尘埃飞扬被吸入引起感染。④逆行感染:虫卵在肛门附近孵出,幼虫经肛门进入肠内,造成逆行感染。

蛲虫卵抵抗力强,在室内和儿童指甲缝内能存活2~3周,幼儿园的玩具、桌椅及图书均可能被虫卵污染,儿童间互相接触,也可互相传染,故感染率较高,与患儿接触密切的工作人员和家庭成员的感染率也相对较高。

【发病机制与病理】 蛲虫寄生数目可自几条至千余条,虫体头部刺入肠黏膜,偶尔深达黏膜下层,引起炎症与微小溃疡。由于蛲虫寄生期很短,故肠黏膜病变轻微。虫体偶可穿入肠黏膜,引起嗜酸性粒细胞性结肠炎,表现为肠黏膜表层有突出的嗜酸性粒细胞浸润,以及覆盖有纤维素、中性粒细胞构成假膜的斑块溃疡,在固有层、隐窝和毛细血管有许多嗜酸性粒细胞,其发病机制与犬钩虫或鞭虫慢性痢疾综合征引起的嗜酸性粒细胞性肠炎相似。蛲虫偶可通过女性生殖道侵入腹膜。可在阴道壁、子宫颈、子宫内膜、输卵管、卵巢和腹膜等部位形成以死亡成虫或虫卵为中心的肉芽肿,外观为白色或淡黄色硬结,常有嗜酸性粒细胞及巨细胞浸润。

【临床表现】 蛲虫病主要症状是因雌虫在肛门周围移行、产卵,刺激局部皮肤,引起会阴部瘙痒,尤以夜间为甚。奇痒影响患者睡眠,小儿可于夜间突发惊哭,反复哭闹。睡眠不足使患儿心情烦躁、焦虑不安,食欲缺乏,也可出现注意力不集中、好咬指甲、精神易激动、性格乖僻等心理行为偏异或发生遗尿。亦可因局部皮肤被搔破而发生皮炎。蛲虫可钻入阑尾,引起急、慢性阑尾炎,甚至发生穿孔。雌虫亦可钻入女性尿道,引起尿频、尿急、尿痛等刺激症状,并伴发尿道炎症。也能侵入阴道、输卵管引起阴唇炎、阴道炎、输卵管炎,若侵入腹腔引起腹膜炎,还能在上述相应部位形成脓肿或肉芽肿。蛲虫在肠内寄生的机械性刺激及有时能钻入肠黏膜,甚至可达外肌肉层,临床也可见胃肠激惹现象,患者出现恶心、呕吐、腹泻、腹痛、食欲缺乏等症状。如感染较轻,也可无明显的症状。

【诊断】 小儿尤其是托幼机构的儿童夜寐不安、夜惊或主诉肛门周围瘙痒者应考虑是否有蛲虫病。同班级或家庭中有类似患者,有助于该病的诊断。由于蛲虫一般不在肠内产卵,从粪便中不易查到虫卵,粪检阳性率只有5%左右。可嘱家长在患儿熟睡后2~3小时,拨开臀部,仔细检查肛周皱襞处,如查见乳白色线头样小虫在爬动,即为蛲虫的雌虫,如不能肯定,可置于生理盐水中送医院化验室鉴定确诊。

在肛周查到虫卵亦可确诊。检查虫卵的方法多用透明胶纸法或棉签拭子法,简便易行,阳性率高。透明胶纸法的效果较好,5次检出率可达99%。将透明胶纸剪成4~5cm的长条,绕于玻璃棒或小木片上,粘面向外,于清晨排便前或夜间在肛门周围皱襞处轻压粘取虫卵,再将此胶纸条取下,粘面向下平贴于已滴加了生理盐水的载玻片上,显微镜下检查可发现典型的虫卵。也可将透明胶纸直接贴在玻片上进行检查更为方便,将宽2cm,长6cm的透明胶纸贴于载玻片上,检查时将胶纸一端掀起,用胶面粘贴肛门周围皮肤,再贴回载玻片上,镜检。如检查未见虫卵,再重复检查,一般应检3次。

【治疗与预防】

1. 驱虫治疗 常用的驱虫药物如下:①甲苯达唑(mebendazole):剂量为100mg顿服,治愈率为90%~100%。市售品有甲苯达唑片,每片100mg,或口服混悬液,20mg/ml。②阿苯达唑(albendazole):剂量每片200mg。治疗蛲虫200mg顿服,治愈率为100%。③复方阿苯达唑:每片含阿苯达唑67mg,噻嘧啶83.3mg(基质)。治疗量1片顿服,治愈率为100%。由于蛲虫易于再感染及复发,因而服药2~4周后,应再进行一次治疗。另外,对家庭成员与患者同时用药,也有利于提高治愈率。

2. 局部疗法 便后和睡前用温水洗肛门,再用2%的氧化氨基汞软膏或10%的氧化锌软膏涂于肛周的皮肤上,也将蛲虫软膏通过细管挤入肛门少许,以达到止痒及减少自身感染的目的。

【预防】　蛲虫病易互相传播和自身重复感染,做好预防工作十分关键。首先开展卫生宣传教育,使儿童了解蛲虫病的传播方式和危害;其次是要养成讲究卫生的良好习惯,饭前便后洗手,勤剪指甲,勤洗会阴部,纠正儿童吸吮手指的不良习惯,小儿最好穿满裆裤睡觉,勤换勤洗内衣裤。改善环境卫生,对玩具、用具要经常消毒,地面要用湿水打扫,避免扬起灰尘。对感染者进行彻底治疗,家庭成员和集体机构中的成员应同时进行治疗,治疗期间充分清理环境,清洗衣物。

四、钩虫病

钩虫病(hookworm disease)是由十二指肠钩虫和/或美洲钩虫引起的肠道寄生虫病。主要临床表现为贫血、营养不良、胃肠功能紊乱,严重时可致发育障碍或心功能不全。感染轻时,可无任何症状,称为钩虫感染。

【病原学】　寄生于人体的钩虫主要有两种:十二指肠钩口线虫(*Ancylostoma duodenale*;简称十二指肠钩虫)和美洲板口线虫(*Necator americanus*;简称美洲钩虫)。钩虫成虫长约1cm,活体呈淡红色,半透明,雌雄异体,寄生于人体小肠内。成虫前端有大而发达的口囊,口囊内有切板或钩齿。虫体以其口囊咬附于肠黏膜上。雌虫受精后产卵。卵呈椭圆形,壳薄而透明。卵随粪便排出体外,在温暖潮湿的泥土中很快孵出杆状蚴。杆状蚴经过两次蜕皮发育为丝状蚴。丝状蚴能借活跃的穿刺运动,通过人体毛囊、汗腺、皮肤较薄或黏膜处钻入宿主体内。幼虫循淋巴管和血管到右心,在肺部穿破肺毛细血管到达肺泡,然后循支气管、气管上升至会厌,随吞咽动作到达胃肠道,发育为成虫。从幼虫侵入到发育为成虫产卵,十二指肠钩虫约需35天,美洲钩虫约需60天。

【流行病学】　钩虫病患者和钩虫感染者是本病的传染源。丝状蚴经皮肤或黏膜侵入人体。十二指肠钩虫丝状蚴还可经口和经乳汁感染。本病呈全球性分布,人对钩虫普遍易感。我国钩虫病分布广泛。长江以南地区流行最为严重,以美洲钩虫感染为主,并有两种钩虫的混合感染;北方地区感染略轻,以十二指肠钩虫感染占优势。2015年开始的第三次全国人体重点寄生虫病调查发现,全国钩虫感染人数约1 697万,平均感染率为2.62%。钩虫感染较为严重的省份为四川、海南、广东、重庆、贵州、安徽、广西等地域,平均感染率均在4%以上。10岁以下儿童感染总人数约为94万。

【发病机制与病理】　钩蚴侵入皮肤时引起皮炎,引起局部血管扩张、出血、渗出、真皮肿胀、水疱等病变。钩蚴移行至肺、穿破微血管时,可有出血点及炎症细胞浸润;若有大量钩蚴移行时,可引起肺组织的广泛炎症。成虫寄生所致病变,最主要的表现是贫血,其机制为慢性失血,钩虫吸血时不断分泌抗凝素,致叮咬处渗血,同时喜更换咬附部位,虫数多时致大量失血。成虫以其口囊咬附于肠黏膜,造成很多出血点和小溃疡。溃疡周围呈水肿及中性粒细胞、嗜酸性粒细胞和淋巴细胞浸润。病变部位虽主要在空肠,但整个胃肠道可产生慢性炎症。心肌纤维可见明显的细胞肿胀及脂肪变性,重症患者有心肌肥大。骨髓呈红细胞系统增生像,以晚幼红细胞为多。肝肾细胞亦有脂肪变性。

【临床表现】

1. 幼虫移行引起的症状

(1) 钩蚴性皮炎:多发生在手指或足趾间、足背、脚踝部位。钩蚴钻入皮肤时,局部可有烧灼或针刺感,随之出现充血的斑点或丘疹,奇痒,于1~2天后变成小疱。此种皮炎可在数天内消失,如继发细菌感染,可变为脓疱。

(2) 呼吸系统症状:受染后3~7天可出现咽部发痒、咳嗽、咳痰等症状。当大量幼虫进入肺泡及上行支气管树时,可产生剧烈干咳、哮喘、畏寒、发热、痰中带血等症状。呼吸系统症状可持续数日至1个月,然后消失。

2. 成虫寄生引起的症状

(1) 消化道症状:初期可有上腹隐痛不适感,类似胃溃疡,食欲亢进,有的还有嗜食生米、生豆、泥土、炉灰等异嗜症。后期则食欲缺乏、恶心、呕吐、便秘或腹泻等。重度感染者有消化道出血症状,排柏油便或血水便,有的有呕血。个别患者可表现为急腹症,有上腹胀痛,或刀割样痛、钻痛或绞痛,有的放射至腰背部。

(2) 贫血:可有面色苍白、四肢乏力、精神不振、头晕、劳动力减退等。严重时,可有心慌、气促、面部及下肢水肿,以及贫血性心脏病和心功能不全的表现。贫血的有无、轻重与寄生的虫种、数量有关,也与宿主本身营养的好坏、抵抗力的强弱等因素有关。

(3) 婴幼儿钩虫病:多由十二指肠钩虫引起。可能是母体在孕期感染后幼虫经胎盘或乳汁感染婴幼儿。症状多呈急性出血性腹泻,大便呈黑色或柏油状,面色苍白,消化道功能紊乱,发热,精神萎靡,肺部偶可闻及啰音,心尖区有收缩期杂音,肝脾大,生长发育迟缓等。婴幼儿钩虫病,预后差,目前该种病例已不多见。钩虫感染早期或急性期患者血中嗜酸性粒细胞显著增高,随着病程延长和病情加重,嗜酸性粒细胞有下降趋势。

【并发症】　孕妇钩虫病易并发妊娠高血压综合征,婴幼儿可有缺铁性贫血、贫血性心脏病、侏儒症、早产或死胎等。

【辅助检查】

1. 血液检查 红细胞计数、血红蛋白及血细胞比容均降低,红细胞形态、大小不等,属小细胞低色素贫血;嗜酸性粒细胞及白细胞总数初期增高,后期贫血显著时则逐渐降低。血浆白蛋白和血清铁含量在疾病后期亦降低。

2. 粪便检查 隐血试验常呈阳性反应。病原学常用的方法有:

(1) 直接涂片和饱和盐水浮聚法:可查见钩虫卵,饱和盐水浮聚法较直接涂片法高 5~6 倍检出率。

(2) 改良加藤法:采用定量板-甘油孔雀绿玻璃纸透明计数虫卵的方法,可用于实验室诊断、疗效考核和流行病学调查。本法可定量,以每克粪便中虫卵数表示(EPG),EPG≤3 000 为轻度感染,3 000~10 000 为中度感染,EPG≥10 000 为重度感染。

(3) 钩蚴培养法:采用滤纸条试管法,将定量的粪便涂在滤纸上,然后置于含水试管中培养,条件为 20~30℃,3~5 天,对孵出丝状蚴进行虫种鉴别和计数。

3. 胃镜或胶囊内镜检查 可在十二指肠降部发现附着于肠壁上的钩虫。

【诊断与鉴别诊断】 在流行区曾接触污染钩蚴的土壤或生食污染钩蚴的蔬菜,有钩蚴性皮炎、咳嗽、哮喘性支气管炎等病史者;有贫血、异嗜症、消化功能失调或发育迟缓、营养不良的婴幼儿患者应疑及本病,并及时进行粪便检查以确定诊断。本病需与缺铁性贫血,其他慢性失血性疾病如溃疡病、痔疮所致的贫血相鉴别。

【预后】 本病预后良好,即使是中重度感染,伴有贫血性心脏病或合并妊娠的患者,若能及时补充营养、纠正贫血及驱虫治疗,仍有良好预后。

【治疗】

1. 一般治疗

(1) 钩蚴性皮炎的治疗:可用左旋咪唑涂肤剂或 15%噻苯达唑软膏涂擦患处,每天 3 次,连续 2 天,能杀死停留于皮肤的部分钩蚴。

(2) 贫血的对症治疗:①给予富有铁质、蛋白质和维生素的饮食;②特别注意补充铁剂,儿童患者可饭后服用复方枸橼酸铁铵糖浆,1~2ml/(kg·d),分 3 次服,并注意补充维生素 C 和叶酸;③有重度贫血(血红蛋白 30g/L 以下)或心肌缺氧劳损较重、心力衰竭、体力特别衰弱的患者,应小量多次输血。输血时注意切勿突然增加心脏负担。

2. 病原治疗 重度感染者应首先加强综合治疗,纠正心功能不全后再服驱虫药,以减少副作用。常用的驱虫药物如下:

(1) 阿苯达唑:成人钩虫病患者每次口服 400mg,

每日 2 次,连服 2~3 日,儿童减半。少数病例可发生头痛、头昏、胃肠道不适等,停药后可自行消失。孕妇、哺乳期妇女及 2 岁以下小儿禁用。

(2) 甲苯达唑:本药口服后 24 小时内 90%的药物由粪便排出。成人和 2 岁以上儿童的常用剂量是 100~200mg,一日 2 次,连服 3 天。4 岁以上儿童用成人剂量,4 岁以下用量减半。少数病例有短暂的头昏、乏力和腹痛等。孕妇、哺乳期妇女及 2 岁以下小儿禁用。

(3) 左旋咪唑:对钩虫感染或蛔虫-钩虫混合感染,成人和儿童可 1.5~2.5mg/kg,每晚 1 次,连服 3 日。如为严重钩虫感染,7 天后重复给药。不良反应主要为头晕、恶心、呕吐、腹痛等,多数人在数小时后可自行恢复;个别病例可出现精神反应、过敏反应及白细胞减少等。与噻嘧啶合用可治疗严重的钩虫感染,并可提高驱除美洲钩虫的效果。肝肾功能不全、肝炎活动期、妊娠早期或原有血吸虫病者禁用。

(4) 噻嘧啶:本品以双羟萘酸盐形式口服给药,成人和儿童常用剂量按基质计算为 10mg/kg(一般为 500mg),睡前一次顿服,连服 2 天。治疗美洲钩虫病,每日 10mg/kg 连服 3 或 4 天,或每日 20mg/kg 连服 2 日以提高钩虫卵阴转率。本品不良反应为恶心、眩晕、腹痛,偶有呕吐、腹泻、胃寒等。肝功能不全者禁用。

(5) 三苯双脒:儿童用药为 200mg 顿服。本药不良反应有恶心、腹痛、腹泻、头晕、困倦等,一般较轻。除肾功能不良者慎用。

联合用药:单独使用上述药物均不能使所有病例虫卵阴转,特别是对美洲钩虫的疗效均不理想。在混合感染地区,常需多次反复治疗,并联合用药,如复方甲苯达唑,每片含甲苯达唑 100mg,盐酸左旋咪唑 25mg。成人及 4 岁以上儿童每次一片,2 次/d,连服 3 天;4 岁以下儿童剂量减半,孕妇禁用[5]。

【预防】 需采取综合性措施预防钩虫病的发生,切实做好粪便管理;查治患者,在流行时可采用群体化疗法开展预防,WHO 推荐使用阿苯达唑和甲苯达唑;加强个人防护,避免赤脚下田。

五、毛圆线虫病

毛圆线虫病(trichostrongyliasis)是由毛圆线虫属引起的疾病。成虫寄生在人体的小肠,引起类似钩虫病的症状。

【病原学与流行病学】 毛圆线虫属主要是食草动物的寄生虫,有些能在人体内寄生,我国寄生于人体的主要是东方毛圆线虫(*Trichostrongylus orientalis*)。成虫纤细,无色透明,口囊不明显。雄虫长 4.3~5.5mm,雌虫长 5.5~6.5mm。虫卵长椭圆形,(80~100)μm×(40~47)μm 大小,一端较尖,一端较圆,无色透明,卵壳薄,卵膜与卵壳间空隙在两端较明显,卵内常含 10~20 个卵细胞。东方毛圆线虫主要寄生羊、牛等食草动物的胃和小肠,也可寄生于人。虫卵随宿主粪便排出,在温暖潮湿的土壤中发育为具有感染性的丝状蚴,人常因生食含有丝状蚴的水果蔬菜或引用含有丝状蚴的生水而感染。丝状蚴在肠腔内蜕皮 1 次,钻入小肠黏膜,数日后又钻出肠黏膜再蜕皮 1 次,以其前端插入肠黏膜,附着于肠壁,发育为成虫。丝状蚴也能经皮肤感染人,在体内的移行过程同钩虫。从丝状蚴侵入人体至雌虫成熟产卵约需 16~36 天。

毛圆线虫病呈世界性分布,农村和牧区相对多见。我国第三次全国人体重点寄生虫病调查发现在对 48.4 万农村人口进行调查时毛圆线虫科平均感染率为 3.1%。

【发病机制与临床表现】 部分感染者可无明显的症状和体征。患者症状与感染虫荷和肠黏膜损害有关。感染重者因虫体侵入肠上皮,使上皮细胞脱落,引起卡他性肠炎,虫体分泌的物质可能会影响消化功能,患儿有食欲缺乏、腹痛、腹泻等消化道症状,腹痛较钩虫病明显,还有四肢乏力、头痛、头昏、失眠,部分患儿可出现贫血。外周血嗜酸性粒细胞增多。

【诊断与治疗】 从患者粪便中查到毛圆线虫卵即可确诊,但需与钩虫卵鉴别。该虫排卵极少,应反复多次检查。推荐治疗毛圆线虫病的药物有噻嘧啶、阿苯达唑与甲苯达唑,用药原则和方法同钩虫病。

【预防】 防止食入被丝状蚴污染的食物和饮水,避免丝状蚴经皮肤感染。

六、粪类圆线虫病

粪类圆线虫病(strongyloidiasis stercoralis)是由粪类圆线虫(Strongyloidiasis stercoralis)所引起,其主要临床表现为腹泻,免疫力低下的患者则可引起致死性重度感染。

【病原体】 粪类圆线虫是兼性寄生线虫,其生活史复杂,包括自生世代及寄生世代;自生世代是其基本生活史,寄生世代中,成虫可寄生在人、犬和猫等。自感染者粪便中排出的杆状蚴,在营养物质丰富的外界条件下,可发育为自生世代的成虫。雄虫细长,大小为(0.7~1.7)mm×(0.04~0.05)mm,尾端向腹面卷曲,具有两根交合刺。雌虫较粗短,大小为(1.0~1.7)mm×(0.05~0.75)mm,尾端尖细。外界生活的成虫在温暖潮湿的土壤中产卵,经数小时后孵化为杆状蚴,再经 4

次蜕皮后发育为自生世代的成虫。但在条件不适宜时,杆状蚴可蜕皮而成为丝状蚴,经皮肤侵入人体内,开始寄生世代的发育。丝状蚴侵入皮肤后,随血流到达肺脏,并经咽部返回肠道,寄生在上部小肠,并在肠黏膜内发育为成虫。其大小较自生世代者稍大,发育成熟后交配产卵。数小时后可孵出杆状蚴,并随宿主粪便排出体外。但在人体抵抗力低下或便秘时,杆状蚴可在小肠内发育为丝状蚴,然后移行至下部小肠或结肠,钻入肠壁,并经上述循环而发育为成虫,引起自体内感染。

【流行病学】 本病多见于热带及亚热带,但在温带甚至寒带也常见到。根据我国在 20 世纪的流行病学调查中,除上海、天津、内蒙古及吉林未发现本病外,其他各省市自治区均发现有病例,以海南、广西及贵州为多见。本病的传染源主要是感染本病的患者,犬和猫也是重要的传染源。传播途径主要通过皮肤接触本虫的丝状蚴而受感染。

【发病机制与病理】 当丝状蚴侵入皮肤时,局部皮肤可出现皮疹。在幼虫移行至肺时,可引起肺泡及细支气管的出血及炎症细胞浸润,甚至引起肺炎。当虫体侵入肠黏膜时,可引起其充血、出血点及小溃疡,感染重时可出现肠壁增厚及黏膜萎缩。在免疫功能低下患者的体内,虫体可侵入心内膜、肾、肝、胰、脑等脏器。由于大量虫体的机械性损伤,引起小肠及结肠黏膜发生坏死、溃疡,甚至穿孔。

【临床表现】 在虫体侵入皮肤时可出现局部的皮疹并发痒。当虫体侵入肺部及移行时可引起支气管炎及肺炎,可出现咳嗽、咯血、呼吸困难及发绀,肺部 X 线检查可见到结节状阴影,也可引起哮喘。当虫体进入肠黏膜后,可引起上腹部疼痛,也可引起恶心、呕吐、长期腹泻、黏液样血便和里急后重等,偶也可引起吸收不良综合征。肠道常因大量虫体的损伤而引起肠黏膜的坏死及溃疡,麻痹性肠梗阻,甚至穿孔而发生急性腹膜炎。

该病在免疫功能低下的患者中,丝状蚴可移行扩散到心、脑、肺、肝、胰、卵巢、肾、淋巴结、甲状腺等器官,感染较重,导致弥漫性粪类圆线虫病。大量虫体在体内还可能将肠道细菌带入血流,引起败血症,造成多器官的严重损害。虫体侵入脑部时可引起脑膜炎、脑脓肿及脑梗死,患者可出现嗜睡、昏迷,甚至死亡。弥漫性粪类圆线虫病的致死率较高。

【合并症】 国内外曾报告本病患者并发肾病综合征,驱虫后可消失[6]。

【诊断】 本病的诊断主要依据在患者粪便、痰、尿或脑脊液中找到本虫的杆状蚴或丝状蚴,腹泻患者的粪便中可检出虫卵。

【治疗】 阿苯达唑是治疗本病的首选药物,每日 2

次,每次 0.2g,连服 3 天,2 周后重复一疗程,合并肾病综合征的患者,应将疗程延长至 5 天。甲苯达唑对本病也有效,但因吸收较阿苯达唑差,故疗效不如阿苯达唑。伊维菌素治疗本病也有效。

七、鞭虫病

鞭虫病(trichuriasis)是由毛首鞭形线虫(*Trichuris trichiura*,简称鞭虫)引起的肠道寄生虫病。

【病原学与流行病学】 虫体似马鞭状,前部细长,后部粗大。雄虫长 30~40mm,尾部卷曲;雌虫长 35~50mm,尾端钝圆。虫卵呈橄榄形,大小为(50~54)μm×(22~23)μm,黄褐色,卵壳厚,虫卵两端各具一个透明塞状突起。

成虫寄生于人体盲肠内,亦可寄生在结肠、直肠和回肠下段。虫卵随粪便排出,在潮湿温暖的泥土中经 3~5 周发育为感染期虫卵。感染期虫卵经口感染人,卵内幼虫活动加剧,在小肠内幼虫自卵壳逸出,可钻入肠黏膜,经 10 天左右的发育,再回到肠腔,移行至盲肠,虫体前端细部钻入肠黏膜至黏膜下层,后端游离于肠腔,摄取宿主的组织液和血液,并发育为成虫。从食入感染期虫卵至成虫发育成熟并排卵约需 2 个月。成虫在人体内一般可存活 3 年。

本病的流行分布与蛔虫一致,为土源性传播,在温暖潮湿的热带地区人群感染率较高。2015 年第三次全国人体重点寄生虫病流行现状调查显示,人群寄生虫感染率呈明显下降趋势,鞭虫加权感染率 1.02%,土源性线虫加权感染率>5%的中度和>20%的高度流行区主要是四川、海南、贵州、云南、重庆、广西、广东和江西等[2]。

【发病机制与临床表现】 虫体的机械损伤和分泌物刺激,致肠黏膜水肿、充血,肠壁可有血液渗出、溃疡和慢性炎症反应。在虫体侵入处的肠壁固有层、黏膜下层有嗜酸性粒细胞浸润。局部可形成肉芽肿,肠壁组织增生变厚。大多数轻度感染者症状轻微或无明显症状,部分患者有胃肠道症状,如食欲缺乏、恶心、呕吐、腹痛、慢性腹泻、大便中偶带血丝或血便、黏液便。感染重者可出现全身性症状,包括贫血、消瘦、营养不良、下肢水肿;儿童甚至发育迟缓,亦可有杵状指、指/趾端肿大;重度感染如累及直肠,可致直肠套叠甚至发生脱垂。少数患者外周血嗜酸性粒细胞增多,有荨麻疹、头痛、头昏或发热等症状。

【诊断与治疗】 从粪便中检获虫卵为确诊依据。为提高虫卵的检出率,应连续送检 3 次。治疗则应采用阿苯达唑或甲苯达唑等广谱驱虫药物:①阿苯达唑:每片 200mg。成人及 2 岁以上儿童,400mg 顿服,每天 1 次,连服 3 天。②甲苯达唑:成人和 1 岁以上儿童的常用剂量是每次 100mg,一日 2 次,连服 3 天。为巩固疗效,可间隔 3 周再服一疗程。③伊维菌素:14 岁以上者单次口服 12mg(相当于 0.2mg/kg);14 岁以下者单次口服 6mg。

【预防】 注意个人卫生和饮食卫生,强调儿童和中小学生饭前便后洗手。加强粪便管理,推进改水改厕等工程进程,保护水源不受污染。

八、旋毛虫病

旋毛虫病(trichinellosis/trichinosis)是由旋毛形线虫(*Trichinella spiralis*)寄生于人体组织内,而引起的食源性人兽共患寄生虫病。

【病原学】 旋毛虫雌雄异体,成虫寄生于人体及哺乳动物小肠内,幼虫则寄生于宿主的肌肉内。当人们食入未熟含旋毛虫囊包的肉类后,在消化液的作用下,其在十二指肠内幼虫脱囊而出,并钻入肠黏膜,寄居在肠绒毛基底部上皮内,经 4 次蜕皮后,发育为成虫。雌雄虫交配后,雌虫继续发育并产出幼虫。大多数幼虫钻入肠黏膜,并随血流至人体各组织,只有在肌肉组织内可存活,并形成囊包,经 5~7 周的发育,成为感染性囊包。幼虫在囊包内可存活多年,最常可达 31 年。

旋毛虫根据基因分类学将其分为 9 个种及 3 个分类地位未定的基因型,此 9 种即旋毛形线虫(*Trichinella spiralis*)、北方旋毛虫或乡土旋毛虫(*T. nativa*)、布氏旋毛虫(*T. britovi*)、伪旋毛虫(*T. pseudospiralis*)、米氏旋毛虫(*T. murrali*)、南方旋毛虫或纳氏旋毛虫(*T. nelsoni*)、巴布亚旋毛虫(*T. papuae*)、津巴布韦旋毛虫(*T. zimbabwensis*)和巴塔哥尼亚旋毛虫(*T. patagoniesis*)。在我国有两种,即河南猪源株旋毛虫(旋毛形线虫)和黑龙江犬源株旋毛虫(北方旋毛虫)。

【流行病学】 本病呈全球性分布,各洲的国家均有病例发生,目前主要流行在俄罗斯、东欧、南美以及东南亚的部分国家。我国的西藏、云南、广西、广东、四川等地均有病例或集体发病的报告。我国的猪、犬及猫均有感染本虫的报告。

本病的传染源主要是猪,人们常因吃食未熟的含旋毛虫囊包的猪肉而受感染。传播途径也主要通过不良及不卫生的饮食习惯而受感染。另有吃食生羊肉、生马肉、生野猪肉甚至是生甲鱼肉而受感染的病例报告(图 24-7)。本病流行还具有地方性、群体性等特点。

【发病机制与病理】 在旋毛虫幼虫侵入小肠黏膜时,可引起肠黏膜的损伤、充血、水肿、出血及浅表溃疡,其程度与入侵的虫体数目和感染次数有关。感染后 5~

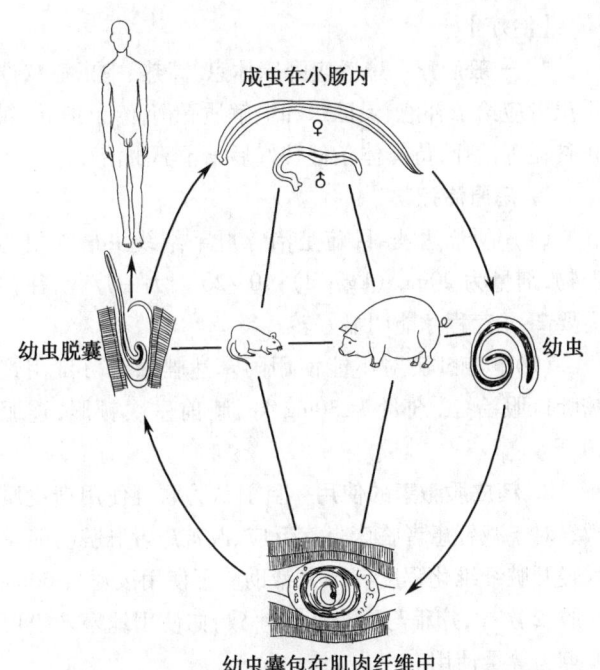

成虫在小肠内

幼虫脱囊

幼虫

幼虫囊包在肌肉纤维中

图24-7 旋毛虫的生活史

7天,成虫成熟,雌虫交配后产出大量幼虫,幼虫随血流至全身各组织,特别是横纹肌,尤其是颌肌、舌肌、喉肌、膈肌、颈肌及肋间肌等。受感染的肌肉有肌纤维水肿、横纹消失及炎症细胞的浸润,特别是嗜酸性粒细胞的浸润,此时可出现明显的全身症状,如高热、全身肌肉疼痛等。幼虫在心肌可引起心肌纤维的炎症、坏死及纤维化。心肌炎是本病的严重表现,常在感染后3周发生,患者常在感染后第4~8周因心肌炎而死亡。在感染后第3周末,幼虫周围逐渐形成纤维囊壁,呈梭形囊包,局部炎症反应消退,此时症状缓解;若幼虫在心肌内不能形成囊包,心肌炎仍可存在。

【临床表现】 本病的潜伏期为12小时~46天,平均为9~12天,以2周左右为常见。

1. **肠道侵入期** 幼虫自囊包内脱出,并钻入肠黏膜至发育为成虫,此时的主要症状为腹部及肠道症状,可有腹痛、恶心、呕吐、腹泻、食欲缺乏等,腹泻为稀便或水样便,每日3~4次,本期持续约1周左右。

2. **幼虫移行期** 主要有四大临床症状,即发热、眼睑水肿、肌肉疼痛及嗜酸性粒细胞增多症。发冷、发热,热型常呈弛张热型,可达38~40℃,伴有头痛、无力及出汗。肌肉疼痛是本期的突出症状,以致不能活动,呈强迫性屈曲状。咀嚼及吞咽困难,眼睑及颜面水肿。心肌炎是最严重的临床表现,并可引起心力衰竭,也可出现化脓性脑炎、脑膜炎及颅内高压。

3. **囊包形成期** 此时发热已消退,但仍可有肌肉疼痛。偶可有明显的毒血症、消瘦、水肿及脱水,

患者可有血压下降及虚脱,或合并肺炎、腹膜炎而死亡。

【诊断】 有食生或未熟肉类史的患者伴发热、肌肉疼痛,特别是眼睑水肿及嗜酸性粒细胞增多者,应考虑有本病的可能,需做进一步检查。血清学检测患者血清的特异性抗体和循环抗原的方法使用较多,以IFA或ELISA较常用,检出率高达90%。腓肠肌活检找到虫体的囊包,也可诊断为本病,但检出率不高。

【治疗】 阿苯达唑治疗本病有良好的疗效,每天25mg/kg,分2~3次服用,5~10天为一疗程。此外,一般性辅助疗法如输液、退热等也很重要。

【预防】 本病的预防主要应加强健康教育,改变群众的不良饮食习惯,此外加强动物饲养,尤其是养猪环境的整顿严格进行肉类的卫生检疫也很重要。

九、肝毛细线虫病

肝毛细线虫病(hepatic capillariasis)是人及某些动物因误食感染期肝毛细线虫(*Capillaria hepatica*)虫卵污染的食物或水而引起的寄生虫病,成虫及虫卵寄生在肝脏,主要表现为发热、嗜酸性粒细胞升高、肝脏肉芽肿形变等表现[7]。

【病原学】 肝毛细线虫成虫呈细线状,乳白色,雌雄异体。雌虫长51~80mm,平均64mm;雄虫比雌虫短,长为22~38mm,平均30mm。虫卵纺锤形,类似鞭虫卵,其大小为(50~65)μm×(25~30)μm,平均60μm×26μm,卵壳厚,分两层,外层粗糙,内外层之间有许多放射状条纹,虫卵两端有透明塞状物,但不突出于膜外。环境中的虫卵在潮湿的土壤中(23~30℃)经10~11周发育为感染性虫卵,人或动物吞食感染性虫卵后,虫卵在盲肠孵出第1期幼虫,幼虫穿过肠黏膜,经肠系膜静脉、门静脉到达肝脏,发育为第4期幼虫后并出现性分化。雌雄成虫寄生于肝实质组织,并在此受精、产卵。虫体主要侵袭肝脏,也可异位寄生于宿主其他组织、器官甚至脑组织。人或动物若食人未成熟虫卵。虫卵只会通过其消化道随粪便排出,即使在人的粪便中查见虫卵,但人并未感染,即所谓假性感染(spurious infection)。而真性感染在人粪便中是查不到虫卵的。

【流行病学】 肝毛细线虫病呈世界性分布,目前全球报告的病例不超过150例,但肝毛细线虫感染患者多为婴幼儿和青少年,临床多有误诊的可能。Fuehrer等统计了国外报告的72例肝毛细线虫真性感染患者中,儿童感染率为61%,病例中成活率只有39%。截至目前,国内报告病例数不超过30例,多为散发病例,地

域分布为山东、广东、河南、广西和福建等。肝毛细线虫的主要宿主是啮齿动物,我国各地鼠类均有肝毛细线虫的感染,感染率较高的省份和地区有云南(28.25%)、山东(27.36%)、湖北(19.01%)、河南(13.22%)等地区。鼠与人的关系密切,种类多,繁殖快,多生活在人居住的环境中,是造成肝毛细线虫传播给人的危险因素,应引起足够的重视。

【发病机制与病理】 肝毛细线虫在宿主的肝血窦寄生和产卵,使其呈现出不同程度的扩张。虫卵沉积导致肉芽肿性反应和脓肿样变。肉眼见肝脏表面有许多点状白色颗粒或灰白色结节,大小为1~2mm,脓肿中心由成虫、虫卵、坏死肝组织组成,周围有大量炎症细胞浸润,如淋巴细胞、巨噬细胞,嗜酸性粒细胞和多核巨细胞增多,有的细胞还出现空泡变性。当虫体死亡钙化或虫卵被炎症细胞包裹形成肉芽肿结节,间隔纤维逐渐形成,炎症逐渐减轻。不过形成纤维化的病理机制和过程目前尚不清楚。

【临床表现】 患者多为青少年或婴幼儿,早期可出现发热,高热(体温>39℃)为主,可伴有腹痛、腹泻及咳嗽、咳痰,进展期患者可出现嗜酸性粒细胞显著增多、肝脾大、转氨酶升高、高丙种球蛋白血症、乳酸脱氢酶及肝脏纤维化指标的升高,低血红蛋白性贫血颇为常见,慢性感染者常合并出现黄疸、体重下降、盗汗,严重者可表现为嗜睡、脱水、肝纤维化或肝硬化,甚至死亡。

【辅助检查】

1. 病原学检查 目前肝组织活检检查虫卵是诊断肝毛细线虫病的主要方法,此外利用肝组织采用PCR和DNA探针技术检测肝毛细线虫特异DNA片段可进行诊断。粪便中检查到肝毛细线虫虫卵为假性感染。

2. 影像学检查 肝脏B超显示肝脏低回声的占位病病变,多位于肝脏右后叶,边缘模糊。磁共振检查见肝脏增大,T_1像表现为低信号或者等信号,T_2像多呈现高信号,增强扫描见占位呈现不均匀强化表现。

【诊断与鉴别诊断】 在流行区的感染者出现持续性高热、嗜酸性粒细胞增多、贫血、肝大及占位性病变应考虑本病的可能,肝组织活检见肝毛细线虫虫卵可以确定诊断。本病应与肝吸虫病、片形吸虫病及血吸虫病等寄生虫病相鉴别,也需要与肝脏肿瘤、肝脓肿及病毒性肝炎相鉴别。

【预后】 本病预后与感染程度、病程长短、年龄、有否并发症、异位损害有密切关系。急性患者经有效治疗多可痊愈,慢性患者经治疗后肝内病灶逐渐钙化,肝脏内纤维化程度逐渐减轻。

【治疗】

1. 一般治疗 患者应卧床休息,高热、中毒症状严重患者应给予补液、保证水和电解质平衡,给予护肝、纠正贫血等治疗,待身体条件转好后给予驱虫治疗。

2. 病原治疗

(1)阿苯达唑:目前是治疗肝毛细线虫最常用的药物,剂量为20mg/(kg·d),10~20天为一疗程,往往需要2~4疗程才能明显好转。

(2)噻嘧啶:对不能使用阿苯达唑患者可试用噻嘧啶口服治疗,剂量为30mg/kg,睡前一次顿服,连服10天。

3. 糖皮质激素的使用 目前认为联合使用糖皮质激素对于减轻患者临床炎症反应、改善患者肝脏功能及减轻肝脏纤维化程度有很大帮助。可使用泼尼松60mg口服,2次/d,疗程与驱虫药物一致,如使用地塞米松可换算为等量使用。

【预防】 预防人体感染主要做好防鼠灭鼠、讲究环境卫生和个人卫生、不生吃保虫宿主的肝脏、加强健康教育提高防病意识。

十、丝虫病

丝虫病(filariasis)是由丝虫引起的寄生虫病,丝虫有许多种,在我国只有淋巴丝虫引起的丝虫病。寄生于人体的丝虫共有8种,其中能引起淋巴丝虫病的有3种,我国只有两种,即马来布鲁线虫(*Brugia malayi*,简称马来丝虫)及班氏吴策线虫(*Wuchereria bancrofti*,简称班氏丝虫),另一种淋巴丝虫,即帝汶布鲁线虫(*Brugia timori*,简称帝汶丝虫),只存在于东帝汶。本节只介绍淋巴丝虫病(以下简称丝虫病)。

【病原学】 淋巴丝虫主要寄生在淋巴系统,马来丝虫寄生在下肢浅表淋巴系统,而班氏丝虫主要寄生在深部淋巴系统内。雌雄成虫交配后,雌虫产出的微丝蚴,自淋巴系统移行至血液循环,微丝蚴在末梢血液中有昼伏夜出的习性,称为夜现周期性(nocturnal periodicity),白天微丝蚴隐伏在肺部毛细血管内,晚间则出现在末梢血液中,以晚11时至次晨2时达高峰。当蚊叮咬人时,微丝蚴进入蚊胃内,2小时后脱掉鞘膜,并穿过胃壁,经腹腔进入胸肌发育。虫体变长增粗,再次蜕皮后,逐渐发育为第3期幼虫,即感染期幼虫,此在班氏丝虫需10~14天,马来丝虫则需6~7天。此时幼虫可穿过胸部,到达头部,多数幼虫进入蚊喙,当蚊再次叮咬人时,幼虫进入人体,在组织内移行,不久即侵入小淋巴管,再移行至大淋巴管或淋巴结,并发育为成虫。自感染期幼虫侵入人体至发育为成虫,并成熟,约需 3 个月。

班氏丝虫与马来丝虫的微丝蚴在形态上的不同,包括体态、头间隙、体核和尾核,主要在于马来丝虫微丝蚴的尾部有尾核 2 个,尾核处较膨大(图 24-8)。

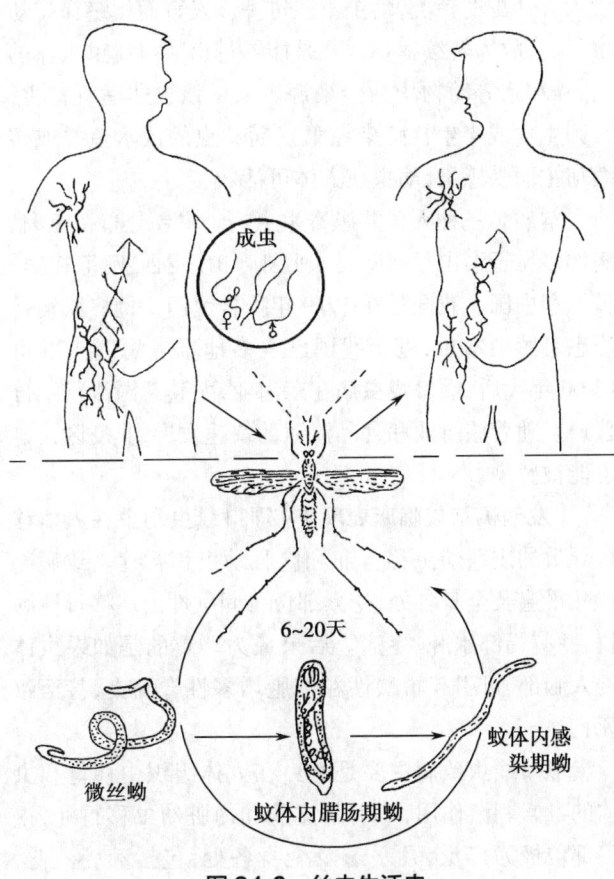

图 24-8　丝虫生活史

成虫

6～20天

微丝蚴

蚊体内腊肠期蚴

蚊体内感染期蚴

【流行病学】　班氏丝虫病流行较广,主要流行于亚洲和非洲,马来丝虫病的流行则仅限于亚洲。截至 2018 年,全球仍有 49 个国家超过 8.93 亿人受到丝虫的威胁,2 500 万男性患有鞘膜积液,1 500 万人患有淋巴水肿,超过 3 600 万人长期伴有慢性疾病表现[8]。我国曾经也是丝虫病流行最严重的国家之一,曾在山东、河南、江苏、上海、安徽、浙江、江西、福建、湖南、湖北、四川、重庆、贵州、广东、广西和海南共 16 个省、市、自治区广泛流行,但经过大规模以乙胺嗪盐防治后,我国已基本控制丝虫病的流行;2007 年,WHO 认为我国已经消灭丝虫病,目前存在的病例主要为晚期丝虫病患者[9]。

丝虫病的传染源是带有微丝蚴的患者。其传播媒介在班氏丝虫病是淡色库蚊(*Culex pallens*)及致倦库蚊(*Culex pipiens quinquefasciatus*),马来丝虫的传播媒介主要为中华按蚊(*Anopheles sinensis*)及嗜人按蚊(*Anopheles anthropopagus*)。

【发病机制与病理】　丝虫的幼虫在人体的淋巴管及淋巴结内寄居,幼虫和成虫的代谢产物、幼虫的蜕皮液、死虫及其分解产物可刺激机体免疫反应,引起淋巴管及淋巴结的炎症,使淋巴通道扩张、淋巴流减慢,组织学上可见到浆细胞、嗜酸性粒细胞及吞噬细胞的浸润,管壁增厚,管腔阻塞。这种损害又因肢体的细菌性感染、长期站立而加重。淋巴液的滞留有利于细菌的生长,局部皮肤的破损更有利于细菌的侵入,这些细菌主要为链球菌,也可有其他细菌,引起了急性皮肤-淋巴管-淋巴结炎,由于慢性炎症使虫体附近的淋巴管瓣受损,加之淋巴管壁的渗透性增加,使含有大量蛋白的淋巴液流入周围组织,产生硬实的淋巴水肿。久之则形成皮下结缔组织的增生,使病变部位变得粗厚,形成象皮肿。阻塞部位在主动脉前淋巴结或肠干淋巴管时,可使腹腔后淋巴管广泛曲张,内压增加,使乳糜液淤积在主动脉侧、髂、骨盆的淋巴管内,并可逆流至肾脏的淋巴管,经淋巴管破口漏至肾盂,随尿排出,即为乳糜尿。

【临床表现】　本病的潜伏期一般为半年,也有 1 年甚至 10 年者。但来自非流行区的移民感染后,班氏丝虫病为 3.5 个月,马来丝虫病在人工感染时为 4.5 周。

当虫体成熟并产微丝蚴后,局部常出现淋巴结炎的症状,可有发热,局部有疼痛及压痛,淋巴结炎常自动消失,随之而来的是特征性的逆行性淋巴管炎,也可有向心性发展的,受感染的淋巴管常呈一条红线,有条索感并有触痛,俗称"流火",常呈周期性发作。淋巴水肿常在发作期间出现,可以消退,但随着发作次数的增多,淋巴水肿不再消失,而呈慢性状态。班氏丝虫主要寄生在腹腔、盆腔、腹膜后、肾盂、附睾、精索等部位的淋巴系统内,引起精索炎、附睾炎及睾丸炎,每次发作可持续数天至 2 周。每次睾丸炎发作后,鞘膜内可有积液,但可消退,发作次数多后,则形成鞘膜积液而不消退。

在感染丝虫病后 3.5～7.0 个月,患者末梢血液中可找到微丝蚴,其数目不断上升,可持续 10 年。此后患者血液中微丝蚴数目逐渐减少,炎症发作次数也逐渐减少,而局部组织逐渐增厚。在马来丝虫病患者的一侧或两侧肢体的持续性淋巴水肿,因结缔组织的增生而发展为象皮肿。班氏丝虫病男性患者的阴囊肿胀,皮肤增厚,阴茎变粗,包皮肿胀及增厚,此外尚可有鞘膜积液,在其中可找到微丝蚴。在晚期班氏丝虫病患者则可出现乳糜尿。

【实验室检查】　早期丝虫病患者末梢血液中嗜酸性粒细胞明显增多,晚间血液中可找到微丝蚴。血清中丝虫抗原检测可阳性,稍后丝虫抗体检测也可出现阳性。WHO 推荐应用免疫层析法(immunochromatographic

24章

test,ICT)检测班氏丝虫抗原,目前已有试剂盒出售,其阳性率可达 90%~98%,特异性达 99%~100%。国外学者曾应用超声检查可发现班氏丝虫的活动图形,称为"丝虫舞蹈征"(filaria dance sign,FDS),在男性患者中最常见到活虫的部位是阴囊区的淋巴管,阳性率达88%,女性患者可在乳房部位找到此征;这项检查也可用作考核药物的疗效。

【诊断】 在流行区有以上临床表现,特别是下肢逆行性淋巴管炎或阴囊肿大者,应想到患丝虫病的可能性,需做进一步检查。患者血液、鞘膜积液、乳糜尿内找到微丝蚴或血清免疫学检查抗原或抗体阳性,即可诊断为本病。

【治疗】 乙胺嗪(diethyl carbamazine)是治疗本病的首选药物,对马来丝虫病患儿可每天 3~6mg/kg,饭后分 2~3 次服用,连服 6~12 天。对班氏丝虫病患儿,则可每天 6mg/kg,饭后分 3 次服用,连服 12 天。伊维菌素可迅速地清除班氏丝虫的微丝蚴,口服单剂 100μg/kg,其近期疗效比乙胺嗪好,但远期疗效并不确定,一般认为需 2 年复治一次。呋喃嘧酮(furapyrimidone)系我国自行开发的抗丝虫药,以每天 15~20mg/kg 的 6 天疗法治疗马来丝虫病患者,或以每天 20mg/kg 的 7 天疗法治疗班氏丝虫病患者,其疗效与乙胺嗪相似。

【预防】 同疟疾。

十一、颚口线虫病

颚口线虫病(gnathostomiasis)是由颚口线虫(Gnathostoma)引起的人兽共患寄生虫病。我国发现有棘颚口线虫(G. spinigerum)、刚刺颚口线虫(G. hispidium)和杜氏颚口线虫(G. doloresi)三种,人体感染主要为棘颚口线虫。

【病原学与流行病学】 成虫较粗壮,大小(13.5~16.2)mm×(1.1~1.4)mm,圆柱形,活体鲜红色,略透明,前端为球形,上有 8~11 圈小钩,体表前半部和尾端披有齿状体棘,体棘的形态有分类学意义。虫卵椭圆形,大小 69.3μm×38.5μm,内含 1~2 个卵细胞,一端有帽状突起。第三期幼虫盘曲呈"6"字形,长 2.5~4.0mm,头球有上 4 环小钩。

终宿主是狗、猫和猪等动物。第二中间宿主淡水鱼类主要是鳢鱼、泥鳅、黄鳝。寄生于终宿主胃壁瘤样囊肿内,肿块溃破后虫卵落入肠腔并随粪便排出体外。虫卵入水,在水中孵出第一期幼虫,被剑水蚤吞食后发育为第二期幼虫。当含幼虫的剑水蚤被第二中间宿主淡水鱼类吞食,在鱼体内的幼虫经过 1 个月移行、发育为

第三期幼虫,该期具有感染性。狗、猫和猪等终宿主食入含有感染性第三期幼虫的鱼肉,该幼虫在终宿主胃内脱囊,穿过肠壁在腹腔脏器间移行,最终进入胃壁形成特殊的肿块,逐渐发育为成虫。有些动物如蛙、蛇、鸡等食入含幼虫的鱼类,幼虫不能进一步发育而始终保持幼虫状态,故为转续宿主。凡是能够排出颚口线虫虫卵的狗、猫和猪等动物均为传染源。人是该虫非适宜宿主,常因生食或半生食感染性第三期幼虫的淡水鱼类或转续宿主而受感染,幼虫在人体可活数年。

本病是一种人兽共患寄生虫病。主要分布在亚洲,病例多见于泰国、缅甸、马来西亚、印度尼西亚、菲律宾、日本和中国。我国早在 1919 年报告厦门 1 例皮肤匍行疹患者感染本虫,近年我国已有多地报告病例。20 世纪 60 年代后,颚口线虫病在东南亚,尤其泰国流行十分普遍。随着旅游业和食品流通的快速发展,非疫区人群可能被感染。

【发病机制与临床表现】 颚口线虫幼虫在人体移行导致的皮肤幼虫移行症和内脏幼虫移行症。致病部位几乎遍及全身各处,受累部位可间歇性出现移行性肿块,并有局部水肿、疼痛。后果最为严重的是如果虫体侵入脑部,可引起嗜酸性粒细胞增多性脊髓炎,甚至致死亡。

颚口线虫致病主要是幼虫在人体组织中移行和虫体的毒素刺激作用,可引起皮肤和内脏幼虫移行症,损害部位极为广泛,几乎遍及全身各处,包括额、脸、枕、耳、眼、手、颈、胸、乳房、子宫、腹及背等处皆有发现,并可在脑脊髓和消化、呼吸和泌尿系统导致内脏移行症,可在患者咳出的痰液或排出的尿液中发现虫体。

幼虫在表皮与真皮间移行时,形成隧道,产生匍行疹或间歇性出现皮下游走性包块或结节样皮疹、线形红斑,局部皮肤表面稍红,有时有水肿和灼热或痒感,疼痛多不明显。经肿块切除,病理切片见嗜酸性粒细胞浸润。有的患者因有生食活泥鳅的陋习,之后在全身出现游走性索状或结节样皮疹,或线形红斑、水肿,伴有不同程度的瘙痒、胀痛等。

在人体各器官组织中,如呼吸、泌尿和消化系统移行,导致内脏型幼虫移行症,临床表现随寄生部位的不同而异,也极容易造成误诊,如在肝胆囊内、肝胆管寄生,常诊断为慢性胆囊炎、肝胆管结石;在结肠壁上形成类似恶性肿瘤的包块,经外科手术切除送病理检查可见嗜酸性肉芽肿和脓肿。幼虫从肠内穿过肠壁经肝脏,以至到达相关内脏组织的过程,可有恶心、呕吐、上腹疼痛及异常嗜酸性粒细胞增多症等。出现右上腹疼痛和压痛时表明虫体已进入肝脏,随后虫体可在胸腹部各器官

移行。在人体病例中幼虫侵犯眼部也较多,CT 检查显示眼球向前突出,眼睑软组织肿胀,角膜后缘或结膜下可见弓形黑色索状物。如果幼虫寄生脊髓和脑,可引起严重后果甚至致死。

【诊断与治疗】 病原学检查是诊断本病的主要依据。外科手术取出患者病变组织,镜检鉴定虫体。少数病例在切除肿块时,虽未能检获虫体,但事后发现虫体会自动由伤口逸出。病原学检出率较低,而且多为未成熟的虫体,鉴定颚口线虫虫种比较困难。因此,临床采用综合诊断。典型的临床症状与体征,如身体某些部位出现匐行疹或间歇出现的皮下游走包块;有生食或半生食淡水鱼或转续宿主肉类史者,且免疫学方法检查阳性者,或血检嗜酸性粒细胞增多,可考虑本病疑似患者,有待进一步检查确诊;极少数虫可在人体发育成熟,其粪便中可查见虫卵。免疫学检测方法可用于颚口线虫病辅助诊断。

对非移行型的感染者,必须注意与肿瘤或其他细菌性病变相鉴别;移行型要与钩虫移行症鉴别,皮肤型患者要与肺吸虫病、裂头蚴病和皮肤蝇蛆病相鉴别。

本病尚无特效药,一般多用手术摘除幼虫,预后良好。有文献报道应用阿苯达唑和伊维菌素治疗颚口线虫病或疑似患者有一定疗效①阿苯达唑,每天 400mg 顿服,连服 3 周以上。②伊维菌素:单剂口服 0.2mg/kg。也可将两药联合应用。

【预防】 加强健康教育,不吃生的或未煮熟的肉类食品是预防本病有效方法。改进饮食卫生习惯,注意生熟厨具分开使用。

十二、异尖线虫病

异尖线虫病(anisakiasis)是由异尖科(Anisakidae)线虫的幼虫或成虫引起的疾病,主要表现为剧烈腹痛和过敏症状,有些患者没有消化道表现而只出现严重的过敏反应。

【病原学与流行病学】 异尖线虫是一类成虫寄生于海栖哺乳动物,如海豚、鲸类等,幼虫寄生于某些海栖鱼类或软体动物的线虫。可引起人体异尖线虫病的是异尖线虫科(Anisakidae)的某些属的虫种,主要的虫种为简单异尖线虫(Anisakis simpler),其次为伪地新线虫(Pseudoterranova decipiens),个别为抹香鲸异尖线虫(A. physeteris)和对盲囊线虫(Contracaecum)。异尖线虫成虫成簇地寄生于海洋哺乳动物胃黏膜内。雌性成虫产卵从粪便排入海水,孵化出第二期幼虫,第一中间宿主被甲壳纲动物如磷虾等食入,在其体内发育为第三期

幼虫。待第二中间宿主海鱼及某些软体动物如乌贼鱼食入带虫的第一中间宿主后,这些第三期幼虫即在第二中间宿主体腔脏器表面或鱼肉中转化为感染性幼虫。通过捕食的过程,幼虫在鱼之间转移直至被终宿主海洋哺乳动物吞食,发育为第四期幼虫和成虫。

人由于吃生或未煮熟的带虫海鱼或鱿鱼被感染。感染方式以吃生海鱼片为主,其次为新鲜腌、熏烤海鱼等。发病季节为 2~5 月最多,6~8 月逐渐减少。男女比例约为 2∶1。发病年龄以 30~40 岁为最多。

异尖属线虫呈世界性分布,无论是成虫还是寄生于中间宿主的幼虫在世界各大水域均存在,主要集中分布在北太平洋和北大西洋沿岸及其岛屿,其中以太平洋海域居多。20 多个国家或地区已报道有上百种鱼寄生有异尖线虫[10]。

异尖线虫病的病例在荷兰、日本、德国、法国、西班牙、美国、波兰等越来越多的国家发现。

国内学者对我国黄、渤海的海鱼类异尖属线虫幼虫感染情况进行调查,发现感染率和感染度均非常高。加之近年来人们生食或半生食海产品的饮食习惯逐渐兴起,可见我国人群感染异尖线虫病的潜在危险性增大。

【发病机制与病理】 异尖线虫进入宿主体内后,因超敏反应而出现一系列症状,主要是局部表现为 Arthus 反应,由于虫体进入体内后还分泌一种非渗透性、不耐热的蛋白质,它可以引起嗜酸性粒细胞向感染部位集中,该物质又称嗜酸性粒细胞趋化因子(ECF-P)。此外,虫体死亡崩解的内毒素被释放出来,导致其他炎症细胞向感染部位集中。近年有关虫体排泄腺细胞功能和超微结构已引起学者们的研究兴趣。

病理组织学特征主要以黏膜下层为中心,有大量的嗜酸性粒细胞浸润的蜂窝织炎和嗜酸性肉芽肿形成。目前依据组织病理损害程度将其大致分为 5 个型:蜂窝织炎型、嗜酸性脓肿型、嗜酸性肉芽肿型和肉芽肿型及异物应答型。

【临床表现】 症状轻重与感染虫数、寄生部位和持续时间有密切关系。异尖线虫幼虫可寄生于咽喉、胃和肠黏膜内,但胃受累为最常见,约为肠的 2 倍。

潜伏期一般为 2~20 小时。肠异尖线虫病潜伏期较长,一般在吃鱼片后 1~5 天发病。临床症状与体征按幼虫侵入部位可分述如下:

1. 胃异尖线虫病 可分为急性型和慢性型,前者是由于再感染而引起的 Arthus 型过敏性炎症;后者为初次感染所致的局限性过敏反应。幼虫寄生于胃体部和胃角部占 85% 以上。临床表现有上腹部疼痛或绞痛,反复发作,常伴恶心、呕吐;少数有下腹痛。偶有腹泻。

70%患者大便隐血阳性,外周血嗜酸性粒细胞明显增高。

2. 肠异尖线虫病 男女之比约1.8∶1,10~39岁患者为主,病变部位有十二指肠、空肠、回肠、盲肠、阑尾和直肠等。常在吃生鱼片后1~5天内突然剧烈腹痛、恶心、呕吐、腹胀、低热,继而出现腹泻、柏油样黏液便,右下腹和脐周等处有压痛。有时可伴有荨麻疹等。患者常因肠穿孔、腹膜炎或局限性肠坏死而手术,在病变组织中发现本幼虫而确诊。

3. 食管异尖线虫病 在生食海鱼片时直接钻入咽喉部黏膜内,引起喉咙发痒,恶心或咳嗽,常可将幼虫从痰中咳出或呕出。

4. 肠外异尖线虫病 本幼虫可穿透肠壁进入腹腔,再移行至肝、胰、大网膜、肠系膜、卵巢、腹壁皮下,腹股沟或口腔黏膜等,引起腹膜炎、嗜酸性肉芽肿和皮下包块,常被误诊为恶性肿瘤。肺异尖线虫病也偶可发现,主要表现为发热、呼吸窘迫、胸腔积液。

【诊断与治疗】 胃镜、结肠镜等内镜检查与活检可及早确定诊断,防止并发症的发生,对异尖线虫病的诊断、治疗起重要作用。胃肠道造影与CT有时也用于异尖线虫病诊断,可显示黏膜水肿,假瘤形成或发现虫体。对手术或活检组织可进行病理学检查。

常用的免疫学检查方法有异尖线虫抗原皮试反应、异尖线虫特异性抗体检测等;血清总IgE特别是特异性IgE升高有助于异尖线虫病的诊断。有吃生或未熟透海鱼病史,结合患者临床特点、内镜病理学特点可确诊。对慢性感染,阳性血清学反应有助于诊断。应注意与其他胃肠道疾病如腹膜炎、阑尾炎、Crohn病、溃疡病等相鉴别。取出幼虫或切除病变部位后,一般预后良好。内镜下取出虫体是常用且有效的治疗方法。抗蠕虫药如甲苯达唑、阿苯达唑、噻苯达唑的效果不佳,一旦发现有肠穿孔、腹膜炎或肠梗阻等并发症,立即手术治疗。

【预防】 改变不良饮食习惯,避免生吃或半生吃海鱼和淡水鱼,尤其不宜在进餐前进食大量的生鱼,将鱼烹调熟透可有效杀死异尖线虫幼虫,也是预防异尖线虫病的最好措施。

十三、结膜吸吮线虫病

结膜吸吮线虫病(thelaziasis)是由结膜吸吮线虫(*Thelazia callipaeda*)等寄生在人和哺乳动物眼部所致。此虫主要寄生在犬、猫、兔等动物眼部,人的眼部偶可被寄生。

【病原学与流行病学】 成虫较小,在人眼结膜囊

内时为淡红色,离体后呈乳白色半透明。电镜下虫体表皮具呈微细锯齿状。雌虫大小约(6.2~23.0)mm×(0.3~0.85)mm,雄虫大小约(4.5~17.0)mm×(0.2~0.80)mm,尾端向腹面卷曲。卵胎生。初产蚴大小为(350~414)μm×(13~19)μm。

雌虫在终宿主眼眶内产出初蚴虫,当中间宿主果蝇在终宿主眼部舔食时,初蚴虫进入中间宿主果蝇消化道,在蝇的血腔内经2~4周发育为感染期幼虫,并进入果蝇的头部口器。当该蝇再舔食其他宿主眼部时,感染期幼虫自蝇喙逸出,进入终宿主的眼部,逐渐发育为成虫。成虫寿命可达2.5年余。

结膜吸吮线虫病也是人兽共患病寄生虫病,引起人吸吮线虫病的虫种有三种:结膜吸吮线虫(*Thelazia callipaeda*)、加利福尼亚吸吮线虫(*T. californiensis*)和大口吸吮线虫(*T. gulosa*)。结膜吸吮线虫主要流行于欧洲和亚洲,引起结膜吸吮线虫病。该病主要流行于东亚及东南亚国家,分布范围东起日本,西至印度,南起印度尼西亚,北至俄罗斯的伯力(哈巴罗夫斯克)。有人体病例报道的国家及地区包括印度、缅甸、泰国、菲律宾、印度尼西亚、日本、朝鲜、俄罗斯的远东地区和中国。近年来,欧洲的结膜吸吮线虫感染病例呈上升趋势,现已有意大利、法国、瑞士、德国、西班牙、葡萄牙等国出现动物和人的感染报道。亚洲和欧洲结膜吸吮线虫病流行区域主要集中于北纬46°,这两个地区气候环境相似,适宜中间宿主果蝇栖息。但种群遗传差异性分析表明,亚欧两大类群的遗传结构存在差异[11]。

我国是人体病例最多的国家,截至2020年已有647例患者,结膜吸吮线虫病已经成为一种被忽视的寄生虫病。人体感染不受年龄、性别限制,小至3个月婴儿,最大者88岁。婴幼儿为易感人群[12]。犬、猫、兔是人体感染的主要传染源。冈田氏绕眼果蝇(*Amiota okadai*)是结膜吸吮线虫的中间宿主和传播媒介。

【发病机制与临床表现】 当体内含有结膜吸吮线虫丝状蚴的冈田氏绕眼果蝇叮人眼后,随之出现临床症状且逐渐加重。虫体数量及其发育阶段与致病作用有关。

本虫在定居的部位能自由行动,虫体锐利的表皮不断摩擦眼球,或划伤眼结膜、角膜组织;头端发达的口囊之吸附作用及虫体分泌物和代谢产物,加上患者用手揉眼等物理和化学双重刺激作用而引起眼部病变,导致炎症反应或肉芽肿形成。患者出现异物感、痒感、刺痛、流泪、畏光、分泌物增多等临床表现。

本虫多侵犯人体一侧眼,双眼感染仅少数病例。虫体主要寄生在上下眼睑穹窿内,也寄生在泪腺、结膜下、结膜囊内和皮脂腺管内,也有寄生在玻璃体内和前房内

的。更有引起弥漫性亚急性视神经视网膜炎的病例报道。寄生在前房时,患者眼部出现丝状物飘动感,并有眼睑水肿,结膜充血、炎症或形成小溃疡面,睫状体充血、房水混浊、眼压增高、瞳孔散大、视力下降,甚至引起继发性青光眼。寄生在泪小管时,可致泪点外翻。成虫在眼球的行动可能和下眼睑的肌肉麻痹及外翻有关,曾报道1例因寄生本虫而引起面瘫和眼睑外翻的病例,并伴有牵拉性疼痛。

虫体被取出,症状可自行消失。如揉搓病眼,引起继发性细菌感染可加重症状。重者因组织损伤可发生纤维增生、瘢痕形成、角膜混浊和角膜薄翳。亦有本虫寄生引起眼睑乳头状瘤的报道。感染时间较长的可导致慢性结膜炎。

【诊断与防治】 诊断主要根据自患处取出成虫或幼虫,镜检确诊。对眼部刺激症状长达40天以上的患者,可自眼内眦处取分泌物压片镜检查初产蚴。结膜吸吮线虫病应与眼蝇蛆病、眼裂头蚴病及其他类型结膜炎相鉴别,应注意问问患者的流行病学史,特异病原体的形态学检查可帮助确诊。

对不能合作的婴幼儿,需用2%可卡因或1%丁卡因滴眼麻醉眼结膜和虫体,使虫体随药液溢出而外露,用眼科镊子取出。或用生理盐水冲洗结膜囊,收集洗眼液,从沉淀中检获虫体,具有诊断和治疗双重收效。再可用3%硼酸溶液冲洗结膜囊,抗菌眼药水滴眼,以预防继发细菌感染。

角膜发炎时,可用红霉素软膏或磺胺软膏涂抹角膜囊。由于一次取虫不易发现所有虫体,因此还应注意随访以使患者得到根治。若虫体钻入眼前房和玻璃体,必须手术取虫,方能治愈。

【预防】 注意个人卫生和环境卫生,尤其是儿童的眼部、面部清洁卫生,幼儿吃奶后或儿童吃完水果后,注意清洗面部;少与犬、猫等接触。防蝇灭蝇。注意不要在室外睡觉,避免被蝇叮附。

十四、肾膨结线虫病

肾膨结线虫病(dioctophymiasis renale)是因肾膨结线虫(*Dioctophyma renale*)寄生于人体肾脏而引起的疾病,临床上以反复血尿为主要特征[13]。

【病原学与流行病学】 肾膨结线虫是寄生在犬、狼、貂、猫等动物的寄生虫,偶也可寄生于人体,寄生于人体的虫体较动物体内的虫体要小很多。成虫呈圆柱形,活时呈肉红色。成虫寄居在肾脏内,成熟后交配产卵,虫卵随宿主尿液排出体外。在20~25℃水中,经一

个月发育为带一期幼虫的卵,被中间宿主寡毛科环节动物吞食后,在其体内发育为三期幼虫,此时如被水貂等动物吞食后,可在其体内发育为成虫。但这些感染性幼虫常被蝌蚪或青蛙、鱼吞食后,三期幼虫在其组织内被包围,但不能继续发育,故蛙、鱼是转续宿主。人或犬食入生的或半生鱼或蛙肉而被感染。幼虫可穿出胃壁,经肝脏而至肾脏。人工感染条件下,虫体在貂体内需经5个月发育成熟。

本病呈全球性分布,各洲均有病例报告,全世界已有30多例报告。本病传染源是貂等动物,患者不具有流行病学传播意义。人感染肾膨结线虫病主要是通过吃生食或半生食鱼肉或蛙肉引起。

【发病机制与临床表现】 本虫通常寄生在肾脏,引起肾组织的破坏,因人不是其适宜宿主,在人体内的成虫发育较差,体积较小,故对肾脏损害相对较轻,此外,也可引起肾盂肾炎及肾盂积水。

临床症状是患者出现血尿,尿中排出虫体,腰背酸痛、无力、肾绞痛等。

【诊断与治疗】 在患者尿液查见虫体,即可确诊。患者在虫体排出后,症状随之缓解。以阿苯达唑20mg/kg,3次分服,10天为一疗程,共5个疗程为治疗方法。

【预防】 加强健康教育,把好经口关,不生食或半生食鱼或蛙肉、生菜。

十五、广州管圆线虫病

广州管圆线虫病(angiostrongyliasis)是由广州管圆线虫(*Angiostrongylus cantonensis*)的幼虫(偶或成虫)侵入人体,寄生在中枢神经系统所致的嗜酸性粒细胞增多性脑膜炎和脑膜脑炎症状为主要临床表现的疾病。人因食入含该虫第三期幼虫螺或饮用被第三期幼虫污染的水而被感染。

【病原学与流行病学】 成虫呈细线状,头端尖细,雌雄异体。雌虫较大,雌虫(17~45)mm×(0.3~0.66)mm,子宫为双管型,呈白色,与充满血液呈红色的肠管缠绕,形成红(或黑褐)白相间的特点。雄虫(11~26)mm×(0.21~0.53)mm,尾端略向腹面卷曲,有肾形交合伞。第三期幼虫长0.35~0.44mm,无色透明。

成虫在鼠类的右心及肺动脉内寄生并产卵,虫卵在肺毛细血管内发育,约经6天孵化为第一期幼虫,该幼虫穿破肺毛细血管进入肺泡,沿气管上行至咽部被咽入消化道,随鼠粪便排至外界。幼虫被吞入或主动侵入螺蛳或蛞蝓体内,经发育为第二期幼虫,至第16~17天为具感染性的第三期幼虫(感染期幼虫)。幼虫长期存在

于螺体内,大多在肌肉,少数在内脏。感染期幼虫被鼠类食入,幼虫穿过肠壁进入血液循环,主要移行到脑部继续发育,一般在感染后24~30天,又移行至肺动脉内发育为成虫。

人是广州管圆线虫的非正常宿主。侵入人体的幼虫主要寄生在中枢神经系统,一般不能再发育,偶有能够继续发育为成虫的现象。有尸检报告在脑膜下及脑实质内和肺动脉内均找到成虫。在肺血管中能找到雌雄虫,且雌性子宫中有单细胞虫卵,提示广州管圆线虫可能在肺组织中完成整个发育过程。

有些幼虫在体内到处游走、移行,造成某些器官损害,出现内脏幼虫移行症。幼虫可异位寄生于左眼前房,其移行途径可能是幼虫由眼动脉经虹膜和睫状体毛细血管进入眼前房,严重者可致失明。

该病主要分布在热带和亚热带地区。在加罗林群岛、泰国、我国台湾省发病人数较多。海南、广东、香港特别行政区、黑龙江和辽宁先后都有病例报告。在我国台湾省感染的病例以10岁以下儿童占多数。患者最幼者仅1个月,最长者70岁。

鼠类是该虫的终宿主和本病的传染源;有60余种软体动物,如陆地蜗牛、淡水蜗牛和蛞蝓为广州管圆线虫的中间宿主。本虫中间宿主主要为陆生螺类,其中以福寿螺和褐云玛瑙螺(*Achatin fulica*),又名非洲巨螺最为重要。蛙类、鱼、虾、蟹、猪等可作为转续宿主。人的感染是因为生吃或半生吃含第三期幼虫的中间宿主或转续宿主、食入或饮用被感染期幼虫污染的蔬菜或水。有报道,因"治病"而吞食蛞蝓或转续宿主青蛙、蟾蜍等而感染。因幼虫可经皮肤侵入机体,故应该防止在加工螺类的过程中被感染。

【发病机制与临床表现】 虫体移行对脑组织造成损伤,死亡虫体所致炎症反应及肉芽肿形成是主要的致病机制。广州管圆线虫幼虫在人体主要损害中枢神经系统,引起嗜酸性粒细胞增多性脑膜炎或脑膜脑炎。脑脊液中嗜酸性粒细胞显著升高为该病特征。主要病理改变为脑组织充血、出血、炎性肉芽肿反应。受累部位包括大脑和脑膜、小脑、脑干和脊髓等。偶见肺部受累,虫卵和幼虫结节可阻塞肺部小动脉,形成异物肉芽肿。

潜伏期为3~36天,平均14天左右。少数患者在进食螺肉后数小时有呕吐、腹痛、腹泻或荨麻疹等过敏症状。该病具有一定的自限性,绝大多数患者在发病后数日至1个月内可自行缓解痊愈。病情轻重与感染程度有关。剧烈头痛是患者最主要的主诉,疼痛部位为枕部、双颞部、眼眶及额部,或整个头部,头痛可为"裂开状"、搏动性、刺痛或钝痛,开始为间歇性,后逐渐频繁并可转为持续性。呕吐多为喷射性,腰穿后可改善。临床表现较为复杂,有的以肺部起病,有的以脑膜刺激症状为主,后期合并肺部病变,可出现眼部损害。儿童患者可有发热,体温38~39℃,弛张热或间歇热,热程一般6~10天。重症患者昏睡、昏迷甚至死亡。据统计分析,常见临床症状依次为头痛、恶心呕吐、嗜睡或冷漠、发热、颈强硬、感觉异常等。也会出现肌肉颤搐、畏光、复视、斜视、昏迷、烦躁、惊厥、意识障碍、四肢麻痹或疼痛、眼睑水肿、咳嗽、流涕、流涎等症状。此外,腹痛、便秘、食欲缺乏或厌食、腹泻等消化系统症状也有报道。文献报道,有以急性局限性腹膜炎为首发症状的患者。

【诊断与治疗】 从患者脑脊液、眼等部位查见幼虫或成虫即可确诊,但是检出率较低。患者多有吞食或接触含本虫的中间宿主如螺类或转续宿主青蛙、蟾蜍史,出现相关的临床表现,外周血白细胞明显增多,嗜酸性粒细胞一般超过10%。脑脊液中白细胞增多[(190~4 350)×10⁶/L],以嗜酸性粒细胞增多为主;脑脊液压力增高(>1.96kPa),外观混浊或乳白色,蛋白增加(>0.5g/L)。血清学和PCR方法是嗜酸性粒细胞增多性脑膜炎重要辅助诊断方法。

目前仍缺乏用于人体感染广州管圆线虫的早期诊断的试剂和方法。根据最新诊疗方案,凡有相关流行病学史,血或脑脊液内嗜酸性粒细胞增多者,结合临床症状,可考虑本虫所致,均可进行诊断性杀虫治疗。应注意与其他脑部寄生虫,如肺吸虫、血吸虫、棘球蚴及棘颚口线虫所致的中枢神经损害相鉴别。脑部影像学检查也具有辅助诊断意义,少数患者CT扫描提示脑水肿,儿童患者出现交通性脑积水。

对症治疗和支持疗法是治疗本病的主要措施。阿苯达唑(albendazole),剂量为每片200mg,10mg/(kg·d),分2次服,连服3周为一疗程。或左旋咪唑(levamisole)2.5mg/(kg·d),分2次服,连服3周为一疗程。头痛剧烈时一般止痛剂皆有效,可暂时得到缓解。必要时亦可反复进行腰穿,以降低颅内压,减轻头痛。治疗时应注意药物杀死虫体释放的崩解物可能引起不良反应等严重后果,可联用抑制炎症反应的药物。

病程多在1个月以内,大部分预后良好,死亡率为0.21%~4.9%。少数重度感染患者出现严重症状甚至死亡。

【预防】 加强宣传教育,养成良好的个人卫生和饮食卫生习惯。积极灭鼠,切断传染源。幼儿多喜欢在地上爬行、玩耍,可能与直接接触宿主或食用被幼虫污染的蔬菜、瓜果及饮用生水等有关。因此,除积极灭鼠,去除传染源。螺类、蛙类、鱼、虾、蟹和猪肉等必须熟食,生食的蔬菜要洗干净,不喝生水,不用蟾蜍和蛙肉等敷疮治病。

(郑葵阳 王维)

参考文献

[1] KHUROO MS,RATHER AA,KHUROO NS,et al. Hepatobiliary and pancreatic ascariasis. World J Gastroenterol,2016,22(33):7507-7517.

[2] 陈颖丹,周长海,朱慧慧,等. 2015 年全国人体重点寄生虫病现状调查分析. 中国寄生虫学与寄生虫病杂志,2020,38(1):1-12.

[3] MA G,HOLLAND CV,WANG T,et al. Human toxocariasis. Lancet Infect Dis,2018,18(1):e14-e24.

[4] 黄继磊,张米祯,朱慧慧,等. 2016—2018 年全国 3~9 岁儿童蛲虫感染监测. 中国血吸虫病防治杂志,2020,32(01):1-6.

[5] LOUKAS A,HOTEZ PJ,DIEMERT D,et al. Hookworm infection. Nat Rev Dis Primers,2016,2:16088.

[6] GHANBARZADEH L,SARAEI M,KIA EB,et al. Clinical and haematological characteristics of human trichostrongyliasis. J Helminthol,2019,93(2):149-153.

[7] WANG L,ZHANG Y,DENG Y,et al. Clinical and laboratory characterizations of hepatic capillariasis. Acta Trop,2019,193:206-210.

[8] REBOLLO MP,BOCKARIE MJ. Can lymphatic filariasis be eliminated by 2020. Trends Parasitol,2017,33(2):83-92.

[9] FANG Y,ZHANG Y. Lessons from lymphatic filariasis elimination and the challenges of post-elimination surveillance in China. Infect Dis Poverty,2019,8(1):66.

[10] CIPRIANI P,GIULIETTI L,PALOMBA M,et al. Occurrence of larval ascaridoid nematodes in the Argentinean shortfinned squid Illex argentinus from the Southwest Atlantic Ocean (off Falkland Islands). Int J Food Microbiol,2019,297:27-31.

[11] 张玺,姜鹏,刘若丹,等. 结膜吸吮线虫病原学 流行病学及遗传多态性研究进展. 中国血吸虫病防治杂志,2019,31(1):86-93.

[12] ZHAO X,SHI Y,FANG Z,et al. Thelazia callipaeda infection in a 5-month-old infant. Infection,2017,45(6):907-910.

[13] CHAUHAN S,KAVAL S,TEWARI S. Dioctophymiasis:A Rare Case Report. J Clin Diagn Res,2016,10(2):DD01-2.

第 4 节 吸虫病

一、血吸虫病

寄生于人体的血吸虫有六种,均可引起严重危害人类健康的血吸虫病(schistosomiasis),我国仅有日本血吸虫病,病原为日本血吸虫(*Schistosoma japonicum*),日本血吸虫是尾蚴经皮肤感染宿主,成虫寄生于肠系膜静脉。

【病原学】 日本血吸虫雌雄异体,呈圆柱形,口、腹吸盘位于虫体前端。雄虫乳白色,背腹扁平,平均长 10~18mm,自腹吸盘以下两侧体壁卷向腹面形成抱雌沟。雌虫线状,暗褐色,前细后粗,平均长 13~20mm。雌虫常居留于雄虫抱雌沟内,与雄虫呈合抱状态。虫卵略呈椭圆形,平均大小为 $89\mu m \times 67\mu m$,淡黄色,无盖,壳的一侧有一短小侧棘,成熟虫卵内含毛蚴。

成虫寄生于人和其他多种哺乳动物门脉-肠系膜静脉系统,雌虫在静脉末梢产卵,虫卵随血流沉积于宿主的肝脏及肠壁组织内。沉积于肠壁的部分成熟虫卵在肠黏膜层致嗜酸性脓肿形成,脓肿向肠腔内破溃,虫卵随破溃组织进入肠腔,再随粪便排出。虫卵若能入水,在适宜条件孵出毛蚴,毛蚴侵入钉螺,在螺体内经过母胞蚴和子胞蚴的发育及增殖,产生大量尾蚴。尾蚴自螺体逸出,浮于水面。当人或哺乳动物接触到尾蚴时,尾蚴钻入皮肤或黏膜,尾部脱落,转变为童虫。童虫通过淋巴管或小静脉进入血液循环,从肺动脉进入肺静脉,随血流经心脏通过体循环到达肠系膜动脉,再经肠系膜静脉进入肝门静脉,在此处经 8~10 天的发育,再移行至肠系膜静脉和直肠静脉发育,第 24 天开始排卵,感染后 35 天左右可在感染者粪便中发现虫卵。成虫平均寿命约 4.5 年(图 24-9)。

【流行病学】 血吸虫病呈地方性分布,其分布和消长与钉螺的分布和消长密切相关。我国血吸虫病曾流行于长江流域及以南的 12 个省(市、自治区),目前流行地区主要分布在安徽、江西、湖北和湖南 4 省[1]。

1. 传染源 主要为体内有血吸虫成虫寄生,并排出成熟虫卵的人和哺乳动物。日本血吸虫病属人兽共患寄生虫病,终宿主包括人和多种家畜及野生动物,其

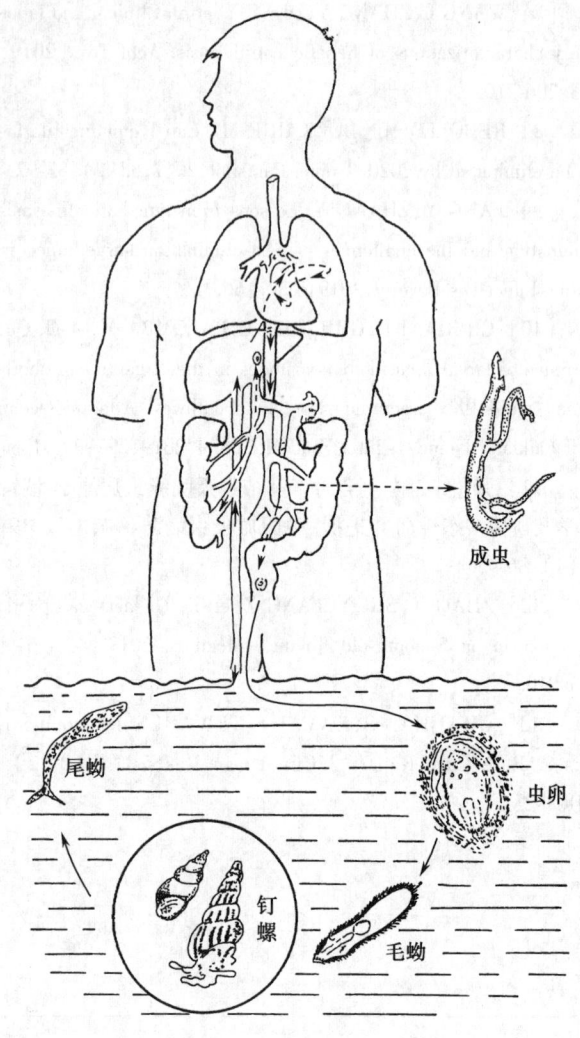

图 24-9 血吸虫生活史

中患者和病牛是最重要传染源。

2. **传播途径** 包括含有血吸虫卵的粪便污染水体、水体中存在钉螺和人群接触疫水（含有尾蚴的水体）3个重要环节。当宿主接触疫水时，尾蚴即可吸附于皮肤，并可在10秒内钻入皮肤。人们多因生产和生活活动等接触疫水而感染。钉螺是日本血吸虫唯一中间宿主，其在自然界生存的基本条件是适宜的温度、水、土壤和植物。流行区分为水网型、湖沼型和山丘型三种类型。湖沼地区一般在4~6月出现第一个感染高峰，9~10月为第二个高峰，水网地区感染高峰多在夏秋，山丘地区则以4~9月为多。

3. **易感人群** 人群对血吸虫普遍易感。流行区的农民、船民和渔民的感染率通常较高，5岁以下儿童感染率低，10岁以后感染率上升。幼儿免疫功能较成人差，一旦接触疫水，较成人易于感染。

【**发病机制与病理**】 血吸虫尾蚴、童虫、成虫及虫卵对人均有致病性，其中虫卵是血吸虫最重要的致病因子。

尾蚴侵入皮肤后，致真皮内毛细血管扩张、充血、出血和水肿，有细胞浸润，引起以瘙痒和小丘疹为特点的尾蚴性皮炎。童虫移行可致所经器官的一过性炎症、出血和细胞浸润，尤以肺组织明显。成虫寄生于门静脉内，可引起门静脉内膜炎及静脉周围炎。

虫卵沉积在肝、结肠等脏器内形成虫卵肉芽肿致组织损伤是血吸虫病的病理基础。成熟虫卵内的毛蚴分泌可溶性虫卵抗原（SEA），SEA经卵壳上的微孔释出，渗入宿主组织，致敏辅助性T细胞产生淋巴因子，引起多种炎症细胞聚集在虫卵周围，形成虫卵肉芽肿。肉芽肿的急性期易液化而出现嗜酸性脓肿。虫卵周围出现浆细胞，并伴以抗原抗体复合物沉着，形成Hoeppli现象。卵内毛蚴死亡后，SEA逐渐停止释放，虫卵肉芽肿开始缩小，代之以纤维化。纤维组织可沿肝小叶周围伸展形成干线型肝硬化。

日本血吸虫所致病变以肝脏和结肠最为明显。虫卵在肝脏门静脉细支内形成嗜酸性脓肿，发生坏死性血管炎，形成血栓，肝脏表面可见粟粒状黄色颗粒。晚期汇管区较大门静脉分支阻塞，周围结缔组织增生，致肝脏纤维化，窦前静脉阻塞，可致门静脉高压。肠道病变主要发生在乙状结肠、直肠、降结肠，肠壁增厚，可引起肠腔狭窄和梗阻。

小儿反复感染可影响代谢功能，垂体前叶功能减退，内分泌腺继发性萎缩，可致生长发育障碍。

【**临床表现**】

1. **急性血吸虫病** 多见于对血吸虫无免疫力的初次感染者，少数慢性甚至晚期血吸虫病患者在感染大量尾蚴后亦可发生，多发生在夏秋季，有明确的疫水接触史。

接触疫水后数小时可发生尾蚴性皮炎，多见于曾接触过尾蚴的致敏者。患者皮肤上可出现粟粒至黄豆大小的丘疹，瘙痒、无痛感。尾蚴性皮炎有一定的自限性，可在数小时至2~3天内消失。

血吸虫病的潜伏期最短为14天，最长为84天，平均40天左右。多数患者在35天以后发病，此时卵内毛蚴成熟，血液内出现大量虫卵抗原物质，粪便中可查到虫卵。少数病例潜伏期少于25天，粪便虫卵检查阴性。

发热是急性血吸虫病的主要首发症状，热型可为低热，约占1/4，慢性血吸虫病重复感染时也常出现此热型；或为弛张热和间歇热，占大多数，以间歇热多见；也可出现稽留热，约占5%。消化系统症状主要表现为结肠炎的症状，腹泻最常见。重症或重复感染患者常排黏液血便,有腹痛、腹胀,部分患者有便秘、食欲缺乏、恶心、呕吐等。肝大,一般在剑突下5cm内,左叶较右叶明显,但质地较软。有半数患者脾大,但质软,无压痛。半数以上患者咳嗽,多为干咳少痰,痰中偶可带血。部分患者还可出现消瘦、乏力、头昏、肌肉关节酸痛、荨麻疹等。个别病例可出现偏瘫、昏迷、癫痫等脑型血吸虫病症状。

白细胞一般为（10~30）×10⁹/L,高者可超过50×10⁹/L者。嗜酸性粒细胞15%~50%,偶可达90%,严重病例偶见白细胞减少。有不同程度贫血,红细胞沉降加速,ALT正常或轻度增高,淋巴细胞转化率降低。感染后1个月,血清中抗血吸虫IgG阳性率可达100%。

肺部X线检查可见絮状、绒毛斑点阴影,粟粒状阴影较少见,肺门边缘模糊,肺纹理增多、粗糙紊乱,伸至肺外侧,一般持续3~6个月。肠镜检查可见肠黏膜充血、水肿、黄色小结节或浅溃疡。B超检查可见肝脾大,偶有门静脉内径与脾静脉增宽,肝回声增强,增粗。

2. 慢性血吸虫病 急性血吸虫病未治愈,或反复轻度感染均可发展为慢性血吸虫病。慢性血吸虫病可分为隐匿型（无症状型）和有症状型两种。

隐匿型血吸虫病主要表现为间质性肝炎,常无明显症状,患者健康与劳动力未受影响,少数患者有轻度消化道症状,轻度肝大,肝功能多正常。

有症状型常表现为间歇性慢性腹泻、腹痛,或有黏液血便,劳累后加重。腹泻每日2~3次,粪中偶带少量血液和黏液;重症者腹痛明显、里急后重、可有痢疾样便。肝大常见,肝表面平滑,质稍硬,无压痛,脾脏轻度大。嗜酸性粒细胞增高,轻度贫血,患者一般情况尚好。反复粪便检可发现虫卵,90%以上病例直肠黏膜活检可见虫卵,但多为变性卵。免疫学检测多为阳性,B超示肝脾大,肝实质回声改变,门脉分支管壁增厚。

3. 晚期血吸虫病 病理变化为典型的干线型肝纤维化,患者有门静脉高压、全身代谢紊乱、肝功能减退等一系列症状和体征。有不规则腹痛、大便不规则、腹泻或下痢、食后上腹饱胀、低热、消瘦等。肝大且质硬,表面不平,无压痛,脾大明显,腹壁静脉曲张。病程后期常出现呕血、腹水或有黄疸,少数可并发肝性脑病。患儿可有生长发育障碍。

晚期血吸虫病可分为巨脾型、腹水型、结肠增殖型和侏儒型。结肠增殖型又称结肠肉芽肿型,以结肠病变为突出表现,腹痛、腹泻、便秘,或腹泻与便秘交替出现,严重者出现不完全性肠梗阻。该期常可发生上消化道出血,出血多发生于食管下段或胃底静脉破裂处,患者可休克,甚至死亡。肝性脑病多发生于晚期血吸虫病的

腹水型,临床表现与其他原因引起的肝性脑病相似。

4. 异位血吸虫病 血吸虫成虫在门脉系统以外器官寄生称为异位寄生,虫卵引起的门系统以外组织或器官的损害称为异位损害或异位血吸虫病。肝纤维化严重时,肠系膜静脉内的虫卵也可带至其他组织,致异位损害。肺型血吸虫病较为常见,童虫移行穿过肺部毛细血管可引起点状出血、细胞浸润,有一过性咳嗽。虫卵沉积在肺部所致的咳嗽以干咳为主,偶可带血。急性期的脑型血吸虫病类似脑膜脑炎的症状和体征,还可有高热、肝区痛及外周血嗜酸性粒细胞增高等。慢性期脑型血吸虫病以局限性癫痫多见,可伴有头痛、呕吐、暂时性意识丧失、语言障碍、偏瘫等脑瘤症状。

【诊断与鉴别诊断】 患者有疫水接触史和相应的临床表现,可考虑血吸虫病。在粪便中或组织中找到血吸虫卵可以确诊。

1. 病原学检查 从受检者粪便或组织中检获血吸虫病原体（血吸虫卵或毛蚴）,是确诊血吸虫病的依据。粪便检查常用的方法有粪便直接涂片法、尼龙袋集卵法、毛蚴孵化法、改良加藤法。对慢性和晚期患者可采用直肠黏膜活组织检查,根据虫卵的死活,判定体内是否有活虫。

2. 免疫学检查 血吸虫病的免疫学检查是重要的辅助诊断方法,用于检测血清特异性抗体的方法有环卵沉淀试验（COPT）、ELISA和快速试纸法（dipstick assay）等。对无血吸虫病史者或治疗史≥3年的血吸虫病患者,抗体阳性可给予驱虫治疗。多种免疫诊断方法都有较高的敏感性和特异性,有商品化试剂盒。采用McAb-ELISA检测患者体液中的虫体循环抗原更接近病原学的检查,对慢性轻度感染的敏感性为60%~81%,治愈后1年,90%患者循环抗原转阴。

3. 影像学检查 通过B超检查可判断肝纤维化程度、肝脏和脾脏的大小改变,肝实质内的虫卵肉芽肿可显示与门静脉树无关的回声密集团。门脉血管多增粗,呈网织状改变。CT扫描常可见晚期患者肝包膜增厚钙化和肝内静脉区有钙化,重度肝纤维化可出现龟背样图像。

4. 分子生物学检测 基于PCR技术检测日本血吸虫的特异性DNA片段与病原学检测具有同样的确诊价值。

5. 鉴别诊断 急性血吸虫病需与疟疾、伤寒、败血症、肝脓肿、结核病、钩端螺旋体病等鉴别。急性血吸虫患者嗜酸性粒细胞增多、肝大明显、肝区疼痛较轻、发热少有寒战。慢性血吸虫病患者粪便中不易查到虫卵,可综合病史和免疫学检测与慢性痢疾、慢性结肠炎、肠结

24章

核、慢性病毒性肝炎等鉴别。晚期血吸虫病要与其他原因所致肝硬化鉴别,血吸虫病肝纤维化常伴慢性腹泻,少见黄疸、蜘蛛痣及肝掌等,而巨脾与食管下端静脉曲张多见。

【治疗与预后】

1. 驱虫治疗 吡喹酮是治疗血吸虫病的首选药物。我国自主研制的青蒿素及其衍生物具有抗血吸虫童虫的作用,可作为口服预防药,已在临床和现场使用的有蒿甲醚和青蒿琥酯[2]。

(1) 吡喹酮(praziquantel):吡喹酮对血吸虫各发育阶段均有杀伤作用,早期治疗可防止急性血吸虫病的发生。

治疗急性血吸虫病的总剂量为 140mg/kg,6 日疗法,50% 的总剂量必须在第 1、2 日服完,余量在第 3~6 日分服,每日 3 次。慢性血吸虫病的总剂量为 60mg/kg,体重不足 30kg 患儿的总剂量为 70mg/kg,2 日疗法,每日 2~3 次。也可采用一次顿服 40mg/kg(儿童酌加 1/6 量),或分二次服用的一日疗法治疗轻、中度感染者。晚期血吸虫病治疗总剂量 60mg/kg(儿童 70mg/kg),分 3 日服用。多数患者于治疗半个月后粪便检查虫卵转阴。近期疗效接近 100%,治疗后 3~6 个月的远期疗效 90%~98%。吡喹酮副作用较轻,多为一过性。有严重心率紊乱或心力衰竭而未能控制者、肝功能代偿极差或肾功能严重障碍者不宜用吡喹酮治疗。

(2) 蒿甲醚(artemether):化学名为 12-β-甲基二氢青蒿素,为无色片状结晶,剂型为胶囊,40mg/粒或 100mg/粒。该药对血吸虫各发育期均有杀灭作用,特别是对 5~21 日龄的童虫,故有明显抑制虫体肝移,防止急性血吸虫病发生的作用。脱离接触疫水后每 2 周服药 1 次,儿童每次 6mg/kg,连服 2 次。

(3) 青蒿琥酯(artesunate):化学名为二氢青蒿素-10-α 琥珀酸单酯,每片 100mg。该药对不同发育期的血吸虫均有杀灭作用,尤其是对 6~10 虫龄童虫,可预防急性血吸虫病。接触疫水后 7 天口服,6mg/kg,以后每隔 7 天服药 1 次,脱离接触疫水后 7 天再服 1 次。本药不可与吡喹酮伍用,需要时应在服用吡喹酮后 5~7 天再服本药。

2. 支持和对症治疗 ①急性血吸虫病:高热或中毒症状严重者应补液、保证水和电解质平衡,加强营养。有严重合并症者应先抗感染。②慢性和晚期血吸虫病:常规进行一般治疗,加强营养,及时治疗并发症。门静脉高压、上消化道出血或巨脾患者可考虑择机手术。对侏儒症患者,可间歇性小量、短期给予性激素和甲状腺制剂。

急性患者经及时有效驱虫多可治愈。慢性早期患者一般预后良好。晚期患者虽经驱虫治疗,但肝硬化难以恢复,预后较差。

【预防】 预防血吸虫病应采取综合措施。①广泛开展健康教育:教育人们特别是儿童了解和掌握血吸虫病的传播途径和预防知识,增强自我保护的意识。②控制传染源:对流行区人群和家畜定期进行普查普治,人畜同步化疗,减少虫卵的排出。③加强粪便管理:防止人畜粪便污染水体,减少虫卵入水机会。④杀灭钉螺。⑤注意安全用水。⑥加强防护:不到疫水中游泳嬉戏、洗涮,避免接触尾蚴感染。进入疫区可用皮肤防护剂,如邻苯二甲酸二丁酯类霜剂、油膏、乳剂及氯硝柳胺制的防蚴笔等,药效可保持 4~8 小时。

二、华支睾吸虫病

华支睾吸虫病(clonorchiasis)又称肝吸虫病,是由于华支睾吸虫(Clonorchis sinensis)寄生在肝胆管内,引起以肝胆病变为主的人兽共患寄生虫病。人体感染是因食入含华支睾吸虫活囊蚴的淡水鱼或虾所致,可表现为胆管胆囊炎、胆石症和发育障碍等,重者可发生肝硬化。

【病原学】 成虫体扁平,半透明,似葵花子状,前端较细,后端钝圆,长约 10~25mm。虫卵黄褐色,芝麻粒状,大小约为 29μm×15μm,前端较窄,有卵盖,卵盖周围的卵壳增厚形成肩峰,后端钝圆,最末端有时可见一突起小疣,卵壳较厚,卵内含一成熟毛蚴。

华支睾吸虫成虫主要寄生在人、犬、猫、猪等终宿主的肝胆管内,成虫产出的虫卵经胆汁进入小肠,随粪便排出体外。虫卵入水后被第一中间宿主淡水螺吞食,在螺体内,卵内毛蚴孵出,经胞蚴、雷蚴阶段的发育增殖,形成大量尾蚴。成熟的尾蚴自螺体内逸出后在水中游动,可钻入第二中间宿主淡水鱼、虾体内,经 20~35 天发育为成熟囊蚴。囊蚴经口感染终宿主,在十二指肠内,童虫从囊内脱出,经胆总管进入肝内胆管发育为成虫。从食入囊蚴到粪便中查到虫卵需要 20~40 天。华支睾吸虫在人体内可存活 20~30 年(图 24-10)。

【流行病学】 华支睾吸虫病主要流行于东亚和东南亚,主要包括中国、朝鲜半岛、日本和越南等国家,全球约有 3 500 万人感染,仅中国就占约 1 500 万人。截至目前,我国有 27 个省、市、自治区(西藏、青海、宁夏、内蒙古除外)均有不同程度流行,流行区感染率平均为 2.4%,且流行水平呈上升趋势,其中广东、广西、吉林、黑龙江、辽宁等省是流行较为严重的[3]。

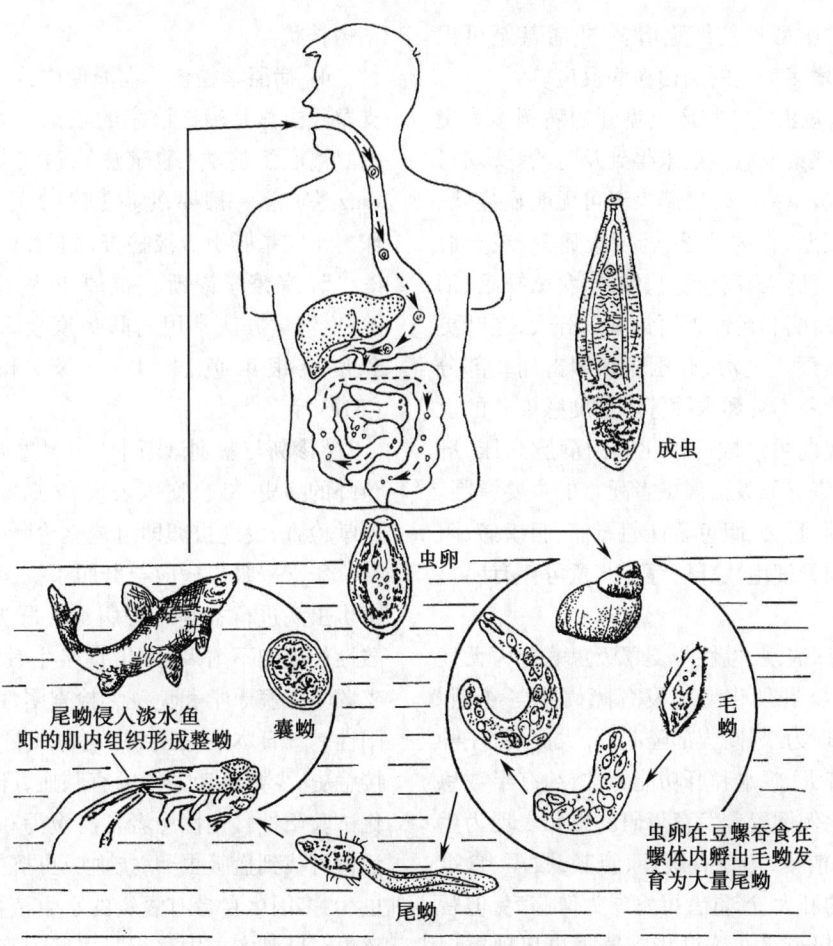

成虫

虫卵

毛蚴

尾蚴侵入淡水鱼
虾的肌内组织形成囊蚴

囊蚴

虫卵在豆螺吞食在
螺体内孵出毛蚴发
育为大量尾蚴

尾蚴

图24-10　华支睾吸虫生活史示意图

传染源为带虫者、患者和保虫宿主,最常见的保虫宿主为猫、狗、猪、鼠类等。可作为华支睾吸虫第二中间宿主的淡水鱼有145种,其中在我国(含台湾省)发现的有102种,常见的有草鱼、鲫鱼、鲤鱼、鲩鱼等,其中以小型鱼种麦穗鱼感染率最高。囊蚴主要分布在鱼的肌肉内。除淡水鱼外,淡水虾如细足米虾等几种虾也可作为华支睾吸虫的第二中间宿主。

生食鱼虾是华支睾吸虫感染最常见的感染途径。如于珠江三角洲、广西、香港特别行政区、台湾等地区和东北部分地区的居民,多是通过食鱼生、鱼生粥、鱼酢等将活囊蚴食入。其他地区多因烹调方法不当,将鱼加工至半熟而食。

【发病机制与病理】 华支睾吸虫寄生于肝内二级以上分支的胆管内,成虫对肝胆管的机械性损伤、虫体的分泌物和代谢物,以及虫体寄生所致宿主脂质过氧化物酶(LPO)和超氧化物歧化酶(SOD)增高是致病的主要因素。虫卵、死亡的虫体、脱落的胆管上皮细胞可成为结石的中心;重度感染者肝脏内纤维组织增生,纤维逐渐向肝小叶内延伸,假小叶形成,致肝硬化。华支睾吸虫感染能引起儿童营养不良和代谢紊乱,致生长发育

障碍。

华支睾吸虫病的病理改变主要为胆管上皮反复脱落、再生和增生,形成腺瘤样组织,致胆管壁增厚,二级胆管扩张和末梢胆管扩张,甚至阻塞。肝大,以左叶肿大更为明显,肝脏变硬。肝表面胆小管呈树枝状扩张,肝内胆管呈囊状扩张。管壁增厚,管腔内可见华支睾吸虫,常混有小结石、泥沙样结石,结石的核心有时可见华支睾吸虫卵。汇管区可有结缔组织增生,向小叶边缘不规则伸入,可见假小叶样结构。

华支睾吸虫感染还可诱发原发性肝癌,尤其是胆管癌。该寄生虫已被国际癌症研究总署(International Agency for Research on Cancer,IARC)认定为在亚洲引起胆管癌的I类致癌原。

【临床表现】

1. 急性华支睾吸虫病 多发生在一次食入大量华支睾吸虫囊蚴者,潜伏期为30天左右。主要症状有发热、剑下痛、头痛、食欲缺乏、恶心、乏力、肝区疼痛等。疼痛可呈持续性刺痛,进餐后加重,伴有厌油腻,似急性胆囊炎,大便每日3~4次,黄色稀水便多见。3~4天后出现发热,常伴有明显畏寒和寒战,继而出现肝大、肝区

痛、黄疸。外周血中嗜酸性粒细胞增多,重者甚至可出现以嗜酸性粒细胞增多为主的类白血病反应。

2. 慢性华支睾吸虫病 临床上见到的病例多为慢性感染。反复多次感染或急性期未得到及时治疗,均可演变为慢性华支睾吸虫病。轻度感染者可无明显症状,或仅有胃部不适、腹胀、食欲缺乏、轻度腹痛等,或有肝大和消化不良。中度感染者有乏力、倦怠、食欲缺乏、消化不良、腹部不适,腹痛和慢性腹泻常见。肝大,左叶更明显,可触及肝脏表面不光滑,有压痛和叩击痛。部分患者可伴有贫血、营养不良和水肿等。重度感染者的上述症状明显加重,晚期可形成肝硬化和门静脉高压,肝功能失代偿是重症华支睾吸虫病患者死亡的主要原因。慢性感染者可合并胆囊炎、胆色素性胆石症、胆绞痛、阻塞性黄疸、原发性胆管细胞性肝癌等。儿童可伴有明显的生长发育障碍。

根据患儿的临床表现,慢性华支睾吸虫病分为无症状型、慢性肠炎型、类肝硬化型和发育障碍型等4型。患儿的肝硬化多表现为水肿、腹部隆起、肝大而硬,左叶更为显著,可伴有脾大、腹水和肝功能异常,约有半数患儿出现白/球蛋白比例倒置。发育障碍的患儿表现为生长停滞、身材矮小、消瘦,多伴有腹痛、腹胀、腹泻、食欲缺乏,有不同程度的肝大,严重者可发展为侏儒症,但智力不受影响。曾有报道患儿感染华支睾吸虫出现类白血病反应,经驱虫治疗后,外周血白细胞数和骨髓象均恢复正常。

【辅助检查】

1. 血常规检查 轻度感染者红细胞和血红蛋白大多正常,重度感染者有不同程度的贫血。白细胞总数多升高,其中嗜酸性粒细胞增高最为明显,尤其是在急性感染时。89.8%的患儿嗜酸性粒细胞增加,一般>0.05,最高达0.56,绝对计数平均$1.75×10^9$/L,最高达$19.36×10^9$/L,感染越重,嗜酸性粒细胞增多越明显。

2. 血液生化检查 中、重度感染者,血清总蛋白和白蛋白减少、白/球比例倒置、血清胆红素升高。重度感染的部分患者血清丙氨酸氨基转移酶(ALT)略高于正常值,急性感染者的ALT增高的现象相对常见。

3. 影像学检查 超声检查有较特异性的改变,目前已普遍应用于重症患者的临床辅助诊断。B超示肝实质点状回声增强,肝内有小斑片状影,胆管扩张,管壁粗厚,扩张的胆管内有点状、索状、斑块状或线形回声,胆囊壁增厚、粗糙,囊内有点状、棒状、索状、飘带状、条形或斑块形回声。CT检查是肝吸虫病早期的有效检查方法,患者均显示不同程度的肝内弥漫性胆管囊状扩张。逆行胆管造影(ERCP)示胆管充盈缺损,变钝、突然中断或不连贯,胆管扭曲不光滑,严重者似虫蚀过的枯树枝状。

4. 病原学检查 在粪便中或十二指肠液中发现华支睾吸虫卵是确诊该病的依据。粪便检查可采用盐酸乙醚离心沉淀法(酸醚法)、改良加藤氏涂片法(Kato-Katz法)等,一般要在感染后30天方可在粪便中查到虫卵。十二指肠引流液检查以胆汁中含虫卵量最多。

5. 免疫学诊断 抗原皮内试验可作为普查时初筛;血清学方法常用酶联免疫吸附试验(ELISA)、斑点免疫金银染色法(Dot-IGSS)和胶体金免疫层析(ICT)等。

【诊断与鉴别诊断】 根据患儿有无生食或半生食鱼虾的病史,结合临床表现和实验室检查结果,进行病原学检查,发现虫卵即可建立诊断并进行相应的治疗。

华支睾吸虫病应与肝胆系统疾病、引起肝胆病变的寄生虫病进行鉴别。①病毒性肝炎:血象多不增高,嗜酸性粒细胞不增多;无生食半生食淡水鱼虾的病史,华支睾吸虫病原学和免疫学检查阴性,肝炎病毒相关检查阳性。②日本血吸虫病:发病有明显的季节性,有疫水接触史,少数患者大便中有脓血,肝脏多大,大便毛蚴孵化试验阳性。慢性患者常有腹泻和黏液血便,直肠黏膜活检可找到血吸虫卵,抗血吸虫抗体阳性。③肝片形吸虫病:多因生食带有囊蚴的水生植物而致感染。急性期童虫在肝脏实质中移行时以肝细胞为食,可引起急性肝炎、内出血和腹膜炎。粪便或十二指肠引流液可查见虫卵。

【治疗】

1. 支持和对症治疗 轻度和中度感染者可在门诊进行驱虫治疗,定期随访。重度感染者应首先进行对症和支持治疗,待一般情况好转后再进行驱虫治疗。

2. 驱虫治疗

(1) 吡喹酮(praziquantel):轻、中、重感染者可分别采用总剂量75~90mg/kg、120~150mg/kg和150~180mg/kg,分2日服,一日2次的治疗方案。少数患儿在服药后的0.5~1小时可有头昏、头痛、腹泻、恶心、乏力等副作用,但持续时间短,一般不影响治疗。

(2) 阿苯达唑(albendazole):总剂量80mg/kg,分2日服,每日2次。可根据感染度适当增减用药量。该药副作用轻,对肠道线虫有效。也将阿苯达唑与吡喹酮配伍应用,剂量各减半。

【预防】 加强卫生宣传教育,提高防病意识,提倡科学的烹调和食鱼习惯,不吃生鱼虾;加强粪便管理,杜绝粪便污染水源,防止虫卵入水,同时加强对淡水鱼的养殖管理;治疗患者和带虫者,必要时治疗病猫、病犬,以控制传染源;在流行区要进行普查普治;不用生鱼虾喂猪、猫、犬等动物。

三、并殖吸虫病

并殖吸虫病(paragonimiasis)也称肺吸虫病,是因并殖吸虫寄生于人体而引起的疾病。钟惠澜及曹维霁在20世纪60年代初,曾提出卫氏并殖吸虫种下分型的问题,并提出亚种的概念,并命名卫氏并殖吸虫四川亚种,此后日本学者根据染色体的分析,提出二倍体及三倍体两个亚种。前者在人体内游走,且不产卵,而后者则产生典型的卫氏并殖吸虫病。在我国并殖吸虫病主要有两种,即卫氏并殖吸虫病(paragonimiasis westermani)及斯氏并殖吸虫病(paragonimiasis skrjabini)(又称四川并殖吸虫病)。

(一)卫氏并殖吸虫病

卫氏并殖吸虫病的病原体是卫氏并殖吸虫(Paragonimus westermani),以咳嗽、胸痛、咳果酱样痰为主要临床表现。

【病原学与流行病学】 卫氏并殖吸虫成虫外形似半粒花生米,背面略隆起,腹面较平,口、腹吸盘大小相似,口吸盘位于前端,腹吸盘位于虫体中部。雌雄同体,成虫同时含有雌性和雄性生殖系统结构。成虫寄生于肺,产出虫卵,随人等宿主粪便排出体外。卵入水在适宜的温度下,经20天左右孵出毛蚴,并钻入川卷螺体内,约经3个月的繁殖和发育,形成许多尾蚴,成熟尾蚴自螺体内逸出,遇到第二中间宿主溪蟹,即进入蟹或蝲蛄体内,约经3个月而发育为囊蚴。感染期囊蚴被人或动物如猫、犬食入后,囊蚴在胃液及胆汁作用下,后尾蚴脱囊而出,穿过肠壁,在腹腔内移行,然后经肝面或肝脏,穿过横膈进入胸腔到达肺脏并定居,在肺组织形成虫囊。自囊蚴进入终宿主到虫体发育成熟并产卵,约需2~3个月(图24-11)。

并殖吸虫病是一种人兽共患病,呈全球性分布,但以亚洲、非洲及拉丁美洲经济较落后的国家最为多见。我国有22个省、市、自治区有本病的存在。本病传染源主要是能排出虫卵的人和猫、犬、虎、豹、狼等肉食动物。传播途径主要是因生食或半生食含囊蚴的溪蟹或蝲蛄而受感染。日本有因食用野猪肉而受感染的病例,野猪可作为本虫的转续宿主,而传播本病。

【发病机制与临床表现】 当后尾蚴自囊蚴中脱出,并穿过肠壁时,可引起纤维素性炎症,此时患者可有腹痛及腹泻。虫体在腹腔的时间较长后,可引发大小不等的囊肿。虫体经过胸腔时可引起小量胸腔积液及粘连。进入肺脏后可引起咳嗽、咳痰及咳果酱样痰,痰中可找到卫氏并殖虫的虫卵。人体肺内的虫囊内,常只有

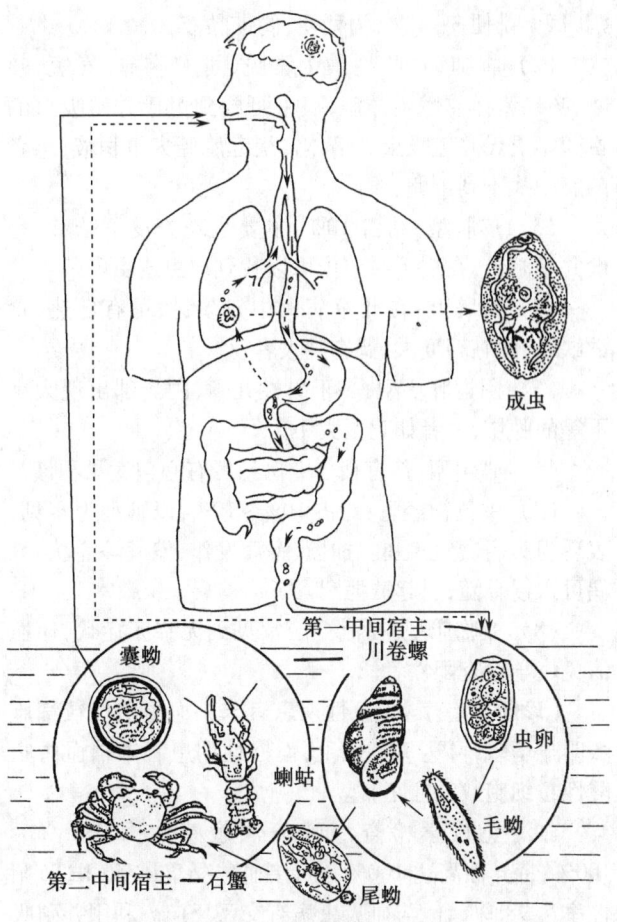

成虫

第一中间宿主——川卷螺

囊蚴

虫卵

蝲蛄

第二中间宿主——石蟹

尾蚴

毛蚴

图 24-11 并殖吸虫生活史

一条并殖吸虫。虫体在肺内移行时可形成窦道,病灶坏死区周围有明显的炎症反应,并逐步形成嗜酸性粒细胞脓肿,最后形成肉芽组织。有时虫体可自肺部钻出而达纵隔,沿大血管的根部向上行走,沿颈内动脉周围软组织,上行而到达颅底部,然后沿颈动脉经破裂孔上口或颈静脉孔,进入颅腔及大脑。并殖吸虫引起的病变常在一侧,形成互相沟通的脓肿,可在脑的病灶内找到成虫。

本病的潜伏期为1~27个月,平均为6个月,也有的早至2~15天。

1. **急性并殖吸虫病** 起病急,可有全身不适、腹痛、腹泻、食欲缺乏,继之出现畏寒、发热、胸痛、胸闷、咳嗽、气短等症状;患者末梢血液中嗜酸性粒细胞数明显增多。

2. **慢性并殖吸虫病** 大多数患者在发现时已处于慢性期,表现为胸痛、气短、咳嗽,初起时无痰,以后痰量逐渐增多,并出现果浆样痰,痰中常可见大量虫卵,胸部X线检查显示肺部有明显改变,易被误诊为肺结核[4]。如累及神经系统时,可出现头痛、癫痫、半身不遂、失语等症状。该病常累及全身多个器官,症状较为复杂。临床上根据主要损伤部位分为:

(1)腹型:见于发病的早期,可有腹痛、腹胀、腹

泻,每天排便 3~4 次,为稀便,偶带黏液。

（2）胸肺型:此型最为常见,可有胸痛、气短、咳嗽、咳果酱样或烂桃样痰,痰中可找到卫氏并殖吸虫的虫卵。卫氏并殖吸虫二倍体常引起胸腔大量积液,患者的痰中找不到虫卵。

（3）皮肤型:约占 10%,主要表现为皮下结节,一般并不游走,在皮下结节内可以找到成虫或虫卵。

（4）肝脏型:在儿童病例中较多见,可有低热、食欲缺乏、肝脏轻度大,偶有脾大者。

（5）阴囊肿块型:多于男性儿童,阴囊部出现大小不等的肿块,大者如鸡蛋大小。

（6）心包型:曾有报告 2 例患者有心包大量积液。

（7）中枢神经型:约占 10%~19%,以脑型为多见,表现为头痛、恶心呕吐、抽搐、癫痫发作、偏瘫等症状[5]。偶可入侵脊髓,引起截瘫[6]。

（8）亚临床型:在流行区常见到无临床症状,但血清免疫学检查阳性者。

【诊断与治疗】 急性期患者末梢血嗜酸性粒细胞数明显增多,可达 70% 以上,但慢性期患者末梢血中嗜酸性粒细胞数往往正常。

血清免疫学检查,ELISA 法敏感性为 93.5%~100%,特异性高达 100%。间接血球凝集试验(IHT)阳性率达 98.9%,但与血吸虫病有交叉反应。利用并殖吸虫的排泄-分泌抗原(excretory-secretory antigens,ES)研发一种新的免疫色谱法,可应用于肺吸虫病患者血清快速诊断[7]。

皮下结节活检对诊断也起重要的作用,在新出现的皮下结节中常可见到成虫或虫卵,对诊断起到重要的作用。

当患者曾有食入生或未熟的蟹或蝲蛄史,并有上述临床症状者,应考虑患有并殖吸虫病的可能,需做进一步检查。患者痰中找到虫卵或血清免疫学检查阳性,即可诊断为本病。

目前在国内的首选药物是吡喹酮,每日 75mg/kg,2~3 次分服,3 天为一疗程,但作者等认为可延长至 5 天较好,必要时停药后一周再进行 1~2 疗程。

三氯苯达唑治疗本病有良好疗效,单剂 10mg/kg 的疗效可达 91.3%,10mg/kg 两剂的一天疗法,其疗效可达 100%。

【预防】 在流行区广泛开展群众健康教育,做好学龄儿童健康保护工作,杜绝生食或食用未熟蟹或蝲蛄的不良习惯,不饮用生水或天然水源。

（二）斯氏并殖吸虫病

斯氏并殖吸虫病(paragonimiasis skrjabini)是由斯氏并殖吸虫(Paragonimus skrjabini),同种异名为斯氏狸殖吸虫,四川并殖吸虫(Paragonimus sichuanensis)所引起,临床上主要表现为皮肤游走性包块、咳嗽、咯血,但痰中找不到虫卵,也可引起蛛网膜下腔出血。此病首先由钟惠澜及曹维霁于 20 世纪 60 年代初提出并命名。

【病原学】 斯氏并殖吸虫的成虫外形呈细条状,前端略细,有口吸盘及腹吸盘各一个,体内具有雌性及雄性生殖器官,成熟后产卵,并随宿主粪便排出体外。在水中发育,并孵出毛蚴,钻入第一中间宿主泥泞拟钉螺(Tricula humida)体内,经各阶段的发育,而产生许多尾蚴,成熟后逸出,钻入或被第二中间宿主溪蟹所吞食,并在其体内发育为囊蚴并成熟,当人或猫、犬等动物食入后,在消化液的作用下,在小肠内后尾蚴破囊而出,人并非其适宜的宿主,因此虫体在人体内到处游走,不能发育为成虫,但在猫等动物体内可发育为成虫,并产卵。

【流行病学】 斯氏并殖吸虫病只存在于中国,其他各国均未有报告过。本病主要存在于四川、陕西、湖南、湖北、江西、河南、贵州、福建等地。传染源主要是狼、果子狸等野生动物。

【发病机制及病理】 由于人是斯氏并殖吸虫的非适宜宿主,在人体内到处窜行,造成多个器官和组织机械性损伤,此外虫体代谢产物引起机体免疫炎症反应。早期病理变化为片状或带状出血坏死区,如穿通的隧道,但炎症反应并不明显。后期逐渐形成嗜酸性粒细胞性脓肿,其中心为坏死的组织,大量嗜酸性粒细胞和夏科-莱登结晶,但无虫卵。其壁由大量纤维细胞及胶原纤维组成,壁内可见较多淋巴细胞、单核细胞及少量嗜酸性粒细胞浸润。这些脓肿以隧道互相沟通,在其中有时可找到斯氏并殖吸虫的童虫。随着病变时间的延长,嗜酸性粒细胞数量逐渐减少,淋巴细胞及浆细胞逐渐增多,坏死组织被吸收,肉芽组织进入穴道而逐渐机化形成瘢痕。在脑部的病变除嗜酸性粒细胞脓肿外,尚有出血,并常与蛛网膜下腔相通或向脑室穿通。

【临床表现】 本病的潜伏期一般认为是 3~6 个月,但也可短至 13 天。最早出现的症状是腹痛、腹泻、胸痛、咳嗽,并伴有发热、盗汗、全身无力等。最常见的症状是游走性皮下结节或包块,以腹部为常见,其次为胸部及腰背部,在新出现的结节内,常可找到斯氏并殖吸虫的童虫。患者常可出现胸腔积液或心包积液。本病的脑部受损较卫氏并殖吸虫病少见,且以蛛网膜下腔出血为主要表现。常见的临床类型如下:

1. **皮肤型** 以游走性皮下结节或包块为主要表现。

2. **腹型** 以腹痛、腹泻及腹部包块为主要表现。

3. **胸肺型** 以胸痛、咳嗽、咳痰为主要症状,但痰中找不到虫卵。也常可见到胸腔积液中有较多的嗜酸性粒细胞。

4. 心包型 约5%~6%的病例,以心包积液为主要表现,极类似结核性心包炎。

5. 肝脏型 较卫氏并殖吸虫病为多见,可有肝脏轻度大,肝功能受损为主要表现。

6. 脑脊髓型 此型约占7%~21%,以蛛网膜下腔出血为主要表现,脑脊液中除红细胞外,有大量嗜酸性粒细胞。

7. 眼型 以一侧眼球突出为其主要表现。斯氏并殖吸虫常可引起眼睑部皮下结节,虫体也常可钻入眼眶,引起患者的一侧眼球突出。

8. 亚临床型 在流行区常见到血清免疫学检查阳性,而无明显的临床症状。

【诊断】 在流行区有食入生或未熟的溪蟹史,并有上述临床症状者,应考虑有感染斯氏并殖吸虫病的可能,如血清免疫学检查 ELISA 结果阳性,或皮下结节中找到虫体,即可诊断为本病[8]。

【治疗】 请参阅卫氏并殖吸虫病。

【预防】 请参阅卫氏并殖吸虫病。

四、姜片虫病

姜片虫病(fasciolopsiasis)是由布氏姜片吸虫(*Fasciolopsis buski*)寄生于人或猪的小肠所致的一种人兽共患寄生虫病,患者因生食附有姜片虫囊蚴的水生植物或喝入含有囊蚴的生水而感染,猪是重要的保虫宿主。

【病原学与流行病学】 成虫形似姜片,活时肉红色,腹背扁平,前窄后宽,长20~75mm,宽8~20mm,厚0.5~3mm,是寄生在人体中最大型的吸虫。虫卵椭圆形,大小为(130~140)μm×(80~85)μm,为人体寄生虫卵中最大者,浅黄色,壳薄而光滑,有不明显的卵盖,卵内有1个卵细胞和20~40个卵黄细胞。

人或猪为姜片虫的终宿主,成虫寄在小肠。虫卵从终宿主体内排出,如到达水中,在适宜温度(26~32℃)条件下,经3~7周卵发育成熟,毛蚴从卵内孵出,侵入中间宿主扁卷螺。在扁卷螺体内经历胞蚴、母雷蚴、子雷蚴与尾蚴几个阶段的发育繁殖,成熟的尾蚴从螺体逸出,在水红菱、茭白、荸荠等水生植物表面形成囊蚴。囊蚴被人或猪食入后,在小肠内,在消化液和胆汁的作用下脱囊,经1~3个月发育为成虫。

姜片虫病主要流行于亚洲的温带和亚热带地区。我国的姜片虫病主要分布在东南沿海、长江中下游及南方等18个省(市、自治区)广种水生植物的地区。姜片虫病的传染源是猪和人,猪是重要的保虫宿主。粪便污

染水源是造成本病流行的重要因素,近年来由于农业生产模式改变,养猪饲料和方式的改变,姜片虫病的流行区不断缩小,人群的感染率和感染度明显下降。该病流行决定于流行区存在的传染源、中间宿主与植物媒介,尤其是居民有无生食水生植物的习惯(图24-12)。

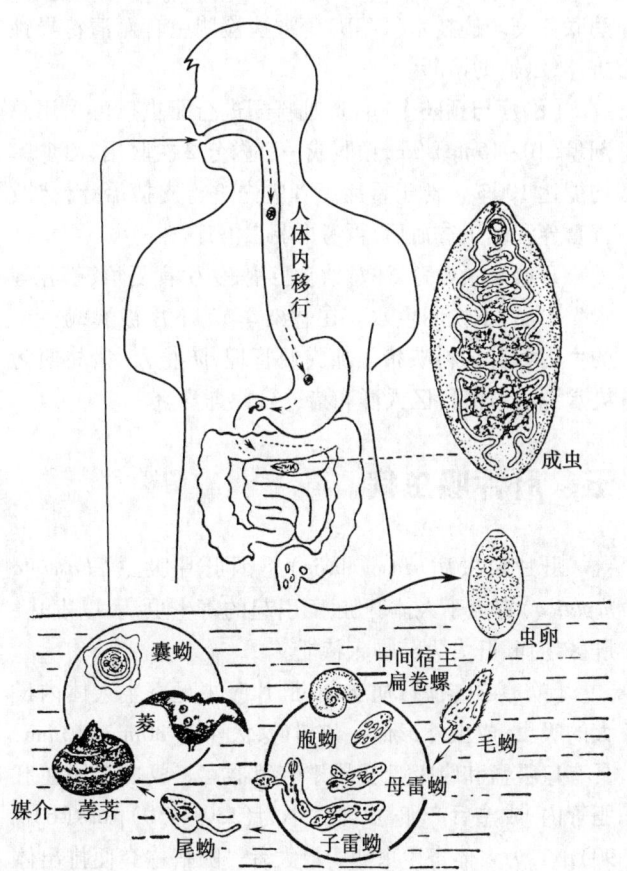

图24-12 姜片虫生活史

【病理与临床表现】 姜片虫成虫为主要的致病期。虫体吸附于宿主肠黏膜,造成局部黏膜的机械性损伤,虫体数量多时可覆盖肠黏膜,影响宿主的消化和吸收,甚至引起肠梗阻,虫体的代谢分泌物可引起变态反应。被吸附的肠黏膜及附近组织可发生炎症、出血、水肿、坏死,以致溃疡。病变处中性粒细胞、淋巴细胞和嗜酸性粒细胞浸润,肠黏膜分泌增加。

潜伏期为1~3个月,由于感染姜片虫的数量和机体的营养状况等方面的差异,感染者临床表现差别较大。轻度感染者常无症状,或仅有食欲缺乏,上腹部偶有轻微疼痛。中度感染者以消化道症状为主,常有食欲缺乏、间歇性腹泻、腹痛、恶心、呕吐等症状,腹泻一日数次。重症患者常有营养不良、全身乏力、精神萎靡、消瘦、贫血、下肢或全身水肿,可有腹水。儿童长期严重感染可致发育障碍和智力减退,甚至出现侏儒症。

【诊断】 对流行区有慢性腹泻、腹痛、营养不良、水肿等症状,并有生食水生植物病史的患者,应考虑

本病。

粪便检获虫卵是确诊姜片虫感染的依据,常用的粪检方法有直接涂片法和沉淀法,查见虫卵即可确诊,改良加藤氏涂片法(Kato-Katz 法)和水洗沉淀法可显著提高检出率。另外,可选用酶联免疫吸附实验(ELISA)、酶联免疫印迹技术(ELIB)等方法检测患者血清特异性抗体,以辅助诊断。

【治疗与预防】 首选吡喹酮进行驱虫。可采用总剂量(10~15mg)/kg,顿服或一日内分 2 次服用,治愈率均能达 100%。对于重症患者应先进行支持治疗,待改善营养和纠正贫血后,再考虑驱虫治疗。

开展健康教育,注意饮食卫生,勿生食菱角、荸荠等水生果品,不饮用生水。在感染季节,不用被囊蚴污染的生水和青饲料喂猪。加粪便管理,防止人、猪粪便污染水源。对流行区人群和猪进行普查普治。

五、肝片吸虫病

肝片吸虫病(fascioliasis)是因肝片吸虫(Fasciola hepatica)寄生于人体肝脏,而引起的寄生虫病,以发热、肝区疼痛、肝大为其临床特征。

【病原学与流行病学】 肝片吸虫是寄生人体内最大的吸虫,成虫外形似一片树叶,大小为 30mm×13mm,具有口吸盘和腹吸盘及雌雄生殖器官。成虫定居在肝胆管内,成熟后产卵,虫卵大小为(130~150)μm×(63~90)μm,为人体寄生虫卵中最大者。随宿主粪便排出体外,进入水中,在适宜的温度下,经 9~21 天的发育后,孵出毛蚴,随即钻入椎实螺,经多个幼虫阶段而产生许多尾蚴,尾蚴成熟后逸出,附在水生植物或水草上,形成囊蚴。人或动物宿主食入生的水生植物或口含水草后,将这些囊蚴吞下,在胃肠道消化液的作用下,后尾蚴脱囊而出,穿过肠壁进入腹腔,然后移行至肝脏,并在肝内窜行,约 4~6 周后,进入肝胆管内,并发育成熟。自人体食入囊蚴至成虫发育成熟产卵,约需 10~11 周。

本病呈全球性分布,主要见于温带气候下的绵羊饲养地区。肝片吸虫感染流行于中美洲和南美洲(尤其是玻利维亚和秘鲁)、欧洲(尤其是葡萄牙、法国、西班牙和土耳其)、亚洲[尤其是中国、越南、韩国和泰国、非洲及中东]。美国、澳大利亚、比利时等近年也有病例报道[9,10]。据估计,已有超过 51 个国家的 240 万~1 700 万人被感染;而全世界有 9 100 万人处于感染风险之中。

本病的传染源是羊、牛等家畜。人们食入被污染的水生植物等是其主要感染途径,偶有儿童因含水草而受感染。农村家畜养殖者感染较多。

【发病机制与病理】 本病的病变主要在肝脏,虫体在肝内移行时,引起肝内散发性绿豆至黄豆大小的圆形或长圆形暗红色病灶,有的融合成片,病灶中夹杂着灰白色圆形小脓肿,镜下所见为嗜酸性粒细胞性脓肿,由大量嗜酸性粒细胞及中性粒细胞组成,并可见到大量夏科-莱登结晶,肝小叶间也有少量嗜酸性粒细胞浸润。最后脓肿被吸收,机化而形成瘢痕。虫体进入肝胆管后,可刺激胆管上皮细胞增生及胆管扩张。

【临床表现】 本病的临床表现取决于感染的程度,轻者可无明显症状,仅在检查粪便时发现虫卵,而诊断为本病,但较重者的临床症状可十分严重。

本病的潜伏期是 2~3 个月。发病较急,有发冷、发热,热型常为弛张或持续性高热,多汗、无力、偶可出现荨麻疹;腹痛较明显,初为全腹痛,不久疼痛即逐渐局限于右上腹,常为阵发性,并可向右肩放散。肝大,中等硬度,并有压痛。少数患者可有脾大。患者常可出现轻度-中度黄疸,偶可出现腹水。末梢血液白细胞数增多,可在(10~20)×10⁹/L,其中嗜酸性粒细胞可占 70%~80%以上。

【诊断】 当患者有发热、肝区疼痛、肝大,并有嗜酸性粒细胞数明显增多,并有食入生的水生植物史者应考虑本病的可能性,需做进一步检查。如在患者粪便中找到虫卵,即可诊断为本病。血清免疫学检查如 ELISA 阳性也可诊断为本病。肝脏 B 型超声检查发现肝脏内有结节状阴影有一定的参考价值。值得注意的是,在人群感染率较低的国家或地区,提高医生的警惕性,特别是能够对临床表现不典型患者的早期确诊,从而避免患者不必要的救治检查,已经成为本病防治工作的一个棘手问题[11]。

【治疗】 治疗本病的首选药是三氯苯达唑,10mg/kg,一剂即可治愈本病。但近来国外已有本虫对该药发生耐药的报告,治疗时可与阿苯达唑合用。吡喹酮治疗本病有一定疗效,但不能治愈本病患者。曾有作者(Nik-Akhtar)报告以甲硝唑每日 1.5g(相当于 30mg/kg,分 3 剂服用),服用 2~4 周治愈 4 例患者的文献报告。

【预防】 加强健康教育,不要生吃水生植物。

(吴中兴 程喻力)

参考文献

[1] LI K,LI Z,LI A,et al. Epidemiology of schistosomiasis in China(2004—2016). Travel Med Infect Dis,2020,36:101598.

[2] 侯循亚,李岳生,罗新松,等. 蒿甲醚与吡喹酮联合治疗急性日本血吸虫病临床研究. 中国血吸虫病防治杂志,2006,18(2):99.

[3] 孙青松,于妮娜,尚信池,等. 华支睾吸虫病在我国的流行及诊断方法研究进展. 动物医学进展,2019,40(8):84-88.

［4］FIORENTINI LF, BERGO P, MEIRELLES GSP, et al. Pictorial Review of Thoracic Parasitic Diseases：A Radiologic Guide. Chest,2020,157(5):1100-1113.

［5］吴宣萱,梁平,李映良,等. 儿童脑型肺吸虫病合并颅内动静脉畸形临床分析. 第三军医大学学报,2015,37(22):2293-2296.

［6］QIN Y,CAI J,JI W,et al. Intraspinal Paragonimiasis in Children:MRI Findings and Suggestions for Pathogenesis. AJNR Am J Neuroradiol,2019,40(12):2166-2171.

［7］SADAOW L,SANPOOL O,YAMASAKI H,et al. Development of point-of-care testing tool using immunochromatography for rapid diagnosis of human paragonimiasis. Acta Trop,2020,

203:105325.

［8］CHEN WQ, DENG Y, ZHANG YL, et al. A case of group infections with Paraginimus species in Henan, Central China. Acta Trop,2020,202:105111.

［9］KWOK J,BUXBAUM JL. Liver Fluke. N Engl J Med, 2019,381(19):e34.

［10］MILAS S,ROSSI C,PHILIPPART I,et al. Autochthonous Human Fascioliasis, Belgium. Emerging Infect Dis, 2020, 26 (1):155-157.

［11］PERRODIN S,WALTI L,GOTTSTEIN B,et al. Fasciola hepatica in a country of low incidence:a tricky diagnosis. Hepatobiliary Surg Nutr,2019,8(6):597-603.

第5节　绦虫病

一、牛带绦虫病

牛带绦虫病(taeniasis saginata)是由牛带绦虫(*Taenia saginata*)寄生于人体小肠引起的寄生虫病。患者因误食含有牛囊尾蚴的牛肉或内脏,囊尾蚴在小肠内发育为成虫而致病。在我国古籍中曾将该虫和形态很相似的猪带绦虫统称为寸白虫或白虫,是最早被记录的寄生虫。

【病原学】　牛带绦虫又称牛肉绦虫、无钩绦虫,成虫呈乳白色,体长4~8m或更长,由头节、颈节及链体所组成。头节细小,略呈方形,无顶突及小钩,有吸盘4个,其后为颈节,再后为链体,由幼节、成节和孕节所组成,其体积逐渐增大。幼节内具有雌雄生殖器官,逐渐发育成熟为成节,至孕节内充满虫卵,孕节脱落,并随宿主粪便排出体外。孕节子宫分支每侧15~30支,分支较整齐,内含大量虫卵。完整的虫卵呈圆球形或近圆球形,卵壳无色透明,极易脱落。一般粪检时所见的虫卵其卵壳多已脱落,仅剩下由胚膜包被着的六钩蚴,此成为不完整虫卵。孕节或其虫卵为牛吞食后,即在其肌肉内发育为牛囊尾蚴。人是牛带绦虫的唯一终宿主。当人食入生或半生的含有囊尾蚴的牛肉后,囊尾蚴在小肠内消化液的作用下头节翻出,吸附于肠壁上,经2~3个月的发育而为成虫,孕节片可从链体脱落随患者粪便排出。人对牛带绦虫虫卵内的六钩蚴具有自然免疫力,因此虫卵不能感染人(图24-13)。

【流行病学】　牛带绦虫病呈世界性分布,以牧区或以牛肉为主要肉食的民族地区较为多见。我国绝大

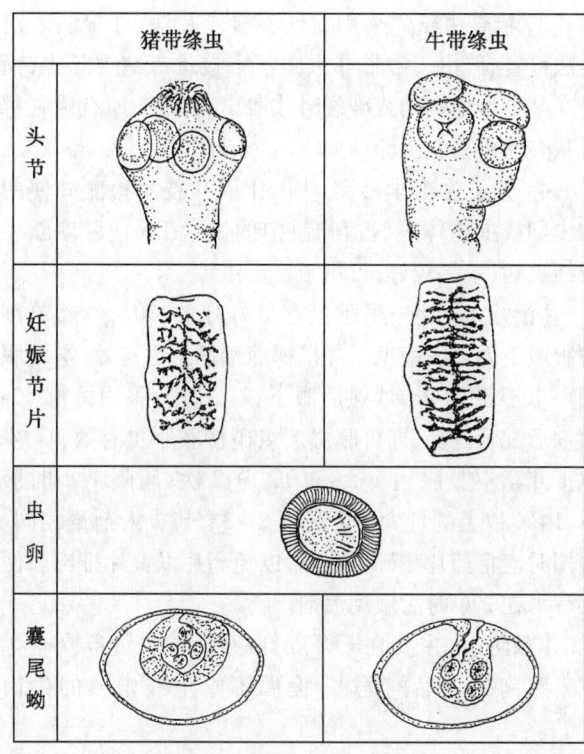

	猪带绦虫	牛带绦虫
头节		
妊娠节片		
虫卵		
囊尾蚴		

图24-13　猪（牛）带绦虫

多数省、市、自治区均有报告,但多为散在病例。部分地区如西藏、内蒙古、新疆、云南等地因饮食习惯感染率较高,呈地方性流行。造成流行的因素与患者和带虫者的粪便污染环境及居民食用牛肉方法不当有关。

【发病机制与病理】　患者体内通常只有一条牛带绦虫寄生,严重感染者可达10余条或更多。一般损伤

不明显,但当寄生数目较多时,由于头节吸盘的压迫并损伤肠黏膜,可引起肠道轻度或亚急性炎症反应。

【临床表现】 患者一般无明显症状,偶可感轻度上腹部疼痛、不适、食欲缺乏、恶心、呕吐等,但患者常因粪便中发现节片或节片自动地从患者肛门逸出,而来就诊。长期寄生患者可出现体重减轻、发育迟缓以及贫血等症状。严重感染偶可引起阑尾穿孔[1]。

【实验室检查】 多以病原学检查为主。

1. 检验孕节 从患者粪便中收集孕节,清水冲洗后置于载玻片检查。牛带绦虫的孕节呈短长方形,较猪带绦虫者略厚且呈淡黄色,活动力较强,但主要的鉴别点在于节片中的子宫分支数。以墨水注入节片的生殖孔,可清晰地见到其子宫分支,牛带绦虫节片的一侧分支数多于 13 支,一般在 15~30 支,猪带绦虫者则少于 13 支。

2. 检查头节 常用于疗效判定,在患者服药后留取 24 小时全部粪便,淘洗粪便查找成虫头节,检查结构。

3. 检查虫卵 采用粪便直接涂片法、浮聚法或沉淀法检查,但由于牛带绦虫卵不直接排入宿主肠中,而是在孕节伸缩蠕动或破裂时才散出,故并非所有患者都可从粪便中检获虫卵。

4. 分子生物学检测 采用 PCR 技术检测粪便中的虫卵或虫体体表脱落物质中的微量 DNA,以诊断牛带绦虫病,效果较好,可用于鉴定虫种[2]。

【治疗】 吡喹酮驱虫有良好疗效,10mg/kg,单剂空腹服下即可。南瓜子加槟榔煎剂驱虫也有效,空腹服用南瓜子 50~90g,炒熟后服下,2 小时后服用槟榔 60g 煎剂后配合泻药,即可驱虫。氯硝柳胺驱虫有效,14 岁以下儿童空腹服用 1.5~2.0g,分 2 次,间隔 1 小时服下,14 岁以上的青少年可服用 2~3g,与成人剂量相同。服用时应将药片嚼碎后咽下,以免药片以整片排出。便秘者可在 2 小时后服用泻剂。

【预防】 主要在于开展健康教育,告诉群众吃生或未熟肉类食品的危害,提倡不吃生或未熟的牛肉食品。

二、亚洲带绦虫病

亚洲带绦虫病是由亚洲带绦虫(*Taenia asiatica*)寄生于人体小肠而引起的寄生虫病,人因生食猪肝感染。亚洲带绦虫又称亚洲牛带绦虫(*Taenia saginata asiatica*),是我国台湾省范秉真教授在山区调查时发现当地居民并不吃牛肉,但排出的带绦虫是无钩绦虫,后来在猪的肝脏内发现其幼虫,当时命名为牛带绦虫亚洲亚种,后经其他学者多方研究后,命名为亚洲带绦虫。

【病原学】 亚洲带绦虫的成虫与牛带绦虫在形态上非常相似,头节上均无顶突和小钩,虫体外形以及成熟节片的睾丸数目、分布以及孕节子宫的分支数目等都很相似,唯亚洲带绦虫虫体稍短、节片数略少一些。两者的区别主要在于囊尾蚴阶段,即亚洲带绦虫囊尾蚴体积较小,头节上具有两圈发育不良的小钩。亚洲带绦虫的生活史与牛带绦虫也很相似,不同之处表现在其中间宿主、囊尾蚴的寄生部位以及人的感染方式等方面。亚洲带绦虫成虫寄生于人的小肠,人是唯一的终宿主。中间宿主是家猪、野猪、牛、羊以及一些野生动物,囊尾蚴主要分布在中间宿主的肝脏,特别在肝实质较多见。

【流行病学】 亚洲带绦虫主要流行于亚太地区的韩国、日本、菲律宾、印度尼西亚、泰国、缅甸、越南等国,以及我国云南、贵州、台湾等省。该病的流行因素主要与当地有传染源存在以及当地居民喜生食猪或其他野生动物内脏的饮食习惯有关。

【发病机制与病理】 与牛带绦虫相似。

【临床表现】 与牛带绦虫相似,患者的临床表现有排节片史、肛门瘙痒,并伴有消化道和神经方面的症状,如恶心、呕吐、腹痛、头晕、头痛,有的食欲亢进或食欲缺乏。

【实验室诊断】 询问患者有无吃生的或不熟的猪或野生动物内脏的习惯以及排节片史。实验室检查同牛带绦虫。近年来,可采用分子生物学方法对虫体节片进行基因分析鉴别区分亚洲带绦虫与牛带绦虫[3]。

【防治】 同牛带绦虫。

三、猪带绦虫病

【病原学】 猪带绦虫病(taeniasis solium)是由猪带绦虫(*Taenia solium*)寄生于人体小肠而引起的寄生虫病。该虫也由头节、颈节和链体组成。此虫的头节有一顶突,其上有两圈小钩,所以也称有钩绦虫。链体也由幼节、成节及孕节所组成,虫体长度 2~4m,较牛带绦虫为短。

【流行病学】 猪带绦虫病也呈全球性分布,但以经济较不发达的地区较多见。在我国呈散发性分布,在黑龙江、吉林、辽宁、河北、山西、山东、安徽、河南、陕西等地多见,呈区域性流行。传染源是受感染的猪,传播途径是吃生或未熟的猪肉。该病的流行因素主要由于猪饲养方法不当,猪吞食粪便,造成了猪受感染。

【发病机制与病理】 本病的病理变化主要在小肠,由于吸盘及小钩吸附在肠黏膜上,可引起其损伤及卡他性炎症。

【临床表现与诊断】 与牛带绦虫病相同,观察孕节子宫侧支数在 7～13 支,即可确诊,注意和牛带绦虫孕节相鉴别。

【治疗】 与牛带绦虫病相同,但应注意在使用吡喹酮驱虫时,应服用 5mg/kg 的小剂量,因恐患者同时存在无症状的脑囊尾蚴,服药后因脑内虫体的死亡,而引起严重的反应。

【预防】 同牛带绦虫病。

四、猪囊尾蚴病

猪带绦虫的幼虫可引起猪囊尾蚴病(cysticercosis),俗称囊虫病,囊尾蚴可分布在患者的皮下及肌肉,也可进入中枢神经系统或眼部。其中,寄生于脑部可引起较严重的脑型囊尾蚴病。

【病原学】 当人体不慎吃入猪带绦虫的虫卵后,在胃液及肠消化液的作用下,虫卵内的六钩蚴在小肠上部即破卵壳而出,随即钻入肠黏膜内,并进入血流,随之而侵入全身各组织,特别是骨骼肌,经 9～10 周的发育,发育为成熟的囊尾蚴。囊尾蚴大小约为 5mm×10mm,在人体内至少可存活 1～2 年。由于小儿的胃酸较弱,难于消化虫卵的胚膜,因此小儿较少患囊尾蚴病。

【流行病学】 本病的分布与猪带绦虫病的分布相一致,在猪带绦虫病流行的地区,囊尾蚴病患者也较多。本病的传染源是患猪带绦虫病的患者。其传播途径有三种:①外源性自身感染:因患者的卫生习惯较差,将自身所感染的虫体的卵吃入而受感染,约占 45% 左右;②内源性自身感染:患者偶可因胃肠道感染等原因而引起的胃肠逆蠕动,使自身的虫卵逆流至胃内,而引起自身感染;③外源性异体感染:食物、蔬菜、瓜果等污染他人的虫卵,食入后感染本病,约占 55% 左右。人群中无论年龄、性别均可感染本病,但小儿因前述原因而较少患本病。

【发病机制与病理】 囊尾蚴寄生于组织脏器内,常见寄生部位包括皮下、肌肉、脑、眼、心、舌等。当猪带绦虫的六钩蚴进入组织后,经 60～70 天的发育,成为乳白色的囊包,称为囊尾蚴,其内含有一头节,囊包周围有宿主反应而形成的纤维囊膜。在镜下可见到两层,内层为纤维组织或玻璃样变性组织,外层则为炎症细胞浸润,在急性期为中性粒细胞及嗜酸性粒细胞,慢性期则为淋巴细胞及浆细胞。脑组织内的囊尾蚴 90% 在脑皮质及脑室内,而以顶叶及额叶近表面处为多见,也可在软脑膜及他处。脑室内的囊尾蚴体积较大,并由于缺乏周围组织反应形成的包膜,所以囊壁很薄,尤其在脑底部的囊尾蚴很易受压而破裂,幼虫脱出而死亡,形成无

虫头的囊包,称为葡萄状囊尾蚴(Cysticercus racemosus),并产生蛛网膜的肥厚及粘连,阻塞脑底池,引起阻塞性脑积水。脑内的囊尾蚴死亡后,可作为异物刺激而引起明显的局部炎症反应及水肿,从而使患者原有的症状加重或出现新的症状,最后虫体被吸收或钙化。

【临床表现】 囊尾蚴病可根据其发病的急缓,而分为急性期和慢性期:

1. **急性期** 在感染较重时可出现发冷、发热,体温可达 39℃ 以上,热型可为持续热或弛张热,可持续约 1 个月左右后,逐渐下降。此外尚有全身肌肉酸痛、无力等。末梢血液嗜酸性粒细胞数明显增多。

2. **慢性期** 大多数患者并无明显的急性期,而直接进入慢性期。由于囊尾蚴寄生部位不同,而分为以下的临床类型:

(1) 皮肤肌肉型:患者常无明显的症状,往往在无意中发现皮下结节,去医院检查,而发现本病。

(2) 假性肌肥大型:患者四肢及躯干肌肉中布满囊尾蚴,因而肌肉外观十分发达,但患者却感十分无力。

(3) 中枢神经型:又可根据寄生的部位,而分为以下类型:

1) 脑实质型:此型最为常见,其主要症状有癫痫发作、颅内压增高及精神障碍,这被称为脑囊尾蚴病的三大症状。癫痫发作可为大发作,也可为小发作,有时可为局限性发作。颅内压增高时可有头痛,常为胀痛,并可有恶心、呕吐。精神障碍可表现为记忆力减退、健忘、头晕、头痛、失眠等,极类似神经官能症。进一步发展可出现表情淡漠、反应迟钝、幻觉等。

2) 脑室型:脑室囊尾蚴约占脑囊尾蚴病的 1/5 左右,以第四脑室为多见,大多为单个囊尾蚴。Bruns 征即发作性眩晕、头痛、呕吐,甚至摔倒,急速转动头部时可诱其发作,这是脑室囊尾蚴病,尤其是第四脑室囊尾蚴病的临床症状。

3) 软脑膜型:约占脑囊尾蚴的 9% 左右,本型常因颅底囊尾蚴引起的炎症性粘连,而引发颅内压增高及脑血管并发症;近年来以脑卒中为首要表现的脑囊尾蚴病患者,已并非少见。

4) 脊髓型:较为少见,可引起与脊髓灰白质炎相似的症状或截瘫。

5) 眼型:常为单个囊尾蚴,可见于除晶体以外的任何部位,但以视网膜及玻璃体内较为常见。患者常可感觉到有伸缩性阴影。

6) 心脏型:囊尾蚴可寄生在心肌、室间隔、腱索及瓣膜等处。轻者可无明显症状,感染重时可有心慌、胸闷、心前区不适或疼痛,也可发生心力衰竭而死亡。心电图上可出现期外收缩、二联律、右束支传导阻滞、房室

传导阻滞等。

7）其他型：囊尾蚴也可寄生在肺脏及肝脏，但较少见。

【实验室检查】 急性期患者末梢血液中白细胞数明显增多，其中嗜酸性粒细胞占 70%～80% 以上，血沉也增快。脑型患者的脑脊液压力增高，蛋白轻度增多，细胞数轻度增多，以嗜酸性粒细胞为主。血清免疫学检查以 ELISA 为最佳，阳性率可达 90%～98%，特异性达98%，与棘球蚴病有交叉反应。间接血球凝集试验（IHT）也有较高的阳性率，可达 90%～95%，但有 3% 的假阳性。脑脊液也可用此两种方法进行检查，对脑型患者的诊断较血清检查更佳。头颅 CT 扫描对脑型囊尾蚴病的诊断具有重要价值，在急性期可见囊尾蚴周围水肿的小片状阴影，加强后可见其中有结节状或环状强化灶，有时可见头节，治愈后可见钙化灶。磁共振成影（MRI）对 CT 难以发现的脑室型及位于脑干、眼、脊髓内的囊尾蚴都能很好显示，而且对活动性脑部病灶的检测，较 CT 为佳，常可见到头节，但对钙化灶的检查不如CT 扫描。

【诊断】 在流行区有前述临床症状的患者，应疑及本病而做进一步检查。血清及脑脊液免疫学检查阳性，即可初步诊断。皮下结节活检，对皮肤肌肉型囊尾蚴病的诊断具有重要价值。头颅 CT 或 MRI 检查对脑型患者的诊断具有重要价值。韩国学者发现囊尾蚴液体中的 10kD 蛋白，对鉴别活动性囊尾蚴病非常敏感，可用于鉴别活动性与非活动性脑型囊尾蚴病。已证明重组 10kD 蛋白，在诊断活动性中枢神经系统囊尾蚴病的有效性达 97%，而其特异性也>98%[4]。

【治疗】 目前阿苯达唑或吡喹酮是治疗囊尾蚴病的首选药物。阿苯达唑的常用剂量是（14～15）mg/kg，2次分服，10 天为一疗程。皮肤肌肉型囊尾蚴病患者可服用 1～2 个疗程，脑型囊尾蚴病患者则需 2～3 个疗程或更多，每一疗程间隔 2～3 个月。阿苯达唑的副作用有恶心、头晕、头痛、疲乏等，有部分患者血清 ALT 活性增高，但停药后即可恢复正常。吡喹酮的剂量为每天60mg/kg，2～3 次分服，皮肤肌肉型患者服用 2 天为一疗程，常需服用 1～2 个疗程，脑型囊尾蚴病患者则服用 3天为一疗程，常需 2～3 个疗程或更多，每一疗程间隔2～3 周。吡喹酮的作用较快，所以虫体被杀死后引起的副作用也较大，且出现时间也较早。

宿主的免疫反应是脑囊虫病并发症的主要原因。部分患者免疫反应强烈，导致病灶周围水肿。另外，由于虫体被杀死后，虫体周围的炎症反应加重，脑水肿也加重，因而可使患者的颅内压进一步增高，而使原有症状加重，并出现新的症状。因此治疗前颅内压较高者，

应使用脱水剂降低颅内压后，再进行驱虫治疗。在治疗脑型囊尾蚴病时，应同时应用肾上腺皮质素如地塞米松等，以减轻虫体死亡后的炎症反应及水肿，必要时应同时应用甘露醇等脱水剂，以保证治疗的安全进行。

【预防】 应加强健康教育，饭前要洗手，不要吃生菜，吃瓜果要削皮后吃。有猪带绦虫病的患者要及早进行治疗。

五、棘球蚴病

棘球蚴病（echinococcosis）是由细粒棘球绦虫等的幼虫寄生人体而引起的疾病，在我国主要包括由细粒棘球绦虫幼虫引起的囊型棘球蚴病及多房棘球绦虫幼虫引起的泡型棘球蚴病两种。

（一）囊型棘球蚴病

囊型棘球蚴病（cystic echinococcosis），又称包虫病（hydatid disease），是由于细粒棘球绦虫（Echinococcus granulosus）的幼虫（棘球蚴）寄生于人体肝脏而引起的疾病，它也可寄生在肺脏、肾脏、脑、骨等脏器及器官。

【病原学】 细粒棘球绦虫的成虫寄生在犬科动物如犬、狼等的小肠上段，虫体长 3～6mm，头部呈梨形，有吸盘及顶突，其后有颈节、幼节、成节及孕节各一节。成节中有雌雄生殖器官各一套，孕节占虫长的 1/2，其内为充满虫卵的子宫所占，子宫向两侧伸出不规则的分支，并有侧囊形成，内含卵 500～800 个。虫卵呈圆形，与带绦虫者相似，内含六钩蚴。孕节随宿主粪便排出体外，可爬行至植物的茎叶上，孕节破裂后虫卵播散而污染环境。当中间宿主如牛、羊吞食孕节或人食入污染虫卵的食物后，虫卵在肠内消化液的作用下，六钩蚴脱卵壳而出，穿入肠壁，并随淋巴流或血流进入肝、肺等器官和组织，发育为棘球蚴。棘球蚴为圆形或不规则的囊状体，囊壁外层为角皮层，内层为生发层，囊腔内含有原头蚴、生发囊、子囊及囊液等。角皮层由生发层细胞分泌而成，为白色半透明，如粉皮状，厚约 1mm。生发层由有核细胞组成，以芽生方式形成原头蚴、生发囊及子囊。原头蚴又称原头节，为向内翻卷的头节，呈圆形或椭圆形。生发囊又称育囊，以小蒂与生发层相连，囊内有数量不等的原头蚴。从囊壁上脱落的原头蚴、生发囊及小的子囊悬浮在囊液中，称为棘球囊砂（hydatid sand）。感染有棘球蚴的中间宿主新鲜内脏被终宿主吞食后，育囊中的原头节在其小肠内发育为成虫（图 24-14）。

【流行病学】

1. 流行概况 本病分布较广，阿根廷、乌拉圭、新

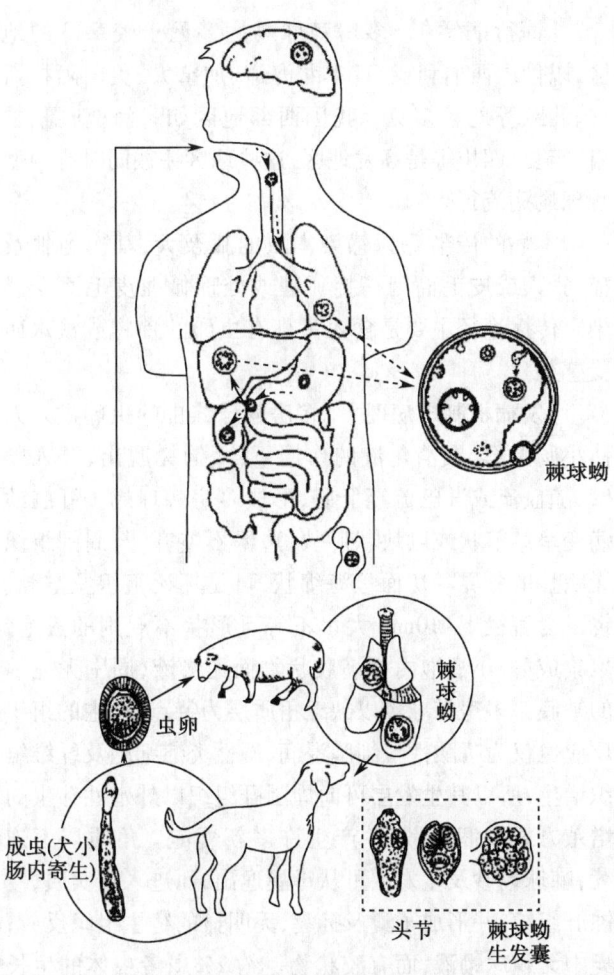

棘球蚴

棘球蚴

虫卵

成虫(犬小
肠内寄生)

头节　　棘球蚴
　　　　生发囊

图 24-14　细粒棘球绦虫生活史

西兰、南非、中亚等地畜牧区均有本病的流行,我国主要流行于西部和西北部地区,已有 25 个省(自治区、直辖市)有病例报告,其中已明确为疫源地的为内蒙古、西藏、四川、甘肃、青海、宁夏和新疆等 7 个省(自治区),从事畜牧业生产的人群患病率最高(2.32%)。细粒棘球绦虫主要在犬和牛、羊等之间传播。本病的流行主要是因人与这些动物或受污染的环境接触密切而误食虫卵造成感染[5]。

2. **传染源**　有本虫寄生的犬是主要传染源,患者常因食入污染有本虫虫卵的食物或饮水而受感染。

3. **传播途径**　人们主要通过饮用污染本虫虫卵的水或食入污染本虫虫卵的蔬菜或食物而受感染。

4. **易感性**　无论性别和年龄均可感染本病。

【**发病机制与病理**】　细粒棘球绦虫的虫卵进入人体后,在小肠上部消化液作用下,孵出六钩蚴,并钻入肠壁,随血流及淋巴液进入肝、肺等组织,大部分六钩蚴为人体免疫系统所消灭,未被杀死的六钩蚴则在组织中发育为棘球蚴。此时病灶周围可见到单核细胞、嗜酸性粒细胞、异物巨细胞、上皮样细胞及成纤维细胞浸润及增

生。棘球蚴生长缓慢,并受周围组织的影响,在肝脏内生长很慢,每年增长 1cm,往往在感染 15~20 年后才能产生压迫性症状。巨大的棘球蚴见于腹腔,而在心脏及颅内者较小。在肺及脾内的棘球蚴生长较快,而在骨内的棘球蚴则生长较慢。原发性棘球蚴常为单个,继发性则常为多发。棘球蚴对机体除机械性损伤外,其代谢产物可刺激神经和内分泌系统,使机体的代谢增加,引起营养障碍,产生中毒及过敏反应。棘球蚴可存活 40 年或更长。部分棘球蚴可退化衰亡,母囊及子囊发生钙化。

【**临床表现**】　患者常在感染后多年才出现症状。在感染早期六钩蚴移行过程中可出现低热、食欲缺乏、腹泻等症状,易被忽视。本病的临床症状与寄生部位及大小有关,肝脏的棘球蚴病常可有肝区不适、隐痛或胀痛,肝大,表面隆起,可触及囊性肿物,叩诊可有"包虫震颤"。合并感染时可出现类似肝脓肿的症状,肝棘球蚴向腹腔破裂时,可引起过敏性休克及腹痛。肺囊型棘球蚴病患者可有胸痛、咳嗽,常为干咳,约半数患者有咯血或痰中带血。当囊肿破入支气管时可感胸内撕裂样疼痛,并咳出大口清水或果酱色痰,内有"粉皮"样碎块,同时伴有咯血。破入胸腔时可有刀割样胸痛、阵发性剧痛及呼吸困难,可形成支气管胸膜瘘、液气胸、脓胸等。囊型棘球蚴也可寄生在骨骼、肾脏、脑、脾脏、心脏等处,引起相应的症状。

【**实验室检查**】

1. **病原学检查**　确诊应以病原学诊断为依据,如手术取出物或从痰、胸腔积液、腹水等检获棘球蚴碎片或原头节为依据。但在无明显症状的感染早期,棘球蚴病不易被发现。

2. **免疫学检测**　血清免疫学检查对本病的诊断具有重要价值,皮内试验(Casoni's test)对本病的临床初步筛选具有重要意义(但目前皮试已经很少使用)。ELISA 检测患者血清中的特异性抗体对本病的诊断具有重要价值,阳性率可达 96%,但与泡型棘球蚴病、囊尾蚴病有交叉反应。另外,血清学诊断还受患者年龄、体内棘球蚴囊活性、数量、大小等因素影响[6]。

3. **影像学检查**　影像学检查是棘球蚴病临床诊断的关键手段,尤其是超声诊断的使用极为普遍。B 型超声检查在肝脏可见到囊性无回声液性暗区,囊内可见到蜂房状结构,具有特异性诊断意义。囊砂增多者可见囊内浮动的光点和沉积于底部的光点。X 线检查可发现肺部的囊性棘球蚴呈边缘整齐、圆形或卵圆形阴影。肝脏 CT 扫描,在肝实质内可见大小不等的类球形占位阴影,囊内充满液体呈水样密度。在母囊内含有子囊时,

24 章

显示有密度略低的多个较小的圆形阴影,呈车轮状阴影。

【诊断】 来自流行区的牧民或在牧区长期居住者有肝、肺或其他部位囊性病变者,应疑及本病而进行相应的检查,B 型超声检查或 CT 扫描对诊断有一定的价值,血清特异性抗体检查阳性,即可诊断。病原学检查在手术活检材料、切除的病灶或排出物中发现棘球蚴囊壁、子囊、原头节可确诊。

【治疗】

1. 手术治疗 本病的首选疗法为外科手术切除病变,在术前、术后可服用阿苯达唑每日 15mg/kg,2~3 次分服,各 2 周,以防术中囊液的漏出,而引起继发性棘球蚴。

2. 药物治疗 多次手术已无法再次手术,或因身体状况而无法手术的患者,则可考虑阿苯达唑疗法。每日 12~15mg/kg,2~3 次分服,服用 20 天后,休息 10 天后,再服用 20 天,休息 10 天,如此治疗 1~2 年,必要时可延长。在治疗期间应定期检查血常规及肝功能,因该药可引起粒细胞减少症及肝功能的异常。

3. 介入治疗 国外曾应用 PAIR(percutaneous aspiration installation respiration)疗法,即在 B 型超声下,穿刺棘球蚴囊,抽出部分囊液后,即注入无水酒精或 20% 高张盐水,保留 15 分钟以杀死残留的子囊,然后抽出液体;禁忌证为表浅的棘球蚴或有胆管瘘的棘球蚴。

【预防】 在牧区定期对犬进行检查及驱绦虫治疗,以消除本病的传染源。此外,定期对流行区群众进行健康教育,告知本病的危害性及预防方法,不吃生菜,饭前要洗手。

(二)泡型棘球蚴病

泡型棘球蚴病(alveolar echinococcosis)又称多房棘球蚴病,是由多房棘球绦虫的幼虫(泡球蚴)寄生于人体肝脏而引起的寄生虫病,也可转移至肺脏或脑部。

【病原学】 多房棘球绦虫(Echinococcus multilocularis Leuckart)的成虫与细粒棘球绦虫很相似,但虫体较小,头节有顶突,其上的小钩数目较细粒棘球绦虫者稍少且小。多房棘球绦虫的生活史与细粒棘球绦虫相似,但其终宿主除犬科动物外,尚有猫科动物,而犬科动物中狐狸比犬更为重要。其虫卵对寒冷具有高度耐受力。其中间宿主不是有蹄类动物,而是鼠类。人因误食虫卵感染而患多房棘球蚴病,但由于人不是多房棘球绦虫的适宜中间宿主,人体内的多房棘球蚴囊泡内只含胶状物,很少发现原头节。

【流行病学】 多房棘球蚴病多见于较寒冷的地区,以俄国西伯利亚、日本北海道、加拿大、美国阿拉斯加、北欧等地较多见。我国西部地区如青海、新疆、甘肃、宁夏、四川等是高发地区,这些地区往往同时有两型棘球蚴病流行。

本病的传染源为感染本虫的狐及犬,其次为狼及猫,猎人或皮毛商因捕捉狐狸或处理狐狸皮毛而受感染。传播途径主要是食入污染有虫卵的食物或饮水而受感染。

【发病机制与病理】 多房棘球绦虫的虫卵进入人体小肠上部,在消化液的作用下,六钩蚴脱出,穿入肠壁,随血流或淋巴流至肝脏,形成多房棘球蚴。肝脏的病变呈结节状或巨块状肿块,边缘不整齐,与周围组织无明显的分界。切面呈海绵状,可见坏死组织及空腔,镜下为直径 1~10mm 大小不等且形状不规则的囊泡,聚集成群,小囊泡内充满胶状物而无囊液,周围无完整的被膜。多房棘球蚴以缺乏角质层为特点,宿主的组织反应也仅为嗜酸性粒细胞浸润、慢性炎症细胞及纤维组织增生,所以其生发层可向周围肝组织以外殖性芽生的增殖方式浸润扩散,并产生许多新囊泡。角质层不连续,棘球蚴砂及生发层可从母囊逸出,而进入肝实质,侵蚀肝组织,并形成子囊及孙囊,无明显的宿主组织反应;囊中无棘球蚴液,而有胶状物。约 2% 患者虫体的生长层片块可经血行或淋巴流转移至脑、肺和纵隔,产生转移性病灶。一旦多房棘球蚴病发生肝外转移,则表明其预后不良,治疗不能单靠手术(图 24-15)。

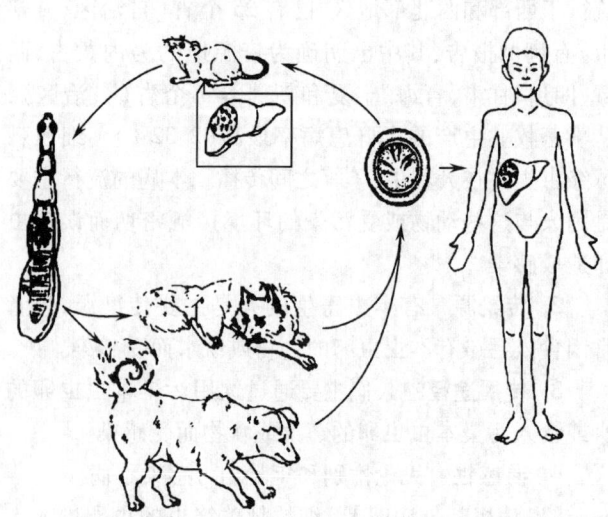

图 24-15 多房棘球绦虫生活史

【临床表现】 本病的潜伏期很长,可达 10~20 年以上。病程发展缓慢,早期常无明显症状,待出现症状而就诊时已进入晚期。临床症状有肝区或右季肋部疼痛、腹胀、食欲缺乏、消瘦等，约 1/5～1/3 的病例可出现黄疸。肝脏明显肿大，表面呈结节状，质硬。患者可有脾大、腹水及其他门静脉高压的征象。此外，胆汁感染引起的败血症及病灶转移是常见并发症。中晚期患者病死率较高。

【实验室检查】 泡球蚴寄生在组织深部，病原学诊断困难，需手术确诊。部分患者末梢血嗜酸性粒细胞数轻度增高，轻-中度贫血，血沉增快。病变广泛者可有血浆白蛋白降低，ALT 及碱性磷酸酶活性升高。伴有黄疸者血清总胆红素及直接胆红素值升高。血清免疫学检查如 ELISA 等阳性，日本伊藤曾发现 Em16 及 Em18 抗原可用于鉴别两种棘球蚴病，囊性棘球蚴患者血清对 Em16 出现阳性，而多房棘球蚴患者血清则对 Em18 出现阳性。DNA 探针技术由于其敏感性高，特异性强，是将来发展方向之一。

B 型超声检查对本病的诊断具有重要价值，肝区可见密集光点，并有大小不等的光团，中心坏死区时可见液性暗区。

X 线检查时，在腹部平片可见肝区有局限性或弥漫性无定型丛点状或多数细小环状钙化影。CT 扫描可见肝脏实质性肿块，边缘不规则，巨大肿块中心可见坏死腔，病灶内可见簇集性斑点状钙化阴影。

【诊断】 有本病流行区居住史的患者，并与狐或犬及其皮毛有密切的接触史，有肝大，质硬，表面呈大小不等的结节状，结合影像学及血清免疫学结果，即可诊断为本病。

【治疗】 早期切除病灶及周围肝组织是治疗本病的主要措施，不能手术时则可服用大剂量阿苯达唑疗法，每天服用 20mg/kg，2～3 次分服，20 天为一疗程，间歇 10 天后，再服用第 2 疗程，如此服用 2～3 年，可以获得较好的疗效。治疗期间应定期复查血象及肝功能。另外，治疗多房棘球蚴病的新型候选免疫药物有重组 IFN-α2a。

【预防】 同囊性棘球蚴病。

六、膜壳绦虫病

膜壳绦虫主要寄生于各种动物，我国发现的人膜壳绦虫病有微小膜壳绦虫病和缩小膜壳绦虫病。

（一）微小膜壳绦虫病

微小膜壳绦虫病（hymenolepiasis nana）是因微小膜壳绦虫（*Hymenolepis nana*）寄生于小肠而引起的人兽共患性寄生虫病[7]，临床上以腹痛、腹泻、消化不良等消化道症状与头晕、头痛、失眠等神经官能症症状为其主要表现。

【病原学】 微小膜壳绦虫又称短膜壳绦虫。成虫寄生在鼠或人体小肠内，虫体细小，分为头节、颈节、幼节、成节和孕节。孕节子宫内充满虫卵。虫卵呈球形或椭圆球形，无色透明，内含六钩蚴，外包有胚膜；其两端隆起，各有 4～8 根丝状物，其外又有一层很薄的卵壳。虫卵具有感染性。

生活史有两种类型，不需要中间宿主和需要中间宿主而完成生活史。孕节破裂，虫卵随粪便排出体外，如被其他鼠或人吞食，六钩蚴在小肠上部破壳而出，钻入肠绒毛内，经 3～4 天发育为似囊尾蚴，并自肠绒毛内钻出，移行至小肠下部，以吸盘附着于肠黏膜上，发育为成虫。如虫卵在宿主肠腔内停留较久，则可在肠内孵出六钩蚴，经似囊尾蚴而发育为成虫，此为自身感染。虫卵也可在多种蚤类幼虫和面粉甲虫等中间宿主的血腔内发育为似囊尾蚴，感染终宿主后再发育为成虫。

【流行病学】 本病在我国等多国流行，内地 19 个省市区及中国台湾省均有本病存在，平均感染率为 0.045%，新疆一些地区及台湾省高山族居住地区的感染率可高达 8% 以上。本病在儿童中更多见，4～9 岁的感染率最高。传染源为患者和感染此虫的鼠类。鼠类是重要贮存宿主，在流行病学上具有重要意义。人类可以通过直接吞食污染虫卵的食物而感染，也可因误食感染此虫虫卵的中间宿主蚤类或甲虫类而感染。

【发病机制与临床表现】 发病系虫体对肠黏膜的机械损伤及分泌的毒素所致。似囊尾蚴所寄生的肠绒毛出现肿胀和变性，以后则出现结缔组织和上皮细胞的增生。成虫可使附着部位的肠黏膜受损伤，引起充血和坏死，并可形成小溃疡，病灶周围则有淋巴细胞和中性粒细胞的浸润。

轻度感染者常无明显的临床症状，中-重度感染者可有头痛、眩晕、恶心、虚弱、消瘦、肛门部痒感、周期性腹泻、腹部不适或隐痛等表现，伴有失眠、不安。重度感染者也可出现癫痫、平衡失调、眼颤等，这些症状在驱虫后都可以消失。约 1/3 患者末梢血液酸性粒细胞数有轻度增高。重度感染与反复自身感染有关，在免疫功能低下或应用免疫抑制剂治疗的患者中更易发生自身感染，而使病情加重。

【诊断与治疗】 确诊的依据是在患者粪便中找到本虫的虫卵。据报道，一例 56 岁男性感染者，自觉无身体不适，因年龄大做肠镜体检筛查而确诊。

治疗使用：①单剂吡喹酮：成人及 4 岁以上儿童剂

量为 5~25mg/kg,早餐时随餐顿服,疗效可达 94%;应在 2 周后重复一次,以消灭可能的自身感染。②氯硝柳胺:药片需嚼碎后吞服;成人初剂 2g,继以每日 1g,连服 6 日,必要时间隔 1 个月后复治;小儿 2~6 岁 1 日服 1g,<2 岁 1 日服 0.5g,连服 6 日。

【预防】 积极治疗患者,消灭鼠类等传染源。加强粪便管理,改善环境卫生和卫生设施,加强儿童及青少年健康教育,普及卫生常识。

(二)缩小膜壳绦虫病

缩小膜壳绦虫病(hymenolepiasis diminuta)是因缩小膜壳绦虫(*Hymenolepis diminuta*)寄生于人体小肠而引起的疾病,临床上以轻微消化道和神经系统症状为特点。

【病原学】 缩小膜壳绦虫以前称为长膜壳绦虫,是鼠类常见的寄生虫,所以又称鼠绦虫,偶也可寄生于人体而引起疾病。其成虫寄生在鼠或人体小肠内,呈带状,长约 100~600mm,含节片 800~1 300 个。头节呈方形,顶端略凹陷,并有发育不全的顶突,有吸盘 4 个。颈节较细,其下虫体逐渐增宽,孕节的子宫内充满虫卵。缩小膜壳绦虫的生活史中必须有中间宿主,最常见的是面粉甲虫和粉螨。这些中间宿主吞食了鼠粪中排出的虫卵后,在它们的血腔中形成似囊尾蚴。鼠或人食入这种中间宿主后,似囊尾蚴在它们的小肠内发育为成虫,从食入似囊尾蚴至成虫排卵约需 2~3 周。

【流行病学】 本病呈全球性分布,南美、美国、澳大利亚、意大利、比利时、俄罗斯、中国、日本、菲律宾、印度、非洲一些国家均有病例报告。本病在我国分布也较广,达 21 个省、市、自治区,平均感染率为 0.013%±0.001%,估计全国感染人数为 15 万(12 万~18 万)。其中以福建、陕西、新疆、云南、四川、安徽、河南、江苏、广西、湖北、海南、西藏 12 个省和地区的感染率较高,而以西藏为最高(0.116%),其次为海南(0.088%)。

本病多见于儿童,常因误食带似囊尾蚴的节肢动物中间宿主而受感染,其中最常见的中间宿主是蛾类和面粉甲虫,这些节肢动物生活在人类的粮食里,因而易被误食而感染本病[8]。

【病理】 缩小膜壳绦虫感染并不产生任何严重的病理变化。

【临床表现】 感染缩小膜壳绦虫的患者大多无明显的症状,有时可出现轻微的神经和消化系统的症状如头痛、失眠、烦躁不安、无力、精神不振、多梦、夜间磨牙、恶心、呕吐、腹胀、腹痛、食欲缺乏、便秘、消化不良等,此外尚有肛门部发痒、嗜食土块等。

【诊断】 本病的诊断主要依据患者粪便中找到虫卵或孕节,该虫的虫卵比微小膜壳绦虫者要大一倍,黄褐色,卵壳稍厚,胚膜两极无极丝,内见六钩蚴[9]。

【治疗】 驱虫疗法是本病的主要治疗措施,首选药物为吡喹酮,氯硝柳胺也有效,剂量同微小膜壳绦虫病。

【预防】 同微小膜壳绦虫病。

七、裂头绦虫病

裂头绦虫(diphyllobothrium)隶属双叶槽属绦虫(*Diphyllobothrium spp.*),假叶目(*Pseudophyllidea*)裂头科(*Diphyllobothriidae*)(双叶槽科)裂头属(*Diphyllobothrium*)。人体感染是因食入本属裂头蚴的鱼所致,其成虫寄生在人的小肠,引起裂头绦虫病(diphyllobothriasis)。我国主要为阔节裂头绦虫病和日本海裂头绦虫病。

(一)阔节裂头绦虫病

阔节裂头绦虫病(diphyllobothriasis latum)是由阔节裂头绦虫(*Diphyllobothrium latum*)成虫引起的一种人兽共患病,主要有消化道症状和贫血。

【病原学】 阔节裂头绦虫虫体可达 10m,有 3 000~4 000 个节片,分为头节、颈节、成节和孕节。虫卵为卵圆形,较大,约(55~76)μm×(41~56)μm,呈浅灰褐色,卵壳较厚,一端有明显的卵盖,另一端有小棘,卵内含 1 个卵细胞和多个卵黄细胞。

阔节裂头绦虫必须经过 2 个中间宿主才能完成其生活史:成虫寄生在犬、猫及人等终宿主的小肠内,虫卵随宿主粪便排出体外,虫卵落入水中发育,如温度适宜,经 7~15 天即可孵出钩球蚴。钩球蚴被第一中间宿主(剑水蚤和缥水蚤)吞入,在其血腔中经 2~3 周发育为原尾蚴。含原尾蚴的剑水蚤或缥水蚤被第二中间宿主淡水鱼(如鲈鱼、鳕鱼、大马哈鱼等)吞食后,原尾蚴穿出肠壁,从腹腔进入肌肉,经 1~4 周发育为裂头蚴。鱼体内的裂头蚴被终宿主食入后寄生于肠道,经 5~6 周发育为成虫。成虫寿命约 10~15 年。

【流行病学】 阔节裂头绦虫病分布在温带和亚寒带地区,主要在欧洲、美洲和亚洲。我国黑龙江、北京、吉林、广东、福建、上海及台湾等地有病例报告,目前确系在国内感染有增多趋势。

阔节裂头绦虫在自然界有许多终宿主(犬、猫、熊、狼、狐、狮、虎、豹、水獭、猪等），亦可能有许多转续宿主（如蛙、蛇、龟、猪等）都可作为本病的传染源。人感染阔节裂头绦虫是由于生食或半生食含裂头蚴的鱼所致。人或动物的粪便污染水源，并有适宜的中间宿主是造成本病流行的主要原因。

【临床表现】 成虫寄生一般不引起特殊的病理变化，多数感染者无明显症状，仅少数人有疲倦、恶心、呕吐、腹泻或便秘、四肢麻木、饥饿感、嗜食盐等一般症状。由于虫体过大，有时可缠绕成团引起肠梗阻或胆囊、胆管阻塞，甚至肠穿孔等症状。由于绦虫可大量吸收肠道中的维生素 B_{12} 致使宿主体内维生素 B_{12} 缺乏，以及虫体代谢产物直接损害宿主的造血功能，约2%的阔节裂头绦虫病患者可并发绦虫性贫血，一般为轻中度贫血，部分患者除有贫血的临床表现外，尚有感觉异常、运动失调、深部感觉缺失等神经紊乱现象，严重者甚至失去工作能力，驱虫后贫血能很快好转。

【诊断】 从粪便中查到本虫的虫卵或节片即可确诊，常规粪检虫卵是一种廉价、快速诊断方法，并且虫卵形态特征可作为虫种鉴别的依据[10]。

【治疗】 可用南瓜子50g和槟榔30g（水煎服）治疗，或硫氯酚（3g顿服），或吡喹酮（15～25mg/kg，顿服）等治疗。氯硝柳胺有效，成人常用量为一次1g，隔1小时再服1g，2小时后服硫酸镁导泻；儿童体重10～35kg者，同成人。体重<10kg者，每次0.5g，隔1小时再服1次，2小时后导泻。对贫血患者，除驱虫治疗外，应加用维生素 B_{12} 治疗。

【预防】 改变不良的食鱼习惯，不吃生鱼或未煮熟的鱼，加强对犬、猫等动物的管理，不使粪便污染河、湖、池水是预防本病的有效方法。

（二）日本海裂头绦虫病

日本海裂头绦虫病是日本海裂头绦虫（*Dibothriocephalus nihonkaiensis*）引起的肠道寄生虫病。由于与阔节裂头绦虫（*diphyllobothrium latum*）形态非常相似，早期认为日本海裂头绦虫是阔节裂头绦虫的异种，直到1986年才被视为单独物种。

【病原学与流行病学】 日本海裂头绦虫形态和结构与阔节裂头绦虫基本相似，成虫呈带状，长达8.8～10m，头节细小呈指状，长2.4～2.8mm，宽1.2～1.5mm，一对深裂陷吸槽，颈部细长，长14.4～16.8mm，宽1.16～1.28mm，链体具有数千个节片。虫卵呈椭圆形，黄褐色，长65～75μm，宽45～55μm，一端有卵盖，卵内含1个卵细胞和多个卵黄细胞。

日本海裂头绦虫生活史与其他裂头绦虫相似，需要2个中间宿主才能完成完整发育过程，第一中间宿主是桡足类剑水蚤和一些镖水蚤。第二中间宿主是樱桃鲑鱼、大马哈鱼和粉红鲑鱼。据文献报道，寄生于人体小肠日本海裂头绦虫长达10m，人是终宿主，棕熊、家犬等哺乳动物是保虫宿主，可作为本病的传染源。

日本海裂头绦虫成虫寄生于人以及棕熊、家犬等终宿主小肠体内，成虫大量产卵，虫卵随宿主粪便排出体外。落入水中的虫卵，在适宜条件下孵出钩球蚴。钩球蚴若被桡足类剑水蚤和镖水蚤吞食，在其体内发育为原尾蚴。当受感染的镖水蚤等浮游动物被樱桃鲑鱼、大马哈鱼和粉红鲑鱼吞食后，原尾蚴可在鱼体内发育为裂头蚴。当鱼被人或其他哺乳动物吞食后，鱼体内的裂头蚴在终宿主肠道发育为成虫。日本是感染病例数最多的国家[11]，此外，韩国、欧洲、北美、新西兰等也有报道[12]。近年我国也有日本海裂头绦虫病病例报道[13]。

【临床表现】 日本海裂头绦虫感染者一般无明显症状或亚临床症状，轻度腹痛、腹泻和腹部不适等。

【诊断与治疗】 从粪便中查到本虫的虫卵或节片即可确诊。日本海裂头绦虫和阔节裂头绦虫形态学十分相似，虫体鉴定可通过分子生物学 PCR 方法检测线粒体 *Cox1* 和 *Nad3* 基因来进行[14]。首选药物吡喹酮15～25mg/kg 顿服等治疗。粪便查见头节是治疗彻底的依据。如没有查见，建议2～3个月后随访。

【预防】 不食生的或半生食三文鱼等海鱼。烹调55℃或-8℃ 12小时、-10℃ 6小时，鱼肉中的裂头蚴可被杀死或失去感染力。

八、曼氏迭宫绦虫病和曼氏裂头蚴病

曼氏迭宫绦虫病（spirometriasis mansoni）和曼氏裂头蚴病（sparganosis mansoni）分别是由曼氏迭宫绦虫（*Spirometra mansoni*）的成虫寄生在人小肠内和曼氏迭宫绦虫的幼虫——曼氏裂头蚴（*Sparganum mansoni*）寄生于人体的组织所致。

【病原学与流行病学】 成虫长60～100cm，头节长1～1.5mm，呈指状，背、腹面各有一纵行的吸槽。链体约由1000个节片组成。虫卵椭圆形，两端稍尖，大小为（52～76）μm×（31～44）μm，浅灰褐色，卵壳较薄，一端有卵盖，卵内有一个卵细胞和多个卵黄细胞。裂头蚴长带形，白色，长约300mm，不分节但具有不规则的横褶，虫体前端中央有一明显凹陷。

曼氏迭宫绦虫的发育过程同阔节裂头绦虫。传染源主要是猫和狗，第一中间宿主是剑水蚤，第二中间宿

24章

主是蛙。蛇、鸟类和猪等多种脊椎动物可作为其转续宿主。人可作为曼氏迭宫绦虫的第二中间宿主、转续宿主甚至终宿主。

曼氏迭宫绦虫分布很广,但成虫在人体感染并不多见,国外仅见于日本、俄罗斯等少数国家。在我国,成虫感染病例报道近20例,分布在上海、广东、台湾、四川和福建等省市。患者年龄最小3岁,最大58岁。

人体常见的是被曼氏裂头蚴感染,被成虫寄生的少见。多见于东亚和东南亚各国,欧洲、美洲、非洲和澳洲也有记录。我国已在27个省、市、自治区有裂头蚴病的报道。感染曼氏裂头蚴的方式有:①用生蛙肉或蛇皮敷于伤口或脓肿处(部分地区民间传说蛙和蛇有清凉解毒作用),如眼部、口腔颌面部等,蛙肉或蛇皮内的裂头蚴通过伤口或黏膜侵入人体;②吞食生的或未熟的猪肉、蛙肉、蛇肉等,裂头蚴穿过肠壁进入腹腔并移行至其他组织;③饮生水或游泳时吞入带有原尾蚴的剑水蚤引起感染。生食蝌蚪感染的方式较易引起家庭聚集性病例。感染者年龄为0~62岁,以10~30岁感染率最高,男女比例为2∶1,各民族均有。曼氏裂头蚴在人体组织内存活有长达12年的报道,最长为36年。

【临床表现与诊断】 成虫偶然寄生在人体致曼氏迭宫绦虫病,仅有轻微腹痛、恶心、呕吐等消化道症状。

裂头蚴病的潜伏期长短不一,对人的危害远较成虫寄生大得多。被寄生的组织肿胀,形成嗜酸性肉芽肿,甚至形成脓肿。常见的有:①眼裂头蚴病:多累及单侧眼睑或眼球,患者眼睑红肿、结膜充血水肿、流泪、微痛、奇痒或有虫爬感;有可移动的红肿和硬节。多因用蛙肉、蛇皮敷贴眼部所致。②皮下裂头蚴病:常累及四肢躯干浅表部位,主要表现为胸壁、颈部、乳房、腹壁及四肢皮下等处的游走性皮下结节,局部可有瘙痒、虫爬感等。③口腔颌面部裂头蚴病:以颊部、口腔为多见,表现为口腔黏膜、颈部、耳后或颊部等处的皮下硬结。④脑裂头蚴病:临床表现类似脑部肿瘤,故易误诊。⑤内脏裂头蚴病:较少见,临床症状视裂头蚴移行经过和寄生的部位而定。

临床上罕见肺部及胸膜腔曼氏裂头蚴病,国内外仅有数例报道。国内文献还有报道阴囊、阴茎包皮内、乳腺曼氏裂头蚴虫病,亦可侵犯睾丸、脊髓、椎管等处,引起相应的症状。罕见报道颅内、肺内多发曼氏裂头蚴感染导致脑疝死亡的病例。

有用生蛙肉贴敷治病或生食蛙肉、蛇肉的病史。对成虫感染,可通过粪便检查虫卵或节片。对于裂头蚴病,可对局部的包块和结节进行活组织检查,以检获病灶中的裂头蚴为依据。内脏和脑裂头蚴病要结合免疫学检测、X线、CT、磁共振等检查结果综合分析,若发现病灶呈游走性特点,提示活的虫体在颅内不断活动[15]。眼部裂头蚴病要与其他原因的眼疾鉴别。另外,采用分子生物学检测技术针对特异性基因片段进行PCR扩增,可用于虫种鉴定,并与阔节裂头绦虫鉴别[16]。

【治疗与预防】 驱治成虫的方法同驱除猪带绦虫。可通过局麻,手术摘除肌肉内、皮下或眼睑等处的裂头蚴,必须整个虫体完全取出,才能根治。不易手术时,可口服吡喹酮,儿童为25mg/kg,一天3次,连用2天,总量150mg/kg。

不用蛙肉、蛇肉、蛇皮贴敷皮肤、伤口;不生食或半生食蛙、蛇、禽、猪等动物的肉类;不生吞蛇胆;不饮用生水等是预防本病的有效措施。

(孙希 邹洋)

参考文献

[1] 葛军,泽多,珍吉,等. 牛带绦虫感染致阑尾坏疽穿孔1例. 中国寄生虫学与寄生虫病杂志,2019,37(1):115.

[2] 俞谊江,郑静静,王斌,等. 宁海县首例牛带绦虫感染病例的诊治分析. 中国寄生虫学与寄生虫病杂志,2018,36(6):673-675.

[3] ITO A,LI T,WANDRA T,et al. Taeniasis and cysticercosis in Asia:A review with emphasis on molecular approaches and local lifestyles. Acta Trop,2019,198:105075.

[4] PARK SK,YUN DH,CHUNG JY,et al. The 10kDa protein of Taenia solium metacestodes shows genus specific antigenicity. Korean J Parasitol,2000,38(3):191-194.

[5] 王天平,操治国. 中国棘球蚴病防控进展及其存在的问题. 中国寄生虫学与寄生虫病杂志,2018,36(3):291-296.

[6] LISSANDRIN R,TAMAROZZI F,PICCOLI L,et al. Factors Influencing the Serological Response in Hepatic Echinococcus granulosus Infection. Am J Trop Med Hyg,2016,94(1):166-171.

[7] PANTI-MAY JA,SERVÍAN A,FERRARI W,et al. Morphological and molecular identification of hymenolepidid cestodes in children and synanthropic rodents from rural Mexico. Parasitol Int,2020,75:102042.

[8] SPINICCI M,MACCHIONI F,GABRIELLI S,et al. Hymenolepis nana-An Emerging Intestinal Parasite Associated with Anemia in School Children from the Bolivian Chaco. Am J Trop Med Hyg,2018,99(6):1598-1601.

[9] CHITSAZ E,ROTCHEEWAPHAN S,KOH C,et al. "Dwarfing" White Strands on Screening Colonoscopy! Gastroenterology,2018,155(3):e22-e23.

[10] Leštinová K,Soldánová M,Scholz T,et al. Eggs as a Suitable Tool for Species Diagnosis of Causative Agents of Human Diphyllobothriosis (Cestoda). PLoS Negl Trop Dis,2016,10

（5）：e0004721.

［11］IKUNO H，AKAO S，YAMASAKI H. Epidemiology of Diphyllobothrium nihonkaiense Diphyllobothriasis，Japan，2001—2016. Emerg Infect Dis，2018，24（8）：1428-1434.

［12］FANG FC，BILLMAN ZP，WALLIS CK，et al. Human Diphyllobothrium nihonkaiense infection in Washington State. J Clin Microbiol，2015，53（4）：1355-1357.

［13］CAI YC，CHEN SH，YAMASAKI H，et al. Four Human Cases of Diphyllobothrium nihonkaiense（Eucestoda：Diphyllobothriidae）in China with a Brief Review of Chinese Cases. Korean J Parasitol，2017，55（3）：319-325.

［14］CHEN S，AI L，ZHANG Y，et al. Molecular detection of Diphyllobothrium nihonkaiense in humans，China. Emerg Infect Dis，2014，20：315-318.

［15］叶善可，徐烈，黄琴，等. 8 例脑曼氏裂头蚴病的流行病学特点、临床特征、影像学表现与预后分析. 中国寄生虫学与寄生虫病杂志，2018，36（2）：144-147.

［16］张玲玲，吴斌，丰燕，等. 人体感染曼氏迭宫绦虫成虫的病原体鉴定和流行病学分析. 中国寄生虫学与寄生虫病杂志，2018，36（2）：199-200.

第6节 体表寄生虫

一、蝇蛆病

蝇蛆病（myiasis）是因蝇类的幼虫寄生于人体组织内，而引起的疾病。

【病原学】 蝇的幼虫，即蝇蛆，能寄生于人体的分为三类：

专性蝇蛆病（specific myiasis）：这类蝇蛆完全营寄生生活，在特定的宿主及寄生部位才能生活，直至化蛹和成蝇。此类又可分为特异性宿主及非特异性宿主两类。前者如寄生在消化道的丽蝇科（Calliphoridae）和寄生于皮内及皮下组织的皮蝇科（Hypodermidae）。后者常寄生在宿主的皮肤伤口或溃疡内，如白氏金蝇（Chrysomya bezziana）。

兼性蝇蛆病（semi-specific myiasis）：这类蝇蛆常生活在腐败的有机物中，在特殊的条件下，经伤口或腔道开口处进入人体内寄生，食用坏死组织而发育成熟，如丽蝇科和麻蝇科蝇类的幼虫。

偶性蝇蛆病（accidental myiasis）：这类蝇的幼虫正常在腐败食物或有机物中孳生，其虫卵或幼虫偶然随污染的食物或饮水进入宿主消化道或泌尿道，或直接从宿主腔道口及皮肤伤口侵入，在人体内发育一段时间，也可在一定条件下发育为成熟幼虫，如蝇科（Muscidae）、厕蝇科（Fanniidae）、麻蝇科（Sarcophagidae）等。

【临床表现及类型】 根据蝇蛆寄生的部位分为：

1. 眼蝇蛆病 多见于牧区，以夏季多见。雌蝇在飞行过程中直接飞撞人眼，将幼虫产在角膜及结膜囊内，皮蝇科幼虫也可寄生于眼球。患者常有眼部异物刺激感、发痒、疼痛、流泪、畏光、结膜充血等，如侵入深部组织，严重时可引起视网膜剥脱、视力减退，侵入玻璃体时可引起失明。

2. 耳鼻咽蝇蛆病 此类蝇蛆多见于慢性鼻窦炎、臭鼻症及化脓性中耳炎患者，由于患者鼻腔或耳道的分泌物有臭味，招引雌蝇产卵或幼虫，致病的蝇类主要是丽蝇科及麻蝇科。临床上患者有鼻咽部或耳道异物感及疼痛，以及头晕、头痛、发冷、发热等，严重时可有听力障碍、流脓性鼻涕、咽痛等症状。

3. 胃肠道蝇蛆病 人体感染此病，主要因不卫生的饮食习惯而引起的。蝇科、丽蝇科、鼓蝇科（Sepsidae）的蝇蛆常孳生在腐肉、烂菜和人畜的粪中，酪蝇科（Piophilidae）的蝇在干鱼或腌肉的食品中产卵，麻蝇科蝇在酱油、腌菜及稀粪中产幼虫。这些蝇类的卵或幼虫，可随污染的食物或水进入人体而发病。患者常有消化道功能的紊乱，即食欲减退、腹痛、腹胀、腹泻、恶心、呕吐等，有时可有发冷、发热、便血等症状。胃蝇科（Gasterophilidae）的幼虫引起的症状常较严重，可有头晕、耳鸣、心悸、贫血等。

4. 泌尿生殖道蝇蛆病 人体感染此病常因尿道或阴道分泌物的臭味，引诱蝇类产卵或幼虫。引起此类疾病的除蝇蛆外，还有毛蠓科的幼虫。其幼虫常直接钻入尿道或阴道而寄生。患者常有尿道炎或膀胱炎症状，如尿频、尿急、尿痛等，侵入阴道时可有阴道炎表现。

5. 皮肤蝇蛆病 引起皮肤蝇蛆病的常为专性寄生的蝇类，以皮蝇科的幼虫所致者最多见。皮肤蝇蛆在皮下移行，而引起游走性皮下包块，多见于头面部、胸部、背部、腹部。患者常感皮下有虫爬行或游走性疼痛感。

6. 伤口蝇蛆病 人体皮肤或黏膜的伤口、溃疡或出血，因未及时处理，而诱蝇类产卵或幼虫，在伤口的坏死组织内生长发育，使病情恶化。此类疾病常由丽蝇科或麻蝇科的幼虫引起。

7. 其他 麻蝇科幼虫侵犯呼吸器官时,可引起胸痛、咳嗽、咳痰等症状,甚至引起肺炎。

【诊断】 主要是在病灶处找到蝇蛆,并根据三龄幼虫的后呼吸孔(气门裂)的形态进行种类鉴别。

【治疗】 在局麻下,切开包块或从眼结膜囊内取出虫体,既可诊断又可治疗。此外,伊维菌素治疗有效,单剂 200μg/kg,可分 2 次服用。

二、螨病

由螨类(mites,acari)引起的疾病称螨病(acariasis)。螨包括蜱,属于蛛形纲(Arachnida)、螨亚纲(Acari)。引起儿童螨病的种类仅为人密切接触而患病的几种。螨体小,全体愈合为一袋状躯体,背腹有一至数块盾板,前端有颚体。生活史有卵、幼虫、若虫、成虫等发育期,成虫和若虫足 4 对,幼虫足 3 对。螨类直接寄生在体表引起如疥疮、毛囊皮脂螨侵染、螨性皮炎、蜱瘫,还可引起螨性变态反应和作为传染媒介[1,2]。

(一)疥疮

疥疮(scabies)是由于疥螨(Sarcoptes scabiei)寄生于表皮层内引起的皮疹、隧道、剧烈瘙痒的顽固性皮肤炎症。

【病原学】 疥螨属于疥螨科(Sarcoptidae),体小,白色,柔软,背面隆起如龟,短足。雄螨(200~300)μm×(150~200)μm,雌螨(300~500)μm×(250~400)μm。背面具有盾板。皮纹横行,中部皮棘,后部数列短杆状毛,足端有长毛。螯肢钳形。疥螨钻入皮肤里啮食角质层组织,形成蜿蜒的隧道,雌雄螨夜晚从隧道爬到皮肤表面并交配,受精雌螨再钻入皮内,数日后于隧道内产卵,共 20~50 枚。卵发育为幼虫,经若虫化为成螨,每代发育约需半个月。雌螨可存活 60 天左右。

【流行病学】 疥螨呈世界性分布,除人外可寄生于家畜体上,一般互不传播,少数例外,如人体感染牛、马、羊、猪等的疥螨,多限于与动物密切接触的饲养员。人体躯体接触如握手等是主要传播方式。雌雄疥螨从隧道外出交配,跌落被服、家具、地面上,转爬至其他人体。疥疮具有流行和间歇周期性,30 年一循环。患者无年龄、种族和性别差异,妇女、儿童多发,年轻人群多发。皮肤科病房医务人员诊治疥疮患者常发生院内感染。

【临床表现】 疥疮皮损多见于人体薄嫩皮肤处,如指间、手腕、肘窝、腋窝部、胸部、脐周、下背部、腹股沟等,女性乳房下,儿童颜面及掌跖等处。皮损可见于隧道口的丘疹和水疱,呈淡红色或鲜红色,开始时各个分散,隧道一般呈灰白色或浅黑色,盲端常有一白色小点,就是疥螨。结痂型疥疮累及全身。入睡后,被褥中温度升高,疥螨活动和啮食加剧。机械刺激、表皮损伤,加上疥螨的分泌物和排泄物、尸壳等是变应原,引起奇痒,搔抓后出现血痂并继发感染,产生脓疱、毛囊炎、疖肿等,重症疥疮可出现局部淋巴结炎、蛋白尿或急性肾炎。最严重的结痂型疥疮因免疫功能低下,疥螨惊人繁殖达天文数字,播散至全身包括甲沟而引起。疥疮治愈者再度受疥螨侵染时,瘙痒症状明显减轻,表明过敏性降低。

【诊断】 在皮损处检出疥螨确诊。滴 50% 甘油于手上皮损处,用强光源照射,体视显微镜放大 10×4 倍,见到角皮下疥螨隧道及螨体所在,用消毒针挑起盲端白色小点,置于载玻片上能爬行,其他体部需用锋利刀片刮破丘疹血痂镜检。如采用手持电子显微镜,则图像显示在荧屏上,更易确诊。

【治疗】 首先用温水和肥皂洗澡,再用硫磺软膏或苯甲酸苄酯搽剂涂遍全身(头部除外)。治疗后应洗澡和清洗衣物、被褥、床单,并煮沸消毒,以防复发。疥疮患者应避免与他人直接接触,避免衣被和他人混用。牲畜疥疮亦应防治。

【预防】 注意个人卫生,常洗澡、勤换洗衣被,避免与疥疮患者接触是最主要而简单的预防措施。

(二)毛囊皮脂螨侵染

毛囊皮脂螨侵染(pilosebaceous mite infestation),是螨侵染毛囊皮脂单位(pilosebaceous unit)引起的。人体上发现有两种螨,毛囊中寄生毛囊蠕形螨(Demodex folliculorum),皮脂腺中寄生皮脂蠕形螨(Demodex brevis)。有单种寄生的,也有两种螨混合侵染的。蠕形螨属低致病力寄生螨,所致症状与其侵染度呈正相关。

【病原学】 蠕形螨科(Demodicidae)呈世界性分布。螨体小、指状,形似蠕虫。八足,芽突状,有强爪,角皮有横环纹。单毛囊内寄生毛囊蠕形螨,(100~400)μm×(30~45)μm,尾端圆钝;皮脂蠕形螨寄生于毫毛皮脂腺腔内,体型略短,(100~200)μm(×30~45)μm,尾端锥形。蠕形螨刺吸皮脂细胞和毛囊中积聚的皮脂为食。生活史分卵、幼虫、原若虫、若虫、成虫 5 期。卵产在毛囊里或毫毛皮脂腺腔内,约两周发育成熟,雌雄螨夜间退出毛囊口交配,受精雌螨钻入新毛囊底部,并在其中产卵。一个毛囊内可有 6、7 条毛囊蠕形螨,最多的记录达 25 条。皮脂腺腔内寄生皮脂蠕形螨,90% 为单条出现,多条少见,一般不超过 6 条。蠕形螨可在皮肤上缓慢爬行,每小时 8~16cm。在尸体解剖中发现蠕形螨可活 55 小时。

【流行病学】　最早出现在 48 天的婴儿,5 岁以下幼童症状少见,只在患白血病化疗或感染 HIV 的患儿中发生,儿童为 4%~33%,随着年龄的增长,成人毛囊皮脂螨的感染率为 25%~100%。青春期明显升高,以男性高于女性。国内大、中、小学生颜面部感染率约为 50%,患毛囊炎者 100% 阳性。单种毛囊蠕形螨感染率为 60.7%~73.0%,单种皮脂蠕形螨感染率为 20%~25%,两种混合感染率为 6%~14%。具家庭聚集性,与患者体部直接接触,如接吻、婴儿吸奶,或螨从人体跌落,以床褥或洗脸巾等物件为介体,因间接接触而被侵染。一旦受染,蠕形螨缓慢繁殖、蔓延,可迁延终身,人体免疫功能低下者可被犬蠕形螨侵染。

【临床表现】　毛囊皮脂螨侵染亦称蠕形螨病(demodicosis),在人体皮脂腺发达的部位,尤以颜面部最多,其次于胸、背、乳头、阴部,四肢一般少见,亦可寄生于腔道和组织内如睑板腺等。表现为皮肤红斑、丘疹、青春痘、痤疮、酒渣鼻等。原发性的病原是毛囊蠕形螨,表现在两眉间至鼻根的 T 形区出现针尖红点、脱屑、皮疹,继而面部 8%~15% 出现顽固结节脓疱疹,之后出现红斑,半数患者有季节性发作,对症治疗有效。继发性病原是皮脂蠕形螨,30%~40% 面部出现红斑,颊部有丘疹脓疱,皮肤瘙痒,夏季面部常发红,治疗后仍然发作。患儿多数症状不明显,待到青春发育期,皮脂腺随皮肤发育,促使蠕形螨繁殖。蠕形螨体内共生的溷浊杆菌(Bacillus oleronius)抗原蛋白是丘疹脓疱性皮疹的刺激原,合并皮肤痤疮丙酸杆菌(Propionibacteria acnes)和其他血浆凝固酶阴性葡萄球菌等继发感染时,皮损炎症概率高达 90% 以上。

【诊断】　最简单的是皮脂挤出法,在鼻尖、鼻翼等皮损处用手指或器材挤压出皮脂,涂到洁净消毒载玻片上,加 50% 甘油一滴,盖片透明后,镜检可查到两种蠕形螨各期。其次可用一段 2cm×5cm 透明胶带贴在皮损处,90 分钟后揭下,贴在载片上镜检。近年眼科用裂隙镜检查睑缘炎时见到睫毛囊中有蠕形螨,或拔下四五支睫毛镜检。活螨在镜下缓慢扭动。

【治疗】　治疗单纯蠕形螨病用 10% 硫磺软膏,20% 苯甲酸苄酯乳剂,2% 甲硝唑冷霜,2% 伊维菌素乳油,15% 邻苯二甲酸二丁酯等,中草药百部、花椒、桉叶、薄荷等油的乳化制剂处理皮损有效,同时内服甲硝唑或伊维菌素。

【预防】　避免与毛囊皮脂蠕形螨病患者直接接触,如接吻;要断绝家庭群体间相互传染,常洗被褥、枕套,避免混用生活用品;洁脸、洁身用品对感染有保护作用,但不宜含激素成分。

（三）蜱咬皮炎与蜱瘫痪

家畜和野生动物体表寄生吸血蜱,也能叮人吸血,发生蜱咬皮炎,有时还引起蜱瘫痪,蜱是多种蜱媒病的传播媒介。

【病原学】　蜱属蜱目(Ixodida),是大型螨类,体表专性吸血寄生,有软蜱和硬蜱之分。蜱的体壁革质,延展性极大,饱血时状如豆子,小如绿豆,大的长达 1.5cm 以上,例如状如蓖麻子的雌性蓖子硬蜱(Ixodes ricinus)。硬蜱躯体背面有骨质盾板,雄性覆盖全背,因而坚硬体小。孳生在山林、草原、荒漠,生活史分卵、幼虫、若虫、成虫 4 期,需 3 个宿主。软蜱无盾板,孳生于荒漠、半荒漠地带,栖息在小动物宿主洞穴、岩窟、简陋建筑、畜棚、废墟等缝隙中,待机吸血,饱后离去,耐饥长寿,可活 10~20 年,起保存疫源地作用。有些软蜱以鸟类包括家禽为宿主,栖息在鸟窝、禽棚附近,可以袭人吸血。

【流行病学】　高等动物出没的场所,有不同的硬蜱孳生,人进入该场所,可被多种蜱攀附吸血,被袭人群可有当地居民、农民、工人、旅游者,包括儿童。

【临床表现】

1. 蜱咬皮炎　在东北地区和新疆天山林区全沟硬蜱(I. persulcatus)易叮在皮肤较嫩的耳、颈、发际、腋窝、腰、大腿内侧、阴部等不易搔抓部位。硬蜱吸血量大,因此常需三五日饱吸离去,其口器具倒钩。另外,其唾液含抗血凝和肌肉麻痹的毒素,令人数日无知有蜱侵扰吸血,有时无意间发现,常误认为是赤褐色皮痣。蜱咬皮损,表现为水肿、出血、胶原纤维溶解性急性炎症反应,伤口坏死、继发感染。硬蜱的口器较长大,损及真皮和皮下组织;软蜱的口器较小,吸血时间短,皮损较轻。

2. 蜱瘫痪(tick paralysis)　蜱分泌的唾液中含肌肉麻痹毒素,作用在神经肌肉连接处,阻断乙酰胆碱递质释放,导致传导阻滞,产生上行性肌肉麻痹引起瘫痪,如在中枢神经附近,导致呼吸肌麻痹,危及生命,儿童发生病例较多,如能及早发现,应立即将蜱除去,瘫痪即可恢复。

3. 蜱媒病　有数十种蜱媒病,通过蜱吸血传播,各类病原体都有。

【诊断】　蜱体较大,裸眼一看明了。如蜱已脱落,根据皮损部位和有野外蜱孳生地活动史可以确诊。

【治疗】 蜱咬皮损如无继发感染可不予处理,炎症期过后进入恢复期。如发生蜱瘫痪,应立即找出蜱叮所在,将蜱除去,注意蜱的口器牢固钩在皮内,如不经拨动或刺激,不会自动松脱,硬拽发生"头体"断离,口器留在皮肤内需手术摘除。

【预防】 避免进入蜱孳生的地区,野外作业和旅游要预先防护,扎紧袖口、裤管、腰带、领口,以防蜱钻入吸血,暴露体部可涂抹驱虫剂,如苯二甲酸二丁酯等,野营帐篷周围清除杂草,灭鼠,注意六畜、牧犬防蜱、牛羊马驼群防蜱。在有蜱的地方活动应经常就地查体。

(四)恙螨(沙螨)皮炎与恙螨立克次体热

恙螨是以幼虫营体表寄生生活,吸食宿主皮内组织液,先经肠外消化,若虫和成虫在地面自由捕食小型动物体液,成虫以间接交配方式受精生殖。约有50种幼螨叮人记录,引发恙螨皮炎,专性传播恙螨立克次体热,又为肾综合征出血热兼性媒介,可传播巴通体病。

【病原学】 恙螨属于沙螨总科(Tromdiculoidea),幼虫专性寄生,宿主主要为温血动物,已知幼虫3 000多种,分类以幼虫为依据。恙螨幼虫一般为沙红色,亦有呈乳白或深红色,细沙粒大小,饱食后可达500~1 000μm或更大,足3对,体有横列刚毛,背面具一对感器的盾板,两侧有红色小眼2对,刺吸式口器,成虫和若虫葫芦形,体软,披密毛如绒球,足4对。生活史分为7期,卵球形,成堆产于土缝中,孵出幼虫大量群集一处,呈点散状的"螨岛",候宿主寄生,爬至皮薄而湿润处叮刺,如耳窝和会阴等处,也有入鼻腔的。春夏型高峰在4~8月,秋冬型出现于10月至次年2月。

【流行病学】 恙螨分布在温暖潮湿而有宿主的环境,最集中的是东南亚雨林,种类繁多,环境气候恶劣的地带,有合适的微小生境,仍然有特定的种类生存,人行走在这种孳生地可被袭。熟知在欧洲分布的秋新恙螨(Neotrombicula autumnalis),在秋收季节,农民收割时常发生恙螨皮炎流行,因而欧洲人称此为秋收螨(harvest mite)。长期以来此病发生限于远东、东南亚地区、印度次大陆和澳洲西北部,而到21世纪中东、非洲和南美洲等地也有了病例和疫区。

【临床表现】

1. 恙螨皮炎(trombidosis) 表现为红色小丘疹,继而形成小泡,中央坏死出血,形成黑色焦痂或溃疡。皮损恢复缓慢,可留有直径2cm左右的终身瘢痕。但有些螨对人皮肤刺激不大,皮炎不明显。

2. 恙螨立克次体病(chigger-borne rickettsiosis)

我国从公元4世纪葛洪《抱朴子》即有确切科学记载,称沙虱毒,日本沿用至1937年后,改称恙虫病。病原为立克次体科恙虫东方体(Orientia tustsugamushi),2010年在迪拜发现另一种中东东方体(O. chuto)[3]。我国主要传播媒介为德利纤恙螨及10余近缘种,如温州纤恙螨(L. wenense)等,表现为全身小血管炎、血管周围炎及小血管血栓形成,发生淋巴结肿大,肝脾肿大、充血,脾窦散在网状内皮细胞增生及噬红细胞现象,肺及心脏显示间质性炎症。本病潜伏期为6~18天,高热起病、畏寒,四肢出现散在丘疹,2周后出现弛张热,3周病情开始恢复,原发部位焦痂、血清变形杆菌OXK菌体抗原凝集反应阳性为确诊依据。免疫印迹法、酶联免疫吸附测定(ELISA)及PCR扩增56kD蛋白基因法可用于临床诊断。预后因东方体血清型强弱而异,强毒力型预后差,早年病死率为50%,轻型者预后良好。病后免疫力较低,康复后可再感染。氯霉素、四环素及多西环素为本病特效药。

3. **肾综合征出血热** 20世纪50年代,冬季美军士兵中发生肾综合征出血热。流行病学调查,疑需纤恙螨(L. palpale)为媒介,20世纪60年代陕西流行区小盾纤恙螨(L. scutellare)为优势种,70年代南京军区军事医学研究所证实该种属为兼性媒介。

4. **巴通体病(bartonellosis)** 2007年泰国发现新的巴通热病种,新种病原塔玛巴通体(Bartonella tamiae),患者流浪汉居多,以野鼠体表寄生蜱螨为媒介,计为血蜱属(Haemaphysalis)、纤沙螨属(Leptotrombidium)、棒螨属(Schoengastia)、斑铠螨属(Blankaartia)等有关种。

【治疗】 根据各病种对症治疗。

【预防】 恙螨的防治主要在于生活环境卫生,清除其孳生地,灭鼠,流行季节野外疫源地作业要加强个人防护,如扎紧领、袖、腰、裤、袜的口防螨叮刺,暴露皮肤涂驱螨剂。

(五)螨性变态反应

尘螨(dust mites)并非寄生虫,胜如寄生虫,其代谢产物是强烈的环境变应原,能引起螨性变态反应(mite allergy),包括哮喘、过敏性鼻炎、特应性皮炎、荨麻疹等,故其致病性非一般寄生虫可与之相比。

尘螨属世界性普遍分布。首先发现的是在屋尘中的屋尘螨类(house dust mites),而后发现多种仓储物螨,尤其粉螨总科常见螨种具有交叉变应原性,称为仓尘螨类(storage dust mites),出现在屋尘中,合称住家螨类(domestic mites)。

【病原学】 屋尘螨类主要属于蚍螨科(Pyroglyhidae),最主要为 3~5 种优势种为重要变应原。仓尘螨类涉有及有 4~5 科,有 6~7 种为变应原。全球最普遍分布的是户尘螨(Dermatophagoides pteronyssinus)和粉尘螨(D. farinae),而不同经纬度和海拔地区还有特定的优势螨种,如在热带和亚热带地区热带剥爪螨(Blomia tropicalis),在北欧地区为腐酪食螨(Tyrophagus putrescentiae),有些地方为害鳞嗜螨(Lepidoglyphus destructor)和家甘食螨(Glycyphagus domesticus)。不同的科、属、种,有不同的形态特征,一般体型不大,足 4 对,以户尘螨和粉尘螨为例,卵形,乳黄色,雌体(290~440)μm×(210~330)μm,雄螨(240~360)μm×(155~245)μm。颚体有钳状螯肢和指状触须各一对。躯体角皮有特征性指纹状皮纹,背面有狭长盾板,肩部有一对长鬃,尾端有 2 对长鬃,两侧及后方有稀疏短毛列。腹面 4 对足,基节前后两两分开,其间为生殖孔,靠后端有肛门。雄性尘螨背面后端有后盾板,肛门两侧有肛吸盘。以动植物纤维尘埃为其孳生场所,啮食人体脱落皮屑和其他有机物细粒,包括霉菌孢子和花粉颗粒。尘螨生活史分卵、幼虫、第一若虫、第三若虫、成虫等 5 期,无第二若虫。在 25℃ 和相对湿度 80% 的适宜条件下,完成一代生活史发育需 23~30 天,雌螨于交配后 3~5 天开始产卵,有的种可产卵 200~300 个,雄螨存活 60 天左右,雌螨可达 150 天。

【流行病学】 全球人群过敏体质占 15%~17%,在基因和环境因素双重作用下,并在个体免疫系统发育调节下发生和发展过敏反应。国内哮喘患病率为 3%~5%,过敏性鼻炎为 12%~15%,特应性皮炎为 7%~10%,慢性荨麻疹无从统计,患这些病症的人群中 80% 对螨过敏,哮喘儿童对尘螨浸液皮试的阳性率达 90%。尘螨自由生活,主要孳生于屋尘中,包括枕、褥、软垫家具及不常洗涤的厚纤维服装与窗帘、长毛玩具,还有地毯卧室地板,如微小生境稳定,生死于一处,可持续数十年,印度检测到一条用了百年的被褥有尘螨孳生。尘螨世界性分布,凡有人群之处,几乎都有分布,春秋季节出现高锋,尤以秋季温湿度适于尘螨生长时数量最多,尘螨密度在海拔低而温暖潮湿的地区显著高于海拔高的高寒地区,旧房中尘螨多于新房,旧床上多于新床,新的房屋与新的衣服中无尘螨,但经半年左右即可发现尘螨。尘螨的散布主要靠人的活动携带,小学教室和地铁站台的地面尘埃中都有尘螨。偶然能在人皮肤上或痰液中发现。

【临床表现】 尘螨以其排泄物、分泌物及其皮壳为变应原,人体暴露的尘螨变应原经黏膜下郎格罕细胞捕获转为树突细胞、叶帆细胞,通过引流淋巴管到达淋巴结,提呈处理后,初始辅助 T 淋巴细胞向 Th2 细胞倾斜,诱导 B 细胞产生免疫球蛋白 IgE,还诱导 IL-4、IL-5、IL-10 等细胞因子生成而直接激活靶器官,如肺部的变应性炎症反应。母体怀孕期暴露的尘螨变应原发生的免疫应答,可通过胎盘进入羊水而预致敏胎儿,而新生儿落地后尘螨是最先暴露的变应原,最早免疫应答出现的是婴儿湿疹。儿童在 5 岁以前最易出现过敏症,如过敏性鼻炎、支气管哮喘、特应性皮炎等。尘螨浸液皮肤试验,80% 出现阳性反应,血清总 IgE 和螨特异性 IgE 明显升高。

【诊断】 过敏体质者根据症状用螨变应原皮肤点刺诊断,出现风团为阳性依据,利用 ELISA 做血清螨特异性 IgE 检测阳性,更易确诊。

【治疗】 在治疗尘螨性变态反应措施中,免疫治疗具有特异性的病因治疗,即注射或舌下含小剂量的尘螨变应原疫苗,并递增其浓度,按照全球哮喘防治创议(GINA)方案维持 3 年。治疗机制是高浓度变应原的暴露使 Th2 细胞向 Th1 细胞漂移,Th1 细胞因子抑制了 Th2 细胞因子,变应级联被干预,炎症缓解,一般疗效在 70% 以上,儿童可达 90%,这种疗法愈早愈好。其他对症治疗也属推荐的措施,包括小剂量类固醇激素吸入或滴鼻液、抗组胺、抗 IgE 等疗法。

【预防】 保持住房通风干燥,常洗衣物、被褥、床单,不用地毯,清洁地面无积尘,不养宠物,可使尘螨密度降低到无害化。洗衣机冷水清洗衣被可除去 30% 的尘螨,55℃ 可热杀全部。使用防螨纺织品枕、被褥、褥套和衣裤,也可防尘螨在床上和服装中孳生,必要时可适当应用化学杀螨剂灭螨。

(温廷桓)

参考文献

[1] 温廷桓. 螨、蜱.//汤华林,许隆祺,陈颖丹. 中国寄生虫病防治与研究. 北京:北京科学技术出版社,2012:916-937.

[2] 温廷桓. 蜱螨.//吴观陵. 人体寄生虫学. 4 版. 北京:人民卫生出版社,2013:6.

[3] IZZARD L, FULLER A, BLACKSELL SD, et al. Isolation of a novel Orientia species(O. chuto sp. nov.) from a patient infected in Dubai. J Clin Microbiol,2010,48(12):4404-4409.

24章

25 第二十五章
呼吸系统疾病

25章

第1节 呼吸系统解剖生理及病理生理

一、呼吸系统的发育解剖

儿童不同年龄阶段呼吸系统具有不同的解剖生理特点,这些特点与呼吸道疾病的发生、防治及预后有着密切的关系。以环状软骨下缘为界,将呼吸系统分为上、下呼吸道两个部分。上呼吸道包括鼻腔、鼻旁窦、咽及耳咽管、喉等部位;下呼吸道包括气管、支气管、毛细支气管及肺泡。

(一)上呼吸道[1]

1. 鼻

(1) 鼻的解剖发育:鼻包括外鼻和鼻腔。鼻腔为呼吸道的起始部,起自前鼻孔,止于后鼻孔,由鼻中隔分为左右两侧,向后通入鼻咽部。鼻前庭为鼻腔前端被皮肤覆盖部分,有鼻毛起保护作用。婴幼儿没有鼻毛,鼻黏膜柔弱且富于血管,故易受感染,感染时由于鼻黏膜的充血肿胀,常使狭窄的鼻腔更加狭窄,甚至闭塞,发生呼吸困难。

鼻腔本部有内、外、顶和底四壁,内壁即鼻中隔,其前下区有动脉血管丛,称黎氏区,是鼻出血好发部位。外壁主要为筛窦和上颌窦的侧壁,自上而下有三个梯形排列的突起骨板,外覆黏膜为鼻甲;在上、中、下鼻甲下方,分别为上、中、下鼻道。下鼻道最宽,为呼吸主要通道;新生儿下鼻甲靠近鼻底,中鼻道为呼吸主要通道。鼻腔的顶壁最狭窄,板壁薄而脆,是重要的危险区,感染可由此传入颅内。

鼻窦系鼻腔周围与鼻腔相通的含气骨腔,左右对称,共四对,各鼻窦均有窦口与鼻腔相通,按解剖部位及开口,分别为上颌窦、筛窦、额窦和蝶窦。鼻窦和鼻腔在发声时起共鸣作用。

(2) 鼻的生理:鼻为呼吸道的开口,提供清洁舒适的空气供肺进行气体交换。鼻腔的不规则形状,使吸入气呈现不规则的漩涡状气流,有利于空气中的尘埃沉降。对吸入的有害物质有清除作用。

下鼻甲黏膜有丰富的海绵状血管,可调节鼻腔温度。鼻黏膜的温度约在 $33 \sim 35℃$,外界温度虽变化很大,但鼻腔的调节作用,使达到喉入口的温度差不会大于 $1℃$。鼻黏膜还有大量腺体,使表面保持湿润。当吸入气湿度为 40% 时,到达声门下区的空气湿度可达 98%,对纤毛活动极为有利。气管插管或气管切开患者,由于丧失正常的生理功能,需要对患儿吸入的气体以加温湿化器进行加温、增湿,才能保证吸入气符合生理需要。

鼻黏膜还有免疫作用。鼻分泌物中所含的溶菌酶、干扰素和分泌性 IgA 等也参与清洁保护作用。鼻分泌物 pH 值 $5.5 \sim 6.5$,不利于细菌的生长。

新生儿喉在颈部的位置较高,会厌较大,覆盖软腭,与软腭形成相对封闭的结构,可有效地分开口腔和鼻腔,这有利于保持吸吮功能和防止窒息。新生儿至 6 个月主要用鼻呼吸,以后逐渐出现用口呼吸。新生儿用鼻塞供氧,因不易从口腔漏气,可形成气道持续正压,增加氧疗的效果。

2. 咽 咽为肌性管道,形似漏斗,分鼻咽、口咽和喉咽三部分。咽部黏膜有淋巴管,形成淋巴环,是咽部感染的防御屏障。

腺样体又称咽扁桃体,在 $6 \sim 12$ 个月时发育,位于鼻咽顶与后壁交界,肥大时可堵塞鼻孔,影响呼吸。严重的腺样体肥大是儿童阻塞性睡眠呼吸暂停的重要原因。

腭扁桃体位于两腭弓之间,1 岁末逐渐增大,$4 \sim 10$ 岁时发育达最高峰,是咽峡炎高发的时间。

新生儿会厌较大,覆盖软腭,由于舌位高且短而厚,将口咽部堵住,难于用口呼吸。生后 2 年内,呼吸道的解剖变化,包括动态腭舌括约肌的形成,通过将软腭自舌分开,能进行经口呼吸与说话。在早产儿,吸气早期颏舌肌反应的延迟可导致上呼吸道萎陷。婴儿发育过程中咽壁厚度的增加,使咽萎陷机会减少。

咽鼓管是沟通中耳鼓室与鼻咽部的通道,婴幼儿咽鼓管短而宽,咽部感染易逆行进入鼓室。咽鼓管平时关闭,在咽部肌肉协调下,通过压力改变而开放。咽鼓管的开放功能和肺泡相似,与表面张力有关。咽鼓管内有表面活性物质,其作用可降低表面张力,形成鼓室良好通气,减少中耳渗漏并促进咽鼓管黏液纤毛系统的排送功能。咽鼓管功能障碍是分泌性中耳炎发病的一个重要因素,表面活性物质分泌不足,是引起咽鼓管功能障碍的主要机制之一。

3. 喉[2] 喉从声带开始,延伸至环状软骨下缘。新生儿喉位置较高,声门相当于颈椎 $3 \sim 4$ 的水平(成人相当于颈椎 $5 \sim 6$ 的水平),并向前倾斜。6 岁时声门降至第 5 颈椎水平,但仍较成人为高。

婴儿的喉呈漏斗形状。环状软骨包裹着卵圆形的空间,其入口向前倾斜,直径较大,出口较小,直径约为入口的一半,是喉最狭窄的部位。而成人喉最狭窄的部位在声门。环状软骨出口为圆形或椭圆形。过去,6~8岁以下的儿童,气管插管时多用不带套囊的气管导管。因为用带套囊的气管导管,会增加导管的外径,要使这样的导管通过喉的最狭窄部位,必须使用口径较小的导管,这样势必增加气流阻力,导致呼吸功增加。若口径较大不带套囊的气管导管通过椭圆形的环状软骨环下口时,即使导管侧壁对软骨环内黏膜的压力较大,密封较好,导管前后仍有缝隙,在正压通气时必然会有漏气。现在,新型气管导管改进了套囊质量,可以有效减少漏气。带套囊的气管导管已广泛用于儿科临床。

喉的功能运动对保证通气十分重要。吸气时,声带外展,入口增大,对气流的阻力最小。呼气时,声带外展幅度减少,由假声带对呼出气流进行调节。会厌对保护下呼吸道,防止误吸非常重要。在脑神经的支配下,会厌软骨,多条肌肉和韧带协调配合,保证了发声,吞咽和呼吸活动正常进行。婴幼儿声门下区组织结构疏松,炎症时容易发生水肿,引起喉梗阻。

(二)下呼吸道[3]

下呼吸道共有23级,根据功能不同,分为传导区、移行区和呼吸区。传导区由气管分支的前16级组成,包括气管、支气管与细支气管,专司气体传导,并对吸入气进一步增温、增湿。主支气管左右各一,右侧者较短而宽,与轴线偏斜较小,约30°~36°。支气管的结构在11级以后有重要改变,直径小于1mm的细支气管,由于管壁软骨的消失,不再是维持气道通畅的主要因素。由细支气管(12~16级)向下,分支数目明显增多,总截面积大增,直径小于2mm的小气道阻力,仅占呼吸道阻力的1/10,但是,儿童外周气道阻力偏高。因为传导气道的口径与身高相关,儿童生长是一个渐变的过程,气道总的横截面积增加速度相对较慢,因此儿童外周气的阻力占总气道阻力的比例较大。以明显喘憋为特点的婴幼儿毛细支气管炎,小气道阻塞是呼吸道阻力增加的主要原因。

移行区包括呼吸性细支气管(17~19级),是细支气管向肺泡的过渡阶段,估计总共数万终末细支气管可分出约数十万最后一级呼吸细支气管。

呼吸区由肺泡管(20~22级)和肺泡囊(23级)组成,一个终末呼吸细支气管,至少有40个肺泡管和肺泡囊。肺泡总数约一半来自肺泡管。肺泡管外有平滑肌和弹力纤维。肺泡囊是呼吸道分支的最后一级,为盲端。

新生儿气管长度78%在3.5~5cm。天津市儿童医院(1994)对300例8岁以下儿童气管长度测量结果见表25-1。气管横径2岁以前为0.5~0.97cm,2~10岁为0.7~1.5cm。

表25-1 8岁以下儿童气管长度/cm

年龄	<7个月~	7个月~	1岁~	2岁~	3岁~	4岁~	5岁~	6岁~	7~8岁
男	6.6±0.3	6.8±1.1	7.1±1.1	7.3±1.2	7.6±1.2	8.5±0.3	8.5±0.6	9.1±0.8	9.4±0.2
女	6.4±0.4	6.2±1.2	7.1±0.9	7.2±0.7	7.6±0.8	8.3±0.4	8.6±0.3	9.0±0.3	9.1±0.3
平均长度	6.5±0.4	6.5±1.2	7.1±1.0	7.3±1.0	7.6±1.3	8.4±0.3	8.6±0.6	9.1±0.5	9.3±0.3

气管分叉在新生儿位于第3~4胸椎,而成人在第5胸椎下缘。右侧支气管较直,有似气管的直接延续,因此气管插管常易滑入右侧,支气管异物也以右侧多见。从新生儿到成人,气管长度增加3倍,直径增加4倍,而支气管只增加2倍。由于胎儿时期气道的发育先于肺泡的发育,新生儿的肺传导部分多,呼吸部分少,故无效腔/潮气量比例大(成人为0.3,新生儿0.4,早产儿0.5),其结果呼吸效率低。

气道黏膜上皮中,纤毛上皮占90%,从中心气道到气道末端纤毛逐渐减少。纤毛表面的黏液90%由杯状细胞分泌。纤毛柱状上皮细胞调节纤毛周围液体的深度和成分。纤毛表面的黏液层分为两层,外层较黏,为凝胶层,在纤毛顶形成薄层,便于吸附外来的颗粒;下层为水样的溶胶层,便于纤毛自由运动。正常纤毛有固定方向的摆动,上呼吸道鼻部纤毛运动向鼻咽部,气管支气管纤毛运动方向是声门,以便将运载的有害颗粒排出或咽下。纤毛结构异常时,可造成纤毛运动障碍。在小气道,杯状细胞被Clara细胞取代,后者分泌肺表面活性物质蛋白A、B和D。Clara细胞有祖细胞的功能,当气道损伤时,他可以分化为纤毛上皮,也可分化为肺Ⅱ型上皮细胞。

(三)肺[1, 3]

1. 产前肺的发育(prenatal development of lung) 要为出生后能完成生理需要的呼吸功能做准备,形态学的发育包括:气道分叉,形成传导气道与呼吸气道,气道分离形成肺泡和肺血管。可分为胚胎期和胎儿期,各期时间有一定重叠。

(1)胚胎期(4~7周):呼吸系统的发育始于内胚

层和间胚层,于妊娠26~28天开始,在前原肠的内胚层出现原始气道,并很快分为左、右总支气管,为"肺芽",肺段支气管在妊娠5~6周建立。

（2）胎儿期

1）假性腺期（5~17周）：由于本期的肺组织切片与腺泡相似,故有此名。气管分支总数的45%~75%在妊娠10~14周已确定。到16周呼吸道的所有传导区均已出现,此后的发育只有长度和管径的增长,而无数目的增加。移行区呼吸毛细支气管的发育于14~16周开始。到本期末,原始气道开始形成管腔。此期气管与前原肠分离,分离不全则形成气管食管瘘,是重要的先天畸形。

2）成管期（16~26周）：此期支气管分支继续延长,形成呼吸管道,细胞变为立方或扁平,开始出现有肺泡Ⅱ型细胞特点的细胞,并开始有了肺腺泡为特点的基本结构。毛细血管和肺的呼吸部分的生长为本期特点。

3）成囊期（24~38周）：末端呼吸道在此期加宽并形成柱状结构,称为肺泡小囊。此期明显变化是间质量少,小囊壁变薄,在29~32周开始形成肺泡,由于肺泡的发育,到足月儿肺内面积从$1~2m^2$增加到$3~4m^2$。最新资料显示,出生时肺泡平均数目$(50~150)\times10^6$。

4）肺泡期（36周~）：本期出现有完整毛细血管结构的肺泡,肺泡表面扩大,这是肺泡能进行气体交换的形态学基础。肺能在子宫外完成气体交换尚需有肺表面活性物质的参与。只在进入妊娠34周后,胎儿呼吸道内液体中才出现由肺泡Ⅱ型细胞分泌的肺表面活性物质。肺泡成熟的时间和进程受内分泌控制,甲状腺素有促进肺泡分隔作用。肺泡的形成也受物理因素影响,胎儿肺液对肺的伸张和胎儿呼吸对肺周期性的扩张都是肺泡腺泡发育所必需的。膈疝、羊水过少或胎儿呼吸停止（脊髓病变）都会造成肺发育不良。研究显示,胎盘供应营养物质和氧不足不仅可造成胎儿宫内发育迟缓,也影响肺的发育和成熟。生后营养不良会对肺的生长发育及肺功能产生负面影响。

2. **生后肺的发育**（postnatal development of lung）新生儿肺重40g,6个月时增加1倍。肺的容量出生时250ml,到成人增至6 000ml。肺泡直径早产儿仅75μm,新生儿100μm,成人250~350μm。肺泡数量逐渐增至$(300~500)\times10^6$。生后肺的发育分为2期,第一期从出生到生后18个月,此期肺气体交换部分的面积和容积有不成比例的快速增长,毛细血管容积的增长更快于肺容积,不但有新肺泡间隔出现,更伴有肺泡结构的完善化,其结果肺泡的发育可在2岁以前完成。第二期肺脏所有组分均匀生长,虽然还可有新肺泡生出,但主要是

肺泡面积的增加,8岁时为$32m^2$,到成人期为$75m^2$。

肺泡壁的结构肺泡壁包括两层肺泡上皮（两侧各一层）和间质,间质包括胶原纤维、结缔组织和毛细血管,肺泡上皮和毛细血管紧密相连,厚度不及$0.5\mu m$,是进行气体交换的部位。

近来,有学者认为了达到更优的气体交换结构,肺泡间隔和微血管的成熟需要较长的时间,一直持续到21岁。开始肺泡间隔不成熟时,间隔内的毛细血管呈双层排列,肺间质组织将它们分开。发育成熟后,双层毛细血管网融合成一层。间质内的结缔组织减少,并与单层毛细血管网交织在一起。

在成人肺泡间有肺泡孔,在气道梗阻时起侧支作用,在婴幼儿要到2岁以后才出现肺泡孔,故新生儿无侧支通气。

婴儿肺泡面积按公斤体重计与成人相似,但婴儿代谢需要按公斤体重计,远较成人为高,因此婴儿应付额外的代谢需要时,呼吸储备能力较小。

肺泡壁的Ⅰ型肺泡细胞,为直径50~60μm的扁平细胞,虽然只占肺泡总数的40%,但覆盖大约90%的肺泡表面,是气体交换的主要界面。Ⅰ型上皮有转运作用,如少量白蛋白和球蛋白可以通过Ⅰ型上皮细胞。

Ⅱ型上皮细胞,直径10μm,形体小,只占肺泡壁的小部分,但占肺泡细胞总数的60%。Ⅱ型上皮细胞表面有微绒毛,胞质内有包涵体,呈多层结构,是肺表面活性物质储存地点。Ⅱ型上皮细胞除了合成和分泌肺表面活性物质,也有对肺表面活性物质再吸收利用的功能。

（四）胸壁与横膈

胸壁的肋间肌和横膈在呼吸时的活动使胸廓体积改变,气体得以吸入和呼出。完成吸气动作的呼吸肌主要是膈肌,其作用占潮气量的大部分,胸壁的肋间外肌也起重要作用,第一、二肋间的斜角肌和胸锁乳突肌为吸气辅助肌,它们的活动使胸廓体积扩大,气体得以吸入肺内。平静呼气是被动运动,主要靠肺和胸廓弹性完成。

新生儿肋骨主要为软骨,与脊柱成直角,吸气时不能通过抬高肋骨增加潮气量;肋骨围成的胸廓截面呈圆形,肋骨活动引起肺容积改变小,呼吸效率低。由于婴儿胸壁柔软,用力吸气产生较大负压时,在肋间、胸骨上、下和肋下缘均可引起内陷,限制了肺的扩张。年龄增长,直立的位置和重力作用的结果,改变肋骨的方向,导致胸廓截面为椭圆形。胸廓前后径与横径的比值在生后前3年明显减小,同时肋骨逐渐骨化,肋骨围成胸廓的力度加强,呼吸作用增加。

在新生儿,对呼吸负担而言,横膈也处于不利位置。

婴儿横膈呈横位,倾斜度小,收缩时易将肋骨拉向内,胸廓内陷,呼吸效率减低。由于平位的横膈收缩时向下活动较小,胸廓的增加也较小。

呼吸肌的肌纤维有不同类型,其中耐疲劳的肌纤维在膈肌和肋间肌于早产儿不到10%,足月儿占30%,1岁时达成人水平,约占50%~60%。由于解剖、形态、呼吸肌收缩性能和能量需要的特点,小婴儿在呼吸负担增加时易于发生呼吸肌疲劳,导致呼吸衰竭。

由于婴儿胸壁柔软,胸壁顺应性明显增高,结果导致低功能残气量。到2岁时胸壁顺应性与肺顺应性相似,和成人一致。婴儿时胸廓活动范围小,呈腹(膈)式呼吸,2岁时儿童已会行走,呼吸肌也随年龄而增强,出现胸腹式呼吸。

(五)呼吸系统发育的影响因素

发育的研究近代从解剖生理向分子生物学发展,环境对呼吸系统早期发育的作用可影响到婴儿,甚至成人。许多外界因素可影响呼吸系统的发育和功能,如空气污染、吸烟、病毒感染等可增加呼吸道的致敏性。啮齿类和灵长类动物实验:在出生时或生后早期接受氧化应激、暴露于过敏原、感染或污染空气,可发现发育中气道数目的改变,气道平滑肌的变化。有资料表明,产前和儿童时期暴露于空气污染与肺功能改变有一定联系,这方面尚待进一步研究。对发育过程的了解,可帮助预防产前和生后的不良影响。

二、儿童呼吸生理

呼吸的目的是吸进新鲜空气,排出二氧化碳,通过气体交换维持气体正常代谢。儿童呼吸生理的特点以婴儿期最为明显。

(一)肺容量与通气[4]

1. 肺容量检查(examination of lung volume) 肺容积反映的是肺内气体量的多少,主要包括以下项目:

(1)潮气量(tidal volume,VT):安静呼吸时每次吸入和呼出的气量;

(2)补吸气量(inspiratory reserve volume,IRV):平静吸气后再用力吸入的最大气量;

(3)补呼气量(expiratory reserve volume,ERV):平静呼气后再用力呼出的最大气量;

(4)深吸气量(inspiratory capacity,IC):指平静呼气后所能吸入的最大气量;

(5)肺活量(vital capacity,VC):一次深呼吸的气

量,代表肺扩张和回缩能力;

(6)功能残气量(functional residual capacity,FRC):平静呼气后残留在肺内气量;

(7)残气量(residual volume,RV):用力呼气后残留肺内气量;

(8)肺总量(total lung capacity,TLC):肺活量与残气量之和。

5岁以上儿童渐能合作,可用肺量计进行肺容量检查,但功能残气及残气量的检查需以氦稀释法或体积描记法测定。图25-1示肺容量的各个组成部分。

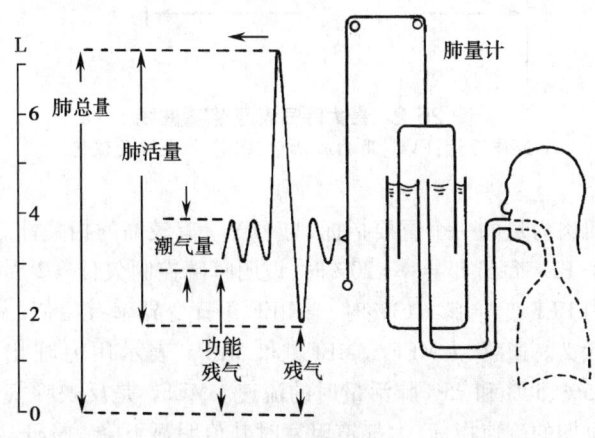

图25-1 肺容量的划分

肺呼吸功能检查的数值受年龄、性别、身高、体重诸因素的影响,以及受检查方法、仪器、与患儿合作程度的限制,正常波动范围较大,其评价要结合临床考虑。肺容积异常的分级标准:实测值/预计值:≥80%,正常;60%~79%,轻度下降;40%~59%,中度下降;≤39%,重度下降。气体容积易受环境温度、湿度、大气压力等因素的影响而变化,故肺通气功能检查时需将测试环境校准为生理条件,即达到正常体温(37℃)、标准大气压(760mmHg,1mmHg=0.133kPa)、饱和水蒸气的状态。由于应用仪器不同,根据其结果所计算预计值公式可有较大差异。通常可根据自家实验室肺功能仪测量结果得出的测量值预计值公式来评价患者的肺功能改变。

2. 用力肺活量与最大呼气流速-容量曲线 深吸气后用最大力量最快呼出的气量为用力肺活量(FVC)。1秒用力呼出容积(FEV$_{1.0}$)为深吸气后1秒内快速呼出的气量。在肺量计深吸气后用最大力量最快呼出到残气位,将曲线描记为以流速为纵坐标,肺活量为横坐标的图形(图25-2),即最大呼气流速-容量曲线(maximal expiratory flow-volume,MEFV)。从曲线可知,正常的呼气流速峰值(PEF)在75%以上肺活量,此后流速渐降,为与用力无关的部分。PEF是反映气道通畅性及呼吸

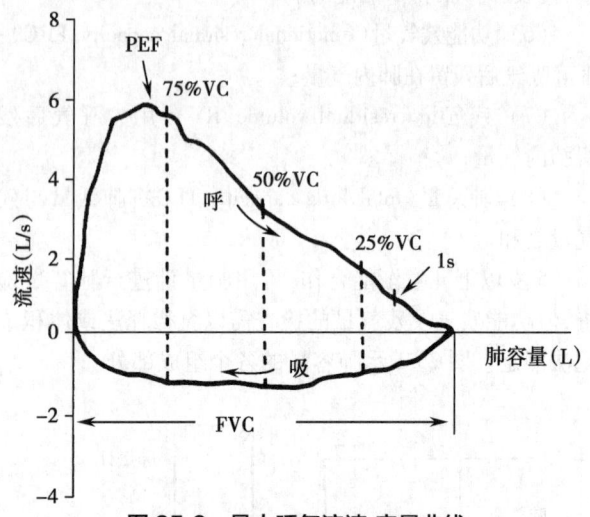

图 25-2　最大呼气流速-容量曲线
VC:肺活量;FVC:用力肺活量;PEF:最大呼气流速。

肌肉力量的一个重要指标,与 $FEV_{1.0}$ 有较高的相关性。若 PEF 每日变异率>20%时,说明哮喘控制欠佳。2 周内 PEF 变异率≥13%时,与 PEF 每日变异率有相似的意义。通常以 MEF_{75}、MEF_{50} 和 MEF_{25} 表示用力呼出 25%、50% 和 75% 肺活量时的流速。MEF_{75} 是反映呼气早期的流速指标,大气道阻塞时其值明显下降。MEF_{50} 和 MEF_{25} 可较敏感地反映小气道的病变。流速指标判断的切点是实测值占预计值百分比的 65%、55%、45%。即实测值/预计值:≥65%,正常;55%~64%,轻度下降;45%~54%,中度下降;≤44%,重度下降。

阻塞性病变的诊断,$FEV_{1.0}$/FVC%一般用 80% 为切点,但多个研究结果显示 92% 以上为正常。若低于 92%,但实测值>80%,需结合其他指标(如 $FEV_{1.0}$)。$FEV_{1.0}$ 实测值/预计值:≥80%,正常;60%~79%,轻度下降;40%~59%,中度下降;≤39%,重度下降。

3. 功能残气量与闭合容量　FRC 的重要生理功能是保持动脉氧分压的稳定。FRC 增大表示肺过度充气,如严重气道阻塞的肺气肿;FRC 降低表示肺容积减少,如肺实质病变。当肺容量为肺总量 30% 左右时,小气道有闭合倾向,在小气道开始闭合时的肺容量称闭合容量。气道闭合时使气体滞留,影响气体交换。肺病变使肺容量减低时,小气道口径变小,可引起早期气道闭合,使闭合容量增加,甚至超过 FRC。

4. 呼吸无效腔与肺泡通气　无效腔(VD)是每次呼吸中未进行气体交换的部分。解剖无效腔是传导气道所占有的容积,大约 2ml/kg。生理无效腔包括解剖无效腔和肺泡无效腔两部分,正常人肺泡无效腔甚小,生理无效腔与解剖无效腔几近相等。生理无效腔占潮气量比例(VD/VT)是表明通气效率的重要指标,有重要临床意义。潮气量×呼吸频率=静息每分钟通气量。肺泡通气量是静息每分钟通气量减去无效腔通气量后的通气量,即代表有效通气量,是反应肺脏通气功能的一项基本指标。若代谢情况不变,肺泡通气量减低,动脉 CO_2 分压($PaCO_2$)将增高。

5. 儿童肺容量与通气特点　儿童肺脏的容量相对较小,潮气量的绝对值也小于成人。按体表面积计算肺容量是成人的六分之一,潮气量也较小。而代谢水平及氧气的需要则相对较高,因此在呼吸功能不全时,易于出现氧供应不足。根据首都儿科研究所(1993)资料,正常儿童从新生儿到 6 岁的氧消耗量和静息能量消耗(oxygen consumption and rest energy expenditure)数值见表 25-2。按体表面积计,1 岁儿童的能代谢为成人的 1.6 倍,而潮气量仅为成人的 40%~50%。从满足机体代谢需要考虑,儿童肺容量处于相对不利地位。由于儿童胸廓解剖特点的限制,要满足机体代谢需要,只有采取浅快的呼吸作为消耗能量最少的方式,故儿童呼吸频率较快,年龄越小呼吸越快。沈阳医学院(1964)对 1 579 名健康儿童检查的结果,不同年龄儿童每分钟呼吸次数(RR)见表 25-3。RR 增快是儿童肺炎常见的表现。

表 25-2　不同年龄儿童的氧消耗与能量消耗

年龄	例数	氧消耗量				能代谢			
		ml/(kg·min)		ml/(m²·h)		kcal/(kg·d)		kcal/(m²·d)	
		均值	标准差	均值	标准差	均值	标准差	均值	标准差
0~7 天	127	8.07	1.27	7 704	1V224	53.86	8.11	855	131
1 岁~	32	9.65	1.15	13 104	1 368	64.81	7.57	1 468	147
2 岁~	31	9.13	1.21	12 888	1 476	61.40	8.22	1 443	169
3 岁~	33	8.28	0.83	11 988	1 000	55.46	5.41	1 338	107
4 岁~	31	7.63	0.78	11 196	1 080	51.14	5.15	1 251	116
5 岁~	29	7.01	0.83	10 548	1 008	47.27	5.39	1 185	109
6 岁~	33	7.08	0.56	10 728	864	47.64	3.82	1 201	98
成人(男)		3.8		7 320		21		905	

注:表中数据为男、女平均数值;能量单位 1kcal=4.18kJ。

表25-3 不同年龄儿童呼吸次数的平均值

年龄	每分钟呼吸平均次数
出生*~1岁	30
1~3岁	24
4~7岁	22
8~14岁	20

注:*新生儿:一般为40~44次/min。

功能残气量(functional residual capacity,FRC)决定于肺和胸壁的静态压力平衡,在婴儿,胸壁外向的伸展力很小而肺内向回缩力稍小于成人,因此FRC较小,不利于气体交换。随年龄增长胸壁变硬,抵抗肺回缩,FRC增加。新生儿FRC相对较成人为小,成人FRC在肺总量30%处,而新生儿FRC在肺总量10%处,呼吸道梗阻易于引起气道关闭。由于婴儿FRC相对较小,肺内氧储备也相对小于成人,但氧消耗量却相对较高,因此易于出现氧供给不足。高度柔软的胸壁使婴儿在呼吸负担增大时难于有效地增加通气量。根据检测,在婴幼儿肺炎时,其代偿缺氧的通气量增加最多不过2.5倍左右,易于发生呼吸衰竭。

(二)呼吸力学

呼吸力学(respiratory mechanics)[5]指空气进出肺脏需要肺泡和大气间在呼吸时有压力差,这需要克服胸壁和肺的弹性与气道的阻力。呼吸肌是产生呼吸动作的动力。

1. 弹性阻力(elastance) 肺的弹力除与肺的弹力纤维有关外,肺泡表面张力也起重要作用。特别在低肺容量时,主要弹力成分为肺泡表面张力。

(1)呼吸压力:①胸腔内压:即胸膜腔内的压力,静息状况下,胸廓弹力向外,肺组织弹力向内,两个力作用的结果使胸膜腔内产生负压(相对于大气压而言);②肺内压:指肺泡内压力,是胸腔内压与肺组织弹力作用的结果;③经胸廓压:肺内压与体表压之差值;④经肺压:肺内压与胸腔内压之差值;⑤经胸壁压:胸腔内压与体表压之差值。

(2)顺应性:单位压力改变时容积的改变,称为顺应性。胸廓和肺的弹性大小用顺应性来衡量,顺应性越大,弹性越小,两者成倒数关系。计算顺应性的公式是:$C = \triangle V / \triangle P$(C顺应性,$\triangle V$容积改变,$\triangle P$压力改变)。呼吸系统各部分的顺应性可分别计算。$C_{肺} = 肺 \triangle V/经肺\triangle P$,$C_{胸壁} = 肺\triangle V/经胸壁\triangle P$,$C_{总} = 肺\triangle V/经胸廓\triangle P$。它们之间的关系是$1/C_{总} = 1/C_{肺} + 1/C_{胸壁}$。与成人相比,儿童的肺顺应性较小,其值随年龄而增加。顺应性测值除以FRC称为比顺应性,不同年龄的人比顺应性值相近,约为$400 \sim 600ml/(kPa \cdot L)$。新生儿,特别是早产儿胸壁的顺应性比肺的顺应性大。FRC是胸壁和肺顺应性互相作用平衡的结果,新生儿肺的顺应性较小,即弹性回缩力在静息状态下比胸壁向外的弹力大,结果FRC值比成人小。在有肺部病变时,FRC减少将更加明显。

由于技术原因,临床上较多采用总顺应性测定,受胸壁影响,它只能在一定程度上反映肺顺应性的改变。正压机械通气时,潮气量/(吸气峰压力-呼气末正压)称为有效动态顺应性。吸气峰压力包括弹性阻力和气道阻力2种因素,在气道阻力不变的情况下,它主要反映弹性阻力的大小。在连续监测时,若出现有效动态顺应性下降,不仅要考虑肺病变引起的弹性阻力改变,也要考虑气道阻力增大(如气道分泌物增多阻塞)的因素。潮气量/(吸气末平台压-呼气末正压)称为动态顺应性,此时气流量为零,主要反映弹性阻力大小。吸气末平台压随时间逐渐减低,这是肺内气体进一步混匀造成的。用吸气末平台压始点计算顺应性,是动态顺应性。若用始点后0.5~2秒的平台压计算顺应性,是静态顺应性。急性呼吸窘迫综合征患者机械通气时,为减少肺损伤,主张吸气压力控制在$30cmH_2O$内。这里的吸气压指的是吸气末平台压,而不是吸气峰压力。根据首都儿科研究所测定结果(1993),不同年龄婴幼儿总顺应性见表25-4。

25章

表25-4 不同年龄婴幼儿总顺应性

年龄	人数	有效动态顺应性/ (ml·kPa⁻¹)	静态顺应性/ (ml·kPa⁻¹)	动态比顺应性/ (ml·kPa⁻¹·L⁻¹)	静态比顺应性/ (ml·kPa⁻¹·L⁻¹)
新生儿	4	26.3±6.6	31.6±9.2	340±100	420±130
1~12个月	24	54.4±16.7	67.0±22.2	390±90	490±130
13~24个月	10	94.7±29.3	116.9±43.0	330±50	400±80
25~41个月	4	128.9±20.4	181.4±43.0	310±40	430±70

注:$ml/(kPa) \div 10 = ml/cmH_2O$。

2. 非弹性阻力 包括惯性阻力(inertance)和黏性阻力(viscous resistance)。惯性阻力是呼吸器官运动中由于变形移位而产生的摩擦力,平静呼吸时非常小,可忽略不计。黏性阻力主要是气道阻力,是非弹性阻力的主要成分,约占80%~90%。

气道阻力是气流通过气道时遇到的摩擦阻力,计算公式:R=△P/F(R气道阻力,△P气道口与肺内压之差,F气体流速)。当气流为层流时,R=8ηL/πr⁴(η,气体黏度;L,管道长度;π,圆周率;r,管道半径)。层流时,气道阻力不随气体流速增大而增大,与管道的长度成正比,与气道半径的4次方成反比。若气道半径减半,阻力将增加16倍。当气流为湍流时,R=FfLη/π²r⁵(f摩擦系数),显然气道半径的缩小时,气道阻力变化比层流时显著增大。气体在大气道及主要支气管分叉处存在湍流,而在远端气道多为层流。小气道因总横截面积大,阻力并不大,仅占总气道阻力的20%左右。气道分泌物堵塞,选用口径较细的气管导管等因素均可造成气道阻力增加,影响通气。

3. 脉冲振荡技术(impluse oscillometry, IOS)[6] 气道阻力通常用"阻断法"测定,患者是信号源,需很好配合才能进行。近年发展的 IOS 将信号源外置,由振荡器产生外加的压力信号,通过测量呼吸系统因压力改变引起的气体流速变化,经过计算机记录并进行频谱分析,演算出不同频率、不同性质的呼吸阻抗值。常用振荡频率为5~35Hz,不会干扰受试者呼吸。不需特殊呼吸动作配合,尤其适合儿童及高龄患者,亦可应用于睡眠中的患者检测呼吸阻抗,具有操作简便、无需患者配合的优点,仅需受检者几个自主呼吸波,就能快速得到呼吸阻力的各项参数,更适合在学龄前儿童应用。IOS测量的主要参数包括:

(1) R_5:振荡频率为5Hz的气道阻力,代表总气道阻力。外加频率为低频(5Hz)时,因为低频波的波长长、能量大,被吸收的少,振荡波能到达呼吸道的远端,因此反映呼吸道总阻力。

(2) R_{20}:表示中心呼吸道阻力。高频(20Hz)时,因为波长短、能量小,被吸收的多,振荡波达不到细小的支气管,因此只能反映中心呼吸道阻力的变化。R_5-R_{20}:总气道阻力与中心气道阻力之差,代表外周气道阻力。

(3) X_5:振荡频率为5Hz时的电抗,代表外周肺阻力的弹性阻力。由于低频时 X 主要表现为弹性阻力,惯性阻力很小,可忽略不计,且肺组织储存弹性能量主要在周边小呼吸道,所以定义为周边弹性阻力。X_5 能提供周边呼吸道的重要信息,小呼吸道的阻塞及肺顺应性减低的疾病如肺纤维化、肺气肿等可出现其负值明显增大。

(4) F_{res}(共振频率):指弹性阻力与惯性阻力因方向相反相互抵消时的振荡频率。此时呼吸道总阻力即为黏性阻力,故 F_{res} 是反映呼吸道黏性阻力增加的敏感指标,轻度周边呼吸道阻塞的患儿,R_5 没有显著变化时,F_{res} 即可表现增高。儿童时期不同于成人,不能用均值表示。儿童 F_{res} 较正常人高,成人正常值为 7~12Hz。儿童3岁时可高达24Hz,随年龄增长逐渐动态递减,至14岁时为12Hz,接近成人数值。

IOS 是一项新技术,许多内容尚待进一步研究。随年龄、身高、体质量增加,肺容量增大,呼吸道管径增粗,呼吸道阻力也逐渐减低。其中身高与10S各参数具有最大的相关性,而几乎无性别差异。目前多数医院采用的正常值为:$R_5<120\%$预计值;$R_{20}<120\%$预计值;$X_5>$预计值-0.2kPa/(L·S);$F_{res}<$预计值$+10$Hz。

(5) 临床应用:阻塞型气道通气障碍。以哮喘为例,R_5 可增高,R_{20} 基本正常,R_5 与 R_{20} 差值加大,X_5 绝对值增大,F_{res} 后移,提示周边小呼吸道阻力增高,肺顺应性减低。说明哮喘发作时不仅有呼吸道阻力的增加,而且还影响到肺的弹性阻力。限制性通气功能障碍时,X_5 绝对值增大,F_{res} 后移非常明显,而 R_5、R_{20} 基本正常,提示病变以肺顺应性减低为主,是限制性通气功能障碍的主要特征。轻度限制性疾病黏性阻力基本正常,可无 X_5 降低,仅有轻度 F_{res} 后移或均正常。重度限制性疾病可见 X_5 降低,F_{res} 后移。

4. 肺的时间常数(time constant of lung) 不能单从吸气压和顺应性去估计潮气量的大小,必须考虑时间因素。吸气压再大,没有足够的时间也无法将足够的气量送入肺内。时间常数=顺应性×阻力。对于一定的吸气压而言,1个时间常数内,63%潮气量进入肺内,3个时间常数,95%的潮气量进入肺内。潮气量完全进入肺内需5个时间常数。呼气与吸气情况相似,潮气量完全排出,也需5个时间常数。时间常数可以计算,例如,一个婴儿肺的顺应性为 2ml/cmH₂O,阻力为 40cmH₂O/(L·s),时间常数 = 0.002L/cmH₂O×40cmH₂O/(L·s) = 0.08s。机械通气选择吸气和呼气时间时,要考虑时间常数,为了使潮气量完全进入肺,吸气时间应为时间常数的3~5倍。例如,肺透明膜患儿,主要病变在肺,肺顺应性低,而气道病变相对较轻,阻力无明显提高,时间常数较短,因此吸气时间也应较短,一般选 0.3~0.5秒。在这种情况下,吸气时间过长,反而有引起人机对抗的副作用。

正常情况下,不同部位的肺泡的时间常数基本相同,肺泡的充盈和排空速度是相似的。但肺部存在病变时,若受累呼吸单位的时间常数增大,充盈和排空时间变慢,形成慢肺泡,进出慢肺泡的气量比快肺泡减少。机械通气时,若潮气量不变,呼气时间不足,慢肺泡排气不充分,可形成气体滞留。

5. 呼吸功(work of breathing) 呼吸功是指呼吸

运动时克服阻力所消耗的能量,单位焦耳。正常时呼吸功消耗于弹性阻力约65%,非弹性阻力约35%。机体会根据需要调节潮气量和呼吸频率。顺应性减低时,采取浅快呼吸,气道阻力增加时,采取慢而深的呼吸。机体以消耗最少的能量,最小的呼吸功来维持呼吸频率,新生儿呼吸频率在30~40次/min,年长儿在14~16次/min。

(三)婴儿呼吸功能检查[7]

1. 婴幼儿通气 根据中国医学科学院儿科研究所用气体代谢方法对婴幼儿检查结果(1973),其主要通气功能的数值见表25-5。1岁以内儿童的潮气量平均为42ml,约为成人的1/12,按体表面积计算亦仅为40%左右;而静息每分钟通气量及二氧化碳排出量按体表面积计算婴幼儿则与成人相近。对儿童潮气量和静息每分钟通气量的了解,有助于在儿童进行机械呼吸时正确掌握其呼吸量。

表 25-5 正常婴幼儿通气功能

项目(平均值)	2个月~1岁	1~3岁	成人
潮气量(ml)	42	70	500
潮气量(ml/m²)	120	145	294
静息每分钟通气量(ml)	1 309	1 777	6 000
静息每分钟通气量(ml/m²)	3 744	3 671	3 530
每分钟二氧化碳排出量(ml)	41	56	200
每分钟二氧化碳排出量(ml/m²)	117	116	118

2. 潮气呼吸肺功能 由于婴幼儿不能合作,多数在儿童可用的呼吸功能检查方法难于在婴幼儿进行。一些检测仪器和电脑技术的进展,目前可在不需婴幼儿配合下进行肺容量和通气、流速-容量曲线、呼吸阻力及顺应性的检查。北京儿童医院对120例不同日龄新生儿应用 Sensor Medics 2600 肺功能仪进行了较全面的肺功能测定(2010),见表25-6。复旦大学附属儿科医院在63例1~40月健康婴幼儿用 Master Screen Paed 肺功能仪进行了潮气呼吸肺功能指标的测定(2001),并与58例同龄肺炎患儿进行对比,见表25-7。首都医科大学附属北京儿童医院还用 Sensor Medics 2600 肺功能仪对44例1~22月健康儿童进行潮气流速-容量曲线(TFV)的检测(1999)(表25-8),结果

表明,TFV 环(又称 TBFV 环)近似椭圆形,随月龄增长,上半部分呼吸曲线渐圆滑,TFV 环由窄变宽(图25-3)。潮气呼吸肺功能测定报告出具的参数较多,与常规用力通气有所不同,其参数除容积、流速参数外,尚有时间参数。

(1)潮气量(V_T/kg):是平静呼吸状态下每次吸入或呼出的气量。为校正体质量对于潮气量的影响,采用单位公斤体质量的潮气量,儿童单位公斤体质量潮气量为6~10ml/kg。潮气量下降通常提示存在限制性肺疾病。在呼吸道阻塞性肺疾病,尤其是中/重度阻塞时,气流受阻,亦可出现潮气量的下降。对于重度肥胖或重度营养不良的患儿,建议参照同年龄正常体质量健康儿童的正常值,分析其是否真正存在通气功能障碍。

(2)呼吸频率(respiratory rate,RR):儿童代谢旺盛,但肺容量小,只能通过增加 RR 进行补偿,年龄越小,RR 越快。

(3)吸气时间(inspiratory time,T_i):上呼吸道梗阻患儿,Ti 延长。

(4)呼气时间(expiratory time,Te):下呼吸道阻塞,由于呼气阻力增加,可致 Te 延长。

(5)Ti/Te:正常 Ti/Te 为 1:(1.0~1.5)。

(6)达峰时间(TPTEF):从呼气开始至到达呼气峰流速的时间。阻塞性通气障碍患儿,呼气相可达到的流速峰值降低,从而使 TPTEF 缩短。上呼吸道阻塞时,则使达峰延迟,TPTEF 增加。

(7)达峰容积(VPTEF):呼气过程中达到呼气峰流速时呼出的气体容积。阻塞性通气障碍患儿,由于 TPTEF 缩短,呼气流速降低,从而使 VPTEF 下降。

(8)达峰时间比(TPTEF/TE):是反映呼吸道阻塞的一个重要指标。阻塞性通气功能障碍患儿由于 TPTEF 缩短,同时 Te 延长,使 TPTEF/TE 降低。

(9)达峰容积比(VPEF/VE):即 VPTEF 与呼气容积(潮气量)的比值,阻塞性通气功能障碍患儿 VPTEF 降低,为 VPEF/VE 下降。

(10)潮气呼吸呼气峰流速(PTEF):呼气流速取决于肺和胸廓的弹性回缩力和呼吸道阻力,在呼吸道阻力增加时,PTEF 常提前出现,在呼吸道阻塞相对严重的患儿,由于呼吸中枢的兴奋,呼吸功能代偿,PTEF 不仅提前出现,且可能升高。

(11)呼气中期流速与吸气中期流速比值(TEF_{50}/TIF_{50}):反映呼/吸气相峰流速的相对高低,是反映大呼吸道阻塞的常用参数,其正常均值在新生儿为0.89~0.92,在1~12个月婴儿为0.91~0.98,在2~3岁幼儿为0.78~0.82。如 TFV 环呼气相出现平台,提示存在胸

表 25-6 足月新生儿各日龄组肺功能测定值（均值±标准差）

组别	RR	TV*	TVkg*	MV*	MVm*	Ti/Ttot	TPF	VPF	PF25	PTEF*	PTEF/TV
~1天	43±5	0.019±0.003	0.005 8±0.000 8	0.82±0.15	3.8±0.6	0.46±0.03	0.25±0.07	0.32±0.07	0.69±0.06	0.037±0.010	2.01±0.35
~3天	42±6	0.021±0.004	0.006 3±0.001 2	0.87±0.20	4.0±0.8	0.47±0.03	0.25±0.05	0.30±0.06	0.71±0.06	0.039±0.004	1.94±0.28
~7天	46±7	0.022±0.004	0.006 6±0.001 1	0.99±0.21	4.6±0.9	0.46±0.03	0.24±0.04	0.30±0.04	0.70±0.07	0.045±0.010	2.07±0.37
~14天	45±6	0.023±0.003	0.007 2±0.000 8	1.04±0.18	4.9±0.8	0.46±0.03	0.25±0.06	0.30±0.06	0.72±0.06	0.048±0.009	1.93±0.32
~21天	43±4	0.026±0.005	0.007 3±0.000 9	1.11±0.17	4.9±0.6	0.46±0.02	0.23±0.04	0.28±0.04	0.71±0,06	0.050±0.008	1.89±0.21
~28天	43±5	0.029±0.004	0.007 6±0.001 2	1.22±0.17	5.2±0.7	0.46±0.03	0.23±0.06	0.29±0.05	0.69±0.06	0.059±0.007	2.01±0.24

组别	ME/MI	FRC*	FRCkg	FRCcm	Crs*	Crskg	Crscm	sCrs*	Rrs	SRrs	Trs*
~1天	0.92±0.09	0.064 8±0.008 5	0.019 3±0.002 1	0.001 3±0.000 2	0.046±0.007	0.014±0.002	0.091±0.015	0.72±0.13	5.1±0.9	79±20	0.26±0.04
~3天	0.91±0.09	0.064 8±0.007 7	0.019 7±0.001 6	0.001 3±0.000 1	0.048±0.006	0.015±0.002	0.098±0.013	0.76±0.12	5.1±1.0	79±18	0.27±0.04
~7天	0.92±0.10	0.065 4±0.008 8	0.019 6±0.001 9	0.001 3±0.000 2	0.048±0.009	0.011±0.002	0.097±0.017	0.74±0.11	5.1±0.8	79±22	0.28±0.04
~14天	0.92±0.10	0.065 7±0.006 2	0.019 6±0.001 8	0.001 3±0.000 1	0.050±0.006	0.015±0.002	0.098±0.012	0.76±0.09	5.2±0.8	79±14	0.29±0.05
~21天	0.89±0.09	0.067 9±0.006 8	0.0193±0.002 0	0.001 3±0.000 1	0.052±0.006	0.015±0.002	0.099±0.011	0.77±0.08	5.2±0.7	77±16	0.30±0.03
~28天	0.91±0.09	0.073 0±0.006 6	0.019 1±0.001 8	0.001 4±0.000 1	0.056±0.007	0.015±0.002	0.104±0.015	0.77±0.11	5.1±0.8	71±13	0.32±0.05

注：每组20例，非相邻年龄组间差异有显著意义（$P<0.05\sim0.001$）；RR：呼吸频率；TV：潮气量（L）；TVkg：每公斤体重潮气量（L·kg）；MV：静息每分钟通气量（L/min）；MVm：单位体表面积每分通气量（L·min^{-1}·m^2）；Ti/Ttot：吸气时间/总呼吸时间；TPF：到达潮气呼气峰流速时的时间/呼气时间；VPF：到达潮气呼气峰流速时的潮气量/潮气量；PF25：呼出75%潮气量时的呼气流速；PTEF：潮气呼气峰流速；ME/MI：潮气呼气中期流速/潮气吸气中期流速；FRC：功能残气量（L）；FRCkg，FRCcm：每公斤体重、每公分身长功能残气量（L/kg,L/cm）；Crs：呼吸系统静态顺应性（L/kPa）；Crskg，Crscm：每公斤体重、每公分身长呼吸系统静态顺应性［L/（kPa·kg），L/（kPa·cm·kg）］；sCrs：比呼吸系统静态顺应性［kPa/（L·s·kg）］；Rrs：呼吸系统阻力；sRrs：比呼吸系统阻力［L/（L·s^{-1}·L^{-1}）］；Trs：被动呼气时间常数（s）。

表 25-7　肺炎治疗前后与健康婴幼儿潮气呼吸肺功能的测定值（均值±标准差）

测定指标	健康对照	治疗前	治疗后
VT/(ml·kg^{-1})	7.39±1.43	7.48±2.41	8.22±2.68[b,d]
RR/(次·min^{-1})	29.8±8.1	35.7±9.3[a]	32.7±10.8[a,c]
TI/s	0.96±0.28	0.74±0.17[a]	0.81±0.19[a,c]
TE/s	1.20±0.34	1.04±0.28[a]	1.19±0.36[a,c]
TI/TE	0.80±0.14	0.73±0.13[a]	0.71±0.12[a]
TPTEF/s	0.40±0.16	0.20±0.08	0.31±0.16[a,c]
TPTEF/TE/%	33.0±7.54	18.8±5.77[a]	26.2±8.70[a,c]
VPEF/ml	25.4±12.8	17.2±10.9[a]	25.5±10.5[a,c]
VPEF/VE/%	33.4±6.35	22.1±4.62[a]	28.4±7.30[a,c]
PEF/(ml·s^{-1})	74.2±29.3	109±57.5	104±82.1[a]
TEF 75%/(ml·s^{-1})	69.4±28.4	107±57.5[a]	104±82.1[a]
TEF 50%/(ml·s^{-1})	69.4±28.1	86.6±52.0[a]	92.2±81.1[a,d]
TEF 25%/(ml·s^{-1})	54.9±25.1	58.5±42.2	68.7±68.8
TEF 25/PEF/%	0.72±0.12	0.52±0.16[a]	0.62±0.14[a,c]
MIF/(ml·s^{-1})	78.9±30	104±66.9[b]	105±76.5[a]
MEF/(ml·s^{-1})	60.6±18.7	73.3±44.0[a]	75.0±56.1[b]

注：[a] 与健康组比较 $P<0.01$；[b] 与健康组比较 $P<0.05$；[c] 与治疗前比较 $P<0.01$；[d] 与治疗前比较 $P<0.05$。VT:潮气量；RR:呼吸频率；TI:吸气时间；TE:呼气时间；TPTEF:达峰时间；VPEF:达峰容积；TPTEF/TE:达峰时间比；VPEF/VE:达峰容积比；PEF:呼气峰流速；TEF25%,TEF50%,TEF75%:25%、50%、75%潮气量位的呼气流速；MIF:平均吸气流速；MEF:平均呼气流速。

表 25-8　44 例健康婴幼儿各月龄组肺功能测定结果

	1~6 个月	7~12 个月	13~22 个月
PTEF	88.30±20.90	108.40±21.66	108.70±14.48
PTVT	1.72±0.40	1.57±0.31	1.20±0.24
%V-PF	0.22±0.06	0.26±0.10	0.29±0.09
Tp/Te	0.14±0.06	0.17±0.07	0.21±0.09
25/PF	0.51±0.11	0.57±0.15	0.62±0.09
50/PF	0.83±0.08	0.83±0.06	0.87±0.08

注:PTEF:潮气呼吸峰流速；PTVT:PTEF 与潮气量之比；%V-PF:达到呼气峰流速时呼出气量与潮气量之比；Tp/Te:到达 PTEF 的时间与呼气时间之比；25/PF:呼出 75%潮气量时的呼气流速与 PTEF 之比；50/PF:呼出 50%潮气量时的呼气流速与 PTEF 之比。

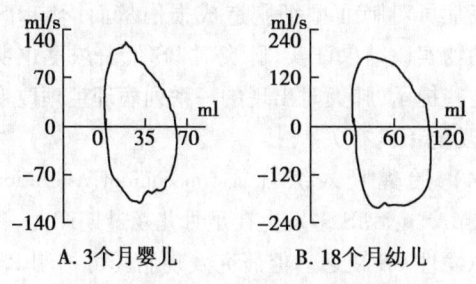

A.3个月婴儿　　B.18个月幼儿

图 25-3　婴幼儿潮气流速容量曲线

内大气道阻塞；如 TFV 环吸气相出现平台，提示胸外大气道阻塞；如呼气相与吸气相均出现平台，常提示固定大呼吸道阻塞。

（12）其他参数:TEF$_{50}$（呼出 50%潮气容积时的呼气流速）、TEF$_{25}$（呼出 75%潮气容积时的呼气流速）、TEF$_{25-75}$（呼出 25%至 75%潮气容积时段的平均呼气流速），有观点认为可以反映小呼吸道阻塞的状况。

（四）肺循环

肺循环（pulmonary circulation）分两部分，右心室-肺动脉-肺静脉-左心房，是肺循环的主要部分，执行气体交换功能；支气管动脉是支气管和肺泡的营养血管。

1. 肺循环特点 为适应肺循环气体交换的主要功能，肺循环的血管具有管壁薄，长度短，口径粗的特点。肺泡的毛细血管网是全身最密的，且多吻合枝与静动脉短路。由于肺泡的面积（成人）有 70m^2，肺毛细血管内的血流是极薄的，非常有利于气体交换。

肺循环与体循环最显著差异之一是对缺氧的不同反应。缺氧时脑、心、肾部位血管扩张，在肺循环缺氧时引起血管收缩，这可减少肺通气障碍区域的血流量，改变通气血流比例，改善缺氧状态。

2. 肺循环的压力 正常成人肺动脉舒张压 8mmHg，收缩压 25mmHg，平均压 15mmHg。肺循环的低压是由其功能决定的。从减轻右心负担角度而言，肺动脉只要能将血液推向肺脏不同部位，即可满足气体交换，并不需要做其他工作。肺换气面积减少，肺循环阻力加大（如肺血管栓塞），肺血流量增加（如先天性心脏病），呼吸性酸中毒和缺氧等均可使肺动脉压增高，严重的肺动脉高压可导致心力衰竭。由于肺动脉压直接测量的技术复杂，临床上肺动脉高压的诊断多通过胸部放射线检查肺动脉的形态改变，心电图和肺血流动力学检查等进行。

（五）肺表面活性物质[8]

1. 肺表面活性物质（pulmonary surfactant，PS）的成分 PS 是一种复合磷脂，含 85%～90% 磷脂，8%～10% 蛋白质，5% 中性脂肪及少量的无机盐。

（1）卵磷脂：在降低表面张力方面起作用的主要是饱和卵磷脂，最重要的是二棕榈酰磷脂酰胆碱（dipalmitoyl phosphatidyl choline，DPPC）。因水分子对其他极性分子有一定的亲和力，而对非极性分子有排斥作用，在肺泡液体表层 DPPC 分子的非极性部分（饱和脂肪酸）受排斥向外排列形成单分子层。这种结构减少了原表面的液体分子，从而降低了表面张力。

（2）其他磷脂：磷脂酰肌醇和磷脂酰甘油是胎儿肺发育是否成熟的重要标志，但在降低表面张力方面无重要作用。中性脂肪对于提高 PS 活性无重要作用，有时甚至有不利影响。

（3）PS 蛋白：按分子量的不同可分为 4 种：SP-A，SP-B，SP-C 和 SP-D。在周期性的呼吸运动中，单纯的 DPPC 不能迅速从液体底层中吸附到表层，进入表层的

DPPC 分子也不能很快地散开形成单分子层，而 PS 蛋白可促进磷脂向液体表层的吸附和分布。疏水蛋白 SP-B 和 SP-C 促进磷脂吸附及扩散分布的功能最强。它们独立发挥生理效应，互相无协同作用。与 SP-C 相比，SP-B 的功能更强一些。亲水蛋白 SP-A 也有类似的生理功能，但作用比 SP-B 和 SP-C 弱。SP-D 无明显促进磷脂吸附的功能，但近年的研究表明，SP-A 和 SP-D，有对抗细菌、病毒入侵的作用，与肺的防御功能有关。

2. PS 作用

（1）低肺容量时减低肺泡表面张力，保持肺泡稳定，防止肺不张，减少呼吸功。

（2）在传导气道降低气液界面表面张力，防止气道膜塌陷（film collapse），阻止远端支气管内液体聚集，形成液桥，阻塞气道。

（3）减少液体自毛细血管向肺泡渗出，保持肺泡干燥，防止肺水肿。

（4）防御功能：表面活性物质可通过不同机制启动巨噬细胞等对微生物的杀伤作用，它本身对微生物也有不同的直接影响。

3. PS 不足或功能不良与呼吸道疾病

（1）呼吸窘迫综合征（respiratory distress syndrome，RDS）：多见于早产儿，是由于 PS 不足引起。缺乏 PS 的原因是早产儿肺 II 型细胞发育不成熟，不能分泌足够的 PS。

（2）急性呼吸窘迫综合征（acute respiratory distress syndrome，ARDS）：当肺变严重，肺 II 型细胞损伤较重，可使 PS 分泌量减少。PS 成分改变：饱和卵磷脂和 PG 占总磷脂的比例减少，而其他卵磷脂的比例增加。PS 蛋白的含量也显著减少。PS 活性降低：肺损伤时，从血中渗到肺泡内的蛋白有抑制 PS 活性的作用，不同血浆蛋白的抑制作用大小不等，其强度依次为：纤维蛋白降解产物，纤维蛋白原，球蛋白和白蛋白。蛋白对 PS 的抑制作用是可逆的，存在竞争机制，即 PS 浓度高时，蛋白抑制作用小，PS 浓度减低时，蛋白的抑制作用增大。另外氧自由基及脂质过氧化物和磷脂酶也有抑制 PS 活性的作用。

（3）肺炎：肺炎时蛋白渗出对 PS 有抑制作用，缺氧及炎症可对肺 II 型细胞造成损伤从而影响 PS 的分泌。动物实验结果证实，肺炎时 PS 蛋白浓度也明显下降。这些提示，肺炎时出现的一系列病理生理改变可能与 PS 功能不良有关。

（4）胎粪吸入综合征（meconium aspiration syndrome，MAS）：MAS 多发生在足月儿及过期产儿，一般不存在原发性 PS 缺乏。但研究发现胎粪可抑制 PS 的活性，被胎粪污染的 PS 混悬液的表面张力明显升高。胎

粪吸入可使胸肺总顺应性明显下降。形态学检查可见肺泡含气量明显减低。

（六）血液气体

呼吸功能的最终目的是维持血液气体的正常组成，因此血液气体分析是了解患儿呼吸功能是否可满足基本生理需要的可靠方法。在呼吸、循环和肾衰竭时血液气体分析对诊断和治疗都有重要作用。在婴幼儿时期因其他呼吸功能检查方法较难进行，微量血液气体分析更显重要。一般均以动脉或热敷后动脉化毛细血管血为标准。

1. 新生儿时期的血气 根据中国医学科学院儿科研究所与北京大学第一医院妇产儿童医院产科研究资料，143 例不同时期正常新生儿血液气体分析结果见表 25-9。新生儿出生时血气改变的特点及原因如下：从初生时耳血的血气改变可知，出生 12 小时内大多数有不同程度的代谢性酸中毒和呼吸性酸中毒，并有低氧血症，呈现为混合性酸中毒与窒息样的血气改变。出生 12 小时后随着肺功能的改善，血气各项指标较初生时都有所进步。新生儿初生阶段血气变化的特点与分娩过程及胎儿出生后呼吸、循环的改变密切相关。分娩时，尤其是第二产程以后，由于母亲屏气、子宫收缩、胎盘血流减少等因素，均可影响胎盘与胎儿气体交换。胎儿娩出前都有"生理性"窒息。脐静脉血反映胎儿接受母亲方面的血液 PO_2 水平，均值仅 3.9kPa（29.2mmHg），明显低于出生后动脉 PO_2 的数值。生后 6 小时以内 BE 偏低，正是产程中缺氧造成代谢性酸中毒的结果。肺内残余液体于生后数小时内逐渐被吸收。初生后短时间肺内生理变化类似合并肺不张的肺水肿的恢复过程，这可解释初生阶段 PCO_2 偏高和 PO_2 偏低的特点。

2. 血液气体的正常值 根据 712 名正常人测定结果，不同年龄儿童动脉化耳血的血气分析结果见表 25-10。

表 25-9 不同时期正常新生儿动脉化耳血血气分析结果（143 例）

日数	pH 值		PCO_3 kPa/mmHg		PO_2 kPa/mmHg		RE/（mmol·L^{-1}）	
	均值	标准差	均值	标准差	均值	标准差	均值	标准差
出生~12 小时	7.317	0.049	5.4(40.6)	0.5(3.91)	7.7(58.0)	0.8(6.22)	−5.4	3.03
12 小时~4 天	7.397	0.036	4.8(36.2)	0.4(3.62)	8.1(60.7)	0.8(5.91)	−1.9	2.29
4~28 天	7.385	0.042	5.0(37.4)	0.6(4.59)	8.4(62.8)	0.9(7.05)	−2.4	3.40

表 25-10 29 天至 24 岁正常人动脉化耳血血气分析结果

年龄		pH 值	PCO_3 kPa	PO_2 kPa	BEeef mmol/L	HCO_3^- mmol/L	SO_2 %
29 天至 1 岁	均值	7.40	4.64	9.50	−3.0	21.0	92.6
（$n=44$）	范围	7.34~7.45	3.78~5.50	6.93~12.07	−6.7~0.7	17.4~24.6	87.7~97.5
1~3 岁	均值	7.41	4.58	11.04	−2.7	21.3	94.6
（$n=148$）	范围	7.35~7.46	3.84~5.33	8.14~13.94	−5.4~0	18.5~24.1	91.1~98.2
3~7 岁	均值	7.40	4.77	11.92	−2.2	22.0	95.6
（$n=174$）	范围	7.36~7.44	4.22~5.32	10.37~13.47	−5.1~0.7	19.1~24.9	94.2~97.0
7~12 岁	均值	7.42	4.91	12.90	−0.5	23.6	96.5
（$n=113$）	范围	7.38~7.45	4.40~5.42	11.65~14.15	−3.1~2.1	21.0~26.2	95.6~97.5
12~18 岁	均值	7.42	5.11	12.89	0.2	24.4	96.5
（$n=130$）	范围	7.38~7.45	4.56~5.66	11.42~14.36	−2.4~2.8	21.7~27.1	95.5~97.5
18~24 岁	均值	7.40	5.39	12.90	0.5	25.0	96.4
（$n=103$）	范围	7.37~7.43	4.80~5.98	11.43~14.37	−2.2~3.1	22.3~27.7	95.3~97.4

注：1. 以上数据系中国医学科学院儿科研究所于 1979—1980 年以 AVLGAS CHECK 939 型微量血气分析仪在 712 名儿童及青少年测定结果（Am J Dis Child 1985;139:1019）；

2. BEeef=细胞外液剩余碱、又称标准剩余碱（SBE）；

3. 范围=均值±1.96 标准差；

4. 1kPa=7.501mmHg。

3. 血气各项检查的意义

（1）血氧分压（blood oxygen tension，PO_2）：代表物理溶解于血液内的氧。在呼吸系统疾病，它是反映肺脏换气功能的重要指标，常可提示肺实质病变的程度。正常成人动脉 PO_2 约 10.6～13.3kPa（80～100mmHg），7岁以下儿童由于肺泡弹性尚未发育成熟，闭合容量相对较大，PO_2 偏低，婴幼儿 PO_2 平均仅约 9.3kPa（70mmHg），7岁后渐达成人水平。由于血氧解离曲线的特点，通常 PO_2 在 8.0kPa（60mmHg）以下才会对患儿有明显不利的临床影响。

（2）二氧化碳分压（carbon dioxide tension，PCO_2）：代表物理溶解于血液内的二氧化碳，是衡量肺泡通气量的重要指标。儿童 PCO_2 偏低，婴幼儿更低，这是因为婴幼儿肾功能较差，酸性代谢产物的排出需消耗体内较多的碱储备，使血液 HCO_3^- 处于较低的水平，机体为了维持 pH 值在正常范围，PCO_2 代偿地处于较低的水平。婴儿 PCO_2 平均 4.6kPa（35mmHg），此后逐渐增高，至 18 岁后达到 5.3kPa（40mmHg），即正常成人的水平。PCO_2 增高表示肺泡通气量不足，可为原发的呼吸性酸中毒或为代谢性碱中毒的代偿。PCO_2 减低表示通气过度，可为原发的呼吸性碱中毒，或为代谢性酸中毒的代偿。

（3）pH 值：血液 pH 值（blood pH）由 PCO_2 及 HCO_3^- 所决定，正常范围在 7.35～7.45。血液气体分析中最应受重视的是 pH 值的改变。因其他指标只反映某一项原发或继发改变的程度，而 pH 值所反映的则是包括机体调节作用在内的最终结果。由二氧化碳潴留和缺氧所致的严重酸中毒，pH 值可降至 7.20 以下，严重干扰细胞代谢及心、脑等重要脏器的功能，应紧急处理。

以上三项为常规血液气体分析直接测定的指标，其他项目为间接计算所得结果。

（4）血氧饱和度（blood oxygen saturation，SO_2）：即血红蛋白含氧的百分数。血氧饱和度的多少与 PO_2 和氧血红蛋白氧解离曲线有关，它不但反映肺脏情况，还反映血液运输氧的能力，成人动脉 SO_2 约为 96%，婴幼儿约 93%～95%。脉搏血氧仪测得的 SO_2 与血气分析计算所得的 SO_2 高度相关，前者测定为无创操作，临床使用更为方便。

（5）剩余碱（BE）：是指在 37℃，血红蛋白与氧充分结合，PCO_2 为 5.3kPa（40mmHg）的条件下，将 1L 血的 pH 值滴定到 7.40 所需的酸或碱的数量。临床意义与碳酸氢根相似。

（6）碳酸氢根（HCO_3^-）：参阅第 9 章中水和电解质

代谢。

（七）呼吸系统的防御功能

肺为开放器官，成人每天进入肺内空气量达 1 万升以上，如果其中尘埃颗粒和细菌都沉积到呼吸道，将对肺产生严重后果，为保证肺脏正常气体交换，呼吸系统有复杂完善的防御功能。

1. 对有害颗粒的防御（机械拦阻）　小于 0.5μm 颗粒吸入后大多数再呼出，粗大颗粒被鼻毛拦阻，直径 15μm 以上者 95%～98% 可在鼻腔被清除，直径 2～10μm 颗粒，90% 沉积于气管、支气管系统，直径 0.5～2μm 颗粒（多数细菌在此范围），大部进入肺泡。

2. 黏液纤毛系统　从鼻到终末细支气管均为纤毛柱状上皮，其上有一薄层透明黏液层，对清除进入呼吸道有害颗粒起重要作用。

3. 对于微生物的防御　在过去 10 余年，关于机体对侵入病原反应的研究有重要认识，肺部有大量吞噬细胞，可吞噬进入肺内细菌，并在数小时内杀灭，有些吞噬细胞还可抵御病毒和真菌的侵袭。肺表面活性物质对肺的防御也起重要作用，它可促进吞噬细胞发挥作用。当细菌量大和毒素量高时，由肺内的趋化因子产生而启动，募集来的多形核白细胞起有效清除细菌的作用。

肺的免疫系统分先天性（innative）和适应性（adaptive）两部分。先天性免疫识别由干细胞系编码的受体介导，每个受体通过天然选择产生识别特异性感染的微生物，它使用上百个受体完成免疫反应。先天性免疫系统还帮助适应性免疫系统发挥作用，后者主要是特异性免疫反应，功能上由两个主要效应系统组成：抗体和细胞介导的免疫系统，两者分别由 B 和 T 淋巴细胞产生。

呼吸道的局部免疫最主要的是呼吸道分泌物中的免疫球蛋白 A（IgA），不同微生物侵犯时，可产生不同的分泌性 IgA。呼吸道内抵御微生物感染的物质还包括溶菌酶、干扰素等。

4. 咳嗽反射　咳嗽可将气管和大支气管内的异物排出，是呼吸道重要的保护性反射。咳嗽为随意或不随意的暴发性呼气。咳嗽动作的发生如下：深吸气后声门关闭，呼气肌收缩，压缩肺脏使肺内压高于大气压，声门开放，气体快速喷出。咳嗽反射由刺激广泛分布于呼吸道，主要在气管、支气管和间质的机械感受器引起，它可由炎症、黏液、尘土和化学物质等激活。

三、儿童呼吸病理生理

维持正常呼吸的条件是要有足够的通气量，使空气能进入肺内并呼出（通气功能），同时吸入肺泡内的气体能与血液内气体进行有效交换（换气功能）。在此过程中任何一环节的异常均将影响正常的呼吸功能。通常动脉二氧化碳分压主要反映通气功能，氧分压主要反映换气功能，但两者也互有影响。

（一）通气功能障碍

通气障碍包括阻塞性与限制性两类。凡气道阻塞引起的通气障属于前者，由于肺扩张受限制引起的通气障碍属于后者。此外，呼吸泵异常也可引起通气障碍。

1. 阻塞性通气功能障碍（obstructive ventilatory disorder）　可由呼吸道不同部位梗阻引起。从鼻腔到胸腔入口为胸外气道，从胸腔入口到支气管主干为胸内-肺外气道，肺实质部分为肺内气道。胸外气道梗阻时（咽后脓肿、后鼻孔闭锁），吸气可引起梗阻部位以下气道负压迅速增加，引起萎陷和吸气困难，吸气时间延长与吸气喘鸣（stridor），同时因负压引起胸壁内陷。呼气时增加的胸腔内压也传到梗阻部位，引起胸腔外气道扩张和梗阻改善。由于呼气时胸腔内压增高胸壁外膨，而吸气时收缩，形成典型的矛盾呼吸。儿童愈年幼，胸壁愈软，矛盾呼吸愈明显。

在胸腔内-肺外气道梗阻（血管环）和肺内气道梗阻（哮喘、毛细支气管炎），吸气时引起的胸内气道扩张，导致梗阻的部分缓解，呼气时梗阻部位以上的胸内气道外部受到较大的胸腔内压，内部没有足够的压力与之平衡，引起梗阻部位以上气道萎陷。胸内-肺外气道和肺内气道梗阻都引起呼气困难，呼气延长和呼气哮鸣（wheezing）。

在年长儿，通过最大呼气流速-容量曲线（MEFV）的检查，可对呼吸梗阻的部位和程度作出明确诊断，并与限制性通气功能障碍鉴别（见图 25-2）。在阻塞性肺疾病，最大呼气流速值下降，呼气曲线的中部呈凹形，MEF_{25} 和 MEF_{50} 下降；限制性肺疾病时，曲线图形变窄，呼气肺容量变小，呼气曲线没有凹陷。

2. 限制性通气功能障碍（restrictive ventilatory disorder）　病因包括肺实质与胸廓和胸腔病变。肺实质病变包括肺炎、肺气肿、肺大疱、肺不张、肺间质病变和先天性肺发育不良等。胸廓和胸腔病变包括横膈疝、肋骨骨折和气胸等。限制性通气功能障碍有前述典型的 MEFV 曲线表现，VC、RV、FRC、TLC 均下降。

3. 呼吸泵异常（respiratory pump abnormality）　呼吸运动通过呼吸中枢、外周神经和呼吸肌协同的活动完成，此即呼吸泵的作用，以上任何环节发生问题，都可导致通气障碍。中枢神经系统疾病，如感染、中毒、外伤及肿瘤等引起的脑水肿和脑疝，影响呼吸中枢；多发性神经根炎引起的呼吸肌麻痹，惊厥抽搐状态引起的呼吸肌痉挛等都可引起通气不足。

（二）换气功能障碍

换气功能反映气体在肺泡和血液间的交换。换气功能障碍（gas exchange defect）包括气体分布不均、肺泡弥散功能异常（通透性减低和换气面积减少）、肺泡通气和血流比例失调、肺内分流增加。换气障碍的结果是动脉氧分压下降，CO_2 分压则可低可高。儿童呼吸系统疾病时可有不同的换气障碍，如支气管哮喘，以气体分布不均为主。急性呼吸窘迫综合征以肺内分流增加较著。通气与血流比例失调，则是一般肺病变时较普遍存在的情况。临床常用的换气障碍的血气指标有：

1. 肺泡动脉氧分压差（alveolar-arterial oxygen tension difference）　正常人肺泡与动脉氧分压差具有一定差别，此差别称肺泡动脉氧分压差（$P_{(A-a)}O_2$）。正常人呼吸空气时，$P_{(A-a)}O_2$ 约 $0.7 \sim 2.0kPa$（$5 \sim 15mmHg$），$P_{(A-a)}O_2$ 增大表示换气功能障碍，它有时比 PaO_2 更为敏感，能较早反映肺摄取氧问题，但心排血量减低和吸氧时，$P_{(A-a)}O_2$ 增大。正常儿童 $P_{(A-a)}O_2$ 上限不超过 $3.99kPa$（$30mmHg$）。

肺泡动脉氧分压差（$P_{(A-a)}O_2$）：可根据下列公式计算：

$$吸入气\ PO_2 = （大气压-47）×吸入氧浓度\%　（1）$$
$$肺泡气\ PO_2（P_AO_2）= 吸入气\ PO_2 - PaCO_2/呼吸商$$
（为简便计算呼吸商可以 0.8 代入）（2）
$$肺泡动脉氧分压差（P_{(A-a)}O_2）= P_AO_2 - PaO_2（3）$$
将（2）式结果代入（3）中即可得出 $P_{(A-a)}O_2$
指标 PaO_2/P_AO_2 的意义与（$P_{(A-a)}O_2$）相似。

2. 氧合指数（oxygenation index, OI）[9,10]　机械通气和自主呼吸时，计算方法不同。自主呼吸：$OI = PaO_2/吸入氧浓度（F_iO_2）（P/F）$，对于取动脉血标本有困难的患儿，可用经皮氧饱和度 SpO_2 指标（选用 SpO_2 时，应保持它 $\leqslant 97\%$）：$SpO_2/F_iO_2（S/F）$。机械通气：$OI = F_iO_2 ×平均气道压×100/PaO_2$。经皮氧饱和度指数（OSI）$= F_iO_2 ×平均气道压×100/SpO_2$。当呼吸道持续正压（CPAP）$\geqslant 5cmH_2O$，$OI \leqslant 300mmHg$ 或 $S/F \leqslant 264$，是诊断儿童急性呼吸窘迫综合征（PARDS）标准之一。有创机械通气时，满足 $4 \leqslant OI < 8$ 或 $5 \leqslant OSI < 7.5$，可诊断轻度 PARDS；$8 \leqslant OI < 16$ 或 $7.5 \leqslant OSI < 12.3$，可诊断中度 PARDS；$OI \geqslant 16$ 或 $OSI \geqslant 12.3$，可诊断重度 PARDS。

25章

3. 肺内分流（pulmonary shunt） 肺内分流指流经肺内的血未经气体交换即在肺内与动脉化的血相混合，使动脉血氧下降，也称"静动脉血混合"。由于肺实质病变，部分肺泡通气停止而血流继续即可形成病理的肺内分流。肺内分流增加是肺病变引起严重血氧下降的主要原因。肺炎、肺不张、肺水肿等凡能使肺泡通气功能丧失，肺泡毛细血管血流不能与肺泡气接触者均可使肺内分流增加。正常时肺内分流占心排血量 2% 以下，在重症婴儿肺炎，肺内分流可占心排血量 30%~50% 之多。因肺内分流增加引起的 PaO_2 下降难于用提高吸入氧浓度的方法解决。

肺内分流量的计算：吸纯氧半小时后取动脉血测定 PaO_2 及 $PaCO_2$，计算公式如下：

吸纯氧后肺泡氧分压（P_AO_2）= 当日大气压 -（47+$PaCO_2$）

肺内分流量（%）（Q_S/Q_T）= 0.003 1（$P_AO_2-PaO_2$）/[5+0.003 1（$P_AO_2-PaO_2$）]

注意：当心排血量有明显变化时，此公式误差增大。

为简便计算，临床上可根据不同吸入氧浓度及动脉氧分压从图中查出肺内分流量的大概数值（图 25-4）。

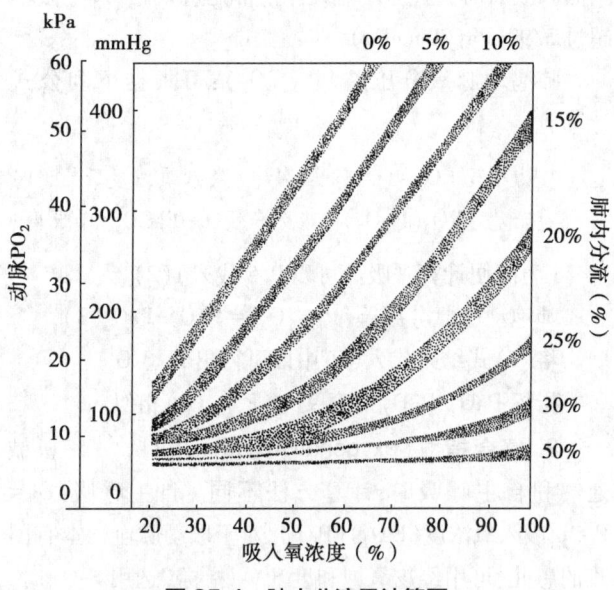

图 25-4 肺内分流量计算图

（三）呼吸功能障碍

呼吸功能障碍（respiratory function disorder）的不同阶段：

1. 潜在性呼吸功能不全 在安静状态下，无呼吸困难，血液气体大致正常，只是在负荷增加时出现异常。

若进行通气功能检查，已有减损。

2. 呼吸功能不全 血氧分压在 10.6kPa（80mmHg）以下为轻度低氧血症。开始时由于代偿缺氧而过度通气，动脉二氧化碳分压可偏低。病情进一步发展时，患儿代偿能力逐渐下降，通气量由增高转为降低，低氧血症加重、二氧化碳潴留亦由轻变重，为呼吸衰竭的开始。

3. 呼吸衰竭 参阅第 44 章第 6 节急性呼吸衰竭。

四、儿童呼吸神经调控[11]

呼吸的主要作用是以最小的能量消耗维持机体代谢需要的血液气体稳态。儿童呼吸的神经调控从新生儿、婴儿到年幼儿经过一个逐渐成熟的过程。呼吸频率和潮气量由感受器，控制器（呼吸中枢）和反应器复杂的相互作用调控。呼吸中枢是中枢神经系统的一组神经元，接受和整合感受器传入的信号并输出运动信号给反应器以完成呼吸动作。感受器分布在全身各处，它们收集化学和物理信号，传送给呼吸中枢，刺激和抑制呼吸活性；反应器是不同的呼吸肌，在呼吸中枢影响下，使空气以一定的呼吸频率和潮气量进出肺脏。

（一）呼吸中枢

呼吸中枢（respiratory center）的神经元网络位在脑干，接受脑桥上结构的影响，对包括睡眠、温度调节等信号进行处理。新生小鼠实验表明，特殊基因与呼吸控制发展有联系，早产儿呼吸控制的不成熟与导致婴儿猝死综合征有关。

呼吸中枢调控有两个功能和解剖不同的组，两者功能独立，也可相互作用。

1. 随意控制 位在脑运动皮质和前脑缘，接受感觉刺激神经元信号，如疼痛、接触、温度、味觉、视觉和情绪等，通过皮质延髓和皮质脊髓通道传达到呼吸肌。随意控制对保护防止吸入有害气体有重要作用。脑损伤、中毒或代谢脑病降低其控制功能。

2. 自动控制 在延髓，呼吸神经元内主要集中在背侧（孤束核的腹外侧部）和腹侧（疑核、后疑核和面神经后核附近的包氏复合体）两组神经核团内，分别称为背侧呼吸组（DRG）和腹侧呼吸组（VRG）。DRG 神经元轴突，下行至脊髓颈段，支配膈运动神经元。DRG 被称为呼吸的"起搏器"。在平静呼吸时，它发出冲动通过传出神经刺激膈肌收缩，产生吸气动作。VRG 含有吸气和呼气神经元。疑核神经元的轴突由同侧舌咽神经和迷走神经传出，支配咽喉部呼吸辅助肌。后疑核的神经元绝大部分交叉到对侧下行,支配肋间内、外肌和腹肌的运动神经元。包氏复合体主要含呼气神经元,它们的轴突主要与背侧呼吸组的吸气神经元形成抑制性联系,从而维持了正常的呼吸节律。

（二）感受器

包括化学感受器和机械感受器,它们发出信号,改变呼吸中枢的调控。

1. **中枢化学感受器（central chemical receptor）** 分布广泛,包括后视丘、小脑和脑干等部位,在脑细胞外液可感受氢离子浓度[H^+]变化。细胞外液(脑脊液)由血脑屏障与血液分离,[H^+]不能通过血脑屏障,而 CO_2 可通过。$PaCO_2$ 增加可很快引起脑脊液相同的变化,由此引起的[H^+]浓度增加,刺激通气。

2. **末梢化学感受器（peripheral chemical receptor）** 在颈动脉体和主动脉弓附近,以前者最重要,虽然体积不大,但代谢率高,PaO_2 的改变是刺激其活性的最重要原因。当氧供应小于其代谢需要时,引起通气增加,见于 PaO_2 下降和低心排血量时。PaO_2 小于 6.65kPa（50mmHg）时,对颈动脉体刺激明显增强,呼吸频率和潮气量增加。

$PaCO_2$ 的变化也可刺激末梢化学感受器,但需 $PaCO_2$ 的变化大,而通气量的增加比中枢化学感受器引起的小。末梢化学感受器引起反应快,约 1 秒钟;中枢化学感受器要数秒钟才有反应。因此在 $PaCO_2$ 突然大量增加,需要通气量立即反应时,末梢化学感受器作用非常重要。

3. **肺感受器（pulmonary receptor）** 呼吸道平滑肌有伸张感受器,它们通过迷走神经接受肺扩张刺激,通过抑制吸气肌活动,减低呼吸频率,增加呼气时间,称为肺牵张反射（pulmonary stretch reflex）。肺牵张反射在肺呼气时刺激吸气肌。此二反射在成人正常呼吸时不起作用,但对新生儿可能有重要性。伸张感受器在呼吸疾病时减少能量需要起重要作用,如在气道梗阻哮喘时,慢而深的呼吸最经济,通过吸气反射的作用可保持慢的呼吸频率和较大的肺泡扩张。

顺应性异常疾病(如肺水肿)为保持弹性阻力最小,采取快而浅的呼吸最经济,由于肺泡较硬,经常在吸气早期,压力即传导到气道平滑肌,刺激伸张感受器,停止吸气。

此外,尚在不同部位有不同感受器影响呼吸,包括刺激性感受器、肌肉感受器、动脉压力感受器、疼痛和温度感受器与感知肺毛细血管充血和间质、肺泡壁水肿的 J 感受器等。

（三）呼吸神经调节障碍

呼吸神经调节障碍（neural control disorder of respiration）可发生在神经调控系统的不同水平,可有呼吸暂停、通气不足、通气过度和呼吸节律异常等不同表现,其原因有下列几方面:①代谢性或遗传性疾病;②脑干的结构异常或损伤;③外周神经的异常;④胸廓的异常;⑤呼吸道异常;⑥其他:如肥胖低通气综合征、阻塞型睡眠呼吸暂停综合征等。此外,精神因素亦可引起呼吸异常,如过度通气、习惯性咳嗽等,这些表现的特点是其发作多有精神因素影响,且睡眠时症状完全消失。呼吸节律的异常还可因反射性因素引起,如屏息发作可以是自主神经功能不全所致。

1. **呼吸暂停（apnea）** 呼吸暂停有三种类型:中枢型、阻塞型与混合型。中枢型呼吸暂停胸廓运动和上呼吸道气体流动均消失,阻塞型呼吸暂停有胸廓运动,但无气体流动,混合型则可兼有以上二型特点。确切的诊断要进行多导睡眠图（polysomonography）检查。诊断儿童呼吸暂停的时间标准随年龄而不同,超过同年龄儿童平均呼吸间隔时间的三个标准差可视为呼吸暂停。由于婴儿氧消耗比成人高,但肺容量和氧储备相对较小,故呼吸暂停在婴儿更易引起严重后果。

在足月儿呼吸暂停主要是中枢性,且时程短。阻塞性混合性呼吸暂停生后 2~7 周发生较多,阻塞性呼吸暂停在男孩多于女孩。

婴儿呼吸暂停的发生受环境影响,在动眼睡眠时呼吸暂停常见。产前因素,母亲吸烟可增加呼吸的不稳定性,儿童阻塞性呼吸暂停的概率和时程增加。

早产儿呼吸暂停很常见。早产儿呼吸停止 20 秒以上诊断为呼吸暂停,若暂停时间不足 20 秒,但伴有发绀、苍白、心动过缓,低张力等亦诊断为病理性呼吸暂停。早产儿呼吸暂停可以是某些严重疾病的伴随症状(如脓毒症、脑膜炎),但大多与呼吸中枢不成熟有关。

早产儿周期性呼吸和呼吸暂停是类似胎儿呼吸的正常状态,它的发生和胎龄成反比,婴儿愈年幼,呼吸暂停愈多,但早产儿的呼吸暂停可持续到足月以后。早产儿可有不同类型呼吸暂停。呼吸暂停后的缺氧并不只与时程有关,短期呼吸暂停亦可引起严重缺氧。周期性呼吸常在呼吸暂停前发生,并伴有上呼吸道梗阻。早产儿呼吸和吞咽不协调可引起呼吸暂停。

睡眠呼吸暂停在儿童以阻塞性多见,反复上呼吸道感染引起的扁桃体和腺样体肥大是主要原因。与成人不同,儿童阻塞性呼吸暂停多表现为部分气道阻塞和通气不足,呼吸暂停发作的次数较少,持续时间亦较短。

2. 呼吸节律异常 (respiratory dysrhythmia) 呼吸节律异常多见于中枢神经系统疾病影响呼吸中枢时,但也见于呼吸系统或其他系统疾病。呼吸节律异常往往是中枢性呼吸衰竭的先兆,但有时也可能长时间存在,而对患儿无重要影响。临床上常见的呼吸节律异常有三类:

(1) 呼吸频率减慢:由呼吸中枢或肺病变引起,在婴儿多见,危重婴儿肺炎可因脑水肿和脑疝引起,呼吸次数明显低于正常,潮气量亦减低,通气不足引起气体交换障碍,严重者导致呼吸衰竭。

(2) 呼吸过速:常见于呼吸道感染或中枢神经系统疾病,也见于心、肝、血液系统疾病。有时呼吸可达每分钟 100 次以上,以婴幼儿较为多见,多为呼吸中枢直接或间接受刺激所致。某些病例与精神因素有关,不一定与病情的严重程度相平行。呼吸幅度一般都较浅,也有较深者。代谢性酸中毒时所见为深长的呼吸。

(3) 周期性呼吸(periodic breathing):呼吸的深度和次数呈不规则的周期性改变,最常见的为潮式呼吸(图 25-5)。其发生可能与脑缺血有关,多为严重疾病的征兆。较少见的尚有间歇呼吸(比奥呼吸),特点为呼吸的间歇延长,因此呼吸的次数明显减少,每分钟10 次以下,常是中枢神经严重受损的表现。周期性呼吸偶亦见于正常儿童,尤以睡眠时多见。

五、临床表现的病理意义

1. 呼吸的望诊 这是呼吸系统疾病患儿最重要的检查,包括呼吸的快慢、深浅、节律以及呼吸是否费力,

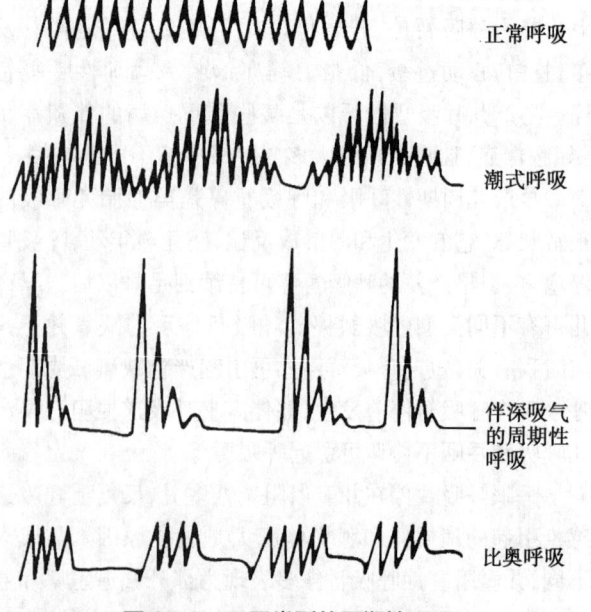

图 25-5　不同类型的周期性呼吸

正常呼吸

潮式呼吸

伴深吸气的周期性呼吸

比奥呼吸

胸廓是否对称,起伏是否一致等,结合面部神态和面色观察,常能在开始接触患儿就可对病情轻重做出初步判断。

2. 呼吸次数[12] 这是呼吸系统疾病最基本的检查项目。呼吸功能不全首先表现为呼吸增快,对此临诊工作中要予以重视。婴幼儿发热伴有呼吸增快,预示呼吸道感染。肺炎时,不同年龄患儿呼吸增快的具体标准是:<2 月龄,RR≥60 次/min;2~12 月龄,RR≥50 次/min;1~5 岁,RR≥40 次/min;>5 岁,RR≥30 次/min。监测呼吸频率时,应除外发热和哭闹的影响。

3. 鼻翼扇动 吸气时鼻翼扇动,是呼吸困难的早期表现。

4. 胸部凹陷 吸气时柔软的胸廓在气道阻力增加时引起吸气胸廓凹陷,表现为呼吸费力。在婴幼儿上呼吸道梗阻或肺实变,用力吸气时呼吸辅助肌参与工作,由于胸腔内负压增加,可引起胸骨上、下及肋间凹陷,即所谓的"三凹征",其轻重反应气道阻塞的严重度,结果是吸气时胸廓下陷,形成矛盾呼吸,增加呼吸肌能量消耗的同时,并未能增加通气量。

5. 特殊的呼吸形态

(1) 吸气喘鸣(stridor):常在吸气时发生,但亦可见于呼气时,音调高,是喉、气管发生梗阻,气流通过狭窄气道时产生的。

(2) 呼气呻吟(grunting):是小婴儿下呼吸道梗阻和肺扩张不良的表现,特别见于新生儿呼吸窘迫综合征时。其作用是在声门半关闭情况下,声门远端呼气时压力增加,有利于已萎陷的肺泡扩张。

6. 呼吸音 听诊时要注意呼吸音的强弱和性质,不能只注意啰音。有经验的医师能从呼吸音的听诊大致估计进气量的多少。在新生儿由于组织薄弱,呼吸音可自健侧传向患侧,影响对病变部位的判断。

病理的呼吸音主要有两类,湿性啰音由肺部病变产生,另类为哮鸣音(wheezing)。哮鸣音是气流在狭小气道流动受阻,气道压力增加,由气道壁震颤产生的,常见于呼气时,但吸气时也能听到。要区别哮鸣音与喘鸣,两者都有音乐音调,但后者由胸外气道梗阻产生,不用听诊器即可听到,并较响,在颈部最明显,并传导到全胸部;而哮鸣音只在胸部听到,且有时局限在某区域最明显。在哮喘和毛细支气管炎时,高调哮鸣音是气道阻塞的典型表现。低调哮鸣音,包括大气道的干啰音(rhonchi),见于气道分泌物增加时,常自发地或在咳嗽后改变。

7. 发绀(cyanosis) 指由于血液内还原血红蛋白增加,皮肤或黏膜呈蓝紫色的表现。毛细血管内还原血

红蛋白达 40~60g/L 时可出现发绀,相当动脉血内还原血红蛋白 30g/L 时。

末梢发绀是由于血流较慢,毛细血管床消耗氧增加,见于指端的发绀,并无动脉低氧血症,如见于休克。中心性发绀指血流较快,动静脉氧差较小的部位(如唇、黏膜)的发绀,是动脉低氧血症的表现,如见于肺炎、青紫型先天性心脏病。虽然临床上常以发绀作为缺氧的指征,但作为诊断动脉低氧血症,发绀既不敏感,也无特异性。发绀的判断还受环境光线和皮肤颜色的影响。严重贫血时,虽然血氧饱和度明显下降,也不一定出现发绀;而红细胞增多症时,虽然有发绀,血氧含量并不一定低。正常时总血红蛋白中三价的高铁血红蛋白少于 1%,高铁血红蛋白(变性血红蛋白)增高时也可出现发绀。

8. 咳嗽(cough) 咳嗽是呼吸系统疾病最常见的症状,是肺防御机制重要的组成部分,可有效清除呼吸道有害物质。

咳嗽主要排除中央大气道的分泌物,咳嗽时高速气流、呼吸道的震动和增加的胸腔内压可将需要排除的物质推向大气道。但咳时胸腔内压增加,可使小气道关闭。咳嗽对机体的不利影响还包括可能的支气管痉挛,损伤喉部,甚至产生气漏。高的胸腔内压还可引起一过性高血压或心律不齐、晕厥。

咳嗽的性质不同,反映不同疾病的可能。伴有发热的咳嗽,常为呼吸道感染。湿咳为伴有痰液的咳嗽,黏液或脓痰是气管、支气管和肺部感染的标志,粉红色泡沫痰是急性左心衰竭的特点。干咳为无分泌物的咳嗽,严重者表现为阵发性刺激性干咳,可见于哮喘、胃食管反流、呼吸道异物或受环境污染、吸烟影响引起的咳嗽。

9. 杵状指(clubbed finger)[13] 是指/趾骨末端背侧组织增生,使甲床抬高所致,机制不明,可能与神经反射性血管扩张或与某种血管扩张物质增多有关。常见于支气管扩张症,亦可见于迁延性肺炎,长期哮喘等慢性肺疾病,此外,尚可见于青紫型先天性心脏病、慢性消化道疾病等肺外疾病。在除外肺外原因后,杵状指可反映肺病变的进展情况。在晚期病例,杵状指的认识不成问题,但早期病例不易识别,可根据指厚比,甲床角和 Schamroth 征辨认(图 25-6)。指厚比为远端指节直径与远端指间直径之比,此值正常时小于 1,杵状指大于 1。甲床角为指甲与指节背面所形成的角度,正常时小于 180°,杵状指大于 195°。Schamroth 征:两指节对靠如图,正常时二指间有一菱形小孔,杵状指此孔消失,两指甲基底部向远端形成明显夹角。

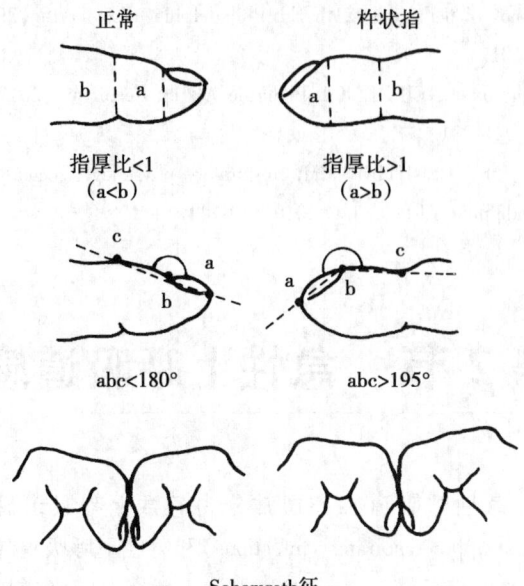

图 25-6　杵状指的诊断

(宋国维)

参考文献

[1] SCHITTNY JC. Development of the lung. Cell Tissue Res,2017,367(3):427-444.

[2] HOLZKI J, BROWN KA, CARROLL RG, et al. The anatomy of the pediatric airway:Has our knowledge changed in 120 years? A review of historic and recent investigations of the anatomy of the pediatric larynx. Pediatric Anesthesia,2018,28(1):13-22.

[3] FUHRMAN BP, ZIMMERMAN JJ, CARCILLO JA, et al. Pediatric critical care. 5th ed. Philadelphia:Elsevier Inc,2017, 547-555.

[4] 中华医学会儿科学分会呼吸学组肺功能协作组,《中华实用儿科临床杂志》编辑委员会. 儿童肺功能系列指南(二):肺容积和通气功能. 中华实用儿科临床杂志,2016,31(10):744-750.

[5] FUHRMAN BP, ZIMMERMAN JJ, CARCILLO JA,et al. Pediatric critical care. 5th ed. Philadelphia:Elsevier,2017,595-611.

[6] 中华医学会儿科学分会呼吸学组肺功能协作组,《中华实用儿科临床杂志》编辑委员会. 儿童肺功能系列指南(三):脉冲振荡. 中华实用儿科临床杂志, 2016, 31(11):821-825.

[7] 中华医学会儿科学分会呼吸学组肺功能协作组,《中华实用儿科临床杂志》编辑委员会. 儿童肺功能系列指南(四):潮气呼吸肺功能. 中华实用儿科临床杂志, 2016, 31(21):1617-1621.

[8] 赵祥文. 儿科急诊医学. 4 版. 北京:人民卫生出版社,2015:689-696

[9] KLIEGMEN RM, BLUM NJ, SHAH SS, et al. Nelson

25章

textbook of pediatrics. 21th Ed. Philadelphia：Elsevier Inc，2020，583-601.

［10］CHEIFETZ IM. Pediatric ARDS. Respir are，2017，62（6）：718-731.

［11］CLOUTIER MM. Respiratory physiology. second ed. Philadelphia：Elsevier Inc，2019，130-144.

［12］赵东赤,邵剑波,杨永弘,等,儿童新型冠状病毒感染诊断、治疗和预防专家共识(第二版).中华实用儿科临床杂志,2020,35(2):143-150.

［13］KLIEGMEN RM，BLUM NJ，SHAH SS，et al. Nelson textbook of pediatrics. 21th Ed. Philadelphia：Elsevier Inc，2020，2150-2161.

第 2 节　急性上呼吸道感染

急性呼吸道感染通常分为急性上呼吸道感染（acute upper respiratory infections）和急性下呼吸道感染（acute lower respiratory infections）。急性上呼吸道感染是指鼻腔、咽或喉部急性炎症的总称。亦常用"感冒""鼻炎""急性鼻咽炎""急性咽炎""急性扁桃体炎"等名词诊断，统称为上呼吸道感染，简称"上感"。是儿童最常见的急性感染性疾病。

鼻咽部感染常出现并发症，可累及邻近器官如喉、气管、支气管、肺、口腔、鼻窦、中耳、眼以及颈部淋巴结等，有时鼻咽部症状已经好转或消失，而其并发症可以迁延或加重。对上呼吸道感染及其并发症的临床特点应作全面的观察和分析，早诊断，早治疗，提高疗效，避免贻误病情。

【病因】

1. 病原体　以病毒为主[1,2]，可占原发上呼吸道感染的90%以上。非典型病原体在呼吸道感染中所占比例也呈逐渐升高趋势，其中以肺炎支原体、肺炎衣原体、嗜肺军团菌、Q热立克次体为多见。细菌较少见。而病毒中以呼吸道病毒最为重要，肠道病毒也是不可忽视的病原。病毒感染后，上呼吸道黏膜失去抵抗力，细菌可乘虚而入，并发混合感染。

（1）常见病毒

1）鼻病毒（Rhinovirus）与冠状病毒（Coronavirus）：鼻病毒现发现有100余种不同血清型，冠状病毒分离需特殊方法，两者皆为常见的病原。其感染症状局限于上呼吸道，多在鼻部，一般为自限性疾病，1周左右可自愈。

2）柯萨奇病毒（Coxsackie virus）与埃可病毒（Echo viruses）：均属于肠道病毒（Enteroviruses）。柯萨奇病毒分为A和B两类，可经呼吸道和消化道感染人体。柯萨奇病毒可引起疱疹性咽峡炎。柯萨奇A组病毒16是手足口病的常见病原，与其暴发传染有关。埃可病毒，

分为30多个型，主要经粪-口途径传播，也可通过咽喉分泌物排除病毒经呼吸道传播，可引起急性呼吸道感染，多发于夏、秋季节。此外，埃可病毒7型与轻型非特异性疾病、小儿麻痹、心肌炎和严重的新生儿疾病有关，还与病毒性脑炎的暴发和散发有关。

3）流感病毒（influenza virus）：人流感病毒是流行性感冒的病原体，根据核蛋白的抗原性分甲、乙、丙三种血清型。甲型可因其抗原结构发生较剧烈的变异而导致大流行，估计每隔10~15年一次。乙型对人类致病性较低。丙型一般只造成散发流行，病情较轻。以上三型在儿童呼吸道疾病中主要引起上感，也可以引起喉、气管、支气管、毛细支气管炎和肺炎。

4）副流感病毒（parainfluenza virus）：分四种血清型，1~3型在临床上最常见。1型称"红细胞吸附病毒2型"（HA2），是儿童喉气管支气管炎的主要原因；2型称"哮吼类病毒"1型（HA1），往往引起细支气管炎或肺炎，也常出现哮吼；4型又称M-25，较少见，可在儿童及成人中发生上呼吸道感染，病情较轻。

5）呼吸道合胞病毒（respiratory syncytial virus，RSV）：分A、B亚型。对婴幼儿呼吸道有强致病力，可引起小流行，是引起儿童病毒性肺炎最常见的病原。1岁以内婴儿约75%左右发生毛细支气管炎，30%左右致喉、气管、支气管炎及肺炎等。2岁以后毛细支气管炎发病减少。5岁以后，仅表现为轻型上感，下呼吸道感染明显减少。

以上所述后三种病毒均属于黏液病毒。在急性上呼吸道感染中以副流感病毒、呼吸道合胞病毒及冠状病毒较为多见。

6）腺病毒（adenovirus）：有49种不同血清型，可以致轻重不同的上呼吸道感染，如鼻咽炎、咽炎、咽结合膜炎、滤泡性结膜炎，也可引起肺炎流行。3、7型腺病毒可持续存在于上呼吸道腺体中，可引起致死性肺炎。第

8 型腺病毒容易在学龄儿童中引起流行性角膜结膜炎。第 3、7、11 型可致咽、结膜炎。1979—1983 年夏季曾由于游泳在北京引起 3、7 型腺病毒咽结膜热流行。此外，腺病毒 11、21 型可引起出血性膀胱炎。

7）人偏肺病毒（Human metapneumovirus，hMPV）：是 2001 年首次被分离的呼吸道病毒病原，冬春两季为流行高峰，可导致各年龄组人群呼吸道感染，儿童、老人及免疫缺陷者更易感，症状严重程度不一，可从轻微的上呼吸道感染到严重的毛细支气管炎和肺炎。分为 A、B 两型，在宿主体内可迅速变异。通过呼吸道，或者接触污染的物体表面的手-口或手-眼间接接触传播。

（2）肺炎支原体（Mycoplasma pneumoniae，MP）：不但引起肺炎，也可引起上呼吸道感染，肺炎多见于 3 岁以上儿童，婴幼儿发病率也呈逐年上升趋势。

（3）常见细菌：仅为原发性上呼吸道感染的 10% 左右。侵入上呼吸道的继发性细菌感染大多属于 β 溶血性链球菌 A 组、肺炎链球菌、流感嗜血杆菌及葡萄球菌，其中链球菌往往引起原发性咽炎。卡他莫拉菌是鼻咽部常见菌群之一，有时在呼吸道可发展为致病菌感染，且有增多趋势，但次于肺炎链球菌和流感杆菌感染。

2. 诱发因素　营养不良、缺乏锻炼或过度疲劳，以及有过敏体质的儿童，因身体防御能力降低，容易发生上呼吸道感染。特别在消化不良、佝偻病以及有原发性免疫缺陷病或后天获得性免疫功能低下的患儿，并发这类感染时，往往出现严重症状。北方在气候寒冷多变的冬春季节，南方在湿度较大的夏秋雨季更易造成流行。必须指出，上呼吸道感染的发生发展不但取决于侵入的病原体种类、毒性和数量，且与宿主防御功能和环境因素有密切关系。如居住拥挤、大气污染、被动吸烟、间接吸入烟雾，均可降低呼吸道局部防御能力，促使病原体生长繁殖。故加强锻炼，改善营养状况与环境卫生对预防上感十分重要。

【流行病学】　急性上呼吸道感染，全年都可发生，冬春较多。在幼儿期发病最多，5 岁以下儿童平均每人每年发生 4~6 次；学龄儿童逐渐减少。致病病毒的传播一般通过飞沫传染及直接接触，偶尔通过肠道。可以流行或散发。传染期在轻症只限于最初几天，重症则较长，继发细菌感染后则更延长。人体对上述病毒的免疫力一般较短，仅 1~2 个月或稍长，但也有长达数年者。

【病理变化】　早期仅有上呼吸道黏膜下水肿，主要是血管扩张和单核细胞浸润，有较多量浆液性及黏液性炎性渗出，继发细菌感染后，有中性粒细胞浸润和脓性分泌物。上皮细胞受损后剥脱，到恢复期重新增生修复至痊愈。

【临床表现】　病情轻重程度相差很大，一般年长儿较轻，婴幼儿时期则重症较多。

1. 潜伏期多为 2~3 天或更长。

2. 轻症只有鼻部症状，如流清鼻涕、鼻塞、喷嚏等，也可有流泪、轻咳或咽部不适，可在 3~4 天内自然痊愈。如感染涉及鼻咽部，常有发热、咽痛、扁桃体炎及咽后壁淋巴组织充血和增生，有时淋巴结可轻度肿大。发热可持续 2~3 天至 1 周左右。在婴幼儿常易引起呕吐和腹泻，临床上称为"胃肠型感冒"。

3. 重症体温可达 39~40℃ 或更高，伴有畏寒、头痛、全身无力、食欲锐减、睡眠不安等，鼻咽部分泌物可引起较频繁的咳嗽。咽部充血，发生疱疹和溃疡时称为疱疹性咽炎。有时红肿明显波及扁桃体，出现滤泡性脓性渗出物、咽痛和全身症状加重，鼻咽部分泌物从稀薄变成稠厚。颌下淋巴结显著肿大，压痛明显。如果炎症波及鼻窦、中耳或气管，则发生相应症状，全身症状也较严重。要注意高热惊厥和急性腹痛，并与其他疾病作鉴别诊断。急性上呼吸道感染所致高热惊厥多见于婴幼儿，于起病后 1~2 日内发生，很少反复发生。急性腹痛有时很剧烈，多在脐部周围，无压痛，早期出现，多为暂时性，可能与肠蠕动亢进有关；也可持续存在，有时与阑尾炎的症状相似，多因并发急性肠系膜淋巴结炎所致。

4. 急性扁桃体炎是急性咽炎的一部分，其病程和并发症与急性咽炎不尽相同，因此可单独作为一个病，也可并入咽炎。由病毒所致者有时可在扁桃体表面见到斑点状白色渗出物，同时软腭和咽后壁可见小溃疡，双侧颊黏膜充血伴散在出血点，但黏膜表面光滑，可与麻疹鉴别。由链球菌引起者，一般在 2 岁以上，发病时全身症状较多，有高热、畏寒、呕吐、头痛、腹痛等，以后咽痛或轻或重，吞咽困难，扁桃体大多呈弥漫性红肿或同时显示滤泡性脓性渗出物，舌红苔厚，颌下淋巴结肿大、压痛。如治疗不及时，容易发生鼻窦炎、中耳炎和颈部淋巴结炎。

5. 血常规　病毒感染一般白细胞偏低或在正常范围，但在早期白细胞和中性粒细胞百分数较高；细菌感染时白细胞总数多增高，严重病例也可减低，但中性粒细胞百分数仍增高，可以出现核左移。

6. 病程轻型病例发热时间自 1~2 日至 5~6 日不等，但较重者高热可达 1~2 周，偶有长期低热达数周者，由于病灶未清除，需较长时间才能痊愈。

【并发症】　急性上呼吸道感染如不及时治疗，可引起很多并发症，特别在婴幼儿时期更多见。并发症分三大类：①感染自鼻咽部蔓延至附近器官，较为常见的有急性结膜炎、鼻窦炎、口腔炎、喉炎、中耳炎和颈淋巴结炎,其他如咽后壁脓肿、扁桃体周围脓肿、上颌骨骨髓炎、支气管炎和肺炎亦不少见。②病原通过血液循环播散到全身,细菌感染并发败血症时,可导致化脓性病灶,如皮下脓肿、脓胸、心包炎、腹膜炎、关节炎、骨髓炎、脑膜炎、脑脓肿和泌尿系感染等。③由于感染和变态反应对机体的影响,可发生风湿热、肾炎、肝炎、心肌炎、紫癜、类风湿病及其他结缔组织病等。

【诊断与鉴别诊断】

1. 流行情况 了解当地疾病的流行情况对诊断和鉴别诊断均有帮助。患某种急性上呼吸道感染时,不但患者症状相似,其并发症也大致相同。有些常见的急性传染病,如幼儿急疹、麻疹、猩红热、流行性脑脊髓膜炎、百日咳、脊髓灰质炎等,起病时症状与急性上呼吸道感染相似,故应注意当地流行情况、病情的发展变化以及相关疾病的特殊症状及体征,以便鉴别。

2. 体格检查 全面体格检查以排除其他疾病。观察咽部包括扁桃体、软腭和咽后壁,如扁桃体及咽部黏膜红肿较重,则细菌和病毒感染都有可能;当扁桃体上有脓性分泌物时应考虑链球菌感染。如扁桃体上有较大的膜性渗出物或超出扁桃体范围,需认真排除白喉。一般以咽涂片检查细菌,必要时培养。如在急性咽炎时还有出血性皮疹则必须排除败血症和脑膜炎。

3. 与流感鉴别 流感有明显的流行病史,多有全身症状如高热、四肢酸痛、头痛等,全身中毒症状明显,一般鼻咽部症状如鼻分泌物多和咳嗽等则较全身中毒症状为轻。

4. 与消化系统疾病鉴别 婴幼儿时期的急性上呼吸道感染往往有消化道症状,如呕吐、腹痛、腹泻等,容易误诊为原发性胃肠病,尤其要注意与急性阑尾炎鉴别。

5. 与过敏性鼻炎鉴别 有些"感冒"患儿的全身症状不重,常为喷嚏、流涕、鼻黏膜苍白水肿,病程较长且反复发作,要考虑过敏性鼻炎的可能。行过敏原等检测以资鉴别。此病在学龄前和学龄儿多见。

6. 从血常规鉴别 发热较高,白细胞较低时应考虑常见的急性病毒性上呼吸道感染,并根据当地流行情况和患儿的接触史排除流感、麻疹、疟疾、伤寒、结核病等。白细胞持续增高时,一般考虑细菌感染,但在病毒感染早期也可以高达 $15×10^9/L$ 左右,但中性粒细胞很少超过75%。白细胞特别高时,要注意细菌性肺炎、传染性单核细胞增多症和百日咳等。急性咽炎伴有皮疹、全身淋巴结肿大及肝脾肿大者应检查血分片中异型淋巴细胞以除外传染性单核细胞增多症。

【预后】 全身症状常较体温和白细胞数更为重要。如饮食、精神如常者多预后良好;精神萎靡、多睡或烦躁不安、面色苍白者,应加警惕。

【预防】

1. 积极锻炼 利用自然因素锻炼体格十分重要,如经常户外活动和体育锻炼等都是积极的方法,只要持之以恒,就能增强体质,防止上呼吸道感染。

2. 讲卫生,避免发病诱因 穿衣过多或过少、室温过高或过低、天气骤变、环境污染和被动吸烟等,都是上呼吸道感染的诱因。

3. 避免交叉感染 接触患者后洗手。注意通风换气,保持适宜的温度、湿度,及时消毒患者的床铺衣物,以免病原播散。在家庭中,成人患者应避免与健康儿童接触。

4. 药物预防 口服中药黄芪、匹多莫德、泛福舒等药物,有提高机体细胞和体液免疫功能作用,反复上呼吸道感染儿童应用后可减少复发次数,适量补充微量元素及维生素也有一定的作用。北京友谊医院儿科曾用中药加味玉屏风散(配方:生黄芪9g,白术6g,防风3g,生牡蛎9g,陈皮6g,山药9g,研成细末)2次/d,每次3g,口服。通过3年观察,认为此药似能提高体弱儿免疫力,降低反复呼吸道感染的发病率。

5. 注射疫苗 最近认为,应用减毒病毒疫苗,由鼻腔内滴入和/或雾化吸入,可以激发鼻腔和上呼吸道黏膜表面分泌型IgA产生,从而增强呼吸道对感染的防御能力。大量研究指出,分泌型IgA对抗呼吸道感染的作用比任何血清抗体更佳。由于肠道病毒和鼻病毒的型别太多,很难用疫苗预防。

【治疗】 以充分休息、解表、清热、预防并发症为主,并重视一般护理和支持疗法。

1. 对因治疗 对因疗法中对病毒感染多采用中药治疗,细菌性感染则用青霉素和其他抗菌药物。

(1) 大多数急性上呼吸道感染为病毒感染,单纯病毒性上呼吸道感染属于自限性疾病,对症治疗即可痊愈。

(2) 抗菌药物对于病毒性的急性上呼吸道感染非但无效,还可引起机体菌群失调,必须避免滥用。当病情重、合并细菌感染或有并发症时,可加用抗菌药物,常用青霉素类、头孢菌素类、大环内酯类,3~5天疗程。如2~3天后无效,应考虑其他病原体感染。

2. 对症治疗 高热时先用冷毛巾湿敷前额和整个头部,每10分钟更换一次,往往可控制高热惊厥。此外,可用一般退热药如对乙酰氨基酚或布洛芬,根据病情可 4~6 小时重复一次,但避免用量过大以免体温骤降、多汗,甚至虚脱。对轻症咳嗽儿童,尤其是小婴儿,不宜用大量止咳的中西药品。高热惊厥者可予镇静、止惊等处理。局部治疗:如有鼻炎,为了使呼吸道通畅,保证休息,应在进食和睡前酌情用滴鼻药,婴儿忌用油剂滴鼻,恐吸入下呼吸道而致类脂性肺炎。年长儿患咽喉炎或扁桃体炎时,可用淡盐水或复方硼酸溶液漱口。

3. 中药治疗 儿童急性上呼吸道感染 90% 以上由病毒所致,我国中医中药是以临床实践为基础的实践科学,在治疗儿童上呼吸道感染方面积累了丰富的经验。儿童急性上呼吸道病毒感染属于中医学"感冒"范畴,中医认为感冒主要是感受外邪所致。根据临床表现可分为三型:风寒感冒、风热感冒、暑湿感冒。中医称流行性感冒为"时行感冒",其临床表现与风热感冒相似,属于风热感冒的重症。儿童感冒后,易出现以下病情转化:①易于寒随热化、灼津炼液成痰,表现为高热、咳痰;②热盛时容易引起惊厥(热惊);③易因食滞引起吐泻等胃肠证候。无论风寒、风热或暑湿感冒,其病位在表,治疗以疏风解表为基本原则。以辛温解表治风寒型,以辛凉解表治风热型,以清暑解表治暑湿型。治疗兼证时应在解表的基础上,分别佐以清热、化痰、镇惊、消导之法。另需注意,儿童为稚阴稚阳之体,过汗易耗津伤阳,故在治疗时应注意不宜发汗太过,体虚外感者可酌情加用扶正药物。此外扁桃体炎为上呼吸道感染中的一种常见病,现对其中医治疗一并叙述。

(1) 普通感冒

1) 风寒感冒:多见于较大儿童感冒初期,出现恶寒、发热、无汗(或微汗)、流涕、头身疼痛、咳嗽有痰、舌质淡红、舌苔薄白、脉浮紧,治以辛温解表法。方剂:荆防败毒散加减。中成药:感冒清热冲剂。

2) 风热感冒:多见于婴幼儿,发热较重,或汗出而热不解,鼻塞、流黄涕、面赤、咽红,或咳嗽有痰,舌尖稍红,苔薄白或黄白相间,脉浮数或滑数。治以辛凉解表、清热解毒法。方剂:银翘散加减。常用的中成药有:小儿感冒冲剂、小儿肺热咳喘口服液、小儿豉翘清热颗粒、银翘解毒片、双黄连口服液、双花口服液及黄栀花口服液、连花清瘟胶囊、芩香清解口服液等[3]。

3) 暑湿感冒:夏季发病,表现为高热无汗,头痛,身重困倦,胸闷恶心,食欲缺乏,或呕吐、腹泻,或鼻塞、流涕、咳嗽,舌苔薄白或腻,质红,脉数。治以清暑化湿、解表透邪法。方剂:藿香正气散或新加香薷饮加减。常用中成药有藿香正气水、藿香正气软胶囊等。

4) 流行性感冒:起病急骤,全身症状重。高热寒战,头晕头痛,鼻塞、喷嚏,咳嗽,面目红赤,哭闹不安或烦躁不宁,咽红肿痛,无汗或汗出热不解,肌肉酸痛,腹胀、腹痛,或有呕吐、泄泻,舌质红、苔黄腻,脉数。治以清热解毒法;方剂:银翘散合普济消毒饮加减等。

按上述普通感冒各型,随证选加下列药物:①高热加黄芩 6g;高热大便干者加小儿牛黄散,每次 0.3~0.6g,每日冲服 2~3 次。②暑季感冒,高热神倦,恶心、呕吐,苔腻,加藿香 6g,佩兰 6g。③咳嗽重者加前胡 9g,杏仁 6g。④高热惊厥可加钩藤 9g,蝉衣 6g 或珍珠母 15g。⑤兼食滞者可加焦山楂 9g,建曲 9g 或莱菔子 6g。

(2) 急性扁桃体炎:中医称"乳蛾",根据临床表现不同分为"喉蛾红肿"(相当于急性扁桃体炎)和莲房蛾(相当于隐窝性急性扁桃体炎)。在急性期均为清热泻火,解毒消肿为主要疗法,同时可应用外治法。急性扁桃体炎可为病毒感染或细菌性感染,也可为两者混合感染。辨证:外感风热、肺胃热盛。治则:疏风清热,利咽消肿。方剂:银翘散加减。

此外,局部可用锡类散或冰硼散吹喉,每次每侧吹少许,每日 2~3 次。病情重的婴幼儿,咳嗽反射可能减弱,用药吹喉时应慎重,药量宜少,以防啼哭挣扎时吹入气道。

4. 对并发症的治疗 对常见并发症的治疗,是处理急性上呼吸道感染的一个重要环节,必须根据轻重缓急而采取适当措施。

5. 一般护理 注意休息和护理,发热期宜给流食或软食,多饮水;哺乳期的婴儿应少量多次喂奶,以免导致吐泻等消化不良症状。室温宜恒定,保持一定湿度,有喉炎症状时更要注意。为了减轻咽痛及颈淋巴结疼痛,年长儿可用冷敷或热敷。鼻咽分泌物过多时,可取俯卧位。

(辛德莉)

参考文献

[1] 吕燕宁,黄芳,高志勇.北京地区 2009 年 5~12 月急性上呼吸道感染病毒病原学调查.中国卫生检验杂志,2010,20(10):1263-1265.

[2] 中华医学会,中华医学会杂志社,中华医学会全科医学分会,等.急性上呼吸道感染基层诊疗指南(2018 年).中华全科医师杂志,2019(05):422-426.

[3] 马融,申昆玲.中成药治疗小儿急性上呼吸道感染临床应用指南(2020 年).中国中西医结合杂志,2021,41(02):143-150.

25章

第3节 急性支气管炎

急性支气管炎(acute bronchitis)或急性气管支气管炎(acute tracheobronchitis)在婴幼儿时期发病较多、较重,常并发或继发于呼吸道其他部位的感染,并为麻疹、百日咳、伤寒和其他急性传染病的一种临床表现。发生支气管炎时,气管大多同时发炎,如果涉及毛细支气管,则其病理与症状均与肺炎相仿。

【病因】 主要为感染。病原是病毒、肺炎支原体或细菌,或为其混合感染。病毒感染中,以鼻病毒、冠状病毒、流感病毒、腺病毒、3型副流感病毒及呼吸道合胞病毒等占多数,肺炎支原体亦不少见。凡可引起上呼吸道感染的病毒都可成为支气管炎的病原体,在病毒感染的基础上,致病性细菌可引起继发感染。较常见的细菌是肺炎链球菌、β溶血性链球菌A组、葡萄球菌及嗜血流感杆菌,有时为百日咳杆菌、沙门菌属或白喉杆菌。环境污染、空气污浊或经常接触有毒气体亦可刺激支气管黏膜引发炎症。免疫功能低下或特异素质,如营养不良、佝偻病、变态反应以及慢性鼻炎、咽炎等皆可为本病的诱因[1]。

【临床表现】 咳嗽是急性支气管炎的常见的症状[2]。大多先有上呼吸道感染症状,也可忽然出现频繁而较深的干咳,以后渐有支气管分泌物。在胸部可闻干、湿啰音,以不固定的中等水泡音为主,偶尔可限于一侧。婴幼儿不会咳痰,多经咽部咽下。症状轻者无明显病容,重者发热38~39℃,偶尔达40℃,多2~3天退热。感觉疲劳、影响睡眠食欲,甚至发生呕吐、腹泻、腹痛等消化道症状。年长儿可诉头痛及胸痛。咳嗽一般延续7~10天,有时迁延2~3周,或反复发作。如不经适当治疗可引起肺炎。一般白细胞正常或稍低,升高者可能有继发性细菌感染。

身体健壮的儿童少见并发症,但在营养不良、免疫功能低下、先天呼吸道畸形、慢性鼻咽炎、佝偻病等患儿中,易并发肺炎、中耳炎、喉炎、鼻窦炎等。

【诊断与鉴别诊断】 根据呼吸道症状、体征,结合辅助检查一般可诊断。重症支气管炎与肺炎早期难以鉴别,如呼吸频率明显增快:在2个月以下婴儿≥60次/min、2个月~12个月婴儿≥50次/min、1~5岁以下≥40次/min,听到细湿啰音或捻发音,咳嗽后音无明显减少应考虑肺炎。可作胸部X线检查以确诊。并应注意与支气管异物、肿物压迫等疾病相鉴别。

【治疗】

1. **一般治疗** 关于休息、饮食、室内温度、湿度的调整等详见本章第二节上呼吸道感染。婴儿需经常调换体位,使呼吸道分泌物易于排除。因咳嗽频繁妨碍休息时,可给祛痰药物。应避免给予盐酸喷托维林、异丙嗪类或含有阿片、可待因等成分的镇咳药物,以免抑制分泌物的排出。当急性支气管炎发生痉挛时可给予支气管舒张剂。亦可采用以下中医治疗方法。轻者按"实热喘"处理,重者参考毛细支气管炎及支气管哮喘的治疗方法。

2. **中医治疗** 本病中医称为外感咳嗽,由于致病因素不同,临床分为风寒咳嗽、风热咳嗽和实热喘。治法以疏风散寒、清热宣肺,降热平喘为主。可结合临床辨证施治。

(1)风寒咳嗽:以突然咳嗽、声咳急频为主,痰稀薄、鼻塞、流清涕、咽痒或头痛、恶寒或不发热,苔微白,脉浮。治以辛温解表,散寒止咳。常用杏苏散加减。

(2)风热咳嗽:咳嗽不爽,痰以黄黏稠为主,咽红口干、鼻塞流黄涕,或伴发热有汗,舌苔微黄,脉浮数。治以辛凉解表,宣肺止咳。常用桑菊饮加减。

(3)实热喘:除上述症状外,患儿发热较高,同时伴有喘憋。治以宣肺化痰,降逆平喘。常用麻杏石甘汤加减。

3. **其他治疗** 可用适量的吐根糖浆,婴幼儿每次2~15滴,年长儿每次1~2ml,每日4~6次,可使痰液易于咳出。目前常用的化痰药有愈创甘油醚,为恶心祛痰药。儿童用法:每次口服0.025~0.1g,3次/d。还有氨溴索,为黏液溶解剂,降低痰液的黏稠度,儿童用量为:每次口服0.15~0.3mg/kg,2次/d。乙酰半胱氨酸可使痰液的黏蛋白的双硫键断裂,降低痰液的黏稠度,儿童剂量:0.1g/次,依照年龄大小2~4次/d。羧甲司坦(carbocistein):作用与乙酰半胱氨酸相似,儿童,30mg/(kg·d),2~3次/d。并发细菌感染时,可选用适当抗生素。

(江载芳)

参考文献

[1] WILMOTT RW,DETERDING RR,et al. Kendig's disorders of the respiratory tract in children. 9th ed. Philadelphia:WB Saunders Co. ,2019.

［2］KOEHLER U，HILDEBRANDT O，FISCHER P，et al. Time course of nocturnal cough and wheezing in children with acute bronchitis monitored by lung sound analysis. Eur J Pediatr. 2019，178（9）：1385-1394.

第 4 节　肺炎

一、概述

肺炎（pneumonia）是儿童的一种主要常见病，尤多见于婴幼儿，也是婴儿时期主要死亡原因。根据世界卫生组织（WHO）、比尔和梅琳达·盖茨基金会发布的"2019 年全球 5 岁以下儿童死亡原因"分析显示，肺炎仍是 5 岁以下除新生儿外儿童死亡的首要原因，引起 74 万 5 岁以下儿童死亡[1]。肺炎也是中国 5 岁以下儿童感染性疾病死亡的第一位原因[2]。

婴幼儿时期容易发生肺炎是由于呼吸系统生理解剖上的特点，如气管、支气管管腔狭窄，纤毛运动差，肺弹力组织发育差，血管丰富，易于充血，间质发育旺盛，肺泡数少，肺含气量少，易被黏液所阻塞等。在此年龄阶段免疫系统发育不成熟，防御功能差，容易合并营养不良、贫血、佝偻病等疾病。这些因素不但使婴幼儿容易患肺炎，并且病情比较严重。1 岁以下婴儿肺炎易于扩散、融合并延及两肺。年长儿及体质较强的儿童，机体反应性逐渐成熟，局限感染能力增强，肺炎往往出现较大的病灶，如局限于一叶，则为大叶性肺炎。

【分类】目前对于肺炎的临床诊断分类，主要是依据病理形态、病原体和病程等。现分述如下：

1. **病理分类**　多年来沿用的按病理形态分类为：大叶性肺炎、支气管肺炎、间质性肺炎、毛细支气管炎以及其他不常见的肺炎，如吸入性肺炎等。其中以支气管肺炎最为多见。

2. **病原体分类**　同一病原体可引起不同病理形态的病灶或不同型别的肺炎。如肺炎链球菌（Streptococcus pneumoniae）可引起大叶性肺炎，也可以引起支气管肺炎。支气管肺炎可由细菌或病毒引起，最常见的细菌为肺炎链球菌和流感嗜血杆菌。间质性肺炎大多由病毒引起，如腺病毒、呼吸道合胞病毒（respiratory syncytial virus，RSV）、流感病毒、副流感病毒、麻疹病毒等；但也可由细菌引起，如百日咳杆菌、流感嗜血杆菌等。在某些患儿，病毒和细菌可同时存在，也可互相继发，即所谓的混合感染。年龄越小越易发生。婴幼儿常见有病毒—细菌、病毒—病毒混合感染，年长儿多为细菌和非典型病原混合感染。现将病原体分类介绍如下：

（1）细菌性肺炎：常见革兰氏阳性细菌包括肺炎链球菌、金黄色葡萄球菌（Staphylococcus aureus，SA）、A 群链球菌等；常见革兰氏阴性细菌包括流感嗜血杆菌、大肠埃希菌、肺炎克雷伯菌和卡他莫拉菌（MoraxeUa catarrhal，MC）等。其中肺炎链球菌是儿童期肺炎最常见的细菌病原，该病原可导致重症肺炎。肺炎链球菌和病毒的混合感染常见，使病情加重。

（2）病毒性肺炎：病毒是婴幼儿肺炎的常见病原，病毒病原的重要性随年龄增长而下降。RSV 是引起儿童肺炎的首位病毒病原，其次鼻病毒、人偏肺病毒和腺病毒[3]。副流感病毒（Ⅰ型、Ⅱ型、Ⅲ型）和流感病毒（A型、B型）也是儿童肺炎的重要病毒病原。其他包括巨细胞病毒、EB 病毒、麻疹病毒等。近 10 年来新发与儿童肺炎相关的病毒有肠道病毒（如 EV71 等）、新型冠状病毒（如 SARS-CoV、SARS-CoV-2、MERS-CoV）、人禽流感病毒（如 H7N9、H5N1）等。

（3）非典型病原：肺炎支原体（mycoplasma pneumoniae，MP）是儿童肺炎的重要病原之一，MP 不仅是学龄期和学龄前期儿童肺炎常见病原，在 1~3 岁婴幼儿亦不少见。肺炎衣原体（Chlamydia penumoniae，CP）多见于学龄期和青少年。

（4）真菌性肺炎：多由白念珠菌、曲霉菌、球孢子菌、肺孢子虫等引起。

（5）非感染因素引起的肺炎：吸入性肺炎（由于羊水、食物、异物、含硬脂酸锌的扑粉、类脂物等吸入引起）。

按病原体分类的方法，对于临床诊断和治疗具有重要指导意义。但很多地区和多数肺炎实际上不易确定病原。

3. **病程分类**　在发病后 1 个月以内者称为急性肺炎；病程 1~3 月者，称为迁延性肺炎；病程超过 3 个月者称为慢性肺炎。大部分肺炎为急性过程，有营养不良、佝偻病等并发症时，以及有心肺发育异常、免疫缺陷病的患儿，病程容易迁延。

4. **病情分类**　根据是否有呼吸困难和缺氧征以及

否有呼吸系统以外的系统受累等,分为轻症肺炎和重症肺炎,见表 25-11[4]。有研究表明低氧血症、精神状态改变、年龄<6 个月、呼吸困难、肺多叶浸润、中度/大量胸腔积液是最能预测儿童肺炎严重程度的因素[5]。

表 25-11 儿童肺炎病情严重度评估

临床特征	轻症 CAP	重症 CAP
一般情况	好	差
拒食或脱水征	无	有
意识障碍	无	有
呼吸频率	正常或略增快	明显增快*
发绀	无	有
呼吸困难(呻吟、鼻翼扇动、三凹征)	无	有
肺浸润范围	≤1/3 的肺	多肺叶受累或≥2/3 的肺
胸腔积液	无	有
脉搏血氧饱和度	>0.96	≤0.92
肺外并发症	无	有
判断标准	出现上述所有表现	存在以上任何一项

注:*呼吸频率明显增快:婴儿 RR>70 次/min,年长儿 RR>50 次/min。

5. **感染地点分类** 分为社区获得性肺炎(community acquired pneumonia,CAP)和医院获得性肺炎(hospital acquired pneumonia,HAP)。CAP 是指无明显免疫抑制的患儿在医院外或住院 48 小时内发生的肺炎。院内获得性肺炎是指住院 48 小时后发生的肺炎。

6. **临床表现分类** 典型肺炎和非典型肺炎。一般细菌性肺炎、病毒性肺炎为典型肺炎,而肺炎支原体肺炎、衣原体肺炎为非典型肺炎。

二、支气管肺炎

支气管肺炎(bronchopneumonia)又称小叶性肺炎,为儿童最常见的肺炎。本部分以支气管肺炎为例,论述肺炎的病因、病理和病理生理改变、临床表现、诊断、治疗和预防等方面的问题。

【病因】 支气管肺炎分离的细菌病原主要为肺炎链球菌、流感嗜血杆菌、金黄色葡萄球菌等。一些研究显示化脓性链球菌和革兰氏阴性菌也能引起儿童重症肺炎。儿童不同年龄阶段的社区获得性肺炎的微生物

病因见表 25-12。

细菌毒力与细菌的结构有关,有荚膜的细菌可以抵御噬菌作用,毒力较大。同一种细菌按荚膜成分不同可分为若干血清型。不同细菌的荚膜不同,毒力也不同。例如,流感嗜血杆菌分为 a~f 六个血清型。其中 b 型毒力最大,是儿童败血症、脑膜炎和肺炎的主要致病菌之一。

由于病毒学的发展,国内外研究显示病毒性肺炎的总发病数有增多趋势,常见的病毒包括 RSV、人鼻病毒、人偏肺病毒、腺病毒、副流感病毒、流感病毒等。两种及两种以上病毒混合感染并不少见[1-3]。

【病理变化】 支气管肺炎的病理形态为一般性和间质性两大类。

1. **一般支气管肺炎** 主要病变散布在支气管壁附近的肺泡,支气管壁仅黏膜发炎。肺泡毛细血管扩张充血,肺泡内水肿及炎性渗出,浆液性纤维素性渗出液内含大量中性粒细胞、红细胞及病原微生物。病变通过肺泡间通道和细支气管向周围邻近肺组织蔓延,呈小点片状的灶性炎症,而间质病变多不显著。有时小病灶融合起来成为较大范围的支气管肺炎,但其病理变化不如大叶性肺炎那样均匀致密。后期肺泡内巨噬细胞增多,大量吞噬细菌和细胞碎屑,可致肺泡内纤维素性渗出物溶解吸收、炎症消散、肺泡重新充气。

2. **间质性肺炎** 主要病变表现为支气管壁、细支气管壁及肺泡壁的充血、水肿与炎症细胞浸润,呈细支气管炎、细支气管周围炎及肺间质炎的改变。蔓延范围较广,当细支气管壁上皮细胞坏死,管腔可被黏液、纤维素及破碎细胞堵塞,发生局限性肺气肿或肺不张。病毒性肺炎主要为间质性肺炎。但有时灶性炎症侵犯到肺泡,致肺泡内有透明膜形成。晚期少数病例发生慢性间质纤维化,可见于腺病毒肺炎。某些病原的特殊病变详见下文。

【病理生理】 肺炎时,由于气体交换面积减少和病原微生物的作用,可发生不同程度的缺氧和感染中毒症状。中毒症状如高热、嗜睡、昏迷、惊厥以及循环衰竭和呼吸衰竭,可由毒素、缺氧及代谢异常(如代谢性酸中毒、稀释性低钠血症)引起。

缺氧是由呼吸功能障碍引起,包括外呼吸及内呼吸功能障碍两方面。

1. **外呼吸功能障碍** 可由下列因素引起:①毛细支气管壁因充血、水肿而增厚,管腔变小甚至堵塞。由于气道阻力与管腔半径的 4 次方成反比($Ra \propto 1/r^4$,即管腔半径减半,则阻力增加 16 倍),因而造成了呼吸功能的严重障碍。同时,由于气流排出受阻,可引起肺气

表 25-12 儿童不同年龄阶段的社区获得性肺炎的病原微生物及临床特征

年龄组和病因	显著的临床特征
出生~生后 20 天	
B 族链球菌	肺炎是早发脓毒症的一部分,病情通常很严重、病变涉及双肺,并呈弥漫性感染灶
革兰氏阴性肠道细菌	通常为院内感染,所以经常在出生 1 周后才发现
巨细胞病毒	肺炎为全身巨细胞病毒感染的一部分,通常存在其他先天性感染体征
莫氏厌氧菌	肺炎是早发性脓毒症的一部分
3 周~3 个月	
沙眼衣原体	由母亲的生殖器感染所引起,不发热或低热,咳嗽剧烈,类似百日咳样咳嗽
呼吸道合胞病毒	发病的高峰年龄为出生后 2~7 个月;临床特点通常为喘鸣(很难区别毛细支气管炎与肺炎)、大量流涕,在隆冬或早春发病
副流感病毒 1、2、3 型	与呼吸道合胞病毒感染非常相似,但它主要影响稍大些的婴儿
肺炎链球菌	为细菌性肺炎最常见原因
百日咳博德特氏菌	主要引起支气管炎,在重症病例也可引起肺炎
金黄色葡萄球菌	较前相比,现在已成为较少见的致病原因。引起重症肺炎,其特征为可同时出现肺浸润、肺脓肿、肺大疱、脓胸或脓气胸
>3 个月~5 岁	
呼吸道合胞病毒	在这个年龄组中,该病毒是较低年龄患儿的最常见致病因素
副流感病毒、流感病毒、腺病毒和鼻病毒	流感病毒和腺病毒是引起婴幼儿重症肺炎的常见病毒病原
肺炎链球菌	常引起肺叶性或/和节段性肺炎,但也可能存在其他形式
流感嗜血杆菌属	在广泛应用疫苗的地区,b 型感染几近消失;但在发展中国家,b 型、其他型及未分类型的感染还很常见
肺炎支原体	在这个年龄组中,主要为较大年龄儿童的感染,但婴儿并不少见
>5~15 岁	
肺炎支原体	为这个年龄组肺炎的主要致病原因,影像学表现多样
肺炎衣原体	可能是该年龄组较大年龄患儿的重要病因
肺炎链球菌	最有可能引起大叶性肺炎,但也可能引起其他形式的病变

25 章

肿。如小支气管完全堵塞,则可致肺不张。②肺泡内有炎症渗出物。③由于炎症使肺泡表面活性物质生成减少,可致微型肺不张。④肺泡膜增厚,由肺泡透明膜形成和肺泡壁炎症细胞浸润及水肿所致。

由于以上变化,可使肺泡通气量下降,通气/血流比例失调及弥散功能障碍,结果导致低氧血症,甚至出现二氧化碳潴留。

2. **内呼吸功能障碍** 当细胞缺氧时,胞质内酶系统受到损害,不能维持正常功能,导致组织对氧的摄取和利用不全,以及电解质酸碱失衡,可引起多系统功能障碍。危重患儿可发生心力衰竭和呼吸衰竭,微循环障碍甚至并发弥散性血管内凝血。

【临床表现】

1. **一般症状** 起病急骤或迟缓。可有发热、拒食或呕吐、嗜睡或烦躁、喘憋等症状。发病前数日可先有轻度的上呼吸道感染。早期体温多在 38~39℃,亦可高达 40℃ 左右,大多为弛张型或不规则发热。弱小婴儿大多起病迟缓,发热不高,咳嗽和肺部体征均不明显。常见拒食、呛奶、呕吐或呼吸困难。

2. **呼吸系统症状及体征** 咳嗽及咽部痰声,一般早期就很明显。呼吸增快,可达 40~80 次/min,呼吸和脉搏的比例自 1:4 上升为 1:2 左右。常见呼吸困难,严重者呼气时有呻吟声、鼻扇、三凹征、口周或甲床发绀。有些患儿头向后仰,以使呼吸通畅。若患儿被动地向前屈颈时,抵抗很明显。这种现象应和颈肌强直区别。

胸部体征早期常不明显,或仅有呼吸音变粗或稍减低。以后可听到中、粗湿啰音,有轻微的叩诊浊音。数天后,可闻细湿啰音或捻发音。病灶融合扩大时,可听到管状呼吸音,并有叩诊浊音。如果发现一侧肺叩诊实音和/或呼吸音消失,则应考虑有无合并胸腔积液或脓胸。

WHO 儿童急性呼吸道感染防治规划特别强调呼吸增快是肺炎的主要表现。呼吸急促指:<2 月龄,呼吸 ≥60 次/min;2~12 月龄,呼吸 ≥50 次/min;1~5 岁以下,呼吸 ≥40 次/min。重症肺炎征象为易激惹或嗜睡、拒食、胸壁吸气性凹陷及发绀。呼吸增快与放射学诊断的肺炎有高度的敏感性(74%)和特异性(67%),这为基层医务人员和初级卫生保健工作者提供简单可行的诊断依据,值得推广。

3. 其他系统的症状及体征 较多见于重症患儿。

(1)消化道症状:婴幼儿患肺炎时,常伴发呕吐、腹泻、腹痛等消化道症状。呕吐常发生在强烈的咳嗽之后。腹胀严重时致膈肌上升,压迫胸部,更加重呼吸困难。有时下叶肺炎可引起急性腹痛,应与腹部外科疾病(急腹症)鉴别。

(2)循环系统症状:较重肺炎患儿可出现脉搏加速,可达 140~160 次/min,心音低钝,如患儿心率增至 160~200 次/min 或以上,与体温升高和呼吸困难不相称,肝脏显著增大或在短时间内增大,面色苍白、口唇发绀,或颜面、四肢水肿,尿少,则为充血性心力衰竭的征象。有时四肢发凉、口周灰白、脉搏微弱,则为末梢循环衰竭。

(3)神经系统症状:常见烦躁不安、嗜睡,或两者交替出现。幼婴易发生惊厥,多由于高热或缺钙所致。如惊厥的同时有明显嗜睡或烦躁、意识障碍,甚至发生强直性肌痉挛、偏瘫或其他脑征,则可能并发中枢神经系统病变,如脑膜脑炎、中毒性脑病等。

4. X 线检查 不同病因的肺炎在 X 线上的表现既有共同点,又各有其特点。

(1)病灶的形态:支气管肺炎主要是肺泡内有炎性渗出,多沿支气管蔓延而侵犯小叶、肺段或大叶。可表现为非特异性小斑片状肺实质浸润阴影,以两肺下野、心膈角区及中内带较多。常见于婴幼儿。小斑片病灶可部分融合在一起成为大片状浸润影,甚至可类似节段或大叶性肺炎的形态。若病变中出现较多的小圆形病灶时,则应考虑可能有化脓性感染存在。

(2)肺不张和肺气肿征:由于支气管内分泌物和肺炎的渗出物阻塞,可产生肺不张或肺气肿。在儿童肺炎中肺气肿是早期常见征象之一,在病程中出现泡性肺气肿及纵隔气肿的机会也比成人多见。

(3)肺间质 X 线征:婴儿的肺间质组织发育好,患支气管肺炎时,可出现肺间质 X 线征象。常见两肺中内带纹理增多、模糊或出现条状阴影,甚至聚集而成网状。这些间质的改变与两肺下野的肺过度充气而呈现明亮的肺气肿区域形成鲜明的对比。流感病毒、麻疹病毒、百日咳杆菌所引起的肺间质炎性都可有这些 X 线征象。

(4)肺门 X 线征:肺门周围局部的淋巴结大多数不肿大或仅呈现肺门阴影增深,甚至肺门周围浸润。

(5)胸膜的 X 线征:胸膜改变较少。有时可出现一侧或双侧胸膜炎或胸腔积液的现象。

尽管各种不同病因的支气管肺炎在 X 线表现上有共同点,但又不尽相同。因此,必须掌握好各种肺炎的 X 线表现,密切结合临床症状才能做出正确诊断。

5. 一般病程 经过治疗后,轻型病例(一般为年龄较大儿童及体质较强的幼儿)大多在 1~2 周内痊愈。重型病例(大多属于体质较弱的婴儿,合并佝偻病或各种先天性疾病者)则病程往往迁延,胸部体征消失较慢,且易复发。有并发症时病程可延长。

【实验室检查】

1. 血常规 细菌性肺炎患儿白细胞总数大多增高,一般可达(15~30)×10^9/L,偶可高达 50×10^9/L。中性粒细胞达 60%~90%。但在重症金黄色葡萄球菌或革兰氏阴性杆菌肺炎,白细胞可不高或降低。病毒性肺炎时,白细胞总数多低下或正常。

2. C 反应蛋白 在细菌感染,C 反应蛋白(C-reactive protein,CRP)的阳性率可高达 96%,即使反应低下、常规检查正常的患儿,CRP 亦可呈阳性,并随感染的加重而升高。同时,CRP 还有助于细菌、病毒感染的鉴别。大多数病毒感染的患儿 CRP 值较低(2~4mg/L),当 CRP ≥40mg/L 时应考虑细菌病原,而且 CRP 值的高低用于病情轻重的鉴别更有意义。

3. 血气分析、血乳酸盐和阴离子间隙(AG)测定 对重症肺炎可以依此了解缺氧与否及严重程度、电解质与酸碱失衡的类型及程度,有助于诊断治疗和判断预后。

4. 病原学检查

(1)细菌涂片和培养:包括直接涂片镜检和细菌分离鉴定。采取相应的标本,如咽拭子、胸腔积液、痰、支气管肺泡灌洗液等,采用相应标本涂片、染色镜检或者进行病原分离及鉴定。镜下见到典型的菌体形态、排列、染色性质即可作出初步诊断,病原的分离为确定感染的最可靠方法。

需要注意的是，咽拭子和鼻咽分泌物中分离到的菌株只能代表上呼吸道存在的细菌，并不能代表下呼吸道感染的病原。胸腔积液在化脓性胸膜炎患儿的培养阳性率较高。严格规范的痰标本采集和培养对确定细菌性肺炎仍有参考价值。支气管肺泡灌洗术所取标本采用防污、刷检等技术，能更好地反映下呼吸道病原。

（2）细菌或病毒抗原的检测：常用免疫学方法检测细菌或病毒的抗原成分。常用的方法有沉淀反应、协同凝集试验、免疫荧光法、对流免疫电泳、免疫酶技术等。如呼吸道病毒间接免疫荧光法可以同时检测甲型及乙型流感病毒、RSV、副流感病毒 1、2、3 型及腺病毒抗体。

（3）病原核酸的检测：通过检测病原体特异性核酸（DNA 或 RNA）来发现相关的细菌、病毒或支原体，此方法灵敏，能进行微量检测，也能发现不完整的病毒和新病毒。

（4）其他方法：细菌代谢产物的检测、细菌内毒素定量测定等。

5. 血清学检查

（1）双份血清：适用于抗原性较强，以及病程较长的细菌感染性疾病及一些非典型病原的诊断。由于健康人群中的隐性感染，其抗体水平普遍较高，单份血清往往不能区分现症感染或既往感染。故通常采取双份血清，如果 S2/S1≥4 倍升高，则可确定为现症感染。常用的方法有凝集试验和沉淀试验。

（2）单份血清：包括特异性 IgM 和特异性 IgG 检测。IgM 产生的较早，消失得快，所以多能代表现症感染，临床使用较广泛。可用 ELISA 和微量免疫荧光法（MIF）。特异性 IgG 产生较晚，不能作为早期诊断，但在疾病的某一时期单份血的 IgG 达到一定的水平，也可认为是现症感染。如颗粒凝集法测定肺炎支原体 IgM 抗体，一般认为 MP-IgM≥1∶160，有较高的诊断价值；肺炎衣原体特异性 IgG 效价≥1∶512，即可认为是现症感染。

【并发症】　早期正确治疗者并发症很少见。支气管肺炎最多见的并发症为不同程度的肺气肿或肺不张，可随肺炎的治愈而逐渐消失。长期肺不张或反复发作的肺炎，可导致支气管扩张或肺源性心脏病。细菌性肺炎应注意脓胸、脓气胸、肺脓肿、心包炎及败血症等，如金黄色葡萄球菌肺炎。有些肺炎还可并发中毒性脑病。少数重症肺炎患儿还可并发弥散性血管内凝血、胃肠出血或黄疸、噬血细胞综合征等。有些肺炎患儿迅速发展成呼吸衰竭而危及生命。有些严重肺炎患儿可致水电解质紊乱和酸碱失衡，尤需注意并发低钠血症、混合性酸中毒和乳酸酸中毒。

【诊断与鉴别诊断】　根据急性起病、呼吸道症状及体征，一般临床诊断不难。必要时可做胸部 X 线检查。气管分泌物细菌培养、鼻咽拭子病毒核酸检测有助于病原学诊断。其他病原学检查包括抗原和抗体检测。白细胞明显升高和中性粒细胞增多、血清 C 反应蛋白升高时有助于细菌性肺炎的诊断。末梢血白细胞减低或正常，则多见于病毒性肺炎。关于各种肺炎的鉴别诊断可参阅表 25-13。

表 25-13　主要急性肺炎临床鉴别要点

	大叶性肺炎（肺炎链球菌）	支气管肺炎（肺炎链球菌等）	金黄色葡萄球菌肺炎	腺病毒肺炎	副流感病毒肺炎	毛细支气管炎	支原体肺炎
多发年龄	较大儿童	婴幼儿	任何年龄	6 月~2 岁	婴儿	小婴儿	儿童，幼儿
热型	稽留高热	不定	弛张热	稽留或弛张高热	中度热	低热或无热偶高热	不规则
发热日数	2 周左右	1~2 周	1~3 周	1~3 周	1~8 天	1~5 天	1 周以上
一般病情	较重，可见休克型	较轻	中毒较重，可见皮疹	中毒较重，早期嗜睡	较轻	喘重	频咳
肺部体征	早期体征不明显	弥漫	弥漫	3~5 天后体征方显	弥漫	肺气肿，喘鸣多，有啰音	较少或局限
X 线所见	全叶或节段	多为斑片状	常见肺脓肿、肺大疱、脓气胸	大片较多，重者有积液	小片较多，可见肺气肿	多肺气肿或点片影	单侧斑片影或实变影

25 章

续表

	大叶性肺炎（肺炎链球菌）	支气管肺炎（肺炎链球菌等）	金黄色葡萄球菌肺炎	腺病毒肺炎	副流感病毒肺炎	毛细支气管炎	支原体肺炎
白细胞数	明显增高	多数见增加	增加或下降	多数正常或减少	多数正常或减少	多数减少或正常	多数正常或偏高
青霉素或头孢菌素类抗菌药物治疗	可有效	可有效	大剂量可能有效	无效	无效	无效	无效

在婴儿时期,常需与肺结核及其他引起呼吸困难的病症作鉴别:

(1)肺结核:鉴别时应重视家庭结核病史、结核菌素试验以及长期的临床观察。肺结核X线大多见肺部病变明显而临床症状较少,两者往往不成比例。

(2)发生呼吸困难的其他病症:喉部梗阻的疾病一般有声音嘶哑、哮吼、吸气性呼吸困难等症状。如患儿呼吸加深,应考虑是否有酸中毒。支气管哮喘的呼吸困难以呼气相为主。婴儿阵发性心动过速虽有气促、发绀等症状,但有发作性心动过速的特点,可借助于心电图检查。

【预后】 预后取决于患儿年龄、肺部炎症能否及时控制、感染病原的数量、毒力强弱,细菌对抗菌药物的敏感程度、患儿机体免疫状况以及有无严重并发症等。由于诊断及时、应用呼吸支持以及采用中西医结合综合治疗,肺炎病死率已明显下降,合并症也显著减少。但弱小婴儿患肺炎后因抵抗力低、病变范围较广泛、病程容易迁延,尤应重视。年龄越小,肺炎的发病率和病死率越高,尤以新生儿和低出生体重儿显著。在营养不良、佝偻病、先天性心脏病、原发性免疫缺陷病、先天性气管、支气管、肺发育异常、麻疹、百日咳等的基础上并发肺炎,则预后较差。肺炎并发脓气胸、气道梗阻、中毒性脑病、心力衰竭和呼吸衰竭时,也使预后变差。从病原方面考虑,葡萄球菌肺炎易发生并发症,病程常迁延;流感嗜血杆菌及肺炎杆菌所致的肺炎也比较严重。肺炎支原体肺炎也可出现严重并发症。根据北京儿童医院研究发现,凡血气分析 pH 值<7.25、$PaCO_2$>70mmHg及严重低氧血症(吸入 40% 以上氧浓度时,PaO_2<50mmHg),伴/不伴有高乳酸盐血症(血乳酸盐测定值>正常值+2 个标准差)者病死率较高。

【预防】 为预防肺炎,应着重注意下列措施:

1. 加强护理和体格锻炼 婴儿时期应注意营养,尽量母乳喂养,及时增添辅食,培养良好的饮食及卫生习惯,多晒太阳。防止佝偻病及营养不良是预防重症肺炎的关键。注意洗手,避免被动吸烟。从小锻炼身体,室内要开窗通风,经常在户外活动或在户外睡眠,使机体耐寒及对环境温度变化的适应能力增强,就不易发生呼吸道感染及肺炎。

2. 预防急性呼吸道感染及呼吸道传染病 对婴幼儿应尽可能避免接触呼吸道感染的患者。注意防治容易并发严重肺炎的呼吸道传染病,如百日咳、流感、腺病毒及麻疹等。尤其对免疫缺陷病或应用免疫抑制剂的患儿更要注意。疫苗接种可以有效降低儿童肺炎的患病率。流感疫苗可以有效预防流感,年龄在 6 个月以上者可以接种,在流感流行高峰前 1~2 个月接种。随着流感嗜血杆菌和肺炎链球菌疫苗的应用,其覆盖的血清型引起的肺炎发病率下降。

3. 预防并发症和继发感染 已患肺炎的婴幼儿抵抗力弱,易感染其他疾病,应积极预防可能引起严重预后的并发症,如脓胸、脓气胸等。在病房中应将不同病原的患儿尽量隔离。恢复期及新入院的患儿也应尽量分开。医务人员接触不同患儿时,应注意消毒隔离操作。

【治疗】 本文所述为一般肺炎的治疗。应采取中西医结合及综合措施。从整体出发,加强护理,保证休息、营养及液体入量,积极控制感染,防止并发症。及时进行对症治疗,包括镇静、止咳平喘、强心、氧疗、纠正水电解质紊乱等。

轻症支气管肺炎给以适当治疗后多迅速痊愈,可在门诊或家庭治疗,常在 1~2 周内即告痊愈。危重患儿应重视缺氧、中毒性脑病、心力衰竭、呼吸衰竭、水及电解质紊乱以及其他严重的并发症(气胸、脓气胸等),及时给以适当处理。具体治疗方法如下:

1. 一般治疗

(1)护理:环境要安静、整洁。对患儿耐心护理,使其精神愉快。要保证患儿休息,避免过多治疗措施。室内要经常通风换气,使空气比较清新,并须保持一定温度(20℃左右)、湿度(相对湿度以 60% 为宜)。烦躁不安常可加重缺氧,可给镇静剂如苯巴比妥或水合氯醛等。但不可用过多的镇静剂,避免咳嗽受抑制使痰液不易排出。避免使用呼吸兴奋剂,以免加重患儿的烦躁。

（2）饮食:应维持足够的入量,给以流食,如人乳、牛乳、米汤、菜水、果汁等,并可补充维生素 C、A、D,复合维生素 B 等。应同时补充钙剂。对病程较长者,要注意加强营养,防止发生营养不良。

2. 抗菌药物疗法　怀疑细菌性肺炎的住院患儿,应尽量在获得标本进行细菌培养后经验性给予抗菌药物治疗。一般先用青霉素类或头孢菌素,直至体温正常后 5~7 日止。对危重患儿还可根据药物说明书增加剂量。通常在使用 3 天不见效时,根据细菌培养和耐药结果改用其他抗菌药物。怀疑非典型病原感染的患儿,应给予大环内酯类抗菌药物。对原因不明的病例,可先联合应用两种菌药物,一般选用 β 内酰胺类联合大环内酯类。在明确病原后,则给予针对性治疗。

不同年龄肺炎患儿经验性抗菌药物治疗见表 25-14。由于氨基糖苷类抗菌药物有明显耳、肾毒性,肺炎儿童应尽量避免使用。喹诺酮类抗菌药物对骨骼发育可能产生不良影响,应避免用于 18 岁以下的未成年人。四环素类药物引起牙齿黄染及牙釉质发育不良,不可用于 8 岁以下患儿。

表 25-14　不同年龄肺炎患儿经验性抗菌药物治疗

年龄组	门诊患儿	住院患儿,无肺叶或肺小叶浸润、无胸膜渗出或两者都无	住院患儿,有脓毒症体征、肺部浸润、大量胸膜渗出或三者皆具备
出生~产后 20 天	收入院	氨苄西林,可联合使用或不用头孢噻肟	静脉使用氨苄西林,可联合使用或不用头孢噻肟
3 周~3 个月	不发热,口服红霉素;出现发热或缺氧症状立即收住院治疗	不发热,静脉应用红霉素;如果发热,加用头孢噻肟或头孢呋辛	静脉使用头孢噻肟或头孢呋辛
>3 个月~5 岁	怀疑细菌性肺炎者口服阿莫西林、阿莫西林/克拉维酸或头孢羟氨苄、头孢克洛;病毒性肺炎患儿不应使用任何抗菌药物;怀疑非典型病原使用大环内酯类抗菌药物	对于病毒性肺炎患儿不应使用任何抗菌药物;如果怀疑细菌性肺炎,可考虑静脉使用氨苄西林治疗;非典型病原使用大环内酯类抗菌药物	静脉使用头孢噻肟或头孢呋辛,效差考虑耐药菌感染者,换用万古霉素等
>5~15 岁	口服红霉素、克拉霉素或阿奇霉素	静脉红霉素或口服阿奇霉素。如果有确凿的证据提示为细菌感染时(例如:白细胞计数高、寒战,对大环内酯类药物无效等),加用阿莫西林或二代头孢菌素	静脉使用头孢噻肟或头孢呋辛。如患儿病情无改善可考虑加用阿奇霉素

儿童轻症肺炎首选青霉素类、第一代、二代头孢菌素。对青霉素过敏者用大环内酯类。疑为支原体或衣原体肺炎,首选大环内酯类。

院内获得性肺炎或重症肺炎常由耐药菌引起,选用抗菌药物如下:①肺炎链球菌常为早发的院内获得性肺炎或重症社区获得性肺炎的病原,选用阿莫西林、阿莫西林/克拉维酸钾或头孢曲松、头孢噻肟,备选万古霉素或利奈唑胺;②金黄色葡萄球菌肺炎可以选用苯唑西林、第 1 或 2 代头孢菌素、万古霉素、利奈唑胺、替考拉宁;③有结构性肺疾病或呼吸机相关肺炎常为铜绿假单胞菌或肺炎克雷伯菌或肠杆菌肺炎,宜用第三代头孢菌素或头孢哌酮舒巴坦,必要时可选用碳青霉烯类。

抗菌药物应使用到体温恢复正常后 5~7 天。停药过早不能完全控制感染;不可滥用抗菌药物,否则易引起体内菌群失调,造成致病菌耐药和真菌感染。

对年龄较大、病情较轻的患儿,或在对磺胺药尚未发生耐药现象的地区,仍可使用磺胺药,常用有 SIZ、SMZ。甲氧苄啶(TMP)能增加磺胺类药物的疗效,常与之合并应用(如 SMZco)。

3. 抗病毒疗法　比起抗菌药物而言,抗病毒药物少之又少,使得抗病毒治疗受到很大制约。如临床考虑病毒性肺炎,可试用利巴韦林,其为广谱抗病毒药物,能竞争性抑制病毒合成酶,从而抑制病毒复制,可用于治疗副流感病毒、腺病毒以及 RSV,给药途径为喷雾、雾化吸入、口服或静脉滴注。更昔洛韦目前是治疗 CMV 感染的首选药物。干扰素不能直接使病毒灭活，而是间接地使病毒复制、繁殖受到抑制，从而达到抗病毒的作用。神经氨酸酶抑制剂可用于甲型和乙型流感病毒的治疗。

4. 免疫疗法 大剂量免疫球蛋白静脉注射对严重感染有良好治疗作用，除了对病毒抗原直接起免疫封闭的作用外，同时可通过 IgGFc 段激活巨噬细胞而清除病毒。静脉注射后，能迅速提高患儿血液中 IgG 水平，增强机体的抗感染能力和调理功能。因其具有广谱抗病毒、细菌或其他病原体的 Ig 抗体，故具有免疫替代和免疫调节的双重治疗作用。一般用量 400mg/（kg·d），连用 3~5 天。要注意的是选择性 IgA 缺乏者禁用，偶可见过敏反应、血尿、溶血、肾衰、无菌性脑膜炎、脑栓塞、丙型肝炎传播等，且价格昂贵，不宜作常规治疗。目前人们普遍认同在高危儿中应用帕利珠单抗防治 RSV 感染。

5. 中医疗法 本病在祖国医学中属于温热病范畴中的"风温犯肺""肺热咳喘"等证。儿童肺炎发病急、变化快，邪热容易由卫、气迅速转入营、血，进而引起心、肝两经证候，故按临床表现分为轻、重两大类型施治，并注意合并症及肺炎恢复期的治疗。

（1）普通型肺炎（邪在卫、气）的证治：患儿表现高热、有汗或无汗（一般早期少汗，邪达气分时则多汗、口渴）、呼吸急促、咳嗽有痰、轻度喘憋、鼻扇、面赤口渴、咽红、舌尖红、舌苔黄白相兼、脉浮数。治以宣肺清热化痰法。常用麻杏石甘汤加减。

（2）重型肺炎（气、血两燔或热入营血）的证治：

1）气（营）血两燔：高热持续，咳嗽喘憋，躁扰不安，痰声漉漉，精神萎靡，口渴，舌质红，苔黄腻而干，脉弦数或滑数。治以清宣肺热，平喘化痰法。常用麻杏石甘汤和玉女煎（系《温病条辨》的玉女煎去牛膝、熟地，加细生地、元参）加减。

2）热入营血：高热持续不退，咳嗽喘憋加重，气促鼻扇明显，呼吸极度困难，痰壅喉头，胸腹胀满，烦躁不安；或口周发绀，口唇焦裂，舌质红绛，苔黄厚或垢腻，脉弦数或滑数。若出现脉细数无力，应注意出现气阳衰竭。治以清营解毒，平喘化痰法。常用清营汤加减。

（3）并发症的证治：重症肺炎容易出现正不胜邪、气阳衰竭的征候，此时宜中西医配合治疗，临床常见并发症如下：

1）邪盛正衰、毒热内陷（中毒性脑病）：主要表现面色晦暗，壮热持续，神昏惊厥，颈强咳喘，纳呆便溏，舌质红绛，舌苔黄而干，脉细数或弦数，治以扶正祛邪，开窍逐痰。常用三甲复脉汤加减。

2）正气衰竭，痰涎壅盛（呼吸衰竭）：主要表现壮热稽留，面灰肢冷，呼吸困难，或气短汗多，神昏烦躁，咳重痰稠黏。舌质淡，苔少而干，脉细数无力。治以扶正祛邪，补气化痰。常用生脉散加减。

（4）肺炎恢复期的证治：病邪虽减，气阴耗伤，余邪未尽，仍有低热，咳嗽咳喘，精神萎靡，食欲缺乏，阴伤较重者，则舌质嫩红，舌苔少而欠津。治以养阴清热，常用沙参麦门冬汤加减。若余热未尽而咳喘者，治以清肺泻余热，止咳平喘。可用泻白散加减。

（5）对病程迁延性患儿还可用芥末泥或芥末湿布敷胸背，或拔火罐。使胸背皮肤受到刺激后充血，从而消减肺部淤血，并能促进肺部渗出物的吸收和啰音的消失。敷芥末泥比较温和，可用于 1 岁以下儿童；拔火罐的作用较强，只可用于较大儿童。病危或心力衰竭时，禁忌用这些刺激疗法。

6. 对症治疗

（1）退热与镇静：一般先用物理降温，如温水外敷额头、温水浴等，或口服对乙酰氨基酚、布洛芬等退热，对高热严重的病例可用氯丙嗪与异丙嗪合剂肌内注射。

（2）止咳平喘的治疗：应清除鼻内分泌物，有痰时用祛痰药（如氨溴索、N-乙酰半胱氨酸，雾化或口服，前者也可以静脉注射），痰多时可吸痰。最好提高室内相对湿度达 65% 左右，同时多给患儿饮水。咳喘重时可雾化吸入布地奈德（0.5~1mg/次，2 次/d）或丙酸倍氯米松（0.4mg/次，1~2 次/d）联合 β_2 受体激动剂和抗胆碱药。无效时可静脉滴注氢化可的松每次 5mg/kg，每 6~8 小时 1 次，连用 2~4 次；或甲泼尼龙每次 1~2mg/kg。

（3）氧疗：病情较重者需要氧疗。一般幼儿可用鼻导管，氧流量约 0.5~1L/min。重症可用面罩给氧，氧流量约 2~4L/min。对呼吸道分泌物阻塞、呼吸困难、发绀严重的患儿，可用氧气帐。面罩给氧时，吸入氧浓度大于或等于 0.5，动脉血氧分压小于 0.78kPa（60mmHg）或血氧饱和度小于 92%，可考虑应用持续气道正压通气（continuous positive airway pressure，CPAP）。

（4）心力衰竭的治疗：重症肺炎的婴幼儿以及合并先天性心脏病的肺炎患儿，往往发生心力衰竭，出现心率增快（达 140~160 次/min）、烦躁不安、肝脏在短时间内增大、水肿、面色苍白发灰，甚至心脏扩大及有奔马律。心力衰竭除给氧、祛痰、止咳、镇静等一般处理外，应早用强心药物。治疗参阅心力衰竭章节。

（5）腹胀的治疗：多为感染所致的动力性肠梗阻（麻痹性肠梗阻）。一般采用非手术疗法，如禁食、胃肠减压、针刺足三里、合谷、灸中脘、关元穴，肾囊封闭可预防严重腹胀。肛管排气、小剂量 2% 肥皂水或少量 3%

盐水灌肠等刺激结肠活动，也有助于减轻腹胀。例如，可先用稀释肥皂水（约 2%）灌肠后留导管排气。肯定无机械性肠梗阻，应用上述方法不见效时可用新斯的明，每次 0.03~0.04mg/kg 肌内注射，较大儿童可按每岁 0.05~0.1mg 计算。对重度腹胀者，可用胃肠减压法抽出胃肠内容物及气体。也可用葱白捣烂后敷贴脐部并作针刺及腹部按摩。对低血钾所致的腹胀，可口服 10%氯化钾溶液，约每剂 0.5ml/kg,3~4 次/d。

（6）弥散性血管内凝血（DIC）的治疗：包括治疗原发病，消除诱因；改善微循环；抗凝治疗等，详见血液系统疾病相关章节。中医可用复方丹参、川芎、三棱、莪术等活血化瘀药物。

7. 液体疗法 一般肺炎患儿可口服保持液体入量，不需输液。对不能进食者，可进行静脉滴注。总液量以 60~80ml/(kg·d)为宜，婴幼儿用量可偏大，较大儿童则应相对偏小。对高热及喘重或微循环功能障碍的患儿，由于不显性失水过多，总液量可偏高。急性期患儿易发生钠潴留，故钠的入量不宜过多，不合并腹泻者，一般不应超过 3mmol（相当于生理盐水 20ml)/(kg·d)，静脉滴注液可以 10%葡萄糖与生理盐水配制成 4:1 或 5:1 的混合液。静脉滴注速度不可太快，应控制在 5ml/(kg·h)以下。输液时间不可太长，以免影响休息和变换体位，能口服时即应停止输液。热量的供给应争取达到 210~250J/(kg·d)以上。

有明显脱水及代谢性酸中毒的患儿，可 1/3~1/2 张含钠液补足累积丢失量，然后用上述液体维持生理需要。

有时，病程较长的严重患儿或在大量输液时可出现低钙血症，有手足搐搦或惊厥，应由静脉缓慢注射 10%葡萄糖酸钙 10~20ml。有时可发生低钠血症，如血钠降至 125mmol/L（125mEq/L）以下，应在限制液量的同时，注射高渗盐水[3%盐水 6~12ml/kg，可使血钠提高 5~10mmol/L（5~10mEq/L）]。血钾一般不低，血钾低者应适当供给钾盐。

8. 全身糖皮质激素治疗 一般肺炎不需应用。严重肺炎，在有效抗感染治疗的同时，在下列情况下可加用：①中毒症状严重，如出现休克、中毒性脑病、超高热（体温在 40℃ 以上持续不退）等。②喘憋严重、支气管痉挛明显。③早期胸腔积液，为了防止胸膜粘连也可局部应用。以短期治疗不超过 3~5 天为宜。一般静脉滴注氢化可的松 5~10mg/(kg·d)或甲泼尼龙 1~2mg/(kg·d)或口服泼尼松 1~2mg/(kg·d)。用激素超过 5~7 天者，停药时宜逐渐减量。

9. 其他并发症的治疗 较严重的并发症为脓胸、脓气胸、肺脓肿、心包炎及脑膜炎等。其治疗方法详见论述这些病的专节。

三、细菌性肺炎

发展中国家儿童肺炎以细菌病原为主。发展中国家的 1 029 例肺活检培养结果，细菌病原占 62%，流感嗜血杆菌（Hi）和肺炎链球菌（PNC）为主，各占所有分离细菌的 27%；金黄色葡萄球菌占 17%。2004 年国外报道的 154 家医院的多中心的前瞻性病原研究，也证实了细菌病原是儿童急性社区获得性肺炎的重要病原，该研究中，79%患儿有病原的证据，其中 60%患儿为化脓菌感染，细菌病原中 73%为肺炎链球菌。45%的患儿为病毒感染，23%为病毒和细菌的混合感染。北京儿童医院的 1953—2002 年死亡的 202 例肺炎中，肺组织的原位核酸检测证实了肺炎链球菌、流感嗜血杆菌为主要的细菌病原，分别占 106/202（52.5%)、36/202（17.8%)。随后国外对 192 国家 2010 年 0~4 岁儿童肺炎的病原研究也发现细菌性肺炎如肺炎链球菌、流感嗜血杆菌 b 是重症肺炎的主要病原。

细菌性支气管肺炎一般临床表现和治疗见上节。以下按细菌病原叙述肺炎链球菌肺炎、金黄色葡萄球菌肺炎、流感嗜血杆菌肺炎、链球菌肺炎及其他革兰氏阴性杆菌所致的肺炎。

（一）肺炎链球菌肺炎

肺炎链球菌是大叶性肺炎的主要病原菌，但在婴幼儿更常引起支气管肺炎（详见上节），本节主要论述大叶性肺炎。其特点是肺泡炎，年长儿多见。近年来儿科大叶性肺炎已较少见到。

【病因】 肺炎链球菌（*Streptococcus pneumoniae*），旧称肺炎双球菌或肺炎球菌（pneumococci），为革兰氏阳性双球菌，属链球菌的一种。肺炎链球菌根据其荚膜特异性多糖抗原分型，肺炎链球菌有 90 种不同血清型。国内多中心临床研究显示肺炎链球菌常见的血清型为 19F、19A、23F、6B、14、1、5、15 型，近年研究有 6A 和 17 型常见的报道[6]。肺炎链球菌耐药非常普遍，对青霉素的不敏感率逐年增加，对红霉素的耐药率在 95% 以上[7]。

无症状的细菌携带者，在散播感染方面可起到比肺炎患者更重要的作用。此病一般为散发，但在集体托幼机构有时也有流行。肺炎链球菌可引起大叶性肺炎，皆为原发性，大多数见于 3 岁以上儿童，年长儿较多。因

25章

为此时机体防御能力逐渐成熟,能使病变局限于一个肺叶或一个节段而不致扩散。婴幼儿时期偶可发生。气候骤变时机体抵抗力降低,发病较多,冬春季多见,可能与呼吸道病毒感染流行有一定关系。

【病理变化】 病理以肺泡炎为主,很少涉及肺泡壁或支气管壁的间质。一般多局限于一个肺叶或其大部分,偶可同时发生于几个肺叶,右上叶或左下叶最为多见。未经治疗的病肺最初显着充血,第 2～3 日肺泡内含纤维素渗出物、大量红细胞和少量中性粒细胞,以及大量肺炎链球菌,此时称红色肝变期。第 4～5 日肺泡内充满网状纤维素,网眼中有大量中性粒细胞及大单核细胞,红细胞渐消失,肺叶由红色转变为灰色,又称灰色肝变期。以后,白细胞大量破坏,产生蛋白溶解酶,使渗出物中的纤维素被溶解,为消散期。

【临床表现】

1. **症状** 少数有前驱症状,起病多急剧。突发高热、胸痛、食欲缺乏、疲乏和烦躁不安。体温可高达 40～41℃。呼吸急促达 40～60 次/min,呼气呻吟,鼻扇,面色潮红或发绀。呼吸时胸痛,故患儿多卧于患侧。最初数日多咳嗽不重,无痰,后可有痰呈铁锈色。早期多有呕吐,少数患儿有腹痛,有时易误诊为阑尾炎。幼儿可有腹泻。轻症者神志清醒,少数患儿出现头痛、颈强直等脑膜刺激征状。重症时可有惊厥、谵妄及昏迷等中毒性脑病的表现,常被误认为中枢神经系统疾病。严重病例可伴发感染性休克,甚至有因脑水肿而发生脑疝者。较大儿童可见唇部疱疹。婴幼儿主要表现为支气管肺炎,但近年其并发脓胸、脓毒血症的病例增加。

2. **胸部体征** 早期只有轻度叩诊浊音或呼吸音减弱。病程第 2～3 日肺实变后有典型叩诊浊音、语颤增强及管性呼吸音等。消散期可听到湿啰音。少数病例始终不见胸部异常体征。确诊须靠 X 线检查。

3. **X 线检查** 早期可见肺纹理加深或限局于一个节段的浅薄阴影,以后有大片阴影均匀而致密,占全肺叶或一个节段(图 25-7),经治疗后逐渐消散。可见肺大疱。少数病例出现胸腔积液。多数患儿在起病 3～4 周后 X 线阴影消失。

4. **自然病程** 大多在病程第 5～10 日体温骤退,可在 24 小时内下降 4～5℃,低到 35℃左右时,可见大汗及虚脱,类似休克状态。早期应用抗菌药物治疗者可于 1～2 日内退热,肺部体征约 1 周左右消失。

【实验室检查】 白细胞及中性粒细胞明显增高,白细胞总数可达 20×10⁹/L 以上,偶达(50～70)×10⁹/L,但也有少数患儿的白细胞总数低下,常示病情严重。C 反应蛋白往往呈阳性。做气道分泌物、血液、胸腔积液培

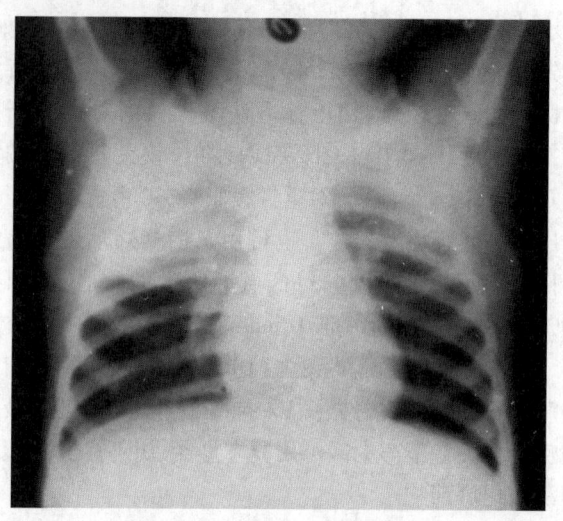

图 25-7 右上大叶性肺炎

女孩,1 岁 9 月。咳嗽 10 天,发热伴气促 4 天。右上肺叩诊浊音,有水泡音。X 线显示右上肺大片阴影,密度不均,下界平直整齐。

养可获肺炎链球菌。此外,可采集血、尿标本用 CIE、LA 等方法检测肺炎链球菌荚膜抗原,用放射免疫、杀菌力试验和 ELISA 等方法测定肺炎链球菌抗体作辅助诊断。

【并发症】 未经适当治疗的患儿可发生脓胸、肺脓肿、坏死性肺炎、心肌炎、心包炎等。败血症患儿可并发感染性休克。

【诊断与鉴别诊断】 如早期缺乏咳嗽和胸部体征,易与其他急性热病相混。如同时有呕吐、头痛、谵妄或惊厥等表现,则应与中枢神经系统传染病及中毒型菌痢区别,急需 X 线以确定诊断。有时腹痛和呕吐很明显,特别在右下叶发生肺炎时,可刺激膈肌以致在右下腹也出现腹痛,很像急性阑尾炎。鉴别时应注意肺炎患儿的腹部压痛不限于右下腹,腹肌痉挛可在轻缓的压力下消失,并无深层压痛。此外,患大叶性肺炎时,体温和白细胞总数一般均较急性阑尾炎更高。临床常结合 CRP、PCT 的值来诊断细菌性肺炎,虽非特异,但可识别危重症的存在。一般 CRP≥40mg/L 或 PCT≥0.25μg/L 时细菌病原应该考虑。支气管结核合并肺段病变或干酪性肺炎的体征与 X 线所见,可与大叶性肺炎相似,但发病较缓,肺部阴影消失缓慢,结核菌素试验阳性,有助于鉴别。此外应与其他病原引起的肺炎如肺炎杆菌肺炎、支原体肺炎相鉴别。

【预防】 在某些国家和地区,易发肺炎链球菌感染的高危人群(包括儿童,尤其是患有镰状细胞病的儿童最易感染)试用多价肺炎链球菌多糖疫苗预防,认为有效。2 岁以下儿童接种 7 价、13 价的结合疫苗,均有效地控制了该菌相应血清型的感染,也明显减少了细菌性肺炎和胸腔积液的发生[8]。

【治疗及预后】 一般疗法可参阅支气管肺炎治疗节。抗菌药物治疗:青霉素敏感者首选青霉素 G 或阿莫西林;青霉素低度耐药者仍可首选青霉素 G,但剂量要加大,或用阿莫西林/克拉维酸钾或第 1 代或第 2 代头孢菌素,备选头孢曲松或头孢噻肟或万古霉素。青霉素高度耐药或存在危险因素者首选万古霉素或利奈唑胺。

青霉素常用剂量为 5 万~10 万 U/(kg·d),一般分 3 次静脉给药。青霉素过敏的患儿可静脉注射红霉素 20~30mg/(kg·d),好转后可改为口服。治疗应持续 1~2 周,或完全退热后 3~5 日。如青霉素用药后 2~3 日病情未见好转,应考虑对青霉素不敏感的耐药菌株的存在,更换上述的抗菌药物。也可根据药敏试验结果选用抗菌药物。对表现感染性休克或脑水肿、脑疝的病例,应按感染性休克或颅内高压征章所述进行抢救。对晚期就诊者必须注意较常见的并发症,如脓胸、肺脓肿、心包炎、心肌炎及中毒性肝炎,而及时给予适当的治疗。脓胸需穿刺抽脓。肺炎链球菌肺炎预后通常不会遗留肺结构损伤。

(二)金黄色葡萄球菌肺炎

【病因】 金黄色葡萄球菌肺炎(staphylococcus aureus pneumonia)是由金黄色葡萄球菌所致的肺炎。本病大多并发于金黄色葡萄球菌败血症,多见于幼婴及新生儿,年长儿也可发生。以冬、春两季上呼吸道感染发病率较高的季节多见。常在医院内或婴儿室内发生交叉感染引起流行。葡萄球菌能产生多种毒素和酶,如溶血素、葡萄球菌激酶、凝固酶等。一般认为凝固酶与细菌毒性有一定关系,如为凝固酶阴性(如表皮葡萄球菌),则多为条件致病菌,很少引起严重疾病,但为医院内感染的常见细菌之一。在儿童,尤其是新生儿免疫功能不全是金黄色葡萄球菌感染的重要易感因素。国外研究表明,体重过小及胎龄不足是败血症的 2 个高危因素,而且凝固酶阴性的葡萄球菌在新生儿血培养中不容忽视。由于滥用抗菌药物的结果,耐药金黄色葡萄球菌的菌株明显增加,金黄色葡萄球菌感染也见增多。耐药金黄色葡萄球菌感染已成为全世界难题,20 世纪 80 年代国内外报道耐甲氧西林金黄色葡萄球菌(methicillin resistant staphylococcus aureus, MRSA)已成为院内感染的主要病原。20 世纪 90 年代后期,出现了社区获得 MRSA(Community Acquired MRSA CA-MRSA),其来源为社区的甲氧西林敏感的金黄色葡萄球菌(MSSA)获得了耐药基因 SCCmec IV 或 V。其毒力可能与 Panton-Valentine 杀白细胞素(PVL)有关。世界各地均有 CA-MRSA 感染的报道,CA-MRSA 感染比例远超过院内感染。国内所有 CA-MRSA 菌株对青霉素、红霉素、克林霉素、头孢菌素均耐药。对万古霉素耐药的金黄色葡萄球菌也先后在日本和美国出现,迄今在世界范围内有 20 株耐万古霉素的金黄色葡萄球菌。

【病理变化】 金黄色葡萄球菌所致的原发性支气管肺炎,以广泛的出血性坏死、多发小脓肿为特点。肺脏的胸膜表面覆盖着一层较厚的纤维素性脓性分泌物。脓肿中有金黄色葡萄球菌、白细胞、红细胞及坏死的组织碎片。胸膜下小脓肿破裂,则形成脓胸或脓气胸。有时可侵蚀支气管形成支气管胸膜瘘。若继发于败血症之后,则除肺脓肿外,其他器官如皮下组织、骨髓、心、肾、肾上腺及脑都可发生脓肿。

【临床表现】

1. 症状和体征 金黄色葡萄球菌肺炎常见于 1 岁以下的幼婴。CAO-MRSA 平均年龄为生后 3 个月内。一般 30% 在 3 个月内,70% 在 1 岁以内。在出现 1~2 天上呼吸道感染或皮肤小脓疱数日至 1 周以后,突然出现寒战、高热。年长儿大多有弛张性高热,但新生儿则可低热或无热。肺炎发展迅速,表现呼吸和心率增快、呻吟、咳嗽、青紫等,可有黄脓痰或脓血痰。有时可有猩红热样皮疹,可有消化道症状,如呕吐、腹泻、腹胀(由于中毒性肠麻痹)及嗜睡或烦躁不安或惊厥等感染中毒症状,甚至呈休克状态。肺部体征出现较早,早期呼吸音减低,有散在湿啰音。在发展过程中可迅速出现肺脓肿,常为散在性小脓肿;脓胸及脓气胸是本症的特点。并发脓胸或脓气胸时,叩诊浊音、语颤及呼吸音减弱或消失。CA-MRSA 感染大多数为皮肤和软组织感染,可引起坏死性肺炎、脓胸,可有咯血、红斑样的皮疹、中性粒细胞减少症。CA-MRSA 较 HA-MRSA 引起的肺部感染更为严重,可出现 ARDS 的改变。美国的 117 例金黄色葡萄球菌肺炎中,MRSA 占 74%,MSSA 占 26%,而且 MRSA 的患儿年龄较 MSSA 的患儿年龄为小。72 例有脓胸,15 例合并肺脓肿。北京儿童医院也有社区获得性得 MRSA 所致坏死性肺炎、脓气胸的病例。

2. X 线检查 ①临床症状与胸片所见不一致。当肺炎初起时,临床症状已很重,而 X 线征象却很少,仅表现为肺纹理重,一侧或双侧出现小片浸润影;当临床症状已趋明显好转时,在胸片上却可见明显病变如肺脓肿和肺大疱等表现。②病变发展迅速,甚至在数小时内,小片炎变就可发展成脓肿(图 25-8)。③病程中,多合并小脓肿、脓气胸、肺大疱(图 25-9)。严重的还并发纵隔积气、皮下气肿及支气管胸膜瘘。④胸片上病灶阴影持续时间较一般细菌性肺炎为长,在 2 个月左右阴影仍不能完全消失。

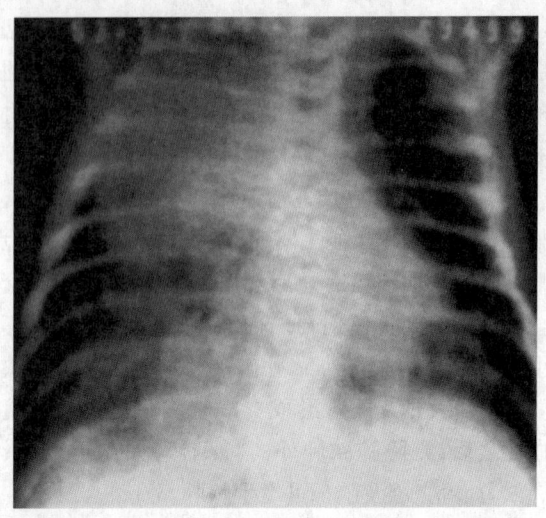

图 25-8　原发性金黄色葡萄球菌肺炎张力性肺脓肿
男，1 个月。咳嗽 4~5 天伴发热，加重 1 天，拒奶，便稀；听诊肺部细湿啰音。胸正位片：右上肺 5cm×3.5cm 光滑椭圆形致密影，局部胸廓饱满，两下肺支气管周围融合小片影，含小透亮区。患儿次日死亡，尸检见肺内多发小脓肿，右肺上叶脓肿直径 1.5cm，肺组织培养金黄色葡萄球菌（+）。

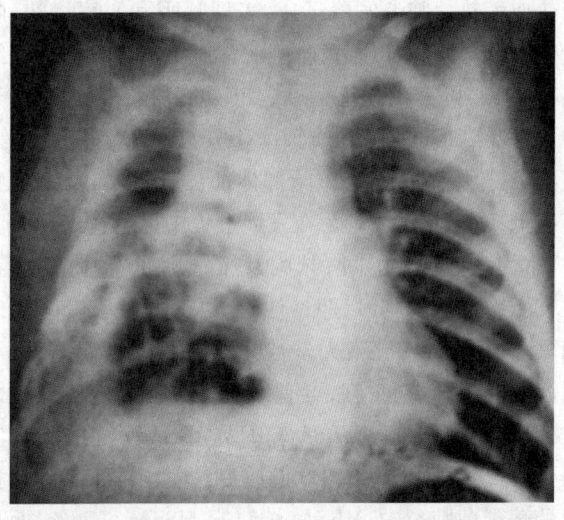

图 25-9　金黄色葡萄球菌肺炎并发气胸及肺大疱
女，4 个月。因发热 3 天，喘憋 2 天伴拒奶住院。胸腔积液培养：金黄色葡萄球菌（+）。胸正位片：右侧粘连性气胸，脏壁层胸膜增厚，萎陷之肺下部见聚集成葡萄串状的大疱。

【**实验室检查**】　白细胞一般超过（15~30）×10⁹/L，中性粒细胞增高，白细胞内可出现中毒颗粒。半数小婴儿可减低至 5×10⁹/L 以下，而中性粒细胞百分比仍较高。白细胞总数减低多示预后严重。C 反应蛋白增高。对气管咯出或吸出物及胸腔穿刺液进行细菌培养阳性者有诊断意义，细菌的药物敏感试验可以协助 MR-SA 感染的判断。

【**诊断与鉴别诊断**】　早期金黄色葡萄球菌肺炎常不易认识。起病急，肺炎症状迅速发展时可考虑本病。

如近期有上呼吸道感染、皮肤小疖肿或乳母患乳腺炎的病史，可以协助诊断。

金黄色葡萄球菌肺炎须与下列疾病相鉴别：肺炎链球菌、流感嗜血杆菌或肺炎杆菌肺炎，原发性肺结核伴空洞形成或干酪性肺炎，气管异物继发肺脓肿及横膈疝等。X 线表现的特点，如肺脓肿、大疱性肺气肿及脓胸或脓气胸等存在都可作为金葡肺炎诊断的根据；但需与其他细菌性肺炎所引起的脓胸及脓气胸鉴别，因而病原学诊断十分重要。

【**预后**】　并发金黄色葡萄球菌脑膜炎和心包炎或婴儿张力性气胸则预后严重。病死率高达 10%~20%。并发脓胸、脓气胸预后较好，治愈者长期随访无后遗肺功能障碍。

【**预防**】　除肺炎概述中所叙述的预防措施之外，必须重视幼托机构居室的卫生清洁，并应及时检查工作人员是否带菌，带菌者应及时适当处理。

【**治疗**】　本病的一般治疗与支气管肺炎相同。因病情多较严重，在早期疑为金黄色葡萄球菌肺炎时即应给以积极治疗控制感染。甲氧西林敏感的金黄色葡萄球菌（MSSA）、甲氧西林敏感表皮葡萄球菌（MSSE），首选 β 内酰胺类的抗菌药物如苯唑西林及氯唑西林，备选第 1 代、第 2 代头孢菌素。可用青霉素 10 万~50 万 U/(kg·d)，肌内注射或静脉滴注。MRSA、MRSE 首选万古霉素或联用利福平或替考拉宁或利奈唑胺或夫西地酸。对万古霉素耐药的金黄色葡萄球菌可选用达托霉素、利奈唑胺、替加环素等。临床也出现了利奈唑胺耐药金黄色葡萄球菌（LRSA）的报道。院内获得的 MRSA 较 CAD-MRSA 多重耐药更普遍。一般在体温正常后 7 天，大部分肺部体征消失时可停用抗菌药物，疗程至少 3~4 周。

发展成脓胸或脓气胸时，如脓液量少可采用反复胸腔穿刺抽脓治疗；但多数患儿脓液增长快、黏稠而不易抽出，宜施行闭式引流术排放。胸腔内注入抗菌药物的疗效不肯定。

（三）流感嗜血杆菌肺炎

流感嗜血杆菌肺炎（hemophilus influenzae pneumonia）是由流感嗜血杆菌引起的肺部炎症。流感嗜血杆菌（Hi）是常见的细菌病原之一。以往流感嗜血杆菌肺炎大多数由 b 型流感嗜血杆菌（Hib）所致。曾有资料表明儿童 Hib 肺炎占社区获得性肺炎的 8%~20%。Hib 疫苗推广应用后，无荚膜的不定型（nontypeable haemophilus influenzae，NTHi）已成为全球 Hi 疾病最常见的病原。一项囊括我国 14 省 15 783 名儿童的数据分析[9]

显示我国健康儿童 Hib 携带率为 27.3%，Hib 在急性下呼吸道感染（ALRI）病因构成比明显下降。

小婴儿 Hi 肺炎后有时并发脓胸、脑膜炎及化脓性关节炎。可为局限（节段性或大叶性肺炎），也可为弥散（支气管肺炎）分布。病理上肺部可见多形核白细胞浸润的炎性区域，支气管或细支气管上皮细胞遭到破坏，间质水肿常呈出血性。尽管大叶性分布的流感嗜血杆菌肺炎起病可隐袭，但常不易与肺炎链球菌肺炎鉴别。支气管肺炎早期变化与急性毛细支气管炎相似。但随着间质炎症的加重，X 线胸片可出现粟粒状阴影，提示细菌性感染。

流感嗜血杆菌肺炎易并发于流感病毒或葡萄球菌感染的患儿，起病较缓，病程为亚急性。临床及 X 线所见均颇似肺炎链球菌肺炎。常有发热、咳嗽、胸痛、气促或呼吸困难，可有三凹征、肺部湿啰音等表现。但以下几个特点值得注意：①有痉挛性咳嗽，颇似百日咳，有时像毛细支气管炎；②全身症状重，中毒症状明显；③白细胞增高明显，可达 $(20\sim70)\times10^9/L$，有时伴有淋巴细胞的相对或绝对升高；④胸部 X 线检查可见线状渗出、过度通气及斑片状实变；⑤小婴儿多并发脓胸、心包炎、败血症、脑膜炎及化脓性关节炎；⑥易后遗支气管扩张症。

【诊断】 常根据发热、咳嗽，全身中毒症状重，结合血培养或胸腔积液培养或胸腔积液的抗原检测获得病原学的诊断，痰培养和支气管肺泡灌洗液常因标本易有污染而难于确定。需要与肺炎链球菌肺炎、金黄色葡萄球菌肺炎和百日咳进行鉴别诊断。

【治疗】 应首选（阿莫西林/克拉维酸）或（氨苄西林/舒巴坦），备选第 2~3 代头孢菌素或新大环内酯类（阿奇霉素、克拉霉素）。氨苄西林 $100\sim150mg/(kg\cdot d)$，肌内注射或静脉注射。当细菌对氨苄西林耐药时可改用头孢曲松（ceftriaxone）$[100mg/(kg\cdot d)]$ 或头孢呋辛（cefuroxime）$75mg/(kg\cdot d)$。现已有对三代头孢菌素耐药的 NThi 报道[10]。

（四）链球菌肺炎

链球菌为革兰氏阳性链状球菌，有很多族和型。通常按溶血与否分为 α、β、γ（甲链、乙链、丙链）三种。大多数致病性链球菌为乙链，即产生完全溶血的链球菌。Lancefield 根据抗原结构不同将乙链分为 A、B……S 共 18 个血清型。近年来，欧美国家发现某些 A 族链球菌菌株毒力很强，可引起严重全身性感染如败血症和肺炎等。GAS 引起咽炎、猩红热、皮肤感染，并与风湿和肾炎有关。由 A 族链球菌引起的肺炎（group A streptococcal pneumonia）常继发于小儿风疹、水痘和猩红热。β 溶血性链球菌可以在麻疹或百日咳病程中作为继发感染出现，但不多见，而其中 B 族溶血性链球菌是国外新生儿肺炎的主要致病菌。在欧美国家，B 族链球菌（GBS）与产科和新生儿感染关系密切，是新生儿肺炎的主要病原菌。GBS 可引起新生儿早发型或晚发型感染，早发型感染常发生在生后 24 小时内，主要引起肺炎和败血症；晚发型感染多发生在生后第 7 天~3 个月，主要引起脑膜炎。母婴垂直传播是 GBS 早期感染的主要途径，而晚发型 GBS 感染可能与生后的水平传播有关。

链球菌首先侵犯上呼吸道，由淋巴管到达支气管、肺实质和胸膜表面，逆行扩散后，局部的炎症反应可阻塞淋巴管。在早期，大多数炎症反应发生在间质，这与病毒或支原体引起的间质性肺炎相似。如果细支气管周围有炎症，小支气管可部分阻塞。阻塞的远端肺实质通气差，可能发生脓肿或肺大疱。在肺的其他区域，可有水肿液聚集在肺间质和肺泡内。肺间质和支气管壁有白细胞浸润，并且有肺泡上皮脱落。在链球菌肺炎愈合期，肺泡内的水肿渗出液、红细胞、纤维蛋白和其他碎屑可融合形成透明膜。

链球菌感染发病急，有咽痛、声哑、发热、胸痛、咳嗽、呼吸窘迫和白细胞增多。查体当炎症位于一个肺段或肺叶时叩诊呈浊音，听诊有捻发音，出现胸腔积液时有相应体征。胸部 X 线检查可见节段受累与其他细菌性肺炎征像。细支气管周围弥漫性炎性渗出，可与病毒引起的间质性肺炎及化脓性肺炎相似。常伴有肺脓肿和肺大疱，与葡萄球菌肺炎相似。这些症状通常会自行消失。最常见的并发症是肺脓肿和脓胸，较少见的并发症有心包炎、腹膜炎。全身链球菌感染性疾病可出现暴发性紫癜、休克症状以及链球菌中毒休克综合征。

A、B 族链球菌感染首选青霉素 G 或阿莫西林或氨苄西林，青霉素剂量要加大。治疗用大剂量青霉素 G 10 万 $U/(kg\cdot d)$ 进行静脉或肌内注射有效。在应用青霉素治疗后，临床症状改善、白细胞计数降低及链球菌消失过程可能很慢，疗程 3~4 周。在细菌培养未获结果时可用头孢呋辛（cefuroxime）$75mg/(kg\cdot d)$ 有良效，疗程 3 周。脓胸需作闭式引流术。链球菌感染偶可致肺组织坏死并后遗慢性肺部疾病。

（五）其他革兰氏阴性杆菌所致肺炎

由革兰氏阴性杆菌引起的肺炎多见于新生儿及小婴儿。近年来由于广泛使用抗菌药物及免疫抑制剂和医院内的交叉感染，革兰氏阴性杆菌性肺炎有增加趋势。尽管新的抗菌药物不断出现,但其死亡率仍高。常见的细菌有大肠埃希菌、肺炎杆菌和铜绿假单胞菌。

这些肺炎就其临床过程和肺部病变难以和其他细菌性肺炎相区别。诊断主要依靠气管吸出物、血液及胸腔积液的培养等细菌学检查而获得。血常规检查时,白细胞及分类中多形核细胞可仅轻度增加。凡原有肺炎见好后又见恶化或原发病迁延不愈时,应怀疑此类肺部感染。

革兰氏阴性杆菌肺炎虽可归为一类,但不同病原菌的荚膜抗吞噬能力、内毒素及外毒素等因素均有差别,以致其毒力及致病能力强弱不同,其临床表现及病情发展也不尽相同,治疗亦各异,但预防医院内革兰氏阴性细菌交叉感染的原则措施是相同的。诸如消毒隔离制度,呼吸道的严格护理,气管切开术的护理,保持呼吸器、雾化器、吸引管、洗涤槽以及各种有关设备及药物溶液的无菌和避免污染,医护人员经常洗手防止带菌,合理应用抗菌药物及激素等对避免院内交叉感染均十分重要。

以下分别叙述几种常见的革兰氏阴性杆菌肺炎。其临床表现及诊疗要点分别列于表25-15。

表25-15　革兰氏阴性杆菌肺炎的特点

细菌	年龄	常见因素	直接诱因	临床表现	X线所见	咽拭涂片镜检	抗菌治疗
流感嗜血杆菌	婴儿多,儿童偶见	低丙种球蛋白血症或缺乏抗体	流感嗜血杆菌上呼吸道感染后	咳嗽、脓痰、发热,中毒症状明显	支气管肺炎节段或大叶实变偶见脓胸、肺大疱	球形杆菌较小,多形性,有荚膜	二、三代头孢菌素
大肠埃希菌	任何年龄,新生儿多见	慢性疾病	泌尿系或胃肠道感染,手术后,腺病毒肺炎后	寒战、发热、咯脓痰、肺啰音	支气管肺炎,脓胸	似克雷伯菌,荚膜有或无	三代头孢单用或联用丁胺卡那或亚胺培南等14天
铜绿假单胞菌	任何年龄从早产儿到儿童	慢性心肺疾病,白细胞减少	腺病毒肺炎后,用气管插管、呼吸机时,长期用抗菌药物及免疫功能低下	毒血症,呼吸困难,发绀,发热,相对缓脉,谵语,绿色痰	弥漫性或节段性肺炎多发性小脓肿可融合成大脓肿,脓胸	细菌大小不同,有荚膜	三代头孢单用或联用丁胺卡那,亚胺培南
克雷伯菌	任何年龄,从早产儿到儿童	慢性肺疾病	支气管扩张症及结核后,抗菌药物治疗,免疫功能低下	寒战,发热,咳痰及血,呼吸困难,发绀,谵语	小叶性及大叶性实变,发展迅速,坏死后形成肺脓肿和脓胸	细菌中等大小,一般有荚膜	三代头孢单用或联用丁胺卡那,亚胺培南

1. 大肠埃希菌肺炎(E coli pneumonia) 多系间质性肺炎,肺间质有多种细胞浸润,此病多见于下列情况:①发生于新生儿或小婴儿时,肺炎常为全身大肠埃希菌败血症的一部分;②腺病毒肺炎后继发;③慢性疾病如糖尿病、肾盂肾炎之后亦可发生。其临床特点如下:①全身症状极重,脉搏增快常与发热不成比例,新生儿体温低于正常;②有大肠埃希菌败血症者,易见循环衰竭;③X线多呈双侧支气管肺炎;④脓胸常见;⑤肺脓肿少见。

治疗首选头孢曲松或头孢噻肟,单用或联用阿米卡星,备选有(替卡西林/克拉维酸)或氨曲南或亚胺培南

或第4代头孢菌素如头孢吡肟等或庆大霉素。对产超广谱β内酰胺酶的耐药菌株,应停用三代头孢菌素,首选亚胺培南或美罗培南。此病预后欠佳,死亡率可高达50%。

2. 铜绿假单胞菌肺炎 铜绿假单胞菌肺炎(pseudomonas aeruginosa pneumonia)是一种坏死性支气管肺炎,多发生于患严重心肺疾病的患儿(如囊性纤维化、支气管扩张症)、早产儿、中性粒细胞缺乏或原发或继发性免疫缺陷病的患儿,以及长期用抗菌药物治疗的患儿。首都医科大学附属北京儿童医院病房所见铜绿假单胞菌肺炎多继发于极重型腺病毒肺炎、气管切开的乙

型脑炎、化疗后的白血病及烧伤患儿,也是呼吸机相关肺炎的主要病原。近年来对氨基甙类抗生素耐药、多重耐药的铜绿假单胞菌日益增多,造成治疗上的困难。

临床特点如下:①出现寒战中等度发热,中毒症状、咳嗽、呼吸困难和发绀;②排出大量脓性绿色痰液,可有咯血。③脉搏与体温比较相对缓慢;④肺部体征无明显的实变体征,有弥漫细湿音及喘鸣音。⑤外周血白细胞可增高,但 1/3 患者白细胞可减少,并可见贫血及黄疸,首都医科大学附属北京儿童医院的铜绿假单胞菌肺炎的外周血的白细胞最高为 $71.9 \times 10^9/L$,最低为 $1.0 \times 10^9/L$。CRP 显著增高。⑥胸部 X 线检查可见结节状浸润阴影及许多细小脓肿,后可融合成大脓肿;一侧或双侧出现少量血性胸腔积液或脓胸。⑦痰或胸腔积液内可见大量革兰氏阴性杆菌,培养阳性。

病情发展迅速,病死率高,院内获得性感染死亡率较高,铜绿假单胞菌引起的呼吸机相关肺炎的病死率高达 50%~70%。因细菌多耐药,疗效差,抗菌药物首选(替卡西林/克拉维酸)或(哌拉西林/他唑巴坦)或亚胺培南,备选有美洛西林或头孢他定或(头孢哌酮/舒巴坦)或头孢吡肟,单用或联用氨基糖苷类抗生素(阿米卡星或庆大霉素),一般疗程 10~14 天。

3. 克雷伯菌肺炎(Klebsiella pneumonia) 又称肺炎杆菌肺炎(Friedlnder's bacillus pneumonia),其病原菌肺炎克雷伯菌,为儿童院内获得性肺炎的最常见病原,易产生超广谱 β 内酰胺酶的耐药菌株(ESBL)。可继发于慢性支气管扩张症、流行性感冒或结核患儿,亦可继发于近期使用抗菌药物之后。原发感染仅偶见于婴幼儿,可在婴儿室或病房内因奶瓶、吸氧设备及湿化器等污染而发生交叉感染,甚至造成小流行。此时呕吐、腹泻可为首现症状。此病临床表现与环境有关,新生儿、年长儿的肺炎克雷伯肺炎与相应年龄的其他细菌病原肺炎相似。但可致广泛肺泡损坏、肺实质坏死、肺脓肿及空洞形成,有大量黏液蛋白渗出物,实变常沿大叶或小叶分布。

临床特点如下:①发病常骤起,出现胸痛、呼吸困难;②年长儿有大量黏稠血性痰,呈砖红色。但婴幼少见;③由于气道被黏液梗阻,肺部体征较少或完全缺乏;④病情极为严重,发展迅速,患儿常呈休克状态;⑤胸部 X 线检查示肺段或大叶性致密实变阴影,其边缘往往膨胀凸出。可迅速发展到邻近肺段,以上叶后段及下叶尖段较多见;⑥常见的并发症为肺脓肿,可呈多房性蜂窝状,日后形成纤维性变;其次为脓胸及胸膜肥厚。肺炎克雷伯肺炎可伴发于肺炎链球菌肺炎,如遇肺脓肿抗肺炎链球菌治疗无效时,应该考虑同时存在克雷伯菌感染。

抗菌药物治疗同大肠埃希菌肺炎。首选头孢曲松或头孢噻肟,单用或联用阿米卡星,备选有(替卡西林/克拉维酸)或氨曲南或庆大霉素。对产超广谱 β 内酰胺酶的耐药菌株,应停用三代头孢菌素,首选亚胺培南或美罗培南。疗程 3~4 周。近年已有产碳青烯酶的菌株出现,而且对亚胺培南、美罗培南耐药率有明显升高。

此病预后严重,常出现肺脓肿、呼吸衰竭或中毒性休克,存活者日后可残留肺部损害。

四、病毒性肺炎

病毒性肺炎(viral pneumonia)的病原地区分布不一致。RSV 是引起儿童肺炎的首位病毒病原,其次鼻病毒,人偏肺病毒、腺病毒、副流感病毒(Ⅰ型、Ⅱ型、Ⅲ型)和流感病毒(A 型、B 型)。一些新发病毒,如新型冠状病毒,也成为儿童肺炎的重要病原。有少数地区仍以腺病毒为第一位。

(一)腺病毒肺炎

人腺病毒(human adenovirus,HAdV)感染是我国儿童较为常见的疾病之一,可引起咽-结合膜热、肺炎、脑炎、膀胱炎、肠炎等,其中腺病毒肺炎是婴幼儿肺炎中最严重类型之一。多见于 6 个月至 2 岁的婴幼儿。

【病因】 HAdV 是 DNA 病毒,主要在细胞核内繁殖,耐温、耐酸、耐脂溶剂的能力较强,除了咽、结合膜及淋巴组织外,还在肠道繁殖,可从咽拭子、粪便或死后肺组织分离出病毒。已知 HAdV 有 90 个基因型别,分为 A~G 共 7 个亚属,与呼吸道感染相关的 HAdV 主要有 B 亚属(HAdV-3、7、11、14、16、21、50、55 型),C 亚属(HAdV-1、2、5、6、57 型)和 E 亚属(HAdV-4 型)。中国北方主要由 HAdV-3 型和 HAdV-7 型引起,而南方则以 HAdV-3 型和 HAdV-2 型为主[11]。

【流行病学】 HAdV 一般通过呼吸道传播,还可通过接触传播和粪-口传播。感染潜伏期一般为 2~21 天,平均为 3~8 天。在集体儿童机构中往往同时发生腺病毒上呼吸道感染及肺炎。人群血清学研究表明,生后最初数月常存留从母体传递的腺病毒特异抗体,此后抗体滴度逐渐下降,这与腺病毒肺炎 80% 发生在 7~24 个月婴幼儿的临床观察完全符合。有报道,HAdV 引起 10%~15% 的新生儿病毒性肺炎。腺病毒肺炎在我国北方多见于冬春两季,夏、秋季仅偶见,在广州的流行高峰则多见于秋季。华北、东北及西北于 1958 年冬及 1963

25章

年冬有较大规模的腺病毒肺炎流行,病情极其严重。1970年以后腺病毒肺炎明显减少,但是近10年一些地区又有流行。

【病理变化】 局灶性或融合性坏死性肺浸润和支气管炎为本病主要病变。肺炎实变可占据一叶的全部,以左肺下叶最多见。肺切面上从实变区可挤压出黄白色坏死物构成的管型样物,实变以外的肺组织多有明显的气肿。镜检所见病变,以支气管炎及支气管周围炎为中心,炎症常进展成坏死,渗出物充满整个管腔,支气管周围的肺泡腔内也常有渗出物,大多为淋巴细胞、单核细胞、浆液、纤维素,有时伴有出血,而中性粒细胞则很少,肺泡壁也常见坏死。炎症区域的边缘可见支气管或肺泡上皮增生,在增生肿大的上皮细胞核内常可见核内包涵体,其大小近似正常红细胞,境界清晰,染色偏嗜酸性或嗜两色性,其周围有一透明圈;核膜清楚,在核膜内面有少量的染色质堆积;但胞质内无包涵体,也无多核巨细胞形成,因此,在形态学上可与麻疹病毒肺炎及肺巨细胞包涵体病区别。此外,全身各脏器,如中枢神经系统及心脏均有间质性炎症及小血管壁细胞增生反应。

【临床表现】 根据经病毒学证实的 HAdV-3 型、HAdV-7 型婴幼儿腺病毒肺炎的临床特点可概述如下。

1. 症状

(1)起病:一般急骤发热,往往自第1~2日起即发生39℃以上的高热,至第3~4日多呈稽留热或不规则的高热;3/5以上的病例最高体温超过40℃。

(2)呼吸系统症状和体征:大多数患儿自起病时即有咳嗽,往往表现为频咳或轻度阵咳,同时可见咽部充血,但鼻卡他症状不明显。呼吸困难及发绀多数开始于第3~6日,逐渐加重;重症者出现鼻扇、三凹征、喘憋(具有喘息和憋气的梗阻性呼吸困难)及口唇甲床青紫。叩诊多呈浊音;浊音部位伴有呼吸音减低,有时可听到管状呼吸音。初期听诊大多先有呼吸音粗或干啰音,湿啰音于发病第3~4日后出现,日渐加多,并经常有肺气肿征象。重症患儿可有胸膜反应或胸腔积液(多见于第2周),无继发感染者渗出液为草黄色,不混浊;有继发感染时则为混浊液,其白细胞数多超过 10×10⁹/L。

(3)神经系统症状:一般于发病3~4天以后出现嗜睡、萎靡等,有时烦躁与萎靡相交替。在严重病例的中晚期可出现半昏迷及惊厥。部分患儿头向后仰,颈部强直。除中毒性脑病外,尚有一部分腺病毒所致的脑炎,故有时需做腰椎穿刺鉴别。

(4)循环系统症状:面色苍白较为常见,重者面色发灰。心率增快,轻症一般不超过160次/min,重症多在160~180次/min,有时达200次/min以上。心电图

一般表现为窦性心动过速,重症病例有右心负荷增加、T波、ST段的改变及低电压,个别有Ⅰ°~Ⅱ°房室传导阻滞,偶尔出现肺型P波。约1/3重症病例可于发病第6~14日出现心力衰竭。肝脏逐渐肿大,可达肋下3~6cm,质较硬,少数也可有脾肿大。

(5)消化系统症状:半数以上有轻度腹泻、呕吐,严重者常有腹胀。腹泻可能与腺病毒在肠道内繁殖有关,但在一部分病例也可能由于病情重、高热而影响了消化功能。

(6)其他症状:可有卡他性结膜炎、红色丘疹、斑丘疹、猩红热样皮疹,扁桃体上石灰样小白点的出现率虽不高,也是本病早期比较特殊的体征。

2. X线检查 X线形态与病情、病期密切关系。肺纹理增厚、模糊为腺病毒肺炎的早期表现。肺部病变多在发病第3~5天开始出现,可有大小不等的片状病灶或融合性病灶,以两肺下野及右上肺多见。发病后6~11天,其病灶密度随病情发展而增高,病变也增多,分布较广,互相融合。与大叶性肺炎不同之处是本病的病变不局限于某个肺叶,病变吸收大多数在第8~14天以后。若此时病变继续增多、病情加重,应疑有混合感染。肺气肿颇为多见,早期及极期无明显差异,为双侧弥漫性肺气肿或病灶周围肺气肿(图25-10)。约1/6病例可有胸膜改变,多在极期出现胸膜反应,或有胸腔积液。

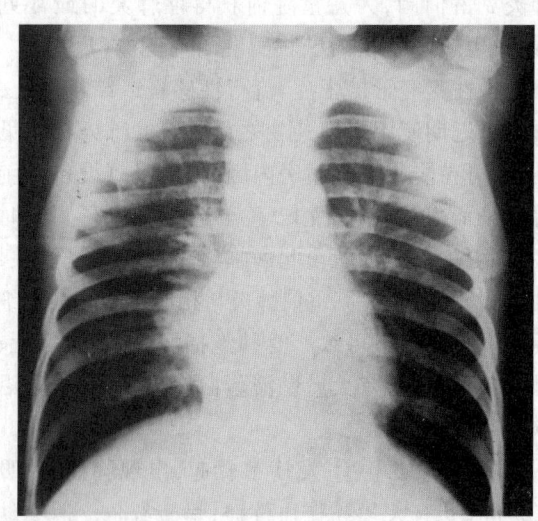

图 25-10 腺病毒肺炎,肺气肿

患儿,女,3岁。持续高热伴咳喘3天,咽拭子分离出 HAdV-7 型。X线显示右肺门增重,两肺内带纹理增厚粗多,右肺内带片状阴影,两下肺透亮度明显增高,两膈位于第10后肋水平,膈面弧度变平,为重度肺气肿表现。

3. 病程 本症根据呼吸系统和中毒症状分为轻症及重症。腺病毒肺炎热型不一致,多数稽留热,体温在

39~40℃以上；其次为不规则发热，弛张热较少见。轻症一般在7~11日体温骤降。其他症状也较快消失，唯肺部阴影需2~6周才能完全吸收。重症病例于第5~6日以后出现明显嗜睡，面色苍白发灰，肝脏显著肿大，喘憋明显，肺有大片实变，部分患儿有心力衰竭、惊厥、意识改变。恢复者于第10~15日退热，骤退与渐退者各占半数，有时骤退后尚有发热余波，经1~2日后再下降至正常。肺部病变的恢复期更长，需1~4个月之久，3~4个月后仍不吸收者多有肺不张，日后可能发展成支气管扩张。

学龄前期与学龄期儿童的腺病毒肺炎，一般均为轻症，常有持续高热，但呼吸道症状及神经系统症状不重。麻疹并发或继发腺病毒肺炎时，则所有症状均较严重，病情常易突然恶化。

11型腺病毒肺炎的临床表现与3、7型腺病毒肺炎的症状无明显差异，但重症及死亡者与3型相似，而较7型者明显为少。临床特点为多低度或中度发热，热程短，无肺部实变体征。胸片以小片阴影为主。萎靡、嗜睡等神经症状的发生较6月以上婴幼儿少且轻，临床上无法与呼吸道合胞病毒或副流感病毒肺炎区别，在病原学报告前诊断困难。

【实验室检查】 白细胞总数在早期（第1~5日）大部减少或正常，约62%病例在$10\times10^9/L$以下，36%在$(10\sim15)\times10^9/L$，分类无任何特殊改变。晚期白细胞数值与早期类似，唯有继发细菌感染时才升高。血涂片检查，中性粒细胞碱性磷酸酶及四唑氮蓝染色，一般较正常儿童或细菌性肺炎患儿为低，虽白细胞总数高达$15\times10^9/L$，但白细胞碱性磷酸酶指数仍明显降低。C反应蛋白可正常或升高。部分患儿血清冷凝集试验可为阳性。表现为有脑膜刺激征的患儿中，脑脊液检查一般正常。

【并发症】 婴幼儿更易合并感染。可合并RSV、鼻病毒、副流感病毒等感染。亦可并发金黄色葡萄球菌、大肠埃希菌、肺炎链球菌、肺炎杆菌、铜绿假单胞菌等感染，以致病势更为严重。在腺病毒肺炎后期，以下几点常提示有继发细菌感染存在：①于发病10天左右病情不见好转，或一度减轻又恶化；②痰变为黄色或淘米水色；③身体其他部位有化脓灶；④出现脓胸；⑤X线检查出现新的阴影；⑥白细胞计数增高以及中性粒细胞比例增高或核左移；⑦中性粒细胞的碱性磷酸酶或四唑氮蓝染色数值增高。

在重症腺病毒肺炎的极期（第6~15病日），少数病例可并发弥散性血管内凝血（DIC），尤其易发生在有继发细菌感染时。在DIC发生前均有微循环功能障碍，最初多仅限于呼吸道及胃肠道少量出血；以后可有肺、胃肠及皮肤广泛出血。近年来的研究显示，部分重症腺病毒肺炎患儿可合并噬血细胞综合征。多于高热7~10天后出现外周血两系或三系细胞减少，可伴有脾肿大、血清铁蛋白升高$\geq500\mu g/L$，骨髓、脾或淋巴结活检可见噬血细胞现象，自然杀伤细胞活性降低或缺乏，高甘油三酯血症（甘油三酯$\geq3.0nmol/L$）和/或低纤维蛋白原血症（纤维蛋白原$\leq1.5g/L$）及血浆可溶性CD25$\geq2400U/ml$等8项诊断标准中的任意5项。

吉林大学白求恩医学部发现重症病例或并发7型或3型腺病毒心肌炎者，以起病急、恢复快为特点。一般见于病程第2周早期，随着心肌缺氧、水肿的消除，其恢复较快。但由于合并心力衰竭，往往漏诊心肌炎；所以应重视突然出现苍白、多汗、呕吐、腹痛、心界扩大、心率变快或变慢，以及肝肿大等，常规做心电图及心肌酶检查以确定诊断。

【诊断】 应根据流行情况，结合临床表现进行诊断。典型婴幼儿腺病毒肺炎早期与一般细菌性肺炎不同之处为：①大多数病例起病时或起病不久即有持续性高热，经抗菌药物治疗无效；②自病程第3~6日出现嗜睡、萎靡等神经症状，嗜睡有时与烦躁交替出现，面色苍白发灰，肝肿大显著，以后易见心力衰竭、惊厥等并发症。上述症状提示感染不但累及呼吸道，其他系统也受影响；③肺部体征出现较迟，一般在病程第3~5日以后方出现湿啰音，病变面积逐渐增大，易有叩诊浊音及呼吸音减低，喘憋于发病第二日渐严重；④白细胞总数较低，绝大多数患儿不超过$12\times10^9/L$，中性粒细胞不超过70%，中性粒细胞的碱性磷酸酶及四唑氮蓝染色较化脓性细菌感染时数值明显低下，但如并发化脓性细菌感染则又上升；⑤X线检查肺部可有较大片状阴影，以左下为最多见。总之，在此病流行季节遇有婴幼儿发生较严重的肺炎，且X线和血常规也比较符合时，即可作出初步诊断。有条件的单位，可进行病毒的快速诊断。目前可进行免疫荧光技术（间接法较直接法更为适用）、酶联免疫吸附试验、鼻咽拭子腺病毒核酸检测，前两种方法均不能对腺病毒进行分型，是其不足之处。

【鉴别诊断】 特别应注意学龄前和学龄期儿童，腺病毒肺炎与肺炎支原体肺炎的临床表现几乎相同，都有高热，呼吸困难及嗜睡等症状均不太明显。但一般腺病毒肺炎有肺病阳性体征，而肺炎支原体肺炎体征不明显，或可助鉴别，但最终只能依靠实验室特异诊断。

5个月以下婴儿腺病毒肺炎临床表现较5个月以上婴幼儿腺病毒肺炎明显为轻，与呼吸道合胞病毒、副流感病毒所致肺炎无法鉴别，只有靠病原学诊断。

【预后】 在我国北方腺病毒肺炎的病情严重，

1958 年初次大流行时,住院患儿病死率高达 25%,经中西医结合治疗后,病死率降至 5%~10%。近 10 余年来又有明显流行,病情轻重差异较大,但病死率进一步降低。流行时死亡大多发生在病程第 10~15 日。影响预后的主要因素是:①年龄幼小缺乏特异抗体,死亡多发生于 6~18 月婴幼儿,2 岁以上者几乎没有死亡;②如并发或继发于麻疹、一般肺炎或其他疾病过程中,病死率较高,继发金黄色葡萄球菌或大肠埃希菌等感染时预后也较差;③与 HAdV-3 型、HAdV-11 型比较,HAdV-7 型所致肺炎,重症及死亡者较多。近年来的研究发现腺病毒肺炎后出现闭塞性细支气管炎的比例较高,首都医科大学附属北京儿童医院随访 206 例腺病毒肺炎患儿,闭塞性细支气管炎的发生率为 47.57%[12]。

【预防】 3、4、7 型腺病毒口服减毒活疫苗经国外小规模应用已证明有预防效果,但尚未大规模生产和应用。流行期间,特别在病房,应尽量隔离,以预防交叉感染。腺病毒交叉感染发生率达 60%~85%,接触时间短者 20 分钟即可致病,因此,腺病毒感染患儿不能与其他患儿同室,以避免交叉感染。在托幼机构要特别注意早期隔离及避免患感冒的保育员继续担任护理工作,以减少传播机会。

【治疗】

1. **一般治疗和对症治疗** 参阅支气管肺炎治疗部分。

2. **抗病毒治疗** 目前尚无任何明确针对腺病毒的特异抗病毒治疗药物。利巴韦林、阿昔洛韦、更昔洛韦对腺病毒疗效不确切。西多福韦通过抑制病毒的 DNA 聚合酶,使病毒 DNA 失去稳定性,抑制病毒的复制,在重症肺炎患者的早期治疗中取得效果,但其在儿童患者中的疗效和安全性尚未确定。

3. **支气管镜治疗** 对于重症病例,伴有气道内分泌物阻塞或黏液栓形成者,可以支气管镜灌洗治疗,同时取灌洗液行病原学检查,更利于针对性治疗。

4. **混合感染的治疗** 重症腺病毒肺炎合并细菌或真菌感染者,可以选用敏感抗菌药物及抗真菌药物治疗。抗菌药物使用原则参阅支气管肺炎治疗部分。

5. **合并症的治疗** 重症腺病毒肺炎可出现多系统损害,如呼吸衰竭、DIC、噬血细胞综合征等,应及时诊断和正确处理,以降低病死率、减少后遗症。

6. **中医疗法对腺病毒肺炎的治疗** 早期以宣肺清热解毒为主,中期加用涤痰豁痰,重症极期扶正救逆。具体归纳为八法及病后调理一项。①解表法:风热犯肺以桑菊饮套葱豉汤加减,若热甚则合银翘散加减;风寒袭肺,以杏苏散和葱豉汤加减;暑邪,以香薷饮加减。②表里双解法:表寒里热以麻杏石甘汤加味;若内饮不重,咽间有痰,作水鸡声,舌淡或微红,脉浮数,治以射干麻黄汤;表陷里寒,治宜桂枝厚朴杏仁汤;表陷里热用葛根芩连汤加味;表陷结胸用小陷胸汤套瓜蒌薤白汤加减。③通阳利湿法:湿邪以千金苇茎汤加味;若湿热闭肺,神昏,身有白则以薏苡竹叶散治之。④清热养阴法:气虚热闭乃以西洋参 3g 扶正,用牛黄散 5g 匀分五次服;若正虚入营,则以清营解毒之剂,佐以宣闭;余热未尽,以竹叶石膏汤加减;暑伤肺气,仿王氏清暑宜气法加减。⑤降气豁痰法:气逆而喘,宜苏子降气汤加减;肝气上逆,宜旋覆代赭石汤加味。⑥扶正开闭法:病久,肺气已虚,邪闭尚甚,宜用玉竹、远志、粳米、大枣、诃子,补益肺气以扶正;若肺闭甚,可佐焦麻黄少许,并选用杏仁、生石膏、桔梗、葱白之类,攻补兼施以开闭。⑦固阴降逆法:火逆而喘,宜麦门冬汤加减;气液两伤,宜生麦散加味;阴液枯竭,宜三甲复脉汤加味;久病伤阴,宜大小定风珠加减。⑧回阳救逆法:用参附汤或姜附汤加味频频饮之。此外病后调理:脾胃不调,以二陈汤加味;脾胃不调虚满者,治以厚朴生姜半夏甘草人参汤;病后虚烦,治以子豉汤;中虚气陷,用补中益气汤加减。

(二)流感病毒肺炎

流感病毒肺炎是一种严重的间质性肺炎,有时可侵犯中枢神经系统或循环系统,多发生于弱小婴幼儿,集中于 6 个月至 5 岁的年龄阶段,流行多见于冬春寒冷季节。乙型流感病毒肺炎一般较甲型所致者为轻。

【病因】 流感病毒属于正黏病毒科,是单股、负链、分节段的 RNA 病毒。根据病毒核蛋白和基质蛋白,分为甲、乙、丙、丁(或 A、B、C、D)四型。甲型流感病毒根据病毒表面的血凝素(hemagglutinin,HA)和神经氨酸酶(neuraminidase,NA)的蛋白结构和基因特性,可分为多种亚型。目前,发现的 HA 和 NA 分别有 18 个(H1-18)和 11 个(N1-11)亚型。乙型流感分为 Victoria 系和 Yamagata 系。丙型流感病毒感染仅导致上呼吸道感染的散发病例。丁型流感病毒尚未发现感染人。目前,引起流感季节性流行的病毒是甲型中的 H1N1、H3N2 亚型及乙型病毒的 Victoria 和 Yamagata 系。

【流行病学】 流感患者和隐性感染者是流感的主要传染源,主要通过其呼吸道分泌物的飞沫传播,也可以通过口腔、鼻腔、眼睛等黏膜直接或间接接触传播。儿童在流感的流行和传播中具有重要作用,经常将流感病毒传给家庭成员,或作为传染源带入学校和社区。流感常见潜伏期为 1~4 天(平均 2 天),从潜伏期末到发病的急性期都有传染性。我国甲型流感在北纬 33° 以北的北方省份呈冬季流行模式,北纬 27° 以南的最南方省份呈春季单一年度高峰,中纬度地区呈每年冬季和夏季的双周期高峰。乙型流感在我国大部分地区呈单一冬季高发[13]。

【病理变化】 以间质性肺炎为主要病变,严重者有广泛出血性、坏死性支气管炎及肺炎。

【临床表现】 多突然起病,主要症状为发热,体温可达 39~40℃,可有畏寒、寒战,多伴头痛、全身肌肉酸痛、极度乏力、食欲减退等全身症状,常有咳嗽、咽痛、流涕或鼻塞,可有喘息,少部分出现恶心、呕吐、腹泻,儿童消化道症状多于成人。肺部听诊以湿啰音和喘鸣音为主。重症患儿病情发展迅速,出现呼吸困难伴低氧血症,可快速进展为急性呼吸窘迫综合征。流感病毒肺炎肺外并发症多见,可累及心血管系统、消化系统、中枢神经系统、血液系统,甚至出现多脏器功能衰竭和感染性休克。合并细菌感染增加流感肺炎病死率,常见细菌为肺炎链球菌、流感嗜血杆菌、金黄色葡萄球菌[14]。

【辅助检查】

1. 血常规 白细胞总数正常或减少、淋巴细胞计数及比率增高。C 反应蛋白可正常或轻度增高。合并细菌感染时,白细胞和中性粒细胞总数增多。

2. 病原学检查 主要包括病毒抗原检测、核酸检测、血清抗体检测和病毒分离。

3. 胸部影像学 X 线检查可见单发或多发小斑片影,也可融合成大片影,肺纹理增多伴过度充气,可出现不同程度的点、网状或条状影,提示间质受累。胸部 CT 与 X 线表现基本相同,显示肺过度充气,肺内多发沿支气管树分布的小片状实变影,部分病变可融合;也可表现为大片实变,可见磨玻璃影及点网状间质改变(图 25-11)。

【诊断】 在流感流行季节,婴幼儿持续高热不退并有肺炎症状,抗菌药物无效,即应考虑流感病毒肺炎的可能。结合以下 1 项或 1 项以上实验室检查阳性者,可确诊流感病毒肺炎:①流感病毒核酸检测阳性;②流感病毒快速抗原检测阳性;③流感病毒分离培养阳性;④恢复期较急性期血清流感病毒特异性 IgG 抗体水平呈 4 倍或以上升高。

【预后】 社区获得性流感病毒肺炎虽较重,热程可长至 10 天左右,但多预后良好,死亡较少。严重流感病毒肺炎远期后遗症可有肺不张、支气管扩张症、闭塞性细支气管炎及肺纤维化等。

【预防】 流感疫苗是预防流感及其严重并发症的最有效方法。高危儿童的家庭接触者及其家庭外看护

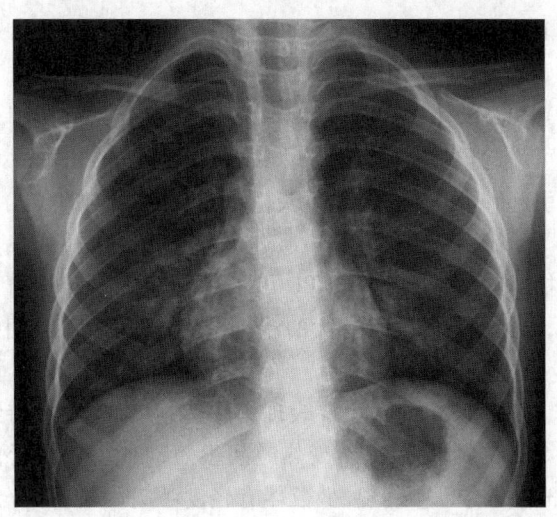

图 25-11 H1N1 肺炎

患儿,男,4 岁 1 个月,高热、咳嗽 2 天,咽拭子分离出甲 H1N1。胸部 X 线检查显示双肺下野内带絮状阴影,左肺门增重。

者;卫生保健从业人员等均建议每年接受流感病毒疫苗免疫接种。另外采取日常防护措施也可以有效减少流感的感染和传播,包括保持良好的呼吸道卫生习惯,咳嗽或打喷嚏时,用纸巾、毛巾等遮住口鼻;勤洗手,尽量避免触摸眼睛、口鼻;均衡饮食,适量运动,充足休息等。避免近距离接触流感样症状患者;流感流行季节,尽量避免去人群聚集场所;出现流感样症状后,患儿应居家隔离观察,不带病上课,接触家庭成员时戴口罩,减少疾病传播;流感样症状患者去医院就诊时,患者及陪护人员要戴口罩,避免交叉感染。

【治疗】 包括神经氨酸酶抑制剂奥司他韦(oseltamivir)、帕拉米韦(peramivir)和扎那米韦(zanamivir);细胞血凝素抑制剂阿比多尔(arbidol);M_2 离子通道抑制剂金刚烷胺(amantadine)和金刚乙胺(rimantadine)。其中,阿比多尔循证证据尚不充分,临床使用较少;金刚烷胺和金刚乙胺对流感病毒株耐药,已不建议使用。口服奥司他韦是治疗流感的首选抗病毒药物,应早期应用。

(三)副流感病毒肺炎

人副流感病毒(human parainfluenza,HIPV)广泛存在于自然界,全年均可发病,可引起儿童轻重不同的上、下呼吸道感染,如感冒,中耳炎,重症喉、气管、支气管炎(bronchitis)、毛细支气管炎和肺炎。副流感病毒肺炎(parainfluenza pneumonia)与呼吸道合胞病毒肺炎类似,是婴幼儿肺炎中较常见者。

【病因】 HIPV 是副黏病毒科,具有包膜的单股负

链 RNA 病毒。根据抗原性及血清型不同,可分为 4 个主要的血清型(HPIV-1、2、3、4)及 2 个血清亚型(4a 和 4b)。1、2、3 型可引起轻度鼻炎、咽炎及支气管炎;1、2 型可引起重症喉炎(哮吼),多见于 2~6 岁的儿童;3 型可引起肺炎及毛细支气管炎,多见于 1 岁以内的婴儿。

【流行病学】 HPIV 通过人与人密切接触或飞沫传播,有家庭聚集性。HPIV 感染在全世界全年均可发生,未见副流感病毒有大的流行,各型均易于在短期内发生再感染。

【临床表现】 主要表现为发热、咳嗽。发热持续 1~8 天,多数 3~5 天,高热时间很短,咳嗽不太剧烈。1/3 患儿有喘息表现,少数伴有轻度呼吸困难,部分患儿还可表现为呕吐、腹泻等胃肠道症状。肺部可闻及湿啰音及哮鸣音。胸部 X 线检查可见肺纹理增重,小片状或点状阴影。

【诊断与鉴别诊断】 儿童 HPIV 肺炎临床表现无特异性,确诊依赖于病毒学检查阳性。

本病常不能与呼吸道合胞病毒肺炎及 5 个月以下小婴儿的腺病毒肺炎鉴别,但其病情较轻。有时与抗菌药物治疗下的肺炎链球菌肺炎不易区别,白细胞增多及中性粒细胞碱性磷酸酶增高对诊断后者有一定的帮助。

【预后】 本病多数较轻,预后良好,痊愈后无永久性肺损害。

【预防】 已有副流感病毒 3 型活疫苗可作为预防应用。

【治疗】 目前尚无有效抗 HPIV 药物,主要是对症治疗。参阅呼吸道合胞病毒肺炎。

(四)呼吸道合胞病毒肺炎

呼吸道合胞病毒肺炎(respiratory syncytial virus pneumonia)是一种儿童常见的间质性肺炎,多发生于婴幼儿。由于母传抗体不能预防感染的发生,因而出生不久的小婴儿即可发病,新生儿病毒性肺炎中 RSV 占 10%~15%。国外偶有院内感染导致产科医院新生儿病房暴发流行的报道。

RSV 是造成儿童急性下呼吸道感染最常见的病因。RSV 感染的高危人群为:年龄<12 周,有慢性肺部疾病、先天性气道畸形、咽喉功能不协调、左向右分流型的先天性心脏病、唐氏综合征、免疫缺陷病和神经肌肉病(脑瘫或肌营养不良)等。引起严重 RSV 感染的危险因素包括早产、低出生体质量、男性、有兄弟姐妹、非母乳喂养、居住环境拥挤、室内烟雾污染、有哮喘或特应性疾病家族史等。

【病因】 呼吸道合胞病毒(respiratory syncytial virus,RSV)原属副黏病毒科肺炎病毒属,2015 年国际病毒分类委员会将 RSV 改划分至肺炎病毒科正肺病毒属,并在 2016 年将 HRSV 重新命名为人正肺病毒(human orthopneumovirus)。RSV 是引起儿童病毒性肺炎最常见的病原,可引起间质性肺炎及毛细支气管炎。

RSV 在电镜下所见与副流感病毒类似,病毒颗粒大小约为 150nm,较副流感病毒稍小,为 RNA 病毒,对乙醚敏感,无血细胞凝集性,在人上皮组织培养形成特有的合胞(syncytium),病毒在胞质内增殖,可见胞质内包涵体。呼吸道合胞病毒只有一个血清型,有 A、B 两个亚型。依据 RSV G 蛋白第二高变区的基因特征,将 RSV A 亚型分为 15 个基因型,RSV B 亚型分为 30 个基因型。

【流行病学】 呼吸道合胞病毒感染极广。血清流行病学调查显示人群 RSV IgG 抗体阳性率在 1~6 月龄为 71%,随年龄逐渐上升,在 20 岁以上达到 100%。我国北方地区 RSV A、B 亚型呈交替流行。近年来,插入重复序列的病毒 RSV A-ON1 和 RSV B-BA9 成为全球广泛流行的基因型。

本病多见于 3 岁以下,1~6 个月可见较重病例,男多于女。我国北方多见于冬春季,南方多见于夏秋季节。由于抗体不能完全防止感染,RSV 的再感染极为常见,10 年再感染发生率高达 65%。RSV 的传染性很强,可发生家庭聚集性发病,院内呼吸道合胞病毒感染率高达 30%~50%。

【病理及发病机制】 RSV 肺炎的典型病理改变是单核细胞的间质浸润。主要表现为肺泡间隔增宽和以单核细胞为主的间质渗出,其中包括淋巴细胞、浆细胞和巨噬细胞。此外肺泡腔充满水肿液,并可见肺透明膜形成。在一些病例,亦可见细支气管壁的淋巴细胞浸润。在肺实质出现伴有坏死区的水肿,导致肺泡填塞、实变和萎陷。少数病例在肺泡腔内可见多核融合细胞,形态与麻疹巨细胞相仿,但找不到核内包涵体。Gardner(1970)解剖 RSV 肺炎死亡患儿 1 例,用荧光抗体检查法检出大量 RSV,未见人球蛋白沉着,认为肺炎病变可能主要是病毒对肺的直接侵害,并非变态反应所致。

【临床表现】 本病的潜伏期为 2~8 天(多为 4~6 天)。多见于婴幼儿,其中半数以上为 1 岁以内婴儿,男多于女。潜伏期约 4~5 天。初期可见咳嗽、鼻堵塞。约 2/3 的病例有高热,最高可至 41℃,但发热一般不是持续性的,较易由解热镇痛药退热,高热时间多数为 1~4 天,少数为 5~8 天。约 1/3 患儿中度发热,多持续 1~4 天。多数病例的热程为 4~10 天。主要症状为咳嗽、喘息、气促。轻症病例呼吸困难不显著;重症有较明显的呼吸困难、喘憋、口唇青紫、鼻扇及三凹征。胸部听诊多有细小或中粗罗音,约2/3患儿有喘鸣音,叩诊一般无浊音,少数有过清音。少数重症病例也可并发心力衰竭。早产儿、有基础疾患儿多有并发症。重症RSV肺炎主要见于6月龄以下婴儿,多数患儿有基础疾病。

胸部X线检查(图25-12):可表现为双肺纹理增多,多数有小点片状阴影,大片状者极为罕见。约1/3(部分)患儿有不同程度的肺气肿。少数患儿可有肺不张。

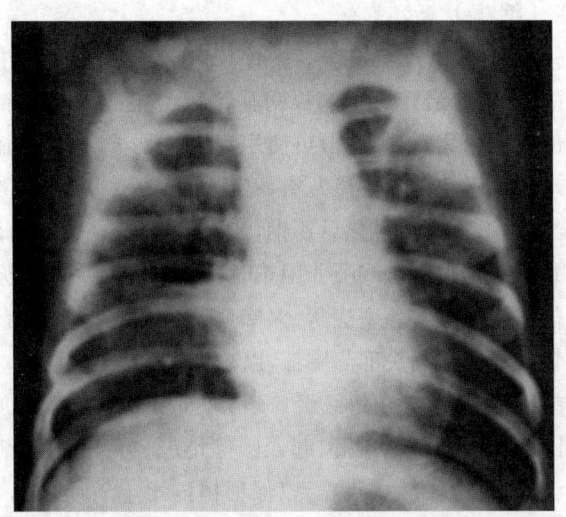

图25-12 呼吸道合胞病毒肺炎

患儿,女,4个月。发热3天伴喘憋,诊为毛细支气管炎。胸正位片:两肺中内带广泛网条状影自肺门向外扩散,边缘模糊示间质炎症;右下肺见三角形的中叶不张,两下肺气肿。

血常规:白细胞总数一般在$(5 \sim 15) \times 10^9/L$之间,多数在$10 \times 10^9/L$以下,中性粒细胞多在70%以下。

【诊断与鉴别诊断】 RSV肺炎症状与副流感病毒肺炎、轻症流感病毒肺炎及轻症腺病毒肺炎临床上几乎无法区别。重症流感病毒肺炎及重症腺病毒肺炎则持续高热,中毒症状及呼吸症状重,临床表现远较RSV肺炎严重。本病的实验室诊断方法主要包括病毒分离、抗原和核酸检测。

【预后】 本病一般较轻,6~10天临床恢复,X线阴影多在2~3周消失。如隔离措施不力,易有继发感染,可再度发热。单纯RSV肺炎极少死亡。

【治疗】

1. 一般治疗 要特别重视一般治疗,包括氧疗、补液、保持气道通畅等。注意隔离,努力防止继发细菌或其他病毒感染。如无继发细菌感染,只用中医治疗即可。一般治疗参阅支气管肺炎节,其他可参阅腺病毒肺

炎节。雾化、拍背吸痰是简单易行的呼吸治疗手段。不仅有助于气道湿化和炎性分泌物的清除,而且由于梗阻解除和通气改善,使重症病例的呼吸性酸中毒乃至Ⅱ型呼吸衰竭较迅速被纠正。避免误用、滥用碱性药物。

2. 抗病毒治疗 在一般治疗的基础上,可试用重组人α干扰素进行抗病毒治疗。干扰素α1b每次2~4μg/kg,2次/d,疗程5~7天;干扰素α2b每次10万~20万IU/kg,2次/d,疗程5~7天[15]。不推荐常规使用利巴韦林治疗RSV感染。

【预防】 洗手和接触防护是预防传播的重要措施。提倡母乳喂养至少6个月;避免暴露于烟草和其他烟雾。帕利珠单抗是针对RSV的特异性抗体,特异性抑制RSV的F蛋白A抗原位点上的抗原决定簇,通过抑制病毒的复制并直接中和病毒而发挥作用。在当地RSV流行前1个月开始,每月肌内注射1次,每次15mg/kg,最多连用5个月。但不推荐胎龄<29周的早产儿使用帕利珠单抗,除非患有先天性心脏病及慢性肺疾病。目前没有可用的疫苗。

(五)毛细支气管炎

急性毛细支气管炎(acute bronchiolitis)是一种婴幼儿较常见的下呼吸道感染,仅见于2岁以下婴幼儿,多数是1~6个月的小婴儿,发病与该年龄支气管的解剖学特点有关。因微小的管腔易由黏性分泌物、管壁水肿而发生梗阻,并可引致肺气肿或肺不张。其临床症状如肺炎,且喘憋更著。临床上较难发现未累及肺泡与肺泡间壁的纯粹毛细支气管炎,故国内认为是一种特殊类型的肺炎,有人称之为喘憋性肺炎。

【病因】 毛细支气管炎可由不同的病原所致。呼吸道合胞病毒(RSV)是最常见的病原,其他病毒包括副流感病毒(3型较常见)、腺病毒、流感病毒、肠道病毒与鼻病毒均可引致毛细支气管炎,少数系由肺炎支原体引起。

【流行病学】 我国北方多发生于冬季和初春,广东、广西则以春夏或夏秋为多。多数为散发,也可有小的流行。

本病多发生于2岁以下的婴幼儿,发病高峰年龄为2~6个月,80%以上病例在1岁以内。发病率男女相似,但男婴重症较多。

【病理变化及发病机制】 病变主要侵及直径75~300μm的毛细支气管,上皮细胞坏死、黏液分泌增加,致细支气管狭窄和阻塞。细支气管周围大量炎症细胞浸润,炎症可波及肺泡、肺泡壁及肺间质。肺不张、肺气肿较为明显。

25章

【临床表现】 常在上呼吸道感染以后 2~3 天出现持续性干咳和发作性呼吸困难。咳与喘憋同时发生为本病特点。症状轻重不等,重者呼吸困难发展甚快,咳嗽略似百日咳,初起时呼吸症状远较中毒症状严重,出现发作性喘憋。体温高低不一,低热(甚至无热)、中等度发热及高热约各占 1/3。体温与一般病情并无平行关系。一般虽有呕吐,但不严重,也多无严重腹泻。由于肺气肿及胸腔膨胀压迫腹部,常易影响吮奶及饮食。

喘憋发作时呼吸快而浅,常伴有呼气性喘鸣,呼吸频率约 60~80 次/min,甚至 100 次/min 以上,脉快而细,常达 160~200 次/min。有明显鼻扇及三凹征,重症患儿有面色苍白及发绀。胸部体征常有不同。叩诊可呈鼓音。当毛细支气管接近于完全梗阻时,呼吸音明显减低,或听不到。在喘憋发作时往往听不到湿啰音,当喘憋稍缓解时,可有弥漫性细湿啰音或中湿啰音,喘鸣音往往很明显,偶有笛音等。发作时可有肋间增宽、肋骨横位,横膈及肝、脾因肺气肿推向下方。由于过度换气引起的不显性失水量增加和液体摄入量不足,部分患儿可发生比较严重的脱水,在小婴儿还可能有代谢性酸中毒。重度喘憋者可有二氧化碳潴留,出现呼吸性酸中毒,动脉血氧分压降低、呼吸衰竭。经过正确治疗后,发展成心力衰竭者已较少见。

胸部 X 线检查可见全肺有不同程度的梗阻性肺气肿,可显现支气管周围炎征象,或有肺纹理粗厚。不少病例肺泡亦明显受累,有小的点片状阴影,但无大片实变,与腺病毒肺炎不同。

【实验室检查】 血常规白细胞总数及分类多在正常范围。病情较重的婴儿血气分析可有代谢性酸中毒,约 1/10 的病例可有呼吸性酸中毒。病原学诊断包括病毒抗原和核酸检测、病毒分离等。

【诊断与鉴别诊断】 患儿年龄偏小,在发病初期即出现明显的发作性喘憋,体检及 X 线检查出现明显肺气肿,故与其他急性肺炎较易区别。本病有时须与以下几种疾病鉴别。

1. 支气管哮喘 婴儿的第一次感染性喘息发作多数是毛细支气管炎,如有反复多次喘息发作,亲属有哮喘及变应性疾病史,则有婴幼儿哮喘的可能。

2. 粟粒性肺结核 有时呈发作性喘憋,但一般听不到啰音。尚有其他结核病症状、结核菌素试验阳性及 X 线所见,均有助于结核的诊断。

3. 其他疾病 百日咳、充血性心力衰竭、心内膜弹力纤维增生症、硬脂酸锌(在扑粉内)吸入及异物,都可发生喘憋,有时也需鉴别。

【预后】 病程一般为 5~15 天,平均为 10 天,治疗恰当时可缩短。在咳喘发生后 2~3 天以内病情常较为严重,经过正确治疗后大多迅速恢复,并在数日内见愈。近期预后多数良好,在住院的毛细支气管炎患儿中,病死率约为 1%,原有心肺疾病和其他先天畸形的婴儿以及新生儿、未成熟儿的死亡危险性高。死亡多由于喘憋时间过长,呼吸暂停、呼吸衰竭,非代偿性呼吸性酸中毒以及严重脱水酸中毒等原因所致。患儿易于病后数年间反复发生喘息,长期随访观察,约 22.1%~53.2%患儿童哮喘。

【治疗】

1. 一般治疗与护理 参阅本节"二、支气管肺炎"。

2. 对症治疗 本病以对症治疗为主:①增加空气内的湿度极为重要,一般可使用室内加湿器。重症病例合理应用雾化治疗对患儿有一定帮助,一般雾化器可结合给氧进行雾化,雾化后要拍背吸痰。当存在上气道阻塞并引起呼吸困难或喂养困难时,可经口鼻腔吸痰或生理盐水滴鼻缓解鼻塞症状,保持呼吸道通畅。②对喘憋重者首先要抬高头部与胸部,以减少呼吸困难。③患儿若能正常进食,建议继续经口喂养,如出现呼吸急促、呼吸困难,进食后呛奶易引起误吸等情况,可经鼻胃管喂养,必要时给予静脉营养,以保证体内水电解质平衡和内环境稳定。④争取多次口服液体以补充快速呼吸时失去的水分,不足时可以静脉滴注补液,一般用 10%葡萄糖溶液,加入少量(约 1/5 容量)生理盐水;遇有代谢性酸中毒,可静脉输入 1/6 克分子浓度(1.4%)碳酸氢钠。如有血气测定条件,可按[0.3×体重(kg)×剩余碱(负值)=输入的碳酸氢钠毫当量数]的公式计算,先输入总量的 1/2,视情况再输其余的 1/2。⑤对呼吸性酸中毒宜用雾化吸痰等方法使呼吸道通畅。当血氧饱和度持续低于 90%~92%时,给予氧疗。对伴呼吸衰竭病例可进行 CPAP 呼吸支持,必要时气管插管机械通气。⑥并发心力衰竭时及时应用洋地黄类药物,对疑似心力衰竭病例,也可及早试用。⑦对疑似哮喘患儿,可试用小剂量支气管舒张剂,无效时不再重复。⑧不推荐常规应用全身糖皮质激素。

3. 抗病毒治疗 可用 α 干扰素治疗,参见 RSV 肺炎的抗病毒治疗。

4. 抗菌药物 本病一般无须使用抗菌药物。但如有继发细菌感染时,可酌情使用抗菌药物。

5. 中药治疗 对能服用汤药的患儿,中医治疗效果较好,一般可用射干麻黄汤、定喘汤或小青龙汤加减,遇有苔黄、舌红等热象明显者可用麻杏石甘汤加减。

（六）巨细胞病毒肺炎

巨细胞包涵体病毒感染在先天性或后天性病例中大多数症状不明显。出现症状者称为巨细胞包涵体病（cytomegalic inclusion disease），巨细胞病毒肺炎（cytomegalovirus pneumonia）是这类病的一个组成部分。

【病因】　病原为巨细胞病毒，是一种 DNA 病毒，属疱疹病毒类，健康儿童可携带此种病毒。先天性病例的传染途径主要是从受感染的母亲，经过胎盘传给胎儿。出生时即可出现黄疸、紫癜及肝脾肿大。后天传染主要经呼吸道、受感染的尿及输血。在新生儿及早产儿较多见，多于生后 4 个月内发病，患病者和携带病毒者均可从尿和唾液中排出病毒。近年来由于广泛应用激素及免疫抑制剂，较大年龄的儿童，特别在恶性肿瘤、器官移植患儿应用免疫抑制剂治疗之后及 AIDS 患儿，巨细胞病毒肺炎有增多趋势。在接受骨髓移植的患儿中，CMV 感染的发病率很高，移植后 CMV 的感染率为 60%～70%，且有 10%～50% 发展成为间质性肺炎。在免疫受抑制或免疫缺陷病患儿发生的间质性肺炎，50% 是由 CMV 引起的。

【病理变化】　肺部病变广泛，与其他间质性肺炎相似。终末气道肺泡壁及肺泡腔可见许多巨细胞，其中含核内包涵体和胞质内包涵体，这些包涵体亦可见于唾液腺、肾、胃肠道、肝、脑等器官。间质和肺泡内均有单核细胞浸润及富含蛋白质的液体。

【临床表现】　无论是先天性或后天性巨细胞包涵体病，肺炎常被其他全身严重症状所掩盖。新生儿巨细胞肺炎可表现为持续性呼吸窘迫，但同时常有肝脾肿大、黄疸、紫癜和中枢神经系统损害。生后数月发病者，肺炎亦可合并肝、脾增大，有时还可并发肺孢子虫肺炎。根据一组国内 CMV 肺炎的临床观察[16]，其多见于 6 月龄以内婴儿，平均年龄 6.2 月，主要症状为咳嗽、气促、喘息，高热症状的患儿仅占 15.1%。合并肝炎的患儿比例较少，占 7.5%。肺部症状多与其他非细菌性肺炎相似，有咳嗽、呼吸困难、发绀及三凹征等。听诊多无异常，与肺部 X 线改变不相平行。胸 X 线片可见广泛的索条状纹理增粗和小叶性炎症浸润灶，呈网点状阴影，实变少见（占 7.5%）。巨细胞病毒引起的单核细胞增多症难以与 EBV 引起的传染性单核细胞增多症鉴别。

【诊断】　本病缺乏独特的临床表现，常需病毒学和血清学的诊断方法。

1. 病毒学证据

（1）直接证据：在血样本（全血、单个核细胞、血清或血浆）、尿及肺泡灌洗液和病变组织中获得如下病毒学证据：①病毒分离是诊断活动性 CMV 感染的"金标准"；②电子显微镜下找病毒颗粒和光学显微镜下找巨细胞包涵体（阳性率低）；③免疫标记技术检测病毒抗原阳性，如 IEA、EA 和 pp65 抗原等；④逆转录 PCR 法检测病毒特异性基因转录产物，阳性表明活动性感染；⑤实时荧光定量 PCR 法检测病毒特异性 DNA 载量。CMV DNA 载量与活动性感染呈正相关，高载量或动态监测中出现载量明显升高提示活动性感染。血清或血浆样本 CMV DNA 阳性是活动性感染的证据；全血或单个核细胞阳性时存在潜伏感染的可能，高载量支持活动性感染。在新生儿期检出病毒 DNA 是原发感染的证据。

（2）间接证据：原发感染证据：①动态观察到 CMV-IgG 抗体的阳转；②CMV-IgM 阳性而 CMV-IgG 阴性或低亲和力 IgG 阳性。近期活动性感染的证据：①双份血清 CMV-IgG 滴度 4 倍以上增高；②CMV-IgM 和 IgG 阳性。

新生儿 HCMV-IgM 阳性是原发感染的证据。6 月龄内婴儿需考虑来自母体的 IgG 抗体；严重免疫缺陷者或幼婴可出现特异性 IgM 抗体假阴性。

2. 诊断　具备活动性感染的病毒学证据，临床上又具有 CMV 肺炎的表现，如发热、咳嗽、气促或呼吸困难等，排除现症疾病的其他常见病因后可做出临床诊断。从活检病变组织或特殊体液，如支气管肺泡灌洗液内分离到 CMV 病毒或检出病毒复制标志物（病毒抗原和基因转录产物），可以确定诊断。

【治疗】　阿昔洛韦（acyclovir，ACV）为核苷类似物，在体内经病毒胸苷激酶和细胞激酶转变为三磷酸型而活化，竞争性抑制病毒 DNA 多聚酶。阿昔洛韦、阿糖胞苷和干扰素防治 CMV 感染，有一定的降低病毒效价和抑制病毒繁殖的作用，但并不理想。

更昔洛韦（ganciclovir，GCV）是阿昔洛韦的衍生物，是脱氧核糖核苷的开环类似物，体外实验中证实其抗 CMV 作用是阿昔洛韦的 10 倍，对 CMV 间质性肺炎有效。GCV 为儿童严重 CMV 感染的一线用药。儿科静脉用药参照成人的治疗方案：①诱导治疗：通常采用 5mg/kg，每 12 小时 1 次（以恒定速度静脉滴注 1 小时以上），持续 2～3 周；②维持治疗：剂量 5mg/kg，每日 1 次，连续 5～7 日，总疗程约 3～4 周。若诱导期疾病缓解或病毒血症、病毒尿症清除可提前进入维持治疗；若维持治疗期间疾病进展，可考虑再次诱导治疗。有肾损害的患儿应减量，主要的副作用有粒细胞和血小板减少。用药期间，应监测血常规，若血小板和粒细胞下降 ≤25×

25章

10^9/L 和 0.5×10^9/L 或减少至用药前水平的 50% 则应停药。

其他抗病毒药物治疗见病毒感染性疾病章巨细胞病毒感染节。

免疫治疗：CMV-免疫球蛋白是目前较常用的治疗CMV 间质性肺炎的免疫球蛋白，目前多主张联合用药治疗 CMV 间质性肺炎，将更昔洛韦与大剂量静脉注射免疫球蛋白联合治疗有良好的效果。

（七）新发现病毒性肺炎

1. 人偏肺病毒肺炎 人偏肺病毒（human metapneumovirus，HMPV）是 2001 年荷兰的研究人员报道了与人类特别是婴幼儿呼吸道感染有关的新病毒，之后陆续在美国、加拿大及欧洲等国检测出该病毒。2003 年开始我国的科研人员也有类似的报道。有研究表明，小于 1 岁肺炎住院儿童中 5%～10% 是由于人偏肺病毒感染所致。

【病因】 HMPV 为单分子负链 RNA 目，副黏病毒科，肺病毒亚科，偏肺病毒属。在电子显微镜下，其外观形态和生化特性与副黏病毒相似。基因组全长大约13kb，编码 9 种不同的蛋白质。HMPV 主要有 A 型和 B 型两个基因型，至少四个基因亚型 A1、A2、B1 和 B2，人群对两种基因型无交叉免疫力。

【流行病学】 HMPV 在全世界范围内广泛流行，儿童以及免疫功能缺陷者为易感人群。与 HMPV 感染相关的年住院率，小于 5 岁的儿童为 1‰，小于 6 个月的婴儿为 3‰[17]。HMPV 全年均有发病，流行有明显的季节性，寒带、温带以冬春季为主，而在亚热带以春夏为主，流行高峰常与 RSV 流行高峰重叠或稍后。HMPV可通过直接或密切接触传播，包括大粒径悬浮颗粒、液滴或通过污染物间接传播。

【病理变化】 HMPV 感染肺组织后，肺泡 Ⅱ 型上皮细胞增生，细胞核染色质浓染及肺泡弥漫性破坏；电镜下可见透明膜形成。

【临床表现】 HMPV 感染的临床特征缺乏特异性。儿童 HMPV 下呼吸道感染的临床表现与 RSV 下呼吸道感染相似。HMPV 感染也多见于婴幼儿，但其年龄比 RSV 患儿偏大，男性多于女性。潜伏期 3～5 天。发病初期表现为上呼吸道感染症状，咳嗽、流涕、鼻塞等，发热多在 38℃ 以上，也可表现为高热。人偏肺病毒肺炎临床表现差异较大，严重病例可以出现呼吸增快、喘息、三凹征和发绀等，肺部听诊可闻及细小或粗中罗音。少数病例可以发生呼吸衰竭和心力衰竭。

胸 X 线片：表现多样，可以为肺门周围浸润、支气管周围增厚、气体潴留、过度通气、浸润性病变、肺不张等，见图 25-13。

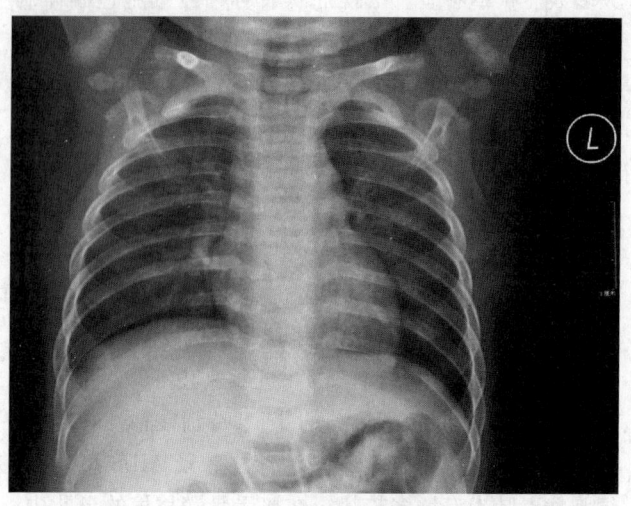

图 25-13 人偏肺病毒肺炎
患儿，男，5 个月，发热、咳嗽、喘息 4 天，诊断毛细支气管炎，咽拭子分离出偏肺病毒。X 线片显示双肺纹理增粗，双肺内带斑片状阴影，左下叶肺气肿。

【实验室检查】 外周血白细胞总数正常或升高，白细胞分类多正常或淋巴细胞减少。部分病例可有CRP 升高。偏肺病毒感染的病原学诊断主要有抗原、抗体检测、病毒分离和核酸检测。HMPV 的抗原检测是检测 HMPV 的有效方法。RT-PCR（逆转录聚合酶链反应），尤其是实时 RT-PCR 技术是目前检测 HMPV 感染的最敏感、最有效的方法，已广泛应用于临床，是检测HMPV 的主要手段。HMPV 抗体检测目前还无法用于临床诊断。病毒培养费时费力，敏感性低，不用于临床诊断。

【诊断与鉴别诊断】 人偏肺病毒肺炎临床表现无特异性，因此，病原学诊断较为重要。主要与其他呼吸道病毒引起的下呼吸道感染鉴别。

【治疗】 一般治疗与护理，参阅本节"二、支气管肺炎"。本症的治疗以对症治疗为主。

2. 人感染禽流感[18,19] 高致病性禽流感（highly pathogenic avian influenza，HPAI）是由正黏病毒科流感病毒属 A 型流感病毒引起的禽类烈性传染病。历史上称为鸡瘟的禽流感最早由意大利（1878 年）报道，至今已经有一百多年的历史。禽流感病毒除感染禽外，还可感染人、猪、马、水貂和海洋哺乳动物。自 2003 年末起，在家禽与鸟类中广泛传播的高致病性禽流感 A/H5N1病毒感染几乎覆盖了全球大部分，导致人感染 A/H5N1病毒病例（简称人禽流感）不时出现，流感大流行的危

险性日益增加。既往研究发现全球人感染 H5N1 病例主要集中在非洲的埃及，东亚的中国，东南亚的印度尼西亚、柬埔寨和越南 5 个国家。本文重点介绍 H5N1。

【病因及传播途径】 禽流感病毒（avian influenza virus）属于甲型流感病毒。引发高致病性禽流感的病毒均属 H5 和 H7 亚型。到目前为止，已证实感染人类的禽流感病毒亚型为 H5N1、H9N2、H7N7、H7N2、H7N3、H7N9 等。不同亚型禽流感病毒致病力不同，其中感染 H5N1 的患儿较易出现严重并发症，病死率高。A/H5N1 感染人体的途径，主要是吸入具有传染性的飞沫，直接接触或通过污染物的间接接触，将病毒接种到患儿的上呼吸道或结膜的黏膜上。现有证据表明人禽流感传播途径可能包括 4 个方面：禽-人传播；环境-人传播；母-婴间垂直传播；少数和非持续性人际间的有限传播。与感染的活禽或被其粪便严重污染的物体和水面有密切接触的人，感染的危险性最大。90% 以上病例发病前有明确的禽类暴露史，一半以上的中国病例发病前去过活禽市场。近一半 A/H5N1 病毒感染出现在 15 岁以下儿童。

【临床表现】 A/H5N1 病毒暴露后发病潜伏期的时间尚待确定，目前多以病例的末次暴露时间与发病时间的间隔来估计，一般为 1 周以内，通常为 2~4 天。临床常见症状为发热，体温通常大于 38℃，咳嗽、咳痰、呼吸增快及呼吸困难等。相当比例的病例表现为流感样症状（肌痛、咽痛、流涕等）和消化系统症状（呕吐、腹痛、腹泻等）。体格检查可发现受累肺叶/段区域实变体征，包括叩诊呈浊音、语颤和语音传导增强、呼气末细湿啰音及支气管呼吸音等。重症患儿病情进展迅速，可出现 ARDS、多脏器功能衰竭。本病死亡率高，据 11 个国家自 2007—2010 年登记的 193 例小于 18 岁儿童 H5N1 病例分析，其总病死率 48.7%，小于 5 岁儿童死亡率低（27.5%），而在 12~17 岁组死亡率最高，达 80.4%。1997—2017 年间埃及、印度尼西亚、柬埔寨、中国和越南人感染 H5N1 禽流感病例调查显示总病死率为 52.8%，15~24 岁组病死率最高（67.3%），而柬埔寨病死率最高发生在 0~14 岁（76.9%）。

【病理变化】 有限的尸检病理检查发现主要病变为弥漫性肺泡损伤，透明膜形成。早期呈渗出性改变，肺泡上皮坏死脱落，肺泡腔内大量均匀粉染渗出液伴广泛透明膜形成。中晚期主要呈增生性和纤维化改变，肺泡上皮和支气管上皮增生，肺泡腔内渗出物和肺间质纤维化。一些淋巴器官包括脾脏、淋巴结、扁桃体内呈现淋巴细胞耗竭；宿主的细胞吞噬作用活化、细胞因子反应明显升高，病毒感染还导致组织增生。此外还可有心肌细胞水肿和变性以及急性肾小管坏死。

【实验室检查】 常见白细胞减低，尤以淋巴细胞减少为著，血小板不同程度的减少。白细胞和血小板减少与死亡率相关。肝、肾和心肌检查指标的轻到中度受损比较常见。常见的病原学检查包括：①病毒分离：病毒分离阳性并经亚型鉴定确认。②血清学检查：患儿恢复期血清红细胞凝集抑制（hemagglutination inhibition, HI）试验阳性（抗体效价≥40）；微量中和试验（micro-neutralization, MN）禽流感病毒（H5 亚型）抗体阳性（抗体效价≥40）；恢复期血清抗体滴度比急性期血清高 4 倍或以上。③病毒抗原及核酸检测：A/H5N1 病毒特异性核酸或特异性 H 亚型抗原阳性。

【影像学检查】 患儿胸部 X 线和 CT 检查可见片状高密度影，动态变化较快。疾病早期病变局限，多局限于一个肺段或肺叶，可呈肺实变或磨玻璃状改变。部分患儿短期内可进展为大片状或融合斑片状阴影，其间可见支气管充气征，累及多个肺叶或肺段。少数病例可有胸腔积液、气胸、肺不张。

【诊断】 包括流行病学史和病原学检测阳性。前者指：①发病前 7 天内接触过病、死禽或其排泄物、分泌物，或暴露与其排泄物、分泌物污染的环境；②发病前 14 天内曾经到过活禽交易、屠宰市场；③发病前 14 天内与人禽流感疑似、临床诊断或实验室确诊病例有过密切接触，包括与其共同生活、居住，或护理过该病等；④发病前 14 天内在出现异常病、死禽的地区居住、生活、工作过；⑤高危职业史。

人感染禽流感的诊断标准：

（1）疑似病例：具备流行病学史中任何 1 项，且无其他明确诊断的肺炎病例。

（2）临床诊断：①诊断为人禽流感疑似病例，但无法进一步取得临床标本或实验室证据，而与其有共同接触史的人被诊断为确诊病例，且无其他疾病确诊依据者；②符合流行病学史中的任何 1 项且伴有相关临床表现，患儿恢复期血清 HI 试验或 MN 试验中 A/H5N1 病毒抗体阳性（效价≥40）。

（3）确诊病例：有流行病学接触史和临床表现，呼吸道分泌物或相关组织标本中分离出特定病毒，或经 2 个不同实验室证实人禽流感病毒亚型特异性抗原或核酸阳性，或发病初期和恢复期双份血清人禽流感病毒亚型毒株抗体滴度 4 倍或 4 倍以上升高者。

【防治】

（1）临床病例在疑似或确诊后应及时报告，并转入有隔离、监护和救治条件的医疗机构接受综合治疗。防治院内交叉感染，尤其要尽可能避免临床医护人员

25章

感染。

（2）一般治疗与护理，参阅支气管肺炎节。

（3）抗病毒治疗：①奥司他韦是主要治疗药物，强调早期给药，在发病后 36～48 小时之内服药，疗效较好。剂量为 2mg/kg，2 次/d，疗程 5 日。②其他抗病毒药物：扎那米韦可用于 ≥7 岁患儿。帕拉米韦静脉滴注，单次 10mg/kg，滴注时间为 30 分钟以上，最大单次剂量为 600mg，1 次/d，连用不超过 5 日。因为耐药，不建议单独使用金刚烷胺和金刚乙胺进行治疗。不建议使用利巴韦林治疗。③不推荐常规使用激素，合并严重呼吸衰竭/难以纠正的休克可试用低剂量短疗程糖皮质激素。④静脉注射用人血丙种球蛋白对 A/H5N1 病毒感染尚缺乏临床治疗有效的循证医学证据。

3. 严重急性呼吸综合征[20]　严重急性呼吸综合征（severe acute respiratory syndrome，SARS）是 2002—2003 年暴发的严重传染性疾病。WHO 的数据显示，截至 2003 年 7 月 31 日，SARS 在全球 27 个国家和地区共导致 8 096 例感染病例，中国占总患者数的 91.8%。儿童 SARS 患病率相对于成人低，据估计，儿童患者仅占患病总数的 5%，未见儿童死亡病例报道。

【病因】　冠状病毒（coronavirus，CoV）是引起人类和动物感染的重要病原体。人冠状病毒（human coronavirus，HCoV）属于冠状病毒科，冠状病毒属，正链单股 RNA 病毒，其外部具有包膜和螺旋对称的核衣壳。基因组大小约为 26～32kb，是 RNA 病毒中最大的。HCoV 可分为 4 个属：α-冠状病毒、β-冠状病毒、γ-冠状病毒和 δ-冠状病毒。在目前已发现的和人类疾病有关的 7 个冠状病毒亚型中，4 个亚型是成人及儿童常见的社区获得性上呼吸道感染的病因。严重急性呼吸综合征冠状病毒（severe acute respiratory syndrome coronavirus，SARS-CoV）、中东呼吸综合征冠状病毒（Middle East respiratory syndrome coronavirus，MERS-CoV），以及自 2019 年底暴发的严重急性呼吸综合征冠状病毒 2（severe acute respiratory syndrome coronavirus 2，SARS-CoV-2）与 3 次人类疫情有关。SARS-CoV 属于 β 冠状病毒属。

冠状病毒对热和紫外线敏感，经 56℃ 加热 30 分钟、75% 乙醇、含氯消毒剂、过氧乙酸和氯仿及乙醚等均可有效灭活病毒。

【流行病学特点】　SARS 患者是本病的传染源。SARS 的潜伏期最少为 4 日，最长可达 17 日。SARS 患者潜伏期可能不具有传染性。儿童 SARS 患者的传染性弱，与成人 SARS 具有非常高的传染性截然不同。儿童发病多为散发，未见学校、托幼机构内流行。主要通过飞沫、近距离直接传播。也可通过患者排泄物污染的水、食物和物品等传播。人群普遍易感。

【病理变化】　SARS 的病理改变主要有肺部病变、免疫器官损伤（脾脏、淋巴结内淋巴组织片状坏死）及全身小血管炎（多器官和组织内小静脉内皮细胞增生、肿胀、血管壁炎细胞浸润，部分小血管管壁纤维素样坏死及血栓形成）。SARS 死亡患者尸检，肺组织呈不同发展水平和严重程度的弥漫性肺泡损害，与急性呼吸窘迫综合征病理表现一致。

【临床表现】　与成人 SARS 相比，儿童 SARS 发病率低，临床症状轻。患儿起病急，以发热为首发症状，体温一般高于 38.5℃，偶有畏寒；常无上呼吸道卡他症状；有咳嗽，多为干咳；可有胸闷气促，肺部听诊可闻及干湿啰音。严重者可出现呼吸窘迫。年长儿可诉头痛、关节和肌肉酸痛、乏力等，可有腹泻。

【实验室检查】

（1）血液学检查：白细胞正常或降低，C 反应蛋白正常。血气分析基本正常，少数患儿有低氧血症。部分病例肝肾功能和心肌酶轻度异常。

（2）病原学检查：包括核酸检测、血清学检测、抗原检测、病毒分离和电镜检测等方法。冠状病毒在组织培养中难以复制。核酸为冠状病毒检测的主要方法。

【影像学检查】　轻型肺部仅有局限性斑片状影，一般 3～7 天可吸收；重型肺部有不同程度的片状、斑片状浸润性阴影或网状改变，进展迅速，呈大片状阴影，常为多叶或双侧改变，阴影吸收消散较慢。

【诊断与鉴别诊断】　有流行病学史、临床表现、胸部影像学改变，外周血白细胞计数正常或降低，或淋巴细胞计数减少，SARS 病毒核素检测阳性，可以明确诊断。如出现呼吸困难、低氧血症、胸部 X 线检查显示多肺叶受累或肺内病变进展迅速、休克、有多脏器功能障碍综合征等则为重症病例。

主要与其他病原引起的急性下呼吸道感染相鉴别，如流感肺炎、其他病毒性肺炎、肺炎支原体肺炎、衣原体肺炎及军团菌肺炎等。

【治疗】

（1）一般治疗和对症治疗：参阅本节"二、支气管肺炎"。

（2）呼吸支持：及时早期给氧和保持呼吸道通畅。在 SARS 治疗中无创通气非常有价值。无创通气通过正压可以减少肺内渗出水肿，减轻炎症反应，维持肺泡膨胀，改善患者病情。

（3）抗病毒治疗：无特效抗病毒治疗。

（4）免疫调节剂：重症患儿可考虑使用丙种球蛋白 400mg/（kg·d），静脉滴注 3～5 日；或血浆 10～20ml/

（kg·d），连用 3~4 日；可短期使用糖皮质激素，建议剂量不超过相当于甲泼尼龙 1~2mg/（kg·d）。

（5）中医治疗：疗效已得到临床证实，可酌情辨证施治。

4. 新型冠状病毒肺炎[21]　新型冠状病毒肺炎是一种由新型冠状病毒（SARS-CoV-2）引发的急性传染性疾病。国际病毒分类委员会（International Committee on Taxonomy of Viruses，ICTV）将此病毒命名为严重急性呼吸综合征冠状病毒 2（severe acute respiratory syndrome coronavirus 2，SARS-CoV-2），我国也称为 2019 新型冠状病毒（2019-nCoV）。同时 WHO 将其感染引起的疾病命名为 2019 冠状病毒病（corona virus disease-19，COVID-19）。

【病因】　由 SARS-CoV-2 感染所致，其属于 β 冠状病毒属，有包膜，病毒颗粒呈圆形或椭圆形，常为多形性，直径 60~140nm，基因组大小约为 29.9kb。SARS-CoV-2 的基因特征与 SARS-CoV 和 MERS-CoV 有明显区别。目前研究显示与蝙蝠 SARS 样冠状病毒（bat-SL-CoVZC45）同源性达 85% 以上。

【流行病学】　目前所见传染源主要是新型冠状病毒感染的患者和无症状感染者。无症状感染者是不容易被发现的重要传染源。本病主要通过呼吸道飞沫和密切接触传播，在相对密闭的环境中长时间暴露于高浓度气溶胶情况下，存在气溶胶传播的可能。因粪便和尿液中可分离出新型冠状病毒，要重视感染者尿液和粪便对环境污染造成的传播，同时要警惕冷链物流所导致的传播。有报道显示新型冠状病毒存在母婴垂直传播。儿童普遍易感，具有基础疾病（如先天性心肺气道疾病、慢性心肾疾病、营养不良、遗传代谢性疾病、免疫缺陷病、肿瘤等）者易发生重症。

【病理变化】　肺脏呈不同程度的实变，灶性出血、坏死。肺泡腔内见浆液、纤维蛋白性渗出物及透明膜形成。肺泡隔血管充血、水肿，可见血管内透明血栓形成。肺内支气管黏膜部分上皮脱落，腔内可见黏液及黏液栓形成。电镜下支气管黏膜上皮和 II 型肺泡上皮细胞胞质内可见冠状病毒颗粒。

【临床表现】　新型冠状病毒感染的潜伏期为 1~14 日，多为 3~7 日。以发热、干咳、乏力为主要临床表现，少数患儿伴有鼻塞、流涕、咽痛等上呼吸道症状。部分儿童和新生儿病例症状可不典型，表现为呕吐、腹泻等消化道症状或仅表现为精神差、呼吸急促。儿童嗅觉和味觉改变相对于成人少见。应注意儿童多系统炎症综合征，表现为发热（>39℃）、皮疹、结膜充血、淋巴结肿大、全身性炎症和休克。多数患儿临床表现相对较轻，可无发热或肺炎表现，多在 1~2 周内恢复。重症患儿可以表现为明显呼吸困难，严重者可快速进展为急性呼吸窘迫综合征（ARDS）、感染性休克、难以纠正的代谢性酸中毒和出、凝血功能障碍及多脏器功能衰竭。发展为重症和危重症者在病程中可为中低热，甚至无明显发热。

【实验室检查】

1. 血液学检查　发病早期外周血白细胞总数正常或降低，淋巴细胞计数减少，部分患儿出现 CRP、血沉、降钙素原、转氨酶、乳酸脱氢酶（LDH）、肌酶和肌红蛋白、肌钙蛋白、铁蛋白增高。重型和危重型患儿 D-二聚体升高，外周血淋巴细胞数进行性减少；白细胞介素（interleukin，IL）6、IL-4、IL-10、肿瘤坏死因子（TNF）-α 等炎症因子水平升高。

2. 病原学检查　在鼻咽拭子、痰液和其他下呼吸道分泌物、血液、粪便、肛拭子等标本检测到新型冠状病毒核酸。新型冠状病毒血清特异性抗体 IgM 和 IgG 检测双阳性有助于确诊，但发病早期双阴性不能除外感染。

【影像学检查】　胸部 X 线检查早期表现为两肺纹理增多、毛糙，继而出现小斑片影或间质性改变，以肺外带明显。胸腔积液、气胸少见。胸部 CT 多表现为单发或多发的局限磨玻璃影，可呈淡薄云雾状或细网格状，内可见增粗血管影，少数呈局限实变影。随病情进展病变范围扩大有融合趋势，进而呈大片实变影。

【诊断与鉴别诊断】　有流行病学史、临床表现、影像学改变，发病早期外周血白细胞总数正常或降低，或淋巴细胞计数减少，同时具备病原学或血清学证据之一者（新型冠状病毒核酸阳性；病毒基因测序与已知的新型冠状病毒高度同源；血清特异性抗体 IgM 和 IgG 双阳性；血清特异性抗体 IgG 由阴性转为阳性或恢复期较急性期 4 倍及以上升高）可以明确诊断。

临床分为无症状感染、急性上呼吸道感染、轻症肺炎、重症肺炎和危重症病例。出现呼吸急促[<2 月龄，呼吸频率（RR）≥60 次/min；2~12 月龄，RR≥50 次/min；1~5 岁，RR≥40 次/min；>5 岁，RR≥30 次/min]、呼吸困难、低氧血症、意识改变、喂养困难或脱水、胸部影像学进展迅速，则考虑为重症肺炎。出现呼吸衰竭，且需要机械通气；休克；合并其他器官衰竭，则为危重症病例。

主要与流感病毒、副流感病毒、腺病毒、呼吸道合胞病毒、鼻病毒、人偏肺病毒、SARS 冠状病毒等其他已知病毒性肺炎及肺炎支原体、衣原体、细菌性肺炎等鉴别。鉴别诊断的要点包括流行病史和多病原实验室检测。

25 章

在诊断时要考虑新型冠状病毒与其他病毒和/或细菌混合感染的情况。

【治疗】

1. **一般治疗和对症治疗** 参阅支气管肺炎节。

2. **抗病毒治疗** 新型冠状病毒感染尚无特效抗病毒药物。干扰素α可降低病毒载量，尽早使用有助于减轻症状，缩短病程。干扰素α喷雾剂：鼻腔每侧1~2喷、口咽部共8~10喷，8~10次/d，疗程5~7天；干扰素α雾化：20万~40万IU/kg或2~4μg/kg，生理盐水2ml，2次/d，疗程5~7天。合并流感病毒感染者加用奥司他韦等其他抗流感病毒药物。

3. **抗菌药物** 避免盲目或不恰当使用抗菌药物，尤其是联合使用广谱抗菌药物。

4. **重症、危重症病例的治疗** 在对症治疗的基础上，积极防治并发症，治疗基础疾病，预防继发感染，及时进行呼吸、循环等器官功能支持。可短期内（3~5天）使用糖皮质激素，建议剂量不超过相当于甲泼尼龙1~2mg/(kg·d)。人免疫球蛋白在重症、危重症病例时可考虑酌情使用。血液净化系统包括血浆置换、吸附、灌流、血液/血浆滤过等，能清除炎症因子，阻断"细胞因子风暴"，从而减轻炎症反应对机体的损伤，可用于急性肾损伤、严重代谢性酸中毒患儿出现重型、危重型细胞因子风暴早中期的救治。康复者血浆治疗适用于病情进展较快、重症和危重症患儿。

5. **中医治疗** 本病属于中医疫病范畴，系感受疫戾之气所致。各地可根据患儿病情、当地气候特点及儿童体质特点等情况，进行辨证施治。

五、其他微生物所致肺炎

（一）肺炎支原体肺炎

肺炎支原体肺炎（mycoplasma pneumoniae pneumonia，MPP）又称原发性非典型肺炎（primary atypical pneumonia），是学龄儿童及青少年常见的一种肺炎，婴幼儿也不少见。

【病因】 本病主要病原为肺炎支原体（*Mycoplasma pneumoniae*，MP），是介于细菌和病毒之间的能在无细胞培养基上独立生活的最小原核微生物，能通过细菌滤器，需要含胆固醇的特殊培养基，在接种10天后才出现菌落，菌落很小，很少超过0.5mm。病原体直径为125~150μm，与黏液病毒的大小相仿，无细胞壁，故呈球状、杆状、丝状等多种形态，革兰氏染色阴性，兼性厌氧。能耐冰冻，37℃时只能存活几小时。

【流行病学】 本病主要通过呼吸道飞沫和直接接触传播，平时见散发病例，全年均有发病，在我国北方地区秋冬季多见，南方地区以夏秋季节高发。肺炎支原体肺炎在非流行年间约占儿童社区获得性肺炎的10%~30%，流行年份的发病率可增加3~5倍。约每隔3~7年发生一次地区性流行，其流行特点为持续时间长，可达一年[22]。除肺炎外，还可表现为支气管炎、气管炎及咽炎。MP感染见于各个年龄组儿童，与机体免疫状态有一定关系，婴幼儿时期以轻症或亚临床感染为主，学龄前期和学龄期儿童是MPP发病高峰期，近年来5岁以下儿童MPP的报道增多。痊愈后有的可携带病原DNA，携带时间为0.5~4.5个月不等，平均为1.5个月，有报道采用实时荧光定量聚合酶链反应（RT-PCR）检测到无呼吸道感染症状的儿童MP-DNA携带率为21.2%。自2001年日本首次发现肺炎支原体耐大环内酯类抗生素以后，2003年中国也发现耐大环内酯类抗生素的肺炎支原体菌株，并且耐药肺炎支原体肺炎的发病率呈逐渐升高趋势[23]。

【临床表现】

1. **潜伏期** 约2~3周（8~35天），潜伏期内至症状缓解数周均有传播性。

2. **症状** 轻重不一。大多起病不甚急，有发热、厌食、咳嗽、畏寒、头痛、咽痛、胸骨下疼痛等症状。体温在37~41℃，大多数在39℃左右，可为持续性或弛张型，或仅有低热，甚至不发热。多数咳嗽重，初期干咳，继而咯出痰液（偶含少量血丝），有时阵咳稍似百日咳。偶见恶心、呕吐及短暂的斑丘疹或荨麻疹。一般无呼吸困难表现。体征依年龄而异，年长儿往往缺乏显著的胸部体征，婴儿期可有湿性啰音，有时可呈梗阻性肺气肿体征。重症肺炎支原体肺炎时，可出现坏死性肺炎、胸腔积液。肺炎支原体肺炎可伴发多系统、多器官损害，呼吸道外病变可涉及皮肤黏膜，表现为麻疹样或猩红热样皮疹，一般呈自限性，少数可发展为重症病例，如Stevens-Johnson综合征等；偶见非特异性肌痛及游走性关节痛；胃肠道系统可见恶心、呕吐、腹痛、腹泻和肝功损害；血液系统方面以溶血性贫血较常见，其次为血小板减少、粒细胞减少及再生障碍性贫血，文献报告有合并DIC者；神经系统损害多表现为脑炎，也可表现为吉兰-巴雷综合征、急性播散性脑脊髓炎、周围神经炎、多发性神经炎等多种病变；心血管系统病变偶有心肌炎及心包炎；泌尿系统常见的有血尿、白细胞尿、蛋白尿，罕见的有膜增生性肾小球肾炎、肾病综合征，个别患儿可能有肾功能损害。细菌性混合感染少见。白细胞高低不一，大多正常，有时偏高。血沉显示中等度增快。

3. X线检查 多表现为单侧病变,约占80%以上,主要为右肺,大多数在下叶,有时仅为肺门阴影增重,多数呈不整齐云雾状肺浸润影,从肺门向外延至肺野,尤以两肺下叶为常见,可见大叶性实变影、肺不张;往往一处已消散而他处有新的浸润发生。有时呈双侧弥漫网状或结节样浸润阴影或间质性肺炎表现,而不伴有肺段或肺叶实变。CT大多数表现为磨玻璃样改变,小叶间隔增厚、支气管血管束增粗和"树芽征"等间质性改变,见图25-14。体征轻微而胸片阴影显著,是本病特征之一。

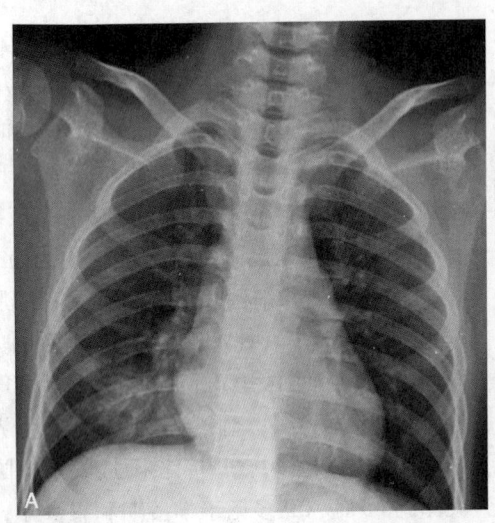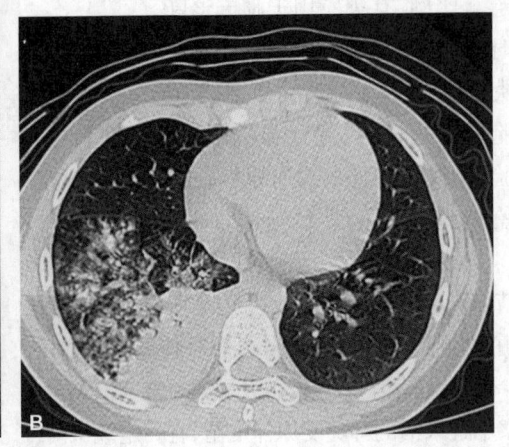

图25-14 肺炎支原体肺炎

患儿,女,7岁8个月,发热7天、咳嗽6天,呼吸25次/min,右肺少许湿啰音,胸片示右下实变影(A),肺CT示实变影和磨玻璃影(B)。

4. 病程 自然病程自数日至2~4周不等,大多数在8~12日退热,恢复期需1~2周。X线阴影完全消失,比症状更延长2~3周之久。偶可见复发。

【诊断与鉴别诊断】

1. 持续剧烈咳嗽,临床有肺炎表现和体征,X线或CT影像学改变所见远较体征为显著。如在年长儿中同时发生数例,可疑为流行病例。

2. 白细胞数大多正常或稍增高,重症患者可见有白细胞降低,血沉多增快。

3. 青霉素、头孢类抗菌药物治疗无效。

4. 血清特异性抗体检测对诊断有帮助,临床上目前常用明胶颗粒凝集试验(particle agglutination, PA)和酶联免疫吸附试验(enzyme-linked immunosorbent assay, ELISA)检测肺炎支原体特异性抗体,MP-IgM一般在感染后近1周出现,至第3~4周达高峰,以后降低,持续2~4个月后消失。此外,还有补体结合试验、间接血凝试验、间接免疫荧光法等用来检测肺炎支原体肺炎血清特异性抗体。特异性IgG产生较晚,一般于感染后14天左右出现,第5周达到浓度峰值,在体内可维持较长时间,一般提示有既往感染,常用于MP感染的流行病学调查。PA法单次检测患儿血清抗体滴度≥1:160,可以作为诊断MP近期或急性期感染的参考标准,ELISA可分别检测IgM、IgG,单次测定MP-IgM阳性对诊断MP的近期感染有价值,恢复期和急性期MP-IgM或IgG抗体滴度呈4倍或4倍以上增高或降低时,可确诊为MP感染。MP抗体血清学检测结果需要结合患儿的临床病程、基础状况以及年龄等因素综合评价[24]。

5. MP核酸检测 包括DNA或者RNA,具有高灵敏度和特异性的特点,适用于MP感染的快速诊断。MP-DNA的检测方法主要是荧光定量PCR,可满足临床早期诊断需求,要注意MP感染后DNA恢复期可携带一段时间后逐渐消失,MP的检测结果需要结合临床病程进行综合分析。MP-RNA的检测方法为实时荧光恒温扩增技术(simultaneous amplification and testing, SAT),可用于现症感染的诊断及评价MP感染治疗的疗效和预后,但标本采集后应及时进行前处理,以避免假阴性结果。肺炎支原体感染后可有一过性肺炎支原体血症,检测血中肺炎支原体核酸对诊断有帮助,但因支原体血症持续时间较短,临床应用受限。

6. MP病原体培养 用患儿痰液或咽拭子分离培养支原体是诊断肺炎支原体感染的可靠标准,并能对分离株进行菌种鉴定、分型及药敏实验,有重要的临床意义,有条件的医院还需开展MP培养。但由于肺炎支原体生长缓慢,对营养要求高,培养周期长,且培养阳性率

25章

低,一般仅限于研究。

7. 药敏试验和耐药基因检测 因 MP 培养条件要求苛刻,生长缓慢,临床实验室一般无法常规开展体外药物敏感性试验。目前有荧光定量 PCR 法和等位基因特异性实时定量 PCR 扩增法(Allele-specific real-time PCR,ASPCR)检测 MP 的耐药基因突变位点,其中 AS-PCR 法可以同时检测样本中存在的敏感菌和耐药菌,并进一步确定其比例,有望应用于临床诊断。

本病有时需与下列各病鉴别:①肺结核;②细菌性或病毒性肺炎;③衣原体肺炎;④百日咳;⑤伤寒;⑥传染性单核细胞增多症;⑦风湿性肺炎。均可根据病史、结核菌素试验、X 线随访观察及病原学检查和血清学反应等而予以鉴别。

【预防】 加强体格锻炼,增强抵抗力;呼吸道感染疾病流行季节,避免去人多拥挤的公共场所及避免与患急性上呼吸道感染者接触。近年来国外对肺炎支原体疫苗进行了不少研究,制备了灭活疫苗及减毒活疫苗。Wenzel(1977)观察甲醛灭活的肺炎支原体疫苗,有一定效果。

【治疗及预后】 应注重休息、护理与饮食。必要时可服适量退热药,及服用中药(参阅支气管炎章节)。其他对症疗法同儿童 CAP。儿童 MPP 治疗首选大环内酯类抗生素,目前临床上以阿奇霉素为首选药物,剂量 10mg/(kg·d),1 次/d,口服或静脉注射均可以,根据病情确定疗程,可改善临床症状,减少肺部阴影,可缩短病程。此外,红霉素也可使用。停药依据临床症状、影像学表现以及炎性指标决定,不宜以肺部实变完全吸收和抗体阴性或 MP-DNA 转阴作为停药指征。MP 对大环内酯类抗菌药物的耐药问题引起关注,四环素和喹诺酮类药物在体外对 MP 保持着良好的抗菌活性,但对儿童均有一定的应用限制,8 岁以上儿童可选用盐酸米诺环素或多西环素口服[24]。近年来,日本应用托氟沙星(tosufloxacin)治疗儿童肺炎支原体肺炎取得良好的效果,并将其作为治疗的二线药物,用法用量:12mg/(kg·d),2 次/d,疗程 7~14 日。该药在我国尚未上市。重症患儿可适时应用糖皮质激素治疗,常用的为甲泼尼龙 1~2mg/(kg·d),疗程 3~5 日。合并中枢神经系统病变、自身免疫性疾病时,可考虑应用丙种球蛋白,一般采用 1g/(kg·d),1~2 日。支气管镜治疗可通过局部灌洗通畅呼吸道,结合异物钳或活检钳、细胞毛刷等,清除下呼吸道分泌物与痰栓,并对于支气管闭塞、呼吸道堵塞、狭窄患儿可行镜下介入治疗,已成为儿科呼吸疾病诊治中安全、有效和不可缺少的手段。当重症病例有肺外并发症者,如中耳炎、胸腔渗出液、溶血性贫血、心肌炎、心包炎、脑膜脑炎及皮肤黏膜综合征,应及时确诊和

对症处理。近年重症支原体肺炎的患儿恢复期易实变迁延或留有闭塞性细支气管炎、闭塞性支气管炎,而且与急性热程长、合并胸腔积液有关。

(二)衣原体肺炎

【病原】 衣原体属分为沙眼衣原体(*Chlamydia trachomatis*,CT)、肺炎衣原体(*Chlamydia pneumoniae*,CP)、鹦鹉热衣原体(*Chlamydia psittaei*)和家畜衣原体(*Chlamydia pecorum*)4 种。衣原体既不同于细菌也不同于病毒,是一类能通过细菌滤器、严格真核细胞内寄生、有独特发育周期的原核细胞型微生物,但同时具有细菌和病毒的特点,与细菌相似处为其具有细胞壁,相同的繁殖分裂方式,有 DNA 和 RNA;与病毒相似处为只在细胞内生长。常见的引起肺炎的衣原体为 CP 和 CT。

【流行病学】 血清学证实,在世界范围内有 40%~90% 的人群中 CP 抗体阳性,发展中国家的 CP 感染率约 60%。CP 多见于学龄期和青少年,居感染性肺炎的第三或第四位,其感染率与人口密度呈正相关,儿童感染率在 20% 左右。CT 多感染 6 个月尤其是 <3 个月的婴儿,是新生儿肺炎常见的原因,孕妇是最直接的感染源,多由感染的母亲垂直传染或眼部感染经鼻泪管进入呼吸道,目前 CT 在全球性传播疾病中居首位,孕妇宫颈 CT 阳性率为 2%~47%,其所生婴儿 20%~50% 发生结膜炎,10%~20% 可发生肺炎。3/4 婴儿无热肺炎为 CT 所致,多见于 6 个月内的婴儿。新生儿肺炎鼻咽拭子培养 CT 阳性率高达 22.9%(25/109)。衣原体肺炎也可合并其他病原感染,如肺炎链球菌、肺炎支原体和呼吸道合胞病毒感染。有文献报道,肺炎衣原体在急性下呼吸道感染中可导致支气管痉挛,而发生喘息。

【临床表现】 起病隐匿,潜伏期半个月左右,一般不发热,只有轻度的呼吸道症状,如流涕、鼻塞、咳嗽,咳嗽可持续且逐渐加重,1~2 周后出现百日咳样的阵咳,但无回声,可持续 3 周以上;呼吸加快为典型症状,偶见呼吸暂停或呼气性喘鸣音。婴幼儿,尤其是 3 个月以内的婴儿,常表现为无发热或低热,特征性咳嗽为主,气促明显,口吐泡沫,肺部听诊可闻及中、细湿啰音。少数伴有肺外并发症,如中耳炎、红斑结节、甲状腺炎、脑炎及急性炎症性脱髓鞘性多发性神经病等,偶可发生胸膜渗出,半数患者可见结膜炎。末梢血常规往往出现嗜酸性粒细胞增多,小婴儿多见。IgM、IgG 和 IgA 均增高,PaO_2 降低,但 $PaCO_2$ 正常。肺活检可见坏死性毛细支气管炎及肺泡实变。病程迁延,常达数周,多可自愈。

X 线检查:CT 肺炎可见弥漫性间质性病变及斑片状肺

浸润伴肺气肿;CP 肺炎多为单侧下叶浸润,表现为节段性肺炎,也可为广泛单侧或双侧病灶,重症可伴发胸腔积液。肺部体征和 X 线所见往往经过 1 个多月才消失。

【诊断】　因衣原体肺炎的临床表现、X 线检查或常规实验室检查无特异性,须根据微生物学诊断标准进行诊断。

1. **病原学检查**　靠鼻咽拭子涂片作吉姆萨染色可见病原体呈碘染的胞质内包涵体,对诊断的敏感性只有 35% 左右;采用细胞培养作病原体分离,目前认为 McCoy 细胞培养并用荧光抗体染色是金标准,诊断的敏感性为 70%~80%,特异性达 90% 以上,但因标本储存要求较严格(标本获取后必须立即保存在 4℃ 的环境中,并且要在 24 小时内尽早接种,或应先冷藏后再置于 -70℃ 冷冻保存至进行检验时)、培养较困难,目前多用于实验室的研究。

2. **血清学检查**　微量免疫荧光法测得单份血清 IgM ≥ 1:16 或 IgG ≥ 1:512 或双份血清检查抗体滴度上升 ≥ 4 倍,提示急性期感染。如 IgG ≥ 1:16 但 < 1:512,提示既往感染。

3. **核酸检测**　RT-PCR 技术具有快速、简便,敏感性和特异性高的特点,可用于早期诊断。

衣原体肺炎应注意与肺炎支原体肺炎和病毒性肺炎相鉴别,因临床表现和肺部影像学表现相似,鉴别诊断有赖于实验室检查。

【治疗】　大环内酯类抗生素为首选。婴儿选用红霉素口服,共 2 周,如有效可再延长 1~2 周。或用罗红霉素、阿奇霉素、克拉霉素,疗程约 2~3 周,可使病程缩短。在 2021 年美国疾病预防控制中心性传播感染治疗指南-衣原体感染 "*Sexually Transmitted Infections Treatment Guidelines,2021-Chlamydial Infection*" 中指出,对于年龄 ≥ 8 岁儿童,也可选用多西环素 100mg,口服,2 次/d,共 7 日,青霉素族及氨基糖苷类均无疗效。美国指南中,儿童 CT 感染必须在治疗 2 周后通过培养法确定疗效。本病预后良好,部分儿童随访 7~8 年后仍有呼吸道症状如咳、喘和肺功能异常。

【预防】　因肺炎衣原体可能通过呼吸道传播,故其预防方法同普通呼吸道感染疾病。对于沙眼衣原体肺炎,应在妊娠期诊治,用阿奇霉素第 1 日 1g,以后 2 日每日 0.5g。替代方案:红霉素碱 0.5g,4 次/d,共 10~14 日。妊娠期忌用四环素类及喹诺酮类。红霉素每日 2g 的疗法治愈率 84%~94%,但半数以上患者出现严重胃肠道不良反应,不能完成治疗;红霉素每日 1g 的疗法较能耐受,但疗效差。阿奇霉素可作为妊娠期沙眼衣原体感染的治疗药物,临床资料显示其安全、有效。妊娠期感染治疗后建议做判愈试验,即疗程结束后 2 周做抗原检测试验,4 周做核酸扩增试验。在行判愈试验后 3 个月和妊娠后 3 个月还应重复做生殖道沙眼衣原体检测,以减少或避免胎儿或新生儿感染[25]。

(三)真菌性肺炎

侵袭性肺部真菌感染(invasive pulmonary fungal infection,IPFI)是真菌成分侵入肺组织导致的感染。详见真菌传染病章。全身播散性真菌病是指同一种真菌侵袭两个以上不相邻的器官,通常为血行播散,多由肺部感染进入血流,播散到肺外器官如脑、肝脾、心内膜、皮肤以及骨骼等。

【病因和高危因素】　引起 IPFI 的主要真菌种类有假丝酵母菌属、曲菌菌属、隐球菌属以及接合菌属等,儿童最常见为曲霉菌属和假丝酵母菌属,由呼吸道吸入真菌孢子,到达肺部引起感染。

促使侵袭性真菌肺部感染的高危因素有:①早产儿、极低出生体重儿;②侵入性操作:如气管插管、长期留置各种导管;③血液系统肿瘤化疗后:尤其是粒细胞缺乏;④慢性疾病尤其是糖尿病及肾衰竭;⑤长期使用肾上腺皮质激素及其他免疫抑制剂;⑥长期应用静脉高营养患者;⑦长期使用广谱抗菌药物;⑧先天性免疫功能缺陷;⑨获得性免疫缺陷综合征(艾滋病);⑩异基因骨髓干细胞移植后[26]。

【临床表现】　假丝酵母菌肺炎的临床表现为发热、咳嗽、咯血、气促、发绀,精神萎靡或烦躁不安。胸部体征包括叩诊浊音和听诊呼吸音增强,可有管状呼吸音和中小水泡音。X 线检查可似粟粒性结核,和/或有大片实变灶,可有游走性、空洞、胸腔积液及心包积液少见,同时可有口腔鹅口疮,皮肤或消化道等部位的假丝酵母菌病。免疫功能缺陷者,可以与细菌如葡萄球菌或大肠埃希菌等混合感染。

侵袭性肺曲霉病见于先天性免疫功能缺陷病尤其是慢性肉芽肿病患儿,以及化疗药物和骨髓干细胞移植后继发免疫功能抑制者,尤其是粒细胞缺乏者。表现为发热、咳嗽及进行性呼吸困难,可有咯血。早期在胸部 CT 上的典型征象为靠近胸膜的结节实变区,周围包绕低密度的磨玻璃影,称为晕轮征,该晕轮征在病理上为出血性坏死,中晚期可表现为胸膜下楔形实变,实变区可有空洞,典型为空气新月征。曲霉菌可侵袭气道,称气道侵袭性曲霉病(图 25-15),临床表现为咳嗽,可有喘息和呼吸困难,影像学表现无特异性,类似于细菌性、支原体性、病毒性支气管炎或支气管肺炎,应予鉴别,但前者多呈结节阴影。

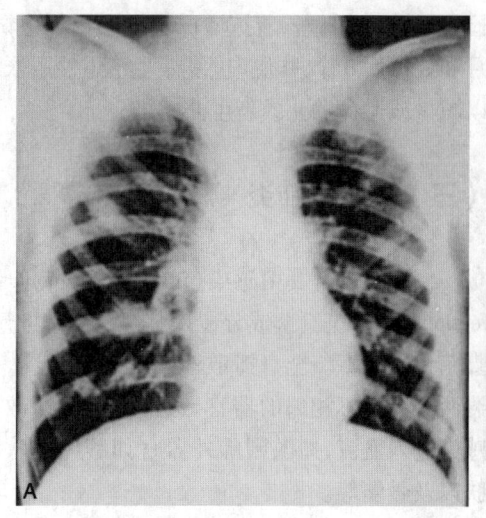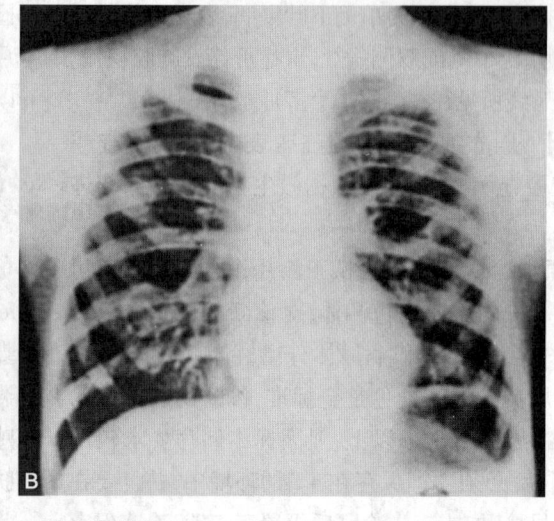

图 25-15 肺曲霉菌病

患儿,男,13 岁。因肉瘤型淋巴细胞白血病大剂量 CYTX 化疗近 2 周发热,咳嗽,考虑肺部感染。A. 胸正位,纵隔旁肺门区已无淋巴结肿大,两肺内见散在边缘模糊的棉团状阴影。B. 胸正位(11 天后),原病灶区出现环形影,壁薄不均等,腔内含圆形或略不规则的球状物菌丝球,左胸膜局限性增厚。

【诊断】 确诊主要靠组织学检查见到典型的菌丝及真菌培养阳性。临床诊断依靠痰液、支气管肺泡灌洗液真菌涂片检查和培养以及血清学检查。

血清 β-D 葡聚糖是真菌细胞壁的重要成分,可用于早期诊断肺部侵袭性真菌感染,血清半乳甘露聚糖是曲霉细胞壁成分,测定其成分试验(简称 GM)可用于早期诊断曲霉感染,血清隐球菌荚膜多糖抗原测定可用于诊断隐球菌肺炎,尤其是伴有播散者[27]。

【治疗】 假丝酵母菌病首选氟康唑,病情严重以及免疫缺陷病患儿选择两性霉素 B、卡泊芬净、米卡芬净以及伏立康唑,曲霉感染选择伏立康唑、两性霉素 B 和卡泊芬净。隐球菌感染选择氟康唑和两性霉素 B,严重的脑膜炎可加用氟胞嘧啶[28,29]。

(四)肺孢子菌肺炎

肺孢子菌肺炎(pneumocystis pneumonia,PCP),曾称为卡氏肺囊虫肺炎,亦可称为卡氏肺孢子虫肺炎,又称间质性浆细胞肺炎(interstitial plasma cell pneumonia),为条件性肺部感染性疾病,多发生于早产儿、营养不良的婴儿以及免疫受抑的儿童和成人。

【病原】 病原是卡氏肺囊虫(Pneumocystis carinii,PC),分滋养体与包囊,肺是主要寄生部位,该虫的包囊经空气传播可进入肺内。过去认为属于原虫,最近有学者发现卡氏肺囊虫的 DNA 与真菌类具有同源性,根据其超微结构和对肺囊虫核糖体 RNA 种系发育的分析认为:肺囊虫属真菌类。但其形态以及对药物的敏感性又与原虫类似。

【流行病学】 1951 年 Vanek 首次报告,在早产婴间质性浆细胞肺炎病例中查见此种卡氏肺囊虫。PCP 之前主要发生于获得性免疫缺陷综合征(艾滋病)患者,近年来,随着儿童血液病远期疗效提高,以及激素的广泛应用、器官移植后免疫抑制剂的应用、恶性肿瘤以及肿瘤的化学或放射治疗,非 HIV 感染相关性 PCP 发生率明显升高,呈现出起病隐匿、进展快、临床表现无特异性、诊断困难、病死率高等特点。本病主要见于五种患者:①早产婴儿和新生儿;②先天免疫缺损或继发性免疫功能低下的患儿;③恶性肿瘤如白血病、淋巴瘤患者;④器官移植接受免疫抑制剂治疗的患儿;⑤AIDS 患儿。CMV 感染能够促进肺囊虫的生长。早在 20 世纪 50 年代,北京地区就曾发现少数 PCP 病例,近年来 PCP 发生于 AIDS、急性白血病、结缔组织病、系统性红斑狼疮、贝赫切特综合征、先天性免疫缺陷病、重症肺炎等患者的报道增多,此外也可见于肾病综合征及结核性脑膜炎应用大量糖皮质激素后。根据动物模型及患者观察证明 PCP 发生与 T 淋巴细胞免疫功能低下关系甚为密切,目前国外认为凡 CD4(辅助性 T 细胞)计数≤200/μl 时发生 PCP 危险甚大,但此标准对儿童尤 1 岁以内者不适用。

【发病机制】 在肺泡腔内可见 2 种形式的卡氏肺囊虫:一种为直径 5~8nm 的囊体,包含 8 个多形性的囊内子孢子,多位于肺泡中央;另一种形式是囊外滋养体,为出囊后的子孢子,紧贴肺泡上皮寄生、增殖。卡氏肺囊虫通过纤维粘连蛋白等附在 I 型肺泡细胞上,作为

PCP 发病的起始步骤。肺泡巨噬细胞吞噬并杀死卡氏肺囊虫,释放肿瘤坏死因子。卡氏肺囊虫肺炎有 2 种组织病理类型:一种为婴儿间质性浆细胞肺炎,可见肺泡间隔广泛的增厚,以浆细胞浸润为主。见于 3~6 个月的体弱婴儿,有时呈暴发流行。另一种类型多见于免疫损伤的儿童,为弥漫性脱屑性肺泡炎,肺泡内含有大量的卡氏肺囊虫,肺泡巨噬细胞呈泡沫样改变,肺泡间隔浸润不同于婴儿型,通常没有浆细胞浸润。

【病理变化】 肉眼可见肺广泛受侵较重,质地及颜色如肝脏,体积明显增大。肺泡内及细支气管内充满的泡沫样物质是坏死孢子菌体和免疫球蛋白的混合物。肺泡间隔有浆细胞及淋巴细胞浸润,以致肺泡间隔增厚,达正常的 5~20 倍,占据整个肺容积的 3/4。包囊开始位于肺泡间隔的巨噬细胞质内,之后含有包囊的肺泡细胞脱落,进入肺泡腔;或包囊内的子孢子增殖与成熟,包囊壁破裂后子孢子排出成为游离的滋养体进入肺泡腔。肺泡渗出物中有浆细胞、淋巴细胞及组织细胞。

【临床表现】 症状及体征与病原体所致的炎症反应轻重有关,临床可分为两个类型:①婴儿型:主要为早产儿、营养不良和虚弱患儿,1~6 个月小婴儿为主,属间质性浆细胞肺炎,起病缓慢,主要症状为吃奶欠佳、烦躁不安、咳嗽、呼吸增快及发绀,而发热不显著。听诊时啰音不多,1~2 周内呼吸困难逐渐加重,可出现鼻翼扇动和青紫。肺部体征少,与呼吸窘迫症状的严重程度不成比例,为本病特点之一。可伴发纵隔气肿、皮下气肿或脾肿大。病程可持续 4~6 周,如不治疗,约 25%~50% 患儿死亡。②儿童型:主要发生于各种原因所致免疫功能低下者,起病急骤,与婴儿型不同处为几乎所有患者均有发热。初期表现有食欲缺乏、体重减轻,儿童可有发育迟滞,继而出现干咳、发热、发绀、呼吸困难、三凹征,很快呈现呼吸窘迫,病程发展很快,未及时发现和治疗病死率高达 70%~100%。白血病化学治疗患者一般发生于开始化疗的 30~100 天,并多于化学治疗的间歇期。皮质激素治疗患者多见于皮质激素减量或撤停时发病。

X 线检查可见双肺弥漫性颗粒状阴影,自肺门向周围伸展,呈毛玻璃样,伴支气管充气像,以后变成致密索条状,间杂有不规则片块状影。后期有持久的肺气肿,在肺周围部分更为明显,可伴纵隔气肿及气胸。部分患者在疾病早期无明显异常。肺部高分辨 CT 可见广泛毛玻璃状改变和囊泡状损害。

【实验室检查】 白细胞计数正常或稍高,约半数病例淋巴细胞减少,嗜酸性粒细胞轻度增高。血气分析示显著的低氧血症和肺泡动脉氧分压差加大,肺功能测试典型改变为潮气量、肺总量和弥散量下降。

【诊断】 PCP 的确诊有赖于呼吸道标本病原体的检出,支气管肺泡灌洗液(BALF)涂片镜检发现 PC 包囊或滋养体被认为是诊断的金标准,敏感度达 90%~98%。目前应用最广泛的是经支气管镜肺活检、经皮肺穿刺或开胸肺活检和支气管肺泡灌洗液检查,阳性率可达 90% 以上。依靠气管吸取物或肺活检组织切片染色见肺泡内泡沫状嗜伊红物质的团块中富含原虫,利用乌洛托品硝酸银染色,可查见直径 6~8μm 的黑褐色圆形或椭圆形的囊体,位于细胞外。囊虫染色法还有甲苯胺蓝染色、环六亚甲胺银染色,革兰氏染色、瑞特染色、吉姆萨染色和免疫荧光抗体染色等。近年有人采用高张盐水雾化吸入提高病原体检出率。

血清抗体检测仅用于流行病学调查,血清抗原检测可用克隆抗体 2G2 来测定 BAL 中可溶性 PC65000U 抗原,初步显示具有良好敏感性和特异性。

近 20 余年来,实时定量 PCR 技术取得巨大进步,对 PCP 感染可早期诊断,具有较高敏感性和特异性,检测标本有痰液、BALF、口咽部或鼻咽部洗刷液及肺组织标本等。

【鉴别诊断】 本病需与细菌性肺炎、病毒性肺炎、真菌性肺炎,ARDS 及淋巴细胞性间质性肺炎(LIP)相鉴别。其中尤以 LIP 与本病均易发生于 AIDS 患儿而更难鉴别,但 LIP 多呈慢性,以咳嗽及肺部干鸣音为主,有全身淋巴结增大及唾液腺增大,在肺活检病理以成熟淋巴细胞广泛肺间质浸润为特点。

【治疗及预防】 进行病原治疗。首选药物为甲氧嘧啶-磺胺甲基异噁唑(TMP-SMZ),剂量为 TMP 10~20mg/(kg·d),SMZ 50~100mg/(kg·d),分 2 次口服,连服 2 周。重型病例需静脉给药,剂量与疗程同口服。本药的毒副反应比较严重,主要有胃肠道反应、肝肾功能损伤、粒细胞减少、血小板减少及贫血、发热、皮疹等。对于不能耐受或治疗失败的患儿,可静脉给予喷他脒甲磺酸盐(戊烷脒)4mg/(kg·d),1 次/d,疗程 10~14 日,也可肌内注射和雾化吸入,本药疗效与 TMP-SMZ 相仿。此外,其他药物氨苯砜、阿托伐醌、三甲曲沙、克林霉素和伯氨喹、卡泊芬净也用于治疗本病。具体用药方法及不良反应等参见寄生虫病相关章节。亦有主张用复方磺胺甲基异噁唑(SMZCo)100mg/(kg·d)2 周,后减为半量再用 2 周,后再减为 1/4 量连用 2 个月,有效率达 75%。在应用免疫抑制剂或有免疫缺陷病或恶性肿瘤的高危患儿中,可用此药进行化学预防,其剂量为 TMP 5mg/(kg·d)和 SMZ 25mg/(kg·d),皆分 2 次口服或每周连服 3 日,停 4 日,连用 6 个月。>5 岁的患儿也可考虑戊烷脒雾化吸入,300mg/次,1 次/月;<5 岁患儿可给予氨苯砜口服,2mg/(kg·d),1 次/d,或 4mg/kg,1 次/周,每次剂量不超过 100mg。

支持疗法包括应用丙种球蛋白,可以增强免疫力。如在应用肾上腺皮质激素过程中发生此病,则需减量或停药。为预防此病在高危患儿中交叉感染,主张进行呼吸道隔离,直至治疗结束。糖皮质激素对于中度低氧血症(PaO$_2$<70mmHg 或肺泡-动脉血氧分压差>35mmHg)患儿亦有益。根据病情给予呼吸支持(氧疗、机械通气)治疗。

预后不良,国外报告病死率高达 25%~60%,近年经过及时积极治疗者,治愈率可高达 70%。在成人,不

能耐受 TMP+SMZ 的患者,替代药物有喷他脒、克林霉素/乙胺嘧啶;氨苯砜单独或与 TMP、乙胺嘧啶合用,广泛用于 AIDS 或接受移植的患者;乙胺嘧啶与增效磺胺成功地用于卡氏肺囊虫的预防。

(五)机会性肺部感染

机会性肺部感染(opportunistic pulmonary infection)指儿童呼吸道被原来常住体内或环境中寄存的微生物所感染。这些感染一般罕见于健康儿童,只在机体防御功能下降时才可见到。儿童机会性肺部致病微生物的类别见表 25-16。

表 25-16 容易发生机会性肺部感染的情况及微生物

原发病或诱因	易致机会性感染的微生物			
	细菌	真菌	病毒	寄生虫
急性肺炎	金黄色葡萄球菌、大肠埃希菌、铜绿假单胞菌、其他革兰氏阴性菌	念珠菌		
慢性肺疾病				
支气管炎及支气管扩张症	肺炎链球菌、铜绿假单胞菌、变形杆菌、流感嗜血杆菌等	念珠菌、曲霉菌		
囊肿、空洞、结节病	肺炎链球菌、金黄色葡萄球菌、分枝杆菌	同上		
恶性肿瘤				
急性白血病	铜绿假单胞菌、金黄色葡萄球菌、克雷伯菌、诺卡氏菌等	念珠菌、曲霉菌、白霉菌	巨细胞病毒	肺孢子虫
慢性白血病		曲霉菌、白霉菌、隐球菌	同上	肺孢子虫、弓形虫
霍奇金病	分枝杆菌、诺卡氏菌	念珠菌、白霉菌、隐球菌	同上	同上
淋巴肉瘤及网状细胞肉瘤	铜绿假单胞菌、诺卡氏菌、克雷伯菌等		同上	同上
结缔组织病	肺炎链球菌、金黄色葡萄球菌等球菌	念珠菌		肺孢子虫
糖尿病	肺炎链球菌、分枝杆菌、厌氧菌	念珠菌、毛霉菌		
免疫缺陷病				
慢性肉芽肿病	葡萄球菌、大肠埃希菌、诺卡氏菌、沙雷菌、放线菌等	曲霉菌		
中性粒细胞减少	葡萄球菌、假单胞菌、沙雷菌等	曲霉菌		
低丙球蛋白血症	肺炎链球菌、流感嗜血杆菌、假单胞菌	念珠菌		

续表

原发病或诱因	易致机会性感染的微生物			
	细菌	真菌	病毒	寄生虫
细胞免疫缺陷	分枝杆菌、李氏杆菌、诺卡氏菌等	念珠菌、隐球菌	巨细胞病毒、水痘等	肺孢子虫、弓形虫
获得性免疫缺陷综合征（AIDS）	铜绿假单胞菌、诺卡氏菌，克雷伯菌、葡萄球菌、大肠埃希菌，结核菌、非典型分枝杆菌、流感嗜血杆菌 b 型、肺炎链球菌、沙门菌、志贺菌	念珠菌，曲霉菌、隐孢子虫、隐球菌	巨细胞病毒、肝炎病毒、EB 病毒、疱疹病毒	肺孢子虫、弓形虫、贾氏鞭毛虫、阿米巴
治疗影响				
抗菌药物	金黄色葡萄球菌、铜绿假单胞菌、克雷伯菌等	念珠菌		
肾上腺皮质激素	铜绿假单胞菌、分枝杆菌	念珠菌、隐球菌等	巨细胞病毒	
细胞毒药物	大肠埃希菌、克雷伯菌、假单胞均、沙雷菌等		巨细胞病毒、单纯疱疹病毒、带状疱疹病毒、EB病毒、风疹病毒等	肺孢子虫、弓形虫
人工呼吸器及气管切开等	铜绿假单胞菌、其他革兰氏阴性菌、金黄色葡萄球菌	隐球菌		
胸科手术	肺炎链球菌，金黄色葡萄球菌、铜绿假单胞菌等			

机会性感染多见于新生儿、极度营养不良的婴幼儿、先天免疫缺陷或后天免疫功能降低的儿童，亦可见于器官移植、存在解剖学上畸形、外伤、外科手术及机械性治疗等。人类免疫缺陷病毒感染或艾滋病（AIDS）出现后机会性感染愈加受到重视。AIDS 患儿多死于机会性感染。发生机会性肺部感染时，各种病原体可引起肺炎如革兰氏阴性杆菌细菌肺炎、巨细胞病毒肺炎、真菌性肺炎及肺孢子虫肺炎等。

（申昆玲）

参考文献

[1] PERIN J, MULICK A, YEUNG D, et al. Global, regional, and national causes of under-5 mortality in 2000-19: an updated systematic analysis with implications for the Sustainable Development Goals. Lancet, 2021, S2352-4642(21)00311-4.

[2] HE C, LIU L, CHU Y, et al. National and subnational all-cause and cause-specific child mortality in China, 1996-2015: a systematic analysis with implications for the Sustainable Development Goals. Lancet Glob Health, 2017, 5(2): e186-e197.

[3] JAIN S, WILLIAMS DJ, ARNOLD SR, et al. Community-acquired pneumonia requiring hospitalization among U. S. children. N Engl J Med, 2015, 372(9): 835-845.

[4] 中华医学会儿科学分会呼吸学组，《中华儿科杂志》编辑委员会. 儿童社区获得性肺炎管理指南（2013 修订）（下）. 中华儿科杂志, 2013, 51(11): 852-862.

[5] DEAN P, FLORIN TA. Factors Associated With Pneumonia Severity in Children: A Systematic Review. J Pediatric Infect Dis Soc, 2018, 7(4): 323-334.

[6] ZHAO C, LI Z, ZHANG F, et al. Serotype distribution and antibiotic resistance of Streptococcus pneumoniae isolates from 17 Chinese cities from 2011 to 2016. BMC Infect Dis, 2017, 17(1): 804.

[7] WANG CY, YH, FANG C, et al. Antibiotic resistance profiles and multidrug resistance patterns of Streptococcus pneumoniae in pediatrics: A multicenter retrospective study in mainland China. Medicine(Baltimore), 2019, 98(24): e15942

[8] NOEL G, VIUDES G, LAPORTE R, et al. Evaluation of the Impact of Pneumococcal Conjugate Vaccine on Pediatric Community-Acquired Pneumonia Using an Emergency Database System. J Pediatric Infect Dis Soc, 2017; 6(2): 129-133.

[9] YANG Y, PAN X, CHENG W, et al. Haemophilus influenzae type b carriage and burden of its related diseases in Chinese children: Systematic review and meta-analysis. Vaccine, 2017, 35(46): 6275-6282.

[10] DEGHMANE AE, HONG E, CHEHBOUB S, et al. High diversity of invasive Haemophilus influenzae isolates in France and the emergence of resistance to third generation cepha-

25章

losporins by alteration of ftsl gene. J Infect,2019,79(1):7-14.

[11] 段丽亚,朱云,徐保平,等.儿童社区获得性肺炎中人腺病毒感染的多中心研究.中华儿科杂志,2019,57(1):27-32.

[12] 李娟,刘秀云,徐保平,等.儿童腺病毒肺炎后闭塞性细支气管炎的危险因素分析.中国医刊,2020,55(3):283-287.

[13] 国家呼吸系统疾病临床医学研究中心,中华医学会儿科学分会呼吸学组.儿童流感诊断与治疗专家共识(2020年版).中华实用儿科临床杂志,2020,35(17):1281-1288.

[14] 吴喜蓉,刘钢,钱素云,等.住院儿童社区获得性流感病毒肺炎临床特点分析.中华实用儿科临床杂志,2019,34(2):129-133.

[15] 国家呼吸系统疾病临床医学研究中心,中华医学会儿科学分会呼吸学组,中国医师协会呼吸医师分会儿科呼吸工作委员会,等.儿童呼吸道合胞病毒感染诊断、治疗和预防专家共识.中华实用儿科临床杂志,2020,35(4):1-10.

[16] 钱前,曾昭成,王卫兵,等.儿童巨细胞病毒性肺炎临床特点分析.国际病毒学杂志,2013,20(1):25-27.

[17] EDWARDS KM,ZHU Y,GRIFFIN MR,et al. Burden of human metapneumovirus infection in young children. N Engl J Med,2013,368(7):633-643.

[18] LAI S,QIN Y,COWLING BJ,et al. Global epidemiology of avian influenza A H5N1 virus infection in humans,1997-2015:a systematic review of individual case data[J]. Lancet Infect Dis,2016,16(7):e108-e118.

[19] 姜慧,秦颖,郑建东,等.亚非五个国家人感染高致病性H5N1禽流感的流行特征比较.中华预防医学杂志,2018,52(6):661-667.

[20] 中华医学会儿科学分会呼吸学组.儿童严重急性呼吸综合征诊断标准和诊疗方案.中华儿科杂志,2003,(6):413-414.

[21] 蒋荣猛,谢正德,姜毅,等.儿童新型冠状病毒感染诊断、治疗和预防专家共识(第三版).中华实用儿科临床杂志,2021,36(10):721-732.

[22] 闫超,孙红妹,赵汉青,等.北京地区10年间住院患儿肺炎支原体感染流行特征分析[J].中华实用儿科临床杂志,2019,34(16):1211-1214.

[23] DOU H W,TIAN X J,et al. Mycoplasma pneumoniae Macrolide Resistance and MLVA Typing in Children in Beijing,China,in 2016:Is It Relevant?. Biomed Environ Sci,2020,33:916-924.

[24] 中华医学会儿科学分会呼吸学组,《中华实用儿科临床杂志》编辑委员会.儿童肺炎支原体肺炎诊治专家共识(2015年版).中华实用儿科临床杂志,2015,30(17):1304-1308.

[25] 中国疾病预防控制中心性病控制中心,中华医学会皮肤性病学分会性病学组,中国医师协会皮肤科医师分会性病亚专业委员会.梅毒、淋病和生殖道沙眼衣原体感染诊疗指南(2020年).中华皮肤科杂志,2020,53(3):168-179.

[26] KING J,PANA Z,LEHRNBECHER T,et al. Recognition and Clinical Presentation of Invasive Fungal Disease in Neonates and Children. Journal of the Pediatric Infectious Diseases Society,2017,6(suppl_1):S12-S21.

[27] CHADI A. HAGE,EVA M. CARMONA,OLEG EPELBAUM,et al. Microbiological Laboratory Testing in the Diagnosis of Fungal Infections in Pulmonary and Critical Care Practice. An Official American Thoracic Society Clinical Practice Guideline. Am J Respir Crit Care Med, 2019,15,200(10):1326.

[28] LAM J M. Opportunistic fungal infection in children and management. Current Opinion in Pediatrics, 2018,30(4):514-519.

[29] A WARRIS,T LEHRNBECHER,E ROILIDES, et al. ESCMID-ECMM guideline:diagnosis and management of invasive aspergillosis in neonates and children. Clin Microbiol Infect,2019,25:1096-1113.

第5节 反复呼吸道感染

反复呼吸道感染(recurrent respiratory tract infection,RRTI)是指一年内发生呼吸道感染次数过于频繁,超过一定范围。根据反复感染的部位可分为反复上呼吸道感染和反复下呼吸道感染(支气管炎和肺炎)[1]。

对于反复上呼吸道感染或反复支气管炎国外文献未见有明确的定义或标准,反复肺炎国内外较为一致的标准是1年内患2次或2次以上肺炎或在任一时间内患3次或3次以上肺炎,每次肺炎的诊断需要有胸部X线检查的证据。中华医学会儿科学分会呼吸学组于1987年制定了反复呼吸道感染的判断条件,并于2007年进行了修订,见表25-17。

【病因】

1. 儿童反复呼吸道感染病因复杂,除了与儿童时期本身的呼吸系统解剖生理特点以及免疫功能尚不成熟外,微量元素和维生素缺乏、环境污染、被动吸烟、入托、母乳喂养、慢性上气道病灶,如鼻炎、鼻窦炎、扁桃体、腺样体肥大、慢性扁桃体炎等是反复上呼吸道感染常见原因。反复上呼吸道感染多与慢性病灶相关。反复下呼吸道感染尤其是反复肺炎患儿,多数存在基础疾病。重庆地区对 6 岁以内儿童反复下呼吸道感染的病因研究显示,1 岁以内与先天发育异常关系密切[2]。

表 25-17　反复呼吸道感染判断条件

年龄/岁	反复上呼吸道感染/(次·年⁻¹)	反复下呼吸道感染/(次·年⁻¹)	
		反复气管支气管炎	反复肺炎
0~2	7	3	2
~5	6	2	2
~14	5	2	2

注:①两次感染间隔时间至少 7 日以上。②若上呼吸道感染次数不够,可以将上、下呼吸道感染次数相加,反之则不能。但若反复感染是以下呼吸道为主,则应定义为反复下呼吸道感染。③确定次数须连续观察 1 年。④反复肺炎指 1 年内反复患肺炎≥2 次,肺炎须由肺部体征和影像学证实,两次肺炎诊断期间肺炎体征和影像学改变应完全消失。

2. 儿童反复呼吸道感染的基础病变

(1) 免疫缺陷病:原发性免疫缺陷病,如以抗体缺陷为主的免疫缺陷病、联合免疫缺陷病、原发性吞噬细胞缺陷病、原发性补体缺陷病等。继发性免疫缺陷病,如营养紊乱、免疫抑制剂的应用、感染(特别是 HIV 感染后)、血液系统疾病和肿瘤、手术、外伤等。

(2) 先天性肺实质和肺血管发育异常:如肺隔离症、肺囊肿、先天性肺气道畸形等。肺血管发育异常可以引起肺淤血,导致反复感染。

(3) 先天气道发育异常:如气管支气管软化、支气管狭窄、支气管扩张症等,其中以喉气管支气管软化症最为常见,软化可发生于局部或整个气道,气道内径正常,但由于缺乏足够的软骨支撑这些患儿在呼气时气道发生内陷,气道阻力增加,气道分泌物排出不畅,易于感染。先天性支气管扩张症较少见。

(4) 支气管扩张症:见本章第八节。

(5) 先天性心脏病:特别是左向右分流的先天性心脏病,由于肺部淤血,可引起反复肺炎。

(6) 原发性纤毛运动障碍:见本章第八节。

(7) 囊性纤维化:见本章第二十一节。

(8) 气道内阻塞或管外压迫:儿童引起气道内阻塞的最常见疾病为支气管异物,其次是结核性肉芽肿和干酪性物质阻塞,偶见气管和支气管原发肿瘤。气道管外压迫的原因多为纵隔、气管支气管淋巴结核、肿瘤、血管环畸形。

(9) 反复吸入:吞咽功能障碍患儿,如智力低下、环咽肌肉发育延迟、神经肌肉疾病以及胃食管反流患儿,由于反复吸入,导致反复肺炎。

不同的研究结果,反复呼吸道感染的病因构成不尽相同。反复肺炎的基础疾病中,先天性或获得性呼吸系统解剖异常最常见,其次为吸入、先天性心脏病、免疫缺陷病和原发性纤毛运动障碍等。意大利一项研究发现同一部位反复肺炎及不同部位反复肺炎的病因构成不尽相同,同一部位反复肺炎患儿最常见的基础疾病为右肺中叶综合征及先天畸形(包括肺隔离症及先天性肺气道畸形),而不同部位反复肺炎常见的潜在病因为原发性纤毛运动障碍、囊性纤维化及吞咽功能障碍[3]。

【诊断思路】 对于反复呼吸道感染患儿首先是区分反复上呼吸道感染,还是反复下呼吸道感染(支气管炎,肺炎),或者是两者皆有。

反复上呼吸道感染多与免疫功能不成熟或低下,护理不当,入托幼机构的起始阶段,环境因素(居室污染和被动吸烟),营养因素(微量元素缺乏、营养不良)有关,部分儿童与慢性病灶有关,如慢性扁桃体炎,慢性鼻窦炎和鼻炎等,进一步检查包括血常规、微量元素和免疫功能、鼻旁窦 X 线检查、耳鼻喉的详细检查等。

反复肺炎患儿应详细检查基础疾病。首先应该根据胸部 X 线检查表现区分是反复或持续的单一部位肺炎还是多部位肺炎。反复单一部位的肺炎,第一步应进行支气管镜检查,对于支气管异物可达到诊断和治疗目的。也可发现其他的腔内阻塞或某些先天气道发育异常。如果支气管镜正常或不能显示,胸部增强 CT 和气管、血管重建可以明确管外压迫、远端支气管腔阻塞以及先天性肺发育异常。对于多部位的肺炎,应该考虑反复吸入、免疫缺陷病、支气管、肺发育异常、先天性心脏病、原发性纤毛运动障碍等,进行相应的检查。另外,反复肺炎患儿需与肺结核、特发性肺含铁血黄素沉着症、过敏性肺泡炎等疾病相鉴别。反复肺炎患儿诊断流程见图 25-16。

【辅助检查】

1. **耳鼻咽喉科检查** 可发现某些先天发育异常和急、慢性感染灶。

2. **胸部 CT 和气道、血管重建** 可提示支气管扩张、气道狭窄(腔内阻塞和管外压迫)、气道发育畸形、

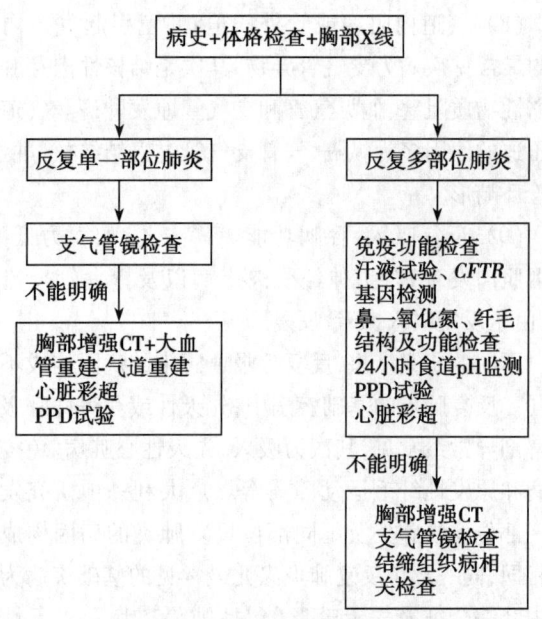

图25-16　反复肺炎患儿诊断流程

肺发育异常、血管压迫等。

3. **免疫功能测定**　有助于发现原发、继发免疫缺陷病。也应注意有无顽固湿疹、血小板减少、共济失调、毛细血管扩张等异常。

4. **心脏彩超**　诊断先天性心脏病。

5. **支气管镜检查**　可诊断异物、气道腔内阻塞和管外压迫、气道发育畸形,辅助诊断支气管扩张症等。

6. **病原微生物检测**　应进行多病原联合检测,以了解致病微生物。

7. **特殊检查**　怀疑患有原发性纤毛运动障碍时,可行呼吸道(鼻、支气管)纤毛结构、功能检查;疑有囊性纤维化时,可进行汗氯测定和CFTR基因检查;疑有反复吸入时,可进行环咽肌功能检查或食管24小时pH值测定。

【治疗】

1. 寻找病因、治疗基础疾病　如清除异物,手术切除扁桃体和腺样体、治疗气管支气管或肺畸形,选用针对的免疫调节剂治疗原发性免疫缺陷病等。

2. 抗感染治疗　主张基于循证基础上的经验性选择抗感染药物和针对病原体检查和药敏试验结果的目标性用药。强调高度疑似病毒感染者不滥用抗菌药物。

3. 对症处理　根据不同年龄和病情,正确选择应用祛痰、平喘、镇咳等药物,合理选择雾化治疗等。

4. 合理进行疫苗接种。

5. 合理使用免疫调节剂　包括微生物制剂、生物制剂、化学制剂、中草药制剂等。诸多免疫调节剂的作用机制目前尚不完全清楚,临床医生应注意避免将免疫调节剂作用扩大化。

6. 去除环境因素,注意加强营养,坚持母乳喂养,合理饮食,补充微量元素和各种维生素。避免被动吸烟及异味刺激,保持室内空气新鲜,适当安排户外活动和体育锻炼等。

(徐保平)

参考文献

[1] 王晓川,申昆玲. 反复呼吸道感染临床诊治路径. 中国实用儿科杂志,2016,31(10):721-725.

[2] 耿刚,杜颖,王伟,等. 重庆地区6岁以内儿童反复下呼吸道感染的病因分析. 重庆医科大学学报,2020,45(12):1743:1746.

[3] MONTELLA S,CORCRIONE A,SANTAMARIA F. Recurrent pneumonia in children:a reasoned diagnostic approach and a single centre experience. Int J Mol Sci,2017,18(2):pii:E296.

第6节　肺不张与肺气肿

一、肺不张

严格说肺不张(atelectasis)应指出生后肺从未充盈过气体,而已经充气的肺组织失去原有的气体(deaeration)应称肺萎陷(pulmonary collapse)。但由于多年来沿用习惯,广义肺不张可包括先天性肺不张及后天性肺萎陷。本书仍沿用肺不张一词。

【病因与病理生理】　肺不张在儿童时期比较常见,可由多种原因引起肺组织萎缩或无气,以致失去正常功能。也可按其病因可分为三类[1]。

1. **外力压迫肺实质或支气管受压迫**　可以有下列四种情况:

(1)胸廓运动障碍:神经、肌肉和骨骼的异常,如脑性瘫痪、脊髓灰质炎、多发性神经根炎、脊椎肌肉萎缩、重症肌无力及骨骼畸形(佝偻病、漏斗胸、脊柱侧弯)等。北京以多发性神经根炎最为常见。

(2)膈肌运动障碍:由于膈神经麻痹或腹腔内压力增高。常为各种原因引起的大量腹水所致。

（3）肺膨胀受限制：由于胸腔内负压减低或压力增高，如胸腔内积液、积气、脓胸、血胸、乳糜胸、张力性气胸、膈疝、肿瘤及心脏增大等。

（4）支气管受外力压迫：由于肿大的淋巴结、肿瘤、血管环或囊肿的压迫，支气管管腔堵塞，空气不能进入肺组织。扩大的左心房及肺动脉可压迫左总支气管导致左肺不张。首都医科大学附属北京儿童医院常见病例属于肿瘤型支气管淋巴结结核引起的肺不张；还曾见高位室间隔缺损的患儿，其左心室血直接经缺损入肺动脉，以致肺动脉扩大，压迫左总支气管，引起全左肺不张。滤泡性支气管炎可压迫气道致肺不张。

2. 支气管或细支气管内的梗阻　支气管内腔被阻塞，可有下列几种情况：

（1）异物：异物堵塞支气管或细支气管引起大叶性或肺段性肺不张。偶有异物堵塞气管或主支气管引起双侧或一侧肺不张[2]。

（2）支气管病变：气管支气管软化、气道狭窄、支气管黏膜下结核、白喉伪膜延及气管及支气管、支气管扩张症等。

（3）支气管壁痉挛、管腔内黏稠分泌物堵塞及塑型形成：婴儿的呼吸道较狭小，容易被阻塞。患肺部炎症性疾病如肺炎、支气管炎、百日咳、麻疹、囊性纤维性变、原发性纤毛运动障碍、免疫缺陷病、新生儿的慢性肺疾病、食管闭锁修复术后等及患支气管哮喘时，支气管黏膜肿胀，平滑肌痉挛，黏稠分泌物可阻塞呼吸道引起肺不张。此类病因多见于冬春季，故肺不张的发病也以寒冷季节为多。止咳药如阿片、阿托品等能减少自然的咳嗽，且可使分泌物变稠，都能加重梗阻，故不可滥用。在哮喘、支原体肺炎和 H1N1 病毒感染时可合并塑型支气管炎引起肺不张[3]。重症支原体肺炎还可因支气管闭塞致肺不张[4]。

脊髓灰质炎或其他原因引起的膈肌及胸部肌肉张力低下甚或麻痹时，支气管分泌物不易咯出。在胸部手术、进行较长时间的全身麻醉、深麻醉或外伤性休克的情况下，由于刺激引起支气管痉挛，加以支气管分泌物本来有所增加，如咳嗽反射受到抑制或消失，分泌物更易堵塞管腔，引起肺不张。

毛细支气管炎、间质性肺炎及支气管哮喘时，常引起多数细支气管的梗阻。初期表现为梗阻性肺气肿，其后则一部分完全梗阻，形成肺不张，与肺气肿同时存在。

根据支气管镜检查的结果，可以阐明梗阻性肺不张的形成（图 25-17）。

3. 非阻塞性肺不张　除以上两类外，近年来对非阻塞性肺不张越加重视，其主要原因为：

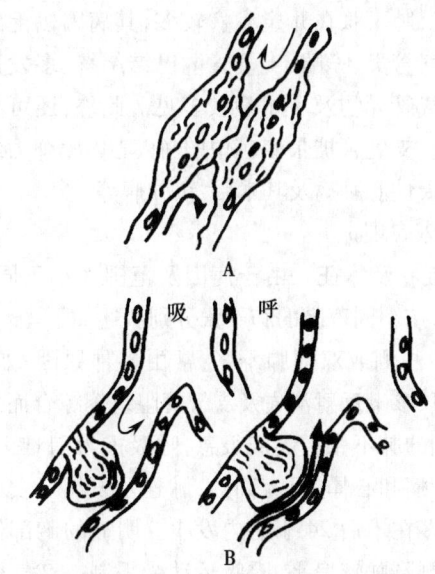

图 25-17　梗阻性肺不张的形成
A. 第一种：空气既不能入，亦不能出，梗阻以下的肺内空气渐为肺泡壁内的血液吸收而致肺不张。此种肺不张需数小时至数日而形成。B. 第二种：空气只能呼出而不能吸入，故梗阻以下的肺内空气在短时间内即被呼出而致肺不张。此种肺不张在梗阻后数分钟内即可形成。

（1）表面活性物质（surfactant）缺乏：肺表面活性物质由Ⅱ型肺泡上皮细胞生成，是一种磷脂蛋白质复合物，起主要作用的是二棕榈酰卵磷脂。表面活性物质衬覆在肺泡内面，具有降低肺泡的气液交界面表面张力的作用，有稳定肺泡防止肺泡萎陷的功能，如果表面活性物质缺乏则肺泡表面张力增大，肺泡回缩力增加，肺泡即萎陷，造成很多处微型肺不张（microatelectasis）。肺表面活性物质缺乏可见于：①早产儿肺发育不成熟；②支气管肺炎特别是病毒肺炎致表面活性物质生成减少；③创伤、休克等初期发生过度换气，迅速消耗了表面活性物质；④吸入毒气或肺水肿等使表面活性物质破坏及变性。正常肺的表面张力为 6 达因/cm^2，而表面活性物质缺乏时，呼吸窘迫症婴儿的表面张力可达 23 达因/cm^2。

（2）另一种非阻塞性肺不张可能与肺终末气道神经肌肉结构有关：不少学者证实，远离气道直到肺泡管及肺泡囊有一种肌弹力纤维，系平滑肌和弹力纤维交织在一起，受自主神经控制。当剧痛如肋骨骨折及手术时，或支气管受强烈刺激如行支气管造影时，肌弹力纤维收缩可造成肺不张，特别是大片肺萎陷。

（3）呼吸过浅：如手术后及应用吗啡，或昏迷与极度衰弱的患者均可见呼吸浅表。当肺内压力减低到不足以抗拒局部表面张力时，就可逐渐引起肺泡关闭与肺不张。鼓励手术后患者深呼吸可防止肺泡关闭，或可使因呼吸表浅而关闭的肺泡重新开放。

总之,肺不张在儿童发病较多,其病因以毛细支气管炎、支气管炎、哮喘、支气管淋巴结结核、多发性神经根炎、支气管异物及手术后较多见。此外,还可见于吸入性肺炎、支气管扩张症、颅内出血、心内膜弹力纤维增生症、先天性心脏病及其术后[5]、肿瘤等。

【临床表现】

1. 症状及体征 由于病因及范围大小不同,表现也不同。按不同范围的肺不张分别叙述如下。

(1)一侧或双侧肺不张:常由多种原因,如胸肌、膈肌麻痹,咳嗽反射消失及支气管阻塞等综合而发生一侧或双侧的肺不张。起病很急,呼吸极为困难,年长儿能自诉胸痛和心悸,可有高热,脉速及发绀。发生于手术后者,多在术后 24 小时内发生。明显的胸部体征如下:①同侧胸廓较扁平,呼吸运动受限制。②气管及心尖搏动偏向患侧。③叩诊时有轻微浊音,但在左侧可被上升的胃所遮蔽。④呼吸音微弱或消失。⑤膈肌抬高。

(2)大叶性肺不张:起病较慢,呼吸困难也较少见。体征近似单侧肺不张,但程度较轻,可随不张的肺叶而有所不同。上肺叶不张时,气管移至患侧而心脏不移位,叩诊浊音也仅限于前胸;下叶不张时,气管不移位而心脏移向患侧,叩诊浊音位于背部近脊椎处;中叶不张时,体征较少,难于查出。由于邻区代偿性肺气肿,叩诊浊音往往不明显。

(3)肺段不张:临床症状极少,不易察觉。肺不张可发生于任何肺叶或肺段,但以左上叶最为少见,只有在先天性心脏病时,扩大的左肺动脉压迫左上叶支气管可引起左上叶肺不张。儿童肺不张最常见于两肺下叶及右肺中叶;下呼吸道感染时肺不张多见于左下叶及右中叶;结核性肿大淋巴结多引起右上及右中叶不张。"中叶综合征"(middle lobe syndrome)指由于结核、炎症、哮喘或肿瘤引起的中叶不张,长期不消失,反复感染,最后可发展为支气管扩张。

2. 肺功能检查 可见肺容量减少,肺顺应性下降,通气血流比例异常以及程度轻重不等的动静脉分流,低氧血症等。

3. X 线检查 X 线特点为均匀致密阴影,占据一侧胸部、一叶或肺段。阴影无结构,肺纹理消失及肺叶体积缩小。一侧或大片肺不张时可见肋间变窄、胸腔缩小(图 25-18)。阴影位置随各肺叶肺不张的部位而异。下叶肺不张在正面胸片中成三角形阴影,位于脊柱与膈肌之间,在侧片中则靠近后胸壁。若系上叶肺不张,则正面、侧面影均呈楔形,其尖端向下并指向肺门。若系右侧中叶的肺不张(图 25-19),其正面阴影呈三角形,底部位于心影的右缘,尖端指向外侧;其侧影为一楔形,

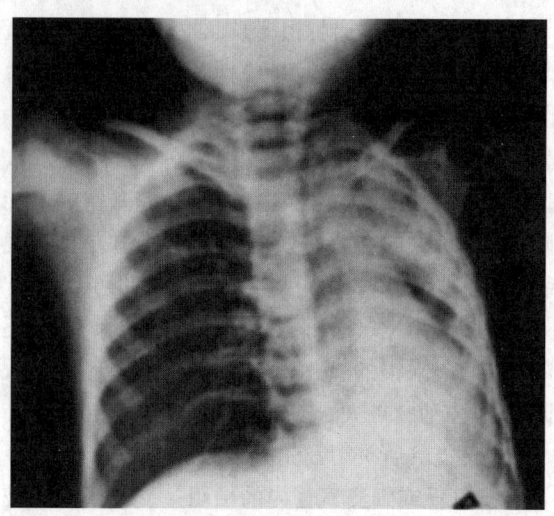

图 25-18 伪膜性喉气管支气管炎引起肺不张
患儿,男,1 岁半。咳嗽 5 天伴发热,加重 1 天伴喘憋。胸部正位片:喉室下气管普遍较细并且左移,左肺不张,左胸下陷。右肺过度充气,并疝至左胸内。支气管镜:于左支气管开口处见团状痂膜阻塞,取出一长 8mm、宽 3mm 的伪膜,吸出大量黏稠物后不张恢复。

底部近前胸壁,位于膈肌之上,尖端向后及向上。在幼婴时期,除代偿性肺气肿之外,其他代偿现象如气管与心脏移位及膈肌上升,可暂不出现,直至肺不张持续较久后才发生。但由于表面活性物质不足造成的微型肺不张,肺多呈磨玻璃状阴影,X 线表现与小叶性肺炎无异。

4. 病程 梗阻性肺不张可以短暂或持久。肺炎、毛细支气管炎、哮喘及支气管炎所致黏液栓塞或黏膜水肿而形成的肺不张,时间较短,消炎去肿后即易消失。由于结核病或未取出的异物时,肺不张可较持久。双侧或大面积肺不张常迅速死亡,应立即用支气管镜吸出堵塞物,并进行人工呼吸抢救才可存活。

【并发症】 如肺不张长期存在,在肺不张基础上容易继发感染,造成支气管损害及炎性分泌物潴留,日久可发生支气管扩张及肺脓肿。

【诊断与鉴别诊断】 X 线检查起主要诊断作用。局限于一个肺叶的肺不张,有时很难与肺炎区别,须参照肺叶解剖位置来考虑,肺 CT 可显肺叶的结构和位置,鉴别的肺不张和肺炎。必要时可作支气管镜检查以确定梗阻的部位及性质,同时也可作适当治疗。有研究肺部超声认为心血管外科术后肺不张的准确性与胸部 CT 一致良好[5]。

鉴别诊断应注意与肺炎、胸腔积液及肺栓塞区别。

【治疗】 有特殊病因者应作去因疗法,如取出异物,应用抗生素及抗结核治疗等。一般用雾化吸入,吸取气管分泌物,须多变动患儿的体位,或利用拍背方法,使分

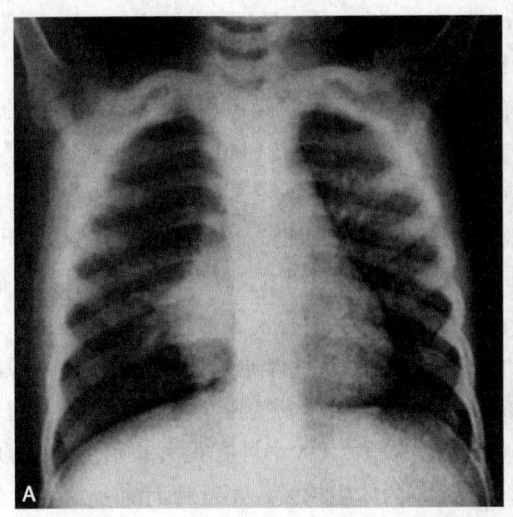
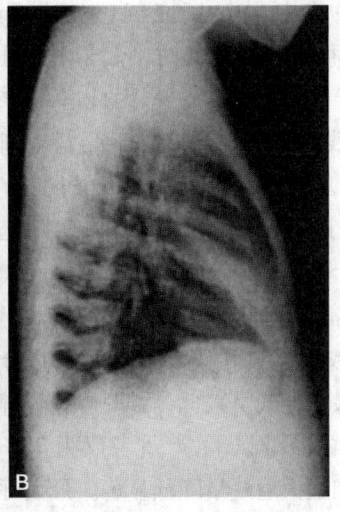

图 25-19　右中叶肺不张

患儿,男,4岁。呛咳6天,加重1天住院。查体:右肺呼吸音减低。A.胸部正位片:右下肺心缘旁三角形片状模糊阴影,心膈角尚清楚。B.胸部侧位片:见边界清楚之三角形影,尖端指向肺门底部贴近前下胸壁,水平裂下移。支气管镜检查:支气管口下0.5cm处见1/4块花生仁、多量稠厚分泌物。

泌物容易向外排出。对症治疗可用支气管舒张剂、消炎药以及化痰止喘药。有呼吸困难时给氧。如不张肺部仍有感染现象,宜采用抗菌药物,常用β内酰胺类抗生素如二、三代头孢菌素。必要时施行支气管灌洗及吸引分泌物。有用黏液溶解剂链道酶治疗先天性心脏病术后的持续的肺不张取得疗效的报道。

二、肺气肿

【**病因与病理生理**】　儿童时期肺气肿的原因可分两类:①代偿性肺气肿:见于肺炎、肺不张、脓胸、气胸等情况,由于病肺组织损坏,容积缩小,于是健康肺膨胀,填补空隙,形成代偿性肺气肿,这类只是单纯的肺泡膨胀而并无支气管阻塞的因素。待原发病清除后,气肿现象随之消失。②梗阻性肺气肿:其各种原因与梗阻性肺不张的原因相同[6]。此外,新生儿时期或婴儿早期所偶见的先天性大叶性肺气肿(或称先天性肺叶气肿)可因气管软骨先天缺欠或支气管各种畸形引起,或由先天性支气管囊肿或异位血管压迫所致。大叶性肺气肿可伴先天性心脏病发生。先天性大叶性肺气肿偶可呈家族性。

主支气管或分支气管发生部分性梗阻时,在吸气时,由于膈肌与辅助呼吸肌的强烈收缩,使肺泡内压力与外间气压的差距增大,同时,又加以支气管因反射作用而使管腔暂时扩张,故空气较易流经梗阻部位而进入肺泡。等到呼气时,支气管转呈收缩状态,又

加以压缩肺部的力量不甚强烈,进行也较徐缓,因此肺泡内的气体受阻而不能排出(图25-20)。此种现象交替进行,肺泡容积因吸气而逐渐增加,终至肺泡壁失去弹性,严重者肺泡壁破裂而形成局限性肺气肿,甚至出现自发性气胸。近年来认识到机体蛋白酶与蛋白酶抑制物之间失去平衡,可能是肺气肿发病机制的一个重要因素。在动物实验中蛋白酶可引起实验性肺气肿。人α1抗胰蛋白酶缺乏症即因抗蛋白酶缺乏使蛋白溶解导致肺组织损害,表现为肺气肿,可称为抗蛋白酶缺乏性肺气肿。

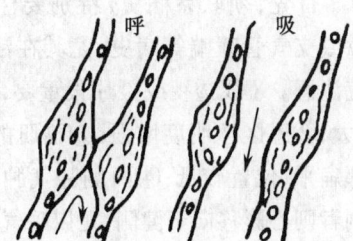

图 25-20　梗阻性肺气肿的形成

肺气肿空气能吸入而不能呼出,故梗阻以下的肺内空气越积越多,终致肺气肿。

肺气肿(emphysema)的严格病理学定义应是肺弹力组织破坏,肺泡壁破坏,以致终末支气管远端部分包括呼吸性细支气管、肺泡管、肺泡囊及肺泡均膨胀扩张。可分为小叶中心性肺气肿及全小叶性肺气肿两个类型。前者见于慢性支气管炎时,后者见于α1抗胰蛋白酶缺乏症。真正肺气肿应是指不可逆病变。

广义的肺气肿有时包括肺过度充气（hyperinflation）等，这是指在某些下呼吸道病变时，呼气时受阻比吸气时严重，即吸入气多而呼出气少，因此呼气末的肺容量增加，即功能残气量增加。多见于儿童毛细支气管炎、腺病毒肺炎、哮喘及异物时，此时病变为可逆性，不伴肺泡破裂，过去习惯称为肺气肿，实际上称为肺过度充气更为确切。

肺气肿的肺功能改变，初期肺活量可正常，但由于空气滞留于肺泡，致残气量和残气占肺总量百分比增高，时间肺活量和最大通气量减低，后期肺活量下降，可减至正常人肺活量的 70% 以下，严重者仅为 20% 或更少，但降低程度不如最大通气量降低显著。最大呼气中期流速和时间肺容量显著减少，即主要表现为阻塞性通气功能障碍。由于吸入气体分布不均匀和通气减低，导致换气功能障碍，出现低氧血症。后期，动脉血氧饱和度大为减少，出现发绀。由于缺氧引起肺血管痉挛，慢性缺氧引起红细胞增多，以致血容量增加和血液黏稠度增加，再加上肺毛细血管床减少，这些因素可引致肺循环阻力增高，使右心负荷增加，最后发展为肺源性心脏病。

【临床表现】 症状取决于病因及肺气肿范围大小。一叶以上的肺气肿常有呼吸窘迫症状。肺气肿的胸部体征是：①呼吸音减弱，遥远或全无；②叩诊呈过清音或鼓音；③一侧重度肺气肿时，心脏、纵隔和气管移至对侧，患侧的膈肌低平。至于局限性少量肺气肿，其体征不明显。如果一侧肺有气肿区与不张区同时存在，则更难从体征辨别。

【诊断】 首先，须联系病史，特别要注意异物吸入，长期咳嗽或支气管哮喘等病史，尤其在活动时发生气促者，更应注意。X 线透视或摄片很重要，可见：①患侧肋间距较大；②患区透明度增强；③膈肌的运动范围受限，其顶部扁平，位置较低；④两侧肺气肿者，心影较为狭小，单侧者则心影移向于健侧，尤以呼气时为显著；⑤正、侧位检查须同时进行，以便确定病区的部位。肺 CT 扫描加气道重建可协助肺气肿的诊断以及气道梗阻的部位。

鉴别诊断主要考虑先天性肺囊肿，肺大疱及气胸。

【治疗】 对肺气肿应进行去因治疗及对症治疗。解除支气管梗阻的原因，如积极控制呼吸道感染，适当采用支气管解痉药物、祛痰药物或雾化吸入。补充缺氧及心力衰竭时，应给吸氧及强心剂。缺氧时禁用抑制呼吸作用的药物，对先天性大叶性肺气肿应行肺叶切除手术。

三、大疱性肺气肿

在下呼吸道感染（肺炎为主）的病程中，可发生大疱性肺气肿（bullous emphysema），又称肺大疱（pneumatocele）或局部梗阻性气肿。

【病因】 由于小支气管内累积炎性渗出物，空气能吸入而不能呼出，终致肺泡扩大，破裂而成大泡性气肿。亦有人认为其形成是支气管分支因炎症和坏死而破裂，气体通过破裂处经小叶间隙的气体通道达胸膜下间隙形成气肿性大泡，呈单或多房性空腔。可单侧或双侧，其大小可有很大差别。破裂的肺泡越多，则气肿的体积越大。儿童肺大疱多发生于金黄色葡萄球菌肺炎，首都医科大学附属北京儿童医院见到的 70 例肺大疱中，56 例（80%）发生于金黄色葡萄球菌肺炎过程中。此外可见于麻疹肺炎、链球菌肺炎、肺炎链球菌肺炎、大肠埃希菌肺炎及肺结核。除感染外又可发生于外伤后和持续正压机械通气过程中。

【临床表现】 体积小者不出现任何症状，体积大而压力高者，可致急性呼吸困难，与弥漫性肺气肿的症状相仿。

【诊断】 诊断有赖于多次的胸部 X 线检查或肺 CT（图 25-21）。X 线片中出现透明区，其四周有薄壁构成的环状阴影，或全含空气，或含空气和液体（炎性渗出物），并可在气体与液体的交界处见水平线，依患者的体位而改变其位置。透明区可迅速出现及或大或小的改变为本症特点。无论其含液体与否，每能在较短时期内（数周至数月）自然消失。偶可持续数年。透明区初出现与扩大时并无一般症状。

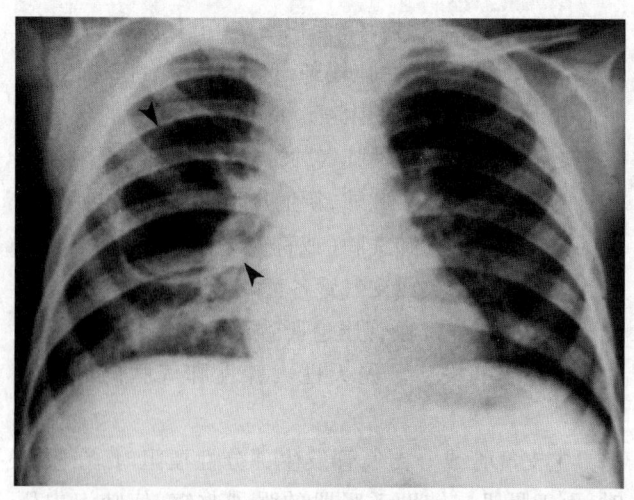

图 25-21 局部梗阻性肺气肿的肺部 X 线征

患儿，男，4 岁，咳嗽 1 个月，阵发性痉咳 15 天，发热 5 天入院。查体有鼻扇，口周发青，右肺有中细湿音，诊为百日咳并发肺炎。胸片显示右肺中野近肺门区有 3.5cm×4.0cm 大小的圆形薄壁透亮囊腔影（肺大疱）如箭头所示。

【鉴别诊断】

1. **结核性肺空洞** 见于重型肺结核患者,其演进颇缓,且有阳性结核菌素试验及痰液或胃内容物查出结核分枝杆菌,可助诊断。

2. **肺脓肿** 不论轻重,肺脓肿的病程均较缓慢。每次空洞扩大时,其附近的肺组织多有炎性病变,可在胸部X线片中显现。

3. **局部气胸或脓气胸** 其胸部X线片可与本症相似,但在前后位X线片之外加摄侧位、斜位等X线片,即能断定透明区的位置不在肺内而在胸腔或肺叶间隙内。

4. **先天性肺囊肿** 病变长期存在,不似本症易于自然消失。

【预后与治疗】 预后大多良好,随呼吸道感染的痊愈及支气管梗阻的消除而消退。采用一般疗法即可。多无需抽吸或手术。疗法详见肺炎及肺脓肿有关部分。

(江载芳)

参考文献

[1] WILMOTT RW,DETERDING R. Kendig & Chernick's Disorders of the Respiratory Tract in Children. 9th ed. Philadelphia:WB Saunders,2019.

[2] 僧东杰,张纯静,徐艳霞,等.儿童支气管异物合并单侧阻塞性肺不张的诊治分析.中国小儿急救医学,2018,25(2):140-142.

[3] 朱彩华,孙文武,屈会霞.儿童原发塑型性支气管炎的临床及影像学分析.中国CT和MRI杂志,2019,17(4):39-41+59.

[4] 易茜,吴毅,李媛媛,等.肺炎支原体肺炎闭塞性支气管炎1例报告并文献复习.临床儿科杂志,2019,37(6):423-426.

[5] 王冀,周宏艳,杜雨,等.床旁肺部超声对心脏外科术后患者肺不张的诊断与治疗价值分析.中华医学杂志,2020,100(3):220-224.

[6] 范彦伟.X线与螺旋CT对气道异物的诊断价值比较.现代医用影像学,2018,27(3):813-814.

第7节 肺部以外的气肿

一、纵隔气肿

纵隔气肿(pneumomediastinum)因纵隔组织疏松,在特殊情况下可以积储空气。

【病因】 纵隔气肿的原因有两方面[1]:①由于附贴于血管的肺泡受压过甚(或由于肺气肿,或由于上呼吸道梗阻,胸腔内负压增大),以致附贴部分的底壁发生破裂,空气窜入血管外结缔组织。又因纵隔有负性压力,空气沿血管外围,借呼吸运动的压挤而进入纵隔组织内。②支气管破损而空气窜入其边缘的组织内,传达到纵隔。例如,结核性淋巴结的溃烂,食管异物的损伤,以及施行支气管窥视术时的偶然损伤。③施行气管切开术而不能完全除去呼吸道梗阻时,胸腔负性压力很高,空气可由创口吸入,到达纵隔。

纵隔气肿常和气胸同时发生,严重时经常伴皮下气肿。婴幼儿及儿童纵隔气肿及气胸可见于外伤、支气管淋巴结结核、粟粒型肺结核、朗格汉斯组织细胞增生症、支气管异物、支气管哮喘等[2,3]。医源性病例多因插管损伤或机械通气引起。此外,尚有自发的气胸和纵隔气肿,但极少见。哮喘急性发作是年长儿纵隔气肿的常见原因[4]。在216例的文献回顾的纵隔皮下气肿的患者中,最常见的合并症为支气管哮喘(22.2%),最常见的诱因为支气管痉挛(49%),其次为咳嗽(45.6%)和各种呼吸道感染、呕吐和异物等[3]。

【临床表现与诊断】 一般积气不多,无症状和体征[5],但积气多时可有气短、胸痛、颈痛[6],偶有在胸前可听到少数啰音,是由于心旁空气被心的搏动压迫所致,心脏浊音可减低[1]。诊断此病大多数是在X线检查时意外发现。X线前后位片见纵隔和心脏边缘有透光空气影(图25-22),有时可见胸腺被纵隔积气推举向上。侧位相可见胸骨后心前方有透亮之积气,胸腺被推向前上与心前缘间有空气相隔,有时可见胸腺四周围绕以透亮空气层。新生儿纵隔积气有时诊断较难,国外采用有强光的纤维光学导管胸部透光法,如有较大量纵隔积气可看到胸骨周围透光度增加。在X线检查时发现皮下气肿,可以证实纵隔气肿的存在。

【治疗】 一般不需特殊治疗[6]。如有胸痛,需给止痛药。

二、皮下气肿

皮下气肿(subcutaneous emphysema)大多数见于

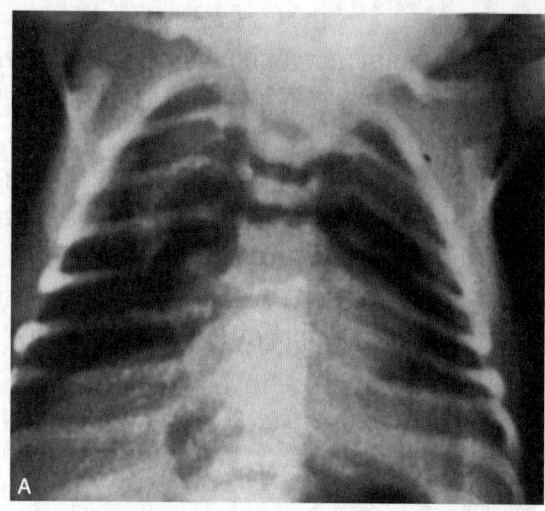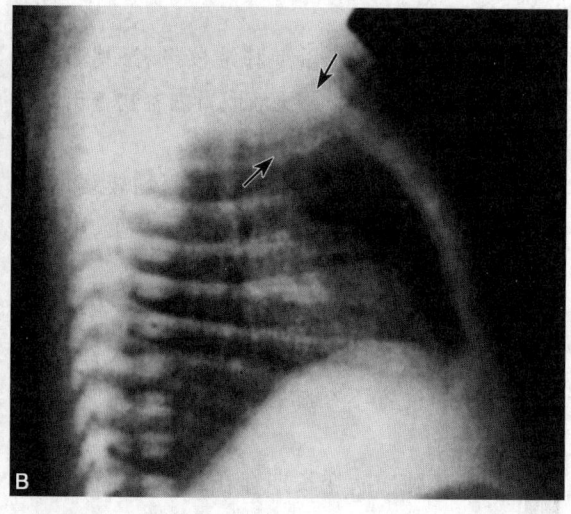

图 25-22 纵隔气肿

A.胸部正位片:纵隔偏中上部见分叶的倒鞍马形透亮影,纵隔胸膜被推而外移,左右叶胸腺翼状上抬;B.胸部侧位片:示胸骨后斜三角形透亮带,胸腺上移(↑)与大血管前缘分离,颈部软组织不含气。

颈、胸,甚至延及颜面、头皮、上肢与腹、股等部,都是对称而均匀的肿胀,由于皮下积储空气所致。

【病因】 与纵隔气肿的发病原因大致相仿[2]。空气进入纵隔,在每次呼气时即可由该处压入颈部的软组织,再由颈部逸入胸部、头部及腹部的皮下。有时纵隔的空气可沿食管及大动脉等组织穿过膈肌而进入腹膜后的软组织内。外伤时肋骨完全折断,断端刺入肺内,可同时发生肺气肿与大范围的皮下气肿。咽、喉、气管及食管溃疡、穿孔和外伤均可致颈、胸皮下气肿。若因胸腔穿刺时的针尖伤害肺的边线而继发气胸,则一部分空气有时可由刺针的路径通入胸廓皮下,大多数占区甚小。施行气管切开术后,若创口的皮肤封紧,吸气时的正压力也能使空气窜入皮下组织。也有拔牙、腹腔镜术后引起皮下气肿的报道[7]。

【临床表现与诊断】 患者一般不感到痛苦。患处皮肤隆起,以手按摸时,有柔软而带气泡的感觉,听诊可闻捻发音。皮下积储空气本身并无危险性;若空气的来源已绝,大多数在数日至数星期之内,渐被血液所吸收;但其原发病(如急性喉炎等)或其合并症与继发症(如气胸等)均须及时诊疗。

【治疗】 此症本身只需安静卧息,一般不需其他疗法。有时可用吸氧疗法,不但可治疗呼吸困难所引起的缺氧,且能增加气肿部分的氧气压,因氧比空气易为组织所吸收,气肿就可迅速消退。原发病应适当治疗,使空气不再窜入组织内。若同时有高压型气胸,应进行手术治疗(参阅本章第18节气胸)。

(江载芳)

参考文献

[1] WINNIE GB, PNEUMOMEDIASTINUM, BEHRMAN RE, et al. Nelson Textbook of Pediatriics. 20th ed. Philadelphia: WB Saunders Co. 2015.

[2] YANG XJ, ZHANG J, CHU P, et al. Pneumomediastinum secondary to foreign body aspiration: clinical features and treatment explorement in 39 pediatric patients. Chin Med J (Engl), 2016, 129(22): 2691-2696.

[3] GASSER CR, PELLATON R, ROCHAT CP. Pediatric Spontaneous Pneumomediastinum: Narrative Literature Review. Pediatr Emerg Care, 2016, 33(5): 370-374.

[4] TORTAJADAGIRBÉS M, MORENOPRAT M, AINSALAGUNA D, et al. Spontaneous pneumomediastinum and subcutaneous emphysema as a complication of asthma in children: case report and literature review. Ther Adv Respir Dis, 2016, 10(5): 402-409.

[5] KARA H, UYAR H G, DEGIRMENCI S, et al. Dyspnoea and chest pain as the presenting symptoms of pneumomediastinum: two cases and a review of the literature. Cardiovasc J Afr, 2015, 26(6): e1-e4.

[6] FITZWATER JW, SILVA NN, KNIGHT CG, et al. Management of spontaneous pneumomediastinum in children. J Pediatr Surg, 2015, 50(6): 983-986.

[7] 马洋,吴迪,胡开进,等.拔牙术后感染和皮下气肿的原因与防治.中国实用口腔科杂志,2014,7(12):711-714.

第 8 节　支气管扩张症和原发性纤毛运动障碍

一、支气管扩张症

支气管扩张症(bronchiectasis)在儿童并非少见,但因早期症状较轻,易被忽视,晚期又易误诊为支气管肺炎和慢性支气管炎,因此真正的发病数难以确切得知。近年来随着高分辨 CT 的广泛应用和广大医务工作者对本病的认识增加,支气管扩张症明显增多。

【病因与发病机制】　支气管扩张症可分为先天性及后天性两大类。

1. **先天性支气管扩张症**　较少见,可因支气管软骨发育缺陷所致,见于婴儿;或由于气管支气管肌肉及弹力纤维发育缺陷引起巨大气管支气管症(tracheobronchomegaly),见于年长儿。

2. **后天性支气管扩张症**　常见于麻疹、百日咳、毛细支气管炎及重症肺炎,尤以腺病毒 21 型、7 型及 3 型所致严重肺炎较为多见。近年来随着重症肺炎支原体肺炎的增多,其引起的支气管扩张症有增加。根据首都医科大学附属北京儿童医院的研究,感染后支气管扩张症最为多见,特别是肺炎支原体感染后,而麻疹、结核感染后病例减少,这与近年来儿童肺炎病原变迁有关[1]。

机体一些防御功能缺陷也可以引起支气管扩张症,最多见于以抗体缺陷为主的原发免疫缺陷病,如 X 连锁无丙种球蛋白血症、普通变异型免疫缺陷病、IgG 亚类缺陷、选择性 IgA 缺乏症等。局部防御异常,如原发性纤毛运动障碍,由于纤毛结构和/或功能异常,导致黏液纤毛清除功能减低和反复呼吸道感染,而引起支气管扩张。

异物引起的气道梗阻可形成支气管扩张;支气管淋巴结结核、肿瘤、肋骨的骨质增生压迫也可导致支气管扩张。

感染及支气管阻塞为支气管扩张形成的两个根本致病因素。由于支气管阻塞,腔内淤滞的分泌物对于受炎症影响而损伤软化的支气管壁予以压力,日久即造成阻塞远端支气管扩张。同时,感染引起剧烈咳嗽,使支气管内压升高,亦可促进支气管扩张。此外,肺实变或肺不张存在日久,肺组织纤维化及瘢痕收缩,以致支气管受牵拉、扭曲和移位,也是促成支气管扩张的因素。儿童支气管扩张症的发病过程亦有炎症参与。

【病理变化】　支气管壁弹力组织、肌层及软骨均被破坏,为纤维组织所代替。管腔扩大,支气管上皮的纤毛细胞被破坏,黏膜有溃疡形成,支气管动脉和肺动脉有阻塞性动脉内膜炎,其终末支常有扩张及吻合。有的毛细血管扩张形成动脉瘤,为咯血的根本原因。

支气管扩张的形态可分为两大类:①圆柱状,比较局限,见于轻症;②囊状,分布范围较广,见于重症。支气管扩张约 1/3 病例为双侧,单侧者多侵犯左侧。一般扩张部位多在双下叶,尤以左下叶为多见,这是因为:①左主支气管细长,其直径只有右侧的 2/3;②左主支气管在心脏主动脉后方,易受其压迫而引流不畅。此外右中叶支气管易受结核肿大淋巴结压迫或因吸入异物引起肺不张并发支气管扩张。

【临床表现】

1. **症状**　主要为咳嗽、多痰,多见于清晨起床后或变换体位时,痰量或多或少,含稠厚脓液,臭味不重。对于慢性湿性咳嗽超过 8 周的患儿应注意是否存在支气管扩张症[2]。患儿可有不规则的发热、程度不同的咯血、贫血和营养不良。易患上、下呼吸道感染,往往反复患肺炎,甚至并发肺脓肿。

2. **胸部体征**　与肺炎近似,但轻重悬殊,有时听诊毫无异常,但大多数在肺底可闻及湿啰音。如果病区范围较广,纵隔和心脏常因肺不张或病变牵拉而移位。患儿营养发育落后,胸廓畸形。杵状指/趾的出现早晚不一,最早者 1~2 个月即可发生,可在患病肺叶手术切除后自然消失。上颌窦炎比较多见。如病情继续发展,可见肝脏肿大和蛋白尿,也可并发肺性肥大性骨关节病。

3. **影像学检查**　轻度时 X 线片只有肺纹理增多,病变明显时双中下肺可见大小环状透光阴影呈卷发状或蜂窝状,常伴肺段或肺叶不张及炎症浸润阴影,心脏及纵隔可见移位。支气管造影可明确支气管扩张的形态(柱状、梭状或囊状)、部位及范围。近年来,高分辨 CT 已经代替了支气管造影,成为确诊支气管扩张症的主要检查方法。支气管扩张症的 CT 主要表现[2,3]:①支气管管腔增宽超过正常管腔的 1.5 倍,管壁增厚;②支气管直径与伴行肺动脉管径比值大于 0.8(不存在肺动脉高压的情况下),横切面呈"印戒征";③气道由中心向外周逐渐变细的正常走行规律消失,支气管的纵切面呈"轨道征",胸壁下 1cm 以内范围见到支气管影。此外,HRCT 还可显示气道壁增厚(支气管内径<80%外径)、细支气管扩张和黏液栓及树芽征(图 25-23)。胸部 MRI 作为一种准确的、无射线伤害的检查手段,有助

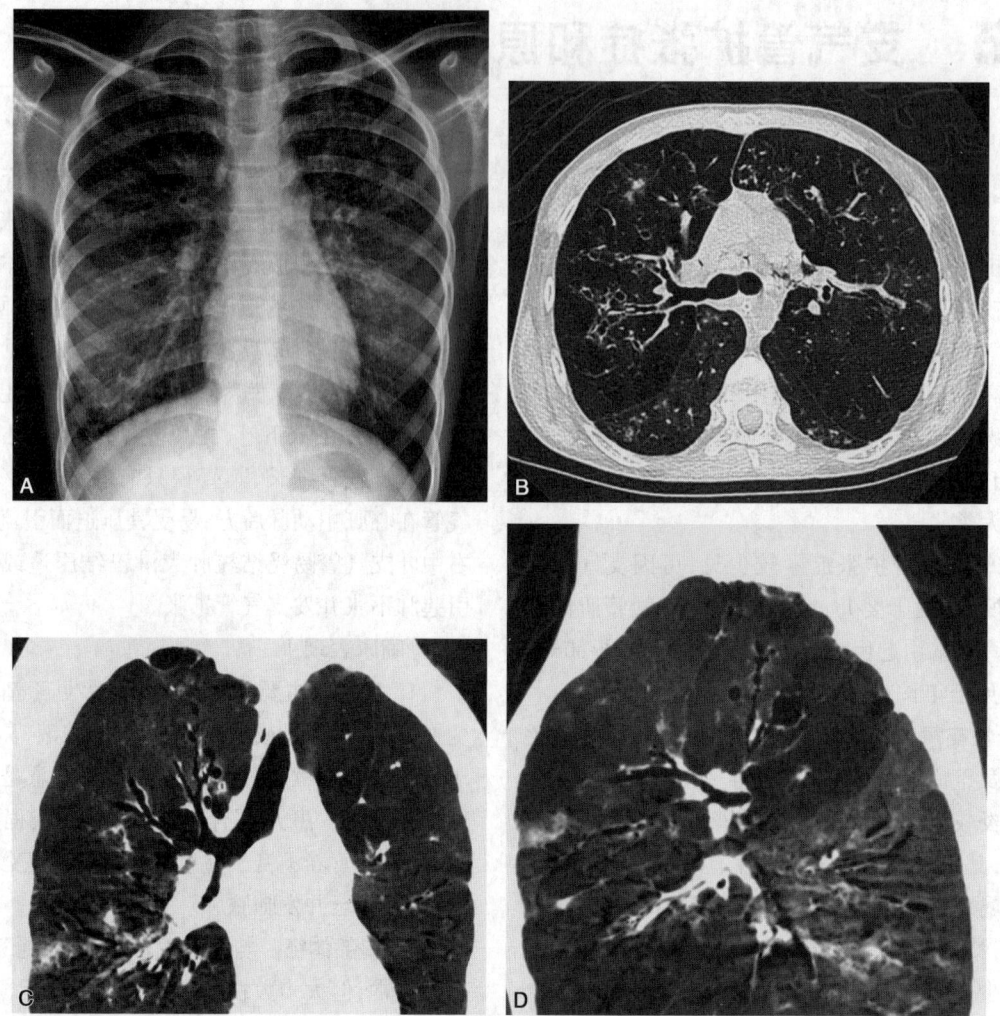

图 25-23 支气管扩张症影像学改变

A.胸部 X 线片:双肺纹理增多、紊乱,双上肺可见蜂窝状透亮区。B.高分辨 CT(轴位):右上叶囊状
支气管扩张,支气管壁不规则,呈串珠样改变,左上叶支气管壁增厚,双侧可见树芽征。C、D.胸部
CT 最小密度投影二维重建,C.斜冠状位,D.斜矢状位:右上叶支气管呈囊状及柱状扩张。

于发现早期肺内病变,可能会逐步应用于临床。但其空
间分辨率差、检查时间长、噪声大、费用高的缺点仍需要
进一步改善。

【并发症】 肺不张区域及扩张的支气管常见感染
复发,重者发生肺炎和肺脓肿。

【诊断】 早期诊断较为困难。出现以下情况应注
意是否为支气管扩张症:①慢性湿性咳嗽,抗感染治疗
无效;②有重症肺炎病史,尤其是症状、肺部体征或影像
学改变不能消失者;③常规治疗无效的哮喘;④百日咳
样症状治疗 6 周无效;⑤反复肺炎;⑥不明原因且持续
存在的肺部体征或影像学异常;⑦慢性局限性支气管阻
塞;⑧不明原因的咯血;⑨呼吸道症状同时合并任何囊
性纤维化、原发性纤毛运动障碍或免疫缺陷病相关症
状。应通过高分辨 CT 以确定诊断。对于儿童支气管
扩张症的诊断并不能仅仅停留在确定支气管扩张的存

在,而应进一步对可能的病因进行明确。

【鉴别诊断】 本病需与肺结核、慢性支气管炎、肺
脓肿、先天性肺囊肿、肺隔离症、肺吸虫病等相鉴别。

【预后】 广泛应用抗菌药物后,肺部细菌感染较
易控制,但如治疗不及时,仍可伴发肺脓肿。局限性病
变,远期预后好;而合并哮喘、双侧或广泛支气管扩张的
患儿,以及存在铜绿假单胞菌、真菌感染的患儿,预后
差。CT 显示的肺内病变的严重程度与患儿治疗能否顺
利密切相关,肺功能第 1 秒用力呼气容积/用力肺活量
对预测手术预后有帮助。

【预防】 应认真随访肺炎患儿直至其完全恢复为
止。及时治疗支气管淋巴结结核以及尽早取出支气管
异物,都是预防支气管扩张症的措施。营养不良及佝偻
病患儿,应注意避免呼吸道感染,并做好麻疹和百日咳
的自动免疫。

【治疗】　除重视吸入新鲜空气、休息、营养之外，主要应消除炎症，分述如下。

1. 去除病因，排除支气管分泌物　对于各种原因造成的气道梗阻者，应及时去除病因。过去认为支气管扩张是不可逆的，但有病例证实，即使已经形成支气管扩张，去除梗阻后，经抗感染等充分保守治疗，扩张的支气管可能重新修复。对于支气管分泌物的排出，可用顺位排痰法，对不同的病变区采取不同的顺位姿势排痰。（图 25-24），每天进行 2 次，每次至少 20 分钟。其他气道清理技术还包括用力呼气技术、呼气正压面罩、口腔呼吸道振荡器、高频胸壁振荡背心、肺内振荡通气等。如果分泌物太黏稠，可口服或雾化祛痰药物，然后顺位排痰，婴幼儿可拍背吸痰，使痰液易于排出。

2. 抗菌药物　在急性发作期宜积极控制感染。治疗的关键在于抑制病原微生物生长和介质释放。在支气管扩张症急性感染时，细菌病原通常为呼吸道常见致病菌，因此，在没有病原学依据之前，应首先选择对肺炎链球菌及流感嗜血杆菌有效的抗菌药物，如阿莫西林。青霉素过敏者可选择克拉霉素。在获得细菌培养结果后，应根据药敏试验调整抗菌药物，疗程 7~14 天。对

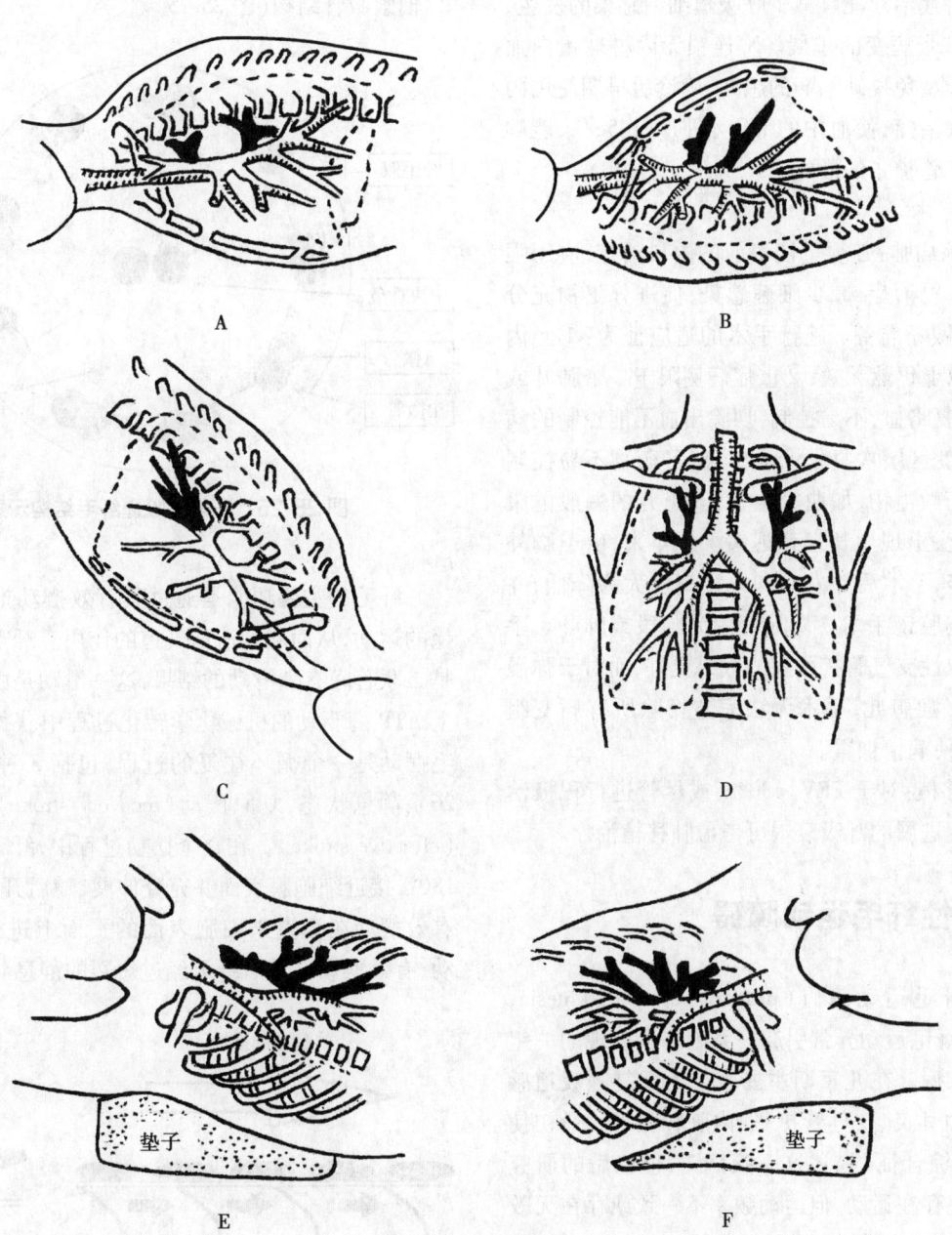

图 25-24　支气管扩张症不同部位所需的顺位排痰姿势
A. 病变区在后方：应取俯卧姿势；B. 病变区在前方：应取仰卧姿势；C. 病变区在下方：应取斜向下俯卧姿势；D. 病变区在上方：应取竖直姿势；E. 病变区在左上方：应将右侧靠垫子；F. 病变区在右上方：应将左侧靠垫子。

于是否长期应用抗菌药物尚存在争议。在施行外科疗法前后,也要应用抗菌药物治疗。

3. **中药治疗** 常用的清热解毒中药为蒲公英、板蓝根、银花、连翘、鱼腥草、大青叶等。在非急性加重期,对虚弱患儿宜加用当归、黄芪、党参。

4. **抗炎药物** 不推荐支气管扩张症患儿常规应用吸入糖皮质激素治疗。长期应用小剂量大环内酯类抗菌药物具有抗炎作用,有助于减少支气管扩张症患儿发生急性感染,提高生活质量。

5. **丙种球蛋白** 对于低丙种球蛋白血症的患儿,丙种球蛋白替代治疗能够减少呼吸道细菌感染的发生,防止支气管扩张病变的进展。X 连锁无丙种球蛋白血症和普通变异型免疫缺陷病的患儿,确诊后早期使用丙种球蛋白替代治疗,使血中的 IgG 水平大于 5g/L,能够有效防止支气管扩张的形成。

6. **外科手术**

(1) 切除病肺:必须重视术前的内科治疗,应用强有力的抗菌药物治疗,减少细菌感染,促进分泌物充分引流,为手术做好准备。施行手术的适应证为:①经内科治疗 2 年以上仍然无效;②重症病例限于一个肺叶或一侧者;③反复咯血,不易控制,切除出血不能控制的病变部位;④病变区屡次复发严重感染,且药物不易控制或可能有耐药微生物,如曲霉生长;⑤患儿的一般健康情况渐趋恶化,出现生长发育迟缓。近年来,由于胸外科手术的进步,手术后并发症和死亡率已大为降低,并且可以考虑胸腔镜手术。切除范围为肺段或肺叶。手术治疗对局限性支气管扩张症的效果更好,而对于弥漫性支气管扩张症患儿,手术无法完整切除所有病变组织,甚至可能使病情加重。

(2) 肺移植:对于 FEV$_1$<30%,或尽管进行积极治疗仍出现迅速进展的呼吸衰竭可考虑肺移植治疗。

二、原发性纤毛运动障碍

原发性纤毛运动障碍(primary ciliary dyskinesia,PCD)是由于纤毛运动异常引起一系列临床表现的一组遗传异质性疾病。在儿童期主要表现为反复呼吸道感染、鼻窦炎、中耳炎、支气管扩张、内脏转位等。最初使用"不动纤毛综合征"描述这一疾病[4],但以后的研究证实有时纤毛存在运动,但运动频率不一致或存在无效运动,因此这一疾病被重新分类命名为原发性纤毛运动障碍,包括卡塔格内综合征、不动纤毛综合征、纤毛运动方向缺陷。对于 PCD 最早的临床观察始于 100 余年前,本病在群体中发病率为 1:40 000~1:2 200[5],一般认为属常染色体隐性遗传。

【**纤毛的结构与功能**】 纤毛分布于鼻腔至 16 级支气管表面,在鼻旁窦、耳咽管、中耳等处也有纤毛分布。此外在输卵管、精子及脑和室管膜处也有纤毛结构。纤毛在气道各级支气管中的分布不同,以大气道最多,小气道较少,肺泡囊和肺泡上没有纤毛结构。每个纤毛细胞大约有 200 多根纤毛,纤毛直径大约 0.1~0.2μm,长度约为 3~7μm。每根纤毛都包括有体部、基底部和冠部,横断面在电镜下呈圆形,中央有一对中央微管,在外周均匀地环绕着 9 对外周微管,称之为"9+2"轴索微管结构(图 25-25)。

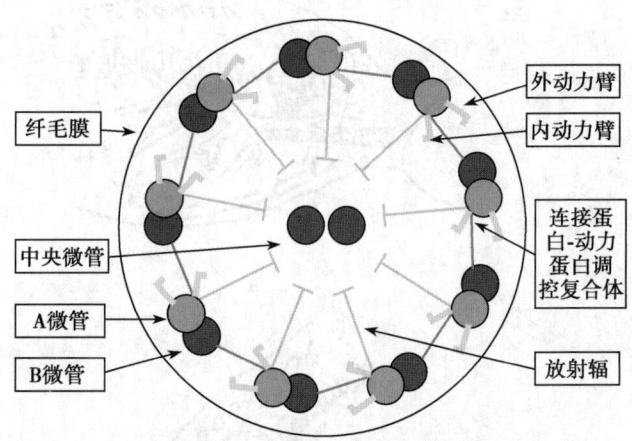

图 25-25 正常呼吸道纤毛结构示意图

纤毛的主要功能是通过其有效摆动推动纤毛黏液毯的运动,从而起到清洁气道的作用。纤毛的有效摆动是二联管间有效滑动的结果,这一滑动是由蛋白动力臂上 ATP 酶驱动的机械化学转化过程中获得的能量。纤毛摆动是一个循环往复的过程,包括 3 种状态(图 25-26):静息状态、复原摆动(recovery stroke)和有效摆动(effective stroke)。在整个摆动过程中,纤毛先向后摆动 180°,接近细胞膜表面并充分伸展,随后开始有效摆动。有效摆动在垂直于细胞表面的平面上进行,向头端摆动,有效摆动结束后纤毛经过短暂的静息状态又开始一

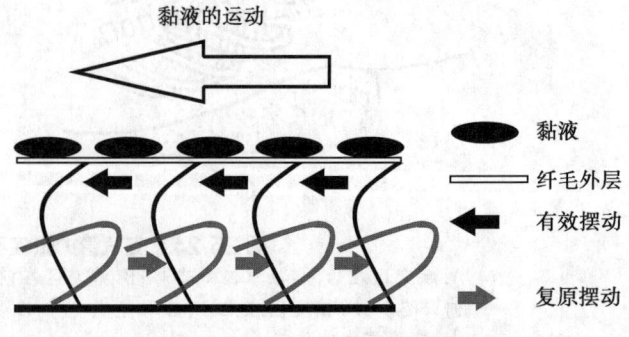

图 25-26 黏液纤毛清除功能示意图

次新的循环。正常人呼吸道的纤毛根部都成行排列,所有纤毛的有效摆动的方向都基本相同,形成合力推动纤毛表面黏液向头端移动。纤毛以一种协调的配位方式进行,每根纤毛与其邻近的纤毛顺次摆动,当纤毛由静息状态进入复原摆动而向后摆动时触动其他静息状态的纤毛并刺激它们进入复原摆动过程。因此,正常的纤毛运动有以下 3 个特点:①周期性和节律性;②方向性;③同步性、协调性和异相性。

纤毛功能障碍所致临床疾病是广泛的,可涉及所有有纤毛分布的部位,气道纤毛功能障碍导致的反复呼吸道感染最常见;精子鞭毛、输精管、输卵管纤毛功能障碍可导致不育或不孕症;中耳、鼻窦处纤毛功能障碍则导致中耳炎、鼻窦炎等;视网膜杆状细胞、前庭毛细胞和嗅觉细胞功能障碍导致失明、耳聋和嗅觉障碍;脑和室管膜处纤毛功能障碍可导致脑积水。

【临床表现】　发病年龄可自新生儿至成年。可有随年龄增长而加重的反复上下呼吸道感染,复发性中耳炎、鼻窦炎和支气管炎、肺炎以致支气管扩张症的表现。常见耳道流脓、鼻脓性分泌物、咳嗽、咳痰、咯血、反复喘息。常易误诊为一般慢性支气管炎、慢性肺炎、哮喘和肺结核。新生儿期出现症状者并不少见,可表现为呼吸急促、咳嗽及不明原因的足月儿呼吸窘迫综合征。约 50% 的患儿合并右位心或全内脏转位。还可有听力损害、男性不育症等。英国的一项研究显示,PCD 儿童中大约一半有听力障碍,26% 的儿童需要助听器[6]。

卡塔格内综合征(图 25-27)是 PCD 的一个类型,约占 PCD 的 50%。由下列三联症组成:①支气管扩张;②鼻窦炎或鼻息肉;③内脏转位(主要为右位心),可有家族史。如只具备内脏转位及支气管扩张两项则为不全性卡塔格内综合征。右位心儿童如伴频发上感和肺炎,应考虑到卡塔格内综合征的可能。卡塔格内综合征还常和其他先天性畸形同时存在,最多见的是先天性心脏病、脑积水、腭裂、双侧颈肋、肛门闭锁、尿道下裂和复肾,其他尚有膜状瞳孔、智力障碍、听力减退、嗅觉缺损等。

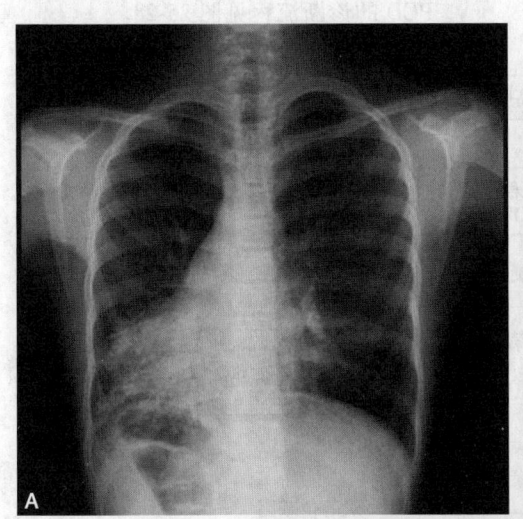
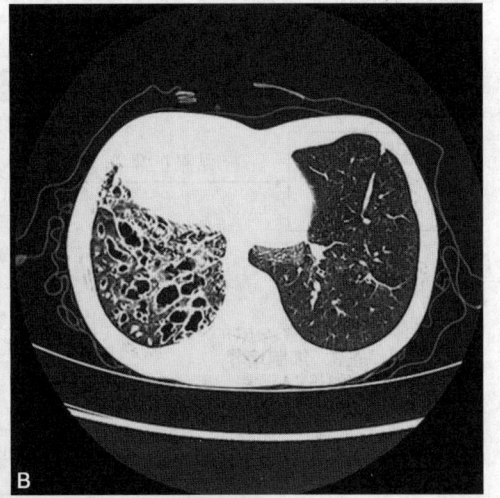
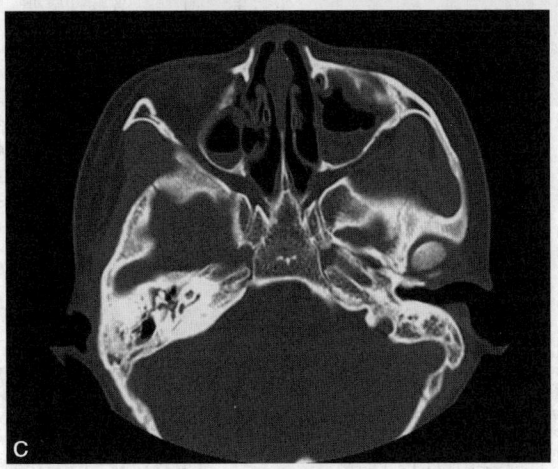

图 25-27　卡塔格内综合征

患儿,女,12 岁。反复咳嗽、咳痰 10 年,多次诊为上、下呼吸道感染。查体:生长发育落后,双下肺湿啰音,杵状指/趾。脑干测听:听力下降。A. 胸部 X 线片:右位心,右下肺实变;B. 胸部 CT:支气管扩张;C. 鼻窦 CT:鼻窦炎。

【辅助检查】

1. **黏液纤毛清除功能的检查** 包括糖精筛查试验、高速摄像显微分析(high-speed video microscopy analysis,HSVA)测纤毛摆动频率及摆动形式。

2. **电镜检查** 可取鼻腔黏膜或经支气管镜取支气管黏膜上皮在电镜下观察纤毛数目及结构异常,从而确诊。纤毛结构异常常见蛋白动力臂部分或完全缺失或变短,还可表现为放射辐缺失、复合纤毛、微管异常(数目减少、增多、移位)等。

3. **基因检查** 目前已经发现超过 40 个与 PCD 相关的基因,最常见的基因为 *DNAH5*、*DNAI1*、*DNAAF1*、*CCDC39*、*CCDC40*、*DNAH11*。PCD 相关基因的突变类型中,85%导致功能缺失突变,约 15%导致错义突变[7]。约 30%的 PCD 患者的电镜下观察纤毛结构无异常,如 *DNAH11* 基因突变导致的病例,这些患者需要通过基因检测的方式诊断疾病。

4. **鼻呼出气一氧化氮测定(nasal nitric oxide,nNO)** 与健康人、哮喘患者相比,PCD 患者 nNO 水平明显降低。可以用于 PCD 筛查,但需注意除外囊性纤维化。

【诊断】

1. **临床诊断** 有典型的临床表现,如反复的呼吸道感染、支气管扩张症、鼻窦炎、中耳炎等,伴内脏转位时,应考虑卡塔格内综合征。

2. **确定诊断** 有 PCD 典型病史,结合以下任意 1 个阳性结果,可确诊为 PCD:①典型的纤毛超微结构异常,包括外动力臂缺失、内外动力臂联合缺失、内动力臂缺失并伴有微管转位。②确定的双等位基因致病性突变。

3. **高度可疑诊断** 有 PCD 病史,以下结果阳性,则高度怀疑 PCD,但并不能确诊:①nNO 水平明显降低,3 次 HSVA 结果支持 PCD(如纤毛不动或环形摆动)。②nNO 水平明显降低,细胞培养后 HSVA 结果支持 PCD(如纤毛不动或环形摆动)。

4. **排除诊断** 如果仅有临床表现,但 nNO 水平正常或升高,HSVA 正常,则 PCD 可能性不大。

PCD 的诊断流程见图 25-28。

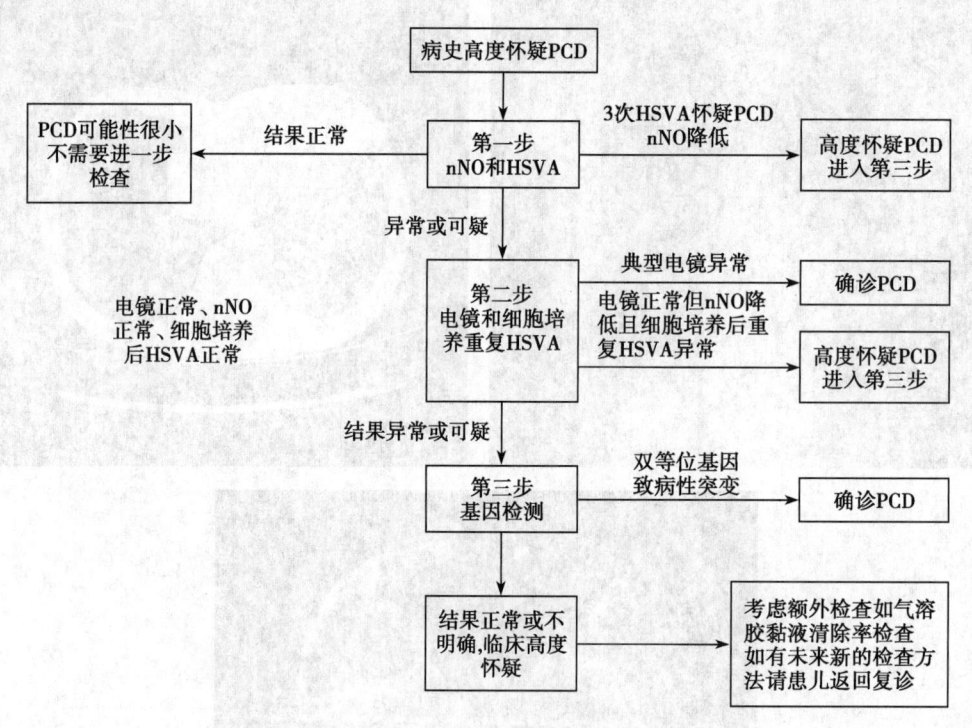

图 25-28 PCD 的诊断流程[8, 9]

原发性纤毛运动障碍需与继发性纤毛运动障碍鉴别。后者见于慢性气管炎、肺炎、支气管扩张、哮喘等疾病,可引起纤毛大小不等、巨大纤毛;慢性鼻窦炎、哮喘可引起轴丝变性;病毒感染可引起纤毛脱落;过敏性鼻炎可引起纤毛无力;肺炎支原体分泌过氧化氢、铜绿假单胞菌分泌的毒素可抑制纤毛运动;吸烟、环境污染、射线、硫化氢、机械通气等都可造成继发性纤毛功能障碍。

【治疗】 治疗同一般支气管扩张症,主要是对症治疗,包括抗感染、雾化吸入祛痰药物及体位引流,支气管舒张剂缓解喘息及气道梗阻,治疗鼻窦炎及中耳炎,同时应预防其他感染,如麻疹、流感等,避免空气污染及被动吸烟。如能早期诊断,采取适当防治措施,预后尚好。基因治疗通过改变基因缺陷可以恢复纤毛正常功能,但目前尚处于研究阶段。

（徐保平）

参考文献

［1］王昊,徐保平,刘秀云,等. 儿童支气管扩张症 172 例临床研究. 中国实用儿科杂志,2014,29(12):936-939.

［2］中华医学会儿科学分会呼吸学组疑难少见病协作组. 儿童支气管扩张症诊断与治疗专家共识. 中华实用儿科临床杂志. 2018,33(1):21-27.

［3］CHANG AB,FORTESCUE R,GRIMWOOD K,et al. European Respiratory Society guidelines for the management of children and adolescents with bronchiectasis. Eur Respir J. 2021, 26;58(2):2002990.

［4］ABZELIUS BA. A human syndrome caused by immotile cilia. Science,1976,193:317.

［5］O'CALLAGHAN C,CHETCUTI P,MOYA E. High prevalence of primary ciliary dyskinesia in a British Asian population. Arch Dis Child,2010;95:51-52.

［6］RUBBO B,BEST S,HIRST RA,et al. Clinical features and management of children with primary ciliary dyskinesia in England. Arch Dis Child,2020,105;724-729.

［7］LUCAS JS,DAVIS SD,OMRAN H,et al. Primary ciliary dyskinesia in the genomics age. Lancet Respir Med, 2020, 8 (2):202-216.

［8］LUCAS JS,BARBATO A,COLLINS SA,et al. European Respiratory Society guidelines for the diagnosis of primary ciliary dyskinesia. Eur Respir J,2017 49(1):1601090.

［9］中华医学会儿科学分会呼吸学组疑难少见病协作组. 儿童原发性纤毛运动障碍诊断与治疗专家共识. 中华实用儿科临床杂志, 2018,33(2):94-99.

第 9 节　肺脓肿

肺脓肿(lung abscess)是肺实质由于炎性病变坏死液化形成脓肿之谓。可见于任何年龄。主要继发于肺炎[1],其次并发于败血症。偶自邻近组织化脓病灶,如肝脓肿、膈下脓肿或脓胸蔓延到肺部。此外,肿瘤或异物压迫可使支气管阻塞而继发化脓性感染,肺吸虫、蛔虫及阿米巴等也可引起肺脓肿。病原菌以金黄色葡萄球菌、肺炎链球菌、厌氧菌为多见,其次为化脓性链球菌、流感嗜血杆菌及大肠埃希菌、克雷伯菌、铜绿假单胞菌和肺炎支原体等[2,3]。原发性或继发性免疫功能低下和免疫抑制剂应用均可促使其发生。近年来肺脓肿已明显较前少见。

【病理变化】　早期为肺组织炎症和细支气管阻塞,继之有血管栓塞,肺组织坏死和液化形成脓腔,最后可破溃到支气管内,致脓痰和坏死组织排出,脓腔消失后病灶愈合。如脓肿靠近胸膜,可发生局限性纤维素性胸膜炎。周围健全的肺组织显示代偿性膨胀。若治疗不充分或支气管引流不畅,坏死组织留在脓腔内,炎症持续存在则转为慢性,脓腔周围肉芽组织和纤维组织增生,腔壁变厚,引流支气管上皮向内增生,覆盖于脓腔壁上,周围的细支气管受累变形或发生程度不等的扩张。少数患者脓毒栓子可经体循环或椎前静脉丛逆行至脑,引起脑脓肿。

小脓肿很少压迫肺脏引起通气血流改变,故临床上多无呼吸受限的表现,但是较大脓肿可能会改变通气血流,临床上可见缺氧和呼吸增快。

【临床表现】　起病多隐匿,发热无定型,有持续或弛张型高热,可伴寒战。咳嗽可为阵发性。有时出现呼吸增快或喘憋,胸痛或腹痛,常见盗汗、乏力、体重下降,婴幼儿多伴呕吐与腹泻。如脓肿与呼吸道相通,咯出臭味脓痰,则与厌氧菌感染有关,可咯血痰,甚至大咯血。如脓肿破溃,与胸腔相通,则成脓胸及支气管胸膜瘘。

【X 线检查】　早期与细菌性肺炎相似。脓肿形成后,X 线片见圆形阴影,如与支气管相通则见脓腔有液平面,周围环以炎性浸润阴影。脓肿可单发或多发,治疗后可残留少许纤维索条阴影。慢性肺脓肿腔壁增厚,周围有纤维组织增生,可伴支气管扩张、胸膜增厚。肺 CT 可很好显示肺脓肿的特点。

【实验室检查】　急性期白细胞总数高达(20~30)×10^9/L 或更高,中性粒细胞增高;慢性期白细胞接近正常,可见贫血。脓痰可多至数百毫升,镜检时见弹力纤维,证明肺组织有破坏,脓痰或气管吸取分泌物培养可得病原菌。

【诊断】 除上述病史、症状和实验室检查资料外，主要靠胸部后前位及侧位 X 线检查或肺 CT，可以测定脓肿的数目、大小及部位。空洞的边缘较厚，其周围的肺组织有炎性浸润。脓肿的大小比较稳定，在短时间内变化不大。B 超检查也可协助鉴别肺脓肿和脓胸。

【鉴别诊断】

1. **肺大疱** 合并金黄色葡萄球菌肺炎或病毒性肺炎后的肺大疱在胸部 X 线片上肺大疱壁薄，形成迅速，并可在短时间内自然消失。

2. **支气管扩张症继发感染** 根据既往严重肺炎或结核病等病史，典型的清晨起床后大量咳痰结合胸部 X 线片及支气管造影所见，可以鉴别。

3. **肺结核** 肺脓肿可与结核瘤、空洞型肺结核和干酪性肺炎相混。应作结核菌素试验，痰液涂片或培养寻找结核菌。在胸部 X 线片上，肺结核空洞周围有浸润影，一般无液平面，常有同侧或对侧结核播散病灶。

4. **先天性肺囊肿** 其周围肺组织无浸润，液性囊肿呈界限清晰的圆形或椭圆形阴影。全气囊肿呈一圆或椭圆形薄壁透亮囊腔影。先天性肺囊肿继发急性感染时，难以与肺脓肿区别，可依据 2 个月后囊腔有无明显缩小来鉴别。

【预后】 一般预后良好。吸入异物所致者，在取出异物后迅速痊愈。有时脓肿经支气管排脓，偶可自愈。并发支气管扩张症、迁徙性脓肿或脓胸时预后较差。

【预防】 对急性肺炎和败血症应及时彻底治疗。有呼吸道异物吸入时，须迅速取出异物。在扁桃体切除及其他口腔手术过程中，应避免组织吸入肺部。

【治疗】

1. **一般疗法** 注意休息和营养。对症疗法包括供氧祛痰和体位引流。

2. **抗生素疗法** 为主要治疗，早期可用青霉素 10 万 U/(kg·d)，疗程 4~6 周。对青霉素过敏或无效者，可根据痰细菌培养及敏感试验选用敏感抗生素，如头孢菌素、万古霉素、利奈唑胺等治疗[3]。除全身用药外，又可用抗生素液雾化吸入或自气管滴注抗生素，使在脓腔内达到较高的药物浓度。疗程因脓肿吸收的速度、脓肿的程度及临床表现的严重程度而定，一般疗程 3~4 周。

3. **中医疗法** 祖国医学称本病为肺痈，早期多属热证、实证，常用千金苇金汤、桔梗汤加清热解毒药如鱼腥草、大青叶、银花、连翘、黄芩等以及活血化瘀药如当归、赤芍等治疗，有一定疗效。1969—1979 年首都医科大学附属北京儿童医院中医科陆叔良等曾对 61 例肺脓肿住院患儿，单纯用口服清热解毒、活血化瘀、排脓消肿的中药方剂脓疡散治疗（其中 54 例入院前曾用过抗生素治疗）。出院时痊愈 23 例，治愈率为 37.7%。痊愈标准为全部临床症状消失，X 线片显示肺部病灶全部吸收，仅余纤维索条影。其余 38 例除个别病例有低热外，临床症状消失，X 线片显示肺部炎性病灶明显吸收，仅余空腔未闭。61 例的平均住院日为 23.8 天。患儿出院后半年至 9 年中共随访到 41 例，均未复发，亦未遗留慢性肺部疾病。药理及药理化学研究也证明脓疡散具有抗炎、祛痰、增强吞噬功能及扩张微血管的作用。

脓疡散处方：青黛 3g、紫草 9g、乳香 6g、牙皂 6g、寒水石 9g。此方可煎汤剂口服，每剂煎成 200ml，1 岁以下每次 30ml，3 次/d；1~3 岁每次 40ml，3 次/d；3~7 岁每次 60ml，3 次/d；7~14 岁每次 100ml，2 次/d；或直接服散剂，口服剂量为 1~3 岁每次 3g，2 次/d；3~7 岁每次 3g，3 次/d；7~14 岁每次 4~5g，3 次/d。疗程均为 1 个月，两者疗效相似。在中药治疗过程中，应避免脓腔穿刺，以防因穿刺造成感染的播散。此外，有些报告应用中草药金荞麦或鱼腥草等治疗肺脓肿，也有较好疗效。

4. **手术治疗** 多无需手术。肺脓肿合并脓胸的患儿用胸腔镜引流治疗可缩短抗生素的疗程和住院时间。对慢性肺脓肿，纤维组织大量增生，并发支气管扩张，或有反复感染，大量咯血，应考虑外科手术，一般手术在发病后 4 个月到 1 年之内施行为宜。

（江载芳）

参考文献

[1] WOJSYK-BANASZAK I, KRENKE K, JOŃCZYK-PO-TOCZNA K, et al. Long-term sequelae after lung abscess in children-Two tertiary centers' experience. J Infect Chemother, 2018, 24(5):376-382.

[2] MADHANI K, MCGRATH E, GUGLANI L. A 10-year retrospective review of pediatric lung abscesses from a single center. Ann Thorac Med, 2016, 11(3):191-196.

[3] 曹佳颖, 潘家华. 儿童重症支原体肺炎的诊断与治疗. 中华全科医学, 2018, 16(11):1777-1778.

第 10 节　肺水肿

肺水肿(pulmonary edema)是一种肺血管外液体增多的病理状态,浆液从肺循环中漏出或渗出,当超过淋巴引流能力时,多余的液体即进入肺间质或肺泡腔内,形成肺水肿[1]。

【病因及发病机制】　基本原因是肺毛细血管及间质的静水压力差(跨壁压力差)和胶体渗透压差间的平衡遭到破坏所致;近年来研究认为肺泡毛细血管膜通透性亦十分重要。液体通过毛细血管滤过的力量(trans-capillary filtration of fluid,FF)可用下列公式表明:

$$FF = K[(Pcap-Pis)-\delta(\pi cap-\pi is)]$$

K为滤过系数,包含肺毛细血管膜的表面面积及通透性。Pcap为肺毛细血管内静水压[正常约为1.3kPa(10mmHg)],Pis是间质液静水压[正常值不明,一般认为约为-1.3kPa(-10mmHg)],δ为反射系数,表示跨毛细血管胶体压差,反映膜对蛋白流动的阻力,一般为0.8。πcap是肺毛细血管内胶体渗透压[正常约为3.3kPa(25mmHg)],πis是间质液胶体渗透压(正常值不明,一般认为是血浆渗透压的一半)[2]。

间质液静水压和胶体渗透压不易测知。有人认为间质液静水压为负值,故液体由毛细血管向间质移动;间质液胶体渗透压约为血浆渗透压的一半,使液体由间质向血管内流动。综合以上两种压力差,其结果是液体从毛细血管向间质移动。此外,液体移动又受肺泡毛细血管膜气液界面的表面张力影响,肺泡表面张力促使液体从毛细血管到肺泡,但一般被肺泡压所抵消,因此最后力向量使液体自毛细血管流向间质,再由淋巴引流。这是因为毛细淋巴管静水压与间质相仿,而胶体渗透压较间质为高,于是液体由间质向淋巴管移动。又由于淋巴管平滑肌和漏斗样瓣膜的存在及其泵压的作用均有利于间质液向淋巴管引流,防止肺水肿发生。

虽然当肺毛细血管静水压升高或血浆胶体渗透压下降时,水向间质滤过增多,但只有当超过了淋巴引流量时,液体才开始在间质蓄积。影响肺水肿形成的各种因素见图25-29。

肺水肿常见病因如下:

1. 肺毛细血管静水压升高　即血液动力性肺水肿,为肺水肿最重要的原因,可见于下列情况:

(1)血容量过多:如输血、输液过多、过快,尤其是原有心肺功能不全或严重贫血患儿,以及抗利尿激素分

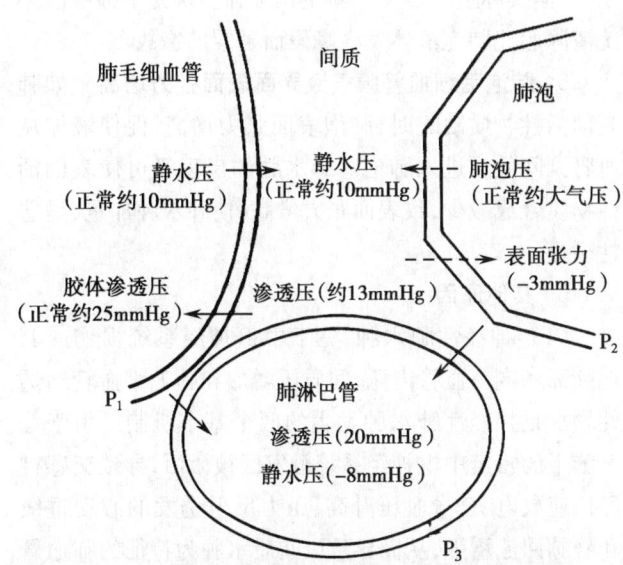

图 25-29　影响肺液体移动的各种因素
P_1、P_2、P_3 代表毛细血管、肺泡及淋巴管膜之通透性(1mmHg = 133.322Pa)。

泌过多(如重症肺炎及哮喘等)及药物作用结果。

(2)左心室功能不全、排血不足,致左心房舒张压增高:见于任何型的左心衰竭,包括心律不齐、心肌病、严重主动脉瓣狭窄、二尖瓣病变、急性肾小球肾炎等。肺血流量过多可致肺毛细血管压急骤上升,见于左至右心内分流、贫血等。

(3)肺毛细管跨壁压力梯度增加:见于间歇正压通气"负相",即气道压力低于大气压时。肺间质异常加大负压,多见于迅速抽吸大量胸腔积液或胸膜腔气体致萎陷肺膨胀过快,胸膜腔内压力负值过大,使液体从肺毛细血管流到间质,称为复张性肺水肿。其发病机制主要有两个:一是由于慢性肺萎陷造成的肺微血管异常,另一个是:由于肺复张时机械压力对肺血管造成的影响[3]。

2. 血浆蛋白渗透压降低　见于严重肝脏疾病、肾疾病及严重低蛋白血症。肾衰竭时发生肺水肿,又和毛细血管通透性改变有关。

3. 肺毛细血管通透性增加　亦称中毒性肺水肿或非心源性肺水肿。毛细血管内皮损伤可由很多原因引起。常见暴发型肺水肿,如内毒素、吸入胃酸或其他酸类,吸入二氧化氮、氯、光气、高浓度氧或其他有毒气体,或休克肺。其特点为由于通透性增加,蛋白进入间质及肺泡中,遗有一层蛋白铺衬于肺泡内,组织学上很像新

生儿呼吸窘迫综合征的透明膜,临床特点为肺顺应性下降及气体交换障碍。

4. 淋巴管阻塞淋巴回流障碍 也是肺水肿的原因之一,但实际上不多见。新生儿湿肺多认为是肺淋巴系统清除胎儿肺泡液体发生障碍而延缓的缘故。

5. 肺泡毛细血管膜气液界面表面张力增高 如肺表面活性物质缺乏时,肺泡表面张力增高,促使液体从血管到间质再进入肺泡。肺水肿的出现又可使表面活性物质合成减少,致表面张力增高,使肺水肿加重,呈恶性循环。

6. 其他原因

(1)神经性肺水肿:见于中枢神经系统损伤或其他脑部病变。血管内压、间质压增加和肺毛细血管通透性增加是神经性肺水肿发生的两个基本机制。由于位于脑干的特定中枢神经系统触发区被激活,导致交感神经快速放电、全身血压升高、压力反射诱发的心动过缓和静脉回流增强,从而导致以间质水肿为特征的肺血管充血,肺泡内渗出物积聚,肺泡内出血[4]。

(2)高原性肺水肿:由于肺血管阻力过度升高或缺氧性肺血管收缩导致微血管压力升高,引起肺泡毛细血管通透性改变和机械损伤,导致大蛋白和红细胞渗漏到肺泡腔[5]。

(3)革兰氏阴性菌败血症:肺水肿可能因内毒素损伤肺泡上皮细胞,肺血管收缩和毛细血管静水压增高,但更主要是因肺毛细血管通透性增加,如见于休克肺。

(4)呼吸道梗阻如毛细支气管炎和哮喘:可能因加剧的胸膜腔内压、肺泡压负压和肺间质负压,肺毛细血管压升高和通透性增加导致肺水肿,水入量过多更可促进其发生。

总之,肺水肿在儿童是一种严重病症,往往见于各种重病的末期,如肺炎、各种心脏病和急、慢性肾炎等所致的心力衰竭,各种严重感染所致的休克,有机磷中毒等都可引起肺水肿。

北京儿童医院所见肺水肿多发生于急性肾小球肾炎病例,3 425例急性肾炎并发心衰136例患儿中,有近半数(64例)并发肺水肿。风湿性心脏病并发心衰108例中亦近半数(50例)有肺水肿。其他如非心源性肺水肿或成人型呼吸窘迫综合征,多见于败血症、感染性休克及重症肺炎等。肺水肿又可为医源性,由于过快大量输液造成。

【病理生理】 间质性肺水肿及肺泡间隔夹角新月状积液时,多不影响气体交换,但可能引起轻度肺顺应性下降。肺泡大量积液时可出现下列变化:①肺容量包括肺总量、肺活量及残气量减少;②肺顺应性下降,气道阻力及呼吸功增加;③弥散功能障碍;④气体交换障碍导致动静脉分流,结果动脉血氧分压减低。

气道出现泡沫状液体时,上述通气障碍及换气障碍更进一步加重,大量肺内分流出现,低氧血症加剧。当通气严重不足时,动脉血二氧化碳分压升高,血液氢离子浓度增加,出现呼吸性酸中毒。若缺氧严重,心排血量减低,组织血灌注不足,无氧代谢造成乳酸蓄积,可合并代谢性酸中毒。

【病理变化】 肺间质可分两部分:一为肺泡上皮及肺泡壁毛细血管内皮间的间质,即肺泡间质;另一为肺小叶间隔及围绕血管和气道的疏松结缔组织。光镜对肺水肿最早发现为液体蓄积于血管及气管周围疏松的间质内,而肺泡壁间质及肺泡内尚无改变。

肺水肿液体蓄积可分为四期:

1. 间质肺水肿 光镜最早可见小支气管及肺小动脉周围淋巴管扩张呈套状,而肺泡间隔的间质间隙虽亦有液体蓄积,但只在电镜下才可见。晚期支气管及血管周围套状更明显,临床无症状及体征。

2. 肺泡内新月型积液 肺泡间隔水肿加剧,液体开始进入肺泡腔,首先在毗邻肺泡间隔夹角,液体蓄积呈新月状,此时气体交换尚不受影响。

3. 肺泡积液 为肺泡性肺水肿极期,一些肺泡充满液体不能进行气体交换,呈肺内动静脉分流。听诊可有啰音,胸部X片透光度减低。

4. 气道有泡沫状液体出现 肺泡内液体泛滥入气道,使气道充满泡沫,因有红细胞进入肺泡致使泡沫染成粉红色。此时气体交换发生严重障碍,有死亡危险。

【临床表现】

1. 症状及体征 起病或急或缓。胸部不适,或有局部痛感。呼吸困难和咳嗽为主要症状。常见苍白、青紫及惶恐神情。咳嗽时往往吐出泡沫性痰液,并可见少量血液。初起时,胸部体征主要见于胸部后下方,如轻度浊音及多数粗大水泡音,逐渐发展到全肺。心音一般微弱,脉搏速而微弱。病变进展可出现倒气样呼吸,呼吸暂停,周围血管收缩,心跳过缓。

2. X线检查 间质肺水肿可见索条阴影;淋巴管扩张和小叶间隔积液各表现为肺门区斜直线条和肺底水平条状的Kerby氏A和B线影。肺泡水肿则可见小斑片状阴影(图25-30)。病程进展则阴影多融合在肺门附近及肺底部,形成典型的蝴蝶状阴影或双侧弥漫片絮状阴影,致心影模糊不清。可伴叶间及胸腔积液。

【诊断与鉴别诊断】 间质肺水肿多无临床症状及体征,肺泡水肿时,肺顺应性减低,首先出现症状为呼吸

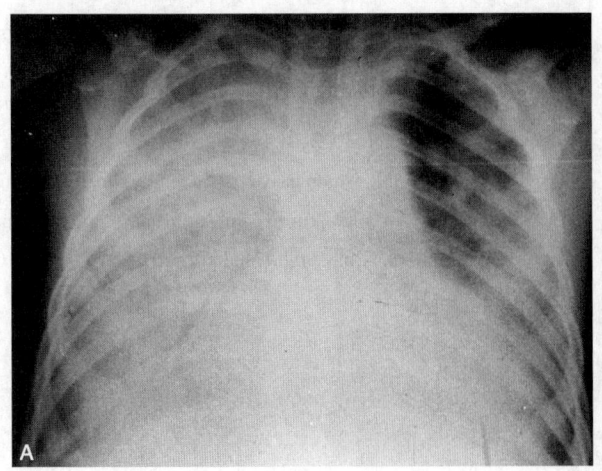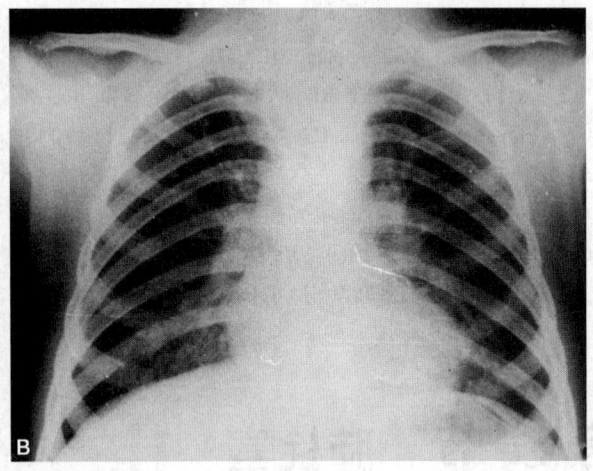

图 25-30 肺水肿胸部 X 线征

患儿,男,6 岁。因水肿 5 天,喘憋 2 天,口吐血沫 12 小时住院,诊断为急性肾炎,左心衰竭,并发肺水肿。A. 两肺较模糊,透亮度减低,右侧明显。右肺及左中下肺可见大片云絮状薄片阴影,使心缘及双膈模糊。心影轻度普遍增大;B. 7 天后复查肺水肿已吸收,两下肺内带仍见斑片影,心影正常。

增快,动脉血氧降低,PCO_2 由于通气过度可下降,表现为呼吸性碱中毒。肺泡水肿极期时,上述症状及体征进展,缺氧加重,如抢救不及时可因呼吸循环衰竭而死亡。

肺水肿需与急性肺炎、肺不张及成人呼吸窘迫综合征等相鉴别。

【治疗】 治疗的目的是改善气体交换,迅速减少液体蓄积和去除病因。

1. 改善肺脏通气及换气功能、缓解缺氧 首先抽吸痰液保持气道通畅,对轻度肺水肿缺氧不严重者可给鼻导管低流量氧。如肺水肿严重,缺氧显著,可相应提高吸氧浓度,甚至开始时用 100% 氧吸入。在下列情况用机械通气治疗:①有大量泡沫痰、呼吸窘迫;②动静脉分流增多时,当吸氧浓度虽增至 50%~60% 而动脉血氧分压仍低于 6.7~8.0kPa(50~60mmHg)时,表示肺内动静脉分流量超过 30%;③动脉血二氧化碳分压升高。应用人工通气前,应尽量将泡沫吸干净。如间歇正压通气用 50% 氧吸入而动脉血氧分压仍低于 8kPa(60mmHg)时,则应用呼气末正压呼吸,根据病情,PEEP 从小至大逐渐增加,同时监测血气,吸入氧浓度尽量低于或等于 50%。合适的 PEEP 既能维持基本正常的氧分压,而二氧化碳分压也不致上升,对循环也无显著影响。

2. 采取措施将水肿液驱回血液循环 ①快速作用的利尿剂,如呋塞米对肺水肿有良效,在利尿前症状即可有好转,这是由于肾外效应,血液重新分布,血从肺循环到体循环。注射呋塞米 5~15 分钟后,肺毛细血管压可降低,然后较慢出现肾效应:利尿及排出钠、钾,大量利尿后,肺血量减少,肺水肿可改善。②呼气末正压通气,提高了平均肺泡压,使肺毛细血管跨壁压力差减少,使水肿液回流入毛细血管。一项在心源性肺水肿患者使用无创正压通气的 Meta 分析显示,其可以显著降低急性心源性肺水肿患者的死亡率[6]。③肢体缚止血带及头高位以减少静脉回心血量,可将增多之肺血量重新分布到周身。④吗啡引起周围血管扩张,减少静脉回心血量,降低前负荷。又可减少焦虑、降低基础代谢,可有良效。

3. 针对病因治疗 如针对高血容量采取脱水疗法;针对左心衰竭应用强心剂。一般使用作用快速的洋地黄制剂如乙酰毛花苷注射液及毒毛旋花子苷 K。用 α 受体阻滞剂,如酚妥拉明 5mg 静脉注射。使血管扩张,减少周围循环阻力及肺血容量,效果很好。近年来有用静脉滴注硝普钠以减轻心脏前后负荷,加强心肌收缩能力,降低高血压,对肺水肿有良效。

4. 降低肺毛细血管通透性 激素对毛细血管通透性增加所致的非心源性肺水肿,如吸入化学气体、呼吸窘迫综合征及感染性休克的肺水肿有良效。可用氢化可的松 5~10mg/(kg·d) 静脉注射。病情好转后及早停用。使用抗菌药物对因感染中毒引起的肺毛细血管通透性增高所致肺水肿有效。

5. 其他治疗 严重酸中毒可适当给予碳酸氢钠等碱性药物,酸中毒纠正后收缩的肺血管可舒张,肺毛细血管静水压降低,肺水肿减轻。

当肺损伤可能因有毒性的氧自由基引起时可用抗氧化剂治疗,以清除氧自由基,减轻肺水肿。

(江载芳)

参考文献

[1] O' BRODOVICH H. PULMONARY EDEMA. Wilmott

RW,Kendig and Chernick's Disorders of the Respiratory Tract in Children:(8 edition). Philadelphia,2012. 570-585.

[2] ALLEN SJ,DRAKE RE,WILLIAMS JP,et al. Recent advances in pulmonary edema. Crit Care Med, 1987, 15(10):963.

[3] SOHARA Y. Reexpansion pulmonary edema. Ann Thorac Cardiovasc Surg, 2008,14(4):205-209.

[4] SEDÝ J,KUNES J,ZICHA J. Pathogenetic Mechanisms of Neurogenic Pulmonary Edema. J Neurotrauma, 2015, 32(15):1135-1145.

[5] SWENSON ER,BÄRTSCH P. High-Altitude Pulmonary Edema. Compr Physiol,2012,2(4):2753-2773.

[6] POTTS JM. Noninvasive positive pressure ventilation: effect on mortality in acute cardiogenic pulmonary edema:a pragmatic meta-analysis. Pol Arch Med Wewn, 2009, 119(6):349-353.

第 11 节　肺栓塞

肺栓塞(pulmonary embolism,PE)是指由内源性或外源性栓子阻塞肺动脉引起肺循环障碍的临床和病理生理综合征,包括肺血栓栓塞症、脂肪栓塞综合征、羊水栓塞、空气栓塞、肿瘤栓塞、异物、细菌栓塞以及骨髓移植后细胞溶解血栓等。其中,肺血栓栓塞症(pulmonary thromboembolism,PTE)是最常见的肺栓塞类型,由来自静脉系统或右心的血栓阻塞肺动脉或其分支所致,通常所称的肺栓塞即指 PTE。肺栓塞常常是深静脉血栓(deep venous thrombosis,DVT)的并发症,两者在发病机制上存在互相关联,是同一种疾病病程中两个不同阶段,因此将两者统称为静脉血栓栓塞症(venous thromboembolism,VTE)[1]。如在肺动脉病变基础上(如肺血管炎、贝赫切特综合征等)原位血栓形成,则为肺动脉血栓形成(pulmonary thrombosis),多见于肺小动脉,并非外周静脉血栓脱落所致,临床不易与肺栓塞相鉴别。

【流行病学】　儿童 PE 目前在国内外尚无准确的流行病学资料。国外的研究显示,儿童 PE 的发病率为(8.6~57)/100 000 住院患者,而对于社区儿童,PE 的发病率则为(0.14~0.9)/100 000。在美国,2001 年至 2007 年间,VTE/PE 住院患者增长了 70%,由 34/10 000 住院患者增至 58/10 000 住院患者。儿童 PE 占 VTE 住院患者的 11%[2]。

PE 的年龄分布呈双峰,高峰年龄为 1 岁以内的婴儿及伴有疾病或多种危险因素的年长儿(15~17 岁),性别上无差异,黑色人种儿童患 PE 的危险性为白色人种儿童的 2.38 倍。

【病理生理学】　红细胞、纤维蛋白原、血小板和白细胞在完整的静脉内形成血块,即静脉血栓。血块可栓塞在不同的部位,当它们通过右心房、右心室,嵌塞在肺动脉时即形成 PE。血栓造成的血流减少或中断,可导致不同程度的血流动力学和呼吸功能改变。PE 对生理学上的影响与下列因素有关:肺循环受阻的程度、同时存在的心肺疾病以及血管活性介质的存在。在儿童,栓塞对肺循环的阻塞<50% 时,通常无临床表现,除非同时存在肺动脉高压或先天性心脏缺陷等心血管疾病。当急性肺部的栓子对肺循环的阻塞超过 50% 时,右心室后负荷显著增加,引起右心室压力增高,肺动脉压力升高。右心室扩张及三尖瓣反流和室间隔左移,左心室舒张末期容积减少和充盈减少,以及回左心血量减少,导致心排血量减少,体循环血压下降。而且,右心室压力增高可导致右侧冠状动脉受压,心肌缺血。大面积 PE 可导致心肌缺血、心源性休克甚至死亡。PE 还导致通气血流比例失调而发生动脉低氧血症、右向左分流以及静脉血氧分压降低,并引起血管活性因子释放,引起血管痉挛造成肺动脉高压[3]。

【危险因素】[1-3]　血栓形成的原因见于下列三种情况[1]:静脉血流停滞,高凝状态/易栓塞倾向或内皮细胞壁受损,即 Virchow 三联症。血管内皮的损伤可见于很多情况,如感染、中心静脉置管或起搏器、创伤或骨折、手术及高同型半胱氨酸血症等,引起血管内皮组织因子暴露,启动凝血瀑布反应,从而增加血栓形成的危险。静脉血流瘀滞或血流动力学的变化,如瘫痪、长途航空或乘车旅行等引起血流淤滞,中心静脉导管(central venous lines,CVLs)等所致的血管内湍流,增加了血栓形成的风险。血液高凝状态见于恶性肿瘤、抗磷脂抗体综合征、口服避孕药等。遗传因素,如遗传性易栓症,通过改变正常的抗凝血因子,可能在血栓形成中发挥一定的作用;抗凝血酶缺乏、蛋白 S 缺乏、蛋白 C 缺乏、V 因子 Leiden 突变,凝血酶原 20210 基因变异、Ⅻ因子缺乏、纤溶酶原不良血症、血栓调节蛋白异常等。

VTE 的危险因素因年龄不同而异,在 95% 的儿童 VTE 有一项或多项潜在的临床疾病。儿童(28 天~18 岁)最重要的危险因素为中心静脉导管,其他包括肿瘤(特别是急性淋巴母细胞白血病)、先天性心脏病、血管畸形、长期完全肠道外营养、创伤、外科手术/制动、局部感染、肾脏疾病、系统性红斑狼疮、狼疮抗凝集(lupus anticoagulant)阳性、镰状细胞病、低血容量、肥胖、脑室分流以及药物(包括服用雌激素和精氨酸酶等)因素,青少年口服避孕药会增加发生 PE 机会。

【临床表现】[1-5]　PE 可表现为无症状、非特异性症状、轻~重度低氧血症、右心功能衰竭、休克甚至死亡。典型症状包括气短、胸膜炎样胸痛以及咯血,84% 青少年 PE 有胸痛症状。一般情况下,只有大面积 PE 会引起典型的症状,而较小栓子的临床表现轻微。此外,发生 PE 的儿童通常有严重的原发病或基础病,其临床症状与 PE 相似,如重症肺炎,因此会降低医生对 PE 的警觉程度。

肺栓塞症状包括:①呼吸困难及气促,尤以活动后明显;②胸痛,包括胸膜炎性胸痛或心绞痛样胸痛;③晕厥,可为肺栓塞的唯一或首发症状;④烦躁不安、惊恐或濒死感;⑤咯血,常为少量咯血,大咯血较少见;⑥咳嗽;⑦心悸。大面积或广泛肺栓塞可引起急性肺心病。

体征包括:①呼吸急促;②心动过速;③血压变化,严重时可出现血压下降甚至休克;④发绀;⑤发热,多为低热,少数患者可有中度以上的发热;⑥颈静脉充盈或搏动;⑦肺部可闻及哮鸣音和/或湿啰音,偶可闻及血管杂音;⑧可有胸腔积液的相应体征;⑨肺动脉瓣第二音亢进或分裂,$P_2 > A_2$,三尖瓣区收缩期杂音;⑩下肢 DVT 的体征。

任何年龄组的儿童,出现不能解释的呼吸急促均提示 PE 的可能。其他有提示意义的体征包括急性右心衰、发绀、低血压、心律失常、苍白、晕厥或猝死。

【实验室检查】[1,3-5]　儿童 PE 的辅助检查包括以下几方面:

1. 一般检查　包括心电图、胸片以及动脉血气,这些检查并不能确诊或除外 PE,但有助于除外其他疾病。

2. 通气-灌注扫描　典型征象是肺段灌注扫描缺损而通气显像正常,两者不匹配。其诊断 PE 的敏感性和特异性较好,且不受肺动脉直径的影响,尤其在诊断亚段以下 PE 中具有特殊意义。如果结果确定显示正常的灌注,则可临床除外 PE 的诊断。但是任何引起肺血流或通气失调的疾病会影响该检查的结果判读,如先天性心脏病患儿两肺的血流可能本身就不平衡,或者在同一肺内血流不平衡,而且,在左向右分流的患者中其

肺动脉中混合有动脉血,也会造成同位素的分布改变。因此单凭此项检查可能造成误诊。需与胸部 X 线片、CT 肺动脉造影相结合,可提高诊断的特异性和敏感性。

3. 肺血管造影　是传统上诊断 PE 的金标准。PE 的间接血管造影征象为造影剂充盈缺损或肺动脉未充盈,但该项检查为有创检查。

4. CT 肺血管造影(computed tomography pulmonary angiography,CTPA)　PE 的直接征象为肺动脉内低密度充盈缺损(图 25-31),部分或完全包围在不透光的血流之内(轨道征),或者呈完全充盈缺损,远端血管不显影;间接征象包括肺野楔形条带状的高密度区或者盘状肺不张,近端肺动脉扩张及远端血管分布减少或消失等。在 CT 上可见如下征象:①肺动脉栓子的 CT 表现:局限性密度增高,可见于主肺动脉及左右肺动脉。②肺内血管的改变,栓塞肺动脉所供血区血管分支变细稀疏。③非梗死性肺渗出,表现为楔形或不规则毛玻璃状致密影(类似于肺炎或水肿),以胸膜为底,尖指向肺门,栓塞的渗出灶密度较淡,血管纹理仍存在,消失于近肺门的肺野中,影像与肺门不连续,借此征象可与肺感染相鉴别。④肺梗死,表现为楔形实变影,底边靠近胸膜,尖指向肺门,有时尖端与一血管相连。肺梗死时常伴有肺出血及少量胸腔积液,有继发感染者还可见空洞。⑤马赛克征,在慢性肺栓塞中,供应次级小叶的小动脉栓塞,可使肺实质密度呈不均匀改变。⑥肺动脉高压,多发,反复发生的肺栓塞常继发肺动脉高压,表现为周围血管稀少,肺门动脉及主肺动脉扩张。

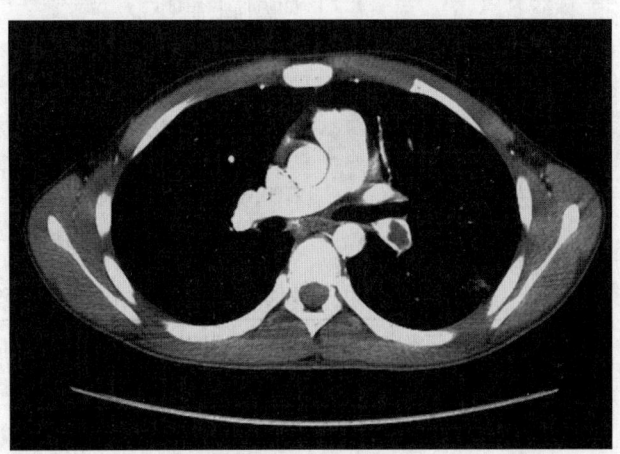

图 25-31　肺栓塞

患儿,男,14 岁,肾病综合征、咳嗽、咯血、胸痛,胸部增强 CT 示左肺动脉充盈缺损。

此项检查的局限性在于,对亚段及以远端肺小动脉血栓的敏感性较差。因此,螺旋 CT 结果阴性,提示 PE 的可能性小但不能完全除外。

5. 磁共振(增强) 对 PE 诊断的准确性与螺旋 CT 相仿,对诊断亚段以下的 PE 较为困难,在儿童的应用经验较少。MRA 优于 CT 之处是患儿免于接触离子射线,所用对比剂更为安全;但是 MRA 更为昂贵,耗时长,需要专业人员进行操作及解读,此外,图像的质量需要患儿屏气配合,小年龄儿童需要麻醉下进行检查。

6. 心脏超声 可以直接看到心脏内或中央肺动脉的血栓,也可以观察到 PE 的间接征象,包括右心室扩张、运幅减低、室间隔运动异常、三尖瓣反流以及吸气时下腔静脉不能回陷等。对于重症患儿,难以完成通气灌注扫描及 CT 血管造影时,心脏超声有助于鉴别大面积 PE 及其他原因所致的心血管血流动力学改变。

7. 下肢静脉超声 可用于诊断 DVT,对于有 PE 临床症状者可间接提示 PE 的诊断。但是,存在或不存在 DVT 都不能确诊或除外 PE。

8. D-二聚体 是交联纤维蛋白在纤溶系统作用下产生的可溶性降解产物,为特异性纤溶过程标记物。发生血栓栓塞时,D-二聚体可因纤维蛋白溶解而浓度升高,其敏感性较高,而特异性较低。成人的研究显示,D-二聚体正常且临床评分低的患者可基本除外 PE;而在儿童,由于其原发病本身即可引起 D-二聚体增高,而且国外的一项研究显示,36%~40% 的儿童 PE 的 D-二聚体是正常的。因而在大多数情况下,D-二聚体正常并不能排除儿童 PE,D-二聚体在儿童 PE 中的临床意义不如成人 PE。对临床评估有 PE 高度可能的患者,无论 D-二聚体检测结果如何,基于临床经验和临床研究结果,均应进行影像学检查[6]。

【诊断与鉴别诊断】[1-3] 儿童肺栓塞与成人肺栓塞不尽相同(表 25-18)。对具备前述 PE 危险因素的患儿应高度警惕,当突然发生呼吸困难、胸痛、咳嗽、咯血、休克、晕厥、发作性或进行性充血性心力衰竭时要高度怀疑肺栓塞。结合影像学、心电图、动脉血气、心脏超声等检查可初步疑诊或排除其他疾病(图 25-32)。

表 25-18 儿童肺栓塞与成人肺栓塞的比较[7]

	儿童	成人
发病率	(0.14~4.6):100 000	(1~2):1 000
病理生理	静脉损伤	血液滞留
栓子来源	下肢(30%)、上肢、右心、骨盆、肾静脉	下肢深静脉系统(95%)
血栓的原因	很少为自发性(0~4%)	多为特发性
主要的危险因素	CVL、感染、制动、先心术后	冠心病、手术、肥胖、怀孕、口服避孕药
体征	胸膜痛最常见	呼吸困难、胸膜痛最常见
体格检查	低氧血症、发热、心电图异常	呼吸促,低氧血症、呼吸音异常、心音异常、ECG 异常
预测指标	暂无	Wells 评分,Geneva 评分
诊断方法	CTPA,需注意射线剂量	CTPA
治疗	UFH、LMWH、维生素 K 拮抗剂	UFH、LMWH、维生素 K 拮抗剂、溶栓
结局	死亡率 10%,复发率 7%~18.5%	死亡率 8.9%~17.4%,复发率 7%~30.7%

注:UFH,普通肝素;LMWH,低分子量肝素。

鉴别诊断包括大叶性肺炎、吸入性肺炎、肺不张、气胸、胸膜炎、哮喘、主动脉夹层及心肌梗死、心包压塞、限制性心肌病、缩窄性心包炎及右心衰竭等。

【治疗】[1,7-9] 目前,儿童 PE 的治疗方案大多基于一些小型的儿童研究、单中心研究或沿用成人的治疗经验。PE 的治疗视患儿临床病情的危险程度而定。血流动力学稳定者应接受抗凝治疗以防止血栓进一步延伸,并防止发生晚期并发症如血栓复发及血栓后综合征

等。血流动力学不稳定者需要积极治疗快速减少血栓体积,如溶栓治疗,从而改善右心室功能。

1. 一般支持治疗 对于高度疑诊或确诊的 PTE 患儿,应严密监测呼吸、心率、血压、心电图及血气等变化,并积极给予积极的呼吸循环支持,对于大面积 PE 患儿可收入 ICU 病房进行监护;为防止栓子再次脱落,要求卧床,保持大便通畅,避免用力;对于有明显烦躁的患儿适当镇静;胸痛者可给止痛剂;对于发热、咳嗽症状可给

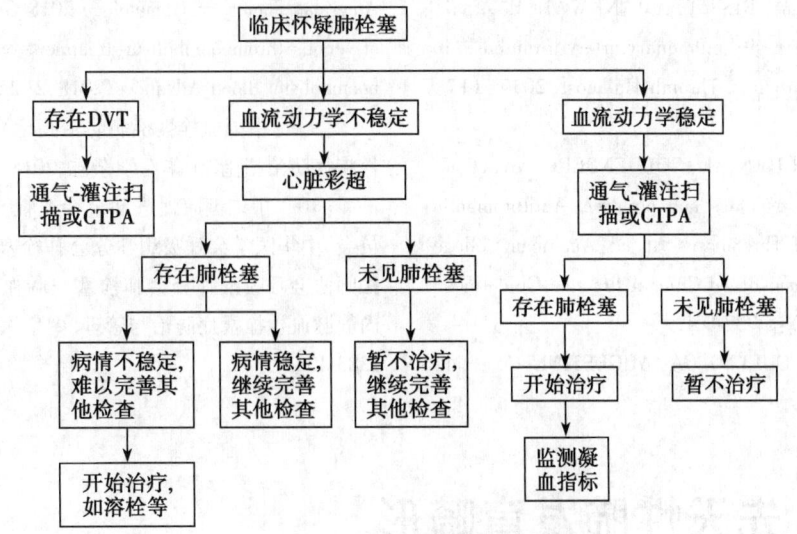

图 25-32　PE 的诊断流程图

予相应的对症治疗。

2. **抗凝治疗**　常用的药物有普通肝素、低分子肝素以及维生素 K 拮抗剂(如华法林)等。

对于无症状偶然发现的 PTE,如果存在 VTE 进展危险因素或复发风险,建议给予≥3 个月抗凝治疗。亚段 PTE 若存在相关临床症状,建议给予≥3 个月抗凝治疗;亚段 PTE 无症状且无下肢近端 DVT 时,若 VTE 复发风险低,建议观察,若 VTE 复发风险高,建议给予≥3 个月抗凝治疗。

3. **溶栓治疗**　溶栓治疗的适应证:梗阻性心脏内血栓、双侧深静脉血栓、由于大面积血栓造成的急性器官功能不全。除了尿激酶、链激酶之外,适合用于儿科的药物还有组织纤维蛋白溶酶原激活物(tissue plasminogen activator,tPA)。该药在体外溶血栓的作用强于尿激酶和链激酶,而且对纤维蛋白特异性强,免疫原性弱。

4. **手术治疗**　对于抗凝治疗、溶栓治疗失败或有禁忌证者,可考虑手术切除血栓。

5. **静脉滤器的使用**　用于预防 PE,适用于有下肢静脉血栓者,防止栓子脱落入肺,儿童应用经验不多。

【预后】[1]　当部分急性 PE 治疗后血栓不能完全溶解,血栓机化,肺动脉内膜发生慢性炎症并增厚,则可发展为慢性 PE,此外,DVT 多次脱落反复栓塞肺动脉也可发展为慢性 PE。血栓栓塞肺动脉后,如血栓不溶、机化、肺血管重构致血管狭窄或闭塞,导致肺血管阻力增加,肺动脉压力进行性增高,最终可引起右心室肥厚和右心衰竭,称为慢性血栓栓塞性肺动脉高压(chronic thromboembolic pulmonary hypertension,CTEPH)。

【预防】[10]　预防肺动脉发生血栓栓塞,主要是对高危人群进行监测。例如,长期患病者,特别在手术后应注意液体摄入量,鼓励主动进行下肢活动,也可穿长筒弹力袜或采用充气长筒靴间歇压迫法和腓肠肌刺激法,促使下腿肌肉活动,增加下肢回流。避免长期静坐、卧床、避免血液循环的停滞或淤积。

成人的资料显示,静脉血栓栓塞症是导致医院内患者非预期死亡的重要原因。因此,需要建立院内 VTE 防治体系,对住院患者进行 VTE 风险评估及出血风险评估,建立院内 VTE 预防路径及具体措施。

(申昆玲)

参考文献

[1] 中华医学会呼吸病学分会肺栓塞与肺血管病学组,中国医师协会呼吸医师肺栓塞与肺血管病工作委员会,全国肺栓塞与肺血管病防治协作组.肺血栓栓塞症诊治与预防指南.中华医学杂志,2018,98(14):1060-1087.

[2] RAMIZ S, RAIPURKAR M. Pulmonary Embolism in Children. Pediatric Clinics of North America, 2018, 65 (3): 495-507.

[3] NAVANANDAN N, STEIN J, MISTRY RD. Pulmonary Embolism in Children. Pediatric Emergency Care, 2019, 35 (2): 143-151.

[4] 杨利新,王蓓,徐保平,等.儿童肺炎支原体肺炎合并肺栓塞的临床和影像学表现.实用放射学杂志,2020,36(5):784-787.

[5] THACKER PG, LEE EY. Advances in multidetector CT diagnosis of pediatric pulmonary thromboembolism. Korean J Radiol,2016,17(2):198-208.

25章

[6] RAIPURKAR M, BISS T, AMANKWAH E, et al. Pulmonary embolism and in situ pulmonary artery thrombosis in paediatrics. A systematic review. Thromb Haemost, 2017, 117: 1-9.

[7] MONAGLE P, CHAN AK, GOLDENBERG NA, et al. Antithrombotic therapy in neonates and children: Antithrombotic Therapy and Prevention of Thrombosis, 9th ed: American College of Chest Physicians Evidence-Based Clinical Practice Guidelines. Chest, 2012, 141(2 Suppl): S 737-801.

[8] MONAGLE P, CUELLO CA, AUGUSTINE C, et al. American Society of Hematology 2018 Guidelines for management of venous thromboembolism: treatment of pediatric venous thromboembolism. Blood Advances, 2018, 2(22): 3292-3316.

[9]《中国血栓性疾病防治指南》专家委员会. 中国血栓性疾病防治指南. 中华医学杂志, 2018, 98(36): 2861-2888.

[10] 中国健康促进基金会血栓与血管专项基金专家委员会, 中华医学会呼吸病学分会肺栓塞与肺血管病学组, 中国医师协会呼吸医师分会肺栓塞与肺血管病工作委员会. 医院内静脉血栓栓塞症防治与管理. 中华医学杂志, 2018, 98(18): 1383-1388.

第 12 节　先天性肺发育畸形

先天性肺发育畸形包括先天性肺发育不良或不发育、先天性肺囊肿、肺隔离症、大叶性肺气肿以及先天性肺气道畸形等[1,2]。现就常见的畸形分述如下:

一、先天性肺囊肿

先天性肺囊肿(congenital pulmonary cyst),在儿童并不少见,也可见于新生儿。其发生机制一般认为是在胚胎发育过程中一段支气管从主支气管芽分隔出,其远端支气管分泌的黏液聚积而成。如只一支气管芽隔断,即形成一孤立性囊肿,若几个支气管芽同时隔断,即形成多发性囊肿。支气管源性囊肿多位于纵隔,肺泡源性肺囊肿则多位于肺周围部分,位于肺实质内。

【病理变化】　囊肿的分布 70% 在肺内,30% 在纵隔,2/3 在下叶,两肺发生率相等,囊肿可以单个或多个。首都医科大学附属北京儿童医院在 1960—1980 年共收治 128 例,其中约 90% 为单发,可分为支气管源性、肺泡源性和混合型三种。约 5% 合并其他肺畸形,最常见为隔离肺;1979—1994 年收治的先天性肺囊肿 64 例中,支气管源性 85.2%,肺泡源性 6.6%,混合性 8.2%[3]。囊肿壁结构有很大不同,可呈支气管、细支气管或肺泡之结构,支气管囊肿之囊肿壁由支气管壁的组织组成,内层为柱状上皮细胞及假复层纤毛上皮,外层为弹力性组织。常有肌纤维、黏液腺或软骨。一般囊肿不与支气管相通。肺泡性肺囊肿则多无肌纤维,囊腔内充满黏液,逐渐膨胀后可向支气管破溃,和支气管沟通,此时囊肿内同时存在液体和空气。肺泡性肺囊肿较少见,多为含气囊肿,可占一大叶。肺囊肿可分孤立性和多发性,多发性亦局限于一个肺叶内。

【临床表现】　先天性肺囊肿的临床表现可甚悬殊,小的囊肿可没有任何症状,只有在 X 线检查时才被发现,较大囊肿多于继发感染或突然胀大压迫周围组织时才出现不同症状。如压迫支气管可出现喘息、干咳和不同程度的呼吸困难,甚至发绀;压迫食管可致吞咽困难;并发感染时可出现发热、咳嗽、咳痰甚至咯血。体格检查时较小囊肿可无异常体征,较大者则叩诊局部浊音或实音,呼吸音减弱或消失。张力性含气囊肿多见于新生儿及婴儿,有呼吸及心率加快、呼吸窘迫、喘鸣及发绀,叩诊过清音或鼓音,呼吸音消失,伴纵隔与心脏移位,容易合并张力性气胸[4]。

【辅助检查】

1. 胸部 X 线检查　孤立性液性囊肿呈一界限清晰的圆形致密阴影。孤立性含气囊肿呈一圆形或椭圆形薄壁的透亮空洞阴影,大者可占据半个胸腔。其周围肺组织无浸润,可见正常含气的肺或无气的肺不张阴影。如囊肿与支气管沟通,则可见薄壁而含有气液平面的囊肿影(图 25-33)。如系多发性囊肿,可见多个环形空腔或蜂窝状阴影分布在一个肺叶内。支气管造影可以确定囊肿病变范围和位置。CT 对于判断囊肿的部位、大小及邻近脏器的关系有帮助。大泡性囊肿与气胸的鉴别可作增强 CT 扫描,前者可见到肺血管影。血管造影有助于鉴别隔离肺。如肺囊肿位于后纵隔,出现食管压迫症状,吞咽困难时需作钡餐检查以了解肿物与食管的关系,并可鉴别膈疝。

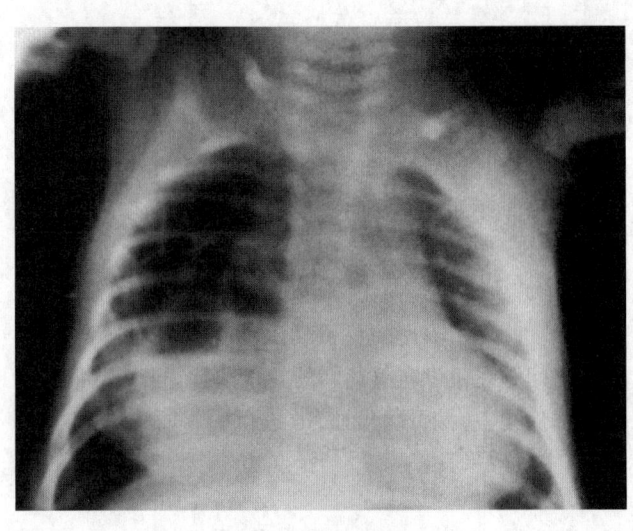

图25-33 肺囊肿

患儿,男,1个月。因咳嗽1周伴喘憋,右中叶多房性肺囊肿继发感染;2.5月⁺时手术证实囊肿大小7cm×5cm×4cm。X线显示右第3~6前肋前可见巨大多房性囊性肿物,其中有气液面及分隔薄壁。

2. B超检查 对于区分肺内、胸膜病变,气体、囊性、实性病变有一定作用,但对肺脓肿、囊性腺瘤等需要更进一步的鉴别。

3. 支气管镜检查 在出现咯血时,支气管镜可了解黏膜的情况,查清出血部位,除外支气管肿瘤。

【诊断与鉴别诊断】 反复发作的肺部感染病史和上述X线所见是诊断要点。国内20世纪80年代以来的文献报道,肺囊肿的误诊率为36.6%~91.2%,平均47.7%。因此,鉴别诊断非常重要。多发性肺囊肿需与肺隔离症、先天性肺气道畸形、肺囊虫病、慢性脂性肉芽肿性肺炎鉴别;单发囊肿需与肺脓肿、结核空洞、癌性空洞及良性肿瘤鉴别。大泡性囊肿需与先天大叶性肺气肿、气胸鉴别。纵隔囊肿易误诊为纵隔淋巴结结核、畸胎瘤及各种纵隔肿物。鉴别诊断要考虑下列疾病:①肺炎后肺大疱:属后天性肺囊肿,多见于金黄色葡萄球菌等肺炎后,其特点为空腔大小及形状短期内多变,其出现及消失均较迅速,与先天性肺囊肿长期存在截然不同。②肺脓肿:症状与肺囊肿继发感染者相同,但X线表现脓肿壁较厚,周围肺组织多有浸润和纤维性变。③肺内良性肿物:如肺结核球、假性炎症性肿瘤、肺棘球蚴病、肺吸虫病、肺动静脉瘘等皆可在肺部出现球形病灶,应与孤立性液性肺囊肿鉴别。④大叶性肺气肿:见于新生儿期,多以急性呼吸窘迫起病,但亦可起病缓慢,于生后2~3月以后症状明显,和巨大张力性含气囊肿不易区分,两者均需手术切除,可以经病理鉴别。⑤先天性肺气道畸形:与多发性肺囊肿鉴别困难,两者均需手术切除治疗,可经病理鉴别。⑥气胸:如果肺囊肿有通道与支气管沟通,此通道因不完全阻塞产生活瓣作用致空气仅入而不出,可形成巨大张力性含气囊肿,可占据一侧胸腔,并将纵隔推向对侧,此时须与气胸鉴别。其主要区别是气胸为空气在胸膜腔,肺组织被推向肺门,而肺囊肿的含气是在肺实质内,肺尖、肺底和肋膈角仍可有含气或萎陷的肺组织。⑦横膈疝:可似多发性含气肺囊肿,亦是位于一侧,症状相似,胃肠钡造影可资鉴别。⑧支气管扩张症:常位于双下叶、左上叶舌段及右中叶,必要时可做胸部高分辨CT检查进行鉴别。⑨支气管囊肿:多位于后及中纵隔,但偶可位于肺实质内,呈多房性,含空气、液体或两者皆有,此时仅手术后病理检查才可与肺囊肿鉴别。

【治疗】 应在控制感染及准备输血的情况下手术治疗,不论年龄大小,均可做手术。如果迁延不做手术,容易发生反复感染,以致严重胸膜粘连。肺叶边缘的囊肿可作囊肿剥离术;肺叶中部的囊肿则需做肺叶切除术,一般效果良好。国内有对先天性肺囊肿进行肺叶切除术的11例患儿1~10年的随访,显示其肺功能均正常[5]。

二、肺隔离症[1, 6, 7]

肺隔离症(pulmonary sequestration,PS)是一种先天畸形,指没有功能的胚胎性及囊肿性肺组织。它从正常肺分离出来,一般不与大气管相连,供应动脉来自主动脉(胸或腹)分支,可分为两型:

1. 叶内型 较多见,占80%至85%,发生在正常的肺叶内,没有胸膜覆盖,大多数位于左下叶,通常位于基底部的内侧和后部段。血液供应来自主动脉大分支,静脉回流入肺静脉。偶可与胃肠道相通,但罕见。隔离肺多与附近肺组织有小的交通。叶内型多呈含气囊肿。新生儿及婴儿期多不显症状。约半数以上病例于青春期后方能诊断。X线检查可见含气薄壁囊肿,与邻近支气管相通,出现一至数个空腔,腔中有空气与液平面。

2. 叶外型 较少见,保持了与正常肺完全的解剖分离,并有自己独特的胸膜覆盖。大多数叶外型发生在胸腔,但也有一些发生在膈下,可视为副肺叶。男性占优势(男女比例为4:1),约60%的叶外型与其他先天异常有关,如先天性膈疝、先天性肺气道畸形、先天性大叶性肺气肿,和/或心脏畸形。隔离肺组织可与气管、支气管、食管、胃、小肠相通,但罕见。血液供应来自主动脉小分支,静脉流入奇静脉。90%在左侧肺下叶与横膈间,呈不含气球形肿物。X线表现为肿瘤状或分叶状致密阴影,边缘整齐,有时被心影及横膈影所遮而呈半圆形(半数以上于1岁内诊断)。

PS的血液供应76.54%来自胸主动脉,18.47%来自腹主动脉,此外尚可来自肋间动脉、膈动脉、主动脉弓、锁骨下动脉、肺动脉等。20.91%的肺隔离症病例由双动脉或更多动脉供血[6]。

【临床表现】 一般于继发感染后才有症状,尤以叶内型多表现为反复性或持续性进行性肺部感染,似肺炎或肺脓肿,有寒战、发热、咳嗽、咳痰及咯血,体重减轻,通常在2岁以上出现慢性肺炎。叶外型多在出生后6个月内出现呼吸窘迫,其中约25%的在出生时出现。也可出现慢性咳嗽、反复肺部感染、进食困难和/或腹痛。

【辅助检查与诊断】 胸部X线检查可提供诊断PS的最初线索,B超和彩色多普勒超声检查已成为筛选PS的常用方法。增强胸部多层螺旋CT因能显示异常的供血动脉和实质改变而成为诊断PS的重要检测手段(图25-34),可分为以下3种类型:①含有气体和液体的囊肿或软组织肿块;②围绕囊肿或肿块周围的肺气肿改变;③局限性多血管征。多数病例经B超和CT检查基本可以确定PS的诊断。增强MR可多角度多层面成像,辨认血管造影不能识别的血管结构,帮助外科制订手术方案而无需再做血管造影检查。

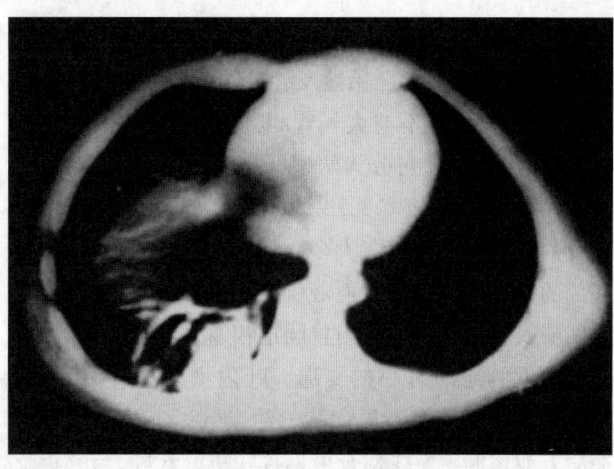

图25-34 右下肺隔离症

患儿,男,7岁。反复肺炎半年,咯血10余次(10~70ml)。CT增强扫描:右下肺后基底段见囊实各半的团块影,注药后见血管结构并有一条状血管影连向纵隔胸主动脉。

逆行主动脉造影,因能判断血管来源,故对PS确诊有决定意义,找出供血动脉发出部位、数目、行径,可为制定手术方案提供至关重要的依据。

胸部MRI可多平面成像并有血管流空效应,不用造影剂即能显示PS供血动脉和回流静脉。

【鉴别诊断】 叶内型应与先天性肺囊肿及其类似疾病相鉴别;叶外型应与肺肿瘤相鉴别。腹膜后肺隔离症与腹膜外肿瘤很难鉴别,术前误诊率较高。血和尿儿茶酚胺、皮质醇和醛固酮水平有助于与肾上腺腺瘤、嗜铬细胞瘤和其他神经源性肿瘤鉴别。支气管造影对鉴别诊断有帮助。因隔离之肺内无造影剂充盈,但其周围由于充满造影剂的支气管影像而显出清晰之轮廓。支气管镜检查时,不见脓性分泌物从主支气管流出,甚至在有感染时亦如此。逆行主动脉造影可使供应隔离肺之动脉分支显影而得到确诊。

【治疗】 主要是手术切除。对叶内型隔离肺做肺叶切除。叶外型隔离肺可被切除而保全其余肺叶。主要技术问题在于供应隔离肺的异常动脉很脆弱,且常隐藏于粘连囊中,易引起出血,故进行手术时应特别小心细致,术后效果良好。

三、先天性肺气道畸形[8, 9]

先天性肺气道畸形(congenital pulmonary airway malformation,CPAM)以前被称为先天性囊性腺瘤样畸形(congenital cystic adenomatoid malformation of the lung,CCAM),是一种少见的肺发育异常,但研究显示约95%的先天性囊性肺疾病是由CPMA引起的。根据欧洲先天性异常监测数据,CPAM的流行率估计在1/35 000~1/25 000个活产新生儿。

CPAM的组织学特征是在肺实质内出现有多个囊肿,这是由于肺泡缺乏,导致终末细支气管过度增殖和扩张所致。这些囊肿与正常的支气管相连。CPAM的发病机制尚不清楚。

【病理生理】 CPAM主要有五种亚型,每种类型起源部位不同,从而导致不同的组织病理学改变、临床特征和预后。

0型:起源于气管或支气管,病理可见含有软骨、平滑肌和腺体的气道,不能存活。

Ⅰ型:起源于支气管,约占所有CPAM的70%。囊肿通常多室,位于一个肺叶内,可见假复层柱状上皮,约半数病例有细胞增生。术后预后良好,很少发生恶变,但也有极少数患儿转化为支气管肺泡癌。

Ⅱ型:起源于细支气管,是第二常见的类型。通常伴发其他发育异常(如肾发育不全、心血管缺陷、膈疝、骨骼缺陷、食管闭锁)。表现为多个小囊肿,无占位效应。预后良好,无恶变倾向。

Ⅲ型:起源于细支气管,但比前几型少见。通常累及整个肺叶,并压迫其他肺叶,病变多是囊实性,病变内无肺动脉。预后良好,无恶变倾向。

Ⅳ型:起源于肺泡,非常罕见,为多室薄壁囊肿,内衬肺泡Ⅰ型或Ⅱ型细胞,易合并Ⅰ型胸膜肺母细胞瘤。

【临床表现】 差异很大,有的患儿出生即有症状,表现为呼吸窘迫,严重程度与病变大小、对气道的压迫程度相关。有的患儿婴儿期无任何症状,但在儿童期出现呼吸道感染或恶性肿瘤。不同类型 CPAM 临床表现不同。0 型几乎没有气体交换,不能存活。Ⅰ型表现为呼吸费力、呼吸急促和发绀。Ⅱ型表现为呼吸窘迫伴其他先天异常(如肾发育不全,心血管缺陷,膈疝)。Ⅲ型病变可累及整个肺,由于肺发育不全可致胎儿水肿。Ⅳ型常表现为气胸。

【辅助检查】　胎儿期做胎儿超声是产前诊断的主要方法,在妊娠中期进行。如果婴儿产前超声诊断为 CPAM,且出生后有症状,则应进行胸 CT 或 MRI 检查以确定病变。无症状婴儿,如果胸片显示病变范围大、双侧、多灶囊肿或气胸,建议立即进行胸 CT 或 MRI 检查。无症状或胸片正常者可于 6 个月时进行上述检查。Ⅰ型和Ⅳ型可见一个或两个大的充气囊肿;Ⅱ型为多个较小的充气囊肿,在胸部 X 线片上表现为囊泡影。Ⅲ型在胸部 X 线片上表现为实性均匀肿块,对纵隔有占位效应。见图 25-35。

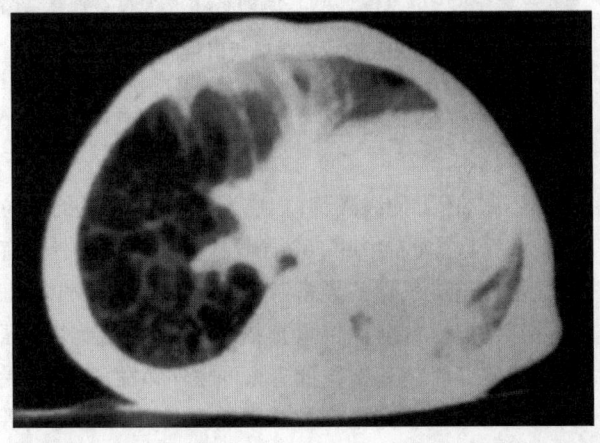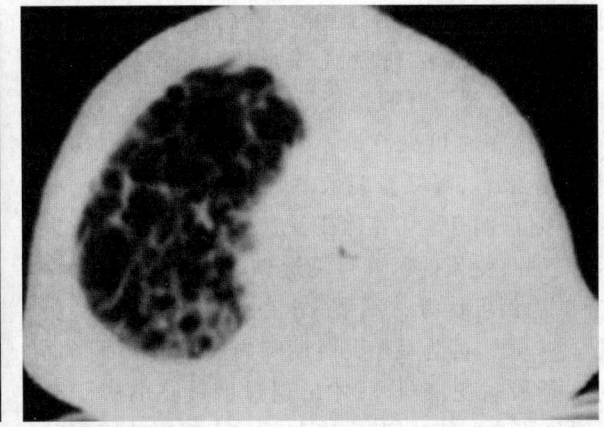

图 25-35　右下叶先天性肺气道畸形

患儿,女,1 岁。CT 平扫:右下肺广泛分布大小不一、壁厚薄不等的囊腔,右肺前部肺纹理集聚,过度膨胀之右肺深入前上纵隔,心影明显左移,左下肺炎。手术证实为右下叶 CPAM。

25章

【鉴别诊断】　主要与肺隔离症、先天性膈疝、肺囊肿、先天性肺气肿和肺大疱鉴别。

【治疗】　产前诊断有胎儿水肿风险者,可在分娩前处理,如胎儿手术、应用糖皮质激素或引流,以防止胎儿死亡。产后如婴儿出现呼吸窘迫症状,手术切除是首选治疗方法。对于病变占半侧胸部 20% 以上、双侧病变或多灶囊肿、气胸或有胸膜肺母细胞瘤家族史的婴儿,建议手术切除。症状轻微的年长儿,为防止反复感染或恶变的可能性,也要做切除手术,特别是Ⅳ型病变患儿。对于无症状者,是否手术切除病变尚有争议。

【预后】　总体预后良好。有产前病变消失的病例报道。如果存在胎儿水肿,则存活率下降。手术切除可以提高存活率,在新生儿期可以治愈。也有研究表明,选择合适病例保守治疗同样有效。Ⅰ预后最好;Ⅱ型预后取决于疾病严重程度;Ⅲ型整个肺叶受累,常出现并发症,如肺动脉高压;Ⅳ型手术切除预后良好,但易出现胸膜肺母细胞瘤。

四、先天性大叶性肺气肿[2, 10]

先天性大叶性肺气肿(congenital lobar emphysema,

CLE)是一种少见的下呼吸道先天发育异常,约占先天性肺畸形的 10%。表现为一叶或多叶肺气肿,压迫周围组织,可以导致患儿进行性呼吸困难、喘息、发绀和呼吸窘迫,甚至危及生命,因而受到人们的重视。男多于女,约为 3∶1。

【病因】　50% 为特发性,另一半分为内在原因和外在原因。内在原因包括支气管软骨发育不良或缺陷、支气管软化、黏液阻塞、黏膜过度增生、支气管闭锁和支气管扭转。外在原因包括压迫支气管的病变或异常,如心肺血管、囊肿和纵隔肿瘤等。

【发病机制】　支气管发生部分梗阻时,吸气时由于膈肌与其他辅助呼吸肌的强烈收缩,使肺内压力与外界气压的差距增大,同时,支气管因反射作用而致管腔暂时扩张,空气较易流经梗阻部位而进入肺泡。呼气时,支气管呈收缩状态,加之压缩肺部的力量不甚强烈,且较缓慢,因此,肺泡容积因积气而逐渐增加,终致肺泡壁失去弹性,严重者肺泡壁破裂而形成局限性肺气肿。近年来认识到机体蛋白酶与蛋白酶抑制剂之间失去平衡,可能是肺气肿发病机制的一个重要因素。

【病理改变】　肺体积增大,病变处充满空气,伴有散在的肺不张。镜下肺间隔正常,仅有肺泡扩大,很少或无局灶性气肿肺泡破裂及间质间隔增厚。有人进行肺泡定量研究,指出先天性肺叶性肺气肿有3种病理类型:①肺泡数目明显增多,可达正常肺泡的5倍,显示局部肺泡过度生长发育所致。②肺泡发育和数目正常,仅有局部肺气肿。③肺发育不全伴有局部肺气肿。

【临床表现】 与肺气肿发生的迟早和进展程度有关,约1/4患儿生后即出现症状。84%患儿的症状发生在生后第1个月,仅5%的患儿在6个月以后发病。一般无前驱感染史。新生儿期,迅速出现呼吸困难、喘息或喘鸣、负荷性青紫或持续性发绀、刺激性咳嗽,进而出现呼吸窘迫,甚至危及生命。稍迟发病者,除上述表现外,进食及喂养困难,呼吸、心率增快。气管及心脏向健侧移位。表现为呼吸系统感染者可出现肺部感染的症状。检查时可见胸廓不对称,患侧的胸廓稍隆起,叩诊呈鼓音,呼吸音减低,可有哮鸣音及啰音,心尖移动移位,偶有呈休克体征者。胸部X线片可见大叶性肺气肿,受累的肺叶可见透亮区,但肺纹理仍存在,有的病例可伴有肺不张(图25-36,图25-37)。新生儿早期,可以因为在胎儿时期肺内液体引流不畅而暂时不显示病变,数日后才出现过度透亮的膨胀肺叶。过度膨胀的肺叶,其大小和部位直接影响周围肺组织,使其受压或移位,如横膈下降或纵隔移位等。部分病例可伴有先天性心脏病。

【诊断与鉴别诊断】 新生儿或小婴儿,没有任何诱因而迅速出现呼吸困难、喘息、发绀、刺激性咳嗽,进而出现呼吸窘迫,影像学检查可见受累的肺部过度膨胀、透亮度增强,其内仍可见肺纹理存在。一叶肺的肺泡过度扩张和气肿,可压迫同侧肺或邻近的肺泡使其出

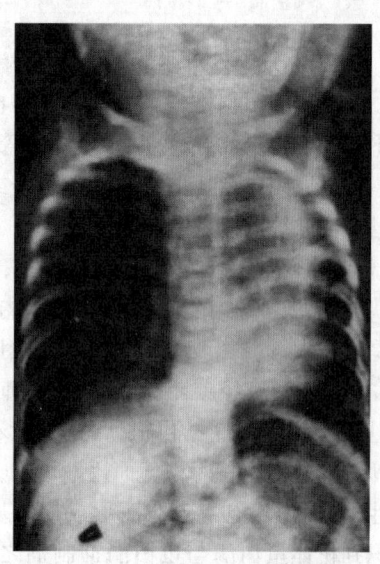

图 25-36　右上叶大叶性肺气肿

患儿,女,3个月。因呼吸急促发现右肺病变。胸部正位:右胸高度膨隆、肺透光度增强,纹理稀细,肺容积增大,疝入左胸内。右下肺受压萎缩(手术证实)。

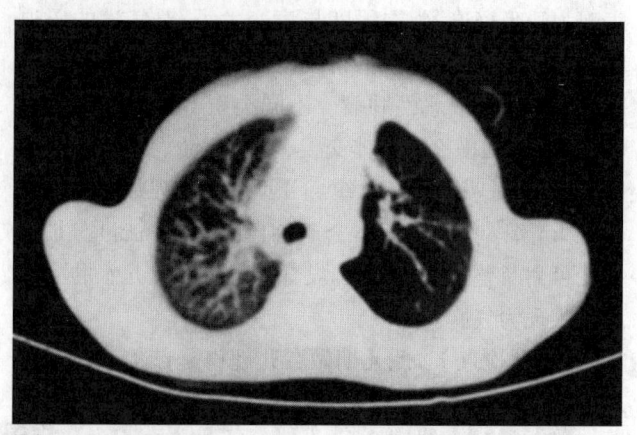

图 25-37　左上叶大叶性肺气肿

患儿,男,5岁。感冒查体时发现。CT:左上肺透光增强,体积增大,纹理细少,邻肺部分不张,纵隔右偏。

现肺不张,还可使纵隔移位、疝入对侧,最常见的部位为左上叶,其次为右中叶。心导管检查和心血管造影有助于显示压迫支气管的异常肺动静脉以及先天性心脏病的并存情况。放射性核素扫描可见受累的肺实质灌注减少。支气管镜和支气管造影可除外肺发育异常,受累的支气管远端不完全充盈。本病应与先天性支气管肺囊肿和肺炎后肺大疱相鉴别。

【治疗】 一旦确诊,须急诊手术治疗,切除气肿的肺叶。尽管手术的危险性较大,但切除后恢复较快,效果较好。伴有先天性心脏病或严重呼吸道症状,不应视为手术禁忌。胸腔穿刺排气可以为手术争取时间。手术的病死率低于5%。术后随访患儿均无症状及并发症,生长发育无障碍。

(申昆玲)

参考文献

[1] PALLA J,SOCKRIDER MM. Congenital Lung Malformations. Pediatr Ann,2019,48(4):e169-e174.

[2] ZOBEL M,GOLOGORSKY R,LEE H,et al. Congenital Lung Lesions. Semin Pediatr Surg,2019,28(4):150821.

[3] 胡英惠,胡仪吉,盛冬青,等. 先天性肺囊肿64例临床分析. 北京医学,1998,20(3):165-166.

[4] 张灵恩. 先天性肺囊肿. 中国实用儿科杂志,1998,13(1):4-6.

[5] 王明海,曹素文,徐振海. 小儿先天性肺囊肿的外科治疗. 中华小儿外科杂志,2000,21(5):285-286.

[6] 魏勇,李凡. 肺隔离症2625例文献复习. 中华全科医师杂志,2010,9(10):714-715.

[7] CHAKRABORTY RK,MODI P,SHARMA S. Pulmonary Sequestration. Treasure Island(FL):Stat Pearls Publishing,2020.

[8] WONG KKY,FLAKE AW,TIBBOEL D,et al. Congeni-

tal pulmonary airway malformation: advances and controversies. Lancet Child Adolesc Health, 2018, 2(4):290-297.

[9] MEHTA PA, SHARMA G. Congenital Pulmonary Airway

Malformation. Treasure Island(FL):StatPearls Publishing, 2020.

[10] 范茂槐, 曾骐, 张娜, 等. 先天性大叶性肺气肿的诊断和治疗. 中国全科医学, 2008, 11(14):1262-1263.

第 13 节　支气管肺发育不良

支气管肺发育不良（bronchopulmonary dysplasia, BPD）由 Northway 等于 1967 年首次提出, 认为本病常继发于有严重新生儿呼吸窘迫综合征（ARDS）孕周 30~34 周出生的早产儿, 并将此命名为传统 BPD。然而随着产前类固醇激素的应用, 肺表面活性物质（PS）替代治疗及机械通气方式的改进, 目前更为常见的是新型 BPD。2001 年美国国家儿童保健及人类发展研究院（National Institute of Child Health and Human Development, NICHD）, 国家心脏、肺和血液研究所（National Heart, Lung, and Blood Institute, NHLBI）和少见病委员会共同举办的研讨会上一致通过了采用 BPD 的命名。BPD 是指超过 28 天的婴儿需要补充氧气, 和/或校正胎龄 36 周仍有氧依赖:①轻度:未用氧;②中度:吸入氧浓度分数（FiO_2）<30%;③重度:$FiO_2 \geq 30\%$ 或需机械通气。如胎龄>32 周, 根据出生 56 天或出院时需氧程度分为轻、中、重度。2018 年, NICHD 再次修订 BPD 定义[1], 增加了需要影像学证实肺实质疾病证据和基于无创通气模式的严重程度分级证据, 即<32 周胎龄的早产儿存在持续性肺实质疾病, 并由影像学证实;校正胎龄 36 周时, 根据连续 3 天维持动脉氧饱和度在 90%~95% 范围内的 FiO_2/氧水平/氧浓度判断病情, 严重程度分为 Ⅰ~Ⅲ, Ⅲ 为严重 BPD。

BPD 的发病机制极其复杂, 涉及产前、产时以及产后多种因素, 如早产、氧中毒、气压伤或容量伤、宫内和出生后感染和炎症反应、出生后营养, 肺血管异常以及遗传易感性等多个方面, 最强烈的高危因素是早产和低出生体重, 其本质是遗传易感性的基础上, 产前和产后多因素对早产肺部造成损伤, 每一个因素可能会影响特定的发育途径, 促进损伤。

【病理】　表现为肺泡化减少, 囊性肺气肿, 纤维化和气道损伤。以肺泡和肺血管发育不良为主要特征, 表现为肺泡数目减少、体积增大、肺泡结构简单化、肺血管形态异常, 肺泡间隔增厚和纤维化。感染和炎症反应是其发病的重要因素[2]。

【病理生理】　由于 BPD 是一种表现为肺损伤, 干扰肺泡形成和微血管发育的临床综合征, 解剖改变导致气体交换和肺力学异常, 因此可存在以下问题:①中央气道问题:包括气管软化、声门下狭窄、囊肿、肉芽肿以及支气管软化;②小气道问题:气道结构重塑包括黏液腺增生、上皮损伤和水肿, 平滑肌细胞增生、支气管收缩以及气道高反应;③远端气腔和脉管系统异常:肺泡化和血管生长减少、异常的血管重构、张力和反应性、淋巴功能和结构受损;④其他:包括呼吸控制异常、呼吸睡眠障碍、胸壁稳定性异常以及膈疝。

【临床表现】　早产儿透明膜病后迁延不愈或好转后又出现持续喘息和呼吸困难, 运动后明显, 肋间隙凹陷, 肺部有湿啰音和哮鸣音, 可有呼吸暂停发作, 病程迁延数周至数月, 患儿生长迟缓或停滞。严重者可出现肺动脉高压和呼吸衰竭。患儿因气道软化和吞咽功能异常出现反复吸入性肺炎。一些染色体或者基因突变所致患儿可有多器官异常表现如发育迟缓、肌力、肌张力低下或者肌肉强直、先天性心脏病等。动脉血气分析可发现有低氧血症和/或高碳酸血症。恢复者于 1~2 岁内常有反复呼吸道感染, 导致加重病情[3]。

【影像学表现】　主要表现为肺纹理粗乱、支气管壁增厚、索条阴影、囊泡或肺气肿、肺不张以及密度减低区, 血管阴影减少, 重症病人有肺动脉高压。常有气管软化征象, 有时合并吸入性肺炎。

【鉴别诊断】　应与间质性肺疾病, 尤其是肺泡蛋白沉积症鉴别。也应与巨细胞病毒感染、衣原体感染和肺孢子菌肺炎等鉴别。

【治疗】　无特殊治疗, 糖皮质激素长期治疗效果尚无一致结果, 不常规推荐吸入和口服[4]。喘息者可使用支气管扩张剂。合并气管软化者, 应预防误吸导致反复吸入性肺炎, 教育家长正确喂养方式。合并肺动脉高压者, 应给以相应治疗。根据病情轻重, 应用鼻导管吸氧或无创气道正压（尤其合并气管软化者）补充氧气, 家庭内吸氧的指征目前尚不统一。注意营养补充。预防反复呼吸道感染, 适当接种疫苗。

（赵顺英）

参考文献

[1] HIGGINS RD, JOBE AH, KOSO-THOMAS M, et al. Bronchopulmonary dysplasia：Executive summary of a workshop. J. Pediatr. 2018；197：300-308.

[2] BONADIES L, ZARAMELLA P, PORZIONATO A, et al. Present and Future of Bronchopulmonary Dysplasia. J Clin Med, 2020,20,9(5)：1539.

[3] THÉBAUD B, GOSS, KN, LAUGHON M. et al. Bronchopulmonary dysplasia. Nat Rev Dis Primers,2019,14,5：78.

[4] DUIJTS L,MEEL E R V,MOSCHINO L,et al. European Respiratory Society guideline on long-term management of children with bronchopulmonary dysplasia. Eur Respir J, 2020, 55 (1)：1900788.

第14节 特发性肺含铁血黄素沉着症

特发性肺含铁血黄素沉着症(idiopathic pulmonary hemosiderosis,IPH)是一组肺泡毛细血管出血性疾病,常反复发作,并以大量含铁血黄素积累于肺内为特征。多发于儿童及青少年。

弥漫的肺泡出血的特征为咯血、呼吸困难、胸片的肺部渗出和程度不同的贫血。肺出血后使肺泡巨噬细胞在肺出血36~72小时内把血红蛋白的铁转换为含铁血黄素,因此,命名为含铁血黄素沉着症。含铁血黄素细胞在肺内存在持续4~8周。弥漫性肺泡出血的原因很多,如系统性红斑狼疮,ANCA相关的血管炎等,而特发性肺含铁血黄素沉着症是指无特殊的原因的弥漫的肺泡出血。

【流行病学】 世界各地对该病发病率的研究结果也不相同。瑞典在1950—1979年间对该病进行了研究,结果显示该病发病率为0.24/万;日本研究人员收集了1947—1993年间该病的39例病例,得到其发病率为1.23/万;本病在西方国家少见,但在一些地区曾有过小的流行。例如,在希腊以及美国俄亥俄州的克利夫兰和马萨诸塞州的波士顿曾报道有局部地区的流行。首都医科大学附属北京儿童医院2001—2011年10年间有登记的儿童间质性肺疾病的349例病例中,IPH占113例(32.3%),为常见的间质性肺疾病之一[1]。这说明IPH已经成为威胁我国儿童健康的重要疾病。成人IPH发病率较低,1998—2008年只有10例成人IPH的病例报道。有学者认为这部分成人发病群体很可能属于其儿童期未诊断明确的病例,大多数在30岁之前被诊断[2]。近年的研究认为该病的死亡率明显下降,为3%~7.3%。2013年,有法国学者对25名IPH患儿研究显示该病的五年生存率提升至86%[3],多认为该病死亡率的下降主要得益于激素及免疫抑制剂的使用。

【病因与发病机制】 目前,临床上对于IPH的病因仍不清楚,但主要有以下几种假说,认为其发病与免疫、牛乳过敏、遗传、环境以及铁代谢异常等因素有关[4]。

1. 免疫机制 免疫机制可能与其发病有关。抗原-抗体复合物介导的肺泡自身免疫性损伤,致使肺泡毛细血管通透性增加,导致肺小血管出血。研究人员在电子显微镜下观察IPH患者的肺泡超微结构,发现其肺泡毛细血管壁及肺泡基底膜内皮细胞同时受损,损伤特点与自身免疫性肺疾病有许多共同点。对IPH患者进行了长期随访的研究结果显示,约1/4的IPH患者在患病10年后并发了不同种类的自身免疫性疾病,如类风湿关节炎、乳糜泻等。以及用激素及免疫抑制剂治疗的良好反应也表明了免疫系统对其发病机制的参与。

2. 遗传机制 曾有文献认为该病存在一定的遗传倾向性,母子及同卵双胞胎同时患病的情况已出现多次,1979年曾有研究报道了一对姐妹同时患病、且在其家系中祖母也有发病的情况。希腊曾报道26例患儿,其中13例的家族住在有近亲通婚习俗的地区,这些表明本病发病有遗传的因素存在。至今并没有研究揭示与该病相关的明确基因序列,没有直接证据表明发病与基因遗传相关。

3. 过敏机制 牛奶过敏引起的肺泡出血(Heiner综合征)的患儿血清中检测到了抗牛乳蛋白的自身抗体,这些患儿给予免牛乳蛋白的饮食后症状明显缓解,故推测牛奶蛋白过敏有关。至少有10例IPH患儿并发乳糜泻的报道,血清中麦胶蛋白的IgG、IgA抗体测定滴度增高,且部分患儿接受免麸质饮食的治疗后病情得到了缓解,以上表明了该病的发病可能与牛乳、麸质过敏存在一定的相关性。

4. **环境影响**　在美国发现居住环境与一些婴幼儿的肺泡出血有关。认为葡萄状穗霉菌至少起着部分作用。这些霉菌可以产生某种毒素,主要是单端孢霉烯毒素,它们是一种强烈的蛋白质合成抑制物,在上皮细胞基底膜快速形成的过程中,这些毒素可能使毛细血管变得脆弱,因此这些患儿面临着应力出血的风险。之后也证实了黑葡萄穗霉属产生的溶血素对 IPH 的发病也起着一定的作用。早先还发现 IPH 的发生与暴露于杀虫剂有关。

5. **铁负荷机制**　反复的肺泡出血可以使铁过多的负荷于肺组织内,可将氧化物和过氧化物转化为活性高的羟自由基,导致脂质层蛋白和碳水化合物降解,促使肺纤维化的形成。

另有学者观察到在 IPH 患者支气管肺泡灌洗液(BALF)中基质金属蛋白酶 9(MMP-9)及其组织免疫抑制剂 1(TIMP-1)异常增高且比例失衡,而 MMP-9 有降解基底膜的作用,故推测 MMP-9 和 TIMP-1 可能参与了肺泡基底膜的破坏和肺纤维化的过程。

【**病理**】　组织学上弥漫性肺泡出血的肺泡腔中可见到新近的出血、肺泡腔及肺泡间隔可见到含铁血黄素细胞(见书末彩图 25-38)。无血管炎、毛细血管炎、肉芽肿形成或任何特异性免疫复合物沉积等病理改变。常分为三期。

1. **急性期**　肺组织呈棕黄色实变,肺泡上皮细胞增生,肺泡腔内有不同程度的出血,系由于肺泡小毛细血管出血所致,很少来自较大血管;肺泡有水肿甚至透明膜形成。急性出血后 48 小时开始可见不同程度含铁血黄素在巨噬细胞内;肺门淋巴结出血、肿大及滤泡增生。

2. **慢性期病变**　主要是肺泡间质大量含铁血黄素沉着,肺泡间质纤维组织增生,也可有小叶间隔及肺泡壁增厚,病变多为双侧性,但分布可不平均,亦可不对称。反复发作的后期,部分肺泡壁断裂,弹力纤维包裹含铁血黄素,由于巨噬细胞的吞噬作用形成异物肉芽肿。在存有大量含铁血黄素的巨噬细胞中亦可能为本身坏死,溢出含铁物质,破坏基膜组织,进一步引起肺泡内出血,这可解释为什么有些病例症状很顽固,且病变持续进行较久。小血管内皮细胞肿胀增生。肺内纤维化可形成肺内高压而继发左心或右心肥大,甚至有肺心病。

3. **后遗期**　肺内形成广泛的间质纤维化。电镜显示肺泡毛细血管基膜失去正常结构,呈灶性破裂,并有胶原纤维沉积。

【**临床表现**】　IPH 的高发年龄为 10 岁以下,通常在 1~7 岁。临床表现为急性反复发作性的咯血,慢性咳嗽和呼吸困难、乏力或仅为无症状的贫血。

通常将 IPH 的临床过程分为三个时期:第一个时期为急性出血期(也即肺泡出血期),第二个时期为慢性缓解期,第三期为静止期或后遗症期。

1. **急性出血期**　临床表现多种多样,发病突然,儿童可表现为面色苍白伴乏力和体重下降。咳嗽、痰中带血丝或暗红色小血块。可有低热、呼吸困难、呼吸急促甚至呼吸衰竭[4]。严重病例可出现呼吸困难、血红蛋白急剧下降。

肺部体征不尽相同,可无阳性体征,亦可闻呼吸音减弱或呈支气管呼吸音,少数可闻干、湿性啰音或喘鸣音。

2. **慢性缓解期**　此期的患儿常无明显的临床症状,可表现为急性期的临床症状的逐渐恢复不同程度的贫血,面色苍黄。此外,患儿长期贫血可能会造成心脏增大及肝脾肿大,长期缺氧可导致杵状指/趾。

3. **静止期或后遗症期**　静止期指肺内出血已停止,无明显临床症状。后遗症期指由于反复出血已形成较广泛的肺间质纤维化。临床表现为有多年发作的病史及不同程度的肺功能不全,小支气管出现不同程度的狭窄扭曲,反复发作多年的儿童可有通气功能障碍;可见肝、脾肿大、杵状指/趾及心电图异常变化。

【**辅助检查**】

1. **实验室检查**

(1) 血常规:急性期显示不同程度的小细胞低色素性贫血。北京儿童医院患儿入院时有重度贫血者(血红蛋白 30~60g/L)约占 1/3,中度贫血者(血红蛋白 60~90g/L)占 45%。末梢血片中网织红细胞增加,最高可达 23%,超过 3% 的占 70%。嗜酸性粒细胞在部分病例中可见增加,超过 3% 者约占 1/3。血小板正常,血沉多增快。

(2) 其他检查:急性发作期血清胆红素可见增加,尿胆原呈阳性。直接库姆斯试验、冷凝集试验、嗜异性凝集试验可偶呈阳性。大便潜血多为阳性。肺内虽堆积大量铁质,但由于禁锢于巨噬细胞中,不能利用于造血,故血清铁浓度仍呈低水平。法国 25 名 IPH 患儿的队列研究发现,40%(6/15)检测中性粒细胞胞质抗体(ANCA)的患者其 ANCA 阳性,45%(5/11)检测抗核抗体(ANA)的患者其 ANA 阳性,还有 28%(4/14)的特异性乳糜泻抗体阳性[4]。

2. **影像学表现**　肺部影像学检查是 IPH 诊断中必不可少的手段。急性期 IPH 患儿的胸部 X 线片或肺 CT 多表现出双侧弥漫性的实变影或磨玻璃影(图 25-39,图

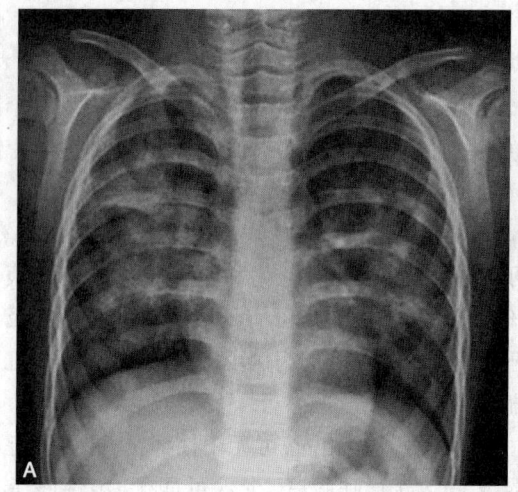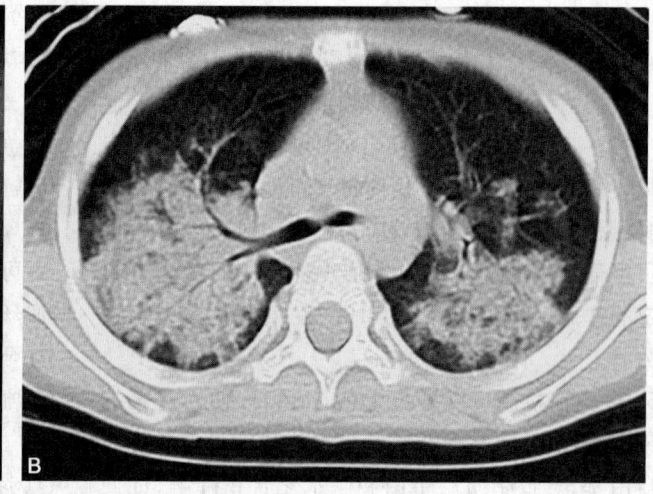

图 25-39　特发性肺含铁血黄素沉着症急性期

患儿,女,4岁3个月,反复贫血、咳嗽1年余入院,图A胸片和图B肺CT均可见弥漫性实变影。

25-40)。其多出现于肺底,实变影或磨玻璃影多于2~4天内明显吸收。慢性反复发作期,胸片常变现为弥漫性如粟粒状影和细网状影,多为双侧,较多见于两肺的中野内带,肺尖及肋膈角区很少受累,亦可同时并存新鲜出血灶。肺高分辨CT(HRCT)可显示病变为弥漫小结节影和小叶间隔的增厚(图25-40)。此种典型影像学特点多显示其病程已久,一般在6~12个月。病变晚期可出现肺间质纤维化,呈现蜂巢样囊泡影的特殊改变。肺高分辨CT能更早期识别肺纤维化。

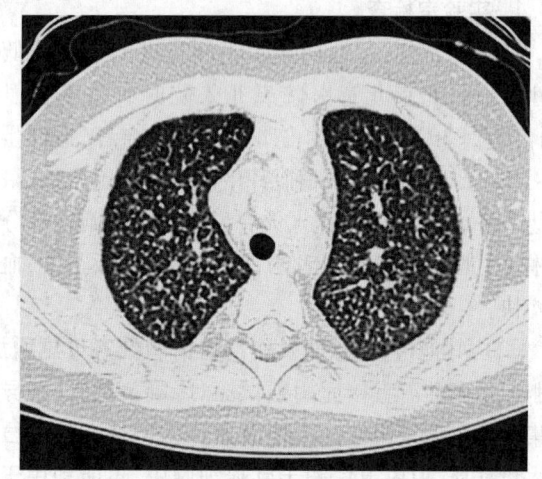

图 25-40　特发性肺含铁血黄素沉着症

患儿,女,4岁,反复贫血、痰中带血2年入院,治疗为1年半后反复发作期肺CT可见小结节影和小叶间隔增厚。

3. 痰、胃液及支气管镜检查　在痰液、胃液及支气管肺泡灌洗液可见大量含铁血黄素巨噬细胞(hemosiderin-laden macrophages,HLMs)。巨噬细胞转变为含铁血黄素细胞需要2~3日的时间,含铁血黄素细胞在14日时达峰值,4~8周后下降至正常水平。有研究报道胃

液及痰涂片中发现HLMs的阳性率分别为36.5%与44.4%、联合检查的阳性率为57.1%,均低于60%;而支气管肺泡灌洗液中的阳性率可以达到82%~92%。支气管肺泡灌洗液可明显提高IPH的诊断率。因此,支气管肺泡灌洗液找到大量HLMs,可以作为弥漫性肺泡出血的诊断依据。

4. 肺功能检查　IPH患儿患病后期可出现继发性肺纤维化,肺功能表现为FEV_1、VC减低,FEV_1/VC正常或减低,TLC减低及弥散功能减低。急性肺泡出血期Dlco弥散功能可以显著升高。

【心电图与超声心动图】　超声心动图可用于协助诊断二尖瓣狭窄、左心房高压、肺循环淤血所致的继发性肺含铁血黄素沉着症。如果心电图或超声心动图提示肺血管高压,则一定要注意继发因素的存在,做肺静脉闭塞、毛细血管瘤等疾病的相关检查,以便对原发病做进一步诊断。

【诊断】　IPH诊断依据主要包括:①反复发作的咳嗽、气促、伴或不伴咯血。②不明原因的小细胞低色素性贫血。③胸片或CT提示弥漫性肺实质浸润和肺间质的改变。④支气管肺泡灌洗液中可以找到大量的含铁血黄素细胞(>肺泡巨噬细胞总数的30%),或痰、胃液可以找到含铁血黄素细胞。⑤肺组织活检作为诊断IPH的金标准,可见含铁血黄素沉积以及不同程度的肺纤维化;排除小血管炎。⑥排除其他原因引起的弥漫性肺泡出血和咯血,如系统性红斑狼疮、ANCA相关的血管炎、肺结核、支气管扩张症、反复支气管肺炎、代谢性疾病以及血管畸形等[2]。

肺活检是IPH诊断的金标准,但其创伤较大、可行

性较低,较少被患者家属接受。肺组织病理 IPH 的诊断主要基于以下三点:①末端支气管及肺泡内发现破碎的红细胞;②含铁血黄素细胞的存在证明了亚急性/慢性的肺泡出血;③除外自身免疫疾病、血管炎等其他疾病。部分病例需要做肺活检,IPH 的肺组织无肉芽肿、血管炎/毛细血管炎的证据。近年国外一些学者主张诊断 IPH 前还是应该做肺活检。一方面有的患儿初诊时血清学自身抗体阴性,之后阳性。还有研究发现 1/3 弥漫性肺泡出血的患儿,血清学未找到自身免疫的抗体,肺活检显示血管炎的存在[3],均说明了诊断 IPH 前肺活检的必要性。

【鉴别诊断】　本病的诊断中,还应注意排除出血性体质、血液病、异物、肺结核、反复支气管肺炎、支气管扩张症、血管畸形等引起咯血的疾病。螺旋肺 CT 血管成像可以显示肺静脉缺如或闭塞。血管造影可发现一些血管畸形如支气管动脉肺动脉瘘、同时可进行栓塞治疗。遗传性毛细血管扩张症做肺活检或基因检测识别。

【治疗】　特发性肺含铁血黄素沉着症的治疗分为急性出血期的治疗和缓解期的治疗。

1. 急性发作期

(1) 支持治疗:包括卧床休息、输血、吸氧或机械通气,吸痰以防止血液吸入引起窒息,在继发感染时可给予抗感染治疗等。患儿出现呼吸困难及血红蛋白急剧下降时应卧床休息,间歇正压供氧,严重贫血者可少量多次输新鲜血。

(2) 糖皮质激素:糖皮质激素是有效的控制肺泡急性出血的一线药物[5,6]。糖皮质激素能够快速有效地控制肺部活动性出血。最常用的药为甲泼尼龙 2mg/(kg·d) 或可氢化可的松 5~10mg/(kg·d) 静脉滴注治疗,出血控制后,可口服泼尼松 2mg/(kg·d),维持足量够 4 周后上述剂量渐减。急性肺泡大出血时,大剂量的激素如甲泼尼龙 10~30mg/(kg·d) 冲击治疗可起到控制病情、挽救生命的作用。

2. 慢性反复发作期的治疗

(1) 糖皮质激素:急性出血控制后,激素足量维持 4 周后减量,至最低维持量以能控制症状为标准量来维持治疗,维持时间过去多为 3~6 个月。也有小剂量激素长期维持,取得不错的疗效。症状较重,X 线病变未静止及减药过程中有反复的患者,应调整激素用量,疗程应延长至 1 年或 2 年。停药过早易出现复发。但长期维持治疗也使得激素的副作用逐渐凸显出来,如生长

发育迟缓、库欣综合征,高血压,白内障等,值得关注。

吸入激素治疗的疗效尚未确定,不建议单独使用。

(2) 免疫抑制剂:反复发作的患者可加用免疫抑制剂治疗。常用的免疫抑制剂包括环磷酰胺、硫唑嘌呤和羟氯喹。硫唑嘌呤联合糖皮质激素可能是最好的治疗方案,尤其是在预防 IPH 的急性加重。

剂量和方法:羟氯喹 6.5mg/(kg·d) 口服;不要超过 400mg/d。硫唑嘌呤按 2~3mg/(kg·d) 给药,起始量 1mg/(kg·d),每周增加 0.5mg/kg,直至 2.5mg/(kg·d) 或有治疗反应,成人最大量 150mg。环磷酰胺 5~10mg/kg 静脉注射,每 2~3 周 1 次;不超过成人用量范围 500~1 800mg/次。

免疫抑制剂治疗期间要注意监测外周血的白细胞、肝肾功能。

【预后】　首都医科大学附属北京儿童医院曾追踪到的 172 例中,死亡 62 例(占 36%),多于发病后 2 年内死亡,以 20 世纪 70 年代以前的病例居多。一般多死于反复性肺部大量出血或呼吸衰竭。决定预后的关键在于尽早控制急性发作,减少复发次数。应寻找每个患者的肾上腺糖皮质激素最小有效量,减少激素并发症,并找出合适的停药时机,切不可草率停药方能减轻肺纤维化过程。

(刘秀云)

参考文献

[1] 张晶莹,刘秀云,彭芸,等. 儿童弥漫性肺疾病的 349 例分类和诊断程序研究. 中国实用儿科杂志,2013,28(3):184-188.

[2] CHEN XY, SUN JM, HUANG XJ. Idiopathic pulmonary hemosiderosis in adults: review of cases reported in the latest 15 years. Clin Respir J,2017,11(6):677-681.

[3] TAYTARD J, NATHAN N, BLIC J, et al. New insights into pediatric idiopathic pulmonary hemosiderosis: the French Respi Rare cohort. Orphanet J Rare Dis,2013,8:161.

[4] VECE TJ, GUZMAN MM, LANGSTON C, et al. Diffuse alveolar hemorrhage in children. Wilmott RW, Chernick V, Boat TF. : Kendig and chernick's Disorders of the Respiratory Tract in Children,9th ed. Philadelphia: WB Saunders,2019:893-902.

[5] SAHA BK. Idiopathic pulmonary hemosiderosis: A state of the art review. Respir Med,2021,176:106234.

[6] SAHA BK, MILMAN NT. Idiopathic pulmonary hemosiderosis: a review of the treatments used during the past 30 years and future directions. Clin Rheumatol,2021,40(7):2547-2557.

25章

第15节 儿童间质性肺疾病

间质性肺疾病(interstitial lung disease,ILD)是以影像学弥漫性渗出和气体交换障碍为特点的慢性肺疾病,也称为弥漫性肺实质性疾病(diffuse parenchymal lung diseases,DPLD)。病变主要发生在肺泡壁,随着病变发展,发生间质纤维化,乃至蜂窝肺。其病变不仅发生于肺泡间隔、支气管、血管、及末梢气腔隙周围的肺间质,也可涉及肺泡腔和细支气管腔内。此组为一异质性疾病,有200多种类型。儿童间质性肺疾病(children's ILD)常用缩略语 chILD 表示,以与成人 ILD 区别[1]。chILD 常以呼吸急促、呼吸困难、爆裂音、缺氧以及生长发育受影响为特点。来自英国和爱尔兰的数据估计儿童间质性肺疾病的发生率为每百万 0~16 岁儿童中有 3.6 例。2017 年来自澳大利亚和新西兰的 10 年数据,chILD 的患病率每百万 0~18 岁儿童青少年中有 1.5(0.8~2.1)例,2/3 发生在小于 2 岁的儿童,79% 的临床预后好,7% 的病死率[2]。本章将重点叙述其分类和诊断方法。

一、儿童间质性肺疾病的分类和诊断程序

(一)儿童间质性肺疾病的分类

2002 年,美国胸科学会(American Thoracic Society,ATS)和欧洲呼吸学会(European Respiratory Society,ERS)由临床专家、病理专家和放射学专家共同制定了成人的 DPLD 的新分类,包括:①已知病因的 DPLD,如药物诱发性、职业或环境有害物质诱发性(铍、石棉)DPLD 或胶原血管病的肺表现等;②特发性间质性肺炎;③肉芽肿性 DPLD,如结节病、肉芽肿性多血管炎等;④其他少见的 DPLD,如淋巴管肌瘤病、朗格汉斯细胞组织细胞增生症、嗜酸细胞性肺炎等。并且将特发性间质性肺炎分为七型(详见后述)。

儿童间质性肺疾病分类与成人不同,有关儿童间质性肺疾病的分类研究很多,目前引用最多的为 2007 年美国儿童间质性肺疾病的研究协作组的分类,该分类收集了来自北美的 11 个儿科研究中心 1999—2004 年具有肺活检的 185 例小于 2 岁的儿童的弥漫性肺疾病。2013 年,美国胸科学会制定了婴幼儿的儿童间质性肺疾病的分类、评估和治疗的指南,该指南依据了上述的美国儿童间质性肺疾病的研究协作组的分类,该指南的分类如下:

1. 发生于婴儿的间质性肺疾病 分为以下四种亚类:①弥漫性的肺泡发育障碍,如肺腺泡不发育,先天性肺泡发育不良、肺泡毛细血管发育不良伴肺静脉错位(ACDMPV);②肺泡生长异常如肺发育不良、慢性新生儿的肺疾病、染色体相关的疾病和先天性心脏病;③未知原因的特殊类型的疾病如 NEHI 和 PIG;④表面活性物质功能障碍,如表面活性蛋白 B 基因(SFTPB)、表面活性蛋白 C 基因(SFTPC)和 ATP 结合盒转运子 A3(ABCA3)基因的突变,组织学特点可为肺泡蛋白沉积症、婴儿慢性肺炎(chronic pneumonia of infant,CPI)、DIP 和 NSIP。见表 25-19。

2. 非婴儿特有的间质性肺疾病 ①既往体健患儿发生的疾病,包括感染/感染后、环境因素有关的如过敏性肺炎、吸入综合征以及嗜酸细胞性的肺炎;②免疫缺陷病患儿发生的疾病如机会性感染、移植和排异反应、与介入治疗相关的以及原因不明的弥漫性肺泡损伤;③与全身性疾病相关的疾病包括自身免疫性疾病,蓄积性疾病、结节病、朗格汉斯细胞组织细胞增生症、恶性肿瘤;④还有一些类似 ILD 的疾病,如肺血管淋巴管异常如静脉畸形、淋巴管扩张、淋巴管瘤病、肺动脉高压以及先天性心脏病等。

3. 不能分类的间质性肺疾病 如肺疾病的终末阶段,非诊断性的不合适的活检标本如肺组织的标本不足,临床的信息不够。

该分类框架应用于一组 2~18 岁 191 例儿童的肺活检标本,发现年龄较大的儿童弥漫性肺疾病很大一部分与免疫缺陷和自身免疫性疾病有关,因此更接近于成人疾病。

2010 年欧洲学者和 2014 年的中华医学会儿科学分会呼吸学组均根据小儿间质性肺疾病的病因分为:①暴露因素相关的 ILD,如过敏性肺炎、药物性肺损害。②系统疾病相关的 ILD 如结缔组织肺损害、血管炎所致的肺泡出血、结节病等。③肺泡结构疾病相关的 ILD 感染性病因、特发性肺含铁血黄素沉着症、肺泡蛋白沉积症、嗜酸细胞性肺炎、特发性间质性肺炎。④婴儿特有的 ILD,包括婴儿神经内分泌细胞增生症(NEHI)、肺泡表面活性物质功能障碍、肺间质糖原症等。

（二）表面活性物质基因突变和儿童间质性肺疾病的关系

表面活性蛋白 B（SP-B）、表面活性蛋白 C（SP-C）为肺

表面活性物质的成分。ABCA3 为细胞膜表面活性物质的转运蛋白。*SFTPB*、*SFTPC* 和 *ABCA3* 基因的突变所致的表面活性物质功能障碍，可引起儿童间质性肺疾病。与表面活性物质异常相关的基因和临床特点见表 25-19。

表 25-19　表面活性蛋白异常的基因及主要表现[3]

基因	蛋白	遗传方式	发病年龄	肺部表现	肺外表现
SFTPA（A1A2）	SP-A1,SP-A2	常染色体显性	主要为成人	主要为成人 PF 和肺癌	无
SFTPB	SP-B	常染色体隐性	新生儿	新生儿 RDS	无
SFTPC	SP-C	常染色体显性	新生儿至成人	新生儿 RDS 儿童 ILD,成人 PF	无
ABCA3	ABCA3	常染色体隐性	新生儿至儿童	新生儿 RDS 儿童 ILD	无
NKX2-1/TTF1	甲状腺转录因子 1（TTF1）	常染色体显性	新生儿至儿童	新生儿 RDS,儿童 ILD	脑-肺-甲状腺综合征

注：*SFTPA*:表面活性蛋白 A 基因;*SFTPB*:表面活性蛋白 B 基因;*SFTPC* 表面活性蛋白 C 基因;*ABCA3*:ATP 结合盒转运子 A3 基因;SP-A:表面活性蛋白 A;SP-B 表面活性蛋白 B;SP-C:表面活性蛋白 C;ABCA3:ATP 结合盒转运子 A3);*NKX2-1*:NK2 同源盒-1;TTF1 甲状腺转录因子 1。RDS:呼吸窘迫综合征;PF:肺纤维化。

（三）其他引起间质性肺疾病的单基因病

在新生儿即出现呼吸困难的基因突变还有染色体 16q24.1 微缺失和 *FOXF1* 杂合突变功能缺失导致肺泡毛细血管发育不良伴静脉错位。常有心脏、消化系统、泌尿系统的异常。

儿童间质性肺疾病可由自身炎症性疾病引起。文献报道，编码干扰素基因刺激因子（stimulator of interferon genes,STING），跨膜蛋白 173（*TMEM173*）基因编码的 STING 的衔接蛋白，突变通过细胞 JAK 激酶途径引起 I 型干扰素的过度产生。*TMEM173* 基因突变可引起遗传性炎症综合征。主要临床表现包括早期起病的全身性炎症、皮肤血管病变及肺部炎症。在 6 例患者中发现 3 种突变如（c.439G>C,c.461A>G 和 c.463G>A）。TMEM173 c.463 G>A（p.Val155Met）为最常见的突变，以炎症综合征、高丙种球蛋白血症、肺纤维化为首要表现。

COPA 综合征是一种常染色体显性遗传疾病，具有可变的表达能力，是由外被体相关蛋白 α（coatomer-associated protein alpha,COPA）的基因突变引起。COPA 是一种复杂的、外被体相关的蛋白 I 的一部分，它调节从高尔基体到内质网的逆行转运。外被体相关的蛋白 I 的缺陷导致内质网应激增加和自噬增加，这两种都可能导致自身免疫性炎症，可以表现为伴肺出血的间质性肺疾病、关节炎。

与间质性肺疾病有关其他的基因还有 *GATA2*、*STAT5b* 以及脂多糖反应性米色锚蛋白（lipopolysaccharide responsive beige-like anchor protein,LRBA）等。相信随着研究的深入，会有更多的间质性肺疾病得到正确的基因诊断。

（四）儿童间质性肺疾病的诊断程序

间质性肺疾病的诊断包括完整的病史采集，症状，体征，无创检查和有创检查，其中肺活检是诊断间质性肺疾病的金标准，也是分类和分型的依据。首先根据完整的病史采集、症状、体征和影像学确定是否为间质性肺疾病。

年长儿童主要依据影像学的弥漫性异常来诊断弥漫性肺疾病。小于 2 岁的婴幼儿可应用"儿童间质性肺疾病综合征"即 ChILD 综合征这一定义，即在未知原因肺疾病的前提下，至少包括以下四条标准中的三条即可临床诊断：①呼吸道症状，如咳嗽、气促、活动不耐受；②体征，如静息时气促、啰音、杵状指/趾、生长发育迟缓、呼吸衰竭；③低氧血症；④胸片或 CT 上的弥漫性异常。以便帮助诊断儿童弥漫性肺疾病的不常见原因，并且排除弥漫性肺疾病的常见病因，如囊性纤维化、先天性心脏病,支气管肺发育不良和肺部感染；还认识到一些儿童 ChILD 可能是无症状的。

25章

进一步需要寻找病因,确定是继发性或特发性的间质性肺疾病。先进行非侵入性的检查,如病原学检查人类免疫缺陷病毒(human immunodeficiency virus,HIV)、巨细胞病毒(cytomegalovirus,CMV)、EB病毒(Epstein-barr virus,EBV)感染。可结合血清免疫学的检查来诊断结缔组织病、血管炎、原发性免疫缺陷病。在诊断儿童间质性肺疾病时,一定要先详细询问病史有无环境暴露的因素如有害气体的吸入、大量真菌孢子的吸入等以确定继发性的因素。若非侵入性的检查不能明确病因和病理类型,可进一步进行确诊的侵入性的检查如支气管肺泡灌洗液(bronchoalveolar lavage fluid,BALF)的获取、肺组织病理检查。另外,在确定间质性肺疾病的同时可选择血气分析、肺功能、心脏彩超以了解病情的轻重如有无低氧血症、肺动脉高压,文献报道肺动脉高压是很好的预测病例死亡危险的指标。儿童还要注意吸入的因素如24小时食管下端pH值的监测。如起病早,病因不明者可进行基因筛查,确定有无基因突变的因素。

在间质性肺疾病的诊断过程中,程序性的诊断策略很重要。常采用的检查还有以下几项:

1. 影像学检查 胸部X线特征主要为弥漫性网点状的阴影,或磨玻璃样影。X线无异常或无特征性发现者,可行CT尤其高分辨CT(HRCT)。HRCT可发现诊断间质性肺疾病的一些特征性的表现,如磨玻璃样影、网状影、实变影,可显示肺间隔的增厚,结节影。HRCT还可确定病变的范围,指导肺活检部位和方法的选择,还有助于判断疾病的活性和严重度。婴幼儿由于配合差可行薄层CT,也可明显地显示肺结构的异常。在一些病例,肺部HRCT可特征性表现,如铺路石征高度提示肺泡蛋白沉积症。婴儿特定部位如右中叶和左舌叶的磨玻璃影,结合临床呼吸快的特点,高度提示NEHI。

2. 肺功能 肺功能为诊断和治疗监测的有用工具,肺功能呈限制性通气功能障碍,表现为肺的顺应性降低,肺活量(vital capacity,VC)的降低和肺总容量(TLC)的降低。功能残气量(FRC)也降低,但低于VC和TLC的减低量,残气量(RV)通常不变,因此FRC/TLC和RV/TLC通常增加。肺一氧化碳的弥散功能(DLCO)降低。部分患者有气道的受累表现为混合性通气功能障碍。低氧血症通常指静息时动脉血氧饱和度(SaO_2)的降低或静息时动脉血氧分压降低。高碳酸血症只发生在病程晚期。在运动过程中,上述功能障碍变得更加明显。因此,在运动时低氧血症可能是一个更敏感的疾病早期指标。

3. 侵入性的检查 可分为非外科性如经支气管镜的支气管肺泡灌洗(bronchoalveolar lavage,BAL)、经支气管镜的透壁肺活检(TBLB)、经皮肺活检和外科性的肺活检如电视引导下的胸腔镜肺活检(VATS)和开胸肺活检。侵入性检查可获取BALF、肺组织病理。

(1)支气管肺泡灌洗液:支气管肺泡灌洗液(bronchoalveolar lavage fluid,BALF)是液体肺活检,BALF中找到含铁血黄素细胞可确定肺泡出血诊断。BALF乳白色,过碘酸希夫(periodic acid-schiff,PAS)染色阳性,可有助于肺泡蛋白沉积症的诊断。BALF找到CD1α,并且>5%可协助朗格汉斯细胞组织细胞增生症的诊断。BALF的细胞分析对诊断有帮助,BALF大量的淋巴细胞可有助于过敏性肺泡炎和结节病的诊断,过敏性肺泡炎BALF主要为CD8淋巴细胞的增加,结节病主要为CD4淋巴细胞的增加。BALF中细菌、真菌、病毒病原的检测可协助病原的诊断。近年还可以应用BALF免疫组化染色显示成熟的SP-B、SP-B前体、SP-C缺乏以及SP-C前体异常来协助诊断SP-B缺乏症。

(2)肺活检:肺活检可获取肺组织,而肺组织病理为确诊的依据。开胸或VATS有足够的标本有利于诊断,开胸肺活检的创面大,儿科很少采用。经皮肺穿刺或TBLB,取材均不理想。VATS不仅创面小、无并发症,且能取到理想的肺组织,因此在儿科应用较多。但需要外科医师和呼吸科医师合作,根据肺HRCT选取活检的部位。肺活检不仅可为原因不明的间质性疾病提供确诊的依据,还可为特发性间质性肺炎提供病理分型。还可寻找感染的原因,进行肺组织病理的EBV、CMV和腺病毒的核酸检测。对于怀疑NEHI、ACD患者,需要做特殊染色如铃蟾素(bombesin)和CD34染色。常需要肺活检病理来确定诊断的疾病包括肺间质糖原症、肺泡结构简单化、肺血管炎以及基因检测无法确定的肺泡表面活性物质功能障碍的疾病。

4. 基因筛查 临床很难从新生儿低氧性呼吸衰竭和影像学弥漫性病变确定其病因,可能是表面活性物质的功能障碍或ACD,还可能是那些可逆性病因。随着基因诊断技术的发展,已认识了不少的引起间质性肺疾病的基因的致病突变,如*SFTPB*、*SFTPC*和*ABCA3*等基因突变,还有新发现的基因如*TMEM173*、*GATA2*、*MARS*、*COPA*、*STAT3*、*STAT5b*等致病的可能[3]。

5. 血清学的标记物 KL-6的功能为成纤维细胞的趋化因子,KL-6的增高反映肺泡壁的损伤和间质纤维化的存在。血清KL-6的增高在不同类型的间质性肺疾病和严重的麻疹肺炎、支气管肺发育不良中发现。KL-6在反应成人间质性肺疾病的纤维化和病情轻重具有较高的敏感性和特异性。

二、特发性间质性肺炎

特发性间质性肺炎(idiopathic interstitial pneumonias,

IIPS)分为七型,详见表 25-20。并且提出了所有的病例由有经验的临床呼吸科医师、放射科医师和病理科医师共同讨论完成最后诊断,即临床-影像-病理诊断(CRP 诊断)。

表 25-20　2002 年 ATS/ERS 的特发性间质性肺炎的分型

过去组织学	现在组织学	CRP 诊断 临床-放射-病理的特点
普通间质性肺炎(UIP)	普通间质性肺炎(UIP)	特发性肺纤维化(IPF)
非特性异性间质性肺炎(NISP)	非特性异性间质性肺炎(NISP)	非特性异性间质性肺炎(NISP)
闭塞性细支气管炎伴机化性肺炎(BOOP)	机化性肺炎	隐源性机化性肺炎(COP)
急性间质性肺炎	弥漫性肺损害	急性间质性肺炎(AIP)
呼吸性细支气管炎伴间质性肺炎	呼吸性细支气管炎	呼吸性细支气管炎伴间质性肺炎
脱屑性间质性肺炎(DIP)	脱屑性间质性肺炎(DIP)	脱屑性间质性肺炎(DIP)
淋巴细胞间质性肺炎(LIP)	LIP	LIP

2012 年,欧洲呼吸学会(European Respiratory Society,ERS)和美国胸科学会(American Thoracic Society,ATS)又对间质性肺疾病进行了进一步的分类。主要的分类框架仍保留,进一步将特发性间质性肺炎还可分为主要的、少见的和不可分型的特发性间质性肺炎。主要的为特发性肺纤维化,非特性异性间质性肺炎,呼吸性细支气管炎伴间质性肺病,脱屑性间质性肺炎,隐源性机化性肺炎,急性间质性肺炎。少见的为特发性淋巴间质性肺炎和特发性胸膜肺的弹力纤维增生症。新的分类中,有几点变化:①删掉了隐源性致纤维化性肺泡炎的诊断,只留下特发性肺纤维化这一诊断名称。②已认为特发性 NSIP 是一个独特的临床实体,不再用"暂时"二字。③将主要的 IIPs 与少见的、不可分类的 IIPs 区分开。④确认了罕见的组织学类型急性纤维素性机化性肺炎和和支气管中心型间质纤维化。⑤主要间质性肺炎分为慢性纤维化如特发性肺纤维化和特发性 NSIP,急性和亚急性的间质性肺炎如 AIP 和隐源性机化性肺炎,以及吸烟相关的间质性肺炎如呼吸性细支气管炎伴间质性肺炎和 DIP。⑥提出了进行临床疾病表现分类。⑦回顾总结了分子和遗传特征。下面分述不同类型特发性间质性肺炎的特点。

1. **急性间质性肺炎(acute interstitial pneumonia,AIP)**　是一种不明原因的暴发性的疾病,常发生于既往健康的人,组织学为弥漫性的肺泡损害。AIP 病理改变分为急性期(亦称渗出期)和机化期(亦称增殖期)。急性期的病理特点为肺泡上皮乃至上皮基底膜的损伤,炎症细胞进入肺泡腔内,在受损的肺泡壁上可见 II 型上

皮细胞再生并替代 I 型上皮细胞,可见灶状分布的由脱落的上皮细胞和纤维蛋白所构成的透明膜充填在肺泡腔内(见书末彩图 25-41A)。另可见肺泡隔的水肿和肺泡腔内出血。此期在肺泡腔内逐渐可见纤维母细胞成分,进而导致肺泡腔内纤维化。机化期的病理特点是肺泡腔内及肺泡隔内呈现纤维化并有显著的肺泡壁增厚。其特点是纤维化为活动的,主要由增生的纤维母细胞和肌纤维母细胞组成,伴有轻度胶原沉积。此外还有细支气管鳞状上皮化生。

AIP 发病无明显性别差异,平均发病年龄 49 岁,年龄从 7~77 岁病例均有报告。无明显性别差异。起病急剧,表现为咳嗽,呼吸困难,即之很快进入呼吸衰竭,类似 ARDS。多数病例 AIP 发病前有"感冒"样表现,半数患者有发热。常规实验室检查无特异性。AIP 病死率极高。

急性间质性肺炎的 CT 的表现主要为弥漫的磨玻璃影和含气腔的实变影(见书末彩图 25-41B)。可见牵拉性的支气管扩张。区域性的磨玻璃改变和牵拉性的支气管扩张与疾病的病程有关。研究还发现肺磨玻璃影或肺实变合并牵拉性支气管扩张较未合并牵拉性支气管扩张者预后为差。前者肺组织病理为弥漫性肺泡损伤的纤维化期或机化的晚期,后者为弥漫性肺泡损伤的渗出期或早期纤维化期。激素在早期机化期有效。

AIP 治疗上无特殊方法,可采用 ARDS 治疗方法。AIP 死亡率极高,如果除外尸检诊断的 AIP 病例,死亡率可达 50%~88%(平均 62%),平均生存期限短,多在 1~2 个月死亡。近年应用大剂量的糖皮质激素冲击治

疗有成功的报道。

2. 特发性肺纤维化 特发性肺纤维化(idiopathic pulmonary fibrosis,IPF),即普通间质性肺炎(usual interstitial pneumonia,UIP)。其病理特点为时间和空间均为异质性纤维化。肺组织可见片状、不均一、分布多变的间质改变,如间质纤维化、间质炎症及蜂窝变与正常肺组织间呈灶状分布、交替出现,每个低倍镜下都不一致。可见成纤维细胞病灶以及过度无组织的胶原和细胞外基质的沉积,导致正常肺结构破坏,可以有或无蜂窝状肺的囊泡形成。可见纤维母细胞灶分布于炎症区、纤维变区和蜂窝变区,为UIP诊断所必需的条件,但并不具有特异病理意义。纤维母细胞灶代表纤维化正在进行,并非既往已发生损害的结局。2018ATS/ERS制定了UIP的病理诊断标准,提出了典型的UIP病理特征是密集的纤维化和结构变形即破坏性瘢痕和/或蜂窝肺,主要分布在胸膜下和/或间隔旁,也可累及肺实质,可见成纤维母细胞灶[4]。

主要发生在60岁以上的成年人,男女比例约为2:1。到目前儿童有一例15岁患儿证实为UIP,并且与ABCA3基因的突变有关。起病过程隐袭,主要表现为干咳、气短,活动时更明显。全身症状有发热、倦怠、关节痛及体重下降。50%患者体检发现杵状指/趾,大多数可闻及细小爆裂音(velcro啰音)。

实验室检查常出现异常,如血沉的增快,抗核抗体阳性,冷球蛋白阳性,类风湿因子阳性等。

UIP的胸片和CT可发现肺容积缩小,呈线状、网状阴影、磨玻璃样改变及不同程度蜂窝状变。磨玻璃影所占区域<30%。上述病变在肺底明显。并且病变主要累及外周肺野和下肺区域。

肺功能呈中至重度的限制性通气功能障碍及弥散障碍。支气管肺泡灌洗液见中性粒细胞比例升高,轻度嗜酸性粒细胞增多。

治疗:尽管只有10%~20%患者可见到临床效果,应用糖皮质激素仍是主要手段;有证据表明环磷酰胺/硫唑嘌呤也有一定效果,近年主要推荐抗纤维化药如吡非尼酮(pirfenidone)和酪氨酸激酶抑制剂尼达尼布(nintedanib)治疗IPF,均获得有益的疗效,可减缓FVC下降。多个对治疗无反应的终末期患者可以考虑肺移植。

UIP预后不良,死亡率为59%~70%,平均生存期为2.8~6年。极少数患者自然缓解或稳定,多需治疗。最近美国的研究UIP较10年前生存时间延长。

3. 脱屑性间质性肺炎 脱屑性间质性肺炎(desquamative interstitial pneumonia,DIP)是特发性间质性肺炎的一种少见类型。组织学特点为肺泡腔内肺泡巨噬细胞均匀分布,见散在的多核巨细胞。同时有轻中度肺泡间隔增厚,主要为胶原沉积而少有细胞浸润。在低倍镜下各视野外观呈单一均匀性分布,而与UIP分布的多样性形成鲜明对比。

在成人多见于吸烟的人群,被动吸烟也有引起DIP的报道[5]。在小儿诊断的DIP,多为表面活性蛋白C(SP-C)和ABCA3的基因突变所致。并且比成人的DIP预后差。国外也有一例儿童与吸烟有关的病例。

DIP男性发病是女性的2倍。主要症状为干咳和呼吸困难,通常隐袭起病。半数患者出现杵状指/趾。实验室通常无特殊发现。肺生理也表现为限制性通气功能障碍,弥散功能障碍,但不如UIP明显。

DIP的主要影像学的改变在中、下肺区域,有时呈外周分布。主要为磨玻璃样改变,有时可见不规则的线状影和网状结节影。以广泛性磨玻璃状改变和轻度纤维化的改变多提示脱屑性间质性肺炎。与UIP不同,DIP通常不出现蜂窝变。

儿童治疗主要多采用糖皮质激素治疗,儿童的DIP与基因突变所致表面活性物质功能障碍有关,预后差。成人首先要戒烟和激素治疗。对糖皮质激素治疗反应较好。10年生存率在70%以上。

4. 呼吸性细支气管相关的间质性肺炎 呼吸性细支气管相关的间质性肺炎(respiratory bronchiolololitis-associated interstitial lung disease,RBILD)与DIP极为相似,主要与吸烟有关。病理为呼吸性细支气管炎伴发周围的气腔内大量含色素的巨噬细胞聚积,与DIP的病理不同之处是肺泡巨噬细胞聚集只局限于这些区域而远端气腔不受累,而有明显的呼吸性细支气管炎。近年来认为DIP/RBILD可能为同一疾病的不同结果,因为这两种改变并没有明确的组织学上的区别,而且表现和病程相似。

RBILD发病平均年龄36岁,男性略多于女性,所有患者均是吸烟者,主要症状是咳嗽气短。杵状指/趾相对少见。影像学上2/3出现网状,网状-结节影,未见磨玻璃影;胸部影像学也可以正常。BALF见含色素沉着的肺泡巨噬细胞。成人病例戒烟后病情通常可以改变或稳定;经糖皮质激素治疗的少数病例收到明显效果。可以长期稳定生存。

5. 非特异性的间质性肺炎 非特异性的间质性肺炎(nonspecific interstitial pneumonia,NSIP)是指难以分类的间质性的肺炎,随后不断加以摒除,逐渐演变为独立的临床病理概念。虽然NSIP的病因不清,但可能与下列情况相关:某些潜在的结缔组织疾病、某些药物反应、有机粉尘的吸入、急性肺损伤的缓解期等,也可见于BOOP的不典型的活检区域。在儿童表面活性物质蛋白-C基因和 *ABCA3* 基因的突变均可引起 NSIP[6]。NSIP特点是肺泡壁内出现不同程度的炎症及纤维化,但缺乏诊断 UIP、DIP 或 AIP 的特异表现,或表现炎症伴轻度纤维化,或表现为炎症及纤维化的混合。病变可以是灶状,间以未受波及的肺组织,但病变在时相上是均一的,这一点与 UIP 形成强烈的对比(见书末彩图25-42)。肺泡间隔内由淋巴细胞和浆细胞混合构成的慢性炎症细胞浸润是 NSIP 的特点。浆细胞通常很多,这种病变在细支气管周围的间质更明显。根据肺间质炎细胞的数量和纤维化的程度,将 NS1P 分成 3 型:①富于细胞型,约占50%,主要表现为间质的炎症,很少或几乎无纤维化。②混合型,约占40%,间质有大量的慢性炎细胞浸润和明显的胶原纤维沉着。③纤维化型,约占10%,肺间质以致密的胶原纤维沉积为主,伴有轻微的炎症反应或者缺乏炎症。

在 NSIP,近50%病例可见腔内机化病灶,即 BOOP 的特征表现,但通常病灶小而显着,仅占整个病变的10%以下;30%病例有片状分布的肺泡腔内炎症细胞聚积,这一点容易与 DIP 相区别;1/4 的 NSIP 可出现淋巴样聚合体伴发中心(所谓淋巴样增生),这些病变散在分布,为数不多。

NSIP 主要发生于中年人,多为非吸烟者。平均年龄49岁,男/女 = 1:1.4。NSIP 可发生于儿童。起病隐匿或呈亚急性经过。主要临床表现为咳嗽气短,渐进性呼吸困难,乏力。约有一半有体重减轻,10%有发热。查体可有呼吸增快,双下肺可闻及爆裂音,杵状指/趾少见,约占10%。超过 2/3 的患者运动时可有低氧血症。支气管肺泡灌洗液(BALF)多见淋巴细胞增多。肺功能为限制性通气功能障碍。

NISP 的影像学的改变主要为广泛的磨玻璃改变和网点影,可见牵拉性支气管扩张,少数可见实变影。NISP 的磨玻璃阴影主要分布于中下肺野,多对称分布。实变影常为小片实变,可对称分布。与 UIP 比较,NSIP 以磨玻璃影为主,网点影较 UIP 为细小。

NSIP 治疗上激素效果好,复发仍可以继续使用。与 UIP 相比,大部分 NSIP 患者对糖皮质激素有较好的反应和相对较好的预后,5 年内病死率为 15% ~ 20%。预后取决于病变范围。儿童表面活性物质功能障碍相关的基因突变所致的 NSIP 预后不佳[6]。

6. 隐源性机化性肺炎 隐源性机化性肺炎(cryptogenic organizing pneumonia,COP)属原因不明的特发性闭塞性细支气管伴机化性肺炎(idiopathic bronchiolitis

obliterans with organizing pneumonia,iBOOP)。病理为闭塞性细支气管炎和机化性肺炎为主要特点的病理改变,两者在肺内均呈弥漫性分布。主要表现为终末细支气管、呼吸性细支气管、肺泡管及肺泡内均可见到疏松的结缔组织渗出物,其中可见到单核细胞、巨噬细胞、淋巴细胞及少量的嗜酸性细胞、中性粒细胞、肥大细胞分布,此外尚可见到纤维母细胞浸润。在细支气管、肺泡管及肺泡内可形成肉芽组织,导致管腔阻塞,可见肺泡间隔的增厚,组织纤维化机化后,并不破坏原来的肺组织结构,无肺泡壁的塌陷及蜂窝状的改变。

COP 多见于 50 岁以上的成年人,男女均可发病,儿童也有 COP 的报道,但较少见,多为感染后的 BOOP。起病多为亚急性或缓慢发病,大多病史在 3 个月内。常见症状有持续干咳,活动后气急、渐进性呼吸困难,可有全身症状,如中度发热、体重减轻、周身不适等,常可闻及吸气末的爆裂音。肺功能为限制性通气功能障碍。

COP 患者胸片最常见、最特征性的表现为游走性、斑片状肺泡浸润影,呈磨玻璃样,边缘不清。典型患者在斑片状阴影的部位可见支气管充气征,阴影在早期多为孤立性,随着病程而呈多发性,在两肺上、中、下肺野均可见到,但以中、下肺野多见。肺 CT 可见胸膜下或支气管周围的斑片状阴影,其大小一般不超过小叶范围。还可见结节影。同时具有含气腔的实变、结节影和外周的分布为 COP 的肺 CT 特点。BALF 见淋巴细胞的比例升高。COP 对激素治疗反应好,预后较好。

7. 淋巴间质性肺炎 淋巴间质性肺炎(lymphoid interstitial pneumonia,LIP)也称为淋巴细胞间质性肺炎。特发性淋巴间质性肺炎很少见。病理为:肉眼上间质内肺静脉和细支气管周围有大小不等黄棕色的结节,坚实如橡皮。结节有融合趋势。镜下:肺叶间隔、肺泡壁、支气管、细支气管和血管周围可见块状混合性细胞浸润,以成熟淋巴细胞为主,有时可见生发中心,未见核分裂,此外还有浆细胞、组织细胞和单核细胞等(见书末彩图25-43A)。浆细胞为多克隆,可有 B 细胞和 T 细胞,但是以一种为优势。

诊断的平均年龄为 50~60 岁,在婴儿和老人也可见到。在儿童,多与 HIV、EBV 感染有关。LIP 的临床表现为非特异性,包括咳嗽和进行性的呼吸困难。肺外表现为体重减轻、乏力。发热、胸痛和咯血少见。从就诊到确诊往往需要 1 年左右的时间。肺部听诊可闻及肺底湿啰音,杵状指/趾,肺外淋巴结肿大、脾大少见。

异常丙种球蛋白血症较常见,其发生率可达 80%。通常包括多克隆的高丙种球蛋白病。单克隆的高丙种球蛋白病和低丙球血症少见但也有描述。肺功能示限

25章

制性的肺功能障碍。一氧化碳弥散能力下降,氧分压下降。

淋巴间质性肺炎的影像学为,网状结节状的渗出,边缘不清的小结。有时可见片状实变,大的多发结节。在儿童,可见双侧间质或网点状的渗出,通常有纵隔增宽和肺门增大。蜂窝肺在 1/3 成人病例中出现。胸腔渗出不常见。肺 CT 多示 2~4mm 结节或磨玻璃样阴影。病情发展可有支气管扩张、囊泡影[1](见书末彩图 25-43B)。

治疗:目前尚无特效的疗法,主要为糖皮质激素治疗,有时可用细胞毒性药物。激素治疗有的病例症状改善,有的病例肺部浸润进步,不久后又恶化。用环磷酰胺和长春新碱等抗肿瘤治疗,效果不确实。

预后:大约 33%~50% 的在诊断的 5 年内死亡,大约 5% LIP 转化为淋巴瘤。

三、其他原因的间质性肺炎

(一)过敏性肺炎

过敏性肺炎(hypersensitivity pneumonitis)是一组由不同致敏原引起的非哮喘性变应性肺疾病,以弥漫性间质炎症为其病理特征。过敏性肺炎病因甚多,系由于吸入含有真菌孢子,细菌产物、动物蛋白质或昆虫抗原的有机物尘埃微粒(直径<10μm)所引起的肺部肉芽肿性的炎症[7],因此又称为外源性变应性肺泡炎(extrinsic allergic alveolitis,EAA)。过敏性肺炎患儿平均年龄为 10 岁,最小的一例为 8 月龄。有 25% 的有家族病史。通常有同样环境暴露的同胞或父母受累患病。儿童过敏性肺炎多与鸟类暴露有关,如鸽子暴露,其次为室内环境霉菌污染所致。

【发病机制】 过去认为过敏性肺炎主要为非 IgE 介导的Ⅲ型变态反应性疾病,部分为Ⅳ型变态反应,但肺活检未发现Ⅲ型变态反应的组织损害所特有的肺血管炎,因此,有人支持Ⅳ型变态反应观点,因为它的组织学损害在急性期是以肺泡壁为主的淋巴细胞浸润,继而是单核细胞浸润和散在的非干酪性巨细胞肉芽肿,后期是肺组织纤维化和机化的阻塞性细支气管炎,与Ⅳ型变态反应一致。近年研究认为是一种 T 细胞介导的免疫紊乱。在慢性期,IL-4 升高,而 γ 干扰素减低,慢性过敏性肺炎失去效应 T 细胞功能,慢性期纤维化与 Th2 反应优势有关。

【病理变化】 过敏性肺炎的典型病理表现为小气道周围的淋巴细胞炎症,间质炎症以及间质内不典型的肉芽肿,细支气管炎和纤维化[8]。亚急性肉芽肿样炎症,有淋巴细胞、浆细胞、上皮样细胞及朗汉斯巨细胞浸润等(见书末彩图 25-44A)。经过慢性病程后出现间质纤维化及肺实质破坏,毛细支气管被胶原沉着及肉芽组织堵塞而闭锁。持续接触致敏抗原后可发生肺纤维性变,甚至蜂窝肺。

【临床表现】 过敏性肺炎第一次发作易与病毒肺炎相混淆,于接触抗原数小时后出现症状;有发热、干咳、呼吸困难、胸痛及发绀。少数特应性患者接触抗原后可先出现喘息、流涕等速发过敏反应,4~6 小时后呈Ⅲ型变态反应表现为急性过敏性肺炎。先有干咳、胸闷,继而发热,寒战和出现气急、发绀。体格检查肺部有湿啰音,多无喘鸣音,无实变或气道梗阻表现。一般在脱离接触后数日至一周症状消失。亚急性起病较缓,数周或数月内出现症状或慢性的起病隐匿,亚急性或慢性多以咳嗽、气短、乏力、体重减轻为主要表现,肺内可闻及湿啰音。

【影像学特点】 X 线胸片显示弥漫性间质性浸润、粟粒或小结节状阴影,在双肺中部及底部较明显,以后扩展为斑片状致密阴影。高分辨 CT 特点:急性期、亚急性期常为弥漫性的边缘不清的细结节影和磨玻璃影(见书末彩图 25-44B);慢性期可见线状(irregular linear opacities),牵拉性支气管扩张,肺叶体积的减少,蜂窝肺。以中肺叶的病变为主。慢性过敏性肺炎还可见小气道阻塞的表现,如马赛克征、呼气相的气体滞留[9]。

急性发作时,末梢血常规呈白细胞升高(15~25)×10⁹/L 伴中性粒细胞增高,但多无嗜酸性粒细胞升高,丙种球蛋白可升高到 20~30g/L,伴 IgG、IgM 及 IgA 升高,血清补体正常,类风湿因子可为阳性。肺功能检查显示限制性通气功能障碍、肺活量下降,弥散能力降低,无明显气道阻塞。

过敏性肺炎时支气管肺泡灌洗液中,淋巴细胞比例增高,以 CD8 为主的 T 细胞增加。

【诊断】 有赖于病史(包括环境因素、生活习惯及爱好)、症状、体征及肺功能改变。X 线变化及免疫学检查,特别是血清中发现有致敏原之特异沉淀素,有助于诊断。支气管肺泡灌洗液中淋巴细胞增加,尤其是 CD8 为主的 T 细胞增加可以协助诊断。

【治疗】 应立即避免与致敏原接触。如肺部病变广泛可用激素治疗,泼尼松 1~2mg/(kg·d),连续 1~2 月可使症状、体征及 X 线改变迅速消失。治疗 2~6 个月可防止肺纤维化发生。慢性期激素疗效多不理想。

(二)嗜酸细胞性肺疾病

嗜酸细胞性肺疾病(eosinophilic lung disease)是一

组异质性弥漫性肺实质性疾病,其共同特征为肺气道和肺实质内嗜酸性粒细胞数量异常增多,又称肺部浸润伴嗜酸细胞增多综合征(pulmonary infiltration with eosinophilic syndrome),可不伴有或不伴有血嗜酸性粒细胞增高。嗜酸细胞性肺疾病可以特发性或继发性,特发性包括慢性嗜酸粒细胞性肺炎,急性嗜酸粒细胞性肺炎,继发性包括单纯性肺嗜酸细胞浸润症(simple pulmonary eosinophilia,Loffler syndrome),热带肺嗜酸粒细胞增多症,变应性支气管肺曲霉病。可以局限于肺部或全身疾病的一部分如变应性肉芽肿性血管炎(allergic granulomatous angiitis,AGA)或特发性高嗜酸性粒细胞综合征(hypereosinophilic syndrome,HES)。

【病因】 变应原的种类很多,包括寄生虫、真菌(如曲霉菌)、药物、花粉、食物等。详阅寄生虫病章热带嗜酸粒细胞增多症节。

【临床表现及诊断】 轻症只有微热、疲倦及轻微干咳等,重者可有高热、阵发性咳嗽及哮喘等,急性症状严重时,偶可发生呼吸衰竭。胸部有湿性或干性啰音,有时叩诊可得浊音。脾脏可稍肿大。嗜酸性粒细胞增多,有时高达 60%~70%,较正常嗜酸性粒细胞大,并含有大型颗粒。伴发全身血管炎之重症患儿可呈多系统损害。

胸部 X 线检查可见云絮状斑片影,大小、形状及位置都不恒定,呈游走样,于短期内消失而另一部位再发。偶见双肺弥漫颗粒状阴影需与粟粒型肺结核鉴别。

临床上常见两种肺部浸润伴嗜酸细胞增多综合征,即单纯性肺嗜酸细胞浸润症及热带性肺嗜酸细胞增多症。单纯性肺嗜酸细胞浸润症与寄生虫蚴虫移行有关,又可与药物或化学物质有关,症状较轻,哮喘或有或无,X 线表现特点是肺浸润性病变呈暂时性和游走性,血清 IgE 正常,病程较短,多为数周左右。热带嗜酸粒细胞增多症主要与丝虫、犬及猫蛔虫、钩虫感染有关,咳嗽伴喘息,血清 IgE 增高,病程长短不定,有时可长达数周,慢性型可长达 1 年以上。

其他嗜酸细胞性肺疾病还有:①急性嗜酸性粒细胞性肺炎,原因不明,主要在 20~40 岁,也可发生于儿童。与开始吸烟有关。儿童主要与吸烟、急性毒物接触有关。主要表现为发热、咳嗽、呼吸困难。肺部听诊有湿啰音,可发展为呼吸衰竭。常表现为急性呼吸困难,支气管肺泡灌洗液嗜酸性粒细胞增多;②慢性嗜酸性粒细胞性肺炎,原因不明,症状为咳嗽、气短、喘息、发热、体重减轻,与哮喘有关,三分之二之前有哮喘史或与哮喘同时存在,激素治疗有效。③变应性支气管肺曲霉菌病,见于哮喘及囊性纤维化的患儿,咳嗽、喘息、痰黏稠,血清 IgE 增高。④嗜酸性粒细胞性肉芽肿性多血管炎(eosinophilic granulomatosis with polyangiitis,EGPA),旧称 Churg-straus 综合征,为一系统性的嗜酸性粒细胞性血管炎,通常发生于哮喘和过敏性鼻炎患者中。有肺外的器官受侵,如心脏和消化道的受累。P-ANCA 可阳性。⑤高嗜酸性粒细胞综合征(hypereosinophilic syndrome,HES)是一组原因不明的嗜酸性粒细胞增多性疾病,嗜酸性粒细胞心内膜炎均属此组疾病。HES 定义为 2 次以上的外周血嗜酸性粒细胞>$1.5×10^9$/L,两次间隔在 4 周以上和/或组织嗜酸性粒细胞增多。可累及心、肺、皮肤、神经系统及造血系统,出现相应的临床症状和体征。

国内曾有一种"嗜酸细胞增多性哮喘"或"暴发性哮喘性嗜酸细胞增多综合征",在国内若干地区暴发流行,可见于婴幼儿、年长儿至成人。患儿不发热或有低热,突出表现为哮喘与干咳,有时出现瘙痒性皮疹。病情严重时,偶可因支气管、毛细支气管梗阻及心力衰竭而危及生命。X 线检查多数有肺纹理增加及肺气肿,少数有片状或网点状阴影(图 25-45)。血内嗜酸性粒细胞增多可高达 20% 以上。病因未明,有些作者认为是蛔蚴在体内移行的表现,有人推测一部分流行可能与病毒感染或真菌孢子大量吸入有关。

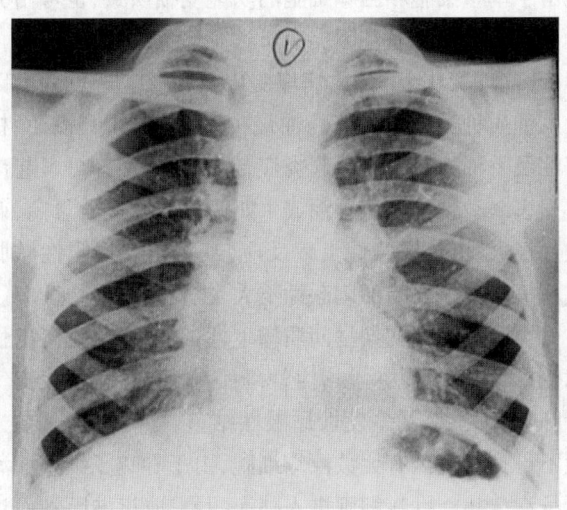

图 25-45 嗜酸性粒细胞肺浸润
患儿,男,10 岁,咳喘 1 周伴低热。一般情况好,心肺检查无异常,白细胞(6~9)×10^9/L,分类嗜酸性细胞占 75%。胸部 X 线检查显示双肺纹理明显增多,模糊,右肺可见网点状改变。

肺棘球蚴病、霍奇金病和结节病常见显著的肺部病变及嗜酸性细胞增多症,故在诊断本病时应先予排除。

【治疗】 对本病喘息的治疗,可参阅相关章节。考虑与丝虫、蛔虫等感染有关者,应进行驱虫治疗。在驱虫剂中,常用乙胺嗪,口服 12~15mg/(kg·d),分 3

次，连服 4~5 天，可使哮喘与肺部体征好转。但一般易复发，历时可达数年之久，年长后渐愈。

急性及慢性嗜酸性粒细胞性肺炎需要糖皮质激素的治疗。儿童口服泼尼松量为 0.5~1mg/kg，急性者于 2~4 周内减药停药。慢性者 2 周后开始减量，疗程为 6~12 个月。变应性支气管肺曲霉菌病在抗真菌感染的基础上用激素治疗，泼尼松的量为每天 0.5mg/kg，当临床症状缓解，肺部阴影消失，和血嗜酸性粒细胞降低或血清 IgE 降低后，开始减量，疗程 3~6 个月。

（三）类脂性肺炎

类脂性肺炎（lipoid pneumonia）是一种慢性肺间质增生性炎症，大多见于早产婴、弱小或有腭裂的婴儿，由于脂肪或油类吸入肺内而引起。

【病因】 类脂性肺炎分为外源性和内源性，外源性的病因为吸入油质，其原因如下：①使用油质药物滴鼻剂；②由于腭裂、胃食管裂、衰弱无力或平卧喂奶咽部吞咽反射不健全而吸入肺内；还有胃食管反流性的疾病；③儿童哭闹时强行喂奶或服油剂药物。内源性类脂性肺炎也叫胆固醇肺炎，其脂质物质来源于肺脏本身，是由于单核细胞和巨噬细胞的功能受损所致，也可由先天性表面活性物质基因突变所致。

【病理变化】 肺内病理变化及肺反应严重程度因吸入油质种类而异。植物油最少刺激性，如橄榄油、棉籽油及香油一般很少引起炎症，但大风子油却可引起广泛损害。动物油如鱼肝油或牛奶由于脂肪酸含量高，刺激性极大，可导致急性炎症反应，甚至出现局限性脓肿或坏疽。液状石蜡油刺激性不大，主要引起异物反应。

类脂性肺炎初期呈间质增生性炎症，亦可见渗出性病变；第二期出现弥漫增生性纤维化，可并发急性支气管肺炎；第三期见多发性局限性结节，如石蜡瘤。在光镜下可见病变区有无数巨噬细胞，由于吞噬了细小油滴而呈泡沫状。巨噬细胞进入肺泡间隔，取道淋巴管而达肺门淋巴结。此外，可见肺泡上皮增生，伴异物型巨细胞形成。肺门淋巴结可见含油滴的细胞。内源性的类脂性肺炎组织内可见胆固醇结晶，肺间质的炎症、纤维化。

【临床表现】 缺乏特异的临床症状和体征。病情轻重依据年龄、吸入的物质的性质而不同。轻者可无症状、重者出现危及生命的表现。儿童大量的吸入可引起急性的临床表现和早期的放射发现。通常以咳嗽就诊，有时伴有痰和呼吸困难，少见的症状还有胸疼、咯血、体重减轻和间断发热。多数病例显示了临床表现和影像

学表现的严重性的不一致，如临床无症状，而胸片发现广泛的影像学的异常。继发感染时出现发热及肺炎表现，肺部可有叩实音及湿啰音。肺外表现可有呕吐、胃痛、咽下困难、眩晕等。X 线检查在轻度病例仅有肺门阴影增深增宽，较重时可见靠肺门的实变，以中下肺及右侧肺较多见。有时可见两侧肺气肿。异常阴影常持续 2~3 周，比临床症状恢复为慢，常需 6~8 周才消失，且往往留有肺气肿及纤维性变。肺 CT 可见含气腔的实变影和结节影和磨玻璃影[10]。

【诊断】 外源性类脂性肺炎根据其油质吸入病史，以及与疾病一致的放射发现，支气管肺泡灌洗液有含脂质的巨噬细胞可考虑该病的诊断，但以上任何一条单独发现均不能诊断类脂性肺炎。

【治疗与预防】 无特异治疗。目前主要为避免油剂的继续暴露、激素应用以及支气管肺泡的灌洗。如能早期发现，可行体位引流，使油剂排出，并进行支气管肺泡灌洗。避免与上、下呼吸道感染的患儿接触，以减少继发性感染。发生感染时即予抗菌药物。为预防此症，婴幼儿应慎用油类口服药，半昏迷者更应避免，尤须禁止油剂滴鼻药及油剂鼻饲。激素治疗有争议，但有报道其治疗有效。

【预后】 急性的类脂性肺炎应用激素和避免接触油脂可改善。慢性的病例症状持续且难于治疗。

四、肺泡微石症

肺泡微石症（pulmonary alveolar microlithiasis）是原因不明的少见疾病。主要病理改变为肺泡内部充满磷酸钙盐的微小圆形结石，病变发展缓慢，可长达数十年，性别分布无差异。2013 年，文献显示全球差不多近 800 例此病患者。可发生于任何年龄，国内外均有儿童病例的报道。

【病因】 本病与 SLC34A2 基因突变有关，为常染色体隐性遗传。本病有明显家族集聚性，多限于同胞之间，日本学者及国内均报道与 SLC34A2 基因突变有关[11]。人类 SCL34A2 基因全长 21 033bp，包括 12 个外显子，cDNA 2 073bp，基因定位在 4p15-p15.3。SCL34A2 是编码磷酸钠协同转运蛋白的基因，主要参与无机磷的代谢，在人体的多种组织中表达，以肺组织表达最高，特别是肺泡 II 型细胞中。肺泡 II 型细胞产生肺泡表面活性物质，磷脂为其重要的组成部分。陈旧的表面活性物质由肺泡 II 型细胞摄取，开始再循环，由肺泡巨噬细胞降解。降解的磷脂会释放出磷酸盐，应当在肺泡腔中被清除。SCL34A2 基因功能异常可降低磷酸盐的清除而导致肺

泡内微石的形成。在散发的病例中,发现可能与环境和饮食因素有关。

【病理】　本病主要侵犯肺脏,使肺脏变硬,重量增加。大体标本切面呈细砂纸状纹理。光镜下可见无数直径为 0.01~3mm 的同心圆状钙化小体存在于肺泡腔内,可占据 25%~80% 的肺泡(见书末彩图 25-46)。结石周围有时可见巨噬细胞,但无炎症反应。早期肺泡壁结构正常,晚期间质纤维化和巨细胞形成使肺泡壁增厚,出现肺大疱,偶可并发气胸。

【临床表现】　国内外均有儿童病例的报道。早期无症状,多数由健康查体时才偶然发现,病程进展缓慢。症状出现的时间多在 30~40 岁,约一半以上的病例诊断时无症状。多数症状为活动后气急、胸闷、胸痛、干咳或咳少量白色痰。体征大多无异常,晚期可出现呼吸困难、青紫及杵状指。继发感染时肺部可闻细湿啰音。有时年长儿可咯出白色沙砾样物,可提示本病。晚期因慢性缺氧和肺部反复感染,常并发肺心病,进而出现呼吸衰竭、心力衰竭。北京儿童医院报道一例 6 岁女童,2 岁时因咳嗽拍胸片发现颗粒影,肺活检确诊时几乎无症状。

【实验室检查】

1. **肺功能检查**　轻症肺功能正常,重症由于肺顺应性减低,肺活量和肺总量减少,呈限制性通气功能障碍。重者可有弥散功能降低。

2. **血气分析**　早期无异常,严重者可有低氧血症,一般无高碳酸血症。

【影像学检查】

1. **胸部 X 线检查**　肺有弥漫性细砂样钙化影(图 25-47A)。尤在高电压下更清晰。肺尖部少,肺中、下野较密集。病变可遮盖心影、肺门。X 线表现常多年不变。

2. **胸部 CT 检查**　肺 CT 主要表现:①CT 肺窗显示两肺野透亮度降低,弥漫性微小结节(图 25-47B),肺中叶、下叶尤其是心缘旁及肺后部、叶间胸膜、支气管血管束周围密集,密度很高,可融合成片,CT 值可高达 213~215.6HU 甚至 400HU。高分辨 CT 可显示直径 1mm 以下的结节及其在肺小叶中的分布,不仅有助于肺泡微石症细小钙化灶的早期发现,而且能准确估计病变的范围、分布及数量。②侧胸壁与肺外缘之间的可见狭长透亮带(即黑胸膜线)。③纵隔窗显示,肺野内不规则点状、条状软组织影,胸膜下可见特殊的聚集呈线样高密度影("白描征")及背侧胸膜下融合呈片状"火焰征"。

随着病情进展,两肺细微结节密集,尤以中下肺野为著,可出现"鱼子样"或"砂暴样"改变,病情较重者,呈"白肺样"表现。晚期可有肺间质纤维化的改变。

【诊断】　典型的肺部 X 线特征及痰中可见沙粒样结石可诊断。本病的诊断要点有:无既往病史及职业性粉尘接触史;X 线征且长期观察无著变;胸部 CT 更证实其结节细小、散在,呈钙化密度,尤其是胸膜下及支气管血管旁结节密集成堆时;临床表现轻微或缺如,与胸部影像学不符;若家族中有相似的病例,更增加诊断本病的依据。综合分析临床与影像学改变,尤其是 CT 表现,绝大部分可获确诊,不典型者仍需肺活检。

【鉴别诊断】

1. **粟粒型肺结核**　常发热、咳嗽,呼吸困难。实验室检查中能够查到结核分枝杆菌。X 线呈"三均匀",即大小均匀,密度均匀,分布均匀。边缘模糊,有融合征象。有时可见到原发复合征残留遗迹或肿大淋巴结粟

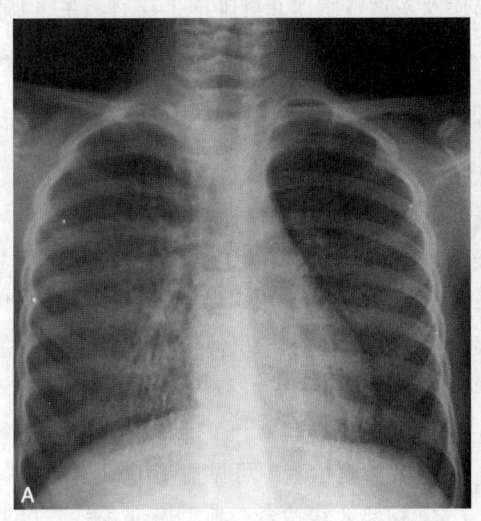
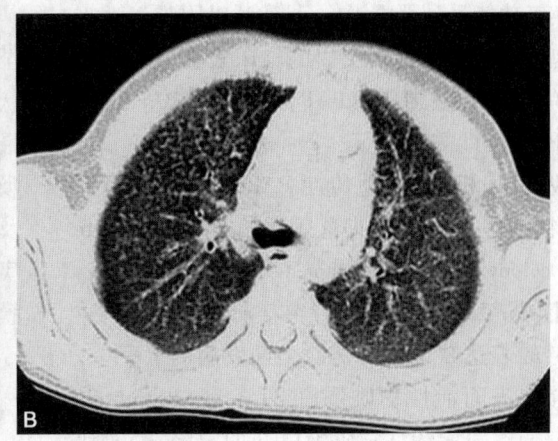

图 25-47　肺泡微石症

A.胸片显示两肺纹理增多,两肺广泛分布网状、点状高密度影;B.肺部 CT 显示两肺纹理增多,两肺广泛分布微小结节。

25章

粒状阴影。

2. 肺尘埃沉着病 本病有粉尘吸入史外,为成人的职业病。有明显临床症状,X线示肺门淋巴结呈"卵壳状"钙化,为肺尘埃沉着病的特征,并可显示"硅结节"小斑点状阴影,每个斑点不规则,呈星状,密度较高,分布不均匀,是肺尘埃沉着病诊断确立的指标。

3. 弥漫性肺骨化症 十分罕见,国内外文献少有报导。本症亦缺乏典型临床症状,可有家族史。X线表现为肺内弥漫分布粟粒状钙化结节,结节边缘清楚,密度欠均匀,也以中、下肺野为多,故需与肺泡微石症相鉴别。但本症的钙化结节较大,多在2~8mm之间,且为成熟的骨结节,主要分布于肺泡、小叶间的肺间质。

【**治疗**】 本病无特殊治疗。肾上腺皮质激素治疗无效。支气管肺泡灌洗可洗出小于0.25~0.1mm直径结石,但较大结石则灌洗不出。如有肺部感染及心肺功能衰竭,则可吸氧及对症治疗。

五、肺泡性蛋白沉积症和遗传性表面活性物质功能障碍的疾病

(一)肺泡性蛋白沉积症

肺泡性蛋白沉积症(pulmonary alveolar proteinosis,PAP)又称肺泡磷脂沉着症(pulmonary alveolar phospholipidosis),是一种原因不明的少见慢性肺疾病,其特点为肺泡内有富含脂质的过碘酸希夫(periodic acid-Schiff,PAS)染色阳性蛋白物质沉积,这些物质被称作表面活性物质,是磷脂和各种表面活性蛋白的混合物。由于肺泡腔和气道内堆聚过量的表面活性物质,致使肺的通气和换气功能受到严重影响,导致呼吸困难。呼吸困难是肺泡蛋白沉积症最为突出的临床表现。儿童阶段的PAP有3种类型:遗传性PAP,原发性的PAP或特发性的PAP,继发性的PAP。

【**病因及发病机制**】 遗传性PAP主要指基因疾病,即编码粒细胞巨噬细胞集落刺激因子(granulocyte macrophage colony stimulating factor,GM-CSF)受体的α、β链的基因(CSF2RA或CSF2RB)突变所致GM-CSF受体的α、β链的表达缺陷均可引起早期发病的PAP[3]。下述的如肺泡表面活性物质蛋白B(surfactant protein B)基因的突变致表面活性物质蛋白B的缺陷,表面活性物质C、ABCA3的基因突变均可引起PAP的改变,过去称为先天性致死性PAP。原发性的PAP则由机体产

生了抗GM-CSF的自身抗体,而GM-CSF可调节巨噬细胞的清除表面活性物质的功能。在成人的原发性的PAP的血清、支气管肺泡灌洗液中有高滴度的GM-CSF抗体IgG1、IgG2的检出,该自身抗体可封闭GM-CSF与其受体的结合,从而抑制了巨噬细胞的功能和表面活性物质的清除。这一自身抗体在年长儿的原发性的PAP中有发现,但未在先天性的PAP中发现。

继发性的PAP,如继发于肿瘤、赖氨酸尿性蛋白耐受不良[12]、免疫抑制、无机粉尘(铝、二氧化硅)、有机粉尘锯末等、有毒气体或感染。可能的机制:①正常或异常的肺泡内物质生成过多(包括磷脂和板层小体);②肺泡巨噬细胞数目减少或功能受损,使其对磷脂蛋白的清除功能异常;肺泡巨噬细胞分解板层小体的能力受损;③肺泡Ⅱ型细胞的过度增生和破坏。

【**病理变化**】 大体检查可见多数大小不等的、坚实的灰色或灰黄色结节,位于全肺的胸膜下,以致肺重量增加。有时肺切面有黄白色液体渗出。PAP最主要的病理改变是肺泡腔内充填微小颗粒状的过碘酸希夫(PAS)染色阳性的无细胞物质(见书末彩图25-48A)。冰冻切片显示病肺的肺泡腔内含有丰富的脂类物质,ORO(Oil Red O)染色或苏丹黑染色清晰可辨。此外,在颗粒状物质内常有胆固醇结晶,有时在微小颗粒体之间出现较大的致密而结实的PAS染色阳性的凝块。肺泡Ⅱ型细胞呈增生性变化,而肺巨噬细胞常呈泡沫状外观,特别是在肺的外周组织尤为明显。镜下可见肺泡内充满颗粒状嗜伊红沉着物,糖原染色及过碘酸希夫反应阳性,而奥辛兰(alcine blue)染色阴性,电镜检查可见肺泡内蛋白样物质含板层小体,其性质与Ⅱ型肺泡上皮细胞的胞质相同,特殊染色在肺泡碎屑有碳水化合物、蛋白质及多量磷脂。Ⅱ型肺泡上皮有增生,但肺泡间隔可无炎症及纤维化。

【**临床表现**】 遗传性的PAP可发生于1~9岁,甚至更晚,症状主要为气短、呼吸困难、乏力,可有发绀、杵状指/趾。原发性的PAP起病可急可缓,运动不耐受是最常见的首发表现,若未予诊断,则可表现为进行性呼吸困难和咳嗽。可伴发热、无力、体重减轻、胸痛、咯血及食欲减退,后期可出现发绀、杵状指/趾。继发感染时痰可呈黄色脓性。肺部体征少,仅有少许散在湿音或胸膜摩擦音。

【**辅助检查**】

1. 实验室检查 可见血清IgA降低。

2. 胸部X线检查 典型胸部X线片可见弥漫性羽毛状浸润,从肺门弥散到肺周缘,呈蝴蝶状,略似肺水肿。有些患儿开始时呈结节状阴影,从两下叶浸润进展

为整个大叶实变。病灶之间有代偿性肺气肿或形成小透亮区。纵隔明显增宽,X 线酷似肺水肿,但无 K-B 线。

3. 胸部 CT 检查 胸部 CT,尤其是高分辨 CT 对 PAP 有很大诊断价值。病变肺组织常呈磨玻璃样改变,小叶间隔增厚,可呈铺路石样的改变(见书末彩图 25-48B)。

肺功能测定显示限制性通气功能障碍,肺活量下降,呈弥散功能障碍。动脉血气示血氧饱和度减低及慢性呼吸性的酸中毒。

支气管肺泡灌洗液(BALF)检查:典型的肺泡灌洗液呈乳状或浓稠浅黄液体。在光镜下见炎症细胞间有大量形态不规则、大小不等的嗜酸性颗粒状脂蛋白样物质,PAS 染色阳性。

【诊断与鉴别诊断】 确诊需经支气管镜作肺活检及病理检查。BALF 检查结合病史和临床表现、胸部影像学的检查,可对大多数 PAP 患者做出诊断。进一步可行 *SP-B*、*SP-C*、*ABCA3* 以及 *CSF2RA* 或 *CSF2RB* 的基因突变的筛查,还可用乳胶凝集试验检测血中和支气管肺泡灌洗液的 GM-CSF 抗体的含量,对后天获得的 PAP 的诊断有较高的敏感和特异性。鉴别诊断时应注意除外肺水肿、肺纤维化、结节病、肺含铁血黄素沉着症、肺真菌病及卡氏肺囊虫病等。

【治疗】 无特效治疗,肾上腺皮质激素无效。原发性的 PAP 可用 GM-CSF 替代治疗有较好的疗效。成人有试用蛋白溶解酶雾化吸入或间歇正压呼吸器吸入。近年来行支气管肺灌洗术,是已被证明有效的治疗方法。用每升含 10g 乙酰半胱氨酸和 7 500U 肝素的生理盐水行肺灌洗清除肺泡内物质,曾收到较好效果。单纯的生理盐水灌洗可获同样效果。支气管肺泡灌洗通过 BAL 将沉积在肺泡的表面活性物质排出,从而改善肺通气和换气功能,很多情况下仅能暂时缓解症状,需定期反复进行。其他治疗如肺移植及骨髓移植。

(二)遗传性表面活性物质功能障碍疾病

遗传性表面活性物质功能障碍疾病(genetic disorders of surfactant dysfunction)是由基因突变引起的表面活性物质代谢异常所致的间质性肺疾病。肺泡表面活性物质是磷脂和蛋白质的复杂混合物,从妊娠 24 周开始由 Ⅱ 型上皮细胞分泌入气道,直到 35 周时才足量分泌。表面活性物质在肺泡空气界面形成一层薄膜,在每个呼气末保持低表面张力和防止肺泡塌陷。这层表面活性物质薄膜的伸展和稳定需要表面活性蛋白 B 和 C。分泌后,表面蛋白质和脂质被呼吸道上皮细胞回收再循

环利用。ATP 结合盒转运子 A3(ABCA3)是 ABC 家族的成员,ABCA3 的主要功能是运输表面活性物质的重要脂质。甲状腺转录因子 1(Thyroid transcription factor 1,TTF1)也被称为 *NKX2-1*,是转录因子同源盒基因家族的一个成员,对 *SP-A*,*SP-B* 和 *SP-C*,*ABCA3* 的表达起到调节作用。

表面活性蛋白 B(surfactant protein B,SP-B)、表面活性蛋白 C(surfactant protein C,SP-C)和 *ABCA3* 基因的突变可以引起新生儿呼吸窘迫综合征、儿童间质性肺疾病,其组织病理学表现多种多样,包括脱屑性间质性肺炎(desquamative interstitial pneumonia,DIP)、婴儿慢性肺泡炎(chronic pneumonitis of infancy,CPI)、肺泡蛋白沉积症(pulmonary alveolar proteinosis,PAP)和非特异性间质性肺炎(nonspecific interstitial pneumonia,NSIP)。*NKX2-1* 基因的突变也可以引起新生儿呼吸窘迫综合征和儿童间质性肺疾病。

1. 表面活性蛋白 B 缺乏症

【基因学】 表面活性蛋白 B 缺乏症(SP-B Deficiency)这是一种常染色体隐性遗传病,表面活性蛋白 B 基因是位于人的第二染色体上。包括 11 个外显子和 10 个内含子。这个大约 9.5kb 基因编码一个 2kb mRNA 转录本。超过 30 种 *SFTPB* 基因(位于第 2 染色体上)突变在有先天性 SP-B 缺乏的患者中发现。最常见为 *121ins2* 基因突变,即在基因位置编码 121 的 g.1549 的 GAA 替换 C。此点突变导致移码并在第 6 外显子产生提前终止翻译的密码子,生成一种易变 RNA 转录物,使 proSP-B 及成熟 SP-B 缺乏,并影响 SP-C 前体蛋白向成熟的 SP-C 的加工过程,使肺泡内 SP-C 前体蛋白增加。这一突变的基因频率估计为 1/3 000～1/1 000。这一突变占表面活性蛋白 B 缺乏症的 70%。此基因突变来自其父母,无自发突变。也有 c.673-1248del2959 的 *SFTPB* 基因突变,为外显子 7.8 上的大的基因缺失,proSP-B 的 gly225-lys334 的缺失,由于细胞内路径和处理的异常导致成熟的 SP-B 和 SP-C 缺乏,以及外显子 8、9 的纯合基因组的大片段缺失导致足月新生儿严重的 RDS。

【发病机制】 SP-B 缺乏症导致异常的表面活性质成分和功能,以及板层小体的结构破坏。卵磷脂的成分和合成在体外正常,但在受影响的婴儿用同位素示踪其表面活性物质的前体研究,与其他慢性肺病相似卵磷脂以一定程度减少。SP-B 缺乏的同时有 SP-C 的不完全加工,导致 6kD 的 SP-C 前体(氨基末端侧翼 12 个氨基酸)的存在,而未加工的 SP-C 前体在体外抑制表面活性物质的功能,可以进一步增强 SP-B 缺乏症的表面活性物质功能缺失。

【病理】 主要表现为肺泡蛋白沉积症和脱屑性间质性肺炎。光镜下肺泡腔内含有大量的 PAS 染色阳性的物质或大量的肺泡巨噬细胞，可见肺泡间隔增厚，肺泡Ⅱ型上皮细胞增生。可表现为最初描述的初生儿的肺泡蛋白沉积症。也有一些 SP-B 缺乏症的 121lins2 的突变的纯合子在肺移植时其肺部病理表现为肺泡腔内大量的肺泡巨噬细胞的聚集如脱屑性间质性肺炎（DIP）和很少的肺泡蛋白沉积。其他发现包括非特异性的不同程度的肺纤维化和肺泡细胞的增生。超微结构的发现包括管状髓磷脂的缺乏、板层小体的紊乱和异常出现的多囊体的聚集，均说明了异常的脂质和分泌。SP-B 缺陷没有透明膜形成。免疫组化检查见 ProSP-B 和成熟 SP-B 明显减少或缺乏，肺泡腔内有 SP-A 和 ProSP-C 的免疫显色物质沉积。

【临床表现】 SP-B 缺乏症是一罕见的疾病，可在不同的种族中发现。临床估计的发生率为每 1 百万活产儿中有 1 例。见于足月儿，生后不久即出现呼吸窘迫综合征的临床特点和影像学特征，且快速进展，用表面活性物质替代和辅助通气治疗疗效不佳，大多在生后 3~6 个月死亡。

【影像学检查】 胸部 X 线片与早产儿肺透明膜病相似，显示弥漫性磨玻璃样阴影。

【诊断】 SP-B 基因突变的确定，支气管分泌液酶联染色以及肺组织免疫组化均可显示 SP-B 缺乏和 SP-C 的前体的增加而协诊。

【治疗】 唯一有效的治疗是肺移植。SP-B 缺乏症的婴儿对表面活性物质的替代物显示一过性反应、对激素无反应。

【预后】 如果无肺移植，几乎所有的患儿均死亡。

2. 表面活性蛋白 C 基因异常和肺部疾病

【基因学】 表面活性蛋白 C（SP-C）是由 8 号染色体上的 SFTPC 基因编码的。该基因包含 6 个外显子，这个大约 3.5kb 的基因编码一个 0.9kB 的转录本，然后转录为 191 或 197 的氨基酸前蛋白。SP-C 的前多肽经过一系列的蛋白水解切割产生 35 氨基酸的疏水的成熟的 SP-C 蛋白。超过 50 个显性表达的 SFTPC 基因突变可引起从新生儿到成年人的急性和慢性的肺疾病。SFTPC 突变为具有不同外显率的常染色体显性遗传。大约 55% 的突变的病例为自发的突变和散发的病例。其余的为遗传性的。这些突变可发生于整个基因的任何部位，包括错义、片段移位、插入、缺失和拼接位点的突变。最常见的突变为位于 C.218T>C，导致密码子 73（I73T）的苏氨酸代替异亮氨酸。这个突变与 25% 的 SP-C 基因突变的疾病相关。p.I73T 的突变在散发病例

和遗传的病例均有发现。还有 ISV4＋1G>C 的突变，BRICHOS 显性基因突变，如 c.298 G > A（G100S）、A116D、L110R、C189Y（c.566G > A）、L194P（c.581 T>C）、c.325-1G>A、c.424delC、V39A（c.116T>C）、Q145H（c.435 G>C）和 L188P（c.563 T>C）等。其中 V39A 位于成熟的 SP-C，其余均为 BRICHOS 区域的突变。研究还证实了 Q145H（c.435 G>C）引起的蛋白质改变并不是氨基酸的取代，而是随后的外显子 4 的剪接缺陷。

【发病机制】 SP-C 的功能是建立在基于其特殊的结构和疏水性，但插入磷脂膜时，SP-C 可干扰脂质的包装，促进脂质在膜内的运动。SP-C 的生物生理特性取决于其膜整个的版图的螺旋的结构，胜于其氨基酸顺序。前驱蛋白在成熟的 SP-C 的介导下形成非共价的聚体。BRICHOS 区域在 SP-C 蛋白前体复杂的翻译过程中起着重要作用：①辅助蛋白质进入分泌途径；②协助细胞内蛋白酶解系统的独特性转化；③避免蛋白质在细胞内淀粉样沉积。BRICHOS 区域基因突变的 SP-C 前体蛋白（proSP-C）的错误折叠、转运和合成异常，导致一系列毒性作用，如诱导内质网应激作用、细胞毒性、细胞凋亡蛋白酶 3 和 4 诱导的细胞凋亡。这些因素可使肺泡Ⅱ型上皮细胞的细胞质的如内质网、高尔体的聚集，导致细胞压力反应的激活，随后的Ⅱ型上皮细胞损伤和凋亡，肺泡Ⅱ型上皮细胞是肺泡修复的祖细胞，其肺泡Ⅱ型上皮细胞的凋亡，其细胞池的耗尽，导致肺纤维化[4]。如基因突变发生在邻近 SFTPC 的 BRICHOS 结构域部位，含 SP-C 突变体的多囊小泡或被转运至细胞膜进而融合、释放出的 SP-C 突变体会抑制细胞膜的再吸收循环功能或经高尔基体转运至细胞内包涵体后被逐渐降解，这种突变 SP-C 的合成仅轻度减少，肺组织损伤相对较轻。

在成人的一项 100 例的特发性肺纤维化的病例中，只有 1 例为 SP-C 基因 173T 的突变，说明在老年患者的发生率低。然而在一项 639 例的足月婴儿的原因不明的急性和慢性的肺疾病中，大约一半的基因突变为新生的突变，另一半为遗传其父母一方。

【病理】 组织学上表现多为 NSIP、DIP、特发性肺纤维化、PAP 以及 CPI。婴儿可表现为慢性婴儿肺炎的特点，如伴有Ⅱ型上皮细胞增生的弥漫性肺泡损伤、含胆固醇结晶的肺泡蛋白沉积、泡沫巨噬细胞、间质淋巴细胞炎症，肺泡壁肌化等。年长儿童主要表现为非特异间质性肺炎或普通间质性肺炎。在成人多诊断为特发性肺纤维化。与 SP-B 基因突变相比，这些病理表现并非 SP-C 基因突变特异的类型。肺泡Ⅱ型上皮细胞的超微结构的检查偶尔会发现排列紊乱的板层小体和聚集

的电子致密核心的小囊泡一起出现。

【临床表现】　表面活性蛋白 C 基因突变是引起婴儿、儿童甚至到成年急、慢性肺部疾病的少见原因。散发的 SP-C 基因的突变通常在患有严重特发性间质性肺炎的儿童中发现。临床表现多样，可表现为与 SP-B 缺乏症一样的新生儿期的 RDS。也可为小婴儿、儿童或直到成年起病的渐进性的呼吸功能不全、低氧血症和生长困难，可有咳嗽、气短、肺部爆裂音、杵状指/趾。

疾病的严重性和病程与基因突变的特异性无关。即使同一家族同一突变，其疾病的严重性和起病年龄也可能不同。文献对 17 例 SFTPC 突变的 ILD 患儿进行了平均 3 年的随访，患儿为 BRICHOS 区域的突变就诊较早，1 例患儿 2 年后健康，6 例患儿平均 2.8 年后见好，7 例患儿 6.5 年后病情无变化，3 例 3 年后病情加重。

【影像学检查】　肺部高分辨 CT 可见磨玻璃影和肺外周的囊泡影（图 25-49）。影像的加重表现为磨玻璃影到纤维化特征出现和囊泡形成。

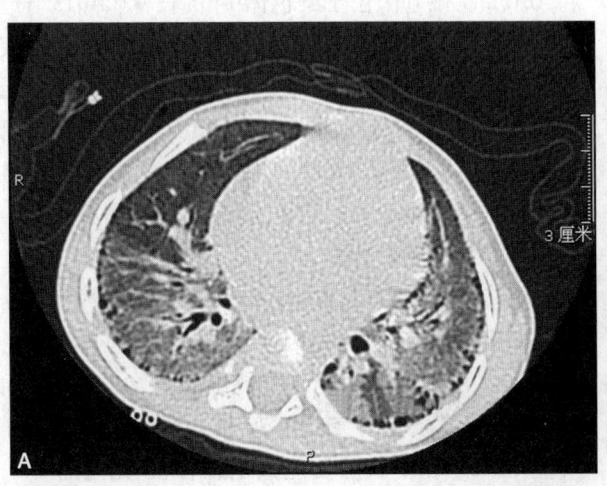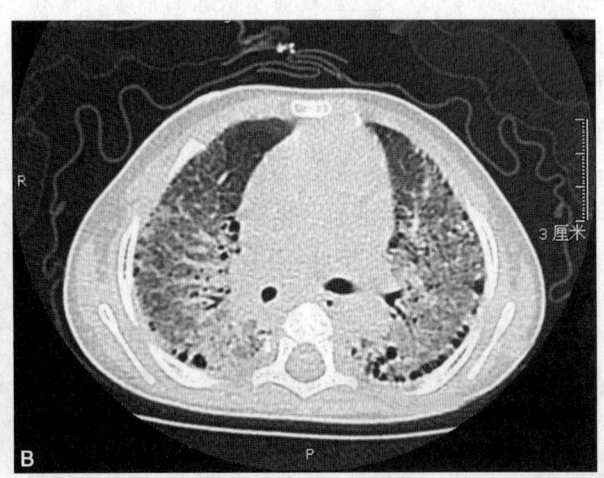

图 25-49　*SP-C* 基因突变相关肺疾病
男，8 个月，咳嗽、呼吸困难住院，肺 CT 示弥漫性磨玻璃影胸膜下囊泡影（A，B），基因检测为 SP-C 的 IVS4，+1G> C 突变。

25章

【诊断】　明确诊断要靠 DNA 测序来确定 SFTPC 基因的突变。鉴别诊断在新生儿期需与 RDS 鉴别。起病较晚的婴儿和儿童，还需要与病毒或非细菌性肺炎鉴别，还需要与化学、吸入肺炎、免疫介导的肺疾病等鉴别。

【治疗】　一些病例可自行改善，一些病例用激素治疗后改善，也有用羟氯喹治疗病情改善的报道[13]。另一些需要肺移植。

【预后】　难于预测，因为疾病的严重性、病程与基因突变的类型无关。

3. ABCA3 缺乏症

【基因学】　ATP 结合盒转运子 A3（ATP binding cassette transptor A3，ABCA3）的基因突变为常染色体隐性遗传。ABCA3 基因位于 16p13.3，含有 33 个外显子，前 3 个外显子不翻译，编码 1 704 个氨基酸的蛋白质，含有 2 个跨膜结构域和 2 个核苷酸结合结构域。最初报道 ABCA3 基因突变是足月新生儿致命性肺疾病的一个原因，其临床表现类似于 SP-B 缺乏症。Bullard 等取得 195 个病因学不明的患有慢性肺疾病的患者 DNA 样本，结果发现 4 名脱屑性间质性肺炎患者中的 3 名（分

别为 16 岁、23 岁、11 岁）有 ABCA3 两个等位基因的突变，都有相同的错义突变（E292V）。

一个给定的家族，ABCA3 大多数突变是唯一的，至今文献有超过 200 种不同的突变。E292V（c.875A>T）、p.R288K（c.863G>A）和 p.R1474W（c.4420C>T）是常见的引起儿童 ILD 的突变。尤其 E292V（c.875A>T）最常见，在美国和挪威的人群中 E292V 突变率大约为 0.4%；该突变在韩国或南非来的人群中未发现。

【机制】　ABCA3 位于板层小体内，其运输表面活性物质的磷脂的作用，其功能缺失可干扰板层小体的生物合成而引起间质性肺疾病。

ABCA3 的突变可引起 ABCA3 蛋白的加工和运输的异常，ABCA3 蛋白功能如 ATP 酶活性的改变，或脂质转运的受损。内质网中 ABCA3 突变所致的转运或折叠异常 ABCA3 蛋白的滞留，可导致所影响细胞的死亡。AB-CA3 缺乏证明与 SP-B 和 SP-C 异常处理有关，导致 SP-B 前体聚集和成熟 SP-C 的缺乏，导致间质性肺疾病。

【病理】　ABCA3 缺乏的肺组织病理学表现与发病年龄和基因突变类型有关，小婴儿主要表现为 PAP 和脱屑性间质性肺炎（desquamative interstitial pneumonia，

DIP），大婴儿表现为 DIP 和 NSIP，年长儿主要为 NSIP，常显示局部蛋白沉积、胆固醇结晶和肺泡间隔增厚。在超微结构水平，患有 ABCA3 相关疾病的患者肺Ⅱ型细胞中缺乏正常的板层小体，而囊泡结构内存在电子致密体，如"煎蛋样"的特征[3]。有可能是板层小体缺乏脂质组成造成的，这对 ABCA3 相关疾病的初步诊断有着重要意义。也有 ABCA3 基因突变，其板层小体无明显异常。

【临床表现】 多种多样，起病的年龄从出生到四岁之间不等。ABCA3 突变患者显示疾病的临床表现和严重程度不一，与基因型有关[14]。也有同一基因突变具有不同的表型。多数有 ABCA3 基因突变的婴儿在出生后早期即表现为严重的呼吸窘迫和发绀，临床表现与 SP-B 缺乏的患者一致，多数婴儿在生后一个月内死亡。有的处于慢性稳定状态或者进展为间质性肺疾病，常见的表现为咳嗽、肺内湿啰音、生长发育迟缓和杵状指/趾。

【影像学检查】 胸部 X 线片表现为弥漫性肺泡病及肺不张，肺 CT 可发现磨玻璃样改变（图 25-50）。

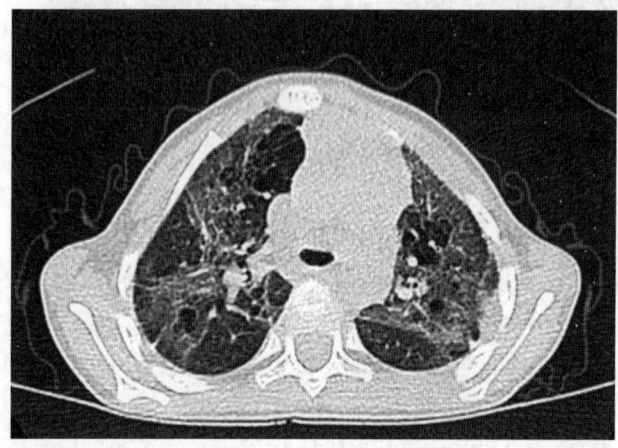

图 25-50 ABCA3 缺乏症的肺 CT
患儿，男，3 岁。生后患新生儿呼吸窘迫综合征，经辅助呼吸及药物治疗后好转，但一直呼吸困难，活动耐力差，发育落后，胸廓畸形和杵状指/趾明显，肺 CT 双肺弥漫性斑片状磨玻璃影。

【诊断】 临床怀疑是诊断的关键。应该尽早做开胸肺活检和基因检测。开胸肺活检所检测到的肺部疾病的严重性程度随着年龄的不同有所差异。因为 ABCA3 基因有 30 个外显子，等位基因的变异性的程度限制了分子生物学的诊断。电镜下致密的板层状小体可协助诊断。

【治疗】 体外实验有应用糖皮质激素可增加 ABCA3 的表达，但临床有待进一步证实。

【预后】 许多没有进行肺移植患者也可以存活到生命的第二个十年。有些患儿的病情比较轻，但这种突变可能会导致严重的呼吸功能不全而死亡。

4. 甲状腺转录因子 1 单倍剂量不足症

【基因学】 甲状腺转录因子 1（thyroid transcription factor 1，TTF1）由 NK2 同源盒-1（NK2 homeobox-1，NKX2.1）基因编码。NKX2.1 是转录因子同源盒基因家族的一个成员，对重要的表面活性物质的产生和功能的多种基因表达很重要。这些基因包括 SP-A、SP-B、SP-C 和 ABCA3。该基因位于染色体 14 的长臂（14q13.3）上。NKX2.1 基因有三个外显子，编码转录因子 NK2 家族成员。NKX2.1 基因的缺失或完全丧失功能的突变也能导致严重的 RDS 和 ILD 的表型。NKX2.1 基因在甲状腺、中枢神经系统表达，NKX2.1 基因突变的患者可能出现这些器官系统相关的症状。所以，这种疾病可用"脑-甲状腺-肺"综合征来描述。

单倍剂量不足（haploinsufficiency）是指一个等位基因突变后，另一个等位基因能正常表达，但这只有正常水平 50% 的蛋白质不足以维持细胞正常的生理功能。发现的 NKX2.1 基因突变有 20 种。在足月或近足月的新生儿 RDS 和甲状腺功能减退患者、在儿童的 ILD 也发现 NKX2.1 位点等位基因一侧完全缺失。邻近 NKX2.1 基因的 14q13.3 的一侧缺失也可引起脑-甲状腺-肺综合征的表型[15]。也有 NKX2.1 c.464-9C>A 基因突变引起家族性肺部间质疾病的报道。

【发病机制】 NKX2.1 影响这些表面活性物质基因的表达，使表面活物质成分的生成下降，特别是 SP-B、SP-C 和 ABCA3 减少，低于临界水平，从而影响肺发育受阻而引起肺部疾病。

【病理】 肺组织病理学表现Ⅱ型肺泡上皮细胞增生，肺泡巨噬细胞的聚集和间质增厚。与表面活性物质功能障碍者一致。

【临床表现】 NKX2.1 基因在甲状腺，中枢神经系统表达，受累的患者可能出现这些器官的相关症状，因此用"脑-甲状腺-肺综合征"来形容此疾病。患者的各器官的相应症状是可变的，大约一半的患者具有三联症，30% 患者仅有中枢神经系统和甲状腺的表型，13% 的患者仅有神经系统的表型。

NKX2.1 基因的缺失或完全丧失功能的突变也能导致严重的 RDS 和 ILD 的表型，也可能患者肺功能正常。其他患者发展为以反复呼吸道感染为特征的慢性表型，也有支气管哮喘或呼吸道感染史、甲状腺功能减退和良性舞蹈症的三联症。也有致死性肺部疾病的报道。

中枢神经系统的表现是舞蹈症、共济失调、肌张力低下，在这个位点的突变首次在良性家族性舞蹈症中报道，并无肺部症状。神经系统还可以有肌阵挛，震颤，发声音，运动抽搐的表现。甲状腺功能正常或边缘值，或孤立的先天性甲状腺功能减退。

【诊断】 基因检测是诊断本病的关键，临床有舞蹈症或原因不明的神经发育障碍、先天性或迟发性的甲状腺功能减退和肺部疾病如不明原因的新生儿呼吸窘迫的患者应该考虑筛查 *NKX2.1/TTF-1* 基因的缺失或突变。应该尽早基因检测。

【治疗】 无特异治疗。

【预后】 有轻的病例，也有重症致死性的病例报道。

（刘秀云）

参考文献

［1］ GRIESE M. Chronic interstitial lung disease in children. Eur Respir Rev,2018,27(147):170100.

［2］ SADDI V,BEGGS S,BENNETTS B,et al. Childhood interstitial lung diseases in immunocompetent children in Australia and New Zealand:a decade's experience. Orphanet J Rare Dis,2017,12:133.

［3］ NOGEE LM. Genetic causes of surfactant protein abnormalities. Curr Opin Pediatr,2019,31(3):330-339.

［4］ RAGHU G,REMY-JARDIN M,MYERS JL,et al. Diagnosis of Idiopathic Pulmonary Fibrosis. An Official ATS/ERS/JRS/ALAT Clinical Practice Guideline. Am J Respir Crit Care Med,2018,198(5):e44.

［5］ WU CH,CHANG SY,GAO HW,et al. Passive Smoking-Related Desquamative Interstitial Pneumonia:A Case Report.

［6］ 王俊芳,刘秀云,殷菊,等. 儿童间质性肺疾病表面活性物质功能障碍的基因突变研究. 中华实用儿科临床杂志,2018,33(4):300-305.

［7］ NOGUEIRA R,MELO N,NOVAIS E, et al. Hypersensitivity pneumonitis:Antigen diversity and disease implications. Pulmonology, 2019,25(2):97-108.

［8］ MILLER R,ALLEN TC,BARRIOS RJ,et al. Hypersensitivity Pneumonitis A Perspective From Members of the Pulmonary Pathology Society. Arch Pathol Lab Med, 2018, 142(1):120-126.

［9］ SOUMAGNE T,DALPHIN JC. Current and emerging techniques for the diagnosis of hypersensitivity pneumonitis. Expert Rev Respira Med,2018,12(6):493-507.

［10］ MARANGU D,GRAY D,VANKER A,et al. Exogenous lipoid pneumonia in children:A systematic review. Paediatr Respir Rev,2020,33:45-51.

［11］ MA T,QU D,YAN B,et al. Effect of SLC34A2 gene mutation on extracellular phosphorus transport in PAM alveolar epithelial cells. Exper Ther Med,2018,15(1):310-314.

［12］ 王碧玉,曹玲. 赖氨酸尿性蛋白耐受不良继发肺泡蛋白沉积症. 中国实用儿科杂志,2018,33(6):473-477.

［13］ HONG D,DAI D,LIU J,et al. Clinical and genetic spectrum of interstitial lung disease in Chinese children associated with surfactant protein C mutations. Ital J Pediatr,2019,45:117.

［14］ KRONER C,WITTMANN T,REU S,et al. Lung disease caused by ABCA3 mutation. Thorax,2017,72(3):213-220.

［15］ ATTARIAN S J,LEIBEL S L,YANG P,et al. Mutations in thyroid transcription factor gene NKX2-1 result in decreased expression of SFTPB and SFTPC. Pediatr Res, 2018,84(3):419-425.

第16节 小气道疾病

一、闭塞性细支气管炎

闭塞性细支气管炎(bronchiolitis obliterans,BO)也有译作闭塞性毛细支气管炎，是由小气道的炎症病变引起的慢性气流阻塞的临床综合征。临床以持续咳嗽、喘息为特点。该病是一病理诊断。病变部位累及直径小于2mm的细支气管和肺泡小管，肺实质几乎不受累。

【病因】 感染是引起儿童BO的最常见原因，主要见于腺病毒、麻疹病毒、肺炎支原体感染，而呼吸道合胞病毒、流感病毒引起者很少见。其他原因包括胃食管反流、肺移植术后、造血干细胞移植术后以及史-约综合征。腺病毒是最常见的病原[1]。在一项引起闭塞性细支气管炎的危险因素的研究中，腺病毒毛细支气管炎和机械通气为闭塞性细支气管炎的较强的、独立的危险因素[2]。一项腺病毒肺炎的5年随访的研究，发现几乎近一半的腺病毒肺炎患者发展为BO[3,4]。肺炎支原体肺炎是引起BO另一重要的感染原因。

【病理】 Myers和Colby据组织学特点将BO分为

两大类型:①狭窄性细支气管炎,为不同程度的慢性炎症或纤维化的阻塞;②增生性细支气管炎,即管腔内肉芽组织的阻塞,同时肺泡内也有肉芽组织的存在。由于两者的临床和预后不同,现已分别指两种疾病,前者为通常所说的闭塞性细支气管炎,后者为闭塞性细支气管炎伴机化性肺炎。感染后的 BO 通常为狭窄性细支气管炎。

狭窄性细支气管炎是由于细支气管黏膜受损,纤维化组织部分或完全的阻塞细支气管或肺泡小管。BO 是气道上皮损伤继发的上皮再生和瘢痕的结果。由于胶原纤维沉积在黏膜下,导致细支气管腔向心性的狭窄和破坏,可见黏液栓、慢性炎症。也有一些病例为管腔内坏死物质机化后阻塞细支气管。

儿童的 BO 的组织学可为轻的细支气管炎到细支气管和气管被纤维化组织完全阻塞。早期细支气管上皮坏死,黏膜、黏膜下、细支气管腔及其周围的炎症渗出,炎症渗出有淋巴细胞、浆细胞和中性粒细胞,单核细胞主要在细支气管壁,中性粒细胞主要在细支气管腔。细支气管扭曲和包含黏液栓。进一步发展黏膜下纤维化,并发展到细支气管腔,管腔减小最后闭塞,不可逆。BO 经常侵犯外周的支气管和细支气管,少数情况下侵犯大支气管包括软骨。

【发病机制】 闭塞性细支气管炎可以由多种因素引起,这些因素造成支气管黏膜上皮细胞损伤,造成支气管周围、上皮内及间质炎症细胞浸润,介导相关免疫反应,引起上皮细胞非正常修复,进一步纤维化,从而形成细支气管闭塞。Mauad 等人通过对 23 例闭塞性细支气管炎患儿的病理活检进行淋巴细胞学分析,发现闭塞性细支气管炎患儿的活检组织中 CD3$^+$T 细胞比较常见,CD8$^+$亚型也占优势地位。CD8$^+$T 细胞可能导致肺泡上皮细胞分泌细胞因子,从而增加了肺损伤。提示相关细胞可能在患儿的发病中起一定作用。有研究表明重症腺病毒肺炎患儿肺部存在包含腺病毒抗原的免疫复合物,同时患儿的白介素-6(IL-6)、白介素-8(IL-8)、肿瘤坏死因子 α(TNF-α)水平升高,说明重症腺病毒肺炎时,IL-8 在炎症反应过程中起着关键作用。它可激活中性粒细胞的溶酶体酶的释放、氧自由基的释放等功能,从而破坏肺组织。其他细胞因子如 IL-6 和肿瘤坏死因子等也参与了炎症反应。

研究发现,在麻疹病毒后闭塞性细支气管炎患儿的支气管肺泡灌洗液中,IL-8 水平升高,中性粒细胞比例上升,CD8$^+$T 细胞显著升高。这种现象在发病的几年后仍然存在,表明闭塞性细支气管炎患儿的炎症反应持续存在。也有研究表明感染后闭塞性细支气管炎也存在氧化应激的水平升高,进而导致上皮细胞损伤。近年研究还发现甘露糖集合凝集素(mannose-binding lectin,MBL)缺乏与感染后闭塞性细支气管炎有关,甘露糖集合凝集素是肝脏产生的血浆蛋白,与先天免疫有关。生后 6~17 个月的婴幼儿甘露糖集合凝集素缺乏与急性肺炎的严重程度有关。

【临床表现】 气促、喘息和咳嗽,运动耐受性差,重者可有三凹征。肺部喘鸣音和湿性啰音是常见的体征。湿啰音可持续存在。患儿往往表现为急性感染或肺损伤后持续出现以上症状达数月或数年。并且咳嗽、喘、湿性啰音、胸部 X 线的过度充气可因以后的呼吸道感染而加重。BO 重者以上症状持续,可死于呼吸衰竭;存活者症状可渐减轻,住院次数减少,但影像学检查结果无改善。移植后患儿早期症状可能不明显,但其出现呼吸困难时,往往提示肺功能严重下降。病程久者可引起胸廓畸形[5]。

【辅助检查】

1. **血气分析** 常有氧分压减低,重症患者可有低氧血症,甚至呼吸衰竭。

2. **肺功能** 肺功能可显示阻塞性通气功能障碍或混合性的通气功能障碍。年长儿闭塞性细支气管炎的肺功能通常提示阻塞性通气障碍,FEV1、FEV1/FVC 下降,尤其表现为 FEF25%、FEF75%的显著下降[6]。典型患儿可下降至小于预计值的 30%,严重者会有残气量增高。婴幼儿闭塞性细支气管炎患儿的肺功能通常表现为严重的气流受阻、顺应性降低、对支气管舒张剂反应性下降。婴幼儿体描仪患儿的达峰容积比(V_{PEF}/V_E)、达峰时间比(t_{PTEF}/t_E)均有不同程度的下降,可以作为评价小气道阻塞的指标。

3. **肺通气和灌注扫描** 可显示通气和灌注的缺损或减弱,而且通气灌注区域与影像学的支气管扩张、支气管增厚的区域一致。但其敏感性较高分辨 CT 为差,已较少用。

4. **血清学的检查** 最近研究发现血清的 YKL-40 水平可以帮助鉴别 BO 的急性发作和急性细支气管炎,在 BO 的急性发作时血清的 YKL-40 水平明显增高[7]。

【影像学检查】 BO 的胸部 X 线片主要表现为无明显实变的过度通气。HRCT 的特点为:支气管壁增厚、支气管扩张、Mosaic 灌注(图 25-51,图 25-52)、肺不张、黏液栓。Fischer 等人总结了巴西、智利、阿根廷 3 国 8 个医学中心 250 例患者的 CT 资料,发现马赛克征、气体滞留、支气管管壁增厚、支气管扩张等是最常见的 CT 征象(表 25-21)。马赛克灌注征(Mosaic perfusion)为肺密度减低区域合并血管管径的细小,通常边界不清。相邻的肺密度增高区域血管影粗,表明灌注增高。

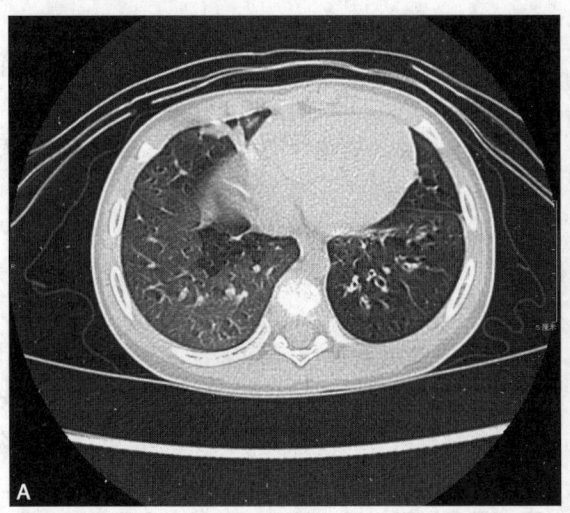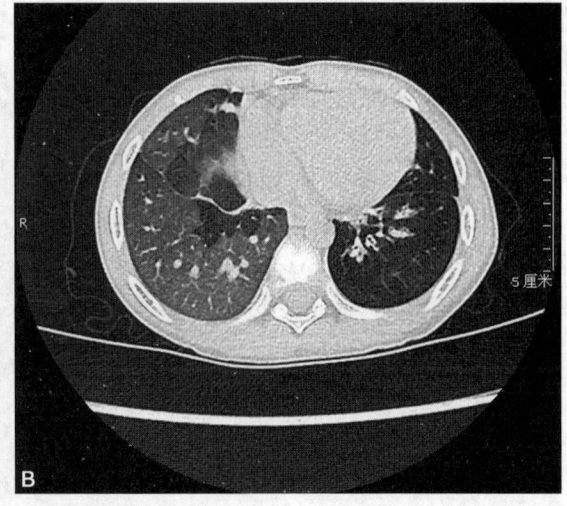

图 25-51 闭塞性细支气管炎

患儿,男,1岁时患腺病毒肺炎,肺炎反复喘息半年,三四征(+),肺内有喘鸣音。肺 CT 左肺单侧透明肺,支气管扩张,马赛克灌注征(A)。2年后肺 CT 仍左肺单侧透明肺,支气管壁增厚,右肺部分马赛克征(B)。

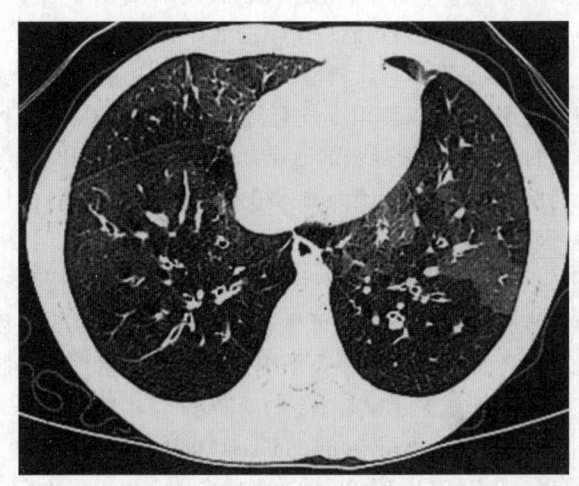

图 25-52 闭塞性细支气管炎

患儿,男,9岁,支原体肺炎后 BO,2年后复查肺 CT 仍可见马赛克灌注和支气管扩张,肺功能为阻塞性通气功能障碍。

表 25-21 250 例儿童感染后 BO 的肺 CT 异常改变

CT 表现	人数	百分比/%
马赛克征	220	88
气体滞留	230	92
支气管管壁增厚	195	78
支气管扩张	240	96
肺不张	165	66
黏液栓	145	58

【诊断】 BO 的确诊主要靠肺活检和支气管造影,肺活检为 BO 诊断的金标准。由于肺活检不一定取到

病变部位且有危险,因此应用受到限制。HRCT 对儿科气道疾病的诊断提供有利的帮助。研究认为呼气相的气体滞留则对 BO 更具有诊断意义。

临床主要通过临床表现,高分辨 CT,肺功能及临床随诊观察来诊断闭塞性细支气管炎。如遇到患儿:①急性感染或急性肺损伤后的持续气促、喘息或咳嗽6周以上,喘鸣音对β激动剂反应差;②肺 CT:支气管壁增厚、支气管扩张、肺不张、马赛克灌注;或胸部 X 线片为单侧透明肺;③肺功能示阻塞性通气功能障碍,重症可为混合性的通气功能障碍;④排除其他阻塞性疾病如哮喘、原发性纤毛运动障碍、原发免疫功能缺陷病、囊性纤维化等,临床可诊断闭塞性细支气管炎。进一步长期地进行临床和影像学随诊,有症状体征和高分辨 CT 异常改变的持续性而确诊。

对感染后的闭塞性细支气管炎的诊断,Fischer 等人提出了如下的标准:①既往健康的小于3岁儿童有急性支气管炎或肺炎的病史;②查体或肺功能提示在急性期后存在持续气道阻塞的依据,2周以上的全身激素及支气管舒张剂治疗无效;③影像学出现阻塞性肺疾病的依据,如过度充气、肺不张、支气管壁增厚、支气管扩张;④CT 检查可见马赛克灌注征及气体滞留;⑤除外其他慢性阻塞性肺疾病,如结核、囊性纤维化、支气管肺先天发育异常、原发性免疫缺陷等。

因为婴幼儿肺功能测量在许多儿童中心无法进行,有学者提出了一种诊断闭塞性细支气管炎的简易评分方法。评分方法如下:①典型病史(4分);②腺病毒感染(3分);③高分辨 CT 出现马赛克灌注(4分)。大于7分诊断感染后闭塞性细支气管炎的特异性是 100%,

25章

敏感性是 67%。适用于重症患儿。

移植后 BOS 的诊断,有移植史,临床症状、咳嗽、气短,查体有小气道阻塞特点。肺功能 FEV$_1$ 降低 20% 或以下(<75%),FEV$_1$/FVC<70%,残气量>120%,肺 HRCT 显示支气管壁增厚、呼气相的气体潴留、支气管扩张。无呼吸道感染的证据,包括症状、影像和微生物的培养。以上出现可诊断 BO 综合征。确诊需要肺活检。

【鉴别诊断】

1. 感染后气道高反应 婴儿病毒性的毛细支气管炎后,易出现反复喘息,在喘息发作期,部分患者也有肺 CT 马赛克灌注的表现,但多在喘息缓解后马赛克灌注消失,需要与 BO 鉴别。两者鉴别见表 25-22。

表 25-22 儿童 BO 与感染后气道高反应的鉴别

	感染后 BO	感染后气道高反应
症状	持续	反复
湿啰音、喘鸣音	持续	间断
影像学的改变	持续	缺乏
病理生理	毛细支气管的闭塞	气道高反应
对支气管舒张剂的反应	不好	反应好
预后	不好	好

2. 闭塞细支气管炎伴机化性肺炎 特发性在儿科少见,继发性可见于感染后,因此,应注意与闭塞性细支气管炎鉴别,一方面,病理上其为增生性细支气管炎,有肺泡的受累,另一方面,其肺功能为限制性的功能障碍。治疗上对激素有良好的反应,但易复发。

3. 弥漫性泛细支气管炎 在日本多见,我国也有报道。有鼻窦炎、家族史,反复咳脓痰为特点,影像学主要为弥漫性的小叶中心型的结节。以往死亡率高。小剂量的红霉素对其有很好的疗效,大大改善其预后。

4. 支气管肺发育不良 有早产史,肺不成熟,之后出现咳嗽、呼吸困难、气短,肺内可闻及喘鸣音,肺 CT 可见呼吸相的气体滞留,肺不张、支气管扩张。但其发病早,极低体重儿,不成熟可以鉴别。

【治疗策略】 无有效的治疗方法。目前常用的有糖皮质激素、小剂量的红霉素等治疗。

1. 糖皮质激素 目前常选用的为静脉滴注甲泼尼龙 2mg/(kg·d)或口服泼尼松 1~2mg/(kg·d),足量 2 周~1 个月,逐渐减量,总疗程不超过 6 个月。文献有用静脉甲泼尼龙 30mg/(kg·d),连用 3 天,每 30 天 1 次,连用 3 个月。动物实验证实,糖皮质激素在疾病的早期(60~90 天)内应用,可逆转炎症的活动,尤其是纤维细胞的沉着。因为有慢性炎症的存在,常吸入糖皮质激素 6 个月~1 年。

2. 大环内酯类药物 红霉素为 5~10mg/(kg·d),疗程 6 个月~2 年。近年来在移植后的闭塞性细支气管炎阿奇霉素治疗取得了一定的疗效,在感染后的 BO 也可试用,儿童推荐使用阿奇霉素的剂量为 10mg/(kg·d),也有用 5mg/(kg·d)者。每周 3 次。研究发现长期使用阿奇霉素可以降低移植后闭塞性细支气管炎患者肺泡灌洗液中性粒细胞比例,改善肺功能,提高生存率。阿奇霉素主要在肺泡灌洗液中性粒细胞>15% 的患者有效,而肺泡灌洗液中性粒细胞<15% 的患者无效。

3. 孟鲁司特 孟鲁司特可以抑制白三烯活性。有研究发现孟鲁司特(10mg/d)治疗移植后的 BO 患者 6 个月后,其 FEV$_1$ 的下降速度减低,提示孟鲁司特可以作为大环内酯类药物的一个辅助治疗。

4. 其他治疗 支气管舒张剂,对肺功能可逆实验阳性的患儿,可以使用支气管舒张剂。有报道称,大约 25% 的患儿支气管舒张剂治疗有效。在感染后 BO 至今无行肺移植的病例,因为肺移植本身也有引起 BO 的风险,因此很少采用。

近年研究报道布地奈德/福莫特罗、孟鲁司特和 n-乙酰半胱氨酸联合应用可显著改善同种异体 HSCT 后 BOS 患者的肺功能和呼吸系统症状。在异基因干细胞移植的研究中,显示氟替卡松(fluticasone)、阿奇霉素(azithromycin)和孟鲁司特(montelukast)即 FAM 的治疗耐受性良好,且用 FAM 和糖皮质激素冲击治疗可以阻止大多数新发 BOS 患者的肺功能减低,FAM 可以减少全身糖皮质激素应用,FAM 的共同作用可以提高生活质量[8]。

【预后】 闭塞性细支气管炎的总体预后不佳。在一项对 31 名儿童进行的平均 3.5 年的随访中,9.7% 的患儿死亡,67.7% 的患儿仍有后遗症。有 1 项 17 人的研究表明在使用了 1 个月的规律激素治疗后,有 64.7% 临床症状得到改善。大多于感染后 1 年症状明显改善,但肺功能和肺 CT 的改变仍会持续存在[5]。大部分人认为感染后闭塞性细支气管炎为慢性、非进展性疾病,较移植后及继发于史-约综合征的闭塞性细支气管炎预后较好。重的闭塞性细支气管炎的预后不佳,可在第一年内因呼吸道感染、呼吸衰竭而死亡。

二、滤泡性细支气管炎

滤泡性细支气管炎(follicular bronchiolitis,FB)为非

肿瘤性的支气管周围的淋巴组织增生,认为是支气管周围的淋巴组织在抗原的刺激下多克隆的过度增生所致。

【病因】 滤泡性细支气管炎在成人有 1/3 与结缔组织疾病有关[9],还有感染相关的如 HIV、免疫缺陷,过敏反应。首都医科大学附属北京儿童医院病理证实的滤泡性支气管炎为感染后的病例。婴儿还有特发性的滤泡性支气管炎的报道。

【病理】 病理可见支气管周围的淋巴组织过度发育,压迫支气管腔、淋巴细胞的生发环围绕细支气管,细支气管腔内有少量的急性脓性分泌物。

【临床表现】 发病年龄与病因有关,常见免疫缺陷病(CVID)的患者通常在 20 岁左右出现本症,结缔组织疾病和超敏状态多在 50~60 岁出现本症。

儿童报道的特发性的滤泡性支气管炎均 6 周发病,在 6 个月和 18 个月症状达高峰,主要症状为呼吸快、咳嗽,中等度的呼吸困难。肺内有爆裂音。影像学为间质性的改变。病理均证实为滤泡性支气管炎。滤泡性支气管炎临床与 NEHI 有一定的重叠,预后较好,大多在 2~3 岁改善。

在成人的 12 例病例中,有基础疾病 4 例。病理主要为滤泡性细支气管炎 9 例,另有机化性肺炎、非特异性间质性肺炎和普通间质性肺炎伴有滤泡性细支气管炎的各 1 例。典型的症状包括进行性的气短、咳嗽、发热和反复的肺炎和体重减轻。肺功能改变为阻塞性、限制性和混合性的通气功能障碍或正常。胸片显示双侧网点或网状结节类型的改变。高分辨肺 CT 常见为小叶中性性的结节和片状、非节段性的磨玻璃影,其他还有支气管周围的结节影和胸膜下结节影。无蜂窝肺。部分患者有纵隔或肺门的淋巴结增大。

【诊断】 通常需要肺活检。组织学的诊断需要有过渡增生所谓淋巴滤泡存在于远端的气道和细支气管,无组织学或免疫学证实的恶性淋巴瘤。支气管镜因为肺组织取材太小和斑片状分布在滤泡性细支气管炎的诊断作用很小。过去描述的大多数的滤泡性细支气管炎的患者均由外科肺活检证实的。

【鉴别诊断】

1. **淋巴间质性肺炎** 两者均为肺部淋巴组织增生型的疾病,鉴别点主要是淋巴细胞渗出的分布范围不同,滤泡性细支气管炎的淋巴细胞和单个核细胞的渗出主要分布在支气管周围和细支气管周围。淋巴细胞间质性肺炎的间质渗出更弥漫,而且可有肺泡间隔的渗出。

2. **低度恶性的淋巴瘤** 有时滤泡性细支气管炎需要和低度恶性的淋巴瘤鉴别,其鉴别点需要免疫组化的

分析和分子基因的重排研究确定免疫球蛋白的重链基因的克隆的重排。

【治疗】 特发性的滤泡性细支气管炎无需特殊治疗。FB 的治疗包括基础疾病治疗。一旦临床诊断确立,就需要激素治疗,有时需要细胞毒性药物如硫唑嘌呤(azathioprine)或甲氨蝶呤(methotrexate)的治疗。激素的量为泼尼松 1~2mg/(kg·d),口服。也有应用大环内酯类的抗生素取得好的疗效。大环内酯类的抗生素有免疫调节和抗炎症的特性,因此大环内酯类的药物为其治疗的一选择。

【预后】 特发性的滤泡性细支气管炎的预后好,尽管幼时疾病有进展的趋势。成人的患者对激素治疗有较好的反应。成人的 12 例患者中无呼吸原因死亡。

三、婴儿神经内分泌细胞增生症

婴儿神经内分泌细胞增生症(neuroendocrine cell hyperplasia of infancy,NEHI)是儿童间质性肺疾病的一种类型,原因不清,包括在儿童弥漫性肺疾病新的分类中。NEHI 的临床特点为呼吸急促、三凹征、爆裂音和低氧血症。发生率不清楚,但在许多研究机构发现有此病,且多为单一机构的少数病例报道。这些报道和多数的临床经验均提出了儿童患有肺神经内分泌细胞的增生症。

【病因】 NEHI 的病因不明。有文献报道其可同时发生在兄弟姐妹中。因此,有人提出了该病的遗传易感性。也有发现在家族性的 NEHI 病例中存在 NKX2.1 杂合突变。微生物感染及环境毒素与本病的关系不大。也有研究从其他肺疾病如肺间质糖原症和表面活性蛋白相关的肺疾病患儿中也发现高水平的神经内分泌细胞,而且随着年龄增加而神经内分泌细胞减少,所以认为神经内分泌细胞在某种程度上可能是气道不成熟的标志,而不是疾病本身的直接原因。

【病理】 肺组织 HE 染色基本正常,或有轻微的气道异常如气道周围淋巴组织轻度增生,轻度上皮增生。诊断主要靠铃蟾素的免疫组化,可发现细支气管和肺泡管内的神经内分泌细胞(neuroendocrine cells,NECs)数目增加,且占总气道上皮细胞的比例较大,且神经上皮小体(neuroepithelial bodys,NEBs)在小叶的肺实质内也增大和数目增多。诊断标准为:①NECs 存在于至少 75% 的气道;②在每一气道中 NECs 占 10%;③有无数或大的神经上皮小体存在;④缺乏其他气道和间质肺疾病的特征。

在胚胎期,NECs 可促进支气管树的形态形成,上皮

细胞和间充质细胞的增生,表面活性物质的分泌。生后肺的 NECs 散在分布于整个传导气道的神经上皮小体内,作为特异的氧的化学敏感器,起到控制呼吸率,肺泡通气,调节对缺氧的反应。肺的 NECs 可产生生物活性物质,包括胃泌素释放肽和 5-羟色胺。5-羟色胺可引起支气管收缩,引起喘息。

【临床表现】　多为生后 3~8 个月发病,80% 为足月儿。多表现为慢性呼吸快、三凹征、肺部爆裂音,早期发生的低氧血症。9 例 NEHI 患儿进行随访,所有的患儿均为生后 6 个月龄以内出现呼吸增快,部分(6/9)患儿有非过敏的喘息,生长、发育落后为较常见的问题。可以见到前后经增大的胸廓畸形,但无杵状指/趾。肺活检无阳性发现,铃蟾素的免疫组化可发现神经内分泌细胞的增生。NEHI 患儿肺功能检查为阻塞性通气功能障碍。NEHI 患儿的生长落后与肺疾病严重度有关[10]。

【影像学表现】　NEHI 患儿胸片可正常,也表现为过度通气。肺高分辨 CT 的特征为地图样的磨玻璃影,主要累及右中叶、左舌叶,还有其他较大区域的气体滞留(图 25-53)。区域性过度通气和磨玻璃影交替出现。其他的异常还包括实变、支气管壁增厚、支气管扩张、线状和网点状实变、结节影。磨玻璃影是 NEHI 最常见的影像学改变。右中叶和舌叶最常受累。马赛克灌注的气体滞留是第 2 常见的发现。NEHI 的肺 CT 有一定的临床特点,其特点可以与其他间质性肺疾病相鉴别。CT 对 NEHI 的诊断具有相当的精确性。

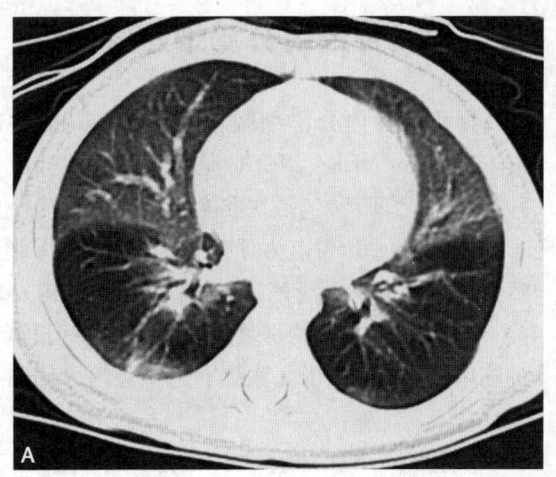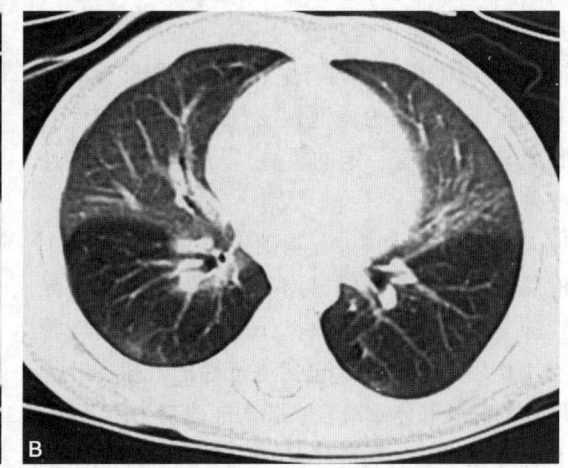

图 25-53　神经内分泌细胞增生症肺 HRCT

患儿,女,10 个月,以"咳嗽 2 个月,气促 1 个月"入院。肺 HRCT 示磨玻璃影,主要累及右中叶、左舌叶,还有其他区域的气体滞留。

【诊断】　NEHI 的诊断应具有呼吸快、三凹征、爆裂音、低氧血症的临床表现,结合肺 CT 磨玻璃影和气体滞留特征性改变,且磨玻璃影主要分布于右中叶和左舌叶。已证明右中叶、舌叶和上下叶内侧段磨玻璃影是 NEHI 特征性的表现,结合临床表现可以确定 NEHI 诊断[11]。肺活检病理组织仍是诊断的金标准。免疫组化铃蟾素染色证实在细支气管和肺泡管可见增加的神经内分泌细胞,并无其他的异常证据,缺乏炎症表现。名词"NEHI 综合征"指无肺活检的临床诊断病例,依据临床和影像学表现的一致发现。目前多不建议肺活检,如果婴儿怀疑 NEHI,有正常的生长、发育曲线,也不需要吸氧,可以不需要肺活检而随访。重者则需要肺活检来排除其他严重的间质性肺疾病。

【治疗】

1. 对症治疗　NEHI 的治疗为支持治疗,包括氧疗和基本的营养支持治疗。

2. 激素治疗　与其病理组织学发现有限的炎症一致,长期口服糖皮质激素治疗并不能减少症状。对全身激素和吸入支气管舒张剂无持续反应,糖皮质激素无改善肺状态的作用。

【预后】　NEHI 人群中无死亡的病例报道,病情可自行缓解。NEHI 通常在 1~2 年后改善。但也有部分患儿的症状持续到青春期,但相对来说 NEHI 是一个良性的过程。

(刘秀云)

参考文献

[1] KAVALIUNAITE E,AURORA P. Diagnosing and managing bronchiolitis obliterans in children. Expert Rev Respir Med,2019,13(5):481-488.

[2] ZAMPOLI M,MUKUDDEM-SABLAY Z. Adenovirus-as-

sociated pneumonia in South African children:Presentation,clinical course and outcome. S Afr Med J,2017,107(2):123-126.

［3］LUDERT J,PUJOL F,ARBIZA J. Human Virology in Latin America. Springer,Cham,2017:271-290.

［4］李娟,刘秀云,徐保平,等.儿童腺病毒肺炎后闭塞性细支气管炎的危险因素分析.中国医刊,2020,55(3):288-292.

［5］赵志鹏,刘秀云.不同病情闭塞性细支气管炎患儿临床特征比较.中国实用儿科杂志,2015,30(8):605-609.

［6］SARRIA E E,EDUARDO M,MACHADO D G,et al. Health-related quality of life in patients with bronchiolitis obliterans. J de Pediatr(Verso em Português),2018,94(4):374-379.

［7］JANG YY,PARK HJ,HAI LC. Serum YKL-40 levels may help distinguish exacerbation of post-infectious bronchiolitis obliterans from acute bronchiolitis in young children. Eur J Pediatr,2017,176(7):971-978.

［8］WILLIAMS KM,CHENG GS,PUSIC I,et al. FAM treatment for new onset bronchiolitis obliterans syndrome after hematopoietic cell transplantation. Biol Blood Marrow Transplant,2016,22(4):710-716.

［9］GARG D,MODY M,PAL C,et al. Follicular Bronchiolitis:Two Cases with Varying Clinical and Radiological Presentation. Case Report Pulmonol,2020,2020:1-5.

［10］NEVEL RJ,GARNETT ET,SCHAUDIES DA,et al. Growth trajectories and oxygen use in neuroendocrine cell hyperplasia of infancy. Pediatric Pulmonology,2018,53(5):656-663.

［11］SPIELBERG DR,BRODY AS,BAKER ML,et al. Ground-glass burden as a biomarker in neuroendocrine cell hyperplasia of infancy. Pediatr Pulmonol,2019,54:822-827.

第 17 节　胸膜炎

胸膜炎(pleuritis)通常分3型:干性(或成形性胸膜炎)、浆液纤维素性(或浆液渗出性胸膜炎)和化脓性胸膜炎(或脓胸)。引起胸膜炎的常见原因见表25-23。

表 25-23　引起胸膜炎的常见原因[1]

病因	临床疾病
原发胸膜的疾病	
肿瘤	原发性胸膜间皮瘤
创伤	心脏胸外科术后、肺穿刺或经皮肺活检、胸部放疗
邻近组织的疾病	
肺部感染	肺炎(需氧和厌氧菌、结核分枝杆菌、真菌、病毒、支原体、棘球蚴病)、支气管胸膜瘘
胸壁或横膈下感染	胸壁挫伤和脓肿、腹腔内脓肿(膈下及肝脏)、急性出血性胰腺炎、全胰脾瘘
纵隔感染或肿瘤	急性纵隔炎(继发于食管破裂)、纵隔肿瘤
全身性疾病	
败血症	远处部位的化脓
恶性疾病	淋巴瘤、白血病、神经母细胞瘤、肝脏肿瘤、多发性骨髓瘤
血管阻塞	肺栓塞
结缔组织或胶原病	系统性红斑狼疮、多发性动脉炎、韦氏肉芽肿病、类风湿性关节炎、风湿热
肉芽肿病	结节病

一、干性胸膜炎

干性胸膜炎(dry or plastic pleurisy),又称纤维素性胸膜炎,大多由于肺部感染侵及胸膜所致,细菌性肺炎或肺结核均可并发此症。病变多局限于脏层胸膜,胸膜面粗糙而无光泽,一般无渗出液或很少渗出液,迅速吸收后,留存纤维素层,形成粘连,可能逐渐吸收。

【临床表现及诊断】　主要症状为胸痛,可牵涉到腹部、肩部和背部。深呼吸及咳嗽时疼痛加剧。患儿喜患侧卧,胸部体征为呼吸运动受限制,呼吸音减弱及胸膜摩擦音,后者可在全部呼吸期间听到,借此可与啰音区别。但同时如有肺炎,则摩擦音可能被大量啰音所掩盖。缺乏摩擦音时,要考虑流行性胸痛(参阅柯萨奇等病毒感染章节)及带状疱疹前驱期的胸痛。腹痛明显时,尚须排除急性肠系膜淋巴结炎、阑尾炎和肋骨骨折。最后,应分析胸膜炎的原发病是否为结核病或非特异性感染,以便及早给予适当治疗。胸部X线检查可见患侧膈呼吸运动减弱,肋膈角变钝,同时要注意肺部有无肺炎或结核病的病变。结核菌素试验可协助鉴别。

【治疗】　对原发病进行治疗。可给镇痛剂止痛。如非肺炎病例,宜用宽大胶布条紧缠患部以减少其呼吸动作或给镇咳剂抑制咳嗽。

二、浆液性胸膜炎

浆液性胸膜炎,又称渗出性或浆液纤维素性胸膜炎(serofibrinous pleurisy),病因大多为结核性、支原体性,偶可发生于病毒性肺炎(如腺病毒肺炎)、真菌性肺炎和肺吸虫病的过程中[2,3]。少数与肿瘤、结缔组织性疾病如类风湿全身型、血管栓塞等有关。有时为多发性浆膜炎的一部分。渗出液或清亮或混浊,视所含纤维素及白细胞的多少而异。恶性肿瘤和肺栓塞时积液多血性。一般限于单侧,可迅速产生大量,也可逐渐吸收;吸收缓慢时,常致胸膜肥厚,使叩诊浊音长期存在。

【临床表现】 初发病时症状与干性胸膜炎相仿,数天后即出现胸腔积液。如积液量较大,咳嗽和胸痛减轻,而呼吸困难加重,甚至发生青紫及端坐呼吸。如积液聚集较慢,起病时可无明显症状,可致诊断延迟。

阳性体征为:①患侧肋间隙饱满,呼吸运动减弱。②气管、纵隔及心脏向对侧移位。③语言震颤减弱或消失。④叩诊可呈实音(积液较多时)或浊音(积液较少时)。⑤听诊呼吸音减弱或消失。⑥积液如在右侧,可使肝脏向下方移位。但积液不多或位于两肺叶间隙时,体征多不明显。渗出液特点为外观淡黄、黄绿或粉红色,略混浊,较黏稠,易凝固,比重多大于 1.016,细胞数多高于 $0.5×10^9$/L,蛋白定量常高于 25~30g/L,胸腔积液蛋白与血清蛋白之比多大于 0.5,糖定量常低于血糖,乳酸脱氢酶(LDH)多超过 200 单位,胸腔积液 LDH 与血清 LDH 之比值大于 0.6,胸腔积液黏蛋白(rivalta)定性试验阳性。渗出液中溶菌酶增高(>20μg/ml)。

【诊断与鉴别诊断】 X 线检查可见密度均匀的阴影,在正位片上其上界呈弧形曲线,自积液区达胸壁上方,外侧高于内侧,只在空气进入胸腔后才可出现气液接触的水平面。大量积液时见一侧肺呈致密暗影,患侧肋间隙增大,气管、心脏向健侧移位及膈肌下降,过去常同时拍正、侧位胸片,可确定积液的位置和包裹性积液的存在。现采用多普勒超声检查确定积液的位置、多少、是否包裹和胸腔穿刺定位,以及鉴别胸膜增厚和胸腔积液。关于积液的性质,是浆液性或化脓性,只有胸腔穿刺抽液检查才能确定。如系浆液性,应考虑支原体感染或结核性,后者可结合病史、结核菌素试验、X 线肺门阴影、胸腔积液中淋巴细胞增高、腺苷脱氨酶和 γ 干扰素增加,均应考虑结核[4],如能从积液中找到结核菌,则可确诊为结核。支原体感染所致者均同时有肺部支原体肺炎的征象,其胸腔积液中支原体抗体可以升高。因病毒所致者可分离出病毒,但病毒所致者很少见。胸腔积液查癌胚抗原(CEA)有助于恶性肿瘤诊断。

在鉴别胸腔积液的性质时,还要考虑其他情况:①漏出液,外观色淡黄,清,稀薄,不凝,比重多低于 1.016,白细胞数常少于 $0.1×10^9$/L,蛋白质定量常低于 25~30g/L,胸腔积液蛋白与血清蛋白之比常小于 0.5,糖定量约与血糖相等,胸腔积液乳酸脱氢酶多低于 200 单位,胸腔积液 LDH 与血清 LDH 之比值常小于 0.6,胸腔积液黏蛋白定性试验阴性。多见于心力衰竭、心包炎、肾脏病、肝硬化、上腔静脉综合征、营养不良、低蛋白血症,同时常见全身性水肿,胸腔积液常于双侧出现。②血性胸腔积液,可见于结核病或脓胸,由于血管溃破所致。肺和胸膜恶性肿瘤多见,又可见于结缔组织病。③乳糜性胸腔积液(乳糜胸),儿童时期很少见,一般限于一侧,与胸导管的先天畸形及胸部淋巴结或肿瘤压迫胸导管有关。

【治疗与预后】 治疗决定于原发病的诊断。在抗菌治疗基础上可加用皮质激素和穿刺抽液。预后较好。

三、化脓性胸膜炎

化脓性胸膜炎(purulent pleurisy)是胸膜腔积脓,故又称为脓胸(empyema),在婴幼儿最多见。一般胸腔穿刺液在试管内静置沉积 24 小时后,1/10~1/2 应为固体成分,少于 1/10 则称为胸腔积液。

【病因】 主要是由于肺内感染灶中的病原菌直接侵袭胸膜或淋巴组织而引起。由肺炎发展而来的占大多数(2/3)。在肺脓肿和支气管扩张症基础上引起的也不罕见。另外,如纵隔炎、膈下脓肿、胸壁感染,以及胸部创伤、胸部手术或穿刺等操作直接污染也有可能。肺炎球菌肺炎和金黄色葡萄球菌为脓胸的主要病原[5],其他病原还包括化脓性链球菌、流感嗜血杆菌及革兰氏阴性杆菌的感染也可见到。需要关注的是抗生素耐药模式的转变可能引起细菌学的变化。

【病理变化】 儿童患金黄色葡萄球菌肺炎时,葡萄球菌的凝固酶促使更多的纤维蛋白从渗液中释出、凝结并沉积,脓液的黏稠度因此增加。再加上坏死组织则将末梢小气管堵塞,呼吸时能进气而出气不畅。可造成以下三种后果:

1. **肺大疱** 堵塞部在肺中心小气管,气出不畅而成胀气囊肿,称为肺大疱。

2. **纵隔气肿** 堵塞靠近支气管,肺泡破裂,气体沿气管周围疏松组织进入纵隔。

3. **脓气胸** 堵塞在外围,穿破胸膜,成为脓胸或脓气胸(图 25-54)。

发生脓胸后,胸膜间也很易产生粘连,往往较早形

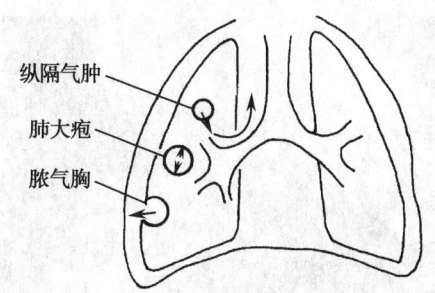

纵隔气肿
肺大疱
脓气胸

图 25-54　脓气胸形成图解

成包裹性或多房性脓胸。各种化脓性细菌所形成脓液的性质不尽相同。链球菌的脓液较稀薄,少粘连;肺炎球菌的脓液较稠厚,含纤维素较多,粘连也较多。但以金葡脓液最稠厚,堵塞小气管与多房形成最多。

金葡肺炎和脓胸在婴儿特别多见。其肺炎的特点是肺组织广泛出血性坏死和多发性小脓肿形成。胸膜表面常有一层较厚的脓性纤维性渗出物,易发展成脓胸。胸膜下的小脓肿破溃后直接造成脓胸。无肺内病灶的原发性化脓性胸膜炎非常罕见。

脓胸的形成过程初,胸膜脏层及壁层发炎,大量浆液渗出,压迫使肺萎陷。渗液中大量纤维蛋白沉积,将萎陷之肺包裹使之不能再张开,与胸壁之间构成脓腔,壁层胸膜增厚形成脓肿壁。约 1 周,纤维壁增厚,纵隔固定,则成为慢性脓胸。如感染能早期控制,则脓液吸收,渗出停止,炎症消退愈合。纤维蛋白被吞噬吸收,肺再张开。如不能早期吸收,1 个月或数月后,可见胸膜增厚渗出物机化或纤维化,脓腔闭合,以后瘢痕化而收缩,以致发生胸廓畸形。约半年至数年,瘢痕慢慢吸收软化,肺再膨胀而复原。如脓胸来自肺脓肿并与小气管连通,则可形成支气管胸膜瘘、脓气胸,难以愈合,常需手术。

【临床表现】　脓胸大多在肺炎的早期发生,其最初症状就是肺炎的症状。有些患儿肺炎虽经治疗但尚嫌不足时,肺炎症状一度好转,以后出现脓胸的症状。大多数患儿有高热不退。婴儿发生脓胸时,只显示中等度的呼吸困难加重;较大患儿则出现较重的中毒症状和重度呼吸困难,咳嗽、胸痛也较明显。张力性脓气胸发生时,突然出现呼吸急促、鼻翼扇动、发绀、烦躁、持续性咳嗽,甚至呼吸暂停。血白细胞一般都升高至(15～40)×10⁹/L,有毒性颗粒。脓胸患儿中毒症状严重的,较早就出现营养不良和贫血、精神不佳、对环境淡漠。

根据脓胸发生的病理生理变化,一般有下列两种情况:

(1) 呼吸困难:常见有三种原因:①胸膜休克反应:系胸膜不能适应突然而来的刺激所致。需要镇静、

休息,不宜穿刺减压。②肺压迫:肺严重受压,纵隔移位。需引流减压。③中毒性休克:呼吸畅通,呼吸量不减,但仍然表现为缺氧,是循环衰竭所致。急需输血、输液、抗感染及强心治疗。

(2) 高热不退:胸腔积脓张力大,大量毒素吸收,中毒明显,局部高压易使感染扩散,宜早期引流。无积脓,无张力,以浸润为主,手术引流无助于退烧。

新生儿脓胸的临床表现更缺少特征性,有呼吸困难、口周发绀时都应仔细检查胸部,叩诊出现浊音,表示肺有实变或胸腔积液,须进一步行 X 线检查。新生儿对炎症的局限能力很差,易并发败血症、胸壁感染,甚至呼吸衰竭。

【并发症】　脓胸最常见的合并症是并发支气管胸膜瘘及张力性脓气胸。局部扩散可并发心包炎,穿透膈肌可引起腹膜炎,溃向胸壁可致肋骨骨髓炎。脓毒性并发症有化脓性脑膜炎、关节炎和骨髓炎等。慢性脓胸可合并营养不良、贫血、慢性脱水及淀粉样变。

【诊断】　根据严重的中毒症状,呼吸困难,气管和心浊音界向对侧移位,患侧叩得大片浊音,且呼吸音明显降低,大致可拟诊为脓胸。进行胸部 X 线检查,可确诊胸腔有积液。积液的 X 线征象是胸部大片均匀昏暗影,肺纹多被遮没,且纵隔明显地被推向对侧。脓气胸病例中可见气液平面。边缘清楚的片状阴影,可能为包裹性脓胸。肺叶间积脓时,侧位 X 线片显示叶间梭状阴影(图 25-55)。X 线检查脓胸时,还应明确积脓的部位,提供治疗时参考。胸部超声检查、CT 扫描对胸腔积液的评估可能更为有效。

脓胸的确诊必须根据胸腔穿刺抽得脓液。从所得脓液的外观,初步可推测病原菌的类别。黄色脓液多为葡萄球菌,黄绿色脓液多为肺炎球菌,淡黄稀薄脓液为链球菌,绿色有臭味脓液常为厌氧菌。胸腔脓液均应作培养并作药物敏感试验,为选用抗生素做依据。脓胸的诊断标准为:胸腔穿刺抽得脓液或阳性的细菌涂片或细菌培养阳性或以下指标中的两条如细胞数为 10×10⁹/L 以上,糖减少≤40mg/dl,LDH≥1 000IU/L。

【鉴别诊断】

1. 大范围肺萎陷或肺炎　脓胸时肋间隙增大,纵隔及气管向对侧偏移;而肺萎陷肋间隙窄缩,气管向患侧偏,穿刺无脓液。

2. 巨大肺大疱及肺脓肿　特别是新生儿,一侧肺全部压缩,较难鉴别。不过早期治疗原则上区别不大。有压迫症状时行穿刺减压后,根据肺组织张开分布情况,可以区别。脓胸时,肺组织集中压缩在肺门,而肺大疱则外围有肺组织张开,并出现呼吸音。

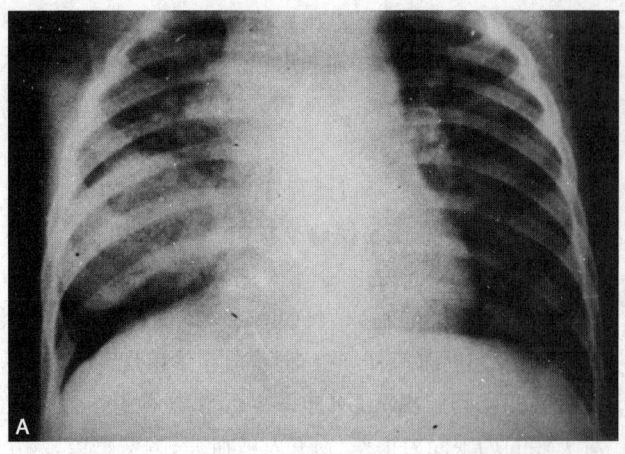
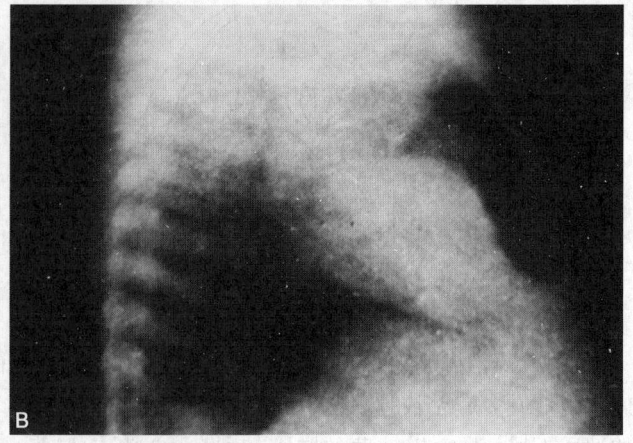

图 25-55 肺叶间脓胸的 X 线征

A 图为后前位;B 图为侧位,显示右中叶与右下叶之间的梭状阴影。

3. 膈疝 膈疝合并肺炎或上感,胸部 X 线片见多发气液影(肠疝入)或大液面(胃疝入)可能误诊为脓气胸。可完善胸腹部超声协助诊断,胸腔穿刺应谨慎。

4. 巨大膈下脓肿 胸腔也产生反应性积液,但很少有肺组织病变。穿刺放脓后无负压,或负压进气后 X 片可见脓腔在膈下。B 超可有助于脓肿的定位。

5. 肺包虫或肝棘球蚴病 穿入胸腔包虫囊肿穿入胸腔可形成特殊性质的胸膜炎或液气胸。依据包虫流行病史及特异性试验可以确诊。

6. 结缔组织病合并胸膜炎 有时很象败血症伴发脓胸。胸腔积液外观似渗出液或稀薄脓液,白细胞主要为多形核中性粒细胞。胸腔积液涂片及培养无菌。用肾上腺皮质激素治疗后很快吸收。

【**预后**】 早期得到恰当治疗者预后良好,肺功能一般不会受影响。由于金黄色葡萄球菌或混合性病菌引起者预后较差。如同时有严重肺炎、佝偻病或营养不良及其他严重并发症时,预后也较差。

【**治疗**】 脓胸治疗要求在下列三方面都取得肯定的结果才能奏效:①排除脓液解除胸腔压迫;②控制感染;③改善全身情况。

1. 治疗原则

(1) 患儿以高热中毒症状为主,压迫症状不明显者,经静脉给予大剂量抗生素。

(2) 脓多,压迫症状为主,在浸润扩散期,宜早期引流,最好在发病 3 天之内,使肺迅速张开,脓腔闭合。

(3) 1 周以上病史的脓胸,分泌物多,脓液稠厚或增长迅速者宜做胸腔闭式引流。等引流量变少,复查胸片证实积液量少,可拔除胸引管。

(4) 对于慢性脓胸,以胸腔积气为主而无张力时,无需局部治疗,可等待自然吸收。如果体温发热不消

退,脓液不减少,或抽脓后又迅速增多,必要时行胸 CT 检查,了解脓腔情况以后决定是否引流或胸腔镜/开胸探查,清除异物(坏死组织脓块等)。

(5) 对于支气管胸膜瘘,平时咳多痰多,视情况可持续开放胸腔闭式引流,待一般情况好转后再决定是否行肺修补术。

(6) 对于慢性脓胸壁、脏层胸膜增厚引起胸廓塌陷畸形时,可能需行胸膜剥脱手术,使肺复张,胸廓恢复原来状态。

2. 急性脓胸出院停药条件 ①体温平稳正常。②白细胞基本正常。③精神食欲良好。④局部无脓或每日引流量不足 20ml。

以上四条具备后一周,可以停药出院。有一条不足者,可以出院停药观察。有两条不足者,应继续治疗。

3. 穿刺治疗

(1) 穿刺治疗原则:①诊断性穿刺(细菌涂片、培养、穿刺液静置 24 小时观察固体量及性质)。②三天内可采用每日穿刺抽脓使肺扩张。③任何时间脓液增多或有张力时,均应考虑行穿刺或引流治疗。

(2) 穿刺技术

1) 定位:①试探性穿刺:局部麻醉后,用局麻穿刺针先刺入胸腔试抽,必要时可换大号针头穿刺。②超声引导下穿刺。③X 线片有脓气液面,注意前后相当第几肋间。④抽出大量脓液造成脓腔内负压,然后再放入空气,使成为脓气胸以便照 X 线片。最好用三片照像法,立位正、侧片,另加患侧向上侧卧位之前后片,以便了解胸腔实际大小,有无异物或分隔。继续抽脓,继续放入空气,直至脓液抽空为止。需注意允许空气自然充满脓腔,脓液才可能抽空,但不可加压注气以免发生气栓。目前此法在临床应用较少。

2）局部麻醉：下一肋的上缘进针，作胸壁各层浸润麻醉。

3）仰卧位：（婴幼儿最适用）固定于大字架上，取腋中线第六肋间刺入（为卧位最低处）。

4）穿刺针必须与胸壁固定：以固定片固定、皮塞固定或点滴夹固定后再用粘膏固定等多种方法。穿刺针后接软管（无弹性塑料管），软管后接三通及空针，以免患儿躁动时牵扯针头伤及肺（图 25-56）。

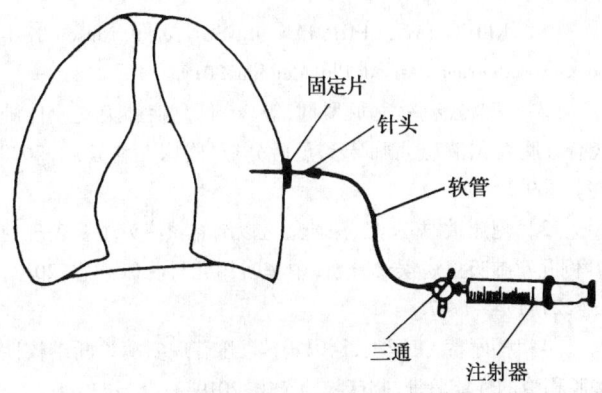

图 25-56 胸腔穿刺抽脓

X 线有脓但穿刺抽脓失败的原因：①虽胸片可见液平面并且气液面位置高，但实际脓腔已缩小，X 线片阴影实为胸膜增厚，三片照像或胸部 CT 可证实。②脓液很多但大部分黏稠为半固体。③脓腔壁很硬，负压较高，不放入空气不容易继续抽脓。④定位错误或有分隔。

4. 引流治疗

（1）引流治疗原则

1）胸腔闭式引流：经过反复多次穿刺，分泌物仍增长快、多、稠，宜考虑胸腔置管外接水封瓶引流。引流 1~2 周，一般可以愈合，肺张开。两周不愈者引流口可能会漏气或渗液，术后应注意伤口换药。

2）胸腔镜引流[6,7]：胸腔闭式引流后肺不能扩张，宜早行胸腔镜探查并清除纤维蛋白沉积，松解粘连。术中膨肺促进肺复张，术后继续胸腔引流。即便是慢性脓胸用 VATS 治疗也是安全有效的[8]。

3）开胸探查引流指征：慢性脓胸，长期脓液不减，高烧不退（有异物，坏死组织、脓块及粘连成分隔者，宜打开胸腔清除异物，分离粘连，然后置管引流）。

4）开放引流指征：脓腔缩小而固定，但脓液量仍大，支气管胸膜瘘形成。

（2）引流技术

1）插管：儿童与成人不同，卧位优于坐位，便于固定。引流部位多在第 6 肋间腋中线。①套管法：用带针引流管自肋间刺入，然后退出针芯并留置引流管。②肋间直接置管：用弯止血钳夹住引流管，直接置入脓腔。这两种方法置管后均须连闭式引流装置。③肋骨切除开放插管：适于慢性脓胸、支气管胸膜瘘，切除一小段肋骨，切开脓腔，插入一、二条短皮管，保持开放，固定于皮肤切口上，厚敷料封闭。此法目前在儿童应用较少。

2）闭式引流法：①装置：胸腔闭式引流装置有两种：一是一次性负压引流袋，目前应用较少；一是负压水封瓶，可以自制（图 25-57）。最常用的方法是将引流管连于床旁的水封瓶，引流管接于水封瓶的流入玻璃管，该管的下端浸于水面之下 2~3cm。连接引流瓶的引流管长度要求 1m（大孩子至少也需 60cm），以防儿童哭闹时胸腔负压猛烈增高导致反流，因此引流瓶时刻保持低于伤口位置。连接管不能打折，瓶内装水高 5cm（见图 25-57，图 25-58）。②观察：A. 波动：有波动证明全部接管畅通，不漏气。无波动为接管堵塞或脓腔已闭合或很小，容积已固定。B. 负压：平时负压为 0.981kPa（10cmH_2O）上下波动。无负压为漏气，需检查是否有气管瘘，插管伤口漏气，或连接管漏气。C. 引流量：每日记录引流量。通常每日不超过 50ml，则可拔管。D. 检查装置：管在水面下 2~3cm，引流管及接管全部通畅，连接管无弯折。E. 如做胸腔冲洗，需要计注水的出入量，注意胸膜瘘患儿冲管时有呛咳。F. 拔管：1~2 周，脓少，烧退，引流管内液柱无波动，复查胸片无明显积液，即可拔管。拔管后用油纱堵住伤口。

有些脓胸病例，经引流后基本已不再积留脓液，但因病程较长，脓性纤维蛋白渗出物已形成较厚的脓腔壁，妨碍肺叶扩张及空腔的闭合。如继续引流，因引流管对胸膜腔的刺激，将持续有少量脓性分泌液继续从引

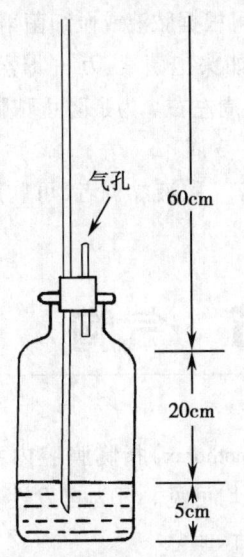

图 25-57 闭式引流装置

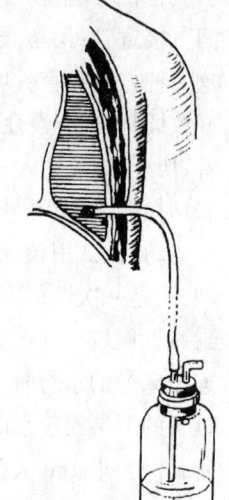

图25-58 胸腔闭式引流术——肋间插管法

链激酶或尿激酶以溶解纤维素。对患儿出现营养不良,全身抵抗力低下,贫血明显者,治疗的全过程都应注意加强营养,必要时配合静脉营养及肠内营养的补充,才能保证其他治疗获得良好效果。临床已注意到原有佝偻病基础上,营养不良是导致病死率高的因素之一,因此,支持治疗也很重要。

(曾骐)

参考文献

[1] KLIEGMAN, BEHRMAN, JENSON, et al. Nelson Textbook of Pediatrics,21st ed. Philadelphia,2019.

[2] 王崇杰,骆学勤,罗健,等. 46例重症肺炎支原体肺炎合并胸腔积液患儿临床及预后分析. 临床儿科杂志,2020(4):269-274.

[3] 鲍燕敏,郑跃杰. 深圳地区以胸腔积液为主要表现的10例儿童肺吸虫病误诊分析. 中华实用儿科临床杂志,2018,33(22):1745-1747.

[4] 韩厅蓄,王国洪,徐国宾,等. 腺苷脱氨酶诊断结核性胸腔积液的性能验证. 临床检验杂志,2019,37(6):413-417.

[5] GAUTAM A, WISEMAN GG, GOODMAN ML, et al. Paediatric thoracic empyema in the tropical North Queensland region of Australia:Epidemiological trends over a decade. J Paediatr Child Health,2018,54(7):735-740.

[6] 马静,张忠晓,刘霞,等. 内科胸腔镜术在9例儿童胸膜腔疾病诊疗中的应用. 中华实用儿科临床杂志,2015,30(16):1236-1240.

[7] ELSAYED HH, MOSTAFA A, FATHY E, et al. Thoracoscopic management of early stages of empyema:is this the golden standard? J Vis Surg,2018,4:114.

[8] HAJJAR WM, AHMED I, AL-NASSAR SA, et al. Video assisted thoracoscopic decortication for the management of late stage pleural empyema, is it feasible? Ann Thorac Med,2016,11(1):71-78.

[9] GRIFFITH D, BOAL M, ROGERS T. Evolution of practice in the management of parapneumonic effusion and empyema in children. J Pediatr Surg,2018,53(4):644-646.

流管排出。拔管后腔内液体并不增多,脓腔厚壁以后将自行吸收消失。如果有的脓腔引流已2~3周以上,每日排脓仍多,可能是脓腔内尚存在感染灶,应作以下处理:①脓腔中积留有大量纤维凝块,可经胸腔镜或开胸清除积脓,打开粘连分隔。如取出有困难,必要时可切除一段肋骨,扩大创口,直视下清除,再开放引流(儿童期目前较少采用)。②较大的支气管胸膜瘘,引流3周以上仍有大量漏气,但全身情况则因积极支持已明显好转,可行手术将胸膜纤维板大部剥除,并将有瘘的小支气管结扎同时行必要的部分肺切除[9]。

5. 控制感染 脓胸感染范围广泛,需要全身使用抗生素控制。抗生素则应根据药物敏感试验选用。抗生素选择同细菌性肺炎,敏感细菌感染,常选择青霉素或阿莫西林,可用青霉素10万 U/(kg·d),疗程4周。青霉素耐药者,可根据脓液或血细菌培养及敏感试验选用敏感抗生素,如头孢菌素、万古霉素、利奈唑胺等治疗。疗程一般4周左右。为了防止脓胸复发,在体温正常后应再给药2~3周。

6. 其他治疗 脓液黏稠者,可胸腔穿刺时局部用

第18节 气胸

气胸(pneumothorax)指胸膜腔内蓄积有气体。从早产婴到年长儿均可见。可为自发性气胸或继发于疾病、外伤或手术后。

【病因与发病机制】 自发性气胸原因不明,较常见于身材单薄、消瘦的男性青少年,国外的一项研究发现自发性气胸在男性儿童的发生率约为每年4/100 000,女性儿童约1.1/100 000[1]。无明显肺部疾病者可因小肺泡自发破裂而致,容易复发,约有1/3~1/2患者在同侧再次自

发气胸。新生儿期气胸的发病率相对较高,文献报道1%~2%的新生儿可能发生无症状的少量气胸。偶可呈家族性。

继发性气胸多发生于下列情况:①胸壁穿透伤或胸部外伤造成肋骨骨折,导致肺部损伤,此种情况多伴有血胸[2]。②各种穿刺如胸膜穿刺、肺穿刺,以及针灸时进针太深均可引起气胸发生。③手术后可发生支气管胸膜瘘伴发气胸。④由于儿童解剖结构因素,施行气管切开术时可能穿破胸膜引起气胸。⑤机械通气有增加气胸的风险,尤其是有基础肺部疾病的新生儿,早产儿因常有呼吸窘迫综合征而增加气胸的风险。那些有广泛肺泡损伤伴肺顺应性严重减低的新生儿,用人工机械通气最易合并气胸。同时空气进入纵隔引起纵隔气肿及皮下气肿,严重者同时合并腹腔或心包积气[3]。⑥呼吸道严重梗阻时(如新生儿窒息、百日咳、气道异物吸入、哮喘等)也可使肺组织破裂发生气胸[4]。⑦继发于肺部感染之气胸,最多见为金黄色葡萄球菌性肺炎,其次为革兰氏阴性杆菌肺炎。又可继发于肺脓肿,肺坏疽,都是由于感染致肺组织坏死穿破脏层胸膜发生气胸或脓气胸。⑧继发于肺弥漫病变如粟粒型肺结核,空洞性肺结核,朗格汉斯细胞组织细胞增生症及先天性肺囊肿等病[5]。⑨偶见气胸并发于恶性肿瘤如恶性淋巴瘤、儿童成骨肉瘤等。⑩吞咽强酸或强碱性化学品可致食管溃烂使空气逸入胸腔。

如支气管裂口处形成活瓣机制,空气能吸进胸腔而不能排出,形成张力性气胸,在整个呼吸周期胸腔内压力均高于大气压,对心肺功能影响极大,除出现严重通气障碍之外,因胸腔内压力增高引起纵隔移位,造成静脉回流心脏的血流量减少,可出现严重的缺氧及休克,张力性气胸属儿童危重急症,应立即正确诊断及治疗。常见的引起气胸的原因见表25-24。

【临床表现】　气胸症状及体征依胸腔内气体量大小及是否具有张力性而异。多在原有疾病基础上突然恶化,出现呼吸加快及窘迫,因缺氧儿童表情惶恐不安。婴幼儿气胸发病多较急重,大多数在肺炎病程中突然出现呼吸困难。少量局限性气胸可无症状,只在X线检查时可以发现。如果气胸范围较大,可致胸痛、持续性咳嗽、憋气和青紫,出现呼吸减弱,胸部叩诊鼓音及患侧呼吸音减弱或消失等。如果支气管胸膜瘘继续存在,呼吸音可成空瓮性。胸腔内大量积气,特别为张力性气胸时,可见肋间饱满,膈肌下移,气管与心脏均被推移至健侧,同时气促加重,严重缺氧,脉搏甚微、血压降低,发生低心搏出量休克,都是张力性气胸所致的危象。

表25-24　常见引起气胸的原因

外伤性	穿通伤或钝挫伤
医源性	气压伤(机械通气)
	中心静脉导管
	经气道的操作(气管插管及经支气管活检)
	腹腔镜和胸腔镜检查
	经皮胸腔和腹腔活检
感染后	麻疹
	卡氏肺囊虫
	细菌(金黄色葡萄球菌)
	结核
	寄生虫(棘球蚴病)
自发性	家族性
	特发性
毒物吸入后	一氧化碳吸入
	可卡因吸入
	有毒烟雾
先天畸形	先天性大叶性肺气肿
	先天性肺囊肿
	马方综合征
	肺淋巴管平滑肌瘤
其他	异物吸入
	哮喘
	囊性纤维性变
	组织细胞增生症
	辐射
	淋巴瘤
	其他恶性肿瘤及转移瘤
	女性月经期(子宫内膜异位症)

【诊断与鉴别诊断】　根据典型症状及体征临床诊断不难。X线正及侧位片可协助诊断,可见萎缩之肺边线即气胸线,压迫性肺不张的肺组织被推向肺门呈一团状。气胸部分呈过度透明,不见任何肺纹理,但在新生儿气胸可位于前及内方而将肺组织推向后方。后前位照相不见气胸线,或仅在肺尖可见肺外有少许气胸影像,而气胸呈一透明弧形影,凸面向外,在透亮弧形圆边外,可见到致密的萎陷肺阴影。张力性气胸时可见气管及心脏被推向健侧,横膈下移(图25-59)。新生儿气胸有时诊断困难,用透光法可查出患侧透光度增加以协助

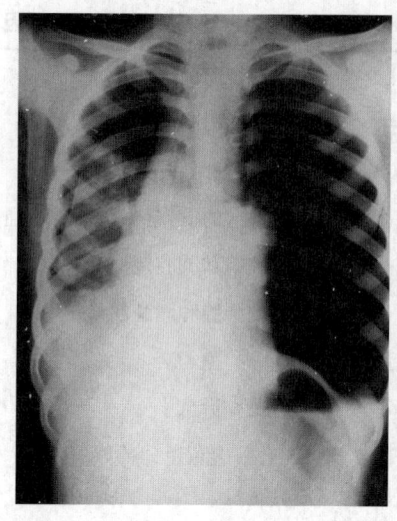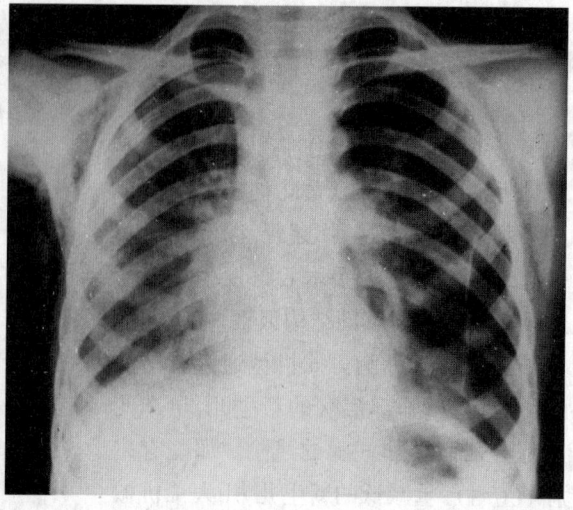

图 25-59 左侧张力性气胸

患儿,男,12 岁,恶寒,发热 10 天,喘憋 4 天。查体患儿呼吸促,双肺叩诊鼓音,呼吸音低。X 线显示左胸腔大量积气,左肺压缩 95%,位于左心缘旁。右胸腔积气,右肺压缩约 30%,纵隔、心影右移,且有纵隔气疝。7 天后复查(右图),胸腔气体明显减少,左肺压缩 30% 左右,右肺压缩 10%,双肺可见实质浸润影,有纵隔积气及双侧皮下积气。

诊断。与胸部 X 线片相比,胸部 CT 是更为敏感的显像模式,但出于安全性考虑,儿科患者应避免不必要的 CT 检查。此外,B 超、胸腔镜[6]、胸膜腔造影、胸腔气体分析等对气胸的病因、诊断及类型判断均有一定的价值。

气胸应与肺大疱、大叶性肺气肿、先天性含气肺囊肿或横膈疝相鉴别,可参阅各疾病章节。

【预后】 预后依病因、有否支气管胸膜瘘及是否张力性气胸而异。限于局部的气胸,空气能逐渐吸收。大量的气胸如能诊断及时,正确治疗一般皆可治愈,唯张力性气胸属危重急症,处理不当可致死亡。有支气管胸膜瘘时气胸或持续日久或合并脓胸,对于长期不愈的支气管胸膜瘘可能需手术治疗,脓气胸病程后期出现慢性胸膜炎胸膜增厚引起胸壁塌陷时需进一步行胸膜剥脱手术。

【治疗】 气胸的治疗取决于气胸的量、临床表现的严重程度、有无合并肺部其他疾病。对于 20% 以下的少量气胸,且无肺部基础疾病者,可先观察,经过 1~2 周,气胸大多可自行吸收。对于 20% 以上气胸的患儿,且病情稳定,可考虑行穿刺抽气治疗,对于症状严重或同时存在肺部其他疾病或经穿刺抽气效果欠佳的患儿应考虑行胸腔闭式引流[7]。大量气胸可吸纯氧造成胸膜腔及血液的氧梯度差增大,有利于气胸吸收。气胸量较大引起呼吸困难,有条件的情况下应急诊行胸腔闭式引流术,如情况紧急时可先行胸腔穿刺抽气以缓解呼吸症状,穿刺点可选择在锁骨中线第 2 或第 3 肋间隙或腋中线乳头水平处,然后根据患儿情况,继续穿刺抽气或采用胸腔闭式引流[6]。出现下列表现时应

考虑手术治疗[7]:①经水封瓶引流 1 周气胸未愈,引流瓶仍有持续漏气;②CT 扫描发现肺部疾病,如肺大疱等;③复发性气胸[8];④肺不能完全张开。手术方法多采用胸腔镜手术方式,对于特殊复杂病例必要时可行开胸探查,手术时同时行胸膜固定术,促进胸膜粘连,降低复发的风险[9]。

(曾骐)

参考文献

[1] LIEU N, NGO P, CHENNAPRAGADA SM, FITZGERALD DA, et al. Update in management of paediatric primary spontaneous pneumothorax. Paediatr Respir Rev, 2021 Aug 10: S1526-0542(21)00070-1.

[2] NEWBURY A, DORFMAN JD, LO HS. Imaging and Management of Thoracic Trauma. Semin Ultrasound CT MR, 2018, 39(4): 347-354.

[3] RAISSAKI M, MODATSOU E, HZTZIDAKI E. Spontaneous pneumomediastinum in A term newborn: atypical radiographic and ct appearances. BJR Case Rep, 2019, 5(4): 20180081.

[4] JAHSHAN F, SELA E, GRUBER M. Pneumothorax and Pneumomediastinum Complicating Pediatric Foreign Body Aspiration. Ear Nose Throat J, 2020, 99(2): 107-108.

[5] COOLEY J, LEE YCG, GUPA N. Spontaneous pneumothorax in diffuse cystic lung diseases. Curr Opin Pulm Med, 2017, 23(4): 323-333.

[6] WONG A, GALIABOVITCH E, BHAGWAT K. Management of primary spontaneous pneumothorax: a review. ANZ J Surg, 2019, 89(4): 303-308.

［7］ASHKENAZI M，BAK A，SAROUK I，et al. Spontaneous pneumothorax-When do we need to intervene? Clin Respir J，2021，15（9）：967-972.

［8］GARIEPY M，BEAUNOYER M，MIRON MC，et al.

Management and recurrence of spontaneous pneumothorax in children. Paediatr Child Health，2020，25（2）：86-92.

［9］DeMAIO A，SEMAAN R. Management of Pneumothorax. Clin Chest Med，2021，42（4）：729-738.

第 19 节　儿童阻塞性睡眠呼吸暂停综合征

【概述】　阻塞性睡眠呼吸暂停综合征(obstructive sleep apnea syndrome，OSAS)，在儿童并不少见。其主要特点是患儿在睡眠过程中反复出现上气道全部或部分塌陷，导致夜间反复发生低氧血症、高碳酸血症和睡眠结构紊乱[1]。

【流行病学】　OSAS 的发病率存在两个高峰：第一个高峰发生在 2~8 岁，主要由于腺样体扁桃体肥大；另一个高峰出现在青春期，主要由于体重增加。目前国内外有关儿童 OSAS 的研究，绝大多数仍是基于问卷基础上获得的睡眠打鼾信息来初步估算儿童 OSAS 的患病现状，不同国家基于问卷获得的儿童睡眠习惯性打鼾的患病率从 4.1% 到 27.6% 不等，而造成这种差异的主要原因是由于习惯性打鼾诊断标准、目标人群选取的年龄段以及人群抽样方法的不同所致。即使是采用多导睡眠监测(ploysomnography，PSG)金标准诊断的儿童 OSAS 研究中，儿童 OSAS 的患病率之间同样存在很大的差异(在 1.2% 到 5.7% 之间)，因为儿童 OSAS 迄今尚无国际公认的诊断标准。在青春期前，OSAS 儿童男女性别分布没有差异，在青春期后，与成人 OSAS 患者相似，青年男性 OSAS 患者比例开始占优势[2]。

各种原因引起的解剖结构异常、神经肌肉调控异常因而导致的上气道梗阻均可导致 OSAS，造成上气道梗阻的主要危险因素如下：上气道解剖结构的狭窄、咽部扩张肌和气道壁的神经调控异常、局部肌肉无力以及呼吸中枢对低氧和高碳酸血症的调控异常。

解剖因素主要包括腺样体肥大、扁桃体肥大、喉软化、鼻息肉、小下颌、鼻中隔偏曲等；神经肌肉调控异常主要包括神经肌肉疾病、脊肌萎缩症、脑瘫、脊髓脊膜膨出等；还包括各种综合征及遗传代谢病，如唐氏综合征、颅面骨发育不全综合征、眼下颌面综合征、软骨发育不良综合征、甲状腺功能减退、比埃洛宾综合征、伯-韦综合征、特雷彻·柯林斯综合征等；其他如肥胖、过敏性鼻炎等亦可引起 OSAS[2]。

此外，遗传和环境因素也在 OSAS 的发病中起作用。已有证据表明，家族中如果有睡眠呼吸障碍者，则其他家庭成员患病的危险性就会增高。因此，儿科医师发现有睡眠呼吸障碍的患儿，一定要询问家族病史。

【病理生理】　OSAS 发生的病理生理基础是睡眠过程中反复发生的上气道塌陷/闭塞，导致氧分压(PO_2)降低、二氧化碳分压($PaCO_2$)升高、睡眠片段化、呼吸努力增加以及慢性、间歇性的低氧血症，从而造成一系列病理生理改变。

1. 睡眠片段化　夜间睡眠片段化、反复觉醒可以引起儿童学习能力下降、多动、攻击行为、白天嗜睡以及考试成绩的下降。有研究发现 OSAS 儿童的行为异常和注意力缺陷、多动障碍非常相似，并且 OSAS 的严重程度与学习能力和记忆力成反比，而针对 OSAS 的治疗可以显著改善患儿在学校的表现。

2. 慢性、间歇性低氧血症　反复、间歇性的缺氧可造成儿茶酚胺、肾素-血管紧张素、内皮素分泌增加，而对于 OSAS 最严重的后果是可以引起肺血管的收缩，从而进一步引起肺动脉高压，并可逐渐发展成右心功能不全。

此外，长期间歇性的缺氧还可能对儿童的神经、认知功能造成损害。由于儿童正处于脑、神经系统的生长发育期，而此期正是 OSAS 的高发年龄，如果 OSAS 诊断和治疗不及时，就有可能对儿童脑和神经系统的功能造成影响。

【临床表现】

1. 症状

(1) 夜间症状：家长往往主诉患儿夜间睡眠打鼾(视频 25-1)，可伴有张口呼吸、呼吸费力、反复惊醒、遗尿、多汗、睡眠不安等。家长可能注意到患儿在睡眠中出现呼吸停止，典型睡眠姿势为俯卧位，头转向一侧，颈部过度伸展伴张口。

视频 25-1　打鼾。患儿，男，5 岁，夜间多导睡眠监测中可见打鼾，呼吸暂停，呼吸费力表现

25章

（2）白天症状：可表现为晨起头痛、早上迟醒，部分患儿出现嗜睡、乏力，而多数患儿则以活动增多或易激惹为主要表现。

（3）非特异性表现：非特异性行为异常，如不正常的害羞、反叛和攻击行为等。严重的病例可发生认知缺陷、学习困难，生长发育落后、体重不增等。

2. 体征

（1）生长发育的检查：了解患儿的身高、体重。有些表现为超重和肥胖，而有些则会有生长发育的落后。

（2）面部、眼、耳、鼻、喉的检查：要注意患儿有无小下颌、下颌后缩、说话是否带有鼻音、有无腺样体肥大、鼻腔中有无息肉或鼻甲有无肿胀、鼻中隔是否偏曲等；由于 OSAS 患儿长期张口呼吸影响颅面骨发育可出现所谓的"腺样体面容"，即上唇短厚翘起、下颌骨下垂、鼻唇沟消失、硬腭高拱、牙齿排列不整齐、上切牙突出、咬合不良等。口腔检查应注意舌的形态、扁桃体的大小、悬雍垂的大小、后部咽腔的大小、硬腭和软腭的宽度和高度，注意有无腭咽部的狭窄或受压。耳部检查注意有无分泌性中耳炎等。

（3）因为 OSAS 可引起多系统器官的损害，所以，当患儿有听力下降时，应检查耳部。当怀疑患儿有心脏的病变时，要进行心脏的检查。

（4）在一些具有发生 OSAS 高危因素的患儿，如颅面畸形、唐氏综合征等的儿童，在检查时还应注意其相应的体征。

【辅助检查】

1. 问卷 问卷作为临床症状的量化工具，有简易便捷和无创的特点。目前国内被科学引入而且应用较广的问卷为儿童睡眠问卷（pediatric sleep questionnaire，PSQ）中的睡眠呼吸障碍（SRBD）问卷和 OSA-18 量表，SRBD 问卷内容涵盖了 OSA 儿童睡眠打鼾、嗜睡和多动三大方面主要症状问题，其简体中文版具有良好的信度和效度[3]；OSA-18 作为目前特异性调查 OSA 儿童生活质量的量表之一，内容涵盖 5 个维度（18 个条目）：睡眠障碍，身体症状，情绪不佳，白天状况，对监护人的影响程度。但是，目前循证医学证据提示上述问卷尚不能替代 PSG 或其他客观检查成为独立的诊断工具，应结合其他方法进行临床诊断。

2. 脉氧仪 对于没有条件开展 PSG 的机构，建议临床医生使用脉氧仪等经过临床使用和相关研究验证的便携式监测设备[4]，对儿童的睡眠呼吸情况进行客观评估和初步诊断，并充分结合病史、体格检查等临床信息进行综合诊断，必要时转诊到上级医疗机构完善 PSG 进行确诊。

3. 多导睡眠监测（polysomnography，PSG）

（1）PSG 是目前诊断睡眠呼吸疾病的标准方法。多导睡眠监测应在夜间连续监测 7 小时以上，包括脑电图、眼动电图、颏肌电图、腿动图和心电图，同时应监测血氧饱和度、胸腹壁运动、口鼻气流、鼾声等。AHI 是指平均每小时发生呼吸暂停和低通气的次数；OAI 是指平均每小时发生阻塞性呼吸暂停的次数。在成人，每次呼吸暂停或低通气持续的时间需 ≥10 秒方能认为是一次呼吸事件，但儿童呼吸频率较成人快，且不同年龄呼吸频率不同，因而在儿童，较为通用的标准是持续大于或等于两个呼吸周期的呼吸暂停和低通气为一次呼吸事件。国际上儿童 OSAS 的 PSG 标准尚未完全统一。2007 年，我国发表《儿童阻塞性睡眠呼吸暂停低通气综合征诊疗指南草案（乌鲁木齐）》中，建议采用的标准是，每夜睡眠过程中呼吸暂停、低通气指数（apnea hypopnea index，AHI）>5 或阻塞性呼吸暂停指数（obstructive apnea index，OAI）>1，且同时满足最低动脉血氧饱和度（lowest oxygen saturation，LSaO$_2$）低于 0.92。但是，2014 年，美国睡眠医学会制定的国际睡眠疾病分类第三版（international classification of sleep disorders，ICSD-3）中指出，儿童 OSAS 的多导睡眠监测诊断标准为阻塞性睡眠呼吸暂停低通气指数（obstructive apnea hypopnea index，OAHI）≥1。研究显示，介于 ICSD-3 和 2007 年我国指南草案诊断标准之间的打鼾儿童夜间症状明显、日间行为表现受到影响、PSG 参数与 OSAS 相似[5]。2020 年，我国《儿童阻塞性睡眠呼吸暂停诊疗指南》工作组，按照循证医学指南的制定方法，对儿童 OSAS 的诊治指南进行了修订和更新，该指南推荐将 OAHI>1 作为儿童 OSAS 的诊断界值。

（2）PSG 主要用于以下几方面：①鉴别单纯鼾症与阻塞性睡眠呼吸暂停综合征；②确定阻塞性睡眠呼吸暂停综合征的诊断；③评价 OSAS 的严重程度；④评估术后效果；⑤用于诊断中枢性呼吸暂停及肺泡低通气；⑥用于评估睡眠结构及非呼吸相关性睡眠障碍（如夜间癫痫发作、夜惊、发作性睡病等）。

4. 纤维（电子）鼻咽镜检查 使用鼻咽镜可以清楚地观察到儿童的鼻腔、鼻咽腔、软腭、舌根的情况，并且可以直接观察到腺样体的大小及其与后鼻孔的关系，可以动态观察上气道狭窄部位及程度。

5. 放射学检查 头颅侧位片有助于评价上气道阻塞的程度，特别是腺样体、扁桃体阻塞鼻咽部和口咽部的情况。头颈部磁共振有助于了解鼻咽部软组织以及骨骼结构对气道的影响。

6. 其他 必要时应做有关检查以了解患儿是否存

在 OSAS 引起的并发症。在严重 OSAS 患儿,应行心脏超声心动等检查以评估患儿是否存在肺动脉高压以及右心功能不全。

【诊断与鉴别诊断】

1. 根据临床症状、体征和多导睡眠监测可确立 OSAS 的诊断。

2. 应与中枢性睡眠呼吸暂停综合征、发作性睡病等鉴别。

(1) 中枢性睡眠呼吸暂停综合征:夜间睡眠中也会出现呼吸暂停,但此类患儿的呼吸事件表现为口鼻气流和胸腹运动同时停止或减低 90% 以上。多导睡眠监测有助于两者的鉴别。

(2) 发作性睡病:患儿的特征是白天过度嗜睡,有时需与 OSAS 鉴别。但发作性睡病患儿夜间无打鼾,病史中有发作性猝倒、睡瘫、睡眠幻觉等,多次小睡潜伏期试验有助于嗜睡程度的判断以及发现异常的快速眼动睡眠。根据临床病史、体格检查及多导睡眠监测仪可资鉴别。

【治疗】　治疗原则是早诊断、早治疗,解除上气道梗阻因素,预防和治疗并发症。儿童 OSAS 的治疗分为手术治疗和非手术治疗[2,6-8]。

1. 手术治疗

(1) 腺样体、扁桃体切除术:由于儿童 OSAS 多伴有腺样体、扁桃体肥大,因此腺样体、扁桃体切除术是治疗儿童 OSAS 伴腺样体、扁桃体肥大的主要有效方法。大多数儿童可通过腺样体、扁桃体切除术得到有效的治疗。年龄<2 岁、严重的 OSAS、肺心病、营养不良、病理性肥胖、神经肌肉病、颅面部发育异常等患儿是发生术后并发症的高危人群,必须进行详细的术前评估,术后应密切监护。

(2) 其他手术治疗:包括颅面正畸手术,适用于部分颅面发育畸形的患儿,部分患儿可能需要悬雍垂腭咽成形术、会厌成形术。但颅面正畸手术以及悬雍垂腭咽成形术等在儿童 OSAS 患者的经验不多、远期预后尚不十分清楚,应予慎重。在过去,严重的 OSAS 病例有时需要行气管切开术,以缓解上气道梗阻,但随着无创通气技术的开展,气管切开术的应用已逐步减少。

2. 非手术治疗

(1) 持续气道正压通气治疗:持续气道正压通气(continuous positive airway pressure,CPAP)是治疗 OSAS 的有效方法,已被广泛应用于成年患者,对儿童的研究同样显示其有效性,可适用于各年龄段儿童。对于中重度 OSAS 儿童,当有外科手术禁忌证、腺样体和/或扁桃体切除后仍然存在 OSAS、外科手术围手术期,以及选择非手术治疗或其他治疗无效的患儿,可以选择 CPAP 治疗。不能耐受 CPAP 压力者,可试用双水平正压通气治疗(bilevel positive airway pressure,BPAP)[6]。

(2) 其他非手术治疗:包括体位治疗、肥胖患者减肥、吸氧、药物治疗等。对于可能合并口腔及颌面发育问题的 OSAS 儿童,尤其是不伴有腺样体和扁桃体肥大、术后 OSAS 持续存在、不能手术或不能耐受无创正压通气治疗的 OSAS 患儿,建议进行口腔评估,必要时进行口腔矫治器治疗[8]。对由于过敏性鼻炎、鼻窦炎等鼻部疾病导致上气道阻塞者,应系统、规范地对症治疗。有报道,白三烯受体拮抗剂能减小腺样体、扁桃体组织的体积,改善上气道的通气状况,可用于轻中度 OSAS 的治疗[7]。

【预后】　单纯腺样体扁桃体肥大造成的 OSAS 预后良好。腺样体、扁桃体手术后症状及 PSG 结果可得到明显改善;合并先天性疾病、不能耐受手术或术后残存 OSAS 者需要使用无创通气治疗,其预后与依从性密切相关。

(申昆玲)

参考文献

[1] MARCUS CL, BROOKS LJ, DRAPER KA, et al. Clinical Practice Guideline: Diagnosis and Management of Childhood Obstructive Sleep Apnea Syndrome. Pediatrics, 2012, 130(3): 576-584.

[2] American academy of sleep medicine. International classification of sleep disorders, 3rd ed. Darien, IL: American Academy of Sleep Medicine, 2014: 63-68.

[3] 李晓丹, 邰隽, 许志飞, 等. 简体中文版儿童睡眠问卷应用于北京地区阻塞性睡眠呼吸暂停综合征儿童筛查的信度和效度评估. 中华耳鼻咽喉头颈外科杂志, 2016, 51(11): 812-818.

[4] XU ZF, GUTIERREZ-TOBAL GC, WU YX, et al. Cloud algorithm-driven oximetry-based diagnosis of obstructive sleep apnoea in symptomatic habitually snoring children. Eur Respir J, 2019, 53(2): 801788.

[5] 许志飞, 吴云肖, 冯国双, 等. 儿童阻塞性睡眠呼吸暂停综合征多道睡眠监测诊断界值的探讨. 中华耳鼻咽喉头颈外科杂志, 2016, 51(11): 806-811.

[6] 中国儿童 OSA 诊断与治疗指南制订工作组, 中华医学会耳鼻咽喉头颈外科学分会小儿学组, 中华医学会儿科学分会呼吸学组, 等. 中国儿童阻塞性睡眠呼吸暂停诊断与治疗指南(2020)[J]. 中华耳鼻咽喉头颈外科杂志, 2020, 55(8): 729-747.

[7] GOZAL D, TAN H L, KHEIRANDISH-GOZAL L. Treat-

25章

ment of Obstructive Sleep Apnea in Children：Handling the Un-known with Precision. J Clin Med, 2020, 9(3)：888.

［8］ CARVALHO FR, LENTINI-OLIVEIRA DA, PRADO

LB, et al. Oral appliances and functional orthopaedic appliances for obstructive sleep apnoea in children. Cochrane Database Syst Rev, 2016, 10：D5520.

第 20 节　睡眠低通气疾病

睡眠低通气(sleep-related hypopnea)在儿童呼吸系统疾病中一般不单独存在,往往是一些疾病的合并症或远期并发症。本病所造成的病理生理变化可能是导致患者最终死亡的主要原因,而这一点临床医生往往认识不足。对本病及时的干预则可以减缓患儿呼吸、心血管系统并发症的进展并减少最终病死率。

一、定义

睡眠低通气疾病是指由于肺泡通气不足,导致患者睡眠中的 $PaCO_2$ 高于 45mmHg 的一类疾病,这种病理状态可见于许多种不同的疾病,统称为低通气疾病。低通气疾病是一组非常重要的但未引起广泛重视的疾病。按照《国际睡眠疾病分类》,包括肥胖低通气综合征、先天性中枢性低通气综合征、迟发型中枢低通气伴下丘脑功能障碍、特发性中枢肺泡低通气、药物性或物质性睡眠低通气、疾病相关性睡眠低通气[1]。

二、病因

各种原因所致的呼吸中枢调控的异常或呼吸系统神经、肌肉的疾病,都会导致肺泡通气不足。导致儿童肺泡通气不足的主要病因包括:脑干和脊髓的损伤、呼吸中枢调节异常、病理性肥胖、胸廓限制性畸形、神经肌肉病等[2]。

三、低通气综合征的临床表现

除了原发病的表现外,低通气综合征患者由于高碳酸血症和低氧血症还可以有一系列临床表现。由于 $PaCO_2$ 升高,可引起脑血管的扩张,患者可有晨起头痛、白天乏力、困倦、精神恍惚,甚至智力受损。低氧血症可引起继发性红细胞增多症,出现发绀。长期肺泡低通气、缺氧可造成肺血管的痉挛,严重者可发生肺动脉高压、右心功能不全。在儿童,除了上述表现,还可能有烦躁、易激惹,生长发育落后,学习成绩下降等。本征患者可因长期肺动脉高压、右心功能不全而死于右心衰竭,也可死于红细胞增多症引起的相关并发症,部分患者可

因高碳酸血症、呼吸抑制而夜间猝死。

四、诊断标准

《国际睡眠疾病分类》第 3 版中,睡眠低通气的定义是:多种原因导致睡眠通气不足致动脉血 CO_2 增高的疾病,伴或不伴有日间症状。其睡眠监测的成人诊断标准是:成人睡眠期 $PaCO_2>55mmHg$ 并持续超过 10 分钟,或 $PaCO_2$（与清醒期仰卧位相比）上升幅度 $>10mmHg$ 并达到 50mmHg 以上且持续超过 10 分钟;儿童的诊断标准是: $PaCO_2>50mmHg$,占总睡眠时间的 25% 以上。由于监测睡眠过程的 $PaCO_2$ 的不可行性,可以呼气末 CO_2 和经皮 CO_2 代替,常见动脉血氧饱和度减低,但不是诊断的必要条件[1]。

五、几种常见的儿童睡眠低通气疾病

（一）先天性中枢性低通气综合征

先天性中枢性低通气综合征(congenital central hypoventilation syndrome, CCHS) 最早是由 Mellins 等在 1970 年首先报道的。其特点是新生儿期或婴幼儿期起病,患儿在清醒状态下多能维持足够的通气,而在入睡后出现通气不足。在睡眠期间,患儿呼吸运动减弱,出现面色发绀, CO_2 逐步升高,血氧饱和度持续减低,但患儿并不出现吸气三凹、鼻扇等用力呼吸的表现。目前认为 CCHS 的发病机制是由于患者的呼吸中枢在入睡后对 $PaCO_2$ 和 PaO_2 的异常变化没有相应的通气反应所致。

本病还可同时伴有吞咽困难、先天性巨结肠、神经胶质瘤等。另外,缺乏正常的心率变化、眼睛调节障碍、

以及体温调节障碍等自主神经功能障碍的表现在该病也较常见。有报道 CCHS 患者存在食管运动和血压调节的异常,进一步证实该病不仅仅是呼吸调控的异常,而且亦可以有自主神经系统功能障碍的各种表现。

CCHS 的诊断标准是:诊断需满足 A+B。A. 出现睡眠相关低通气;B. 同时伴有 PHOX2B 基因突变。有两点需要说明:第一,PSG 监测显示重度高碳酸血症和血氧饱和度减低,主要为呼吸流速和潮气量减低,也可发生一些中枢性呼吸暂停;第二,患者可表现为日间低通气($PaCO_2 > 45mmHg$),但日间 $PaCO_2$ 也可以在正常水平。

美国胸科学会在 CCHS 诊治指南中指出[3],临床医师对该病还不认识,各地可能都存在漏诊病例。90% 的 CCHS 患者存在 PHOX2B 基因异常,但也可能存在其他基因异常致病可能[4,5]。国内对于 CCHS 的诊断及治疗也有一些个例报道,但为数不多。对于不明原因睡眠中出现发绀、低氧血症、CO_2 潴留的新生儿及小婴幼儿,应该注意本病[6]。

CCHS 是一种终身罹患的疾病,严重患者需要呼吸支持。过去绝大多数患者使用经气管切开的有创通气治疗。近年来,一些患者已转向无创通气治疗。

(二)肥胖低通气综合征

如果一个患者同时存在肥胖和通气不足导致的高碳酸血症,则称为肥胖低通气综合征(obesity hypoventilation syndrome,OHS)。肥胖的发病率在全球呈上升趋势,在严重的肥胖患者,OHS 是很常见的。成人研究报道,体重指数 > $35kg/m^2$ 的住院人群中,OHS 的发病率为 31%。长期持续的低通气是肥胖患者发生肺心病、呼吸衰竭甚至猝死的病理基础。在肥胖者,有多种因素影响其呼吸系统功能。这些因素包括:胸廓顺应性下降、呼吸做功的需要量增加、呼吸肌运动功能减弱、呼吸中枢驱动减弱,以及咽部阻力增加等。

OHS 患者入睡后还易发生阻塞性睡眠呼吸暂停,往往可以加重原已存在的低氧血症和高碳酸血症。当肥胖低通气和阻塞性睡眠呼吸暂停同时存在时,常称为皮克威克综合征。

研究表明,OHS 患者认知功能、肺功能、生活质量较体重相同的对照组明显减低,而在重症监护病房住院的频率和最终病死率也明显增高。对因急慢性呼吸衰竭住院的 OHS 患者,及时正确的正压通气治疗非常重要。正压通气治疗可改善 OHS 患者的血气、晨起头痛、白天嗜睡、呼吸困难、肺动脉高压、下肢水肿和继发性红

细胞增多症。OHS 在国外肥胖儿童中有同样的报道。因此,对有低通气表现的肥胖患者,应做多导睡眠监测等相应检查,以除外 OHS 及其他和睡眠相关的疾病。

(三)疾病伴发的低通气综合征

在胸廓畸形、神经肌肉病的患者,均可发生低通气。如脊柱侧凸、胸廓成形手术等患者,常常发生呼吸功能不全或呼吸衰竭,这通常也是在低通气的基础上发生的。这类患者发生低通气的原因是由于肺容量小,肺活量和呼出气储备量明显下降。在儿童较为常见的容易发生低通气的神经肌肉病包括进行性假肥大性肌营养不良、脊髓性肌萎缩等。神经肌肉病的患者呼吸异常主要是潮气量减低,因而导致通气不足。另外,长期的低氧和高碳酸血症还可以使原本正常的呼吸中枢对 $PaCO_2$ 和 PaO_2 变化的敏感性变得迟钝,从而使低氧血症和高碳酸血症更不易被纠正。此外,脑干和高段颈髓的病变可以导致继发性中枢性低通气。

六、治疗

1. **吸氧**　能防止某些缺氧所致并发症的发生,但不能纠正基础疾病。而在某些疾病如神经肌肉病、胸廓畸形,吸氧会加重原已存在的高碳酸血症。因此,对这类患者,应慎重给予吸氧治疗。

2. **辅助通气治疗**　包括有创通气和无创通气两种形式。有创通气即患者通过永久的气管切开接受正压通气治疗,已被证实是一种成功的治疗方法。但是,这种通气方式的不足之处在于,由于患者做了气管切开,其发声及语言交流受到影响,此外,气管切开还增加了感染的机会。

无创通气包括负压通气和正压通气。负压通气装置体积庞大、笨重,最重要的是可以造成上气道梗阻,因而其应用受到局限。无创正压通气主要是双水平正压通气(BPAP),这种通气方式避免了上气道梗阻的发生、装置简单、患者易于耐受,已逐渐被临床医师认同。目前,许多患者已无需住院进行经气管切开的机械通气支持,而可以回到家中接受无创通气治疗。法国一项家庭无创通气应用的调查显示,BPAP 已成功地应用于神经肌肉病、CCHS、脊柱侧凸等有低通气表现的患儿。有文章报道在年龄更小甚至出生 1 个多月的 CCHS 婴儿中成功地使用了鼻面罩正压通气治疗[7]。

3. **膈肌起搏器**　通过手术在患者膈肌上放置电极和接收器,然后将信号自体外传送到置于膈肌的电极

上，刺激膈肌运动。目前认为，这种方法对于高位脊髓损伤的患者较为适宜，可以使患者在很长一段时间内避免机械通气，并可以自由讲话。但膈肌起搏器不足之处在于，费用昂贵，需要手术，有可能突然出现故障，可导致上气道梗阻，还可能导致膈肌疲劳。

4. 呼吸肌训练　在某些呼吸肌无力的患者中也得到应用。通过增加呼吸肌的力量，患者的咳嗽力量可以加强，分泌物可以得到更好的清除，通气量因而增加，从而减少呼吸道感染和呼吸衰竭的发生。

（许志飞）

参考文献

［1］American academy of sleep medicine. International classification of sleep disorders, 3rd ed. Darien, IL: American Academy of Sleep Medicine, 2014:108-128.

［2］赵忠新. 睡眠医学. 北京:人民卫生出版社, 2016.

［3］WEESE-MAYER DE, BERRY-KRAVIS EM, CECCHERINI I, et al. An official ATS clinical policy statement: congenital central hypoventilation syndrome genetic basis, diagnosis, and management. Am J Respir Crit Care Med, 2010, 181(6):626-644.

［4］MOREIRA T S, TAKAKURA A C, CZEISLER C, et al. Respiratory and autonomic dysfunction in congenital central hypoventilation syndrome. J Neurophysiol, 2016, 116(2):742-752.

［5］BISHARA J, KEENS TG, PEREZ IA. The genetics of congenital central hypoventilation syndrome: clinical implications. The Appl Clin Genet 2018, 11(3):135-144.

［6］许志飞, 申昆玲. 儿童低通气综合征. 中华实用儿科临床杂志, 2014, 29(4):251-254.

［7］BERRY RB, CHEDIAK A, BROWN LK, et al. Best clinical practices for the sleep center adjustment of noninvasive positive pressure ventilation (NPPV) in stable chronic alveolar hypoventilation syndromes. J Clin Sleep Med, 2010, 6(5):491-509.

第 21 节　囊性纤维化

囊性纤维化（cystic fibrosis, CF）是儿童和成人的一种遗传性多系统受累的疾病，主要表现为气道阻塞和感染，消化不良及其并发症。上皮表面功能障碍是其主要发病机制，可以引起一系列不同的临床表现和并发症。

虽然 CF 是一种多系统疾病，但主要受影响的器官是肺和胰腺。CF 是儿童时期重症慢性肺疾病的主要原因，早期即可出现胰腺外分泌不足，还可引起盐缺乏、鼻息肉、全鼻窦炎、直肠脱垂、胰腺炎、胆石症、胰岛素依赖型糖尿病。CF 患儿可出现生长发育障碍，偶有肝硬化和其他形式的肝功能异常。

【遗传学】　本病属于常染色体隐性遗传，由于 *CFTR* 基因异常所致。多见于欧洲及美洲白种人。不同种族，CF 发病率不同。白种人发病率为 1/3 200，非裔 1/15 000，西班牙裔 1/14 000~1/10 000，亚裔 1/35 000[1]。引起 CF 的 *CFTR* 基因编码一个 1 480 个氨基酸序列的 CF 跨膜调节因子（CF transmembrane regulator, CFTR），CFTR 主要在气道上皮、消化道（包括胰腺和胆管系统）、汗腺以及泌尿生殖道等处表达。CFTR 是一种 cAMP 依赖性氯离子通道蛋白，可以作为离子通道驱动氯离子和碳酸氢盐分泌，也可以对钠离子通道和其他离子通道进行调节。*CFTR* 基因位于第七号染色体的长臂上，目前发现有 2 000 余种突变类型。依据 CFTR 合成、结构、功能的异常可将这些突变分为 6 类[2]:第 Ⅰ 类突变编码无功能的 CFTR，产生的肽链不能合成蛋白或合成后存在缺陷;第 Ⅱ 类突变导致蛋白不能正常的被运输至细胞膜顶部，例如 ΔF508;第 Ⅲ 类突变可以影响 CFTR 的激活和引起氯离子转运障碍，例如 G551D;第 Ⅳ 类突变合成的 CFTR 在细胞膜顶部功能减低;第 Ⅴ 类突变导致有活性 CFTR 合成减少;第 Ⅵ 类突变为 CFTR 在细胞膜顶部结构不稳，常向羟基端方向断裂。最常见的突变为在第 508 氨基酸处有一苯丙氨酸残基的缺失（ΔF508）。研究显示，白种人的 CF 患者中 66% 为 ΔF508 纯合子，其他的突变类型包括 G542X（2.4%）、G551D（1.6%）、N1303K（1.3%）、W1282X（1.2%）等。既往认为东方黄色人种 CF 十分罕见，近年来随着对疾病认识和诊断技术的提高，越来越多的中国 CF 患者得以诊断，但 ΔF508 少见，而我国常见的突变，如 G970D、c.1766+5G>T、I1023R，在白种人中罕见或未见[3]。

【发病机制】　CF 患者由于 CFTR 异常，氯离子通道功能障碍，导致分泌物黏稠，从而造成器官功能障碍。最常受累的器官是呼吸道、肠道、胆道、胰腺和皮肤。呼吸道由于气道表面和黏膜下腺体的生理功能异常，使钠离子重吸收增加，水分泌减少，纤毛外液体吸收增加，导致分泌物脱水，干燥的分泌物变得黏稠而有弹性,很难被黏液纤毛系统清除。这些分泌物滞留并阻塞气道,导致气道炎症、慢性感染、进行性小气道阻塞和支气管扩张。同样的病理生理变化也发生在胰腺、胆道和肠道。分泌物黏稠,导致胰腺外分泌功能不全,脂肪和蛋白质吸收障碍、肠梗阻和胆汁淤积。汗腺氯离子通道功能异常导致盐过度丢失,皮肤表面的氯和钠的浓度升高。

【病理改变】　最显著的变化见于分泌黏液的器官。虽然汗腺和腮腺分泌物中的电解质含量异常,但包括导管在内,并没有病理上的变化。

肺脏早期的病理变化为毛细支气管炎。随着病情进展,炎症延伸至大一些的气道(支气管炎)。Goblet 细胞增生、黏膜下腺体肥大,黏液分泌增多。气道腔内可见病原微生物。长期的病变可表现为闭塞性细支气管炎、支气管扩张。电镜下,气道表面可见散在的鳞状上皮化生,结构大致正常。随肺部病变进展,可出现囊状支气管扩张、大泡性肺气肿或胸膜下肺大疱。最终肺脏会出现纤维化。

鼻窦充满分泌物,可见到增生肥大的分泌腺。黏液脓性囊肿及骨骼侵蚀均有报道。鼻黏膜有炎症细胞浸润、水肿,可形成大的或者多发的息肉。

胰腺的大体外观较正常小而硬,偶呈囊状。胰腺上皮细胞变平,腺泡形成囊状,出现弥漫纤维化,致胰腺功能不全。胰腺在出生时即有了不同程度的受损。婴儿的腺泡和导管通常扩张并充满嗜酸性物质。85%~90%的患者,病情进展可使腺泡几乎全部破坏,代之以纤维样组织和脂肪。胰岛含有正常数量的 β 细胞,但在 10~20 岁时开始出现功能及结构上的破坏。

消化道可见食管和十二指肠腺扩张充满黏液。阑尾或盲肠中有粪石形成,阑尾隐窝和直肠扩张充满黏液。

局部胆管硬化继发于早期肝内胆管阻塞,并随年龄增长发生率增加,程度加重。大约30%患者肝脏有脂肪浸润。胆囊萎缩并充满黏液样物质,上皮层常显示广泛的黏液化生。可见胆道闭锁或远端狭窄。

分泌黏液的唾液腺通常增大,局部可有黏液栓以及导管扩张。

宫颈的腺体充满黏液而扩张,宫颈处有大量的黏液聚集,青少年女性可发生宫颈内膜炎。95%以上的男性附睾的体部和尾部、输精管、精囊可闭塞,可致成年后不育。

【临床表现】[2,4]　三大临床特点为弥漫性慢性阻塞性肺疾病,胰腺功能不全及汗液中钠、氯浓度增高。可在新生儿期起病,约半数患儿在 1 岁前诊断,约80%在 5 岁内诊断。提示 CF 诊断的临床线索见表 25-25。

表 25-25　CF 诊断的临床线索

	常见表现	少见表现*
家族史	兄弟姐妹或父母患有 CF	
鼻窦	慢性鼻窦炎、鼻息肉	
下呼吸道	支气管扩张症、慢性或反复下呼吸道感染(尤其是铜绿假单胞菌感染)	ABPA、非结核分枝杆菌感染、哮喘
消化道	胎粪性肠梗阻、远端肠梗阻综合征	胃肠动力不足、直肠脱垂
消化腺	胰腺功能不全、反复胰腺炎	转氨酶升高、肝硬化、新生儿黄疸消退延迟、脂溶性维生素缺乏
生殖系统	阻塞性无精症造成的男性不育	女性不孕
其他	低渗性脱水、生长发育迟缓	假性巴特综合征、皮肤水源起皱、杵状指

注:* 许多临床表现被归类于少见表现是由于很少单独作为病例主诉,而并非不常见于 CF 患者,如变应性支气管肺曲霉病(allergic bronchopulmonary aspergillosis,ABPA)、非结核分枝杆菌感染、胃肠动力不足、杵状指、脂溶性维生素缺乏。

1. 呼吸道表现　90%以上患儿有上下呼吸道反复感染,包括支气管炎、肺不张及肺炎。可伴脓胸、慢性鼻窦炎及支气管扩张症。感染病原菌以铜绿假单胞菌和金黄色葡萄球菌多见。金黄色葡萄球菌感染多见于诊断早期及 6 个月以下患儿,而铜绿假单胞菌是造成临床症状恶化、死亡率增加的重要病原。咳嗽是最常见的症状,起初为干咳,逐渐伴有痰声。1 岁以内最常见毛细支气管炎表现,可出现咳嗽、持续或阵发性喘息及呼吸增快。年龄大的患儿可有晨起及活动后咳嗽加重,痰多为脓性。肺部病变进展或反复加重时,咳嗽持续、痰多、黏稠不易咯出;病程长者可出现活动不耐受、气短、咯血以及生长发育落后。最终可发生肺源性心脏病,因呼吸衰竭引起死亡。

鼻部症状为鼻塞和流涕。急性鼻窦炎不常见，鼻息肉常见于 5~20 岁的患者。

查体呼吸急促可见桶状胸、削肩、肋间及锁骨上凹陷、杵状指/趾、唇及指甲紫绀。听诊有喘鸣音及干、湿啰音。

X 线特点为支气管阻塞、炎症及一系列并发现象。早期征象为两肺普遍性肺气肿及弥漫性肺不张。肺不张为小叶性或大叶性，后者在小婴儿多见，尤以右上

叶更为多见。黏液嵌塞的征象表现为"手指样"分叉状阴影，自肺门区向外伸展，多见于肺上叶。反复感染时往往出现多发肺炎病灶及小脓肿，可一直伸到肺外周部位。5 岁以上的 CF 患儿中 80% 以上存在支气管扩张征象。支气管扩张表现为散在性小囊状影。肺门淋巴结常肿大。晚期出现肺动脉高压和肺心病，并可反复发生气胸。CT 检查可见支气管壁增厚、黏液嵌塞、局部的含气过多以及早期支气管扩张（图 25-60）。

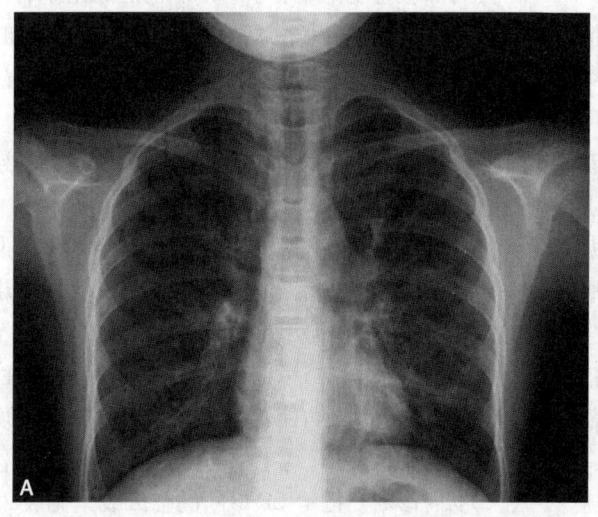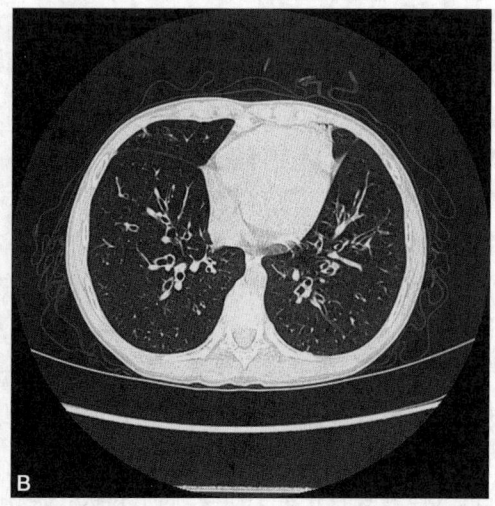

图 25-60　女孩，10 岁，反复咳嗽、咳痰 5 年，汗液氯离子 306.82mmol/L，*CFTR* 基因 H199Y 突变
A. 胸 X 线片显示双肺纹理增粗、紊乱；B. 胸部 CT 显示支气管扩张。

早期肺功能的异常可见肺活量减少，呼气中段流速降低。以后见潮气量减少，静息每分钟通气量减少，残气量及功能残气量增加，肺顺应性下降，气道阻力加大，弥散功能障碍。

2. 消化道表现　新生儿 CF 中，10%~20% 发生胎粪性肠梗阻和腹膜炎，表现为腹胀、呕吐和胎便排出延迟。年长儿可主诉腹痛，右下腹可触及包块。5%~15% 的患者存在肝硬化门静脉高压导致食管静脉曲张和脾肿大。在 CF 人群中发生频率较高的其他消化道疾病还包括肠套叠、脂肪性肝病、胆石症和结肠癌。在 15 岁之前 30% 患儿出现肝功能异常。

3. 胰腺分泌功能不全　表现为高血糖、糖尿、多尿及体重减轻。在 11~17 岁、18~24 岁患者中分别有 8% 和 18% 出现胰岛素依赖型糖尿病，但酮症酸中毒不多见。在糖尿病诊断 10 年后可出现眼、肾和血管并发症。由于胰腺外分泌不足及吸收不良，可导致脂肪和蛋白质吸收障碍，出现低蛋白血症、水肿、营养不良性贫血、生长发育迟缓、脂溶性维生素缺乏症、低脂血症及低胆固醇血症。如果患儿残存胰腺外分泌功能，则可出现复发

性急性胰腺炎。

4. 汗腺　由于皮肤中大量丢失盐，可以造成盐缺乏，特别是存在胃肠炎的患者或是在夏季。这些患者常出现低氯性碱中毒，表现为假性巴特综合征。经常患者皮肤上出现"盐霜"，或皮肤有咸味。CF 患者汗液中钠、氯浓度较正常高 3~5 倍。

5. 泌尿生殖道　性腺发育延迟，平均延迟 2 年。大约 95% 的男性因中肾管不发育而出现无精子症。腹股沟疝、阴囊积水及睾丸未降的发生率高于正常人。女性可出现停经，并随肺病疾病的加重而加重。可有宫颈炎，伴随宫颈内黏稠黏液，生育率降低。

【辅助检查】

1. 汗液试验　汗液收集方法采用毛果芸香碱离子透入法最为准确。刺激汗腺后收集汗液（至少需 75mg，最好 100mg）。然后进行氯离子浓度测定。在排除肾上腺功能不全时，汗液氯 <30mmol/L（30mEq/L）为正常；30~59mmol/L（30~59mEq/L）时为可疑；≥60mmol/L（60mEq/L）时可确诊囊性纤维化。

2. 基因检测　对于汗液试验结果处于中间值

（30~59mmol/L）的患者,如果 *CFTR* 基因纯合或复合杂合致病突变则可以明确诊断 CF,而如果无致病突变则可除外 CF。对于意义不明突变或可能引起多种临床结局的突变则不能做出诊断,可通过鼻黏膜细胞电位差测定等进一步协助明确诊断。另外基因检测还可应用于产前诊断及新生儿筛查。

3. **胰腺功能检查** 胰蛋白酶缺乏或仅少量,胰蛋白酶试验阴性,糜蛋白酶、胰脂酶及淀粉酶均低下。

4. **脂肪吸收不良** 可用下列方法检查:

（1）在口服碘油后检查尿内是否含碘:如未含碘说明脂肪吸收不良。

（2）胡萝卜素或维生素 A 的吸收不良:若口服大量维生素 A 之后,屡次测定胡萝卜素或维生素 A。

（3）血清胆固醇含量:一般比普通人低,也说明脂肪吸收不良。

5. **其他检查** 包括下气道分泌物的细菌培养分离;鼻电位差和肠电流测定是常规汗液试验和/或基因检测不能明确诊断时的辅助检测方法;十二指肠液检查量少而稠厚,pH 值降低,碳酸氢离子低下。

【诊断与鉴别诊断】 CF 的诊断标准[4]:有 CF 家族史或典型临床表现,2 次汗液氯离子 ≥60mmol/L;或汗液氯离子 30~59mmol/L,*CFTR* 纯合或复合杂合致病突变;或汗液氯离子 30~59mmol/L,CFTR 功能(鼻电位差或肠电流测定)异常,则可诊断。

本病的肺部病变应与哮喘、百日咳、慢性支气管炎或复发性支气管肺炎、金黄色葡萄球菌肺炎、支气管扩张症、肺结核、免疫缺陷病及原发性纤毛运动障碍等相鉴别。消化道临床表现应与新生儿肠道闭锁、婴儿牛奶过敏、α1-抗胰蛋白酶缺乏症、胰腺炎、乳糜泻及失蛋白性肠病等鉴别。此外,还应与家族性自主神经失调、肝硬化相区别。

【病程与预后】 常见并发症为肺气肿、肺不张、肺炎、支气管扩张症、气胸、咯血、肺动脉高压、右心衰竭、呼吸衰竭、鼻息肉、鼻窦炎、生长发育迟缓、骨质疏松、肺性骨关节病、直肠脱垂、肠梗阻、肝硬化及维生素 A、E、K 缺乏等。

由于早期诊断及合理治疗,CF 患儿死亡率明显降低,存活期大大延长,中位数生存期大于 40 岁。文献复习发现中国 CF 患儿中位数诊断年龄为 10 岁,而有 36% 的病例在报道时已死亡,死亡中位数年龄为 11 岁[5],这提示了以往我国的 CF 患者并未能得到及时诊断和有效治疗。

【预防】 可以产前诊断本病,从羊水中取得胎儿脱落细胞,用特异 DNA 探针检查有无 *CFTR* 基因突变,即可测知胎儿是否会有 CF。

【治疗】 治疗方案应与监测密切结合,做到及早诊断、积极干预。应建立一支由内科医生、护士、营养师、呼吸和/或物理治疗师、遗传咨询师及心理学家等组成的多学科联合治疗团队,并进行规律评估、监测。此外,还应进行疾病教育,使患儿可以有效地自我管理。

1. **肺部病变的治疗** 目的是清除气道分泌物并控制感染。气道清理治疗方式包括胸部物理疗法(胸部扣拍与振动、体位引流)、用力呼气技术、呼气末正压等;也可用支气管镜灌洗,特别是有肺不张和黏液阻塞时。可用重组 DNA 酶、高渗盐水雾化吸入或黏液溶解剂使分泌物稀薄,防止黏液栓形成和减少感染。体育锻炼可增加每分通气量,促进肺部分泌物排出、增强气道清除功能。对肺部病变急性加重者应及时进行病原学检查,合理应用抗菌药物,同时加强气道清理治疗。CF 的患儿易继发铜绿假单胞菌感染,可用多价铜绿假单胞菌疫苗进行预防。对于铜绿假单胞菌感染患儿可予以吸入抗菌药物治疗,并定期进行痰培养。另外可考虑应用小剂量大环内酯类药物。同时进行肺部并发症的治疗,如肺不张、咯血、气胸、变应性支气管肺曲霉病、肥大性肺性骨关节病以及呼吸衰竭、右心衰竭等。

2. **消化道病变的治疗**

（1）饮食疗法:①应供应高热量膳食,比由年龄计算而得的热量高出 30%~50%。②蛋白质应增多,一般每日为 6~8g/kg。③脂肪量摄入量应占全天总热量的 35%~40%。④食谱应含单纯性糖,如果糖、葡萄糖及蔗糖,而不含淀粉。⑤应给多种维生素,特别是大量维生素 A 每日 10 000IU,足量复合维生素 B 及维生素 E 每日 100~200IU;2 岁以下婴儿及患儿有凝血酶原时间延长者应用维生素 K。⑥为了补足氯化物丢失,应在膳食内补充食盐。

（2）药物疗法:推荐补充胰酶[6],婴儿 2 000~4 000 单位脂肪酶/120ml 配方奶或母乳;1~4 岁儿童 2 000~4 000 单位脂肪酶/克膳食脂肪;4 岁以上儿童每餐每千克 500 单位脂肪酶,并逐渐增加用量至每餐每千克 1 000~2 500 单位脂肪酶;每日总量不超过每千克 10 000 单位脂肪酶。其剂量根据身长及体重增加是否满意,可因人而异。疗效满意时表现为腹胀减轻,消化吸收功能好转,大便次数减少、成形和恶臭减轻,食欲正常以及体重增加。对重症或急性加重者宜给予吸氧。

（3）消化道并发症的治疗:包括胎粪性肠梗阻、远端肠管梗阻综合征及其他原因引起的腹痛、胃食管反流、直肠脱垂、肝脏疾病、胰腺炎、高血糖的治疗等。

3. **靶向治疗和基因编辑**[2,7-12] 目前主要有三种方法用于 CF 靶向治疗,即增强剂、校正剂和通读剂。增强剂,如依伐卡托(ivacaftor),用于治疗Ⅲ类(G551D)或Ⅳ类 CFTR 突变,可延长 CFTR 通道开放时间,加速细胞表面氯化物的转运。鲁玛卡托(lumacaftor),作为 CFTR 校正剂,用于改善与Ⅱ类 *CFTR* 突变相关的 CFTR 蛋白细胞内加工和表达,从而增加细胞表面 CFTR 蛋白的数量,与依伐卡托联合,可用于治疗 2 岁以上 ΔF508 的纯合突变。CFTR 校正剂依来卡托(elexacaftor)、替扎卡托(tezacaftor)联合依伐卡托与替扎卡托联合依伐卡托相比,临床疗效显著,安全,可以用于治疗 12 岁以上 ΔF508 的纯合突变。通读剂通过促进过早终止密码子的通读,防止 CFTR 蛋白的截短,增加 CFTR 蛋白的产生,用于治疗Ⅰ类 *CFTR* 基因突变。通过上述靶向治疗,估计高达 50% 的 CF 患者可以得到治疗。

基因替代和基因编辑是未来 CF 的治疗方向。CRISPR/Cas9 核酸酶是一种编辑系统,用于纠正或调节基因表达。研究显示,CRISPR/Cas9 系统可修复 CF 患者肠干细胞 CFTR 蛋白的功能。但是由于 CFTR 的有限表达阻碍了这一基因治疗策略。虽然基因替代和编辑治疗可能还需要数年时间才能应用于临床,但是这将是未来的治疗方向。

4. 其他 包括鼻息肉、失盐及低氯性碱中毒和其他并发症的治疗等。

(申昆玲)

参考文献

[1] ROHLFS EM,ZHOU Z,HEIM RA,et al. Cystic fibrosis carrier testing in an ethnically diverse US population. Clin Chem, 2011, 57(6):841-8.

[2] WIENCEK JR,LO SF. Advances in the Diagnosis and Management of Cystic Fibrosis in the Genomic Era. Clin Chem, 2018,64(6):898-908.

[3] GUO X,LIU K,LIU Y,et al. Clinical and genetic characteristics of cystic fibrosis in CHINESE patients:a systemic review of reported cases. Orphanet J Rare Dis,2018,13(1):224.

[4] FARRELL PM,WHITE TB,REN CL,et al. Diagnosis of Cystic Fibrosis:Consensus Guidelines from the Cystic Fibrosis Foundation. J Pediatr,2017,181S:S4-S15.

[5] 徐保平,王昊,赵宇红,等. 分子诊断儿童囊性纤维二例并中国人囊性纤维化文献复习. 中华儿科杂志. 2016,54(5):344-348.

[6] TURCK D,BRAEGGER CP,COLOMBO C,et al. ESPEN-ESPGHAN-ECFS guidelines on nutrition care for infants,children,and adults with cystic fibrosis. Clin Nutr,2016,35(3):557-577.

[7] SERMET-GAUDELUS I. Ivacaftor treatment in patients with cystic fibrosis and the G551D-CFTR mutation. Eur Respir Rev,2013,22:66e71.

[8] WAINWRIGHT CE,ELBORN JS,RAMSEY BW,et al. Lumacaftor-Ivacaftor in patients with cystic fibrosis homozygous for Phe508del CFTR. N Engl J Med,2015,373(3):220-231.

[9] McNAMARA JJ,McCOLLEY SA,MARIGOWDA G,et al. Safety,pharmacokinetics,and pharmacodynamics of lumacaftor and ivacaftor combination therapy in children aged 2-5 years with cystic fibrosis homozygous for F508del-CFTR:an open-label phase 3 study. Lancet Respir Med,2019,7(4):325-335.

[10] HEIJERMAN HGM,McKONE EF,DOWNEY DG,et al. Efficacy and safety of the elexacaftor plus tezacaftor plus ivacaftor combination regimen in people with cystic fibrosis homozygous for the F508del mutation:a double-blind,randomised,phase 3 trial. Lancet,2019,394(10212):1940-1948.

[11] COLEMEADOW J,JOYCE H,TURCANU V. Precise treatment of cystic fibrosis—current treatments and perspectives for using CRISPR. Expert Rev Precis Med Drug Dev,2016,1:169-80.

[12] SCHWANK G,KOO B-K,SASSELLI V,et al. Functional repair of CFTR by CRISPR/Cas9 in intestinal stem cell organoids of cystic fibrosis patients. Cell Stem Cell, 2013, 13:653-658.

26

第二十六章
消化系统疾病

第1节 食管疾病

一、食管解剖与生理特点

食管(esophagus)是从咽喉至胃部之间的一条肌性管道,沿脊柱椎体下行,穿过膈肌的食管裂孔与胃相接。食管长度随年龄增加,出生时约为8~10cm,成人约25cm。食管有三个生理性狭窄:第一处狭窄位于食管的起始处,距中切牙约15cm;第二处狭窄位于左主支气管后方与之交叉处,距中切牙约25cm;第三处狭窄位于食管穿过膈的食管裂孔处,距离中切牙约40cm。该三处狭窄虽属生理性,但常为瘢痕性狭窄、憩室、肿瘤等病变所在的区域。食管壁由黏膜层、黏膜下层、肌层及外膜组成,肌层分内环、外纵两层,厚约2mm。围绕食管的膈肌纤维临床上称为食管下括约肌(low esophageal sphincter,LES),该处有一宽约1~3cm的高压区,正常人静息时LES压为10~30mmHg(1mmHg=0.133kPa),比胃内压高5~10mmHg,成为阻止胃内容物反流入食管的一道屏障。新生儿和婴儿的食管呈漏斗状,黏膜娇嫩、腺体缺乏、弹力组织及肌层不发达,LES发育不成熟,控制能力差,吸奶时常吞咽过多空气,易发生溢奶。

二、食管先天性疾病

食管先天性疾病(congenital malformations of esophagus)比较少见。其发生与食管的胚胎发育过程密切相关。胚胎第3周时,卵黄囊顶部的内胚层被卷入胚体,形成头尾方向的纵行管道即原肠。原肠分前、中、后肠三部分。此时的食管和气管为前肠部分的共同管道。胚胎第4周时在前肠腹面近咽处出现一小憩室。憩室通过其头尾方向长入的2个侧褶逐渐融合而与背部的前肠分离,于胚胎5~6周分化成食管和气管。随着颈部伸长和心肺下降,食管逐渐增长。第7~8周时食管上皮快速增殖,几乎充满管腔呈实心样。到第10周因内胚层细胞的空泡化,食管重新出现管腔。在此分化过程中的任一阶段出现异常均可造成食管的先天发育畸形,如食管闭锁、食管气管瘘、食管蹼、食管狭窄、短食管和双食管等。

(一)单纯食管畸形

1. 双食管(double esophagus) 本症极为少见,

为胚胎发育早期,部分细胞分出并继续发育而成,或食管空腔化时产生多管道造成。

2. 先天性食管狭窄(congenital stenosis of esophagus) 本症根据造成狭窄的组织结构不同分为三种类型:①食管蹼(esophageal web):钡餐造影见食管狭窄处有蹼状隔膜凸入管腔。②食管纤维肌肉性狭窄:X线钡餐造影见食管中、下段狭窄区,病变上方食管轻度扩张。③气管支气管软骨异位:本症为胚胎期食管气管分离时,肺芽原始细胞被分到食管侧造成,故病变在食管下1/3。钡餐造影见食管下段狭窄,上中段扩张,与贲门痉挛不易鉴别。但贲门痉挛用阿托品后可见贲门扩张及内镜可以通过而与本症不同。气管支气管软骨异位症状为进食后呕吐,持续无间歇期,症状多发生在4~6个月辅食添加时。扩张治疗对本症有危险,仅可手术切除狭窄。前两种食管狭窄,轻症可用扩张治疗,重症需手术切除[1]。

3. 短食管(congenital short esophagus) 本症根据有无食管进行性纤维性变造成食管内腔缩小而分为两型。一型有咽下困难和反胃;另一型无食管狭窄症状。X线诊断要点:①贲门在横膈以上,不因患儿体位而改变。②食管短,达不到横膈水平。食管镜可见胃黏膜皱纹在横膈上。喂乳后将患儿竖抱,可减轻和停止呕吐症状。当患儿能直立行走时,症状自行消失。如有食管狭窄可行扩张治疗,无效者手术切除狭窄部并行食管胃吻合术[1]。

(二)食管合并呼吸道畸形

1. 先天性食管闭锁和食管气管瘘(congenital esophageal atresia and tracheoesophageal fistula) 见第十四章新生儿疾病。

2. 喉气管食管裂(laryngotracheoesophageal cleft) 据估计20%的喉气管食管裂患儿伴有食管气管瘘。可能由于胚胎期气管食管凹陷向上发育停止或由此影响环状软骨融合所致。裂隙存在于食管前和气管后之间。根据裂隙长短可分为4型。1型裂隙达环状软骨下部,4型则达一或两侧支气管。轻症者可数年无症状。症状包括唾液过多,哭声低微、嘶哑甚至无声,进食呛噎,复发性吸入肺炎,慢性咳嗽和呼吸窘迫、青紫等。因畸形程度不同而临床症状相差悬殊,造成诊断困难。X线造影不易判断,内镜检查有助诊断但须有经验操作者。治疗需行手术修补,较为困难。有报道,死亡率从1型的31%到3型的82%[1]。

(三)食管裂孔疝

见本章第4节肠道、腹腔、腹壁疾病之先天性膈疝和膈膨升。

三、食管后天性疾病

(一)食管化学性烧伤

【病因与病理】 幼儿和学龄前儿童常因误服强酸、强碱或其他腐蚀性药物引起食管化学性烧伤(chemical burns of the esophagus)。强酸和强碱烧伤产生的病理变化不同。酸性物可使接触面发生凝固性坏死,食管鳞状上皮外附黏液能耐酸并阻止酸向深部组织渗透而使酸性物到达胃内引起损伤;碱性物能溶解蛋白质、胶原和脂肪,引起液化性坏死,并渗入深部组织引起广泛损害,因此强酸烧伤胃损伤更重,而误服强碱则常常以食管损伤为主[1-3]。食管化学性烧伤早期水肿和组织坏死,后脱落形成溃疡。周围组织增生,肉芽长入、胶原聚积,粘连和瘢痕形成。深部溃疡可引起穿孔。

【临床表现】 中重度烧伤可即刻出现中毒性休克。口唇、口腔黏膜、舌和咽部形成溃疡和白膜,咽下疼痛和咽下困难、流涎、呕吐、不能进食进水。强碱伤及声门大气道时可出现呼吸困难和咳嗽。还可出现脱水、酸中毒及合并肺部感染。一周后创面修复,饮食逐渐改善。数周后因食管瘢痕狭窄又出现吞咽困难,甚至不能进食。还可因并发反流吸入而出现咳嗽,可以引起气管炎和肺炎。

【并发症】 食管化学性烧伤易出现并发症(complication)。早期表现为中毒性休克、喉水肿、出血、食管穿孔、纵隔炎、胃穿孔和腹膜炎。晚期为口咽及各烧伤部狭窄。强酸烧伤多并发胃和幽门狭窄,强碱烧伤常有食管狭窄后遗症[2,3]。

【诊断】 根据病史和体检可做出诊断,但是临床症状并不能完全反映消化道烧伤严重程度。内镜检查(endoscopy)能显示食管烧伤(esophageal burns)的范围和严重程度,内镜下分级与预后密切相关,目前建议误服后24小时内尽早进行胃镜检查评估食管损伤程度,最迟应在48小时内进行内镜检查,48小时后内镜检查导致穿孔的风险显著增加[2]。严重者胸部X线片可显示肺受损情况和有无纵隔炎。不主张早期食管造影,晚期(至少2周后)则可显示狭窄部位、程度及范围,以指导内镜下扩张术或者支架置入术。对于有呼吸道症状者,需尽早行喉镜检查。

【治疗】

1. 早期处理 烧伤后应立即洗胃,可清除残留化学物并鉴别其性质。不建议催吐,也不建议用对应的酸性或者碱性物质进行中和,以免化学反应造成二次损伤。可给以鸡蛋清、牛乳等保护创面。如有激烈呕吐、呼吸窘迫和/或休克,应紧急处理。喉头水肿可给气管插管。同时应补液、供给适当能量、纠正脱水酸中毒及保持电解质平衡。

2. 按照内镜下食管损伤程度制订治疗方案 轻度损伤(黏膜有充血或者轻度糜烂,但是没有溃疡、坏死)无需特别处理,对症处理后出院观察,1个月后随诊。重度烧伤患者可考虑胃造瘘进行肠内营养,并做好3周后内镜下食管扩张(esophageal dilatation)的准备。目前主张及时应用抗生素,但是并不能预防食管狭窄并发症。抑酸药也可减少胃酸,促进食管愈合。有学者主张早期适量应用肾上腺皮质激素,减少瘢痕狭窄形成,但尚有争议,且有加重感染的风险。急性期2周后应定期检查,以确定有无狭窄形成。因烧伤后数周食管极其脆弱,为避免发生穿孔,建议至少在烧伤3周后谨慎进行扩张。如数次扩张后狭窄无明显改善,经评估后手术处理[2,3]。

【预后】 24小时内胃镜下食管烧伤程度越重,患儿预后(prognosis)越差,3级以上严重损伤者更易出现食管穿孔,严重的透壁性食管烧伤的病死率约为20%,同时约有41%~80%的患儿会出现食管狭窄,后者常需要反复内镜下扩张[1,3]。出现瘢痕狭窄的患儿,远期食管腺癌的发生率增加1 000倍,常出现于10年到25年之后,应务必向家属交代相关预后,密切监测[2,3]。

(二)食管异物

儿童因喜将物品嘬在口中玩耍,误吞而造成食管异物(foreign body in esophagus)。常见的异物为硬币、纽扣、微型电池、别针、塑料盖、骨片、枣核等。

【部位】 食管异物停留的部位取决于异物的大小、形状、质地和食管本身有无病变。约70%左右异物停留在环咽肌及其下方,此处食管腔狭窄蠕动较弱,15%左右在食管中1/3管腔内,10%左右可达食管下1/3[1]。异物损伤食管的主要机制包括3个:①管腔梗阻及压迫周围组织;②尖锐边缘损伤组织器官;③继发体内化学损伤。因此,在询问病史及评估病情时应考虑不同异物的特点进行判断,选择不同的治疗方案。

【临床表现】 吞入异物的最初表现为哽噎、疼痛、流涎、吞咽困难、呕吐。食管黏膜有裂伤时可吐出血水。误吸及较大异物压迫气管致咳嗽、呼吸困难、喘鸣甚至窒息。食管异物的常见合并症为食管炎、食管气管瘘、食管穿孔、纵隔炎、食管周围脓肿或上纵隔脓肿,偶可见呼吸道感染。如局部炎症涉及或异物伤及主动脉可发生大出血,危及生命。某些异物(如电池)还可通过体内的化学反应损伤食管,甚至导致穿孔。

【诊断】 诊断主要依靠病史、临床症状和放射学检查。胸部正侧位片可显示不透 X 线的金属异物;而多次小口吞咽造影剂,显示食管局限性充盈缺损,可提示透光异物存在。对于考虑食管穿孔、异物进入纵隔的患儿,应及时进行胸部 CT 平扫或者增强扫描观察纵隔结构。

【治疗】 重点在于预防,加强对儿童的监护,将危险的异物与儿童尤其是婴幼儿隔离,避免吞服。食管异物一经确诊即需用电子胃镜尽快取出异物。如异物嵌入食管壁内或穿出食管外,应行外科手术取出。对食管异物的合并症应及时进行对症及对因处理。

四、食管动力障碍性疾病

食管连接咽部和胃,功能是传送食物和防止反流。它分为三个功能部分,即食管上括约肌(upper esophageal sphincter, UES)、食管体部、食管下括约肌(lower esophageal sphincter, LES)。静息时 UES 和 LES 关闭,并保持高压,防止胃内容物反流入食管及口咽部;吞咽时 UES 出现松弛,一旦食物进入食管,UES 迅速关闭,并诱发 LES 松弛,通过食管体部的推进性蠕动使食团通过食管进入胃内。食管体部受中枢和周围神经控制,LES 的压力则由壁内平滑肌和神经、激素的调控决定。

食管动力障碍性疾病(esophageal motility disorder)可分为原发性和继发性两种。原发性的主要有:胃食管反流病(gastroesophageal reflux disease, GERD)、贲门失弛缓症(achalasia)、弥漫性食管痉挛(diffuse esophageal spasm, DES)、非特异性食管运动障碍性疾病(nonspecific esophageal motor dysfunction, NEMD)等。继发性的主要继发于硬皮病等结缔组织病、糖尿病、嗜酸细胞性食管炎、美洲锥虫病(Chagas disease)、神经和/或肌肉疾病。

(一)食管动力功能检测方法

1. 食管 pH 值监测(esophageal pH monitoring)

食管 pH 值监测需用食管 pH 值监测仪(含 pH 电极、记录仪、缓冲液及微电脑)。儿科常用的 pH 电极为锑电极,缓冲液校正后经鼻插入至 LES 上缘以上 3~5cm 处,数据连接在 pH 值记录仪上。可持续 24 小时,期间不限制活动,力求接近生理状态。在检查过程中记录进餐、体位变化的起止时间和症状发生的时间,检测结束后分析反流和症状之间的相关性。食管下端 pH 值降到 4.0 以下持续 15 秒以上为一次酸反流,监测指标有食管 pH 值<4 的次数、总食管 pH 值<4 的时间占总监测时间的百分比(亦称为酸反流指数,RI)及其立位和卧位时百分比、反流持续时间 ≥5 分钟的次数、最长反流持续时间和综合评分,其中以酸反流指数和综合评分最具诊断价值。监测 24 小时内食管下端 pH 值水平,反映昼夜酸反流的节律和反流的程度,在胃食管反流病的诊断和鉴别诊断中有较高的价值。也适用于非心源性胸痛、非典型症状的反流患者如咳嗽、哮喘等的病因确定,抗反流手术及抗反流药物疗效的评价。

2. 食管测压(esophageal manometry) 根据测压原理的不同,分为微量水灌注测压系统和固态测压系统。前者包含测压导管、压力感受器、液压毛细管灌注系统、多导生理记录仪等,测压导管可分为 4 侧孔和 8 侧孔导管,通过牵拉法测定食管各段压力。在食管腔内放置测压导管,导管侧孔出水受到一定的阻力,此阻力传到压力感受器上被感知,并将压力信号转换成电的信号,通过直流放大记录或电子计算机收集信息并处理结果。固态测压系统的压力感受点直接位于测压导管上,不需水灌注。目前多趋向于采用高分辨率食管测压(high-resolution manometry, HRM),也分为微量水灌注测压系统和固态测压系统,测压导管压力感受器排列更密集(可达到每 1cm 分布一个压力感受器),插管一步到位,无需牵拉,即可得出与传统相比高清的括约肌、近段食管(骨骼肌)、食管骨骼肌平滑肌移行区(transition zone, TZ)、中远段食管(平滑肌)的压力,使食管测压变得快速而高效。在图像显示上,不再采用线性图的方式,引入地形学中时空图的显示技术,得出的图像直观而细致,提高了诊断的准确性及简单性,对贲门失弛缓症、硬皮病、弥漫性食管痉挛、食管裂孔疝等有很高的诊断价值。

3. 食管阻抗(impedance)测定 根据物质传导性不同,阻抗也不同的原理,当不同物质(气体、液体、固体)通过两个电极时产生的阻抗是不同的。多通道腔内阻抗(multichannel intraluminal impedance, MII)是将含有 6~7 个阻抗感受器(电极)的一根导管置于食管中,每个电极之间的距离相同,根据其阻抗值的不同和变化

26章

情况,了解食管反流物的性质和走行状态。阻抗值偏离基线≥50%时被认为发生了一次反流。阻抗技术目前多与 pH 值监测或者 HRM 联用,分别称为 24 小时 pH-MII 技术和高分辨率测压阻抗(high-resolution impedance manometry,HRIM)技术。24 小时 pH-MII 技术可以明确反流的发生以及反流物的理化性质,最终区分酸反流和非酸反流,气体反流与混合反流,对于明确胃食管反流病的病因有重要意义。HRIM 技术可以在了解食管各部分压力状况的同时明确食团被蠕动推进和通过胃食管连接部进入胃内的过程,多方位地明确食管动力状况。

4. 影像学检查

(1)核素法:吞咽或口服放射性核素^{99m}Tc 标记的液体试餐后,进行 γ 照相,可判断食管通过时间和有无胃食管反流及反流物的肺部吸入。

(2)钡剂法:口服钡剂,摄食管 X 线片。可判断食管排空时间和蠕动情况,常用于排查胃食管解剖结构的异常(消化道畸形、梗阻、食管裂孔疝、贲门失弛症等),不建议用于胃食管反流病的诊断。

(二)胃食管反流和胃食管反流病

胃食管反流(gastroesophageal reflux,GER)是指胃内容反流入食管,甚至口咽部,可分为生理性和病理性两种。多数 GER 为生理性,随年龄增加反流逐渐减轻,1 岁左右自然缓解,未引起不良后果,生长发育不受影响;如患儿反流较重,引起的具有一系列食管内、外症状和/或并发症的临床综合征,甚至影响正常生长发育,需要干预和治疗,可视其为病理性,即胃食管反流病(gastroesophageal reflux disease,GERD)。根据胃镜下食管黏膜表现,GERD 通常分为 3 类:非糜烂性反流病(non-erosive reflux disease,NERD)、反流性食管炎(reflux esophagitis,RE)和巴雷特食管(Barrett esophagus,BE)。其中巴雷特食管是由于食管下端鳞状上皮被化生柱状上皮所代替,易发生食管溃疡、狭窄和腺癌。儿童期巴雷特食管发生率远低于成人。成人资料食管腺癌发生率比普通人高 30~50 倍,但儿童期腺癌极为罕见。

【发病机制与病理生理】 GERD 是抗反流防御机制下降和反流物对食管黏膜攻击增强的结果。抗反流防御机制包括食管正常蠕动、唾液冲洗作用及胃食管交界(gastroesophageal junction,GEJ)抗反流的解剖结构(LES、膈下腹段、膈肌脚、膈食管韧带、食管与胃间 His 角)。反流物有胃酸、胃蛋白酶、胆酸和胰酶等。主要发病机制如下:

1. 抗反流屏障功能低下

(1)食管下括约肌(low esophageal sphincter,LES)压力低下,LES 是食管下段与胃连接处环形平滑肌形成的功能高压区,是最主要的抗反流屏障,LES 压力降低是引起 GER 的重要因素。LES 在吞咽时反射性松弛,静息状态保持一定张力使食管下端关闭。当腹腔压增高时 LES 压力相应增高以防止反流发生。研究发现 GERD 患儿 LES 长度缩短、压力减低,故认为 LES 压力下降是导致 GERD 的主要原因。孕 27 周早产儿 LES 压力仅 0.67kPa(5mmHg),足月儿可达 3.07kPa(23mmHg),早产儿有更多 GER 发生。严重中枢神经系统异常(脑瘫和智力低下)患儿中易患 GERD,伴脊柱侧弯患儿更明显,可能是此类患儿腹内压偏高,抗反流屏障功能低下。其他降低 LES 压力的因素有食物(如巧克力)、激素(如促胰液素、胆囊收缩素)、药物(如茶碱和抗组胺药)。

(2)频发的短暂性 LES 松弛(TLESR)是指非吞咽情况下 LES 发生自发性松弛,松弛前后无任何吞咽动作,可持续 8~10 秒,长于吞咽诱发的 LES 松弛。目前认为,90% 左右的 GER 是由于 TLESR 引起的。胃十二指肠功能减弱、胃排空延迟使胃容量和压力增加易诱发 LESR。

(3)LES 周围组织抗反流作用减弱:①食管与胃夹角(His 角)正常为 30°~50°,胃底扩张时胃肌层悬带紧张使角度变锐起瓣膜作用,可防止反流。新生儿和婴儿 His 角较钝,易反流。②腹部食管段和膈肌脚(crus of diaphragm)的束肌纤维似套索样包绕食管下端,起到"弹簧夹样"的夹闭作用。与胸腔内负压不同,腹腔内食管段可受腹内正压影响使 LES 腹段保持闭合。但食管裂孔疝患儿腹腔段食管短或缺如,抗反流作用消失。③食管下端黏膜的玫瑰花瓣状折叠,增强 LES 收缩,加强抗反流能力,如受损可导致反流。

2. 食管廓清能力降低

食管廓清能力是依靠食管的推进性蠕动、食物的重力、唾液的冲洗以及食管黏膜分泌的碳酸氢盐中和酸的共同作用。正常状态下,GER 能引起食管继发性蠕动,同时唾液正常分泌冲洗、中和并迅速清除反流物。当食管蠕动减弱或消失,或出现病理性蠕动,或唾液分泌异常时,食管清除反流物的能力下降,有害的反流物质在食管内停留时间延长,增加了对黏膜的损伤。

3. 食管黏膜的屏障功能破坏

屏障作用是由含不移动水及碳酸氢根的黏液层、多层鳞状上皮细胞、上皮细胞间的紧密连接、细胞内缓冲离子、黏膜下丰富的毛细血管和血液供应共同构成。反流物中的某些物质

（主要是胃酸、胃蛋白酶）及十二指肠胃反流物（胆液和胰酶）使食管黏膜的屏障功能破坏，黏膜抵抗力减弱，导致食管黏膜损伤，引起反流性食管炎。

4. 胃、十二指肠功能失常　①胃排空能力低下，使胃内容物和压力增加，当胃内压增高超过 LES 压力时可激发 LES 开放；胃容量增加导致胃扩张，胃酸分泌增加，并使贲门食管段缩短，使其抗反流屏障功能降低。②十二指肠病变时，幽门括约肌关闭不全导致十二指肠胃反流。

【临床表现】

1. 反流相关症状　婴儿溢奶和/或呕吐是婴儿期反流最突出的表现。生理性反流一般在吐奶后没有不适感，少部分婴儿可发展为 GERD。婴儿期与反流相关的常见症状有生长迟缓、喂养困难、拒食、易激惹、哭闹、弓背。婴儿 GERD 的消化道外症状发生相对较少，包括反复咳嗽、喘息、吸入性肺炎、姿势异常或斜颈（桑迪弗综合征），甚至出现明显威胁生命事件（apparent life-threatening events，ALTEs）。食管炎引起喂养困难而摄食不足，体重下降、营养不良和生长停滞是婴幼儿 GERD 的重要合并症。食管炎较重时可引起慢性失血性贫血。

2. 反流性食管炎症状　儿童与婴儿期不同，学龄前和学龄期儿童 GERD 常表现为反胃、反酸、胸痛、胃灼热、进食困难、咽下疼痛，其中大龄儿童更容易描述胸骨后烧灼感和上腹部疼痛。严重的食管炎症可导致呕血和慢性失血性贫血。

3. 与 GERD 相关的食管外症状　研究认为儿童 GERD 与某些食管外表现（extra esophageal manifestations）尤其是呼吸系统、耳鼻咽喉系统症状有相关性。主要机制包括胃内容的气道微量吸入、咽部刺激促进炎性介质释放增加了气管对环境刺激物的反应、食管炎症增强迷走神经调节使气道收缩等。①与 GER 明确相关的症状有反流性咳嗽、反流性咽炎、反流性哮喘。新生儿、婴幼儿极易引起吸入性肺炎，有时甚至导致吸入性窒息、猝死综合征等严重后果。②与 GER 可能相关的食管外症状有鼻窦炎、中耳炎、喉炎、肺纤维化、龋齿等。③窒息和呼吸暂停：窒息和呼吸暂停是 GERD 引起的最严重的呼吸道合并症，多见于小婴儿和早产儿。原因是喉痉挛引起呼吸道梗阻。临床表现为面色青紫和苍白。

【诊断】　因 GERD 在不同年龄的儿童中临床症状相异，单一检查方法都有局限性，故诊断需综合分析。对于无明显系统性疾病的频繁反流和呕吐、反复发作的慢性呼吸道感染、治疗无效的哮喘、胸骨后痛及上腹痛、喂食困难、不明原因的营养不良、发育停滞等症状，应考虑 GERD 的可能。确定诊断需根据病史、临床表现及各项检测技术。

1. 食管 pH 值监测　24 小时动态食管下端 pH 值监测（详细方法见前述），可根据监测指标判断病理性反流及评估疗效，是诊断 GERD 的"金标准"方法。Boix-Ochoa 综合评分>11.99 或酸反流指数（RI）>4% 可诊断为病理性酸反流。目前常结合食管生物电阻抗（impedance）监测判断反流物的性质及区分酸反流和非酸反流。

2. 电子胃镜（gastro-endoscopy）及食管黏膜组织病理学检查　主要判断食管黏膜病变以及有无巴雷特食管。食管炎分级常用洛杉矶分级，国内亦有类似标准：①0 级：食管黏膜无异常，即为 NERD（但可有病理组织学改变）；②Ⅰ级：食管黏膜点状或条状发红、糜烂、无融合现象；③Ⅱ级：食管黏膜有条状发红、糜烂，并有融合但小于周径的 2/3；④Ⅲ级：食管黏膜病变广泛发红、糜烂融合呈全周性或有溃疡。难治性食管炎常需组织活检以除外嗜酸性粒细胞性食管炎、食管克罗恩病等。

3. 食管测压（esophageal manometry）及高分辨率测压　能显示 LES 压力低下、频发 TLESR 及食管蠕动收缩波幅低下或消失，主要用于评估食管动力功能，不建议作为 GERD 的诊断依据。

4. 上消化道钡餐造影　目前主要用于排除胃食管解剖结构的异常如食管裂孔疝、贲门失弛缓症、胃扭转等疾病及食管蠕动能力的评估，不建议用于诊断 GERD。

5. 胃食管放射性核素闪烁扫描　患儿吞服 ^{99m}Tc 标记液体，定时 γ 照相，可观察食管廓清、GER 发生和胃排空能力。肺内核素增强时表示反流引起肺部吸入。

【鉴别诊断】　因 GER 的症状随年龄而不同，且非特异性，所以首先应详细询问病史、认真体格检查并配合适当的技术检测进行鉴别。如呕吐应鉴别神经、代谢等各系统原因；胸痛应鉴别心源性和非心源性各种原因；食管炎应鉴别嗜酸性粒细胞性食管炎、感染性和药物性食管炎等。嗜酸性粒细胞性食管炎（eosinophilic esophagitis，EG）的临床表现并无特异性，婴幼儿主要表现为喂养困难，大龄儿童则主要表现为呕吐和胸痛，内镜下可发现食管黏膜沟犁样或者气管环样改变，甚至出现管腔狭窄，多部位、多点活检病理可发现食管黏膜组织嗜酸性粒细胞计数升高（>15 个/高倍视野）。

【治疗】　GERD 的治疗方法和效果取决于它的程度和病因。对无合并症的婴儿可先采用体位和饮食治疗，年长儿有明显症状者需应用药物治疗，少数症状严

26章

重患儿需进行抗反流手术治疗。治疗目的为缓解症状、改善生活质量以及防治并发症(营养不良、贫血和食管狭窄等)。

1. 体位治疗(body position)　一种简单、有效的治疗方法。新生儿和婴幼儿的最合适体位为左侧卧位,可有效减少 TLESR 发生,减少反流,减轻反流症状。将床头抬高 15°~30°,可改善婴儿呕吐。虽然俯卧位能促进胃排空减轻 GERD 症状,但研究显示俯卧位有增加婴儿猝死的风险,目前主张婴儿睡眠时采仰卧位。

2. 饮食治疗　稠厚的婴儿饮食(反流婴儿专用乳品或在牛乳中加入适量谷物)、少量多次喂养、避免过饱和睡前进食、减肥及控制体重,同时回避能降低 LES 压力和增加胃酸分泌的食物(咖啡、高糖、高脂饮料和辛辣食品)和药物(钙离子通道阻滞剂等)。

3. 药物治疗　适应于体位和饮食治疗无效的患儿,包括抑酸剂、胃肠促动力剂和黏膜保护剂。

(1)抑酸剂:能减少胃酸分泌,减轻反流物对食管黏膜刺激,是治疗及预防反流性食管炎的重要措施。推荐降阶"step-down"方案,先用质子泵抑制剂(proton pump inhibitor,PPI),黏膜愈合率高于组胺 H_2 受体拮抗剂(H_2RA),后减量维持或者改用 H_2RA,疗程 8~12 周,也可根据病情延长疗程,予以减量维持或者按需治疗(on demand)。PPI 常用奥美拉唑(omeprazole),由于 *CYP2C19* 基因多态性在不同人种之间有所差异,国内儿童剂量小于国外推荐剂量,常用 0.5~1.0mg/(kg·d),早餐前 30 分钟顿服。目前尚可选择兰索拉唑(lansoprazole)、泮托拉唑(pantoprazole)和埃索美拉唑(esoprazole)等其他 PPI 制剂,但选择药物前需与家长有效沟通。H_2RA:西咪替丁(甲氰咪胍,cimidine)每次 5~10mg/kg,每日服 4 次,饭前 15~30 分钟及睡前服。雷尼替丁(ranitidine)4~6mg/(kg·d),法莫替丁(famotidine)0.6~0.8mg/(kg·d),每日分 2 次,但需注意患儿适用年龄。

(2)胃肠促动力剂(prokinetic agent):GERD 是胃肠动力性疾病,治疗理论上应改善动力。多潘立酮(domperidone),为一种周围性多巴胺拮抗剂。能增加胃排空,但对食管动力改善不明显。剂量每次 0.2~0.3mg/kg,日服 3 次,饭前 15~30 分钟服,疗程 2~4 周,但需注意心血管系统并发症,不宜超剂量、超疗程服用,必要时进行心电图监测。

(3)黏膜保护剂:保护黏膜免受盐酸、胆盐和胰蛋白酶的侵蚀,黏膜愈合率低于抑酸药,可以作为抑酸药的辅助治疗。常用硫糖铝(sucralfate)、铝碳酸镁、枸橼酸铋钾和麦滋林等,能与糜烂、溃疡面结合形成屏障,阻止黏膜被侵袭物消化。其中铝碳酸镁对于胆汁反流有一定疗效。

4. 外科治疗　目前 GERD 仍以非药物治疗和药物治疗为主,对于保守治疗疗效欠佳的下述情况可考虑手术抗反流治疗:食管炎伴严重的食管裂孔疝;严重并发症,如难治性溃疡、反复出血、穿孔、食管瘢痕狭窄;伴有严重的食管外并发症;疑有恶变倾向的巴雷特食管。常用手术为 Nissen 胃底折叠术。现已开展腹腔镜进行手术,取得较好疗效。如合并食管裂孔疝可进行修补和抗反流术。

(三)贲门失弛缓症

贲门失弛缓症(achalasia)是一种原发性食管动力障碍性疾病。其特征是吞咽时食管下括约肌(lower esophageal sphincter,LES)松弛障碍,平滑肌段食管缺乏蠕动性收缩,从而导致食管功能性梗阻,临床上表现为吞咽困难、胸痛、反流和体重下降。本症于 1672 年由 Thomas William 首先报道,当时称为"贲门痉挛"。1937 年,lend rum 认为本症可能是 LES 松弛障碍所致,并将本病命名为"achalasia"。本病是一种少见病,发病率为(0.5~1)/10 万,与年龄、性别、种族无明显关系,多见于 20~40 岁年龄组,儿童少见。在儿科患者中,学龄前儿童少见,平均发病年龄 8.8 岁,仅 5% 在新生儿期发病,20% 发生在 1 岁以内。

【病因】　本病的病因尚不清楚,可能的相关因素包括:遗传、自身免疫、感染、神经元细胞退行性变、精神和环境因素等。有认为病毒感染、毒素、营养缺乏及局部炎症可能是本病的病因,但在迷走神经和壁内神经丛的电镜检查中未能发现病毒颗粒,不支持病毒感染学说。临床研究发现,精神顾虑可使患儿症状加重,考虑是否由于精神刺激引起皮质神经功能障碍,导致中枢及自主神经功能紊乱而发病。该病可与家族性自主神经功能异常、家族性糖皮质激素不足、Rozycki 综合征、淀粉样变性、遗传性小脑共济失调、下颌面骨发育不全等遗传性疾病共存。该病可能为常染色体隐性遗传,但流行病学调查并未发现在遗传性疾病的家族中贲门失弛缓症的发病率高,也没有提示贲门失弛缓症的发生有明显的家族聚集现象。

【病理与病理生理】　本病累及食管体部及 LES,导致食管蠕动障碍和 LES 不完全松弛(incomplete LES relaxation)。疾病早期,食管形态基本正常,无神经节细胞损伤及神经纤维化;中晚期食管体部扩张、延长、扭曲、食管变薄,但环形肌可肥厚,LES 无明显解剖学异常。组织学检查肌间神经丛即奥尔巴克神经丛神经节细胞减少至缺失,单核细胞和淋巴细胞浸润,并有广泛的肌神经纤维化。

目前一般认为,该病属神经源性疾病,可能与感染后的自身免疫有关,是基因易感性的人群由免疫介导对病毒的反应。自身免疫导致神经退行性病变,影响食管体部和食管下括约肌功能。目前大量的研究表明患者的病理改变在神经而不在肌肉,提出了神经源性学说。该学说认为贲门失弛缓症不是 LES 本身的病变,而是支配 LES 的肌间神经丛减少或缺乏引起。食管的正常运动和 LES 的正常舒缩功能受中枢迷走神经、颈、胸交感神经和食管壁内的肌间神经丛共同精细调节。食管近端包括食管上括约肌(UES)受迷走中枢直接控制,食管远端(包括 LES)主要由壁内神经环路支配。壁内神经系统由两种重要神经元,一种为胆碱能神经元,释放乙酰胆碱通过平滑肌膜上的毒蕈碱受体 2(M_2)兴奋环行和纵行平滑肌引起收缩,另一种是抑制环行肌层的非肾上腺能非胆碱能(NANC)神经元。NANC 神经元由氮能和肽能神经元构成。氮能神经释放的一氧化氮(NO)和肽能神经释放的血管活性肠肽(VIP)和降钙素相关肽(CGRP)等多肽调节 LES 的松弛。肽能神经中以 VIP 分布最广泛。LES 的松弛主要是依靠氮能神经释放的 NO 来调节。NO 是由细胞内左旋精氨酸在一氧化氮合酶(NOS)作用下释放出来,通过扩散方式进入 LES 平滑肌细胞内,激活可溶性鸟苷酸环化酶(sGC),使细胞内 cGMP 增加,再激活 cGMP 依赖性蛋白酶(CG-PK),引起 LES 平滑肌松弛。近年的研究还发现神经纤维与平滑肌之间有一种间充质细胞,其胞质内有 NOS,氮能神经元释放 NO 作用于间充质细胞,使之合成 NO,从而放大了 NO 向 LES 的信号传递。LES 本身也存在神经型一氧化氮合酶(nNOS),也能释放 NO 直接松弛 LES。也有研究认为 LES 松弛反射是由局部释放的 NO 及 VIP 共同来完成。贲门失弛缓症主要病理生理机制是特发的、不可逆的奥尔巴克肠肌神经丛节后抑制性神经元的丢失,由于释放一氧化氮的抑制性神经的缺失导致一氧化氮所执行的功能降低,导致 LES 松弛不全。而胆碱能神经较少受到损伤,仍能执行收缩的功能,故在吞咽时食物不能通过 LES 进入胃内。

由于迷走中枢及食管壁神经丛病变、抑制性神经递质缺乏、食管去神经性萎缩和迷走神经功能障碍等因素导致 LES 静息压升高;吞咽时 LES 松弛不全或完全不能松弛;食管体部失蠕动和运动不协调,对食物无推动作用,使食物滞留于食管内,当食管内压超过 LES 压力时,由于重力作用,少量食物才能缓慢通过。长期的食管内容物残留,导致食管扩张、延长和弯曲,食管炎症、溃疡或癌变。

【临床表现】 本病的主要表现有吞咽困难(dysphagia)、反食、呕吐、液体溢入气管引起咳嗽、肺部感染或继发支气管扩张、体重不增或下降。

1. **呕吐** 婴幼儿期发病者主要表现为呕吐和喂养困难。呕吐物常为未凝固的奶,呕吐易被误诊为胃食管反流。

2. **吞咽困难** 是儿童期患儿最常见及最早出现的症状。早期症状不十分明显,仅表现为进食慢,症状时轻时重或间断发生,可因情绪变化、食物刺激而突然加重。患儿进食后常有堵塞感,并因吞咽困难而减少进食。后期可为持续性,流质和唾液吞咽也出现困难。少数患者需要站立、挺胸、大量饮水或做 Valsalva 动作以增加重力和食管压力,克服 LES 阻力而使食物进入胃内。

3. **反流和呼吸道症状** 70%患儿存在,反流好发于餐后。患病早期因食管未扩张,LES 尚能通过食物,食管内潴留物不多,反流较少。随病情进展潴留物增多而发生反流,可因反流物误吸导致咳嗽、声音嘶哑、呼吸道感染或哮喘发作,小婴儿可发生窒息。

4. **胸痛和/或胃灼热感** 见于 30%~50%患儿。年长儿可陈述胸痛和/或胃灼热感。疼痛位于胸骨后、剑突下或胸骨下端,可放射到肩、颈、心前区。疼痛为针刺样或烧灼样、隐痛或挤压样痛。大多发生在进食时,也可自发性疼痛。

5. **其他** 由于呕吐、咽下困难、喂养困难及不愿进食导致摄入不足,造成体重下降、营养不良和生长发育迟缓。

【诊断与鉴别诊断】 本病的诊断主要根据临床表现及必要的实验室检查。X 线食管钡餐造影、电子胃镜、食管测压等,对本病的诊断均有重要意义。

1. **X 线检查** 包括上消化道钡餐透视和胸部 X 线检查,是诊断贲门失弛缓症的有效手段,能动态观察到钡剂通过食管的影像。早期食管钡剂尚能通过,但减慢,食管无扩张;失代偿期食管蠕动消失,呈现不同程度的扩张、延长与弯曲,上端扩大,潴留物多,下段扩张、末端变细、LES 紧密呈"鸟嘴"(bird beak)状。吞咽时不开放(图 26-1),吸入硝酸异戊酯后有可能松弛。由于食管上段为骨骼肌,受累较轻,可保持正常形态功能。胸部 X 线片早期无特殊表现,中晚期有食管扩张时,可见右纵隔影增宽,有时可见气液面。如伴有呼吸道疾患则可见肺炎、支气管扩张、肺脓肿等 X 线征象。有报道贲门失弛缓症患者钡剂食管造影诊断阳性率约64%,特异性为75%。

26章

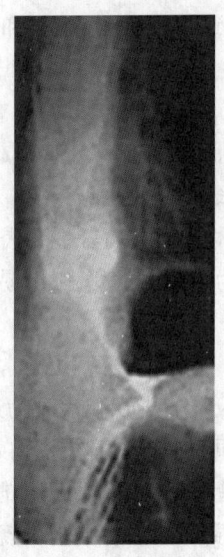

图26-1 食管钡餐造影

患儿,男,14岁,咽下困难、腹胀、有时呕吐6年。

2. 胃镜检查 内镜下可见食管腔扩大,内含大量食物及液体,贲门口持续紧闭,推进内镜虽有阻力,但是稍用力即可通过并进入胃腔。如贲门口狭窄僵硬通过困难,应除外局部肿瘤和畸形(如异位软骨环)。但单用上消化道内镜能诊断者<33%,如果食管扩张不明显,又无残留食物,有可能内镜检查作不出诊断。由于食管内长期食物存留刺激,食管黏膜可伴有炎症,严重者合并乳白色、豆腐渣样的白念珠菌感染,即真菌性食管炎。

3. 食管测压(esophageal manometry) 食管测压对诊断贲门失弛缓症有高度敏感性,同时可作为药物治疗疗效、扩张术、食管肌切开术和食管功能评价的一种量化指标。测压结果特点是食管远端2/3失蠕动以及LES松弛障碍,表现为:①食管体部中下段正常蠕动消失,取而代之为低幅同步收缩波,这是本病最突出的一个特点。但此种改变并非贲门失弛缓症所特有,硬皮病、皮肌炎等疾病的患者也有同样表现,应予区别。②吞咽时LES松弛障碍。③LES基础压升高。④食管体部静息压高于胃内压。其中①和②是必需的,贲门失弛缓症患者LES压力升高只有50%,LES压力、食管体部静息压也可正常或降低。食管测压还能将贲门失弛缓症和弥漫性食管痉挛、LES高压等其他食管动力病变区分开来。根据高分辨率食管测压结果,可将贲门失弛缓症分为3型:①末端食管压力没有增加的贲门失弛缓症;②末端食管压力升高的贲门失弛缓症;③伴有食管痉挛的贲门失弛缓症。不同类型的贲门失弛缓症对于药物或手术治疗效果不同,第二种类型治疗效果最好,第三种类型最差。有报道33例食管测压诊断的贲门失弛缓症患儿中,只有27例食管X线检查被诊断为本病,而内镜得到正确诊断的不到1/3。

本病需与部分儿童食管运动障碍性疾病进行鉴别,包括胃食管反流病、弥漫性食管痉挛和胡桃夹食管等,临床表现可类似贲门失弛缓症,但放射学检查、食管压力测定和内镜检查有所不同,不难鉴别。例如:胃食管反流食管测压可见LES压力正常或降低,松弛功能亦无障碍。弥漫性食管痉挛食管体部出现高幅、非推进性的蠕动波,LES压力及松弛功能正常。同时,应除外系统性疾病如神经系统疾病(如吉兰-巴雷综合征)、恶性肿瘤(如淋巴瘤)导致的继发性贲门失弛缓症。

【治疗】 贲门失弛缓症有多种治疗方法,但没有一种方法能达到根治,因为目前还没有能够消除食管和LES运动功能障碍的方法。一个恰当的治疗方案应综合考虑患儿的身体状况和患儿对缓解症状的预期效果。本病的治疗目的主要是改善LES松弛功能,尽可能让食物(液体和固体)正常通过,但又不引起胃食管反流,从而缓解症状、改善生活质量、纠正营养状态和防治并发症。治疗方法包括:一般治疗、药物治疗、LES肉毒素注射、内镜下扩张术、经口内镜下肌切开术(POEM)和外科手术治疗。目前以内镜下治疗扩张、POEM和外科手术治疗较为肯定有效。

1. 一般治疗 应保持乐观、稳定情绪,避免刺激,如有精神、心理障碍,应给以心理治疗及必要的镇静剂。注意饮食习惯,少食多餐,进食质软、热能丰富的食物,细嚼慢咽,避免过冷过热和刺激性食物。饭后1~2小时内不宜卧位,睡眠时采用高枕卧位,以减少食物反流以及反流物误吸而引起的窒息,尤其是婴幼儿。对于呕吐严重、喂养困难患儿,并可通过输液,给予必要的热能、维生素,及时纠正水电解质和酸碱平衡紊乱,预防和治疗营养不良。

2. 药物治疗(medication) 对于早期、暂时不需要内镜下扩张和手术患儿,可以选择对于LES平滑肌具有松弛作用的药物,改善食管排空,缓解症状。药理学上改善LES松弛药物有钙通道阻滞剂、长效硝酸盐类、β_2-受体激动剂、抗胆碱能药物以及磷酸二酯酶抑制剂等。最近报道药物治疗前景较大的是应用舌下含服硝苯地平和β_2-受体激动剂,后者可产生延长而有剂量依赖性的LES抑制作用。药物治疗虽能降低LES压力并可暂时缓解吞咽困难,但不能改善食管蠕动。且长期效果受药物副作用和患者耐受性的限制,治疗效果尚难令人满意。

(1)硝酸盐类:含服硝酸盐类药物能使LES压力下降,可能与NO释放有关。主要药物有硝酸甘油、戊四硝酯、二硝酸异山梨醇,可能起部分缓解症状的作用。应监测血压变化,长期应用会出现耐受性,1年后疗效下降明显。

（2）钙通道阻滞剂:此类药物阻滞钙离子内流而松弛 LES。常用药物有硝苯地平、硫氮酮及维拉帕米。与硝酸盐类药合用,较单一种药物疗效好。

（3）抗焦虑药:有镇静、抗焦虑中枢及肌肉松弛作用。

（4）平滑肌松弛剂:解除平滑肌痉挛,促进食管排空。可用丁溴酸东莨菪碱等药物。

3. 括约肌局部注射术 肉毒毒素(botulinum toxin, BTX)是一种神经肌肉胆碱能阻断剂,内镜直视下 LES 区域多点注射肉毒杆菌毒素,使肉毒毒素和突触前受体结合,抑制神经末梢乙酰胆碱的释放,从而达到使 LES 松弛的目的。根据其血清学的不同肉毒毒素可分为7型,各型的作用略有不同,目前只有 A 型用于临床。注射肉毒毒素治疗贲门失弛缓症,初期有效率达90%,与气囊扩张和贲门括约肌切开术的症状改善情况相近,但长期疗效不尽如人意。并发症包括:皮疹、胸痛等,3%~7%的患儿可出现肉毒素抗体而导致肉毒素抵抗。肉毒毒素注射会导致黏膜和肌层纤维化,注射疗法失败后采取手术治疗,则会加大手术风险,增加手术难度。因此,肉毒毒素注射治疗已少用于临床,仅用于不能耐受手术或扩张,或者手术、扩张禁忌证患者,或作为手术失败的替代疗法,不主张作为一线治疗方法推广。

4. 内镜下食管扩张(esophageal dilatation)疗法 扩张疗法的机制是通过探条或气囊强有力扩张 LES 区域,造成局部环形肌部分断裂,改善 LES 松弛障碍,达到松弛的目的。疗效优于药物治疗和肉毒素局部注射,维持时间长,大部分患儿疗效保持1年以上,部分可达5年以上,是得到肯定的有效治疗方法。可用常规探条扩张器或气囊扩张,由于前者疗效不如后者,因此临床基本采用气囊扩张术。内镜下球囊扩张相对安全,并发症主要是穿孔和反流。食管胃交界处破裂穿孔(发生率2%~6%)、出血,在严重营养不良患儿更易出现,少许患儿可继发反流性食管炎,因此扩张气囊压力应根据患儿情况循序渐进,术后应常规食管 X 线检查,用水溶性造影剂确定有无穿孔。球囊扩张失败后,可再次扩张或行手术治疗,也可行肉毒毒素注射治疗。单次扩张治疗的成功率达55%~75%,经多次扩张可增至90%。尽管球囊扩张术的早期有效性不容置疑,但其远期疗效并不理想,甚至在有些情况下疗效并不确切。目前大多数认为虽然球囊扩张术有操作简单和创伤小等优点,但因其有较高的远期复发率及穿孔、肌层纤维化等并发症,

效果不及手术治疗。

5. 经口内镜下肌切开术(peroral endoscopic myotomy,POEM) 属于内镜下治疗贲门失弛缓症的新兴技术,主要是利用胃镜直视下行食管下段纵行肌的切开,以解除 LES 的松弛障碍。自2010年应用于临床,成人患者已广泛开展,已取得较好的疗效,但长期疗效及远期并发症仍有待随访和观察,在儿童中疗效及安全性尚待明确,经详细评估后实施。通过经口内镜,在食管黏膜层与固有肌层之间建立一条隧道,达到隧道的长度一般从食管中段的切口延伸至胃食管连接部(gastroesophageal junction,GEJ)远端,即至胃食管交界下方2~3cm,并通过该隧道,在胃镜直视下切开食管下段及贲门周围的环行肌肉(LES 部位),以治疗贲门失弛缓症,之后再用止血金属夹闭合黏膜表层裂口,顺利者通常1小时左右可结束手术。建立隧道和肌层切开,是构成 POEM 技术的两个核心要素,其技术起源来自于内镜下黏膜剥离术(endoscopic submucosal dissection,ESD)和经自然腔道内镜手术(natural orifice transluminal endoscopic surgery,NOTES)。目前,POEM 治疗贲门失弛缓症手术的成功率为90.9%~100%,患儿术后的近期症状缓解率为93.4%~100%,同时术后 LESP 也明显降低。其并发症主要包括:①气体相关并发症:气胸、纵隔积气、腹腔积气和皮下气肿等;②隧道局部黏膜穿孔;③胃食管反流。目前并发症发生率尚无统一数据,可能与手术方式不同、术者经验和患儿病情严重程度相关。

其他内镜下治疗方法还有内镜下支架植入术、微波治疗等,前者是在食管下端狭窄部位放置支架,以扩张食管狭窄部位,改善症状,并可造成 LES 撕裂,达到治疗目的;后者是利用微波对 LES 产生部分破坏,使 LES 松弛。这些方法的疗效及安全性有待于更多的研究。

6. 手术治疗 对于多次内科治疗无效、食管迂曲或扩张、扩张器不能通过以及不能耐受扩张术者,可进行外科手术治疗,以防止营养不良影响患儿生长发育。外科手术治疗主要是贲门肌的切开术,通过对沿食管纵轴贲门肌的切开并在黏膜外的剥离,以松弛 LES,由于打破 LES 的环形包绕,效果较好。Ernst Heller 最早于1913年在莱比锡实施第1例贲门肌切开术治疗贲门失弛缓症,并取得较好疗效,因而称为"Heller 括约肌切开术"。Heller 手术有效率为80%~90%,其近期并发症为食管穿孔(10%~50%),远期主要并发胃食管反流和食管狭窄(5%)。手术可经胸、经腹,或使用腹腔镜、胸腔镜实施,其中腹腔镜下贲门肌切开术疗效明显优于其他

3 种途径。由于经胸、经腹手术创伤较大,在微创手术没有开展之前,选择手术的患者和医师较少,到 20 世纪 80 年代末,内镜下扩张一直是首选治疗法。Shimi 等于 1991 年首次报道腹腔镜下 Heller 括约肌切开术,与其他手术方式及治疗方式相比最有效,缓解时间最长,大多数专家推广其为治疗贲门失弛缓症的一线首选方式。此后,在 Heller 术的基础上改良并附加各种抗反流手术,即经食管前方(Dor)或后方(Toupet)进行胃底部分折叠,其中 Dor 方式较为常用。但外科手术的远期疗效尚待观察,目前也面临 POEM 的挑战。

(江米足　徐樨巍)

参考文献

[1] 陈洁,许春娣,黄志华. 儿童胃肠肝胆胰疾病. 北京:中国医药科技出版社,2006,123-133.

[2] ASADA M,VARUT L. Role of endoscopy in caustic injury of the esophagus. World J Gastrointest Endosc,2018,16;10(10):274-282.

[3] PRASIT M,PRAKITPUNTHU T,NUTTORN B,et al. A prospective randomized controlled trial of omeprazole for preventing esophageal stricture in grade 2b and 3a corrosive esophageal injuries. Surg Endosc,2021,35(6):2759-2764.

第 2 节　消化功能紊乱症

一、厌食症

厌食症(anorexia)是指排除全身性和消化道器质性疾病,较长时间的食欲减退或消失、食量减少(低于其所需量的 70%),甚至拒食的一种常见病症。本病迁延日久,患儿精神疲惫、体重减轻,导致营养不良、贫血、佝偻病、以及免疫力下降,出现反复呼吸道感染。长期厌食严重影响小儿的生长发育、营养状况以及智力发育。

【病因】　小儿厌食首先是一种摄食行为(ingestive behavior)异常的表现,临床可伴或不伴胃肠道功能的异常。其病因除与急、慢性感染性疾病及药物影响有关外,还与喂养方式、饮食习惯、精神心理、社会环境、自然环境等因素有关。

1. 未及时添加辅食　有研究证实婴儿对于辅食的添加有不同的敏感期,味觉敏感期在婴儿期 4~6 个月时,食物质地敏感期在婴儿期 6~7 个月。Skuss D 等认为,如果此期未给予各种味道、各种质地的食物,婴儿往往在 1 岁后拒食新口味和不同质地的食物,因而造成偏食和食谱单调。国内有人分析了传统喂养与儿童厌食症的关系,发现婴儿期日夜频繁喂乳、断乳年龄过大、加辅食年龄太晚、品种和方式不当可使小儿在 1 岁左右发生厌食。

2. 疾病因素　大多数疾病都可导致儿童的食欲下降。患胃肠炎、消化性溃疡、肝炎或结核等病时,厌食尤其突出。儿童在患病并伴有发热时,可使其消化吸收功能降低,引起不思饮食现象。另如肠道寄生虫感染、长期便秘或因患肾脏疾病而长期低盐饮食时,亦可引起食欲下降。

3. 药物影响　服用一些药物(如红霉素、磺胺药物等)后,因其对胃黏膜的刺激作用,除引起儿童厌食,还可能伴有腹痛和恶心、呕吐等现象,几乎所有抗生素长期应用都会引起肠道菌群紊乱,微生态失衡,造成腹胀、恶心与厌食。此外,服用过多的钙片、维生素 A 或 D,亦可使儿童出现食欲减退现象。

4. 微量元素(trace elements)缺乏及某些内分泌素不足　维生素 B、微量元素锌缺乏影响了核酸和蛋白的合成,从而影响了味觉素的合成,还可使唾液中磷酸酶减少及黏膜增生,阻塞产生味觉的神经——味蕾,使味蕾的功能减退。B 族维生素缺乏亦可引起儿童味觉功能和胃黏膜消化功能的降低,使其没有食欲和消化能力减弱。某些内分泌因素如甲状腺功能减退(thyroid hypofunction)、肾上腺皮质激素相对不足也可表现厌食。

5. 气候因素　气温高、湿度大,可影响胃肠功能,降低消化液分泌、消化酶活性降低、胃酸减少等,也是引起厌食的原因。所以,一年中儿童胃口不佳现象以夏天为明显,称为夏季厌食症。

6. 饮食习惯不良或饮食结构不合理　平素吃较多的零食;夏天摄入冷饮、饮料过多以及吃饭不定时;父母过分注意孩子的饮食情况等不良因素,均可影响儿童食欲。部分父母对孩子过于溺爱,在饮食结构安排中,蛋白质(蛋、肉、乳类)或糖类(甜食、巧克力等)所占比例过大,反使食欲下降。正常儿童每隔 3~4 小时胃内容物要排空、血糖要下降,就会产生食欲。如果吃饭不定时,饭前吃零食或糖果,胃内总有东西、血糖不下降,就不会有食欲。长期如此,不仅造成偏食、挑食的不良习惯,还可引起胃肠消化吸收功能发生障碍。

7. 神经性厌食(anorexia nervosa)　仅指由于精神因素引起的一类厌食。发病因素与临床表现如下:

(1)急性精神刺激:如小儿受到强烈惊吓之后,精神萎靡、活动受抑制,食欲降低。这种厌食,往往时间不会太长,恐吓心理过去食欲也就会恢复。

(2)亚急性或慢性精神刺激:离开亲人及熟悉的环境进入托儿所或其他新环境时,对新环境不适应,情绪低落,食欲降低,有时饭后出现呕吐。家庭不幸或父母离异,影响儿童情绪导致厌食。

(3)错误教育的影响:①家长对儿童要求过高,限制自由,阻止与其他儿童玩耍,或限他想去的地方,影响其情绪,使食欲降低;②家长过分注意儿童进食,反复诱导或以威胁手段强迫喂食,引起儿童反感,反而导致厌食。

(4)顽固性神经性厌食:个别女孩神经性厌食可十分严重,患儿极度消瘦、无力,与严重营养不良有类似之处。如体温偏低、怕冷、心率减慢、血压偏低、肢端发绀,年长女孩有闭经、贫血,并有维生素、蛋白质缺乏的特征。内分泌检查患儿尿内 17-羟类固醇排出低于正常,血浆皮质醇的含量正常或偏高,下丘脑-垂体-肾上腺系统对地塞米松的反应受到抑制。这些变化亦可见于重度营养不良。有人提出此类患儿可能有间脑神经内分泌功能缺陷,是为病理基础。此外,神经性厌食时,血浆生长激素对低血糖反应减弱,而其他营养不良则正常或加强。厌食患儿对左旋多巴的反应亦受损害。这两种反应与边缘系统下丘脑的功能有密切关系。有的作者怀疑与下丘脑调节食欲的整合中枢功能紊乱有关。

【发病机制】　下丘脑中散在分布着数个调节摄食行为的关键区,如下丘脑外侧区(lateral hypothalamus,LH)、下丘脑腹内侧核(ventromedial hypothalamus nucleus,VMH)、弓状核(arcuate nucleus,ARC)、室旁核(paraventricular nucleus,PVN)等,它们协同合作、相互影响,形成了一个复杂的"食欲调节网络(appetite regulate network,ARN)",其中众多的食欲调节因子(包括多种食欲促进因子和抑制因子)起着重要的信息传递作用。外周和/或中枢脑肠肽分泌紊乱可影响食欲中枢功能活动,进而影响摄食行为,即"脑肠肽-食欲中枢"紊乱是小儿厌食发生发展的重要环节。近年来,发现越来越多的食欲调控信号,如饱食信号瘦素(leptin)、肽 YY3-36(peptide YY 3-36)、胆囊收缩素(chole cystokinin,CCK)、铃蟾素(bombesin)、胰岛素(insulin)等,饥饿信号神经肽 Y(neural peptide Y,NPY)、甘丙肽(galanin)等。饱食

信号增加、饥饿信号降低和两者紊乱均可导致食欲下降,单一信号肽在动物实验中得到了验证。

【诊断】　首先要仔细询问病史,做好体格检查及必要的化验。分清是否由于全身或消化系统疾病引起,是否药物影响,有否微量元素或内分泌素缺乏。还要调查患儿家庭、托儿所及学校环境,有无不良精神刺激与不良的饮食卫生习惯,然后确定病因。

目前无统一的诊断标准,但出现以下几种情况,可考虑为厌食症:①年龄:14 岁以下的儿童。②病程:2 个月及以上。③食欲明显减退,不思饮食甚至拒食,进食量比过去明显减少:3 岁以下儿童每天面食、米饭、面包等谷类食物摄取量不足 50g,3 岁以上儿童每天谷类食物摄取总量不足 75g,同时,肉、蛋、奶等摄入量极少。④膳食情况调查:蛋白质热能摄入量不足,仅为标准供给量的 70%,矿物质及维生素摄入量不足,仅为标准供给量的 5%。⑤生长发育:除外遗传因素,小儿的身高、体重均低于同龄正常平均水平,厌食期间身高、体重未见明显增长。

【治疗】　采用中西医联合用药治疗的同时,提供多方面科学合理指导,如健康教育、饮食指导、按摩指导、运动指导、心理指导及针对病因的药物治疗以及预防并发症的相关知识和具体措施。

1. 健康教育(health education)　健康教育是预防小儿厌食症的有效手段之一。使患儿家长了解小儿厌食的病因,使其认识到对健康的危害性,消除顾虑,积极配合医生采取有效措施进行综合治疗。做到早预防、早发现、早治疗。

2. 饮食指导　小儿厌食症主要是由于平素饮食或喂养不当,或父母过于溺爱,片面追求高营养食品、高热量的滋补类食品,使其饮食结构不合理,损伤了脾胃的正常运化功能。如过食糖类、黏腻、生冷以及难消化的食物;或任其行喜养成偏食习惯、生活无规律、饥饱无度等均可导致脾胃损伤。故培养良好的饮食卫生习惯是预治小儿厌食症的关键。如定时按顿进食,适当控制零食,饭前不吃零食,以免血糖升高影响食欲,饭后吃水果,睡醒午觉可以集中吃点糕点和糖果等。家长还应注意经常变换饮食的花样品种,荤素、粗细、干稀搭配,以求均衡营养饮食,不要让孩子偏食。4 个月内的婴儿最好采用纯母乳喂养,以后按顺序合理添加辅食,不应操之过急,小儿饮食以主辅食为主,不要乱加额外的"营养食品",以免增加脾胃负担,引起脾胃损伤。

3. 按摩(massage)　指导将患儿衣服解开,裸露背臀部,平正俯卧。施术者两手半握拳,示指抵于背脊之上,以两手拇指伸向示指方,合力夹住皮肤提起,尔

26章

后做示指向前、拇指向后的翻卷动作,两手交替向前移动。自长强穴起,沿脊柱两旁向上推捏,上至大椎。如此反复 3~5 遍,捏第三遍后,每捏 2~3 把,将皮肤提一下,捏完后以拇指按摩两侧肾俞穴数下。1 次操作 1 分钟左右。每日 1 次,连续 5 日为 1 个疗程。适用于各种类型的厌食症患儿。此法也可教患儿家长学会后在家中施行。背脊部皮肤感染及有紫癜病患儿忌用此疗法。

4. 运动指导 根据患儿的体质采取适宜的运动。适宜的运动可促进新陈代谢,加速能量消耗,促进食欲,有利于儿童身体健康。但避免饭前 30 分钟参加剧烈运动。

5. 心理指导 要给患儿提供舒适、清洁的进食环境,使小儿保持轻松愉快的进食情绪,不要威胁恐吓小儿进食、不强迫进食,避免儿童产生拒绝进食的逆反心理,同时还要让孩子注意力集中吃饭,不要用讲故事、看电视或其他哄劝、引诱手段作为进食的交换条件。

6. 积极治疗原发病 如为全身疾病引起的厌食,原发病治愈后,食欲自然会增加。停用引起胃肠反应的抗生素及其他药物。

7. 纠正微量元素缺乏 若有缺锌,口服葡萄糖酸锌:每日 1~1.5mg/kg,分 2 次口服。缺铁则给予铁剂治疗。

8. 药物治疗 ①助消化剂:口服胃酶合剂或酵母片对增进食欲有一定作用。②胃动力药:如多潘立酮(domperidone),能提高食管下段括约肌张力,促进胃蠕动,加快胃排空,能减轻腹胀,制止恶心、呕吐,对胃肠动力障碍引起的厌食有较好的作用。剂量:每次 0.3mg/kg,每日 3 次口服。疗程 4 周。

9. 神经性厌食治疗 首先要消除引起患儿不宁的各种精神刺激因素。改变不正确的教育方法,使患儿产生良好的情绪。用针灸配合语言暗示有较好的作用。常用穴位为安眠穴、足三里、合谷等。

10. 抗组胺和抗 5-羟色胺药 赛庚啶(cyproheptadine),可作为食欲兴奋剂,有一定效果。剂量:每日 0.25mg/kg,分 2~3 次口服。如效果不佳,6 岁以上患儿可用抗抑郁药阿米替林(amitriptyline),以改善患儿的情绪,提高患儿对进食的兴趣。剂量:1.5~2.5mg/kg,口服,每晚 1 次,在睡前 0.5~1 小时服。一般在 6~12 天后见效。

11. 并发症的预防 使家长了解并发症的危害性。如贫血、营养不良、免疫功能低下易引起各种细菌、病毒和真菌等反复感染,影响小儿身体正常发育,严重甚至危及生命。也应注意避免外界因素(受风寒、外伤等)造成病情加重。

12. 中医治疗

(1)脾运失健

1)主症:食欲缺乏,甚则厌恶进食,食少无味,多食或强迫进食可见脘腹胀满,形体略瘦,面色少华,精神尚好,舌苔薄白或薄腻。

2)治则:调脾助运。

3)常用药:苍术 3~9g、枳实 3~6g、陈皮 3~6g、神曲 3~9g、麦芽 3~9g、鸡内金 3~9g、木香 3~6g、莱菔子 3~9g。

(2)脾胃气虚

1)主症:食欲缺乏,少食懒言,面色萎黄,精神萎靡,大便溏薄,夹不消化食物残渣,舌淡苔薄。

2)治则:健脾益气。

3)常用药:党参 3~9g、茯苓 3~9g、白术 3~9g、甘草 1~3g、扁豆 3~6g、陈皮 3~6g、砂仁 1~3g、薏苡仁 3~9g。

(3)胃阴不足

1)主症:不欲进食,口干舌燥,食少饮多,面色欠华,皮肤失润,大便偏干,舌红少津,苔少或花剥,脉细数。

2)治则:益胃养阴。

3)常用药:乌梅 3~6g、白芍 3~9g、石斛 3~9g、玉竹 3~9g、北沙参 3~9g、山药 3~9g。

二、反刍综合征和呕吐

(一)反刍综合征

反刍是指胃内容物习惯性的反流入口腔,以达到自我消解的目的。健康或神经系统受损的年长儿和成人均可发生反刍。婴儿反刍综合征比较少见,一项由 1 447 例母亲参与研究的调查问卷表明其患病率为 1.9%;主要原因是婴幼儿长期得不到关怀,是自我安慰的行为。较大儿童多因某一因素触发,以创伤性的社会心理事件多见;另精神障碍也是其因素之一,包括抑郁、焦虑障碍、强迫症、创伤后应激障碍、适应性障碍、发育迟缓和注意力缺陷多动症等。

【病理生理】 反刍动作是由腹部肌肉收缩导致胃内压增加引起的,与食管下括约肌的开放有关,使胃内容物反流进入食管。胃空肠测压有助于诊断,上消化道多个区域压力(R 波)的同步增加反映了胃内或腹内压力的增加。这些压力波被认为是腹部肌肉收缩的结果。空腹和餐后动力多正常。

【诊断】 观察反刍动作是诊断所必需的,但需要有足够的时间、耐心和隐蔽性，因为发现有人在观察他时会立即停止，尤其是婴儿。反刍动作须满足以下所有条件，症状持续≥2个月。

1. 婴幼儿诊断标准

（1）腹肌、膈肌和舌肌的反复收缩。

（2）胃内容物不费力反流，再从口腔吐出或者重新咀嚼后再次咽下。

（3）满足以下3条或者3条以上：①发病年龄为3~8个月；②按胃食管反流病和反流的治疗无效；③不伴有痛苦的表情；④睡眠时或与周围其他人交流时不发作。

2. 较大儿童诊断标准

（1）反复反胃并重新咀嚼或吐出食物：①进食后不久发生；②睡眠期间不发生。

（2）反刍前无干呕。

（3）经过适当评估，症状不能用其他疾病来完全解释，但要排除进食障碍。

【治疗】 情感交流的养育方式对婴幼儿有效，通过最为温情的、适应生长发育的、综合的管理，帮助监护人合理关注婴儿的感情和提高对婴儿身体和精神需求的辨别和反应能力，关注患儿营养及生长发育。较大儿童要深入了解和主动去克服引起反刍综合征的原因，针对不良习惯要采用相应的策略。多学科参与可取得较好的疗效，包括儿童心理学、儿科胃肠病学、临床营养、儿童生活、娱乐治疗。按摩疗法对青少年患者有效。

（二）呕吐

呕吐（vomiting）是小儿时期常见的症状之一，如得不到及时正确的治疗则会影响患儿营养物质的摄入，严重者则引起脱水和电解质紊乱。

【病因】 引起呕吐的原因很多，常见：①消化道感染性疾病：如胃炎、胃肠炎、阑尾炎、病毒性肝炎、胰腺等；②全身感染性疾病：如呼吸道感染、扁桃体炎、泌尿系统感染等；③消化道器质性梗阻：如食管闭锁、先天性食管狭窄、先天性巨结肠、肛门闭锁、肠套叠、幽门梗阻、胃扭转、肠扭转等；④消化道功能紊乱：如功能性呕吐、功能性消化不良、胃食管反流、食管痉挛、幽门痉挛等；⑤中枢神经系统疾病：如脑膜炎、脑炎、颅内占位性病变、颅内出血等；⑥小脑或前庭功能异常；⑦代谢紊乱：如代谢酸中毒、尿毒症、高氨血症、酮血症、氨基酸代谢异常及肾上腺皮质增生症；⑧心脏疾病：如暴发性心肌炎、阵发性室上性心动过速等；⑨再发性呕吐、精神性呕吐及自主神经性癫痫等；⑩急性中毒。新生儿初生1~2天可因咽下羊水太多发生呕吐，称咽下综合征。

【发病机制】 呕吐中枢位于延髓背外侧，当其受刺激即可发生呕吐。咽喉、胃肠道、胸膜、心脏、泌尿生殖系统和肝胆系统等脏器的梗阻或感染等刺激可通过神经传入呕吐中枢，以及平衡器失调、代谢紊乱（如水电解质平衡）因素、氮质血症和一些药物都可刺激呕吐中枢。均可反射性地使胃肠发生逆蠕动，并伴有腹肌强力收缩，迫使食物或胃内容物由口鼻涌出。反复呕吐常引起以下改变：①呕吐时丢失水分和电解质，又影响液体入量，易导致脱水及电解质紊乱。②胃液富含盐酸，在幽门梗阻的婴幼儿和呕吐较重的儿童丢失盐酸过多，易导致碱中毒，表现为呼吸浅、慢或暂停，小儿兴奋性增高，碱中毒时血清游离钙减少，可致手足搐搦和惊厥，此时血氯化物减少，pH值升高，尿呈碱性。③在婴儿胃肠炎和下消化道梗阻时，除胃酸外，也丢失大量肠道碱性液。如反复呕吐较长时间，使患儿长时间饥饿，可导致代谢性酸中毒，表现为精神萎靡、呼吸深长快，血清钠、氯减少，pH值降低。④反复呕吐，进食少，机体消耗脂肪产生大量酮体，可诱发酮血症，查尿酮体阳性。

【临床表现】

1. 呕吐的类型

（1）溢乳：在小婴儿，胃呈水平位、胃部肌肉发育未完善、贲门松弛，因而在哺乳过多或吞入空气时，吃奶后常自口角溢出少量乳汁，这种情况比较常见，不影响健康。

（2）普通呕吐：呕吐前常有恶心，以后吐一口或连吐几口，吐出较多胃内容物。多见于饮食不当引起的消化不良，胃肠道感染或全身感染引起的症状性呕吐，也可功能性呕吐。

（3）反复呕吐：在小婴儿多见于胃食管反流症，学龄前或学龄儿童多见于再发性呕吐（见后叙述）。

（4）喷射性呕吐：呕吐前多无恶心，大量胃内容物急剧经口腔或同时自鼻孔喷出。可见于小婴儿吞咽大量空气、胃扭转、幽门梗阻。更多见于颅内压增高（颅内感染或肿瘤等）等情况。

2. 呕吐的时间 询问病史时要注意。例如，进食一刻钟内即发生呕吐，多为食管病变引起，如贲门痉挛、食管闭锁等。进食后30分钟内出现呕吐，病变多在胃及幽门部位，如幽门痉挛、幽门肥厚性梗阻、食物中毒、胃炎或溃疡病等。下胃肠道梗阻和肾衰竭则在较晚期出现呕吐。

3. 呕吐物性质 贲门以上病变引起的呕吐，多为未经消化的奶或食物。幽门及胃部病变呕吐为奶或食物，奶凝成块、食物带酸味。十二指肠以下病变则吐胆

26章

汁。下部肠道梗阻的后期呕吐物可有粪便。出血性疾病或鼻出血后,吐物可带血。反复剧烈呕吐可带血或咖啡样物质。吐出胃内容物时多带酸味,胃内食物潴留时,吐物可有酸腐味。带粪便时可有粪味。

【鉴别诊断】 详见本节"三、周期性呕吐综合征"鉴别诊断部分。

【治疗】

1. 病因治疗 积极治疗原发病,功能性呕吐应积极寻找诱因。

2. 对症治疗 溢乳者应改善哺乳方法,喂乳时注意采取正确的婴儿体位,喂后将其抱起伏在成人肩上同时拍背,使胃中气体充分排出。

3. 药物治疗 目前止吐药为多潘立酮(domperidone),是一种周围性多巴胺拮抗剂,能促进胃排空,因而有较好的止吐作用。剂量:每次 0.3mg/kg,每日 3次,餐前 15~30 分钟口服。多潘立酮单纯作用于胃,不作用于肠,因而无腹痛、腹泻等副作用,且只具有外周作用,不易渗入脑,因而罕有锥体外系副作用,但对婴儿由于其血脑屏障通透性高,仍要慎用。对严重呕吐可用昂丹司琼,尤其化疗前后,每次 0.15~0.2mg/kg,口服或静脉注射,其他尚有氯丙嗪,有镇静与止吐作用,剂量:每次 0.5~1mg/kg,口服或肌内注射。

4. 液体疗法 较重的呕吐多伴有水和电解质紊乱(electrolyte disturbances)应予纠正。呕吐较严重者应给予低渗 ORS 溶液(参阅第九章体液平衡及液体疗法)。

5. 饮食 轻症病例仍然可以进食,但要注意补充液量防止脱水。可照常喂母乳,或给半流饮食。对于严重频繁呕吐可短期禁食(4~8 小时),给予输液。待呕吐控制后,逐渐恢复正常饮食。

6. 中医治疗 有很好效果(见本节"三、周期性呕吐综合征")。

三、周期性呕吐综合征

周期性呕吐综合征(cyclic vomiting syndrome,CVS)是一种间断发作性顽固性呕吐,属功能性胃肠道疾病。发病多在学龄前期和学龄儿童,美国 CVS 在儿童患病率为 0.2%~1.0%,我国没有相关数据,由于缺乏对本病的有效鉴别方法,从症状的出现到确诊所需时间为1.1~3.4 年。青春期后多自然停止。

【病因】 患儿反复发作呕吐常持续数年。可有家族史,兄弟姐妹有患同样疾病者,可能和体质因素有关。过食、摄脂肪过多、便秘、上呼吸道感染、饥饿、剧烈体力活动、疲劳或精神受刺激等是常见诱因。尤其是青春期

前女孩,常因焦急或情绪波动而发病。患儿可进展为偏头痛,且家庭成员有较高的偏头痛发病率。此外,发病因素可能与线粒体缺陷、过度的下丘脑-垂体-肾上腺轴的激活以及胃肠动力障碍、自主神经功能不良等有关。

【临床表现】 呕吐反复、刻板发作,每日吐数次至数十次,约持续数小时到数天。一年内可发作数次,发作间期无症状,可持续数周到数月。呕吐多很剧烈,不能进食,严重呕吐可达每小时 10 余次,呕吐物中有时含血丝或胆汁,严重者吐大量咖啡样物质。常伴腹痛、流涎、顽固恶心、精神萎靡、不能交流,有的吐后嗜睡。发作时常伴有自主神经症状,少数可有轻度高血压;神经系统症状如头痛、畏光、畏高声、眩晕等。反复呕吐、不能进食易导致脱水和酸碱平衡紊乱。患儿血、尿中酮体增高,血糖降低,血氯降低,吐重者易发生低钾血症。以后随年龄增长至青春期发作渐轻,次数减少渐趋痊愈,个别患儿青春期以后遗留偏头痛。

【诊断与鉴别诊断】 罗马Ⅳ标准指出诊断必须满足:①6 个月内有 2 次及 2 次以上的剧烈的阵发性呕吐,伴或不伴干呕,每次持续数小时至数天;②每位患者的发作呈模式化特征;③呕吐发作可相隔数周至数月,发作间期可以恢复到基础健康水平。目前诊断主要根据特征性临床表现,并排除可确诊的胃肠、神经、代谢及尿路异常等疾病。进行必要的实验室检查,包括:血、尿、粪便常规,血气,肝肾功能,全消化道钡餐造影,头颅CT/MR 等。

鉴别诊断方面须注意与颅内压增高症(颅内感染及肿瘤等)、先天性代谢病如苯丙酮尿症、半乳糖血症、尿素循环障碍等代谢性疾病相鉴别。如伴有不同程度的意识障碍者,须考虑自主神经性癫痫。

【治疗】 治疗目标是减少发作的频率及缓解发作的严重程度。对于发作频繁的、严重的、持续时间长的患者,预防发作是主要的目标。分发作期和缓解期治疗。

1. 饮食 发作时可短暂禁食 4~8 小时,少量多次给 ORS。待呕吐控制后逐渐恢复正常饮食。

2. 液体疗法 此类患儿多伴有酸中毒、酮血症、酮尿症及血糖降低。应给输葡萄糖、碱性液。纠正低血糖,消除酮血症。一般病例输液每次 30~50ml/kg,可采用 4:3:2 溶液或 1:1 加碱液。有尿后适量加钾。如有严重脱水及电解质紊乱则参照血生化检查结果予以纠正(参看第 9 章液体疗法)。

3. 药物治疗 ①发作期可应用 5-羟色胺受体拮抗剂(如昂丹斯琼、格雷司琼)静脉滴注止吐,同时使用镇静药(如劳拉西泮);②对重症患儿可肌内注射氯丙嗪,

0.5~1mg/kg,异丙嗪,0.5~1mg/kg,可起到镇静催眠止吐作用,视情况每日可用2~3次;③急性发作期时可静脉滴注 H$_2$ 受体拮抗剂(西咪替丁)或质子泵抑制剂(奥美拉唑)以减少空腹时胃酸对胃肠黏膜的损伤。缓解期可用药预防,赛庚啶 0.2~0.25mg/(kg·d),如效果不佳,6 岁以上患儿可加用抗抑郁药阿米替林(amitriptyline),以改善患儿的情绪,提高患儿对进食的兴趣。剂量:1.5~2.5mg/kg,分 2~3 次口服,如仍控制不佳可用丙戊酸钠 5~10mg/(kg·d),需监测血药浓度。

4. 针灸治疗 常用穴:中脘、天枢、内关、足三里等。幼儿用灸法,年长儿可针、可灸。

5. 中医治疗 呕吐是因胃失和降,气逆于上,以致乳食由胃经口而出的一种常见病症。本证发病无年龄和季节的限制,而以婴幼儿及夏季易于发生。凡感受外邪、内伤乳食、受惊恐以及其他脏腑疾病影响到胃的功能,而致胃气上逆,均可引起呕吐,如能及时治疗,预后尚好。经常或长期呕吐,则损伤胃气,胃纳失常,可导致津液耗损,气血亏虚。

(1)伤食呕吐

1)主证:呕吐物多为酸臭乳块或不消化食物,不思乳食,口气臭秽,脘腹胀满,吐后觉舒,大便秘结或泻下酸臭,舌质红,苔厚腻,脉滑数有力。

2)治则:消食导滞、和胃降逆。方剂:保和丸加减。

3)常用药:藿香 6~9g、陈皮 6~9g、焦三仙各 6~9g、砂仁 3~4g、莱菔子 6~9g、茯苓 9g、半夏 4~6g、生姜 2~4 片。便秘:加熟军 3~6g。烦躁不安:加钩藤 6~9g、珍珠母 15~20g。腹痛:加木香 3~6g、白芍 10~15g、元胡 6~9g。

(2)外感呕吐

1)风热呕吐:

①主证:卒然呕吐,其呕吐物酸臭不化,伴流涕、喷嚏、恶风发热、头身不适,口干而渴,咽红肿痛、舌淡红、苔淡黄,脉滑数。

②治则:疏风解表、和胃降逆。方剂:银翘散加减。

③常用药:藿香 6g、生石膏 15~20g、元参 9g、银花 9g、鱼腥草 20g、薄荷 6~9g、柴胡 6~9g、茯苓 9g、陈皮 6~9g、半夏 4~6g、生姜 2~4 片。腹胀,大便酸臭:加焦三仙各 6~9g、木香 3~6g。

2)暑湿呕吐:多见于夏季。

①主证:恶心呕吐,发热无汗,头痛,鼻塞,身重困倦,胸闷,恶风寒或腹泻便溏;舌淡红,苔白腻或淡黄腻满布,脉滑数。

②治则:清暑解表、和胃止吐。方剂:藿香正气散加减。

③常用药:藿香 6~9g、佩兰 6~9g、生石膏 15~20g、元参 9g、陈皮 6~9g、滑石 3~6g、茯苓 9g、金银花 9g、鱼腥草 15~20g、半夏 4~6g、生姜 2~4 片。高热:加薄荷 6~9g、柴胡 6~9g。

(3)胃热呕吐:临床表现为急性胃炎。

1)主证:呕吐频繁,食后不久即吐,吐物酸臭,口干口渴,喜冷饮,便秘,尿黄。舌红苔黄,脉滑数。

2)治则:清泻胃热、和胃止呕。方剂:胃苓汤加减。

3)常用药:陈皮 6~9g、半夏 4~6g、茯苓 9g、竹茹 6g、厚朴 6~9g、黄连 4~6g、黄芩 4~6g、焦三仙各 6~9g。发热重:加藿香 6~9g、生石膏 20~30g。湿重:加六一散 3~6g。腹痛:加川楝子 6~9g、木香 3~6g、白芍 10~15g、甘草 3~6g。便秘:加熟军 3~6g。

(4)胃寒呕吐:相当于有些慢性胃炎,病程较长。

1)主证:病起较缓,病程较长,食久方吐,或朝食暮吐,吐物清淡,不酸不臭,面色苍白,精神疲惫,四肢久温,或腹痛绵绵,大便稀,小便清澈。舌淡苔白,脉细弱。

2)治则:温中散寒、和胃降逆。方剂:丁萸理中汤加减。

3)常用药:党参 9g、白术 6~9g、干姜 3~6g、甘草 3~6g、丁香 2~3g、吴茱萸 3~9g。陈皮 4~9g、半夏 4~6g、茯苓 9g。腹痛便溏、四肢欠温:加熟附子 4~6g、高良姜 4~6g、肉桂 3~6g。

(5)肝气犯胃

1)主证:呕吐酸苦,或嗳气频频,每因情志刺激加重,胸胁胀痛,精神郁闷,易怒易哭。舌边红,苔薄腻,脉弦。

2)治则:疏肝理气、和胃降逆。方剂:解肝煎。

3)常用药:陈皮 6~9g、竹茹 3~6g、半夏 3~6g、香附 6~9g、厚朴 6~9g、茯苓 9g、苏梗 6~9g、白芍 10~15g、生姜 2~4 片。郁火伤阴:加北沙参 9g、石斛 6~9g。呕吐黄苦水者:加柴胡 9g。烦急好哭:加钩藤 6~9g、珍珠母 20~30g。

(6)惊恐呕吐

1)主证:跌仆惊恐后呕吐清涎,面色青或白,心烦乱,睡卧不安,或惊悸哭闹,舌脉无明显异常。

2)治则:流脉理气,健脾镇惊。方剂:全蝎观音散加减。

3)常用药:党参 9g、半夏 4~6、神曲 6~9g、陈皮 6~9g、茯苓 9g、莲子肉 6~9g、广木香 3~6g、全蝎 1.5g~3g、炙甘草 3~6g、蝉蜕 3~5g(后下)、旋覆花 6~9g、代赭石 15~20g(先煎)。夜睡不安:加钩藤 9g、珍珠母 20~30g。

26章

四、功能性腹痛

功能性腹痛(functional abdominal pain,FAP)常指任何与腹痛相关的功能性胃肠(functional gastrointestinal disorders,FGID),如肠易激综合征(irritable bowel syndrome,IBS)及功能性消化不良(functional dyspepsia,FD),多位于脐周,常伴有厌食、呕吐、头痛、头晕、苍白、疲劳、腹泻或便秘等症状,腹痛反复发作或持续存在,影响儿童的生活质量。腹痛相关的"功能性胃肠病"改称为"功能性腹痛疾病(FAPD)"。罗马Ⅳ委员会认为不规范地使用 FAP 这一术语是一个重要问题,区分不同类型的 FAPD 对临床和研究都很重要。而不符合 IBS、FD 或腹型偏头痛诊断标准的 FAPD 称为非特异性 FAP(FAP-NOS)。研究表明,同一例患儿可能罹患 1 种以上 FAPD。在临床上,FAP 仍将使用;然而在研究中,FAP-NOS 的诊断可能有点困难,但有望提高不同疾病诊断的特异性。

【病因】 诱发腹痛的病因很多,应分清症状性、消化道功能性与器质性三种。

1. 症状性多为肠道外疾病引起,如上呼吸道感染、化脓性扁桃体炎、肝胆疾病、泌尿系统疾病、肠道寄生虫病均可引起腹痛。肠寄生虫病在既往曾是腹痛的最常见病因,近年来由于饮食卫生的改善,肠寄生虫病已明显减少,尤其在城市。

2. 腹腔内器质性疾病,如溃疡病、阑尾炎、肠梗阻、急腹症等。

3. 功能性最多见的病因是饮食不当、乱吃零食、过食冷饮、便秘、消化功能紊乱引起的腹痛(亦称功能性消化不良)。

4. 精神性国外亦有报告,认为与小儿心理因素障碍有关,如紧张、压抑等。

5. 近年来的研究认为再发性腹痛与慢性胃炎及幽门螺杆菌感染有关。在 5~15 岁的儿童中,>35%的儿童会出现再发性腹痛。再发性腹痛患儿中幽门螺杆菌的感染率为 37.7%。我国农村儿童幽门螺杆菌感染率平均为 46.2%,儿童幽门螺杆菌有反复腹痛史的感染率(65.0%)显著高于无反复腹痛史儿童(36.7%)。说明幽门螺杆菌感染与 RAP 具有一定相关性,因此对反复发生腹痛的患儿,可进行幽门螺杆菌的筛查,争取早期治疗。

【发病机制】 腹腔器官本身痛觉并不敏感。腹痛的发生大体上可有三种形式:①绞痛(colic pain):多由管状器官的肌肉痉挛或梗阻(同时伴痉挛)引起,如肠管、胆管及输尿管痉挛或梗阻,多表现为阵发性绞痛。②钝痛(dull pain):由器官被膜受牵扯引起,如肝、肾、阑尾及腹膜等炎症肿胀所引起的被膜牵扯,多表现为持续性钝痛。疼痛部位多与器官病变所在的部位一致。③牵移性痛(transfer pain):内脏疼痛通过内脏感觉神经传入相应的脊髓段,使进入相同节段的体神经支配部位感觉疼痛,如肝脏、胆囊疾病的疼痛有时可反射到右肩。此外,腹部以外的器官疼痛有时也可反射到腹部,如大叶性肺炎、带状疱疹侵犯腹部脊神经时都可出现较重的腹痛。破伤风的腹肌痉挛也可致剧烈的腹痛。

近年来认为 FAP 的发病机制主要与以下因素有关:

1. **脑肠轴(brain-gut axis)与 FAP 密切相关** FAP 与其他 FGID 一样,在发病机制上存在着生物-社会-心理模式,其症状与许多因素相关,如动力改变、内脏神经敏感性增加、黏膜免疫和炎症反应功能改变及中枢神经系统(CNS)和肠神经系统(ENS)调节功能改变。有证据表明,心理困扰与儿童和青少年的慢性腹痛有关。慢性腹痛与应激性事件也有关系,如父母离异、住院、受恐吓和早期虐待。儿童及其家庭应对疼痛的方式会影响 FAPD 的后果。

2. **遗传因素** 遗传因素在儿童 FAP 发病中起重要作用。某些遗传因素使得一些个体易患 FAP,在另外一些患儿,环境因素及患儿的态度可能通过多种途径影响 FAP 的发生、发展;5-HT 再摄取转运体的多态性可影响 5-HT 神经递质的水平;G 蛋白的多态性可同时影响 CNS 和肠道相关的行为。

3. **益生菌因素** 肠道菌群在 IBS 发病中的作用愈来愈受到重视,着眼于儿童的机制研究仍较少,肠道菌群确实与 IBS 存在关联,但仍未完全明确这些变化是 IBS 的原因还是结果。IBS 患者肠道菌群(粪便样本):多样性减低。益生菌可以改善 IBS 患者升高的炎症因子水平,缓解 IBS 患者症状,显著降低血浆 MCP-1 和 IL-1β 水平。无菌小鼠接受 IBS 患者的粪菌移植,小鼠出现内脏敏感表现,肠道炎症,行为异常。大鼠实验中,补充 Roseburia. H 菌可以改善大鼠的内脏高敏感,改善临床症状。

【临床表现】 临床表现腹痛的部位与性质主要靠患儿诉述。体检时要使患儿合作以便检查出是否有压痛、肌紧张或肿物,年长儿童问题不大,能够合作。年龄较小者往往不能合作,这时就要依靠突然发生的反常的哭闹、面色苍白、出汗、精神差和特殊体位来判断。对不合作的患儿最好采用对比法进行腹部检查,由母亲引逗使患儿不哭,或由母亲抱着喂奶,医生从侧面或背面以温和的手摸肚子,动作要轻柔缓慢,使孩子习惯于这种检查。然后反复比较各部位的反应,如仍哭闹不合作,可以给一次水合氯醛口服,剂量:每次 30～50mg/kg(10%溶液每次 0.3～0.5ml/kg),口服或灌肠,灌肠时用水稀释一倍。待患儿睡眠后再检查。同时要了解患儿的饮食、呕吐及大便情况等消化系统症状,有助于判断病因。如为饮食不当消化功能紊乱引起的肠痉挛,患儿表现为突然发作的阵发性腹痛,每次发作持续时间不长,从数分钟至数十分钟,时痛时止。每日发作或间隔数日发作,多数腹痛程度较轻,常在吃饭时发作,一会儿即过去,发作过去玩耍如常,严重者表现哭闹不安、翻滚出汗,甚至面色苍白、手足发凉。发作时检查,多数腹部无阳性体征,少数可表现腹部有轻压痛,或似有肌紧张,但发作过去。间歇期全腹柔软,无压痛、无肠型、无肿物,偶尔能摸到索条状痉挛的肠管,常有腹胀,肠鸣音亢进。

【实验室检查】

1. 粪便常规、大便培养、虫卵和寄生虫检查,尿液分析和尿培养。

2. 外周血　必要时查白细胞及分类、红细胞沉降率或 C 反应蛋白(CRP)检测以除外炎症感染。

3. 生化检查　肝、肾功能等。

4. X 线检查　腹部平片以观察肠淤胀与游离气体。必要时做钡餐或钡灌肠以观察有无溃疡、胃炎、十二指肠炎、肠粘连、肠梗阻或憩室。

5. 胃镜检查　对于慢性反复发作的腹痛进行胃镜检查有助于全面发现胃部病变如胃炎、十二指肠炎、溃疡病等。

6. 胃电图检查　因是无创性检查,患儿易于接受,但所得结果特异性不强,仅能作参考。

7. 幽门螺杆菌检查　对慢性反复发作腹痛有密切关系,如发现幽门螺杆菌应给予治疗。

8. 胃动力学检查　如食管与十二指肠测压、实时超声、胃排空试验,有助于发现消化道动力障碍。

【诊断】　以下情况支持 FAP 诊断:儿童 FAP 的部位多在脐区或腹上区近腹中线,腹痛的性质为隐痛或钝痛,少数呈痉挛性疼痛,腹痛间歇期饮食、玩耍如常,很少夜间痛醒;持续时间每次很少超过 1 小时,多数患儿不经处理可自行缓解;发作次数频繁(>3 次/周),同时必须注意伴随症状、心理素质、家庭和社会环境。

FAP 对发育营养状况无影响,因此患儿身高、体质量基本正常,但 FAP 患儿有时呈神经质型,可表现为心动过速、血压轻度升高、手心多汗、四肢发凉、瞳孔散大、面色苍白,提示患儿自主神经功能不稳定,腹部触诊时触痛部位不固定或无明确压痛点。

(一)功能性消化不良

1. **流行病学**　美国一项调查显示,1.4% 的儿童每周至少有 1 次上腹部疼痛或不适,但只有 0.2% 的儿童符合罗马Ⅲ标准中功能性消化不良(functional dyspepsia,FD)的诊断标准。一项在美国东北部以社区为基础的研究显示,5%～10% 的健康青少年存在消化不良症状。

2. **诊断标准**　诊断前至少 2 个月内符合以下 1 项或多项条件,且每个月至少 4 天是有症状的:①餐后饱胀;②早饱;③上腹疼痛或烧灼感,与排便无关;④经过适当评估,症状不能用其他疾病来完全解释。

3. **亚型诊断标准**

(1) 餐后不适综合征:餐后饱胀不适或早饱感,影响正常进食。支持诊断的标准:上腹胀气、餐后恶心或过度打嗝。

(2) 上腹痛综合征:必须包括以下所有条件:①严重上腹疼痛或烧灼感,影响日常生活;②疼痛非全腹,局限于腹部其他部位或胸肋部区域;③排便或排气后不能缓解。支持诊断的标准:①疼痛可能为烧灼样但不包括胸骨后疼痛;②疼痛通常由进食诱发或缓解,但也可在空腹时发生。

4. **病理生理特点**　FD 发病机制包括胃运动功能的异常和由中枢或外周致敏、低度炎症和遗传易感性导致的内脏感觉过敏。进食后胃舒张能力下降所引起的胃适应性舒张功能障碍已得到证实。对胃电图和胃排空进行研究,有 50% 的 FD 患儿胃电图异常,47% 的患儿胃排空延迟。有 24% 的儿童 FD 归因于急性细菌性胃肠炎的并发症。患有过敏性疾病和 FD 的患儿胃黏膜固有层中的嗜酸性粒细胞和肥大细胞数量增加,并且服用牛奶后肥大细胞会迅速脱颗粒。研究表明,使用恒压器检测,FD 患儿在进行近端胃气囊扩张时的感觉阈值比健康志愿者更低。

5. **慢性腹痛的报警征象**　病史询问和体格检查时均应关注可能的报警症状。如患儿有下列征象,建议进一步检查:炎症性肠病、乳糜泻或消化性溃疡家族史、持续性右上或右下腹疼痛、吞咽困难、吞咽疼痛、持续呕吐、胃肠道出血、夜间腹泻、关节炎、直肠周围疾病、非控制的体重下降、生长迟缓、青春期延迟、不明原因发热。

(二)肠易激综合征

1. **流行病学**　在哥伦比亚和斯里兰卡以学校为基础的研究发现,肠易激综合征(irritable bowel syndrome,

IBS)的患病率分别为 4.9% 和 5.4%。根据父母报告，美国儿童 IBS 患病率为 1.2%~2.9%。

2. **诊断标准** 诊断前至少 2 个月必须符合以下所有条件：①每个月至少有 4 天出现腹痛，且符合以下至少 1 项：与排便相关；发作时伴有排便频率改变；发作时伴有大便性状改变；②伴有便秘的儿童，疼痛不会随着便秘的好转而缓解（如疼痛缓解则为 FC，而不是 IBS）；③经过适当评估，症状不能用其他疾病来完全解释。儿童 IBS 可按类似于成人的亚型进行分型，反映了主要的排便模式，如便秘型、腹泻型、便秘和腹泻交替的混合型和未定型 IBS。

3. **病理生理特点** IBS 被认为是一种脑-肠轴功能紊乱。对于患病个体而言，症状（如腹泻和便秘、疼痛的严重程度、心理困扰）反映了脑-肠轴受影响的部位以及影响的程度。IBS 患儿可表现为直肠高敏感性而不是胃的痛觉过敏，这与 FAP-NOS 患儿正好相反。内脏感觉过敏可能与患儿的心理困扰（焦虑、抑郁、冲动、愤怒）有关。有研究表明急性感染性胃肠炎后的 IBS（感染后 IBS）可能与黏膜促炎症细胞因子增加有关。肠道菌群的改变也得到证实，但还不清楚这些变化是引起 IBS 及其症状的原因还是 IBS 导致的后果。IBS 患儿自我报告的压力、焦虑、抑郁和情绪问题可能会增加。不良的早期生活事件（如手术）使儿童时期患 FAPD 包括 IBS 的风险更大。

4. **临床评价** 详细的病史和体格检查可以鉴别 FC 和 IBS。腹泻型 IBS 要与感染、乳糜泻、碳水化合物吸收不良和较少见的炎症性肠病等加以鉴别。乳糜泻患儿很少出现便秘，对便秘型 IBS 患儿要进行评估。腹痛报警症状越多，患器质性疾病的可能性也就越高。粪钙卫蛋白测定被用来作为肠黏膜炎症的一种非侵袭性筛查方法，而且似乎优于常规检测，如 C 反应蛋白。

（三）腹型偏头痛

1. **流行病学** 按照诊断标准，腹型偏头痛的患病率为 1%~23%。自从罗马Ⅱ标准被罗马Ⅲ标准所替代后，儿童腹型偏头痛的诊断率大大增加。罗马Ⅲ诊断标准与罗马Ⅱ标准比较更具包容性，特异性较低。罗马Ⅲ标准阳性预测值高（100%），但阴性预测值低（7.7%），这可能导致其他 FAPD 被误诊为腹型偏头痛。

2. **诊断标准** 诊断前至少 6 个月内有 2 次腹痛发作，且符合以下所有条件：①持续 1 小时或更长时间的突发急性脐周、中线或弥漫性剧烈腹痛（最严重和最痛苦的症状）；②发作间隔数周至数月；③疼痛难以忍受，影响正常活动；④患儿有特定的发病模式和症状；⑤疼痛可伴随以下 2 种或多种症状：厌食、恶心、呕吐、头痛、畏光、面色苍白；⑥经过适当评估，症状不能用其他疾病来完全解释。

3. **病理生理特点** 腹型偏头痛、CVS、偏头痛可能有同样的病理生理机制，其发病都是偶发性、自限性和特定性的，且都有无症状间隔期。据报道，腹型偏头痛和典型的偏头痛患儿均有类似的触发因素（如压力、疲劳和旅行）、相关症状（如厌食、恶心、呕吐）和缓解因素（如休息和睡眠）。腹型偏头痛和 CVS 到成年期都可转变成偏头痛。在典型偏头痛的患者中发现兴奋性氨基酸活性增加，这可以解释能增加 γ-氨基丁酸的药物的疗效。

4. **临床评价** 腹型偏头痛存在与偏头痛患儿相似的非特异性前驱症状，如行为或情绪的变化、畏光和血管舒缩症状，以及经过偏头痛治疗症状有所缓解。需排除与严重发作性腹痛相关的疾病，如间歇性小肠或泌尿系梗阻、复发性胰腺炎、胆道疾病、家族性地中海热、代谢性疾病如卟啉症以及精神疾病。

（四）非特异性功能性腹痛

1. **流行病学** 罗马Ⅳ诊断标准分类中 FAP-NOS 代替了罗马Ⅲ诊断标准中的 FAP 和功能性腹痛综合征（FAPS）。据报道，35%~38% 的小学生每周都有腹痛。在这些儿童中，大约只有 1/3 符合 FAPD 的诊断。按照罗马Ⅲ标准对应的条件，FAP-NOS 学龄儿童的患病率在哥伦比亚是 2.7%，在斯里兰卡是 4.4%。父母报告的 FAP-NOS 儿童患病率在美国社区是 1%~2%，在德国学校是 2%。

2. **诊断标准** 诊断前至少 2 个月症状符合以下所有条件，且每个月至少发生 4 次腹痛：①发作性或持续性腹痛，不完全与生理事件相关（如进食、月经期）；②不符合 IBS、FD 或腹型偏头痛的诊断标准；③经过适当评估，腹痛不能用其他疾病来解释。

3. **诊断标准修订的依据** 诊断所需的腹痛次数从每周 1 次改为每月 4 次，以与其他 FAPD 的诊断标准匹配。使不符合 FAPD 诊断标准但又长期处于漏诊风险中的患儿也能明确诊断。诊断标准中增加了"不完全与生理事件相关如进食、月经期"的条件。因为 FAPD 患儿在生理事件时（如进食、月经）症状可能会加剧，而在其他时候也会有疼痛。考虑到患儿功能紊乱时可能伴随其他的 FAPD（如 IBS），委员会取消了 FAPS 这一分类。

4. 病理生理特点　把 FAP-NOS 独立于 IBS 的研究表明,与 IBS 患儿相比,FAP-NOS 患儿通常没有直肠高敏感性。据报道,FAP-NOS 患儿与健康对照组相比,有较弱的胃窦收缩力和较慢的液体排空速度。有证据表明,心理困扰与儿童和青少年的慢性腹痛有关。慢性腹痛与应激性事件也有关系,如父母离异、住院、受恐吓和早期虐待。儿童及其家庭应对疼痛的方式会影响FAPD 的后果。

5. 临床评价　FAP-NOS 患儿经常有非特异性的胃肠道外躯体症状,但不一定需要进行实验室和影像学检查。为了使监护人安心,通常会进行有限的诊断检查。应特别关注有自主神经症状的,尤其是体位性心动过速综合征的患儿。如有腹痛报警征象,建议进行其他的检查。

【鉴别诊断】　FAP 应与器质性疾病所致腹痛相鉴别,主要包括以下方面:①FAP 患儿发病时间较长,器质性疾病患儿相对较短;②FAP 患儿腹痛性质为隐痛或钝痛,少数呈痉挛性疼痛,器质性疾病患儿疼痛性质呈绞痛、锐痛、刺痛等;③FAP 患儿疼痛部位弥散,可伴躯体化症状,器质性疾病患儿疼痛部位较明确。由于排除诊断较烦琐,且消耗大量医疗资源,目前国外对符合上述 FAP 诊断标准的患儿,临床无法确定能解释其症状的其他疾病,且无报警症状,即采用经济的排除诊断方法,主要包括血常规、ESR、血生化、CRP 及大便潜血。有研究表明,采用该方法诊断 FAP 患儿,以后发生器质性疾病的概率仅为 0~4.5%,因此对诊断 FAP 的患儿应较长期地随访观察。

【治疗】　儿童时期的胃肠道症状可伴随着正常的发育过程,或是对内、外刺激不适应性的行为反应。不同年龄儿童 FGID 的临床表现不一,主要基于个体发育阶段的不同,如生理的、自主的、情感及智力的发育程度。因此,临床医生主要依据其监护人的描述和解释,并通过临床观察来诊断,并且一定要注意患儿症状对监护人情绪和行为能力的影响。任何一项治疗计划都要兼顾患儿和监护人的感受,有效的治疗措施依赖于监护人的积极配合。对功能性疾病进行错误的诊断和不适当的治疗会造成患儿不必要的身体和情感痛苦。功能性疾病对日常生活的影响与不合理的处理方法有关。一般采取综合治疗措施。

1. 对于症状性腹痛,首先是积极治疗原发病。对于腹痛可给予对症治疗。

2. 对于器质性病变引起的再发性腹痛按外科或内科专门章节提出的方法及时给予手术或药物治疗。

3. 目前对 FAP 患儿的治疗尚无严格设计的临床试验,成功治疗开始于患儿家庭和医师之间要建立良好的相互信任关系,解除患儿和家长的心理负担,研究患儿的心理状况,是否有焦虑、抑郁情况,了解患儿与父母、老师、同学的关系,必要时给予心理治疗。

4. 认知-行为治疗　对患儿及其家长的认知-行为治疗可降低腹痛程度,甚至完全缓解腹痛,6~12 个月的随访很少复发,减少了腹痛对日常活动的影响,增加了患儿父母对治疗的满意度。

5. 其他治疗

(1) FD 治疗:应避免引起症状加重的食物(如含咖啡因、辛辣、多脂肪的食物)和非甾体抗炎药。对能加重症状的心理因素应加以疏导。对以疼痛为主要症状的患儿,可用组胺受体拮抗剂和 PPI 来抑酸。如果 FD 治愈的定义是治疗 4 周后,症状完全缓解的话,奥美拉唑疗效要优于雷尼替丁、法莫替丁和西咪替丁。虽然尚缺乏令人信服的数据,但低剂量的三环类抗抑郁药物如阿米替林和丙米嗪常用于疑难病例的治疗。恶心、腹胀和早饱更难治疗,促动力药如西沙必利和多潘立酮也可应用。一项回顾性、开放性的研究表明,赛庚啶治疗 FD 是安全有效的。胃电刺激对难治性 FD 患儿来说或许是一个有前景的选择。

(2) IBS 治疗:有数据支持益生菌的应用。一个小样本的儿童前瞻性、双盲试验报道了薄荷油在降低疼痛程度方面所取得的疗效。最近一项儿童 IBS(包括所有亚型)双盲交叉试验显示了限制发酵短链碳水化合物(FODMAP)饮食的疗效,即减少发酵低聚糖、双糖、单糖和多元醇的摄入。与 FAP-NOS 的治疗相类似,行为疗法也可用于儿童 IBS 的治疗。

(3) 腹型偏头痛治疗:治疗方案是由腹型偏头痛发作的频率、严重程度和对儿童和家庭日常生活的影响决定的。一项 14 例儿童的双盲、安慰剂对照交叉试验表明口服苯噻啶的预防效果,苯噻啶是一种具有抗 5-羟色胺和抗组胺作用的药物。预防用药物如阿米替林、普萘洛尔和赛庚啶已经取得较好疗效。

(4) 非特异性功能性腹痛治疗:大部分 FAPD 的治疗评估是不分类的,限制了结果的适用性。虽然成人研究已证实解痉药的疗效,但儿童应用解痉药美贝维林的效果并没有明显优于安慰剂。一项小样本的阿米替林试验证实了其疗效,而一项大样本的多中心研究却没有发现疗效。最近一项大样本的西酞普兰的研究发现,与安慰剂组比较,西酞普兰对 FAP 患儿的治疗有效。但临床医生、患儿和监护人应该意识到美国食品药品管理局对应用西酞普兰发出的黑框警告,即青少年自杀意愿的风险增加。催眠疗法和认知行为疗法给这些患儿提

26章

供了即时的和长期的益处。

6. 中医治疗 中医认为,引起腹痛的病因很多,外感风、寒、暑、湿之邪,内伤饮食、虫积、热结、气滞、血瘀,乃至脾胃虚弱等均可导致腹痛。其病机主要是寒凝气滞、血行不畅、经脉不通、不通则痛。病位主要在胃肠。临床上,根据患儿的不同证情采用辨证论治的方法,主要分以下几种证型:

（1）寒凝腹痛:

1) 主症:腹痛急骤,遇热则缓,遇寒则重,口不渴,小便清长,舌质淡红,脉沉细。

2) 治则:温中散寒,理气止痛。

3) 常用药:当归 3~9g、沉香 1~3g、广木香 3~6g、紫苏 3~9g、肉桂 0.5~2g、丁香 1~3g、川芎 3~9g。

（2）食积腹痛:

1) 主症:脘腹胀痛,嗳腐吞酸,厌食,得食痛重,得泻痛缓,舌淡苔白腻,脉滑数。

2) 治则:消食导滞,行气止痛。

3) 常用药:苍术 3~9g、白术 3~9g、厚朴 3~9g、陈皮 3~6g、枳壳 3~9g、山楂 3~9g、神曲 3~9g、麦芽 3~9g。

（3）虫积腹痛:

1) 主症:腹痛时痛时止,痛时剧烈难忍,多绕脐而痛,或左或右,甚者吐蛔,面有虫斑。

2) 治则:驱虫消积,行气止痛。

3) 常用药:乌梅 3~9g、苦楝根皮 3~6g、白芍 3~9g、细辛 0.5~1g、蜀椒 1~3g、乌药 3~6g、青皮 3~6g、槟榔 3~9g。

（4）实热腹痛:

1) 主症:身热、腹热,腹胀痛伴呕吐,大便秘结,小便发黄,舌质红,苔黄腻,脉数有力。

2) 治则:通腑泄热,行气止痛。

3) 常用药:玄明粉 1~3g(冲服)、枳实 3~6g、厚朴 3~9g、川楝子 3~9g、黄连 1~3g、熟军 1~3g、白芍 3~9g、木香 3~6g。

五、婴儿肠绞痛

婴儿肠绞痛(infant colic,IC)是指 1~4 月龄健康婴儿出现的长期哭闹和难以安抚的一种行为综合征。其主要特征为长时间哭泣,可伴有握拳和臀部弯曲等。长时间的哭闹主要发生在下午或晚上,约 6~8 周龄达到高峰,3~4 月龄逐渐消失,流行病学显示 20% 小婴儿受其困扰,无性别差异[1]。肠绞痛婴儿的父母多认为婴儿哭泣是由于腹痛所致,频繁就医寻求儿科消化医师的诊疗,且过度和不安的哭泣会导致看护者的挫败感,并可

能引发摇晃婴儿综合征,给许多家庭造成相当大的痛苦。

【病因】 婴儿肠绞痛病因尚不清楚,可能是多因素的。尽管许多研究发现胃肠动力异常、肠道菌群失调、胃肠激素分泌失调、神经发育及心理社会因素等可能参与婴儿肠绞痛的发生,但无确切证据。此外研究发现婴儿绞痛可能与牛奶蛋白过敏或对母亲饮食中的其他物质过敏、产气过多、乳糖不耐受、喂养不当等有关。且婴儿肠绞痛发生无明显家族史,无明显性别差异,与所在家庭的社会经济地位无关[2,3]。

1. 中枢神经系统问题 婴儿无法安抚的哭闹可能是由于中枢神经系统发育不成熟所致。

2. 胃肠道功能/动力改变 婴儿发育中的肠道神经系统暂时性功能失调影响婴儿肠道蠕动,以及胃肠激素如胃动素、生长素释放肽失衡等,可能导致婴儿肠道运动功能增强,从而引起肠痉挛,导致婴儿长时间哭泣。此外便秘也可能导致婴儿哭闹。

3. 食物蛋白过敏 食物不耐受可能与婴儿肠绞痛有关。大约 25% 患儿中度或重度婴儿肠绞痛症状的婴儿可能存在牛奶依赖性婴儿肠绞痛。肠绞痛与牛奶蛋白过敏之间的关系尚不明确。母亲膳食中去除牛奶蛋白可以使一些母乳喂养儿肠绞痛症状缓解;人工喂养婴儿应使用水解蛋白配方来替代普通配方奶。

4. 产气增加 母亲的饮食包括十字花科蔬菜如花椰菜、牛奶、洋葱和巧克力等被认为是引起绞痛的原因,理论上与结肠产气增加有关,但没有证据表明母亲减少此类饮食是有益的。肠细菌发酵产生过多的气体可能会促进肠绞痛发生,但目前尚无确切证据。

5. 乳糖不耐受 乳糖不耐受是由于小肠乳糖酶缺乏或不足,使乳糖未能在小肠完全分解和吸收,当乳糖进入结肠后,由乳酸杆菌和双歧杆菌发酵,产生乳酸和氢气等,从而使结肠迅速扩张,引起疼痛。但 5 月龄前婴儿结肠细菌发酵水平高,且给予口服乳糖酶后婴儿肠绞痛并没有明显缓解,因此乳糖不耐受与肠绞痛之间关系尚不清楚。

6. 肠道菌群失调 胃肠道中乳杆菌属的组成差异可能会影响婴儿肠绞痛的发作。肠道微生态的失衡被认为能对胃肠道发育产生不利影响,导致胃肠道屏障功能受损和食物不耐受;特定益生菌可能减少患肠绞痛的母乳喂养儿哭闹发作的次数。

7. 社会心理因素 亲子互动不足、父母焦虑或抑郁、母亲吸烟、高龄产妇、母亲偏头痛被认为是引起肠绞痛的潜在因素或原因。

8. 其他 研究表明绞痛婴儿的哭闹模式与健康婴

儿相似,下午及晚上发生,2 月龄达到高峰,且此阶段婴儿对哭闹的调节能力减弱,因此绞痛被认为正常情绪发展的一个阶段。此外,母乳喂养困难如存在乳头定位困难、口腔运动障碍、舌系带过短或感官处理问题等可能导致敏感的婴儿形成根深蒂固的哭闹、烦躁,甚至对喂养感到厌恶,从而可能引起肠绞痛的发生。

【临床表现】 多见于 4 个月以内,喂养良好的婴儿,不明原因突然出现的难以安抚的哭闹及焦躁,常伴有双腿蜷曲、背部弓形、握紧拳头、面部扭曲、满脸通红、腹胀、明显排气困难、排便困难、胃肠鸣音活跃、明显的胃肠胀气等症状和体征。每次易怒、烦躁或哭闹持续 3 小时以上,每周发作 3 天以上,持续 1 周以上。绞痛常发生在下午或晚上,可反复发作,最早可在 2 周龄开始,通常在 6~8 周龄达到峰值,位于正常健康儿童"哭闹曲线"的顶点,3~4 月龄时自行消失[1]。婴儿持续哭闹会增加母亲压力,提高产后抑郁风险,从而引起婴儿喂养困难。

【诊断】 婴儿肠绞痛的诊断基于婴儿哭闹行为的特点,突发的无法安慰的哭闹,常伴有肢体语言,如腹部紧张、背部弓起、臀部弯曲、紧握拳头、手臂僵硬、双腿拉起、面部扭曲,表现出一副痛苦的状态,应排除以下危险信号:发热、嗜睡、反复呕吐、腹胀、喂养不良或体重减轻。对于腹胀和呕吐的婴儿,应考虑重要的外科原因,如肠梗阻、肠扭转、嵌顿疝和肠套叠,排除以上器质性疾病即可诊断婴儿肠绞痛。罗马Ⅲ诊断标准认为婴儿哭闹必须突然发生突然停止≥3h/d,至少 3d/周,持续 3 周以上。最近研究发现,这些标准不能满足有效临床诊断的要求,因为:①缺乏严谨性,没有证据表明婴儿每天哭闹超过 3 小时与每天哭闹 2 小时 50 分钟的区别;②文化多样性,某些文化背景下成长的婴儿哭闹较多;③缺乏可行性,监护人通常无法记录 7 天的行为日记;④"三规则"集中于哭闹的量的统计,但更困扰监护人的是婴儿长时间哭闹、难以安抚和不明原因的特性,而且监护人报告的哭闹持续时间与其每天不愉快的心情密切相关;⑤患儿哭闹是否突然开始、哭声有无异常尚无相关的研究和证据,但客观衡量肠绞痛婴儿行为的标准和方法是非常重要的。这些标准在临床诊断中存在一定的局限性,因此罗马Ⅳ标准从临床角度对婴儿肠绞痛的诊断做了一些修改,强调婴儿肠绞痛的诊断标准分为临床诊断标准和临床研究标准两部分[5]。

临床诊断须满足下列所有条件:①症状起始和终止时婴儿必须<5 月龄;②无明显诱因下出现长时间的反复哭闹、烦躁或易激惹,监护人难以阻止和安抚;③无生长迟缓、发热或疾病的证据。

以临床研究为目的,婴儿绞痛的诊断必须满足以上临床诊断标准,并符合以下 2 项条件:①研究者或医生通过电话交谈或当面问诊时,监护人描述婴儿哭闹或烦躁每天持续 3 小时或以上,每周至少 3 天或以上有症状发作;②24 小时内哭闹和烦躁达 3 小时或以上,需要前瞻性的调查如记录 24 小时行为日记来确认。

【鉴别诊断】 需要排除其他器质性疾病,如牛奶蛋白过敏、尿路感染或肾结石、严重鹅口疮、肛裂、便秘、反流和神经系统问题(包括癫痫发作或母体药物滥用)[3]。此外需排除病毒性感染、中耳炎、尿路感染等,排除婴儿受虐待、隐性骨折、眼内异物及角膜擦伤。

【治疗】 超过 90%病例中,治疗的目的并不是治愈绞痛,而是帮助监护人顺利度过婴儿发育过程中的这个阶段。临床医生需要评估监护人的精神状态如抑郁状况以及是否缺乏社会帮助。婴儿日记类的前瞻性的记录婴儿哭闹和其他行为的日志是最准确和有效的评价方法。由于肠绞痛的机制尚不清楚,目前主要的治疗是改进护理和喂养,药物、益生菌以及其他治疗的效果有待研究[2,3]。

1. 护理 首先要安抚焦虑的父母。告知父母婴儿肠绞痛是一种具有自限性的表现,并非由于某些疾病或父母自身忽视引起所致。如果母亲焦虑,可将婴儿留给信任的配偶或家庭成员,短时间外出,必要时求助于医生。将婴儿置于安全环境中,让婴儿和父母得到适当的休息,最大限度减少刺激。尽可能保持正常的日常生活规律。研究发现对婴儿进行一致性规律性的方法可以缓解肠绞痛。如用衣服包裹、餐后拍背使其打嗝。转变体位如飞机抱,将婴儿脸朝下,一只手放在胃下来回移动。将婴儿放置在摇摆椅、婴儿座椅或童车上轻轻并有节奏的摇摆;使用白色噪声如打开风扇或周边的家用电器。如果不太累可以开车出去等,这些方法均可以缓解肠绞痛。

2. 喂养 母乳喂养是最适合婴儿的喂养方式,提倡纯母乳喂养,乳母饮食需要均衡,避免过于油腻的饮食。不能纯母乳喂养时,推荐选择低乳糖配方奶,以消除乳糖消化不良所致肠胀气,但无乳糖或低乳糖配方奶不能长期使用,适时合理添加辅食,耐心、细心喂养,对喂养要有预见性。

3. 药物治疗 不推荐使用药物,以安抚和改善喂养为主。某些益生菌(目前证据仅支持罗伊氏乳杆菌)可能改善肠绞痛症状。抗胆碱药物双环胺因具有解痉作用曾被尝试用于治疗婴儿肠绞痛,但具有嗜睡、便秘、影响运动及呼吸功能等不良反应。西托溴铵通过对内脏平滑肌的竞争性拮抗作用,可减短婴儿哭闹的时间,

26章

但效果不显著。此外,一些中药和草药茶因其具有抗胆碱能和抗肾上腺素能作用用于肠绞痛治疗,但因其缺乏严格的对照研究,成分和剂量无标准化,使用时需要格外小心。西甲硅油可能通过减轻肠胀气而改善肠绞痛症状,但无明确证据支持。

4. 其他　补充和替代干预,如推拿、针灸等,目前尚未获得肯定。

【预后】　婴儿肠绞痛是一种暂时的自限性的疾病,预后良好,绝大多数在4~5月龄内完全恢复。需注意婴儿期肠绞痛可能会增加儿童反复腹痛、过敏性疾病、睡眠障碍等行为和躯体后遗症发生率。

六、婴儿排便困难

婴儿排便困难(infant dyschezia)指:排便困难的婴儿每次排便持续数分钟,伴尖叫、哭闹、因费力排便引起的面色发红或发青,这些症状通常持续10~20分钟,3~4天排便1次或每天数次排便。婴儿排便困难患病率随着年龄增长而下降,在大多数婴儿中,这些症状在出生后第1个月就开始出现,持续3~4周后可自行缓解[1,2]。

【病因】　罗马Ⅱ、罗马Ⅲ和罗马Ⅳ工作小组一致认为,婴儿排便困难是一种年龄依赖性功能性胃肠疾病。婴儿排便困难主要是由于婴儿腹腔内压升高及盆底肌肉松弛不协调引起的[2]。

【临床表现】　常见于6个月以下婴儿,多于生后1个月左右出现,排便费力,排便困难,每次排便前或排便时有尖叫、哭闹,因排便费力引起面色发红或发青,通常持续10~20分钟,排便次数不一,多见3~4天排便1次,甚至7天以上排便1次,亦可每日有数次排便,排出大便均为软便,母乳喂养者多见,既往亦称婴儿功能性粪潴留。没有其他健康问题,无性别差异,是一种良性自限性疾病。

【诊断】　研究发现婴儿出生后第1年出现排便困难的概率为2.4%。最近一项前瞻性研究表明,1月龄和3月龄婴儿有排便困难症状的比例分别为3.9%和0.9%,9月龄的婴儿仍有0.9%符合排便困难诊断,因此罗马Ⅳ标准对婴儿排便困难诊断进行了修订,婴儿排便困难的年龄从<6月龄改为9月龄,将未能成功排便的标准加入到标准中,也包括面部涨红和用力排便等相关症状[2,4-5]。

诊断标准是年龄小于9月龄的婴儿须同时满足以下2项条件:①在排出软便或未能成功排便前处于紧张和哭闹状态至少持续10分钟;②无其他健康问题。

【鉴别诊断】　当患儿出现出生后胎便排出困难、频繁呕吐及腹胀、血便、肛门会阴异常、生长发育不良等危险信号时需警惕先天性巨结肠、肛门狭窄、肛裂、肠息肉、CMPA等,此外需排除功能性便秘、肠易激综合征等功能性胃肠疾病,可进一步完善影像学、肠镜及组织学病理、过敏原筛查等检查鉴别。

1. 功能性便秘　排便次数减少、粪便干硬、排便困难(包括排便费力、排便疼痛、排出困难等),粪便嵌顿时溢粪或大便失禁,除外肠道或全身器质性疾病以及药物性因素引起的便秘。没有特定的年龄阶段,排出大便干硬,可与婴儿排便困难鉴别。

2. 肠易激综合征　患儿往往存在腹痛,且腹痛与排便相关,发作时伴有排便频率及粪便性状改变,此外伴有便秘的患儿,疼痛不会随着便秘的好转而缓解。

3. 先天性巨结肠　该疾病是由于直肠或结肠远端的肠管持续痉挛,粪便淤滞在近端结肠,导致粪便排出延迟、顽固性便秘、腹胀等一系列症状的一种先天性肠道畸形,腹部立位片、直肠肌层活检等检查可协助鉴别。

【治疗】

1. 健康教育　父母应了解婴儿需要学习排便用力同时放松盆底肌肉,消除焦虑及恐惧感,婴儿正常情况下可出现排便前和排便时哭闹,大便形态受喂养方式影响大,建议坚持母乳喂养,乳母注意均衡饮食,减少避免辛辣、油腻饮食,对于生长发育正常且不伴有其他严重症状者可继续随访观察。

2. 避免反复应用液状石蜡或开塞露刺激直肠排便,以免产生不良体验,或依赖于排便前刺激。

3. 不需要轻泻剂治疗(如乳果糖、聚乙二醇)。

七、功能性便秘

功能性便秘(functional constipation,FC)是指除外肠道或全身器质性疾病以及药物因素引起的便秘,是儿童便秘最主要的原因,占儿童便秘的90%以上。按病理生理及临床表现可分为慢传输型(slow transit constipation,STC)、出口梗阻型(outlet obstruction constipation,OOC)和混合型(MIX)。

2016年发表的功能性胃肠病罗马Ⅳ标准是最新的儿童功能性胃肠病指南。其报道儿童出生后第1年FC的患病率为2.9%,第2年为10.1%,发病与性别无关。发病年龄高峰为2~4岁(相当于排便训练年龄),在儿童中持续时间长,如果没有经过系统治疗,几乎50%的儿童便秘可延续至成人阶段。FC对人体的危害不仅表现在可以影响胃肠功能,还可以影响到儿童的记忆力和智力发育,重者还可导致遗尿、便失禁等。

【病因】　FC 常见原因主要有以下几个方面:

1. 遗传因素　患儿除便秘外,其他生理功能与正常儿童无差别,这些患儿"似乎"生来即有便秘倾向,其家族也有便秘史,也称之为素质性便秘。

2. 饮食习惯　①饮食不足:婴儿进食太少时,消化后液体吸收,余渣少致大便减少、变稠。奶中糖量不足时肠蠕动弱,可使大便干燥、饮食不足时间较久引起营养不良,腹肌和肠肌张力减低甚至萎缩,收缩力减弱形成恶性循环,加重便秘。②食物成分不当:大便性状和食物成分关系密切,如食物中含大量蛋白质而碳水化合物不足,肠道菌群对肠内容物发酵作用减少,大便易呈碱性,干燥;如食物中含较多的碳水化合物,肠道发酵菌增多,发酵作用增强、产酸多,大便易呈酸性,次数多而软;如食入脂肪和碳水化合物都高,则大便润利。如进食大量钙化酪蛋白,粪便中含多量不能溶解的钙皂,粪便量多,且易便秘。碳水化合物中米粉、面粉类食品较谷类食品易于便秘。小儿偏食,许多小儿喜食肉类,少吃或不吃蔬菜,食物中纤维素太少,也易发生便秘。

3. 克制排便　克制排便、缺乏良好的排便习惯是导致儿童功能性便秘的重要原因。多种因素可引起儿童克制排便。在婴儿期,由于饮食结构的变化使得粪便较前干硬,导致排便费力或排便疼痛,为避免这种排便不适,婴儿会出现尽力避免排便的行为。在学龄前和学龄期儿童,克制排便的出现与环境因素变化有很大关系。环境因素改变如入托、入学可导致患儿有便意时不能随时排便,而可以排便时无便意,久之则出现克制排便。此外,未进行排便习惯训练或者不恰当的排便训练也可导致克制排便的情况。克制排便行为导致粪便潴留,造成结肠吸收更多的水分,使得大便干结,粪块巨大。排便时易出现排便疼痛、排便费力、肛裂等表现,疼痛使患儿的克制排便行为进一步加重,最后形成恶性循环,最终导致长期便秘。

4. 肠道功能失常　常用泻剂或灌肠,缺少体力活动,或患慢性病如营养不良、佝偻病、高钙血症、皮肌炎、呆小病及先天性肌无力等,都因肠壁肌肉乏力、功能失常而便秘。交感神经功能失常、腹肌软弱或麻痹也常使大便秘结。服用某些药物可使肠蠕动减少而便秘,如抗胆碱能药物、抗酸剂、某些抗惊厥药、利尿剂以及铁剂等。

5. 精神因素　有学者统计 20% 的患儿因精神因素引起便秘,故称为精神性便秘。患儿情绪差、焦虑或抑郁及行为等心理障碍,很可能通过抑制外周自主神经对大肠的支配而引起便秘。

6. 代谢因素　Lincoln 等报道乙状结肠中总吲哚水平的增加与便秘有关,与对照组相比,黏膜层及环形肌总吲哚水平显著增加。胰岛素分泌过少也可使肠蠕动减弱而导致便秘。

7. 内括约肌增厚　肛门内超声检查可测出内括约肌厚度,正常儿童内括约肌厚度为 $0.4\sim0.9mm$,而功能性便秘患儿为 $0.5\sim1.9mm$,且其厚度与病程长短无关。

8. 胃肠激素(gastrointestinal hormone)异常　Wheatley 等报道顽固性便秘患儿腹腔镜结肠活检免疫荧光染色法测定 p 物质、血管活性肠肽和神经肽 Y,结果发现顽固性便秘患儿缺乏 p 物质。除去黏膜层以外的整个肠壁组织血管活性肠肽明显降低,推测肠壁血管活性肠肽含量异常,可能导致乙状结肠动力障碍,从而引起便秘。国内学者研究发现便秘患儿直肠远端黏膜和黏膜下层内源性阿片肽浓度增加,内源性阿片肽的增加导致直肠局部张力性收缩增强,推进性蠕动减弱,肠内容物不易通过直肠而致便秘。也有人认为,内啡肽能延缓结肠通过时间而致便秘。

9. 解剖结构　通过排粪造影研究发现 FC 患儿存在直肠前突、直肠内套叠、直肠黏膜脱垂等局部解剖异常。

10. 肠道微生态　肠道微生态在功能性胃肠病发病中的作用愈来愈受到重视。研究报道,FC 患者肠道菌群结构发生显著变化,同时伴随肠黏膜屏障功能障碍。肥胖儿童中便秘者粪便菌群结构与健康儿童存在显著差异,厚壁菌门/拟杆菌门比例显著增加,厚壁菌门丰度增高,拟杆菌门丰度降低。肠道菌群发生变化时,可影响肠道内短链脂肪酸浓度以及次级胆汁酸水平,进而影响到肠道尤其是结肠传输,最终可导致便秘的发生。

11. 其他　Tan 等发现三叶肽通过与肠上皮细胞表面的黏蛋白相结合,可促进其产生一氧化氮。有学者研究发现 FC 患儿肠肌层神经丛中一氧化氮合酶浓度较对照组显著增高,认为传导性收缩受抑制与一氧化氮过度释放有关。

【临床表现】　儿童 FC 主要临床表现为排便次数减少、粪便坚硬、排出困难及排便疼痛。严重者可致肛裂、痔疮及直肠脱垂。有时由于粪便擦伤肠黏膜而使粪块表面附着少量血液或黏液。便秘日久者可有精神、食欲不佳,且因摄食不足发生营养不良,进一步加重便秘形成恶性循环。长期便秘者因粪便中含有酚类、胺类、吲哚等有毒物质,会导致头晕、乏力、食欲缺乏、烦躁、口苦口臭、口腔溃疡、睡眠不安、腹部胀痛等不适。便秘是引起肠绞痛的常见原因。需要注意的是,儿童便秘可导

26章

致坚硬粪块形成,致使直肠扩张或粪块嵌塞,最后因液体绕过粪块流出而致溢粪,易误诊为腹泻,此时需注意详细询问病史。腹部检查常可扪及粪块,若能取得患儿及家长的配合可作肛门指诊。

【诊断】 功能性便秘是一个依据典型的病史和体格检查的临床诊断。参照目前国际通用的儿童功能性便秘诊断标准,即罗马Ⅳ标准,分为新生儿/婴幼儿和儿童/青少年功能性便秘。

1. 年龄≤4 岁的儿童至少符合以下 2 条,持续时间达 1 个月:①每周排便 2 次或少于 2 次;②大量粪便潴留史;③有排便疼痛和排便费力史;④有大块粪便史;⑤直肠内存在有大量粪便团块(接受排便训练的儿童,以下条件也作为选项);⑥排便训练后每周至少出现 1 次大便失禁;⑦大块粪便曾堵塞抽水马桶。

2. 年龄大于 4 岁儿童须满足以下 2 项或多项条件(每周至少发生 1 次,持续 1 个月以上,但不符合肠易激综合征的诊断标准):①每周在厕所排便 ≤2 次(≥4 岁儿童);②每周至少出现 1 次大便失禁;③有粪潴留姿势或过度克制排便病史;④有排便疼痛或困难的病史;⑤直肠内存在大粪块;⑥大块粪便曾堵塞抽水马桶经过适当评估,症状不能用其他医学疾病来完全解释。

【检查】 FC 的诊断以病史和体格检查为基础,在出现报警症状和体征时可能需要进一步检查以识别引起便秘的潜在疾病,应严格掌握辅助检查的适应证。

1. **影像检查** ①腹部 X 线平片:观察肠管分布、胀气以及是否有粪便潴留等情况。如怀疑存在粪便嵌塞而体格检查又不可靠或患儿不配合时可拍摄腹部平片。②钡灌肠检查:钡灌肠观察结肠的长度、形态、蠕动强度、肠腔是否扩展或狭窄、有无肿物、梗阻;测量直肠肛管角,了解灌肠后钡剂排空或残留情况。不作为功能性便秘的初步诊断工具。③脊柱 MRI:检查腰骶椎发育和是否有脊髓栓系或脂肪沉积等情况以除外神经源性便秘。

2. **肛门直肠功能检查** 包括:①结肠传输时间:全结肠传输时间、右半结肠传输时间、左半结肠传输时间和直肠乙状结肠传输时间;②X 线动态排便造影:直肠肛管角、肛管长度、肛尾间隙、直肠肛管交点移位和前突深度;③球囊逼出试验:检查排便动力改变,反映排便过程中肛门括约肌功能;④直肠肛管向量测压:直肠肛管静息压、收缩压、肛管高压区长度、直肠顺应性、排便感觉阈值、向量容积;⑤肛门括约肌肌电图:肛门括约肌在静止、自主收缩以及受刺激时肌电位时程和幅度;⑥肛管直肠感觉检查:肛管、直肠的感觉阈值。

3. **其他检查** 对存在报警征象的便秘患儿,针对其临床表现,可选择进行包括牛奶蛋白过敏检测,甲状腺功能检查、血钙浓度等进一步检查。便秘常见的报警征象有:①足月新生儿胎粪排出时间>48h;②甲状腺功能异常;③便秘在生后第 1 个月就开始出现;④肛门异位;⑤有先天性巨结肠家族病史;⑥无肛门或提睾反射消失;⑦带状粪;⑧下肢肌力、肌张力、腱反射减弱;⑨在无肛裂的情况下出现血便;⑩骶骨窝形成;⑪生长迟缓;⑫脊椎后背毛发;⑬胆汁性呕吐;⑭臀裂偏移;⑮严重的腹胀;⑯肛门瘢痕。

【治疗】 功能性便秘的治疗是综合治疗,治疗原则包括:解除粪便嵌塞,维持正常排便。主要措施如下:

1. **一般指导** ①向患儿家长解释排便的生理过程和便秘的发生机制,使其了解便秘的治疗原理,并积极参与治疗过程。解除患儿父母的急躁及过分关注的情绪,引导儿童消除排便训练的挫败心理,排除突发事件引起的精神影响;临床治愈后应坚持数月的治疗、预防指导,对预后至关重要;饮食调整应根据地区、生活习惯、季节及家庭条件灵活掌握,以达到理想的临床疗效。②合理饮食:主要指膳食纤维(DF)(水果、蔬菜及粗粮)的摄入,多数患儿挑食、偏食或家长对此疏忽、迁就,而造成膳食纤维摄入不足。临诊医师应告知家长及患儿,何种食物、多少量才能达到摄入标准,否则象征性"吃一点"不能达到治疗目的。必须强调食用一定量的粗粮并多吃蔬菜水果。儿童对粗粮不太喜爱,即使是粗粮细做也不能使其达到喜爱的程度,含 DF 较多的蔬菜水果(如韭菜、芹菜、香蕉、梨等)也很难做到每日必食,不能要求儿童像成人的理性认识那样"为了治病,不可口也要每天吃"。所以,在具体实施中必须由家长配合,保证饮食经常变换花样,使 DF 入量达到治疗标准[即 DF=年龄+(5~10g/d)]。③足量饮水:FC 患儿粪便多呈 Bristol Ⅰ~Ⅲ型,除其他原因(如肠蠕动障碍)之外,饮水不足系主要原因,特别在炎热季节更为突出。一般成人标准每日需额外饮水 1 500ml,儿童因年龄不同足量饮水标准有差异,近年有研究提示额外饮水并不能改善儿童便秘临床症状。④增加活动量:虽然运动与 FC 的关系并不十分确切,但仍建议 FC 患儿需要有足量的运动,要避免沉溺于电脑游戏久坐致活动量不足的情况。⑤心理行为治疗:儿童 FC 心理问题主要为痛性排便导致的"忍便"使粪便干结,亦有因"问题家庭"造成的心理障碍,应予详细询问,逐一进行心理疏导。

2. **解除粪便嵌塞** 对粪便嵌塞患儿可采用直肠给药或口服给药方法达到解除粪便嵌塞的目的。开塞露是目前常用的经直肠给药解除粪便嵌塞的药物。其属于高渗性泻剂,不被肠壁吸收,可润滑肠壁,软化大便,去除直肠、结肠内积聚的粪便,对急性便秘效果好,但不能长期使用,推荐使用时间在3~6天。除开塞露外,以下方法可酌情选择:①50%高渗磷溶液:婴儿6ml/kg,体重超过20kg者用135ml,多数儿童经1~2次灌肠可清除积存大便,很少发生高钠血症、高磷血症、低钙血症、低钾血症及脱水,长期使用会降低药效;②3%高渗氯化钠液:因方法简便,见效快为首选;③牛奶蜜(牛奶:蜂蜜=1:1):需反复多次使用,当患儿感到不适时(200~600ml)停止灌肠。如灌注方法不能去除粪块梗阻,可戴手套用手指掏出嵌塞粪块,但应动作轻柔,避免损伤直肠黏膜及肛门括约肌。

口服非刺激性的缓泻剂亦可用来解除粪便嵌塞。常用的有聚乙二醇4000(PEG4000),剂量1~1.5g/(kg·d),最多可持续应用6天。虽然相比于灌肠剂的使用,大剂量的聚乙二醇4000口服造成大便失禁的概率增加,但是由于PEG可以口服的便捷性,仍推荐其用于解除粪便嵌塞。

3. 防止粪便再积聚,维持正常排便

(1)饮食调节:婴幼儿应有合适的食谱,人工喂养时应减少牛乳量或在牛奶中增加糖量8%~10%。较大儿童饮食中注意增加豆类及豆制品摄入量,多吃水果和蔬菜,避免挑食、偏食。食物中添加植物纤维30g/d,治疗2周可明显降低饥饿程度,增加肠蠕动纤维素效应。目前已有纤维素制剂可供治疗,如小麦纤维素(fiberform,非比麸)已去除植酸及游离蛋白,用药后可增加粪便体积,使粪便硬度及肠道运转时间正常化。为减少腹胀的发生,纤维素的使用应适当控制。增加纤维摄入的方法对排便困难或严重结肠无力的患儿无效时,应给予低渣饮食,以改善症状。

(2)缓泻剂:①聚乙二醇(4000或3350):是最常用的缓泻剂。为渗透性缓泻剂,从其作用机制考虑也认为其是容积性泻剂。聚乙二醇可通过其氢键固定水分,使水分保留于结肠腔内,软化粪便。同时聚乙二醇并不会在肠道内分解代谢,不产生有机酸和气体,所以腹胀、胃肠胀气等不良反应少见,适合于临床长期用药。聚乙二醇儿童推荐安全有效剂量为0.2~0.8g/(kg·d),8~18岁青少年则为10g/d。聚乙二醇可长期应用,在粪便嵌顿解除后,可以较小剂量维持1年左右。服用聚乙二醇同时,应配合DHP达到长期维持正常排便的目的。②乳果糖:为渗透性泻剂。口服后以原型到达结肠,在肠道内细菌作用下分解发酵,生成乳酸等各种酸性代谢产物,具有渗透效应,可使结肠内水分增加,大便软化。部分乳果糖可以原型方式从肠道排出,起到增加粪便量

及粪便含水量的作用。其副作用是部分儿童可能出现腹胀、腹部胀气,并可能影响矿物盐吸收。口服剂量1~2g/(kg·d)。③镁乳:严重便秘开始剂量为1~3ml/(kg·d),晚餐后服用。④番泻叶:是刺激性泻剂,长期使用可使结肠壁神经丛受损,造成泻剂结肠,用药次数尽量减少。⑤麻油:主要含芝麻素、麻油酚、维生素E、植物甾醇和卵磷脂,3~4小时产生导泻作用,儿童5~10ml,无明显副作用。

(3)肠动力剂:胃肠动力药物应用于STC型便秘,对OOC型便秘无效果。目前临床常用胃肠动力药物为5-羟色胺(5-HT)选择性受体激动剂。西沙必利为5-HT受体激动剂,通过刺激肠肌间神经丛释放乙酰胆碱而促进横结肠运动增加,但选择性差,其他治疗无效时可以试用,不做为常规用药。儿童全胃肠动力药物选择甚少。红霉素(EM)有促胃肠动力作用。EM结合于胃动素受体后,可阻断细胞外钙离子内流,同时细胞内钙离子外流增加,因而可能钙离子介导了EM结合胃动素受体后所产生的促动力效应,其中有促进结肠运动的作用。目前国内有应用微量红霉素静脉滴注治疗慢传输型便秘,剂量为每次5~10mg/kg,每日2次,疗程7~10天。

(4)益生菌:微生态制剂即益生菌在儿童便秘中的作用日益受到重视,但也存在很多争议。目前认为益生菌可能通过改善肠道菌群结构,增加某些代谢产物如SCFA、次级胆汁酸的肠腔内浓度,这些代谢产物可通过5-HT等途径促进肠蠕动,进而缩短结肠通过时间,改善便秘症状。关于益生菌菌株选择、使用时间、治疗剂量,仍需要进一步研究探索。有报道的是含乳酸杆菌BC-MC 12130和双歧杆菌混合物(两歧双歧杆菌BCMC 02290,婴儿双歧杆菌BCMC 02129,长双歧杆菌BCMC 02120)的微生物制剂可有效增加粪便频率和改善粪便性状。

(5)粪菌移植:粪菌移植可重建肠道菌群的多样性,恢复肠道正常功能,对于存在肠道菌群失调的功能性便秘患儿,利用粪菌移植治疗FC从理论上可行。目前临床研究多见于成人,仅有少量儿童应用报告,应用粪菌移植治疗儿童功能性便秘,尚缺乏有效性及安全性的相关研究报道。

4. 排便习惯训练(defecation habit practice,DHP) 婴儿期的排便为反射性排便,不受意识的控制,不形成规律的排便习惯。而意识性排便为适应社会生活需要的条件反射,能按时排便,使儿童生活规律化,防止便秘、便失禁。排便习惯训练即是人为的对儿童进行排便强化训练,使其形成规律的排便习惯。DHP训

练要点：①一般可在 18 个月开始（也有推荐 27 个月，需依据患儿依从性、认知能力决定），以儿童为主体，依据其兴趣、能力渐进性训练，允许反复实践及训练过程中可能出现的后退现象。②便器准备：外观吸引人、颜色鲜艳，置于小儿易使用位置，便器高度应使双膝高于臀部，双足着地以便用力。③训练内容：指导排便用力方式（Valsalva 技巧的学习），在呼气后屏气，增加腹内压，学会协调肛门内、外括约肌运动。④训练时间安排：根据胃结肠反射"餐后早期反应"及"餐后晚期反应"，一般安排在餐后 30~60 分钟进行，每次 5~10 分钟较适宜。DHP 过程遭遇失败，家长应理解并予心理支持。对训练中可能出现的后退现象，如强忍粪便不解为训练中正常现象，不代表失败，父母应接受这一事实不必焦虑或对儿童施加压力。

5. 生物反馈治疗 生物反馈治疗是将近代心理学、精神卫生学与物理医学有机结合起来，通过电子工程技术收集内脏器官的生理活动信息，并转化为声音、图像等信息使受训者准确地感知，并通过大脑皮质、下丘脑产生神经和体液变化调整生理反应，形成生物反馈通路，从而达到治疗疾病的目的。通过对耻骨直肠肌和肛门外括约肌进行再训练，重建和改善患儿盆底肌肉的力量和协调性，对 FC 有较好的疗效。治疗方法有：①气囊生物反馈法：利用带气囊的肛直肠测压管、压力传感器分别测定直肠、肛门内外括约肌的压力，同时利用气囊模拟粪块，通过生物放大器和与之相连的计算机记录患儿排便时肛门直肠内压力变化。通过视觉和听觉信号，使患儿感知并调整排便动作，学会协调肛门内外括约肌的运动，放松盆底肌，同时训练患儿直肠感觉的敏感性，逐步减少气囊体积，提高患儿的感觉能力，降低感觉阈值，产生正常便意，并逐步做到无直肠内气囊刺激时，仍能在排便时协调肌肉的收缩舒张活动，以达到消除排便困难的目的；②肌电生物反馈法：利用肛管内肌电感受器和腹部体表电极检测排便动作时耻骨直肠肌、肛门外括约肌和腹前斜肌的电活动。通过计算机转换为患儿可感知的信号，使患儿学会识别正常与异常的肌肉收缩舒张活动，最终掌握在排便动作中正确收缩和放松腹部肌肉及肛门括约肌，以达到消除排便困难的目的。

6. 中医辨证治疗 辨证论治是中医治疗便秘的优势和特色。临床一般分以下几种证型：

（1）食积便秘：

1）主证：大便干结，脘腹胀满，不思乳食，或恶心呕吐，手足心热，小便短黄，舌苔黄腻，脉沉有力，指纹紫滞。

2）治则：消积导滞，清热化湿。

3）常用药：枳实 3~6g、神曲 3~9g、山楂 3~9g、黄连 1~3g、大黄 1~3g、黄芩 3~6g、槟榔 3~9g。

（2）燥热便秘：

1）主证：大便干结，排出困难，甚至秘结不通，面红身热，口干口臭，腹胀或痛，小便短赤，或口舌生疮，舌质红，苔黄燥，脉滑数，指纹紫滞。

2）治则：清热润肠通便。

3）常用药：生大黄 1~3g（后下）、麻仁 3~9g、枳实 3~6g、厚朴 3~9g、杏仁 3~6g、白芍 3~9g。

（3）气滞便秘：

1）主证：大便不通，欲便不得，嗳气频作，胸胁痞满，或胀闷不舒，甚则腹中胀痛，舌质偏红，苔薄白或微黄，脉弦，指纹滞。

2）治则：疏肝理气，导滞通便。

3）常用药：木香 3~6g、乌药 3~6g、沉香 1~3g、槟榔 3~6g、枳实 3~6g、大黄 1~3g（后下）。

（4）正气亏虚：

1）主证：虽有便意，但努挣乏力，难以排出，大便不干硬，挣则汗出乏力气短，面色白，神疲懒言；或唇甲色淡，头晕心悸，舌淡嫩，苔薄，脉弱，指纹色淡。

2）治则：补益气血。

3）常用药：党参 3~9g、炒白术 3~9g、黄芪 3~9g、当归 3~9g、木香 3~6g、桃仁 3~6g、白芍 3~9g、肉苁蓉 3~9g。

中药成药：

1）枳实导滞丸用于食积便秘。

2）麻仁润肠丸用于燥热便秘。

3）木香槟榔丸用于气滞便秘。

4）补中益气丸用于气虚便秘。

5）桑葚膏用于血虚便秘。

八、腹泻病

腹泻病（diarrheal diseases）是一组多病原多因素引起的消化道疾病，为世界性公共卫生问题。WHO 把腹泻病的控制列为全球性战略。1978 年起 WHO 在全世界推行腹泻病控制规划及 ORS 口服液体疗法，取得了巨大成效，使第三世界 5 岁以下儿童因急性腹泻病死亡数从 1979 年的 450 万下降到 2002 年的 160 万。但腹泻病对发展中国家儿童的影响仍然是严重的。2017 年 WHO 资料，它是造成 5 岁以下儿童死亡的第二大原因，每年造成约 52.5 万名儿童死亡[1]。

腹泻病在我国儿童中属第二位常见多发病（仅次

于呼吸道感染)。在新中国成立之前,腹泻病曾夺去无数儿童性命。新中国成立后,由于营养和医疗卫生条件的改善,我国儿童腹泻的死亡率已显著下降至 1% 以下(约 0.51‰),但发病率仍然较高。儿童患腹泻严重危害生长发育,所以腹泻病被卫生部列为我国儿科重点防治和研究的"四病"之一。

近 10 多年来,我国对腹泻病的研究与控制已取得重大进展,包括:①进行了大面积的流行病学调查,基本查清了我国儿童腹泻病的发病规律;②通过全年大样本的监测,基本查清了我国儿童腹泻病的主要病原;③已研究出儿童腹泻病的危险因素通过控制危险因素总结出一些有效的预防方法;④制定了全国统一的《中国腹泻病诊断治疗方案》;⑤国家卫生健康委及多数省市有了腹泻病控制规划(control of diarrheal diseases,CDD);⑥为了落实 CDD 曾进行过层层培训。在 20 世纪 50 和 60 年代,我国曾发生过较大规模的致病性大肠埃希菌肠炎(病死率高达 18%)和细菌性痢疾(中毒型痢疾病死率 22.3%)的流行。70 年代以后,前者已基本被控制,也罕见引起死亡;中毒型痢疾病例临床也已很少见,病死率已降至 1% 以下。1973 年 Bishop 证实秋冬季腹泻的病原是轮状病毒以来,我国也于 1978 年在秋季腹泻的粪便中检测到该病毒。80 年代中期,我国得到世界卫生组织和联合国儿童基金会的支持,在全国范围内开展了腹泻病学、病原学、预防、医院内交叉感染、米汤加盐口服补液盐及厌氧菌与儿童腹泻发病机制及治疗作用等课题的研究,取得了一系列具有代表性的科研成果。

【流行病学】 在中国有两组大范围的流行病学调查资料:①1985—1986 年由首都儿科研究所牵头在广东、福建、云南、四川、湖北、陕西、山西七省妇幼卫生示范县及北京市,对 5 岁以下小儿 10 287 人进行了流行病学调查[2]。按当时 WHO 规定的诊断标准,除粪便性质异常外,患儿每天大便次数 ≥4 次,采用每月 3 天调查法,全年调查 119 088 人次。查明 7 省示范县农村 5 岁以下小儿急性腹泻平均每人年发病次数为(2.01±0.03)次,年死亡率为 0.51‰;北京市平均每人年发病次数为(0.45±0.03)次,北京监测儿童中没有死亡。监测结果显示小儿腹泻发病率农村高于城市;北京市郊区每人每年 1.01 次,高于城区每人每年 0.27 次;散居儿童每人每年 0.50 次,高于集体儿童每人每年 0.08 次。以 1 岁以内发病构成比(占38.65%)最高,其次是 1~2 岁组(占 32.29%)。2 岁以内发病占 70.94%。②1988 年卫生部防疫司组织 20 省市入户调查,当时 WHO 的诊断标准有了改变,

除粪便性质异常外,大便次数 ≥3 次即可诊断,标准放宽。采用 8 月调查一天回顾半月,所得结果推算全年的方法。20 省市共调查 126 956 人,其中 5 岁以下小儿 10 987 人,调查结果:20 省市总发病率为每人每年 0.7 次(包括成人和小儿),当时全国总人口为 11 亿,依次推算全国每年发生腹泻病为 7.7 亿人次,其中 5 岁以下小儿发病率为每人每年 1.9 次(城市农村混合计算),当时测算 5 岁以下小儿占人口总数的 8.65%,约 0.95 亿,依此推算全国每年 5 岁以下小儿腹泻病为 1.80 亿人次,可见腹泻病危害面之大。

据 1986 年 7 月—1987 年 6 月我国七省一市(福建、广东、云南、四川、湖北、陕西、山西及北京)儿童腹泻病调查结果每年有两个发病高峰,一是发生在 6、7、8 月,称夏季腹泻主要病原是致泻性大肠埃希菌与痢疾杆菌;另一高峰发生在 10、11、12 月,称秋季腹泻,主要病原是轮状病毒。

危险因素研究:对腹泻有关的 31 种发病因素逐个进行调查,然后与患儿发病因素作队列分析,使用 SAS 软件包,在 VAX750 型电子计算机上运算处理,先用 Mantal-Haenzen 分层分析方法进行单因素分析,然后采用加权的非条件的 Logistic 回归模型进行多元分析,得出共有的联合危险因素是:①1 岁以内小婴儿;②小儿照看人卫生差;③小儿饭前不用肥皂洗手;④既往经常患腹泻病;⑤饮用水不洁;⑥禽畜放养。可作为预防措施的依据[3]。

【病原学】 1986 年和 1988 年七省一市对 5 岁以下急性腹泻患儿逐月监测 2 959 例的粪便标本作了细菌、病毒与原虫等病原流行病学调查,结果如表 26-1。七省示范县农村小儿急性腹泻病原依次顺序为:①致泻性大肠埃希菌;②轮状病毒;③志贺菌;④空肠弯曲菌。北京市腹泻病原依次为:①轮状病毒;②致泻性大肠埃希菌;③志贺菌;④沙门菌。上海市腹泻病原监测有所不同:1981—1984 年小儿腹泻病原菌中志贺菌占首位,空肠弯曲菌第二位。1985 年以后空肠弯曲菌跃居首位,志贺菌居第二位。2009—2018 年贵阳市感染性腹泻病原中病毒性腹泻居首位,其次为沙门菌感染[4]。以上差异与经济、文化、卫生条件及地区特殊性有关。2014—2015 年全国其他感染性腹泻监测显示病毒感染 >90%,以轮状病毒为主,其次为诺如病毒[5]。

耐药性监测:据七省一市细菌耐药性监测,总的显示四环素耐药率达 71.1%~83.6%,磺胺 54.4%~74.8%,氯霉素 33.9%~35.8%,呋喃唑酮 53.6%~100%,氨苄西林 49.1%~97.1%。以下抗生素保持较低耐药率:庆大霉素 29.2%~32.9%,多黏菌素 E 20.0%,

表 26-1　1986 年和 1988 年七省一市逐月监测小儿急性腹泻 2 959 例主要病原

七省示范县			北京市		
病原	检出率/%	构成比/%	病原	检出率/%	构成比/%
致泻性大肠埃希菌	21.8	46.58	轮状病毒	27.7	42.42
ETEC	13.1		致泻性大肠埃希菌	18.9	28.94
EPEC	6.2		ETEC	13.6	
EIEC	2.5		EPEC	4.0	
轮状病毒	16.3	34.83	EIEC	1.3	
志贺菌	5.4	11.54	志贺菌	7.9	12.09
空肠弯曲菌	2.4	5.13	沙门菌	4.3	6.58
沙门菌	0.7	1.50	气单胞菌	3.4	5.21
耶尔森菌	0.05	0.11	空肠弯曲菌	3.1	4.75
蓝氏贾第鞭毛虫	0.15	0.32			
合计	46.8	100		65.3	100

阿米卡星 12.7%~5.2%，卡那霉素 21.2%~33.6%，新霉素耐药率已降至 12.0%~17.9%。喹诺酮类药物对肠道病原菌有较好的效果。据北京原 302 医院耐药试验结果显示对痢疾杆菌的耐药率为：吡哌酸 5.7%~3.9%，诺氟沙星 4.1%，依诺沙星 0.9%~0.7%，环丙沙星为 0%。近年来喹诺酮类药耐药率有上升趋势。第 3 代头孢菌素中的头孢噻肟及头孢他啶对鼠伤寒沙门菌有较好的效果。

喹诺酮类药物对小儿骨骼发育障碍的问题多年来是国内外学者争议的问题。美国学者从动物实验中发现喹诺酮类药物可影响小动物骨骼发育；而英国学者在小婴儿中应用萘啶酸（第一代喹诺酮类药）并未发现有骨骼障碍。认为婴儿不同于动物有种族差异。为此，《中华儿科杂志》于 1996 年邀请国内有关专家就喹诺酮类药对小儿毒副作用问题专门进行了一次笔谈。专家们一致认为我国小儿中应用喹诺类药已多年，有的进行了多年毒副作用监测包括骨骼 X 片、钙、磷及碱性磷酸酶的监测均未发现有异常。近年来国外文献也有许多报道认为喹诺酮类药在小儿中可以应用，对小儿是安全的。但要注意选择好适应证。剂量不宜太大，疗程不要太长，并继续监视其远期毒副作用。

【预防】　三级预防是我国疾病控制中心推行的策略。即一级预防是针对病因：在疾病发生之前采取措施控制病因，预防疾病的发生；二级预防是针对患者：早发现，早诊断，早治疗，对于传染病来讲，做到三早，一方面对群体有利于控制和消除传染源，另一方面对于患者个体可防止病情的发展；三级预防是针对治疗：使患者尽可能完善地康复，尽力减少并发症、后遗症或伤残。

针对联合危险因素，制定综合预防措施，进行预试验。综合预防措施包括如下内容：①加强 2 岁以内婴幼儿的卫生管理，提倡母乳喂养，科学护理，做好奶瓶与餐具消毒；②讲究个人卫生，照看人和小儿饭前便后要用肥皂洗手；③改善饮水卫生，改造水源（使用机井水或自来水），防止水源受污染，不喝生水；④加强粪便管理，不随地大小便，改造不卫生厕所，婴儿推广坐盆，禽畜圈养防止粪便污染环境，不用生粪浇菜；⑤加强饮食卫生，不吃变质食物，生吃瓜果要洗净；⑥灭蝇、灭蛆、食物存放要加罩，防止昆虫污染。建立有效的腹泻病管理制度，利用多种形式加强卫生宣传，健全并加强了防治腹泻三级（县、乡、乡村医生）管理组织，保证宣传与预防措施的落实。在七省示范县干预试验 2 年，结果使小儿腹泻发病率下降了 51.74%，年死亡率下降了 66%。

【腹泻病医院内交叉感染】　小儿感染性腹泻病传染性强，经常在医院内发生交叉感染。引起医院内感染性腹泻的病原菌主要是沙门菌属、志贺菌属、大肠埃希菌、耶尔森菌、空肠弯曲菌、亲水单胞菌等，其中鼠伤寒沙门菌是引起婴幼儿肠炎的重要病原菌。常见的病毒有轮状病毒和腺病毒，其中轮状病毒占 70%~80%。

首都儿科研究所联合北京市 4 个城区医院及 1 个郊区县医院作了交叉感染的监测。分 4 个季度对工作人员、患儿、陪住家长作了粪便带菌调查，以及上述人员的双手、外环境及医疗用具等作了大肠埃希菌污染的调查。全年检测工作人员粪便标本 262 份,未发现致病菌。本次排除了工作人员带菌传播的可能。病房非腹泻患儿全年带菌率为 3.03%,其中春季发现 1 例鼠伤寒菌,冬季 1 例鼠伤寒,1 例婴儿沙门菌;住院非腹泻患儿轮状病毒全年携带率为 11.7%,其中秋冬季 15.8%,夏季 12.2%,提示处理好非腹泻患儿粪便防止污染环境也很重要。采集标本检测大肠埃希菌与腹泻病原菌作为粪便污染指标,结果显示陪住家长双手污染率为 42.9%,卫生员为 33.3%,护士为 16.6%,医生为 11.5%,显示双手污染传播腹泻病的可能性大。这次监测显示儿科病房环境物品污染严重。总污染率为 22.6%,其中一所郊区县医院总污染率高达 46.3%。污染较严重的有水池(38.5%),空气(38.5%),蟑螂(35.7%)。空气标本中检出一株沙门菌,蟑螂检出 2 株志贺菌,1 株副伤寒乙。这些监测结果提示儿科病房消毒急需改进。本次监测一年中发现 6 起交叉感染,其中 2 起为鼠伤寒沙门菌,2 起为婴儿沙门菌,1 起为轮状病毒,1 起为致泻性大肠埃希菌。以鼠伤寒沙门菌与婴儿沙门菌最为严重,最多一起前后传染了 44 人。在发生交叉感染时复查病房环境与物品污染率显著升高达 31.3%~75.2%,经严格消毒后病房污染率下降到 10% 以下,交叉感染得以控制。不同消毒方法效果比较显示:过氧乙酸烟熏消毒效果最好,其次是洗消净或 84 液(含氯制剂)表面消毒再加紫外线照射,单纯表面消毒效果较差。本次监测提示患儿未早诊断、未早隔离、病房消毒不严格,工作人员双手及环境物品污染是造成院内交叉感染的主要环节。依据上述监测资料提出以下控制对策:①儿科病房应设有环境物品污染监测制度,至少每季度检测一次;②腹泻患儿入院应快速诊断、明确病原早期隔离;③儿科病房工作人员应有良好卫生习惯,每次检查完患儿一定要用肥皂洗手,进隔离室应穿隔离衣、鞋,患儿尿布被服不能丢弃在地面,医疗用具用后均需消毒;④儿科病房要有严格消毒制度,每天用洗消净或 84 液作表面消毒并配合紫外线照射。各病室每月至少一次用过氧乙酸烟熏彻底消毒[2]。

【厌氧菌与腹泻病的关系】 近年来的研究,发现人的健康有赖于两个生态环境的维护:一为宏观生态(即空气、阳光、森林、河流等),另一个为微生态,是由体内共生菌群组成,它们的构成比大致为:双歧杆菌占 95%,乳酸杆菌占 1%,其他厌氧菌占 3%,需氧菌(大肠埃希菌、肠球菌、葡萄球菌等)所占比例不足 1%。为探讨腹泻病与微生态的关系,作者采用八种选择性培养基,应用形态学、常规生化反应、色谱分析、细菌分子生物学技术,对 33 名腹泻患儿的粪便中需氧菌大肠埃希菌、肠球菌、葡萄球菌及厌氧菌群中的双歧杆菌、拟杆菌、真杆菌、乳酸杆菌和难辨梭状芽孢杆菌等 8 类细菌进行了分离、培养、计数和鉴定。并与 30 名同龄健康儿童作对照。结果(表 26-2)显示健康儿童粪便标本需氧菌与厌氧菌之比为 $2.65 \times 10^7 : 1.04 \times 10^{10} (\approx 1:1\,000)$;而腹泻患儿需氧菌与厌氧菌之比为 $2.14 \times 10^7 : 4.05 \times 10^7 (\approx 1:1)$。两者差别非常显著,$P < 0.001$,也就是说腹泻时肠道厌氧菌减少了约 1 000 倍。这标志着肠内微生态系统严重失去平衡。肠道失去了厌氧菌的屏障与保护作用,从而有利于外来病原的侵袭与定植,促进腹泻病的发生。滥用抗生素则会加重菌群紊乱及微生态失衡。本研究结果提示肠道厌氧菌群减少、微生态失衡,在腹泻发病机制中起重要作用。也为微生态制剂在腹泻病的预防和治疗中提供了理论依据。

表 26-2 正常儿童与腹泻儿童粪便中 8 类细菌数量比较($\text{Log}10^n/g$)

细菌种类	正常儿童(30 例)	腹泻儿童(33 例)	显著性检验
肠杆菌	7.24±2.09(93.3)	7.13±2.34(93.94)	$t=0.143, P>0.05$
大肠埃希菌	7.06±2.07(93.3)	6.70±2.63(90.91)	$t=0.600, P>0.05$
肠球菌	6.94±2.66(90.00)	6.90±2.67(90.91)	$t=0.60, P>0.05$
葡萄球菌	2.29±1.76(66.67)	2.84±2.22(66.67)	$t=1.2, P>0.05$
拟杆菌	9.62±0.62(100)	5.50±3.17(84.85)	$t=6.991, P<0.001$
双歧杆菌	9.53±0.54(100)	4.76±2.76(90.91)	$t=6.991, P<0.001$
真杆菌	9.41±0.64(100)	6.67±2.76(87.88)	$t=5.350, P<0.001$
乳杆菌	8.24±0.74(100)	7.55±2.28(93.94)	$t=1.573, P>0.05$
难辨梭菌	2.01(33.33)	0.509(9.09)	$t=3.886, P<0.001$
双歧杆菌/大肠埃希菌	1.194±0.953	0.713±0.371	$t=5.330, P<0.001$

注:表中数值为对数平均值±标准差;括号中数字为检出阳性率。

【米汤电解质溶液的应用[7]】 世界卫生组织（WHO）推荐口服葡萄糖电解质液（WHO-ORS）是20世纪70年代医学史上一个重大贡献。已在世界各国推广应用,挽救了许多急性腹泻脱水患儿的生命,成功率达95%以上。但在我国有些偏僻农村买不到也不能自己配制WHO-ORS。七省一市腹泻科研协作组于1986—1987年采用米汤或米粉研制口服补液盐（Rice-ORS）取得成功。

（1）米粉口服补液盐（Rice-ORS）：以大米粉代替WHO-ORS中口服葡萄糖（即大米粉50g加水到1 200ml煮沸15分钟,冷却后加入NaCl 3.5g、KCl 1.5g、NaHCO₃ 2.5g,混匀而成1 000ml）。与WHO-ORS作比较。治疗2岁以下急性腹泻脱水患儿100例（轻度65例、中度30例、重度5例）。随机分成Rice-ORS组71例,WHO-ORS组29例。结果:Rice-ORS成功率94%,WHO-ORS成功率90%。脱水纠正时间、止泻时间两组均无显著差异,$P>0.05$。纠正脱水后体重净增数Rice-ORS组平均为0.24±0.25kg,WHO-ORS为0.14±0.11kg,前者优于后者,$P<0.01$。Rice-ORS味道好,患儿更乐于接受。说明Rice-ORS可以替代WHO-ORS。

（2）米汤加盐口服补液：配制方法是,米汤500ml（约5%浓度）+食盐1.75g（半啤酒瓶铁盖）。预防脱水为40ml/kg,治疗轻、中度脱水剂量为60~80ml/kg,总量在4~6小时内分次服完,并继续饮食。用上述米汤加盐溶液用于预防脱水254例,成功率为91.3%,发生脱水22例（8.7%）;另选对照组急性腹泻139例,不用米汤加盐溶液预防结果发生脱水25例（20%）,两组比较有显著性差异,$P<0.01$。应用米汤加盐溶液治疗轻、中度脱水146例,成功率为97.4%;对照组应用WHO-ORS（剂量同上）治疗中度脱水228例,成功率为96.4%,两组比较无显著性差异,$P>0.05$。表明米汤加盐溶液可用于预防和治疗脱水,且具有家长能自己配制及应用的优点。

【诊断】 按照中国腹泻病控制规划的要求,原卫生部于1992年4月委托中华医学会儿科学分会感染消化学组,组织全国有关专家制订了《中国腹泻病诊断治疗方案》。对统一诊断,加强腹泻病临床病例管理质量,不断改进腹泻病的治疗方法,以及合理用药纠正滥用抗生素等方面起到了重要作用。为进一步规范方案,1993年,在卫生部的领导下组织了有关医学院校、医疗、保健、妇幼、防疫等机构从事腹泻病临床及预防控制方面的专家对方案又进行了修订。修订后方案已由卫生部下发到各省市卫生厅、局,要求认真贯彻实施。修订时WHO总部特地派来官员参加,确认方案结合中国实际情况并与世界卫生组织方案接轨。从此,我国腹泻病控制已进入了一个新时期[7]。

1. **诊断依据**

（1）必备条件:大便性状有改变,呈稀便,水样便,黏液便或脓血便。

（2）辅助条件:大便次数比平时增多,每日≥3次。

第一条必须具备,第二条辅助条件,只要大便性质异常,每日1次也算;如果大便性质是正常的,即便每日大便3次以上也不算。

2. **病程分类**

（1）急性腹泻病（acute diarrheal disease）:病程在2周以内。

（2）迁延性腹泻病（persistent diarrheal disease）:病程在2周至2个月。

（3）慢性腹泻病（chronic diarrheal disease）:病程在2个月以上。

3. **病情分类**

（1）轻型:无脱水,无中毒症状。

（2）中型:轻至中度脱水或有轻度中毒症状。

（3）重型:重度脱水或有明显中毒症状（烦躁、精神萎靡、嗜睡、面色苍白、体温不升,白细胞计数明显增高）。

4. **病因分类** 见表26-3。

表26-3 腹泻病病因分类

感染性	非感染性
霍乱	食饵性（饮食性）腹泻
痢疾（细菌性、阿米巴性）	症状性腹泻
其他感染性腹泻（也可称肠炎,包括细菌、病毒、真菌、寄生虫）	过敏性腹泻 炎症性肠病 免疫功能异常相关肠病 结构异常（小肠、胰腺） 肿瘤、内分泌相关性腹泻 基因、代谢性异常性疾病

（一）急性腹泻病

【诊断与鉴别诊断】

1. 门诊患儿可根据腹泻病程、大便性状、大便的肉眼和镜检所见、发病季节、发病年龄及流行情况,估计最可能的诊断。如:急性水样便腹泻,多为轮状病毒或产毒素细菌感染,小儿尤其是2岁以内婴幼儿,腹泻发生在秋冬季节,以轮状病毒肠炎可能性大;发生在夏季以产毒性大肠埃希菌（ETEC）肠炎可能性大。水样便或米汤样便,腹泻不止伴有呕吐,迅速出现严重脱水,结合疫情要考虑霍乱。

患者粪便为黏液脓血便要考虑细菌性痢疾;若血多脓少,呈果酱样,多为阿米巴痢疾。此外,要考虑其他侵袭性细菌感染,如侵袭性大肠埃希菌肠炎、空肠弯曲菌肠炎或沙门菌肠炎等。

2. **病因诊断**　在未明确病因之前,统称为感染性腹泻病(或肠炎),病原明确后应按病因学进行诊断,如细菌性痢疾、阿米巴痢疾、霍乱、鼠伤寒沙门菌肠炎、致泻性大肠埃希菌肠炎、空肠弯曲菌肠炎、轮状病毒肠炎、蓝氏贾第鞭毛虫肠炎、隐孢子虫肠炎、真菌性肠炎等。

非感染性腹泻可根据病史、症状、体征及实验室检查分析,诊断为食饵性腹泻、症状性腹泻、过敏性腹泻、乳糖不耐受、溃疡性结肠炎、Wiskott-Aidrich 综合征、先天性失氯性腹泻等。

【**病理生理**】　近年来对儿童感染性腹泻发病机制的研究,认为大致有以下几种方式:

1. **细菌毒素作用**　如产毒素型大肠埃希菌及霍乱弧菌等,并不直接侵袭破坏肠黏膜,但能分泌肠毒素,肠毒素作用于肠壁促进前列腺素在肠道的合成。使前列腺素(PGE2、PGF2a)在肠壁含量增多,前列腺素激活腺苷环化酶,引起环磷酸腺苷(cAMP)增加,cAMP 促使肠黏膜细胞分泌功能亢进,向肠腔分泌大量的液体和电解质,引起水稀便。

2. **病原菌直接侵袭作用**　典型的侵袭型细菌如痢疾杆菌,侵袭型大肠埃希菌、沙门菌等,这类细菌直接侵袭小肠或/和结肠黏膜细胞,使肠黏膜发生炎症充血、水肿、渗出,甚至发生溃疡,临床上出现黏液脓血便。

3. **渗透性腹泻**　指由于肠腔内液体渗透压过高所引起的腹泻,其中以双糖酶先天性或继发性缺乏最常见,某些高渗药如50%硫酸镁、乳果糖、甘露醇等口服也可引起。肠内容渗透压增高时,不但影响水的吸收,更使细胞外液渗入肠腔的液体增多,引起腹泻。

4. **病毒作用**　轮状病毒能侵犯小肠上皮细胞,呈灶状分部,破坏其微绒毛,影响水和食物的消化吸收,由于微绒毛受损引起双糖酶缺乏,尤其乳糖酶最易受累,所以渗透性腹泻是病毒性腹泻的发病机制之一;轮状病毒产生的毒素导致肠道黏膜细胞内环磷酸腺苷生成增加,引起肠道上皮细胞分泌过多的水分和电解质。

病毒性肠炎有吸收功能障碍。过去认为口服补液不能成功,近年来发现病毒性肠炎的病灶呈斑点状,病灶之间仍有正常黏膜,肠黏膜吸收面积很大,实践证明轮状病毒肠炎口服补液仍然可以取得成功。

【**各类肠炎诊断要点**】

1. **致泻性大肠埃希菌肠炎**　对大肠埃希菌的研究近年来有了新的进展。进一步分析与腹泻有关的大肠埃希菌可分为五大类(ETEC、EPEC、EIEC、EAEC、EHEC),各类致泻性大肠埃希菌肠炎的临床表现如下:

(1) 产毒素大肠埃希菌肠炎(enterotoxignic Escherichia coli enteritis,,ETEC):ETEC 是婴幼儿腹泻的主要病原之一,流行于夏季。该菌产生肠毒素,作用于肠壁,刺激肠壁细胞使分泌功能亢进,向肠腔分泌大量的水和电解质,引起水稀便。临床表现有发热、呕吐、频繁多次水样便,多伴有脱水酸中毒。确诊需要依据粪便培养及血清学鉴定。据统计该菌在 2 岁以下婴儿腹泻中占20% ~ 28%,仅次于轮状病毒。进一步作细菌毒力试验 ETEC 的肠毒素又可分为耐热型(heat-stable toxin,ST)及不耐热型(heal-labile toxin,LT)两种。该菌现在可用 PCR 法检测。

(2) 致病性大肠埃希菌肠炎(enteropathogenic Escherichia coli enteritis,EPEC):20 世纪 50、60 年代我国曾发生小儿腹泻流行,当时查明主要病原是 EPEC,且血清型比较集中,以 O111:B4 为主(约占 82.1%)。70 年代后该菌分离率下降,且血清型分散。1982 年北京友谊医院儿科夏季腹泻患儿 EPEC 分离率为 5.1%;1983 年北京儿童医院 EPEC 分离率为 7.0%,而健康对照组中 EPEC 分离率亦可达 5.6%。因此一般认为在散发病例中 EPEC 的检出,病原学意义不大,仅当流行时大量检出 EPEC 且血清型集中,方有肯定的病原学意义。多见于 3 岁以下婴幼儿,夏季多发。急性起病,以发热、呕吐、腹泻为主要表现。腹泻频繁,轻者每日 5 ~ 10 次,重者每日 10 多次。主要表现为水稀便,少数菌株具有侵入性,也可表现为黏液、脓血便。本病传染性强可引起暴发,病死率高。EPEC 有一部分也可产生肠毒素。近年来经常在 3 个月以下的小婴儿或新生儿病房发生 EPEC 的小暴发。由于耐药菌株增多病情容易迁延。

(3) 侵袭性大肠埃希菌肠炎(enteroinvasive Escherichia coli enteritis,EIEC):一般不产生肠毒素,但对肠黏膜有侵入性,可引起小肠和结肠黏膜炎症性变化,产生脓血便。其临床表现类似细菌性痢疾。培养出的 EIEC 浓缩菌液滴入豚鼠眼结膜,24 小时后见眼结膜炎症性反应,即可鉴定为 EIEC。本菌可用 PCR 法快速检测。EIEC 平时检出率较低,1981—1982 年北京地区自 289 例腹泻患儿粪便中仅分离出 EIEC 1 株,检出率 0.3%。1984 年北京某小学发生一起食物中毒查明原因为食入侵袭性大肠埃希菌污染的茶叶蛋引起。中毒学生大多数于食后第二天开始发病,均有全身不适、呕吐、发热、腹泻呈黏液脓血便。发患者数占用餐人数 2/3 以上，约 200 余例，其中 1 例持续昏迷、惊厥，因呼吸衰竭而死亡，病情经过极似中毒型痢疾。131 分标本（粪便及茶叶蛋）检出 EIEC 109 株（阳性率 83.8%），其血清型为 O28ac：K73，豚鼠结膜试验阳性。主要表现为急性起病，发热、腹痛、腹泻、里急后重、黏液、脓血便。严重者也可出现类似中毒型痢疾症状，表现为呼吸和/或循环衰竭。

（4）黏附性大肠埃希菌肠炎（enteradherent Escherichia coli enteritis，EAEC）：不少研究表明这些细菌具有特殊的能力，引起迁延性腹泻，可能与它们对肠黏膜的吸附能力或侵袭能力有关。EAEC 的特征是能黏附在肠黏膜刷状缘上。EAEC 至少有三种：①局部黏附型（localized adhesion，LA）；②弥散黏附型（diffuse adhesion，DA）；③自动聚集黏附型（autoaggregative adhesion，AA）。三者可通过基因探针诊断。局部黏附型大肠埃希菌（LAEC）曾被确定是迁延性腹泻的病原，当它们在小肠繁殖，可引起特殊的黏膜改变（刷状缘消失，基底变平）。DAEC 在迁延性腹泻中的致病作用不清楚。自动聚集黏附型（AAEC）在肠壁聚集成团和链，不仅吸附在细胞表面而且互相吸附，对迁延性腹泻有非常重要的致病作用。在印度一研究中显示 EAEC 分离率在健康儿为 2%，急性腹泻为 9%，迁延性腹泻患儿为 26%。1989 年，北京儿童医院采用同位素探针 DNA 斑点杂交试验检测门诊腹泻患儿 221 例，发现 EAEC 11 例（阳性率 4.97%），健康对照组 108 例均阴性。

（5）出血性大肠埃希菌肠炎（enterohemorrhage Escherichia coli enteritis，EHEC）：其中 O157：H7 过去认为是一般的大肠埃希菌，1982 年，在美国俄勒冈州和密歇根州发生因食汉堡包引起的食物中毒事件中，被明确其为致病菌。EHEC 能引起人的血性腹泻者目前公认有 O157：H7、O26：H11 和 O111 等三个血清型，而 O157：H7 占绝大部分。我国 1986 年、1990 年分别从江苏徐州及山东莱州腹泻患者中检出 O157：H7 菌株。1989 年，北京儿童医院和加拿大合作采用同位素探针 DNA 斑点杂交试验检测门诊腹泻患儿 221 例，发现 EHEC15 例，其中 1 例证实为 O157：H7，健康对照组 108 例发现 EHEC 6 例，为带菌者。报道病例虽为数不多没有引起流行，亦应引起警惕。O157：H7 肠炎好发于夏秋暖季，各年龄组均可得病，但以儿童为多，老人发病率亦高。O157：H7 传播途径近似沙门菌，可通过食物、水源及接触传播，一般情况下以食物传播为主。O157：H7 肠炎主要的临床症状，典型患者有三大特征：①特发性、痉挛性腹痛；②血性粪便（血水便或脓血便）；③低热或不发热。严重者可导致溶血尿毒综合征，血栓性血小板减少性紫癜等两大并发症。

2. 沙门菌感染（Salmonella infection） 沙门菌感染在食物中毒及急性胃肠炎中占重要位置。由于耐药性增长，沙门菌感染已成为世界难治性疾病之一。我国自 1975 年由青海省儿童医院首先报道鼠伤寒沙门菌肠炎以来，发现沙门菌感染有增多趋势。其中以鼠伤寒沙门菌（Salmonella typhimurium）和婴儿沙门菌（Salmonella infants）在婴儿中最常见，常在医院内发生严重交叉感染。多侵犯 1 岁以内久病体弱的婴儿，该病特点是：病情重、合并症多、病死率高，成为当前儿科重点关注的问题。

3. 弯曲菌肠炎（campylobacter enteritis） 包括空肠弯曲菌和结肠弯曲菌[8]。1972 年，在比利时首先证实空肠弯曲菌是引起小儿腹泻的常见病原菌，以后各国陆续报道该菌在腹泻病原中占 5%～14%。本病是一种多见的肠道传染病，空肠弯曲菌已成为人们广泛关注的人兽共患病原菌。我国于 1981 年原上海医科大学首先报道，这一病原菌在腹泻病中占 13%；我国大样本腹泻筛查中，空肠弯曲菌在经济不发达的地区儿童腹泻患者检出率<0.13%[7]。2015—2018 年，上海儿童腹泻中空肠弯曲菌占 4.43%[9]，临床表现主要有发热、腹痛、腹泻、粪便初期呈水稀便，继而呈痢疾样黏液脓血便。全年均可发病，以夏秋季为高峰季节，各年龄组均易感，5 岁以下农村小儿多见。本病有自限性，多数患儿在一周内恢复。空肠弯曲菌肠炎后可导致吉兰-巴雷综合征（Guillain-Barrè syndrome，GBS），美国将可导致 GBS 空肠弯曲菌列为生物恐怖病原之一[8]。

4. 耶尔森小肠结肠炎（Yersinia enterocolitis） 耶尔森菌是一种人畜共患疾病的病原菌。猫、狗、猪等均可感染而患病。1973 年在美国首次发现对人类有致病性，是小儿急性腹泻的病原之一。1980 年，我国福建省首次从腹泻患儿粪便中分离出本菌，分离率为 1.3%。2011—2018 年北京市单中心检出率为 0.80%[10]。目前已有 80 多个国家和地区发现小肠结肠炎耶尔森菌，证实它在人、动物和环境中分布较广泛。本病的临床表现比较复杂，约 2/3 患者以急性胃肠炎、小肠结肠炎为主，1/3 患者以败血症为主，伴随肝脓肿，部分病例有慢性化倾向，部分病例合并其他组织脏器的改变，可合并关节炎[10]和结节性红斑。

5. 亲水气单胞菌胃肠炎（aeromonas hydrophilia enteritis） 该菌是在 1937 年由 Miles 发现。本菌广泛存在于自然界水生动物体内，如进食被污染的鱼类、饮料或被鱼刺伤、咬伤，如伤口被污染的水沾湿均可感染。

80 年代以来我国报道增多,尤其在沿海地区。临床表现有:①急性胃肠炎型:有低热或不发热,脐周腹痛,腹泻水样便,个别呈霍乱样重度腹泻。少数为脓血便。大部分患儿 2~5 天自愈,少数小儿腹泻可迁延不愈。②败血症型:气单胞菌可由创口或肠道侵入血流,引起败血症。③创口因接触感染轻者局部溃疡,重者可发生蜂窝织炎。

6. 抗生素相关肠炎 由于不恰当地滥用抗生素,引起肠道菌群紊乱,微生态失衡,一些条件致病菌则会诱发肠炎,近年来呈上升趋势,常见如下:

(1) 艰难梭菌肠炎(clostridium difficile associated diarrhea,CDAD)又称假膜性肠炎(pseudomembranous colitis):病原菌为难辨梭状芽孢杆菌。主要引起小肠及结肠黏膜急性坏死性炎症,覆有假膜。此病常见于应用抗生素的 4~10 天内或停药后数天至 1 个月起病,也可于用药 1~2 天后即发病。常见的相关抗生素是克林霉素、广谱青霉素、头孢菌素,还有较新的抗菌药莫西沙星。起病大多急骤,病情轻者仅有轻度腹泻,重者可呈暴发型,病情进展迅速。临床表现有高热、中毒症状重(嗜睡、萎靡、谵妄),腹泻粪便为黄稀便、水样便,或水样黏液便,可有伪膜脱落,少数为血便,可伴有痉挛性腹痛,有时有压痛和反跳病痛,需与急腹症鉴别。严重者并发脱水、急性肾衰竭、休克或弥散性血管内凝血(DIC)等。确诊依据粪便作厌氧菌培养,分离出难辨梭状芽孢杆菌,并证明其为产毒菌株和谷氨酸脱氢酶阳性后检测粪便中的 A 毒素和 B 毒素[11]。

(2) 金黄色葡萄球菌肠炎(Staphylococcus aureus enteritis):由金黄色葡萄球菌引起的急性肠道炎症,主要表现为发热、腹泻和呕吐。临床表现分两种类型,一是不洁饮食引起的金黄色葡萄球菌食物中毒,一般病情较轻,呕吐症状最为突出,腹泻相对较少,发热多在38℃以下;而是长期使用抗生素引起的肠道菌群失调,敏感菌株受到抑制,耐药菌株趁机繁殖,进而导致抗生素相关性肠炎,病情普遍较重,以全身中毒症状明显,发热为突出表现,可高达 40℃以上,且热程持续时间也较长,可达 5 天左右,胃肠道症状以腹泻为主,呕吐相对较轻。腹泻每日可达 10 余次,多黄绿色糊状或暗绿色水样便,外观像海水,又称海水样便。初诊依据粪便涂片镜检,可见大量革兰氏阳性球菌。常合并败血症,确诊依据粪便及血培养葡萄球菌阳性。

(3) 铜绿假单胞菌肠炎,铜绿假单胞菌(pseudomonas aeruginosa,PA)原在肠道寄生,一般不致病,但因滥用抗生素引起微生态失衡,则可诱发肠炎。也可在一些体弱小婴儿中散发,或在婴儿室引起暴发。临床表现为腹泻,开始为水样便,顷刻以后转为黏液或脓血便,每日大便次数可多至 20 次以上,感染中毒症状明显,多数伴有脱水酸中毒。严重者可致休克。确诊依据大便培养。

(4) 真菌性肠炎(mycosis enteritis):腹泻病程迁延,有滥用抗生素史,常伴有鹅口疮,肛门周围可见黄白色伪膜,伪膜及粪便涂片可见真菌及菌丝,即可确诊。临床表现:腹泻呈稀便,带泡沫,次数不是太多,但迁延不愈。

7. 隐孢子虫肠炎(cryptosporiditis) 1976 年首次在美国发现,我国 1987 年在南京地区首次报告。本病多发生于婴幼儿,男女无明显差异。温暖潮湿的夏秋季发病率高,农村比城市多,沿海城市比内地城市多,畜牧地区比非畜牧地区多,人、牛、羊、猪、鼠、鸟均可受感染。人体感染隐孢子虫后,寄生在小肠黏膜,破坏微绒毛,引起小肠吸收障碍及双糖酶缺乏,造成渗透性腹泻。本病的临床症状和严重程度取决于宿主的免疫功能和营养状况。免疫功能正常者,感染度轻者,多数可表现为无症状型,如感染度稍重者,主要表现为急性水样腹泻或稀糊状便,一般无脓血。多数患者持续数天或 1~2 个月后可自行停止,呈自限性腹泻。免疫功能低下者(如婴幼儿、营养不良患者)腹泻病程常较长,可达数日至数月。由急性转为慢性而反复发作者并不少见,迁延性和慢性隐孢子虫肠病的粪便多呈黏液稀便或稀水便,常可同时伴有腹痛、腹胀、恶心、呕吐、食欲减退、低热等症状。诊断依据粪便、呕吐物及痰中找到隐孢子虫卵囊。

8. 其他细菌 病原尚有变形杆菌、产气荚膜杆菌、蜡样芽孢杆菌、克雷伯氏菌、均为条件致病菌,多在免疫力低下或滥用抗生素造成肠道菌群紊乱的情况下发病。

9. 病毒性肠炎 早在 20 世纪 50 年代,在我国儿童中曾发生感染性腹泻的流行。高峰发生在 10、11、12 月,称"秋季腹泻",培养不出病原菌,长期病原不明。直到 1973 年,澳大利亚学者 Bishop 用电镜方法在秋冬季腹泻患儿十二指肠黏膜活检标本及粪便中发现了一种病毒颗粒外观像车轮。1975 年国际病毒学会命名为轮状病毒。我国于 1978 年在北京首先在秋季腹泻患儿粪便中用电镜及免疫电镜检出轮状病毒,检出率达 83.8%。证实这是我国婴幼儿秋季腹泻的主要病原。从此在我国展开了病毒性腹泻的研究。各种病毒肠炎的临床特点:

(1) 轮状病毒肠炎(rotavirus enteritis,RV):轮状病毒肠炎发生在 5 岁以下儿童,尤其 6 个月~3 岁的婴幼儿,发病率最高年龄段为 6 个月~2 岁,且最严重。6 个月以下婴儿因有来自母体的被动免疫,致使发病率或病

26章

情轻;2 岁以上小儿多数感染过轮状病毒(显性或隐性),体内有了抗体,所以发病率也明显降低。本病多发生在 10、11、12、1 月秋冬寒冷季节。

临床表现:轮状病毒肠炎潜伏期为 24~72 小时,自然病程一般在 3~7 天,平均 4 天,个别可延至 2 周以上,免疫缺陷者常混合感染而呈慢性。其主要症状为腹泻、呕吐、发热、脱水。腹泻每日 10 余次至数十次,伴有腹胀和肠鸣,排便急且量多,粪便呈稀薄水样,淡绿色或黄绿色,偶有黏液,无脓血,镜检无白细胞,部分粪便隐血阳性。发病第一日常先有呕吐,继而腹泻,吐出胃内容物或清水。发热为常见症状,通常低于 39℃,重型易呈高热 39~40℃,一般发热和呕吐起病 2 天后消失患儿持续呕吐和水样腹泻易导致脱水和电解质紊乱,由于发热、呕吐和腹泻所致的不同程度脱水,而出现精神萎靡、淡漠、易激惹、嗜睡、神志不清、休克等严重临床表现。

轮状病毒可侵犯多个脏器,如呼吸道、中枢神经系统、肝肾及心脏等,轮状病毒腹泻病 40% 的患儿伴有咳嗽等呼吸道症状。1991 年,北京军区总医院与首都儿科研究所合作,在轮状病毒患儿采用气管导管抽取气管内灌洗液中发现了轮状病毒(阳性率 25%)。提出轮状病毒也可能是呼吸道感染的病原之一,并可通过呼吸道传播。曾报道从患儿肺组织、脑脊液、胸腔积液、腹水中检出了轮状病毒,发现有 50%~60% 左右患儿血清心肌酶增高,提示有心肌受累。临床个别患儿曾疑及合并暴发性心肌炎而猝死。因而对精神面色差、心律不齐、心音低钝的患儿应早作心电图与心肌酶检测,以发现是否并发心肌炎。

在病毒性腹泻中以轮状病毒肠炎发病率最高,症状较重。在中国儿童急性肠胃炎住院儿童由轮状病毒所致超过 45%,位居小儿腹泻病原第一位。其他病毒肠炎,发病率较低、症状多数也较轻。

(2) 杯状病毒肠炎(calicivirus enteritis):杯状病毒科(诺如病毒和札如病毒)。此病毒是 Madeley 和 Cosgrove 用电镜检测儿童粪便标本时发现的,世界各地都有相序的报道,近些年国内外大量研究表明,诺如病毒(Norovirus,NVs)是仅次于 RV 导致人类急性非细菌性胃肠炎。随着 RV 疫苗的应用,NVs 跃居病毒性肠炎首位[12]。其主要通过粪-口途径传播,含病毒的粪便污染食物和水对传播十分重要,常常引起暴发流行。其腹泻症状较轮状病毒腹泻轻,但呕吐与轮状病毒腹泻相似,自然病程 2 个小时至数天,平均 12~72 小时。确诊依据病毒学检查。

(3) 腺病毒肠炎(adenovirus enteritis):腺病毒是已知主要引起呼吸道感染的病毒。它们多为 3、7、11 型。引起肠炎的肠道腺病毒是 40、41 与 42 型。其没有明显的季节性,一年四季均可散发。引起的症状为腹泻、呕吐、发热,部分患儿有腹痛、呼吸道症状,潜伏期约 1 周(3~10 天),病程 1 周(5~9 天)左右;常先见呕吐 1~2 天后见水样腹泻,每日数次至数十次,持续 1~2 周,平均 5~9 天,少数可延长 3~4 周,近半数患者在发病初期伴有 2~3 天低热,部分患儿可同时伴有鼻炎、咽炎、气管炎等上呼吸道感染。

(4) 星状病毒肠炎(astrovirus enteritis):1975 年首次在苏格兰有人报道用电镜在腹泻患者粪便中发现了呈星芒状的小病毒,随后在加拿大和英国其他地方有同样报道。在英国曾有两次腹泻的暴发可能与此种病毒有关。我国也有星状病毒肠炎的报道,但发病率不高,一般症状较轻,为自限性。

(5) 冠状病毒肠炎(crownvirus enteritis):冠状病毒具有独特的皇冠形,既往报道引起呼吸道感染。近年来,有报道,在腹泻患者的粪便中发现有冠状病毒,认为与小儿腹泻病有关。冠状病毒腹泻特点为人肠道冠状病毒感染 3 岁前儿童,主要症状是腹泻(94%)、呕吐(63%)、发热(51%)。1993 年汪华等报道,1987 年、1988 年江苏省溧水县地区人肠道冠状病毒引起的急性腹泻病暴发流行时其临床表现为:大便黄稀水样(98%)、腹胀(72%)、腹痛(34%)、恶心(47%)、呕吐(31%)、发热(48%)。病程平均 3~5 天,以青壮年为主(85%)。

(6) 小圆形病毒肠炎:在腹泻患儿粪便中发现了 25~35mm 的小圆形病毒。其中诺瓦克病毒早就确定为小儿腹泻的病原。北京友谊医院儿科曾对夏季水样便腹泻患儿检测病原,发现约有 20% 的小圆形病毒,但其病原学意义有待进一步研究确定。

综上所述,随着经济发展,卫生条件改善,人们普遍用上了自来水、电冰箱与抽水马桶,细菌性腹泻会愈来愈少,而病毒性腹泻的发病率相对升高,有少部分 2~3 种病毒混合感染。今后控制病毒性腹泻主要靠接种疫苗。现在已有轮状病毒疫苗,并有较高的安全性和较好的免疫效果。

【治疗】　新旧治疗方法的改变:20 世纪 50 年代建立的治疗方法包括:①禁食;②过多应用静脉输液;③滥用抗生素。后被认为是不科学、不合理的,应予以改变。1992 年《中国腹泻病诊断治疗方案》确立了新的治疗方法,包括:①继续饮食;②预防脱水;③纠正脱水;④合理用药。

1. 液体疗法　脱水的评估:脱水对患儿有危险,应及时评估(表 26-4),发现脱水及时纠正。

表 26-4　患儿脱水的评估

	轻度	中度	重度
1. 望诊：一般状况	良好	*烦躁、易激惹	*嗜睡或昏迷、软弱无力
眼窝	正常	下陷	明显下陷
眼泪	有	少或无	无
口舌	湿润	干燥	非常干燥
口渴	饮水正常无口渴	*口渴，想喝水	*只能少量饮水或不能饮水
2. 触诊：皮肤弹性	捏起后回缩快	捏起后回缩慢（小于 2 秒）	捏起后回缩很慢（大于 2 秒）
3. 诊断	无脱水征	有些脱水：患者有两个或两个以上上述体征，其中至少包括一个*所示的体征。丢失水分占体重的 3%~10%	重度脱水：患者有两个或两个以上上述体征，其中至少包括一个*所示的体征。丢失水分大于体重的 10%
4. 治疗	采用方案一	采用方案二	采用方案三

（1）治疗方案一：适用于有腹泻而无脱水的患者，可在家庭治疗，家庭治疗四原则：

腹泻一开始就要给患儿口服更多的液体以预防脱水：建议选用以下液体任何一种：

1）米汤加盐溶液：配制方法：米汤 500ml（一斤装酒瓶 1 瓶）+细盐 1.75g（一平啤酒盖的一半），随时口服。

本液体为 1/3 张不会出现高钠血症。预防脱水：40ml/kg；也可治疗轻~中度脱水：60~80ml/kg，4~6 小时分次饮完，以后可以继续服用，能喝多少给多少。不禁食继续喂养。据观察，预防脱水成功率可达 91.3%；治疗轻~中度脱水成功率可达 97.3%。

2）口服补液盐（ORS）溶液：每腹泻一次给服 ORS 液 50~100ml，直至腹泻、呕吐停止。标准 ORS 为 2/3 张液体，对预防脱水张力过高，应注意另外适当补充白开水，防止出现高钠血症。

3）2002 年 WHO 推荐低渗口服补液盐（RO-ORS）溶液：每腹泻一次给服 RO-ORS 液 50~100ml，直至腹泻停止。RO-ORS 为 1/2 张液体，不易出现高钠血症。

（2）治疗方案二：适用于有些脱水的患者（即轻~中度脱水），此类脱水约占 90%，完全可用 RO-ORS 纠正脱水。既经济又方便，效果也很好。

纠正累计损失最初 4 小时 RO-ORS 液的用量：

RO-ORS 用量（ml）＝体重（kg）×（50~75ml）[13]

4 小时后再评估一下脱水症状，如脱水已纠正，即可回家采用家庭口服补液，如方案一；如仍然有些脱水，则按方案二，再给一份 ORS 液纠正脱水。

ORS 的原理：20 世纪 60 年代初基础医学一大发现：1%~2.5% 葡萄糖（55~124Meq/L）能促进肠内水和钠的最大限度吸收（提高 25 倍）。葡萄糖浓度>3% 则会引起渗透性腹泻。葡萄糖浓度<1%，则水和钠吸收不好。

为什么葡萄糖会促进水和钠的吸收？推测为有共同的载体。及肠腔的水和钠需要有一定浓度的葡萄糖分子存在，与其一起才能更快地由肠腔被吸收入体内。

WHO 1978 年推荐标准 ORS，后因碳酸氢钠 ORS 容易潮解、变质且味道苦涩，1984 年世界卫生组织与联合国儿童基金会联合通知，改用枸橼酸钠 ORS，后者性质稳定，不易变质，且味酸甜，便于小儿服用。以后又发现原 ORS 为 2/3 张，由于张力太高用于预防和治疗轻~中度脱水，有时会造成高钠血症。于 2002 年 WHO 建议采用低渗 RO-ORS（1/2 张）不仅治疗效果好，可减少大便量、缩短病程，并可防止出现高钠血症（表 26-5）。

表 26-5　各种 ORS 的配方

WHO 1978 年推荐碳酸氢钠 ORS		WHO 1984 年推荐枸橼酸钠 ORS		WHO 2002 年推荐低渗 RO-ORS 配方	
2/3 张		2/3 张		1/2 张（低渗）	
氯化钠	3.5g	氯化钠	3.5g	氯化钠	2.6g
碳酸氢钠	2.5g	枸橼酸钠	2.9g	枸橼酸钠	2.9g
氯化钾	1.5g	氯化钾	1.5g	氯化钾	1.5g
无水葡萄糖	20g	无水葡萄糖	20g	无水葡萄糖	13.5g
加水到	1 000ml	加水到	1 000ml	加水到	1 000ml

26 章

（3）治疗方案三：适用于重度脱水（约占 10%），因有低血容量休克，需用静脉输液尽快纠正低血容量，恢复肾脏调节功能。纠正重度脱水的累积损失需液量按 100ml/kg 计算，方法如表 26-6。

表 26-6　静脉输液方法

年龄	第一阶段（20ml/kg）等张液	第二阶段（80ml/kg）2/3 张液或 1/2 张液
1 岁以内	1 小时	6 小时
1 岁以上	1 小时	5 小时

1）等张液：

①2:1 液 = 0.9% 氯化钠液:1.4% 碳酸氢钠（或 1/6mol/L 乳酸钠）；

②0.9% 氯化钠液。

如仍处于休克状态，可重复应用 1~2 次。

2）2/3 张液：

①4:3:2 液 = 0.9% 氯化钠液:10% 葡萄糖:1.4% 碳酸氢钠（或 1/6mol/L 乳酸钠）；

②1:1 加碱液 = 0.9% 氯化钠液 100ml + 10% 葡萄糖 100ml + 5% 碳酸氢钠 10ml。

3）1/2 张液：

①2:3:1 液 = 0.9% 氯化钠液:10% 葡萄糖:1.4% 碳酸氢钠（或 1/6mol/L 乳酸钠）。

上述液体根据当地情况以供选择。

②补钾：重度脱水患儿一般需采用氯化钾，每日 200~300mg/kg，分 3~4 次口服，或配成 0.15%~0.3% 浓度由静脉均匀输入，速度切忌过快，并需待有尿后才能静脉给钾。

③补钙：维生素 D 缺乏症患儿在输液同时即给口服钙片或钙粉，每次 0.5g，每日 3 次，若出现手足搐搦症，立即给 10% 葡萄糖酸钙 10ml，稀释后缓慢静脉滴注。

④营养不良的婴儿液体量减 10ml/kg。

一旦患儿能饮水，应尽量改用 RO-ORS 口服液，补液 6~7 小时后重新评估病情，选择合适的方案一、二或三继续治疗。

鼻饲管补液：如无静脉输液条件，可用鼻胃管点滴 RO-ORS 液 20ml/（kg·h），连续 6 小时（120ml/kg）。

2. 饮食治疗　给患儿足够的饮食以预防营养不良：可进食平时习惯的饮食，只要有食欲可鼓励其进食。腹泻患儿禁食是有害的。不用担心饮食不能被消化吸收。不推荐进食高脂肪、高纤维食物。实验证明吃进去的饮食大部分可被吸收（表 26-7）：

表 26-7　各类腹泻病食物吸收情况

病原	食物吸收/%	
	急性期	恢复期
霍乱	81	91
痢疾	67	83
致泻性大肠埃希菌	84	86
轮状病毒	62	86

3. 补锌治疗　2002 年，WHO 推荐补锌（无论急性还是慢性腹泻），年龄 <6 个月者，元素锌每日 10mg，连服 10~14 日；年龄 >6 个月者，元素锌每日 20mg，连服 10~14 日。补锌的作用：①有利于缩短病程；②能减轻疾病严重程度；③能增强免疫功能；④有助于防止愈后再复发；⑤能改善食欲、促进生长发育。美国和欧洲指南建议，在锌缺乏患病率高的国家和有营养不良征象的患儿中，口服锌制剂可减少 6 个月~5 岁患儿腹泻的持续时间[14-15]。

4. 药物治疗　益生菌：某些益生菌制剂对治疗儿童急性感染性腹泻具有疗效，尤其对病毒感染性腹泻及抗生素相关性腹泻具有显著疗效[13-14]。肠黏膜保护剂[16]：如双八面体蒙脱石粉，能与肠道黏液糖蛋白相互作用，增强肠黏膜屏障作用，可吸附病原体和毒素，促进肠细胞正常吸收与减少分泌功能。适用于急性水样便腹泻（病毒性或产毒素细菌性）及迁延性腹泻。口服剂量：<1 岁，每次 1/3 袋，每日 3 次餐前 30 分口服；1~2 岁，每次 1/2 袋，每日 3 次；2~3 岁，每次 1/2 袋，每日 4 次；>3 岁，每次 1 袋，每日 3 次。

抗感染治疗：急性水样便的腹泻患儿多为病毒或产肠毒素性细菌感染一般不用抗生素，只要做好液体疗法，患者可以自愈。WHO 提出，90% 的腹泻病不需要抗生素治疗。采用中药或肠黏膜保护剂治疗可加快痊愈。对中毒症状较重的患儿，可选用抗菌药物治疗。如疑似霍乱采用多西环素 2.2~4.4mg/kg（8 岁以下儿童禁用），每日 1 次口服治疗，疗程 3~5 天或症状消失、大便细菌培养连续 3 次阴性停药并解除隔离。

对于侵袭性细菌感染，选用一种当地有效的抗菌药物，如用药 48~72 小时，病情未见好转估计有耐药，再考虑更换另外一种抗菌药物。

（1）细菌性痢疾：①磷霉素，100～150mg/（kg·d），分 3 次口服，疗程 5～7 天。②利福昔明：6～12 岁者 100～200mg/次，4 次/d 口服，疗程不超过 7 天。>12 岁者 200mg/次，3～4 次/d 口服，疗程不超过 7 天。③环丙沙星，10～15mg/（kg·d），分 3 次口服，疗程 5～7 天。④小檗碱，10～20mg/（kg·d），分 3 次口服。疗程 7 天。⑤复方新诺明，50mg/（kg·d），分 2 次口服，疗程 7 天。⑥头孢克肟（cefixime）可口服 3～6mg/（kg·d），分 2 次，头孢曲松 50mg/kg，静脉滴注。欧洲、美国指南推荐阿奇霉素口服 5 天为一线治疗方案[14-15]。

关于喹诺酮类药的副作用：曾有报道在动物实验中，发现对小动物的骨骼发育有障碍，但近年来国内外许多文献报道认为多年的临床经验总结，在小儿应用并未发现类似小动物的骨骼发育障碍，认为这与种族差异和剂量差异有关，实验动物所用剂量比小儿大很多。现今国内外专家一致认为喹诺酮类药在儿科应用是安全的（但是说明书上喹诺酮类药儿科禁用尚未改正，因此使用前最好和家长说明，以免招致纠纷）。

小檗碱多年来一直保持中度敏感，故可选用；磺胺类药复方新诺明，早年效果很好，但近年来在城市耐药率高达 60%～80%，很少应用，农村也许仍可选用。

（2）致泻性大肠埃希菌肠炎[13]：引起水样便的产毒素大肠埃希菌（ETEC）不用抗生素，其他致病性大肠埃希菌采用：磷霉素 50～100mg/（kg·d），分 3～4 次口服；第三代头孢菌素：对肠道感染有较好效果，常用的品种：①头孢克肟 3～6mg/（kg·d），分 2 次口服；②头孢噻肟：50～100mg/（kg·d），分 2～4 次静脉注射；③头孢曲松，20～100mg/（kg·d），单次或分 2 次静脉滴注。

（3）鼠伤寒（婴儿）沙门菌肠炎：对常用抗生素耐药率高，可选用环丙沙星。重症选用三代头孢菌素如头孢氨噻肟，50～100mg/（kg·d），分 2～4 次静脉滴注，头孢曲松，20～100mg/（kg·d），单次或分 2 次静脉滴注。

（4）弯曲菌肠炎：对阿奇霉素、红霉素、环丙沙星、磺胺药、庆大霉素等都敏感有效。

（5）耶氏菌肠炎：对磺胺药、庆大霉素、诺氟沙星等均有效。

（6）艰难梭菌肠炎：又称假膜性肠炎，应立即停用抗生素，选用甲硝唑 25～40mg/（kg·d），分 4 次口服。或万古霉素治疗，20～40mg/（kg·d），分 3 次口服，或 16～24mg/（kg·d），分 2～3 次静脉滴注。

（7）真菌性肠炎：首先停用抗生素，采用制霉菌素，每天每公斤体重 5 万～10 万单位，分 3 次口服；氟康唑 1～2mg/（kg·d），顿服或克霉唑 20～30mg/（kg·d），分 3 次口服。后两者有一定的副作用，需慎用。

（8）阿米巴痢疾及蓝氏贾第鞭毛虫肠炎：甲硝唑，25～40mg/（kg·d），分 3 次口服。

（9）隐孢子虫肠炎：大蒜素治疗，每次 1～1.5mg/kg，3 次/d，饭后服用。

（10）轮状病毒肠炎：抗生素无效，可采用中药或黏膜保护剂治疗可缩短病程。

密切观察病情：如果患儿在治疗 3 天内临床症状不见好转或出现下列任何一种症状，即应该去看医生：①腹泻次数和量增加；②频繁呕吐；③明显口渴；④不能正常饮食；⑤发热；⑥大便带血。

（二）迁延与慢性腹泻

迁延性腹泻指病程在 2 周~2 个月；慢性腹泻指病程>2 个月，慢性腹泻又分为慢性持续型和慢性复发型。慢性持续型指在较长时间内一直腹泻，而慢性复发型为时泻时愈。据统计，发展中国家每年约有 450 万 5 岁以下儿童死于腹泻病，其中有一半是死于迁延性、慢性腹泻及其合并症。迁延性、慢性腹泻多发生在营养不良的患儿，且互为因果，形成恶性循环。婴儿难治性腹泻诊断依据：①发病年龄小，6 个月以内多见；②腹泻病程>2 周；③先前有过急性肠炎；④多数未发现特异病原，少数病例由于滥用抗生素可继发条件致病菌、真菌或隐孢子虫感染；⑤合并有营养不良与生长发育障碍；⑥经一般治疗无效；⑦预后较严重，病死率高。

【发病率与病死率】 Halliday 报道迁延与慢性腹泻约占儿童腹泻的 19%。难治性腹泻约占 1%。现今急性腹泻已很少死亡，儿童腹泻死亡主要与迁延与难治性腹泻有关。

【发病机制】

1. 宿主因素 ①年龄：迁延性腹泻多发生在 1 岁以内，难治性腹泻多发生在 3～6 个月以内的小婴儿。②营养状况：多伴有营养不良，研究表明营养不良容易使腹泻迁延，持久腹泻又促进营养不良，互为因果，恶性循环。③免疫状况差：首都儿科研究所腹泻研究组观测 29 例迁延与慢性腹泻患儿免疫功能。发现粪便 sIgA 显著低于正常；CD4 降低，CD8 增高，CD4/CD8 比值降低。说明体液与细胞免疫功能均降低。

2. 肠道微生物的作用 弧菌和病毒（包括轮状病毒）不引起迁延性腹泻，除此之外，国外报道多种引起急性腹泻的病原均可在迁延性腹泻粪便中检出。它们可分两组：①急性与迁延性腹泻分离率相等的病原菌，如痢疾杆菌，沙门菌，产毒素大肠埃希菌，空肠弯曲菌，耶氏菌，难辨梭状芽孢杆菌等。采用相应抗生素治疗之

26章

后,迁延性腹泻比较难以消除,可能与宿主免疫功能低下有关。②迁延性腹泻分离率较高的病菌:它们有吸附型大肠埃希菌(EAEC),致病性大肠埃希菌(EPEC)和隐孢子虫。这些被认为是迁延性腹泻的重要病原。据观察我国小儿迁延性腹泻,病原分离率低,主要是肠道消化功能没有恢复而致腹泻迁延不愈,因此在没有获得病原前,最好不要盲目应用抗生素。

3. 肠黏膜继续损害 浙江大学医学院附属儿童医院采用空肠黏膜活检,15 例作了扫描电镜,11 例作了透视电镜。均有超微结构异常,表现为绒毛萎缩,严重者表面坏死,小肠上皮细胞损害,胞质溢出,细胞脱落。黏膜损伤及吸收障碍因素有微生物侵犯,双糖吸收障碍(尤其是乳糖)和蛋白过敏。由于肠黏膜损伤,屏障功能不全,吸收相当量的带有抗原性的完整蛋白质,触发免疫机制,损伤黏膜。胆汁中含有胆酸,其作用是使食物中的脂肪微粒化,易被吸收。当肠内细菌过度繁殖,胆酸被分解,从而影响脂肪吸收引起脂肪泻,另外肠内细菌可将胆酸转变为二羟胆酸(dihydroxy bile acid),也可将食物中未被吸收的脂肪转变为羟脂肪酸(hydroxy falty acid),这两种代谢产物一旦进入结肠,促使结肠分泌亢进引起腹泻。

4. 黏膜修复迟缓 动物实验证实,蛋白质-能量营养不良延缓肠黏膜修复。合理积极补充营养,采用微量元素锌、铁、维生素 A、维生素 B_{12} 和叶酸可促进肠黏膜修复。

总的来说,腹泻病的病理机制传统分为渗透性腹泻:肠腔内含有大量不能吸收的溶质,使肠腔渗透压升高大量液体被动进入肠腔。如糖类吸收不良等。分泌性腹泻:肠黏膜上皮细胞电解质分泌增加或吸收抑制。如细菌肠毒素(霍乱弧菌内毒素、产毒性大肠埃希菌)、内源性促分泌物(血管活性肠肽瘤)及胆盐性腹泻等。渗出性:肠黏膜受到破坏,造成大量渗出,同时可刺激肠蠕动增加。如侵袭性细菌感染、炎症性肠病及过敏性肠炎等。胃肠运动功能异常:促动力性激素或介质、肠腔内容增大致反射性刺激使肠道运动加速;如肠易激综合征、甲状腺功能亢进症等。有些是混合作用所致。迁延性腹泻、慢性腹泻病因分为感染性和非感染性腹泻,更多见于非感染性腹泻(参看本节【附2】肠吸收不良综合征)。

【治疗】 迁延与慢性腹泻患儿宜到医院治疗。

1. 液体疗法 积极做好液体疗法预防脱水和治疗脱水,纠正水、电解质、酸碱平衡紊乱。

2. 营养治疗 此类患者多有营养障碍,因此营养治疗是关键,改善营养状态的同时寻找病因,以达到对

因治疗。继续饮食是必要的治疗措施,禁食是有害的。

(1)母乳喂养儿继续母乳喂养。

(2)人工喂养儿应调整饮食,6 个月以下小婴儿,用牛奶或配方奶,加等量米汤或水稀释,由少量逐渐增加,直至恢复正常饮食,或用酸奶,也可用奶-谷类混合物,每天喂 6 次,以保证足够的热量。6 个月以上的幼儿可用已习惯的日常饮食,选用稠粥、面条,并加些熟植物油、蔬菜、肉末或鱼末等,但需由少到多,喂养困难者可用管式喂养。

(3)要素饮食:主要由葡萄糖(或多聚糖)、中链脂肪酸、氨基酸或蛋白水解物及高热卡水解粉组成,这种饮食基本不需要经消化即能在小肠上部被吸收。有报告对治疗慢性腹泻有效。

(4)静脉营养:少数严重病例口服营养物质不能耐受,应加支持疗法。有条件单位可采用静脉营养。方案:10%脂肪乳每日 2~3g/kg,复方结晶氨基酸每日 2~2.5g/kg,葡萄糖每日 12~15g/kg,电解质及多种维生素适量,液体每日 120~150ml/kg,热卡每日 209~376J/kg(50~90cal/kg)。通过外周静脉输入,不要时中心静脉导管输入。总液量在 24 小时内均匀输入(最好用电脑输液泵控制速度),好转后改用经口喂养[17,18]。

3. 药物疗法 ①抗菌药物应慎用,仅用于分离出有特异病原的患儿,并要依据药物敏感试验结果选用。②补充微量元素与维生素:锌、维生素 A、维生素 C、维生素 B、维生素 B_{12} 和叶酸[17]。

4. 微生态疗法 目的在于补充肠道正常菌群,恢复微生态平衡,重建肠道天然生物屏障保护作用。适用于迁延与慢性腹泻伴有明显肠道菌群紊乱的患儿。

非感染性腹泻的治疗:

(1)食饵性腹泻:调整饮食,适当护理。人工喂养的患儿开始时应给一些易消化的食物,可用等量的米汤、用稀释牛奶或奶制品,喂养 2 天,逐渐恢复正常饮食;母乳喂养者可继续母乳喂养。儿童及成人则宜食米粥、面条等易消化的食物,2 天后恢复到正常饮食。对乳糖不耐受者宜采取去乳糖饮食,可采用豆浆或发酵酸奶。

(2)症状性腹泻:积极治疗全身性原发病是关键。一般治疗包括:①给服更多液体以预防脱水;②有了脱水要及时纠正脱水;③继续饮食,按患儿月龄或年龄给予适当的乳类喂养及固体饮食,必要时,适当的营养支持;④合理用药。

(3)糖源性腹泻:少数是由于先天性乳糖酶缺乏,多数是由于急性肠炎时较大面积的损伤了小肠微绒毛,造成双糖酶,尤其是乳糖酶缺乏,吃进去的乳糖不能被

消化,在肠内形成高渗物质,引起渗透性腹泻,使腹泻迁延,此时采用去乳糖饮食,患儿可以很快治愈(参看吸收不良综合征)。去乳糖饮食:(不含乳糖配方)喂养或添加乳糖酶制剂。

(4)过敏性腹泻:婴幼儿最多见牛奶蛋白过敏,去除过敏的食物成分,改用其他种含蛋白饮食。

(5)对因治疗是关键如分泌血管活性肠肽的肿瘤,去除肿瘤腹泻很快好转;免疫性的肠病,有些通过造血干细胞移植、免疫疗法改善,有些基因异常,如 *DGAT1* 基因突变可选用低脂肪喂养,先天性葡萄糖-半乳糖吸收不良患儿可选用低碳水化合物喂养或果糖类配方喂养,可有效缓解临床症状,稳定病情,但仍有些基因异常疾病尚无有效治疗措施,仅能予支持性治疗[19]。

5. 中医治疗 我国中医中药治疗小儿腹泻积累了丰富经验有较好的效果,对于水样便腹泻、迁延与难治性腹泻采用中医辨证施治疗效明显优于西医治疗。

(1)湿热泻:夏、秋季多见,适用于急性水样便腹泻,病毒性或产毒素性细菌感染。

证候表现:起病急,腹泻频繁,大便稀或水样,肛门灼红,发热,烦闹,口渴喜饮,恶心呕吐,食欲减退,小便黄少,舌红,苔黄腻,脉滑数。

治则:清热利湿、分利止泻。

方药:葛根黄芩黄连汤加减。

常用药:葛根 6~9g、黄芩 6~9g、金银花 6~9g、茯苓 6~9g、木通 3~4g、车前子 6~9g、苍术 6~9g、白术 6~9g、党参 6~9g、黄芪 9g 等。

发热重加藿香 6~9g、柴胡 6~9g、生石膏 10~30g。

呕吐:加半夏 4~6g、生姜 2~3 片。

烦躁哭闹:加钩藤 6~9g、珍珠母 15~20g。

中成药有:葛根芩连微丸、苍苓止泻口服液、双苓止泻口服液等。

(2)脾胃虚寒泻:适用于急性腹泻之后的迁延与慢性腹泻。

证候表现:病程大于 2 周,时轻时重,大便稀溏,色淡不臭,食欲减退,面色萎黄,舌淡,苔薄白,脉细滑。

治则:温中健脾、固涩止泻。

方药:参苓白术散合桃花汤加减。

常用药:肉豆蔻 6g、丁香 1.5~2g、赤石脂 9g、党参 6~9g、苍术 4~9g、白术 4~9g、茯苓 9g、山药 9g、黄芪 9g、椿皮 6~9g、鸡内金 3g、乌梅 9g 等。

呕吐:加半夏 4~6g、生姜 2~3 片。

中成药:轻者可用启脾丸、参苓白术丸等。

(3)脾肾虚寒泻:适用于重症难治性腹泻。多见于 6 个月以下小婴儿,常伴重度营养不良。

证候表现:腹泻日久,久治不愈,腹泻频繁,洞泄不止,大便色淡不臭,形体消瘦,面色苍白,四肢发凉。舌淡少苔,脉微弱。

治则:温补脾肾、固涩止泻。

方药:附子理中汤加减。

常用药:熟附子 4~6g(先煎)、红人参 4~6g(先煎)、苍术 4~6g、甘草 4g、干姜 4g、赤石脂 9g、茯苓 9g、山药 9g 等。

(4)脾虚泻:适用生后即腹泻或病后伴发腹泻。

证候表现:腹泻迁延,时轻时重,时发时止,大便稀溏,有奶瓣或不消化食物,色淡不臭,食欲缺乏,神情倦怠,形体消瘦或虚胖。舌质淡,苔薄白,脉缓弱。

治则:健脾益气、固涩止泻。

方药:参苓白术散加减。

常用药:党参 6~9g、茯苓 9g、白术 6~9g、苍术 6~9g、山药 6~9g、陈皮 6~9g、焦三仙各 6~9g 或鸡内金 3g、赤石脂 9g、黄芪 9g 等。

脱肛:加升麻 6~9g。

中成药:有启脾丸,参苓白术丸。

(5)伤食泻:由于饮食不当引起的腹泻。

证候表现:有喂养不当史,脘腹胀满、疼痛,痛则欲泻,泻后痛减,大便溏稀带奶瓣,不消化,味酸臭,食欲缺乏,恶心呕吐,性急好哭,夜睡不安。舌质淡红,苔白厚腻或淡黄腻,脉滑数。

治则:消食导滞、理气止痛。

方药:保和丸加减。

常用药:藿香 6~9g、陈皮 6~9g、焦三仙各 6~9g 或鸡内金 3g、莱菔子 6~9g、茯苓 9g、党参 9g、苍术 6g、白术 6g、赤石脂 9g 等。

呕吐:加半夏 4~6g、生姜 2~3 片。

腹痛:木香 3g、白芍 10~15g、元胡 6~9g、甘草 3g。

哭闹:加钩藤 6~9g、珍珠母 15~20g。

中成药:有小儿香橘丹、保和丸、小儿百寿丹等。

中药制剂选择:中药有汤剂、颗粒冲剂、口服液及丸剂。其中以汤剂药力最好,医生根据病情,辨证施治随证加减,针对性强,效果最好,但需要懂得中医,掌握辨证施治方法。汤剂缺点煎药费时费力,煎出的药液量较大、味较苦、患儿服用较费劲。但是中药副作用小且能取得独特的效果,家长都很愿意配合;颗粒冲剂、口服液是经过提炼加工制作过的,剂量较小便于服用,有些不会中医的医生也可应用,便于推广。中成药的缺点是药方固定,不能随证加减,有的制剂在制作过程中药效有所丢失,因而中成药药效不如汤剂;丸剂药效较慢,不适合急性患儿应用,可用于轻症慢性患儿,如启脾丸可用于治疗脾虚泻,保和丸可用于治疗伤食泻。

煎药及服药方法:儿童不同于成人,有其特殊性。

1) 煎药用砂锅、不锈钢锅、搪瓷锅或铝锅。忌用铁锅。

2) 将所有草药同放一锅内,第一次加冷水没过药面,煮开后用小火再煮 15 分钟,倒出第一次煎药液;第二次再往药渣中加热水没过药面,煮开后,用小火再煮15 分钟,倒出第二次药液与第一煎药液合一起,药渣即倒弃。

3) 浓缩:为便于婴幼儿服用,如药液过多,请将药液倒入锅中煮沸浓缩,1 岁以内小婴儿浓缩成 80ml,每次 20ml,每日 4 次,于奶(或餐)前 10 分钟服用;婴幼儿可浓缩成 100ml 或 150ml 分 3 次口服。儿童浓缩成300ml,分 3 次口服。

4) 为便于患儿服用,药液中可加白糖。

综上所述,治疗小儿腹泻病最好是中西医结合,做到合理用药,可以加快得到治愈。

【附1】 婴幼儿粪便的特点

婴幼儿大便的次数、性质和颜色常反映其消化系统的生理与病理状态,故检查粪便极其重要。正常大便含水分 80%,其余主要是食物残渣,包括一定量的中性脂肪、脂肪酸、未完全消化的蛋白质、碳水化合物和以钙盐为主的矿物质。还有大量共生细菌,也可带少量黏液。

1. 正常粪便

(1) 胎便(fetal stool):新生儿出生 3 日内排胎便,性黏稠,色黑绿或深绿、无臭,是由脱落的上皮细胞、浓缩的消化液及胎儿时期吞入的羊水所组成,若喂乳充分2~3 日后即转为正常婴儿大便。

(2) 母乳喂养儿的粪便(breastfeeding children's feces):未加辅食的母乳喂养婴儿的粪便是黄色或金黄色,均匀呈膏状或带少许黄色粪便颗粒,偶尔稍稀而略带绿色,不臭、有酸味呈酸性反应(pH 值 4.7~5.1)。新生儿每日排便平均 5.3 次(2~6)次,国外的研究新生儿期平均每日排便 6 次[1],随着月龄的增加大便次数逐渐减少。如平时经常每日大便 4~5 次,甚至 7~8 次,但大便不稀,小儿一般情况好,体重增加如常,不能认为是病态,一般在逐渐增加辅食后次数即减少至每日 1 次。

(3) 人工喂养儿的粪便(artificial feeding children's feces):牛、羊乳喂养的婴儿,粪便是淡黄或灰黄色、较干稠、呈中性或碱性反应(pH 值 6~8)。因牛奶含蛋白质较多。粪便有明显的蛋白分解产物的臭味,新生儿大便

每日平均 2.7 次[1],婴儿期转为每日 1~2 次。将奶中糖量加多后粪便可较柔软,次数也可稍多。鲜牛、羊乳喂养的婴儿粪便内易混有白色酪蛋白凝块。

(4) 混合喂养儿的粪便(mixed feeding children's feces):人、牛或羊乳喂养儿若同时加喂淀粉类食物,则大便增多,稠度稍减稍呈暗褐色,臭味加重,若增加蔬菜、水果等辅食,大便外观即近似成人。初加菜泥时,常有少量绿色菜泥自大便排出,易被认为消化不良,实际这是小儿换食物时常见现象,如不发生腹泻,继用数日,肠道习惯后,绿色即渐减少。

(5) 粪便的颜色(stool color):粪便颜色和其中所含胆汁的化学改变有关,小肠上部胆汁含胆红素及胆绿素。使大便呈黄绿色。到结肠时胆绿素被其中菌群还原成胆红色,大便变黄色、人乳喂养时粪便偏酸性,可因氧化性细菌作用,氧化为胆绿素,使大便略带绿色;牛乳喂养时大便偏碱,可使胆红素还原为无色的粪胆原,故大便色较淡。粪便颜色也与喂养成分有关,特殊配方粉,如氨基酸配方粉和深度水解配方粉喂养时粪便为墨绿色;含铁成分高的米粉等喂养时粪便为绿色。牛乳喂养儿排绿色大便,表示肠蠕动加快或肠道有炎症,是腹泻将至的象征。含铋的胃药可使大便黑色,某些头孢菌素可使大便呈鲜红色,而便潜血试验阴性的,此外小婴儿尿布上有时沾染橙红色的尿酸盐,不可误为血液。

粪便中的奶瓣(即乳凝块),多是未消化的脂肪与钙或镁化合成的皂块,如量不多无临床意义。

2. 异常粪便

(1) 血便(bloody stool):柏油样粪便为黑色而亮的稀糊状粪便,是上消化道(包括食管、胃、十二指肠及胆道、胰腺)出血的常见症状。上消化道出血时,血液通过肠道,经肠道菌群作用,血红蛋白中的铁转化为硫化铁,硫化铁刺激肠黏膜分泌黏液,使排出的黑便表面发亮呈柏油样。血液在肠道停留的时间越长,颜色越黑;时间越短,颜色越红。大便正常或稍干表面带血,多系肛门裂或直肠息肉引起。若血液量多,呈果酱样,同时有阵发性哭闹常为肠套叠。若为黏液、脓血便则应考虑肠道感染,若间断有黏液和血丝而婴儿无其他异常表现,应考虑肠道过敏(intestinal allergy)。

(2) 黏液便:正常粪便中可有少量黏液,因与粪便均匀混合不易察觉,若有肉眼可见大量的黏液,称为黏液便。由于肠绒毛或肠黏膜受损,肠黏膜分泌增多所致。见于结直肠息肉、过敏性结肠直肠炎以及肠道感染等。

(3) 灰白色便:任何原因所致胆汁排泄不畅、胆道有梗阻则大便呈灰白色。

（4）其他性状便：粪便肉眼检查的临床意义根据上述情况可知，经肉眼检查粪便，可大致了解小儿的消化情况，如有臭味表示蛋白质消化不良；带酸味、多泡沫表示碳水化合物消化不良（如乳糖不耐受），肠内发酵旺盛；如外观似奶油状，表示脂肪消化不良。

【附 2】肠吸收不良综合征

肠吸收不良综合征（malabsorption syndrome）指小肠消化和/或吸收功能障碍，使肠腔内一种或多种营养成分（蛋白质、脂肪、碳水化合物、维生素和微量元素等）不能被顺利转运至体内，而从粪便中排出，使患儿发生营养缺乏。吸收不良综合征可分为原发与继发两类。其常为多种营养成分均有不同程度吸收障碍。某种营养成分吸收不良常各有其特异的临床表现，最常见的症状是大量腹泻、体重减轻和腹痛[2]。以下主要简述三种主要营养物质吸收不良。

一、糖吸收不良

糖吸收不良（sugar malabsorption）主要是小肠黏膜缺乏特异性双糖酶，如：先天性乳糖酶缺乏症、先天性蔗糖酶-异麦芽糖酶缺乏症、先天性麦芽糖酶-葡糖淀粉酶缺乏症及海藻糖酶缺乏症[2]，使食物中双糖不能充分被水解为单糖影响其吸收，也偶见单糖吸收发生障碍，如：先天性葡萄糖-半乳糖吸收不良、果糖吸收障碍和范科尼-Bickel 综合征，因小肠上皮细胞糖类转运蛋白的缺陷导致小肠对相应单糖吸收障碍。这几种先天性疾病均为常染色体隐性遗传疾病[3]。

【糖吸收的生理】 人体经口摄入的碳水化合物主要有淀粉、乳糖及蔗糖，它们必须经过消化、水解为单糖后才能被小肠吸收。淀粉包括直链及支链两种，均为葡萄糖的多聚体，唾液及胰腺中的淀粉酶，可水解淀粉，使其分解为麦芽糖（含二个分子葡萄糖）、麦芽寡精（由几个分子葡萄糖组成）及糊精。小肠上皮细胞刷状缘上的糊精酶（即异麦芽糖酶）可水解糊精分子，麦芽糖酶可进一步水解麦芽糖最终将这些糖均分解成葡萄糖方可被吸收。

乳糖及蔗糖均为双糖，小肠上皮刷状缘中的乳糖酶（lactase），可将乳糖分解为半乳糖及葡萄糖；蔗糖酶可将蔗糖分解为果糖及葡萄糖。葡萄糖及半乳糖可在小肠被主动吸收，吸收迅速，且能逆浓度梯度，但需消耗能量。果糖主要通过载体被吸收，吸收不能逆浓度梯度；而木糖（实验用）只能通过被动扩散而被吸收。

糖在小肠吸收较完全，但仍有一小部分未被吸收的糖进入结肠，可被肠道菌群（主要是双歧杆菌，其次为乳酸杆菌等）分解后，再被吸收。

糖吸收不良的类型：糖吸收不良可分为原发及继发两类：

（1）原发性糖吸收不良：原发性糖吸收不良中，除蔗糖—异麦芽糖酶缺乏可在饮食中加蔗糖后始发病外，余均在生后不久即发病。小肠黏膜活检组织学均正常，而相应双糖酶活性测定降低。葡萄糖—半乳糖吸收不良，双糖酶活性均正常。吸收不良是由于 Na^+-葡萄糖，Na^+-半乳糖载体蛋白先天缺乏所致，患儿果糖吸收良好。

原发性乳糖酶缺乏尚有另两种类型，它们均属生理性缺乏范畴：①发育性乳糖酶缺乏，胎儿 24 周时乳糖酶活性仅为足月儿的 30%，以后逐渐升高，至足月分娩时才发育较充分，因此早产儿乳糖酶活性低下，易发生乳糖耐受不良。②迟发性乳糖酶缺乏，一般婴儿哺乳期小肠上皮刷状缘乳糖酶活性充足。断奶后逐渐下降，少部分婴幼儿可引起乳糖酶缺乏而出现腹泻[4]。

（2）继发性乳糖酶缺乏及单糖吸收不良：临床较常见，因乳糖酶分布在小肠绒毛的顶端，凡能引起小肠黏膜上皮细胞及其刷状缘受损的疾病均可继发双糖酶缺乏，病变严重、广泛，也可影响单糖的吸收，例如急性肠炎（尤其累及小肠上部者，如轮状病毒肠炎、蓝氏贾第鞭毛虫感染等）、慢性腹泻、蛋白—热卡营养不良、免疫缺陷病、乳糜泻及小肠手术损伤等。

在空肠上部，乳糖酶主要存在于绒毛顶端的上皮细胞刷状缘中，蔗糖酶在绒毛体部较丰富，而麦芽糖酶在肠道分布广泛，且含量最丰富，因此当小肠发生病损时乳糖酶最易受累，且恢复最慢，临床最常见；麦芽糖酶最不易受影响，蔗糖酶罕见单独发生缺乏，只在肠黏膜严重损伤时才引起活性下降，此时麦芽糖酶活性多早已受累，且常伴有单糖吸收障碍[19]。

【临床表现】 双糖酶缺乏的患儿可仅有实验室检查异常，而无临床症状。因糖吸收不良引起临床症状者，称糖耐受不良。各种糖耐受不良常表现为相似的临床症状。其基本病理生理变化是：①未被吸收的糖使肠腔内渗透压升高引起渗透性腹泻；②糖部分从粪便中丢失，部分在回肠远段及结肠内经细菌发酵产生有机酸及 CO_2、H_2 及甲烷等气体，这些气体部分被吸收后，可由呼气中被排出。因此患儿，尤其婴幼儿，在进食含有不耐受糖的食物后，多表现为水样便（称糖原性腹泻），粪便含泡沫，具有酸臭味。酸性粪便刺激皮肤易致婴儿臀红，严重者发生糜烂。腹泻严重常引起脱水酸中毒等电解质紊乱，病程迁延可致营养不良、贫血和生长发育障碍。有的患儿脱水纠正后，常有觅食异常饥饿的表现。

26 章

禁食或饮食中去除不耐受糖后，腹泻等症状即可迅速改善，是本病的特点之一。较大儿童临床症状往往较轻，可仅表现为腹胀，腹部不适、腹痛或肠鸣音亢进。

【实验室检查】

1. 筛选试验

（1）粪便 pH 值测定：糖耐受不良儿新鲜粪便 pH 值多<6，且经常低于 5.5[5]。

（2）粪便还原糖测定：取新鲜粪便 1 份，加水 2 份混匀后离心，取上清液 1ml，加入 Clinitest 试剂 1 片，通过与标准卡比色，获得还原糖浓度，≥0.5g/dl 为阳性[2]，新生儿>0.75g/dl 为异常。上述上清液也可加斑氏（Benedicat）液后加热，测还原糖。

由于蔗糖不是还原糖，需将 1 份粪便加 2 份 1mol/L 的 HCl，加热后取上清液，此时蔗糖已被水解为单糖，可按上述方法再测还原糖。由于未被吸收的蔗糖常在结肠内已被细菌分解为还原糖，因此实际上常不需先加 HCl 水解，但如加酸处理后，粪糖比未处理时显著增加，提示患儿有蔗糖吸收不良。

粪便中含有其他还原物质，如维生素 C 可呈现假阳性。

（3）测定粪糖：用层析法可测定并区别各种不同种类的糖，也有采用醋酸铅法测定粪便中乳糖，这些方法对诊断均有参考意义。

（4）尿半乳糖测定：采用半乳糖氧化酶方法测定半乳糖，尿液经尿液纯化装置处理除去干扰物，尿中半乳糖经半乳糖氧化酶作用生成半乳糖己二醛糖和过氧化氢，后者在 4-氨基安替吡啉存在的条件下，使 3,5-二氯-2-羟基苯磺酸氧化呈红色，在一定范围内，显色深度与半乳糖浓度呈正比。呈红色者为阴性，不变色为阳性[2]。

2. 呼气氢试验 方法敏感、可靠、简便，且无创伤性，但需气相色谱仪测呼气中氢含量。人体本身不能产氢，呼气中氢乃由结肠内糖被细菌发酵所产生，口服一剂糖后，如呼气氢增高，提示存在该糖吸收不良。可在晚间禁食 8~12 小时后，测呼气氢作为基数，乳糖测定者随即口服待测糖 1g/kg，最多不超过 25g[5]。有人主张将剂量减至 0.25~0.5g/kg，以减少诱发糖耐受不良症状。每隔半小时收集呼气测氢含量，共 2~3 小时。如氢总量超过空腹时基数值 $20×10^{-6}$ppm，可诊断为被测试糖吸收不良。患儿用抗生素可抑制肠道细菌，可出现假阴性。由于缺乏验证性研究，果糖和山梨醇呼吸试验在临床实践中的应用有限[5]。

3. 小肠黏膜活检 可通过内镜进行肠黏膜活检，分别进行组织学检查及直接测定各种双糖酶含量，尤其有利于先天性糖吸收不良的诊断。小肠活检被认为是诊断碳水化合物吸收不良的金标准[2,5]。

4. 糖耐量试验 口服 2g/kg 受试糖后，如糖耐量曲线低平，提示存在吸收不良，但血糖可受多种因素影响，结果需结合临床才有意义[2,5]。

5. 小肠细菌过度生长（SIBO） SIBO 和糖吸收不良是相关的，因为它们可能有相同的致病因素；如运动障碍、先天性和后天性解剖障碍、医源性盲环形成和免疫缺陷等，可能导致小肠细菌生长失衡和肠上皮细胞功能受损，或有直接的因果关系。小肠细菌过度生长被定义为每毫升空肠抽吸液中至少存在 10^5 个菌落形成单位，空肠抽吸培养被认为是金标准[5]。

6. D-木糖吸收试验 它的吸收反映的是空肠的总表面积和黏膜的通透性，而不是碳水化合物本身的吸收。口服 5g 的负荷剂量，采集 1 小时的尿液和血清样本，正常的下限是 20mg/dl[5]。当有小肠黏膜病变、短肠综合征或小肠细菌过度生长时，排出量明显减少；此法还可以协助鉴别脂肪吸收不良的病因。小肠病变时，D-木糖吸收减少；胰腺功能不全时，则 D-木糖吸收正常。

7. 基因检测 多数为单基因疾病，可考虑行 Sanger 测序或靶向基因检测，以助于加快诊断速度，必要时可考虑行全基因组测序或 RNA 测序[6]。

【治疗】 从理论上讲治疗很简单，只要从饮食中除去不耐受的双糖或单糖即可奏效。

先天性葡萄糖、半乳糖吸收不良，可给不含糖的奶粉、豆奶，另加 5% 左右果糖喂养，2~3 岁后患儿吸收功能常有所恢复，可耐受少量淀粉及乳糖，但含淀粉及乳糖的食物可加至什么程度，需医生与家属共同作出努力，反复试验。

蔗糖-异麦芽糖吸收不良，自幼即需限食蔗糖即可不引起症状，如奶制品中不加蔗糖，可用葡萄糖代替，也忌服含糖浆的药物。随着儿童成长可渐放松对蔗糖的严格限制，但需反复试验。一般无需限制淀粉，因淀粉中含 1,6-糖苷键的支链寡糖的成分很少。

先天性乳糖酶缺乏患儿终身禁食乳糖，包括各种乳类及含乳的食品。婴儿可用不含乳糖的奶粉，也可购买豆浆 100ml+葡萄糖 5~10g 按牛奶需要量计算喂养。也可自制豆浆（500g 黄豆，4L 水，磨制），制成豆浆后每 500ml 加食盐 0.5g，乳酸钙 1.5g，淀粉 10g，葡萄糖 30g。

多数继发性双糖酶缺乏患儿只需暂时限食乳糖或给低乳糖奶，如发酵奶或低乳糖奶粉，也可乳糖酶加入原奶液中[7]，有的则需同时限制蔗糖。原发病恢复后 2~3 周内，但其比含乳糖的奶更甜，多数患儿双糖酶功能逐步恢复，即可逐渐恢复正常饮食。小儿肠炎在急性期检测大约 60%~70% 有乳糖酶缺乏，但是随着急性肠炎的康复，乳糖酶功能也很快恢复正常，所以急性肠炎时并不需要常规应用或低乳糖饮食。或低乳糖饮食只用在迁延与慢性腹泻久治不愈者，或检测伴有乳糖酶缺乏的患儿。

继发性单糖吸收不良者较少见，需在饮食中去除所有糖，病程中维持足够热卡有困难，代谢性酸中毒不易控制，此时常需由静脉暂时补充一定热卡，待病情恢复，可逐渐恢复正常饮食。

糖吸收不良所引起的脱水、电解质紊乱应首先予以纠正。

二、脂肪吸收不良

脂肪吸收不良（fat malabsorption）又称脂肪泻，是脂肪消化、吸收不良所致的综合征可在多种疾病中见到，如胰、肝、胆及肠道疾病。由于肠道病变引起的脂肪泻，多同时伴有其他多种营养素的吸收不良，称吸收不良综合征。

【生理】 食物中脂肪多为甘油三酯，当其与蛋白质等一起进入十二指肠后，可促使消化道激素胆囊收缩素（cholecystokinin）释放，后者促进胰腺分泌、胆囊收缩及奥迪括约肌开放，脂肪经胆盐乳化后，易于被水溶性胰脂肪酶所催化使其分解为甘油一酯及游离脂肪酸。胆盐分子具有亲水及亲脂两个极，数个胆盐分子围在一起，亲水端向外，亲脂端向内，可将甘油一酯及游离脂肪酸包围，形成水溶性，直径约 5nm 的微粒（micelles），借水溶性特性，微粒可透入小肠黏膜表面的不移动（unstirred）液层，微粒中的脂肪通过被动扩散，被肠黏膜上皮细胞刷状缘所吸收，胆盐仍被留在肠腔，最终大部由回肠末段吸收，进入肠肝循环，可重新被利用。

进入上皮细胞的甘油一酯，在细胞内分解为脂肪酸，脂肪酸在内质网内又重新合成甘油三酯，并与细胞合成的磷脂胆固醇及蛋白质（apoprotein）一起，组成较稳定的乳糜粒，进入乳糜淋巴管及血液循环。

【病因】 上述脂肪吸收过程中任何一环节发生障碍，均可引起吸收不良导致脂肪泻。较多见于各种梗阻性或反流性黄疸，包括先天性胆道梗阻、感染中毒性肝炎及先天性疾病引起的胆汁淤积（先天性肝内胆管发育不良征、Citrin 缺陷）等，由于此类患儿肠内缺乏胆汁，脂肪不能被乳化；其次见于肠道疾病，如各种肠道感染、局限性回肠炎、溃疡性结肠炎、乳糜泻（麦胶过敏性肠病）、肠瘘、肠管大部切除、原发性小肠淋巴管扩张症（intestinal lymphangiectasia）以及肠道淋巴梗阻致继发性小肠淋巴管扩张症（如霍奇金病、淋巴肉瘤及肠结核

等），肠淋巴管扩张症是以腹泻、脂肪泻、水肿及低蛋白血症为主要表现，系肠道淋巴组织异常，使血清蛋白倒流入肠道，可以[131]碘标记的白蛋白示踪检查粪便等方法证明；因缺乏胰酶所致的脂肪泻，见于慢性胰腺炎、先天性囊性纤维化（congenital cystic fibrosis）及 Shwachman-Diamond 综合征[8]，先天性囊性纤维化为常染色体隐性遗传病导致脂肪泻、蛋白和脂肪消化不良，出现消瘦、营养不良，同时肺部受累出现反复呼吸道感染[9]；由于异常代谢及其他原因所致的肠吸收不良综合征亦为脂肪泻的一类（酸性脂酶缺乏症等）。

【临床表现】 主要表现为脂肪泻：①腹泻，粪便量及次数增多，典型粪便色淡，臭味重，灰白色，含脂肪能漂浮于水面，伴腹胀、腹痛，精神倦息，好哭；②腹部胀满由于肠内储存不消化食物。同时肠肌肉无力使肠腔内积气所致；③食欲缺乏，发育落后，身材瘦小，营养不良；④病程迁延常引起脂溶性维生素缺乏，如维生素 A 缺乏性眼病。维生素 D 缺乏致佝偻病。维生素 E 缺乏，致近端肌肉萎缩。维生素 K 缺乏，致出血性倾向。⑤因肠道广泛吸收不良，常继发多种微量元素缺乏、营养不良性水肿及贫血。

【诊断】 下述几种实验诊断方法：

1. 显微镜下检查粪便脂肪

（1）将少量粪便放玻片上与苏丹Ⅲ饱和溶液 1~2 滴混匀镜检，可见中性脂肪呈朱红色圆形油滴状；游离脂肪酸呈深黄红色束状针形、或短细的弯针形结晶；而结合脂肪酸不着色，呈堆状针形或排列成扇状。

（2）取生理盐水和猩红染料的饱和酒精溶液各一滴，加粪便少许在玻片上混匀，覆以盖玻镜检，可见圆泡形中性脂肪和晶状的脂肪酸。如标本 1/4 以上染成红色，为试验强阳性（+++或++++），为重性脂肪泻。

碘油耐量试验：给患儿口服碘油（用罂粟子油加氢碘酸，使含碘量达 40%）碘与植物油中的不饱和脂肪酸紧密结合，至消化道吸收后才离解，从尿中排出，服后 12~18 小时后收集尿液，以 7 个试管作尿的倍比稀释，每管各 0.5ml，各加 3 滴新配制的 1% 淀粉悬液作半定量碘试验。如第 4 管（1:8 稀释）或以上显示蓝色者为阳性，说明消化道脂肪吸收正常。有碘过敏史者忌用。

2. 血清胡萝卜素测定 在轻度脂肪泻此脂色素即不易吸收，如饮食中连日吃胡萝卜或其他富于胡萝卜素的食物，正常儿童血清胡萝卜素为 4~15μg/L。如脂肪吸收不良常降至 1~2μg/L，此结果不受维生素 A 入量的影响。

如上述简单方法不能解决，可测食物和粪便的脂肪含量，计算其吸收系数；患儿每日摄入含一定量脂肪的

正常饮食,脂肪热卡至少占总热卡的 35%,共 5 天,后 3 天每日收集全部粪便,进行粪脂定量测定,并计算脂肪吸收率。

$$脂肪吸收系数 = [摄入总脂肪(g) - 排出总脂肪(g)] / 摄入总脂肪(g) \times 100\%$$

1 岁以上正常儿的系数为 95% 或更高。

3. 呼气试验 [13]C-混合链甘油三酯,本试验旨在评估腔内胰脂肪酶活性(即胰腺外分泌功能不全),因此不能替代粪便脂肪测定。该试验的敏感性为 89%,特异性为 81%[5]。

4. 粪便弹性蛋白酶-1 最常用于评估胰腺外分泌功能,它是基于单克隆抗体测试并用于单一粪便样本分析。当粪便弹性酶-1 浓度小于 200mg/g 时,可诊断为胰腺外分泌功能不全,当低于 100mg/g 时为严重的胰腺功能不全。在严重的外分泌胰功能不全中,敏感性为 73%~100% 之间,但轻度到中度的胰腺外分泌不全敏感性为 0~47%[5]。

5. 胆汁盐吸收不良 气相色谱-质谱(GC-MS)方法,用于检测 7 种胆汁酸,包括胆酸(CA)、石胆酸(LCA)、脱氧胆酸(DCA)、鹅去氧胆酸(CDCA)、熊去氧胆酸(UDCA)、α-鼠胆酸(α-MCA)和 β-鼠胆酸(β-MCA)。液相色谱-质谱方法,是胆汁酸分析最灵敏的分析工具,目前,胆汁酸轮廓谱图的构建主要基于 LC-MS 构建,已应用于人血液、尿液和粪便中的胆汁酸的研究[11]。

【治疗】 原则为:①给以高热量、高蛋白、低脂肪饮食;②肌内注射补充足量的维生素 A、D 及 K 等脂溶性维生素防治其缺乏;③因单糖类较易吸收,可给香蕉等含大量果糖的食物;④对较重的患儿疗效不好时应用全静脉营养,使肠道休息并保证足够的营养和热量。⑤病因治疗:是治疗的关键,但有些无法改变病因的需要对症治疗。如胰腺功能不足,可给胰酶片(内含胰蛋白酶、胰脂肪酶及胰淀粉酶);胆盐缺乏除治疗原发病外,宜在饮食中加用中链甘油三酯以改善患儿的营养状况,中链脂肪不需要通过胆盐作用,能直接被小肠吸收。营养不良患儿引起的脂肪泻,可先采用静脉营养,情况改善后,逐步增加饮食。乳糜泻应终身禁止食用含麦类食物。小肠淋巴管扩张症禁食含长链脂肪酸食物,以降低淋巴管的张力、减少淋巴液渗漏到肠道。有些脂肪吸收不良与细菌作用有关,如小肠上部细菌过度繁殖,可使胆盐分解,从而影响脂肪吸收。需采用适当抗生素治疗。

三、蛋白质吸收不良

蛋白质单独吸收不良,临床罕见,一般均在肠黏膜广泛受损害时发生。常与脂肪吸收不良同时伴发。吸收不良综合征有时更可伴蛋白质吸收不良。由肠黏膜渗出丢失,如牛奶或豆蛋白耐受不良、乳糜泻、蓝氏贾第鞭毛虫病、炎性肠病及肠淋巴管扩张症等均可发生蛋白质由肠道丢失,临床可表现为粪便颜色较浅,有臭皮蛋气味,并出现与低蛋白血症有关的症状,如水肿、腹水等,而尿蛋白常阴性。可通过测定粪便中 α_1 抗胰蛋白酶证实,此蛋白存在于血浆,不能在肠道内被消化水解,因此当肠黏膜有蛋白渗出时,可在粪便中测到 α_1 抗胰蛋白酶。[99m] 锝人血清白蛋白闪烁显像被认为是一种简单而敏感的方法,不仅可以用于诊断肠病蛋白丢失,而且可以定位胃肠道蛋白丢失的位置。

总之,肠吸收不良是一组多种疾病引起的临床综合征,很多没有单一的诊断方法。内镜检查和小肠活检病理学评估及持续测量黏膜上皮结构和绒毛高度,直接观察异常的黏膜和炎症状态[5,12],但其为侵入性诊断的首选。目前基因组学和代谢组学已经应用于临床,表观基因组学和蛋白质组学还没有应用于肠功能障碍[12]。

(龚四堂　王宝西　张艳玲)

参考文献

[1] KRAMER EA, DEN HERTOG-KUIJI JH, VAN DEN BROEK LM, et al. Defecation patterns in infants: a prospective cohort study. Arch Dis Child, 2015; 100: 533-536.

[2] ZEEVENHOOVEN J, KOPPEN IJ, BENNINGA MA. The new Rome IV criteria for functional gastrointestinal disorders in infants and toddlers. Pediatr Gastroenterol Hepatol Nutr, 2017, 20: 1-13.

[3] 江米足. 儿童功能性胃肠病的诊断与治疗进展. 中华实用儿科临床杂志, 2018, 33(7): 486-489.

[4] ZEEVENHOOVEN J, BROWNE PD, L' HOIR MP, et al. Infant colic: mechanisms and management. Nat Rev Gastroenterol Hepatol, 2018; 15(8): 479-496.

[5] MAI T, FATHEREE NY, GLEASON W, et al. Infantile Colic: New Insights into an Old Problem. Gastroenterol Clin North Am, 2018; 47(4): 829-844.

[6] 耿岚岚, 刘明南, 龙高, 等. 儿童功能性胃肠病罗马IV标准. 中华儿科杂志, 2017, 55(01): 4-14.

[7] SOBOKSA NE, HAILU AB, GARI SR, et al. Water supply, sanitation and hygiene interventions and childhood diarrhea in Kersa and Omo Nada districts of Jimma Zone, Ethiopia: a comparative cross-sectional study. J Health Popul Nutr, 2019, 38(1): 45-59.

[8] 李学, 杨汶桢, 雷娟. 2009—2018 年贵阳市其他感染

性腹泻流行及病原学特征分析. 现代预防医学,2020,47(8)：1360-1363.

[9] 张平,张静. 我国 2014—2015 年其他感染性腹泻监测现状分析. 中华流行病学杂志,2017,38(4)：424-430.

[10] 张茂俊,顾一心,李颖. 空肠弯曲菌、结肠弯曲菌检验方法团体标准解读. 中华流行病学杂志,2019,40(9)：1052-1054.

[11] 桑灏,崔燕,顾文超,等. 2015—2018 年上海市儿童腹泻流行特征及致泻性大肠埃希菌耐药分析. 疾病监测,2019,34(6)：559-564.

[12] 汪静,孙昊,祁亮,等. 2011—2018 年北京市中心城区儿童中耶尔森菌病流行特征及临床诊断. 中华预防医学杂志,2019,53(10)：1027-1031.

[13] 杜玄凌,陈世耀. 伪膜性肠炎的治疗进展. 中华消化杂志,2019,37(6)：423-425.

[14] 吉彦莉,王永全,崔海洋,等. 2015—2018 年北京市西城区 5 岁以下儿童病毒性腹泻流行病学特征. 公共卫生与预防医学,2020,31(3)：104-107.

[15] 中华医学会儿科学分会消化学组. 中国儿童急性感染性腹泻病临床实践指南. 中华儿科杂志,2016,54(7)：483-488.

[16] 范娟,李茂军,吴青,等. 儿童感染性腹泻的诊断与管理—《2017 年美国感染病学会感染性腹泻诊治的临床实践指南》介绍. 中华实用儿科临床杂志,2019,34(15)：1121-1126.

[17] 黄瑛,叶孜清. 儿童先天性腹泻与肠病. 中国实用儿科杂志,2019,34(11)：892-895.

[18] 吴尚灵,陈佩妍,陈偲,等. 喂养方式对婴儿大便性状及大便成分的影响. 中国妇幼,2019,34(5)：1120-1123.

[19] 张小娇,姜毅,张艳玲,等. 婴儿乳糖不耐受的临床特点、治疗及大便 pH 值的诊断意义. 中华实用儿科临床,2019,34(19)：1146-1171.

第3节 胃部疾病

一、小儿胃的解剖生理特点

（一）解剖特点

胃是消化管中最膨大的部分,其形态、大小和位置因年龄、性别、体形、胃内容物的多少及体位的不同而异(图 26-2)。胃上方通过贲门(cardia)与食管相连,下方通过幽门(pylorus)连接于十二指肠,胃有前、后两壁,胃上缘(内缘)凹向右上方为胃小弯(lesser curvature),下缘(外缘)凸向左下方为胃大弯(greater curvature)。胃小弯最低处距幽门 5cm,有明显的转角称为角切迹(angular notch)。食管左缘与大弯起始处形成的锐角称为His 角。胃分为四部分：贲门部(cardia part)、胃底(gastric fundus)、胃体(gastric body)和幽门部(pyloric part)(图 26-3)。幽门部又可分为：幽门管(pyloric canal)和幽门窦(pyloric antrum)。胃的形状有以下四种(X 线)：牛角形、无力形、鱼钩形、瀑布形(图 26-4)。

胃的大部分位于左季肋区,小部分位于腹上区。胃

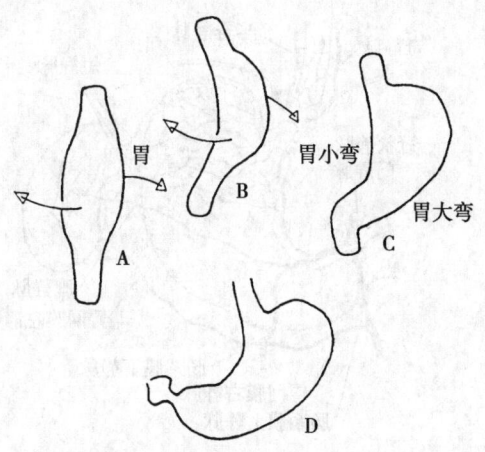

图 26-2 胃的胚胎发育示意图
A、B. 胃沿胚体纵轴旋转；C. 胃大弯、胃小弯形成；D. 胃外形基本形成。

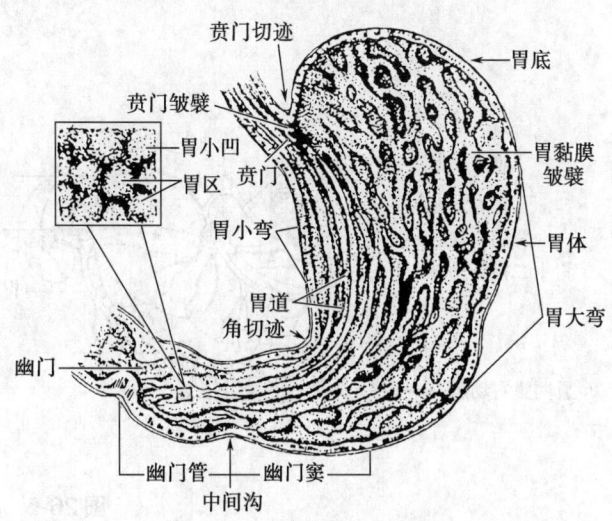

图 26-3 胃的形态及分布

26章

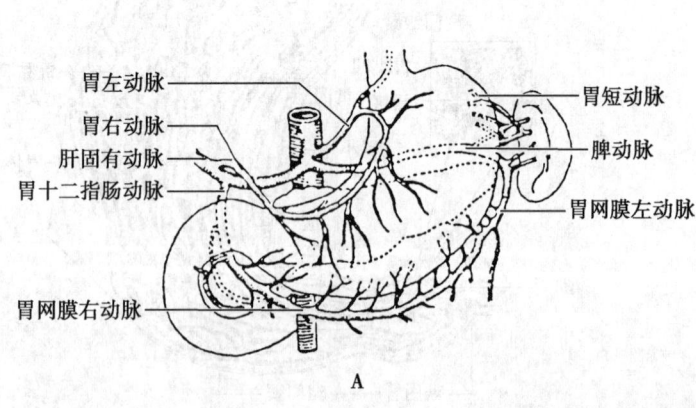

图 26-4 胃的 X 线形状分型

A. 牛角形; B. 鱼钩形; C. 瀑布形; D. 无力形。

前壁右半侧(包括胃小弯)被肝脏覆盖,左侧上半部为膈肌及肋骨覆盖,下半部与腹前壁内面相邻,此处为游离面。胃后壁构成小网膜囊前壁的一部分,隔腹膜与胰腺、肾上腺、脾、横结肠以及膈肌脚等结构相邻。后壁的溃疡穿孔易与胰体粘连并穿入其中。胃小弯与肝门之间有肝胃韧带。胃大弯以大网膜起始部的胃结肠韧带与横结肠相连。故胃大弯部恶性肿瘤或转移淋巴结常侵犯横结肠。胃贲门部以胃膈韧带与膈肌相连,胃底以胃脾韧带与脾相连。胃窦后壁有与胰腺体颈相连的腹膜皱襞,称胃胰韧带。婴幼儿的胃大多呈水平位,位置高于成人 1～2 椎体,3 岁以后逐渐接近成人。

1. 胃容量 胃生理容量随年龄增长而增长,一般来说,出生时为 7ml,4 天为 40～50ml,10 天后为 80ml,以后每月增加 25ml。1 岁末为 250～300ml,3 岁为 400～600ml,4 岁以后增长较慢,10～12 岁又加快,至 1 300～1 500ml。胃镜检查时应考虑小儿的胃容量,不要盲目充气。

2. 胃的血液供应 胃小弯侧有胃左动脉(或称胃冠状动脉,来自腹主动脉)和胃右动脉(来自肝动脉),大弯侧有胃网膜左动脉(来自脾动脉)和胃网膜右动脉(来自胃、十二指肠动脉)。此外,胃底还有数条胃短动脉(来自脾动脉)。胃的静脉与同名动脉伴行,胃网膜右静脉注入肠系膜上静脉;胃网膜左静脉和胃短静脉注入脾静脉,汇入门静脉。胃左静脉收集胃及食管下段的静脉血,注入门静脉。胃左静脉食管支的属支与奇静脉食管支的属支在食管下段和贲门附近黏膜下层中吻合,形成食管及贲门静脉丛,构成门静脉与上腔静脉的吻合。在正常情况下,两者血液分别流经门静脉和经奇静脉汇入腔静脉系,当门静脉压力增高时,门静脉系统的血液回流受阻,部分血液可由胃左静脉,通过食管静脉丛、奇静脉流向上腔静脉,常导致静脉丛曲张,严重者引起静脉丛破裂出血(图 26-5)。

3. 胃的神经支配 胃的神经支配来自交感和副交感神经系统,分支进入胃壁内形成黏膜下神经丛和肌间神经丛,调节胃的生理功能。

4. 胃的淋巴管及淋巴结 胃的毛细淋巴管起自黏膜层,在黏膜下层形成淋巴管网,穿过肌层及浆膜层进入周围淋巴结。走行与胃的主要动脉一致。胃和食管、十二指肠、肝、脾、胰、横结肠及大网膜之间的淋巴管均有联系,所以几乎任何一处胃癌都可有广泛转移。

(二)组织结构

胃壁组织分为四层:黏膜、黏膜下层、肌层和浆膜层。

1. 黏膜(mucosa) 胃黏膜是存在于胃部内壁的一层很薄、很脆弱的黏膜组织,柔软,活体呈橘红色。胃黏膜表面的小沟彼此连接成网,将表面分成胃小区(gastric area),黏膜表面还有许多小凹,称为胃小凹(gastric pit)。胃小凹为管状,底部与胃腺相连,腺的分

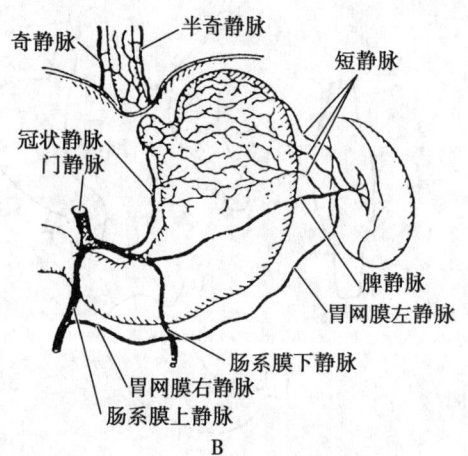

图 26-5 胃的血液供应

A. 动脉系统; B. 静脉系统。

泌物通过小凹排到胃腔内。黏膜层可分为上皮质(epi-thelium)、固有层(lamina propria)及黏膜肌层(muscularis mucosa)。黏膜上皮质为单层柱状上皮细胞(simple columnar epithelium),基本功能是分泌黏液,分泌的黏液覆盖于黏膜表面,有保护上皮细胞免受胃酸和胃蛋白酶损伤的作用。固有层:由结缔组织(毛细血管、淋巴管)及许多腺体(贲门腺、胃底腺、幽门腺)组成。贲门腺位于贲门部固有膜内,主要由黏液细胞组成,有少量壁细胞和内分泌细胞。胃底腺广泛分布于胃底和胃体,腺体为单管状或分支状,分泌胃液主要成分,分为 3 段:底部(base)、颈部(neck)、峡部(isthmus)。各段细胞成分不同。壁细胞(parietal cell)又称泌酸细胞(oxyntic cell),与盐酸形成有关,主要分布于胃腺的峡部和颈部。主细胞又称"胃酶细胞",位于胃底腺的底部,其主要功能是生产和分泌胃蛋白酶。颈黏液细胞位于腺体颈部,数量少,具有再生能力,当胃黏膜受损时,可分裂增殖,向上修复表皮,向下形成腺体。幽门腺位于幽门部固有膜内。腺体为单管状或分支状,有 G 细胞,位于幽门腺的1/3 处,分泌胃泌素,胃泌素有刺激胃酸分泌及促进胃肠道黏膜生长的作用。还有壁细胞和内分泌细胞。内分泌细胞分散于腺体内,具有细胞的一般结构,含有分泌颗粒,其内容物由细胞底面和侧面释放,作用方式有3 种:经典的内分泌作用(endocrine action);旁分泌作用(paracrine action);神经内分泌作用(neuroendocrine action)。目前所知道的内分泌细胞有 D、EC、ECL、G、P、X,胎儿有 A 细胞。黏膜肌层由 2~10 层平滑肌纤维构成,每隔一定距离黏膜肌层向黏膜腺体发出少量纤维,肌纤维收缩有利于腺体分泌物排出(图 26-6)。

2. 黏膜下层(tela submucosa) 为较疏松的结缔组织,有脂肪细胞、肥大细胞、淋巴样细胞和嗜酸性粒细胞、血管、淋巴管和黏膜下神经丛。

3. 肌层(tunica muscularis) 胃肌层是食管肌层的延续,移行到十二指肠,由 3 层平滑肌组成:内斜、中环及外纵。

4. 浆膜层(serosa) 胃壁的最外层,即腹膜的脏层,由间质和薄层结缔组织构成,内含血管、淋巴管和神经纤维。间皮为单层扁平上皮,面向腹腔,表面有浆液,光滑,可减少胃运动时产生的摩擦,浆膜在大弯和小弯处离开胃壁,分别形成周围各韧带。

(三)生理功能

胃具有贮存、运动和分泌功能,可贮纳食物,将其磨碎,并与胃液充分混合,形成食糜,并调节食糜进入十二

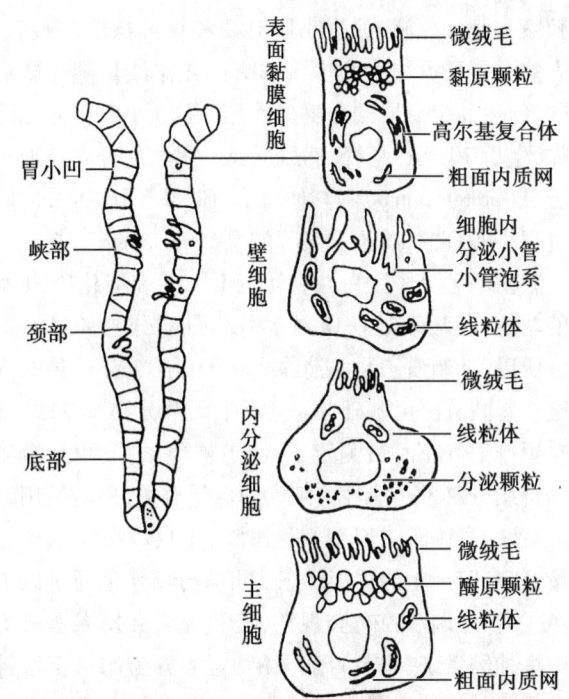

图 26-6 胃腺的组织结构

指肠的速度。

1. 胃的运动 根据胃电生理及功能将胃分成两部分:①头区(proximal stomach):包括贲门胃底及近端胃体的 1/3;②尾区(distal stomach):包括胃体远端的 2/3和幽门部(图 26-7)。前者贮存摄入的食物,调节液体排出。后者混合及研磨食物,调节固体食物的排空。胃运动的调节通过胃平滑肌的电活动、神经系统及激素(胃动素、胃泌素、血管活性肠肽、抑胃肽)、特殊食物的影响(色氨酸、中链脂肪酸可以降低胃排空)来实现。有报道,早产儿高热卡配方奶降低胃排空速度。

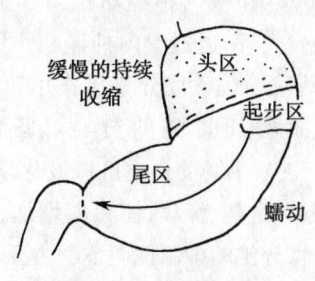

图 26-7 胃运动分区

2. 胃的分泌 胃液主要成分有胃酸(gastric acid)、胃蛋白酶原、黏液和内因子。

胃酸的主要成分是盐酸,由壁细胞分泌,其他酸如酸性磷酸盐和乳酸,量很少。胃酸主要功能有:激活胃蛋白酶原,形成有活性的蛋白酶;为蛋白酶提供适宜的酸性环境;杀死随食物进入胃内的细菌;进入小肠后,刺

激胰液和胆汁分泌；促进小肠对铁和钙等物质的吸收。成人每天胃酸分泌量为 1.5~2L，小儿泌酸量随年龄而不同，新生儿生后胃酸分泌少，而生后 24 小时分泌显著增加，生后 10 天达高峰，然后下降。胃酸的分泌是通过质子泵（proton pump）和其他离子（Cl^-、K^+、HCO_3^-）的转运过程来实现的，质子泵又称酸泵（acid pump），是一种嵌于膜内的大分子蛋白。有转运 K^+、H^+ 和催化 ATP 水解的功能，其活动是任何因素引起胃酸分泌的最后通路。所以，抑制质子泵是消除或减少胃酸分泌的最有效措施。胃酸分泌由基础分泌量和最大酸分泌率反映，前者在胃排空 6 小时后测定，与迷走神经紧张、少量胃泌素的持续分泌及功能性壁细胞的数量有关，后者是用组胺皮下注射，刺激全部壁细胞泌酸，不仅取决于壁细胞数量，还有壁细胞的功能状态。胃酸分泌调节通过以下途径：①神经调节：味觉、视觉、嗅觉等可激发兴奋或抑制中枢神经系统，调节胃酸分泌，胃酸分泌的兴奋性神经元是胆碱能神经元。目前发现一些肽类（GIP、GRP、K 物质）或非肽类物质（γ-氨基丁酸及 5-羟色胺）与神经调节有关。②内源性物质调节：壁细胞表面有三种受体：乙酰胆碱、胃泌素和组胺。进食后直接或间接通过这三种受体，引起细胞内生化反应，最终作用于质子泵而引起泌酸增加。③进食后胃酸分泌调节：头期（cephalic phase）由进食动作引起，通过味觉、视觉、嗅觉等神经活动引起的条件反射，咀嚼、吞咽等刺激机械、化学感受器等非条件反射，作用于中枢神经系统，使迷走神经（传出神经）释放乙酰胆碱增加胃酸分泌，或作用于 G 细胞，使其释放胃泌素，使胃酸增加。胃期（gastric phase）由胃内容物对胃的刺激引起，扩张胃壁刺激胃底、胃体的机械感受器，通过外来神经的迷走-迷走反射（vago-vagal reflex）和壁内神经丛反射引起胃酸分泌。扩张胃壁刺激胃窦部，通过壁内神经丛作用于 G 细胞；或蛋白质、氨基酸等化学成分直接作用于 G 细胞引起胃泌素释放而增加胃酸的分泌。肠期（intestinal phase），胃排空进入小肠的食物机械或化学性地作用于小肠黏膜，引起"激素"释放，使胃酸增加，目前具体机制尚不清楚。胃分泌的抑制性调节物主要有盐酸、脂肪酸及十二指肠内的高张性溶液。

胃蛋白酶原（pepsinogen）由主细胞合成和分泌的不具活性的酶原，在胃酸作用下，形成具有活性的胃蛋白酶，其作用于苯丙氨酸或酪氨酸的肽键上将蛋白质和多肽分解，其最合适的 pH 值为 2，pH 值大于 6 时，胃蛋白酶失活。胃蛋白酶原分为两型：第 1 型仅存在于胃底和胃体，含有 5 种快速移行蛋白；第 2 型除存在于泌酸区外，还存在于胃窦和十二指肠，有两种慢速移行蛋白。

早产儿胃蛋白酶活性低。

胃泌素（gastrin）：由 G 细胞分泌的激素，可引起胃酸分泌。有两种形式 G-17、G-24。新生儿生后胃泌素水平较高。

内因子（intrinsic factor）：由壁细胞分泌，是与维生素 B_{12} 吸收有关的蛋白质，乙酰胆碱、胃泌素和组胺可使其分泌增加，H_2 受体拮抗剂使其分泌抑制。新生儿生后 2 周内因子分泌缓慢增加。

黏液（mucus）：胃的黏液由胃黏膜上皮细胞、颈黏液细胞分泌的，主要成分为糖蛋白，有黏滞性和形成凝胶的特征，覆盖于胃黏膜上，保护胃黏膜的完整性免受胃酸损害。

二、胃的先天性疾病

（一）先天性肥厚性幽门狭窄

先天性肥厚性幽门狭窄（congenital hypertrophic pyloric stenosis，CHPS）是新生儿期常见的消化道畸形，由于新生儿幽门环形肌肥厚，导致幽门狭窄，出现幽门梗阻的症状。1717 年首次在伦敦报告本病，1898 年首次用胃空肠吻合术治愈本病。1911 年，Ramstedt 采用幽门肌切开术治疗本病。1990 年，Almn 等首次报道腹腔镜幽门肌切开术以来，腹腔镜手术已成为治疗 CHPS 最常用的方法。

【发病率】 先天性肥厚性幽门狭窄的发病率因地区和人种而异。白种人发病率高于黑种人约 2.5 倍。国外统计每 1 000 名新生儿中有 2~5 名发生本病，国内发生率为 0.3‰~1‰，男多于女，约为（4~5）∶1，50%~60% 为第 1 胎，少数病例有家族史。

【病因】 病因目前尚无统一认识，有以下几种学说：

1. **幽门肌间神经丛异常** 由于神经节细胞发育不正常，数目减少或退行性变，使幽门括约肌神经控制不平衡，长期处于痉挛状态，使幽门肌肉肥厚、增生，幽门管腔狭窄而形成幽门部不全梗阻。

2. **遗传学说** 有人认为本病系多基因遗传，发生于同胞兄弟机会是 3%~6%，同卵双生儿为 22%。母患病子女风险率为 19% 和 7%，父患病子女风险率为 5.5% 和 2.4%。

3. **其他学说** 有人认为高胃泌素及低生长抑素水平与本病有关，还有报道与母亲 CMV 病毒感染及妊娠末期精神紧张有关，与血型有关（B 或 O 型），与维持动脉导管未闭的外源性前列腺素 E 的应用有关，近来有报道幽门环肌中一氧化氮合成酶(nitric oxide synthase, NOS)及肠间充质细胞的异常分布(减少)与本病的发病机制有关。最近还有人提出本病与卡哈尔间充质细胞(interstitial cell of Cajal)发育异常有一定关系。

【病理】 幽门全层肌肉肥厚、增生,以环形肌为著,系肌纤维增粗和肌束间结缔组织增生所致。肥厚的肌肉组织逐渐向正常胃壁移行,在十二指肠侧,因胃壁肌层与十二指肠壁肌层不延续,所以肥厚部突然终止于十二指肠起端,使幽门呈纺锤状肿物,长约2~3cm,直径1.5~2cm,肌层厚达0.4~0.6cm。表面颜色苍白而光滑,坚如软骨。肿块随年龄增大。肥厚肌层将黏膜向内推压,并形成皱褶,致使幽门管腔狭窄,造成不全梗阻。胃排空受阻使胃蠕动增强,胃壁增厚,继发胃扩张。在十二指肠侧,因胃强烈蠕动使幽门管部分被推入十二指肠球部,使十二指肠黏膜反折呈子宫颈样。幽门梗阻后,奶汁潴留刺激胃黏膜产生充血水肿(图26-8)。

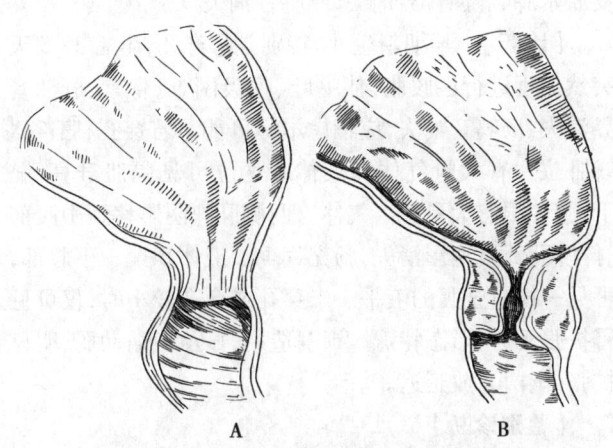

图 26-8 先天性肥厚性幽门狭窄的病理示意图
A. 新生儿的正常胃;B. 幽门环肌肥大、增厚。

【临床表现】

1. **呕吐** 为首发症状,典型病例在生后吃奶、大小便正常,生后2~3周出现进行性喷射性呕吐,发生于每次吃奶后10~30分钟。呕吐物为奶汁或奶凝块,不含胆汁,有酸味。部分患儿呕吐物呈咖啡色,是由于胃食管反流继发食管炎导致食管黏膜损伤出血,或呕吐严重导致急性胃黏膜损伤出血。少数病例生后即吐,偶有迟至7~8周才出现呕吐者。患儿虽多次呕吐,但食欲亢进,有饥饿感,吃奶迅速有力。

2. **脱水、电解质紊乱、酸碱失衡和营养不良** 由于长期频繁呕吐,入量不足,可致脱水,皮下脂肪少,皮肤干燥,前囟、眼窝凹陷,颊部脂肪消失,呈老人貌,体重不增。长期呕吐大量胃酸及氯化物、钾丢失,导致低氯低钾性碱中毒。临床表现为呼吸浅慢,甚至发生喉痉挛抽

搐,动脉血HCO_3^-、pCO_2、pH值均增高。但严重脱水患儿,肾功能低下,酸性代谢产物潴留体内,部分碱性物质被中和,反而无明显碱中毒表现。2%~3%患儿可出现黄疸,未结合胆红素升高,手术解除梗阻后,迅速消退。

3. **胃蠕动波及腹部肿物体格检查** 除营养不良外,可发现上腹饱满,90%患儿有胃型及由左向右推进的蠕动波,喂奶后或以手轻拍腹壁后更明显。安静时70%患儿可在右上腹肋缘下与右侧腹直肌之间可触到一表面光滑、硬似软骨、可移动的橄榄样肿物,即肥厚的幽门。呕吐后,因腹肌放松,更易触到。

【诊断】 根据呕吐病史及胃蠕动波和腹部肿物的体征,诊断不困难。少数诊断困难者可借助X线、B超和内镜检查来确诊。

1. **腹部X线平片及钡餐造影** X线立位腹部平片显示胃扩张,胃下界达第二腰椎水平以下,肠道气体减少;卧位可在充气的胃壁上见到胃蠕动波的凹痕。再用稀薄钡剂或泛影葡胺进行上消化道造影检查即可确诊,造影主要表现为:胃不同程度扩张,蠕动增强,可有胃食管反流,造影剂至幽门部停止前进,仅有少量进入十二指肠。幽门管细长狭窄,呈"线样征",幽门肥厚的环行肌压迫胃窦,显示"肩征"。压迫十二指肠球基底部,使十二指肠球部似蘑菇状改变,称"蕈征"。幽门管不充钡,仅幽门入口充钡,似鸟嘴状,称"鸟嘴征"。水肿的黏膜夹在幽门管中央,两侧有平行的钡剂充盈,称"双轨征"。钡剂排空延长,应注意吸出钡剂,防止误吸。

2. **超声检查** 肥厚的幽门环行肌显示低密度回声,相应的黏膜层为高密度回声,幽门肌长径≥16mm,厚度≥4mm,直径≥15mm,确诊率81%~93%。

3. **内镜检查** 可见幽门管呈菜花样狭窄,镜头不能通过幽门管,有胃潴留,确诊率为97%。

【鉴别诊断】 本病以呕吐为主要症状,需与以下疾病鉴别。

1. **幽门痉挛** 发病较早,多在生后几天即出现呕吐,呈间歇性、非进行性、非喷射性。呕吐量不大,不影响小儿营养状态。体检可见胃蠕动波,但不能触及肿物。X线无肥厚性幽门狭窄的征象。用解痉剂效果好。

2. **新生儿胃扭转** 发病可早可晚,多在喂奶后,尤其是移动体位后出现非喷射性呕吐,呕吐物为奶汁,不含胆汁。腹部无阳性体征。钡餐造影可见双泡征,双液平,胃大弯位于小弯之上,幽门窦高于十二指肠等征象。体位治疗可缓解症状。

3. **贲门松弛和食管裂孔疝** 生后几天即出现呕吐,非喷射性,呕吐量不大,呕吐与体位有关,竖立位不吐。腹部无阳性体征,钡餐造影有助于诊断。

26章

4. 新生儿胃食管反流 呕吐发生可早可晚,呕吐物有时可含胆汁。腹部无阳性体征,钡餐造影及食管24 小时阻抗联合 pH 值监测有助于诊断。

5. 幽门前瓣膜 是一种极少见的先天性消化道畸形,在幽门部或胃窦部有由黏膜或黏膜下组织构成的瓣膜,将胃和十二指肠隔开,瓣膜有的中央有小孔,有的完全闭锁。临床症状与先天性幽门肥厚狭窄相似,但幽门肌层无明显增厚。

6. 十二指肠梗阻 超声检查或 X 线可见十二指肠第一段扩张,与胃扩张形成典型的"双泡征"。呕吐物含有胆汁。

7. 喂养不当 腹部无阳性体征,调整喂养后好转。

本病呕吐物不含胆汁,应除外各种原因引起的高位不全梗阻,如肠狭窄、肠旋转不良、肠重复畸形等。

【治疗】

1. 外科治疗 诊断明确,早期行幽门环肌切开术。手术前应先纠正水电解质紊乱、贫血,改善全身状况。1990 年,Almn 等首次报道腹腔镜幽门肌切开术以来,腹腔镜手术已成为治疗 CHPS 最常用的方法。也有报道用单孔腹腔镜进行幽门肌切开术[1]。2005 年,Ibarguen-Secchia 报道了电子胃镜下幽门环肌切开术治疗 10 例 CHPS,患儿年龄 3~7 周,术后随访 6~24 个月,情况良好。

2. 内科治疗 对诊断未明确,或发病晚,有其他合并症暂不能手术者,可试用内科治疗:①抗痉挛治疗:用 1:1 000 新配制的阿托品溶液,喂奶前 30 分钟口服,每次自 1 滴增加到 2~6 滴,至皮肤发红为止。应注意其副作用。②适当减少奶量,使用稠厚乳液。③纠正电解质紊乱,可用生理盐水或其稀释液(1/2~2/3 张),纠正脱水,不用碱性液,有尿后补充钾。④采用十二指肠管进行营养治疗。⑤预防感染:预防呼吸道、皮肤、中枢神经系统感染。⑥内镜气囊扩张术。

【预后】 及早诊断治疗,未合并其他器官畸形,预后良好。诊断治疗不及时,可合并营养不良与肺部感染导致死亡。病死率欧美为 0.12%~0.5%,国内为 0.5%~1%。

(二)先天性胃壁肌层缺损

先天性胃壁肌层缺损(congenital defects of gastric musculature)指胚胎发育障碍所致胃壁肌层缺损。

【病理】 主要病理变化为胃壁肌层缺损,最常见部位为胃大弯,依次为胃前壁、贲门、底部、小弯、后壁、幽门。缺损范围大小不等。缺损处仅有黏膜、黏膜下层及浆膜层。生后任何使胃内压增加的因素,例如:吞咽空气、进奶或哭闹、呕吐、洗胃、面罩加压给氧等均可使胃内压力突然增加,病变部位向外突出,呈憩室样。压力若不断增高,则影响血液循环,导致肌层缺损的胃壁坏死穿孔。穿孔处边缘不规则,呈黑黄色坏死。穿孔附近黏膜、肌层和血管均有异常。穿孔边缘肌层逐渐变薄,至穿孔处肌层中断、缺如。近孔处的黏膜变薄,黏膜下层非常薄,胃腺发育不良。黏膜和黏膜下组织中的大小血管壁发育异常,为单层细胞,血管充血、扩张、出血。无炎性改变。穿孔大小不一,并可呈多发性。

【临床表现】 先天性胃壁肌层缺损在穿孔发生前不易诊断,患儿生后一般情况好,无明显前驱症状,有正常排胎便史。常在生后 3~5 天发病。也有个别病例早至第 2 天或晚至第 8 天。起病急,突然出现急腹症表现:拒奶、呕吐、呕吐物为黄绿色或咖啡色、哭声低、精神萎靡、进行性腹胀、呼吸困难、青紫。晚期可出现腹膜炎表现:发热、肠麻痹、脱水、电解质紊乱、休克。体检可发现呼吸急促、腹胀明显、腹壁静脉怒张、腹部、腰部、阴囊皮肤水肿、肝浊音界消失、肠鸣音消失。

【诊断】 早期新生儿,特别是早产儿,生后 3~5 天突然出现进行性腹胀,伴呕吐、呼吸困难、青紫、肝浊音界消失、肠鸣音消失,应考虑本病可能。若穿孔,腹部 X 线卧位片有大量气体和液体。立位可见膈肌升高,膈下、腹腔内有大量游离气体。两侧肝脾阴影移到中腹部脊柱两旁,胃泡影消失,肠充气少。液体积聚于下腹部,可见一横贯全腹的液平。未穿孔或穿孔较小时,仅可见胃扩张无力,形态特殊。钡餐造影,显示胃蠕动弱,明显扩张,幽门开放延迟。

【鉴别诊断】

1. 新生儿期其他原因所致胃穿孔溃疡、机械性损伤、肠梗阻等所致的穿孔。

2. 胎粪性腹膜炎患儿常无胎粪,或较少胎粪排出,X 线显示肠管粘连,肠腔充气扩张,有多个液平,腹腔内、膈下游离气体较少,胃泡影正常,有时可见钙化影。

【治疗】 诊断明确,立即做好术前准备。禁食,胃管排气减压,纠正水、电解质紊乱及休克,抗感染,呼吸管理(勿用正压给氧),腹穿减压。手术修补穿孔。术后持续胃肠减压 72 小时,营养支持。

【预后】 本病虽少见,但病死率高达 25%~33%,6 小时内诊断并治疗可存活。12 小时内诊断,存活率为 50%。超过 12 小时诊断,存活率为 25%,多死于休克。

(三)双胃

双胃(duplication of stomach)是胃的重复畸形,有两种类型:位于胸腔左后侧的囊状型(又称纵隔胃源性囊肿,占82%)及管状型(占18%)。是较少见的先天畸形,占消化道重复畸形的4%,50%患儿伴有其他畸形,女孩较男孩多见。双胃在组织学上有四大特点:内膜为消化道上皮,外被肌层,血管来自胃血管,可与胃共壁。

【临床表现】　症状、体征不明显,多在生后一年出现症状,与囊肿大小、位置、是否与胃相通或有无异位黏膜有关。约1/3病例主要症状为呕吐,也可有上腹痛、血便和便秘、体重不增等。体征为上腹部可触及囊性肿物。可发生高位肠梗阻,出现腹胀、上腹压痛、贫血及脱水。较少因异位黏膜引起溃疡出血和穿孔。可合并肺炎、胸腔积液或胰腺炎。

【诊断】　诊断主要依靠X线、上消化道钡餐造影来确诊。X线检查:较小的胃重复畸形无肠梗阻时无异常发现。幽门管被堵塞时,可使肠道充气减少,较大者,上腹部可见软组织包块影。上消化道钡餐检查显示胃大弯侧有充盈缺损,幽门排空延迟。但钡剂很难充满重复的管腔,张力较大时则清晰可见。

【治疗】　手术切除重复部分,如体积较大时,需做部分胃切除。

(四)先天性小胃

先天性小胃(congenital microgastria)是罕见的先天性畸形,胃呈小管状,伴有巨食管和不完全性胃扭转,并常合并其他器官的畸形如食管裂孔疝、胃肠扭转、十二指肠闭锁、内脏转位、无脾症、小下颌、胆囊缺如、无眼症、少指/趾、桡尺骨和指甲发育不良。I型先天性食管闭锁时常伴小胃。

【临床表现】　主要症状因胃容量少引起呕吐、生长发育差。因食管扩张常引起误吸。合并胃食管反流、食管炎时,可有消化道出血。

【诊断】　上消化道钡餐造影及胃镜检查多能确诊,胃呈管型,食管扩张,有胃食管反流。

【治疗】

1. 内科保守治疗　①饮食治疗:少量多餐;②对症处理:抑酸药、黏膜保护剂、促胃动力、止吐;③营养支持:全部或部分肠外营养。

2. 外科手术治疗　反流严重者,可行空肠造瘘,或行Hill或Thal抗反流术,迷走神经切断术。胃逐渐扩大后,再经口喂养。

(五)先天性胃出口梗阻

先天性胃出口梗阻(congenital gastric outlet obstruc-

tion)指幽门窦部或幽门梗阻,发病率占先天性胃肠道闭锁的1%,可分为四种类型:幽门窦部断裂闭锁(1%)、幽门断裂闭锁(27%)、幽门膜式闭锁或狭窄(67%)、幽门窦部膜式闭锁或狭窄(5%)。

【病因】　目前尚不清楚,推测在胚胎8周前,内胚层管发育中断,导致断裂闭锁。8周后由于内胚层过长连接后形成隔膜。也有人认为与消化道空化过程异常有关。四型中,最常见为幽门膜式闭锁或狭窄,其与幽门窦部膜式闭锁或狭窄一起又称胃内隔膜(gastric diaphragm)。本节重点介绍此病。

【病理】　胃内隔膜多位于幽门前1.5~3cm,或接近幽门处,也有时同时发生两个隔膜,另一个距幽门数厘米处远,在十二指肠,将胃和十二指肠分隔开。隔膜可有孔(狭窄)或无孔(闭锁)。厚约2~3mm,由黏膜、黏膜下组织和肌层组成。两侧均被覆有黏膜,间隙中充满疏松结缔组织。

【临床表现】　本病多见于早产儿,大多数患儿有羊水过多史,隔膜孔大,足以通过食物,可无症状。隔膜孔小或继发炎症引起黏膜水肿使孔狭窄,则可引起梗阻症状。生后不久即出现呕吐,吃奶后即吐,呈喷射性,含乳汁和乳凝块,无胆汁和血液。呕吐常呈间歇性,伴有食欲减退、体重减轻、进食后哭闹、烦躁,呕吐后缓解。呕吐顽固则可出现脱水、碱中毒、营养不良。体检上腹部膨隆,有胃蠕动波,中下腹平坦。隔膜无孔(完全闭锁)时则较早出现高位梗阻症状。如为两个隔膜,则被隔离的胃下部和十二指肠上部膨胀,充满分泌物,形成一个囊性肿物,在上腹部可触及。

【诊断】　诊断主要依靠X线、上消化道钡餐造影、胃镜或手术来确诊。X线检查可见胃泡影,中下腹无充气影。胃大小正常,于幽门前1~2cm处可见狭窄,钡剂可通过隔膜孔显示正常幽门括约肌和十二指肠球部影,胃内隔膜完全闭锁可通过上消化道钡餐造影、胃镜诊断,服钡检查,胃窦部为盲端,钡灌肠显示细小结肠。诊断不明,又有顽固呕吐和上腹膨胀者需手术探查确诊。

【治疗】　手术治疗切除隔膜,如切除隔膜部水肿,有梗阻症状,则需做胃肠吻合术。手术前后注意营养支持,纠正脱水、低氯性碱中毒,持续呕吐者,需胃肠减压。

三、其他胃部疾病

(一)胃扭转

胃扭转(gastric volvulus)指胃的全部或大部,大、小弯位置发生变化。年龄越小,发病率越高,男多于女。

【病因】 正常情况下,胃长轴由肝胃韧带、胃脾韧带、胃结肠韧带固定,横轴由胃膈韧带和附着于腹膜后的十二指肠固定。若韧带过长、松弛、缺如或撕裂、网膜有裂孔、大小网膜过长、胃周围炎症等均可引起胃扭转。发育正常的膈肌可保持腹腔脏器的位置正常,如有食管裂孔疝、膈疝、膈膨升时,也经常发生胃扭转。胃溃疡、胃肿瘤、胃扩张、结肠胀气、剧吐、胃逆蠕动增强等均可引起胃扭转。

【病理】 根据扭转方向,胃扭转可分为3种类型。

1. 器官轴型(纵轴型) 胃大弯沿胃的纵轴(贲门与幽门的连线)向上旋转。常见旋转180°。

2. 系膜轴型(横轴型) 以胃的横轴(胃大、小弯中点的连线)为轴心,从左向右或从右向左扭转,以旋转90°常见。

3. 混合型 有系膜轴型和器官轴型两种胃扭转同时存在的特点,较罕见。

根据胃扭转的程度,可以分为全胃和部分胃扭转。扭转<180°者,可自行复位。扭转>180°者可造成血液循环障碍,使胃壁缺血、坏死、穿孔。

【临床表现】 临床表现非特异性,类似高位肠梗阻。婴儿生后不久即表现呕吐,也可延迟数周才发病,呕吐多发生在喂奶后不久,呕吐物不含胆汁,可混有血液。呕吐物比幽门肥大狭窄少。大儿童可诉骤然发生的上腹剧痛,向背部及肩部放射。扭转>180°者常合并胃坏死、穿孔。患儿有腹膜炎、休克的表现。慢性扭转在年长儿更多见,主要表现呕吐,伴有嗳气、腹痛。呕吐日久,可影响生长发育,表现消瘦。改变体位,右前倾位呕吐减轻,左侧或平卧位加重。多无腹部阳性体征。

【辅助检查】 有临床症状,再根据腹部平片及钡餐造影可确诊。在胃内气体液体较多时,腹部平片可见双胃泡,双气液平胃大弯向上反转,横于膈下。器官轴型钡餐造影特点:食管黏膜与胃黏膜有交叉现象,胃大弯位于胃小弯之上,幽门窦部高于十二指肠球部,垂直向下,使十二指肠球部呈倒吊状,双胃泡双液面,食管腹段延长且开口于胃下方。系膜轴型钡餐造影特点:胃黏膜呈十字交叉,幽门位置提高接近贲门平面,胃底向右下。食管腹段不延长,胃影中可见两个液平面。

【鉴别诊断】 本病需与其他急腹症鉴别:急性胃扩张、胃穿孔、肠梗阻、急性胰腺炎等。新生儿要与先天性肥厚性幽门狭窄、幽门痉挛、食管裂孔疝、贲门松弛等鉴别。年龄较大儿童慢性胃扭转与胃溃疡、胃炎鉴别。

【治疗】 新生儿慢性不完全性胃扭转,可用体位疗法。喂奶时抱起患儿,将上身向右前倾,防止小儿哭闹。喂奶后拍背数次,再取头高右侧前倾卧位30分钟。

胃扭转度大者,尽快手术复位并固定。如有裂孔疝或膈肌异常,同时修补。大儿童慢性胃扭转可用内镜复位。

(二)胃结块症

胃结块症(bezoar of stomach)指由于进食某种物质后在胃内形成胃石,并影响消化功能。

【病因】 小儿在空腹情况下,吞食大量黑枣、山楂、柿子。因其含有鞣酸及树胶、果胶等成分,如未成熟柿子中含量可达25%,在胃酸作用下,可凝固沉淀而形成结块。鞣酸蛋白、树胶、果胶把柿皮、柿核、植物纤维黏合在一起,在胃内形成胃石。除此之外,吞咽毛发、进食草莓、生鸡蛋、红豆皮亦有形成胃石的报道。长期服用钙剂及中药丸也可形成胃石。新生儿由于喂养含酪蛋白较多的奶粉,有胃肠胃石的报道。但改用配方奶后已很少见。

【临床表现】 大量进食含鞣酸蛋白、树胶、果胶较多的食物后几小时出现症状,上腹不适或疼痛,进食后加重,恶心、呕吐,呕吐物为水样或黏液及食物残渣,量不多,可有咖啡样物,但不会有大量呕血。出血原因为柿石刺激胃黏膜导致胃炎或胃溃疡所致。还可有食欲缺乏、消瘦、乏力、反酸、胃灼热等症状。

体检约有1/3患儿在上腹可触及肿块,有上腹弥漫性压痛。胃石(如巨大发团)堵住幽门,可有幽门梗阻的表现;胃石压迫胃壁,可使其坏死穿孔;排入肠道可引起肠梗阻。

【辅助检查】

1. X线检查 胃石不能透过X线,腹部透视或腹部平片可发现密度增高影,钡餐造影可发现充盈缺损,改变体位时,可在胃内移动。

2. B超 可发现胃内有潴留物,胃石较大者,腹部可探及弧形光带,边缘不规则,毛糙。于两侧可见流动的暗区,石块移动不明显,胃石较小者,给水后光团随体位移动。

3. 胃镜检查 可看到暗褐色可移动的胃石,由活检钳取出即可明确诊断。

【诊断】 秋季,有进食柿子、山楂、黑枣等病史,有典型症状,借助X线、B超、胃镜检查即可确诊。

【鉴别诊断】 与其他急腹症:急性胰腺炎、急性胃肠炎、阑尾炎等鉴别。

【治疗】

1. 内科治疗 ①用2%~5%碳酸氢钠反复洗胃或口服10%碳酸氢钠10ml,3次/d;②中药治疗;③胃镜活检钳或圈套器、网篮碎石并将胃石取出;④胃镜下激光碎石治疗。

2. 外科治疗 如胃石很大,用上述方法治疗无效,或有幽门梗阻或穿孔时,特别是胃内发团由于毛发与胃石块裹绕,不易用药消散时应考虑手术治疗。

(三)胃憩室

胃憩室(gastric diverticulum)是一种少见胃部疾病,按病因分类可分为:先天性及继发性,内压性及牵引性;从病理改变分,可分为真性和假性。

【病因】 新生儿及婴儿胃中,发现有胃憩室存在,为先天性。由于胃内压增高,如幽门梗阻,使胃壁的薄弱部分形成憩室即内压性憩室。由胃外疾病如胃周围粘连牵引形成憩室即牵引性憩室。后两者为继发性。真性憩室即憩室壁包括胃壁的各层,假性憩室仅有胃黏膜层及浆膜层而无肌层。可见于先天性胃壁肌层缺损患儿。憩室壁可发生黏膜坏死、恶变,但罕见。胃憩室常单发。

【临床表现】 大多无临床表现,仅在 X 线钡餐造影及胃镜检查时发现。有造成憩室的病变(幽门梗阻、憩室炎)时,可有相应表现:腹痛,为钝痛,部位多在上腹部,阵发性加剧。进食后加剧,呕吐后减轻。恶心、呕吐、胃部胀满感、胃灼热、憩室炎时还可有少量出血。憩室破裂,可发生气腹和腹膜炎。体检除上腹部深压痛外,多无其他阳性体征。

【辅助检查】

1. X 线检查 钡餐造影显示胃憩室多呈囊状,直径 3~4cm,边缘光滑,突出于胃外,有一窄长的颈与胃相连。多位于胃底和胃窦。憩室内有胃黏膜,可与胃溃疡鉴别。胃排空时,憩室内仍有钡剂停留。

2. 胃镜检查 镜下可直接看见憩室,入口呈圆形,边缘规则,周围黏膜完全正常,有黏膜皱襞进入憩室内,憩室口有规则收缩,故口可大可小。

【诊断】 临床表现无特异性,主要根据 X 线及胃镜检查来确诊。

【治疗】

1. 内科治疗 无症状者无需治疗。有症状者,对症治疗。若憩室较大、积存食物较多,可用 X 线钡餐造影选择合适的引流体位,进行引流。

2. 外科治疗 症状重,内科治疗后不缓解,合并有憩室内溃疡或怀疑恶变时,可考虑外科治疗。

(四)胃息肉

胃息肉(gastric polyps)主要由胃黏膜上皮或间质成分增生而成,病因目前尚不明确,临床表现缺乏特异性,早期不易诊断,常因其他疾病行胃镜检查时偶被发现。胃息肉有一定的恶变倾向。

【病因】 病因不明,有研究显示可能是由于胃黏膜损伤或糜烂后的过度再生所致,也有人认为幽门螺杆菌感染与胃增生性息肉有一定关系。

【病理】 胃息肉可发生于胃黏膜的任何部位,依据组织病理学特征,胃息肉可分为炎性、炎性纤维素性、增生性、错构瘤性、胃底腺性和腺瘤性。前五种为非肿瘤性息肉,而腺瘤性息肉有很高的恶变率。有学者认为胃底腺息肉的发病率增加可能与目前大量应用质子泵抑制剂有关。

【临床表现】 大多无临床表现,仅在 X 线钡餐造影及胃镜检查时发现。少数患儿可有相应表现:腹痛,为钝痛,部位多在上腹部,恶心、呕吐、胃部胀满感。体检除上腹部深压痛外,多无其他阳性体征。

【辅助检查】

1. X 线检查 钡餐造影有助于息肉诊断。

2. 胃镜检查 胃息肉作为一个独立疾病,在胃镜检查中检出率较低。约 1.2%~5.0%。大多数息肉为有蒂或亚蒂型,即山田分型的 I 型和 II 型占绝大多数,此两型息肉大多外观光滑、无充血糜烂,无分叶,颜色与周围黏膜相同,也可有充血发红或颜色略淡者,部分息肉顶部有出血及糜烂,广基息肉多呈类圆形或半球样隆起,外观光滑,少部分息肉呈菜花状、分叶状或条状。

【诊断】 临床表现无特异性,主要根据 X 线及胃镜检查来确诊。

【治疗】

1. 内科治疗 无症状者无需治疗。有症状者,对症治疗,或行内镜下息肉切除术。

2. 外科治疗 症状重,内科治疗后不缓解,合并有溃疡或怀疑恶变时,可考虑外科治疗。

四、小儿胃炎和消化性溃疡病

以往人们将小儿胃炎(pediatric gastritis)和消化性溃疡病(peptic ulcer disease)看成是两个互不相关的各自独立的疾病,随着对病因学深入研究,发现胃炎和消化性溃疡有密切关系。胃炎(gastritis)是小儿最常见的上消化道疾病之一,指物理性、化学性或生物性有害因子作用于人体,引起胃黏膜发生炎症性改变的一种疾病。根据第 9 届世界胃肠病大会对胃炎的分类方法(即"悉尼系统分类法"),将胃炎分为急性胃炎、慢性胃炎和特殊类型胃炎。我国于 2017 年 7 月的全国慢性胃炎

26章

诊治共识会议上建议基于病因,慢性胃炎可分为 Hp 胃炎和非 Hp 胃炎;基于内镜和病理表现慢性胃炎可分为萎缩性和非萎缩性两大类;基于胃炎分布可分为胃窦为主胃炎、胃体为主胃炎和全胃炎[2]。

(一)急性胃炎

急性胃炎(acute gastritis)是由不同病因所引起的胃黏膜急性炎症。多为继发性。

【病因与发病机制】

1. 药物性及饮食 前者以非甾体抗炎药(non-steroid anti-inflammatory drugs, NSAIDs)如阿司匹林、吲哚美辛最常见。肾上腺皮质激素、某些抗生素、抗肿瘤药、氯化钾、铁剂及乙醇也均可引起。药物可刺激胃黏膜,破坏黏膜的保护屏障,非甾体抗炎药可影响胃黏膜合成硫糖蛋白,使胃黏液减少,胃腔内 H^+ 逆扩散增加;药物可影响上皮细胞能量代谢,Na^+、Cl^- 转运速度减缓,影响黏液碳酸氢盐屏障的建立;这些均可引起胃黏膜充血、水肿、糜烂及出血。阿司匹林是前列腺素抑制剂,可影响胃黏膜的修复。过冷、过热饮食,浓茶、咖啡、辣椒等刺激性调味品及难以消化的粗糙食物也可引起急性胃炎。

2. 应激性因素 严重感染、中毒、创伤、窒息、休克、颅压增高及精神过度紧张均可引起胃炎。发生机制不十分清楚,一般认为与自主神经兴奋引起胃黏膜血管痉挛,血流减少,导致黏膜缺血缺氧,黏液分泌减少,H^+ 逆扩散增加等,引起胃黏膜受损相关;另外,休克或中枢神经创伤时组胺释放,使胃酸、胃蛋白酶分泌增加,也是引起胃黏膜炎症、糜烂甚至溃疡的原因。

3. 腐蚀因素 是由于吞服强酸、强碱或其他腐蚀剂引起。强酸可致胃黏膜凝固坏死,强碱可致液化坏死。患儿均伴有口腔与食管灼伤,且程度比胃更严重。

4. 感染性因素 细菌及其毒素,如沙门菌、嗜盐菌等及金黄色葡萄球菌、肉毒杆菌毒素均可引起急性胃炎。临床常表现为食物中毒,进食被细菌、毒素污染的食物后数小时即引起发病,表现为呕吐、腹痛,有时可伴有腹泻症状。近年发现病毒也可引起急性胃炎,但诊断需根据胃黏膜活检。化脓性胃炎临床十分罕见,但病情严重,多由败血症或邻近化脓脏器蔓延引起。

5. 食物过敏因素 由食物蛋白介导的黏膜变态反应引起。

【病理】 胃黏膜充血、水肿、渗出等炎症反应,重症可引起糜烂、出血甚或浅表性溃疡。病变呈点状、片状或大片融合。炎症部位可见于胃窦、胃体或胃底,重症可损及全胃。多数患儿病变只限于黏膜,严重时可累及黏膜下层,甚至胃壁全层,个别病例可致穿孔。病变镜下可见表层上皮坏死、脱落,黏膜下充血、出血,有多形核白细胞、浆细胞、单核细胞和少量淋巴细胞浸润。化脓性胃炎可致胃壁蜂窝织炎或脓肿。

【临床表现】 发病急骤,轻者仅有食欲缺乏、嗳气、上腹饱胀、腹痛、恶心、呕吐;严重者可出现呕血、黑便、脱水、电解质及酸碱平衡紊乱,有细菌感染者常伴有全身中毒症状。在应激性因素、药物因素引起的急性胃黏膜损伤患儿中,呕血及黑便甚至是首发表现。失血多的患儿可致休克。

【治疗】 首先是积极治疗原发病,如药物性者停用相关药物,感染因素可选用适当抗生素,腐蚀性胃炎处理参见本章第 1 节中的"食管化学性烧伤"。患儿宜卧床休息,停止服用一切刺激性食物和药物,进清淡流质或半流质饮食,必要时禁食。有脱水者纠正水及电解质平衡。有严重出血时应按上消化道出血处理,如补充血容量,监测生命体征,静脉点滴 H_2 受体拮抗剂如西咪替丁(cimetidine)、雷尼替丁(ranitidine)、法莫替丁(famotidine),或质子泵抑制剂如奥美拉唑(omeprazole),输血、血浆;必要时内镜下止血等。原发病危重的患儿可用 H_2 受体拮抗剂或质子泵抑制剂口服或静脉点滴预防应激性胃炎发生。

(二)慢性胃炎

慢性胃炎(chronic gastritis)是有害因子长期、反复作用于胃黏膜,引起损伤的结果。结合临床、内镜、病理组织学结果将慢性胃炎分为浅表性胃炎(superficial gastritis)、萎缩性胃炎(atrophic gastritis)、特殊型(化学性、放射性、克罗恩病、肉芽肿性、嗜酸性粒细胞性、其他感染性)胃炎。小儿以浅表性胃炎最常见,约占 90%~95% 以上。

【患病率】 由于多数慢性胃炎患者无特异性症状,因此难以获得确切的患病率。Hp 现症感染几乎都存在慢性活动性胃炎。除 Hp 感染外,胆汁反流和药物等因素也可引起慢性胃炎。因此人群中慢性胃炎的患病率高于或稍高于 Hp 感染率。我国成人基于内镜诊断的慢性胃炎患病率接近 90%。儿童中慢性胃炎患病率各家报道不一,为 45.1%~84.0%。

【病因及发病机制】 慢性胃炎病因至今不明。当今多数学者公认的有以下几种:

1. 感染 1982 年 Warren 和 Marshall 教授在人胃内发现幽门螺杆菌(Helicobacter pylori, Hp)之后,人们进行

了大量研究,明确了慢性胃炎和消化性溃疡与 *Hp* 感染密切相关。其他细菌、病毒、真菌感染也可致慢性胃炎:原因为患急性胃炎后一部分患儿胃黏膜病变经久不愈发展成慢性胃炎;某些患儿鼻窦、口腔等处有感染病灶,吞入细菌和毒素即引起胃黏膜炎症。

2. 十二指肠-胃反流　由于幽门括约肌功能低下,十二指肠液反流入胃,是造成慢性胃炎的另一个重要因素。十二指肠液内含有胆汁、肠液和胰液,它们能破坏胃黏膜的正常屏障作用而造成 H^+ 反渗,H^+ 刺激肥大细胞使组胺分泌增加,引起胃壁血管扩张,炎症渗出,增加毛细血管淤血,造成炎症。值得进一步关注的是,这种炎症往往发生在 *Hp* 阴性的病例。

3. 长期服用刺激性食物和药物　如粗糙、过冷、过热、过咸的食品;经常暴饮、暴食、饮浓茶、咖啡及非甾体抗炎药、皮质类固醇等药。

4. 全身性多系统损害性疾病　如慢性肾炎、尿毒症、重症糖尿病、肝胆胰系疾病、类风湿关节炎、系统性红斑狼疮、甲状腺炎等。

5. Crohn 病。

6. 食物过敏或其他过敏原所致嗜酸性粒细胞性胃炎。

7. 精神因素　持续精神紧张、压力过大。

8. 其他因素　如 X 线照射、胃窦内容物长期滞留、遗传、免疫、营养、环境等因素均与发病有关。如:在成年人慢性萎缩性胃炎的胃液和血液内查出内因子抗体(intrinsic factor antibody,IFA),分Ⅰ型和Ⅱ型。Ⅰ型称阻断抗体,能阻止维生素 B_{12} 与内因子结合,使维生素 B_{12} 不能吸收。Ⅱ型也称结合抗体,它能与维生素 B_{12} 结合阻碍其吸收。在恶性贫血患儿中,这种抗体检出率较高。

【病理】　病理组织学改变包括:上皮细胞变性,小凹上皮细胞增生,固有膜炎症细胞浸润和腺体萎缩。炎症细胞主要是淋巴细胞和浆细胞。根据炎症细胞浸润的深度和有无腺体萎缩,分为慢性浅表性胃炎和萎缩性胃炎。慢性浅表性胃炎又分为轻、中、重三度。轻度:炎症细胞浸润较轻,只限于表层的上 1/3;中度:病变范围界于轻-重之间;重度:炎症细胞浸润表层 2/3 以上,因为炎症的影响导致上皮细胞变性、坏死,重者可以剥脱形成糜烂甚至出血。Hp 相关性慢性胃炎主要表现为黏膜慢性炎症伴淋巴滤泡增生。萎缩性胃炎和肠化生在儿科少见。如果在炎症病灶发现有多形核白细胞浸润,则称为活动性胃炎,无或很少有中性粒细胞浸润则称非活动性。对成年人长期随访发现,炎症时轻时重,故将其分为活动期与静止期,以表示炎症的动态变化。腺体萎缩是指炎症侵犯到黏膜的深层,使腺体变短,数目减少,甚至消失。肠化,是指由于胃黏膜慢性炎症,腺体萎缩,在黏膜表面出现肠上皮化生,内镜下可见到肠化的胃黏膜呈灰白色颗粒状小隆起。值得注意的是,由于正常胃黏膜经常受到有害因子的刺激,所以在正常胃黏膜表面也往往可以见到少量炎症细胞存在,肉眼观察也可出现轻微的红斑,这就给区分正常与异常黏膜造成了一定困难,这可能就是胃镜下诊断与组织学检查结果出现不符合的原因所在。所以,有学者提出只有黏膜出现明显的炎症细胞浸润时才能诊断为胃炎。

【临床表现】

1. 症状　常见症状为反复发作、无规律性的腹痛,疼痛经常出现于进食过程中或餐后,多数位于上腹部、脐周,部分患儿部位不固定;轻者为间歇性隐痛或钝痛,严重者为剧烈绞痛;常伴食欲缺乏、恶心、呕吐、腹胀、嗳气、反酸、胃灼热。继而影响营养状况及生长发育。胃黏膜糜烂出血者伴呕血、黑便。

2. 体征　无明显特殊体征,部分患儿可表现面色苍黄、舌苔厚腻、腹胀、上腹或脐周轻度压痛。有贫血面容者应查大便隐血。

3. 慢性胃炎患者临床症状与内镜检查和胃黏膜组织学检查有时并不一致,其症状的有无及严重程度与内镜所见和组织学分级无明显相关性,即有症状者不一定有胃炎,而无症状者不一定无胃炎。

【辅助检查】

1. 胃镜　是最有价值的安全、可靠的诊断手段。可直接观察胃黏膜病变,根据病变程度不同,可见黏膜广泛充血、水肿、糜烂、出血,有时表面覆盖脓性分泌物;同时可取病变部位组织进行病理学检查。

2. 上消化道钡剂造影(upper gastrointestinal barium meal)　由于小儿慢性胃炎病变浅表,故 X 线像上不易出现明显异常,但胃部有浅表炎症者有时可呈现胃窦部激惹症,黏膜纹理增粗、紊乱、纤曲、锯齿状,幽门前区呈半收缩状态,可见不规则痉挛收缩。气、钡双重造影能辨别黏膜的细微结构,效果较好。

3. 幽门螺杆菌检查　见本节【附】幽门螺杆菌与胃、十二指肠疾病。

4. 其他　胃酸、维生素 B_{12} 和相关自身抗体(抗壁细胞抗体和抗内因子抗体)等检测,有助于萎缩性胃炎的诊断。

【诊断】　临床上仅靠消化道症状和腹部体征诊断胃炎是困难的,虽然有明显上消化道症状者胃炎检出率比较高,但仍有部分患儿有症状而没有胃黏膜改变。也有胃黏膜有病理改变而缺乏消化道症状者。故目前诊

26章

断胃炎最好的方法是胃镜检查与黏膜组织活检相结合。其中组织学检查尤为重要，因为胃镜肉眼所见与光镜下组织学所见仍有一定差别。

2002年6月广州第4届全国小儿消化系统疾病学术会议通过的小儿慢性胃炎胃镜诊断标准为：胃镜诊断依据：①黏膜斑；②充血；③水肿；④微小结节形成；⑤糜烂；⑥花斑；⑦出血斑点。其中①~⑤项中符合1项即可诊断，⑥、⑦项应结合病理诊断。此外，如发现幽门口收缩不良、反流增多、胆汁反流，常提示胃炎存在。

【治疗】 急性胃炎多数为继发性胃炎，以治疗原发病为主，兼治胃炎。慢性胃炎多为原发性胃炎，缺乏特殊的治疗方法，以对症治疗为主。与 Hp 感染相关性胃炎首先进行根除 Hp 治疗。

1. 病因治疗 对感染性胃炎应使用敏感抗生素。停用能损伤胃黏膜的药物，创造良好的生活环境。

2. 饮食治疗 养成良好的饮食习惯及生活规律，少吃生冷及刺激性食物。

3. 药物治疗

（1）对症治疗：有餐后腹痛、腹胀、恶心、呕吐者，用胃肠动力药。例如，多潘立酮（domperidone），每次 0.3mg/kg，3~4 次/d，餐前 15~30 分钟服用。腹痛明显者给抗胆碱能药，以缓解胃肠平滑肌痉挛。可用硫酸阿托品（atropine sulfate），剂量：每次 0.01mg/kg，皮下注射。或丙胺太林（propantheline），儿童剂量：每次 0.5mg/kg，口服。

（2）黏膜保护剂：例如，枸橼酸铋钾（bismuth potassium citrate），具有很高的水溶性和良好的胶溶性，在胃内酸性环境下，铋与枸橼酸之间的键开放，而与渗出物内黏蛋白结合形成黏膜保护层，剂量：每日 6~8mg/kg，空腹服用。硫糖铝（sucralfate），确切药理机制尚不清，可能是在胃的酸性环境中水解释放出氢氧化铝和硫酸化蔗糖。前者有抗酸作用，后者抑制胃蛋白酶分解蛋白质，并与黏膜黏蛋白络合形成保护膜，儿童剂量：每日 10~25mg/kg，分 3 次服，餐前 2 小时服用，疗程 4~8 周，肾功能不全者慎用。麦滋林（marzulene-S），有抗炎、促进组织修复作用，有利于溃疡愈合。儿童剂量：每次 30~40mg/kg，日服 3 次，餐后服用。

（3）抗酸剂：一般慢性胃炎伴有反酸者可给予中和胃酸药，如氢氧化铝凝胶、复方氢氧化铝片、磷酸铝凝胶等。餐后 1 小时服用。

（4）抑酸剂：这类药物不作为治疗慢性胃炎的常规用药，只用于急性胃炎或慢性胃炎伴有严重反酸或出血者使用。①H_2 受体拮抗剂（H_2 receptor antagonist，H_2RA）：西咪替丁（cimetidine），剂量：每日 10~15mg/

kg，分 2 次口服，或睡前 1 次服。雷尼替丁（ranitidine），剂量：每日 4~6mg/kg，分 2 次服，或睡前 1 次服。力求使胃内 pH 值维持在 4 以上。药量应根据临床症状和胃内 pH 值变化进行调整。②质子泵抑制剂（PPI）：它能抑制壁细胞内质子泵（H^+-K^+-ATP 酶）活性，减少任何刺激引发的胃酸分泌。奥美拉唑（omeprazole），作用于胃黏膜壁细胞，降低壁细胞中的（H^+-K^+-ATP 酶）活性，可通过抑制胃内 pH 值降低，达到消灭幽门螺杆菌的效果。剂量：口服或静脉 0.6~1mg/kg，每日 1~2 次。

（三）特殊类型胃炎

1. 蛋白过敏性胃炎（protein sensitive gastritis） 小儿食入外源性蛋白引起腹胀、呕吐、腹泻，大便含有不消化奶块，致使生长发育迟缓。发病机制似与免疫反应有关，但确切的病生理过程不清。治疗上改用不含过敏性蛋白的饮食喂养即可。

2. 巨大胃黏膜肥厚症（giant hypertrophic gastropathy） 又称 Menetrier 病。本病原因不明，儿童发病可能与巨细胞病毒感染有关。临床上可出现腹痛、恶心、呕吐、贫血和低蛋白血症性水肿。内镜下可见胃底和胃体黏膜呈现巨大肥厚性皱襞，酷似大脑的沟回。尽管临床表现相似，儿童和成人的预后完全不同。在成年人是一个慢性进行性疾病，很少能自发缓解，可能需要胃切除，部分患者进展为胃癌或胃淋巴瘤。而儿童则预后良好，仅需支持治疗（PPI、白蛋白）数周内自愈，部分患儿需要巨细胞病毒根除治疗。

3. 慢性肉芽肿性胃炎（chronic granulomatous gastritis） 是胃黏膜层或深层出现慢性肉芽肿样改变。它可以是各种系统性疾病在胃部的表现，如 Crohn 病、结核、梅毒、真菌感染等。临床常见症状为腹痛，餐后上腹不适、恶心、呕吐，内镜检查可见胃黏膜表面呈结节状，皱襞粗糙不规则、糜烂或溃疡。治疗针对原发病。

4. 胶原性胃炎（collagenous gastritis，CG） 1989 年 Collette 和 Trainer 报道了第 1 例 CG，至今全世界共报道了 80 多个病例。目前发病机制和临床转归尚不明确。儿童病例主要表现为腹痛和贫血，病变局限于胃，内镜下胃黏膜呈结节状。病理以上皮下胶原带增厚（> 10μm）伴有黏膜炎症浸润为主要特征。治疗主要包括 PPI、补充铁剂和糖皮质激素等。

（四）消化性溃疡病

小儿消化性溃疡病（pediatric peptic ulcer disease）

泛指胃肠道黏膜被胃消化液消化而形成深达黏膜下层的黏膜破损。胃酸的消化作用是本病形成的基本因素。与酸性胃液接触的任何部位都可发生溃疡,包括食管下段、胃、十二指肠、胃肠术后吻合口。小肠 Meckel 憩室出现胃黏膜异常增生时也可发生溃疡。绝大部分消化性溃疡,位于胃和十二指肠。

【分类与发病情况】　消化性溃疡病依发病部位可分为胃溃疡(gastric ulcer,GU)、十二指肠溃疡(duodenal ulcer,DU)、食管溃疡(esophageal ulcer)和吻合口溃疡等。依病因分为原发性溃疡和继发性溃疡。

不同国家的研究显示小儿消化性溃疡的发病率在2%~8%。北京的研究显示儿童中胃镜检出消化性溃疡10.4%,上海的研究显示 19 208 例胃镜检查患儿中,溃疡检出率为 7.2%。国内儿童消化性溃疡发病情况高于欧美国家。这可能与我国 Hp 感染率高有关。小儿消化性溃疡中,DU 约占 80%,GU 约占 20%以下。

【病因与发病机制】　小儿消化性溃疡的病因及发病机制,国内外都进行了大量研究,但至今仍没有明确结论。胃酸和胃蛋白酶依然是消化性溃疡的主要原因。目前被多数学者所接受的理论是天平学说,即当黏膜保护因子和攻击因子处于平衡状态时,黏膜是正常的。当攻击因子大于保护因子时,黏膜正常的防御功能被破坏,进而出现病理性改变。

1. 攻击因子

(1) 盐酸:盐酸(hydrochloric acid)是由壁细胞分泌的,胃壁细胞上有三种受体,即乙酰胆碱受体、胃泌素受体和组胺 H_2 受体。乙酰胆碱、胃泌素和组胺分别能刺激相应受体促使壁细胞分泌盐酸。H^+-K^+-ATP 酶的活性,影响着壁细胞向胃腔分泌 H^+ 的能力。盐酸能激活胃蛋白酶原变成有活性的胃蛋白酶。有报道,DU 患儿胃的壁细胞数明显多于正常人,胃酸分泌过多,这是形成溃疡的重要条件。相反,胃溃疡患儿的胃酸往往正常或偏低。

(2) 胃蛋白酶原:胃蛋白酶原(pepsinogen)是由胃黏膜上的主细胞所分泌,在胃酸作用下转变成具有活性的胃蛋白酶,它能水解食物蛋白质中的肽键,也能裂解胃黏液中的糖蛋白,从而有破坏黏膜屏障的作用。

(3) 幽门螺杆菌(见本节末【附】幽门螺杆菌与胃、十二指肠疾病)。

(4) 胃泌素:胃泌素(gastrin)是由胃黏膜的 G 细胞分泌的,食物中的蛋白质和一些其他成分在胃内滞留,均能刺激 G 细胞增加胃泌素的分泌,进而促进盐酸分泌,促成发生溃疡的基础。Zollinger-Ellison 综合征是一种由胰腺或十二指肠的产胃泌素肿瘤引起的,以明显

的高胃泌素血症,高酸分泌和消化性溃疡为特征的综合征。

(5) 药物:阿司匹林为代表的非甾体抗炎药和肾上腺皮质类固醇是儿科常用药,这些药可抑制胃黏膜前列腺素合成,降低胃黏膜防御能力,有可能引起溃疡。

(6) 精神因素:小儿往往因生活环境不佳、家庭不和、学习负担过重等因素刺激,通过神经系统使胃黏膜的分泌和/或胃动力功能受到影响。有资料报道,消化性溃疡患儿有 39%受过精神刺激。

2. 防御因子

(1) 黏液-碳酸氢盐屏障:黏液是由胃黏膜表面上皮细胞、贲门腺、幽门腺和黏液颈细胞共同分泌的,其主要成分为糖蛋白,起润滑作用,使胃黏膜免受机械损伤。有证据表明,黏液与上皮细胞分泌的碳酸氢盐,可阻挡 H^+ 与胃黏膜接触。

(2) 黏膜上皮细胞的整复(restitution)功能:它是重要的防御机制,胃内经常存在损伤性因子,致使胃黏膜经常不断受到损伤,但只要这种损伤的程度限于黏膜表面,未伤及上皮细胞的基底层,则损伤区可被上皮重新覆盖,恢复上皮的完整性。胃黏膜的再生能力很强,大鼠上皮更新率为 3 天,在成人为 4~6 天,但缺乏儿童的研究资料。

(3) 黏膜血流和酸碱平衡:黏膜血流可供应营养物质和氧,带走组织中的 H^+,向黏膜表面运送 HCO_3^-。进入表面上皮的 HCO_3^-,可以分泌到胃腔或胃壁表面的不流动液层与 H^+ 中和,也可对返渗入上皮细胞的 H^+ 进行细胞内中和。这后一种作用可能是主要的。

(4) 前列腺素:前列腺素(PGs)目前已知人体全身各组织和体液(除红细胞外)均存在前列腺素,胃黏膜能合成前列腺素。它能抑制胃酸分泌并对十二指肠黏膜有保护作用。非甾体抗炎药(NSAIDs)能抑制环氧化酶(此酶是合成 PGs 过程中的关键酶),故有损伤黏膜作用。

(5) 胃黏膜含有的巯基(sulfhydryl,SH)和胃肠激素:人们对胃黏膜的巯基和胃肠激素,如生长抑素(SS)和表皮生长因子(EGF)对胃黏膜的保护作用,也做了不少研究,但至今仍缺乏确切的结论。

3. 遗传因素　据报道儿童消化性溃疡病患儿有家族史者占 25%~60%,其中父亲有溃疡史者占 32%,母亲有溃疡史者只有 8%。单卵双胎有 50%可患有同一种消化性溃疡。陈中和等报道 69 例消化性溃疡,有阳性家族史者占 32.2%。

【病理改变】　十二指肠溃疡多位于球部,以大弯和前壁多见,溃疡表面一般不超过 1cm,胃溃疡可见于

胃窦、体和底部,以角切迹和胃窦多见。损伤的深度可达黏膜肌层,而糜烂只限于黏膜表层。溃疡基底可分4层,表面覆盖一层由白细胞、红细胞和纤维素渗出物形成的膜,第二层为纤维素样坏死组织,第三层为血管的炎性肉芽组织,第四层为纤维组织。溃疡愈合过程是先由基底部产生肉芽组织,其后是溃疡周边的上皮组织向新生的肉芽组织表面长入并分化,最终覆盖溃疡面。基底肉芽组织增生,继而形成纤维瘢痕组织。面积较大或多次复发的溃疡,由于纤维组织收缩,可使十二指肠球部变形。

【临床表现】

1. 原发性消化性溃疡(primary peptic ulcer) 不同年龄患儿消化性溃疡临床表现有各自的特点,年龄越小症状越不典型。大多数原发性溃疡表现为腹痛、腹部饱胀感、反酸、嗳气、呕吐、食欲缺乏等。约25%的儿童十二指肠溃疡的临床表现"静寂",不少患儿以突发消化道出血就诊而发现消化性溃疡,这是儿童病例不同于成人的一大特点。

2. 继发性消化性溃疡(secondary peptic ulcer) 多与应激因素或服用非甾体抗炎药有关,小儿常见的应激因素有严重全身性感染、休克、败血症、手术、外伤等。严重烧伤引起的溃疡称柯林(Curling)溃疡,颅脑外科引起的称库欣(Cushing)溃疡。应激因素引起溃疡的机制尚不明,推测可能与胃黏膜下小血管收缩造成表层黏膜缺血有关,部分是由于胃黏膜屏障破坏引起H^+反渗。其次是胃酸分泌异常,也还可能与前列腺素有关。继发性溃疡的临床特点是,缺乏明显的临床症状,至出现出血、穿孔或休克时才被发现,所以死亡率高达10%~77%。

【并发症】 常见并发症是出血、穿孔及幽门梗阻。半数以上病例可出现呕血和/或黑便。出血量多少不等,多者可出现失血性休克,少者只能从检查大便隐血中发现。约10%的新生儿或婴幼儿患儿可出现穿孔。幽门管或十二指肠球部溃疡,可出现球变形、幽门狭窄和梗阻。

【诊断】 早期诊断比较困难,因为缺乏特异性的症状和体征,对于反复腹痛、夜间痛醒、恶心、呕吐,尤其是发现消化道出血或原因不明的进行性贫血患儿,应立刻作进一步检查。

1. 上消化道钡剂造影 溃疡在消化道造影时的直接征象为龛影,因小儿溃疡与成人比较其病变比较浅,故钡剂显影不如成人典型。而且小儿钡剂通过快,检出率较成人为低。该方法适用于对胃镜检查有禁忌者。

2. 内镜检查 是目前诊断消化性溃疡最好的检查方法,它可以肉眼直观黏膜病变,同时还可取活检做组织病理学检查。内镜直视下的溃疡多为圆形或椭圆形,可以单发或多发,单发者直径一般小于0.5cm,溃疡底部平整,表面覆以白色或灰白色苔,有出血者可伴有形状不规则的紫红色血痂,边缘充血,水肿或有皱襞集中。溃疡多见于胃窦和十二指肠球部。北京大学第三医院53例小儿消化性溃疡内镜检查结果表明,胃溃疡多发生在胃角切迹和胃窦部,十二指肠溃疡多发生在球部,并以前壁和大弯侧多见。继发性溃疡常为多发性,且病变浅表,常伴有黏膜糜烂,愈合时间短。十二指肠溃疡和胃溃疡的内镜下分期相同,分为:活动期(A)、愈合期(H)、瘢痕期(S)。各期又分为两个阶段,即A_1、A_2、H_1、H_2、S_1、S_2期[3]。

A_1期:溃疡底部有厚苔、周边黏膜隆起明显,可伴有出血或血痂。

A_2期:溃疡底部有厚苔、周边黏膜隆起减轻,无活动性出血,出现少量再生上皮。

H_1期:溃疡缩小,苔变薄,周围上皮再生形成红晕,黏膜皱襞向溃疡集中。

H_2期:溃疡进一步愈合,溃疡底部少许白苔。

S_1期:溃疡白苔消失,中央充血,瘢痕呈红色,又称红色瘢痕期。

S_2期:瘢痕部无充血,与周围黏膜近似,又称白色瘢痕期。

【鉴别诊断】

1. 腹痛 腹痛(abdominal pain)是儿科临床上常见的症状,主要由消化系统器质性或功能性异常以及其他脏器病变引起。对于急性腹痛首先需排除外科急腹症,如阑尾炎、卵巢囊肿蒂扭转、嵌顿疝、肠套叠、外伤等。消化系统疾病除了消化性溃疡还需排除急性胃炎、急性胆囊炎、胰腺炎等。其他系统疾病如过敏性紫癜、暴发性心肌炎、糖尿病酮症酸中毒等也可有腹痛表现。临床上只要进行认真检查,全面考虑,再结合各自不同器官的疼痛特点及伴随症状是可以作出判断的。

2. 呕血 呕血(hematemesis)是消化道疾病中比较严重的症状,所以判断出血的部位和出血量是很重要的。呕血的部位除来自消化性溃疡外,还见于食管的溃疡、食管静脉曲张、急慢性胃炎、十二指肠炎、胆道出血、急性胰腺炎并发胃黏膜损伤时,以及全身性疾病,例如血液病、过敏性紫癜、新生儿出血症等。此外,还应注意来自非消化道的假性呕血,例如,鼻、咽部出血及咯血,咽下后又吐出来,很类似消化道出血,但认真检查可以鉴别。出血量的多少大致可以估计,例如,呕出的血液为咖啡色,表明出血量较少。如呕出暗红色血液,示出血量较大。出血量达全身血容量的20%时,可出现失血性休克。婴儿消化道出血超过3~10ml,成人超过50~100ml时,大便可呈红色或黑色柏油样便。检查胃液的血性物质和大便隐血,可以判断出血是否停止。

3. 血便 血便(hematochezia)是消化系统疾病常见的症状,血便量的多少差别很大,少量出血肉眼难以辨认,只能查大便隐血来确定,而大量出血可以引起严重的后果。出血部位往往与血便颜色有关,回盲瓣以上部位的出血多为黑色柏油样便。结肠出血多为暗红色。直肠或肛门部出血多为鲜红色。引起出血的疾病有多种,依靠详细的病史、实验室检查,结合影像学,特别是内镜检查,进行综合分析,一般都能作出正确的诊断。

【治疗】 治疗目的是缓解症状、促进溃疡愈合,预防复发,防止并发症。

1. 一般治疗 创造良好的生活环境,减少或避免精神刺激,生活、饮食习惯要规律,注意食用含丰富营养、对消化道黏膜刺激性小的食物,提倡少量多餐,以减少胃的扩张和强烈蠕动,但不应过分限制饮食结构。避免服用损伤黏膜的药物,如非甾体抗炎药(NSAIDs)和肾上腺皮质类固醇。

2. 药物治疗

(1) 根除 Hp 治疗:根除 Hp 可显著降低消化性溃疡的复发,具体治疗方案见 Hp 相关章节。

(2) 抗酸药:能中和胃酸,降低胃蛋白酶活性,缓解胃痛症状,可作为治疗溃疡的辅助药。如氢氧化铝(aluminum hydroxide),年龄>5 岁儿童剂量:片剂,每次 $0.15~0.3g$;凝胶剂,每次 2~8ml,3 次/d。复方氢氧化铝,口服剂量:<5 岁,每次 0.25g;>5 岁,每次 0.5~1.5g,3 次/d。饭后 1 小时,片剂嚼碎后服用为宜。磷酸铝凝胶,10~20g/次,2~4 次/d。

(3) H_2 受体拮抗剂(H_2 receptor antagonist,H_2RA):它是一类抑制胃黏膜壁细胞分泌盐酸的药物,能抑制基础胃酸和食物刺激后的胃酸分泌。试验证明,此类药物的全日剂量分 2~3 次服,与睡前一次服具有相同的作用,主要是因为夜间胃酸分泌多于日间。下面介绍几种常用的药物:西咪替丁(cimetidine),剂量为每日 10~15mg/kg,分 2 次,每 12 小时 1 次,或睡前 1 次服。法莫替丁(famotidine),剂量为每日 0.9mg/kg,睡前 1 次服,疗程 2~4 周。雷尼替丁(ranitidine),剂量为每日 3~5mg/kg,分 2 次服,每 12 小时 1 次,或睡前 1 次服。

(4) 质子泵抑制剂(proton pump inhibitors,PPI):能抑制壁细胞分泌小管和囊泡内的 H^+-K^+-ATP(又称质子泵)活性。H^+-K^+-ATP 酶能将壁细胞内的 H^+ 转移到胃腔。当其受到抑制时,壁细胞内的 H^+ 不能进入胃腔,故使胃液 pH 值升高。常用的有奥美拉唑(omeprazole),儿童剂量,口服每日 0.6~1mg/kg,2 次/d,Hp 治疗后可继续使用 PPI 2~4 周。反复溃疡不愈患儿建议行 CPY2C19 基因多态性检测。快代谢型患儿可增加奥美拉唑剂量和增加口服次数。

(5) 生长抑素:能抑制胃酸的分泌,由于半衰期短,需要首剂 $3.5\mu g/kg$,成人量 $250\mu g$,维持量 $3.5\mu g/(kg \cdot h)$,成人 $250\mu g/h$,注意检测血糖。

(6) 胃黏膜保护剂:①硫糖铝;②枸橼酸铋钾(CBS);③麦滋林(见胃炎治疗)。

3. 内镜下止血 如有出血,可进行胃镜直视下局部止血方法:内镜下止血有一定的禁忌证,如心肺严重器质性疾患或休克、出血倾向严重、凝血机制很差、进行内镜检查可能有危险者,不宜行内镜检查及镜下止血。

喷洒止血药物:去甲肾上腺素、凝血酶、云南白药。

注射止血:1:10 000 肾上腺素出血点或可见血管周围分四点注射。

电凝止血:通过高频电流产生的热量使组织蛋白凝固而止血,对急性胃黏膜病变、食管贲门黏膜撕裂症及溃疡病出血等有较好疗效,但对大血管出血无效。

硬化剂和组织黏合剂:经静脉内或静脉旁注入硬化剂或血管收缩剂,使组织发生水肿、压迫出血血管,导致血管壁增厚,周围组织凝固坏死、纤维组织增生而止血。

激光光凝止血:激光照射出血部位,局部温度升高,蛋白质凝固,血管收缩闭塞,血栓形成,出血停止。

微波止血:使血管内皮细胞损伤、血管壁肿胀,腔变小并形成凝固的血栓而止血。

钛夹止血:与其他内镜止血术不同,其止血原理是利用钛夹闭合时产生的压力将出血血管与周围组织压紧,阻断血流,从而达到止血目的。

4. 消化性溃疡手术指征 ①大量出血经内科紧急处理无效;②急性穿孔;③瘢痕性幽门梗阻;④内科治疗无效的顽固性溃疡。

5. 应激性溃疡 对于危重患儿,是否需要药物治疗预防应激性溃疡的发生目前依据还不充分。多项研究建议对于机械通气大于48 小时和存在凝血功能障碍的患者,可使用 PPI 或 H_2 受体拮抗剂预防应激性溃疡的发生。

6. 预防 ①休息:平时最好注意休息,既要体力的休息,又要身心的休息。②饮食:消化性溃疡的食谱须因人因时制宜,不必采用特殊的食谱。应细嚼慢咽,避免急食。急性活动期,以少食多餐为宜,一旦症状得到控制,应恢复一日三餐习惯。饮食要有足够热量、蛋白质和维生素。夜间避免零食,睡前不宜进食。在急性活

26章

动期,应戒刺激性食物,饮食不要过饱。③镇静:对少数伴焦虑、紧张、失眠等症状患儿,可短期使用一些镇静药。④避免服用损伤黏膜的药物如非甾体抗炎药(NSAIDs)和肾上腺皮质类固醇。

【附】 幽门螺杆菌与胃、十二指肠疾病

早在1893年,Bizzozero在哺乳类动物胃内发现螺旋形微生物。1906年,Krientz报道,从溃疡性胃癌患儿的表面坏死物和胃内容物中发现了人胃螺旋体(human gastric spirochete)。1982年,澳大利亚学者Warren和Marshall报道,在人胃黏膜活检组织中发现并在厌氧环境下培养出幽门螺杆菌(Helicobacter pylori,Hp)(图26-9),并认为与慢性胃炎和消化性溃疡病关系密切[4]。随后世界各国对此进行了多方面的研究,并被医学界认为Hp的发现是医学史上的重要发现之一。

【Hp的生物学特性】 在光镜下,Hp呈轻度S形弯曲,为革兰氏阴性菌,长约3μm,宽0.5μm。菌体周围有类似荚膜的不易着色的淡染区。大多数菌体一端有2~6根长3~5μm的鞭毛。当生存环境发生改变时,Hp的体形会发生变异而呈现球形、长丝形等,但均为革兰氏阴性菌,细胞空泡毒素(vacuolating cytotoxin,VacA)和细胞毒素相关蛋白(cytotoxin associated protein,CagA)也都存在,还能被特异性的Hp抗体所识别。

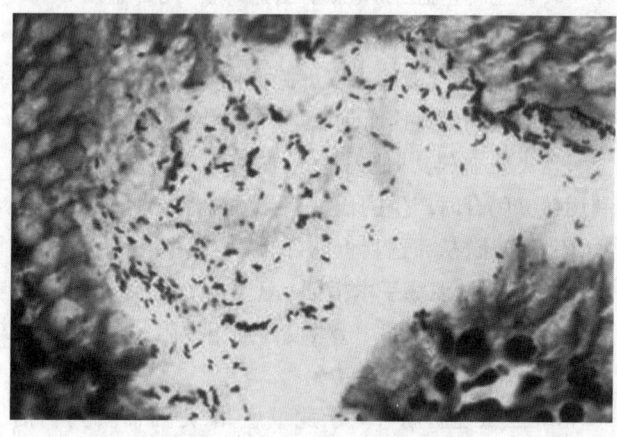

图26-9 幽门螺杆菌 W-S 染色

Hp是一种微需氧菌,所以培养时应有5%微氧环境,最适温度为37℃,pH值在5.5~8.5为适宜的生长条件。Hp的生化特性是具有尿素酶的高度活性。

【Hp的致病机制】 自从Warren和Marshall提出Hp与慢性胃炎和消化性溃疡有密切关系之后,人们对Hp的致病机制,从Hp的生物特性,到人体对Hp感染后出现的免疫反应,做了大量研究工作,但至今对这一问题仍不完全清楚。根据目前研究的结果,也是被多数学

者所认可的有以下几个方面:

1. **Hp的鞭毛动力** Hp依靠鞭毛动力穿过黏液层,到达胃肠黏膜表面。

2. **尿素酶** 1989年,Langenberg发现Hp能产生大量尿素酶,该酶具有很高的酶活性,可以通过免疫途径损害胃黏膜上皮,同时尿素酶水解尿素产生的氨能阻止H⁺从胃腺排入胃腔,并能使H⁺反渗,结果导致胃酸降低,氨还能引起离体胃上皮细胞功能和形态改变。也有报道认为,在其他动物的胃内也有尿素酶阳性的螺杆菌存在,但是无胃内炎症发生,因此,不支持尿素酶作为主要的致病因素。

3. **Hp的毒力** Hp感染的人群中10%~20%可能发展为消化性溃疡,仅1%~2%发展为胃癌,部分带菌者而不发病。这可能有两种原因,即Hp毒力的强弱;与人体防御能力有关。Hp产生的毒力因子有细胞空泡毒素(vacuolating cytotoxin,VacA)和细胞毒素相关蛋白(cytotoxin associated protein,CagA)。VacA是能使细胞产生空泡变性的蛋白,可能通过改变离子通透性导致细胞空泡形成,进而损伤胃黏膜形成糜烂或溃疡。CagA基因是基因组中存在cagPAI(cag致病岛)的标志。cagPAI包含30~40个基因,目前认为由功能性cagPAI编码蛋白形成的跨膜蛋白复合物具有ATP酶和NTP酶活性及构成细菌Ⅳ型分泌系统的相关功能,通过转运相关毒素而参与Hp诱导的上皮细胞内酪氨酸磷酸化、细胞骨架重排、活化核转录因子NF-κB、诱导促炎因子的表达等,发挥其致病作用。

4. **抑制胃酸分泌** Hp菌株与胃酸分泌的相互作用不同也许与致病性有关。一些Hp菌株能够抑制胃的酶活性,在体外显示了明显的抑制壁细胞分泌功能。

5. **其他致病因子** Hp产生的氧化酶、过氧化氢、脂肪酶,能抵制机体巨噬细胞和中性粒细胞的氧化杀伤作用。磷脂酶、蛋白酶能溶解黏液蛋白,破坏黏液层。

【Hp与胃、十二指肠疾病的关系】

1. **Hp与慢性胃炎的关系** 在成人已有了大量报道[5],2012年中国慢性胃炎共识意见中也指出80%~95%的慢性活动性胃炎患者胃黏膜中有Hp感染。幽门螺杆菌患儿内镜下可见黏膜呈颗粒样改变(图26-10),结节型胃炎中Hp的感染率接近100%。

2. **Hp与消化性溃疡的关系** 成人消化性溃疡中,胃溃疡Hp检出率为70%~80%,十二指肠球溃疡则高达80%~100%。儿童十二指肠球部溃疡中Hp检出率为62.5%~76.6%。Hp与消化性溃疡的关系虽未做出过人体模型,但根据以往单用酸抑制剂治疗十二指肠球溃疡,一年以后的复发率为80%,根除Hp以后复发率

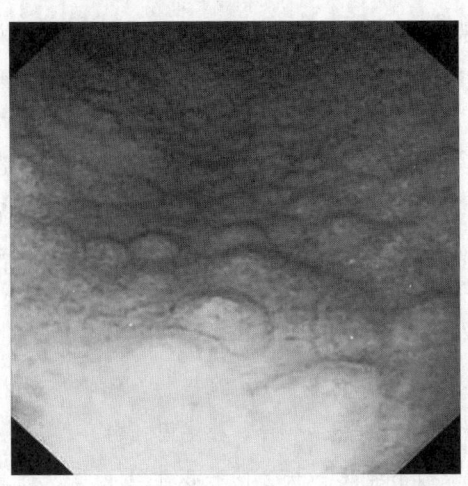

图 26-10　幽门螺杆菌感染的黏膜改变

下降到 3%，这足以证明它们之间的密切关系[6]。

【Hp 感染的流行病学】

1. 感染率　自从 Hp 被确认为与慢性胃炎和消化性溃疡有密切关系后，世界上许多国家对 Hp 的流行病学进行了大量研究工作。世界胃肠病学组织（WGO-OMGE）报告显示，儿童 Hp 的感染率为 10%～80%，10 岁前超过 50% 的儿童被感染。儿童时期为幽门螺杆菌感染剧增期：以每年 3%～8% 速度递增，至 10 岁约 40%～60% 人受到感染[7]。最新的研究显示全世界 Hp 感染率为 44.3%，其中发展中国家感染率为 50.8%，发达国家为 34.7%，成人的感染率为 48.6%，儿童感染率为 32.6%。中国的一项多中心研究（北京、广州和成都）显示在 0～18 岁无症状儿童中 Hp 的感染率为 6.8%[8]。感染率随着年龄增加而增加，新生儿期感染率为 0.6%，而 16～18 岁时感染率达 13.5%。上海地区的研究显示 7～18 岁在校学生中 Hp 感染率为 36.3%，小学组、初中组和高中组的感染率分别为 27.4%、33.6% 和 45.1%。

2. Hp 的感染途径　至今不明，比较多的研究证明，Hp 是从人到人进行传播的，主要根据是在流行病学调查中发现 Hp 阳性的儿童，家庭成员的 Hp 感染率明显高于 Hp 阴性儿童组。多伦多的一项研究发现，74% 的父母和 82% 的兄弟、姐妹同胞有 Hp IgG 血清抗体阳性。国内也有类似的报道。家庭内成员间的传播方式可能为共用餐具、牙具，母亲咀嚼食物后喂养小儿，以及粪-口途径。有学者从 Hp 阳性者的粪便中培养出了幽门螺杆菌。

3. Hp 感染的高危因素　社会经济环境因素对 Hp 感染率的影响是主要的，已知的危险因素包括：人口拥挤、卫生状况差、不洁净的食用水、居住条件拥挤、多人同睡一张床、缺乏对母亲喂养知识的教育和辅导、水源污染、家庭成员中有感染者。另有一些因素可增加 Hp 感染的危险性，包括家庭中有 Hp 感染者、母亲以咀嚼过食物喂小孩、家长受教育程度低等。

【Hp 的检测方法】　检测方法包括侵入性和非侵入性两类。侵入性方法依赖胃镜检查及胃黏膜组织活检，包括快速尿素酶试验（rapid urease test，RUT）、胃黏膜组织切片染色和胃黏膜 Hp 培养、核酸检测等。非侵入性检测方法包括尿素呼气试验（urea breath test，UBT）、粪便 Hp 抗原检测（Helicobacter pylori stool antigen，HpSA，or stool antigen test，SAT）和血清 Hp 抗体检测等。除了血清抗体检查，其他检查前均需停质子泵抑制剂（proton pump inhibitor，PPI）2 周、抗生素和铋剂 4 周[9]。

1. 快速尿素酶试验　敏感性 75%～100%，特异性 84%～100%，其操作简便、费用低、省时，但检测结果易受试剂 pH 值、取材部位、组织大小、细菌量及分布、观察时间、环境温度和胃炎严重程度等因素影响，故存在结果假阴性的情况。同时取 2 块组织进行检测（胃窦和胃体各 1 块）可以提高检测敏感性。

2. 组织学检测　敏感性 66%～100%，特异性 94%～100%，检测 Hp 的同时，可对胃黏膜病变进行诊断（HE 染色），是唯一能确诊 Hp 感染同时判断其损伤程度的方法，但 Hp 在胃内呈灶性分布，其检出率易受取材部位及大小、细菌数量及一些疾病，如消化道出血、胃黏膜萎缩等的影响。

3. Hp 培养　敏感性 55%～96%，特异性 100%，是诊断 Hp 现症感染的"金标准"，培养可进行药敏试验和细菌学研究。但复杂、耗时，需一定实验室条件，标本转送培养需专门的转送液并保持低温。

4. 尿素呼气试验　Hp 是人体胃内唯一能产生大量尿素酶的细菌。口服用核素标记的尿素，在胃内被 Hp 产生的尿素酶分解，生成氨和 CO_2，CO_2 被吸收进入体循环，转运至肺，由呼气中排出，因此检测呼气中 CO_2 的核素碳即可间接诊断 Hp。呼吸试验试剂有 ^{13}C 和 ^{14}C 两种。^{13}C 尿素是一种稳定的、无放射性的核素，儿童和孕妇均可使用。敏感性 75%～100%，特异性 77.5%～100%，可反映全胃 Hp 感染状况，不会出现因细菌灶性分布而造成的假阴性结果。可用于诊断 Hp 现症感染，还可用于治疗后的复查。

5. 粪便抗原检测　敏感性 96.6%～98%，特异性 94.7%～100%，检查时不需要口服任何试剂，是唯一一项诊断准确性不受患儿年龄影响的无创性检测方法。该方法的准确性可与尿素呼气试验相当。可用于 Hp 治疗前诊断和治疗后复查。

26章

6. 血清抗体检测 敏感性 50%~100%,特异性 70%~98%,未经根除 Hp 的患儿,其血清 IgG 抗体水平在相当长的时间内保持不变,但经药物根除 Hp 感染后,抗体水平则逐渐下降,一般于 Hp 消失后 3 个月血清 IgG 水平方见明显下降,但不易达到阴性。由于 Hp 抗体水平下降缓慢,故 Hp 血清抗体 IgG 检查,不能作为判断根除 Hp 和现感染的依据,多用于流行病学调查。小婴儿血清 Hp 抗体还有特殊意义,新生儿抗体阳性率在某种程度上反映了母亲抗体的阳性率,且在 1 岁以内母传抗体的滴度有一个自然下降的过程。否则应考虑为生后 Hp 感染所致。

7. 分子生物学检测 可用于检测粪便或胃黏膜组织等标本。其中聚合酶链反应(polymerase chain reaction,PCR)应用较为广泛。目前主要用作分子生物学及分子流行病学研究,尤其适用于菌株的 DNA 分型、耐药基因突变的检测。

【Hp 的诊断】 符合下述四项之一者可判断为 Hp 现症感染:①细菌培养阳性;②组织病理学检查和尿素酶试验均阳性;③若组织病理学检查和尿素酶试验结果不一致,需进一步行非侵入性检测,如尿素呼气试验或粪便抗原检测;④消化性溃疡出血时,病理组织学或快速尿素酶试验中任一项阳性。

【Hp 的根除治疗】 近十多年,世界上许多国家的学者对 Hp 的治疗进行了大量的研究,但至今尚未找到一个理想的治疗方案,究其原因是与 Hp 的耐药性和定居的环境有关。Hp 定居于胃黏液的下层、黏膜的表面,许多药物难以穿透黏液层达到有效的治疗浓度。此外,大多数抗生素在胃的酸性环境中其活性明显降低。

1. 抗Hp 治疗的几个概念

(1) 根除(eradication)Hp 感染:是指抗 Hp 药物治疗一个疗程后,停药 4 周,再经活组织形态学和/或尿素酶依赖性试验,检测 Hp 转变成阴性。临床上与其相关的消化性溃疡、慢性胃炎的症状和病理变化明显改善,且不复发。

(2) 清除(clearance)Hp 感染:是指抗 Hp 治疗结束时,检查 Hp 阴性。这种结果很不可信,此时可能由于 Hp 在药物作用下发生了形态改变,尿素酶活性被抑制,或其定居部位迁移,从而使形态学和尿素酶依赖性检查出现假阴性,停药后 Hp 感染可能会很快复发。

(3) 再感染(reinfection)Hp:是指 Hp 被根除后,又被相同或不同菌株感染,称为再感染。根据成年人的资料,一般再感染率不超过 15%。6 个月内再现者认为是复发。6 个月后再现者认为是再感染。如何区分复发与再感染的界限,尚需做深入的研究。

2. 根除适应证 消化性溃疡、胃 MALT 淋巴瘤必须根治,以下情况可考虑根治:①慢性胃炎;②胃癌家族史;③不明原因的难治性缺铁性贫血;④计划长期服用非甾体消炎药(包括低剂量阿司匹林);⑤监护人、年长儿强烈要求治疗。

3. 根除治疗药物 Hp 的药物及用药方法根据体内、外大量研究结果表明,单独使用任何一种药物,根除治疗效果都不理想。联合两种以上药物可以提高其疗效,但副作用和费用也随之增高。比较理想的药物治疗方案应是以疗效高、副作用小、价格适中、耐药性低为原则,目前国内外常用的药物有以下几种:

(1) 铋剂:长期以来人们用铋剂治疗消化性溃疡,近来的研究发现铋剂具有杀灭幽门螺杆菌的作用,其机制比较复杂。铋剂可以形成复合物覆盖在细菌表面,破坏细胞壁;抑制 Hp 所产生的蛋白酶、尿激酶和磷脂酶,影响 Hp 的生长环境;抑制细菌 ATP 酶的合成;抑制 Hp 黏附细胞膜。药用铋剂化合物,包括硝酸铋、次水杨酸铋和次枸橼酸铋,常用的铋剂为枸橼酸铋钾,剂量(大于 6 岁),6~8mg/(kg·d),分 2~3 次(餐前口服)。20世纪 70 年代欧洲长时间、高剂量使用铋剂,发生了铋剂相关性脑病,因此部分国家铋剂被禁用。目前临床上使用的铋剂是不易溶解的无机盐,全身吸收少(<1%),且用于治疗 Hp 的铋剂剂量小,不会导致神经中毒。一项纳入 4 763 名患者的荟萃分析结果显示,铋剂使用 7~56天,剂量 400~2 100mg/d,没有人发生严重不良反应如死亡和神经毒性。

(2) 质子泵抑制剂(proton pump inhibitor,PPI):奥美拉唑,0.6~1.0mg/(kg·d),分 2 次(餐前口服)。PPI 具有抗 Hp 的作用,但其机制尚不明,在体内的主要作用可能还是通过降低胃内酸度,增强抗生素的活性和改变 Hp 在胃内生存环境有关。

(3) 抗生素:儿童中常用的抗 Hp 的抗生素有:阿莫西林 50mg/(kg·d),分 2 次(最大剂量 1g,b.i.d.),其作用于细菌的糖苷酶,使细胞壁的合成受到抑制;甲硝唑 20mg/(kg·d),分 2 次(最大剂量 0.5g,b.i.d.);替硝唑 20mg/(kg·d),分 2 次,其抑制细菌脱氧核糖核酸的合成,从而干扰细菌的生长、繁殖,最终导致细菌死亡;克拉霉素 15~20mg/(kg·d),分 2 次(最大剂量 0.5,b.i.d.),其抑制细菌蛋白质合成,影响细菌的流出泵功能,使细菌不能很快驱除进入人体的药物,使药物离开组织与细胞非常缓慢。

4. 治疗方案 提高 *Hp* 首次根除成功率,可以减少抗生素继发性耐药,减少后续的医疗费用。儿童中用于 *Hp* 补救治疗的药物有限,因此对于儿童提高首次根除成功率更为重要。标准三联疗法曾经在世界范围内广泛使用,该治疗方案包括质子泵抑制剂(proton pump inhibitor,PPI)和2种抗生素(阿莫西林和克拉霉素,如果青霉素过敏,可用甲硝唑代替阿莫西林)。这种治疗方案在20世纪90年代根除率可以达到90%以上,且使用方便,因此1996年起多个指南都推荐标准三联疗法作为 *Hp* 的一线治疗方案。近年来随着抗生素耐药率的升高,全球多数研究均显示该治疗方案的根除率低于80%。多个共识均建议该方案只适合用于克拉霉素耐药率低于15%的地区或者在治疗前,药物敏感试验提示克拉霉素敏感。

近年来出现了一些新的治疗方案,主要包括含铋的四联疗法和不含铋的四联疗法(序贯治疗、伴同治疗和杂合治疗)。经典的含铋四联方案指:PPI+铋剂+甲硝唑+四环素。多项研究显示即使存在克拉霉素和甲硝唑耐药,含铋四联治疗的根除率仍可大于90%。因此 Maastricht V 共识建议该治疗方案可以作为一线治疗方案[10],当无法获得四环素时,可以用阿莫西林代替。序贯疗法指:前5天使用PPI+阿莫西林,后5天使用PPI+克拉霉素+甲硝唑或替硝唑。该治疗方案最早在意大利广泛使用,当时根除率可以达到95%。之后多项儿童中的研究均显示序贯疗法根除率明显优于标准三联治疗。但欧洲儿童中的一个多中心研究显示,当克拉霉素耐药率为14.4%,甲硝唑耐药率为15.3%时,10天序贯疗法的根除率只有80.4%,当存在克拉霉素或甲硝唑耐药时,其根除率下降至72.6%。台湾的一项研究将疗程延长至14天,结果显示14天序贯疗法的根除率可以达到90.7%。伴同疗法指:PPI+阿莫西林+克拉霉素+甲硝唑。当克拉霉素耐药率为15%,甲硝唑耐药率为25%~30%时,伴同疗法的根除率可以达到91.7%。

复旦大学附属儿科医院比较14天标准三联治疗、序贯治疗、含铋四联疗法和伴同疗法在 *Hp* 感染儿童中的根除率,结果显示4种治疗方案的根除率分别为74.1%、69.5%、89.8%和84.6%。含铋的四联疗法根除率明显高于标准三联治疗。4种治疗方案的不良反应发生率分别为12.1%、6.8%、15.3%和15.4%。所有的不良反应均为轻度,停药后自行缓解。四组之间不良反应发生

率无显著差别。该研究提示含铋的四联治疗根除率接近90%,安全且患儿可以耐受。该治疗方案有望成为中国儿童 *Hp* 治疗的一线根除方案[11]。

5. 根除 *H. pylori* 的个体化治疗 "个体化治疗"是针对 *Hp* 根除治疗失败的患儿,分析其失败原因和提出处理方法。具体建议如下:

(1)了解患儿以前治疗时用药的依从性,判断治疗失败的原因。

(2)有条件者根据药敏试验结果选择有效抗生素,无条件者用分子检测方法(如原位免疫荧光杂交)检测克拉霉素的耐药性。

(3)无条件行药敏试验,再次治疗时应尽量避免重复使用初次治疗时的抗生素或加用铋剂,对青霉素过敏的患儿可供选择的药物有限,能否选用氟喹诺酮类等药物,需根据儿童的年龄来考虑使用。

(4)延长治疗时间或加大药物剂量(建议不超过药物说明书用量)。

(5)抑酸剂在根除治疗中起重要作用,但PPI代谢的 *CYP2C19* 基因多态性会影响根除效果。因此,可选择作用稳定、疗效高、受 *CYP2C19* 基因多态性影响较小的PPI,如埃索美拉唑,可提高根除率;或提高奥美拉唑剂量,增加口服次数。

(6)对多次治疗失败者,可考虑停药3月或半年,使细菌恢复一定的负荷量,以便提高下一次治疗时 *Hp* 的根除率。

(7)根除治疗失败,但症状缓解者,可暂缓再次根除治疗。

6. 疗效评估 应在根除治疗结束后至少4周后进行,即使患儿症状消失也建议复查,首选尿素呼气试验。符合下述三项之一者可判断为 *Hp* 根除:①尿素呼气试验阴性;②粪便抗原检测阴性;③基于胃窦、胃体两个部位取材的快速尿素酶试验均阴性。

(黄瑛 陈亚军)

参考文献

[1] DIXON MF, GENTA RM, YARDLEY JH, et al. Classification and grading of gastritis. The updated Sydney system. International Workshop on the Histopathology of Gastritis, Houston 1994. Am J Surg Pathol, 1996, 20(10):1161-1181.

[2] 中华医学会消化病学分会. 中国慢性胃炎共识意见(2017,上海). 中华消化杂志, 2017, 22(11):670-687.

[3] 中华医学会儿科学分会感染消化学组. 小儿慢性胃炎、消化性溃疡胃镜诊断标准. 中华儿科杂志, 2003, 41

（3）：189.

［4］JONES NL，KOLETZKO S，GOODMAN K，et al. Joint ESPGHAN/NASPGHAN Guidelines for the Management of Helicobacter pylori in Children and Adolescents（Update 2016）. J Pediatr Gastroenterol Nutr，2017，64（6）：991-1003.

［5］LANAS A，CHAN FKL. Peptic ulcer disease. Lancet，2017，390（10094）：613-624.

［6］SIERRA D，WOOD M，KOLLI S，et al. Pediatric gastritis，gastropathy，and peptic ulcer disease. Pediatr Rev，2018，39（11）：542-549.

［7］HOOI J，LAI W Y，NG W K，et al. Global Prevalence of Helicobacter pylori Infection：Systematic Review and Meta-Analysis. Gastroenterology，2017，153（2）：420-429.

［8］DING Z，ZHAO S，GONG S，et al. Prevalence and risk factors of Helicobacter pylori infecton in asymptomatic Chinese children：a prospective，cross-sectional，population-based study. Aliment Pharmacol Ther，2015，42（8）：1019-1026.

［9］中华医学会儿科学分会消化学组. 儿童幽门螺杆菌感染诊治专家共识. 中华儿科杂志，2015，7：496-498.

［10］MALFERTHEINER P，MEGRAUD F，O'MORAIN C A，et al. Management of Helicobacter pylori infection-the Maastricht V/Florence Consensus Report. Gut，2017，66（1）：6-30.

［11］ZHOU Y，YE Z，WANG Y，et al. Comparison of four different regimens against Helicobacter pylori as a first-line treatment：A prospective，cross-sectional，comparative，open trial in Chinese children. Helicobacter，2020，25：e12679.

第4节 肠道、腹腔、腹壁疾病

一、小儿肠道的解剖生理特点

小儿肠管相对比成人长。肠管长度因人而异，差别可以很大，一般为身长的 5~7 倍，为坐高的 10 倍。新生儿肠管总长度约为身长的 8 倍，婴幼儿为 6 倍，而成人则为 4~5 倍。肠管的长度随年龄而增长，最初数月增长最快，3 岁内增长稍慢，3 岁以后增长更慢。大肠、小肠长度比也有所不同，新生儿为 1∶6，婴幼儿为 1∶5，成人为 1∶4，在小儿平均小肠全长为 300cm，十二指肠 20~40cm，结肠 130~150cm，直肠 5~7cm，肛管 2~3cm。从肠壁组织结构上来看，新生儿肠壁肌层较薄，尤以纵肌更薄，黏膜富于血管和细胞，黏膜下组织脆弱，弹力纤维不发达，黏膜与浆肌层厚度比为 1∶1，而成人至少为 1∶2。然而，小肠吸收力强，通透性高，分泌及蠕动功能易于紊乱。新生儿和小婴儿肠管内，正常情况下可含有气体，因此肠管多呈膨胀状态。稍大的儿童及成人仅胃与结肠含气，小肠内无气，而新生儿全部胃肠道均充气。临床上可利用小肠胀气情况作为诊断疾病的依据。如新生儿小肠不充气常为病态，而大孩子小肠胀气多为病态。加以新生儿和小婴儿腹肌薄弱无力，受肠管胀气影响，正常情况下多表现腹部饱满，看到肠型不是病态。婴幼儿肠壁通透性高，分泌及蠕动功能易于紊乱，稍受刺激，如细菌毒素刺激或手术打击，即会产生肠功能紊乱、高度腹胀及腹水渗出，使临床症状更为复杂。

小儿特别是小婴儿结肠壁薄，无明显结肠带与肠脂垂，升结肠及直肠与后腹壁固定也较差，这是婴儿容易发生肠套叠的解剖因素之一。乙状结肠和直肠相对较长，是造成小儿便秘的原因之一，直肠黏膜与黏膜下层固定较弱，肌层发育不良，故易发生肛门、直肠黏膜脱垂。

婴儿阑尾及其开口相对宽大，呈漏斗状，易于排空，因此阑尾炎的发病率较低，但其大网膜短，局限能力差，阑尾炎后易造成弥漫性腹膜炎。

婴儿肠内细菌群（intestinal flora）也有其特点。新生儿出生后细菌迅速从口及肛门侵入，3 天后肠内细菌数量上基本接近高峰，以后变化不大。肠内细菌分布不均，一般胃内多不含细菌，十二指肠及小肠近端仅含少量细菌，小肠远端含菌量渐增，结肠含菌最多，肠梗阻情况下细菌可随肠液逆流而上升到十二指肠及胃内。

小儿肠黏膜对不完全的分解产物，尤其是对微生物的通透性比成人和年长儿为高，故较易由此引起全身感染和变态反应性疾病。

小儿十二指肠内有多种消化酶（digestive enzymes），如胰蛋白酶、乳糖酶、脂肪酶等，食物进入十二指肠与脂肪酶相混后，使其获得进一步消化。空肠和回肠是消化吸收营养物质的主要部位，同时也推送食物向结肠方向移动，一般在 1.5~3 小时内到达回肠末端，而从回肠末端完全排出约需 5~7 小时。食糜进入结肠后，其残渣和未被完全吸收的少量物质，仍可继续吸收一小部分，以右半结肠为主，左半结肠则是贮存和形成粪便之处。结肠主要吸收水分、钠离子电解质、短链脂肪酸、氨和其他细菌代谢产物。

二、先天性肠畸形

（一）先天性肠畸形发生机制

先天性肠畸形（congenital intestinal malformation）系胚胎发育异常造成，发生率相对较高，在小儿外科疾病中占重要的构成比例。近年来，随着国内小儿外科专业的不断发展，诊断和治疗水平较之以往逐渐提高，消化道畸形的手术成功率也在不断地增加，各类术后并发症逐渐减少，死亡率呈明显下降趋势。

消化道的胚胎病理学（embryopathology）（表 26-8，图 26-11）：原始消化道可分为五段，即内胚层三段（前肠、中肠、后肠），外胚层两段（原口、原肛）。前肠（foregut）自口腔至十二指肠的前 1/2 部分与原口接触贯通分化，形成口腔、鼻腔、食管、气管、胃及肺。中间发生分隔而使呼吸道与消化道分开。如果贯通不全，可发生食管闭锁或狭窄，分隔不全则形成食管气管瘘。后肠（hindgut）末端泄殖腔与原肛接触贯通并分隔，成为直肠、膀胱、尿道、阴道及肛门。如果此处贯通不全则可发生肛门闭锁或狭窄，分隔不全则可形成直肠膀胱瘘、直肠尿道瘘或直肠阴道瘘等。中肠（midgut）发展为十二指肠后 1/2 部分至横结肠中段的肠管（肠系膜上动脉供应区）。此段肠管在胚胎期第 4～10 周变化最大，发展生长最快，细胞迅速增生，使部分肠管变成实心索，又因长度增加，腹腔内不能容纳，不得不随卵黄管同时暂在腹腔外，此时期称为中肠的实心期与腹外期。体腔外的卵黄囊及其附件也是属于消化道的一部分，其间以卵黄管与中肠相通。卵黄管将中肠分成两段：①肠系膜上动脉主干以上的中肠，即卵黄管（梅克尔憩室）近端的小肠。②肠系膜上动脉主干以下的中肠，包括卵黄管以下至后肠与中肠末端交界处，即横结肠中部以上的肠曲。于胚胎第 6 周时，胎盘的血运系统已经长成，不再需要卵黄囊，故卵黄管的体腔部分，即自行闭合消失。若卵黄管闭合消失不全，则形成梅克尔憩室、脐肠瘘、卵黄管囊肿、脐窦等。位于脐带内的体腔外中肠部分，其发育较后肠迅速，胚胎至第 10 周时，中肠向腹腔内回缩，最后回到腹内的是盲肠。第 11 周时，盲肠围绕着肠系膜上动脉，以反时针方向，向左、向上、向右、向下旋转 270° 称为中肠旋转。最后盲肠固定于右下腹，全部小肠系膜自左上（十二指肠悬韧带）至右下（髂窝）固定于后腹壁。

表 26-8　胃肠道畸形（gastrointestinal tract malformation）的胚胎病理学

起源		原因	所致疾病
内胚层	前肠	贯通不全	食管闭锁
		分隔不全	食管气管瘘
		神经结构不正常	贲门痉挛或弛缓、幽门痉挛或狭窄、胆总管囊肿
	中肠	空化不全	小肠闭锁，狭窄，消化道重复
		旋转不良	粘连索带压迫十二指肠，肠扭转
		胰发育不良	先天性环状胰腺，胎粪性肠梗阻——胎粪性腹膜炎及后遗胎粪性粘连
	后肠	贯通不全	直肠肛门闭锁或狭窄
		分隔不全	直肠尿道或阴道瘘等
		神经结构不正常	巨结肠

中肠实心索期经过空化贯通再成为管形。若空化不全可形成闭锁、狭窄及消化道重复畸形。肠系膜与后腹壁固定不良及肠旋转不良，则可形成十二指肠梗阻、肠扭转等。中肠上端的肝芽、胰芽发育不良可形成胆道畸形及环状胰腺，后者可引起十二指肠梗阻或同时伴有十二指肠闭锁。

先天性胰腺纤维性囊性变（fibrocystic disease）致胰酶分泌不足，使胎粪黏稠不易排出而大量淤积。胎儿肠壁无力推动排出大量黏稠胎粪，而发生胎粪性肠梗阻。如果胎儿期因胎粪性肠梗阻或其他原因导致肠穿孔，则

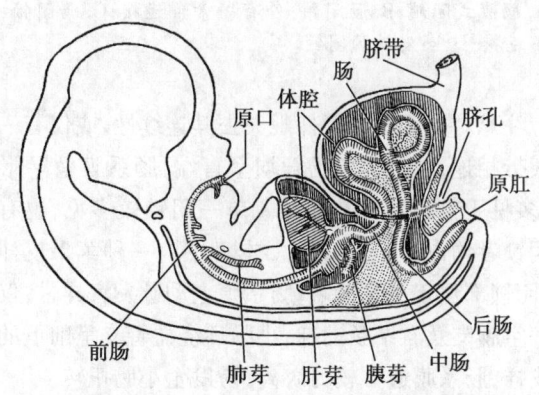

图 26-11　人类胎儿 17mm 时的简图

形成胎儿期胎粪性腹膜炎。胎粪性腹膜炎可使胎儿早产或死产。如胰酶分泌逐渐正常，胎粪得以排出，穿孔的肠管也可完全愈合而遗留粘连，造成生后随时发生粘连性肠梗阻的后患。如果生后肠穿孔尚未愈合，即会产生新生儿胎粪性腹膜炎，继发其他细菌性感染。

此外，因消化道肌肉神经功能不正常以及神经节细胞减少或缺乏，可导致贲门弛缓或松弛、幽门肥大性狭窄或痉挛、先天性巨结肠、胆胰管交界部畸形胆道扩张症。腹膜、腹壁发育不全时可发生肠系膜裂孔疝、脐疝、脐膨出、腹壁疝、腹壁缺损等。

以上各种先天性消化道发育畸形均于妊娠 2~3 个月间形成。目前，对畸形发生的原因尚不完全了解，可能与妊娠 12 周内发生病毒感染、高热、用药、放射线照射、过敏、免疫反应低下以及某些遗传基因有关，临床上多查不出明确的原因，高位肠梗阻的患儿母亲多有羊水过多的历史。

（二）先天性肠闭锁

先天性肠闭锁（congenital intestinal atresia）是新生儿肠梗阻中常见的原因之一，发病率约为 1/5 000。首都医科大学附属北京儿童医院统计收治的新生儿肠梗阻 1 910 例中，先天性肠闭锁与肠狭窄共 387 例，仅次于同期收治的新生儿先天性巨结肠（599 例）。

【病因】 有以下学说：①胚胎发育阶段实心期中肠空化不全可产生肠闭锁或狭窄。②胎儿期肠管某部损伤和血运障碍，如胎儿发生肠扭转、肠套叠、胎便性腹膜炎及粘连性肠绞窄、肠穿孔、内疝、肠系膜血管发育畸形等导致肠管某部血运障碍，使肠管发生坏死、吸收、修复等病理生理过程而形成肠闭锁。北京儿童医院曾报道 7 例肠闭锁病例，切除标本的肠腔内呈肠套叠改变，并于手术过程中见到多例肠闭锁合并腹腔内粘连及散在钙化灶的病例。大量实验研究也证明了此学说。③家族遗传因素已受到普遍关注，特别是多发性肠闭锁和苹果皮样（apple peel）闭锁，均被认为是一种常染色体隐性遗传病。

【病理变化】 先天性肠闭锁最常见于空肠下段及回肠，十二指肠次之，结肠闭锁则较为少见。而肠狭窄则以十二指肠最多，回肠较少。肠闭锁有两种病理形态（图 26-12）：一型为膜式闭锁（membraneous atresia），肠管内有一隔膜将肠腔隔断形成闭锁，多见于十二指肠及空肠，外观仍保持其连续性。

少数十二指肠膜式闭锁，闭锁近端肠腔内压力增高，挤压隔膜向闭锁远端肠腔脱垂形如"风袋"样，手术

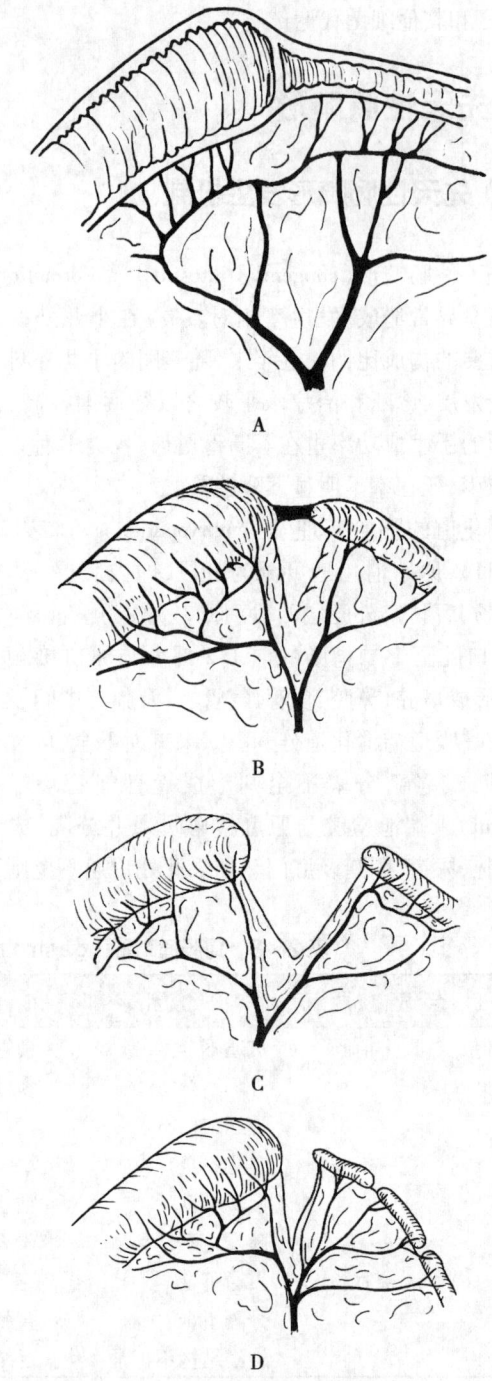

图 26-12 肠闭锁的病理变化
A. 肠膜式闭锁；B. 肠闭锁，外有一索条连接；C. 肠闭锁，不连接；D. 多发性肠闭锁。

中应注意。另一型肠管外观失去其连续性，或仅有一纤维索带相连，梗阻两端肠管均呈盲端，肠系膜呈 V 形缺损，多见于空肠下端及回肠。单一闭锁较多见，也有多发闭锁者约占 7.5%~20%。本型中有一种苹果皮样闭锁，闭锁部位于空肠近端，肠系膜上动脉发育异常，仅留第一空肠支及右结肠动脉，小肠环绕血管支呈削下的苹果皮样，肠系膜通常较为游离，易发生小肠扭转。

闭锁近端肠管因长期梗阻而扩张，直径可达 3~

5cm,肠壁继发增生肥厚,可因肠管张力高,影响血运,发生局部缺血、坏死、穿孔。远端肠管细小瘪缩,直径0.4~0.6cm,腔内无气,仅有少量黏液及脱落的细胞。若肠闭锁发生在胎便形成以后,闭锁远端可有少量黑绿色胎便。

肠闭锁常并发其他畸形,如先天性肛门闭锁、先天性食管闭锁、先天性心脏病、尿道下裂等。肠闭锁患儿小肠的长度较正常新生儿明显缩短,一般长 100~150cm,正常儿为 250~300cm。

【临床表现】 肠闭锁的突出症状是呕吐(vomiting)。闭锁部位愈高,呕吐出现的时间亦愈早。呕吐物为喂入的水或凝固乳汁,有时可带有胆汁。低位闭锁患儿呕吐物则多呈粪便样。一般婴儿自生后第一次喂奶即出现呕吐症状,以后为持续性反复呕吐并进行性加重。

排便情况:肠闭锁患儿生后多无正常胎粪排出,多排出灰白或青灰色大便,量较少,呈黏液样。但有少数患儿,在妊娠后期胎粪已形成,因血液循环障碍而造成的肠闭锁,可排出少许绿色胎便。

早期病例一般情况良好,多次呕吐后呈现消瘦、脱水、全身情况迅速恶化,晚期病例常继发吸入性肺炎。高位肠闭锁上腹膨胀,可见到自左向右推进的胃蠕动波,低位闭锁则全腹膨胀,可见肠型及肠蠕动,如伴发肠穿孔时则腹胀加重,腹壁皮肤颜色发红,可见怒张的静脉,触痛明显,伴有腹肌紧张。

【诊断与鉴别诊断】 新生儿开始进食后频繁性呕吐,无正常胎粪排出或有进行性腹胀,即应怀疑有肠闭锁的可能。如做肛门指检及温生理盐水灌肠仍不排正常胎便,可进一步除外胎便性便秘及先天性巨结肠。

腹部 X 线片在诊断上有很大价值,高位肠闭锁立位 X 线片上腹可见 2~3 个扩大的液平面,其他肠管完全不充气,低位肠梗阻可见多数扩大肠曲与液平面。钡灌肠可见瘪缩细小的胎儿型结肠,其特点:①直径约0.5cm;②结肠袋状皱襞不明显;③结肠较直而短。

先天性肠闭锁需与以下疾病鉴别:先天性巨结肠、肠旋转不良、环形胰等,通过钡灌肠结果即可除外。

【治疗与预后】 先天性肠闭锁患儿如不手术,则无生存希望。手术治疗的早晚,手术前的准备及手术前后的护理,如保暖、胃肠减压、矫正脱水、静脉营养以及清洁口腔分泌物等,直接影响其预后。根据闭锁的不同类型可选用以下手术方式:①肠切除吻合术(intestinal resection and anastomosis):闭锁肠管远近端各切除 10~15cm 行端端吻合;②端侧吻合并造瘘:有时近端肠管过度肥厚扩张,远端肠管细小,可行端侧吻合和远端造瘘

术(Bishop-Koop 法),或行侧端吻合和近端造瘘术(Santulli 法);③低位肠闭锁、全身情况差,不能一期肠切除吻合者,可将远近端肠管造瘘,并间断定期扩张远端肠管,促进其发育,择期再行肠吻合。但新生儿多不能耐受肠液的丢失,易产生脱水电解质紊乱,尽量争取一期吻合不做肠瘘。

肠闭锁的预后与闭锁位置有关,单纯闭锁、空肠远端和回肠近端闭锁存活率高。近年来,肠闭锁的死亡率明显下降,国内存活率在 70%~85%,国外约 80%~90%。早产或低体重儿,并发其他畸形者存活率较低。

(三)先天性肠狭窄

先天性肠狭窄(congenital intestinal stenosis)指各种原因造成肠腔某部分狭窄导致不完全性肠梗阻。较小肠闭锁发病率低,一般多位于十二指肠,次为空肠、回肠,结肠狭窄极罕见。

【病理变化】 由于引起的原因不同,临床上分为三种类型。

1. **管腔内隔膜型狭窄** 约占44%,狭窄程度颇不一致,轻度狭窄者仅略呈收缩状态,严重狭窄者在隔膜中央或侧方有一小孔,直径 0.2~0.3cm,仅能通过探针。狭窄近端肠管扩张、肠壁肥厚水肿,远端肠管较细。其发病原因与先天性肠闭锁相同,但病损程度较轻。

2. **管腔外压迫型狭窄** 占33%,管腔内正常,管腔外病变如畸形血管的压迫(十二指肠前门静脉,肠系膜上动脉压迫综合征)、先天性环状胰腺、肠重复畸形、先天性腹腔内及腹膜后囊实性肿物等压迫造成肠狭窄。

3. **管腔内外联合因素引起的狭窄** 占22%,如十二指肠膜式狭窄并有肠回转不良或环状胰腺等。

【临床表现】 因肠狭窄部位及程度而不同。狭窄严重者,生后立即出现反复呕吐,狭窄在胆总管开口以下者约占70%,呕吐内容物多含胆汁。轻度狭窄者多在1 岁以后呕吐症状逐渐加重,表现为不全性肠梗阻的症状。患儿常有营养不良、慢性脱水及消瘦等全身症状。X 线钡餐可明确狭窄部位。

【治疗与预后】 确诊后应积极做好术前准备,纠正慢性脱水、电解质失衡及营养不良性贫血,然后进行手术治疗,可采用肠切除吻合术、空肠十二指肠吻合术、单纯隔膜切除术等。预后良好。

(四)先天性肠旋转不良

先天性肠旋转不良(congenital intestinal matrotation,

先天性肠回转不全)系胚胎期肠发育过程中,中肠以肠系膜上动脉为轴心的正常逆时针方向旋转运动过程中,受某种致畸因素的影响,使肠旋转运动和系膜附着固定发生障碍,造成肠管解剖位置的异常或肠系膜不固定,而引起不同的临床症状,是婴幼儿十二指肠梗阻的常见原因。首都医科大学附属北京儿童医院每年收治的新生儿肠旋转不良患儿约为15~20例。

【病理变化】 当中肠有先天性旋转不良时,可引起多种病理畸形(图26-13),以下简述几种发生率高的病理畸形。

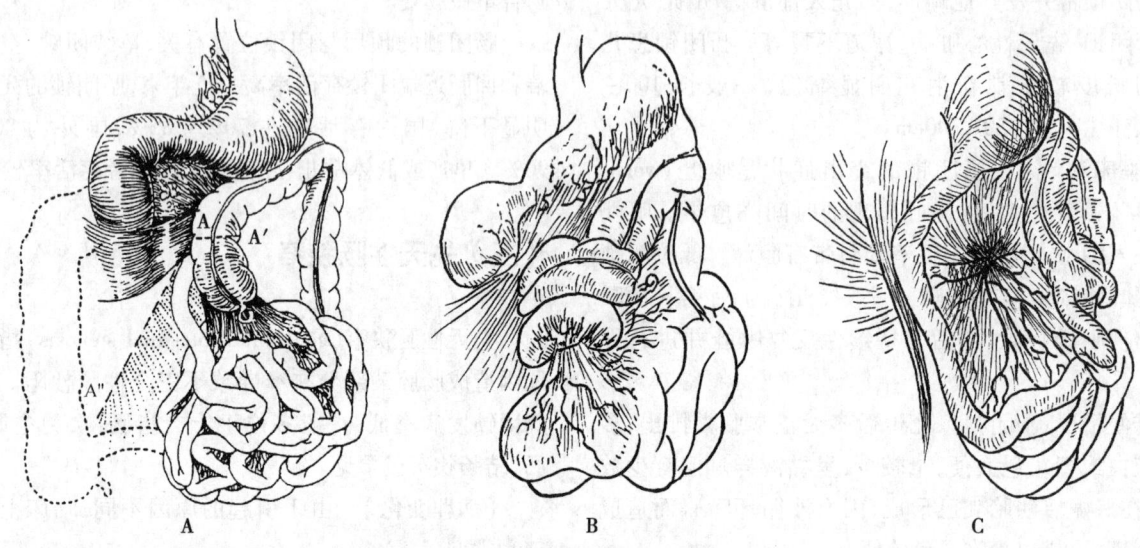

图26-13 先天性肠旋转不良病理示意图
A. AA″正常肠系膜根部从十二指肠悬韧带起斜行向下到盲肠为止,附着于后腹壁,AA′肠旋转不良时,小肠肠系膜仅在肠系膜动脉附近有一发育不全的原始附着,因此,从十二指肠降段与水平段连接处到横结肠中部之间的肠段,其肠系膜的固定不完全,可以发生扭转。同时,盲肠及升结肠不在正常位置而在上腹中部或右上腹部,或由于盲肠韧带附着于右腹后壁而压迫十二指肠,或由盲肠本身压迫十二指肠造成梗阻;B.肠旋转不良发生中肠扭转;C.逆时针复位后盲肠位于左中上腹、十二指肠在右上腹向下垂直。

1. 索带压迫十二指肠梗阻 当中肠旋转不全时,盲肠及升结肠位于右上腹或中上腹,有片状腹膜粘连带或索带(Ladd带,Ladd's straps)附着于右侧后腹壁,或盲肠位于十二指肠前,压迫十二指肠,引起十二指肠梗阻,由于压迫程度不同,可产生部分或完全性肠梗阻。

2. 中肠扭转(midgut volvulus) 在中肠旋转不良时,如小肠系膜未能附着于后腹壁,从空肠起始部到右半结肠仅靠肠系膜上动脉根部狭窄的系膜与后腹壁固定,小肠全部游离,随时可以肠系膜上动脉为轴心而发生全部小肠扭转,在扭转程度较重而不能自动复位者即引起完全性肠梗阻。伴有血液循环障碍者,则可引起空肠至右半结肠全部坏死的严重后果。扭转度数<360°,肠管可自行复位,但不久又再度扭转。

3. 结肠扭转、肠套叠 盲肠下降至右下腹,但肠系膜未完全与后腹膜融合构成"游动盲肠"(wandering cecum),易发生结肠扭转、肠套叠。

4. 其他少见畸形 当中肠逆时针方向旋转时,十二指肠空肠袢位于肠系膜上动脉前方,则可形成三种不同畸形:①盲肠结肠停留于腹腔左侧,小肠位于结肠盲肠系膜前面;②盲肠、结肠在肠系膜上动脉前方旋转至右侧,小肠也停留在右侧,并位于盲肠升结肠系膜后面或被右结肠系膜包裹;③右半结肠固定在右侧腹壁时,盲肠、升结肠系膜包裹小肠及肠系膜血管形成结肠系膜疝,而产生小肠完全或不完全梗阻。

【并发畸形】 常伴有脐膨出、膈疝、腹裂以及十二指肠本身畸形,如十二指肠闭锁、狭窄,肛门直肠畸形,先天性巨结肠等。

【临床症状】 有不少先天性肠旋转不良患儿无任何症状,可在因其他病作钡餐X线检查、手术时或因病死后尸检时被发现。由于肠旋转不良的病理改变是复杂多样的,所以其临床症状可以有很大差别,同时其临床表现也与年龄有关,约60%~70%病例在新生儿期出现症状,部分在婴幼儿或儿童时期发病。多数病例表现为肠梗阻,但其梗阻程度及出现梗阻的时间则因具体病理变化而不相同,有的表现为急性完全性肠梗阻,有的表现为慢性部分性梗阻。呕吐为最常见症状,常为间歇性发作,约80%以上的患儿呕吐物中含有胆汁。如果发生中肠扭转,患儿会有较严重的喷射性呕吐、脱水、大量血便、发热及休克症状,预后不良、死亡率高。

【诊断与鉴别诊断】 疑有肠旋转不良时,可行腹部 X 线、CT、B 超和检查。

1. 腹部 X 线检查

（1）腹部平片：显示胃和十二指肠扩大，有液平面呈双泡症，小肠部分充气。

（2）上消化道造影：适用于病程较长，腹痛、呕吐症状间歇性发作的婴儿及儿童。显示胃和十二指肠扩张，造影剂通过缓慢，十二指肠位置异常或十二指肠空肠袢于右侧腹部垂直下行时即可确诊。

（3）钡剂灌肠：显示盲肠位置异常，可在右上腹、中上腹或大部结肠在左侧腹部，少数病例盲肠、升结肠十分游动。

2. 腹部 B 超　当十二指肠受索带压迫梗阻时，可见十二指肠腔内液体剧烈来回摇摆。慢性全肠扭转时，有些发现肠系膜上静脉位置异常，位于腹主动脉正前方，肠系膜上动脉的左前方或正前方，正常情况下 B 超显示肠系膜静脉呈卵圆形，位于肠系膜上动脉右前方、下腔静脉前侧。因 B 超无痛苦、无放射性损害、可重复，是诊断肠旋转不良的方法之一。

通过以上检查，亦可以与先天性肠狭窄、肠闭锁、环形胰进行鉴别诊断。

【治疗与预后】　凡诊断肠旋转不良引起的肠梗阻，均应手术治疗。根据不同情况进行：粘连索带游离松解术、肠扭转复位术或坏死肠管切除吻合术，Ladd 手术是治疗肠旋转不良的经典术式，手术步骤包括复位扭转肠管、松解 Ladd 索条、游离拉直十二指肠等。腹腔镜下 Ladd 术与开腹手术相比具有手术视野广泛、术中骚扰小、腹壁伤口小等优点，但怀疑同时合并中肠扭转时不宜采用腹腔镜手术[1]。除广泛肠坏死病例外，一般预后良好。若同时伴有其他畸形，则预后较差。

（五）消化道重复症

消化道重复症（duplication of the alimentary tract）指紧密附着于消化道一侧呈球形或管状空腔结构，具有和消化道相应部位相同黏膜并多数共用血管供应的先天性畸形，比较少见。由于它发生的部位、大小、形状不同，可引起不同的临床症状，消化道重复畸形可发于消化道任何部分，以小肠最多，占 45%～60%，回肠多于空肠，其次为食管重复（图 26-14）。

【病因】　至今尚不能明确解释各种畸形的发生原因，亦无突破性进展。一般认为其发病机制为多源性：①胚胎期消化道憩室样外袋在发育过程中未消退而形成，正常情况下憩室样外袋可逐渐自行消退，但不能解释管状畸形的发生。②原肠空化障碍学说，不能解释胃

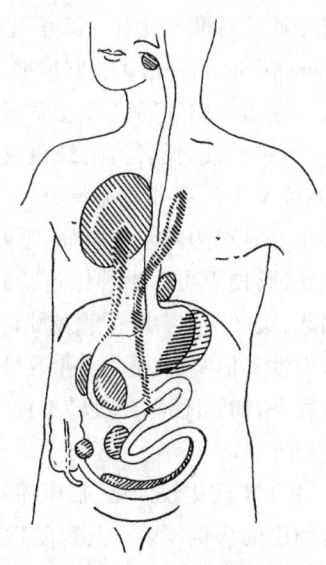

图 26-14　消化道重复畸形分布及各种形状（其中以回盲部球形囊肿最多见）

重复畸形的发生。③脊索与原肠分离障碍学说。④胚胎尾端孪生畸形学说，用以解释双结肠、双直肠、双子宫阴道、双膀胱尿道畸形。

【病理变化】

1. 重复畸形的病理类型　颇为复杂，根据其外观形态可分为以下类型：①球形或椭圆形：囊肿不与肠腔相通，又称肠囊肿（intestinal cyst），有时囊肿位于肠腔内称肠内囊肿，早期即可引起肠腔通过障碍，常为引起肠套叠的起点，有时附着于消化道一侧，位于肠腔外称肠外囊肿，因重力关系可引起肠扭转。②管型：与消化道平行的管状重复，长短不一，其两端、近端或远端与消化道相通。③憩室型：只有一端与消化道相通的袋状重复，另一端沿主肠管系膜伸向腹腔的任何部位，或胸腔，末端呈盲管状。④胸内食管重复，从食管发出呈球状囊性肿物，附着于食管或不附着，常伴有胸椎畸形，如脊柱前裂、半椎体等。

2. 重复畸形组织学特点　重复肠管的管壁具有黏膜层和肌层，与该处肠管一侧壁紧密连接着，共用一壁不能分离，血管亦为同一来源，少数畸形有单独的系膜和血管支。重复畸形黏膜性质常与同一水平肠道黏膜相同，但约有 20% 异生他处消化道黏膜如胃、十二指肠或异生的胰腺组织，由此可引起消化性溃疡而有出血及穿孔的倾向。畸形的体积亦有很大差异，长度从数厘米到数十厘米不等，畸形多为单发，少数可有两处以上重复。

【临床表现】　消化道重复畸形的临床表现取决于畸形的部位、大小、病理分型及有无异位的胃黏膜及胰腺组织而不同，常引起诊断的困难。可有以下表现：①食管重复畸形：可因肿物压迫呼吸道或纵隔而出现咳

嗽、气喘、发绀、咽下困难等症状。②消化道出血(alimentary tract hemorrhage):一般为管状或憩室型畸形,有异位胃黏膜及胰腺组织腐蚀肠管形成溃疡糜烂而引起出血,位置高者为柏油便,低者为暗红色或鲜红色。有时伴有腹痛,并可发生肠穿孔及腹膜炎。③肠梗阻:囊肿型重复畸形主要表现为阵发性腹痛、呕吐、便秘及腹胀等肠梗阻症状,肠梗阻可因囊肿压迫肠腔、诱发肠扭转及肠套叠引起,腹部检查有时可触及肿物。④多发性重复畸形及多发性其他畸形:消化道重复畸形可与其他脏器畸形同时存在,如肠闭锁、肠旋转不良、肛门闭锁及泌尿生殖器畸形等。

【诊断】 由于本病比较少见,临床症状变异大,因此手术前完全确诊的病例不多。凡反复发生肠梗阻或腹痛、血便、腹部扪及囊性肿物者,应考虑肠重复畸形的可能,要选择进行 X 线平片及钡餐造影检查,腹部"B"型超声波以及^{99m}Tc 放射性核素扫描,对诊断及鉴别诊断有较大帮助。

【治疗】 消化道重复畸形可发生严重并发症如出血、穿孔、腹膜炎及肠梗阻、肠坏死,一旦发生,需及时手术探查。手术方法与畸形的解剖部位、类型不同而异,原则是能切除者尽可能将重复肠管切除,并将所附肠管一起切除再作肠吻合,不能切除者须作开窗术、黏膜剥离术或与腹壁作袋形缝合术。

(六)梅克尔憩室

梅克尔憩室(Meckel's diverticulum)又称回肠远端憩室,在胚胎发育期间,中肠原以卵黄管与卵黄囊相通,约于胚胎第 5 周末,胎盘的血液循环已经形成,不再需要卵黄囊,故卵黄管(vitelline duct)的体腔部分即开始变细逐渐闭合、萎缩成一条索以后即被吸收。发育异常时卵黄管有一部或全部萎缩闭合不全,就能产生各种类型的卵黄管异常,有脐肠瘘、脐窦、脐茸、卵黄管囊肿、梅克尔憩室及脐肠索带(图 26-15)。

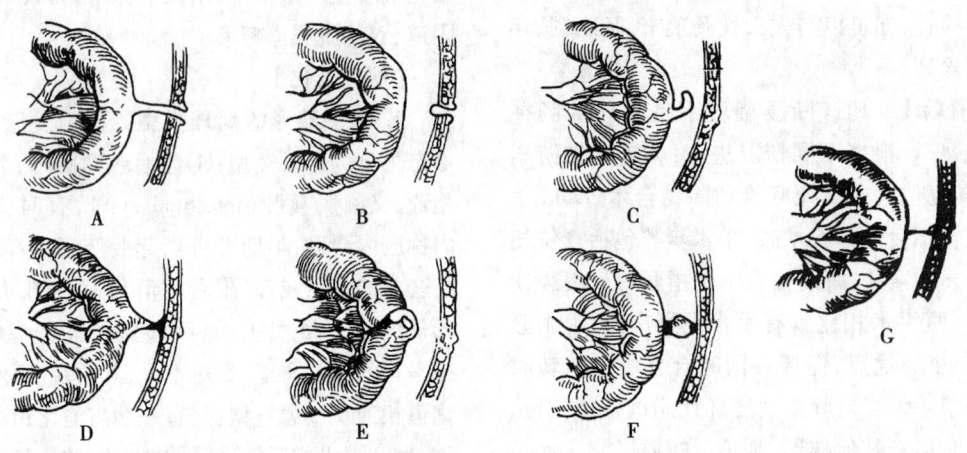

图 26-15 卵黄管异常

A. 脐瘘:卵黄管完全开放;B. 脐窦:卵黄管在肠部闭合,在脐部未闭合;C. 游离的梅克尔憩室;D. 梅克尔憩室,由索带与腹壁相连;E. 梅克尔憩室,由索带与肠系膜粘连;F. 卵黄管囊肿;G. 脐肠索带。

卵黄管先从脐端开始向肠端萎缩退化,若脐端已退化,肠端未退化则形成一盲囊,称为回肠远端憩室。1809 年,梅克尔(Meckel)对这种先天性畸形,在胚胎学和临床方面作了详细的描述,因而称为梅克尔憩室。

【病理解剖】 憩室一般位于距回盲瓣 20~100cm 回肠系膜对侧缘,长约 2~5cm,有独立的血液供应,部分具有独立的系膜。憩室顶端常游离于腹腔内,也可有残余索条与脐部相连,肠袢可环绕索带扭绞,形成内疝,或被索带压迫而引起肠梗阻。憩室顶部也可与其他肠袢粘连而发生肠梗阻。有时憩室内翻为肠套叠起点引起肠套叠。

憩室壁包含三层即浆膜、肌层和黏膜,黏膜(mucous membrane)通常为回肠黏膜,约有 50%含迷生异位组织如胃黏膜和胰腺组织,以胃黏膜最多。这些组织能分泌盐酸和消化酶,可腐蚀憩室和其周围组织,使其发生溃疡出血与穿孔。憩室也可因本身扭转、蛔虫或异物进入而发生梗阻、急性炎症、坏死和穿孔。

【临床表现】 正常人群中梅克尔憩室的发病率为2%,半数以上在 3 岁以下婴幼儿,有憩室的人多数终身无症状,然而一旦发生症状就很严重,多需手术治疗[2]。梅克尔憩室只有发生合并症时才出现症状,合并症中以小肠梗阻(30%)、急性消化道出血(40%)和急性憩室炎（20%）为主。

1. 肠梗阻憩室所致肠梗阻 主要为低位小肠梗阻，且多为绞窄性，与其他粘连索带所致小肠梗阻难于鉴别。憩室作为起点内翻所引起的肠套叠，多在手术中或手术后检查病理标本时才能确定。

2. 急性憩室炎 临床表现与急性阑尾炎难以鉴别，其肌紧张及压痛点比较靠脐，肛查直肠右侧壁触痛不明显，在憩室炎并发穿孔时，可出现气腹、全腹压痛、腹肌紧张。亦可出现小肠梗阻症状，乃由于憩室炎引起的粘连性肠梗阻。

3. 消化道出血（gastrointestinal hemorrhage） 多见于婴幼儿，一般无前驱症状，突然大量血便，伴或不伴有腹痛，多为暗红色全血便，可持续2~3天。如出血不止，小儿则出现贫血甚至休克现象。多数患儿经输血、止血及其他支持疗法后，血便可以暂时停止，但不久又可复发。

【诊断与鉴别诊断】 术前确诊为梅克尔憩室并发症比较困难，因此在右下腹炎症、小肠低位梗阻以及下消化道出血（特别是有复发2~3次的病史）时，均应考虑憩室并发症的可能性。为了确诊消化道出血的原因，可用放射性核素锝（^{99m}Tc）扫描，对梅克尔憩室内有异位胃黏膜者，可显示在右下腹或近脐部的中腹部有放射性浓集区。因^{99m}Tc对胃黏膜壁细胞具有特殊亲和力，能被胃黏膜吸收，使局部呈放射性浓集区，诊断准确率可高达90%以上。近年来，随着多普勒超声诊断技术水平的不断提高，超声检查在梅克尔憩室的诊断过程中发挥着越来越重要的作用。首都医科大学附属北京儿童医院术前超声诊断梅克尔憩室的符合率可达到80%以上。

上节所述各种并发症经非手术疗法不能奏效时，均需手术治疗，手术时如发现病变与原拟诊断不符时，须仔细检查回肠末端距盲肠120cm处，以确定是否为憩室引起。

【预后】 回肠远端憩室合并症50%发生在3岁以下婴幼儿时期，诊断虽较困难，但近年来由于诊断技术的提高，能得到早期诊断、早期治疗，死亡率已由6%~7%下降到1%~2%。

【治疗】 回肠远端憩室并发症不论哪一种均须手术切除憩室。如因其他腹部疾患进行手术时发现憩室，患儿条件许可时，尽可能将憩室切除，以防后患。对血便病例，初次发作时可给输血及支持疗法，不能止血或出血量较大、较急或多次复发者，均宜进行腹腔镜探查或剖腹探查，寻找出血原因，并止血。近年来，在小儿外科也开展了用腹腔镜诊断和切除梅克尔憩室的技术，取

得了良好效果。但仍需积累更多经验。

（七）小肠淋巴管扩张症

小肠淋巴管扩张症（intestinal lymphangiectasia，IL）是一种罕见的蛋白丢失性肠病，由Waldmann等于1961年首次报道，以小肠淋巴管回流受阻，肠淋巴管和/或乳糜管扩张、破裂，淋巴液漏出为特征。该病主要累及空肠和回肠，诊断有赖于小肠镜和胶囊内镜。

【病因】 IL分为原发性和继发性。原发性小肠淋巴管扩张症（primary intestinal lymphangiectasia，PIL）又称Waldmann病，其病因不明，至今全球报道不足200例，常由巨淋巴管症和先天淋巴管发育不良所致，被认为是一种先天性疾病和常染色体隐性遗传病。继发性IL与自身免疫性疾病、肿瘤、感染（结核、丝虫病等）、肝硬化门静脉高压、缩窄性心包炎、Whipple病、腹部外伤或手术损伤等造成淋巴管及周围组织的炎症和狭窄，使淋巴循环受压或回流不畅有关。结核病治愈后广泛的纤维粘连残留，数年后可出现乳糜池周围非特异性炎症而导致本病[12]。

【临床表现】 PIL多见于儿童及青少年，无性别差异，多散发。病程隐匿，表现多样，慢性持续性或间歇性发作；可无任何症状。该病特征性表现：低蛋白血症、低γ-球蛋白血症、低脂血症、水肿/淋巴水肿、浆膜腔积液和淋巴细胞绝对计数减少。95%的患儿有低蛋白性外周水肿，多为下肢水肿，重者可出现面部和外阴水肿。中等程度的浆膜腔积液（胸腔积液、心包炎和乳糜性腹水）常见，甚至有危及生命的全身水肿。患儿可出现生长发育迟缓；吸收不良可导致脂溶性维生素缺乏、低钙性抽搐。淋巴水肿主要见于下肢小腿以下部分，罕见于大腿；亦可见于上肢前臂和手部以及乳房和外阴部。淋巴水肿凹陷不如低蛋白性水肿明显，且常伴随低蛋白性水肿。中度腹泻或间断腹泻是PIL的主要症状。其他临床表现还有腹部包块、机械性肠梗阻、乳糜反流，右侧躯干皮肤形成类似充满乳白色液体的多形圆屋顶状囊泡、缺铁性贫血、吸收不良综合征、乳糜泻、坏死松解性游走性红斑、复发性溶血尿毒症综合征、维生素D缺乏所致的骨软化等。

【辅助检查】

1. 实验室检查 ①淋巴细胞绝对计数小于正常的1/3，轻度小细胞低色素性贫血；②血细胞沉降率增快；③白蛋白及免疫球蛋白降低（以IgG最明显，IgA、IgM、运铁蛋白及纤维蛋白原可轻度降低）和抗体反应减弱，CD4$^+$细胞和CD8$^+$细胞明显降低、CD4$^+$/CD8$^+$比

26章

值倒置;④大便脂肪含量可增加;⑤肠道丢失蛋白质增加。

2. 影像学检查 B超可见肠祥扩张、肠壁增厚、皱襞肥大、肠系膜水肿和腹水。CT典型表现为弥漫性结节状小肠壁增厚和水肿,部分患儿见小肠壁晕轮征。增强磁共振可显示肠系膜血管和门静脉周围大量液体积聚。小肠造影示小肠黏膜皱襞增粗(典型者表现为"叠币"形态)、增厚、边缘不整呈毛刺状,多个结节状充盈缺损,肠间距增宽以及回肠出现"回肠空肠化";或呈分节、雪片状改变。淋巴管造影及放射核素淋巴管显像可直接观察到肠系膜和肢体淋巴管狭窄或闭塞、曲张及功能不全的淋巴管不能转运淋巴液现象,偶见造影剂逆流,常伴其他淋巴管异常。但胸导管一般正常。淋巴管造影现已不作为诊断PIL的常规方法。

3. 内镜检查 诊断主要信赖小肠镜和胶囊内镜。主要表现为病变肠黏膜水肿、肥厚,绒毛苍白,大小不等的黄白色结节或呈多发白色假性息肉,甚至肠腔狭窄。可发现小肠绒毛中央乳糜管明显扩张而导致黏膜呈广泛白斑样改变(图26-16)。黏膜活检病理发现特征性病理变化可确定诊断。

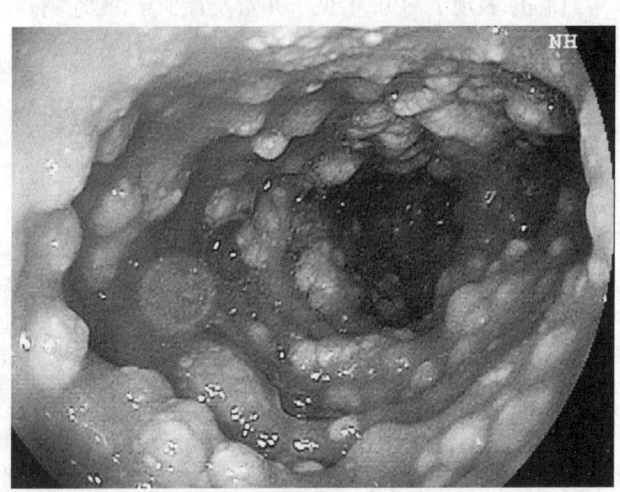

图26-16 小肠淋巴管扩张症的小肠黏膜白色结节样改变

4. 腹腔镜检查及手术探查 腹膜、肠系膜上可见多发黄白色结节,结节周围可见扩张的淋巴管;肠管壁增厚、质硬及质软肿块,相应肠系膜可见弥漫分布囊状病变,内为清亮液体。黏膜增厚表面可呈绒毛状突起或息肉样增生,其下为乳糜积聚。病变肠段可有黏膜糜烂。易见乳糜性腹水。

5. 病理检查 光镜下见绒毛末端膨大呈杵状,顶端可见破裂。黏膜固有层、黏膜下层及浆膜层可见扩张淋巴管,管内充满富含蛋白的液体及散在淋巴细胞。浆

膜内见脂褐素沉积,黄色结节内有大量泡沫细胞。淋巴管扩张呈弥漫性或局限性。苏丹Ⅲ染色绒毛末端脂肪露出处呈阳性反应(图26-17)。

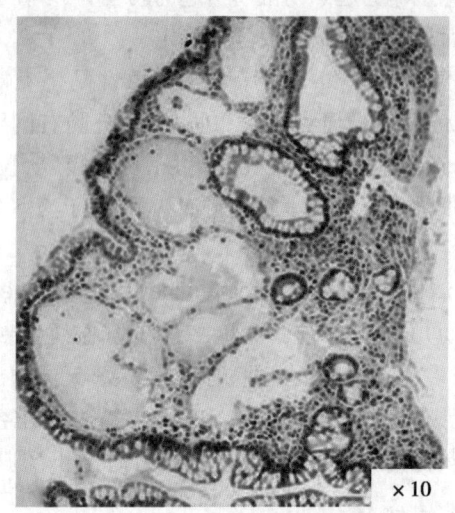

×10

图26-17 小肠淋巴管扩张症的病理改变

6. 证实肠道丢失蛋白的检查 ①^{99m}Tc标记的人血清白蛋白(^{99}Tem-HSA)核素显像:此法敏感性和特异性均很高,但因其价格昂贵、人血白蛋白潜在的感染风险和可行性差,现基本已为抗胰蛋白酶清除试验所取代。②粪便α_1-抗胰蛋白酶测定:该酶很少被肠道激酶消化,主要以原形排出。分别测定血清和粪便α_1-抗胰蛋白酶水平,计算其清除率,以反映是否有肠道蛋白丢失。清除率=粪便中浓度×体积血清中浓度。大便隐血阳性可使α_1-抗胰蛋白酶清除率异常。敏感度为58%,特异度为80%。

【诊断】 诊断不明原因的低蛋白血症,排除营养不良或消耗性疾病、肝病合成障碍及肾病尿蛋白丢失,应考虑IL所致的蛋白丢失性肠病。诊断标准为:①典型的临床表现;②外周血淋巴细胞绝对数减少;③血浆白蛋白和IgG同时降低;④病理证实IL;⑤肠道丢失蛋白质增多证据。具备前3条为疑诊,具备后2条即可确诊。除外继发性小肠淋巴管扩张后,即可诊断为PIL。如无临床表现,内镜检查和组织学证实有小肠淋巴管扩张即可确诊IL。

【鉴别诊断】 主要与继发IL的其他蛋白丢失性肠病相鉴别。主要疾病有:缩窄性心包炎、肠道淋巴瘤、淋巴管瘘、Whipple病、克罗恩病、类肉瘤病、肠结核、系统性硬化、腹膜后纤维化的放疗和/或化疗、人类免疫缺陷病毒相关性肠病和先天性心脏病术后。

【治疗】 无特效疗法,以内科治疗为主,正常热量、低脂、高蛋白、富含中链甘油三酯(medium chain triglycerides，MCT）饮食是目前最主要、基础的治疗方法。MCT 通过门静脉吸收，避免了长链脂肪酸吸收后淋巴管内压力升高致淋巴管破裂，减少蛋白和 T 淋巴细胞的漏出。其他治疗可与低脂、MCT 联用或在低脂、MCT 后进行。①奥曲肽：机制未明，推测可能通过减少肠道血流、抑制甘油三酯的吸收和减少淋巴液而起治疗作用，也可能是奥曲肽肠外其他效应在起作用。②抗纤溶酶：有报道氨甲环酸治疗 PIL 部分有效。推测其机制可能是抑制 PIL 患儿可能存在的纤维蛋白溶解导致的淋巴管通透性增加而使部分淋巴细胞和免疫球蛋白正常。③皮质类固醇：主要用于继发性 IL 患儿如炎症性疾病和存在蛋白丢失性肠病的系统性红斑狼疮。④外科治疗：主要有病变肠段切除术、淋巴管静脉吻合术和胸膜部分切除术。病变肠段切除术有增加短肠综合征的危险。反复发作或大量的胸腔积液可能需手术行单侧或双侧胸膜部分切除术。⑤白蛋白输注：对减轻水肿和改善低蛋白血症有益，但作用短暂，因淋巴液持续不断地漏入肠腔。⑥利尿消肿、调整肠道菌群等对症处理。继发性小肠淋巴管扩张症主要是治疗原发病，并予对症处理。

三、肠梗阻

（一）概述

肠梗阻（intestinal obstruction）指任何原因引起的肠道通过障碍，在小儿时期比较多见。临床上可分为机械性（mechanical obstruction，器质性）与动力性（dynamic obstruction，功能性）两大类。前者系肠管内或肠管外器质性病变引起的肠管堵塞；后者为胃肠蠕动功能不良致使肠内容传递运转作用低下或丧失，多因中毒、休克、缺氧及肠壁神经病变造成，常见于重症肺炎、肠道感染、腹膜炎以及败血症的过程中。这两类肠梗阻的治疗不同，必须加以鉴别（表 26-9）。

【临床表现】　肠梗阻的三大主要症状为阵发性腹部绞痛、呕吐（吐物内可能含有胆汁或粪便）和肛门不排气亦无排便。早期或高位的机械性肠梗阻，腹胀不明显；晚期或低位的机械性肠梗阻及动力性肠梗阻则腹胀严重。一般无压痛或腹肌紧张，如原有慢性部分性机械性梗阻而转为急性完全性者（如腹腔粘连引起的慢性肠梗阻），其腹壁可见到或扪到明显的肠型及蠕动波。有些肠梗阻可触及肿物，如肠套叠、肠石蛔虫团梗阻等。听诊时有亢进的肠鸣音。动力性肠梗阻肠鸣音减弱或消失，腹壁很少见到肠型。肠梗阻兼有肠壁血运障碍者

称为绞窄性肠梗阻，其临床表现除上述症状外，早期即发现严重中毒症状，如嗜睡或精神异常，呈急性脱水，并有腹部压痛、肌紧张等腹膜炎现象。一般肠绞窄，6~8小时多已发生肠坏死，若不及时治疗，很快出现中毒性休克。

表 26-9　小儿常见肠梗阻的分类

	先天性畸形引起	后天性原因引起
机械性肠梗阻	先天性肠闭锁	肠套叠
	先天性肠狭窄	蛔虫肠梗阻
	先天性肠旋转不良	手术后肠粘连
	嵌闭疝、腹股沟疝、腹腔内疝、膈疝	腹膜炎后粘连梗阻
		结核性粘连
	先天性纤维索条	胃肠道外肿瘤压迫
	粘连梗阻	肠管内异物及粪石梗阻
	梅克尔憩室条索、	肠壁肿瘤
	胎粪性腹膜炎后遗粘连	
	胎粪性肠梗阻	
	先天性肛门闭锁	
	环形胰腺	
	肠重复畸形	
动力性肠梗阻	先天性巨结肠	麻痹性肠梗阻
		假性肠梗阻

【治疗原则】　可分为两部分：①手术治疗：机械性完全性肠梗阻，特别是绞窄性肠梗阻，均须手术治疗。可依不同情况实施不同手术，包括直接解除梗阻的原因，如疝还纳、肠套叠复位、粘连松解、肿瘤切除等，梗阻原因不能解除者行短路吻合；肠造瘘仅用于危重休克，全身状况不佳，或肠管血运差，不适于作肠切除 I 期吻合的患儿。②保守治疗：动力性肠梗阻除治疗其原发病外，多采用保守治疗，包括禁食、胃肠减压、补液、营养支持，配合针刺、中药等治疗。以上方法亦可作为术前准备及术后治疗。胃肠减压是通过胃管用负压吸引器将肠道气体及液体吸出，以预防肠管过胀，张力过高，而造成血运障碍或坏死穿孔。肠梗阻引起大量肠液丢失，所以必须随时矫正水及电解质的平衡。大量抗生素及维生素 B 和 C 的供给对肠梗阻后肠内菌群失调产生的大量毒素有控制作用。针刺及中药治疗，对调整机体反应及肠蠕动的恢复均有很大作用。

（二）粘连性肠梗阻

粘连性肠梗阻（adhesiveness intestinal obstruction）

是指肠袢间、肠袢与其他脏器、腹膜间有粘连或索带压迫而导致的肠腔不通,是小儿急性机械性肠梗阻的主要原因,约占各种类型肠梗阻总数的 20%~30%。

【病因】 粘连和索带(cord)的形成可分为先天性和后天性两类,先天性粘连及索带包括胎便性腹膜炎后遗粘连、肠旋转不良索带、梅克尔憩室残留索带等。后天性包括手术后遗粘连、肿瘤浸润性、结核性粘连及腹腔炎症后遗粘连等,在此基础上,由于某些诱因即可产生梗阻。粘连可由以下原因引起。

1. **损伤腹膜** 肠壁浆膜受机械性刺激如手术创伤、温湿度变化,手术中使用化学药品等的刺激均可引起粘连。

2. **细菌或其他病原体引起的炎症性粘连** 如慢性结核性腹膜炎,炎症过程中同时产生粘连,急性化脓性局限性或弥漫性腹膜炎后遗粘连。

3. **异物刺激性粘连** 如腹腔内出血、胆汁、胎粪及其他药物、肿瘤刺激引起的粘连。

【病理生理】 粘连(adhesions)形成的病理变化是一致的。初期均由于保护性炎症反应,大量纤维蛋白原渗出,变成纤维蛋白后沉积在腹膜及肠浆膜上,形成松软广泛的肠袢间纤维蛋白性粘连。此种粘连物质呈浆糊状,可以轻轻分开,不损伤肠浆膜,一般多数不引起梗阻。轻伤时在炎症消退后,此种纤维蛋白膜大部分被吸收,受损严重者纤维蛋白膜吸收不全逐渐生成胶原纤维而形成纤维性膜式粘连。经过肠管的蠕动,使剩余的纤维性粘连膜被牵拉破裂而遗留下索带式粘连,或部分肠袢相互紧密粘连成团,引起肠管扭转,肠腔狭窄就成了以后粘连性肠梗阻的主要发病基础。总之,腹腔内粘连的产生、吸收与个体因素有关,个体差异性很大,但粘连的发生仍与损伤的程度、异物的多少、物理刺激的强度、腹腔内应用抗生素药物的浓度、细菌的毒力数目、局部血液循环等情况有关,刺激愈强,产生的粘连愈多,全身营养不良、低蛋白,吸收修复越长,甚至不能吸收而形成永久性后遗粘连。

在粘连存在的基础上,任何原因刺激肠管蠕动亢进节律紊乱,如寒冷、高热、暴饮暴食等均可诱发急性肠梗阻的发作。梗阻近端肠袢膨胀,肠腔内充满气体与液体,梗阻点以下的肠袢空瘪缩小而无气体。若局部肠管血液循环受到障碍时很快出现肠管坏死,发展为弥漫性腹膜炎及中毒性休克。少数也可在梗阻近端或坏死处穿孔。

【临床表现】

1. **腹痛** 为最早出现的症状。腹痛(abdominal pain)的产生主要由于肠管阻塞近端肠腔扩大和肠壁强烈收缩所致。绞窄性肠梗阻发病初期腹痛呈阵发性,疼痛较剧烈,并且进行性加重,个别患儿可早期出现休克。腹痛同时伴有呕吐,开始是因为腹膜与肠系膜的神经受刺激反射引起,继而则因肠道梗阻,肠内容物逆流而致反复呕吐,高位梗阻出现呕吐早,为绿水;低位梗阻出现呕吐较晚,内含粪便。

2. **腹胀** 高位梗阻仅上腹胀,低位肠梗阻腹胀较明显。可见肠型及肠蠕动波,听诊肠鸣音亢进呈金属音或气过水音。

3. **不排便** 梗阻最初可排出积聚在梗阻远端的大便,以后则不再排便排气。

4. **脱水(dehydration)** 因呕吐频繁、损失大量消化液,又因不能进食及发热,患儿逐渐出现脱水、酸中毒低钾血症等并发症。绞窄性肠梗阻一开始脱水症状就较严重。

少数患儿腹腔内粘连广泛,肠管长期受粘连约束,临床上可出现慢性部分性单纯性肠梗阻。经常反复发生腹痛、呕吐,有时出现腹胀,1~3 天后自行缓解。发作时腹部可见宽大肠型及蠕动波。经常会因某些因素刺激而突然出现完全性肠梗阻,即慢性粘连性肠梗阻的急性发作。

【实验室检查】 一般白细胞轻度增高,有中性核左移现象,若有肠坏死时,白细胞及 C 反应蛋白明显升高。血生化表现为低张性脱水。

【诊断】

1. **病史** 阵发性腹绞痛与反复呕吐;吐物为黄绿色液体,甚至为粪汁样,摸到肠型及听到高亢肠鸣音,不排便、排气,即可诊断为肠梗阻。若有腹腔内感染、外伤及手术史等,应考虑为粘连性肠梗阻。

2. **腹部 X 线透视及平片** 可见小肠充气有张力及"阶梯状"排列的液平面。结肠不充气,钡灌肠见结肠瘪缩无气,即可确诊为完全性机械性小肠梗阻。

3. 腹腔穿刺抽出血性腹水多为绞窄性肠梗阻。

【预后】 预后与早期诊断、早期治疗密切相关,一般单纯性肠梗阻患儿在矫正脱水酸中毒后,手术治疗效果良好。但绞窄性肠梗阻则取决于坏死肠管的范围。一般抢救及时均可挽回生命。如果后遗超短肠(excessively short bowel,小肠剩余不足 40cm)预后较差。

【治疗】 粘连性肠梗阻患儿手术后腹腔内粘连会更增加,再发生肠梗阻的机会随手术次数的增加而加多,故应先行非手术疗法。

1. **非手术疗法** 凡诊断为广泛粘连性、慢性部分性、单纯性肠梗阻多采用非手术疗法,同时应密切观察病情变化,一旦有全身中毒症状与局部压痛紧张或腹水的出现,立即进行手术。

(1)禁食:胃肠减压,从鼻孔插入胃管、持续抽吸胃肠分泌液及吞入的气体,以减低梗阻近端肠管内压力,使受压、曲折的肠管随蠕动而自然缓解,恢复至发作以前的状态。

(2)输液:矫正脱水及电解质紊乱,必要时输血、改善一般情况。

(3)抗生素疗法:消除因肠梗阻而使肠管内细菌大量繁殖引起的感染。

(4)中医疗法:中医学称肠梗阻为肠结。治以通里攻下、利水消胀法,常用大承气汤加减。处方举例:大黄9g、厚朴6g、芒硝6g、枳实9g、莱菔子15g、桃仁9g、赤芍15g,如肠腔内渗液多者,加用甘遂末。每次0.5~1g冲服。

(5)灌肠疗法:可用1%盐水灌肠,也可用上述中药第二煎作保留灌肠以达到刺激肠蠕动的作用。

(6)保守观察:可自胃管灌入稀钡或含碘造影剂,观察其下行后肠梗阻近端肠管的形态、分布、活动程度。鉴别是完全性还是部分性肠梗阻,并可进一步观察梗阻远端的部位,有利于必要时选择手术切口之参考。

2. 手术疗法 保守观察治疗的患儿如有以下指征即应中转手术:①中毒症状加重、脉搏和呼吸加快、体温上升、脱水不能纠正或不稳定;②腹胀加重、腹肌出现紧张、压痛,在保守观察中有进展;③腹腔穿刺抽出血性渗液,腹腔渗出液镜检有脓细胞或红细胞;④服钡后,钡剂不能下行,或长期固定一处不变。手术具体方式根据当时患儿具体情况及病理变化决定,可作单纯粘连分离,肠切除吻合或外置造瘘,Ⅱ期吻合术。

(三)动力性肠梗阻

动力性肠梗阻(dynamic intestinal obstruction)系因肠管神经功能异常引起的肠管蠕动功能紊乱而产生的肠梗阻,也称之为麻痹性肠梗阻或假性肠梗阻,小儿发病率较成人高。因机械性肠梗阻与动力性肠梗阻处理原则上有很大区别,故须掌握小儿动力性肠梗阻的基本特点,以得到早期正确的处理。

【病因】 引起动力性肠梗阻的原因分为两大类:继发性及原发性。

1. 继发性 并发于其他疾病。小儿,尤其是小婴儿,多种重症疾病均可引起肠麻痹,如肠炎、败血症、肺炎等。肠麻痹的发生机制是由于交感神经过度兴奋所致,交感神经对肠道的作用为抑制性。故受到抑制后肠蠕动消失,正常蠕动时肠道内的气体及液体随时被吸收或向下推进,所以小肠平时不含气体。发生肠麻痹后,肠蠕动停止,吸收功能受到障碍,气体液体滞留,使肠襻胀大,进一步丧失动力,形成了恶性循环。

2. 原发性(特发性) 无明显诱因的肠管动力异常,部分患儿生后即出现症状,有的至少年或青年期才出现症状。肠梗阻的症状可持续或反复发作,诊断和治疗均较困难,死亡率高。若为一段肠管动力异常,可切除或旷置该段肠管,患儿可逐渐恢复。

【病理变化】 发生肠麻痹后,小肠结肠都充气扩张,肠壁变薄,运动及吸收能力都已丧失。并且,由于肠襻扩大,肠壁血运受到压迫而产生静脉淤血或动脉缺血,腹腔内有液体渗出。加以肠腔内容及细菌代谢物的增加,患儿出现中毒反应。临床上可出现完全性或部分性肠梗阻的症状。

继发性动力性肠梗阻,肠壁肌肉和神经组织多无异常,原发性动力性肠梗阻,自生后即出现症状者,肠壁肌间或黏膜下多有神经丛、神经节细胞,但神经元发育异常,数目减少,形态变小,肠壁平滑肌纤维电镜下检查可发现空泡变性。后天无明显诱因的动力性肠梗阻,亦常表现神经兴奋和抑制的传导不正常。

【临床表现】

1. 继发性动力性肠梗阻 临床表现多较危重,以腹痛、腹胀、呕吐及不排便为主。起病时的症状则根据引起肠麻痹的病因而异。麻痹形成后就有全腹膨胀、肠鸣音稀少或消失。婴儿可因腹胀引起呼吸困难。早期多无呕吐,腹胀加重后则出现呕吐,内含大便样物,排便次数减少,直至不能排气排便。

2. 原发性动力性肠梗阻 临床主要表现为亚急性、慢性、反复发作性或呈持续性有阵发性加剧的肠梗阻综合征,呕吐、腹胀、便秘为其主要症状,时轻时重,轻时呕吐症状减轻,少量排气排便,但腹胀很难消失。患儿由于长期营养吸收不良,均较消瘦发育矮小,腹部外形膨隆,肠鸣微弱或消失。

【诊断】 可根据以下几点诊断动力性肠梗阻。

1. 病史 ①有无腹部创伤、腹膜炎及药物中毒史:一般腹部外伤、腹膜后血肿可刺激腹膜后自主神经产生肠麻痹梗阻,腹部手术尤其是伴有腹膜炎者,手术后1~2天内多处于肠麻痹阶段。手术愈复杂,腹膜反应愈严重,麻痹时间则愈长,可出现肠梗阻症状。②有无全身性疾患如肺炎、败血症、神经系统感染、肠炎等。③肠梗阻症状是否自生后即开始。

2. X线检查 X线检查对诊断帮助很大,摄立位及卧位平片可见小肠及结肠均匀扩张充气,有液平面。如果不能决定充气肠襻是否为结肠,则可用少量钡剂低压灌肠。如证实结肠充气扩张,则肠麻痹的诊断可以确定。钡餐透视可见钡剂停滞不前。

3. 特殊检查 血生化检查有无电解质紊乱如血钠、钾、氯、二氧化碳结合力、血钙、血浆蛋白等。甲状腺功能测定有无低下,直肠测压取活检除外先天性巨结肠。

【治疗与预后】 若为继发性应针对原发病给以治疗。一般均采用非手术疗法如禁食、胃肠减压、针刺足三里、合谷、灸中脘、关元穴,肾囊封闭可以预防严重腹胀。肯定无机械性肠梗阻时,可应用大量新斯的明(0.045~0.06mg/kg)促进肠蠕动。肛管排气,少量2%肥皂水或少量3%盐水灌肠等刺激结肠活动,也有助于减轻腹胀。静脉营养对各类动力性肠梗阻患儿非常重要。

如怀疑腹腔内有外科情况,或经非手术疗法腹胀仍不改善,并且结肠已完全空瘪时,则应考虑剖腹探查。根据患儿情况及手术当时所见,给以腹腔引流、肠系膜封闭或肠减压、肠造瘘术。

一般正常腹部手术后的肠麻痹,经过禁食、减压等正确处理,多能于短时间内恢复。中毒性肠麻痹常为原发病临终期表现的一部分,故预后不良。对原发性假性肠梗阻,自生后即出现症状者,由于营养难以维持,多不能长大成人。

(四)肠套叠

肠套叠(intussusception)系一部分肠管套入相邻的肠管之中。在我国发病率较高,占婴儿肠梗阻的首位。首都医科大学附属北京儿童医院平均每年门诊及住院治疗该病约800~1000例,约有80%~90%在门诊灌肠复位。男孩发病率较高,男女之比为(2~3):1。

【病因】 肠套叠分为原发性和继发性两类。婴幼儿肠套叠几乎均为原发性,其病因至今尚未完全明了。一般认为是:①饮食改变和辅食刺激,婴幼儿期为肠蠕动节律处于较大变化时期,易发生肠蠕动紊乱,且外界引起肠套叠的因素较多,如增添辅食或食物性质、环境、气温的改变,肠管本身疾病如肠炎等诱发肠蠕动紊乱而引起肠套叠。②局部解剖因素:婴幼儿回盲部较游动,回盲瓣呈唇样凸入盲肠,当回肠蠕动发生异常时,即可牵拉肠壁形成套叠。③病毒感染或其他原因引起回盲部集合淋巴腺肿大(lymphadenopathy)因素:小儿腺病毒或轮状病毒感染后,可引起末端回肠集合淋巴结增生,局部肠壁增厚,甚至形成肿物向肠腔突起构成套叠起点,加之肠道受病毒感染其他原因刺激,蠕动增强,导致

发病。因此,呕吐或腹泻的患儿常应提高警惕,注意可能发生的肠套叠。④免疫反应不平衡因素:原发性肠套叠多发生于1岁以内,恰为机体免疫功能不完善时期,肠壁局部免疫功能易破坏,蠕动紊乱而诱发肠套叠。继发性肠套叠多因肠壁或肠腔内器质性病变,如肠息肉、肿瘤、肠壁血肿、梅克尔憩室、肠囊肿翻入肠腔,牵带肠壁作为起点而引起肠套叠,发病率约占2%~5%。

【病理变化】 肠套叠一般是近端肠管套入远端肠管,若远端套入近端(称逆行性肠套叠)较罕见。绝大多数是单发性肠套叠,偶见多发性肠套叠同时发生者。

肠套叠的外管部分称为鞘部(theca),进到里面的部分称为套入部,共三层肠壁。有时整个肠套叠部分再套入远端肠管内则成为复套,共5层肠壁(图26-18)。

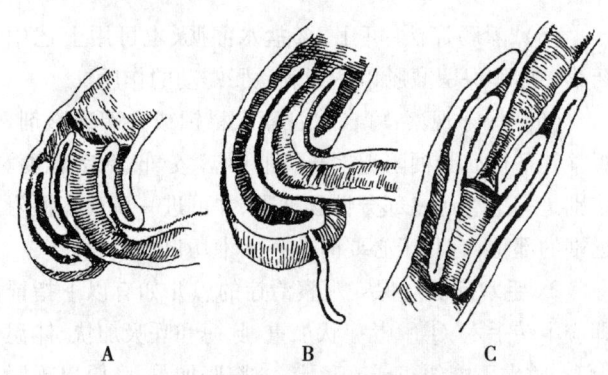

图26-18 肠套叠纵剖面图解
A.回结套叠(回盲瓣为顶点,阑尾套入);B.回结套叠(回肠末端为顶点,阑尾未套入);C.回结复套。

套入部进入鞘部后,受蠕动的推动向远端逐渐深入,同时其所附肠系膜也被牵入,结果不仅肠腔发生梗阻,而且肠系膜血管受压,套入部肠管可发生水肿淤血绞窄而坏死。尤其是颈部被勒紧,由于鞘部肠管持续痉挛紧缩而压迫套入部,颈部最早发生血液循环障碍。初期静脉受阻,组织淤血水肿,套入部肠壁静脉怒张破裂出血,与肠黏液混合成果酱样,肠壁水肿继续加重,动脉受压,套入部供血停止而发生坏死(necrosis)。而鞘部肠壁则因高度扩张与长期痉挛可发生局灶性灰白色动脉性缺血坏死。此灰白色坏死灶肠壁薄弱,极易穿破,比套入部紫红色淤血坏死更有穿孔的危险。此种动脉性坏死多在梗阻远端,穿孔后对腹腔可造成污染,导致感染性休克。

常见原发性肠套叠按其发生部位分为四型:①回结型:占85%;②小肠型:6%~10%;③结肠型:占2%~5%;④回回结型:占10%~15%。少数病例以回盲部为起点,多数是以回肠末端距回盲部几厘米到十余厘米处为起点套入结肠。

年长儿回结型肠套叠时,由于结肠肠壁相对较厚和肠腔较大,套入部管腔尚可保持通畅,更无血液循环障碍,水肿充血程度较轻。除因肠痉挛而发生阵发性腹痛外,很少有完全性肠梗阻的表现。患儿常常仍可进食,临床上称为慢性肠套叠。

【临床表现】 原发性肠套叠(primary intussusception)多见于肥胖健壮的2岁以内的婴幼儿,以6~12月龄最多见,为突然发病,其典型表现如下。

1. 腹痛 由于小儿不会述说腹痛,故表现为突然发作的阵发性哭闹、屈腿、面色苍白,同时拒食,每次发作数分钟至数十分钟,过后患儿全身松弛安静或入睡,约数十分钟后再发作,如此反复,规律性发作,久之患儿精神渐差,腹痛表现反而减轻,而以嗜睡、面色苍白为主。个别较小的患儿开始即以面色苍白伴有精神萎靡、嗜睡为主,随后即进入休克状态,而哭闹、腹痛等症状反而不明显,可称为无痛型肠套叠。

2. 呕吐 腹痛发作后,不久就发生呕吐,初为乳汁乳块或食物残渣,以后可带有胆汁,晚期则吐粪便样液体。腹痛及呕吐系因肠系膜被强烈牵拉,肠管痉挛引起,晚期则由肠梗阻引起。

3. 血便 发病开始时,可有1~2次正常大便,8~12小时后即出现暗红色血便或血黏液的混合物,称为红果酱样便。偶尔也有患儿开始即以大量血便及休克为主而就诊的,属于无痛型表现。一部分婴儿在来医院时尚未血便,在肛门指检时,手套上染有血迹,能自行排血便者占30%,直肠指检带出血便者占60%。

4. 腹部肿物(abdominal mass) 肠套叠肿物的部位依套入的程度而定,一般多在升结肠、横结肠或降结肠位置。在病程早期,腹柔软不胀,于右上腹肋缘下或脐上多可触及肿物,呈腊肠样光滑实性、有弹性略可活动。以后随套叠的进展,肿物可沿升结肠移至左腹部。严重时可套入直肠,肛门指检可触及子宫颈样肿物。偶有套入部脱至直肠外者,颇似脱肛。多数患儿由于回肠末端及盲肠套入结肠内,右下腹比较松软而有空虚感。

在病程早期,患儿一般情况良好,体温正常,但面色可苍白,精神欠佳。至晚期精神萎靡、脉搏快而弱、嗜睡、脱水、发热、腹胀甚至有休克、腹膜炎征象。此时,由于腹胀、右下腹的空虚感及肿物均不易查出。

小肠套叠(enteric intussusception)比较少见,多见于儿童,有时也可见于婴幼儿。极少数腹部手术后,肠功能紊乱恢复期可发生小肠套叠。主要表现为完全性机械性小肠梗阻,即腹痛、呕吐、不排气亦不排便,多无血便,腹部肿物不易触到,在镇静或麻醉下偶可摸到肿物,位于脐周呈腊肠样或海螺状。

慢性肠套叠多发生于儿童,病期较长,多在10~15天。主要表现为腹部肿物,偶有部分性肠梗阻症状。除腹痛外偶有呕吐,很少有血便,症状较缓和。多为回结型肠套叠,多继发于肠管器质性病变,如肿瘤、息肉、梅克尔憩室、阑尾内翻、蛔虫症等。腹软不胀,于右上腹触及有弹性的肿物,比较固定。

复发性肠套叠中,原发性肠套叠手术后复发率2%~3%,非手术治疗灌肠复位者复发率稍高,多为黏膜下淋巴结肿大及盲肠部不固定所致。继发性肠套叠(secondary intussusception)复发率20%,肠管病变如息肉、肿瘤、梅克尔憩室为其诱发因素。可多次复发,复发后的临床症状与第一次相同。

【诊断与鉴别诊断】 婴幼儿肠套叠有典型症状者一般诊断不困难。临床上有阵发性腹痛、血便及肿物三者存在即可确诊。非典型病例则须与细菌性痢疾、过敏性紫癜(过敏性紫癜因肠痉挛及血肿也可诱发肠套叠)、肠囊肿以及肠内外肿瘤引起出血或肠梗阻相鉴别。慢性肠套叠则须与蛔虫肠梗阻及结肠肿瘤相鉴别。

诊断不能确定时,可作钡或气灌肠检查,在X线透视下,可见钡柱或气体在结肠的套入部受阻,出现杯状影。

晚期病例如小儿已有严重中毒脱水、高热或休克,腹胀并有腹膜刺激症状时,只宜做低压定量钡或气灌肠检查,注意结肠是否空瘪,特别是乙状结肠。如小肠有多数张力性气液面而结肠空瘪时,即可按绞窄性肠梗阻诊断而进行开腹探查。

B超检查,当肠套叠包块位于结肠或脾区时,隐于季肋部或肝脾后下部分,难以触及,或患儿有腹胀、腹膜炎时,肿物不易触及,可行B超检查,肠套叠的横断面呈"同心圆"或"靶环"影像纵断面呈"套筒"影。

小肠套叠临床多表现为机械性肠梗阻,在幼儿、儿童须与蛔虫团肠梗阻或肿瘤引起的肠梗阻相鉴别。一般当出现完全性肠梗阻症状时均需手术治疗,肠管多已趋向坏死,故须早期开腹探查。

【预后】 婴幼儿原发性回结型肠套叠如能早期诊断,早期应用灌肠复位均可治愈。如病程超过1~2天,尤其是已有严重脱水、中毒或休克等症状,多需手术复位或肠切除。其病死率显著提高,达2%~5%。

【治疗】

1. 非手术疗法 凡病程在48小时以内的原发性肠套叠,血便症状出现不超过24小时,患儿无明显脱水,无完全性肠梗阻,腹不胀,无腹膜刺激征者均可以灌肠疗法治疗。虽有人报告水压灌肠复位后复发率可高达10%,但绝大多数均能一次治愈终身不复发,避免了手术引起的一系列并发症。

（1）空气压力灌肠法（air enema）：首都医科大学附属北京儿童医院自 1961 年采用空气压力灌肠治疗肠套叠。每年在门诊约治疗 600~800 例，复位率约 90%；有 5% 的病例虽经 2~3 次气灌肠未能复位，而在手术时发现极易脱套，故考虑若能使稳压持续较长时间，这些患儿可能会复位。一般作诊断性灌肠时，压力限制在 6.6~8.0kPa（50~60mmHg）以下；复位治疗时，将压力泵调整到 12~13.3kPa（90mmHg~100mmHg），最多不超过 14kPa（105mmHg）。灌肠时须用 45ml 气囊导尿管（福雷导尿管）插入直肠，将气囊充气堵住肛门，才便于加压注气。在荧光屏下自导尿管注入气体后，结肠肠腔迅速扩张，X 线透亮度增加。当气体到达套入部时，即可出现杯形或钳形气影。在整复过程中见不同形态块影沿结肠逆向移动，时隐时现，于套入较紧处随着肠腔压力增减，肿物影可来回移动。套叠部往往在肝曲和回盲部有停留现象，必须耐心等待，或适当提高压力和变换体位，或辅以轻柔手法按摩，以助脱套。气灌肠时，因肠腔内压力较高，肠管膨胀显著，不宜强力地作手法按摩，以免肠腔内压力骤增导致肠管破裂。注气时速度宜缓慢，避免冲力过大。一旦肿物消失，回肠内气体骤增而结肠内压力下降，为肠套叠复位的征象。此时多可自导管中排出大量臭气及稀黄便。复位一般均需 3~5 分钟。凡复位标志不清、肿物虽消而小肠内充气不显著者，可休息片刻，再做第二次气灌肠或辅以钡灌肠观察。

（2）钡剂灌肠（barium enema）水压复位法：一般可将装有 20% 钡剂水溶液的吊瓶提高到离患儿水平体位 70~80cm 的高度注入钡剂。首先行肠套叠的诊断，然后准备复位在 X 线透视下可见杯形缺损逐渐向近端结肠移动。在整复过程中，往往在肝、脾区或回盲区有停滞现象；此时可酌情提高压力，轻柔地按摩腹部或变换体位，有助于套叠的整复。一旦盲肠充盈，钡剂突然进入回肠末段，充盈缺损消失时，则为脱套的指征。此时可拔肛管使患儿排出钡剂，常有大量臭气随粉红色的钡剂排出，有时混有黄色粪便。再次进行透视时，回盲部因结肠内钡剂排出显影更清楚。

在无 X 线透视条件下，灌肠疗法带有盲目性，有一定的危险。灌肠时要仔细按压肿物，密切注意复位的进展。肠套叠复位后可有大量臭气及粪便排出，小儿安静入睡，不再哭闹，腹部肿物消失。立即口服炭末 0.5~1g，6~12 小时后排出的粪便内含黑色炭末，即可证实治愈（如果小儿未自动排便，可用少量 1% 温盐水灌肠）。

严重的问题是肠穿孔（intestinal perforation）。如果在 X 线透视下发生穿孔，可立刻看到空气进入腹腔与肠间隙，使患儿稍呈立位则见膈下有气腹影。如果缺乏 X 线透视观察，则可根据患儿突然精神不佳，似乎"安静"，但面色苍白或发青，脉弱而快，腹部突然膨胀，肝浊音界消失。应立刻行紧急腹腔穿刺抽出气体减压。证明为穿孔后要立刻手术。一般灌肠穿孔多为鞘部破裂，系梗阻远端穿孔，肠腔内容物不多，如为空气灌肠则腹腔污染不严重，及时手术多可挽救生命。严格控制灌肠压力，掌握鞘部坏死的发生规律（如肿物大、套入远、时间长、套得紧、梗阻严重等），一般可以避免发生穿孔。

为了提高灌肠的疗效，有时可事先给阿托品或苯巴比妥钠、水合氯醛等镇静剂，使患儿安睡。已有脱水者应先输液改进一般情况后，再行灌肠。

（3）B 型超声波监视下水压灌肠疗法：关于小儿急性肠套叠的超声诊断，文献已有报告，中国医科大学曾报告 427 例，诊断准确率达 100%，B 超监视下水压灌肠复位率达 94%。其适应证同 X 线下水压灌肠法，B 超下水压灌肠复位成功的标准是：回盲部"半岛"块影通过回盲瓣突然消失，结肠内液体急速通过回盲瓣进入回肠，水肿的回盲瓣呈"蟹爪样"运动，末端回肠水肿纵断面呈"沟壑样变"。本法治疗小儿急性肠套叠可避免 X 线的影响，复位中可从横纵两个断面对套叠包块进行动态追踪观察，影像比 X 线下空气或钡灌肠更清晰，复位成功的标准更明确。由于整个复位过程均在直视下进行，医师能确切掌握患儿的呼吸、腹胀变化及全身状况，对患儿来说较为安全。

2. 手术疗法指征 ①发病超过 48 小时，血便症状超过 24 小时，或全身情况不良，有高热脱水、精神萎靡不振及休克等中毒症状；②腹胀明显，在透视下肠腔内有多个巨大液平面，腹部压痛肌紧张疑有肠坏死；③复发 3 次以上，或疑有器质性病变；④疑为小肠套叠；⑤气灌肠未能复位且有复套征象。

（五）蛔虫性肠梗阻

蛔虫症是我国人体最常见的肠寄生虫病之一，以学龄儿童多见，可引起蛔虫性肠梗阻、胆道蛔虫、蛔虫性腹膜炎等并发症。近 10 余年来，由于卫生知识水平的提高和预防措施的建立，发病率大大下降。

蛔虫外科病中以蛔虫性肠梗阻（ascariasis intestinal obstructions）最常见，多因口服不足量驱虫药（特别是山道年）及机体内环境的改变（如发热、腹泻等）引起蛔虫聚集成团而阻塞肠腔造成梗阻。阻塞部位以回肠末端最多见。但可发生于小肠的任何部分。

【病理变化】 正常情况下，蛔虫在肠腔内是分散的，与肠管纵轴平行寄居。当蛔虫在肠内扭结成团时，肠内容物仍可沿蛔虫体周围通过,故多为不完全性肠梗阻。如果梗阻时间过长,虫团不散,加以肠管持续痉挛,可变为完全性肠梗阻,虫团长期压迫肠壁可发生点状坏死、穿孔,引起局限性或弥漫性腹膜炎。有时,充满蛔虫的一段肠袢,因重量下垂可突然发生扭转,肠管很快发生坏死,病情急剧恶化。

【临床表现与诊断】 典型症状为阵发性腹痛与呕吐,可吐出蛔虫。部分肠梗阻者肛门仍可排气。腹略胀而软,可触及多数细索条样物,有时肿物可变形,变更部位或分为数个。要与肠套叠、肠囊肿、腹腔结核等鉴别,早期诊断多无困难。晚期腹胀严重时诊断较困难。腹部平片呈部分性机械性肠梗阻征。梗阻部位多可见卷曲在肠腔内的蛔虫影(互相扭结为一堆"粗绒线团"样阴影)。

蛔虫团肠扭转则呈急性绞窄性肠梗阻的症状,患儿突然有剧烈腹绞痛、呕吐,偶有血便,但一般量不太多。患儿一般情况迅速恶化,常有中毒症状、高热、脱水、腹膨胀伴压痛及肌紧张。偶可触及肿物,病情常很危重。腹部平片表现为完全性低位小肠梗阻,可有绞窄或可疑绞窄的X线征,并可见成团的蛔虫影。

【治疗】 不完全性或早期完全性肠梗阻,全身情况良好者均可先用保守治疗。主要治疗原则是解痉、止痛、驱虫。驱虫可用枸橼酸哌吡嗪等(详见寄生虫章节)。用阿托品类药物解痉、止痛。1%温盐水灌肠,刺激肠蠕动,使松散的蛔虫尽快排出体外。如经保守治疗,虫团持久不见消散、虫团较大、坚实并有压痛或腹胀、全腹紧张压痛,疑有肠穿孔、肠坏死以及肠扭转者,应采取手术治疗。术前须积极准备,纠正脱水及休克,然后进行手术治疗,根据手术所见进行虫团疏散、切开取虫、肠切除吻合等手术方式。

(六)消化道异物及异物性肠梗阻

小儿特别是幼儿喜欢将其玩具及身边的各种东西放入口内,当时可因逗笑、哭闹误将异物吞入消化道内。因此,小儿消化道异物(foreign bodies in digestive tract)较成人常见。一般吞入的异物,只要能通过食管进入胃,通过幽门则可经过全消化道24~48小时内排出体外,若停滞于消化道内,常可引起消化道的出血、穿孔、部分性或完全性肠梗阻。小儿以食管异物最多见,其次为胃及肠道。常见的异物有果核、扣子、硬币、别针、发卡等。异物一般多停滞在胃幽门部、十二指肠曲空肠转角处或回盲部等处。

肠石梗阻,多因小儿有不良排便习惯或食入大量带核的不易消化的食物,使之积聚于小肠或结肠内不能排出,而造成肠梗阻。

秋季黑枣、柿子上市,较小儿童大量食用黑枣或未熟的柿子后可形成胃石(bezoar,因果胶、鞣酸等与胃酸作用凝固沉淀而形成结块),常引起胃痛、呕吐。

【临床症状与诊断】 圆形、卵圆形或立方形无尖角的胃肠道异物,一般情况下均能很快自直肠排出体外,故患儿多无症状。个别尖锐细长的物体,如针、长钉、开着的别针等,亦很少刺破肠壁及胃壁,即使刺破,因是逐渐地穿出消化道,多能被纤维素包绕,不致形成急性穿孔性腹膜炎。多数情况下,这些异物皆能调转其钝端向前自行排出体外,不给小儿带来危害。可反复用X线追踪非X线透过异物的去向,如异物透X线,可吞服钡剂,观察有无充盈缺损,若异物在一处固定时间过长者,多不能自行排出体外。

若肠石引起了肠梗阻,一般多出现单纯性肠梗阻症状,发病较迟缓。早期腹部有不适感,以后发生脐周疼痛,腹痛逐渐加剧。待梗阻比较完全时,则出现频繁呕吐。胃石在胃内滞留,可引起消化不良、恶心、呕吐、食欲缺乏、胃部不适、轻度腹痛等症状,在上腹部检查时,多可触及巨大活动之硬块,小肠肠石则很难摸到,直肠内者肛门指检可以触到巨大坚硬之粪块。

【治疗】 一般消化道异物除食管异物需立刻经食管镜取出外,其余均不需治疗。在饮食方面仍用一般饮食,不改变食谱,可以增服一些富有纤维质的食物,增加大便量以利异物排出。禁忌使用泻药,以防引起肠蠕动紊乱,异物损伤肠壁。

胃肠异物多不引起腹胀,如腹部柔软,并能触及异物团块者,如黑枣形成的胃石或结肠内果核肠石。可在麻醉下隔腹壁按压或肛门指检,将大块捏成小块,配合服用中药行消积化结治疗,多能自行排出而治愈。

若异物长期固定一处,出现完全性肠梗阻、肠穿孔、腹膜炎、肠出血者,须手术治疗。含化学性有害物质(如铅、汞等)的异物,不宜在肠道内停留时间过长,应积极早期取出。

四、炎症性肠病

炎症性肠病(inflammatory bowel disease,IBD)是指病因不明的一组非特异性慢性肠道炎性疾病,包括溃疡性结肠炎、克罗恩病和未定型IBD(IBD unclassified,IBDU)。近年来,炎症性肠病的发病率逐年上升,其中至少有25%的IBD患者于儿童及青少年时期发病。我国儿童IBD的发病率亦显著升高,Wang XQ等研究了上海地区儿童IBD的流行病学情况,结果发现儿童IBD

26 章

的发病率从 2001 年的 0.5/1 000 000 上升至 2010 年的 6.0/1 000 000。

（一）溃疡性结肠炎

溃疡性结肠炎（ulcerative colitis,UC）是一种原因尚不清楚的慢性非特异性结肠炎症，病变主要累及结肠的黏膜层和黏膜下层，大多从远端结肠开始，逆行向近段发展，可累及全结肠甚至末端回肠，呈连续性分布，临床主要表现腹泻、黏液血便、腹痛。

【病因】 尚不明确，可能有以下多种原因。

1. 免疫因素 溃疡性结肠炎常并发自身免疫性溶血、类风湿关节炎、红斑狼疮、桥本病、虹膜炎等，且用肾上腺皮质激素类药物或其他免疫抑制剂治疗有效，因此考虑本病可能为一种自身免疫性疾病。目前认为，多种免疫学因素参与了溃疡性结肠炎的发病，包括一些免疫细胞如巨噬细胞、T 和 B 淋巴细胞、自然杀伤细胞等，以及这些效应细胞释放的抗体、细胞因子和炎症介质等，它们可能触发一个连续的慢性免疫过程，引起组织破坏和炎性病变。

2. 感染因素 支持这一论点的论据为：①炎症性肠病，包括溃疡性结肠炎在内，多发生在肠道感染之后；②对本病有时应用抗生素治疗可获良好效果；③粪便转流或旁路手术可改善回、结肠炎的症状或防止其病变复发。至于是何种感染源引起炎症性肠病的发病至今仍未确定。近年来，有研究认为肠内的某些共栖菌，如大肠埃希菌、粪肠球菌甚至一些真菌类，在免疫功能异常的情况下可导致菌群结构和功能的改变，产生致病作用。

3. 遗传因素 文献报道本病的发病有明显的种族差异和家族聚集性。如西方国家的发病率明显高于东方国家，白种人高于黑种人和黄种人。美国一项调查表明，约 17.5% 的溃疡性结肠炎和克罗恩病患儿有家族史。一项荟萃分析表明，与本病有显著关联的基因位点为 *HLA-DR2*、*DRB1*1502*、*DR9* 和 *DRB21*0103* 等。

4. 饮食因素 摄入较多的肉类、蛋类、奶制品或者是摄入较少的膳食纤维可能和溃疡性肠炎的发生或复发有关。有证据表明，饮食因素中的硫和硫酸盐与病情复发有关。

5. 精神心理因素 临床发现有些患儿伴有焦虑、紧张、多疑以及自主神经紊乱的表现，精神治疗可收到一定效果。

【病理】 基本病理变化与成人相似。初期病变仅波及直肠、乙状结肠，逐渐向近端结肠蔓延，最终可波及全结肠，更严重者回肠末端 20cm 内亦可受累。病变主要发生在结肠黏膜层及黏膜下层，早期可见肠黏膜充血、水肿，正常血管纹理模糊或消失，脆性增加。继发感染后，发生黏膜下小脓肿，破溃后，黏膜表面即形成浅小溃疡，继之溃疡融合、扩大形成大片不规则的溃疡，腺体减少，黏膜萎缩。久之部分溃疡愈合形成瘢痕，造成肠管狭窄短缩，部分溃疡被纤维组织包围形成息肉样变，称假性息肉。病变的长期化可导致黏膜肌层增生，再加上炎症后纤维化，可导致结肠缩短，结肠袋消失，结肠变为平滑管状。

结肠黏膜广泛性充血、水肿、渗血是血便腹泻的病理基础，瘢痕狭窄可引起不全肠梗阻，溃疡边缘假性息肉形成，黏膜异型增生，在此基础上有癌变的可能。

【临床表现】 大多数患儿为慢性发病，10% 患儿为急性发作，经治疗症状缓解后可反复再发。

1. 腹泻 病初为稀便，4~6 次/d，进行性加重排黏液血便和脓液。急性发病者开始即为血便伴腹痛、呕吐、发热及其他中毒症状。

2. 营养障碍及生长发育延迟 患儿由于长期腹泻、血便、食欲缺乏及疾病的消耗状态，久之即出现体重减轻、低蛋白血症、贫血。重症病例亦可伴有生长发育障碍、青春发育延迟。部分患儿伴有精神、心理及情绪异常。

3. 肠外表现 包括皮肤黏膜表现（如口腔溃疡、结节性红斑和坏疽性脓皮病）、关节损害（如外周关节炎、脊柱关节炎等）、眼部病变（如虹膜炎、巩膜炎、葡萄膜炎等）、肝胆疾病（如脂肪肝、原发性硬化性胆管炎、胆石症等）、血栓栓塞性疾病、淀粉样变性等。

4. 并发症 包括中毒性巨结肠、肠穿孔、下消化道大出血、肛周感染、肛瘘、上皮内瘤变以及癌变。病程越长癌变倾向越高，发病后第一个 10 年癌变率约为 3%，以后每年递增 0.5%~1%，第二个 10 年可达 10%~20%。

【诊断与鉴别诊断】 UC 缺乏诊断的金标准，主要结合临床、内镜和组织病理学表现进行综合分析，在排除感染性和其他非感染性结肠炎的基础上作出诊断。参考国内外最新的炎症性肠病诊断及治疗指南及共识意见，提出如下建议：

1. UC 诊断标准

（1）临床表现：持续 4~6 周以上或反复发作的腹泻，为血便或黏液脓血便，伴明显体重减轻。其他临床表现包括腹痛、里急后重和发热、贫血等不同程度的全身症状，可有关节、皮肤、眼、口及肝胆等肠外表现。

（2）结肠镜检查：结肠镜检查并活检是 UC 诊断的主要依据。结肠镜下 UC 表现为：病变从直肠开始，连续性向近端发展，呈弥漫性黏膜炎症，血管网纹消失、黏膜易脆(接触性出血)、伴颗粒状外观、多发性糜烂或溃疡、结肠袋囊变浅、变钝或消失(铅管状)、假息肉及桥形黏膜、肠腔狭窄、肠管变短等。内镜下黏膜染色技术能提高内镜对黏膜病变的识别能力,结合放大内镜技术,通过对黏膜微细结构的观察和病变特征的判别,有助 UC 诊断。

(3) 黏膜活检组织学检查:应多段、多点取材。组织学上可见以下主要改变。活动期:①固有膜内弥漫性、急性、慢性炎症细胞浸润,包括中性粒细胞、淋巴细胞、浆细胞、嗜酸性粒细胞等,尤其是上皮细胞间有中性粒细胞浸润(即隐窝炎),乃至形成隐窝脓肿;②隐窝结构改变:隐窝大小、形态不规则,分支,出芽,排列紊乱,杯状细胞减少等;③可见黏膜表面糜烂、浅溃疡形成和肉芽组织增生。缓解期:①黏膜糜烂或溃疡愈合;②固有膜内中性粒细胞浸润减少或消失,慢性炎症细胞浸润减少;③隐窝结构改变:隐窝结构改变可保留,如隐窝减少、萎缩,可见 Paneth 细胞化生(结肠脾曲以远)。

UC 活检标本的病理诊断:活检病变符合上述活动期或缓解期改变,结合临床,可报告符合 UC 病理改变。宜注明为活动期或缓解期。如有隐窝上皮异型增生(上皮内瘤变)或癌变,应予注明。隐窝基底部浆细胞增多被认为是 UC 最早的光学显微镜下特征,且预测价值高。

(4) 其他检查:结肠镜检查可以取代钡剂灌肠检查。无条件行结肠镜检查的单位可行钡剂灌肠检查。检查所见的主要改变为:①黏膜粗乱和/或颗粒样改变;②肠管边缘呈锯齿状或毛刺样改变,肠壁有多发性小充盈缺损;③肠管短缩,袋囊消失呈铅管样。结肠镜检查遇肠腔狭窄内镜无法通过时,可应用钡剂灌肠检查、CT 或 MRI 结肠显像显示结肠镜检查未及部位。

(5) 手术切除标本病理检查:大体和组织学改变见上述 UC 的特点。

诊断要点:在排除其他疾病基础上,可按下列要点诊断:①具有上述典型临床表现者为临床疑诊,安排进一步检查;②同时具备上述结肠镜和/或放射影像学特征者,可临床拟诊;③如再具备上述黏膜活检和/或手术切除标本组织病理学特征者,可以确诊;④初发病例如临床表现、结肠镜以及活检组织学改变不典型者,暂不确诊 UC,应予随访。

2. 疾病评估 UC 诊断成立后,需进行疾病评估,以利于全面估计病情和预后,制订治疗方案。

(1) 临床类型:可分为初发型、慢性复发型、慢性持续型、暴发型。初发型:既往无病史,首次发作;慢性复发:病情缓解后复发;慢性持续型:首次发作后可持续有轻重不等的腹泻、血便,常持续半年以上,可有急性发作;暴发型:症状严重,血便每日 10 次以上,伴中毒性巨结肠、肠穿孔、脓毒症等并发症。

(2) 病变范围:推荐采用蒙特利尔分型(表 26-10)。该分型有助于治疗方案的选择。

表 26-10 UC 病变范围的蒙特利尔及巴黎分型

项目	蒙特利尔分型	巴黎分型
范围	E₁:溃疡性直肠炎	E₁:溃疡性直肠炎
	E₂:左半结肠 UC(脾曲远端)	E₂:左半结肠炎(脾曲远端)
	E₃:广泛结肠炎(脾曲近端)	E₃:广泛结肠炎(肝曲远端)
		E₄:全结肠炎(肝曲近端)

(3) 疾病活动性的严重程度:UC 病情分为活动期和缓解期,依据儿童溃疡性结肠炎活动指数(pediatric ulcerative colitis activity index,PUCAI)进行评定。PUCAI 总分<10 分为缓解期;10~34 分为轻度活动期;35~64 分为中度活动期;≥65 分为重度活动期(表 26-11)。

表 26-11 儿童溃疡性结肠炎活动指数

项目	分类	评分
腹痛	无	0
	疼痛可忽略	5
	疼痛不能忽略	10
直肠出血	无	0
	少量,出现次数少于 50%便次	10
	少量,多数排便时出现	20
	大量,大于粪便体积的 50%	30
大便性状	成形	0
	部分成形	5
	不成形	10
每日便次	0~2	0
	3~5	5
	6~8	10
	>8	15
夜便(任何症状引起的夜间觉醒)	无	0
	有	10
日常活动	不受限制	0
	偶尔受限	5
	严重受限	10

引自:DAN TURNER, ANTHONY R OTLEY, DAVID MACK, et al. Development, validation, and evaluation of a pediatric ulcerative colitis activity index: a prospective multicenter study. Gastroenterology, 2007, 133(2):423-432.

3. 鉴别诊断

（1）急性感染性肠炎：各种细菌感染，如志贺菌、空肠弯曲杆菌、沙门菌、产气单胞菌、大肠埃希菌、耶尔森菌等。常有流行病学特点（如不洁饮食史或疫区接触史），急性起病，常伴发热和腹痛，具有自限性（病程一般数天至1周，不超过6周）；抗菌药物治疗有效；粪便检出病原体可确诊。

（2）阿米巴肠病：有流行病学特征，果酱样大便，结肠镜下见溃疡较深、边缘潜行，间以外观正常的黏膜，确诊有赖于粪便或组织中找到病原体，非流行地区患儿血清阿米巴抗体阳性有助诊断。

（3）肠道血吸虫病：有疫水接触史，常有肝脾大。确诊有赖粪便检查见血吸虫卵或孵化毛蚴阳性。急性期结肠镜下可见直肠、乙状结肠黏膜黄褐色颗粒，活检黏膜压片或组织病理学检查见血吸虫卵。免疫学检查有助鉴别。

（4）其他：肠结核、真菌性肠炎、抗菌药物相关性肠炎（包括假膜性结肠炎）、缺血性结肠炎、放射性肠炎、嗜酸性粒细胞性胃肠炎、过敏性紫癜、胶原性结肠炎、白塞病、结肠息肉病、结肠憩室炎以及人类免疫缺陷病毒（HIV）感染合并的结肠病变应与本病鉴别。还需注意，结肠镜检查发现的直肠轻度炎症改变，如不符合UC的其他诊断要点，常为非特异性，应认真寻找病因，观察病情变化。

（5）UC合并艰难梭菌（Clostridium difficile，CD）或巨细胞病毒（CMV）感染：重度UC或在免疫抑制剂维持治疗病情处于缓解期患儿出现难以解释的症状恶化时，应考虑到合并艰难梭菌或CMV感染的可能。确诊艰难梭菌感染可行粪便艰难梭菌毒素试验（酶联免疫测定Toxin A/B）或培养。明确有无CMV感染可行结肠镜下活检HE染色找包涵体以及免疫组化染色和血CMV-DNA定量。

（6）UC与CD鉴别：详见CD鉴别诊断部分。

4. 诊断步骤 临床怀疑UC时，推荐以下逐级诊断步骤：

（1）强调粪便常规检查和培养不少于3次。根据流行病学特点，排除阿米巴肠病、细菌性痢疾、肠结核、血吸虫病等的相关检查。

（2）实验室检查：常规检查包括血常规、血清白蛋白、电解质、ESR、CRP、粪钙卫蛋白等。血钙、25-羟基维生素 D_3 [25(OH) D_3]、叶酸、维生素 B_{12} 水平测定有助于营养状态的评估；有条件的单位可行血清乳铁蛋白等检查作为辅助指标。

（3）结肠镜检查并活检：是建立诊断的关键。结肠镜检查遇肠腔狭窄内镜无法通过时，可应用钡剂灌肠检查、CT或MRI结肠显像显示结肠镜检查未及部位。

（4）下列情况考虑行小肠检查：病变不累及直肠（未经药物治疗者）、倒灌性回肠炎（盲肠至回肠末端的连续性炎症）以及其他难以与CD鉴别的情况。小肠检查方法详见CD诊断部分。左半结肠炎伴阑尾开口炎症改变或盲肠红斑改变在UC常见，因此一般无需进一步行小肠检查。

（5）重度活动期患儿检查的特殊性：应常规腹部平片了解结肠情况。缓行全结肠检查，以确保安全。但为诊断及鉴别诊断，可行不做常规肠道准备的直肠、乙状结肠有限检查和活检，操作应轻柔，少注气。为了解有无合并艰难梭菌和/或CMV感染，可行有关检查。

【预后】 病因不明，无特效治疗方法，且病程较长，反复发作，不易彻底治愈。轻型病例经对症治疗后病情可长期缓解。严重者预后较差。

【治疗】

1. 治疗目标 诱导并维持临床缓解以及黏膜愈合，防治并发症，改善患儿生活质量。

2. 活动期的治疗

（1）轻度UC

1）氨基水杨酸制剂：是治疗轻度UC的主要药物，包括传统的柳氮磺吡啶（sulfasalazine，SASP）和其他各种不同类型的5-氨基水杨酸（（5-aminosalicylic acid，5-ASA）制剂。直肠用药制剂为5-ASA灌肠剂和栓剂。柳氮磺吡啶50~75mg/（kg·d），分2次或3次口服，一般总量不超过4g/d，有用到4.8g/d的报道。美沙拉秦30~50mg/（kg·d），一般总量不超过3~4g/d。SASP疗效与其他5-ASA制剂相似，但不良反应远较5-ASA制剂多见。

2）对氨基水杨酸制剂治疗无效者，特别是病变较广泛者，可改用口服全身作用激素（用法详见下文）。

（2）中度UC

1）氨基水杨酸制剂：仍是主要药物，用法同前。

2）激素：足量氨基水杨酸制剂治疗后（一般2~4周）症状控制不佳者，尤其是病变较广泛者，应及时改用激素。按泼尼松0.75~1mg/（kg·d）给药（其他类型全身作用激素的剂量按相当于上述泼尼松剂量折算）。达到症状缓解后开始逐渐缓慢减量至停药，注意快速减量会导致早期复发。

3）硫嘌呤类药物：包括硫唑嘌呤（azathioprine，AZA）和6-巯基嘌呤（6-mercaptopurine，6-MP）。适用于激素无效或依赖者。AZA欧美推荐的目标剂量为1.5~2.5mg/（kg·d），一般认为亚裔人种剂量宜偏低,我国相关文献数据显示,低剂量 AZA[(1.23±0.34)mg/(kg·d)]对难治性 UC 有较好的疗效和安全性,但文献证据等级较弱。注意氨基水杨酸制剂会增加硫嘌呤类药物骨髓抑制的毒性。

4) 英夫利昔单抗(infliximab,IFX):当激素和上述免疫抑制剂治疗无效或激素依赖或不能耐受上述药物治疗时,可考虑 IFX 治疗。详见 CD 治疗部分。

远段结肠炎的治疗:对病变局限在直肠或直肠乙状结肠者,强调局部用药(病变局限在直肠用栓剂、局限在直肠乙状结肠用灌肠剂),口服与局部用药联合应用疗效更佳。轻度远段结肠炎可视情况单独局部用药或口服与局部联合用药;中度远段结肠炎应口服与局部联合用药;对病变广泛者口服与局部用药联合应用亦可提高疗效。局部用药有美沙拉秦栓剂,每次 10~20mg/kg(成人 0.5~1g/次),1~2 次/d;美沙拉秦灌肠剂,每次 25mg/kg(成人每次 1~2g),1~2 次/d。激素如氢化可的松琥珀酸钠盐(禁用酒石酸制剂)每晚 2~4mg/kg(成人每晚 100~200mg);成人用布地奈德泡沫剂每次 2mg,1~2 次/d,适用于病变局限在直肠者,该药激素的全身不良反应少。据报道不少中药灌肠剂如锡类散亦有效,可试用。

(3) 重度 UC:病情重、病情进展快,处理不当可危及生命,应给予积极治疗。

1) 一般治疗:补液、补充电解质,防治水、电解质、酸碱平衡紊乱,特别是注意补钾。血便多、血红蛋白过低者适当输红细胞。病情严重者暂禁食,予胃肠外营养。忌用止泻剂、抗胆碱能药物、阿片制剂、NSAIDs 等,以避免诱发结肠扩张。对中毒症状明显者可考虑静脉用广谱抗菌药物。

2) 静脉用激素:为首选治疗。甲泼尼龙每天 1~2mg/kg(成人 40~60mg/d),或氢化可的松 8~10mg/kg(成人 300~400mg/d),剂量加大不会增加疗效,但剂量不足会降低疗效。

3) 需要转换治疗的判断以及转换治疗方案的选择

A. 需要转换治疗的判断:在静脉用足量激素治疗约 3 天仍然无效,应转换治疗方案。所谓"无效"除观察排便频率和血便量外,宜参考全身状况、腹部体检、血清炎症指标进行判断。判断的时间点定为"约 3 天"是欧洲克罗恩病和结肠炎组织和亚太共识的推荐,视病情严重程度和恶化倾向,亦可适当延迟(如 7 天)。但应牢记,不恰当的延长观察时间会大大增加手术风险。

B. 转换治疗方案的选择:两大选择,一是转换药物的所谓"拯救"治疗,依然无效才手术治疗;二是立即手术治疗。①环孢素(cyclosporine A,CsA):2~4mg/(kg·d)静脉滴注。该药起效快,短期有效率可达 60%~80%,可有效减少急诊手术率。使用期间需定期监测血药浓度,严密监测不良反应。待症状缓解,改为口服(不超过 6 个月),逐渐过渡到硫嘌呤类药物维持治疗;4~7 天治疗无效者,应及时转手术治疗。②IFX:近年国外一项安慰剂对照研究提示 IFX 作为"拯救"治疗有效。③他克莫司:作用机制与环孢素类似,也属于钙调磷酸酶抑制剂。研究显示,他克莫司治疗重度 UC 的短期疗效基本与环孢素相同。④立即手术治疗:对中毒性巨结肠患儿一般宜早期实施手术,其他视具体情况决定。

3. 缓解期的维持治疗 UC 维持治疗的目标是维持临床和内镜的无激素缓解。除轻度初发病例、很少复发且复发时为轻度易于控制者外,均应接受维持治疗。

(1) 维持治疗的药物:激素不能作为维持治疗药物。维持治疗药物的选择视诱导缓解时用药情况而定。

1) 氨基水杨酸制剂:由氨基水杨酸制剂或激素诱导缓解后以氨基水杨酸制剂维持,用原诱导缓解剂量的全量或半量,如用 SASP 维持,剂量一般为 2~3g/d,并应补充叶酸。远段结肠炎以美沙拉秦局部用药为主(直肠炎用栓剂每晚 1 次;直肠乙状结肠炎用灌肠剂隔天至数天 1 次),联合口服氨基水杨酸制剂效果更好。

2) 硫嘌呤类药物:用于激素依赖者、氨基水杨酸制剂不耐受者。剂量与诱导缓解时相同。

3) IFX:以 IFX 诱导缓解后继续 IFX 维持,用法参考 CD 治疗。

4) 其他:肠道益生菌和中药治疗维持缓解的作用尚有待进一步研究。白细胞洗涤技术日本有成功报道,国内尚未开展。

(2) 维持治疗的疗程:氨基水杨酸制剂维持治疗的疗程为 3~5 年或更长。对硫嘌呤类药物以及 IFX 维持治疗的疗程未达成共识,视患儿具体情况而定。

4. 外科手术治疗

(1) 绝对指征:大出血、穿孔、癌变以及高度疑为癌变。

(2) 相对指征:①积极内科治疗无效的重度 UC,合并中毒性巨结肠内科治疗无效者宜更早行外科干预。②内科治疗疗效不佳和/或药物不良反应已严重影响生活质量者,可考虑外科手术。

(二)克罗恩病

克罗恩病(Crohn's disease,CD)为一种慢性肉芽肿

26章

炎症,病变呈透壁性炎症,多为节段性、非对称分布,可累及胃肠道各部位,以末段回肠和附近结肠为主,临床主要表现为腹痛、腹泻、瘘管和肛周病变。1932年,由Crohn首次用局限性回肠炎报告。因病变在肠管一段或多段形成局限性肉芽肿,故又称肉芽肿性肠炎。文献报道,CD发病有两个高峰:10~20岁和50~60岁。目前儿童CD的全球发病率尚不清楚,有报道20岁以下克罗恩病的发病率从30年前的每年每10万中的0.1上升到2003年的4.6。Tang WJ等总结了复旦大学附属儿科医院1993年至2017年诊治的儿童CD患者的年龄分布情况,共纳入了137例,结果发现49.6%患儿的诊断年龄小于10岁。

【病因】 至今病因仍不清楚,与溃疡性结肠炎一样,由多种原因引起,现普遍认为与遗传、环境(肠道细菌和食物)和免疫因素有关。遗传、环境和免疫因素的相互作用可导致肠黏膜免疫反应过度活跃,造成肠道组织炎症和损伤。概括地说,某些遗传易感因素决定了个体易于患病,在感染因子或肠腔内抗原的作用下刺激黏膜相关淋巴组织,引起上调的T淋巴细胞反应,由此激活各种细胞因子的网络,使局部组织发炎,并不断放大和持续,引起肠壁的损伤和相应的临床表现。

【病理变化】 病变侵犯部位以回肠末端与邻近右侧结肠者最为多见,但整个胃肠道包括从口腔到肛门的任何部位均可发生,病变呈跳跃式或节段性分布,肠壁全层受侵,称为透壁性损害。早期表现为黏膜充血、水肿,随后有散在的浅表溃疡或阿弗他溃疡形成,溃疡之间黏膜往往正常。随着疾病进展,形成纵行匐行为主的溃疡,溃疡之间的黏膜充血水肿呈结节样肿大,呈鹅卵石样外观。有的溃疡沿肠管纵轴延伸,深达浆膜形成裂隙状溃疡。病变肠段肠壁增厚、僵硬、管腔狭窄,严重者可致肠梗阻。有的深凿溃疡延伸形成窦道,穿透肠壁,形成瘘管、穿孔、脓肿。显微镜下可见单核细胞、浆细胞、嗜酸性粒细胞、肥大细胞、中性粒细胞等急、慢性炎症细胞浸润肠壁全层,有时形成裂隙样溃疡,上皮样细胞及多核巨细胞形成非干酪样坏死性肉芽肿,黏膜下层水肿,淋巴管、血管扩张,部分血管周围可见粗大、扭曲的神经纤维,神经节细胞增生,伴有纤维组织增生。

【临床表现】 临床表现呈多样化,包括消化道表现、全身表现、肠外表现以及并发症。消化道症状以阵发性腹痛、腹泻为主,可有黏液和血便,可伴腹部肿块。全身表现主要为体重减轻、食欲缺乏、发热、营养不良、贫血、低蛋白血症和生长发育迟缓等;肠外表现与UC相似;并发症常见瘘管、腹腔脓肿、肠狭窄和梗阻、肛周病变(肛周脓肿、肛门瘘管、皮赘、肛周皮肤裂口等),消

化道大出血、急性穿孔较少见,病程长者可发生癌变。与成人CD不同的是,儿童CD往往先出现食欲缺乏、发热、营养不良、贫血、体重不增或减轻、低蛋白血症和发育迟缓等全身症状或肠外症状,甚至可以比消化道症状早出现数月或数年,其程度与病变的部位、范围、病程、营养吸收障碍和丢失程度有关。

【诊断与鉴别诊断】

1. 诊断标准 CD缺乏诊断的金标准,诊断需结合临床、内镜、影像学和组织病理学表现进行综合分析并随访观察。

(1)临床表现:慢性起病、反复发作的右下腹或脐周腹痛伴明显体重下降、发育迟缓,可有腹泻、腹部肿块、肠瘘、肛门病变以及发热、贫血等,对以全身症状或肠外症状起病的患儿,要想到克罗恩病的可能。

(2)内镜检查

1)结肠镜检查:结肠镜检查和活检应列为CD诊断的常规首选检查,镜检应达末端回肠。镜下病变呈节段性、非对称性、跳跃性分布,可见阿弗他溃疡、裂隙样溃疡、纵行溃疡、铺路石样肠黏膜、肠腔狭窄、肠壁僵硬等,其中具有特征性的表现为非连续性病变、纵行溃疡和卵石样外观。

2)小肠胶囊内镜检查(small bowel capsule endoscopy,SBCE):SBCE对小肠黏膜异常相当敏感,但对一些轻微病变的诊断缺乏特异性,且有发生胶囊内镜滞留的危险。主要适用于疑诊CD但结肠镜和小肠放射影像学检查阴性的患儿。

3)小肠镜检查:目前我国常用的是气囊辅助式小肠镜(BAE),该检查可直视观察病变、取活检和进行内镜下治疗。BAE主要适用于其他检查(如SBCE或放射影像学)发现小肠病变或尽管上述检查阴性而临床高度怀疑小肠病变需进一步确认和鉴别者,或已确诊CD需BAE检查以指导或进行治疗者。

4)胃镜检查:少部分CD病变可累及食管、胃和十二指肠,但一般很少单独累及。原则上胃镜检查应列为CD的检查常规,尤其是有上消化道症状者、儿童和IBDU患者。

(3)影像学检查

1)CT或MR肠道显像(CT/MR enterography,CTE/MRE):可反映肠壁的炎症改变、病变分布的部位和范围、狭窄的存在及其可能的性质(如炎症活动性或纤维性狭窄)、肠腔外并发症(如瘘管形成、腹腔脓肿或蜂窝织炎)等。CTE或MRE是迄今评估小肠炎性病变的标准影像学检查,有条件的单位应将此检查列为CD诊断的常规检查项目。活动期CD典型的CTE表现为肠壁

明显增厚(成人的肠壁增厚>4mm);肠黏膜明显强化伴有肠壁分层改变,黏膜内环和浆膜外环明显强化,呈"靶征"或"双晕征";肠系膜血管增多、扩张、扭曲,呈"梳状征";相应系膜脂肪密度增高、模糊;肠系膜淋巴结肿大等。CTE 与 MRE 评估小肠炎性病变的精确性相似,MRE 较费时,对设备和技术要求较高,但无放射线暴露之虑,推荐用于监测累及小肠患儿的疾病活动度。CTE 或 MRE 可更好地扩张小肠,尤其是近段小肠,可能更有利于高位 CD 病变的诊断。盆腔 MRI 有助于确定肛周病变的位置和范围、了解瘘管类型及其与周围组织的解剖关系。

2) 钡剂灌肠和小肠钡剂造影:钡剂灌肠对因肠腔狭窄无法行肠镜检查的患儿具有诊断价值。小肠钡剂造影一般用于无法行 CTE 或 MRE 检查者。该检查对肠狭窄的动态观察可与 CTE/MRE 互补。X 线所见为多发性、跳跃性病变,病变处见裂隙状溃疡、卵石样改变、假息肉、肠腔狭窄、僵硬,可见瘘管。

3) 腹部超声检查:可显示肠壁病变的部位和范围、肠腔狭窄、肠瘘及脓肿等,对发现瘘管、脓肿和炎性包块具有一定价值。相比与成人,对小年龄患儿而言,腹部超声检查更具有优势。

(4) 组织病理学检查:黏膜病理组织学检查需多段(包括病变部位和非病变部位)、多点取材。

1) 手术切除标本:沿纵轴切开(肠系膜对侧缘)手术切除的肠管,连同周围淋巴结一起行组织病理学检查。大体表现包括:①节段性或局灶性病变;②融合的线性溃疡;③卵石样外观、瘘管形成;④肠系膜脂肪包绕病灶;⑤肠壁增厚、肠腔狭窄等特征。

2) 组织病理学改变:①固有膜炎症细胞呈局灶性不连续浸润,呈节段性、透壁性炎症;②裂隙状溃疡;③阿弗他溃疡;④隐窝结构异常,腺体增生,个别可见隐窝脓肿;⑤非干酪样坏死性肉芽肿,见于黏膜内、黏膜下,手术标本还可见于肌层甚至肠系膜淋巴结;⑥以淋巴细胞和浆细胞为主的慢性炎症细胞浸润,以固有膜底部和黏膜下层为重,常见淋巴滤泡形成,手术标本可见透壁性散在分布的淋巴样细胞增生;⑦黏膜下淋巴管扩张,晚期黏膜下层增宽或出现黏膜与肌层融合(多见于手术标本);⑧神经节细胞增生和/或神经节周围炎。内镜下黏膜活检的诊断:局灶性的慢性炎症、局灶性隐窝结构异常和非干酪样肉芽肿是公认最重要的在结肠内镜活检标本上诊断 CD 的光学显微镜下特点。

诊断要点:在排除其他疾病基础上,可按下列要点诊断:①具备上述临床表现者可临床疑诊,进一步检查;②同时具备上述结肠镜或小肠镜(病变局限在小肠者)特征以及影像学特征者,可临床拟诊;③如再加上活检组织病理学检查提示 CD 的特征性改变且能排除肠结核者,可作出临床诊断;④如有手术切除标本组织病理学改变,可病理确诊;⑤对无病理确诊的初诊病例,随访6~12 个月以上,根据对治疗的反应和病情变化判断,符合 CD 自然病程者,可作出临床确诊。如与肠结核混淆不清但倾向于肠结核者,应按肠结核进行诊断性治疗8~12 周,再行鉴别。

世界卫生组织(WHO)曾提出 6 个诊断要点的 CD 诊断标准(表26-12),可供参考。

表 26-12 世界卫生组织推荐的 CD 诊断标准

项目	临床表现	影像学检查	内镜检查	活组织检查	手术标本
①非连续性或节段性改变	-	阳性	阳性	-	阳性
②鹅卵石外观或纵性溃疡	-	阳性	阳性	-	阳性
③全壁性炎症反应改变	阳性	阳性	-	阳性	阳性
④非干酪性肉芽肿	-	-	-	阳性	阳性
⑤裂沟、瘘管	阳性	阳性	-	-	阳性
⑥肛周病变	阳性	-	-	-	-

注:具有①、②、③者为疑诊;再加上④、⑤、⑥三者之一可确诊;具备第④项者,只要加上①、②、③三者之二亦可确诊;"-"代表无此项表现。

2. 疾病评估

(1) 临床类型:推荐按蒙特利尔或巴黎 CD 表型分类法进行分型(表26-13)。

(2) 疾病活动性的严重程度:临床上根据儿童克罗恩病活动指数(pediatric Crohn's disease activity in-

dex,PCDAI)评估疾病活动性的严重程度以及进行疗效评价(表26-14)。分为缓解期、轻度活动期、中度活动期、重度活动期。PCDAI 0~10 分:缓解期,10.0~27.5 为轻度活动期,30.0~37.5 为中度活动期,40.0~100.0 为重度活动期。

表 26-13　CD 的蒙特利尔分型及巴黎分型

项目	蒙特利尔分型	巴黎分型
诊断年龄	A_1：<17 岁	A_{1a}：(0~10)岁
	A_2：(17~40)岁	A_{1b}：(10~17)岁
	A_3：>40 岁	A_2：(17~40)岁
		A_3：>40 岁
部位	L_1：末端回肠/有限的盲肠	L_1：远端 1/3 回肠,伴或不伴有限的盲肠
	L_2：结肠	L_2：结肠
	L_3：回结肠	L_3：回结肠
	L_4：孤立的上消化道	L_{4a}：屈氏韧带近端的上消化道
		L_{4b}：屈氏韧带远端至 1/3 回肠近端
表现	B_1：无狭窄穿透	B_1：无狭窄穿孔
	B_2：狭窄	B_2：狭窄
	B_3：穿透	B_3：穿透
	P：肛周病变	B_2B_3：既有狭窄又有穿透(同时或不同时间出现)
		P：肛周病变
生长发育	—	G_0：无发育迟缓
		G_1：有发育迟缓

注：L_4/L_{4a}/L_{4b} 可以与 L_1、L_2、L_3 并存。

B_2：影像、内镜或手术发现存在固定的肠腔狭窄,伴狭窄性扩张(伴或不伴梗阻症状)。

B_3：肠穿孔、肠内瘘、肠脓肿、肛周脓肿(非术后腹腔内并发症),不包括孤立性肛瘘或直肠阴道瘘。

G_0：诊断时及后续的随访中无生长发育异常。

G_1：符合下列至少一项即定义为生长发育异常：①诊断时或后续的随访中身高 Z 值小于预期 Z 值；②实际身高的 Z 值与预期身高(父母身高的计算公式)的 Z 值>2.0 或与实际身高的 Z 值生病前身高 Z 值差异>1.0；③目前身高的 Z 值明显低于诊断时身高 Z 值。

表 26-14　儿童克罗恩病活动指数（PCDAI）

项目		评分
腹痛	无	0
	轻度,不影响日常生活	5
	中/重度、夜间加重、影响日常生活	10
每日便次	0~1 次稀便,无血便	0
	≤2 次带少许血的糊状便或 2~5 次水样便	5
	≥6 次水样便或肉眼血便或夜间腹泻	10
一般情况	好,活动不受限	0
	稍差,偶尔活动受限	5
	非常差,活动受限	10
体重	体重增长	0
	体重较正常轻≤10%	5
	体重较正常轻≥10%	10

续表

项目		评分
诊断时身高[*] 或身高速率[**]	诊断时身高低于相应年龄 1 个百分位等级内或身高生长速率在 -1 个标准差之内	0
	诊断时身高低于相应年龄 1~2 个百分位等级 或身高生长速率在 -1~-2 个标准差	5
	诊断时身高低于相应年龄 2 个百分位等级之上或身高生长速率在 -2 个标准差以下	10
腹部	无压痛无肿块	0
	压痛或者无压痛肿块	5
	压痛、肌紧张、明确的肿块	10
肛旁疾病	无、无症状皮赘	0
	1~2 个无痛性瘘管、无窦道、无压痛	5
	活动性瘘管、窦道、压痛、脓肿	10
肠外疾病[***]	无	0
	1 个表现	5
	≥2 个表现	10
血细胞比容/%	男/女(<10 岁) ≥33	0
	女(11~19 岁) ≥34	
	男(11~15 岁) ≥35	
	男(>15~19 岁) ≥37	
	男/女(<10 岁) 28~32	2.5
	女(11~19 岁) 29~33	
	男(11~15 岁) 30~34	
	男(>15~19 岁) 32~36	
	男/女(<10 岁) <28	5
	女(10~19 岁) <29	
	男(11~15 岁) <30	
	男(>15~19 岁) <32	
血沉/(mm·h^{-1})	<20	0
	20~50	2.5
	>50	5
白蛋白/(g·L^{-1})	≥35	0
	25~35	5
	≤25	10

注:[*]百分位数法评价身高的方法常分为第 3、10、25、50、75、90、97 百分位数,即 7 个百分位等级,如"10→25→50"为上升 2 个百分位等级。

[**]以 cm/年表示,需要超过 6~12 个月的测量方可得到可靠的身高速率,与正常相比标准差。

[***]1 周内超过 3 日 体温> 38.5℃、关节炎、葡萄膜炎、皮肤结节性红斑或皮肤坏疽。

PCDAI<10.0:缓解期。

PCDAI 10.0~27.5:轻度活动期。

PCDAI 30.0~37.5:中度活动期。

PCDAI 40.0~100.0:重度活动期。

3. 鉴别诊断 与 CD 鉴别最困难的疾病是肠结核,肠白塞病系统表现不典型者鉴别亦相当困难。其他需与:感染性肠炎(如 HIV 相关肠炎、血吸虫病、阿米巴肠病、耶尔森菌、空肠弯曲杆菌、艰难梭菌、CMV 等感染)、缺血性结肠炎、放射性肠炎、药物性(如 NSAIDs)肠病、嗜酸性粒细胞性肠炎、以肠道病变为突出表现的风湿性疾病(如系统性红斑狼疮、原发性血管炎等)、肠道淋巴瘤等鉴别。

(1) 肠结核:克罗恩病与肠结核均为肠道慢性肉芽肿性疾病,两者在临床特征、病理、内镜下有类似的表现,误诊率高达 50%～70%。与克罗恩病类似,肠结核也常累及回盲部。两者在临床表现上都可有低热、体重减轻、腹泻、腹部包块、肠梗阻等,病变部位、范围和分布特点相似;病理形态上的改变也有许多相似处。如黏膜溃疡、假性息肉、肠壁水肿增厚、肠系膜淋巴结肿大、粘连、瘘管等。在我国肠结核的发病率还较高,故诊断克罗恩病需先除外肠结核。肠结核患者盗汗的发生率高于克罗恩病,而肛周病变及肠外表现在克罗恩病中的发生率更高。另外,合并原发性硬化性胆管炎者更倾向于克罗恩病的诊断。肠结核多见而克罗恩病少见的特点有:肠外结核灶、结核菌素实验阳性、血腺苷脱氨酶活性升高、粪便抗酸染色阳性、干酪样肉芽肿。内镜方面,克罗恩病多表现为纵向溃疡、鹅卵石样外观、多节段病变,肠结核多表现为扩张的回盲瓣、环形溃疡、假性息肉、跳跃性病变。通过临床表现、内镜、组织病理学等仍不能鉴别的克罗恩病及肠结核患者,若无临床禁忌,可诊断性抗结核治疗,诊断性抗结核治疗若效果不明显,应考虑克罗恩病可能。

(2) 肠白塞病:白塞病以口腔黏膜溃疡、眼、生殖器、皮肤病变为主要临床特征,也可累及其他器官,合并肠道溃疡者称为肠白塞病。肠白塞病可累及全消化道,但以回肠和结肠病变最常见。其病理特征为炎性肉芽肿并有溃疡形成,以直径>3.0cm 单发溃疡较多,溃疡较深并有慢性穿透趋势。典型溃疡多位于回盲部,呈圆形,深而呈穿凿状,周围黏膜略隆起。回肠溃疡多较回盲部溃疡小而浅,常多发,黏膜向溃疡集中。主要症状为右下腹痛、腹部包块、腹泻、血便等。严重者表现为肠出血、肠麻痹、肠穿孔、瘘管形成等。*HLA-B51* 等位基因阳性对本病的诊断有较大帮助。

(3) 小肠淋巴瘤:小肠淋巴瘤的部分症状与 CD 也颇为相似,如发热、体重下降、腹泻、腹痛等。影像学检查有助于鉴别诊断。小肠淋巴瘤多为肠壁弥漫性受累伴肠壁块影,而 CD 的病变往往局限于回肠,表现为肠壁的溃疡形成和肠腔狭窄。

(4) 溃疡性结肠炎:UC 与 CD 的临床表现有所不同。UC 以血便为主,而 CD 患儿少见血便,以慢性腹痛为主,有时在回盲部可及触痛、质软的炎性肿块。CD 常合并肠瘘。两者的另一主要区别在于病变的分布。UC 常由直肠开始,向近段延伸累及结肠某一部位而停止,病变呈连续性,往往仅累及结肠。而 CD 则可以累及全胃肠道的任何部位,其最常见的病变部位为回肠末端和近段结肠,病变呈节段性,病灶之间黏膜正常。内镜下表现和病理组织学检查,两者各有特点。

(5) 阑尾炎:回盲部的 CD 常常容易与急性阑尾炎混淆。阑尾炎常急性起病,腹痛严重伴肌紧张,而 CD 在发病前常有一段时间的腹泻史。影像学表现可帮助鉴别。

(6) 自身免疫性肠病:自身免疫性肠病(AIE)是一种以难治性腹泻、重度营养吸收不良、小肠绒毛萎缩、抗肠上皮细胞抗体或抗杯状细胞抗体阳性为特点的自身免疫性疾病,主要见于儿童,成人罕见。自身免疫性肠病与克罗恩临床表现有相似之处,如腹泻及营养不良等,但 AIE 腹泻多表现为水样泻,血便及脓血便较少,另外,内镜下多表现为肠绒毛萎缩,而非溃疡及炎性增生并存。抗肠上皮细胞抗体和抗杯状细胞抗体的检测有助于 AIE 的诊断,儿童患者的阳性率约为 50%,另外,AIE 患者通常伴发多种自身免疫性疾病,如类风湿性关节炎、自身免疫性肝炎、甲状腺炎等。

【治疗】

1. 治疗目标 诱导缓解和维持缓解,防治并发症,改善生存质量。

2. 活动期的治疗

(1) 一般治疗:营养支持:CD 患儿营养不良常见,注意有无铁、钙及维生素(特别是维生素 D、维生素 B_{12})等物质的缺乏,并作相应处理。对重症患儿可予肠外或肠内营养(enteral nutrition,EN)。

(2) 轻度活动期 CD 的治疗

1) 全肠内营养(exclusive enteral nutrition,EEN):EEN 是指回避常规饮食,将肠内营养制剂作为唯一的饮食来源。推荐 EEN 作为儿童轻中度 CD 诱导缓解的一线治疗方案,但尚未有足够强的数据显示 EEN 对孤立性口腔或肛周病变型 CD 有效。EEN 的应用疗程为6～12 周,治疗 2 周后需要评估疗效及依从性,如无明显效果,则需考虑转换为其他治疗方案;营养制剂选择方面,因整蛋白配方与要素配方诱导临床缓解效果相似,且整蛋白配方口味优于要素配方,故推荐首选整蛋白配方。若整蛋白配方不能耐受,需根据患儿的具体病情进行调整。途径方面建议首先考虑经口摄入,如经口摄入无法满足热量需求时考虑联合鼻饲喂养。

2）氨基水杨酸制剂：适用于结肠型、末端回肠型和回结肠型。应用美沙拉秦时需要及时评估疗效。使用方法见 UC。

3）布地奈德：病变局限在回肠末端、回盲部或升结肠者，布地奈德疗效优于美沙拉秦。

对上述治疗无效的轻度活动期 CD 患儿视为中度活动期 CD，按中度活动期 CD 处理。

（3）中度活动期 CD 的治疗

1）EEN：推荐 EEN 作为儿童轻中度 CD 诱导缓解的一线治疗方案，具体同轻度 CD。

2）激素：是常用的治疗药物之一，用法同 UC。足量应用至症状完全缓解开始逐步减量。宜同时补充钙剂和维生素 D。

病变局限于回盲部者，可考虑布地奈德，但该药对中度活动期 CD 的疗效不如全身作用激素。8 岁以上且体重大于 25kg 的儿童布地奈德 3mg/次、3 次/d 口服，一般在 8~12 周临床缓解后改为每次 3mg、2 次/d。延长疗程可提高疗效，但超过 6~9 个月则再无维持作用。该药为局部作用激素，全身不良反应显著少于全身作用激素。

3）激素与硫嘌呤类药物或甲氨蝶呤（methotrexate，MTX）合用：激素无效或激素依赖时加用硫嘌呤类药物或 MTX。研究证明这类免疫抑制剂对诱导活动期 CD 缓解与激素有协同作用，但起效慢（AZA 用药 12~16 周后才达到最大疗效），因此其作用主要是在激素诱导症状缓解后，维持撤离激素后的持续缓解。

AZA 和 6-MP 同为硫嘌呤类药物，两药疗效相似。使用 AZA 出现不良反应的患儿转用 6-MP，部分患儿可以耐受。硫嘌呤类药物治疗无效或不能耐受者，可考虑换用 MTX。

AZA 治疗过程中应根据疗效和不良反应进行剂量调整。可以一开始即给予目标剂量，用药过程中再调量。也可从低剂量开始，每 4 周逐步增量，直至有效或外周血白细胞降至临界值或达到目标剂量。该方案判断药物疗效需时较长，但可能减少剂量依赖的不良反应。

6-MP：欧美共识意见推荐的目标剂量为每天 0.75~1.5mg/kg。使用方法和注意事项与 AZA 相同。

4）生物制剂：IFX 用于激素和上述免疫抑制剂治疗无效或激素依赖者或不能耐受上述药物治疗者。IFX 5mg/kg，静脉滴注，在第 0、2、6 周给予作为诱导缓解；随后每隔 8 周给予相同剂量作长程维持治疗。使用 IFX 前接受激素治疗时应继续原来治疗，在取得临床完全缓解后将激素逐步减量直至停用。对原先使用免疫抑制剂无效者，不必继续合用；但对 IFX 治疗前未接受过免疫抑制剂治疗者，IFX 与 AZA 合用可提高撤离激素缓解率和黏膜愈合率。IFX 应用的过程中应注意监测药物浓度及有无抗抗体产生。对因药物浓度低而导致的疗效不佳者，可缩短用药间隔或增加药物剂量，最大可用至 10mg/kg，每 4 周 1 次。

5）其他：氨基水杨酸制剂对中度活动期 CD 疗效不明确。环丙沙星和甲硝唑仅用于有合并感染者。其他免疫抑制剂、沙利度胺、益生菌（probiotics）、外周血干细胞或骨髓移植等治疗 CD 的价值尚待进一步研究。对有结肠远端病变者，必要时可考虑美沙拉嗪局部治疗。

（4）重度活动期 CD 的治疗

1）确定是否存在并发症：局部并发症如脓肿或肠梗阻，全身并发症如机会性感染。

2）全身作用激素：口服或静脉给药，剂量相当于泼尼松每天 0.75~1mg/kg。

3）IFX：视情况，可在激素无效时应用，亦可一开始就应用。

4）手术治疗：激素或全身治疗无效者可考虑手术治疗。

5）综合治疗：合并感染者予广谱抗菌药物或环丙沙星和/或甲硝唑（metronidazole）。视病情予输液、输血以及输白蛋白。视营养状况和进食情况予肠外或肠内营养支持。

（5）根据对病情预后估计制订治疗方案：对合并肛周病变、广泛性病变（病变累及肠段累计>100cm）、食管胃十二指肠病变、发病年龄轻、首次发病即需要激素治疗等高危因素，不必经过"升阶治疗"阶段，治疗初始即可予激素联合免疫抑制剂（硫嘌呤类药物或 MTX）；或直接予 IFX（单独应用或与 AZA 联用）。

3. 外科手术治疗 手术指征如下。

（1）CD 并发症

1）肠梗阻：由纤维狭窄所致的肠梗阻视病变部位和范围行肠段切除术或狭窄成形术。短段狭窄肠管（一般<4cm）可行内镜下球囊扩张术。炎症性狭窄引起的梗阻如药物治疗无效可考虑手术治疗。

2）腹腔脓肿：先行经皮脓肿引流和抗感染，必要时再行手术处理病变肠段。

3）瘘管形成：肛周瘘管处理如前述。非肛周瘘管（包括肠皮瘘和各种内瘘）的处理是一个复杂的难题，应由内外科医师密切配合进行个体化处理。

4）急性穿孔：需急诊手术。

26章

5）大出血:内科治疗(包括内镜止血)出血无效而危及生命者,需急诊手术。

6）癌变。

（2）内科治疗无效者。

4. 术后复发的预防 CD 肠切除术后复发率相当高。术后定期(尤其是术后第 1 年内)内镜复查有助监测复发和制定防治方案。有对照研究证实美沙拉秦、巯嘌呤类药物、咪唑类抗菌药物对预防内镜和临床复发有一定疗效。嘌呤类药物疗效略优于美沙拉秦,但因不良反应多,适用于有术后早期复发高危因素的患儿。甲硝唑长期使用患儿多不能耐受,有报道术后 3 个月内甲硝唑与 AZA 合用,继以 AZA 维持,可显著减少术后 1 年复发率。初步报道 IFX 对预防术后内镜复发有效。

5. 药物诱导缓解后的维持治疗 激素不应用于维持缓解。用于维持缓解的主要药物如下。

（1）氨基水杨酸制剂:适用氨基水杨酸制剂诱导缓解后仍以氨基水杨酸制剂作为缓解期的维持治疗。氨基水杨酸制剂对激素诱导缓解后维持缓解的疗效不确定。

（2）巯嘌呤类药物或甲氨蝶呤:硫唑嘌呤是激素诱导缓解后用于维持缓解最常用的药物,能有效维持撤离激素的临床缓解或在维持症状缓解下减少激素用量。硫唑嘌呤不能耐受者可考虑换用 6-巯基嘌呤。巯嘌呤类药物治疗无效或不能耐受者可考虑换用甲氨蝶呤。上述免疫抑制剂维持治疗期间复发者,首先应检查服药依从性和药物剂量或浓度是否足够,以及其他影响因素。如存在,做相应处理;如排除,可改用抗 TNF-α 单克隆抗体诱导缓解并继续以抗 TNF-α 单克隆抗体维持治疗。

（3）抗 TNF-α 单克隆抗体:使用抗 TNF-α 单克隆抗体诱导缓解后应以抗 TNF-α 单克隆抗体维持治疗。

（三）嗜酸性粒细胞性胃肠炎

嗜酸性粒细胞性胃肠炎(eosinophilic gastroenteritis, EG)是一种以胃肠道嗜酸性粒细胞异常浸润为特征的比较少见的胃肠道疾病。可伴有周围血中嗜酸性粒细胞增高。1937 年,Kaijser 首次报道 EG。所有种族、所有年龄段(从新生儿到成人)均有发病,20~60 岁为高发年龄,以男性发病为多,男女比例为 3:2。

【病因】 多数学者认为此病与外源性或内源性过敏原的全身或局部变态反应所致。30%~70% EG 患儿有家族或个人的食物、药物过敏史(哮喘、花粉症等),湿疹史。70%~80% EG 患儿有周围血 EC 增加。有一些食物如海鲜、蜂蜜等,特别是牛乳被认为可诱发或加重症状。牛乳蛋白特异性 IgG 及 IgE 检测可呈阳性。

【诊断】

1. 临床表现 本病的消化道表现多样且无特异性,据病变部位、范围和程度不同而不同。一般以腹痛为首发症状,常伴恶心、呕吐,也可出现腹泻,严重者呈黏液脓血便,出现腹水时多伴有腹胀。多呈慢性经过,往往有周期性发作和自发性缓解的特点。可伴有全身症状,如低热、生长发育迟缓、贫血、内分泌紊乱等。Klein 根据嗜酸性粒细胞浸润胃肠壁的深度,分为以下三型:①Ⅰ型,黏膜病变型:最常见(50% 以上),症状类似于炎症性肠病。以腹痛、腹泻为主,因肠上皮细胞绒毛受损,由此可导致失血、吸收不良和肠道蛋白丢失等。②Ⅱ型,肌层病变型:较少见,浸润以肌层为主,胃肠壁增厚、僵硬可引起幽门及肠道的狭窄或梗阻。③Ⅲ型,浆膜病变型:罕见,浆膜增厚并可累及肠系膜淋巴结,可出现渗出性腹水及腹膜炎,腹水中可有大量的嗜酸性粒细胞。以上三型可单独或混合出现。

2. 辅助检查 除临床症状外,多数患儿外周血嗜酸性粒细胞增多,三种类型相比,Ⅲ型比其他两型增高的更为明显。常见缺铁性贫血,大便潜血试验阳性,血沉增快,血浆白蛋白下降,血 IgE、IgG 增高。X 线检查对诊断帮助不大,但消化道造影可显示食管、幽门、肠道等部位狭窄及黏膜改变,如黏膜增粗、紊乱、充盈缺损等。腹部 CT 及 B 型超声可显示非特异性肠壁增厚、腹腔积液等。内镜检查及活检病理检查有助于确诊。内镜下可见黏膜充血、水肿、糜烂、结节、溃疡等改变,病理组织学检查见大量嗜酸性粒细胞浸润。根据显微镜下嗜酸性粒细胞数目分为以下级别(表 26-15):

表 26-15 Whitington 分级

分级		嗜酸性粒细胞数/每视野（油镜）
0	正常	10
1	轻度异常	10~20
2	中度异常	20~50
3	重度异常	>50
4	极度异常	聚集成片或团

诊断标准:目前多数文献赞同的诊断原则是:有消化道症状,病理证实胃肠道(从食管到肛门)多处 EC 浸润(活检 6 点以上),无胃肠道以外多器官 EC 浸润,无寄生虫感染。

【鉴别诊断】　本病需要与嗜酸性粒细胞增多症、克罗恩病、溃疡性结肠炎、其他过敏性肠炎鉴别。

【治疗】

1. 饮食疗法　如去除致敏的食物或药物,有条件者可以进行要素饮食。

2. 药物治疗　肾上腺皮质激素有良好的治疗效果,可使病情缓解,多数患儿用药后 1~2 周内症状改善,嗜酸性粒细胞可明显下降至正常。复发时用药仍有效。适用于弥漫型、手术后复发和腹水为主的患儿。急性期可给泼尼松每日 0.5~1mg/kg,应用 2 周,见效后逐渐减量,维持 2~4 周。色甘酸钠系肥大细胞膜稳定剂,临床上对肾上腺皮质激素治疗无效或产生了较严重的副作用者可改用本品治疗。酮替芬为一种肥大细胞膜的保护剂,长期应用激素疗效不明显的患儿可加用,每日 0.5~1mg 口服,1~2 次/d。孟鲁司特钠为白三烯受体拮抗剂,可以与皮质激素合用,每日口服 4mg,1 次/d。对应用皮质激素效果不佳者,可加用免疫抑制剂硫唑嘌呤 1~2.5mg/(kg·d) 口服,但要注意观察血常规及骨髓抑制情况。抑酸治疗:有助于改善症状和食管、胃的病理变化,抑酸药的应用详见消化性溃疡病诊疗常规。

3. 手术治疗　对一些局限性浸润及有并发症的患儿,可以考虑手术治疗。但手术并不能完全切除受浸润的部位,易于复发,因此应尽量采用保守治疗。

(四)食物蛋白过敏相关性肠炎

非 IgE 介导食物过敏的特点是进食后数小时或者数天后出现症状(以皮肤和消化道症状为多见),发病机制不明确,不容易诊断,食物激发试验阳性或食物回避后以及重新摄入该食物时的反应有助于诊断[5]。主要相关食物类型为:牛奶、鸡蛋、大豆、小麦。以腹泻为主要表现的:食物蛋白介导的直肠结肠炎(food protein-induced proctocolitis)、食物蛋白介导的小肠结肠炎综合征(food protein-induced enterocolitis syndrome,FPIES)、食物蛋白介导的肠病(food protein-induced enteropathy)、麦胶样肠病(celiac disease,CD)。其他表现:便秘、肠绞痛等[6]。值得注意的是,抗组胺药物对非 IgE 介导的慢性腹泻患儿无明确治疗效果。

1. 食物蛋白介导的直肠结肠炎

【概述】　由 Rubin 在 1940 年首次报道。Gryboski 在 1966 年和 1967 年进行了后续研究。与食物蛋白介导的结肠直肠炎相关的食物有豆类、鱼、鸡蛋、小麦。虽然牛奶几乎与所有食物蛋白介导的结肠直肠炎有关,但是其中接近 60% 的患儿是母乳喂养儿。主要原因是母亲摄入奶制品后,牛奶蛋白的某些抗原成分通过乳汁分泌传递给已经被致敏的患儿,触发患儿出现过敏反应。另外一部分患儿,因为摄入的配方乳中含有牛奶蛋白和大豆而引起过敏。

【病因】　食物蛋白介导结肠直肠炎发生的危险因素有:免疫系统不成熟,小肠通透性改变和激活免疫系统的其他因素,如基因的易感性和对食物(如鸡蛋、牛奶、鱼、坚果、大豆等)的特异的敏感程度。

【诊断】

(1) 临床表现:本病以摄入食物后触发人体免疫反应导致的结肠直肠黏膜炎性改变为特征,绝大多发生在纯母乳喂养患儿,可在生后第 1 周甚至生后几小时内发病,生后 6 个月内发病最为常见。主要临床表现为腹泻,粪便性状变化较多,有时为正常便,有时为黏液便、血便(从便中带有少量血丝到以较多血为主的大便)。发病的最初几天可表现为带有血丝(时有时无)的大便,如果食物中过敏原未被剔除,血便次数逐渐增多,严重时每次都表现为血便。患儿一般状态不受影响,体重无减轻,腹部触诊无阳性发现。

(2) 辅助检查:绝大多数食物介导的结肠直肠炎患儿的实验室检查呈现正常结果,个别患儿有贫血,低蛋白血症或者外周血嗜酸性粒细胞增多。对于食物介导的结肠直肠炎目前尚无非侵入性的特异性的检查手段。现有的实验室检查敏感性和特异性均不强。腹部超声能够检测到肠道黏膜增厚。但 SPT 和 SIgE 检测呈阴性结果。诊断主要依据病史的询问,对于回避可疑食物以及重新引入可疑食物的反应,食物激发试验等。如果患儿在回避饮食后有良好的效果,则不推荐结肠镜检查。否则,建议给予结肠镜检查。患儿肠镜下表现为黏膜水肿、红斑、糜烂、溃疡、出血和淋巴滤泡增生。主要表现在降结肠和乙状结肠。厚层黏膜活检时,组织学检查黏膜和固有层嗜酸性粒细胞增生,很少形成隐窝脓肿。

【鉴别诊断】　需除外其他疾病如感染、坏死性小肠结肠炎、肛裂和肠套叠等。

【治疗】　回避可疑食物,如果要维持母乳喂养,则需要去除母乳中的可疑食物,母亲也需要回避引起患儿腹泻的可疑食物。如果患儿病情在 3 天内无改善,需要应用深度水解蛋白配方奶粉(extensively hydrolysed protein formula,eHF),如果症状仍然没有改善,则需要用氨基酸配方奶粉(amino acid-based formula,AAF)。患儿的预后良好,1 岁左右大多数可以耐受所回避的食物。

2. 食物蛋白介导的小肠结肠炎综合征

【概述】　食物蛋白介导的小肠结肠炎综合征(food

protein-induced enterocolitis syndrome，FPIES)，是 IgE 介导的 FA，常在生后 6 个月内发生，有些患儿在生后 1 个月甚至生后几天内就出现症状。

【病因】 引起 FPIES 最常见过敏原是牛奶，FPIES 常在生后 6 个月内发生，有些患儿在生后 1 个月甚至生后几天内就出现症状。纯母乳喂养可能是一个保护因素，目前还没有纯母乳喂养儿发生本病的报道。但是也有报道，因为母亲未回避牛奶蛋白的摄入，母乳喂养的患儿通过乳汁摄入了牛奶蛋白活性片段，导致 FPIES，表现为慢性腹泻。除牛奶以外，常见过敏原还有鸡蛋、大豆、南瓜、豆类蔬菜、燕麦、米、大麦、马铃薯、鱼、鸡等。有些患儿可能对 1 种以上 FA。但有研究认为牛奶与大豆之间的交叉过敏反应的发生要少于以往的估计。肠道内 TGF-β 减少和 TNF-α 增加可能与 FPIES 的发病机制有关。

【诊断】

（1）临床表现：FPIES 常在生后 6 个月内发生，有些患儿在生后 1 个月甚至生后几天内就出现症状，腹泻是最常见临床表现之一，常伴有呕吐，粪便呈水样便或稀便，如病变累及结肠可出现血便。急性发作患儿，腹泻可出现在摄入食物后数小时内，严重病例可出现脱水、低血压、嗜睡（15%~20%）甚至休克。慢性发作患儿可表现为慢性腹泻、呕吐、易激惹、腹胀、吸收障碍、生长发育迟缓、低蛋白血症等。小婴儿临床表现与食物蛋白介导的肠病类似，但是因为 FPIES 病变涉及结肠和小肠两个部位，所以临床表现更严重。以色列的一项队列研究表明 FPIES 发生率为 0.34%，最常见症状依次是反复呕吐、嗜睡、腹泻、苍白和血便。

（2）辅助检查：主要依据病史和患儿对回避可疑食物及重新摄入可疑食物的反应以及食物激发试验等。内镜检查和小肠活检无特异性改变，结肠可见隐窝脓肿和浆细胞广泛浸润。小肠壁可见水肿、急性炎症和轻度绒毛萎缩。斑贴试验（atopy patch test，APT）虽然敏感性强，但特异性差，不建议用于非 IgE 介导的 FA 的饮食指导。血常规检查可能显示嗜酸性粒细胞增加。因为有水电解质紊乱、低钠血症、酸中毒等表现，患儿可表现为嗜睡甚至昏迷，常被误诊为败血症或坏死性小肠结肠炎。

【鉴别诊断】 因为有水电解质紊乱、低钠血症、酸中毒等表现，患儿可表现为嗜睡甚至昏迷，常被误诊为败血症或坏死性小肠结肠炎。需要认真鉴别。

【治疗】 回避饮食，对症处理，给予补充水电解质。牛奶蛋白过敏的患儿可给予 eHF，如果治疗效果不佳，给予 AAF 治疗。对于可疑食物的再次引入，建议在有抢救设备的医院进行，以便出现临床症状时及时救治。对牛奶蛋白过敏在 1 岁左右可以缓解，但对其他食物如鱼、鸡或米过敏，将持续至幼儿期。3 岁以前 90% 患儿可以痊愈。

3. 食物蛋白诱导的肠病

【概述】 食物蛋白介导的肠病（food protein-induced enteropathy）发病部位主要在小肠，是非 IgE 介导的过敏反应。

【病因】 多数食物蛋白诱导的肠病的过敏原是牛奶蛋白，还有大豆、鸡蛋、鱼、鸡和米等。虽然发病机制目前尚不完全清楚，但组织病理学和免疫学研究提示小肠黏膜损伤可能是由细胞免疫介导的。

【诊断】

（1）临床表现：食物蛋白诱导的肠病患儿大多在生后 1 岁内出现症状，主要临床表现为摄入可疑食物数天后出现呕吐、慢性腹泻。患儿还常出现吸收不良综合征表现，影响体重和身高，其中对前者影响更大。有些患儿伴脂肪泻和乳糖不耐受。回避过敏原后，症状可以明显改善。有些患儿出现蛋白丢失性肠病表现，如低蛋白血症、水肿等。

（2）辅助检查：主要依据病史和患儿对回避可疑食物及重新摄入该可疑食物的反应、食物激发试验等。实验室检查有小肠吸收不良表现，如中度缺铁性贫血、低蛋白血症、维生素 K 缺乏等。小肠活检对诊断及随访有帮助。组织学显示隐窝增生、绒毛萎缩、上皮内淋巴细胞增多，有些患儿血常规可见轻度嗜酸性粒细胞浸润。有些患儿表现为被激活的固有层 CD4$^+$ 细胞和上皮间 CD8$^+$ 细胞增多，回避过敏原后，这些细胞恢复到正常水平。SPT 和 SIgE 呈阴性结果。

【鉴别诊断】 食物蛋白诱导肠病的临床表现与麦胶性肠病（celiac disease，CD）类似，但是在 3 岁左右可好转，小肠损伤不会进展。

【治疗】 回避可疑食物，对症处理，牛奶蛋白过敏的患儿可给予 eHF，如果治疗效果不佳，给予 AAF 治疗。预后较好，患儿在 3 岁左右症状可逐渐消失[7]。

（五）急性坏死性肠炎

急性坏死性肠炎（acute necrotizing enterocolitis）又称急性出血性坏死性肠炎（acute hemorrhagic necrotizing enteritis，AHNE）或急性出血性小肠炎，是一种以小肠出血、坏死为特征的急性肠道疾病。病变主要发生在小肠，肠壁各层均可受累，表现为广泛的溃疡、出血、坏死，病理改变以肠壁出血坏死为特征。临床上起病急骤，典型的临床特征为:突发性剧烈腹痛、腹泻、血便、发热以及严重的全身中毒症状。各年龄人群均可发病,儿童患者中以4~10岁小儿多见。另外,发生于新生儿期和非新生儿期的患者其病因、病理变化、临床表现和预后不同(新生儿坏死性小肠结肠炎见新生儿疾病篇章)。

【病因】 急性坏死性肠炎的真正病因尚未完全明确,目前比较被认可的观点为:细菌感染及患者机体的变态反应两种因素相结合是本病的主要原因。可能的发病机制为:①肠道内某些细菌感染及其产生的毒素:以C型产气荚膜梭状杆菌B毒素可能性较大。该菌及其毒素可引起肠道出血乃至肠壁坏死等改变。一旦肠壁有血供不足或缺血现象,致使黏膜的抵抗力遭到破坏,细菌便可侵入肠壁,轻者引起黏膜的急性炎症,重者可致肠壁的全层坏死;②有的学者认为急性坏死性肠炎患者肠道的出血或坏死病变,可能是由于变态反应引起肠壁小动脉的坏死,也可能是因蛔虫毒素引起肠壁的过敏反应,在此基础上肠壁血运障碍,再继发感染,最终引起肠壁黏膜或全层坏死。

【临床表现】 本病起病急骤,一般无明确诱因,有些患儿病前可有不洁饮食史。主要表现为腹胀、血便、腹痛、呕吐、腹泻、发热等,有些患儿在1~2天内出现严重的症状,甚至休克。有些可先出现肠道外症状,如黄疸、肝脾大、咳喘及惊厥等,容易被误诊。①腹痛常为首发症状,90%以上患儿以此起病,病初为脐周或左中上腹阵发性腹痛,渐转为持续性腹痛阵发性加剧;②腹泻、血便:急性坏死性肠炎患儿可出现轻重不等的腹泻,初期粪便带有粪质,渐转为黄水样,每日数次至数十次不等,经12~72小时后出现血便,呈果酱样或洗肉水样,内常混有灰白色腐肉状物质伴高度腥臭味。血便前伴腹痛,无里急后重。肛门指检可发现指尖鲜血迹;③恶心、呕吐:早期可出现呕吐,较频繁,起初为胃内容物,继而可呕出胆汁、咖啡色物或肠内容物;④发热:多数患儿起病后即有发热,一般为低至中热,重症者可出现高热。休克患儿体温可下降或正常;⑤全身中毒症状:重症患儿起病1~2天后腹痛、呕吐加剧,大量血便、高热、抽搐,少数患儿可出现休克。循环衰竭主要原因为大量肠毒素吸收入血所致。

根据其临床表现的不同,主要分为以下4种类型:

(1)腹泻血便型:病变只侵犯黏膜及黏膜下层,临床上主要表现为腹泻和血便。

(2)肠梗阻型:病变向肌层进展,出现肠蠕动障碍,临床上表现为机械性肠梗阻症状。

(3)腹膜炎型:病变进一步进展,浆膜层中出现大量炎症细胞浸润及渗出,甚至发生肠穿孔,临床上出现腹膜炎症状。

(4)中毒休克型:大量毒素吸收入血,机体发生败血症或脓毒血症。中毒休克型患儿全身中毒症状严重,早期出现面色苍白、精神萎靡、四肢冰冷、脉搏微弱及低血压等表现。

【诊断】

1. 临床表现 典型的临床特征为:突发性剧烈腹痛、腹泻、血便、发热以及严重的全身中毒症状。

2. 辅助检查

(1)实验室检查:血常规可表现为白细胞增高,并有核左移现象,血小板减少,可有失血性贫血;在未出现明显腹泻、血便症状前,大便隐血呈阳性。

(2)特殊检查:腹部X线检查有助于本病的诊断。腹部平片可见小肠积气、肠管外形僵硬,肠壁增厚,轮廓模糊,肠黏膜皱襞变粗,肠间隙增宽。肠梗阻时腹部立位片可见大小不等的阶梯状液平面。本病忌钡餐或钡灌肠检查。

根据典型的临床表现,结合实验室检查,可帮助本病的诊断。

【鉴别诊断】

1. 菌痢 中毒休克型应与菌痢相鉴别,菌痢多为脓血便,黏液多,大便次数多且里急后重明显,大便培养可发现痢疾杆菌。而急性坏死性肠炎粪便中多无脓液,黏液少,且无明显的里急后重,大便细菌检查一般为阴性。

2. 过敏性紫癜(腹型) 可有明显的腹痛及血便表现,但查体时双下肢可发现特异性的皮疹(紫癜),一般无腹泻症状。

3. 绞窄性机械性肠梗阻 肠梗阻型应与绞窄性机械性肠梗阻相鉴别。绞窄性机械性肠梗阻为完全性肠梗阻,立位X线表现为高张力肠积气的液平面,而结肠无气,本病腹部立位X片可见大小不等的阶梯状液平面。

4. 急性肠套叠 多见于婴幼儿,表现为阵发性哭吵伴呕吐,一般无高热及全身中毒症状,腹部可摸到包块,空气灌肠可以确诊及复位。

【预后】 病情较轻者,如能及时对症治疗,一般预后较好。重症患儿发生中毒性休克、肠穿孔及腹膜炎时,须积极抢救。重症患儿死亡率较高。本病痊愈后一般不转为慢性。

【治疗】

1. 非手术治疗 患儿仅有腹泻、血便和中毒症状时,多半不需要手术治疗。血便和腹胀期间应禁食,必要时行胃肠减压,同时注意纠正水电解质和酸碱平衡失调及改善微循环状态,合理应用广谱抗生素等措施。待血便、腹胀减轻、大便隐血阴性后,逐渐恢复饮食,过早经口进食可使症状复发。采用非手术治疗时必须严密监测病情,以防延误治疗。

2. 手术治疗

(1)适应证:一旦出现下述情况,须及时进行手术治疗:①腹泻血便型:反复多次大量血便未能控制者;②肠梗阻型:经保守治疗不能缓解症状者;③腹膜炎型:疑有肠坏死或肠穿孔;④中毒休克型:顽固性中毒性休克经积极抗休克治疗病情仍无好转者。

(2)手术方法:可根据肠管病变的程度选择肠切除吻合、减压造瘘及腹腔引流等。

五、急性阑尾炎

急性阑尾炎(acute appendicitis)是小儿最常见的急腹症。一般病势比成人严重。因此,小儿急性阑尾炎及时诊断和正确治疗是很重要的。

小儿阑尾炎多见于6~12岁儿童,男性发病率略高于女性。5岁以后,随着年龄的增长,发病率亦增高,2岁以下婴儿则相当少见。首都医科大学附属北京儿童医院平均每年收治急性阑尾炎患儿400余例,其中3岁以下者约占5%,1岁以下较为罕见。患儿年龄越小,症状越不典型,且婴幼儿患儿因大网膜发育不完全,局限炎症能力相对较弱,感染易扩散,表现为病情进展迅速,短时间内即发生化脓、穿孔、坏死、弥漫性腹膜炎。若诊断治疗不及时,则会带来严重的并发症,甚至死亡,故应加以重视。到目前为止,国内外报道婴幼儿急性阑尾炎的误诊率约35%~50%,新生儿达90%以上。

【病因】 小儿急性阑尾炎的发病原因较复杂,目前仍不够了解,与以下因素有关:①阑尾腔梗阻:分泌物滞留,腔内压力增高,阑尾壁血运发生障碍,有利于细菌的侵入。最常见的梗阻原因是肠石、异物(果核、蛔虫)、阑尾扭曲、管腔瘢痕狭窄等。②细菌感染:细菌可经破溃或损伤的黏膜及血液循环达到阑尾,引起急性炎症。如咽峡炎、上感、扁桃体炎等。③神经反射:当胃肠道功能发生障碍时,常伴有阑尾肌肉和血管的反射痉挛,阑尾腔发生梗阻及血运障碍引起炎症。

【病理变化】 根据病理发展过程的不同,可分为三型。

1. 卡他性(单纯性)阑尾炎(catarrhal appendicitis) 阑尾炎主要病变为黏膜充血水肿,中性多形核白细胞浸润。

2. 化脓性(蜂窝织炎性)阑尾炎(suppurative ap-

pendicitis) 阑尾炎除黏膜病变外,浆肌层亦受侵犯,有脓性渗出物附着,早期即可发生腹膜感染及渗出,病情进展可发生穿孔。

3. 坏疽性阑尾炎(gangrenous appendicitis) 阑尾感染后迅速发生血管痉挛栓塞,血液循环障碍,阑尾壁迅速广泛坏死,呈暗紫色。渗出不多,但对周围组织浸润较快,易发生粘连。

卡他性阑尾炎病变仅限于黏膜,经保守治疗可痊愈,但也可因阑尾腔引流不畅,继发感染而转化为化脓性阑尾炎。凡确诊为化脓性、坏疽性阑尾炎,均应早期手术治疗。小儿年龄愈小,大网膜愈短,阑尾壁薄,易发生穿孔,且局限能力差,可导致弥漫性腹膜炎。又因小儿盲肠位置较高,相对游离,活动度大,故压痛部位变异大,可表现为右中腹、脐下等不典型部位。

【临床表现】

1. 腹痛 为小儿急性阑尾炎的主要症状,典型表现为起初是脐周或上腹部疼,数小时后转移至右下腹部。痛为持续性,如为梗阻性阑尾炎则伴有阵发性剧烈绞痛,阑尾穿孔引起弥漫性腹膜炎后,则全腹有持续性疼痛。

2. 胃肠道症状 患儿可有食欲缺乏。于发病初期有恶心、呕吐。呕吐次数不多,病初为反射性呕吐,当阑尾穿孔形成弥漫性腹膜炎时则产生腹胀及频繁呕吐。患儿常有便秘,如并发腹膜炎或盆腔脓肿时,可因直肠刺激征而出现频繁稀便。

3. 体温和脉搏 一般患儿早期体温略上升,随病情发展可以很快上升到38~39℃,甚至更高,年龄越小体温上升速度越快。脉搏的加快与体温成正比,中毒越严重,体温越高,脉搏越快且弱。

4. 腹部体征 对诊断价值最大,年龄小不合作者,须多次反复检查,进行腹部左、右、上、下对比,必要时可给镇静剂待入睡后再进行检查,以免误诊。

右下腹固定性压痛是最可靠的体征。早期没有腹肌紧张,待炎症波及腹膜后就有局限性腹肌紧张。小儿阑尾解剖位置不一定在麦氏点下方,有时偏上近脐部或在盲肠后,其压痛点随之而有变化。但对每个患儿,发病后压痛点基本上表现为固定的位置。

阑尾穿孔并发弥漫性腹膜炎时,中毒症状多较严重,可有精神不振、高热、脱水、腹胀,查体肠鸣音减弱甚至消失,全腹压痛伴腹肌紧张,呈"板状腹"特征,但一般仍以右下腹为重。

直肠指检对于急性阑尾炎诊断有一定价值。阑尾炎时在直肠前右侧壁有触痛及水肿,局部脓肿形成时有时可触到肿块。较小的幼儿甚至可摸到肿胀之阑尾。

5. 血常规 白细胞可显著增高,早期多在(15~20)×10^9/L,中性粒细胞可高达80%~90%。少数有严重休克或中毒症状的患儿,体温及白细胞可正常或偏低,为免疫能力反应低下的表现。

【并发症】

1. 残余脓肿(residual abscess) 阑尾穿孔腹膜炎后,发生残余脓肿是较重的并发症。脓肿多局限于盆腔、髂窝肠间隙、膈下或肝内、脾下,以盆腔脓肿最多见,约在术后7~14日形成。临床表现为体温一度下降后又逐渐上升,白细胞计数升高。对此类患儿多用抗感染及支持疗法,使脓液自行吸收。当脓肿范围较大、位置明确而有张力时,可在B超引导下定位穿刺引流或手术切开引流。

2. 粘连性肠梗阻(adhesiveness intestinal obstruction) 多发生于阑尾穿孔腹膜炎或脓肿者,因炎症造成肠管之间或肠管与肠系膜的粘连,可并发肠梗阻。术后早期(10天以内)发生肠梗阻多与感染有关,经保守疗法、胃肠减压、积极控制感染后梗阻多能缓解。晚期(1个月以后)发生的肠梗阻者保守疗法后不见好,则须开腹手术。

3. 粪瘘(stercoral fistula) 多因阑尾周围或阑尾残端病变严重造成,小儿少见,个别为结核感染。换药数周不能自愈者,应行瘘管切除术。

【诊断】

1. 病史和体格检查 凡小儿有急性腹痛,尤其是转移性右下腹痛,伴有恶心呕吐,持续6小时以上,影响其行走、活动者,均应考虑阑尾炎的可能。腹部检查,有局限性右下腹固定压痛,是诊断阑尾炎的可靠依据。腹肌紧张是腹膜受侵犯或刺激的体征。体温高,白细胞上升,核左移,根据以上各点,阑尾炎的诊断不难作出。但小儿对腹痛性质部位有时陈述不清,在做体检时均应反复多次(至少3次)才能确诊。婴幼儿疑有腹膜炎时,可行腹腔穿刺,抽出脓液者,应开腹手术。腹痛不足6小时,不能确诊者可先观察,超过12小时不能排除阑尾炎者,应开腹探查为宜。

2. 其他辅助检查

(1)B超扫描:可以测出阑尾的长度、直径,腔内是否有肠石,与周围肠管是否形成粘连,局部有无脓肿形成等。单纯性阑尾炎可显示两条相等的平行线。化脓性呈"C"或"V"字形,断面变粗,坏疽性阑尾炎其壁增厚,有双壁征。

(2)腹腔镜检查:用腹腔镜可确定阑尾的病理改变,并可在腹腔镜下行阑尾切除术。

【鉴别诊断】 部分阑尾炎表现不典型,变化较多,易与其他急腹症相混淆。现将与其鉴别的常见疾病列举如下:

1. 与早期单纯性阑尾炎相混淆的疾病

(1)肺炎或胸膜炎:膈肌周围神经分布与腹壁神经分布同来自胸7~12对脊神经,当右肺下叶肺炎或右侧胸膜炎时,刺激膈肌,右腹可有反应性疼痛和肌紧张。但如果用手按住右肋缘处保护胸部,另一手逐渐持续压迫右下腹,则腹肌紧张会逐渐消失。此外,肺炎患儿可有呼吸快鼻翼扇动。胸部听诊可有摩擦音、啰音及呼吸音减低。胸部X线检查有助于诊断。

(2)急性肠系膜淋巴结炎:常有急性上呼吸道感染或急性扁桃体炎的病史。腹痛较广泛。因肠系膜淋巴结在回肠末端较多,故右下腹痛也较其他部位明显。但压痛多不局限,也没有腹肌紧张。数小时后观察(同时用抗生素)病情无进展,或有减轻。

(3)急性胃肠炎:有些肠炎患儿在腹泻未出现前会有腹痛、呕吐及发热,可能被误诊为阑尾炎。这些患儿的腹痛多为阵发性绞痛,腹部压痛部位不固定,腹肌紧张不明显。待观察数小时后,出现腹泻、压痛消失,多可确诊。

(4)肠蛔虫症:有时引起肠痉挛,可致不规则性腹痛,检查时腹部压痛不固定,无肌紧张。

(5)过敏性紫癜:由于腹膜及肠浆膜下出血,故可有腹痛和压痛,但无肌紧张。皮下出血斑、关节肿胀和疼痛有助于鉴别。

2. 与化脓坏疽及晚期阑尾炎相混淆的疾病

(1)梅克尔憩室:憩室位于末端回肠距回盲部20~100cm以内,发炎时其压痛和肌紧张比较靠近中线,临床表现与化脓性或坏疽性阑尾炎极相似,术前多不能鉴别。如有血便史者,应考虑本病。两者均需早期手术,手术时如阑尾正常则应探查回肠,探查范围约为120cm左右。

(2)卵巢囊肿扭转(ovarian cyst torsion):女孩患右侧卵巢囊肿扭转可引起右下腹阵发性剧烈绞痛。肿物可因血液循环障碍出血坏死而引起有腹肌紧张压痛。直肠指诊及双合诊触及盆腔内圆形肿物则可确诊,B超有助于鉴别诊断。

(3)原发性腹膜炎:4~7岁小儿多见,起病急骤、高热、腹胀、呕吐、白细胞高达(20~30)×10^9/L(20 000~30 000/mm^3),全腹压痛、肌紧张,以双下腹为著,与化脓性阑尾炎穿孔引起的腹膜炎难以鉴别。腹穿脓液稀而无臭味,镜检为球菌者诊断为原发性腹膜炎,必要时可行剖腹探查以明确病因。

(4)回盲部结核(ileocecal tuberculosis):可误诊

为坏疽性阑尾炎浸润或脓肿。结核患儿一般有慢性腹痛史,全身消瘦,经常有低热,常可摸到肿物,身体其他部位也可有结核病灶。应进一步作结核检查及观察。

(5) 急性坏死性小肠炎:有腹泻血便史,入院时常有高热,严重的中毒或休克状态,右下腹或全腹压痛紧张。不论是坏死性肠炎或阑尾炎所致的腹膜炎,均须开腹探查,以明确诊断施行手术治疗。

【预后】 急性阑尾炎早期诊断,早期手术治疗,一般预后良好。

【治疗】 小儿急性阑尾炎的基本治疗是早期手术,切除阑尾。但必须根据年龄、病变类型、程度及全身情况而决定治疗方案。对单纯性阑尾炎保守治疗1~2天无恶化,或腹膜炎已趋好转、局限及形成阑尾脓肿者不宜手术,先采用中、西药保守综合疗法。在保守治疗时,应严密观察病情的发展,如体温上升、压痛范围扩大,或已形成的脓肿张力加大,均须立刻手术。对化脓性、坏疽性、梗阻性阑尾炎在3天以内者,均宜尽早手术治疗。3岁以下婴幼儿患儿由于炎症局限能力差,当腹膜炎症状明显时,可适当放宽时间限制[4]。

1. 非手术疗法

(1) 药物治疗

1) 抗生素:常用青霉素、氯霉素、庆大霉素及甲硝唑等,以控制革兰氏阳性、阴性及厌氧三种细菌。

2) 中药

①处方举例一(多用于卡他性阑尾炎):蒲公英30g、丹皮9g、赤芍9g、大黄9g(后下)。处方举例二(多用于阑尾脓肿):银花30g、连翘15g、蒲公英30g、败酱草30g、炒山甲9g、炒皂刺9g、桃仁9g、赤芍15g、大黄9g(后下)、生石膏30g(发热时用)。

②加减法:高热加紫雪、生石膏、人工牛黄、大青叶;湿热、纳呆、苔腻加藿香、佩兰薏米;恶心、呕吐加生姜、竹茹、生半夏;腹胀加厚朴、枳壳、炒莱菔子;腹痛加元胡、川楝子、桃仁、川芎;便秘加元明粉、芒硝;弛张热加柴胡、芥穗、黄芩。

(2) 针刺疗法:可作为辅助疗法,主穴为足三里或阑尾穴,结合临床症状可配其他穴位如上脘、天枢、合谷等。

(3) 一般疗法:应卧床休息,给流食或半流食。若因食欲缺乏而有脱水时,应输液矫正脱水和水电解质失衡。

2. 手术疗法 术前须改善患儿的一般情况,包括矫正脱水及电解质失衡、退热、应用抗生素等。如腹胀

则用胃肠减压。手术以阑尾切除为主。腹腔积脓,特别是有坏死组织者同时作腹腔引流。若局部浸润粘连严重,则只行引流,不作阑尾切除。但应通知家长于2~3个月后再行阑尾切除术,以防复发。

1983年,德国的KurtSemn首先进行了腹腔镜阑尾切除术。随着腹腔镜技术的不断进步,现在腹腔镜阑尾切除术已经广泛应用于小儿外科临床工作中。腹腔镜阑尾切除术较之传统开腹手术具有创伤小、美观、恢复较快、伤口感染率较低等优点。但对于化脓性阑尾炎伴穿孔以及坏疽性阑尾炎的病例仍需进一步探讨[5]。

【附1】 慢性阑尾炎

慢性阑尾炎(chronic appendicitis)指阑尾急性炎症,经保守治愈后,阑尾壁纤维结缔组织增生,形成瘢痕,阑尾腔狭窄或闭塞,阑尾周围粘连,造成部分梗阻,或因阑尾腔内肠石、异物、寄生虫卵堵塞,使阑尾腔排空受阻,导致慢性炎症,反复发作。多见于儿童,主要症状为右下腹间断性疼痛或持续性隐痛,右下腹可有局限性固定轻压痛,全身症状不明显,X线钡餐或钡灌肠阑尾不充盈,B超可协助除外右下腹其他疾患。慢性阑尾炎确诊后应行阑尾切除术。

【附2】 蛔虫性阑尾炎

蛔虫性阑尾炎(ascaris appendicitis)多见于服用不足量的驱虫药之后,阑尾可被一条或几条蛔虫钻入。蛔虫进入阑尾后引起阑尾痉挛,管腔梗阻,继发感染而发生急性阑尾炎。由于蛔虫钻入阑尾后的力量可压迫阑尾尖端穿孔,蛔虫进入腹腔成为蛔虫性腹膜炎(参阅本节"八、腹膜与腹腔疾病")。蛔虫性阑尾炎临床表现较一般急性阑尾炎的自觉症状重,阵发性腹部绞痛,患儿多在数小时内就诊。体检右下腹有痛觉过敏及压痛。肌紧张常不明显并与主诉疼痛程度不符。若于24小时后并发急性炎症,则难与其他急性阑尾炎鉴别。应早做手术切除阑尾,防止穿孔。

【附3】 蛲虫性阑尾炎

本症在小儿并不少见,蛲虫可引起阑尾痉挛性疼痛,少数也能引起阑尾的急性炎症,但一般不引起压迫穿孔,临床上常与蛔虫性阑尾炎难于鉴别,然而其症状轻,以早期切除阑尾为宜。预后良好。

六、假膜性结肠炎

假膜性结肠炎(pseudomembranous colitis, PMC)是

一种主要发生于结肠和小肠的急性纤维素渗出性炎症，多为应用抗生素后导致正常肠道菌群失调，难辨梭状芽孢杆菌大量繁殖，产生毒素而致病。该病多发生于老年、重病、免疫功能低下及外科大手术后的患儿，故又称手术后肠炎、抗生素相关性肠炎或艰难梭菌肠炎（clostridium difficile associated diarrhea，CDAD）。主要临床表现为腹泻，水样便，严重者可有血便，大便排出膜状物，病情较严重，处理不当则病死率较高。

【病因与发病机制】 艰难梭菌（Clostridium difficile，Cd）又称难辨梭状芽孢杆菌，是一种芽孢状革兰氏阳性厌氧杆菌，通过粪-口途径传播。正常肠道菌群有一定的抵御病原体的能力，称为定植抗力（colonization resistance）。抗生素的应用可破坏正常菌群，减弱定植抗力，继而发生艰难梭菌感染（Clostridium difficile infection，CDI），CDI 的定义：具有相应临床症状（通常是腹泻）和以下任一指标阳性：粪便中艰难梭菌毒素检测阳性，或直接在粪便中检测到产毒艰难梭菌，或结肠镜或病理组织学表现为假膜性结肠炎[1]。

CD 本身是一种非侵袭性细菌，其产毒菌株分泌两种外毒素：毒素 A（肠毒素）和毒素 B（细胞毒素），通过毒素介导致病。CDAD 多发生于应用抗生素后，占抗生素相关性腹泻的 25%~33%，是目前已知的抗生素相关性腹泻的主要原因。一般发生于住院患儿，据国外文献报道其发生率为 1‰~30‰，是严重结肠炎及医院感染性腹泻的主要病因。

本病也可发生于手术后，特别是胃肠道手术后，以及其他有严重疾病如肠梗阻、恶性肿瘤、尿毒症、糖尿病、心力衰竭、败血病等患儿。这些病例一般抗病能力和免疫能力极度低下，或因病情需要而接受抗生素治疗，机体的内环境发生变化，肠道菌群失调，有利于艰难梭菌繁殖而致病。

近年来，社区获得性感染的发病率明显增加，尤其是门诊儿童发病率较高。为了提高医疗机构之间 CDI 的可比性，可以使用现有的标准化病例来监测：①医疗保健机构内发病 CDI（HO-CDI）；②社区发病，医疗保健相关性 CDI（CO-HCFA）；③社区相关 CDI（CA-CDI）。儿童患者使用与成人患者相同的标准化病例和感染率进行定义（即以每 10 000 住院天数中 HO-CDI 患者的人数来表示 HO-CDI 发病率。用每 1 000 例入院患者中 CO-HCFA 患者的人数表示 CO-HCFA 的流行率）[1]。

【病理变化】 假膜性结肠炎主要发生在乙状结肠和直肠，偶见于小肠等部位。病变肠腔扩张，腔内液体增加。病变肠黏膜的肉眼观察，可见凝固性坏死，并覆有大小不一、散在的斑点状黄白色假膜，从数毫米至

30mm。严重者假膜可融合成片，并可见到假膜脱落的大、小裸露区。显微镜下可见假膜系由纤维素、中性粒细胞、单核细胞、黏蛋白及坏死细胞碎屑组成。黏膜固有层内有中性粒细胞、浆细胞及淋巴细胞浸润，重者腺体破坏断裂、细胞坏死。黏膜下层因炎性渗出而增厚，伴血管扩张、充血及微血栓形成。坏死一般限于黏膜层，严重病例黏膜病变分为 3 种：①早期轻度病变显示黏膜灶性坏死，固有层中性粒细胞及嗜酸性粒细胞浸润和纤维素渗出。②较重度病变示有腺体破坏，周围中性多形核细胞浸润伴有典型火山样隆起坏死病变，假膜形成。以上两者病变限于黏膜固有层浅表部位，间有正常黏膜。③最严重者病变为黏膜结构完全破坏，固有层广泛波及，覆有厚的融合成片的假膜。

【临床表现】 本病多在应用抗生素的 4~10 天内或停药后数天至 1 个月起病，也可以于用药 1~2 天后即发病。起病大多急骤，病情轻者仅有轻度腹泻，重者可呈暴发型，病情进展迅速。按临床表现可以分为轻、中、重型。

1. 轻型 大便每日 2~3 次，黄绿色黏液便，大便可有白细胞。可伴发热和腹痛。多在停用抗生素后自愈。肠镜检查可见肠黏膜正常或轻度水肿，有典型米粒样隆起，擦之即脱，露出溃疡。

2. 中型（典型） 大便每日 10 余次，蛋花样，有假膜和血便，伴发热和腹痛。血中性粒细胞升高。

3. 重型 大便每日可数十次之多，每次量多，奇臭，为水样便，偶为血水便、黏血便，灰白色假膜呈大片或管状。发热和毒血症表现较重，短期内出现低蛋白血症、腹水、肠穿孔、中毒性肠麻痹。重者常发生低血压、休克、严重脱水、电解质失平衡以及代谢性酸中毒、少尿，甚至急性肾功能不全、继发腹膜炎及全身衰竭。预后较差，死亡率约 20%~30%。约 1%~5%需结肠切除，术后死亡率可高达 60%左右。本病容易复发，复发率大约 20%~25%，通常发生于停用甲硝唑或万古霉素后 3~21 天，主要表现为水泻，这种复发可以反复多次出现。

【诊断与鉴别诊断】 使用抗生素期间或停用抗生素后短期内，出现上述临床表现者应高度怀疑本病。通过乙状结肠镜检查，见到假膜及粪中细胞毒素测定阳性可迅速获得诊断。

本病应与各种感染性腹泻、溃疡性结肠炎、克罗恩病、结肠癌以及艾滋病结肠炎等相鉴别。由于婴儿无症状产毒艰难梭菌携带者的发生率很高，因此不应对有腹泻的新生儿或≤12 个月的婴儿进行常规艰难梭菌检测。对于≥2 岁的儿童，建议符合以下条件的进行艰难

26章

梭菌检测:长期腹泻,或腹泻加重,或存在危险因素(如潜在的炎症性肠病或机体处于免疫损害状态),或暴露史(如近期有就医经历或抗生素使用史)。除非已排除其他传染性或非传染性病因,不应对1~2岁的腹泻患儿常规进行艰难梭菌检测。

【治疗】 治疗原则是首先停用相关抗生素,给予液体和补充电解质等支持治疗。治疗方法包括应用抗艰难梭菌的抗生素、免疫调节治疗及用益生菌调节肠道菌群。

1. **药物治疗** 推荐使用甲硝唑和万古霉素治疗非严重的初发或者首次复发的CDI患儿。

(1)初发,轻型:①甲硝唑治疗10日,口服,儿科剂量7.5mg/kg,3次/d或4次/d,最大剂量500mg,3次/d或4次/d;②万古霉素治疗10日,口服,儿科剂量10mg/kg,4次/d,最大剂量125mg,4次/d。

(2)初发,重型:万古霉素治疗10日,口服或灌肠,联合或不联合甲硝唑治疗10日,静脉滴注;儿科剂量10mg/kg,4次/d,最大剂量500mg,4次/d。

(3)首次复发:①甲硝唑治疗10日,口服,儿科剂量7.5mg/kg,3次/d或4次/d,最大剂量500mg,3次/d或4次/d;②万古霉素治疗10日,口服,儿科剂量10mg/kg,3次/d,最大剂量125mg,4次/d。

(4)多次复发:①万古霉素逐渐减量和脉冲式给药,10mg/kg,3次/d;②万古霉素10mg/kg,3次/d,10日,继用利福昔明20日(没有儿科剂量);③粪菌移植。

注:①严重或暴发型CDI与相关危重症,可考虑在口服万古霉素基础上联用甲硝唑静脉注射。②逐渐减量和脉冲式给药,万古霉素10mg/kg,最大剂量125mg,4次/d,持续10~14日;然后10mg/kg,最大剂量125mg,2次/d,持续1周;然后10mg/kg,最大剂量125mg,1次/d,持续1周;然后10mg/kg,最大剂量125mg,1次/(2~3)d,持续2~8周。③利福昔明没有儿科剂量[2]。

采用甲硝唑或万古霉素治疗的适应证包括:艰难梭菌毒素检测阳性并有明确结肠炎依据的(发热、白细胞升高以及在CT或内镜检查中有特征性表现)严重腹泻病例。治疗通常的持续时间为10天,但是对增加疗程或缩短疗程的相对优点的研究目前较少。

甲硝唑或万古霉素对大多数艰难梭菌感染都有效,如果治疗无效,需要评估依从性,搜寻其他诊断依据,以及检查是否存在梗阻或中毒性巨结肠,因为这些症状的存在会阻止药物到达病变部位。对于存在梗阻的患儿,需要使用大剂量的万古霉素口服制剂才能使药物达到结肠内,或者通过胃管或肛管注射万古霉素或甲硝唑。对于极少数病情严重的患儿,如果对甲硝唑或万古霉素无效,就需要进行肠切除。

2. **支持对症治疗** 及时静脉补充液体,纠正电解质失衡及代谢性酸中毒。如有低血压可在补充血容量基础上使用血管活性药物,根据病情可输入血浆、白蛋白。

3. **菌群调节治疗** 合适的益生菌应用可以预防抗生素相关性腹泻和治疗艰难梭菌感染,且安全性较好。双歧杆菌三联活菌(bifidobacteria)等双歧杆菌微生态制剂,对肠道正常菌群生长有促进作用,从而起到调整肠内正常菌群重建微生态平衡。一般在采用抗生素之后用微生态制剂。微生态制剂不能与抗生素同时用,否则微生态制剂中的活菌均被抗生素杀死。

4. **肠黏膜保护剂** 适当时机应用,可减轻症状。

5. **其他** 加强提高免疫功能,加强支持治疗,改善全身状态。

【预防】 合理使用抗生素是本病唯一的预防办法。在使用抗生素后及时口服活菌制剂有一定的预防效果。目前,类毒素疫苗在体外试验和动物实验成功可望降低其发病率。

七、结肠、直肠、肛门疾病

(一)先天性巨结肠

先天性巨结肠(congenital megacolon)又称肠管无神经节细胞症(aganglionosis)。1886年,Hirschsprung将其详细描述,所以又称之为Hirschsprung病。该病是由于直肠或结肠远端肠管神经节细胞缺如导致肠管持续痉挛,粪便淤滞在近端结肠,使该肠管肥厚、扩张,是小儿常见的先天性肠道畸形。先天性巨结肠在人群中发生率报道不一[13],目前多数文献报道为1:5 000,男女之比与病变累及肠管的长短明显相关,病变肠段越长,女婴发病率逐渐增高,男女比例短段型4.7:1,长段型1.5:1,而全结肠型1:1.3,女性多于男性。有遗传倾向。

【病因】 先天性巨结肠的基本病理变化是在病变肠管肠壁肌间和黏膜下的神经丛内缺乏神经节细胞,无髓鞘的副交感神经纤维数量增加且变粗,因此先天性巨结肠又被称为"无神经节细胞症"(aganglionosis)。目前对其病因已进行了多方面的研究,认为先天性巨结肠是一种多基因遗传和环境因素共同作用的结果。

1. **家族性遗传因素** 该病为先天性多基因遗传病,文献报告其家族发病率1.5%~7%,随着分子生物学的发展,对该病的基因定位有了突破性进展,发现多种基因的突变或与基因相连的修饰因子的突变与其发病有关[14],如RET基因(酪氨酸激酶受体基因)

被认为是主要致病基因,但关于遗传基因问题仍需进行研究。

2. 环境因素　影响了胚胎期神经节细胞(ganglio-cyte)的发育。正常情况下,神经节细胞在胚胎发育后期,由神经母细胞(neuroblast)逐渐演化而成。神经嵴内的神经母细胞,于胚胎第5周开始沿迷走神经干由头侧向尾侧迁移,约于第5周中食管壁发现神经母细胞,第6周至胃,第7周到达中肠远端,第8周达横结肠中段,第12周达直肠。如果在移行过程中受外界因素影响而使移行停顿,即可引起无神经节细胞症或神经节细胞发育不良。如:①缺血、缺氧:导致神经节细胞坏死、减少,这是因为神经节细胞对缺血、缺氧最为敏感;②毒素、炎症因素:母亲在妊娠头3个月如发生病毒、细菌感染高热,或受外伤、精神、药物等刺激,均可引起肠管痉挛,局部肠壁水肿、供血不良,从而造成神经节细胞的萎缩变性进而消失。

【病理解剖与生理】

1. 解剖学改变　先天性巨结肠受累肠管可见典型改变,共分三部分:①扩张段:近端肠管异常扩大,壁肥厚、扩张,色泽略微苍白;②痉挛段:在扩张段的远端,为无神经节细胞段,呈功能性狭窄;③移行区:在上述两者之间,呈漏斗状,长度约为5~15cm不等。

2. 组织学检查　痉挛段肠管肌间神经丛(auerbach plexus)和黏膜下神经丛(meissner plexus)内的神经节细胞完全缺如、减少或未成熟,这是先天性巨结肠的基本病变。在神经丛内,无髓鞘的副交感神经纤维增多、增粗,交织成束。移行段可见神经节细胞减少或形态异常。扩张段可见肌层肥厚、黏膜有时水肿,有小溃疡、神经节细胞存在。

3. 病理生理　病变肠段由于神经节细胞的缺如和减少使其失去推进式正常蠕动,经常处于痉挛状态,形成功能性肠梗阻(functional intestinal obstruction),粪便通过困难,痉挛肠管的近端由于长期粪便淤积逐渐扩张、肥厚而形成巨结肠(图26-19)。

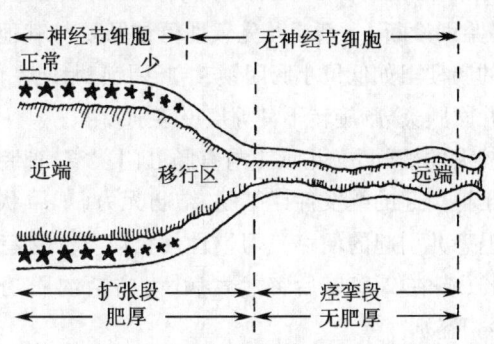

图26-19　先天性巨结肠病理示意图

实际上,巨结肠的主要病变是在痉挛肠段,90%左右的病例无神经节细胞段位于直肠和乙状结肠远端,个别病例波及全结肠、末端回肠或仅在直肠末端。新生儿期常因病变段肠管痉挛而出现全部结肠甚至小肠高度扩张,反复出现完全性肠梗阻(complete intestinal obstruction)的症状,年龄越大结肠肥厚扩张越明显,越趋局限。

【分型】　先天性巨结肠根据病变范围、临床及疗效预测,结合治疗方法的选择,可作出如下分型。

1. 超短段型　病变范围局限于直肠远端,临床表现为内括约肌失弛缓状态。

2. 短段型　病变位于直肠远端部分,相当于第2骶椎以下。

3. 常见型　无神经节细胞区自肛门向上延伸至乙状结肠远端。

4. 长段型　病变延伸至乙状结肠或降结肠。

5. 全结肠型　病变波及全部结肠及回肠,距回盲瓣30cm以内。

6. 全肠型　病变波及全部结肠及回肠,距回盲瓣30cm以上,甚至累及十二指肠。

上述分型方法有利于手术方式的选择,同时也有助于判断手术效果及预后。其中常见型约占75%,其次为短段型,全结肠型约占3%。

【临床表现】

1. 胎便排出延迟、顽固性便秘(intractable constipation)及腹胀(abdominal distention)　患儿因病变肠管长度不同而有不同的临床表现。痉挛段越长,出现便秘症状越早越严重。多于生后48小时内无胎便排出或仅排出少量胎便,可于2~3天内出现低位肠梗阻症状,部分患儿甚至出现完全性肠梗阻症状,呕吐、腹胀、停止排便排气。痉挛段不长者,经直肠指检或温盐水灌肠后可排出大量胎粪及气体而症状缓解。痉挛段较长者,梗阻症状多不易缓解,有时需急症手术治疗。肠梗阻症状缓解后仍有便秘和腹胀,需经常扩肛灌肠方能排便,严重者发展为不灌肠不排便,腹胀逐渐加重(图26-20)。

2. 营养不良(malnutrition)及生长发育迟缓　对于婴儿期漏诊的患儿来说,之后可能会因喂养困难、慢性腹胀和严重的便秘来就诊,长期腹胀便秘,可使患儿食欲下降,影响了营养的吸收,导致生长发育迟缓。粪便淤积使结肠肥厚扩张,腹部可出现宽大肠型,有时可触及充满粪便的肠袢及肠石。

3. 小肠结肠炎(enterocolitis)　小肠结肠炎[15]是未得到治疗的先天性巨结肠患儿最常见的致死性病因,

26章

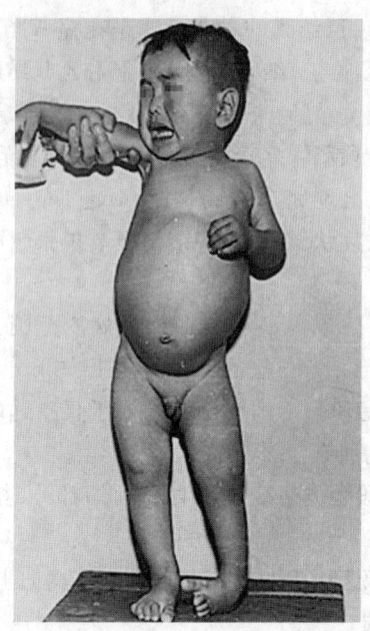

图 26-20 先天性巨结肠患儿伴先天性马蹄内翻足（左）

特征性表现是腹泻，并与便秘、腹胀、发热、血便以及腹膜炎交替发作。其病因尚不明确，一般认为长期远端梗阻，近端结肠继发肥厚扩张，肠壁循环不良是基本原因，在此基础上一些患儿机体免疫功能异常或变态反应体质而产生了小肠结肠炎。也有人认为是细菌和病毒感染引起，但大便培养多无致病菌生长。结肠为主要受累部位，黏膜水肿、溃疡、局限性坏死，炎症侵犯肌层后可表现浆膜充血水肿增厚，腹腔内有渗出，形成渗出性腹膜炎。患儿全身情况突然恶化，腹胀严重、呕吐，有时腹泻。由于腹泻及扩大肠管内大量肠液积存，产生脱水酸中毒、高热、脉快、血压下降，若不及时治疗，病死率较高。

【诊断】

1. **病史及体征** 90% 以上患儿生后 36~48 小时内无胎便排出，以后即有顽固性便秘和腹胀，必须经过灌肠（enema）、服泻药或塞肛栓才能排便的病史。常伴有营养不良、贫血和食欲缺乏。腹部高度膨胀并可见宽大肠型，直肠指诊感到直肠壶腹部空虚不能触及粪便，超过痉挛段到扩张段内方触及大便（图 26-21）。

2. **X 线检查** 新生儿期腹部立位平片多显示为远端肠管扩张，低位结肠梗阻征象。对于生后腹部平片发现远端肠管扩张的新生儿，应首先行钡剂灌肠（barium enema）。正常钡灌肠的结果中，直肠较乙状结肠粗，先天性巨结肠患儿远端直肠痉挛导致其直径减小且小于近端乙状结肠，钡剂灌肠侧位和前后位照片中可见到典型的痉挛肠段和扩张肠段，排钡功能差，24 小时后仍有钡剂存留，若不及时灌肠洗出钡剂，可形成钡石。钡灌

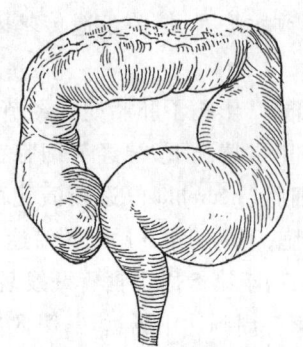

图 26-21 先天性巨结肠

图示直肠较狭窄（无神经节细胞段），乙状结肠扩大并伸延至降结肠上部（巨结肠段）。

肠检查的一个重要目的在于排除其他可能导致新生儿便秘的原因，包括胎粪栓塞、左半结肠细小综合征以及肠闭锁。合并小肠结肠炎时扩张肠段肠壁呈锯齿状表现，新生儿时期扩张肠管多于生后 2 周方能对比显示。若仍不能确诊则需进行以下检查。

3. **活体组织检查（biopsy）** 取距肛门 4cm 以上（齿状线上 2cm 以内为正常缺神经节细胞区）直肠壁黏膜下层及肌层一小块组织，检查有无神经节细胞，如确无神经节细胞存在，即可诊断为先天性巨结肠，此为先天性巨结肠诊断的金标准。

4. **肛管直肠测压法（anorectal manometry）** 测定直肠和肛门括约肌的反射性压力变化，可诊断先天性巨结肠和鉴别其他原因引起的便秘。在正常小儿和功能性便秘，当直肠受膨胀性刺激后，内括约肌立即发生反射性放松，压力下降，先天性巨结肠患儿内括约肌非但不放松，而且发生明显的收缩，使压力增高（图 26-22）。此法在 10 天以内的新生儿有时可出现假阳性结果。

5. **直肠黏膜组织化学检查法** 此乃根据痉挛段黏膜下及肌层神经节细胞缺如处，增生、肥大的副交感神经节前纤维不断释放大量乙酰胆碱和胆碱酶，经化学方法可以测定出两者数量和活性均较正常儿高出 5~6 倍，有助于对先天性巨结肠的诊断，并可用于新生儿。

【鉴别诊断】 新生儿先天性巨结肠要与其他原因引起的肠梗阻如低位小肠闭锁、结肠闭锁、胎便性便秘、新生儿腹膜炎、肠旋转不良等疾患鉴别。

较大的婴幼儿、儿童应与直肠肛门狭窄、管腔内外肿瘤压迫引起的继发性巨结肠，结肠无力（如甲状腺功能减退患儿引起的便秘）、习惯性便秘以及儿童特发性巨结肠（多在 2 岁以后突然发病，为内括约肌功能失调）等相鉴别。

并发小肠结肠炎时应与病毒、细菌性肠炎或败血症

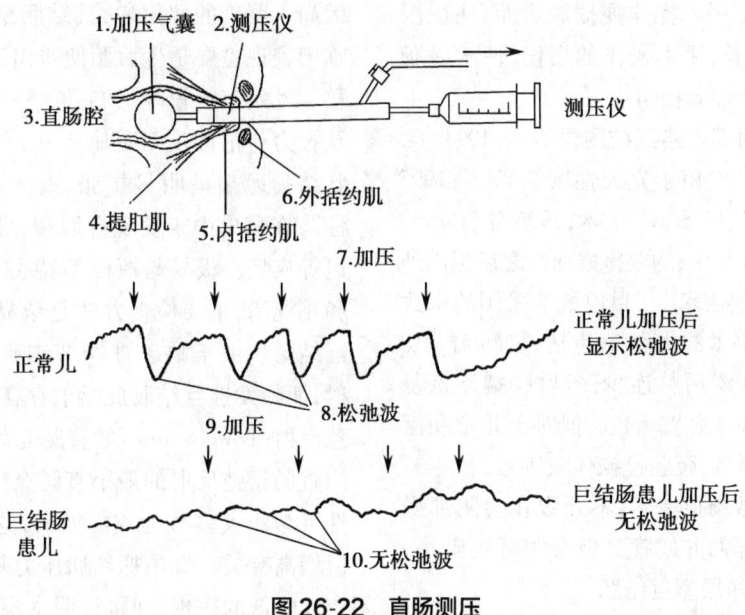

图 26-22 直肠测压

肠麻痹鉴别。

【治疗】

1. 治疗原则 先天性巨结肠便秘症状顽固,难以用非手术方法解决,尤其是无神经节细胞段长者更困难,确诊后均应准备手术治疗,但应考虑以下问题。

(1) 婴幼儿一般情况差,梗阻症状严重,且合并其他先天性畸形或小肠结肠炎者,宜先控制感染,给 TPN(肠外静脉营养)加强支持治疗,必要时作肠造瘘术,待情况好转后再行巨结肠根治术。

(2) 新生儿、婴儿巨结肠经用扩肛、开塞露或缓泻药可维持每天排便,其营养发育保持在正常水平,可将根治术延迟到 6 个月后进行。

2. 保守疗法(护理治疗)

(1) 目的:①改善患儿营养,增强对手术的耐受力;②为术前做准备,一般在术前准备 1~3 周,可清除肠腔积存的粪便,改善近端肠管的炎症,使扩张肠管得以恢复;③新生儿体重低,营养差者,经 2~3 个月的保守治疗,使体重增加至 6~8kg 或 1 岁左右再行根治术,能较好地耐受。

(2) 方法:①口服泻药或润滑剂,保持每日排便;②用开塞露或甘油栓诱导排便;③每日洗肠一次协助排便,并清洗积存粪便。

3. 手术治疗 外科手术的目的是针对无神经节细胞的痉挛段,由于痉挛段长短不同以及手术者经验不同,可选择不同的手术方式和手术途径。

(1) 常用的 4 种手术方式

1) Swenson 手术(Swenson's operation):将无神经节细胞的直肠结肠切除后,近端结肠翻出肛门外作吻合。保留直肠前壁 3~5cm,后壁 1~1.5cm。

2) Duhamel 手术(Duhamel's operation):将无神经节细胞的结肠切除,直肠近端于腹膜返折水平切断,正常结肠从直肠后拖出,钳夹结肠前壁和直肠后壁,钳脱落后即形成侧侧吻合,在此术式的基础上又有多种改良的方法如斜吻合术、Z 型吻合术等。

3) Soave 手术(Soave's operation):传统的 Soave 手术是经腹手术,过程为:将直肠黏膜剥离至齿状线水平,游离无神经节细胞的结肠,使其自直肠肌鞘内拖出,切除直肠黏膜和无神经节细胞的结肠,行正常结肠与肛门吻合。术中应尽量剥除直肠黏膜,以免因鞘内黏液分泌导致夹层感染。现行的 Soave 手术是经肛门完成上述手术过程,若为长段型巨结肠,单纯经肛门困难的,可开腹或借助腹腔镜完成手术。

4) Rehbein 手术(Rehbein's operation):经腹切除无神经节细胞的结肠,于腹膜反折下 1cm 处切断直肠,行正常结肠与直肠吻合。

全结肠型巨结肠(total colonic aganglionosis)[16]由于全部结肠缺乏神经节细胞,无蠕动功能,如常规切除所有病变肠管,则术后患儿丧失水及电解质吸收功能,将导致长期腹泻及电解质丢失状态[17]。可采用 Martin 手术(Martin's operation),保留直肠和部分左半结肠,将回肠经直肠后拖出肛门外,回肠结肠侧侧吻合。也可以经腹、肛门 Soaves 手术,切除病变肠段,将回肠末端成形为 J 形储袋后,经直肠肌鞘拖出,以达到减少排便的目的。

(2) 手术途径

1) 腹会阴入路巨结肠根治术:可治疗各年龄、各种类型的巨结肠,直视下手术操作便捷。然而,往往因肠管暴露在空气中时间长,手术操作的损伤,使术后肠蠕动恢复慢,易产生粘连性肠梗阻。

2)腹腔镜联合会阴部入路巨结肠根治术:1994年,Simth 首先将腹腔镜技术应用于先天性巨结肠[18];1995年,Georgeson 施行了腹腔镜 Soave 手术;1996年,Curran 将该技术应用于 Swenson 手术,均获得成功。之后国内外相继开展腹腔镜巨结肠根治术[19],目前最常采用的术式为 Soave 手术。腹腔镜手术的优点[20]包括:腹部无大切口,肠管不暴露,损伤小,术后粘连少,术后肠蠕动恢复快,第二天即可进食,减少了住院天数。但对于儿童期巨结肠,结肠过于粗大肥厚者,腹腔镜操作较困难[21]。

3)经会阴入路巨结肠根治术:不开腹在会阴部操作,可避免发生术后腹部的并发症。但会阴部视野小,仅适于婴幼儿常见型或短段型巨结肠。

4. 干细胞移植(stem cell transplantation,SCT) 目前有文献报道未来可通过中枢神经干细胞、胚胎干细胞或肠神经干细胞移植来治疗先天性巨结肠,且肠神经干细胞移植在动物实验上已取得一定进展,但仍有许多难题未解决。

【术后并发症】 巨结肠术后最常见的并发症有吻合口狭窄、污粪、失禁、便秘复发。大部分吻合口狭窄经术后扩肛可缓解,可通过扩大吻合口口径、避免伤口感染形成瘢痕、行 Soave 术式时直肠鞘上部切开等,尤其应注意防止冰冻骨盆(frozen pelvis)的发生。巨结肠术后早期可发生粪污、失禁,尤其在夜晚熟睡时,粪污多数6个月后可好转,1年左右基本痊愈。巨结肠术后约有10%的患儿会便秘复发,原因可能为狭窄段切除不足、近端扩大肠管切除不足、肠炎反复发作等,前两者与临床医师水平密切相关,如何正确判断病变段需长期经验积累。巨结肠根治术早期最严重的并发症为吻合口瘘(anastomotic leakage),往往造成盆腔脓肿、腹膜炎,甚至危及生命。一旦出现吻合口瘘,并已扩散到盆腔或腹腔,应尽早行肠造瘘,否则不但感染发展危及生命,而且若感染反复发作,盆腔大量瘢痕形成严重者会形成冰冻骨盆,这将会导致患儿无法重建功能正常的肛门。

【预后】 先天性巨结肠的诊断和治疗近年来有了很大进步,患儿若能得到早期诊断、早期手术治疗,术后近期远期效果满意。但合并有小肠结肠炎,病情严重者,死亡率仍较高,若患儿术后近期大便次数多或失禁,则需较长时间进行排便训练。

(二)儿童特发性巨结肠

儿童特发性巨结肠(idiopathic megacolon)是一种原因尚未明确的便秘症,其结肠壁有正常的神经节细胞。临床表现主要是生后胎便排出正常,后来出现顽固性便秘。发病年龄较晚,约在1.5~4岁,其营养、生长发育及智力与正常儿无明显差别,有轻微腹胀,直肠甚至乙状结肠远端呈明显扩张,有人称其为"小儿慢性便秘症";在病史中未发现有肛裂、肛门狭窄、甲状腺功能减退等疾病。极易与短段型特别是超短段型先天性巨结肠相混淆,主要检查方法是依靠肛门直肠测压,先天性巨结肠病由于缺乏神经节细胞,故无肛门直肠松弛反射,而特发性巨结肠此反射存在,并具有下列特点:①激惹反射(bowel reflex)的直肠充盈量大,正常小儿引起肛门直肠松弛反射的最小直肠充气量仅10~20ml,而特发性巨结肠大多数为40~70ml,这与直肠腔扩大,反射阈值增高有关。②内括约肌压力基线渐趋下降,是一种反应性降低的表现,间接说明本病可能有内括约肌功能失调。③内括约肌松弛波呈钩形,正常儿童呈 V 形。这种现象的解释也可能是属内括约肌功能失调,当直肠充盈,激惹反射发生,内括约肌松弛压力下降,恢复到原来内括约肌收缩状态时间较长之故。根据测压表现认为:特发性巨结肠病因之一应归于内括约肌功能失调。X线钡灌肠检查摄前后位片,可测定直肠扩张率,正常儿童直肠扩张率平均为45%,而特发性巨结肠为81.5%,直肠扩张率越大相应便秘越严重,可作为判断便秘严重程度的客观指标之一。

特发性巨结肠的治疗,以非手术综合疗法为主,包括强力扩肛、清洁灌肠及配合针灸,疗效满意,强力扩肛可使内括约肌松弛,部分肌纤维亦可能断裂而不再发生严重收缩,扩肛、针刺协同作用使肠道蠕动增加,促进肠内容物的运行。非手术疗法效果不理想者,可考虑行内括约肌切开术。

(三)幼年性息肉

幼年性息肉(juvenile polyp)又称潴留性息肉,好发于学龄前及学龄期儿童,高峰年龄为2~6岁,男孩多见,是儿童肠息肉最常见的类型,占儿童结直肠息肉的80%以上,属于肠道错构瘤性息肉,癌变风险不高[1]。

【病理改变】 幼年性息肉多为单发,约25%为多发息肉,部位多发生在直肠,其次是乙状结肠,也可出现在其他部位如右半结肠[2]。由于息肉蒂内无肌层,故易出现蒂扭转、缺血,引起息肉糜烂、坏死、脱落,息肉受粪便的损伤、刺激,经常发炎及少量出血。病理改变可见黏膜固有层增生、腺体囊性扩张及炎症细胞浸润。由于部分腺体扩张成囊状,内有大量黏液潴留,故又称为潴留性息肉。一般认为其属于良性非肿瘤性息肉,尤其是单发性幼年性息肉,基本不发生癌变,但若在幼年性息肉中部分区域出现腺瘤样改变,这些腺瘤成分可能会引起癌变。

【临床表现】 无痛性慢性血便是小儿直肠及结肠息肉的主要症状,其他常见症状还包括腹痛、腹泻,息肉表面继发感染时,除血便以外还可伴有黏液。血便发生在排便结束时,不与粪便相混,呈鲜红色,量较少,偶有大量血便,息肉位于结肠远端者可能出现腹泻、里急后重,偶可见直肠脱垂或息肉脱垂,如不及时将息肉送回,可发生嵌顿,少数患儿可合并肠套叠。

【诊断】 通过结肠镜及活检组织学检查结合无痛性血便的病史可诊断。结肠镜下可见圆球形或卵圆形肿物,表面光滑,多生长于距肛门 25cm 的范围内,大多数有细长的蒂,易合并糜烂、出血、浅溃疡,组织学检查可见黏膜固有层增生、腺体囊性扩张及炎症细胞浸润。超声具有无创、无辐射、无需肠道准备的优势,同时对息肉检出率高、特异性强,超声下息肉实质内可见多发细小囊腔,为扩张的腺体,蒂部条束状血流信号为主干,进入肿块后血流分布由中心向外部辐射。

【鉴别诊断】 需与其他息肉如 Peutz-Jeghers 息肉病、腺癌、胃肠道炎性纤维性息肉、息肉病鉴别。有血便症状者需与炎症性肠病、肠结核、肠血管病、白塞病鉴别。

【治疗】 幼年性息肉治疗原则是一旦诊断即切除息肉。内镜下切除治疗包括黏膜切除术、黏膜剥离术 2 种术式,有蒂息肉、息肉血供丰富者,建议先行尼龙绳等阻断蒂部血流,无蒂的广基息肉,可先行黏膜下注射使病变抬举,再行电圈套器电凝电切。内镜下无法切除的巨大息肉、宽基底息肉、有恶变的息肉或出现肠套叠等并发症时,需考虑开腹切肠摘除息肉[3]。

【预后】 少数可出现大量血便,罕见发生失血性休克,多数患儿于 10 岁内息肉脱落自愈,部分多发性幼年性息肉患儿有复发倾向。一般认为单发性幼年性息肉是良性病变,但多发性幼年性息肉患者有发生腺瘤及癌变的风险,有学者在 115 例小儿幼年性息肉中发现 1 例病例部分组织有腺瘤样改变[4]。

【附】幼年性息肉病

幼年性息肉病(juvenile polyposis syndrome)与孤立幼年性息肉不同,表现为消化道多发性幼年性息肉,病变范围可累及整个胃肠道。发病率在 1/16 万 ~ 1/10 万,约 50% 有家族史,具有常染色体显性遗传倾向,常见的基因突变位点包括 SMAD 家族蛋白 4(SMAD family member 4,SMAD4)、骨形态发生蛋白 1A 型受体(bone morphogenetic proteinreceptor 1A,BMPR1A)及与人类第 10 号染色体缺失的磷酸酶-张力蛋白(phosphatase and tensin homology deleted on chromosome ten,PTEN)、细胞内皮糖蛋白基因(endoglin,ENG)[5]。该病恶变率较高,被认为是一种癌前疾病,确诊年龄平均为 35.5 岁,可合并有腭裂、肠旋转不良、多指/趾、先天性心脏病、头颅畸形等先天异常。

【病理改变】 息肉大小不一,大多数有蒂,表面圆形,均为错构瘤,显微镜下息肉表面常有浅表溃疡或糜烂,有肉芽组织帽覆盖,可见明显扩张的囊腔结构,被覆上皮扁平状,其内充满黏液或隐窝脓肿。组织学息肉上皮可多层,伴有绒毛或乳头样结构。上皮化生可与腺瘤并存,重度化生可以诊断为原位癌(carcinoma in situ)。幼年性息肉病癌变风险高,可达 38% ~ 68%,且癌变风险随着年龄增长而增加。

【临床表现】 根据临床表现不同分为 3 型:

1. **婴儿型** 出生后数周即可出现症状,通常无任何家族史。临床表现为黏液性腹泻、血便、肠套叠、失蛋白性肠病、继发贫血及营养不良等,腹泻、血便和失蛋白性肠病的程度直接与息肉的数目有关。该型息肉多不均匀分布于整个胃肠道,但以末端回肠及结肠最多。严重者可死于消化道大出血、肠梗阻、营养不良。

2. **胃肠道弥漫型** 通常在 6 个月 ~ 5 岁时发病,息肉分布于整个胃肠道,多以反复发作的上消化道出血为主要临床表现,也可合并失蛋白性肠病、肠套叠和营养不良,整个胃肠道均可出现息肉。

3. **结肠型** 是幼年性息肉病最常见的类型,发生于 5~15 岁的患儿,临床表现为血便、黏液便,常伴有贫血。息肉多局限在结肠远端和直肠。

【诊断和治疗】 根据 Jass 诊断标准,具备以下之一即可诊断:①结直肠 5 个以上的幼年性息肉;②消化道多处幼年性息肉;③只有 1 个息肉,但有幼年性息肉病家族史。治疗原则为尽可能切除息肉并坚持长期随访,由于该病有较高的癌变风险,息肉患儿及家属均需定期进行结肠镜检查。首选内镜下切除息肉治疗,合并消化道大出血、肠梗阻、肠套叠、恶性肿瘤等或息肉密集分布、内镜治疗困难者需进行外科手术治疗。

(四)淋巴样息肉

【概述】 淋巴样息肉(lymphoid polyposis),又称为结节性淋巴样增生(nodular lymphoid hyperplasia,NLH),

26章

是由于黏膜下淋巴样组织增生引起肠黏膜的局限性突起,外观类似息肉样改变。该病多见于儿童和青少年,成人少见。病变主要位于小肠,也可涉及结肠,很少累及胃。病变部位好发于在回盲部、直肠下 1/3 处及肛管黏膜与皮肤交界处[1]。

【病因】 确切病因不明。目前认为 NLH 是通过刺激以 B 细胞为主要成分的淋巴滤泡增生进而导致淋巴组织异常增生。一种理论认为 NLH 代表了对胃肠道黏膜慢性刺激的局部免疫反应,特定的抗原刺激物最终导致淋巴滤泡的增生。还有一种理论认为 NLH 与免疫缺陷状态有关。免疫缺陷导致 B 淋巴细胞的成熟缺陷,反过来导致 B 细胞的聚集在淋巴滤泡内[2]。既往报道过可能与 NIH 相关的因素包括贾第鞭毛虫感染、幽门螺杆菌感染、腺病毒感染、人类免疫缺陷病毒感染、普通变异型免疫缺陷病、选择性 Ig A 缺乏及食物过敏等[2-5]。

【临床表现】 部分患儿可无症状,在内镜检查中偶然发现。有症状的患儿可出现腹痛、胀气、慢性腹泻甚至吸收不良综合征、胃肠炎反复发作(特别是与免疫缺陷相关)[6]。结肠淋巴息肉可伴有胃肠道出血。儿童可表现为多发息肉,较大的淋巴息肉可引起肠梗阻,息肉发生在回盲部时,由于此处淋巴组织丰富、回盲瓣突入盲肠,易发生肠套叠[2,7,8]。

【诊断】 NLH 诊断取决于特征性的内镜下表现和组织学标准。

绝大多数良性淋巴样息肉在镜下表现为息肉状小肿物,息肉数目不等,从单个至百余枚息肉。息肉大小不一(一般直径<2cm)。无蒂,基底宽,少数为悬垂状,其蒂短而粗。息肉表面黏膜光滑,可呈分叶状。灰红色,少数表面可有浅表溃疡形成[7]。

良性淋巴样息肉的病理学改变非常具有特征性:息肉由分化良好的淋巴组织构成,表面被覆薄层黏膜,在肛管、直肠交界处表面可被覆腺性黏膜及鳞状上皮。黏膜和黏膜下层见多量分界清楚的淋巴滤泡。其生发中心明显扩大,淋巴滤泡可深达黏膜下层,甚至固有肌层也被累及。在滤泡之间可见淋巴细胞、浆细胞、嗜酸性粒细胞等细胞浸润,可伴有溃疡形成和纤维化。息肉与周围组织界限清楚,但邻近黏膜下层可有淋巴细胞浸润并伴有淋巴滤泡形成[7]。

诊断 NIH 的同时需注意排除并发疾病,尤其是恶性肿瘤。通过粪便检查排查贾第鞭毛虫滋养体、贾第鞭毛虫抗原或行贾第鞭毛虫滋养体内镜活检。排查粪便中的幽门螺杆菌抗原,行^{13}C 尿素呼气试验或幽门螺杆菌血清学。行免疫球蛋白电泳或血清免疫球蛋白检查,以排查相关的 CVID、SIgAD 或任何相关的低丙种蛋白

血症。对 HIV 进行血清学或 PCR 检查。内镜及钡餐有助于排查肠道肿瘤。肠 CT 可显示弥漫性壁增厚的小肠壁。胶囊内镜可很好地显示 NIH,但无法对病变进行活检。双气囊小肠镜可诊断 NLH[2]。

【鉴别诊断】 本病主要需与发生在肠道的淋巴瘤及其他息肉病相鉴别[9]。

淋巴样息肉病首先要与淋巴瘤样息肉病相鉴别。其两者最主要的区别为淋巴样息肉病为良性病变,而淋巴瘤样息肉病为恶性病变。淋巴瘤样息肉病大体病理及影像表现常与淋巴样息肉病难于区分,鉴别要依病理及免疫组织化学分析。淋巴样息肉病由较多成熟的淋巴滤泡构成,有反应性生发中心,有一定吞噬现象,血管丰富。免疫组织化学及基因重排结果显示淋巴细胞为多克隆性[7]。

淋巴瘤的组织学特征为:①淋巴滤泡边缘区有中心细胞样肿瘤细胞增殖;②淋巴瘤细胞浸润于腺上皮形成淋巴卜皮病变;③肿瘤性滤泡和淋巴滤泡可同时存在;④中心细胞样肿瘤细胞有向浆细胞分化的倾向。瘤细胞体积中等。此外,MALT 淋巴瘤由于是单克隆性淋巴细胞增生,免疫组化呈 CD20 和 CD79a 阳性而 CD5、CD10 和 CD23 呈阴性[1]。

【治疗】 由于该病有自行消退的特性,故确诊后在没有并发疾病的情况下通常不需要特殊处理,可对症治疗、控制症状,待其症状消退。治疗主要针对其并发疾病如贾第鞭毛虫、幽门螺杆菌感染等。阿莫西林、喹诺酮和甲硝唑可能会改善症状,尤其是在合并免疫缺陷的情况下。由于恶性转变率的增加,患儿应该接受密切监测随访[2,10,11]。

(五)家族性腺瘤性息肉病

家族性腺瘤性息肉病(familial adenomatous polyposis,FAP)比较少见,是一种常染色体显性遗传病,有明显的家族遗传倾向,该病的结肠息肉病近乎完全外显,单结肠外表现的外显程度不同。该病特征为存在多个结直肠腺瘤性息肉(通常多于 100 个),主要致病基因为位于 5q21-q22 的 *APC* 基因,是一种肿瘤抑制基因,当其突变后可致病。一般见于年长儿。此病发生恶性变的倾向很高,且随年龄的增长而增加,至 40 岁时,几乎所有的 FAP 患儿均会发生癌变。25% 的 FAP 病例是由新的或新生 *APC* 基因突变所致,此类患者没有 FAP 家族史。

【病理变化】 息肉主要分布于直肠和结肠,多见于一段结肠内,有时涉及全部结肠,甚至到回肠末端,但

直肠受累者占90%。开始发病时息肉数目可不多,逐渐发展成全结肠分布的100个以上至数千个密集的息肉,遮盖黏膜。息肉大小不等,0.5cm或针尖米粒大小,大部分无蒂,长大后可以有蒂,多数基底宽广。严重者几乎直肠壁上无正常黏膜。息肉的组织结构为腺瘤性,与单发腺瘤结构相同。

【临床表现】

1. 经典型FAP 特征是以遍布整个结直肠、数目>100个的腺瘤性息肉和微腺瘤为临床表现的常染色体显性遗传综合征。可在3岁以后出现症状。主要症状是血便和贫血,出血量可很大,并含黏液。也常有腹痛、腹泻及里急后重。直肠息肉可在排便时成簇脱出至肛门外,呈菜花样。直肠指检可触及黏膜上多数息肉。钡灌肠检查可确定病变范围。乙状结肠镜及纤维结肠镜检查时,对疑有癌变的息肉应取组织作病理切片,但应慎重,因其易引起息肉脱落及损伤,造成较大量的血便。

2. 衰减型FAP(attenuated FAP,AFAP) 特征通常为息肉数量在10~99个,并有常染色体显性遗传特征。与经典型FAP相比,AFAP患者有腺瘤数目少、发病年龄晚、更多地分布于近端结肠的特点。

AFAP患者中有一类独特的亚群,是由*MUTYH*双等位基因突变引起,*APC*基因突变检测阴性。这种常染色体隐性综合征被称为MUTYH相关息肉病(MUTYH-associated polyposis,MAP)[1]。MAP临床表现多样,肠道表型有典型的多发性腺瘤样息肉(其息肉类型也可以是增生性或无蒂锯齿状息肉)或无伴发肠道息肉的结直肠癌。

结肠外表现:大多数FAP患者有胃底腺息肉,但很少进展为癌症。十二指肠腺瘤发生于45%~90%的FAP患者,最常位于或邻近壶腹部,FAP患者发生十二指肠癌的终身风险为5%[2]。FAP患者还有发生滤泡状或乳头状甲状腺癌、儿童期肝母细胞癌及中枢神经系统肿瘤的风险。

3. FAP变异型

(1)Gardner综合征:最初用于描述有结肠息肉和结肠外表现的家族,也由潜在的*APC*基因突变所致。这些肠外表现包括硬纤维瘤、皮脂腺囊肿或表皮样囊肿、脂肪瘤、骨瘤(尤其是下颌骨骨瘤)、纤维瘤、多生牙、胃底腺息肉、青年性鼻咽血管纤维瘤及先天性视网膜色素细胞肥大。

(2)Turcot综合征:又称神经胶质瘤-息肉病综合征,最初用于描述合并脑部肿瘤(主要为髓母细胞瘤和

胶质瘤)的家族性结肠癌。

【诊断】 诊断主要依靠结肠镜检查(colonoscopy)及病理检查。结合中国患者的特征,全国遗传性大肠癌协作组推荐临床诊断FAP的标准为:结直肠内弥漫腺瘤性息肉≥100个;或腺瘤性息肉<100个者,伴有家族史或先天性视网膜色素细胞肥大[3]。

下列个体应考虑FAP的诊断,包括累计结直肠腺瘤>10个、腺瘤史合并FAP相关结肠外表现,如十二指肠/壶腹部腺瘤、硬纤维瘤、乳头状甲状腺癌、先天性视网膜色素上皮增生、表皮样囊肿或骨瘤。如证实*APC*基因突变则可明确FAP或AFAP的诊断。

【鉴别诊断】 FAP各种不同临床分型的鉴别,还需要和P-J综合征、幼年型息肉病等进行鉴别。

【治疗】

1. 药物治疗 体外研究结果显示,非甾体抗炎药(nonsteroidal anti-inflammatory drugs,NSAIDs)及环氧化酶-2特异性抑制剂可通过抑制细胞增殖、诱导凋亡、诱导细胞周期停顿,以及通过环氧化酶依赖及非依赖的机制干扰肿瘤血管生成,达到抑制结直肠肿瘤形成的作用。一项临床随机对照研究显示,年轻FAP患者手术前服用阿司匹林的未能预防获益,术前服用NSAIDs舒林酸也未能减少FAP患者腺瘤性息肉的进展。关于术后服用,FAP患者预防性切除术后长期服用舒林酸,有助于剩余直肠的息肉退缩及预防高级别腺瘤性息肉的复发。FAP、AFAP或MAP患者的具有保留的直肠或证实有十二指肠腺瘤,在进行个体化风险/效益评估后,应考虑使用舒林酸或塞来昔布进行化学预防[4]。

2. 手术治疗 当发现结肠息肉大于5mm时,一般需外科治疗,因为大于5mm的息肉癌变危险大,如若息肉不密集、仅个别息肉大于5mm可行内镜下息肉切除,密切观察,待成人后再考虑外科手术。当息肉多至6~9个/cm²时,其恶变潜能很大,这种儿童应在15岁以前进行结肠全切或次全切,是否保留直肠取决于直肠内息肉生长情况,若直肠内尚无息肉,保留直肠预后良好。

对于儿童病例,较为理想的手术方式为:直肠结肠全切+回肠储袋-肛管吻合术(ileal pouch-anal anastomosis,IPAA)。由于切除了全部结直肠黏膜,降低了腺瘤再发及癌变的可能性。对于儿童病例,直肠内回肠J形储袋吻合是目前应用较广的手术方式。术后主要问题是排便次数较多。储袋的大小与排便次数成负相关。其他手术方法还包括直肠结肠全切伴回肠末端永久造口术,结肠次全切伴回肠肛管吻合术(ileo-rectal anasto-

26章

mosis,IRA)。

FAP患者手术时机及方式的选择,除了依据结直肠腺瘤的严重程度外,还需要考虑发病年龄、纤维瘤病、直肠腺瘤数目、患者意愿和生育愿望等多种因素。术前直肠腺瘤数目是FAP患者选择何种术式的重要因素之一,术前应通过结肠镜对FAP患者直肠腺瘤进行评估,以判断行IRA术后直肠息肉癌变的可能性。目前认为,对于直肠腺瘤数目<20个的FAP患者适宜选择IRA,而≥20个的患者可能需要IPAA或者全结肠切除术[3]。

【随访】 FAP患儿及突变携带者建议每年进行一次胃十二指肠镜和乙状结肠镜检查。发现的十二指肠息肉可通过内镜切除或十二指肠切开息肉切除,但当息肉直径>1cm、生长迅速、息肉硬结、严重发育不良或有绒毛改变等情况时,单纯息肉切除恐不能解决问题,须扩大手术范围[5]。乙状结肠镜检对于全结肠切除术后的患儿,操作相对容易,检查重点是剩余直肠的黏膜和肛管。所有未经治疗的FAP患者都会发展为结直肠癌,诊断为癌症的平均年龄为39岁。对FAP患者建议从25~30岁开始随访相关肠外肿瘤。甲状腺的检查应从10岁开始,每年行1次甲状腺超声检查。

【附1】 加德纳综合征

加德纳综合征(Gardner syndrome)是FAP中的一种较罕见综合征,伴有结肠外病变,其病理和临床表现均具有FAP的特点,不同的是本病除结肠多发腺瘤外,有骨瘤及各种软组织肿瘤等肠外表现。其发病情况估计每15000左右新生儿中有1例。

加德纳综合征的结肠外表现已超过当年Gardner报告的三大症状,迄今为止已报道过的有如下几类:①骨瘤:多发生于颅骨及下颌骨,亦可见于长骨,往往多发。②软组织病变:如表皮样囊肿、皮肤纤维瘤、多发硬纤维瘤等,表皮样囊肿通常在背、颈、躯干部发生,常被误诊为皮脂样囊肿,皮肤纤维瘤常出现于头皮、肩、臂和背部,多发硬纤维瘤发生于腹壁或腹腔内可导致肠道、尿道及血管的梗阻。③牙齿异常:如牙瘤、齿囊肿、多生牙、阻生牙等。④先天性视网膜色素细胞肥大造成视网膜色素斑,此表现被视为Gardner综合征的早期临床征象。⑤结肠以外其他胃肠道的息肉,常发生于十二指肠乳头周围,亦可发生于胃,小肠较少见。十二指肠息肉多为腺瘤,可癌变,胃内息肉多为增生性息肉,癌变机会少。

加德纳综合征的结肠腺瘤通常在20岁以内出现,

但8个月至72岁均有发生。通常腺瘤出现后10年内不产生症状,一旦出现腹泻、血便、腹痛等症状则多有癌变,不治疗的病例至55岁100%恶变。因此确定危险人群并对其进行定期检查非常重要。加德纳综合征的治疗和随访同FAP。

【附2】 特科特综合征

特科特综合征(Turcot syndrome)又称神经胶质瘤-息肉综合征,是属于家族性结肠腺瘤性息肉病同一范畴的疾病,为常染色体隐性遗传,其特征是除了结肠100枚以上的腺瘤外,还有中枢神经系统恶性肿瘤,包括神经胶质瘤或髓母细胞瘤。多于青少年发病,癌变出现亦较FAP早。

(六)黑斑息肉综合征

皮肤黏膜色素斑-胃肠道多发性息肉综合征(Peutz-Jeghers syndrome,PJS)指胃肠道有散在息肉,同时口周及手足有多发黑色素痣。此病为常染色体显性遗传病,最常由STK11基因突变引起,该基因位于染色体19p13.3,但10%~20%的PJS患者并无家族史,可能是因新生突变而发生。该病男女发病率相等,约为1/200 000[1]。

【病理变化】 息肉为多发性,数目远比家族性者为少。息肉可散发于全消化道,以空、回肠发病率最高,占90%以上,极少发生在胃和十二指肠、结肠。息肉大小差异明显,小的数毫米,大的数厘米,多有蒂,蒂内有肌肉成分,此可竖起。息肉表面不光滑,顶部可糜烂或出血。本综合征的癌变率较低,约在1%~3%左右。常因引起肠套叠及贫血而需手术。

息肉显微镜检可见由正常腺体、上皮细胞和固有膜内增生分支的平滑肌组成,一般认为是一种错构瘤(hamartoma)。

【临床表现】 该病特征性表现为皮肤黏膜色素斑和胃肠道多发性息肉。

超过95%的PJS患者都有皮肤黏膜色素斑,通常为1~5mm的扁平、蓝灰色至褐色斑点,最常出现在嘴唇及口周区域(94%,)、手掌(74%)、颊黏膜(66%)和足底(62%),也可见于鼻、肛周和生殖器,还有极少数位于肠道[2],色素斑可在生后不久或幼年时出现,随着年龄的增长,皮肤上色素斑的颜色可逐渐变浅或于青春期后消退,黏膜上的斑点不消退,恶变罕见。

胃肠道息肉形成于0~9岁,且大部分患者在10~

30 岁期间出现症状。患者可出现息肉所致肠套叠或肠梗阻引起的腹痛、血便,高达69%的患者会在一生中罹患肠套叠,小肠最常受累。肠套叠多为暂时性的,有的可以自行复位,隔数年或数月后可再次发作。患儿多有低色素性贫血,发育营养差[1,3-4]。

【诊断与鉴别诊断】 根据家族遗传史,胃肠道多发性息肉,皮肤黏膜色素沉着及组织病理为错构瘤性息肉,诊断一般不难。目前临床病理诊断应用的是WHO2010 年诊断标准[5],符合以下任意一条标准即可诊断为PJS:①2 处以上组织学确定的PJS 型错构瘤性息肉;②任何数量的PJS 型息肉,同时至少一个直系亲属有PJS 史;③典型皮肤黏膜色素沉着,同时至少一个直系亲属有PJS 史;④任何数量的PJS 型息肉,同时伴有典型皮肤黏膜色素沉着。患者符合PJS 的临床诊断标准时,应进行基因检测以确定有无STK11 基因突变。

较常用的检查方法包括胃肠道气钡双重造影及胶囊内镜。

主要与其他息肉病鉴别:如:幼年性息肉病、Cowden 综合征、家族性结肠息肉病等鉴别。

【治疗】 确诊后以保守观察为主,有贫血者,应予以矫正。

PJS 胃、结直肠息肉以内镜下治疗为主,配合手术治疗;小肠息肉以手术治疗为主,辅以内镜下治疗,少息肉型以内镜下治疗为主,多息肉型患者需要配合手术治疗,对已恶变的息肉,一般要求行肠段切除术。多数学者认为小肠息肉不论数量多少,若无急腹症可不必行手术治疗,以免影响消化吸收,仅在发生肠套叠、肠梗阻、消化道大出血、恶变时行外科手术治疗,术中在内镜引导下行息肉切除,可避免过多切除肠段,降低短肠综合征的发生。

【预后】 本病平日多无症状,或偶有轻微腹痛不适,但对其并发症:肠套叠、肠梗阻、血便等应早期诊断早期治疗,延误时亦可造成死亡。临床上其恶变倾向虽低,但是随着对其研究的深入,发现PJS 的患儿患恶性肿瘤的危险性是一般人群的18 倍,故应一生随诊。

(七)先天性肛门直肠畸形

先天性肛门直肠畸形(congenital malformation of the anus and rectum)占消化道畸形第一位,世界范围内发病率为1/5 000~1/1 500,据国内文献报道我国的发病率为1/2 800。男、女发病率大致相等,男性稍多。先天性直肠肛门畸形不仅发病率高,而且种类繁多。肛门直肠畸形病理改变复杂,不仅肛门直肠本身发育缺陷,肛门周围、盆底肌肉及神经也均有不同程度的改变。此外,该畸形常合并有其他器官的畸形。

【胚胎学与病因】 在胚胎第3 周末,后肠末端膨大与前面的尿囊相交通,形成泄殖腔(cloaca)。第4 周位于泄殖腔与后肠间的中胚层皱襞形成并向尾侧生长,同时间充质于泄殖腔二侧壁的内方增生形成皱襞称侧褶向腔内生长,构成尿直肠隔,将泄殖腔分为前后两部分,前者为尿生殖窦,后者为直肠。同时泄殖腔的尾端被外胚层的一层上皮细胞膜所封闭称为泄殖腔膜,使与体外相隔,前者为尿生殖窦膜,后者为肛膜。第7、8 周时,两个膜先后破裂,肛膜破裂后肠与原肛贯通,形成正常的直肠和肛管。如后肠或原肛发育不良或贯通不全,即形成各种类型的肛门闭锁或狭窄。若尿生殖窦与后肠分隔不全后肠开口仍在尿路器官上,则形成直肠和泌尿生殖系统的瘘管或直肠会阴瘘、肛门前移等畸形。

总之,肛门直肠畸形的发生是正常胚胎发育期障碍的结果,引起的原因尚不清楚,目前认为是遗传因素和环境因素共同作用的结果。

关于肛门直肠畸形的基因研究提示,HOX、SHH、FGF 基因,Gli2 和 Gli3 转录因子可能与人类肛门直肠畸形相关。据文献报告,肛门直肠畸形有家族发生史者在1%~9%。Van Gelder 报告在一个家庭中,兄弟姐妹4 人均患此病,矢野博等收集的29 篇文献中有34 个家庭发病。对于家族发病基因的研究结果表明,肛门直肠畸形与HLA 基因有关。

肛门直肠畸形也和其他畸形一样,可能与妊娠期,特别是妊娠早期(4~12 周)病毒感染、化学物质、环境及营养等因素的作用有关。胚胎期发生发育障碍的时间越早,所致畸形的位置越高、越复杂。动物实验证实氯仿、乙烯硫脲、全反式维A 酸、阿霉素等均可诱导母鼠产生肛门直肠畸形鼠仔,说明这些药物是使妊娠动物产生肛门直肠畸形的直接原因。

【病理分型】 1970 年制定的国际分类,以直肠末端与肛提肌,特别是与耻骨直肠肌(Braune's muscle)的关系为标准,将肛门直肠畸形分为高位、中间位和低位三型,直肠盲端终止于耻骨直肠肌环以上者为高位畸形,位于该肌之中并被其包绕者为中间位畸形,穿过该肌以下者为低位畸形。每型又分有瘘和无瘘两组,瘘的发生率约占50%,尤以女孩为多。女孩有直肠阴道瘘、前庭瘘及会阴瘘,男孩有直肠膀胱瘘、尿道瘘及会阴瘘(图 26-23~图 26-25)。

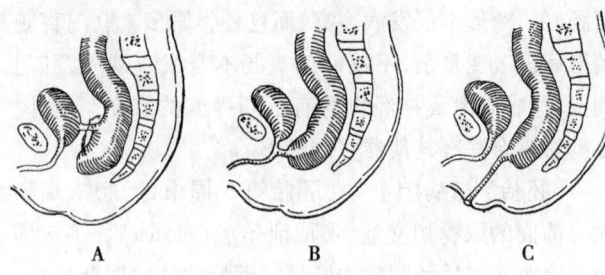

图 26-23 男孩无肛合并瘘管
A. 直肠膀胱瘘;B. 直肠尿道瘘;C. 直肠会阴瘘。

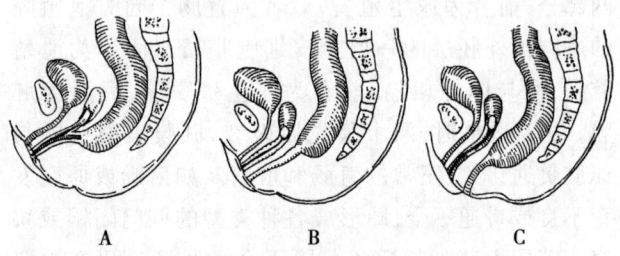

图 26-24 女孩无肛合并瘘管
A. 直肠阴道瘘;B. 直肠前庭瘘;C. 直肠会阴瘘。

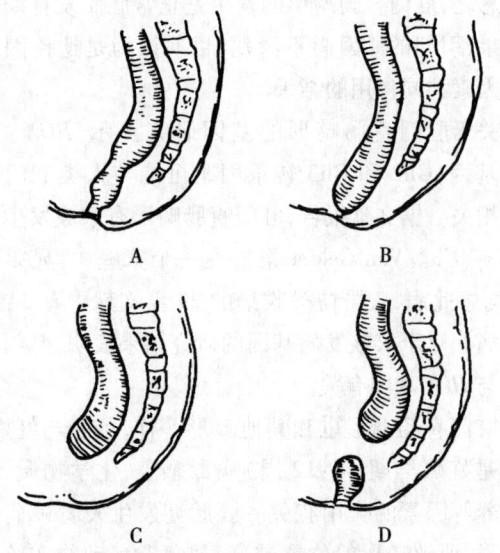

图 26-25 无瘘肛门直肠畸形
A. 肛门狭窄;B. 低位肛门闭锁;C. 高位闭锁;D. 肛管正常直肠远端闭锁。

1984 年,Wingspread 将分类法加以简化,具体分类见表 26-16。

【病理改变】 近年来,对先天性肛门直肠畸形患儿盆底组织结构研究的结果表明,盆底肌肉、骶骨、神经及肛周皮肤等均有异常,畸形位置越高,病理改变程度越重。

1. 肌肉改变 肛门直肠畸形患儿的肛提肌,包括耻骨直肠肌的发育良好,仅个别病例该肌缺如或发育不良。由于畸形类型不同,耻骨直肠肌的位置可发生改变,高位畸形该肌明显向上向前移位,并短缩,呈闭锁状,依附于前列腺、尿道或阴道后方,并与直肠盲端和外括约肌有一定距离。中位畸形时直肠盲端位于耻骨直肠肌中。直肠前庭瘘(rectovestibular fistula)和低位畸形耻骨直肠肌基本位置正常。

表 26-16 先天性直肠肛门畸形的分类

男性	女性
一、高位	一、高位
1. 肛门直肠发育不全	1. 肛门直肠发育不全
(1)直肠前列腺尿道瘘	(1)直肠阴道瘘
(2)无瘘	(2)无瘘
2. 直肠闭锁	2. 直肠闭锁
二、中间位	二、中间位
1. 直肠尿道球部瘘	1. 直肠前庭瘘
2. 肛门发育不全,无瘘	2. 直肠阴道瘘
三、低位	3. 肛门发育不全,无瘘
1. 肛门皮肤瘘	三、低位
2. 肛门狭窄	1. 肛门前庭瘘
四、罕见畸形	2. 肛门皮肤瘘
	3. 肛门狭窄
	四、泄殖腔畸形
	五、罕见畸形

镜下观察外括约肌走行方向,在正常儿外括约肌肌纤维呈横断面,低位畸形肌纤维也呈横断面,中位畸形外括约肌肌纤维排列呈斜行,高位畸形外括约肌发育不良,肌纤维走行方向紊乱,或仅有痕迹。

内括约肌在高位畸形缺如,中位畸形发育差,低位畸形内外括约肌发育正常。

2. 神经改变 肛门直肠畸形患儿常伴有骶椎畸形(sacral vertebral deformities),当骶椎椎体缺如时,可伴有骶神经的改变,缺如的节段越多,骶神经改变越明显,可直接影响该病的治疗与预后。

3. 伴发畸形 肛门直肠畸形常合并其他先天性畸形,其发病率占 40%~70%,最常见者为泌尿生殖系统畸形,其次为脊柱,特别是骶椎畸形,再次为消化道、心脏以及其他各种畸形。肛门直肠畸形可以伴发几种畸形,例如肛门闭锁合并骶椎畸形、骶前肿物称 Currarino 综合征。这些伴发畸形增加了治疗上的困难,并可影响预后。因此,对肛门直肠畸形患儿应进行全面的检查。

【临床表现】 先天性肛门直肠畸形的种类不同，其临床症状、出现症状的时间亦不同。完全性肛门闭锁及男孩并发膀胱瘘、尿道瘘者，出生24小时后无胎便排出，或仅在尿道口、尿布上沾染极少量胎便痕迹，腹部逐渐膨胀，并出现呕吐，呈低位肠梗阻，早期即出现脱水现象，日趋严重，若未经治疗者，多于7~10天后即可死亡。先天性肛门狭窄或肛门闭锁伴有会阴、前庭或低位阴道瘘的患儿，经常在几个月或1~2岁时才出现排便困难，有慢性腹胀、腹痛。由于经常排便不畅，粪便积聚在结肠内可形成肠石，继发结肠巨大，影响小儿生长发育。

1. **高位畸形** 正常肛穴处无肛门，仅有皮肤凹陷，色泽深，哭闹或用劲时凹陷不向外膨出。女孩往往伴有阴道瘘，该类患儿粪便从瘘口流出，易致生殖道感染。泌尿系瘘几乎都见于男孩，女孩罕见。从尿道口排气和粪便是直肠泌尿系瘘患儿的主要症状。

2. **中间位畸形** 肛门部位外观与高位畸形相似。有瘘者瘘管开口于尿道球部、阴道下端或前庭部。女孩直肠前庭瘘较阴道瘘多见，瘘管开口于阴道前庭舟状窝部，也称舟状窝瘘（navicular fossa fistula）。如瘘孔较大，则可长期正常排便，若瘘孔较小则可较早出现排便困难。

3. **低位畸形** 有的在肛门正常位置有凹陷，肛管被肛膜（anal membranae）闭塞。有的肛膜虽破，但不完全，口径细小，排便困难。有的肛门正常，但位置靠前，无临床症状。男性低位肛门闭锁患儿在肛门闭锁的同时常伴有肛门皮肤瘘管，瘘管内充满胎粪。一些女孩中靠近阴唇后联合处的外阴部有一开口，称前庭肛门或外阴部肛门。

直肠狭窄或闭锁罕见（<1%）。另外，女婴还有罕见的泄殖腔畸形，患儿外阴发育可呈幼稚型，仅见一个瘘口，自此口排尿和粪便。

【诊断】

1. **病史与体格检查** 典型的肛门闭锁诊断无困难，生后见会阴部无肛门开口，诊断即确定。低位肛门闭锁肛门隐窝处呈暗蓝色薄膜或沿阴囊后会阴部有断续褐色线（贮积胎粪所致），或肛门处有随腹压增加的向外冲动。高位无肛则无以上症状。直肠膀胱瘘和直肠尿道瘘，尿内多混有胎便。直肠会阴瘘、前庭瘘和阴道瘘，可于会阴部、舟状窝或处女膜处瘘口流出胎便。

2. **辅助检查** 检查的目的需明确以下问题：①畸形的解剖及类型；②骶神经发育情况；③内外括约肌及肛提肌的发育状态；④并存哪些畸形。

（1）X线检查：准确测定直肠闭锁的高度，有无泌

尿系瘘，X线检查是不可缺少的。倒置侧位X线（inversion of lateral X-ray）平片至今尚有采用者（图26-26），方法是将生后24小时的患儿取倒立位，双髋并拢屈曲位和前后位摄片，摄入点为耻骨联合，在患儿吸气时曝光。肛门隐窝处粘一小铅字，铅字与骶前充气直肠盲端的距离即为闭锁的高度，从耻骨联合下缘至尾骨划一直线，即耻骨直肠肌上缘称为耻尾线（PC线），直肠气影高于耻尾线者为高位畸形。但X线照片结果有时有误差，其原因为：①检查过早（生后24小时以内），婴儿吞咽的气体尚未达到直肠；②倒置时间过短，气体尚未达到直肠；③X线射入角度不合适或在婴儿呼气时曝光；④有瘘患儿直肠盲端不能充盈可造成假象。故目前多不用倒置摄片法，而采用瘘管造影（fistulography），可以确定瘘管的方向、长度和直肠末端的水平。

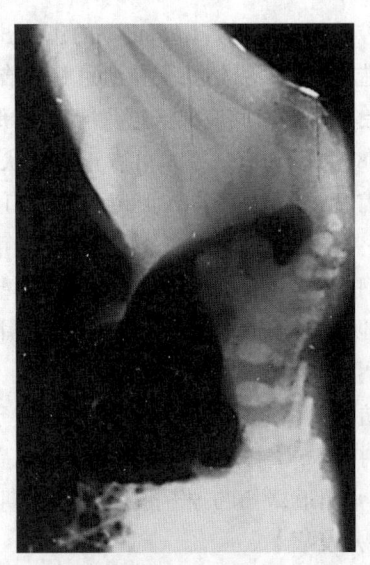

图26-26 先天性直肠肛门闭锁
（倒立侧位片）。

骶骨平片：在高位肛门直肠畸形的患儿常并发骶尾骨畸形，骶神经和括约肌发育不良，特别是第二骶椎以下椎体缺如者，术后恢复更差。故对肛门直肠畸形患儿作骶骨平片此项检查是有意义的。

（2）电子计算机断层扫描（CT）：可以显示肛提肌群的发育状态及走向，也可作为术后随访的参考。正常患儿CT显示耻骨直肠肌似一软组织肿物，前方固定于耻骨，向后与直肠两侧及后壁相连，内外括约肌形成卵圆形肿物，两者难以分开。不同类型的肛门直肠畸形患儿，有其不同的CT显示，如直肠尿道瘘可见耻骨直肠肌包绕尿道及直肠盲端，肛门括约肌位于会阴正下方。

（3）B超检查：不受时间限制，检查前可不做特殊准备，该法安全简便，测量的数据可靠，较X线误差小，

可重复,患儿痛苦小。

(4) 磁共振(MRI):可以观察肛门周围肌群的改变,同时可以判断畸形类型和骶尾椎有无畸形。可从3个方面观察肛周肌群的改变,为了获得清晰影像,检查前可给镇静剂,肛门隐窝内放一标志物,必要时经瘘口注入气体充盈直肠盲端,使影像更清晰。

【治疗】 先天性肛门直肠畸形的治疗方法,根据其类型及末端的高度而不同。凡无排便功能障碍如会阴前肛门无狭窄者,无需手术治疗外,其他先天性肛门直肠畸形均需手术治疗。

低位无肛如膜状闭锁、狭窄或直肠会阴瘘均需会阴部肛门成形术。

中、高位无肛如直肠尿道瘘、直肠膀胱瘘及直肠阴道瘘等可行后矢状入路肛门成形术(Pena)或腹腔镜辅助肛门成形术(laparoscopic assisted anorectoplasty)。

泄殖腔畸形(cloacal deformity)的患儿出生后应立即行结肠造瘘,使分流改道,保持泄殖腔清洁,防止尿路感染。根治手术的时间应根据患儿情况、畸形复杂程度而定,以6个月后为宜。手术可取正中矢状切口,充分游离泄殖腔管,显露直肠进入泄殖腔的入口,于直肠和阴道共壁之间做黏膜下分离,分离直肠的长度直至能无张到达肛门皮肤为止。同样的方法分离共壁的阴道与尿道,成形阴道与尿道,若阴道不能到达会阴部皮肤,可采用皮肤阴道成形术或肠管阴道成形术。

为了防止肛门成形术后瘢痕狭窄,均应于术后2周进行扩肛,持续6个月左右。泄殖腔畸形术后在扩肛的同时,需扩张阴道,阴道扩张需持续到青春期。

【术后并发症】

1. **直肠黏膜外翻** 多在术后3个月内发生,因肛门口径过大,或因瘢痕挛缩致使肛门不能完全关闭,均可导致直肠黏膜外翻,通过温盐水坐浴,可促使瘢痕软化,肛门括约肌功能不良轻者可恢复,严重者需再次行手术治疗。

2. **肛门狭窄(ankyloproctia)** 肛门狭窄为肛门成形术后较常见的并发症,为预防狭窄,术中应充分游离直肠,避免缝合时有张力;术后防止切口感染和直肠回缩,坚持扩肛1~1.5年,是防止和治疗肛门狭窄的有效措施,严重狭窄经扩肛无好转者应考虑再次手术。

3. **肛门失禁(copracrasia)** 高位肛门直肠畸形术后多见,较难恢复,应早期进行术后排便训练。

4. **便秘(constipation)** 早期可因手术创伤疼痛引起,晚期多因肛门狭窄或直肠回缩形成管状狭窄引起,少数患儿系合并有直肠乙状结肠无神经节细胞症。以上情况经保守治疗如扩肛、洗肠无效者,需根据具体情况进行不同的手术治疗。

【预后】 先天性肛门直肠畸形的预后,取决于畸形的类型及有无合并其他器官的畸形,低位肛门闭锁及瘘一般术后排便控制功能较好,高位畸形效果仍不理想。如患儿术后每天排便1~3次,无污粪为效果良好,排便控制能力随年龄增长及规律地排便训练会得到改善,但某些生殖泌尿系的后遗问题,仍需较长期的随访观察。

(八)脱肛

脱肛或称直肠脱垂(prolapse of rectum),指肛管、直肠外翻而脱垂于肛门外,多见于3岁以下小儿,男女发病率相等,随着年龄增长多可自愈。5岁以后则罕见。

【病因】

1. **全身因素** 营养不良小儿,坐骨直肠窝内脂肪消失,使直肠失去周围支持固定作用,括约肌群收缩力也减弱,直肠容易自肛门口脱出。

2. **局部组织解剖因素** ①婴幼儿骶骨弯曲度未形成骨盆向前倾斜不够,直肠呈垂直位,与肛管处于一条直线上,腹腔内向下的压力增加时,直肠无骶骨的支持,压力直接作用到肛管上,易于向下滑动;②肛提肌和骨盆底部肌肉的支持力较弱;③直肠黏膜附着在肌层上较松弛,黏膜易自肌层滑脱。

3. **促成因素** 任何情况使腹内压长期增高或突然增高,均可促成直肠脱垂。如经常便秘、腹泻、百日咳、包茎及膀胱结石、长期慢性咳嗽等疾患常是脱肛的诱因。有些疾病(如腰骶部脊髓脊膜膨出)或损伤(包括意外和手术损伤)造成括约肌及直肠周围肌肉功能或神经功能障碍者,直肠失去支持,腹压增高即可发生直肠脱垂。

【病理变化】 脱肛可分为完全性和不完全性两种。仅有黏膜脱出者称为不完全性脱垂,直肠各层同时翻出者称为完全性脱垂,后者脱出肛门外的直肠部分较不完全脱垂者长。

长期脱肛的患儿,肛门括约肌松弛,脱肛后易复位。偶然因腹内压突然增高使直肠脱垂者,如未能及时复位,肛门括约肌收缩可引起脱垂肠段绞窄性坏死。

【临床表现】 初期,小儿排便时有黏膜自肛门脱出,便后自动缩回。反复发作后,每次便后均须用手托回,并常有少量黏液从肛门流出。随后,特别是体弱小儿,在任何腹内压增加的情况下如哭闹、咳嗽、用力时肠即脱出。如直肠全层脱出后很久未能复位,即可发生充血、水肿、溃疡、出血以致复位困难。有时也可嵌闭,肠管呈紫黑色,局部肠管血运障碍,即使再复位也容易发生直肠狭窄(archostegnosis)。

【诊断】　根据病史及外观即可诊断。便后能自行回缩的病例,嘱患儿于蹲位用力排便后观察,并行直肠指诊常可发现肛门括约肌松弛。如直肠不完全脱垂,脱出之黏膜表面呈纵行沟纹,如直肠完全脱垂,黏膜表面呈环状皱襞。

直肠息肉也可由肛门脱出,为较小圆形光滑之肿物。必须注意肠套叠有时也能从肛门翻出似直肠脱垂。后者如用手指检查可触及直肠肛管与脱垂肠管间的黏膜反折。

【治疗】

1. 保守治疗　如脱肛继发于腹泻、便秘、膀胱结石等,这些疾病治愈后,脱肛常可自愈。在治疗期间须全面改善小儿的生活习惯,提高营养,培养定时的大便习惯(排便时间不能太长)。脱肛患儿关键在避免蹲位排便,排便时尽量不使髋关节屈曲。小婴儿可取直着大腿姿势把屎把尿,大孩子可以坐高盆(或将盆置板凳上)排便,或采取侧卧或仰卧排便。这样可使直肠不易脱出,如此坚持 1~2 个月可痊愈。

排便后直肠脱出时,应即时用手法复位。复位后肠又立刻脱出或平时一直脱出在外者,则于复位后用纱布叠成厚垫压住肛门,然后用胶膏将两臀部拉紧粘牢。并嘱小儿卧床休息 1~2 周,坚持卧床排便,肛门直肠不再脱出后,再坚持半蹲排便,1~2 个月后多可痊愈。

如用以上方法脱肛仍复发,可采用以下方法治疗。

2. 中医、针灸疗法　中药以补中益气汤为主加减。针灸(acupuncture)取百会(囟门未闭者禁针,可用温和灸)、长强、承山、肛门 3 及 9 点等穴。便秘者针支沟、阳陵泉;腹泻者针足三里。

3. 注射疗法(injection treatment)　是将药液注射到直肠黏膜下层,使黏膜与肌层粘连,或将药液注射到直肠周围,使直肠周围组织,经药液刺激与直肠产生粘连而使直肠固定,不再脱垂而痊愈。如用药过量或用刺激性过大的药物,易引起黏膜坏死,也可因注射不当引起感染、脓肿、直肠壁坏死等并发症,故在应用注射疗法时应慎重。

直肠周围注射多采用的药液有 0.5%~1% 普鲁卡因 95% 乙醇溶液、5% 鱼肝油酸钠等。直肠黏膜下注射的药液有 5% 碳酸甘油或 30% 盐水溶液,注射部位为直肠两侧和骶前部位,每次选择两个部位,治疗期间仍应坚持卧位或高坐位排便。一般仅须注射 1 次即可痊愈,少数病例 7~10 天后须重复注射 1 次。

4. 手术治疗　不能复位的嵌闭性脱肛,或脱出肠段发黑坏死者,可局部热敷,用抗生素湿敷,插入肛管排气洗肠,待其自行恢复或脱落。否则须切除脱出部,边切边缝,或用电刀切除,出血量均较多,并且术后感染与狭窄的机会很大。

肛门括约肌松弛或收缩无力者,脱垂部分切除后仍可复发,如脊膜膨出术后形成的脱肛,须作肛门括约肌成形术。或用银丝箍绕在肛门周围的皮下组织内,称肛门周围箍绕术。对一些严重的直肠脱垂患儿,根据其具体情况可考虑行直肠悬吊术,该手术可通过腹腔镜完成,或经骶肛提肌紧缩等手术。

(九)肛门周围脓肿

肛门周围软组织发生急性化脓性感染并形成脓肿者称肛门周围脓肿(perianal abscess),脓肿自行溃破或切开排脓后常不愈合形成肛瘘,常见于新生儿及小婴儿。

【病因与病理】　小儿肛周感染多数由肛窦或肛腺感染引起,肛腺开口在齿状线部的肛窦(sious anales)。肛窦的开口向上,易受粪便堵塞、擦伤而发生水肿、炎症。感染再通过腺的管状分支或淋巴扩散,而形成肛周不同部位的脓肿,少数肛周感染也可由外伤、直肠肛管炎或药物注射不当引起。

小婴儿该年龄段发病,有其明显感染沿肛腺管进入肛腺形成肛腺炎,发病原因:①小婴儿大便不成形,并且较常发生腹泻,可造成粪便对直肠肛管及肛周皮肤的侵蚀。②一过性的雄激素分泌增高,导致肛门腺分泌增多,若腺管阻塞,易出现感染;再者,激素分泌旺盛,可导致深层的覆盖上皮组织的隐窝加深,粪便易于潴留,诱发感染。③由于新生儿及小婴儿直肠肛管局部分泌型的 IgA 和 IgM 含量减少,导致局部免疫力低下。以上因素共同作用的结果,可导致肛周感染,继而形成脓肿,脓肿破溃或切开引流后形成肛瘘。

【临床表现】　新生儿或 1~2 个月婴儿,多为肛门两侧部位的皮下脓肿。初期,局部有红肿、硬结及压痛,约于 1 周后化脓变软,局部有波动。有时脓肿自行破溃,有脓液自小孔流出,形成肛瘘。女孩的脓肿多自阴道、前庭或大阴唇穿出,形成后天性直肠外阴瘘,患儿全身感染症状较轻,只于排便时哭闹。

部分患儿炎症未能控制可向肛门直肠周围组织扩散,而引起高热、拒食、呕吐,直肠指诊剧痛。

【治疗】

1. 全身应用抗生素控制感染,或同时应用中药蒲公英、野菊花、紫花地丁各 9g 煎服。

2. 排便后清洗肛门,局部热敷、热水坐浴或理疗。

3. 如已化脓应切开引流,从肛门处作放射状切开,女孩尽量避开外阴部切开,预防局部瘢痕形成。

(十)肛瘘

肛瘘(anal fistula)是肛门周围脓肿的后遗症,为小婴儿常见的肛周疾病,亦可称为后天性肛瘘。它比先天性肛瘘、小儿肛裂、脱肛等病更为多见。

【病因与病理变化】 肛门周围脓肿经皮肤切开引流或自行破溃后,隐窝入口不能闭合,并在括约肌以内。平时括约肌关闭时,肠内容物仍可继续进入脓腔,自外口流出,形成通道。日久通道周围有许多瘢痕组织,则形成慢性肛瘘。亦可因肠道感染穿破肠壁或外伤引起。

肛瘘外口经常有少量渗液或脓液,偶尔排气漏粪汁。有时暂时自行闭合,但当脓液积聚后又破溃流脓。并可不自原外口破出,而使瘘管分支,形成复杂瘘(complex fistula)。无分支者为简单瘘,小儿多为低位简单瘘。

女婴直肠前方即为外阴部,肛瘘外口均自外阴部舟状窝、大阴唇或阴道破出,称肛前瘘。由于外阴部黏膜与肛门直肠黏膜距离较近,互相愈合而形成黏膜完整的瘘管。此种瘘管复发感染的现象很少,但排稀便时自外阴部外口漏出少量稀便或气体,偶尔引起外阴部糜烂发炎。

【临床表现与诊断】 小婴儿有肛门周围急性感染后形成小瘢痕有反复流脓的病史。检查可见肛门附近、会阴或大阴唇部有瘘外口。

男婴瘘口外形常似愈合之豆状瘢痕,多位于肛旁3或9点处。用手挤压瘘口周围组织即有少量脓液或浆液流出。有时瘘口为暂时的薄上皮所覆盖。用圆头探针轻探即可插入瘘管。有些患儿由于肉芽组织生长过高,瘘口呈乳头状隆起。自瘘口向肛门部皮下常可摸到一索状物,即为瘘管的位置。

女婴直肠前庭瘘(rectovestibular fistula)或会阴瘘局部黏膜完整,有如先天性瘘,但生后会阴部有感染史,为后天性瘘。肛门外观及功能完全正常。

为查清瘘管内口的位置可作以下检查。

1. **直肠指诊** 于瘘外口同侧齿线处,可触及一小硬结,中央凹陷即为瘘内口。

2. **探针检查** 探针自外口插入,示指在肛管内,触到探针处即为内口,复杂瘘不宜用此法,以防造成假道。

3. **肛门镜检查** 在黏膜与隐窝交界处,可找到内口。

4. **注射色素** 用5%亚甲蓝1~5ml自外口注入,直肠内放入一白色纱布,如纱布染成蓝色,表示存有内口。

5. **瘘管造影** 用碘剂或碘化钠造影剂注入瘘管,可确定瘘管的长度、方向、有无分支。

本症须与尿道瘘、骶尾部肿瘤(畸胎瘤,皮样囊肿)继发感染所形成的窦道相鉴别。

【治疗】 肛周急性感染或瘘管未形成时的治疗,同肛门周围脓肿,采用非手术的方法。

肛瘘形成后,多不能自愈,应行手术治疗。

1. **挂线疗法(seton therapy)** 安全简便、易行,除女孩外阴瘘外,均可用。具体方法以圆头探针插入瘘外口,缓缓沿瘘管进入肠腔,穿破该处黏膜,自肛门内穿出探针,带出粗丝线及橡皮线各一条,同时结紧两线(橡皮线有逐渐切开作用,粗丝线是为了防备橡皮线断裂或松开时仍有挂线作用),使瘘管切开和愈合同时进行,一周挂线脱落,再一周伤口愈合。如遇两处瘘者,应一处完全愈合后再行另一处挂线。

2. **瘘管切开术(fistulatomy)** 适用于内口低、瘘管位于肛门外括约肌浅部以下者。自瘘外口插入探针,沿探针切开内、外口间的皮肤及瘘管,切除管壁肉芽组织后填塞油纱布,伤口逐渐愈合。

3. **瘘管切除Ⅰ期缝合术** 适用于已纤维化的低位肛瘘。

4. **肛前瘘的手术疗法** 女婴外阴瘘若用挂线疗法,可引起肛门括约肌、阴唇后联合或会阴体断裂,肛门与外阴融合,引起大便失禁,故目前较多采用以下两种术式。

(1) 直肠内修补:经直肠内自瘘管内口向外口方向游离瘘管,完整切除瘘管,逐层严密缝合,尤其是直肠壁要对合良好。术后会阴部平整无瘢痕。

(2) 会阴入路手术:即从瘘管外口游离至内口,完整切除瘘管,直肠壁黏膜外间断或连续缝合,纵行缝合肛提肌和会阴皮肤。

会阴入路手术与经直肠入路相比,手术野显露清楚,操作便捷。这是因为直肠入路是通过肛门口在直肠腔内操作,其手术空间相对狭小,导致操作不便。另外,肛门过度牵拉有可能造成肛门括约肌损伤。经直肠入路手术最大的优势是会阴部没有切口,尤其对于外口位于舟状窝处的患儿,可以最大限度地保证会阴的正常外观和完整。

(十一)肛裂

肛裂(fissure ani)可发生于任何年龄,是肛管齿线以下深及全层的皮肤裂。大多数位于肛管后方正中线处。

【病因与病理变化】 小儿肛裂多因大便干燥,排便用力使干硬粪便擦伤或撑裂肛管上皮形成肛裂,在齿线邻近有慢性炎症时,肛管组织因纤维化而弹性减退,又由于解剖上的特点,排便时肛管后方皮肤最易遭受损伤而发生较深的撕裂,伤处因继发感染而形成慢性溃疡创面。故肛裂实际上是一个感染性溃疡。因感染所致肛门括约肌痉挛、引流不畅和经常排便的擦拭,常使创面不易愈合而转变为慢性溃疡。因此,肛裂底部多为灰白色较硬组织,边缘皮肤有潜行现象,溃疡最下端皮肤略隆起,呈袋状皮赘,突出肛门外酷似外痔,常称为"前哨痔"。

【临床表现】 主要症状为排便时肛门疼痛和血便。由于粪便通过时使肛裂张大,新创面内神经末梢受到刺激而剧烈疼痛发生少量出血,患儿常因害怕疼痛而不敢排便,结果粪便干结,排出困难,使肛裂难以愈合。

【治疗】 为减轻排便疼痛和促进创面愈合,应保持排便通畅和避免粪便干燥,温水或高锰酸钾水坐浴,使肛门括约肌松弛。病程较久的肛裂可用 10%~20% 硝酸银液涂灼裂口,然后用生理盐水冲洗,或用 0.5% 普鲁卡因封闭,隔日 1 次,可止痛和促进肛裂愈合。经上述治疗无效时,可考虑切除裂隙瘢痕组织,创口不缝合。术后保持排便通畅和经常坐浴,约 1 周痊愈。

八、腹膜与腹腔疾病

(一)急性腹膜炎

急性腹膜炎(acute peritonitis)为腹膜的急性感染,可分为原发性与继发性两类,前者腹腔内无脏器损伤及感染病灶,后者则继发于腹腔内脏破裂穿孔、灶性感染坏死蔓延或与腹膜透析相关引起。蛔虫穿破肠管进入腹腔引起的蛔虫性腹膜炎,虽也是继发性腹膜炎,但常呈亚急性过程,与一般急性腹膜炎表现不同,故另设章节叙述。

腹膜的面积几乎等于全身皮肤的面积,故弥漫性腹膜炎(与局限性腹膜炎相对而言)发生后,渗出液多,大量有毒物质被吸收,全身中毒情况亦较严重。治疗应针对三方面进行:用药物控制腹腔内急性感染、补偿因腹膜渗出所丧失的体液量及处理原发病因。

1. **原发性腹膜炎** 原发性腹膜炎(primary peritonitis)是指腹内无原发病灶的急性化脓性感染,又称自发性腹膜炎,也是小儿常见的急腹症之一。发病年龄多在

8 岁以下,女孩多见,约为男孩的 3 倍。自抗生素广泛应用以来,该病的发病率显著降低,同时由于诊断水平的提高,使很多病例都能获得及时的治疗,预后有了很大改善。

【病因与病理】 原发性腹膜炎大多数是因为身体其他部位病灶的细菌通过血液循环进入腹腔,少数患儿也可通过淋巴系统、胃肠道和女性生殖器(在青春前期局部 pH 值和黏膜适合于细菌生长)上行进入腹腔而感染。肾病肝病患儿腹腔内大量腹水,常因其免疫功能低下、补体缺乏而发生腹膜腔的感染。

细菌进入腹腔后,引起腹膜充血、水肿及渗出。渗液内含大量中性粒细胞、坏死组织、细菌和凝固的纤维蛋白,一般呈混浊性渗液或呈稀薄脓性液。因渗液量大而纤维蛋白含量较少,形成局限性脓肿者较少。本病最多见的致病菌是 A 族链球菌、肺炎双球菌、肠球菌、葡萄球菌及大肠埃希菌。链球菌脓液稀,很少产生纤维蛋白性粘连。葡萄球菌、大肠埃希菌及肺炎球菌引起的脓较稠,粘连较多。感染控制后,脓液即被吸收,腹腔内纤维蛋白性粘连也于 1 周内吸收,部分患儿腹内有浆膜破坏或坏死组织,即会留下广泛而顽固的肠粘连,为引起粘连性肠梗阻的潜在因素。

【临床表现】 典型的原发性腹膜炎起病急骤,一般无明显先驱症状或仅有上呼吸道感染,以高热、呕吐、腹痛及腹胀。腹痛常较剧烈,遍及全腹或位于脐周,常以下腹为重,持续疼痛,阵发加剧。呕吐频繁,吐出食物残渣及胆汁。初起时偶有腹泻,以后因腹胀肠麻痹,多发生便秘或不排气。患儿全身中毒症状(general toxic symptom)严重,面色苍白、精神烦躁或萎靡不振,对外界反应迟钝,体温可高达 40℃,脉搏增快而细弱。晚期病例一般情况差,呈半昏迷状态,有谵语、面容憔悴、呼吸困难,口唇有疱疹,皮肤干燥,呈严重脱水状。但早期应用抗生素治疗,症状较轻,一般情况较好。腹膨胀,全腹都有压痛及肌紧张,叩诊鼓音并有移动性浊音,液波震颤多阳性,听诊肠鸣音减弱或消失。小婴儿体温可正常,仅以腹胀、肠鸣音消失为重要体征。末梢血常规白细胞可高达(20~40)×10⁹/L(20 000~40 000/mm³),中性粒细胞可增高到 90% 以上。

【诊断与鉴别诊断】 小儿突发剧烈腹痛、呕吐,伴有高热或神志改变,迅速出现全腹压痛及肌紧张肠鸣消失者,且血液检查可见白细胞在(20~40)×10⁹/L 之间,中性粒细胞可增高到 90% 以上,应考虑原发性腹膜炎。为确诊可考虑做腹腔穿刺(abdominal paracentesis),如抽出稀薄脓液,涂片革兰氏染色找到双球菌或球菌即可确诊,如诊断仍有困难即行腹腔镜或剖腹探查术。

鉴别诊断:①急性阑尾炎并发腹膜炎:阑尾炎的发病没有原发性腹膜炎急骤,体温、脉搏、神志的变化比较轻微,呕吐次数比较少。腹部压痛、肌紧张以右下腹显著。白细胞多在(15~20)×10⁹/L(15 000~20 000/mm³)。②急性出血性坏死性肠炎:起病急骤,早期亦可出现中毒性休克,然而这类患儿多有腹泻、血便史,排出呈洗肉水样或果酱样便,带有特殊腥臭味,白细胞增加不显著,腹部 X 线片有其特殊征象,如肠间隙增宽、门静脉积气等。③肺炎:小儿肺炎早期,胸部症状不明显时,如有高热、腹痛、呕吐、腹胀及肌紧张等,酷似原发性腹膜炎的现象,应认真观察,随着病情发展,患儿可出现呼吸急促、鼻翼扇动,胸部 X 线可明确诊断。④新生儿败血症或脐部感染引起的腹膜炎:临床表现为突然发生呕吐、腹胀、便秘。腹壁及阴囊常见水肿、腹壁静脉怒张并常见脐下发红。腹部无肠型,可有压痛、肠鸣音消失。腹部平片可见到肠麻痹(结肠同时胀气)及多数散在的低张力液平面,同时可见腹水现象。主要用非手术疗法。

【治疗】 原发性腹膜炎病情较轻或肾病合并腹膜炎者,应以非手术治疗为主,多数患儿能够治愈。非手术疗法应包括四部分:①根据细菌性质选用大剂量抗生素,一般首选青霉素治疗链球菌及肺炎球菌感染,如青霉素过敏,则用大环内酯类或头孢菌素类。以新青霉素或头孢菌素治疗葡萄球菌感染,以氨苄西林治疗大肠埃希菌感染。②矫正脱水及电解质失衡。③输血、血浆以及大量维生素 B、C 以改进一般情况。④胃肠减压减轻腹胀,并使胃肠道休息。

应用非手术疗法,如果 24 小时内病情未见好转或反而加重,中毒症状较重、腹腔渗液较多的病例,以及不能排除继发性腹膜炎者,均应及早手术治疗。

因手术可以证实诊断,除外一部分继发性腹膜炎(secondary peritonitis)(如阑尾穿孔引起者),并可将脓液引出,减少毒素吸收,改善中毒症状,吸出的脓液可作细菌培养及药物敏感试验,以利于抗生素的选择。原发性腹膜炎的病例,阑尾及小肠浆膜层可继发有充血,在情况许可下可将阑尾切除,但目前对是否同时切除阑尾仍存在不同看法;同样,对是否进行腹腔冲洗、腹腔抗生素灌洗及放置腹腔引流管等,均存在不同意见。原则是根据病情,不增加手术打击,不延长手术时间,吸尽脓液,术后常规应用大剂量敏感抗生素,一般均可以达到临床疗效。

2. 继发性腹膜炎(secondary peritonitis)

(1)腹腔内器官炎症穿孔、损伤破裂或手术污染所引起。此种情况可分三种:①蔓延性腹膜炎:如急性阑尾炎或其他器官化脓灶的蔓延;②穿孔性腹膜炎:如消化道溃疡穿孔、急性化脓性胆囊炎穿孔、肠伤寒穿孔、外伤性肠穿孔等;③坏死性腹膜炎:继发于绞窄性肠梗阻坏死等。最常见的病原菌是大肠埃希菌或混合多重感染。

【病理变化】 腹膜受细菌、胆汁或胃肠道内容物的刺激后即发生充血、水肿、渗出,由于中性粒细胞增多、组织坏死、细菌和纤维蛋白的凝固,渗液转为混浊化脓,围绕原发病灶形成粘连。

腹膜炎发生后根据原发病灶处理情况和腹膜感染的严重程度,发展为局限性或弥漫性腹膜炎。前者趋于自愈或围绕原发病灶形成局限性脓肿;后者如治疗不利则感染更加扩散,中毒加重,有时发展成脓毒败血症。弥漫性腹膜炎可以导致死亡。

【临床表现与治疗】 由于引起的原因不同,继发性腹膜炎的发病可以是骤起或逐渐转化而来。一般由胃肠道穿孔(gastrointestinal perforation)引起者都是突然暴发的,腹部透视有气腹。由急性炎症蔓延者如急性阑尾炎、急性胰腺炎、急性胆囊炎穿孔引起的,先有原发病的症状,以后再出现腹膜炎现象,并且病灶部位压痛紧张最显著。肠梗阻坏死腹膜炎首先有肠梗阻的病史,X线钡灌肠可见结肠空瘪、小肠有液面。

急性继发性腹膜炎的治疗,原则上应尽早施行手术,处理病灶,切除坏死组织或修补穿孔,吸出并引流腹腔内脓液。蔓延性腹膜炎已经局限,病情趋向好转应行保守治疗。手术前要做好充分准备,高热者应降温。具体安排要根据原发病情况而定。

(2)与透析(dialysis)相关的腹膜炎:腹膜导管主要用于肾衰竭的腹膜透析,其常可用以代替血液透析,但其感染率常较高,透析过程中可使患儿的蛋白丢失(包括免疫球蛋白和补体)导致机体防御功能受损,同时透析液的低 pH 值能抑制机体的免疫系统。细菌可在置入导管时进入腹腔或通过透析液、导管尖端穿破肠壁将细菌带入,引起腹膜感染。

常见细菌较单一,多为金黄色葡萄球菌,其次为革兰氏阴性大肠埃希菌、铜绿假单胞菌、支原体或霉菌等。

发生腹膜炎后,发热、腹痛和透析液混浊为其主要症状,透析物镜检白细胞计数>50/ml。轻症患儿,口服抗生素控制,重者除用抗生素外,需拔除透析管。

3. 蛔虫性腹膜炎(ascaris peritonitis) 是小儿肠蛔虫症或阑尾蛔虫的严重合并症之一。一般多见于幼儿或学龄前儿童。近 20 年来该病很少见到。

【病因与病理】 当应用不足量驱虫药后,蛔虫被激惹而活动加强,可以钻入无炎症变化的阑尾,引起阑尾炎,若得不到及时治疗,使阑尾尖端受压、缺血,而被钻破或阑尾根部因严重痉挛受压坏死穿孔,使活蛔虫自穿孔处钻出。因穿孔较小,肠内容物很少外溢,仅由于蛔虫体机械性刺激及其所带细菌的污染,使腹腔内炎症反应较缓和而表现为亚急性腹膜炎的症状。随着细菌感染的发展,逐渐有少量纤维蛋白性渗出及肠管粘连。如蛔虫长期不被取出即将死亡,而被纤维素包绕,软化成为感染性异物。最后形成腹腔内多发性脓肿(multiple abscess)。原穿孔处不能愈合,以致肠内容物(尽管是非常少)不断进入腹腔,炎症进行性发展。患儿因长期中毒,消耗极大;有时会因脓肿突然破裂发生中毒性休克,而导致死亡。

【临床表现】 典型阑尾蛔虫引起的蛔虫性腹膜炎患儿,开始有阵发性腹部绞痛、面色苍白、出冷汗。缓解期一般情况好转,此为阑尾蛔虫阶段。穿孔后蛔虫钻入腹腔,腹痛反而缓和,但精神食欲恶化,腹胀及压痛突出。病程较长时,患儿多出现消瘦,精神萎靡,对周围反应迟钝,腹部普遍膨胀,触诊觉腹肌抵抗,有揉面感,并有不规则压痛,肠鸣音减弱。血液检查,白细胞增高,中性多形核左移,并常见中毒颗粒。

【鉴别诊断】 鉴别诊断比较困难,主要靠蛔虫性阑尾炎的典型病史及早期开腹探查。

(1)结核性腹膜炎急性渗出期:根据病史、胸透及结核菌素试验作出结核诊断。

(2)出血性肠炎腹膜炎型:一般来说,出血性肠炎发病急,全身中毒症状严重,有血便史。

(3)急性化脓性腹膜炎后遗肠间隙脓肿:经过长期抗生素治疗后可有亚急性腹膜炎的表现,详细询问病史及观察发展规律可确诊。

【治疗】 蛔虫性腹膜炎的治疗要点是手术彻底清除蛔虫。手术时应探查腹腔每个角落,如盆腔、两侧膈下、肠系膜间及小网膜囊,以防发生术后腹腔残余脓肿。由于本病不能早期确诊,长期食欲缺乏,以致发生严重营养不良。故手术前后应做好充分准备,包括输全血、血浆,纠正电解质紊乱,补充热量及营养是很重要的。

(二)腹腔脓肿

腹腔脓肿(intraperitoneal abscess)一般都继发于急性腹腔内脏器炎症如阑尾炎、胆道感染、消化道穿孔或腹腔手术后。在急性腹膜炎过程中,经抗生素等治疗,大多数病例都能治愈,但仍有极少数病例腹腔内渗液或脓液沿肠曲流至较低部位,被大网膜或周围器官包裹,粘连而形成脓肿。除阑尾周围脓肿已在急性阑尾炎及

其并发症节内叙述外,常见的还有膈下脓肿、肠间隙脓肿及盆腔脓肿。

1. 膈下脓肿(subphrenic abscess) 腹腔上部被肝脏分为肝上区与肝下区。肝上区位于膈下与肝上缘之间,被镰状韧带及冠状韧带分肝上区为肝右上前隙、右上后隙及左上间隙。肝下区则被十二指肠下行段及胃分为三个间隙,即肝左下前隙、左下后隙及右下间隙。此外,尚有一个位于冠状韧带两叶之间的腹腔外间隙。

小儿膈下脓肿均继发腹腔内感染或外科手术后。如急性阑尾炎、胆道感染或肝破裂等,多引起右上后间隙脓肿。脾切除手术后并发的膈下脓肿则多在左膈下。经抗生素及中药治疗多能痊愈,仅小部分患儿有持续高热伴中毒症状而形成脓肿,须行切开引流。小儿右侧膈下脓肿多见。

【临床表现与诊断】 膈下脓肿时局部症状多不明显,有时只觉右下胸部或右上腹部不适。初起时可有乏力、发热,以后出现弛张热、虚弱、消瘦、食欲缺乏、脉搏增快等中毒症状。体格检查常可发现右侧胸部及上腹部呼吸运动减弱,而右第 12 肋骨触痛为右上后间隙脓肿。右季肋部或上腹部有压痛肿物时则为肝下区脓肿。

X 线检查可显示膈肌上升或限局性凸出,活动受限或消失,肋膈角不清或有不等量的胸腔积液(pleural effusion)。含有气体的脓肿可显示膈下有气液平面影。脓肿可压迫邻近脏器移位,使肠管淤胀。如左侧膈下脓肿在钡餐检查时,可发现食管、胃受压向下并向前或后移位。右侧膈下脓肿常见肝影下降。

CT 或 B 超检查可以测出脓肿的部位,脓腔的大小并可协助定位穿刺引流,但有时右侧膈下脓肿与右侧脓胸及肝脓肿难于鉴别。

【治疗】 早期感染病例应采取非手术疗法,如抗生素、中药以及支持和对症等疗法。为改善一般情况维持营养,可给肠道外营养,并可少量多次输血。形成脓肿后,经用敏感抗生素治疗仍高热不退,患儿中毒症状重,应行定位穿刺抽脓或切开引流,并将引流液送检培养,待药物敏感试验结果汇报后针对性予以抗生素治疗。

【预后】 膈下脓肿的预后决定于原发病对患儿的损害情况、脓肿的大小以及诊断治疗的时间与方法。小脓肿可吸收治愈,遗留轻度粘连。大型脓肿对患儿的威胁较大,除引起一系列中毒症状外,并可穿透横膈,破入胸腔引起脓胸,或直接破入腹腔而引起弥漫性腹膜炎。

2. 肠间隙脓肿(intestinal space abscess) 急性腹膜炎经治疗后大部分吸收治愈,体温下降,腹痛消失,

如有持续发热、腹胀不消并有压痛不能进食等不全肠梗阻时,应想到肠间隙脓肿的可能。某些肠炎患儿,如 Crohn 病、慢性肉芽肿性炎症可使肠壁肥厚、狭窄、穿孔,形成粘连、内瘘、局限感染和脓肿。钡餐检查有时可见到肠间隙增宽或有占位性阴影。CT、B 超检查,亦可测出脓肿部位、大小,但对较小的脓肿难以显示。肠间隙脓肿多需用大量抗生素及中药联合非手术疗法。只有在腹部检查触及肿物或 X 线、超声波探及固定囊性肿物时,作切开引流术,手术比较困难,有形成肠瘘的可能。

3. 盆腔脓肿　盆腔脓肿(pelvic abscess)多继发于阑尾炎或盆腔手术后。临床上除一般感染症状外,以直肠刺激征为突出表现,排便频繁,为黏液便。有时尚有尿频或排尿困难等膀胱刺激症状。直肠指检肛门括约肌松弛并在直肠前触及肿块。除一般抗感染治疗外,可经直肠前壁穿刺抽脓,术前应先导尿排空膀胱,一般经 1~2 次抽脓即可治愈。抽脓无效的患儿需经直肠切开引流。

(三)急性肠系膜淋巴结炎

小儿肠系膜淋巴结沿肠系膜动脉及其动脉弓分布,十分丰富。回肠末端和回盲部尤著,小肠内容物常因回盲瓣的作用,在回肠末端停留,故肠内细菌及病毒产物易在该处吸收进入回盲部淋巴结,而引起肠系膜淋巴结炎。急性肠系膜淋巴结炎(acute mesenteric lymphadenitis)多见于 7 岁以下的小儿,多属病毒感染。好发于冬春季节,常在急性上呼吸道感染病程中并发,或继发于肠道炎症之后。典型症状为发热、腹痛、呕吐,有时伴腹泻或便秘。腹痛可在任何部位,但因病变主要侵及末端回肠的一组淋巴结,故以右下腹痛常见,腹痛性质不固定,可表现为隐痛或痉挛性疼痛,在两次疼痛间隙患儿感觉较好。压痛部位靠近中线或偏高,无固定位置,少有反跳痛及腹肌紧张。偶可在右下腹部扪及具有压痛的小结节样肿物,为肿大的肠系膜淋巴结。病理表现为淋巴结增生、水肿、充血,但培养常为阴性。起病后白细胞可正常或轻度升高。

年龄较小的患儿在临床上出现与阑尾炎相似的症状,但病情较轻,而无腹肌紧张者,应考虑急性肠系膜淋巴结炎,一般经过禁食、静脉输液、抗生素等治疗后腹痛可明显好转,无需手术治疗。但有时很难与阑尾炎鉴别,治疗观察症状不见好转者宜手术探查。

沙门菌感染引起胃肠道疾病以胃肠炎最多见,也有引起急性肠系膜淋巴结炎的报道。沙门菌感染引起的肠系膜淋巴结炎不同于病毒性淋巴结炎,好发于儿童或少年。细菌侵及的淋巴结多表现为淋巴结内急性炎症反应、出血及坏死,淋巴结内可分离出沙门菌。应先行保守治疗,若形成脓肿或出现腹膜炎症状时,则行手术引流。

(四)肠系膜囊肿和大网膜囊肿

详见第三十六章第 8 节腹部、胃肠道肿瘤及肿瘤样疾病。

(五)乳糜腹

乳糜腹(chyloperitoneum)是由于某种原因造成腹腔内淋巴系统的淋巴液溢出,或其他部位淋巴液进入腹腔,导致腹腔内大量乳糜样腹水。总体讲该病较为少见,有国外研究统计显示,约 2 万例住院患者中会有 1 例乳糜腹患者,近年来随着儿童外科手术及介入操作的增多,该病发病率也在逐渐上升[1]。在儿童中,此病多见于小儿,特别是 1 岁以内的婴儿,临床上可分为急性和慢性乳糜腹两大类。

【解剖生理】　腹腔和腹腔后间隙淋巴结和淋巴管很多,聚集于大血管的周围,接受来自下肢、盆腔及腹膜后间隙中各器官的淋巴液,经 1~2 个腰干和肠干入乳糜池。

乳糜池位于脊柱前第 11 胸椎~第 2 腰椎间,右侧膈肌脚的后方,经膈主动脉裂孔入胸腔,延续为胸导管(alimentary duct),位于胸主动脉右侧上行,至第 5 胸椎水平处横向左侧,最后离开胸腔注入左锁骨下静脉。

肠道淋巴管的突出功能是运送脂肪。肠腔中的脂肪消化成脂肪酸及甘油单酯后被小肠黏膜上皮细胞吸收重新合成甘油三酯,以乳糜颗粒进入淋巴管,汇合成肠干后注入乳糜池(alveus ampullescens)。当淋巴系统受到破坏或梗阻时,即可出现乳糜性腹水。其可能的机制有:①淋巴液通过扩张的无瓣膜腹膜后淋巴管漏入腹膜腔(如先天性小肠淋巴管扩张症)。②恶性肿瘤导致淋巴回流受阻,引起浆膜下淋巴管扩张,淋巴液渗漏至腹膜腔。肠道淋巴系统压力持续增加可导致胶原在淋巴管基底膜沉积,进一步影响肠黏膜的吸收能力。这可以最终导致发生蛋白丢失性肠病,出现慢性腹泻(脂肪泻)、吸收不良和营养不良。③创伤或手术引起的胸导管阻断,使得乳糜液经淋巴管腹膜瘘直接漏入腹膜腔。

乳糜腹水:①物理性状为白色乳状液、无臭,呈碱性反应,比重 1.010~1.021,静置后可分成三层,上层为乳状,中层水样,下层为白色沉淀;②苏丹三脂肪染色呈阳性反应,白细胞计数$5\times10^9/L$,主要为淋巴细胞,涂片或培养无细菌。

【病因】 乳糜腹的病因较多,有先天性因素和后天因素。凡能引起胸导管、乳糜池、肠系膜淋巴总干梗阻、破裂者,均可形成乳糜腹。

1. **先天性因素** 少见,均为淋巴管发育畸形引起,75%~80%系胸导管和腹腔淋巴总管发育不全缺如、狭窄或闭锁引起。先天性乳糜性肠系膜囊肿破裂,先天性索带压迫肠系膜根部,乳糜外溢亦可引起乳糜腹。

2. **后天性因素** ①腹部创伤或手术时误伤造成淋巴总管的穿孔或断裂;②感染:结核或炎症性肿物的压迫或侵蚀;③肿瘤:良性、恶性肿物的压迫或侵入淋巴干;④寄生虫:丝虫阻塞淋巴总干;⑤其他少见:如肝硬化、心脏疾病、胰腺炎、肾病综合征等,还有文献报道接受腹膜透析的患者应用钙离子通道阻滞剂后也有可能引起乳糜腹[2]。

【临床表现】 乳糜腹的临床表现为腹胀,有腹水征,腹腔穿刺可得牛奶样乳糜,即可确诊为乳糜腹。如果乳糜的漏出与再吸收(通过腹膜淋巴管)速度平衡则保持一定程度的腹胀而无其他症状。根据乳糜漏出的速度,可分为急性和慢性乳糜腹。

1. **急性乳糜腹** 少见,由于乳糜急促进入游离腹腔,表现为突然发病,腹腔压力可剧增,除出现各种压迫症状如呼吸困难、食欲缺乏、呕吐,下肢、阴囊及腹壁水肿外,如并发细菌感染腹部可出现压痛及腹肌紧张。处理不及时可危及生命。

2. **慢性乳糜腹** 可由多种病因引起,其病程、临床征象及预后取决于原发病变的性质。一般发病初期,腹围增长很快,到一定压力后则多能达到平衡,而患儿也逐渐适应,当患儿日后形成淋巴侧支循环即自愈。部分患儿腹围逐渐增长,必要时须穿刺放液,使腹压暂时下降。但反复穿刺除易造成腹腔内感染外,患儿因大量蛋白的丢失,可产生低蛋白血症、营养不良、抵抗力下降。当放出的乳糜液经检验无菌时,可以原量静脉注入(先静脉注入1ml作为过敏试验,无过敏反应时,再将抽出的大量乳糜液输入)。

先天性小肠淋巴管扩张症(congenital intestinal lymphangiectasia)为小肠黏膜固有层淋巴管发育异常,淋巴液可渗入肠腔及腹腔,形成乳糜腹水或乳糜泻,大量蛋白质丢失,使患儿产生营养不良、低蛋白血症。病变广泛者治疗较困难,局限者可行病变肠管切除术。

【诊断】

1. 患儿有营养不良、腹胀、腹壁静脉扩张、移动性浊音及液体震颤感。

2. 腹穿为白色乳糜液,苏丹Ⅲ脂肪染色呈阳性反应。放置30分钟后表面浮有脂肪层。脂蛋白电泳具有厚而宽的乳糜微粒带。细胞分类以淋巴细胞为主。

3. 淋巴管造影(lymphangiography) 是确诊淋巴管阻塞的金标准,可以明确病因及瘘孔部位范围。但乳幼儿下肢的淋巴管造影十分困难,有时即使造影时发现在腹部有瘘口,手术中也很难明确具体位置。

【治疗与预后】 确诊后应尽早治疗,若治疗不及时常因并发细菌感染或低蛋白血症而死亡。治疗方法有保守治疗和手术治疗。

保守治疗包括饮食疗法或静脉高营养和穿刺抽液。一般先采用禁食和全静脉高营养疗法,禁食后腹腔淋巴流量减少,有利于破裂的淋巴管修复愈合,疗程2~4周;随后采用特殊饮食疗法,用低脂、中链脂肪酸、高蛋白、多维生素饮食,尽量减少长链脂肪酸的摄入,中链脂肪酸由小肠黏膜吸收后,可以不经过肠淋巴系统输送,而直接进入门静脉。故给中链脂肪酸不但可以补充营养,而且可以减少乳糜液。根据腹胀影响呼吸,同时应行腹腔穿刺抽液疗法以缓解呼吸困难。每次穿刺应尽量抽出乳糜液,根据乳糜液渗出的快慢,一般1~2周抽液1次,有的病例腹水逐渐减少而治愈。2011年,Cristiane等应用奥曲肽保守治疗,效果尚可。2013年,Joudi等人提出应用血小板聚集性纤维蛋白(PRFG)治疗乳糜腹,预后颇佳。2018年,Bhardwaj等提出可以应用奥利司他,一种胃脂肪酶和胰脂肪酶的可逆性抑制剂,可以最大程度减少肝硬化所致乳糜性腹水患者的腹水量和腹水中的甘油三酯水平[3]。

手术疗法对急性乳糜腹、外伤性乳糜腹,有明显的原发病者,如肿瘤所致乳糜腹,以及经保守治疗4~6周无效或病情加重者,可行手术治疗。手术的目的是解除病因。

1. **解除病因的手术** 乳糜腹可能因炎症、肿瘤或纤维束带压迫淋巴总干引起。手术应切除肿瘤、松解束带解除压迫。

2. **缝合结扎乳糜漏孔** 部分病例术中可见腹后壁肠系膜根部附近有裂孔,淋巴液不断自漏孔溢出,应将裂孔结扎,并放置引流。

3. **分流手术** 对术中找不到病因或裂孔者,可行分流手术,包括腹腔大隐静脉分流术、腹腔-上腔静脉分流术。

对找不到的病因和裂孔者,也可仅作腹腔引流。术后继续采用保守治疗,也能治愈。

此外,近年来一些微创治疗方法,如淋巴管造影术或联合辅助经皮淋巴管栓塞技术(percutaneous lymph vessel embolisation)在治疗淋巴管瘘所致乳糜泻方面也取得了不错的进展,其包括直接经皮向瘘口处或周围淋巴结注射医用胶从而达到堵塞目的,栓塞成功后可显著减少腹水的分泌,最终使得瘘口愈合。术后常见并发症包括腹股沟或骨盆疼痛,保守治疗即可缓解。但这项技术仍需要更多的实践和观察对其远期的预后进行评估[4,5]。

九、腹壁、脐疾病与疝

(一)腹股沟斜疝

腹股沟斜疝(inguinal hernia)是小儿最常见的外科疾病之一。其发病高峰在出生后的前3个月。早产儿中发病率最高,为16%~25%。无论何时发病,所有的腹股沟斜疝都继发于胎儿期和新生儿期的鞘状突发育障碍。男孩更容易发生腹股沟疝,男女比例为(5~10):1。腹股沟疝好发于右侧,占60%,在男孩可能与右侧睾丸下降较左侧晚有关,但尚无法解释女孩中存在同样的现象。双侧同时发生腹股疝的概率为10%左右。大约11.5%的患儿有腹股沟疝的家族史,双胞胎疝的发病率较高,男性双胞胎为10.6%,女性为4.1%。

【病因与胚胎学】 在胚胎发育过程中,睾丸始基位于腹膜后第2~3腰椎旁,胚胎6个月时睾丸开始逐渐下降。同时,在未来构成腹股沟管的内环处,有腹膜和腹横筋膜向外突出,形成腹膜鞘状突(processus vaginalis)。鞘状突推动皮肤向下形成阴囊,睾丸随着鞘状突下降到达阴囊内。在正常发育情况下,于出生后不久,腹膜鞘状突逐渐萎缩、闭锁,仅在睾丸附近形成睾丸固有鞘膜。如果腹膜鞘状突不闭塞而继续开放,肠管可以沿腹膜鞘状突从内环穿出腹壁、斜行经过腹肌间的腹股沟管,从外环穿出至皮下进入阴囊,即形成了先天性腹股沟疝,也叫斜疝。有人统计出生时腹膜鞘突有80%~94%未闭,随着年龄的增长,逐渐闭塞,1岁时仍有57%鞘突未闭或部分未闭。如果腹膜鞘状突一部分闭塞,另一部分因液体渗出积聚而扩大,则形成各类型鞘膜积液。鞘状突开始在中央部闭合,然后向上向下进行,上部保留开放者较多见。

女孩的子宫圆韧带自盆腔经过腹股沟管,末端埋藏在大阴唇结缔组织内,腹膜鞘状突也伴随圆韧带下降,一般于出生前此鞘状突即萎缩闭合。如保持开放,则形成女孩腹股沟斜疝,而部分开放积液则形成圆韧带囊肿,即Nuck囊肿(Nuck's cyst)。

无论男孩或女孩,腹膜鞘状突的闭锁过程在生后6个月内还可继续。腹膜鞘状突开放的婴儿并不都形成疝,只有在婴儿腹壁肌肉不够坚强,常用力哭闹、便秘、咳嗽等情况使腹腔内压力增高时,才可促进疝的形成。

右侧睾丸下降一般比左侧晚,鞘状突闭塞时间也长,故右侧腹股沟斜疝较左侧多2~3倍,单侧较双侧多见。

【病理变化】 腹股沟斜疝的基本病理在于疝囊(hernial sac)的存在。因此,疝治疗的根本要求是消灭疝囊。此外,由于疝囊的存在并不断扩大,而使周围肌肉发育受到影响,但后者在小儿并不重要。疝囊是腹膜的延续,囊内有睾丸及精索者为先天性疝,疝囊为原来的鞘状突。

精索与睾丸在疝囊外者为后天性疝,疝囊为残余鞘状突后来增大而形成。后天疝囊的切除较先天疝囊容易得多。

小儿疝的内容物多为小肠,比较容易还纳。左侧疝有时乙状结肠在疝囊内,右侧疝有时见到盲肠和阑尾,则比较难于还纳。有些病例盲肠保持了在腹膜后的位置,下降后构成疝囊后壁则称为滑疝(sliding hernia),要求特殊手术方法。在女性病例中,卵巢及输卵管常进入疝囊。

疝囊颈较狭小,容易使内容物发生嵌闭。嵌闭后除发生肠梗阻的病理变化外还可发生肠坏死。新生儿、小婴儿有时可并发睾丸坏死。

【临床表现】 典型症状是腹股沟和/或阴囊有光滑、整齐、稍带弹性的可复性肿物。当小儿哭闹、站立、咳嗽或用劲使腹内压增大时,肿物出现或增大,并有膨胀性冲击感,平卧后即逐渐缩小至完全消失。也可用手指由下向上轻压肿物,协助肿物还纳入腹腔。复位时有时可听到气过水声。复位后,将指端压置于外环,令小儿咳嗽,即有冲动感觉,指端离开后,肿物往往又重新出现。仔细检查局部,患侧腹股沟部较对侧饱满,精索较健侧粗,阴囊较对侧大。

不可还纳性腹股沟斜疝,在临床上可有两种情况:①简单不可复性疝:即疝内容物不能还纳入腹腔,但无肠梗阻症状。常见于引起腹压增高的疾患,如腹水、腹胀同时合并疝者,以及滑疝等。疝肿物无压痛,有弹性、具有咳时冲动感的特征。②嵌顿疝(incarcerated hernia):即疝内容不能还纳并有肠梗阻或肠绞窄症状,肿物疼痛并有触痛、硬而无咳嗽时的冲动。肠管绞窄坏死时,则出现全身中毒症状,体温、脉搏增高,少数患儿血便,疝局部有红、肿、热、痛等现象。若嵌顿或绞窄的脏器并非肠管而为大网膜或卵巢,也可不出现肠梗阻症状,但疝局部有压痛。

【诊断与鉴别诊断】 典型斜疝有还纳现象或还纳的历史者诊断无困难。不能还纳或部分还纳者,首先应与睾丸鞘膜积液鉴别,主要鉴别方法可靠透光试验。透光试验的做法是以手电筒灯泡直接照射肿物时,可见卵圆形肿物全部红亮,即系鞘膜积液(hydrocele)。如果只是灯泡接触的部位红亮则为阴性。小婴儿诊断困难时,首先可行肛门指诊,试扪腹股沟内环处是否有疝入的肠管。必要时可以照腹股沟肿物切线位 X 线片,X 线透明者为含气的囊可以诊断为疝。禁忌做盲目穿刺试验。

嵌闭疝的诊断多无困难。由于疝的突然不能还纳,小儿立即表现腹痛、哭闹、局部压痛、频频呕吐等,则可确诊。但小儿肺炎或婴儿腹泻等晚期腹胀患儿,也可突然发生呕吐、便秘等功能性肠梗阻症状,此时可因腹压增高而使同时出现的疝不能还纳,但实际上并无嵌闭,必须鉴别。如误诊为嵌闭疝而行手术,则给危重患儿增加不必要的手术和麻醉损害,常可促使病情加重。相反,可因腹胀严重、腹压过高而真的发生嵌闭疝,如未作出诊断,常可延误治疗。嵌闭疝的诊断,除靠全身症状及肠梗阻症状外,还应注意局部压痛、硬度、冲动感及各症状出现的时间程序,以便进行鉴别。绞窄疝晚期,小儿中毒情况严重,局部红、肿、热、痛,有时需与腹股沟淋巴结炎鉴别,详细病史及明确的肠梗阻症状常为诊断的关键。

【预后】 一般可复性疝并不影响小儿的生长发育,6 个月以内婴儿的小型疝有自愈可能。无并发症的疝一般无死亡率。如不能自愈或未予治疗则逐渐增大,妨碍患儿行动,并且随时有嵌闭的可能,年龄越小,嵌闭率越高,危险性越大。

【治疗】 小儿腹股沟疝不能自行愈合,大多需要手术治疗。因为腹股沟疝嵌顿的概率较高,尤其在小婴儿,应尽早行疝囊高位结扎术。大多数小儿外科医师推荐在腹股沟疝确诊后即可考虑手术,这可以大大减少疝的并发症。如果在确诊 1 个月内行手术治疗,可以避免90%的并发症。而且,因现代麻醉的安全性,这也是可行的,尤其在儿科专科医院。但对于早产儿,一般认为当患儿体重增加到 2kg 时可以行手术治疗。对早产儿早期手术存在一个缺点,即术后复发率比较高和发生术后呼吸暂停的风险增加。

传统开放性小儿腹股沟疝手术的基本原则是行疝囊高位结扎术(high ligation of hernial sac)。因小儿腹股沟管较短,内环口和外环口基本重叠,在外环口处理疝囊,即可达到疝囊高位结扎的目的。

嵌顿疝在男孩和女孩中的发病率相似,均为12%~17%。1 岁以内的患儿更容易发生嵌顿,其中,2~3 月龄的足月患儿,嵌顿疝的发病率为 28%~31%,此后,发病率逐年下降。与足月儿相比,早产儿的嵌顿疝发病率较低,这可能与疝环较大及腹肌较薄弱有关。嵌顿发生在内环口处还是在外环口处一直存在争论,尽管嵌顿在两处均可发生,但内环水平的嵌顿是主要因素。嵌顿疝除对嵌顿的肠管血供造成影响之外,也有可能累及睾丸血供,导致睾丸萎缩。对于发生嵌顿疝的患儿,首先试行手法复位,70%的患儿可成功复位。但嵌顿超过 12小时、女孩嵌顿疝、新生儿嵌顿疝和已经复位不成功的,应急诊手术。

疝带不适用于小儿,常可压伤皮肤,并有发生疝带下嵌闭的危险。

(二)先天性膈疝和膈膨升

凡因膈肌有先天性缺损,部分腹腔脏器穿过膈肌缺损进入胸腔者,称为膈疝。如果膈肌完整,但肌纤维发育不良,无收缩能力,肌肉薄弱甚至呈薄膜状,在腹压的作用下,使膈的位置上移,称为膈膨升。

1. 先天性膈疝 先天性膈疝(congenital diaphragmatic hernia)为新生儿常见的膈肌发育畸形。发病率1/4 000~1/3 000,男性略多。

在胚胎早期,胸腔和腹腔彼此贯通,至胚胎第 3 个月时,形成圆顶状的肌肉筋膜组织即为膈,将胸腔和腹腔分开。膈是由三部分肌肉组织(胸骨部、肋骨部和腰椎部)汇合于中心腱而构成。在膈肌形成过程中发生障碍,遗留各种不同的缺损和弱点,再加腹腔和胸腔的压力不平衡,腹腔的脏器易于通过缺损部分进入胸腔。临床上可以引起呼吸、循环及消化系统的症状,并且当发生嵌闭时,则突然发生剧烈的绞窄性消化道梗阻症状。

膈疝具有疝囊者称为真性疝,无疝囊者称为假性疝。又按其解剖及临床特点分为三型:

(1)先天性后外侧疝(postero lateral diaphragmatic hernia):为先天性胸腹裂孔疝(pleuro peritoneal hiatus hernia)中发生率最高的一种,又称伯氏孔疝(Bochdalek)及膈肌部分缺损性疝。多于婴儿期出现症状而就诊。由于右侧有肝脏的关系,故左侧发生较多。常无疝囊,使大量腹腔脏器如肠、胃、脾、肾进入胸腔,并使左肺受压,心及纵隔向右移位,以致引起严重呼吸、循环障碍。

后外侧疝时患侧肺在胎儿发育过程中受压,可因受压早晚的影响而伴有不同程度的肺发育不良或萎缩。进入胸腔的胃肠可被嵌闭以至产生梗阻甚至坏死。

1) 临床症状:依据进入胸腔脏器的多寡及不同年龄、不同类型、有无空腔脏器梗阻,使膈疝症状有很大差别。主要表现为:①心肺受压症状:疝入内容少者多无症状或在儿童期、成人以后,因腹压增大出现症状,主要是上腹疼痛。个别患儿可发生结肠、小肠或系膜的嵌顿和绞窄。无症状者多在体检或因其他病摄胸片时发现。疝入内容多者,腹腔内脏器大部进入胸腔,压迫心肺,特别是胎儿期已造成心内畸形或肺发育不全者,引起严重呼吸、循环障碍,新生儿期即出现气急、心悸、呼吸困难及发绀。喂奶及哭闹时加重,卧于患侧或半坐位时稍减轻。体检时患侧胸壁呼吸运动减弱,心界向对侧移位,患侧胸廓饱满,叩诊鼓音,肺呼吸音减低或消失,可闻肠鸣音。由于腹内器官进入胸腔,故腹凹陷呈舟状。②复发性呼吸道感染:新生儿期以后发现的后外侧疝,平时呼吸困难不明显或偶发而缓和,但常常反复发生肺炎、呕吐及营养不良。③完全或部分性肠梗阻症状:嵌闭性后外侧疝,突然出现腹剧痛、呕吐胆汁等肠梗阻症状,但腹软不胀,同时伴有呼吸困难及发绀,可迅速出现全身中毒反应。④X线摄片:胸部透视及X线直立位胸片可见一侧胸内有不规则充气肠袢影,并向腹部延续,纵隔移向对侧,患侧肺受压,看不到膈影,偶见胸腔内有扩大的胃泡及大液面(图 26-27),常被误诊为液气胸,不易确诊的病例钡餐检查可明确膈疝的类型及位置。

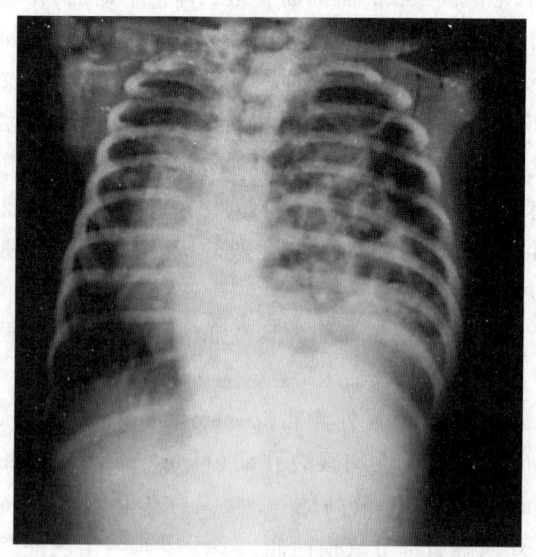

图 26-27 左后外侧膈疝

2) 治疗:确诊后均应尽早施行手术治疗,右侧膈疝,个别病例疝孔已被肝脏等实质器官堵塞,多年无症状可不需手术。新生儿后外侧疝并发呼吸困难,嵌闭或

肠梗阻是急症手术的指征,并发肺炎并不是急症手术的禁忌证。无并发症及合并严重畸形的患儿,手术效果良好,如并发肺发育不全而有严重的呼吸困难或嵌闭肠坏死者,病死率高。

(2)先天性胸骨后疝(substernal hernia):膈肌的胸骨部分和肋骨部分未融合,则在剑突的两侧有间隙(称Morgani孔)存在,可形成疝称之为胸骨后疝。发病率最低,多发生在右侧,也有双侧者,都有疝囊,疝入内容以大网膜和横结肠居多,胃和肝脏少见。胸骨后疝当疝入内容物嵌顿或肠管扭曲时,可出现上腹痛疼、腹胀、呕吐等症状,弯腰屈腹时好转。体检时在胸前壁可听到肠鸣音。正位胸片于右心膈角处有一边缘清楚的圆形阴影。侧位胸片胸骨后有一圆形阴影,若有肠管在疝囊内该部位有气体阴影,根据以上检查,多能确诊。胸骨后疝无论有无症状均应作内脏复位、缺损修补手术,以预防腹内脏器发生嵌顿和绞窄的危险。

(3)食管裂孔疝(hiatus hernia):食管下端的纤维结缔组织和腹膜反折,形成膈食管韧带,食管裂孔由膈肌脚的肌纤维在其周围环绕并于后形成交叉。在正常情况下,这两种结构对食管下端及贲门起相对的固定作用,自食管后方可伸入一示指的间隙。胚胎期因发育异常,右膈脚的肌纤维向两侧分离,有一缺损,使食管裂孔开大,食管韧带松弛,胃和贲门、部分肠管即由此疝入胸腔,形成食管裂孔疝。

食管裂孔疝主要分为两型:一为食管裂孔滑疝,有疝囊为真性疝,当平卧或腹压增高时,食管下段、贲门和胃底可依次经膈食管裂孔向上纳入膈上纵隔,腹压减低或直立饱食时,则还纳;另一为食管裂孔旁疝,表现为贲门仍位于膈下,胃食管夹角不变,沿着贲门和幽门长轴,胃大弯及部分胃体向上转入食管前方,旁疝不产生胃内容物向食管反流,而出现胃扭转、胃溃疡出血和压迫心脏等症状。在临床上食管旁疝少见。

食管裂孔疝临床症状主要表现为:①呕吐:80%~90%均有呕吐症状。有时可吐出咖啡样液体或呕血,量多少不定。呕吐以平卧或夜间加重,坐位或少量稠食后呕吐明显改善。②胃食管反流:主要发生在食管裂孔疝,由于胃内容物反流,食管黏膜经常受胃酸刺激,开始使食管下段黏膜充血、水肿,继之发生溃疡出血,临床表现呕血、血便。久之发生贫血。严重者炎症侵入肌层及食管周围组织,形成食管炎和食管周围炎,最终造成食管短缩和瘢痕性狭窄。临床出现吞咽困难。③其他症状:由于反流可引起吸入性呼吸道炎症,反复发作,并因经常呕吐,造成营养摄入不足,故生长发育迟缓,营养不良。

凡有上述症状者，应高度怀疑食管裂孔疝存在。可行食管胃 X 线钡剂造影，显示钡剂顺利通过食管，胃内造影剂明显向食管反流，并见贲门胃底有不同程度地位于膈上，有些患儿在直立位贲门胃底又还纳入膈下。当出现食管下段炎症、狭窄时，X 线显示下段食管痉挛、狭窄及近端扩张。

食管裂孔疝的治疗 1~2 岁以内婴儿病情轻或仅有单纯食管反流，而无溃疡出血者，可行非手术疗法，如将患儿日夜均置于 60°~90°半卧位。少量多次稠食等。凡临床症状明显均应进行手术治疗，经胸或经腹作食管裂孔修补，食管胃底与膈固定术。

总之，先天性膈疝如无并发症及合并严重的先天性畸形，手术效果良好。如并发先天性肺发育不良严重呼吸困难，或在突然发生张力性气胸以及疝内容嵌顿绞窄时手术，病死率仍很高，因此凡有明显临床症状的先天性膈疝均应争取早期手术治疗。

2. 膈膨升　膈膨升（diaphragmatic eventration）的发病率远比膈疝低，系膈肌发育不全或膈神经损伤后膈肌麻痹萎缩所造成的膈肌位置异常升高，从其病因上可分两类：①先天性胚胎期膈肌发育异常所致；②后天性多因膈肌损伤、感染引起。一般无症状，常于哭闹及剧烈运动时出现呼吸困难，甚至发绀。偶有反复呼吸道感染者，多于胸透时发现一侧膈升高，并有矛盾呼吸运动，即可诊断此病。但有些疾患必须与之鉴别，如巨大膈疝有疝囊限制腹腔脏器自由上升时，两者鉴别诊断较困难，腹腔注气造影有时能显示膈肌缺损。但多需开胸探查，修复后取疝囊组织行病理检查见有萎缩之膈肌残余纤维才能诊断为膈膨升。

新生儿产伤引起的膈肌麻痹，也可见一侧膈升高及矛盾呼吸，6 个月后常自行恢复。膈膨升一般不影响生命，可影响劳动力。多不需手术治疗，个别症状明显，影响一般日常活动，或反复呼吸道感染者，可以开胸行膈折叠或加固手术。

（三）脐疝

脐疝（umbilical hernia）是小儿肠管自脐部凸出至皮下，形成球形软囊，易压回，较常见，约 20% 的足月儿存在脐疝，而早产儿的发病率高达 70%~80%。

【病理生理】　婴儿脐带脱落后，脐部瘢痕是一先天性薄弱处，且在婴儿时期两侧腹直肌前后鞘在脐部未合拢，留有缺损，这就产生了脐疝发生的条件。各种使腹腔内压力增高的原因，如咳嗽、腹泻、过多哭闹等，皆能促使脐疝的发生。疝囊为突出的腹膜，表面有皮肤覆盖，皮肤与腹膜之间为薄层结缔组织，突出的内脏多为小肠、大网膜等，很少发生嵌顿。

【临床表现】　脐部可见一球形或半球形可复性肿物。小儿安静卧位时，肿块缩小或消失，脐部皮肤松弛。哭闹、咳嗽、直立等使腹压增大时肿物出现。新生儿小婴儿平时不消失，但以手轻压可使疝内容物还纳入腹腔，并可闻气过水声，亦可摸到边缘清晰、组织坚实、未闭的脐环，直径多在 0.5~2cm 之间，2~3cm 者罕见。脐疝多无症状，个别可有局部膨胀不适感。

【治疗】　约 80% 脐疝 2 岁内可以自愈，随着年龄增长，腹肌逐渐发达，脐环常能逐渐狭窄缩小而闭合，故不需任何治疗。但年龄在 2 岁以上或脐环直径超过 2cm 者，则应考虑手术切除疝囊，修补腹壁缺损。疝带压迫脐疝的治疗方法属于无效方法，已不再使用，只会引起皮肤损伤。

（四）脐肉芽肿

脐肉芽肿（granuloma umbilici）是脐带脱落后，脐部遗留慢性感染创面，或因异物刺激（如用滑石粉等）而在脐内形成息肉样小肉芽肿。多见于小婴儿。

【临床表现与诊断】　脐部稍肿胀，中央有一直径 0.2~0.5cm 肉芽组织增生，呈鲜红色球形，表面没有黏膜被覆，经常有脓和血性分泌物，沾污衣裤，经久不愈，并可刺激周围皮肤，出现湿疹样改变，甚至引起糜烂。

须与脐茸、脐窦鉴别，仔细检查脐茸、脐窦均可见到小瘘口。

【治疗】　用 10% 硝酸银腐蚀或用剪刀、电烙去除过多的肉芽组织，并保持脐部清洁、干燥，多可痊愈。

（五）脐瘘、脐窦和脐茸

【病因】　在胚胎早期，卵黄囊与中原肠之间有卵黄管相通连，正常发育过程中，卵黄管在胚胎第 2 个月后即自行闭锁，逐渐萎缩而消失。如退化不全，则可形成多种畸形。回肠远端憩室（梅克尔憩室）已在前节论述，此外尚有脐瘘、脐窦、脐茸、卵黄管囊肿与脐肠索带。

【临床表现】

1. 脐瘘（umbilical fistula）　卵黄管全部开放时即形成脐瘘，又称卵黄管未闭或脐肠瘘，较少见，每 15 000 个新生儿中约有 1 例。患儿出生后卵黄管仍然开放远端开口于脐部，近端通至回肠。

患儿脐部可见鲜红黏膜，经常有气体及肠液排出，肠液刺激周围皮肤，而产生糜烂、湿疹及溃疡。与脐尿管瘘外形一样,鉴别是后者排出尿液有尿臭。如从瘘口注入碘剂摄片,造影剂如进入回肠为卵黄管瘘,造影剂进入膀胱则为脐尿管瘘。瘘管较大时,部分肠黏膜及肠管外翻自瘘孔脱出,甚至可发生肠嵌闭或绞窄性肠坏死。

2. 脐窦 卵黄管在回肠端完全萎缩消失,在脐端留下一较短管道,则形成脐窦(umbilical sinus),其内被覆黏膜,可分泌黏液,合并感染时则变成脓性分泌物,或发生脐炎,甚至形成脓肿。自开口处注入造影剂,摄侧位X线片可见脐窦的长度及方向,不与肠管相通。

3. 脐茸 卵黄管完全萎缩退化,仅在脐部遗留极少黏膜,呈樱红色突起息肉状,又称脐息肉(umbilical polyp),经常有少许无色、无臭的黏液,当黏膜受到摩擦或损伤时有血性分泌物。

【治疗】 卵黄管残留症的治疗,均须用手术切除。如脐瘘较大,经常排出粪汁。应尽早开腹手术切除全部瘘管,以防发生肠嵌闭。脐窦及脐茸则可待婴儿6个月以后手术治疗。

(六)卵黄管囊肿

如果卵黄管两端闭合(脐端和回肠端),仅中间部分保持开放,黏膜分泌液积聚形成囊肿,称卵黄管囊肿(vitello intestinal cyst)。较少见,临床表现为中、下腹有逐渐增大的囊性肿物,边界清楚,肿物增大时可压迫肠管移位,也可因肿物压迫粘连肠袢而产生肠梗阻症状,有时因囊内发生感染,而出现下腹部压痛及肌紧张。B超检查可提示为囊性肿物。手术切除囊肿是唯一的治疗方法。

(七)先天性脐肠索带

系由闭塞的卵黄管或卵黄动脉、静脉未退化的纤维组织构成,这种索带位于脐部与远端回肠、梅克尔憩室、肠系膜上、肝门之间。一般不引起症状,仅在肠袢围绕索带发生肠扭转,或索带压迫肠袢引起肠梗阻时才出现症状,正确诊断多在剖腹手术后作出。

(李在玲 陈亚军 黄瑛)

参考文献

[1] 李文利,纪莉莎,钮自宇,等.内镜在成人急性出血性坏死性小肠炎诊治中的应用.中国临床医生杂志,2019,47(10):1258-1260.

[2] 中华医学会.中国慢性胃炎共识意见(2012年,上海).中华消化内镜杂志,2013,30:1-6.

[3] MALFERTHEINER P, MEGRAUD F, O'MORAIN CA,et al. Management of Helicobacter pylori infection—the Maastricht IV. Florence Consensus Report J Gut,2012,(5):646-664.

[4] KOLETZKO S,JONES NL,GOODMAN KJ,et al. Evidence-based guidelines from ESPGHAN and NASPGHAN for Helicobacter pylori infection in children. J Pediatr Gastroenterol Nutr,2011,53:230-243.

[5] MCDONALD LC, GERDING DN, JOHNSONS, et al. Clinical Practice Guidelines for *Clostridium difficile* Infection in Adults and Children:2017 Update by the Infectious Diseases Society of America(IDSA)and Society for Healthcare Epidemiology of America(SHEA). Clin Infect Dis,2018,66(7):987-994.

[6] TRUBIANO JA, CHENG AC, KORMAN TM, Australasian Society of Infectious Diseases updated guidelines for the management of Clostridium difficile infection in adults and children in Australia and New Zealand. Intern Med J. 2016 Apr, 46(4):479-493.

[7] SONTOWSKA I, MATYJA E, MALEJCZYK J, et al. Dysembryoplastic neuroepithelial tumour:insight into the pathology and pathogenesis. Folia Neuropathology,2017,55(1):1-13.

[8] 张慧,麦麦提艾力·麦麦提阿卜杜,刘毅,等.幼年性息肉病发生机制及治疗的研究进展.中华儿科杂志,2020,58(5):432-435.

[9] ELKHOLY S, MOGAWER S, FARAG A. Nodular Lymphoid Hyperplasia of the Gastrointestinal Tract:a comprehensive review. Acta Gastroenterol Belg,2017,80(3):405-410.

[10] LUCARELLI S,LASTRUCCI G,DI NARDO G,et al. Intestinal lymphoid nodular hyperplasia in children:the relationship to food allergy. Pediatr Allergy Immunol, 2015, 26(1):18-24.

[11] ALSHAMALI Y, AL TALEB A, AL-TAWEEL T. Rare Benign Large Lymphoid Colonic Polyp. Case Reports in Gastrointestinal Medicine,2018:1-3.

[12] MANSUETO P,IACONO G,SEIDITA A,et al. Review article:intestinal lymphoid nodular hyperplasia in children—the relationship to food hypersensitivity. Aliment Pharmacol Ther,2012,35(9):1000-1009.

[13] 张静,孙健,李星奇,等.成人肠道淋巴样息肉病临床病理分析及文献复习.临床与病理杂志,2015,35(05):794-799.

[14] LEOZ ML, CARBALLAL S, MOREIRA L, et al. The genetic basis of familial adenomatous polyposis and its implications for clinical practice and risk management. Appl Clin Genet,2015,8:95-107.

[15] 中国抗癌协会大肠癌专业委员会遗传学组.遗传性结直肠癌临床诊治和家系管理中国专家共识.中华肿瘤杂志,

2018,40(1):64-77.

[16] HERZIG D,HARDIMANN K,WEISER M,et al. The American Society of Colon and Rectal Surgeons clinical practice guidelines for the management of inherited polyposis syndromes. Diseases of the Colon & Rectum, 2017,60(9):881-894.

[17] NAVEED M,JAMIL LH,FUJII-LAU L,et al. American Society for Gastrointestinal Endoscopy guideline on the role of endoscopy in familial adenomatous polyposis syndromes. Gastrointestinal Endoscopy,2020,91(3):228-235.

[18] DUAN SX,WANG GH,ZHONG J,et al. Peutz-Jeghers syndrome with intermittent upper intestinal obstruction:A case report and review of the literature. Medicine(Baltimore),2017,96(17):e6538.

[19] LIZAOLA B,BONDER A,TRIVEDI H D,et al. Review article:The diagnostic approach and current management of chylous ascites. Alimentary Pharmacology & Therapeutics,2017,46(9).

[20] BHARDWAJ R,VAZIRI H,GAUTAM A,et al. Chylous Ascites:A Review of Pathogenesis,Diagnosis and Treatment. J Clin Transl Hepatol,2018,6(1):105-113.

[21] KIM J,WON J H. Percutaneous Treatment of Chylous Ascites. Techniques in vascular and interventional radiology,2016,19(4):291.

第5节 肝、胆疾病

一、小儿肝脏解剖和生理功能

（一）小儿肝脏组织学和超微结构

人胚第3周,原始消化管腹侧前肠末端内胚层细胞向外增生突出,形成一团细胞,也称肝始基。约第4周形成肝憩室,即肝、胆囊和胆管的原基。约第6周造血干细胞开始造血,肝体积迅速增大。第10周时,肝脏占据大部分腹腔,肝重占体重的10%。出生时肝脏重约120~130g,占体重的4%~5%,生后肝脏的重量较体重增长慢,5岁时重约650g,占体重的3.3%,成年后约重1 200g,占体重的2%~3%。肝下缘婴幼儿在锁骨中线有肋缘下约2cm,剑突下可触及肝脏,4岁后一般不能触及。足月儿生后造血干细胞逐渐减少,生后2个月已无造血功能。肝细胞内糖原也渐减少。肝细胞为较大的多边形细胞,排列成索状,由中央静脉向周围辐射。目前对肝细胞的超微结构及功能已有较深入的了解。

肝细胞膜包被整个肝细胞,具有保护作用,更重要的是通过细胞膜与细胞周围间质进行物质交换。肝细胞表面彼此相邻,并有大部分血窦面,隔着狭窄的淋巴间隙狄氏腔(Disse space),使肝细胞与血窦联接,进行物质交换。血窦面的肝细胞膜形成许多纤细的微绒毛,通过狄氏腔伸入血窦内皮细胞间的小孔,如此增加了肝细胞与血液间的接触面积,有利于物质的吸收与排出。血窦壁由扁平内皮细胞与具有吞噬能力的库普弗细胞(Kupffer cell)组成,其外壁有贮脂细胞(fat storing cell)又称Ito细胞,有贮存维生素A的作用,在病理状态时可转化为成纤维细胞。血窦内血流缓慢,因而可与肝细胞进行充分物质交换。肝细胞膜的胆管面为两个相邻的肝细胞中部分胞膜内陷形成微胆管,并形成微绒毛伸入管腔内,管腔两侧的肝细胞膜紧密联结,成为闭锁带。微胆管的肝细胞主要有分泌作用。

肝细胞有1个细胞核,新生儿约半数肝细胞有2个细胞核,核膜由两层膜构成,膜上散在许多核孔,通过它们进行物质交换,如核内合成物质信息RNA、核蛋白体RNA等进入胞质。

肝细胞质是肝细胞的重要部分,由基质和多种细胞器(organelles)构成。新生儿的细胞质比成人少。基质为透明胶状物,由蛋白质、糖、脂肪、无机盐和水等成分组成,小儿生后蛋白质增多,脂肪和糖剧减。基质内含有多种酶及有形成分核蛋白体(ribosome)。细胞器含线粒体(mitochondria)、溶酶体(lysosoyme)、内质网(endoplasmic reticulum)、高尔基复合体(Golgi complex)等。

（1）线粒体:每个肝细胞内约有2 000个左右,占细胞体积近20%,其更新速度快,半衰期10.5天左右。线粒体内含极丰富的酶,多种底物的转移因子等30余种。基质中主含有三羧酸及鸟氨酸循环酶系、脂肪酸氧化酶系等40多种。线粒体是肝细胞的能量供应站。

（2）溶酶体:溶酶体数量多,功能活跃,占细胞体积的1%~2%。其主要功能是消化和分解某些外源性物质等,对肝细胞结构的不断更新和细胞功能的正常维持起重要作用。溶酶体还参与胆色素代谢运转和铁的贮存。小儿Ⅱ型肝糖原贮积症(Pompe病)是先天性基因缺陷溶酶体病,由于肝细胞溶酶体缺乏α-葡萄糖苷酶,大量糖原沉积在肝细胞内所致。缺氧或患肝炎时,溶酶体膜通透性增加或膜破裂,溶酶体溢出,引起细胞损伤坏死。

(3) 内质网:有粗面(rough,RER)和光面(smooth,SER)内质网,RER 约占内质网的 61%,SER 占 39%,RER 是蛋白质合成的重要场所。SER 有多方面的功能。其膜上分布有多种酶系,多种有机物在 SER 连续进行合成、分解、结合、转化等反应。胆汁合成、脂类物质和激素的代谢等均与 SER 密切相关。婴儿光面内质网较成人少,苯巴比妥可促进新生儿光面内质网的发育,从而促使葡糖醛酸转移酶活性增加,故治疗新生儿间接高胆红素血症有效。

(4) 高尔基复合体:每个肝细胞含有 50 余个高尔基体,位置靠近微胆管附近,由 3~5 个光滑的小囊构成,周围伸出一些小泡,内含极低密度脂蛋白颗粒,参与脂蛋白的合成。其主要作用是将内质网合成的胆汁,经高尔基体加工处理,再排至细胞外。淤胆时,高尔基体明显增多、拉长。

(二)小儿肝脏生理功能

1. 胆汁排泌功能 胆汁的主要成分在肝内形成。胎儿于 2~3 月时开始分泌胆汁,为胎粪的主要成分。以后随年龄增长,胆汁逐渐增多。小儿胆汁中含胆酸、胆固醇、卵磷脂及盐类较少,而水分、黏液素和色素较多,牛磺胆酸较甘胆酸多。在肠道牛磺胆酸比甘胆酸防腐作用强,可抑制肠道内细菌生长。胆汁对消化脂肪类食物起重要作用,可促进胰液、肠液的消化作用、促进肠的活动以加速消化,脂溶性维生素需有胆汁作用才能充分吸收和利用。

2. 碳水化合物代谢 碳水化合物的代谢是人体重要的热能来源。肝脏的作用是维持血糖浓度恒定,当血糖浓度过高时,肝脏将其转化为糖原储存于肝内,血糖过低或饥饿时,肝糖原又可转化为葡萄糖,维持血糖浓度。肝脏还有糖原异生作用,即将大部分氨基酸、乳酸、甘油等转化为肝糖原或葡萄糖。正常成人肝糖原储存可达 150g 左右,轻劳动量约 6~8 小时,储存的肝糖原大部分被消耗。而小儿肝糖原储存相对较少,易因饥饿发生低血糖症。

3. 蛋白质代谢 小儿生长发育所需蛋白质较高。肝细胞能合成多种蛋白质,也能摄取和储存氨基酸,进行转氨作用,以调节氨基酸的种类适应蛋白质合成的需要,转氨作用靠肝细胞内的各种转氨酶来完成。肝细胞受损害时,转氨酶被释放入血液中,通过检测可发现血中转氨酶增高,用以观察肝细胞损害程度。肝脏亦可将氨基酸合成脂肪或葡萄糖。蛋白质代谢所产生的氨在肝内经鸟氨酸循环合成尿素以解毒。由于肠道细菌作用于氨基酸而产生的芳香胺类等有毒物质吸收后,也由肝细胞转化,减少毒性。肝细胞功能受损时,氨和芳香胺类不能在肝内解毒,是引起脑病的主要原因之一。正常情况下各种蛋白在血清中清除速度不同,以凝血酶原为最快,其次为纤维蛋白原,白蛋白存留较久,在严重肝病时,凝血障碍出现较早,而白蛋白下降较迟出现。

4. 脂肪代谢 人体摄取食物中的脂肪,在消化道经胆汁和胰腺的脂肪酶作用分解为脂酸和甘油,吸收后在肝细胞内进行同化,然后运至脂肪组织内储存。一部分脂酸合成磷脂和胆固醇。脂肪代谢过程产生热能为婴儿重要能量来源。

5. 维生素代谢 肝脏参与多种维生素代谢,其中主要有以下几种。

(1) 维生素 A:主要来源是胡萝卜素(又称维生素 A 原),经肝内胡萝卜素酶的作用转化为维生素 A。人体 95% 以上的维生素 A 存在于肝内。肝损害时,即使吸收足量胡萝卜素,亦不能转化成维生素 A,将出现维生素 A 缺乏症。

(2) 维生素 B 族:碳水化合物在肝内分解时需要维生素 B 作为辅酶,若维生素 B_1 缺乏,糖原生成受影响而减少。维生素 B_{12} 还参与肝脏对雌激素的灭活。维生素 B_{12}、B_6 主要存在于肝内,可促进肝细胞再生。

(3) 维生素 C:主要存在于肝脏,可促进糖原形成。维生素 C 不足时糖原生成减少,反之若供给充足,肝糖原储存量亦增多,有利于肝细胞再生。

(4) 维生素 K:肝脏制造凝血酶原必须有维生素 K 参与。肝细胞严重损害时,维生素 K 吸收障碍,肝细胞合成凝血酶原能力明显减低。

6. 激素代谢 许多种激素在肝脏内分解、转化或灭活。

(1) 雌激素:在肝内进行代谢和灭活,其产物自胆汁排出。患肝脏疾病时,雌激素代谢和灭活障碍,呈现雌激素水平增高现象,如出现蜘蛛痣、肝掌和男性乳腺发育等。

(2) 脑垂体激素:生理状态下,肝脏与垂体前叶内分泌之间保持一定的平衡关系。垂体后叶分泌的抗利尿激素经肝脏灭活。患肝病时,雌激素增多可抑制垂体前叶的分泌功能;抗利尿激素则增多和潴留。

(3) 肾上腺皮质激素:皮质激素的中间代谢大部分在肝内进行。肝损害时,皮质酮及醛固酮有所增加,致使水和钠潴留体内,成为腹水和水肿的原因之一。

7. 铁和铜代谢 肝是储铁的主要脏器之一,其储铁量约为全身铁总量的 15%。铜亦存于肝内,具有固定肝内铁质的作用,婴儿期造血所需的铁和铜常由肝供给。肝细胞损害时,肝脏合成铜蓝蛋白能力减低,或先天缺乏,则铜蓄积于肝内;肝细胞合成运铁蛋白减少,则铁蓄积。

8. 肝脏的生物转化作用　人类所摄取的食物,在消化道内经肠道细菌作用所产生的有毒物质;体内物质代谢中产生的各种生物活性物质;代谢终末产物;以及由外界进入机体的各种物质,如药物及其他毒物等,均由肝脏的生物转化作用解毒或减弱毒性排出体外,但亦有经转化后反而增加毒性的。肝细胞的生物转化作用一般是通过氧化、还原、水解、合成等反应,使脂溶性较强而极性较低的物质转化为水溶性而极性较强的物质,易为细胞外液运送,便于从肾脏或胆汁排出。这种生物转化作用可导致药物灭活。肝脏生物转化作用的酶位于内质网膜上。作用第一阶段为氧化反应,有的物质需再经过第二阶段的结合反应。如经过氧化反应的氧化型药物与葡糖醛酸结合失去活性,通过胆汁或尿排出。经胆汁排泄者,在肠道中由细菌的 β 葡糖醛酸酶水解释放出的药物,经过肠肝循环又部分被重吸收,故能延长药物的作用时间。小儿肝细胞内质网的活力低,尤以早产儿和新生儿药物代谢酶的活力低,生后 1 个月酶活力显著增高,数月后始达成人水平。苯巴比妥可促进新生儿和早产儿肝细胞光面内质网发育增生,使酶增多,增强有关的代谢能力。

二、肝脏疾病常用的检查方法

　　肝脏具有复杂的生理功能,有许多实验室或其他方法可了解肝脏功能的变化,用以鉴别肝脏疾病。但每种方法都有一定的局限性。现将常用的分述如下。

（一）病因病原学检查

　　小儿肝脏疾病的病因在不同的年龄段,有一定的差别。儿童肝病 90% 以上为感染所致,而其中主要为病毒性肝炎。其他还有药物中毒性肝损害,自身免疫性肝病,遗传代谢性肝病等。值得一提的是婴儿肝炎综合征。1952 年 Graig 等首先提出,3 月龄以内出现黄疸、肝脾肿大、肝功能损害为主的临床综合征,称为新生儿肝炎。近 20 年的研究发现,许多不同的病因均可致"新生儿肝炎"的共同临床表现,因而改称为新生儿肝炎综合征(neonatal hepatitis syndrome,NHS)。1981 年 10 月,在武汉召开的全国病毒性肝炎儿科会上做了进一步的规定。婴儿肝炎综合征(infantile hepatitis syndrome,IHS)简称婴肝征,它不是一种独立的疾病,而是指一组在 1 岁以内(包括新生儿期)起病,伴有血清胆红素升高,肝脏肿大(或肝脾肿大)和肝功能损害的临床症候群。婴肝征病因复杂但以肝内病变为主要特征,临床经过及预后差别悬殊,应积极查明病因,如明确诊断,就不再称为婴肝征。其主要病因分类见表 26-17。

表 26-17　婴儿肝炎综合征病因分类

病因	疾病分类
感染	
病毒	甲、乙、丙肝炎病毒,腺病毒,EB 病毒,CMV,风疹病毒,单纯疱疹病毒、埃可病毒、柯萨奇病毒,微小病毒 B19
细菌	金黄色葡萄球菌,白色葡萄球菌,大肠埃希菌,沙门菌属,李斯特菌,结核分枝杆菌,厌氧菌
其他	原虫(弓形虫),真菌,螺旋体(梅毒)
遗传代谢病	半乳糖血症(galactosemia),遗传性果糖不耐受症(hereditary fructose intolerance,HFI),糖原贮积症,果糖-1,6-二磷酸酶缺乏症(fructose-1,6-diphosphatase deficiency) [1] α₁ 抗胰蛋白酶缺乏症,遗传性酪氨酸血症(hereditary tyrosinemia),囊性纤维化(cystic fibrosis 或 mucoviscidosis) [2] Nieman-pick 病(NPD),海蓝组织细胞综合征(sea-blu-histiocyte syndrome) 新生儿血色病(neonatal hemochromatosis,NHC) 肝豆状核变性(Wilson's disease) 过氧化物酶体病(peroxisomal disorders,PD) 先天性葡糖醛酸转移酶缺乏症(Crigler-Najjar 综合征),暂时性家族性高胆红素血症(Lucey-Driscoll 综合征),先天性非溶血性未结合胆红素增高症(Gilbert 综合征),先天性非溶血性结合胆红素增高 I 型综合征(Dubbin-Johnson 综合征),先天性非溶血性结合胆红素增高 II 型综合征(Rotor 综合征),进行性家族性肝内胆汁淤积症(pogressive familial intrahepatic cholestasis),家族性肝脂肪病(familiar hepatosteatosis),先天性肝内胆管发育不良征,citrin 缺陷病
肝内、外胆管发育障碍	胆管闭锁,先天性胆总管囊肿(congenital choledochal cyst),先天性胆管囊性扩张症(caroli disease),肝内胆管发育不良,肝内胆管缺如
其他	毒物和药物中毒,母乳性黄疸,肝脏肿瘤,原发性硬化性胆管炎(primary sclerosing cholangitis,PSC),朗格汉斯细胞组织细胞增生症(Langerhans cell histiocytosis,LCH)

26章

不同病因的治疗各不相同,预后悬殊很大,所以病原病因学的检查十分重要。

(二)肝功能试验

每一种肝功能试验只反映其某一侧面,而且一般是非特异性的,因此要结合临床综合分析,才能做出较正确的判断。随着免疫学、分子生物学等先进技术的出现,肝功能实验的范围不断扩大,方法不断改进,将为临床肝病的诊断提供可靠的依据。

1. 胆红素代谢试验 凡能引起胆红素生成增多,或运转、结合、排泄过程发生障碍均可出现黄疸。

(1)血清胆红素测定:血清胆红素可分为结合胆红素与未结合胆红素两种。未结合胆红素占80%,为脂溶性,能透过细胞膜,未结合胆红素在肝细胞内与葡糖醛酸结合,即为结合胆红素,占20%,溶于水,经胆汁肠道排出。正常血清总胆红素为 $1.71 \sim 17.1\mu mol/L$,结合胆红素约 $0 \sim 6\mu mol/L$。通过血清凡登白定性试验或直接定量测定,可基本上反映血清中结合与未结合胆红素情况,以鉴别不同类型黄疸和检出隐性黄疸。

(2)尿"三胆"测定:尿中胆红素、尿胆原、尿胆素合称"尿三胆"。正常人尿胆红素阴性;急性肝炎黄疸前期,尿胆红素出现先于血清胆红素约 $2 \sim 3$ 天,是最早出现的标志,可简便快速筛查可疑黄疸的患儿。正常人每日尿胆原随尿排出 $0 \sim 3.5mg$,定性法为 $1:20$ 以下,肝内外胆道梗阻时,结合胆红素排入胆道受阻,不能形成尿胆原,则尿中尿胆原明显减少甚至消失;若尿胆原形成和从肠道回吸收多,尿中尿胆原也增多。尿胆素是尿胆原的氧化产物,意义与尿胆原相同。

2. 蛋白代谢试验

(1)血浆蛋白测定:蛋白电泳方法可检测白蛋白,球蛋白 α_1、α_2、β 和 γ 五个组分。其参考值为,白蛋白占 $62\% \sim 71\%$,α_1 球蛋白占 $3\% \sim 4\%$,α_2 球蛋白占 $6\% \sim 10\%$,β 球蛋白占 $7\% \sim 11\%$,γ 球蛋白占 $9\% \sim 18\%$,各实验室因地区和条件各异可有差别。血清絮状浊度试验因其特异性差又难以标准化,已不用。总蛋白(total protein,TP)参考值 $60 \sim 80g/L$。白蛋白(albumin,ALB)为 $35 \sim 55g/L$,半衰期约 20 天,肝脏疾病影响白蛋白在肝脏合成功能时,可引起低蛋白血症,但其他原因也可引起。白蛋白低于 $30g/L$,经治疗不回升降至 $20g/L$ 以下,提示预后差。

1)前白蛋白(prealbumin,PA):PA 系肝脏合成,半衰期约 2 天,是反映肝脏蛋白质合成的敏感指标。采用改良的醋酸纤维素薄膜电泳法,参考值范围 $0.28 \sim$ $0.35g/L$。免疫分析法灵敏度更高。

2)α_1 抗胰蛋白酶蛋白(α_1-antitrypsin,α_1-AT):α_1-AT 是肝细胞合成的糖蛋白之一,半衰期约 $5 \sim 6$ 天,为蛋白电泳中 α_1 球蛋白主要成分,正常值为 $2 \sim 3g/L$,主要诊断为 α_1-AT 缺乏症。

3)铜蓝蛋白(ceruloplasmin,CP):主要由肝脏微粒体合成的含铜糖蛋白,部分经胆道排泄。血清中 CP 正常范围值(Ravin 改良氧化酶活力法)成人(0.28 ± 0.041)g/L,新生儿较高,约 14 岁可降至正常。主要用于诊断 Wilson 病。

4)α_1 酸性糖蛋白(α_1-acid glycoprotein,α_1-AG):主要由肝细胞合成,正常值范围 $0.55 \sim 1.40g/L$,有助于肝细胞性黄疸和胆汁淤积性黄疸的鉴别诊断。

(2)蛋白质代谢产物测定

1)血氨:肝脏是人体利用氨合成尿素的唯一场所,血氨增高与肝性脑病的发生有关。空腹静脉血氨正常值范围 $5.9 \sim 35.2\mu mol/L$,$>58.7\mu mol/L$ 为高氨血症。动脉血氨含量比静脉高 $0.5 \sim 2$ 倍。

2)血浆游离氨基酸:肝脏是氨基酸代谢的重要器官。体内支链氨基酸(BCAA)和芳香族氨基酸(AAA)正常比值为($3 \sim 3.5$):1。严重肝功能损害常可导致 BCAA 下降,AAA 浓度上升。该实验有助于肝病的诊断、鉴别诊断、预后判断和氨基酸疗法的指导。

3. 糖代谢试验 肝脏是维持人体血糖稳定的重要器官,参与糖原的合成、分解和异生。肝脏释放的葡萄糖是空腹时血糖的唯一来源。肝脏有活动性病变时糖代谢发生异常,但缺乏特异性和敏感性。

(1)血糖:空腹血糖正常范围 $4.4 \sim 6.7mmol/L$(福-吴法),$3.4 \sim 6.1mmol/L$(葡萄糖氧化酶法)。血糖降低可见于严重的重症肝炎,肝糖原贮积症,原发性肝癌等。血糖升高可见于糖尿病,肝病相关的糖代谢紊乱。

(2)葡萄糖耐量试验:无特异性诊断价值,可作为了解肝病时糖代谢紊乱的方法。口服葡萄糖耐量试验在肝病时可见六种曲线型:正常型、低平型、高峰型、高坡型(糖尿病型)、趋高型和寻常低尾型。

(3)半乳糖清除试验(galactose elimination capacity test,GEC):半乳糖主要在肝脏代谢清除。方法为半乳糖 $0.5g/kg$,静脉注射后,$20 \sim 50$ 分钟内,每 5 分钟取血一次,用半乳糖-氧化酶法测定半乳糖含量。该方法对肝硬化预后的判断有一定的意义。

4. 脂类代谢试验 肝脏是脂类合成、分解和代谢的重要场所。脂类的消化吸收离不开胆汁酸盐的参与。肝胆疾病时,可导致脂代谢的异常。

（1）血清胆固醇：血液中的胆固醇主要在肝脏合成。血清胆固醇参考值为2.84～5.68mmol/L,胆固醇酯占其中70%。正常值因性别、年龄及饮食习惯不同有所差别。肝损害时,依肝细胞坏死程度不同,血清胆固醇酯有不同程度降低。在单纯梗阻性黄疸时,血清总胆固醇可升高。

（2）血清甘油三酯：其正常值范围0.56～1.70mmol/L。肝病时,该值可升高,肝内和肝外梗阻性黄疸时明显升高。肝衰竭时,该值水平下降。

（3）载脂蛋白（apolipoprotein,APO）：其合成主要在肝脏,肝脏疾病时,该值常有改变。急性肝炎、肝硬化时常出现不同程度的Apo-AⅠ、Apo-AⅡ、ApoCⅢ的下降。原发性胆汁性肝硬化（primary biliary cirrhosis,PBC）时ApoE、ApoCⅡ明显上升,肝癌时ApoCⅡ可降低。

（4）脂蛋白（lipoprotein,LP）：根据脂蛋白电泳可分为原点,前β脂蛋白、β-脂蛋白、α脂蛋白。当肝实质细胞受损时,可引起α-脂蛋白、前β脂蛋白值下降。其中α-脂蛋白下降程度与肝损害的严重程度更为一致。梗阻性黄疸、病毒性肝炎及肝硬化时β-脂蛋白通常可以不降低。在胆汁淤积时,血清中可出现一种异常的低密度脂蛋白,称脂蛋白X（LP-X）。

（5）磷脂：正常值范围1.7～2.5mmol/L（5.3～7.7mg/L）。在梗阻性黄疸可升高,肝硬化失代偿期,暴发性肝炎时可降低。

（6）游离脂肪酸：正常值范围130～480μmol/L（3.7～13.6mg/dl）。严重肝损害时,特别在肝性脑病时升高。

（7）脂蛋白X（LP-X）：正常值范围0～0.1g/L。梗阻性黄疸时明显升高。

5.血清酶学试验

（1）与肝实质细胞损害有关的酶类：肝脏有病时,血清中酶的活性常有变化,血液中酶浓度的变化对临床诊断颇有价值。

1）转氨酶：肝细胞内有多种转氨酶,其作用为促进氨基酸转化。当肝细胞受损害时,转氨酶释放入血液中,测定时血浓度增高。临床上常检测的有:丙氨酸转氨酶（ALT）在肝细胞中含量最多,当肝细胞受损时,可大量释入血中使ALT升高。天冬氨酸转氨酶（AST）肝细胞损害时血中浓度升高,AST在心肌中含量多,心肌损害时增高更明显。

2）谷胱甘肽S-转移酶（glutathione S-transferase,GST）：GST诊断慢性和轻度肝损害比ALT敏感。有报道其增高与肝病理改变有较好的相关性,且对肝坏死的预测有一定参考价值。

3）胆碱酯酶（cholinesterase,CHE）：CHE一般指拟胆碱酯酶,主要由肝细胞合成。通常反映肝脏的贮备功能,是判断肝病预后有价值的指标。

4）乳酸脱氢酶（lactate dehydrogenase,LDH）：LDH总活性无特异性,其同工酶有一定的组织特异性。LDH$_5$主要来自肝和横纹肌,LDH$_1$主要分布在心肌。

5）腺苷脱氢酶（adenosine deaminase,ADA）：90%的ADA存在于肝细胞胞质。肝脏受损时ADA的变化与ALT基本相同。

6）谷氨酸脱氢酶（sobital glutamate dehydrogenase,GDH）：GDH是特异性较好的肝线粒体酶,是诊断酒精性肝损害的比较灵敏的指标。

7）鸟氨酸氨基甲酰转移酶（ornithine transcarbamylase,OCT）：肝脏受损时,其变化与转氨酶基本相同。

（2）与胆汁淤积相关的酶类

1）碱性磷酸酶（alkaline phosphatase,ALP）：正常人血清中来自肝脏和骨骼,均经胆道系统排泄。其血清中浓度与年龄有关。当胆汁淤积时血清ALP升高。骨骼系统及肠内疾病时亦可增高,同工酶的测定有助于鉴别。

2）5-核苷酸酶（5-nucleotldase,5-NT）：是种特异的磷酸水解酶,其诊断意义同AKP,但不存在于骨骼内。

3）γ-谷酰转肽酶（γ-glutamyl transpeptidase,γ-GT,原GGT）：脐血及新生儿血中γ-GT很高,生后逐渐下降。患阻塞性黄疸、原发性和转移性肝癌时,酶活力显著增高。γ-GT同工酶Ⅱ（γ-GTⅡ）与甲胎蛋白（AFP）同时检测,可提高低滴度AFP肝癌的检出率。

4）其他还有亮氨酸芳香酰氨酶（leucine arylamidase,LADD）,亮氨酸氨基肽酶（leucine aminopeptidase,LAP）等可选择检测。

6.胆汁酸代谢试验 胆汁酸是胆汁的主要成分之一。随着生化检测和放射免疫技术的进步,血清胆汁酸测定已用于临床作为肝功能损害的敏感指标。

（1）血清胆汁酸：正常人空腹胆汁酸含量很低,餐后比空腹时高2～6倍,肝胆疾病时明显升高。

（2）胆酸/鹅去氧胆酸比值：肝细胞损害时,肝脏合成胆酸能力下降,但鹅去氧胆酸变化不大。所以血清胆酸/鹅去氧胆酸比值下降,通常小于1。肝内外胆汁淤积时,该比值升高。

7.凝血机制试验 许多凝血因子（凝血酶原,纤维蛋白原等）是在肝脏合成的。肝脏受损时,这些凝血因子可以减少。

（1）凝血酶原时间（prothrombin time,PT）：综合反映凝血因子Ⅶ、Ⅹ、Ⅴ、Ⅱ、Ⅰ活性的指标。肝损伤时,

26章

PT 延长,单纯梗阻性黄疸时,肌内注射或静脉注射维生素 K 24 小时后 PT 可恢复正常,也称 PT 纠正试验。目前有三种表示方法。

1)患儿及正常对照的秒数:参考值一般 11~15 秒,比对照延长 3 秒为异常。

2)凝血酶原活动度(prothrombin time activity, PTA):公式 PTA=[对照 PT 值-(对照 PT 值×0.6)]/[患者实测 PT 值-(对照 PT 值×0.6)]×100%,正常值范围 75%~100%,重型肝炎 PTA<30%,预后颇差。

3)凝血酶原时间比值(prothrombin time ratio, PR):PR=患儿 PT 值÷正常对照 PT 值,正常值范围 1±0.15,由于 PT 值受试剂及实验条件影响较大,WHO 于 1985 年规定,PT 值报告按国际标准化比值(international normalized radio,INR),INR=PR^{ISI},ISI 为国际敏感指数(international sensetivity index)所采用组织凝血活酶与国际公认标准化制品两者间灵敏度比,范围在 1~2 左右,以"1"较好。

(2)凝血酶时间测定:严重肝损害时,纤维蛋白原降低,血液中肝素含量增多,凝血酶时间延长。肝病并发 DIC 时,凝血酶时间也可延长。

(3)纤维蛋白原测定:先天性遗传性肝脏合成纤维蛋白障碍或严重肝损伤时,均可导致纤维蛋白原减少。

8. 定量肝功能试验 定量肝功能试验是指通过检测肝脏对一些外源性物质的清除能力,了解肝脏的贮备功能,包括对氨基比林、咖啡因、吲哚菁绿、半乳糖在肝脏的清除试验。这些外源性物质大概可分为两类,一类不经体内代谢直接排出,如吲哚菁绿等,其清除与血流密切相关。另一类经肝内酶的的参与代谢后清除,多为药物(咖啡因、利多卡因等),其清除反映肝细胞的容量。每种定量实验反映不同的侧面(肝细胞总数,微粒体功能,肝-血交换)。联合应用可更准确地反映肝脏的贮备功能。

(1)磺溴酞钠(BSP):静脉注射后 80% 以上经肝脏清除,剂量按 5mg/kg,45 分钟后测定其血清浓度,正常多不超过 5% 储留量。据报道不良反应发生率为 0.6%,并有对 BSP 过敏致死者,现很少用此试验。

(2)吲哚菁绿(indocyanine green,ICG)试验:ICG 入血后很快被肝脏摄取,不被肝外组织吸收,几乎无不良反应。其清除受肝血流、胆道通畅和肝实质功能影响,是较理想的方法。方法:静脉注射 ICG 0.5mg/kg,注射后 0、5、10、15 及 20 分钟各取血一次,用分光光度计在 805nm 比色,测血中浓度。对慢性肝炎、肝硬化,尤其是代偿期肝硬化的诊断是比较灵敏的指标。

(3)半乳糖清除试验(galactose elimination capacity test,GEC)GEC 是一种无毒糖类,主要经肝脏代谢清除,用于有功能肝细胞数测定。用法:静脉注射 GEC 0.5g/kg,注后 20~50 分钟,每 5 分钟取血一次,用半乳糖-氧化酶法,以光度计测定半乳糖含量。该试验对判断肝硬化的预后有一定价值,但因其试验值的离散度较大,对诊断价值有一定影响。

(4)咖啡因清除试验(coffein elimination test):咖啡因主要由肝细胞微粒体中细胞色素 P450 参与的氧化酶系代谢,口服后完全吸收,主要靠肝细胞的代谢能力在体内清除,因此该实验可以反映肝实质细胞的功能。因唾液浓度和血浆浓度有很好的相关性($r=0.98$),临床上以唾液标本代替血标本,使试验更加简化。有报道,本试验可作为儿童的定量肝功能试验。

(5)氨基比林清除试验(aminopyrine breath test, ABT)含同位素 ^{14}C 标记的氨基比林在肝脏代替后,产生带 ^{14}C 的 CO_2 呼出体外。经液晶闪烁计数器测定放射活性,可评估肝脏代谢功能,对判断预后有一定价值。本法无创伤,不需采用,但因需特殊设备,使应用受限。

(6)其他:还有色氨酸耐量试验,利多卡因及代谢产物 MEGX(monoethylglycinexylidide)清除试验等。

(三)肝纤维化血清标志物检查

肝纤维化血清标志物(表 26-18)是诊断肝纤维化的方法之一。采用多种实验方法,放射免疫法(RIA),酶联免疫吸附法(ELISA),免疫电泳等检测。这些标志物多为细胞外间质(extracellular matrix,ECM)成分和其代谢产物,及参加这些代谢的酶的活性。其虽然对肝纤维化的诊断能提供一定的参考价值,但由于其特异性不高,使临床应用受到限制。

(四)肝穿刺活体组织检查与腹腔镜检查

肝穿刺活体组织检查(下称肝活检)是一项安全、简便的操作,小婴儿出生 1 周后即可进行。肝活检可以通过盲穿、超声引导、CT 引导、腹腔镜及超声腹腔镜引导经皮进行,还可以通过外科剖腹探查术时和经静脉进行肝活检。对各种肝病的诊断、鉴别诊断、分类、预后了解、治疗方案的制定和疗效判断是重要和最直接的手段。肝活检标本可进行光镜、电镜、酶学、免疫组织化学,分子生物学及重金属含量等诸多检查。

表 26-18　血清肝纤维化标志物

标志物名称	常用英文缩写	临床意义（异常与下列情况有关）
*Ⅲ型前胶原	PCⅢ	肝纤维化,慢性肝病活动期
*Ⅲ型前胶原肽	PⅢP	肝纤维化,活动性肝病
血清Ⅲ型胶原	CⅢ	慢性肝病活动期,肝纤维化
Ⅲ型前胶原氨基端肽	PⅢNP	暴肝、肝纤维化、肝癌
血清Ⅳ型胶原	CⅣ	肝纤维化、门静脉高压,肝脏活动性炎症
Ⅳ型胶原羧基端肽	CⅣCP,NC$_1$	肝纤维化(包括晚期)
Ⅳ型胶原氨基端肽	CⅣNP,TS	
血清Ⅵ型胶原	CⅥ	不受生长影响,适于儿童,肝纤维化,肾纤维化,全身结缔组织病
*血清层黏蛋白	LN	肝脏活动性炎症(急、慢性),肝纤维化,肝癌
*血清透明质酸	HA	不受年龄影响,适于儿童,肝脏活动性炎症,肝纤维化
血清纤维连接子蛋白受体	FN-R	活动性肝损害,肝癌
金属蛋白酶组织抑制因子	TIMP	肝纤维化程度与滴度改变相关
单胺氧化酶	MAO	
脯氨酰羟化酶	PH	
脯氨酸肽酶	PLD	因受敏感特异性、方法及条件影响,应用受限
N-乙酰-β-氨基葡萄糖苷酶	NAG	
胶原酶	CL	

注:*为较常用者。

1. 肝活检指征[1]

（1）通过无创检查仍不能明确诊断的肝病。

（2）通过肝活检所提供的肝脏炎症坏死程度及肝纤维化分期非常有助于指导下一步的治疗。

2. 禁忌证

（1）严重梗阻性黄疸。

（2）有出血倾向者,包括血小板,凝血时间及凝血酶原时间异常。

（3）中等量以上腹水。

（4）肝血管瘤、肝包囊虫病、肝包膜下或表面的巨大癌肿。

（5）患儿不合作。

3. 临床应用　解放军总医院第五医学中心从 1983 年至 2000 年成功的对 1 020 例和 2001 年至 2012 年 3 932 例住院小儿进行肝活检[2-4]。1983 年至 1990 年肝活检占同期患儿 76%（119/676 例）,至 2000 年为 90.7%（873/962）,其年龄,实验室检查和疾病谱分布见表 26-19 ~ 表 26-21,其中病毒性肝炎 985 例（985/1 020,96.6%）。

表 26-19　肝活检患儿年龄分布

年龄组	穿刺例数	穿刺成功	
		例数	%
婴儿组(≤1 岁)	40	40	100
幼儿组(≤3 岁)	95	95	100
学龄前组(≤7 岁)	293	292	99.7
学龄组(>7 岁)	595	593	99.7
合计	1 023	1 020	99.7

表 26-20　肝活检患儿实验室检查分布（n =1 020）

检测项目	血小板			凝血酶原时间（秒）			血清胆红素（μmol/L）			
	≥10 万	≥8 万	≥5 万	≤13	≤15	≤17	≤17.7	≤85.0	≤170.0	>170.0
检测数	912	87	21	676	255	89	929	58	19	14
%	89.4	8.5	2.1	66.3	25.0	8.7	91.1	5.7	1.9	1.4

26 章

表 26-21 两时间段非病毒性肝病的病因组成比较（例/%）

病因	2001—2012 年	1983—2000 年	病因	2001—2012 年	1983—2000 年
肝豆状核变性	168(18.26)	20(20.41)	血管病	14(1.52)	3(3.06)
药物性肝损害	125(13.59)	1(1.0)	胆道闭锁	7(0.76)	2(2.04)
脂肪肝	81(8.80)	16(16.33)	尼曼匹克病	4(0.44)	1(1.02)
肝糖原贮积症	80(8.70)	10(10.20)	恶性组织细胞增生症	4(0.44)	6(6.12)
肌病	75(8.15)	9(9.18)	非硬化性门静脉高压	4(0.44)	1(1.02)
色素代谢异常	48(5.22)	2(2.04)	肝结核	1(0.10)	1(1.02)
胆管病变	40(4.35)	6(6.12)	白血病	0(0)	1(1.02)
先天性肝纤维化	38(4.13)	3(3.06)	黏多糖病	0(0)	1(1.02)
自身免疫性肝炎	36(3.91)	7(7.14)	正常组织	9(0.98)	2(2.04)
脂类代谢病	14(1.52)	4(4.08)	诊断不清	74(8.04)	2(2.04)

注：A 组合计:920 例,B 组合计 98 例。

4. 不良反应与并发症 其发生与经验及操作水平有关。常见有自限性短暂的右上腹和右肩部疼痛。出血多发生在术后 2~4 小时内,发生率约 0.2%,胆汁性腹膜炎、肝内血肿、气胸、其他器官穿孔,迷走神经性休克偶有报告。解放军总医院第五医学中心在 2001 年 1 月—2012 年 12 月共对 3 943 例住院患儿进行了肝穿刺,穿刺失败 11 例,成功率为 99.72%。穿刺失败 11 例患儿均为学龄前儿童,因术中哭闹而导致穿刺失败。31 例(0.88%)出现术后并发症,其中,气胸 6 例(0.15%),皮下气肿 15 例(0.38%),低血糖反应 10 例(0.25%),均经对症处理后迅速缓解。术后并发症见于幼儿和学龄前儿童,术者操作不熟练及家长未按医嘱护理是术后出现并发症的主要原因。另外有 5 例患者肝组织长度 <0.5cm,镜下见少于 3 个汇管区而无法做出病理诊断。目前虽有血清学及影像学等多种检查,仍无法取代肝活检。

5. 腹腔镜检查 腹腔镜是经内镜对腹腔疾病诊断和治疗的一种方法[3]。小儿腹腔镜检查应用至今已有 30 余年,近数年发展尤快。应用从诊断到治疗,从腹膜前到腹膜后,从年长儿到新生儿。但由于操作需一定的条件和经验,使其应用限于有条件的医院。腹腔镜检查适于经常规检查不能确诊的不明原因的肝肿大,黄疸待查,腹部肿块及腹部外伤等。对肝癌、肝血管瘤,肝脏局限性结节增生(focal nodular hyperplasia,FNH)等诊断有一定价值。

（五）放射线及血管造影检查

放射线检查包括腹部,胸部 X 线片,胃肠道钡剂检查,随着其他影像学和内镜检查的迅速发展,其临床应用日趋减少。但对胆结石,肝结核等疾病诊断仍有临床应用价值。

血管造影(angiography)对小儿肝病,如肝血管解剖变异,肝实体瘤,经常规检查不能诊断时选择该检查。小儿腹部血管造影时需用镇静剂,必要时实施麻醉,注意并发症的发生。

（六）B 超检查

超声诊断由于其无创伤、无痛苦、简便易行,切面图像层次清楚,对活动界面能实时显示,且能反映血流动力学的变化,已成为肝病诊断不可缺少的重要检查。对肝脏形态轮廓、实质回声、门静脉系统改变、脾脏形态、侧支循环情况、胆囊状况、有否腹水及占位性病变,肝血管疾病有较好的诊断参考价值。

介入超声的研究为超声与临床、病理组织学检查的密切结合提供了可能。但由于超声图像缺乏特异性,对其结果必须结合临床和其他检查综合分析,才能避免漏误诊。

（七）CT 与 MRI 检查

计算机体层成像(computed tomography,CT)是小儿腹部疾病诊断的重要手段。主要用于肝脏、胰腺病变,腹部占位性病变;腹腔脓肿等诊断。对年幼儿及合作者,可在应用镇静剂,熟睡中检查。5 岁以上患儿应尽量争取其合作。应注意镇静剂和对比剂产生的不良反应。

磁共振成像(magnetic resonance imaging,MRI)主要

用于血管瘤、囊性病变等肝脏占位性病变的诊断和鉴别诊断,其对血管的显示清晰度优于 CT。对弥漫性脂肪变不灵敏,对胰管和胆管的显示不如 CT。优点是安全舒适,缺点为价格昂贵,检查时间长。

磁共振胰胆管成像(magnetic resonance cholangio-pancreatography,MRCP)、经皮穿刺肝胆道成像(percutaneous transhepatic cholangiography,PTC)等检查适用于经 B 超、CT 仍不能确诊的梗阻性黄疸的鉴别诊断,尤其是肝脏与胆道和胰腺疾病的鉴别。

MRCP 是最新发展的一种研究胆管和胰管系统的非侵入性检查方法,更适合于进入乳头有困难的患儿。因胆道梗阻时,肝活检组织学诊断常常受到限制,且很难提供梗阻部位及性质。

(八)放射性同位素肝扫描

放射性核素肝扫描见第六章第 5 节。

(九)内镜检查

胃镜(gastroscopy)检查对于肝硬化门静脉高压所致的食管、胃静脉曲张、门静脉高压相关性胃病等诊断有重要的意义,并用于食管、胃静脉曲张破裂引发的上消化道出血等治疗。内镜超声检查术(endoscopic ultrasonography,EUS)在肝脏疾病的病因探讨、鉴别诊断和并发症的诊断有一定的意义,如胆道疾病、胃腔内的静脉曲张、静脉瘤的评价等。内镜逆行胆胰管造影(endoscopic retrograde cholangiopancreatography,ERCP),对胆、胰异常所致的肝脏疾病有重要的诊断和治疗价值,如胆道闭锁、胆总管囊肿、慢性胰腺炎、乳头狭窄、奥迪括约肌功能异常、胰胆管汇合异常等。

(十)十二指肠引流

通过十二指肠引流提供的十二指肠液中胆汁的检查,有助于肝胆道系统发育异常、感染、肝癌、胆石症的诊断,尤其是对淤胆型婴肝炎与胆道闭锁鉴别诊断具有较高临床价值,是一种安全、方便、性价比高的方法。

三、婴幼儿及儿童期黄疸

(一)黄疸

黄疸(jaundice)是肝胆系统疾病常见的症状和体征。当血清胆红素含量>34.2μmol/L(2mg/dl)时,肉眼可认出巩膜、黏膜、皮肤、体液等因胆红素沉着而呈现的黄染。血清胆红素的含量与皮肤、黏膜黄染的程度并不完全平行,受多种因素的影响。正常小儿出生 1 个月后,血清总胆红素为 1.7 ~ 17.0μmol/L(0.1 ~ 1mg/dl),含结合胆红素<3.4μmol/L(0.2mg/dl);未结合胆红素<13.7μmol/L(0.8mg/dl),约占总胆红素的 65% 以上。当胆红素>17.1μmol/L,但<25.7μmol/L 时,黄疸不能被肉眼察觉,称为隐性或亚临床性黄疸,肉眼可见的黄疸称显性黄疸。

【发生机制】

1. 正常胆红素代谢 人体每天生成的胆红素(bilirubin)约 80% ~ 85% 是由血液中衰老红细胞的血红蛋白分解产生,其余少部分来自骨髓内未成熟的红细胞或其他组织中非血红蛋白的血红素酶类或细胞色素的少量分解而生成所谓"旁路性胆红素"(shunt bilirubin)。正常人血中红细胞的寿命约 100 ~ 120 天,每天约 1% 红细胞衰老死亡,这些死亡的红细胞被吞噬细胞(主要在脾、肝及骨髓)所清除和分解。一般血红蛋白首先分出血红素(heme),当血红素在体内降解时,选择性的卟啉环的 α-甲炔基(—CH)处被氧化断裂,变成直链四吡咯化合物,释出 CO 和铁而形成胆绿素(biliverdin),后者迅速被还原为未结合胆红素。

在此过程中尚需参与多种酶的催化,如微粒体的血红素加氧酶(MHO)及可溶性的胆绿素还原酶,两者均需还原型辅酶 I(NADPH)参与。通常 1g 血红蛋白可释出胆红素约 34mg。正常情况未结合胆红素可以通过肝细胞迅速从血浆中清除。未结合胆红素为脂溶性,在血液循环中固定于血浆白蛋白上,成为胆红素-白蛋白复合体,两者联系较稳定,不能透过半透膜或细胞膜,不经肾小球滤过。当血液中有机阴离子增多或 pH 值下降时,可成为结合的游离胆红素,能透过细胞膜及血脑屏障,进入含有丰富磷脂的神经细胞,引起核黄疸。新生儿高胆红素血症经光照后(蓝光或白光),未结合胆红素能转为 E 异构体,它能与血浆白蛋白联结,具有水溶性,而无神经毒性,可不必经过结合而排出,因之血中未结合胆红素下降。

肝细胞内胆红素的摄入、结合和排泄过程简述如下。

(1)肝细胞对胆红素的摄取:在血窦表面的肝细胞膜上有特异的受体部位,可以很快从血清中摄取未结合胆红素,使它通过肝细胞膜的微绒毛进入肝细胞质内。在肝细胞内已知有两种色素受体蛋白,称为 Y 蛋白和 Z 蛋白,可以特异地结合包括胆红素在内的有机阴离子。实验证明:Y 蛋白是肝、肾细胞所特有,以肝内较多,对胆红素结合力较强,是结合胆红素的主要蛋白,称第一受体;Z 蛋白存在于肝细胞、小肠末端黏膜内,在心肌、脑等组织中也有少量,只有在体内胆红素过高时才与胆红素结合,称为第二受体,新生儿时期肝内缺乏或完全不存在 Y 和 Z 蛋白,随年龄增长才逐渐达正常水平。因此,新生儿尤其早产儿的未结合胆红素不能及时被摄入肝细胞而转化为结合胆红素,故常有短暂的高胆红素血症,称为新生儿生理性黄疸。

（2）肝细胞对胆红素的结合:未结合胆红素与受体蛋白结合后,被转送到细胞质的光面内质网上,经其中一系列酶的作用(图 26-28),主要是多种葡糖醛酸转移酶,能催化还原型辅酶 I（NADPH）分子中的葡糖醛酸基转移到胆红素的丙酸基上,形成胆红素葡糖醛酸（结合胆红素）,从而呈水溶性,而不能再透过细胞膜,但可透过毛细血管壁,通过胆管及肾脏排出体外。任何原因使肝细胞受损时均可导致酶缺乏,影响胆红素的转化。

1. 葡萄糖 + ATP $\xrightarrow{\text{葡萄糖激酶}}$ 6-磷酸葡萄糖

2. 6-磷酸葡萄糖 $\underset{\text{磷酸葡萄糖变位酶}}{\rightleftharpoons}$ 1-磷酸葡萄糖

3. 三磷酸尿核苷(UTP) + 1-磷酸葡萄糖 $\xrightarrow[\text{(UDPG焦磷酸化酶)}]{\text{尿核苷转移酶}}$ 二磷酸尿核苷葡萄糖(UDPG) + 焦磷酸

4. 二磷酸尿核苷葡萄糖(UDPG) + 2DPN $\xrightarrow{\text{UDPG脱氢酶(肝上清液)}}$ 二磷酸尿核苷葡萄糖醛酸(UDPGA) + 2DPNH

5. 二磷酸尿核苷葡萄糖醛酸(UDPGA) + 胆红素 $\xrightarrow[\text{(肝微粒体)}]{\text{葡萄糖醛酰转移酶}}$ 胆红素葡萄糖醛酸酯 + 二磷酸尿核苷

图 26-28　胆红素葡糖醛酸酶的结合过程

（3）肝细胞对胆红素的运转和排泄:肝细胞把已生成的结合胆红素运转和排泄到毛细胆管,成为胆汁的主要成分之一。胆汁进入肠道后,结合胆红素经细菌等作用下大部分脱去葡糖醛酸基,并逐渐还原生成为尿胆原及粪胆原,统称为尿胆素原,大部分尿胆素原氧化为粪胆素,使粪便呈棕褐色,随粪便排出;一部分（10%～20%）尿胆素原被肠道重吸收,再由肝脏转变为结合胆红素排入胆道,构成肠肝循环;还有小部分经门静脉入肝后,再经肝静脉和下腔静脉入体循环,最后由肾排出体外。

2. **黄疸发生的原理**　胆红素代谢过程中,任何一个环节的障碍均可发生黄疸。其原理一般属于下列几

种:①胆红素产生过多,如先天或后天性溶血性疾病或骨髓未成熟红细胞破坏过多;②肝细胞对胆红素摄取、结合、运转、排泄的障碍,如肝细胞损害、酶系统活力减低或缺乏,及肝内胆汁淤积;③肝内肝外胆道阻塞,如先天性胆道闭锁或肝内、肝外肿瘤压迫等。

3. **黄疸的分类**　黄疸的分类方法有多种,目前较合理的分类法是按照血液中增高的胆红素类型分为未结合胆红素增高性黄疸及结合胆红素增高性黄疸两型。临床上可根据黄疸发生的机制及产生黄疸的病变部位分类,大致可分为肝前性、肝细胞性及肝后性三类(表 26-22)。

表 26-22　黄疸的病因分类和发病机制

黄疸类型		病因分类	发病机制
未结合胆红素增高性	肝前性黄疸	溶血性黄疸,新生儿溶血病,遗传性球形细胞增多症,地中海贫血,免疫性、药物性溶血等	胆红素产生过多,红细胞内在缺陷,红细胞外的异常
	肝细胞性黄疸	某些药物,有机阴离子等,Gilbert 综合征（轻型）,Grigler-Najiar 综合征,Gilbert 综合征（重型）,Lucey-Driscell 综合征,母乳性黄疸,缺氧、低血糖等,新生儿及未成熟儿生理性黄疸	胆红素竞争 Y 蛋白,Y 蛋白功能障碍,葡萄糖醛酸基转移酶缺乏,葡萄糖醛酸基转移酶受抑制,葡萄糖醛酸基转移酶未成熟

（1）肝前性黄疸:未结合胆红素产生过多,可由于先天性或后天性溶血,或虽非血液中红细胞溶血,而系骨髓内未成熟红细胞破坏过多。这类黄疸的发生是因

未结合胆红素尚未进入肝细胞前在数量上增多,且远远超过了肝细胞的清除速率（正常肝细胞清除胆红素的能力可增加到 7 倍）,故主要为滞留性黄疸。因溶血和

贫血使肝功能减退,故随后可有少量结合胆红素(15%)反流入血液循环。

(2) 肝细胞性黄疸:可因肝细胞对胆红素的摄取、结合、运转或排泄这几个环节中任何一个或几个发生障碍而引致黄疸。肝细胞不能有效地摄取未结合胆红素;或摄取功能正常,而由于酶缺乏或减少,均不能正常地形成结合胆红素。此时血液循环中未结合胆红素增高。即使结合胆红素已经形成,若肝细胞运转或排泄胆红素发生障碍,则血液循环中结合胆红素增高。有些肝实质疾病常兼有以上两种变化,血液中未结合与结合胆红素均见增高。

(3) 肝后性黄疸:胆红素产生及结合均可正常进行,由于胆道阻塞,结合胆红素不能排出而反流入血液循环,血液内结合胆红素增高。因胆汁排泄不畅,长期淤积,约经数周后,可使肝细胞功能受损,从而影响未结合胆红素在肝细胞内的转化,因而又具有一些滞留性黄疸的表现。

【鉴别诊断】 黄疸发生原因不同,仅从临床表现不易鉴别,应密切结合血液生化检查、尿和便有关化验加以判断。常用做参考的检验项目有:胆红素定量、血浆蛋白定量及肝细胞酶活力等有关肝功能试验;尿胆红素及尿胆原定性或定量;粪胆原等。各种类型的黄疸均有总胆红素定量增高,其他实验室所见分别介绍如下。

黄疸的实验室资料

(1) 肝前性黄疸:主要表现红细胞破坏增多和骨髓代偿性增生现象。①血清未结合胆红素增高,若继续溶血,肝细胞负担过大而致损害,结合胆红素亦可增高;②血内尿胆原定量亦有所增加,因肠道回吸收结合胆红素增多所致;③凡登白试验间接反应阳性;④尿胆红素阴性;⑤尿和粪内尿胆原均增多;⑥外周血红细胞、血红蛋白降低,网织红细胞增多。

(2) 肝性黄疸:大致可见两种情况。

1) 以血清未结合胆红素增高为主的类型:①血清内以未结合胆红素增高为主;②血内测不到尿胆原;③凡登白试验间接反应阳性,或有极少的延迟的直接反应;④尿内胆红素阳性,尿胆原阴性或弱阳性;⑤粪内尿胆原阴性或减少。其他肝功能可正常或稍有异常。

2) 以血清结合胆红素增高为主的类型:①血清内以结合胆红素增高为主;②凡登白试验直接反应阳性或双相反应;③血尿胆原阴性或弱阳性;④尿胆红素增高,尿胆原阴性;⑤粪色发灰白。此外,可发现其他肝功能异常。

临床实践中,以血清结合胆红素增高为主的类型多见,但也可见到兼有上述两种发病机制的肝性黄疸。

(3) 肝后性黄疸:主要是胆汁排泄受阻,肝细胞在发病初期可能是正常的,久之则肝细胞亦受损。①初期血清结合胆红素增加,日久后也可见未结合胆红素增多;②凡登白试验呈直接迅速或双相反应;③尿胆红素强阳性,尿胆原阴性或弱阳性;④粪中尿胆原阴性;⑤碱性磷酸酶可增高。为估计肝外胆管梗阻的程度,可用碘标记的玫瑰红(rose bengal)等试验。

【黄疸疾病的临床鉴别】 黄疸可发生于肝脏疾病或肝脏以外的疾病,发生于生后不同时期,可为暂时性或持续性(表26-23)。

1. 属于肝前性黄疸的疾病

(1) 溶血性高胆红素血症:①新生儿溶血病:即 Rh 和 ABO 系统血型不合所致溶血(详见新生儿疾病章);②新生儿败血症:因感染中毒而溶血,同时肝功能受损,酶活力减低,是发生黄疸的另一原因;③水溶性维生素 K 所致新生儿溶血,仅偶见,但值得注意;④输血时血型不合;⑤蚕豆病:由于葡萄糖6-磷酸脱氢酶缺乏,食用蚕豆时可致严重溶血;⑥恶性疟疾;⑦自身免疫性溶血性贫血:可急剧发病,心脏扩大,发生心力衰竭及严重贫血,日久发育迟缓,或可发生胆结石等;⑧蛇毒、蜂毒均可致严重急性溶血;⑨其他溶血性疾病:先天性红细胞膜、代谢酶或红血蛋白的遗传性缺陷等,如遗传性球形红细胞增多症、阵发性睡眠性血红蛋白尿、寒冷性血红蛋白尿、地中海贫血等。这几种病的贫血明显而黄疸较轻,因肝细胞尚未受损,对过多的胆红素可大部分清除。

(2) 非溶血性胆红素产生过多:如旁路高胆红素血症,由于骨髓内未成熟红细胞破坏过多,而血液循环中红细胞并无溶血现象。见于造血系统功能紊乱,如恶性贫血、地中海贫血、先天性造血性卟啉血症。

2. 属于肝性黄疸的疾病

(1) 由于摄取功能障碍:①先天性非溶血性未结合胆红素增高症(Gilbert 综合征轻型):多发生于年长儿,亦可于婴儿或儿童期发病,除有长期间歇性黄疸外,常无明显症状。苯巴比妥能减低血清胆红素至正常水平。②新生儿生理性黄疸。

(2) 由于结合功能异常:

1) 先天性酶缺乏病:①先天性非溶血性黄疸易伴发核黄疸(Crigler-Najjar 综合征):分两型,Ⅰ型为隐性遗传,Ⅱ型为显性遗传。新生儿起病者往往伴有核黄疸,血内未结合胆红素增高(尤以Ⅰ型显著),但无溶血现象。磺溴酞钠(BSP)试验正常。苯巴比妥可使Ⅱ型的胆红素浓度显著减低,但对Ⅰ型患儿无效。②先天性非溶血性黄疸、未结合胆红素增高型(Gilbert 综合征重型):由于肝细胞摄取未结合胆红素有障碍,以及肝细胞微粒体缺乏转移酶而使胆红素结合亦有障碍,因而未结合胆红素大量进入血液循环中。BSP 试验正常。

2) 酶发育不成熟的疾病:新生儿和未成熟儿的生理性黄疸是新生儿期最常见的非溶血性未结合高胆红素血症,其发病原因可能是多方面的,可由于摄取障碍,亦可由于酶的不足。

3) 酶受抑制的疾病:①暂时性家族性高胆红素血症(Lucey-Driscoll 综合征):病情严重,小儿出生后即发病,易出现核黄疸。由于母体内有抑制胆红素结合的物质,未结合胆红素显著增高。②母乳性黄疸(参阅第十四章第 12 节)。

(3) 由于运转及排泄功能异常:

1) 先天性疾病:①先天性非溶血性结合胆红素增高 I 型(Dubin-Johnson 综合征):由于结合胆红素在肝细胞微粒体中形成后,即遇到运转和排泄障碍,因而反流入血液循环中。BSP 试验在 30 分钟时正常,但在 45 分钟后出现高值,有助于鉴别诊断。苯巴比妥可有疗效。黄疸以青年期发病居多,也可能在儿童期发现。肝细胞有褐色素沉着,是一种先天性肝排泄功能障碍,有机阴离子排泄困难(包括胆红素、BSP 等),只有胆酸盐能被排出,故无皮肤瘙痒,是一种隐性遗传病。②先天性非溶血性黄疸、结合胆红素增高 II 型(Rotor 综合征):与 Dubin-Johnson 综合征相似,但肝细胞中无色素沉着。也有人认为除肝细胞运转排泄结合胆红素有障碍外,肝细胞摄取未结合胆红素也有些障碍。上述两型综合征可通过肝活检作出鉴别。③家族性肝内胆汁淤积性黄疸:多见于儿童期或青年期,亦可见于新生儿期。出现间歇发作性黄疸。BSP 试验正常,血清碱性磷酸酶增高,胆固醇正常。患儿有严重皮肤瘙痒,脂肪及脂溶性维生素(A、D、K 及 E)吸收不良,其病因是胆酸代谢或运转方面有遗传性缺陷。④α_1-抗胰蛋白酶缺乏症:可于新生儿期引起胆汁淤积性黄疸,是先天遗传性疾病。

2) 后天性疾病:由于肝炎或药物(异烟肼、氯丙嗪、氯磺丙脲、甲基睾酮类药物等)所致肝内胆汁淤积综合征。

(4) 由于混合的发病原因:即肝细胞受损害,对胆红素的摄取、结合、运转、排泄均不良。可见于:①病毒性肝炎;②各种感染中毒性肝炎;③胆汁性肝硬化;④肝细胞癌:可见于小婴儿,黄疸严重,肝大、表面不平、坚硬,常伴腹水;⑤中毒所致肝细胞损害:如毒蕈、苍耳子中毒或某些化学药品中毒;⑥半乳糖血症:由于先天性半乳糖促酶的缺乏,肝细胞内半乳糖累积而致功能损害,新生儿期可发生黄疸;⑦酪氨酸血症及胰腺囊性纤维性变等并发肝细胞损害时可出现黄疸,但都各有其不同的临床征象,均应加以识别;⑧巨细胞包涵体病或其他病毒感染病:如风疹、单纯疱疹以及有些肠道病毒,均可在婴儿时期引致肝细胞损害,出现黄疸;⑨肝豆状核变性;⑩钩端螺旋体病、胎传梅毒及回归热等亦可损害肝脏,出现肝功能损坏和黄疸;弓形虫病。

3. 属于肝后性黄疸的疾病 由于先天畸形、结石、肿瘤、狭窄、炎症、寄生虫等所致的胆道梗阻,主要是:先天性胆管闭锁;胆道结石;胆道蛔虫或分支睾吸虫;原发性胆汁性肝硬化(PBS);以及先天性胆总管囊肿等。

(二)胆汁淤积性肝病

胆汁淤积性肝病(cholestasis liver disease)是指各种肝内外原因引起的胆汁形成、分泌和/或排泄障碍为主要表现的一类肝胆疾病。胆汁淤积是各年龄肝胆疾病的主要表现形式。胆汁淤积症在生理学上定义为胆汁排出量减少;病理学上定义为组织学检测肝细胞和胆管中存在胆色素;临床上定义为通过胆汁排泄的物质在血液和肝外组织中的积聚。主要病因有:①各种病原的感染,我国以病毒感染多见;②遗传性代谢缺陷,包括新生儿肝内胆汁淤积综合征、进行性家族性肝内胆汁淤积、先天性肝内胆管发育不良征、自身免疫性肝病;③肝内外胆管及肝间质发育障碍,硬化性胆管炎、胆道闭锁等疾病;④其他病因,如血液系统疾病、组织细胞增多症、中毒等。临床可表现为皮肤瘙痒、乏力、尿色加深和黄疸等。根据病因可分为肝内胆汁淤积、肝外胆汁淤积或者肝细胞性胆汁淤积、胆管性胆汁淤积及混合性胆汁淤积。

【诊断要点】

1. 临床特点

(1) 黄疸:皮肤巩膜黄染、尿色加深,严重时大便颜色变浅,可出白陶土样大便。

(2) 皮肤瘙痒:胆汁淤积可导致皮肤瘙痒,有时可发生在黄疸出现之前,可能与类阿片系统紧张有关。

(3) 疲劳:如嗜睡、不适、厌食、倦怠和注意力不集中等。

(4) 高胆固醇血症:慢性胆汁淤积时血清胆固醇和磷脂水平升高,当胆固醇水平>10.4mmol/L 并持续达 3 个月,可在皮肤上形成黄瘤。

(5) 脂肪吸收障碍:晚期慢性胆汁淤积性肝病患儿的常见表现是脂肪泻,常导致患儿体重下降,脂溶性维生素 A、D、E、K 吸收障碍和钙离子吸收障碍。

(6) 凝血功能异常:胆汁淤积引起维生素 K 吸收不良,进而影响维生素 K 依赖的凝血因子 II、V、VII、X

的合成,从而导致凝血功能障碍。

（7）骨病:骨质疏松最常见。

2. 辅助检查

（1）血清学和基因学检查

1）血清碱性磷酸酶（ALP）:ALP 升高是胆汁淤积最具有特征性的早期表现,常超过正常上限的 1.5 倍。

2）血清 γ-谷氨酰转肽酶（γ-GT）:大多数胆汁淤积性肝病患者 γ-GT 水平升高,常超过正常上限 3 倍。

3）血清总胆红素（TB）:血清总胆红素水平升高,但以直接胆红素（DB）升高为主。

4）血清胆汁酸（TBA）:TBA 水平升高,并且是胆汁淤积性肝病的灵敏、特异的指标。

5）丙氨酸转氨酶（ALT）和天冬氨酸转氨酶（AST）:血清 ALT 和 AST 轻度至中度升高。

6）亮氨酸氨基肽酶（LAP）:胆汁淤积性肝病时 LAP 活性显著增高。

7）高脂血症:血清胆固醇、磷脂和甘油三酯均升高,血清脂蛋白也增加。

8）血清自身抗体:如抗线粒体抗体（AMA）、抗核抗体（ANA）、抗平滑肌抗体（ASMA）、抗肝肾微粒体抗体（LKM）、抗肝细胞胞质抗原 1 型抗体（LC-1）和抗线粒体抗体（AMA）等。

9）基因学检查:对于抗线粒体抗体（AMA）阴性及肝活组织检查未能确诊的肝内胆汁淤积性肝病患儿,有条件者可考虑基因检测,如 *JAG1* 或 *Notch2* 基因等。

（2）影像学、内镜及病理学检查

1）超声检查:是区分肝内和肝外胆汁淤积首选影像学检查方法,胆总管扩张且内径超过 8mm 以上提示肝外梗阻。

2）腹部 CT 检查:对胆道梗阻性病变有一定价值。

3）磁共振胰胆管造影（MRCP）:是显示胆道系统安全而又准确的方法。

4）放射性核素肝胆动态显影:目前主要用 ⁹⁹ᵐTc 标记的显影剂,肝胆显影迅速,胆总管显影清晰。

5）经内镜逆行性胰胆管造影（ERCP）:MRCP 或超声不能明确诊断时可考虑进行 ERCP,是诊断和治疗肝外胆道梗阻的金标准,但具有一定创伤性。

6）肝活检病理学检查:上述检查仍不能明确诊断时需进行肝活检病理检查。

【鉴别要点】

1. 鉴别黄疸是否为胆汁淤积所致

（1）临床症状:主要表现是黄疸和皮肤瘙痒,黄疸程度和持续时间视不同病因而异;长期严重的胆汁淤积可见皮肤黄瘤;皮肤瘙痒可出现在黄疸之前,到胆汁淤积性肝病晚期,瘙痒可消失。胆汁淤积的继发表现有:脂肪泻,脂溶性维生素 A、D、E、K 吸收不良导致的骨病、夜盲症和出血倾向等。

（2）实验室及辅助检查:需排除肝细胞性黄疸和溶血性黄疸。胆汁淤积性肝病主要表现为直接胆红素（DB）升高;血清 ALP 水平升高较早出现,是胆汁淤积最具特征的肝功能指标;血清 γ-GT 在大多数胆汁淤积性肝病均不同程度升高;慢性胆汁淤积性肝病患儿血脂常显著升高,主要是磷脂和总胆固醇;血清脂蛋白也增加,为低密度脂蛋白增加,高密度脂蛋白降低;胆汁淤积时,异常的脂蛋白 X 升高,具有鉴别诊断价值。

2. 鉴别胆汁淤积的病因

（1）鉴别胆汁淤积是肝内还是肝外原因,需根据临床表现、生化检查、病毒血清学检查及超声、CT、MRCP、ERCP 及组织学等检查进行鉴别,影像学检查对于了解有否胆道梗阻及梗阻的具体病因具有重要价值。

（2）鉴别肝内胆汁淤积性肝病的病因,还要明确是遗传性还是获得性。遗传性胆汁淤积性肝病的识别是基于排除获得性病因,一般应当做肝穿刺活检以明确肝实质病变性质,进一步可行相关基因学检查。

【治疗要点】

1. 病因治疗 如肿瘤、结石所致的梗阻,可通过手术根治性肿瘤切除或 ERCP 取石;修复胆道狭窄则可使胆道引流恢复正常;对胆小管的免疫性损伤,免疫抑制剂可能有效;对药物性胆汁淤积,及时停用有关药物。

2. 补充营养和维生素 给予低脂饮食,并保证充足的蛋白质和热量。慢性胆汁淤积患儿,给予中链甘油三酯（MCT）,足够的维生素和钙剂。

3. 药物治疗

（1）熊去氧胆酸（UDCA）:UDCA 可以促进内源性胆酸排泌,改变胆汁的组成,增加亲水性胆酸的比例,保护肝细胞和胆管细胞免受有毒性胆酸的毒害,阻止疏水性胆酸对线粒体膜的干扰,抑制肝细胞凋亡,显著改善血清肝功能结果的同时可以改善肝组织学特征,阻止肝纤维化、肝硬化的进一步发展。剂量为 10～15mg/（kg·d）,分 2～3 次服用。在先天性肝内胆管发育不良征时剂量可增至 45mg/kg,囊性纤维化时剂量为 20～25mg/kg。

（2）S-腺苷蛋氨酸（SAMe）:SAMe 在肝脏内通过转甲基作用增加膜磷脂的生物合成,增加膜流动性并增加 Na^+-K^+-ATP 酶活性,加快胆酸转运;同时通过转硫基作用,增加生成细胞内主要解毒剂谷胱甘肽和半胱氨酸,增加肝细胞的解毒作用和对自由基的保护作用,生成的牛磺酸可与胆酸结合,增加其可溶性,对肝内胆汁淤

26章

积有一定防治作用。用法:注射用 SAMe,0.5~1.0g/d,肌内或静脉注射,共 2 周。维持治疗,使用 SAMe 片,1.0~2.0g/d。

(3) 糖皮质激素:糖皮质激素通过阻止细胞因子的产生和黏附分子的表达而限制 T 淋巴细胞的活化,同时可选择性地抑制 B 淋巴细胞产生抗体。用法:泼尼松 10~30mg/d,以后逐渐减量;地塞米松 5~10mg,加入葡萄糖液中静脉滴注,3~5 天后递减。

(4) 瘙痒的治疗:①考来烯胺:结合肠内胆汁酸,降低血内胆汁酸和胆固醇浓度,缓解皮肤瘙痒,剂量 5~20g/d。②利福平:诱导微粒体酶的产生,300~450mg/d,7 天内可使瘙痒缓解。③纳洛酮:鸦片受体拮抗剂,0.4~0.6mg/d,静脉或皮下注射。

(5) 药物治疗新进展:①6-乙基鹅去氧胆酸(OCA):是核受体网络中胆汁酸感受器,可减少胆汁酸的合成并增加其分泌,维持胆汁酸及脂质代谢内稳态。②胆汁酸盐输出泵:可作为一个潜在的治疗靶点。③贝特类降脂药:有效降低血脂及升高高密度脂蛋白 L 的作用,并保护胆管上皮细胞。

4. **ERCP 和内镜下治疗** 以往诊断性 ERCP 对于疑似硬化性胆管炎的诊断是标准选择,在仅行诊断性 ERCP 检查时,并发症的发生率很低,但当进行 ERCP 治疗时如球囊扩张、内镜下乳头肌切开及支架植入时,其并发症的发生率可达 14% 以上,如出血、胰腺炎等。

5. **血液净化治疗** 应用血浆置换、血浆吸附或分子吸附再循环等血液净化手段,可以明显缓解胆汁淤积的瘙痒症状;对药物治疗无效或药物治疗禁忌的患儿可考虑应用血浆置换,以清除血液循环中的自身抗体和免疫复合物;对于出现重度黄疸或肝衰竭的胆汁淤积性肝病患儿,可选择非生物型人工肝或生物型人工肝进行对症支持治疗,可减缓病情进展或作为肝移植前的过渡性治疗。

6. **肝移植术** 肝移植术可显著提高晚期胆汁淤积性肝病患儿的生存率。移植指征:反复静脉曲张破裂出血、肝性脑病、生活质量不能耐受的失代偿期肝硬化患者、难治性腹水和自发性细菌性腹膜炎的患儿,可到肝移植中心进行移植前评估。

【注意要点】

1. 首先通过实验室方法判定是否存在胆汁淤积,确定是阻塞性还是非阻塞性,再根据临床、生化、病毒学检查及影像学检查进一步明确病因,逐层推进。

2. 在胆汁淤积性肝病的诊断中,仔细的病史询问和体格检查非常重要,还需了解是否存在合并的肝外疾病或异常,如先天性肝内胆管发育不良征,除了胆汁淤积外,还有心脏、脊柱和眼部异常;还应了解患儿药物服用情况,临床表现出现之前 6 周内使用过中草药和其他化学物质都可能与胆汁淤积有关;若出现发热,同时伴有寒战和右上腹疼痛提示阻塞性疾病引起的胆管炎;既往胆道手术史增加了存在再次胆道阻塞的可能性;胆汁淤积性肝病的家族史提示遗传性肝病的可能;另外,特殊或重症感染如 HIV 感染也可出现胆汁淤积。

四、肝脏肿大

正常小儿肝脏界限:肝脏肋缘下界,正常新生儿至 1 周岁,肝在右锁骨中线上,右肋缘下 1~3cm 可触及,边缘钝;3 岁以内大部份在右肋缘下 1~2cm;4 岁以后大多在肋弓以内不易扪及,仅少数能在 1cm 之内触及;7 岁以上绝大部分不能扪及。肝脏上界(相对浊音界)3 岁以前在右锁骨中线平第四肋间隙,以后随年龄增大下移到第五肋间隙。肝在剑突下,从生后到 7 岁介于 2~2.5cm 之间。小儿肝脏大小的发育并不是按年龄的比例逐步增大的。

检查小儿肝脏时,应注意同龄小儿可因胸廓及腹肌发育和胃肠饱满的程度不同而使肝下界的位置有所改变,特别是一些肝外因素如胸腔积液、肺气肿、气胸、膈下脓肿等使肝脏向下移位,可造成对其大小判断的错误。肝向上移位可因腹水、腹腔肿瘤、膈肌瘫痪而引起。

【肝脏的检查】 ①检查肝脏时注意腹部情况,右上腹有无隆凸,浅静脉有无怒张,叩诊检查肝上界应排除液气胸或肺气肿引起肝脏下移。②肝脏肿大程度:轻度肝肿大肝在肋下 3cm 以内;中度肝肿大肝在肋下 3cm 以上至脐;重度肝肿大肝超过脐水平;极重度肝肿大多已入骨盆,并横过中线。③注意肝脏硬度,肝质地较软者多见于病毒性肝炎、中毒性肝炎、细菌性感染、充血性心力衰竭;肝质地较硬者多见于肝硬化及肝癌。④注意肝脏有无结节、包块、坏死后肝硬化或胆汁性肝硬化,肝癌患者可能触及大小不等结节;先天性胆总管囊肿和胆道扩张,棘球蚴病可触及囊性包块及波动感。⑤肝脏及胆囊区有无压痛及腹肌强直。⑥肝-颈静脉回流征阳性常见于充血性心力衰竭所致肝肿大。同时应注意全身淋巴结和脾脏有无肿大,以及有关伴随症状(消瘦、黄疸、腹水、水肿等)。腹后壁脊肋角有无包块。

【病理生理】 小儿肝脏的病理生理改变也是多方面的,主要如下:

(1) 肝脏在胎儿时期是造血器官之一。出生后肝内造血活动停止。在严重贫血时小儿肝脏可以恢复其骨髓外造血功能而致肝肿大。

（2）婴儿肝脏结缔组织发育较差,肝细胞的再生能力强,故发生肝硬化的情况较少。但也容易受各种有害因素的影响,如缺氧、感染、药物中毒等均可使肝细胞发生水肿、脂肪浸润、变性、坏死和纤维增生而肿大。

（3）肝脏富于单核巨噬细胞,具有吞噬异物及病原体的能力以及解毒和防御功能。发生感染疾病和单核巨噬细胞增生症时,肝脏常见肿大,往往伴有脾脏和淋巴结肿大。

（4）肝脏是制造和排泄胆汁的器官。胆道系统发生梗阻时,胆汁淤积,肝脏肿大。

（5）肝脏血管丰富,肝细胞和肝小叶分化不全。故患传染病、中毒、血液循环障碍时,肝脏易于充血而肝大。

（6）肝脏可出现异常细胞浸润,如白血病或肿瘤的异常细胞增生,肝脏可增大。

（7）肝代谢功能多样,当代谢功能紊乱时,某些代谢不全产物可沉积于肝组织,如肝糖原贮积症、半乳糖血症等均可导致肝脏肿大。

【病因、诊断与鉴别诊断】　婴儿和儿童时期肝肿大的原因是很多的。一部分是肝脏本身的原发或局部疾病。大多数是全身性疾病(其中有些病因不明)累及肝脏的结果。也可分为感染性或非感染性两类。一般通过病史、体格检查、临床表现、血常规或其他有关实验室检查包括肝功能检查可能得出病因诊断。当肝、脾均肿大而其他诊断指标又缺乏时,常应考虑肝脏代谢疾病。如果肝脏明显肿大而脾脏未肿大,又不能用心力衰竭、血液病或感染性疾病证明者,应考虑是否肝糖原贮积症、肝脂肪性变,肝肿瘤或寄生虫病。诊断最困难的是全身症状缺乏,肝肿大是唯一的体征,或伴有脾肿大而患儿其他情况又似乎正常。对这种患儿必要时使用肝穿刺组织病理学检查以明确诊断及时给以合理治疗。

现将比较常见的肝肿大病因和鉴别诊断归纳(表 26-23)。

表 26-23　肝脏肿大的病因分类和鉴别诊断

病因分类	疾病名称	临床要点
感染性疾病		
细菌性	新生儿败血症	早产儿发病多,经过血管插管的更易感染,往往缺乏体征,故易漏诊
	细菌性肝脓肿	多继发于新生儿脐炎或败血症。肝区超声检查或扫描可助早期诊断,但多发性小脓肿则难确诊
病毒性	病毒性肝炎	常伴肝区胀痛、黄疸,肝功异常,肝炎病毒抗原或抗体阳性
	巨细胞包涵体病	病毒由母体经胎盘传入胎儿,其特点是多器官组织内发现核内或包浆内包涵体。多见于婴幼儿,特别是新生儿及早产儿,肝、脾肿大,伴黄疸
	传染性单核细胞增多症	多见于儿童及青年,主要表现发热、咽炎、淋巴结肿大,肝、脾肿大,异型淋巴细胞占 10% 以上
	黑热病	呈不规则热型,部分患儿在 24 小时内可呈现双峰热型。肝肿大,脾逐渐肿大占据左侧半腹
寄生虫病	弓形虫病	先天性出生时即有黄疸,肝、脾肿大。后天性婴儿期出现惊厥,发育落后,肝、脾肿大
	血吸虫病	肝肿大以左叶明显,生长发育障碍,表现为侏儒症,粪便中可检出血吸虫虫卵
	华支睾吸虫病	肝肿大以左叶明显,营养发育障碍,可出现肝硬化,粪便中此虫虫卵阳性
	肝棘球蚴病	常见于广大牧区、肝肿大,并可触及囊状包块,波动感
	阿米巴性肝脓肿	肝肿大以右叶为主从脓液中可找到阿米巴滋养体
螺旋体病	钩端螺旋体病	病情轻重悬殊、黄疸出血型较重,肝中度肿大
真菌病	组织胞质菌病	一种深部霉菌病,全身症状明显,肝、脾淋巴肿大
血液病	溶血性黄疸	新生儿溶血性黄疸,娩出后主要有贫血,水肿,肝、脾肿大,黄疸或并发核黄疸,慢性溶血性贫血表现衰竭,发育不良苍黄或轻度黄疸,肝、脾明显肿大

续表

病因分类	疾病名称	临床要点
心脏疾病	慢性缩窄性心包炎 门脉性、胆汁性或坏死性	常由葡萄球菌或结核菌引起,脉压小,颈静脉怒张,腹水,肝大,X线检查及超声心动图可确诊
肝硬化	肝豆状核变性	硬变前期肝脏肿大
代谢性疾病	高雪氏病及尼曼-匹克病	角膜出现绿棕色的铜色素环,是本病主要诊断依据,肝肿大,可发展为肝硬化
	肝糖原贮积症	属类脂质代谢紊乱,体内细胞有类脂质的异常沉积,主要局限于网状内皮细胞,肝脾肿大
	黏多糖病	糖原分解酶缺乏,造成组织中糖原累积,损害肝脏为主,发育迟缓,体格矮小,肝肿大明显
	半乳糖血症	Ⅰ型(承溜病)多见,6月到2岁出现侏儒状态,智力落后,肝脾肿大
	脂肪肝	早期有脂肪浸润及肝内胆汁淤积,以后发展肝硬化,智力减退
	肝淀粉样变性	见于重度营养不良,低蛋白血症、长期消耗性疾病等,肝细胞内脂肪增多,肝脏肿大
	胆道闭锁	一些重要器官的组织中沉积有淀粉样蛋白引起各种病变和症状,肝脾肿大生后可出现黄疸,粪便白色,尿深棕色,肝、脾肿大,腹水,凝血机制紊乱出血
先天畸形	勒-雪病	发热、广泛性皮疹,肝明显肿大,脾、淋巴结肿大及贫血,白细胞及血小板减少,出血倾向,病情较慢的可出现颅骨缺损
朗格汉斯细胞组织细胞增生症X(网状内皮细胞增生症)	韩-薛-柯综合征	眼球突出、颅骨缺损及尿崩症为三大特征,但同时出现者少,肝及淋巴结肿大
肿瘤及囊肿	白血病	慢性白血病例肝、脾肿大
	恶性网织细胞瘤	是全身网状内皮组织的一种广泛性恶性增生性疾病,尤以肝、脾、淋巴结、骨髓为甚,不规则发热、贫血、衰竭、病情短而险恶
	霍奇金病与非霍奇金病	淋巴细胞和网状细胞都显著增生的一种淋巴瘤,肝、脾肿大,淋巴结肿大可压迫邻近器官
	肝癌和其他肝肿瘤	突出实质性肿块
	肝血管瘤	小儿肝脏良性肿瘤常为血管瘤
	多发性肝囊肿	多发性小囊肿或多房性囊性肝,临床表现为肝区巨大肿物,肝扫描为巨大球形占位病变,穿刺可得胆汁
发病原因未明	新生儿肝内血肿	产伤造成腹部损伤引起肝被膜下血肿
	脑病合并肝等脂肪变性	瑞氏综合征中,肝轻、中度肿大,肝、脑细胞均有脂肪性肿胀和坏死
	α_1抗胰蛋白酶缺乏症	出生后胆汁淤积型肝炎,出现黄疸及肝、脾肿大

五、脂肪肝

脂肪肝又称肝脂肪性浸润(fatty infiltration of liver),是儿科临床较常见的症状,或为一种并发症。

【病因及病理生理】 脂肪肝的病理生理尚未充分了解,但主要是肝内脂肪代谢失常,肝细胞内脂肪增多,由于:①肝内脂酸合成增加;②肝内脂酸氧化减少;③肝内脂肪输出减少;④脂酸输入肝脏过多。正常肝脂肪含量为3%~5%,而脂肪肝患儿肝内脂肪含量可增高到10%~40%。肝内贮积的脂肪多为甘油三酯而非磷脂。脂肪肝与肝细胞的脂肪变性(fatty degeneration)不同,后者是由于脂质发生化学变化,使组织切片镜检时见脂肪小滴,但肝脂肪量并不增加。

小儿脂肪肝发生的常见原因大致如下:①慢性消耗

性疾病(如肺结核、败血症、骨髓炎等);②迁延较久的重度营养不良症和重度贫血;③未经治疗的代谢性疾病(如糖尿病、糖原贮积症和肝豆状核变性等);④较久应用促肾上腺皮质激素治疗的患儿或垂体功能亢进症;⑤饮食内产热营养素比例不当,如高脂肪饮食,低蛋白饮食,或饮食内缺乏 B 族维生素(尤其维生素 B_1 缺乏);⑥缺氧;⑦药物中毒:如磷、四氯化碳、氯仿等中毒;⑧病毒性肝炎活动期,恢复期;⑨自身免疫性疾病;⑩全胃肠外营养。

随着儿童和青少年肥胖呈世界流行趋势,在没有先天性代谢疾病的儿童和青少年中脂肪性肝病越来越受到重视,并已成为儿童和青少年公共卫生问题,这类脂肪性肝病既往称非酒精性脂肪性肝病[5](nonalcoholic fatty liver disease,NAFLD),目前已更名为代谢相关脂肪性肝病[6](metabolic-dysfunction-associated fatty liver disease,MAFLD),包括单纯性脂肪肝、非酒精性脂肪性肝炎(NASH)和肝纤维化或肝硬化三种类型。

目前国内外尚缺少完整的儿童和青少年时期 NAFLD 流行病学的资料,已有的研究显示:在美国和亚洲的儿童和青少年时期 NAFLD 患病率在 2.6% ~ 9.6%,超重和肥胖儿童的患病率在 12% ~ 80%,MAFLD 被认为是代谢综合征的肝脏表现[7]。关于儿童和青少年的 NAFLD 确切的发病机制尚不十分明确,现有的研究表明,在肝脏中过多的脂肪积聚导致了肝细胞的损伤,脂质过氧化引起肝脏的氧化损伤,加重肝细胞炎症细胞因子的大量释放,导致肝脏纤维化,甚至肝硬化。儿童 NAFLD 大多发生于青春期和青春前期,平均年龄是 11 ~ 13 岁,可能与青春期激素水平变化有关。发病率男性高于女性,大约 2:1,可能是性激素在 NAFLD 的发生发展中起作用。高危因素即向心性肥胖,引起胰岛素抵抗,导致了肝脏的脂肪积聚[8]。

【临床表现与诊断】 除伴随疾病的症状外,一般起病隐匿,病程常迁延,常因为健康体检发现转氨酶升高或肝脏超声扫描时被发现。肝脏呈轻度或中度肿大,边线光滑,无压痛,质可稍硬或较硬。肝质硬,可能与脂肪肝同时发生的纤维组织增生有关。肝功能试验多为正常,也可以表现为 ALT 轻度或中度升高,但有关肝对糖、蛋白质和脂肪代谢功能试验也可有所改变,糖耐量异常、血浆白蛋白降低、类脂质升高等。

在影像学方面,由于超声检查具有简便经济、准确快捷、无损伤、无禁忌的特点,目前已被临床作为脂肪肝的首选检查方法,并被广泛应用于人群发病率的流行病学调查。CT 和 MRI 诊断的依据为肝脏密度普遍低于脾脏,对本病诊断的准确性优于超声,并可对脂肪肝的程度、范围进行评估,但因费用较贵和 CT 有放射性损害而不适合儿童的普查。对于脂肪肝的诊断和筛查,肝脏超声方法目前仍是儿科首选的无创性诊断方法。肝穿刺活检进行组织病理学的检测是脂肪肝评估和诊断的"金标准",但因是创伤性检查,一般不易被家长所接受,临床应用受到限制,故肝穿刺活检主要用于原因不明的脂肪性肝病的鉴别,以及对肝纤维化程度与疾病预后的判断等。肝活检可以区分单纯性脂肪肝与 NASH 并评估肝纤维化程度。儿童和青少年的脂肪性肝炎有 2 种不同类型。Ⅰ 型:脂肪变性、气球样变、窦周纤维化;Ⅱ 型:脂肪变性、门脉周围炎症及门脉纤维化。儿童 NAFLD 以 Ⅱ 型为主,男性较女性更易于患 Ⅱ 型 NASH,且亚洲、美国当地人及西班牙人易患 Ⅱ 型 NASH。儿童和成人 NAFLD 共同的病理学特征都是大泡性肝细胞脂肪变,成人患者常见气球样变和窦周纤维化,而其炎症主要位于小叶内且很少累及汇管区,而儿童 NASH 患者中肝细胞脂肪变程度重,小叶内炎症轻微,汇管区纤维化明显,汇管区炎症多见,可能为隐源性肝硬化的重要原因。

肝脂肪浸润并发脑症状为脑病合并内脏脂肪变性综合征(Reye syndrome),预后严重,获救者肝功能于 3 周左右恢复正常,亦可发展为肝硬化(参阅第三十章)。

【治疗与预后】 首先是病因的治疗,如肝豆状核变性首先是控铜饮食和脱铜治疗。其次是生活方式的干预。肥胖儿童以运动为基础,并适当限制饮食,减少饮食中脂肪、总热量的摄入,并给足量维生素,尤其维生素 B 族和 C,从而减轻体重、改善胰岛素抵抗,这是控制 MAFLD 最佳方法,特别是在儿童中,终末期肝病仍然很少见,并且随着体重减轻而改善的可能性更大。儿童队列研究支持基线体重减轻 5% ~ 10% 可导致血清氨基转移酶的显著改善和或脂肪变性的声像图改善。在药物治疗方面,二甲双胍等胰岛素增敏剂能够降低 ALT 及改善肝脏组织病理。维生素 E 的抗氧化作用能够减轻肝细胞的氧化应激反应,从而延缓或逆转 NAFLD 的病程。可试用去脂剂如胆碱,3 ~ 5g/d,分 3 次服,或蛋氨酸,3 ~ 6g/d,分 3 ~ 4 次口服,亦可减少脂肪累积的倾向(疗效不肯定)。成人队列研究以及随后的荟萃分析表明,减肥手术有望治疗成人 NASH,降低脂肪变性。根据成年人的数据,在缺乏任何强有力的药物治疗青少年严重纤维化 NASH 的情况下,青少年减肥手术的专家指南认为"严重脂肪性肝炎"是考虑病态肥胖青少年的这种方式。

大多数患儿在治愈原发病、改变饮食、适当增加运动量、保证合适营养及热量后可以恢复。少数患儿可进展至肝硬化,应引起人们对儿童脂肪性肝病的重视。

六、糖原贮积症肝型

详见第三十三章。

七、肝硬化

肝硬化(cirrhosis of liver)是慢性弥漫性进行性肝脏疾病,其病因很多,可由肝脏本身疾病所致,也可以是全身系统性疾病的一部分表现。临床症状轻重相差悬殊,表现不同程度的肝功能障碍及门静脉高压现象。病理变化主要为肝脏的纤维化及假小叶的形成。

【病因】 在我国,感染是导致小儿肝硬化的主要病因。先天性胆道梗阻及遗传性代谢缺陷和遗传病也为小儿较常见病因(表26-24)。

表26-24 小儿肝硬化的病因分类

一、感染	胆管发育不良伴三羟粪甾烷酸血症(biliary hypoplasia with trihydroxycoprostanic acidemia,THCA)
a)病毒性肝炎(乙型肝炎、丙型肝炎、丁型肝炎、庚型肝炎、巨细胞病毒性肝炎)、风疹病毒、单纯疱疹病毒、水痘病毒	三、后天性代谢异常
b)先天性梅毒	a)乙醇中毒
c)寄生虫病(日本血吸虫、肝吸虫、弓形体病)	b)营养性
二、先天性遗传代谢异常	c)中毒性(新生儿感染中毒、毒素、药物)
a)肝豆状核变性(Wilson disease)	四、免疫异常
b)肝糖原贮积症(Ⅳ型)	a)自身免疫性肝炎(AIH)[8]
c)半乳糖血症	b)原发性胆汁性肝硬化(PBC)
d)α₁抗胰蛋白酶缺乏症	c)原发性硬化性胆管炎(PSC)
e)先天性酪氨酸血症(congenital tyrosinosis)	五、肝及胆管囊性疾病(cystic disease of the biliary tract and liver)
f)遗传性果糖不耐受症	a)先天性肝纤维化(congenital hepatic fibrosis,CHF)[7]
g)范科尼综合征(Fanconi syndrome)	b)先天性肝内胆管扩张症(Caroli 病)
h)胰腺囊性纤维性变(mucoviscidosis)	c)先天性胆总管囊肿(congenital choledochal cyst)
i)β-脂蛋白缺乏症(β lipoproteinemia)	六、淤血性肝硬化
j)遗传性出血性毛细血管扩张症(Osler-Weber 病)	a)Budd-Chiari 综合征
k)血色素沉着症(hemochromatosis)	b)慢性缩窄性心包炎
特发性遗传性血色病(IHC)	七、隐源性肝硬化
新生儿血色病(NHC)	印度儿童肝硬化(Indian childhood cirrhosis,ICC)
继发性血色病	家族性肝硬化(familial cirrhosis,又称 Alper 病)
l)过氧化物酶体病(peroxisomal disorders,PD)	
脑-肝-肾综合征(又称 Zellwegar 综合征)	

1. 感染 病毒、细菌、真菌及寄生虫等感染肝脏后渐进展为肝硬化。我国小儿中常见为乙型或丙型病毒性肝炎(表26-25);急性重症肝炎致坏死后性肝硬化;新生儿因免疫功能不完善,感染肝炎后呈亚临床过程,易发展成慢性肝炎或肝硬化;巨细胞病毒、风疹病毒、单纯疱疹病毒宫内感染,胎传梅毒均易侵犯肝脏,发展为慢性肝炎、肝硬化(参阅第十四章);寄生虫病中晚期血吸虫病、华支睾吸虫病、弓形虫病及疟疾;细菌中毒性肝炎较少发展为肝硬化,但金黄色葡萄球菌败血症或1岁以下婴儿伴有营养不良或病毒性肝炎时易导致肝硬化。越来越多的资料表明,小儿肝硬化的发生率虽不如成人高,但也并非少见(见表25-9)。儿童期肝硬化病原以乙型肝炎病毒为主。国内有报道,477 例各型小儿肝炎中,伴肝炎后肝硬化50 例(11.48%),其中乙型肝炎病毒标记阳性者39 例(8.27%)。这39 例肝硬化患者中最小为4 月龄,平均年龄8 岁。Maggiore 等报道,经肝活检证实的11 例乙型肝炎病毒感染后所致小儿慢性活动性肝硬化,平均年龄仅16.7 月龄,均系围产期感染。其中3 例伴有肝硬化。邓平非等报道,1 例由母婴传播所致的仅存活70 分钟的死婴,系典型的坏死后性肝硬化,并在肝组织中检出 HBsAg。张鸿飞等报道解放军302 医院1983 年1 月至2004 年1 月中小儿慢性肝病和诊断不明的疑难病例行肝活检1 531 例,肝硬化68 例,发生率为4.0%。从构成比看(表26-26),乙型肝炎后肝硬化高达44.1%,是小儿肝硬化的主要病因,其次为丙肝肝硬化为11.8%。

表 26-25　小儿与成人慢性乙型肝炎伴肝硬化比较

报告者	年份	观察病例					
		类型	平均年龄	诊断依据	例数	伴肝硬化数	%
Bortolotti	1981	HB-CAH	（4.8±2.7）岁	肝活检	35	2	5.7
照日格图	1983	CH	3~14 岁	肝活检腹腔镜	33	5	15.2
Vajro	1990	HB-CA	8.2 岁	肝活检腹腔镜	46	15	32.6
Hey-chi Hsu	1988	HB-AH	7.2 岁	肝活检	43	10	23.3
张鸿飞	1992	HB-CAH	7.1 岁	肝活检	63	5	7.9
		HB-CH	6.9 岁	肝活检	138	5	3.6
上村朝辉	1986	HB-CH	成人	肝活检	86	21	24.4
席与萍	1985	HB-CH	成人	肝活检	219	29	12.8
Bortolotti	1990	HB-CAH	成人	肝活检	44	2	4.5

表 26-26　小儿肝硬化病因和构成比（ n =68 ）

病因	总例数	肝硬化	
		例数（%）	构成比（%）
乙型肝炎	1 230	30(2.4)	44.1
丙型肝炎	160	8(5.0)	11.8
CMV 肝炎	7	3(42.9)	4.4
病因未定病毒性肝炎	79	9(11.4)	13.2
Wilson 病	43	11(25.6)	16.2
自身免疫性肝炎	7	2(28.6)	2.9
继发性胆汁肝硬化	1	1(100.0)	1.5
心源性肝硬化	1	1(100.0)	1.5
原发性胆汁性肝硬化	1	1(100.0)	1.5
胆道病继发性肝硬化	1	1(100.0)	1.5
脂肪肝	1	1(100.0)	1.5
合计	1 531	68	100.0

2. **遗传性或遗传性代谢缺陷**　主要由于某些酶的缺陷使酯、氨基酸、脂肪或金属微量元素铜、铁等贮积肝脏，致肝硬化。常见有：肝豆状核变性、α1 抗胰蛋白酶缺乏症、酪氨酸血症、半乳糖血症、糖原贮积症Ⅳ型、遗传性果糖不耐受症、范科尼综合征、戈谢病等；含铁血黄素沉着症和血色沉着症（hemachromatosis）的后期进展为肝硬化，但较罕见；Zellweger 综合征（脑肝肾综合征）是少见的常染色体隐性遗传病，为过氧化物酶体（peroxisome）发育缺陷或过氧化物酶体中某一种酶功能缺失所致，以肝硬化、肾囊肿、肌无力、惊厥、特殊面容及青光眼、白内障等先天眼疾为主要表现，伴有铁代谢异常。

3. **毒物及药物中毒**　砷、磷、钦、氯仿、异烟肼、辛可芬、毒蕈等中毒。

4. **免疫异常**　法国学者 Vajro 等对 92 例小儿慢性肝炎进行了前瞻性研究，其中乙型肝炎和自身免疫性肝炎各 46 例，前者 32% 发展为肝硬化，而后者为 89%[5]。可见在法国儿童的肝炎后肝硬化中，自身免疫性肝炎占病因学首位。

5. **肝及胆管囊性疾病**　为一组先天性肝纤维化和胆管囊性病变疾病。先天性肝纤维化（CHF）为常染色体隐性遗传病，病因不详，约 40% 为同胞儿，北京 302 医院收治过同胞兄妹为 CHF，确诊主要靠肝活检和基因检测。Caroli 病遗传方式同 CHF，确诊靠 B 超，CT，必要时 ERCP 及基因检测。先天性总胆总管囊肿详见胆道疾病。

6. **淤血性肝硬化**　由于肝静脉血管畸形，血栓形成，慢性充血性心力衰竭，慢性缩窄性心包炎造成长期肝淤血而导致肝硬化。

7. **其他原因**　未能确定病因者并不少见，印度儿童肝硬化变主要发生于印度及其邻近地区，西非及中美洲地区亦有报告，多于 1~3 岁发病，肝肿大为最初表现，其他尚有发热、厌食及黄疸，多数迅速进展为肝硬化、肝功能衰竭。此病发生原因不清。

【病理变化】　肝硬化的特点是结缔组织增生。较多肝细胞或肝小叶的肝细胞变性、坏死后，纤维组织增生取代正常肝组织，若病变累及邻近数个小叶则小叶结构紊乱，支架塌陷。由于纤维组织的收缩及再生结节的挤压，使肝内血流障碍，可致门静脉高压，病变继续进行，形成侧支循环。一般分为门脉性、坏死后性及胆汁性肝硬化三型，晚期常为混合型。

26章

1. **门脉性肝硬化（portal cirrhosis）** 小儿较成人少，由于慢性肝炎或肝充血，早期肝脏多肿大，后期缩小，质坚硬，表面不规则呈颗粒或结节状。组织学可见肝细胞变性或坏死，肝小叶正常结构破坏，有大小不等的再生结节，结节周围及汇管区纤维组织增生，分布较广泛。纤维组织间可见不同程度的炎症细胞浸润和胆小管增生。肝血管网被压、移位。

2. **坏死后肝硬化（post necrotic cirrhosis）** 多发生于急性重症肝炎或中毒性肝炎后数月。肝脏缩小，质变硬，肝实质多呈大块坏死，累及一个或数个小叶，网状支架塌陷，结缔组织增生，呈较宽的纤维束。邻近坏死区的肝细胞再生，形成结节，大小不一。较大的结节内常存在有正常的肝小叶。纤维组织中炎症细胞浸润及胆管增生较明显。

3. **胆汁性肝硬化（biliary cirrhosis）** 在小儿多为继发性。其病理变化主要为明显的肝细胞及小胆管内胆汁淤积。组织学见汇管区结缔组织增生，其中可有新生胆管及炎症细胞浸润。肝内小胆管扩张，有胆汁淤积及胆栓形成。增生的结缔组织间小叶间及小叶内生长，肝细胞无明显再生。

【**临床表现**】 肝硬化症状悬殊，代偿期可仅有食欲缺乏、恶心、呕吐、腹胀、腹泻等消化道症状。主要体征为肝肿大，脾脏亦可增大。失代偿期临床表现逐渐出现，患儿渐见消瘦、乏力，出现门静脉高压、腹水、脾功能亢进、有出血倾向。亦可见肝掌、蜘蛛痣，但婴幼儿时期较少。患儿面色晦暗，常伴有贫血。后期侧支循环形成，有食管下端及胃底静脉曲张，为门静脉高压的结果。肝硬化代偿期血清胆红素、ALT、凝血酶原时间均可正常，而白蛋白降低、球蛋白增高、白/球蛋白比例倒置为肝硬化有活动性病变的实验室异常。

1. **门脉性肝硬化** 起病过程较缓慢，可潜伏数年。

2. **坏死后性肝硬化** 这类肝硬化一旦发生，其发展较迅速，不易代偿，常在短期内由继发感染导致肝衰竭而死亡。进展较慢者，可逐渐出现肝硬化的症状和体征。但多数患儿常以肝衰竭为最早表现，出现黄疸、消化道症状，易误诊为急性肝炎。首都医科大学附属北京儿童医院病理科报道14例坏死后肝硬化病例，自症状出现至死亡多数为2~3个月，最短11天，最长的2例分别为半年及2年3个月。肝硬化发展的快慢与患儿年龄有直接关系，新生儿及婴儿肝炎发展速度较快，有病理资料证明新生儿肝炎发展为肝硬化，多在1~6个月内死亡。

3. **胆汁性肝硬化**

（1）原发性：有特殊的临床表现。多数有乏力、食欲缺乏及上腹不适。由于毛细胆管炎，早期表现梗阻性黄疸、皮肤瘙痒、尿色深黄、腹泻、大便变白色或色浅，肝显著增大。黄疸持续长期者可能出现出血倾向及皮肤黄疣。实验室检查主要为阻塞性黄疸的表现。血清碱性磷酸酶、胆固醇及磷脂增高，ALT中等或轻度增高。病程呈良性经过，终因肝硬化、肝衰竭及消化道出血而恶化。本病与自身免疫及遗传相关。

（2）继发性：在小儿时期，主要为肝外胆道梗阻继发肝硬化，其临床表现为阻塞性黄疸，与原发性病例很相似，而预后及治疗则完全不同，因此必须加以鉴别并避免错误的手术。

【**并发症**】

1. 上消化道出血因门静脉高压伴静脉曲张及凝血机制异常所致，患儿有呕血、血便，消化道大出血为常见死亡原因之一，易诱发肝性脑病。

2. 肝性脑病。

3. 继发感染主要为细菌感染或霉菌感染亦可发生，尤多见于胆道系统。

4. 门静脉血栓形成小儿不多见，血栓缓慢形成，临床症状不明显，若突然发生，则有剧烈腹痛、血便，以致休克。

5. 肝肾综合征发生于晚期肝硬化，有肝衰竭，肾血流量减少，及低血钾症等原因，继发肾衰竭，即肝肾综合征。患儿有尿少或无尿、全身水肿、氮质血症。

【**诊断与鉴别诊断**】 依据病史及体征，结合实验室检查结果，考虑早期肝硬化，应进一步作胃镜、超声检查、CT、MRI和肝活组织检查等。在儿童疑似肝硬化的检测中肝活检仍然对于确认肝硬化至关重要，部分可以帮助查找病因。出现腹水者应与结核性腹膜炎、缩窄性心包炎、营养不良性水肿鉴别。尽可能做出病因诊断。对胆汁性肝硬化应区别是肝内或肝外梗阻。此外先天性肝纤维化病（congenital hepatic fibrosis，CHF）[4]以门脉区出现纤维组织为主要病理改变，而小叶的结构则保持正常。有肝脾肿大、门静脉高压、呕血等表现。可通过门腔静脉分流术治疗。

【**肝硬化分期评估**】 血胆红素、血清碱性磷酸酶和γ-谷氨酰转移酶显示肝脏对胆汁酸的排泄；血清白蛋白、凝血因子等指标可反映肝脏合成能力；胆碱酯酶反映肝脏储备功能。可通过Child-Pugh评分，通过白蛋白、BIL、PT、腹水和HE五项指标对肝硬化患者病情分期进行ABC期的评定。

动态测试如吲哚菁绿试验可通过测定该物质通过肝脏消除的时间确定肝脏功能。外科术前评定肝功应用较多并有效。

终末期肝病模型（MELD）评分是评估终末期肝病的模型,可用于 12 岁以上儿童和成人,能够有效预测 3 个月和 6 个月来自各种诊断的终末期肝病患者的死亡率。儿科终末期肝病（PELD）评分用于评估 12 岁以下的儿童,确定等待移植患儿的肝脏分配。

【预后与治疗】　大多数肝硬化病例呈进行性加重,最终导致肝功能的衰竭需行肝移植。少数可在病程中自然停止。小儿肝组织再生能力较成人强,争取早期治疗,一部分早期肝硬化病例可以逆转,预后比成人稍好。

1. **病因病原治疗**　对活动性肝硬化,如病毒性肝炎、AIH[5]等导致肝硬化,在活动性代偿期时应积极做抗病毒、免疫抑制剂等病原病因治疗。

2. **抗肝纤维化治疗**　抗肝纤维化药物如秋水仙碱（colchicine）、青霉胺（penicillamine）、γ 干扰素及中药制剂,除中药制剂外其他药物很少用于临床抗肝纤维化治疗。

3. **治疗采取综合措施**　饮食包括高碳水化合物、适量蛋白质及多种维生素,尤以 B 族维生素及 A、D、K 及 C 更重要。避免应用对肝脏有毒性的药物,如苯巴比妥、四环素、异烟肼等。代偿功能障碍时可适量使用维生素 B 族、葡萄糖等,一般情况较差者应静脉点滴适量葡萄糖液,并给 ATP 及辅酶 A 等。

4. **有腹水者的治疗**　原则上不首选放腹水,除腹水量大压迫心肺,呼吸困难者,行腹腔穿刺放液时,量不可过多。钠盐应限制在每日 0.5g 以下,摄水量限制在每日 1L 以下,必要时输全血、血浆或无钠白蛋白,并可用利尿剂如螺内酯、呋塞米。但在肝性脑病情况下适当应用利尿剂以免引起水、电解质的紊乱加重肝性脑病。激素对一些胆汁性肝硬化病例的退黄有一定效果。

5. **消化道出血处理**　详见本节"十一、肝衰竭"内容。

6. **肝性脑病处理**　详见本节"十、肝性脑病"内容。

7. **肝移植、人工肝**　详见本节"十一、肝衰竭"内容。

八、肝脓肿

【病因】　小儿肝脓肿（liver abscess）多由金黄色葡萄球菌或大肠埃希菌引起。感染途径可有三条:一为血源性;二为逆行感染,多以胆管为主;三亦可经门静脉或肠淋巴系统。蛔虫成虫可经胆管入肝,幼虫经门静脉入肝,入肝后均可继发细菌感染形成肝脓肿。有时肝脓肿为各种败血症或脓毒血症的一部分。新生儿时期细菌可自脐静脉入肝。此外,溶组织阿米巴（amoeba histolytica）也可引起肝脓肿,放线菌也偶致此病。结核分枝杆菌引起的肝脓肿很少见,往往同时出现其他脏器的结核损害。

【病理】　肝脓肿可为多发性也可为孤立性。左、右叶均可发病,但以右叶占绝大多数。血源性肝脓肿则多为两叶散在病灶。临床上的肝脓肿大体上可有两种类型,即局限性脓肿和蜂窝织炎性脓肿。血源性包括肝动脉源及门静脉源,均可发生弥漫性肝内化脓感染。肝肿大充血、渗出及小坏死灶,最后形成蜂窝织炎（cellulitis）。切片上可见多发性小脓肿及广泛性浸润。局限性脓肿多来自逆行感染,脓肿较大,脓肿壁有浸润增生及纤维化,中心积脓量较大,常因内部压力而成球形。但脓肿外肝组织可以正常。

【临床表现】　任何原因引起的肝脓肿大多数有弛张性高热（remittent fever）,发热前有寒战。早期肝增大者上腹有胀痛与压痛,季肋及肝区叩击痛更为明显。同时有长期的厌食,多有呕吐、腹泻。迅速消瘦等症状。蛔虫引起的细菌感染和多发肝脓肿,往往有持续性不规则高热,可经数月不退。如脓肿偏于后侧或居肝实质深部,可以全无局部症状,难于确诊。阿米巴所致的巨大肝脓肿,肝前区表现隆起,常有阿米巴痢疾史,粪便检查可助诊断。

有时肝脓肿向上方增大,刺激膈肌引起咳嗽、胸痛及呼吸困难。感染也可直接累及或破入右侧胸膜及肺。左叶肝脓肿可累及心包而并发心包炎。这些胸腔并发症并不少见,可掩盖原发病以致误诊。肝脓肿可偶见轻度黄疸与腹水,也可破入腹腔出现腹膜炎。

【诊断】　血常规见白细胞增高,总数达（20~30）× 10^9/L（20 000~30 000/mm³）或更高,中性粒细胞达 80%~90%;CRP 升高;有时发生进行性贫血。同时如有肝大和肝区叩击痛,又不能以肝炎解释者应考虑肝脓肿。X 线检查可见右膈升高和活动减少,以及右侧反应性胸膜炎。肝区 B 超及 CT 检查可显示脓肿,对早期诊断大有帮助,一般脓肿在 1.5cm 左右即可显示异常。同位素肝扫描（isotope liver scan, ILS）也可反映脓肿的位置、范围和数目。肝前区明显肿胀并显示张力者,可穿刺抽脓,但对多发性小脓肿则很难穿刺抽脓。超声引导下穿刺对诊断及治疗均有帮助。

【鉴别诊断】　以肝大为主时应考虑肝肿瘤,以发热为主时应考虑败血症、胸膜炎,以腹痛、肝痛为主时应考虑胆道蛔虫症、肝包虫症、病毒性肝炎、充血性心脏病及肝型糖原贮积症等。肝区出现液平段时,应排除右膈下脓肿、脓胸或胆囊积液。

【治疗】 以药物治疗为主,外科引流只限于局限性孤立张力性脓肿。

1. 抗生素疗法 对肝脓肿一般采用抗生素疗法,同时注意营养支持。选用对病原菌有强效的抗生素静脉注入,往往要多种有效药物交替长时间(6~8周)使用。如合并厌氧菌感染可加用甲硝唑口服或静脉滴注。对阿米巴肝脓肿同时使用灭虫剂。蜂窝织炎性脓肿只能靠药物治疗,控制发热时间要根据感染范围大小而定。广泛感染可能需3~4个月治疗,患儿一般情况的维持则为主要任务。

2. 外科疗法 只限于局限而有张力的脓肿,对广泛蜂窝织炎当为禁忌。在内科治疗的基础上,对于局限的大脓肿、反复积脓的脓肿或脓肿已破或有穿破的可能时,应进行脓肿减压引流(abscess drainage)。常用手术方法如下。

(1)经腹腔切开引流:此法比较广泛应用,特别是脓肿定位不确定时,经腹腔穿刺后切开肝脏比经皮盲目穿刺较安全。也可借助腹腔镜行肝脓肿穿刺引流。

(2)经腹腔外切开引流:主要用于肝右叶后侧部位的脓肿。经右侧第11或12肋床,在腹膜外用手指钝性分离肾上极及肝之间的腹膜后间隙,直达脓肿部位,然后切开脓腔,置管引流。

(3)对较浅的脓肿并与局部胸壁或腹壁已形成粘连者:在超声波或穿刺定位下直接切开引流。

(4)局限于肝脏一小部分的慢性反复发作的肝脓肿或厚壁阿米巴脓肿:可考虑肝部分切除或肝叶切除。

九、门静脉高压症

【病因与分类】 门静脉高压症(portal hypertension,PHT)是由于门脉系统血流受阻和/或血流量增加,导致门脉系统内压力升高,继而引起一系列血流动力学改变和临床症状,因此,PHT不是一种单一疾病,而是一组临床综合征表现。儿童PHT较成人少见,其发病率尚无确切报道。引起儿童门静脉高压的病因分布较广,较为复杂,与成人病因及构成均不同。PHT现有两种分类方法。根据病因可分为肝硬化性门静脉高压症(cirrhotic portal hypertension,CPH)和非肝硬化性门静脉高压症(non-cirrhotic portal hypertension,NCPH)。成人由各种病因所致的肝硬化引起的CPH占90%左右,NCPH仅占约10%,儿童约各占50%。根据压力来源的解剖部位,PHT可分为肝前型、肝内型及肝后型。

1. 肝前型 发病率不高,所占比例不足5%,肝功损害亦轻。常见病因有婴儿前脐静脉炎,婴儿脐静脉闭锁等导致门静脉血栓或先天性门静脉畸形呈海绵样血管瘤样变异(cavernomatous transformation),先天性门静脉狭窄或闭塞;其次还有门、脾静脉由于手术、癌肿导致的栓塞,血栓形成肝动-静脉瘘;以及由胶原病、真性红细胞增多症等高凝状态所致。在上述病因中,国内外均以门静脉海绵样变最多见。门脉海绵样变是由于门静脉感染、损伤后血栓形成,继而周围侧支静脉形成或血栓再通所致。

2. 肝内型 肝内型占门静脉高压症的绝大多数。其中乙、丙型病毒性肝炎肝硬化是主要原因。从起源上可分为窦前型、窦旁型和窦后型三型。

(1)窦前型(presinusoidal):包括血吸虫性和胆汁性肝硬化、肝豆状核变性、班替氏综合征(Banti syndrome)、先天性肝纤维化、门静脉周围性肝纤维化、化脓性或血栓性门静脉炎、骨髓增生性疾病和特发性门静脉高压门静脉高压(idiopathic portal hypertension,IPH)等。IPH在早期肝功能基本良好,但随着肝纤维化的进一步加重,肝供血减少,最终可导致肝硬化。IPH病理特征是肝内中等大小门静脉分支的闭塞和纤维化。本病国外统计发病率约占PHT的10%~34.1%,国内尚无相关报道。

(2)窦旁型(parasinusoidal):有脂肪肝,胆道闭锁,α_1-抗胰蛋白酶缺乏症等导致的胆汁淤积,中毒性肝损害及酒精性肝炎肝硬化。

(3)窦后型(postsinusoidal):除血吸虫和心源性肝硬化外的各型坏死后肝硬化(包括乙、丙型病毒性肝炎肝硬化),肝内肝静脉血栓形成或栓塞,血色病及肝肿瘤等。

3. 肝后型 较少见。如缩窄性心包炎,右心衰竭,Budd-Chiari综合征,各种原因导致的肝静脉或下腔静脉血栓和/或栓塞等。

【临床表现】 门静脉高压主要是各种原因导致的肝硬化及血管畸形,代谢病等所致。脾肿大与脾功能亢进,静脉曲张与出血,腹水与胸腔积液及门静脉高压性胃肠血管病是其主要的临床表现。

1. 脾肿大与脾功能亢进 充血性脾肿大是门静脉高压症尤其肝前型首先发现的体征,也是重要表现之一。脾肿大出生后即可存在,多在婴幼儿期发现。大多数患儿同时伴有脾功能亢进。

2. 腹水 腹水形成是多种因素所致,机制颇复杂。除门静脉高压外,与胶体渗透压低,肾血流动力学改变,淋巴循环障碍及体液因素均有关。在失代偿期肝病多见,单纯门静脉高压时腹水为漏出液。还有部分患儿可同时出现胸腔积液。

3. 门静脉高压性胃肠血管病 门静脉高压性胃肠血管病(portal hypertensive gastrointestinal vasculopathy, PHGIV)是指因门静脉高压症导致的胃肠道疾病,按病变部位不同分为三种,即门静脉高压性胃病(portal hypertensive gastropathy,PHG),门静脉高压性小肠病(portal hypertensive intestinopathy,PHI),门静脉高压性结肠病(portal hypertensive colopathy,PHC)。PHG 的主要病理改变是黏膜增厚,黏膜或黏膜下血管扭曲,扩张。约60%~80% 门静脉高压患儿可合并 PHG。PHI 的特征是从十二指肠到空肠瘀点和猩红热样诊,组织学上有黏膜血管扩张。PHC 是指基于门静脉高压门静脉高压发生的结肠黏膜下毛细血管扩张,淤血,血流量增加,动静脉短路开放;毛细血管内皮和黏膜充血、水肿、糜烂;甚至可有蜘蛛痣样小动脉扩张。

4. 上消化道出血 常继发于食管静脉曲张,也可见于胃、小肠及结肠静脉曲张出血。门静脉阻塞患儿中,约40%出血在3岁前发生,10岁前约100%发生。

5. 侧支循环的建立

(1) 常见门-体侧支循环:包括食管静脉丛、直肠静脉丛、脐旁静脉丛开放;腹腔脏器腹壁粘连形成的侧支循环。

(2) 食管胃底静脉曲张:除食管胃底静脉曲张外,其他部位的静脉曲张称少见部位静脉曲张或异位静脉曲张,与门静脉高压的局部解剖有关,如胃体、幽门、胆系、肠道、膀胱、肾盂、输尿管、腹膜内静脉等。并可因破裂出血造成血尿、血性腹水、阴道出血等。对其发生率说法不一,肝外门静脉高压约 20%~30%,肝硬化约 1%~3%。

【诊断】 儿童门静脉高压根据病史、临床特征以及常规的生化检测,门脉及肝静脉的彩色超声多普勒检查以及更进一步的腹部 MRI、门静脉及肝静脉造影和肝活检等方法确诊并不困难,但重要的是明确病因,这与疾病的预后密切相关,需要我们不断从病原学、影像学、组织病理学等方面提高诊断水平,早期诊断、早期治疗,以提高疗效。

【治疗】

1. 内科治疗 如明确病因的应及时给予针对原发病的病因治疗,如:慢性乙型肝炎和丙型肝炎患儿予抗病毒治疗;自身免疫性肝炎酌情使用激素治疗;代谢性肝病如 Wilson 病或血色病给予驱铜或驱铁治疗。易栓症、血栓性必要时给予抗凝治疗。

2. 外科治疗 合理的实施外科治疗,可以延长门静脉高压患儿的生命和提高其生活质量已经得到认可。目前外科治疗主要包括针对预防和治疗食管静脉曲张破裂出血;治疗顽固性腹水;切除巨脾和纠正脾功能亢进的 TIPS、手术和肝移植。在进行外科治疗时,要充分注意到以下环节:

(1) 门静脉高压症原发病的病因和疾病活动情况。

(2) 肝功能和肝脏储备功能的情况。

(3) 围手术期的内科综合治疗。

(4) 急诊手术和预防性手术的指征和手术时机。

(5) 手术方式的选择。

十、肝性脑病

肝性脑病(hepatic encephalopathy)又称肝性昏迷(hepatic coma),是由严重的急、慢性肝病引起的,以代谢紊乱为基础,伴有复杂的神经精神症状的综合征,其发生和发展常标志着衰竭,病死率很高。肝性脑病包括肝性昏迷先兆,肝性昏迷和慢性间隙性肝性脑病。各种原因的急、慢性肝病均可伴发肝性脑病。

【发病机制】 肝性脑病的发病机制尚不完全清楚。经临床与实验研究,初步认为是由于肝细胞发生广泛变性、坏死,导致一系列代谢方面的病理生化过程,其所产生的毒性物质积聚体内,作用于中枢神经系统,使脑组织的正常生理活动受到严重抑制。

1. 血氨升高 肝衰竭时,鸟氨酸循环发生障碍,肝脏不能正常合成尿素,致使氨在血中浓度增高。氨增高则干扰脑细胞的能量代谢,使脑内三磷酸腺苷生成减少,能量供给不足,致使中枢神经系统兴奋性降低、活动受抑制,以至昏迷。三磷酸腺苷减少则是由于氨与谷氨酸结合解毒过程中消耗大量三磷酸腺苷及辅酶Ⅰ,后者是三磷酸腺苷合成所需要的成分,故三磷酸腺苷降低。但小儿急性肝衰竭者血氨常不增高,故以此不能完全解释肝性脑病的发病机制。

2. γ-氨基丁酸增高 经观察发现,实验动物和人体出现肝性脑病时血清中 γ-氨基丁酸明显升高。γ-氨基丁酸系由肠道内细菌作用产生。死于肝性脑病患者的脑组织中,γ-氨基丁酸受体增加。研究表明,γ-氨基丁酸受体与中枢神经系统的抑制有关。

3. Na^+-K^+-ATP 酶活性受抑制 对暴发性肝衰竭患者的研究发现,存在钠、钾离子和水分异常移动现象,即钠离子进入细胞内,钾离子从细胞内移出。这些变化是由于患者血清中存在抑制 Na^+-K^+-ATP 酶活性的物质,脑组织对此酶活性极为敏感,酶活性仅轻微降低即可影响神经传导功能。当脑组织中钠离子进入细胞内的同时水分随之进入,脑细胞肿胀,表现为脑水肿。此外,由免疫介导的病毒与细胞相互作用,造成细胞膜损伤,膜通透性及或 Na^+-K^+-ATP 酶活性改变;氨也有抑制细胞膜上 Na^+-K^+-ATP 酶活性的作用;同时低钾血症等因素也可导致细胞内钠离子、钾离子及 Na^+-K^+-ATP 酶活性改变,使中枢神经系统受抑制,导致昏迷。

4. 氨基酸代谢异常 肝病患者血中氨基酸谱紊乱,急性的或急性重症肝炎患者芳香族氨基酸浓度增高,且其中游离色氨酸明显升高;肝硬化患者支链氨基酸浓度降低,因而急、慢性肝病患者体内正常支链氨基酸(支)与芳香族氨基酸(芳)的平衡状态遭到破坏,使支/芳的摩尔比值由正常的 3~4 降至 1~1.5 以下。支链氨基酸能抑制芳香族氨基酸向脑内转运,前者减少则后者进入脑内增多,造成对中枢神经系统的抑制。至于支/芳比例失衡的原因,是由于肝功能衰竭,对芳香族氨基酸清除能力下降,其血中浓度可高于正常数倍或数十倍。而支链氨基酸在肌肉中降解的过程受胰岛素控制,肝功能衰竭时对胰岛素灭活能力下降,胰岛素在血中水平增高,促进肌肉组织利用支链氨基酸,使其在血中浓度降低。

5. 假性神经介质 正常脑干网状结构和交感神经节后纤维兴奋传导的介质主要是儿茶酚胺类,儿茶酚胺在中枢的合成过程为酪氨酸—左旋多巴—多巴胺—去甲肾上腺素。正常情况下,食物蛋白中的苯丙氨酸和酪氨酸经肠道细菌的氨基酸脱羧酶的作用,分解为苯乙胺和酪胺,进入肝脏经单胺氧化酶氧化分解而解毒。肝衰竭患者肝内酶系统受损,不能解毒,这些胺类进入脑内经 β-羟化酶作用,分别形成苯乙醇胺和 β-羟酪胺,两者具有与儿茶酚胺类相似的结构,可与之争夺受体,但两者为假性介质,在脑内异常增多并不能传导神经冲动,因而干扰脑干网状结构的正常活动,抑制脑功能,出现不同程度的意识障碍。临床曾用左旋多巴治疗肝性脑病,当患者脑内含量超过假性神经介质时,可恢复正常的神经传递活动,对神志恢复有一定效果,但左旋多巴治疗对肝脏又有损害。

6. 短链脂肪酸增多 实验证明,短链脂肪酸能诱发肝性昏迷,肝性脑病患者血和脑脊液中短链脂肪酸增多。短链脂肪酸能干扰脑细胞代谢和神经传导,与肝性脑病发生有关。

总之,其机制尚不十分清楚。肝功能衰竭导致蛋白质、氨基酸、糖及脂肪等物质代谢障碍,产生的毒性物质聚积体内;以及肝脏对毒性物质的解毒作用减低等因素,影响中枢神经系统,严重抑制脑组织的正常生理活动,而发生脑病征象。

【发生肝性脑病的诱因】 在肝脏病变的基础上,

某些因素可促使患儿发生昏迷,这些因素是:①出血,最常见为消化道大出血,因肝硬化时侧支循环的食管静脉曲张破裂,很易导致肝性脑病。②感染,严重肝病合并感染时,因病原体及其毒素损害肝脏,加重肝细胞坏死和功能障碍,又因代谢增强,使机体内源性氨生成增多。③血 pH 值改变和低钾血症,当血 pH 值增高时,血氨增多,易透过血脑屏障进入脑细胞。低血钾时易发生碱中毒,增加氨的毒性。故呕吐、腹泻,使用利尿剂或激素等有排钾作用的药物均能促发肝性脑病。呼吸过度的呼吸性碱中毒也加重氨中毒。④由于肝脏解毒功能降低,许多药物如对乙酰氨基酚、氯丙嗪、利尿酸钠、氯化铝等都易诱发肝性昏迷。⑤肝硬化有腹水时,大量腹腔穿刺经放腹水,使腹腔内压骤然降低,门脉血管扩张,流回肝脏的血液减少,导致肝脏缺血,促发肝性脑病。

【临床表现】 根据肝脏原发病不同,肝性脑病的临床表现多种多样,症状出现和发展速度快慢不等,如重症中毒性肝炎所致的肝性脑病发生快,进展迅速,病势严重;肝硬化病情进展较缓慢,肝性脑病逐渐发生,时轻时重,病程较长,可反复多次昏迷。

1. 精神神经系统症状 早期有性格改变和行为异常,婴儿常表现睡眠紊乱,白天困倦入睡,夜间兴奋玩耍,无故哭闹喊叫、萎靡不振、躁动不安,以致半昏迷、昏迷。早期神经系统体征有反射亢进,肌张力增高。有时有"作鬼脸"样不随意运动,非持续性肌痉挛,踝阵挛阳性,出现扑翼样震颤,有时有强握和吸吮等先天性反射,偶尔有脑膜刺激征和巴宾斯基征阳性,深昏迷时则各种反射均消失。扑翼样震颤是肝性脑病的特征性临床表现。

2. 进行性肝损害 随着病情加重,肝脏缩小,变薄、质地变软,标志着肝实质大块坏死。同时黄疸明显加重,总胆红素平均每日上升 17.1μmol/L 以上。由于肝功能衰竭,二甲基硫和甲基硫醇等蛋氨酸的中间代谢产物不能继续代谢,随呼气排出,能嗅出略带甜味的霉臭味,称肝臭,为预后不良的征兆。

3. 出血 早期出血倾向仅在化验检查时发现,晚期身体各部位出血。较常见的为皮肤、黏膜和眼结膜的出血点、紫癜、瘀斑、注射部位皮肤渗血、轻重不等的鼻出血,以及呕血、血便、咯血及血尿等,大出血可致死。

4. 脑颅内压增高 详见颅内高压章。

5. 肝肾综合征 逐渐或突然出现少尿、无尿、氮质血症、酸中毒、高血钾症等肾衰竭症状。

【临床分期】 肝性脑病临床表现差别悬殊,为便于观察,处理和疗效判定。一般将其分为四期。

1. 一期(前驱期) 轻度性格改变和行为失常。如脾气不好,无故哭闹,忧郁,淡漠。注意力不集中,言语增多,食欲异常,但回答问题准确,吐字不清,语速减慢。此期可出现扑翼样震颤(flapping tremor, or asterxis),也叫肝震颤(检查方法:患儿伸出前臂和手呈水平状态,又开五指,腕关节保持固定在一定位置,如患儿手指快速震颤,无节律,即为阳性)。扑翼样震颤常为对称性,也有发生在一侧。脑电图多正常。此期经数日或数周,症状多不典型。

2. 二期(昏迷前期)　以意识改变、睡眠障碍和行为失常为特性。定向和理解能力减退。计算能力和书写能力障碍。语言不清,举止反常,不能进行简单的智力拼图,如搭积木,插拼图,用木棒摆五角星等几何图形。睡眠习惯昼夜颠倒,可出现狂躁、幻觉、恐惧等精神症状。此期除扑翼样震颤阳性外,脑电图出现对称性慢波,肌张力增高,踝阵挛阳性,巴宾斯基征(Babinski)阳性,同时伴运动失调。

3. 三期(昏睡期)　以昏睡和精神错乱为主。患儿大部分时期呈昏睡状态,呼之可醒,可以应答,常有意识模糊和幻觉。

4. 四期(昏迷期)　神志完全丧失,不能唤醒。浅昏迷时,对痛刺激有反应,压眶反射存在,扑翼样震颤无法引出。深昏迷时,各种反射消失,肌张力降低,瞳孔常放大,可出现阵发性惊厥、踝阵挛等。脑电图可出现极慢波。

对肝性脑病分期意见尚不统一,且各期表现常有交叉重叠,界限也不十分明确。临床通常分两型:①急性型肝性脑病:肝脏急性大块坏死和急性肝细胞功能衰竭,其特点是发病急骤、进展迅速、病情险恶、病死率高。②慢性型肝性脑病:病势发展缓慢,及时采用正确治疗,可得到缓解,但亦易复发,表现出症状发作与缓解间隙交替。

【实验室检查】　肝功能异常和凝血相异常往往只反映肝细胞的功能状态,不说明肝性脑病的严重程度。水、电解质紊乱和酸碱平衡障碍可促进和加重肝性脑病。血尿素氮进行性增高预示将发生肾衰竭。血氨升高在儿童中可见,其浓度与昏迷深度不成比例。有条件时可测血氨浓度,有助于指导治疗。

【诊断】　在严重肝病的基础上,肝病进行性恶化,黄疸不断加深,肝脏进行性缩小、变薄、变软,有肝臭,并有精神神经系统方面的异常,或伴有出血、少尿等现象,即可诊断为肝性脑病。有些患儿的原发肝病比较隐匿,长期未被发现,如肝豆状核变性;有时先出现精神异常,易误认为精神病,须认真检查,密切观察病情,及早作出正确诊断。

【治疗】

1. 一般治疗　不能进食者,每日供给液量不超过1 200ml/m²;热量最好达 40~60cal/(kg·d)。当病情好转时,饮食疗法按下述顺序逐渐改质、增量:①10%葡萄糖水口服;②炒米煮汤加 10%葡萄糖;③炒米煮粥加葡萄糖 10g/dl;④白米粥;⑤无蛋白质的半流质;⑥低蛋白半流质;⑦普通半流食。饮食的改质、增量过程约需 2周,速度不宜太快。当口服量不足以维持机体的液体和热量所需时,以静脉输液补充。为防止低钾应给10%氯化钾溶液口服,明显低钾者按每日 2~4mmol/L 补充,在数日内逐渐补足,禁食者给予 0.1%~0.3%含钾液静脉缓慢滴注。肝性脑病患儿发生低钾血症的机会较多,但当合并有消化道出血或肾衰竭时又呈高钾血症,故应配合心电图和血生化检查,及时准确供钾,是抢救肝性昏迷的重要环节之一。对有酸中毒时应给碳酸氢钠注射液,不用乳酸钠注射液因其对肝脏有损。碱中毒时注意补钾,一般不需补充酸性溶液。

2. 护肝治疗　患儿昏迷期间热量来源主要靠静脉输入葡萄糖液,热量较充足可减少机体本身组织蛋白分解,减少对肝脏负担。①输入白蛋白有利于肝细胞再生,并能提高血浆渗透压,减轻腹水,促进利尿,对防止和减轻脑水肿、维持水和电解质平衡都有益。白蛋白又是良好载体,特别对胆红素的运转和代谢有利。一般每日或隔日输白蛋白 0.5~1g/kg,或输新鲜血浆 25~100ml/d。②ATP 能供给能量和参与体内代谢,有助于肝细胞的代谢和新生,每日 1~2 次,每次 20mg,肌内注射或静脉滴注。③葡糖醛酸内酯能与肝内和肠内毒物结合成为无毒的葡糖醛酸结合物由尿排出,每次 50~100mg,1~2 次/d,可口服、肌内注射或静脉滴注。④维生素C 可促进肝细胞再生和肝糖原合成,还有解毒和促进代谢作用。其他维生素 B 族、脂溶性维生素 A、D、K、E 等均应适量补充。

3. 控制脑水肿、降低颅内压　应及早采取脱水疗法,一般给 20%甘露醇,辅以利尿剂及高张葡萄糖液(详见颅内高压症章节)。

4. 降低血氨　①限制蛋白质摄入,尤以动物蛋白,严重时应禁食。清洁肠道以减少氨的产生和吸收。可口服新霉素,或庆大霉素,甲硝唑等,抑制肠道内细菌,以减少细菌分解蛋白质。乳果糖(lactulose)在结肠分解为乳酸和醋酸,使肠道酸化阻碍氨的吸收,可口服或糖浆制剂灌肠。乳酶生也可抑制肠道细菌生长。②清洁灌肠以清除肠道内积存的蛋白质或血液,用生理盐水灌肠后灌入食醋 10~20ml(以等量盐水稀释)保留,可提高肠道酸性。③有血氨增高者用精氨酸,可将氨合成尿素由肾排出,20~40ml/d,以葡萄糖液稀释静脉滴注,此药作用过程需有 ATP 和镁离子参加,故应同时使用。严重肝功能障碍时精氨酸效果并不明显,现已较少应用。天冬氨酸钾镁在鸟氨酸循环中与氨结合成天门冬酸胺,转运至肾进行脱氨,此药降氨作用较以前常用的谷氨酸等为优。以 10~20ml 的 10%天门冬氨酸钾镁溶液,加入葡萄糖溶液中静脉滴注,1~2 次/d。④可间隙服用微生态制剂(如地衣芽孢杆菌等)以防肠道菌群失调。

5. 促进肝细胞再生 见本节"十一、肝衰竭"。

6. 调整氨基酸代谢失调 应用以支链氨基酸为主要成分的复合氨基酸注射液,调整支链氨基酸与芳香族氨基酸比例失衡,有利于脑病恢复。每次 50~150ml,静脉滴注,1~2 次/d,10~14 天为一个疗程。

7. 微循环障碍的治疗 详见病毒性肝炎章。

8. 其他治疗 可酌情采用人工肝支持,血浆置换疗法,肝移植(见有关章节)等,可提高存活率。我国目前正在开展和不断摸索中。

十一、肝衰竭

肝衰竭(hepatic failure,HF)又称暴发型肝炎(Fulminant hepatitis)及重型肝炎。是各种原因(在我国以病毒性肝炎最为常见)导致肝细胞广泛坏死或肝功能急剧严重损害引起的极为凶险的临床症候群。是所有肝病重症化的结局。病死率极高。国外报告,肝衰竭的病死率在 60%~80%,病死率最高依次为慢性肝衰竭(chronic hepatic failure,CHF)、迟发性肝衰竭(late onset hepatic failure,LOHF)和急性肝衰竭(acute hepatic failure,AHF,或暴发性肝衰竭)。

【发病机制】 肝衰竭是肝细胞在肝脏损害的基础上再次受到攻击后发生的。肝衰竭的发生是多种因素协同作用的结果。肝坏死是导致肝衰竭的根本原因。近年来随着人们对细胞凋亡的研究和认识的逐步深化,对肝坏死的研究和认识不断深化。

1. 病毒因素 肝炎病毒所致肝坏死约占 85%~95%,其中 HBV、HCV 较多,HAV、HEV 较少,HDV 偶见,HGV 致肝坏死的作用尚有争议。

2. 炎症介质 主要包括单核巨噬细胞(mononuclear phagocyte)、单核因子(monokine)、内毒素(endotoxin)和白细胞三烯(白三烯,leukotriene,LT)等在肝坏死的发生中具有重要的作用,有时甚至是关键作用。

3. 免疫反应 在肝衰竭的发病机制中,研究最多且最令人关注的是导致肝坏死的免疫学改变。在 HBV、HAV、HDV 导致肝坏死的免疫学研究的比较深入。以 HBV 为例,主要有:

(1) 细胞溶解性 T 细胞(cytolytic T lymphocyte,CTL)介导的细胞毒效应。

(2) 细胞因子:细胞因子即是免疫反应的产物,又能促进免疫损害,是对靶细胞分泌的淋巴毒素。它们形成细胞因子的连锁反应,导致免疫损害的持续扩增,与肝坏死相关的主要细胞因子有:肿瘤坏死因子(TNF)、白细胞介素 I(IL-1)、IL-6、IL-8、血小板激活因子(PAF)、转化生长因子-β_1(TGF-β_1)等。

4. 其他因素

(1) 药物、毒物:药物和毒物所致肝坏死的共同特征是,有使用药物、接触毒物史,且这些物质已明确其肝毒作用。

(2) 代谢异常:主要为 Wilson 病和 Reye 综合征。

(3) 缺血:典型者为休克肝。

【分型】 目前儿童肝衰竭与成人肝衰竭分型一致,共分四型。

1. 急性肝衰竭 指原无肝病基础,8 周内出现进展迅速的肝功能障碍、凝血功能异常,以多器官功能障碍为主要表现,累及多器官、多系统,伴或不伴肝性脑病的临床综合征。因为儿童意识状态常难以评估,急性起病的时间及病因不易确定,2017 年欧洲肝病学会制定的急性(暴发型)肝衰竭的管理临床实践指南中对儿童急性肝衰竭的定义为:一种多系统综合征,合并以下情况:①肝功能异常引起的凝血功能异常,且经维生素 K₁ 治疗不能纠正,合并肝性脑病时凝血酶原时间大于 15 秒或国际标准化比值(international normalized ratio,INR)>1.5;②不伴有肝性脑病时凝血酶原时间大于 20 秒或 INR>2.0。该定义包括了以往未发现的任何肝病的急性起病,肝性脑病也不是必要条件,更有利于儿童急性肝衰竭的诊断。

2. 亚急性肝衰竭 指 8 周~6 个月内出现肝性脑病或其他肝衰竭综合征。

3. 慢性肝衰竭 指在慢性肝病的基础上,逐渐恶化,最终导致肝衰竭。

4. 慢性加急性肝衰竭 指在慢性肝病的基础上,突然恶化,最终导致肝衰竭。

【临床表现】 肝衰竭患儿临床表现为进行性肝损害、不同程度的肝性脑病、颅内压增高、出血等,由于病因不同,尚存在原发病的症状。各型肝衰竭的临床表现可参考肝衰竭的分型。

1. 进行性肝损害 病毒性肝炎患儿,消化道症状明显加重,食欲减退、恶心、呕吐、腹胀、偶有腹泻;在年长儿童中,上消化道症状虽然没有成人重型肝炎所占的比例高,但仍是一个十分重要的早期诊断肝衰竭的指征。黄疸迅速加深,一般均为中度以上;儿童肝衰竭早期常见肝脏肿大,然后肝脏进行性缩小,尤以肝右叶明显,病情加重后肝萎缩进展极快,少数伴有脾大;儿童较易出现水肿及腹水。解放军总医院第五医学中心 105 例儿童肝衰竭统计分析 67.6%的患儿合并腹水。并发感染的发生率也较高,其中 47.9%的患儿合并自发性腹膜炎,占所有病例的 32.4%。严重者呼气有肝臭味,是晚期预后不良的征兆。

2. 肝性脑病 见本节"十、肝性脑病"。

3. 颅内压增高 见本节"十、肝性脑病"。

4. 出血现象 肝衰竭者均有不同程度出血。轻者为皮肤黏膜出血或渗血,鼻出血及齿龈出血较常见。严重时内脏出血,以消化道出血发生最多,可呕血或便鲜血,也可吐咖啡样物及排柏油样便,常因一次出血量很多而导致休克,或加重肝性脑病;也可有其他部位出血,如咯血、血尿或颅内出血等。大出血常为致死的直接原因。

5. 低血糖 成人肝衰竭时易出现低血糖,儿童亦如此,发生率约为 77%,尤其是婴儿组,空腹血糖水平更低。这主要是因为患儿肝脏严重受损时,糖原分解作用减弱,加之呕吐不能进食,肝糖原贮存显著减少,故很易发生低血糖而加重昏迷。低血糖现象又可因同时存在昏迷而被忽略。患儿多在清晨时手足发凉、出冷汗、血压低,或偶尔出现痉挛。禁食患儿若整夜未予静脉输注葡萄糖,极易发生低血糖。故在临床抢救过程中要积极防治低血糖的发生。

6. 肝肾综合征 肝肾综合征(hepatorenal syndrome,HRS)是肝衰竭晚期的严重并发症,患儿的肾组织学可完全正常或轻微受损害,如果肝病能逆转,肾功能可改善。肝衰竭时 HRS 的发生率至 30%~50%,病死率极高。HRS 常出现在强利尿剂,大量放腹水,上消化道出血或感染之后,也有 30%左右无诱因。诊断要点:①少尿或无尿;②氮质血症,血肌酐>133μmol/L;③初期肾小管功能良好;④扩容效果不明显。注意与肾前性氮质血症鉴别,后者经扩容后可迅速纠正。

7. 继发感染 肝衰竭患儿并发感染的发生率较高,以菌血症最常见,也可并发肺炎、胆道感染或泌尿系统感染,病原以葡萄球菌、大肠埃希菌较多,链球菌或厌氧菌感染也可能发生,有时可见霉菌感染。患儿临床表现主要为发热,而局灶性症状不易发现,需认真检查,或及时作血、尿、腹水等体腔液培养,始能明确诊断。

8. 水电解质失衡 患儿很易出现低钾血症。这是由于呕吐、不能进食,大量应用排钾利尿剂及糖皮质激素、醛固酮增多,大量输入葡萄糖等原因引起。钾过低亦可并发代谢性碱中毒,后者有利于氨的产生。因摄入不足、吸收不良,低蛋白血症及应用利尿剂等,可出现低镁血症。镁降低可致患儿肌肉兴奋性增强,手足徐动、谵妄,与低钙症状相似。晚期持续低钠血症,提示细胞溶解坏死,预后不良。水电解质平衡紊乱,也可因补液不当所致。

【诊断】 如患儿有肝脏受损害或接触毒物、药物等病史;临床出现消化道症状加重、黄疸迅速加深、肝脏进行性缩小及脑病征象和出血等,应考虑存在肝衰竭。早期诊断应结合血清学、超声波、脑电图等辅助检查。

1. 血清学检查

(1) 血清总胆红素一般均超过 171.0mmol/L(10mg/dl),平均每日增长 17.1mmol/L(1mg/dl)或更多,以直接胆红素升高为主。

(2) 重症肝病丙氨酸转氨酶(ALT)及天冬氨酸转氨酶(AST)显著下降,与胆红素上升呈分离现象,即"酶胆分离"。因丙氨酸转氨酶主要分布于肝细胞质内,轻症肝炎或某些肝病患者,细胞膜通透性改变,胞质内的酶释放入血,丙氨酸转氨酶升高;天冬氨酸转氨酶分布于肝细胞质及线粒体内,当肝细胞受到严重损伤时,线粒体也受累,而线粒体遭破坏后,则天冬氨酸转氨酶释出进入血液循环,血中浓度增高且大于丙氨酸转氨酶,改变了丙氨酸转氨酶与天冬氨酸转氨酶比值,故监测丙氨酸转氨酶/天冬氨酸转氨酶对判断肝细胞损伤有重要意义,比值减小表示肝细胞严重坏死,预后不良。

(3) 血氨基酸测定:支/芳比值正常时其摩尔比为(3~4):1,重症肝炎者降至(1~1.5):1以下。游离色氨酸明显增高,对促进肝性脑病的发生起重要作用。

(4) 前白蛋白测定:可早期反映肝衰竭,肝衰竭会影响蛋白质合成,白蛋白在体内半衰期约为 20 天,前白蛋白仅为 1.9 天,因而其在患者血中浓度下降出现较早。通过电泳测定进行动态观察,若持续低水平并日渐下降,则预后不良。

(5) 甲胎蛋白(AFP):阳性表示肝细胞再生能力旺盛,见于正常新生儿或肝癌患者。肝损伤后有肝细胞再生时 AFP 亦呈阳性。若肝细胞进行性坏死时 AFP 由阴性转为阳性,浓度逐渐升高,表明有肝细胞再生,预后良好。

2. 凝血常规检查

(1) 凝血酶原时间延长或凝血酶原活动度下降,对诊断及估计预后有重要意义。轻症凝血酶原活动度低于 60%,重症常低于 40%,示预后不良。

（2）弥散性血管内凝血有关检测：红细胞形态异常，呈三角形、芒刺状或有碎片，血小板进行性减少，纤维蛋白原降低，凝血酶原时间延长，均为弥散性血管内凝血早期指标。如发现纤维蛋白降解物（FDP）增加，优球蛋白溶解时间缩短，则有纤维蛋白溶解亢进。

3. 病原学检测 应用酶联免疫法或电化学发光法检测血清病毒性肝炎相关抗原或抗体，或 PCR 检测病毒核酸确定病原，必要时通过肝脏免疫组化和原位杂交方法检测病毒抗原和病毒核酸。对并发细菌感染或霉菌感染应多次进行血培养或 G 实验、GM 实验、痰培养或支气管分泌物培养等检查。

4. 辅助检查

（1）B 超检查：可监测肝、脾、胆囊、胆管等器官大小、超声影像，及有无腹水、肿物等。

（2）脑电图检查：肝性脑病早期，患者即表现特异性脑电图波型，如慢波、三相波，且持续时间较长，有助于早期发现肝性脑病。

5. 肝活体组织检查 采用 1 秒钟针刺负压吸引技术进行肝活体组织检查，操作简便、安全，成功率高。对肝炎、遗传代谢性肝病能协助确诊，或有助于判断预后。病毒性肝炎肝细胞有广泛严重坏死者预后不佳；细胞肿胀型者预后较好。

【治疗】 本症需加强基础支持疗法，采用综合性治疗措施。抓紧在患儿昏迷前期及时处理，有可能提高存活率。主要措施应针对：①减少和清除有毒物质；②阻止肝坏死和促进肝细胞修复；③支持疗法和对症治疗；④并发症的防治；⑤人工肝支持系统和肝移植。

1. 基础支持疗法

（1）严密监测：一旦发现患儿有肝衰竭尤其是急性肝衰竭倾向，应立即请专科医师进一步诊治，早期联系移植中心。急性肝衰竭会出现多种并发症，多器官功能损害，应进行严密监测，并提供多方面的支持治疗。重症监护中心能够为患儿提供更好的监护及支持治疗。

（2）调整饮食：肝炎消化道症状明显者，应限制蛋白质（尤其动物蛋白质）的摄入；有昏迷前征象者则应严格禁食，其时间应根据病情而异，一般为 3~5 天，昏迷情况好转后逐渐进食，先从少量碳水化合物开始，病情稳定后逐渐增加蛋白质食物。禁食期间每日热量应不少于 125.5~167.4J/kg（30~40cal/kg）。适量给予维生素 B 族、维生素 C、维生素 D、维生素 E、维生素 K 及辅酶 A 等以补充营养。

（3）调节水、电解质平衡：有低钾、低钙、低镁者应及时纠正。根据血钠测定，若无明显低钠，则不宜过多补充钠盐，维持生理需要即可，以防脑水肿。禁食期间每日液量应严格限制，不超过 1 200ml/m²，输入葡萄糖液以维持营养及供给热量。低钙时，每日以 10% 葡萄糖酸钙 5~10ml 静脉滴注，每输入 200ml 枸橼酸血液，需补钙 1g。对有代谢性碱中毒时，给 25% 精氨酸 20~60ml 静脉滴注。低钾血症易致代谢性碱中毒，诱发或加重肝性脑病，在尿量正常情况下，要及时补钾。

（4）调节肠道微生态：肝衰竭患儿常有不同的微生态失调，微生态失调又可加重肝脏损伤。微生态调节剂主要包括医学益生菌、益生元和合生元，如双歧杆菌和复合乳酸菌等的常规应用。

2. 促进肝细胞再生和支持治疗

（1）人血白蛋白或血浆：肝衰竭肝脏合成白蛋白的功能发生障碍，输入白蛋白有助于肝细胞再生，并能提高血浆胶体渗透压，减轻腹水和脑水肿；白蛋白还可结合胆红素，减轻高胆红素血症。输入新鲜血浆可补充调理素和补体，增强抗感染能力。白蛋白每次 0.5~1g/kg，血浆每次 25~100ml，两者交替输入，每日或隔日 1 次。

（2）促肝细胞生长素（HGF）：用法为每日 HGF 40~80mg 加入 10% 葡萄糖 100~200ml 中，静脉滴注，1 次/d，疗程 1~2 月。

3. 免疫调节治疗 免疫调节治疗包括免疫抑制和免疫增强治疗。免疫抑制治疗主要是指糖皮质激素的治疗，既往各家报道的疗效不一，近年有趋于否定的趋势。除自身免疫性肝病及急性酒精中毒外在其他情况下应用必须严格掌握其适应证、剂量和疗程，积极防治其副作用和肝衰竭的并发症，且必须在有经验的医师指导下用药。近年来比较受重视的免疫调节剂为胸腺肽α1 或胸腺五肽，可调节宿主免疫，在增强免疫的同时降低多种炎症介质水平。

4. 病因和抗病毒治疗 在欧美国家，对乙酰氨基酚是引起急性肝衰竭的主要病因，早期主要是口服活性炭进行肠道内吸附和使用 N-乙酰半胱氨酸（NAC）以对抗早期引起的肝毒性。

有报道认为确诊或疑似蕈中毒，可按 30 万~100 万 U/（kg·d）青霉素 G 可取得一定的效果，但也有一些报道持反对意见。也有专家认为水飞蓟素有较好的疗效。

如肝衰竭病因明确为乙型肝炎病毒导致者国内外学者均认同早期抗病毒治疗。现已证明早期应用抗病毒药物可阻止因病毒复制激活免疫应答所致肝坏死，而长期应用有助于减少炎症复发，逆转肝纤维化进程。依年龄不同可以选择的抗病毒药物：恩替卡韦、富马酸替诺福韦、丙酚替诺福韦和拉米夫定，但停药要谨慎，必须在有经验的医师指导下用药。

5. 并发症的防治

（1）肝性脑病的处理：见本节"肝性脑病"。

（2）控制脑水肿：见本节"肝性脑病"。

（3）消化道出血的防治：①补充凝血因子：注射维生素 K_1 10mg，1~2 次/d。输注凝血酶复合因子对由凝血因子减少所致之出血为较有效的措施。制剂系正常人血浆提取物，含浓缩Ⅱ、Ⅶ、Ⅳ、Ⅹ因子，以适量生理盐水稀释后静脉滴注；因其半衰期短，需 6~8 小时注射一次始能控制大出血。②输新鲜血或血浆：用以补充凝血因子及丢失的血容量。③防治弥散性血管内凝血：若证实为弥散性血管内凝血导致出血，应以肝素治疗，每次 1mg（125U）/kg，1~2 次/d，直至出血被控制。使用过程应同时每日输新鲜全血，并加强凝血时间监测，以防肝素过量出血加剧。④组胺 H_2 受体拮抗剂：如西咪替丁，每次 0.05~0.1g，2~4 次/d，此药也可用于预防性治疗，即未发生出血时即服用。应用此类制剂后，消化道出血明显减少，出血程度也有所减轻。还可配合应用冰盐水加去甲肾上腺素经胃管输入。⑤止血药物：垂体后叶素 5~10U 加 10%GS 50~100ml 静脉滴注，必要时 3~4 小时后可重复。奥美拉唑 5~20mg 静脉滴注，1 次/d。奥曲肽 2μg/（kg·次）加 10%GS 20ml 缓慢静脉推注，维持量为 10μg/（kg·次）加 10%GS 500~1 000ml 静脉滴注 20 小时。生长抑素 5μg/（kg·次）静脉注射，以 60μg/（kg·次）加 10%GS 500~1 000ml 静脉滴注 12 小时维持，可连续使用 24~72 小时。特利加压素开始量 0.04mg/kg 缓慢静脉推注，维持量每 4 小时 1 次，每次 0.02~0.04mg/kg，静脉推注，维持 24~36 小时，至血止。凝血酶 50~200U 加 NS 50~100ml 口服，2~8 小时可重复应用。云南白药 0.1~0.5g，2 次/d，口服。

（4）改善循环：肝衰竭患儿消化道症状较重，进食较差，容易导致血容量不足，而且由于细胞因子的水平明显升高，随后出现高动力循环衰竭，表现为外周血管舒张，平均动脉压下降。进而出现血压下降，乳酸升高。应首先保证足够的血管内容量，一般重症监护的扩容支持以晶体液为主，但肝衰竭患儿又容易出现液体负荷过重，导致肺水肿，所以如果存在低血压，应在严密监测下给予液体复苏，避免液体过负荷，尤其是同时存在肾衰竭的患儿。这些情况下心脏超声有助于临床判断患儿的容量及心脏情况。扩容无效后，立即使用升压药物治疗。成人推荐的升压药物为去甲肾上腺素，儿童在常规应用去甲肾上腺素这方面无明确证据。

（5）防治继发感染：肝衰竭患儿很易发生继发感染，并发细菌、真菌感染常为医院内感染，除严密隔离、室内定时消毒外，发现感染征兆，应早期选用有效抗生素，但应避免应用损害肝、肾的抗生素及糖皮质激素，一般常选青霉素类或抑制革兰氏阴性菌的抗生素。发现霉菌感染应及时停用广谱抗生素。

（6）防治急性肾损伤和功能性肾衰竭（肝肾综合征，HRS）：急性肾损伤在肝衰竭患者中比较常见，与肝衰竭死亡率升高有关，但在儿童的具体发病率并不清楚。肝衰竭发生急性肾损伤原因包括急性肾小管坏死、低血容量、脓毒症、对乙酰氨基酚相关肾损伤、肾毒性药物损伤、功能性肾衰竭。功能性肾衰竭主要是由于肾内血管收缩导致肾灌注下降引起。治疗主要是去除低血钾、感染、出血等诱因，减少肾损害药物的使用，避免过度利尿，通过有效恢复适当的血管内容积，维持肾脏灌注压力，促进肾脏恢复。早期与肾前性肾衰竭不能区别时，可进行扩容治疗，扩容后若尿量达 20~30ml/h 以上，或超过补液前尿量，可继续补液。HRS 时可用血管活性药，如山莨菪碱 0.05~1mg/（kg·次），静脉滴注，多巴胺 0.05~1mg/kg 加入葡萄糖液静脉滴注，也可以使用特利加压素等。早期应用利尿剂。一旦发生肾小管坏死，肾衰竭则为不可逆性，有少尿、无尿时，严格限制液体入量。血液透析或连续静脉血液滤过作为肾脏替代疗法已用于等待肝移植的 HRS 患者。

何时开始行连续性血液净化治疗，尚无统一定论，这取决于患者的肾功能、容量负荷、电解质紊乱、代谢紊乱。连续性血液净化可以帮助纠正酸碱失衡、液体过负荷、控制高氨血症。儿童急性肝衰竭的肾功能随着肝功能的恢复有可能逐步恢复。

6. 人工肝和肝移植 国内外儿童常用的人工肝模式为血浆置换，血浆置换联合血液滤过可以进一步清除毒物。儿童行人工肝治疗，首先应选择与不同年龄、体重相匹配的血液净化滤器及管路，在治疗中尽量减少体外循环血容量，以保证治疗疗效和降低治疗风险。分子吸附再循环系统（MARS）用于儿童肝衰竭仅有个案报道及少量文献报道。

肝移植目前仍是治疗肝衰竭最有效的手段，显著提高了肝衰竭患儿的存活率，并已取得了很多成功的经验，尤其是代谢病导致的儿童肝衰竭采用肝移植明显提高了其存活率。研究表明存活率在 55%~90% 之间。儿童受体较成人难以找到合适的尸体供肝，整肝移植和减体积肝移植在儿童中的应用受到很大限制。活体肝移植的技术已经较为成熟并成为儿童肝移植最主要的手术方式。减少肝移植术后短期并发症，是提高肝移植存活率的关键。

【预后】 解放军总医院第五医学中心小儿肝病科资料单因素研究发现：患儿的年龄、临床分型、临床分期、PTA、TBIL、酶胆分离现象、ALB、并发症和肝性脑病都是影响儿童肝衰竭预后的因素,但在性别上无差异。年龄是影响肝衰竭存活率的重要因素之一。在成人中,≥40 岁为肝衰竭独立的危险因素。在儿童中婴儿组预后差,存活率仅 10.0%,其次是学龄期组儿童,为33.9%。因此,在儿童中年龄愈小预后愈差。

随着肝衰竭病程的延长,存活率会越来越低。因此,肝衰竭首先应强调早期发现、早期诊断和早期治疗,这是提高存活率的关键。

HBV 感染引起儿童肝衰竭的病死率为 61.5%,与成人基本一致。而 HAV 感染引起儿童肝衰竭的存活率却能达到 60%,比成人预后要好得多。其余病因的存活率均低于 40%,若重叠两种以上病因,则存活率更低。但在儿童中常见的 HBV 感染、肝豆状核变性与病因不明引起的肝衰竭存活率相比,无显著差异。

患儿的 PTA 和 TBIL 是影响儿童肝衰竭预后的独立因素,因此,根据患儿的临床资料及 PTA、TBIL、ALB、有无酶胆分离现象等实验室指标,可以及时判断病情和掌握病情变化;积极防治各类并发症,尤其是防治脑水肿、脑疝、肝肾综合征、肝肺综合征、上消化道出血和多脏器功能衰竭的发生,从而提高存活率。当然,决定儿童肝衰竭预后的因素众多,任何单因素的分析,只能反映肝脏和患儿的某个侧面,不能全面反映患儿的实际情况,为准确判断其预后,必须综合考虑多项指标,才能作出正确的判断。

近年来,国内外一直致力于预测儿童肝衰竭预后的评分系统研究。儿童末期肝病(PELD)评分已被用于预测患有慢性肝病需要肝移植的儿童死亡率,但在儿童急性肝衰竭中使用 PELD 评分的经验有限。作为成人急性肝衰竭常用的预测评分系统并不适于儿童急性肝衰竭的评分预测。另一个儿科评分系统是儿科肝损伤单元(LIU)评分,使用入院时总胆红素的峰值,凝血酶原时间(PT)/INR 将患儿分为低、中、高风险死亡或需要肝移植。到目前为止,还没有一个单一的标准具有绝对确定性,普遍适用所有不同病因的儿童。肝移植是提高儿童肝衰竭预后的唯一有效手段,我们仍然需要制定儿童的移植标准及有效的预后评分系统。

【预防】 除预防和治疗原发病外,主要应避免促发肝衰竭的诱因。包括重症肝病者限制动物蛋白饮食,防止内脏大出血,慎用麻醉剂、镇静剂及含胺药物,防治感染,及时补钾,腹腔放液不宜过多、过快,避免施行大手术,避免过度疲劳及饮酒等。

十二、肝胆其他疾病

除本节所述外,尚有其他疾病散见于全书各章节,如传染性肝炎见传染病有关章节,肝肿瘤见小儿肿瘤有关章节,半乳糖血症见遗传代谢性疾病章,肝棘球蚴病见寄生虫病章等。

(一)先天性肝囊肿

先天性肝囊肿(congenital cyst of liver)包括多种病变,各种病变均较罕见。

【病因与分类】 本症病因尚不清楚,一般认为系起源于肝内迷生的胆管,使胚胎期肝内胆管和淋巴管发育障碍所致。也有人认为可能是胎儿期患胆管炎性上皮增生及阻塞,导致肝内小胆管闭塞,近端小胆管逐渐扩张,或肝内胆管其他病变引起局部增生阻塞造成近端扩张。

先天性肝囊肿有孤立性囊肿、多囊肝、先天性肝囊性纤维化病之分。

【病理】 先天性肝囊肿按组织形式,多为多发性小囊肿或多房性囊性肝。囊壁非常薄,呈半透明,囊内容物可为淡黄色,也可为无色黏液。如囊液为暗红色混浊咖啡样或胆汁样,说明囊内有出血、感染或与胆管交通。囊壁结构为肝细胞及胆管上皮细胞,这点在病理学上可与肝内淋巴管瘤鉴别。孤立性肝囊肿多发生于肝右叶,多房性弥漫性肝囊肿常伴发其他内脏的囊肿,如多囊肾、胰腺纤维性囊性变、卵巢囊肿等,对患儿健康有严重影响,也缺乏有效治疗。

另外一种肝囊肿与胆道系统连通,但连通不畅,因此常发生感染及梗阻性黄疸。反复感染引起广泛性慢性胆管炎及周围炎,最终发展为胆汁性肝硬化。这种交通性肝内囊肿实际上系一种肝内胆管扩张症。可以多发也可以单发为巨大囊肿,内容为胆汁,并多含泥沙样结石。

【临床表现】

1. **孤立性肝囊肿(solitary cysts of liver)** 发病率低,尸检报告其发生率为 0.13%~0.14%,女:男为3:1,生长缓慢,经常局限于肝右叶,不与胆道相通,有时突出肝脏有蒂与其相连,囊内壁为立方上皮,周围被纤维层包绕。小囊肿可终身无症状,较大囊肿可产生压迫症状,需手术部分或全部囊肿切除,或去顶将囊内液体引流到腹腔或肠腔内,也可用大网膜填入腔内,消灭无效腔。

2. **多囊肝(polycystic liver)** 早期无明显症状,多是无意中发现右上腹肿物,或在体检时发现,自觉有上腹部胀满,部分患儿有腹痛,有的合并有多囊肾,常因肾功能不全而影响预后。

3. **先天性肝囊性纤维化病**（congenital hepatic fibropolycystic disease） 是常染色体隐性遗传，男女发病率相等，有明显的家族史。肝内小胆管排列失常，在汇管区形成密布扭曲的胆管丛，致使其末端胆管扩张呈囊状或管状，门脉区纤维组织增生。临床表现肝脾肿大、门静脉高压，常因食管曲张静脉出血就诊。

【诊断】 女孩较男孩发病率高，临床主要表现有右上腹疼痛，偶有阵发性绞痛。肝大、囊内感染时，肝区有压痛、发热，偶有黄疸。常伴有贫血、血清白蛋白减低。根据病史及临床症状，再选择以下的检查方法：B超、CT 扫描、磁共振成像、经皮肝穿刺造影等方法，确定囊肿的位置、大小、数量、对周围组织有无压迫，并可做出必要的鉴别诊断。

【治疗】 一般多发性小囊肿无临床症状，不需治疗。局限性肝囊肿可行肝切除或囊肿切除。如囊肿巨大、症状明显并有破裂危险，可行囊肿部分切除或开窗术。如合并多囊肾，且肾功能不良者，缺乏有效治疗方法，预后不良。

（二）先天性胆总管囊肿

先天性胆总管囊肿（congenital choledochocyst）又称胆总管扩张症，临床上最常见的一种先天性胆道畸形。活产儿发病率为 1:（100 000~150 000），男女发病率之比为 1:（3~4）。从世界文献统计，西方国家患病率低。日本、中国发病率较高。

【病因与分类】 先天性胆总管囊肿的发病原因，尚存争议，十年来随着对本病形态学、胆汁酶学及动物实验研究的进展，对其病因有了更深入的了解，多数学者认为本病与先天性胰胆管合流异常、胆总管远端梗阻有关。

1. **胰胆管合流异常** 合流异常是指胰胆管汇合部位不在十二指肠乳头，而在十二指肠壁外或汇合部形态和解剖的先天性畸形。自 1969 年 Babbitt 提出胰胆管合流异常是胆总管扩张的发病原因以来，近些年更强调此学说。如胚胎期胆总管、胰管未能正常分离，导致胰管和胆总管远端异常连接，胆总管以直角或大于 30°角连接，使正常的胰胆共同管（正常<2~4mm）延长达到 20~35mm 的异常长度，正常胰管内压为 0.294~0.490kPa（30~50mmH$_2$O），胆管内压为 0.247~0.294kPa（20~30mmH$_2$O），结果使胰液反流入胆总管，引起胆管反复发生炎症破坏其管壁的弹力纤维，使管壁失去张力而扩张，部分患儿因胰管内压升高引起复发性急性或慢性胰腺炎。

2. **胆道发育不良** 1936 年 Yotsu-Yanagi 首先提出，在胚胎期原始胆管上皮细胞增殖不平衡，如远端过度增生，则在贯通空泡化时，远端出现狭窄近端扩张而形成此病。胆总管壁先天性弹力纤维缺乏，在胆管内压增高时，即逐渐扩张，其远端并无阻塞存在。

3. **病毒感染** 近年来，通过组织病理的改变，发现乙型肝炎病毒、巨细胞病毒、腺病毒等均可引起胆管腔阻塞或管壁变薄弱，产生胆管的畸形。

4. **神经分布异常** 有些学者通过检测婴儿、胎儿胆总管的神经分布，与胆总管扩张症患儿远端狭窄段神经节细胞分布进行比较，患儿狭窄段神经纤维束与神经节细胞数均较对照组明显减少，故认为胆总管扩张发生与胆总管远端神经丛及神经节细胞分布异常有关。但神经节细胞减少、神经发育异常是先天性病变或后天继发性病变需深入研究。

根据囊肿位置和形态进行分类：Ⅰ型胆总管囊肿（50%~80%）表现为胆总管任一部分的单纯囊性扩张；Ⅱ型（2%）胆总管囊肿为胆总管憩室样扩张；Ⅲ型（1.4%~4.5%）胆总管囊肿也称为胆总管脱垂型，是胆总管远端局限于胰腺内部分的扩张；Ⅳ型（15%~35%）表现为肝内外胆管扩张；Ⅴ型胆总管囊肿（20%），表现为肝内胆管扩张，又称 Caroli 病。胆总管囊肿可合并其他先天性畸形，包括十二指肠和结肠狭窄、无肛、胰腺动静脉畸形和胰腺分裂症。此外，胆总管囊肿被认为是癌前病变。

【病理变化】 大体病理表现为胆总管呈球形囊肿或梭形扩张，扩张程度不等，直径从 2~3cm 至 20~30cm，管壁厚度从 2~3mm 至接近 0.5cm，肿物大小不与患儿年龄成正比。囊壁结构多不能保持胆总管的黏膜及肌层组织，表现黏膜脱落炎症浸润等变化，而肌层多为变性肥大之肌纤维，交杂大量之纤维结缔组织。囊内贮存深绿色浓稠胆汁，有时有泥沙样结石。有些病例手术时所取胆汁细菌培养为阳性。由于长期慢性胆汁梗阻，可引起不同程度肝硬化，肝呈棕绿色，较硬。一般于手术减压后，肝硬化多于 2~6 月内好转，临床症状亦好转。然而如果不行手术治疗，反复感染可引起慢性肝内胆管炎，导致进行性胆汁性肝硬化，门静脉压力增高，继发脾肿大、脾功能亢进，食管下段静脉曲张，曲张静脉破裂引起大量呕血、血便。由于胆汁淤积，细菌滋生而致胆源性感染及结石形成，并可造成肝外胆管扩张及囊肿破裂，胆汁外溢而产生胆汁性腹膜炎。长期反复感染胰液反流可引起胆管上皮恶变或急性、慢性胰腺炎。故根据其病理变化，对本病应早期采取积极手术治疗。

【临床症状】 腹痛、肿物和黄疸为本病的三个基

26章

本症状,但并非所有患儿在其病史中或就诊时均具有三个主要症状,临床上往往只出现一个或二个,三个症状均具有者只占20%~30%。

1. 腹痛 再发性右上腹或上腹中部疼痛性质和程度不同,有时是绞痛、牵拉痛或轻微胀痛。继发感染时可伴有发热,有时有恶心和呕吐。有腹痛者约占80%~90%。

2. 肿物 位于右上腹肋缘下,上界为肝边缘所覆盖。巨大者可超越腹中线(图26-29,图26-30),肿物表面平滑,呈球状,囊性感。小的胆总管囊肿,由于位置深,不易扪到。在感染、疼痛、黄疸发作时,肿物增大,好转后又可缩小。以右上腹肿物就诊者约占70%左右。

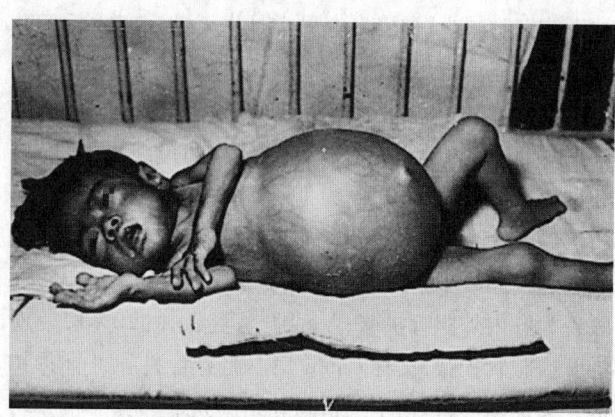

图 26-29 巨大胆总管囊肿

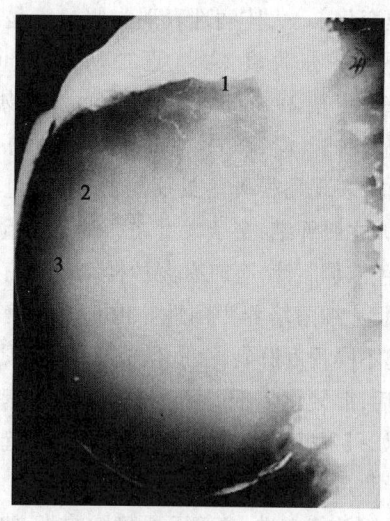

图 26-30 巨大胆总管囊肿患儿上消化道钡餐 X 线侧位片

1. 胃受压变形,向上方移位;2. 十二指肠弯曲极度扩张;3. 十二指肠降段前移,前后径压扁。

3. 黄疸 约50%病例有黄疸,黄疸的程度与胆道梗阻的程度有直接关系。黄疸一般为再发性,多合并感染及发热。

以上症状多为间歇性发作,由于胆总管远端出口不通畅,内容物滞留,出现胆道感染,使症状发作,经过几天治疗后,内容物顺利引流,症状减轻或消失,有的患儿发作频繁,有些可几个月发作一次。

除以上症状外,发作时可伴有恶心呕吐,黄疸时可出现白陶土样大便、尿色加深。常见的并发症包括胆管炎、胰腺炎、以及囊肿破裂、穿孔造成的胆汁性腹膜炎。个别患儿特别是婴幼儿发生囊肿穿孔时,即引起急性胆汁性腹膜炎症状,高热、腹胀甚至发生休克。

【诊断】 临床表现根据患儿有腹痛、黄疸及右上腹囊性肿物三个主要症状,进行初步临床诊断,部分病例不具有"三主症",应进行以下辅助检查。

1. 实验室检查 包括血清胆红素、碱性磷酸酶、血淀粉酶及肝功能测定,可协助明确黄疸的类型,肝损害的程度,胰腺有无损伤。

2. B超检查 为首选,可显示肝外胆道扩张的程度及类型,有无结石及肝内胆道扩张。

3. CT扫描 可明确肝内外胆管有无扩张、扩张的部位、程度及形态,并了解肝内有无占位,有助于鉴别诊断及术式的选择。

4. 磁共振胰胆管成像(magnetic resonance cholangiopancreatography,MRCP) 不需要造影剂,经计算机处理后,仅留胆管和胰管较清楚的立体结构影像。近年来应用广泛。

5. 内镜逆行胰胆管造影(endoscopic retrograde cholangiopancreatography,ERCP) 用小儿十二指肠纤维内镜经十二指肠乳头插入导管造影,可显示胰胆管全貌,尤其对胰胆管合流异常更能清晰显影,对治疗方法的选择提供可靠依据。因其是有创的而且会引起潜在的并发症,不提倡对年龄较小的患儿使用。

【治疗】 因胆总管囊肿有穿孔和癌变的可能,一旦诊断,建议尽早切除囊肿,并行肝总管空肠 Roux-en-Y 吻合术。要求完全切除囊肿,这是由于剩余囊壁发生恶变的概率高达6%。如果存在慢性炎症导致的瘢痕使囊肿不能完全切除,可行内膜剥除术。对于囊肿巨大、局部粘连重或穿孔等情况下一期手术切除囊肿困难的患儿,可先行囊肿外引流术,待3~6个月后再二期行囊肿切除及胆道重建手术。本病预后良好。

近年来,腹腔镜辅助胆总管囊肿切除、胆道重建手术在国内大的儿科治疗中心相继开展,取得良好效果。

(三)胆道蛔虫症

胆道蛔虫症(biliary ascariasis)由于蛔虫进入胆道

引起胆道及胆道开口奥迪括约肌痉挛而发生腹部阵发性剧疼。多发生在学龄儿童,近年来发病率明显下降。

【病理生理】　当空肠、回肠内蛔虫受到刺激,可逆行向上至胃和十二指肠;蛔虫有钻孔的习性,当奥迪括约肌放松时,蛔虫即进入胆总管、肝管,甚至进入肝内,蛔虫进入胆道后因虫体的活动引起平滑肌痉挛发生剧烈上腹疼痛,并可因虫体带入细菌(主要是大肠埃希菌)发生胆道感染,引起肝脓肿,可严重地威胁患儿生命。一般小儿胆道蛔虫症多为一条蛔虫的前半部进入胆道,但也曾见过数十条蛔虫进入一个4岁小儿胆总管内的报道。

下列因素可诱发胆道蛔虫症:①肠功能紊乱:如发热、腹泻,肠腔内环境发生改变,促使蛔虫活动增强。②驱虫药不足,激惹蛔虫活动增强。③药物或饮食改变了肠腔内酸碱度;蛔虫厌酸喜碱,低酸可促使蛔虫逆行向上。

蛔虫进入胆道后,可自动或被动排出。胆道内蛔虫退出有三种形式:①部分虫体在胆管内,尾部仍在十二指肠,因头部受到胆管痉挛的压迫,尾部强烈卷曲使虫体退出胆道,这种形式最多见;②虫体全部进入胆管,以后虫头调转,渐渐钻出;③虫体死亡或麻痹后,部分腐烂,随胆汁排出,然而数量较多的蛔虫进入胆道或肝内,则不易退出。

【临床表现】　有蛔虫感染史,主要有如下临床表现。

1. **腹痛、呕吐**　突感右上腹剧烈疼痛,不能安卧,弯腰翻滚,哭闹出汗,面色苍白或胀红,精神不好,食欲缺乏,有时呕吐,偶吐蛔虫。间歇期疼痛基本消失,或只有上腹部微痛,短时间后再次发作剧烈疼痛,发作与间歇无规律,与蛔虫活动有直接关系。蛔虫死在胆道内或退出胆道则疼痛渐消失。

2. **体征**　主要在右上腹剑突旁有小范围压痛区,不发作时压痛点仍存在。并发症发生后,压痛范围增大且出现腹肌紧张,伴有发热。极少患儿出现黄疸。

【并发症】

1. **胆道感染**　多为大肠埃希菌感染。患儿发热,右上腹压痛紧张范围扩大,且持续存在,有时于右季肋下能摸到肿大疼痛胆囊。末梢血常规白细胞增高。

2. **胆道坏死**　原来的阵发性剧痛减轻,但剑突及右季肋下压痛区扩大,并出现腹肌紧张。如有坏死穿孔,则肌紧张范围更扩大至左上腹或右下腹,发生胆汁性腹膜炎时,出现全腹膨胀,肌紧张,并有时出现休克。

3. **肝炎和肝脓肿**　蛔虫引起的肝炎表现为肝肿大并有压痛、高热、白细胞增高以及转氨酶上升。脓肿形成时,原有的阵发性剧痛消失,而以高热、肝肿大及压痛为主要症状。肝脏超声检查可测知单一或多发脓肿。有时肝脓肿破入膈下或胸腔,出现膈下脓肿或脓胸。

4. **胰腺炎**　由于胆道出口括约肌痉挛及蛔虫堵塞胆道出口,使胰液反流而发生急性胰腺炎,左上腹有压痛和腹肌紧张。血及尿淀粉酶增高。

5. **肝脏、胆道出血**　蛔虫上行入肝内小胆管,因严重感染可导致肝或胆道出血,经消化道排出,表现为大量血便,呕吐咖啡样物或呕血。

6. **胆石症**　胆道内蛔虫卵或蛔虫残体都可成为核心,形成结石,是胆道蛔虫的后遗症。在儿童期很少见。

【诊断】

1. 有便虫或吐虫史,阵发性剧烈上腹疼痛及剑突右侧压痛点。

2. 辅助诊断　作十二指肠引流,三部分引流液都可有蛔虫卵。钡餐或十二指肠注钡造影可见十二指肠内有蛔虫影。口服或静脉胆道造影,可于胆道各部查出虫影。最可靠的诊断方法为纤维十二指肠镜逆行胆道造影或取虫。B超检查可显示胆总管扩张及蛔虫影。

【治疗】　单纯胆道蛔虫症用非手术疗法,大多在1周内痊愈。疑有多数蛔虫进入胆道和有严重并发症时需手术治疗。

1. **非手术疗法**　主要措施是解痉止痛,促使蛔虫排出及预防或治疗感染。

(1)中药疗法:以安蛔祛虫为目的。

(2)针刺疗法:迎香透四白,用捻转法。人中用震颤法。

(3)解痉止痛剂:学龄儿童用盐酸哌替啶1~2mg/kg加阿托品0.3~0.5mg肌内注射。口服阿司匹林有止痛解痉作用,高酸性物也有驱虫作用。

(4)抗生素:头孢菌素族、甲硝唑等用以预防和控制感染。

(5)驱虫药:参阅蛔虫病节或用氧驱虫。

2. **手术疗法**　胆道蛔虫症的手术指征为:①长期(1周以上)严重的剧痛,非手术疗法不能控制,剑突下肌紧张范围扩大或有黄疸者。②肝肿大有压痛,经超声检查疑有肝脓肿。③胆道造影证明胆道内死虫长期不能排出者。手术方法为切开胆总管取虫,并作胆总管引流。

(四)急性胆囊炎与胆管炎

急性胆囊炎与胆管炎(acute cholecystitis and cholangitis)在小儿比较少见,偶有伴发胆石症者(小儿更罕见）。首都医科大学附属北京儿童医院 25 年间收治 66 例中,仅 1 例 13 岁女孩患急性化脓性胆总管炎伴发结石,本组病例男性 49 例,女性 17 例。

【病因】 急性胆囊炎与胆管炎的主要病因为胆汁滞留与细菌感染。胆汁滞留多因胆管梗阻造成,常见的梗阻因素有胆道先天性或炎性狭窄、胆肠吻合术后吻合口狭窄反流及寄生虫引起的胆总管括约肌痉挛。细菌多经血液也可经淋巴、肠道或邻近器官而侵入胆囊与胆管,引起炎症的细菌以大肠埃希菌为主,约占 70%。其他有葡萄球菌、溶血性链球菌、变形杆菌等,亦可为混合感染。

【病理变化】 急性胆囊炎或胆管炎的病变开始时,黏膜充血、水肿,继而波及胆囊或胆管壁各层,管壁增厚,表面有纤维蛋白性渗出物。在感染严重病例,囊壁有化脓灶,形成化脓性胆囊炎和/或胆管炎。年龄越小,病变演进越剧急,由于同时有胆囊管或胆总管口括约肌痉挛,胆囊或胆总管膨胀,可发生局限性缺血和坏疽而引起穿孔、胆汁性腹膜炎。此时,患儿可出现神志模糊、中毒性休克等征象。

【临床表现】 发病常较急骤,多于发病后 1 天内就诊。以腹痛、高热、寒战为主要症状,偶有黄疸。上腹疼呈持续或间断性钝痛、胀痛或剧烈绞痛。常伴有恶心、呕吐。高热可引起惊厥,或精神不好、谵妄、昏迷等症状。黄疸较轻,时间短暂。

体格检查呈急性病容,体温可持续在 38.5℃ 以上,最高可达 41℃,右上腹有明显压痛及腹肌紧张,有时可触及肿大的胆囊。个别严重病例以中毒性休克为初起症状,经治疗后方出现腹胀、全腹紧张及压痛等腹膜炎体征。

实验室检查末梢血常规白细胞数增高,并以中性粒细胞数增多为主,核左移及有中毒颗粒。

【诊断与鉴别诊断】 一般根据上腹痛及右上腹压痛的病史及体征,诊断并不困难。以中毒性休克情况来就医的患儿,也要考虑到有本症的可能。结合症状、体征和病程发展迅速,伴有精神不好、谵妄、神志模糊或昏迷等,可以作出诊断。有腹腔渗液的,可做腹腔穿刺,如抽出绿色渗液则可确诊为胆汁性腹膜炎。

胆囊炎应与病毒性肝炎相鉴别,后者肝脏肿大,白细胞数可不增高且有肝功能异常。急性胆囊炎、胆管炎伴发腹膜炎时,应与其他原因引起的腹膜炎如阑尾炎、胰腺炎及消化道穿孔（如伤寒肠穿孔）等鉴别。除一般病史、体征及 X 线检查外,超声波可测知胆囊大小及囊壁是否粗糙增厚,腹腔穿刺检查也有助于诊断。

【治疗】 急性胆囊炎可采用非手术疗法,包括解痉挛、镇痛及抗感染治疗。广谱抗生素如氨苄西林、头孢菌素如头孢曲松钠及甲硝唑为常用抗菌药。因多不能进食,故亦须静脉补液维持营养及水分。

1. 中医疗法 以清利湿热、舒肝理气为主。处方举例:柴胡 3g,黄芩 9g,木香 3g,枳壳 9g,郁金 9g,蒲公英 15g,大黄 6g,茵陈 15g,胆草 6g。腹痛重者加元胡 9g,川楝子 9g。

2. 手术疗法 手术适应证:①胆汁性腹膜炎确诊后应争取尽早手术;②高热、中毒性休克,经短时间纠正无显著改善或病情恶化者;③在治疗过程中并发有肝脓肿、胰腺炎、胆囊坏死穿孔;④胆管结石,瘢痕狭窄非手术不能解除者。手术原则是:解除胆道的梗阻、充分引流减低胆内压。术前应积极准备,包括输血、补液,静脉输入抗生素及纠正休克等措施。如经 3~6 小时的积极治疗,症状未见好转,即应行急症手术以免失去抢救机会。

手术方式可根据患儿一般情况及局部情况决定。如系化脓性穿孔性或坏疽性胆囊炎则作胆囊切除。如病变限于胆囊而小儿一般情况不良者亦可作胆囊造瘘。若同时伴有胆总管炎症或穿孔时则须行胆总管引流,同时行腹腔引流。若有条件,上述操作可借助腹腔镜完成。

【预后】 一般急性胆囊炎经非手术治疗可以消退自愈,但伴发腹膜炎者,须经积极准备后手术治疗。上述 66 例中死亡 3 例,其年龄分别为 2 个月 1 例,1 岁以内 2 例,均系伴发胆汁性腹膜炎晚期患儿。

（五）原发性胆汁性腹膜炎

原发性胆汁性腹膜炎（primary biliary peritonitis）多见于婴幼儿自发性胆总管穿孔引起。引起穿孔的病因尚不清楚,可能系在先天性胆道发育异常或胆道系统感染后在局部薄弱的基础上,当某些原因引起胆内压增高时,从薄弱处穿孔胆汁外溢,形成胆汁性腹膜炎。其临床表现为突然发生的急性弥漫性腹膜炎症状,出现高热、呕吐、腹痛和腹胀,严重时可出现脱水,甚至休克、昏迷。腹部检查全腹紧张压痛、肠鸣音减弱或消失,有腹水征。以上体征与其他原因引起的腹膜炎不易区别,故早期诊断困难,如行腹腔穿刺,抽出胆汁性腹水,对诊断有重要价值,应急诊开腹探查。开腹后见腹腔内大量胆汁,右上腹大网膜、右半结肠、肝十二指肠、胆囊、胆总管等胆汁浸泡,明显水肿和粘连,并有黄色纤维蛋白膜被覆。探查胆总管,多数情况下可发现胆总管扩张,在胆囊管和肝总管交界处探及 0.2~0.6cm 直径的穿孔。手术方法多分为两期,第一期只作胆总管及腹腔引流,待患儿情况好转感染控制后,进一步检查肝外胆道病变类型和程度,再考虑二期手术。除个别休克严重、延误诊断的患儿,多可治愈。

(六)硬化性胆管炎

硬化性胆管炎(sclerosing cholangitis)又名纤维性胆管炎,是以肝内外胆管壁黏膜下和浆膜层纤维样变性、增生,导致的胆管慢性纤维性狭窄和闭塞。发病率较低,可发生于各年龄组。

【病因与分类】 至目前病因尚不清楚。一般认为有:①细菌或病毒感染因素:慢性胆道炎症引起胆管壁纤维化,管腔逐渐变窄。②变态反应因素:有时伴有其他自身免疫性疾病,如溃疡性结肠炎及克罗恩病。③先天性遗传因素:文献报道硬化性胆管炎可能是一种有遗传倾向的自身免疫性疾病。

该病有两种类型:①原发性:临床上找不到引起该病的任何原因,治疗困难,预后差。②继发性:可找到直接或间接的致病原因,如胆道慢性感染、结石、手术及创伤后,小儿原发性多见。

【病理】 早期肝活体组织检查可见门脉及汇管区炎症反应,结缔组织增生,淋巴细胞及浆细胞浸润,小叶间胆管增生。胆管壁纤维变性逐渐为纤维组织代替,管壁增厚变硬,管腔狭窄直至闭锁。根据胆管受侵的范围不同而分为弥漫型、局限型和节段型(又称跳跃型)。

【临床表现】 主要表现为慢性进行性梗阻性黄疸,右上腹疼痛或不适,食欲缺乏、恶心、呕吐、营养不良,部分患儿伴有长期低热或高热。体检可触及增大的肝脏,质硬。

肝功能检查:血清胆红素升高,以直接胆红素为主,碱性磷酸酶升高,常为正常值的 2~3 倍,转氨酶略升高,IgM 亦高于正常。末梢血常规:白细胞增多。

【诊断】 继发性硬化性胆管炎:多有直接或间接的致病原因,诊断多无困难。原发性硬化性胆管炎可按照 1970 年 Myers 等提出的标准进行诊断:①进行性梗阻性黄疸;②无胆道结石;③无胆道手术史;④胆管壁增厚,管腔狭窄;⑤经长时间观察可排除胆道恶性病变;⑥无溃疡性结肠炎或克罗恩病等并发症。

为明确病变部位、范围以及未受侵犯胆道的外形,可进行 B 超、经皮肝穿刺造影(PTC)及十二指肠纤维内镜造影等检查。

【治疗】 主要是对症治疗,消炎、利胆及免疫抑制剂的应用可暂时缓解症状。广谱抗生素能控制急性胆管炎的发作。

外科治疗的指征是:病变局限有扩张的胆管者,可行胆管十二指肠或空肠吻合,引流胆汁入消化道。硬化性胆管炎有致病原因时,可用手术方法去除病因。

【预后】 继发性硬化性胆管炎,去除病因,可使病情缓解好转。原发性可因多次胆管炎、胆管狭窄引起胆汁淤积性肝硬化、门静脉高压、上消化道出血及肝性脑病而死亡。

(七)胆道闭锁

胆道闭锁(biliary atresia,BA)胆道闭锁是以炎症、纤维化及肝外胆道阻塞为特征的一种进行性的炎性胆道疾病。欧美国家活产儿发病率为 1/(14 000~20 000);亚洲高发,活产儿发病率可达 1.48/10 000。女婴发病率高于男婴,男:女约为1:2。这种疾病在 1892 年首次被人们所认识,最初分为 2 型:可治型和不可治型,后者由于 1955 年日本人 Kasai 首创了肝门空肠吻合术(hepatic portoenterostomy,HPE)而得以治疗。目前,提倡序贯性治疗,Kasai 术后综合治疗及儿童肝移植的发展使 BA 总的长期生存率达到 90%。

【病因与分型】 胆道闭锁的病因尚未明确。目前有以下 2 种学说:

(1)围产期学说:正常的胆道系统已经发育完好,围产期的病毒感染引发的免疫应答导致肝外胆道的炎症和纤维化,可能相关的病毒有呼肠孤病毒、巨细胞病毒、呼吸道合胞病毒、人乳头瘤病毒、单纯疱疹病毒、轮状病毒及 EB 病毒。近年来,有研究报道胆道对于 dsRNA 病毒的天然免疫应答可能是 BA 发病机制之一。

(2)胚胎学说:在胚胎发育过程中胆道受到了某种损伤,继而在出生时表现出胆道的畸形。相对应的,解剖学的因素(如肝动脉畸形)也可致出生时表现胆管闭塞。胚胎型 BA 常并发先天性心脏病、消化道和泌尿系畸形,其中,胆道闭锁脾脏畸形(biliary atresia splenic malformation,BASM)综合征最为人们所重视,其发病率为 5%。

日本小儿外科学会依据肝外胆道阻塞的程度将 BA 分为三型:①Ⅰ型(5%):胆总管闭锁。闭锁近端有开放的胆管,因此胆囊内含胆汁。②Ⅱ型(3%):肝总管闭锁。胆囊内不含胆汁,但肝总管解剖横断后近端可看到管腔内含胆汁的左右肝管。③Ⅲ型(>90%):肝门部闭锁。即肝外胆道完全闭锁。

还有一类特殊类型的 BA,即囊肿型 BA,占 BA 的 5%。囊肿内含有黏液或胆汁,后者使其与真正的先天性胆总管囊肿的鉴别诊断困难增大。但囊肿型 BA 的囊壁较厚且囊肿与肝内胆道无交通,这可以通过经皮肝穿刺胆道造影(PTC)或术中胆道造影来诊断。

【临床表现】 新生儿以结合胆红素升高为主的持续性、渐进性黄疸,同时伴有白陶土样便和深黄色尿。

【诊断】 胆道闭锁的术前诊断需要根据病史、查体及辅助检查进行综合分析。

1. 病史采集 新生儿的持续性、渐进性黄疸,伴有白陶土样便和深黄色尿。

2. 查体 在西方国家,大多数患儿在 2 月龄之前确诊,此时患儿无严重的肝脏纤维化及门静脉高压出现。多数患儿表现出程度不一的黄疸,有些患儿除黄疸外还表现有肝脾大。粪便检查是体检的重要组成部分,自 1987 年日本开始使用大便比色卡(stool color card,SCC)筛查胆道闭锁以来,中国台湾省、欧洲等地也相继开展 SCC 的早期筛查,这使得胆道闭锁患儿的早期诊断率得到了显著提高。

3. 辅助检查

(1)血液学检查:包括肝功能、凝血、全血细胞计数等。此外,先天性病毒感染的血清学检查、自身免疫性疾病、α₁ 胰蛋白酶抑制剂以及相关的基因检查(HLA-B12,CFC1)也较常应用。

(2)腹部超声检查:因其无创性而得以广泛应用。需禁食后进行,提示胆道闭锁的征象有:胆囊萎瘪或缺如、三角形索带征(肝门纤维块)和肝脏质地的变化,进食后胆囊无明显收缩。

(3)肝活检:BA 组织学诊断标准为小胆管增生伴胆栓形成,以及汇管区的纤维化和/或炎性变。诊断性的穿刺必须至少包括 5 个完整的汇管区。组织学检查的重点在于汇管区,胆管增生提示胆道梗阻,胆管与汇管区概率下降提示肝内胆管缺乏。如果肝脏活检没有包括足够的汇管区,应进行重复活检。围产期型 BA 会表现出胆管增生,但可能会由于局部的特异性和活检时标本不够而不能发现。巨细胞变形可能是唯一的变化。要强调的是,临床相关性很重要,包括患儿足月还是早产、患儿的年龄、症状的持续时间等。术中胆道造影显示胆道梗阻,在没有做肝脏活检的情况下,可能会误导临床医生。因此,在表现为不明原因的结合胆红素升高的胆汁淤积症患儿,随诊性的肝活检来排除或诊断 BA 是有必要的,其中也包括在第一次肝活检时未发现明显小胆管增生的患儿。

(4)其他:内镜逆行胰胆管造影(ERCP)、磁共振胰胆管成像(MRCP)较 B 超等不常用。近年来,肝脏瞬时弹性超声(TE)作为一项无创检查,也开始用于 BA 患儿的术前诊断及术后肝纤维化进展的评估。

【治疗】 BA 治疗以手术治疗为主。"可治型"BA 可行肝管肠吻合术,"不可治型"BA 自从 1955 年 Kasai 首创肝门空肠吻合术后得以行手术治疗,未行手术的 BA 患儿大多数在 2 岁以内死亡。目前,BA 的治疗主要包括 Kasai 手术、术后药物、营养支持治疗以及肝移植。

1. Kasai 肝门空肠吻合术 手术的目的在于将肝门纤维块完全切除、在充分暴露肝门的情况下行肝门空肠吻合,再造肝外胆道。在大多数病例中肝门纤维块切除后都可使胆汁得以引流,Kasai 肝门空肠吻合术成功与否与下列因素有关:手术年龄、肝纤维化的程度、肝门部纤维块中小胆管的有无、外科医师的手术技巧等。

术前预防性应用抗生素,纠治凝血功能异常,必要时备血。术中行胆道造影。胆囊中有墨绿色胆汁提示存在近端胆管,远端胆道的情况需经胆囊底部注入造影剂后观察。如果经术中观察及胆道造影确定为肝门部闭锁,则将纤维化的肝总管和肝管解剖至靠近肝表面的位置,用锐利的剪刀沿平行于肝包膜方向剪断纤维块,然后将 Roux 肠袢自横结肠后穿出与肝门部边缘作吻合。自肝脏边缘取小块肝组织,与纤维块一起做组织学检查。术后静脉滴注抗生素及糖皮质激素,强调激素治疗是必须的,它可以提高患儿的 5 年生存率,最近亦有文献报道,糖皮质激素对于术后早期(6 个月)黄疸消退有利,但并不能提高患儿的长期生存率。口服熊去氧胆酸(urso-deoxycholic acid,UDCA)对于排胆也是有效的,此外,患儿需长期口服预防量抗生素。需要注意的是黄疸清除并不等同于治愈,这是因为肝活检提示有 80% 的患儿已存在肝脏的纤维化,并可能进展为肝硬化并最终导致门静脉高压等一系列并发症。

术后并发症包括:①胆管炎:与胆道局部免疫功能受损及术后肠道细菌移位有关。早期发现并治疗胆管炎非常重要,这是因为反复发生的胆管炎以及治疗的延误可加快肝硬化进程并导致进行性的肝脏衰竭。胆管炎可发生于葛西术后 30%~90% 的患儿,常在术后第 1 年发生。其临床表现包括黄疸加重或复现、发热、大便颜色变或不变浅、转氨酶升高以及白细胞计数增加(中性粒细胞)。病原菌常为革兰氏阴性菌(大肠埃希菌多见)和肠球菌。术后胆管炎发生的早晚及次数影响患儿的预后,发生越早,越容易复发;发生的次数越多,预后越差。②门静脉高压:70%~80% 长期生存的患儿可出现门静脉高压且 30%~40% 会发生食管曲张静脉出血,应行内镜监测并结扎曲张静脉,TE 也可用于术后食管静脉曲张出血的预测。③营养不良:胆道闭锁患儿常发生脂肪和脂溶性维生素（A、D、E、K）吸收障碍，因此患儿需常规补充中链脂肪酸和脂溶性维生素。手术后大多数患儿的吸收不良会逐渐缓解，但持续性的黄疸可导致代谢性骨病、凝血障碍性疾病、发育停滞以及神经发育缺陷。④全身性疾病：有进行性肝病的患儿有可能发生肝肺综合征。患儿表现不同程度的缺氧和凝血功能障碍，这与肝脏功能严重不良、肺内动静脉分流以及动脉性缺氧有关。⑤黄疸：大多数患儿在成功行 Kasai 术后 3 个月黄疸可清除，良好的胆汁引流某种程度上决定于肝门纤维块组织学上可观察到的小胆管的有无及内径大小，无小胆管的患儿，术后胆汁引流不良，预后差；小胆管内径>150μm 的患儿可获得良好的胆汁引流，小胆管内径<20μm 则胆汁引流不畅，但这并不是绝对的。持续性黄疸的患儿应除外感染（胆管炎）的可能，并保证实施增强免疫力的计划和营养支持。

2. 肝移植 目前对于 BA 治疗，国际上提倡在患儿病情允许的情况下，尽量首先行 Kasai 手术，这是由于部分患儿可获得长期自肝生存，无需肝移植。尽管如此，Kasai 术后效果不佳的患儿，仍需行肝移植。我国 BA 肝移植起步较国外晚，但目前为止也已取得了初步成效。肝移植的指征包括：①Kasai 手术效果不佳；②难治性的胆管炎；③门静脉高压导致不可控制的消化道出血；④肝肺综合征；⑤显著的营养不良或发育停滞；⑥由肝脏疾病引起无法忍受的生活质量问题。

【预后】 BA 患儿在不行手术治疗的情况下 2 岁内会死亡。提示预后良好的指征包括：Kasai 术后黄疸早期清除（术后 3 个月内总胆红素<20μmol/L）；肝脏组织活检未发现严重纤维化和巨细胞肝炎；不发生或不反复发生胆管炎。值得一提的是，对于 BA 患儿的长期严密随访是预防严重并发症、保证良好预后的必要条件。

英国对行 Kasai 手术的 BA 患儿进行的调查研究显示，术后患儿黄疸清除率为 55%，提示如果 Kasai 手术成功，大多数患儿在儿童阶段无需肝移植。在日本，BA 术后 5 年自肝生存率为 80%，术后 12 年自肝生存率为 70%，术后 18 年生存率接近 60%且 QoL 量表示患儿生活质量佳。目前，Kasai 手术和肝移植术后总的 10 年生存率为 90%。近来，有文章统计了 Kasai 术后生存 20 年以上胆道闭锁患者的临床资料，其中 88%为自肝生存，但自肝生存患者中有 60.5%存在肝脏相关的并发症（胆管炎、门静脉高压、消化道出血）。

（八）α₁-抗胰蛋白酶缺乏症

α₁-抗胰蛋白酶缺乏症（α₁-antitrypsin deficiency）是一种常染色体隐性遗传性疾病。主要是由于编码 α_1-抗胰蛋白酶（α_1-antitrypsin，α_1-AT）的基因突变，引起血浆中 α_1-抗胰蛋白酶的缺乏，从而使中性粒细胞弹性蛋白酶与蛋白酶抑制剂之间的平衡遭到破坏，从而导致临床症状。以婴儿期出现胆汁淤积性黄疸、进行性肝功能损害和青年期后出现肺气肿为主要临床表现。常有家族发病史。在不同国家之间的流行病学特征有很大差异，以欧美国家报道较多，目前美国患病率约 1/100 000~1/80 000，全球患病率约 1/3 000 000。我国已有多例散在病例报道。

α_1-抗胰蛋白酶是一种多肽糖蛋白，分子量为 52 000，在肝细胞中合成、分泌并释放至血清中，维持血清正常水平，参与机体炎症反应的调节，主要在肺部发挥作用。其正常血清浓度为 1.5~2.5g/L。新生儿偏高，为 2.7g/L。它是血清 α_1-球蛋白的主要组成部分，约占 α_1-球蛋白的 80%。此酶属于蛋白酶抑制系统（protease inhibitor system，Pi 系统）。它能抑制胰蛋白酶（trypsin）、纤维蛋白溶酶（plasmin）、凝血酶（thrombin）、糜蛋白酶（chymotrypsin）、中性粒细胞弹性硬蛋白酶（neutrophil elastase）以及细菌死亡后所释放出的蛋白溶解酶等。在炎症、组织坏死或损伤时，血清浓度可代偿增高 2~4 倍，用以清除过多的由各类细胞和细菌所释放的蛋白溶解酶，以保护正常细胞不受此类蛋白溶解酶的损害。

α_1-AT 基因位于 14 号染色体长臂，对应的基因为 *SERPINA1*，目前了解至少超过 75 个基因突变类型，M 是最常见的基因表型，正常人群中以 PiMM 型最多见，在美国大约 95%的人是 PiMM 表现型。其血清 α_1-AT 含量基本正常。纯合子 PiZZ 型最少见，其血清 α_1-AT 严重缺乏，低于 2mg/ml（仅为正常值的 10%~20%），血清 α_1-AT 明显缺乏是由于分子的 C 端第 53 位点上的赖氨酸被谷氨酸置换后，影响 α_1-AT 从肝细胞释放到血清中。PiZZ 纯合子在婴儿期即可出现梗阻性黄疸。中间表现型 PiMZ、PiSZ、PiMS 等型的血清 α_1-AT 可低至正常的 40%以下，一般不伴有肝脏病。

【发病机制】 α_1-AT 减少程度与肝和肺部疾病发病情况的关系尚不十分明了。导致肝脏疾病的主要突变类型是 PiZZ，从患儿的肝组织活检中可见早期出现肝细胞坏死，门脉周围有浆细胞、淋巴细胞和酸性粒细胞浸润，胆小管和结缔组织增加。晚期则有严重的纤维化和肝硬化。特征性的改变是，无论临床出现肝病征象与否，肝活检用 PAS 染色时，在肝细胞内都可见到耐淀粉酶的嗜酸颗粒和玻璃样变物质，即耐淀粉酶样小体（diastase resistant globule），尤以门脉周围最明显。电子显微镜检查发现这些颗粒位于肝细胞的粗面内质网上，

26章

现经多方面检查证实它是与 α_1-AT 相似的糖蛋白,在化学组成上与正常 α_1-AT 的区别是缺乏唾液酸基和糖基。关于肝细胞内堆积的 α_1-AT 颗粒与肝病的关系尚不十分清楚,因为即使没有病态的 α_1-AT 缺乏者的肝细胞中也可见到此种颗粒。肝病的发生似乎与组织中的 α_1-AT 缺乏有直接关系,很多作者认为 α_1-AT 缺乏时,溶酶体释放更多溶酶体酶,肝细胞内部蛋白质分解破坏作用增强,同时肝细胞内的 α_1-AT 不能释放至血液中,因此机体无力拮抗内源或外源性的蛋白溶解酶对肝细胞的损伤作用,从而出现肝细胞的变性坏死。后者又增加巨噬细胞的活力,更使蛋白溶解酶的释放量增加,进一步损害肝细胞。

目前认为 α_1-AT 缺乏发生肺部疾患有两个因素:①血清 α_1-AT 缺乏;②与环境有关,特别是接触吸烟者有一定关系。PiZZ 纯合子型患肺气肿者比 PiMM 纯合子型高 20 倍。PiMZ 杂合子型发生肺气肿的概率低于 Pizz 纯合子型。血清 α_1-AT 有一个临界水平,低于临界水平可能发生肺气肿,而高于此水平者能通过肺泡结构保护他们不被损害,则可不发生肺气肿。血清 α_1-AT 水平 ZZ 为正常的 10%~15%、SZ 为 30%~35%、SS 为 50%~60%、MZ 为 60%、MS 为 80%。吸烟者患有肺部疾病,其 α_1-AT 水平则低于正常。正常成人下呼吸道 α_1-AT 能抑制嗜中性弹性硬蛋白酶。而患有 α_1-AT 缺乏症的肺气肿患儿由于血清 α_1-AT 缺乏,破坏了整个肺泡结构(上皮 1 和 B 型细胞、内皮细胞、成纤维细胞以及结缔组织),主要破坏结缔组织基质。在这些患儿的肺泡结构中发现有游离的嗜中性弹性硬蛋白酶的同时,也有极少量 α_1-AT 存在,逐渐消化了肺的正常蛋白组织而造成弥漫性肺气肿。

【临床表现】 本病为全身性疾病,随年龄段不同而临床表现不同。儿童以肝脏损伤为主,成人则以肺脏损伤为主,但是很少同时患肺气肿(emphysema)和肝硬化(cirrhosis)。PiZZ 核型的发病率为 1/4 000~1/2 000,患儿常可在出生 1 周发生非外科胆汁淤积型肝炎。在新生儿肝炎中 PiZZ 型大约占 20%。患儿食欲缺乏,有时恶心、呕吐、嗜睡、易激惹。出现黄疸和肝脾大。尿色深黄,大便呈白陶土色。黄疸可持续 2~4 个月后渐消退。此类患儿出生体重多低于正常,但非早产。临床所见很像急性病毒性肝炎或胆道闭锁。此后可出现以下几种情况:①少数患儿病情持续进展,在数年内逐渐出现肝硬化的症状,在 6 岁前由于肝功能衰竭(liver failure)或并发败血症而死亡;②多数患儿临床缓解和进展互相交替出现,至青春期后发展成慢性活动性肝炎或肝硬化;③有些患儿,多为 PiMZ 或 PiMS 型杂合子,到成人期虽有肝组织不同程度的纤维化,但不出现肝硬化的明显症状。

在儿童肺气肿很少见,但可有慢性肺部综合征,但肺气肿多发生于 30~40 岁的成人。PiZZ 纯合子发生慢性阻塞性肺气肿的可达 70%~80%。患儿出现呼吸困难、咳喘、弥漫性肺气肿及桶状胸。叩诊为过清音;重者出现杵状指/趾、生长发育障碍等。有些研究指出,在成人患有风湿热样动脉炎和青少年慢性多发性动脉炎的患儿 PiZ 等位基因的频率增加。很多凝血异常伴有 α_1-AT 缺乏,包括血小板功能不全、弥散性血管内凝血和婴儿凝血系统障碍。可表现关节症状和出血倾向。

【实验室检查】

1. 血清 α_1-AT 减少到 1.0g/L 以下多为 PiZZ 型,PiMZ 型多在 1.0~2.0g/L 之间。肝硬化期 BSP 排泄减少。血常规显示脾功能亢进现象。

2. 肝活检(liver biopsy) PAS 染色阳性,并可见肝细胞内耐淀粉酶的嗜酸性小颗粒。

3. X 线检查 可见两肺气肿和膈肌下降。食管钡餐可见食管静脉曲张。

4. 肺功能检查 不同程度的损害。

【诊断与鉴别诊断】 家族中有早期发生肝与肺部疾患的病史;血清 α_1-AT<2.0g/L;根据酸性淀粉凝胶电泳为 PiZZ 表型;肝活检发现肝细胞内糖蛋白小颗粒和肝硬化等改变。应注意血清 α_1-AT 正常并不能排除本病,基因表型(Pi 系统)为诊断金标准。鉴别诊断应排除巨细胞包涵体病及肝炎、胆道闭锁、胆总管囊肿以及各种先天性代谢病,如半乳糖血症、果糖不耐受症、肝糖原贮积症和肝豆状核变性等。如有呼吸道症状还应与免疫缺陷病、胰腺囊性纤维变、食管畸形及食管裂孔疝等鉴别。

【治疗与预后】 针对肝脏损害而言,可对新生儿胆汁淤积症可口服苯巴比妥 3~5mg/(kg·d)和考来烯胺(cholestyramine)4~8g/d。同时应补充脂溶性维生素 D 和 K。饮食中加中链甘油三酸酯和水溶性维生素。当出现肺部感染时,应及时采用抗生素。对于 α_1-AT 低的小儿即使无肺部症状,也应注意尽量不接触纸烟、尘埃和污染的空气。肝脏受累者直接静脉补充 α_1-AT 制剂并不适合,治愈的希望寄托在肝移植术,3 年存活率约 85%。以慢病毒为载体的基因治疗正在研究中,尚缺乏临床经验。

对于肺脏受累者而言,直接替代治疗包括静脉输注和雾化吸入 α_1-AT 制剂(人血浆中提取),对肝脏受累疗效较差,主要针对肺脏受累患儿,α_1-AT 增强治疗(alpha-1 antitrypsin augmentation therapy）目的是增加血清和肺的 α_1-AT 水平。每周使用 α_1-AT 4g：①可使下呼吸道的弹性硬蛋白酶-抗弹性硬蛋白酶达到平衡；②使血清 α_1-AT 水平维持超过临界水平；③肺内 α_1-AT 水平增加至正常的 60%。

预后较差，15% 肝脏受损患儿为新生儿期肝炎，约 1/3 患儿第一年出现肝硬化，约 30%~50% 的患儿死于进行性肝脏损害或肝硬化，肝功能衰竭多发生于肝硬化 5~15 年以后。亦有报道 PiZZ 型患儿于新生儿期出现肝炎症状后，临床和化验检查完全恢复正常，仅肝活检有轻度或中度肝硬化的病理改变。血清 α_1-AT 降低的人，都可能发生肺气肿。但杂合子 PiMS 和 PiMZ 型的患儿，若能避免吸烟、尘埃等环境因素影响，即使肺部已出现肺气肿的病理改变，亦可无临床症状或症状极轻，存活年龄与正常人一样。

（张鸿飞 龚四堂 陈亚军）

参考文献

［1］KWO PY，COHEN SM，LIM JK. ACG Clinical Guide-line：Evaluation of Abnormal Liver Chemistries. Am J Gastroenterol，2017，112（1）：18-35.

［2］NEWSOME PN，CRAMB R，DAVISON SM，et al. Guidelines on the management of abnormal liver blood tests. Gut，2018，67（1）：6-19.

［3］SCHWIMMER JB，LAVINE JE，WILSON LA，et al. In Children With Nonalcoholic Fatty Liver Disease，Cysteamine Bitartrate Delayed Release Improves Liver Enzymes but Does Not Reduce Disease Activity Scores. Gastroenterology，2016，151（6）：1141-1154.

［4］NG VL，LI R，LOOMES KM，et al. Outcomes of Children With and Without Hepatic Encephalopathy From the Pediatric Acute Liver Failure Study Group. J Pediatr Gastroenterol Nutr，2016，63（3）：357-364.

［5］KAMATH BM，BAKER A，HOUWEN R，et al. Systematic Review：The Epidemiology，Natural History，and Burden of Alagille Syndrome. J Pediatr Gastroenterol Nutr，2018，67（2）：148-156.

［6］European Association for Study of Liver. EASL Clinical Practice Guidelines：Wilson's disease. J Hepatol，2012，56（3）：671-685.

［7］CHARLTON M，LEVITSKY J，AQEL B，et al. International Liver Transplantation Society Consensus Statement on Immunosuppression in Liver Transplant Recipients. Transplantation（Wolters Kluwer Health，Inc.），2018，102（5）：727-743.

［8］MARÍA T，JOSÉ LUIS LC P，MIRIAM B，et al. Alpha-1 antitrypsin deficiency：outstanding questions and future directions. Orphanet J Rare Dis，2018，13（1）：114-129.

26章

第6节 胰腺疾病

一、解剖生理特点

（一）解剖特点

胰腺位于腹膜后第 2 和第 3 腰椎水平处。胚胎第 4 周时中原肠头端发生两个突起，即以后十二指肠背侧和腹侧胰腺的两个始基，胚胎发育至第 6 周时合并在一起，成为胰腺的头部、体部和尾部。胰腺在新生儿时期约重 2~3.5g，长 4~5cm，厚 12mm，到 1 岁时约重 10g，4~5 岁时约重 20g，10~12 岁时约重 30g，至成年期约重 65~100g。胰腺有内分泌（胰岛素）和外分泌（消化酶）两种细胞。胰腺的外分泌液由主胰管和副胰管通入十二指肠；主胰管在胆总管的左侧一起斜向穿过十二指肠肌层，后与胆总管汇合成 Vater 壶腹，再经奥迪括约肌及

乳头部注入十二指肠降部内后方，距幽门约 10cm。副胰管短而细或缺如，可形成十二指肠副乳头，经此处进入十二指肠。此两胰管即代表胚胎时期背基和腹基位置，如果在发育过程中融合异常，整个胰腺可以全部或部分地环绕十二指肠，称为环状胰腺，可引起先天性十二指肠梗阻。偶见胰腺组织异位于胃肠他处，特别是梅克尔憩室中，有时可导致肠出血。先天性胰腺内分泌异常可导致糖尿病或低血糖性惊厥。外分泌发育不全是脂肪消化不良的一个原因。

（二）生理特点

胰腺分为内分泌部及外分泌部，前者分泌胰岛素主要控制糖代谢；后者分泌胰腺液，内含各种消化酶，与

胆盐及小肠内分泌物相互作用,共同参与对蛋白质、脂肪及碳水化合物的消化。胰腺液的分泌,由交感与副交感神经及小肠上部的黏膜细胞内分泌(肠促胰激素)所控制。婴幼儿时期,胰腺液及其消化酶的分泌极易受炎热气候及各种疾病的影响而被抑制,常引起消化不良[1]。

二、胰腺结构异常性疾病

环状胰腺系胚胎期背侧和腹侧胰芽的愈合位置不正常而将十二指肠降部呈环形或钳状环绕,压迫十二指肠降部,多数病例胰腺组织生长侵入十二指肠壁与肠壁各层互相交织达黏膜下层,构成对十二指肠腔外压性梗阻及腔内阻塞。环形胰腺为正常胰腺组织内含胰岛及腺泡、胰头仍位于十二指肠弧内,属少见的先天性畸形。

【临床表现及诊断】 症状的出现取决于环形胰腺对十二指肠的压迫程度,而表现不同,轻者未压迫十二指肠可无临床症状,或在成年后才有表现。重者则因环状胰腺所造成的十二指肠梗阻是完全性或近于完全性的,多在新生儿期出现症状,初次喂乳后即呕吐,呕吐物常含胆汁,偶为咖啡样物,可见上腹胀及胃型胃蠕动波。

X线腹部立位平片可见"双泡征",并显示高位部分至完全性肠梗阻。钡餐检查可见十二指肠降段内凹或节段性缩窄现象,第二段以上十二指肠扩张、肥厚及淤滞。本症严重者常与十二指肠闭锁或狭窄混淆,难于在手术前鉴别。如同时作钡灌肠造影,可以排除十二指肠完全闭锁或肠旋转不良。

环状胰腺最常见的并发症为十二指肠闭锁和狭窄,亦可并存其他畸形,如唐氏综合征、脑发育不全、肠旋转不良,先天性心脏病及肛门闭锁等。

【治疗】 主要是手术治疗。一般施行十二指肠-十二指肠菱形吻合,十二指肠空肠 Roux-Y 吻合,或十二指肠空肠侧侧吻合术,手术时间以出现症状早晚及严重性为决定条件。术后十二指肠梗阻症状可全部解除。

三、急性胰腺炎

急性胰腺炎(acute pancreatitis)是指多种病因引起的胰酶激活,继以胰腺局部炎症反应为主要特征,伴或不伴有其他器官功能改变的疾病。

【病因】 小儿急性胰腺炎致病因素与成人不同,成人最常见的原因以胆道疾病(如胆结石、慢性感染、肿瘤等)及酒精性为主,而小儿最常见的原因有以下几种。然而,仍有一些病例无肯定的致病因素[2]。

1. **感染** 多种病毒如腮腺炎病毒、轮状病毒、EB病毒、肠道病毒等感染,肺炎支原体、细菌、寄生虫等均可引起急性胰腺炎。

2. **胆胰交界部位畸形** 胆汁反流入胰腺,引起胰腺炎。如胆总管囊肿、胆管发育异常、胰胆管合流异常等。

3. **药物诱发** 应用糖皮质激素、免疫抑制药、丙戊酸以及在治疗急性淋巴细胞白血病时应用左旋门冬酰胺酶(L-asparaginase)等可引起急性胰腺炎。

4. **并发于全身系统性疾病** 如川崎病、系统性红斑狼疮、过敏性紫癜、甲状旁腺功能亢进症、克罗恩病等。

5. **外伤** 多由于腹部创伤所致。

【病理】

1. **水肿型胰腺炎** 约占 85%~95%,胰腺全部或局部水肿、充血,体积增大,胰液的排出受阻,因而使血液及尿中淀粉酶增高。

2. **出血坏死型胰腺炎** 约占小儿急性胰腺炎的 10%,病情凶险,因胰腺缺血、出血或坏死,胰腺呈深红色或紫黑色,大量渗出液包含胰液流入腹腔而引起弥漫性腹膜炎,富有消化力的胰液渗出,作用于脂肪丰富的大网膜、肠系膜及肠壁上,造成广泛脂肪坏死灶,将脂肪分解为甘油和脂肪酸。后者又吸取血中钙质形成钙化灶。血钙可显著降低而出现手足搐搦及休克现象,死亡率极高。

【临床表现】 腹痛是急性胰腺炎的主要症状,多为急性发作,呈持续性,少数无腹痛。典型腹痛位于上腹或左上腹,可向背部、胸部放射。多为钝痛或锐痛。年龄较小儿童呕吐为常见的临床表现。发热常源于全身炎症反应综合征(systemic inflammatory response syndrome,SIRS)、坏死胰腺组织继发细菌或真菌感染。发热、黄疸、陶土便者多见于胆源性胰腺炎。重症者可出现低血压、休克、呼吸困难、少尿或无尿、谵妄等其他器官受累表现。体征方面,轻症者仅表现为轻压痛,重症者可出现腹膜刺激征、腹水、Grey-Turner 征、Cullen 征。少数患儿因脾静脉栓塞出现门静脉高压,脾肿大。腹部因液体积聚或假性囊肿形成可触及肿块。其他可有相应并发症所具有的体征。

【并发症】 局部并发症包括急性胰周液体积聚、急性坏死物积聚、胰腺假性囊肿、包裹性坏死和感染性胰腺坏死。其他局部并发症还包括胸腔积液、胃流出道梗阻、消化道瘘、腹腔出血、假性囊肿出血、脾静脉或门静脉血栓形成、坏死性结肠炎等。

全身并发症主要包括器官功能衰竭、SIRS、脓毒症、急性呼吸衰竭、急性肾衰竭、腹腔内高压或腹脏间隔室综合征、胰性脑病（pancreatic encephalopathy，PE）。

【辅助检查】

1. **淀粉酶测定** 淀粉酶测定常为主要诊断依据，但淀粉酶升高的程度与炎症的危重程度不是正比关系。血清淀粉酶在发病 3 小时后即可增高，并逐渐上升，24~48 小时达高峰以后又渐下降。血清淀粉酶持续增高要注意病情反复、并发假性囊肿、疑有结石或肿瘤、肾功能不全、高淀粉酶血症等。尿淀粉酶约在发病后 12~24 小时升高，病变缓解后下降的时间比血清淀粉酶迟缓，持续 3~5 天。

2. **血清脂肪酶测定** 脂肪酶（lipase）在发病 6 小时内开始升高，血清浓度在 24~30 小时达到高峰，脂肪酶升高能持续 1 周以上。脂肪酶是一个比淀粉酶更敏感和特异的指标（敏感度 87%~100%，特异度是 95%~100%）。当血清淀粉酶活性已经下降至正常，或其他原因引起血清淀粉酶活性增高时，血清脂肪酶测定具有重要意义。其酶活性与疾病严重程度不呈正相关。

3. **其他化验检查** 应常规检测 CRP，发病 72 小时后 CRP>150mg/L 提示胰腺组织坏死。动态监测血清 IL-6 水平，增高提示预后不良。血清电解质、血尿素氮、肌酐和全血细胞计数对监测体液状态和肾功能非常重要。肝酶检查可用于鉴别胆源性原因。

4. **B 型超声波或 CT 扫描检查** 在发病初期 24~48 小时行超声检查，可以初步判断胰腺组织形态学变化，同时有助于判断有无胆道疾病。CT 扫描诊断价值更大。发病 1 周左右的增强 CT 诊断意义更高，可有效区分液体积聚和坏死的范围。

5. **MRI** 通常不作为初期急性胰腺炎患儿首选的影像学检查，但它有助于评估后期并发症。它可作为需要静脉对比剂但伴有肾损伤或对碘造影剂过敏的替代方法。MRI 在评估坏死组织上比 CT 更敏感。MRCP 多用于诊断急性胰腺炎的胆道原因。

【诊断】 临床上符合以下 3 项特征中的 2 项即可诊断：①与急性胰腺炎符合的腹痛（急性、突发、持续、剧烈的上腹部疼痛，常向背部放射）；②血清淀粉酶和/或脂肪酶活性高于 3 倍正常值上限；③增强 CT/MRI 或腹部超声符合急性胰腺炎影像学特征。根据有无器官功能衰竭、有无局部或全身并发症进一步区分是轻症、中度重症还是重症急性胰腺炎。据 Ranson 评分、APACHE Ⅱ评分等可进行急性胰腺炎的分级诊断[3,4]。

1. **轻症急性胰腺炎（mild acute pancreatitis，MAP）** 具备急性胰腺炎临床表现和生物化学改变，不伴有器官功能衰竭及局部或全身并发症，通常在 1~2

周内就可恢复。

2. **中度重症急性胰腺炎（moderately severe acute pancreatitis，MSAP）** 具备急性胰腺炎临床表现和生物化学改变，伴有一过性的器官衰竭（48 小时内可恢复），或伴有局部或全身并发症。

3. **重症急性胰腺炎（severe acute pancreatitis，SAP）** 有临床表现和生物化学改变，须伴有持续的器官功能衰竭（持续 48 小时以上、不能自行恢复的呼吸系统、心血管或肾脏功能衰竭，可累及一个或多个器官）。

【治疗】

1. **非手术治疗** 禁食、胃肠减压、解痉止痛、胰酶抑制剂及应用抗生素、补液维持水电解质平衡、营养支持仍是目前主要治疗方法。

（1）禁食：常规禁食，在患儿腹痛减轻或消失、腹胀减轻或消失、肠道动力恢复或部分恢复时可以考虑开放饮食。开始以糖类为主，逐步过渡至低脂饮食，不以血清淀粉酶活性高低作为开放饮食的必要条件。

（2）胃肠减压：鼻胃管减压可以缓解呕吐、腹胀及麻痹性肠梗阻症状，减少胃液胃酸刺激胰酶的分泌。

（3）解痉止痛：急性胰腺炎时腹痛十分剧烈，重者可导致疼痛性休克，因此应及时给予止痛剂。

（4）补液治疗：对于除外合并心、肾或其他禁忌合并症的所有患儿，均应进行积极补液治疗，即每小时输注 5~10ml/kg 的等渗晶体液。早期积极补液在最初 12~24 小时内的益处最明显。对于表现为低血压、心动过速的血容量严重不足的患儿，需要快速扩容。输液种类包括 0.9% NaCl 溶液、平衡液及胶体液。在入院 6 小时及之后 24~48 小时内应反复评估患儿的补液需求。血清尿素氮下降是积极补液治疗的指标。注意复查血气、血清电解质及中心静脉压测定。

（5）抑制胰腺外分泌和胰酶抑制剂应用：生长抑素（somatostatin）及其类似物（奥曲肽）可以通过直接抑制胰腺外分泌而发挥作用。生长抑素 35~50μg/kg 加生理盐水 10ml 在 3~5 分钟缓慢静脉推注，后 5μg/(kg·h)（最大≤6mg/d）持续静脉点滴 5~7 天或直至病情稳定。H_2 受体拮抗剂或质子泵抑制剂可通过抑制胃酸分泌而间接抑制胰腺分泌，还可以预防应激性溃疡的发生。蛋白酶抑制剂（乌司他丁、加贝酯）在儿科的研究不是随机、安慰剂对照研究，而且病例数少，故目前不推荐抗蛋白酶应用于儿童急性胰腺炎的治疗。

（6）抗生素使用：对于急性胰腺炎患儿，不建议预防性应用抗生素。当伴有胆管炎、导管相关性感染、菌

26章

血症、尿路感染、肺炎等胰腺外感染时,应使用抗生素。重症急性胰腺炎患儿不应常规预防性使用抗生素。对于伴有胰腺或胰腺外坏死的患儿,若住院7~10天后病情加重或不改善,应怀疑发生感染性坏死。这些患儿应进行:①行CT引导下的细针抽吸(FNA),进行革兰氏染色和细菌培养以指导抗生素的使用。②若不行CT引导的FNA,在获取必要的感染物培养后经验性使用抗生素。对于伴有感染坏死的患儿,需应用胰腺穿透性好的抗生素,如碳青霉烯类、喹诺酮类、甲硝唑等,这样也许能延迟或避免外科介入,从而降低并发症发生率和病死率。不应在治疗性或预防性使用抗生素时常规联用抗真菌药物[4]。

(7)营养支持:轻症患儿只需短期禁食,不需肠内或肠外营养(parenteral nutrition,PN)。重症患儿常先施行肠外营养,待患儿胃肠动力能够耐受,及早(发病48小时内)实施肠内营养。肠内营养的常用途径是鼻空肠管或鼻胃管,鼻空肠管为肠内营养的首选方法,持续泵注,可减少胰酶分泌。进行肠内营养时,应注意患儿的腹痛、肠麻痹、腹部压痛等胰腺炎症状和体征是否加重,并定期复查电解质、血脂、血糖、总胆红素、血清白蛋白、血常规及肾功能等以评价机体代谢状况,调整肠内营养的剂量。

(8)局部并发症的处理:大多数急性胰周液体积聚(acute peripancreatic fluid collection,APFC)和急性坏死物积聚可在发病后数周内自行消失,无需干预,仅在合并感染时才有穿刺引流的指征。无菌的假性囊肿及包裹性坏死大多数可自行吸收,少数直径>6cm且有压迫现象等临床表现,或持续观察直径增大,或出现感染症状时可予以微创引流治疗。胰周脓肿(infected necrosis)和/或感染首选穿刺引流,引流效果差则进一步行外科手术。

(9)全身并发症的处理:发生SIRS时应早期应用糖皮质激素。持续性肾脏替代疗法能很好地清除血液中的炎症介质,同时调节体液、电解质平衡。因而推荐早期用于急性胰腺炎并发的SIRS,并有逐渐取代腹腔灌洗治疗的趋势。合并腹腔间隔室综合征者应采取积极的救治措施,除合理的液体治疗、抗炎药物的使用之外,还可使用血液滤过、微创减压及开腹减压术等。出现肺、肾、肝、脑等器官功能衰竭时,予以相关处理。

2. 外科手术治疗[5]

(1)伴有胆囊结石的轻症急性胰腺炎患儿,出院之前应接受胆囊切除术以预防急性胰腺炎再发。

(2)对于胆源性的急性坏死性胰腺炎患儿,应在急性炎症好转、胰周积液吸收或稳定后再行胆囊切除术,以避免感染。

(3)当出现无症状性胰腺假性囊肿(pancreatic pseudocyst)、胰腺和/或胰腺外无菌性坏死时,不论病灶大小、位置、范围,不需外科干预。

(4)对于病情稳定的并发感染坏死的患儿,手术、放射介入和/或内镜下引流应延迟至病程4周以上,在坏死物液化、周围形成纤维包裹(包裹性坏死)后进行。

(5)对于有症状的并发感染坏死的患儿,微创的坏死组织清除术优于开放手术。

四、慢性胰腺炎

慢性胰腺炎(chronic pancreatitis)是指各种病因引起的胰腺组织和功能不可逆的慢性炎症性疾病。

【病因】 儿童慢性胰腺炎的病因与成人不同,成人以胆系疾病和酗酒为主。特发性胰腺炎是儿童慢性胰腺炎的首要原因,胰腺解剖异常是第二位原因,其中以胰腺分裂和胆胰管汇合异常最为多见。遗传因素在慢性胰腺炎发病中起重要作用,遗传性慢性胰腺炎为常染色体显性遗传,常见易感基因包括 *PRSS1*、*SPINK1*、*CFTR*、*CASR*、*CTSB* 等。此外,慢性胰腺炎致病因素还包括高脂血症、高钙血症、胰腺外伤或手术、自身免疫性疾病等。

【病理】 按病理分为三型[6]。

1. 慢性钙化性胰腺炎 最多见,表现为散发性间质纤维化及胰管内蛋白栓子、结石形成和胰管损伤。

2. 慢性阻塞性胰腺炎 因主胰管局部阻塞、胰管狭窄致近端扩张和腺泡细胞萎缩,由纤维组织取代。

3. 慢性炎症性胰腺炎 主要表现为胰腺组织纤维化和萎缩及单核细胞浸润。

【临床表现】 儿童慢性胰腺炎主要症状为腹痛,以上腹疼痛为主,部分为脐周痛,可伴有恶心、呕吐等。腹痛可为间歇性腹痛,包括急性胰腺炎及间断发作的疼痛,疼痛发作间歇期无不适症状,可持续数月至数年。也可为持续性腹痛,表现为长期连续的疼痛或频繁的疼痛加重。胰腺外分泌功能不全早期可无任何临床症状,后期可出现体质量减轻、营养不良、脂肪泻等。胰腺内分泌异常可表现为糖耐量异常或糖尿病。慢性胰腺炎可出现假性囊肿、胆总管狭窄、十二指肠梗阻、胰瘘、胰源性门静脉高压、胰源性胸腹水、假性动脉瘤等并发症。

【诊断】 慢性胰腺炎的诊断参照儿童胰腺炎国际研究组织(International Study Group of Pediatric Pancreatitis:in Search for a Cure,INSPPIRE)制定的相关标准。

符合以下 3 条之一即可明确诊断:①腹痛并且影像学检查显示慢性胰腺炎特征性改变;②胰腺外分泌功能不足且影像学检查示慢性胰腺炎特征性改变;③胰腺内分泌功能不足且影像学检查有慢性胰腺炎特征性改变。慢性胰腺炎的影像学特征包括胰管改变(主胰管形态不规则、胰管内充盈缺损、钙化、胰管狭窄或扩张)和胰腺实质改变(全胰腺或局部萎缩、形态不规则、胰腺实质钙化、囊肿,或者超声下出现不均一的胰腺回声)。

【辅助检查】

1. X 线检查 部分患儿可见胰腺区域的钙化灶、阳性结石影。

2. 腹部超声 可作为慢性胰腺炎的初筛检查。

3. CT、MRI、磁共振胰胆管成像 CT 平扫检查可显示胰腺微小钙化灶。常规 MRI 检查对慢性胰腺炎的诊断价值与 CT 相似,对胰腺实质改变检查敏感,但对钙化和结石的显示不如 CT。磁共振胰胆管成像(magnetic resonance cholangiopancreatography,MRCP)主要用于检查胆、胰管的病变。MRCP 检查无创、安全,是诊断慢性胰腺炎的重要手段。

4. 内镜逆行胰胆管造影 因是有创检查和受检查器械的限制,主要应用于 MRCP 检查胰胆管汇合部显示不清,或需要经内镜逆行胰胆管造影(endoscopic retrograde cholangiopancreatography,ERCP)治疗的较大年龄儿童。

5. 胰腺外分泌功能检测 包括直接和间接试验。直接试验是评估胰腺外分泌功能最敏感、最特异的方法,属侵入性检查,临床应用受限。间接试验包括粪便弹性蛋白酶-1 检测、^{13}C 混合甘油三酯呼气试验,胰泌素刺激磁共振胰胆管成像,其灵敏度和特异度相对不足。

6. 胰腺内分泌功能检测 糖尿病的诊断标准为空腹血糖 ≥7.0mmol/L 或随机血糖 ≥11.1mmol/L 或口服葡萄糖耐量试验 2 小时血糖 ≥11.1mmol/L。

7. 基因检测 对于特发性或有胰腺疾病家族史的慢性胰腺炎患儿,可行相关基因检测[6]。

【治疗】 慢性胰腺炎患儿避免过量高脂、高蛋白饮食。急性发作期的治疗原则同急性胰腺炎。胰腺外分泌功能不全时主要应用外源性胰酶替代治疗。慢性胰腺炎内镜治疗的主要适应证为胰管结石、胰管狭窄、胰腺假性囊肿、胆管狭窄等,有利于缓解胰源性疼痛。并发胆道梗阻、十二指肠梗阻、胰腺假性囊肿、胰源性门静脉高压伴出血、胰瘘、胰源性腹水、假性动脉瘤等,考虑手术治疗。

五、遗传性胰腺炎和胰腺外分泌异常

(一)遗传性胰腺炎

遗传性胰腺炎(hereditary pancreatitis,HP)是一种少见的常染色体显性遗传疾病,HP 多于儿童期起病,疾病进程中可表现为急性、复发性和慢性胰腺炎相关临床表现,有时伴有胰腺或胆道系统的畸形。1996 年,WHITCOMB 等首次鉴定出了位于第 7 号染色体长臂上的阳离子胰蛋白酶原基因(PRSS1)突变。除 PRSS1 外,其他 HP 常见基因突变还包括囊性纤维化跨膜转导调节因子(CFTR)、丝氨酸蛋白酶抑制因子 Kazal1 型(SPINK1)、胰凝乳蛋白酶 C(CTRC)和羧肽酶 1(CPA1)等。研究显示,80% 以上的 HP 患者中存在 PRSS1 基因突变,PRSS1 基因突变常见位点包括 R122H 和 N29I,少见的突变位点包括 A16V、R122C、N29T、D22G 和 K23R 等。基于中国人群的研究显示,PRSS1 基因的 R122H、N291 和 A16V 位点突变率分别为 60%、25% 和 5%。HP 患者中 PRSS1 基因突变较为常见,而部分散发性胰腺炎患者中可存在 SPINK1 和 CFTR 等基因突变。此外,其他 HP 相关基因如 SPINKl 突变位点包括 p.N34S、c.194+2T>C 和 p.P45S 等。HP 基因突变在不同人种中可能存在差异,不同基因突变 HP 患者的临床表现并无显著异质性。随着高通量测序技术的发展,越来越多的 HP 相关基因突变将被鉴定出来,其潜在致病机制有望被进一步阐释,为未来研发 HP 的基因靶向治疗手段奠定基础[2]。

【临床表现】 主要症状是复发性上腹部疼痛,背部与肩部亦疼,呕吐与发热并不常见。生后头 10 年开始症状较轻,每次发作 4~7 天,以后逐渐加重。常伴发脂肪泻(steatorrhea)、营养不良、体重减轻。血脂和尿氨基酸均可增高,腹部平片可见胰腺或胆囊钙化点。

【诊断】 HP 急性胰腺炎发作时可出现典型腹痛症状,血清淀粉酶和/或脂肪酶水平高于正常上限值 3 倍以上,腹部影像学检查符合急性胰腺炎改变。HP 处于慢性胰腺炎阶段时,以反复发作的上腹痛和胰腺内外分泌功能不全为主要表现,可伴有慢性胰腺炎典型形态学改变。儿童时期一般不易诊断,除非有阳性家族史。凡伴有复发性腹痛、体重减轻、脂肪泻者,应想到此病。作胰腺功能及形态学两方面的检查:①胰腺外分泌功能检查:胰功肽试验(BT-PABA test),正常人口服氨基苯甲酸 8 小时后,尿的排出率应>50%,胰腺外分泌功能损害者排泄率明显降低;②胰腺形态学检查:B 超检查可见胰腺回声增强,假性囊肿、胰管扩大及狭窄等亦可显示。磁共振胰胆管成像(magnetic resonance cholangiopancreatography,MRCP),可显示胰胆管的解剖形态、有无胰腺囊肿,一般病程 2~3 年后方可见到胰管的改变。MRCP 检查无创、安全,是诊断慢性再发性胰腺炎的重要手段。内镜胆胰管逆行造影(endoscopic retrograde cholangiopancreatography,ERCP),因是有创检查和受检查器械的限制,主要应用于 MRCP 检查胰胆管汇合部显示不清,或需要经 ERCP 治疗的较大年龄儿童。

本病须与其他再发性腹痛进行鉴别诊断,如系统性红斑狼疮、胰管梗阻(寄生虫、肿瘤、结石引起)、甲状旁腺功能亢进等。

【治疗及预后】　HP 治疗可参照一般急慢性胰腺炎治疗原则进行,药物和内镜技术是其主要治疗手段,应重视个体化和多学科治疗。针对 HP 需制定详细的随访计划,有助于提高其生活质量及后期罹患胰腺癌的预防。如有胰管梗阻、结石、假性胰腺囊肿存在,宜行剖腹探查,进行胰管疏通、内引流、取结石等手术。对 HP 致病基因的不断深入研究有助于阐释其发病机制和研发基因靶向治疗手段。目前多预后不良。

(二)胰腺外分泌异常

胰腺外分泌异常包含有囊性纤维性变(cystic fibrosis,CF)、Shwachman-Diamond 综合征、孤立性胰酶缺乏(isolated enzyme deficiency)、Johanson Blizzard 综合征、皮尔逊综合征(Pearson syndrome)等,除囊性纤维性变外均很少见。凡有该病的小儿,1 岁以内 90% 有胰腺功能不良而引起营养不良。

1. 囊性纤维化(参考第二十五章第 21 节)　囊性纤维化(cystic fibrosis,CF)是一种可累及多个器官的常染色体隐性遗传病,临床可表现为慢性胰腺炎,也是胰腺最常见的遗传性疾病。CF 中所见胰管栓塞与 CP 早期胰管栓塞相似;许多 CP 患者也存在与 CF 相似的汗液电解质分泌异常;CFTR 基因突变也可导致胰腺炎,一些学者认为,CFTR 基因突变也和慢性胰腺炎相关。自从 CRFR 基因被发现以来,已发现 1 300 余种 CFFR 突变类型与 CF 有关。在大多数人群中编码苯丙氨酸的密码子 508 突变(ΔF508)是导致 CF 等位基因突变的主要原因,在 CF 患者中,66% 的患者可有该密码子 3 个碱基对丢失。约 30% 的慢性胰腺炎患者至少存在一种突变,或几种不同的杂合性突变或合并 SPINKl1、PRSS1 突变。其双等位基因的主要突变可导致外分泌腺功能紊乱,表现为汗液氯离子浓度异常,新生儿高胰蛋白

原血症、胰腺假性囊肿形成和纤维化等,并常伴有临床 CP。

2. Shwachman-Diamond 综合征　Shwachman-Diamond 综合征是常染色体隐性遗传,患儿的胰腺外分泌功能不全,为一少见影响多系统的疾病。发生率为 1:20 000。其主要症状除有胰腺功能不良外,可有中性粒细胞减少、骺端成骨不全、体重不增、身材矮小,吸收不良,大便呈油脂性、有恶臭,汗氯化物水平正常。自婴儿期即出现症状,脂肪痢随年龄增长而有所改进,但因中性细胞的减少,可产生复发性感染(如肺炎、骨髓炎、中耳炎、败血症等)以及肝、肾、神经系统的异常而导致死亡。

3. 孤立性胰酶缺乏症(isolated enzyme deficiency)　仅为某一种胰腺酶缺乏,预后较好。有胰蛋白酶缺乏症、胰脂肪酶缺乏症和胰淀粉酶缺乏症。

(1) 胰蛋白酶缺乏症(pancreatic trypsin deficiency):在十二指肠内此酶先使胰蛋白酶原(trypsinogen)转化成胰蛋白酶(trypsin)。后者形成后可能代替肠激酶活化各酶原(如胰蛋白酶原、胰凝乳蛋白酶原等)。因此,缺乏肠激酶时,所有蛋白分解酶都失去活力。诊断此症,依靠插管到十二指肠,抽出内容物,检查其胰酶活性,作汗氯化物试验正常。可伴有贫血,但无中性粒细胞减少症。因此,与 Shwachman 综合征常伴有白细胞减少可以鉴别。肠激酶缺乏症汗氯化物不增又不伴发呼吸道感染,可与胰腺囊性纤维性变区别。治疗给予含有酪蛋白水解产物(casein hydrolysis)及胰蛋白酶的药物。

(2) 胰脂肪酶缺乏症(pancreatic lipase deficiency):患儿缺乏胰脂酶及其抑制物,但胰蛋白酶及胰淀粉酶均正常,汗氯化物试验也正常。诊断时应静脉注射肠促胰液素和促胰酶素(pancreozymin)各 2U/kg,然后直接测定胰液中酶的活力。用胰酶治疗可使脂肪痢减轻。宜给低脂饮食。

(3) 胰淀粉酶缺乏症(pancreatic amylase deficiency):患儿主要表现粪便泡沫多,表示对糖类消化不良,发酵旺盛,粪中淀粉含量高,口服淀粉负荷试验,可以确诊。有报告 3 岁后即可耐受淀粉类食物,故认为是酶的成熟延迟。

4. Johanson Blizzard 综合征(JBS)　是一种罕见的伴有独特先天性多发畸形的遗传性疾病。属于常染色体隐性遗传性疾病,UBR1 基因位于 15 号染色体短臂,父母皆为 UBR1 基因突变携带者,在父母双方都会发现有 UBR1 基因的错义突变、无意义突变及剪切位点突变。主要特征表现是先天性胰腺外分泌不足伴有鼻翼发育不全或

缺损。其他畸形及表现包括小头畸形、精神发育迟滞、糖尿病、先天性心脏病、尿道生殖器发育畸形、上颌发育不全、小下颌畸形、咖啡牛奶斑、再生障碍性贫血等。目前治疗 JBS 主要针对胰腺外分泌功能不全及 JBS 引起的其他改变，由于每个患者的症状不尽相同，其治疗方案也因人而异。

5. 皮尔逊综合征(Pearson syndrome)　又称骨髓-胰腺综合征，该综合征是由皮尔逊在 1979 年发现，是一种线粒体疾病，由于线粒体 DNA 的重大缺失(或重排)造成先天性渐进性多系统损害。其他的临床特点主要表现是铁粒幼细胞性贫血和胰腺外分泌功能不全，肌肉和神经系统的损害和过早死亡，通常在婴儿期死亡。少数患者存活到成年的人往往发展卡恩斯-塞尔综合征的症状。皮尔逊综合征非常罕见的，迄今为止在全世界只有不足百例的报告发现。

六、小儿假性胰腺囊肿

小儿假性胰腺囊肿(pancreatic pseudocyst)较少见。为急性胰腺炎或胰腺损伤后的并发症。

【病因与病理】　假性胰腺囊肿在小儿以外伤性居多约占 60%，急性胰腺炎并发者占 30%。假性囊肿的形成，是由于腹部外伤致较大胰管破裂，或因胰腺炎使局部胰腺坏死，与较大胰管相通，造成胰液外溢或炎性渗液积存于网膜囊内，外溢的胰液刺激周围器官的浆膜及腹膜，引起纤维组织增生逐渐形成囊壁。系因无上皮细胞覆盖的纤维性膜包裹性积液，故称之为假性囊肿，多发生于胰体和胰尾部。囊内液体淀粉酶含量一般很高。囊肿形成的时间为 2 周以上，4~6 周囊壁形成。

【临床表现】　囊肿可引起上腹部胀满感，合并炎症时，可持续上腹部疼痛、发热，腹部有压痛和肌紧张。肿物较大时，压迫周围器官引起不同的症状，如压迫胃则有恶心呕吐，压迫胆总管下端可出现黄疸。若长期囊肿继发炎症，间歇性发热，患儿慢性消耗，体重下降。

【诊断】

1. 根据肿物的位置、大小，体检时可触及一球形或椭圆形囊性肿物。

2. 囊肿形成 2 周以内，血或尿淀粉酶有升高。

3. B 超及 X 线检查对本病诊断有重要价值，可定位亦可确定肿物的大小及性质。B 超可随诊观察胰腺囊肿的自行吸收或发展，若囊肿紧靠腹壁可在超声引导下经皮穿刺抽吸非手术治疗。抽吸囊液作淀粉酶测定都有不同程度升高。

CT 及 ERCP 已用于本病的诊断，准确率可达 85%~92%，并可以了解胰腺的破坏程度。

【治疗】　尚未形成成熟囊壁以前(2 周以内)，如无严重感染、肿物小、无明显增长，且无全身症状，可行保守对症治疗，B 超随诊观察，小囊肿有自行吸收的可能。若囊肿增大，可在 B 超引导下穿刺置管行外引流术。若囊肿壁已形成，约在急性胰腺炎或胰腺损伤后 4~6 周，肿物增大较快，有全身症状。应早期手术，以免发生继发感染、出血及自发破裂等并发症，手术方式以内引流为主(囊肿胃吻合或囊肿空肠 Roux-Y 引流术)。

(陈亚军　龚四堂　张艳玲)

参考文献

[1] MASAMUNE A. Genetics of pancreatitis：the 2014 update. Tohoku J Exp Med，2014，232(2)：69-77.

[2] RAPHAEL KL，WILLINGHAM FF. Hereditary pancreatitis：current perspectives. Clin Exp Gastroenterol，2016，9：197-207.

[3] SHELTON CA，UMAPATHY C，STELLO K，et al. Hereditary pancreatitis in the United States：survival and rates of pancreatic cancer. Am J Gastroenterol，2018，1-13(9)：1376.

[4] 王子恺，李闻. 遗传性胰腺炎诊治进展. 胃肠病学和肝病学杂志，2019，28(6)：711-713.

[5] MASAMUNE A，KIKUTA K，HAMADA S，et al. Nationwide survey of hereditary pancreatitis in Japan. J Gastroenterol，2018，53(i)：152-160.

[6] ROBERT MK. Nelson Textbook of Pediatrics. 20th Ed. Elesvier，Inc，2016：1909-1912.

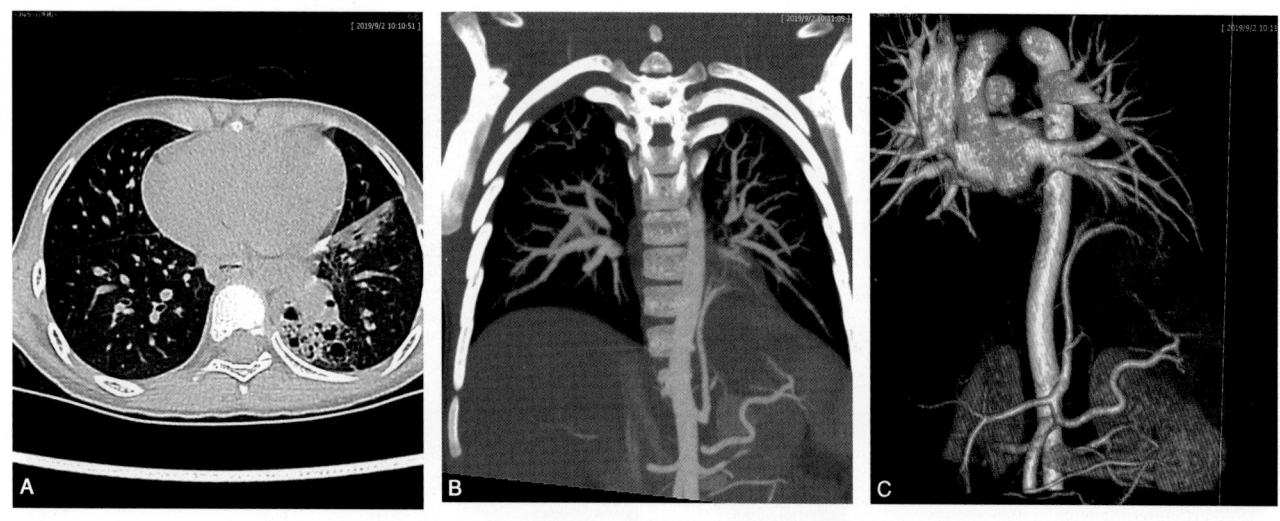

图 6-13 胸部 CT 增强——左肺下叶隔离肺

A.胸部 CT 平扫轴位图像;B.胸部 CT 增强冠状位大血管 MIP 图;C.血管重建图

左下叶不规则囊实混合改变,增强后可见腹主动脉腹腔干异常动脉分支血管穿膈面进入左肺下叶病变区。

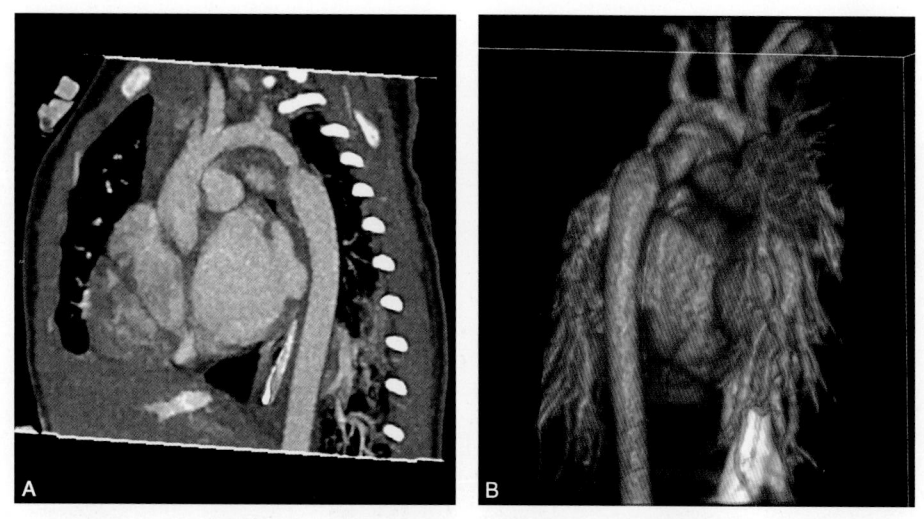

图 6-17 胸部大血管 CT 增强扫描,主动脉缩窄

A.最大密度投影(MIP);B.大血管 VR 重建图

主动脉缩窄位于弓降部,左锁骨下动脉远端,缩窄远端降主动脉局限性略扩张,主动脉弓发育较差。

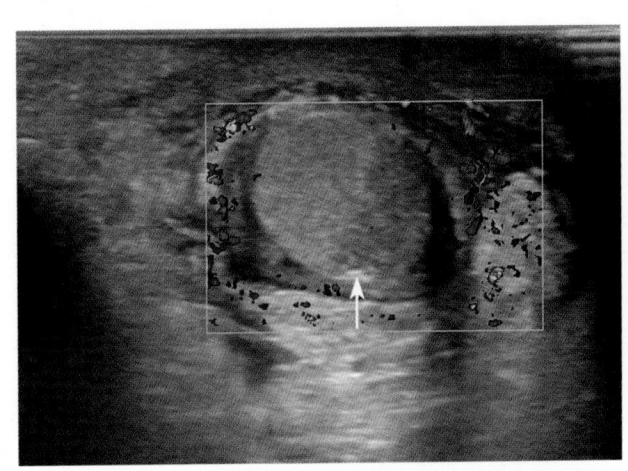

图 6-62　睾丸扭转

男,3岁,右侧阴囊肿痛就诊,图中显示右侧睾丸回声欠均,未见血供。

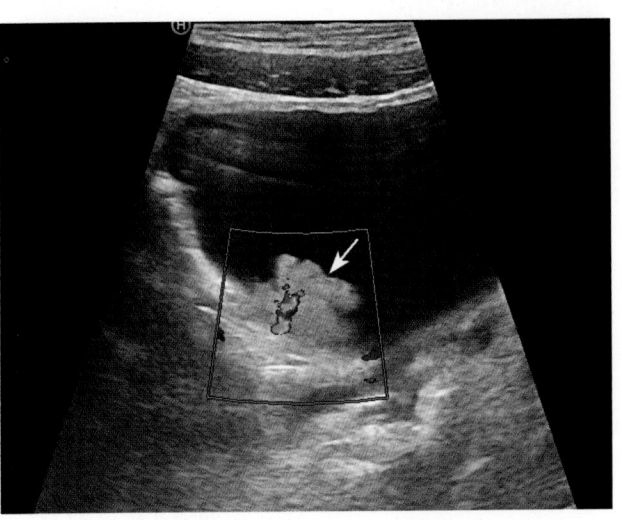

图 6-74　尿路上皮乳头状瘤

男,12岁,常规检查发现,超声可见膀胱后壁腔内附壁结节,可探及血流信号。

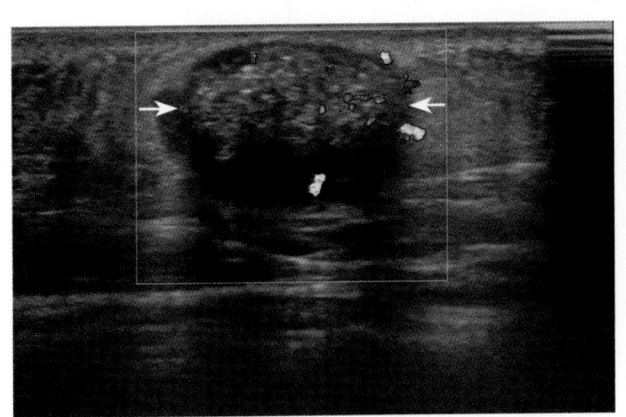

图 6-92　钙化上皮瘤

男,10岁,颈部包块半年就诊,超声可见后颈部脂肪层不均回声结节,内多发点状钙化,可见血流信号显示。

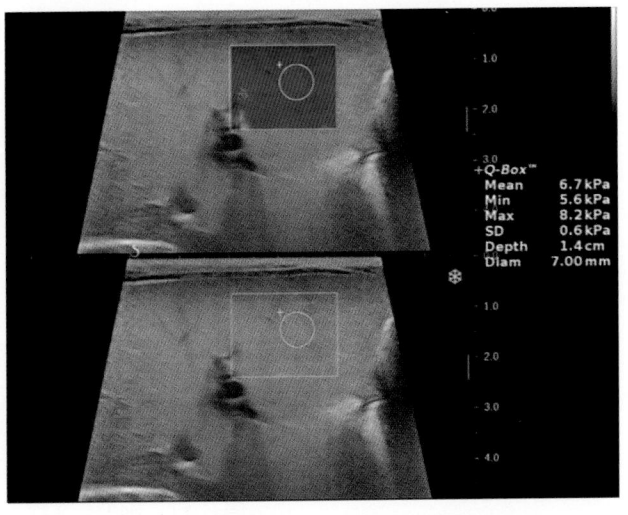

图 6-97　弹性成像,正常婴儿肝脏弹性值

女,2个月,肝胆系统正常婴儿。肝脏弹性值在正常范围。

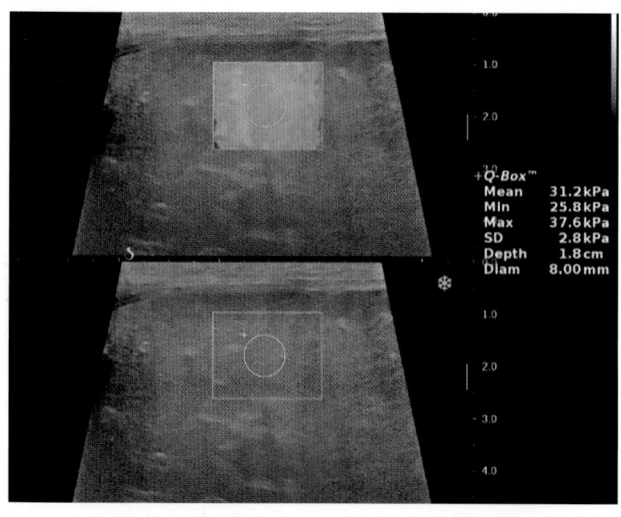

图 6-98 弹性成像，胆道闭锁婴儿肝脏弹性值

女，2个月，黄疸，手术证实胆道闭锁。肝脏弹性值明显增高。

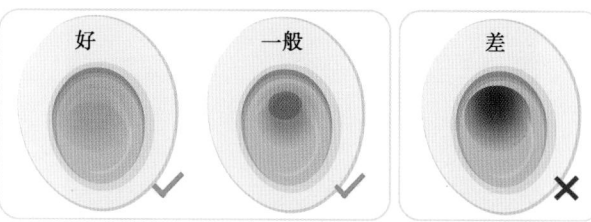

图 6-110 术前清洁洗肠清洁标准

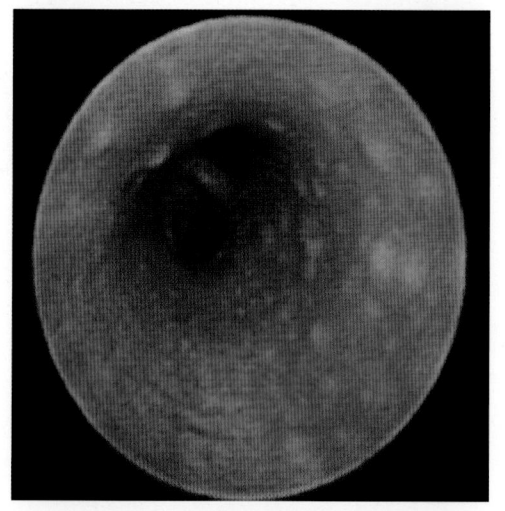

图 6-111 左主支气管黏膜滤泡样改变

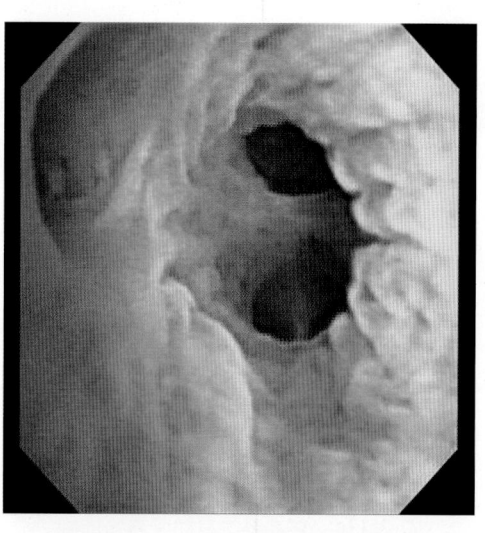

图 6-112 支气管管壁纵行皱褶明显

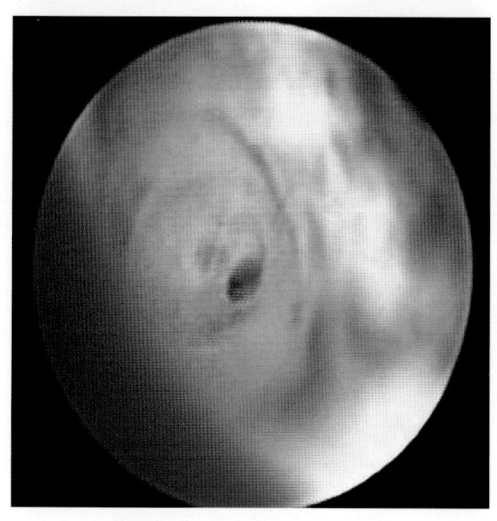

图 6-113 支气管狭窄闭塞

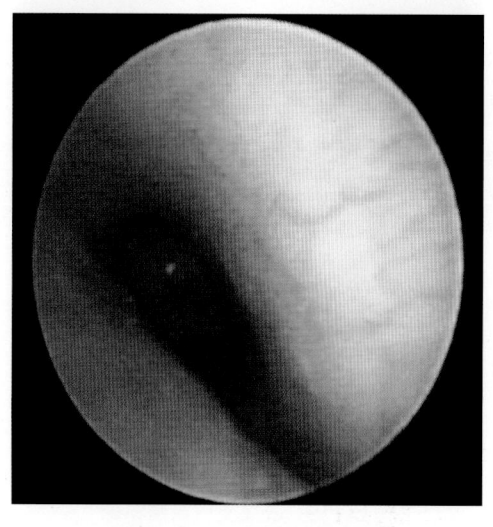

图 6-114 左主支气管软化

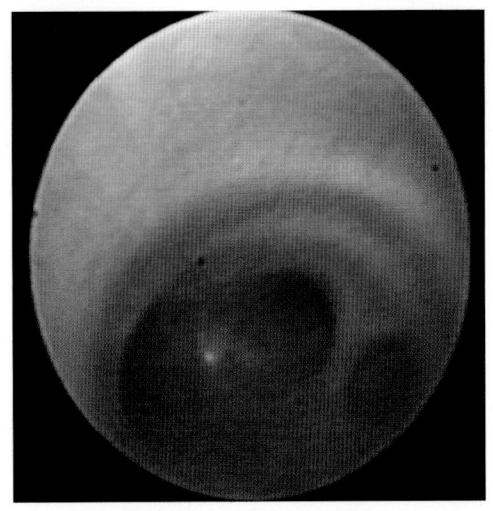

图 6-115　气管性支气管

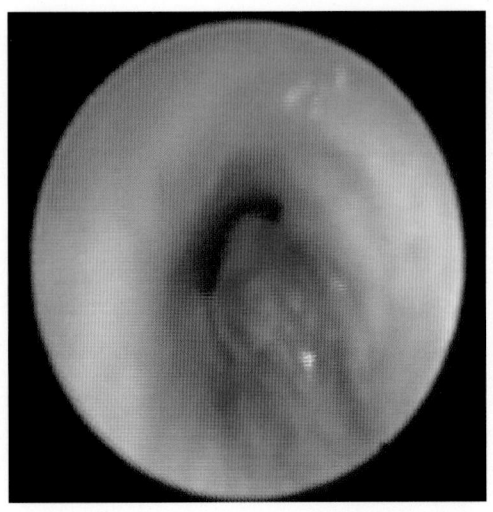

图 6-116　气管上段血管瘤

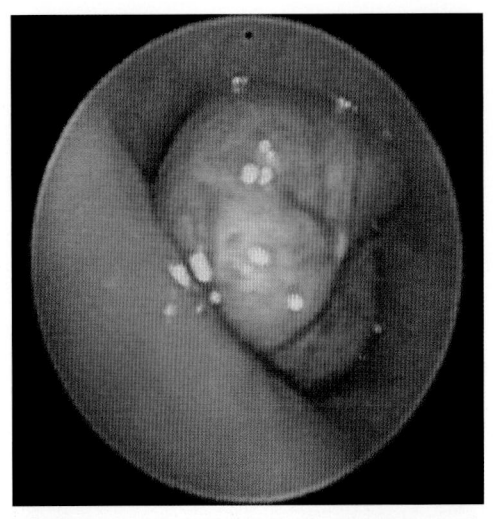

图 6-117　左主支气管黏液表皮样癌

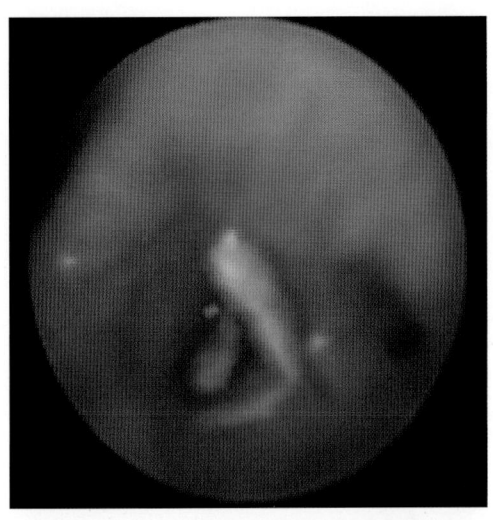

图 6-118　右下基底段异物（瓜子皮）

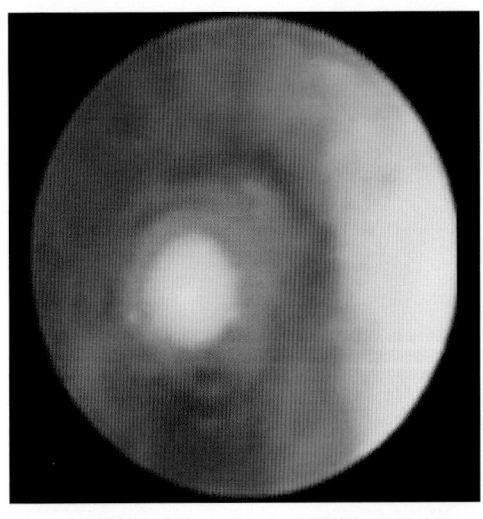

图 6-119　左主支气管塑料球

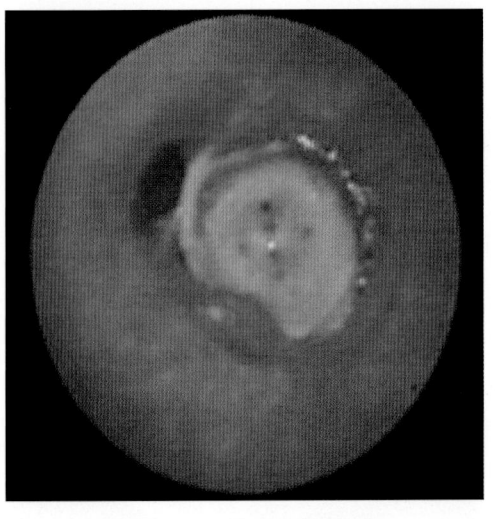

图 6-120　右下基底段笔帽

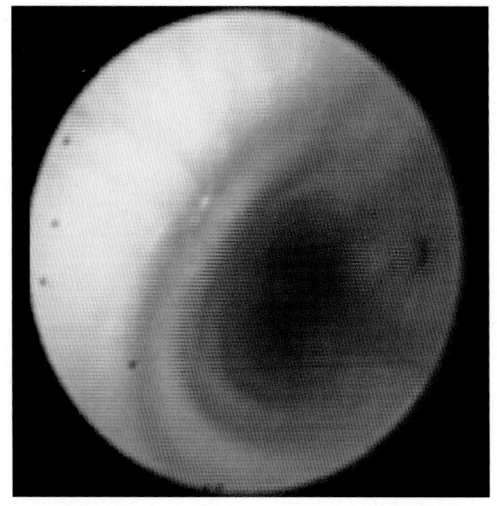

图 6-121　气管中段后壁气管食管瘘图

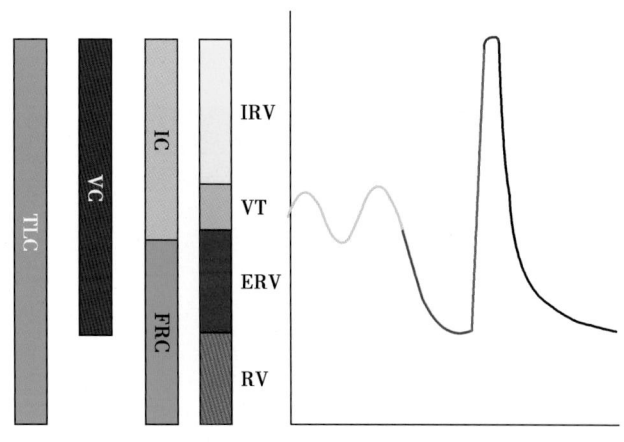

图 6-122　基础肺容积和肺容量

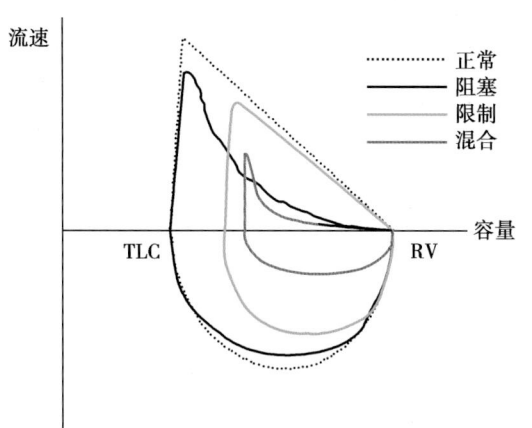

图 6-123　不同类型肺通气功能障碍在流量容积曲线上的表现

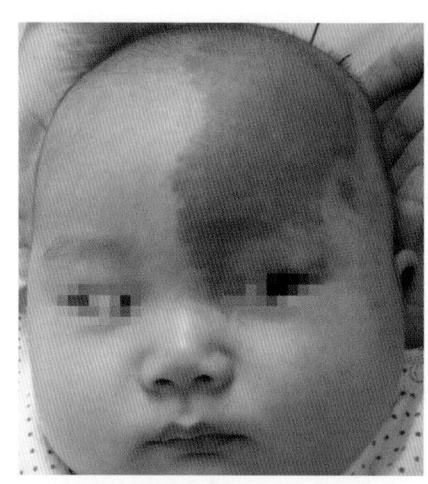

图 13-1　鲜红斑痣临床表现为左额面部边界清楚的毛细血管扩张性红色斑片

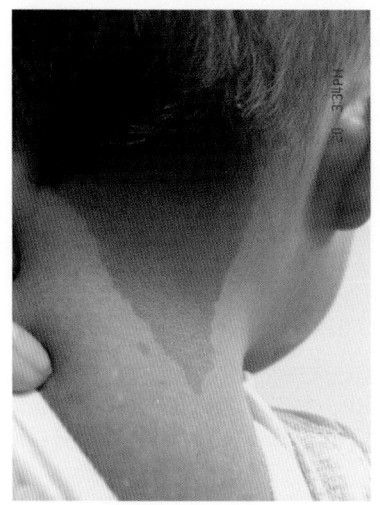

图 13-2　咖啡斑临床表现为颈部境界清楚的褐色斑片

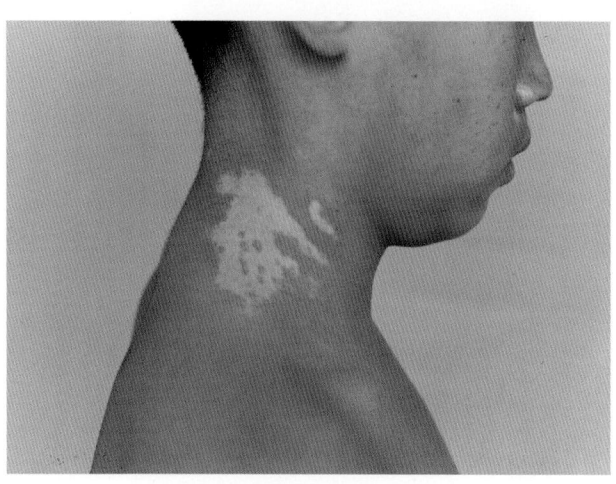

图 13-3　白癜风临床表现为颈部境界清楚的色素脱失斑，白斑中央可见点状色素岛

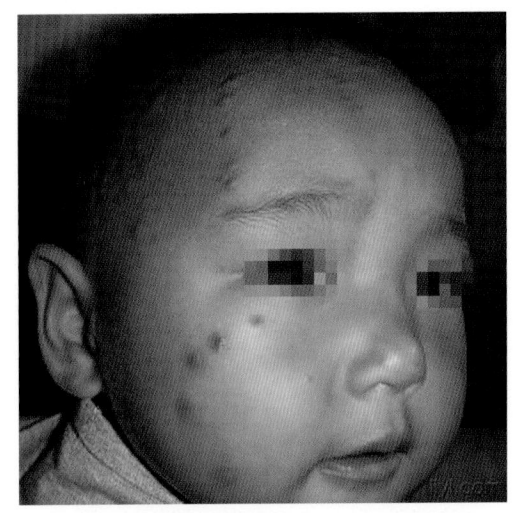

图 13-4 丘疹样荨麻疹常见于四肢伸面，表现为丘疹，顶部见疱疹，厚而硬

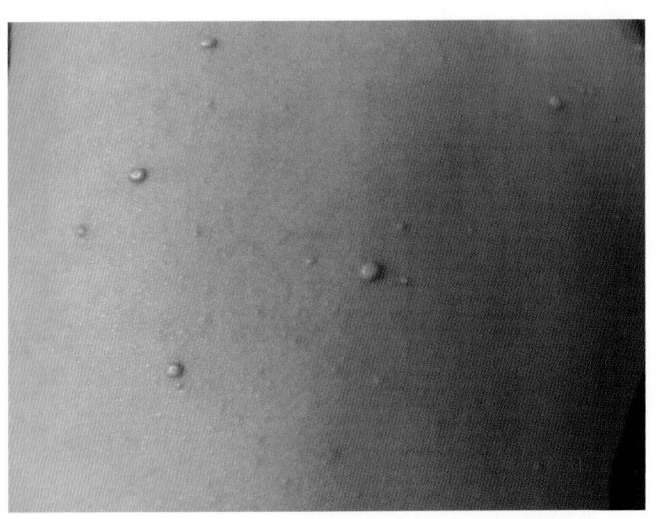

图 13-5 传染性软疣临床表现为后背部米粒至绿豆大小半球形丘疹，灰白色，有蜡样光泽，中央可见脐凹

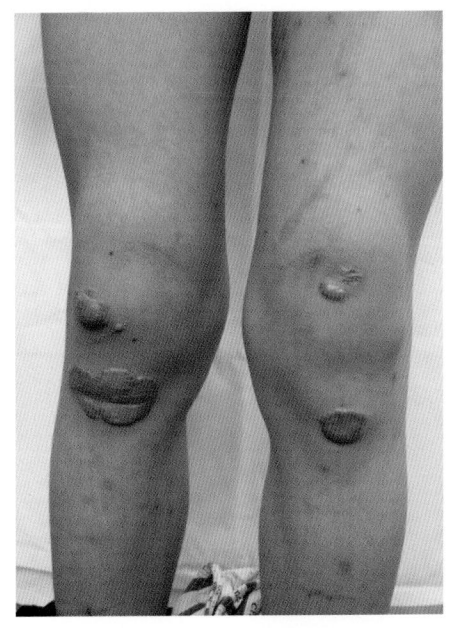

图 13-6 黄色瘤临床表现为黄色丘疹、斑块

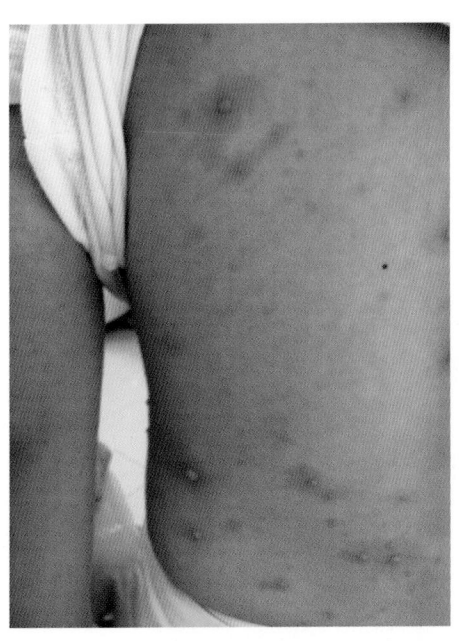

图 13-7 水痘临床表现呈向心性分布，躯干、头部多见，四肢少，发际、黏膜可见皮疹，"四世同堂"同时可见斑疹、丘疹、水疱疹、痂疹等各期皮疹

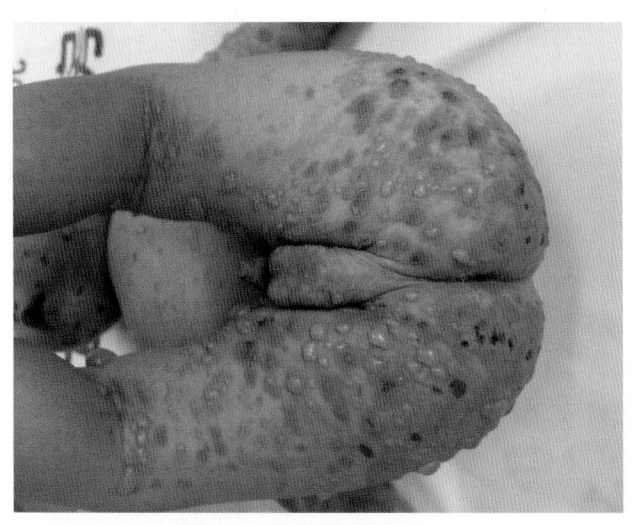

图 13-8　大疱性类天疱疮临床表现为臀部至腘窝弥漫分布红斑，其上可见半球形的紧张性水疱和大疱，疱液清亮，疱壁紧张，尼氏征阴性，部分水疱破溃形成糜烂及结痂

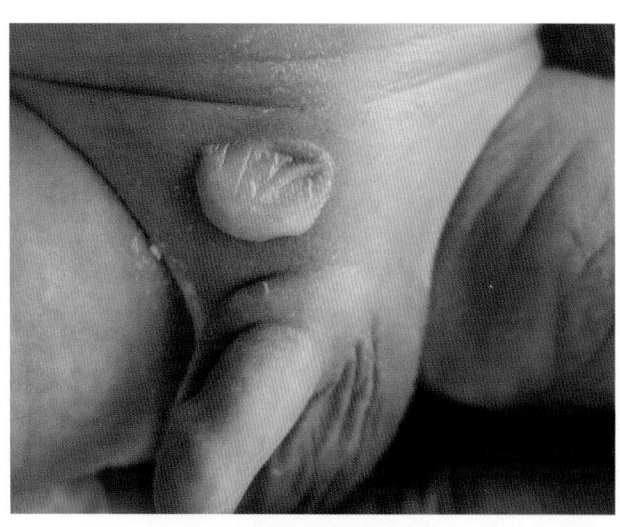

图 13-9　脓疱疮临床表现为腹部蚕豆大小脓疱，周围有红晕，疱壁松弛，疱液呈黄色

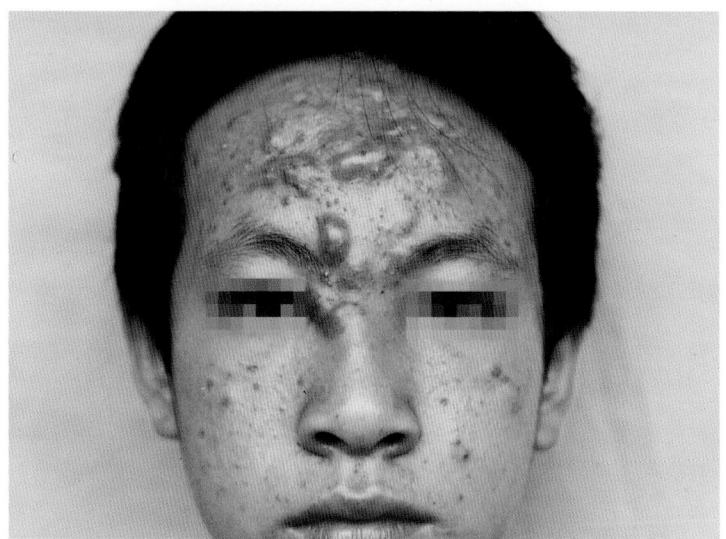

图 13-10　囊肿型痤疮临床表现为面部散在的毛囊性丘疹及较大的囊肿

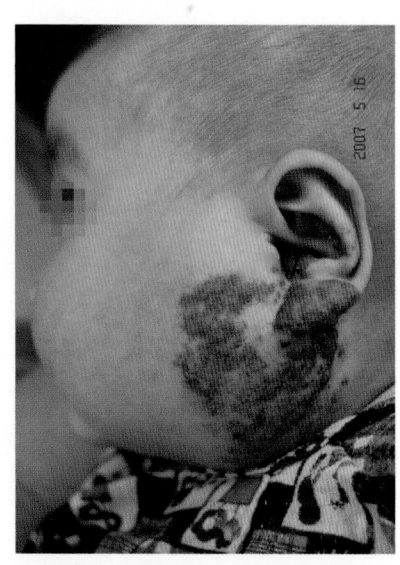

图 13-11　血管瘤临床表现为右面部腮腺及其周围可见 14cm×10cm 大小的淡青色、柔软皮下肿物，边界欠清，挤压后有缩小，表面可见紫红色斑块及毛细血管扩张

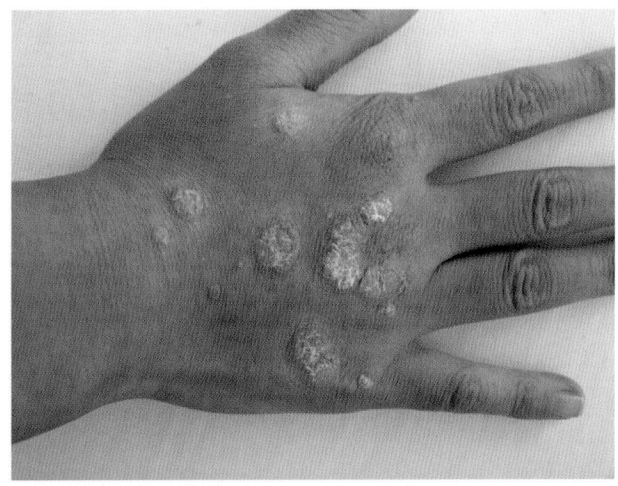

图 13-12 寻常型银屑病临床表现为手背部红色丘疹及斑块，表面可见厚层银白色鳞屑

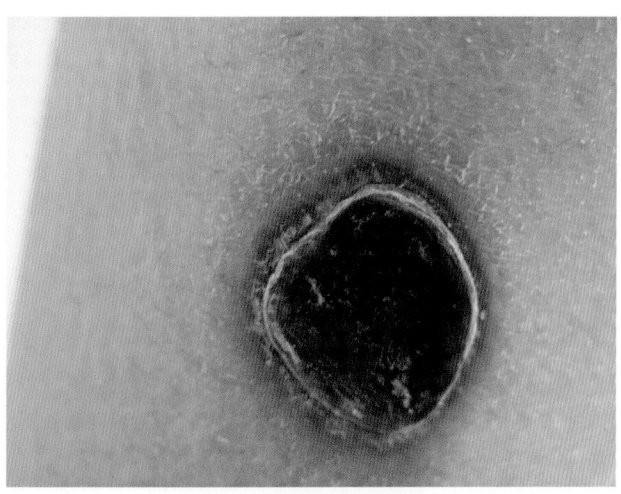

图 13-13 镰疮临床表现为胫前核桃大小砺壳样脓痂，周围见明显红晕，压迫痂皮可见脓汁

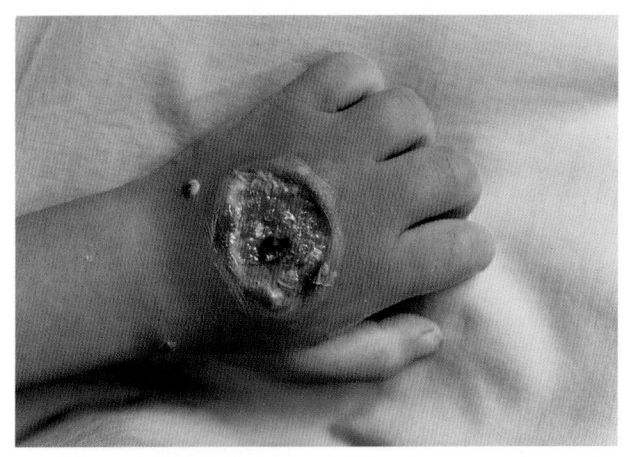

图 13-14 白塞病临床表现为左手背静脉穿刺处脓疱并进而形成较大溃疡

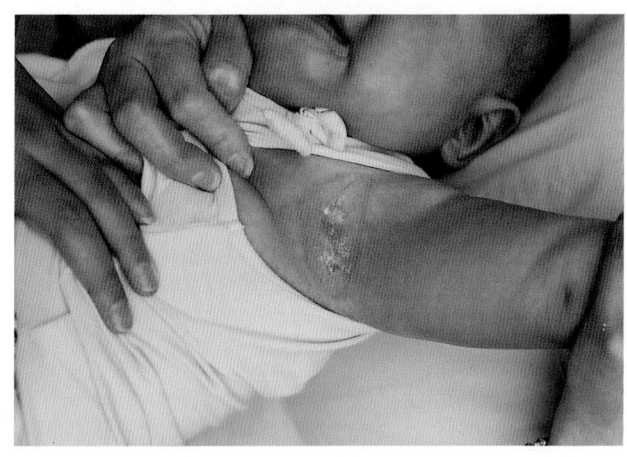

图 13-15 间擦疹临床表现为皱褶部位边界清楚的红斑、浸渍及糜烂

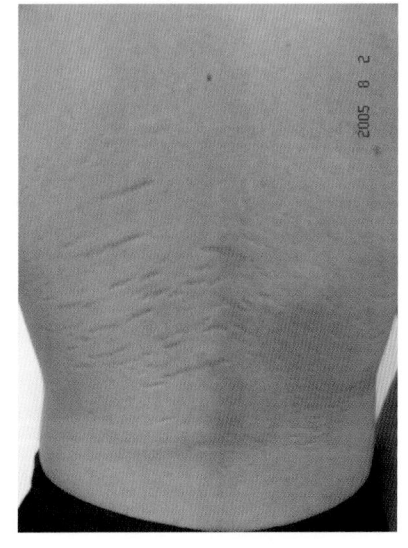

图 13-16 萎缩纹临床表现为多条紫红色条纹状损害，已发生明显萎缩及凹陷

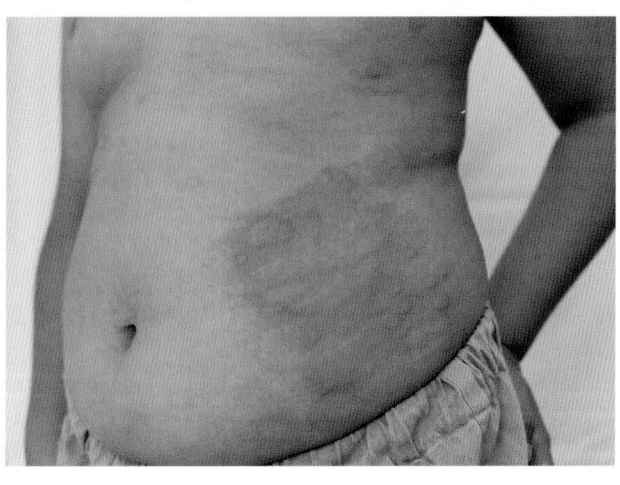

图 13-17 荨麻疹临床表现为大小不等红斑及苍白色风团

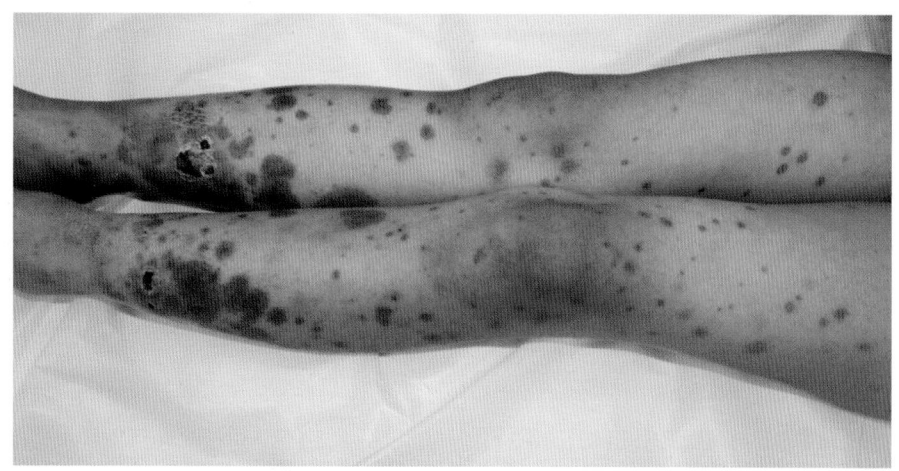

图 13-18　过敏性紫癜临床表现为大小不等的瘀点和瘀斑

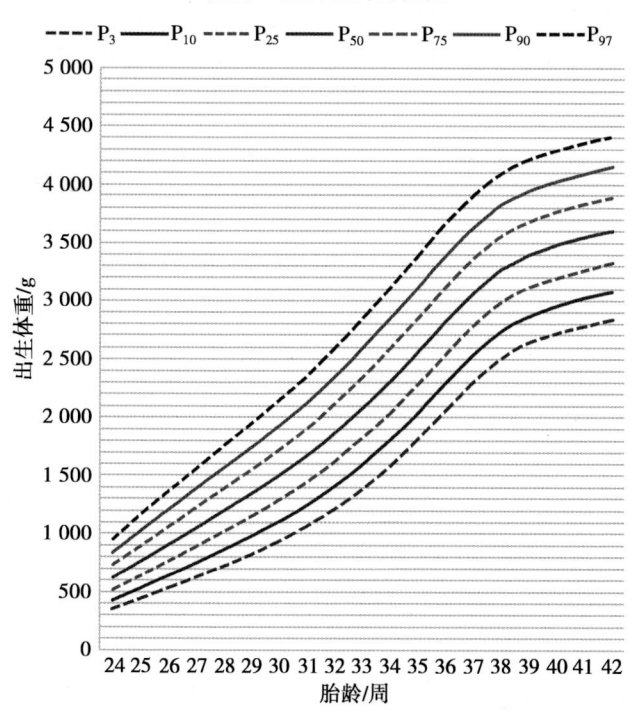

图 14-1　中国不同胎龄男性新生儿出生体重曲线

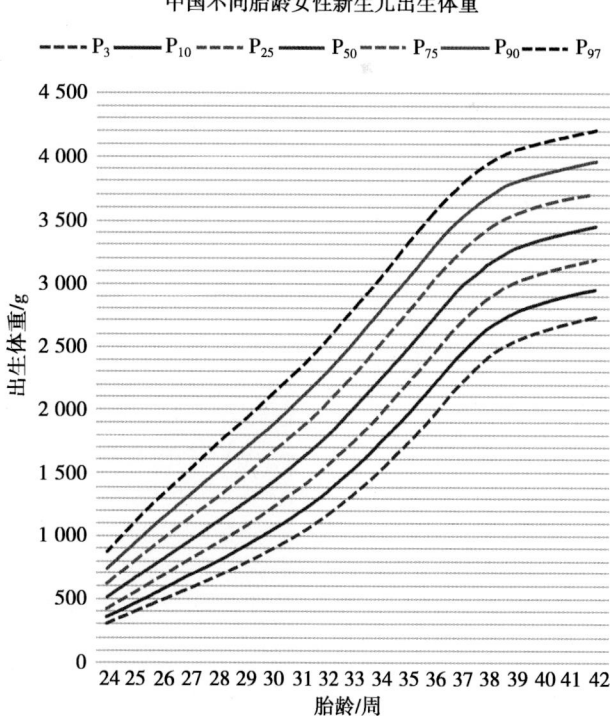

图 14-2　中国不同胎龄女性新生儿出生体重曲线

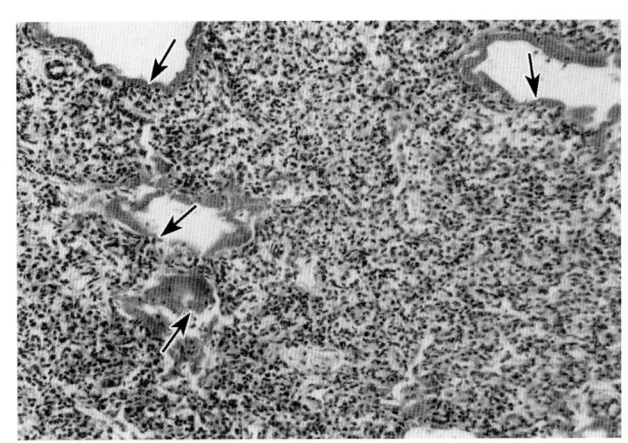

图 14-4　新生儿 RDS 肺病理变化（HE，×40）

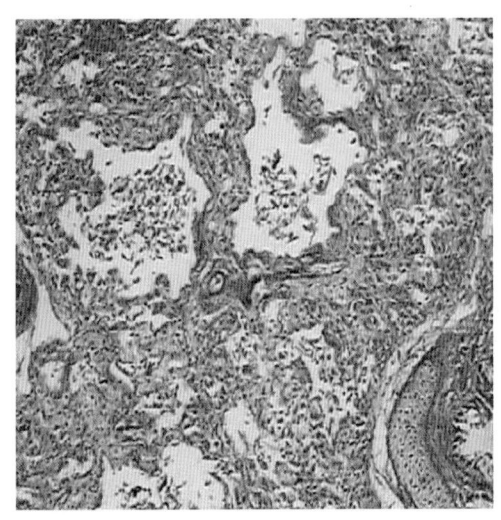

图 14-7　新生儿支气管肺发育不良肺病理变化
（肺纤维化）

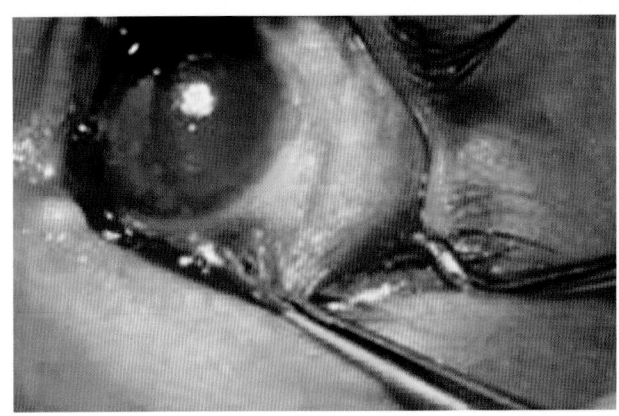

图 15-5　角膜干燥

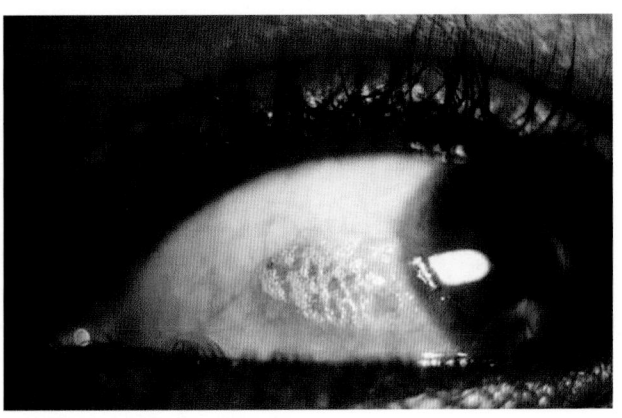

图 15-6　比托斑（Bitot's spots）

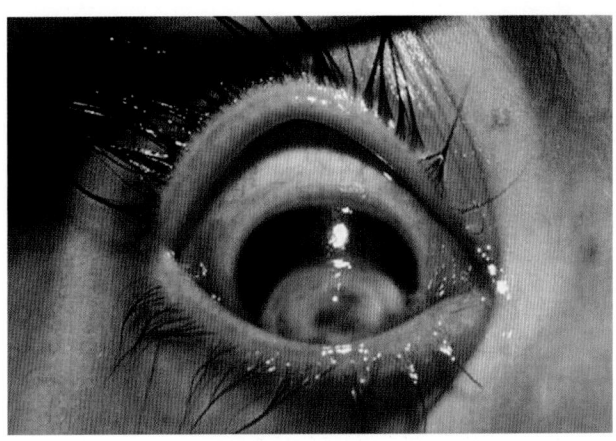

图 15-7　角膜软化

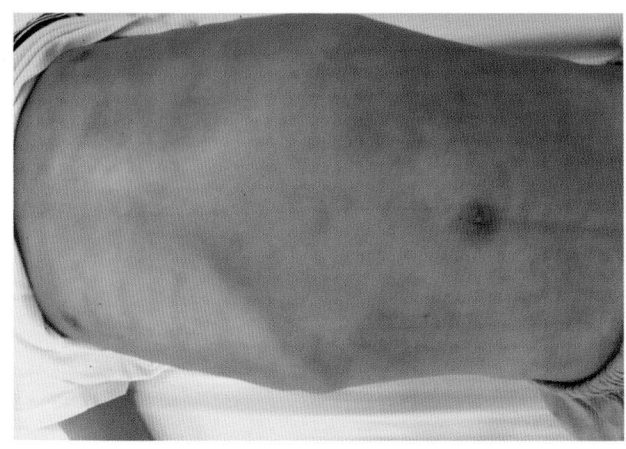

图 16-5 CINCA 皮疹

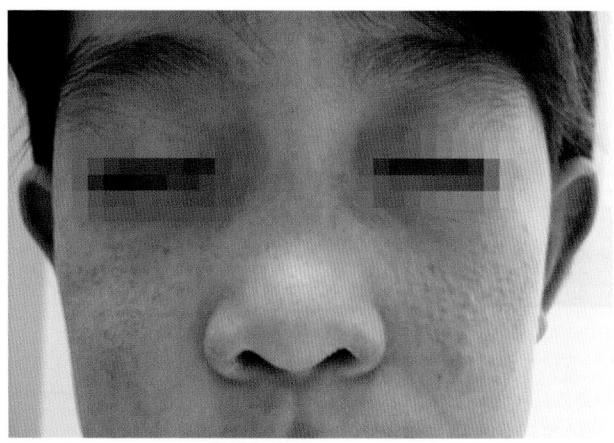

图 16-7 Blau 综合征皮疹

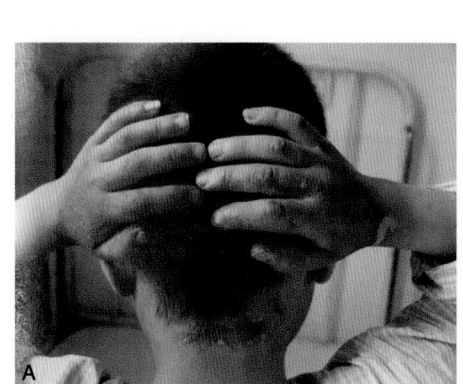

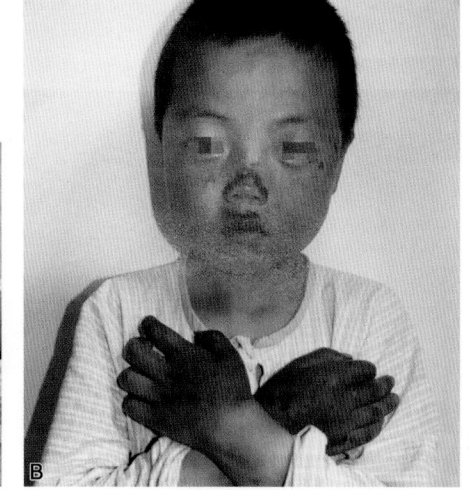

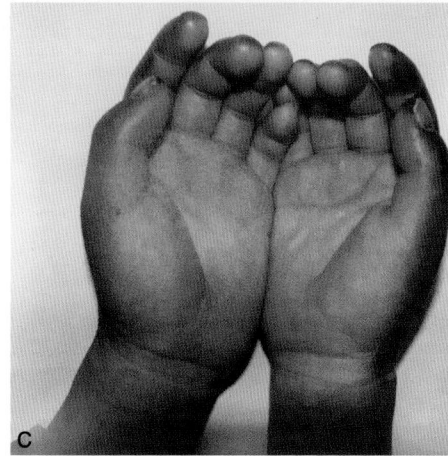

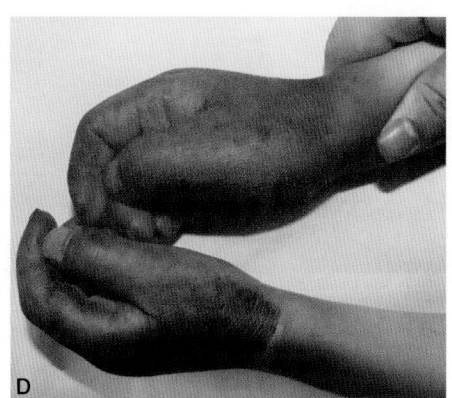

图 17-3 植物日光性皮炎

8 岁男孩,发病前 1 周内曾服食一种野菜后于日光下长时间玩耍。A. 颈部曝光部位非凹陷性水肿,水肿性红斑基础上见黑褐色鳞屑、结痂,或糜烂;B. 双手、颜面部可见红斑、黑褐色鳞屑、结痂,或糜烂;C. 双手明显肿胀,以右手拇指为重;D. 双手伸侧均呈灰黑色坏死。

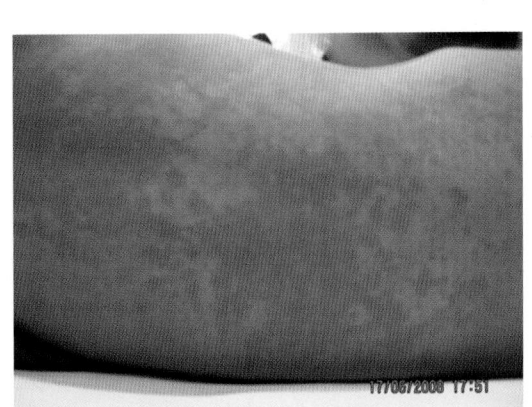

图18-1　SJIA 皮疹

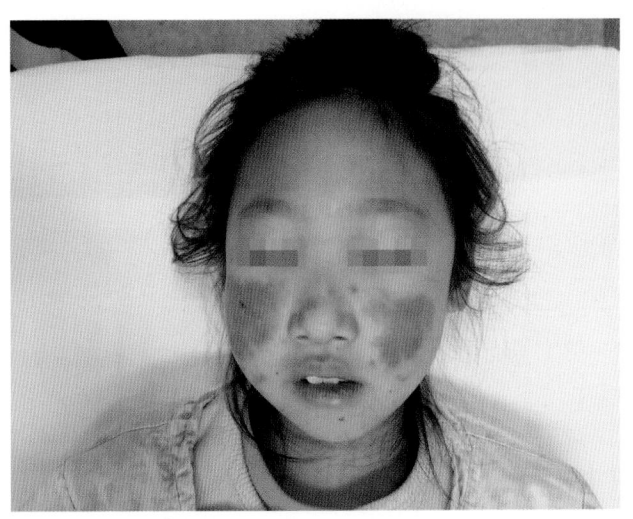

图18-8　系统性红斑狼疮皮疹

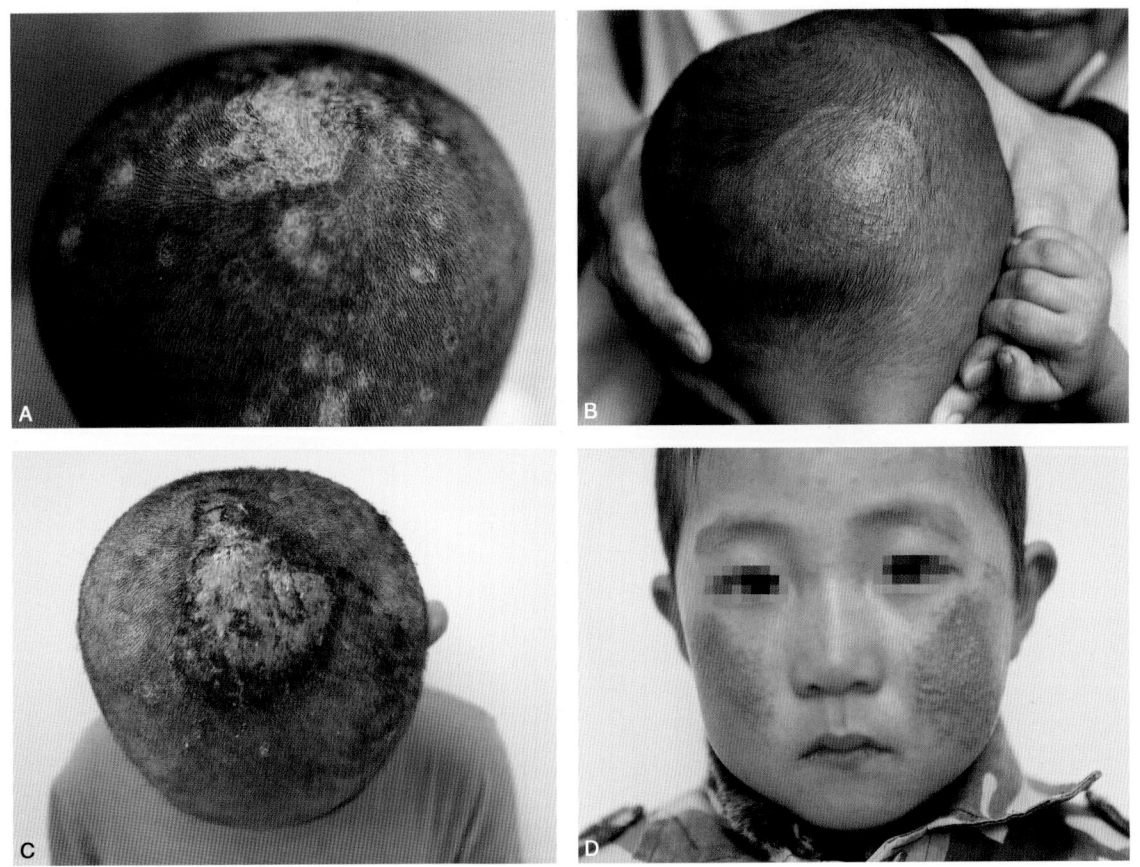

图22-1　头癣

A. 白癣;B. 黑点癣;C. 脓癣;D. 癣菌疹。

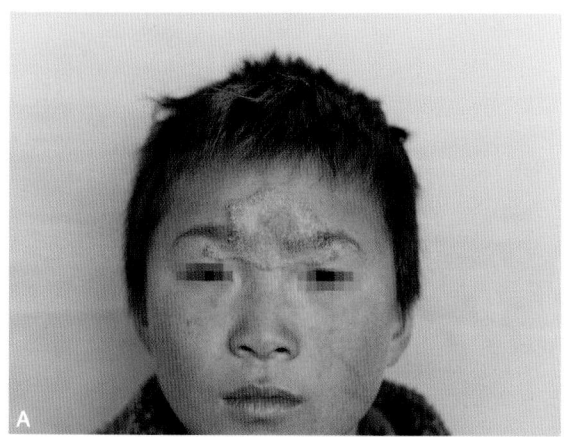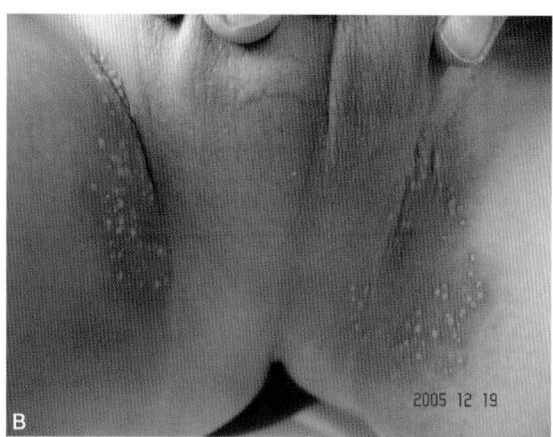

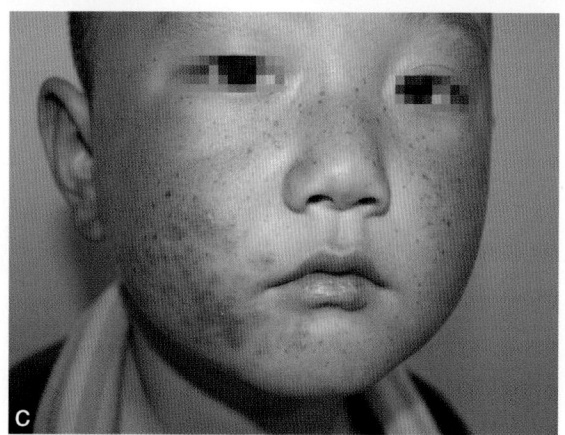

图 22-2 体癣与股癣
A. 体癣；B. 股癣；C. 难辨认癣。

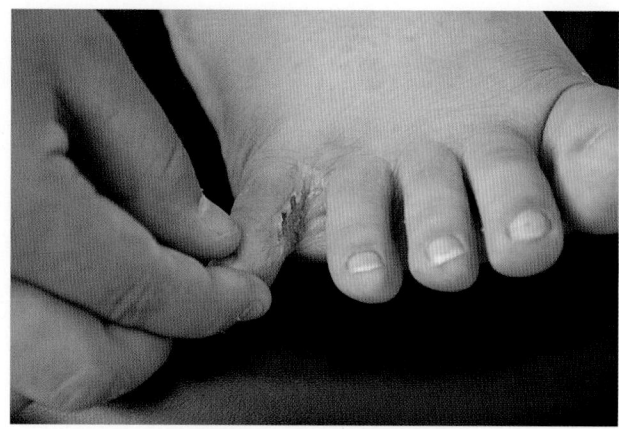

图 22-3 间擦糜烂型足癣

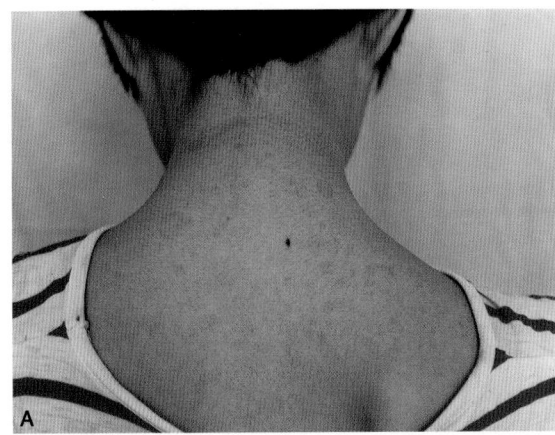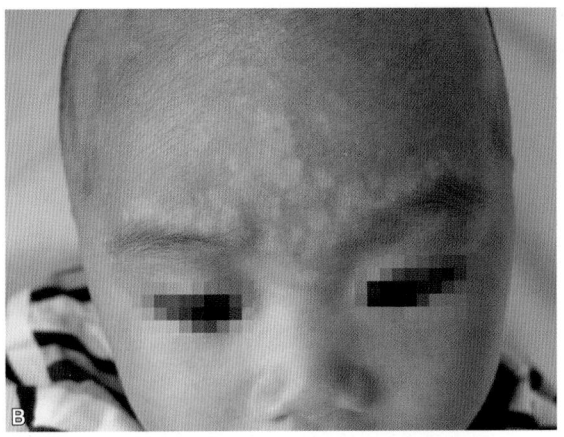

图 22-4　花斑癣

A.黄棕色斑片;B.淡白色斑片

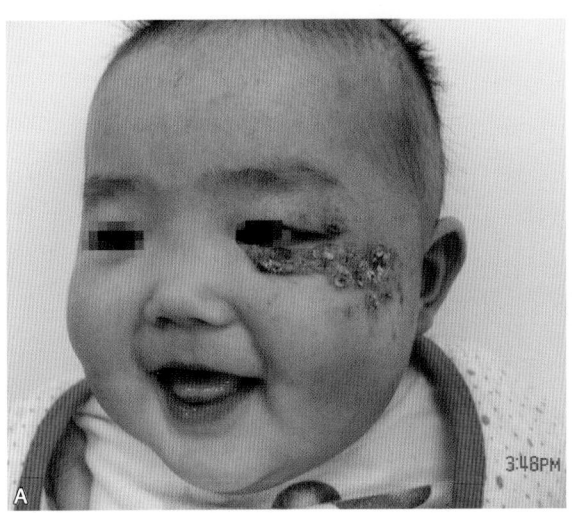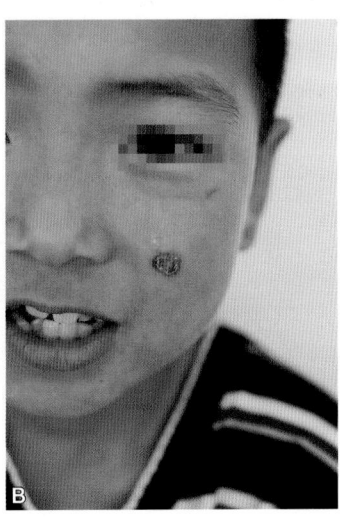

图 22-5　孢子丝菌病

A.淋巴管型;B.固定型。

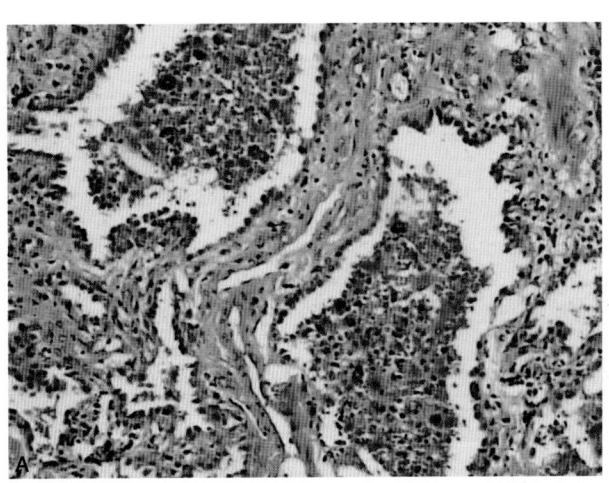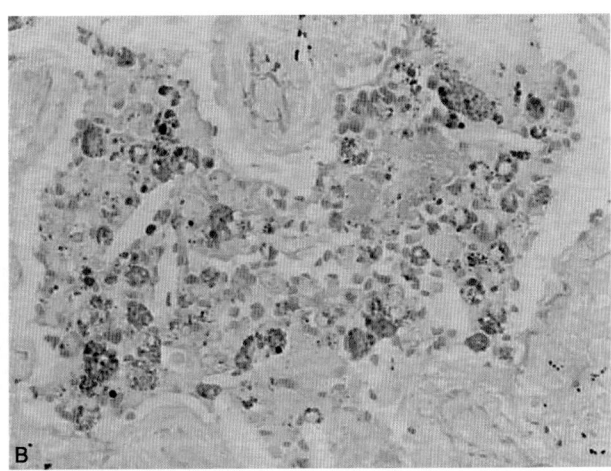

图 25-38　特发性肺含铁血黄素沉着症的肺组织病理

患儿,男,10岁,反复心慌、胸闷3年余就诊,用激素后8个月未发作,但肺组织肺泡间隙增宽。纤维组织增生,可见灶状淋巴细胞,肺泡腔内大量的红细胞和含铁血黄素细胞(图A),普鲁士蓝染色阳性(图B)。

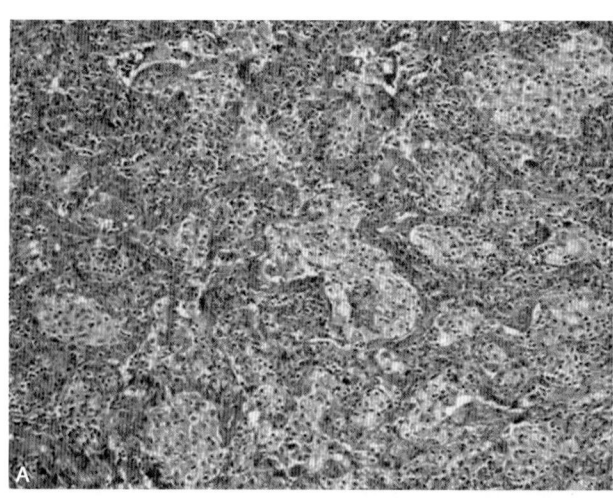
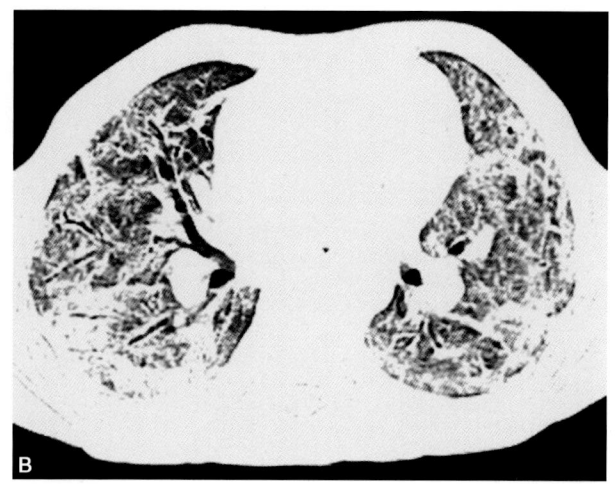

图 25-41　急性间质性肺炎

患儿,男,10 岁病理诊断为弥漫性肺泡损伤。主因咳嗽伴气促乏力入院,患儿呼吸困难,出现Ⅱ型呼吸衰竭。入院后 4 天肺 CT(图 B)可见两肺弥漫的磨玻璃改变、实变影、牵拉性支气管扩张。A 图为肺组织(HE 染色×40)可见弥漫性肺泡损伤,肺泡腔内有泡沫细胞渗出。

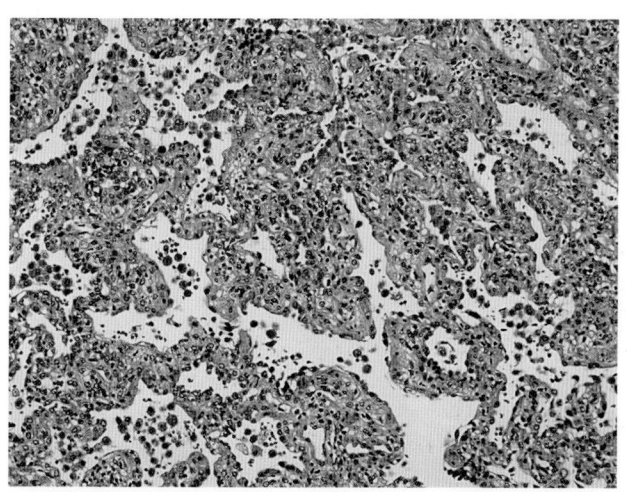

图 25-42　非特异性的间质性肺炎,可见肺泡间隔的增厚,和淋巴细胞的浸润

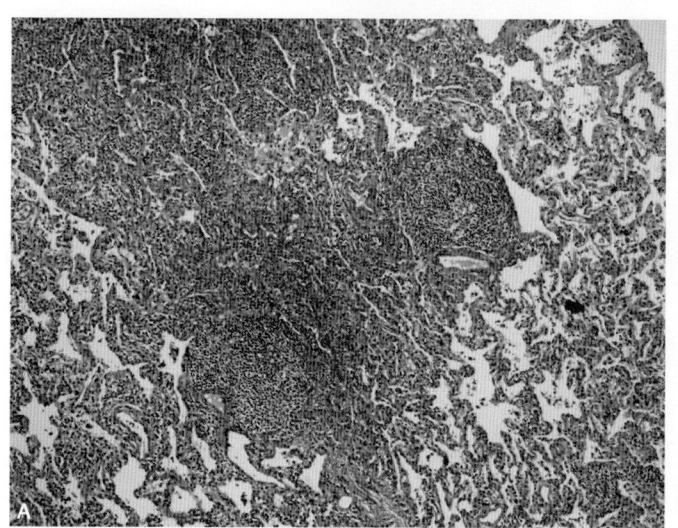
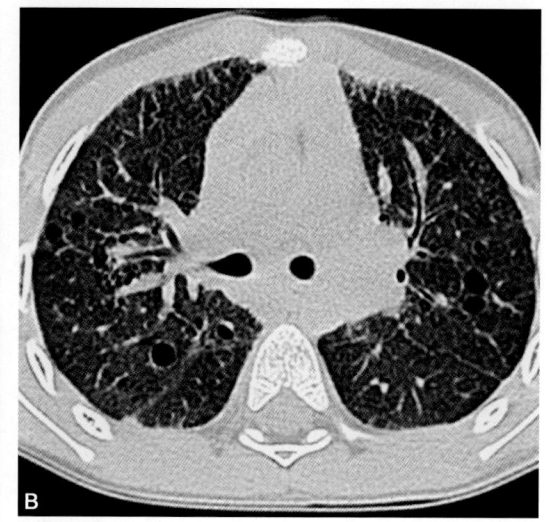

图 25-43　淋巴细胞间质性肺炎

患儿,男,6 岁,咳嗽 4 年。A.肺组织病理(HE×40)如可见肺泡间隔的增厚和淋巴滤泡的形成;B.肺 CT 见广泛的磨玻璃改变和囊泡影

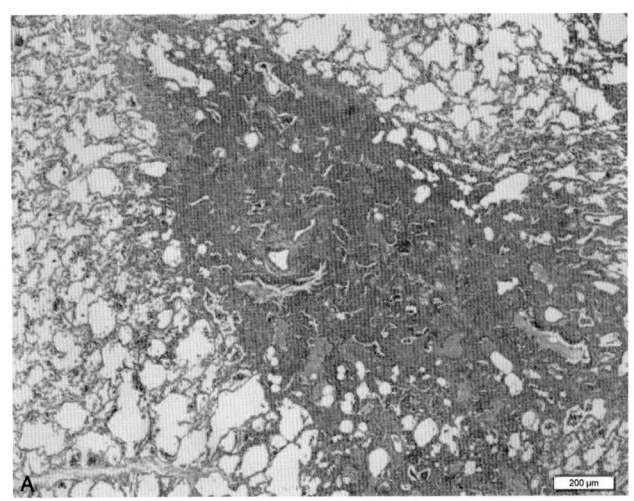

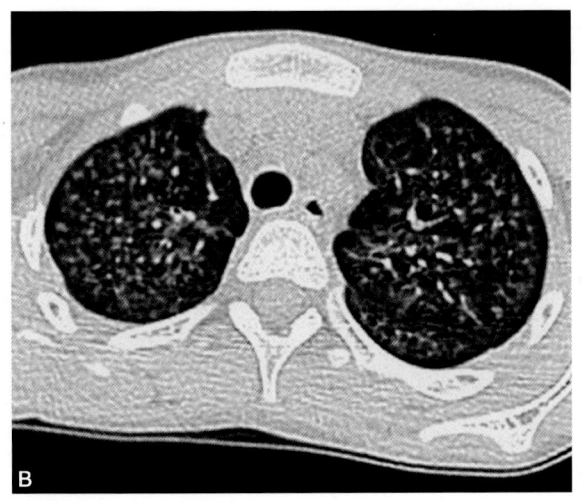

图 25-44　过敏性肺炎

患儿,女,9 岁,咳嗽 4 月,时有低热、胸闷,一般可,心肺腹无异常。血常规不高。肺组织病理如 A 图见小气道周围的炎症和间质内多核巨细胞,肺 CT 如 B 图所示可见弥漫性细小结节影,以上肺为重。

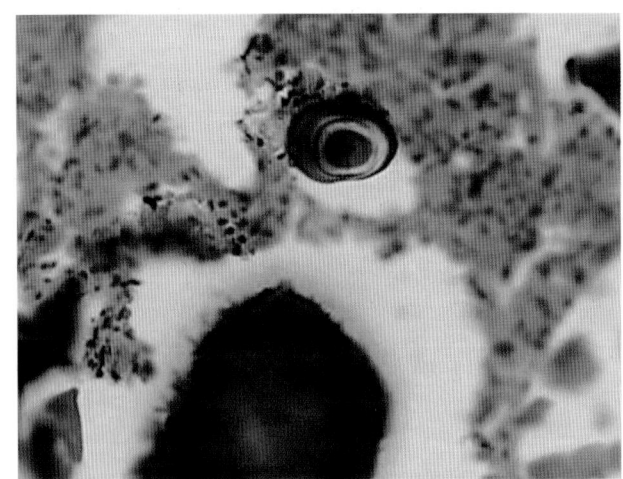

图 25-46　肺泡微石症

患儿,女,6 岁,发现肺内弥漫性结节影 4 年,无呼吸困难及活动受限。肺内无啰音。无杵状指、趾。肺组织光镜下约 30% 的肺泡腔内见钙化影,部分呈同心层状钙化(HE×100)。

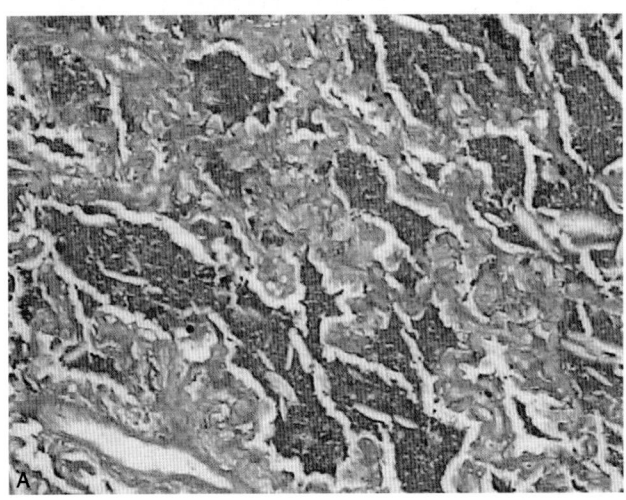

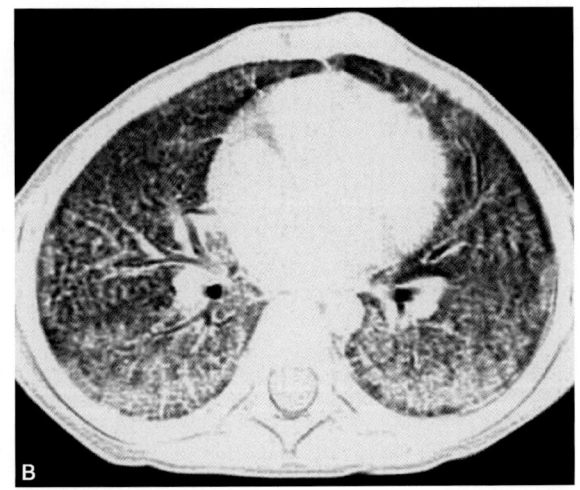

图 25-48　肺泡蛋白沉积症

患儿,男,4 岁,指、趾端青紫 1 年余,咳嗽、气促 3 个月。A 图为肺组织病理示肺泡腔内大量的 PAS 染色阳性的物质,B 图为肺 CT 可见铺路石征。

06栏

图书在版编目（CIP）数据

诸福棠实用儿科学：全两册/王天有，申昆玲，沈
颖主编. —9 版. —北京：人民卫生出版社，2022.4（2024.10重印）
ISBN 978-7-117-32904-0

Ⅰ.①诸⋯　Ⅱ.①王⋯　②申⋯　③沈⋯　Ⅲ.①儿科学
Ⅳ.①R72

中国版本图书馆 CIP 数据核字（2022）第 036420 号

人卫智网　www.ipmph.com	医学教育、学术、考试、健康，	
	购书智慧智能综合服务平台	
人卫官网　www.pmph.com	人卫官方资讯发布平台	

ISBN 978-7-117-32904-0

诸福棠实用儿科学

Zhufutang Shiyong Erkexue

第 9 版

（上、下册）

主　　编：王天有　申昆玲　沈　颖
出版发行：人民卫生出版社（中继线 010-59780011）
地　　址：北京市朝阳区潘家园南里 19 号
邮　　编：100021
E - mail：pmph @ pmph.com
购书热线：010-59787592　010-59787584　010-65264830
印　　刷：三河市宏达印刷有限公司
经　　销：新华书店
开　　本：889×1194　1/16　　总印张：206　　总插页：53
总 字 数：6671 千字
版　　次：1943 年第 1 版　　2022 年 4 月第 9 版
印　　次：2024 年 10 月第 4 次印刷
标准书号：ISBN 978-7-117-32904-0
定价（上、下册）：558.00 元

打击盗版举报电话：010-59787491　E-mail：WQ @ pmph.com
质量问题联系电话：010-59787234　E-mail：zhiliang @ pmph.com
数字融合服务电话：4001118166　　E-mail：zengzhi @ pmph.com